TRATADO DE ULTRASSONOGRAFIA DIAGNÓSTICA

VOLUME 1

O GEN | Grupo Editorial Nacional – maior plataforma editorial brasileira no segmento científico, técnico e profissional – publica conteúdos nas áreas de ciências da saúde, exatas, humanas, jurídicas e sociais aplicadas, além de prover serviços direcionados à educação continuada e à preparação para concursos.

As editoras que integram o GEN, das mais respeitadas no mercado editorial, construíram catálogos inigualáveis, com obras decisivas para a formação acadêmica e o aperfeiçoamento de várias gerações de profissionais e estudantes, tendo se tornado sinônimo de qualidade e seriedade.

A missão do GEN e dos núcleos de conteúdo que o compõem é prover a melhor informação científica e distribuí-la de maneira flexível e conveniente, a preços justos, gerando benefícios e servindo a autores, docentes, livreiros, funcionários, colaboradores e acionistas.

Nosso comportamento ético incondicional e nossa responsabilidade social e ambiental são reforçados pela natureza educacional de nossa atividade e dão sustentabilidade ao crescimento contínuo e à rentabilidade do grupo.

TRATADO DE ULTRASSONOGRAFIA DIAGNÓSTICA

VOLUME 1

CAROL M. RUMACK, MD, FACR

Vice Chair of Education and Professional Development
Professor of Radiology and Pediatrics
Associate Dean for GME
University of Colorado School of Medicine
Denver, Colorado

DEBORAH LEVINE, MD, FACR

Co-Chief of Ultrasound
Director of OB/Gyn Ultrasound
Vice Chair of Academic Affairs
Department of Radiology
Beth Israel Deaconess Medical Center
Professor of Radiology
Harvard Medical School
Boston, Massachusetts

5ª EDIÇÃO

gen | GUANABARA KOOGAN

- Data do fechamento do livro: 30/10/2020

- **Atendimento ao cliente: (11) 5080-0751 | faleconosco@grupogen.com.br**

- Capa: Creamcrackers

- Editoração eletrônica: Thomson Digital

- Ficha catalográfica

CIP-BRASIL. CATALOGAÇÃO NA PUBLICAÇÃO
SINDICATO NACIONAL DOS EDITORES DE LIVROS, RJ.

R889t
5. ed.

Rumack, Carol M.
Tratado de ultrassonografia diagnóstica, volume 1 / Carol M. Rumack, Deborah Levine ; tradução Débora dos Santos Tavares, Miriam Yoshie Tamaoki, Tatiana Robaina ; coordenação da revisão científica Giovanni Guido Cerri, Maria Cristina Chammas, Julia Diva Zavariz ; revisão científica Adriana Paiva Marques Lima Torres ... [et al.]. - 5. ed. - Rio de Janeiro : GEN | Grupo Editorial Nacional S.A. Publicado pelo selo Editora Guanabara Koogan Ltda., 2021.

Tradução de: Diagnostic ultrasound, fifth edition
Apêndice
Inclui bibliografia
ISBN 978-85-9515-115-4

1. Diagnóstico por ultrassom. 2. Ultrassonografia. I. Levine, Deborah. II. Tavares, Débora dos Santos. III. Tamaoki, Miriam Yoshie. IV. Robaina, Tatiana. V. Cerri, Giovanni Guido. VI. Chammas, Maria Cristina. VII. Zavariz, Julia Diva. VIII. Torres, Adriana Paiva Marques Lima. IX. Título.

19-57230 CDD: 616.07543
CDU: 616-073

Leandra Felix da Cruz - Bibliotecária - CRB-7/6135

TRADUÇÃO E REVISÃO CIENTÍFICA

TRADUÇÃO

Débora dos Santos Tavares
Doutora em Ciências e Engenharia dos Materiais (Biomateriais) pela Universidade Federal do Rio de Janeiro (UFRJ)
Mestre em Patologia pela Universidade Federal Fluminense (UFF)

Miriam Yoshie Tamaoki
Odontóloga formada pela Faculdade de Odontologia da Universidade São Paulo (USP)

Tatiana Robaina
Professora de Anatomia e Neuroanatomia da Unigran Capital
Doutora em Ciências (Microbiologia) pela Universidade Federal do Rio de Janeiro (UFRJ)
Mestre em Patologia pela Universidade Federal Fluminense (UFF)
Especialista em Estomatologia pela UFRJ
Cirurgiã-Dentista pela Universidade Federal de Pelotas (UFPel)

COORDENAÇÃO DA REVISÃO CIENTÍFICA

Giovanni Guido Cerri
Professor Titular do Departamento de Radiologia da Faculdade de Medicina da Universidade de São Paulo (FMUSP)

Maria Cristina Chammas
Doutora em Medicina
Diretora do Serviço de Ultrassonografia – Instituto de Radiologia do Hospital das Clínicas da Faculdade de Medicina da Universidade de São Paulo (FMUSP)
Professora do Programa de Pós-Graduação da Disciplina de Radiologia da FMUSP

Julia Diva Zavariz
Assistente de Direção do Serviço de Ultrassonografia do Instituto de Radiologia do Hospital das Clínicas da Faculdade de Medicina da Universidade de São Paulo (HC-FMUSP)
Coordenadora do Grupo de Estudos em Ultrassonografia da Sociedade Paulista de Radiologia e Diagnóstico por Imagem (SPR)
Membro Titular do Colégio Brasileiro de Radiologia (CBR)
Médica e Radiologista pela Faculdade de Medicina do ABC (FMABC)

REVISORES CIENTÍFICOS

Adriana Paiva Marques Lima Torres
Médica Assistente do Serviço de Ultrassonografia do Instituto de Radiologia do Hospital das Clínicas da Faculdade de Medicina da Universidade de São Paulo (FMUSP)
Especialista em Ultrassonografia pelo Colégio Brasileiro de Radiologia (CBR)

Andrea Cavalanti Gomes
Médica Assistente do Serviço de Ultrassonografia do Instituto de Radiologia do Hospital das Clínicas da Faculdade de Medicina da Universidade de São Paulo (FMUSP)
Membro Titular do Colégio Brasileiro de Radiologia (CBR)

Felipe Carneiro
Médico Assistente do Serviço de Ultrassonografia do Instituto de Radiologia do Hospital das Clínicas da Faculdade de Medicina da Universidade de São Paulo (FMUSP)

Fernando Linhares Pereira
Médico Assistente do Serviço de Ultrassonografia do Instituto de Radiologia do Hospital das Clínicas da Faculdade de Medicina da Universidade de São Paulo (FMUSP)
Coordenador do Grupo de Estudos em Ultrassonografia da Sociedade Paulista de Radiologia e Diagnóstico por Imagem (SPR)
Membro Titular do Colégio Brasileiro de Radiologia (CBR)

Ilka Regina Souza De Oliveira
Professora Sênior do Departamento de Radiologia e Oncologia da Faculdade de Medicina da Universidade de São Paulo (FMUSP)

Ingrid Rocha E Silva
Médica Assistente do Serviço de Ultrassonografia do Instituto de Radiologia do Hospital das Clínicas da Faculdade de Medicina da Universidade de São Paulo (FMUSP)

Joseph Benabou
Médico Assistente do Serviço de Ultrassonografia do Instituto de Radiologia do Hospital das Clínicas da Faculdade de Medicina da Universidade de São Paulo (FMUSP)
Doutor em Medicina pela Universidade de São Paulo (USP)

Julia Diva Zavariz
Assistente de Direção do Serviço de Ultrassonografia do Instituto de Radiologia do Hospital das Clínicas da Faculdade de Medicina da Universidade de São Paulo (HC-FMUSP)
Coordenadora do Grupo de Estudos em Ultrassonografia da Sociedade Paulista de Radiologia e Diagnóstico por Imagem (SPR)
Membro Titular do Colégio Brasileiro de Radiologia (CBR)
Médica e Radiologista pela Faculdade de Medicina do ABC (FMABC)

Lisa Suzuki
Médica Coordenadora do Serviço de Imagem do Instituto da Criança do Hospital das Clínicas da Faculdade de Medicina da Universidade de São Paulo (FMUSP)
Doutor em Radiologia pela Faculdade de Medicina da Universidade de São Paulo (FMUSP)

Marcelo Straus
Médico Assistente do Serviço de Imagem do Instituto da Criança do Hospital das Clínicas da Faculdade de Medicina da Universidade de São Paulo (FMUSP)

Marcos Cohen Schwartz
Coordenador da Residência Médica e Preceptor do Fidi-Complexo Hospitalar do Mandaqui
Especialista em Radiologia Musculoesquelética pela Santa Casa de São Paulo
Especialista em Radiologia e Diagnóstico por Imagem pelo Colégio Brasileiro de Radiologia (CBR)

Maria Cristina Chammas
Doutora em Medicina
Diretora do Serviço de Ultrassonografia – Instituto de Radiologia do Hospital das Clínicas da Faculdade de Medicina da Universidade de São Paulo (FMUSP)
Professora do Programa de Pós-Graduação da Disciplina de Radiologia da FMUSP

Pedro Henrique Marques
Médico Assistente do Serviço de Ultrassonografia do Instituto de Radiologia do Hospital das Clínicas da Faculdade de Medicina da Universidade de São Paulo (FMUSP)

Peter Celio Françolin
Médico Assistente do Serviço de Ultrassonografia do Instituto de Radiologia do Hospital das Clínicas da Faculdade de Medicina da Universidade de São Paulo (FMUSP)
Medico Radiologista do grupo DASA
Membro da Comissão Nacional de Ultrassonografia do Colégio Brasileiro de Radiologia (CBR)

Rosa Sigrist
Médica Assistente do Serviço de Ultrassonografia do Instituto de Radiologia do Hospital das Clínicas da Faculdade de Medicina da Universidade de São Paulo (FMUSP)
Especialista em Radiologia e Diagnóstico por Imagem pelo Colégio Brasileiro de Radiologia (CBR)

Sandra Monica Tochetto
Médica Radiologista do Hospital das Clínicas da Universidade Federal do Paraná (UFPR)
Médica Pesquisadora do Instituto de Radiologia do Hospital das Clínicas da Universidade de São Paulo (FMUSP)
Membro Titular do Colégio Brasileiro de Radiologia e Diagnóstico por Imagem (CBR)

Sergio Kobayashi
Especialista em Medicina Fetal pela Federação Brasileira das Associações de Ginecologia e Obstetrícia (FEBRASGO)
Mestrado em Obstetrícia pela Universidade Federal de São Paulo (UNIFESP-EPM)
Doutorado em Radiologia pelo Instituto de Radiologia do Hospital das Clínicas da Universidade de São Paulo (INRAD-HC-FMUSP)
Médico Assistente do INRAD-HC-FMUSP
Médico Chefe da Equipe do Pronto Socorro de Ginecologia e Obstetrícia do Hospital São Paulo da UNIFESP-EPM
Coordenador do Grupo de Estudos de Ultrassonografia (GEUS) da Sociedade Paulista de Radiologia (SPR)
Membro da Comissão Nacional de Ultrassonografia do CBR
Coordenador do Setor de Medicina Fetal do Hospital Sírio-Libanês
Professor Visitante da Facultad de Ciencias Médicas da Universidad Nacional de Caaguazú –
Sede Coronel Oviedo – Paraguay

Tulio Augusto Alves Macedo
Professor de Radiologia e Diagnóstico por Imagem na Universidade Federal de Uberlândia (UFU)
Doutor em Radiologia pela Universidade de São Paulo (USP)
Especialista em Radiologia e Diagnóstico por Imagem pelo Colégio Brasileiro de Radiologia (CBR)

Vitor Zanetta
Especialista em Radiologia Mamária pelo Hospital das Clínicas da Faculdade de Medicina da Universidade de São Paulo (FMUSP)
Radiologista colaborador do Instituto do Câncer do Estado de São Paulo (ICESP)

SOBRE AS EDITORAS

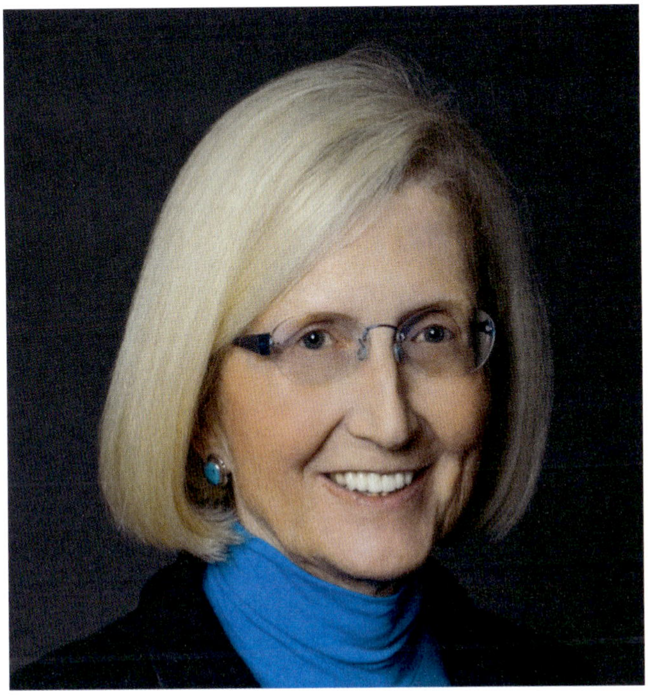

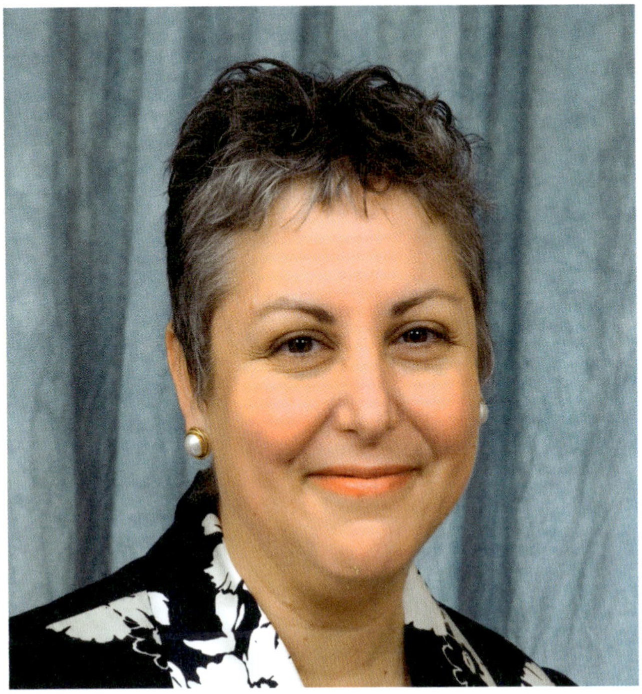

Carol M. Rumack, MD, FACR é professora de Radiologia e Pediatria na University of Colorado Denver School of Medicine em Denver, Colorado. Sua prática clínica está concentrada no University of Colorado Hospital. Sua linha de pesquisa principal tem sido a ultrassonografia neonatal e de lactentes de alto risco, especialmente do cérebro, sobre a qual realizou muitas publicações e ministra aulas. É membro e ex-presidente da Ultrasound Commission e já foi presidente do American College of Radiology e do American Association for Women Radiologists. Também é membro do American Institute of Ultrasound in Medicine e da Society of Radiologists in Ultrasound. Ela e seu marido, Barry, têm dois filhos, Becky e Marc, e cinco netos.

Deborah Levine, MD, FACR é professora de Radiologia no Beth Israel Deaconess Medical Center, Boston, e na Harvard Medical School. Na primeira instituição, é vice-presidente de Assuntos Acadêmicos do Departamento de Radiologia, cochefe do Serviço de Ultrassonografia e Diretora do Serviço de Ultrassonografia Obstétrica/Ginecológica. Suas principais áreas de pesquisa e especialidade clínica são ultrassonografia obstétrica e ginecológica. Dra. Levine é membro e ex-vice-presidente do American College of Radiology e membro (e presidente entre 2016 e 2017) da Society of Radiologists in Ultrasound. Ela e seu marido, Alex, têm duas filhas, Becky e Julie.

COLABORADORES

Jacques S. Abramowicz, MD, FACOG, FAIUM
Professor and Director
Ultrasound Services Department of Obstetrics and Gynecology University of Chicago
Chicago, Illinois
United States

Ronald S. Adler, MD, PhD
Professor of Radiology
New York University School of Medicine
Department of Radiology
NYU Langone Medical Center
New York, New York
United States

Allison Aguado, MD
Assistant Professor
Department of Radiology
Cincinnati Children's Hospital Medical Center
Cincinnati, Ohio
United States

Rochelle Filker Andreotti, MD
Professor of Clinical Radiology
Associate Professor of Clinical Obstetrics and Gynecology
Department of Radiology and Radiological Sciences
Vanderbilt University
Nashville, Tennessee
United States

Elizabeth Asch, MD
Instructor in Radiology
Harvard Medical School
Brigham and Women's Hospital
Boston, Massachusetts
United States

Thomas D. Atwell, MD
Professor of Radiology
Department of Radiology
Mayo Clinic
Rochester, Minnesota
United States

Amanda K. Auckland, BS, RT(R), RDMS, RVT, RDCS
Diagnostic Medical Sonographer
Division of Ultrasound/Prenatal Diagnosis and Genetics
University of Colorado Hospital
Aurora, Colorado
United States

Diane S. Babcock, MD
Professor Emeritus of Radiology and Pediatrics
University of Cincinnati College of Medicine
Cincinnati Children's Hospital Medical Center
Cincinnati, Ohio
United States

Beryl Benacerraf, MD
Clinical Professor of Obstetrics and Gynecology and Radiology
Brigham and Women's Hospital
Clinical Professor of Obstetrics and Gynecology
Massachusetts General Hospital
Harvard Medical School
Boston, Massachusetts
United States

Carol B. Benson, MD
Professor of Radiology
Harvard Medical School
Director of Ultrasound and Co-Director of High Risk Obstetrical Ultrasound
Department of Radiology
Brigham and Women's Hospital
Boston, Massachusetts
United States

Raymond E. Bertino, MD, FACR, FSRU
Medical Director of Vascular and General Ultrasound
OSF Saint Francis Medical Center
Clinical Professor of Radiology and Surgery
University of Illinois College of Medicine
Peoria, Illinois
United States

Edward I. Bluth, MD, FACR, FSRU
Chairman Emeritus
Ochsner Clinic Foundation
Professor
Ochsner Clinical School
University of Queensland, School of Medicine
New Orleans, Louisiana
United States

Bryann Bromley, MD
Professor of Obstetrics, Gynecology and Reproductive Biology, part time
Harvard Medical School
Department of Obstetrics and Gynecology
Massachusetts General Hospital
Brigham and Women's Hospital
Boston, Massachusetts
United States

Olga R. Brook, MD
Assistant Professor
Harvard Medical School
Associate Director of CT
Department of Radiology
Beth Israel Deaconess Medical Center
Boston, Massachusetts
United States

Douglas Brown, MD
Professor of Radiology
Department of Radiology
Mayo Clinic College of Medicine and Science
Rochester, Minnesota
United States

Dorothy Bulas, MD
Professor of Pediatrics and Radiology
George Washington University Medical Center
Pediatric Radiologist
Children's National Health Systems
Washington DC
United States

Peter N. Burns, PhD
Professor and Chairman
Department of Medical Biophysics
University of Toronto
Senior Scientist, Imaging Research
Sunnybrook Research Institute
Toronto, Ontario
Canada

Vito Cantisani, MD, PhD
Department of Radiologic, Oncologic and Pathologic Sciences
Policlinic Umberto I
Sapienza University
Rome
Italy

Ilse Castro-Aragon, MD
Assistant Professor of Radiology
Boston University School of Medicine
Section Head, Pediatric Radiology
Boston Medical Center
Boston, Massachusetts
United States

J. William Charboneau, MD
Emeritus Professor of Radiology
Department of Radiology
Mayo Clinic
Rochester, Minnesota
United States

Humaira Chaudhry, MD
Section Chief, Abdominal Imaging
Assistant Professor
Department of Radiology
Rutgers-New Jersey Medical School
Newark, NJ
United States

Tanya Punita Chawla, MBBS, FRCR, MRCP, FRCPC
Assistant Professor and Staff Radiologist

Joint Department of Medical Imaging
University of Toronto
Toronto, Ontario
Canada

Christina Marie Chingkoe, MD
Department of Radiology
Beth Israel Deaconess Medical Center
Boston, Massachusetts
United States

David Chitayat, MD
Professor
Department of Pediatrics, Obstetrics and Gynecology, Molecular Genetics and Laboratory Medicine and Pathobiology
Medical Director
The MSc program in Genetic Counselling, Department of Molecular Genetics
University of Toronto
Head
The Prenatal Diagnosis and Medical Genetics Program
Mount Sinai Hospital
Staff
Pediatrics, Division of Clinical and Metabolic Genetics
Hospital for Sickkids
Toronto, Ontario
Canada

Peter L. Cooperberg, OBC, MDCM, FRCP(C), FACR
Professor Emeritus
Department of Radiology
University of British Columbia
Vancouver, British Columbia
Canada

Lori A. Deitte, MD, FACR
Vice Chair of Education and Professor
Department of Radiology and Radiological Sciences
Vanderbilt University
Nashville, Tennessee
United States

Peter M. Doubilet, MD, PhD
Professor of Radiology
Harvard Medical School
Senior Vice Chair
Department of Radiology
Brigham and Women's Hospital
Boston, Massachusetts
United States

Julia A. Drose, RDMS, RDCS, RVT
Associate Professor
Department of Radiology
University of Colorado Hospital
Aurora, Colorado
United States

Alexia Egloff, MD
Diagnostic Imaging and Radiology
Children's National Health Systems
Washington DC
United States

Judy A. Estroff, MD
Instructor
Boston University School of Medicine
Department of Radiology
Boston Children's Hospital
Boston, Massachusetts
United States

Katherine W. Fong, MBBS, FRCPC
Associate Professor
Medical Imaging and Obstetrics and Gynecology
University of Toronto
Co-director, Centre of Excellence in Obstetric Ultrasound
Mount Sinai Hospital
Toronto, Ontario
Canada

J. Brian Fowlkes, PhD
Professor
Department of Radiology
University of Michigan
Ann Arbor, Michigan
United States

Mary C. Frates, MD
Associate Professor of Radiology
Department of Radiology
Harvard Medical School
Brigham and Women's Hospital
Boston, Massachusetts
United States

Hournaz Ghandehari, MD, FRCPC
Department of Medical Imaging
Abdominal Division
University of Toronto
Sunnybrook Health Sciences Centre
Toronto, Ontario
Canada

Phyllis Glanc, MDCM
Associate Professor
University of Toronto
Department Medical Imaging, Obstetric & Gynecology
Sunnybrook Health Sciences Centre
Toronto, Ontario
Canada

S. Bruce Greenberg, MD
Professor of Radiology and Pediatrics
Department of Radiology
University of Arkansas for Medical Sciences
Little Rock, Arkansas
United States

Leslie E. Grissom, MD
Clinical Professor of Radiology and Pediatrics
Department of Radiology
Sidney Kimmel Medical College at Thomas Jefferson University
Philadelphia, Pennsylvania
Attending Radiologist
Department of Medical Imaging
Nemours Alfred I. duPont Hospital for Children
Wilmington, Delaware
United States

Anthony E. Hanbidge, MB, BCh, FRCPC
Associate Professor
Department of Medical Imaging
University of Toronto
Site Director, Abdominal Imaging
Toronto Western Hospital
Joint Department of Medical Imaging
University Health Network, Mount Sinai Hospital and Women's College Hospital
Toronto, Ontario
Canada

H. Theodore Harcke, MD, FACR, FAIUM
Sidney Kimmel Medical College at Thomas Jefferson University
Chairman, Emeritus
Department of Medical Imaging
Nemours/A I duPont Hospital for Children
Wilmington, Delaware
United States

Christy K. Holland, PhD
Scientific Director of the Heart, Lung, and Vascular Institute
Professor
Department of Internal Medicine
Division of Cardiovascular Health and Disease
University of Cincinnati
Cincinnati, Ohio
United States

Thierry A.G.M. Huisman, MD
Professor of Radiology, Pediatrics, Neurology, and Neurosurgery
Director Pediatric Radiology and Pediatric Neuroradiology
Russell H. Morgan Department of Radiology and Radiological Science
The Johns Hopkins University School of Medicine
Baltimore, Maryland
United States

Bonnie J. Huppert, MD
Assistant Professor of Radiology
Consultant in Radiology
Department of Radiology
Mayo Clinic
Rochester, Minnesota
United States

Alexander Jesurum, PhD
Weston, Massachusetts
United States

Susan D. John, MD
Professor and Chair
Department of Diagnostic and Interventional Imaging
University of Texas Medical School Houston
Houston, Texas
United States

Neil Johnson, MBBS, FRANZCR, MMed
Professor
Department of Radiology and Pediatrics
Cincinnati Children's Hospital Medical Center
Cincinnati, Ohio
United States

Stephen I. Johnson, MD
Staff Radiologist
Department of Radiology
Ochsner Clinic Foundation
New Orleans, Louisiana
United States

Anne Kennedy, MB, BCh
Vice Chair Clinical Operations
Department of Radiology
University of Utah
Salt Lake City, Utah
United States

Julia Eva Kfouri, BSc, MD, FRCSC-MFM
Clinical Associate
Division of Maternal Fetal Medicine
Department of Obstetrics and Gynecology
Mount Sinai Hospital
Toronto, Ontario
Canada

Korosh Khalili, MD, FRCPC
Associate Professor
Department of Medical Imaging
University of Toronto
University Health Network
Princess Margaret Hospital
Toronto, Ontario
Canada

Beth M. Kline-Fath, MD
Professor of Radiology
Department of Radiology
Cincinnati Children's Hospital Medical Center
Cincinnati, Ohio
United States

Elizabeth Lazarus, MD
Associate Professor
Department of Diagnostic Imaging
Warren Alpert Medical School of Brown University
Providence, Rhode Island
United States

Deborah Levine, MD, FACR
Co-Chief of Ultrasound
Director of OB/Gyn Ultrasound
Vice Chair of Academic Affairs
Department of Radiology
Beth Israel Deaconess Medical Center
Professor of Radiology
Harvard Medical School
Boston, Massachusetts
United States

Mark E. Lockhart, MD, MPH
Professor of Radiology and Chief, Body Imaging
Department of Radiology
University of Alabama at Birmingham
Birmingham, Alabama
United States

Ana P. Lourenco, MD
Associate Professor of Diagnostic Imaging
Diagnostic Imaging
Alpert Medical School of Brown University
Providence, Rhode Island
United States

Martha Mappus Munden, MD
Associate Professor of Radiology
Department of Pediatric Radiology
Texas Children's Hospital
Houston, Texas
United States

John R. Mathieson, MD
Clinical Associate Professor
University of British Columbia
Vancouver, British Columbia
Medical Director and Department Head
Vancouver Island Health Authority
Victoria, British Columbia
Canada

Giovanni Mauri, MD
Division of Interventional Radiology
European Institute of Oncology
Milan
Italy

Colm McMahon, MB, BAO, BCh, MRCPI, FFR(RCSI)
Assistant Professor
Department of Radiology
Harvard Medical School
Beth Israel Deaconess Medical Center
Brookline, Massachusetts
United States

Rashmi J. Mehta, MD, MBA
Clinical Radiology Fellow
Department of Radiology
Beth Israel Deaconess Medical Center
Boston, Massachusetts
United States

Nir Melamed, MD, MSc
Associate Professor
Department of Obstetrics and Gynecology
University of Toronto
Sunnybrook Health Sciences Center
Toronto, Ontario
Canada

Christopher R.B. Merritt, MD
New Orleans, Louisiana
United States

Derek Muradali, MD, FRCPC
Associate Professor and Staff Radiologist
Department of Medical Imaging
St Michaels Hospital
University of Toronto
Toronto, Ontario
Canada

Elton Mustafaraj, DO
Resident, Department of Radiology
University of Illinois College of Medicine
Peoria, Illinois
United States

Lisa Napolitano, RDMS
Department of Radiology
Beth Israel Deaconess Medical Center
Boston, Massachusetts
United States

Sara M. O'Hara, MD
Professor of Radiology & Pediatrics
Department of Radiology
Cincinnati Children's Hospital
Cincinnati, Ohio
United States

Harriet J. Paltiel, MDCM
Associate Professor of Radiology
Harvard Medical School
Department of Radiology
Boston Children's Hospital
Boston, Massachusetts
United States

Jordana Phillips, MD
Department of Radiology
Beth Israel Deaconess Medical Center
Boston, Massachusetts
United States

Andrea Poretti, MD
Assistant Professor of Radiology
Section of Pediatric Neuroradiology
Division of Pediatric Radiology
Russell H. Morgan Department of Radiology and Radiological Science
The Johns Hopkins University School of Medicine
Baltimore, Maryland
United States

Theodora A. Potretzke, MD
Assistant Professor
Department of Radiology
Mayo Clinic
Rochester, Minnesota
United States

Rupa Radhakrishnan, MBBS
Assistant Professor
Department of Radiology
Cincinnati Children's Hospital Medical Center
Cincinnati, Ohio
United States

Carl Reading, MD
Professor of Radiology
Department of Radiology
Mayo Clinic
Rochester, Minnesota
United States

Michelle L. Robbin, MD, MS
Professor of Radiology and Biomedical Engineering
Department of Radiology
University of Alabama at Birmingham
Birmingham, Alabama
United States

Henrietta Kotlus Rosenberg, MD
Radiologist-in-Chief
Kravis Children's Hospital at Mount Sinai
Director of Pediatric Radiology
Department of Radiology
Mount Sinai Hospital
Professor of Radiology and Pediatrics
Icahn School of Medicine at Mount Sinai
New York, New York
United States

Carol M. Rumack, MD, FACR
Vice Chair of Education and Professional Development
Professor of Radiology and Pediatrics
Associate Dean for GME
University of Colorado School of Medicine
Denver, Colorado
United States

Eric Sauerbrei, BSc, MSc, MD, FRCPC
Professor of Radiology
Diagnostic Imaging
Queens University
Kingston, Ontario
Canada

Chetan Chandulal Shah, MD, MBA
Faculty, Department of Radiology
Mayo Clinic
Pediatric Radiologist
Department of Pediatric Radiology
Nemours
Wolfson Children's Hospital
Jacksonville, Florida
United States

Thomas D. Shipp, MD
Associate Professor of Obstetrics, Gynecology & Reproductive Biology
Harvard Medical School
Department of Obstetrics & Gynecology
Brigham & Women's Hospital
Boston, Massachusetts
United States

William L. Simpson, Jr., MD
Associate Professor
Department of Radiology
Icahn School of Medicine at Mount Sinai
New York, New York
United States

Luigi Solbiati, MD
Professor of Radiology
Department of Radiology
Humanitas University and Research Hospital
Rozzano (Milan)
Italy

Daniel Sommers, MD
Associate Professor
Department of Radiology
University of Utah
Salt Lake City, Utah
United States

Elizabeth R. Stamm, MD
Associate Professor
Department of Radiology
University of Colorado Hospital
Aurora, Colorado
United States

A. Thomas Stavros, MD, FACR
Medical Director
Ultrasound Invision
Sally Jobe Breast Center
Englewood, Colorado
United States

Maryellen R.M. Sun, MD
Department of Radiology
Lowell General Hospital
Lowell, Massachusetts
United States

Wendy Thurston, MD
Assistant Professor
Department of Medical Imaging
University of Toronto
Chief, Diagnostic Imaging
Department of Diagnostic Imaging
St. Joseph's Health Centre
Courtesy Staff
Department of Medical Imaging
University Health Network
Toronto, Ontario
Canada

Ants Toi, MD, FRCPC, FAIUM
Professor of Radiology and of Obstetrics and Gynecology
University of Toronto
Radiologist
Medical Imaging
Mt. Sinai Hospital
Toronto, Ontario
Canada

Laurie Troxclair, BS, RDMS, RVT
Ochsner Clinic Foundation
New Orleans, Louisiana
United States

Mitchell Tublin, MD
Professor and Vice Chair
Department of Radiology
University of Pittsburgh School of Medicine
Pittsburgh, Pennsylvania
United States

Heidi R. Umphrey, MD, MS
Associate Professor of Radiology
Department of Radiology
University of Alabama at Birmingham
Birmingham, Alabama
United States

Sheila Unger, MD
University of Lausanne
Lausanne
Switzerland

Patrick M. Vos, MD
Clinical Assistant Professor
Department of Radiology
University of British Columbia
Vancouver, British Columbia
Canada

Therese M. Weber, MD, MS
Professor of Radiology
Department of Radiology
University of Alabama at Birmingham
Birmingham, Alabama
United States

Kirsten L. Weind Matthews, PhD, MBBS, FRCPC
Lecturer, Medical Imaging
University of Toronto
Department of Medical Imaging
Mount Sinai Hospital
Toronto, Ontario
Canada

Stephanie R. Wilson, MD
Clinical Professor
Department of Radiology
Department of Medicine, Division of Gastroenterology
University of Calgary
Calgary, Alberta
Canada

Thomas Winter, MD
Professor and Chief of Abdominal Imaging
Department of Radiology
University of Utah
Salt Lake City, Utah
United States

Cynthia E. Withers, MD
Radiologist (retired)
Sansum Clinic and Santa Barbara Cottage Hospital
Santa Barbara, California
United States

Corrie Yablon, MD
Assistant Professor
Department of Radiology
University of Michigan
Ann Arbor, Michigan
United States

Hojun Yu, MD
Radiologist
Department of Diagnostic Imaging
Queen Elizabeth II Hospital
Grande Prairie, Alberta
Canada

Em memória de meus pais, Drs. Ruth e Raymond Masters, que me encorajaram a apreciar o desafio intelectual da Medicina e o amor em fazer a diferença na vida dos pacientes.
Carol M. Rumack

Para Alex, Becky e Julie – seu amor e apoio tornaram possível a realização deste trabalho.
Debbie Levine

PREFÁCIO

A 5ª edição de *Tratado de Ultrassonografia Diagnóstica* é uma grande revisão. As edições anteriores, bem aceitas como livros de referência, foram o parâmetro mais utilizado em educação e práticas de ultrassonografia em todo o mundo. O texto e as referências foram atualizados, e agora temos o prazer de fornecer mais de 2.500 imagens novas/revisadas (com mais de 5.800 imagens no total) e mais de 380 novos vídeos (em um total de 495, disponíveis *online*). O uso de exames de ultrassonografia em tempo real ajudou a capturar as anormalidades que requerem uma varredura completa da patologia para apropriada avaliação da lesão. Diariamente, observamos que filmes ou videoclipes mostram áreas importantes entre imagens estáticas que ajudam a garantir um diagnóstico ou uma relação entre lesões. Agora raramente precisamos reavaliar uma lesão com novo exame, tornando mais eficientes os exames de imagem do paciente. Outra novidade deste livro é o apêndice sobre artefatos na ultrassonografia, também disponível *online*.

Esta 5ª edição foi uma grande mudança para a nossa equipe editorial, pois carinhosamente nos despedimos de Stephanie Wilson e Bill Charboneau. Seus conhecimentos ainda podem ser apreciados nesta edição, pois contribuíram com capítulos sobre ultrassonografia gastrintestinal (fígado, vesícula biliar e tubo gastrointestinal, que são parte das paixões de Stephanie) e ultrassonografia da tireoide e intervencionista (apenas algumas das especialidades de Bill).

Quase 100 autores, entre novos e remanescentes, contribuíram para esta edição e todos são especialistas reconhecidos no campo da ultrassonografia. Assim como em edições anteriores, enfatizamos o uso de imagens para mostrar muitos exemplos de anatomias e patologias semelhantes. Essas imagens refletem o espectro das mudanças ultrassonográficas que podem ocorrer em uma doença, em vez de apenas a manifestação mais comum.

No projeto gráfico do livro foram acrescentados pontos-chave, além da listagem de temas no início de cada capítulo. Quadros coloridos novamente foram usados para destacar as características importantes ou críticas dos diagnósticos ultrassonográficos. Os termos e conceitos principais estão enfatizados em negrito. As abrangentes listas de referências também foram fornecidas para direcionar os leitores para outras pesquisas e literatura de interesse.

Tratado de Ultrassonografia Diagnóstica é novamente dividido em dois volumes. O Volume 1 consiste em Partes I a III. A Parte I contém capítulos sobre física e efeitos biológicos do ultrassom e inclui descrições de elastografia e agentes de contraste. A Parte II abrange a ultrassonografia abdominal e inclui dois capítulos completamente revisados sobre ecografia pélvica, bem como capítulos sobre procedimentos intervencionistas (incluindo os de tórax) e transplante de órgãos. A Parte III apresenta imagens de pequenas regiões, como tireoide, mama, escroto e carótida, um capítulo completamente revisado sobre imagens dos vasos extracranianos, dois capítulos de imagem musculoesquelética totalmente revisados, bem como um capítulo atualizado sobre intervenção musculoesquelética.

O Volume 2 inicia com a Parte IV, em ultrassonografia obstétrica, que apresenta atualizações importantes na análise e triagem no primeiro trimestre para a aneuploidia, incluindo DNA da célula fetal livre. A Parte V abrange amplamente a ultrassonografia pediátrica, incluindo a ultrassonografia intervencionista pediátrica. Os capítulos totalmente atualizados sobre o canal da coluna vertebral pediátrica e o rim pediátrico estão repletos de novas imagens e técnicas de varredura.

Tratado de Ultrassonografia Diagnóstica é indicado para médicos, residentes, estudantes de Medicina, ultrassonografistas e outros interessados em compreender as vastas aplicações da ultrassonografia diagnóstica no atendimento ao paciente. Nosso objetivo é que a obra continue sendo a referência sobre ultrassonografia mais abrangente disponível na literatura, com um texto altamente compreensível e imagens extraordinárias.

Carol M. Rumack, MD, FACR
Deborah Levine, MD, FACR

AGRADECIMENTOS

Desejamos expressar nosso profundo apreço e sinceros agradecimentos:

Para todos os nossos excepcionais autores, que contribuíram com textos, imagens e vídeos de forma extensa, atualizada e com autoridade. Não temos como agradecer o suficiente pelos seus esforços neste projeto.

Para Alexander Jesurum, PhD, cujos esforços impressionantes mantiveram as referências atualizadas para todos os nossos autores, e nos ajudou no contato e na comunicação com os autores.

Para Lisa Napolitano, RDMS, que passou horas procurando e editando vídeos para complementar esta edição.

Para Robin Carter, Estrategista de Conteúdo Executivo da Elsevier, que trabalhou em estreita colaboração conosco neste projeto, desde o início desta edição.

Para Taylor Ball e Dan Fitzgerald da Elsevier, que nos mantiveram no caminho certo para o processo de atualização e revisão do texto.

Foi um ano intenso para todos, e estamos muito orgulhosos desta excelente edição do *Tratado de Ultrassonografia Diagnóstica*.

MATERIAL SUPLEMENTAR

Este livro conta com o seguinte material suplementar:

- Vídeos ultrassonográficos
- Apêndice: Artefatos na Ultrassonografia.

O acesso ao material suplementar é gratuito. Basta que o leitor se cadastre e faça seu login em nosso *site* (www.grupogen.com.br), clique no menu superior do lado direito e, após, em GEN-IO. Em seguida, clique no menu retrátil e insira o código (PIN) de acesso localizado na primeira capa interna deste livro.

O acesso ao material suplementar online fica disponível até seis meses após a edição do livro ser retirada do mercado.

Caso haja alguma mudança no sistema ou dificuldade de acesso, entre em contato conosco (gendigital@grupogen.com.br).

genio
GEN | Informação Online

GEN-IO (GEN | Informação Online) é o ambiente virtual de aprendizagem do GEN | Grupo Editorial Nacional

SUMÁRIO

VOLUME 1

PARTE I Física

1 **Física do Ultrassom,** 1
Christopher R.B. Merritt

2 **Efeitos Biológicos e Biossegurança,** 34
J. Brian Fowlkes e Christy K. Holland

3 **Agentes de Contraste para Ultrassom,** 53
Peter N. Burns

PARTE II Ultrassonografia Abdominal e Pélvica

4 **Fígado,** 74
Stephanie R. Wilson e Cynthia E. Withers

5 **Baço,** 133
Patrick M. VOS, John R. Mathieson e Peter L. Cooperberg

6 **Árvore Biliar e Vesícula Biliar,** 159
Korosh Khalili e Stephanie R. Wilson

7 **Pâncreas,** 204
Thomas Winter e Maryellen R.M. Sun

8 **Trato Gastrintestinal,** 250
Stephanie R. Wilson

9 **Rim e Sistema Urinário,** 298
Mitchell Tublin, Deborah Levine, Wendy Thurston e Stephanie R. Wilson

10 **Próstata e Ultrassonografia Transretal,** 369
Ants Toi

11 **Glândulas Suprarrenais,** 403
Christina Marie Chingkoe, Olga R. Brook e Deborah Levine

12 **Retroperitônio,** 419
Raymond E. Bertino e Elton Mustafaraj

13 **Ultrassonografia Dinâmica de Hérnias Inguinais e da Parede Anterior do Abdome,** 457
Deborah Levine, Lisa Napolitano e A. Thomas Stavros

14 **Peritônio,** 491
Anthony E. Hanbidge, Korosh Khalili e Stephanie R. Wilson

15 **Útero,** 515
Douglas Brown e Deborah Levine

16 **Anexos,** 551
Rochelle Filker Andreotti e Lori A. Deitte

17 **Biópsia Guiada por Ultrassonografia do Tórax, Abdome e Pelve,** 584
Theodora A. Potretzke, Thomas D. Atwell, J. William Charboneau e Carl Reading

18 **Transplante de Órgãos,** 610
Derek Muradali e Tanya Punita Chawla

PARTE III Ultrassonografia de Pequenas Partes, Artéria Carótida e Vasos Periféricos

19 **Glândula Tireoide,** 678
Luigi Solbiati, J. William Charboneau, Vito Cantisani, Carl Reading e Giovanni Mauri

20 **Glândulas Paratireoides,** 719
Bonnie J. Huppert e Carl Reading

21 **Mama,** 746
Jordan Phillips, Rashmi J. Mehta e A. Thomas Stavros

22 **Escroto,** 805
Daniel Sommers e Thomas Winter

23 **Visão Geral das Técnicas e Aplicações de Ultrassonografia Musculoesquelética,** 843
Colm McMahon e Corrie Yablon

24 **Ombro,** 864
Colm McMahon e Corrie Yablon

25 **Intervenções Musculoesqueléticas,** 885
Ronald S. Adler

26 **Vasos Cerebrais Extracranianos,** 902
Edward I. Bluth, Stephen I. Johnson e Laurie Troxclair

27 **Vasos Periféricos,** 951
Mark E. Lockhart, Heidi R. Umphrey, Therese M. Weber e Michelle L. Robbin

VOLUME 2

PARTE IV Ultrassonografia Obstétrica e Fetal

28 **Revisão de Exames de Imagem Obstétricos,** 1001
Deborah Levine

29 **Efeitos Biológicos e Segurança da Ultrassonografia em Obstetrícia,** 1020
Jacques S. Abramowicz

30 **Primeiro Trimestre,** 1034
Elizabeth Lazarus e Deborah Levine

31 **Anormalidades Cromossômicas,** 1074
Bryann Bromley e Beryl Benacerraf

32 **Gestação Multifetal,** 1101
Mary C. Frates

33 **Face e Pescoço Fetais,** 1119
Ana P. Lourenco e Judy A. Estroff

34 **Cérebro Fetal,** 1152
Ants Toi e Deborah Levine

35 **Coluna Vertebral Fetal,** 1201
Elizabeth Asch e Eric Sauerbrei

36 **Tórax Fetal,** 1228
Dorothy Bulas

37 **Coração Fetal,** 1255
Elizabeth R. Stamm e Julia A. Drose

38 **Sistema Digestório e Parede Abdominal do Feto,** 1289
Nir Melamed, Anne Kennedy e Phyllis Glanc

39 **Sistema Urogenital Fetal,** 1319
Katherine W. Fong, Julia Eva Kfouri e Kirsten L. Weind Matthews

40 **Sistema Musculoesquelético Fetal,** 1359
Phyllis Glanc, David Chitayat e Sheila Unger

41 **Hidropisia Fetal,** 1395
Deborah Levine

42 **Medidas Fetais: Crescimento Fetal Normal e Anormal e Avaliação do Bem-Estar Fetal,** 1425
Carol B. Benson e Peter M. Doubilet

43 **Avaliação Ultrassonográfica da Placenta,** 1447
Thomas D. Shipp

44 **Ultrassonografia do Colo do Útero e Parto Prematuro,** 1477
Hournaz Ghandehari e Phyllis Glanc

PARTE V Ultrassonografia Pediátrica

45 **Exame Cerebral do Neonato e do Lactente,** 1493
Carol M. Rumack e Amanda K. Auckland

46 **Ultrassonografia Dúplex do Cérebro do Neonato e do Lactente,** 1554
Thierry A.G.M. Huisman e Andrea Poretti

47 **Ultrassonografia com Doppler do Cérebro em Crianças,** 1572
Dorothy Bulas e Alexia Egloff

48 **Cabeça e Pescoço Pediátricos,** 1609
Rupa Radhakrishnan e Beth M. Kline-Fath

49 **Canal Vertebral Pediátrico,** 1653
Ilse Castro-Aragon, Deborah Levine e Carol M. Rumack

50 **Tórax Pediátrico,** 1682
Chetan Chandulal Shah e S. Bruce Greenberg

51 **Fígado e Baço Pediátricos,** 1711
Sara M. O'Hara

52 **Sistema Urinário e Glândulas Suprarrenais Pediátricas,** 1756
Harriet J. Patiel e Diane S. Babcock

53 **Sistema Digestório Pediátrico,** 1814
Susan D. John e Martha Mappus Munden

54 **Ultrassonografia Pélvica Pediátrica,** 1851
William L. Simpson, Jr., Humaira Chaudhry e Henrietta Kotlus Rosenberg

55 **Quadril Pediátrico e Outras Aplicações da Ultrassonografia Musculoesquelética,** 1901
Leslie E. Grissom e H. Theodore Harcke

56 **Ultrassonografia Intervencionista Pediátrica,** 1923
Neil D. Johnson e Allison Aguado

Índice Alfabético, 1951

TRATADO DE ULTRASSONOGRAFIA DIAGNÓSTICA

VOLUME 1

CAPÍTULO 1

Física do Ultrassom

Christopher R.B. Merritt

RESUMO DOS PONTOS-CHAVE

- A imagem de qualidade requer compreensão dos princípios acústicos básicos.
- A interpretação da imagem requer reconhecimento e compreensão de artefatos comuns.
- Modos de operação especiais – incluindo imagem harmônica, composição, elastografia e Doppler – expandem as capacidades da escala de cinza da imagem convencional.
- O conhecimento dos efeitos biológicos mecânicos e térmicos do ultrassom é necessário para o uso prudente.
- O ultrassom focado de alta intensidade apresenta potenciais aplicações terapêuticas.

SUMÁRIO DO CAPÍTULO

ACÚSTICA BÁSICA
Comprimento de Onda e Frequência
Propagação do Som
Medida da Distância
Impedância Acústica
Reflexão
Refração
Atenuação
EQUIPAMENTO
Transmissor
Transdutor
Receptor
Exibição da Imagem
Equipamentos Setoriais Mecânicos
Arranjos
Arranjos Lineares
Arranjos Curvos
Arranjos de Fase
Arranjos Bidimensionais
Seleção do Transdutor
ARMAZENAMENTO E VISUALIZAÇÃO DA IMAGEM
MODOS ESPECIAIS DE FORMAÇÃO DA IMAGEM
Formação da Imagem Tecidual Harmônica
Composição Espacial
Ultrassom Tridimensional
Elastografia por Ultrassom
Elastografia por Deformação Tecidual (Strain)
Elastografia por Onda de Cisalhamento
QUALIDADE DA IMAGEM
Resolução Espacial
ARMADILHAS NA FORMAÇÃO DA IMAGEM
Atenuação e Realce Acústicos
ULTRASSONOGRAFIA COM DOPPLER
Processamento e Exibição do Sinal Doppler
Instrumental Doppler
Doppler de Amplitude (Power Doppler)
Interpretação do Espectro Doppler
Interpretação do Doppler Colorido
Outras Considerações Técnicas
Frequência Doppler
Filtros de Parede
Alargamento Espectral
Aliasing
Ângulo Doppler
Tamanho do Volume da Amostra
Ganho do Doppler
MODOS OPERACIONAIS: IMPLICAÇÕES CLÍNICAS
Efeitos Biológicos e Biossegurança
APLICAÇÕES TERAPÊUTICAS: ULTRASSOM FOCALIZADO DE ALTA INTENSIDADE

Todas as aplicações diagnósticas do ultrassom baseiam-se na detecção e na visualização da energia acústica refletida de interfaces no interior do corpo. Tais interações fornecem as informações necessárias tanto para gerar imagens em escala de cinza de alta resolução do corpo como também para demonstrar informações relacionadas ao fluxo sanguíneo. Devido aos seus atributos físicos únicos de formação da imagem, o ultrassom representa modalidade diagnóstica importante e versátil. No entanto, apenas um equipamento dispendioso e de última geração não garante a produção de estudos diagnósticos de alta qualidade. Isso porque o ganho máximo de benefício dessa tecnologia complexa exige uma combinação de habilidades, incluindo o conhecimento dos princípios físicos que proporcionam ao ultrassom suas capacidades diagnósticas únicas. O ultrassonografista precisa entender os fundamentos da interação da energia acústica com o tecido, além dos meios e métodos usados para produzir e aperfeiçoar a imagem ultrassonográfica. Com tal conhecimento, esse profissional pode coletar o máximo de informações de cada exame, evitando armadilhas e erros de diagnóstico, que podem ser resultados da omissão de informações ou da interpretação equivocada de artefatos.[1]

A imagem ultrassonográfica e o ultrassom com Doppler baseiam-se na dispersão da energia sonora pelas interfaces de materiais com diferentes propriedades por meio de interações governadas pela física acústica. A amplitude da energia refletida é usada para gerar as imagens ultrassonográficas dos diferentes tecidos, enquanto a variação de frequências transmitidas e recebidas fornece informações relacionadas aos alvos móveis, como o sangue. Para produzir, detectar e processar dados ultrassonográficos, o operador precisa gerenciar numerosas variáveis, muitas das quais estão sob seu controle direto. Para isso, além de entender os métodos usados para gerar os dados ultrassonográficos, o ultrassonografista deve compreender a teoria e a operação dos instrumentos que detectam, demonstram e armazenam as informações acústicas geradas nos exames clínicos.

Este capítulo fornece a visão geral dos fundamentos da acústica, da física da formação da imagem ultrassonográfica, da detecção de fluxo e do equipamento ultrassonográfico, com ênfase nos pontos mais relevantes para a prática clínica. Ao final do capítulo, há uma breve discussão sobre a aplicação terapêutica do ultrassom focalizado de alta intensidade.

ACÚSTICA BÁSICA

Comprimento de Onda e Frequência

O som é o resultado da energia mecânica que viaja através da matéria como uma onda, produzindo alternadamente **compressão** e **rarefação**. As ondas de pressão são propagadas pelo deslocamento físico limitado da matéria, através da qual o som está sendo transmitido. A tradução gráfica destas alterações na pressão é uma onda com forma senoidal (Fig. 1.1), na qual o eixo Y indica a pressão em um dado ponto e o eixo X indica o tempo. As alterações na pressão com o tempo definem as unidades básicas de medida do som. A distância entre os pontos correspondentes na curva tempo-pressão é definida como **comprimento de onda** (λ) e o tempo (T) para se completar um ciclo isolado é denominado **período**. O número de ciclos completos em uma unidade de tempo é a **frequência** (f) do som. A frequência e o período são inversamente proporcionais. Se o período (T) for expresso em segundos, $f = 1/T$ ou $f = T \times s^{-1}$. A unidade de **frequência acústica** é o **hertz** (Hz); 1 Hz = 1 ciclo por segundo. Frequências elevadas são expressas em quilo-hertz (kHz; 1 kHz = 1.000 Hz) ou **mega-hertz** (MHz; 1 MHz = 1.000.000 Hz).

Na natureza, as frequências acústicas cobrem uma faixa de menos de 1 Hz até mais de 100.000 Hz (100 kHz). A audição humana está limitada à parte inferior desta faixa, estendendo-se de 20 a 20.000 Hz. O ultrassom difere do som audível apenas na sua frequência, e é de 500 a 1.000 vezes mais elevado que o som que normalmente se ouve. As frequências sonoras usadas para aplicações diagnósticas geralmente variam de 2 a 15 MHz, embora frequências tão elevadas quanto 50 a 60 MHz estejam sendo pesquisadas para aplicações específicas. Em geral, as frequências usadas para as imagens ultrassonográficas são mais elevadas do que as usadas para o Doppler. Independentemente da frequência, os mesmos princípios básicos da acústica são aplicados a ambos.

Propagação do Som

Na maioria das aplicações clínicas do ultrassom, curtos disparos ou pulsos de energia são transmitidos para o interior do corpo e propagados pelos tecidos. As ondas de pressão acústica podem viajar em direção perpendicular à das partículas que estão sendo deslocadas (ondas **transversais**); no entanto, nos tecidos e nos líquidos, a propagação do som se dá principalmente na direção do movimento das partículas (ondas **longitudinais**). As ondas longitudinais são mais importantes na imagem da ultrassonografia convencional do que no Doppler, enquanto as ondas transversais são medidas em elastografia de onda de cisalhamento. A velocidade na qual a onda de pressão se move através dos tecidos varia amplamente e é afetada pelas propriedades físicas do tecido. A **velocidade de propagação** é basicamente determinada pela **resistência** do meio à compressão, que, por sua vez, é influenciada pela **densidade** do meio e por sua **rigidez** ou elasticidade. A velocidade de propagação cresce à medida que aumenta a rigidez e reduz com a diminuição da densidade. No corpo, a velocidade de propagação das ondas longitudinais pode ser considerada constante para um dado tecido, não sendo afetada pela frequência ou pelo comprimento de onda do som. Isso contrasta com as ondas transversais (de cisalhamento) para as quais a velocidade é determinada pelo módulo de Young, uma medida de rigidez tecidual ou **elasticidade**.

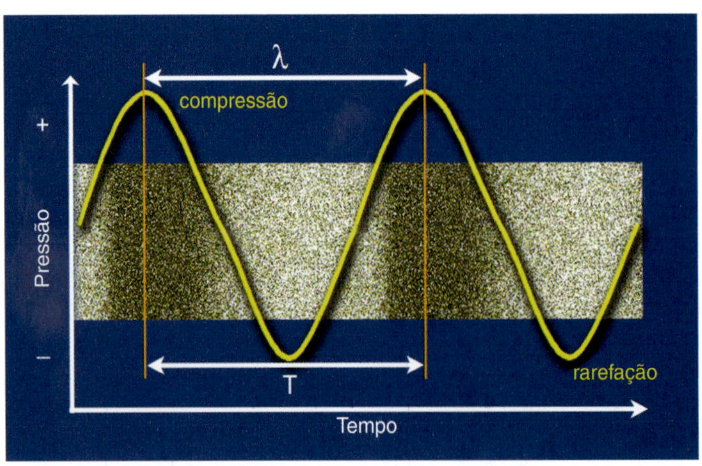

FIG. 1.1 Ondas sonoras. O som é transmitido mecanicamente em nível molecular. No estado de repouso, a pressão é uniforme em todo o meio. O som é propagado como uma série de ondas alternantes de pressão, produzindo compressão e rarefação do meio de condução. O tempo para a onda de pressão passar por certo ponto é o período, *T*. A frequência da onda é 1/*T*. O comprimento de onda, λ, é a distância entre pontos correspondentes na curva tempo-pressão.

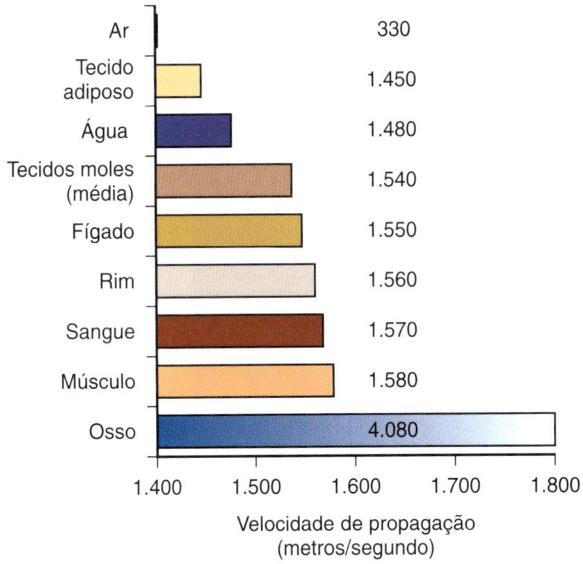

FIG. 1.2 Velocidade de propagação. No corpo, a propagação da velocidade do som é determinada pelas propriedades físicas do tecido. Como se mostra, isso varia consideravelmente. Os aparelhos de ultrassonografia clínica baseiam suas medidas em uma média presumida de velocidade de propagação de 1.540 m/s.

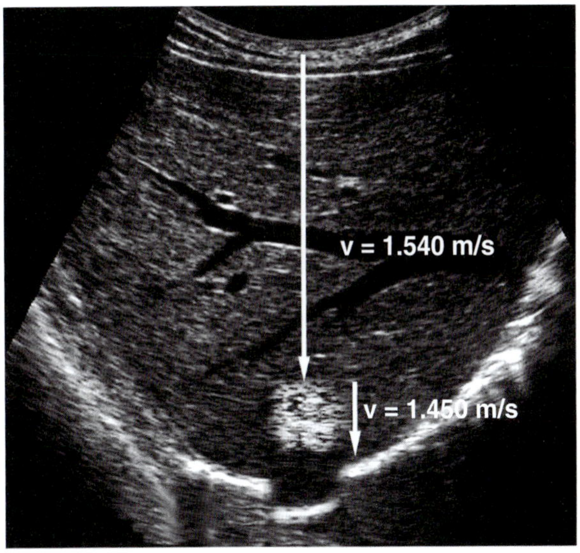

FIG. 1.3 Artefato de velocidade de propagação. Quando o som atravessa uma lesão contendo tecido adiposo, o eco de retorno é retardado porque a gordura apresenta velocidade de propagação de 1.450 m/s, que é menor que a do fígado. Como o equipamento ultrassonográfico presume que o som está sendo propagado a uma velocidade média de 1.540 m/s, o retardo no retorno de eco é interpretado como indicador de um alvo mais profundo. Assim, a imagem final mostra um **artefato de erro de registro**, no qual o diafragma e outras estruturas mais profundas que a lesão gordurosa são mostrados em uma posição mais profunda que o esperado (imagem simulada).

A Figura 1.2 mostra as velocidades de propagação longitudinais típicas em vários materiais. No corpo, assume-se que a velocidade de propagação do som seja de 1.540 metros por segundo (m/s) – a média das medidas obtidas nos tecidos normais.[2,3] Embora esse valor represente a maioria dos tecidos moles, alguns tecidos, como o pulmão aerado e a gordura, apresentam velocidades de propagação significativamente inferiores a 1.540 m/s, e outros, como o osso, apresentam velocidades maiores. Como alguns tecidos normais apresentam valores de propagação significativamente diferentes do valor médio presumido pelo equipamento ultrassonográfico, a imagem desses tecidos pode estar sujeita a erros de medida e a produzir **artefatos** (Fig. 1.3). A velocidade de propagação do som (c) está relacionada à frequência e ao comprimento de onda pela equação:

$$c = f\lambda$$

Assim, pode-se demonstrar que uma frequência de 5 MHz tem comprimento de onda de 0,308 mm no tecido, pois: $\lambda = c/f = 1.540 \text{ m/s} \times 5.000.000 \text{ s}^{-1} = 0{,}000308 \text{ m} = 0{,}308 \text{ mm}$. O comprimento de onda é um importante determinante da resolução espacial na imagem ultrassonográfica, e a seleção da frequência do transdutor para uma determinada aplicação é decisão essencial do ultrassonografista.

Medida da Distância

A velocidade de propagação é um valor particularmente importante no uso clínico do ultrassom e é fundamental na determinação da distância entre uma interface refletora e o transdutor. Muito da informação utilizada para se gerar uma imagem ultrassonográfica baseia-se na medida precisa do tempo e emprega os princípios do **alcance do eco** (Fig. 1.4). Se um pulso de ultrassom for transmitido ao corpo e o tempo até que o eco retorne for medido, é simples calcular a profundidade da interface que gerou o eco, desde que a velocidade de propagação do som no tecido seja conhecida. Por exemplo, se o tempo entre a transmissão de um pulso e o retorno de um eco for de 0,000145 segundo e a velocidade do som for de 1.540 m/s, a distância que o som percorreu será de 22,33 cm (1.540 m/s × 100 cm/m × 0,000145 s = 22,33 cm). Como o tempo medido inclui o tempo de percurso do ultrassom até a interface e seu retorno ao longo do mesmo caminho até o transdutor, a distância do transdutor até a superfície refletora é de 22,33 cm/2 = 11,165 cm. Ao repetir rapidamente este processo, um mapa bidimensional (2D) de interfaces refletoras é criado para formar a imagem ultrassonográfica. A exatidão dessa medida é, portanto, altamente influenciada por quão próxima a velocidade presumida do som esteja em relação à velocidade verdadeira no tecido que está sendo observado (Figs. 1.2 e 1.3), supondo-se que o pulso sonoro viaja em linha reta na direção e a partir da interface refletora.

Impedância Acústica

Os equipamentos ultrassonográficos atuais baseiam-se na detecção e na exibição do **som refletido** ou **ecos**. A formação da imagem baseada na transmissão do ultrassom também é possível, porém não é usada atualmente na prática clínica. Para se produzir um eco, uma interface refletora deve existir. O som que passa através de um meio totalmente homogêneo não encontra interfaces para refleti-lo, e o meio aparece **anecoico** ou **cístico**. As interfaces acústicas estão presentes na junção de tecidos ou materiais com diferentes propriedades físicas. Tais interfaces são responsáveis pela reflexão de quantidades variáveis da energia sonora incidente. Assim, quando o ultrassom passa de um tecido para outro ou encontra uma parede vascular ou células sanguíneas circulantes, parte da energia sonora incidente é refletida. A intensidade da reflexão, ou ***retrodispersão***

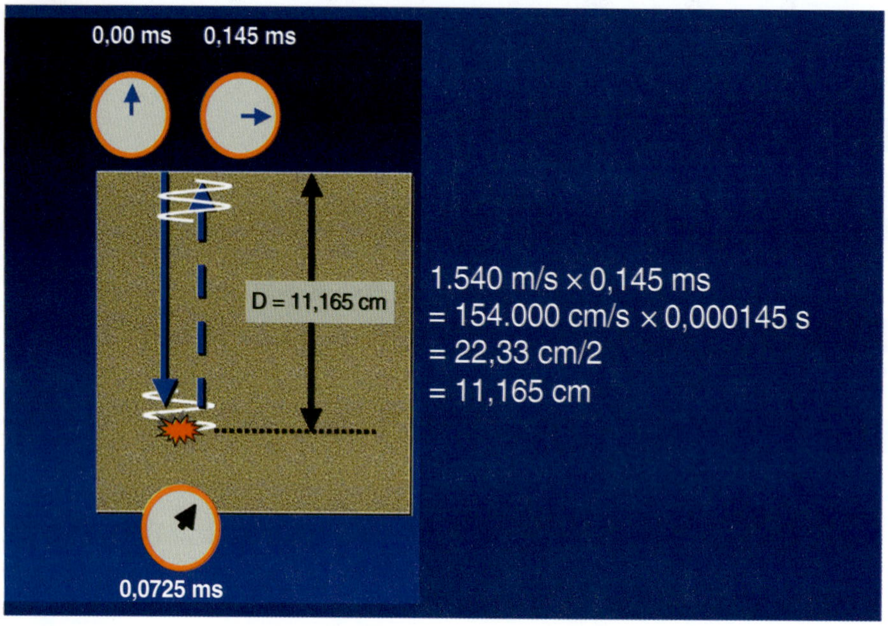

FIG. 1.4 Alcance do ultrassom. A informação usada para posicionar um eco para demonstração tem como base a medida precisa do tempo. Aqui, o tempo para um eco viajar do transdutor até o alvo e retornar ao transdutor é de 0,145 ms (0,000145 segundo). Multiplicando-se a velocidade do som no tecido (1,540 m/s) pelo tempo, mostra que o som retornando do alvo viajou 22,33 cm. O alvo, portanto, se situa na metade dessa distância, ou 11,165 cm, do transdutor. Por meio da repetição desse processo, um mapa bidimensional da interface de reflexão é criado para formar a imagem do ultrassom.

de fundo (backscattered), é determinada pela diferença entre as impedâncias acústicas dos materiais que formam a interface.

A **impedância acústica** (Z) é determinada pelo produto da densidade (ρ) do meio de propagação do som e da velocidade de propagação (c) do som nesse meio ($Z = \rho c$). As interfaces com grandes diferenças de impedância acústica, como as interfaces dos tecidos com ar ou osso, refletem quase toda a energia incidente. As interfaces compostas por substâncias com diferenças menores de impedância acústica, como a interface entre músculo e gordura, refletem apenas parte da energia incidente, possibilitando que o restante continue. Assim como a velocidade de propagação, a impedância acústica é determinada pelas propriedades dos tecidos envolvidos e é independente da frequência.

Reflexão

A maneira pela qual o ultrassom é refletido ao atingir uma interface acústica é determinada pelo tamanho e pelas características da superfície (Fig. 1.5). Se for grande e relativamente lisa, a interface reflete o som tal como um espelho reflete a luz. Essas interfaces são chamadas de **refletores especulares** porque se comportam como "espelhos para o som". A energia refletida por uma interface acústica pode ser expressa como uma fração da energia incidente, denominada **coeficiente de reflexão** (R). Se um refletor especular estiver perpendicular ao feixe sonoro incidente, a energia refletida será determinada pela seguinte relação:

$$R = (Z_2 - Z_1)^2 / (Z_2 + Z_1)^2$$

em que Z_1 e Z_2 são as impedâncias acústicas dos meios que formam a interface.

Como os equipamentos ultrassonográficos detectam apenas as reflexões que retornam ao transdutor, a exibição das interfaces especulares é altamente dependente do **ângulo de insonação** (exposição às ondas de ultrassom). Os refletores especulares só retornarão eco ao transdutor se o feixe de som for perpendicular à interface. Se a interface não estiver em um ângulo de 90 graus com o feixe sonoro, ele será refletido para longe do transdutor e o eco não será detectado (Fig. 1.5A).

Exemplos de Refletores Especulares

Diafragma
Parede vascular
Parede da bexiga urinária cheia
Eco endometrial

A maioria dos ecos no corpo não se origina de refletores especulares, e sim de interfaces muito menores dentro dos órgãos sólidos. Neste caso, as interfaces acústicas envolvem estruturas com dimensões muito menores do que o comprimento de onda do som incidente. Os ecos dessas interfaces são dispersos (refletidos) em todas as direções. Esses refletores são chamados de **refletores difusos** e são responsáveis pelos ecos que formam os padrões característicos de ecos vistos nos órgãos e tecidos sólidos (Fig. 1.5B). A interferência construtiva e destrutiva do som espalhado pelos refletores difusos é responsável pela produção do **granulado ultrassonográfico**, o que caracteriza a textura ecográfica tecidual dos órgãos sólidos (Fig. 1.6). Para algumas aplicações diagnósticas, a natureza das estruturas refletoras cria conflitos importantes. Por exemplo, a maioria das paredes vasculares se comporta como refletores especulares que requerem incidência sonora em um ângulo de 90 graus para que haja melhor imagem, enquanto a formação da imagem ao Doppler requer ângulo inferior a 90 graus entre o feixe sonoro e o vaso.

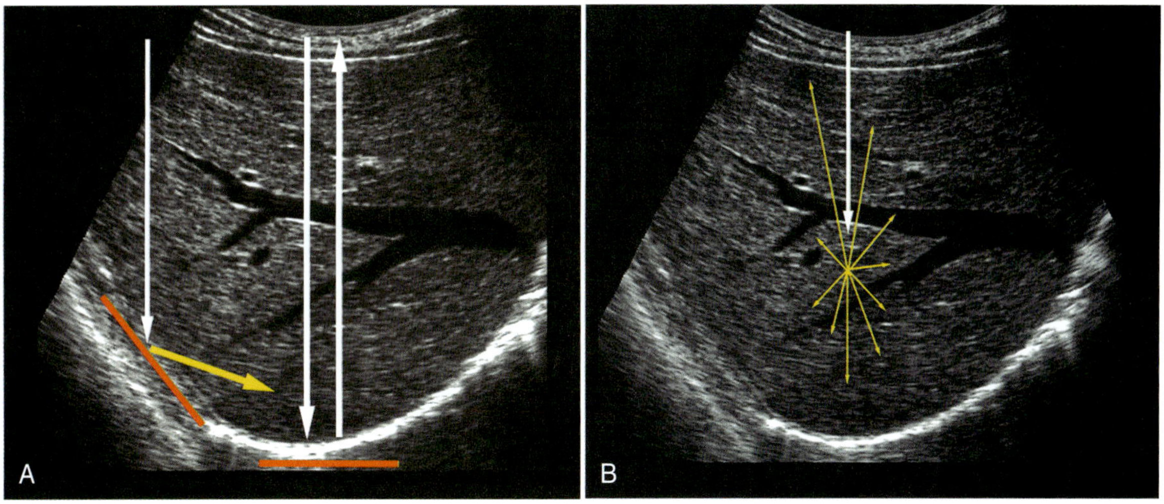

FIG. 1.5 Refletores especular e difuso. (A) Refletor especular. O diafragma é uma superfície grande e relativamente lisa que reflete o som como um espelho reflete a luz. Assim, o som alcançando o diafragma em um ângulo próximo de 90 graus é refletido diretamente de volta ao transdutor, resultando em um eco forte. O som atingindo o diafragma obliquamente é refletido para longe do transdutor e o eco não é demonstrado (*seta amarela*). **(B) Refletor difuso.** Ao contrário do diafragma, o parênquima hepático consiste em interfaces acústicas que são pequenas em comparação com o comprimento de onda do som usado para a formação da imagem. Essas interfaces dispersam o som em todas as direções e apenas uma porção da energia retorna ao transdutor para produzir a imagem.

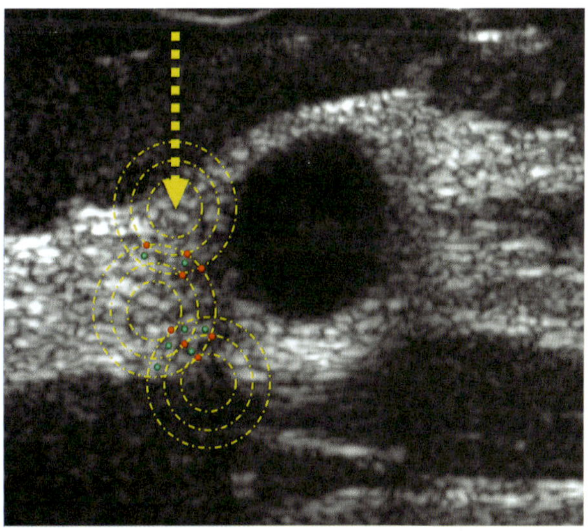

FIG. 1.6 (speckle) Granulado ultrassonográfico. A inspeção cuidadosa de uma imagem ultrassonográfica de uma mama contendo pequenos cistos revela que ela é composta por numerosas áreas de intensidade variável (granulado). O granulado resulta das interações construtiva (*vermelho*) e destrutiva (*verde*) dos campos acústicos (*anéis amarelos*) gerados pela dispersão do ultrassom pelos refletores dos tecidos pequenos. Este padrão de interface dá às imagens ultrassonográficas seu aspecto granulado característico e pode reduzir o contraste. O granulado ultrassonográfico é a base da textura demonstrada pelas imagens ultrassonográficas dos tecidos sólidos.

Refração

Quando o som passa de um tecido com uma velocidade de propagação acústica para um tecido com uma velocidade do som maior ou menor, existe alteração na direção da onda sonora. Essa mudança na direção da propagação é denominada refração e é governada pela lei de Snell:

$$\text{sen}\theta_1 / \text{sen}\theta_2 = c_1 / c_2$$

em que θ_1 é o **ângulo de incidência** do som que se aproxima da interface, θ_2 é o **ângulo de refração**, e c_1 e c_2 são as velocidades de propagação do som nos meios que formam a interface (Fig. 1.7). A refração é importante porque ela é uma causa de **erro de registro** de uma estrutura em uma imagem ultrassonográfica (Fig. 1.8). Quando um equipamento ultrassonográfico detecta um eco, ele presume que a fonte do eco está situada ao longo de uma linha de visão fixa a partir do transdutor. Se o som tiver sofrido refração, o eco detectado poderá ser proveniente de uma profundidade ou localização diferente da imagem exibida. Nesse caso, o aumento do ângulo de varredura para que ele fique perpendicular à interface minimiza o artefato.

Atenuação

À medida que a **energia acústica** se move através de um meio uniforme, realiza-se um trabalho e ocorre transmissão de energia ao meio transmissor na forma de calor. A capacidade de realização de trabalho é determinada pela energia acústica produzida. A **potência acústica**, expressa em watts (W) ou miliwatts (mW), descreve a quantidade de energia acústica produzida em uma unidade de tempo. Embora a medida da potência forneça uma indicação da energia relacionada ao tempo, ela não leva em consideração a distribuição espacial da energia. A **intensidade** (I) é usada para descrever a distribuição espacial da potência e é calculada dividindo-se a potência pela área sobre a qual a mesma é distribuída, como se segue:

$$I(W/cm^2) = \text{Potência}(W) / \text{Área}(cm^2)$$

A **atenuação** da energia sonora à medida que ela passa através do tecido tem grande importância clínica, pois pode comprometer a visualização de estruturas *mais profundas*, das quais podem ser obtidas informações úteis. A atenuação pode ser modificada pela escolha do transdutor e também por vários ajustes do aparelho controlados pelo ultrassonografista, incluindo a compensação do ganho temporal, ou profundidade, a atenuação da saída de potência e os níveis de ganho do sistema. A atenuação é medida em unidades relativas, e não absolutas. A notação **decibel** (dB) geralmente é utilizada para a comparação de diferentes níveis de potência ou intensidade ultrassonográfica. Esse valor é 10 vezes o $\log_{10}$ da razão dos valores

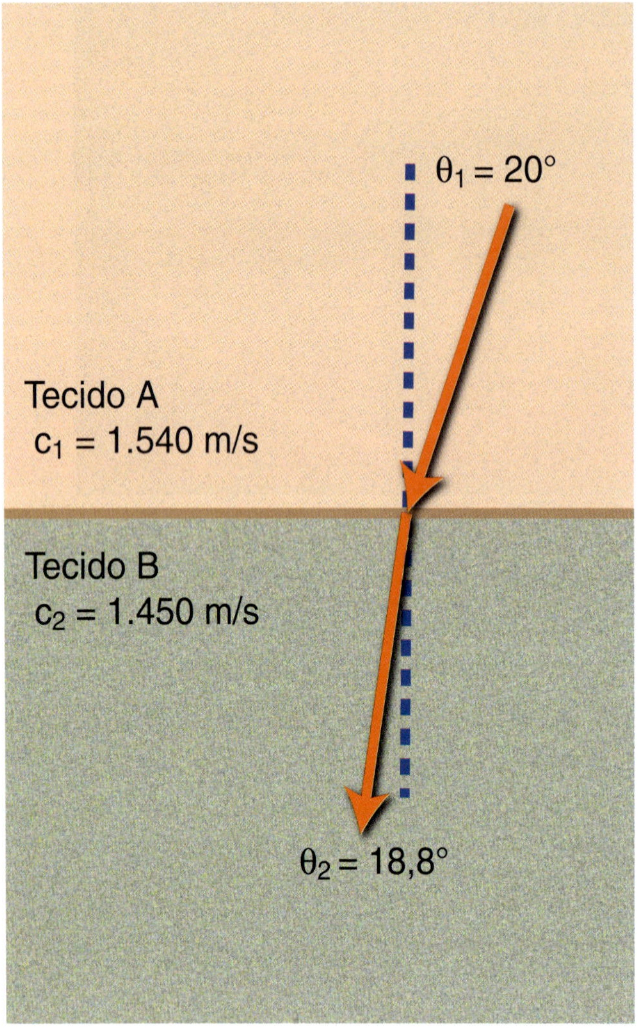

FIG. 1.7 Refração. Quando o som passa de um tecido A com uma velocidade de propagação acústica (c_1) para um tecido B com uma velocidade de propagação diferente (c_2), há alteração na direção da onda sonora causada pela refração. O grau de alteração está relacionado à razão das velocidades de propagação dos meios formando a interface ($\text{sen}\ \theta_1/\text{sen}\ \theta_2 = c_1/c_2$).

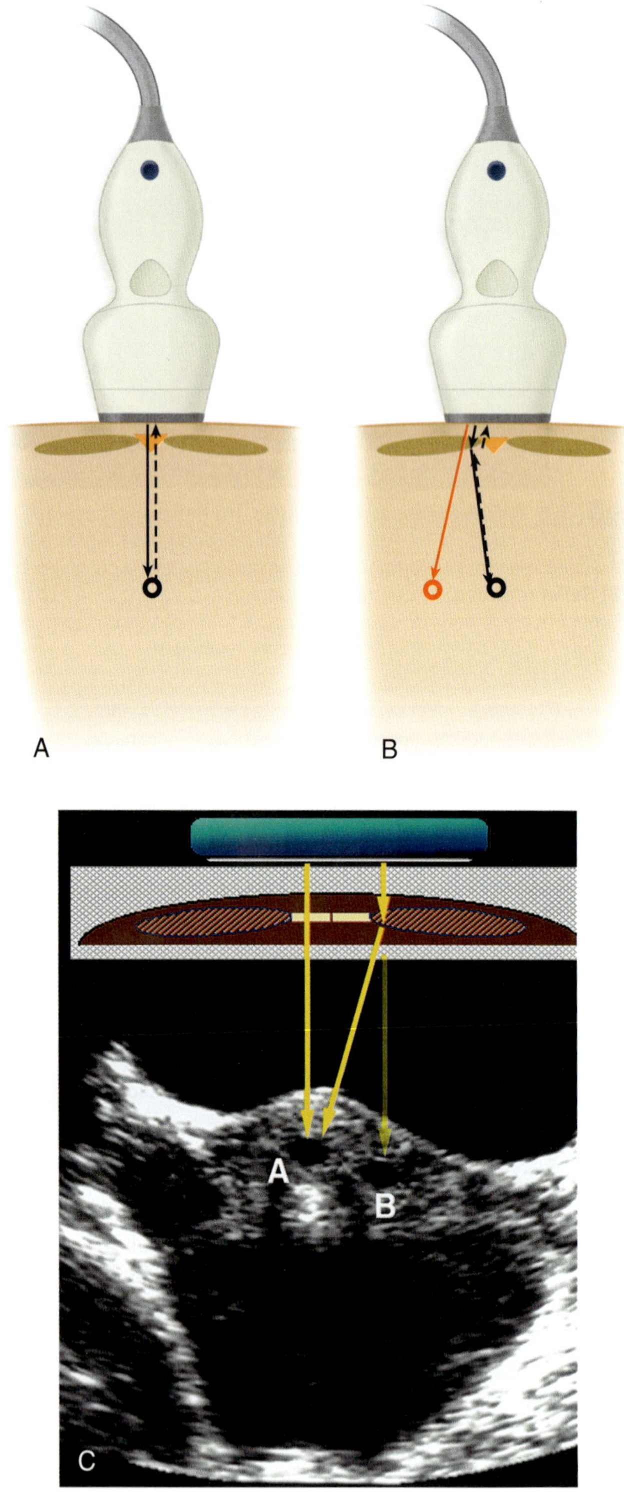

FIG. 1.8 Artefato de refração. (A) e **(B)** Produção de um artefato por refração de som em uma varredura transversal da parte média do abdome. A trajetória direta do som representa corretamente a localização do objeto. **(B)** "Imagem fantasma" (*vermelha*) produzida por refração na borda do músculo reto do abdome. O som transmitido e refletido viaja ao longo do caminho das setas pretas. O *scanner* assume que o sinal de retorno é de uma linha reta (*seta vermelha*) e exibe a estrutura na localização incorreta. **(C)** Imagem transabdominal axial do útero mostrando um pequeno saco gestacional (*A*) e o que parece ser um segundo saco (*B*) devido a artefato de refração.

da potência ou da intensidade que estão sendo comparados. Por exemplo, se a intensidade medida em um ponto nos tecidos for de 10 mW/cm^2 e, em um ponto mais profundo, for de 0,01 mW/cm^2, a diferença na intensidade é:

$$(10)(\log_{10} 0{,}01/10) = (10)(\log_{10} 0{,}001) = (10)(-\log_{10} 1.000)$$
$$= (10)(-3) = -30\,\text{dB}$$

À medida que passa pelo tecido, o som perde energia e as ondas de pressão diminuem de amplitude conforme distam do transdutor. A transferência de energia para o tecido, resultando em aquecimento (absorção), a remoção da energia pela reflexão e a dispersão são fatores que contribuem para a atenuação do feixe ultrassonográfico. A atenuação é, portanto, o resultado dos efeitos combinados da **absorção,** da **dispersão** e da **reflexão**. A atenuação depende da frequência do feixe sonoro, bem como da natureza do meio que a onda percorre. Altas frequências são atenuadas mais rapidamente do que as mais baixas, e a frequência do transdutor é determinada principalmente pela profundidade útil pela qual as informações ultrassonográficas podem ser obtidas. A atenuação determina a

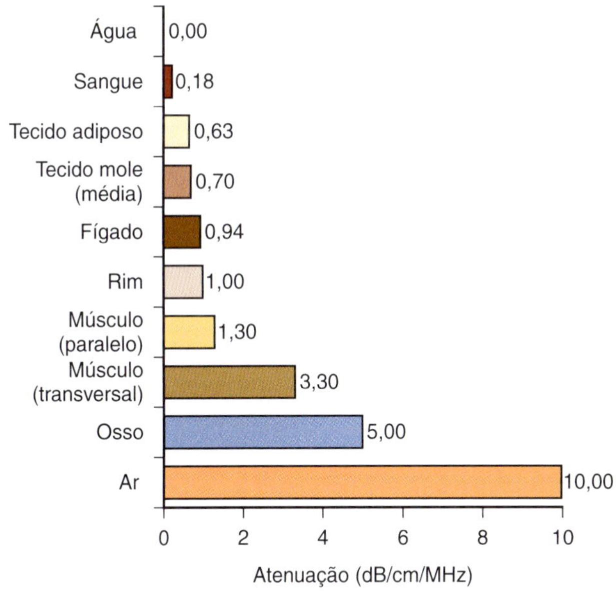

FIG. 1.9 Atenuação. À medida que o som atravessa o tecido, ele perde energia pela transferência da energia ao tecido por aquecimento, reflexão e dispersão. A atenuação é determinada pela frequência sonora e pela natureza do meio de atenuação. Os valores de atenuação para os tecidos normais mostram variação considerável. A atenuação também aumenta de modo proporcional à frequência de insonação, resultando em menor penetração nas frequências mais altas.

eficiência com a qual o ultrassom penetra em um tecido específico e varia consideravelmente nos tecidos normais (Fig. 1.9).

EQUIPAMENTO

Os equipamentos ultrassonográficos são aparelhos de imagem complexos e sofisticados, mas todos consistem nos seguintes componentes básicos para realizar suas funções-chave:

- Transmissor ou gerador de pulsos para o transdutor
- Transdutor ultrassonográfico
- Receptor e processador para detectar e amplificar a retrodispersão de fundo (*backscattered*) e manipular os sinais refletidos para exibição
- Monitor que apresenta a imagem ou os dados ultrassonográficos de forma adequada para análise e interpretação
- Método para gravar ou armazenar a imagem ultrassonográfica

Transmissor

A maioria das aplicações clínicas usa ultrassom pulsado, no qual breves disparos de energia acústica são transmitidos para o corpo. O transdutor ultrassonográfico, a fonte desses pulsos, é energizado pela aplicação de **voltagem** de alta amplitude a intervalos precisos. A voltagem máxima que pode ser aplicada ao transdutor é limitada por normas de segurança que restringem a saída acústica em equipamentos de diagnóstico. A maior parte dos equipamentos oferece um controle que permite a atenuação da voltagem de saída. Como o uso de saída máxima resulta em maior exposição do paciente à energia **ultrassônica**, o **uso prudente** (biossegurança) deve determinar o uso dos controles de atenuação de saída para reduzir os níveis da potência aos mais baixos possíveis, de forma que não influenciem no diagnóstico.[4]

O transmissor também controla a frequência dos pulsos emitidos pelo transdutor ou a **frequência de repetição de pulsos** (PRF; do inglês, *pulse repetition frequency*). A PRF determina o intervalo de tempo entre os pulsos ultrassonográficos e é importante na determinação da profundidade a partir da qual os dados podem ser obtidos tanto no modo-B quanto no Doppler. Os pulsos ultrassonográficos devem ser espaçados entre si com tempo suficiente, a fim de permitir que o som se propague até a profundidade desejada e retorne antes que o próximo pulso seja enviado. Assim, PRFs de 1 a 10 kHz são usadas para formação da imagem, resultando em intervalo de 0,1 a 1 ms entre os pulsos. Como exemplo, uma PRF ajustada para 5 kHz permite que um eco viaje e retorne de uma profundidade de 15,4 cm antes que o próximo pulso seja enviado.

Transdutor

Um transdutor é qualquer aparelho que converte uma forma de energia em outra. No ultrassom, o transdutor converte energia elétrica em energia mecânica, e vice-versa. Nos sistemas de diagnóstico por ultrassom, o transdutor dispõe de conversor para duas funções: (1) converte a energia elétrica fornecida pelo transmissor em pulsos acústicos dirigidos para o paciente e (2) serve como receptor dos ecos refletidos, convertendo fracas variações de pressão em sinais elétricos para processamento.

Os transdutores ultrassonográficos usam a **piezoeletricidade**, um princípio descoberto por Pierre e Jacques Currie em 1880.[5] Os materiais piezoelétricos apresentam a capacidade única de responder à ação de um campo elétrico mudando de forma; além disso, apresentam a propriedade de gerar potenciais elétricos quando comprimidos. Variando-se a polaridade de uma voltagem aplicada ao transdutor, muda-se a espessura do transdutor, que se expande e se contrai de acordo com as variações de polaridade. Isso resulta na produção de ondas de pressão mecânica que podem ser transmitidas para o corpo. O efeito piezoelétrico também gera pequenos potenciais através do transdutor quando este é atingido pelos ecos que retornam. As pressões positivas causam o desenvolvimento de uma pequena polaridade no transdutor; enquanto a pressão negativa produz a polaridade oposta durante a porção de rarefação da onda acústica. Essas pequenas variações de polaridade e as voltagens associadas são as fontes de todas as informações processadas para gerar uma imagem ultrassonográfica ou de Doppler.

Quando estimulado pela aplicação de uma diferença de voltagem através de sua espessura, o transdutor vibra. A frequência da vibração é determinada pelo material do transdutor. Quando o transdutor é eletricamente estimulado, o resultado é uma **banda ou faixa de frequências**. A frequência preferencial produzida por um transdutor é determinada pela **velocidade de propagação** do material do transdutor e de sua espessura. No sistema de **onda pulsada**, usado na maioria das aplicações clínicas do ultrassom, os pulsos ultrassonográficos contêm frequências adicionais que são tanto mais altas quanto mais baixas do que a frequência preferencial. A faixa das frequências produzidas por um dado transmissor é chamada de **largura de banda**. Em geral, quanto mais curto o pulso de ultrassom produzido pelo transdutor, maior a largura de banda.

A maioria dos sistemas de ultrassom digitais modernos emprega a tecnologia de largura de banda ampla. A **largura da banda ultrassonográfica** refere-se à faixa de frequências produzida e detectada pelo sistema de ultrassom. Isso é importante, pois cada tecido do corpo apresenta uma resposta característica ao ultrassom de uma dada frequência, e diferentes tecidos respondem de maneiras diversas a frequências diferentes. A faixa de frequências originárias de um tecido exposto a ultrassom é denominada **largura de banda do espectro de frequência** do tecido, ou assinatura tecidual. A tecnologia de **largura de banda ampla** permite a captura do espectro de frequências dos tecidos sobre os quais o som incide, preservando a informação acústica e a assinatura tecidual. Os geradores de feixes de largura de banda ampla reduzem o artefato de granulação por um processo de **composição da frequência**. Isso é possível porque os padrões de granulação em frequências diferentes são independentes uns dos outros, e a combinação de dados de múltiplas bandas de frequência (ou seja, composição) resulta na redução da heterogeneidade na imagem final, permitindo melhor resolução do contraste.

O comprimento de um pulso de ultrassom é determinado pelo número de variações na tensão alternada aplicada ao transdutor. Para os aparelhos de **ultrassom com onda contínua** (OC), uma **corrente alternada** constante é aplicada ao transdutor, e a alternância da polaridade produz uma onda de ultrassom contínua. Para a formação da imagem, uma única e breve variação de voltagem é aplicada ao transdutor, fazendo com que ele vibre na sua frequência preferencial. Como o transdutor continua a vibrar ou a "tocar" por um curto período depois de estimulado pela variação da voltagem, o pulso ultrassonográfico terá extensão de vários ciclos. O número de ciclos do som em cada pulso determina o **comprimento do pulso**. Para a formação da imagem, são desejáveis pulsos curtos, visto que pulsos mais longos ocasionam resoluções axiais piores. Para reduzir o comprimento do pulso a não mais do que dois ou três ciclos, materiais de **amortecimento** são usados na construção do transdutor. Nas aplicações clínicas para a formação da imagem, são aplicados pulsos muito curtos ao transdutor, e os transdutores apresentam amortecimento altamente eficiente. Isso resulta em pulsos muito curtos de ultrassom, consistindo, geralmente, em apenas dois ou três ciclos de som.

O pulso de ultrassom gerado por um transdutor deve ser propagado pelo tecido para fornecer informações clínicas. Revestimentos especiais para o transdutor e o gel de acoplamento ultrassonográfico são necessários para permitir a transferência eficiente de energia do transdutor para o corpo. Uma vez no corpo, os pulsos de ultrassom são propagados, refletidos, refratados e absorvidos de acordo com os princípios básicos da acústica descritos anteriormente.

Os pulsos ultrassonográficos produzidos pelo transdutor resultam em uma série de frentes de ondas que formam um feixe tridimensional (3D) de ultrassom. As características desse feixe são influenciadas pela interferência construtiva e destrutiva das ondas de pressão, pela curvatura do transdutor e pelas lentes acústicas usadas para dar forma ao feixe. A interferência das ondas de pressão resulta em uma área próxima ao transdutor na qual a amplitude da pressão varia muito. Essa região é denominada **campo próximo** ou **zona de Fresnel**. Mais distante do transdutor, a uma distância determinada pelo raio do transdutor e pela frequência, o campo sonoro começa a divergir e a amplitude da pressão diminui a uma taxa constante com o aumento da distância do transdutor. Essa região é chamada de **campo distante** ou **zona de Fraunhofer**. Nos arranjos modernos com transdutores de múltiplos elementos, o tempo preciso de disparo dos elementos permite a correção dessa divergência do feixe de ultrassom e a focalização em profundidades selecionadas. Apenas as reflexões dos pulsos que voltam para o transdutor são capazes de estimulá-lo com pequenas alterações de pressão, que são convertidas em alterações de voltagem e detectadas, amplificadas e processadas para construir uma imagem com base na informação do eco.

Receptor

Quando os ecos que retornam atingem a face do transdutor, são produzidas pequenas voltagens através dos elementos piezoelétricos. O receptor detecta e amplifica esses fracos sinais. O receptor também fornece uma maneira para compensar as diferenças na potência dos ecos, que resultam da atenuação por diferentes espessuras de tecidos pelo controle da **compensação do ganho temporal** (TGC; do inglês, *time gain compensation*) ou **compensação do ganho de profundidade** (DGC; do inglês, *depth gain compensation*).

O som é atenuado à medida que passa pelo corpo, e a energia adicional é removida quando o eco retorna ao transdutor através dos tecidos. A atenuação do som é proporcional à frequência e é constante para tecidos específicos. Como os ecos que retornam dos tecidos mais profundos são mais fracos que os que retornam das estruturas mais superficiais, eles precisam ser amplificados pelo receptor para produzir um aspecto ecográfico uniforme do tecido (Fig. 1.10). Tal ajuste é obtido pelos controles de TGC do equipamento, que permitem ao ultrassonografista amplificar seletivamente os sinais das estruturas mais profundas ou suprimir os sinais dos tecidos superfi-

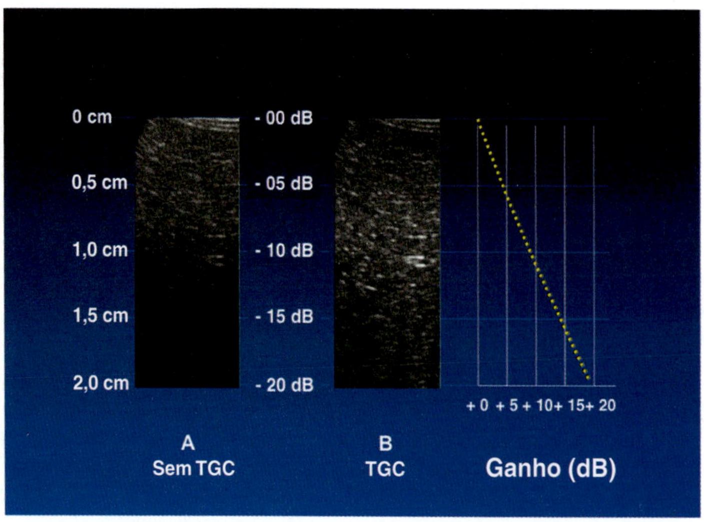

FIG. 1.10 Compensação de ganho por tempo (TGC). Sem a TGC, a atenuação tecidual provoca perda gradual da visualização dos tecidos mais profundos (*A*). Neste exemplo, a atenuação tecidual de 1 dB/cm-MHz é simulada para um transdutor de 10 MHz. Na profundidade de 2 cm, a intensidade é de –20 dB (1% do valor inicial). Aplicando-se aumento da amplificação ou ganho ao sinal refletido para compensar essa atenuação, é restaurada intensidade uniforme em todas as profundidades (*B*).

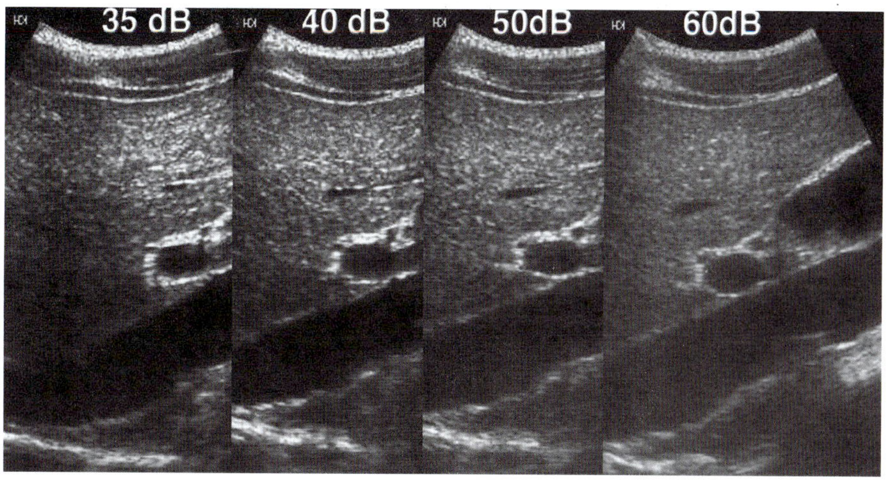

FIG. 1.11 Faixa dinâmica. O receptor ultrassonográfico precisa comprimir a ampla variação de amplitudes que retornam ao transdutor para uma faixa que possa ser visualizada pelo radiologista. Aqui, são demonstradas as compressões e o remapeamento dos dados para as amplitudes dinâmicas de demonstração de 35 dB, 40 dB, 50 dB e 60 dB. A faixa dinâmica mais ampla (60 dB) possibilita a melhor discriminação de diferenças sutis na intensidade do eco e é a preferida para a maioria das aplicações de imagem. As faixas mais estreitas aumentam a visibilidade das diferenças maiores do eco.

ciais, compensando a atenuação do tecido. Embora muitos aparelhos mais modernos ofereçam alguns meios de TGC automática, o ajuste manual deste controle é um dos mecanismos mais importantes à disposição, podendo ter profundo efeito na qualidade da imagem ultrassonográfica e, por conseguinte, na sua interpretação.

Outra função importante do receptor é a compensação de uma ampla faixa de amplitudes que retornam ao transdutor em uma área que possa ser mostrada ao radiologista. A razão entre as amplitudes mais altas e as mais baixas que podem ser exibidas pode ser expressa em decibéis, sendo denominada como **faixa dinâmica** (*dynamic range*). Em uma aplicação clínica típica, a amplitude dos sinais refletidos pode variar tanto quanto um fator de $1{:}10^{12}$, resultando em amplitude dinâmica de até 120 dB. Embora os amplificadores usados nas aparelhos de ultrassom sejam capazes de manipular essas amplitudes de voltagem, as imagens em escala de cinza estão limitadas à demonstração de uma amplitude de intensidade de sinal de apenas 35 a 40 dB. A **compressão** e o **remapeamento** dos dados são necessários para adaptar a ampla faixa de intensidade de sinal de retrodispersão de fundo (*backscattered*) à faixa dinâmica da imagem mostrada (Fig. 1.11). A compressão é realizada no receptor pela amplificação seletiva dos sinais mais fracos. Controles manuais de pós-processamento possibilitam que o radiologista mapeie seletivamente o sinal que retorna para a imagem. Esses controles afetam o brilho dos níveis de eco na imagem e, portanto, determinam o contraste da imagem.

Exibição da Imagem

Os sinais ultrassonográficos podem ser apresentados de várias maneiras. Ao longo dos anos, a formação da imagem evoluiu no **modo-A** simples **(modo-amplitude)** e exibição biestável para imagens em escala de cinza de alta resolução, em tempo real. Os aparelhos modo-A iniciais mostravam a voltagem produzida através do transdutor pelo eco retornado ao transdutor como uma deflexão vertical na face de um osciloscópio. A varredura horizontal do osciloscópio era calibrada para indicar a distância do transdutor até a superfície refletora. Nessa forma de apresentação, a potência ou a amplitude do som refletido está indicada pela altura da deflexão vertical mostrada no osciloscópio. Com o **ultrassom modo-A**, apenas a posição e a potência de uma estrutura refletiva são registradas.

Outra forma simples de formação de imagem, o **ultrassom modo-M (modo-movimento)**, exibe a amplitude do eco e a posição

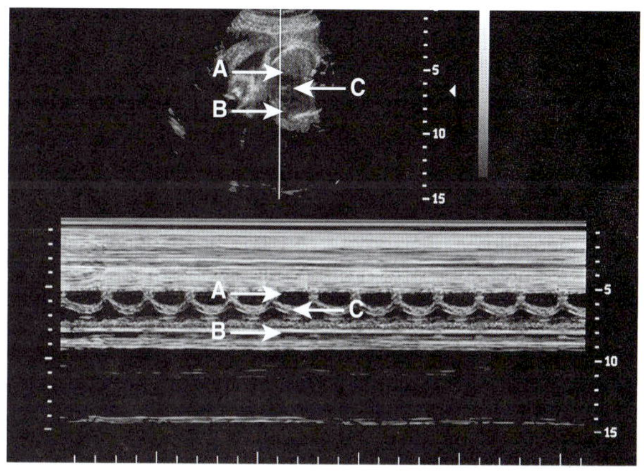

FIG. 1.12 Exibição em modo-M. O ultrassom em modo-M exibe as alterações da amplitude e da posição do eco com tempo. A exibição das alterações na posição do eco é útil na avaliação das estruturas que se movem rapidamente, como as valvas cardíacas e as paredes das câmaras. Aqui, as três estruturas principais em movimento em uma imagem em modo-M do coração fetal correspondem à parede ventricular próxima (*A*), ao septo interventricular (*B*) e à parede ventricular distante (*C*). A linha de base é uma escala de tempo que permite o cálculo da frequência cardíaca pelos dados no modo-M.

dos refletores móveis (Fig. 1.12). A formação da imagem no modo-M usa o brilho da tela para indicar a intensidade do sinal refletido. O tempo básico da demonstração pode ser ajustado para permitir graus variáveis de resolução temporal, conforme indicado pela aplicação clínica. O ultrassom modo-M é interpretado avaliando-se os padrões de movimento de refletores específicos e determinando as relações anatômicas dos padrões característicos de movimento. Atualmente, a aplicação mais importante da apresentação no modo-M é a avaliação embrionária e a velocidade cardíaca fetal, bem como na ecocardiografia, o movimento rápido das valvas cardíacas, das câmaras cardíacas e das paredes dos vasos. A formação da imagem no modo-M poderá desempenhar um papel futuro na medida das alterações sutis na elasticidade da parede vascular que acompanha a gênese da aterosclerose.

A base da formação da imagem com o ultrassom é fornecida pelo **tempo real,** pela **escala de cinza** e pela **exibição no modo-B**, nos quais as variações na intensidade da apresentação ou brilho são usadas para indicar sinais refletidos de diferentes amplitudes. Para gerar uma

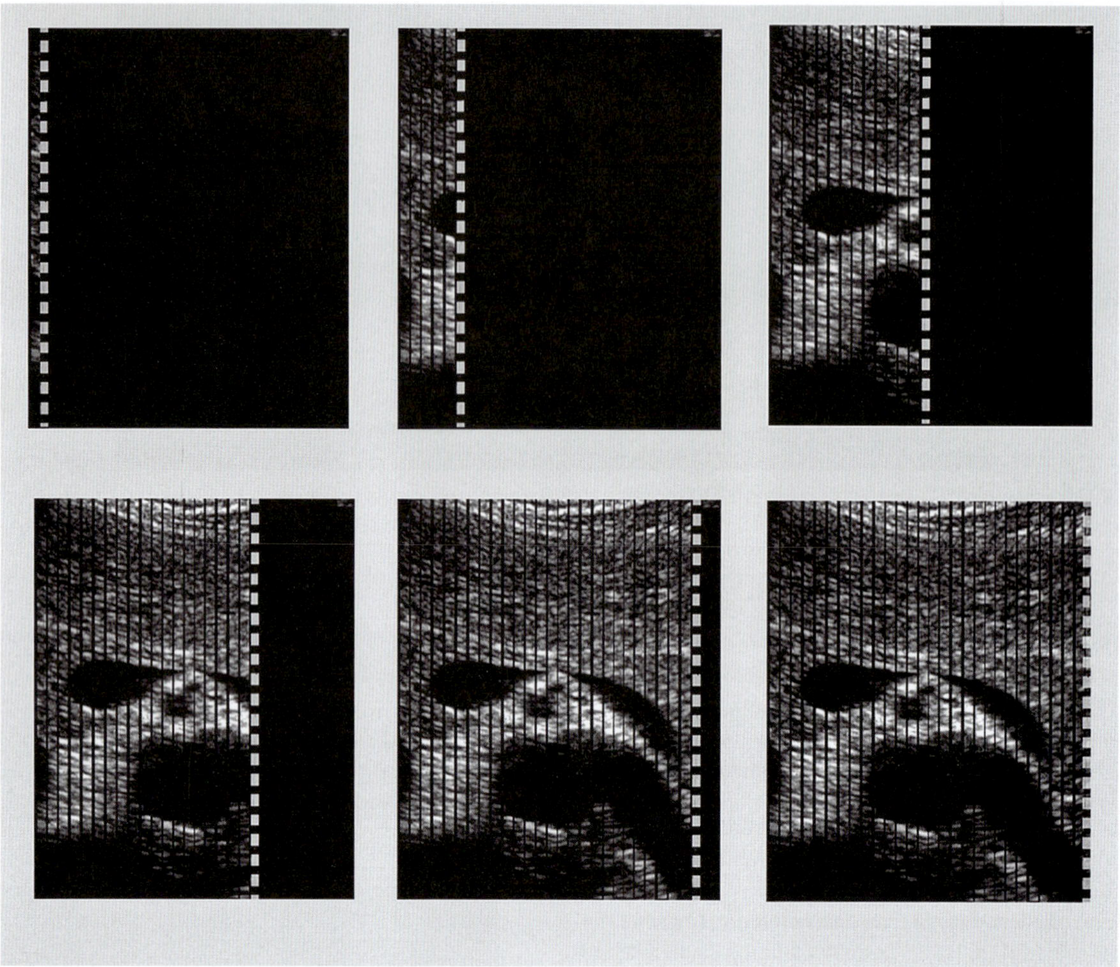

FIG. 1.13 Formação da imagem em modo-B. Uma imagem bidimensional (2D) em tempo real é construída por pulsos ultrassonográficos enviados por uma série de linhas de aquisição (*scan*). Cada linha de aquisição se soma à imagem, construindo uma representação 2D dos ecos do objeto examinado. Na formação da imagem em tempo real, uma imagem inteira é criada 15 a 60 vezes por segundo.

imagem bidimensional (2D), múltiplos pulsos de ultrassom são enviados ao longo de séries sucessivas de linhas de varredura (Fig. 1.13), construindo uma representação 2D dos ecos que se originam do objeto sendo examinado. Quando uma imagem ultrassonográfica é mostrada sobre um fundo preto, os sinais de maior intensidade aparecem em branco; a ausência de sinal é mostrada em preto; e os sinais de intensidade intermediária aparecem em tonalidades de cinza. Se o feixe de ultrassom for movido em relação ao objeto a ser examinado e a posição do sinal refletido for armazenada, as partes mais brilhantes da imagem bidimensional resultante indicam as estruturas que refletem mais da energia sonora recebida de volta ao transdutor.

Na maioria dos instrumentos modernos, a memória digital é usada para armazenar valores que correspondem às intensidades de eco provenientes das posições correspondentes no paciente. Pelo menos 2^8, ou 256, tons de cinza são possíveis para cada *pixel*, de acordo com a amplitude do eco representado. Assim, a imagem armazenada na memória dessa maneira pode ser enviada a um monitor para exibição.

Como a imagem no modo-B relaciona a potência do sinal refletido com o nível do brilho na tela do aparelho, é importante que o ultrassonografista compreenda como a informação da amplitude do sinal ultrassonográfico é traduzida em uma escala de cinza na imagem exibida. Cada fabricante de aparelho de ultrassonografia oferece várias opções sobre a maneira como a faixa de amplitudes é comprimida para a apresentação, bem como para a função de transferência que correlaciona uma dada amplitude do sinal com uma tonalidade de cinza. Embora esses detalhes técnicos variem entre as máquinas, a maneira como o ultrassonografista os usa pode afetar muito o valor clínico da imagem final. Em geral, é desejável mostrar a faixa dinâmica mais *larga* para identificar as diferenças sutis na ecogenicidade tecidual (Fig. 1.11).

O ultrassom em tempo real produz a impressão de movimento pela geração de uma série de imagens 2D individuais, com velocidades de 15 a 60 quadros por segundo. Atualmente, o ultrassom bidimensional no modo-B em tempo real é o método mais importante de formação da imagem ultrassonográfica do corpo e é a forma mais comum de exibição no modo-B. O ultrassom em tempo real permite a avaliação tanto da anatomia quanto do movimento. Quando as imagens são obtidas e exibidas com velocidades de várias vezes por segundo, o efeito é dinâmico, e como a imagem reproduz o estado e o movimento do órgão no momento que ele é examinado, a informação é considerada como sendo em tempo real. Nas aplicações cardíacas, os termos *ecocardiografia 2D* e *eco-2D* são usados para descrever a formação da imagem no modo-B em tempo real; na maioria das outras aplicações, o termo utilizado é *ultrassom em tempo real*.

Os transdutores usados para a formação da imagem em tempo real podem ser classificados pelo método escolhido para conduzir o feixe sonoro, a fim de gerar cada imagem isoladamente. Deve-se manter em mente que 30 a 60 imagens completas por segundo

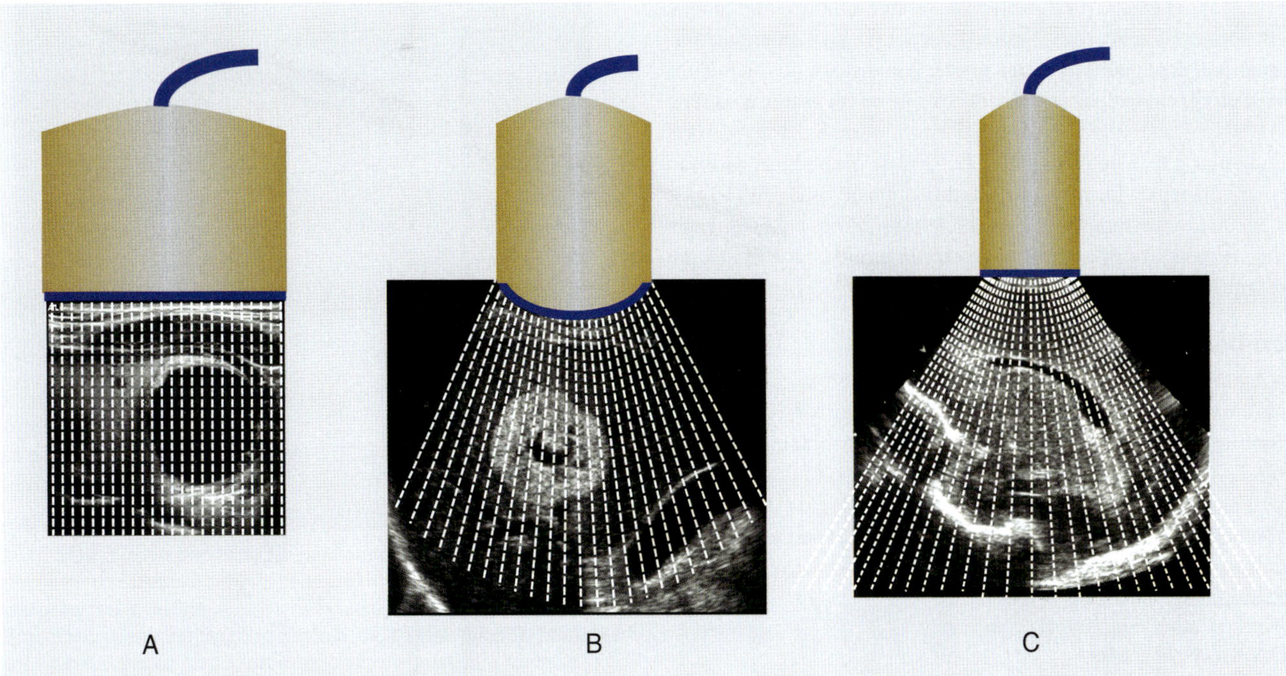

FIG. 1.14 Direcionamento do feixe. (A) Arranjo linear. Em um transdutor de arranjo linear, elementos individuais ou grupos de elementos são disparados em sequência. Isso gera uma série de feixes ultrassonográficos paralelos, cada um perpendicular à face do transdutor. À medida que esses feixes se movem através da face do transdutor, eles geram as linhas de visão que se combinam para formar a imagem final. Dependendo do número de elementos transdutores e da sequência na qual são disparados, é possível alcançar a focalização em profundidades selecionadas a partir da superfície. Pequenos arranjos lineares de alta frequência são adequados para o escaneamento de pequenas partes. **(B) Arranjo curvo.** Uma variante do arranjo linear, o arranjo curvo, usa elementos do transdutor organizados em um arco, produzindo uma imagem em formato setorial. Esses transdutores são bem adequados para exames abdominais, pélvicos e fetais. **(C) Arranjo de fase.** Um transdutor com arranjo de fase produz um campo de visão setorial disparando múltiplos elementos transdutores em uma sequência precisa para gerar interferência das frentes de ondas acústicas. O feixe ultrassonográfico resultante gera uma série de linhas de visão em ângulos variáveis de um lado para outro do transdutor, produzindo um formato de imagem em setor. Esses transdutores requerem uma área de contato pequena comparados a maioria dos arranjos curvos e lineares e são úteis para examinar áreas onde o acesso é limitado.

precisam ser geradas para as aplicações em tempo real. O **direcionamento do feixe** pode ser por rotação mecânica, oscilação do transdutor ou por meio eletrônico (Fig. 1.14). O **direcionamento eletrônico** é usado nos transdutores com arranjos lineares e arranjos em fase, possibilitando vários formatos de exibição da imagem. A maioria dos transdutores com direcionamento eletrônico em uso atualmente também oferece ajuste eletrônico do foco que é ajustável à profundidade. O **direcionamento mecânico** é usado em transdutores com elemento único e com foco fixo, ou pode usar elementos de arranjos anelares para controle eletrônico do foco. Para a formação da imagem em tempo real, os equipamentos que usam condução mecânica ou eletrônica do feixe geram imagens com formato retangular ou setorial. Nos exames obstétricos, de pequenas partes e vasculares periféricos, transdutores com arranjo linear são frequentemente usados, obtendo-se um formato retangular de imagem. A demonstração da imagem retangular tem a vantagem de um maior campo de visão próximo da superfície, porém exige uma grande área de superfície para contato com o transdutor. Os equipamentos setoriais com condução mecânica ou eletrônica exigem apenas uma pequena área de superfície para contato e são mais bem adequados para os exames nos quais o acesso é limitado.

Equipamentos Setoriais Mecânicos

Os equipamentos ultrassonográficos iniciais usavam transdutores que consistiam em um único elemento piezoelétrico. Para gerar imagens em tempo real com esses transdutores, eram necessários aparelhos mecânicos para mover o transdutor de maneira linear ou circular. Os equipamentos setoriais mecânicos que usam um ou mais transdutores com elemento único não permitem a variação do foco. Este problema está superado pelo uso de transdutores com arranjo anelar. Embora importantes na geração inicial dos equipamentos com formação de imagem em tempo real, os escaneadores setoriais mecânicos com foco fixo e transdutores com elemento único não estão mais em uso nos dias atuais.

Arranjos

A tecnologia atual usa um transdutor composto por múltiplos elementos, geralmente produzidos por cortes precisos de um pedaço de material piezoelétrico em numerosas pequenas unidades, cada uma com seu próprio eletrodo. Estes transdutores com arranjos podem ser formados em várias configurações. Em geral, esses arranjos são lineares, curvos, de fase ou anelares. Também foram desenvolvidos arranjos 2D de alta densidade. Pelo tempo preciso de disparo da combinação de elementos nesses arranjos, a interferência das frentes de ondas geradas pelos elementos individuais pode ser explorada para mudar a direção do feixe ultrassonográfico. Isso pode ser usado para fornecer um feixe passível de direcionamento para a geração de imagens em tempo real de formato linear ou setorial.

Arranjos Lineares

Os transdutores com arranjo linear são usados para aplicações em pequenas partes, exames vasculares e obstétricos, porque o formato de imagem retangular produzido por esses transdutores se enquadra, bem com essas aplicações. Nesses transdutores, os elementos individuais são arranjados de forma linear. Pelo disparo dos elementos transdutores em sequência, individualmente ou em grupo, uma série de pulsos paralelos é gerada, cada uma formando uma linha de visão perpendicular à face do transdutor. Tais linhas individuais de visão se combinam para formar a imagem do campo de visão (Fig. 1.14A). Dependendo do número de elementos transdutores e da sequência na qual eles são disparados, pode-se conseguir a focalização em profundidades selecionadas da superfície.

Arranjos Curvos

Os arranjos lineares conformados em curvas convexas produzem uma imagem que combina uma superfície relativamente grande de campo de visão com um formato de apresentação setorial (Fig. 1.14B). Os transdutores com arranjo curvo são usados para várias aplicações, e as versões maiores servem para exames gerais do abdome, obstétrico e pélvico transabdominal. Os pequenos transdutores com arranjo curvo e de alta frequência são usados nas sondas transvaginais, transretais e pediátricas.

Arranjos de Fase

Ao contrário dos transdutores setoriais mecânicos, os equipamentos com arranjo de fase não apresentam partes móveis mecânicas. O campo de visão é produzido por múltiplos elementos transdutores disparados em uma sequência precisa sob controle eletrônico. Controlando-se o tempo e a sequência na qual os elementos transdutores individuais são disparados, a onda ultrassonográfica resultante pode ser conduzida em diferentes direções, bem como focalizada em diferentes profundidades (Fig. 1.14C). Pela rápida condução do feixe para gerar uma série de linhas de visão em ângulos variáveis de um lado a outro do transdutor, um formato de imagem setorial pode ser produzido. Isso permite a fabricação de transdutores de tamanho relativamente pequeno, porém com grandes campos de visão na profundidade. Esses transdutores são particularmente úteis para ultrassonografia neonatal, bem como para a aquisição intercostal, a fim de avaliar o coração, o fígado, o baço e as estruturas de acesso mais limitado.

Arranjos Bidimensionais

Os arranjos de transdutores podem ser formados pelo corte de um pedaço retangular de material transdutor perpendicularmente ao eixo longitudinal, a fim de produzir diversos pequenos elementos retangulares ou por meio da criação de uma série de elementos concêntricos agrupados uns nos outros em um pedaço circular de material piezoelétrico, determinando um arranjo anelar. O uso de múltiplos elementos permite uma focalização precisa. A vantagem da construção em arranjo bidimensional é que o feixe pode ser focalizado tanto no plano de elevação quanto nos planos laterais, e pode ser produzido um feixe uniforme e altamente focalizado (Fig. 1.15). Esses arranjos melhoram a resolução espacial e o contraste, reduzem o espalhamento e são bem adequados para a coleta de dados de volumes de tecido para uso em processamento e visualização em 3D. Ao contrário dos arranjos lineares 2D, nos quais retardos no disparo dos elementos individuais podem ser usados para conduzir o feixe, os arranjos anelares não permitem a condução do feixe e, para serem usados na formação da imagem em tempo real, precisam ser conduzidos mecanicamente.

Seleção do Transdutor

As considerações práticas na seleção do transdutor ideal para uma dada aplicação incluem não apenas as necessidades de resolução espacial, mas também a distância do objeto-alvo do transdutor, porque a penetração do ultrassom diminui à medida que a frequência aumenta. Em geral, *deve ser escolhida a frequência ultrassonográfica mais alta que permita a penetração até a profundidade de interesse.* Para vasos e órgãos superficiais, tais como tireoide, mama ou testículo, situados de 1 a 3 cm da superfície, geralmente são usados transdutores de 7,5 a 15 MHz. Essas altas frequências são também ideais para as aplicações intraoperatórias. Se a região a ser digitalizada for muito superficial, de modo que a sonda não permita foco na área de interesse, pode ser utilizado um coxim de separação (*standoff*). Para a avaliação de estruturas abdominais ou pélvicas mais profundas (mais de 12 a 15 cm da superfície), podem ser necessárias frequências tão baixas quanto 2,25 a 3,5 MHz. Quando é necessária a resolução máxima, é requerido um transdutor de alta frequência com resolução lateral e de elevação excelente na profundidade de interesse.

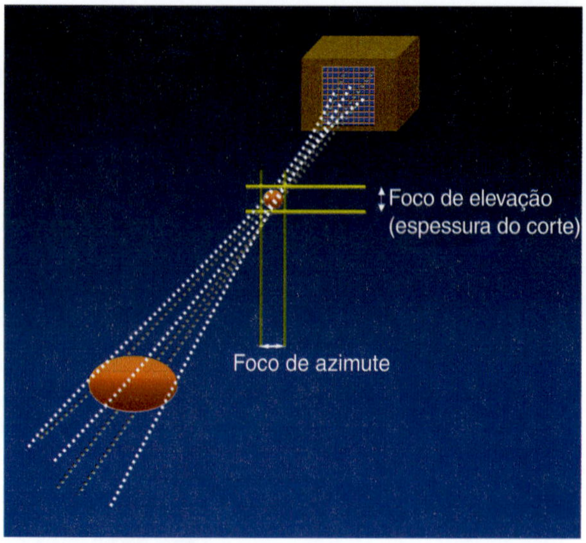

FIG. 1.15 Arranjo bidimensional. Os arranjos bidimensionais (2D) de alta densidade consistem em uma matriz 2D de elementos transdutores, permitindo a aquisição de dados de um volume em vez de um único plano de tecido. O controle eletrônico preciso dos elementos individuais permite ajustar o foco tanto no plano **azimute** quanto no plano de elevação.

ARMAZENAMENTO E VISUALIZAÇÃO DA IMAGEM

Com o ultrassom em tempo real, o *feedback* do radiologista é imediato e fornecido pelo monitor de vídeo. O brilho e o contraste da imagem na tela são determinados pela luz ambiente na sala de exame, pelos ajustes de brilho e contraste do monitor de vídeo, e de ganho do sistema e da TGC. O fator que mais compromete a qualidade da imagem em muitos departamentos de ultrassom provavelmente é o ajuste inadequado da imagem de vídeo ou nas imagens visualizadas na estação de trabalho, ou a falha de ajuste combinado entre a imagem no monitor de vídeo. Por causa da importância da imagem do vídeo em tempo real para fornecer o *feedback* para o radiologista, é essencial que a imagem e as condições de iluminação sob as quais a mesma é visualizada sejam padronizadas e ajustadas ao vídeo usado para a interpretação. A interpretação e o armazenamento em arquivo das imagens podem ser na forma de filmes radiográficos por câmeras ópticas ou a *laser*, papel térmico, fitas de vídeo ou o **sistema de arquivamento e comunicação de imagens digitais** (PACS; do inglês, *picture archiving and communications system*). Cada vez mais

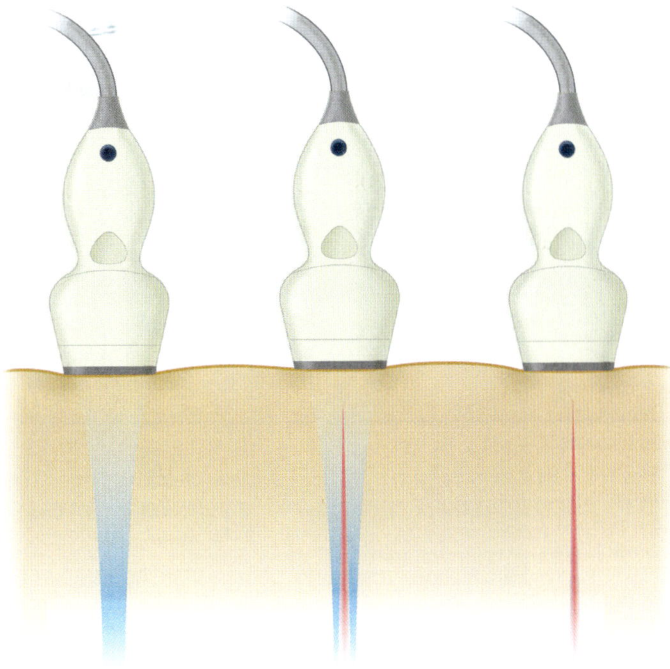

FIG. 1.16 Harmônicos teciduais. À medida que o som é propagado através do tecido, o componente de alta pressão da onda viaja mais rapidamente que o componente rarefacional, produzindo distorção da onda e gerando componentes de frequência mais elevada (harmônicas). **(A)** O campo acústico da frequência primária é representado em azul. **(B)** O segundo harmônico (duas vezes a frequência primária) é representado em vermelho. **(C)** Usando um transdutor de banda larga, o receptor pode ser sintonizado para gerar uma imagem da frequência harmônica em vez da frequência primária. Como resultado, os sinais indesejáveis no campo próximo são reduzidos, porque os harmônicos só se desenvolvem em profundidade no tecido e o perfil do feixe melhora, levando à melhora da resolução espacial.

o armazenamento digital está sendo usado para arquivar as imagens ultrassonográficas.

MODOS ESPECIAIS DE FORMAÇÃO DA IMAGEM

Imagem harmônica tecidual

A variação da propagação da velocidade do som na gordura e em outros tecidos próximos ao transdutor resulta em **deformidade de fase**, que distorce o campo ultrassonográfico produzindo ruído e degradação da imagem ultrassonográfica. A imagem harmônica tecidual (IHT) oferece uma abordagem para a redução dos efeitos das deformidades de fase.[6] A propagação não linear do ultrassom através do tecido está associada a uma propagação mais rápida do componente de alta pressão da onda de pressão ultrassonográfica do que a de seu componente negativo (rarefacional). Isso resulta em aumento progressivo da distorção do pulso acústico à medida que ele trafega no tecido e causa a geração de múltiplos, ou **harmônicos**, da frequência transmitida (Fig. 1.16).

A IHT tira vantagem da geração desses harmônicos na profundidade. Como a geração dos harmônicos exige a interação do campo transmitido com o tecido em que ocorre a propagação, a geração de harmônicos não ocorre próximo à interface transdutor/pele, e só se torna importante a alguma distância do transdutor. Na maioria dos casos, os campos próximos e distantes da imagem são menos afetados pelos harmônicos que as localizações intermediárias. Usando-se transdutores com banda larga e filtros de sinal ou pulsos codificados, os sinais harmônicos refletidos das interfaces teciduais podem ser mostrados seletivamente. Como a maioria dos artefatos é causada pela interação do feixe de ultrassom com as estruturas superficiais ou por distorções nas bordas do perfil do feixe, esses artefatos são eliminados usando-se a formação da imagem harmônica porque os sinais produtores de artefatos não contêm energia suficiente para gerar frequências harmônicas, e são, portanto, filtrados durante a formação da imagem. As imagens geradas com o uso de harmônicos mostram frequentemente ruído e distorção reduzidos (Fig. 1.17). Pelo fato de os feixes harmônicos serem mais estreitos que os feixes originalmente transmitidos, a resolução espacial torna-se melhor e os lobos laterais são reduzidos.

Composição Espacial

Uma importante fonte de degradação da imagem e perda do contraste é a **granulação** ultrassonográfica. Trata-se do resultado da interação construtiva e destrutiva dos campos acústicos gerados pela dispersão do ultrassom pelos pequenos refletores teciduais. O padrão de interferência confere às imagens ultrassonográficas aspecto granulado característico (Fig. 1.6), o que reduz o contraste (Fig. 1.18) e torna mais difícil a identificação de características sutis. Pelo somatório de imagens de diferentes ângulos de varredura (**técnica de composição espacial**) (Fig. 1.19), pode-se conseguir melhora significativa na **razão contraste:ruído** (granulação) (Fig. 1.20). Isso ocorre pelo fato de a granulação ser randômica e a geração de uma imagem por composição reduz a granulação porque apenas o sinal é reforçado. Além disso, a composição espacial reduz artefatos que resultam quando um feixe de ultrassom atinge um refletor especular em um ângulo maior ou menor que 90 graus. Na formação

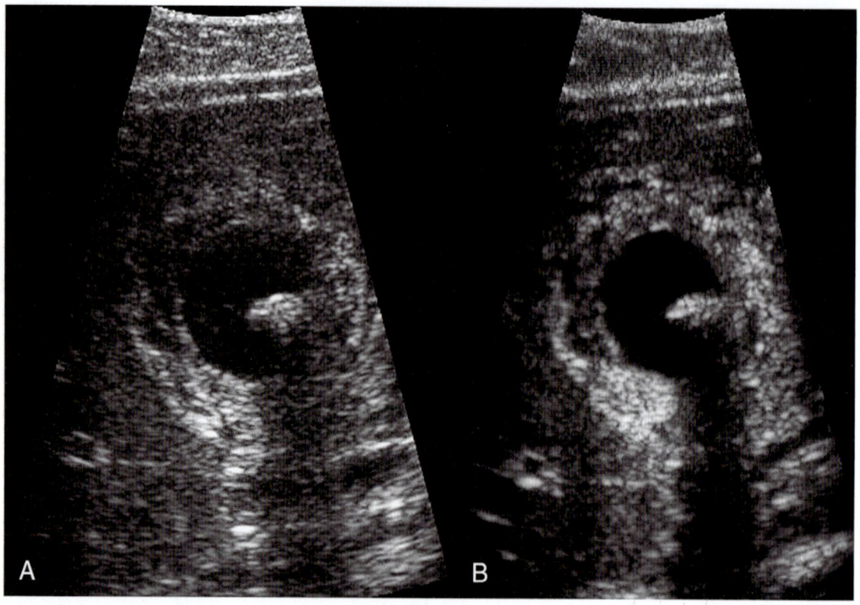

FIG. 1.17 Imagem harmônica tecidual. (A) Imagem convencional e **(B) Imagem harmônica tecidual** da vesícula biliar de um paciente com colecistite aguda. Observe a redução do ruído e a melhora da qualidade na imagem harmônica tecidual. Como os feixes harmônicos não interagem com as estruturas superficiais e são mais estreitos que os feixes originariamente transmitidos, a resolução espacial é melhorada e o desordenamento e os lobos laterais são reduzidos. (Com permissão de Merritt CR. Technology Update. Radiol Clin North Am 2001;39:385-397.)

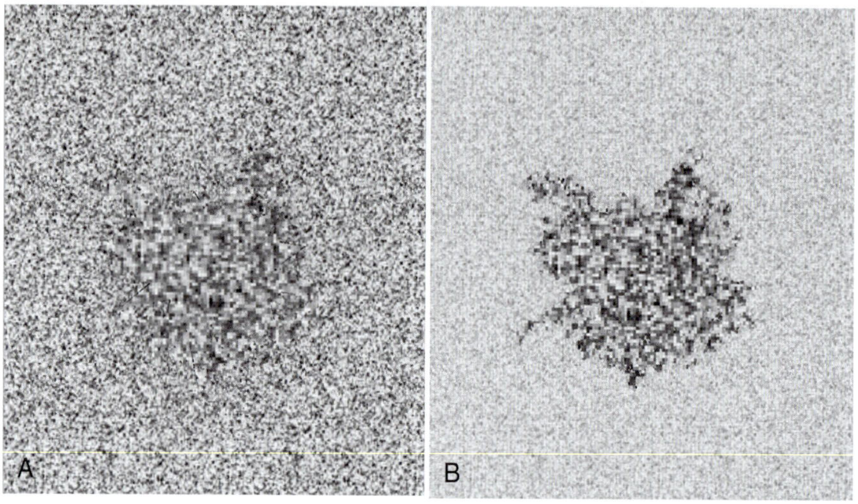

FIG. 1.18 Efeito do granulado no contraste da imagem. (A) O ruído granulado obscurece parcialmente a lesão simulada. **(B)** O granulado foi reduzido, aumentando-se a resolução de contraste entre a lesão e o fundo. (De Merritt CR: Technology Update. Radiol Clin North Am 2001;39:385-397.[7])

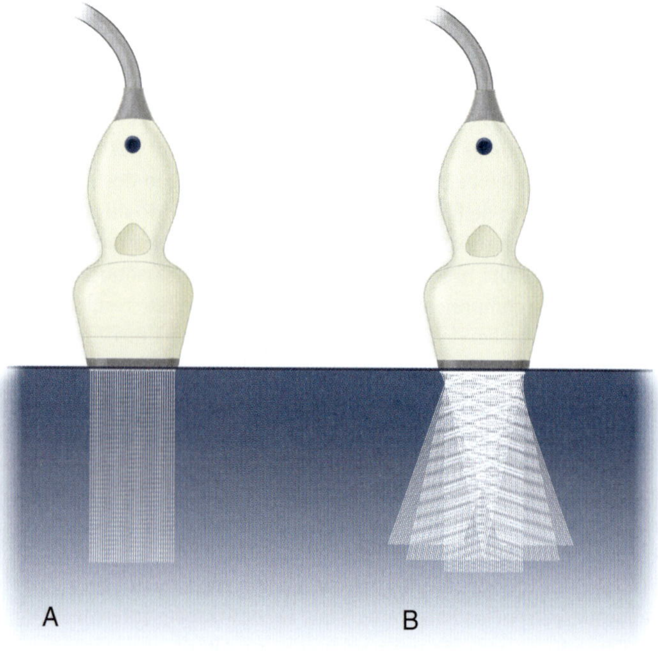

FIG. 1.19 Composição espacial. (A) Formação da imagem convencional está limitada a um ângulo fixo de incidência das linhas de aquisição ultrassonográficas nas interfaces teciduais, resultando em pouca definição dos refletores especulares que não são perpendiculares ao feixe. **(B) Composição espacial** combina as imagens obtidas pela incidência do som (insonação) no alvo de múltiplos ângulos. Além de melhorar as interfaces de detecção, a composição reduz o ruído granulado porque apenas o sinal é reforçado, o granulado (speckle) é aleatório e não é reforçado. Isso melhora o contraste.

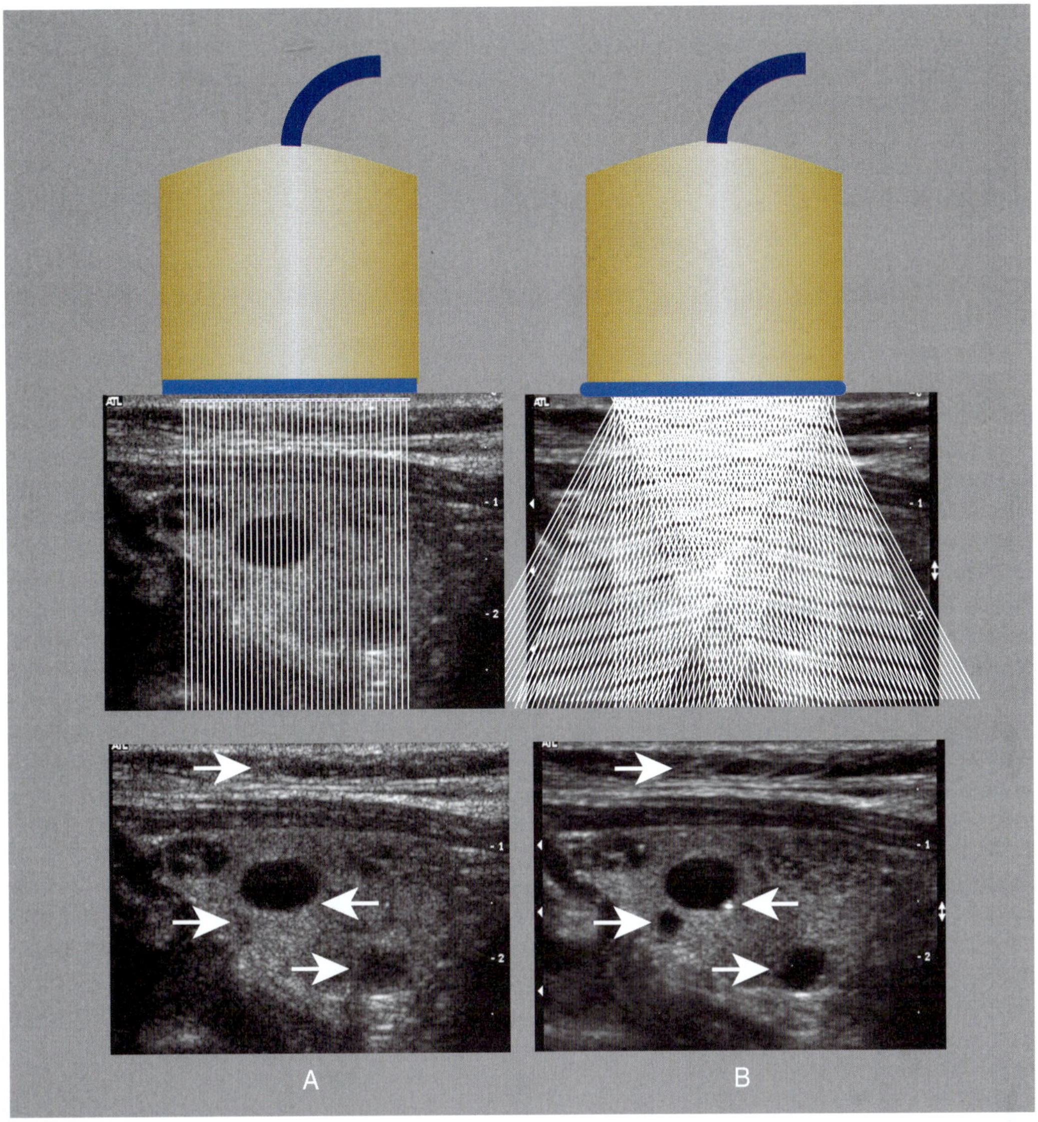

FIG. 1.20 Composição espacial. (A) Imagem em modo-B convencional e **(B) Imagem formada com técnica de composição** da tireoide. Observe o granulado reduzido, bem como melhor definição de regiões (*setas*) como o tecido superficial bem como pequenos cistos e calcificações.

convencional da imagem em tempo real, cada linha do feixe ultrassonográfico usada para gerar a imagem atinge o alvo em um ângulo fixo e constante. Como resultado, os refletores fortes que não estejam perpendiculares ao feixe de ultrassom dispersam o som em direções que impedem sua detecção e demonstração. Isso, por sua vez, resulta em pior definição das margens e em limites menos distintos para os cistos e outras massas. A composição espacial reduz esses artefatos. As limitações da composição espacial são a diminuição da visão do sombreamento e do realce; no entanto, tais limitações são compensadas pela capacidade de avaliar lesões, tanto sem quanto com a composição, preservando o sombreamento e o realce quando essas características forem importantes para o diagnóstico.[7]

Ultrassom Tridimensional

Os escaneadores 3D dedicados, usados para exame fetal (Fig. 1.21), ginecológico e cardíaco, empregam registro da imagem com base em *hardware*, arranjos 2D de alta densidade ou registros dos planos de aquisição por *software* à medida que o volume de tecido é adquirido. A aquisição dos dados em 3D permite que as imagens sejam vistas em múltiplos planos, possibilitando uma medida precisa do volume da lesão.

Elastografia ultrassonográfica

A palpação é um método efetivo de detecção de anormalidades teciduais com base na percepção de alterações na dureza ou elasticidade do tecido e pode fornecer a primeira indicação de uma doença, mesmo quando os estudos de imagem convencionais são normais. A elastografia ultrassonográfica consiste em um método não invasivo para avaliação da rigidez do tecido.[8]

O contraste do tecido na ultrassonografia convencional baseia-se no **módulo de massa** determinado pela composição molecular do tecido, enquanto a elastografia reflete propriedades de cisalhamento que são determinadas por um maior nível de organização do tecido, o **módulo de deformação**. Esse nível mais alto de organização de tecido é o mais provável de ser alterado pela doença. A faixa dinâmica do módulo de deformação é várias ordens de grandeza maior do que a do módulo de massa, possibilitando uma resolução de contraste muito superior à imagem de ultrassom convencional.[9]

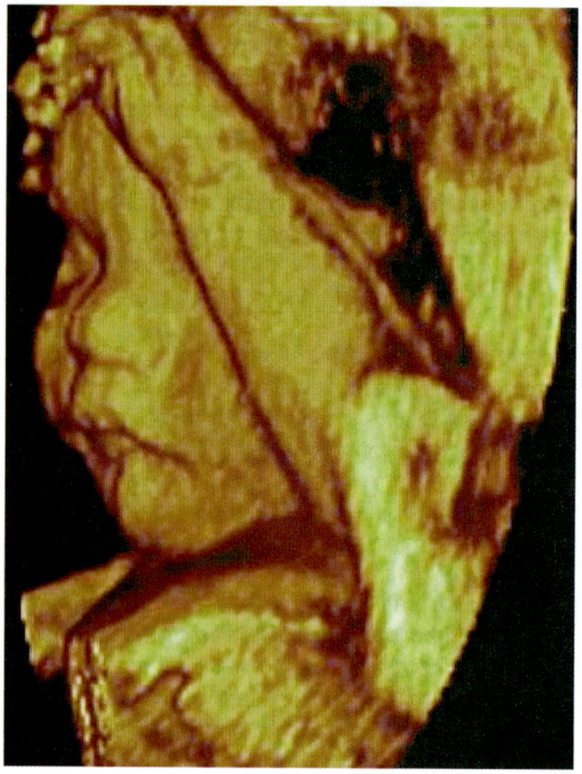

FIG. 1.21 Ultrassom 3D, feto de 24 semanas. O ultrassom 3D permite a coleção e a revisão de dados obtidos de um volume de tecido em múltiplos planos de imagem, bem como a renderização das características da superfície.

A elastografia, portanto, oferece o potencial de um alto grau de sensibilidade e especificidade na diferenciação de tecidos normais e anormais.[8,10,11]

A rigidez ou elasticidade do tecido é expressa pelo **módulo de Young** – a razão entre a pressão de compressão (estresse) e a deformação resultante

$$E = \sigma / \varepsilon$$

em que E é o módulo Young expresso em Pa (**pascais**), σ é o estresse, expresso em Newtons, e ε é o deslocamento expresso em m^2.

A elastografia baseada em ultrassom possibilita estudar o comportamento elástico do tecido por duas abordagens gerais (Fig. 1.22): elastografia por compressão manual (*strain*) e elastografia por onda de cisalhamento.

Elastografia por compressão manual (Strain)

A elastografia por compressão manual envolve a medição do deslocamento longitudinal do tecido antes e após a compressão, geralmente por manipulação manual do transdutor de ultrassom (Fig. 1.22A). O acompanhamento do granulado (speckle) usando retrodispersão de radiofrequência ou Doppler é usado para avaliar o movimento do tecido. A elastografia por compressão manual não consegue determinar o módulo de Young porque a pressão de compressão (estresse) não pode ser medida diretamente. Em vez disso, as razões de compressão são estimadas comparando a compressão da lesão com a dos tecidos normais circundantes e exibidas na imagem em diferentes tons de cinza ou em mapas de cores (Fig. 1.23). A elastografia por compressão radial fornece a indicação da rigidez relativa de uma área de interesse comparada aos tecidos circunjacentes.

Pontos-Chave da Elastografia Ultrassonográfica

A imagem ultrassonográfica baseia-se no módulo de massa de tecido, refletindo interações ao nível molecular.
As alterações na rigidez do tecido com base no módulo de cisalhamento do tecido são indícios importantes da doença.
A elastografia ultrassonográfica fornece avaliação comparativa e quantitativa da rigidez do tecido.
A elastografia ultrassonográfica baseia-se na organização do tecido (módulo de deformação).
A elastografia por deformação fornece indicação de rigidez relativa do tecido.
A elastografia da onda de cisalhamento fornece estimativa quantitativa da rigidez do tecido (módulo de deformação).

Elastografia por Onda de Cisalhamento

A compressão longitudinal do tecido resulta na geração de ondas de cisalhamento transversais[12,13] (Fig. 1.22B). Na elastografia por ondas de cisalhamento, essas ondas são geradas pela compressão repetitiva produzida por pulsos de alta intensidade do transdutor de ultrassom (Fig. 1.22B). Em contraste com as ondas de compressão longitudinais que se propagam muito rapidamente no corpo humano (≈ 1.540 m/s), as ondas de cisalhamento propagam-se lentamente (≈ 1-50 m/s). As ondas de cisalhamento são rastreadas com altas imagens de taxa de quadros para determinar sua velocidade. A **velocidade de propagação das ondas de cisalhamento** é diretamente proporcional ao módulo de Young e fornece estimativa quantitativa da rigidez do tecido[14,15] (Fig. 1.24).

QUALIDADE DA IMAGEM

As determinantes-chave da qualidade de uma imagem ultrassonográfica são as resoluções espacial, de contraste e temporal e a ausência de artefatos.

Resolução Espacial

A capacidade de diferenciar dois objetos muito próximos como estruturas distintas é determinada pela resolução espacial do aparelho ultrassonográfico. A resolução espacial tem de ser considerada em três planos, com diferentes determinantes de resolução para cada um deles. A mais simples é a resolução ao longo do eixo do feixe de ultrassom ou **resolução axial**. Na ultrassonografia com onda pulsada, o transdutor dispara uma série de pulsos curtos de som no interior do corpo. Cada pulso de ultrassom consiste tipicamente em dois ou três ciclos de som. O comprimento do pulso é o produto do comprimento de onda pelo número de ciclos no pulso. A resolução axial, a resolução máxima ao longo do eixo do feixe, é determinada pelo comprimento do pulso (Fig. 1.25). Como a frequência e o comprimento de onda do ultrassom são inversamente proporcionais, o comprimento do pulso diminui à medida que a frequência formadora da imagem aumenta. Como o comprimento do pulso determina a resolução máxima ao longo do eixo do feixe de ultrassom, *maiores frequências do transdutor fornecem imagens com maior resolução*. Por exemplo, um transdutor operando a 5 MHz produz som com comprimento de onda de 0,308 mm. Se cada pulso consistir em três ciclos de som, o comprimento do pulso é um pouco menos que 1 mm, tornando-se a resolução

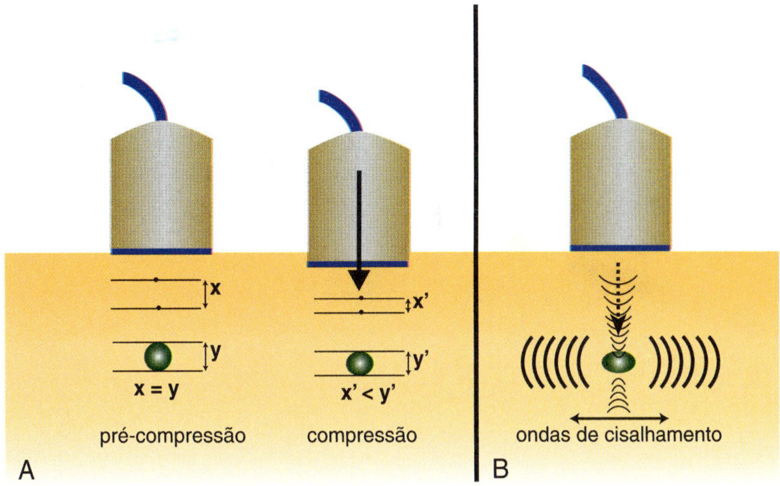

FIG. 1.22 Elastografia. (A) Elastografia por compressão manual e **(B) elastografia de onda de cisalhamento.** Os elastogramas por compressão manual são imagens da rigidez tecidual geradas pela análise dos deslocamentos de granulado antes e depois da compressão mecânica do tecido. O quadro (frame) pré-compressão é comparado a um quadro obtido após a compressão. Neste exemplo, a lesão é comprimida muito menos que o tecido circundante, indicando rigidez relativa. A elastografia por compressão manual não é quantitativa e indica apenas o endurecimento ou o amolecimento das lesões em relação ao tecido circundante. Na elastografia de onda de cisalhamento **(B)**, os pulsos de compressão de alta intensidade do transdutor são focalizados na área de interesse, o que resulta na geração de ondas de cisalhamento de baixa frequência. O deslocamento do granulado (speckle) resultante das ondas de cisalhamento (transversais) é acompanhado com múltiplos quadros de imagem para estimar a velocidade da onda de cisalhamento, a qual está diretamente relacionada ao módulo de Young, possibilitando uma estimativa quantitativa do endurecimento do tecido.

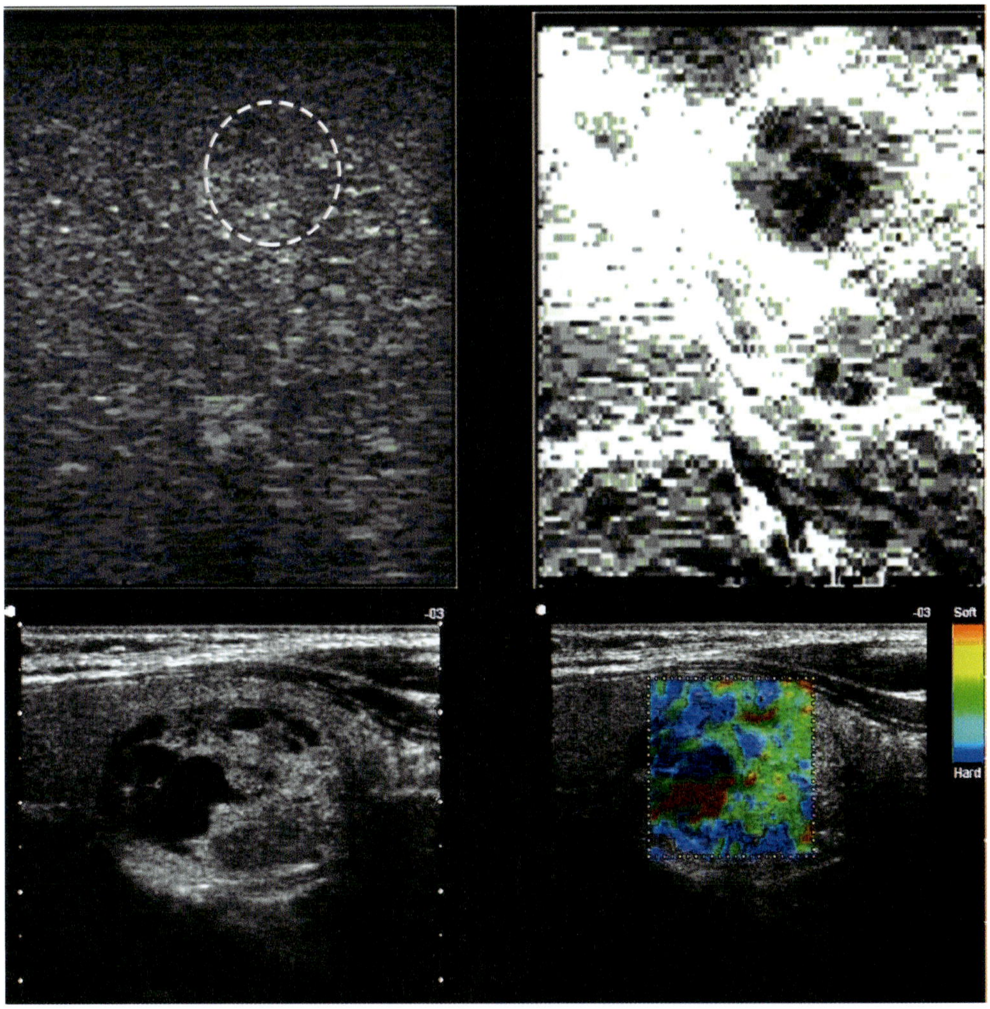

FIG. 1.23 Elastogramas por compressão manual. Os quadros superiores **(A)** exibem imagens *in vivo* de um fígado de suíno com uma lesão produzida pela injeção de um pequeno volume de etanol absoluto. Na imagem pré-compressão (*à esquerda*), a lesão localizada no círculo é invisível. O elastograma (*à direita*) delimita claramente a lesão como uma área de endurecimento em relação ao tecido circundante. Os quadros inferiores **(B)** mostram uma imagem em escala de cinza (à esquerda) e elastograma por compressão manual (à direita) de um nódulo da tireoide sólido e cístico. No elastograma, o mapa de cores mostra endurecimento relativo com áreas mais amolecidas, aparecendo em tons de vermelho, laranja e amarelo, e áreas mais rígidas em azul-escuro. O nódulo é heterogêneo com porções císticas relativamente não compressíveis diferenciadas do tecido circundante mais compressível. (Cortesia de P. O'Kane, Thomas Jefferson University.)

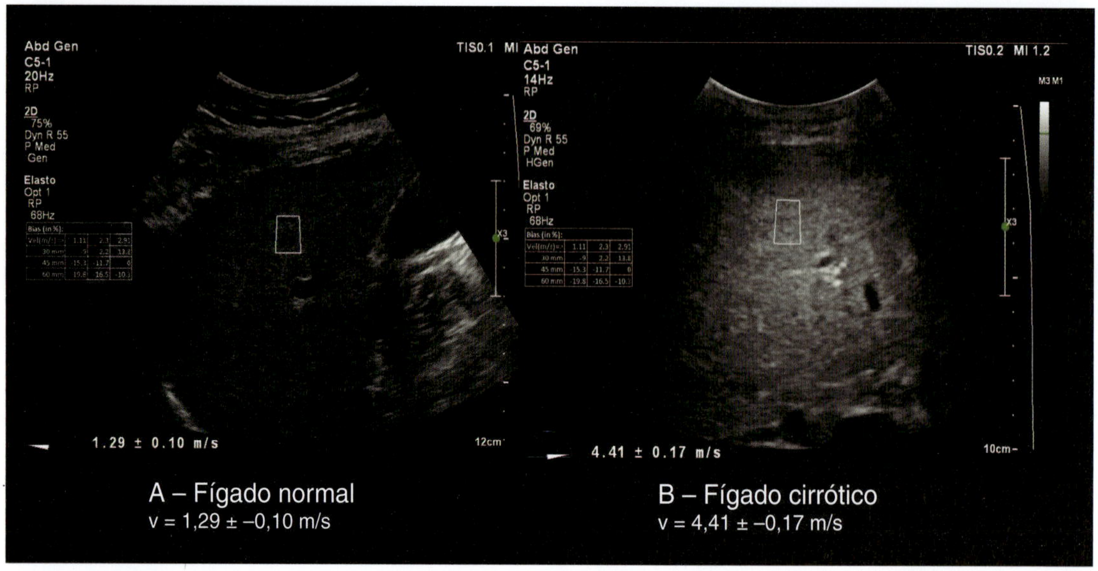

FIG. 1.24 Elastogramas de onda de cisalhamento de (A) fígado normal e (B) de fígado cirrótico. As velocidades da onda de cisalhamento medidas em amostras de tecido hepático por elastografia da onda de cisalhamento indicam velocidade de 1,29 ± 0,10 m/s no fígado normal em comparação com velocidade de 4,41 ± 0,17 m/s no fígado cirrótico. O aumento da velocidade da onda de cisalhamento está associado ao aumento da rigidez do tecido devido à fibrose hepática. (Cortesia de P. O'Kane, Thomas Jefferson University.)

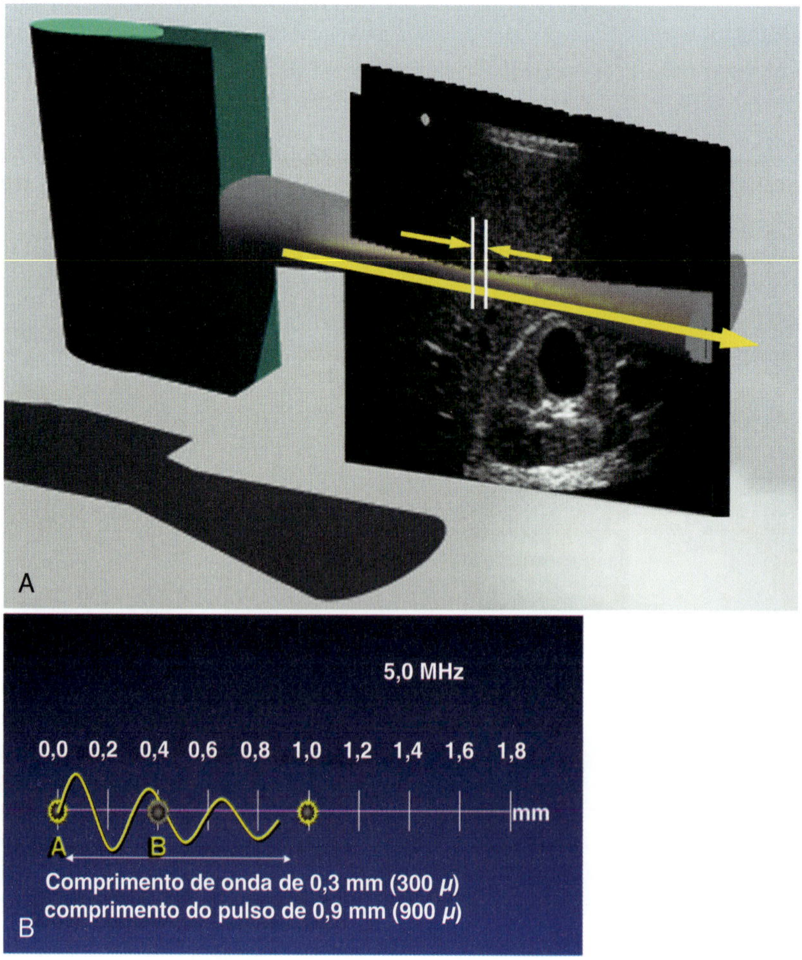

FIG. 1.25 Resolução axial. A resolução axial é a resolução ao longo do **(A)** eixo do feixe e é determinada pelo **(B)** comprimento do pulso. Este é o produto do comprimento de onda (que diminui com o aumento da frequência) pelo número de ondas (em geral, duas a três). Como o comprimento do pulso determina a resolução axial, transdutores com maiores frequências fornecem imagens com maior resolução. Em **(B)**, por exemplo, um transdutor operando a 5 MHz produz som com comprimento de onda de 0,31 mm. Se cada pulso consistir em três ciclos de som, o comprimento do pulso é um pouco menor que 1 mm, e objetos *A* e *B*, que distam entre si 0,5 mm, não podem ser percebidos como estruturas separadas. Se a frequência do transdutor for aumentada para 15 MHz, o comprimento do pulso é menor que 0,3 mm, possibilitando que *A* e *B* sejam identificados como estruturas separadas.

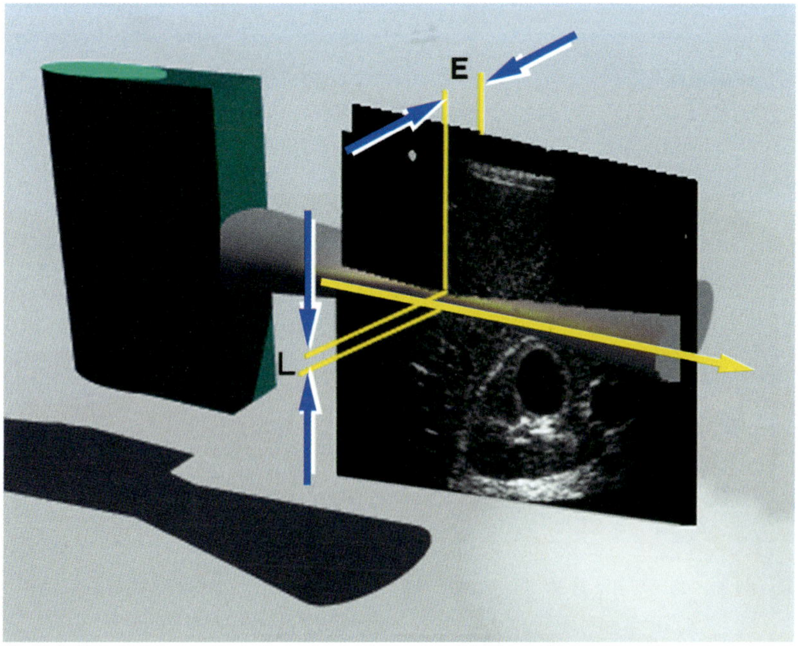

FIG. 1.26 Resoluções lateral e de elevação. A resolução nos planos perpendiculares ao eixo do feixe é um importante determinante da qualidade da imagem. A **resolução lateral** *(L)* é a resolução no plano perpendicular ao feixe e paralela ao transdutor, e é determinada pela largura do feixe ultrassonográfico. A resolução lateral é controlada pela focalização do feixe, geralmente por faseamento eletrônico para alterar a largura do feixe em uma profundidade de interesse selecionada. O azimute ou **resolução de elevação** *(E)* é determinado pela espessura do corte no plano perpendicular ao feixe e ao transdutor. A resolução de elevação é controlada pela construção do transdutor. Tanto a resolução lateral quanto a resolução de elevação são menores que a resolução axial.

máxima ao longo do eixo do feixe. Se a frequência do transdutor for aumentada para 15 MHz, o comprimento do pulso será menor que 0,4 mm, possibilitando resolução de detalhes menores.

Além da resolução axial, é necessário considerar a resolução nos planos perpendiculares ao eixo do feixe. A **resolução lateral** se refere à resolução no plano perpendicular ao eixo e paralela ao transdutor e é determinada pela **largura** do feixe de ultrassom. A resolução de azimute, ou **resolução de elevação**, refere-se à **espessura** do corte no plano perpendicular ao feixe e ao transdutor (Fig. 1.26). A largura e a espessura do cone de ultrassom são determinantes importantes da qualidade da imagem. A largura e a espessura excessivas do feixe limitam a capacidade de delinear pequenas características, podendo obscurecer o sombreamento e o realce de pequenas estruturas, como microcalcificações nas mamas e pequenos cistos na tireoide. A largura e a espessura do feixe de ultrassom determinam a resolução lateral e de elevação, respectivamente. As resoluções lateral e de elevação são significativamente piores do que a resolução axial do feixe. A resolução lateral é controlada pela focalização do feixe, normalmente pelo controle eletrônico de fases, o que possibilita alterar a largura do feixe na profundidade de interesse selecionada. A resolução de elevação é determinada pelas características físicas transdutor e, em geral, não pode ser controlada pelo radiologista.

ARMADILHAS NA FORMAÇÃO DA IMAGEM

Na ultrassonografia, talvez mais que em qualquer outro método de formação de imagem, a qualidade das informações obtidas é determinada pela capacidade do profissional em reconhecer e evitar artefatos e armadilhas. Muitos artefatos na imagem surgem devido a erros na técnica de aquisição ou pelo uso incorreto do equipamento e são evitáveis. Os artefatos podem causar erros de diagnóstico ou obscurecer achados importantes. A compreensão dos artefatos é essencial para a interpretação correta dos exames ultrassonográficos.

Muitos artefatos sugerem a existência de estruturas que, de fato, não estão presentes; eles incluem reverberação, refração e lobos laterais. Os **artefatos de reverberação** se originam quando o sinal ultrassonográfico é refletido repetidamente entre interfaces altamente reflexivas que estão localizadas geralmente, porém nem sempre próximas ao transdutor (Fig. 1.27). As reverberações também podem proporcionar a falsa impressão de estruturas sólidas onde só há líquido. Certos tipos de reverberação podem ser úteis porque possibilitam a identificação de um tipo específico de refletor, tal como um grampo cirúrgico. Os artefatos de reverberação podem geralmente ser reduzidos ou eliminados pela mudança no ângulo de aquisição da imagem ou no posicionamento do transdutor para evitar as interfaces paralelas que contribuem para o artefato.

A **refração** provoca curvatura no feixe de som de maneira que alvos que não estejam ao longo do eixo do transdutor sejam atingidos. Suas reflexões são então detectadas e mostradas na imagem. Isso pode fazer com que apareçam estruturas na imagem que estão, de fato, fora do volume que o investigador presume que está sendo examinado (Fig. 1.7). Da mesma forma, os lobos laterais podem produzir ecos intervenientes, originando-se dos feixes de som que se situam fora do feixe ultrassonográfico principal (Fig. 1.28). Esses **artefatos dos lobos laterais** são de importância clínica porque criam a impressão de estruturas ou resíduos em estruturas preenchidas com líquido (Fig. 1.29). Os lobos laterais podem também resultar em erros de medida, por reduzir a resolução lateral. Assim como na maioria dos outros artefatos, o reposicionamento do transdutor e de sua zona focal, ou o uso de um transdutor diferente, geralmente possibilita a diferenciação entre artefatos e os ecos verdadeiros.

Os artefatos podem também remover ecos reais da tela ou obscurecer informações e, assim, doenças importantes podem ser perdidas. O **sombreamento** ocorre quando há redução marcante na intensidade do ultrassom abaixo de um refletor ou de um atenuador forte. O sombreamento causa perda parcial ou completa das informações por causa da atenuação do som pelas estruturas superficiais. Outra causa comum de perda da informação na imagem é o ajuste impróprio do sistema de ganho e de **quadros de TGC**. Muitos ecos de baixo nível estão próximos aos níveis do ruído do equipamento, sendo necessárias habilidade e experiência para ajustar os con-

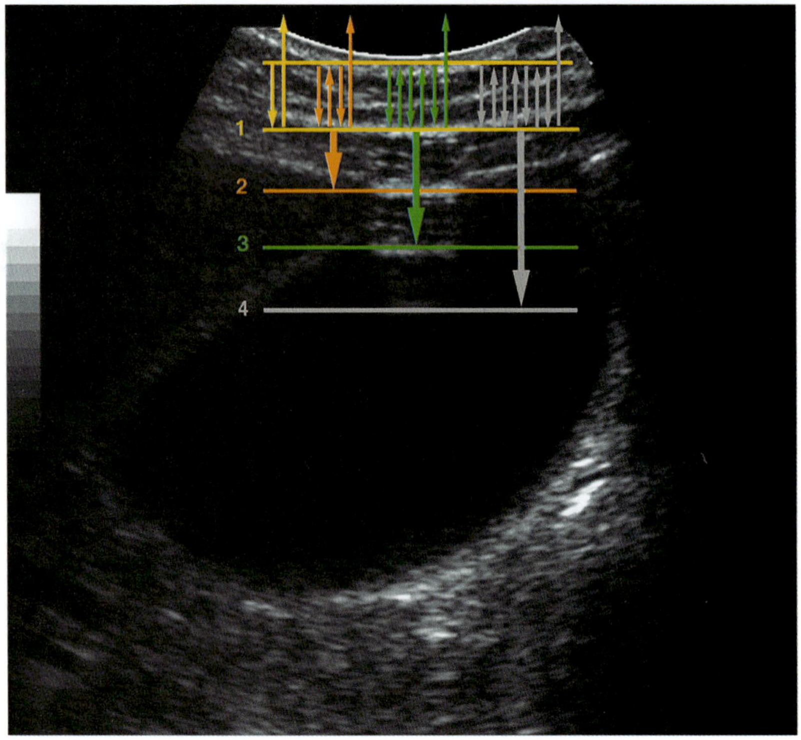

FIG. 1.27 Artefato de reverberação. Os artefatos de reverberação surgem quando o sinal do ultrassom se reflete repetidamente entre as interfaces altamente refletivas próximas ao transdutor, resultando no retardo do retorno do eco ao transdutor. Isso aparece na imagem como uma série de ecos regularmente espaçados à medida que a profundidade aumenta. O eco com profundidade *1* é produzido pelo simples reflexo de uma imagem forte. Os ecos nos níveis *2*, *3* e *4* são produzidos por múltiplas reflexões entre esta interface e a superfície (imagem simulada).

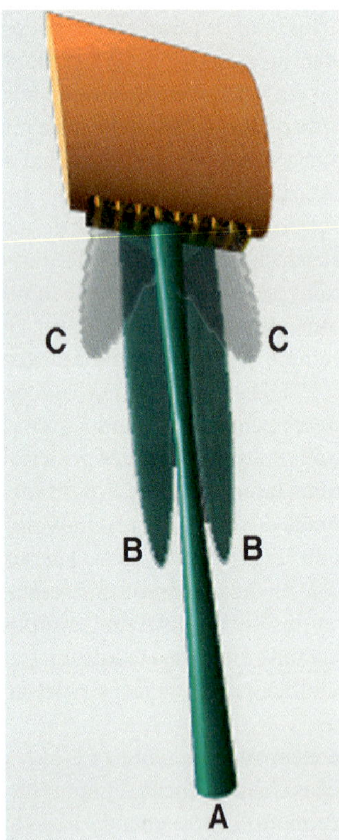

FIG. 1.28 Lobos laterais. Embora a maior parte da energia gerada por um transdutor seja emitida em um feixe ao longo do eixo central do transdutor (*A*), alguma energia é também emitida na periferia do feixe primário (*B* e *C*). Estes são chamados de lobos laterais e têm intensidade menor que o feixe primário. Os lobos laterais podem interagir com refletores fortes que estão fora do plano de varredura e produzir artefatos que são mostrados na imagem ultrassonográfica (Fig. 1.29).

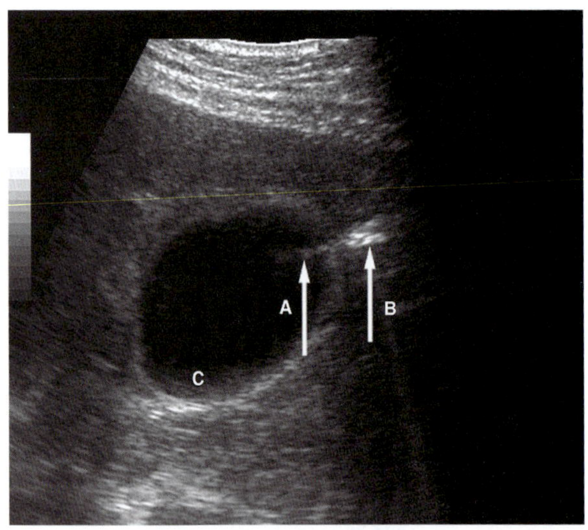

FIG. 1.29 Artefato do lobo lateral. A imagem transversal da vesícula biliar revela um eco interno brilhante *(A)* que sugere uma faixa ou um septo no interior da vesícula biliar. Este é um artefato de lobo lateral relacionado com a presença de um refletor forte fora do plano *(B)* medial à vesícula biliar. Os ecos de baixo nível na porção dependente da vesícula biliar *(C)* são também artefatos e são causados pelo mesmo fenômeno. Os artefatos do lobo lateral e da espessura do corte são de importância clínica porque eles podem criar a impressão de resíduos nas estruturas preenchidas por líquido.

troles do equipamento para mostrar o máximo de informação e o mínimo de ruído. Baixos ângulos de aquisição da imagem, penetração inadequada e baixa resolução podem também resultar em perda significativa da informação. A seleção pouco cuidadosa da frequência do transdutor e a falta de atenção ao ajuste focal do feixe sonoro vão causar perda de informação da profundidade dos

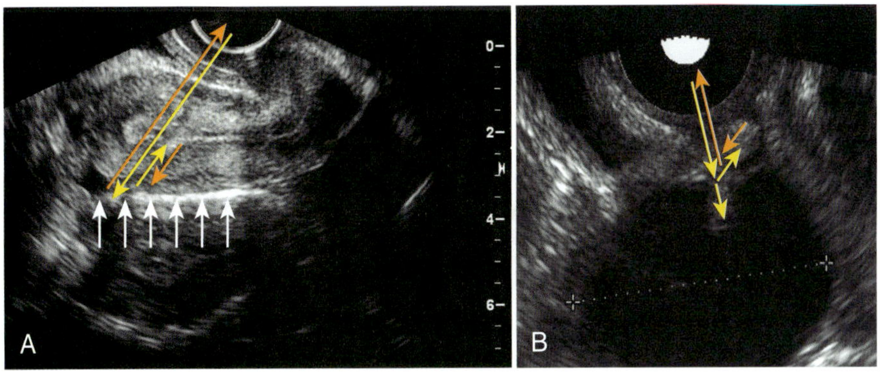

FIG. 1.30 Artefato de múltiplos trajetos. (A) A imagem especular do útero é criada pela reflexão do som proveniente da interface produzida pelo gás no reto. **(B)** Os ecos refletidos pela parede de um cisto de ovário criam vias complexas de eco que retardam o retorno dos ecos ao transdutor. Em ambos os exemplos, a via mais longa do som refletido resulta na demonstração dos ecos em uma profundidade maior do que normalmente deveriam aparecer. Em **(A)**, isso resulta em uma imagem artefato do útero que aparece na localização do reto. Em **(B)**, o resultado é mais sutil e mais provavelmente causaria um erro de interpretação porque o artefato sugere um nódulo mural, no que é de fato um simples cisto de ovário.

refletores de baixa amplitude e dos alvos pequenos. Os artefatos ultrassonográficos podem alterar o tamanho, a forma e a posição das estruturas. Por exemplo, um **artefato de múltiplos trajetos** é criado quando o trajeto de retorno do eco não é o esperado, o que resulta na exibição do eco em uma localização imprópria na imagem (Fig. 1.30).

Atenuação e Realce Acústicos

Embora a maioria dos artefatos degenere a imagem de ultrassom e atrapalhe a interpretação, dois artefatos de importância clínica são o sombreamento (atenuação) e o realce. Além disso, o sombreamento ocorre quando um objeto (p. ex., um cálculo) atenua o som mais intensamente do que os tecidos circundantes. O **realce** ocorre quando um objeto (p. ex., um cisto) sofre menos atenuação do que os tecidos circundantes. A falha da TGC aplicada ao tecido normal em compensar adequadamente a atenuação de estruturas de maior atenuação (sombreamento) ou de baixa atenuação (realce) produz o artefato (Fig. 1.31). Como a atenuação aumenta com a frequência, os efeitos de sombreamento e realce são maiores em transdutores de altas do que de baixas frequências. A conspicuidade do sombreamento e do realce é reduzida pela largura excessiva do feixe, ajuste inadequado da zona focal e uso de composição espacial.

ULTRASSONOGRAFIA COM DOPPLER

A formação convencional da imagem com o ultrassom modo-B usa técnicas de transmissão de pulsos e ecos, de detecção e de exibição. Pulsos curtos de energia do ultrassom emitidos pelo transdutor são refletidos pelas interfaces acústicas no interior do corpo. A precisão do tempo permite a determinação da profundidade de onde o eco se origina. Quando uma onda de pulso ultrassonográfico é refletida por uma interface, o sinal refletido contém informações sobre amplitude, fase e frequência (Fig. 1.32). Essas informações permitem a inferência da posição, da natureza e do movimento da interface refletindo o pulso. A imagem no ultrassom modo-B usa apenas as informações da amplitude no sinal refletido para gerar a imagem, com as diferenças na potência dos refletores demonstrada na imagem em várias tonalidades de cinza. Os alvos com movimentos rápidos, como as hemácias na corrente sanguínea, produzem ecos de baixa amplitude que, em geral, não são demonstrados, resultando em um padrão relativamente anecoico no interior da luz dos grandes vasos.

Embora as imagens em escala de cinza se baseiem na amplitude do sinal ultrassonográfico refletido, informações adicionais estão presentes nos ecos que retornam, podendo ser utilizadas para avaliar o movimento dos alvos móveis.[16] Quando um som de alta frequência atinge uma interface estacionária, o ultrassom refletido apresenta essencialmente as mesmas frequências e o comprimento de onda que o som transmitido. Se, entretanto, a interface refletora estiver em movimento em relação ao feixe sonoro emitido pelo transdutor, há alteração na frequência do som refletido pelo objeto em movimento (Fig. 1.33). Tal alteração é diretamente proporcional à velocidade da interface refletora em relação ao transdutor, chamada de **efeito Doppler**. A relação entre a frequência do ultrassom que retorna com a velocidade do refletor é descrita pela equação Doppler a seguir:

$$\Delta F = (F_R - F_T) = 2 \cdot F_T \cdot v / c$$

A **variação da frequência Doppler** é ΔF; F_R é a frequência do som refletido pelo alvo em movimento; F_T é a frequência do som emitido pelo transdutor; v é a velocidade do alvo na direção do transdutor; e c é a velocidade do som no meio. A variação da frequência Doppler (ΔF) aplica-se apenas se o alvo estiver se movendo no sentido do transdutor ou no sentido contrário a ele (Fig. 1.34A). Na maioria dos quadros clínicos, a direção do feixe de ultrassom raramente está no mesmo sentido ou no sentido contrário à direção do fluxo, e o feixe ultrassom geralmente se aproxima do alvo em movimento em um ângulo denominado **ângulo Doppler** (Fig. 1.34B). Neste caso, ΔF é reduzida na proporção do cosseno deste ângulo, como a seguir:

$$\Delta F = (F_R - F_T) = 2 \cdot F_T \cdot v \cdot \cos\theta / c$$

em que θ é o ângulo entre o eixo do fluxo e o feixe de ultrassom incidente. Se o ângulo Doppler puder ser medido, é possível a estimativa da velocidade do fluxo. A estimativa precisa da velocidade do alvo exige uma medida apurada tanto da variação Doppler na frequência quanto do ângulo de incidência do ultrassom em relação ao alvo em movimento. À medida que o ângulo Doppler (θ) se aproxima de 90 graus, o cosseno de θ se aproxima de 0. Em um **ângulo de 90 graus**, não há movimento relativo do alvo no mesmo sentido ou no sentido contrário ao do transdutor, e **não se detecta**

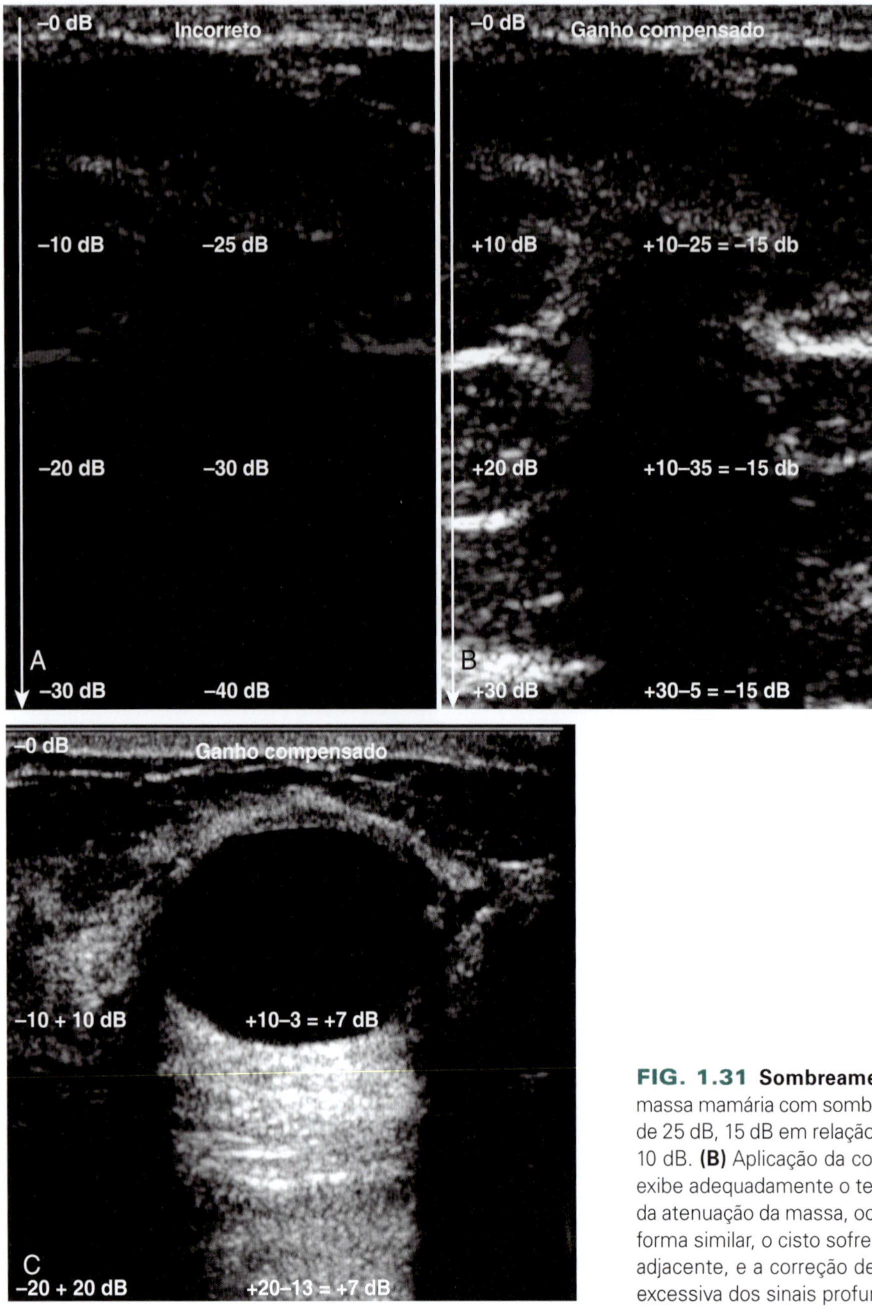

FIG. 1.31 Sombreamento e realce. (A) Imagem não corrigida de uma massa mamária com sombreamento mostrando que a massa sofre atenuação de 25 dB, 15 dB em relação ao tecido normal circundante, cuja atenuação é de 10 dB. **(B)** Aplicação da compensação de ganho de tempo (TGC) apropriada exibe adequadamente o tecido mamário normal. Todavia, devido ao aumento da atenuação da massa, ocorre um sombreamento posterior à massa. **(C)** De forma similar, o cisto sofre atenuação de 7 dB menor do que o tecido normal adjacente, e a correção de TGC para o tecido normal ocasiona amplificação excessiva dos sinais profundos do cisto, produzindo realce desses tecidos.

variação Doppler na frequência (Fig. 1.35). Como o cosseno do ângulo Doppler varia rapidamente para ângulos maiores que 60 graus, a correção precisa do ângulo exige que as medidas Doppler sejam feitas com ângulos menores que 60 graus. Acima de 60 graus, alterações relativamente pequenas no ângulo Doppler estão associadas a grandes alterações no cosseno de θ, e portanto, um pequeno erro na estimativa do ângulo Doppler pode resultar em um grande erro na estimativa da velocidade. Essas considerações são importantes no uso tanto dos instrumentos dúplex quanto do Doppler colorido. A formação da imagem ideal da parede do vaso é obtida quando o eixo do transdutor estiver perpendicular à parede, enquanto as diferenças máximas na frequência Doppler são obtidas quando o eixo do transdutor e a direção do fluxo estiverem com um ângulo relativamente pequeno.

Nas aplicações para exames vasculares periféricos, é altamente desejável que as *frequências Doppler medidas do ângulo Doppler sejam corrigidas a fim de fornecer a medida da velocidade*. Isso permite a comparação de dados de sistemas que usem diferentes frequências Doppler e que se eliminem erros na interpretação dos dados das frequências obtidas em diferentes ângulos Doppler. Para as aplicações abdominais, as medidas de velocidade corrigidas pelo ângulo devem ser feitas, embora as avaliações qualitativas do fluxo sejam frequentemente realizadas por meio apenas do uso de dados da variação da frequência Doppler.

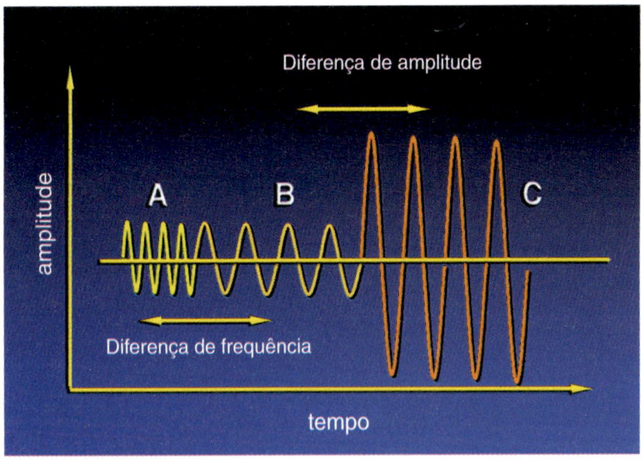

FIG. 1.32 Informação de retrodispersão (backscattered). O sinal ultrassonográfico de retrodispersão (retroespalhamento) contém informações relativas à amplitude, fase e frequência. Os sinais *B* e *C* diferem em amplitude, porém apresentam a mesma frequência. As diferenças de amplitude são usadas para gerar a imagem modo-B. Os sinais *A* e *B* diferem em frequência, mas apresentam amplitudes semelhantes. Tais diferenças de frequência são a base do ultrassom Doppler.

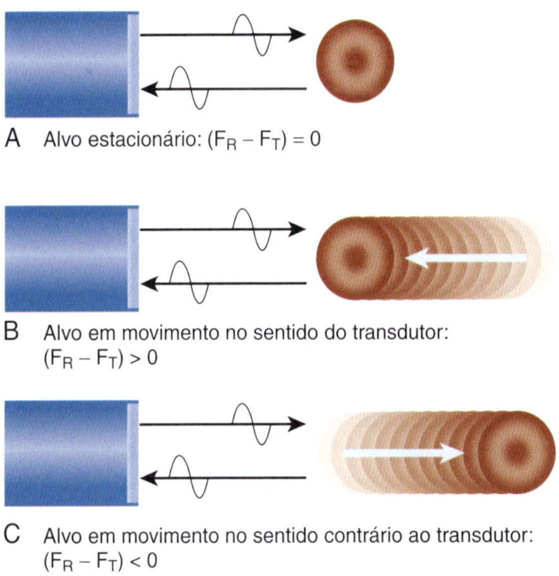

FIG. 1.33 Efeito Doppler. (A) Alvo estacionário. Se a interface de reflexão for estacionária, o ultrassom refletido tem a mesma frequência ou comprimento de onda que o som transmitido, e não há diferença entre as frequências transmitida (F_T) e refletida (F_R). **(B)** e **(C) Alvos móveis.** Se a interface refletora estiver em movimento em relação ao feixe de som emitido pelo transdutor, há alteração na frequência do som dispersado (refletido) pelo objeto em movimento. Quando a interface se move em direção ao transdutor **(B)**, a diferença é refletida e a frequência transmitida é superior a zero. Quando o alvo se move para longe do transdutor **(C)**, esta diferença é menor que zero. A equação Doppler é a velocidade do objeto em movimento.

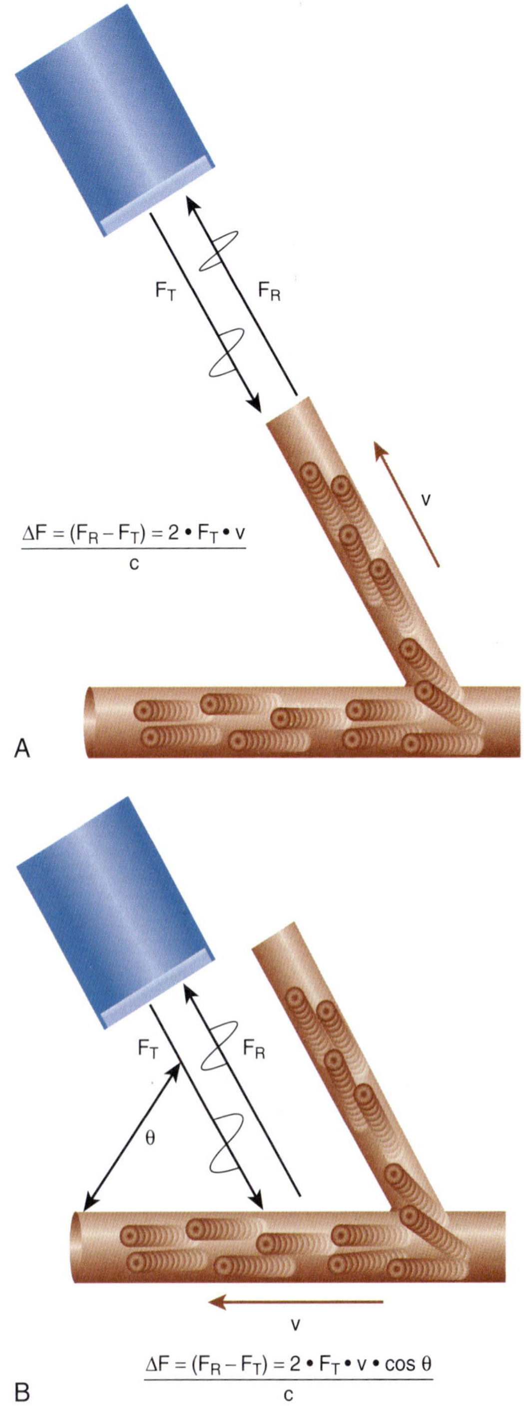

FIG. 1.34 Equações Doppler. A equação Doppler descreve a relação do desvio de frequência Doppler a com a velocidade do alvo. **(A)** Na sua forma mais simples, presume-se que a direção do feixe de ultrassom é paralela à direção do movimento do alvo. Esta situação não é usual na prática clínica. Mais frequentemente, o ultrassom atinge o vaso em um ângulo θ. **(B)** Neste caso, o desvio de frequência Doppler detectado é reduzido proporcionalemnte ao cosseno de θ. ΔF, variação na frequência; F_R, frequência refletida; F_T, frequência transmitida; *v*, velocidade.

Processamento e Exibição do Sinal Doppler

Existem várias opções para o processamento de ΔF, a variação da frequência Doppler, para se fornecerem informações úteis com relação à direção e à velocidade do sangue. As variações da frequência Doppler encontradas clinicamente estão na faixa audível. Esse sinal audível pode ser analisado pelo ouvido e, com treinamento, o operador pode identificar muitas características do fluxo. Com mais frequência, os dados da variação Doppler são mostrados na forma de gráficos como curvas de variação do espectro da frequência do sinal que retorna. Uma transformada de Fourier rápida é usada para realizar a análise da frequência. O espectro da frequência Doppler resultante exibe (Fig. 1.36):

- A variação com o tempo das frequências Doppler presentes no volume analisado

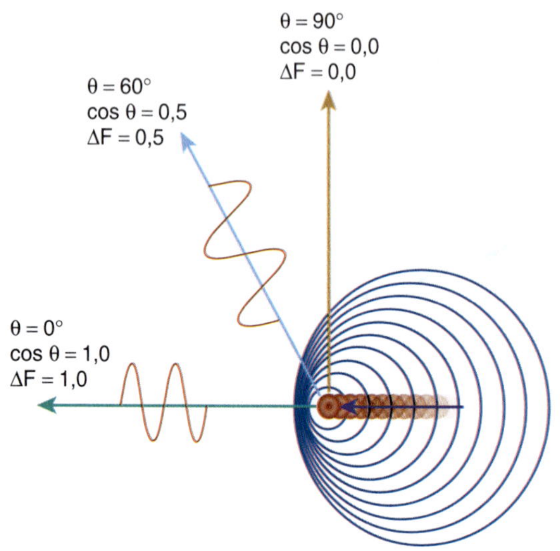

FIG. 1.35 Efeito do ângulo Doppler no desvio de frequência. Em um ângulo de 60 graus, o desvio de frequência (Δ*F*) detectado pelo transdutor é apenas 50% da variação detectada em um ângulo de 0 grau. A 90 graus não há movimento relativo do alvo no mesmo sentido ou no sentido contrário ao transdutor, e não se detecta desvio de frequência. O desvio de frequência Doppler detectado está reduzido proporcionalmente ao cosseno do ângulo Doppler. Uma vez que o cosseno do ângulo modifica-se rapidamente nos ângulos acima de 60 graus, é recomendado o uso de ângulos Doppler menores que 60 graus ao estimar-se a velocidade.

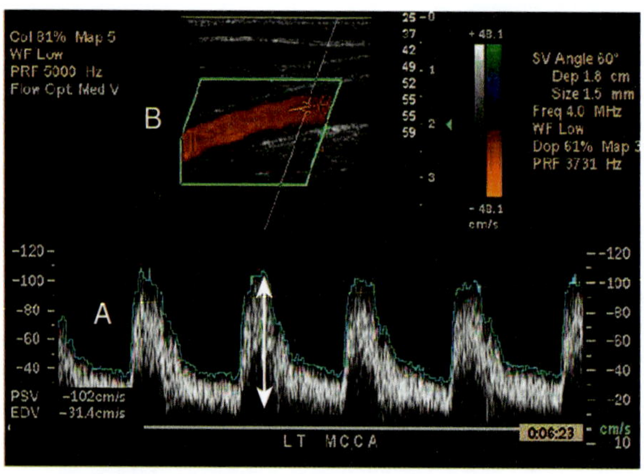

FIG. 1.36 Exibição do Doppler. (A) Espectro da forma de onda da frequência Doppler mostrando as alterações na velocidade e na direção do fluxo pelas deflexões verticais da forma da onda acima e abaixo da linha de base. A largura da forma da onda espectral (alargamento espectral) é determinada pela faixa das frequências presentes em qualquer instante no tempo (*seta*). Uma escala de brilho (*cinza*) é usada para indicar a amplitude de cada componente da frequência. **(B) Formação da imagem Doppler colorido.** Os dados da amplitude dos alvos estacionários fornecem a base para a imagem modo-B. A fase do sinal fornece informações sobre a presença e a direção do movimento, e as alterações na frequência se relacionam com a velocidade do alvo. Os sinais das hemácias, refletidos, são mostrados em cor como uma função de seu movimento no mesmo sentido ou no sentido contrário ao transdutor, e o grau de saturação da cor é usado para indicar a variação na frequência das hemácias em movimento.

- O **envelope do espectro**, representando as frequências máximas presentes em um ponto determinado do tempo
- A **largura do espectro** em qualquer ponto, indicando a faixa de frequências presentes

A amplitude do sinal Doppler está relacionada ao número de alvos que se movem a uma dada velocidade. Em muitos instrumentos, a amplitude de cada componente de frequência é mostrada em escala de cinza como parte do espectro. A presença de um grande número de frequências diferentes em um dado ponto do ciclo cardíaco resulta no **alargamento espectral**.

Nos sistemas de formação de imagem de Doppler colorido, a representação da variação da frequência Doppler é mostrada como uma característica da própria imagem (Fig. 1.36). Além da detecção da variação Doppler na frequência de cada *pixel* da imagem, esses sistemas também podem fornecer dados obtidos pelo fenômeno Doppler em um foco amostral, demonstrando um gráfico espectral da variação Doppler ao longo do tempo.

Instrumental Doppler

Ao contrário da ultrassonografia nos modos-A, -M e -B em escala de cinza, que mostram as informações das interfaces teciduais, os equipamentos com ultrassom Doppler são construídos para demonstrar informações sobre o **fluxo**. Os aparelhos Doppler mais simples usam **Doppler de onda contínua** (OC) em vez de uma onda de ultrassom pulsada, utilizando dois transdutores que transmitem e recebem o ultrassom continuamente. Os feixes transmitidos e recebidos se superpõem em um volume significativo a alguma distância da face do transdutor (Fig. 1.37A). Embora a direção do fluxo possa ser determinada com o Doppler de onda contínua, esses aparelhos não permitem a discriminação do movimento proveniente de várias profundidades, e a fonte do sinal detectado é difícil, se não impossível, de ser determinada com certeza. Aparelhos Doppler OC portáteis e baratos são usados essencialmente à beira do leito ou intraoperatoriamente para confirmar a presença de fluxo nos vasos superficiais.

Por causa das limitações dos sistemas OC, a maioria das aplicações usa o Doppler de onda pulsada. Em vez da emissão de uma onda contínua de ultrassom, os aparelhos Doppler com onda pulsada emitem breves pulsos de energia do ultrassom (Fig. 1.37B). A utilização de pulsos de som permite o uso de intervalo de tempo entre a transmissão de um pulso e o retorno do eco como uma maneira de determinar a profundidade da qual a variação Doppler se origina. Os princípios são similares àqueles de faixa de eco utilizados para a obtenção de imagens (Fig. 1.4). Em um sistema Doppler pulsado, o volume sensível do qual os dados são coletados pode ser controlado de acordo com a forma, a profundidade e a posição. Quando a onda Doppler pulsada é combinada com um formador de imagem em 2D em tempo real ao modo-B na forma de ***scanner* duplo** (escaneamento duplo), a posição da amostra Doppler pode ser precisamente controlada e monitorada.

Nos sistemas de formação de imagem com Doppler colorido (Fig. 1.38A) a informação sobre a variação na frequência determinada pelas medidas de Doppler é mostrada como uma característica da própria imagem.[17] Alvos estacionários ou com movimento lento fornecem a base para a imagem no modo-B. A **fase do sinal** informa sobre a presença e a direção do movimento, e as alterações na frequência do sinal eco se relacionam com a velocidade do alvo. Os sinais dispersados a partir das hemácias são exibidos em cores de acordo com a função de seu movimento no mesmo sentido ou no sentido contrário ao transdutor, e o grau de saturação da cor é usado para indicar a variação na frequência relativa do movimento das hemácias.

A formação da **imagem Doppler com fluxo colorido** (CDFI; do inglês, *color Doppler flow imaging*) expande a ultrassonografia dúplex convencional, pois fornece capacidades adicionais. O uso da saturação de cor para exibir as alterações nas variações da frequência

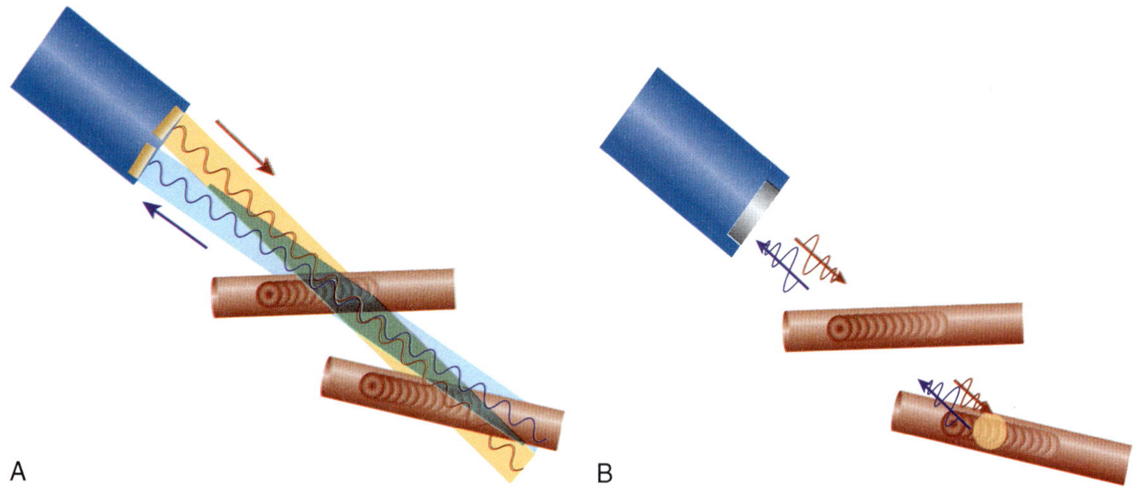

FIG. 1.37 Onda Doppler contínua e onda Doppler pulsada. (A) A onda Doppler contínua (OC) usa cristais transmissores e receptores separados que transmitem e recebem continuamente o ultrassom. Embora sejam capazes de detectar a existência e o sentido do fluxo, os aparelhos com onda contínua são incapazes de distinguir os sinais originados dos vasos com profundidades diferentes (*áreas sombreadas de verde*). **(B)** Usando o princípio da variação do ultrassom (Fig. 1.4), a **onda Doppler pulsada** permite a amostragem de dados do fluxo de profundidades selecionadas, processando apenas o sinal que retorna ao transmissor depois de intervalos de tempo determinados. O radiologista é capaz de controlar a posição e o volume da amostra e, nos sistemas dúplex, de visualizar a localização de onde os dados Doppler são obtidos.

Limitações da Formação da Imagem no Doppler com Fluxo Colorido

Dependência do ângulo
Aliasing
Incapacidade de mostrar todo o espectro Doppler na imagem
Artefatos causados por ruído

Doppler permite uma estimativa da velocidade relativa apenas pela imagem, desde que as variações no ângulo Doppler sejam percebidas. A exibição do fluxo por todo o campo de imagem permite que a posição e a orientação do vaso de interesse sejam observadas em todos os momentos. A exibição da informação espacial relacionada à velocidade é ideal para mostrar áreas pequenas e localizadas de turbulência no interior de um vaso, o que fornece sugestões de estenose ou irregularidade da parede do vaso causada por ateroma, trauma ou outra doença. O fluxo no interior do vaso é observado em todos os pontos, sendo possível a detecção das áreas focais de turbulência, que poderiam passar despercebidas apenas com o instrumental dúplex. O contraste do fluxo no interior da luz do vaso permite a visualização de pequenos vasos que são invisíveis quando se usa ultrassonografia convencional, e melhora a visibilidade da irregularidade da parede. A formação da imagem com Doppler colorido ajuda na determinação da direção do fluxo e na medida do ângulo Doppler.

Doppler de Amplitude (*Power Doppler*)

Uma alternativa para a exibição da informação da frequência com o método Doppler colorido é usar um mapa colorido que mostre a potência integrada do sinal Doppler em vez de sua variação média de frequência[18] (Fig. 1.38B). Como não são demonstrados os dados da variação na frequência, não há *aliasing*. A imagem não fornece informação relacionada à direção ou à velocidade do fluxo e o modo de potência na formação da imagem é muito menos dependente do ângulo que a imagem com Doppler colorido baseada na frequência.

Vantagens do Doppler De Amplitude

Sem aliasing
Muito menos dependência do ângulo
Ruído: uma cor de fundo homogênea
Aumento na sensibilidade para a detecção do fluxo

Ao contrário do Doppler colorido, em que o ruído pode aparecer na imagem como qualquer cor, o *power* Doppler permite que o ruído seja desviado para uma cor homogênea de fundo que não interfira muito na imagem. Isso resulta em aumento significativo na amplitude dinâmica utilizável do equipamento, possibilitando ajustes maiores do ganho efetivo e aumento da sensibilidade na detecção do fluxo (Fig. 1.39).

Interpretação do Espectro Doppler

Os componentes dos dados Doppler que devem ser avaliados tanto na imagem espectral quanto no Doppler colorido incluem a variação da frequência e da amplitude Doppler, o ângulo Doppler, a distribuição espacial das frequências através do vaso e a variação temporal do sinal. Como o próprio sinal Doppler não tem significado anatômico, o examinador deve interpretar o sinal Doppler e, então, determinar sua relevância no contexto da imagem.

A detecção da variação na frequência Doppler indica movimento do alvo, o que, na maioria das aplicações, está relacionado à presença de fluxo. O sinal da variação na frequência (positivo ou negativo) indica a direção do fluxo em relação ao transdutor. A **estenose vascular** está tipicamente associada a grandes variações da frequência Doppler tanto na sístole quanto na diástole no local de maior estreitamento, com fluxo turbulento nas regiões pós-estenóticas. Nos vasos periféricos, a análise das alterações Doppler permite predição acurada do grau de estreitamento do vaso. As informações relacionadas à resistência ao fluxo na árvore vascular distal podem ser obtidas pela análise das alterações na velocidade do sangue com o tempo, como **mostradas na imagem espectral Doppler**. A imagem Doppler pode dispor de informações sobre o fluxo sanguíneo

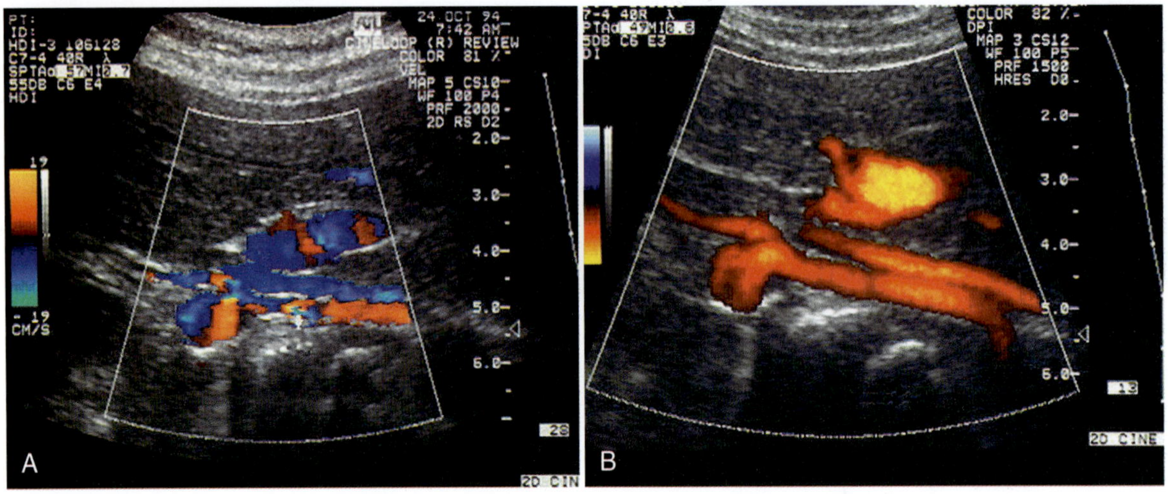

FIG. 1.38 Fluxo colorido e Doppler de amplitude. (A) A formação da imagem do Doppler colorido usa um mapa de cor para demonstrar a informação com base na detecção das variações de frequência dos alvos em movimento. O ruído nesta forma de demonstração aparece através de todo o espectro de frequência e limita a sensibilidade. **(B)** O **Doppler de amplitude (*Power Doppler*)** usa um mapa colorido para mostrar a distribuição da potência ou amplitude do sinal Doppler. O sentido do fluxo e a informação sobre a velocidade não são fornecidos no Doppler de amplitude, porém o ruído é reduzido, possibilitando maiores ajustes do ganho e melhorando a sensibilidade para a detecção de fluxo.

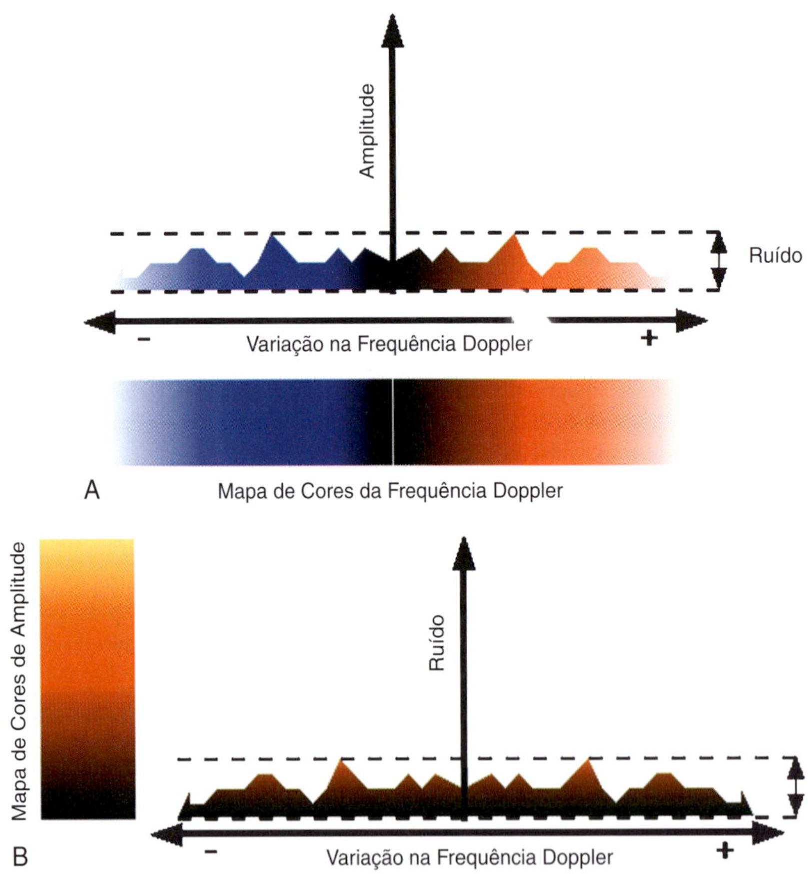

FIG. 1.39 Mapeamento colorido no Doppler modo amplitude e frequência. (A) Doppler colorido convencional usa o mapa de cor para mostrar diferenças na direção do fluxo e nas variações da frequência Doppler. Como o ruído aparece em todo o espectro da frequência, os níveis de ganho estão limitados àqueles que não introduzem ruído excessivo. **(B)** Mapa colorido no **Doppler de amplitude (*Power Doppler*)**, pelo contrário, indica a amplitude no sinal Doppler. Como o ruído é de baixa amplitude, é possível mapeá-lo com cores próximas à do fundo. Isso permite o uso de altos ajustes de ganho que oferecem melhora significativa sobre o Doppler colorido convencional na detecção de fluxo.

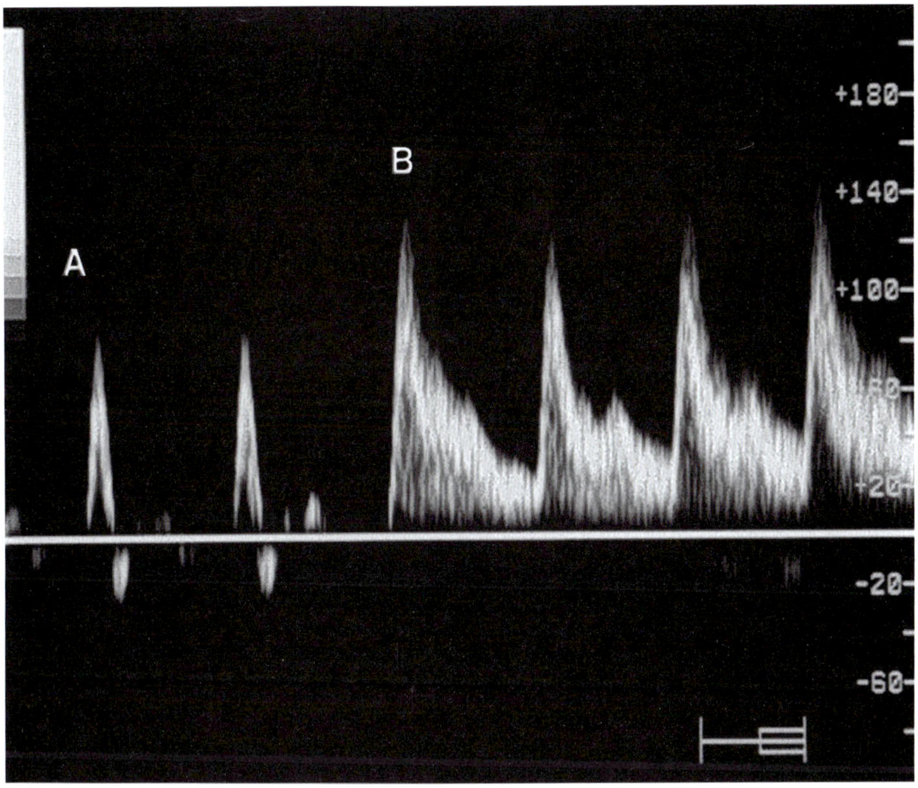

FIG. 1.40 Impedância. Forma de onda de alta resistência na artéria braquial *(A)*, produzida pelo insuflamento de um esfigmomanômetro no antebraço até uma pressão acima da pressão sanguínea sistólica. Como resultado da alta resistência periférica, há baixa amplitude sistólica e fluxo diastólico reverso. **Forma de onda de baixa resistência no leito vascular periférico** *(B)*, causada por vasodilatação estimulada por isquemia prévia. Imediatamente após a liberação de oclusão por 3 minutos, a forma de onda Doppler mostrou aumento da amplitude e rápido fluxo anterógrado por toda a diástole.

em vasos grandes e pequenos. A impedância dos vasos pequenos reflete-se na forma de onda espectral Doppler dos vasos aferentes.

A Figura 1.40 fornece um exemplo gráfico das alterações no espectro de formas das ondas Doppler resultantes das alterações fisiológicas na resistência do leito vascular suprido por uma artéria braquial normal. Um manguito de pressão sanguínea foi inflado até uma pressão acima da sistólica para ocluir os ramos distais supridos pela artéria braquial. Essa **oclusão** causa redução na amplitude sistólica e a interrupção do fluxo diastólico, resultando em uma forma de onda diferente da que é encontrada normalmente no estado de repouso. Durante o período de isquemia induzida pela oclusão dos vasos do antebraço pela pressão do manguito, ocorreu **vasodilatação**. Imediatamente após a liberação da pressão ocluída, a forma da onda Doppler reflete o leito vascular de baixa resistência periférica, com aumento da amplitude sistólica e fluxo rápido na diástole, típico de vasodilatação.

Os índices Doppler incluem a **razão sístole/diástole** (proporção S/D), o **índice de resistência** (IR) e o **índice de pulsatilidade** (IP) (Fig. 1.41). Estes comparam o fluxo na sístole e na diástole, mostram a resistência ao fluxo no leito vascular periférico e ajudam na avaliação da perfusão de tumores, dos transplantes renais, da placenta e de outros órgãos. Com a ultrassonografia com Doppler colorido, é possível, portanto, determinar a direção do fluxo sanguíneo, avaliar estreitamento ou oclusão e caracterizar o fluxo de sangue de órgãos e tumores. A análise da variação da frequência Doppler com o tempo pode ser usada para inferir tanto estenoses proximais quanto alterações na impedância vascular distal. A maior parte dos trabalhos que usam a formação da imagem com Doppler com onda pulsada enfatiza a detecção de estenose, trombose e distúrbios do fluxo nas principais artérias e veias periféricas. Nessas aplicações, a base para o diagnóstico e a mensuração dessas alterações são as medidas do pico sistólico e a frequência ou velocidade no fim da diástole, análise do espectro Doppler e o cálculo de certas razões de frequência ou de velocidade. As alterações nos espectros das formas de onda medidas pelos índices comparando o fluxo na sístole e na

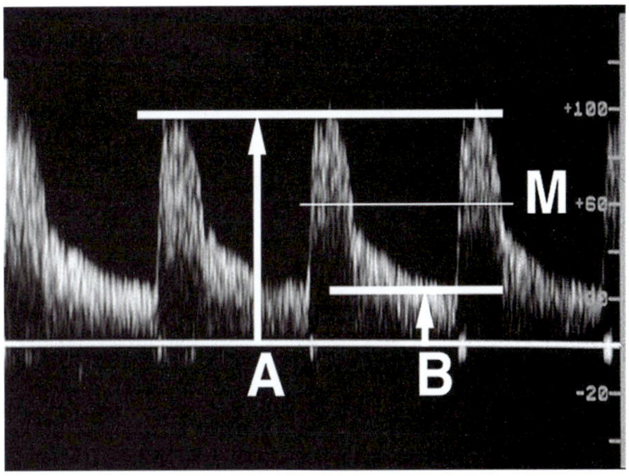

FIG. 1.41 Índices Doppler. Os índices de fluxo Doppler usados para caracterizar a resistência periférica estão baseados na **frequência ou velocidade sistólica de pico** *(A)*, na **frequência** ou **velocidade diastólica final** ou **mínima** *(B)* e na **frequência** ou **velocidade média** *(M)*. Os índices mais frequentemente usados são a **razão sístole/diástole** (A/B), o **índice de resistividade** [(A-B)/A] e o **índice de pulsatilidade** [(A-B)/M]. No cálculo do índice de pulsatilidade, é usada a velocidade ou a frequência diastólica mínima; os cálculos da razão sístole/diástole e do índice de resistência usam o valor diastólico final.

diástole indicam a resistência do leito vascular suprido pelo vaso e as alterações resultantes de várias condições patológicas.

As alterações desses índices em relação à normalidade podem ajudar na identificação precoce da rejeição de órgãos transplantados, disfunção parenquimatosa e malignidade. Embora esses índices sejam úteis, essas medidas são influenciadas não apenas pela resistência ao fluxo nos vasos periféricos, mas também por frequência cardíaca, pressão sanguínea, extensão e elasticidade da parede vascular, compressão orgânica extrínseca e outros fatores.

Interpretação do Doppler Colorido

Embora a representação gráfica da formação da imagem com o Doppler colorido sugira que a interpretação seja feita mais facilmente, o acréscimo de informações nas imagens com Doppler colorido torna as suas avaliações mais complexas do que o espectro Doppler simples. Apesar disso, a formação da imagem com Doppler colorido apresenta importantes vantagens sobre a formação da imagem com Doppler dúplex, na qual o fluxo de dados é obtido apenas de uma pequena parte da área cuja imagem é formada. Para se estar certo de que um estudo convencional com Doppler alcançou sensibilidade e especificidade razoáveis na detecção dos distúrbios do fluxo, é necessário realizar busca metódica e coleta de dados de múltiplos locais no campo de interesse. Por outro lado, o Doppler colorido permite amostragens simultâneas de múltiplos locais e é menos suscetível a esse erro.

Embora o Doppler colorido possa indicar a presença de fluxo sanguíneo, a interpretação errônea das imagens de Doppler colorido pode ocasionar erros significativos. Cada *pixel* de cor mostra uma representação da variação da frequência Doppler detectada naquele ponto. A variação de frequência exibida não é a frequência de pico presente na amostragem; em vez disso, é uma **média ponderada da frequência** que tenta representar a faixa de frequências e suas amplitudes relativas na amostragem. Os fabricantes utilizam diferentes métodos para originar a frequência média ponderada exibida em seus sistemas. Além disso, a frequência de repetição de pulsos (PRF) e o mapa de cores selecionado para a exibição da faixa detectada de frequências afetam a cor exibida. A cor determinada para cada *pixel* de Doppler é determinada pela alteração de frequência Doppler (que, por sua vez, é determinada pela velocidade do alvo e pelo ângulo Doppler), pela PRF e pelo mapa de cores selecionado para exibição. Portanto, a interpretação de uma imagem de Doppler colorido deve considerar cada uma dessas variáveis. Embora a maioria dos fabricantes forneça indicações na tela sugerindo relação entre a cor exibida e a velocidade do fluxo, isso induz a erro, pois o Doppler colorido não mostra a velocidade, apenas a variação da frequência média ponderada medida no vaso; sem a correção para o efeito do ângulo Doppler, a velocidade não pode ser estimada (Fig. 1.42). Como a variação de frequência em um dado ponto é função da velocidade e do ângulo Doppler, dependendo da variação da frequência presente em um dado *pixel* e da PRF, qualquer velocidade pode ser representada por qualquer cor e, sob certas circunstâncias, fluxos de baixa velocidade podem não ser visualizados. Como no Doppler espectral, o *aliasing* é determinado pela PRF. Com o Doppler colorido, o *aliasing* faz com que frequências superiores a duas vezes a PRF se "enrolem" e sejam exibidas nas cores opostas do mapa de cores. Radiologistas inexperientes tendem a associar o *aliasing* do Doppler colorido a velocidades elevadas, mas mesmo baixas velocidades podem mostrar *aliasing* evidente se PRF ou *scale* forem baixas. À medida que a PRF aumenta, o *aliasing* das variações de alta frequência Doppler diminui; no entanto, variações de baixas frequências podem ser eliminadas da imagem, ocasionando erro diagnóstico (Fig. 1.43).

Outras Considerações Técnicas

Embora muitos problemas e artefatos associados à formação da imagem no modo-B (p. ex., sombreamento) sejam encontrados na ultrassonografia Doppler, a detecção e a exibição das informações sobre a frequência relacionadas aos alvos móveis apresentam considerações técnicas adicionais. É importante compreender as fontes

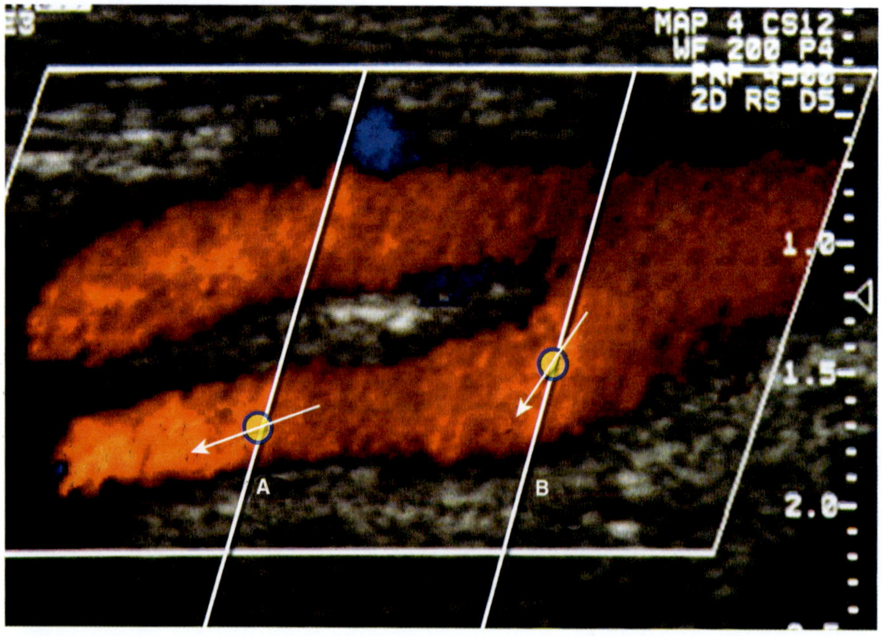

FIG. 1.42 Doppler colorido. Cada *pixel* de cor em uma imagem de Doppler colorido representa a variação de frequência Doppler nesse ponto, e não pode ser utilizado para estimativa de velocidade. Embora os pontos *A* e *B* tenham valores de cor similares e, portanto, frequências Doppler similares, a velocidade em *A* é muito superior à velocidade em *B* devido ao grande ângulo Doppler em *A* comparado a *B*. A velocidade representada por uma dada frequência Doppler aumenta em proporção ao ângulo Doppler.

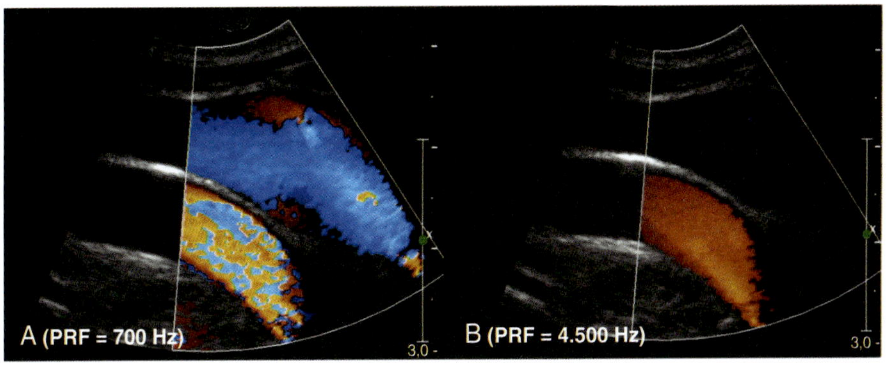

FIG. 1.43 Frequência de repetição de pulsos (PRF). Dependendo do mapa de cores selecionado, da velocidade do alvo, do ângulo Doppler e da PRF, uma dada velocidade pode aparecer como qualquer cor com o Doppler colorido. **(A)** e **(B)** são exames de ultrassom de vasos idênticos. **(A)** A PRF é de 700 Hz, originando *aliasing* das variações de frequência Doppler mais altas na artéria carótida, mas permitindo a identificação de fluxo relativamente lento na veia jugular. **(B)** A PRF é de 4.500 Hz, eliminado o *aliasing* na artéria, mas também suprimindo a exibição das frequências Doppler baixas na veia jugular interna.

destes artefatos e sua influência na interpretação das medidas de fluxo obtidas na prática clínica.

Frequência Doppler

Um objetivo primário do exame Doppler é a medida acurada das características do fluxo em uma estrutura vascular. As hemácias em movimento que servem como a fonte primária do sinal Doppler agem como **dispersores pontuais** do ultrassom em vez de refletores especulares. Essa interação faz com que a intensidade do som dispersado varie na proporção da quarta potência da frequência, que é importante na seleção da frequência Doppler em um dado exame. À medida que a frequência do transdutor aumenta, a **sensibilidade** Doppler melhora, mas a atenuação tecidual também aumenta, resultando em diminuição da **penetração**. O equilíbrio cuidadoso das necessidades de sensibilidade e penetração é uma importante responsabilidade do operador durante um exame Doppler. Como muitos vasos abdominais estão situados vários centímetros abaixo da superfície, frequências Doppler na faixa de 3 a 3,5 MHz costumam ser necessárias para permitir penetração adequada.

Filtros de Parede

Os instrumentos Doppler detectam movimento não apenas do fluxo sanguíneo, mas também das estruturas adjacentes. Para eliminar esses sinais de baixa frequência da tela, a maioria dos instrumentos usa **filtros passa alto** ou filtros "de parede", que removem sinais que caem abaixo de um determinado limite de frequência. Embora efetivos na eliminação dos ruídos de baixa frequência, esses filtros podem também remover sinais do fluxo sanguíneo de baixa velocidade (Fig. 1.44). Em certas situações clínicas, a medida dessas velocidades mais lentas de fluxo é de importância clínica, e a seleção imprópria do filtro de parede pode resultar em sérios erros de interpretação. Por exemplo, o fluxo venoso de baixa velocidade pode não ser detectado se um filtro impróprio for usado, e o fluxo diastólico de baixa velocidade em certas artérias pode também ser eliminado da imagem, resultando em erros de cálculo nos índices de impedância, tais como a razão sístole/diástole ou o índice de resistência. Em geral, os filtros devem ser mantidos no mais baixo nível prático, geralmente de 50 a 100 Hz.

Alargamento Espectral

O alargamento espectral se refere à presença de uma ampla faixa de velocidades de fluxo em um dado ponto no ciclo de pulso e, ao indicar turbulência, é um importante critério no estreitamento vascular de alto grau. Ganho excessivo no sistema ou alterações na amplitude dinâmica da imagem em escala de cinza no espectro Doppler podem sugerir alargamento espectral; ajustes opostos podem mascarar o alargamento do espectro Doppler, causando falta de precisão no diagnóstico. O alargamento espectral pode também ser produzido pela seleção de uma amostra de volume excessivamente grande ou pela colocação da amostra de volume muito próxima da parede vascular, em que estão presentes velocidades menores (Fig. 1.45).

> **Principais Fontes de Artefatos da Imagem Pelo Doppler**
>
> **FREQUÊNCIA DOPPLER**
> Frequências maiores levam a maior atenuação tecidual
> Filtros de parede removem sinais do fluxo sanguíneo de baixa velocidade
>
> **AUMENTO NO ALARGAMENTO ESPECTRAL**
> Ganho excessivo no sistema ou alterações na faixa dinâmica da imagem em escala de cinza
> Volume excessivamente grande de amostragem
> Amostras de volume muito próximas da parede do vaso
>
> **AUMENTO NO *ALIASING***
> Diminuição da PRF
> Diminuição no ângulo Doppler
> Transdutores com frequência Doppler elevada
>
> **ÂNGULO DOPPLER**
> Relativamente inexato acima de 60 graus
>
> **TAMANHO DA AMOSTRA DE VOLUME**
> O ruído da parede do vaso aumenta com volumes maiores de amostragem

Aliasing

O *aliasing* é um artefato que se origina da ambiguidade na medida de altas variações na frequência Doppler. Para assegurar que as amostras se originem apenas de uma profundidade selecionada quando se usa um sistema Doppler com onda pulsada, é necessário esperar o eco vindo da área de interesse antes de transmitir o próximo pulso. Isso limita a frequência na qual os pulsos podem ser gerados, sendo necessária PRF menor para as profundidades maiores. A PRF também determina a profundidade máxima na qual dados não ambíguos

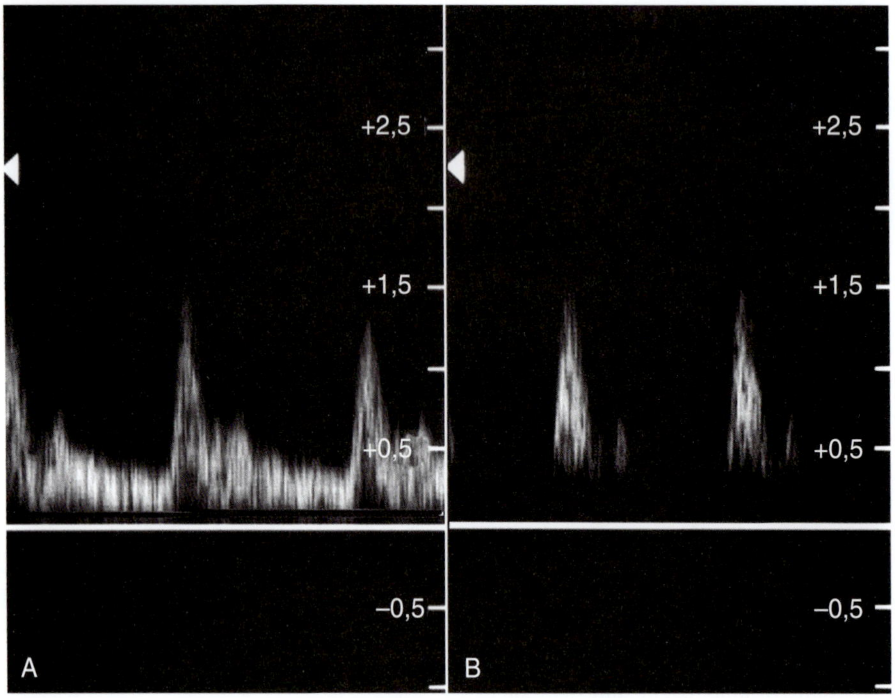

FIG. 1.44 Filtros de parede. Os filtros de parede são usados para eliminar o ruído de baixa frequência na exibição Doppler, mas os ajustes do filtro de parede alto podem resultar em erros de interpretação. Aqui o efeito na demonstração do fluxo de baixa velocidade é mostrado com ajustes de um filtro de parede de **(A)** 100 Hz e **(B)** 400 Hz. Em geral, os filtros de parede devem ser mantidos no nível prático mais baixo possível, geralmente na faixa de 50 a 100 Hz.

podem ser obtidos. Se a PRF for menor do que duas vezes a variação máxima da frequência produzida pelo movimento do alvo (**limite Nyquist**), o resultado é o *aliasing* (Fig. 1.46). Quando a PRF é menor que duas vezes a variação de frequência detectada, são demonstradas variações de frequência menores que as realmente presentes. Por causa da necessidade de diminuir a PRF para alcançar os vasos profundos, os sinais das artérias abdominais profundas estarão propensos ao *aliasing* se estiverem presentes altas velocidades. Na prática, o *aliasing* costuma ser prontamente reconhecido; ele pode ser reduzido aumentando-se a PRF e o ângulo Doppler (portanto, diminuindo a variação da frequência), ou usando-se um transdutor Doppler com frequência menor.

Ângulo Doppler

Quando se faz a medida Doppler de velocidade, é necessário corrigir o ângulo Doppler. A precisão da velocidade estimada obtida com o Doppler é tão grande quanto a exatidão da medida do ângulo Doppler. Isso é particularmente verdadeiro quando o ângulo Doppler é maior que 60 graus. Em geral, **é melhor manter o ângulo Doppler em 60 graus ou menos**, porque pequenas modificações no ângulo Doppler acima de 60 graus resultam em alterações significativas na velocidade calculada. Portanto, a falta de exatidão nas medidas resulta em erros maiores nas estimativas de velocidade que erros similares com ângulos Doppler menores. Não é necessária a correção do ângulo para a medição de índices de impedância, como o índice de resistividade, pois essas medidas são baseadas apenas na relação entre as amplitudes sistólica e diastólica.

Tamanho do Volume da Amostra

Com os sistemas de Doppler pulsado, a extensão do volume da amostra Doppler pode ser controlada pelo operador, e a largura é determinada pelo perfil do feixe. A análise dos sinais Doppler exige que o volume da amostra seja ajustado para excluir tanto quanto possível o desordenamento indesejado das paredes dos vasos.

Ganho do Doppler

Assim como na obtenção de imagens, ajustes de ganho apropriados são essenciais para medições de Doppler precisas e reprodutíveis. Ganho *excessivo* de Doppler resulta em ruído presente em todas as frequências, podendo originar valor superestimado da velocidade. Por outro lado, ganho *insuficiente* pode resultar em um valor subestimado da velocidade de pico (Fig. 1.47). Deve ser utilizada uma abordagem consistente nos ajustes de ganho do Doppler. Após a colocação do volume da amostra no vaso, o ganho do Doppler deverá ser aumentado a um nível em que ocorra ruído visível na imagem; em seguida, o ganho deverá ser reduzido até o ponto inicial em que o ruído desapareça completamente.

MODOS OPERACIONAIS: IMPLICAÇÕES CLÍNICAS

Os aparelhos de ultrassom podem operar de várias maneiras, incluindo formação da imagem em tempo real, Doppler colorido, Doppler espectral e modo-M. A imagem é produzida em modo de operação em *"varredura"*. Nele, pulsos de ultrassom do transdutor são dirigidos por linhas de visão que são movidas ou guiadas em sequência para gerar a imagem. Isso significa que o número de pulsos de ultrassom que chegam a um dado ponto no paciente em um determinado intervalo é relativamente pequeno, e pouca energia é depositada em qualquer localização. Por outro lado, a formação da imagem no Doppler espectral é dada em um modo de operação *"sem varredura"*, no qual múltiplos pulsos de ultrassom são enviados em repetição ao longo de uma linha para coletar os dados Doppler. Neste modo, o feixe é estacionário, resultando em potencial consideravelmente maior para aquecimento que nos modos de formação de imagem. Para a formação da imagem, as PRFs geralmente são de algumas centenas de hertz com pulsos muito curtos. Durações de pulso mais longas são mais usadas com o Doppler do que com

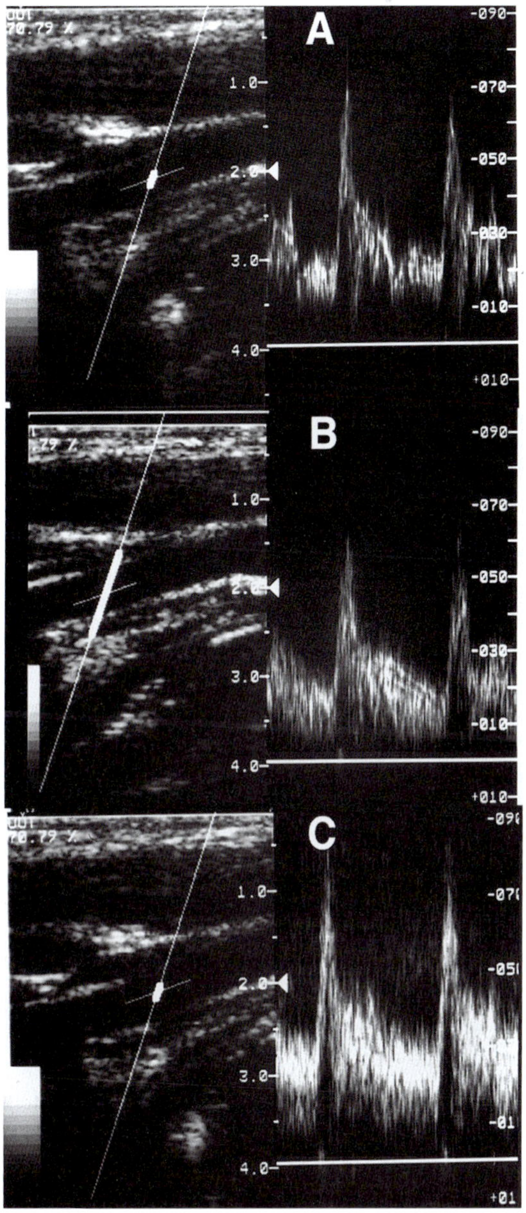

FIG. 1.45 Alargamento espectral. A variação das velocidades detectadas em um dado tempo no ciclo de pulso é refletida no espectro Doppler como alargamento espectral. **(A) Espectro normal.** O alargamento espectral pode surgir do fluxo turbulento em associação da estenose vascular. **(B)** e **(C) Artefato do alargamento espectral.** Pode ser produzido pelo posicionamento impróprio da amostra de volume próxima à parede do vaso, uso de um **(B)** volume de amostra excessivamente grande ou **(C)** ganho excessivo no sistema.

outros modos de formação de imagem. Além disso, para evitar o *aliasing* e outros artefatos na formação da imagem com Doppler, é frequentemente necessário utilizar PRFs mais elevadas que com outras aplicações que formam imagem. A duração mais longa do pulso e as PRFs mais elevadas resultam em **fatores de trabalho** mais elevados para os modos Doppler de operação, e aumentam a quantidade de energia introduzida nas aquisições. O Doppler colorido, embora obtido por um modo de "varredura", produz condições de exposição entre aquelas da formação da imagem em tempo real e do Doppler porque os aparelhos Doppler colorido tendem a enviar mais pulsos por cada linha de escaneamento, e podem usar durações de pulso mais prolongadas que os dispositivos de imagem. É evidente que cada radiologista deve estar ciente de que a mudança do meio de formação de imagem para o modo Doppler altera as condições de exposição e o potencial para os efeitos biológicos (**bioefeitos**).

Com os aparelhos atuais operando nos modos de formação de imagem, as preocupações com os efeitos biológicos são mínimas, visto que raramente são usadas intensidades suficientes para produzir aquecimento mensurável. *Com o ultrassom Doppler, o potencial para **efeito térmico** é maior.* Medidas preliminares nos equipamentos comercialmente disponíveis sugerem que pelo menos alguns deles são capazes de produzir aumentos de temperatura maiores que 1°C nas interfaces tecidos moles/osso, se a zona focal do transdutor for mantida estacionária. Exige-se cuidado, portanto, quando as medidas Doppler são obtidas nas ou próximo das interfaces tecidos moles/osso, como no segundo e no terceiro trimestres da gravidez. Essas aplicações requerem o emprego cuidadoso do princípio **ALARA** (do inglês, ***as low as reasonably achievable*** – tão baixo quanto possível). Pelo ALARA, o radiologista deve usar a menor exposição acústica possível para obter as informações diagnósticas necessárias.

Efeitos Biológicos e Biossegurança

Embora os profissionais que utilizam ultrassom precisem estar cientes das preocupações com os efeitos biológicos, outro fator-chave a ser considerado no uso seguro do ultrassom é o próprio profissional. O conhecimento e a habilidade do profissional são os determinantes principais das implicações risco-benefício do uso do ultrassom em uma situação clínica específica. Por exemplo, uma ênfase não realista nos riscos pode inibir o uso apropriado do ultrassom, resultando em prejuízo para o paciente pela não aquisição de informações úteis ou por submeter o paciente a outro exame menos seguro. A habilidade e a experiência do indivíduo que realiza e interpreta o exame têm, provavelmente, o maior impacto no benefício geral do exame. Em vista do rápido crescimento do ultrassom e de sua proliferação nas mãos de profissionais minimamente treinados, é provável que muito mais pacientes sejam prejudicados por diagnósticos incorretos resultantes de indicações impróprias, técnica inadequada de exame e erros na interpretação, do que pelos efeitos biológicos. A incapacidade de diagnosticar uma anomalia significativa ou um diagnóstico errado (p. ex., gravidez ectópica) são riscos reais, e profissionais mal treinados podem ser o maior risco atual no diagnóstico ultrassonográfico.

O conhecimento dos efeitos biológicos é essencial para o uso prudente do ultrassom diagnóstico, e é importante para assegurar que um desempenho com excelente risco-benefício no diagnóstico ultrassonográfico seja preservado. Todos os profissionais que realizam ultrassonografias (US) devem ser prudentes, compreender tão completamente quanto possível os riscos potenciais e os benefícios óbvios da US, bem como os de métodos alternativos para o diagnóstico. Com essa informação, os profissionais conseguem monitorar as condições de exposição e implementar o princípio ALARA para manter as exposições ao paciente e ao feto tão baixas quanto possível para preencher os objetivos diagnósticos.

APLICAÇÕES TERAPÊUTICAS: ULTRASSOM FOCALIZADO DE ALTA INTENSIDADE

Embora a principal aplicação médica do ultrassom seja a obtenção de diagnósticos, as aplicações terapêuticas estão se desenvolvendo com rapidez, particularmente o uso do **ultrassom focalizado de alta intensidade** (HIFU; do inglês, *high-intensity focused ultrasound*). O

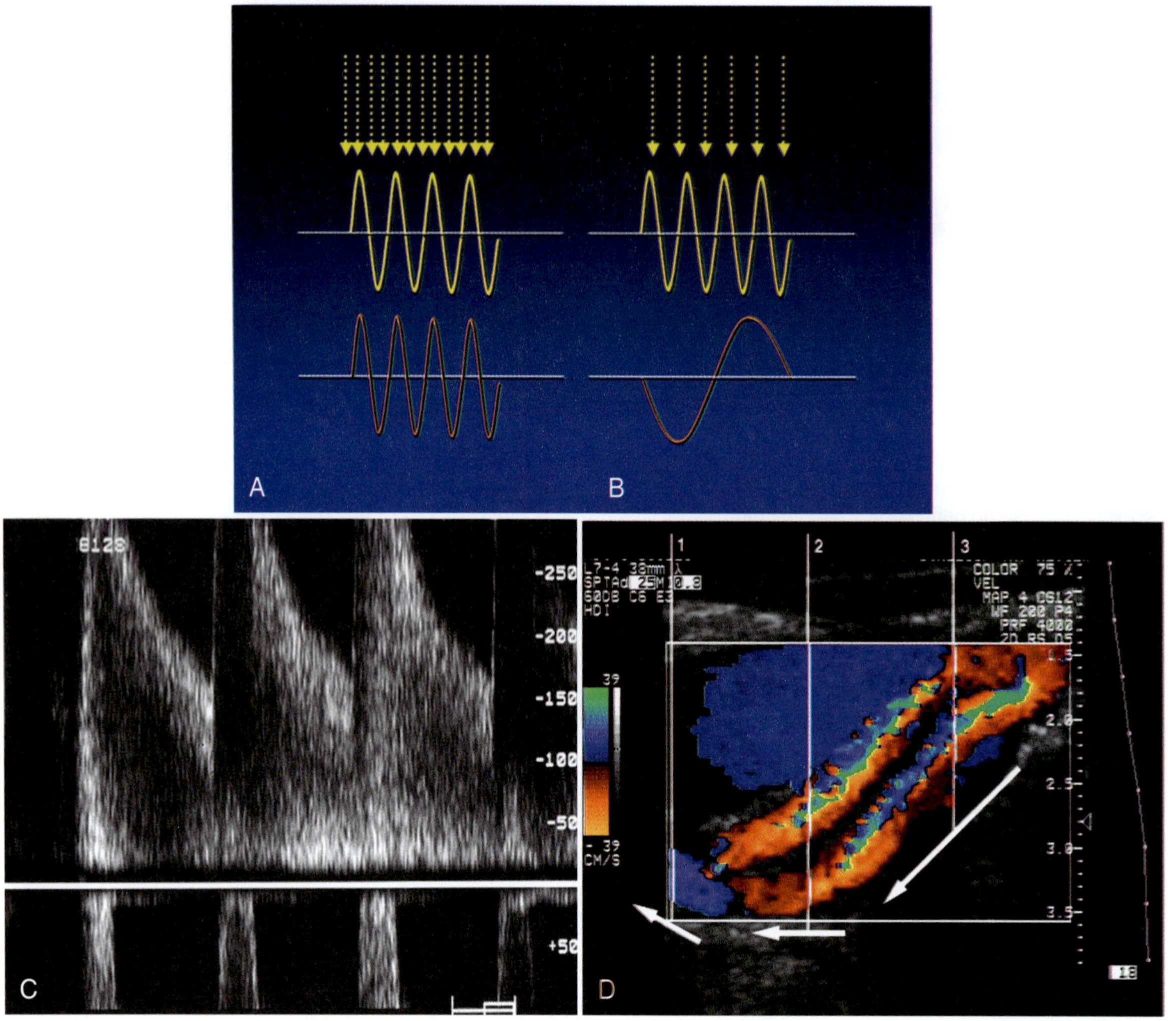

FIG. 1.46 ***Aliasing.*** A frequência de repetição de pulso (PRF) determina a frequência de amostragem de uma dada variação Doppler de frequência. **(A)** Se a PRF (*setas*) for suficiente, a forma de onda usada como amostra (*curva laranja*) vai estimar com exatidão a frequência em amostragem (*curva amarela*). **(B)** Se a PRF for menor que a metade da frequência sendo medida, a **subamostragem** vai resultar na demonstração de menor desvio de frequência (*curva laranja*). **(C)** No contexto clínico, o ***aliasing*** aparece na imagem espectral como um "envolvimento" das frequências mais altas mostradas abaixo da linha de base (*wraparound*). **(D)** Na imagem do Doppler colorido, o *aliasing* resulta no envolvimento do mapa colorido de frequência de uma direção de fluxo para a direção oposta, passando por uma transição de cor não saturada. A velocidade por todo o vaso é constante, porém o *aliasing* aparece apenas em porções do vaso por causa do efeito do ângulo Doppler na variação Doppler de frequência. À medida que o ângulo aumenta, a variação Doppler de frequência diminui e o *aliasing* não é mais observado.

HIFU baseia-se em três importantes capacidades do ultrassom: (1) focalização do feixe de ultrassom para produzir deposição de energia altamente localizada, (2) controle da localização e tamanho da zona focal e (3) utilização de intensidades suficientes para destruir o tecido na zona focal. Isso tem gerado interesse no HIFU como meio de destruição de tumores não invasivos e controle de sangramento e de anomalias da condução cardíaca.

O HIFU explora os mecanismos dos efeitos biológicos: **térmico** (aquecimento de tecidos) e **mecânico** (cavitação). À medida que o ultrassom atravessa o tecido, ocorre atenuação por meio de dispersão e absorção. A reflexão do ultrassom ocasiona o retorno de parte da energia transmitida ao transdutor, em que ela é detectada e utilizada para produzir uma imagem, ou uma imagem Doppler. A energia remanescente é transmitida às moléculas dentro do campo acústico e produz aquecimento. Na **média temporal pico espacial** (SPTA; do inglês, *spatial peak temporal average*), em intensidades de 50 a 500 mW/cm^2 utilizadas para a obtenção de imagens e Doppler, o aquecimento é mínimo e não têm sido documentados efeitos biológicos significativos relacionados ao aquecimento dos tecidos em seres humanos com equipamento clínico. Com intensidades mais altas, contudo, pode-se atingir aquecimento tecidual suficiente para a destruição do tecido. Utilizando-se o HIFU em 1 a 3 MHz, podem ser obtidas intensidades de pico focais de 5.000 a 20.000 W/cm^2, cuja energia pode ser concentrada. Essa energia pode ser liberada em uma pequena área de alguns milímetros, produzindo rápida elevação de temperatura e ocasionando a coagulação do tecido, com pouco ou nenhum dano aos tecidos adjacentes (Fig. 1.48). A destruição do tecido é uma função da temperatura alcançada e da duração da elevação de temperatura. Em geral, a elevação de temperatura do tecido a 60 °C por 1 segundo é suficiente para produzir **necrose de coagulação**.

Devido à sua capacidade de produzir destruição tecidual altamente localizada, o HIFU tem sido investigado como uma ferramenta para tratamento não invasivo ou minimamente invasivo de áreas de sangramento, miomas uterinos e tumores da próstata, fígado e mama.[19,20] Assim como no ultrassom diagnóstico, o HIFU é limitado pela presença de gases corporais ou ossos interpostos entre o transdutor e o tecido-alvo. A reflexão do ultrassom de alta energia

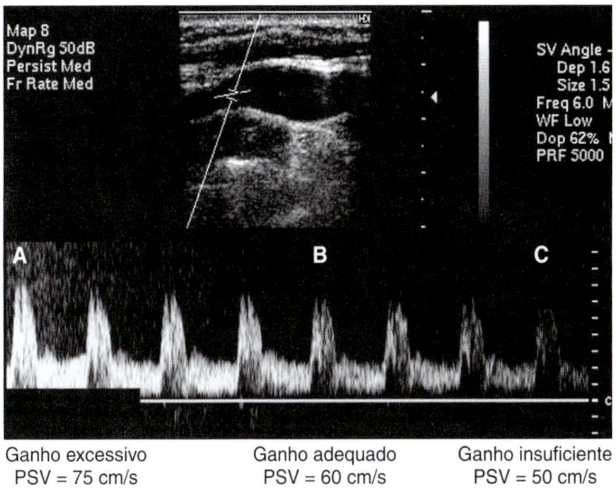

FIG. 1.47 Ganho do Doppler. A estimativa precisa da velocidade requer o ajuste adequado do ganho do Doppler. O **ganho excessivo** causará valor superestimado da velocidade de pico *(A)*, e o **ganho insuficiente** resultará em valor subestimado da velocidade *(C)*. Para realizar o ajuste do ganho de forma adequada, o volume da amostra e o ângulo Doppler são ajustados inicialmente na área da amostra. O ganho é aumentado até que apareça ruído no fundo *(A)*, sendo então gradualmente reduzido até o ponto em que o ruído de fundo desapareça da imagem *(B)*. *PSV*, pico da velocidade sistólica.

proveniente de interfaces fortes produzidas por gases intestinais, pulmão aerado ou ossos pode ocasionar aquecimento tecidual ao longo do caminho de reflexão do som, produzindo dano tecidual involuntário.

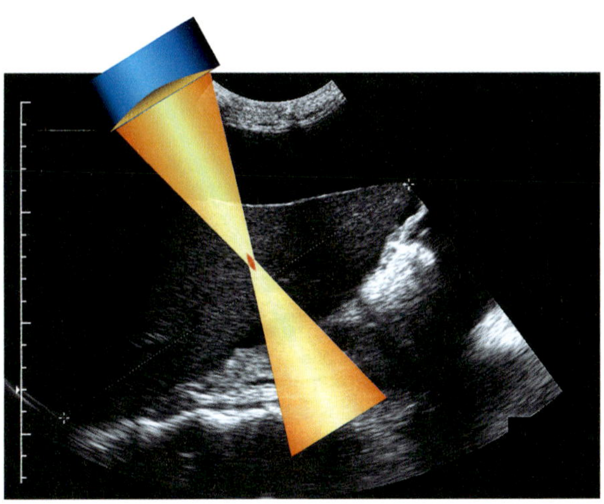

FIG. 1.48 Ultrassom focalizado de alta intensidade (HIFU). A destruição local do tecido por aquecimento pode ser obtida utilizando-se o HIFU com intensidade de pico focal de vários milhares de W/cm^2. A destruição do tecido pode ser restrita a uma pequena área de poucos milímetros de tamanho sem lesão a tecidos adjacentes. O HIFU é uma ferramenta promissora para tratamento minimamente invasivo de áreas de sangramento, miomas uterinos e tumores de próstata, fígado e mama.

Os principais desafios referentes ao HIFU incluem a orientação da imagem e o monitoramento acurado da terapia à medida que ela se realiza. A ressonância magnética (RM) proporcionam um meio de monitorar a elevação de temperatura durante o tratamento, o que não é possível com o ultrassom. A orientação terapêutica pode ser realizada por meio de ultrassom ou RM, todavia a orientação por ultrassom apresenta a vantagem de verificação da janela acústica e do trajeto do som para a aplicação do HIFU.

REFERÊNCIAS

1. Medical diagnostic ultrasound instrumentation and clinical interpretation. Report of the Ultrasonography Task Force. Council on Scientific Affairs. JAMA. 1991;265(9):1155-1159.
2. Chivers RC, Parry RJ. Ultrasonic velocity and attenuation in mammalian tissues. J Acoust Soc Am. 1978;63(3):940-953.
3. Goss SA, Johnston RL, Dunn F. Comprehensive compilation of empirical ultrasonic properties of mammalian tissues. J Acoust Soc Am. 1978;64(2):423-457.
4. Merritt CR, Kremkau FW, Hobbins JC. Diagnostic ultrasound: bioeffects and safety. Ultrasound Obstet Gynecol. 1992;2(5):366-374.
5. Curie J, Curie P. Développement par compression de l'électricité polaire dans les cristaux hémièdres à faces inclinées (Development, via compression, of electric polarization in hemihedral crystals with inclined faces). Bull Soc Minerol Fr. 1880;3:90-93.
6. Krishan S, Li PC, O'Donnell M. Adaptive compensation of phase and magnitude aberrations. IEEE Trans Ultrasonics Fer Freq Control. 1996;43.
7. Merritt CR. Technology update. Radiol Clin North Am. 2001;39(3):385-397.
8. Wells PN, Liang HD. Medical ultrasound: imaging of soft tissue strain and elasticity. J R Soc Interface. 2011;8(64):1521-1549.
9. Krouskop TA, Wheeler TM, Kallel F, et al. Elastic moduli of breast and prostate tissues under compression. Ultrason Imaging. 1998;20(4):260-274.
10. Ophir J, Cespedes I, Ponnekanti H, et al. Elastography: a quantitative method for imaging the elasticity of biological tissues. Ultrason Imaging. 1991;13(2):111-134.
11. Shiina T, Nightingale KR, Palmeri ML, et al. WFUMB guidelines and recommendations for clinical use of ultrasound elastography: Part 1: basic principles and terminology. Ultrasound Med Biol. 2015;41(5):1126-1147.
12. Madsen EL, Sathoff HJ, Zagzebski JA. Ultrasonic shear wave properties of soft tissues and tissuelike materials. J Acoust Soc Am. 1983;74(5):1346-1355.
13. Sarvazyan AP, Rudenko OV, Swanson SD, et al. Shear wave elasticity imaging: a new ultrasonic technology of medical diagnostics. Ultrasound Med Biol. 1998;24(9):1419-1435.
14. Ferraioli G, Parekh P, Levitov AB, Filice C. Shear wave elastography for evaluation of liver fibrosis. J Ultrasound Med. 2014;33(2):197-203.
15. Yoneda M, Suzuki K, Kato S, et al. Nonalcoholic fatty liver disease: US-based acoustic radiation force impulse elastography. Radiology. 2010;256(2):640-647.
16. Merritt CR. Doppler US: the basics. Radiographics. 1991;11(1):109-119.
17. Merritt CR. Doppler color flow imaging. J Clin Ultrasound. 1987;15(9):591-597.
18. Rubin JM, Bude RO, Carson PL, et al. Power Doppler US: a potentially useful alternative to mean frequency-based color Doppler US. Radiology. 1994;190(3):853-856.
19. Dubinsky TJ, Cuevas C, Dighe MK, et al. High-intensity focused ultrasound: current potential and oncologic applications. AJR Am J Roentgenol. 2008;190(1):191-199.
20. Kennedy JE. Ter Haar GR. Cranston D. High intensity focused ultrasound: surgery of the future? Br J Radiol. 2003;76(909):590-599.

CAPÍTULO 2

Efeitos Biológicos e Biossegurança

J. Brian Fowlkes e Christy K. Holland

RESUMO DOS PONTOS-CHAVE

- A ultrassonografia clínica é comprovadamente uma modalidade de imagem eficiente, com excelente perfil de segurança quando usada de forma adequada.
- O ultrassom pode produzir efeitos físicos, o que deve ser entendido como parte da avaliação de benefício *versus* risco como em qualquer procedimento médico.
- O índice térmico (IT) e o índice mecânico (IM) são indicadores importantes e devem ser minimizados para se obter o benefício médico necessário do exame com ultrassom.
- A exposição ao ultrassom durante exames clínicos, pesquisa e educacionais deve ser tão baixa quanto razoavelmente possível (ALARA; do inglês, *as low as reasonably achievable*).
- Os profissionais que realizam US devem ser adequadamente treinados e estar familiarizados com a operação do equipamento e os controles que afetam a exposição ao ultrassom.

SUMÁRIO DO CAPÍTULO

REGULAMENTAÇÃO DA EMISSÃO DE ULTRASSOM
EFEITOS FÍSICOS DO SOM
EFEITOS TÉRMICOS
Ultrassom Produz Calor
Fatores que Controlam o Aquecimento dos Tecidos
Focalização Espacial
Considerações Temporais
Tipos de Tecido
Aquecimento Ósseo
Aquecimento dos Tecidos Moles
Hipertermia e Segurança do Ultrassom
Índice Térmico
Modelo para Tecido Homogêneo (Tecido Mole)
Modelo para Tecido com Osso no Foco (Aplicações Fetais)
Modelo para Tecido com Osso na Superfície (Aplicações Transcranianas)
Estimativa dos Efeitos Térmicos
Observações Resumidas sobre os Efeitos Térmicos
EFEITOS DA CAVITAÇÃO ACÚSTICA
Fontes Potenciais de Efeitos Biológicos
Sonoquímica
Evidências de Cavitação dos Litotripsores
Efeitos Biológicos no Pulmão e no Intestino
Agentes de Contraste Ultrassonográfico
Considerações para Aumento da Emissão Acústica
Índice Mecânico
Resumo dos Efeitos Biológicos dos Gases Corporais
PADRÃO DE EXIBIÇÃO DA EMISSÃO
NORMAS GERAIS DE SEGURANÇA DO AIUM
EPIDEMIOLOGIA
CONTROLE DA EMISSÃO DO ULTRASSOM
VÍDEOS ULTRASSONOGRÁFICOS PARA ENTRETENIMENTO

O ultrassom tem proporcionado enriquecimento do conhecimento em medicina diagnóstica e tem apresentado grande impacto na prática médica, particularmente na obstetrícia. Milhões de exames ultrassonográficos são realizados a cada ano, e o ultrassom continua sendo uma das modalidades de obtenção de imagem com o crescimento mais rápido. Tal crescimento deve-se a vários fatores como seu baixo custo, por permitir interações em tempo real, sua portabilidade e a aparente ausência de efeitos biológicos (bioefeitos). Até o momento, nenhuma relação causal foi estabelecida entre as aplicações clínicas do ultrassom diagnóstico e os efeitos biológicos no paciente ou no radiologista.

REGULAMENTAÇÃO DA EMISSÃO DE ULTRASSOM

Atualmente, nos Estados Unidos, a Food and Drug Administration (FDA) regulamenta a emissão máxima dos aparelhos de ultrassom em um nível estabelecido. O processo de aprovação para comercialização requer que os aparelhos tenham eficácia e emissão equivalentes àqueles produzidos antes de 1976. Esta regulamentação histórica da ultrassonografia proporcionou uma margem de segurança para o uso do ultrassom ao mesmo tempo que permite um desempenho clínico útil. A regulamentação restringiu a exposição ao ultrassom em níveis que aparentemente produzem poucos efeitos biológicos, quando há algum, com base em estudos epidemiológicos, embora algumas evidências de efeitos biológicos tenham sido demonstradas em estudos realizados com animais.

Em um esforço para aumentar a eficiência do ultrassom diagnóstico, a emissão acústica máxima para algumas aplicações foi aumentada, isso através de um processo adicional de aprovação de mercado pela FDA chamado "510K Track 3". Atualmente, a maioria dos sistemas de ultrassom em uso foi aprovada por esse processo. O processo Track 3 proporciona o potencial para melhor desempenho na obtenção de imagens e, como será discutido posteriormente, fornece ao radiologista informações adicionais sobre o potencial relativo para efeitos biológicos. Dessa forma, pode-se tomar uma decisão embasada ponderando-se os possíveis efeitos adversos do ultrassom em relação à informação diagnóstica desejada. As atuais regulamentações da FDA que limitam a emissão máxima ainda se encontram em vigor; no entanto, no futuro, os sistemas poderão permitir aos médicos a decisão de aumentar a emissão acústica para além do nível que possa induzir uma resposta biológica.

Embora as escolhas realizadas durante os exames ultrassonográficos possam não ser equivalentes às decisões de risco-benefício associadas às modalidades de obtenção de imagem que usam radiações ionizantes, o radiologista terá cada vez mais responsabilidade pela exposição ao ultrassom necessária para o diagnóstico. Assim, o profissional deve conhecer os efeitos biológicos potenciais associados à exposição ao ultrassom. Os pacientes também devem ser tranquilizados a respeito da segurança do exame ultrassonográfico diagnóstico. A comunidade científica identificou alguns efeitos biológicos potenciais da ultrassonografia e, embora não tenha sido estabelecida uma relação causal, isso não significa que o efeito não exista. Portanto, é importante compreender a interação do ultrassom com os sistemas biológicos.

EFEITOS FÍSICOS DO SOM

Os efeitos físicos do som podem ser divididos em dois grupos principais: **térmicos** e **não térmicos**. A maioria dos profissionais médicos reconhece os efeitos térmicos pela elevação da temperatura no tecido, uma vez que os efeitos causados pelo ultrassom são semelhantes aos de quaisquer outras fontes localizadas de calor. No caso do ultrassom, o aquecimento resulta principalmente da absorção do campo sonoro à medida que ele se propaga pelo tecido. Entretanto, mecanismos "não térmicos" também podem gerar calor.

Existem muitos mecanismos não térmicos que causam efeitos biológicos. Campos acústicos podem aplicar **forças de radiação** (radiação não ionizante) às estruturas corporais tanto no nível macroscópico quanto no nível microscópico, resultando em pressão e torque exercidos. A pressão média em determinado momento em um campo acústico é diferente da pressão hidrostática do líquido, e qualquer objeto no campo estará sujeito a esta alteração na pressão. O efeito geralmente é considerado menor do que outros efeitos, porque depende de fatores menos significativos na formulação do campo acústico. Os campos acústicos também podem provocar movimentação de líquidos. Este fluxo induzido acusticamente é conhecido como **corrente**.

A **cavitação acústica** é a ação dos campos acústicos no interior de um líquido, gerando bolhas e/ou causando sua variação de volume, ou até mesmo sua ruptura em resposta ao campo acústico. O resultado pode ser a geração de calor e a formação associada de radicais livres, microcorrente de líquido em volta da bolha, forças de radiação geradas pelo campo acústico que se dispersa a partir da bolha e ações mecânicas resultantes da ruptura da bolha. A interação de campos acústicos dentro das bolhas ou "gases corporais" (como são geralmente chamados) tem sido uma área significativa de pesquisa dos efeitos biológicos nos últimos anos.

EFEITOS TÉRMICOS

Ultrassom Produz Calor

À medida que o ultrassom se propaga pelo corpo, ele perde energia através da **atenuação**. A atenuação causa perda de penetração e a incapacidade de se obter imagem de tecidos mais profundos; além disso, é o resultado de dois processos: dispersão e absorção. A **dispersão** do ultrassom resulta do redirecionamento da energia acústica pelo tecido durante a propagação. No caso do ultrassom diagnóstico, uma parte da energia acústica transmitida ao tecido retorna na direção do transdutor, denominada **retrodispersão**, o que permite que um sinal seja detectado e imagens sejam formadas. Energia também é perdida ao longo da via de propagação do ultrassom por **absorção**. A perda por absorção ocorre, em grande parte, por meio da conversão da energia ultrassonográfica em calor. Este aquecimento proporciona um mecanismo para a indução de efeitos biológicos pelo ultrassom.

Fatores que Controlam o Aquecimento dos Tecidos

A taxa de aumento na temperatura dos tecidos expostos ao ultrassom depende de vários fatores, incluindo a focalização espacial, a frequência do ultrassom, a duração da exposição e o tipo do tecido.

Focalização Espacial

Os sistemas ultrassonográficos usam várias técnicas para concentrar ou focar a energia do ultrassom e melhorar a qualidade dos sinais medidos. Um sistema análogo à luz seria o das lentes de aumento. A lente coleta toda a luz que incide em sua superfície e a concentra em uma pequena região. Na ultrassonografia e na acústica em geral, o termo **intensidade** é usado para descrever a distribuição espacial da **potência** do ultrassom (energia por unidade de tempo) em que **intensidade** = **potência/área**, e **área** se refere à **área transversal** do feixe ultrassonográfico. Outra dimensão comum do feixe é a **largura do feixe** em uma localização específica do campo. Se a mesma potência ultrassonográfica estiver concentrada em uma área menor, a intensidade vai aumentar. A focalização ocorre tanto na transmissão do ultrassom quanto quando os sinais retrodispersos recebidos são usados para formar a imagem. A focalização transmitida é importante em relação aos potenciais efeitos biológicos porque esse fenômeno controla a energia aplicada ao tecido. Existem sistemas de imagem de ultrassom que utilizam transmissão de onda plana ou focalização transmitida limitada, o que pode reduzir a intensidade local, mas todos os sistemas de ultrassom ainda devem operar sob os limites da FDA.

A focalização pode ser usada para melhorar a resolução espacial das imagens. O efeito colateral é um aumento potencial para efeitos biológicos causados por aquecimento e cavitação. Em geral, o maior potencial de aquecimento está em algum ponto entre a cabeça do transdutor e o foco; no entanto, a posição exata depende da distância focal, das propriedades teciduais e do calor gerado dentro da própria cabeça do transdutor.

Retornando à analogia com a lente de aumento, a maioria das crianças aprende que o segredo da incineração é manter a mão firme. O movimento distribui a potência do feixe de luz sobre uma área maior, reduzindo assim sua intensidade. O mesmo conceito é verdadeiro para a formação da imagem com o ultrassom. Assim, os sistemas de imagem que escaneiam um feixe através do tecido reduzem a intensidade média espacial. O **Doppler espectral** e a **ultrassonografia de modo-M** mantêm o feixe de ultrassom em uma posição estacionária (ambos são considerados como **modos sem varredura**) e, portanto, não oferecem a oportunidade para distribuir a potência ultrassônica espacialmente. No **Doppler com fluxo colorido**, no **Doppler no modo de potência e no modo-B** (frequentemente chamado de **escala de cinza**), é necessário que o feixe seja movimentado para novas localizações (**modo varredura**) a uma velocidade suficiente para produzir a natureza de tempo real dessas modalidades de obtenção de imagem.

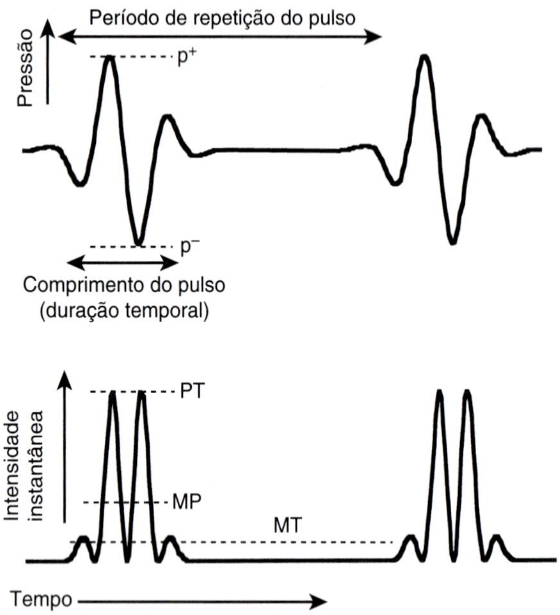

FIG. 2.1 Parâmetros de pressão e intensidade medidos no ultrassom clínico. As variáveis são definidas como se segue: p^+, pico de pressão positiva na onda; p^-, pico de pressão rarefacional (negativa) na onda; *MP*, média do pulso; *MT*, média temporal; *PT*, pico temporal.

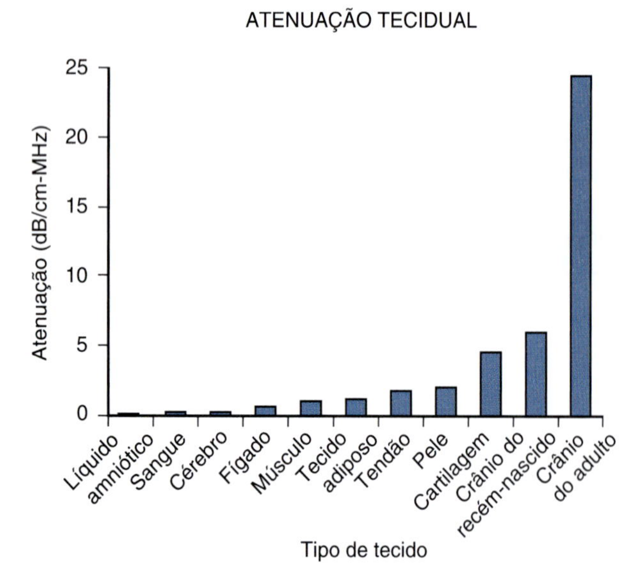

FIG. 2.2 Atenuação tecidual. Valores para diferentes tipos de tecidos humanos à temperatura corporal. (Dados de Duck FA, Starritt HC, Anderson SP: A survey of the acoustic output of ultrasonic Doppler equipment. Clin Phys Physiol Meas 1987;8[1]:39-49.[47])

Considerações Temporais

A potência do ultrassom é a taxa temporal na qual a energia ultrassonográfica é produzida. Portanto, o controle de como o ultrassom é produzido no tempo parece um método adequado de limitar seus efeitos.

O ultrassom pode ser produzido em salvas em vez de continuamente. Os sistemas de obtenção de imagem com o ultrassom operam com o **princípio do eco pulsado**, pelo qual uma salva de ultrassom é emitida, seguida por um período quiescente para se ouvir os ecos que retornam. O **ultrassom de onda pulsada** é varrido inúmeras vezes através do plano de imagem durante uma sequência de obtenção de imagens. O ultrassom também pode ser transmitido no modo de **onda contínua** (OC), no qual a transmissão do ultrassom não é interrompida. A **intensidade de pico temporal** se refere à maior intensidade em qualquer momento durante a exposição ao ultrassom (Fig. 2.1). A **intensidade média do pulso** é o valor médio durante os pulsos de ultrassom. A **intensidade média temporal** é a média em todo o período de repetição do pulso (o tempo decorrido entre o início das salvas de ultrassom). O **fator de desempenho** é definido como a fração de tempo durante a qual o campo ultrassonográfico está ligado. Havendo um intervalo significativo entre os pulsos (fator de desempenho pequeno), o valor da média temporal será significativamente menor. Por exemplo, um fator de serviço de 10% vai reduzir a intensidade média temporal por um fator de 10 em comparação com a média do pulso. As medidas ponderadas pelo tempo são as variáveis mais relacionadas com o potencial para efeitos biológicos térmicos. A combinação de informação temporal e espacial resulta em termos em comum, tais como **pico espacial, intensidade média temporal** (I_{SPTA}) e **média espacial, intensidade média temporal** (I_{SATA}).

A duração total, ou **tempo de permanência**, da exposição de um tecido específico ao ultrassom é importante, pois a exposição prolongada do tecido pode aumentar o risco de efeitos biológicos. A movimentação da cabeça do transdutor durante o exame reduz o tempo de permanência em uma região particular do corpo e pode minimizar o potencial de efeitos biológicos do ultrassom. Portanto, realizar uma varredura eficiente, gastando apenas o tempo necessário para o diagnóstico, é uma maneira simples de reduzir a exposição.

Tipos de Tecido

Inúmeros parâmetros físicos e biológicos controlam o aquecimento dos tecidos. A absorção é normalmente o fator predominante para a atenuação em tecido mole. O **coeficiente de atenuação** é a atenuação por unidade de comprimento do trajeto do som e, em geral, é registrada em decibéis por centímetros-mega-hertz (dB/cm-MHz). A atenuação geralmente aumenta com o aumento da frequência do ultrassom. A atenuação varia de uma quantidade insignificante nos líquidos (p. ex., líquido amniótico, sangue, urina) para os valores mais elevados no osso, com alguma variação entre os diferentes tipos de tecidos (Fig. 2.2).

Outro importante fator é a capacidade do corpo em esfriar os tecidos por intermédio da perfusão sanguínea. O tecido bem perfundido irá regular de forma mais efetiva sua temperatura ao dissipar o excesso de calor produzido pelo ultrassom. Uma exceção é quando o calor é depositado muito rapidamente no tecido, como na ablação térmica terapêutica.[1]

Osso e tecido mole são duas áreas específicas de interesse baseadas nas diferenças na natureza do fenômeno do aquecimento. O **osso** apresenta alta atenuação da energia acústica incidente. Nos exames durante a gravidez, ossos calcificados normalmente são avaliados ao ultrassom, como na medida do diâmetro biparietal (DBP) do crânio. O osso fetal apresenta níveis crescentes de mineralização à medida que a gravidez progride, aumentando assim o risco de aquecimento localizado. Situações especiais de aquecimento relevantes para os exames obstétricos também ocorrem no **tecido mole**, no qual as estruturas sobrejacentes fornecem menor atenuação do campo, como o saco amniótico cheio de líquido.

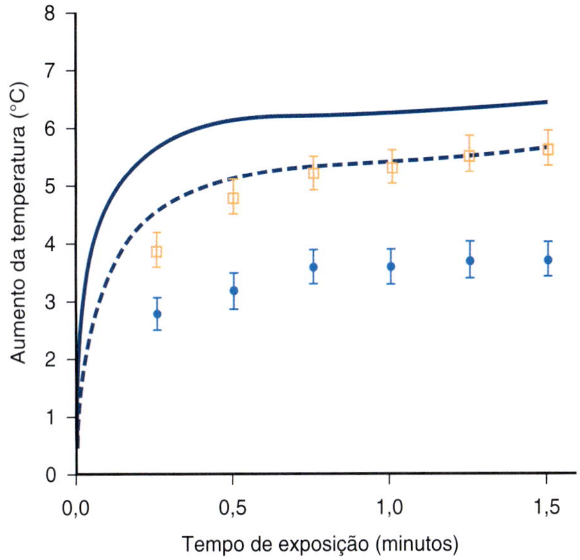

FIG. 2.3 Aquecimento do crânio de um camundongo com campo sonoro focalizado. Nesta experiência, a frequência foi 3,6 MHz e a média temporal da intensidade focal foi 1,5 W/cm². *Círculos sólidos*: camundongos jovens (< 17 semanas) (n = 7); *quadrados abertos*: camundongos velhos (> 6 meses) (n = 4); *barras verticais*: dois desvios padrões na altura; *curvas superiores*: estimativa teórica dos aumentos de temperatura conforme Nyborg.[3] (Com permissão de Carstensen EL, Child SZ, Norton S, Nyborg W. Ultrasonic heating of the skull. J Acoust Soc Am 1990;87[3]:1310-1317.[2])

Aquecimento Ósseo

A absorção do ultrassom pelo osso permite rápida deposição de energia do campo em um volume limitado de tecido. O resultado pode ser um significativo aumento na temperatura. Por exemplo, Carstensen et al.[2] combinaram uma abordagem analítica e medidas experimentais da elevação da temperatura no crânio de um rato exposto a onda contínua de ultrassom para estimar os aumentos de temperatura nas exposições ósseas. Como o osso apresenta grande coeficiente de absorção, presume-se que a energia do ultrassom incidente seja absorvida por uma fina camada na superfície do osso. O aumento de temperatura no crânio do rato foi estudado com um feixe focalizado de 3,6 MHz com largura do feixe de 2,75 mm (Fig. 2.3). A intensidade média temporal na região focal foi de 1,5 W/cm². Um dos dois modelos (curva superior na Fig. 2.3) em uso comum[3] prevê valores de aumento da temperatura cerca de 20% maiores que os de fato medidos neste experimento.[2] Assim, o modelo teórico é de natureza conservadora.

De modo similar para o fêmur fetal, Drewniak et al.[4] mostraram que o tamanho e o estado de calcificação do osso contribuíram para o aquecimento ósseo *ex vivo* (Tabela 2.1). Para colocar isso em perspectiva e ilustrar o papel do radiologista no controle do aquecimento potencial, considere o cenário a seguir. Ao reduzir a potência de emissão de um dispositivo de varredura ultrassonográfico em 10 dB, o aumento de temperatura previsto seria diminuído por um fator de 10, tornando quase inexistente o aumento de 3 °C observado por esses pesquisadores (Tabela 2.1). **Isso é forte indicação para o uso do ganho máximo e a redução da potência de emissão durante os exames ultrassonográficos** (ver a seção a seguir sobre controle da emissão do ultrassom). Nos exames fetais, deve ser feita uma tentativa real de se maximizar o ganho do amplificador, visto que, em termos de exposição, isso não tem custo ao paciente. Distinções são frequentemente feitas entre o osso posicionado profundamente em relação à pele no plano focal do transdutor e o osso próximo à superfície cutânea, como seria no caso das aplicações transcranianas. Essa distinção é discutida mais adiante com relação ao índice térmico (IT).

TABELA 2.1 Aumentos da Temperatura no Fêmur Fetal[a] com 1 W/cm²

Idade Gestacional (dias)	Diâmetro (mm)	Aumentos de Temperatura (°C)
59	0,5	0,10
78	1,2	0,69
108	3,3	2,92

[a]Os aumentos de temperatura no fêmur fetal humano exposto por 20 segundos foram aproximadamente proporcionais à intensidade da incidência.

Com permissão de Drewniak JL, Carnes KI, Dunn F. In vitro ultrasonic heating of fetal bone. J.Acoust Soc Am. 1989;86(4):1254-1258.[4]

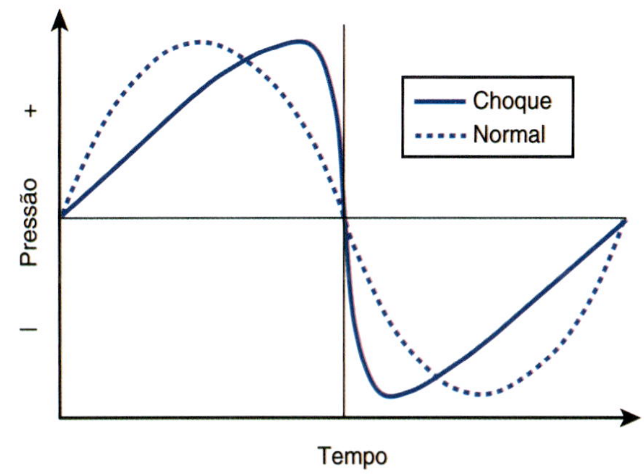

FIG. 2.4 Efeito da distorção da amplitude finita em um pulso ultrassonográfico em propagação. Observe o aumento da inclinação no pulso que contém componentes mais elevados de frequência.

Aquecimento dos Tecidos Moles

Duas situações clínicas para a exposição de tecido mole ao ultrassom são particularmente relevantes para aplicações obstétrico-ginecológicas. A primeira envolve uma situação comum de realizar a **varredura através da bexiga cheia**. A urina é um líquido com coeficiente de atenuação ao ultrassom relativamente baixo. A atenuação reduzida permite que maiores amplitudes acústicas sejam aplicadas mais profundamente no corpo. Na segunda, a onda em propagação pode experimentar **distorção da amplitude finita**, resultando no desvio da energia por um processo não linear de baixas para altas frequências. O resultado é uma **onda de choque** – uma inclinação gradual da onda resulta em uma onda composta por componentes de frequência mais elevada (Fig. 2.4). A atenuação se eleva com o aumento da frequência; portanto, a absorção de uma grande parte da energia desta onda ocorre a uma distância mais curta, concentrando a deposição de energia no primeiro tecido encontrado, que pode incluir o feto.

Atualmente, os sistemas de formação de imagem pelo ultrassom incluem modalidades específicas que se baseiam nos efeitos não lineares. Na **imagem harmônica dos tecidos**, ou imagem com harmônicos nativos, a imagem é criada usando-se os componentes harmônicos retrodispersos, induzidos pela propagação não linear do campo ultrassonográfico. Isso apresenta nítidas vantagens em relação à redução dos artefatos da imagem e melhora, especialmente da resolução lateral. Nos modos de imagem não lineares, a emissão acústica deve ser suficientemente alta para produzir o efeito. A potência acústica usada atualmente está ainda dentro dos limites estabelecidos pela FDA, mas a melhora na qualidade da imagem usando esses modos pode gerar a necessidade de modificar ou moderar as restrições regulamentares. De maneira similar, na elasticidade ou na imagem de onda de cisalhamento, pode ser necessário aumentar a pressão acústica para proporcionar força de radiação acústica suficiente para a rigidez do tecido de imagem. O detalhe será discutido na seção sobre considerações para o aumento da emissão acústica.

Outra situação a ser mencionada é o **ultrassom transvaginal** por causa da proximidade do transdutor a tecidos sensíveis, como os ovários. Como será discutido mais adiante, os aumentos de temperatura próximo ao transdutor podem ser uma fonte de calor para outros locais que não o foco do transdutor. Além disso, a própria face do transdutor pode ser uma fonte significativa de calor por causa da ineficiência em converter energia elétrica em acústica. Portanto, esses fatores têm de ser considerados na estimativa dos efeitos térmicos potenciais do ultrassom transvaginal e outras aplicações endocavitárias.

Hipertermia e Segurança do Ultrassom

O conhecimento dos efeitos biológicos do aquecimento pelo ultrassom é obtido a partir da experiência disponível de outras formas mais comuns de hipertermia, que servem como base para os critérios de segurança. Muitos dados existem sobre os efeitos de breves e prolongados aumentos de temperatura, ou hipertermia. Efeitos teratogênicos causados pela hipertermia foram demonstrados em pássaros, em todos os animais comumente usados em laboratório, em animais da fazenda e em primatas não humanos.[5] A ampla faixa de efeitos biológicos observados, alterações químicas subcelulares até anormalidades congênitas macroscópicas e morte fetal é uma indicação da efetividade ou universalidade das situações hipertérmicas como fatores perturbadores dos sistemas vivos.[6]

O National Council on Radiation Proctection (Conselho Nacional sobre Proteção à Radiação) e o Measurements (NCRP) Scientific Committee on Biological Effects of Ultrasound (Comitê Científico sobre Efeitos Biológicos do Ultrassom) elaboraram uma lista abrangente das exposições térmicas mínimas relatadas como produtoras de efeitos teratogênicos.[7,8] O exame desses dados indicou um limiar baixo para os efeitos biológicos induzidos termicamente. Restam algumas questões, no entanto, sobre a relevância da análise da hipertermia para a aplicação do ultrassom diagnóstico.[9] Recentemente, após uma cuidadosa revisão literária, O'Brien et al.[10] sugeriram uma consideração mais detalhada dos efeitos térmicos com relação às exposições de curta duração. A Figura 2.5 mostra a abordagem recomendada sobre a combinação de temperatura e duração da exposição. Observe que a tolerância para durações mais curtas e temperaturas mais altas sugere uma substancial margem de segurança para o ultrassom diagnóstico. Apesar disso, é importante que o radiologista seja informado quanto ao potencial relativo do aumento de temperatura em um dado campo acústico associado a um exame em particular. Isso permitirá uma decisão embasada com relação à exposição necessária para se obter informações relevantes para o diagnóstico.

Índice Térmico

Com base na análise dos dados de hipertermia, o NCRP propôs uma norma geral de segurança para exames de ultrassom nos quais

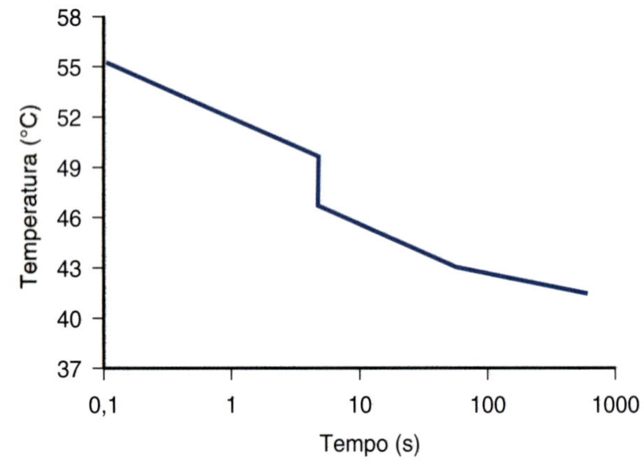

FIG. 2.5 Curva limite conservadora para efeitos biológicos não fetais causados por um mecanismo térmico. Observe o aumento da tolerância de temperatura associado a durações mais curtas das exposições, que é uma modificação à declaração anterior do American Institute of Ultrasound in Medicine (AIUM) a respeito de conclusões sobre o calor (26 de março de 1997). O AIUM aprovou uma revisão a essa observação em 6 de abril de 2009. Para completa descrição das origens dessa curva, consulte O'Brien et al.[10] (Com permissão de O'Brien Jr WD, Deng CX, Harris GR et al. The risk of exposure to diagnostic ultrasound in postnatal subjects: thermal effects. J Ultrasound Med 2008;27:517-535.[10])

não se esperam aumentos de temperatura superiores a 1 °C. Em um paciente afebril, dentro deste limite, o NCRP concluiu que não há base para se esperar um efeito adverso. Nos casos em que o aumento de temperatura pode ser maior, o radiologista deve pesar o benefício diante do risco potencial. Para auxiliar essa decisão, dada a amplitude de diferentes situações de obtenção de imagem encontradas na prática, foi aprovado um **índice térmico** (IT) como parte do padrão para exibição em tempo real dos índices de emissão acústica térmica e mecânica em equipamentos de ultrassom diagnóstico (Standard for Real-Time Display of Thermal and Mechanical Acoustical Output Indices on Diagnostic Ultrasound Equipment) do American Institute of Ultrasound in Medicine (Instituto Americano de Ultrassom em Medicina [AIUM]).[11] Esse padrão fornece ao radiologista uma indicação do relativo risco potencial do aquecimento tecidual, com cálculos fundamentados nas condições de obtenção de imagem, sendo exibido na tela de imagem do equipamento o IT. O padrão foi posteriormente adotado como padrão internacional pela Comissão Eletrotécnica Internacional (International Electrotechnical Commission [IEC]).[12]

Índice Térmico

Para informar mais facilmente ao médico sobre as condições operacionais que poderiam, em alguns casos, levar a uma elevação de temperatura de 1 °C, o índice térmico é definido como

$$TI = \frac{W_0}{W_{deg}}$$

em que W_{deg} é a potência da fonte de ultrassom (em watts) calculada como capaz de produzir uma elevação da temperatura de 1 °C em condições específicas. W_0 é a fonte de potência de ultrassom (em watts) que está sendo usada durante o exame atual.

Reproduzido com permissão do American Institute of Ultrasound in Medicine (AIUM).

O comitê de ultrassom do NCRP introduziu o conceito de um IT.[8] O objetivo do IT é fornecer uma indicação do potencial *relativo* de aumento da temperatura tecidual, porém não tem como meta fornecer o *real* aumento da temperatura. O NCRP recomendou dois modelos teciduais para ajudar no cálculo da potência do ultrassom que poderia aumentar a temperatura no tecido em 1 °C: (1) um modelo homogêneo, no qual o coeficiente de atenuação é uniforme por toda a região de interesse, e (2) um modelo de atenuação fixa, no qual a atenuação mínima ao longo do trajeto a partir do transdutor até uma estrutura anatômica distante é independente da distância devido à baixa atenuação de um trajeto líquido (p. ex., líquido amniótico).[8,13,14] Por causa da preocupação com o paciente, recomenda-se que a "pior hipótese razoável" seja considerada em relação à estimativa das elevações de temperatura *in vivo*. A FDA, o AIUM e a National Electrical Manufacturers Association (Associação Nacional de Fabricantes Elétricos) (NEMA) adotaram o IT como parte de uma demonstração-padrão de emissão. Eles defendem a estimativa do efeito da atenuação no corpo pela redução da potência/emissão acústica do equipamento (W_0) por um fator de depreciação igual a 0,3 dB/cm-MHz para o modelo de tecido mole.[11]

O AIUM Thermal Index Working Group (Grupo de Trabalho sobre Índice Térmico do AIUM) considerou três modelos de tecido: (1) um modelo de tecido homogêneo ou tecido mole; (2) um modelo de tecido com osso no foco; (3) um modelo de tecido com osso na superfície ou modelo transcraniano.[11] O IT assume três diferentes formas nesses modelos de tecidos.

Modelo para Tecido Homogêneo (Tecido Mole)

Assumir a homogeneidade ajuda a simplificar a determinação dos efeitos da propagação acústica e da atenuação, bem como das características da transferência de calor para o tecido. Fornecendo uma das aplicações mais comuns para a obtenção de imagem pelo ultrassom, esse modelo se aplica a situações em que o osso não está presente e pode geralmente ser usado para exames fetais durante o primeiro trimestre (baixa calcificação óssea). Na estimativa do aquecimento potencial, despendeu-se um considerável esforço – suposições e comprometimentos tiveram que ser feitos para se calcular uma medida única que orientasse o radiologista. Os cálculos de aumento da temperatura ao longo do eixo de um feixe focal para um transdutor de elemento único simples com curva esférica ocasionam dois picos térmicos. O primeiro está no campo próximo (entre o transdutor e o foco) e o segundo aparece próximo à região focal.[15,16] O **primeiro pico térmico** ocorre em uma região com baixa intensidade de ultrassom e uma ampla largura do feixe. Quando a largura do feixe é ampla, o resfriamento ocorre principalmente por causa da perfusão. No campo próximo, a magnitude da intensidade local é a determinante principal do grau de aquecimento. O **segundo pico térmico** ocorre em um local com alta intensidade e largura estreita do feixe no plano focal ou próximo a ele. Nesse ponto, o resfriamento é dominado pela condução, e a potência acústica total é a principal determinante do grau de aquecimento.

Considerando o dilema dos "picos térmicos gêmeos", o AIUM Thermal Index Working Group (Grupo de Trabalho no Índice Térmico do AIUM) se comprometeu em criar um IT que incluísse as contribuições de ambos os domínios de aquecimento.[11] Suas considerações basearam-se na necessidade de minimizar a medida da carga acústica para os fabricantes de sistemas ultrassonográficos. Além disso, precisaram ser feitos ajustes para compensar os efeitos de uma ampla gama de aberturas potenciais. O resultado é uma complicada série de cálculos e medidas que deve ser realizada e, para crédito de muitos fabricantes, tem havido um considerável esforço para se implementar uma apresentação padrão para fornecer retorno ao radiologista. Estão sendo consideradas diferentes abordagens a esses cálculos,[10] mas as alterações irão requerer que a implementação atualmente aceita seja reexaminada e aprovada para utilização pela FDA e considerada pela IEC.

Modelo para Tecido com Osso no Foco (Aplicações Fetais)

As aplicações do ultrassom nas quais o feixe acústico atravessa tecido mole por uma distância fixa e incide sobre o osso ocorrem mais frequentemente na varredura obstétrica durante o segundo e o terceiro trimestres. Carson et al.[13] registraram medidas ultrassonográficas da espessura da parede abdominal materna em vários estágios da gravidez. Com base nos seus resultados, o NCRP recomendou que os coeficientes de atenuação para o primeiro, segundo e terceiro trimestres sejam 1,0, 0,75 e 0,5 dB/MHz, respectivamente.[7] Esses valores representam as estimativas do "pior das hipóteses". Além disso, Siddiqi et al.[17] determinaram que a média do coeficiente de atenuação tecidual na ultrassonografia transabdominal (exposição a ondas de ultrassom) em uma população de pacientes voluntárias saudáveis não grávidas foi de 2,98 dB/MHz. Esse valor representa uma média dos valores medidos e é obviamente muito diferente do estimado para os piores casos listados anteriormente. Isso provoca um debate considerável sobre como tais parâmetros poderiam ser incluídos em um índice.

Além disso, o osso é um tecido conjuntivo duro complexo, com estrutura intercelular colágena calcificada. Seu coeficiente de absorção para ondas longitudinais é um fator 10 vezes maior que o da maioria dos tecidos moles (Fig. 2.2). **Ondas de cisalhamento** também são criadas no osso quando o som o atinge em uma incidência oblíqua. Os coeficientes de absorção para as ondas de cisalhamento são ainda maiores que os das ondas longitudinais.[18-20]

Com base nos dados de Carstensen et al.[2], descritos anteriormente, o NCRP propôs um modelo térmico para o aquecimento ósseo. Usando-se tal modelo, o **índice térmico ósseo** (ITO) é estimado para situações nas quais o foco do feixe está no ou próximo ao osso. Mais uma vez, suposições e comprometimentos tiveram de ser feitos para se desenvolver um IT funcional para o caso da exposição óssea, como se segue:

- Para os **transdutores no modo sem varredura** (operando em uma posição fixa) com osso na região focal, a localização do aumento máximo da temperatura é na superfície do osso. Portanto, o ITO é calculado na distância axial em que maximiza o ITO, presumindo-se a pior das hipóteses.
- Para os transdutores nos modos de varredura, o **índice térmico do tecido mole** (ITTM) é usado porque o aumento da temperatura na superfície é maior ou aproximadamente igual ao aumento da temperatura com o osso no foco.

Modelo para Tecido com Osso na Superfície (Aplicações Transcranianas)

Para as aplicações cranianas no adulto, opta-se pelo mesmo modelo que o utilizado para osso em foco, para se estimar a distribuição da temperatura *in situ*. Entretanto, como o osso está localizado na superfície, imediatamente depois que o feixe acústico entrar no corpo, a atenuação da potência acústica emitida não está incluída.[11] Nessa situação, o diâmetro equivalente do feixe na superfície é usado para se calcular a potência acústica e origina o **índice térmico do osso craniano** (ITC).

Estimativa dos Efeitos Térmicos

Os radiologistas devem ter em mente vários pontos quando o IT é usado para estimar o potencial dos efeitos térmicos. Primeiro, o IT não é sinônimo de aumento de temperatura. Um IT igual a 1 não significa que a temperatura vai subir 1 °C. Um potencial aumentado para efeitos térmicos pode ser esperado à medida que o IT aumenta. Segundo, um IT alto não significa que os efeitos biológicos estejam ocorrendo, apenas que o potencial existe. Os modelos térmicos empregados para cálculo IT podem não considerar fatores capazes de reduzir o aumento real da temperatura. No entanto, o IT deve ser monitorado durante os exames e minimizado quando possível. Finalmente, não há consideração no IT durante a duração da varredura, de modo que minimizar o tempo total de exame reduzirá o potencial de efeitos. Foram propostas que sugerem a inclusão de tal efeito de tempo de permanência,[21] mas não foram adotadas.

Observações Resumidas sobre os Efeitos Térmicos

As observações do AIUM relativas aos efeitos térmicos do ultrassom incluem várias conclusões que estão resumidas a seguir:[22]

- Espera-se que os exames em adultos que resultem em aumentos de temperatura de até 2 °C não causem efeitos biológicos (muitos exames ultrassonográficos encontram-se dentro destes parâmetros).
- Um número significativo de fatores controla a produção de calor pelo ultrassom diagnóstico.
- O osso calcificado é uma fonte particularmente importante de preocupação em relação à exposição ao ultrassom.
- Um padrão registrado fornece agora informações relativas ao potencial de aquecimento no tecido mole e no osso.
- Mesmo que exista um limite da FDA para exposições fetais, os aumentos previstos de temperatura podem exceder 2 °C.
- Espera-se que os índices térmicos acompanhem os aumentos de temperatura melhor que qualquer parâmetro isolado do campo ultrassonográfico.

EFEITOS DA CAVITAÇÃO ACÚSTICA

Fontes Potenciais de Efeitos Biológicos

O conhecimento relacionado à interação do ultrassom com os **gases corporais** (que muitos denominam "cavitação") aumentou significativamente nos tempos mais recentes, embora não seja tão extenso quanto o relacionado aos efeitos térmicos do ultrassom e de outras fontes de hipertermia. O início da **cavitação acústica** é demarcado por um valor limite específico: a pressão acústica mínima necessária para iniciar o crescimento de uma cavidade em um líquido durante a fase de rarefação do ciclo. Vários parâmetros afetam esse limite, incluindo o **tamanho da bolha inicial** ou do **núcleo de cavitação**, as características do pulso acústico (p. ex., frequência central, frequência de repetição do pulso [FRP], duração do pulso), a pressão hidrostática ambiente e os parâmetros dos líquidos do hospedeiro (p. ex., densidade, viscosidade, compressibilidade, condutividade calórica, tensão superficial). A **cavitação inercial** se refere a bolhas que sofrem grandes variações nos seus tamanhos de equilíbrio em alguns ciclos acústicos. Especificamente durante a contração, a inércia do líquido circunjacente controla o movimento da bolha.[23] Grandes pressões acústicas são necessárias para gerar a cavitação inercial, e o colapso dessas cavidades é frequentemente violento.

Recomendações do AIUM sobre Efeitos Biológicos do Calor nos Mamíferos[24]

APROVADAS EM 25 DE MARÇO DE 2015

1. O aumento excessivo da temperatura pode resultar em efeitos tóxicos para os sistemas orgânicos dos mamíferos. Os efeitos biológicos observados dependem de muitos fatores, como a duração da exposição, o tipo de tecido exposto, sua velocidade de proliferação celular e seu potencial de regeneração. Idade e estágio de desenvolvimento são fatores importantes quando se considera a segurança fetal e neonatal. Aumentos de temperatura de vários graus Celsius acima da faixa normal podem ocorrer naturalmente. A probabilidade de um efeito biológico adverso aumenta tanto a duração quanto a magnitude da elevação de temperatura.
2. Em geral, os tecidos adultos são mais tolerantes aos aumentos de temperatura que os tecidos fetal e neonatal. Portanto, seriam necessárias temperaturas mais elevadas e/ou exposições mais prolongadas para a lesão térmica. Os dados consideráveis que estão disponíveis sobre sensibilidade térmica de tecidos adultos sustentam as seguintes inferências:[10]
   a. Para exposição com duração de até 50 horas, não houve efeitos biológicos significativos observáveis com aumentos de temperatura iguais ou inferiores a 1,5 °C acima do normal.[25]
   b. Para aumentos de temperatura entre 1,5 °C e 6 °C acima do normal, não foram observados efeitos biológicos adversos causados por aumentos de temperatura iguais ou inferiores a $6 - [\log_{10}(t/60)]/0,6$, em que t é a faixa de duração da exposição em segundos. Por exemplo, para aumentos de temperatura de 4 °C e 6 °C, os limites correspondentes de duração da exposição t são 16 minutos e 1 minuto, respectivamente.
   c. Para aumentos de temperatura maiores do que 6 °C acima do normal, não ocorreram efeitos biológicos adversos ou significativos em decorrência de aumentos de temperatura iguais ou inferiores a $6 - [\log_{10}(t/60)]/0,3$, em que t é o tempo de duração da exposição em segundos. Por exemplo, para aumentos de temperatura de 9,6 °C e 6 °C, os limites correspondentes para a duração da exposição t são 5 e 60 segundos, respectivamente.
   d. Para exposição com duração inferior a 5 segundos, não ocorreram efeitos biológicos adversos ou significativos em decorrência de aumentos de temperatura iguais ou inferiores a $9 - [\log_{10}(t/60)]/0,3$, em que t é a faixa de duração da exposição, em segundos. Por exemplo, para aumentos de temperatura de 18,3 °C, 14,9 °C e 12,6 °C, os limites correspondentes para a duração da exposição t são de 0,1, 1 e 5 segundos, respectivamente.
3. O nível de emissão acústica dos dispositivos de ultrassom diagnósticos é suficiente para causar elevações de temperatura no tecido fetal. Embora uma quantidade menor de dados esteja disponível para os tecidos fetais, as seguintes conclusões se justificam:[10,26]
   a. Em geral, as elevações de temperatura se tornam progressivamente mais altas, da aplicação com ultrassom modo-B, passando pelo Doppler colorido até o Doppler espectral.

Recomendações do AIUM sobre Efeitos Biológicos do Calor nos Mamíferos[24] *(Cont.)*

b. Para condições de exposição idênticas, o potencial para o aparecimento de efeitos biológicos térmicos aumenta com o tempo de leitura durante o exame.
c. Para condições de exposição idênticas, o aumento de temperatura próximo ao osso é significativamente maior do que nos tecidos moles, e aumenta com o desenvolvimento da ossificação durante a gestação. Por essa razão, as condições pelas quais um feixe acústico colide com um osso fetal em processo de ossificação merecem atenção especial devido à sua proximidade com outros tecidos em desenvolvimento.
d. O limite regulatório atual da FDA para a intensidade média temporal-pico espacial ($I_{SPTA.3}$) é de 720 mW/cm^2. Para essa exposição, a estimativa teórica do aumento máximo de temperatura conceitualmente pode exceder 1,5° C.
e. Embora, em geral, um resultado fetal adverso seja possível em qualquer momento durante a gestação, os efeitos mais graves e detectáveis da exposição térmica em animais têm sido observados durante o período de organogênese. Por essa razão, as exposições durante o primeiro trimestre devem ser restringidas aos níveis de emissão mais baixos, em consistência com a obtenção da informação diagnóstica necessária.
f. Exposições ao ultrassom que elevem a temperatura fetal até 4 °C acima da temperatura normal por 5 minutos ou mais apresentam potencial de induzir defeitos de desenvolvimento graves. Anomalias congênitas termicamente induzidas têm sido observadas em várias espécies animais. Na prática clínica atual, com o uso dos equipamentos comercialmente disponíveis, é pouco provável que tal exposição térmica ocorra em uma região anatômica fetal específica desde que o índice térmico (IT) seja inferior a 2,0 e o tempo de permanência nesse local não exceda 4 minutos.
g. O autoaquecimento do transdutor é um componente significativo da elevação de temperatura dos tecidos próximos a ele. Isso pode ter importância em varreduras transvaginais, mas não existem dados disponíveis acerca da elevação de temperatura fetal.

4. O aumento da temperatura durante a exposição dos tecidos aos campos ultrassonográficos diagnósticos depende de: (1) características da emissão da fonte acústica, como frequência, dimensões da fonte, velocidade da varredura, potência de saída, frequência de repetição do pulso, duração do pulso, autoaquecimento do transdutor, tempo de exposição e formato da onda; (2) propriedades do tecidos, tais como atenuação, absorção, velocidade do som, impedância acústica, perfusão, condutividade térmica, difusividade térmica, estrutura anatômica e parâmetro não linear.
5. Os cálculos do aumento máximo de temperatura resultante da exposição ao ultrassom não são exatos por causa das incertezas e aproximações associadas às características térmicas, acústicas e estruturais dos tecidos envolvidos. No entanto, a evidência experimental mostra que os cálculos são capazes de predizer os valores medidos dentro de um fator de 2. Assim, esses cálculos são usados para obter diretrizes de segurança para as exposições clínicas em que as medidas de temperatura diretas não são praticáveis. Essas diretrizes, denominadas índices térmicos,[a] fornecem uma demonstração em tempo real da probabilidade relativa pela qual um sistema diagnóstico possa induzir lesão térmica em um tecido exposto. Na maioria das situações clinicamente relevantes, o índice térmico do tecido mole (ITTM) e o índice térmico ósseo (ITO) ou superestimam ou se aproximam muito da melhor estimativa disponível do aumento máximo de temperatura ($\Delta T_{máx}$). Por exemplo, se ITTM = 2, então $\Delta T_{máx} \leq 2$ °C; os aumentos reais de temperatura também dependem do tempo de permanência.

   No entanto, em algumas aplicações, tais como exames fetais no qual o feixe de ultrassom passa através de uma camada de líquido relativamente não atenuante, como a urina ou o líquido amniótico, o IT pode subestimar $\Delta T_{máx}$ até um fator de 2.[27,28]

[a]Os índices térmicos são razões não dimensionais entre a potência acústica atenuada em um ponto específico em relação à potência acústica atenuada necessária para aumentar a temperatura em 1 °C nesse ponto em um modelo de tecido específico.[29]
AIUM, American Institute of Ultrasound in Medicine.
Reproduzido com permissão de American Institute of Ultrasound in Medicine (AIUM). Statement on mammalian biological effects of heat. Laurel, MD: AIUM; 2015. Disponível em: http://www.aium.org/officialStatements/17. Atualizada em 25 de março de 2015. Citada em 07 de outubro de 2016.[24]

O efeito de **núcleos de cavitação preexistentes** pode ser um dos principais fatores controladores dos efeitos mecânicos que resultam em efeitos biológicos. O corpo é um filtro tão excelente que os locais de nucleação podem ser encontrados apenas em pequenos números e em locais selecionados. Por exemplo, se a água for filtrada abaixo de 2 μm, o limiar para cavitação dobra.[30] Teoricamente, a força de tensão da água sem núcleos de cavitação é de cerca de 100 megapascal (MPa).[31] Vários modelos foram sugeridos para explicar a formação de bolhas nos animais,[32,33] e tais modelos têm sido extensamente usados na determinação dos limiares de cavitação. Um modelo é usado na predição das tabelas SCUBA de mergulho e também pode ser aplicável aos pacientes.[34] Resta saber o quão bem esses modelos irão predizer a nucleação de bolhas no corpo pelo ultrassom diagnóstico.

A Figura 2.6 mostra uma unidade de ultrassom terapêutico de 1 MHz gerando bolhas em água saturada com gás. O meio em particular e os parâmetros ultrassonográficos foram escolhidos para otimizar as condições para cavitação. O uso de onda ultrassonográfica contínua e muitas bolsas de gás preexistentes na água formaram o palco para a produção da cavitação. Mesmo se esses pulsos acústicos forem mais longos que aqueles usados tipicamente no diagnóstico ultrassonográfico, os efeitos da cavitação também foram observados com pulsos diagnósticos nos líquidos.[35] Os **agentes de contraste ultrassonográficos** compostos por bolhas de gás estabilizado

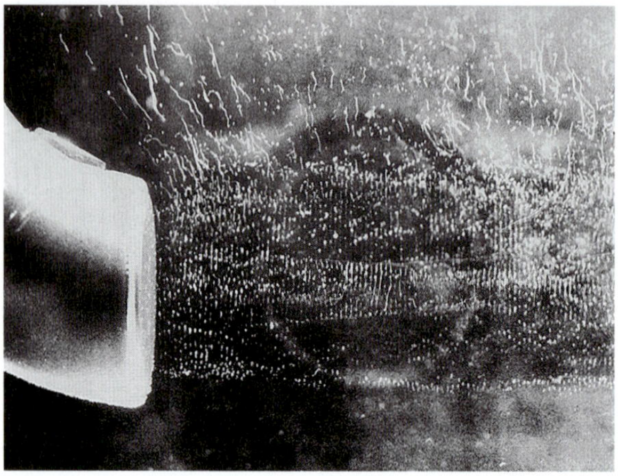

FIG. 2.6 Bolhas de cavitação acústica. Esta atividade de cavitação está sendo gerada na água por meio de um aparelho de ultrassom terapêutico comum. (Cortesia do National Center for Physical Acoustics, University of Mississippi.)

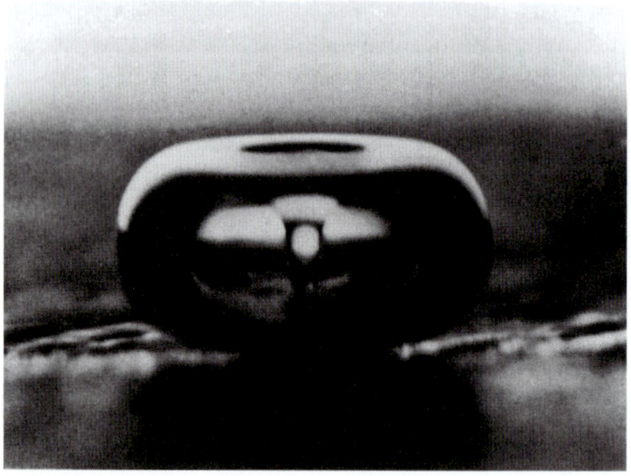

FIG. 2.8 Colapso da bolha perto de uma transição. Quando a cavitação é produzida próximo a uma transição, um jato líquido pode se formar no centro da bolha e atingir a superfície de transição. (Cortesia de Lawrence A. Crum.)

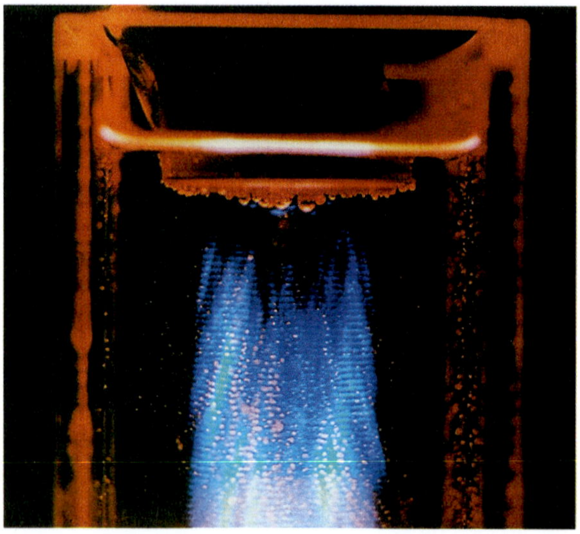

FIG. 2.7 Reação química induzida pela cavitação produzindo luz visível. A reação é o resultado da produção de radicais livres. (Cortesia do National Center for Physical Acoustics, University of Mississippi.)

podem funcionar como uma fonte de núcleos de cavitação, como será discutido mais adiante na seção sobre agentes de contraste ultrassonográficos.

Sonoquímica

A geração e a detecção de radicais livres oferecem uma maneira de observar a cavitação e medir sua força e o potencial para dano. A sonoquímica dos radicais livres é o resultado de temperaturas e pressões muito elevadas no interior das bolhas que entram rapidamente em colapso. Essas condições podem até gerar luz, ou **sonoluminescência**.[36] Com a adição dos compostos corretos, a luminescência química pode também ser usada para a detecção de radicais livres e pode ser gerada por meio de pulsos curtos de forma similar ao ultrassom diagnóstico.[37] A Figura 2.7 mostra **quimiluminescências** geradas por um aparelho de ultrassom terapêutico; a montagem é retroiluminada (em vermelho) para mostrar as bolhas e o aparelho experimental. As emissões de quimiluminescência são bandas azuis vistas no meio do suporte da amostra líquida. A luz emitida é suficiente para ser vista adaptando-se simplesmente os olhos à escuridão. A ressonância dos elétrons em rotação também pode ser usada com moléculas que aprisionam os radicais livres para detectar atividade de cavitação capaz de produzir radicais livres.[38] Vários outros esquemas de detecção química são atualmente empregados para detectar *in vitro* a cavitação provocada pelos aparelhos de diagnóstico.

Evidências de Cavitação dos Litotripsores

É possível gerar bolhas *in vivo* usando-se pulsos curtos com altas amplitudes de um litotripsor extracorpóreo por ondas de choque (LTEOC). A pressão do pico positivo dos pulsos do litotripsor pode chegar até a 50 MPa e a pressão rarefacional, por volta de 20 Mpa. A **distorção da amplitude finita** faz com que altas frequências apareçam nos campos ultrassonográficos de alta amplitude. Embora os pulsos do LTEOC tenham energia significativa em altas frequências por causa da distorção da amplitude finita, uma grande parte da energia está de fato na faixa dos 100 kHz, muito menor que as frequências nos dispositivos de varredura para diagnóstico. As frequências menores tornam a cavitação mais provável. Aymé e Carstensen[39] mostraram que os componentes mais elevados de frequência nos pulsos distorcidos não lineares contribuem pouco para matar as larvas *Drosophila*.

É interessante que há cada vez mais evidência indicando que o colapso das bolhas desempenha um papel na ruptura dos cálculos.[40-42] Uma bolha colapsando próximo de uma superfície pode formar um jato líquido na sua parte central que atinge a superfície (Fig. 2.8). Colocar uma folha de alumínio no foco de um litotripsor gera pequenos orifícios.[40] O impacto é suficiente até para marcar placas de latão e de alumínio.

Em amplitudes acústicas muito altas, o tecido pode romper e até mesmo ser emulsionado usando ultrassom em um processo denominado "histotripsia".[43-45] Os picos das pressões rarefacionais utilizadas nesse tipo de ultrassom terapêutico podem ser tão altos quanto 25 a 30 MPa, ponto no qual as bolhas de gás se formam espontaneamente de maneira controlada muito consistente que permite aplicações terapêuticas.

Fica claro que a litotripsia e a histotripsia diferem do ultrassom para diagnóstico com relação à potência acústica gerada e não são comparáveis quanto aos efeitos biológicos produzidos. Entretanto, alguns aparelhos para diagnóstico produzem picos de pressões rarefacionais maiores que 3 MPa, que estão no limite inferior do fluxo de saída do litotripsor.[46-48] Foram observadas lesão pulmonar e petéquias superficiais como efeitos colaterais do LTEOC em casos clínicos.[49] Suspeita-se de que a cavitação inercial seja a causa, o que levou vários pesquisadores a estudarem os efeitos da exposição ao ultrassom diagnóstico no parênquima pulmonar.[50,51]

Efeitos Biológicos no Pulmão e no Intestino

Os tecidos pulmonar e intestinal são localizações-chave para se avaliar os efeitos biológicos do ultrassom diagnóstico.[50] A presença de ar nos espaços alveolares constitui uma fonte significativa de gás no corpo. Child et al.[51] mediram as pressões limítrofes para hemorragia no pulmão de um rato exposto a pulsos curtos de 1 a 4 MHz de ultrassom diagnóstico (ou seja, durações de pulso de 10 µm e 1 µm). O limiar do dano no pulmão murino, nessas frequências, foi de 1,4 MPa. As características patológicas dessa lesão incluíram extravasamento de células sanguíneas para os espaços alveolares.[52] Os autores estabeleceram a hipótese de que a cavitação originada nos alvéolos cheios de gás foi a responsável pela lesão. Esses dados forneceram as primeiras evidências diretas de que exposições ao ultrassom pulsado produzem efeitos deletérios clinicamente relevantes no tecido de mamíferos na ausência de aquecimento significativo. Os focos hemorrágicos induzidos pelo ultrassom Doppler pulsado de 4 MHz também foram relatados em macacos.[53] A lesão no pulmão do macaco foi de grau significativamente menor do que no rato. Nesses estudos, não foi possível mostrar categoricamente que as bolhas produziram essas lesões, pois bolhas induzidas pela cavitação não foram observadas. Os limiares para hemorragia petequial no pulmão causada pelo ultrassom têm sido medidos em camundongos, ratos, coelhos e porcos.[54-56] Acredita-se que tensão mecânica direta associada à propagação do ultrassom no pulmão contribuiu para o dano observado.[50-57] Também foram determinados os limiares para hemorragia no intestino murino exposto ao ultrassom pulsado.[58]

Kramer et al.[59] avaliaram a função cardiopulmonar em ratos expostos ao ultrassom pulsado muito acima do limiar de emissão acústica para dano em um índice mecânico (IM) de 9,7. As medidas da função cardiopulmonar incluíram pressão sanguínea arterial, frequência cardíaca, frequência respiratória e gasometria arterial (PCO_2 e PO_2). Se apenas um lado do pulmão do rato fosse exposto, as medidas cardiopulmonares pós-exposição não se alterariam significativamente em relação aos valores pré-exposição por causa da reserva respiratória funcional dos lobos não expostos. No entanto, quando ambos os lados do pulmão tiveram significativas lesões induzidas pelo ultrassom, os ratos foram incapazes de manter a pressão arterial sistêmica ou os níveis do PO_2 arterial de repouso.

Estudos adicionais são necessários para determinar a relevância desses achados para os seres humanos. Em linhas gerais, tecidos contendo ar (ou gás estabilizado) são mais suscetíveis a lesões do que os tecidos que não contêm gás. Além disso, não houve confirmação de relatos da ocorrência de hemorragia petequial em estudos realizados em animais com IM abaixo de 0,4. Recentemente, em 2012, esse limiar pulmonar foi confirmado em um modelo de pequeno animal.[60] No entanto, deve-se notar que o mecanismo para efeitos pulmonares pode não seguir a dependência da frequência funcional incorporada ao IM.[61]

Agentes de Contraste Ultrassonográfico

A ausência aparente de cavitação em muitas localizações corporais pode resultar da falta de núcleos de cavitação disponíveis. Com base nas evidências obtidas com os modelos mamíferos de pulmão e intestino descritos anteriormente, a presença de gases corporais claramente reduz o campo acústico necessário para produzir efeitos biológicos. Muitos agentes de contraste ultrassonográficos são compostos por bolhas gasosas estabilizadas, as quais podem fornecer núcleos prontamente disponíveis para potencial atividade de cavitação. Isso torna a investigação dos efeitos biológicos na presença dos agentes de contraste ultrassonográfico uma importante área de pesquisa.[62-64] Estudos também demostraram que a exposição ao ultrassom na presença de agentes de contraste produz pequenas petéquias vasculares e dano endotelial nos sistemas dos mamíferos.[65-70] As emissões acústicas provenientes de microbolhas ativadas se correlacionam com o grau de lesão vascular.[67,68]

Como resultado, o AIUM atualizou uma declaração de segurança sobre os efeitos biológicos do ultrassom diagnóstico com os agentes de contraste gasosos. Esse efeito biológico pode ocorrer, mas persiste a questão se ele constitui ou não um risco fisiológico significativo. A declaração de segurança é destinada a orientar os ultrassonografistas e médicos sobre o potencial para efeitos biológicos na presença de agentes de contraste gasosos e para permitir que eles tomem uma decisão segura, com base na avaliação do risco/benefício.

Algumas pesquisas também demonstraram a produção de contrações ventriculares prematuras (CVP) durante a varredura cardíaca na presença de agentes de contraste ultrassonográfico. Ao menos um estudo em seres humanos indicou aumento nas CVP apenas quando a varredura com ultrassom era realizada concomitante ao uso do agente de contraste, e não quando eram realizadas apenas a varredura com ultrassom ou apenas a injeção do agente sem a realização do ultrassom concomitante.[71] Outro estudo[72] revelou que as microbolhas oscilantes afetam a ativação dos canais de estiramento[73,74] das células cardíacas, gerando a despolarização da membrana e iniciando potenciais de ação e, dessa forma, CVP. A importância desse efeito biológico também está sendo debatida, pois há uma frequência de CVP que ocorrem naturalmente, e um pequeno aumento pode não ser considerado significativo, particularmente se o paciente se beneficia do uso do agente. Considerações adicionais podem ser feitas a pacientes em situações específicas nas quais CVP adicionais devam ser evitadas.

As consequências relatadas dos efeitos biológicos dos agentes de contraste do ultrassom merecem mais estudos. Embora exista o potencial para efeitos biológicos, sua gama e sua influência ainda não estão claras. Os agentes de contraste demonstraram ser eficazes para indicações específicas, facilitando o tratamento do paciente.[75] Além disso, ensaios clínicos e o acompanhamento de muitos indivíduos recebendo ultrassom e agentes de contraste relataram poucos efeitos. Várias publicações recentes confirmam a segurança do uso de agentes de contraste em ultrassom.[76-79]

Observações do AIUM sobre os Efeitos Biológicos em Mamíferos em Tecidos com Agentes de Contraste com Gases Corporais

APROVADAS EM 25 DE MARÇO DE 2015

Atualmente, os agentes de contraste de ultrassom disponíveis consistem em suspensões de corpos gasosos (microbolhas gasosas estabilizadas). Os corpos gasosos têm o tamanho correto para forte ecogenicidade com o ultrassom diagnóstico e também para a passagem através da microcirculação. Os agentes comerciais são submetidos a rigorosos testes clínicos de segurança e eficácia antes de obterem a aprovação da FDA e são usados clinicamente nos Estados Unidos desde 1994. Informações detalhadas sobre a composição e o uso desses agentes são incluídas nos encartes das embalagens. Nos Estados Unidos, agentes de contraste foram aprovados para opacificação da câmara ventricular esquerda e delimitação da borda endocárdica do ventrículo esquerdo. Fora dos Estados Unidos, as indicações adicionais aprovadas incluem lesões da mama e fígado, veia porta, artérias carótidas extracranianas e artérias periféricas. Muitas outras aplicações de diagnóstico estão em desenvolvimento ou testes clínicos.

Os agentes de contraste têm potencial de apresentar efeitos biológicos não térmicos quando o ultrassom interage com os corpos gasosos. O mecanismo desses efeitos está relacionado ao fenômeno físico da cavitação acústica. Diversos relatos publicados descrevem efeitos biológicos adversos em tecidos de mamíferos *in vivo* resultantes da exposição ao ultrassom diagnóstico com agentes de contraste com corpos gasosos na circulação. A indução de contrações ventriculares prematuras pela ecocardiografia com contraste em seres humanos tem sido relatada para um agente não comercial em seres humanos e para agentes comerciais em animais de laboratório. Extravasamento microvascular, morte de cardiomiócitos e hemorragia capilar glomerular foram relatados em estudos com animais, dentre outros efeitos biológicos. Duas sociedades médicas de ultrassom examinaram esse risco potencial de efeitos biológicos no ultrassom diagnóstico com agentes de contraste, fornecendo extensas revisões sobre o assunto: a World Federation for Ultrasound in Medicine and Biology Contrast Agent Safety Symposium[81] (Federação Mundial de Ultrassom em Medicina e Biologia – Simpósio sobre Segurança dos Agentes de Contraste) e o American Institute of Ultrasound in Medicine 2005 Bioeffects Consensus Conference[62] (Conferência do Instituto Americano de Ultrassom em Medicina de 2005 – Consenso sobre os Efeitos Biológicos). Mais recentemente, a British Medical Ultrasound Society emitiu uma avaliação detalhada de métodos para o uso seguro do ultrassom diagnóstico, incluindo o uso de agentes de contraste.[82] Com base na revisão desses relatórios e literatura recente, o Bioeffects Committee (Comitê de Efeitos Biológicos) emitiu a declaração a seguir.

DECLARAÇÃO SOBRE EFEITOS BIOLÓGICOS DO ULTRASSOM DIAGNÓSTICO COM AGENTES DE CONTRASTE GASOSOS EM MAMÍFEROS

A indução de contrações ventriculares prematuras, de extravasamento microvascular com petéquias, de hemorragia capilar glomerular e da morte de células locais e outros efeitos em tecidos de mamíferos *in vivo* tem sido relatada e independentemente confirmada, relacionada à exposição a ultrassom diagnóstico com índice mecânico (IM) superior a 0,4 e na presença de agente de contraste gasoso na circulação.

Embora a relevância médica desses efeitos biológicos em microescala seja duvidosa, a minimização do potencial para esses efeitos representa a utilização prudente do ultrassom diagnóstico. Em geral, para exames de imagem com agentes de contraste utilizando-se IM acima de 0,4, os médicos devem utilizar a dose mínima do agente, IM e tempo de exame consistente com a aquisição eficaz da informação diagnóstica. Além disso, o ecocardiograma deve ser monitorado durante exames de ecocardiografia de perfusão com alto IM realizado com contraste cardíaco, particularmente em pacientes com histórico de infarto do miocárdio ou doença cardiovascular instável. Ademais, os médicos e ultrassonografistas devem seguir todas as orientações fornecidas nos encartes das embalagens desses agentes, incluindo precauções, advertências e contraindicações.

AIUM, American Institute of Ultrasound in Medicine.
Reproduzido com permissão de American Institute of Ultrasound in Medicine (AIUM). Statement on mammalian biological effects in tissues with gas body contrast agents. Laurel, MD: AIUM; 2015. Disponível em: http://www.aium.org/officialStatements/25. Aprovada em 25 de março de 2015. Citada em 07 de outubro de 2016.[80]

Considerações para Aumento da Emissão Acústica

Ocorrerão situações nas quais o aumento da emissão acústica na imagem ultrassonográfica poderia proporcionar um desempenho melhor, particularmente em profundidades significativas. O desejo de aumentar a emissão acústica foi o ímpeto original para o desenvolvimento do FDA 510K Track 3 em situações em que a imagem era desafiadora com relação às estruturas de tecido profundo, particularmente em obstetrícia. Modos como imagem harmônica, elasticidade e imagem por onda de cisalhamento também podem se beneficiar de considerações similares.

Um grupo de trabalho do Output Standards Subcommittee of the AIUM Technical Standards Committee (Subcomitê de Normas de Saída do Comitê de Normas Técnicas da AIUM) examinou os benefícios potenciais e os riscos do aumento da pressão acústica. O documento resultante[83] fornece uma justificativa para uma abordagem de três camadas para o aumento da emissão acústica, que segue o modelo empregado para emissão elevada nas imagens de ressonância magnética, e conclui com recomendações resumidas para facilitar estudos clínicos monitorados por uma revisão institucional que investiga os benefícios do aumento da emissão acústica em tecidos específicos. Um dos pressupostos fundamentais no cálculo do IM é a presença de um corpo de gás preexistente. Com base em previsões teóricas e limiares de cavitação relatados experimentalmente para tecidos que não contêm corpos gasosos preexistentes, o grupo de trabalho achou que essa suposição era excessivamente conservadora e concluiu que a superação do IM máximo recomendado na orientação da FDA poderia ser garantida sem preocupação com o aumento do risco de cavitação nesses tecidos. No futuro, a comunidade de pesquisa de ultrassom precisará examinar quanto de melhora na imagem de ultrassonografia diagnóstica pode ser alcançada com o aumento da emissão acústica.

Índice Mecânico

Os cálculos para a previsão da cavitação forneceram correlação entre o pico de pressão rarefacional e a frequência.[84] Essa correlação previs-

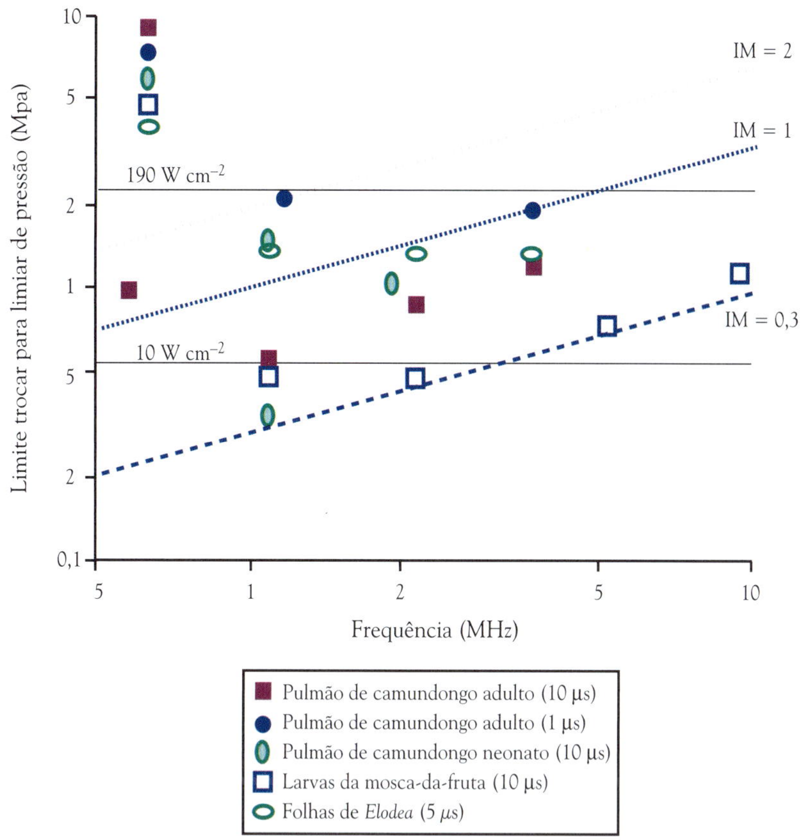

FIG. 2.9 Limiar para os efeitos biológicos do ultrassom pulsado usando-se baixa intensidade média temporal. Os dados mostrados constituem o limiar para os efeitos medidos nas pressões rarefacionais de pico (p^- na Fig. 2.1) como uma função da frequência do ultrassom usada na exposição. A duração do pulso é mostrada entre parênteses na legenda. São também mostrados com o propósito de referência os valores do índice mecânico (IM) e o pico espacial local, a intensidade média de pulso (I_{SPPA}). (Com permissão de American Institute of Ultrasound in Medicine. Consensus Report on Potential Bioeffects of Diagnostic Ultrasound. J Ultrasound Med. 2008;27:503-515.[22])

ta pressupõe um pulso curto (poucos ciclos acústicos) e um ciclo de ultrassom de baixa intensidade (<1%). Esse resultado relativamente simples pode ser usado para estimar o potencial para início da cavitação decorrente do ultrassom diagnóstico. O IM foi adotado pela FDA, AIUM e NEMA como um monitor da emissão em tempo real para estimar o potencial de formação de bolhas *in vivo*, em uma analogia com o IT. Como já afirmado, a temperatura de colapso para a cavitação inercial é muito alta. Para o IM, uma temperatura de colapso de 5.000 kelvin (K) foi escolhida com base no potencial para a geração de radicais livres, e a dependência da frequência da pressão necessária para gerar esse limiar térmico assume uma forma relativamente simples. O IM é um tipo de "índice da energia mecânica" porque seu quadrado é aproximadamente proporcional ao trabalho mecânico que pode ser realizado em uma bolha na fase de rarefação acústica.

Resultados de vários pesquisadores determinaram que o valor de IM acima do qual efeitos biológicos associados com cavitação são observados em animais e insetos.[22] Na Figura 2.9, as linhas pontilhadas são cálculos de vários valores de índice mecânico em que todos os efeitos parecem ocorrer por volta de um valor de IM igual ou maior que 0,3. Entretanto, em muitos desses casos, sabe-se que existem bolsões estáveis de gás (corpos gasosos) nos tecidos expostos. Adicionalmente, outras áreas no corpo contendo corpos gasosos também podem ser particularmente suscetíveis a lesão pelo ultrassom como, por exemplo, o revestimento intestinal.[85]

Em resposta a esse potencial, o AIUM emitiu uma declaração de segurança a respeito do potencial para efeitos biológicos relacionados à interação do ultrassom com os núcleos que ocorrem naturalmente.[86] As experiências continuam, e ainda é necessário verificar se esse dano ocorre no tecido humano.

Inerentes à formulação do IM são as condições para o início da cavitação inercial. O grau no qual o limite é excedido, entretanto, se relaciona com o grau de atividade de formação potencial de bolhas, o qual pode se correlacionar com a probabilidade de um efeito biológico. Observe que, dado o conhecimento atual, exceder o limite de cavitação não significa que irá ocorrer um efeito biológico. Abaixo de um IM de cerca de 0,4, as condições físicas não favorecem o crescimento de bolhas, mesmo na presença de uma ampla distribuição de núcleos de bolhas no corpo, o que está em acordo com os resultados da Figura 2.9. Além disso, enquanto o IT é uma medida ponderada no tempo da interação do ultrassom com o tecido, o IM é uma medida do pico desta interação. Assim, há um considerável paralelo entre essas duas medidas, uma térmica e uma mecânica, para informar ao radiologista até que ponto a ferramenta diagnóstica pode provocar alterações indesejáveis no corpo.

Resumo dos Efeitos Biológicos dos Gases Corporais

As normas do AIUM relativas aos efeitos biológicos nas áreas do corpo contendo corpos gasosos incluem várias conclusões resumidas, como mostrado a seguir:[86]

1. Os sistemas atuais de ultrassom podem produzir cavitação *in vitro* e *in vivo* e podem causar extravasamento sanguíneo em tecidos animais.
2. O IM consegue estimar a probabilidade de cavitação e, aparentemente, é melhor que outros parâmetros de campo em prever a ocorrência de cavitação.
3. Vários resultados interessantes foram observados com relação a dano pulmonar em modelos animais, o que pode indicar um potencial limiar muito baixo para o dano; no entanto, implicações para a exposição humana ainda não foram determinadas.
4. Na ausência de gases corporais, o limiar para lesão é muito mais elevado (isso é importante porque os exames ultrassonográficos podem ser realizados predominantemente nos tecidos sem gases corporais identificáveis).

Declaração do AIUM sobre Efeitos Biológicos em Tecidos de Mamíferos nos quais Ocorrem Corpos Gasosos Naturalmente[86]

APROVADA EM 25 DE MARÇO DE 2015

Foram identificados efeitos não térmicos adversos, biologicamente significativos, em tecidos contendo corpos gasosos estáveis para condições de exposição relevantes para o diagnóstico. Os corpos gasosos ocorrem naturalmente nos pulmões pós-natais e nas pregas da mucosa intestinal. Esta declaração trata dos corpos gasosos que ocorrem naturalmente, encontrados na ultrassonografia pulmonar e abdominal, enquanto uma declaração separada trata do uso de agentes de contraste gasosos.

1. As emissões de alguns equipamentos de ultrassom diagnósticos atuais podem gerar níveis que produzem hemorragia capilar pulmonar[60] e intestinal[50] em animais de laboratório.
2. Os limiares para os efeitos não térmicos adversos associados aos corpos gasosos que ocorrem naturalmente dependem das características do tecido e do estado fisiológico, incluindo anestesia[87] e os parâmetros físicos de ultrassom, incluindo atenuação por tecido interposto, duração da exposição, emissão de ultrassom, frequência, duração do pulso e frequência de repetição de pulso.[50]
3. Um índice mecânico (IM)[a] foi formulado para auxiliar os radiologistas na avaliação da probabilidade de efeitos biológicos adversos mecânicos (não térmicos) em exposições diagnósticas relevantes e seu valor é exibido na tela de acordo com as especificações de exibição escolhidas.
4. O valor mínimo do limiar do IM experimental (o valor *in situ* da amplitude da pressão rarefacional de pico dividido pela raiz quadrada da frequência) para hemorragia capilar pulmonar em mamíferos de laboratório é de aproximadamente 0,4. O limiar correspondente para o intestino é IM = 1,4.
5. As implicações dessas observações para a exposição humana durante exames de ultrassom torácico ou abdominal ainda não foram determinadas.

[a]O IM é igual a menor pressão rarefacional de pico (em megapascal) no ponto da integral intensidade de pulso máxima reduzida dividida pela raiz quadrada da frequência central ultrassônica (em mega-hertz).[12]
AIUM, American Institute of Ultrasound in Medicine.
Reproduzido com permissão de American Institute of Ultrasound in Medicine. AIUM Statement on Mammalian Biological Effects of Heat: AIUM; 2015. Disponível em: http://www.aium.org/officialStatements/6.[86]

PADRÃO DE EXIBIÇÃO DA EMISSÃO

Vários grupos, incluindo FDA, AIUM e NEMA, desenvolveram um padrão de exibição em tempo real dos índices de emissão acústica térmica e mecânica do equipamento de ultrassom diagnóstico, que introduz um método para oferecer ao radiologista informações relativas aos índices térmico e mecânico. A demonstração em tempo real do IM e do IT permite uma decisão embasada sobre o potencial de efeitos biológicos durante os exames ultrassonográficos (Fig. 2.10). O padrão exige atualizações dinâmicas dos índices à medida que a emissão do instrumento é modificada e permite ao operador aprender como os controles vão afetar esses índices. Pontos importantes para serem lembrados sobre este padrão de exibição incluem os seguintes:

- O IM deve ser claramente visível na tela (ou o radiologista deve ser alertado por outro meio) e deve começar a aparecer quando o instrumento exceder um valor de 0,4. Uma exceção é feita para os instrumentos incapazes de exceder valores de índice de 1; estes não precisam mostrar os índices dos efeitos biológicos como o IM.
- Quando os índices são exibidos, ambos devem ser exibidos em todos os momentos.
- O padrão também exige que um ajuste padronizado e adequado dos controles da emissão seja efetivado todas as vezes que o aparelho é ligado, quando um novo paciente é registrado ou quando é trocado para um exame fetal. Posteriormente, o radiologista pode ajustar a emissão do aparelho conforme necessário para adquirir informações clinicamente úteis enquanto tenta minimizar os valores dos índices.
- Como indicado previamente, os índices dos efeitos biológicos não incluem quaisquer fatores associados ao tempo gasto para realizar a varredura. Uma varredura eficiente consiste em um importante componente na limitação dos efeitos biológicos potenciais.

No documento Medical Ultrasound Safety[88] (Segurança no Ultrassom Médico), o AIUM sugere que o radiologista faça as

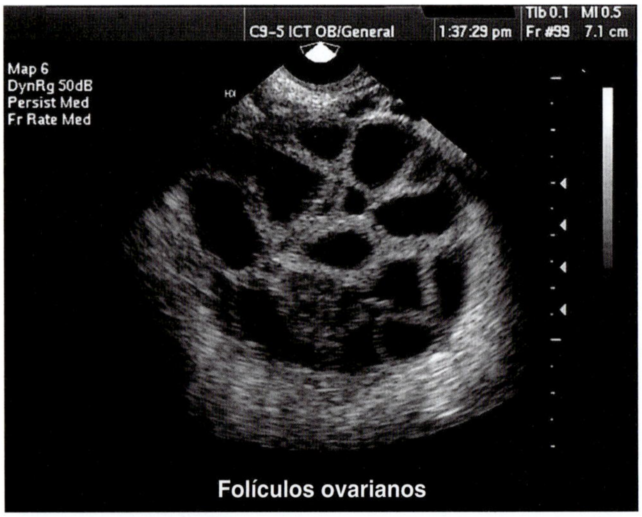

FIG. 2.10 Exibição dos índices de efeitos biológicos. Aparência típica da imagem de um aparelho ultrassonográfico mostrando (canto superior direito) o índice térmico ósseo (*ITO*) e o índice mecânico (*IM*) para um transdutor endocavitário.

Declaração do AIUM sobre a Segurança do Ultrassom Diagnóstico

DECLARAÇÃO DO AIUM SOBRE USO PRUDENTE E SEGURANÇA CLÍNICA[89]

Aprovada em 01 Abril de 2012

O ultrassom diagnóstico tem sido usado desde o fim dos anos 1950. Considerando seus conhecidos benefícios e a reconhecida eficácia para o diagnóstico clínico, inclusive durante a gravidez humana, o American Institute of Ultrasound (AIUM) expressa aqui a segurança clínica deste uso: não houve relato de efeito adverso confirmado de forma independente causado pela exposição aos equipamentos atuais de ultrassom diagnóstico em pacientes humanos na ausência de agentes de contraste. Foram registrados efeitos biológicos (como sangramento pulmonar localizado) em sistemas de mamíferos por exposições relevantes em termos de diagnóstico, mas a importância clínica de tais efeitos ainda não é conhecida. O ultrassom deve ser utilizado por profissionais de saúde qualificados para que se proporcione benefício clínico ao paciente. A exposição durante exames ao ultrassom deve ser tão baixa quanto possível e razoável (ALARA).

DECLARAÇÃO DO AIUM SOBRE O USO PRUDENTE NA GRAVIDEZ[90]

Aprovada em 01 de Abril de 2012

O AIUM defende o uso responsável da ultrassonografia diagnóstica e desencoraja fortemente o uso não cirúrgico do ultrassom para fins de entretenimento. O uso do ultrassom sem indicação médica para visualizar ou obter imagens do feto ou determinar o gênero fetal é inadequado e contrário à prática médica responsável. O ultrassom deve ser utilizado por profissionais de saúde qualificados para fornecer benefícios médicos ao paciente.

DECLARAÇÃO DO AIUM SOBRE SEGURANÇA EM TREINAMENTO E PESQUISA[91]

Aprovada em 01 de abril de 2012

O ultrassom diagnóstico tem sido usado desde o fim dos anos 1950. Não há efeito biológico adverso confirmado em pacientes resultante deste uso. Embora não tenha sido identificado risco que impeça o uso prudente e conservador da ultrassonografia de diagnóstico no ensino e na pesquisa, a experiência das práticas diagnósticas normais pode ou não ser relevante para prolongar os tempos de exposição e alterar as condições de exposição. Considera-se, portanto, apropriado fazer a seguinte recomendação: quando os exames são realizados para fins de treinamento ou pesquisa, as exposições ao ultrassom devem ser tão baixas quanto razoavelmente possível (ALARA) dentro dos objetivos do estudo/treinamento. Além disso, o sujeito deve ser informado sobre as condições de exposição antecipadamente e como elas se comparam com a prática diagnóstica normal. Exposições repetidas e prolongadas em um único sujeito devem ser justificadas e consistentes com o uso prudente e conservador.

AIUM, American Institute of Ultrasound in Medicine.

Reproduzido com permissão de American Institute of Ultrasound in Medicine (AIUM). Prudent use and clinical safety. Laurel, MD: AIUM; 2012. Disponível em: http://www.aium.org/officialStatements/34. Aprovada em 01 de abril de 2012. Citada em 07 outubro de 2016[89]; American Institute of Ultrasound in Medicine (AIUM). Prudent use in pregnancy. Laurel, MD: AIUM; 2012. Disponível em: http://www.aium.org/officialStatements/33. Aprovada em 01 de abril de 2012. Citada em 07 de outubro 2016[90]; e American Institute of Ultrasound in Medicine (AIUM). Safety in training and research. Laurel, MD: AIUM; 2012. Disponível em: http://www.aium.org/officialStatements/36. Aprovada em 01 de abril de 2012. Citada em 07 de outubro 2016.[91]

quatro perguntas a seguir para usar na exibição da emissão com eficiência:

1. Qual índice deve ser usado para o exame que está sendo realizado?
2. Há fatores que possam causar leituras muito altas ou baixas?
3. O valor do índice pode ser ainda mais reduzido, mesmo quando já estiver baixo?
4. Como a exposição ao ultrassom pode ser minimizada sem comprometer a qualidade diagnóstica da imagem obtida?

Radiologistas e outros médicos recebem em tempo real os dados da emissão acústica dos aparelhos de ultrassom diagnósticos e exige-se que não apenas compreendam a maneira pela qual o ultrassom se propaga e interage com o tecido, mas também saibam como medir o potencial para efeitos biológicos adversos. A exibição da emissão é uma ferramenta que pode ser usada para guiar um exame ultrassonográfico e controlar o potencial para efeitos adversos. Os índices térmico e mecânico dão ao radiologista mais informações e maior responsabilidade na limitação da emissão.

NORMAS GERAIS DE SEGURANÇA DO AIUM

É importante considerar algumas posições oficiais relativas ao estado dos efeitos biológicos resultantes do ultrassom. O mais importante é o alto nível de confiança na segurança do ultrassom nas declarações oficiais. Por exemplo, em 2012, o AIUM reiterou suas declarações anteriores relativas ao uso clínico do ultrassom diagnóstico, afirmando que não há confirmação de efeitos biológicos conhecidos com o uso dos atuais equipamentos para diagnóstico, e os benefícios para o paciente resultantes do uso prudente sobrepujam os riscos, se é que existe algum. O AIUM também desencoraja fortemente o uso do ultrassom durante a gravidez sem indicação clínica. Com relação ao uso do ultrassom diagnóstico em pesquisa, o AIUM recomendou que, no caso de outro tipo de exposição ultrassonográfica que não para benefício clínico direto, a pessoa deve ser informada sobre as condições da exposição e como estas se relacionam às exposições normais. Na maior parte das vezes, até mesmo os exames com propósito de pesquisa são comparáveis aos exames normais para diagnóstico e não apresentam risco adicional. Muitos exames para pesquisa podem ser realizados em conjunto com os exames de rotina.

Os efeitos fundamentados nos modelos com animais *in vivo* podem ser resumidos pelas conclusões do estudo do AIUM sobre efeitos biológicos térmicos em mamíferos,[24] em tecidos com agentes de contraste de gás corporal[80] e em tecidos com corpos gasosos naturais.[86] Nenhuma evidência experimental independente confirmada indica danos em modelos animais abaixo de certos níveis prescritos (a temperatura aumenta < 2 °C, IM $< 0{,}4$). O valor para o IM é estrito porque os tecidos contendo corpos gasosos exibem lesões em níveis muito mais baixos que os tecidos desprovidos de corpos gasosos. Efeitos biológicos não foram detectados, mesmo com um IM de 4,0 na ausência de corpos gasosos.

EPIDEMIOLOGIA

Com todas as causas potenciais para efeitos biológicos, devemos examinar agora a evidência epidemiológica que foi usada, em parte, para justificar a aparente segurança do ultrassom. Em 1988, Ziskin e Petitti[92] revisaram os estudos epidemiológicos realizados até então e concluíram que "os estudos epidemiológicos e as pesquisas sobre o uso clínico generalizado nos últimos 25 anos não mostraram evidências de nenhum efeito adverso do ultrassom diagnóstico". No entanto, uma revisão de 2008[93] da literatura de epidemiologia conduzida por um subcomitê do AIUM reiterou a declaração do AIUM referente à epidemiologia da segurança do ultrassom diagnóstico em obstetrícia.[94] As declarações anteriores indicaram que não havia efeitos confirmados associados à exposição ao ultrassom naquele momento. No entanto, a distinção feita na declaração AIUM atual é que, embora alguns efeitos tenham sido detectados agora, não se pode justificar a conclusão de uma relação causal baseada nessa evidência.

Os estudos epidemiológicos são difíceis de conduzir, e a análise dos dados e a interpretação dos resultados podem ser ainda mais difíceis. Vários estudos epidemiológicos da exposição fetal ao ultrassom afirmaram detectar certos efeitos biológicos e foram também criticados. Apenas uma indicação de um efeito não especificado foi relatada em uma pesquisa geral envolvendo uma estimativa de 1,2 milhão de exames no Canadá.[95] No entanto, essa é uma frequência extremamente baixa, sem acompanhamento para determinar a natureza do efeito. Além disso, um estudo anterior que incluiu 121 mil exames fetais não relatou efeitos.[96] Moore et al.[97] relataram aumento na incidência de baixo peso ao nascimento, enquanto Stark et al.[98] examinaram os mesmos dados usando uma abordagem estatística diferente e não encontraram aumento significativo. Scheidt et al.[99] notaram reflexos de preensão e de tônus cervical anormais. Esses resultados, no entanto, são difíceis de interpretar, em virtude do tratamento estatístico dos dados. Um aumento na incidência de dislexia foi detectado em um estudo de Stark et al.,[98] mas as mesmas crianças mostraram pesos ao nascimento abaixo da média. Problemas gerais assolam os estudos epidemiológicos, incluindo a falta de condições bem-definidas da exposição e da idade gestacional, problemas na amostragem estatística (tanto com os resultados positivos quanto negativos) e o uso de sistemas de varredura antigos, particularmente com o ultrassom Doppler fetal. Examinou-se a dislexia como parte de dois testes randomizados, incluindo um acompanhamento específico a longo prazo que não mostrou diferença estatística entre os indivíduos expostos ao ultrassom e os indivíduos sob controle.[100,101]

Ziskin e Petitti[92] também resumiram os fatores na avaliação das evidências epidemiológicas. É importante que se reconheça que as evidências epidemiológicas podem ser usadas para identificar uma associação entre exposição e efeitos biológicos, porém isso não prova que a exposição causou o efeito biológico. A força da associação é estabelecida pela significância estatística da associação. Hill[102] e Abramowicz et al.[93] desenvolveram os sete critérios a seguir para julgar a **causalidade**:

1. Força da associação.
2. Consistência na reprodutibilidade e com pesquisas anteriores relacionadas.
3. Especificidade de um efeito biológico em particular ou de um local de exposição.
4. Clássica relação temporal da causa seguida pelo efeito.
5. Existência de uma resposta ligada à dose.
6. Plausibilidade do efeito.
7. Evidências de apoio a partir de estudos laboratoriais.

Quando se consideram esses fatores, parece não existir uma relação causal clara entre a resposta biológica adversa e a exposição ao ultrassom de natureza diagnóstica.

Newnham et al.[103] relataram maior restrição do crescimento intrauterino durante um estudo para determinar a eficácia do ultrassom em reduzir o número de dias neonatais e a taxa de prematuridade. Portanto, o estudo não foi desenhado para detectar um efeito biológico adverso, mas um efeito estatisticamente significativo foi observado como resultado da análise subsequente dos dados. Várias outras deficiências na metodologia são evidentes na seleção e na exposição de seus grupos experimentais; contudo, em geral, algumas associações podem ser inferidas dos resultados deste bem conduzido ensaio clínico randomizado. Em um estudo de caso-controle, Campbell et al.[104] relataram frequência maior, estatisticamente significativa, de retardo na fala de crianças submetidas ao ultrassom *in utero*. A evidência de associação não é tão forte em estudos de caso-controle quanto nos estudos prospectivos, e a avaliação do atraso da fala é difícil. Subsequentemente, Salvesen et al.[105] não encontraram diferenças significativas no atraso da fala, limitação de vocabulário ou gagueira em um estudo englobando 1.107 crianças expostas no útero (1.033 controles).

CONTROLE DA EMISSÃO DO ULTRASSOM

A questão mais importante sobre os efeitos biológicos potenciais envolve ações que o médico ou o ultrassonografista pode tomar para minimizar esses efeitos. É essencial que o radiologista compreenda os riscos envolvidos no processo; no entanto, sem a possibilidade de controlar a emissão do sistema de ultrassom, esse conhecimento tem uso limitado. Alguns métodos específicos podem ser usados para limitar a exposição ao ultrassom enquanto se mantêm as imagens relevantes para o diagnóstico.

Os controles dos sistemas de ultrassom podem ser divididos em controles diretos e indiretos (Tabela 2.2). Os **controles diretos** são os tipos de aplicação e a intensidade da emissão. Os **tipos de aplicação** são controles amplos do sistema que permitem a seleção conveniente de um tipo particular de exame. Estes aparecem frequentemente na forma de ícones e são selecionados pelo radiologista. Esses ajustes padronizados ajudam a minimizar o tempo necessário para otimizar os parâmetros de obtenção da imagem para múltiplas aplicações do ultrassom diagnóstico. Tais ajustes devem ser usados apenas como indicados (p. ex., não use parâmetros cardíacos para um exame fetal). A **intensidade da emissão** (também chamada de "potência", "fluxo de saída" ou "transmissão") controla a potência ultrassonográfica geral emitida pelo transdutor. Esse controle geralmente vai afetar a intensidade em todos os pontos da imagem em graus variáveis, dependendo do foco. A menor intensidade de emissão que produza uma boa imagem deve ser usada para minimizar a intensidade da exposição. A focalização do sistema é controlada pelo radiologista e pode ser usada para melhorar a qualidade da imagem enquanto limita a intensidade acústica necessária. A focalização na profundidade correta pode melhorar a imagem sem necessidade de aumentar a intensidade.

Os muitos **controles indiretos** afetam bastante a exposição ao ultrassom, ditando como a energia ultrassonográfica é distribuída no tempo e no espaço. Ao escolher o modo do ultrassom usado (p. ex., modo-B, Doppler pulsado, Doppler colorido), o radiologista controla

TABELA 2.2 Emissão Ideal de Ultrassom: a Menor Potência de Emissão que Cria Boas Imagens

CONTROLES DIRETOS	
Tipo de aplicação	Exemplos: fetal, cardíaca
Intensidade da emissão	Potência, emissão, transmissão
Focalização	Permite aumentar a intensidade da emissão apenas na zona focal
CONTROLES INDIRETOS	
Modo do ultrassom	
Modos sem varredura (deposição do calor em uma só área)	Doppler com onda contínua, Doppler espectral ou pulsado, modo-M
Modos com varredura	Modo-B ou escala de cinza, Doppler colorido, Doppler modo potência
Frequência de repetição de pulsos	Aumentar os pulsos de energia por unidade de tempo
	Controlado frequentemente pela alteração na profundidade máxima da imagem no modo-B ou o alcance da velocidade nos modos Doppler
Comprimento do pulso	Aumentar o volume da amostra nos estudos com Doppler
Transdutor apropriado	Frequência alta: exige mais emissão na profundidade
	Frequência mais baixa: menos emissão necessária na profundidade
Controles de ganho	A compensação do ganho no tempo (TGC) pode melhorar a imagem sem aumentar a emissão
	O ganho do receptor aumenta amplitude do eco sem aumentar a emissão

Declaração do AIUM sobre Imagens Fetais para "Lembrança"[107]

APROVADA EM 01 DE ABRIL DE 2012

O AIUM defende o uso responsável do ultrassom diagnóstico para a obtenção de imagens fetais. Além disso, entende a pressão crescente, por parte das pacientes, quanto à realização dos exames de ultrassom com objetivos de tranquilizar e criação de vínculo, fortemente impulsionados pela qualidade cada vez melhor da ultrassonografia 3D e por informações amplamente disponíveis sobre esses avanços. Embora existam apenas evidências científicas preliminares de que a ultrassonografia 3D tenha impacto positivo na formação de vínculo materno-fetal, o AIUM reconhece que muitos casais procuram fazer o exame com essa finalidade.

Essa imagem de "lembrança" ocorre atualmente em diversas situações, incluindo:

1. Imagens ou videoclipes fornecidos a casais durante o transcorrer de um exame de ultrassom realizado por indicação médica.
2. Pontos comerciais autônomos de imagens fetais, geralmente sem nenhuma revisão médica das imagens adquiridas e sem nenhum controle do treinamento dos indivíduos que as obtêm; essas imagens são às vezes denominadas "vídeos de entretenimento".
3. Como consultas com custo adicional feitas em estabelecimentos médicos (consultório ou hospital) fora da cobertura dos itens contratuais entre o fornecedor e o plano de saúde da paciente.

O AIUM recomenda que profissionais médicos adequadamente treinados e credenciados (médicos licenciados, ultrassonografistas registrados ou candidatos à obtenção do registro), que tenham recebido treinamento especializado na obtenção de imagens fetais, realizem todos os exames ultrassonográficos fetais. Esses indivíduos foram treinados para reconhecer condições clinicamente importantes, como anomalias congênitas, artefatos associados à varredura do ultrassom que podem simular uma patologia e técnicas que evitem a exposição ao ultrassom além do que é considerado seguro para o feto. Qualquer outro uso da "ultrassonografia clínica" pode constituir prática de medicina sem licença. O AIUM enfatiza que todos os exames de imagem exigem documentação apropriada e um parecer final para o prontuário do paciente assinado por um médico.

Embora o uso geral do ultrassom para diagnóstico médico seja seguro, a energia de ultrassom apresenta o potencial de produzir efeitos biológicos. Estes podem resultar de varredura durante períodos prolongados, do uso inadequado de ultrassom Doppler colorido ou pulsado sem indicação médica ou ajustes elevados dos índices mecânicos ou térmicos. O AIUM encoraja as pacientes a se certificarem que os profissionais que utilizarão o ultrassom tenham recebido treinamento específico para obtenção de imagem fetal para garantir os melhores resultados possíveis.

O AIUM também acredita que acordos a custo adicional além dos que proporcionam às pacientes imagens ou cópias de seus registros médicos podem violar os princípios de ética médica da American Medical Association (Associação Médica Americana)[108-110] e do American College of Obstetricians and Gynecologists (Colégio Americano de Obstetras e Ginecologistas)[111]. O AIUM, portanto, reafirma a declaração sobre o uso prudente (Prudent Use in Pregnancy Statement[90]) e alerta que apenas a situação 1 mostrada é consistente com os princípios éticos de nossas organizações profissionais.

O mercado de imagens para "lembrança" é orientado, em parte, por abordagens médicas antigas que utilizaram interesses médico-legais como motivo para o não fornecimento de imagens às pacientes. Fornecer imagens às pacientes provavelmente não terá impacto médico-legal prejudicial. Embora essas preocupações necessitem de mais análises e avaliações, incentivamos o compartilhamento de imagens com os pacientes, conforme apropriado, quando os exames de ultrassom obstétrico são realizados com indicação.[90]

AIUM, American Institute of Ultrasound in Medicine.
Reproduzido com permissão do American Institute of Ultrasound in Medicine (AIUM). Keepsake fetal imaging. Laurel, MD: AIUM; 2012. Disponível em: http://www.aium.org/officialStatements/31. Aprovada em 01 de abril de 2012. Citada em 07 de outubro de 2016.[107]

se o feixe está fazendo a varredura. Os modos sem varredura depositam a energia ao longo de uma via única e aumentam o potencial para aquecimento. A **frequência de repetição do pulso** (FRP) indica com que frequência o transdutor é excitado. Aumentando-se o número de pulsos ultrassonográficos por segundo, aumenta-se a intensidade média temporal. A FRP geralmente é controlada pela alteração na profundidade máxima da imagem no modo-B, ou da amplitude da velocidade nos modos Doppler. O **comprimento dos pulsos** (também conhecido como "comprimento das salvas" ou "duração do pulso") controla a duração do tempo para cada pulso ultrassônico transmitido. Aumentando-se o comprimento do pulso enquanto se mantém a mesma FRP, eleva-se a intensidade média temporal. O controle da extensão do pulso pode não ser óbvio. Por exemplo, no Doppler pulsado, aumentando-se a extensão do volume da amostra Doppler, eleva-se o comprimento dos pulsos.

A seleção do **transdutor apropriado** vai também limitar a necessidade de alta potência acústica. Mesmo que frequências mais altas forneçam melhor resolução espacial, a atenuação do tecido aumenta com a elevação da frequência do ultrassom, de forma que a penetração pode ser perdida. Talvez os mais importantes sejam os **controles de ganho do receptor**. O controle de ganho do receptor não tem efeito sobre a amplitude da emissão acústica. Portanto, antes de aumentar a intensidade da emissão acústica, deve-se tentar, primeiramente, elevar o ganho do receptor. Deve ser observado que alguns controles do sistema interagem, de fato, com a intensidade da emissão acústica sem controle direto. Procure saber se o fabricante oferece controles separados para ganho do receptor, **compensação do ganho no tempo** (TGC) intensidade da emissão acústica. A TGC consegue melhorar a qualidade da imagem sem aumentar a emissão.

Não há realmente substituto para radiologista bem orientado. Os índices e a exigência das exibições do padrão de emissão só ajudarão quem estiver disposto a usá-los e a compreendê-los. A exibição em tempo real dos índices mecânico e térmico nos aparelhos diagnósticos ajuda os clínicos a avaliar e a minimizar os riscos potenciais no uso desses instrumentos. Todos os médicos são encorajados a aprender mais sobre como minimizar tais efeitos biológicos potenciais.

VÍDEOS ULTRASSONOGRÁFICOS SEM INDICAÇÃO CLÍNICA

É preocupante a realização cada vez maior de ultrassom diagnóstico para uso sem indicação clínica de gestantes para fornecer um vídeo fetal de "lembrança". Infelizmente, o ultrassom sem indicação clínica é realizado mais vigorosamente no segundo e terceiro trimestres, quando a calcificação óssea pode aumentar os efeitos térmicos. Da mesma forma, as mulheres com meios econômicos para marcar múltiplas ultrassonografias podem estar expondo a si mesmas e a seus fetos a um risco maior se for demonstrado que os efeitos biológicos do ultrassom são aditivos, ou até mesmo aumentando a chance de um efeito biológico. Se não houver um benefício clínico nessas ultrassonografias para entretenimento, a razão risco/benefício é claramente zero. Além disso, como frequentemente o equipamento de ultrassom usado é idêntico ao equipamento diagnóstico utilizado na clínica, a consumidora pode não estar ciente de que nenhuma informação clínica está sendo gerada, interpretada ou comunicada a seu obstetra. (Há confirmação de formulários de consentimento afirmando o contrário.) A FDA[106] observa isso como uso não aprovado de um aparelho médico e encaminha os radiologistas para leitura das observações do AIUM sobre os vídeos de "lembrança".

REFERÊNCIAS

1. Hynynen K. Ultrasound therapy. In: Goldman LE, Fowlkes JB, editors. Medical CT and ultrasound: current technology and applications. Madison, WI: Advanced Medical Publishing; 1995. p. 249-265.
2. Carstensen EL, Child SZ, Norton S, Nyborg W. Ultrasonic heating of the skull. J Acoust Soc Am. 1990;87(3):1310-1317.
3. Nyborg WL. Solutions of the bio-heat transfer equation. Phys Med Biol. 1988;33(7):785-792.
4. Drewniak JL, Carnes KI, Dunn F. In vitro ultrasonic heating of fetal bone. J Acoust Soc Am. 1989;86(4):1254-1258.
5. Edwards MJ. Hyperthermia as a teratogen: a review of experimental studies and their clinical significance. Teratog Carcinog Mutagen. 1986;6(6):563-582.
6. Miller MW, Ziskin MC. Biological consequences of hyperthermia. Ultrasound Med Biol. 1989;15(8):707-722.
7. National Council on Radiation Protection and Measurements (NCRP). Scientific Committee on Biological Effects of Ultrasound. Exposure criteria for medical diagnostic ultrasound. I. Criteria based on thermal mechanisms. Bethesda, MD: NCRP; 1992.
8. National Council on Radiation Protection and Measurements (NCRP). Scientific Committee on Biological Effects of Ultrasound. Exposure criteria for medical diagnostic ultrasound. II. Criteria based on all known mechanisms. Bethesda, MD: NCRP; 2002.
9. Miller MW, Nyborg WL, Dewey WC, et al. Hyperthermic teratogenicity, thermal dose and diagnostic ultrasound during pregnancy: implications of new standards on tissue heating. Int J Hyperthermia. 2002;18(5):361-384.
10. O'Brien WD Jr, Deng CX, Harris GR, et al. The risk of exposure to diagnostic ultrasound in postnatal subjects: thermal effects. J Ultrasound Med. 2008;27(4):517-535.
11. American Institute of Ultrasound in Medicine (AIUM). Standard for real-time display of thermal and mechanical acoustical output indices on diagnostic ultrasound equipment. Rockville, MD: AIUM and National Electrical Manufacturers Association; 1992.
12. International Electrotechnical Commission. IEC 60601-2-37:2007+AMD1:2015 CSV Consolidated version medical electrical equipment—Part 2-37: Particular requirements for the basic safety and essential performance of ultrasonic medical diagnostic and monitoring equipment. Geneva, Switzerland: 2015.
13. Carson PL, Rubin JM, Chiang EH. Fetal depth and ultrasound path lengths through overlying tissues. Ultrasound Med Biol. 1989;15(7):629-639.
14. Carson PL. Medical ultrasound fields and exposure measurements. Nonionizing electromagnetic radiations and ultrasound. NCRP Proc. Bethesda, MD: National Council on Radiation Protection and Measurements; 1988. p. 287-307.
15. Thomenius KE. Scientific rationale for the TIS index model. Presented at the National Electrical Manufacturers Association Output Display Standard Seminar; Rockville, MD; 1993.
16. Thomenius KE. Estimation of the potential for bioeffects. In: Ziskin MC, Lewin PA, editors. Ultrasonic exposimetry. Boca Raton, FL: CRC Press; 1993.
17. Siddiqi TA, O'Brien WD Jr, Meyer RA, et al. In situ exposimetry: the ovarian ultrasound examination. Ultrasound Med Biol. 1991;17(3):257-263.
18. Chan AK, Sigelmann RA, Guy AW, Lehmann JF. Calculation by the method of finite differences of the temperature distribution in layered tissues. IEEE Trans Biomed Eng. 1973;20(2):86-90.
19. Chan AK, Sigelmann RA, Guy AW. Calculations of therapeutic heat generated by ultrasound in fat-muscle-bone layers. IEEE Trans Biomed Eng. 1974;21(4):280-284.
20. Frizzell LA. Ultrasonic heating of tissues (dissertation). Rochester, NY: University of Rochester; 1975.
21. Ziskin MC. The thermal dose index. J Ultrasound Med. 2010;29(10):1475-1479.
22. American Institute of Ultrasound in Medicine. Consensus report on potential bioeffects of diagnostic ultrasound. J Ultrasound Med. 2008;27:503-515.
23. Flynn HG. Cavitation dynamics. I. A mathematical formulation. J Acoust Soc Am. 1975;57:1379-1396.
24. American Institute of Ultrasound in Medicine (AIUM). Statement on mammalian biological effects of heat. Laurel, MD: AIUM; 2015. Available

from: http://www.aium.org/officialStatements/17. Updated March 25, 2015. Cited October 7, 2016.
25. Kimmel CA, Cuff JM, Kimmel GL, et al. Skeletal development following heat exposure in the rat. Teratology. 1993;47(3):229-242.
26. Church C, Barnett S. Ultrasound-induced heating and its biological consequences. In: ter Haar G, editor. The safe use of ultrasound in medical diagnosis. London, England: British Institute of Radiology; 2012. p. 46-68.
27. Jago JR, Henderson J, Whittingham TA, Mitchell G. A comparison of AIUM/NEMA thermal indices with calculated temperature rises for a simple third-trimester pregnancy tissue model. Ultrasound Med Biol. 1999;25(4):623-628.
28. Shaw A, Pay N, Preston R. Assessment of the likely thermal index values for pulsed Doppler ultrasonic equipment—stages II and III: experimental assessment of scanner/transducer combinations. National Physical Laboratory Reports, Teddington, Middlesex, United Kingdom: 1998.
29. International Electrotechnical Commission. IEC 60601-2-37. Medical electrical equipment, Part 2-37: Particular requirements for the basic safety and essential performance of ultrasonic medical diagnostic and monitoring equipment. 2nd ed. Geneva, Switzerland: IEC; 2007.
30. Roy RA, Atchley AA, Crum LA, et al. A precise technique for the measurement of acoustic cavitation thresholds and some preliminary results. J Acoust Soc Am. 1985;78(5):1799-1805.
31. Kwak HY, Panton RL. Tensile strength of simple liquids predicted by a model of molecular interactions. J Phys D. 1985;18.
32. Harvey EN, Barnes DK, McElroy WD, et al. Bubble formation in animals. I. Physical factors. J Cell Compar Phys. 1944;24:1-22.
33. Harvey EN, Barnes DK, McElroy WD, et al. Bubble formation in animals. II. Gas nuclei and their distribution in blood and tissues. J Cell Compar Phys. 1944;24:23-34.
34. Yount DE. Skins of varying permeability: a stabilization mechanism for gas cavitation nuclei. J Acoust Soc Am. 1978;65:1429-1439.
35. Holland CK, Roy RA, Apfel RE, Crum LA. In vitro detection of cavitation induced by a diagnostic ultrasound system. IEEE Trans Ultrason Ferroelectr Freq Control. 1992;39(1):95-101.
36. Walton AJ, Reynolds GT. Sonoluminescence. Adv Physics. 1984;33:595-660.
37. Crum LA, Fowlkes JB. Acoustic cavitation generated by microsecond pulses of ultrasound. Nature. 1986;319:52-54.
38. Carmichael AJ, Mossoba MM, Riesz P, Christman CL. Free radical production in aqueous solutions exposed to simulated ultrasonic diagnostic conditions. IEEE Trans Ultrason Ferroelectr Freq Control. 1986;33(2):148-155.
39. Aymé EJ, Carstensen EL. Occurrence of transient cavitation in pulsed sawtooth ultrasonic fields. J Acoust Soc Am. 1988;84(5):1598-1605.
40. Coleman AJ, Saunders JE, Crum LA, et al. Acoustic cavitation generated by an extracorporeal shockwave lithotripter. Ultrasound Med Biol. 1987;13(2):69-76.
41. Delius M, Brendel W, Heine G. A mechanism of gallstone destruction by extracorporeal shock waves. Naturwissenschaften. 1988;75(4):200-201.
42. Williams AR, Delius M, Miller DL, Schwarze W. Investigation of cavitation in flowing media by lithotripter shock waves both in vitro and in vivo. Ultrasound Med Biol. 1989;15(1):53-60.
43. Parsons JE, Cain CA, Fowlkes JB. Spatial variability in acoustic backscatter as an indicator of tissue homogenate production in pulsed cavitational ultrasound therapy. IEEE Trans Ultrason Ferroelectr Freq Control. 2007;54(3):576-590.
44. Xu Z, Hall TL, Fowlkes JB, Cain CA. Effects of acoustic parameters on bubble cloud dynamics in ultrasound tissue erosion (histotripsy). J Acoust Soc Am. 2007;122(1):229-236.
45. Khokhlova VA, Fowlkes JB, Roberts WW, et al. Histotripsy methods in mechanical disintegration of tissue: towards clinical applications. Int J Hyperthermia. 2015;31(2):145-162.
46. Duck FA, Starritt HC, Aindow JD, et al. The output of pulse-echo ultrasound equipment: a survey of powers, pressures and intensities. Br J Radiol. 1985;58(694):989-1001.
47. Duck FA, Starritt HC, Anderson SP. A survey of the acoustic output of ultrasonic Doppler equipment. Clin Phys Physiol Meas. 1987;8(1):39-49.
48. Patton CA, Harris GR, Phillips RA. Output levels and bioeffects indices from diagnostic ultrasound exposure data reported to the FDA. IEEE Trans Ultrason Ferroelectr Freq Control. 1994;41:353-359.
49. Chaussy C, Schmiedt E, Jocham D, et al. Extracorporeal shock wave lithotripsy. Basel: Karger; 1986.
50. Church CC, Carstensen EL, Nyborg WL, et al. The risk of exposure to diagnostic ultrasound in postnatal subjects: nonthermal mechanisms. J Ultrasound Med. 2008;27(4):565-592.
51. Child SZ, Hartman CL, Schery LA, Carstensen EL. Lung damage from exposure to pulsed ultrasound. Ultrasound Med Biol. 1990;16(8):817-825.
52. Penney DP, Schenk EA, Maltby K, et al. Morphological effects of pulsed ultrasound in the lung. Ultrasound Med Biol. 1993;19(2):127-135.
53. Tarantal AF, Canfield DR. Ultrasound-induced lung hemorrhage in the monkey. Ultrasound Med Biol. 1994;20(1):65-72.
54. O'Brien WD Jr, Yang Y, Simpson DG, et al. Threshold estimation of ultrasound-induced lung hemorrhage in adult rabbits and comparison of thresholds in mice, rats, rabbits and pigs. Ultrasound Med Biol. 2006;32(11):1793-1804.
55. Baggs R, Penney DP, Cox C, et al. Thresholds for ultrasonically induced lung hemorrhage in neonatal swine. Ultrasound Med Biol. 1996;22(1):119-128.
56. Dalecki D, Child SZ, Raeman CH, et al. Ultrasonically induced lung hemorrhage in young swine. Ultrasound Med Biol. 1997;23(5):777-781.
57. O'Brien WD Jr, Frizzell LA, Weigel RM, Zachary JF. Ultrasound-induced lung hemorrhage is not caused by inertial cavitation. J Acoust Soc Am. 2000;108(3 Pt 1):1290-1297.
58. Dalecki D, Raeman CH, Child SZ, Carstensen EL. Intestinal hemorrhage from exposure to pulsed ultrasound. Ultrasound Med Biol. 1995;21(8):1067-1072.
59. Kramer JM, Waldrop TG, Frizzell LA, et al. Cardiopulmonary function in rats with lung hemorrhage induced by pulsed ultrasound exposure. J Ultrasound Med. 2001;20(11):1197-1206.
60. Miller DL. Induction of pulmonary hemorrhage in rats during diagnostic ultrasound. Ultrasound Med Biol. 2012;38(8):1476-1482.
61. Church CC, O'Brien WD Jr. Evaluation of the threshold for lung hemorrhage by diagnostic ultrasound and a proposed new safety index. Ultrasound Med Biol. 2007;33(5):810-818.
62. Miller DL, Averkiou MA, Brayman AA, et al. Bioeffects considerations for diagnostic ultrasound contrast agents. J Ultrasound Med. 2008;27(4):611-632.
63. ter Haar G. Safety and bio-effects of ultrasound contrast agents. Med Biol Eng Comput. 2009;47(8):893-900.
64. Dalecki D. WFUMB Safety Symposium on Echo-Contrast Agents: bioeffects of ultrasound contrast agents in vivo. Ultrasound Med Biol. 2007;33(2):205-213.
65. Skyba DM, Price RJ, Linka AZ, et al. Direct in vivo visualization of intravascular destruction of microbubbles by ultrasound and its local effects on tissue. Circulation. 1998;98(4):290-293.
66. Miller DL, Quddus J. Diagnostic ultrasound activation of contrast agent gas bodies induces capillary rupture in mice. Proc Natl Acad Sci USA. 2000;97(18):10179-10184.
67. Hwang JH, Brayman AA, Reidy MA, et al. Vascular effects induced by combined 1-MHz ultrasound and microbubble contrast agent treatments in vivo. Ultrasound Med Biol. 2005;31(4):553-564.
68. Samuel S, Cooper MA, Bull JL, et al. An ex vivo study of the correlation between acoustic emission and microvascular damage. Ultrasound Med Biol. 2009;35(9):1574-1586.
69. Miller DL, Dou C, Wiggins RC, et al. An in vivo rat model simulating imaging of human kidney by diagnostic ultrasound with gas-body contrast agent. Ultrasound Med Biol. 2007;33(1):129-135.
70. Hwang JH, Tu J, Brayman AA, et al. Correlation between inertial cavitation dose and endothelial cell damage in vivo. Ultrasound Med Biol. 2006;32(10):1611-1619.
71. van Der Wouw PA, Brauns AC, Bailey SE, et al. Premature ventricular contractions during triggered imaging with ultrasound contrast. J Am Soc Echocardiogr. 2000;13(4):288-294.
72. Tran TA, Le Guennec JY, Babuty D, et al. On the mechanisms of ultrasound contrast agents-induced arrhythmias. Ultrasound Med Biol. 2009;35(6):1050-1056.
73. Tran TA, Le Guennec JY, Bougnoux P, et al. Characterization of cell membrane response to ultrasound activated microbubbles. IEEE Trans Ultrason Ferroelectr Freq Control. 2008;55(1):43-49.
74. Tran TA, Roger S, Le Guennec JY, et al. Effect of ultrasound-activated microbubbles on the cell electrophysiological properties. Ultrasound Med Biol. 2007;33(1):158-163.

75. Kurt M, Shaikh KA, Peterson L, et al. Impact of contrast echocardiography on evaluation of ventricular function and clinical management in a large prospective cohort. J Am Coll Cardiol. 2009;53(9):802-810.
76. Abdelmoneim SS, Bernier M, Scott CG, et al. Safety of contrast agent use during stress echocardiography: a 4-year experience from a single-center cohort study of 26,774 patients. JACC Cardiovasc Imaging. 2009;2(9):1048-1056.
77. Grayburn PA. Product safety compromises patient safety (an unjustified black box warning on ultrasound contrast agents by the Food and Drug Administration). Am J Cardiol. 2008;101(6):892-893.
78. Kusnetzky LL, Khalid A, Khumri TM, et al. Acute mortality in hospitalized patients undergoing echocardiography with and without an ultrasound contrast agent: results in 18,671 consecutive studies. J Am Coll Cardiol. 2008;51(17):1704-1706.
79. Main ML, Ryan AC, Davis TE, et al. Acute mortality in hospitalized patients undergoing echocardiography with and without an ultrasound contrast agent (multicenter registry results in 4,300,966 consecutive patients). Am J Cardiol. 2008;102(12):1742-1746.
80. American Institute of Ultrasound in Medicine (AIUM). Statement on mammalian biological effects in tissues with gas body contrast agents. Laurel, MD: AIUM; 2015. Available from: http://www.aium.org/officialStatements/25. Approved March 25, 2015. Cited October 7, 2016.
81. Barnett SB. Safe use of ultrasound contrast agents. Ultrasound Med Biol. 2007;33(2):171-172.
82. Miller D. The safe use of contrast-enhanced diagnostic ultrasound. In: ter Haar G, editor. The safe use of ultrasound in medical diagnosis. London, England: British Institute of Radiology; 2012. p. 105-124.
83. Nightingale KR, Church CC, Harris G, et al. Conditionally increased acoustic pressures in nonfetal diagnostic ultrasound examinations without contrast agents: a preliminary assessment. J Ultrasound Med. 2015;34(7):1-41.
84. Apfel RE, Holland CK. Gauging the likelihood of cavitation from short-pulse, low-duty cycle diagnostic ultrasound. Ultrasound Med Biol. 1991;17(2):179-185.
85. Dalecki D, Raeman CH, Child SZ, Carstensen EL. A test for cavitation as a mechanism for intestinal hemorrhage in mice exposed to a piezoelectric lithotripter. Ultrasound Med Biol. 1996;22(4):493-496.
86. American Institute of Ultrasound in Medicine (AIUM). Statement on mammalian biological effects in tissues with naturally occurring gas bodies. Laurel, MD: AIUM; 2015. Available from: http://www.aium.org/officialStatements/6. Approved March 25, 2015. Cited October 7, 2016.
87. Miller DL, Dou C, Raghavendran K. Anesthetic techniques influence the induction of pulmonary capillary hemorrhage during diagnostic ultrasound scanning in rats. J Ultrasound Med. 2015;34(2):289-297.
88. American Institute of Ultrasound in Medicine (AIUM). Medical ultrasound safety. 3rd ed. Rockville, MD: AIUM; 2014.
89. American Institute of Ultrasound in Medicine (AIUM). Prudent use and clinical safety. Laurel, MD: AIUM; 2012. Available from: http://www.aium.org/officialStatements/34. Approved April 1, 2012. Cited October 7, 2016.
90. American Institute of Ultrasound in Medicine (AIUM). Prudent use in pregnancy. Laurel, MD: AIUM; 2012. Available from: http://www.aium.org/officialStatements/33. Approved April 1, 2012. Cited October 7, 2016.
91. American Institute of Ultrasound in Medicine (AIUM). Safety in training and research. Laurel, MD: AIUM; 2012. Available from: http://www.aium.org/officialStatements/36. Approved April 1, 2012. Cited October 7, 2016.
92. Ziskin MC, Petitti DB. Epidemiology of human exposure to ultrasound: a critical review. Ultrasound Med Biol. 1988;14(2):91-96.
93. Abramowicz JS, Fowlkes JB, Skelly AC, et al. Conclusions regarding epidemiology for obstetric ultrasound. J Ultrasound Med. 2008;27(4):637-644.
94. American Institute of Ultrasound in Medicine (AIUM). Conclusions regarding epidemiology for obstetric ultrasound. Laurel, MD: AIUM; 2010. Available from: http://www.aium.org/officialStatements/16. Approved 27 March 2010. Cited 7 October 2016.
95. Environment Health Directorate (EHD). Canada-wide survey of nonionizing radiation emitting medical devices. II. Ultrasound devices. Department of National Health and Welfare, Environmental Health Directorate, Report 80-EHD-53. Ottawa, Canada: 1980.
96. Ziskin MC. Survey of patient exposure to diagnostic ultrasound. In: Reid JM, Sikov MR, editors. Interaction of ultrasound and biological tissues. Washington, DC: U.S. Department of Health, Education and Welfare; 1972. p. 203.
97. Moore R Jr, Barrick M, Hamilton P. Effects of sonic radiation on growth and development. Am J Epidemiol. 1982;116.
98. Stark CR, Orleans M, Haverkamp AD, Murphy J. Short- and long-term risks after exposure to diagnostic ultrasound in utero. Obstet Gynecol. 1984;63(2):194-200.
99. Scheidt PC, Stanley F, Bryla DA. One-year follow-up of infants exposed to ultrasound in utero. Am J Obstet Gynecol. 1978;131(7):743-748.
100. Bakketeig LS, Eik-Nes SH, Jacobsen G, et al. Randomised controlled trial of ultrasonographic screening in pregnancy. Lancet. 1984;2(8396):207-211.
101. Eik-Nes SH, Okland O, Aure JC, Ulstein M. Ultrasound screening in pregnancy: a randomised controlled trial. Lancet. 1984;1(8390):1347.
102. Hill AB. The environment and disease: association or causation? Proc R Soc Med. 1965;58:295-300.
103. Newnham JP, Evans SF, Michael CA, et al. Effects of frequent ultrasound during pregnancy: a randomised controlled trial. Lancet. 1993;342(8876):887-891.
104. Campbell JD, Elford RW, Brant RF. Case-control study of prenatal ultrasonography exposure in children with delayed speech. CMAJ. 1993;149(10):1435-1440.
105. Salvesen KA, Vatten LJ, Bakketeig LS, Eik-Nes SH. Routine ultrasonography in utero and speech development. Ultrasound Obstet Gynecol. 1994;4(2):101-103.
106. U.S. Food and Drug Administration (FDA). FDA statement on fetal keepsake videos. 2015. Available from: http://www.fda.gov/MedicalDevices/Safety/AlertsandNotices/PatientAlerts/ucm064756.htm. Updated May 12, 2015. Cited October 7, 2016.
107. American Institute of Ultrasound in Medicine (AIUM). Keepsake fetal imaging. 2012. Available from: http://www.aium.org/officialStatements/31. Approved April 1, 2012. Cited October 7, 2016.
108. American Medical Association (AMA). E-8.062: Sale of non-health-related goods from physician's offices. Chicago, IL: AMA; 1998.
109. American Medical Association (AMA). E-8.063: Sale of health-related products from physician's offices. Chicago, IL: AMA; 1999.
110. American Medical Association (AMA). Addendum III: Council on Ethical and Judicial Affairs clarification on sale of products from physicians' offices (E-8062 and E-8.063). Chicago, IL: AMA; 2000.
111. ACOG Committee on Ethics. Commercial enterprises in medical practice. ACOG Committee Opinion No. 359. Obstet Gynecol. 2007;109:243-245.

CAPÍTULO 3

Agentes de Contraste para Ultrassom

Peter N. Burns

RESUMO DOS PONTOS-CHAVE

- Após mais de 20 anos de desenvolvimento e um início um tanto hesitante, as microbolhas finalmente alcançaram a maturidade como agente de contraste para ultrassom.
- As principais características de um agente de contraste para ultrassom são: ser facilmente inserido no sistema vascular; ser estável durante a duração do exame; apresentar baixa toxicidade e modificar uma ou mais propriedades acústicas dos tecidos, de forma que possam ser detectados durante a ultrassonografia.
- Os agentes de contraste de microbolhas para ultrassom são seguros, efetivos e bem tolerados pelos pacientes.
- Os modos específicos de contraste com microbolhas mostram perfusão em tempo real no parênquima de órgãos e tumores. O índice mecânico (IM) do pulso transmitido é o principal determinante da resposta das bolhas do contraste ao ultrassom; a imagem de perfusão contínua só é possível com o uso de IM baixo, que não rompe as bolhas.
- Os avanços futuros oferecem intrigantes perspectivas de imagens molecular e celular, potencialização de terapias e administração de medicamentos e genes, todos com ultrassom e microbolhas.

SUMÁRIO DO CAPÍTULO

REQUISITOS E TIPOS
Agentes de Contraste Intravasculares
Bolhas de Gás Livres
Bolhas de Ar Encapsuladas
Agentes de Contraste de Segunda Geração
Agentes de Contraste de Captação Seletiva
NECESSIDADE DE IMAGEM ESPECÍFICA PARA BOLHAS
Comportamento das Bolhas e Pressão Incidente
Índice Mecânico
ECOS NÃO LINEARES E IMAGEM HARMÔNICA
Imagem Harmônica de Modo-B
Imagem Harmônica Espectral e Doppler de Potência (Power Doppler)
Imagem Harmônica de Tecidos
Imagem com Inversão de Pulso
Imagem Doppler com Inversão de Pulso
Imagem de Contraste de Onda Plana
Imagem por Modulação de Fase e Amplitude
Imagem de Projeção da Intensidade Máxima Temporal
RUPTURA DE BOLHAS: IMAGEM INTERMITENTE
Imagem Sincronizada
Doppler de Potência com Harmônica Intermitente
Imagens por Ruptura-Reabastecimento
CONSIDERAÇÕES SOBRE SEGURANÇA E SITUAÇÃO REGULATÓRIA
FUTURO
CONCLUSÃO

Após mais de 20 anos de desenvolvimento e um início um pouco hesitante, as microbolhas finalmente alcançaram a maturidade como agente de contraste para ultrassom. Em 2016, os Estados Unidos foram finalmente incluídos entre os mais de 50 países em todo o mundo que as aprovaram para indicações radiológicas, com a Food and Drug Administration (FDA) anunciando aprovação para seu uso na avaliação diagnóstica do fígado em adultos e crianças. Sua exploração já abriu muitas novas áreas para a ultrassonográfica diagnóstica e está se tornando uma área central para avanços tecnológicos nessa modalidade. As bolhas consistem em pequenas esferas de um gás com baixa solubilidade no sangue – como um perfluorocarbonado –, estabilizado por um envoltório constituído de uma fina camada de um material flexível e biocompatível, que geralmente é um lipídeo, embora proteínas e polímeros também sejam usadas. O diâmetro resultante da bolha encapsulada é de cerca de 3 a 5 μm, um pouco menor que uma hemácia (Fig. 3.1). Devido a esse tamanho, as bolhas constituem um agente de contraste intravascular puro (Fig. 3.2). Uma suspensão de bolhas em água é injetada em uma veia periférica no braço ou na mão; uma dose humana típica para todo o corpo varia de 0,2 a 2 mL em volume e contém cerca de 10 milhões de bolhas, o que se compara mais ou menos ao número de hemácias em um único mililitro de sangue. O efeito de uma injeção em *bolus* é aumentar o eco do sangue em um fator de 500 a 1.000. Após cerca de 5 minutos, o gás das bolhas difundiu-se no sangue e a massa (muito pequena) do material da cápsula é metabolizada. Ao infundir as bolhas através de um gotejamento constante em solução salina, também pode ser obtido realce consistente por até 20 minutos.[1] Os agentes de contraste de microbolhas possibilitaram, pela primeira

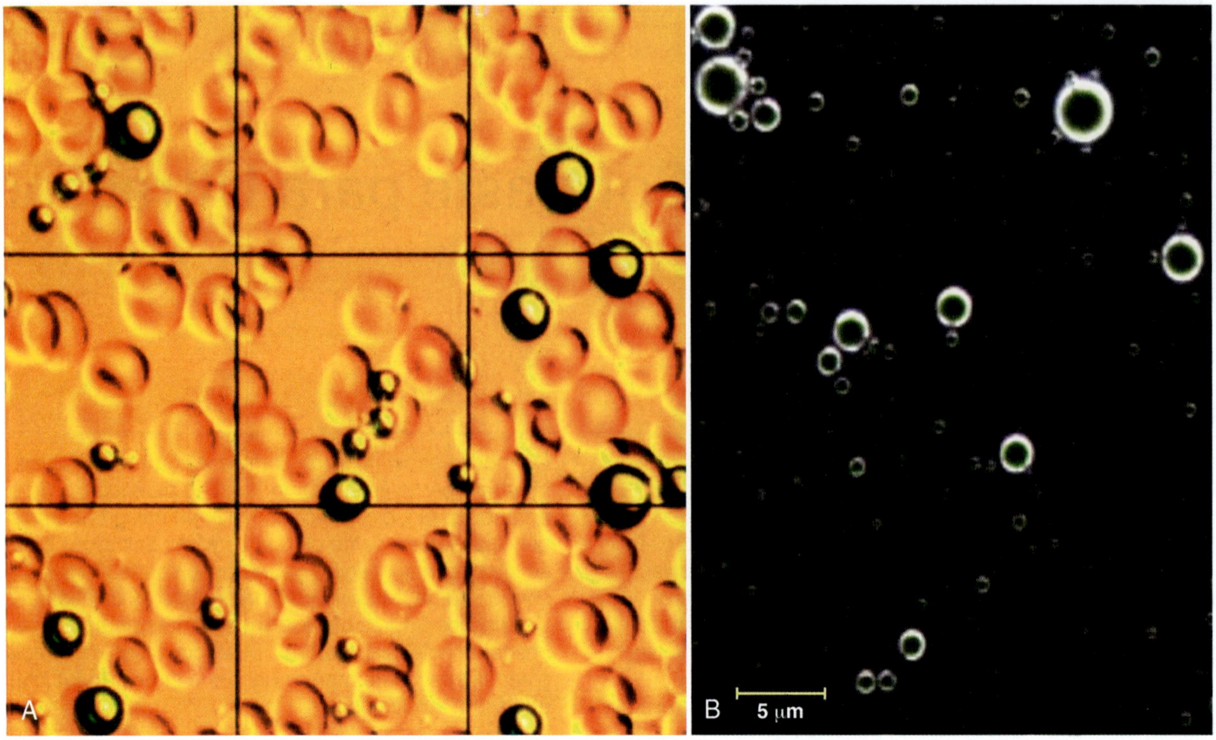

FIG. 3.1 Agentes de contraste para ultrassom. (A) Bolhas de perfluoropropano com uma cápsula de proteína (Optison Optison, GE Healthcare, Milwaukee, WI), mostradas aqui contra um fundo de hemácias. **(B)** Microbolhas com envoltório lipídico do gás perfluoropropano (Definity Lantheus Medical Imaging, North Billerica, MA), mostradas à microscopia de campo escuro.

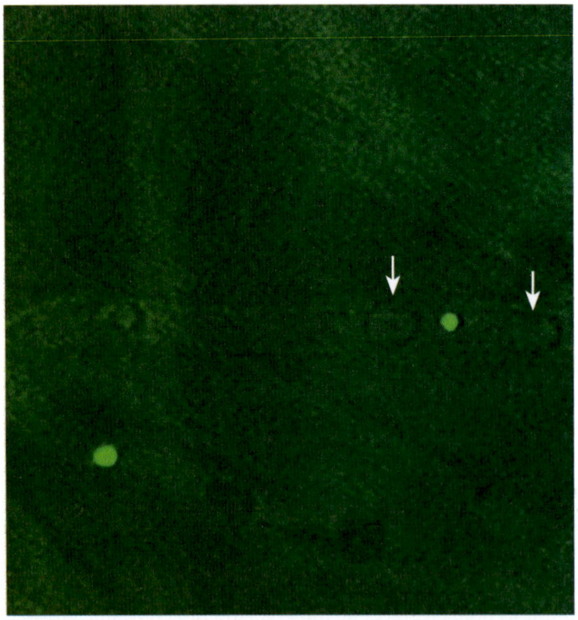

FIG. 3.2 As bolhas são relativamente grandes como agentes de contraste e permanecem dentro dos vasos sanguíneos. Microscopia intravital das bolhas de perfluoropropano (Definity, Lantheus Medical Imaging, North Billerica, MA), marcadas com material fluorescente mostrando-as nos capilares, sendo transportadas de forma similar às hemácias próximas (*setas*). (Cortesia de Lindner, Oregon Health Sciences Center.)

vez na ultrassonografia, a geração de imagem de perfusão de órgãos e lesões focais em tempo real. Este capítulo tem como objetivo fornecer um tutorial e um referencial para o uso prático dos agentes de contraste para essas indicações.

REQUISITOS E TIPOS

Os requisitos principais para um agente de contraste de ultrassom consistem em: ser facilmente introduzido no sistema vascular, permanecer estável durante o exame diagnóstico, apresentar baixa toxicidade e modificar uma ou mais propriedades acústicas dos tecidos que podem ser detectadas pela imagem do ultrassom. Apesar de ser concebível que aplicações sejam encontradas para os agentes de contrastes de ultrassom que justifiquem sua injeção em artérias, o contexto clínico para a ultrassonografia de contraste requer que esses agentes sejam passíveis de administração intravenosa e passem de forma intacta pelo coração e pelos pulmões. Tais especificações foram alcançadas apenas na década passada. A tecnologia universalmente adotada é a de bolhas de gás encapsuladas, que são menores que as hemácias e, por conseguinte, capazes de circular livremente através da vasculatura pulmonar e sistêmica.

Os agentes de contraste atuam pela sua presença no sistema vascular, em que são por fim metabolizados (agentes intravasculares), ou pela sua captação seletiva por um tecido após uma fase vascular. Dentre as propriedades de um tecido que influenciam a imagem ultrassonográfica obtida, as mais importantes são o coeficiente de retrodispersão linear e não linear, a atenuação e a velocidade de propagação acústica.[2] A maioria dos agentes de contraste aumenta o eco, elevando tanto quanto possível a retrodispersão do tecido que os contém, enquanto aumenta o mínimo possível a atenuação no tecido, o que, por sua vez, torna maior o eco do sangue. Mais importante, eles alteram a natureza do eco do sangue de uma maneira que torna possível a aquisição seletiva de imagens em tempo real.

Agentes de Contraste Intravasculares

Bolhas de Gás Livres

Gramiak e Shah foram os primeiros a utilizar bolhas para realçar os ecos provenientes do sangue, em 1968.[3] Eles injetaram solução salina agitada dentro do ventrículo esquerdo durante um exame ecocardiográfico e notaram fortes ecos dentro do lúmen da aorta. Posteriormente, foi demonstrado que esses ecos se originaram de bolhas de ar livres provenientes da solução ou durante a agitação, ou na ponta do cateter durante a injeção.[4] Além disso, foram utilizadas soluções agitadas de compostos como indocianina verde e Renografin – já aprovadas para injeção intra-arterial. A aplicação de gás livre como um agente de contraste foi restrita ao coração, incluindo avaliação de insuficiência valvar,[5] *shunts* intracardíacos[6] e dimensões das cavidades.[7] As principais limitações das bolhas produzidas desta forma se referem ao fato de que elas são relativamente grandes, sendo efetivamente filtradas pelos pulmões, e instáveis, de forma que se dissolvem em cerca de 1 segundo. Independentemente do uso ocasional na ecocardiografia para identificar *shunts*, atualmente, as bolhas livres raramente são utilizadas como agente de contraste.

Bolhas de Ar Encapsuladas

Para superar a instabilidade natural das bolhas de gás livres, vários revestimentos para encapsular gases foram investigados, a fim de criar partículas mais estáveis (Tabela 3.1). Em 1980, Carroll et al.[8] encapsularam bolhas de nitrogênio em gelatina e as injetaram na artéria femoral de coelhos com tumores VX2 na coxa. Embora o realce do eco das bordas do tumor tenha sido identificado, o grande diâmetro das bolhas revestidas (80 μm) impediu sua administração via intravenosa. O desafio de produzir uma microbolha encapsulada estável de tamanho comparável ao de uma hemácia e que pudesse sobreviver à passagem através do coração e à rede capilar pulmonar foi desenvolvido por Feinstein et al., em 1984.[9] Eles produziram microbolhas pela sonificação de uma solução de albumina sérica humana e mostraram que ela poderia ser detectada no lado esquerdo do coração após injeção venosa periférica. Esse agente foi posteriormente desenvolvido de modo comercial como Albunex® (Mallinckrodt Medical, Inc St Louis, MO).

Outra abordagem para a estabilização de bolhas de ar foi o acréscimo de uma cápsula de lipídeos na dissolução de um pó seco. Levovist® (Schering AG, Berlim, Alemanha) é uma mistura seca que compreende 99,9% de micropartículas de galactose microcristalina e 0,1% de ácido palmítico. Ao se dissolver em água esterilizada, a galactose se desagrega, formando micropartículas, proporcionando uma superfície irregular para aderência de microbolhas de 3 a 4 μm de tamanho. A estabilização das microbolhas ocorre quando estas são revestidas pelo ácido palmítico, o qual separa a interface gás-líquido e retarda sua dissolução.[18] As microbolhas resultantes apresentam o diâmetro médio de aproximadamente 3 μm com percentil 97 a aproximadamente 6 μm, e são suficientemente estáveis para transitar pelo circuito pulmonar. O agente é quimicamente relacionado ao seu predecessor Echovist® (Schering), um agente de galactose que forma bolhas maiores e é utilizado principalmente para visualização de estruturas ductais não vasculares, como as tubas uterinas (trompas de Falópio).[19,20] Numerosos estudos prévios com Levovist[21,22] demonstraram sua capacidade de atravessar o leito pul-

TABELA 3.1 Situação regulatória e de mercado dos agentes de contraste de ultrassom, 2016

Nome	Empresa/ Desenvolvedor	Composição (Encapsulado/Gás)	SITUAÇÃO REGULATÓRIA/COMERCIALIZAÇÃO	
			Indicações Cardiológicas	Indicações Radiológicas
Definity®	Lantheus Medical Imaging[10]	Lipossomo/perfluoropropano	Aprovado nos EUA e no Canadá	Aprovado no Canadá, China, Australásia, Américas
SonoVue® Lumason®	Bracco[11]	Fosfolipídio/hexafluoreto de enxofre	Aprovado na União Europeia e Canadá	Aprovado em 40 países, incluindo União Europeia, Canadá, China, Estados Unidos
Optison®	GE Healthcare[12]	Albumina sonificada/ octafluoropropano	Aprovado na União Europeia, EUA e Canadá	Desenvolvimento suspenso
Sonazoid®	GE Healthcare e Daiichi Sankyo[13]	Lipídio/perflubutano	Desenvolvimento clínico	Aprovado no Japão, Coreia, Noruega Desenvolvimento clínico na União Europeia, Estados Unidos
biSphere®	Point Biomedical[14]	Bicamada de polímero/ar	Desenvolvimento suspenso	Desenvolvimento suspenso
Imagify®	Acusphere[15]	Polímero/perflubutano	Desenvolvimento clínico	Desenvolvimento suspenso
PESDA®	Porter[16]	Albumina sonificada/ perfluorocarbono	Não comercializado	Não comercializado
BR55®	Bracco[17]	Lipopeptídeo VEGFR-2-alvo/ perfluorocarbono		Desenvolvimento clínico

VEGFR, fator de crescimento endotelial vascular (do inglês, *vascular endothelial growth factor receptor*).

monar em concentrações suficientes para realçar sinais do Doppler colorido e espectral, bem como exames em escala de cinza usando modos de imagem não lineares, como imagens de inversão de pulso. Levovist® permanece aprovado para uso na União Europeia, no Canadá, no Japão e em vários outros países, mas não nos Estados Unidos. Muitas aplicações clínicas dos contrastes intravenosos foram realizadas inicialmente utilizando-se Levovist®, que foi substituído pela chamada "segunda geração" de agentes de contraste e não é mais comercializado.

Agentes de Contraste de Segunda Geração

Os agentes de segunda geração foram projetados tanto para aumentar a retrodispersão como para permanecer mais tempo na circulação, fazendo uso das vantagens de gases de baixa solubilidade, como os perfluorocarbonos. Esses gases pesados se difundem mais lentamente através da cápsula da bolha e apresentam solubilidade muito mais baixa no sangue. Optison® (GE Healthcare, Milwaukee, WI) (Fig. 3.1A) é uma cápsula de albumina preenchida com perfluoropropano com distribuição de tamanhos semelhantes à de seu predecessor, o Albunex®. Este, atualmente, está aprovado para indicações cardiológicas na União Europeia, nos Estados Unidos e no Canadá. SonoVue® (Bracco Imaging SpA, Milão, Itália) utiliza hexafluoreto de enxofre em uma cápsula de fosfolipídeo e encontra-se disponível para indicações cardiológicas e radiológicas na União Europeia, na China e em outros países, tendo sido aprovado nos Estados Unidos sob o nome Lumason®. Definity® (Lantheus Medical Imaging, North Billerica, MA) (Fig. 3.1B) consiste em uma microbolha de perfluoropropano revestida por uma cápsula bilipídica flexível, a qual também demonstrou maior estabilidade e maior realce com baixas doses.[23] Atualmente, está aprovado para utilização em cardiologia e radiologia no Canadá, na Australásia e em vários países das Américas Central e do Sul, e para indicações cardiológicas nos Estados Unidos. Por fim, Sonazoid® (Daiichi Sankyo, Tóquio, Japão e GE Healthcare, Milwaukee, WI) consiste em uma bolha de perfluorobutano em um envoltório lipídico[24] e, atualmente, está aprovado para indicações radiológicas em países como Japão e Coreia. Deve-se notar que, embora muito pequenas, essas bolhas são grandes quando comparadas às moléculas e partículas usadas como agentes de contraste para tomografia computadorizada (TC) e ressonância magnética (RM), que se difundem através do endotélio fenestrado dos vasos sanguíneos para o interstício. Assim, as imagens de raios X e ressonância magnética com contraste frequentemente apresentam uma fase de realce "intersticial" ou "parenquimatosa", que pode ser usada para identificar estruturas vasculares hiperpermeáveis, como as envolvidas na angiogênese tumoral.[25] As microbolhas, por outro lado, são de tamanho comparável ao de uma hemácia; portanto, chegam até onde uma hemácia chega (Fig. 3.2) e, ainda mais importante, não chegam aonde uma hemácia não chega. As microbolhas constituem o primeiro agente de contraste intravascular puro na radiologia clínica.

Agentes de Contraste de Captação Seletiva

Um agente intravascular ideal deve apresentar o mesmo fluxo dinâmico que o sangue e ser metabolizado no interior do sistema vascular. Agentes como Definity®, SonoVue® e Optison® não costumam ser detectados fora do sistema vascular e, portanto, chegam perto desse ideal. Entretanto, as preparações de contraste podem ser desenvolvidas de forma a proporcionar realce ultrassonográfico tanto durante seu metabolismo quanto durante sua permanência na circulação. Suspensões coloidais de gotículas como perfluoroctilbromide[26] e agentes de microbolhas com certas propriedades das cápsulas[24,27,28] são captadas pelo sistema reticuloendotelial (SRE), de onde são finalmente excretadas. Elas podem proporcionar contraste de dentro do parênquima hepático, demarcando a distribuição das células de Kupffer.[29] Agentes como Levovist® e Sonazoid® apresentam o realce "de fase tardia" no parênquima do fígado e baço após o clareamento do sistema vascular,[30] permitindo a detecção de lesões pobres em células Kupffer, como o câncer.[31,32]

Uma dose típica de agente de contraste de ultrassom é da ordem de dezenas de microlitros (μl) de suspensão de bolhas por quilograma (Kg) de peso corporal, de forma que uma dose completa deverá estar na ordem de 0,1 a 1 mL. A Figura 3.3 demonstra o realce do eco proveniente do sangue arterial sistêmico após uma injeção venosa periférica de um agente de segunda geração. Observa-se um pico na primeira passagem, seguido por recirculação e eliminação do contraste à medida que o agente é eliminado durante os minutos seguintes. A administração intravenosa das bolhas por meio de solução salina em gotejamento ou bomba de infusão permite obter realce constante com duração de até 20 minutos.[1] O pequeno volume de gás perfluorocarbono se dissolve na corrente sanguínea e, ao final, é excretado pelos pulmões e pelo fígado. A quantidade restante de material da cápsula é reduzida a elementos biocompatíveis que, no caso dos agentes mais comumente usados, já estão presentes no sangue.[33]

NECESSIDADE DE IMAGEM ESPECÍFICA PARA BOLHAS

Um dos maiores objetivos diagnósticos com o uso de agentes de contraste ultrassonográfico em órgãos sólidos é a detecção de fluxo no nível de perfusão – ou seja, arteriolar e capilar. O pico de realce na Figura 3.3 é de cerca de 30 dB, correspondente a aumento de 1.000 vezes na potência do eco de ultrassom proveniente do sangue. Embora possa parecer expressivo, isso não ajuda, necessariamente, a obter imagem da perfusão no ultrassom. Os ecos provenientes do sangue associados a tal fluxo como, por exemplo, nos sinusoides hepáticos, ocorrem no meio dos ecos provenientes de estruturas sólidas circunjacentes do parênquima do fígado, que normalmente são até mais fortes que os ecos do sangue realçados com contraste. Quando podem ser vistos em uma imagem sem realce, os vasos sanguíneos correspondem a ecos de amplitudes muito baixas, de forma que o agente de realce do eco atua, na verdade, *diminuindo* o contraste entre o sangue e os tecidos circunjacentes, fazendo com que o lúmen do vaso sanguíneo seja menos visível. Portanto, para a visualização de fluxo em pequenos vasos do fígado, um agente de contraste é utilizado para realçar o eco proveniente do sangue a um nível substancialmente maior que o tecido circundante, ou pode ser usado em conjunto com um método para suprimir ecos provenientes de estruturas que não conduzem contraste. Os métodos de imagem específicos da bolha apresentam essa capacidade.

Comportamento das Bolhas e Pressão Incidente

A chave para compreender os modos de obtenção de imagem específicos ao contraste – e o sucesso do seu uso clínico – está na particular interação entre as microbolhas usadas como agentes de contraste e o processo adotado para obtenção da imagem. O controle e a exploração dessa interação são fundamentais em todos os métodos de imagens que utilizam algum tipo específico de contraste.

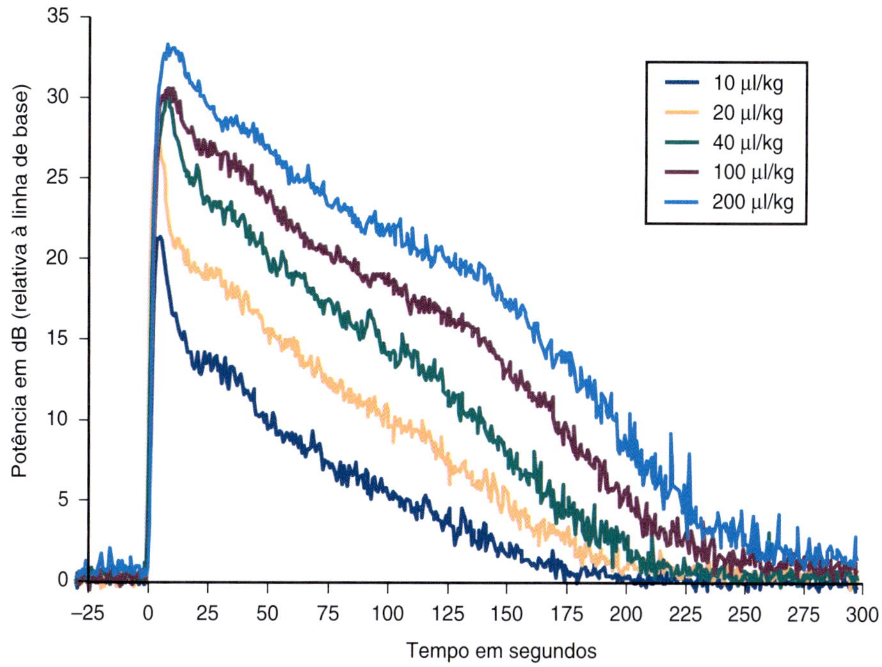

FIG. 3.3 Realce de eco proveniente de sangue arterial após *bolus* intravenoso de Optison em doses crescentes. O pico do realce é de 30 dB, correspondendo a aumento de 1.000 vezes na potência do eco. Observe que o aumento da dose por um fator de 10 não tem o mesmo efeito no pico de realce. Em vez disso, o tempo de eliminação (*washout*) do contraste é aumentado.

TABELA 3.2 Três tipos de comportamento acústico do agente perfluorocarbono gás/encapsulado lipídico no campo de ultrassom

Pressão Máxima (Aproximadamente)	Índice Mecânico (IM) em 2 MHz	Comportamento da Bolha	Comportamento Acústico	Aplicação
< 100 kPa	< 0,07	Oscilação linear	Realce de retrodispersão linear	Realce do sinal Doppler
0,1 a 0,3 MPa	0,07 a 0,2	Oscilação não linear	Retrodispersão não linear	Imagem de perfusão em tempo real (baixo IM)
> 0,5 MPa	> 0,4	Ruptura	Ecos não lineares transitórios	Perfusão sincronizada ou medida do fluxo de ruptura-reabastecimento

Ao contrário dos tecidos, a forma com que a dispersão ultrassônica das microbolhas ocorre vai depender da amplitude da onda ultrassônica a qual o processo de imagem é exposto. Como consequência, ocorrem três tipos de comportamento das bolhas, resultando em três tipos de ecos (Tabela 3.2). Os tipos de comportamento das bolhas dependem sobretudo da intensidade (mais precisamente, do pico de pressão negativa e frequência) do campo acústico incidente produzido pelo transdutor. No caso de baixa pressão incidente (correspondendo à baixa potência transmitida pelo transdutor), os agentes produzem um realce linear por retrodispersão, que resulta no aumento dos ecos provenientes do sangue. Esse é o comportamento originalmente pretendido pelos fabricantes de agentes de contraste. Com o aumento da intensidade transmitida pelo transdutor e a pressão negativa incidente sobre as bolhas atingindo valores entre 50 e 100 kPa, que ainda está abaixo dos valores utilizados na maioria dos aparelhos diagnósticos, a retrodispersão produzida pelos agentes de contraste começa a apresentar características não lineares, como a emissão de harmônicas. A detecção destas constitui a base dos modos de imagem específicos para contraste, como imagem harmônica e inversão de pulso. Por fim, quando a pressão de pico alcança cerca de 300 kPa (ou 0,3 MPa) e se aproxima do nível emitido por um sistema de imagem de ultrassom típico de obtenção de imagem modo-B convencional, as bolhas produzirão um eco forte, mas breve, à medida que forem rompidas pelo feixe de ultrassom. Esse comportamento constitui a base da forma mais comum de se quantificar a perfusão. Na prática, em função dos diferentes tamanhos observados em uma realística população de bolhas,[34] e pelo efeito adicional da frequência, os limites entre esses três tipos de comportamento não são precisos. Além disso, não serão os mesmos para diferentes tipos de bolhas, cujo comportamento acústico depende fortemente das propriedades do gás e da cápsula.[35]

Para reiterar, três tipos de comportamento de bolhas em um campo acústico foram identificados e dependem da amplitude e da frequência do feixe de ultrassom transmitido. Na prática, essa exposição é mais bem monitorada por meio do índice mecânico (IM) exibido pelo *scanner*. No IM muito baixo, as bolhas atuam simplesmente como poderosas potencializadores dos ecos. Isso é principalmente útil para o aumento do Doppler espectral, mas raramente é usado nos órgãos abdominais. Com intensidades ligeiramente mais altas (a parte inferior do alcance daqueles usados de forma diagnóstica), as bolhas emitem harmônicas à medida que sofrem oscilação não linear. Esses ecos não lineares podem ser detectados por modos de imagem específicos para contraste, que geralmente dependem de pulsos de baixo IM modulados em fase e/ou amplitude. A imagem de inversão de pulso é um exemplo desse método. Finalmente, nos quadros de intensidade mais alta, comparáveis aos usados na varredura convencional, as bolhas podem ser rompidas deliberadamente, criando um eco forte e transitório. A detecção desse eco com Doppler de potência harmônica é um dos meios mais sensíveis disponíveis para formar a imagem das bolhas em concentrações muito baixas, mas há o preço de destruir a bolha. Devido aos longos períodos de reabastecimento do fluxo no tecido, é necessário obter a imagem intermitente usando um "atraso de intervalo", no qual é mantida a imagem com alto IM. A ruptura de bolhas fornece um método único para quantificar a perfusão no nível do tecido.

Índice Mecânico

Por questões não relacionadas ao uso de agentes de contraste, os equipamentos de ultrassonografia comercializados nos Estados Unidos estão sujeitos a regulamentações da FDA, que exige que o valor estimado do pico de pressão negativa normalizado ao qual o tecido se encontra exposto seja indicado na tela do equipamento. Certamente, essa pressão muda dependendo do tecido por onde se propaga, bem como da amplitude e da geometria do feixe acústico: quanto maior a atenuação, menor será o pico de pressão no tecido. Não há como o equipamento "saber" qual tipo de tecido está tendo sua imagem formada, de forma que foi definido um índice que representa a pressão ultrassônica aproximada na região focal do feixe acústico a qual a média dos tecidos seria exposta. O **índice mecânico** (IM) é definido como o pico de pressão de rarefação (ou seja, negativo) dividido pela raiz quadrada da frequência ultrassônica. Esse valor está relacionado com a quantidade de trabalho mecânico realizado na bolha durante meio ciclo de pulso sonoro negativo,[36] e acredita-se indicar a propensão do pulso acústico em gerar cavitação no meio. Em sistemas de ultrassom de uso clínico, o IM geralmente varia entre 0,05 e 2,0. Embora um único valor seja indicado em cada imagem, na prática, o IM real varia ao longo da imagem. Na ausência de atenuação, o IM torna-se máximo na região focal do feixe acústico; a atenuação faz com que este máximo seja deslocado na direção do transdutor. Além disso, em função da dificuldade de se calcular o IM, que nada mais é que uma estimativa da quantidade real dentro do corpo, os valores indicados por diferentes equipamentos não são quantitativamente comparáveis. Assim, por exemplo, pode ser observada maior ruptura de bolhas em um equipamento com IM igual a 0,2 do que com outro equipamento com IM igual a 0,3, ambos em um mesmo paciente. Por essa razão, as recomendações de ajuste para um exame específico indicadas por um fabricante não se aplicam a outros equipamentos. Entretanto, o IM é a indicação mais importante para o operador sobre o comportamento esperado das bolhas do agente de contraste. Assim, ele é normalmente incorporado aos pré-ajustes iniciais para o modo de imagem de contraste no equipamento, e o ajuste de **potência de emissão** figura no painel de controle do operador. Uma configuração inicial típica da potência de emissão é tão baixa quanto 1% a 2% do que aquela usada na aquisição da imagem convencional.

Índice Mecânico (IM)

O índice mecânico (IM):

- É definido por :

$$IM = \frac{P_{neg}}{\sqrt{f}}$$

em que P_{neg} corresponde ao pico de pressão ultrassônica negativa em MPa, e f é a frequência do ultrassom em MHz

- Reflete a pressão negativa normalizada, a qual um alvo, tal como a bolha, é exposto em um campo de ultrassom
- É definido para o foco do feixe de ultrassom
- Varia com a profundidade da imagem (diminui com o aumento da profundidade)
- Varia com a localização lateral na imagem (diminui nas bordas do setor)
- É estimada de forma diferente em sistemas de fabricantes distintos

ECOS NÃO LINEARES E IMAGEM HARMÔNICA

Duas evidências importantes são apresentadas pelo comportamento das bolhas em um campo acústico. Primeiro, o tamanho do realce do eco mostrado na Figura 3.3 é muito maior do que seria esperado de tão poucos dispersores deste tamanho no sangue. Em segundo lugar, investigações sobre as características acústicas dos primeiros agentes[37] revelaram picos nos espectros de atenuação e dispersão que dependem tanto da frequência do ultrassom quanto do tamanho das microbolhas. Essas importantes observações sugerem que as bolhas **ressonam** em um campo de ultrassom. À medida que a onda de ultrassom – que consiste em compressões e rarefações alternantes – se propaga através das bolhas, estas sofrem mudanças periódicas de seus raios em sintonia com as oscilações do pulso acústico incidente. De forma semelhante às vibrações da corda de um instrumento musical, essas oscilações ocorrem em uma frequência natural de oscilação, ou ressonante, na qual elas tanto absorverão quanto dispersarão ondas ultrassônicas com eficiência peculiarmente alta. Considerando a oscilação linear de uma bolha de ar na água, uma teoria simples[2] pode predizer a frequência de ressonância de oscilação radial de uma bolha de 3 μm de diâmetro, tamanho médio de um típico agente de contraste de microbolhas transpulmonar. Como mostra a Figura 3.4, é de cerca de 3 MHz a frequência central do ultrassom usado em uma ultrassonografia abdominal habitual. Essa extraordinária e feliz coincidência explica o porquê de os agentes de contraste para ultrassom serem tão eficientes e poderem ser administrados em quantidades tão pequenas. Isso também leva à conclusão de que bolhas em ressonância em um campo de ultrassom podem ser induzidas à movimentação não linear, o princípio básico da imagem harmônica.

Há muito tempo já se sabe[38] que se bolhas forem "impulsionadas" por um campo acústico com ondas de pressão suficientemente altas, o padrão oscilatório das bolhas atinge um ponto em que as expansões e contrações alternadas de suas dimensões não são mais iguais. Lord Rayleigh, o autor do conhecimento teórico sobre o som no qual a imagem de ultrassom se baseia, foi levado a investigar

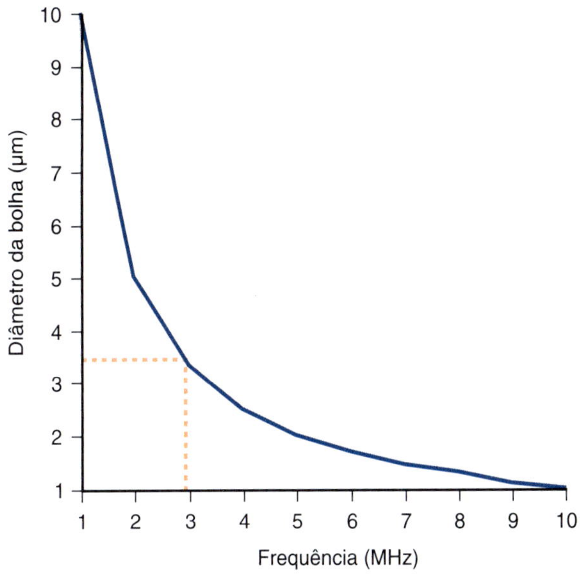

FIG. 3.4 Ressonância de microbolhas em um campo de ultrassom diagnóstico. Este gráfico mostra que a frequência oscilatória de ressonância – ou natural – de uma bolha de ar em um campo ultrassônico depende de seu tamanho. Para um diâmetro de 3,5 µm, o tamanho necessário para um agente de contraste intravenoso injetável, a frequência de ressonância é de aproximadamente 3 MHz.

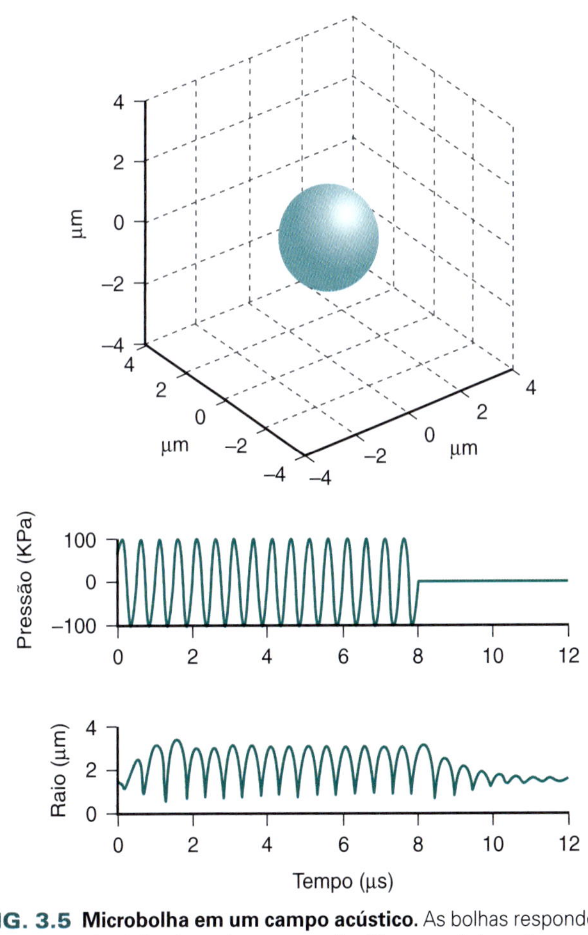

FIG. 3.5 Microbolha em um campo acústico. As bolhas respondem de forma assimétrica às ondas sonoras (*gráfico superior*), endurecendo quando comprimidas pelo som, permitindo apenas pequena variação em seus raios (*gráfico inferior*). Durante o período de baixa pressão da onda sonora, a rigidez da bolha diminui e as variações de seus raios podem ser maiores. Esta resposta assimétrica dá origem à produção de componentes harmônicos na onda dispersada.

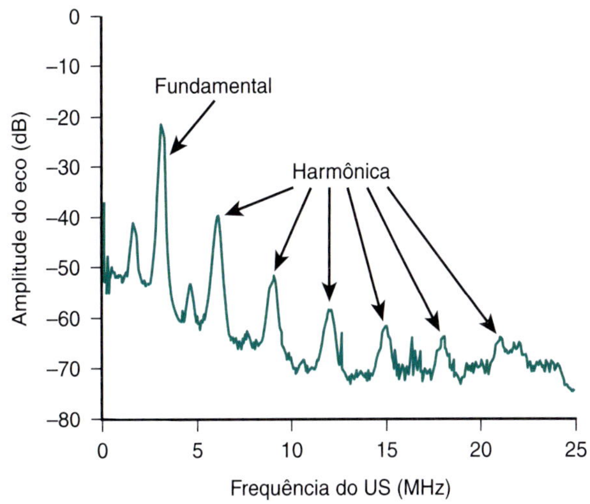

FIG. 3.6 Emissão harmônica do Optison®. Uma amostra de agente de contraste é insonada em 3 MHz e o eco é analisado pelas frequências que contém. É possível notar que o maior pico da energia do eco encontra-se em 3 MHz fundamentais, mas claramente são vistos picos secundários nos espectros em 6, 9, 12, 15 e 18 MHz, assim como picos entre essas harmônicas (conhecidos como "ultra-harmônicas") e abaixo do fundamental (a "sub-harmônica"). A segunda harmônica é cerca de 18 dB menor que o eco principal ou fundamental. A imagem harmônica e o Doppler buscam separar e processar esse sinal isoladamente. (Com permissão de Becher H, Burns P. Handbook of contrast echocardiography: left ventricle function and myocardial perfusion. New York: Springer; 2000.[63])

isso pela primeira vez em 1917, devido a sua curiosidade a respeito dos chiados que sua chaleira fazia quando a água fervia.[39] A consequência de tal movimentação **não linear** é que o som emitido pelas bolhas, e detectado pelo transdutor, contém harmônicas, de forma similar a cordas ressonantes de instrumentos musicais, que, dependendo de como são arqueadas ou puxadas, produzem um timbre constituído de sobretons (termo musical para harmônicas), em oitavas exatas acima do tom da nota fundamental. A origem desse fenômeno é a assimetria que começa a afetar a oscilação das bolhas quando a amplitude de movimentos aumenta. À medida que a bolha é comprimida pela onda de pressão do ultrassom, ela começa a endurecer e a resistir a maiores reduções de seu raio. Inversamente, durante a rarefação do pulso de ultrassom, a bolha torna-se menos rígida e, portanto, aumenta muito mais de tamanho (Fig. 3.5). A Figura 3.6 ilustra o espectro de frequência de um eco gerado por uma microbolha após exposição a uma salva de pulsos ultrassônicos de 3 MHz. Este agente, em particular, é o Optison®, embora a maioria dos agentes de contraste de microbolhas se comporte de forma semelhante. A frequência de ultrassom está representada no eixo horizontal, com a amplitude relativa no eixo vertical. Além do **eco fundamental** em 3 MHz, uma série de ecos ocorre em múltiplos inteiros da frequência transmitida, denominadas **harmônicas superiores**. Trata-se, portanto, de um método simples para distinguir as bolhas do tecido: excitar as bolhas de modo a produzir harmônicas e detectá-las, preferencialmente, em vez dos ecos fundamentais do tecido. Os principais fatores para a resposta harmônica de um agente de contraste são: a pressão incidente do campo de ultrassom, a frequência, a distribuição do tamanho das bolhas e as propriedades mecânicas da cápsula das bolhas (uma cápsula rígida, por exemplo, irá amortecer as oscilações e atenuar sua resposta não linear).

Imagem Harmônica de Modo-B

Um método de imagem convencional e Doppler com base no fenômeno da emissão harmônica, denominado "imagem harmônica",[40] está amplamente disponível em aparelhos de ultrassom modernos. No modo harmônica, o sistema transmite os pulsos em uma frequência normal, mas é ajustado para captar os ecos que tenham preferencialmente o dobro dessa frequência, em que estão as reflexões provenientes das bolhas. Em geral, as frequências transmitidas são de 1,5 e 3 MHz, enquanto a frequência de recepção é selecionada através de uma estratégia de detecção (originalmente, simples filtros para faixas de radiofrequência com a frequência central na faixa da segunda harmônica) entre 3 e 6 MHz. O método de imagens harmônicas utiliza os mesmos transdutores utilizados para imagens convencionais e, para a maioria dos sistemas de ultrassom atuais, envolve apenas alterações em seus programas. Tanto os ecos provenientes de tecidos sólidos quanto os das hemácias são suprimidos. Os métodos de obtenção de imagens harmônicas em tempo real para Doppler espectral e Doppler colorido foram também implementados em um certo número de equipamentos disponíveis comercialmente. Certamente, para que os transdutores possam operar em uma faixa de frequências tão ampla, é necessário que apresentem uma grande largura de banda. Felizmente, muitos esforços recentes foram direcionados a aumentar a largura de banda dos transdutores em função de sua importância na aquisição de imagens convencionais, de forma que o método de imagem harmônica não requer a despesa adicional de transdutores específicos.

Imagem Harmônica Espectral e Doppler de Potência (Power Doppler)

Na imagem harmônica, os ecos provenientes de estruturas semelhantes aos tecidos são reduzidos, mas não eliminados, invertendo o contraste entre os agentes e seu meio circunjacente (Fig. 3.7). A vantagem deste efeito é a de se aumentar a distinção dos agentes quando estão nos vasos sanguíneos, os quais seriam normalmente escondidos pelos fortes ecos vindos dos tecidos. No Doppler espectral, espera-se que a supressão dos ecos dos tecidos reduza os artefatos de movimento ou do tipo "batida" – o qual é familiar a todos os ultrassonografistas que trabalham com Doppler – e limite a detecção do fluxo nos vasos em movimento. Medidas feitas *in vivo* com Doppler espectral mostram que a relação sinal-ruído melhora com a combinação de imagem harmônica e agentes de contraste em até 35 dB.[41] Aplicações deste método incluem a detecção de fluxo sanguíneo em pequenos vasos envoltos por tecidos em movimento, como os ramos das artérias coronárias;[42] esse método permanece como uma técnica um tanto especializada.

Em estudos convencionais de Doppler colorido utilizando um agente de contaste, o sinal de eco realçado não suprime o ruído "luminoso" proveniente do tecido móvel; ao contrário disso, adiciona a ele um artefato de "ampliação" dos sinais de fluxo à medida que o receptor é sobrecarregado com o eco realçado proveniente do sangue (Fig. 3.8). O modo de harmônica de Doppler de potência supera de maneira eficaz esse problema do ruído através da supressão do sinal do tecido, revelando melhor os detalhes dos pequenos vasos. A combinação do método de harmônica com o Doppler de potência constitui uma ferramenta particularmente eficiente para detecção de fluxo nos pequenos vasos de órgãos abdominais, que podem estar em movimento em função da pulsação cardíaca ou respiração (Fig. 3.9). Em um estudo comparando a avaliação do fluxo em imagens harmônicas de potência com contraste com o tamanho de arteríolas obtidas histologicamente nas regiões correspondentes do córtex renal,[43] concluiu-se que o método é capaz de detectar fluxo em vasos menores que 40 μm de diâmetro, cerca de 10 vezes menor que o limite de resolução da imagem correspondente, mesmo com o

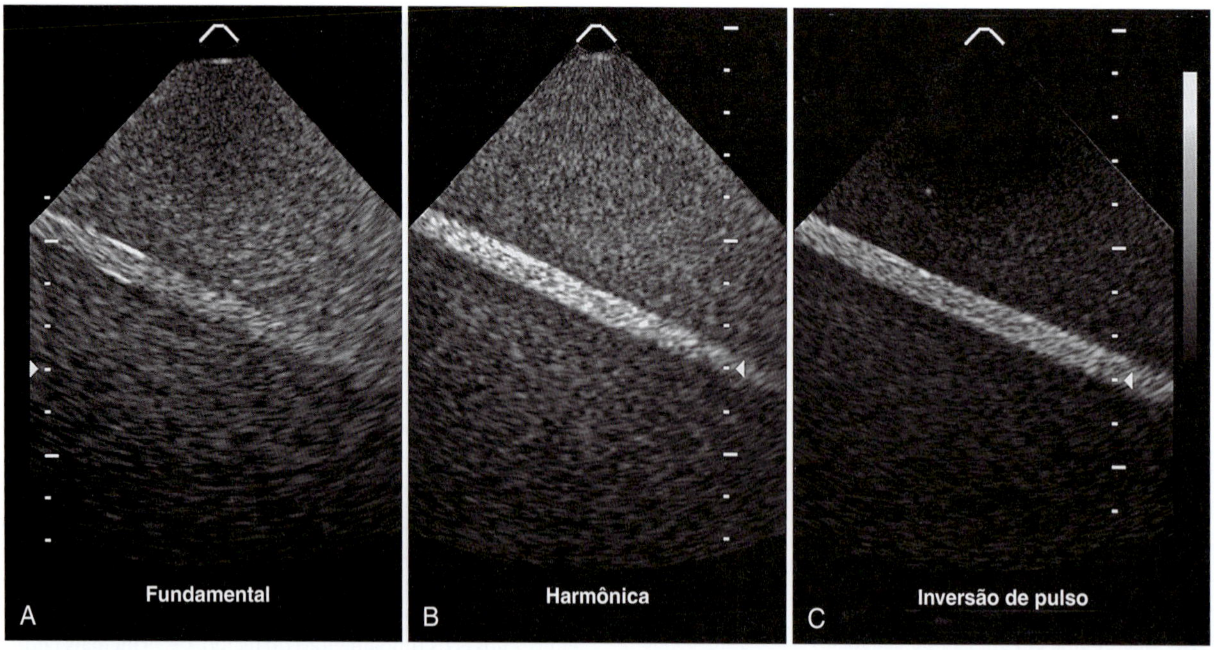

FIG. 3.7 Demonstração de imagem de inversão de pulso. Imagens *in vitro* de um modelo de vaso contendo agente de contraste estacionário perfluorocarbono circundado por material equivalente a tecido (Biogel® e grafite). **(A)** Imagem convencional, IM = 0,2. **(B)** A imagem harmônica, IM = 0,2, proporciona aumento no contraste entre o agente e o tecido. **(C)** Imagem de inversão de pulso, IM = 0,2. Por supressão de ecos lineares de tecidos estacionários, a imagem com inversão de pulso proporciona melhor contraste entre o agente e o tecido do que as imagens convencionais e harmônicas. (Com permissão de Becher H, Burns P. Handbook of contrast echocardiography: left ventricle function and myocardial perfusion. New York: Springer; 2000.[63])

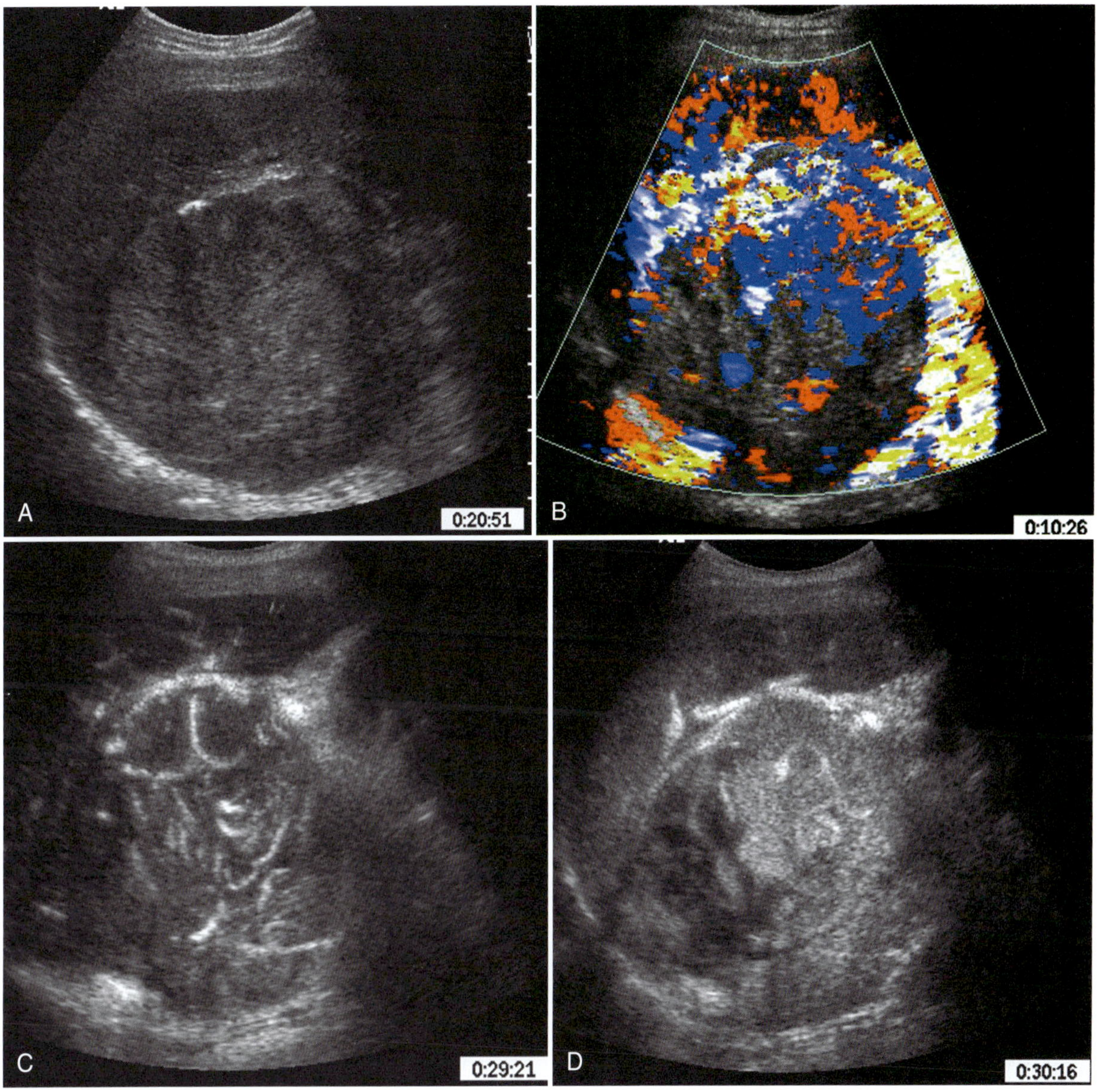

FIG. 3.8 A necessidade de imagem contraste-específica. (A) Imagem convencional de fígado mostrando uma lesão grande e sólida. **(B)** A administração de contraste aumenta a ecogenicidade do sangue, mas forma artefatos no Doppler devido ao excesso de brilho e à movimentação do tecido. **(C)** Imagem contraste-específica mostrando vasos sanguíneos não visualizados com o Doppler. **(D)** Iniciando-se o exame com alto IM após uma pausa, observa-se a perfusão da massa e uma área necrótica. A lesão é um carcinoma hepatocelular. (Adaptada de Burns PN, Wilson SR, Simpson DH. Pulse inversion imaging of liver blood flow: improved method for characterizing focal masses with microbubble contrast. Invest Radiol. 2000;35[1]:58-71.[53])

órgão movimentando-se com a respiração normal. A utilização desse método com o modo de potência no coração permite a avaliação de perfusão do miocárdio.[44,45]

Imagem Harmônica de Tecidos

Em imagens de segunda harmônica, o aparelho de ultrassom transmite em uma dada frequência e capta os ecos com o dobro da frequência utilizada na transmissão. A melhora obtida na detecção do eco das microbolhas ocorre devido ao comportamento peculiar da bolha de gás na presença do campo de ultrassom. Entretanto, qualquer fonte responsável pela emissão de sinais na frequência harmônica e que não seja proveniente das bolhas irá reduzir a eficiência desse método. Tais sinais indesejáveis podem advir de não linearidades no transdutor as quais devem ser eficazmente corrigidas em um bom sistema de imagens harmônicas. No entanto, os próprios tecidos podem produzir harmônicas que serão captadas pelo transdutor. Elas se desenvolvem à medida que a onda acústica se *propaga* através dos tecidos. Novamente, isso é causado por uma assimetria: neste caso, o som propaga-se um pouco mais rápido através do tecido durante a fase de compressão do ciclo (no qual o tecido torna-se mais denso, portanto, mais rígido), e não durante a fase de rarefação. Embora muito pequeno, esse efeito é suficiente para gerar harmônicas substanciais na onda transmitida, enquanto esta se propaga até regiões profundas; assim, quando a onda de som é dispersada por um alvo linear, como o miocárdio, há uma harmônica no eco que é detectada juntamente com as harmônicas vindas das bolhas.[46] Esta é a razão pela qual tecidos sólidos não são totalmente escuros em imagens

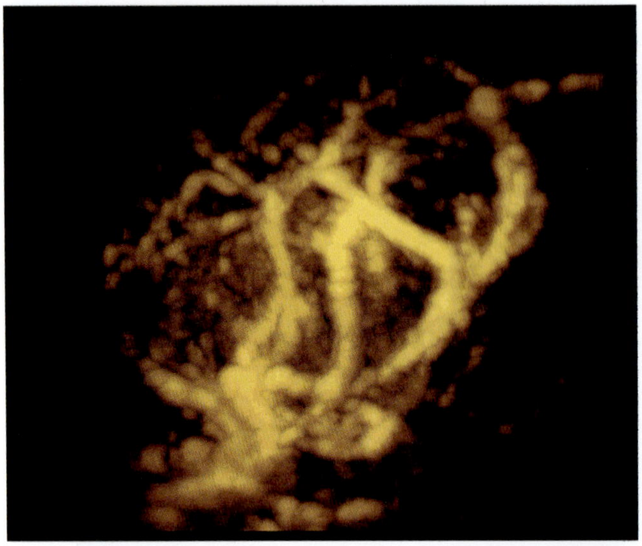

FIG. 3.9 Imagem harmônica contraste-específica. Imagem harmônica com Doppler de potência do tumor experimental (carcinoma VX2) de 1 cm de diâmetro mostra clara separação do sinal do sangue intensificado.

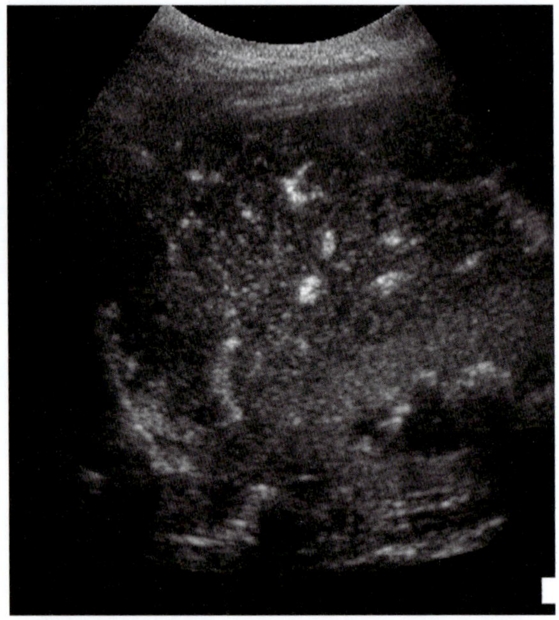

FIG. 3.10 Aparência de vasos sanguíneos usando-se imagem harmônica de modo-B em paciente com hemangioma incidental. Observe que os grandes vasos exibem aparência pontilhada à medida que o ultrassom com IM alto rompe as bolhas quando elas entram no plano de varredura. (Com permissão de Becher H, Burns P. Handbook of contrast echocardiography: left ventricle function and myocardial perfusion. New York: Springer; 2000.[63])

harmônicas típicas. Como efeito resultante, tem-se a redução de contraste entre as bolhas e o tecido, tornando a detecção de perfusão nos tecidos mais difícil.

Harmônicas teciduais, embora sejam um entrave às imagens com contraste, não são necessariamente um problema. Na verdade, uma imagem formada a partir de harmônicas teciduais sem a presença de agentes de contraste apresenta tantas propriedades, que a recomendariam em vez da imagem convencional usada como o modelo "padrão" de rotina em muitos *presets* de aparelhos de ultrassom. Suas vantagens decorrem do fato de que as harmônicas teciduais são desenvolvidas à medida que o feixe penetra no tecido, em contraste com o feixe convencional, que é gerado na superfície do transdutor.[47,48] Os artefatos, geralmente originados nos primeiros centímetros de profundidade dos tecidos, como as reverberações, são reduzidos pelo uso das imagens harmônicas teciduais. Lobos laterais e demais tipos de interferências de baixo nível também são suprimidos, tornando as imagens harmônicas teciduais a modalidade de escolha em várias situações, especialmente durante a visualização de estruturas preenchidas por líquidos.[49] Não obstante, para estudos com agentes de contraste, as harmônicas teciduais limitam a visibilidade das bolhas dentro dos tecidos e, por conseguinte, podem ser consideradas artefatos. Ao considerar formas de reduzir esse artefato, o operador deve ter em mente as diferenças entre as componentes harmônicas produzidas pela propagação acústica através dos tecidos e aquelas produzidas pelos ecos das bolhas. Em primeiro lugar, as harmônicas de tecidos requerem altos picos de pressão e, por isso, são apenas evidentes com alto IM. O uso de imagem por contraste com baixo IM, como geralmente é o caso, faz com que restem apenas as harmônicas provenientes das bolhas. Em segundo lugar, as harmônicas provenientes em alto IM são contínuas e não desvanecem, enquanto as provenientes de bolhas para a mesma região são transitórias por natureza, desaparecendo conforme as bolhas se rompem.

Imagem com Inversão de Pulso

Houve problemas com a imagem harmônica inicial. Primeiro, a divisão da largura de banda do transdutor tinha o efeito de diminuir a resolução da imagem. Segundo, quando o eco recebido é fraco (o que, a partir das bolhas, é tipicamente o caso), a região de sobreposição entre as frequências de transmissão e de recepção torna-se uma grande parte de todo o sinal recebido, de modo que o contraste na imagem harmônica é dependente do quão forte é o eco proveniente das bolhas. Na prática, isso força o uso de um IM elevado no modo harmônico, o que reduz o contraste mais por causa da harmônica tecidual.[50] Além disso, resulta na interrupção transitória e irreversível das bolhas.[51] À medida que as bolhas entram no plano de varredura de uma imagem de ultrassom em tempo real, elas fornecem um eco e depois desaparecem. Assim, os vasos que se encontram dentro do plano de varredura não são visualizados como estruturas de paredes contínuas em imagem harmônica, mas, por outro lado, têm aparência pontilhada (Fig. 3.10).

Imagens por inversão de pulso superam o conflito entre a necessidade de contraste e a resolução nas imagens harmônicas, proporcionando maior sensibilidade ao permitir a utilização de baixas potências incidentes, não destrutivas, e uma imagem contínua das microbolhas em um órgão como o fígado, por exemplo. O método também se baseia na oscilação assimétrica das bolhas no campo acústico, embora detecte "até" componentes não lineares do eco ao longo de toda a largura de faixa do transdutor. Na imagem por inversão de pulso (também conhecida como "inversão de fase"), dois pulsos são enviados ao tecido em uma rápida sucessão. O segundo pulso corresponde a uma imagem em espelho do primeiro (Fig. 3.11); ou seja, ele foi submetido a uma mudança de fase de 180 graus. O equipamento de ultrassonografia detecta o eco desses dois pulsos consecutivos e calcula a soma de ambos. Para tecidos comuns, que se comportam de maneira linear, a soma dos dois ecos invertidos é simplesmente zero. Para um eco com componentes não lineares, como os gerados por bolhas, os ecos produzidos por esses dois pulsos não serão imagens em espelho um do outro, em

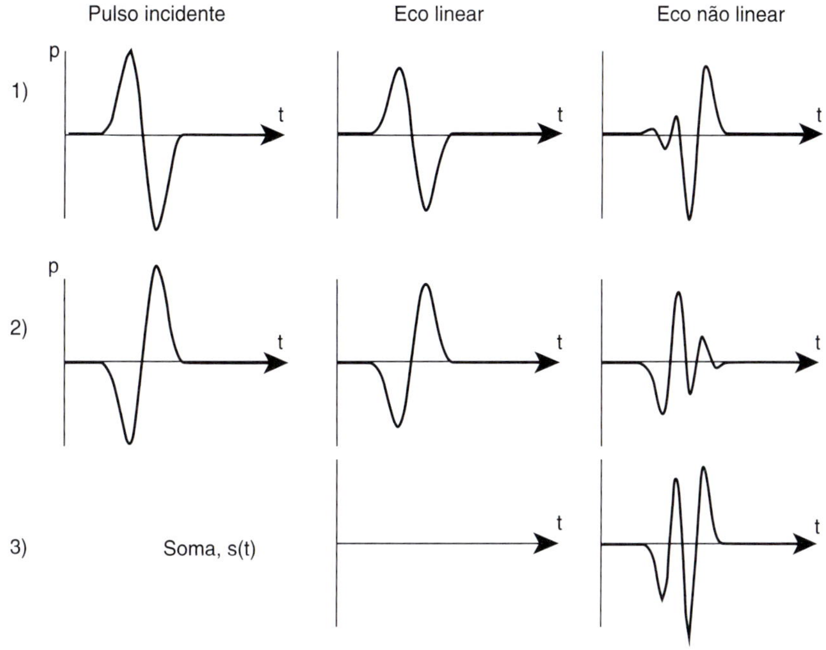

FIG. 3.11 Princípio básico da imagem com inversão de pulso. Um pulso acústico é transmitido em direção ao corpo e ecos são captados do agente e do tecido. Um segundo pulso, que é uma cópia invertida do primeiro, é transmitido na mesma direção, e os dois ecos resultantes são somados. Os ecos lineares provenientes do tecido serão cópias invertidas um do outro, sendo cancelados durante a soma, que é a zero. Os ecos das microbolhas são cópias distorcidas um do outro, de forma que os componentes não lineares de cada um desses ecos serão reforçados durante a adição dos sinais, resultando em um forte sinal harmônico.

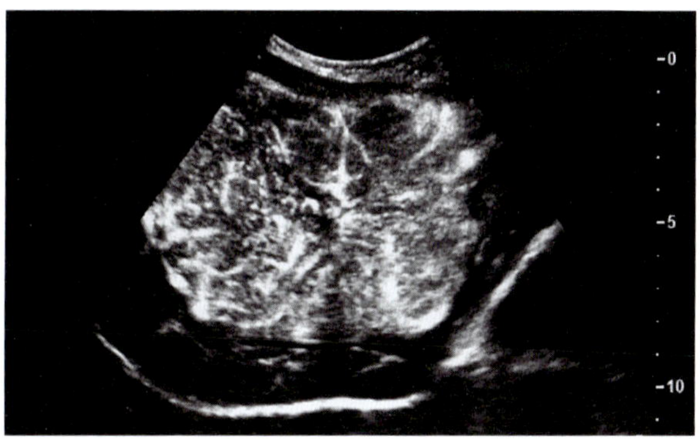

FIG. 3.12 Imagem de inversão de pulso de uma massa hepática na fase arterial, feita em tempo real com baixo índice mecânico. Observe que a resolução espacial desta imagem é comparável à da imagem convencional, refletindo a vantagem de uma imagem de ampla largura de banda para imagens contraste-específicas.

virtude do comportamento assimétrico dos raios das bolhas com o tempo. Como resultado, a soma desses dois ecos não é zero. Por esse motivo, o sinal proveniente das bolhas é detectado, mas não o dos tecidos. Matematicamente, é possível mostrar que a soma desses dois ecos contém "até" as componentes harmônicas não lineares do sinal, incluindo a segunda harmônica.[52] Uma das vantagens da inversão de pulso em relação ao método de filtragem para detecção de componentes harmônicas das bolhas é a eliminação da restrição da largura de banda. Toda a variação de frequência acústica emitida pelo transdutor pode ser detectada com esse método, proporcionando imagens com toda a largura de banda disponível, ou seja, imagens de alta resolução provenientes dos ecos das bolhas.[53] A Figura 3.12 ilustra como as imagens por inversão de pulso proporcionam melhor supressão de ecos lineares que as imagens harmônicas, além de fazerem uso de toda a largura de banda dos transdutores, obtendo aumento na resolução da imagem em relação ao modo com harmônica. Pelo fato de esse método ser mais eficiente ao se isolar os ecos das bolhas, é possível detectar até mesmo os ecos fracos provenientes de bolhas insonadas com intensidades baixas e não destrutivas. Entretanto, vale destacar que, ao aumentar o IM, as harmônicas tornam os tecidos mais brilhantes. De fato, a inversão de pulso é atualmente a técnica preferida, usada em muitos sistemas para imagem harmônica tecidual. Uma imagem de contraste com inversão de pulso ótima é obtida, em geral, com baixo IM. O princípio da inversão de pulso é a base de muitos métodos de imagens comercializados, incluindo **imagem de contraste coerente**, **imagem harmônica conjunta** e **imagem de inversão de fase**.

Imagem Doppler com Inversão de Pulso

Apesar das vantagens oferecidas pelo método de inversão de pulso em relação às imagens com harmônicas para supressão do tecido estacionário, este método é um pouco sensível aos ecos provenientes de tecidos em movimento. Isso ocorre porque a movimentação dos tecidos gera ecos lineares que se modificam levemente entre pulsos, de forma que eles não se anulam perfeitamente. Além disso, com alto IM, a propagação não linear também contribui para o surgimento de ecos com harmônicas nas imagens por inversão de pulso, mesmo em estruturas com dispersão linear, como o parênquima do fígado. Embora os artefatos de movimentos de tecidos possam ser minimizados utilizando curtos intervalos de repetição de pulsos, ecos não lineares provenientes dos tecidos podem mascarar os ecos das bolhas, reduzindo a eficiência do contraste com microbolhas, especialmente quando um alto IM é usado. A inversão de pulso Doppler busca contornar esses problemas por meio da generalização do método de inversão de pulso.[52] Essa técnica combina a habilidade de detecção não linear da imagem com inversão de pulso com a capacidade de identificar movimentos do Doppler de potência. São feitas as transmissões de múltiplos pulsos com polaridades alternadas e são aplicadas técnicas de processamento do sinal Doppler para diferenciar entre os ecos provenientes das bolhas e ecos de tecidos em movimentos e/ou harmônicas teciduais, como determinado pelo operador. Esse método oferece melhoras potenciais no contraste entre os tecidos-agentes de contraste e na relação sinal-ruído, apesar da redução da taxa de visualização dos quadros no equipamento de ultrassonografia. A mais impressionante habilidade desse método em detectar ecos harmônicos muito fracos é a demonstração de imagens de perfusão do miocárdio em tempo real.[54] Por meio da redução do IM para 0,1 ou menos, as bolhas atingem uma condição de estabilidade com oscilação não linear, emitindo continuamente sinais harmônicos. Em função do baixo IM, poucas bolhas são destruídas, de forma que as imagens podem ser obtidas em tempo real. Como esse método necessita que as bolhas sejam preservadas em um estado de oscilação não linear, as bolhas preenchidas com gás perfluorocarbono são as mais indicadas.

Imagem de Contraste de Onda Plana

Na prática, a baixa taxa de geração de quadros que a imagem linha a linha força na inversão de pulsos Doppler tem impossibilitado sua inclusão como um modo de varredura clínica na maioria dos sistemas. No entanto, a formação de feixe linha a linha não é a única maneira de formar uma imagem por ultrassom – isso é possível como é convencionalmente realizado por meio da varredura de um feixe focalizado em 100 direções consecutivas, com uma única não focada onda de plano, que insona todo o campo de visão com um único pulso. Os ecos de cada elemento de volume do tecido são então recebidos simultaneamente em todos os elementos do transdutor e processados para extrair os ecos em cada local no campo de visão. O resultado é uma imagem única, embora de qualidade um tanto comprometida, para um único pulso de ultrassom. Assim, são possíveis taxas de quadros de imagens iguais à frequência de repetição de pulso de 5 kHz ou mais. Embora exigente computacionalmente, são muitas as vantagens dessa metodologia de "programas de formação de feixe". Uma delas é que eles fornecem uma oportunidade de enviar longos conjuntos de pulso para métodos Doppler sem afetar a taxa de quadros. O Doppler de inversão de pulso foi implementado em tais sistemas com resultados dramáticos, proporcionando perfusão simultânea, imagem e Doppler colorido a partir de uma injeção de contraste em taxas de quadros de 100 Hz ou mais.[55]

Imagem por Modulação de Fase e Amplitude

Ao receber os ecos de uma sequência de inversão de pulsos, o receptor os combina de forma a garantir que a soma dos ecos "espelho" provenientes dos tecidos seja zero. O que permanece é alguma combinação dos componentes não lineares do eco das bolhas. Variar (ou modular) o pulso de uma transmissão para outra alterando sua fase é apenas uma das muitas estratégias que pode ser empregada. Por exemplo, alterando-se a amplitude do pulso em transmissões consecutivas e amplificando os ecos para compensar essa ação, os ecos lineares também podem ser cancelados. O que permanece são todos os componentes dos ecos não lineares provenientes das bolhas.[56] De forma precisa, é possível determinar matematicamente quais componentes não lineares são produzidos por uma sequência particular de pulsos, e o modo de imagem específico para contraste pode ser aperfeiçoado para aplicações distintas.[57] Quase todos os sistemas diagnósticos atualmente utilizam alguma forma de processamento de modulação multipulsos em seus modos de imagem específicos para contraste, conhecidos de forma variável como **inversão de pulso por modulação de potência** (IPMP) e **sequência de pulso de contraste** (SPC). Enquanto a pressão negativa de pico é mantida baixa (menor que 100 kPa), para que a bolha não seja rompida pelos pulsos, é possível obter imagem de perfusão em tempo real em muitos órgãos, incluindo miocárdio, fígado, rim, pele, próstata e mama, mesmo na presença de movimento tecidual. Como um dos critérios de desempenho que melhora a detecção da perfusão é a completa supressão de ruído de fundo do tecido, muitas imagens contraste-específicas aparecem bem escuras antes da injeção do contraste, dificultando a varredura do paciente. Assim, o exame de imagem lado a lado, em que uma imagem fundamental de baixo IM simultânea é colocada ao lado da imagem com contraste (ou superposta a ela), tornou-se o método preferido para a detecção de pequenas lesões ou para guiar equipamento de intervenção, como agulhas ou sondas de ablação, cujos ecos são visíveis na imagem fundamental, mas suprimidos na imagem com contraste (Fig. 3.13). Embora, nos últimos anos, a tecnologia para obtenção de imagens de baixo IM, em tempo real, específicas para bolhas em sistemas de ultrassom comercializados, tenha se estabilizado, as aplicações clínicas ainda estão se expandindo, especialmente nos exames de tumores, que, por sua vez, apresentam novos desafios para essa metodologia de imagem.

Imagem de Projeção da Intensidade Máxima Temporal

Uma utilidade clínica importante da obtenção de imagens contraste-específicas explora o fato de que é suficientemente sensível para detectar e demonstrar ecos provenientes de bolhas individuais em tempo real. Criando-se o equivalente de uma fotografia com "obturador aberto", em que objetos brilhantes criam trilhas de seu próprio movimento, as bolhas podem ser utilizadas para traçar a morfologia dos microvasos que as contêm. O resultado, conhecido como **projeção de intensidade máxima temporal** (ou MIP temporal; do inglês, *temporal maximum intensity projection*), pode produzir uma imagem detalhada da morfologia vascular com duração de alguns segundos ou de uma inspiração. Em geral, o processo de projeção de intensidade máxima temporal é iniciado após um disparo que rompe as bolhas dentro do plano de varredura. À medida que novas bolhas chegam ao plano, suas trilhas são traçadas em uma imagem que é integrada durante um período selecionado de 100 milissegundos a alguns segundos.[58] Essas imagens também podem fornecer informações dinâmicas – por exemplo, revelando se o padrão de realce arterial de uma lesão hepática é centrípeto ou centrífugo.[59]

RUPTURA DE BOLHAS: IMAGEM INTERMITENTE

À medida que a pressão incidente sobre bolhas ressonantes aumenta, suas oscilações tornam-se mais abruptas, fazendo com que os raios de algumas dessas bolhas aumentem cinco vezes ou mais durante a fase de rarefação do pulso acústico incidente. Semelhante a uma boa soprano que pode quebrar uma taça de vinho ao cantar em sua frequência de ressonância, uma microbolha, se excitada por ondas ultrassônicas de maior amplitude, irá sofrer ruptura irreversível de sua cápsula. Uma imagem física do que exatamente ocorre com uma bolha rompida foi obtida apenas recentemente a partir de vídeos de alta velocidade utilizando câmeras com uma taxa de quadros de

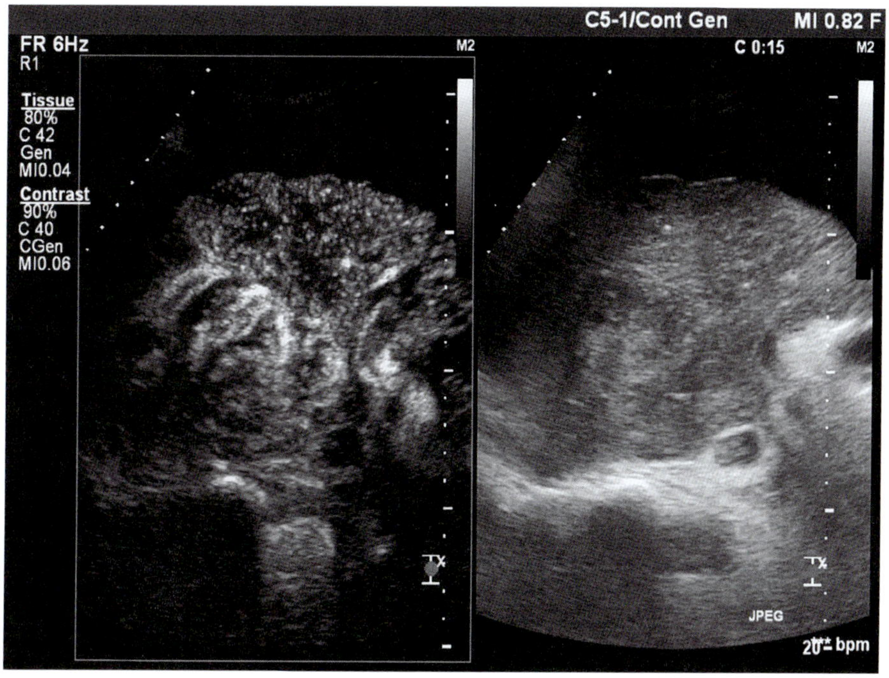

FIG. 3.13 Imagens lado a lado mostrando uma imagem convencional com baixo IM em tempo real (*à direita*) ao mesmo tempo que é mostrada uma imagem contraste-específica com baixo IM (*à esquerda*). Essa manobra é particularmente útil para a caracterização de pequenas lesões e para guiar equipamento de intervenção. O modo de contraste neste caso combina modulação de fase e de amplitude.

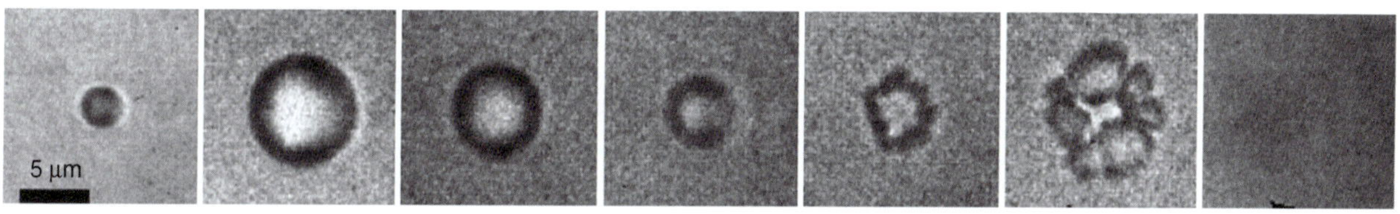

FIG. 3.14 Fragmentação do agente de contraste capturada por uma câmera de alta velocidade por pesquisadores da Universidade da Califórnia, Davis. O sistema de imagens realiza captura em 50 nanossegundos. A bolha é acusticamente excitada por um pulso ultrassônico de 2,4 MHz, com um pico de pressão negativa de 1,1 MPa ([IM] ~0,7). O diâmetro inicial da bolha é de 3 µm e ela se fragmenta durante a compressão após a primeira expansão. Os fragmentos resultantes da bolha não são vistos após a sonificação, pois se encontram completamente dissolvidos ou abaixo da resolução óptica. (Cortesia de James Chomas, Paul Dayton, Kathy Ferrara, University of California, Davis CA.)

25 milhões de imagens por segundo[60,61] (Fig. 3.14). Entretanto, parece certo que a cápsula das bolhas desaparece (não instantaneamente, mas durante certo período, dependendo de sua composição) e libera gás livre, que forma um dispersor acústico altamente eficaz, originando ecos fortes, não lineares, por um curto período. Esse processo, anteriormente, era incorretamente considerado uma liberação de energia, como um balão explodindo, tendo sido denominado equivocadamente "emissão acústica estimulada". A obtenção intermitente de imagens tem dupla utilização. Em primeiro lugar, ela representa uma forma muito sensível de se detectar uma bolha.[62] No entanto, como ela ocasiona a ruptura da bolha, não pode ser realizada continuamente. O reabastecimento das bolhas em um típico leito microvascular leva entre 5 e 10 segundos. A técnica de imagem com alto IM a cada poucos segundos para mostrar a perfusão é denominada "imagem sincronizada" ou "atraso de intervalo".[63] Em segundo lugar, a aquisição intermitente de imagens por um intervalo de tempo fixo consegue rastrear o quanto uma região é reabastecida por bolhas entre insonações. Ao demonstrar o fluxo de sangue no plano de varredura, a aquisição intermitente de imagens fornece um método exclusivo para medir a perfusão tecidual.

Imagem Sincronizada

Em estudos iniciais de aquisição de imagens com harmônicas, já foi descoberto que, ao pressionar o botão "congelar" de um equipamento de ultrassom por alguns momentos, interrompendo a aquisição das imagens durante um estudo com agentes de contraste, pode-se aumentar a eficácia de tais agentes. Esse efeito é tão dramático, que ele foi responsável pela primeira imagem ultrassonográfica de perfusão do miocárdio usando imagem harmônica.[64] Isso é consequência da capacidade do campo de ultrassom, se a sua pressão de pico for suficientemente alta, de romper a cápsula e destruir as bolhas.[51] Com a ruptura da bolha, ela libera energia, criando um eco transitório de alta amplitude, rico em harmônicas. Esse processo é, às vezes, erroneamente denominado "emissão acústica estimulada". O fato é que a natureza transitória desse eco pode ser usada para sua detecção. Um método simples é a subtração da imagem de ruptura das bolhas de uma imagem de referência obtida antes ou (mais comumente) imediatamente após a insonação. Tal método requer pós-processamento das imagens ultrassônicas, juntamente com um programa capaz de alinhar as imagens de ultrassom antes da subtração, sendo apenas útil em raras situações.[63]

Doppler de Potência com Harmônica Intermitente

O Doppler de potência (*power* Doppler) foi desenvolvido como uma maneira de se detectar a movimentação de alvos, como hemácias, em um vaso. Ele funciona por meio de um método simples de subtração pulso a pulso,[65] no qual dois ou mais pulsos são enviados sucessivamente ao longo da mesma linha de varredura da imagem. Pares de sequências de ecos recebidos são comparados para cada linha: se forem idênticos, nada é mostrado, mas se houver diferença (devido aos movimentos do tecido entre os pulsos), uma cor é demonstrada, cuja saturação está relacionada à amplitude do eco que sofreu alteração. Embora esse método não se destine à detecção de ruptura de bolhas, ele mostra-se ideal para imagens de "ruptura" de alto IM. O primeiro pulso recebe um eco da bolha, enquanto o segundo não recebe, de forma que a comparação entre eles leva a um sinal forte. De certo modo, o Doppler de potência pode ser visto como um procedimento de subtração linha por linha dos ecos de radiofrequência detectados pelo transdutor. O interessante é que a imagem por inversão de pulso - método mais comumente usado para diminuir o IM - torna-se equivalente ao Doppler de potência se o IM for alto e ocorrer rompimento das bolhas. Ao analisar a Figura 3.11 novamente, observa-se mais facilmente que, se o eco do segundo pulso está ausente (porque a bolha não existe mais), a soma dos ecos das duas bolhas é a mesma diferença entre elas, que é o que é medido pelo Doppler de potência. O fato de que o segundo pulso é invertido não faz diferença para uma bolha que desapareceu. Assim, com alto IM, o Doppler de potência ou o Doppler de inversão de pulsos torna-se um método sensível para a detecção de bolhas, estando elas em movimento ou não.

Esse método tem sido incorporado a modos de ultrassom especificamente adaptados para detectar a distribuição das bolhas captadas nas células de Kupffer na fase pós-vascular de agentes como Levovist® e Sonazoid®. O transdutor faz uma varredura lenta pelo fígado minutos após o agente ter saído do sistema vascular; quando isso ocorre, os pulsos com alto IM rompem as bolhas locais e são detectados na imagem. A Figura 3.15 mostra uma imagem em que um defeito de captação do fígado representa uma região pobre em células de Kupffer devido a um colangiocarcinoma. Os modos de ultrassom preferidos para esse método são a inversão de pulso - que oferece a vantagem de gerar imagens de alta resolução, mas a desvantagem da presença de fortes harmônicas dos tecidos no plano de fundo - ou modos de Doppler de potência, como **angio de potência harmônica** ou **imagem de detecção do agente** (IDA). Vários sistemas oferecem um modo de "observação" de baixo IM que pode ser utilizado para fornecer uma imagem contraste-específica ou uma imagem fundamental do fígado durante a varredura que, quando combinada com o modo de contraste de alto IM, pode ser útil para se manter o plano de varredura alinhado com a região de interesse.

Imagens por Ruptura-Reabastecimento

Ao romper as bolhas e monitorar o reabastecimento de uma região do tecido, o ultrassom contrastado oferece um método único, não invasivo e válido[66] para a medida da perfusão microvascular. No método de ruptura-reabastecimento,[67] as microbolhas são infundidas em velocidade contínua até que se atinja um realce constante em todo o sistema vascular. A seguir, as bolhas são rompidas por um flash de alto IM, que as remove do plano de varredura (Fig. 3.16). Imediatamente, novas bolhas começam a surgir. A velocidade a que elas o fazem está relacionada à velocidade de fluxo local e taxa de fluxo, que pode ser extraída de um modelo físico do processo.[68] Uma importante aplicação dessa medida é a avaliação da resposta de tumores e outros órgãos a terapias que atuam sobre a vasculatura. No tratamento de câncer, inúmeras estratégias têm sido propostas, cujo alvo é a proliferação da vasculatura de um tumor em desenvolvimento, incluindo medicamentos especificamente designados para inibir a própria transformação angiogênica.[69] Esses agentes antiangiogênicos ou destruidores de vasculatura apresentam o efeito de reduzir a circulação do tumor e inibir seu crescimento. Eles não matam células cancerosas; de forma que o tumor geralmente responde sem diminuir de tamanho, o que torna necessário um teste funcional para se determinar a resposta do medicamento. A experiência acumulada até o momento sugere que o **ultrassom dinâmico contrastado**, com suas vantagens de alta sensibilidade, portabilidade e por ser um puro marcador intravascular, é um forte candidato para essa função[70-75] e tem sido incorporado às diretrizes europeias para uso clínico de agentes de contraste.[76]

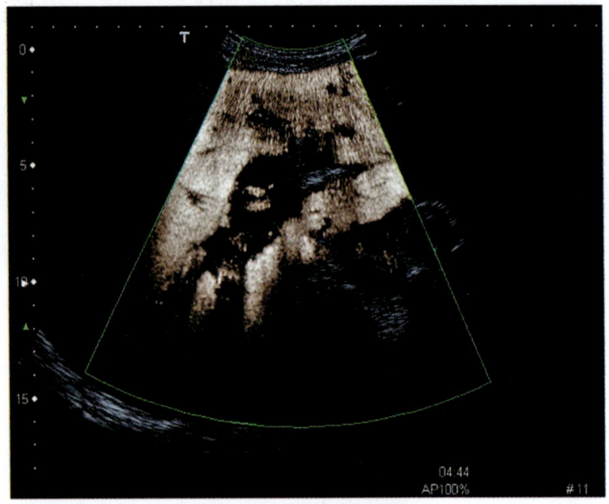

FIG. 3.15 Doppler de potência com alto índice mecânico utilizado para detectar bolhas de Levovist® por rompimento durante sua fase pós-vascular no fígado. As bolhas são detectadas dentro das células de Kupffer. O defeito de sinal em torno do hilo hepático é um colangiocarcinoma que não foi detectado na imagem pré-contraste.

CONSIDERAÇÕES SOBRE SEGURANÇA E SITUAÇÃO REGULATÓRIA

A ultrassonografia com contraste expõe os pacientes ao ultrassom de forma idêntica à adotada nos exames tradicionais. No entanto, o uso de pulsos de ultrassom para romper bolhas que estão em vasos microscópicos e o conhecimento de que o ultrassom e as bolhas podem ser usados deliberadamente para penetrar nas membranas celulares com a finalidade de administrar medicamentos e outras

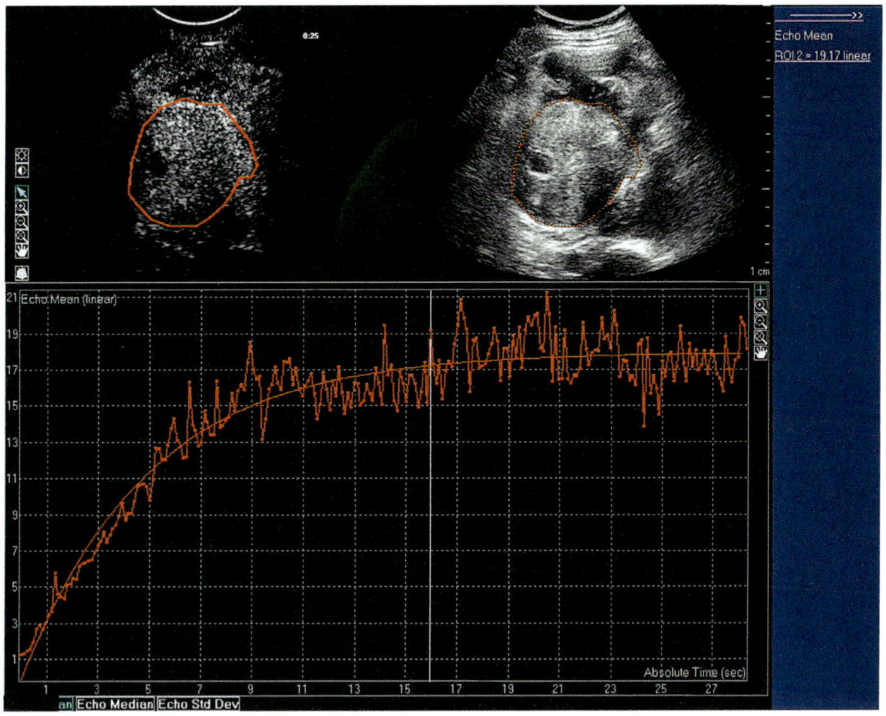

FIG. 3.16 Imagem de ruptura-reabastecimento, usada para quantificar fluxo no carcinoma de células renais em um paciente submetido a tratamento antiangiogênico. Uma imagem de contraste lado a lado (convencional, à direita; ultrassom simultâneo com realce por contraste [CEUS], à esquerda) de um grande carcinoma de células renais é produzida durante uma infusão intravenosa constante de agente de contraste Definity®. O *software* de análise (QLAB, Philips Ultrasound, Bothell WA) mede a chegada do contraste (*wash-in*) na região de interesse do registro. Quanto maior a inclinação inicial, maior a taxa do fluxo; quanto maior a assíntota, maior o volume vascular. A imagem de ruptura-reabastecimento permite a quantificação de alterações no fluxo tumoral e no volume vascular relativo.

terapias[77] levantaram questionamentos sobre o potencial de dano do ultrassom. Quando uma bolha produz um curto eco associado à sua destruição, ela libera energia armazenada durante sua exposição ao campo de ultrassom. Tal energia pode danificar os tecidos adjacentes? Para altos níveis de exposição, sabe-se que o ultrassom é responsável por efeitos biológicos nos tecidos, e esses limiares de intensidade têm sido extensivamente estudados.[78] Tais limiares se alterariam com a presença de bolhas na estrutura vascular? Embora os níveis de segurança para o uso de agentes de contraste para ultrassom, categorizados como medicamentos, tenham sido estabelecidos de modo a satisfazer os mais severos requerimentos das autoridades regulatórias de diversos países, provavelmente ainda há muito a se aprender sobre a interação entre o ultrassom e os tecidos na presença de bolhas.

A mais extrema dessas interações é conhecida como **cavitação inercial**, a qual se refere a rápida formação, crescimento e colapso de uma cavidade gasosa em um fluido em resposta à exposição ultrassônica. Esse efeito foi estudado intensamente desde antes do desenvolvimento de microbolhas para uso como agentes de contraste.[79] De fato, a maior parte dos modelos matemáticos usados para descrever as microbolhas de contraste foi originalmente desenvolvida para descrição da cavitação.[80] Quando ondas sonoras de intensidade suficiente viajam através de um fluido, o meio-ciclo de rarefação da onda acústica pode partir o fluido, criando cavidades esféricas no interior do líquido. O rápido colapso subsequente dessas cavidades durante o meio-ciclo de compressão da onda acústica pode concentrar grandes quantidades de energia em um pequeno volume, aumentando a temperatura no centro do colapso a milhares de graus Kelvin, formando radicais livres e até mesmo emitindo radiação eletromagnética.[81] A preocupação em torno dos efeitos biológicos potenciais induzidos pela cavitação no ultrassom diagnóstico levou a muitos estudos experimentais, que avaliaram se a presença de microbolhas pode dar início à cavitação, potencializando efeitos biológicos.[82-87] Esse trabalho foi revisado por ter Haar[88] e pela World Federation for Ultrasound in Medicine and Biology (Federação Mundial de Ultrassom em Medicina e Biologia).[89,90] Embora o estudo tenha mostrado evidências de que a adição de agentes de contraste no sangue diminui o limite para cavitação e efeitos biológicos relacionados (p. ex., hemólise, destruição de plaquetas), não houve relato de efeito biológico significativo em condições comparáveis às concentrações de bolhas e à exposição ao ultrassom de um exame clínico realizado com baixo IM. Entretanto, continua prudente praticar a extensão do princípio de exposição ALARA (*as low as reasonably achievable* – tão baixo quanto possível) para ultrassom com contraste. O exame de ultrassom com contraste deve expor o paciente a menor IM, menor tempo total de exposição acústica, menor dose de agente de contraste e maior frequência de ultrassom, consistentes com a obtenção adequada de informação diagnóstica.

Enquanto isso, pelo menos 8 milhões de injeções de contraste por microbolhas para diagnóstico clínico foram realizadas no mundo inteiro; elas são muito bem toleradas e apresentam excelente registro de segurança. Na verdade, um acompanhamento de mercado posterior sugeriu que a causa predominante de casos adversos graves consiste em reações anafiláticas, com um índice de ocorrência de 1 em 7.000 casos, tanto para as esferas de perflutren, aprovadas para indicações cardíacas nos Estados Unidos,[91] quanto para as microesferas de hexafluoreto de enxofre, aprovadas na Europa.[92] Esse índice é comparável ao da maioria dos analgésicos e antibióticos injetáveis, e é mais baixo do que o de outros agentes de contraste, como os utilizados nos exames de TC.[93] Um estudo realizado em 2006 com mais de 23 mil injeções de agente de contraste de microbolhas para exames abdominais na Europa não acusou nenhuma morte, tendo ocorrido dois casos de eventos adversos sérios, resultando em um índice de ocorrência de tais eventos da ordem de 1:10.000.[92] Embora a aprovação pela FDA para indicação radiológica tenha ocorrido recentemente nos Estados Unidos, há larga experiência com contraste para ultrassom nos laboratórios de ecocardiografia. Em 2008, Kusnetzky et al. avaliaram mais de 18.671 pacientes hospitalizados submetidos a ecocardiografia em situação aguda em um único centro de saúde nos Estados Unidos, sem o registro de efeitos sobre a mortalidade pelo uso de contraste nesse grupo.[94] Em 2008, Main et al.[95] analisaram dados obtidos de registros de 4.300.966 pacientes que haviam se submetido a ecocardiografia transtorácica em repouso durante a hospitalização, dentre os quais 58.254 pacientes receberam o agente de contraste Definity®. Não houve diferença na mortalidade aguda entre os grupos, mas a análise multivariada revelou que, nos pacientes submetidos à ecocardiografia, aqueles que receberam o agente de contraste tiveram probabilidade 24% menor de morrer nas 24 horas seguintes do que os que não receberam contraste. A FDA, desde então, abandonou a notificação de cautela ao usar agentes de microbolhas em pacientes com comprometimento cardiopulmonar grave.[96-98] A partir do conhecimento acumulado sobre os benefícios consideráveis do uso de contraste de microbolhas, combinado à incidência muito baixa de eventos adversos associados à sua administração, é justo concluir que essa técnica está pronta para desempenhar papel importante na prática ultrassonográfica de diagnóstico.[99] Podemos especular que, ao oferecer a aprovação de 2016 para o uso de contraste de microbolhas na população pediátrica (as crianças não fizeram parte dos estudos fundamentais incluídos no dossiê de inscrição), a FDA está tacitamente apontando para um benefício adicional que pode resultar da redução à exposição desses pacientes a raios X, bem como aos agentes de contraste de TC e RM.

FUTURO

O desenvolvimento da tecnologia de microbolhas está sendo feito em duas áreas complementares: os dispositivos e as bolhas. No primeiro, o desenvolvimento de imagens tridimensionais (3D) e rápidas para outras aplicações terá impacto substancial nos estudos com contraste. A imagem ultrarrápida que usa ondas planas oferece a oportunidade de obter informações quantitativas do fluxo nos grandes vasos, usando métodos Doppler de vetores específicos para as bolhas, ao mesmo tempo da imagem de perfusão. A separação do fluxo de grandes vasos da perfusão do tecido é um desafio para todas as modalidades de realce com contraste e provavelmente será resolvida primeiro pelo ultrassom. Embora as imagens com contraste 3D tenham sido produzidas usando transdutores de varredura mecânica, a velocidade de aquisição lenta significa que a dinâmica do realce – uma característica diagnóstica crucial – é perdida. Os transdutores de matriz bidimensional, por outro lado, oferecem imagens volumétricas de contraste em tempo real. Em uma recente utilidade, eles permitem a resposta de um tumor. Considerando a heterogeneidade da perfusão tumoral, a amostragem de um único plano não se mostrou confiável; a imagem em 3D em tempo real resolve esse problema, tornando possível que tumores muito grandes sejam avaliados rapidamente[75] (Fig. 3.17).

Nas imagens com contraste, o potencial de informação funcional produzida pelas bolhas pode ser aumentado por segmentação ativa para um processo celular ou molecular específico. Assim, a bolha se liga às células que revestem vasos sanguíneos (células endoteliais) que estão envolvidas em um processo de doença, como inflamação (na aterosclerose)[100] ou proliferação (no câncer).[101] Isso é obtido ao anexar ligantes à superfície do envoltório lipídico, como um peptídeo e um anticorpo.[102] Anticorpos contra fatores como a molécula de adesão celular vascular (VCAM; do inglês, *vascular cell adhesion molecule*), um marcador inflamatório e o receptor 2 do fator de crescimento vascular endotelial (VEGF; do inglês, *vascular endothelial growth factor*), um marcador de proliferação vascular, já demonstraram fazer as bolhas se "ligarem" seletivamente à superfície endotelial[103] (Fig. 3.18). Isso forma uma imagem molecular com aplicações potenciais para a identificação de alvos e para avaliação da eficácia de novos tratamentos,[104] com novos agentes sob ativo desenvolvimento clínico.[105-106] Adicionalmente, as bolhas são utilizadas como potencializadores do próprio tratamento. Elas podem se concentrar e diminuir o limiar de dano térmico em tecidos em tratamento com ultrassom focalizado de alta intensidade (HIFU; do inglês, *high-intensity focused ultrasound*). Além disso, podem ter o efeito de abrir ou tornar as camadas endoteliais permeáveis, até mesmo a barreira hematencefálica,[77] o que possibilita que medicamentos atravessem para o interior de determinada região do tecido selecionada pelo feixe de ultrassom. Os medicamentos podem circular na corrente sanguínea ou ser incorporados às próprias bolhas. No último caso, o DNA de plasmídeo, que não sobrevive no sangue, pode ser transportado na cápsula da bolha e liberado por rompimento acústico.[107] A oscilação do gás livre próximo à membrana da célula a torna permeável e permite a entrada do DNA na célula. Tanto as células endoteliais quanto os miócitos foram transfectados com sucesso nessa nova forma potencial de terapia genética.[108] Finalmente, a própria barreira do endotélio pode ser ultrapassada através da injeção de nanogotículas – precursores dos agentes de contraste gasosos –, possibilitando sua difusão para o interstício e, em seguida, utilizar-se energia acústica externa para ativá-las em gases corporais, que são tanto atingíveis como detectáveis[109] e podem ser usados para melhorar o tratamento.[110]

O uso de bolhas como sondas moleculares e celulares, sua capacidade de atingir alvos como meio de detecção e transporte de medicamentos e genes e seu uso como potencializadores focais de terapias minimamente invasivas são aplicações que estão no seu início. Nos próximos anos, provavelmente haverá uma união sem precedentes da ultrassonografia com uma série única de agentes injetáveis que irão impulsionar uma modalidade de imagem já versátil para a linha de frente da interface entre diagnóstico e tratamento.

CONCLUSÃO

Os agentes de contraste de microbolhas para ultrassom são seguros, eficazes e bem tolerados pelos pacientes. Eles oferecem um agente intravascular único, clinicamente aprovado, para modalidades radiológicas. Ao contrário dos agentes de contraste para outras modalidades, as microbolhas são modificadas fisicamente pelo processo usado na aquisição das imagens. Compreender o comportamento das bolhas quando expostas ao feixe de ultrassom é a chave para a realização de um exame eficaz de ultrassom com contraste. A escolha apropriada do método de imagem contraste-específica baseia-se no comportamento do agente e nas necessidades do exame. O IM é o principal determinante da resposta das bolhas de contraste ao ultrassom. Imagens harmônicas com baixo IM e imagens de múltiplos pulsos oferecem métodos contraste-específicos, em tempo real, para aquisição de imagens de perfusão utilizando agentes perfluorocarbonados. Os futuros desenvolvimentos oferecem perspectivas intrigantes relacionadas à obtenção de imagens moleculares e celulares, potencializadores de terapia e liberação de medicamentos e genes, todos com uso de ultrassom e microbolhas.

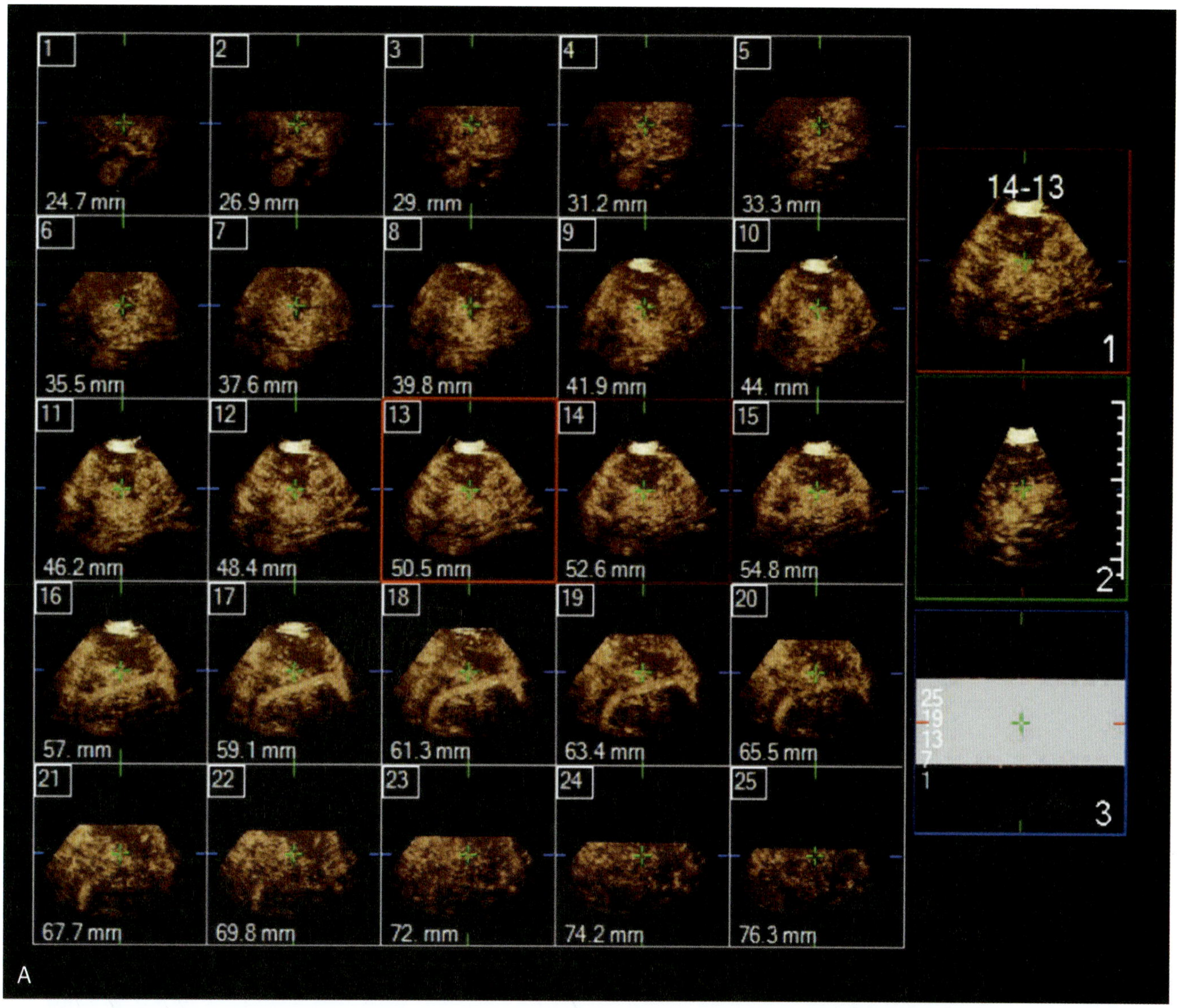

FIG. 3.17 Imagem em tempo real com contraste de um tumor em quatro dimensões, realizado com um transdutor de ultrassom com matriz de 9.000 elementos em uma variação harmônica de 2 a 4 MHz. Vinte e cinco planos pseudoparalelos de 2,1 mm em um paciente com carcinoma de células renais (cerca de 5 × 5 × 8 cm) são criados simultaneamente com imagens contraste-específicas de baixo índice mecânico. **(A)** Uma aquisição de volume única tomada de uma série de 10-Hz, 60 volumes após ruptura acústica do agente de microbolhas durante uma infusão intravenosa.

(Continua)

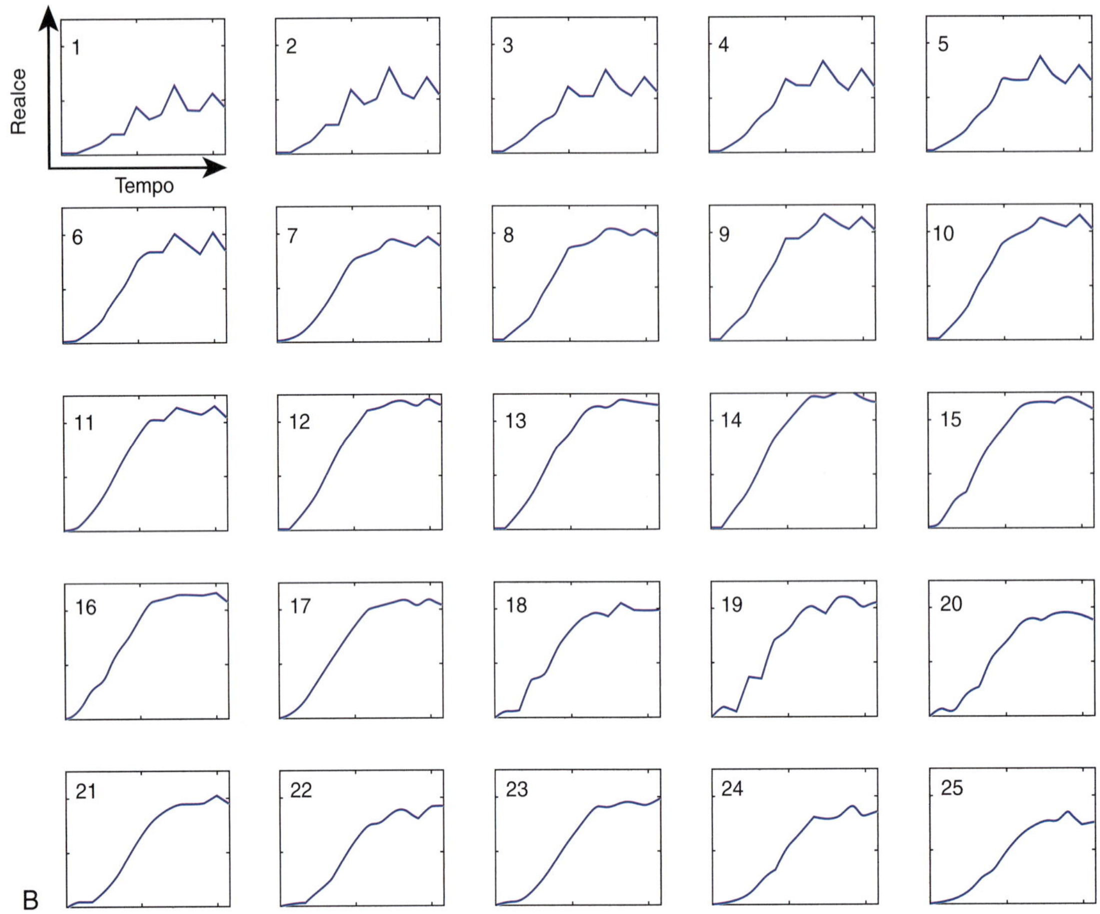

FIG. 3.17 ***(Cont.)*** **(B)** Curvas de intensidade-tempo de reabastecimento para cada uma das 25 fatias, medidas simultaneamente. O tempo total de aquisição é de cerca de 15 segundos; o agente de contraste é o Definity®.

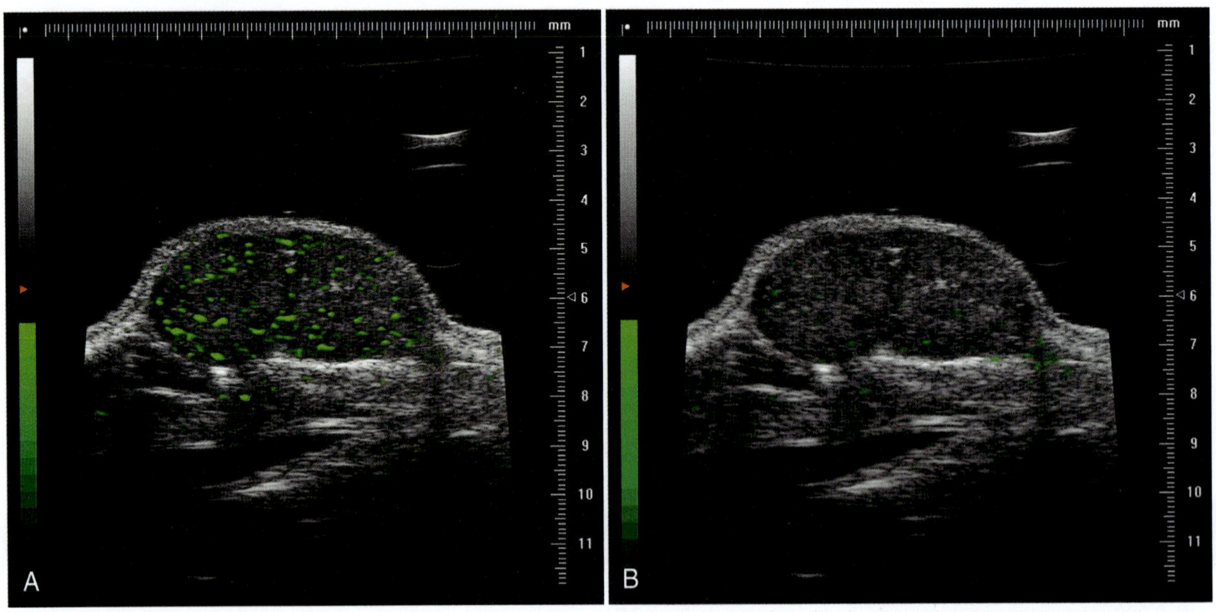

FIG. 3.18 Imagem de ultrassom molecular do receptor 2 do fator de crescimento endotelial vascular (VEGFR-2) com microbolhas marcadas. A figura exibe imagens de 40 MHz de tumor subdérmico MeWo derivado de células de melanoma humano em um camundongo após a injeção de microbolhas marcadas direcionadas contra o alvo VEGFR-2. **(A)** As bolhas em circulação deixaram o sistema vascular; aquelas que são visualizadas estão aderidas ao receptor-alvo. É observado sinal específico proveniente das microbolhas na forma de um revestimento verde. **(B)** Após a ruptura, os ecos das bolhas desaparecem. A diferença no sinal das bolhas entre essas duas imagens quantifica a adesão do marcador ao receptor-alvo. A unidade de escala é o milímetro. (Reproduzida com permissão de Rychak JJ, Graba J, Cheung AM et al. Microultrasound molecular imaging of vascular endothelial growth factor receptor 2 in a mouse model of tumor angiogenesis. Mol Imaging. 2007;6[5]:289-296.[103])

REFERÊNCIAS

1. Correas JM, Burns PN, Lai X, Qi X. Infusion versus bolus of an ultrasound contrast agent: in vivo dose-response measurements of BR1. Invest Radiol. 2000;35(1):72-79.
2. Ophir J, Parker KJ. Contrast agents in diagnostic ultrasound. Ultrasound Med Biol. 1989;15(4):319-333.
3. Gramiak R, Shah PM. Echocardiography of the aortic root. Invest Radiol. 1968;3(5):356-366.
4. Kremkau FW, Gramiak R, Carstensen EL, et al. Ultrasonic detection of cavitation at catheter tips. Am J Roentgenol Radium Ther Nucl Med. 1970;110(1):177-183.
5. Kerber RE, Kioschos JM, Lauer RM. Use of an ultrasonic contrast method in the diagnosis of valvular regurgitation and intracardiac shunts. Am J Cardiol. 1974;34(6):722-727.
6. Valdes-Cruz LM, Sahn DJ. Ultrasonic contrast studies for the detection of cardiac shunts. J Am Coll Cardiol. 1984;3(4):978-985.
7. Roelandt J. Contrast echocardiography. Ultrasound Med Biol. 1982;8(5): 471-492.
8. Carroll BA, Turner RJ, Tickner EG, et al. Gelatin encapsulated nitrogen microbubbles as ultrasonic contrast agents. Invest Radiol. 1980;15(3): 260-266.
9. Feinstein SB, Shah PM, Bing RJ, et al. Microbubble dynamics visualized in the intact capillary circulation. J Am Coll Cardiol. 1984;4(3):595-600.
10. Kitzman DW, Goldman ME, Gillam LD, et al. Efficacy and safety of the novel ultrasound contrast agent perflutren (definity) in patients with suboptimal baseline left ventricular echocardiographic images. Am J Cardiol. 2000;86(6):669-674.
11. Schneider M. Characteristics of SonoVue. Echocardiography. 1999;16(7 Pt 2):743-746.
12. Skyba DM, Camarano G, Goodman NC, et al. Hemodynamic characteristics, myocardial kinetics and microvascular rheology of FS-069, a second-generation echocardiographic contrast agent capable of producing myocardial opacification from a venous injection. J Am Coll Cardiol. 1996;28(5): 1292-1300.
13. Binder T, Assayag P, Baer F, et al. NC100100, a new echo contrast agent for the assessment of myocardial perfusion—safety and comparison with technetium-99m sestamibi single-photon emission computed tomography in a randomized multicenter study. Clin Cardiol. 1999;22(4):273-282.
14. Wei K, Crouse L, Weiss J, et al. Comparison of usefulness of dipyridamole stress myocardial contrast echocardiography to technetium-99m sestamibi single-photon emission computed tomography for detection of coronary artery disease (PB127 Multicenter Phase 2 Trial results). Am J Cardiol. 2003;91(11):1293-1298.
15. Senior R, Monaghan M, Main ML, et al. Detection of coronary artery disease with perfusion stress echocardiography using a novel ultrasound imaging agent: two phase 3 international trials in comparison with radionuclide perfusion imaging. Eur J Echocardiogr. 2009;10:26-35.
16. Porter TR, Xie F, Kricsfeld A, Kilzer K. Noninvasive identification of acute myocardial ischemia and reperfusion with contrast ultrasound using intravenous perfluoropropane-exposed sonicated dextrose albumin. J Am Coll Cardiol. 1995;26:33-40.
17. Hackl C, Schacherer D, Anders M, et al. Improved detection of preclinical colorectal liver metastases by high resolution ultrasound including molecular ultrasound imaging using the targeted contrast agent BR55. Ultraschall Med. 2016;37(3):290-296.
18. Schurmann R, Schlief R. Saccharide-based contrast agents. Characteristics and diagnostic potential. Radiol Med. 1994;87(5 Suppl. 1):15-23.
19. Fritzsch T, Schartl M, Siegert J. Preclinical and clinical results with an ultrasonic contrast agent. Invest Radiol. 1988;23(Suppl. 1):S302-S305.
20. Deichert U, Schleif R, van de Sandt M, Juhnke I. Transvaginal hysterosalpingo-contrast-sonography (Hy-Co-Sy) compared with conventional tubal diagnostics. Hum Reprod. 1989;4(4):418-424.
21. Goldberg BB, Liu JB, Burns PN, et al. Galactose-based intravenous sonographic contrast agent: experimental studies. J Ultrasound Med. 1993;12(8): 463-470.
22. Fobbe F, Ohnesorge I, Reichel M, et al. [Color-coded duplex sonography and ultrasound contrast medium in the study of peripheral arteries—initial clinical experiences]. Ultraschall Med. 1992;13(4):193-198.
23. Unger E, Shen D, Fritz T, et al. Gas-filled lipid bilayers as ultrasound contrast agents. Invest Radiol. 1994;29(Suppl. 2):S134-S136.
24. Sontum PC. Physicochemical characteristics of Sonazoid, a new contrast agent for ultrasound imaging. Ultrasound Med Biol. 2008;34(5):824-833.
25. Folkman J, Beckner K. Angiogenesis imaging. Acad Radiol. 2000;7(10): 783-785.
26. Mattrey RF, Scheible FW, Gosink BB, et al. Perfluoroctylbromide: a liver/spleen-specific and tumor-imaging ultrasound contrast material. Radiology. 1982;145(3):759-762.
27. Fritzsch T, Hauff P, Heldmann F, et al. Preliminary results with a new liver specific ultrasound contrast agent. Ultrasound Med Biol. 1994;20:137.
28. Yanagisawa K, Moriyasu F, Miyahara T, et al. Phagocytosis of ultrasound contrast agent microbubbles by Kupffer cells. Ultrasound Med Biol. 2007;33(2):318-325.
29. Leen EL, Albrecht T, Harvey CJ, et al. Multi-centre study of Sonazoid-enhanced pulse inversion harmonic imaging in the characterisation of focal hepatic lesions: preliminary results. Radiology. 2000;217:458.
30. Iijima H, Moriyasu F, Miyahara T, et al. Ultrasound contrast agent. Levovist microbubbles are phagocytosed by Kupffer cells—in vitro and in vivo studies. Hepatol Res. 2006;35(4):235-237.
31. Albrecht T, Blomley MJ, Burns PN, et al. Improved detection of hepatic metastases with pulse-inversion US during the liver-specific phase of SHU 508A: multicenter study. Radiology. 2003;227(2):361-370.
32. Moriyasu F, Itoh K. Efficacy of perflubutane microbubble-enhanced ultrasound in the characterization and detection of focal liver lesions: phase 3 multicenter clinical trial. AJR Am J Roentgenol. 2009;193(1):86-95.
33. Schlief R. Ultrasound contrast agents. Curr Opin Radiol. 1991;3(2):198-207.
34. Chin CT, Burns PN. Predicting the acoustic response of a microbubble population for contrast imaging in medical ultrasound. Ultrasound Med Biol. 2000;26(8):1293-12300.
35. de Jong N. Physics of microbubble scattering. In: Nanda NC, Schlief R, Goldberg BB, editors. Advances in echo imaging using contrast enhancement. 2nd ed. Dubai, Saudi Arabia: Kluwer Academic Publishers; 1997. p. 39-64.
36. Apfel RE, Holland CK. Gauging the likelihood of cavitation from short-pulse, low-duty cycle diagnostic ultrasound. Ultrasound Med Biol. 1991;17(2): 179-185.
37. Bleeker HJ, Schung KK, Barnhart JL. Ultrasonic characterization of Albunex, a new contrast agent. J Acoust Soc Am. 1990;87:1792-1797.
38. Neppiras EA, Nyborg WL, Miller PL. Nonlinear behavior and stability of trapped micron-sized cylindrical gas bubbles in an ultrasound field. Ultrasonics. 1983;21:109-115.
39. Rayleigh L. On the pressure developed in a liquid during the collapse of a spherical cavity. Philos Mag Ser. 1917;6:94-98.
40. Burns PN, Powers JE, Fritzsch T. Harmonic imaging: a new imaging and Doppler method for contrast-enhanced ultrasound. Radiology. 1992;185:142 (abstract).
41. Burns PN, Powers JE, Hope Simpson D, et al. Harmonic contrast-enhanced Doppler as a method for the elimination of clutter: in vivo duplex and color studies. Radiology. 1993;189.
42. Mulvagh SL, Foley DA, Aeschbacher BC, et al. Second harmonic imaging of an intravenously administered echocardiographic contrast agent: visualization of coronary arteries and measurement of coronary blood flow. J Am Coll Cardiol. 1996;27(6):1519-1525.
43. Burns PN, Powers JE, Hope Simpson D, et al., editors. Harmonic power mode Doppler using microbubble contrast agents: an improved method for small vessel flow imaging. Proc IEEE Ultrasonics Symposium; 1994: 1547-1550.
44. Burns PN, Wilson SR, Muradali D, et al. Intermittent US harmonic contrast-enhanced imaging and Doppler improves sensitivity and longevity of small vessel detection. Radiology. 1996;201:159.
45. Becher H, editor. Second harmonic imaging with Levovist: initial clinical experience. Second European Symposium on Ultrasound Contrast Imaging Book of Abstracts. Rotterdam: Erasmus Univ; 1997.
46. Hamilton MF, Blackstock DT, editors. Nonlinear acoustics. San Diego: Academic Press; 1998.
47. Averkiou MA, Roundhill DN, Powers JE. A new imaging technique based on the nonlinear properties of tissues. Proc IEEE Ultrasonics Symposium. 1997;(2):1561-1566.

48. Burns PN, Hope Simpson D, Averkiou MA. Nonlinear imaging. Ultrasound Med Biol. 2000;26(Suppl. 1):S19-S22.
49. Ortega D, Burns PN, Hope Simpson D, Wilson SR. Tissue harmonic imaging: is it a benefit for bile duct sonography? AJR Am J Roentgenol. 2001;176(3):653-659.
50. Averkiou MA, Powers JE, Burns PN, et al. Ultrasonic tissue harmonic imaging. US Patent 6,251,074. 2001.
51. Burns PN, Wilson SR, Muradali D, et al. Microbubble destruction is the origin of harmonic signals from FS069. Radiology. 1996;201:158.
52. Hope Simpson D, Chin C, Burns P. Pulse inversion Doppler: a new method for detecting nonlinear echoes from microbubble contrast agents. IEEE Trans Ultrason Ferroelectr Freq Control. 1999;46(2):372-382.
53. Burns PN, Wilson SR, Simpson DH. Pulse inversion imaging of liver blood flow: improved method for characterizing focal masses with microbubble contrast. Invest Radiol. 2000;35(1):58-71.
54. Tiemann K, Lohmeier S, Kuntz S, et al. Real-Time contrast echo assessment of myocardial perfusion at low emission power: first experimental and clinical results using power pulse inversion imaging. Echocardiography. 1999;16(8):799-809.
55. Tremblay-Darveau C, Williams R, Milot L, et al. Combined perfusion and Doppler imaging using plane-wave nonlinear detection and microbubble contrast agents. IEEE Trans Ultrason Ferroelectr Freq Control. 2014;61(12):1988-2000.
56. Thomas DH, Butler MB, Anderson T, et al. Single microbubble response using pulse sequences: initial results. Ultrasound Med Biol. 2009;35(1):112-119.
57. Eckersley RJ, Chin CT, Burns PN. Optimising phase and amplitude modulation schemes for imaging microbubble contrast agents at low acoustic power. Ultrasound Med Biol. 2005;31(2):213-219.
58. Wilson SR, Jang HJ, Kim TK, et al. Real-time temporal maximum-intensity-projection imaging of hepatic lesions with contrast-enhanced sonography. AJR Am J Roentgenol. 2008;190(3):691-695.
59. Kim TK, Jang HJ, Burns PN, et al. Focal nodular hyperplasia and hepatic adenoma: differentiation with low-mechanical-index contrast-enhanced sonography. AJR Am J Roentgenol. 2008;190(1):58-66.
60. Dayton PA, Morgan KE, Klibanov AL, et al. Optical and acoustical observations of the effects of ultrasound on contrast agents. IEEE Trans Ultrason Ferroelectr Freq Control. 1999;46(1):220-232.
61. de Jong N, Frinking PJ, Bouakaz A, et al. Optical imaging of contrast agent microbubbles in an ultrasound field with a 100-MHz camera. Ultrasound Med Biol. 2000;26(3):487-492.
62. Uhlendorf V, Scholle FD. Imaging of spatial distribution and flow of microbubbles using nonlinear acoustic properties. Acoust Imaging. 1996;22:233-238.
63. Becher H, Burns P. Handbook of contrast echocardiography: left ventricle function and myocardial perfusion. New York: Springer; 2000.
64. Porter TR, Xie F. Transient myocardial contrast after initial exposure to diagnostic ultrasound pressures with minute doses of intravenously injected microbubbles. Demonstration and potential mechanisms. Circulation. 1995;92(9):2391-2395.
65. Burns PN. Interpretation of Doppler ultrasound signals. In: Burns PN, Taylor KJ, Wells PNT, editors. Clinical applications of Doppler ultrasound. 2nd ed. New York: Raven Press; 1996.
66. Masugata H, Peters B, Lafitte S, et al. Quantitative assessment of myocardial perfusion during graded coronary stenosis by real-time myocardial contrast echo refilling curves. J Am Coll Cardiol. 2001;37(1):262-269.
67. Wei K, Jayaweera AR, Firoozan S, et al. Quantification of myocardial blood flow with ultrasound-induced destruction of microbubbles administered as a constant venous infusion. Circulation. 1998;97(5):473-483.
68. Hudson JM, Karshafian R, Burns PN. Quantification of flow using ultrasound and microbubbles: a disruption replenishment model based on physical principles. Ultrasound Med Biol. 2009;35(12):2007-2020.
69. Kerbel R, Folkman J. Clinical translation of angiogenesis inhibitors. Nat Rev Cancer. 2002;2(10):727-739.
70. Goertz DE, Yu JL, Kerbel RS, et al. High-frequency Doppler ultrasound monitors the effects of antivascular therapy on tumor blood flow. Cancer Res. 2002;62(22):6371-6375.
71. Lassau N, Lamuraglia M, Vanel D, et al. Doppler US with perfusion software and contrast medium injection in the early evaluation of isolated limb perfusion of limb sarcomas: prospective study of 49 cases. Ann Oncol. 2005;16(7):1054-1060.
72. Lassau N, Lamuraglia M, Chami L, et al. Gastrointestinal stromal tumors treated with imatinib: monitoring response with contrast-enhanced sonography. AJR Am J Roentgenol. 2006;187(5):1267-1273.
73. Eggermont AM. Evolving imaging technology: contrast-enhanced Doppler ultrasound is early and rapid predictor of tumour response. Ann Oncol. 2005;16(7):995-996.
74. Weskott HP. Emerging roles for contrast-enhanced ultrasound. Clin Hemorheol Microcirc. 2008;40(1):51-71.
75. Hudson JM, Williams R, Tremblay-Darveau C, et al. Dynamic contrast enhanced ultrasound for therapy monitoring. Eur J Radiol. 2015;84(9): 1650-1657.
76. Claudon M, Dietrich CF, Choi BI, et al. Guidelines and good clinical practice recommendations for contrast enhanced ultrasound (CEUS) in the liver—update 2012: a WFUMB-EFSUMB initiative in cooperation with representatives of AFSUMB, AIUM, ASUM. FLAUS and ICUS. Ultrasound Med Biol. 2013;39(2):187-210.
77. Hynynen K, McDannold N, Vykhodtseva N, et al. Focal disruption of the blood-brain barrier due to 260-kHz ultrasound bursts: a method for molecular imaging and targeted drug delivery. J Neurosurg. 2006;105(3):445-454.
78. American Institute of Ultrasound in Medicine (AIUM). Mechanical bioeffects from diagnostic ultrasound: AIUM consensus statements. J Ultrasound Med. 2000;19:120-142.
79. Brennen C. Cavitation and bubble dynamics. New York: Oxford University Press; 1995.
80. Plesset MS. The dynamics of cavitation bubbles. J Appl Mech. 1949;16:272-282.
81. Poritsky H, editor. The collapse or growth of a spherical bubble or cavity in a viscous fluid. First US National Congress on Applied Mechanics; 1951.
82. Williams AR, Kubowicz G, Cramer E, Schlief R. The effects of the microbubble suspension SH U 454 (Echovist) on ultrasound-induced cell lysis in a rotating tube exposure system. Echocardiography. 1991;8(4):423-433.
83. Miller DL, Thomas RM. Ultrasound contrast agents nucleate inertial cavitation in vitro. Ultrasound Med Biol. 1995;21(8):1059-1065.
84. Miller MW, Miller DL, Brayman AA. A review of in vitro bioeffects of inertial ultrasonic cavitation from a mechanistic perspective. Ultrasound Med Biol. 1996;22(9):1131-1154.
85. Miller DL, Gies RA, Chrisler WB. Ultrasonically induced hemolysis at high cell and gas body concentrations in a thin-disc exposure chamber. Ultrasound Med Biol. 1997;23(4):625-633.
86. Holland CK, Roy RA, Apfel RE, Crum LA. In vitro detection of cavitation induced by a diagnostic ultrasound system. IEEE Trans Ultrason Ferroelectr Freq Control. 1992;39(1):95-101.
87. Everbach EC, Makin IR, Francis CW, Meltzer RS. Effect of acoustic cavitation on platelets in the presence of an echo-contrast agent. Ultrasound Med Biol. 1998;24(1):129-136.
88. ter Haar GR. Ultrasonic contrast agents: safety considerations reviewed. Eur J Radiol. 2002;41(3):217-221.
89. Barnett SB, Ter Haar GR, Ziskin MC, et al. International recommendations and guidelines for the safe use of diagnostic ultrasound in medicine. Ultrasound Med Biol. 2000;26(3):355-366.
90. Bouakaz A, de Jong N. WFUMB safety symposium on echo-contrast agents: nature and types of ultrasound contrast agents. Ultrasound Med Biol. 2007;33(2):187-196.
91. Kitzman DW, Goldman ME, Gillam LD, et al. Efficacy and safety of the novel ultrasound contrast agent perflutren (Definity) in patients with suboptimal baseline left ventricular echocardiographic images. Am J Cardiol. 2000;86(6):669-674.
92. Piscaglia F, Bolondi L. Italian Society for Ultrasound in Medicine and Biology (SIUMB) Study Group on Ultrasound Contrast Agents. The safety of SonoVue in abdominal applications: retrospective analysis of 23188 investigations. Ultrasound Med Biol. 2006;32(9):1369-1375.
93. Kaufman DW. Risk of anaphylaxis in a hospital population in relation to the use of various drugs: an international study. Pharmacoepidemiol Drug Saf. 2003;12(3):195-202.
94. Kusnetzky LL, Khalid A, Khumri TM, et al. Acute mortality in hospitalized patients undergoing echocardiography with and without an ultrasound contrast agent: results in 18,671 consecutive studies. J Am Coll Cardiol. 2008;51:1704-1706.
95. Main ML, Ryan AC, Davis TE, et al. Acute mortality in hospitalized patients undergoing echocardiography with and without an ultrasound contrast

agent (multicenter registry results in 4,300,966 consecutive patients). Am J Cardiol. 2008;102(12):1742-1746.
96. Main M. Ultrasound contrast agent safety: from anecdote to evidence. JACC Cardiovasc Imaging. 2009;2(9):1057-1059.
97. US Food and Drug Administration (FDA). Micro-bubble Contrast Agents (marketed as Definity (Perflutren Lipid Microsphere) Injectable Suspension and Optison (Perflutren Protein-Type Microspheres for Injection). 2008. Available from: http://www.fda.gov/Safety/MedWatch/SafetyInformation/SafetyAlertsforHumanMedicalProducts/ucm092270.htm.
98. Health_Canada. Updated safety information on DEFINITY (Perflutren Injectable Suspension). Available from: http://www.hc-sc.gc.ca/dhp-mps/medeff/advisories-avis/prof/_2008/definity_hpc-cps_2-eng.php.
99. Wilson SR, Burns PN. Microbubble-enhanced US in body imaging: what role? Radiology. 2010;257(1):24-39.
100. Rychak JJ, Lindner JR, Ley K, Klibanov AL. Deformable gas-filled microbubbles targeted to P-selectin. J Control Release. 2006;114(3):288-299.
101. Christiansen JP, Lindner JR. Molecular and cellular imaging with targeted contrast ultrasound. Proc IEEE. 2005;93:809-818.
102. Klibanov AL, Rychak JJ, Yang WC, et al. Targeted ultrasound contrast agent for molecular imaging of inflammation in high-shear flow. Contrast Media Mol Imaging. 2006;1(6):259-266.
103. Rychak JJ, Graba J, Cheung AM, et al. Microultrasound molecular imaging of vascular endothelial growth factor receptor 2 in a mouse model of tumor angiogenesis. Mol Imaging. 2007;6(5):289-296.
104. Behm CZ, Lindner JR. Cellular and molecular imaging with targeted contrast ultrasound. Ultrasound Q. 2006;22(1):67-72.
105. Pochon S, Tardy I, Bussat P, et al. BR55: a lipopeptide-based VEGFR2-targeted ultrasound contrast agent for molecular imaging of angiogenesis. Invest Radiol. 2010;45(2):89-95.
106. Brooks JD, Gambhir SS, Lutz A, Wilmann JK. A pilot clinical trial using BR55 ultrasound contrast agent in the assessment of prostate cancer by molecular imaging of VEGFR2. Stanford University. 2016. Available from: http://med.stanford.edu/clinicaltrials/trials/NCT02142608.
107. Liu Y, Miyoshi H, Nakamura M. Encapsulated ultrasound microbubbles: therapeutic application in drug/gene delivery. J Control Release. 2006;114(1):89-99.
108. Leong-Poi H, Kuliszewski MA, Lekas M, et al. Therapeutic arteriogenesis by ultrasound-mediated VEGF165 plasmid gene delivery to chronically ischemic skeletal muscle. Circ Res. 2007;101(3):295-303.
109. Williams R, Wright C, Cherin E, et al. Characterization of submicron phase-change perfluorocarbon droplets for extravascular ultrasound imaging of cancer. Ultrasound Med Biol. 2013;39(3):475-489.
110. Giesecke T, Hynynen K. Ultrasound-mediated cavitation thresholds of liquid perfluorocarbon droplets in vitro. Ultrasound Med Biol. 2003;29(9):1359-1365.

CAPÍTULO 4

Fígado

Stephanie R. Wilson e Cynthia E. Withers

RESUMO DOS PONTOS-CHAVE

- O fígado é um órgão ideal para avaliação ultrassonográfica por causa de seu tamanho grande, parênquima homogêneo e localização alta no abdome com acesso para uma abordagem subcostal e intercostal.
- A ultrassonografia padrão com avaliação morfológica em escala de cinza em tempo real e a avaliação Doppler da vasculatura hepática foram melhoradas por técnicas mais recentes de ultrassonografia e elastografia com contraste.
- A esteatose hepática é considerada uma epidemia na América do Norte e, muitas vezes, a ultrassonografia é o primeiro exame a sugerir a sua presença e a gravidade.
- A ultrassonografia realizada em intervalos de 6 meses é o método de acompanhamento recomendado para a detecção de nódulos hepáticos em pessoas com risco de desenvolver carcinoma hepatocelular.
- A ultrassonografia é o método de escolha para a orientação dos procedimentos intervencionais realizados no fígado, incluindo técnicas de ablação para tumores malignos, biópsia de massas hepáticas e a inserção de dispositivos terapêuticos, como sondas de drenagem e *shunts* (desvios) portossistêmicos intra-hepáticos transjugulares.
- A ultrassonografia intraoperatória do fígado permite a detecção de tumores previamente não identificados.

SUMÁRIO DO CAPÍTULO

TÉCNICA ULTRASSONOGRÁFICA
ANATOMIA NORMAL
Anatomia de Couinaud
Ligamentos
Circulação Hepática
Veias Porta
Circulação Arterial
Sistema Venoso Hepático
Tamanho e Ecogenicidade Normais do Fígado
ANORMALIDADES DE DESENVOLVIMENTO
Agenesia
Anomalias de Posição
Fissuras Acessórias
Anomalias Vasculares
ANORMALIDADES CONGÊNITAS
Cistos Hepáticos
Cistos Peribiliares
Doença Policística Autossômica Dominante
Hamartomas Biliares (Complexos de von Meyenburg)
DOENÇAS INFECCIOSAS
Hepatites Virais
Manifestações Clínicas
Doenças Bacterianas
Doenças Fúngicas: Candidíase
Doenças Parasitárias
Amebíase
Doença Hidatiforme
Esquistossomose
Pneumocystis carinii
DISTÚRBIOS DO METABOLISMO
Degeneração Gordurosa do Fígado (Esteatose Hepática)
Doença de Armazenamento do Glicogênio (Glicogenose)
Cirrose
Características na Ultrassonografia com Doppler
Elastografia
ANORMALIDADES VASCULARES
Hipertensão Portal
Trombose da Veia Porta
Síndrome de Budd-Chiari
Aneurisma da Veia Porta
Shunts (Derivações) Venosos Portossistêmicos Intra-Hepáticos
Aneurisma, Pseudoaneurisma e Dissecação
Telangiectasia Hemorrágica Hereditária
Peliose Hepática
MASSAS HEPÁTICAS
Caracterização da Massa Hepática
Função dos Meios de Contraste com Microbolhas
Detecção da Massa Hepática
NEOPLASIAS HEPÁTICAS
Neoplasias Hepáticas Benignas
Hemangiomas Cavernosos
Hiperplasia Nodular Focal
Adenoma Hepático
Tumores Gordurosos: Lipomas e Angiomiolipomas Hepáticos
Neoplasias Hepáticas Malignas
Carcinoma Hepatocelular
Hemangiossarcoma (Angiossarcoma)
Hemangioendotelioma Epitelioide Hepático
Doença Hepática Metastática
TRAUMA HEPÁTICO
Shunts (Derivações) Portossistêmicos
Shunts (Derivações) Portossistêmicos Intra-hepáticos Transjugulares
BIÓPSIA HEPÁTICA PERCUTÂNEA
ULTRASSONOGRAFIA INTRAOPERATÓRIA
Agradecimentos

O fígado é o maior órgão do corpo humano, pesando cerca de 1.500 g no adulto. Como frequentemente comprometido em doenças sistêmicas e locais, a ultrassonografia costuma ser solicitada para avaliar a existência de alguma anormalidade hepática.

TÉCNICA ULTRASSONOGRÁFICA

O fígado é melhor examinado por ultrassonografia em tempo real. Deve-se obter tanto a incidência em decúbito dorsal quanto a oblíqua anterior direita. São sugeridas as incidências oblíqua sagital, transversal, coronal e subcostal, utilizando-se tanto um transdutor abdominal convexo quanto um transdutor de alta frequência. Em muitos pacientes, o fígado apresenta-se localizado sob as costelas inferiores direitas, por isso, é importante usar um transdutor pequeno com alto campo de visão que permita a avaliação intercostal. Além disso, a recente introdução da **imagem volumétrica** nas técnicas de ultrassom contribui amplamente para a avaliação do fígado por ser realizada em uma aquisição única e adequadamente selecionada, podendo virtualmente exibir o fígado de forma completa, possibilitando rápida representação de anatomia, tamanho, textura e características da superfície do fígado.[1] Dessa forma, a diferenciação de alterações difusas em decorrência de cirrose e por esteatose hepática de um fígado normal pode ser melhorada por meio da revisão das imagens de vídeo (Vídeos 4.1 e 4.2), assim como as reconstruções multiplanares (Fig. 4.1). A ultrassonografia também fornece melhor demonstração da relação entre as massas focais do fígado e as estruturas vasculares vitais, caso seja considerada a ressecção cirúrgica.

ANATOMIA NORMAL

O fígado está localizado no quadrante superior direito do abdome. Funcionalmente, ele pode ser dividido em três lobos: direito, esquerdo e caudado. O **lobo direito** do fígado é separado do esquerdo pela fissura lobar principal, que passa através da **fossa da vesícula biliar** dirigindo-se para a veia cava inferior (VCI) (Fig. 4.2). O lobo direito do fígado pode, ainda, ser dividido em segmentos anterior e posterior pela **fissura intersegmentar direita**. A **fissura intersegmentar esquerda** divide o lobo esquerdo em segmentos medial e lateral. O **lobo caudado** encontra-se na porção posterior do fígado, tendo a VCI como borda posterior e a fissura do ligamento venoso, como borda anterior (Fig. 4.3). O **processo papilar** é a extensão anteromedial do lobo caudado, que pode parecer estar separado do fígado, simulando uma linfodenopatia.

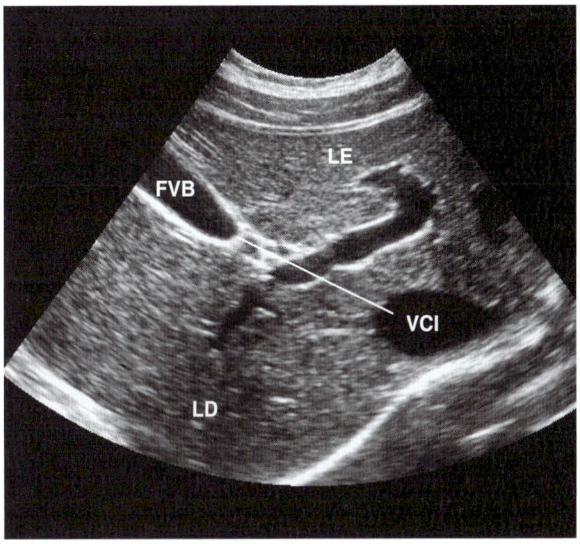

FIG. 4.2 Anatomia lobar normal. O lobo direito (*LD*) do fígado é separado do lobo esquerdo (*LE*) pela fissura lobar principal, que passa através da fossa da vesícula biliar (*FVB*) e da veia cava inferior (*VCI*).

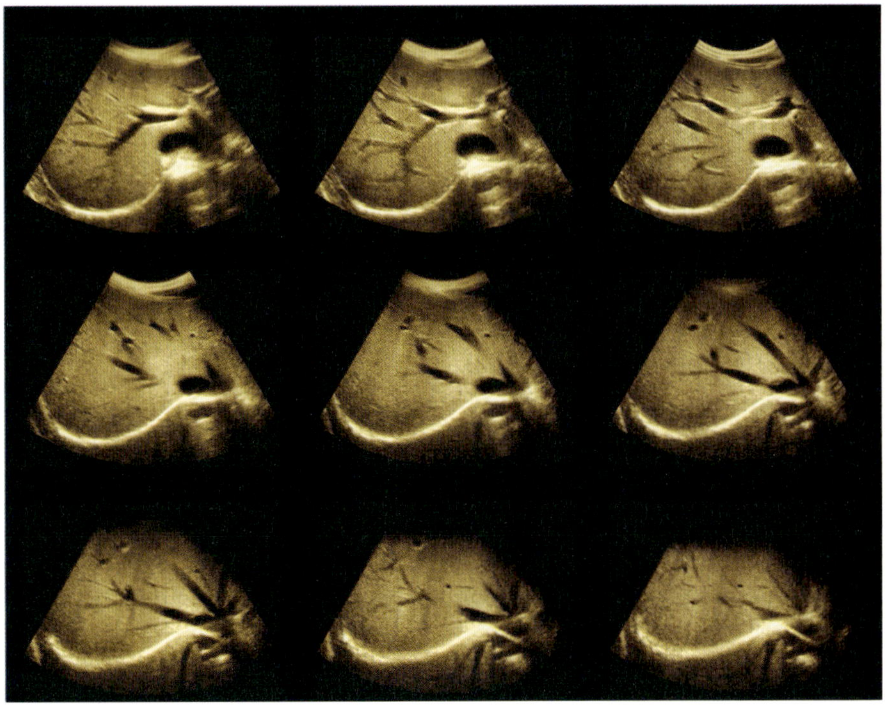

FIG. 4.1 Fígado normal. Fígado mostrado em formato "nove em um" com aquisição volumétrica no plano axial, tendo o ponto central no eixo longitudinal das veias porta no hilo hepático.

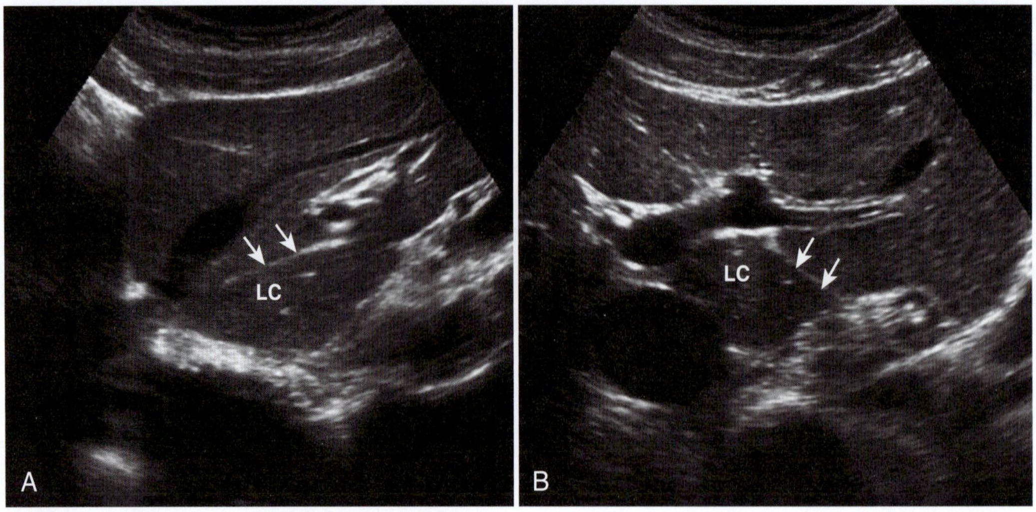

FIG. 4.3 Lobo caudado. (A) Vista sagital e **(B)** vista transversal mostram que o lobo caudado (*LC*) está separado do lobo esquerdo pela fissura do ligamento venoso (*setas*). Posteriormente, encontra-se a veia cava inferior.

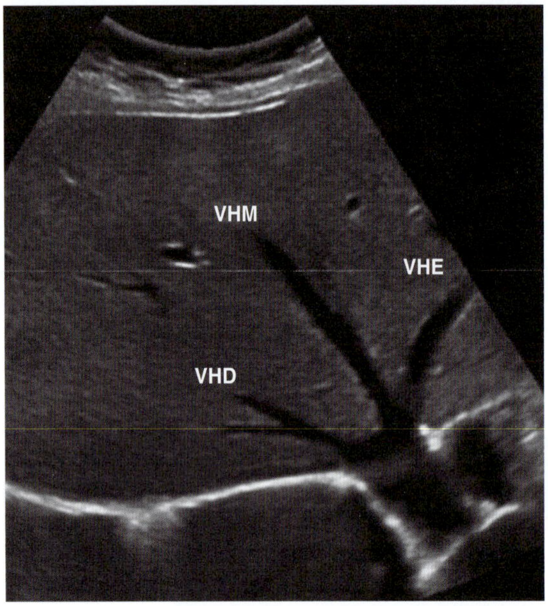

FIG. 4.4 Anatomia venosa hepática. As três veias hepáticas – direita (*VHD*), média (*VHM*) e esquerda (*VHE*) – apresentam posicionamento interlobar e intersegmentar, separando os lobos e os segmentos. No nível da confluência das veias hepáticas com a veia cava inferior, a veia hepática direita separa o segmento posterior direito (segmento VII) do segmento anterior direito (segmento VIII). A veia hepática esquerda separa o segmento medial esquerdo do segmento lateral esquerdo. A veia hepática média separa os lobos direito e esquerdo. A melhor visualização das veias hepáticas é a vista subcostal oblíqua, como mostra a figura.

É essencial conhecer a anatomia vascular hepática para compreender as posições relativas dos segmentos hepáticos. O trajeto das principais **veias hepáticas** está entre os lobos e os segmentos (interlobar e intersegmentar). Eles representam limites perfeitos, mas só são visualizados quando a porção superior do fígado é avaliada (Fig. 4.4). A **veia hepática média** atravessa a fissura lobar principal e separa o segmento anterior do lobo direito do segmento medial do lobo esquerdo. A **veia hepática direita** passa por dentro da fissura intersegmentar direita, dividindo o lobo direito nos segmentos anterior e posterior. Não é possível identificar a veia hepática direita em outros cortes caudais do fígado; consequentemente, os limites segmentares tornam-se divisões mal definidas entre os ramos anterior e posterior da veia porta direita. Os segmentos principais dos ramos direito e esquerdo **da veia porta** percorrem a porção central dos segmentos (**intrassegmentares**), com exceção da porção ascendente do ramo esquerdo da veia porta, que passa pela fissura intersegmentar esquerda. Tal fissura, que separa o segmento medial do lobo esquerdo do segmento lateral, pode ser dividida em seções cranial, média e caudal. A **veia hepática esquerda** representa o limite do terço cranial, a porção ascendente do ramo esquerdo da veia porta forma o limite do terço médio e a fissura do ligamento redondo representa o limite mais caudal do lobo esquerdo (Tabela 4.1).[2]

Anatomia de Couinaud

Como a ultrassonografia permite a avaliação da anatomia hepática em vários planos, o radiologista pode localizar uma lesão para o cirurgião com grande exatidão em um determinado segmento. A **segmentação de Couinaud** é a nomenclatura universal para a localização de lesões hepáticas (Tabela 4.2).[3] Essa descrição é baseada nos **segmentos portais**, apresentando importância tanto **funcional** quanto **patologicamente**. Cada segmento tem seu próprio suprimento sanguíneo (arterial, venoso portal e venoso hepático), seus vasos linfáticos e sua drenagem biliar. Assim, o cirurgião pode retirar um segmento de um lobo hepático assegurando que o suprimento vascular do restante do lobo permaneça intacto. Cada segmento tem em seu centro um ou mais ramos da veia porta que estão ligados por uma veia hepática. Existem **oito segmentos**. Os ramos direito, médio e esquerdo da veia hepática dividem o fígado longitudinalmente em quatro seções. Cada uma dessas seções é dividida transversalmente por um plano imaginário que atravessa os ramos portais direito e esquerdo (plano transversal). O lobo caudado é o **segmento I**, os **segmentos II e III** são os segmentos lateral superior esquerdo e lateral inferior esquerdo, respectivamente; enquanto o **segmento IV**, que é subdividido em IVa e IVb, é o segmento medial do lobo esquerdo. O lobo direito é formado pelos **segmentos V e VI**, que se encontram caudalmente ao plano transversal, e pelos **segmentos VII e VIII**, que apresentam

TABELA 4.1 Estruturas Anatômicas Úteis na Identificação dos Segmentos Hepáticos

Estrutura	Localização	Utilidade
Veia hepática direita	Fissura intersegmentar direita	Divide a porção cefálica dos segmentos anterior e posterior do lobo direito
Veia hepática média	Fissura lobar principal	Separa os lobos direito e esquerdo
Veia hepática esquerda	Fissura intersegmentar esquerda	Divide a porção cefálica dos segmentos medial e lateral do lobo esquerdo
Veia porta direita (ramo anterior)	Intrassegmentar no segmento anterior do lobo direito	Percorre a região central do segmento anterior do lobo direito
Veia porta direita (ramo posterior)	Intrassegmentar no segmento posterior do lobo direito	Percorre a região central do segmento posterior do lobo direito
Veia porta esquerda (segmento horizontal)	Anterior ao lobo caudado	Separa o lobo caudado posteriormente do segmento medial do lobo esquerdo anteriormente
Veia porta esquerda (segmento ascendente)	Fissura intersegmentar esquerda	Divide os segmentos medial e lateral do lobo esquerdo
Fossa da vesícula biliar	Fissura lobar principal	Separa os lobos direito e esquerdo
Fissura do ligamento redondo	Fissura intersegmentar esquerda	Divide a porção caudal do lobo esquerdo em segmentos medial e lateral
Fissura do ligamento venoso	Margem anterior esquerda do lobo caudado	Separa o lobo caudado posteriormente do lobo esquerdo anteriormente

Modificada de Marks W, Filly R, Callen P. Ultrasonic anatomy of the liver: a review with new applications. J Clin Ultrasound. 1979;7(2):137-146.[2]

TABELA 4.2 Segmentos de Couinaud e Anatomia Hepática tradicional

Couinaud	Tradicional
Segmento I	Lobo caudado
Segmento II	Segmento lateral do lobo esquerdo (superior)
Segmento III	Segmento lateral do lobo esquerdo (inferior)
Segmento IV	Segmento medial do lobo esquerdo
Segmento V	Segmento anterior do lobo direito (inferior)
Segmento VI	Segmento posterior do lobo direito (inferior)
Segmento VII	Segmento posterior do lobo direito (superior)
Segmento VIII	Segmento anterior do lobo direito (superior)

posição cranial[4,5] (Fig. 4.5). O lobo caudado (segmento I) pode receber ramificações tanto do ramo direito quanto do esquerdo da veia porta. Ao contrário de outros segmentos, o segmento I contém um ou mais ramos da veia hepática que drenam diretamente para a veia cava inferior.

O suprimento venoso portal do lobo esquerdo pode ser visualizado usando-se uma vista subxifoide oblíqua angulada cranialmente (projeção subcostal oblíqua recorrente). Um "H deitado" é formado pelo ramo esquerdo principal da veia porta, pela porção ascendente de seu ramo esquerdo secundário e pelos ramos dos segmentos II, III e IV[6] (Fig. 4.6). Os segmentos II e III estão separados do segmento IV pela veia hepática esquerda, assim como pela porção ascendente do ramo esquerdo da veia porta e o ligamento falciforme. O segmento IV está separado dos segmentos V e VIII pela veia hepática média e pela fissura hepática principal.

O suprimento venoso porta para o lobo direito do fígado também pode ser observado como um H deitado. A veia porta principal dá origem a ramos que suprem os segmentos V e VI (inferiormente) e VII e VIII (superiormente). Eles podem ser mais bem visualizados em um plano sagital ou sagital oblíquo.[6]

A vista subxifoide oblíqua mostra um corte transversal do ramo direito da veia porta e possibilita a identificação do segmento VIII em sua porção mais superior (próximo da confluência das veias hepáticas) do segmento V. Os segmentos V e VIII estão separados pela veia hepática direita.[6]

Ligamentos

O fígado é recoberto por uma fina camada de tecido conjuntivo chamada de **cápsula de Glisson**. Tal cápsula circunda todo o fígado e é mais espessa em torno da veia cava inferior e do hilo hepático (porta do fígado). No hilo hepático, a veia porta principal, a artéria hepática própria e o ducto biliar comum encontram-se recobertos por dobras peritoneais, conhecidas como **ligamento hepatoduodenal** (Fig. 4.7). O **ligamento falciforme** conduz a veia umbilical para o fígado durante o desenvolvimento fetal (Fig. 4.8). Após o nascimento, a veia umbilical atrofia, formando o **ligamento redondo** (Fig. 4.9). Ao chegar ao fígado, as camadas do ligamento falciforme se separam. A camada direita forma a porção superior do ligamento coronário; a camada esquerda forma a porção superior do ligamento triangular esquerdo. A porção mais lateral do ligamento coronário é conhecida como ligamento triangular direito (Fig. 4.10). As camadas peritoneais que formam o ligamento coronário são bem separadas, deixando uma camada do fígado não coberta pelo peritônio. Essa região posterossuperior é conhecida como a **área nua** do fígado. O **ligamento venoso** contém o ducto venoso obliterado, o qual, até o nascimento, desvia o sangue da veia umbilical para a veia cava inferior.

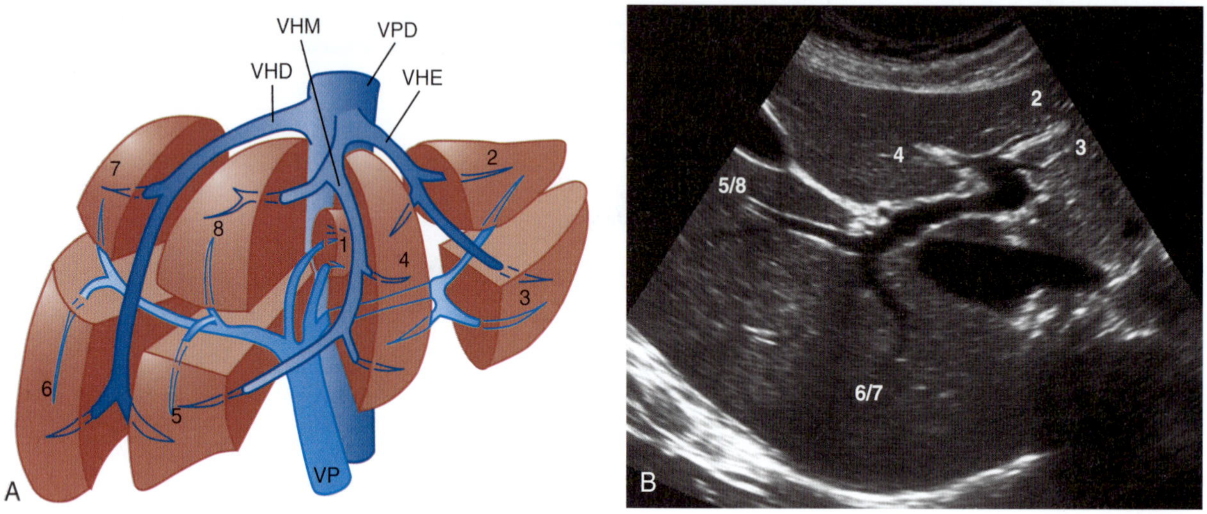

FIG. 4.5 Anatomia segmentar funcional de Couinaud. (A) O fígado está dividido em oito segmentos. Os planos longitudinais azuis (fissuras direita, média e esquerda) representam os três ramos da veia hepática. O plano transversal é definido pelos ramos portais principais direito e esquerdo. O segmento I, o lobo caudado, se situa posteriormente. **(B)** A ultrassonografia correspondente exibe a veia porta com seus ramos direito e esquerdo. O plano através dos ramos direito e esquerdo representa a separação transversal dos segmentos do fígado. Acima desse nível, cefaladamente, estão os segmentos II, IVa, VII e VIII. Abaixo dele, caudalmente, estão localizados os segmentos III, IVb, V e VI. *VB*, vesícula biliar; *VHE*, veia hepática esquerda; *VPE*, veia porta esquerda; *VHM*, veia hepática média; *VHD*, veia hepática direita; *VPD*, veia porta direita. (Com permissão de Sugarbaker PH: Toward a standard of nomenclature for surgical anatomy of the liver. Neth J Surg. 1988;PO:100.[5])

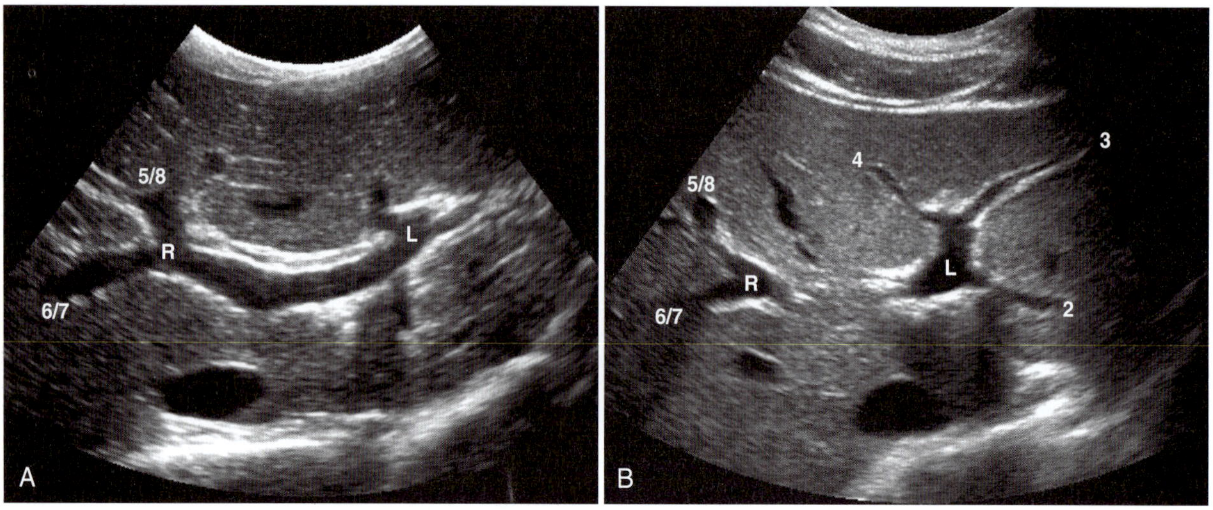

FIG. 4.6 Anatomia do sistema porta em dois pacientes. (A) A veia porta, cuja visualização é melhor pela abordagem subcostal oblíqua, é formada pela união de seus ramos direito e esquerdo no hilo hepático. **(B)** Os ramos segmentares dos ramos direito e esquerdo da veia porta estão assinalados. O "H deitado", bem visualizado, é formado pela bifurcação do ramo esquerdo da veia porta, composto pelas porções ascendente e horizontal do ramo esquerdo da veia porta e pelos ramos para os segmentos II, III e IV.

Circulação Hepática

Veias Porta

O fígado recebe um **suprimento sanguíneo duplo** a partir da veia porta e da artéria hepática. Apesar de a veia porta transportar sangue venoso incompletamente oxigenado (80%) a partir dos intestinos e do baço, ela supre até metade das necessidades de oxigênio dos hepatócitos devido ao seu grande fluxo. Esse duplo suprimento sanguíneo explica a baixa incidência de infarto hepático.

A **tríade portal** contém um ramo da veia porta, da artéria hepática e do ducto biliar. Estes estão cercados por uma bainha de tecido conjuntivo que dá à veia porta uma parede ecogênica na ultrassonografia, distinguindo-a das veias hepáticas, cujas paredes são praticamente imperceptíveis. A **veia porta principal** divide-se em ramos direito e esquerdo. O **ramo direito da veia porta** apresenta um ramo anterior localizado centralmente no segmento anterior do lobo direito e um ramo posterior localizado centralmente no segmento posterior do lobo direito. O **ramo esquerdo da veia porta** apresenta, inicialmente, um trajeto anterior ao lobo caudado. O ramo ascendente do ramo esquerdo da veia porta dirige-se anteriormente à fissura intersegmentar esquerda, separando os segmentos medial e lateral do lobo esquerdo.

Circulação Arterial

Os ramos da **artéria hepática** acompanham a veia porta. Os ramos terminais da veia porta, as arteríolas hepáticas que os acompanham e os canais biliares formam o **ácino**.

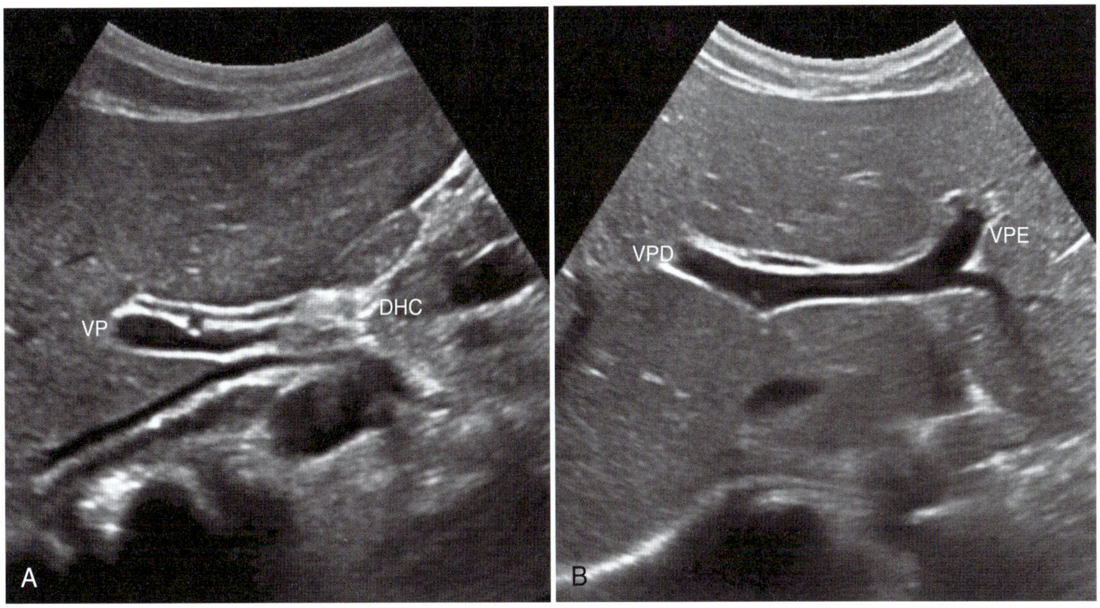

FIG. 4.7 Hilo hepático. (A) Imagem sagital do hilo hepático mostrando o ducto hepático comum (*DHC*) e a veia porta (*VP*), que estão recobertos pelo ligamento hepatoduodenal. **(B)** Imagem transversal do hilo hepático mostrando os ramos direito (*VPD*) e esquerdo da veia porta (*VPE*).

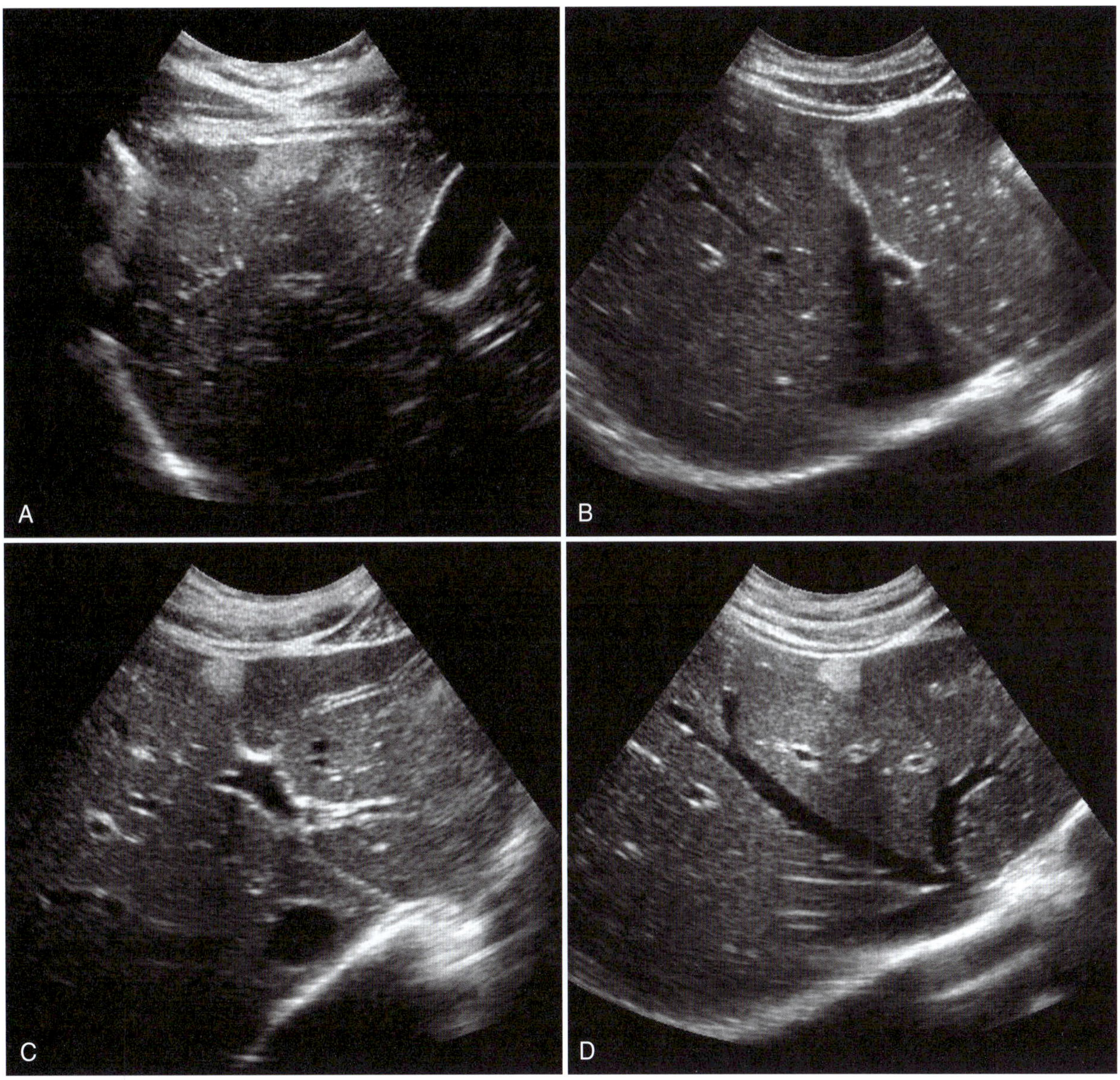

FIG. 4.8 Ligamento falciforme. A gordura em seu interior ajuda na sua localização. **(A)** Imagem sagital através do ligamento falciforme. **(B)** Vista subcostal oblíqua do ligamento falciforme. **(C)** Gordura localizada anteriormente ao ramo ascendente do ramo ascendente esquerdo da veia porta. **(D)** Extensão cranial da gordura na região do ligamento entre os ramos médio e esquerdo da veia hepática.

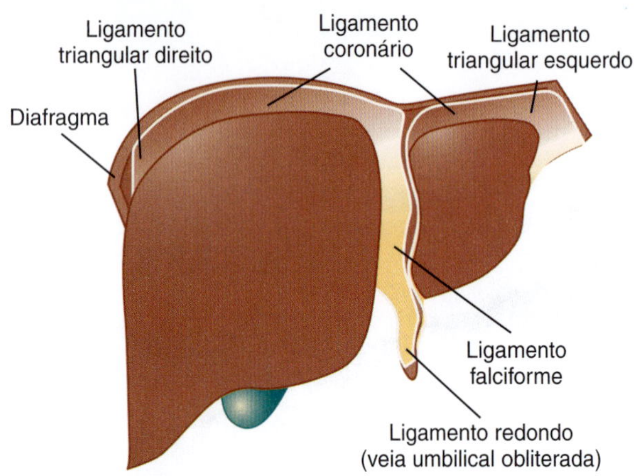

FIG. 4.9 Ligamentos hepáticos. Diagrama das superfícies anterior e posterior do fígado.

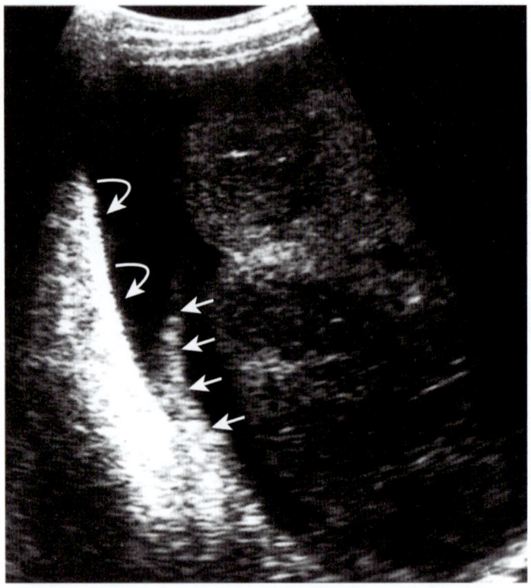

FIG. 4.10 Ligamento triangular direito. Vista subcostal oblíqua próximo à cúpula hemidiafragmática direita (*setas curvas*). Observe o contorno lobulado e a heterogeneidade do fígado neste paciente com cirrose. O ligamento triangular direito (*setas retas*) é visualizado devido à ascite.

Sistema Venoso Hepático

O sangue perfunde o parênquima hepático via sinusoides, seguindo depois para as vênulas hepáticas terminais. Esses ramos terminais se unem para formar vasos sequencialmente maiores. As veias hepáticas variam em número e posição. No entanto, a população em geral apresenta três veias hepáticas principais: a direita, a média e a esquerda (Fig. 4.4). Todas drenam para a veia cava inferior e, assim como as veias do sistema porta, não apresentam válvulas. Como discutido anteriormente, a veia hepática direita é geralmente única e percorre a fissura intersegmentar direita, separando os segmentos anterior e posterior do lobo direito. A veia hepática média, que percorre a fissura lobar principal, se une com a veia hepática esquerda, na maioria dos casos, para formar um vaso único. A veia hepática esquerda forma o limite mais cranial entre os segmentos medial e lateral do lobo esquerdo.

Tamanho e Ecogenicidade Normais do Fígado

A borda superior do fígado encontra-se aproximadamente na altura do quinto espaço intercostal na linha hemiclavicular. Sua borda inferior se estende até a margem costal ou pouco abaixo dela. Em virtude do limitado campo de visão, é difícil obter avaliação precisa do **tamanho do fígado** com equipamento de ultrassonografia em tempo real. Gosink e Leymaster[7] propuseram medir o comprimento do fígado na linha hepática média. Em 75% dos pacientes, cujo comprimento do fígado é maior que 15,5 cm, existe hepatomegalia. Niederau et al.[8] mediram os diâmetros longitudinal e anteroposterior do fígado, tanto na linha hemiclavicular quanto na linha média, correlacionando seus achados com sexo, idade, altura, peso e área da superfície corporal. Eles descobriram que o tamanho do órgão aumenta de acordo com a altura e com a área da superfície corporal e diminui com a idade. O **diâmetro longitudinal médio** do fígado na linha hemiclavicular foi de 10,5 cm, com desvio padrão (DP) de 1,5 cm, e o diâmetro anteroposterior médio na linha hemiclavicular foi de 8,1 cm (DP 1,9 cm). Na maioria dos pacientes, basta medir o comprimento do fígado para determinar seu tamanho. O **lobo de Riedel** é uma extensão linguiforme na ponta inferior do lobo direito do fígado, encontrado frequentemente em mulheres muito magras.

O fígado normal é homogêneo, contém ecos finos, sendo minimamente hiperecoico ou isoecoico se comparado ao córtex renal normal (Fig. 4.11A). Comparado ao baço, ele é hipoecoico. Essa relação é evidente quando o segmento lateral do lobo esquerdo é alongado e envolve o baço (Fig. 4.11B).

ANORMALIDADES DE DESENVOLVIMENTO

Agenesia

A agenesia do fígado é incompatível com a vida. Já foram relatadas agenesias tanto do lobo direito quanto do esquerdo.[9,10] Em três dos cinco casos de agenesia do lobo direito relatados, o lobo caudado também estava ausente.[9] Em geral, ocorre hipertrofia compensatória dos lobos restantes, e os testes de função hepática (TFH) são normais.

Anomalias de Posição

No ***situs inversus totalis*** (viscerum), o fígado encontra-se no hipocôndrio esquerdo. Na **hérnia diafragmática** congênita, ou **onfalocele**, uma parte variável do fígado pode herniar para o tórax ou para fora da cavidade abdominal.

Fissuras Acessórias

Apesar de as invaginações da cúpula diafragmática serem chamadas de "fissuras acessórias", na realidade, elas não são fissuras, mas sim **faixas diafragmáticas.** Elas são causas frequentes de pseudotumores na ultrassonografia se o fígado não for examinado com cuidado tanto no plano sagital quanto no transversal (Fig. 4.12). As *verdadeiras* fissuras acessórias são raras e são causadas por invaginação do peritônio. A fissura hepática acessória inferior é uma fissura acessória verdadeira que se estende inferiormente da veia porta direita à superfície inferior do lobo direito.[11]

Anomalias Vasculares

A **artéria hepática comum** origina-se do tronco celíaco, dividindo-se em ramos direito e esquerdo no hilo hepático. Essa apresentação clássica da anatomia arterial hepática ocorre em apenas 55%

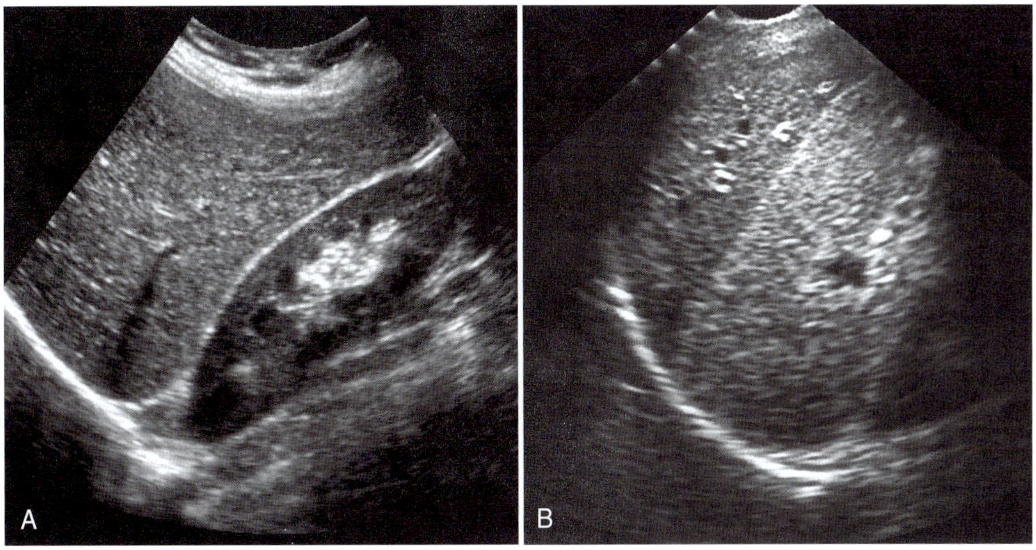

FIG. 4.11 Ecogenicidade normal do fígado. (A) O fígado é mais ecogênico do que o córtex renal. **(B)** O fígado é menos ecogênico do que o baço, como visto frequentemente em mulheres muito magras, cujo lobo esquerdo envolve o baço.

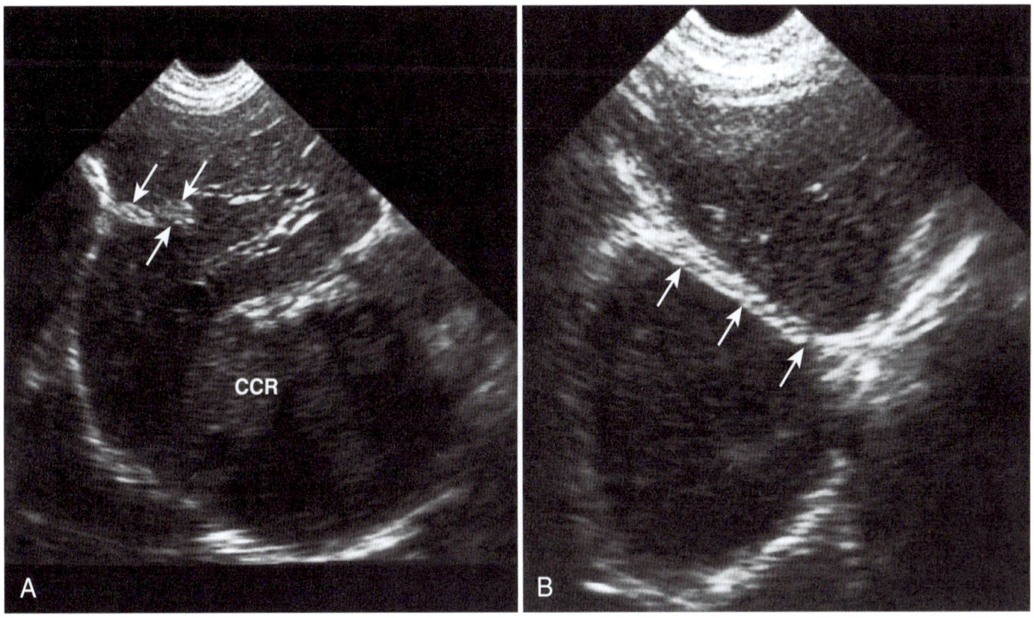

FIG. 4.12 Faixa diafragmática. (A) Corte sagital mostrando uma massa ecogênica (*setas*) adjacente à cúpula hemidiafragmática direita em paciente com **carcinoma de células renais** à direita (CCR). **(B)** A imagem subcostal oblíqua revela que a massa é uma faixa diafragmática (*setas*).

da população. Os 45% restantes apresentam alguma variação dessa anatomia, na qual os principais padrões são: (1) ramo esquerdo da artéria hepática originando-se da artéria gástrica esquerda (10%), (2) ramo direito da artéria hepática originando-se da artéria mesentérica superior (11%) e (3) artéria hepática comum originando-se da artéria mesentérica superior (2,5%).

As anomalias congênitas da veia porta incluem atresias, estreitamentos e obstruções por válvulas, todas incomuns. As variações anatômicas incluem a ausência do ramo direito da veia porta, associada a anormalidades nas ramificações da veia porta e de seu ramo esquerdo, e a ausência do segmento horizontal do ramo esquerdo da veia porta.[12]

Por outro lado, as alterações nas ramificações das veias hepáticas e das veias hepáticas acessórias são relativamente comuns. A veia acessória mais comum drena o segmento superoanterior do lobo direito (segmento VIII), sendo encontrada em cerca de um terço da população. Ela geralmente chega até a veia hepática média apesar de, às vezes, se unir à veia hepática direita.[13] Um ramo inferior direito da veia hepática direita, que drena a porção inferoposterior do fígado (segmento VI), está presente em 10% dos indivíduos. Essa veia hepática direita inferior drena diretamente para a veia cava inferior e seu calibre pode ser igual ou maior do que o da veia hepática direita.[14] Veias marginais direita e esquerda, que drenam para as veias hepáticas direita e esquerda, estão presentes

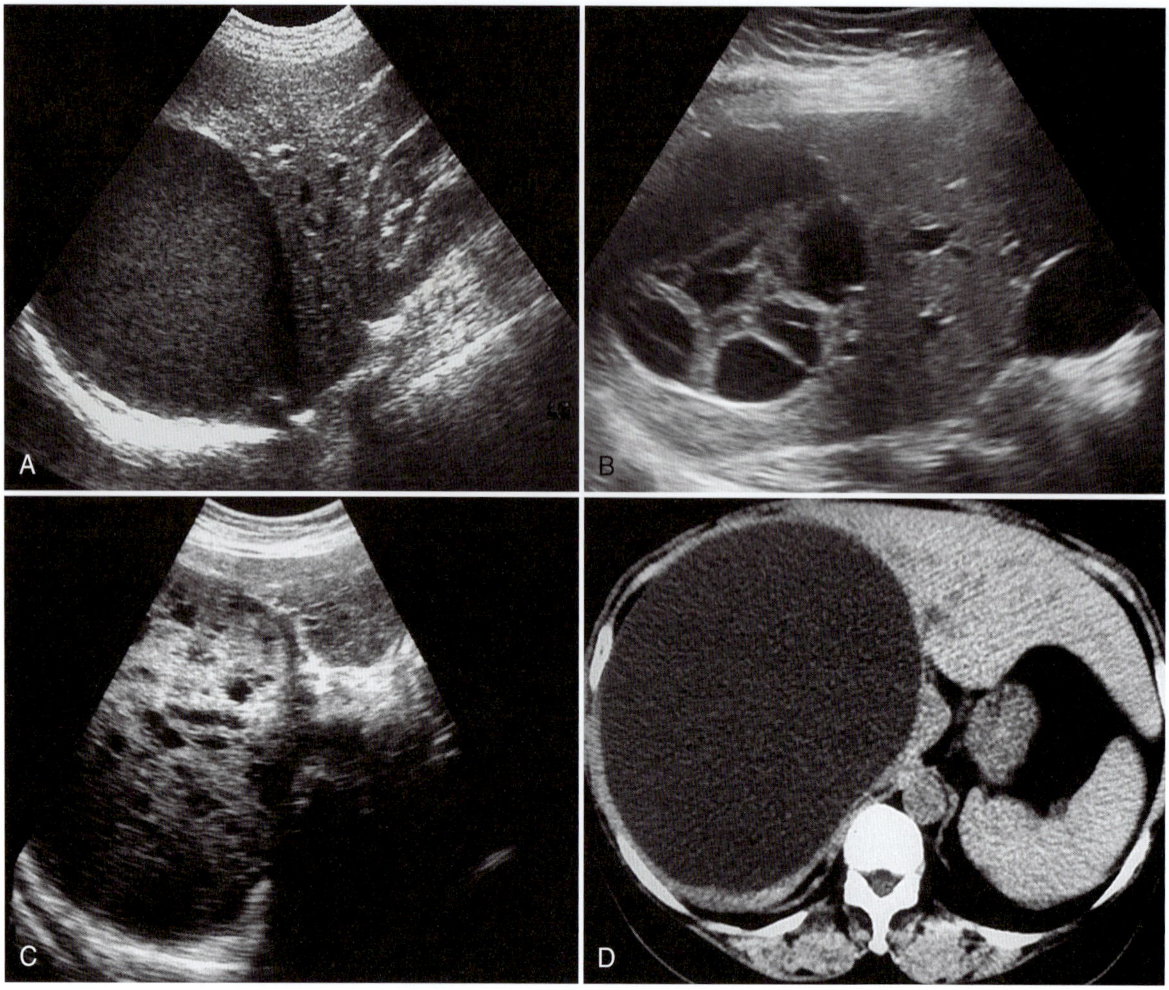

FIG. 4.13 Cistos hepáticos complicados por hemorragia em dois pacientes. (A) Paciente apresentava dor aguda no quadrante superior direito. A ultrassonografia mostrou um cisto hepático de paredes finas com ecogenicidade uniforme de baixo nível consistente com derivados sanguíneos dentro do cisto. **(B)** Este cisto hepático exibe septações internas espessas (que não eram vasculares), consistentes com trombo organizado. **(C)** e **(D)** Paciente no ultrassom e na tomografia computadorizada (TC). O cisto parece virtualmente sólido no ultrassom devido ao coágulo organizado, mas é realçado por meio da transmissão. Na TC, o cisto parece mais homogêneo.

em 12% e 3% dos indivíduos, respectivamente. A ausência da veia hepática principal é um pouco menos comum, ocorrendo em aproximadamente 8% dos indivíduos.[14] O conhecimento das variações normais do sistema venoso hepático é útil na localização precisa de lesões focais, auxiliando o cirurgião nas ressecções segmentares do fígado.

ANORMALIDADES CONGÊNITAS

Cistos Hepáticos

Um cisto hepático é definido como um espaço repleto de fluido cercado por um revestimento epitelial. Abscessos, cistos parasitários e pós-traumáticos não são cistos *verdadeiros*. A presença frequente de epitélio colunar nos cistos hepáticos simples sugere que eles se originam dos ductos, mas sua causa exata é desconhecida. Sua apresentação na meia-idade também não é clara. A ultrassonografia demonstrou que eles se apresentam em 2,5% da população em geral, aumentando para 7% nas pessoas acima de 80 anos.[15]

Na ultrassonografia, os **cistos hepáticos benignos** são anecoicos, com parede fina e bem-definida, apresentando realce acústico posterior. Ocasionalmente, o paciente apresenta dor e febre secundárias à hemorragia ou infecção do cisto. Nesses pacientes, o cisto pode conter ecos internos e septações (Fig. 4.13A e B), apresentar uma parede espessada ou parecer sólido (Fig. 4.13C). A intervenção ativa só é recomendada no paciente sintomático. Apesar de líquido poder ser retirado por aspiração, ele se acumulará novamente nos cistos cujo revestimento é epitelial. Pode ser realizada a ablação do cisto com álcool sob orientação ultrassonográfica.[16] Se forem observados septos espessos ou nódulos no interior dos cistos hepáticos, recomenda-se a realização de tomografia computadorizada (TC) ou ultrassom com contraste, porque **cistoadenomas biliares** e **metástases císticas** devem fazer parte do diagnóstico diferencial dos cistos hepáticos complexos (Fig. 4.14).

Cistos Peribiliares

Os **cistos peribiliares** foram descritos em pacientes com doença hepática grave.[17] Esses cistos são pequenos – 0,2 a 2,5 cm – e costumam estar localizados no hilo hepático ou na junção dos ramos direito e esquerdo do ducto hepático. Em geral, são assintomáticos,

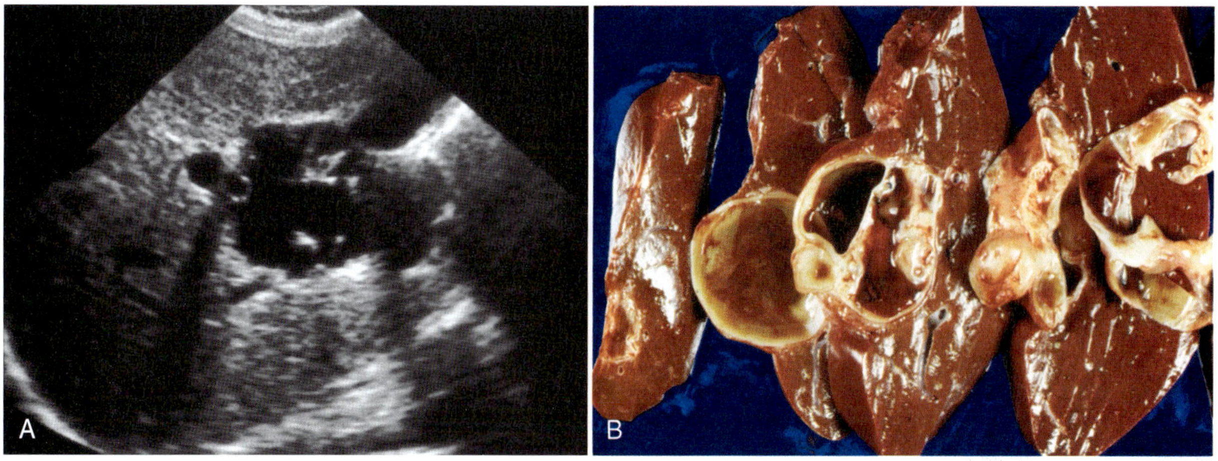

FIG. 4.14 Cistoadenoma biliar. (A) Ultrassonografia no plano sagital mostrando um cisto hepático irregular com septos espessos e nódulos murais. **(B)** Espécime cirúrgico.

mas podem, raramente, causar obstrução biliar.[17] Acredita-se que, patologicamente, os cistos peribiliares representam pequenas glândulas periductais obstruídas. Ultrassonograficamente, eles podem ser visualizados como um aglomerado de cistos discretos ou como estruturas de forma tubular, com septos finos, paralelos aos ductos biliares e aos ramos da veia porta.

Doença Policística Autossômica Dominante

A doença renal policística, em sua forma adulta, apresenta uma herança autossômica dominante. Os cistos hepáticos estão associados a essa condição em 57% a 74% dos pacientes.[18] Não há correlação entre a gravidade da doença renal e a extensão do envolvimento hepático. As provas de função hepática geralmente são normais e, ao contrário da forma autossômica recessiva da doença renal policística, não existe associação com fibrose hepática e hipertensão porta. De fato, se as provas de função hepática apresentarem resultados anormais, deve-se excluir complicações da doença policística do fígado, tais como tumor, infecção do cisto ou obstrução biliar.[18]

Hamartomas Biliares (Complexos de von Meyenburg)

Os hamartomas dos ductos biliares, descritos inicialmente por von Meyenburg em 1918, são pequenas lesões de desenvolvimento focais congênitas do fígado formadas por grupos de ductos biliares intra-hepáticos dilatados cercados por um estroma denso de colágeno.[19] São malformações hepáticas benignas detectadas incidentalmente em 0,6% a 5,6% das necropsias.[20]

As características das imagens dos complexos de von Meyenburg (CVM)[21] incluem nódulos solitários, múltiplos ou, o que é mais comum, inúmeros nódulos bem-definidos, geralmente medindo menos de 1 cm de diâmetro (Fig. 4.15). Os nódulos são geralmente uniformemente hipoecoicos[21] e, menos frequentemente, hiperecoicos na ultrassonografia;[22,23] enquanto, na TC com contraste, são hipodensos. Por causa da sua multiplicidade, podem ser confundidos com câncer metastático. Focos ecogênicos brilhantes no fígado com artefato de cauda de cometa distal, sem efeito expansivo evidente são achados cruciais na US (Fig. 4.16). Acredita-se que esses focos ecogênicos possam estar relacionados à existência de cistos minúsculos que estão além da resolução do equipamento de ultrassonografia. Os CVMs geralmente são observações isoladas

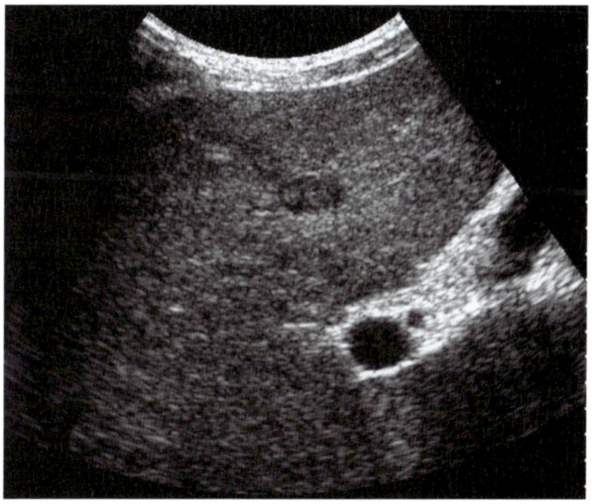

FIG. 4.15 Complexo de von Meyenburg em paciente com câncer. A ultrassonografia mostra uma massa hepática solitária, pequena, hipoecoica. Sem outra evidência de doença metastática, foi realizada biópsia que confirmou o caráter benigno desta lesão.

e insignificantes e podem ocorrer em associação a outros distúrbios congênitos, como fibrose hepática congênita, doença renal policística renal ou hepática.[20] Foi sugerida uma associação do CVM com colangiocarcinoma.[24]

DOENÇAS INFECCIOSAS

Hepatites Virais

A hepatite viral é uma doença comum que ocorre em todo o mundo. É responsável por milhões de mortes secundárias à necrose hepática aguda ou hepatite crônica que, por sua vez, pode levar à hipertensão portal, cirrose e carcinoma hepatocelular (CHC). Foram identificados pelo menos cinco vírus distintos de hepatite: hepatites A até a E. Outros vírus causam hepatite, mas estes são os classicamente abordados.

A **hepatite A** ocorre em todo o mundo, podendo ser diagnosticada usando-se como marcador o anticorpo sérico contra o vírus da hepatite A (anti-HAV). Seu principal modo de transmissão é a via fecal-oral. Nos países em desenvolvimento, a doença é endêmica

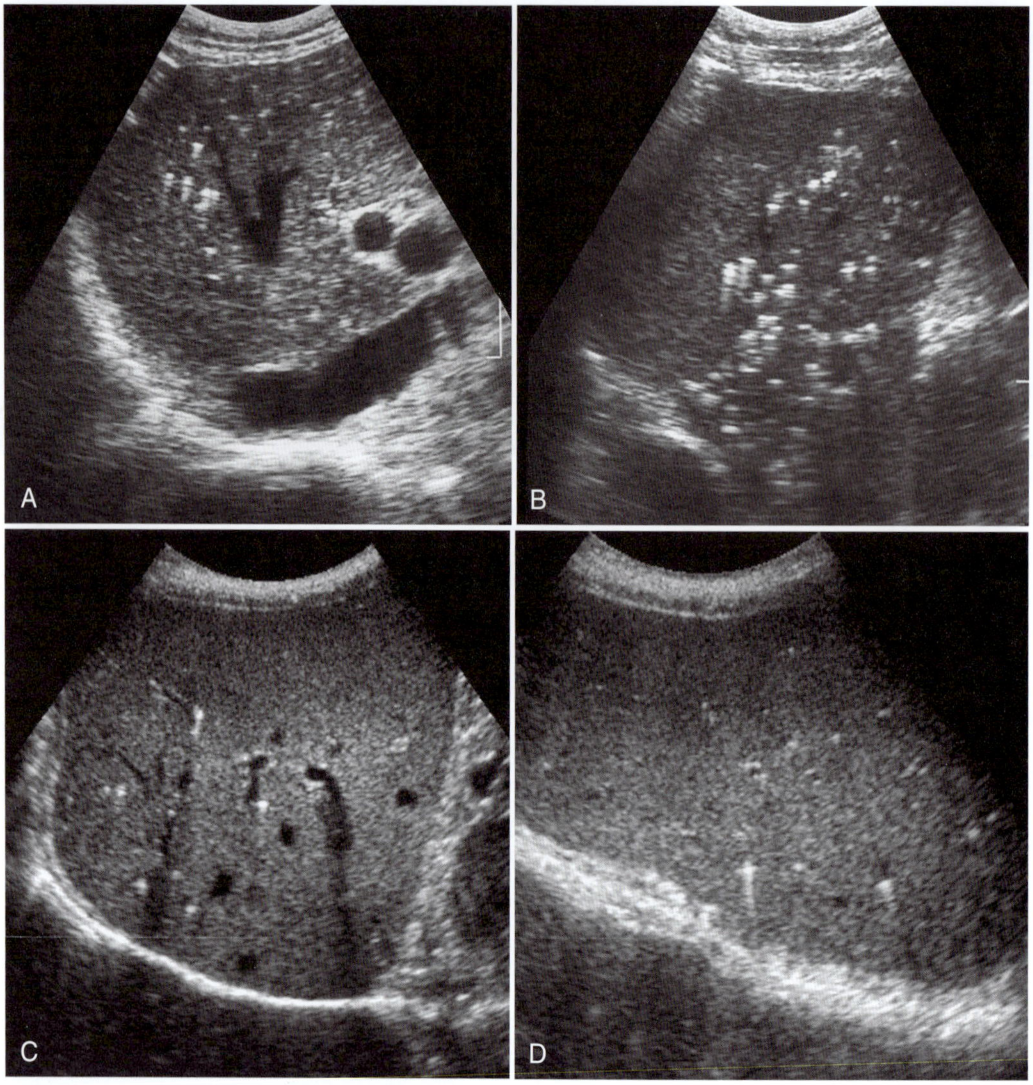

FIG. 4.16 Artefatos em cauda de cometa do complexo de von Meyenburg (CVM) em dois pacientes. Imagens de cortes **(A)** sagital e **(B)** transversal do lobo esquerdo do fígado mostrando múltiplos focos ecogênicos, brilhantes (artefato em cauda de cometa). A biópsia mostrou CVM. Imagens de cortes **(C)** sagital e **(D)** transversal do lobo direito de um paciente assintomático, mostrando focos ecogênicos com artefato em cauda de cometa distal.

e a infecção ocorre no início da vida. A hepatite A é uma infecção aguda que evolui para recuperação completa ou para morte por insuficiência hepática aguda.

A **hepatite B** apresenta transmissão parenteral (p. ex., através do sangue, picadas de agulhas contaminadas), assim como pela exposição pelo contato sexual e ao nascimento. Ao contrário do HVA, o vírus da hepatite B (HBV) apresenta condição de portador, com estimativa de 300 milhões em todo o mundo. As regiões com os maiores índices de portadores (5% a 20%) são o sudeste da Ásia, China, África Subsaariana e Groenlândia. Os dois marcadores mais usados na infecção aguda são o antígeno de superfície (HBsAg) e o anticorpo contra o antígeno core (anti-HBc).

A **hepatite C** está associada à hepatite pós-transfusão e é comumente identificada em indivíduos que compartilham agulhas ou outros equipamentos de drogas injetáveis. Pacientes agudamente infectados têm risco muito maior de apresentar infecção crônica, com taxa de até 85% de progressão para doença hepática crônica. A infecção do vírus da hepatite C crônica (HCV) é diagnosticada pela presença do anticorpo ao HCV (anti-HCV) no sangue. A hepatite C é um importante problema de saúde e é responsável por muitos pacientes das listas de transplante de fígado. Atualmente, medicamentos antivirais estão alterando a apresentação desta doença, uma vez que muitos pacientes obtêm sucesso na erradicação do vírus. Infelizmente, em muitos desses pacientes, a doença hepática crônica já se desenvolveu e permanece o risco de desenvolver CHC.

A **hepatite D**, ou hepatite delta, depende totalmente do vírus da hepatite B para exercer sua infecciosidade, pois precisa que o HBsAg lhe forneça um envelope do vírus da hepatite D (HDV). Consequentemente, sua distribuição geográfica é semelhante à da hepatite B. Ela é rara na América do Norte, onde ocorre principalmente nos usuários de drogas intravenosas (IV).

A **hepatite E** é semelhante à hepatite A porque é transmitida pela via fecal-oral. É tipicamente uma doença autolimitada, mas pode persistir e causar hepatite crônica em pacientes imunossuprimidos.[25]

Manifestações Clínicas

Na **hepatite aguda** não complicada, a recuperação clínica ocorre em até 4 meses. Esse é o desfecho de 99% dos casos de hepatite A.

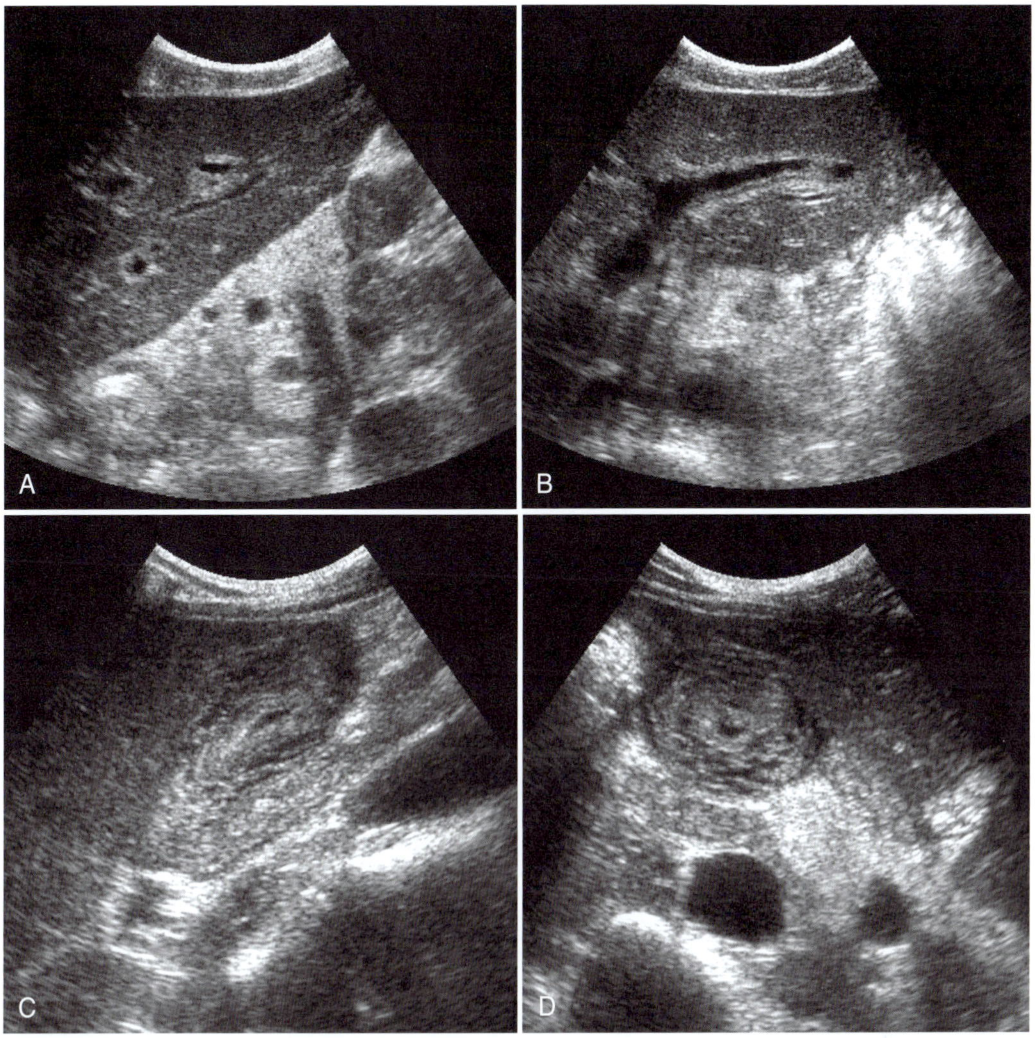

FIG. 4.17 Hepatite aguda. Imagens de cortes **(A)** sagital e **(B)** transversal do lobo esquerdo do fígado, exibindo aumento acentuado da espessura e da ecogenicidade dos tecidos moles que circundam o ramo da veia porta, conhecido como **espessamento periportal** (manguito periportal). Imagens de cortes **(C)** sagital e **(D)** transversal da vesícula biliar com espessamento mural acentuado, de forma que a luz está quase obliterada. A parede da vesícula biliar tem aspecto multilaminar, com extensos bolsões hipoecoicos de edema. (Com permissão de Wilson SR. The liver. In Gastrointestinal disease. 6th series. Test and syllabus. Reston, VA: American College of Radiology; 2004.[26])

As **insuficiências hepáticas** subfulminante e fulminante ocorrem após o início da icterícia e incluem piora da icterícia, coagulopatia e encefalopatia hepática. Muitos casos de insuficiência hepática são causados por hepatite B ou por toxicidade causada por medicamentos ou por outras substâncias, e são caracterizados por necrose hepática. A morte ocorre se houver perda de mais de 40% do parênquima hepático.

A **hepatite crônica** é definida como a persistência das anormalidades bioquímicas por mais de 6 meses. Ela apresenta outras etiologias além da viral, incluindo metabólica (p. ex., **doença de Wilson, deficiência de alfa-1-antitripsina e hemocromatose**), **autoimune** e **induzida por medicamentos** ou **outras substâncias**. O prognóstico e o tratamento da hepatite crônica dependem da etiologia específica.

Na hepatite aguda, ocorre edema difuso dos hepatócitos, proliferação das células de Kupffer que revestem os sinusoides e infiltração dos espaços porta por linfócitos e monócitos. As características ultrassonográficas acompanham os achados histológicos. O parênquima hepático pode apresentar redução difusa da ecogenicidade, com acentuação do brilho da tríade portal ou **espessamento periportal** (Figs. 4.17 e 4.18A e B). Também podem ocorrer hepatomegalia e espessamento da parede da vesícula biliar (Figs. 4.17 e 4.18C e D). Na maioria dos pacientes, a aparência do fígado é normal.[26] A maior parte dos casos de hepatite crônica também tem aparência ultrassonográfica normal. Quando a cirrose se desenvolve, a ultrassonografia pode mostrar ecotextura grosseira e outras alterações morfológicas da cirrose.

Doenças Bacterianas

As **bactérias piogênicas** podem chegar ao fígado por várias vias, sendo a mais comum a extensão direta a partir das vias biliares em pacientes com colangite supurativa e colecistite. Outras vias incluem o sistema venoso portal em pacientes com diverticulite ou apendicite e a artéria hepática em pacientes com osteomielite e endocardite bacterianas subagudas. Bactérias piogênicas também podem estar presentes no fígado como resultado de um trauma abdominal, perfurante ou não. Em aproximadamente 50% dos **abscessos hepáticos** não é encontrada causa específica; o restante é causado principalmente por infecção anaeróbica. O diagnóstico de infecção bacteriana hepática geralmente é demorado. Os aspectos

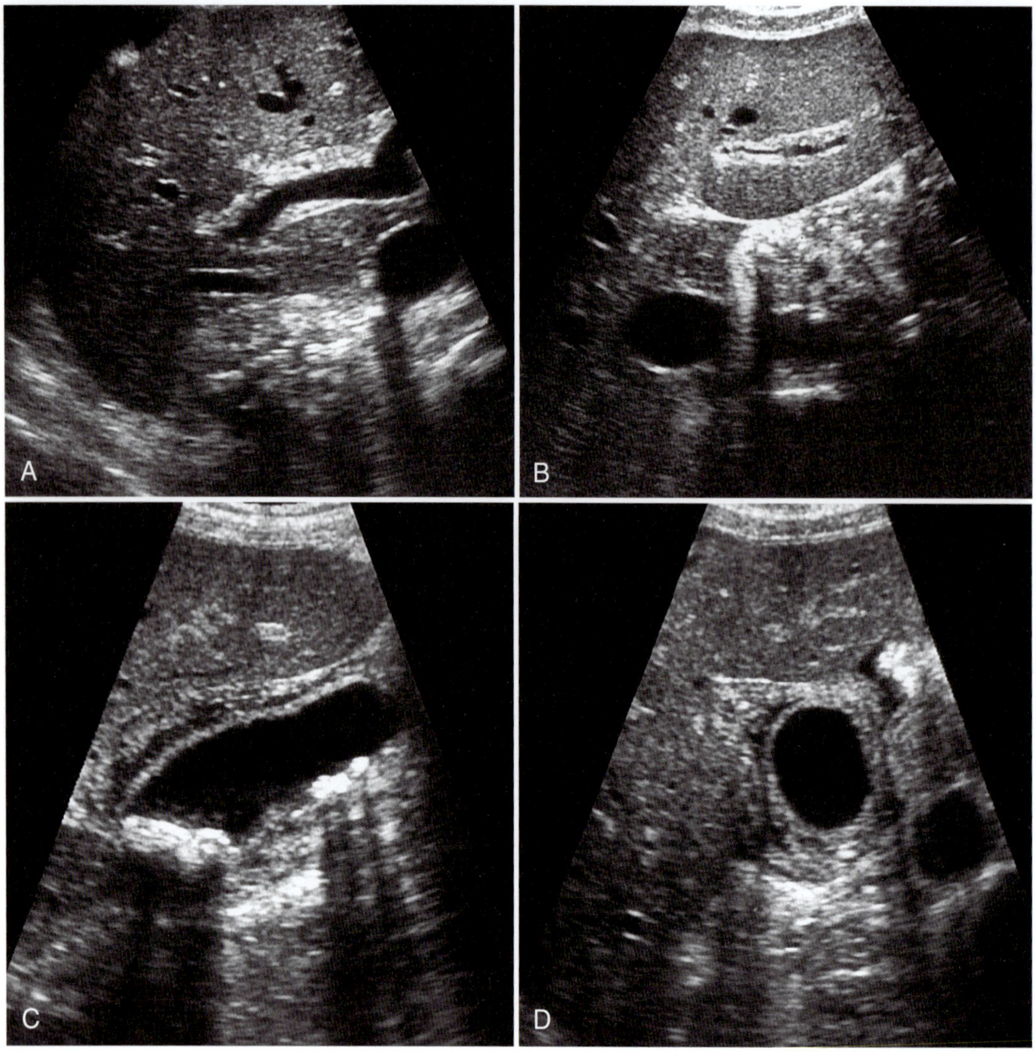

FIG. 4.18 Hepatite aguda. Hepatite aguda em um paciente com febre, anormalidades nos testes de função hepática e achado incidental de **cálculos biliares**. Vistas **(A)** transversal do hilo hepático e **(B)** do lobo esquerdo do fígado mostrando bandas espessas, proeminentes, ecogênicas, cercando a veia porta e as tríades portais, chamadas de **espessamento periportal** (manguito periportal). Vistas **(C)** sagital e **(D)** transversal da vesícula biliar mostrando **edema moderado e espessamento da parede**. A vesícula não está aumentada de volume nem distendida, e o paciente não apresenta colecistite aguda. Como ocorre neste caso, a colelitíase incidental pode causar confusão.

iniciais mais comuns do abscesso piogênico do fígado são febre, mal-estar geral, anorexia e dor no quadrante superior direito do abdome. A icterícia pode estar presente em aproximadamente 25% desses pacientes.

A ultrassonografia provou ser extremamente útil para detectar abscessos do fígado. As características ultrassonográficas dos abscessos piogênicos variam (Fig. 4.19A-F). Os abscessos francamente purulentos apresentam aspecto cístico, e o aspecto do líquido pode variar de anecoico até altamente ecogênico. As regiões de supuração recente podem parecer sólidas com ecogenicidade alterada, geralmente hipoecoicas, relacionadas à presença dos hepatócitos necrosados.[27] Ocasionalmente, mi-crorganismos produtores de gás originam focos ecogênicos com um **artefato de reverberação posterior** (Fig. 4.19G-I). Interfaces líquido-líquido, septos internos e restos celulares já foram obaservados. A parede do abscesso pode variar de bem-definida a irregular e espessa.

O diagnóstico diferencial do abscesso piogênico hepático inclui infecção por ameba e equinococos, cisto simples hemorrágico, hematoma e neoplasia necrótica ou cística. A aspiração hepática guiada pela ultrassonografia é um método rápido de confirmar o diagnóstico. Os espécimes devem ser enviados para culturas aeróbica e anaeróbica. No passado, 50% dos abscessos eram considerados estéreis, provavelmente pelo fato de que os espécimes não eram transportados em um recipiente apropriado para cultura anaeróbia e, consequentemente, os microrganismos anaeróbios não eram identificados.[28] Uma vez estabelecido o diagnóstico de abscesso hepáticos pela identificação de pus, ou uma coloração de Gram ou cultura positiva, a coleção pode ser drenada de forma guiada pelo ultrassom ou pela TC.

Doenças Fúngicas: Candidíase

O fígado com frequência é envolvido secundariamente à disseminação hematogênica de infecções micóticas em outros órgãos, com maior frequência nos pulmões. Em geral, esses pacientes são **imunossuprimidos**, apesar de a candidíase sistêmica poder ocorrer na gravidez ou após hiperalimentação. As características clínicas

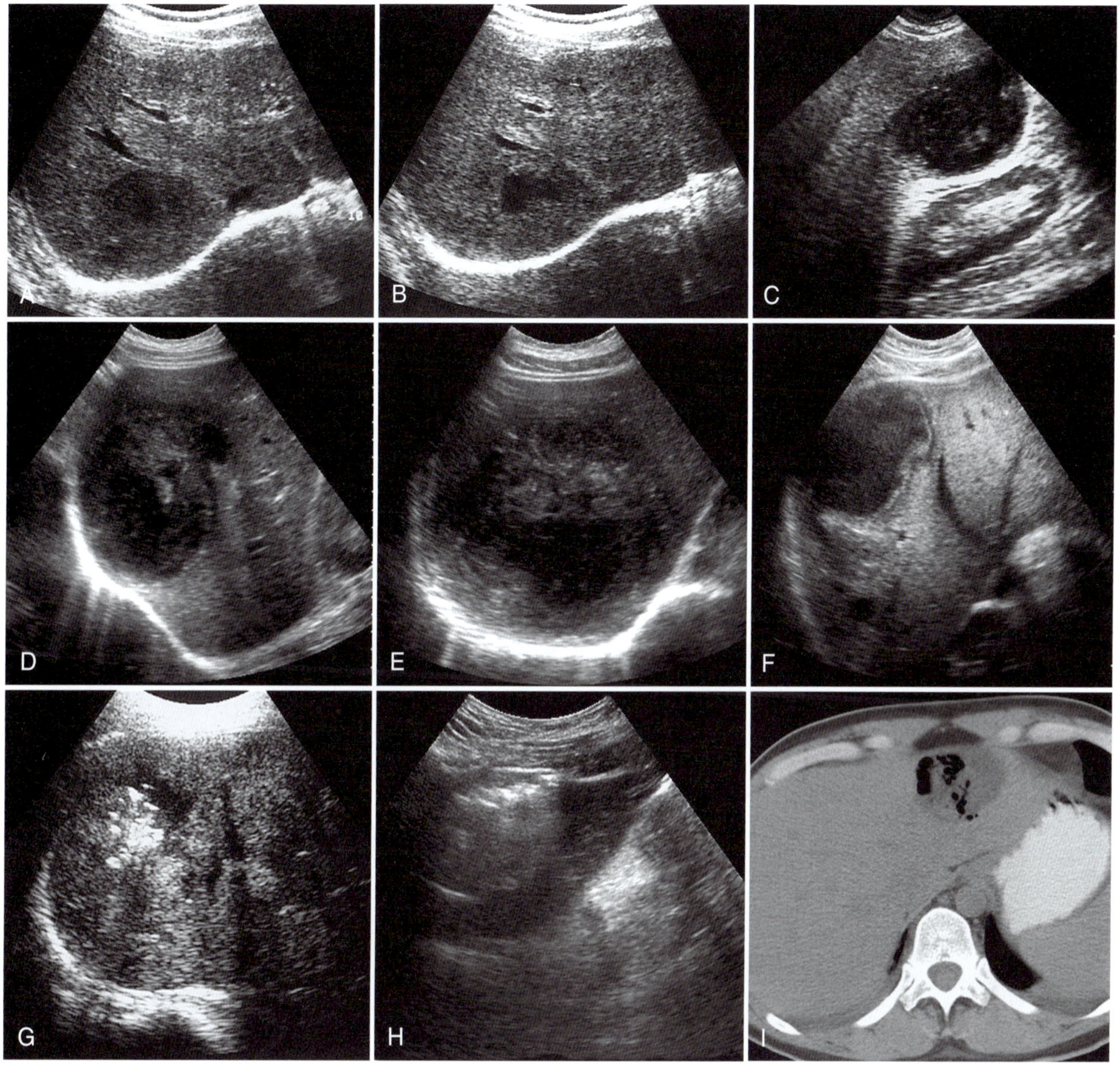

FIG. 4.19 Abscessos piogênicos: espectro de achados. *Linha superior,* **Lesões iniciais. (A)** e **(B)** Rápida evolução de flegmão para liquefação. **(A)** Massa pouco definida ou **flegmão** no segmento VII do fígado. **(B)** Vinte e quatro horas após, existe uma área de liquefação central. **(C)** Abscesso inicial apresentando margem mal definida e deslocando a cápsula do fígado. É difícil distinguir se essa massa é sólida ou cística. Não havia vascularização no interior desta ou de outras massas. *Linha central,* **Abscessos cavitários maduros em três pacientes. (D)** a **(F)** Abscesso maduro clássico como uma massa bem-definida com liquefação e debris internos. *Linha inferior,* **Abscessos causados por microrganismos produtores de gás. (G)** Diversas bolhas de gás são visualizadas como focos ecogênicos brilhantes no interior de uma massa hepática hipoecoica pouco definida. **(H)** Imagem sagital do lobo esquerdo do fígado e, em **(I)**, TC confirmatória exibindo uma massa com conteúdo gasoso extenso.

incluem febre persistente em um paciente neutropênico, no qual a contagem de leucócitos está voltando ao normal.[29]

As características ultrassonográficas da candidíase hepática incluem:[30]

- "Círculo dentro de um círculo": zona hipoecoica periférica com círculo ecogênico interno e área central hipoecoica. Essa área central representa a necrose focal, na qual elementos fúngicos são encontrados. Isso é visto na fase inicial da doença.
- Lesões em alvo: lesões de 1 a 4 cm com centro hiperecoico e halo hipoecoico. Estão presentes quando o número de neutrófilos retorna ao normal. O centro ecogênico contém células inflamatórias (Fig. 4.20).
- Uniformemente hipoecoica: a mais comum, correspondendo à fibrose progressiva (Fig. 4.21A).
- Ecogênica: grau variável de calcificação representando a formação de tecido fibrótico (Fig. 4.21B).

Embora a aspiração percutânea do fígado ajude na obtenção do organismo causador de abscessos hepáticos piogênicos, pode levar a resultados falso-negativos para a presença de *Candida.*[30] Isso pode ser causado pela falha na obtenção de material na porção central necrótica da lesão, em que estão as pseudo-hifas.[30]

Doenças Parasitárias

Amebíase

A infecção hepática pelo parasita *Entamoeba histolytica* é a manifestação extraintestinal mais comum da amebíase. A transmissão ocorre pela via fecal-oral. O protozoário chega ao fígado penetrando através

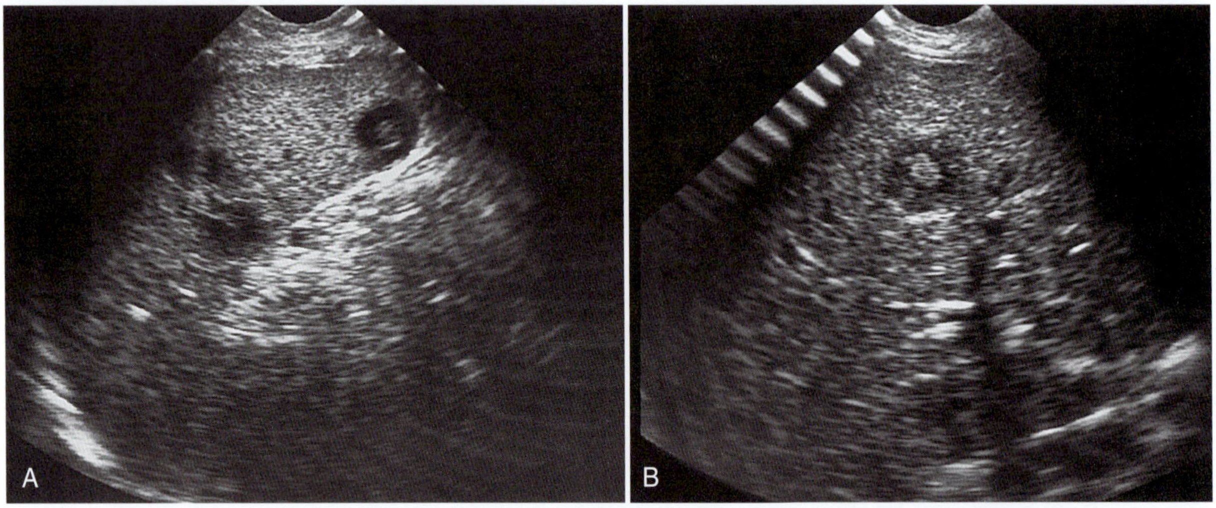

FIG. 4.20 Infecção fúngica. Morfologia fúngica **em alvo**, em um homem de 24 anos de idade com **leucemia linfoblástica aguda** e febre. **(A)** Ultrassonografia com aquisição no plano sagital através do baço mostrando lesões focais hipoecoicas em alvo. **(B)** O fígado apresentava várias massas. Esta ampliação revela uma borda espessa, ecogênica, e uma borda interna fina, hipoecoica, com um centro denso ecogênico. A biópsia revelou pseudo-hifas.

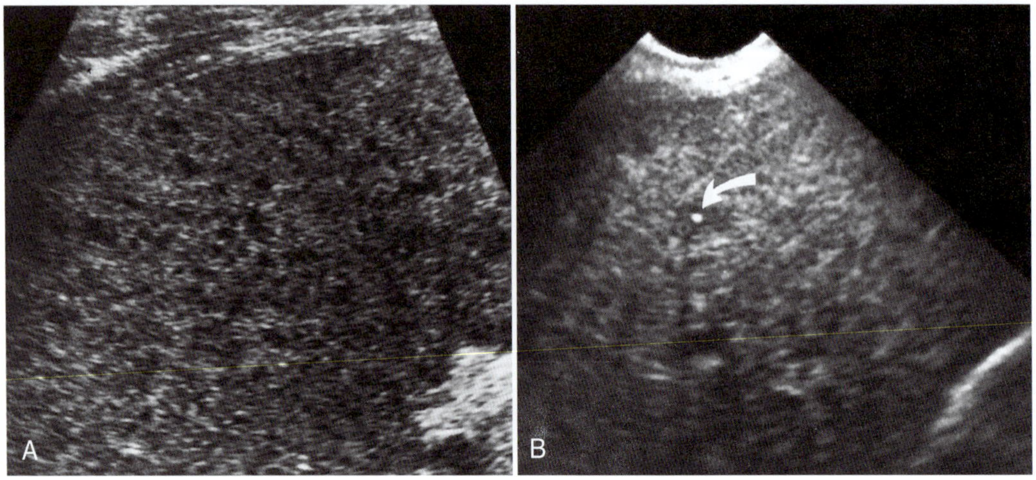

FIG. 4.21 Candidíase. (A) Padrão uniformemente hipoecoico. Este paciente jovem com leucemia mieloide aguda apresenta múltiplas lesões hepáticas hipoecoicas. **(B)** Padrão ecogênico após o tratamento. Uma pequena lesão calcificada (*seta*) é vista em outro paciente imunossuprimido.

do colo do intestino grosso, invadindo as vênulas mesentéricas e chegando à veia porta. Entretanto, em mais da metade dos pacientes com abscesso amebiano do fígado, o colo do intestino grosso aparece normal e a coprocultura é negativa, retardando assim o diagnóstico. A dor é o sintoma inicial mais comum, ocorrendo em 99% dos pacientes com abscesso amebiano. Cerca de 15% dos pacientes apresentam diarreia no diagnóstico.

As características ultrassonográficas incluem lesão arredondada ou oval, ausência de uma cápsula proeminente, hipoecogenicidade, quando comparada ao parênquima normal do fígado, ecos internos finos, de baixo nível, reforço acústico posterior e contiguidade com o diafragma[31,32] (Fig. 4.22). No entanto, todas essas características podem ser encontradas em nos abscessos piogênicos.

Em uma revisão de 112 lesões amebianas, Ralls et al.[33] descreveram dois padrões ultrassonográficos significativamente mais frequentes nos abscessos amebianos: (1) lesões arredondadas ou ovais em 82% *versus* 60% dos abscessos piogênicos e (2) aspecto hipoecoico com ecos internos finos em 58% contra 36% dos abscessos piogênicos. A maioria dos abscessos amebianos ocorre no lobo direito. O diagnóstico é realizado por meio de uma combinação de características clínicas, achados da ultrassonografia e resultados sorológicos. O teste de hemaglutinação indireta é positivo em mais de 94% dos pacientes.

Os medicamentos amebicidas são eficazes no tratamento dessa condição. Os sintomas melhoram em 24 a 48 horas, e a maioria dos pacientes apresenta-se afebril após 4 dias. Aqueles que apresentarem piora do quadro clínico poderão se beneficiar de drenagem do abscesso através de um cateter, embora isso seja incomum. A maioria dos abscessos amebianos hepáticos desaparece com o tratamento adequado.[34] O tempo entre o término do tratamento e a resolução completa varia de 1,5 a 23 meses (média de 7 meses).[35] Uma minoria dos pacientes apresenta cistos hepáticos residuais e regiões focais de aumento ou redução da ecogenicidade.

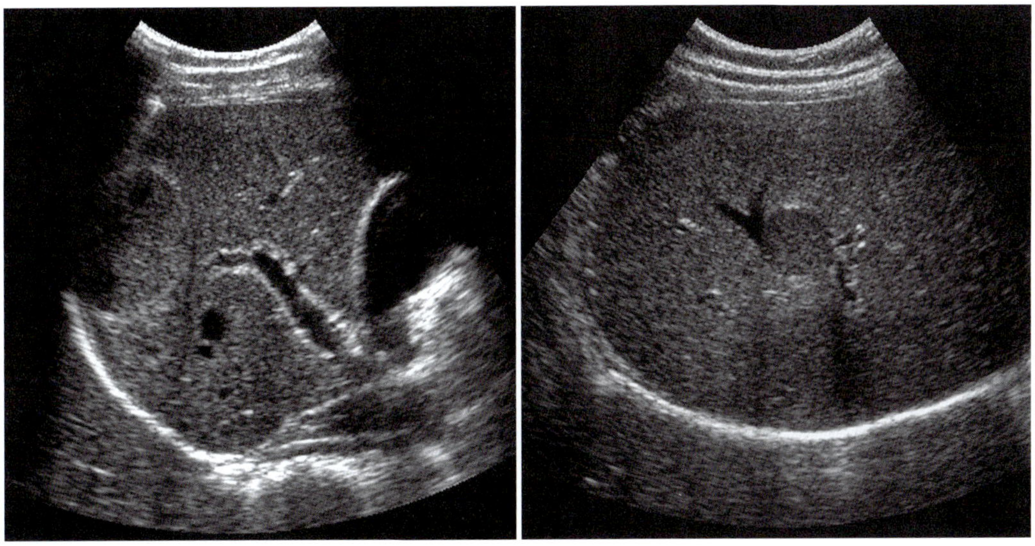

FIG. 4.22 Abscesso hepático amebiano: morfologia clássica. Cortes transversais mostrando uma massa subdiafragmática oval bem-definida com aumento da transmissão do sinal. Existem ecos internos de baixo nível uniformes e ausência de uma parede bem-definida.

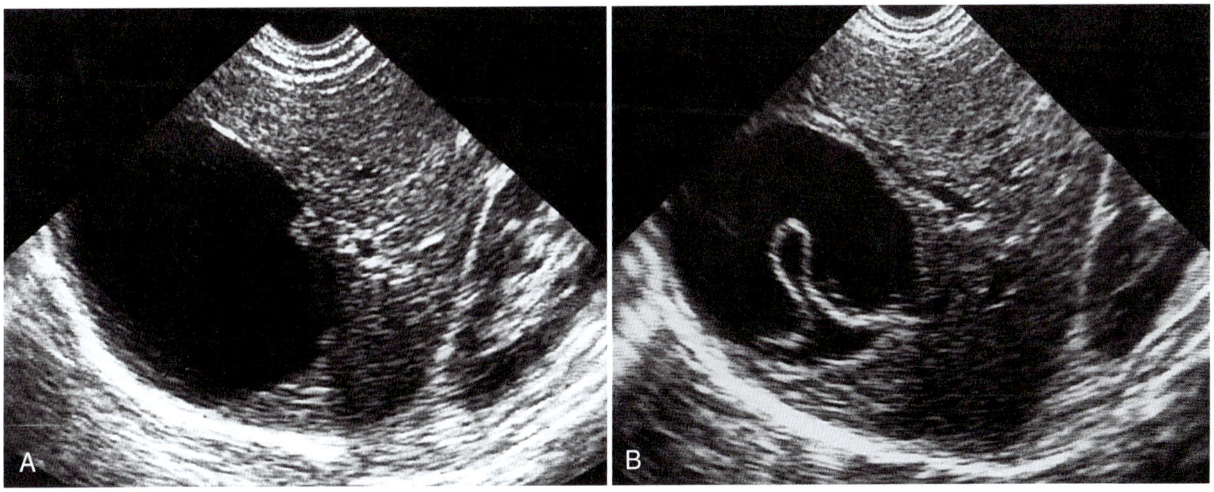

FIG. 4.23 Cisto hidatiforme. (A) Ultrassonografia inicial mostrando um cisto simples no lobo direito com um pequeno nódulo parietal e um foco de cálcio periférico anteriormente. **(B)** Após 3 semanas, o paciente apresentou dor no quadrante superior direito e eosinofilia. O endocisto descolado flutua livremente dentro da lesão.

Doença Hidatiforme

A causa mais comum de doença hidatiforme nos seres humanos é a infestação pelo parasita *Echinococcus granulosus*, que é encontrado em todo o mundo. A prevalência é mais alta nos países criadores de ovelhas e gado, especialmente no Oriente Médio, Austrália e países mediterrâneos. As regiões endêmicas nos Estados Unidos incluem o vale central da Califórnia, o sul do vale do Mississippi, Utah e Arizona. O norte do Canadá é também endêmico. O *E. granulosus* é um cestódeo de 3 a 6 mm de comprimento que vive no intestino do hospedeiro definitivo, geralmente o cão. Seus ovos são eliminados nas fezes do cão e ingeridos pelos hospedeiros intermediários – ovelhas, gado, carneiros ou seres humanos. As hidátides (embriões) são liberadas no duodeno, atravessam a mucosa e alcançam o fígado através do sistema venoso portal. Muitos embriões permanecem aderidos ao fígado, apesar de pulmões, rins, baço, sistema nervoso central e ossos poderem ser infectados secundariamente. No fígado, o lobo direito é o mais frequentemente afetado. As hidátides sobreviventes apresentam cistos de crescimento lento. A parede do cisto é formada por uma membrana externa de aproximadamente 1 mm de espessura, que pode calcificar (ectocisto). O hospedeiro forma uma cápsula de tecido conjuntivo denso em torno do cisto (pericisto). A camada germinativa interna (endocisto) dá origem a uma linhagem de brotos que aumentam de tamanho, formando os protocólices. Esses brotos podem se separar da cápsula e formar um sedimento delgado chamado de **areia hidatiforme**. Quando as hidátides localizadas no interior dos órgãos de animais herbívoros são ingeridas, os escólex se prendem à parede do intestino, crescendo até a forma de tênias adultas, completando, assim, o ciclo evolutivo.

Vários relatos descrevem as características ultrassonográficas da doença hidatiforme hepática[36-38] (Figs. 4.23 e 4.24). Lewall e McCorkell[36] propuseram quatro grupos para cistos hidatiformes:

- Cistos simples sem nenhuma arquitetura interna, exceto pela presença da "areia"
- Cistos com endocistos descolados secundários à ruptura (Fig. 4.23B)
- Cistos com matriz de brotos (material ecogênico entre os brotos)
- Massas densamente calcificadas

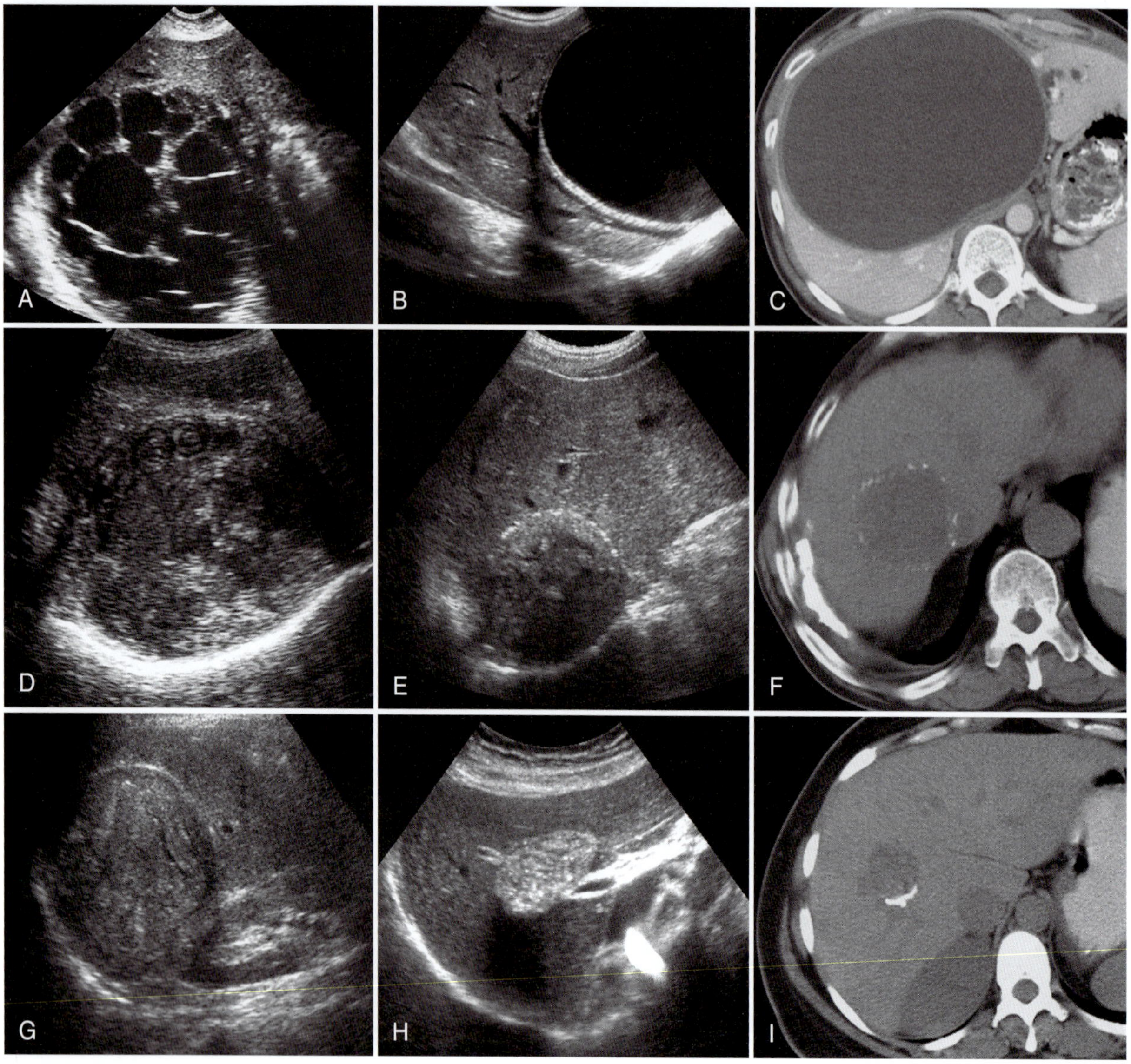

FIG. 4.24 Doença hidatiforme hepática: espectro de achados. (A) Aparência clássica mostrando um cisto contendo múltiplos cistos-filhos. **(B)** Ultrassonografia e **(C)** TC confirmando a presença de um cisto unilocular simples, uma morfologia incomum para a doença hidatiforme. **(D)** Ultrassonografia mostrando uma massa complexa. Anteriormente, diversas estruturas anelares sugerem doença hidatiforme. Na cirurgia, a massa cística apresentou debris espessos e incontáveis escólex. **(E)** Ultrassonografia e **(F)** TC confirmatória mostram uma massa indeterminada com borda fina de calcificação. **(G)** Massa complexa semelhante à vista em **D**. Existem projeções digitiformes, o que sugere o diagnóstico de doença hidatiforme. **(H)** Ultrassonografia e **(I)** TC confirmatória mostrando uma massa hepática central com calcificação pontilhada marginal e interna.

A cirurgia é o tratamento convencional da doença equinocócica, embora existam relatos recentes sobre o sucesso do tratamento com drenagem percutânea.[39-41] Embora já descrita, é rara a ocorrência de choque anafilático secundário à ruptura do cisto hidatiforme. A ultrassonografia tem sido utilizada para monitorar o curso do tratamento em pacientes com cisto hidatiforme abdominal.[42] O reaparecimento ou a persistência do líquido na cavidade do cisto implica tratamento inadequado e parasitas ainda viáveis.[43]

A **hidatidose hepática alveolar** é uma infestação parasitária rara, causada pela larva do *E. multilocularis*. A raposa é seu principal hospedeiro. Suas características ultrassonográficas incluem lesões ecogênicas, que podem ser únicas ou múltiplas; lesões necróticas, irregulares, sem parede bem-definida; áreas de calcificação dentro das lesões; dilatação dos ductos biliares.[44]

Esquistossomose

A esquistossomose é uma das infecções parasitárias mais comuns nos seres humanos. Calcula-se que afete 200 milhões de pessoas em todo o mundo. A esquistossomose hepática é causada por *Schistosoma mansoni*, *S. japonicum*, *S. mekongi* e *S. intercalatum*. O envolvimento hepático pelo *S. mansoni* é particularmente grave. É prevalente na África, incluindo Egito, e na América do Sul, especialmente Venezuela e Brasil. Os ovos chegam ao fígado através da veia porta, provocando uma reação granulomatosa crônica, que foi inicialmente descrita por Symmers, em 1904, como "fibrose em haste de cachimbo de barro".[45] Os ramos terminais da veia porta são ocluídos, levando à hipertensão portal pré-sinusoidal, esplenomegalia, varizes e ascite.

As características ultrassonográficas da esquistossomose incluem tríades portais ecogênicas e dilatadas, algumas vezes atin-

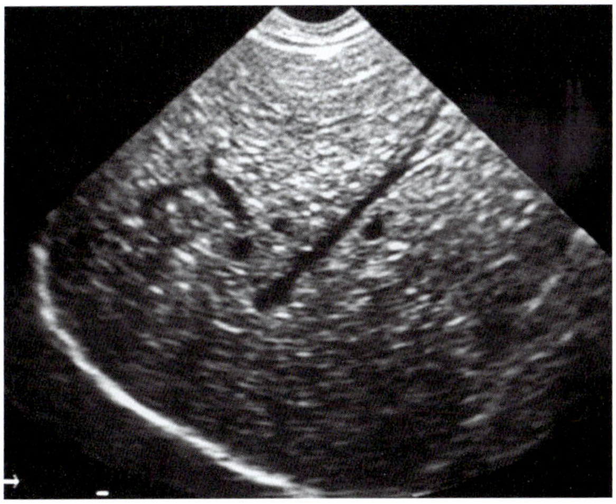

FIG. 4.25 ***Pneumocystis carinii.*** Infecção disseminada por *P. carinii* em um paciente com AIDS que havia sido tratado com pentamidina inalada. A ultrassonografia mostra incontáveis focos minúsculos ecogênicos brilhantes sem sombra acústica por todo o parênquima hepático.

gindo 2 cm de espessura.[46,47] O hilo hepático é a região mais afetada. Inicialmente, o tamanho do fígado está aumentado; entretanto, com a progressão da fibrose periportal, ele diminui, prevalecendo os sinais da hipertensão portal.

Pneumocystis carinii

O *Pneumocystis carinii* é o microrganismo que mais frequentemente causa **infecção oportunista** em pacientes com a síndrome da imunodeficiência adquirida (AIDS). A pneumonia por *Pneumocystis* é a causa mais comum de infecção potencialmente fatal em pacientes infectados pelo vírus da imunodeficiência humana (HIV). O *P. carinii* também afeta pacientes submetidos a transplante de medula óssea e de outros órgãos, assim como aqueles submetidos a tratamento com corticosteroides ou quimioterapia.[48] A infecção extrapulmonar por *P. carinii* foi relatada com frequência no início da década de 1990.[49-52] Postulou-se que o uso de aerossol à base de pentamidina como manutenção apresentava níveis de absorção menores do que os obtidos pela via intravenosa, possibilitando infecções pulmonares subclínicas e disseminação sistêmica do protozoário. Esse tratamento não é mais usado nos pacientes com AIDS; assim, a infecção disseminada raramente é observada atualmente. Foi documentada infecção extrapulmonar por *P. carinii* em: fígado, baço, córtex renal, tireoide, pâncreas e linfonodos.

Os achados ultrassonográficos do envolvimento hepático por *P. carinii* variam de focos ecogênicos difusos, minúsculos e sem sombra acústica, a substituição maciça do parênquima hepático normal por agregados de massas ecogênicas representando calcificação densa (Fig. 4.25). Um padrão ultrassonográfico semelhante foi identificado na infecção hepática por ***Mycobacterium avium-intracellulare*** e **citomegalovírus**.[53]

DISTÚRBIOS DO METABOLISMO

Degeneração Gordurosa do Fígado (Esteatose Hepática)

A degeneração gordurosa do fígado é um distúrbio adquirido do metabolismo, reversível, resultante do acúmulo de triglicerídeos nos hepatócitos. A causa mais comum provavelmente é a **obesidade**. A esteatose hepática é reconhecida como um componente significativo da **síndrome metabólica**, cuja importância tem aumentado recentemente. O consumo excessivo de álcool produz degeneração gordurosa do fígado por estimular a lipólise da mesma forma que a inanição. Outras causas de infiltração gordurosa incluem hiperlipidemia mal controlada, diabetes, excesso de corticosteroides exógenos ou endógenos, gravidez, hiperalimentação parenteral total, hepatite grave, distúrbios de armazenamento do glicogênio, procedimentos de desvios jejunoileais para o tratamento da obesidade, fibrose cística, lipodistrofia congênita generalizada, diversos agentes quimioterápicos (incluindo o metotrexato) e toxinas como o tetracloreto de carbono e o fósforo amarelo. A correção da anormalidade primária geralmente reverte o processo, embora, atualmente, seja reconhecido que a esteatose é precursora de doença hepática crônica importante e de CHC em alguns pacientes. A infiltração gordurosa é atribuída ao aumento da incidência de CHC em países ocidentais.

A **análise ultrassonográfica da infiltração gordurosa** varia dependendo da quantidade de gordura presente e da distribuição da gordura depositada, se difusa ou focal[54] (Fig. 4.26). A **esteatose difusa** pode parecer como se segue:

- **Leve** – Aumento mínimo e difuso da ecogenicidade hepática com visualização normal do diafragma e das bordas dos vasos intra-hepáticos
- **Moderada** – Aumento moderado e difuso da ecogenicidade hepática com visualização dos vasos intra-hepáticos e do diafragma discretamente dificultada
- **Grave** – Aumento acentuado da ecogenicidade com pouca penetração no segmento posterior do lobo direito e dificuldade, ou até mesmo impedimento, de visualizar os vasos hepáticos e o diafragma

A infiltração gordurosa focal e a preservação focal de parênquima hepático podem simular acometimento neoplásico.[55] Na **infiltração gordurosa focal**, existem regiões com ecogenicidade aumentada permeadas por parênquima hepático normal (Vídeo 4.3). Por sua vez, ilhas de parênquima normal podem aparecer como massas hipoecoicas em um fígado com infiltração gordurosa densa (Vídeo 4.4). As características da **degeneração gordurosa focal** incluem (Fig. 4.27):

- Ausência focal de acometimento e degeneração gordurosa focal afetam com frequência a região periportal e o segmento medial do lobo esquerdo (segmento IV).[56,57]
- A ausência focal de acometimento também ocorre frequentemente na fossa da vesícula biliar e ao longo das margens do fígado.
- Pacientes diabéticos que recebem insulina na diálise peritoneal podem apresentar depósito subcapsular de gordura[58] (Fig. 4.27H e I).
- Ausência de efeito de massa; de maneira geral, os vasos hepáticos não estão deslocados, embora a presença de vasos sanguíneos atravessando metástases já tenha sido relatada.[59]
- Margens geométricas estão presentes, apesar de a infiltração focal poder aparecer redonda, nodular ou intercalada com tecido normal.[60]
- Alterações rápidas; a infiltração gordurosa pode se resolver em até mesmo 6 dias.

A **ultrassonografia com meio de contraste** (CEUS; do inglês, *contrast-enhanced ultrasound*) é valiosa para a diferenciação entre alteração causada por esteatose e neoplasia, porque todas as regiões gordurosas ou não acometidas terão aspecto isovascular nas fases arterial e venosa portal. Ressonância magnética (RM) e tomografia computadorizada (TC) podem ser usadas para a dife-

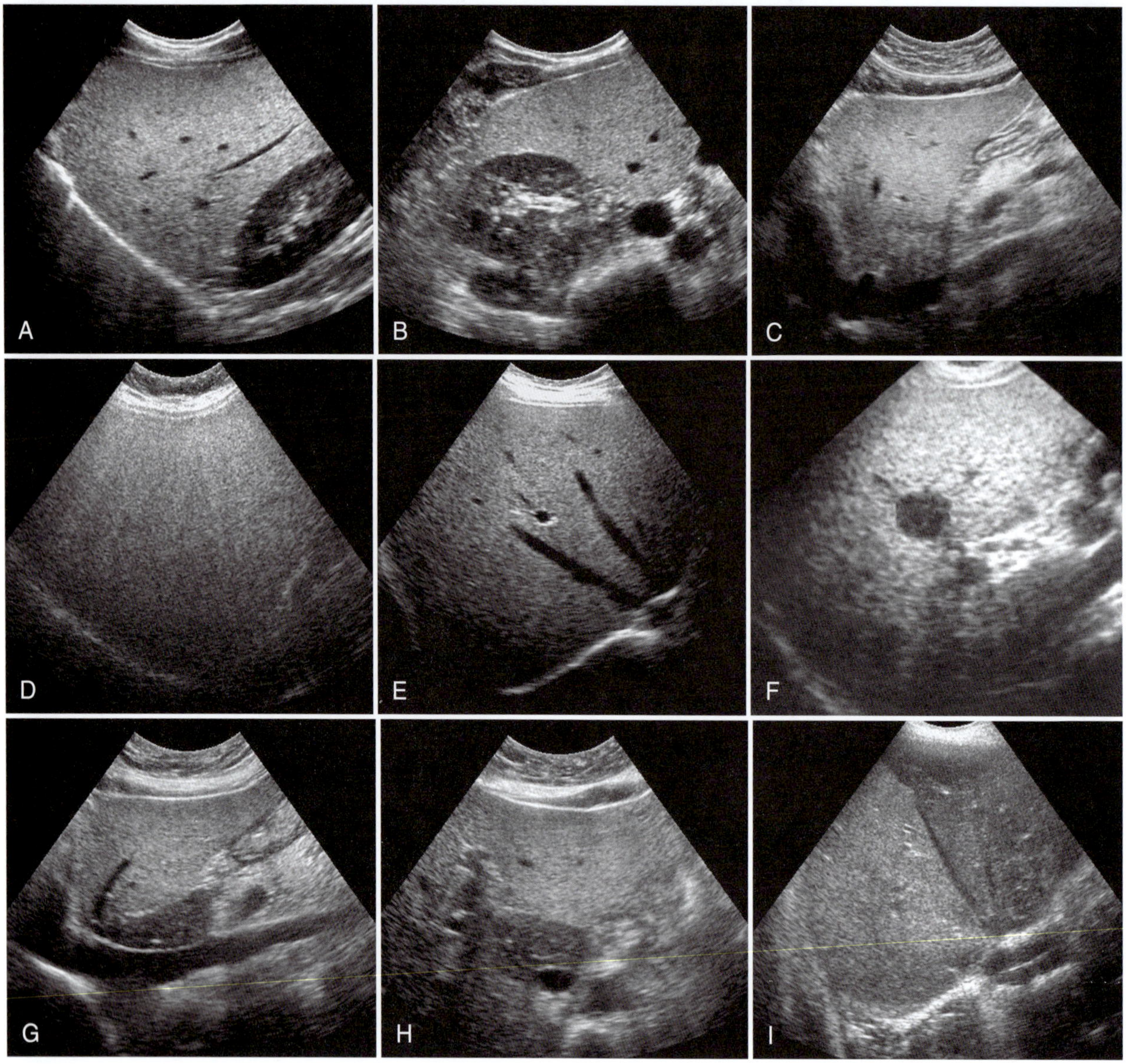

FIG. 4.26 Esteatose difusa: espectro de achados. Infiltração gordurosa leve: (A) corte sagital do lobo direito; **(B)** corte transversal do lobo direito; **(C)** corte sagital do lobo esquerdo. O fígado está difusamente ecogênico, com brilho intenso; a penetração do som permanece boa. **Infiltração gordurosa acentuada: (D)** corte sagital do lobo direito; **(E)** corte subcostal oblíquo. O fígado está aumentado, apresentando atenuação do feixe sonoro posterior. Há pouca penetração do som e as paredes das veias hepáticas não estão definidas. **Área focal sem acometimento: (F)** mimetizando uma massa hipoecoica; a biópsia e o acompanhamento mostraram ser tecido hepático normal. As imagens de **(G)** corte sagital e **(H)** corte transversal mostram área focal sem acometimento no lobo caudado. **(I)** Padrão geográfico do parênquima hepático normal do lobo esquerdo, delimitado pelo ramo médio da veia hepática.

renciação de esteatose focal e difusa e avaliar as lesões focais. A cintilografia do fígado e do baço mostrará resultados normais, indicando que existe um número adequado de células de Kupffer nas regiões com deposição de gordura.[54] Alguns autores postulam que essas áreas focais de preservação do parênquima são causadas por diminuição regional do fluxo sanguíneo portal, conforme demonstrado pela TC durante exames de portografia arterial.[61] O conhecimento dos padrões típicos de deposição, aliado ao uso apropriado de TC, CEUS, RM ou cintilografia, reduz a necessidade de uma biópsia na maioria dos pacientes com degeneração gordurosa focal.

Doença de Armazenamento do Glicogênio (Glicogenose)

O reconhecimento de uma doença de armazenamento de glicogênio (DAG) que afeta os rins e o fígado foi feito pela primeira vez por von Gierke em 1929.[62] A DAG do tipo I (doença de von Gierke, deficiência da glicose-6-fosfatase) manifesta-se no período neonatal, com hepatomegalia, nefromegalia e convulsões hipoglicêmicas. Em virtude da deficiência enzimática, grandes quantidades de glicogênio são depositadas nos hepatócitos e nos túbulos contorcidos proximais dos rins. Com o controle da dieta e terapia de suporte, muitos pacientes sobrevivem até a infância e aos primeiros anos da vida adulta. Como resultado, diversos pacientes desenvolveram adenomas benignos ou, menos frequentemente, CHC.[63]

Na ultrassonografia, a DAG do tipo I é indistinguível de outras causas de degeneração gordurosa difusa. Adenomas hepáticos secundários são massas sólidas de margens bem demarcadas e ecogenicidade variável. A transformação maligna pode ser reconhecida pelo crescimento rápido das lesões, cujas margens podem ficar pouco definidas.[63]

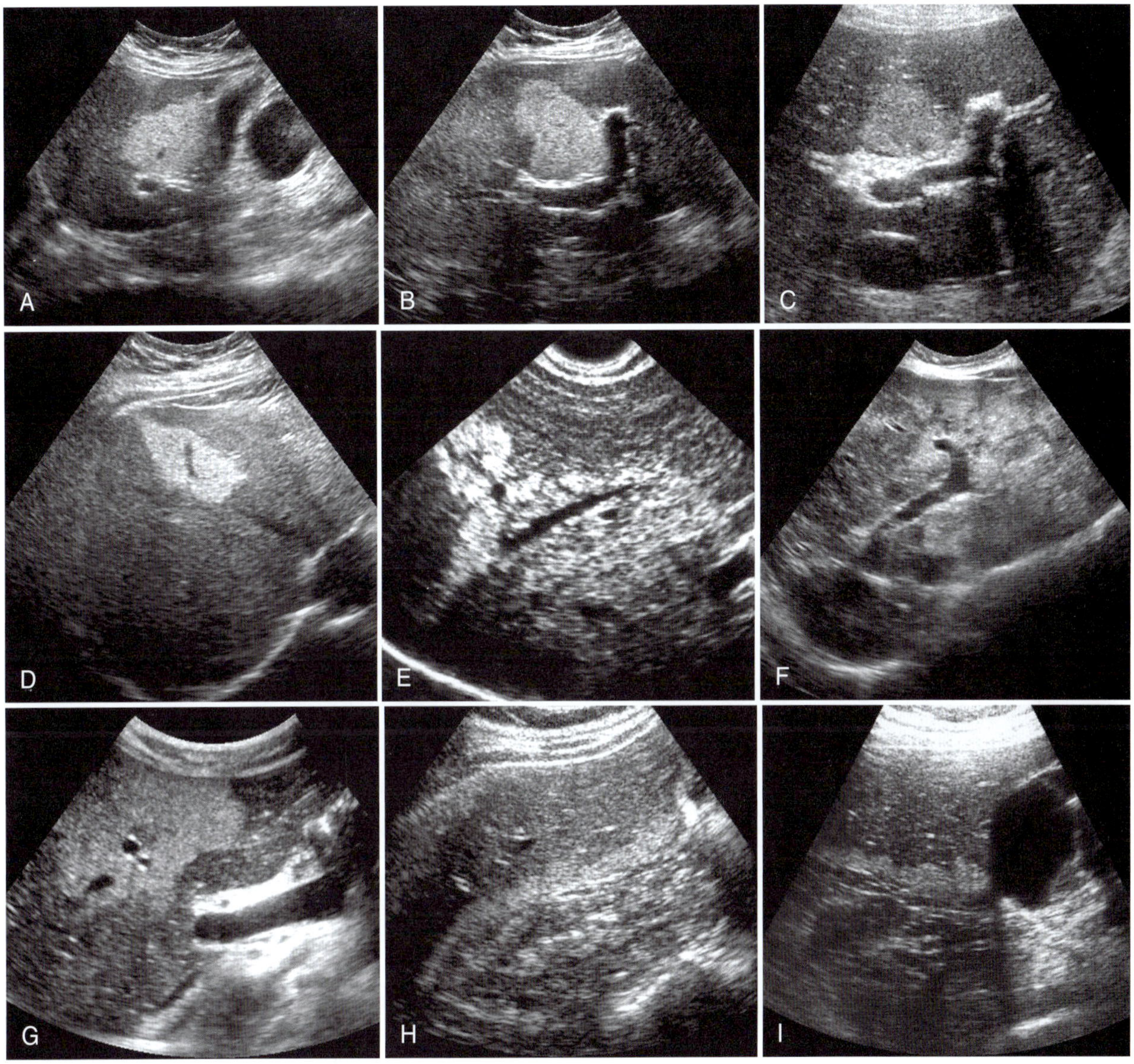

FIG. 4.27 Esteatose focal: espectro de achados. As imagens de **(A)** corte sagital e **(B)** corte subcostal oblíquo mostram a localização mais comum da **esteatose focal clássica**, no segmento IV, anterior à bifurcação da veia porta no hilo hepático, onde é grande e semelhante a uma massa. **(C)** Outro paciente mostrando uma forma mais comum e mais leve do mesmo tipo de esteatose. **(D)** a **(G) Deposição gordurosa tumoral**. Os depósitos de gordura nestas imagens sugerem uma massa hepática focal. O trajeto dos vasos sanguíneos hepáticos não apresenta alterações nas áreas das massas de gordura. **(E)** Esteatose focal da gravidez. **(H)** e **(I) Esteatonecrose hepática** mostrada nessas imagens do lobo direito do fígado é uma observação rara em pacientes diabéticos que recebem insulina no dialisado peritoneal.

Cirrose

A Organização Mundial de Saúde (OMS) define cirrose como um processo difuso, caracterizado por fibrose e transformação da arquitetura hepática normal em nódulos estruturalmente anormais.[64] Três mecanismos patológicos principais combinam-se para desencadear a cirrose: **morte celular**, **fibrose** e **regeneração**. A cirrose é classificada em **micronodular**, na qual os nódulos apresentam diâmetro entre 0,1 e 1 cm; e **macronodular**, caracterizada por nódulos cujo tamanho pode chegar a 5 cm de diâmetro. O consumo de álcool é a causa mais comum de cirrose micronodular, enquanto a hepatite viral crônica é a causa mais frequente da forma macronodular. Os pacientes que continuam a beber podem progredir para insuficiência hepática terminal, que não pode ser distinguida das outras causas de cirrose. Outras etiologias incluem **cirrose biliar** (primária e secundária), **doença de Wilson**, **colangite esclerosante primária** e **hemocromatose**. A apresentação clínica clássica da cirrose inclui hepatomegalia, icterícia e ascite. No entanto, pode haver lesão grave no fígado sem manifestações clínicas. Na verdade, somente 60% dos pacientes com cirrose apresentam sinais e sintomas de doença hepática.

A cirrose apresenta graves implicações prognósticas e os pacientes podem sucumbir à insuficiência hepática progressiva e às sequelas da hipertensão portal. Eles também correm risco muito maior de desenvolver CHC. As populações em risco, portanto, são submetidas a ultrassonografia de vigilância, realizadas em intervalos de 6 meses em busca de nódulos hepáticos acima do tamanho limite, que são então caracterizados como nódulos benignos, indeterminados ou malignos com o uso de técnicas de imagem com realce por contraste e são encaminhados para avaliação e tratamento adicionais.

Como a biópsia do fígado é um procedimento invasivo, há grande interesse clínico na capacidade de se detectar a cirrose por meio de métodos não invasivos. Os padrões ultrassonográficos associados à cirrose incluem (Fig. 4.28):

- **Redistribuição de volume**. Nos estágios iniciais da cirrose, o fígado pode estar aumentado de tamanho, ao passo que, nos estágios mais avançados, ele geralmente apresenta-se pequeno, com aumento relativo do lobo caudado, do lobo esquerdo ou de ambos, se comparados ao lobo direito. Diversos estudos avaliaram a razão largura do lobo caudado/lobo direito (C/LD) como um indicador de cirrose. C/LD de 0,65 é considerada indicativa de cirrose. A especificidade é alta (100%), mas a sensibilidade é baixa (43% a 84%), indicando que a razão C/LD é útil se for anormal.[65] Entretanto, nesses casos, não havia pacientes com a síndrome de Budd-Chiari, que também pode causar aumento do lobo caudado.
- **Ecotextura grosseira**. O aumento da ecogenicidade e uma ecotextura grosseira são observações frequentes na doença hepática difusa. Contudo, esses achados são subjetivos e podem ser influenciados negativamente por ajustes inadequados da compensação de ganho no tempo (TGC) e ganho geral. A atenuação do parênquima hepático se correlaciona com a presença de gordura, e não com a fibrose.[66] Fígados cirróticos sem infiltração gordurosa apresentaram valores de atenuação semelhantes aos do grupo-controle. Isso explica a exatidão relativamente baixa na diferenciação de doença hepática difusa[67] e os relatos conflitantes sobre os valores de atenuação na cirrose.

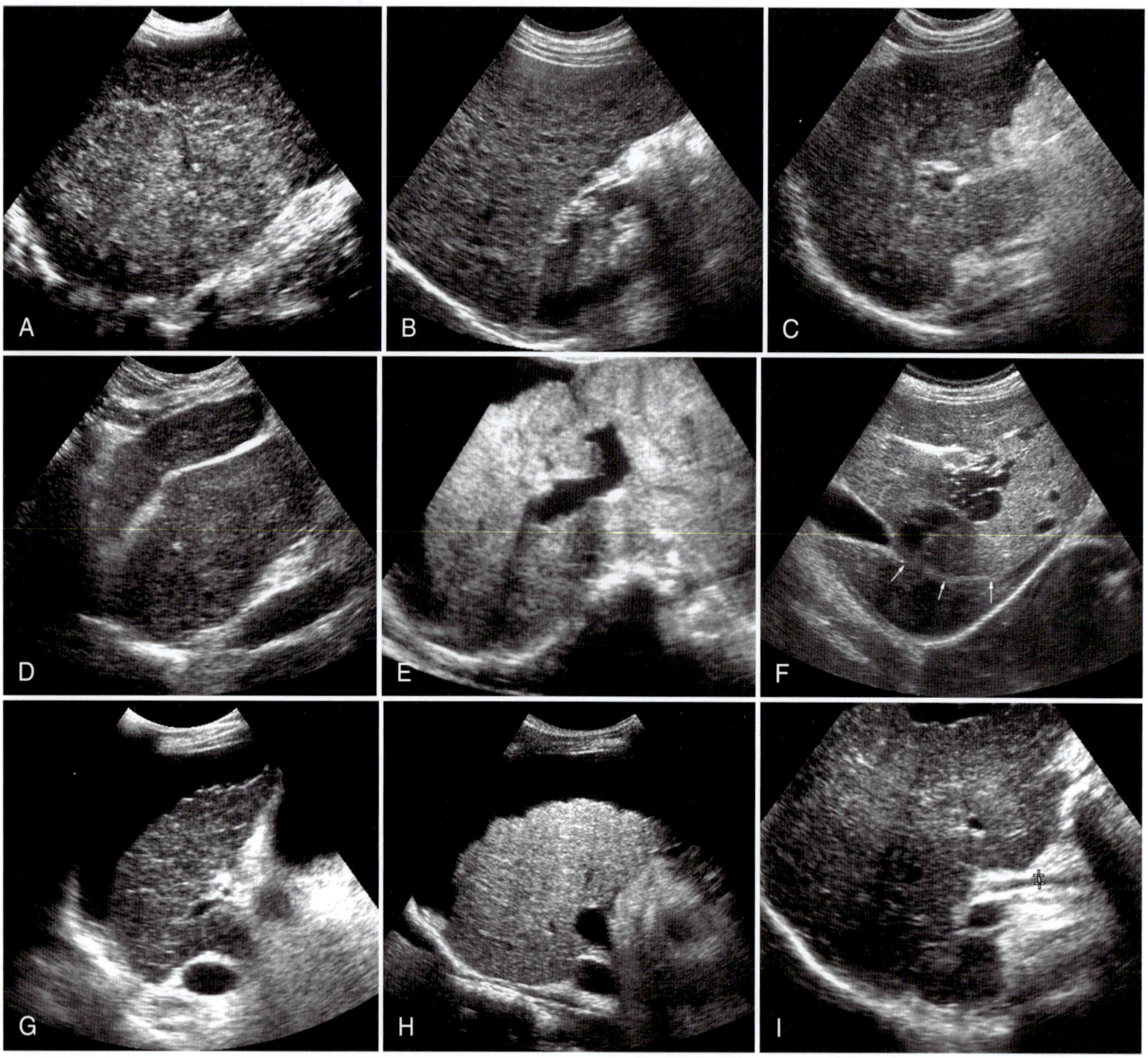

FIG. 4.28 Cirrose: espectro de achados. *Linha superior*, **Alterações parenquimatosas. (A)** Parênquima grosseiro com incontáveis nódulos minúsculos e hiperecoicos. **(B)** Parênquima grosseiro com incontáveis nódulos minúsculos e hipoecoicos. **(C)** Parênquima grosseiro e nodularidade da superfície. *Linha média*, **Redistribuição lobar**. **(D)** Imagem sagital mostrando um lobo caudado de grandes proporções. **(E)** Corte transversal mostrando que o lobo direito é pequeno, com aumento do segmento lateral esquerdo. **(F)** Vista subcostal oblíqua mostrando um lobo direito de tamanho extremamente reduzido que está separado do lobo esquerdo, aumentado de tamanho, pela fissura lobar principal (*setas*). *Linha inferior*, **Anormalidades de contorno**. **(G)** e **(H)** Fígados pequenos em estágio terminal, apresentando superfície nodular, que é mais nítida em pacientes com ascite, como mostram estas imagens. **(I)** O contorno do fígado varia muito, como mostra esta imagem em que existe a protrusão de um grande nódulo desde a borda mais profunda.

- **Superfície nodular.** Irregularidades na superfície do fígado durante exames de rotina têm sido consideradas indicativas de cirrose quando a aparência é grosseira ou quando a ascite está presente.[68] A nodularidade corresponde à presença de nódulos regenerados e fibrose.
- **Nódulos de regeneração**. Esses hepatócitos em processo de regeneração estão circundados por septos fibrosos. Como sua arquitetura é semelhante à do fígado normal, a ultrassonografia e a TC têm capacidade limitada para detectá-los. Esses nódulos tendem a ser isoecoicos ou hipoecoicos, com uma fina borda ecogênica, que corresponde ao tecido conjuntivo fibroadiposo.[68] A sensibilidade da RM para detectá-los é muito maior do que a da TC e da ultrassonografia. Como alguns nódulos em processo de regeneração contêm ferro, as sequências gradiente-eco mostram esses nódulos como hipointensos.[69]
- **Nódulos displásicos.** Os nódulos displásicos, ou nódulos adenomatosos hiperplásicos, são maiores que os nódulos em processo de regeneração (diâmetro de 10 mm), sendo considerados pré-malignos.[70] Eles contêm hepatócitos bem diferenciados, suprimento sanguíneo portal e células atípicas ou francamente malignas. O suprimento de sangue venoso portal pode ser detectado com o Doppler de fluxo colorido e diferenciado do suprimento a partir da artéria hepática no CHC.[71] No paciente com cirrose e massa hepática, a biópsia percutânea é feita com frequência para excluir ou confirmar o diagnóstico de CHC.

Cirrose: Características Ultrassonográficas

Redistribuição do volume
Ecotextura grosseira
Superfície nodular
Nódulos: de regeneração e displásicos
Hipertensão portal: ascite, esplenomegalia e varizes

Características da Ultrassonografia com Doppler

A forma da onda das veias hepáticas ao Doppler reflete a hemodinâmica do átrio direito. A onda é trifásica: duas grandes ondas anterógradas diastólica e sistólica, e uma pequena onda retrógrada, correspondendo à sístole atrial. Como a parede das veias hepáticas é delgada, doenças do parênquima hepático podem alterar sua complacência. Em muitos pacientes com cirrose compensada (sem hipertensão portal), a onda do Doppler é anormal. **Dois padrões anormais** foram descritos: redução da amplitude das oscilações fásicas com perda do fluxo reverso e uma onda achatada.[72,73] Esses padrões anormais também foram observados em pacientes com infiltração gordurosa no fígado.[72]

Conforme a cirrose progride, o estreitamento da luz das veias hepáticas pode estar associado a alterações de fluxo, visíveis ao ultrassom com Doppler espectral e colorido. Sinais de alta velocidade através de uma área de estreitamento produzem *aliasing* e turbulência (Fig. 4.29).

A forma da onda da artéria hepática também mostra que existe alteração na dinâmica do fluxo na cirrose e na doença hepática crônica. Lafortune et al.[74] encontraram aumento no índice de resistência da artéria hepática após uma refeição em pacientes com fígado normal. A vasoconstrição da artéria hepática ocorre como uma resposta normal ao aumento do fluxo portal estimulado pelo ato de comer (alteração de 20%). Nos pacientes com cirrose e doença hepática crônica, o aumento normal do índice de resistência pós-prandial é minimizado.[75]

Elastografia

A avaliação ultrassonográfica da morfologia do fígado para a avaliação da presença e do estado da cirrose é inestimável, mas subjetiva. Além disso, pode ser incomum mesmo com doença bastante avançada. Historicamente, portanto, o diagnóstico e o estadiamento da cirrose hepática foram realizados com base na biópsia hepática

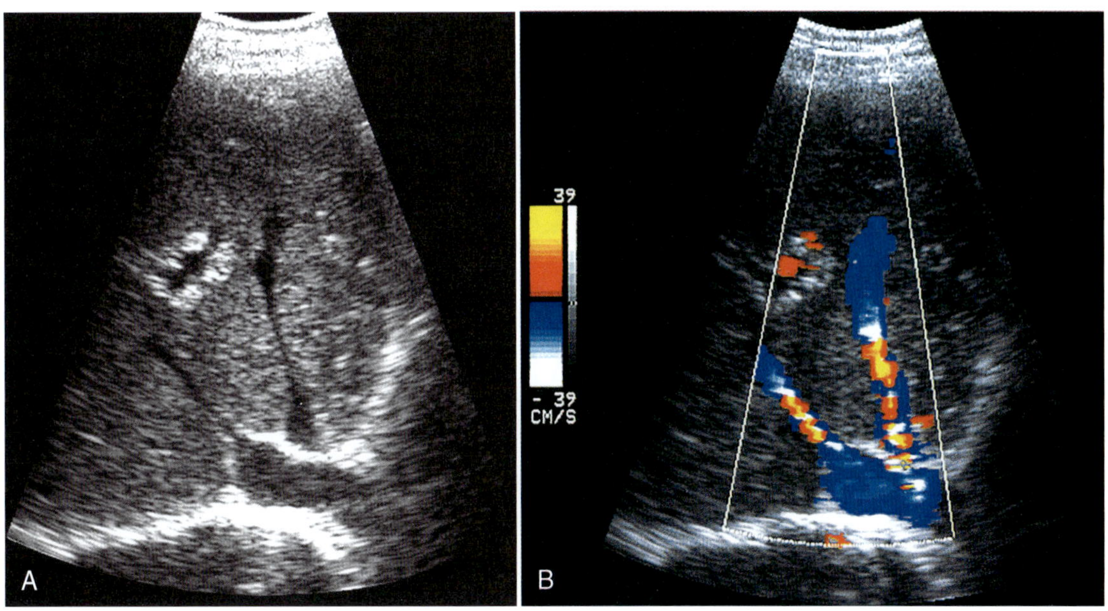

FIG. 4.29 Estenose da veia hepática: cirrose. (A) Imagem em escala de cinza das veias hepáticas mostrando estenose gradual de sua luz. **(B)** O Doppler colorido mostra fluxo de sangue com sentido apropriado para a veia cava inferior. Existe *aliasing* de cor devido ao fluxo rápido através das áreas de estreitamento.

invasiva. Na histologia, a fibrose do fígado é classificada a partir do estágio F0 da escala METAVIR, indicando fígado normal, até o estágio F4 de METAVIR, indicando cirrose. Pacientes no estágio F2 METAVIR apresentam fibrose clinicamente importante, exigindo atenção especial e encaminhamento para o serviço de hepatologia, pois apresentam risco de hipertensão portal, insuficiência hepática e desenvolvimento de CHC. Atualmente, a adição de elastografia fornece avaliação objetiva, não invasiva e repetitiva do estado da fibrose hepática.[76-78] A elastografia é realizada por meio de várias técnicas diferentes e duas delas – elastografia de cisalhamento de onda (SWE; do inglês, *shear wave elastography*) e SWE de duas dimensões – são componentes integrantes dos sistemas de ultrassom comercializados nos dias atuais, o que possibilita a avaliação da fibrose no momento da realização de uma ultrassonografia de uma rotina.

A SWE é realizada dos segmentos VII e VIII em um paciente em decúbito dorsal sob visualização ultrassonográfica direta, obtendo múltiplas amostras da geração de ondas de cisalhamento no fígado dentro de uma pequena região de interesse com a utilização de ARFI (*acoustic radiation force impulse*). Os resultados são expressos em kPa ou metros por segundo e, na América do Norte, aparentemente, os últimos são preferidos. Há dados publicados que fornecem uma gama de valores para cada técnica e equipamento utilizado.[79] A introdução dessas técnicas é inestimável para reduzir o requisito de biópsia hepática, para possibilitar o acompanhamento dos pacientes submetidos à nova terapia antiviral com doença hepática crônica e para viabilizar a avaliação pré-operatória das pessoas com câncer de fígado para seleção das melhores opções terapêuticas. O *status* atual desta técnica foi recentemente publicado em um relatório especial da *Society of Radiologists in Ultrasound*.[80]

ANORMALIDADES VASCULARES

Hipertensão Portal

A pressão normal na veia porta varia de 5 a 10 mmHg (14 cmH_2O). A hipertensão portal é definida como (1) aumento de pressão na veia hepática ou pressão direta na veia porta maior do que 15 mmHg, tão grande quanto a pressão na VCI; (2) pressão na veia esplênica maior que 15 mmHg; ou (3) pressão na veia porta (medida cirurgicamente) maior que 30 cmH_2O. Fisiopatologicamente, a hipertensão portal pode ser dividida em pré-sinusoidal e intra-hepática, dependendo se a pressão na veia hepática está normal (pré-sinusoidal) ou elevada (intra-hepática).

A **hipertensão portal pré-sinusoidal** pode ser subdividida nas formas extra-hepática e intra-hepática. As causas da hipertensão portal extra-hepática pré-sinusoidal incluem **trombose das veias porta ou esplênica**. Deve-se suspeitar desse diagnóstico em qualquer paciente que apresente sinais clínicos de hipertensão portal (ascite, esplenomegalia e varizes) e biópsia hepática normal. Em crianças, a trombose do sistema venoso portal ocorre secundariamente à cateterização da veia umbilical, onfalite e sepse neonatal. Nos adultos, as causas de trombose da veia porta incluem **trauma, sepse, CHC, carcinoma pancreático, pancreatite, *shunts* (derivações) portocavais, esplenectomia** e **estados de hipercoagulabilidade**. As causas da **hipertensão intra-hepática pré-sinusoidal** estão associadas a doenças que afetam os espaços portais do fígado, especialmente **esquistossomose, cirrose biliar primária, fibrose hepática congênita** e substâncias tóxicas como o **cloreto de polivinila** e o **metotrexato**.

A **cirrose** é a causa mais comum de **hipertensão portal intra-hepática**, sendo responsável por mais de 90% dos casos de hipertensão portal no Ocidente. Na cirrose, os canais vasculares distorcidos aumentam a resistência do fluxo sanguíneo no sistema

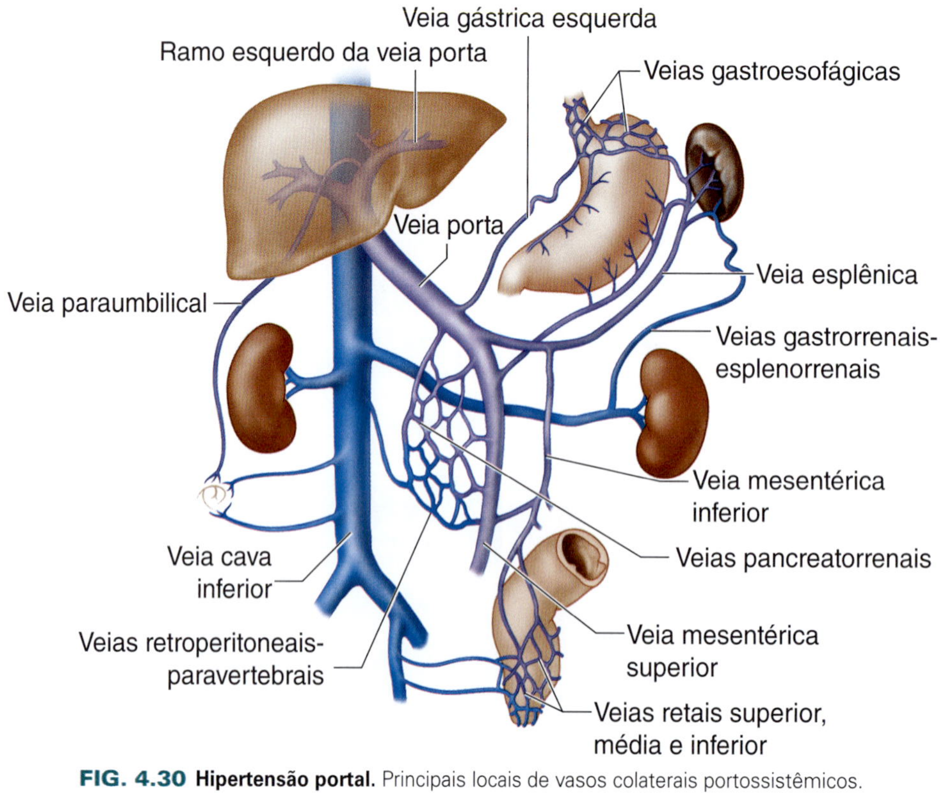

FIG. 4.30 Hipertensão portal. Principais locais de vasos colaterais portossistêmicos.

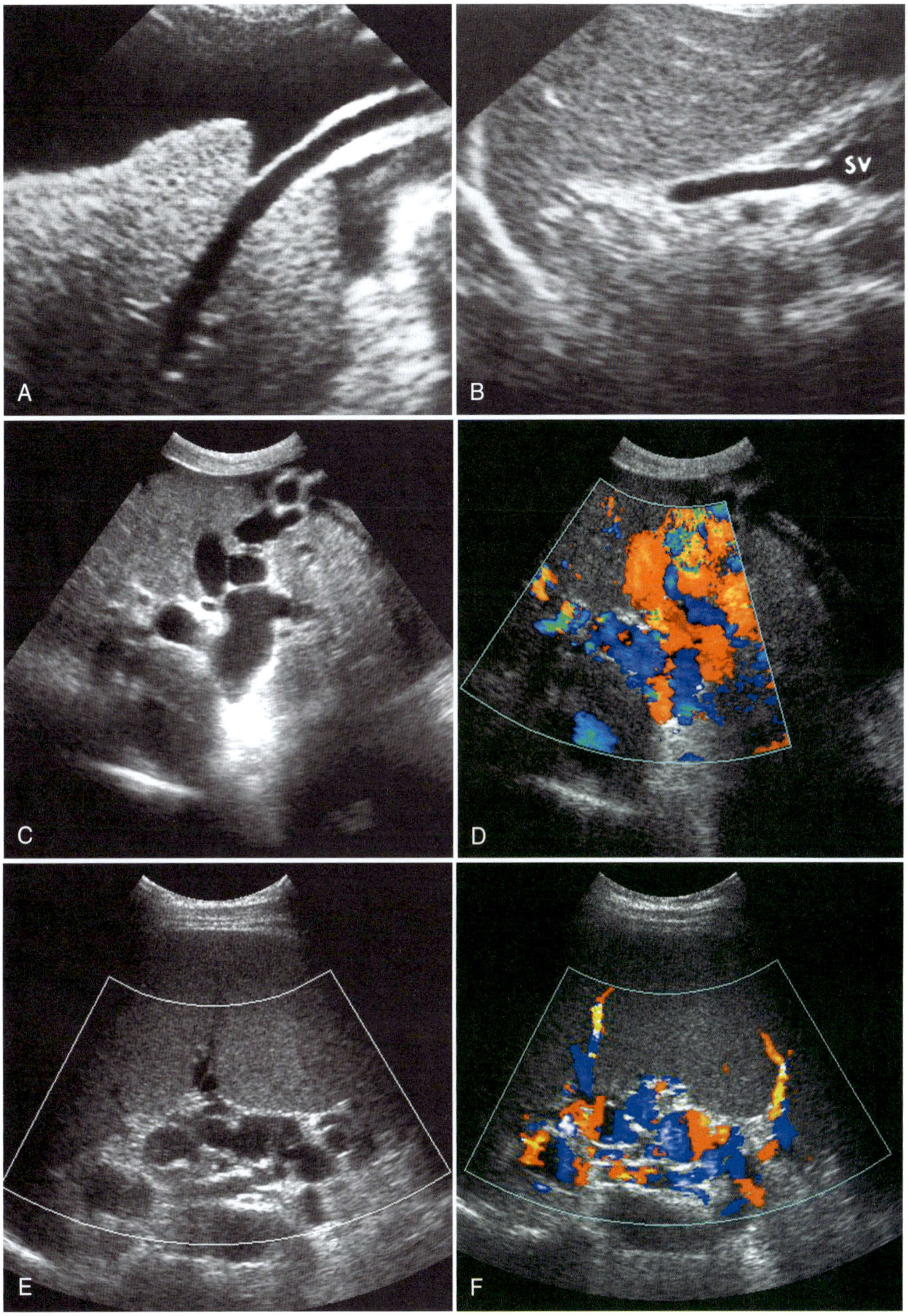

FIG. 4.31 Hipertensão portal. (A) Imagem sagital de uma veia paraumbilical recanalizada em um paciente com ascite visível. **(B)** Imagem sagital mostra a veia gástrica esquerda dilatada percorrendo em sentido cranial da veia esplênica (*VS*). **(C)** Imagens em escala de cinza e **(D)** Doppler colorido mostram varizes extensas na distribuição da veia gástrica esquerda. **(E)** Imagens de Doppler em escala de cinza e **(F)** Doppler colorido mostram varizes no hilo esplênico.

portal e obstruem o fluxo do sistema venoso hepático. Metástases difusas no fígado também produzem hipertensão portal pelo mesmo mecanismo. Com o tempo, as doenças trombóticas da veia cava inferior e das veias hepáticas, assim como a pericardite constritiva e outras causas de insuficiência cardíaca direita grave, levam, eventualmente, à fibrose centrolobular, regeneração hepática, cirrose e, finalmente, hipertensão portal.

Os achados ultrassonográficos na hipertensão portal incluem os **sinais secundários** de esplenomegalia, ascite e vasos colaterais portossistêmicos (Figs. 4.30 e 4.31). Quando a resistência ao fluxo sanguíneo nos vasos do sistema portal excede a resistência ao fluxo nos pequenos canais de comunicação entre as circulações portal e sistêmica, ocorre a formação de vasos colaterais portossistêmicos. Assim, apesar de o calibre da veia porta estar aumentado inicialmente (> 1,3 cm) na hipertensão portal,[81] com o desenvolvimento das derivações portossistêmicas, seu calibre diminui.[82] Cinco **locais principais de vasos colaterais portossistêmicos** são visualizados pela ultrassonografia[83-85] (Fig. 4.30).

- **Junção gastroesofágica:** entre as veias gástrica esquerda e gástricas curtas e as veias esofágicas. Essas varizes são particularmente importantes porque podem levar a hemorragias graves ou fatais. A dilatação da veia gástrica esquerda (> 0,7 cm) está associada à hipertensão portal grave (gradiente porto-hepático > 10 mmHg)[82] (Fig. 4.31C e D).
- **Veia paraumbilical:** passa por dentro do ligamento falciforme e conecta o ramo esquerdo da veia porta às veias epigástricas próximas ao umbigo (**síndrome de Cruveilhier-Baumgarten**)[86] (Fig. 4.31A). Alguns estudos sugerem que, se o fluxo hepatofugal pela veia paraumbilical patente exceder o fluxo hepatopetal na veia porta, os pacientes podem estar protegidos contra o desenvolvimento de varizes esofagianas.[87,88]
- **Esplenorrenal e gastrorrenal:** veias tortuosas podem ser observadas na região dos hilos esplênico e renal esquerdo (Fig. 4.31E e F), representando vasos colaterais entre as veias esplênica, gástrica esquerda e gástricas curtas, e as veias suprarrenal ou renal esquerda.
- **Intestinal:** regiões nas quais o trato gastrointestinal tem localização retroperitoneal, de forma que as veias dos cólons ascendente e descendente, duodeno, pâncreas e fígado possam se anastomosar com as veias renal, frênica e lombar (tributárias sistêmicas).
- **Hemorroidal:** a região perianal, em que a veia retal superior, que se origina da veia mesentérica inferior, se anastomosa com as veias retais média e inferior da circulação sistêmica.

A **ultrassonografia dúplex-Doppler** fornece informação adicional em relação à direção do fluxo portal. Entretanto, os resultados podem não ser confiáveis quando o exame dos vasos colaterais periportais é realizado em pacientes com trombose da veia porta ou fluxo hepatofugal.[89] A velocidade normal do fluxo sanguíneo venoso portal varia em um mesmo indivíduo, apresenta aumento pós-prandial durante a inspiração[75,90] e diminui após exercícios físicos ou quando o paciente está ereto.[91] Aumento de menos de 20% no diâmetro da veia porta na inspiração profunda indica hipertensão portal com sensibilidade de 81% e especificidade de 100%.[92]

A **veia porta normal** apresenta um fluxo de onda **hepatopetal** (em direção ao fígado). A velocidade média do fluxo sanguíneo portal é de aproximadamente 15 a 18 cm/s, variando com a respiração e com os batimentos cardíacos. Com o desenvolvimento da hipertensão portal, o fluxo na veia porta perde seu padrão ondulatório, tornando-se monofásico. Com o agravamento da hipertensão portal, o fluxo se torna bifásico e, finalmente, **hepatofugal** (na direção oposta ao fígado). *Shunts* (derivações) arterioportais intra-hepáticos também podem ser vistos.

A doença hepática crônica também está associada a aumento do fluxo sanguíneo esplâncnico. Evidências recentes sugerem que a hipertensão portal é, em parte, causada pelo estado de fluxo hiperdinâmico da cirrose. Zweibel et al.[93] descobriram que, em comparação ao grupo-controle, o fluxo sanguíneo estava aumentado nas artérias mesentérica superior e esplênica dos pacientes com cirrose e esplenomegalia. É interessante notar que, nos pacientes com cirrose e fígado de tamanho normal, o fluxo sanguíneo esplâncnico não estava aumentado. Pacientes com esplenomegalia isolada e fígado normal não foram incluídos nesse estudo.

As limitações do Doppler na avaliação da hipertensão portal incluem a incapacidade de determinar com exatidão as pressões vasculares e as taxas de fluxo. Os pacientes com hipertensão portal geralmente estão muito debilitados, com fígado retraído, ascite abundante e intestino flutuante, o que representa um desafio técnico. Em uma comparação da ultrassonografia dúplex-Doppler com a angiografia por RM, a imagem por ressonância foi superior na avaliação do grau de desobstrução da veia porta e de derivações cirúrgicas, assim como na detecção de varizes.[94] Entretanto, quando tecnicamente adequado, o estudo com Doppler foi preciso na sua avaliação da anatomia portal normal e direção do fluxo sanguíneo. As vantagens do dúplex-Doppler colorido incluem o custo reduzido e o fato de ser portátil, devendo, consequentemente, ser utilizado como método de avaliação inicial da hipertensão portal.

Trombose da Veia Porta

A trombose da veia porta está associada a tumores malignos, incluindo CHC, metástases hepáticas, carcinoma do pâncreas e leiomiossarcoma primário da veia porta,[95] assim como pancreatite crônica, hepatite, septicemia, trauma, esplenectomia, *shunts* (derivações) portocavais, estados de hipercoagulabilidade, como a gravidez, e, nos recém-nascidos, onfalite, cateterização da veia umbilical e desidratação aguda.[96]

Os achados ultrassonográficos da trombose da veia porta incluem presença de trombo ecogênico na luz da veia, vasos colaterais da veia porta, aumento do calibre da veia e transformações cavernosas[96] (Figs. 4.32 e 4.33). A **transformação cavernosa da veia porta** refere-se a numerosos vasos contorcidos no hilo hepático, representando vasos colaterais da circulação periportal.[97] Esse padrão é observado na trombose de longa duração, levando até 12 meses para que ocorra, e é mais provável que se desenvolva com a doença benigna. **Trombos agudos** podem ter aparência relativamente anecoica e, consequentemente, ser negligenciados, a menos que a investigação por ultrassonografia com Doppler seja realizada. A **trombose maligna** da veia porta está normalmente associada ao CHC, sendo frequentemente expansiva, da mesma forma que as oclusões decorrentes de outros tumores malignos primários ou secundários (Fig. 4.32A e B. e Fig. 4.34).

A ultrassonografia com Doppler da veia porta é útil para distinguir os trombos malignos dos benignos em pacientes com cirrose. O fluxo sanguíneo pode persistir tanto nos trombos benignos quanto nos malignos. Entretanto, descobriu-se que o fluxo pulsátil apresenta especificidade de 95% para o diagnóstico de trombose maligna da veia porta (Fig. 4.32). A sensibilidade foi de apenas 62% porque muitos trombos malignos são hipovasculares.[99]

Síndrome de Budd-Chiari

A síndrome de Budd-Chiari é um distúrbio relativamente raro, caracterizado pela oclusão da luz das veias hepáticas, com ou sem a oclusão da luz da VCI. O grau de oclusão e a presença de circulação colateral são indicativos da evolução clínica. Alguns pacientes vão à óbito na fase aguda da insuficiência hepática. As causas da síndrome de Budd-Chiari incluem anormalidades de coagulação, tais como **policitemia rubra vera, leucemia crônica e hemoglobinúria paroxística noturna**; **trauma**; extensão tumoral do **CHC primário, carcinomas renal e suprarrenal**; **gravidez**; **anormalidades congênitas** e **membranas oclusivas**. O paciente clássico na América do Norte é uma mulher jovem que faz uso de contraceptivos orais e que apresenta quadro agudo de ascite, dor no quadrante superior direito, hepatomegalia e esplenomegalia em grau menor. Em alguns

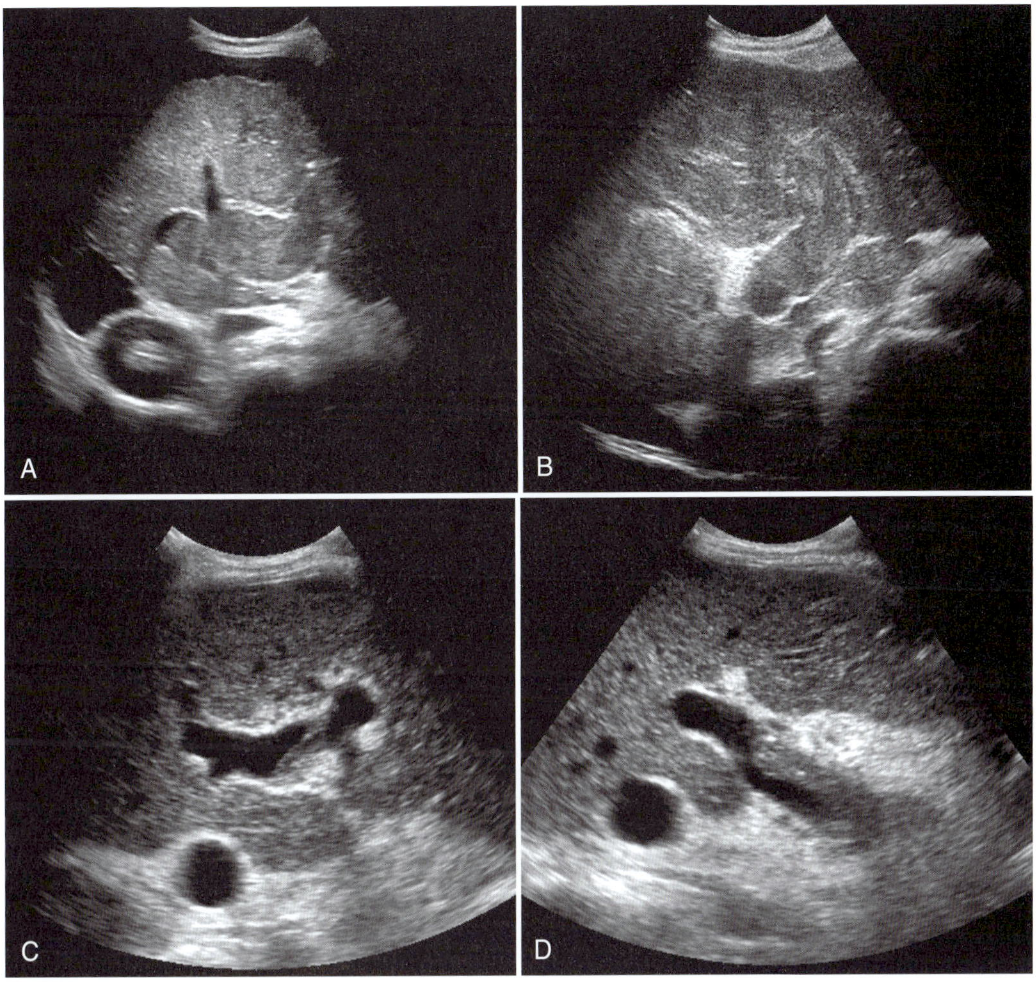

FIG. 4.32 Trombose da veia porta: benigna e maligna. Trombo maligno: corte transversal da **(A)** veia porta no hilo hepático e do **(B)** seu ramo ascendente esquerdo. Ambos estão distendidos com trombos oclusivos. **Trombo benigno: (C)** imagem transversal e **(D)** sagital de trombo simples, não oclusivo, no ramo esquerdo da veia porta e no hilo hepático.

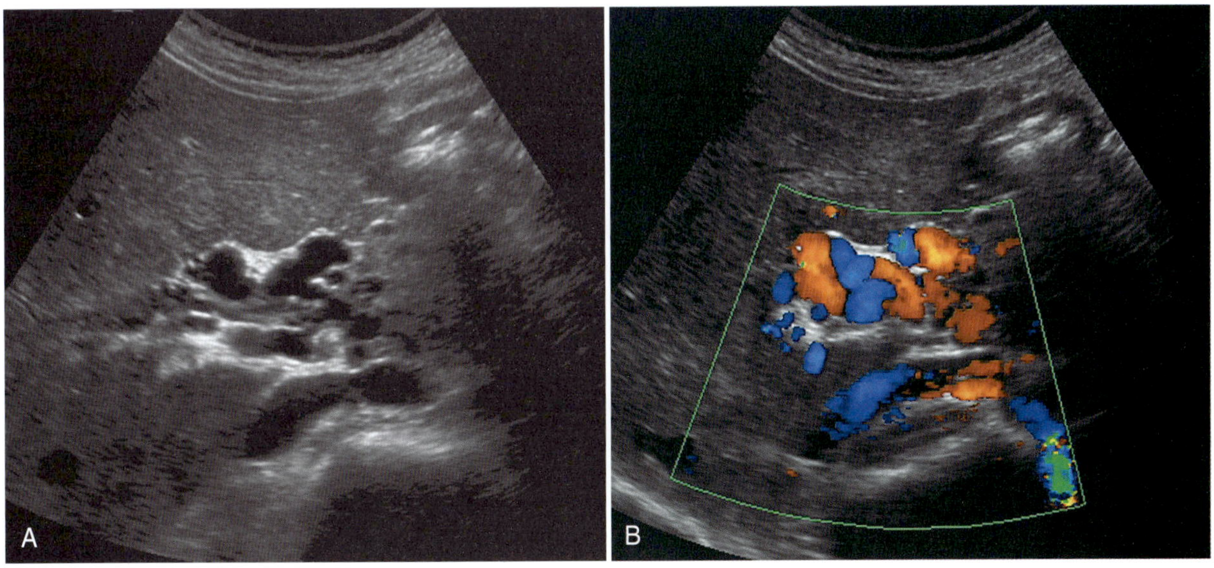

FIG. 4.33 Transformação cavernosa da veia porta. (A) Imagem de Doppler em escala de cinza e **(B)** Doppler colorido. Observam-se numerosos vasos colaterais periportais.

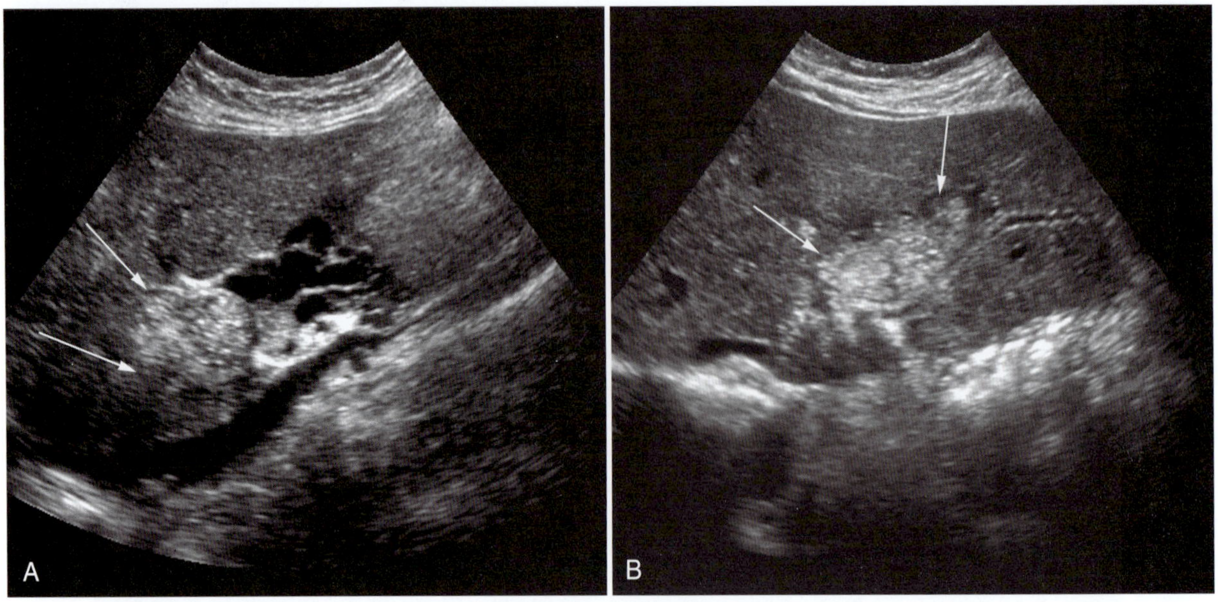

FIG. 4.34 Metástases para a veia porta de um câncer do colo do intestino grosso. (A) Cortes sagital da veia porta no hilo hepático e **(B)** subcostal oblíquo do ramo ascendente esquerdo da veia porta mostrando que ela está distendida e altamente ecogênica (*setas*). Também existe evidência de transformação cavernosa, uma ocorrência rara na oclusão maligna da veia porta.

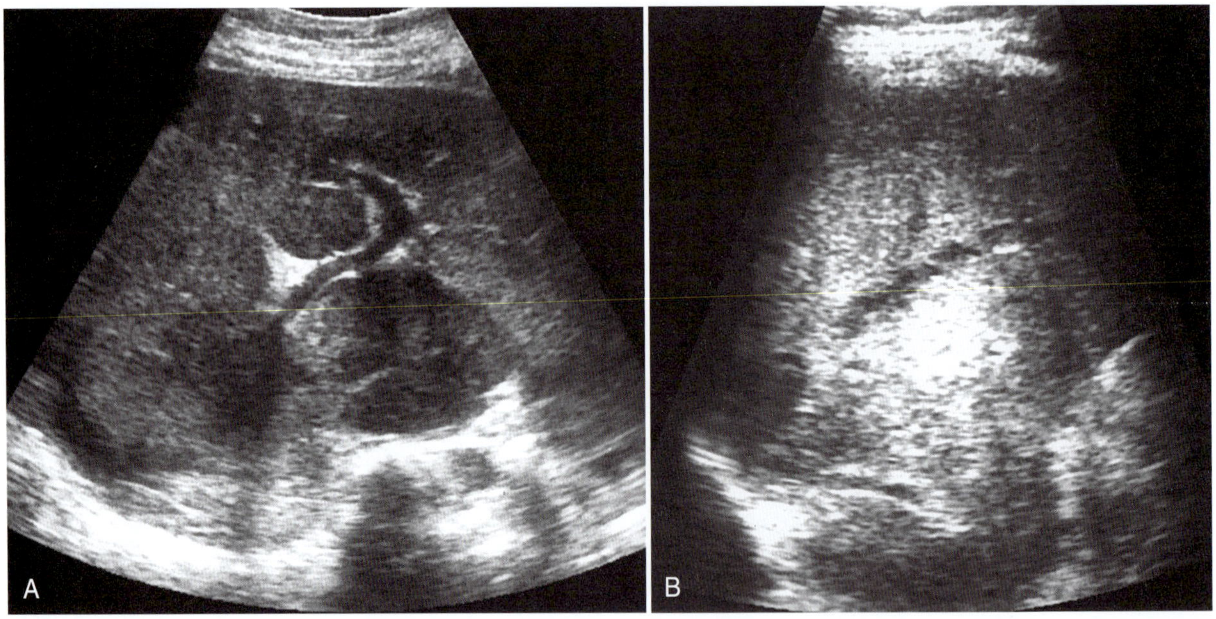

FIG. 4.35 Síndrome de Budd-Chiari aguda. (A) Corte transversal do fígado mostrando o lobo caudado aumentado de tamanho e bulboso. **(B)** Corte sagital da veia hepática direita mostrando ecos em sua luz, consistentes com trombose e ausência da porção do vaso na direção da veia cava inferior. O Doppler mostrou que não havia fluxo presente.

casos, não é encontrado fator etiológico. A síndrome é mais comum em outras partes do mundo, incluindo Índia, África do Sul e Ásia.

A avaliação ultrassonográfica do paciente com síndrome de Budd-Chiari inclui a ultrassonografia em escala de cinza e com Doppler.[100-111] A ascite, invariavelmente, é observada. O fígado, em geral, apresenta-se com aumento de tamanho e edemaciado (Fig. 4.35A). O infarto hemorrágico pode produzir alteração regional significativa da ecogenicidade. Ela aumenta conforme as áreas infartadas se tornam mais fibróticas.[109] O lobo caudado normalmente é poupado na síndrome de Budd-Chiari porque as veias emissárias desembocam diretamente na VCI, abaixo do nível das veias hepáticas envolvidas. O aumento do fluxo sanguíneo pelo lobo caudado provoca crescimento relativo deste.

A ultrassonografia em tempo real permite que o radiologista faça uma avaliação não invasiva da VCI e das veias hepáticas. As características ultrassonográficas incluem evidência de **oclusão da veia hepática** (Figs. 4.35 B e 4.36) e desenvolvimento de **vasos colaterais intra-hepáticos anormais** (Fig. 4.37). A extensão do envolvimento das veias hepáticas na síndrome de Budd-Chiari inclui a incapacidade parcial ou total de visualizar veias hepáticas,

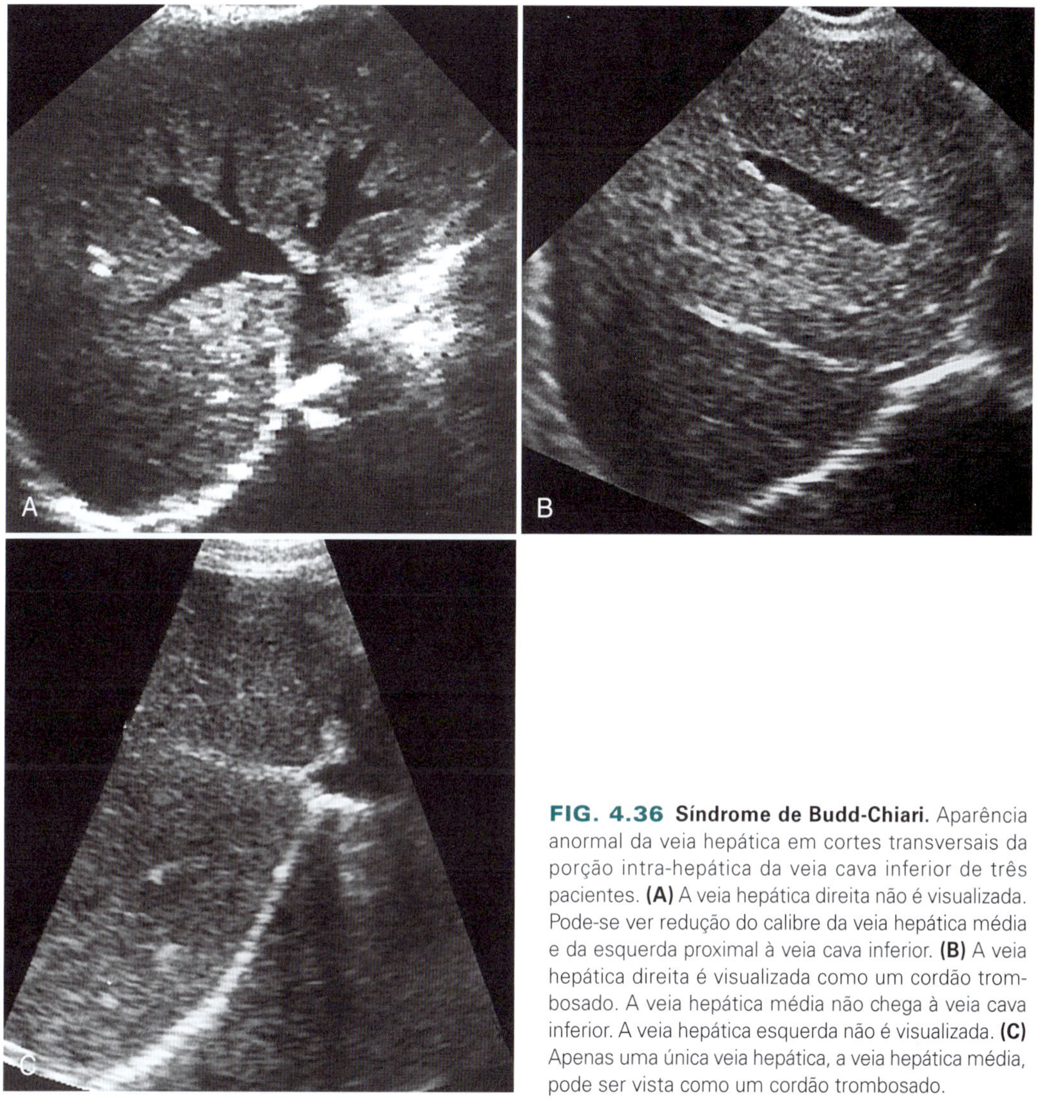

FIG. 4.36 Síndrome de Budd-Chiari. Aparência anormal da veia hepática em cortes transversais da porção intra-hepática da veia cava inferior de três pacientes. **(A)** A veia hepática direita não é visualizada. Pode-se ver redução do calibre da veia hepática média e da esquerda proximal à veia cava inferior. **(B)** A veia hepática direita é visualizada como um cordão trombosado. A veia hepática média não chega à veia cava inferior. A veia hepática esquerda não é visualizada. **(C)** Apenas uma única veia hepática, a veia hepática média, pode ser vista como um cordão trombosado.

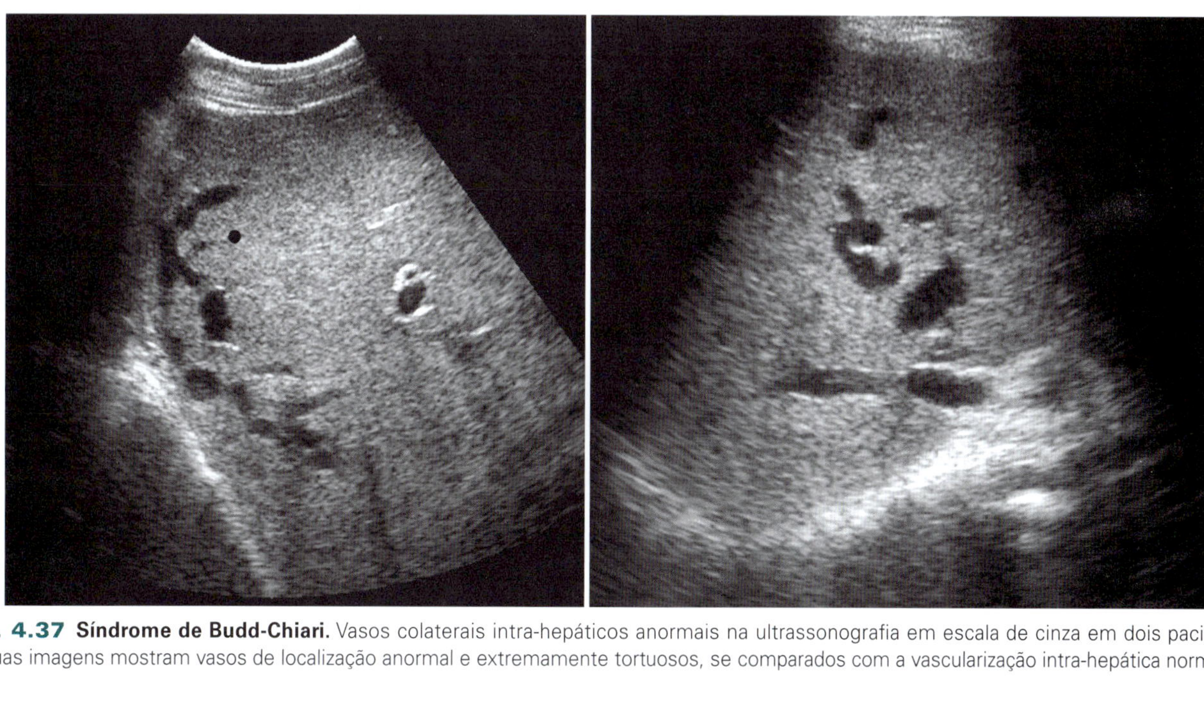

FIG. 4.37 Síndrome de Budd-Chiari. Vasos colaterais intra-hepáticos anormais na ultrassonografia em escala de cinza em dois pacientes. As duas imagens mostram vasos de localização anormal e extremamente tortuosos, se comparados com a vascularização intra-hepática normal.

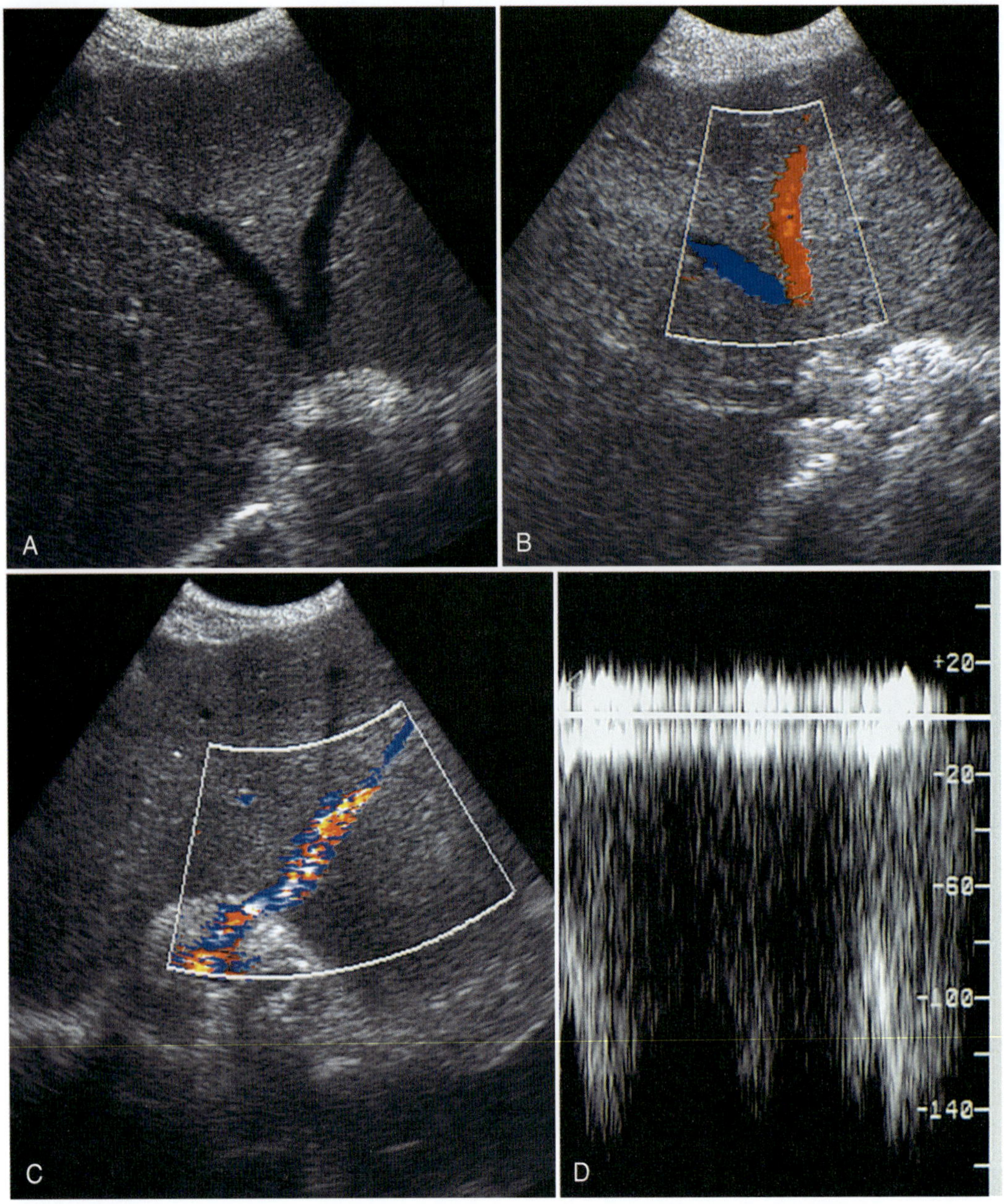

FIG. 4.38 Síndrome de Budd-Chiari. (A) Corte transversal em escala de cinza da confluência das veias hepáticas mostrando ausência total da veia hepática direita com obliteração da luz do tronco comum das veias hepáticas média e esquerda. **(B)** O Doppler colorido mostra que o fluxo de sangue na veia hepática média (*azul*) normalmente é direcionado para a veia cava inferior. Com a obliteração do tronco, todo o sangue flui para fora da veia hepática esquerda (*vermelho*), o que é anormal. Outras imagens mostraram anastomoses da veia hepática esquerda com os vasos colaterais da superfície do fígado. **(C)** Doppler colorido mostrando uma veia hepática esquerda anômala, apresentando fluxo direcionado para a veia cava inferior (direção normal) e o fenômeno de *aliasing* devido a um estreitamento longo. **(D)** Doppler espectral de uma veia hepática esquerda anômala mostrando uma velocidade anormalmente elevada, de aproximadamente 140 cm/s, confirmando o estreitamento.

estenoses com dilatação proximal, ecogenicidade na luz do vaso, paredes espessadas, trombose (Figs. 4.38 e 4.39) e uma extensa rede de vasos colaterais intra-hepáticos[107,108] (Fig. 4.37). Membranas oclusivas podem ser identificadas como obliterações ecogênicas ou focais da luz do vaso.[107] Entretanto, a ultrassonografia em tempo real subestima a presença de trombos e membranas, podendo não ser conclusiva em pacientes cirróticos com veias hepáticas difíceis de serem visualizadas.[108] Na ultrassonografia em escala de cinza, os vasos colaterais intra-hepáticos aparecem como estruturas tubulares em uma localização anormal, sendo vistos, em geral, se estendendo da veia hepática até a superfície do fígado, onde fazem anastomose com os vasos capsulares sistêmicos.

O ultrassom dúplex-Doppler e o **ultrassom com Doppler colorido** podem ajudar a determinar a presença e a direção do fluxo venoso hepático na avaliação de pacientes com suspeita de síndrome de Budd-Chiari. A visualização das veias hepáticas média e esquerda é melhor no plano transversal, no nível do processo xifoide. O ramo direito da veia hepática é mais bem visualizado com a abordagem intercostal.[105] As vias intrincadas do fluxo venoso saindo do fígado nesses pacientes podem ser mapeadas com documentação de oclu-

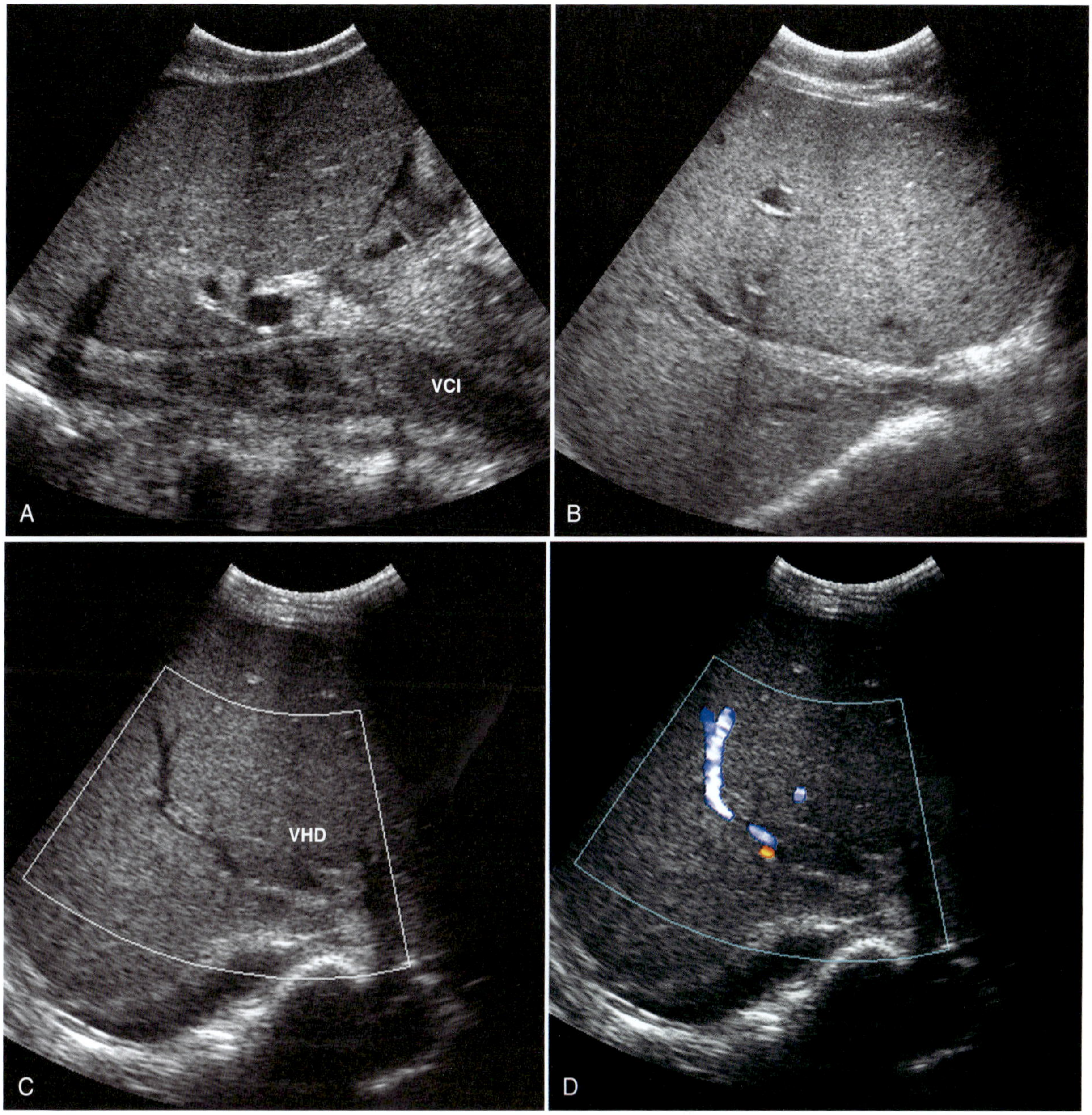

FIG. 4.39 Síndrome de Budd-Chiari com trombose extensa da veia cava inferior. (A) Imagem sagital da veia cava inferior (*VCI*) que se encontra distendida com um trombo ecogênico. **(B)** Veia hepática média que aparece como um cordão trombosado. **(C)** Imagem em escala de cinza da veia hepática direita (*VHD*) e **(D)** imagem de Doppler colorido mostram uma veia hepática direita anômala distendida, com um trombo na sua luz. Existe a presença de fluxo sanguíneo na veia proximal ao trombo.

sões das veias hepáticas, vasos colaterais hepatossistêmicos, vasos colaterais hepatoportais e aumento do calibre das veias hepáticas anômalas ou acessórias.

O fluxo sanguíneo normal na VCI e nas veias hepáticas é **fásico** em resposta ao ciclo cardíaco e à respiração.[100] Na síndrome de Budd-Chiari, o fluxo na veia cava inferior, nas veias hepáticas ou em ambas muda de fásico para **ausente**, **reverso**, **turbulento** ou **contínuo**.[104,112] O fluxo contínuo também pode ser denominado **sinal Doppler pseudoportal** e parece refletir a obstrução ou a compressão extrínseca da veia cava inferior.[103] O fluxo sanguíneo portal também pode ser afetado, ocorrendo caracteristicamente sua lentidão ou reversão.[104]

Adicionando-se o Doppler à ultrassonografia em escala de cinza no paciente com suspeita de síndrome de Budd-Chiari, reforça-se sobremaneira a impressão dada pela ultrassonografia de que as veias hepáticas e a VCI estão ausentes, comprimidas ou anormais.[102,112] Reversão do fluxo e colaterais epigástricos associados também são mais bem avaliados por essa técnica.[112]

A **doença venoclusiva hepática** causa oclusão progressiva das pequenas vênulas hepáticas. A doença é endêmica na Jamaica, secundária à **toxicidade por alcaloides** do chá do arbusto jamaicano. Na América do Norte, a maioria dos casos é iatrogênica, secundária à irradiação hepática e à quimioterapia usadas no transplante de medula óssea.[101] Clinicamente, não é possível distinguir os pacientes com doença venoclusiva hepática daqueles com síndrome de Budd-Chiari. O dúplex-Doppler colorido demonstra calibre normal, permeabilidade e fluxo fásico para a frente (em direção ao coração) das veias hepáticas principais e da veia cava inferior.[101] Entretanto, o fluxo na veia porta pode ser anormal, mostrando-se reverso ou bidirecional.[101,113] Além disso, pode-se suspeitar do diagnóstico de doença hepática venoclusiva em um paciente com redução do fluxo sanguíneo portal (se for comparado com as medições antes da terapia ablativa).[101]

Aneurisma da Veia Porta

Aneurismas da veia porta são raros. Sua origem é congênita ou adquirida secundária à hipertensão portal. Os aneurismas da veia porta foram descritos proximalmente na junção das veias mesentéricas e esplênicas superiores e envolvendo distalmente as radículas venosas portais. A aparência ultrassonográfica é a de uma massa vascular conectada ao sistema porta com fluxo turbulento.

Shunts (Derivações) Venosos Portossistêmicos Intra-Hepáticos

As **fístulas arterioportais intra-hepáticas** são complicações bem conhecidas do trauma e da biópsia hepática percutânea feita com agulha de grosso calibre. Por sua vez, as derivações venosas porto-hepáticas intra-hepáticas são raras. Sua etiologia é controversa, acreditando-se que possam ser congênitas ou relacionadas à hipertensão portal.[114,115] Os pacientes são tipicamente de meia-idade, apresentando encefalopatia hepática. Anatomicamente, as derivações venosas porto-hepáticas são mais comuns no lobo direito. A ultrassonografia mostra um vaso tubular, tortuoso, ou canais vasculares complexos que conectam um ramo da veia porta a uma veia hepática ou à veia cava inferior.[114-116] O diagnóstico é confirmado pela angiografia.

Aneurisma, Pseudoaneurisma e Dissecação

A artéria hepática é o quarto local mais comum de aneurisma intra-abdominal, seguida da porção infrarrenal da aorta e das artérias ilíaca e esplênica. Em 80% dos pacientes com um aneurisma da artéria hepática, ocorre uma **ruptura catastrófica** dentro do peritônio, da árvore biliar, do trato gastrointestinal ou da veia porta.[117] Já foi descrita a ocorrência de **pseudoaneurisma da artéria hepática** secundário à **pancreatite crônica**. A ultrassonografia dúplex-Doppler mostra fluxo arterial turbulento dentro de uma massa anecoica.[117] A dissecção primária da artéria hepática é rara, levando à morte antes do diagnóstico na maioria dos casos.[118] A ultrassonografia pode mostrar a camada íntima com os canais verdadeiros e falsos.

Telangiectasia Hemorrágica Hereditária

A telangiectasia hemorrágica hereditária, ou **doença de Osler-Weber-Rendu**, é um distúrbio autossômico dominante que causa malformações arteriovenosas (AV) no fígado, fibrose hepática e cirrose. Os pacientes apresentam inúmeras telangiectasias e episódios hemorrágicos recorrentes. Os achados ultrassonográficos incluem uma artéria hepática comum alargada, de até 10 mm de diâmetro, inúmeras estruturas tubulares dilatadas representando malformações AV e veias hepáticas alargadas devido à derivação AV.[119]

Peliose Hepática

A peliose hepática é um distúrbio hepático raro, caracterizado por cavidades repletas de sangue, variando de menos de 1 milímetro a vários centímetros de diâmetro. Ela pode ser distinguida do hemangioma pela presença de tratos portais dentro do estroma fibroso das coleções de sangue. A patogênese da peliose hepática envolve a ruptura das fibras de reticulina que apoiam as paredes dos sinusoides secundária à lesão celular ou necrose hepatocelular inespecífica. O diagnóstico de peliose só pode ser realizado com exatidão através do exame histopatológico. A maioria dos casos de peliose afeta o fígado, apesar de outros órgãos internos sólidos também estarem envolvidos na doença.

Embora os primeiros relatos descrevessem a detecção incidental na autópsia de pacientes com distúrbios crônicos de emaciação, ela já foi diagnosticada após transplante renal e hepático, associada a diversos medicamentos e substâncias químicas, especialmente esteroides anabolizantes, e com maior frequência em pacientes portadores de HIV.[119] Esta última associação pode ser solitária ou como parte da angiomatose bacilar, parte da gama de infecções oportunistas da AIDS.[120] A peliose hepática pode ser agressiva e fatal.

As características da peliose hepática nos exames de imagem têm sido descritas em relatos de casos isolados,[121-130] apesar de geralmente serem feitos sem a confirmação histopatológica adequada. Na angio-

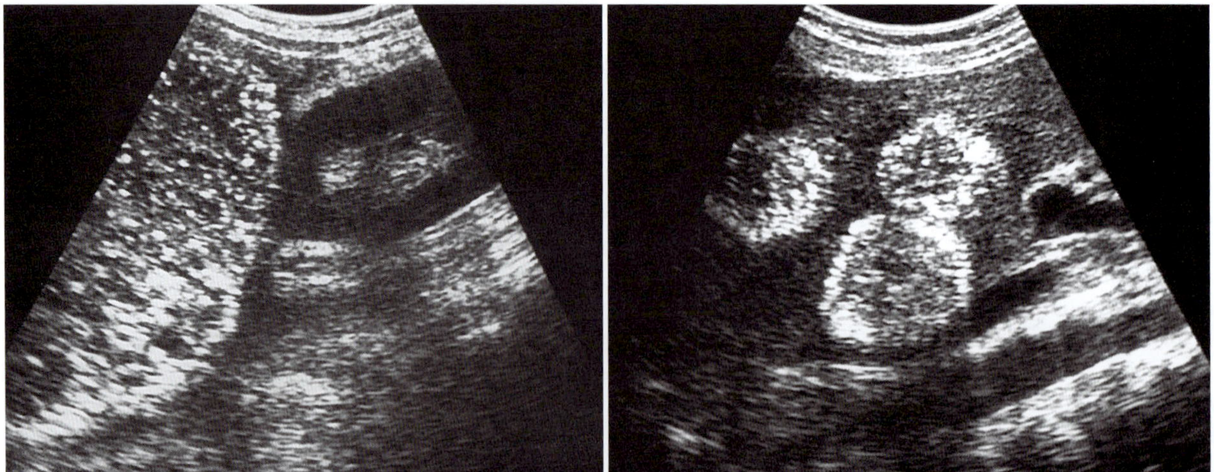

FIG. 4.40 Peliose hepática. Peliose hepática em uma mulher de 34 anos de idade com deterioração da função hepática, necessitando de transplante. Cortes sagitais do **(A)** lobo direito e **(B)** lobo esquerdo mostrando várias massas hepáticas com inúmeras calcificações pontilhadas. (Com permissão de Muradali D, Wilson SR, Wanless IR, et al. Peliosis hepatis with intrahepatic calcifications. J Ultrasound Med. 1996;15[3]:257-260.[125])

grafia, as lesões da peliose foram descritas como acúmulo de contraste detectado na fase arterial tardia, tornando-se mais evidente na fase parenquimatosa.[124] Na ultrassonografia, as lesões descritas não são específicas, mostrando uma massa única ou múltiplas massas com ecogenicidade heterogênea.[119,120,125] Já foi descrita a presença de calcificações[125] (Fig. 4.40). A peliose hepática é um diagnóstico difícil de ser realizado, tanto clínica quanto radiologicamente, devendo-se suspeitar de sua presença em um paciente suscetível com uma massa hepática.

MASSAS HEPÁTICAS

Massas hepáticas focais incluem uma variedade de neoplasias benignas e malignas, assim como massas com causas de desenvolvimento, inflamatória e traumática. Em estudos de imagem, há duas questões básicas relacionadas à lesão hepática focal: a **caracterização** de uma lesão hepática conhecida (o que é isso?) e a **detecção** (ela existe?). A resposta a qualquer uma das perguntas exige um exame localizado, normalmente ajustado de acordo com a situação clínica.

Caracterização da Massa Hepática

A caracterização da massa hepática pela ultrassonografia convencional baseia-se na sua **aparência** na ultrassonografia em escala de cinza e nas **informações vasculares** obtidas pelo Doppler espectral, colorido e de amplitude. Com uma excelente resolução espacial e de contraste, a morfologia dessas massas na ultrassonografia em escala de cinza permite a diferenciação entre massas císticas e sólidas, e aparências características podem sugerir um diagnóstico preciso sem que seja necessário recorrer a outros exames. Na maioria das vezes, entretanto, o diagnóstico não se baseia apenas na ultrassonografia em escala de cinza, sendo necessárias informações sobre a vascularização obtidas com o Doppler convencional. Contudo, o exame com Doppler convencional geralmente é falho na avaliação de massas hepáticas localizadas, especialmente no paciente obeso, no caso de lesões pequenas localizadas profundamente no fígado, ou naquelas cujos sinais herdados de Doppler sejam fracos. Artefatos de movimento também causam problemas nos estudos de Doppler do abdome, e uma massa hepática do lobo esquerdo perto da pulsação do ápice cardíaco, por exemplo, pode limitar a avaliação pelo Doppler convencional. Por essas razões, o ultrassom convencional não é muito recomendado para a caracterização de massa focal, e uma massa detectada na ultrassonografia é historicamente avaliada ainda mais por meio de TC com contraste ou RM para a caracterização definitiva.

Função dos Meios de Contraste com Microbolhas

No mundo inteiro, o diagnóstico não invasivo de massas hepáticas focais é realizado por meio de TC com contraste ou RM, com base nos padrões de realce reconhecidos nas fases arterial e venosa portal. Atualmente, esses métodos de caracterização não invasivos têm se tornado tão precisos que, raras vezes, se realizam biópsias excisionais e percutâneas para diagnóstico de massas hepáticas. Entretanto, nos últimos anos, CEUS tem se juntado à TC e à RM no fornecimento de informações diagnósticas similares, assim como informações únicas referentes a CEUS.[126] A injeção de meios de contraste com microbolhas para realçar o sinal proveniente do sangue e o uso de técnicas especializadas de diagnóstico por imagem, como a ultrassonografia com inversão de pulso, permitem a detecção preferencial do sinal do agente de contraste com supressão do sinal do tecido circundante.

Os meios de contraste ultrassonográficos atualmente em uso são agentes de segunda geração que compreendem pequenas bolhas de gás perfluorocarbono, envolvidas por uma membrana estabilizadora. Os meios de contraste com microbolhas são agentes que ficam restritos ao sangue, não ocorrendo difusão dos mesmos através do endotélio vascular. Este fator é muito importante ao se realizar exames de imagem do fígado, pois pode ocorrer difusão dos contrastes usados para a TC e a RM para o interstício de um tumor. Nossa experiência com agentes com microbolhas de gás perfluorocarbono baseia-se amplamente no uso do Definity® (Lantheus Medical Imaging, Billerica, Ma) e em um menor uso do Optison® (GE Healthcare, Milwaukee, WI).[127,128] Em nossa prática clínica, rotineiramente realizamos exames de CEUS para a caracterização de massas hepáticas incidentalmente detectadas, encontradas em varreduras de pesquisa em pacientes com suspeita de CHC, ou qualquer massa focal apresentada pelos médicos clínicos encontrada fora do exame de imagem ou considerada indeterminada na TC e na RM.[129]

Os meios de contraste com microbolhas para ultrassonografia são únicos, pois interagem com o processo de obtenção de imagens.[127] O principal determinante dessa interação é a pressão negativa máxima do pulso de ultrassom transmitido, refletida pelo **índice mecânico** (IM). As bolhas possuem oscilação não linear estável quando expostas a um campo de ultrassom com um baixo IM, produzindo harmônicas da frequência transmitida, incluindo a frequência que é o dobro da do som emitido pelo transdutor, a **segunda harmônica**. Quando o IM é aumentado o suficiente, as bolhas sofrem alteração irreversível produzindo um sinal de ultrassom de curta duração, mas brilhante e de alta intensidade (Cap. 3).

A caracterização de lesões hepáticas com meios de contraste com microbolhas é baseada na vascularização da lesão e na sua captação de contraste nas fases arterial (10 a 40 segundos), venosa portal (40 a 90 segundos) e fase tardia (mais de 5 minutos). A avaliação da **vascularização da lesão** depende do rastreamento contínuo dos agentes enquanto elas permanecerem no sangue. Nós documentamos presença, número, distribuição e morfologia de qualquer vaso localizado na lesão. O uso de um baixo IM é essencial, pois preserva o contraste sem destruição das bolhas no campo de imagem, permitindo observação prolongada em tempo real. A morfologia dos vasos na lesão é discriminatória e facilita o diagnóstico das lesões hepáticas (Fig. 4.41).

O **realce da lesão pelo contraste** é mais bem determinado por meio da comparação da ecogenicidade da lesão com a do fígado em uma mesma profundidade e na mesma imagem, o que requer conhecimento do fluxo sanguíneo hepático. O fígado apresenta suprimento sanguíneo duplo proveniente da artéria hepática e da veia porta. Uma grande parte do suprimento sanguíneo hepático vem da veia porta, enquanto o suprimento sanguíneo da maioria dos tumores hepáticos é proveniente da artéria hepática. No início da injeção, a técnica de baixo IM faz com que todo o campo de visão (FOV; do inglês, *field of view*) apareça preto independentemente do aspecto inicial do fígado e da lesão em questão. Na verdade, uma massa conhecida pode ser invisível nesse ponto. Conforme as microbolhas chegam ao FOV, os pequenos vasos hepáticos são visualizados, depois são vistos os vasos da lesão, seguidos de aumento generalizado, conforme o contraste preenche a microvasculatura do fígado e da lesão. O parênquima hepático

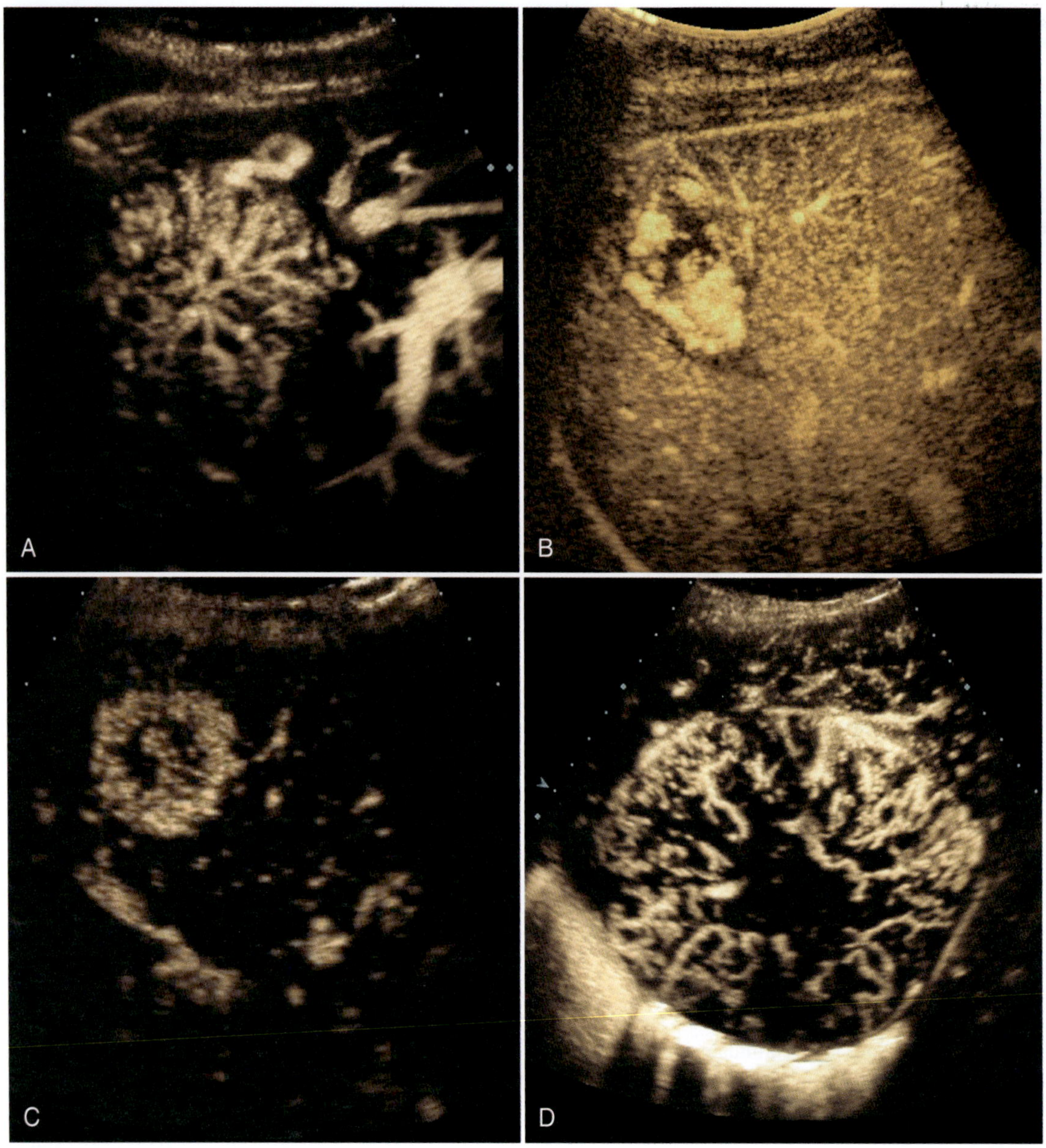

FIG. 4.41 Fase arterial da morfologia vascular. Mostrado no ultrassom dinâmico em tempo real, isso contribui para o diagnóstico de massa focal do fígado. **(A)** Os vasos estrelados são altamente sugestivos de **hiperplasia nodular focal**. **(B)** O realce nodular descontínuo periférico sem vascularização linear sugere **hemangioma**. **(C)** O realce da borda está altamente associado à doença maligna, especialmente **metástases** e **colangiocarcinoma**. **(D)** Os vasos tortuosos dismórficos são sugestivos de tumores malignos, neste caso, um **carcinoma hepatocelular.** O tratamento da periferia, como aqui, é comum para este diagnóstico.

aparece mais ecogênico na fase arterial do que na fase inicial, e ainda mais acentuado na fase portal, refletindo seu fluxo sanguíneo. Os padrões vasculares e de acentuação, por comparação, refletirão o fluxo sanguíneo real e a hemodinâmica da lesão em questão, de forma que uma massa com um suprimento arterial contrastado aparecerá mais aumentada se comparada com o fígado, menos aumentado, na sequência da fase arterial. Por sua vez, uma lesão que apresente hipoperfusão aparecerá como uma região escura ou hipoecoica embebida pelo parênquima hepático, contrastado na fase arterial.

Atualmente, a avaliação do contraste das lesões costuma ser realizada pela técnica de baixo IM, descrita anteriormente. Entretanto, detalhes da morfologia do vaso e a sensibilidade da avaliação do contraste da lesão são maiores usando-se uma técnica de rastreamento de bolhas denominada **projeção de intensidade máxima** (PIM).[130] Nessa técnica, realizada ou na entrada do contraste ou no pico do realce da fase arterial, uma **breve exposição a um alto IM destruirá todas as bolhas** dentro do FOV. Quadros sequenciais, à medida que a lesão e o fígado são reperfundidos, rastreiam o trajeto da bolha por meio da adição de informações entre os quadros sequenciais (Vídeos 4.5 e 4.6).

Há **algoritmos** estabelecidos para o diagnóstico de massas hepáticas localizadas por CEUS, com semelhanças aos algoritmos de TC e RM, mas também com diferenças importantes.[131-133] O diagnóstico das **massas hepáticas benignas, hemangioma e hiperplasia nodular focal** (HNF) é extremamente preciso, mos-

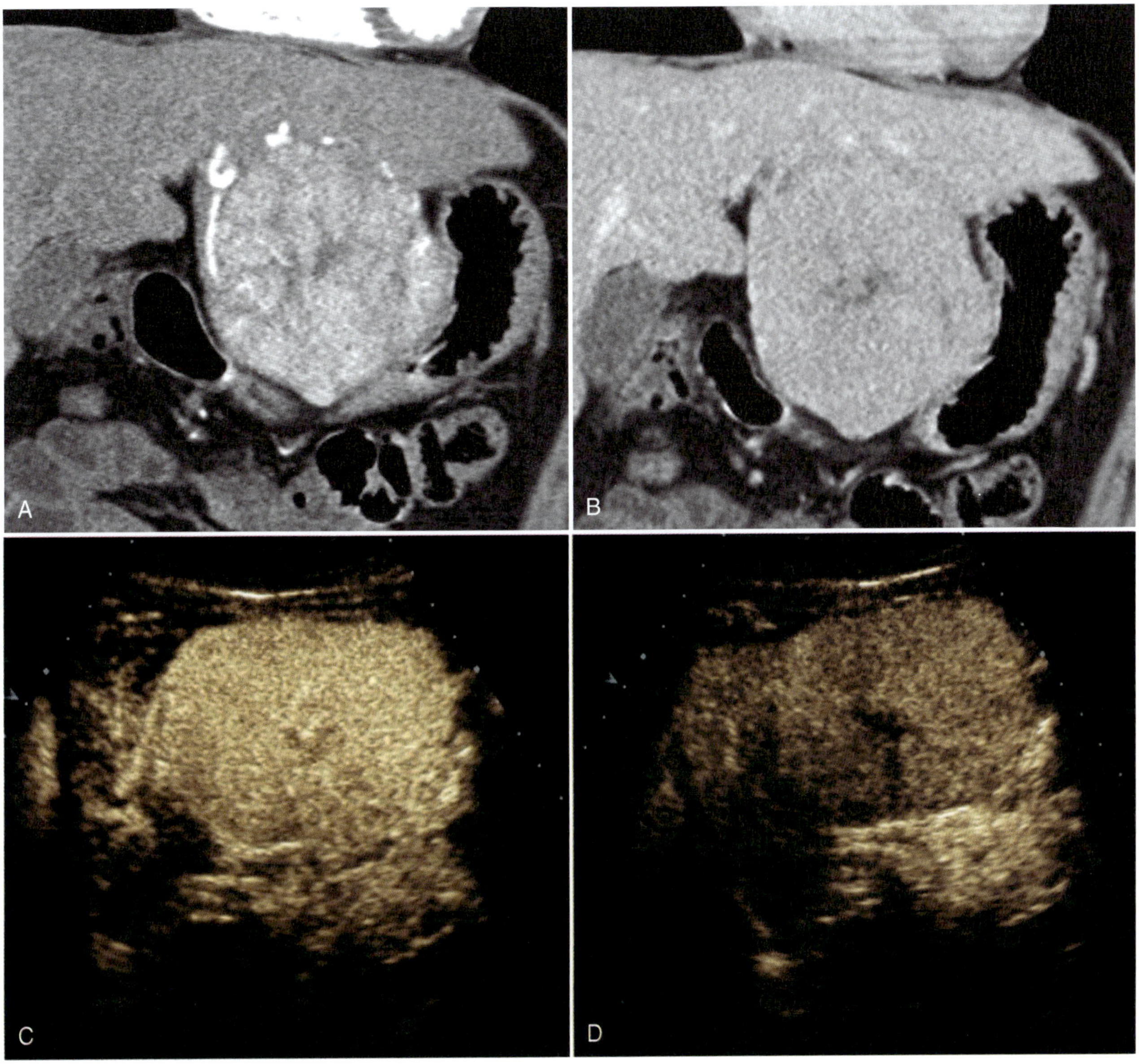

FIG. 4.42 **Realce sustentado** na fase venosa portal, no ultrassom com contraste (CEUS) e TC com contraste (CECT), sugerindo uma massa benigna. **(A)** e **(C)** são imagens de fase arterial em TC e CEUS, respectivamente, ambos mostrando hiper-realce da fase arterial. **(B)** e **(D)** são imagens de fase venosa porta em TC e CEUS, respectivamente, ambas mostrando realce sustentado e uma cicatriz não realçada. Este realce sustentado é concordante nas duas varreduras e sugere um tumor benigno. Esta é uma HNF confiável. Veja também o Vídeo 4.5. (Com permissão de Wilson S, Greenbaum L, Goldberg B. Contrast-enhanced ultrasound: what is the evidence and what are the obstacles? AJR Am J Roentgenol. 2009;193[1]:55-60.[129])

trando aspectos característicos de realce na fase arterial e **realce sustentado** na fase venosa portal (Fig. 4.42), de forma que seu realce seja igual ou superior ao do fígado adjacente. **Tumores malignos**, por comparação, tendem a mostrar a eliminação do contraste para que o tumor apareça sem realce na fase venosa portal de realce (Fig. 4.43). Exceções a essa regra geral incluem frequentemente o desaparecimento do contraste no **adenoma hepático benigno** e a permanência do contraste ou atraso em sua eliminação no CHC. A discriminação entre lesões benignas e malignas apresenta grau de precisão semelhante.[134]

Detecção da Massa Hepática

A excelente resolução espacial na ultrassonografia permite a visualização de pequenas lesões. Portanto, não é o tamanho, mas sim a **ecogenicidade** que determina o grau de visualização da lesão na ultrassonografia. Ou seja: uma massa minúscula, medindo apenas alguns milímetros, pode ser facilmente visualizada se sua ecogenicidade estiver aumentada ou diminuída em comparação ao parênquima hepático adjacente. Como muitas metástases são hipoecoicas ou hiperecoicas, um exame cuidadoso permite que sejam detectadas. Mesmo assim, a ecogenicidade de diversas lesões metastáticas é semelhante à do fígado, dificultando ou impossibilitando a sua detecção, mesmo sendo de tamanho substancial. Isso acontece quando a dispersão da lesão é quase idêntica à do parênquima hepático.

Para contornar esse problema inerente da falta de contraste entre diversas lesões metastáticas e o fígado normal na ultrassonografia convencional, um método útil é a realização da ultrassonografia hepática com meio de contraste (Fig. 4.44). CEUS aumenta a retrodispersão do fígado em comparação com as lesões hepáticas,

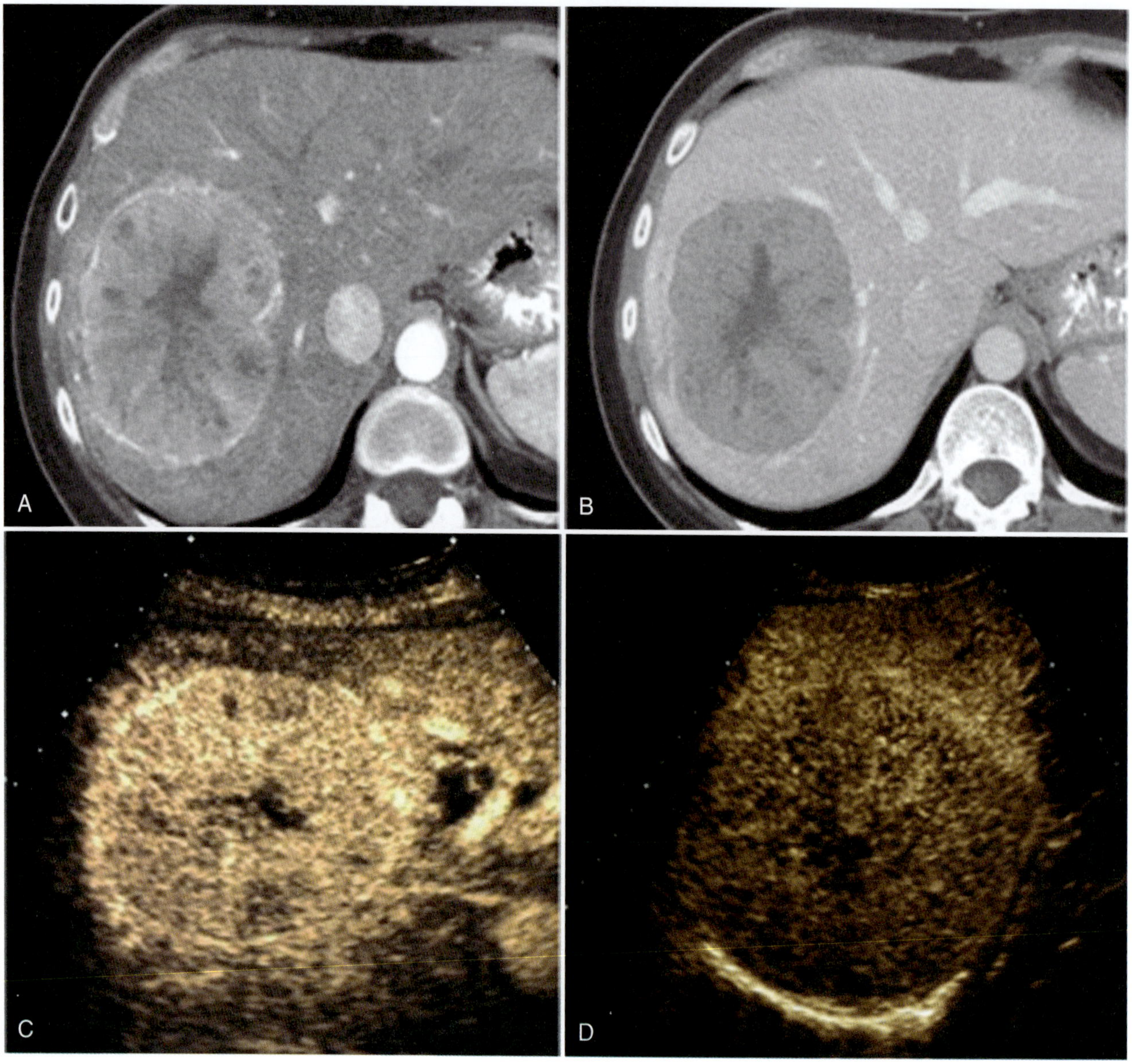

FIG. 4.43 Lavado na fase venosa portal, na tomografia computadorizada (TC) e na ultrassonografia com contraste (CEUS), é sugestivo de uma massa maligna neste paciente com carcinoma hepatocelular. Tomografia computadorizada com contraste na **(A)** fase arterial e na **(B)** fase venosa portal. **(C)** e **(D)** Mesma massa nos mesmos intervalos de tempo no CEUS. Em cada varredura, há hiperenvolvimento na fase arterial e lavado na fase venosa portal altamente correlacionada com uma massa maligna.

melhorando assim sua detecção. Isso ocorre rapidamente após a fase arterial de realce e geralmente dura vários minutos a partir dos vasos venosos portais e persistentes até a fase tardia.

Historicamente, o primeiro método utilizou um contraste de primeira geração, o Levovist® (Schering AG, Berlim). Após a eliminação do contraste do interior dos vasos, as microbolhas permaneceram no fígado, provavelmente por terem sido fagocitadas pelas células de Kupffer. Uma varredura do fígado com alto IM produziu um contraste brilhante nas áreas em que as microbolhas estão localizadas. Consequentemente, há contraste em todo o parênquima hepático normal. As metástases hepáticas que não possuem células de Kupffer não são contrastadas, aparecendo, assim, como buracos pretos ou hipoecoicos no meio do parênquima contrastado[135] (Fig. 4.44A e B). Em um estudo multicêntrico na Europa e no Canadá do qual participamos, foram observadas lesões maiores e menores do que na varredura basal.[136] De forma geral, a habilidade de detectar lesões foi equivalente à TC e à RM. A diferença de decibéis entre as lesões e o parênquima hepático é multiplicada devido ao aumento da dispersão do contraste presente no tecido hepático normal. Embora muitos resultados tenham sido atrativos, esses meios de contraste de primeira geração não são mais comercializados.

Atualmente, os requisitos para a melhoria da detecção de lesões hepáticas usam uma segunda técnica de CEUS com um **agente de contraste de perfluorocarbono** e varredura de baixo IM, tanto na fase arterial quanto na fase portal. O uso da técnica de baixo IM para a detecção de lesões é vantajoso porque a população de microbolhas é preservada e a sincronização não é tão crítica. Virtualmente, não ocorrerá contraste de todas as metástases e dos CHC em relação ao fígado na fase portal, e há acentuação máxima do parênquima hepático nesta fase. Portanto, as lesões malignas tendem a aparecer

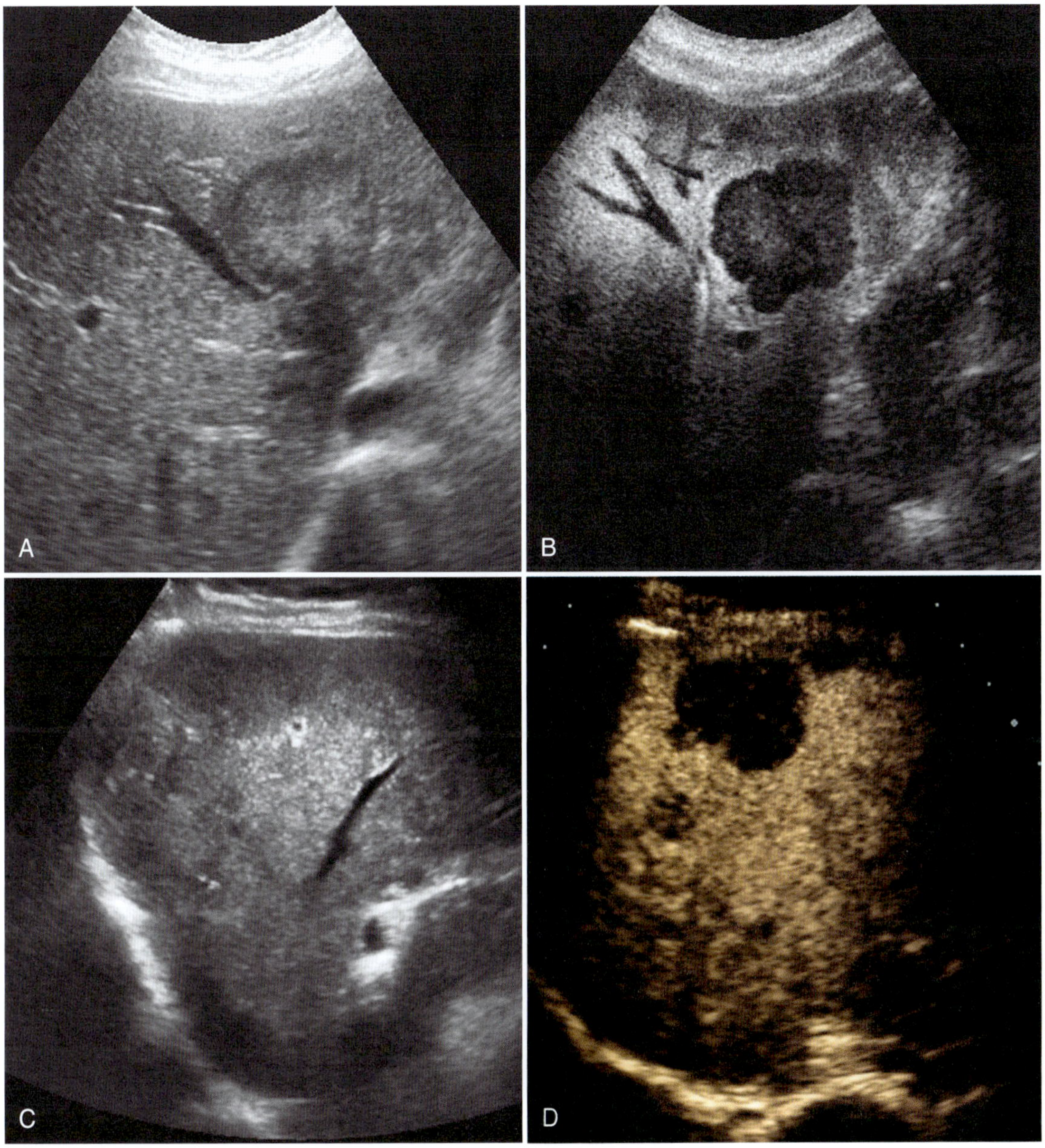

FIG. 4.44 Imagens de ultrassonografia com contraste (CEUS) de maior visibilidade das metástases em dois pacientes. (A) e **(B)** são de significado histórico. **(A)** Massa isoecoica sutil no fígado. **(B)** Imagem pós-vascular com agente de contraste Levovist® mostrando aumento da ecogenicidade do fígado. A massa agora aparece mais escura, com maior visibilidade. **(C)** Imagem de referência inicial que mostra uma região hipoecoica no fígado sem boa demarcação, aumentando a possibilidade de que ela possa ser poupadora de gordura. **(D)** CEUS realizada com agente de contraste perfluorocarbono mostrando o lavado com punção de uma grande metástase, aumentando novamente a visibilidade. São visualizadas duas massas pequenas adicionais. Mais metástases menores são detectadas com CEUS do que imagem de referência.

hipoecoicas na fase portal, melhorando, assim, a detecção das lesões (Fig. 4.44C e D). Essa observação que as lesões malignas tendem a ser hipoecoicas na fase venosa portal do contraste hepático por perfluorocarbono é útil tanto na detecção de lesões quanto na sua caracterização. A captação de contraste por lesões benignas, hiperplasia nodular focal e hemangiomas geralmente é igual ou maior do que a do fígado na fase portal.

A detecção de massas hepáticas hipervasculares (p. ex., CHC, metástases) também melhora com o uso do perfluorocarbono na fase arterial. Nessa fase, elas aparecem como massas hiperecoicas em relação ao parênquima hepático, pois são irrigadas predominantemente pela artéria hepática.

NEOPLASIAS HEPÁTICAS

A visualização ultrassonográfica das massas hepáticas focais pode ocorrer em diversos quadros clínicos, desde a detecção incidental à sua identificação em um paciente sintomático, ou como parte de uma busca em um paciente com risco de apresentar uma neoplasia hepática. **Hemangiomas**, **HNF** e **adenomas** são as neoplasias benignas geralmente encontradas no fígado, enquanto **CHC** e **metástases** respondem pela maioria dos tumores malignos.

A função dos métodos de diagnóstico por imagem na avaliação de uma massa hepática focal é determinar quais massas são importantes, requerendo confirmação diagnóstica, e as que provavelmente são insignificantes e benignas, não necessitando de uma avaliação mais aprofundada para confirmar sua natureza. Na ultrassonografia existe uma considerável superposição da aparência das massas hepáticas focais. Uma vez que a massa hepática é detectada, por menor que seja, o excelente contraste e a resolução espacial dos equipamentos modernos de ultrassom forneceram diretrizes para a avaliação inicial dos pacientes, o que inclui o reconhecimento das seguintes características:

- A presença de um **halo hipoecoico** em torno de uma massa hepática ecogênica ou isoecoica não é bom sinal, exigindo que seja feito um diagnóstico definitivo.
- É altamente provável que uma **massa hepática sólida e hipoecoica** seja importante, devendo também ser feito um diagnóstico definitivo.
- **Diversas massas hepáticas sólidas** podem ser significativas e sugerem metástases ou uma neoplasia maligna multifocal. Entretanto, os hemangiomas são frequentemente múltiplos.
- **Histórico clínico** de câncer, doença hepática crônica ou hepatite, ou sintomas relacionados ao fígado, são informações necessárias para a interpretação correta de uma massa hepática localizada.

Neoplasias Hepáticas Benignas

Hemangiomas Cavernosos

Os hemangiomas cavernosos são os tumores benignos mais comuns do fígado, afetando aproximadamente 4% da população. Eles ocorrem em todas as faixas etárias, sendo mais comum nos adultos, principalmente nas mulheres, com proporção mulher/homem de 5:1. Histologicamente, os hemangiomas consistem em canais vasculares que são revestidos por uma camada simples de endotélio, separado por septos fibrosos. Os espaços vasculares contêm trombos.

A maioria dos hemangiomas apresenta tamanho pequeno, é assintomática, constituindo um achado incidental. Lesões de grande porte provocam, em raros casos, dor abdominal secundária à hemorragia ou trombose intratumoral. Em crianças, pode ocorrer trombocitopenia, causada por sequestro e destruição de plaquetas por um hemangioma cavernoso grande (**síndrome de Kasabach-Merritt**), mas é uma ocorrência rara em adultos.

O ensino tradicional sugere que, ao ser diagnosticado em adultos, o hemangioma já atingiu tamanho estável, sendo raras as alterações de tamanho e aparência.[137,138] Em nossa prática, no entanto, documentamos diversos casos que apresentaram crescimento importante no decorrer de vários anos de acompanhamento. Os hemangiomas podem aumentar de tamanho durante a gravidez ou pela administração de estrogênios, sugerindo que esse tumor é hormônio-dependente.

A aparência ultrassonográfica dos hemangiomas cavernosos varia. Tipicamente, a lesão é pequena (< 3 cm de diâmetro), bem-definida, homogênea e hiperecoica[139] (Fig. 4.45A). O aumento da ecogenicidade tem sido relacionado às diversas interfaces entre a parede dos seios cavernosos e o sangue em seu interior.[140] O realce acústico posterior, nem sempre observado e inespecífico, se correlaciona com a hipervascularidade vista na angiografia[141] (Fig. 4.45H). Em torno de 67% a 79% dos hemangiomas são hiperecoicos,[142,143] dentre os quais 58% a 73% são homogêneos.[135,141] Outras características incluem uma área central heterogênea contendo porções hipoecoicas com aspecto uniformemente granular (4.45D-F) ou rendilhado (Fig. 4.45D); uma borda ecogênica, que pode ser fina ou grossa (Fig. 4.45E-G); e tendência a apresentar bordas recortadas (Fig. 4.45B).[144] Lesões maiores tendem a ser heterogêneas, com focos centrais hipoecoicos representando colágeno fibroso (Fig. 4.45C), grandes espaços vasculares ou ambos. Um hemangioma pode parecer hipoecoico em comparação a um fígado esteatótico.[145] Calcificação é rara (Fig. 4.45I).

Os hemangiomas são caracterizados pelo fluxo sanguíneo extremamente lento, que não é detectado rotineiramente por Doppler colorido ou dúplex. Algumas lesões podem apresentar alteração de kilohertz (kHz) de baixo para médio tanto nos vasos periféricos quanto nos centrais. Ainda é motivo de controvérsia a habilidade do *power* Doppler, que é mais sensível ao fluxo lento, de detectar os sinais dentro de um hemangioma.[146]

Os hemangiomas cavernosos são frequentemente vistos nas ultrassonografias abdominais e já foi provado que a confirmação de todas as lesões visualizadas é dispendiosa e desnecessária. Portanto, considera-se uma prática aceitável tratar alguns desses pacientes conservadoramente, sem confirmação do diagnóstico. Quando uma lesão hiperecoica, típica de um hemangioma cavernoso, é descoberta por acaso, geralmente não é necessário fazer outros exames ou, no máximo, pode-se repetir a ultrassonografia em 3 a 6 meses para documentar a ausência de alterações na lesão.

Por sua vez, lesões potencialmente significativas podem mimetizar a morfologia ultrassonográfica de um hemangioma, produzindo uma massa única ou massas múltiplas de ecogenicidade uniformemente aumentada. Estas incluem metástases originárias de um tumor primário do cólon ou vascular, como o tumor neuroendócrino e pequenos CHC, em particular. Em um estudo prospectivo de 1.982 pacientes com cirrose diagnosticada recentemente, Caturelli et al.[147] descobriram que 50% das lesões hepáticas ecogênicas, cuja morfologia sugeria hemangioma cavernoso, tiveram esse diagnóstico confirmado, embora os outros 50% tenham sido diagnosticados como CHC. Os autores também demonstraram que todas as lesões de 1.648 pacientes com cirrose e uma nova massa ecogênica semelhante a um hemangioma eram CHC. Esses resultados demonstram a grande necessidade de se provar o diagnóstico de todas as massas com essa morfologia nos pacientes de alto risco. Assim, para um paciente portador de um tumor maligno, que apresente risco maior para hepatomas, testes de função hepática anormais, sintomas relacionados ao fígado ou padrão ultrassonográfico atípico, recomenda-se a realização de um dos seguintes exames de imagem para confirmar a suspeita de hemangioma: CEUS, TC ou RM.

Na fase arterial da CEUS, os hemangiomas apresentam lagos e coleções periféricas de sangue com mais brilho do que o parênquima hepático adjacente. Não há vasos lineares. Com o tempo, a progressão centrípeta progressiva do contraste leva ao preenchimento globular completo com contraste persistente, igual ou melhor que o do fígado na fase venosa portal, durando vários minutos.[148] Esse realce pode ocorrer rápida ou lentamente, ou pode ser incompleta, mesmo na fase venosa portal tardia (Vídeo 4.6). Foram diagnosticados quase 100% dos hemangiomas com CEUS, inclusive os pequenos, eliminando, assim, a necessidade de se realizar outras modalidades de exame de imagem.

Em um pequeno número de pacientes, os exames de imagem não permitirão um diagnóstico definitivo de hemangioma. Biópsias percutâneas de hemangiomas hepáticos têm sido feitas sem grandes problemas.[149,150] Cronan et al.[149] realizaram biópsias em 15 pacientes (sendo 12 ambulatoriais) usando uma agulha de calibre 20. Em todos

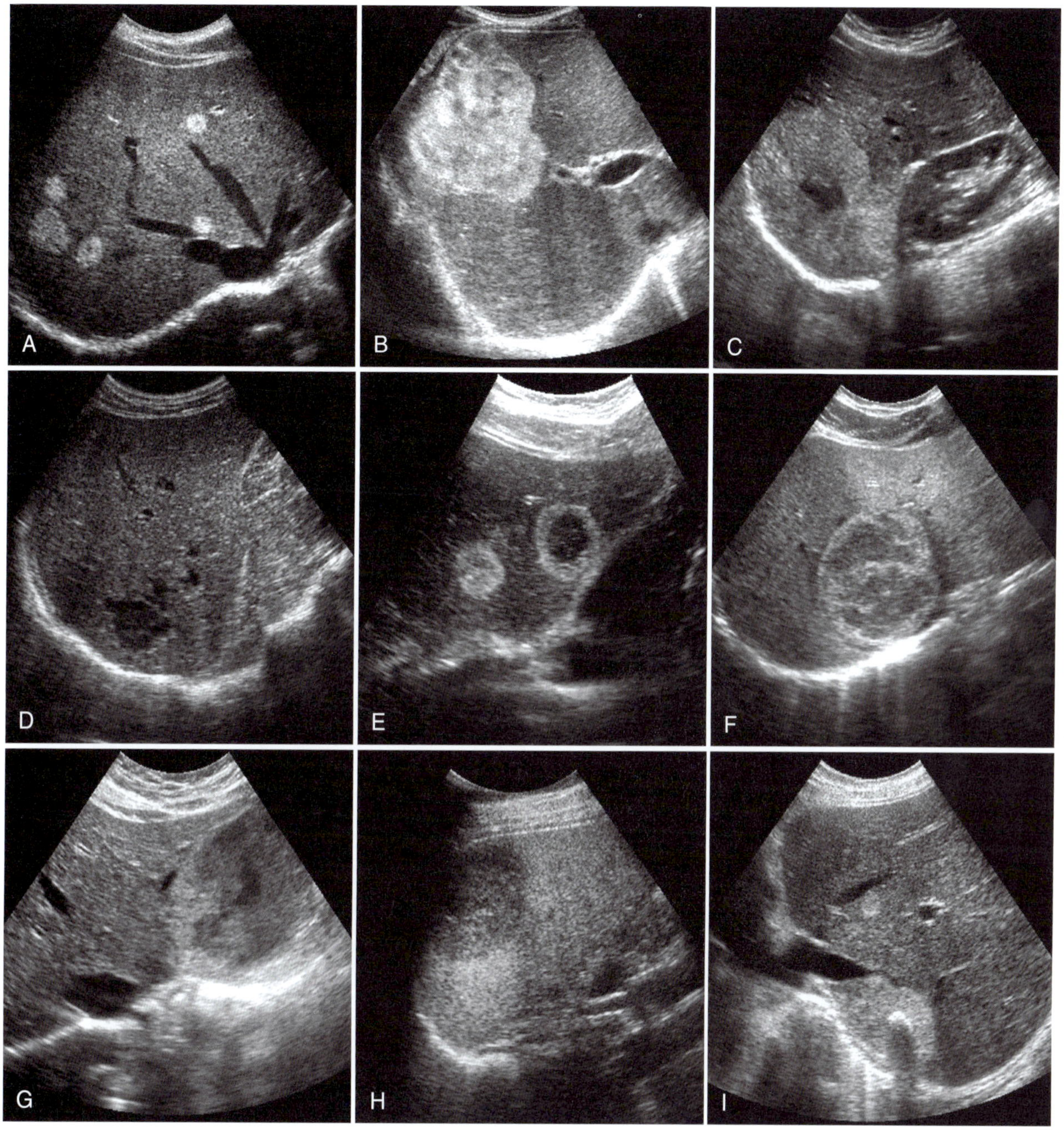

FIG. 4.45 Hemangiomas: diversidade de aparências. ***Linha superior,*** **Morfologia clássica. (A)** Múltiplas massas ecogênicas pequenas. **(B)** Massa ecogênica única, grande, lobulada. **(C)** Massa ecogênica, lobulada, com área central hipoecoica, provavelmente relacionada à trombose central ou cicatriz. *Linha central,* **Morfologia atípica. (D)** Hemangioma atípico. Ele é hipoecoico com uma fina borda ecogênica. **(E) Morfologias clássica e atípica.** O hemangioma atípico apresenta uma borda ecogênica grossa, uniforme. **(F)** Hemangioma atípico com uma área central parcialmente hipoecoica e uma borda ecogênica irregular. *Linha inferior,* **Observações raras. (G)** Hemangioma exofítico projetando-se a partir da porção lateral do lobo esquerdo do fígado. **(H)** Massa hipoecoica com reforço acústico posterior, um sinal sugestivo, mas raramente encontrado, de hemangioma. **(I)** Calcificação central em um hemangioma com sombra acústica posterior, um raro achado nos hemangiomas.

os pacientes, o espécime histológico forneceu o diagnóstico, demonstrando grandes espaços recobertos por endotélio. É recomendado durante a coleta de amostra que haja parênquima hepático normal interposto entre a parede abdominal e o hemangioma para possibilitar tamponamento de qualquer sangramento potencial.

A **esclerose do hemangioma** cria dificuldade diagnóstica. Em nossa experiência, esses hemangiomas escleróticos assemelham-se a uma massa maligna em todas as modalidades que apresentam *washout* na fase venosa portal frequente e ausência de glóbulos ou acúmulos periféricos clássicos que são virtualmente diagnósticos do hemangioma em estudos com contraste. A biópsia é, portanto, frequentemente necessária para confirmar o hemangioma esclerótico.

Hiperplasia Nodular Focal

A HNF é a segunda massa hepática benigna mais comum depois do hemangioma. Acredita-se que essas massas sejam lesões hiperplásicas do desenvolvimento que ocorrem em uma área de malformação

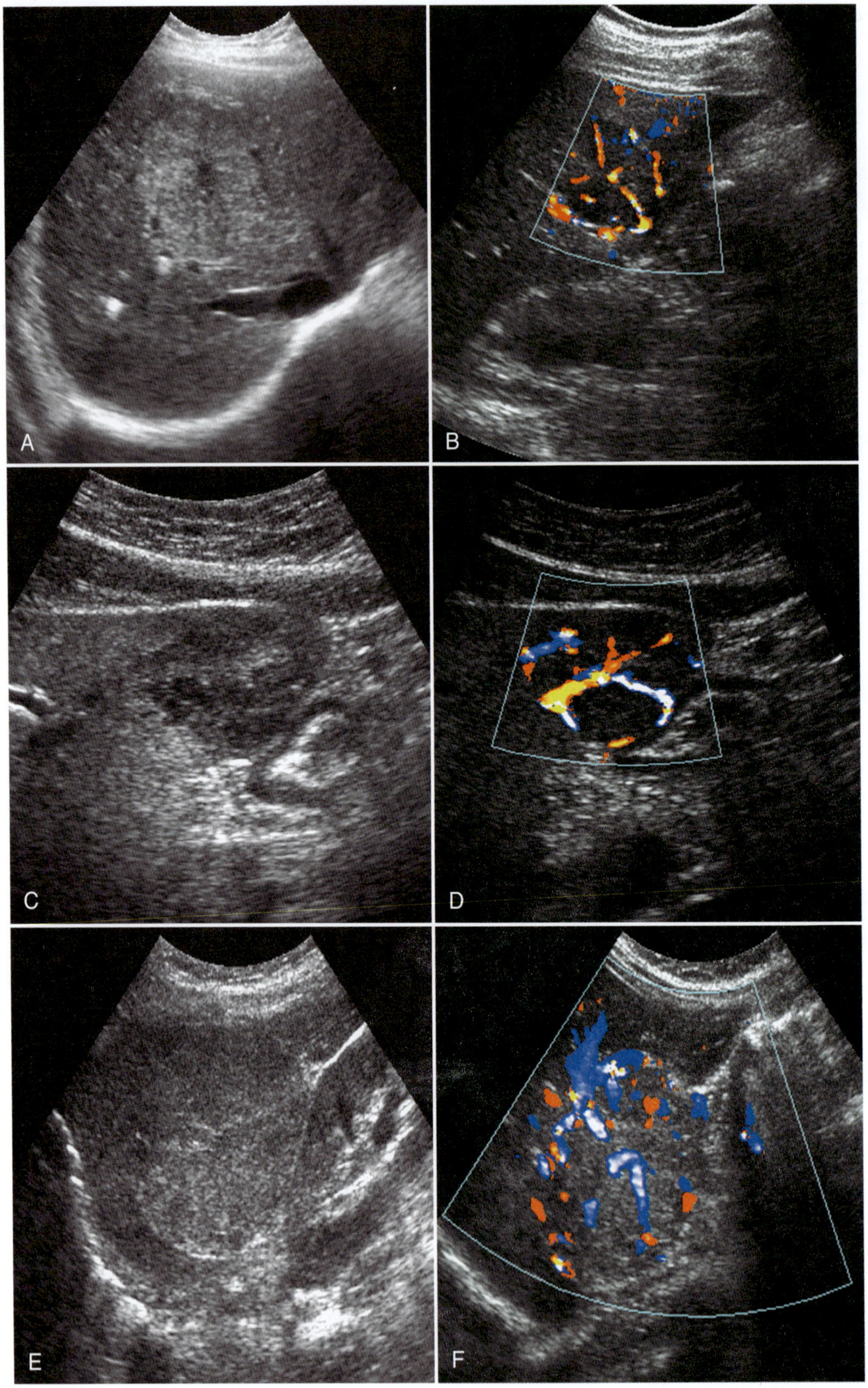

FIG. 4.46 Hiperplasia nodular focal (HNF) em três pacientes. Imagens da ultrassonografia em escala de cinza equivalentes (**A**, **C** e **E**) às imagens do Doppler colorido (**B**, **D** e **F**). **(A)** A ultrassonografia em escala de cinza é quase normal, somente sugere uma massa isoecoica discreta. **(B)** O Doppler mostra um padrão arterial estrelado, confirmando a autenticidade da observação. **(C)** Esteatose hepática apresentando uma região hipoecoica na ponta do segmento III. Considerou-se o diagnóstico diferencial de ausência focal de envolvimento. **(D)** O Doppler mostrou uma massa hipervascular de padrão estrelado, o achado clássico da HNF. **(E)** Massa no lobo direito do fígado que causa alteração de seu contorno. **(F)** O Doppler novamente mostrou o padrão estelar da vascularização central sugestivo de HNF. Esta hipervascularidade com o padrão estrelado costuma ser facilmente observada na ultrassonografia convencional na HNF.

vascular congênita, provavelmente uma malformação arterial aracneiforme preexistente.[151] Influências hormonais podem ser importantes, pois essa condição é muito mais comum em mulheres do que nos homens, especialmente nas mulheres em idade fértil.[152,153] A HNF, assim como os hemangiomas, é invariavelmente uma massa hepática detectada incidentalmente em um paciente assintomático.

A HNF geralmente é uma massa bem circunscrita e solitária, apresentando fibrose central. A maioria das lesões mede menos que 5 cm de diâmetro. Apesar de geralmente serem lesões solitárias, já foram relatadas massas múltiplas. Microscopicamente, as lesões apresentam hepatócitos, células de Kupffer, ductos biliares normais, assim como componentes dos espaços portais, embora não sejam encontradas estruturas venosas portais. Sendo uma lesão hiperplásica, ocorre proliferação de hepatócitos normais, não neoplásicos, dispostos de maneira anormal. Os ductos biliares e as artérias de paredes espessas são proeminentes, especialmente no tecido fibrótico central. Em virtude do excelente suprimento de sangue, é rara a ocorrência de hemorragia, necrose e calcificação. Essas lesões frequentemente desencadeiam uma anormalidade na superfície do fígado ou podem deslocar os vasos sanguíneos normais do parênquima.

Na **ultrassonografia**, a HNF é, com frequência, uma massa hepática sutil, difícil de ser diferenciada ecogenicamente do parênquima adjacente. Levando-se em consideração as semelhanças histológicas com o tecido hepático normal, isso não surpreende, sendo tais semelhanças responsáveis por descrições dessa condição em todos os exames de imagem como uma "lesão invisível", que pode ser extremamente sutil ou totalmente despercebida.[154] Anormalidades sutis do contorno do fígado (Fig. 4.46) e deslocamento dos vasos devem levantar imediatamente a suspeita de HNF. A fibrose central pode ser vista na ultrassonografia em escala de cinza como uma área hipoecoica linear ou no formato de uma estrela na região central da massa[155] (Fig. 4.46A). Ocasionalmente, essa fibrose é hiperecoica. A aparência da HNF na ultrassonografia em escala de cinza também pode variar de hipoecoica a raramente hiperecoica.

As **características na ultrassonografia com Doppler** da HNF são altamente sugestivas, visto que são observados vasos sanguíneos periféricos e centrais bem desenvolvidos. Os estudos patológicos descrevem uma artéria anômala cujo calibre é maior que o esperado para a localização no fígado.[151] Nossa experiência mostra que esse vaso nutrício é geralmente bem óbvio no Doppler colorido, apesar de outras massas vasculares também poderem apresentar vasos nutrícios incomumente dilatados.[156] Os vasos sanguíneos podem ser vistos cruzando a fibrose central em uma configuração linear ou em forma de estrela. O Doppler espectral geralmente mostra sinais predominantemente arteriais, com alternância na faixa média (2 a 4 kHz) na região central.

A HNF, assim como o hemangioma, é frequentemente diagnosticada por meio de **CEUS**.[157-160] Na fase arterial, as lesões são hipervasculares, e morfologias altamente indicativas do diagnóstico incluem vasos no formato de estrela nas lesões, uma artéria nutrícia tortuosa e enchimento centrífugo (Fig. 4.47 e Vídeos 4.7 e 4.8). O realce na fase arterial é homogêneo e maior do que o do parênquima hepático adjacente. O realce venoso portal é mantido de forma que é igual ou excede o do fígado adjacente com fibrose não realçada (Vídeo 4.5). Raramente a HNF mostra eliminação do contraste, que geralmente é fraca e tardia. Tecido fibrótico não realçado pode ser visto tanto na fase arterial quanto na portal. O ultrassom deve ser capaz de demonstrar essas pequenas lesões sem solicitação de outros exames de imagem.

A **cintilografia com enxofre coloidal** é muito útil nos pacientes com suspeita de HNF, pois 50% das lesões captam o coloide de enxofre da mesma forma que o parênquima hepático normal adjacente, enquanto outros 10% são hipercaptantes. Portanto, somente 40% dos pacientes com HNF não terão confirmação de seu diagnóstico após a realização da cintilografia com enxofre coloidal.[160,161] Nesses pacientes, é possível realizar TC com contraste ou RM para o diagnóstico.

A **biópsia** pode ser necessária em uma minoria dos pacientes com HNF que não apresentam uma lesão hipercaptante ou isocaptante na cintilografia com enxofre coloidal, especialmente se as imagens de TC ou RM não forem específicas. O exame citológico não é diagnóstico, pois hepatócitos normais são encontrados no fígado normal, no adenoma e na HNF. É necessária a realização da biópsia hepática do tipo core para demonstrar o padrão desorganizado característico dessa patologia. Como a HNF raramente causa problemas clínicos e não sofre transformação maligna, recomenda-se manejo conservador.[162]

Adenoma Hepático

O adenoma hepático é o tumor benigno mais importante do fígado em virtude de sua frequência e seu potencial de complicações que ameaçam a vida, incluindo sangramento e transformação maligna. Os adenomas hepáticos são muito menos comuns do que a HNF. Entretanto, desde os anos 1970, tem havido aumento dramático na sua incidência, tendo sido demonstrada claramente a associação com o uso de contraceptivos orais. Portanto, os adenomas são mais comuns nas mulheres. O tumor pode ser assintomático, mas geralmente o paciente ou o médico palpam uma massa no quadrante superior direito do abdome. A dor pode ocorrer como resultado de hemorragia ou infarto na lesão. O choque hipovolêmico causado pela ruptura do tumor levando ao hemoperitônio é sua manifestação mais temível. Já foi relatada a associação de adenomas hepáticos com as DAG. Em particular, a frequência do adenoma em associação com a DAG do tipo 1 (doença de von Gierke) é de 40%.[163] Devido à sua propensão a hemorragias e ao risco de degeneração maligna,[162] recomenda-se a ressecção cirúrgica. A genotipagem/fenotipagem de adenomas hepáticos revela três subtipos principais e também apresenta a capacidade de predizer aqueles com potencial maligno com base no fenótipo do tumor, sendo que adenomas ativados por β-catenina apresentam maior risco de transformação para CHC.[164]

À macroscopia, o adenoma hepático é geralmente solitário, medindo de 8 a 15 cm, e é bem encapsulado. Microscopicamente, o tumor consiste em hepatócitos normais ou discretamente atípicos. Os ductos biliares e as células de Kupffer são poucos ou ausentes. Os adenomas hepáticos podem apresentar calcificações e tecido adiposo (Figs. 4.48 e 4.49), que aparecem como áreas ecogênicas na ultrassonografia em escala de cinza, o que, às vezes, pode sugerir o diagnóstico.

A diferenciação dos adenomas hepáticos da HNF geralmente não é possível pela aparência na ultrassonografia em escala de cinza ou no Doppler. Além disso, ambos apresentam características demográficas semelhantes, ocorrendo em mulheres jovens em idade fértil, geralmente com histórico de uso de contraceptivos orais. A maioria dos adenomas aparece como uma massa fria na cintilografia com enxofre coloidal marcado com tecnécio-99m devido ao número reduzido de células de Kupffer ou sua total ausência. Casos isolados

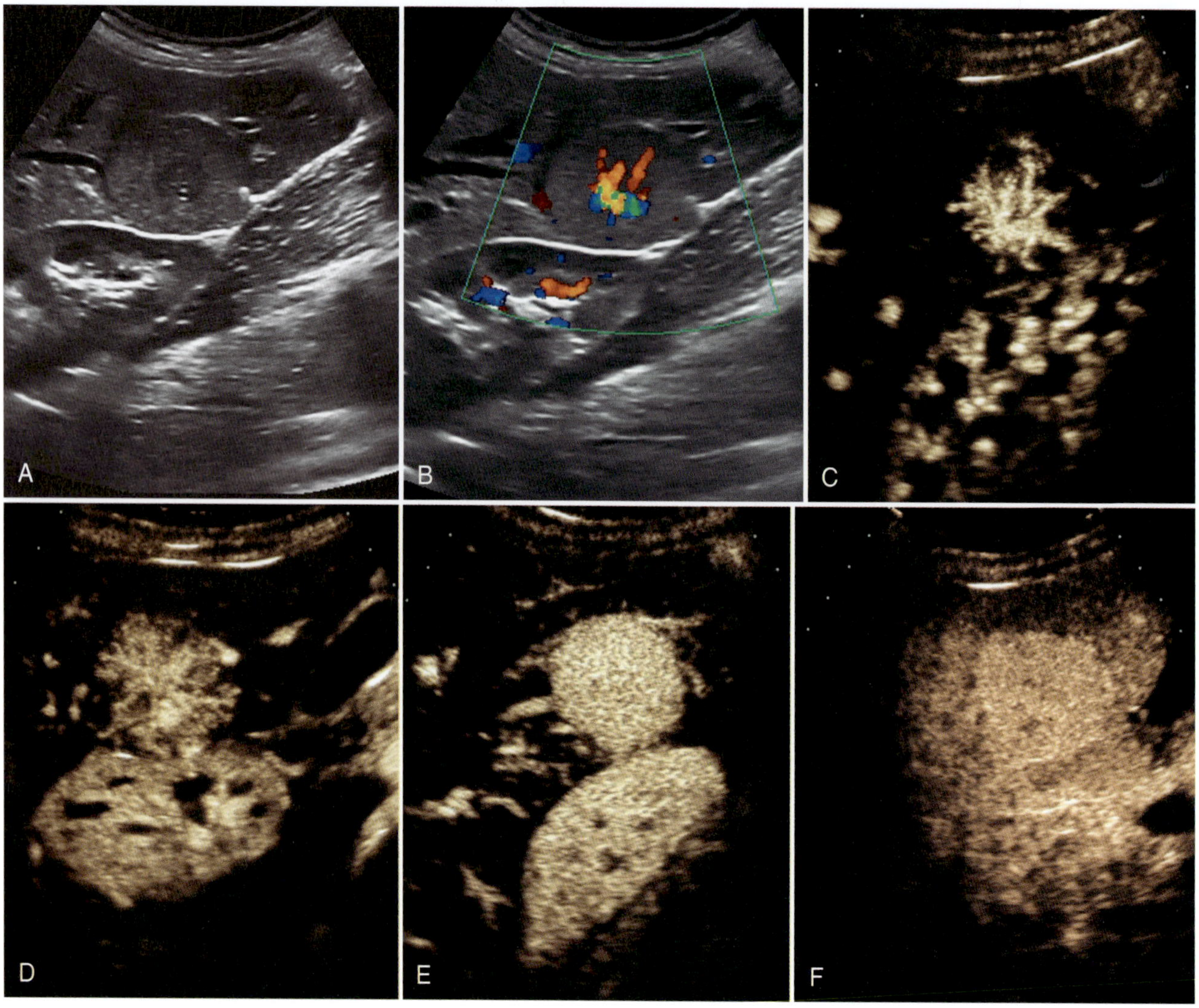

FIG. 4.47 Hiperplasia nodular focal (HNF) clássica na ultrassonografia contrastada (CEUS). (A) A imagem sagital do fígado em uma mulher assintomática mostra uma massa isoecoica discretamente exofítica arredondada no fígado. **(B)** A adição de Doppler colorido mostra sinal central forte. **(C)-(E)** Os quadros sequenciais na fase arterial mostram uma morfologia vascular estrelada e enchimento centrífugo, do centro da massa para sua periferia. **(F)** A massa hipervascular manteve o realce, aparecendo mais brilhante do que o fígado aos 4 minutos, confiando a natureza benigna desta massa. Veja também os Vídeos 4.7 e 4.8.

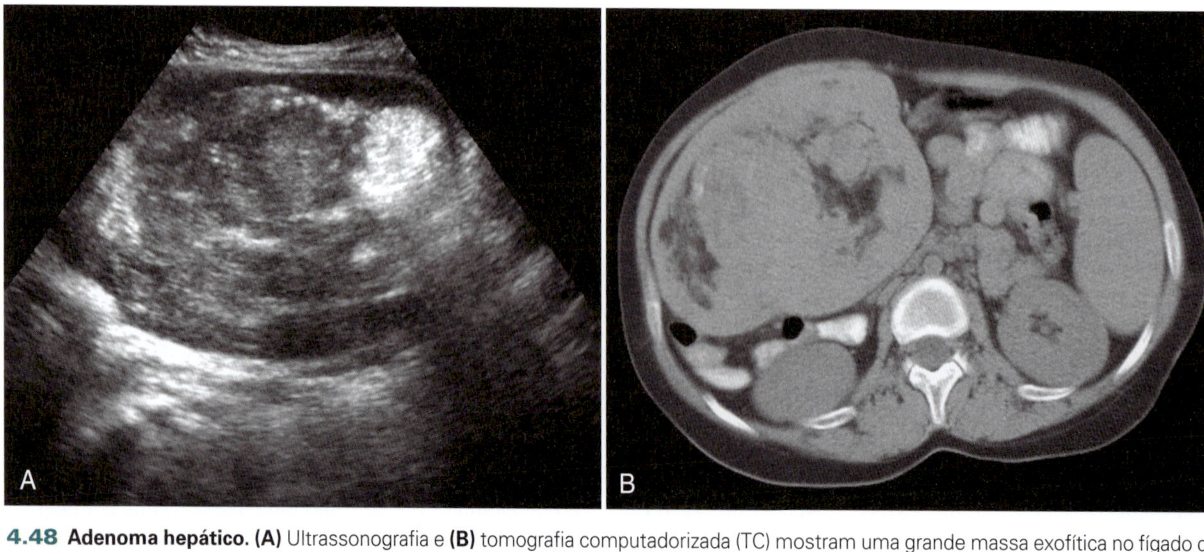

FIG. 4.48 Adenoma hepático. (A) Ultrassonografia e **(B)** tomografia computadorizada (TC) mostram uma grande massa exofítica no fígado de uma mulher jovem e assintomática. A massa apresenta focos altamente ecogênicos que correspondem a áreas de tecido adiposo e calcificação na TC.

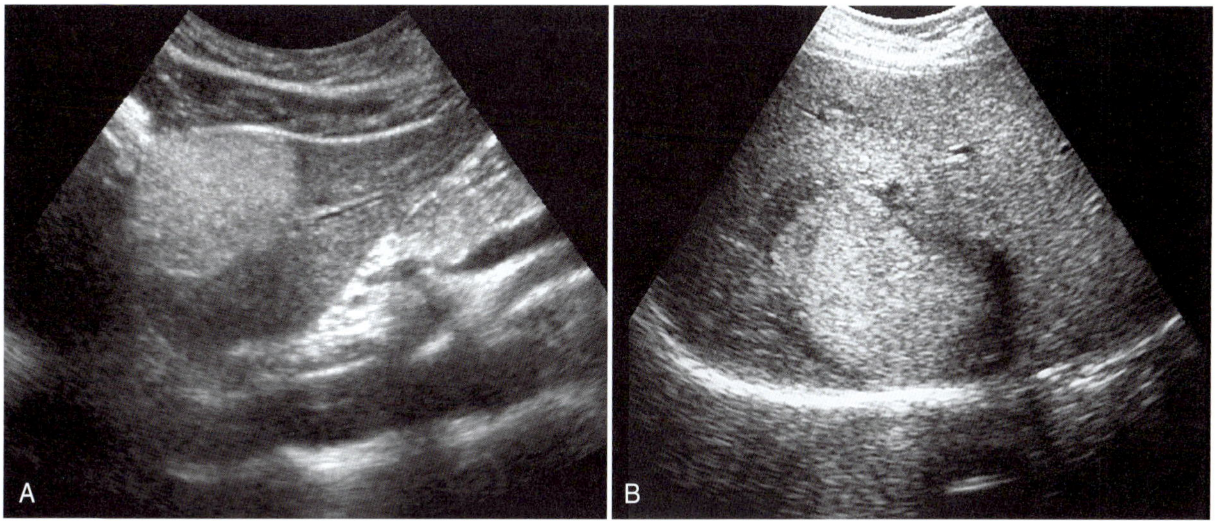

FIG. 4.49 Adenoma hepático: aparência na ultrassonografia em escala de cinza em dois pacientes. (A) Imagem sagital do lobo esquerdo do fígado de um homem de 35 anos de idade, assintomático, mostrando uma massa altamente ecogênica. É raro encontrar um adenoma em um homem que não apresente nenhuma anormalidade. **(B)** Imagem oblíqua de uma mulher chinesa de 26 anos mostrando uma massa altamente ecogênica com um halo hipoecoico. Na biópsia, o halo hipoecoico correspondia à zona circundante de atrofia hepática. Essas massas altamente ecogênicas mostram esteatose difusa e, portanto, são adenomas inativados por HNF1a.

de captação do coloide marcado têm sido relatados.[165] Atualmente, a RM é frequentemente usada para a caracterização de adenomas.[166]

No ambiente clínico típico,um desafio habitual é a diferenciação entre HNF e adenoma. Em geral, ambas as massas são achados incidentais em mulheres assintomáticas, o aspecto na ultrassonografia é variável e ambos produzem uma massa hipervascular na fase arterial da TC com contraste ou na RM.[167] O manejo de ambas é totalmente diferente. No entanto, a diferenciação geralmente é possível com ultrassonografia contrastada. Os adenomas inativados por HNF1a são frequentemente ecogênicos, devido a esteatose difusa, e hipervasculares na fase arterial sem *washout* na fase venosa portal, consistente com uma massa benigna. Os adenomas inflamatórios apresentam imagens mais variáveis, desde hiperecoicos até isoecoicos ou hipoecoicos, e frequentemente exibem a fase arterial hiper-realçada com enchimento centrípeto e eliminação do contraste fraca e tardia, que são características frequentemente descritas na CEUS para este diagnóstico (Vídeo 4.9). No entanto, outros adenomas não exibem essas características específicas, o que torna o diagnóstico um desafio.[166] Nossa impressão também é que o adenoma hepático, embora hipervascular, não mostra a vascularidade profusa típica da HNF.

Em um paciente com dor no quadrante superior direito do abdome e possível hemorragia, um componente fluido pode ser evidente dentro ou ao redor da massa durante o exame ultrassonográfico (Fig. 4.50), bem como ser observado sangue intraperitoneal livre. As alterações ultrassonográficas com hemorragia são variáveis, dependendo da duração e do volume da hemorragia. Nos casos apropriados, é importante realizar uma TC do fígado antes da injeção de contraste. A hemorragia poderá aparecer como regiões de alta densidade dentro da massa (Fig. 4.50C). A lesão frequentemente exibe realce transitório e rápido durante a fase arterial.[168]

Tumores Gordurosos: Lipomas e Angiomiolipomas Hepáticos

Os lipomas hepáticos são extremamente raros e apenas casos isolados foram descritos na literatura radiológica.[169,170] Há uma associação entre os lipomas hepáticos e os angiomiolipomas renais e a esclerose tuberosa. As lesões são assintomáticas. A ultrassonografia mostra uma massa ecogênica, bem-definida, semelhante a um hemangioma, metástases ecogênicas ou tecido adiposo focal, a não ser que a massa seja grande e próxima ao diafragma; neste caso, a transmissão sonora através da massa lipomatosa produzirá um eco **diafragmático descontínuo ou fragmentado**[170] (Fig. 4.51A). É possível utilizar TC ou RM para confirmar o diagnóstico e revelar a natureza lipomatosa da massa (Fig. 4.51B). Os angiomiolipomas, por comparação, também podem ser ecogênicos na ultrassonografia (Fig. 4.51C), apesar de seu conteúdo lipídico poder ser insuficiente para aparecer na atenuação lipídica da TC, fazendo com que sua confirmação diagnóstica seja mais difícil sem a realização de uma biópsia.

Neoplasias Hepáticas Malignas

Carcinoma Hepatocelular

O CHC é um dos tumores malignos mais comuns, especialmente no sudeste da Ásia, África Subsaariana, Japão, Grécia e Itália. Afeta predominantemente os homens em uma razão homem/mulher de cerca de 5:1. Os fatores causais dependem da distribuição geográfica. Apesar de a cirrose alcoólica ainda ser uma causa predisponente comum no Ocidente, tanto a hepatite C quanto a B são, atualmente, importantes no mundo inteiro. Essas infecções virais também são responsáveis pela alta incidência de CHC na África Subsaariana, no Sudeste da Ásia, na China, no Japão e nos países mediterrâneos. No mundo ocidental, a esteatose hepática que evolui para esteato-hepatite está crescendo em importância como antecedente ao desenvolvimento de cirrose e de CHC. Um dos únicos tumores sólidos na América do Norte é o CHC, com maior incidência creditada quase exclusivamente ao aumento da significância da doença hepática gordurosa não alcoólica. Aflatoxinas – metabólitos tóxicos produzidos por fungos em determinados alimentos – também foram associadas com a patogenia dos hepatomas nos países em desenvolvimento.

A manifestação clínica do CHC frequentemente só ocorre quando o tumor já atingiu estágio avançado. Os sintomas incluem dor no quadrante superior direito, perda de peso e distensão abdominal devido à ascite. Os níveis séricos de alfa-feto-proteína são frequen-

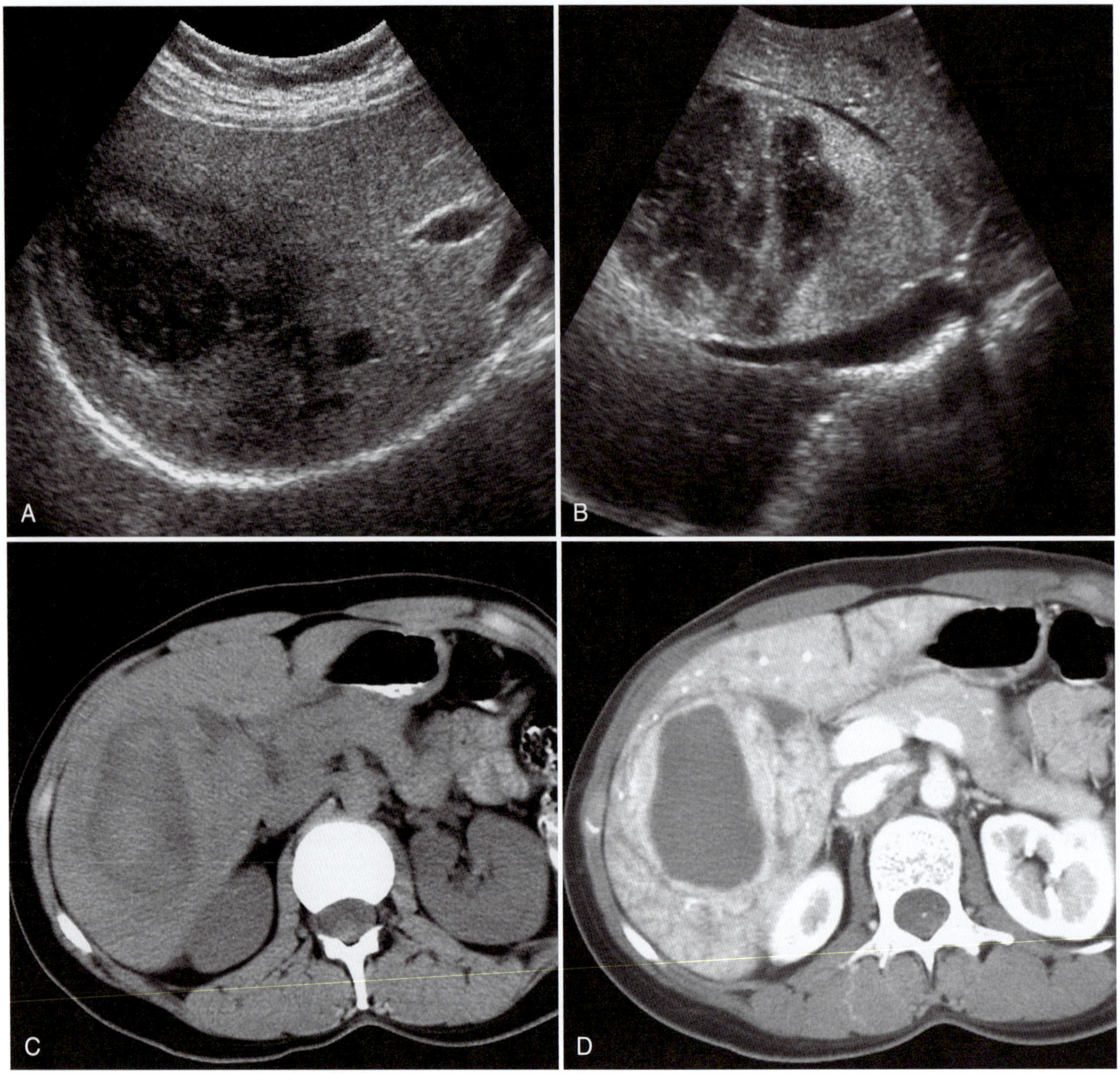

FIG. 4.50 Sangramentos de adenomas hepáticos. (A) e **(B)** Ultrassonografia de duas mulheres jovens que apresentam dor abdominal aguda decorrente de hemorragia em adenomas hepáticos. As massas são altamente complexas e seu achado em um paciente com dor sugere hemorragia em uma lesão preexistente. TCs **(C)** sem contraste e **(D)** com contraste, na paciente em B, mostram o valor do exame sem realce, que confirma o sangue de alta atenuação dentro do adenoma.

temente elevados. Os tratamentos e o diagnóstico mais precoce melhoraram ao longo do tempo. Dentre os casos de CHC diagnosticados de 1998 a 2007, os receptores de transplante apresentaram 84% de sobrevida em 5 anos. Casos nos quais os tumores apresentavam menos de 3 cm de tamanho e que receberam ablação por radiofrequência de 5 anos apresentaram taxa de sobrevida de 53%, enquanto casos submetidos à ressecção hepática apresentaram taxa de sobrevida de 5 anos de 47%. Em geral, a taxa de sobrevida de CHC de 1998 a 2007 foi de 18%, enquanto a taxa de sobrevida foi de 7% nos casos sem relato de cirurgia invasiva ou destruição do tumor local.[171]

Anatomopatologicamente, o CHC ocorre sob três formas:

- Tumor solitário
- Nódulos múltiplos
- Infiltração difusa

O CHC apresenta uma propensão à invasão vascular. A veia porta é acometida em 30% a 60% dos casos e com mais frequência do que o sistema venoso hepático.[172-174]

O **aspecto ultrassonográfico** do CHC varia. As massas podem ser hipoecoicas, complexas ou ecogênicas. A maioria das lesões pequenas (< 5 cm) é hipoecoica (Fig. 4.52A), correspondendo histologicamente a um tumor sólido sem necrose.[175,176] Um halo periférico, fino e hipoecoico, correspondendo à cápsula fibrosa, é visto mais frequentemente nos CHCs pequenos.[177] Com o passar do tempo e o aumento da lesão, as massas tendem a se tornar mais complexas e heterogêneas como resultado de necrose e fibrose (Fig. 4.52E). Calcificação é rara.[178] Os tumores pequenos podem ter aparência hiperecoica difusa secundária à metamorfose gordurosa ou dilatação sinusoidal (Fig. 4.52C), tornando-os indistinguíveis de esteatose focal, hemangiomas cavernosos e lipomas.[175,176,179] A degeneração gordurosa intratumoral também pode ocorrer nos tumores maiores; como tende a ser focal, é difícil confundir o diagnóstico. Os pacientes com lesões superficiais raras podem apresentar ruptura espontânea das mesmas e hemoperitônio (Fig. 4.52I).

Estudos avaliando lesões hepáticas focais com o dúplex-Doppler colorido e CDFI sugerem que o CHC apresenta sinais de alta velocidade

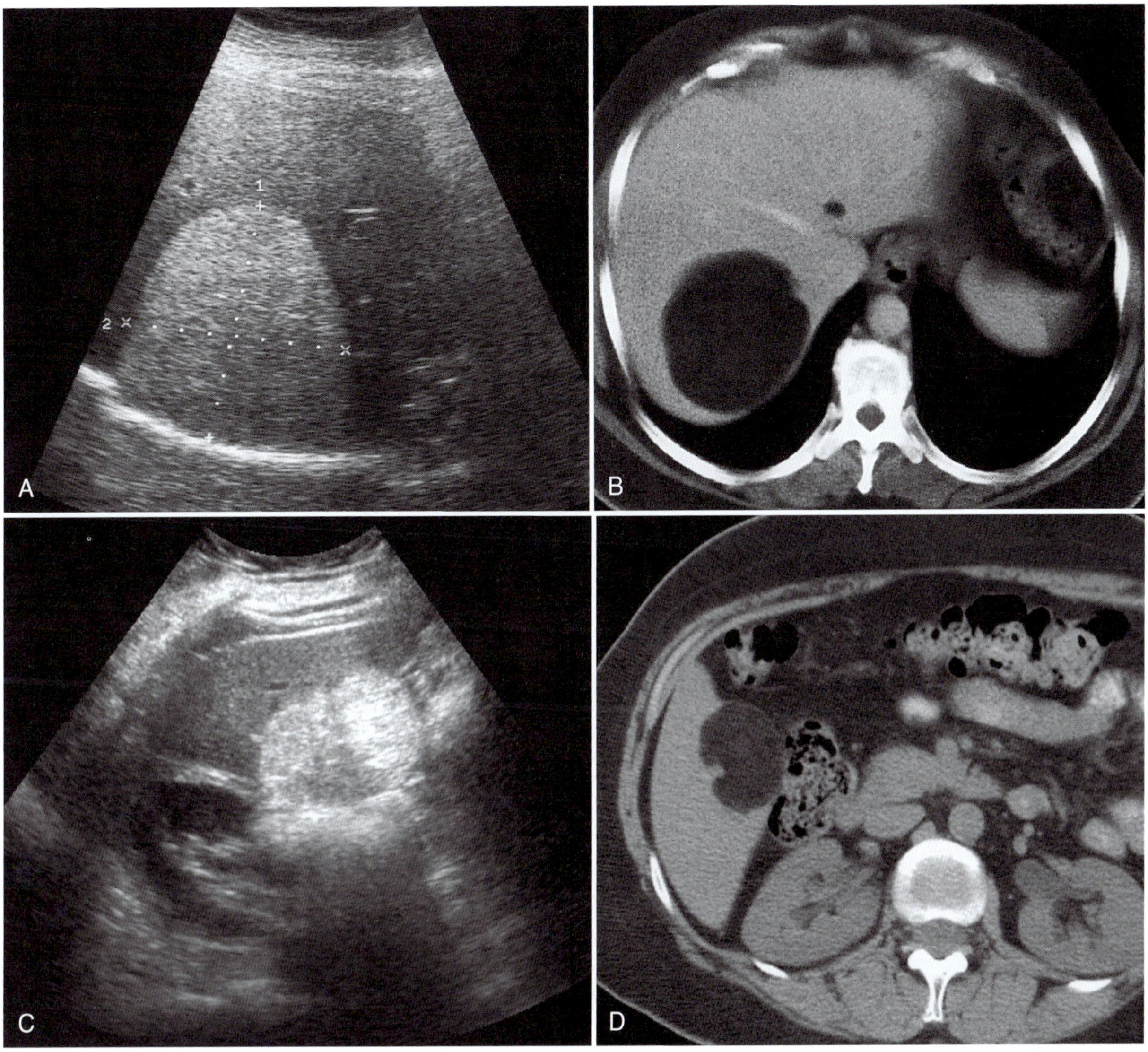

FIG. 4.51 Tumores gordurosos do fígado: lipoma e angiomiolipoma. (A) Ultrassonografia mostrando uma massa hepática localizada, altamente ecogênica, que inicialmente sugere o diagnóstico de hemangioma. A **fragmentação do eco diafragmático** causado por alteração na taxa de transmissão do som é uma pista para o diagnóstico correto. **(B)** TC confirmatória mostrando densidade de tecido adiposo, confirmando o diagnóstico de lipoma hepático. **(C)** e **(D)** Outra massa hepática altamente ecogênica, discretamente exofítica, sugestiva inicialmente de hemangioma. (**A** e **B**, com permissão de Garant M, Reinhold C. Residents' corner. Answer to case of the month #36. Hepatic lipoma. Can Assoc Radiol J. 1996;47[2]:140-142.[242] **C** e **D**, com permissão de Wilson SR. The liver. In Gastrointestinal disease. 6th series. Test and syllabus. Reston Virginia: American College of Radiology; 2004.[26])

característicos.[180-182] A ultrassonografia com Doppler é ótima para detectar neovascularização nos trombos tumorais no sistema portal característica de CHC, mesmo sem mostrar a lesão parenquimatosa (Fig. 4.53).

A **CEUS** é muito mais sensível que o Doppler colorido para detectar CHC. As lesões são hipervasculares (Vídeos 4.10 e 4.11), frequentemente apresentando vasos dismórficos e regiões não realçadas que representam necrose ou fibrose.[183,184] Na fase venosa portal, as lesões eliminam o contraste, de forma que são menos realçadas que o parênquima hepático adjacente (Fig. 4.43). Essa eliminação (*washout*) é caracteristicamente lenta e fraca. Variações a esse padrão clássico são atualmente bem descritas[184] e incluem hipovascularidade da fase arterial e eliminação tardia ou inexistente do realce na fase venosa portal. Em comparação, os **nódulos** de regeneração apresentam vascularização e captação de contraste semelhantes nas fases arterial e venosa portal em relação ao restante do fígado cirrótico. **Nódulos displásicos** podem apresentar hipovascularidade transitória na fase arterial, seguida por isovascularidade. A identificação dessa característica induz a realização de biópsia em nossa instituição.

A ultrassonografia contrastada com microbolhas também contribui para a detecção do CHC. As varreduras do fígado na fase arterial podem detectar focos hipervasculares que potencialmente representam CHC. Em comparação, as varreduras na fase venosa portal mostram CHC como regiões hipoecoicas ou de *washout*, permitindo a detecção de lesões que ainda não foram suspeitadas. No entanto, o fígado arterializado da cirrose é problemático por diversas razões. Primeiro, todos os vasos hepáticos apresentam alterações morfológicas, no geral, e a avaliação do aumento focal da vascularização em um nódulo pequeno é mais difícil. A visualização da fase venosa portal também é dificultada quando o suprimento sanguíneo hepático vindo da artéria hepática é maior. Portanto, a eliminação do contraste de um nódulo específico pode não ser tão evidente quanto em um fígado normal. TC e RM são frequentemente realizadas para diagnosticar e avaliar o CHC. A importância de CEUS no manejo de pequenos nódulos detectados nos

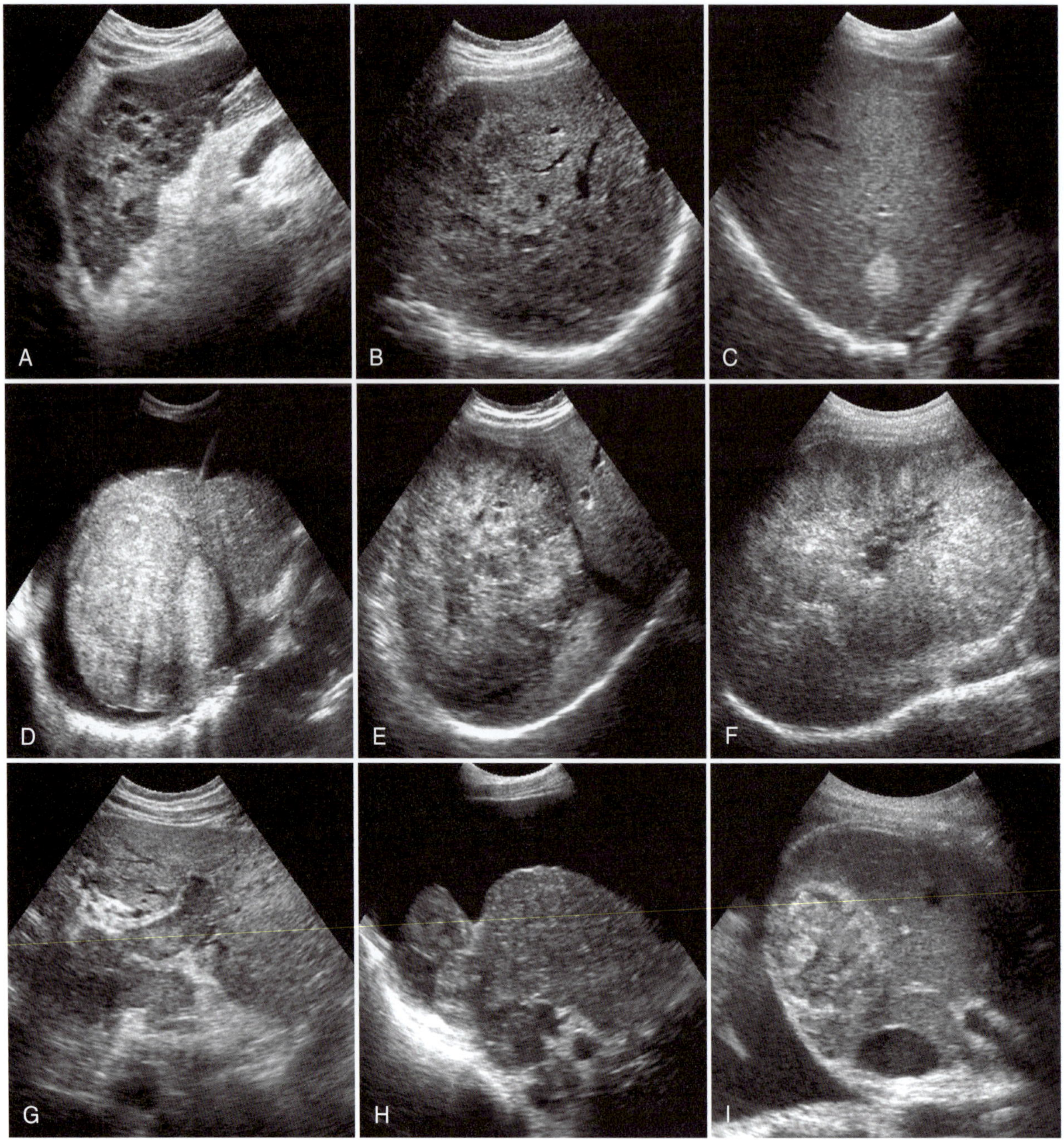

FIG. 4.52 Carcinoma hepatocelular: diversidade de aparências. (A) Pequenos nódulos focais hipoecoicos. **(B)** Nódulos hipoecoicos multifocais que podem ser difíceis de diferenciar dos nódulos cirróticos de fundo. **(C)** Nódulo ecogênico focal parecendo um hemangioma. **(D)** Nódulo ecogênico grande em um fígado cirrótico. **(E)** Grande massa ecogênica mista. O exame histopatológico mostrou que as regiões hipoecoicas correspondiam a áreas de necrose. **(F)** Grande massa lobulada apresentando uma região hipoecoica central, sugerindo fibrose. **(G)** O tumor expansivo ocupando a veia porta é a única alteração vista nesta ultrassonografia. **(H)** Pequeno fígado cirrótico apresentando tumores exofíticos. **(I)** Massa superficial com ecogenicidade mista em um paciente jovem com hepatite B que apresentou ruptura espontânea do fígado.

exames de vigilância para CHC é controversa e a CEUS é incluída em algumas diretrizes internacionais, mas não em outras.[185] CEUS pode desempenhar papel fundamental por causa da capacidade de demonstração em tempo real das alterações hemodinâmicas contínuas de tumores hepáticos, do uso de material de contraste puramente intravascular, da disponibilidade em pacientes com insuficiência renal, da excelente adesão do paciente e da possibilidade de repetição em intervalos curtos. A CEUS é integrada à nossa abordagem para manejo e diagnóstico de nódulos em pacientes com alto risco de CHC.

O **carcinoma fibrolamelar** é um subtipo histológico do CHC encontrado em pacientes jovens (adolescentes e adultos jovens), sem doença hepática concomitante. Os níveis séricos da alfafetoproteína geralmente são normais. Os tumores costumam ser solitários, medindo de 6 a 22 cm, bem diferenciados, e apresentam cápsula de tecido fibroso.[186-188] Seu prognóstico é geralmente melhor que o do CHC, com taxa de sobrevida de 5 anos de 25% a 30%.[189,190] No entanto, a maioria dos pacientes apresenta doença avançada quando é feito o diagnóstico. É recomendada a ressecção cirúrgica agressiva do tumor quando houver o seu diagnóstico, assim como

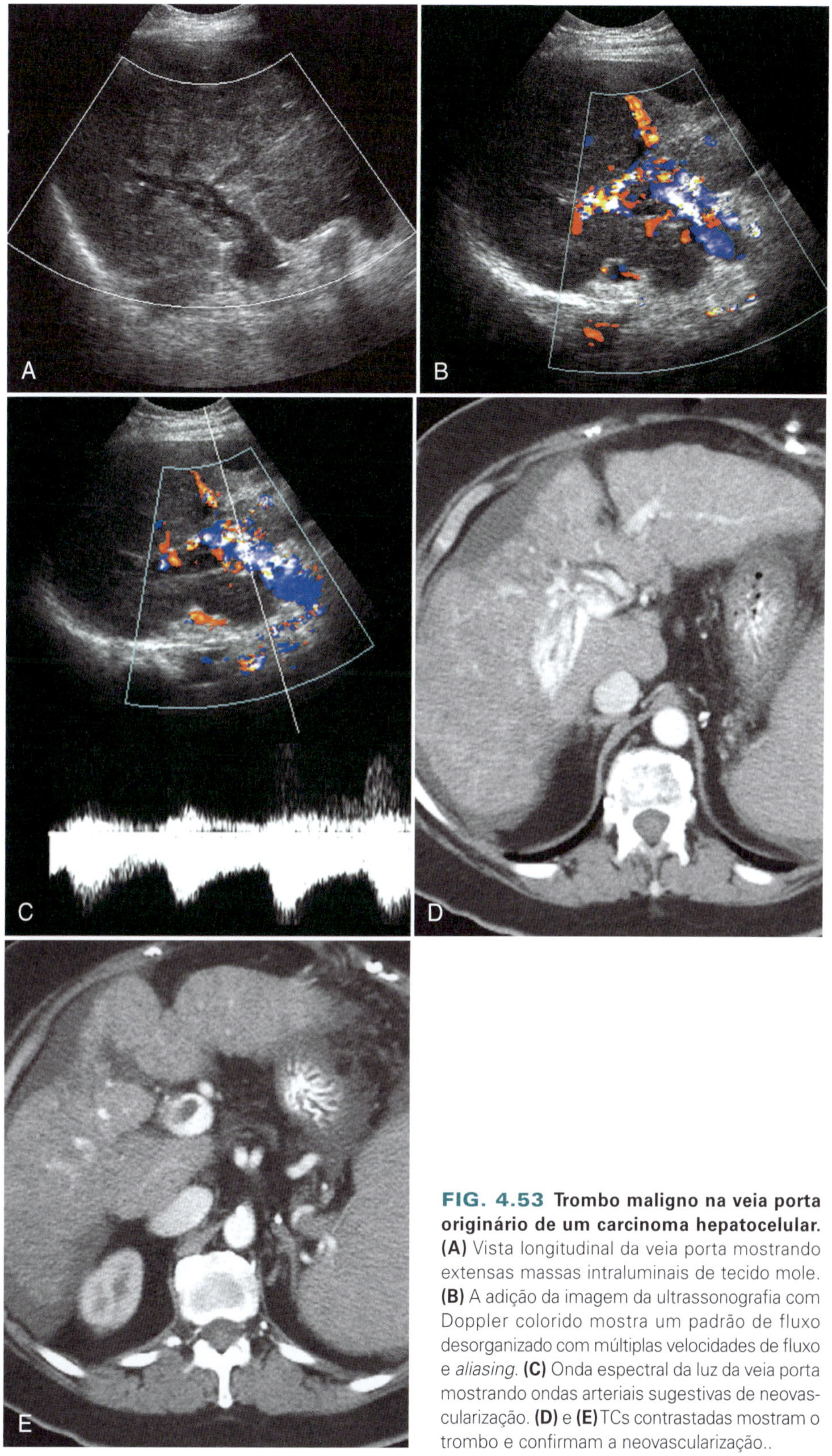

FIG. 4.53 Trombo maligno na veia porta originário de um carcinoma hepatocelular. **(A)** Vista longitudinal da veia porta mostrando extensas massas intraluminais de tecido mole. **(B)** A adição da imagem da ultrassonografia com Doppler colorido mostra um padrão de fluxo desorganizado com múltiplas velocidades de fluxo e *aliasing*. **(C)** Onda espectral da luz da veia porta mostrando ondas arteriais sugestivas de neovascularização. **(D)** e **(E)** TCs contrastadas mostram o trombo e confirmam a neovascularização..

para sua recorrência.[187] A ecogenicidade do carcinoma fibrolamelar é variável. Calcificações pontilhadas e fibrose ecogênica central (características raras nos hepatomas) são mais comuns no subtipo fibrolamelar.

Hemangiossarcoma (Angiossarcoma)

O hemangiossarcoma hepático é um tumor maligno extremamente raro. Afeta quase exclusivamente os adultos, atingindo seu pico de incidência na sexta e sétima décadas de vida. Trata-se de um tumor particularmente interessante devido à sua associação com carcinógenos específicos: **dióxido de tório radioativo**, **arsênico** e **cloreto de polivinila**. Somente alguns casos de hemangiossarcoma hepático foram relatados na literatura radiológica. Sua aparência ultrassonográfica é a de uma massa de ecogenicidade mista.[191,192]

Hemangioendotelioma Epitelioide Hepático

O hemangioendotelioma epitelioide (HEH) é um tumor maligno raro, de origem vascular, que ocorre na idade adulta, afetando os tecidos moles, pulmões e fígado. Seu prognóstico é variável; a maioria dos pacientes sobrevive por mais de 5 anos com ou sem tratamento.[193] Esse tumor começa como vários nódulos hipoecoicos que, com o tempo, crescem e coalescem, formando grandes massas confluentes, que afetam principalmente a periferia do fígado. Elas podem apresentar focos de calcificação.[193,194] A parte da cápsula do fígado que recobre as lesões de HEH pode estar retraída devido à fibrose provocada pelo tumor; essa característica rara é altamente indicativa do diagnóstico. Deve-se ressaltar que metástases após a quimioterapia e tumores obstruindo os canais biliares e atrofia segmentar podem apresentar aparência semelhante. O diagnóstico de HEH hepático é realizado por biópsia hepática percutânea e imuno-histoquímica.

Doença Hepática Metastática

Nos Estados Unidos, as metástases hepáticas são 18 a 20 vezes mais frequentes do que o CHC. A detecção de metástases altera consideravelmente o prognóstico do paciente, bem como seu manejo. A incidência de metástases hepáticas depende do tipo de tumor primário e seu estágio no momento do diagnóstico. Na necropsia, 25% a 50% dos pacientes que morreram de câncer apresentaram metástases hepáticas. A taxa de sobrevida dos pacientes com CHC e carcinomas do pâncreas, estômago e esôfago é baixa (< 1 ano) após a detecção inicial de metástases hepáticas. Pacientes com carcinomas de cabeça e pescoço e do colo do intestino grosso apresentam sobrevida mais prolongada. A maioria dos pacientes com melanoma apresenta incidência extremamente baixa de metástases hepáticas quando a doença é diagnosticada. No entanto, o envolvimento hepático na necropsia chega a ser de até 70%.

Os **tumores primários** mais comuns que resultam em metástases hepáticas em ordem decrescente de frequência são: vesícula biliar, colo do intestino grosso, estômago, pâncreas, mama e pulmões. A maioria dessas metástases é hematogênica, via artéria hepática ou veia porta, mas também pode ocorrer disseminação linfática dos tumores do estômago, pâncreas, ovários ou útero. A veia porta oferece acesso direto para o fígado às células tumorais provenientes do sistema digestório, sendo provavelmente responsável pela grande frequência de metástases hepáticas provenientes de órgãos que drenam na circulação porta.

Dentre as vantagens da ultrassonografia como uma ferramenta de triagem para a doença metastática do fígado, estão incluídas: sua acurácia relativa, rapidez, ausência de radiação ionizante e disponibilidade. Além disso, a capacidade para realizar varreduras em vários planos possibilita localização segmentar perfeita das massas, além da capacidade para detectar a proximidade ou o envolvimento das estruturas vasculares vitais. Embora relatos isolados descrevam a detecção de metástases hepáticas na ultrassonografia realizada por profissionais habilidosos em relação à TC e à RM, esse exame não é usado rotineiramente como de primeira linha na procura por doença metastática em nenhum lugar do mundo; a TC desempenha esse papel. A experiência mostra que a ultrassonografia sem contraste com microbolhas não se compara à TC trifásica na detecção de metástases.[136] Apesar de a qualidade do exame aumentar consideravelmente com o uso desses agentes, como já descrito, é pouco provável que a CEUS seja utilizada rotineiramente no grande número de pacientes investigados para detectar metástases. No entanto, de acordo com o caso, e como modalidade de resolução de problemas, a CEUS pode desempenhar papel contributivo na avaliação do paciente com doença hepática metastática.

Na **ultrassonografia convencional em escala de cinza**, os pacientes com metástases hepáticas podem apresentar uma única lesão hepática (Fig. 4.54A), apesar de ser mais frequente o achado de diversas massas no fígado. Todas as lesões metastáticas presentes no fígado podem apresentar morfologia ultrassonográfica idêntica; entretanto, a biópsia pode mostrar que lesões com aparências diversas podem ter a mesma estrutura histológica. É importante assinalarmos que pode haver metástases em um fígado que já apresenta anormalidade subjacente difusa ou localizada, mais comumente um hemangioma. O envolvimento do fígado por metástases pode se apresentar de inúmeras formas, mostrando acometimento difuso e, raramente, padrão de infiltração geográfica (Fig. 4.54C-F).

Informações sobre a existência prévia ou concomitante de tumores malignos e de sinais e sintomas de um câncer disseminado são úteis para a interpretação correta das massas hepáticas detectadas pela ultrassonografia. Apesar de nenhuma característica patognomônica de malignidade ser observada na ultrassonografia, as características sugestivas incluem **inúmeras lesões sólidas** de tamanho variado e **halo hipoecoico** ao redor de uma massa hepática. Um halo em torno da periferia de uma massa hepática é um mau prognóstico, e está altamente associado a tumores malignos, especialmente metástases, mas também com CHC.

Em nosso estudo com 214 pacientes consecutivos com lesões hepáticas localizadas, 66 apresentavam halo hipoecoico; 13 tinham CHC (Fig. 4.55A e B); 43 apresentavam metástases (Fig. 4.55C-F); quatro, HNF; e dois tinham adenomas (Fig. 4.49). Quatro lesões não foram diagnosticadas. Em 1992, Wernecke et al.[195] descreveram a importância do halo hipoecoico na diferenciação de lesões hepáticas focais malignas e benignas. Sua identificação apresenta valores prognósticos positivo e negativo de 86% e 88%, respectivamente. Assim, chegou-se à conclusão de que, apesar de não ser uma indicação absoluta de malignidade, o halo é visto em lesões que demandam investigação detalhada e confirmação de sua natureza, maligna ou benigna, independentemente do quadro clínico ou do exame físico do paciente. A correlação radiológica-histológica de um halo hipoecoico circundando uma massa hepática revelou que, na maioria dos casos, a borda hipoecoica corresponde ao parênquima hepático normal que é comprimido pela rápida expansão tumoral. Menos frequentemente, essa borda hipoecoica representa células malignas em proliferação, fibrose ou vascularização tumoral, ou uma borda fibrosa.[196-198]

O aspecto ultrassonográfico de metástases hepáticas já foi descrita como ecogênico, hipoecoico, em alvo, calcificado, cístico e difuso. Embora o aspecto na US não seja específico para determinar

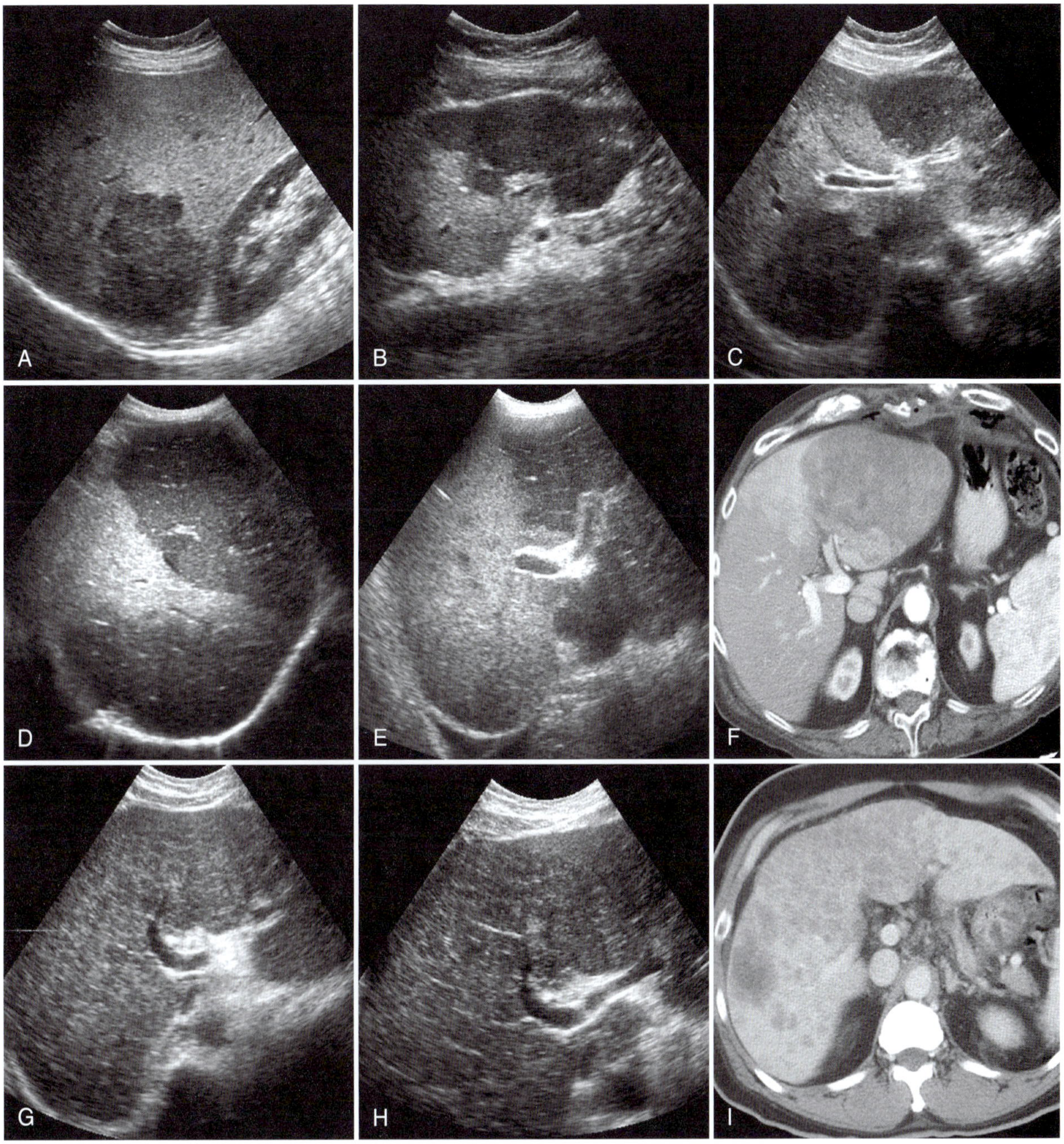

FIG. 4.54 Metástases hepáticas em três pacientes. *Linha superior,* **Massas hepáticas localizadas:** a forma mais comum e a mais fácil de diagnosticar. **(A)** Imagem sagital do lobo direito mostrando uma massa hipoecoica, lobulada, bem-definida. **(B)** Imagem sagital do lobo esquerdo mostrando massas confluentes no segmento III. **(C)** Imagem transversal mostrando as duas massas hipoecoicas separadas por parênquima hepático normal. *Linha média,* **Raro padrão geográfico das metástases. (D)** e **(E)** Imagens subcostais mostrando os lobos direito e esquerdo do fígado. Uma margem geográfica bem delineada, semelhante a um mapa, separa o fígado normal ecogênico do tumor hipoecoico. A distribuição e a variação da ecogenicidade sugerem possível degeneração gordurosa ou anormalidade de perfusão. **(F)** TC confirmando o diagnóstico. *Linha inferior,* **Envolvimento tumoral difuso:** em geral, o mais difícil de avaliar na ultrassonografia, como mostrado aqui. **(G)** Imagem transversal; **(H)** mesma imagem ampliada. Ambas mostram parênquima hepático grosseiro, mais sugestivo de cirrose do que o tumor extenso mostrado em **(I)**, na TC.

a origem das metástases, determinadas generalizações são aplicáveis (Fig. 4.56).

As **metástases ecogênicas** geralmente se originam do trato gastrointestinal ou do CHC (Fig. 4.56I). Quanto mais vascular for o tumor, maior a probabilidade de a lesão ser ecogênica.[180,199] Consequentemente, as metástases do **carcinoma de células renais, tumores neuroendócrinos, carcinoide, coriocarcinoma** e **carcinoma de células das ilhotas** também tendem a ser hiperecoicas. Esse grupo de tumores em particular pode mimetizar um hemangioma na ultrassonografia.

As **metástases hipoecoicas** geralmente são hipovasculares e podem ser monocelulares e hipercelulares sem estroma intersticial. As lesões hipoecoicas representam os padrões típicos vistos no carcinoma de mama ou de pulmão metastático não tratado (Figs. 4.55 e 4.56), assim como nos **tumores de estômago, pâncreas** e **esôfago**. O envolvimento linfomatoso do fígado também pode se manifestar como massas hipoecoicas (Fig. 4.57). Considera-se que a celularidade uniforme do **linfoma** sem um estroma significativo é responsável pela sua aparência hipoecoica na ultrassonografia.

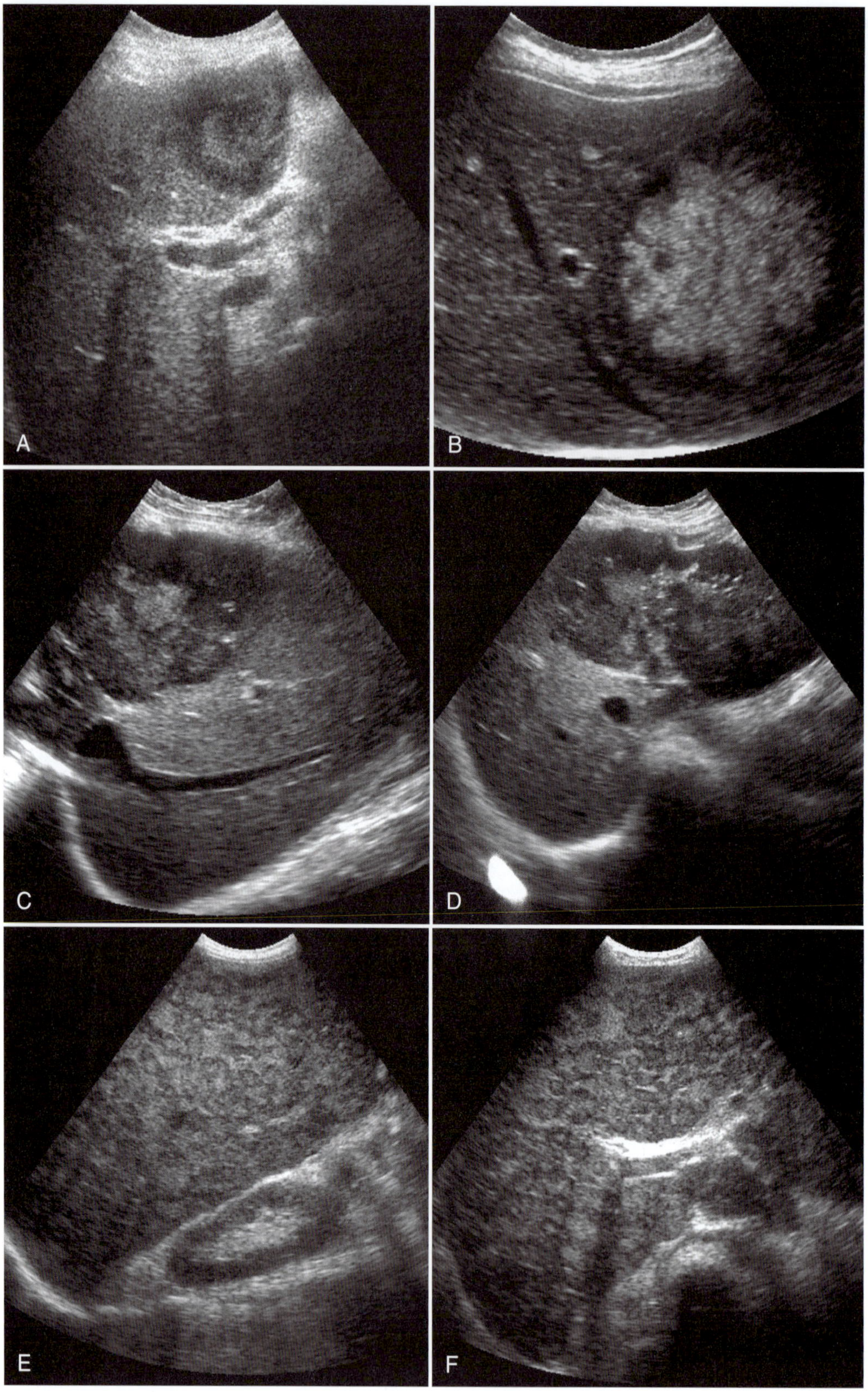

FIG. 4.55 Halo hipoecoico em tumor maligno. (A) e **(B) Carcinoma hepatocelular** se apresentando como massas ecogênicas cercadas por um halo. **(C)** e **(D)** Imagens sagital e transversal de uma **metástase solitária de câncer de mama** de grandes proporções. **(E)** e **(F)** Fígado aumentado de tamanho repleto de pequenas massas com halos hipoecoicos representando metástases de um **carcinoma de pequenas células do pulmão**.

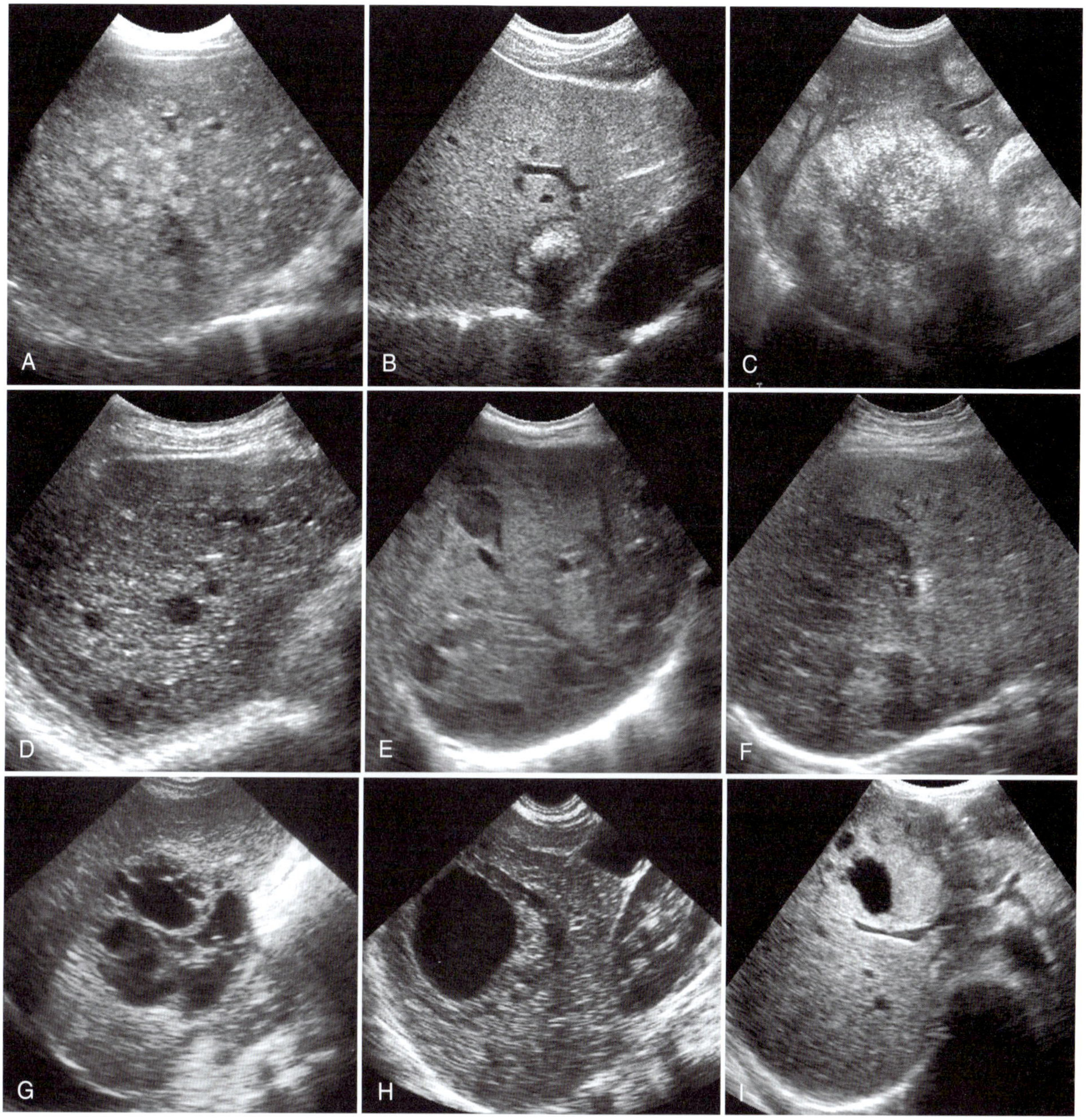

FIG. 4.56 Padrões das metástases hepáticas. *Linha superior,* **Lesões ecogênicas. (A)** Múltiplas metástases ecogênicas de tamanho pequeno de um coriocarcinoma. **(B)** Metástase de um carcinoma de colo do intestino grosso com um aglomerado de cálcio com sombra acústica posterior. **(C)** Metástase grande de um adenocarcinoma pouco diferenciado com minúsculos pontos ecogênicos sugerindo microcalcificações. *Linha média,* **Lesões hipoecoicas de tamanho crescente de tumores** do **(D)** pâncreas, **(E)** pulmão e **(F)** adenocarcinoma, de tumores primários desconhecidos. *Linha inferior,* **Metástases císticas. (G)** Metástase rara de um lipossarcoma da coxa. A metástase apresenta padrão de crescimento cístico. **(H)** Sarcoma metastático do intestino delgado com necrose e **(I)** metástase altamente ecogênica com um componente cístico bem-definido altamente sugestivo de carcinoide metastático ou de um tumor neuroendócrino.

Embora na necropsia o fígado seja frequentemente um local de envolvimento secundário dos linfomas de Hodgkin e não Hodgkin, a doença apresenta tendência à infiltração difusa e não é detectável pela ultrassonografia e pela TC.[200] O padrão de múltiplas massas hepáticas hipoecoicas é mais típico do **linfoma não Hodgkin** primário do fígado e do **linfoma associado à AIDS.**[200,201] As massas linfomatosas podem aparecer anecoicas e septadas, mimetizando os abscessos hepáticos.

O **padrão em alvo** (ou olho de boi) é caracterizado por uma zona periférica hipoecoica (Fig. 4.55). A aparência é inespecífica e frequente, apesar de ser comumente identificada nas metástases do carcinoma broncogênico.[202]

As **metástases calcificadas** se diferenciam em função de sua ecogenicidade acentuada e sombra acústica posterior (Fig. 4.56B). O **adenocarcinoma mucinoso** de colo do intestino grosso encontra-se mais frequentemente associado a metástases calcificadas. O cálcio pode estar sob a forma de focos grandes, ecogênicos, com sombra ou, mais frequentemente, com incontáveis lesões puntiformes, ecogênicas, sem sombra distinta. Outras malignidades primárias que dão origem a metástases calcificadas são: **tumores endócrinos do pâncreas,**

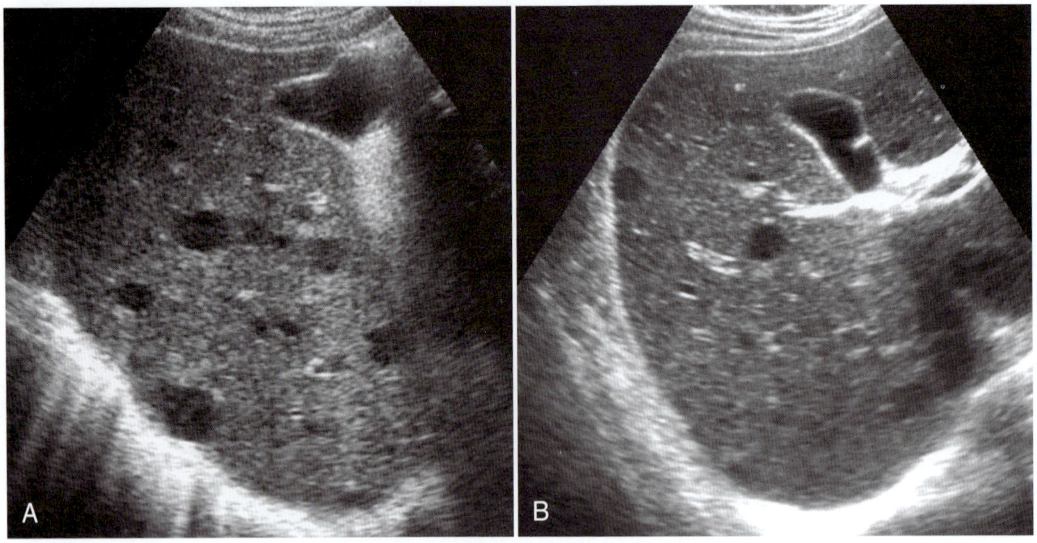

FIG. 4.57 Linfoma do fígado. Ultrassonografias **(A)** sagital e **(B)** transversal mostrando pequenos nódulos hipoecoicos no fígado. O linfoma também pode apresentar um padrão de envolvimento hepático difuso sem provocar o aparecimento de uma anormalidade focal na ultrassonografia.

leiomiossarcoma, adenocarcinoma do estômago, neuroblastoma, sarcoma osteogênico, condrossarcoma e **cistoadenocarcinoma e teratocarcinoma de ovário**.[203]

As **metástases císticas** são raras e geralmente apresentam características que as distinguem do cisto hepático benigno, incluindo nódulos parietais, parede espessa, níveis de líquido e septos internos.[204,205] As neoplasias primárias com um componente cístico, tais como **cistoadenocarcinoma do ovário** e do pâncreas e **carcinoma mucinoso do colo do intestino grosso**, podem, raramente, produzir lesões císticas secundárias. Mais frequentemente, os tumores císticos resultam de necrose extensa vista em geral nos **sarcomas** metastáticos, que tipicamente apresentam ecos de baixo nível e parede espessa e áspera (Fig. 4.56H). As metástases dos **tumores neuroendócrino** e **carcinoide** são tipicamente bastante ecogênicas, em geral apresentando alterações císticas (Fig. 4.56I). Grandes metástases dos tumores colorretais são, raramente, necróticas, produzindo uma massa hepática predominantemente cística.

A desorganização difusa do parênquima hepático reflete uma **metástase infiltrativa**, sendo mais difícil de avaliar na ultrassonografia, provavelmente devido à falta de parênquima hepático normal para fins de comparação (Fig. 4.54G-I). Na nossa experiência, os **carcinomas de mama e de pulmão**, assim como os **melanomas malignos**, são os tumores primários mais comuns com esse padrão. O diagnóstico pode ser ainda mais difícil se o paciente apresentar esteatose hepática secundária à quimioterapia. Nesses pacientes, CEUS, TC ou RM podem ser úteis. A infiltração segmentar e lobar por um tumor secundário também pode ser difícil de diagnosticar porque pode mimetizar outras afecções benignas, tais como **esteatose hepática** (Fig. 4.54D-F) ou **cirrose** (Fig. 4.58).

A **CEUS** tem papel importante no diagnóstico e detecção de metástases.[136,206] O realce da fase arterial é variável, embora a maio-

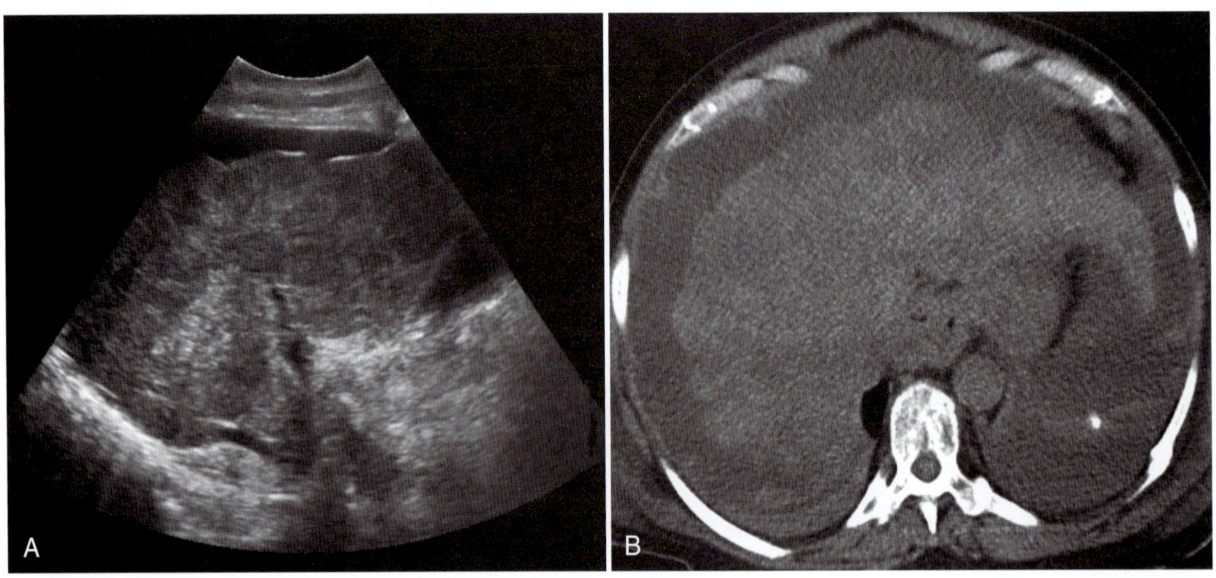

FIG. 4.58 Pseudocirrose em uma mulher com câncer de mama metastático. Uma mulher idosa procurou o setor de emergência com aumento do diâmetro abdominal. **(A)** Ultrassonografia intercostal do fígado mostrando parênquima nodular heterogêneo, nodularidade da superfície e ascite, todos indicando cirrose. **(B)** TC sem contraste confirmando os achados, incluindo ascite, nodularidade da superfície e parênquima heterogêneo. O realce por contraste não sugeriu doença metastática focal. Na necropsia, foram encontradas metástases difusas na mama.

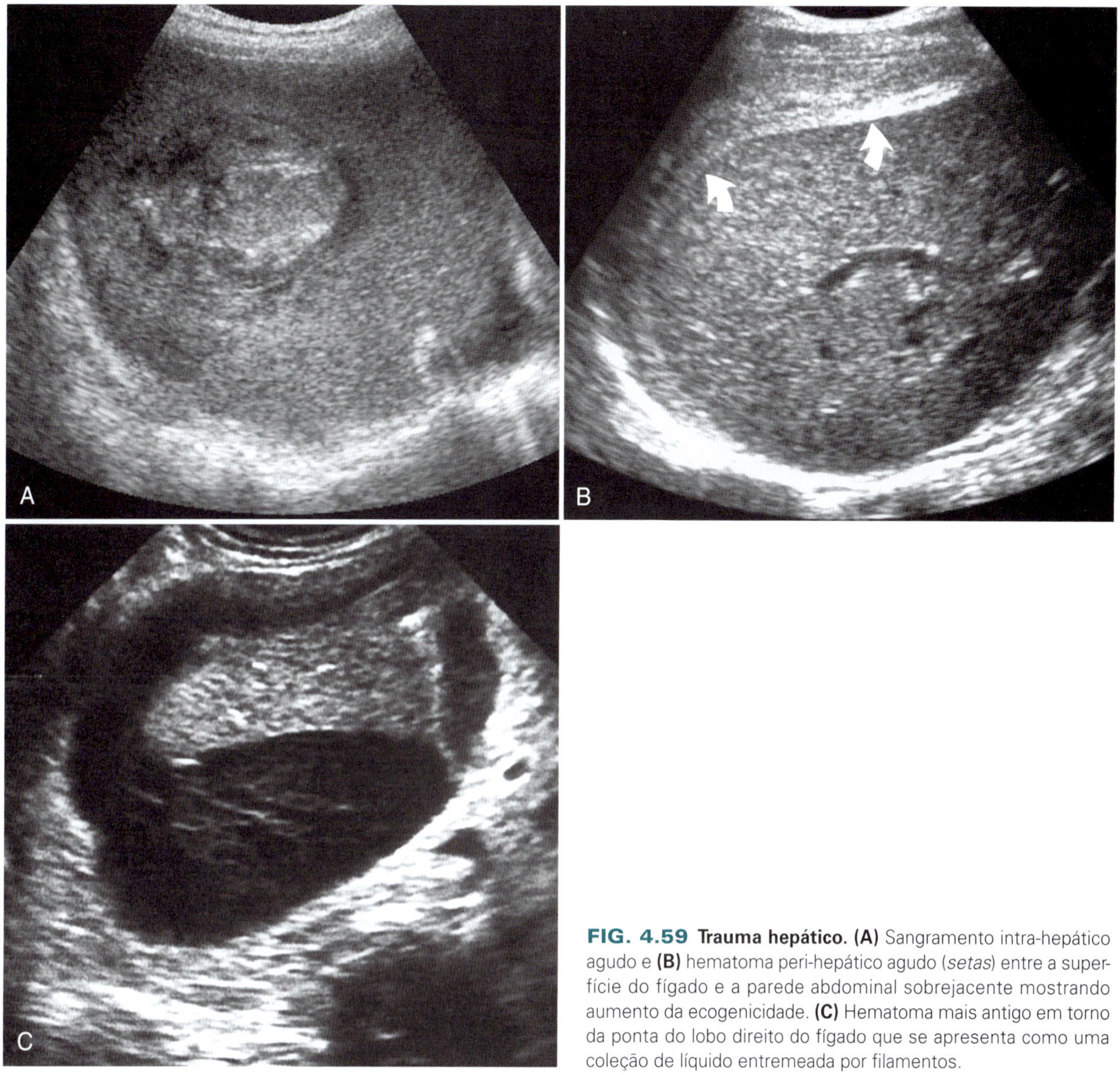

FIG. 4.59 Trauma hepático. (A) Sangramento intra-hepático agudo e **(B)** hematoma peri-hepático agudo (*setas*) entre a superfície do fígado e a parede abdominal sobrejacente mostrando aumento da ecogenicidade. **(C)** Hematoma mais antigo em torno da ponta do lobo direito do fígado que se apresenta como uma coleção de líquido entremeada por filamentos.

ria das metástases, independentemente do realce esperado, exiba hipervascularidade transitória na fase arterial, seguida de eliminação rápida do contraste. Na fase venosa portal, as metástases mostram eliminação do contraste, que tende a ser completa e rápida, iniciando-se na fase arterial (Vídeos 4.12 a 4.14). Portanto, as metástases aparecerão como áreas escuras em saca-bocado no parênquima realçado. A hipovascularidade e o realce da borda também podem ser mostrados.

O **colangiocarcinoma periférico** é um tumor pouco frequente que se apresenta com uma massa hepática solitária semelhante à metástase tanto em escala de cinza como na CEUS. Pode ser visualizada retração capsular.

O envolvimento hepático pelo **sarcoma de Kaposi**, apesar de ser frequente na necropsia de pacientes com AIDS, raramente é diagnosticado nos estudos de imagem.[207] A ultrassonografia mostra infiltração periportal e múltiplos nódulos hiperecoicos periféricos.[208,209]

Devido à aparência inespecífica das metástases hepáticas, a **biópsia guiada por ultrassom** é amplamente utilizada para estabelecer um diagnóstico histopatológico primário. Além disso, a ultrassonografia é uma ótima maneira de monitorar a resposta à quimioterapia nos pacientes oncológicos.

TRAUMA HEPÁTICO

A abordagem da lesão hepática por trauma contuso (não penetrante) tem se tornado progressivamente mais conservadora. A exploração cirúrgica é indicada nos pacientes que estão em choque ou com instabilidade hemodinâmica. No paciente hemodinamicamente estável, muitas instituições preferem realizar inicialmente uma TC do abdome para determinar a extensão do trauma hepático. A ultrassonografia pode ser utilizada para monitoramento seriado do padrão de regeneração. Em algumas circunstâncias, a ultrassonografia pode ser utilizada para fazer uma triagem de trauma abdominal (avaliação focada com ultrassonografia no trauma [FAST; do inglês, *focused assessment with sonography in trauma*]) para pesquisar líquido livre que indicaria lesão de órgão sólido.[210-214]

O local mais frequente de lesão hepática no traumatismo direto é o lobo direito, especialmente o segmento posterior.[215] Foley et al.[216] constataram que o tipo de lesão mais comum foi a laceração perivascular ao longo dos ramos das veias hepáticas direita e média e dos ramos anterior e posterior da veia porta. Outros achados incluíram hematoma subcapsular; pericapsular e isolado; rompimento hepático, definido como uma laceração se estendendo entre duas superfícies viscerais; lacerações envolvendo o lobo esquerdo e hemoperitônio[216] (Fig. 4.59). Infartos hepáticos são raramente identificados após traumatismo abdominal não penetrante devido ao duplo suprimento sanguíneo do fígado.

Van Sonnenberg et al.[217] avaliaram os achados ultrassonográficos do trauma hepático agudo (< 24 horas após a lesão ou após o colangiograma trans-hepático), descobrindo hemorragia recente e ecogênica. Durante a primeira semana, a laceração hepática se torna mais hipoecoica e distinta devido à reabsorção dos tecidos desvitalizados e aporte de líquido intersticial. Depois de 2 a 3 semanas, a laceração se torna progressivamente imperceptível devido à reabsorção do líquido e preenchimento dos espaços com tecido de granulação.

Shunts (Derivações) Portossistêmicos

As derivações portossistêmicas cirúrgicas são realizadas para descomprimir o sistema porta dos pacientes com hipertensão portal. As derivações cirúrgicas mais comuns incluem mesocaval, esplenorrenal distal (*shunts* de Warren), mesoatrial e portocaval. As ultrassonografias dúplex-Doppler e com Doppler colorido (CDFI; do inglês, *color Doppler flow imaging*) são métodos não invasivos confiáveis para avaliar se a derivação está pérvia ou se apresenta trombose.[218-221] Ambas as modalidades são efetivas na avaliação das derivações portocavais, mesoatrial e mesocaval.[218] A demonstração de fluxo no local da anastomose é a confirmação da perviedade do *shunt*. Se a anastomose não puder ser visualizada, o fluxo hepatofugal na veia porta é um sinal indireto de perviedade.[219,220]

As derivações esplenorrenais distais são particularmente difíceis de serem examinadas pela ultrassonografia dúplex-Doppler devido à interferência dos gases intestinais e da gordura interposta, dificultando o posicionamento correto do cursor do Doppler.[218,222] A CDFI localiza com mais rapidez as extremidades esplênica e renal dos *shunts* de Warren. A extremidade esplênica é visualizada mais facilmente usando-se a abordagem subcostal esquerda, enquanto a visualização da veia renal esquerda é melhor através do flanco esquerdo. Grant et al.[218] relataram que o Doppler colorido inferiu corretamente se as 14 comunicações esplenorrenais estavam pérvias ou apresentavam trombose por meio da avaliação do fluxo nas duas extremidades das derivações.

Shunts *(Derivações)* Portossistêmicos Intra-hepáticos Transjugulares

As derivações portossistêmicas intra-hepáticas transjugulares (**DPIT**) representam a técnica mais recente e mais popular para aliviar a hipertensão portal sintomática, especificamente o sangramento de varizes gastroesofágicas e, mais raramente, a ascite refratária. A morbidade e a mortalidade da DPIT, realizada por via percutânea pela inserção de um *stent* expansível de metal, são menores do que nas derivações cirúrgicas.[223]

A técnica de realização da DPIT exige que seja feito acesso transjugular até a porção infra-hepática da veia cava inferior, bem como a seleção da melhor veia hepática baseada em seu ângulo e diâmetro, o que, na maioria das vezes, vem a ser a veia hepática direita. Após localizar a veia porta por meio da fluoroscopia ou do Doppler, uma agulha transjugular é passada da veia hepática para um ramo intra-hepático da veia porta, criando a derivação. O trajeto é dilatado até aproximadamente 10 mm de diâmetro, enquanto o gradiente de pressão na veia porta é monitorado, assim como o enchimento das varizes através da venografia. Um *stent* é, então, posicionado.[224]

Além das complicações agudas relacionadas diretamente ao procedimento, a DPIT pode ser complicada pela ocorrência de estenoses ou oclusões do *stent* causados por hiperplasia do epitélio da pseudoíntima. O grau de permeabilidade primária depois de um ano varia de 25% a 66%, com permeabilidade primária assistida de aproximadamente 83%.[225,226] A CDFI representa um método não invasivo de monitoramento dos pacientes após a realização da DPIT, pois o mau funcionamento do enxerto pode ser silencioso na fase inicial. A ultrassonografia deve ser feita imediatamente após o procedimento, a cada 3 meses, e de acordo com a evolução clínica.

Os **achados normais no Doppler pós-procedimento** incluem um fluxo sanguíneo turbulento de alta velocidade (a média da velocidade sistólica máxima é de 135 a 200 cm/s)[227]através de *stent* e fluxo hepatofugal nos ramos intra-hepáticos da veia porta conforme

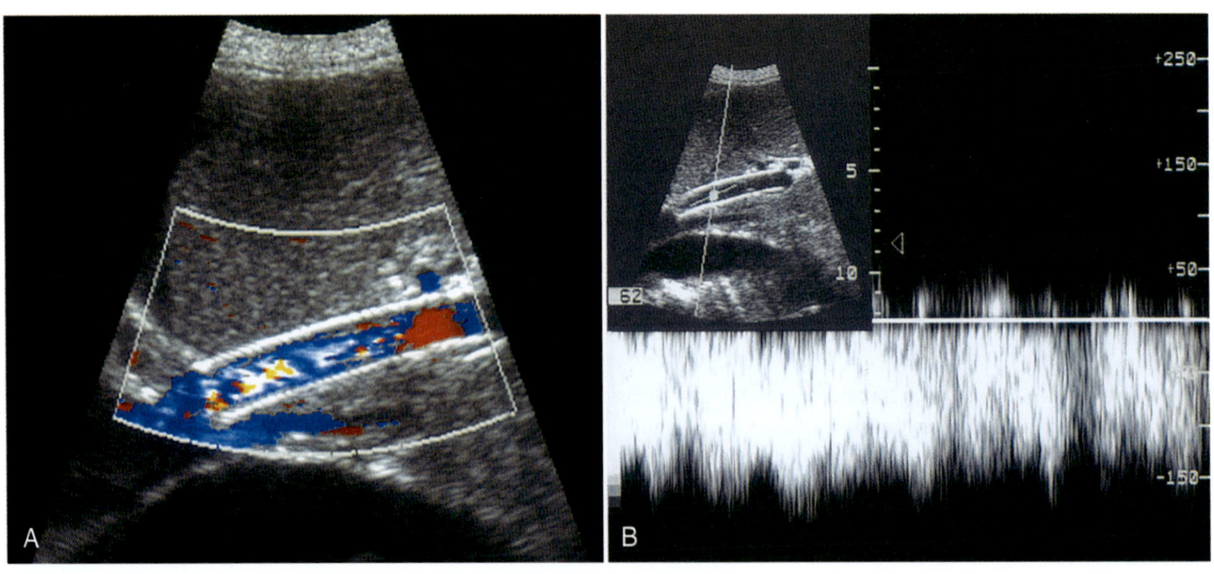

FIG. 4.60 ***Shunt* (derivação) portossistêmica intra-hepática transjugular (DPIT). (A)** Doppler colorido de uma DPIT mostrando fluxo apropriado em toda a derivação na direção do coração, com padrão turbulento. **(B)** A velocidade na região média da derivação com correção do ângulo é normal, de 150 cm/s.

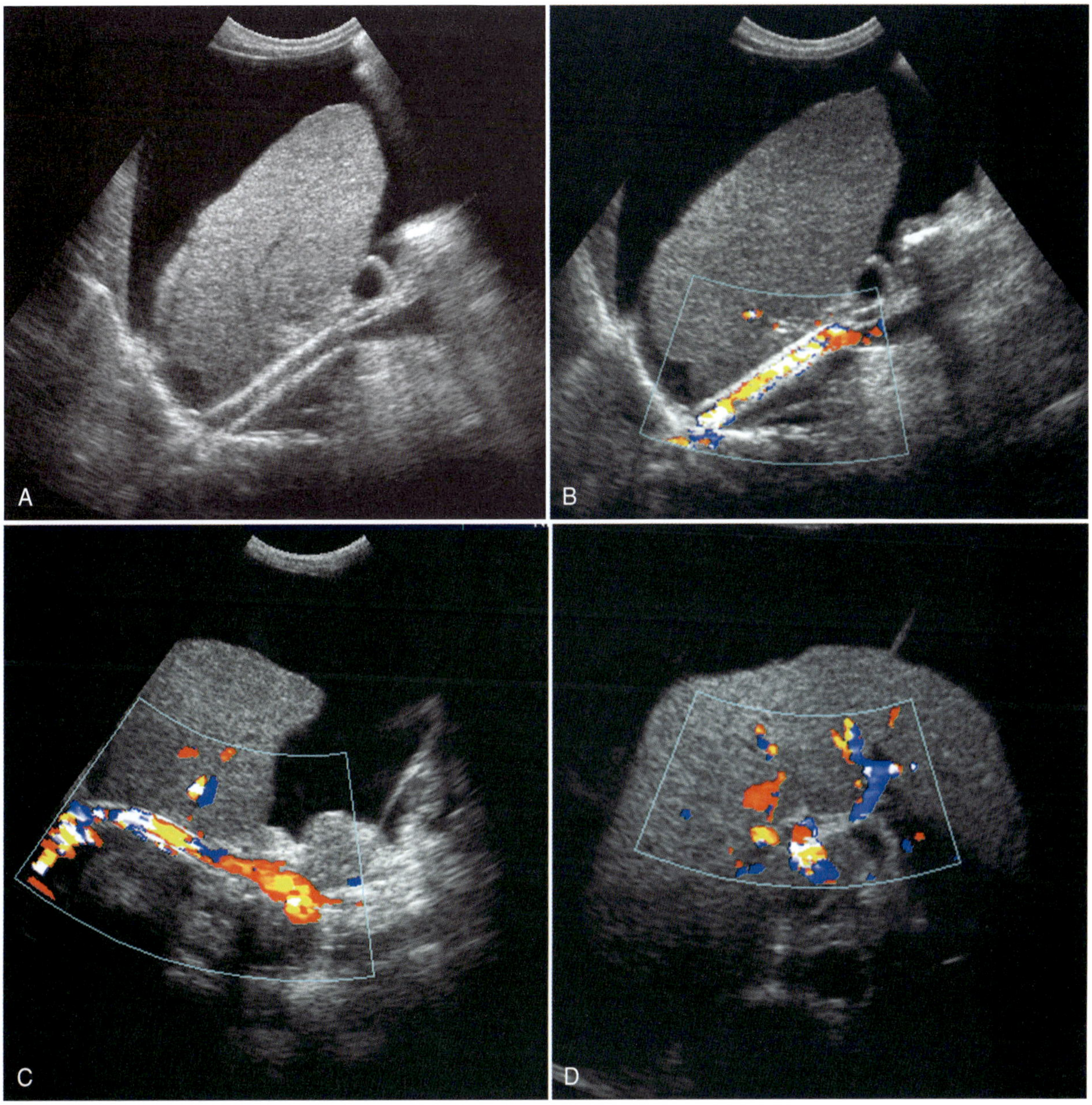

FIG. 4.61 Sinais secundários de um *shunt* (derivação) funcional. Todas as imagens mostram ascite importante, o que sugere que derivação disfuncional. **(A)** Ultrassonografia em escala de cinza e **(B)** Doppler colorido mostrando um *shunt* transjugular intra-hepático portossistêmico pérvio. As velocidades ao longo da derivação foram de cerca de 130 cm/s, o que é normal. **(C)** A imagem sagital mostra que o fluxo na veia porta principal é apropriadamente direcionado para o *shunt*, aparecendo vermelho. **(D)** A imagem transversal do hilo hepático (porta do fígado) mostra que o ramo venoso portal ascendente esquerdo está azul, fluindo para o *shunt*; este é o sentido correto. Portanto, apesar da ascite, a avaliação ultrassonográfica não mostra derivação disfuncional.

o sangue do parênquima hepático é drenado por meio da derivação para a circulação sistêmica. O aumento da velocidade sistólica máxima na artéria hepática também é um achado normal, assim como o aumento da velocidade na veia porta, pois o *stent* constitui um conduto de baixa resistência ao desviar o fluxo da circulação hepática, que apresenta resistência elevada. A velocidade média na veia porta em pacientes com derivações pérvias varia de 37 a 47 cm/s.[228-230] A velocidade na artéria hepática aumenta de 79 cm/s, antes da derivação, para 131 cm/s após o procedimento.[227]

A avaliação ultrassonográfica deve incluir a determinação da velocidade com correção do ângulo em três pontos ao longo do *stent*, assim como o sentido do fluxo na porção intra-hepática da veia porta e na veia hepática envolvida (Figs. 4.60 e 4.61).

As **complicações detectadas pela ultrassonografia** incluem:

- Oclusão do *stent*
- Estenose do *stent*
- Estenose venosa hepática

A detecção dessas complicações está relacionada à identificação tanto das anormalidades diretas quanto dos sinais secundários.[231-234] Os **sinais diretos** incluem falta de fluxo, velocidade de pico anormal da derivação, variação na velocidade de pico da derivação, baixa velocidade na veia porta principal, reversão do fluxo venoso hepático e fluxo venoso portal intra-hepático hepatopetal. Os **sinais secundários** englobam reacúmulo de ascite e reaparecimento de varizes e da veia paraumbilical recanalizada.

Disfunção da Derivação Portossistêmica Intra-hepática Transjugular: Sinais Ultrassonográficos

SINAIS DIRETOS

Ausência de fluxo consistente com trombose ou oclusão da derivação

Velocidade máxima na derivação < 90 cm/s ou > 190 cm/s

Alteração na velocidade máxima na derivação: redução > 40 cm/s ou aumento > 60 cm/s

Velocidade na veia porta principal < 30 cm/s

Reversão do fluxo na veia hepática, afastando-se da veia cava inferior, sugerindo estenose da veia hepática

Fluxo venoso portal intra-hepático em direção ao fígado (hepatopetal)

SINAIS SECUNDÁRIOS

Recidiva da ascite

Reaparecimento das varizes

Reaparecimento da recanalização da veia paraumbilical

BIÓPSIA HEPÁTICA PERCUTÂNEA

A biópsia hepática percutânea dos tumores malignos que afetam o fígado tem sensibilidade de mais de 90% na maioria dos estudos.[235,236] As contraindicações relativas incluem distúrbios da coagulação não corrigíveis, trajeto de acesso não seguro e paciente não cooperativo. O auxílio do ultrassom permite a observação em tempo real conforme a agulha avança na direção da lesão. A biopsia com guia acoplado possibilitam a observação contínua da agulha à medida que segue um trajeto predeterminado. Alternativamente, muitos radiologistas experientes preferem uma técnica à mão livre (uma mão segura o transdutor e a outra introduz a agulha). Até mesmo pequenas massas (2,5 cm) podem ser submetidas a biópsias com sucesso de forma guiada pelo ultrassom.[237] A ultrassonografia também pode ser usada em aspiração e drenagem percutâneas de coleções de líquido hepático complicadas. A injeção percutânea de etanol com auxílio da ultrassonografia tem sido utilizada no tratamento de CHC e de metástases hepáticas.[238]

ULTRASSONOGRAFIA INTRAOPERATÓRIA

A ultrassonografia intraoperatória é uma aplicação bem estabelecida desta técnica. Realiza-se a varredura do fígado exposto com um transdutor de 7,5 MHz estéril ou com um transdutor com uma cobertura estéril. A ultrassonografia intraoperatória comprovadamente altera a estratégia cirúrgica em 31% a 49% dos pacientes, permitindo que seja feita ressecção mais precisa ou mostrando que a cirurgia não é indicada devido à presença de massas desconhecidas ou invasão venosa.[239,240] Os estudos enfatizam o crescente aperfeiçoamento dos resultados cirúrgicos com a adição de CEUS aos procedimentos intraoperatórios.[241] A melhora na detecção de metástases em CEUS, sem dúvida, contribui para esse aperfeiçoamento.

Agradecimentos

Ao Dr. Hojun Yu, por seus maravilhosos desenhos e trabalhos artísticos.

REFERÊNCIAS

1. Wilson S, Gupta C, Eliasziw M, Andrew A. Volume imaging in the abdomen with ultrasound: how we do it. AJR Am J Roentgenol. 2009;193(1):79-85.
2. Marks W, Filly R, Callen P. Ultrasonic anatomy of the liver: a review with new applications. J Clin Ultrasound. 1979;7(2):137-146.
3. Couinaud C. Le foie études anatomiques et chirurgicales. Paris: Masson & Cie; 1957.
4. Soyer P, Bluemke DA, Bliss DF, et al. Surgical segmental anatomy of the liver: demonstration with spiral CT during arterial portography and multiplanar reconstruction. AJR Am J Roentgenol. 1994;163(1):99-103.
5. Sugarbaker PH. Toward a standard of nomenclature for surgical anatomy of the liver. Neth J Surg. 1988;100. PO.
6. Lafortune M, Madore F, Patriquin H, Breton G. Segmental anatomy of the liver: a sonographic approach to the Couinaud nomenclature. Radiology. 1991;181(2):443-448.
7. Gosink B, Leymaster C. Ultrasonic determination of hepatomegaly. J Clin Ultrasound. 1981;9(1):37-41.
8. Niederau C, Sonnenberg A, Müller JE, et al. Sonographic measurements of the normal liver, spleen, pancreas, and portal vein. Radiology. 1983;149(2):537-540.
9. Radin DR, Colletti PM, Ralls PW, et al. Agenesis of the right lobe of the liver. Radiology. 1987;164(3):639-642.
10. Belton RL, VanZandt TF. Congenital absence of the left lobe of the liver: a radiologic diagnosis. Radiology. 1983;147(1):184.
11. Lim JH, Ko YT, Han MC, et al. The inferior accessory hepatic fissure: sonographic appearance. AJR Am J Roentgenol. 1987;149(3):495-497.
12. Fraser-Hill MA, Atri M, Bret PM, et al. Intrahepatic portal venous system: variations demonstrated with duplex and color Doppler US. Radiology. 1990;177(2):523-526.
13. Cosgrove D, Arger P, Coleman B. Ultrasonic anatomy of hepatic veins. J Clin Ultrasound. 1987;15(4):231-235.
14. Makuuchi M, Hasegawa H, Yamazaki S, et al. The inferior right hepatic vein: ultrasonic demonstration. Radiology. 1983;148(1):213-217.
15. Gaines PA, Sampson MA. The prevalence and characterization of simple hepatic cysts by ultrasound examination. Br J Radiol. 1989;62(736):335-337.
16. Bean WJ, Rodan BA. Hepatic cysts: treatment with alcohol. AJR Am J Roentgenol. 1985;144(2):237-241.
17. Baron RL, Campbell WL, Dodd GD. Peribiliary cysts associated with severe liver disease: imaging-pathologic correlation. AJR Am J Roentgenol. 1994;162(3):631-636.
18. Levine E, Cook LT, Grantham JJ. Liver cysts in autosomal-dominant polycystic kidney disease: clinical and computed tomographic study. AJR Am J Roentgenol. 1985;145(2):229-233.
19. Chung EB, Multiple bile-duct hamartomas. Cancer. 1970;26(2):287-296.
20. Redston MS, Wanless IR. The hepatic von Meyenburg complex: prevalence and association with hepatic and renal cysts among 2843 autopsies [corrected]. Mod Pathol. 1996;9(3):233-237.
21. Lev-Toaff AS, Bach AM, Wechsler RJ, et al. The radiologic and pathologic spectrum of biliary hamartomas. AJR Am J Roentgenol. 1995;165(2):309-313.
22. Tan A, Shen J, Hecht A. Sonogram of multiple bile duct hamartomas. J Clin Ultrasound. 1989;17(9):667-669.
23. Salo J, Bru C, Vilella A, et al. Bile-duct hamartomas presenting as multiple focal lesions on hepatic ultrasonography. Am J Gastroenterol. 1992;87(2):221-223.
24. Burns CD, Kuhns JG, Wieman TJ. Cholangiocarcinoma in association with multiple biliary microhamartomas. Arch Pathol Lab Med. 1990;114(12):1287-1289.
25. Debing Y, Moradpour D, Neyts J, Gouttenoire J. Update on hepatitis E virology: implications for clinical practice. J Hepatol. 2016;65(1):200-212.
26. Wilson SR. The liver. Gastrointestinal disease. 6th series. Test and syllabus. Reson, VA: American College of Radiology; 2004.
27. Wilson SR, Arenson AM. Sonographic evaluation of hepatic abscesses. J Can Assoc Radiol. 1984;35(2):174-177.
28. Sabbaj J, Anaerobic pyogenic liver abscess. Ann Intern Med. 1972;77(4):629.
29. Lawrence PH, Holt SC, Levi CS, Gough JC. Ultrasound case of the day. Hepatosplenic candidiasis. Radiographics. 1994;14(5):1147-1149.
30. Pastakia B, Shawker TH, Thaler M, et al. Hepatosplenic candidiasis: wheels within wheels. Radiology. 1988;166(2):417-421.

31. Berry M, Bazaz R, Bhargava S. Amebic liver abscess: sonographic diagnosis and management. J Clin Ultrasound. 1986;14(4):239-242.
32. Ralls PW, Colletti PM, Quinn MF, Halls J. Sonographic findings in hepatic amebic abscess. Radiology. 1982;145(1):123-126.
33. Ralls PW, Barnes PF, Radin DR, et al. Sonographic features of amebic and pyogenic liver abscesses: a blinded comparison. AJR Am J Roentgenol. 1987;149(3):499-501.
34. Ralls PW, Barnes PF, Johnson MB, et al. Medical treatment of hepatic amebic abscess: rare need for percutaneous drainage. Radiology. 1987;165(3):805-807.
35. Ralls PW, Quinn MF, Boswell WD, et al. Patterns of resolution in successfully treated hepatic amebic abscess: sonographic evaluation. Radiology. 1983;149(2):541-543.
36. Lewall DB, McCorkell SJ. Hepatic echinococcal cysts: sonographic appearance and classification. Radiology. 1985;155(3):773-775.
37. Gharbi HA, Hassine W, Brauner MW, Dupuch K. Ultrasound examination of the hydatic liver. Radiology. 1981;139(2):459-463.
38. Beggs I. The radiology of hydatid disease. AJR Am J Roentgenol. 1985;145(3):639-648.
39. Bret PM, Fond A, Bretagnolle M, et al. Percutaneous aspiration and drainage of hydatid cysts in the liver. Radiology. 1988;168(3):617-620.
40. Mueller PR, Dawson SL, Ferrucci JT, Nardi GL. Hepatic echinococcal cyst: successful percutaneous drainage. Radiology. 1985;155(3):627-628.
41. Akhan O, Ozmen MN, Dinçer A, et al. Liver hydatid disease: long-term results of percutaneous treatment. Radiology. 1996;198(1):259-264.
42. Bezzi M, Teggi A, De Rosa F, et al. Abdominal hydatid disease: US findings during medical treatment. Radiology. 1987;162(1):91-95.
43. Jha R, Lyons EA, Levi CS. US case of the day. Hydatid cyst (Echinococcus granulosus) in the right lobe of the liver. Radiographics. 1994;14(2):455-458.
44. Didier D, Weiler S, Rohmer P, et al. Hepatic alveolar echinococcosis: correlative US and CT study. Radiology. 1985;154(1):179-186.
45. Symmers WSC. Note on a new form of liver cirrhosis due to the presence of the ova of Bilharzia hæmatobia. J Pathol. 1904;9(2):237-239.
46. Fataar S, Bassiony H, Satyanath S, et al. Characteristic sonographic features of schistosomal periportal fibrosis. AJR Am J Roentgenol. 1984;143(1):69-71.
47. Cerri GG, Alves VA, Magalhães A. Hepatosplenic schistosomiasis mansoni: ultrasound manifestations. Radiology. 1984;153(3):777-780.
48. Kuhlman JE. Pneumocystic infections: the radiologist's perspective. Radiology. 1996;198(3):623-635.
49. Lubat E, Megibow AJ, Balthazar EJ, et al. Extrapulmonary Pneumocystis carinii infection in AIDS: CT findings. Radiology. 1990;174(1):157-160.
50. Spouge AR, Wilson SR, Gopinath N, et al. Extrapulmonary Pneumocystis carinii in a patient with AIDS: sonographic findings. AJR Am J Roentgenol. 1990;155(1):76-78.
51. Radin DR, Baker EL, Klatt EC, et al. Visceral and nodal calcification in patients with AIDS-related Pneumocystis carinii infection. AJR Am J Roentgenol. 1990;154(1):27-31.
52. Telzak EE, Cote RJ, Gold JWM, et al. Extrapulmonary Pneumocystis carinii infections. Rev Infect Dis. 1990;12(3):380-386.
53. Towers MJ, Withers CE, Hamilton PA, et al. Visceral calcification in patients with AIDS may not always be due to Pneumocystis carinii. AJR Am J Roentgenol. 1991;156(4):745-747.
54. Wilson SR, Rosen IE, Chin-Sang HB, Arenson AM. Fatty infiltration of the liver–an imaging challenge. J Can Assoc Radiol. 1982;33(4):227-232.
55. Yates CK, Streight RA. Focal fatty infiltration of the liver simulating metastatic disease. Radiology. 1986;159(1):83-84.
56. White EM, Simeone JF, Mueller PR, et al. Focal periportal sparing in hepatic fatty infiltration: a cause of hepatic pseudomass on US. Radiology. 1987;162(1):57-59.
57. Sauerbrei EE, Lopez M. Pseudotumor of the quadrate lobe in hepatic sonography: a sign of generalized fatty infiltration. AJR Am J Roentgenol. 1986;147(5):923-927.
58. Wanless IR, Bargman JM, Oreopoulos DG, Vas SI. Subcapsular steatonecrosis in response to peritoneal insulin delivery: a clue to the pathogenesis of steatonecrosis in obesity. Mod Pathol. 1989;2(2):69-74.
59. Apicella PL, Mirowitz SA, Weinreb JC. Extension of vessels through hepatic neoplasms: MR and CT findings. Radiology. 1994;191(1):135-136.
60. Quinn SF, Gosink BB. Characteristic sonographic signs of hepatic fatty infiltration. AJR Am J Roentgenol. 1985;145(4):753-755.
61. Arai K, Matsui O, Takashima T, et al. Focal spared areas in fatty liver caused by regional decreased portal flow. AJR Am J Roentgenol. 1988;151(2):300-302.
62. Von Gierke E. Hepato-nephromegalia glykogenica (Glykogenspeicherkrankheit der Leber und Nieren). Beitr Pathol Anat (Jena). 1929; 82:497-513.
63. Grossman H, Ram PC, Coleman RA, et al. Hepatic ultrasonography in type I glycogen storage disease (von Gierke disease). Detection of hepatic adenoma and carcinoma. Radiology. 1981;141(3):753-756.
64. Anthony PP, Ishak KG, Nayak NC, et al. The morphology of cirrhosis. Recommendations on definition, nomenclature, and classification by a working group sponsored by the World Health Organization. J Clin Pathol. 1978;31(5):395-414.
65. Giorgio A, Amoroso P, Lettieri G, et al. Cirrhosis: value of caudate to right lobe ratio in diagnosis with US. Radiology. 1986;161(2):443-445.
66. Taylor KJ, Riely CA, Hammers L, et al. Quantitative US attenuation in normal liver and in patients with diffuse liver disease: importance of fat. Radiology. 1986;160(1):65-71.
67. Sanford NL, Walsh P, Matis C, et al. Is ultrasonography useful in the assessment of diffuse parenchymal liver disease? Gastroenterology. 1985;89(1):186-191.
68. Freeman MP, Vick CW, Taylor KJ, et al. Regenerating nodules in cirrhosis: sonographic appearance with anatomic correlation. AJR Am J Roentgenol. 1986;146(3):533-536.
69. Murakami T, Kuroda C, Marukawa T, et al. Regenerating nodules in hepatic cirrhosis: MR findings with pathologic correlation. AJR Am J Roentgenol. 1990;155(6):1227-1231.
70. Theise N. Macroregenerative (dysplastic) nodules and hepatocarcinogenesis: theoretical and clinical considerations. Semin Liver Dis. 1995;15(04):360-371.
71. Tanaka S, Kitamra T, Fujita M, et al. Small hepatocellular carcinoma: differentiation from adenomatous hyperplastic nodule with color Doppler flow imaging. Radiology. 1992;182(1):161-165.
72. Colli A, Cocciolo M, Riva C, et al. Abnormalities of Doppler waveform of the hepatic veins in patients with chronic liver disease: correlation with histologic findings. AJR Am J Roentgenol. 1994;162(4):833-837.
73. Bolondi L, Li Bassi S, Gaiani S, et al. Liver cirrhosis: changes of Doppler waveform of hepatic veins. Radiology. 1991;178(2):513-516.
74. Lafortune M, Dauzat M, Pomier-Layrargues G, et al. Hepatic artery: effect of a meal in healthy persons and transplant recipients. Radiology. 1993;187(2):391-394.
75. Joynt LK, Platt JF, Rubin JM, et al. Hepatic artery resistance before and after standard meal in subjects with diseased and healthy livers. Radiology. 1995;196(2):489-492.
76. Friedrich-Rust M, Romen D, Vermehren J, et al. Acoustic radiation force impulse-imaging and transient elastography for non-invasive assessment of liver fibrosis and steatosis in NAFLD. Eur J Radiol. 2012;81(3):e325-e331.
77. Garra BS, Elastography: current status, future prospects, and making it work for you. Ultrasound Q. 2011;27(3):177-186.
78. Bamber J, Cosgrove D, Dietrich C, et al. EFSUMB guidelines and recommendations on the clinical use of ultrasound elastography. Part 1: Basic principles and technology. Ultraschall Med. 2013;34(2):169-184.
79. Ferraioli G, Tinelli C, Lissandrin R, et al. Ultrasound point shear wave elastography assessment of liver and spleen stiffness: effect of training on repeatability of measurements. Eur Radiol. 2014;24(6):1283-1289.
80. Barr R, Ferraioli G, Palmeri M, et al. Elastography assessment of liver fibrosis: Society of Radiologists in Ultrasound consensus conference statement. Radiology. 2015;276(3):845-861.
81. Bolondi L, Gandolfi L, Arienti V, et al. Ultrasonography in the diagnosis of portal hypertension: diminished response of portal vessels to respiration. Radiology. 1982;142(1):167-172.
82. Lafortune M, Marleau D, Breton G, et al. Portal venous system measurements in portal hypertension. Radiology. 1984;151(1):27-30.
83. Subramanyam BR, Balthazar EJ, Madamba MR, et al. Sonography of portosystemic venous collaterals in portal hypertension. Radiology. 1983;146(1):161-166.
84. Jüttner HU, Jenney JM, Ralls PW, et al. Ultrasound demonstration of portosystemic collaterals in cirrhosis and portal hypertension. Radiology. 1982;142(2):459-463.

85. Patriquin H, Lafortune M, Burns PN, Dauzat M. Duplex Doppler examination in portal hypertension: technique and anatomy. AJR Am J Roentgenol. 1987;149(1):71-76.
86. Lafortune M, Constantin A, Breton G, et al. The recanalized umbilical vein in portal hypertension: a myth. AJR Am J Roentgenol. 1985;144(3):549-553.
87. Mostbeck GH, Wittich GR, Herold C, et al. Hemodynamic significance of the paraumbilical vein in portal hypertension: assessment with duplex US. Radiology. 1989;170(2):339-342.
88. Di Candio G, Campatelli A, Mosca F, et al. Ultrasound detection of unusual spontaneous portosystemic shunts associated with uncomplicated portal hypertension. J Ultrasound Med. 1985;4(6):297-305.
89. Nelson RC, Lovett KE, Chezmar JL, et al. Comparison of pulsed Doppler sonography and angiography in patients with portal hypertension. AJR Am J Roentgenol. 1987;149(1):77-81.
90. Bellamy EA, Bossi MC, Cosgrove DO. Ultrasound demonstration of changes in the normal portal venous system following a meal. Br J Radiol. 1984;57(674):147-149.
91. Ohnishi K, Saito M, Nakayama T, et al. Portal venous hemodynamics in chronic liver disease: effects of posture change and exercise. Radiology. 1985;155(3):757-761.
92. Bolondi L, Mazziotti A, Arienti V, et al. Ultrasonographic study of portal venous system in portal hypertension and after portosystemic shunt operations. Surgery. 1984;95(3):261-269.
93. Zwiebel WJ, Mountford RA, Halliwell MJ, Wells PN. Splanchnic blood flow in patients with cirrhosis and portal hypertension: investigation with duplex Doppler US. Radiology. 1995;194(3):807-812.
94. Finn JP, Kane RA, Edelman RR, et al. Imaging of the portal venous system in patients with cirrhosis: MR angiography vs duplex Doppler sonography. AJR Am J Roentgenol. 1993;161(5):989-994.
95. Wilson SR, Hine AL. Leiomyosarcoma of the portal vein. AJR Am J Roentgenol. 1987;149(1):183-184.
96. Van Gansbeke D, Avni EF, Delcour C, et al. Sonographic features of portal vein thrombosis. AJR Am J Roentgenol. 1985;144(4):749-752.
97. Kauzlaric D, Petrovic M, Barmeir E. Sonography of cavernous transformation of the portal vein. AJR Am J Roentgenol. 1984;142(2):383-384.
98. Aldrete JS, Slaughter RL, Han SY. Portal vein thrombosis resulting in portal hypertension in adults. Am J Gastroenterol. 1976;65(3):236-243.
99. Dodd GD, Memel DS, Baron RL, et al. Portal vein thrombosis in patients with cirrhosis: does sonographic detection of intrathrombus flow allow differentiation of benign and malignant thrombus? AJR Am J Roentgenol. 1995;165(3):573-577.
100. Taylor KJ, Burns PN, Woodcock JP, Wells PN. Blood flow in deep abdominal and pelvic vessels: ultrasonic pulsed-Doppler analysis. Radiology. 1985;154(2):487-493.
101. Brown BP, Abu-Yousef M, Farner R, et al. Doppler sonography: a noninvasive method for evaluation of hepatic venocclusive disease. AJR Am J Roentgenol. 1990;154(4):721-724.
102. Ralls PW, Johnson MB, Radin DR, et al. Budd-Chiari syndrome: detection with color Doppler sonography. AJR Am J Roentgenol. 1992;159(1):113-116.
103. Keller MS, Taylor KJ, Riely CA. Pseudoportal Doppler signal in the partially obstructed inferior vena cava. Radiology. 1989;170(2):475-477.
104. Hosoki T, Kuroda C, Tokunaga K, et al. Hepatic venous outflow obstruction: evaluation with pulsed duplex sonography. Radiology. 1989;170(3):733-737.
105. Grant EG, Perrella R, Tessler FN, et al. Budd-Chiari syndrome: the results of duplex and color Doppler imaging. AJR Am J Roentgenol. 1989;152(2):377-381.
106. Murphy FB, Steinberg HV, Shires GT, et al. The Budd-Chiari syndrome: a review. AJR Am J Roentgenol. 1986;147(1):9-15.
107. Park JH, Lee JB, Han MC, et al. Sonographic evaluation of inferior vena caval obstruction: correlative study with vena cavography. AJR Am J Roentgenol. 1985;145(4):757-762.
108. Menu Y, Alison D, Lorphelin JM, et al. Budd-Chiari syndrome: US evaluation. Radiology. 1985;157(3):761-764.
109. Becker C, Scheidegger J, Marincek B. Hepatic vein occlusion: morphologic features on computed tomography and ultrasonography. Gastrointest Radiol. 1986;11(1):305-311.
110. Stanley P. Budd-Chiari syndrome. Radiology. 1989;170(3):625-627.
111. Makuuchi M, Hasegawa H, Yamazaki S, et al. Primary Budd-Chiari syndrome: ultrasonic demonstration. Radiology. 1984;152(3):775-779.
112. Millener P, Grant EG, Rose S, et al. Color Doppler imaging findings in patients with Budd-Chiari syndrome: correlation with venographic findings. AJR Am J Roentgenol. 1993;161(2):307-312.
113. Kriegshauser JS, Charboneau JW, Letendre L. Hepatic venocclusive disease after bone-marrow transplantation: diagnosis with duplex sonography. AJR Am J Roentgenol. 1988;150(2):289-290.
114. Mori H, Hayashi K, Fukuda T, et al. Intrahepatic portosystemic venous shunt: occurrence in patients with and without liver cirrhosis. AJR Am J Roentgenol. 1987;149(4):711-714.
115. Chagnon SF, Vallee CA, Barge J, et al. Aneurysmal portahepatic venous fistula: report of two cases. Radiology. 1986;159(3):693-695.
116. Park JH, Cha SH, Han JK, Han MC. Intrahepatic portosystemic venous shunt. AJR Am J Roentgenol. 1990;155(3):527-528.
117. Falkoff GE, Taylor KJ, Morse S. Hepatic artery pseudoaneurysm: diagnosis with real-time and pulsed Doppler US. Radiology. 1986;158(1):55-56.
118. Garcia P, Garcia-Giannoli H, Meyran S, et al. Primary dissecting aneurysm of the hepatic artery: sonographic, CT, and angiographic findings. AJR Am J Roentgenol. 1996;166(6):1316-1318.
119. Cloogman HM, DiCapo RD. Hereditary hemorrhagic telangiectasia: sonographic findings in the liver. Radiology. 1984;150(2):521-522.
120. Leong SS, Cazen RA, Yu GS, et al. Abdominal visceral peliosis associated with bacillary angiomatosis. Ultrastructural evidence of endothelial destruction by bacilli. Arch Pathol Lab Med. 1992;116(8):866-871.
121. Jamadar DA, D'Souza SP, Thomas EA, Giles TE. Radiological appearances in peliosis hepatis. Br J Radiol. 1994;67(793):102-104.
122. Toyoda S, Takeda K, Nakagawa T, Matsuda A. Magnetic resonance imaging of peliosis hepatis: a case report. Eur J Radiol. 1993;16(3):207-208.
123. Lloyd RL, Lyons EA, Levi CS, et al. The sonographic appearance of peliosis hepatis. J Ultrasound Med. 1982;1(7):293-294.
124. Tsukamoto Y, Nakata H, Kimoto T, et al. CT and angiography of peliosis hepatis. AJR Am J Roentgenol. 1984;142(3):539-540.
125. Muradali D, Wilson SR, Wanless IR, et al. Peliosis hepatis with intrahepatic calcifications. J Ultrasound Med. 1996;15(3):257-260.
126. Burns P, Wilson S. Focal liver masses: enhancement patterns on contrast-enhanced images—concordance of US scans with CT scans and MR images. Radiology. 2007;242(1):162-174.
127. [illegible]ns P, Wilson S, Simpson D. Pulse inversion imaging of liver blood flow. In[illegible] Radiol. 2000;35(1):58.
128. Wilson S, Burns P, Muradali D, et al. Harmonic hepatic US with microbubble contrast agent: initial experience showing improved characterization of hemangioma, hepatocellular carcinoma, and metastasis. Radiology. 2000;215(1):153-161.
129. Wilson S, Greenbaum L, Goldberg B. Contrast-enhanced ultrasound: what is the evidence and what are the obstacles? AJR Am J Roentgenol. 2009;193(1):55-60.
130. Wilson S, Jang H, Kim T, et al. Real-time temporal maximum-intensity-projection imaging of hepatic lesions with contrast-enhanced sonography. AJR Am J Roentgenol. 2008;190(3):691-695.
131. Wilson S, Burns P. An algorithm for the diagnosis of focal liver masses using microbubble contrast-enhanced pulse-inversion sonography. AJR Am J Roentgenol. 2006;186(5):1401-1412.
132. Brannigan M, Burns P, Wilson S. Blood flow patterns in focal liver lesions at microbubble-enhanced US. Radiographics. 2004;24(4):921-935.
133. Quaia E, Degobbis F, Tona G, et al. Differential patterns of contrast enhancement in different focal liver lesions after injection of the microbubble US contrast agent SonoVue]. Radiol Med. 2004;107(3):155-165.
134. von Herbay A, Vogt C, Willers R, Haussinger D. Real-time imaging with the sonographic contrast agent SonoVue: differentiation between benign and malignant hepatic lesions. J Ultrasound Med. 2004;23(12):1557-1568.
135. Blomley MJ, Albrecht T, Cosgrove DO, et al. Improved imaging of liver metastases with stimulated acoustic emission in the late phase of enhancement with the US contrast agent SH U 508A: early experience. Radiology. 1999;210(2):409-416.
136. Albrecht T, Blomley M, Burns P, et al. Improved detection of hepatic metastases with pulse-inversion US during the liver-specific phase of SHU 508A: multicenter study. Radiology. 2003;227(2):361-370.
137. Mungovan JA, Cronan JJ, Vacarro J. Hepatic cavernous hemangiomas: lack of enlargement over time. Radiology. 1994;191(1):111-113.

138. Gibney RG, Hendin AP, Cooperberg PL. Sonographically detected hepatic hemangiomas: absence of change over time. AJR Am J Roentgenol. 1987;149(5):953-957.
139. Bree RL, Schwab RE, Neiman HL. Solitary echogenic spot in the liver: is it diagnostic of a hemangioma? AJR Am J Roentgenol. 1983;140(1):41-45.
140. McArdle C. Ultrasonic appearances of a hepatic hemangioma. J Clin Ultrasound. 1978;6(2):124.
141. Taboury J, Porcel A, Tubiana JM, Monnier JP. Cavernous hemangiomas of the liver studied by ultrasound. Enhancement posterior to a hyperechoic mass as a sign of hypervascularity. Radiology. 1983;149(3):781-785.
142. Itai Y, Furui S, Araki T, et al. Computed tomography of cavernous hemangioma of the liver. Radiology. 1980;137(1):149-155.
143. Itai Y, Ohnishi S, Ohtomo K, et al. Hepatic cavernous hemangioma in patients at high risk for liver cancer. Acta Radiol. 1987;28(6):697-701.
144. Moody AR, Wilson SR. Atypical hepatic hemangioma: a suggestive sonographic morphology. Radiology. 1993;188(2):413-417.
145. Marsh J, Gibney R, Li D. Hepatic hemangioma in the presence of fatty infiltration: an atypical sonographic appearance. Gastrointest Radiol. 1989;14(1):262-264.
146. Choi BI, Kim TK, Han JK, et al. Power versus conventional color Doppler sonography: comparison in the depiction of vasculature in liver tumors. Radiology. 1996;200(1):55-58.
147. Caturelli E, Pompili M, Bartolucci F, et al. Hemangioma-like lesions in chronic liver disease: diagnostic evaluation in patients. Radiology. 2001;220(2):337-342.
148. Wilson S, Burns P. Microbubble-enhanced US in body imaging: what role? Radiology. 2010;257(1):24-39.
149. Cronan JJ, Esparza AR, Dorfman GS, et al. Cavernous hemangioma of the liver: role of percutaneous biopsy. Radiology. 1988;166(1):135-138.
150. Solbiati L, Livraghi T, De Pra L, et al. Fine-needle biopsy of hepatic hemangioma with sonographic guidance. AJR Am J Roentgenol. 1985;144(3):471-474.
151. Wanless I, Mawdsley C, Adams R. On the pathogenesis of focal nodular hyperplasia of the liver. Hepatology. 1985;5(6):1194-1200.
152. Ross D. Regression of focal nodular hyperplasia after discontinuation of oral contraceptives. Ann Intern Med. 1976;85(2):203.
153. Knowles D, Casarella W, Johnson P, Wolff M. The clinical, radiologic, and pathologic characterization of benign hepatic neoplasms. Medicine (Baltimore). 1978;57(3):223-238.
154. Buetow PC, Pantongrag-Brown L, Buck JL, et al. Focal nodular hyperplasia of the liver: radiologic-pathologic correlation. Radiographics. 1996;16(2):369-388.
155. Scatarige JC, Fishman EK, Sanders RC. The sonographic "scar sign" in focal nodular hyperplasia of the liver. J Ultrasound Med. 1982;1(7):275-278.
156. Golli M, Van Nhieu JT, Mathieu D, et al. Hepatocellular adenoma: color Doppler US and pathologic correlations. Radiology. 1994;190(3):741-744.
157. Dietrich CF, Schuessler G, Trojan J, et al. Differentiation of focal nodular hyperplasia and hepatocellular adenoma by contrast-enhanced ultrasound. Br J Radiol. 2005;78(932):704-707.
158. Ungermann L, Eliáš P, Žižka J, et al. Focal nodular hyperplasia: spoke-wheel arterial pattern and other signs on dynamic contrast-enhanced ultrasonography. Eur J Radiol. 2007;63(2):290-294.
159. Yen Y-H, Wang J-H, Lu S-N, et al. Contrast-enhanced ultrasonographic spoke-wheel sign in hepatic focal nodular hyperplasia. Eur J Radiol. 2006;60(3):439-444.
160. Drane W, Krasicky G, Johnson D. Radionuclide imaging of primary tumors and tumor-like conditions of the liver. Clin Nucl Med. 1987;12(7):569-582.
161. Welch TJ, Sheedy PF, Johnson CM, et al. Focal nodular hyperplasia and hepatic adenoma: comparison of angiography, CT, US, and scintigraphy. Radiology. 1985;156(3):593-595.
162. Kerlin P, Davis GL, McGill DB, et al. Hepatic adenoma and focal nodular hyperplasia: clinical, pathologic, and radiologic features. Gastroenterology. 1983;84(5 Pt 1):994-1002.
163. Brunelle F, Tammam S, Odievre M, Chaumont P. Liver adenomas in glycogen storage disease in children. Pediatr Radiol. 1984;14(2):94-101.
164. Bioulac-Sage P, Laumonier H, Couchy G, et al. Hepatocellular adenoma management and phenotypic classification: the Bordeaux experience. Hepatology. 2009;50(2):481-489.
165. Lubbers PR, Ros PR, Goodman ZD, Ishak KG. Accumulation of technetium-99m sulfur colloid by hepatocellular adenoma: scintigraphic-pathologic correlation. AJR Am J Roentgenol. 1987;148(6):1105-1108.
166. Laumonier H, Cailliez H, Balabaud C, et al. Role of contrast-enhanced sonography in differentiation of subtypes of hepatocellular adenoma: correlation with MRI findings. AJR Am J Roentgenol. 2012;199(2):341-348.
167. Kim T, Jang H-J, Burns P, et al. Focal nodular hyperplasia and hepatic adenoma: differentiation with low-mechanical-index contrast-enhanced sonography. AJR Am J Roentgenol. 2008;190(1):58-66.
168. Ito K, Honjo K, Fujita T, et al. Liver neoplasms: diagnostic pitfalls in cross-sectional imaging. Radiographics. 1996;16(2):273-293.
169. Roberts JL, Fishman EK, Hartman DS, et al. Lipomatous tumors of the liver: evaluation with CT and US. Radiology. 1986;158(3):613-617.
170. Martí-Bonmatí L, Menor F, Vizcaino I, Vilar J. Lipoma of the liver: US, CT, and MRI appearance. Gastrointest Radiol. 1989;14(1):155-157.
171. Altekruse S, McGlynn KA, Dickie LA, Kleiner DE. Hepatocellular carcinoma confirmation, treatment, and survival in Surveillance, Epidemiology and End Results registries. 1992-2008. Hepatology. 2012;55(2):476-482.
172. Subramanyam BR, Balthazar EJ, Hilton S, et al. Hepatocellular carcinoma with venous invasion. Sonographic-angiographic correlation. Radiology. 1984;150(3):793-796.
173. Jackson VP, Martin-Simmerman P, Becker GJ, Holden RW. Real-time ultrasonographic demonstration of vascular invasion by hepatocellular carcinoma. J Ultrasound Med. 1983;2(6):277-280.
174. LaBerge JM, Laing FC, Federle MP, et al. Hepatocellular carcinoma: assessment of resectability by computed tomography and ultrasound. Radiology. 1984;152(2):485-490.
175. Tanaka S, Kitamura T, Imaoka S, et al. Hepatocellular carcinoma: sonographic and histologic correlation. AJR Am J Roentgenol. 1983;140(4):701-707.
176. Sheu JC, Chen DS, Sung JL, et al. Hepatocellular carcinoma: US evolution in the early stage. Radiology. 1985;155(2):463-467.
177. Choi BI, Takayasu K, Han MC. Small hepatocellular carcinomas and associated nodular lesions of the liver: pathology, pathogenesis, and imaging findings. AJR Am J Roentgenol. 1993;160(6):1177-1187.
178. Teefey SA, Stephens DH, Weiland LH. Calcification in hepatocellular carcinoma: not always an indication of fibrolamellar histology. AJR Am J Roentgenol. 1987;149(6):1173-1174.
179. Yoshikawa J, Matsui O, Takashima T, et al. Fatty metamorphosis in hepatocellular carcinoma: radiologic features in 10 cases. AJR Am J Roentgenol. 1988;151(4):717-720.
180. Tanaka S, Kitamura T, Fujita M, et al. Color Doppler flow imaging of liver tumors. AJR Am J Roentgenol. 1990;154(3):509-514.
181. Taylor KJ, Ramos I, Morse SS, et al. Focal liver masses: differential diagnosis with pulsed Doppler US. Radiology. 1987;164(3):643-647.
182. Reinhold C, Hammers L, Taylor CR, et al. Characterization of focal hepatic lesions with duplex sonography: findings in 198 patients. AJR Am J Roentgenol. 1995;164(5):1131-1135.
183. Nicolau C, Catala V, Vilana R, et al. Evaluation of hepatocellular carcinoma using SonoVue, a second generation ultrasound contrast agent: correlation with cellular differentiation. Eur Radiol. 2004;14(6):1092-1099.
184. Jang H, Kim T, Burns P, Wilson S. Enhancement patterns of hepatocellular carcinoma at contrast-enhanced US: comparison with histologic differentiation. Radiology. 2007;244(3):898-906.
185. Bruix J, Sherman M. Management of hepatocellular carcinoma: an update. Hepatology. 2011;53(3):1020-1022.
186. Friedman AC, Lichtenstein JE, Goodman Z, et al. Fibrolamellar hepatocellular carcinoma. Radiology. 1985;157(3):583-587.
187. Stevens WR, Johnson CD, Stephens DH, Nagorney DM. Fibrolamellar hepatocellular carcinoma: stage at presentation and results of aggressive surgical management. AJR Am J Roentgenol. 1995;164(5):1153-1158.
188. Brandt DJ, Johnson CD, Stephens DH, Weiland LH. Imaging of fibrolamellar hepatocellular carcinoma. AJR Am J Roentgenol. 1988;151(2):295-299.
189. Okuda K, Musha H, Nakajima Y, et al. Clinicopathologic features of encapsulated hepatocellular carcinoma. A study of 26 cases. Cancer. 1977;40(3):1240-1245.
190. Kanai T, Hirohashi S, Upton M, et al. Pathology of small hepatocellular carcinoma. A proposal for a new gross classification. Cancer. 1987;60(4):810-819.
191. Fitzgerald EJ, Griffiths TM. Computed tomography of vinyl-chloride-induced angiosarcoma of liver. Br J Radiol. 1987;60(714):593-595.
192. Mahony B, Jeffrey RB, Federle MP. Spontaneous rupture of hepatic and splenic angiosarcoma demonstrated by CT. AJR Am J Roentgenol. 1982;138(5):965-966.

193. Furui S, Itai Y, Ohtomo K, et al. Hepatic epithelioid hemangioendothelioma: report of five cases. Radiology. 1989;171(1):63-68.
194. Radin DR, Craig JR, Colletti PM, et al. Hepatic epithelioid hemangioendothelioma. Radiology. 1988;169(1):145-148.
195. Wernecke K, Vassallo P, Bick U, et al. The distinction between benign and malignant liver tumors on sonography: value of a hypoechoic halo. AJR Am J Roentgenol. 1992;159(5):1005-1009.
196. Marchal GJ, Pylyser K, Tshibwabwa-Tumba EA, et al. Anechoic halo in solid liver tumors: sonographic, microangiographic, and histologic correlation. Radiology. 1985;156(2):479-483.
197. Wernecke K, Henke L, Vassallo P, et al. Pathologic explanation for hypoechoic halo seen on sonograms of malignant liver tumors: an in vitro correlative study. AJR Am J Roentgenol. 1992;159(5):1011-1016.
198. Kruskal J, Thomas P, Nasser I, et al. Hepatic colon cancer metastases in mice: dynamic in vivo correlation with hypoechoic rims visible at US. Radiology. 2000;215(3):852-857.
199. Rubaltelli L, Maschio AD, Candiani F, Miotto D. The role of vascularization in the formation of echographic patterns of hepatic metastases: microangiographic and echographic study. Br J Radiol. 1980;53(636):1166-1168.
200. Sanders LM, Botet JF, Straus DJ, et al. CT of primary lymphoma of the liver. AJR Am J Roentgenol. 1989;152(5):973-976.
201. Townsend RR, Laing FC, Jeffrey RB, Bottles K. Abdominal lymphoma in AIDS: evaluation with US. Radiology. 1989;171(3):719-724.
202. Yoshida T, Matsue H, Okazaki N, Yoshino M. Ultrasonographic differentiation of hepatocellular carcinoma from metastatic liver cancer. J Clin Ultrasound. 1987;15(7):431-437.
203. Bruneton J, Ladrée D, Caramella E, et al. Ultrasonographic study of calcified hepatic metastases: a report of 13 cases. Gastrointest Radiol. 1982;7(1):61-63.
204. Wooten W, Green B, Goldstein H. Ultrasonography of necrotic hepatic metastases. Radiology. 1978;128(2):447-450.
205. Federle MP, Filly RA, Moss AA. Cystic hepatic neoplasms: complementary roles of CT and sonography. AJR Am J Roentgenol. 1981;136(2):345-348.
206. Murphy-Lavallee J, Jang HJ, Kim TK, et al. Are metastases really hypovascular in the arterial phase? The perspective based on contrast-enhanced ultrasonography. J Ultrasound Med. 2007;26(11):1545-1556.
207. Nyberg D, Federle M. AIDS-related Kaposi sarcoma and lymphomas. Semin Roentgenol. 1987;22(1):54-65.
208. Luburich P, Bru C, Ayuso MC, et al. Hepatic Kaposi sarcoma in AIDS: US and CT findings. Radiology. 1990;175(1):172-174.
209. Towers MJ, Withers CE, Rachlis AR, et al. Ultrasound diagnosis of hepatic Kaposi sarcoma. J Ultrasound Med. 1991;10(12):701-703.
210. Chiu WC, Cushing BM, Rodriguez A, et al. Abdominal injuries without hemoperitoneum: a potential limitation of focused abdominal sonography for trauma (FAST). J Trauma. 1997;42(4):617-623.
211. Rozycki GS, Ochsner MG, Schmidt JA, et al. A prospective study of surgeon-performed ultrasound as the primary adjuvant modality for injured patient assessment. J Trauma. 1995;39(3):492-498.
212. Sirlin CB, Casola G, Brown MA, et al. Patterns of fluid accumulation on screening ultrasonography for blunt abdominal trauma: comparison with site of injury. J Ultrasound Med. 2001;20(4):351-357.
213. Wherrett LJ, Boulanger BR, McLellan BA, et al. Hypotension after blunt abdominal trauma: the role of emergent abdominal sonography in surgical triage. J Trauma. 1996;41(5):815-820.
214. Kimura A, Otsuka T. Emergency center ultrasonography in the evaluation of hemoperitoneum: a prospective study. J Trauma. 1991;31(1):20-23.
215. Moon KL, Federle MP. Computed tomography in hepatic trauma. AJR Am J Roentgenol. 1983;141(2):309-314.
216. Foley WD, Cates JD, Kellman GM, et al. Treatment of blunt hepatic injuries: role of CT. Radiology. 1987;164(3):635-638.
217. vanSonnenberg E, Simeone JF, Mueller PR, et al. Sonographic appearance of hematoma in liver, spleen, and kidney: a clinical, pathologic, and animal study. Radiology. 1983;147(2):507-510.
218. Grant EG, Tessler FN, Gomes AS, et al. Color Doppler imaging of portosystemic shunts. AJR Am J Roentgenol. 1990;154(2):393-397.
219. Lafortune M, Patriquin H, Pomier G, et al. Hemodynamic changes in portal circulation after portosystemic shunts: use of duplex sonography in 43 patients. AJR Am J Roentgenol. 1987;149(4):701-706.
220. Chezmar JL, Bernardino ME. Mesoatrial shunt for the treatment of Budd-Chiari syndrome: radiologic evaluation in eight patients. AJR Am J Roentgenol. 1987;149(4):707-710.
221. Ralls P, Lee K, Mayekawa D, et al. Color Doppler sonography of portocaval shunts. J Clin Ultrasound. 1990;18(5):379-381.
222. Foley W, Gleysteen J, Lawson T, et al. Dynamic computed tomography and pulsed Doppler ultrasonography in the evaluation of splenorenal shunt patency. J Comput Assist Tomogr. 1983;7(1):106-112.
223. Freedman AM, Sanyal AJ, Tisnado J, et al. Complications of transjugular intrahepatic portosystemic shunt: a comprehensive review. Radiographics. 1993;13(6):1185-1210.
224. Kerlan RK, LaBerge JM, Gordon RL, Ring EJ. Transjugular intrahepatic portosystemic shunts: current status. AJR Am J Roentgenol. 1995;164(5):1059-1066.
225. LaBerge JM, Ring EJ, Gordon RL, et al. Creation of transjugular intrahepatic portosystemic shunts with the wallstent endoprosthesis: results in 100 patients. Radiology. 1993;187(2):413-420.
226. Haskal ZJ, Pentecost MJ, Soulen MC, et al. Transjugular intrahepatic portosystemic shunt stenosis and revision: early and midterm results. AJR Am J Roentgenol. 1994;163(2):439-444.
227. Foshager MC, Ferral H, Nazarian GK, et al. Duplex sonography after transjugular intrahepatic portosystemic shunts (TIPS): normal hemodynamic findings and efficacy in predicting shunt patency and stenosis. AJR Am J Roentgenol. 1995;165(1):1-7.
228. Haskal Z, Carroll J, Jacobs J, et al. Sonography of transjugular intrahepatic portosystemic shunts: detection of elevated portosystemic gradients and loss of shunt function. J Vasc Interv Radiol. 1997;8(4):549-556.
229. Murphy T, Beecham R, Kim H, et al. Long-term follow-up after TIPS: use of Doppler velocity criteria for detecting elevation of the portosystemic gradient. J Vasc Interv Radiol. 1998;9(2):275-281.
230. Surratt RS, Middleton WD, Darcy MD, et al. Morphologic and hemodynamic findings at sonography before and after creation of a transjugular intrahepatic portosystemic shunt. AJR Am J Roentgenol. 1993;160(3):627-630.
231. Chong WK, Malisch TA, Mazer MJ, et al. Transjugular intrahepatic portosystemic shunt: US assessment with maximum flow velocity. Radiology. 1993;189(3):789-793.
232. Dodd GD, Zajko AB, Orons PD, et al. Detection of transjugular intrahepatic portosystemic shunt dysfunction: value of duplex Doppler sonography. AJR Am J Roentgenol. 1995;164(5):1119-1124.
233. Feldstein VA, LaBerge JM. Hepatic vein flow reversal at duplex sonography: a sign of transjugular intrahepatic portosystemic shunt dysfunction. AJR Am J Roentgenol. 1994;162(4):839-841.
234. Kanterman RY, Darcy MD, Middleton WD, et al. Doppler sonography findings associated with transjugular intrahepatic portosystemic shunt malfunction. AJR Am J Roentgenol. 1997;168(2):467-472.
235. Charboneau JW, Reading CC, Welch TJ. CT and sonographically guided needle biopsy: current techniques and new innovations. AJR Am J Roentgenol. 1990;154(1):1-10.
236. Downey DB, Wilson SR. Ultrasonographically guided biopsy of small intra-abdominal masses. Can Assoc Radiol J. 1993;44(5):350-353.
237. Livraghi T, Festi D, Monti F, et al. US-guided percutaneous alcohol injection of small hepatic and abdominal tumors. Radiology. 1986;161(2):309-312.
238. Shiina S, Yasuda H, Muto H, et al. Percutaneous ethanol injection in the treatment of liver neoplasms. AJR Am J Roentgenol. 1987;149(5):949-952.
239. Rifkin MD, Rosato FE, Branch HM, et al. Intraoperative ultrasound of the liver. An important adjunctive tool for decision making in the operating room. Ann Surg. 1987;205(5):466-472.
240. Parker G, Lawrence W, Horsley J, et al. Intraoperative ultrasound of the liver affects operative decision making. Ann Surg. 1989;209(5):569-577.
241. Leen E, Ceccotti P, Moug S, et al. Potential value of contrast-enhanced intraoperative ultrasonography during partial hepatectomy for metastases. Ann Surg. 2006;243(2):236-240.
242. Garant M, Reinhold C. Residents' corner. Answer to case of the month #36. Hepatic lipoma. Can Assoc Radiol J. 1996;47(2):140-142.

CAPÍTULO 5

Baço

Patrick M. VOS, John R. Mathieson e Peter L. Cooperberg

RESUMO DOS PONTOS-CHAVE

- A ultrassonografia pode ser usada para diagnosticar ou excluir anormalidades esplênicas, mas tomografia computadorizada e/ou ressonância magnética podem ser necessárias para os casos indeterminados.
- Não há limite máximo da normalidade para o tamanho do baço, uma vez que o tamanho varia de acordo com sexo, peso e altura do paciente. O uso rigoroso de um limite superior restrito de 12 cm para o comprimento normal do baço levará ao diagnóstico excessivo da esplenomegalia.
- Os diagnósticos diferenciais da esplenomegalia são excessivamente longos. Características clínicas e radiológicas associadas podem ser úteis na avaliação da causa.
- Lesões esplênicas focais podem ser benignas ou malignas e, portanto, devem ser cuidadosamente avaliadas.
- As etiologias mais comuns de múltiplos nódulos esplênicos múltiplos incluem infecção (p. ex., micobactérias, histoplasmose), sarcoidose e doenças malignas (p. ex., linfoma, metástases).

SUMÁRIO DO CAPÍTULO

EMBRIOLOGIA E ANATOMIA
TÉCNICA ULTRASSONOGRÁFICA
ASPECTO ULTRASSONOGRÁFICO
CONDIÇÕES PATOLÓGICAS
Esplenomegalia
Anormalidades Focais
Cistos Esplênicos
Lesões Nodulares Esplênicas
Lesões Focais Sólidas Esplênicas
Outras Anormalidades
Doença Falciforme
Doença de Gaucher
Corpúsculos de Gamna-Gandy
Trauma Esplênico
ANOMALIAS CONGÊNITAS
PROCEDIMENTOS INTERVENCIONISTAS
ARMADILHAS DE INTERPRETAÇÃO

Atualmente, tomografia computadorizada (TC) e/ou ressonância magnética (RM) são as técnicas de imagem de escolha para a avaliação do baço. No entanto, a ultrassonografia também pode ser muito útil para diagnosticar ou excluir anormalidades esplênicas e é particularmente válida no acompanhamento de pacientes com anormalidades esplênicas conhecidas. As lesões esplênicas podem ser encontradas em quadros clínicos variados, e os radiologistas devem conhecer o espectro de processos que podem envolver o baço, assim como o quadro clínico nos quais eles ocorrem.[1]

O baço e o quadrante superior esquerdo (QSE) do abdome devem ser rotineiramente analisados em todas as avaliações abdominais, especialmente em pacientes com suspeita de esplenomegalia, com dor ou trauma no QSE. Em geral, o baço pode ser examinado pela ultrassonografia sem dificuldades. Como o baço normal apresenta ecogenicidade uniforme, as anormalidades focais aparecem nitidamente. Similarmente, as anormalidades periesplênicas e coleções líquidas costumam ser facilmente identificáveis. A avaliação inadequada do baço e das estruturas adjacentes é relativamente rara. Ocasionalmente, podem ser encontradas dificuldades devido à localização alta do baço no QSE. A sombra dos arcos costais, a interposição de alças intestinais com gás e a superposição do pulmão podem obscurecer a visualização das estruturas mais profundas. Para superar esses obstáculos, são necessárias experiência e persistência.

EMBRIOLOGIA E ANATOMIA

O baço surge de uma massa de células mesenquimais localizadas entre as camadas do **mesentério dorsal**, que conecta o estômago à superfície peritoneal posterior sobre a aorta (Fig. 5.1A). Essas células mesenquimais se diferenciam para formar o **bulbo esplênico**, as estruturas de tecido conjuntivo que lhe dão suporte, e a **cápsula esplênica**. A **artéria esplênica** penetra no baço primitivo e se ramifica em arteríolas através do tecido conjuntivo até os sinusoides esplênicos.

Quando o estômago embrionário gira 90 graus em seu eixo longitudinal, o baço e o mesentério dorsal são levados para a esquerda ao longo da grande curvatura do estômago (Fig. 5.1B). A base do mesentério dorsal se funde com o peritônio posterior por cima do rim esquerdo, dando origem ao **ligamento esplenorrenal**. Isso explica por que, embora o baço seja intraperitoneal, a artéria esplênica origina-se a partir do retroperitônio através do ligamento esplenorrenal (Fig. 5.1C). Na maioria dos adultos, uma porção da cápsula esplênica é firmemente fixada ao mesentério dorsal fusionado anteriormente ao polo superior do rim esquerdo, dando origem à **área livre** do baço.[2] O tamanho da área varia, mas geralmente envolve menos da metade da superfície esplênica posterior (Fig. 5.2). Essa característica anatômica é análoga à área livre do fígado, podendo ser útil na distinção entre coleções de líquido intraperitoneais e pleurais.

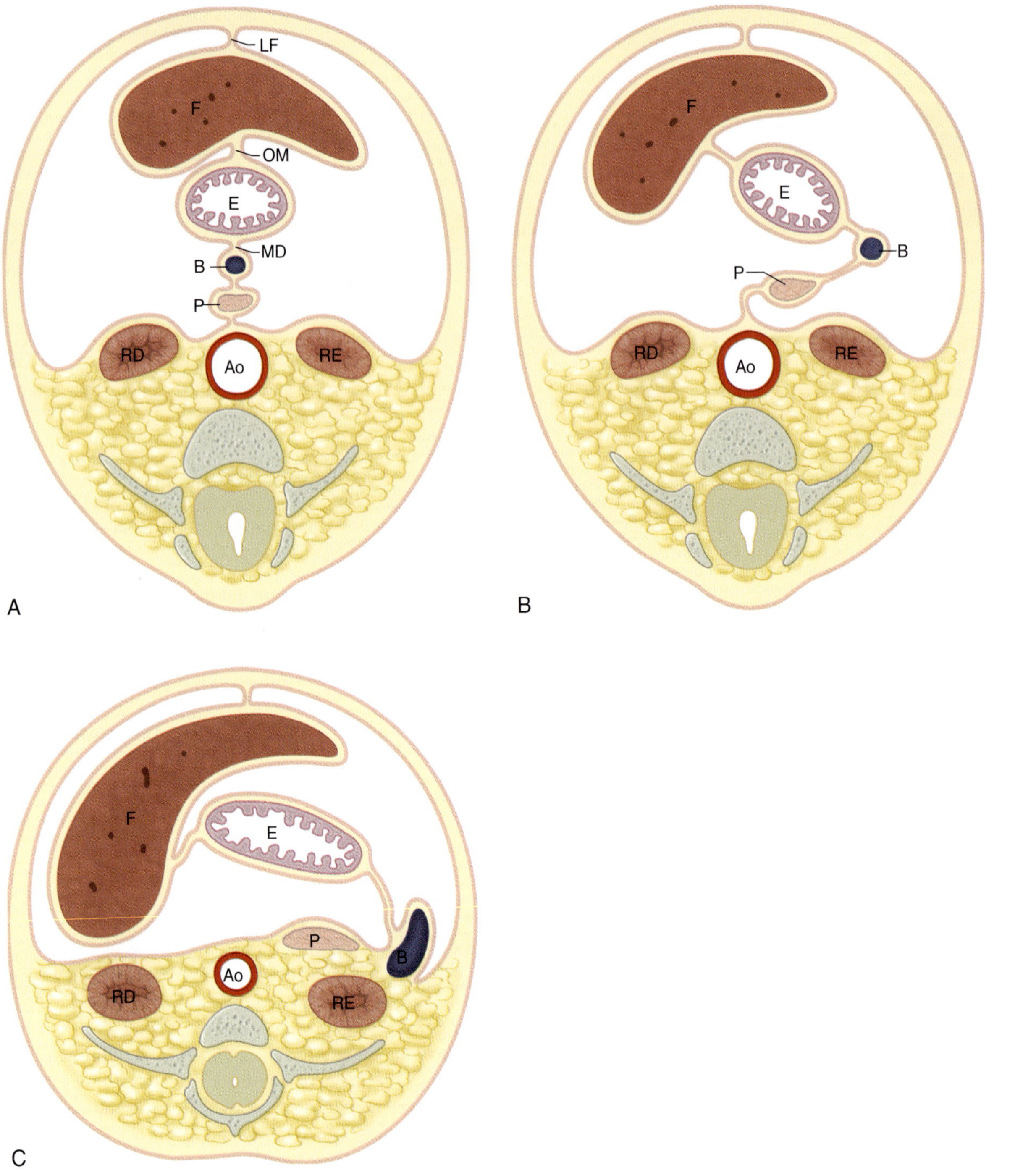

FIG. 5.1 Desenvolvimento embriológico do baço. Desenhos esquemáticos do abdome superior em planos axiais. **(A) Embrião: 4 a 5 semanas.** O mesentério anterior ao estômago (*E*) é o mesentério ventral. O mesentério ventral é dividido em duas porções pelo fígado (*F*) em **ligamento falciforme** (*LF*) anteriormente e **ligamento esplenogástrico** ou **omento menor** (*OM*) posteriormente. Posterior ao estômago está o mesentério dorsal (*MD*), que contém o baço (*B*) e o pâncreas (*P*) em desenvolvimento. O mesentério dorsal é dividido em duas porções pelo baço: o **ligamento esplenogástrico** anteriormente e o **ligamento esplenorrenal** posteriormente. O pâncreas (*P*) ainda não se tornou retroperitoneal e permanece no interior do mesentério dorsal. **(B) Embrião: 8 semanas.** O estômago roda no sentido anti-horário, deslocando o fígado para a direita e o baço para a esquerda. A porção do mesentério dorsal contendo pâncreas, vasos esplênicos e baço começa a se fundir à superfície anterior do retroperitônio, consolidando a formação do ligamento esplenogástrico e à "área livre" do baço. Se a fusão for incompleta, o baço se fixará ao retroperitônio apenas por um mesentério longo, dando origem a um baço móvel ou "migratório". **(C) Recém-nascido.** A fusão do mesentério dorsal agora está completa. O pâncreas agora é completamente retroperitoneal, e uma porção do baço se fundiu ao retroperitônio. Observe a íntima relação entre a cauda do pâncreas e o hilo esplênico. *Ao*, Aorta; *RE*, rim esquerdo; *RD*, rim direito.

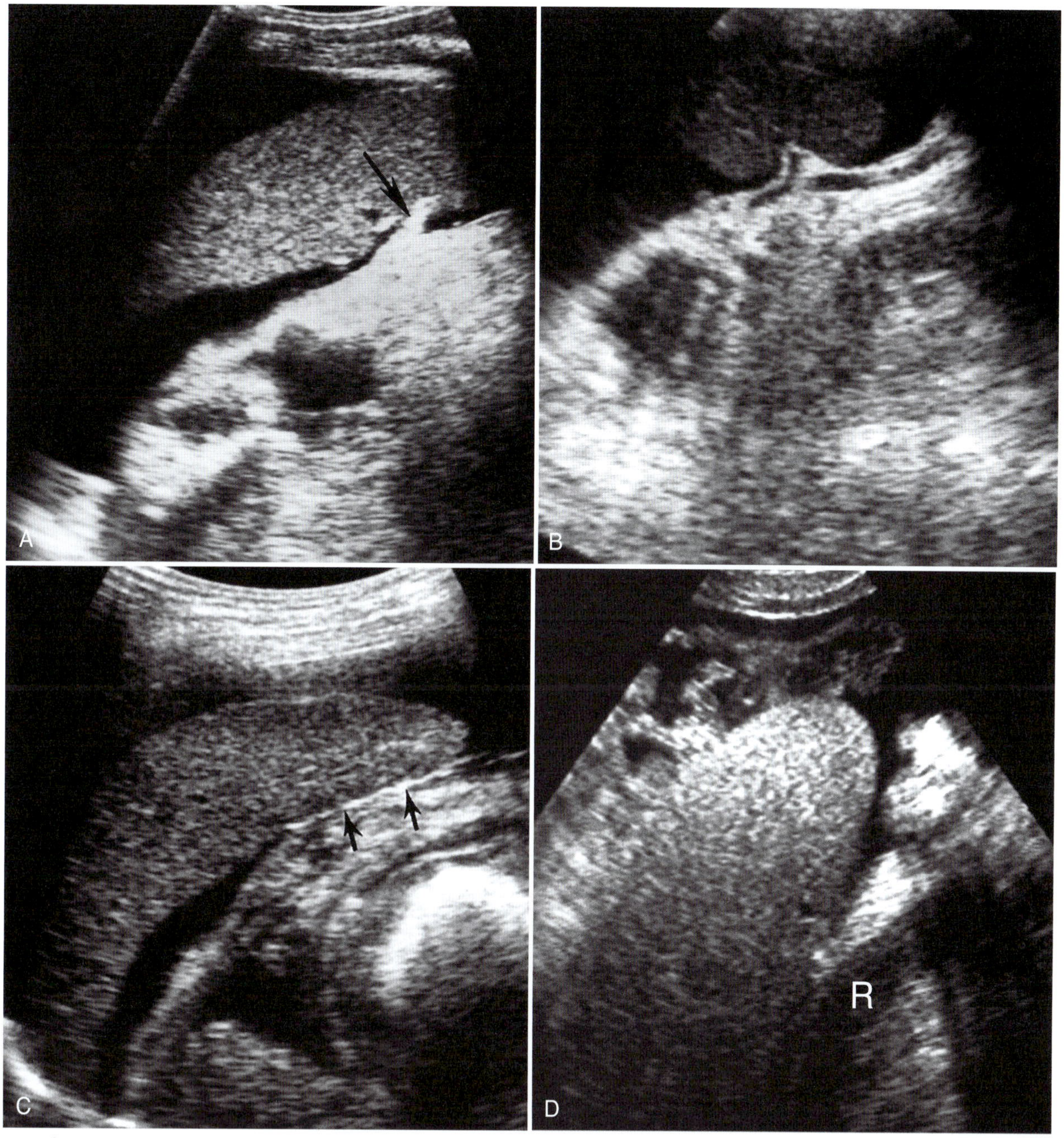

FIG. 5.2 Área livre do baço. A variabilidade na relação do baço com a superfície retroperitoneal anterior é demonstrada em pacientes com ascite. **(A)** Este baço não tem **área livre**. O ligamento esplenorrenal (*seta*) está contornado dos dois lados por líquido ascítico. **(B)** Parte do polo inferior do baço está fundida posteriormente. **(C)** O polo inferior está fundido ao retroperitônio (*setas*). **(D)** Grande proporção do baço desse paciente está fundida posteriormente. Observe a íntima relação do baço com o rim (*R*) esquerdo.

O baço do adulto normal é convexo superolateralmente, é côncavo inferomedialmente e tem padrão ecoico homogêneo (Vídeos 5.1 e 5.2). O baço localiza-se entre o **fundo do estômago** e o **diafragma**, tendo o eixo longo alinhado ao 10° arco costal esquerdo. A superfície do diafragma é convexa e geralmente situa-se entre o 9° e o 11° arco costal. A superfície visceral ou inferomedial apresenta indentações suaves nas quais entra em contato com o estômago, rim esquerdo, pâncreas e flexura esplênica do cólon. O baço é sustentado pelo ligamento esplenorrenal, que está em contato com a **parede peritoneal posterior**, o **ligamento frenicocólico** e o **ligamento gastroesplênico**. O ligamento gastroesplênico é composto por duas camadas do mesentério dorsal que separam o saco menor posteriormente do saco maior anteriormente.

Seu peso está relacionado à idade e ao sexo do paciente; o baço pesa, em geral, menos que 150 g na autópsia (variação de 80 a 300 g).[3] Em adultos, o baço diminui de tamanho e peso com o avanço da idade e é menor nas mulheres. Também aumenta levemente durante a digestão e pode variar de tamanho de acordo com o *status* nutricional do corpo.

As **funções esplênicas** incluem fagocitose, hematopoiese, linfopoiese no adulto, resposta imunológica e armazenamento de eritrócitos.

O baço pode estar congenitamente ausente; em virtude de várias condições, incluindo cirurgias malsucedidas, também pode ser removido. Atualmente, a tendência cirúrgica é a preservação do baço sempre que possível.[4] Uma pessoa pode viver normalmente sem o baço, contudo, particularmente em crianças, pode haver prejuízo da resposta imunológica, especialmente a bactérias encapsuladas. Acentuada **septicemia** pós-esplenectomia é um risco de longo prazo em pacientes asplênicos, devendo ser tomadas medidas preventivas apropriadas para minimizar essa possibilidade.[5,6]

TÉCNICA ULTRASSONOGRÁFICA

Todos os exames ultrassonográficos abdominais de rotina, independentemente das indicações, devem incluir pelo menos uma **vista coronal** do baço e do polo superior do rim esquerdo. A abordagem mais comum e mais fácil para visualizar o baço (Vídeo 5.1) é manter o paciente em posição supina e colocar o transdutor em um plano coronal posterior em um dos espaços intercostais inferiores. O paciente pode, então, ser examinado em vários graus de inspiração para maximizar a janela para o baço. A inspiração profunda introduz ar no pulmão até o seio costofrênico lateral e pode obscurecer a visualização. Uma inspiração modesta deprime a porção central do hemidiafragma esquerdo e o baço inferiormente, de forma que possam ser visualizados. O plano de corte deve fazer uma varredura posterior e anteriormente para visualizar o volume inteiro do baço. Em geral, constata-se que um exame detalhado do corte no **plano coronal** é altamente acurado para excluir qualquer lesão dentro ou em volta do baço e para a documentação do seu tamanho aproximado.

Se uma anormalidade for descoberta dentro ou em torno do baço, devem ser usados outros planos de corte. Um corte no **plano oblíquo** ao longo do espaço intercostal pode evitar a sombra da costela (Fig. 5.3). Em alguns pacientes com espaços intercostais estreitos, no entanto, o exame intercostal pode ser difícil. Uma abordagem lateral, geralmente intercostal, no **plano transversal** pode ajudar a localizar uma lesão no interior do baço anterior ou posteriormente.

Se o baço não estiver aumentado nem circundado por uma massa grande, o exame a partir de uma posição anterior – como seria feito para ver o fígado – não é útil devido à interposição de gás no estômago e na flexura esplênica do cólon. Entretanto, se o paciente apresentar fígado ou baço relativamente grandes, o baço pode ser visualizado pela abordagem anterior (Fig. 5.4). Se houver líquido livre intraperitoneal em torno do baço ou derrame pleural, é possível ser mais bem visualizado por abordagem anterolateral. Frequentemente, é bom rodar o paciente para o lado direito em 45 ou até 90 graus para que possa ser usada uma abordagem posterior para visualizar o baço. O baço também pode girar para a direita, facilitando sua visualização.

Em geral, são usados os mesmos transdutores convexos e ajustes técnicos para o exame do baço como para outros órgãos abdominais. Usa-se um transdutor linear de alta frequência para mais detalhes. Técnicas de ultrassonografia, como a harmônica e a composição de imagens, são usadas para melhorar a qualidade da imagem e identificar lesões sutis. Ultrassonografia com Doppler colorido pode ser útil para detecção de lesões solitárias (Fig. 5.5).[7]

O uso de ultrassonografia com meio de contraste (CEUS; do inglês, *contrast-enhanced ultrasound*) está crescendo tanto no setor da pesquisa como no clínico. Múltiplos trabalhos descreveram recentemente a CEUS do baço (Vídeo 5.3) e sua caracterização de lesões esplênicas.[8,9] No entanto, ainda está para ser definido o seu papel na prática geral.

ASPECTO ULTRASSONOGRÁFICO

O formato do baço normal é variável. Consiste em **dois componentes** unidos no hilo: um componente **superomedial** e um **inferolateral**. Mais superiormente, no plano transversal, o baço tem formato de "vírgula invertida" globosa, com um fino componente que se estende anteriormente e outro que se estende medialmente, superior ou adjacente ao polo superior do rim. Esse componente (superomedial) pode ser visto causando indentação do fundo gástrico em radiografia de abdome ou métodos de imagem axial. À

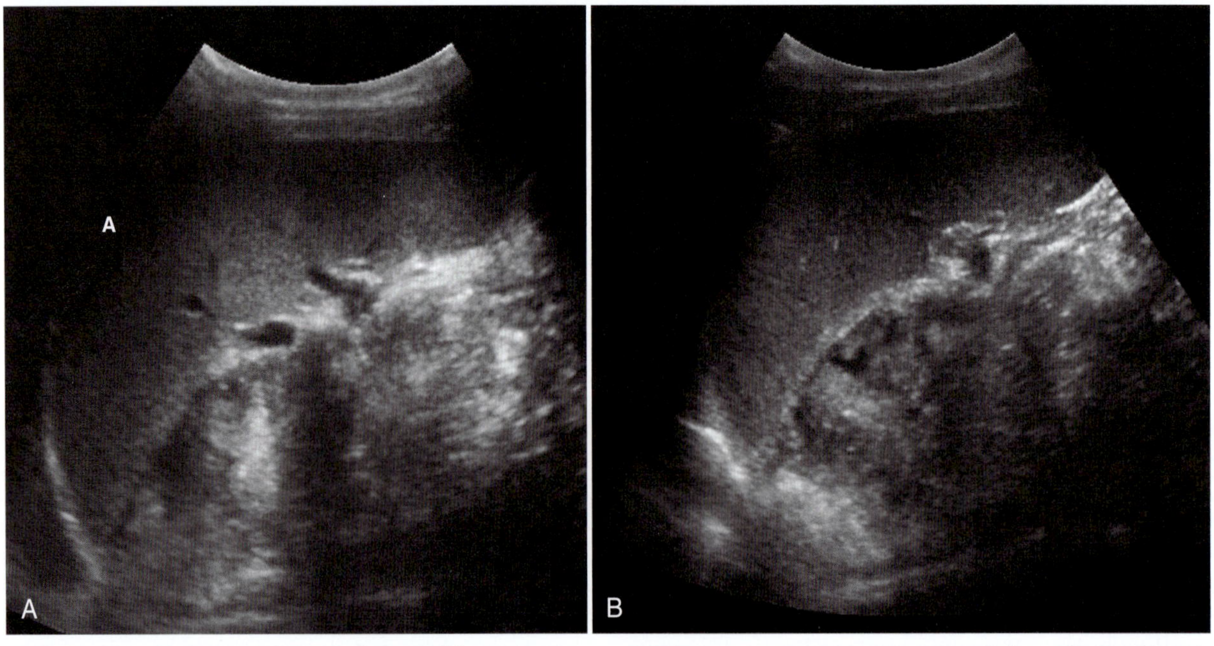

FIG. 5.3 Importância do plano de corte do baço. (A) O corte ultrassonográfico no plano coronal mostra parte do baço obscurecida pelo ar do pulmão. **(B)** Visualização do baço melhorada pelo corte coronal oblíquo alinhado com o 10° espaço intercostal.

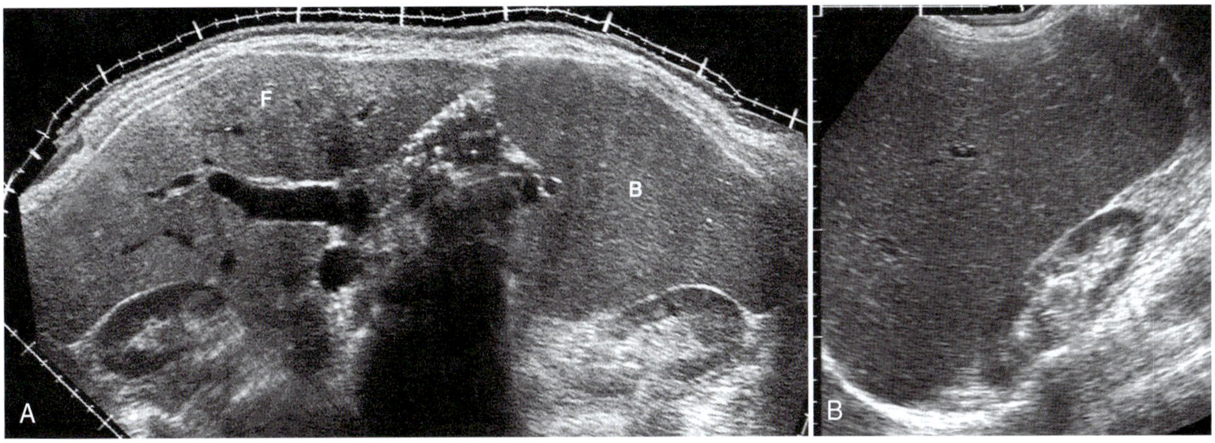

FIG. 5.4 Esplenomegalia. Imagens com campo de visão estendido no eixo transversal **(A)** e no plano coronal **(B)** demonstram acentuado aumento esplênico (baço, *B*); F, fígado.

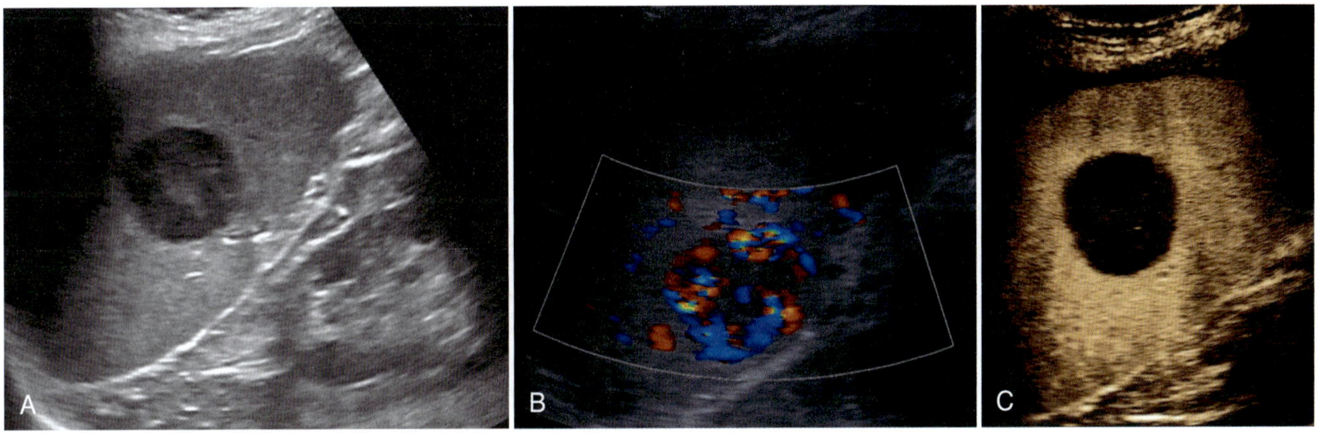

FIG. 5.5 Linfoma manifestando-se como uma lesão esplênica solitária hipoecoica. (A) A imagem sagital mostra uma lesão hipoecoica bem-definida. **(B)** O Doppler colorido mostra o fluxo periférico dentro da lesão. **(C)** Imagem da ultrassonografia com contraste mostrando o preenchimento da periferia. (Cortesia de Stephanie Wilson, MD.) Ver também o Vídeo 5.3.

medida que o plano de corte se move inferiormente, apenas o componente inferior do baço é visto. Esse componente (inferolateral) pode estar delineado por um halo de tecido adiposo acima da flexura esplênica do cólon. Pode estender-se inferiormente à margem costal e apresentar-se clinicamente como baço palpável. Contudo, tanto o componente superomedial quanto o inferomedial podem aumentar independentemente, sem aumento do outro componente.

É importante reconhecer as **estruturas normais** que se relacionam com o baço. O diafragma encosta no baço, posterior, superior e lateralmente. O lobo esquerdo do fígado pode se estender para o QSE e lateral ao baço (Fig. 5.6). O fundo do estômago e o saco menor são mediais e anteriores ao hilo esplênico. O fundo gástrico pode conter gás ou líquido, que não deve ser confundido com coleção líquida. A cauda do pâncreas fica localizada posterior ao estômago e ao saco menor; ela se aproxima do hilo do baço, intimamente relacionado à artéria e à veia esplênicas. Deste modo, o baço pode ser usado como uma "janela" para avaliar a área da cauda do pâncreas. O rim esquerdo geralmente fica inferior e medial ao baço. Um ponto de referência útil para se identificar o baço e o hilo esplênico é a **veia esplênica**, que costuma ser demonstrada sem dificuldade.

O **parênquima esplênico** normal é homogêneo. Em geral, considera-se que o fígado seja mais ecogênico do que o baço, mas, na verdade, a ecogenicidade do parênquima é mais alta no baço do que no fígado. Por meio de um ajuste de imagem dual, o operador pode comparar a ecogenicidade desses dois órgãos. A impressão de que o fígado apresenta ecogenicidade maior é resultado do grande número de vasos refletivos.

Ao medir outras estruturas do corpo, é útil ter medidas que estabeleçam os **limites superiores da normalidade** (máximos). O tamanho do baço normal depende do sexo, da idade e do peso corporal. A variação "de tamanho normal" do baço adulto, combinada com sua complexa forma tridimensional, torna difícil estabelecer a variação normal das medidas ultrassonográficas. Idealmente, o médico deve avaliar o **volume** ou o **peso** esplênico. Foram desenvolvidas técnicas para medir cortes seriais do baço por planimetria e depois computar o volume do baço adicionando-se os valores de cada corte.[10] No entanto, essas técnicas são enfadonhas e impopulares. O método mais frequentemente usado é a avaliação "visual" do tamanho (Fig. 5.7; ver também Fig. 5.4). Infelizmente, esse método de avaliação requer consideravelmente mais experiência do que é necessário para outras técnicas de imagem, e é relativamente impreciso. Vários profissionais usam métodos diferentes para medir o tamanho esplênico. A técnica mais comum é medir o comprimento do baço em corte coronal ou oblíquo coronal que inclui o hilo[11,12]

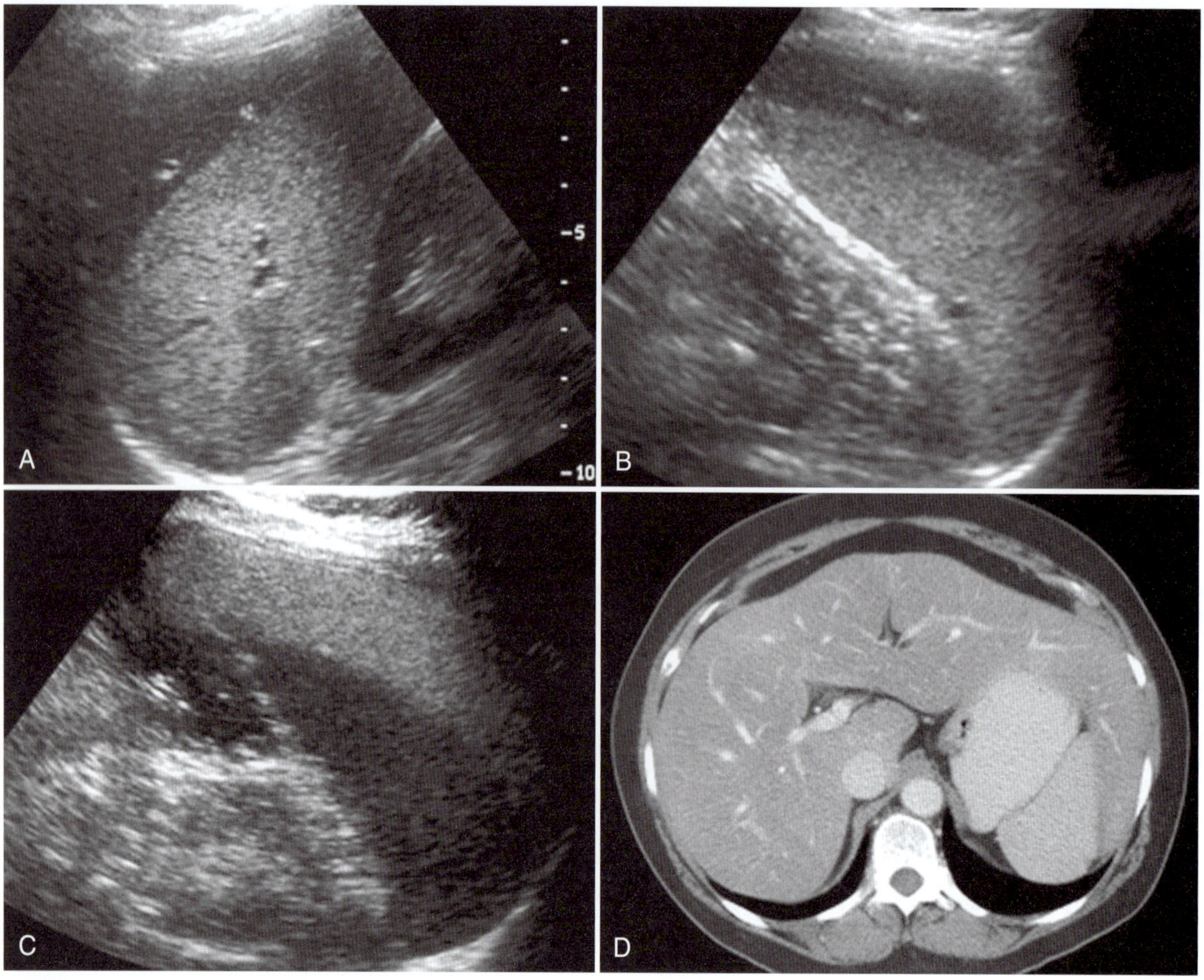

FIG. 5.6 Relações do baço com as estruturas adjacentes. O lobo esquerdo do fígado se estende para o quadrante superior esquerdo, superior ao baço. Exames ultrassonográficos **(A)** no plano coronal e **(B)** no eixo transversal demonstram o lobo esquerdo do fígado superior ao baço. O fígado é hipoecoico comparado com o baço. **(C)** e **(D)** O fígado se estende por sobre o baço em um paciente diferente com fígado gorduroso. **(C)** Corte transversal da ultrassonografia mostrando fígado ecogênico e baço relativamente hipoecoico. **(D)** Imagem no plano axial da TC mostra o lobo esquerdo do fígado se estendendo em torno do baço.

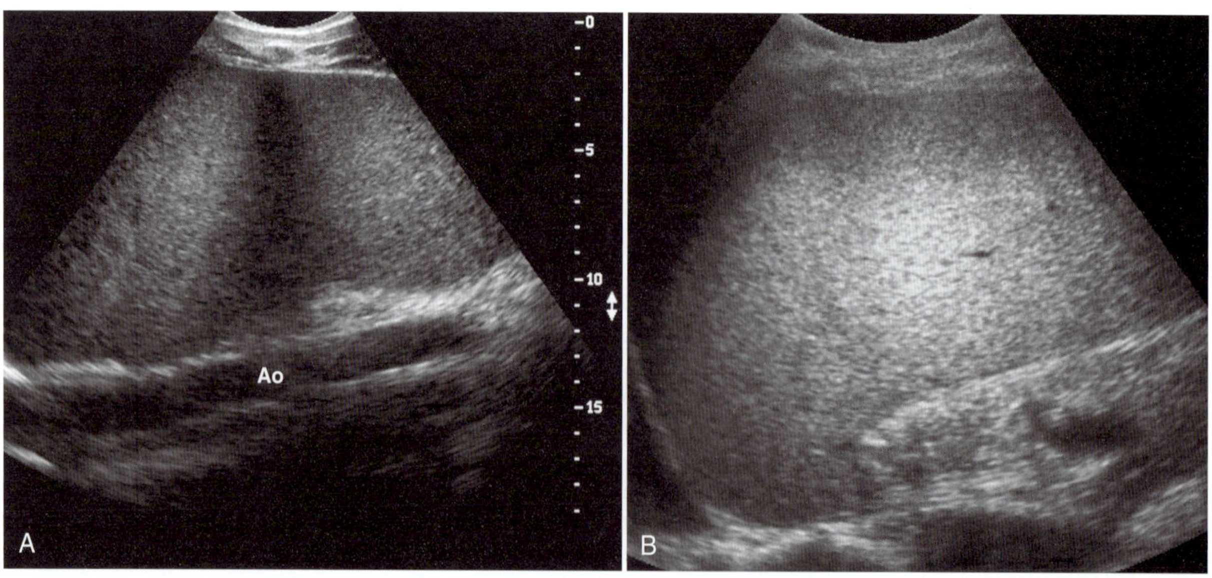

FIG. 5.7 Esplenomegalia em dois pacientes. (A) Corte ultrassonográfico no plano coronal exibindo baço aumentado com margens ultrapassando os limites do campo de visão do transdutor. A porção média está parcialmente obscurecida pela sombra de uma costela. **(B)** Esplenomegalia com aumento da ecogenicidade. *Ao,* aorta.

(Fig. 5.8). Esse corte pode ser obtido durante inspiração profunda ou suspensão da respiração. Tal método se correlaciona bem com o volume esplênico, particularmente quando realizado com o paciente em **decúbito lateral direito.**[12]

Múltiplos estudos tentam estabelecer nomogramas do tamanho do baço. Em um estudo com 703 adultos normais, o **comprimento** do baço era menor que 11 cm, a **largura** era menor que 7 cm e a **espessura** era menor que 5 cm em 95% dos pacientes.[13] Rosenberg et al.[11] estabeleceram um limite superior da normalidade para o comprimento esplênico de 12 cm para mulheres e de 13 cm para homens (≥ 15 anos). Hosey et al.[14] demonstraram comprimento esplênico médio de 10,65 cm. Nesse estudo, os homens também tinham o baço maior que o das mulheres. Spielmann et al.[15] mostraram que o comprimento do baço se correlaciona com o peso, e estabeleceram nomogramas para atletas altos, saudáveis. Em mulheres com mais de 1,68 m, o comprimento médio de 10 cm para o baço aumentou em 0,1 cm para cada polegada (cerca de 2,5 cm) a mais no seu tamanho. Em homens mais altos que 1,80 m, o comprimento esplênico médio de 11 cm aumentava em 0,2 cm para cada polegada (cerca de 2,5 cm) a mais na altura. Os limites normais superiores do comprimento esplênico foram 14 cm em mulheres com 1,98 m e 16,3 cm em homens com 2,13 m de altura. Chow et al. avaliaram 1.230 voluntários saudáveis e descobriram que o comprimento e o volume do baço foram significativa e independentemente associados com sexo, altura corporal e peso, com homens e indivíduos mais altos e mais pesados com baços maiores. O comprimento do baço de 20 das 324 mulheres (6%) e de 234 dos 906 homens (26%) excedeu um limite superior rigoroso do normal de 12 cm.[16]

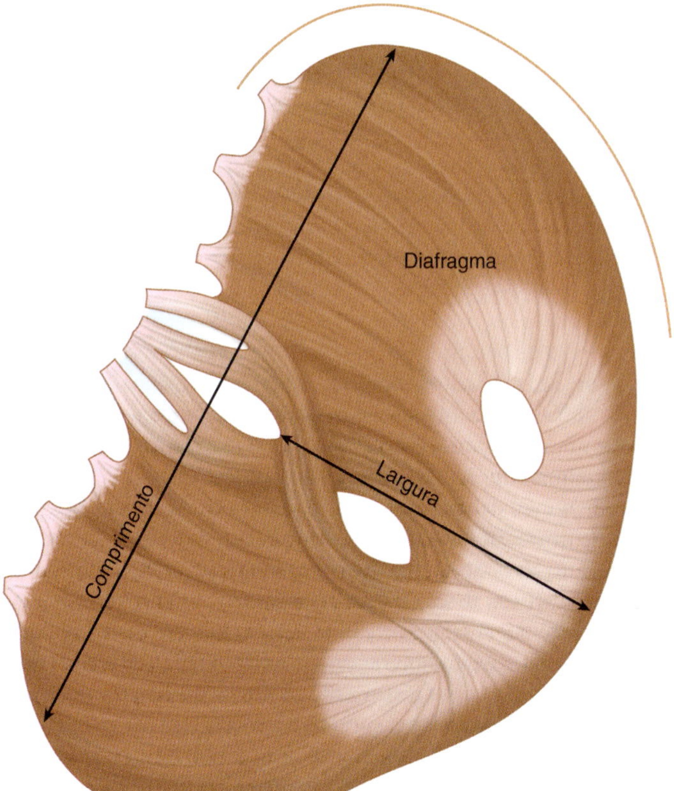

FIG. 5.8 Medida esplênica. O diagrama mostra a abordagem ultrassonográfica para medir o comprimento e a largura do baço. As dimensões esplênicas são melhor mensuradas obtendo-se uma imagem no plano coronal que inclua o hilo.

CONDIÇÕES PATOLÓGICAS

Esplenomegalia

Os diagnósticos diferenciais de esplenomegalia são excessivamente longos. Incluem infecção (p. ex., mononucleose, tuberculose, malária), distúrbios hematológicos (mielofibrose, linfoma, leucemia),[17] congestão (hipertensão portal, trombose venosa portoesplênica, insuficiência cardíaca congestiva), inflamação (sarcoidose), neoplasia (hemangioma, metástases) e infiltração (p. ex., doença de Gaucher)[18] (Tabela 5.1).

A frequência e as causas da esplenomegalia variam entre países desenvolvidos e os em desenvolvimento, e até entre hospitais na mesma região.[19] A ultrassonografia é muito útil para determinar o grau do aumento. Na esplenomegalia "limítrofe", contudo, o diagnóstico pode ser difícil.

O baço é capaz de crescer até um tamanho enorme. Pode estender-se inferiormente até a fossa ilíaca esquerda, cruzar a linha média e aparecer como massa inferior ao lobo esquerdo do fígado em corte longitudinal. O grau de esplenomegalia geralmente não é uma ferramenta confiável para fornecer diagnósticos diferenciais mais concisos. O diagnóstico diferencial de **esplenomegalia volumosa**, definida como o baço com tamanho maior que 18 cm, é menos extenso e inclui distúrbios hematológicos e infecções[18] (Tabela 5.1). A avaliação ultrassonográfica da arquitetura esplênica é usada para diferenciar entre lesões focais (únicas ou múltiplas), causando esplenomegalia e esplenomegalia difusa.

O achado mais comum é o aumento difuso; nesses pacientes, o exame de imagem não é útil para fornecer um diagnóstico específico. Quando o baço aumenta, pode se tornar mais ecogênico, mas o médico não consegue diferenciar entre os vários tipos de esplenomegalia com base em sua ecogenicidade (Fig. 5.7B). Estudos experimentais tentaram quantificar o grau de fibrose no fígado e no baço por meio de características de ecotextura, mas até agora não foram estabelecidas aplicações clínicas.[20] Mais promissor é o uso da elastografia esplênica em pacientes com hipertensão portal. Estudos têm demonstrado que o uso da elastografia em pacientes com risco de cirrose pode levar à melhora na triagem dos pacientes em relação ao grau de fibrose hepática,[21,22] bem como varizes e hemorragias esofágicas.[23]

Características clínicas e radiológicas associadas podem ser úteis para estabelecer um diagnóstico diferencial. Doença hepática e evidência de vasos colaterais venosos portais podem estabelecer **hipertensão portal** como a causa da esplenomegalia (Fig. 5.9). Lesões focais, envolvimento multiorgânico e linfadenopatia podem indicar **linfoma.**

Contudo, em muitos pacientes, extensas investigações radiológicas e laboratoriais não chegam a um diagnóstico. Nesses casos de esplenomegalia "isolada", é preciso pesar os riscos de uma doença grave contra os riscos de investigações mais invasivas, como biópsia esplênica diagnóstica ou esplenectomia.[17] Em casos selecionados, a biópsia esplênica guiada pode ser útil para estabelecer o diagnóstico, com taxa de complicação aceitável e acurácia alta.[24,25]

As complicações da esplenomegalia incluem **hiperesplenismo** e **ruptura esplênica espontânea**. A ruptura esplênica espontânea

TABELA 5.1 Causas de Esplenomegalia

Esplenomegalia (< 18 cm)	Esplenomegalia Massiva (> 18 cm)
HEMATOLÓGICAS	
Defeito das membranas das hemácias	
Hemoglobinopatias	
Anemias hemolíticas autoimunes	Talassemia maior
REUMATOLÓGICAS	
Artrite reumatoide	
Lúpus eritematoso sistêmico	
Sarcoidose	
INFECCIOSAS	
Vírus	Leishmaniose visceral
Bactérias	Síndrome da esplenomegalia hiper-reativa da malária
Micobactérias	Complexo *Mycobacterium avium-intracellulare*
Fungos	
Parasita	
CONGESTIVAS	
Cirrose hepática	
Trombose venosa (hepática, portal, esplênica)	
Insuficiência cardíaca congestiva	
INFILTRATIVAS	
Linfoma	Linfomas
Neoplasias mieloproliferativas	Neoplasias mieloproliferativas
Câncer metastático	
Amiloidose	
Doença de Gaucher	Doença de Gaucher
Doença de Niemann-Pick	
Doença do armazenamento do glicogênio	
Síndrome hemofagocítica	
Histiocitose de células de Langerhans	

Dados de Abramson JS, Chatterji M, Rahemtullah A. Case records of the Massachusetts General Hospital. Case 39-2008. A 51-year-old woman with splenomegaly and anemia. N Engl J Med. 2008;359(25):2707-2718[17]; Pozo AL, Godfrey EM, Bowles KM. Splenomegaly: investigation, diagnosis and management. Blood Rev. 2009;23(3):105-111.[18]

Tipos de Cistos Esplênicos

Cistos congênitos
Pseudocistos
Cistos hidátidos (equinocócicos)
Pseudocistos pancreáticos
Cistos revestidos por endotélio
- Linfangiomas
- Hemangiomas císticos

Peliose
Metástases císticas[a]
Abscesso[a]
Hematoma[a]

[a]Não são cistos verdadeiros.

ocorre tipicamente em pacientes com baço aumentado após trauma mínimo ou eventos insignificantes, como o ato de tossir.[26,27]

Anormalidades Focais

A ultrassonografia é extremamente útil para identificar e caracterizar lesões esplênicas focais. No entanto, devido à sobreposição dos aspectos das lesões esplênicas, geralmente não é possível fazer um diagnóstico específico com base apenas nos achados ultrassonográficos. As lesões esplênicas podem ser solitárias ou múltiplas, difusas e infiltrantes. As lesões focais podem ser císticas, císticas complexas ou sólidas. Além disso, as lesões podem ser caracterizadas de acordo com o tamanho em **micronodulares** (< 1 cm), **nodulares** (1 a 3 cm) ou massas **focais** (> 3 cm).[28] É necessário o conhecimento de histórico médico, quadro clínico e achados ultrassonográficos para fornecer um diagnóstico diferencial apropriado e orientar os cuidados subsequentes.[29] Em último caso, pode ser necessária a biópsia percutânea ou a esplenectomia para se obter um diagnóstico definitivo.

Cistos Esplênicos

Os cistos esplênicos, assim como os cistos em qualquer outro lugar do corpo, aparecem como lesões anecoicas com reforço acústico posterior. Os cistos simples têm formato redondo a ovalado e paredes finas nitidamente definidas. Os **cistos complexos** não se encontram nesses critérios e podem demonstrar septos, paredes espessas, calcificações, componentes sólidos ou ecos internos. Ocasionalmente, os cistos podem crescer de modo a atingir grandes dimensões, tornando-se predominantemente **exofíticos**. Nesses casos, pode ser difícil definir sua origem esplênica (Fig. 5.10).

As lesões císticas esplênicas mais comuns são os cistos congênitos primários, pseudocistos e cistos hidáticos. Lesões císticas esplênicas incomuns incluem pseudocistos pancreáticos, linfangiomas, hemangiomas, peliose, hamartomas, angiossarcomas e metástases císticas.[30] Outras lesões que podem mimetizar cistos na ultrassonografia são **abscessos**, **linfomas**, **metástases necróticas** e **hematomas**.[31]

No mundo desenvolvido, a maioria dos cistos esplênicos consiste em achados incidentais assintomáticos descobertos durante um exame de rotina e geralmente representam cistos congênitos ou pseudocistos. Esses cistos podem causar sintomas quando são grandes ou quando apresentam complicações, tais como hemorragia interna, infecção ou ruptura. **Cistos congênitos primários**, também chamados de **cistos epidermoides** ou **cistos verdadeiros**, são caracterizados pela presença de uma camada epitelial no exame anatomopatológico.[32] Considerando que se originem de restos embriológicos de células mesoteliais primitivas dentro do baço, os cistos epidermoides típicos apresentam-se como lesões anecoicas bem-definidas com paredes finas que não se alteram com o tempo (Fig. 5.11A). Os **pseudocistos**, também conhecidos como **cistos falsos**, não apresentam camada celular e são presumivelmente secundários a trauma, infarto ou infecção.[33] Esses cistos são mais frequentemente complexos, com calcificações parietais e ecos internos

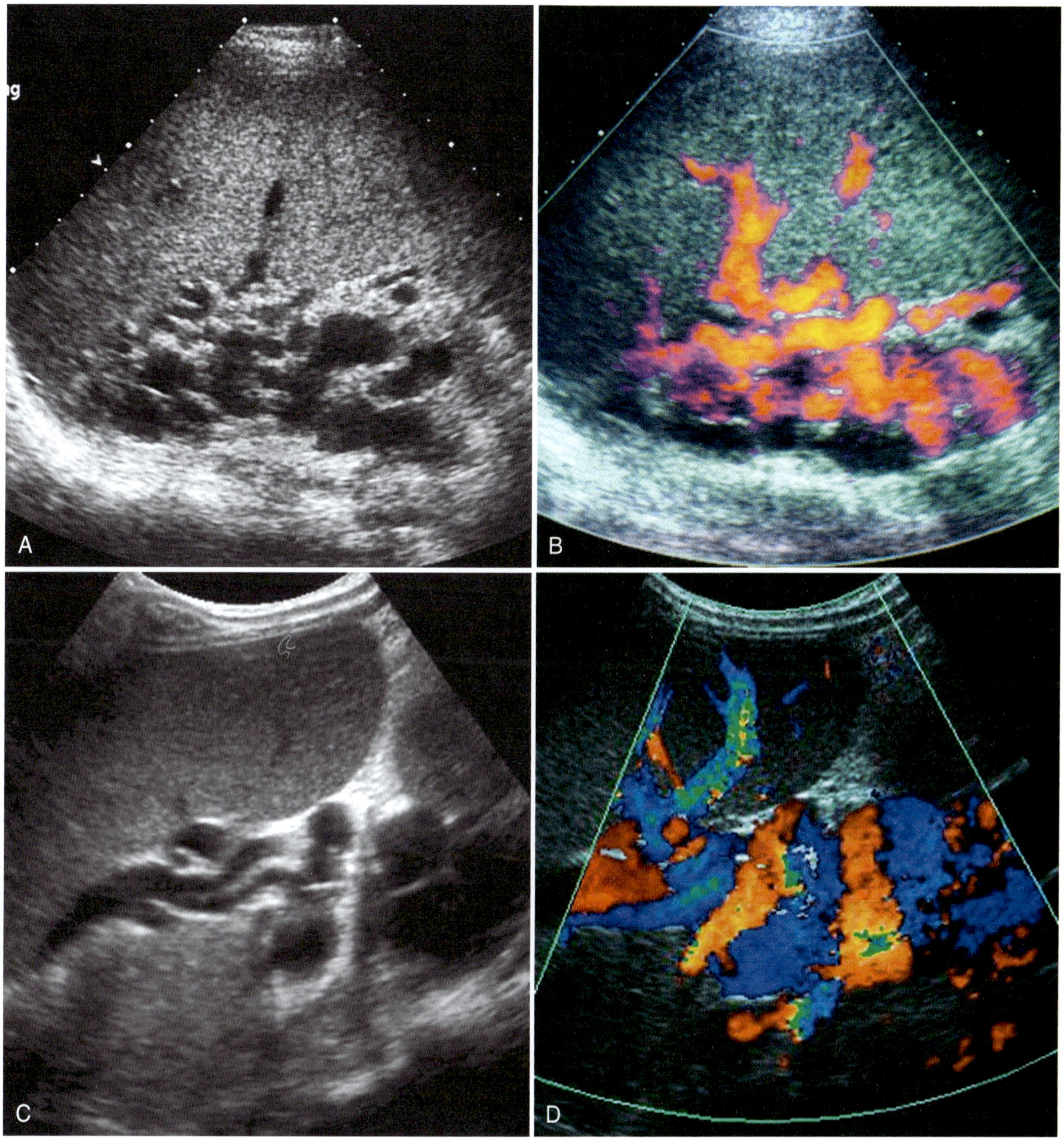

FIG. 5.9 Varizes em pacientes com hipertensão portal. (A) Plano coronal em escala de cinza e **(B)** com *power* Doppler mostram esplenomegalia e varizes tortuosas medialmente ao baço. **(C)** e **(D)** Varizes mediais e inferiores ao baço representando um *shunt* (derivação) esplenorrenal.

(Fig. 5.11B). No entanto, em geral, a diferenciação entre ambos não é possível porque há considerável sobreposição, tanto na imagem como no exame patológico[34] (Fig. 5.11C). Além disso, raramente consegue-se estabelecer um histórico muito significativo de trauma ou infecção em pacientes com pseudocisto. Ambos os tipos de cistos podem ser complexos, com calcificações parietais ou líquido com ecogenicidade aumentada devido a cristais de colesterol, debris inflamatórios ou hemorragia[35] (Fig. 5.12; ver também Fig. 5.10).

Doença hidatiforme (ou **equinocócica**) é a causa mais comum de cistos esplênicos em áreas endêmicas. O envolvimento esplênico isolado sem envolvimento hepático e peritoneal é raro.[36] O aspecto de um cisto hidátido depende do estágio da doença e varia de simples a complexo, com ou sem cistos-filhos (Fig. 5.13). O diagnóstico é realizado pela combinação de histórico apropriado, localização geográfica, exames sorológicos e aspectos de imagem.[37,38] A aspiração percutânea com agulha fina pode ser diagnóstica, desde que o patologista seja alertado para procurar escólices.

Pseudocistos relacionados a **pancreatite** no baço ou adjacentes a ele são diagnosticados pelas características associadas de pancreatite.[39] A **púrpura** esplênica é muito rara e caracteriza-se por múltiplos espaços císticos cheios de sangue, às vezes envolvendo todo o baço.[40] Na ultrassonografia, essas lesões aparecem como múltiplas lesões hipoecoicas indistintas. As lesões podem ser hiperecoicas se a trombose estiver presente.

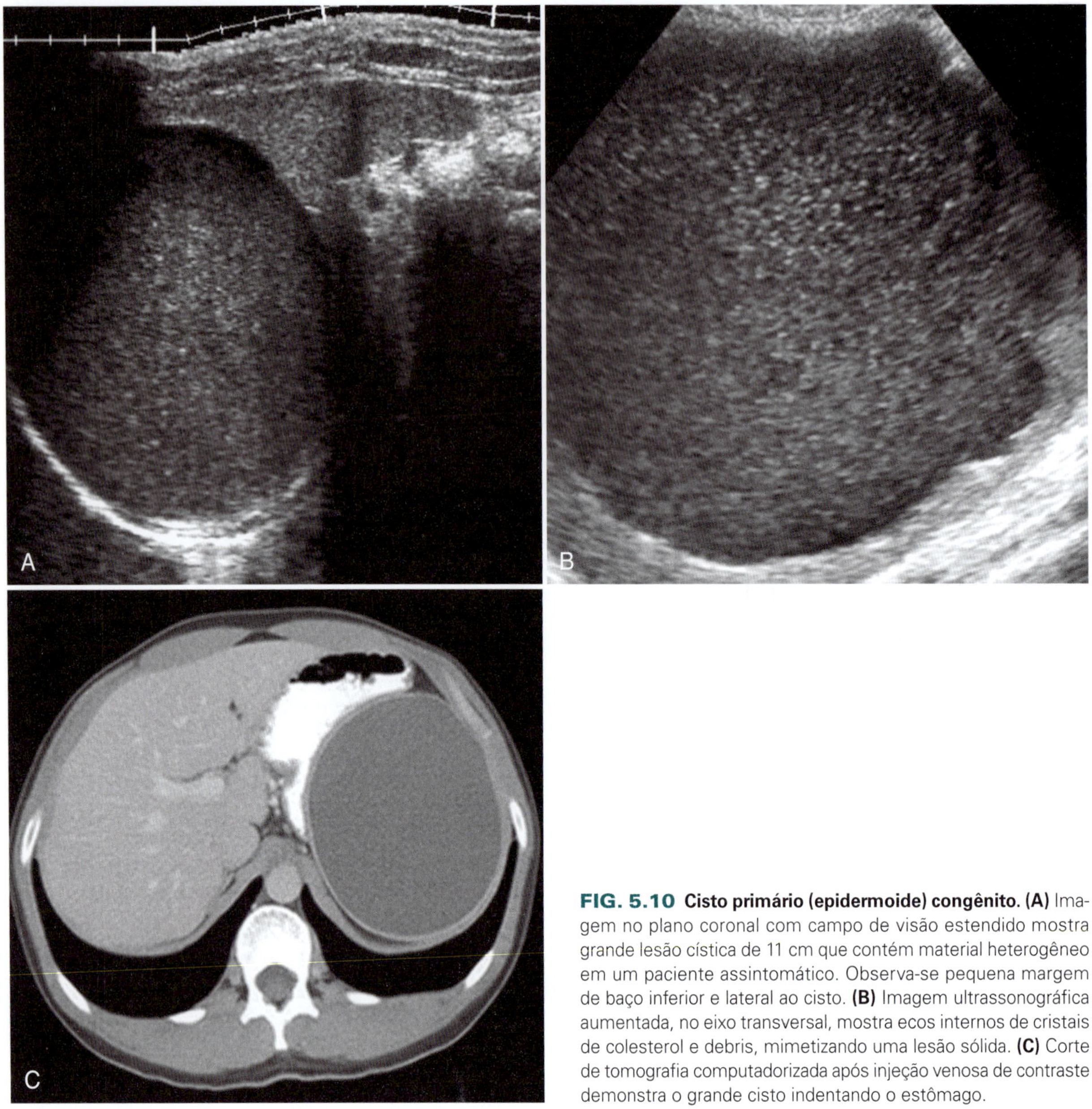

FIG. 5.10 Cisto primário (epidermoide) congênito. (A) Imagem no plano coronal com campo de visão estendido mostra grande lesão cística de 11 cm que contém material heterogêneo em um paciente assintomático. Observa-se pequena margem de baço inferior e lateral ao cisto. **(B)** Imagem ultrassonográfica aumentada, no eixo transversal, mostra ecos internos de cristais de colesterol e debris, mimetizando uma lesão sólida. **(C)** Corte de tomografia computadorizada após injeção venosa de contraste demonstra o grande cisto indentando o estômago.

Os **cistos revestidos por endotélio** incluem linfangiomas e hemangiomas císticos.[41,42] Os **linfangiomas** foram descritos como múltiplos cistos de tamanhos variáveis, atingindo poucos milímetros a vários centímetros, divididos por finos septos.[43] Foram relatados **hemangiomas** com espaços císticos de tamanho variável.

As **metástases císticas** para o baço são observadas tipicamente em pacientes com doença metastática disseminada, como o carcinoma ovariano ou colônico. Ocasionalmente, metástases necróticas mimetizam uma lesão cística.

As causas mais comuns de **abscessos esplênicos** são endocardite, septicemia e trauma.[44] Abscessos esplênicos piogênicos podem ter aspecto similar ao dos cistos simples, mas o diagnóstico geralmente é feito em conjunto com os achados clínicos. A presença de gás indica causa infecciosa. O gás pode causar dúvidas se for visto apenas um foco pequeno, curvilíneo ou puntiforme. A presença de artefato de reverberação (sombra mal definida) indica a existência de gás (Fig. 5.14). No entanto, os achados ultrassonográficos de um abscesso piogênico são variáveis e, em determinados casos, o diagnóstico é feito por aspiração.[45] O cateter de drenagem percutânea pode ser usado como opção segura e bem-sucedida de tratamento.[46]

Lesões Nodulares Esplênicas

As lesões nodulares são geralmente múltiplas e podem ser subdivididas em micronodulares (< 1 cm) e nodulares (1 a 3 cm). Se houver nódulos esplênicos em paciente com diagnóstico conhecido de linfoma, tuberculose ou sarcoidose, esses nódulos provavelmente representam a mesma doença. No entanto, se não tiver sido estabelecido um diagnóstico e os nódulos esplênicos forem um achado isolado, o diagnóstico raramente é feito apenas pelas características de imagem. As etiologias mais comuns de nódulos esplênicos incluem infecção (p. ex., **micobactéria**, **histoplasmose**), **sarcoidose** e malignidade (p. ex., **linfoma**, metástases). Outras causas menos comuns de lesões nodulares esplênicas com achados de imagem semelhantes incluem **corpúsculos de Gamna-Gandy**,

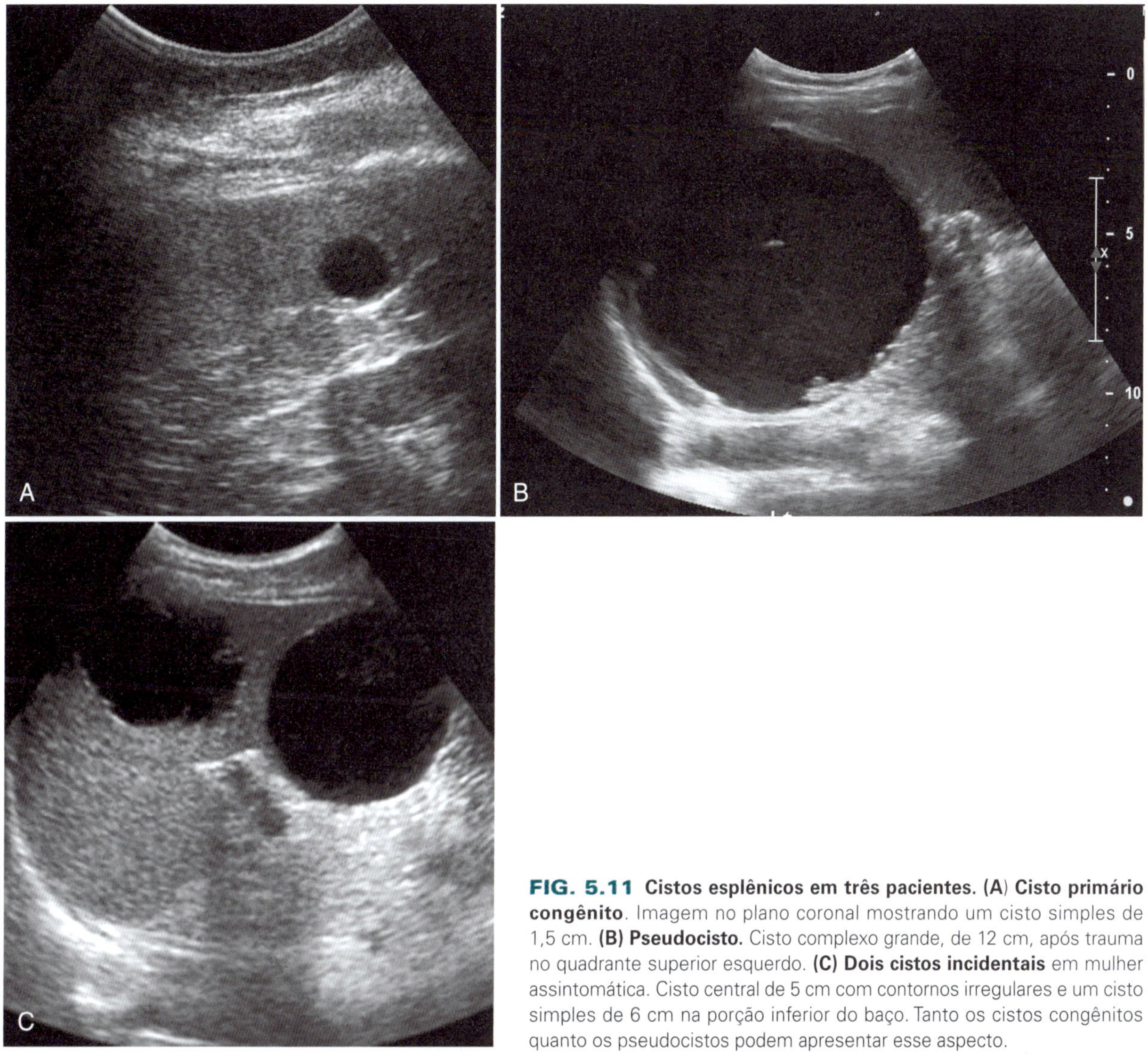

FIG. 5.11 Cistos esplênicos em três pacientes. (A) Cisto primário congênito. Imagem no plano coronal mostrando um cisto simples de 1,5 cm. **(B) Pseudocisto.** Cisto complexo grande, de 12 cm, após trauma no quadrante superior esquerdo. **(C) Dois cistos incidentais** em mulher assintomática. Cisto central de 5 cm com contornos irregulares e um cisto simples de 6 cm na porção inferior do baço. Tanto os cistos congênitos quanto os pseudocistos podem apresentar esse aspecto.

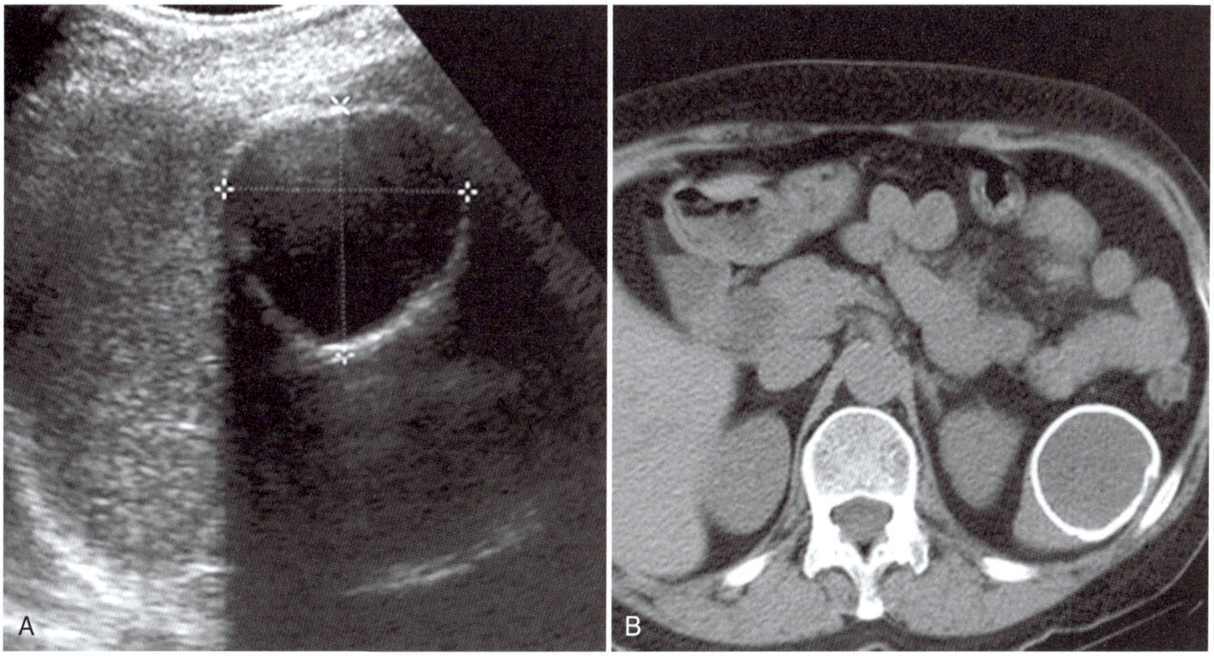

FIG. 5.12 Cisto esplênico calcificado. (A) Corte ultrassonográfico no plano coronal. Observe a sombra na parede proximal. **(B)** Corte de tomografia computadorizada sem contraste demonstra a calcificação da parede. Cistos congênitos, pseudocistos e cistos hidáticos rompidos podem ter aspecto semelhante.

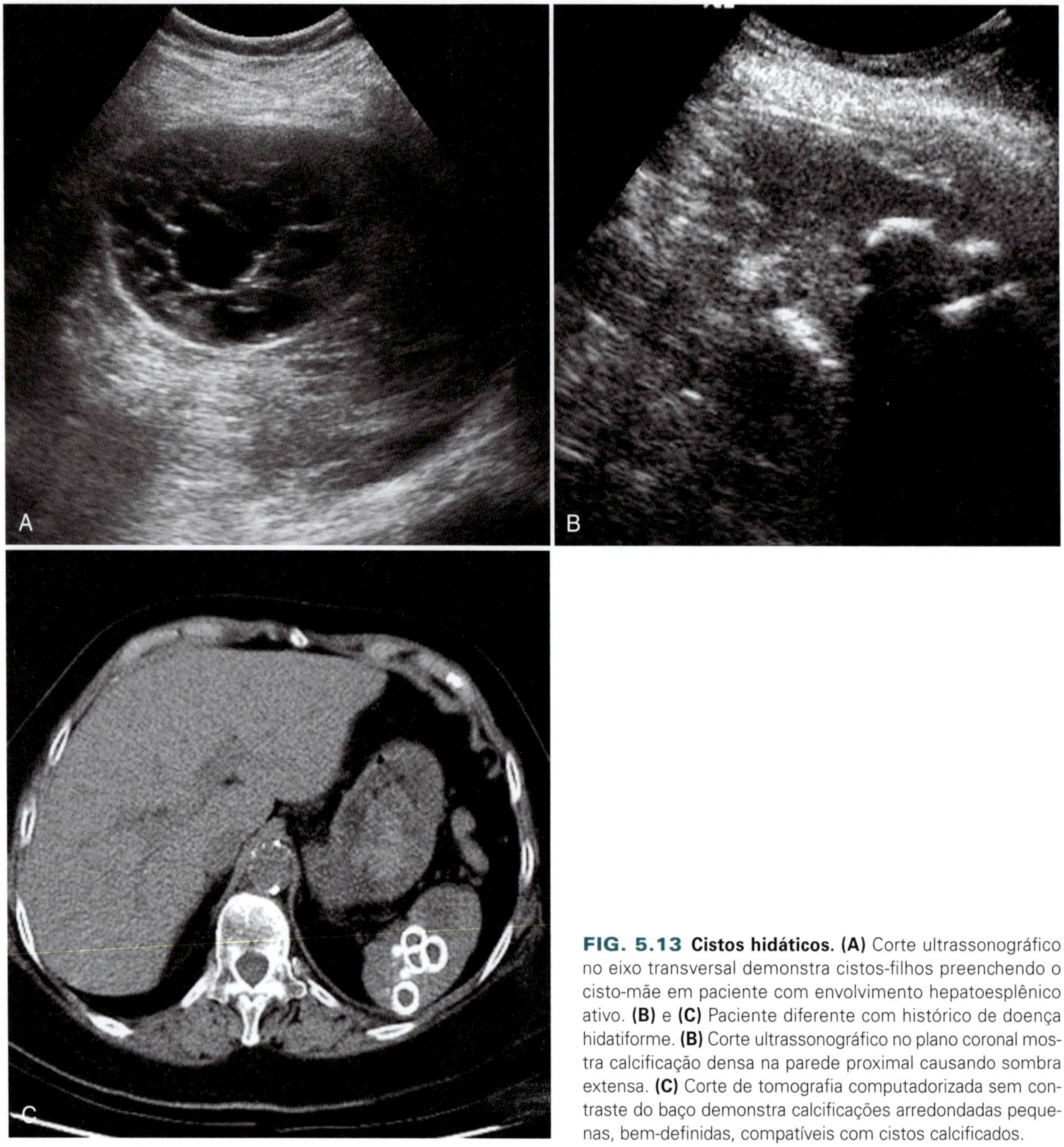

FIG. 5.13 Cistos hidáticos. (A) Corte ultrassonográfico no eixo transversal demonstra cistos-filhos preenchendo o cisto-mãe em paciente com envolvimento hepatoesplênico ativo. **(B)** e **(C)** Paciente diferente com histórico de doença hidatiforme. **(B)** Corte ultrassonográfico no plano coronal mostra calcificação densa na parede proximal causando sombra extensa. **(C)** Corte de tomografia computadorizada sem contraste do baço demonstra calcificações arredondadas pequenas, bem-definidas, compatíveis com cistos calcificados.

Pneumocystis jiroveci (anteriormente conhecido como *P. carinii*) e **doença da arranhadura do gato**.[47-49]

Tuberculose ativa envolvendo o baço é visualizada tipicamente na disseminação miliar e pode ocorrer tanto com tuberculose como com infecções micobacterianas. Os achados ultrassonográficos típicos são múltiplos nódulos hipoecoicos de 0,2 a 1 cm de tamanho (Fig. 5.15). Eventualmente, os nódulos são hiperecoicos ou se apresentam como lesões císticas maiores, com poucos ecos representando os abscessos tuberculosos (Figs. 5.16 e 5.17).

Quando os nódulos ou granulomas cicatrizam, eles podem tornar-se calcificados e aparecer como discretas e pequenas lesões ecogênicas brilhantes, esparsas, com sombra acústica posterior, em baço normal (Fig. 5.18). São, provavelmente, as lesões nodulares esplênicas mais frequentemente encontradas. Calcificações da artéria esplênica também são comuns e não devem ser confundidas com granuloma (Fig. 5.19).

Os **microabscessos** costumam ser observados em pacientes imunocomprometidos com infecções generalizadas. Em geral, coexistem no fígado e baço e exibem uma aparência semelhante. Os microabscessos geralmente se apresentam como nódulos múltiplos hipoecoicos (Fig. 5.20A). Na **candidíase hepatoesplênica**, os dois padrões ultrassonográficos mais comuns são nódulos hipoecoicos e focos hiperecoicos de 2 a 5 mm de tamanho, ocasionalmente contendo calcificação central. Dois outros padrões ultrassonográficos também foram descritos. Na aparência "**roda dentro de roda**", a "roda" hipoecoica externa representa um anel de fibrose circundando a "roda" ecogênica interna de células inflamatórias e uma área central hipoecoica necrótica.[50] O aspecto de "**olho de boi**" consiste em células

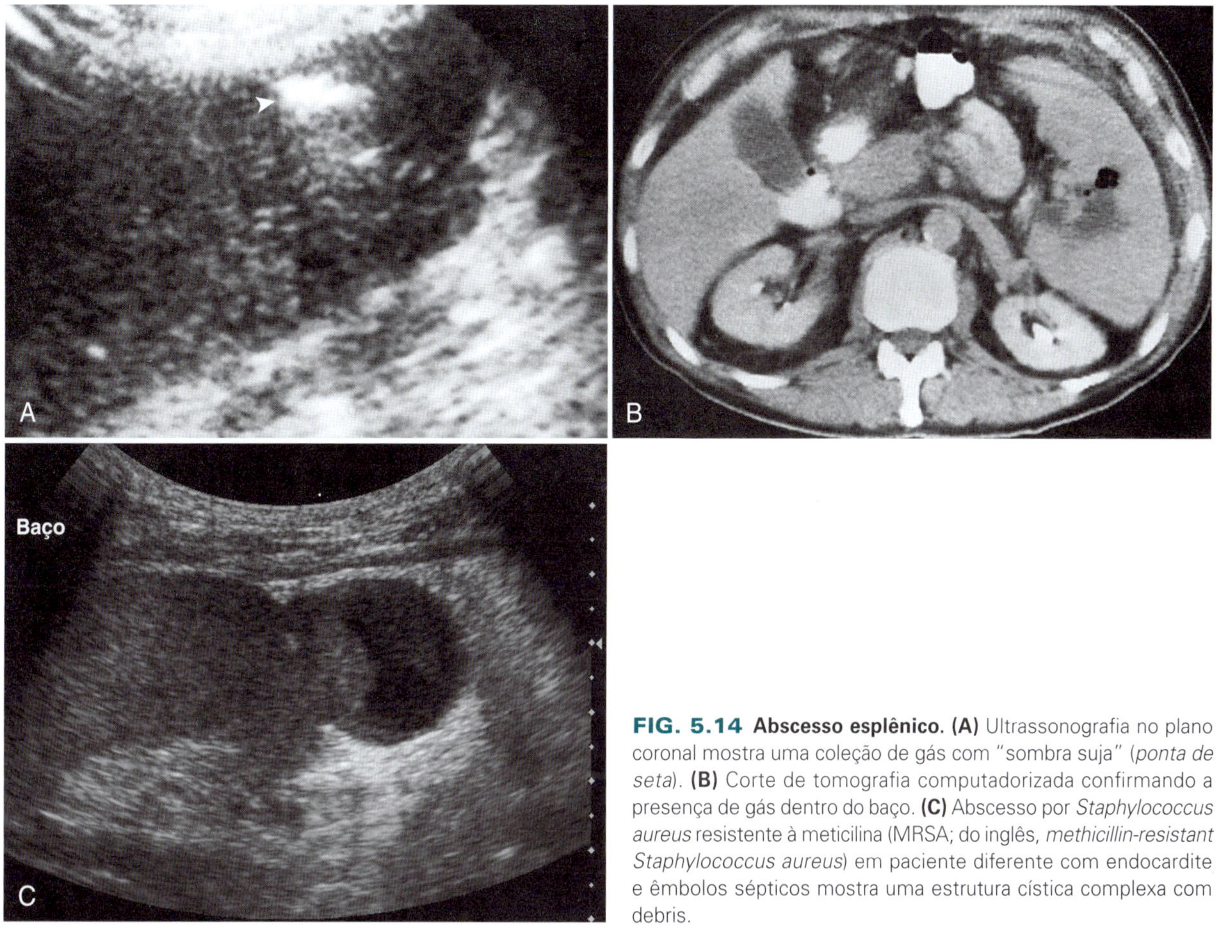

FIG. 5.14 Abscesso esplênico. (A) Ultrassonografia no plano coronal mostra uma coleção de gás com "sombra suja" (*ponta de seta*). **(B)** Corte de tomografia computadorizada confirmando a presença de gás dentro do baço. **(C)** Abscesso por *Staphylococcus aureus* resistente à meticilina (MRSA; do inglês, *methicillin-resistant Staphylococcus aureus*) em paciente diferente com endocardite e êmbolos sépticos mostra uma estrutura cística complexa com debris.

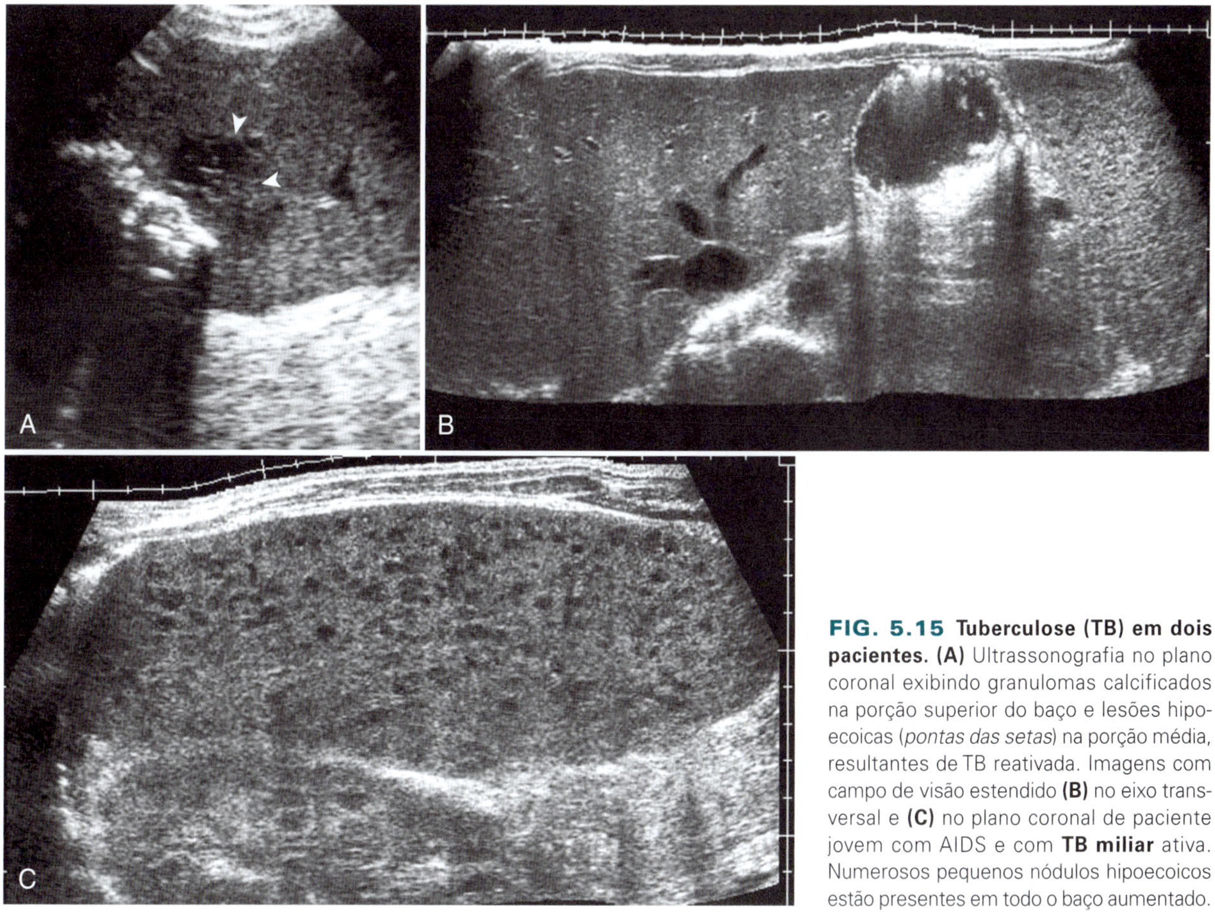

FIG. 5.15 Tuberculose (TB) em dois pacientes. (A) Ultrassonografia no plano coronal exibindo granulomas calcificados na porção superior do baço e lesões hipoecoicas (*pontas das setas*) na porção média, resultantes de TB reativada. Imagens com campo de visão estendido **(B)** no eixo transversal e **(C)** no plano coronal de paciente jovem com AIDS e com **TB miliar** ativa. Numerosos pequenos nódulos hipoecoicos estão presentes em todo o baço aumentado.

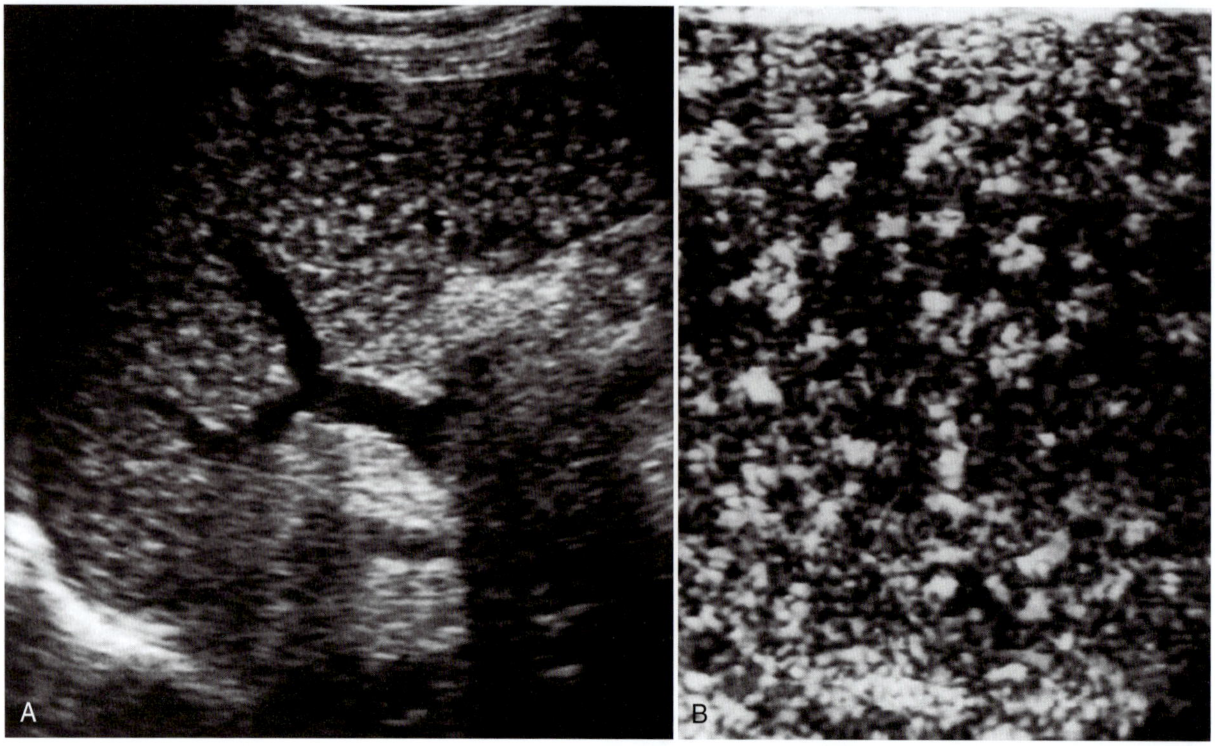

FIG. 5.16 Tuberculose miliar ativa do baço. Imagens ultrassonográficas **(A)** no plano coronal e **(B)** com transdutor linear de alta resolução mostram múltiplos focos ecogênicos de granulomas tuberculosos em paciente com tuberculose ativa.

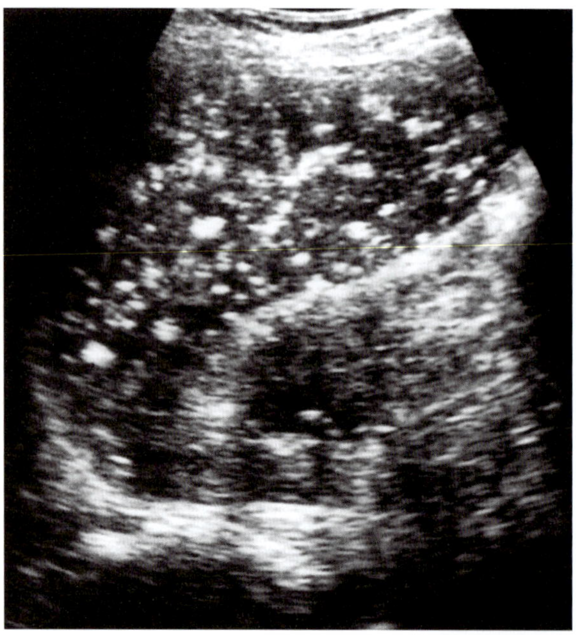

FIG. 5.17 Tuberculose atípica do baço em paciente com AIDS. Minúsculos focos ecogênicos em todo o baço. Focos isolados também foram identificados no fígado e nos rins. Várias biópsias com agulha em todo o fígado confirmaram que eles eram granulomas de *Mycobacterium avium-intracellulare*. Infecção disseminada por *Pneumocystis jiroveci*, antes *P. carinii* (PPC), também pode manifestar-se dessa maneira.

inflamatórias ecogênicas no centro circundadas por margem externa fibrótica hipoecoica[51] (Fig. 5.20B).

O **linfoma** e a **doença metastática** também podem se apresentar com padrão nodular pequeno, difuso, especialmente na doença de Hodgkin e no linfoma não Hodgkin de baixo grau[52] (Fig. 5.21A).

Causas de Nódulos Esplênicos

INFECCIOSAS
Tuberculose/Complexo Mycobacterium avium-intracellulare
Abscessos piogênicos
Histoplasmose
Abscessos por Candida
Doença da arranhadura do gato
Pneumocystis jiroveci (anteriormente, pneumonia por *P. carinii*)

INFLAMATÓRIAS
Sarcoidose

MALIGNAS
Linfoma
Metástases

OUTRAS
Corpúsculos de Gamna-Gandy (nódulos fibrossideróticos)
Doença de Gaucher

Lesões Focais Sólidas Esplênicas

Doenças Malignas. O baço frequentemente está envolvido nos pacientes com **linfoma**. Pacientes com envolvimento linfomatoso do baço apresentam, com frequência, linfadenopatia e sinais/sintomas constitucionais. Na **doença de Hodgkin**, o aumento do baço ocorre em 30% a 40% dos pacientes, mas em um terço desses pacientes não há envolvimento linfomatoso do baço no exame histopatológico. Por outro lado, um terço dos pacientes com doença de Hodgkin e envolvimento esplênico apresentam baço em tamanho normal. No **linfoma não Hodgkin**, o baço está envolvido em 40% dos pacientes durante a evolução da doença. Foram descritos **quatro**

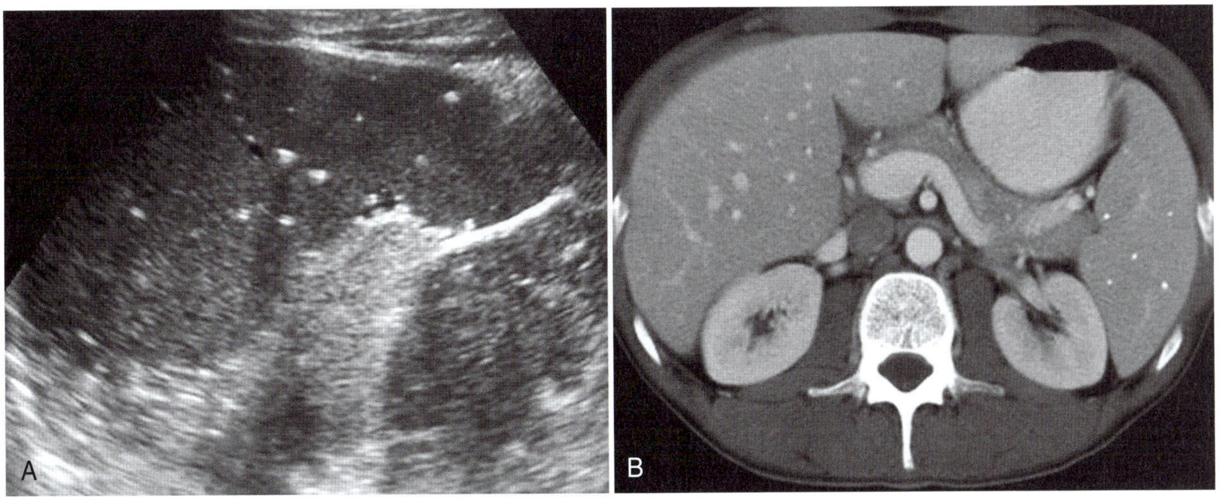

FIG. 5.18 Granulomas calcificados em paciente com sarcoidose. (A) Múltiplos focos diminutos brilhantes em todo o baço, alguns demonstrando sombra acústica posterior. **(B)** Corte de tomografia computadorizada após contraste intravenoso mostra múltiplas pequenas calcificações parenquimatosas em todo o baço.

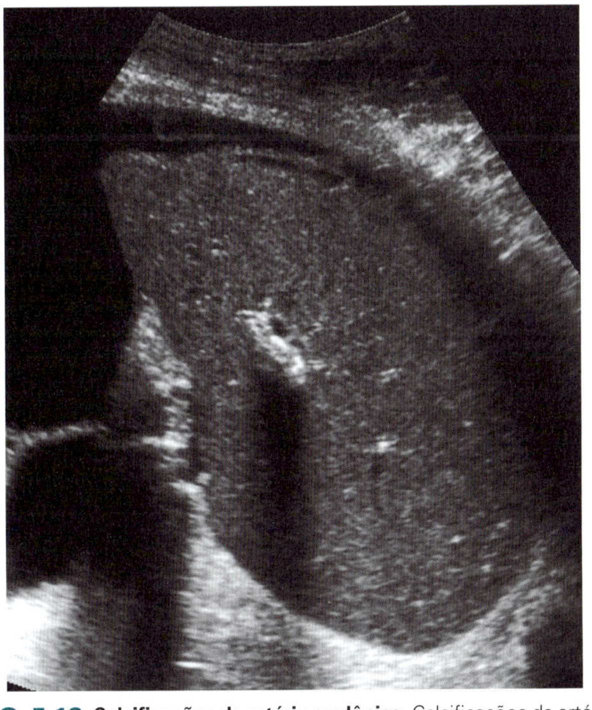

FIG. 5.19 Calcificações da artéria esplênica. Calcificações da artéria esplênica central em paciente em diálise peritoneal.

padrões ultrassonográficos de envolvimento linfomatoso do baço,[53] correspondendo aos achados patológicos: (1) envolvimento difuso, geralmente baço aumentado com ecotextura normal ou heterogênea em placas; (2) lesões nodulares hipoecoicas focais pequenas (< 3 cm); (3) lesões nodulares focais grandes (> 3 cm); e (4) massas sólidas volumosas (Fig. 5.21). As lesões focais no linfoma são tipicamente hipoecoicas e hipovasculares.[31] Ocasionalmente, após necrose central com liquefação subsequente, as lesões se apresentam como cistos anecoicos ou mimetizam um abscesso.[54] Lesões hiperecoicas são incomuns.

As lesões esplênicas malignas primárias incluem linfoma primário, angiossarcoma e hemangiopericitoma. **Linfoma isolado (primário)** do baço é raro, sendo encontrado em menos de 1% de todos os pacientes com linfoma; tipicamente, representa doença de Hodgkin.[52] O **angiossarcoma** é uma neoplasia vascular maligna primária rara, com prognóstico muito reservado. Os achados ultrassonográficos incluem ecotextura heterogênea, massa ou massas complexas e esplenomegalia (Fig. 5.22). Os componentes sólidos do tumor podem exibir aumento do fluxo no Doppler.[55,56] O **hemangiopericitoma** é um tumor muito raro que pode surgir no baço, com potencial maligno variável. Na ultrassonografia, pode aparecer como massa vascular hipoecoica distinta do parênquima esplênico circundante.[40]

Metástases para o baço são relativamente raras e geralmente ocorrem como um fenômeno tardio. Tipicamente são observadas em pacientes com doença metastática disseminada, e não como manifestação inicial.[57] Metástases isoladas para o baço são muito raras. As metástases esplênicas são relativamente frequentes no **melanoma maligno**, mas podem ser encontradas em qualquer doença metastática, incluindo carcinoma de pulmão, mama, ovário, estômago, cólon e no sarcoma de Kaposi.[58] As metástases são geralmente hipoecoicas, mas podem ser ecogênicas, heterogêneas ou até mesmo císticas[1] (Fig. 5.23).

Lesões benignas. O **hemangioma** é a neoplasia primária benigna mais comum do baço, com taxas de incidência variando de 0,3% a 14% em séries de necropsias.[59] Os hemangiomas são, em geral, fenômenos isolados, mas podem ser parte de uma condição generalizada, como a hemangiomatose ou a síndrome de Klippel-Trenaunay-Weber.[60,61] As lesões costumam apresentar aspecto ecogênico bem-definido, semelhante aos hemangiomas do fígado, mas essa aparência é muito menos frequentemente visualizada no baço do que no fígado (Fig. 5.24). Lesões de ecogenicidade mista, com espaços císticos de tamanhos variáveis e focos de calcificação, também já foram descritas.[41,59]

Outros tumores benignos do baço são raros e incluem hamartomas, angiomas de células litorais, transformação nodular angiomatosa esclerosante (TNAE) e pseudotumor inflamatório. Os **hamartomas** são lesões tipicamente bem-definidas, homogêneas, isoecoicas a levemente hipoecoicas ou hiperecoicas[62] (Fig. 5.25). Os hamartomas podem conter áreas císticas ou calcificações grosseiras, e alguns exibem aumento da vascularização no Doppler colorido.[63] O aspecto ultrassonográfico do **angioma de células litorais** é variável e inclui

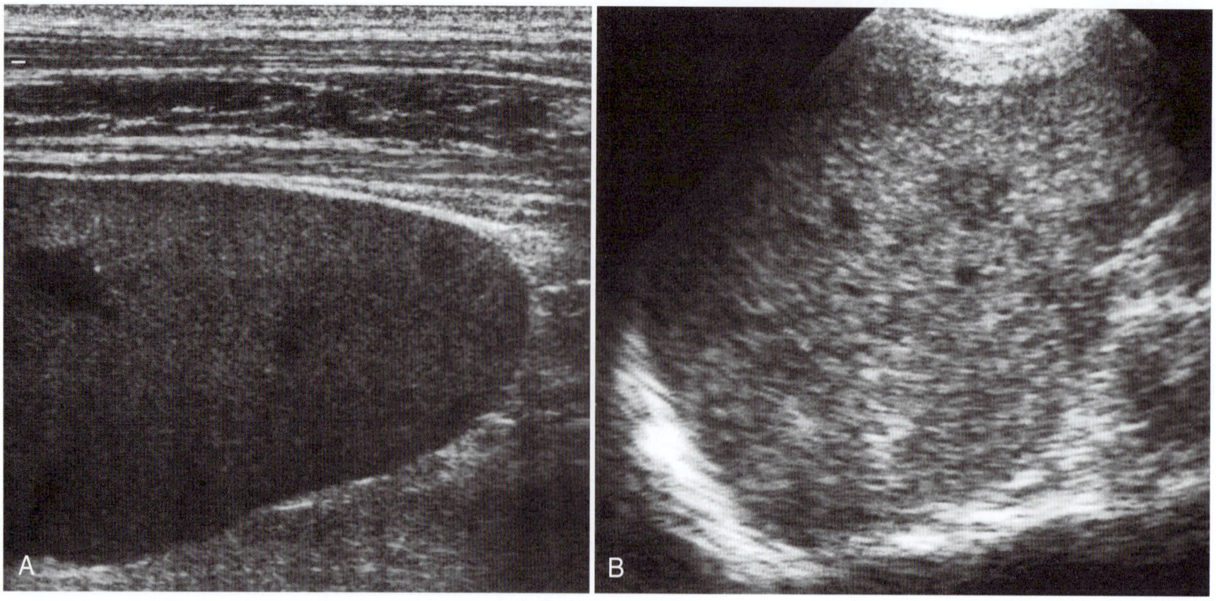

FIG. 5.20 Microabscessos em dois pacientes. (A) Imagem produzida com transdutor linear de alta frequência mostrando múltiplos microabscessos mal definidos em paciente com septicemia por *Klebsiella*. **(B)** Abscessos por *Candida* no baço de paciente com AIDS. Observe que a lesão no meio da imagem apresenta um centro ecogênico, característico de *Candida*.

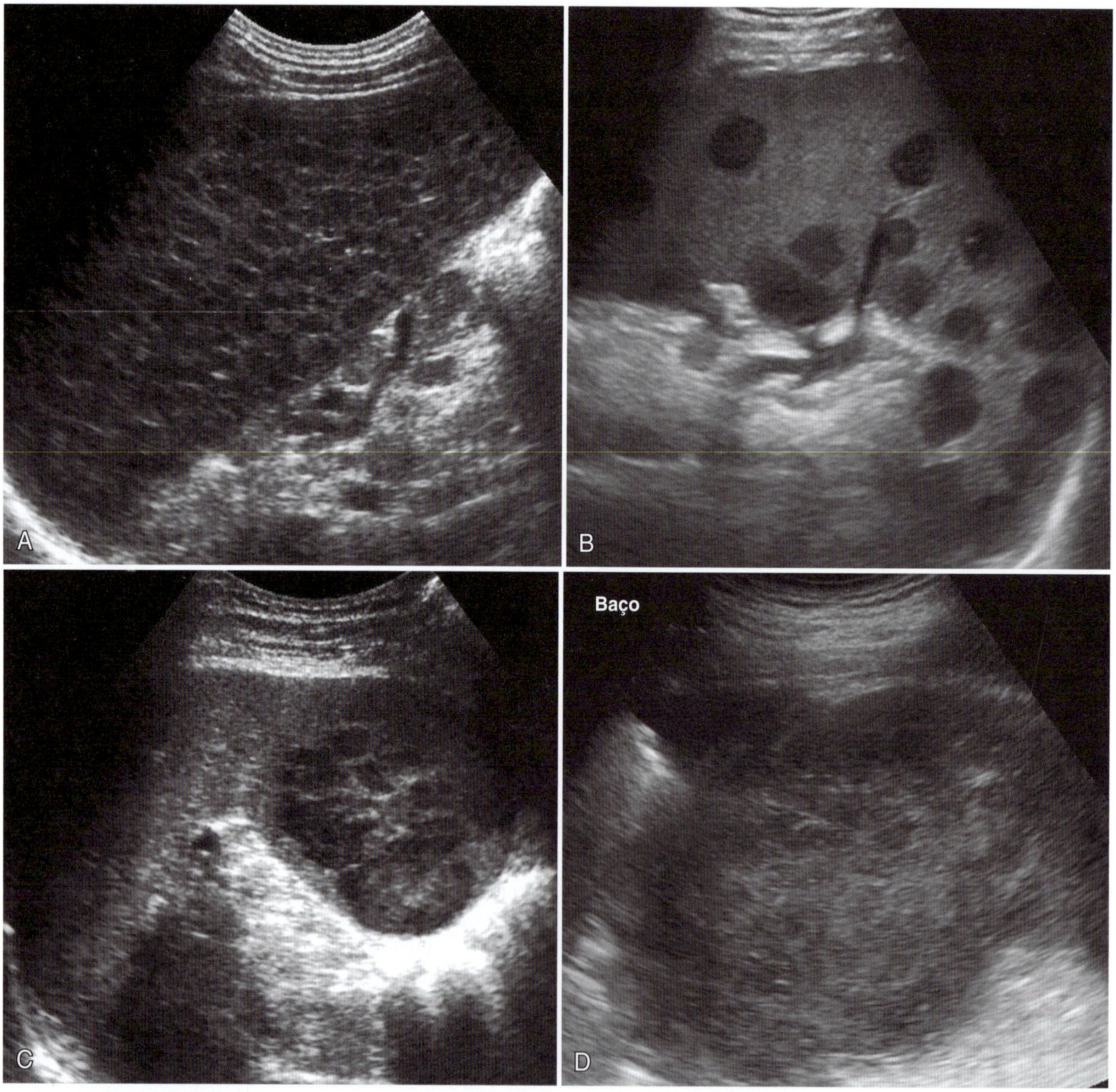

FIG. 5.21 Padrões de linfoma em pacientes diferentes. (A) Numerosos pequenos nódulos resultantes de linfoma de células T em baço aumentado. **(B)** Múltiplos nódulos sólidos em paciente com linfoma folicular. **(C)** Massa sólida volumosa em paciente com linfoma não Hodgkin. **(D)** Massa grande, mal definida, causada por linfoma de células B, substituindo o baço e se estendendo além dos limites normais do órgão. O linfoma também pode envolver o baço difusamente, sem anormalidades focais.

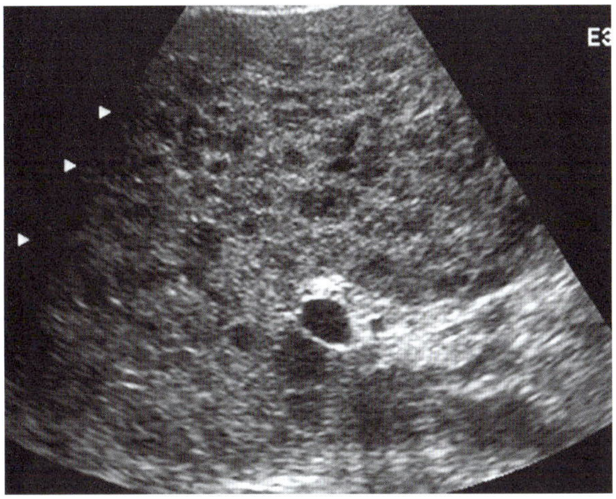

FIG. 5.22 Tumor maligno esplênico primário: angiossarcoma. Imagem transversal mostrando múltiplas lesões hipoecoicas mal definidas. Outros achados ultrassonográficos incluem ecotextura heterogênea, massas complexas e esplenomegalia.

Massas Focais Esplênicas Sólidas

BENIGNAS
Hemangioma
Hamartoma
Angioma de células litorais
Linfangioma
Transformação nodular angiomatoide esclerosante (TNAE)
Pseudotumor inflamatório

MALIGNAS
Linfoma
Metástases
Angiossarcoma
Hemangiopericitoma

OUTRAS
Infarto

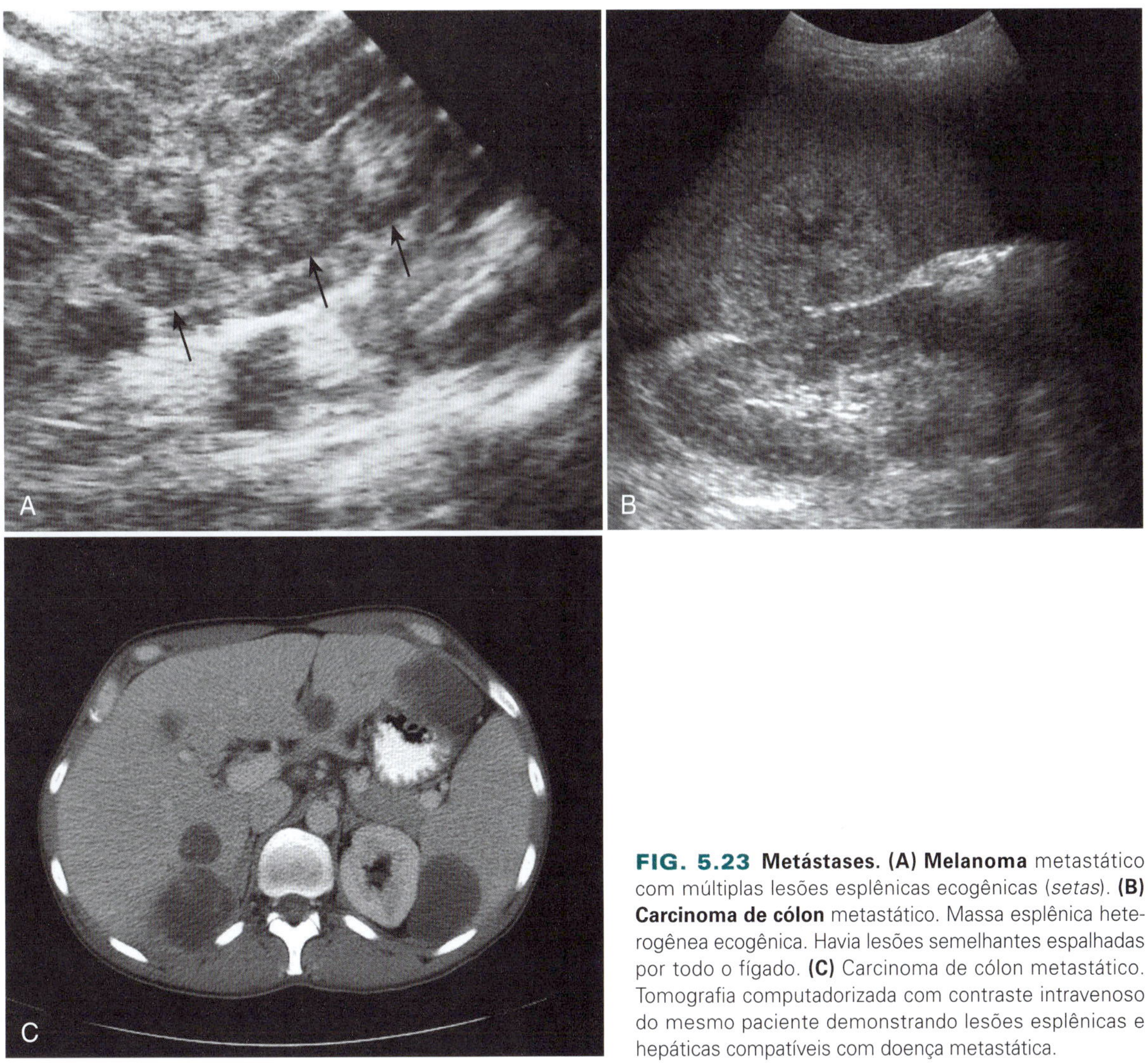

FIG. 5.23 Metástases. (A) Melanoma metastático com múltiplas lesões esplênicas ecogênicas (*setas*). **(B) Carcinoma de cólon** metastático. Massa esplênica heterogênea ecogênica. Havia lesões semelhantes espalhadas por todo o fígado. **(C)** Carcinoma de cólon metastático. Tomografia computadorizada com contraste intravenoso do mesmo paciente demonstrando lesões esplênicas e hepáticas compatíveis com doença metastática.

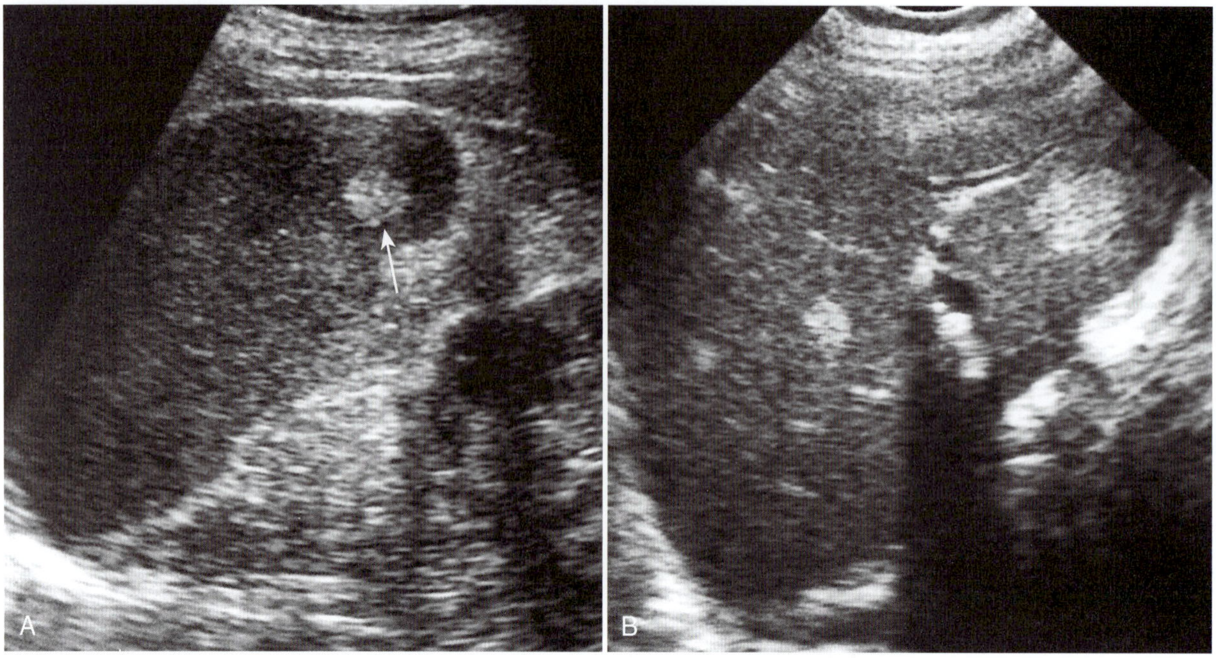

FIG. 5.24 Hemangioma em dois pacientes. (A) Lesão ecogênica arredondada, bem-definida, pequena (1,4 cm) (*seta*) é semelhante ao típico hemangioma do fígado. **(B)** Ultrassonografia com corte coronal mostrando múltiplos hemangiomas ecogênicos esplênicos de diferentes tamanhos no baço. Observe a artéria esplênica calcificada adjacente à veia.

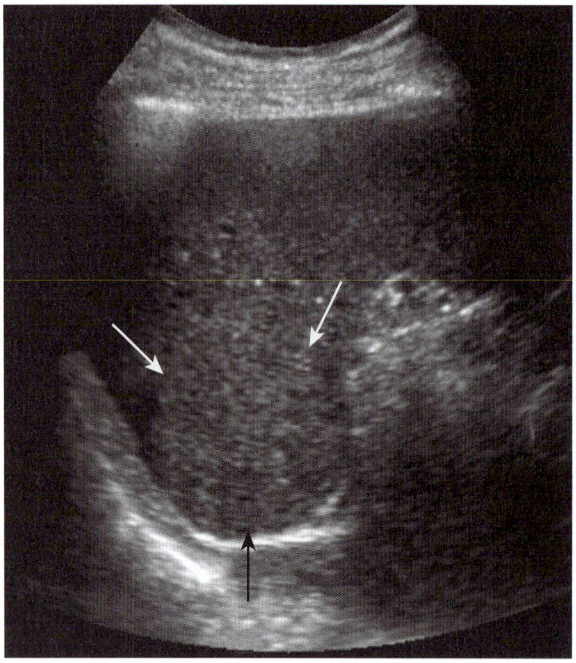

FIG. 5.25 Hamartoma. Lesão arredondada de 5 cm, levemente hiperecoica (*setas*), surgindo das margens mediais do baço.

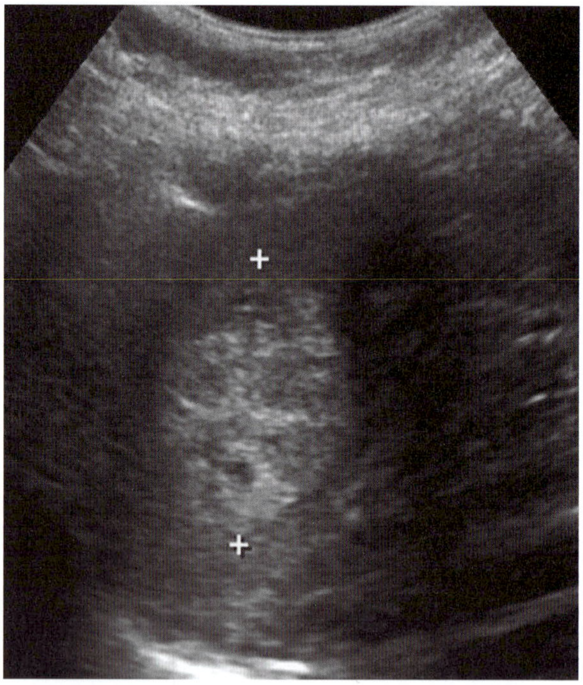

FIG. 5.26 Angioma de células litorais. Lesão ecogênica ovalada, bem-definida, de 5 cm. Durante o acompanhamento, foi realizada esplenectomia quando essa lesão cresceu.

tanto relatos de lesões focais hipoecoicas e hiperecoicas quanto um padrão mosqueado difuso sem lesões focais bem-definidas[40,64] (Fig. 5.26). A TNAE é uma rara lesão vascular benigna do baço. A aparência ultrassonográfica foi descrita como hipoecoica heterogênea.[65] Pode ocorrer crescimento, tornando-se difíceis de distinguir das lesões mais relevantes, e, portanto, pode ser necessária biópsia para o diagnóstico. Os **pseudotumores inflamatórios** geralmente se apresentam como massa hipoecoica bem-definida.[66]

O **infarto esplênico** é uma das causas mais comuns de lesões focais esplênicas e pode mimetizar uma massa na ultrassonografia. Se for observada uma típica lesão periférica, cuneiforme e hipoecoica, a primeira consideração diagnóstica deve ser o infarto esplênico[67,68] (Figs. 5.27 e 5.28). No entanto, o aspecto ultrassonográfico dos infartos esplênicos varia e inclui alterações multinodulares ou em forma de massa com margens irregulares.[69] A evolução temporal do aspecto ultrassonográfico dos infartos esplênicos mostrou que a ecogenicidade está relacionada à idade do infarto. Os infartos são hipoecoicos nos estágios iniciais, e progridem para lesões hiperecoicas à medida que a fibrose vai se desenvolvendo.[70,71]

Outras Anormalidades

Doença Falciforme

A doença falciforme quase sempre afeta o baço. As complicações esplênicas mais comuns são autoesplenectomia, sequestro agudo, hiperesplenismo, infarto maciço e abscesso. Na **doença falciforme homozigótica**, os infartos múltiplos geralmente resultam em baço pequeno, fibrótico e com perda completa da função (**autoesplenectomia**). Embora novos tratamentos promissores estejam sendo desenvolvidos, muitos pacientes com doença falciforme homozigótica se tornam **asplênicos** no final da infância ou início da vida adulta. Isso resulta em baço pequeno, de difícil visualização, com aspecto ecogênico difuso. Os pacientes com doença falciforme heterozigótica geralmente apresentam **esplenomegalia** e podem demonstrar sequelas de **infartos**.[72,73] Em alguns pacientes, existem áreas de tecido esplênico preservado em baço que seria pequeno e fibrótico, que não devem ser confundidas com abscesso ou massa.

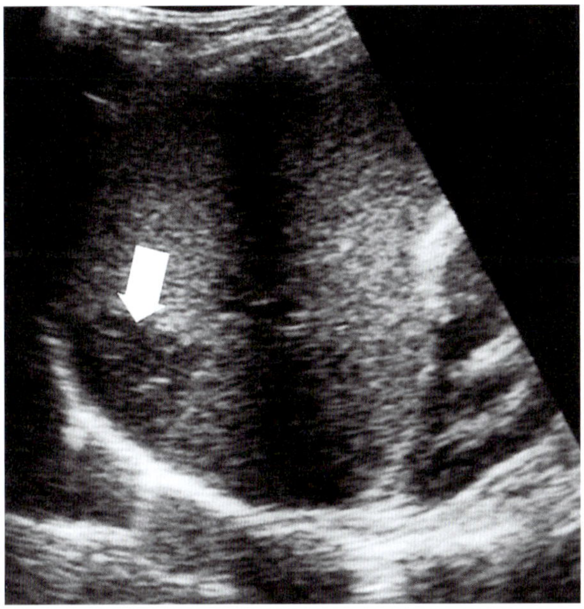

FIG. 5.27 Infarto esplênico. Infarto triangular hipoecoico (*seta*) na face superior do baço estendendo-se para a cápsula esplênica.

O **sequestro esplênico agudo** é uma complicação potencialmente fatal da doença falciforme e ocorre tipicamente em lactentes e crianças com doença falciforme homozigótica. Representa o aprisionamento súbito de sangue no baço, o que resulta no aumento esplênico. Na ultrassonografia, o baço encontra-se maior do que o esperado e heterogêneo, com múltiplas áreas hipoecoicas.[72] É importante reconhecer que, em pacientes com doença falciforme homozigótica, baço de tamanho aparentemente normal pode, na verdade, indicar esplenomegalia.

Doença de Gaucher

Na doença de Gaucher, a esplenomegalia ocorre de forma quase universal, e aproximadamente um terço dos pacientes apresenta múltiplos nódulos esplênicos. Frequentemente, esses nódulos são lesões hipoecoicas bem-definidas, mas também podem aparecer irregulares, hiperecoicas ou de ecogenicidade mista[74,75] (Fig. 5.29). Histopatologicamente, esses nódulos representam áreas focais de células de Gaucher associadas a fibrose e infarto. Raramente todo o baço é envolvido, e a ultrassonografia exibe o baço difusamente heterogêneo.

Corpúsculos de Gamna-Gandy

Os corpúsculos de Gamna-Gandy (nódulos Gamna) são nódulos compostos por ferro que resultam de infartos hemorrágicos focais organizados, tipicamente observados na esplenomegalia congestiva e na doença falciforme. Os corpúsculos de Gamna-Gandy aparecem como múltiplos focos puntiformes hiperecoicos na ultrassonografia, mas geralmente são mais bem visualizados na RM.[76]

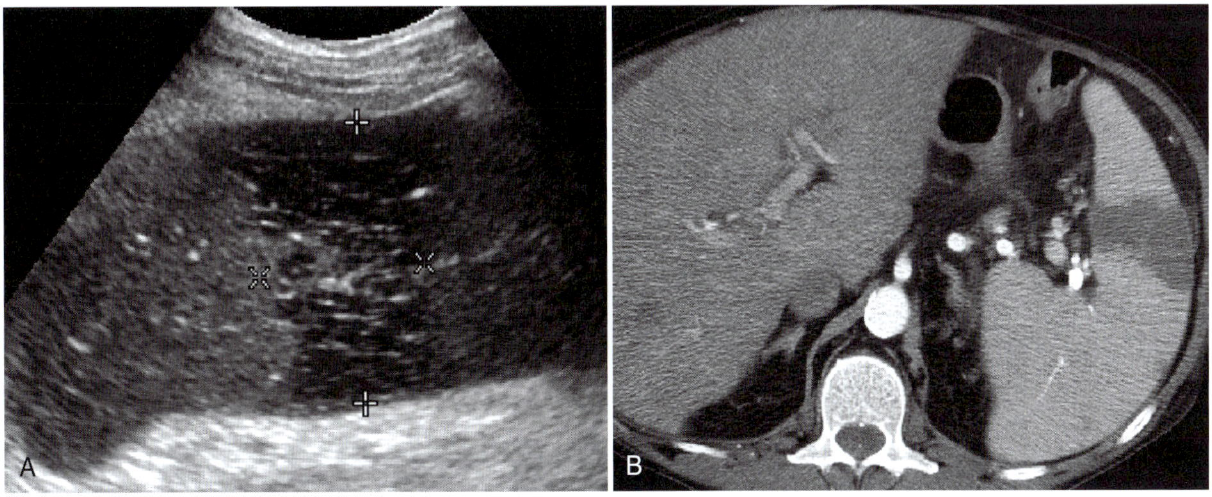

FIG. 5.28 Infarto esplênico. (A) Imagem coronal mostrando área hipoecoica central, bem-definida chegando a cápsula esplênica medial e lateralmente em paciente com esplenomegalia recebendo diálise peritoneal. **(B)** TC contrastada correspondente demonstra a área cuneiforme não realçada compatível com infarto.

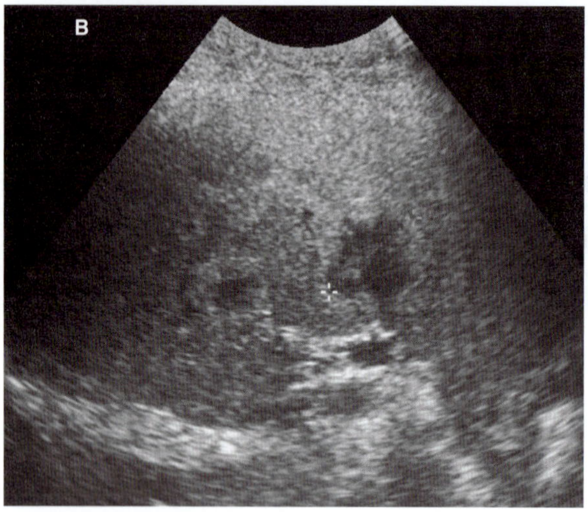

FIG. 5.29 Doença de Gaucher. Baço aumentado contendo nódulo heterogêneo de 2 cm. (Cortesia de M. Maas, MD, Amsterdam.)

Trauma Esplênico

O baço é o órgão visceral mais frequentemente lesado em pacientes com trauma abdominal fechado. O espectro de lesões esplênicas vai da contusão ao baço completamente destruído. A gravidade da lesão esplênica pode ser graduada usando-se a **escala de pontuação de lesão orgânica** (do inglês, *organ injury scale scoring*), da American Association for the Surgery of Trauma.[77] As opções de tratamento dependem de critérios clínicos e hemodinâmicos e incluem acompanhamento conservador com ou sem embolização e cirurgia.[4]

A ultrassonografia pode ser muito útil e de alta precisão no diagnóstico da lesão esplênica. No entanto, a TC provou ser particularmente útil nessa área porque, em um único exame, a gravidade da lesão esplênica é melhor avaliada e podem ser identificadas outras lesões abdominais.[78] Além disso, lesões traumáticas esplênicas vasculares (p. ex., sangramento ativo, pseudoaneurismas, fístulas arteriovenosas) são difíceis de serem detectadas na ultrassonografia.[79] Contudo, a lesão esplênica nem sempre é clinicamente aparente e pode ocorrer **ruptura esplênica espontânea** ou **ruptura esplênica patológica** após traumas negligenciados ou eventos insignificantes, como o ato de tossir.[26] Isso geralmente é observado em pacientes com baço patologicamente aumentado causado por consistência alterada e extensão abaixo dos arcos costais.

As vantagens da ultrassonografia consistem em rapidez, portabilidade e facilidade de ser integrada ao processo de reanimação de pacientes com trauma sem postergar as medidas terapêuticas.[80] Além disso, se o paciente estiver hemodinamicamente instável, pode não ser possível obter um exame de TC.[81] Portanto, exames ultrassonográficos realizados no serviço de emergência após trauma abdominal fechado não devem focalizar apenas líquido livre intra-abdominal, mas também avaliar os órgãos sólidos. Assim, agora que o gerenciamento não cirúrgico é preferido, a ultrassonografia é útil para inúmeros exames de acompanhamento. É possível utilizar CEUS para aumentar a sensibilidade da ultrassonografia para lesão parenquimatosa.[82]

Quando o baço está envolvido no trauma abdominal fechado, duas evoluções podem ser observadas. Se a cápsula permanecer intacta, o resultado pode ser um hematoma **intraparenquimatoso** ou **subcapsular** (Fig. 5.30). Se a cápsula se romper, o resultado pode ser um hematoma intraperitoneal focal ou livre. Com a ruptura capsular, pode ser possível evidenciar líquido circundando o baço no QSE. Embora o líquido sempre se espalhe dentro da cavidade peritoneal e possa ser encontrado na pelve ou no espaço de Morison, em algumas ocasiões ele se acumula apenas no QSE (Fig. 5.31).

É importante considerar o tempo de realização do exame ultrassonográfico em relação ao momento do trauma. Imediatamente após o incidente traumático, o hematoma é líquido e pode ser facilmente diferenciado do parênquima esplênico. Após a coagulação do sangue e nas 24 a 48 horas subsequentes, a ecogenicidade do hematoma periesplênico pode parecer muito com a ecogenicidade do parênquima esplênico normal e simular uma esplenomegalia. Subsequentemente, o hematoma torna a se liquefazer e o diagnóstico se passa a ser fácil novamente. Nos traumas esplênicos, geralmente há áreas heterogêneas no interior do baço, mas podem ser tênues (Fig. 5.32).

Não há um consenso claro na literatura em relação ao protocolo de tempo útil ou necessário para o acompanhamento por exame de imagem.[83] Se o acompanhamento for realizado, o médico poderá observar a diferença entre o hematoma subcapsular e o pericapsular, hematoma organizado externamente, junto à própria cápsula (Fig. 5.30B). A cápsula esplênica é muito fina e frequentemente não é visualizada separadamente do líquido adjacente. Nesses casos, o formato da coleção líquida pode fornecer uma pista importante da localização do hematoma. Se a coleção for em forma crescente e seguir o contorno do baço, é mais provável que o hematoma seja subcapsular. Os hematomas periesplênicos são vistos mais comumente como coleções com formato irregular.

O líquido periesplênico pode persistir por semanas ou até meses após a lesão esplênica. Embora realmente possa haver uma condição de ruptura tardia do baço, é possível que todas as rupturas ocorram no momento do trauma, permanecendo inicialmente circunscritas.[84] A ruptura tardia pode ser apenas a extensão de sangue para a cavidade peritoneal após a liquefação de um hematoma periesplênico.

Além da ruptura da cápsula, pode haver lesão interna do baço com a cápsula esplênica intacta. Isso pode resultar em hematoma intraparenquimatoso ou subcapsular do baço, o que inicialmente aparece como uma área não homogênea em parênquima esplênico que seria uniforme. Subsequentemente, pode haver resolução do hematoma, e exames de repetição podem mostrar alteração cística no local da lesão original.

Ultrassonograficamente, um hematoma periesplênico pode parecer um abscesso periesplênico. Um hematoma também pode tornar-se infectado e transformar-se em abscesso subfrênico esquerdo.[44] Se a distinção não puder ser feita clinicamente, a aspiração por agulha fina pode diferenciar entre um hematoma e um abscesso.

ANOMALIAS CONGÊNITAS

Baços acessórios, também conhecidos como **esplenúnculos**, são variantes normais comuns em até 30% das necropsias. Em geral, estão localizados próximo ao hilo esplênico e apresentam ecogenicidade semelhante à do baço normal. Os esplenúnculos podem ser confundidos com linfonodos aumentados em torno do baço ou com a cauda do pâncreas. Quando o baço aumenta, os baços acessórios também podem aumentar. **Baços acessórios ectópicos**, descritos em várias localizações incluindo o pâncreas e o escroto, são confundidos com massas anormais ou podem raramente sofrer torção e causar dor abdominal aguda.[85,86] A maioria dos baços acessórios é facilmente

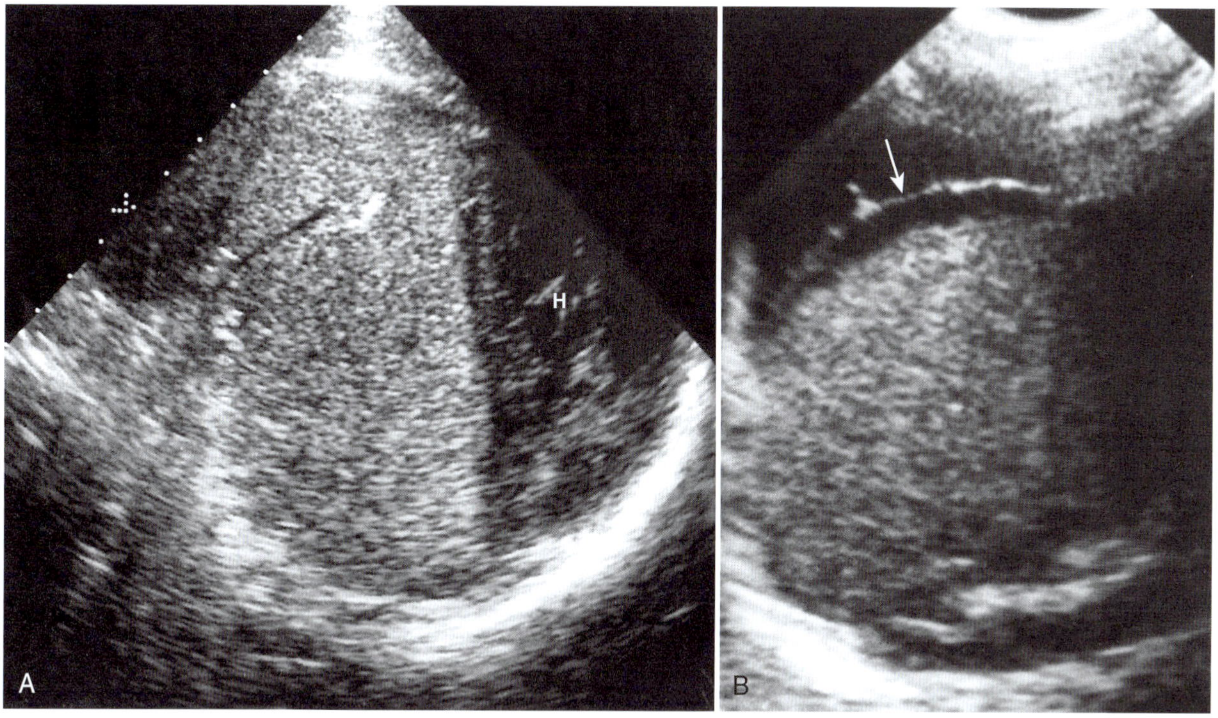

FIG. 5.30 Hematoma subcapsular. (A) Corte transversal mostra hematoma (*H*) em crescente com líquido e debris na face lateral do baço. **(B)** Fina linha brilhante ecogênica em crescente (*seta*) representa a cápsula esplênica.

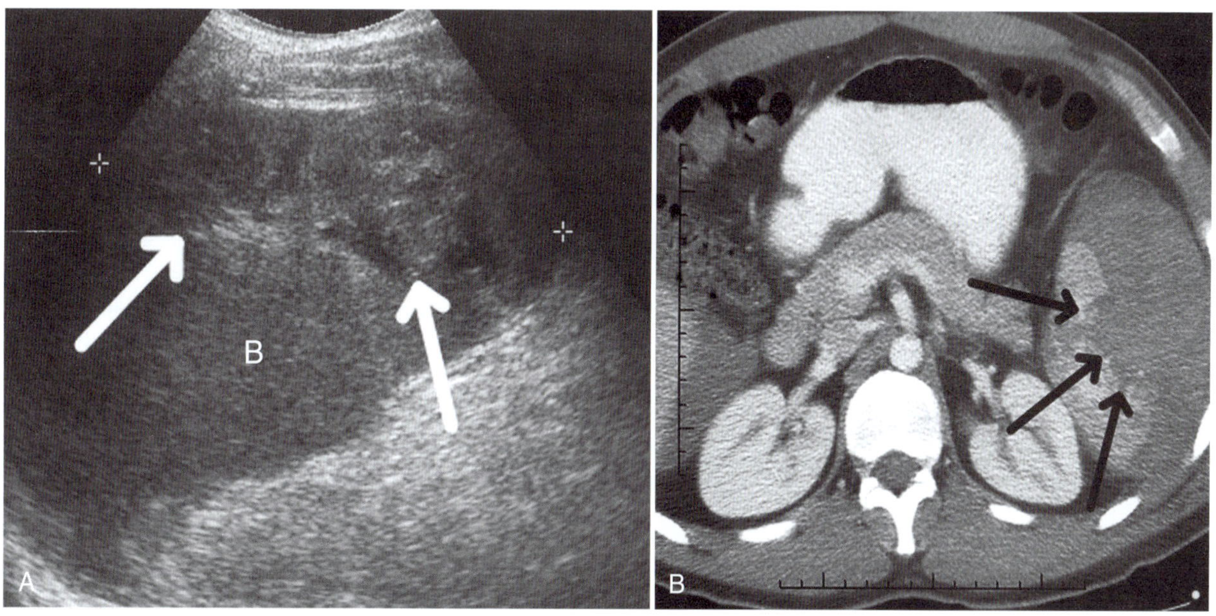

FIG. 5.31 Hematoma periesplênico. (A) Corte no plano coronal mostra um hematoma (*setas*) lateral ao baço (*B*). **(B)** TC contrastada, imagem correspondente, mostra laceração esplênica (*setas*) e grande hematoma periesplênico. Observa-se também líquido livre na parte superior direita do abdome.

reconhecida ultrassonograficamente como massas arredondadas pequenas, geralmente com menos de 5 cm de diâmetro, e com a mesma ecogenicidade do baço (Fig. 5.33). TC, RM ou, em casos mais difíceis, cintilografia com hemácias danificadas pelo calor marcadas por tecnécio, podem confirmar o diagnóstico.[87]

"**Baço migratório**" (ou **baço móvel**) pode ser encontrado em localizações incomuns e ser confundido com uma massa (Fig. 5.34). Isso é causado pela ausência ou extrema frouxidão dos ligamentos que o fixam e por um mesentério longo, móvel (Fig. 5.1B). O baço móvel pode sofrer torção, resultando em dor abdominal aguda ou crônica.[88,89] Se for realizado diagnóstico de baço migratório em um paciente com dor abdominal aguda, o diagnóstico de torção pode ser investigado por meio do exame de Doppler colorido que exibirá ausência de fluxo sanguíneo.[90]

As outras duas principais anomalias esplênicas congênitas são as síndromes de asplenia e de poliesplenia. Essas condições são mais bem entendidas quando vistas como parte do espectro das anomalias conhecidas como **heterotaxia visceral**. Um arranjo normal das partes do corpo assimétricas é conhecido como *situs solitus*. A condição de imagem em espelho é chamada de *situs inversus*. Entre

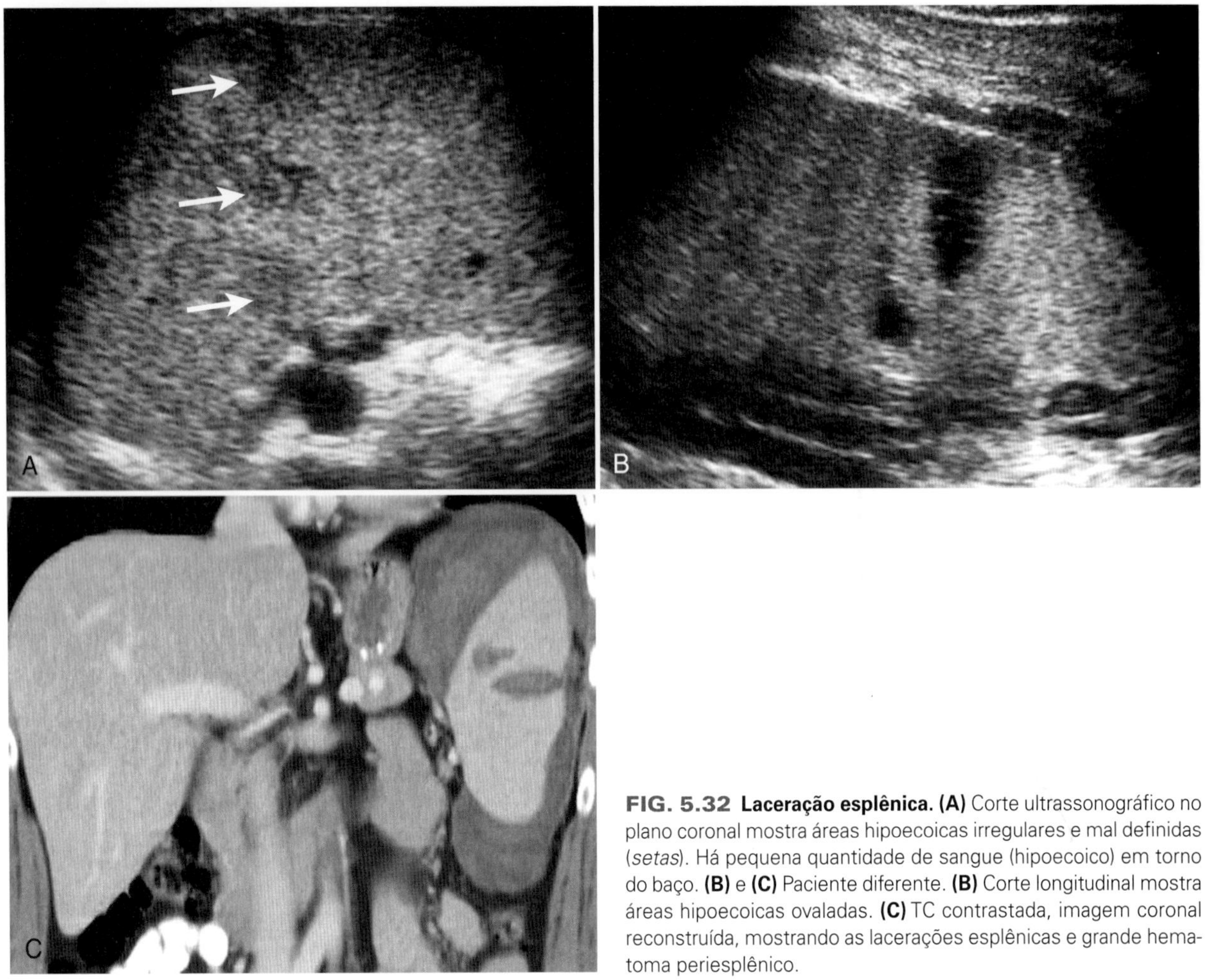

FIG. 5.32 Laceração esplênica. (A) Corte ultrassonográfico no plano coronal mostra áreas hipoecoicas irregulares e mal definidas (*setas*). Há pequena quantidade de sangue (hipoecoico) em torno do baço. **(B)** e **(C)** Paciente diferente. **(B)** Corte longitudinal mostra áreas hipoecoicas ovaladas. **(C)** TC contrastada, imagem coronal reconstruída, mostrando as lacerações esplênicas e grande hematoma periesplênico.

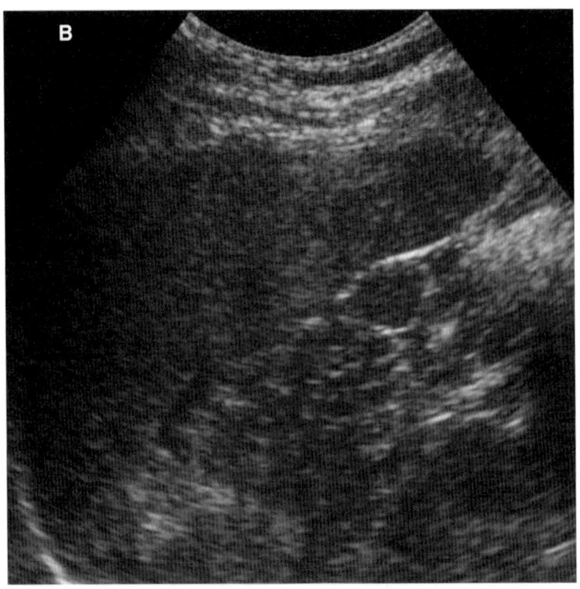

FIG. 5.33 Baço acessório. Ultrassonografia no plano coronal mostrando baço acessório adjacente à porção medial inferior do baço.

esses dois extremos, há amplo espectro de anormalidades chamadas de *situs ambiguus*. Anormalidades esplênicas em pacientes com heterotaxia visceral consistem em poliesplenia e asplenia. De forma interessante, pacientes com **poliesplenia** apresentam **estruturas corporais esquerdas bilaterais** ou dominância das estruturas do lado esquerdo sobre as do lado direito. Podem apresentar dois pulmões morfologicamente esquerdos, continuação da veia ázigo no lado esquerdo da veia cava inferior interrompida, atresia biliar, ausência da vesícula biliar, má rotação gastrointestinal e, frequentemente, anormalidades cardíacas. Por outro lado, pacientes com **asplenia** podem apresentar **estruturas corporais direitas bilaterais**. Eles podem ter dois pulmões morfologicamente direitos, fígado de localização na linha média, posicionamento reverso da aorta abdominal e veia cava inferior, retorno venoso pulmonar anômalo e **rins em ferradura**. A ampla gama de anomalias possíveis explica a variedade de sintomas apresentados, mas a ausência de baço, por si só, causa comprometimento da resposta imune, e esses pacientes podem apresentar infecções sérias, como septicemia e meningite bacteriana.[6]

A poliesplenia precisa ser diferenciada da **esplenose pós-traumática.**[91] A esplenose é uma condição adquirida, definida como autotransplante de tecido esplênico viável em diferentes compartimentos anatômicos do corpo. Ocorre após ruptura traumática ou iatrogênica do baço.[92] Cintigrafia com hemácias danificadas pelo

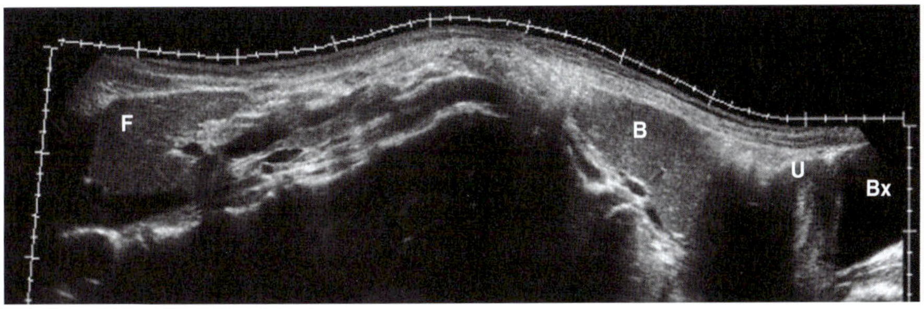

FIG. 5.34 Baço migratório. Imagem no plano sagital com campo de visão estendido na linha média do abdome em mulher jovem assintomática; *Bx*, bexiga, *F*, fígado; *B*, baço; *U*, útero;

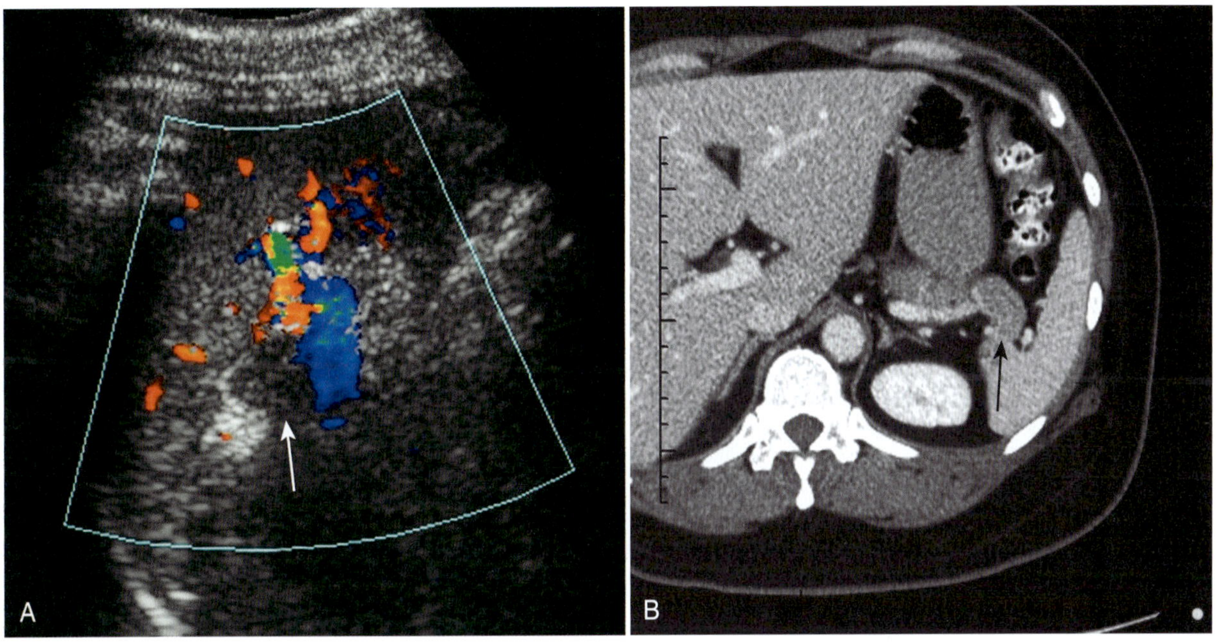

FIG. 5.35 Cauda pancreática simulando massa. (A) Ultrassonografia mostra lesão de 2 cm adjacente ao hilo esplênico (*seta*). **(B)** TC mostra que a "lesão" é a cauda pancreática normal (*seta*).

calor e marcadas por tecnécio é o estudo mais sensível tanto para esplenose pós-traumática quanto para poliesplenia congênita. Baços acessórios muito pequenos, com até 1 cm, podem ser evidenciados por esse método.[87]

PROCEDIMENTOS INTERVENCIONISTAS

Múltiplos relatos e séries de casos têm descrito intervenções esplênicas percutâneas.[93,94] Embora tenham sido descritos em séries pequenas, as taxas de segurança e sucesso são similares àquelas realizadas em qualquer outro local do abdome.[95]

A **biópsia esplênica guiada por ultrassonografia** pode ajudar a estabelecer um diagnóstico com baixa taxa de complicação e alto rendimento diagnóstico.[24] Biópsias por agulhas finas e cilíndricas foram bem-sucedidas no diagnóstico de anormalidades focais, incluindo abscessos, sarcoidose, malignidades esplênicas primárias, metástases e linfomas.[96,97]

Em pacientes com abscessos, cistos, hematomas e tumores necróticos infectados, a drenagem percutânea com cateter geralmente é feita com sucesso.[46] Até mesmo procedimentos de ablação por radiofrequência (ARF) foram recentemente relatados.[98]

Apesar desses relatos, muitos radiologistas intervencionistas permanecem relutantes em realizar procedimentos esplênicos intervencionistas. A principal preocupação é o medo de **sangramento** causado pela natureza altamente vascular do órgão. No entanto, os médicos devem levar em consideração que um procedimento percutâneo guiado por imagem bem-sucedido poderia evitar a necessidade de esplenectomia.[95]

ARMADILHAS DE INTERPRETAÇÃO

Os ultrassonografistas devem estar cientes das várias armadilhas quando examinam o QSE e o baço. A primeira é a área em forma de crescente com poucos ecos, superior ao baço, que pode ser causada pelo lobo esquerdo do fígado em indivíduos magros[99-102] (Fig. 5.6). O lobo esquerdo do fígado pode imitar a aparência de um hematoma subcapsular ou um abscesso subfrênico. A observação do deslizamento do fígado sobre o baço mais ecogênico durante a respiração leve pode levar ao diagnóstico correto. As veias hepática e porta podem ajudar a identificar essa estrutura como sendo o fígado.

A cauda do pâncreas pode simular uma massa adjacente ao hilo do baço (Fig. 5.35). Isso é particularmente verdadeiro se o plano de corte for direcionado ao longo eixo longo da cauda pancreática. A identificação da artéria e da veia esplênicas pode ser útil na confirmação da cauda normal do pâncreas.

Similarmente, o fundo do estômago pode se aninhar no hilo do baço. Um plano oblíquo durante o exame pode passar pelo baço e incluir o hilo, com uma porção ecogênica do estômago simulando lesão intraesplênica. Em alguns pacientes, isso é apenas tecido adiposo ao redor do estômago. Ocasionalmente, o líquido no fundo do estômago pode simular uma coleção líquida periesplênica. Isso pode ser resolvido com um exame em corte transversal ou se o paciente ingerir água durante o exame.

Pode ocorrer uma variante anatômica ocasional se a porção posterior do baço estiver localizada posterolateralmente ao polo superior do rim esquerdo. Essa variante foi chamada de **baço retrorrenal**. O conhecimento de sua existência pode evitar o diagnóstico errado de uma massa abdominal. Se for visualizado ultrassonograficamente, deve ser evitado durante qualquer procedimento intervencionista realizado no rim esquerdo.[103]

Pode ser muito difícil determinar o local de origem de grandes massas no QSE surgindo no baço, glândula suprarrenal esquerda, rim esquerdo, cauda do pâncreas, estômago ou retroperitônio. O movimento diferencial observado durante a respiração superficial pode ser útil. Além disso, a identificação da veia esplênica entrando no hilo esplênico pode definir o diagnóstico. Deve ser realizada TC ou RM para esclarecer casos mais difíceis.

REFERÊNCIAS

1. Kamaya A, Weinstein S, Desser TS. Multiple lesions of the spleen: differential diagnosis of cystic and solid lesions. Semin Ultrasound CT MR. 2006;27(5):389-403.
2. Zhao Z, Liu S, Li Z, et al. Sectional anatomy of the peritoneal reflections of the upper abdomen in the coronal plane. J Comput Assist Tomogr. 2005;29(4):430-437.
3. DeLand FH. Normal spleen size. Radiology. 1970;97(3):589-592.
4. Gauer JM, Gerber-Paulet S, Seiler C, Schweizer WP. Twenty years of splenic preservation in trauma: lower early infection rate than in splenectomy. World J Surg. 2008;32(12):2730-2735.
5. Cadili A, de Gara C. Complications of splenectomy. Am J Med. 2008;121(5):371-375.
6. Spelman D, Buttery J, Daley A, et al. Guidelines for the prevention of sepsis in asplenic and hyposplenic patients. Intern Med J. 2008;38(5):349-356.
7. Gorg C, Gorg K, Bert T, Barth P. Colour Doppler ultrasound patterns and clinical follow-up of incidentally found hypoechoic, vascular tumours of the spleen: evidence for a benign tumour. Br J Radiol. 2006;79(940):319-325.
8. Catalano O, Sandomenico F, Vallone P, et al. Contrast-enhanced sonography of the spleen. Semin Ultrasound CT MR. 2006;27(5):426-433.
9. Gorg C. The forgotten organ: contrast enhanced sonography of the spleen. Eur J Radiol. 2007;64(2):189-201.
10. Yetter EM, Acosta KB, Olson MC, Blundell K. Estimating splenic volume: sonographic measurements correlated with helical CT determination. AJR Am J Roentgenol. 2003;181(6):1615-1620.
11. Rosenberg HK, Markowitz RI, Kolberg H, et al. Normal splenic size in infants and children: sonographic measurements. AJR Am J Roentgenol. 1991;157(1):119-121.
12. Lamb PM, Lund A, Kanagasabay RR, et al. Spleen size: how well do linear ultrasound measurements correlate with three-dimensional CT volume assessments? Br J Radiol. 2002;75(895):573-577.
13. Frank K, Linhart P, Kortsik C, Wohlenberg H. Sonographic determination of spleen size: normal dimensions in adults with a healthy spleen]. Ultraschall Med. 1986;7(3):134-137.
14. Hosey RG, Mattacola CG, Kriss V, et al. Ultrasound assessment of spleen size in collegiate athletes. Br J Sports Med. 2006;40(3):251-254.
15. Spielmann AL, DeLong DM, Kliewer MA. Sonographic evaluation of spleen size in tall healthy athletes. AJR Am J Roentgenol. 2005;184(1):45-49.
16. Chow KU, Luxembourg B, Seifried E, Bonig H. Spleen size is significantly influenced by body height and sex: establishment of normal values for spleen size at US with a cohort of 1200 healthy individuals. Radiology. 2016;279(1):306-313.
17. Abramson JS, Chatterji M, Rahemtullah A. Case records of the Massachusetts General Hospital. Case 39-2008. A 51-year-old woman with splenomegaly and anemia. N Engl J Med. 2008;359(25):2707-2718.
18. Pozo AL, Godfrey EM, Bowles KM. Splenomegaly: investigation, diagnosis and management. Blood Rev. 2009;23(3):105-111.
19. Swaroop J, O'Reilly RA. Splenomegaly at a university hospital compared to a nearby county hospital in 317 patients. Acta Haematol. 1999;102(2):83-88.
20. Jeong JW, Lee S, Lee JW, et al. The echotextural characteristics for the diagnosis of the liver cirrhosis using the sonographic images. Conf Proc IEEE Eng Med Biol Soc. 2007;2007:1343-1345.
21. Pfeifer L, Zopf S, Siebler J, et al. Prospective evaluation of acoustic radiation force impulse (ARFI) elastography and high-frequency B-mode ultrasound in compensated patients for the diagnosis of liver fibrosis/cirrhosis in comparison to mini-laparoscopic biopsy. Ultraschall Med. 2015;36(6):581-589.
22. Grgurevic I, Puljiz Z, Brnic D, et al. Liver and spleen stiffness and their ratio assessed by real-time two dimensional-shear wave elastography in patients with liver fibrosis and cirrhosis due to chronic viral hepatitis. Eur Radiol. 2015;25(11):3214-3221.
23. Shibata S, Umemura T, Yamazaki T, et al. Liver stiffness-spleen size-to-platelet ratio risk score identifies esophageal varices in Japanese patients with chronic hepatitis C. Hepatol Res. 2016;46(9):884-889.
24. Tam A, Krishnamurthy S, Pillsbury EP, et al. Percutaneous image-guided splenic biopsy in the oncology patient: an audit of 156 consecutive cases. J Vasc Interv Radiol. 2008;19(1):80-87.
25. Sammon J, Twomey M, Crush L, et al. Image-guided percutaneous splenic biopsy and drainage. Semin Intervent Radiol. 2012;29(4):301-310.
26. Wehbe E, Raffi S, Osborne D. Spontaneous splenic rupture precipitated by cough: a case report and a review of the literature. Scand J Gastroenterol. 2008;43(5):634-637.
27. Gorg C, Colle J, Gorg K, et al. Spontaneous rupture of the spleen: ultrasound patterns, diagnosis and follow-up. Br J Radiol. 2003;76(910):704-711.
28. Paterson A, Frush DP, Donnelly LF, et al. A pattern-oriented approach to splenic imaging in infants and children. Radiographics. 1999;19(6):1465-1485.
29. Warshauer DM, Hall HL. Solitary splenic lesions. Semin Ultrasound CT MR. 2006;27(5):370-388.
30. Lashbrook DJ, James RW, Phillips AJ, et al. Splenic peliosis with spontaneous splenic rupture: report of two cases. BMC Surg. 2006;6:9.
31. Ishida H, Konno K, Ishida J, et al. Splenic lymphoma: differentiation from splenic cyst with ultrasonography. Abdom Imaging. 2001;26(5):529-532.
32. Urrutia M, Mergo PJ, Ros LH, et al. Cystic masses of the spleen: radiologic-pathologic correlation. Radiographics. 1996;16(1):107-129.
33. Williams RJ, Glazer G. Splenic cysts: changes in diagnosis, treatment and aetiological concepts. Ann R Coll Surg Engl. 1993;75(2):87-89.
34. Morgenstern L. Nonparasitic splenic cysts: pathogenesis, classification, and treatment. J Am Coll Surg. 2002;194(3):306-314.
35. Dachman AH, Ros PR, Murari PJ, et al. Nonparasitic splenic cysts: a report of 52 cases with radiologic-pathologic correlation. AJR Am J Roentgenol. 1986;147(3):537-542.
36. Durgun V, Kapan S, Kapan M, et al. Primary splenic hydatidosis. Dig Surg. 2003;20(1):38-41.
37. Akhan O, Koroglu M. Hydatid disease of the spleen. Semin Ultrasound CT MR. 2007;28(1):28-34.
38. Celebi S, Basaranoglu M, Karaaslan H, Demir A. A splenic hydatid cyst case presented with lumbar pain. Intern Med. 2006;45(17):1023-1024.
39. Heider R, Behrns KE. Pancreatic pseudocysts complicated by splenic parenchymal involvement: results of operative and percutaneous management. Pancreas. 2001;23(1):20-25.
40. Abbott RM, Levy AD, Aguilera NS, et al. From the archives of the AFIP: primary vascular neoplasms of the spleen: radiologic-pathologic correlation. Radiographics. 2004;24(4):1137-1163.
41. Willcox TM, Speer RW, Schlinkert RT, Sarr MG. Hemangioma of the spleen: presentation, diagnosis, and management. J Gastrointest Surg. 2000;4(6):611-613.

42. Wunderbaldinger P, Paya K, Partik B, et al. CT and MR imaging of generalized cystic lymphangiomatosis in pediatric patients. AJR Am J Roentgenol. 2000;174(3):827-832.
43. Bezzi M, Spinelli A, Pierleoni M, Andreoli G. Cystic lymphangioma of the spleen: US-CT-MRI correlation. Eur Radiol. 2001;11(7):1187-1190.
44. Fotiadis C, Lavranos G, Patapis P, Karatzas G. Abscesses of the spleen: report of three cases. World J Gastroenterol. 2008;14(19):3088-3091.
45. Changchien CS, Tsai TL, Hu TH, et al. Sonographic patterns of splenic abscess: an analysis of 34 proven cases. Abdom Imaging. 2002;27(6):739-745.
46. Ferraioli G, Brunetti E, Gulizia R, et al. Management of splenic abscess: report on 16 cases from a single center. Int J Infect Dis. 2009;13(4):524-530.
47. Koh DM, Burn PR, Mathews G, et al. Abdominal computed tomographic findings of Mycobacterium tuberculosis and Mycobacterium avium intracellulare infection in HIV seropositive patients. Can Assoc Radiol J. 2003;54(1):45-50.
48. Thanos L, Zormpala A, Brountzos E, et al. Nodular hepatic and splenic sarcoidosis in a patient with normal chest radiograph. Eur J Radiol. 2002;41(1):10-11.
49. O'Neal CB, Ball SC. Splenic pneumocystosis: an atypical presentation of extrapulmonary Pneumocystis infection. AIDS Read. 2008;18(10):503-508.
50. Pastakia B, Shawker TH, Thaler M, et al. Hepatosplenic candidiasis: wheels within wheels. Radiology. 1988;166(2):417-421.
51. Rudolph J, Rodenwaldt J, Ruhnke M, et al. Unusual enhancement pattern of liver lesions in hepatosplenic candidiasis. Acta Radiol. 2004;45(5):499-503.
52. Matone J, Lopes Filho GD, Scalabrin M, et al. Primary splenic lymphoma in patient with hepatitis C virus infection: case report and review of the literature. Int Surg. 2000;85(3):248-251.
53. Gorg C, Weide R, Schwerk WB. Malignant splenic lymphoma: sonographic patterns, diagnosis and follow-up. Clin Radiol. 1997;52(7):535-540.
54. Takabe K, Al-Refaie W, Chin B, et al. Can large B-cell lymphoma mimic cystic lesions of the spleen? Int J Gastrointest Cancer. 2005;35(1):83-88.
55. Neuhauser TS, Derringer GA, Thompson LD, et al. Splenic angiosarcoma: a clinicopathologic and immunophenotypic study of 28 cases. Mod Pathol. 2000;13(9):978-987.
56. Thompson WM, Levy AD, Aguilera NS, et al. Angiosarcoma of the spleen: imaging characteristics in 12 patients. Radiology. 2005;235(1):106-115.
57. Berge T. Splenic metastases. Frequencies and patterns. Acta Pathol Microbiol Scand [A]. 1974;82(4):499-506.
58. Lam KY, Tang V. Metastatic tumors to the spleen: a 25-year clinicopathologic study. Arch Pathol Lab Med. 2000;124(4):526-530.
59. Ros PR, Moser RP Jr, Dachman AH, et al. Hemangioma of the spleen: radiologic-pathologic correlation in ten cases. Radiology. 1987;162(1 Pt 1):73-77.
60. Jindal R, Sullivan R, Rodda B, et al. Splenic malformation in a patient with Klippel-Trenaunay syndrome: a case report. J Vasc Surg. 2006;43(4):848-850.
61. Dufau JP, le Tourneau A, Audouin J, et al. Isolated diffuse hemangiomatosis of the spleen with Kasabach-Merritt-like syndrome. Histopathology. 1999;35(4):337-344.
62. Tang S, Shimizu T, Kikuchi Y, et al. Color Doppler sonographic findings in splenic hamartoma. J Clin Ultrasound. 2000;28(5):249-253.
63. Yu RS, Zhang SZ, Hua JM. Imaging findings of splenic hamartoma. World J Gastroenterol. 2004;10(17):2613-2615.
64. Tee M, Vos P, Zetler P, Wiseman SM. Incidental littoral cell angioma of the spleen. World J Surg Oncol. 2008;6:87.
65. Kim HJ, Kim KW, Yu ES, et al. Sclerosing angiomatoid nodular transformation of the spleen: clinical and radiologic characteristics. Acta Radiol. 2012;53(7):701-706.
66. Yan J, Peng C, Yang W, et al. Inflammatory pseudotumour of the spleen: report of 2 cases and literature review. Can J Surg. 2008;51(1):75-76.
67. Romano S, Scaglione M, Gatta G, et al. Association of splenic and renal infarctions in acute abdominal emergencies. Eur J Radiol. 2004;50(1):48-58.
68. Miller LA, Mirvis SE, Shanmuganathan K, Ohson AS. CT diagnosis of splenic infarction in blunt trauma: imaging features, clinical significance and complications. Clin Radiol. 2004;59(4):342-348.
69. Gorg C, Zugmaier G. Chronic recurring infarction of the spleen: sonographic patterns and complications. Ultraschall Med. 2003;24(4):245-249.
70. Balcar I, Seltzer SE, Davis S, Geller S. CT patterns of splenic infarction: a clinical and experimental study. Radiology. 1984;151(3):723-729.
71. Goerg C, Schwerk WB. Splenic infarction: sonographic patterns, diagnosis, follow-up, and complications. Radiology. 1990;174(3 Pt 1):803-807.
72. Lonergan GJ, Cline DB, Abbondanzo SL. Sickle cell anemia. Radiographics. 2001;21(4):971-994.
73. Madani G, Papadopoulou AM, Holloway B, et al. The radiological manifestations of sickle cell disease. Clin Radiol. 2007;62(6):528-538.
74. Chippington S, McHugh K, Vellodi A. Splenic nodules in paediatric Gaucher disease treated by enzyme replacement therapy. Pediatr Radiol. 2008;38(6):657-660.
75. Patlas M, Hadas-Halpern I, Abrahamov A, et al. Spectrum of abdominal sonographic findings in 103 pediatric patients with Gaucher disease. Eur Radiol. 2002;12(2):397-400.
76. Chan YL, Yang WT, Sung JJ, et al. Diagnostic accuracy of abdominal ultrasonography compared to magnetic resonance imaging in siderosis of the spleen. J Ultrasound Med. 2000;19(8):543-547.
77. Moore EE, Shackford SR, Pachter HL, et al. Organ injury scaling: spleen, liver and kidney. J Trauma. 1989;29:1664-1666.
78. Weninger P, Mauritz W, Fridrich P, et al. Emergency room management of patients with blunt major trauma: evaluation of the multislice computed tomography protocol exemplified by an urban trauma center. J Trauma. 2007;62(3):584-591.
79. Hamilton JD, Kumaravel M, Censullo ML, et al. Multidetector CT evaluation of active extravasation in blunt abdominal and pelvic trauma patients. Radiographics. 2008;28(6):1603-1616.
80. Brown MA, Casola G, Sirlin CB, et al. Blunt abdominal trauma: screening us in 2,693 patients. Radiology. 2001;218(2):352-358.
81. Farahmand N, Sirlin CB, Brown MA, et al. Hypotensive patients with blunt abdominal trauma: performance of screening US. Radiology. 2005;235(2):436-443.
82. Miele V, Piccolo CL, Galluzzo M, et al. Contrast-enhanced ultrasound (CEUS) in blunt abdominal trauma. Br J Radiol. 2016;20150823.
83. McCray VW, Davis JW, Lemaster D, Parks SN. Observation for nonoperative management of the spleen: how long is long enough? J Trauma. 2008;65(6):1354-1358.
84. Gamblin TC, Wall CE Jr, Royer GM, et al. Delayed splenic rupture: case reports and review of the literature. J Trauma. 2005;59(5):1231-1234.
85. Meyer-Rochow GY, Gifford AJ, Samra JS, Sywak MS. Intrapancreatic splenunculus. Am J Surg. 2007;194(1):75-76.
86. Netto JM, Pérez LM, Kelly DR, et al. Splenogonadal fusion diagnosed by Doppler ultrasonography. Scientific World Journal. 2004;4(Suppl. 1):253-257.
87. MacDonald A, Burrell S. Infrequently performed studies in nuclear medicine: Part 1. J Nucl Med Technol. 2008;36(3):132-143.
88. Soleimani M, Mehrabi A, Kashfi A, et al. Surgical treatment of patients with wandering spleen: report of six cases with a review of the literature. Surg Today. 2007;37(3):261-269.
89. Misawa T, Yoshida K, Shiba H, et al. Wandering spleen with chronic torsion. Am J Surg. 2008;195(4):504-505.
90. Danaci M, Belet U, Yalin T, et al. Power Doppler sonographic diagnosis of torsion in a wandering spleen. J Clin Ultrasound. 2000;28(5):246-248.
91. Gayer G, Hertz M, Strauss S, Zissin R. Congenital anomalies of the spleen. Semin Ultrasound CT MR. 2006;27(5):358-369.
92. Fremont RD, Rice TW. Splenosis: a review. South Med J. 2007;100(6):589-593.
93. Lucey BC, Boland GW, Maher MM, et al. Percutaneous nonvascular splenic intervention: a 10-year review. AJR Am J Roentgenol. 2002;179(6):1591-1596.
94. Kang M, Kalra N, Gulati M, et al. Image guided percutaneous splenic interventions. Eur J Radiol. 2007;64(1):140-146.
95. Lieberman S, Libson E, Sella T, et al. Percutaneous image-guided splenic procedures: update on indications, technique, complications, and outcomes. Semin Ultrasound CT MR. 2007;28(1):57-63.
96. López JI, Del Cura JL, De Larrinoa AF, et al. Role of ultrasound-guided core biopsy in the evaluation of spleen pathology. APMIS. 2006;114(7–8):492-499.
97. Liang P, Gao Y, Wang Y, et al. US-guided percutaneous needle biopsy of the spleen using 18-gauge versus 21-gauge needles. J Clin Ultrasound. 2007;35(9):477-482.

98. Liu Q, Ma K, Song Y, et al. Two-year follow-up of splenic radiofrequency ablation in patients with cirrhotic hypersplenism: does increased hepatic arterial flow induce liver regeneration? Surgery. 2008;143(4):509-518.
99. Rao MG. Enlarged left lobe of the liver mistaken for a mass in the splenic region. Clin Nucl Med. 1989;14(2):134.
100. Li DK, Cooperberg PL, Graham MF, Callen P. Pseudo perisplenic "fluid collections": a clue to normal liver and spleen echogenic texture. J Ultrasound Med. 1986;5(7):397-400.
101. Crivello MS, Peterson IM, Austin RM. Left lobe of the liver mimicking perisplenic collections. J Clin Ultrasound. 1986;14(9):697-701.
102. Arenson AM, McKee JD. Left upper quadrant pseudolesion secondary to normal variants in liver and spleen. J Clin Ultrasound. 1986;14(7):558-561.
103. Dodds WJ, Darweesh RM, Lawson TL, et al. The retroperitoneal spaces revisited. AJR Am J Roentgenol. 1986;147(6):1155-1161.

CAPÍTULO 6

Árvore Biliar e Vesícula Biliar

Korosh Khalili e Stephanie R. Wilson

RESUMO DOS PONTOS-CHAVE

- A ultrassonografia deve ser a primeira modalidade de imagem utilizada na avaliação dos pacientes com possível doença da árvore biliar.
- O conhecimento sobre as várias técnicas de varredura e o uso de imagens harmônicas e compostas melhoram a visualização de várias doenças que afetam a árvore biliar.
- Cálculos na árvore biliar intra-hepática e extra-hepática podem passar despercebidos facilmente; a familiaridade com sua aparência e um alto índice de suspeição melhoram sua detecção.
- Colecistite é uma doença comum com níveis variáveis de gravidade. Um alto índice de suspeita e sensibilidade, particularmente distensão e hiperemia da vesícula biliar, permite melhor detecção.
- O quadro clínico do paciente, especialmente dor e sinais de inflamação, ajuda a diferenciar as condições inflamatórias comuns da árvore biliar e da vesícula biliar das doenças malignas mais raras, que podem apresentar características semelhantes.

SUMÁRIO DO CAPÍTULO

ÁRVORE BILIAR
Anatomia e Variantes Normais
Técnica Ultrassonográfica
Cistos do Colédoco
Doença de Caroli
Visão Geral da Obstrução da Árvore Biliar
Coledocolitíase
Cálculos Intra-hepáticos
Cálculos no Colédoco (Ducto Biliar Comum)
Síndrome de Mirizzi
Hemobilia
Aerobilia (Pneumobilia)
Infecção da Árvore Biliar
Colangite Aguda (Bacteriana, Ascendente)
Parasitas Hepáticos
Colangite Piogênica Recorrente
Ascaridíase
Colangiopatia por HIV
Doenças da Árvore Biliar Relacionadas à Imunidade
Cirrose Biliar Primária e Colangite Autoimune
Colangite Esclerosante Primária
Colangite Relacionada à IgG4
Colangiocarcinoma
Colangiocarcinoma Intra-hepático
Colangiocarcinoma Hilar
Colangiocarcinoma Distal
Metástases para Árvore Biliar
VESÍCULA BILIAR
Anatomia e Variantes Normais
Técnica Ultrassonográfica
Colelitíase
Lama Biliar
Colecistite Aguda
Colecistite Gangrenosa
Vesícula Biliar Perfurada
Colecistite Enfisematosa
Colecistite Acalculosa
Torção (Vólvulo) da Vesícula Biliar
Colecistite Crônica
Vesícula em Porcelana
Adenomiomatose (Hiperplasia Adenomatosa)
Massas Polipoides da Vesícula Biliar
Pólipos de Colesterol
Adenomas, Adenomiomas e Pólipos Inflamatórios
Doenças Malignas
Carcinoma da Vesícula Biliar
Padrões de Disseminação Tumoral
Aspecto Ultrassonográfico

A avaliação ultrassonográfica das vias biliares é uma das aplicações mais adequadas e eficazes da ultrassonografia. A natureza cística tanto da vesícula quanto dos ductos biliares, particularmente quando dilatados, possibilita uma elevada resolução de contraste intrínseca em comparação aos tecidos adjacentes. A excelente resolução espacial da ultrassonografia e a janela acústica fornecida pelo fígado permitem um exame de alta qualidade na maioria dos pacientes. Atualmente, a ultrassonografia permanece como a modalidade de escolha para detecção de cálculos da vesícula, avaliação de dor aguda no quadrante superior direito (QSD) do abdome e para abordagem inicial do paciente com icterícia ou testes de função hepática alterados. Em conjunto com ressonância magnética (RM), colangiopantografia por ressonância magnética (CPRM) e tomografia computadorizada (TC) com contraste, a ultrassonografia também apresenta papel importante quando múltiplas modalidades de imagem são usadas na avaliação de problemas biliares mais complexos, como o diagnóstico e o estadiamento do colangiocarcinoma hilar. O desenvolvimento recente da ultrassonografia com contraste para detecção de massas hepáticas aumentou essa funcionalidade. Dos menores departamentos de ultrassonografia funcionando em áreas geográficas remotas às maiores instituições terciárias, não há outra estrutura anatômica no corpo que seja mais bem estudada por ultrassonografia do que as vias biliares.

ÁRVORE BILIAR

Anatomia e Variantes Normais

O conhecimento da localização normal dos ductos biliares e das variações anatômicas comuns é importante no estadiamento de malignidades e no direcionamento de intervenções. Na terminologia biliar, *proximal* refere-se à porção das vias biliares que está relativamente próxima ao fígado e aos hepatócitos, enquanto *distal* refere-se à extremidade caudal, mais próxima ao intestino. O termo *ordem de ramificação* aplica-se ao nível da divisão dos ductos biliares, começando pelo **ducto hepático comum** (DHC); os ramos de primeira ordem são os ductos hepáticos direito e esquerdo, os ramos de segunda ordem são suas respectivas divisões (também conhecidas como *radículas*), e assim por diante. *Central* especifica a proximidade em relação ao hilo hepático, enquanto *periférico* refere-se aos ramos de alta ordem da árvore biliar intra-hepática que se estendem para dentro do parênquima hepático. O conhecimento da **anatomia hepática funcional de Couinaud** também é vital na descrição de anormalidades biliares intra-hepáticas (Cap. 4).

Os *ductos intra-hepáticos* não estão em uma relação fixa com as veias portais dentro da tríade portal e podem ser anteriores ou posteriores à veia, ou até tortuosos em relação à veia.[1] Os ductos hepáticos direito e esquerdo, ou seja, os ramos de primeira ordem do DHC, são visibilizados rotineiramente na ultrassonografia e os ramos de segunda ordem normais podem ser visualizados[2] (Fig. 6.1). O uso do ultrassom com Doppler colorido e espectral geralmente é necessário para distinguir tais ductos das artérias hepáticas, embora os ductos tendam a ser retos, enquanto as artérias são tortuosas. Em nossa experiência, a visualização de ramos de terceira ordem ou de ramos de ordem mais alta é geralmente um achado anormal e requer investigação da causa da dilatação. A maior parte dos ductos hepáticos direito e esquerdo é extra-hepática e, juntamente com o DHC, forma a porção hilar ou central da árvore biliar no hilo

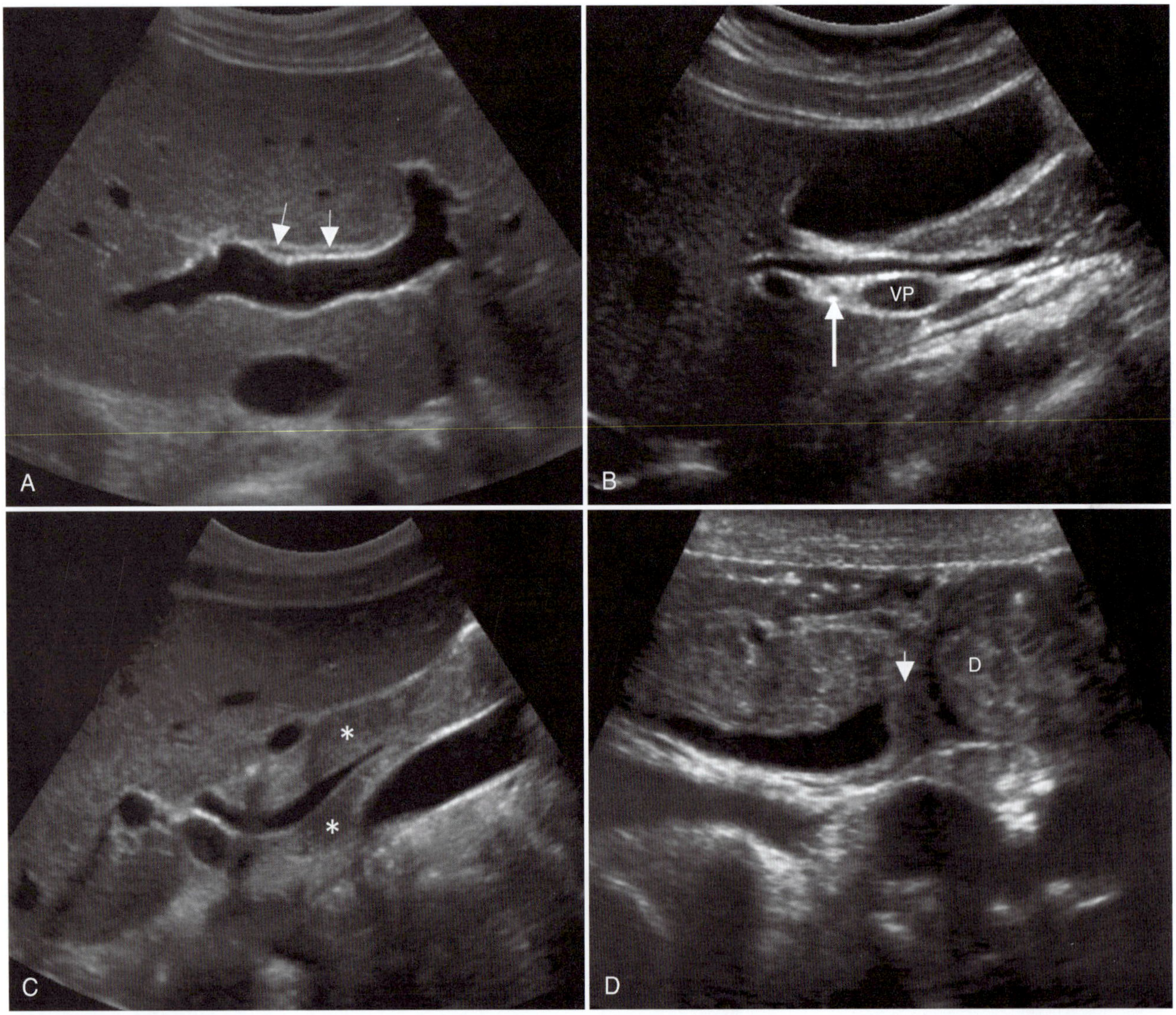

FIG. 6.1 Ductos biliares normais. (A) Os ductos hepáticos direito e esquerdo (*setas curtas*) geralmente são visualizados em posição anterior à veia porta. **(B)** Ductos hepático comum/biliar comum de calibre em um corte sagital, na posição típica, anterior à veia porta (*VP*) e à artéria hepática (*seta*). **(C)** Ductos biliares comuns médio e distal em corte longitudinal. Observe o pâncreas (*), a margem craniana demarca a transição entre os segmentos suprapancreático e intrapancreático. **(D)** O ducto biliar comum distal e a ampola hepatopancreática (de Vater) (*seta curta*) são mostrados em posição posterior à cabeça do pâncreas e inseridos no duodeno (*D*). *Ver também* o Vídeo 6.1.

hepático. Esta é a localização mais comum do colangiocarcinoma. O diâmetro normal dos ramos de primeira ordem ou de ordens mais altas do DHC foi sugerido ser de 2 mm ou menos, e não mais de 40% do diâmetro da veia porta adjacente.[2]

O **padrão de ramificação das vias biliares** mais comum ocorre em 56% a 58% da população[3,4] (Figs. 6.2 e 6.3). No lado direito, o ducto hepático direito se forma a partir dos ramos anterior direito e posterior direito, que drenam os segmentos anteriores (segmentos 5 e 8) e posteriores (segmentos 6 e 7) do lobo direito, respectivamente. No lado esquerdo, os ramos dos segmentos 2 e 3 se juntam à esquerda do ligamento falciforme para formar o ducto hepático esquerdo. Este ducto se torna extra-hepático quando se estende à direita do ligamento falciforme, juntando-se aos ductos dos segmentos 4 e 1.

A chave para se compreender as variações anatômicas comuns da ramificação biliar está na variabilidade do local de inserção do **ducto posterior direito** (DPD) (segmentos 6 e 7). Com frequência, o DPD se estende centralmente através do hilo hepático em uma direção cranial. Ele passa superior e posteriormente ao **ducto anterior direito** (DAD) e então dirige-se caudalmente, juntando-se ao DAD para formar o curto ducto hepático direito (Fig. 6.2). Três outros locais comuns de inserção do DPD correspondem à maioria das **variações anatômicas biliares**. Se o DPD se estende mais para a esquerda que o usual, ele pode se unir à junção dos ductos hepáticos direito e esquerdo ("padrão de trifurcação", em torno de 8% das variações normais) ou ao ducto hepático esquerdo (aproximadamente 13%) (Fig. 6.4). Caso o DPD se estenda em uma direção caudal e medial, ele pode se juntar diretamente ao DHC ou ducto biliar comum (DBC) (cerca de 5%). A drenagem anômala de vários ductos hepáticos segmentares diretamente dentro do DHC é menos frequente.

O **calibre normal** do DHC/DBC em pacientes sem histórico de doença biliar é de até 6 mm na maioria dos estudos[5] (Fig. 6.1). Há controvérsia quanto à ocorrência de alargamento normal do ducto com o aumento da idade.[6] De forma semelhante, estudos sobre uma associação entre colecistectomia e um calibre maior do ducto biliar comum são inconclusivos. Embora diâmetros de até 10 mm tenham sido encontrados em uma população assintomática normal, a maioria dos diâmetros fica abaixo de 7 mm. Portanto, um diâmetro ductal de 7 mm ou maior deve estimular investigações subsequentes, como a correlação com os níveis séricos das enzimas colestáticas do fígado.

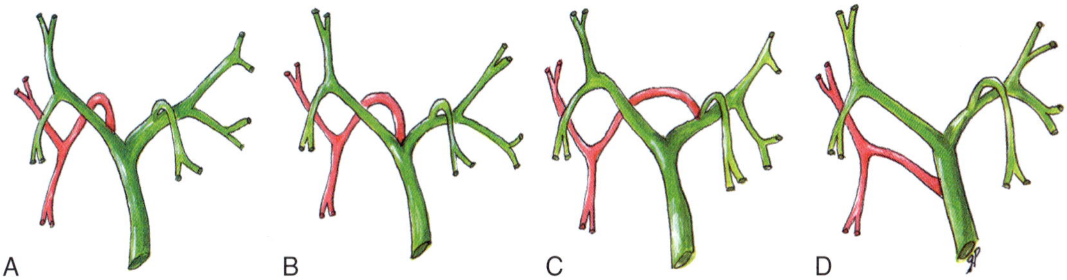

FIG. 6.2 Variações comuns da ramificação do ducto biliar. Ducto posterior direito (DPD) em vermelho. **(A)** DPD se junta ao ducto anterior direito em 56% a 58% da população. **(B)** Padrão de trifurcação, 8%. **(C)** DPD se junta ao ducto hepático esquerdo, 13%. **(D)** DPD se junta diretamente ao ducto hepático comum ou ducto biliar comum, 5%.

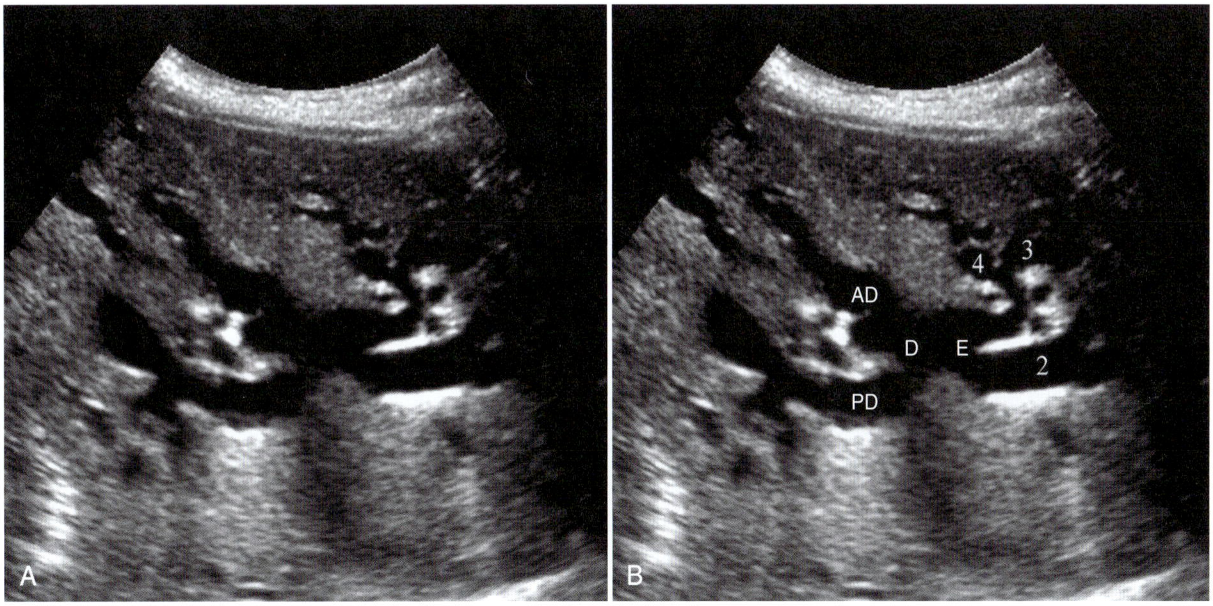

FIG. 6.3 Padrão de ramificação ductal típico. A árvore biliar intra-hepática está dilatada devido a um ducto biliar comum obstruído (não mostrado). **(A)** e **(B)** Vistas oblíquas subcostais encurtam os ductos hepáticos direito (*D*) e esquerdo (*E*). *AD*, ducto anterior direito; *PD*, ducto posterior direito; *2*, ducto do segmento 2; *3*, ducto do segmento 3; *4*, ducto do segmento 4.

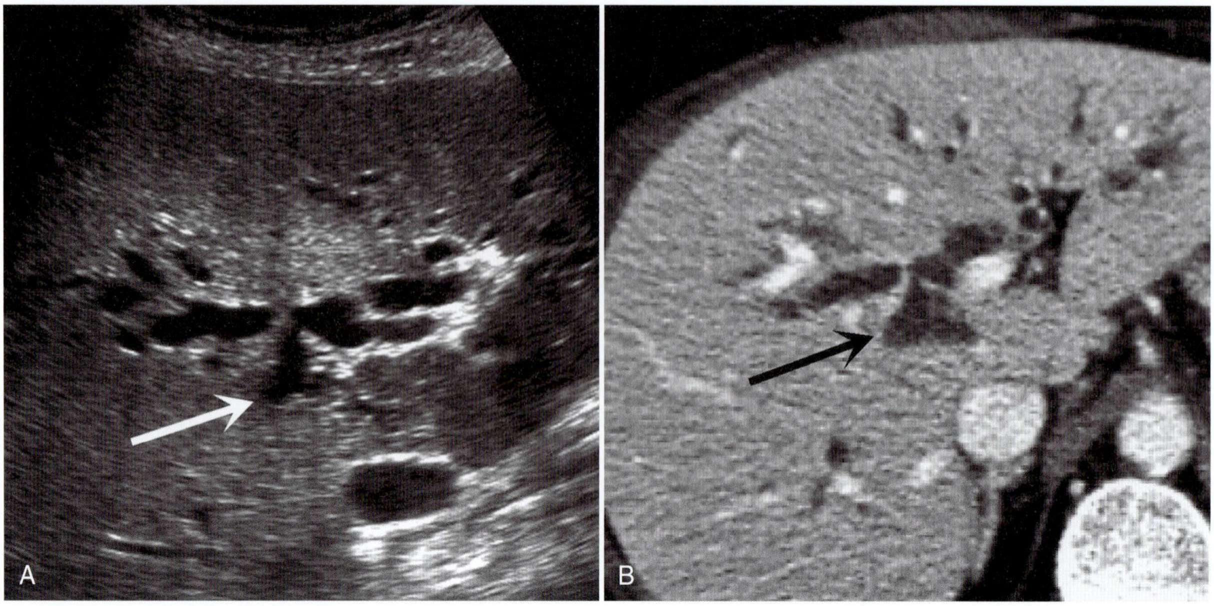

FIG. 6.4 Ducto posterior direito anômalo. (A) Imagem transversal obtida em posição cranial ao hilo hepático mostrando o ducto posterior direito anômalo *(seta)* inserindo-se no ducto hepático esquerdo. Esta é a anomalia mais comum da árvore biliar. **(B)** TC contrastada correspondente mostrando a mesma anomalia.

O local de inserção do **ducto cístico** no ducto biliar é variável. O ducto cístico pode se juntar ao ducto biliar ao longo de sua borda lateral, posterior ou medial. Pode também correr paralelo ao ducto e se inserir no terço inferior do ducto, próximo à ampola de Vater (hepatopancreática).[7] O **ducto biliar comum** (DBC, ducto colédoco) está comumente dividido em três segmentos: componente suprapancreático, retropancreático e intersticial/ampular. Ele se estende caudalmente no interior do ligamento hepatoduodenal, ficando anterior à veia porta e à direita da artéria hepática. Então, ele passa posterior à primeira porção do duodeno e à cabeça do pâncreas, algumas vezes mergulhado na última. A margem superior da cabeça do pâncreas demarca a transição entre os segmentos suprapancreático e retropancreático do DBC. Ele termina na ampola de Vater, que eventualmente é identificada na ultrassonografia transabdominal com o uso de transdutores lineares de alta frequência (Fig. 6.1D, Vídeo 6.1).

Técnica Ultrassonográfica

Nossa técnica de avaliação dos ductos intra-hepáticos inclui uma varredura de rotina, que deve ser como a que seria realizada para avaliação do fígado, incluindo varreduras nos planos sagital e transversal. Além disso, realizou-se uma *varredura focada* para avaliar o hilo hepático, reconhecendo que sua orientação requer um plano oblíquo para demonstrar o comprimento dos ductos hepáticos direito e esquerdo em uma única imagem. Para isso, utilizamos um acesso subcostal oblíquo com a borda esquerda do transdutor mais cranial do que a direita. A face do transdutor é direcionada em direção ao ombro direito. Com uma apneia inspiratória, desliza-se o transdutor da direção do ombro para a região umbilical, o que mostrará a veia hepática média; a seguir, o eixo longo dos ductos hepáticos direito e esquerdo no hilo hepático e, então, o ducto comum em corte transversal. Girando o transdutor 90 graus a este plano, uma segunda apneia inspiratória vai permitir a visualização do DHC e do DBC no seu eixo longo no hilo hepático. A visualização do DBC pode ser um desafio em função da sobreposição de gases do duodeno ou do cólon transverso. Se a vesícula biliar estiver distendida, geralmente constitui uma excelente janela através da qual a parte distal do DBC e a cabeça do pâncreas podem ser visualizadas. Com o paciente na posição supina ou em decúbito lateral esquerdo, o transdutor pode ser posicionado na vesícula biliar e angulado ligeiramente para a esquerda em direção à cabeça do pâncreas. A protrusão do abdome ou o exame do paciente na posição em pé possibilita que o cólon interposto migre caudalmente e melhore a visibilidade da cabeça do pâncreas.

As **imagens com harmônica** e com composição espacial permitem contraste melhor entre os ductos e os tecidos adjacentes, levando a melhor visualização do ducto, seu conteúdo e suas paredes[8] (Fig. 6.5). Além disso, a conspicuidade dos cálculos e de sua sombra acústica posterior que produzem está aumentada. Composição espacial, ao mesmo tempo em que se reduz a sombra posterior, também resulta em melhor razão contraste/speckle e demonstra melhor as estruturas intraductais e periductais. Recomendamos o uso rotineiro da imagem com harmônica e composição de rotina na avaliação da árvore biliar. Técnicas de imagem específicas para avaliação da coledocolitíase e colangiocarcinoma são discutidas em seções apropriadas.

Cistos do Colédoco

Cistos do colédoco (ou coledocianos) representam um grupo heterogêneo de doenças congênitas que pode se manifestar como dilatação cística focal ou difusa da árvore biliar. Esses cistos são mais comuns nas populações do Leste Asiático; a incidência no Japão é de 1 em 13 mil, contra 1 em 100 mil nas populações ocidentais.[9,10] Há uma razão mulher/homem entre 3:1 e 4:1.

Embora, na maioria dos pacientes, os cistos sejam diagnosticados em uma idade precoce, cerca de 20% dos cistos de colédoco são encontrados na idade adulta, quando uma ultrassonografia é realizada por sintomas de litíase biliar.[11] O sistema de classificação mais amplamente usado divide os cistos do colédoco em **cinco tipos**[12] (Figs. 6.6 e 6.7). Cistos do colédoco **tipo I**, uma dilatação fusiforme do DBC, são os mais comuns (80%) e, junto com o tipo IVa, estão

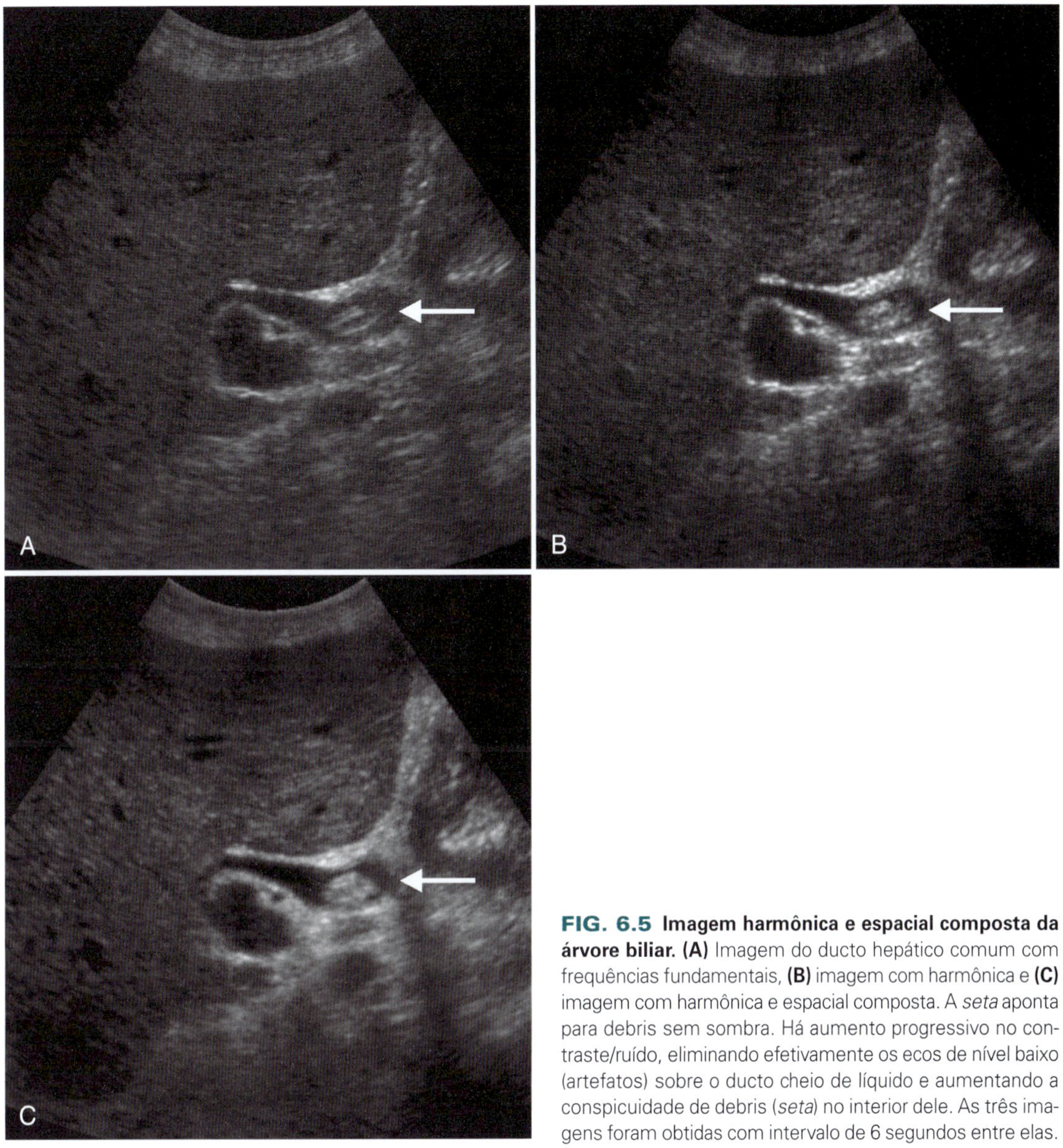

FIG. 6.5 Imagem harmônica e espacial composta da árvore biliar. (A) Imagem do ducto hepático comum com frequências fundamentais, **(B)** imagem com harmônica e **(C)** imagem com harmônica e espacial composta. A *seta* aponta para debris sem sombra. Há aumento progressivo no contraste/ruído, eliminando efetivamente os ecos de nível baixo (artefatos) sobre o ducto cheio de líquido e aumentando a conspicuidade de debris (*seta*) no interior dele. As três imagens foram obtidas com intervalo de 6 segundos entre elas.

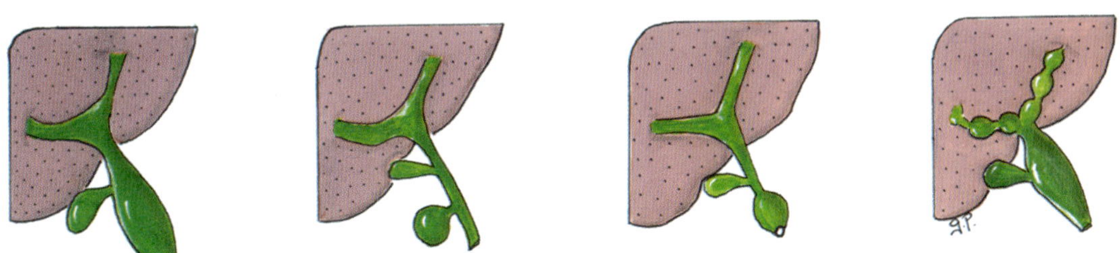

FIG. 6.6 Sistema de classificação de Todani de cistos do colédoco. Cisto do tipo I: dilatação difusa do ducto biliar extra-hepático; este é o tipo mais comum (80%). **Cisto do tipo II:** divertículo verdadeiro do ducto biliar; muito raro. **Cisto do tipo III:** também chamado coledococele, dilatação difusa da porção mais distal (intraduodenal) do ducto biliar comum. **Cisto do tipo IV:** dilatações multifocais dos ductos biliares intra-hepáticos e extra-hepáticos. **Cisto do tipo V:** doença de Caroli, foi omitido porque não é um cisto verdadeiro de colédoco. (Com permissão de Todani T, Watanabe Y, Naruse M, et al: Congenital bile duct cysts, classification, operative procedures, and review of thirty-seven cases including cancer arising from coledocal cyst. Am J Surg. 1977;134:263-269.[12])

associados a um canal comum anormalmente longo (> 20 mm) entre o ducto biliar distal e o ducto pancreático. Este canal comum longo pode permitir o refluxo do suco pancreático para o DBC, causando sua dilatação, mas isso permanece controverso.[9,13] Cistos do **tipo II** são divertículos verdadeiros dos ductos biliares e são muito raros. Cistos do **tipo III**, as "coledococeles", estão confinados à porção intraduodenal do DBC. Cistos do **tipo IVa** são múltiplas dilatações biliares intra-hepáticas e extra-hepáticas, enquanto os cistos do **tipo IVb** estão confinados à árvore biliar extra-hepática. A doença de Caroli foi classificada como cisto do **tipo V**, mas apresenta

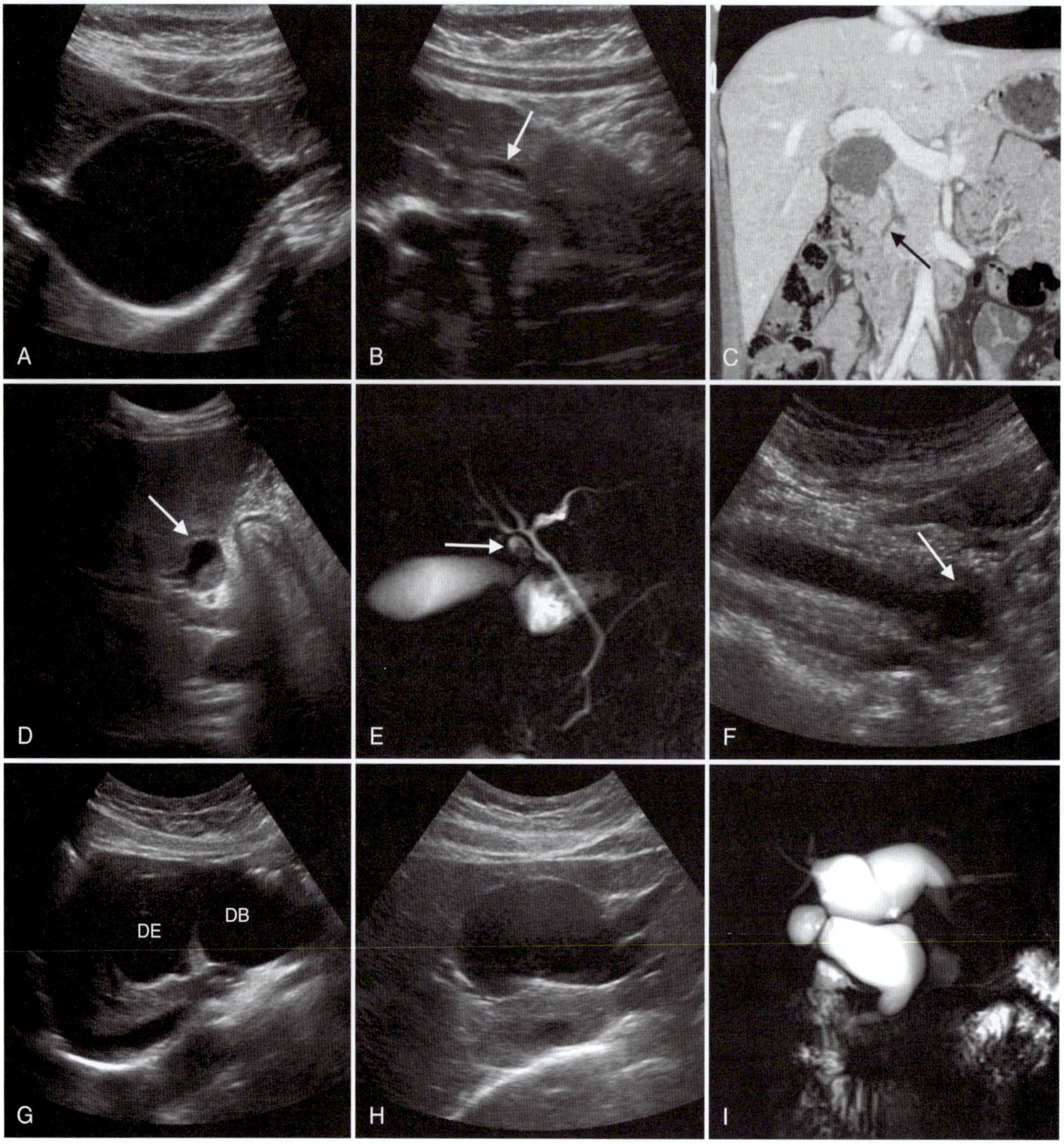

FIG. 6.7 Cistos de colédoco. (A)-(C) Tipo I. Observa-se dilatação fusiforme do ducto biliar comum (DBC), mas não se nota lesão obstrutiva. Este é o tipo mais comum de cisto do colédoco. **(B)** O exame cuidadoso do DBC distal usando transdutor linear de alta frequência revela um longo canal comum (*seta*) entre o DBC e o ducto pancreático. **(C)** TC coronal confirma a existência de canal comum longo (*seta*) **(D)** e **(E) Tipo II.** Um grande divertículo (*seta*) é mostrado em **(D)**, originando no ducto hepático comum no hilo hepático e contendo debris móveis. **(E)** Colangiopancreatografia por ressonância magnética (CPRM) de fatia espessa confirma o mesmo. **(F) Tipo III.** Dilatação fusiforme do DBC distal (*seta*) projetando-se para o interior do duodeno. **(G)-(I) Tipo IV. (G)** Vista sagital do fígado demonstrando acentuada dilatação do ducto biliar (DB) e do ducto hepático esquerdo (DE). **(H)** Vista transversal do lobo esquerdo do fígado mostra aumento acentuado do ducto hepático esquerdo com ramos dilatados. **(I)** CPRM de fatia espessa evidencia envolvimento intra-hepático e extra-hepático.

origem embrionária diferente e não constitui um cisto verdadeiro do colédoco.[10]

Na ultrassonografia, é identificada uma estrutura cística, que pode conter lama, cálculos ou até neoplasia sólida. Em alguns casos, o cisto é tão grande que sua ligação com o ducto biliar não é imediatamente reconhecida. O uso de várias janelas de varredura e ângulos de insonação permite a demonstração da relação da lesão com as vias biliares, diferenciando o cisto de colédoco de pseudocistos pancreáticos ou cistos de duplicação entérica. Cintilografia biliar, a CPRM e a colangiopancreatografia endoscópica retrógrada (CPER) têm sido usadas para a delineação adicional da estrutura dos cistos de colédoco. A CPER é necessária para garantir que a dilatação não seja resultado de uma neoplasia distal, especialmente no caso de cistos de colédoco tipo I (Fig. 6.7). Devido à existência comprovada de risco para colangiocarcinoma em todos os cistos de colédoco, a remoção cirúrgica é recomendada.

Doença de Caroli

A doença de Caroli é uma doença congênita rara da árvore biliar intra-hepática que resulta da malformação das **placas ductais**, células primordiais que originam os ductos biliares intra-hepáticos. Há dois tipos de doença de Caroli: a forma clássica simples, e uma segunda forma, mais comum, que ocorre com **fibrose hepática congênita**.[14] A segunda forma também é chamada de **síndrome de Caroli**. A doença de Caroli tem sido associada com a doença renal cística, mais comumente a ectasia tubular renal (**rim esponjoso medular**). No entanto, ambas as formas também podem ser observadas em pacientes com doença renal policística autossômica recessiva. A doença de Caroli afeta homens e mulheres igualmente e, em mais de 80% dos pacientes, se apresenta antes da idade de 30 anos.[15]

A doença de Caroli causa *dilatação sacular* ou, menos frequentemente, *dilatação fusiforme* da árvore biliar intra-hepática, resultando em estase biliar, formação de cálculos, episódios de colangite e sepse (Fig. 6.8). A doença afeta mais frequentemente a árvore biliar intra-hepática de maneira difusa, mas pode ser focal. Os ductos dilatados contêm cálculos e lama. Diferentemente da colangite piogênica recorrente, os conteúdos dos ductos não formam uma moldura do sistema dilatado, sendo mais facilmente identificados como conteúdos ductais.[16] Também foram descritos ao ultrassom pequenos ramos da veia porta circundados por ductos biliares dilatados e *septos ecogênicos atravessando* os ductos biliares dilatados. Estes correspondem a estruturas ductais embrionárias persistentes.[17] Se associados à fibrose hepática congênita, achados relacionados à arquitetura hepática alterada e hipertensão portal também são observados. O **colangiocarcinoma** se desenvolve em 7% dos pacientes com doença de Caroli.[15]

Visão Geral da Obstrução da Árvore Biliar

A elevação dos parâmetros colestáticos do fígado, que pode se manifestar clinicamente como icterícia, é uma indicação frequente para o exame ultrassonográfico do abdome. O objetivo principal desses exames é determinar se o paciente tem obstrução de ductos biliares em vez de doenças hepatocelulares ou de pequenos ductos biliares. A ultrassonografia é altamente sensível na detecção de dilatação da

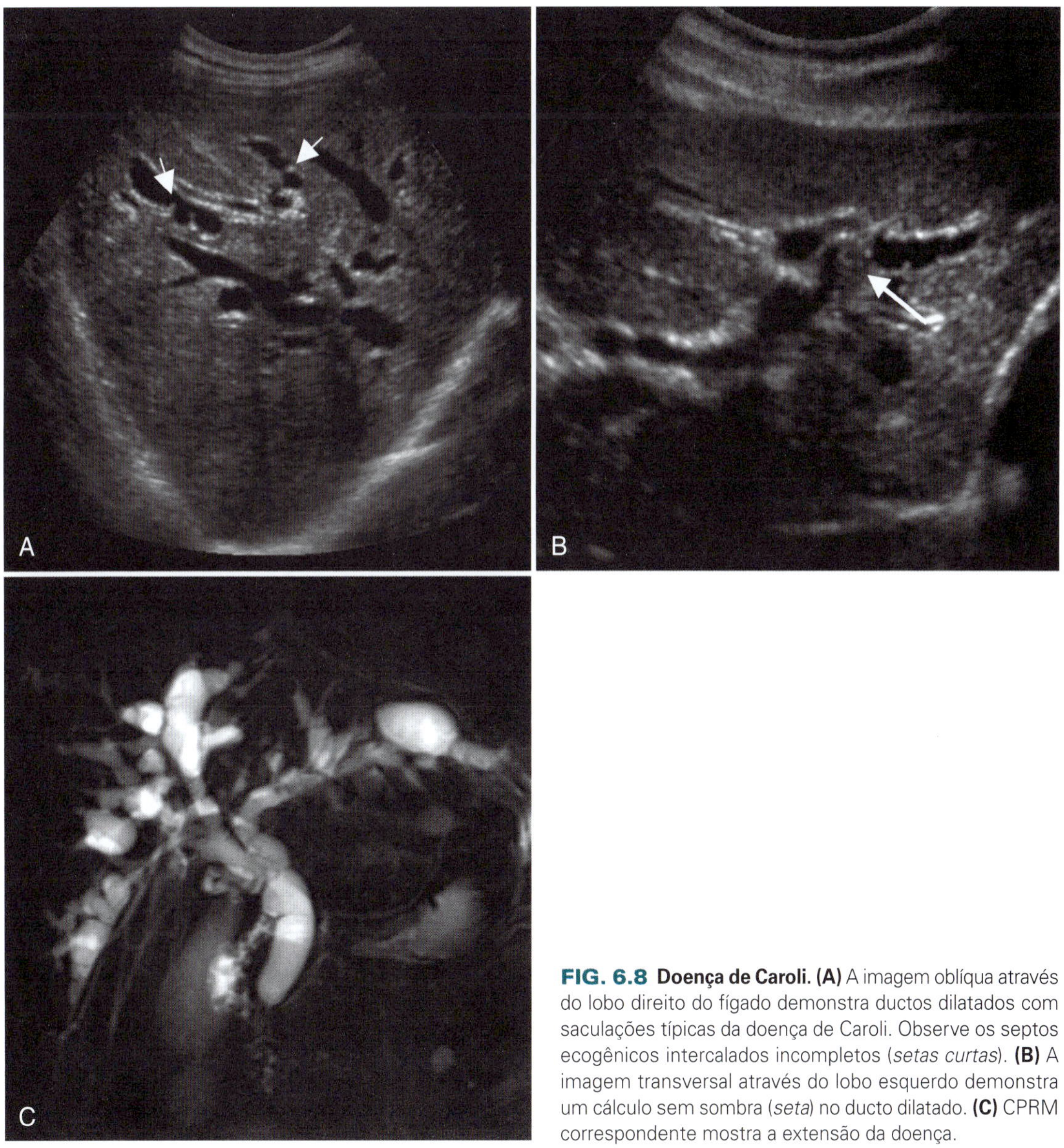

FIG. 6.8 Doença de Caroli. (A) A imagem oblíqua através do lobo direito do fígado demonstra ductos dilatados com saculações típicas da doença de Caroli. Observe os septos ecogênicos intercalados incompletos (*setas curtas*). **(B)** A imagem transversal através do lobo esquerdo demonstra um cálculo sem sombra (*seta*) no ducto dilatado. **(C)** CPRM correspondente mostra a extensão da doença.

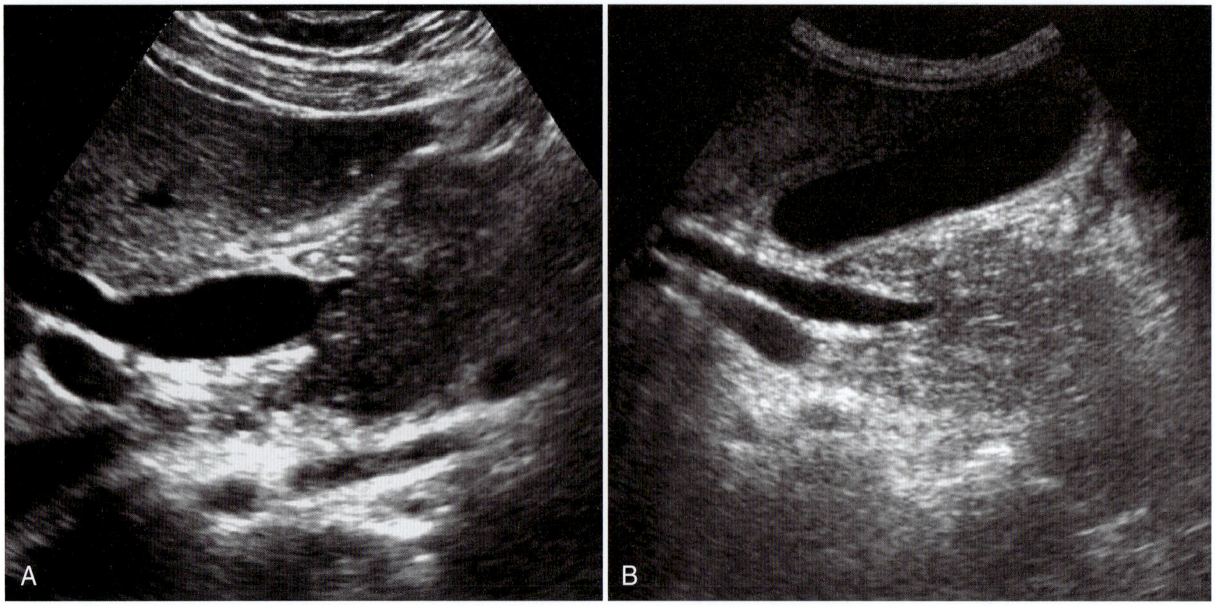

FIG. 6.9 Obstrução do ducto biliar comum causada por fatores extrínsecos. (A) Adenocarcinoma pancreático. Zona de transição curta, ducto de grande calibre e massa obstrutiva são achados típicos na obstrução maligna. **(B) Pancreatite.** Afilamento progressivo do ducto sugere causa benigna. Observe o discreto **espessamento reativo da parede da vesícula** devido à inflamação adjacente.

Causas de Obstrução Biliar

BENIGNAS
Coledocolitíase[a]
Hemobilia[a]
Doenças biliares congênitas
  Doença de Caroli[a]
  Cistos de colédoco
Colangite Infecciosa
Colangite piogênica aguda[a]
Parasitas biliares[a]
Colangite piogênica recorrente[a]
Colangiopatia por HIV
  Colangite esclerosante

NEOPLÁSICAS
Colangiocarcinoma
Carcinoma da vesícula
Tumores localmente invasivos (especialmente adenocarcinoma de pâncreas)
Tumores ampulares
Metástases

COMPRESSÃO EXTRÍNSECA
Síndrome de Mirizzi[a]
Pancreatite
Adenopatia

[a]Indicam causas de icterícia com dor.

árvore biliar e, por isso, é uma excelente modalidade para iniciar a investigação por imagem (Fig. 6.9). Esses exames devem ser feitos com o conhecimento da condição clínica do paciente, especialmente se o paciente tem icterícia sem dor ou icterícia dolorosa, como visto na obstrução ou infecção aguda da árvore biliar.

A **obstrução biliar aguda** na ausência de infecção pode se manifestar como dor no QSD e transaminite predominante que sugere **hepatite aguda** em vez de colestase.[18,19] No início, os ductos biliares podem estar minimamente dilatados, com achados de imagem de uma hepatite inespecífica manifestada por edema nas tríades portais (espessamento periportal ecogênico) e acúmulo de líquido na parede da vesícula biliar. Portanto, em pacientes com hepatite aguda sem causa aparente, a árvore biliar distal deve sempre ser examinada cuidadosamente para investigar a presença de coledocolitíase, mesmo que os canais biliares não pareçam significativamente dilatados.

O exame de ultrassonografia deve se concentrar em responder as seguintes três questões:

1. Os ductos biliares ou a vesícula biliar estão dilatados?
2. Se estão dilatados, em qual nível?
3. Qual é a causa da obstrução?

Coledocolitíase

A coledocolitíase pode ser classificada em formas primária e secundária. A **coledocolitíase primária** denota formação *de novo* de cálculos, geralmente feitos de bilirrubinato de cálcio (**cálculos pigmentares**) no interior dos ductos. Os fatores etiológicos estão relacionados a doenças que causam estreitamento ou dilatação dos ductos biliares, levando à estase, como a seguir:

- Colangite esclerosante
- Doença de Caroli
- Infecções parasitárias do fígado (p. ex., *Clonorchis*, *Fasciola*, *Ascaris*)[20]
- Doenças hemolíticas crônicas, como doença falciforme
- Cirurgia biliar prévia, como anastomoses enterobiliares

A migração de cálculos da vesícula biliar para o DBC constitui a **coledocolitíase secundária**. Embora a coledocolitíase primária seja relativamente rara fora das regiões endêmicas (leste da Ásia), a coledocolitíase secundária é comum, representando a distribuição mundial da doença calculosa da vesícula. Cálculos nos ductos biliares são encontrados em 8% a 18% dos pacientes sintomáticos com cálculos na vesícula.[21]

Cálculos Intra-hepáticos

O uso de imagem harmônica e composta aumentou a capacidade de detecção de pequenos cálculos nos ductos biliares intra-hepáticos, especialmente quando os ductos estão dilatados. A visualização de pequenos cálculos intra-hepáticos é bastante difícil na CPRM e outras modalidades de imagem biliar; devido ao alto contraste intrínseco dos cálculos, a ultrassonografia frequentemente é a primeira modalidade a detectar cálculos intra-hepáticos.

O aspecto dos cálculos depende do seu tamanho e textura (Fig. 6.10 e Vídeo 6.2). A maioria dos cálculos é hiperecogênica com sombra acústica posterior, embora cálculos pequenos (< 5 mm) ou cálculos pigmentados moles (especialmente no paciente com colangite piogênica recorrente) possam não apresentar sombra. Quando os ductos afetados estão preenchidos com cálculos, estes não costumam ser individualizados; em vez disso, observa-se uma estrutura linear, hiperecogênica, com sombra acústica posterior. Deve-se sempre suspeitar de cálculos se ecogenicidades lineares bem-definidas, com ou sem sombra posterior, forem visualizadas na região da tríade portal paralelamente às veias porta no interior do fígado. A imagem harmônica melhora tanto o contraste quanto a detecção de sombra acústica, sendo por isso recomendada na avaliação rotineira da árvore biliar.[22]

Cálculos no Colédoco (Ducto Biliar Comum)

A maioria dos cálculos no DBC é encontrada na porção distal do ducto próximo ou na ampola de Vater. Assim, a avaliação ultrassonográfica deve incluir o exame de todo o ducto com ênfase na

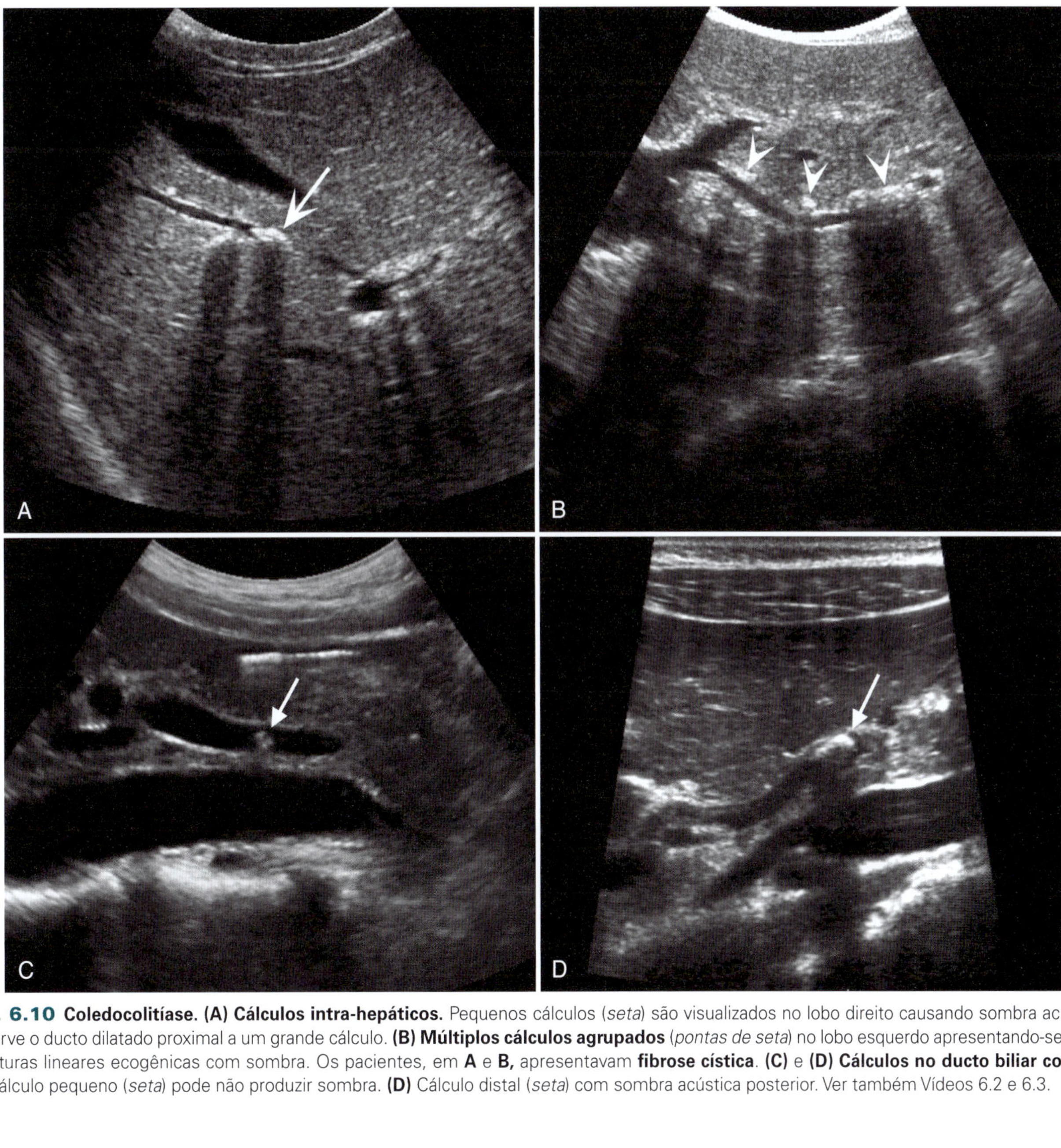

FIG. 6.10 Coledocolitíase. (A) Cálculos intra-hepáticos. Pequenos cálculos (*seta*) são visualizados no lobo direito causando sombra acústica. Observe o ducto dilatado proximal a um grande cálculo. **(B) Múltiplos cálculos agrupados** (*pontas de seta*) no lobo esquerdo apresentando-se como estruturas lineares ecogênicas com sombra. Os pacientes, em **A** e **B**, apresentavam **fibrose cística**. **(C)** e **(D) Cálculos no ducto biliar comum. (C)** Cálculo pequeno (*seta*) pode não produzir sombra. **(D)** Cálculo distal (*seta*) com sombra acústica posterior. Ver também Vídeos 6.2 e 6.3.

região periampular. Infelizmente, esta área é, com frequência, a mais difícil de ser vista porque pode estar escondida por alça intestinal com gás, dificultando a detecção dos cálculos do DBC distal. Manobras para aprimorar a avaliação incluem:

- **Alterações na posição do paciente.** O DBC pode ser examinado em decúbito dorsal, decúbito lateral esquerdo e em posição ortostática. A alteração na posição relativa dos órgãos adjacentes e do gás em alças intestinais pode permitir melhora significativa na visualização do ducto distal.
- **Escolha da janela ultrassonográfica.** A vista subcostal é mais útil para avaliação do espaço portal e do DBC proximal. Uma vista epigástrica é melhor para o DBC distal.
- **Uso de compressão ultrassonográfica.** Comprimindo fisicamente o epigástrio, pode-se colabar a alça intestinal superficial e deslocar o gás do intestino que bloqueia a visualização.
- **Avaliação detalhada do DBC distal.** O DBC distal intrapancreático é melhor visualizado com transdutor direcionado à cabeça do pâncreas e a varredura realizada no plano **transversal**. Após a identificação do DBC dilatado, a realização de leves movimentos com o transdutor pode permitir uma "olhadinha" no ponto de transição de calibre, possibilitando a visualização do cálculo impactado no ducto distal, que de outra forma poderia ficar escondido na avaliação ultrassonográfica. De modo semelhante, uma vista **sagital** focalizada na cabeça do pâncreas deve mostrar o DBC dilatado na porção dorsal da cabeça. Novamente, a discreta manipulação do transdutor, focando na avaliação ao ponto de transição, é melhor para visualizar um cálculo impactado no ducto distal. Se a vesícula biliar estiver distendida, ela pode ser usada como janela acústica através da qual o DBC distal e a ampola podem ser visualizados.

O aspecto clássico de cálculos no DBC é o de uma lesão arredondada, ecogênica, com **sombra acústica posterior** (ver Fig. 6.10 e Vídeo 6.10). Importante, nenhum halo líquido deve ser observado em volta do cálculo no DBC distal, porque ele está comprimido contra a parede do ducto. Dessa forma, as margens laterais do cálculo não são visualizadas, diminuindo a nitidez do mesmo, diferentemente do que ocorre com o cálculo na vesícula biliar ou no ducto proximal, onde é mais provável que ele seja circundado por bile. Pequenos cálculos podem não ter forte sombra acústica posterior e aparecerem apenas como uma ecogenicidade linear, constantemente hiperecogênica, reta ou curva. Definitivamente, estar atento para essa aparência sutil de cálculos no DBC melhora sua detecção.

As armadilhas no diagnóstico de coledocolitíase incluem coágulo sanguíneo (**hemobilia**), **tumores papilares** e, ocasionalmente, **lama biliar**; nenhum destes produz sombra. **Grampos cirúrgicos** no espaço portal, geralmente decorrentes de colecistectomia prévia, aparecem como focos lineares ecogênicos com sombra.[23] O comprimento curto, o relativamente alto grau de ecogenicidade, a ausência de dilatação ductal e de vesícula biliar permitem a diferenciação entre grampos cirúrgicos e cálculos.

Síndrome de Mirizzi

A síndrome de Mirizzi é uma síndrome clínica de icterícia, dor e febre resultantes da obstrução do ducto hepático comum causada por um cálculo impactado no ducto cístico. Ocorre mais frequentemente quando os ductos cístico e hepático comum apresentam trajeto paralelo. O cálculo frequentemente está impactado no ducto cístico distal, e a inflamação e o edema que o acompanham resultam na obstrução do ducto hepático comum adjacente. A obstrução do ducto cístico resulta em crises recorrentes de colecistite, e o cálculo impactado pode causar erosão no ducto hepático comum, resultando em uma **fístula colecistocoledociana** e obstrução biliar.[24] A identificação desta complicação (chamada **tipo II de Mirizzi**) é importante porque o tratamento requer reparo cirúrgico da fístula. Podem ocorrer **colecistite aguda, colangite** e até **pancreatite.**[25]

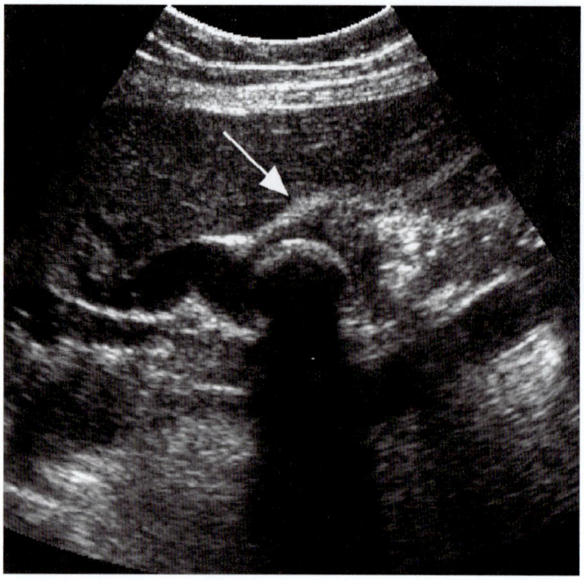

FIG. 6.11 Síndrome de Mirizzi. Síndrome de Mirizzi em um paciente com dor abdominal e icterícia. Ultrassonografia no plano sagital demonstra o ducto biliar comum dilatado e obstruído por um grande cálculo impactado no ducto cístico distal. Esse aspecto pode ser confundido com um cálculo no ducto biliar comum. Há espessamento da parede do ducto cístico (*seta*).

A síndrome de Mirizzi deve ser considerada na ultrassonografia quando se observa obstrução biliar com dilatação dos ductos biliares no nível do ducto hepático comum com colecistite aguda ou crônica associada. Dessa forma, a vesícula biliar apresenta sinais de colecistite aguda, podendo ou não estar distendida.[2] Um cálculo impactado no ducto cístico, com edema circundante no nível de obstrução, é confirmatório (Fig. 6.11).

Hemobilia

O trauma biliar iatrogênico, principalmente causado por procedimentos biliares percutâneos ou biópsias hepáticas, é responsável por aproximadamente 65% de todas as causas de hemobilia. Outras etiologias incluem **colangite** ou **colecistite** (10%), malformações ou aneurismas vasculares (7%), **trauma** abdominal (6%) e doenças malignas, especialmente **carcinoma hepatocelular** e **colangiocarcinoma** (7%).[26] Dor, sangramento e icterícia bioquímica são queixas comuns. Fora a perda sanguínea, que ocasionalmente é grave, as complicações são raras e incluem colecistite, colangite e **pancreatite**.

O aspecto do sangue no interior da árvore biliar é semelhante ao dos coágulos sanguíneos encontrados em qualquer outro lugar (Fig. 6.12). Mais frequentemente, o coágulo é ecogênico, ou de ecogenicidade mista, e retrátil, adaptando-se ao contorno do ducto. Ocasionalmente, a hemobilia tem aspecto tubular com uma área central hipoecoica. A hemorragia aguda vai aparecer como líquido com ecos internos finos. Os coágulos de sangue podem ser móveis. A extensão para a vesícula biliar é comum. A história clínica é geralmente essencial para o diagnóstico.

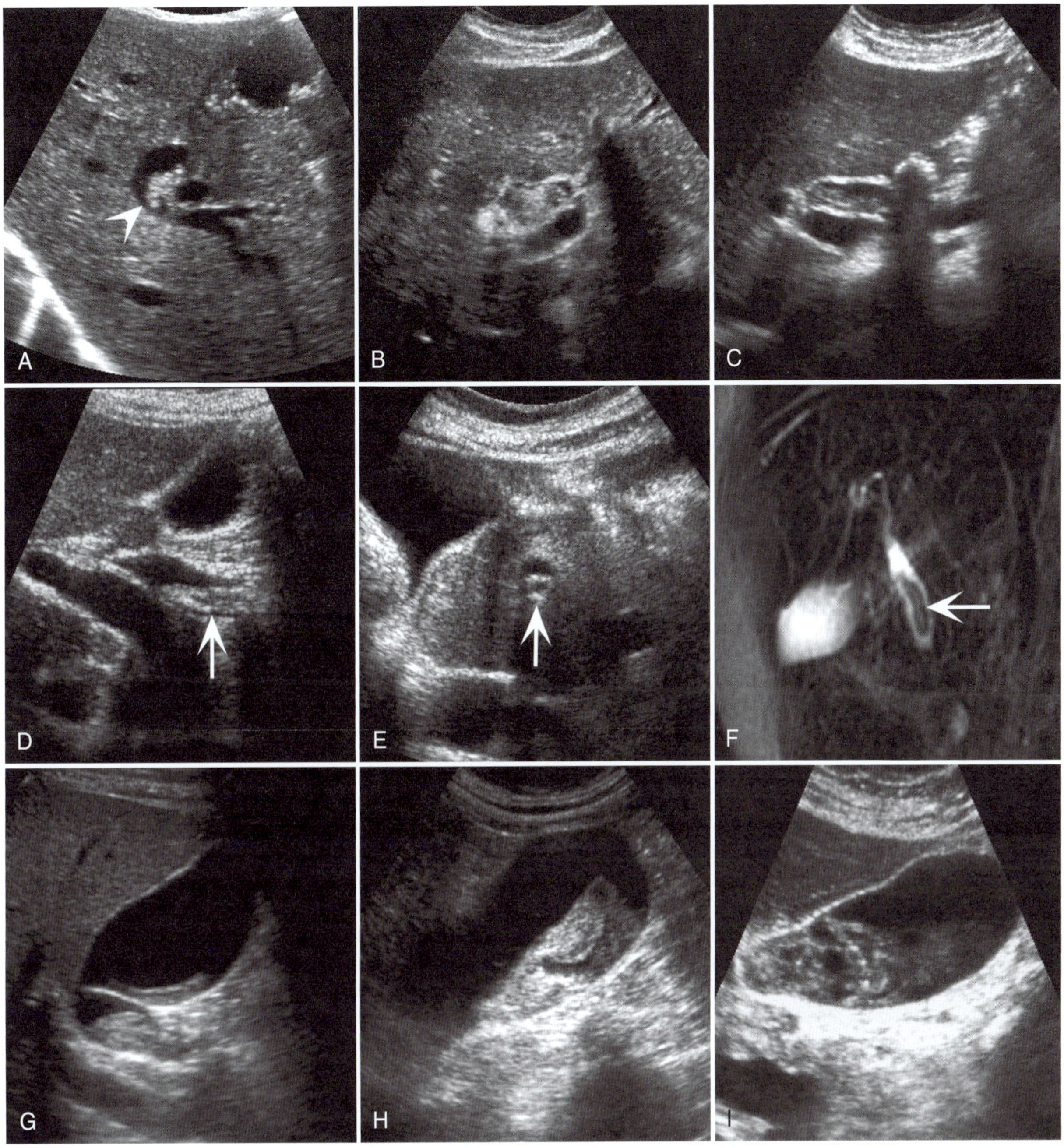

FIG. 6.12 Hemobilia: espectro na ultrassonografia. (A) Coágulo sanguíneo ecogênico (*ponta de seta*) no interior de um ducto dilatado após inserção de cateter de drenagem biliar. A obstrução biliar foi causada por tumor pancreático. **B** e **(C)** Coágulo ecogênico no ducto hepático comum em dois pacientes após biópsia hepática. **D** e **(E)** Hemobilia espontânea em paciente recebendo terapia anticoagulante. Observe o aspecto tubular do coágulo (*seta*) com luz central hipoecoica. **(F)** Imagem na CPRM correspondente mostra o mesmo. **(G)-(I)**, Sangue na vesícula biliar em três pacientes diferentes. Todos os pacientes desenvolveram dor após biópsia hepática. **(H)** Observe as margens anguladas, típicas de coágulos sanguíneos.

Aerobilia (Pneumobilia)

Ar no interior da árvore biliar em geral é resultado de intervenção biliar prévia, anastomoses enterobiliares ou stents no ducto biliar comum. No abdome agudo, a aerobilia pode ser causada primariamente por três entidades. **Colecistite enfisematosa** pode levar à aerobilia; seus achados e fatores de riscos são discutidos no tópico "Colecistite Aguda". A inflamação causada por um cálculo impactado no ducto biliar comum pode causar erosão da parede do ducto, levando a uma **fístula coledocoduodenal**. Uma terceira situação – colecistite aguda prolongada – pode provocar erosão de uma alça intestinal adjacente, mais comumente o duodeno ou o cólon transverso, levando a uma **fístula colecistoentérica**. Cálculos podem passar da vesícula para o intestino e causar obstrução intestinal, denominada **íleo biliar**.

O ar nos ductos biliares tem aspecto característico. Estruturas lineares hiperecogênicas ao longo da tríade portal são observadas mais comumente em uma posição superior (Fig. 6.13). Artefatos de **sombra posterior "suja", reverberação** e ***ring-down*** são visualizados quando há muito ar. O movimento das bolhas de ar, mais bem visualizado após a troca de posição do paciente, é diagnóstico.

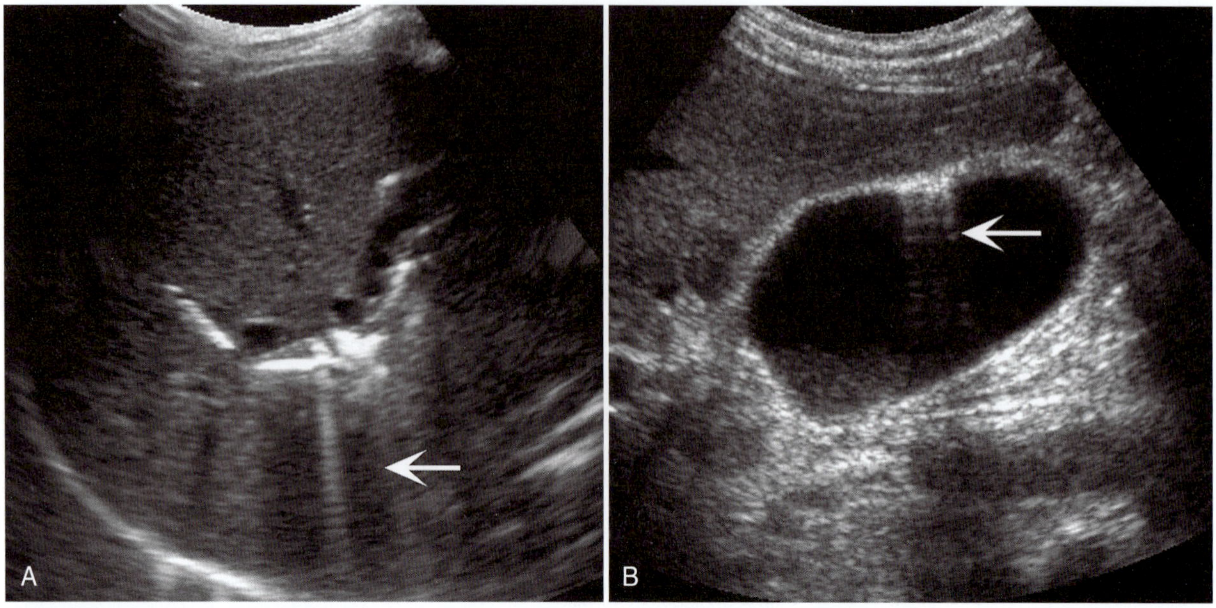

FIG. 6.13 Aerobilia. (A) Grande volume de ar nos ductos centrais se manifesta como estruturas lineares ecogênicas, paralelas às veias portais. Observe a sombra suja (*seta*) e o artefato *ring-down*. **(B)** Ar na vesícula biliar. A aerobilia frequentemente se estende para a vesícula biliar. Observe o artefato de *ring-down* (*seta*).

Extensa calcificação arterial, observada principalmente em pacientes diabéticos, pode mimetizar aerobilia.

Infecção da Árvore Biliar

Colangite Aguda (Bacteriana, Ascendente)

Obstrução biliar prévia é um componente essencial da colangite bacteriana, a qual está associada em 85% dos casos a cálculos no DBC.[27] Outras causas de obstrução incluem estreitamento biliar devido a trauma ou cirurgia, anomalias congênitas, tais como cistos de colédoco, e tumores parcialmente obstrutivos. Neoplasias intrínsecas ou extrínsecas causando obstrução biliar completa raramente provocam colangite piogênica antes de uma intervenção biliar.[19] A apresentação clínica geralmente consiste em (1) febre (cerca de 90%), (2) dor no quadrante superior direito (em torno de 70%) e (3) icterícia (cerca de 60%), a clássica **tríade de Charcot**. Observa-se leucocitose, ou pelo menos um desvio à esquerda, e níveis séricos elevados de fosfatase alcalina e bilirrubina na grande maioria dos pacientes. Frequentemente, ocorre leve elevação das transaminases séricas ("transaminite") e, ocasionalmente, níveis acima de 1.000 podem ser observados no início da doença devido ao súbito aumento na pressão intrabiliar.[19] A bile é mais comumente infectada por bactérias entéricas gram-negativas, que geralmente são detectadas nas hemoculturas.

A colangite aguda é uma emergência médica. A ultrassonografia é considerada o primeiro método de imagem para determinar a causa e o nível de obstrução e para excluir outras doenças, como colecistite, hepatite aguda e síndrome de Mirizzi. A ultrassonografia é mais acurada que TC e mais prática que RM, ultrassonografia endoscópica e CRPE na avaliação inicial de pacientes com doença biliar aguda potencial.[28]

Os **achados ultrassonográficos** de colangite bacteriana incluem (Fig. 6.14):

- Dilatação da árvore biliar
- Coledocolitíase e, possivelmente, lama biliar
- Espessamento da parede do ducto biliar
- Abscessos hepáticos

A dilatação da árvore biliar, quando presente, pode ser diagnosticada por ultrassonografia. Um diâmetro do DBC maior que 6 mm é considerado anormal na maioria dos pacientes. Uma *dilatação sutil* da árvore biliar intra-hepática é um achado frequentemente negligenciado que deve ser investigado especificamente. Isso inclui uma varredura subcostal oblíqua do hilo hepático para determinar o calibre dos ductos hepáticos direito e esquerdo, bem como para avaliar o DBC, que pode ter calibre normal, mas, ainda assim, apresentar aspecto "tenso" ou distendido. A dilatação da árvore biliar é observada em 75% dos pacientes. O cálculo obstrutivo geralmente está alojado no ducto biliar comum distal, mas pode ser móvel, causando obstrução intermitente. Ar raramente é observado no interior dos ductos; portanto, seu achado sugere uma **fístula coledocoentérica** na ausência de manipulação biliar prévia (Fig. 6.15, Vídeo 6.4). Pode ser encontrado espessamento circunferencial da parede do ducto biliar, semelhante a outras causas de colangite, que se estende para a vesícula biliar. Múltiplos pequenos abscessos – algumas vezes agrupados em um lobo ou segmento do fígado – podem ser vistos, mas tendem a se tornar visíveis na ultrassonografia quando sofrem liquefação e são um achado tardio.

Parasitas Hepáticos

Fasciolíase. A infecção por *Fasciola hepatica* é desigualmente endêmica em muitas regiões do mundo, incluindo Ásia, Europa, África Setentrional e América do Sul (principalmente Peru e Bolívia).[29] A infecção é causada pelo consumo de água ou vegetais crus contaminados pelas larvas (*metacercárias*) do trematódeo *F. hepatica*. A infecção apresenta dois estágios: fase aguda, que dura de 3 a 5 meses, e fase crônica, que pode durar desde alguns anos até mais de uma década. A fase aguda corresponde à migração das larvas imaturas através da parede do intestino, da cavidade peritoneal e da cápsula do fígado para o parênquima hepático. Os

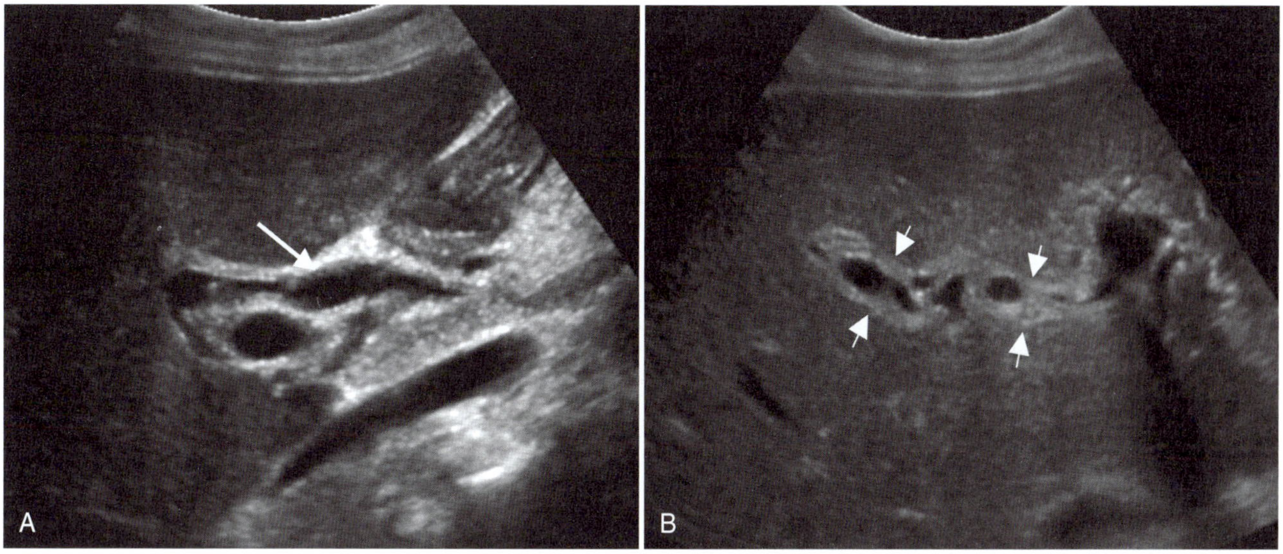

FIG. 6.14 Colangite bacteriana aguda. (A) Espessamento da parede do ducto biliar (*seta*) em um ducto dilatado. **(B)** Edema periportal extenso manifestado por espessamento ecogênico de tecidos periportais (*setas curtas*).

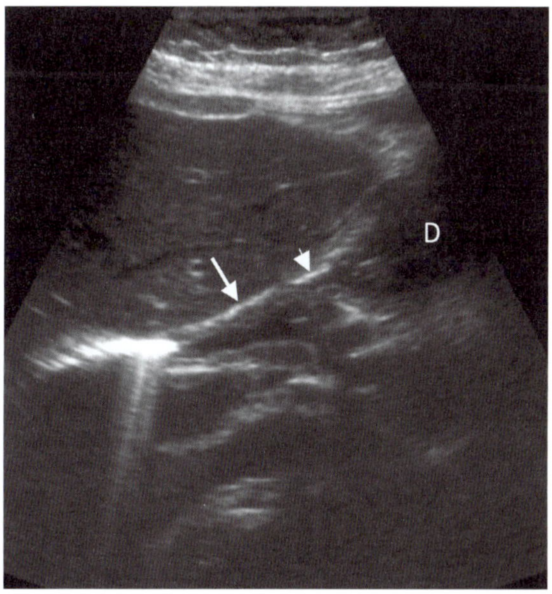

FIG. 6.15 Fístula coledocoduodenal. Gás no ducto biliar comum (*seta*) e acentuado espessamento da mucosa causado por inflamação. O trajeto fistuloso (*seta curta*) se estende a partir do bulbo duodenal *(D)*. Ver também Vídeo 6.4.

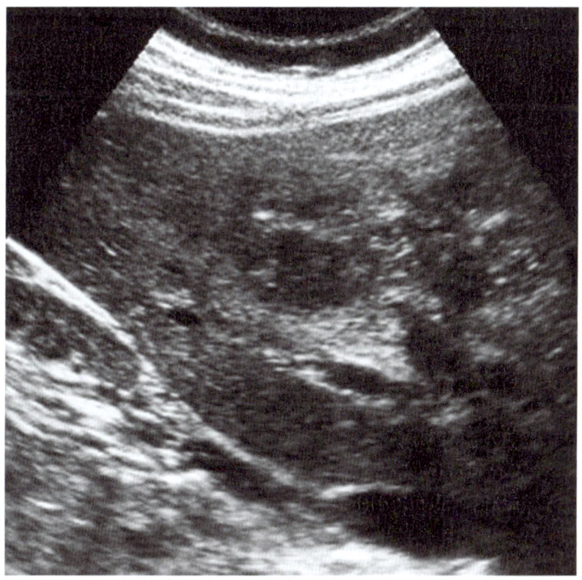

FIG. 6.16 Infecção por *Fasciola hepatica*, fase aguda (fase parenquimatosa). A imagem oblíqua através do lobo direito demonstra lesões hipoecoicas mal definidas no parênquima hepático. Os pacientes frequentemente apresentam febre e dor. (Cortesia de Dr. Adnan Kabaalioglu, Akdeniz University Hospital, Antalya, Turkey.)

pacientes podem apresentar dor aguda no quadrante superior direito, hepatomegalia e febres prolongadas. O destino final das larvas é a árvore biliar, na qual os parasitas amadurecem e produzem ovos, indicando a fase crônica da infecção. O parasita *Fasciola* maduro é o maior verme do fígado (comprimento entre 20 e 40 mm), com formato achatado (espessura de 1 mm), podendo ser visualizado diretamente nos ductos biliares. Assim, os sintomas se relacionam à obstrução biliar com icterícia intermitente, febre e abscessos intra-hepáticos. Metade dos pacientes apresenta-se assintomática na fase crônica.[29]

A **aparência da fasciolíase no exame de imagem** depende da fase da infecção. Na fase aguda, a ultrassonografia mostra achados inespecíficos como hepatomegalia, adenopatia hilar e lesões hipoecoicas ou de ecogenicidade mista[30,31] (Fig. 6.16). As lesões hepáticas são, com frequência, múltiplas, confluentes, subcapsulares e mal definidas, ocorrendo em cerca de 90% dos pacientes.[31] O achado específico do trajeto migratório das larvas, manifestado por pequenos aglomerados semelhantes a cistos, com trajetos serpiginosos, na periferia do fígado, é mais bem visualizado na TC ou na RM.[32] O exame seriado pode mostrar uma doença de evolução lenta com migração central progressiva das lesões e sulcos periportais, representando linfangiectasia na tríade portal.[33] A ultrassonografia é mais útil na **fase ductal crônica** da doença, demonstrando a dilatação dos ductos e os parasitas no interior dos ductos e da vesícula

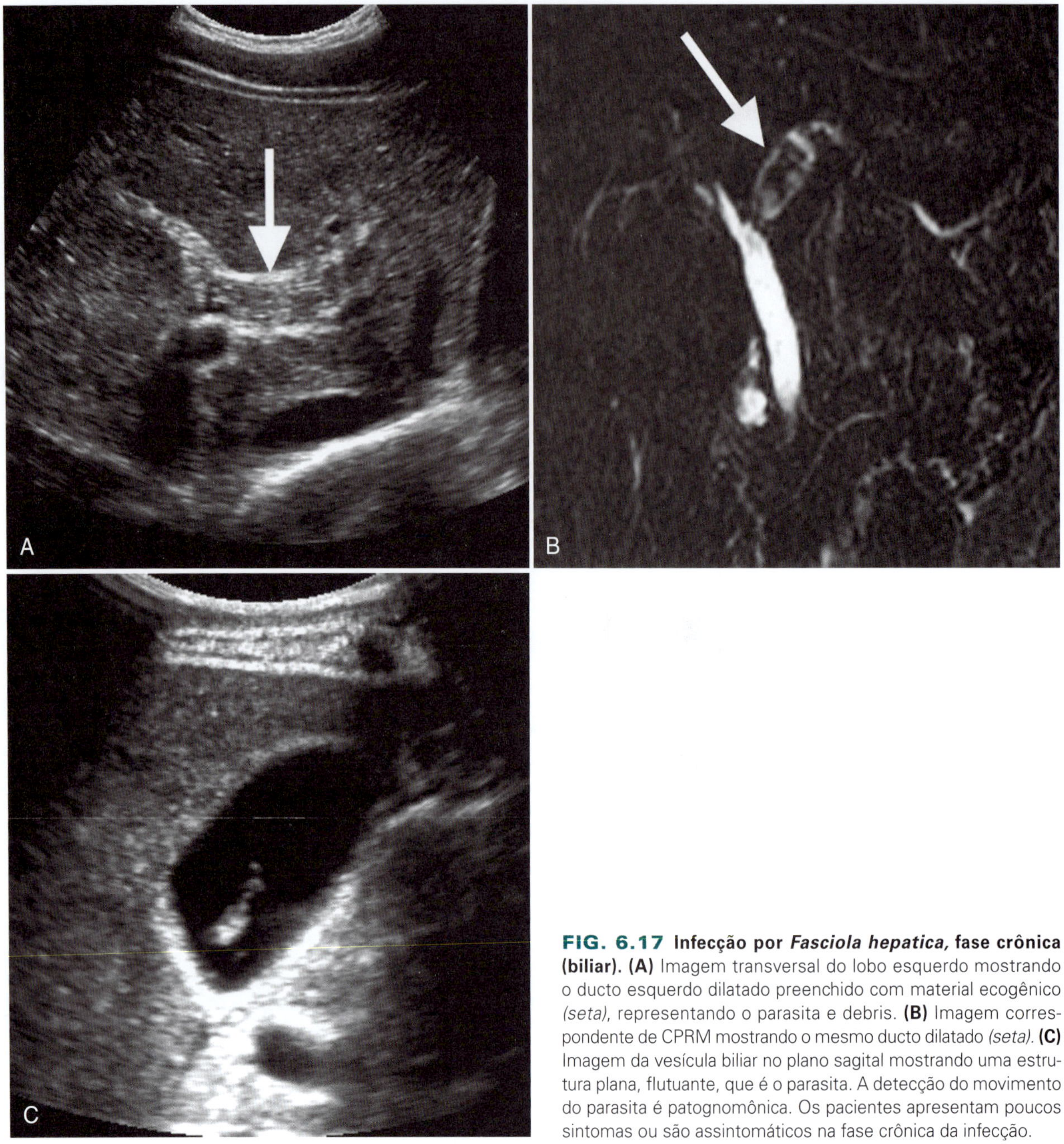

FIG. 6.17 Infecção por *Fasciola hepatica*, fase crônica (biliar). **(A)** Imagem transversal do lobo esquerdo mostrando o ducto esquerdo dilatado preenchido com material ecogênico *(seta)*, representando o parasita e debris. **(B)** Imagem correspondente de CPRM mostrando o mesmo ducto dilatado *(seta)*. **(C)** Imagem da vesícula biliar no plano sagital mostrando uma estrutura plana, flutuante, que é o parasita. A detecção do movimento do parasita é patognomônica. Os pacientes apresentam poucos sintomas ou são assintomáticos na fase crônica da infecção.

biliar como um material achatado e às vezes móvel (Fig. 6.17). No entanto, os achados mais comuns são espessamento da parede da vesícula biliar e do ducto biliar.[34] Os parasitos vivos dentro da vesícula estavam presentes em 37% dos pacientes em um grupo de 87 pacientes.[31]

Clonorquíase e opistorquíase. *Clonorchis sinensis* (endêmico no Leste e Sudeste Asiático), *Opisthorchis viverrini* (endêmico no Camboja, Laos, Tailândia e Vietnã) e *Opisthorchis felineus* (endêmico na Ásia Central, Rússia e Ucrânia) são similares em morfologia e em ciclo de vida, mas variam na distribuição geográfica.[29] A infecção é adquirida pela ingestão de peixe cru (carpa) contaminado pelas larvas (metacercárias), que migram através da ampola de Vater, subindo o ducto biliar, e então amadurecem e vivem bis pequenos e médios ductos biliares intra-hepáticos. Os parasitas maduros são menores que *F. hepatica*, medindo entre 8 e 15 mm. A fase aguda da infecção tende a ser assintomática para o *C. sinensis* e o *O. viverrini*. A infestação pode durar muitos anos ou décadas.[29]

As imagens ultrassonográficas da infestação por *C. sinensis* e *O. viverrini* demonstram achados semelhantes, que estão presentes em infestações moderadas a graves.[35] A principal anormalidade é a dilatação difusa dos ductos biliares intra-hepáticos periféricos, frequentemente com ductos centrais e extra-hepáticos normais ou minimamente dilatados (Fig. 6.18). A dilatação periférica é resultante da predileção do verme por esses ductos. A infecção ativa é sugerida pelo aumento dos ecos periportais (provavelmente representando edema) e por focos ecogênicos flutuantes na vesícula, representando os parasitas ou fragmentos.[35] A dilatação biliar pode persistir mesmo após o tratamento. A infecção crônica por esses parasitas tem sido associada diretamente ao **colangiocarcinoma** e

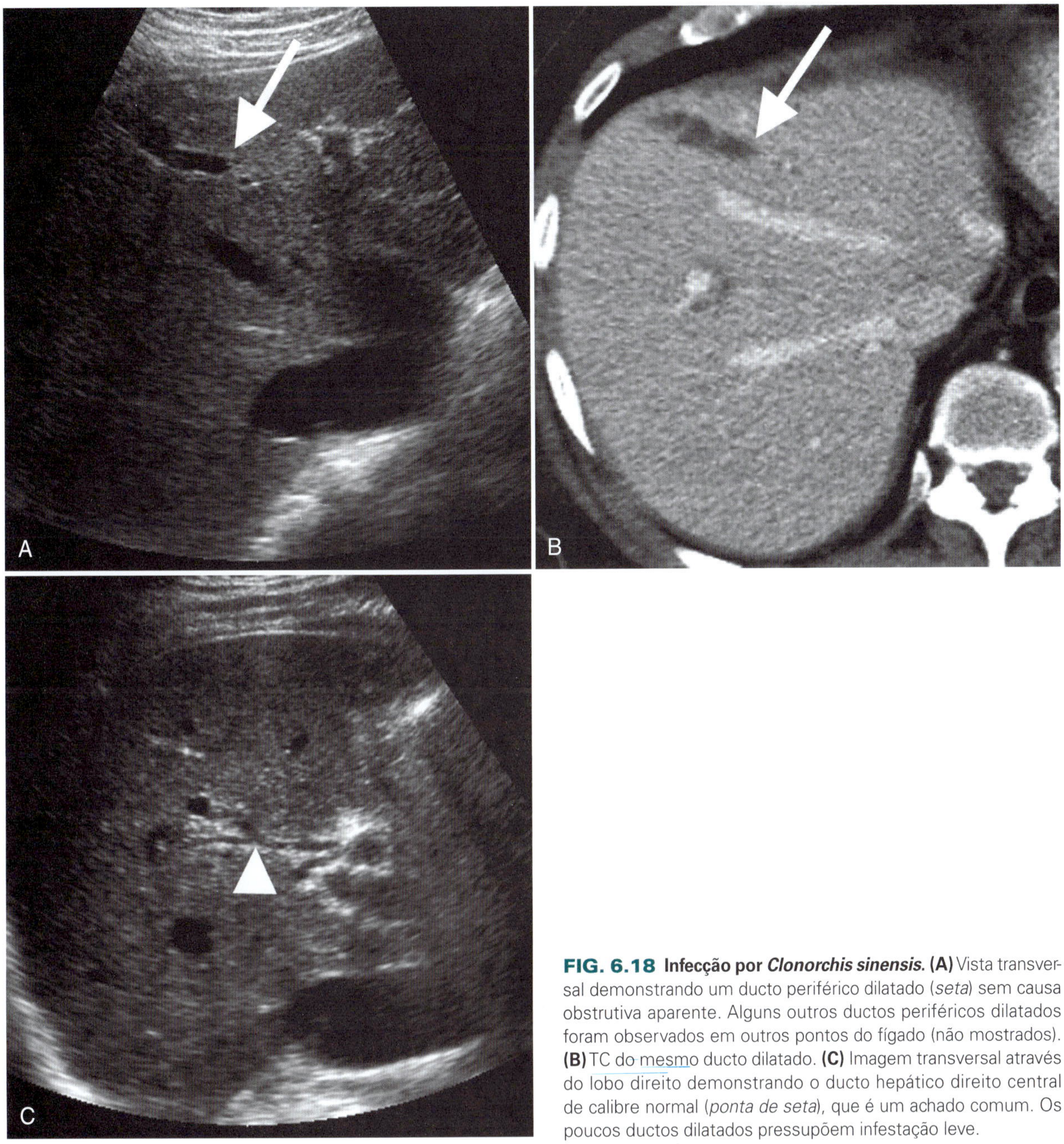

FIG. 6.18 Infecção por *Clonorchis sinensis*. (A) Vista transversal demonstrando um ducto periférico dilatado (*seta*) sem causa obstrutiva aparente. Alguns outros ductos periféricos dilatados foram observados em outros pontos do fígado (não mostrados). **(B)** TC do mesmo ducto dilatado. **(C)** Imagem transversal através do lobo direito demonstrando o ducto hepático direito central de calibre normal (*ponta de seta*), que é um achado comum. Os poucos ductos dilatados pressupõem infestação leve.

é postulada como uma das causas de colangite piogênica recorrente. A imagem da infestação por *O. felineus* não foi sistematicamente descrita.

Colangite Piogênica Recorrente

A colangite piogênica recorrente tem sido conhecida por outros nomes, incluindo **hepatolitíase** e **colângio-hepatite oriental** (agora obsoleta). É uma doença caracterizada por obstrução biliar crônica, estase e formação de cálculo, levando a episódios recorrentes de colangite piogênica aguda. A incidência é maior no Sudeste Asiático e na Ásia Oriental; é rara e esporádica em outras populações. Embora infecções hepáticas por parasitas (especialmente C. *sinensis*), desnutrição e bacteremia portal tenham sido implicadas, a etiologia dessa doença permanece desconhecida.[36] Qualquer segmento do fígado pode ser afetado, mas o segmento lateral do lobo esquerdo é o mais frequentemente envolvido. Complicações agudas da doença, principalmente sepse, podem ser fatais e exigir descompressão biliar percutânea ou cirurgia urgente. A estase crônica e a inflamação acabam evoluindo para atrofia grave do segmento afetado. Cirrose biliar e colangiocarcinoma são complicações de longo prazo. O tratamento da hepatolitíase baseia-se na dilatação biliar repetida e na remoção dos cálculos.[37]

A ultrassonografia é com frequência usada tanto para triagem quanto para monitoramento da colangite piogênica recorrente.[19] O **aspecto típico na ultrassonografia** é de ductos dilatados preenchidos com lama e cálculos, confinados a um ou mais segmentos do fígado (Figs. 6.19 e 6.20). Os pacientes também podem apresentar múltiplas massas ecogênicas no fígado, e o reconhecimento de que estas, na realidade, encontram-se em ductos extremamente dilata-

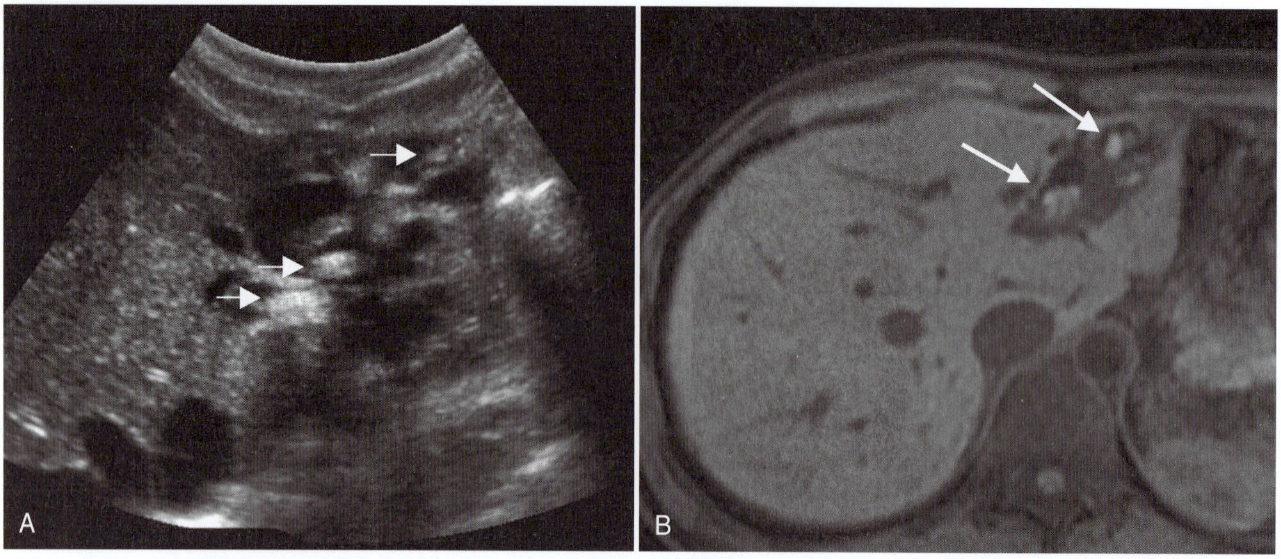

FIG. 6.19 Colangite piogênica segmentar recorrente. (A) Imagem de ultrassonografia no plano transversal e **(B)** RM, imagem ponderada em T1 mostram atrofia grave do segmento 3 em torno de ductos dilatados e cheios de cálculos (*setas*).

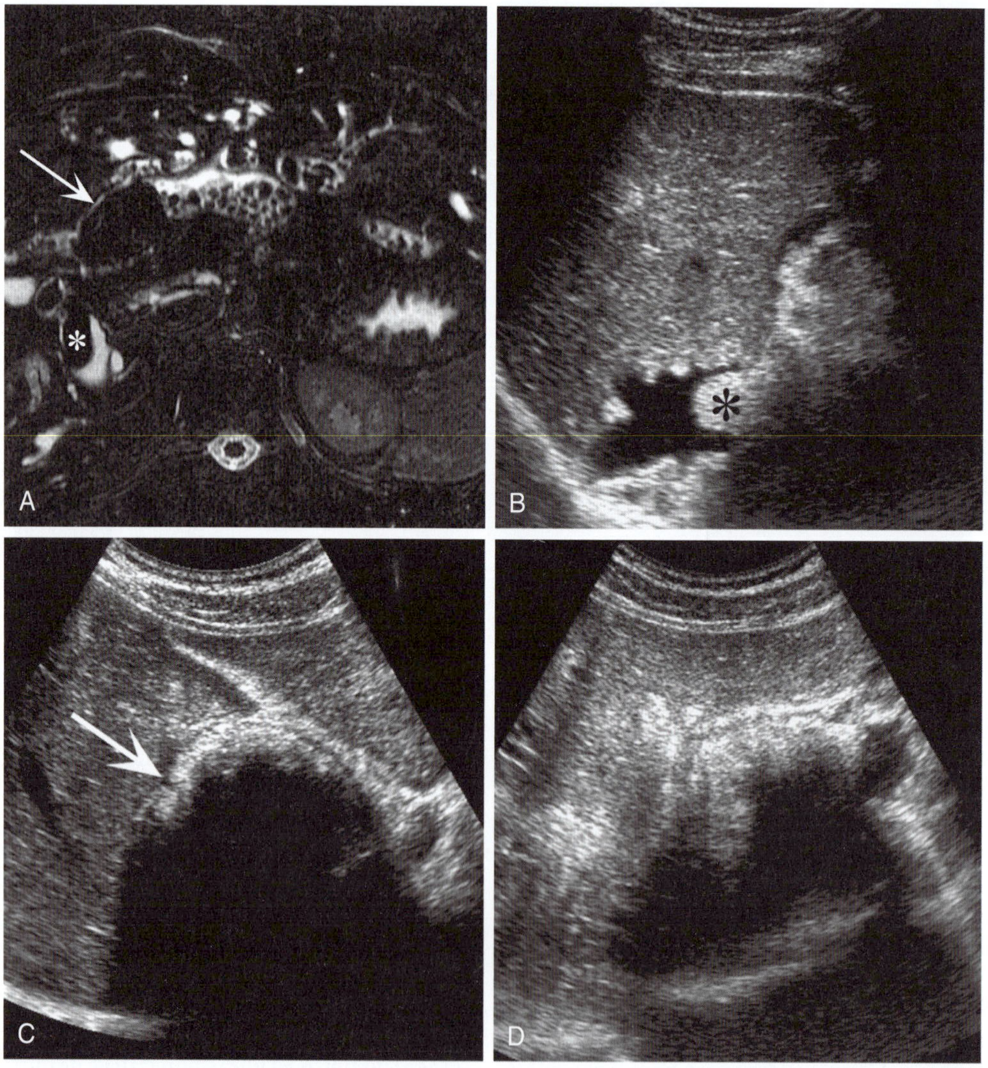

FIG. 6.20 Colangite piogênica recorrente. (A) Vista transversal da CPRM através do fígado demonstra árvore biliar muito dilatada, preenchida de cálculos. **(B)** Imagem de ultrassonografia do lobo direito no plano transversal mostra um cálculo grande (*) no ducto posterior direito dilatado, correspondendo a anormalidade na vista de CPRM. **(C)** Cálculo grande no ducto central (*seta*) com sombra acústica posterior marcante. **(D)** Múltiplos pequenos cálculos no lobo esquerdo, que aparecem como um conglomerado ecogênico (semelhante a uma massa) na ultrassonografia. Esta é a aparência mais comum de colangite piogênica recorrente, especialmente quando acompanhada por atrofia do parênquima hepático.

dos, requer cuidado. Quando são identificados ductos dilatados, seu conteúdo pode ser hipoecoico ou ecogênico, e os cálculos podem não produzir sombra. Com a atrofia grave do segmento afetado, pode ser observado mínimo parênquima hepático, e um amontoado de ductos preenchidos por cálculos pode apresentar-se como uma única massa heterogênea.

Ascaridíase

Ascaris lumbricoides é um parasita nematódeo que, estima-se, infecta até um quarto da população mundial. A via de transmissão é a fecal-oral e é mais comum em crianças, presumivelmente devido aos seus baixos níveis de higiene.[38] O parasita apresenta, em geral, 20 a 30 cm de comprimento e até 6 mm de diâmetro. É ativo no intestino delgado e pode entrar na árvore biliar retrogradamente através da ampola de Vater, causando obstrução biliar aguda. Geralmente, os pacientes infectados são assintomáticos, mas podem apresentar cólica biliar, colangite, colecistite acalculosa ou pancreatite.

O **aspecto** da ascaridíase biliar na ultrassonografia depende do número de parasitas nos ductos biliares no momento do exame. Mais frequentemente, um único parasita é identificado, que se apresenta como um tubo ou linhas ecogênicas paralelas dentro dos ductos biliares. O aspecto é similar a um *stent* biliar, que deve ser descartado na história clínica. Na vista transversal, o verme arredondado circundado pela parede do ducto tem o aspecto de um alvo. O parasita pode estar dobrado sobre si mesmo ou ocupar qualquer porção do sistema ductal, incluindo a periferia do parênquima hepático, próximo à cápsula ou no interior da vesícula biliar. O movimento do parasita durante o exame facilita o diagnóstico. Quando a infestação é maciça, múltiplos parasitas podem estar adjacentes um ao outro dentro de um ducto distendido, lembrando espaguete. Ocasionalmente, os vermes são visualizados como defeito de enchimento ecogênico amorfo, tornando o diagnóstico mais difícil.[38]

Colangiopatia por HIV

Também conhecida como **colangite da síndrome da imunodeficiência adquirida (AIDS)**, a colangiopatia por vírus da imunodeficiência humana (HIV) é um processo inflamatório que afeta a árvore biliar em estágios avançados da infecção pelo HIV. É mais comumente causado por uma infecção oportunista e, por isso, ocorre em pacientes com contagem de CD4 menor que 100. Os pacientes apresentam forte dor no epigástrio ou no quadrante superior direito do abdome, um quadro colestático anictérico, e fosfatase alcalina sérica muito elevada com níveis normais de bilirrubina. Na maioria

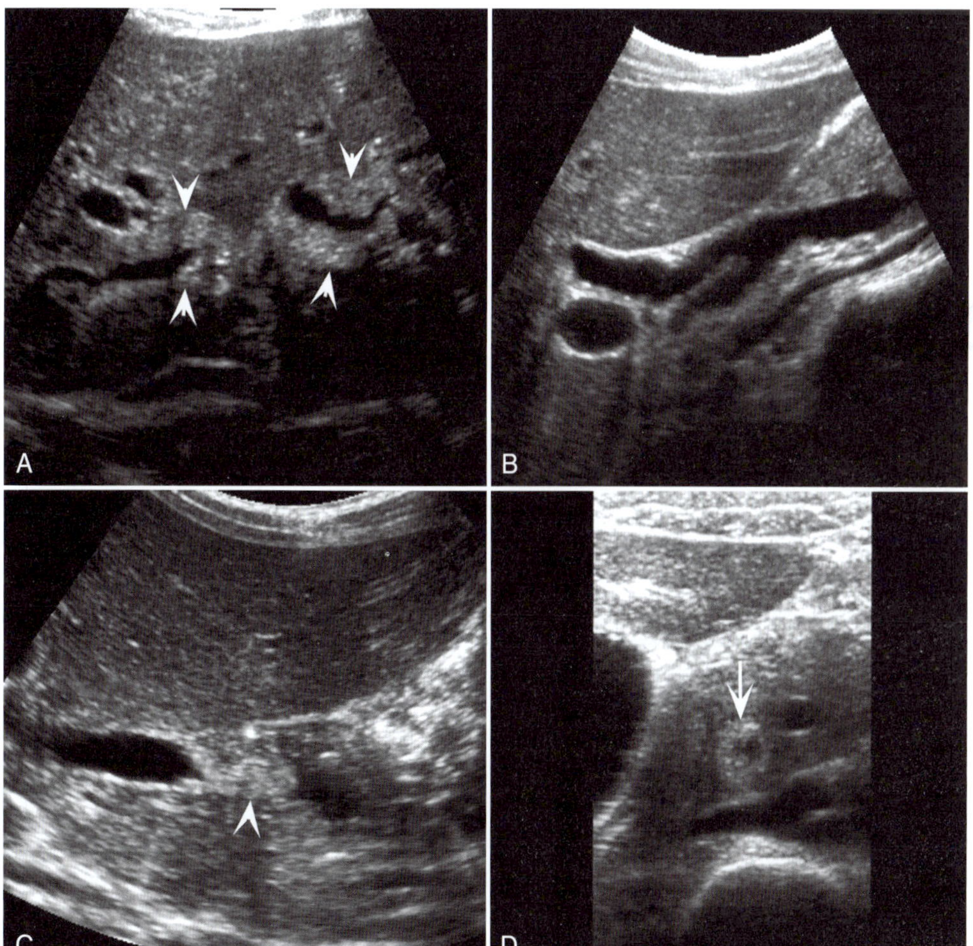

FIG. 6.21 Colangiopatia por HIV. (A) Vias biliares intra-hepáticas. Observe o envoltório espesso de tecido ecogênico (*pontas de seta*) circundando a tríade portal central e causando estreitamento irregular dos ductos biliares. **(B)** O ducto biliar comum (DBC) está dilatado e sua parede é minimamente irregular. **(C)** Estenose papilar. O DBC dilatado afunila abruptamente em uma ampola ecogênica inflamada (*ponta de seta*). **(D)** Vista transversal da ampola (*seta*), que está aumentada e ecogênica, observada face caudal da cabeça do pâncreas.

dos pacientes, um patógeno é detectado, em geral ***Cryptosporidium*** ou, menos comumente, ***citomegalovírus***.[39]

A ultrassonografia tem sido recomendada como o primeiro teste de imagem para avaliação da colangiopatia por HIV (Fig. 6.21). Um exame negativo efetivamente descarta a doença. Os achados de imagem incluem os seguintes:

- Espessamento da parede das vias biliares intra-hepáticas e extra-hepáticas.
- Estreitamentos e dilatações focais idênticas à colangite esclerosante primária.
- Dilatação do DBC causada por uma papila de Vater inflamada e estenosada (estenose papilar). A papila inflamada pode ser observada como um nódulo ecogênico que se projeta para a parte distal do ducto.[40]
- Espessamento difuso da parede da vesícula biliar.[41]

Doenças da Árvore Biliar Relacionadas à Imunidade

Cirrose Biliar Primária e Colangite Autoimune

A cirrose biliar primária e a colangite autoimune (também denominada **colangiopatia autoimune**) afetam ductos biliares que são pequenos demais para aparecer no exame de imagem. Apenas alterações macroscópicas na arquitetura hepática decorrentes da cirrose biliar são detectadas. A **cirrose biliar**, resultante de qualquer causa de obstrução biliar difusa crônica, apresenta-se como fígado difusamente aumentado, a menos que a doença hepática esteja em estágio terminal.

Colangite Esclerosante Primária

A colangite esclerosante é uma doença inflamatória crônica que afeta a árvore biliar. Se a etiologia da doença for desconhecida, o termo *colangite esclerosante primária* é usado.

A colangite esclerosante primária é uma doença crônica que afeta toda a árvore biliar. O processo envolve uma inflamação fibrosante dos ductos biliares pequenos e grandes, levando a estreitamentos biliares e colestase, e por fim cirrose biliar, hipertensão portal e insuficiência hepática.[42,43] Ocorre mais frequentemente em homens com idade mediana de 39 anos no momento do diagnóstico.[38] Cerca de 80% dos pacientes apresentam **doença intestinal inflamatória** concomitante, tipicamente **colite ulcerativa**, mas esta associação ocorre menos frequentemente em uma população não ocidental. Pode ocorrer também com outros distúrbios autoimunes.[36]

Causas da Colangite Esclerosante Secundária

Colangite esclerosante relacionada à IgG4
Colangiopatia da AIDS
Neoplasia do ducto biliar[a]
Cirurgia das vias biliares, trauma
Coledocolitíase
Anomalias congênitas das vias biliares
Estenose isquêmica dos ductos biliares
Estenoses tóxicas relacionadas à infusão intra-arterial de floxuridina
Pós-tratamento de cisto hidático

[a]Colangite esclerosante primária não estabelecida anteriormente.
Modificado de Narayanan Menon KV, Wiesner RH. Etiology and natural history of primary sclerosing cholangitis. J Hepatobiliary Pancreat Surg. 1999;6(4):343-351.[43]

Muitos pacientes com diagnóstico de colangite esclerosante primária são assintomáticos. O ultrassom é um componente-chave na avaliação, com múltiplas modalidades de imagem de pacientes com esta doença. A alta resolução espacial da ultrassonografia permite a detecção de alterações precoces que podem não ser detectadas pela CPRM. Os achados ultrassonográficos incluem espessamento circunferencial e irregular da parede do ducto biliar, em graus variados, invadindo e estreitando a luz do ducto (Fig. 6.22, Vídeos 6.5 e 6.6). Há ocorrência de estreitamentos e dilatações focais dos ductos biliares. A doença extra-hepática é mais facilmente visível. Alto grau de suspeição e exame cuidadoso da tríade portal em todos os segmentos hepáticos são necessários para se detectar o envolvimento ductal intra-hepático. **Irregularidades na mucosa espessada do ducto biliar** constituem um achado-chave que deve ser investigado. Um estudo mais antigo sugeria um falso aspecto normal dos ductos biliares intra-hepáticos em 25% dos pacientes.[39] A vesícula biliar e o ducto cístico estão envolvidos em 15% a 20% dos pacientes.[40] **Coledocolitíase**, que antes se acreditava que excluiria esta doença, é atualmente reconhecida como uma complicação e é mais frequentemente vista em pacientes sintomáticos.[41] Nesses casos, mais frequentemente, não apresentam sombra acústica (Fig. 6.22D). Os cálculos passam facilmente despercebidos e devem ser especificamente procurados principalmente em pacientes com piora das enzimas hepáticas colestáticas. Pacientes com colangite esclerosante primária também têm achados hepáticos de cirrose biliar, notadamente hepatomegalia e linfonodos periportais aumentados. Em casos avançados, sinais de cirrose são observados – mais comumente, atrofia difusa do fígado, contudo, ocasionalmente, manifesta-se por atrofia periférica com hipertrofia central do fígado.[44]

Colangiocarcinoma se desenvolve em 7% a 30% dos pacientes com colangite esclerosante primária e é um diagnóstico particularmente difícil de ser realizado nessa situação.[43] A progressão rápida da doença ou o desenvolvimento de uma massa visível é um achado-chave nesta complicação (Fig. 6.23, Vídeos 6.7 e 6.8). O transplante hepático é necessário nos estágios mais tardios da doença. Infelizmente, a doença pode recorrer no órgão transplantado em 1% a 20% dos pacientes.[45]

Colangite Relacionada à IgG4

A colangite relacionada à imunoglobulina G subtipo 4 (IgG4) é a manifestação biliar da **doença relacionada à IgG4** ou **fibroesclerose sistêmica multifocal**. A etiologia exata da doença é desconhecida, mas, na maioria dos pacientes, está associada à elevação da imunoglobulina G sérica, especificamente os níveis de IgG do subtipo 4. No abdome, o órgão mais comumente afetado é o pâncreas, resultando em **pancreatite autoimune**, seguida pela árvore biliar e a vesícula biliar, os rins (nefrite intersticial) e o retroperitônio (**fibrose retroperitoneal**).[46] Um histórico de doença das glândulas salivares ou lacrimais também é comum. A doença predomina em pacientes idosos, sendo mais comum nos homens. Ao contrário da colangite esclerosante primária, a doença tende a ser **responsiva a corticosteroides**. A colangite relacionada à IgG4 afeta tanto os ductos grandes quanto os pequenos. Ocorre infiltrado linfoplasmocitário em torno dos ductos com fibrose associada, causando estenose; se não for tratada, pode levar à cirrose. Devido à similaridade do aspecto nos exames de imagem com a colangite esclerosante primária, até recentemente, a colangite relacionada à IgG4 era confundida com esta doença.

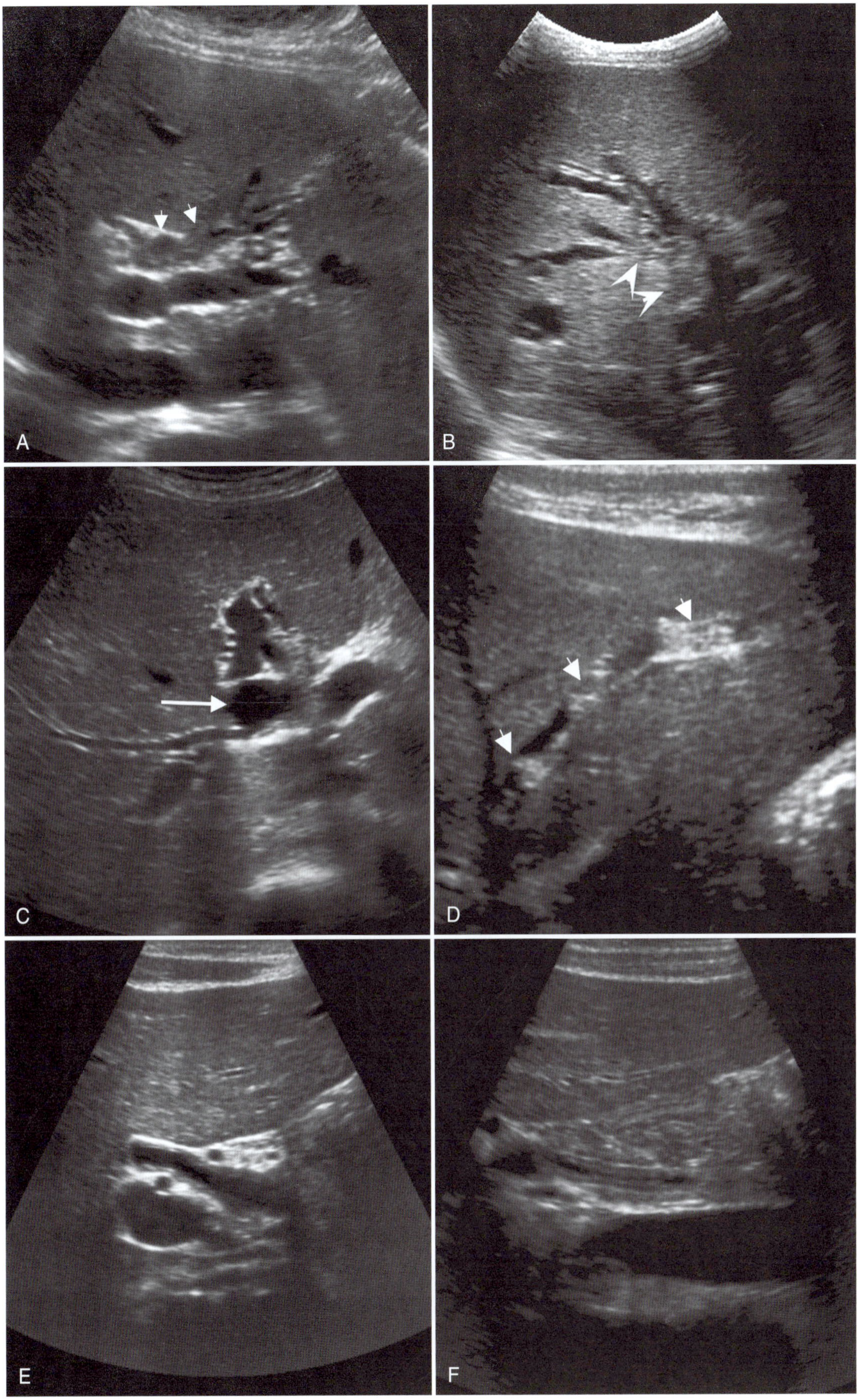

FIG. 6.22 Colangite esclerosante primária. (A) Tecido inflamatório isoecoico causando obliteração dos ductos hepáticos direito e esquerdo (*setas curtas*) com dilatação proximal. **(B)** Ductos intra-hepáticos dilatados tipo "cauda de rato" à medida que se estendem centralmente em direção ao hilo hepático. Observe o tecido ductal/periductal hipoecoico obstruindo os ductos centrais (*pontas das setas*). **(C)** Divertículos saculares (*seta*) do ducto são ocasionalmente observados provavelmente devido à obstrução distal. **(D)** Cálculos intraductais (*setas curtas*) são observados, os quais frequentemente não exibem sombra acústica. **(E)** e **(F)** Espessamento da parede do ducto biliar comum em grau moderado e grave, respectivamente. Observe a luz central anecoica, extremamente estreita, com aparência finamente serrilhada. Ver também Vídeos 6.5 e 6.6.

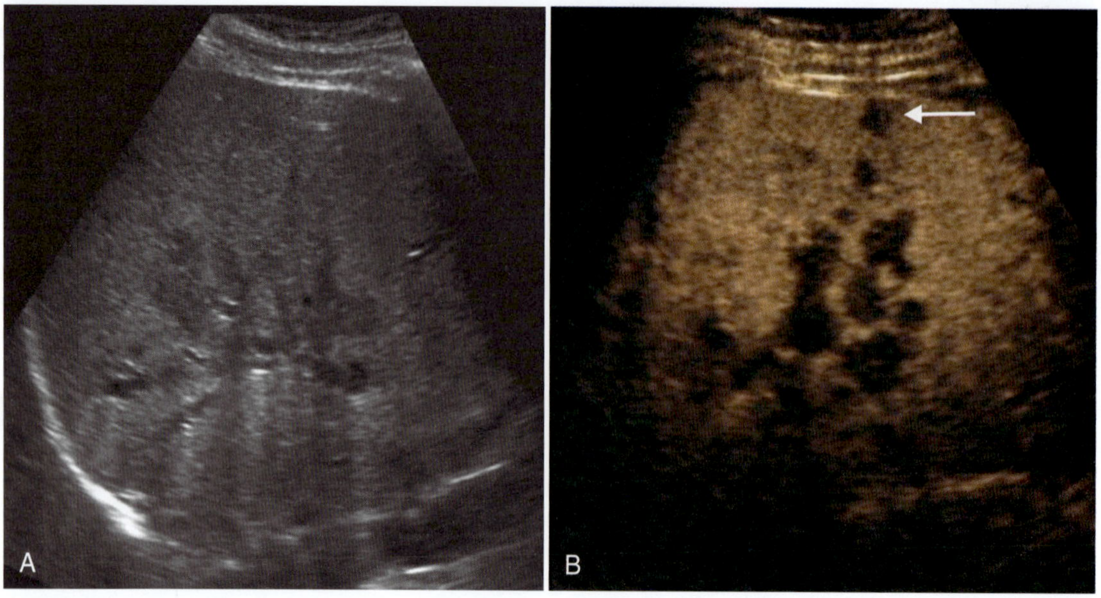

FIG. 6.23 Colangiocarcinoma na colangite esclerosante primária. (A) Uma massa infiltrativa é observada centrada nos ductos dilatados **(B)** Ultrassonografia com contraste na fase venosa melhora a visualização das margens e da extensão do tumor, incluindo um foco satélite, subcapsular, não visível na ultrassonografia com escala de cinza. Ver também Vídeos 6.7 e 6.8.

Diversas características auxiliam a diferenciação ou, pelo menos, orientam os médicos quanto à investigação adicional. Na doença relacionada à IgG4, o paciente, em geral, é mais velho, e a doença pode apresentar melhora ou cura espontânea. O espessamento da parede do ducto biliar pode ser muito maior do que na colangite esclerosante primária (espessamento da parede > 3 mm), podendo ter aparência semelhante a uma massa (Fig. 6.24).[47] As estenoses são mais longas e contínuas, ao contrário do aspecto descontínuo observado na colangite esclerosante primária, mas a irregularidade da mucosa, que é um importante aspecto da colangite esclerosante primária, é difícil de avaliar. Muitos pacientes com colangite relacionada à IgG4 apresentam envolvimento de outros órgãos, o que pode ser pesquisado durante o exame; o envolvimento pancreático virtualmente confirma o diagnóstico. Muitas das alterações melhoram algumas semanas após o início da terapia com esteroides.

Colangiocarcinoma

O colangiocarcinoma é uma neoplasia incomum que pode se originar de qualquer porção da árvore biliar. Sua incidência varia geograficamente e é maior em populações com conhecidos fatores de risco. De forma geral, a incidência varia de 1 ou 2 a cada 100 mil pessoas nos Estados Unidos, 2 a 6 em outros países ocidentais, 5,5 no Japão e de 80 a 130 a cada 100 mil pessoas no nordeste da Tailândia, onde o parasita hepático *Opisthorchis viverrini* é endêmico.[48,49] A frequência de colangiocarcinomas aumenta com a idade, apresentando incidência máxima na oitava década de vida. A maioria dos colangiocarcinomas é esporádica, mas existem vários fatores de risco, em geral relacionados à estase biliar crônica e inflamação. **Colangite esclerosante primária** é o fator de risco mais comum para colangiocarcinoma no mundo ocidental; o risco de desenvolver um colangiocarcinoma nesses pacientes é de aproximadamente 10%.[50] Os fatores de risco mais comuns em outras populações são **infecções biliares recorrentes** e **doença calculosa**.

Os colangiocarcinomas são classificados com base na localização anatômica: **intra-hepático**, também chamado periférico (cerca de 10%); **hilar**, também chamado de **Klatskin** (cerca de 60%); e **distal** (cerca de 30%).[51] Aproximadamente 90% dos colangiocarcinomas são **adenocarcinomas**, com carcinomas de células escamosas sendo o próximo subtipo mais comum.[52] Macroscopicamente, os colangiocarcinomas são divididos em três subtipos: esclerosante, nodular e papilar; os dois primeiros subtipos ocorrem frequentemente juntos. **Tumores nodulares esclerosantes**, o subtipo mais comum, aparecem como uma massa sólida circundando e estreitando o ducto afetado com um componente nodular intraductal. A maioria dos colangiocarcinomas hilares pertence à variante nodular-esclerosante. Esses tumores estimulam uma reação desmoplásica importante e demonstram um padrão de disseminação periductal, perineural e linfático ao longo dos ductos, bem como um padrão de disseminação subendotelial no interior dos ductos. **Colangiocarcinomas papilares** representam aproximadamente 10% desses tumores e são mais comuns no DBC distal. Os pacientes apresentam uma massa polipoide intraductal que expande, em vez de estreitar o ducto.[51,53,54]

O prognóstico geral para o colangiocarcinoma é ruim. Em uma larga série, em um único centro, as taxas de sobrevida em 5 anos para pacientes com colangiocarcinoma intra-hepático, hilar e distal foram de 23%, 6% e 24%, respectivamente, e aumentaram para apenas 44%, 11% e 28%, respectivamente, nos pacientes submetidos à ressecção cirúrgica.[55]

Colangiocarcinoma Intra-hepático

Colangiocarcinomas intra-hepáticos, também denominados **colangiocarcinomas periféricos**, consistem na localização menos comum para colangiocarcinomas, mas representam o segundo tumor primário maligno mais comum do fígado. Eles se originam dos ramos de segunda ordem ou ramos de ordem superior da árvore biliar dentro do parênquima hepático, e sua origem histológica é diferente daquela dos ductos extra-hepáticos. A incidência dos colangiocarcinomas intra-hepáticos vem aumentando, em parte devido ao aumento do número de pacientes com cirrose hepática e infecção por hepatite C de longa data.[56] A hepatite B também foi recentemente identificada

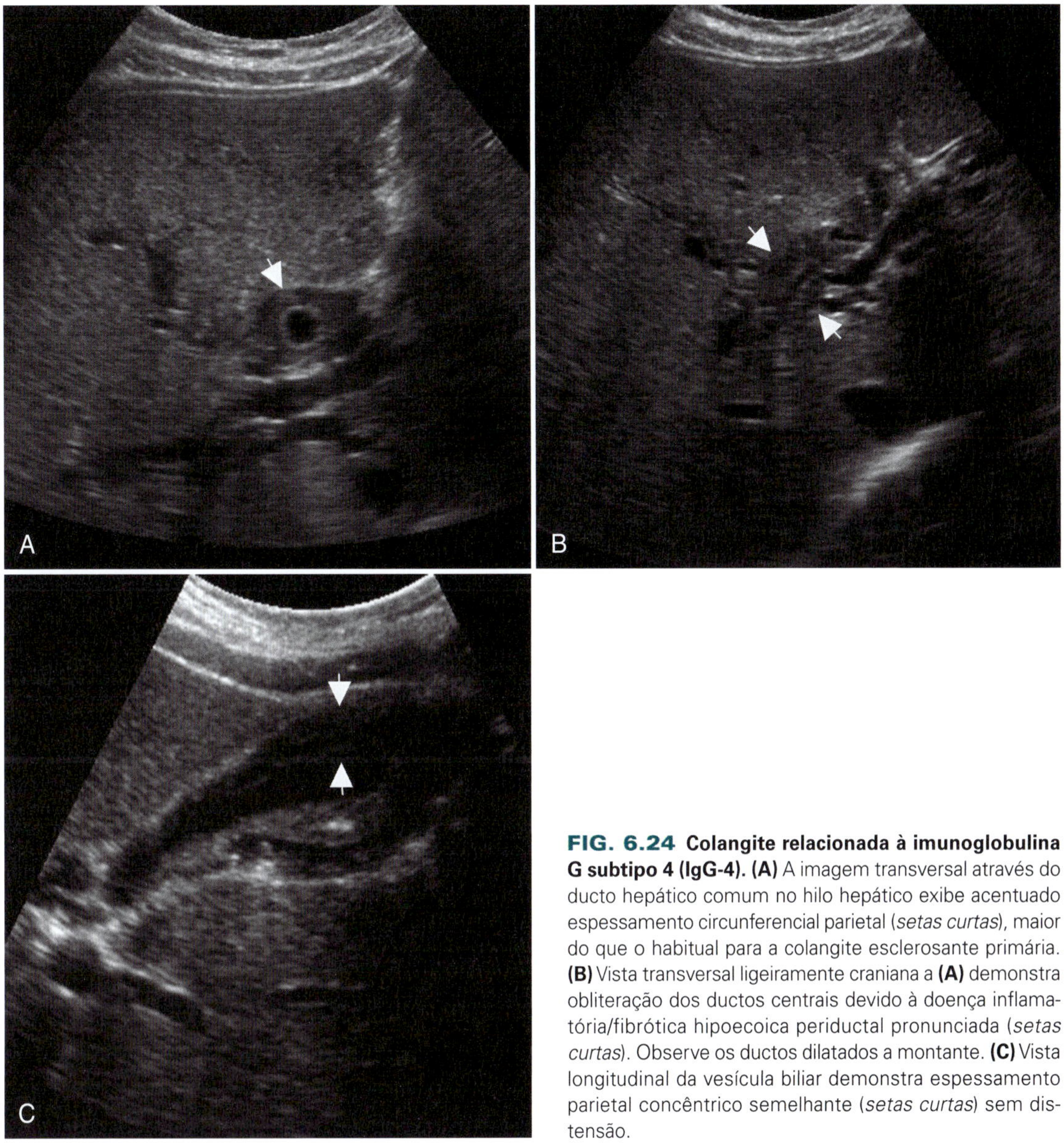

FIG. 6.24 Colangite relacionada à imunoglobulina G subtipo 4 (IgG-4). (A) A imagem transversal através do ducto hepático comum no hilo hepático exibe acentuado espessamento circunferencial parietal (*setas curtas*), maior do que o habitual para a colangite esclerosante primária. **(B)** Vista transversal ligeiramente craniana a **(A)** demonstra obliteração dos ductos centrais devido à doença inflamatória/fibrótica hipoecoica periductal pronunciada (*setas curtas*). Observe os ductos dilatados a montante. **(C)** Vista longitudinal da vesícula biliar demonstra espessamento parietal concêntrico semelhante (*setas curtas*) sem distensão.

como fator de risco.[57] Esses tumores estão associados a um prognóstico ruim porque a massa é frequentemente irressecável.[58,59]

A manifestação mais comum do colangiocarcinoma intra-hepático é uma grande massa hepática. A aparência ultrassonográfica é frequentemente uma massa sólida hipovascular, com ecotextura heterogênea, que pode apresentar-se hipoecoica, isoecoica ou hiperecoica (Fig. 6.25). Uma pista para diferenciá-lo do **carcinoma hepatocelular** (HCC) é uma incidência maior de obstrução ductal, que ocorre em 31% dos colangiocarcinomas intra-hepáticos e apenas em 2% dos HCC.[60,61] A ultrassonografia com contraste também pode fornecer características que os diferenciam (veja Cap. 4 para maior discussão). No entanto, uma metástase solitária para o fígado pode causar obstrução ductal intra-hepática e, assim, ser difícil de distinguir do colangiocarcinoma.[62]

Uma manifestação menos comum do colangiocarcinoma intra-hepático é uma massa puramente intraductal, denominada **colangiocarcinoma intraductal intra-hepático**. Essas massas polipoides distendem os ductos afetados, geralmente ramos de terceira ordem ou quarta ordem, disseminando-se no interior do ducto e preenchendo-o com **mucina**. Esses tumores apresentam prognóstico muito melhor e são histologicamente distintos de outros colangiocarcinomas intra-hepáticos, com aparência semelhante à dos tumores papilares dos ductos biliares extra-hepáticos.[59,63] A apresentação mais comum do colangiocarcinoma intraductal intra-hepático é de uma ou mais massas polipoides confinadas aos ductos biliares. A produção abundante de mucina, que se manifesta ultrassonograficamente como aspecto laminar sutil, pode distender muito os ductos lobares e distais afetados (Fig. 6.26). Ocasionalmente, uma massa focal não é evidente até que a doença afete difusamente os canais biliares, como resultado da **papilomatose biliar**, uma condição rara em que há formação de adenoma papilar difuso ao longo da árvore biliar.[64] De forma menos comum, apresenta-se como uma massa sólida dentro de uma estrutura cística, representando um tumor dentro de um ducto extremamente distendido que não se comunica com a árvore biliar (Fig. 6.27).

Colangiocarcinoma Hilar

A identificação e estadiamento corretos do colangiocarcinoma hilar são um desafio para todas as modalidades de diagnóstico por imagem devido à natureza **desmoplásica** do tumor (causan-

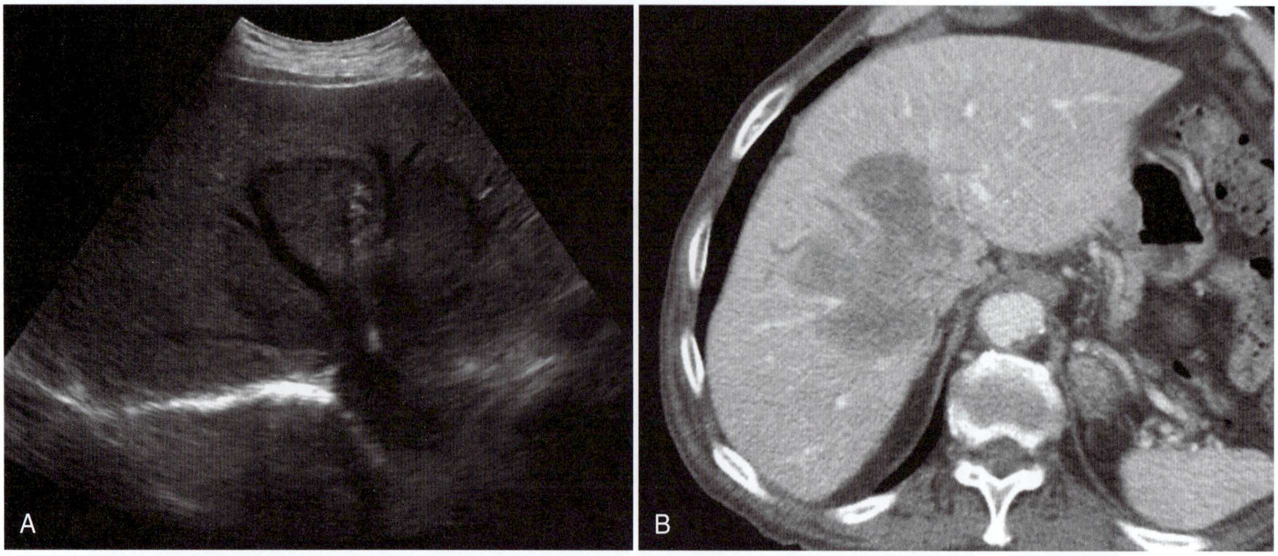

FIG. 6.25 Colangiocarcinoma periférico. Imagens de **(A)** ultrassonografia e **(B)** TC retratam uma massa sólida que circunda, mas não oblitera, as veias hepáticas direita e média – um achado sugestivo de colangiocarcinoma periférico.

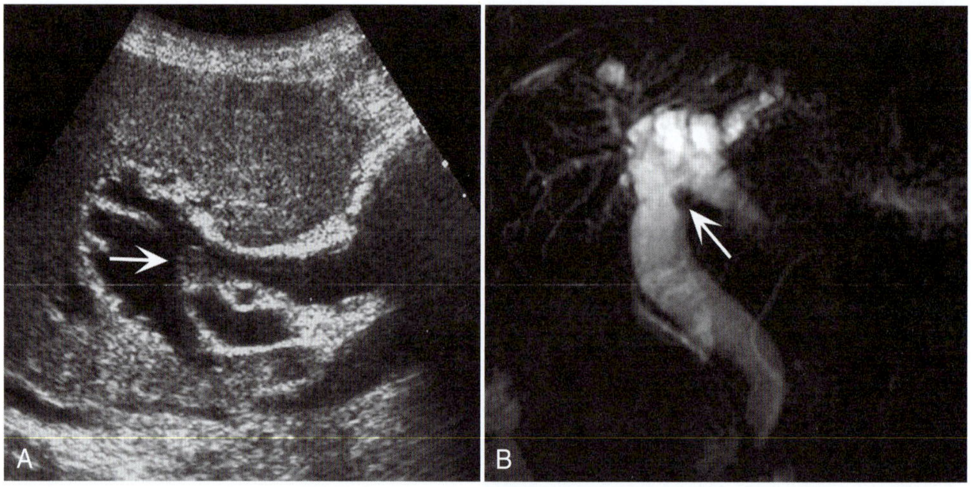

FIG. 6.26 Tumor papilar intraductal produtor de mucina dos ductos biliares. Imagens de **(A)** ultrassonografia e **(B)** CPRM demonstram tumor papilar originando-se do ducto hepático comum (*seta*) e causando dilatação ductal difusa devido à produção excessiva de mucina.

do formação de tecido fibroso), de seus padrões de crescimento peribiliar e subendotelial e da complexa anatomia do hilo hepático, com estruturas externas ao fígado e circundadas por tecido conjuntivo. A ultrassonografia é importante tanto na detecção quanto no estadiamento dos colangiocarcinomas hilares, pois geralmente é a primeira modalidade usada na avaliação desses tumores. Além disso, a ultrassonografia é frequentemente realizada antes de qualquer manipulação biliar e colocação de *stent*. Como intervenções biliares geralmente dificultam a avaliação da doença intraductal e causam espessamento secundário do ducto biliar, a ultrassonografia pode ser a única modalidade para avaliar os ductos não manipulados. Muitos pacientes com colangiocarcinoma hilar apresentam-se para avaliação ultrassonográfica com icterícia, prurido e parâmetros colestáticos do fígado elevados, ou com sintomas vagos e níveis séricos de fosfatase alcalina ou de γ-glutamil transpeptidase elevados.

Padrões de crescimento do tumor. Os colangiocarcinomas hilares geralmente originam-se no ducto biliar direito ou no ducto biliar esquerdo e se estendem proximalmente para ramos de ordem superior e distalmente para o ducto hepático comum e ductos biliares contralaterais. A disseminação do tumor pode ser subendotelial ou no tecido conjuntivo peribiliar, provocando obstrução ou estreitamento ductal irregular. Os tumores também se estendem para fora dos ductos envolvendo a veia porta e artérias adjacentes. A obstrução crônica, especialmente se acompanhada do envolvimento da veia porta, leva à atrofia do lobo envolvido. A doença linfonodal frequentemente começa no hilo hepático e no interior dos ligamentos hepatoduodenais (linfonodos locais) e se estende para os linfonodos celíaco, mesentérico superior, peripancreático e pancreatoduodenal posterior (linfonodos distantes).[65] As metástases geralmente são para as superfícies do fígado e peritônio.

Tratamento e estadiamento. O tratamento curativo do colangiocarcinoma exige ressecção cirúrgica; a maioria dos pacientes com doença não ressecável morre nos 12 meses seguintes ao diagnóstico.[51] A atual abordagem cirúrgica dos pacientes com colangiocarcinoma hilar consiste na ressecção do lobo envolvido com extensiva dissecção hilar para remover o tumor que se estende para o lobo contralateral (lobectomia estendida). Uma anastomose enterobiliar é criada para permitir a drenagem da bile. Atualmente, nenhum

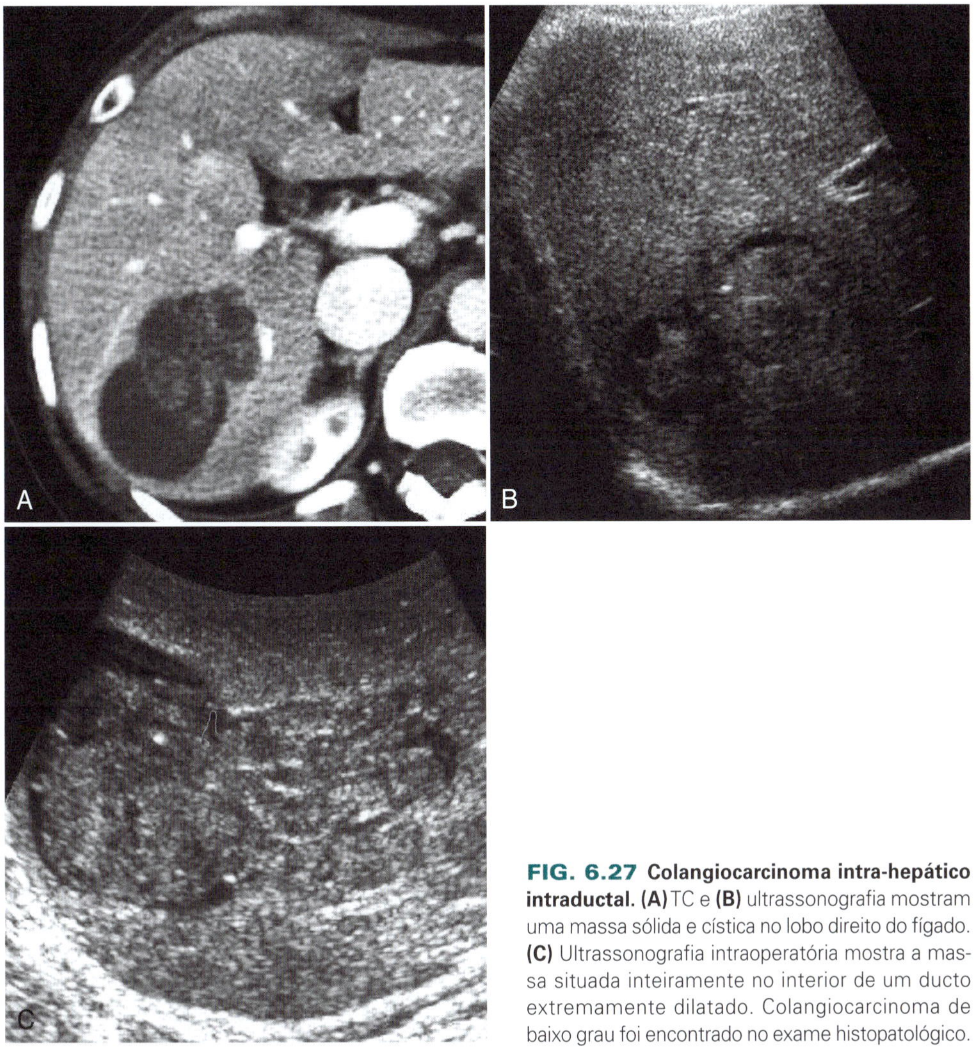

FIG. 6.27 Colangiocarcinoma intra-hepático intraductal. (A) TC e **(B)** ultrassonografia mostram uma massa sólida e cística no lobo direito do fígado. **(C)** Ultrassonografia intraoperatória mostra a massa situada inteiramente no interior de um ducto extremamente dilatado. Colangiocarcinoma de baixo grau foi encontrado no exame histopatológico.

sistema de estadiamento amplamente usado diferencia precisamente os pacientes com base na ressecabilidade cirúrgica. Entretanto, Jarnagin et al.[65] propuseram um sistema que possibilita o estadiamento do colangiocarcinoma hilar. Após a realização da lobectomia, o parênquima hepático remanescente, sua veia porta, artéria hepática e pelo menos algum segmento proximal do ducto biliar lobar (ramo de primeira ordem do DHC) devem, idealmente, estar sem doença. A veia porta principal e a artéria hepática própria também devem, idealmente, estar sem doença. O fígado remanescente não deve sofrer atrofia significativa, pois pode não conseguir manter a função hepática. Embora os linfonodos regionais possam ser removidos em bloco com o tumor, a doença linfonodal a distância impede a ressecção. Atualmente, o aperfeiçoamento das técnicas cirúrgicas permite anastomoses bilioentéricas utilizando ductos de segunda ordem e ressecção vascular com reconstrução; portanto, os critérios de ressecabilidade variam de acordo com a idade do paciente e com as preferências cirúrgicas locais.[66]

Avaliação por Ultrassonografia Convencional e Doppler. Uma avaliação acurada do colangiocarcinoma hilar requer um diligente envolvimento do médico responsável. O uso de vistas e posições variadas do paciente, assim como a familiaridade com a anatomia biliar e variantes comuns, melhoram significativamente o desempenho ultrassonográfico. Uma vez detectados ductos intra-hepáticos dilatados, os seguintes parâmetros devem ser avaliados:

- Nível da obstrução
- Presença de massa
- Atrofia lobar
- Permeabilidade das veias portas principal, direita e esquerda
- Encarceramento da artéria hepática
- Linfadenopatia local e a distância
- Presença de metástases

Critérios para Colangiocarcinoma Hilar Irressecável

Envolvimento do ducto hepático até pequenos ramos biliares secundários bilateralmente
Encarceramento ou oclusão da veia porta principal proximal à sua bifurcação
Atrofia de um lobo hepático com encarceramento de ramo da veia porta contralateral
Atrofia de um lobo hepático com envolvimento contralateral de pequenos ramos biliares secundários
Metástases à distância (peritônio, fígado e pulmão)

Com permissão de Jarnagin WR. Cholangiocarcinoma of the extrahepatic bile ducts. Semin Surg Oncol. 2000;19(2):156-176.[51]

Dilatação de ductos biliares intra-hepáticos de alta ordem associada a não união dos ductos direito e esquerdo é o aspecto clássico dos colangiocarcinomas hilares[62] (Figs. 6.28 e 6.29). Quando encontrados, ductos dilatados devem ser seguidos centralmente, na direção do hilo hepático, para determinar qual ordem de ramos (ductos segmentares e ductos hepáticos mais altos ou direito/esquerdo) está envolvida pelo tumor. A extensão do tumor para os ductos segmentares bilateralmente impede a ressecção.

O tumor obstrutivo nem sempre é visualizado pela ultrassonografia. As taxas de detecção ultrassonográfica de massas variam de 21% a 87%, com estudos mais recentes demonstrando taxas mais altas.[67-69] Quando uma massa não é visualizada diretamente, sua presença pode ser deduzida com base no nível de obstrução, embora isso frequentemente subestime a extensão tumoral.[70] A **atrofia lobar** leva ao acúmulo de ductos biliares dilatados e, se permanecer por muito tempo, há deslocamento do eixo do fígado causado pela hipertrofia do lado contralateral. A atrofia do lobo geralmente está acompanhada por obliteração de seu vaso portal e impede sua ressecção. **Diferenças na ecogenicidade lobar** causadas por graus variáveis de obstrução ductal e vascular entre os dois lobos constituem um achado incomum (Fig. 6.30).

As veias porta principal, direita e esquerda devem ser examinadas tanto pela ultrassonografia convencional como pela ultrassonografia com Doppler colorido. Estreitamento da veia porta direita ou esquerda desencadeia um aumento compensatório do fluxo na artéria hepática correspondente; quando um sinal arterial proeminente é percebido no Doppler colorido, o fluxo venoso portal deve ser cuidadosamente examinado (Fig. 6.30). Encarceramento tumoral, estreitamento ou obliteração da veia porta principal ou da artéria hepática própria tornam o tumor irressecável, a menos que a ressecção em bloco do vaso seja possível. A detecção de infiltração tumoral extra-hepática e de metástases peritoneais precoces é difícil com ultrassonografia, e TC ou RM é recomendada como adjunto para a avaliação pré-operatória.

Avaliação por Ultrassonografia com Contraste. O papel do contraste está na avaliação do componente invasivo hepático do colangiocarcinoma e na diferenciação do tumor intraductal, que apresenta realce pelo contraste, da lama biliar e dos debris no interior do ducto. Tanto o realce na fase hepatoespecífica dos agentes que são retidos pelo sistema reticuloendotelial quanto a fase venosa/retardada de agentes que permanecem exclusivamente dentro do espaço intravascular são úteis para esse propósito. Dependendo do agente, a fase de realce retardada ou específica do fígado aumenta significativamente a diferença de contraste entre o parênquima hepático e os tumores invasivos que apresentam lavagem ou falta de captação. Portanto, o componente invasivo do colangiocarcinoma – não observado em uma minoria significativa de pacientes – torna-se visível na maioria dos casos, se não em todos,[70] (ver Figs. 6.23 e 6.31, Vídeos 6.7 e 6.8). Isso melhora a visualização do tumor e permite melhor desempenho da ultrassonografia no estadiamento de colangiocarcinomas hilares.[70]

Colangiocarcinoma Distal

Colangiocarcinomas distais são clinicamente indistinguíveis das formas hilares, com icterícia progressiva vista em 75% a 90% dos casos.[51] Embora o subtipo nodular esclerosante ainda predomine, massas polipoides têm sido vistas mais frequentemente. A ressecção cirúrgica é o tratamento mais efetivo, portanto, é essencial uma pesquisa cuidadosa por disseminação que impeça a ressecção. O tumor pode se estender localmente no sentido cranial, dentro dos ductos, e envolver o ducto cístico e os ductos hepáticos direito e esquerdo; assim, a extensão superior do tumor deve ser definida claramente. O tumor também pode se estender além das paredes dos ductos. Os pacientes podem se apresentar com massa obstrutiva distal, com aparência idêntica ao do adenocarcinoma pancreático. A condição das estruturas vasculares adjacentes deve ser determinada, incluindo as veias porta e mesentérica superior e a artéria hepática comum. É comum a disseminação para **linfonodos adjacentes** ao tumor. A disseminação para linfonodos mais distantes, como os celíacos e os mesentéricos superiores, e para regiões periportais pode impedir a ressecção.[51] A abordagem cirúrgica do colangiocarcinoma distal é a pancreatoduodenectomia.

Na ultrassonografia, o colangiocarcinoma distal tem aparência variável. Um **tumor polipoide** aparece como uma massa ductal expansiva, bem-definida, frequentemente sem vascularização interna (Fig. 6.32). O **tumor nodular esclerosante** causa estenose ductal focal irregular e espessamento da parede ductal. Na doença mais avançada, o tumor se apresenta como uma massa hipoecoica, hipovascular, com margens pouco definidas e invadindo estruturas adjacentes.

Metástases para Árvore Biliar

Metástases para a árvore biliar mimetizam as várias apresentações do colangiocarcinoma e afetam tanto os ductos intra-hepáticos quanto os extra-hepáticos (Fig. 6.33). A história clínica de malignidade prévia ou concomitante, juntamente com múltiplas lesões, deve sugerir a possibilidade de metástases. Em nossa experiência, mama, cólon e pele (melanoma) constituem os sítios primários de malignidade.

VESÍCULA BILIAR

Anatomia e Variantes Normais

A vesícula biliar é um órgão piriforme localizado na margem inferior do fígado entre os lobos direito e esquerdo (Fig. 6.34). A veia hepática média localiza-se no mesmo plano anatômico e pode ser usada para ajudar a achar a **fossa da vesícula biliar**. A **fissura interlobar**, a terceira estrutura que separa os dois lobos hepáticos, estende-se da origem da veia porta direita até a fossa da vesícula biliar. Essa fissura é observada em até 70% dos exames de ultrassonografia hepática[71] e também pode ser usada como um ponto de referência para a fossa da vesícula biliar. A vesícula biliar é dividida em fundo, corpo e colo, sendo o fundo o segmento mais anterior e, frequentemente, inferior. Na região do colo da vesícula biliar, pode existir um infundíbulo chamado de **bolsa de Hartmann**, que é uma localização comum para impactação de cálculos.[11]

A vesícula biliar deriva de uma evaginação da árvore biliar embrionária. A porção proximal dessa bolsa forma o ducto cístico, e a porção distal forma a vesícula biliar. No interior do ducto cístico (e algumas vezes do colo da vesícula biliar), existem pequenas pregas mucosas denominadas **válvulas espirais de Heister**; estas são ocasionalmente identificadas na ultrassonografia. Durante o desenvolvimento inicial, a vesícula biliar permanece em posição intra-hepática e, conforme migra para a superfície do fígado, adquire revestimento peritoneal (parte da cápsula hepática) sobre 50% a 70% da sua superfície.[11] O restante da superfície da vesícula biliar é recoberto com tecido adventício que se une ao tecido conjuntivo em contiguidade com o fígado. Em processos edematosos generalizados

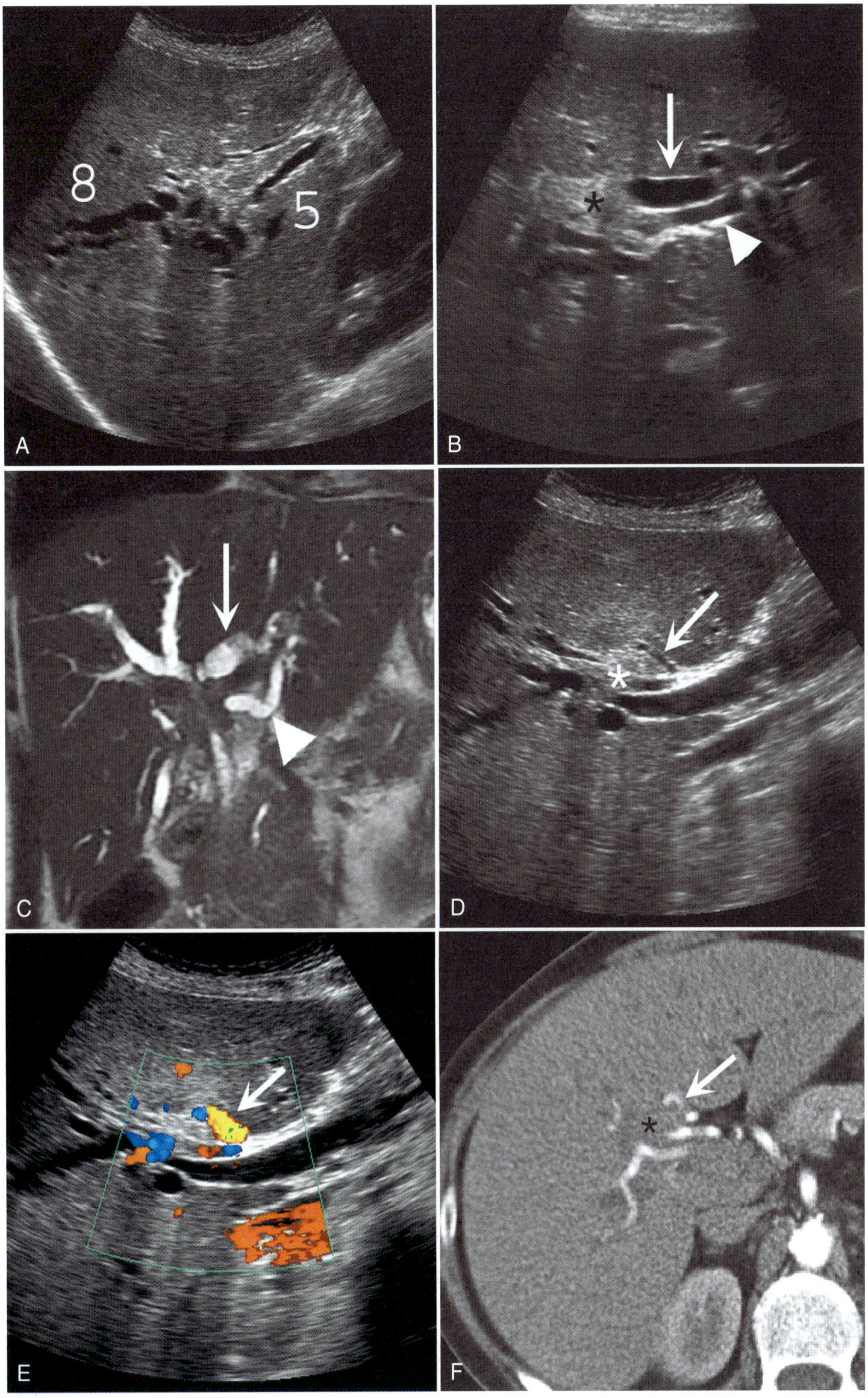

FIG. 6.28 Colangiocarcinoma hilar ressecável. (A) Imagem sagital do lobo direito demonstrando tumor ecogênico invasivo central com dilatação segmentar dos ductos dos segmentos 8 e 5, indicando envolvimento de ramificações de segunda ordem. **(B)** Imagem transversal do lobo esquerdo central mostrando o tumor (*) obstruindo o ducto hepático esquerdo distal *(seta)* e um ducto do segmento 4 anômalo *(ponta de seta)*. **(C)** RM coronal, imagem ponderada em T2 confirmando os achados ultrassonográficos do tumor central obstruindo o ducto hepático esquerdo *(seta)* e o ducto anômalo do segmento 4 *(pontas de seta)*. **(D)** Imagem transversal do hilo hepático demonstra o tumor (*) estreitando a veia porta direita e deslocando ramificações da artéria hepática direita *(seta)*. **(E)** Imagem Doppler (mesmo plano que em **D**) confirmando o envolvimento da artéria hepática direita. **(F)** TC correspondente na fase arterial também demonstra o contato íntimo do tumor (*) com as ramificações da artéria hepática direita *(seta)*. O tumor não se estende profundamente no lobo esquerdo, e as artérias hepáticas principal e esquerda e a veia porta não foram envolvidas; dessa forma, o paciente se submeteu a uma hepatectomia direita estendida.

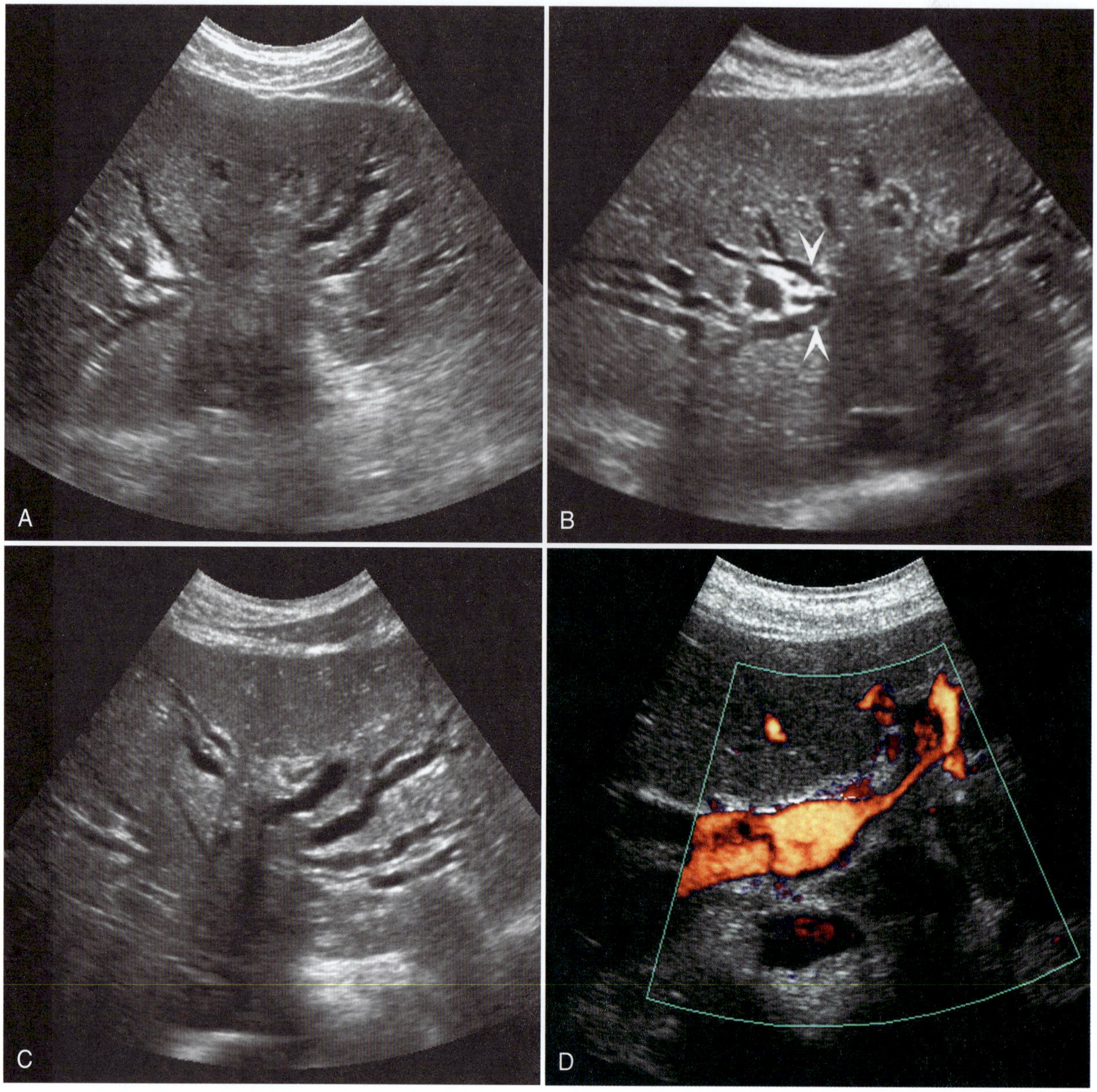

FIG. 6.29 Colangiocarcinoma hilar irressecável. (A) Dilatação dos ductos intra-hepáticos direito e esquerdo sem união central, como visto aqui, é característica do colangiocarcinoma hilar. A determinação do nível da obstrução é crucial para avaliar a ressecabilidade. **(B)** Na imagem do lobo direito, os ductos anterior e posterior direitos (*pontas de seta*) se aproximam, mas nunca se juntam para formar o ducto hepático direito. **(C)** Na imagem do lobo esquerdo, ramos de segunda e terceira ordens terminam abruptamente, bloqueados pelo tumor. Visto que o tumor envolve completamente os ramos de primeira ordem (ductos hepáticos direito e esquerdo) bilateralmente, ele é irressecável. **(D)** O tumor também envolve e estreita a veia porta esquerda.

ou inflamação local, esse espaço potencial entre a vesícula biliar e o fígado é uma área comum para edema. A falta de migração pode levar a uma **vesícula biliar intra-hepática** (ou parcialmente intra-hepática), um achado raro, mas significativo, que pode impedir a cirurgia laparoscópica[72] (Fig. 6.35). De forma oposta, a vesícula biliar pode ficar totalmente envelopada no peritônio visceral, pendurada por um mesentério que se estende a partir do fígado. Isso leva a uma mobilidade aumentada da vesícula e parece ser um fator de risco no raro desenvolvimento da **torção (vólvulo) da vesícula biliar**.[73]

A **falha na identificação da vesícula biliar** no exame ultrassonográfico mais frequentemente é resultado de colecistectomia prévia. Ocasionalmente, a colecistite crônica provoca vesícula biliar colapsada e fibrosada, tornando sua identificação difícil. Às vezes, uma vesícula biliar colapsada, cheia de cálculos (parede-eco-sombra, ver Fig. 6.36B), é confundida com gás intestinal. A **agenesia da vesícula biliar** é rara, ocorrendo em até 0,09% da população.[74] Embora seja mais frequentemente um achado incidental, dilatação do ducto biliar e coledocolitíase podem ocorrer na agenesia da vesícula biliar, levando à tentativa de colecistectomia em alguns pacientes. Na maioria dos casos, o ducto cístico também está ausente. A falta de visualização da vesícula biliar na ultrassonografia de pacientes sintomáticos requer a realização de TC ou CPRM para evitar um procedimento cirúrgico desnecessário. A vesícula biliar também

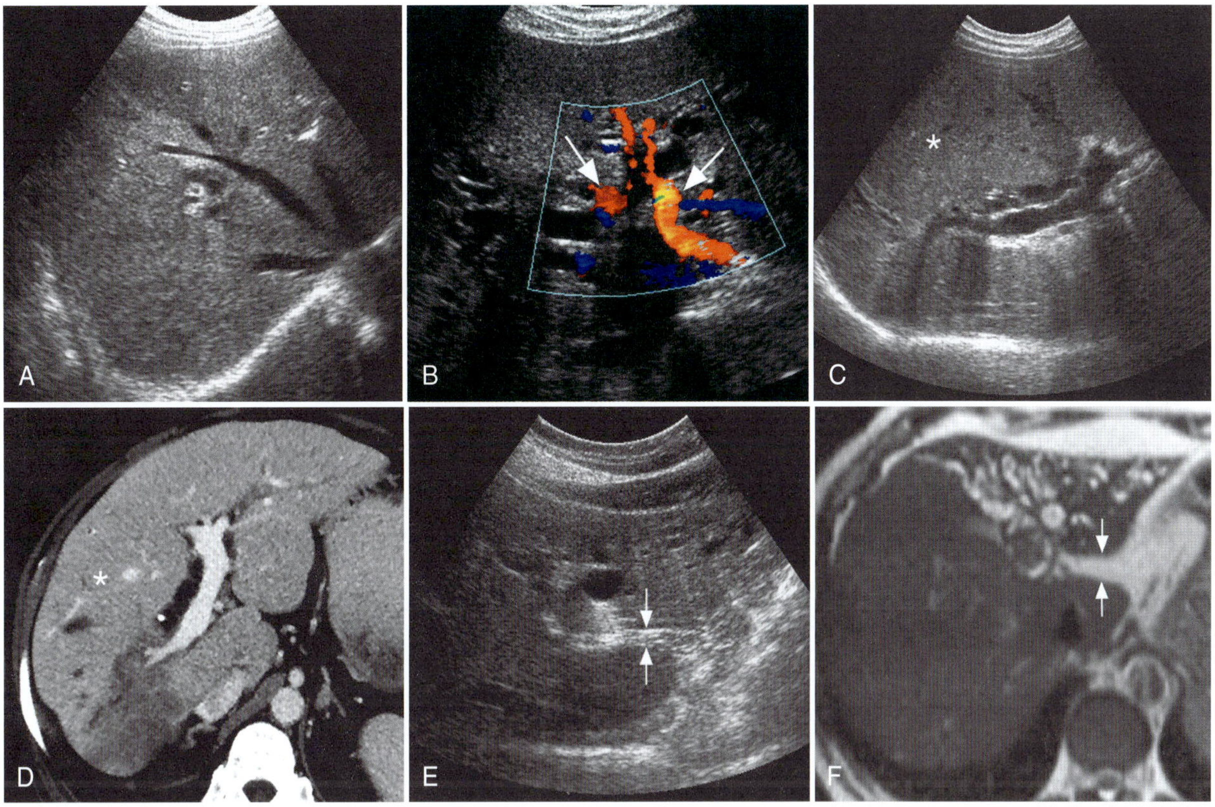

FIG. 6.30 Achados secundários no colangiocarcinoma hilar. (A) Diferença na ecogenicidade lobar. O lobo hepático direito é demarcado do esquerdo devido a sua ecogenicidade aumentada. O sistema biliar direito estava obstruído por tumor centralmente. **(B) Aumento compensatório do fluxo nas artérias hepáticas.** Ramos arteriais hepáticos aumentados (*setas*), de cada lado do ramo ascendente da veia porta esquerda, são claramente vistos, ao passo que não é notado fluxo na veia porta. Este achado sugere estenose grave ou obstrução da veia porta. **(C)** e **(D) Atrofia lobar.** Atrofia acentuada do lobo direito com hipertrofia compensatória do lobo esquerdo (*). Segmento medial do lobo esquerdo aumentado. **(E)** e **(F) Atrofia lobar.** Atrofia acentuada do lobo hepático esquerdo. Além do pequeno tamanho, alargamento da fissura do ligamento venoso (*setas*) e margens côncavas do fígado são pistas secundárias. **(F)** Imagem axial de RM ponderada em T2 SSFSE demonstra o mesmo.

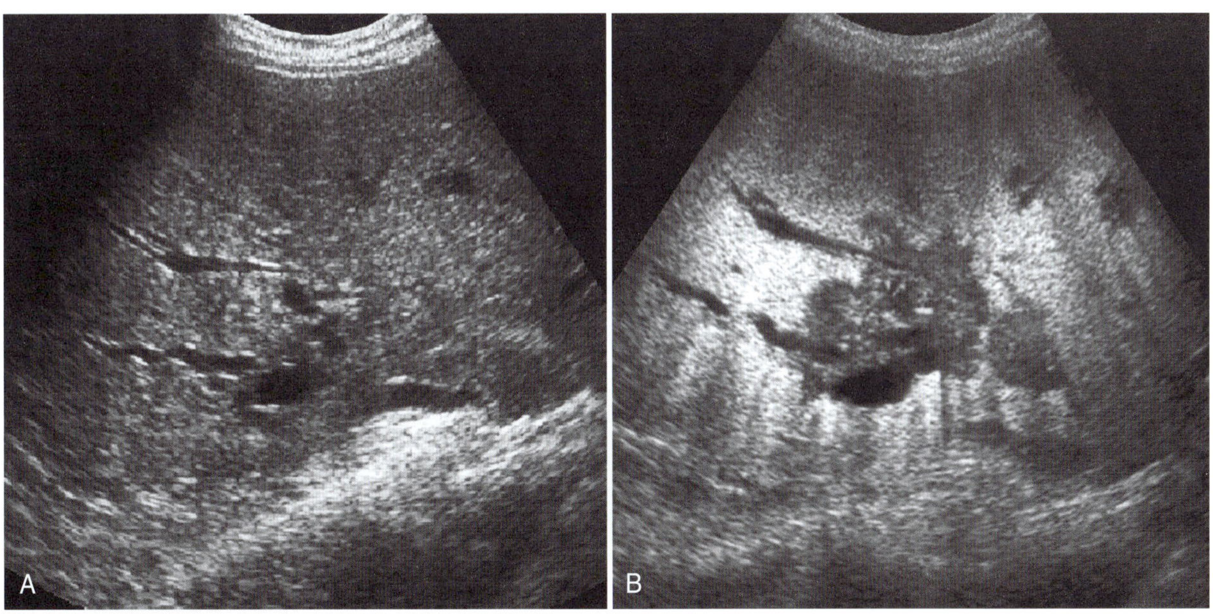

FIG. 6.31 Colangiocarcinoma: convencional *versus* com contraste. (A) Imagem em escala de cinza de rotina evidenciando ductos dilatados terminando abruptamente. O tumor não é visível. **(B)** Imagem com contraste obtida na fase pós-vascular mostrando claramente as margens do tumor não realçado.

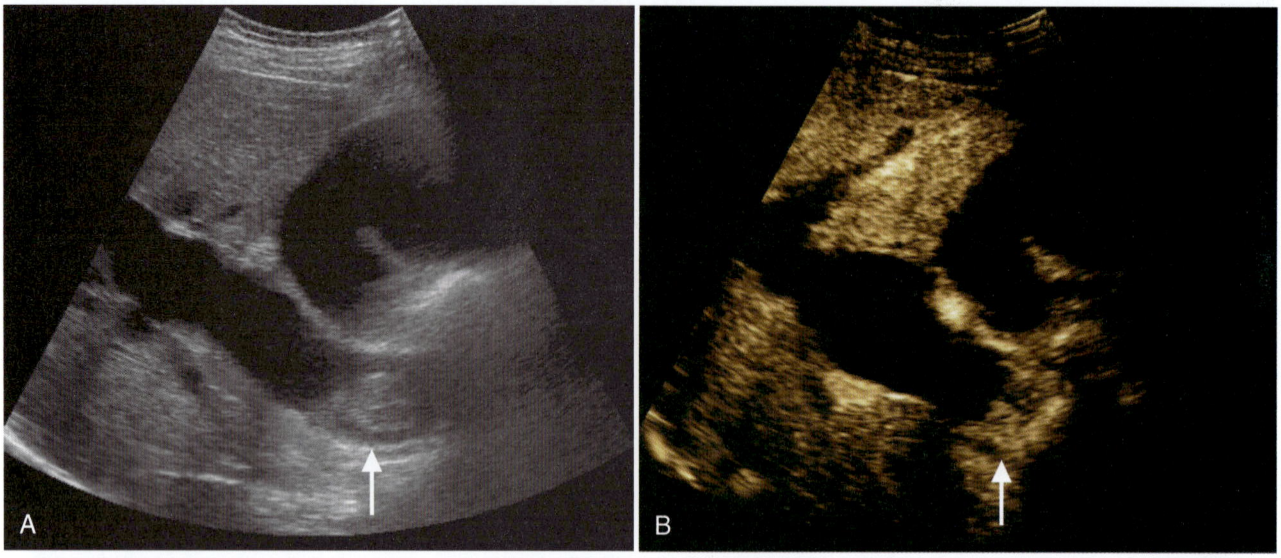

FIG. 6.32 Colangiocarcinoma distal. (A) Massa intraductal sólida polipoide (*seta*) no interior do ducto biliar comum distal, causando obstrução ductal. **(B)** A imagem com contraste correspondente demonstra realce interno (*seta*), evidenciando um tumor vascularizado.

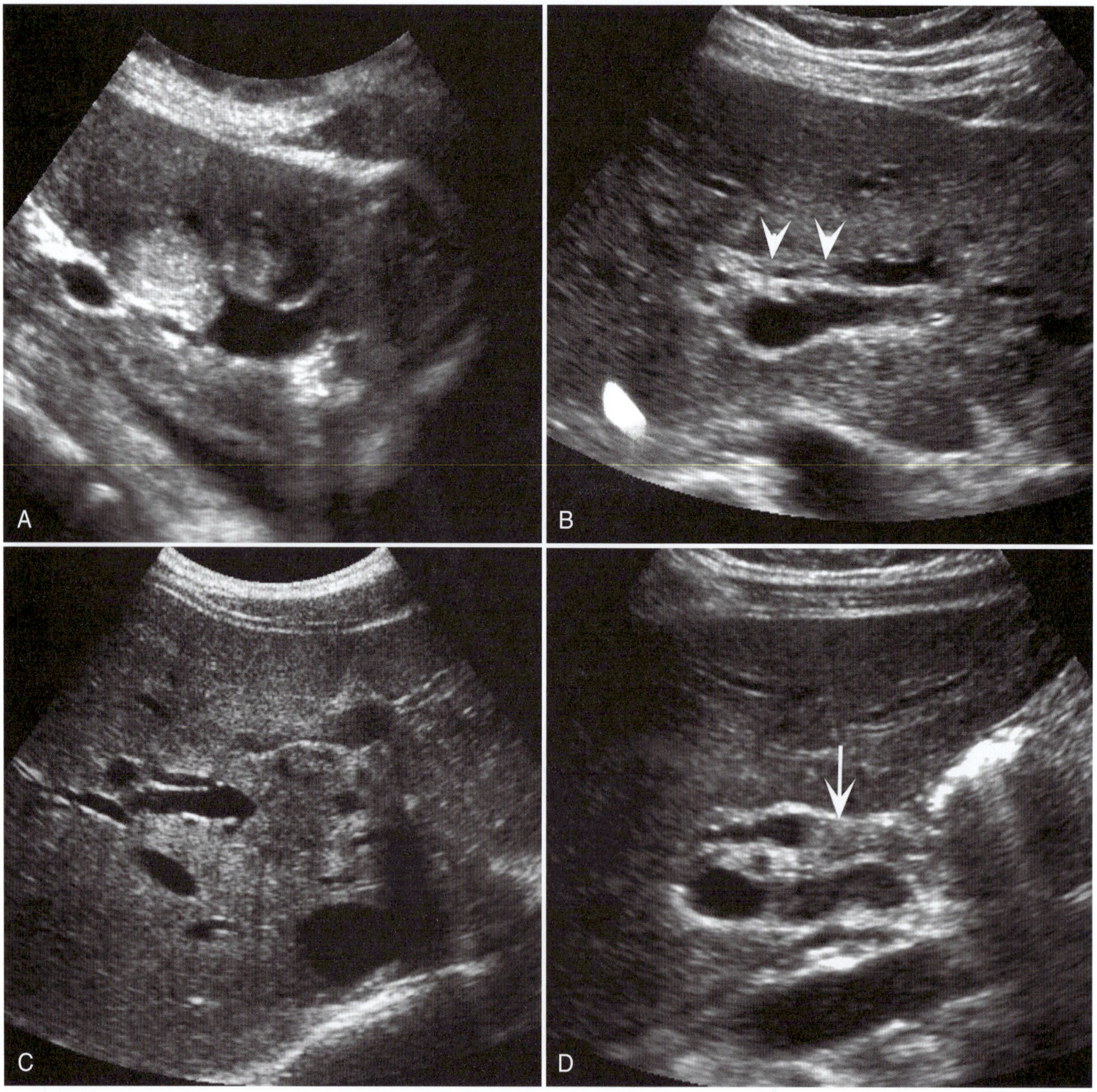

FIG. 6.33 Metástases para a árvore biliar: espectro de achados. (A) Massa ecogênica inteiramente intraductal obstruindo o lobo esquerdo do fígado. **(B)** Infiltração parietal periductal/ductal (*pontas de seta*) com obliteração do ducto hepático esquerdo. **(C)** Tumor hilar pouco definido com obstrução ductal. **(D)** Tumor intraductal ecogênico (*seta*) no interior dos ductos extra-hepáticos. Em todos os casos, o tumor mimetiza o colangiocarcinoma. O diagnóstico em todas as quatro imagens foi de carcinoma metastático de mama.

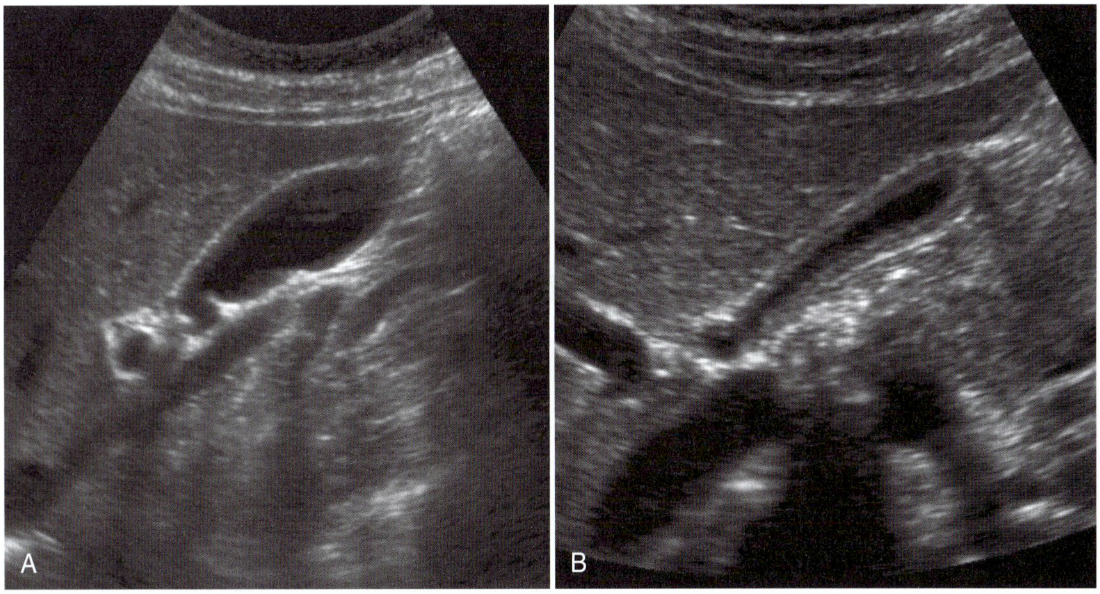

FIG. 6.34 Vesícula biliar normal. (A) Distendida (jejum). **(B)** Contraída (pós-prandial).

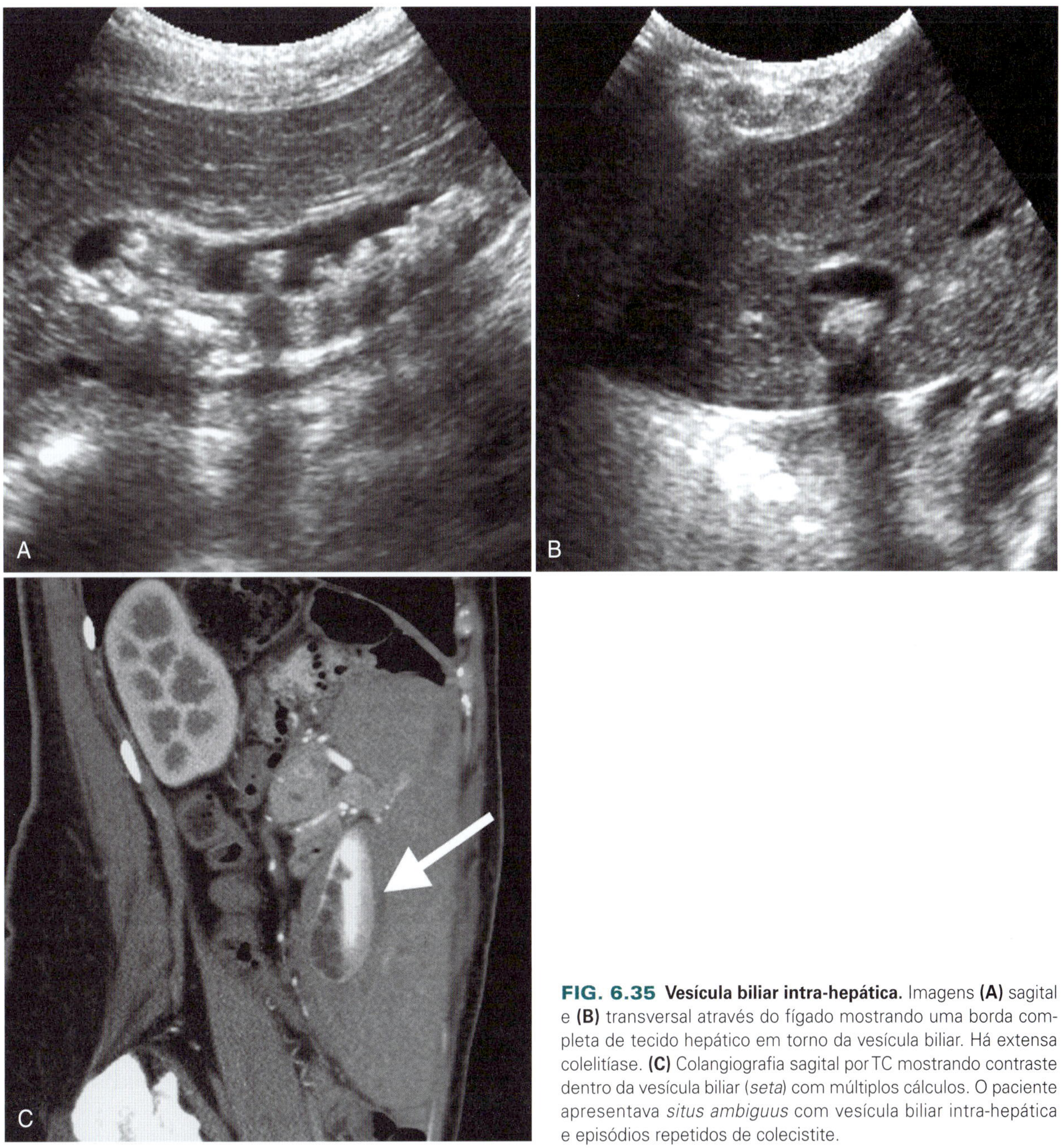

FIG. 6.35 Vesícula biliar intra-hepática. Imagens **(A)** sagital e **(B)** transversal através do fígado mostrando uma borda completa de tecido hepático em torno da vesícula biliar. Há extensa colelitíase. **(C)** Colangiografia sagital por TC mostrando contraste dentro da vesícula biliar (*seta*) com múltiplos cálculos. O paciente apresentava *situs ambiguus* com vesícula biliar intra-hepática e episódios repetidos de colecistite.

Causas da Não Visualização Ultrassonográfica da Vesícula Biliar

Colecistectomia prévia
Contração fisiológica
Ducto da vesícula biliar fibrosada – colecistite crônica
Vesícula biliar preenchida por ar ou colecistite enfisematosa
Lama tumefacta (ou tumefeita)
Agenesia da vesícula biliar
Localização ectópica

pode situar-se em posições **ectópicas**, incluindo supra-hepática, suprarrenal, no interior da parede abdominal anterior ou dentro do ligamento falciforme.[11]

A vesícula biliar pode dobrar sobre si mesma, o corpo sobre o colo ou o fundo sobre o corpo. O último caso é conhecido como **barrete frígio** e não apresenta significado clínico. Uma **vesícula biliar septada** é composta por dois ou mais compartimentos intercomunicantes divididos por um septo fino.[11] Ela é diferenciada de uma vesícula em ampulheta (ver "Adenomiomatose"), que apresenta septos grossos separando os componentes. A **duplicação da vesícula biliar** ocorre frequentemente com duplicação do ducto cístico e pode ser diagnosticada no pré-natal. Variações do ducto cístico são discutidas na seção de anatomia da árvore biliar.

O suprimento sanguíneo da vesícula biliar é proveniente da artéria cística, que se origina da artéria hepática direita ou, menos comumente, a partir da artéria gastroduodenal. Na colecistite aguda, uma artéria cística aumentada, proeminente, pode ser identificada na ultrassonografia.

Técnica Ultrassonográfica

A avaliação da vesícula biliar, em geral, é realizada com vistas de rotina nos planos sagital e transversal. No entanto, caso a vesícula biliar não seja visualizada, manobras para avaliar a fossa da vesícula biliar são essenciais, a fim de evitar deixar passar despercebida uma doença da vesícula biliar. Isso é realizado essencialmente por meio de cortes subcostais oblíquos, realizados com a extremidade esquerda do transdutor mais cefálica do que à direita. A superfície do transdutor é direcionada para o ombro direito. Uma varredura cefálico-caudal mostra a veia hepática média superiormente e a fossa da vesícula biliar inferiormente no mesmo plano de varredura. Elas formam o limite anatômico que separa os lobos direito e esquerdo do fígado. A fossa vai da superfície anterior da veia porta direita obliquamente para a superfície do fígado. Ela pode ter apresentação variável, influenciada principalmente pelo estado da vesícula biliar, e, após a remoção da vesícula biliar, a fossa apresenta-se como uma linha ecogênica devido ao tecido conjuntivo remanescente.

A ingestão de alimentos, particularmente os gordurosos, estimula a contração vesicular. A vesícula biliar contraída apresenta parede espessada e pode obscurecer anormalidades da luz ou parietais. Portanto, o exame da vesícula biliar deve ser realizado após, no mínimo, 4 horas de jejum.

Colelitíase

A colelitíase é comum no mundo todo. A prevalência de colelitíase é mais alta nas populações da Europa e América do Norte (cerca de 10%) e baixa no leste da Ásia (em torno de 4%) e em populações africanas sub-saarianas (2% a 5%).[75] Fatores de risco comuns constituem: idade avançada, sexo feminino (mas não nas populações asiáticas), fecundidade, obesidade, diabetes melito e gravidez. Embora a maioria dos pacientes seja assintomática, aproximadamente um em cinco desenvolve uma complicação, mais frequentemente a cólica biliar. O risco de colecistite aguda ou outras complicações sérias da colelitíase em pacientes com histórico clínico de cólica biliar é de cerca de 1% a 2% ao ano.[76]

A ultrassonografia é altamente sensível à **detecção de cálculos** na vesícula biliar. O tamanho variável e o número de cálculos na vesícula levam a aspecto variável na ultrassonografia (Fig. 6.36, Vídeo 6.9). A grande diferença na impedância acústica dos cálculos e da bile adjacente os torna altamente refletivos, o que resulta no aspecto ecogênico com forte sombra acústica posterior. Pequenos cálculos (< 5 mm) podem não apresentar sombra, mas serão ecogênicos. A **mobilidade** é uma característica-chave dos cálculos que permite a diferenciação em relação a pólipos ou outras entidades. Várias manobras podem ser usadas para demonstrar mobilidade de um cálculo: examinar o paciente em decúbito lateral direito ou esquerdo, ou em posições supinas, pode permitir que o cálculo role no interior da vesícula biliar.

Múltiplos cálculos podem aparecer como um grande cálculo, produzindo sombra acústica uniforme. Quando a vesícula biliar está preenchida por pequenos cálculos ou um cálculo gigante único, a fossa da vesícula biliar aparecerá como uma linha ecogênica com sombra posterior. Isso pode ser diferenciado do ar ou da calcificação parietal da vesícula biliar pela análise dos ecos. Com cálculos, a *parede* vesicular é a primeira a ser visualizada próxima ao campo, seguida pelos ecos brilhantes do cálculo e abaixo pela *sombra* acústica, chamada complexo **parede-eco-sombra** (Fig. 6.36B). Quando ar ou calcificação estão presentes, a parede normal da vesícula biliar não é vista e apenas os ecos brilhantes e a sombra "suja" posterior são identificados.

Bile leite de cálcio, também conhecida como **bile calcária**, é uma condição rara na qual a vesícula biliar está preenchida por uma substância pastosa, semissólida, composta principalmente por carbonato de cálcio.[77] Está frequentemente associada à estase da vesícula biliar e raramente pode causar colecistite aguda ou migrar para o interior dos ductos biliares. O aspecto na ultrassonografia é de um material altamente ecogênico, com sombra acústica posterior, formando um nível cálcio-bile em várias posições do paciente (Fig. 6.37).

Lama Biliar

Lama biliar, também conhecida como **areia biliar** ou **microlitíase**, é definida como uma mistura de material particulado e bile que ocorre quando solutos se precipitam na bile. Sua existência foi reconhecida pela primeira vez com o desenvolvimento da ultrassonografia. A exata prevalência da lama na população geral não é conhecida porque a maioria dos estudos examinou populações de alto risco. Os fatores predisponentes ao desenvolvimento da lama são gravidez, perda rápida de peso, jejum prolongado, doença grave, nutrição parenteral total por longo tempo, terapia prolongada com octreotida ou ceftriaxona e transplante de medula óssea. Em um estudo realizado por um período acima de 3 anos, aproximadamente 50% dos casos melhoraram espontaneamente; 20% persistiram sem sintomas; 5% a 15% desenvolveram cálculos e 10% a 15% tornaram-se sintomáticos.[78] As complicações da lama biliar são: **formação de cálculos**, **cólica biliar**, **colecistite acalculosa** e **pancreatite**.

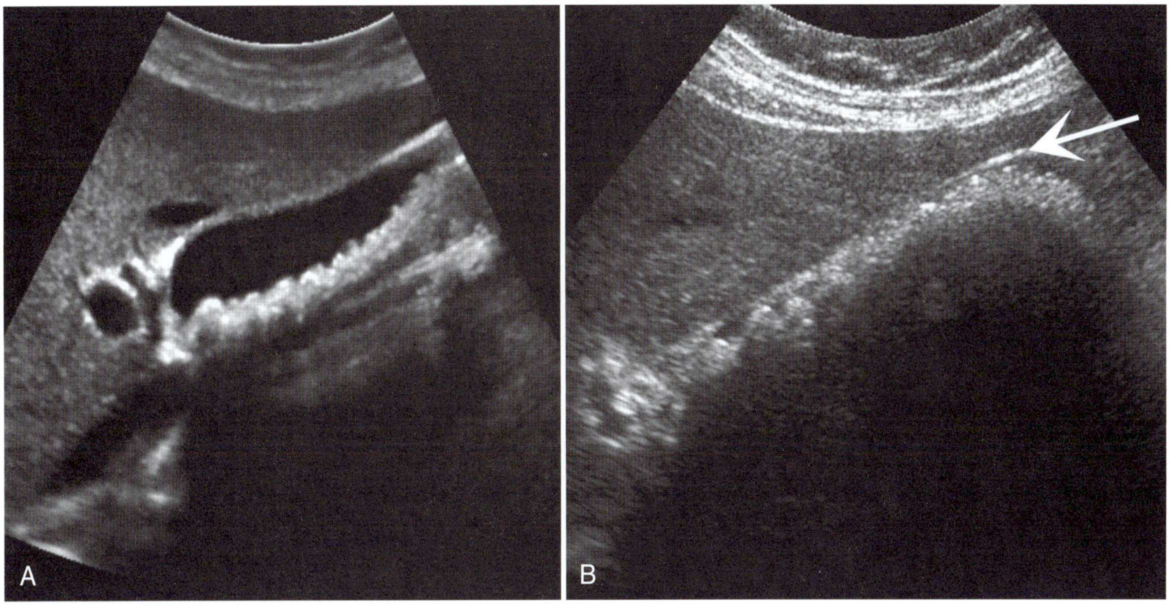

FIG. 6.36 Colelitíase. (A) Imagem sagital demonstra múltiplos cálculos na região mais inferior, aparecendo como focos ecogênicos com sombra acústica posterior. **(B)** "Complexo parede-eco-sombra" em vesícula biliar preenchida com cálculos. A parede da vesícula biliar está delgada (*seta*). Ver também Vídeo 6.9.

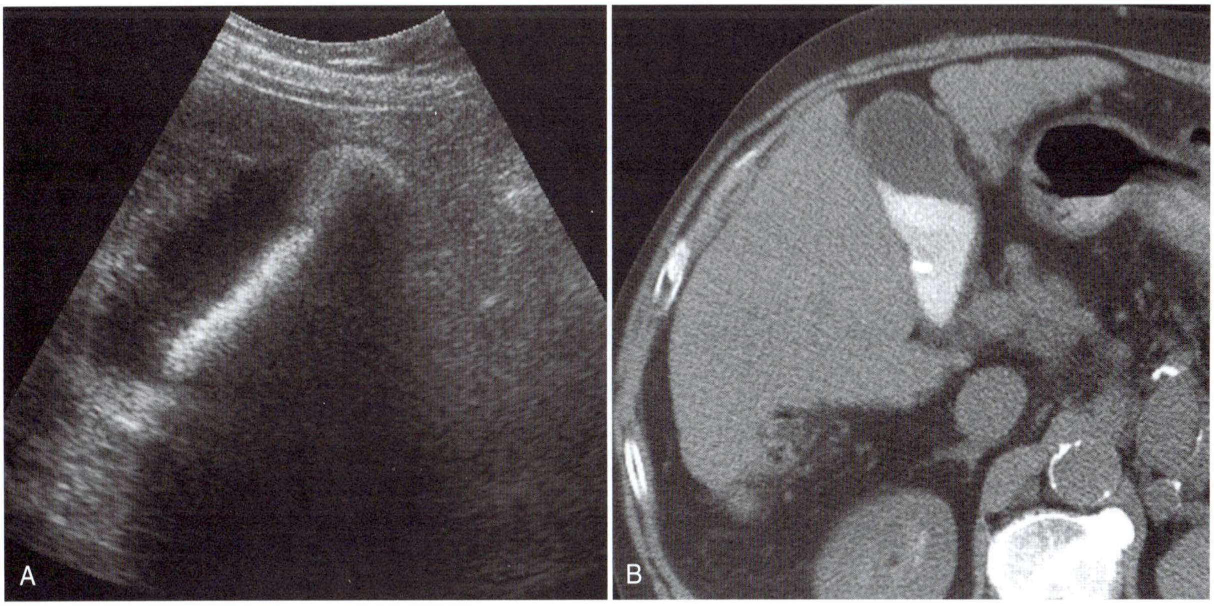

FIG. 6.37 Bile em leite de cálcio. (A) Imagem ultrassonográfica e **(B)** TC correspondente mostram um nível bile-cálcio.

O aspecto ultrassonográfico da lama é de ecos amorfos, de baixa ecogenicidade, no interior da vesícula biliar com o paciente em decúbito lateral, sem sombra acústica. Com uma mudança na posição do paciente, a lama pode lentamente se assentar em local mais baixo. Em pacientes graves, em jejum, a lama pode estar presente em grandes quantidades e preencher completamente a vesícula. Lama biliar que simula tumores polipoides é denominada **lama tumefeita** ou pseudocolelitíase (Fig. 6.38). Ausência da vascularização interna, mobilidade potencial da lama e uma parede vesicular normal são todas pistas para a presença de lama. Quando a dúvida persiste, a ausência de captação do meio de contraste na ultrassonografia, TC ou RM permite uma avaliação conservadora do quadro. Ocasionalmente, a lama tem a mesma ecotextura do fígado, camuflando a vesícula biliar, conhecida como **hepatização** da vesícula biliar; isso pode ser facilmente reconhecido pela identificação da parede normal da vesícula biliar e pela falta de fluxo Doppler dentro da lama.

Colecistite Aguda

A colecistite aguda é uma doença relativamente comum, respondendo por 5% dos pacientes que se apresentam ao departamento de emergência com dor abdominal e por 3% a 9% das admissões hospitalares.[79] É causada por cálculos em mais de 90% dos pacientes.[80] Impactação de cálculos no ducto cístico ou no colo da vesícula biliar resulta em obstrução, com distensão da luz, isquemia, superinfec-

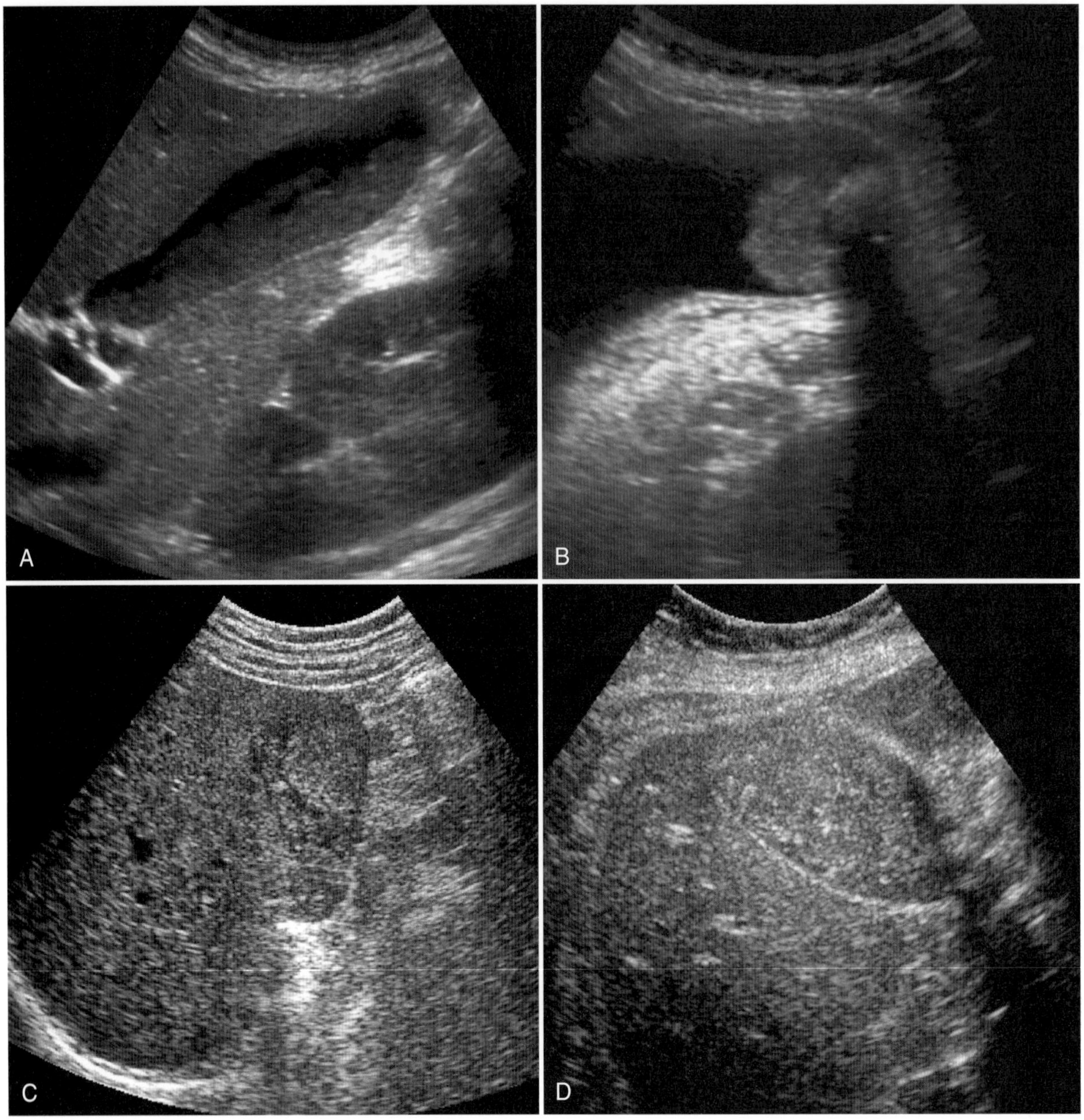

FIG. 6.38 Lama tumefeita em três pacientes. (A) Ultrassonografia no plano sagital mostra a vesícula biliar preenchida com lama mimetizando um tumor. **(B)** Imagem transversal mostra lama, com aspecto polipoide, na parede dependente da vesícula biliar, com um cálculo no interior (observe a sombra posterior). Imagens ultrassonográficas **(C)** sagital e **(D)** oblíqua subcostal do mesmo paciente demonstram "hepatização" da vesícula biliar, com ecos internos que mimetizam o parênquima hepático normal. Em todos os três pacientes a parede vesicular estava normal. Não havia vascularização na lama tumefeita.

ção e, por fim, necrose da vesícula. No grupo abaixo dos 50 anos, as mulheres são afetadas três vezes mais frequentemente que os homens, embora a incidência de colecistite aguda seja semelhante em grupos com mais idade.[76] No entanto, a colecistite tende a ser mais grave em homens.[81] Clinicamente, os pacientes apresentam dor prolongada, constante, localizada no quadrante superior direito ou epigástrio, associada a desconforto no quadrante superior direito. Febre, leucocitose e bilirrubina sérica e fosfatase alcalina aumentadas podem estar presentes.

Atualmente, a ultrassonografia é o método mais prático e acurado para o diagnóstico da colecistite aguda (Figs. 6.39 e 6.40, Vídeo 6.10). A sensibilidade e a especificidade da ultrassonografia, quando ajustadas para viés de verificação, são de aproximadamente 88% e 80%, respectivamente.[82] Colecintilografia utiliza radiação ionizante e não pode ser realizada à beira do leito, e também apresenta taxa de falso-positivos significativa. Embora menos acurada que a ultrassonografia no diagnóstico de colecistite aguda, a TC pode ser útil na descrição das complicações.[83] Os achados ultrassonográficos incluem os seguintes[84] (Tabela 6.1):

- Espessamento da parede vesicular (> 3 mm)
- Distensão da luz vesicular (diâmetro > 4 cm)
- Cálculos na vesícula
- Cálculo impactado no ducto cístico ou colo vesicular
- Coleções líquidas pericolecísticas
- Sinal de Murphy ultrassonográfico positivo
- Hiperemia da parede vesicular ao mapeamento Doppler

TABELA 6.1 Colecistite Aguda Calculosa: Correlação Patologica-Ultrassonográfica

Fisiopatologia	Aspecto Ultrassonográfico
Obstrução do ducto cístico ou colo da vesícula biliar	Cálculos na vesícula biliar, possivelmente no colo ou ducto cístico
Secreções continuadas	Distensão da vesícula biliar
Infiltração celular inflamatória	Espessamento da parede vesicular
e	Parede da vesícula biliar frequentemente estriada com bolsões de líquido edematoso
Edema da parede vesicular	Sinal de Murphy ultrassonográfico positivo (> 90%)
Hipervascularização	Hiperemia da parede vesicular
Estase vesicular com crescimento bacteriano excessivo em 72 horas	Lama biliar
Empiema da vesicular biliar	Conteúdo luminal heterogêneo de ecogenicidade variável e em camadas
Aumento da pressão na luz e na parede da vesícula biliar	Membranas destacadas, hipovascularização
Gangrena	Perda do sinal de Murphy
Perfuração	Perda do formato em cabaça, coleção na fossa vesicular ou adjacente a ela

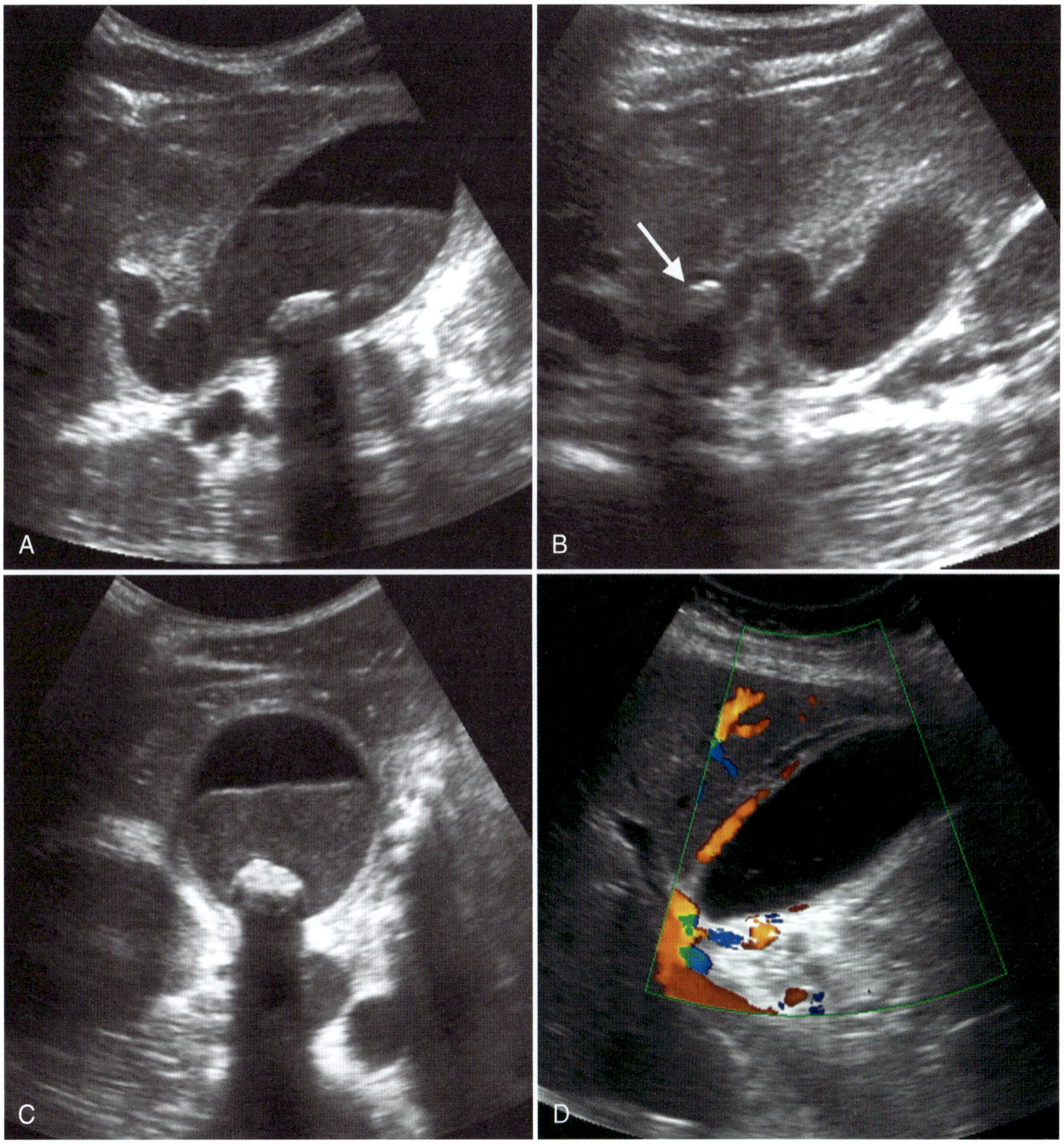

FIG. 6.39 Colecistite aguda. Colecistite aguda clássica em um homem jovem. **(A)** As imagens sagitais mostram a vesícula biliar distendida, com parede espessada, nível de debris-líquido e um cálculo não obstrutivo com sombra acústica posterior. **(B)** A avaliação adicional do ducto cístico distendido revela a pedra obstrutiva (*seta*). **(C)** A imagem transversal através da vesícula biliar exibe a vesícula biliar formando um círculo quase perfeito, devido ao aumento interno da pressão. **(D)** Imagem Doppler no plano sagital demonstra uma artéria cística proeminente e hiperemia na parede da vesícula biliar, bem como no fígado adjacente.

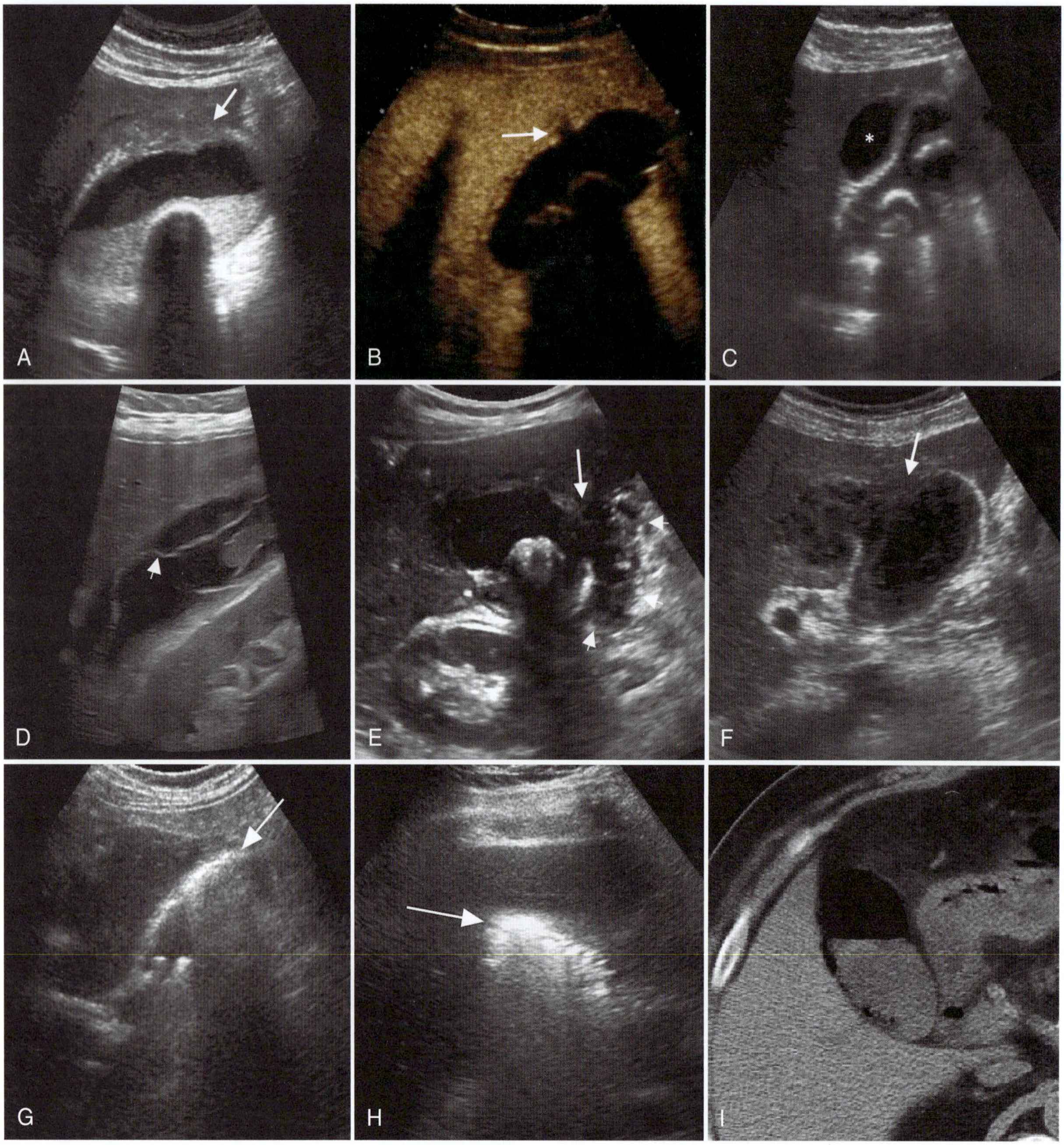

FIG. 6.40 Colecistite aguda: complicações. (A)-(C) Perfuração precoce e sequelas. (A) A vesícula biliar está tensa, com paredes espessadas, lama e um cálculo. Existe má definição da parede próxima (*seta*) com heterogeneidade do parênquima hepático adjacente. **(B)** A ultrassonografia com contraste demonstra um defeito (*seta*) na parede da vesícula biliar. O paciente foi tratado com antibióticos. **(C)** No exame de acompanhamento de três meses no paciente, atualmente assintomático, mostra uma coleção de fluido localizada (*) entre a parede da vesícula biliar e o parênquima hepático. **(D) Colecistite gangrenosa**. As membranas descamadas (*seta curta*) aparecem como ecos lineares intraluminais. **(E) Perfuração,** evidenciada como interrupção da parede da vesícula biliar (*seta*) com um abscesso sub-hepático (*setas curtas*). **(F) Perfuração para o fígado.** Há grande defeito (*seta*) na parede da vesícula biliar com abscesso hepático adjacente. Ver também Vídeo 6.11. **(G)-(I) Colecistite enfisematosa. (G)** Imagem ultrassonográfica no plano sagital demonstra um foco de ar intraluminal na vesícula biliar que se apresenta como um foco ecogênico brilhante (*seta*) com sombra suja. **(H)** Vesícula biliar preenchida com ar (*seta*). A vesícula biliar não é realmente visualizada, e o conhecimento da localização da fossa da vesícula biliar é essencial para não confundir esse aspecto com gás intestinal. **(I)** TC correspondente demonstra ar na parede e na luz da vesícula biliar.

O **espessamento da parede da vesícula biliar** tem muitas causas. O aspecto da parede vesicular na colecistite aguda é inespecífico, mas espessamento marcante da parede com estratificação visível, como visto em estados edematosos generalizados, em geral não está presente (Fig. 6.41). São tipicamente observados múltiplos bolsões de líquido edematoso, focais, hipoecoicos, não contíguos, dentro da parede espessada. A vesícula biliar inflamada frequentemente está distendida, exceto se a sua parede estiver perfurada. Cálculos na vesícula biliar, incluindo cálculo obstrutivo, e lama biliar, geralmente são identificados. Um fino halo de líquido, representando edema, é frequentemente observado ao redor da maior parte do órgão.

Um **sinal de Murphy** ultrassonográfico é o desconforto máximo sobre a vesícula biliar quando o transdutor é usado para comprimir o quadrante superior direito. Ele é frequentemente mais

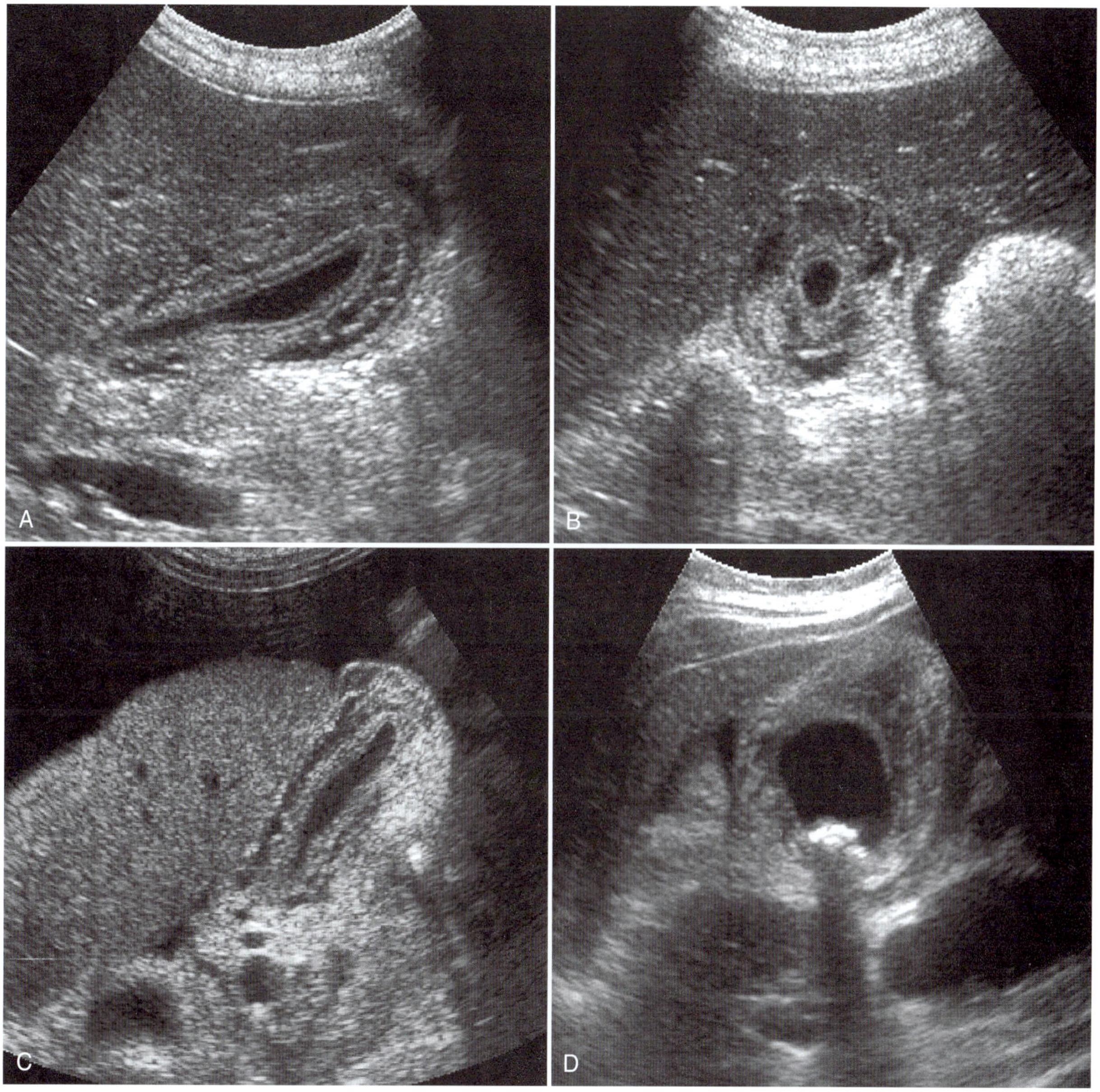

FIG. 6.41 Causas sistêmicas de edema da parede da vesícula biliar. **(A)** Imagens sagital e **(B)** transversal em paciente com **hipoalbuminemia** mostram espessamento acentuado da parede vesicular cuja luz está reduzida. **(C)** Imagem sagital da vesícula em um paciente com **cirrose** demonstrando alterações semelhantes àquelas em **(A)** e **(B)**. Observe ascite hepática nodular. **(D)** Paciente com **insuficiência cardíaca congestiva**, ascite discreta, sem dor, e sinal de Murphy negativo apresenta acentuado espessamento parietal e cálculos biliares incidentais.

bem induzido com inspiração profunda, que desloca o fundo vesicular abaixo das margens costais, permitindo compressão mais direta. O sinal de Murphy ultrassonográfico pode estar ausente em pacientes mais idosos, se analgésicos foram administrados previamente ao exame ou quando a inflamação prolongada desencadeia colecistite gangrenosa. **Hiperemia** na parede vesicular e no fígado adjacente e uma **artéria cística proeminente** são achados relativamente específicos na colecistite aguda (Fig. 6.39D). O Doppler de amplitude (*power* Doppler) mostrou-se superior ao Doppler colorido na detecção de tal hiperemia.[85] No entanto, a hiperemia é apenas qualitativamente avaliada e artefatos de movimento, de certa modo, limitam a utilidade do Doppler no modo potência. A geração mais recente de equipamento de ultrassonografia apresenta técnicas de Doppler altamente sensíveis, e a detecção de fluxo na artéria cística de uma vesícula biliar normal é comum. Com base em nossa experiência, isso limita a avaliação qualitativa de hiperemia da parede vesicular. Confiamos firmemente nas alterações morfológicas da vesícula para o diagnóstico de colecistite aguda, mas, em alguns casos duvidosos, consideramos útil o Doppler.

Embora nenhum dos sinais descritos seja patognomônico de colecistite aguda, a combinação de múltiplos achados deve levar ao diagnóstico correto. Alguns pacientes com colecistite aguda não exibem os achados clássicos, tornando o diagnóstico desafiador. Isso ocorre em pacientes com inflamação leve; entretanto, ocorre mais frequentemente nos pacientes hospitalizados por outros motivos, que não estão recebendo dieta oral e são incapazes de comunicar os sintomas. O achado de vesícula distendida nesses pacientes deve levantar alto índice de suspeita, e um exame cuidadoso do quadrante superior direito do abdome é recomendado. **Úlcera duodenal perfurada**, **hepatite aguda**, **pancreatite**, **colite** ou **diverticulite** e até mesmo **pielonefrite** podem demonstrar sinal

Causas de Espessamento da Parede da Vesícula Biliar

ESTADOS EDEMATOSOS GENERALIZADOS
Insuficiência cardíaca congestiva
Insuficiência renal
Cirrose em estágio final
Hipoalbuminemia

CONDIÇÕES INFLAMATÓRIAS
Primárias
- Colecistite aguda
- Colangite
- Colecistite crônica

Secundárias
- Hepatite aguda
- Úlcera duodenal perfurada
- Pancreatite
- Diverticulite/colite

CONDIÇÕES NEOPLÁSICAS
Adenocarcinoma da vesícula biliar
Metástases

OUTRAS
Adenomiomatose
Varicosidades murais

de Murphy e **espessamento reativo da parede vesicular associado** (Fig. 6.42). A ausência de vesícula biliar distendida e de cálculos é frequentemente um indício da origem não biliar do processo colecístico.

Colecistite Gangrenosa

Quando a colecistite aguda é especialmente grave ou prolongada, a vesícula pode necrosar. Os achados ultrassonográficos de colecistite gangrenosa incluem bandas de tecido não laminares, ecogênicas, no interior da luz, que representam membranas destacadas e sangue (Fig. 6.40D). A parede vesicular também se torna irregular com pequenas coleções que podem representar abscessos ou hemorragia.[76] O sinal de Murphy está ausente em dois terços dos pacientes,[86] presumivelmente devido à necrose da inervação para a glândula. A **colecistite hemorrágica** representa um processo gangrenoso raro marcado por sangramento no interior da parede e luz vesiculares. Os sintomas clínicos são indistinguíveis da colecistite gangrenosa, e apenas ocasionalmente o paciente apresenta sangramento gastrointestinal.

Vesícula Biliar Perfurada

Perfuração da vesícula biliar ocorre em 5% a 10% dos pacientes com colecistite aguda, geralmente em casos de inflamação prolongada.[76] O foco da perfuração, observado como um pequeno defeito ou fenda na parede vesicular, é frequentemente visível (Fig. 6.40, Vídeo 6.11). Pistas para identificar perfuração compreendem a deflação da vesícula com perda de seu formato normal semelhante a uma cabaça e uma **coleção líquida pericolecística**. Esta última frequentemente é uma coleção de líquido ao redor de um defeito parietal, diferente do fino halo de líquido ao redor de todo órgão, na colecistite não complicada.[87] A coleção pode ter septos internos típicos de abscessos em outros locais (Fig. 6.40E). A perfuração da vesícula pode se estender para dentro do parênquima hepático adjacente, formando um abscesso. A existência de uma lesão hepática cística ao redor da fossa vesicular sugere abscesso pericolecístico.

Colecistite Enfisematosa

A colecistite enfisematosa representa menos de 1% de todos os casos de colecistite aguda, mas é rapidamente progressiva e fatal em aproximadamente 15% dos pacientes. A colecistite enfisematosa difere da colecistite aguda de várias maneiras. É três a sete vezes mais comum em homens do que em mulheres; aproximadamente metade dos pacientes apresenta **diabetes** e um terço a 50% não apresenta cálculos.[76,88] O gás é produzido por bactérias formadoras de gás, presumivelmente após um evento isquêmico que afeta a vesícula.[88] Esses pacientes têm incidência muito maior de perfuração da vesícula biliar do que aqueles com colecistite aguda típica, e tratamento cirúrgico urgente é preconizado para todos os pacientes.

A aparência da colecistite enfisematosa na ultrassonografia depende da quantidade de gás presente (Fig. 6.40G-I). O gás origina-se frequentemente dentro da luz e da parede da vesícula biliar. Pequenas quantidades de gás aparecem como linhas ecogênicas com sombra posterior suja, reverberação ou artefato *ring-down*. Grandes quantidades de gás podem ser mais difíceis de avaliar. A ausência de uma vesícula biliar normal é a pista. Uma linha hipercogênica com sombra posterior mal definida é vista no interior de toda fossa da vesícula biliar. O movimento de bolhas de gás é um achado útil e pode ser precipitado pela compressão da fossa da vesícula biliar. Aerobilia pode também ser encontrada.[88]

Colecistite Acalculosa

A colecistite acalculosa pode ocorrer em pacientes sem fatores de risco, mas é mais comum em pacientes graves que, por isso, apresentam prognóstico pior. Fatores de risco incluem cirurgia de grande porte, trauma grave, sepse, nutrição parenteral total, diabetes, doença aterosclerótica e infecção por HIV.[80] Em pacientes não hospitalizados, é mais comum em idosos com doença aterosclerótica,[89] os quais apresentam prognóstico muito melhor.

O diagnóstico de colecistite acalculosa pode ser difícil devido à distensão vesicular, espessamento parietal, lama interna e líquido pericolecístico, e todos estes podem estar presentes em pacientes graves sem colecistite.[90] Os pacientes podem estar obnubilados ou recebendo analgésicos, o que reduz a sensibilidade do sinal de Murphy. A combinação de achados sugere o diagnóstico; quanto mais sinais presentes, maior a probabilidade de colecistite.[91] Entretanto, a colecintilografia ou amostragem percutânea do conteúdo intraluminal deve ser usada de forma mais liberal para ajudar no diagnóstico.

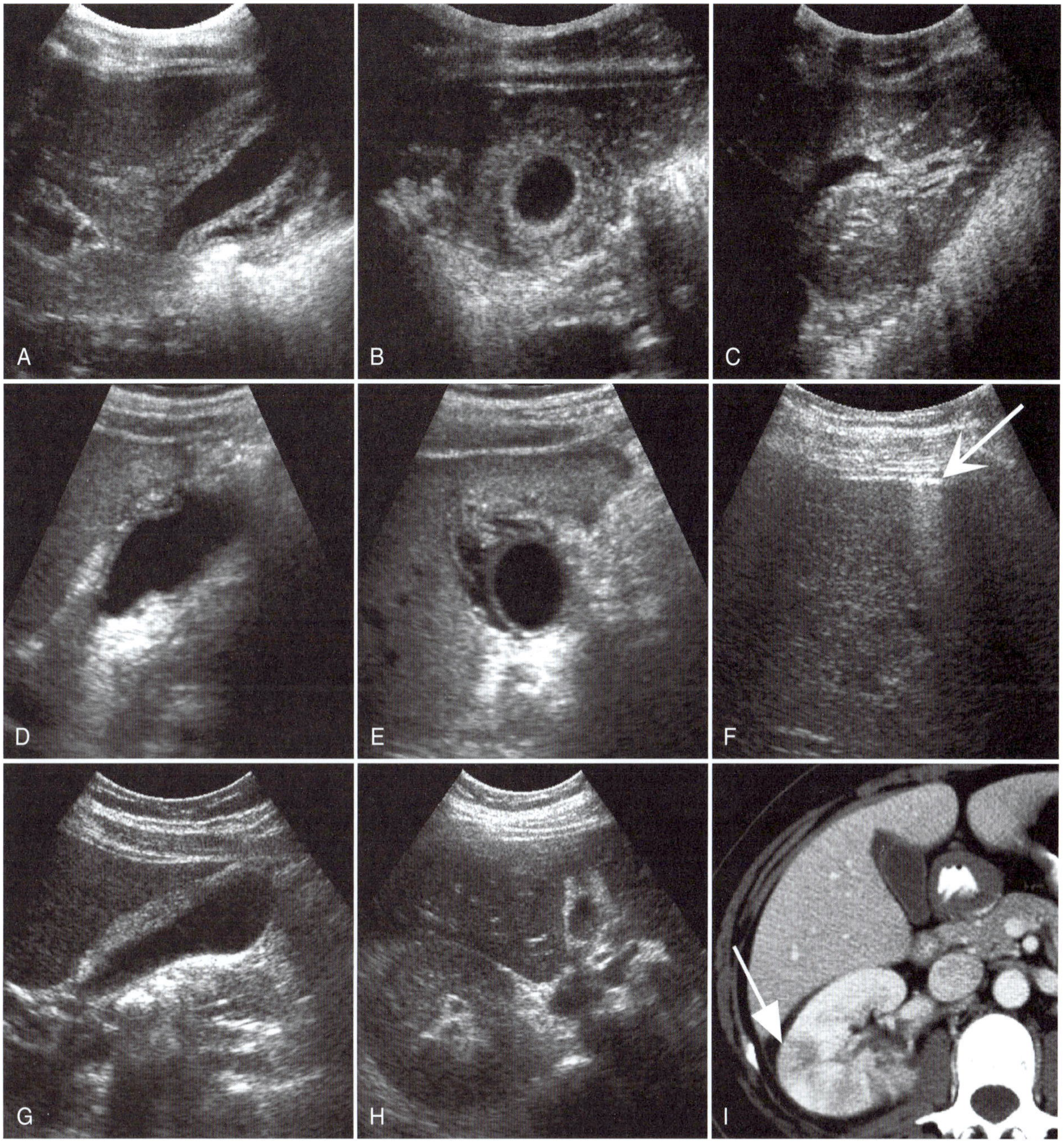

FIG. 6.42 Espessamento reativo da parede da vesícula biliar em três pacientes com sinal de Murphy ultrassonográfico positivo. (A)-(C) Hepatite aguda. (A) e **(B)** Vistas da vesícula biliar mostram acentuado espessamento circunferencial da parede da vesícula biliar. A luz não está distendida. **(C)** O lobo esquerdo do fígado mostra espessamento periportal. **(D)-(F) Perfuração de uma úlcera duodenal. (D)** e **(E)** Espessamento acentuado e assimétrico da parede da vesícula biliar. **(F) Gás livre intraperitoneal.** A linha peritoneal no epigástrio (*seta*) marca uma área linear de aumento da ecogenicidade com sombra suja posterior. **(G)-(I) Pielonefrite aguda. (G)** e **(H)** Espessamento assimétrico da parede vesicular. **(I)** TC demonstra nefrograma estriado (*seta*). (**D-F,** Cortesia de Dr. A.E. Hanbidge, University of Toronto.)

Torção (Vólvulo) da Vesícula Biliar

A torção da vesícula biliar é uma entidade rara e aguda. Os pacientes se apresentam com sintomas de colecistite aguda. O vólvulo é frequentemente observado em mulheres idosas e pode estar relacionado a uma vesícula móvel com um mesentério suspensor longo. Os pontos marcantes no exame de imagem constituem: vesícula biliar maciçamente distendida e inflamada, que está em posição horizontal incomum, com seu eixo longo orientado na direção esquerda-direita. Uma torção da artéria cística e do ducto cístico pode ser visível. Se a torção for maior que 180 graus, resulta em gangrena da vesícula biliar; caso contrário, ocorre obstrução do ducto cístico e colecistite aguda. Nesse caso, o tratamento geralmente é cirúrgico.[92]

Colecistite Crônica

A colecistite crônica está associada à mera presença de cálculos; portanto, em geral, os pacientes são assintomáticos e apresentam doença leve. A colecistite crônica tem a mesma incidência e os fatores de risco da colelitíase. Casos mais avançados envolvem o espessamento e a fibrose da parede vesicular, aparecendo no exame ultrassonográfico como uma vesícula biliar de parede espessada com cálculos. A diferenciação da colecistite aguda é realizada pela ausência de outros sinais, ou seja, distensão vesicular, sinal de Murphy e hiperemia da parede.[93] Episódios de colecistite aguda podem complicar uma colecistite crônica.

Colecistite xantogranulomatosa é uma forma rara de colecistite crônica em que coleções de macrófagos preenchidos por gordura ocorrem no interior de nódulos cinza-amarelados ou estrias na parede vesicular. Além dos cálculos, nódulos hipoecoicos ou bandas no interior da parede espessada representando nódulos lipídicos xantogranulomatosos podem sugerir o diagnóstico.[94]

Vesícula em Porcelana

A **calcificação** da parede da vesícula biliar é denominada *vesícula biliar em "porcelana"*. A causa é desconhecida, mas ocorre em associação com a colelitíase e pode representar uma forma de colecistite crônica. Esta entidade rara é vista em até 0,8% das amostras de colecistectomia, com predominância no sexo feminino, e mais comumente encontrada na sexta década de vida.[95] Dois grandes estudos discordam da alta incidência de carcinoma de vesícula na vesícula biliar em porcelana, sugerindo uma coincidência das duas entidades em até 7% dos pacientes.[96,97] No entanto, a ressecção profilática é recomendada.[94]

O grau e o padrão da calcificação determinam o aspecto ultrassonográfico (Fig. 6.43). Quando toda a parede da vesícula está espessamente calcificada, uma linha semilunar hiperecoica com densa sombra acústica posterior é notada. Calcificação leve aparece como uma linha ecogênica com graus variáveis de sombra acústica posterior. O conteúdo luminal pode ser visível. Agregados de cálcio aparecem como focos ecogênicos com sombra acústica posterior.[76] O diagnóstico diferencial inclui cálculos e colecistite enfisematosa. Como as calcificações ocorrem na parede vesicular, o complexo parede-eco-sombra está ausente (ver "Colelitíase").

Adenomiomatose (Hiperplasia Adenomatosa)

Adenomiomatose vesicular é uma condição benigna causada pelo exagero das invaginações normais do epitélio da luz (**seios de Rokitansky-Aschoff**) com proliferação associada de músculo liso (Fig. 6.44). As áreas afetadas exibem espessamento da parede vesicular com espaços císticos internos, a chave para o diagnóstico radiológico. A maioria das adenomiomatoses é assintomática.[98]

A adenomiomatose pode ser **focal** ou **difusa**. O aspecto mais comum na ultrassonografia é de diminutos focos ecogênicos na parede vesicular que criam **artefatos em cauda de cometa**, presumivelmente causados tanto pelos espaços císticos como pelos debris internos (Fig. 6.45). Áreas focais proeminentes de adenomiomatose, semelhantes a massas, chamadas **adenomiomas**, constituem a segunda manifestação mais comum. Avaliação cuidadosa do adenomioma, algumas vezes requerendo transdutores lineares ou de alta frequência, pode mostrar várias características da entidade e permitir a diferenciação de uma neoplasia. O achado mais diagnóstico, embora não seja o mais comum, consiste em espaços císticos. Focos ecogênicos com artefatos em cauda de cometa ou artefato cintilante (*twinkling*) na ultrassonografia com Doppler também são típicos. Adenomiomatose focal é mais comum no fundo da vesícula biliar, e menos comumente estenosando a porção média desse órgão, quando é chamada de **vesícula biliar em ampulheta** (Fig. 6.46).

Adenomiomas fúndicos frequentemente estão dobrados sobre o corpo da vesícula biliar e podem, ocasionalmente, ser confundidos com coleções pericolecísticas ou até mesmo massas hepáticas. A parede inteira da glândula pode estar envolvida, causando colapso da luz. Ausência de espaços císticos, focos ecogênicos ou artefatos cintilantes (*twinkling*) ou presença de vascularização interna devem motivar investigações que diferenciem de neoplasia. RM ou CPRM apresentam maior especificidade, com a presença de espaços císticos no interior da parede espessada levando ao diagnóstico.[99]

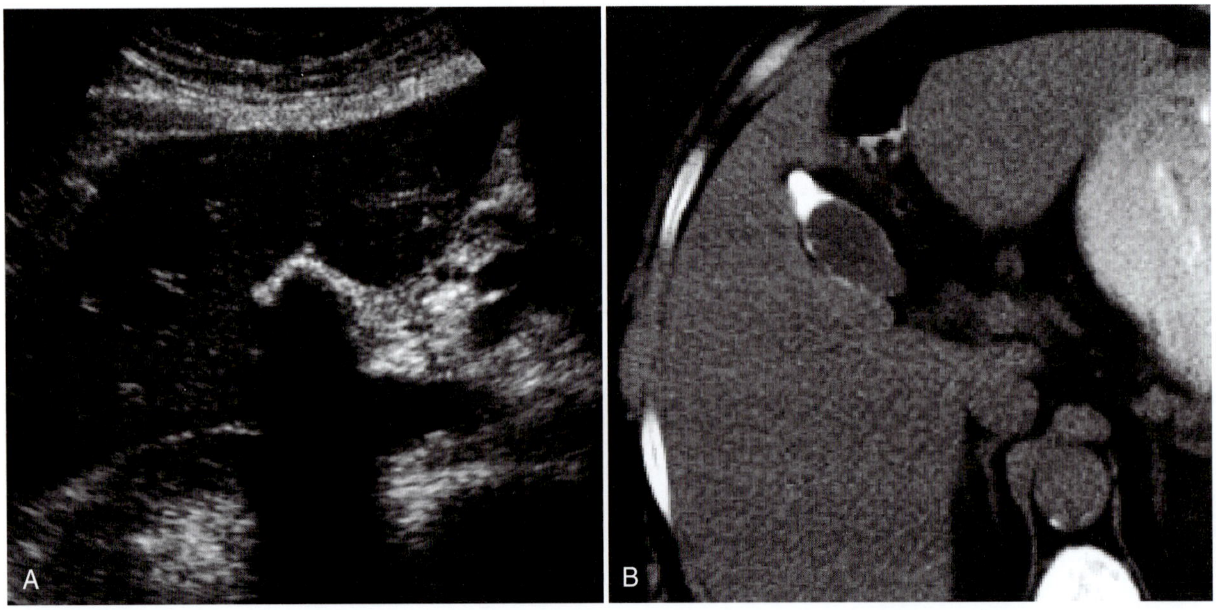

FIG. 6.43 Vesícula biliar em porcelana. (A) Ultrassonografia e **(B)** TC correspondente. Na ultrassonografia, este aspecto pode ser confundido com um cálculo na luz da vesícula biliar. No entanto, não há parede da vesícula biliar superficial ao foco ecogênico.

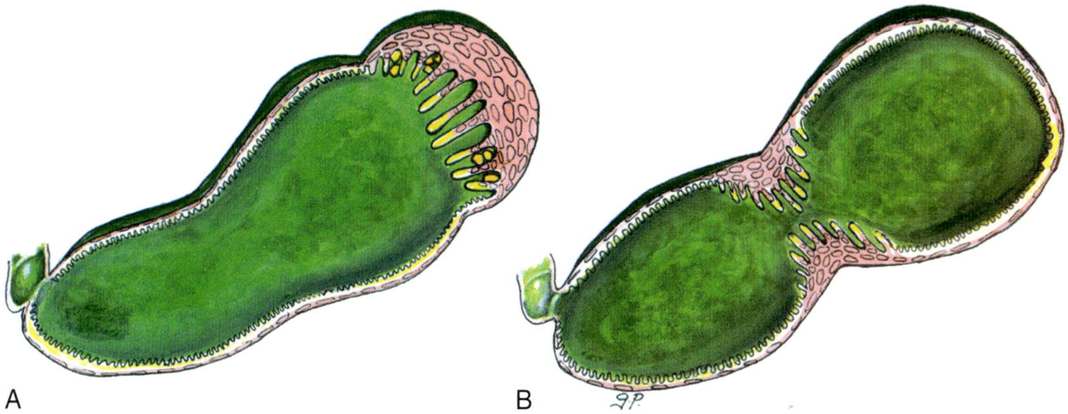

FIG. 6.44 Adenomiomatose segmentar. (A) Adenomioma fúndico. **(B)** Adenomiomatose em ampulheta. Em ambos os casos, observe a constrição no contorno da vesícula biliar e espessamento parietal com hipertrofia da musculatura lisa. Na ultrassonografia, os seios de Rokitansky-Aschoff alargados podem apresentar-se como espaços císticos ou focos ecogênicos com artefatos em cauda de cometa, possivelmente causados por cristais de colesterol (representados aqui como *partículas amarelas*) alojados neles.

Massas Polipoides da Vesícula Biliar

A diferenciação entre pólipos malignos e benignos é essencial, visto que as massas benignas são comuns e os pólipos malignos necessitam de intervenção precoce para melhorar o desfecho. Evidências atuais sugerem que o risco de malignidade em pólipos com menos de 6 mm de tamanho é insignificante, e eles não requerem acompanhamento adicional.[100-102] Dados mais recentes sugerem que os adenomas da vesícula biliar formam uma pequena fração de pólipos de 6 a 10 mm e, como podem apresentar risco de transformação maligna, recomenda-se o acompanhamento por exames de imagem.[101,103] Ainda não se sabe se essa prática, baseada em séries cirúrgicas retrospectivas, é justificada por uma análise custo-benefício, especialmente em uma população ocidental em que o câncer da vesícula biliar é raro.[104] A malignidade foi documentada entre 37% e 88% dos pólipos ressecados maiores que 10 mm e, portanto, a ressecção desses pólipos maiores é aconselhável.[105]

Além do tamanho, a pesquisa por ultrassonografia endoscópica e de alta resolução identificou características adicionais que ajudam a diferenciar os pólipos neoplásicos dos não neoplásicos. A presença de focos hipoecoicos centralmente dentro do pólipo mostrou ser um preditor significativo de pólipos neoplásicos com sensibilidade/especificidade de 85%/67% na ultrassonografia transabdominal de alta resolução e 91%/89% na ultrassonografia endoscópica.[106,107] Além disso, a presença de um vaso central dentro do pólipo (núcleo vascular) e a aparência hipoecoica são sugestivas de um pólipo neoplásico.

Pólipos de Colesterol

Aproximadamente metade de todas as lesões vesiculares polipoides são pólipos de colesterol. Representam a forma focal da **colesterolose vesicular**, uma condição comum, não neoplásica e de etiologia desconhecida. A colesterolose resulta em acúmulo de lipídeos no interior de macrófagos. A forma difusa, comumente conhecida como **"vesícula em morango"**, não é visível em exames de imagem. A colesterolose apresenta os mesmos fatores de risco da colelitíase, mas as duas condições raramente coexistem.[98] Pólipos de colesterol têm, em geral, de 2 a 10 mm, embora lesões de até 20 mm tenham sido descritas.[105] Em séries patológicas, um quinto é solitário, mas o número médio de pólipos é oito.[98]

Massas Polipoides Comuns da Vesícula Biliar

Pólipos de colesterol[a] (50% a 60%)
Pólipos inflamatórios[a] (5% a 10%)
Adenoma[a] (< 5%)
Adenomiomatose focal
Adenocarcinoma da vesícula biliar
Metástases (especialmente melanoma)

[a]Dados de Bilhartz LE. Acalculous cholecystitis, cholesterolosis, adenomyomatosis, and polyps of the gallbladder. In: Feldman M, et al., editors. Sleisenger and Fordtran's gastrointestinal and liver disease. 7th ed. New York: Elsevier Science; 2002. pp. 1123-1125.[98]

O aspecto ultrassonográfico dos pólipos de colesterol é de lesões ovoides múltiplas, sem sombra, ligadas à parede vesicular (Fig. 6.47). Diferentemente dos pequenos cálculos sem sombra, os pólipos não são móveis. Lesões maiores podem conter um fino padrão de focos ecogênicos.[108]

Adenomas, Adenomiomas e Pólipos Inflamatórios

Adenomas são neoplasias benignas verdadeiras da vesícula biliar com potencial pré-maligno muito menor do que os adenomas colônicos. Representam menos de 5% dos pólipos vesiculares e ocorrem como lesão solitária. Têm propensão a ocorrer em pacientes com colangite esclerosante preliminar e síndromes de polipose.[109] Adenomas são frequentemente pedunculados, e lesões maiores podem conter focos de transformação maligna.[98] Adenomas tendem a ser homogeneamente hiperecoicos, mas tornam-se mais heterogêneos conforme aumentam de tamanho[105] (Fig. 6.48). Espessamento da parede vesicular adjacente a um adenoma deve sugerir malignidade. Focos hipoecoicos centrais, representando vasos centrais ou cistos microscópicos, são bastante sugestivos.[107] Ocasionalmente, um **adenomioma** aparece como uma lesão polipoide séssil da vesícula biliar. As características de imagem, especialmente focos hiperecoicos com ou sem artefatos em cauda de cometa e microcistos, devem possibilitar a diferenciação.[106] **Pólipos inflamatórios** da vesícula biliar compreendem 5% a 10% dos pólipos vesiculares e são múltiplos em metade dos casos.[98] Tendem a ocorrer associados a um quadro de

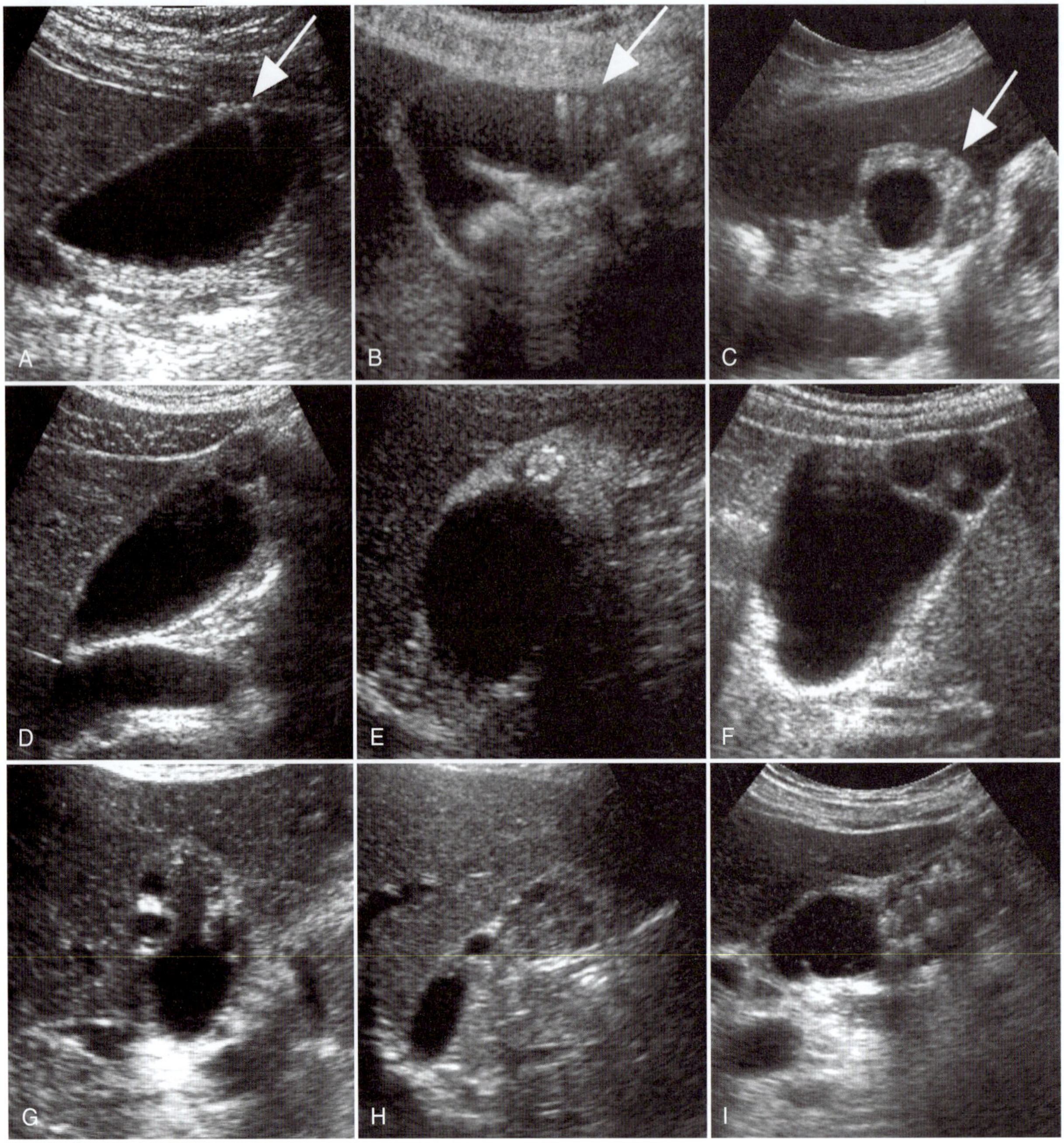

FIG. 6.45 Adenomiomatose: espectro de achados. (A)-(C) Adenomiomatose focal, a manifestação mais comum. **(A)** Pequena área focal de espessamento da parede fúndica anterior (*seta*) com um foco ecogênico brilhante com artefato em cauda de cometa. **(B)** Múltiplos focos ecogênicos (*seta*) com artefatos distais. **(C)** Espessamento focal hipercogênico da parede da vesícula biliar (*seta*). Aumento da ecogenicidade é incomum em um tumor maligno, que é, mais provavelmente, hipoecoico. **(D)-(F) Adenomiomas fúndicos. (D)** Adenomioma apresenta-se hipoecoico e semelhante à massa. **(E)** Área semelhante a um capuz com múltiplos e diminutos focos hipercogênicos que sugerem múltiplos cristais nos seios de Rokitansky-Aschoff. **(F)** Múltiplos espaços císticos no interior de um adenomioma. **(G)-(I) Adenomiomatose segmentar. (G)** e **(H)** Áreas com aspecto de massa obliterando a luz vesicular. Múltiplos espaços císticos sugerem o diagnóstico correto. **(I)** Múltiplos focos ecogênicos sugestivos de cristais nos seios de Rokitansky-Aschoff.

colelitíase e colecistite crônica.[110] O aspecto ultrassonográfico dessas lesões ainda não foi sistematicamente estudado.

Doenças Malignas

Adenocarcinomas primários da vesícula biliar podem aparecer como uma massa polipoide. O melanoma é relatado como a causa de 50% a 60% das metástases para a vesícula biliar. Elas aparecem como lesões polipoides, hiperecoicas, de base ampla, potencialmente múltiplas, e em geral com diâmetro maior que 10 mm.[111] No entanto, em nossa experiência, as metástases mais comuns para a vesícula biliar são de adenocarcinomas de células em anel de sinete, particularmente de sítio gástrico primário. No entanto, estes não são polipoides, mas de natureza difusamente infiltrativa, causando contração da vesícula biliar que apresenta parede hiperêmica. Em uma série de 20 metástases em vesícula biliar comprovadas por exame histopatológico, os adenocarcinomas intestinais representaram 60% dos locais primários.[112] O carcinoma hepatocelular avançado consegue invadir diretamente a fossa da vesícula biliar e se estender através da parede da vesícula até aparecer como uma massa luminal. O grande componente hepático da massa e sua natureza hipervascular auxiliam o diagnóstico.

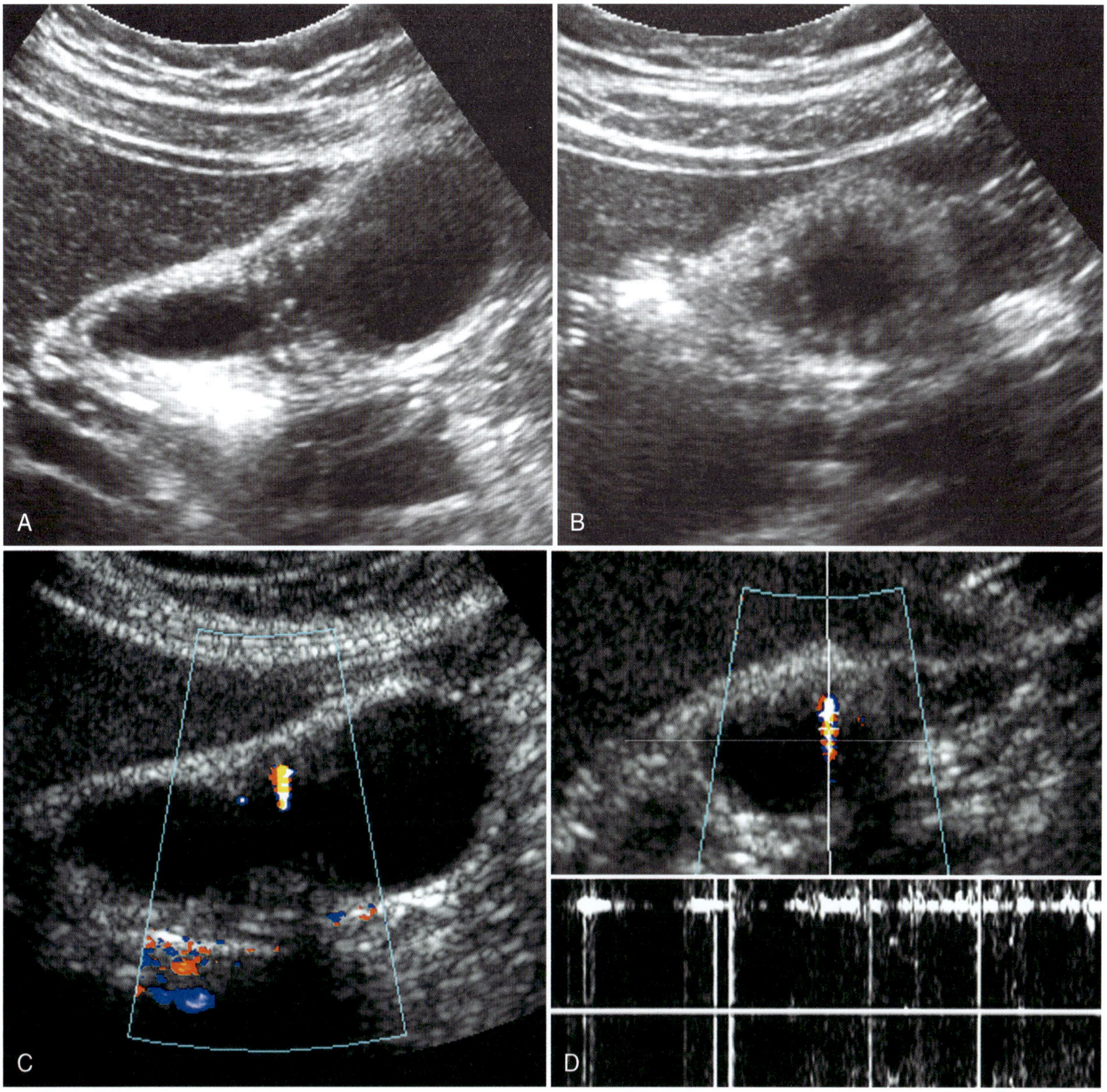

FIG. 6.46 Adenomioma em ampulheta. Imagens ultrassonográficas **(A)** sagital e **(B)** transversal mostram espessamento da parede vesicular, criando uma configuração em ampulheta. No ponto do espessamento parietal, há incontáveis focos ecogênicos brilhantes com artefatos em cauda de cometa sugerindo cristais de colesterol nos seios de Rokitansky-Aschoff. **(C)** e **(D)** Doppler colorido e espectral demonstram um artefato cintilante (*twinkling*) sem vascularização real oferecendo suporte ao diagnóstico correto.

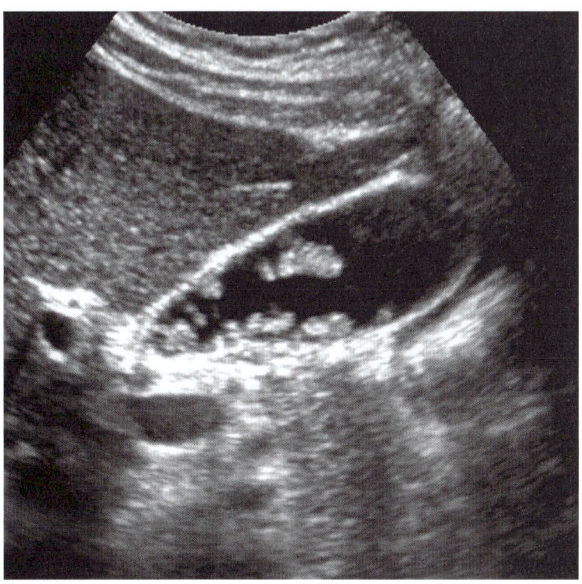

FIG. 6.47 Pólipos da vesícula biliar. Tumores de pequeno tamanho (≤ 10 mm) e múltiplos são muito sugestivos de uma lesão benigna.

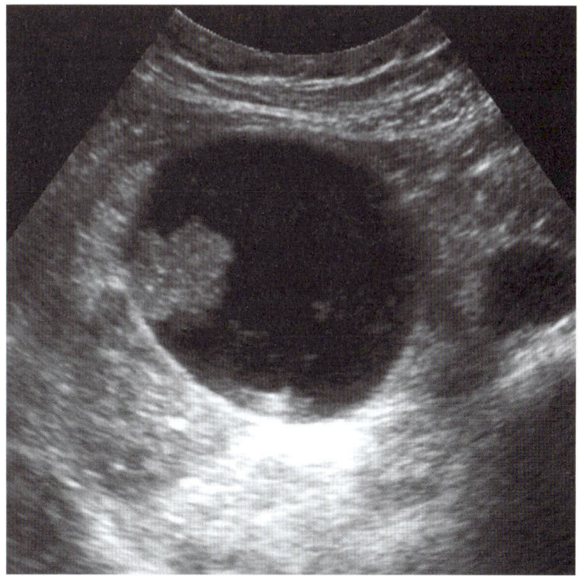

FIG. 6.48 Adenoma da vesicular biliar. Imagem transversal através da vesicular biliar mostrando uma lesão polipoide encontrada incidentalmente em um paciente com colecistite aguda leve. À ressecção, a lesão mostrou ser um adenoma tubuloviloso.

Carcinoma da Vesícula Biliar

O carcinoma da vesícula biliar é incomum, ocorrendo principalmente na população mais idosa, apresentando uma razão mulher/homem de 3:1. A alta incidência de câncer da vesícula biliar é relatada ao longo da costa do Pacífico da América do Sul e nos países do Leste e do Sul da Ásia.[113] Na maioria dos casos, o carcinoma está associado a cálculos biliares. A doença calculosa crônica da vesícula biliar e a displasia resultante foram citadas como um fator causal.[114] Mais recentemente, a má junção pancreatobiliar (canal comum longo entre o ducto pancreático e o ducto biliar que se estende para fora da parede duodenal) e o estado portador crônico de ***Salmonella typhi*** têm sido descritos como fatores de risco.[113,115] Aproximadamente 98% dos carcinomas da vesícula biliar são **adenocarcinomas**, sendo o carcinoma de células escamosas e as metástases responsáveis pelo restante. Três padrões de doença foram descritos:

- Massa que se origina na fossa da vesícula biliar obliterando a vesícula e invadindo o fígado adjacente (padrão mais comum)
- Espessamento parietal irregular focal ou difuso.
- Massa polipoide intraluminal

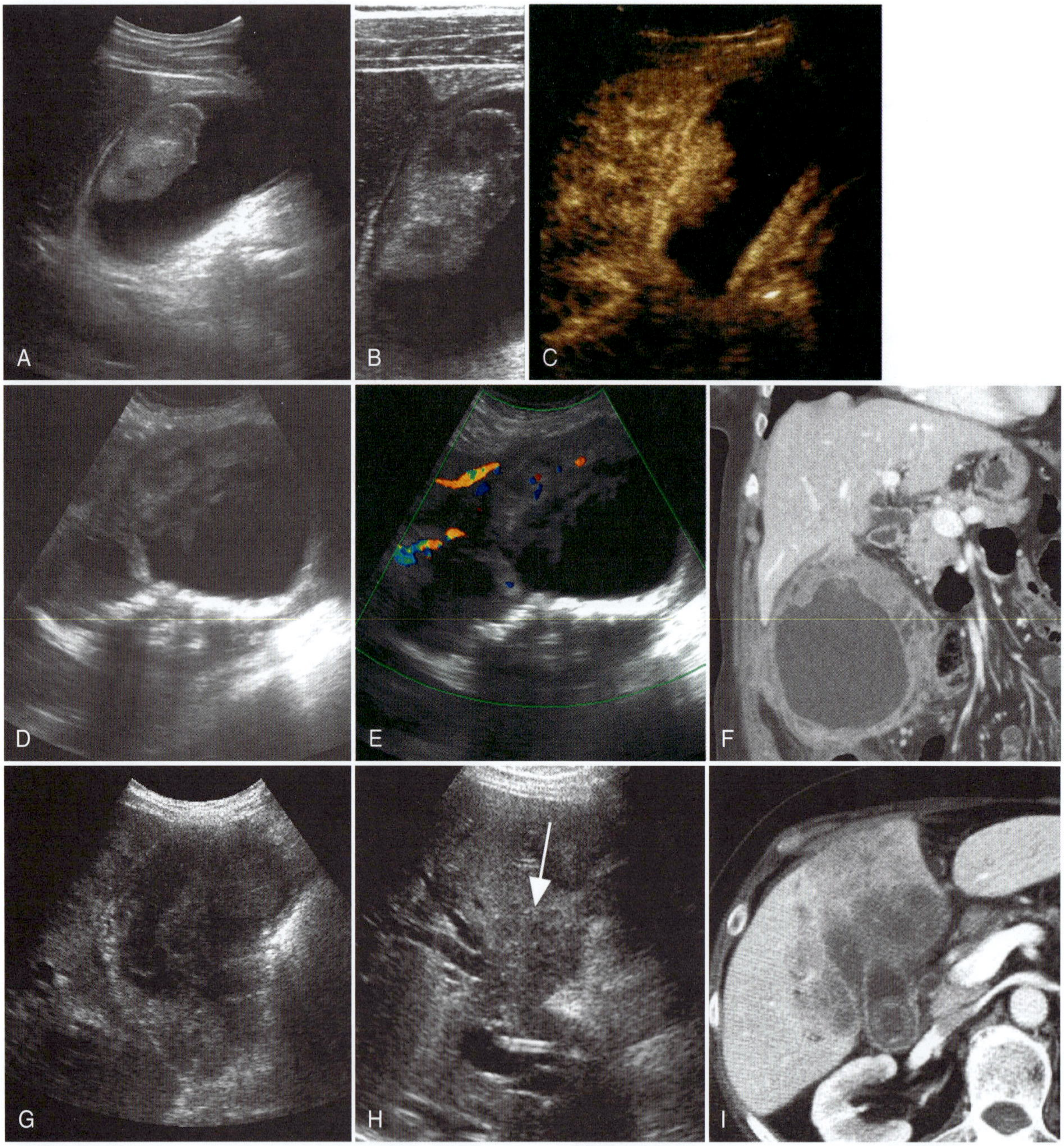

FIG. 6.49 Câncer de vesícula biliar: espectro de achados (A) e (B) Massa polipoide. (A) Grande massa polipoide. **(B)** Exame com transdutor linear de alta frequência demonstra não haver invasão além da parede da vesícula biliar. **(C)** O exame com agente de contraste confirma a natureza sólida vascular da massa e exclui extensão hepática. **(D)-(F) Espessamento parietal. (D)** e **(E)** Extenso espessamento parietal heterogêneo e assimétrico em uma vesícula biliar acentuadamente aumentada com fluxo anormal na avaliação por Doppler. **(F)** TC correspondente. **(G)-(I) Câncer invasivo da vesícula biliar. (G)** e **(H)** Massa volumosa ocupando a fossa da vesícula biliar e invadindo o fígado. **(H)** Obstrução biliar causada por massa invasiva (*seta*). **(I)** TC correspondente.

Padrões de Disseminação Tumoral

Como a parede da vesícula biliar é muito fina, sem muscular da mucosa e pouco tecido conjuntivo a separando do parênquima hepático, a invasão hepática por contiguidade é o padrão de disseminação mais comum. Tumores vesiculares também se estendem ao longo do ducto cístico para o hilo hepático, onde simulam colangiocarcinomas hilares. A extensão tumoral para o interior dos ductos biliares ou o envolvimento da veia porta ou artéria hepática pode se seguir. Invasão direta para alças intestinais adjacentes, especialmente o duodeno ou cólon, pode também ocorrer. Uma **fístula colecistoentérica** resultante e inflamação podem ser confundidas com uma coleção benigna do tipo abscesso. Metástases para o peritônio são um achado comum.

A **disseminação linfática** também é uma característica comum do carcinoma da vesícula biliar e pode ocorrer na ausência de invasão de órgãos adjacentes.[116] Os primeiros linfonodos a serem afetados são os da região hilar. Linfoadenopatias podem se disseminar inferiormente pelo ligamento hepatoduodenal e afetar linfonodos peripancreáticos e mesentéricos ou atravessar o ligamento gastro-hepático em direção aos linfonodos celíacos.

A ressecção cirúrgica é a única chance de cura; entretanto, as taxas relatadas de ressecção variam de 10% a 30%.[116] Se o tumor não estiver confinado à mucosa, é necessária colecistectomia estendida envolvendo ressecção de 3 a 5 cm de fígado adjacente à fossa da vesícula biliar ou hepatectomia direita radical. Os linfonodos regionais dos ductos biliar cístico e biliar comum também são removidos. Presença de metástases hepáticas ou peritoneais não contíguas, envolvimento linfonodal celíaco ou peripancreático ou encarceramento da veia porta principal ou artéria hepática devem ser cuidadosamente procurados, porque esses achados tornam a doença irressecável.

Aspecto Ultrassonográfico

O aspecto nas imagens de ultrassonografia depende do **padrão do carcinoma** (Fig. 6.49). Quando massas que substituem a fossa da vesícula biliar normal são pequenas, elas podem ser difíceis de avaliar, pois podem apresentar-se combinadas ao fígado. A ausência de uma vesícula biliar com aspecto normal, sem histórico de colecistectomia, deve levantar suspeita. Uma pista para o diagnóstico é a presença comum de um cálculo imóvel que é envolvido por um tumor, o chamado "cálculo aprisionado". Na ultrassonografia com Doppler, a massa pode demonstrar fluxo interno arterial e venoso. Espessamento maligno difuso da parede difere de outras causas pelo fato de a parede ser irregular com perda de camadas murais normais. Massas polipoides intraluminais são diferenciadas de anormalidades não neoplásicas por imobilidade da massa, tamanho maior (> 1 cm) e vascularização interna proeminente. Carcinomas de vesícula podem produzir quantidades grandes de *mucina*, que distende a vesícula biliar.

A ultrassonografia com contraste tem sido descrita como uma ferramenta muito útil na diferenciação de doença benigna e maligna da vesícula biliar. Em um estudo, a ruptura da parede da vesícula biliar detectada por ultrassonografia com contraste foi descrita com sensibilidade de 85% e especificidade de 100% no diagnóstico do câncer de vesícula biliar.[117]

A ultrassonografia é excelente no estadiamento local do carcinoma vesicular. Bach et al.[118] relataram sensibilidade de 94% e precisão de 63% para predição da ressecabilidade comparadas aos achados cirúrgicos. Mais recentemente, a ultrassonografia da de alta resolução vesícula biliar utilizando transdutores de alta frequência (5-12 MHz) tem demonstrado excelente desempenho na diferenciação de tumores T1 de estágios mais avançados.[106] No entanto, a ultrassonografia frequentemente é difícil em pacientes com doença irressecável devido à detecção limitada de metástases não contíguas para o fígado, para os linfonodos e, especialmente, para o peritônio. A TC é recomendada para melhorar a detecção de doença da vesícula biliar metastática.

REFERÊNCIAS

1. Bret PM, de Stempel JV, Atri M, et al. Intrahepatic bile duct and portal vein anatomy revisited. Radiology. 1988;169(2):405-407.
2. Bressler EL, Rubin JM, McCracken S. Sonographic parallel channel sign: a reappraisal. Radiology. 1987;164(2):343-346.
3. Puente SG, Bannura GC. Radiological anatomy of the biliary tract: variations and congenital abnormalities. World J Surg. 1983;7(2):271-276.
4. Russell E, Yrizzary JM, Montalvo BM, et al. Left hepatic duct anatomy: implications. Radiology. 1990;174(2):353-356.
5. Bowie JD. What is the upper limit of normal for the common bile duct on ultrasound: how much do you want it to be? Am J Gastroenterol. 2000;95(4):897-900.
6. Horrow MM, Horrow JC, Niakosari A, et al. Is age associated with size of adult extrahepatic bile duct: sonographic study. Radiology. 2001;221(2):411-414.
7. Lamah M, Karanjia ND, Dickson GH. Anatomical variations of the extrahepatic biliary tree: review of the world literature. Clin Anat. 2001;14(3):167-172.
8. Anvari A, Forsberg F, Samir AE. A primer on the physical principles of tissue harmonic imaging. Radiographics. 2015;35(7):1955-1964.
9. Sato M, Ishida H, Konno K, et al. Choledochal cyst due to anomalous pancreatobiliary junction in the adult: sonographic findings. Abdom Imaging. 2001;26(4):395-400.
10. de Vries JS, de Vries S, Aronson DC, et al. Choledochal cysts: age of presentation, symptoms, and late complications related to Todani's classification. J Pediatr Surg. 2002;37(11):1568-1573.
11. Adkins RB Jr, Chapman WC, Reddy VS. Embryology, anatomy, and surgical applications of the extrahepatic biliary system. Surg Clin North Am. 2000;80(1):363-379.
12. Todani T, Watanabe Y, Narusue M, et al. Congenital bile duct cysts: classification, operative procedures, and review of thirty-seven cases including cancer arising from choledochal cyst. Am J Surg. 1977;134(2):263-269.
13. Matsumoto Y, Fujii H, Itakura J, et al. Recent advances in pancreaticobiliary maljunction. J Hepatobiliary Pancreat Surg. 2002;9(1):45-54.
14. Parada LA, Hallen M, Hagerstrand I, et al. Clonal chromosomal abnormalities in congenital bile duct dilatation (Caroli's disease). Gut. 1999;45(5):780-782.
15. Suchy FJ. Anatomy, histology, embryology, developmental anomalies, and pediatric disorders of the biliary tract. In: Feldmen M, editor. Sleisenger and Fordtran's gastrointestinal and liver disease. 7th ed. New York: Elsevier Science; 2002. p. 1033.
16. Fulcher AS, Turner MA, Sanyal AJ. Case 38: Caroli disease and renal tubular ectasia. Radiology. 2001;220(3):720-723.
17. Marchal GJ, Desmet VJ, Proesmans WC, et al. Caroli disease: high-frequency US and pathologic findings. Radiology. 1986;158(2):507-511.
18. Agahi A, McNair A. Choledocholithiasis presenting with very high transaminase level. BMJ Case Rep. 2012;2012.
19. Hanau LH, Steigbigel NH. Acute (ascending) cholangitis. Infect Dis Clin North Am. 2000;14(3):521-546.
20. Greenberger NJ, Paumgartner G. Diseases of the gallbladder and bile ducts. In: Braunwald E, editor. Harrison's principles of internal medicine. 15th ed. New York: McGraw-Hill; 2001.
21. Ko CW, Lee SP. Epidemiology and natural history of common bile duct stones and prediction of disease. Gastrointest Endosc. 2002;56(6 Suppl.):S 165-S169.
22. Ortega D, Burns PN, Hope Simpson D, Wilson SR. Tissue harmonic imaging: is it a benefit for bile duct sonography? AJR Am J Roentgenol. 2001;176(3):653-659.
23. Baron RL, Tublin ME, Peterson MS. Imaging the spectrum of biliary tract disease. Radiol Clin North Am. 2002;40(6):1325-1354.

24. Turner MA, Fulcher AS. The cystic duct: normal anatomy and disease processes. Radiographics. 2001;21(1):3-22.
25. Abou-Saif A, Al-Kawas FH. Complications of gallstone disease: Mirizzi syndrome, cholecystocholedochal fistula, and gallstone ileus. Am J Gastroenterol. 2002;97(2):249-254.
26. Green MH, Duell RM, Johnson CD, Jamieson NV. Haemobilia. Br J Surg. 2001;88(6):773-786.
27. Horton JD, Bilhartz LE. Gallstone disease and its complications: clinical manifestations of gallstone disease. In: Feldman M, editor. Sleisenger and Fordtran's gastrointestinal and liver disease. 7th ed. New York: Elsevier Science; 2002. p. 1065-1087.
28. Harvey RT, Miller WT Jr. Acute biliary disease: initial CT and follow-up US versus initial US and follow-up CT. Radiology. 1999;213(3):831-836.
29. Marcos LA, Terashima A, Gotuzzo E. Update on hepatobiliary flukes: fascioliasis, opisthorchiasis and clonorchiasis. Curr Opin Infect Dis. 2008;21(5):523-530.
30. Cosme A, Ojeda E, Poch M, et al. Sonographic findings of hepatic lesions in human fascioliasis. J Clin Ultrasound. 2003;31(7):358-363.
31. Kabaalioglu A, Ceken K, Alimoglu E, et al. Hepatobiliary fascioliasis: sonographic and CT findings in 87 patients during the initial phase and long-term follow-up. AJR Am J Roentgenol. 2007;189(4):824-828.
32. Lim JH, Kim SY, Park CM. Parasitic diseases of the biliary tract. AJR Am J Roentgenol. 2007;188(6):1596-1603.
33. Han JK, Jang HJ, Choi BI, et al. Experimental hepatobiliary fascioliasis in rabbits: a radiology-pathology correlation. Invest Radiol. 1999;34(2):99-108.
34. Teke M, Onder H, Cicek M, et al. Sonographic findings of hepatobiliary fascioliasis accompanied by extrahepatic expansion and ectopic lesions. J Ultrasound Med. 2014;33(12):2105-2111.
35. Choi D, Hong ST. Imaging diagnosis of clonorchiasis. Korean J Parasitol. 2007;45(2):77-85.
36. Mahadevan U, Bass NM. Sclerosing cholangitis and recurrent pyogenic cholangitis. In: Feldman M, editor. Sleisenger and Fordtran's gastrointestinal and liver disease. 7th ed. New York: Elsevier Science; 2002. p. 1131-1152.
37. Cosenza CA, Durazo F, Stain SC, et al. Current management of recurrent pyogenic cholangitis. Am Surg. 1999;65(10):939-943.
38. Olsson R, Danielsson A, Jarnerot G, et al. Prevalence of primary sclerosing cholangitis in patients with ulcerative colitis. Gastroenterology. 1991;100(5 Pt 1):1319-1323.
39. Majoie CB, Smits NJ, Phoa SS, et al. Primary sclerosing cholangitis: sonographic findings. Abdom Imaging. 1995;20(2):109-112.
40. Stockbrugger RW, Olsson R, Jaup B, Jensen J. Forty-six patients with primary sclerosing cholangitis: radiological bile duct changes in relationship to clinical course and concomitant inflammatory bowel disease. Hepatogastroenterology. 1988;35:289-294.
41. Pokorny CS, McCaughan GW, Gallagher ND, Selby WS. Sclerosing cholangitis and biliary tract calculi—primary or secondary? Gut. 1992;33(10):1376-1380.
42. MacCartney RL. Noncalculous inflammatory disorders of the biliary tract. In: Gore RM, Levine MS, Laufer I, editors. Textbook of gastrointestinal radiology. Philadelphia: Saunders; 1994. p. 1727-1745.
43. Narayanan Menon KV, Wiesner RH. Etiology and natural history of primary sclerosing cholangitis. J Hepatobiliary Pancreat Surg. 1999;6(4):343-351.
44. Kecskés Á, Khalili K, Fischer SE, et al. Peripheral atrophy/central hypertrophy complex in chronic hepatic Schistosoma mansoni infection with histological correlation. Eur J Radiol Extra. 2012;78(3):e119-e124.
45. Graziadei IW, Wiesner RH, Batts KP, et al. Recurrence of primary sclerosing cholangitis following liver transplantation. Hepatology. 1999;29(4):1050-1056.
46. Vlachou PA, Khalili K, Jang HJ, et al. IgG4-related sclerosing disease: autoimmune pancreatitis and extrapancreatic manifestations. Radiographics. 2011;31(5):1379-1402.
47. Tokala A, Khalili K, Menezes R, et al. Comparative MRI analysis of morphologic patterns of bile duct disease in IgG4-related systemic disease versus primary sclerosing cholangitis. AJR Am J Roentgenol. 2014;202(3):536-543.
48. Darwin PE, Kennedy AS, Bonheur JL. Cholangiocarcinoma. eMedicine. 2009;.
49. Watanapa P, Watanapa WB. Liver fluke-associated cholangiocarcinoma. Br J Surg. 2002;89(8):962-970.
50. de Groen PC, Gores GJ, LaRusso NF, et al. Biliary tract cancers. N Engl J Med. 1999;341(18):1368-1378.
51. Jarnagin WR. Cholangiocarcinoma of the extrahepatic bile ducts. Semin Surg Oncol. 2000;19(2):156-176.
52. Sohn TA, Lillemoe KD. Tumors of the gallbladder, bile ducts, and ampulla. In: Feldman M, editor. Sleisenger and Fordtran's gastrointestinal and liver disease. 7th ed. New York: Elsevier Science; 2002. p. 1153-1165.
53. Colombari R, Tsui WM. Biliary tumors of the liver. Semin Liver Dis. 1995;15(4):402-413.
54. Gihara S, Kojiro M. Pathology of cholangiocarcinoma. In: Okuda K, Ishak KG, editors. Neoplasms of the liver. Tokyo: Springer Verlag; 1987. p. 236-301.
55. Nakeeb A, Pitt HA, Sohn TA, et al. Cholangiocarcinoma. A spectrum of intrahepatic, perihilar, and distal tumors. Ann Surg. 1996;224(4):463-473.
56. Patel T. Worldwide trends in mortality from biliary tract malignancies. BMC Cancer. 2002;2:10.
57. Aishima S, Kuroda Y, Nishihara Y, et al. Proposal of progression model for intrahepatic cholangiocarcinoma: clinicopathologic differences between hilar type and peripheral type. Am J Surg Pathol. 2007;31:1059-1067.
58. Maetani Y, Itoh K, Watanabe C, et al. MR imaging of intrahepatic cholangiocarcinoma with pathologic correlation. AJR Am J Roentgenol. 2001;176(6):1499-1507.
59. Sano T, Kamiya J, Nagino M, et al. Macroscopic classification and preoperative diagnosis of intrahepatic cholangiocarcinoma in Japan. J Hepatobiliary Pancreat Surg. 1999;6(2):101-107.
60. Wibulpolprasert B, Dhiensiri T. Peripheral cholangiocarcinoma: sonographic evaluation. J Clin Ultrasound. 1992;20(5):303-314.
61. Lee NW, Wong KP, Siu KF, Wong J. Cholangiography in hepatocellular carcinoma with obstructive jaundice. Clin Radiol. 1984;35(2):119-123.
62. Bloom CM, Langer B, Wilson SR. Role of US in the detection, characterization, and staging of cholangiocarcinoma. Radiographics. 1999;19(5):1199-1218.
63. Lee JW, Han JK, Kim TK, et al. CT features of intraductal intrahepatic cholangiocarcinoma. AJR Am J Roentgenol. 2000;175(3):721-725.
64. Antila KM, Makisalo H, Arola J, Numminen K. Best cases from the AFIP: biliary papillomatosis. Radiographics. 2008;28(7):2059-2063.
65. Jarnagin WR, Fong Y, DeMatteo RP, et al. Staging, resectability, and outcome in 225 patients with hilar cholangiocarcinoma. Ann Surg. 2001;234(4):507-517.
66. Matsuo K, Rocha FG, Ito K, et al. The Blumgart preoperative staging system for hilar cholangiocarcinoma: analysis of resectability and outcomes in 380 patients. J Am Coll Surg. 2012;215(3):343-355.
67. Robledo R, Muro A, Prieto ML. Extrahepatic bile duct carcinoma: US characteristics and accuracy in demonstration of tumors. Radiology. 1996;198(3):869-873.
68. Hann LE, Greatrex KV, Bach AM, et al. Cholangiocarcinoma at the hepatic hilus: sonographic findings. AJR Am J Roentgenol. 1997;168(4):985-989.
69. Choi BI, Lee JH, Han MC, et al. Hilar cholangiocarcinoma: comparative study with sonography and CT. Radiology. 1989;172(3):689-692.
70. Khalili K, Metser U, Wilson SR. Hilar biliary obstruction: preliminary results with Levovist-enhanced sonography. AJR Am J Roentgenol. 2003;180(3):687-693.
71. Fried AM, Kreel L, Cosgrove DO. The hepatic interlobar fissure: combined in vitro and in vivo study. AJR Am J Roentgenol. 1984;143(3):561-564.
72. Martin DF, Laasch HL. The biliary tract. In: Grainger RG, Allison DJ, editors. Diagnostic radiology: a textbook of medical imaging. 4th ed. New York: Churchill Livingstone; 2001. p. 1277.
73. Stieber AC, Bauer JJ. Volvulus of the gallbladder. Am J Gastroenterol. 1983;78(2):96-98.
74. Waisberg J, Pinto PE Jr, Gusson PR, et al. Agenesis of the gallbladder and cystic duct. Sao Paulo Med J. 2002;120(6):192-194.
75. Kratzer W, Mason RA, Kachele V. Prevalence of gallstones in sonographic surveys worldwide. J Clin Ultrasound. 1999;27(1):1-7.
76. Gore RM, Yaghmai V, Newmark GM, et al. Imaging benign and malignant disease of the gallbladder. Radiol Clin North Am. 2002;40(6):1307-1323. vi.
77. Naryshkin S, Trotman BW, Raffensperger EC. Milk of calcium bile. Evidence that gallbladder stasis is a key factor. Dig Dis Sci. 1987;32(9):1051-1055.
78. Ko CW, Sekijima JH, Lee SP. Biliary sludge. Ann Intern Med. 1999;130(4 Pt 1):301-311.

79. Trowbridge RL, Rutkowski NK, Shojania KG. Does this patient have acute cholecystitis? JAMA. 2003;289(1):80-86.
80. Indar AA, Beckingham IJ. Acute cholecystitis. BMJ. 2002;325(7365):639-643.
81. Strasberg SM. Clinical practice. Acute calculous cholecystitis. N Engl J Med. 2008;358(26):2804-2811.
82. Shea JA, Berlin JA, Escarce JJ, et al. Revised estimates of diagnostic test sensitivity and specificity in suspected biliary tract disease. Arch Intern Med. 1994;154(22):2573-2581.
83. Fidler J, Paulson EK, Layfield L. CT evaluation of acute cholecystitis: findings and usefulness in diagnosis. AJR Am J Roentgenol. 1996;166(5):1085-1088.
84. Wilson SR. Gastrointestinal disease. Reston, VA: American College of Radiology; 2004.
85. Uggowitzer M, Kugler C, Schramayer G, et al. Sonography of acute cholecystitis: comparison of color and power Doppler sonography in detecting a hypervascularized gallbladder wall. AJR Am J Roentgenol. 1997;168(3):707-712.
86. Simeone JF, Brink JA, Mueller PR, et al. The sonographic diagnosis of acute gangrenous cholecystitis: importance of the Murphy sign. AJR Am J Roentgenol. 1989;152(2):289-290.
87. Sood BP, Kalra N, Gupta S, et al. Role of sonography in the diagnosis of gallbladder perforation. J Clin Ultrasound. 2002;30(5):270-274.
88. Konno K, Ishida H, Naganuma H, et al. Emphysematous cholecystitis: sonographic findings. Abdom Imaging. 2002;27(2):191-195.
89. Ryu JK, Ryu KH, Kim KH. Clinical features of acute acalculous cholecystitis. J Clin Gastroenterol. 2003;36(2):166-169.
90. Boland GW, Slater G, Lu DS, et al. Prevalence and significance of gallbladder abnormalities seen on sonography in intensive care unit patients. AJR Am J Roentgenol. 2000;174(4):973-977.
91. Helbich TH, Mallek R, Madl C, et al. Sonomorphology of the gallbladder in critically ill patients. Value of a scoring system and follow-up examinations. Acta Radiol. 1997;38(1):129-134.
92. Ikematsu Y, Yamanouchi K, Nishiwaki Y, et al. Gallbladder volvulus: experience of six consecutive cases at an institute. J Hepatobiliary Pancreat Surg. 2000;7(6):606-609.
93. Schiller VL, Turner RR, Sarti DA. Color Doppler imaging of the gallbladder wall in acute cholecystitis: sonographic-pathologic correlation. Abdom Imaging. 1996;21(3):233-237.
94. Parra JA, Acinas O, Bueno J, et al. Xanthogranulomatous cholecystitis: clinical, sonographic, and CT findings in 26 patients. AJR Am J Roentgenol. 2000;174(4):979-983.
95. Opatrny L. Porcelain gallbladder. CMAJ. 2002;166(7):933.
96. Towfigh S, McFadden DW, Cortina GR, et al. Porcelain gallbladder is not associated with gallbladder carcinoma. Am Surg. 2001;67(1):7-10.
97. Stephen AE, Berger DL. Carcinoma in the porcelain gallbladder: a relationship revisited. Surgery. 2001;129(6):699-703.
98. Bilhartz LE. Acalculous cholecystitis, cholesterolosis, adenomyomatosis, and polyps of the gallbladder. In: Feldman M, editor. Sleisenger and Fordtran's gastrointestinal and liver disease. 7th ed. New York: Elsevier Science; 2002. p. 1123-1125.
99. Yoshimitsu K, Honda H, Aibe H, et al. Radiologic diagnosis of adenomyomatosis of the gallbladder: comparative study among MRI, helical CT, and transabdominal US. J Comput Assist Tomogr. 2001;25(6):843-850.
100. Csendes A, Burgos AM, Csendes P, et al. Late follow-up of polypoid lesions of the gallbladder smaller than 10 mm. Ann Surg. 2001;234(5):657-660.
101. Ito H, Hann LE, D'Angelica M, et al. Polypoid lesions of the gallbladder: diagnosis and followup. J Am Coll Surg. 2009;208(4):570-575.
102. Corwin MT, Siewert B, Sheiman RG, Kane RA. Incidentally detected gallbladder polyps: is follow-up necessary?—Long-term clinical and US analysis of 346 patients. Radiology. 2010;258(1):277-282.
103. Park JY, Hong SP, Kim YJ, et al. Long-term follow up of gallbladder polyps. J Gastroenterol Hepatol. 2009;24(2):219-222.
104. Gurusamy KS, Abu-Amara M, Farouk M, Davidson BR. Cholecystectomy for gallbladder polyp. Cochrane Database Syst Rev. 2009;(1):CD007052.
105. Levy AD, Murakata LA, Abbott RM, Rohrmann CA Jr. From the archives of the AFIP. Benign tumors and tumorlike lesions of the gallbladder and extrahepatic bile ducts: radiologic-pathologic correlation. Armed Forces Institute of Pathology. Radiographics. 2002;22(2):387-413.
106. Kim JH, Lee JY, Baek JH, et al. High-resolution sonography for distinguishing neoplastic gallbladder polyps and staging gallbladder cancer. AJR Am J Roentgenol. 2015;204(2):W150-W159.
107. Cho JH, Park JY, Kim YJ, et al. Hypoechoic foci on EUS are simple and strong predictive factors for neoplastic gallbladder polyps. Gastrointest Endosc. 2009;69(7):1244-1250.
108. Sugiyama M, Atomi Y, Kuroda A, et al. Large cholesterol polyps of the gallbladder: diagnosis by means of US and endoscopic US. Radiology. 1995;196(2):493-497.
109. Mellnick VM, Menias CO, Sandrasegaran K, et al. Polypoid lesions of the gallbladder: disease spectrum with pathologic correlation-erratum. Radiographics. 2015;35(3):973.
110. Maeyama R, Yamaguchi K, Noshiro H, et al. A large inflammatory polyp of the gallbladder masquerading as gallbladder carcinoma. J Gastroenterol. 1998;33(5):770-774.
111. Holloway BJ, King DM. Ultrasound diagnosis of metastatic melanoma of the gallbladder. Br J Radiol. 1997;70(839):1122-1125.
112. Yoon WJ, Yoon YB, Kim YJ, et al. Metastasis to the gallbladder: a single-center experience of 20 cases in South Korea. World J Gastroenterol. 2009;15(38):4806-4809.
113. Nagaraja V, Eslick GD. Systematic review with meta-analysis: the relationship between chronic Salmonella typhi carrier status and gall-bladder cancer. Aliment Pharmacol Ther. 2014;39(8):745-750.
114. Levy AD, Murakata LA, Rohrmann CA Jr. Gallbladder carcinoma: radiologic-pathologic correlation. Radiographics. 2001;21(2):295-314.
115. Kamisawa T, Kuruma S, Tabata T, et al. Pancreaticobiliary maljunction and biliary cancer. J Gastroenterol. 2014;50(3):273-279.
116. Curley SA. The gallbladder. In: Abeloff MD, editor. Clinical oncology. 2nd ed. New York: Churchill Livingstone; 2000. p. 1415-1420.
117. Xie XH, Xu HX, Xie XY, et al. Differential diagnosis between benign and malignant gallbladder diseases with real-time contrast-enhanced ultrasound. Eur Radiol. 2009;20(1):239-248.
118. Bach AM, Loring LA, Hann LE, et al. Gallbladder cancer: can ultrasonography evaluate extent of disease? J Ultrasound Med. 1998;17(5):303-309.

CAPÍTULO 7

Pâncreas

Thomas Winter e Maryellen R.M. Sun

RESUMO DOS PONTOS-CHAVE

- Conhecimento de algumas técnicas de escaneamento otimizará a imagem de todo o pâncreas.
- Compreensão do desenvolvimento embriológico, anatomia normal e variantes anatômicas do pâncreas ajuda na detecção e caracterização da doença.
- A ultrassonografia é importante na avaliação da pancreatite aguda e crônica, permitindo a detecção de cálculos biliares, dilatação do ducto biliar, e orientando a aspiração e a drenagem quando necessário.
- A tomografia computadorizada é a modalidade de imagem de escolha para estadiamento do câncer de pâncreas, mas a ultrassonografia pode ser usada para detectar, caracterizar e fazer o estadiamento neoplasias pancreáticas sólidas.
- As lesões pancreáticas císticas são comuns e é importante compreender as características benignas e malignas dessas lesões.

SUMÁRIO DO CAPÍTULO

ANATOMIA E TÉCNICA ULTRASSONOGRÁFICA
Corpo do Pâncreas
Cabeça do Pâncreas
Cauda do Pâncreas
Parênquima do Pâncreas
Esteatose Pancreática
Embriologia e Ducto Pancreático
Imagem de Variantes Anatômicas
Estruturas Peripancreáticas
PANCREATITE AGUDA
Abordagem por Imagem
Achados Ultrassonográficos
Complicações
Coleções Líquidas Agudas
Pseudocistos
Necrose e Abscesso
Tratamento
Complicações Vasculares
PANCREATITE CRÔNICA
Abordagem por Exames de Imagem
Achados Ultrassonográficos
Pseudocistos
Trombose das Veias Porta e Esplênica
Massas Associadas à Pancreatite Crônica
NEOPLASIAS PANCREÁTICAS
Neoplasia Periampular
Carcinoma Pancreático
Detecção de Câncer Pancreático
Achados Ultrassonográficos
Imagem de Ressecabilidade
Ultrassonografia com Doppler Colorido
LESÕES CÍSTICAS PANCREÁTICAS
Cistos Pancreáticos Simples
Neoplasias Císticas
Neoplasia Cística Serosa
Neoplasia Mucinosa Papilar Intraductal
Neoplasia Mucinosa Cística
Tumor Pseudopapilar Sólido
Tumores Císticos Raros
OUTRAS MASSAS PANCREÁTICAS
Tumores Endócrinos
Neoplasias Incomuns e Raras
Lipoma
Tumores Metastáticos
ULTRASSONOGRAFIA COM CONTRASTE
Agradecimentos

A ultrassonografia do pâncreas pode ser uma ferramenta eficiente e valiosa para avaliação de muitas doenças comuns, como pancreatite e neoplasia pancreática. A ultrassonografia, muitas vezes, é o primeiro exame realizado em pacientes com icterícia ou dor abdominal. No entanto, a ultrassonografia é "técnico-dependente" e exige compreensão das técnicas para otimizar a ultrassonografia do pâncreas. O conhecimento dos achados ultrassonográficos nas doenças pancreáticas comuns (e menos comuns) é crucial para obter boas imagens e desfechos clínicos satisfatórios nesses pacientes.

ANATOMIA E TÉCNICA ULTRASSONOGRÁFICA

O preparo do paciente é importante na ultrassonografia pancreática. Recomenda-se jejum por 8 horas antes do exame (geralmente durante a noite), mas permitimos que os pacientes bebam água e ingiram seus medicamentos.

As três regiões importantes do pâncreas são: cabeça, corpo e cauda. A visualização de cada uma requer conhecimento da anatomia pancreática, posicionamento apropriado do paciente e, em geral, uso de múltiplos transdutores. O pâncreas se posiciona obliquamente no espaço pararrenal anterior do **retroperitônio**, com a cabeça caudal ao corpo e à cauda. O pâncreas curva-se sobre a coluna e a aorta; logo, o colo e o corpo são mais superficiais que a cabeça e a cauda. A posição mais caudal da cabeça geralmente leva ao erro técnico da não visualização de toda essa região nos cortes "transversais". Isso pode ser evitado pela compreensão da anatomia e pela visualização do processo uncinado normal atrás do tronco gastrocólico nas imagens da cabeça pancreática (Fig. 7.1). O conhecimento de algumas técnicas de exame otimizará a visualização do pâncreas inteiro.

Corpo do Pâncreas

O **exame com compressão** realizado com um transdutor linear de "base grande" é a técnica-chave na visualização do corpo do pâncreas.

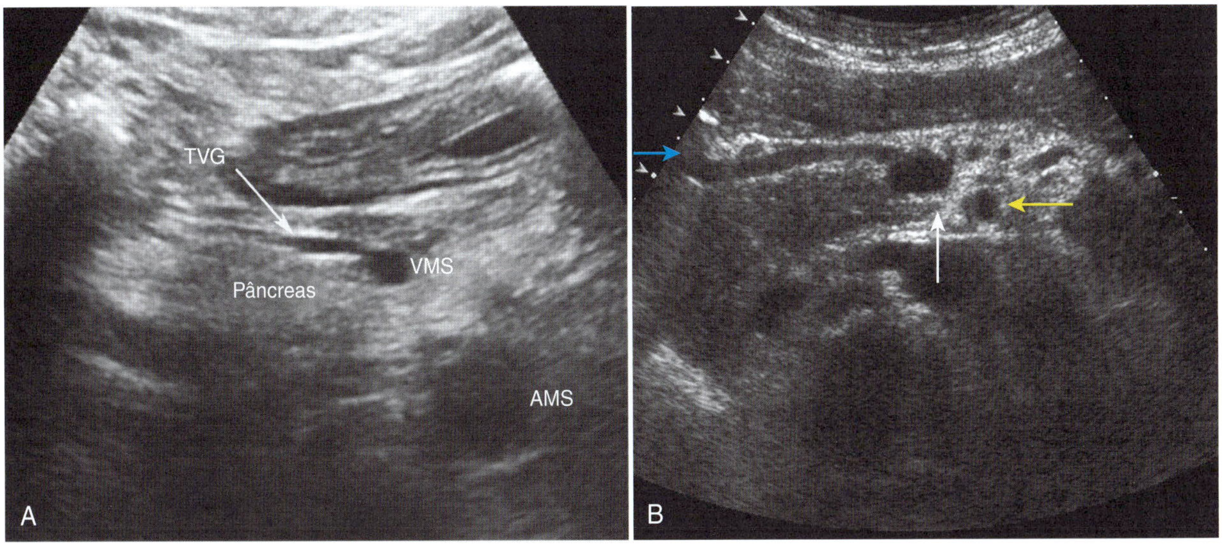

FIG. 7.1 Cabeça do pâncreas normal e tronco gastrocólico. (A) Imagem transversal da cabeça do pâncreas e seu ponto de referência anterior – o tronco venoso gastrocólico (*TVG*). O processo uncinado caudal (*pâncreas*) está posterior ao TVG. **(B)** Em outro paciente, observe o ponto triangular do processo uncinado que aponta medialmente (*seta branca*) atrás da VMS e quase alcança a AMS (*seta amarela*). O TVG (*seta azul*) entra na VMS. *VMS*, veia mesentérica superior; *AMS*, artéria mesentérica superior.

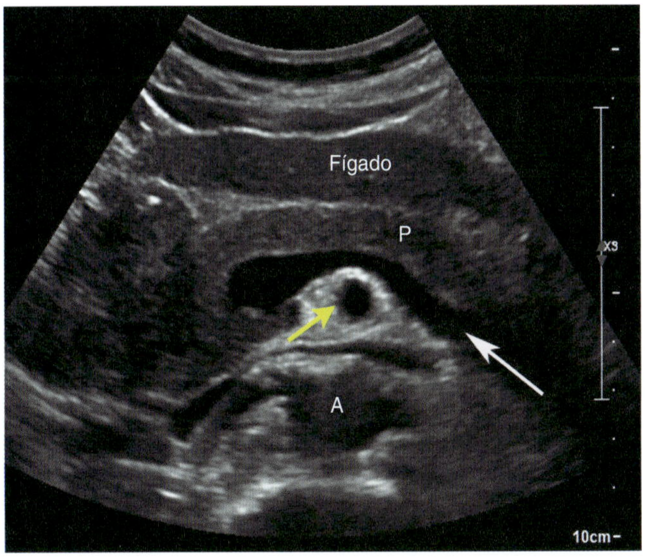

FIG. 7.2 Corpo do pâncreas normal e seus pontos de referência. Imagem transversal do corpo do pâncreas e seu ponto de referência dorsal, a veia esplênica (*seta branca*) e a confluência portoesplênica. Observe a ecogenicidade parenquimatosa normal semelhante à ecogenicidade do fígado. A artéria mesentérica superior (*seta amarela*) é circundada por um colarinho de gordura. *A*, aorta; *P*, pâncreas. Veja também o Vídeo 7.1.

A compressão desloca gases e líquidos do estômago e duodeno que estão sobre ele e coloca o transdutor mais próximo do próprio pâncreas. Os pontos de referência vasculares para o corpo do pâncreas são a **veia esplênica**, sua confluência com a **veia mesentérica superior** (VMS) e a **artéria mesentérica superior** (AMS) (Fig. 7.2, Vídeo 7.1). Alguns se referem à região entre o corpo e a cabeça do pâncreas como "colo", geralmente em alusão à porção do corpo pancreático anterior às confluências AMS-VMS e confluência portoesplênica (Fig. 7.3).

O exame começa com o paciente em decúbito dorsal. Inicialmente, o exame é feito com o paciente respirando suavemente. Prender a respiração pode levá-lo a contrair os músculos abdominais, impedindo boa compressão. As imagens obtidas nos vários graus de inspiração ou, menos comumente, de expiração facilitam a visualização pancreática. Na inspiração, o fígado pode ser uma janela ultrassonográfica útil. Em alguns pacientes, o cólon transverso alto impede a boa visualização do corpo pancreático. Diferentemente do estômago e do duodeno, cujos conteúdos são geralmente compressíveis, o cólon com frequência contém fezes com gás em suspensão. Fezes não podem ser comprimidas e, portanto, atrapalham a realização da ultrassonografia pancreática. Nesses pacientes, pode ser útil posicionar o transdutor caudal ao cólon transverso fazendo uma angulação cefálica por trás do cólon. A posição de decúbito lateral esquerdo também pode ser útil, especialmente para ver a porção esquerda do corpo e a cauda mais central. Posicione o transdutor à direita da linha média e angule "para baixo" (eixo longitudinal) do corpo e cauda pancreáticos (Fig. 7.4).

Outras técnicas potencialmente úteis incluem o exame durante a manobra de Valsalva e após administração de água ou contraste via oral,[1-3] às vezes combinado com o paciente em posição sentada ou ortostática, usando o estômago cheio de líquido como janela.

Cabeça do Pâncreas

A cabeça do pâncreas é a estrutura principal do pâncreas; aqui ocorrem litíase do colédoco (ducto biliar comum), neoplasias primárias e obstruções do ducto pancreático/extrapancreático. A dificuldade de visualizar adequadamente a cabeça do pâncreas é uma falha técnica comum, porém usualmente evitável. O exame com compressão em decúbito dorsal é útil, mas raramente possibilita a visualização da região periampular. Os pontos de referência vasculares para a cabeça pancreática são a **veia cava inferior** (VCI) posteriormente, a AMS e a VMS medialmente, e a **artéria gastroduodenal** (AGD) e a **arcada pancreaticoduodenal** anterolateralmente (Fig. 7.5). A cabeça pancreática geralmente é anterior à VCI. Cranial ao pâncreas, a VCI está adjacente à veia porta; essa localização é a entrada para a bolsa omental, o **forame epiploico ou omental (forame de Winslow).**

O **processo uncinado** (ou unco) é uma porção caudal da cabeça do pâncreas que envolve por trás a AMS e a VMS, terminando em um ponto orientado medialmente. O processo uncinado é medial e

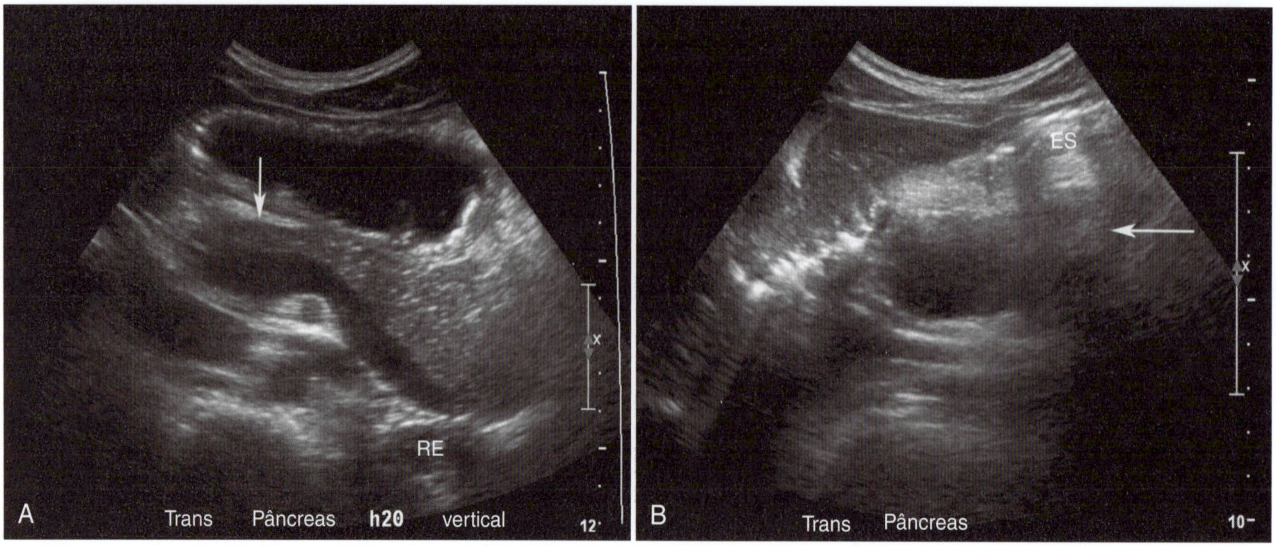

FIG. 7.3 Colo e corpo do pâncreas normal. (A) Imagem transversal do corpo do pâncreas. O "colo" do pâncreas (*seta*) é a parte do corpo anterior à artéria mesentérica superior e à confluência portoesplênica. **(B)** Papel da técnica na visualização ultrassonográfica do pâncreas. A imagem transversal de uma região do pâncreas exibe pouca visualização da glândula (*seta*); água foi administrada por via oral e o paciente foi colocado na posição ortostática para obter a imagem mostrada em **(A)**. *RE*, rim esquerdo; *ES*, estômago.

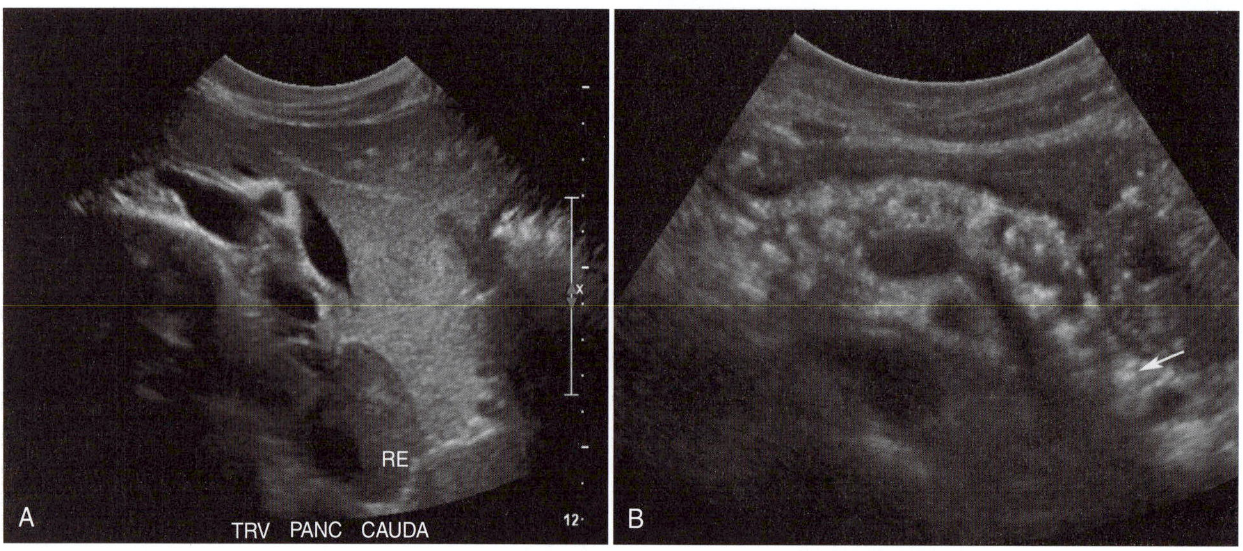

FIG. 7.4 Corpo e cauda do pâncreas. (A) Imagem transversal do corpo e cauda do pâncreas obtida posicionando o transdutor à direita da linha média e angulando para a esquerda. **(B)** Em outro paciente com **pancreatite crônica**, a vista transversal mostra o ducto pancreático dilatado com calcificações dispersas que se estendem até o final do ducto na cauda do pâncreas (*seta*). *RE*, Rim esquerdo.

posterior à AMS e à VMS (Fig. 7.6; ver também Fig. 7.1B). A AGD é um ponto de referência para a cabeça pancreática anterolateral; a AGD cursa entre o pâncreas e a segunda porção do duodeno (Fig. 7.7).

Outro ponto de referência útil para a cabeça do pâncreas e o processo uncinado é o **tronco venoso gastrocólico** (TVG). Muitas veias esplâncnicas variáveis se juntam para formar o TVG. Em geral, incluem a veia cólica direita ou média, a veia gastroepiploica direita e as veias pancreaticoduodenais. O TVG entra no lado direito da VMS logo anterior à cabeça pancreática, servindo como ponto de referência anterior para o processo uncinado[4] (Fig. 7.1).

A posição de decúbito lateral esquerdo (DLE) é melhor para ver visualizar o pâncreas adjacente ao duodeno. Na posição de DLE, o exame deve ser realizado em inspiração e deve-se usar a vesícula biliar ou o fígado de cada lado da vesícula biliar para ver a porção mais à direita do pâncreas e os ductos pancreático (ampular) e colédoco (Fig. 7.8). É melhor ser explícito ao descrever locais no interior do pâncreas (p. ex., massa na cauda do pâncreas) em vez de usar os termos proximal e distal, pois tais termos são ambíguos quando aplicados ao pâncreas e podem ter significado distinto para diferentes pessoas.[5]

Cauda do Pâncreas

Raramente é necessário ou útil para o paciente beber água quando se examina a cabeça ou o corpo do pâncreas. O **estômago cheio de água**, no entanto, pode fornecer uma excelente janela para a visualização da cauda do pâncreas, a porção mais difícil de ser visualizada ultrassonograficamente. Para ver a cauda, coloque o paciente em uma posição oblíqua anterior direita e examine através do estômago cheio de água (Fig. 7.9). Outra maneira útil de ver a cauda do pâncreas é realizar uma imagem coronal através do baço e do rim esquerdo com o paciente em posição de decúbito lateral direito (Fig. 7.10). O Doppler colorido pode revelar a artéria e a veia esplênicas, facilitando a identificação da cauda. O exame através do baço e do rim esquerdo, embora nem sempre revele a própria cauda do pâncreas, pode mostrar anormalidades na região da cauda (p. ex., pseudocistos, massas) que são invisíveis em outros planos. O plano de visão através do rim esquerdo e do baço deve ser uma rotina em todas as ultrassonografias pancreáticas.

Parênquima do Pâncreas

O aspecto ultrassonográfico do pâncreas normal varia amplamente na ecogenicidade e textura parenquimatosa, formato e tamanho. O parênquima é geralmente isoecoico ou hiperecoico comparado com o parênquima hepático (Fig. 7.11; ver também Figs. 7.2 e 7.3). Evidências indicam que a ecogenicidade pancreática aumenta com a idade.[6]

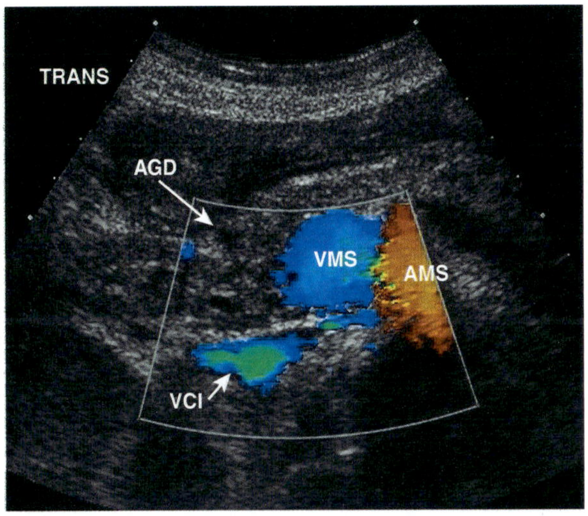

FIG. 7.5 Cabeça do pâncreas normal e pontos de referência vasculares. Ultrassonografia transversal mostra os pontos de referência vasculares para a cabeça pancreática: veia cava inferior (*VCI*) posteriormente, artéria mesentérica superior (*AMS*) e veia mesentérica superior (*VMS*) medialmente e artéria gastroduodenal (*AGD*).

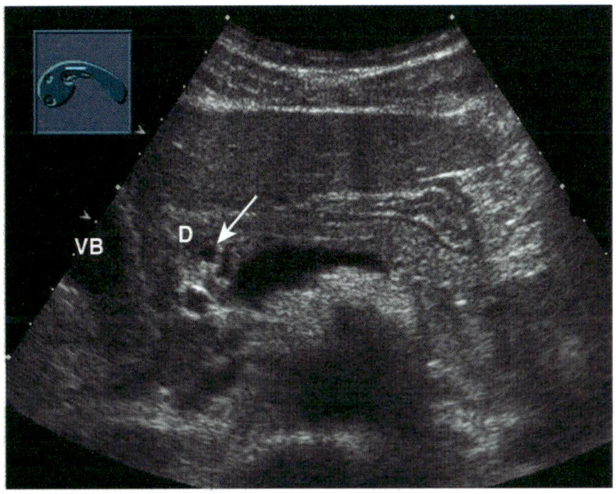

FIG. 7.7 Vesícula biliar, duodeno e cabeça do pâncreas normais. O corte transversal mostra a artéria gastroduodenal (*AGD*) (*seta*) como um ponto de referência para a cabeça pancreática anterolateral. A AGD apresenta seu trajeto entre o pâncreas e a segunda porção do duodeno (*D*). A vesícula biliar (*VB*) está lateral ao duodeno. A imagem mostra a porção cefálica da cabeça pancreática.

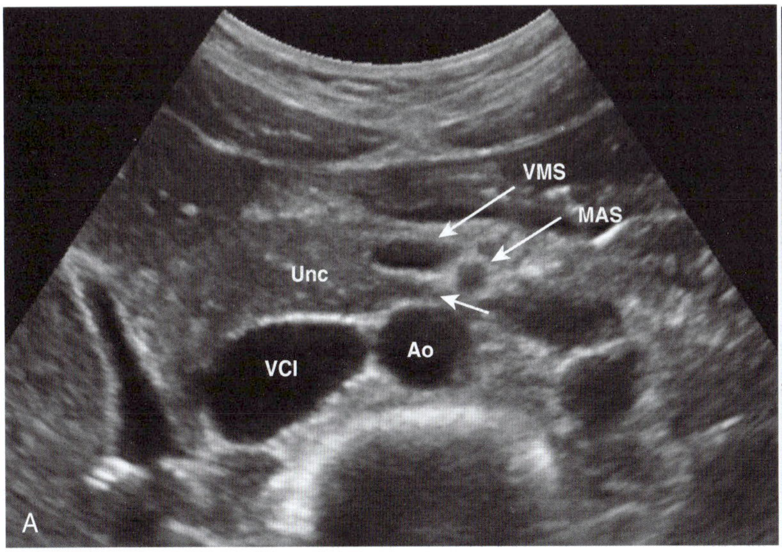

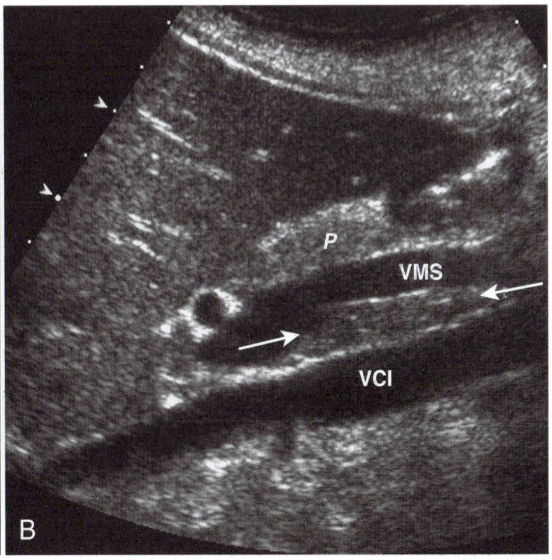

FIG. 7.6 Processo uncinado normal. (A) Ultrassonografia transversal mostrando o processo uncinado (*Unc*), a porção da cabeça pancreática posterior à veia mesentérica superior (*VMS*) e a artéria mesentérica superior (*AMS*). Observe a ponta medial do processo uncinado apontada medialmente (*seta amarela*) (ver também Fig. 7.1B). **(B)** Ultrassonografia longitudinal em outro paciente mostra o processo uncinado (*setas*) posterior à VMS e anterior à veia cava inferior (*VCI*). O colo/corpo do pâncreas (*P*) é anterior à VMS. *Ao*, aorta; *VCI*, veia cava inferior.

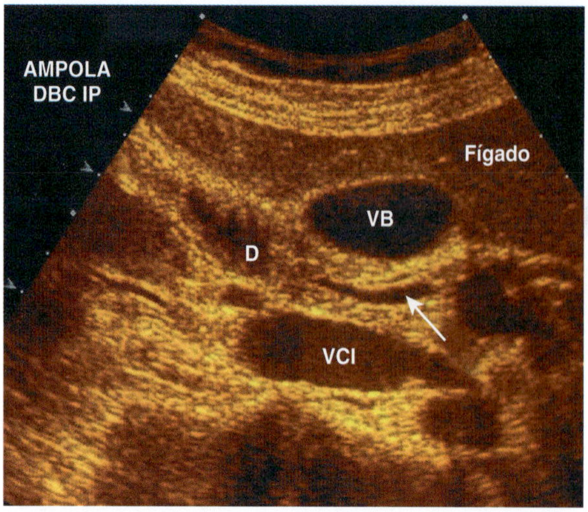

FIG. 7.8 Área ampular e ducto biliar normal. Corte ultrassonográfico da vesícula biliar (*VB*) e do fígado, com o paciente em decúbito lateral esquerdo para visualizar a região ampular, mostra o ducto biliar comum (*seta*) quando ele passa através da cabeça pancreática e entra no duodeno pela papila principal; *D*, duodeno; *DBC IP*, ducto biliar comum intrapancreático.

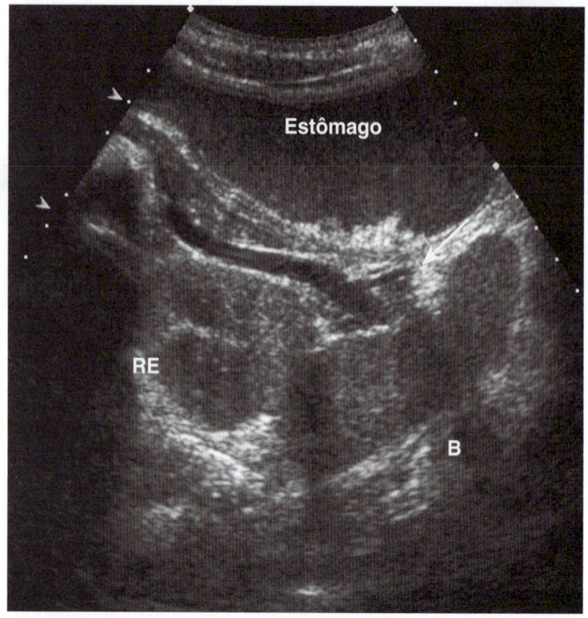

FIG. 7.9 Cabeça e cauda do pâncreas normais. Imagem transversal do corpo e da cauda do pâncreas circundando a veia esplênica, observados através do estômago cheio de líquido, com o paciente em posição oblíqua anterior direita. *RE*, rim esquerdo; *B*, baço.

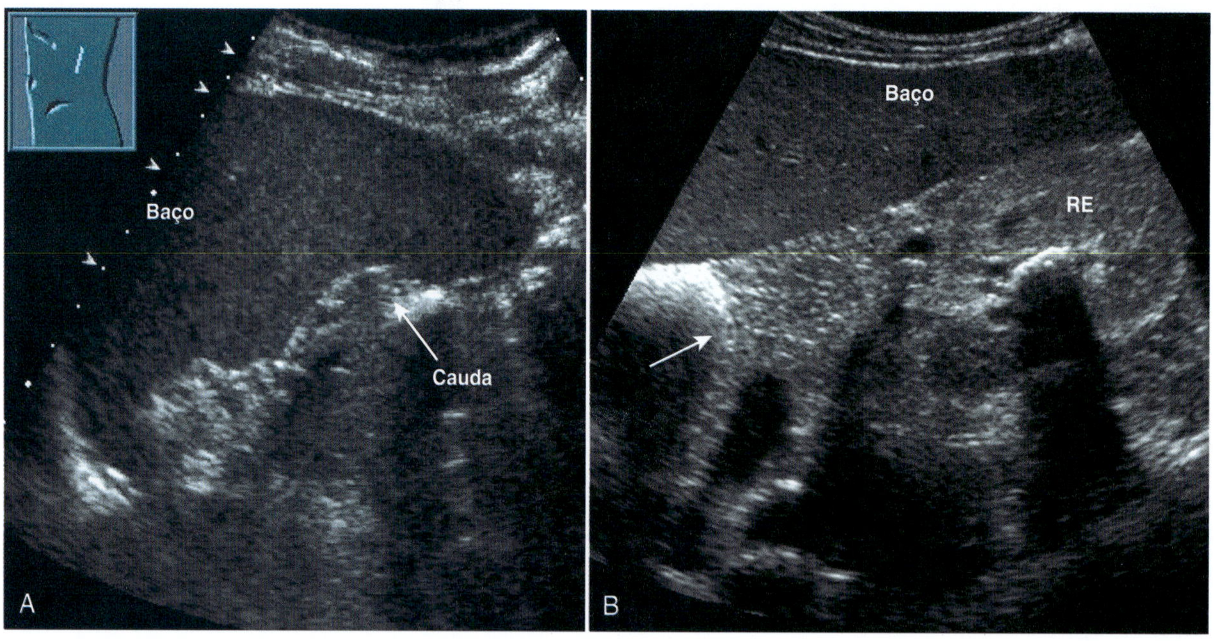

FIG. 7.10 Cauda do pâncreas normal. Cauda do pâncreas observada através do baço com o paciente em decúbito lateral direito. **(A)** Imagem longitudinal coronal mostra a cauda pancreática normal (*seta*) através do baço. **(B)** Imagem transversal da cauda do pâncreas normal (*seta*). Observe o grande cálculo no rim esquerdo (*RE*) com evidente sombra acústica.

A **textura** do parênquima varia amplamente de homogênea à arquitetura lobular interna (Fig. 7.12). O **tamanho** do pâncreas varia consideravelmente de um indivíduo para outro. Guerra et al.[7] observaram que o tamanho da cabeça do pâncreas variava entre 6 e 28 mm (17,7 ± 4,2 mm), o tamanho do corpo de 4 a 23 mm (10,1 ± 3,8 mm) e o tamanho da cauda, de 5 a 28 mm (16,4 ± 4,2 mm). Homens e mulheres apresentam tamanho pancreático comparável. O tamanho do pâncreas diminui com a idade.[7,8]

O **formato** do pâncreas também pode variar consideravelmente.[9] Variações da forma da cabeça pancreática são as mais trabalhosas porque podem simular massa na cabeça pancreática, uma **pseudomassa**. Tipicamente, essas protuberâncias se estendem à

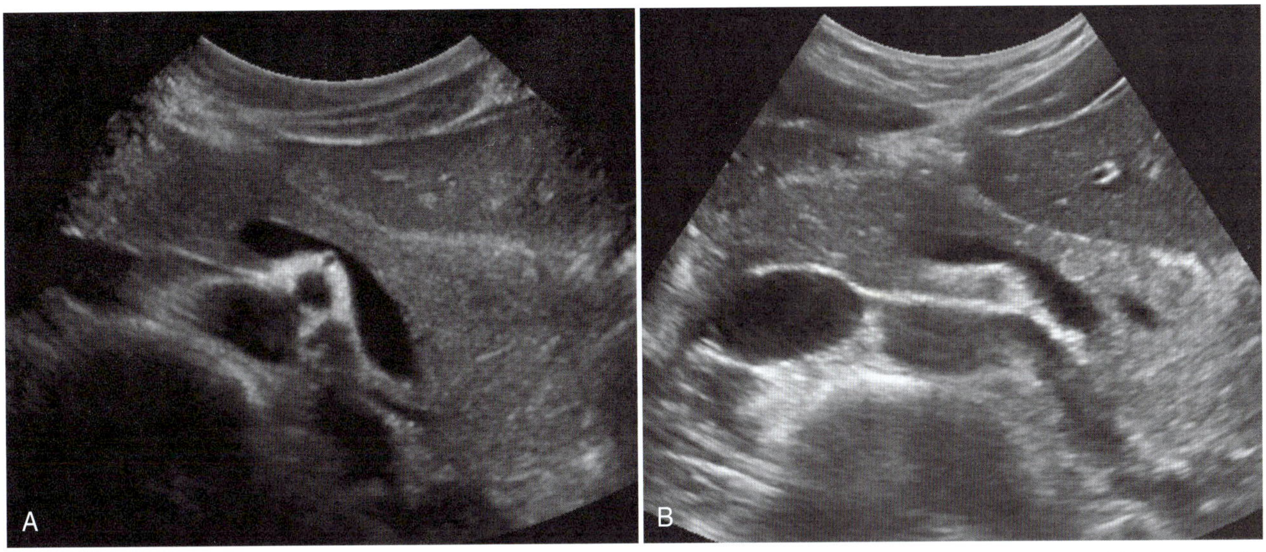

FIG. 7.11 Ecogenicidade do parênquima do pâncreas normal. (A) Corte transversal da ultrassonografia exibindo ecogenicidade quase similar à do fígado. **(B)** Imagem do corte transversal de ultrassonografia de outro paciente mostrando um pâncreas com aspecto muito mais ecogênico.

direita das artérias gastroduodenal e pancreaticoduodenal superior (Fig. 7.13). Outra pseudomassa comum é uma protuberância no corpo anterior, geralmente observada onde o lobo esquerdo do fígado toca o pâncreas. As pseudomassas apresentam textura e ecogenicidade idênticas ao pâncreas normal, possibilitando a diferenciação de lesões de massas pancreáticas verdadeiras. Quando imagens de alta qualidade do pâncreas não podem ser obtidas devido a dificuldades técnicas, pode ser difícil diferenciar uma pseudomassa de uma neoplasia verdadeira do pâncreas. Nesses casos, a comparação com a aparência em um exame prévio ou a correlação com tomografia computadorizada (TC) ou ressonância magnética (RM) podem ser necessárias para uma avaliação posterior.

Esteatose Pancreática

Como o parênquima do pâncreas normalmente é muito ecogênico, pode ser difícil ou impossível diagnosticar uma infiltração gordurosa pela ultrassonografia. Embora a esteatose pancreática tenha sido descrita como mais ecogênica do que o pâncreas normal,[10] isso é difícil de julgar (Fig. 7.12). O pâncreas pode aparecer ultrassonograficamente normal com lipo substituição completa[11] (Fig. 7.14). A TC é sensível para diagnosticar substituição gordurosa, enquanto a ultrassonografia não é confiável. Lipo substituição grave do parênquima pancreático pode ocorrer em casos de **fibrose cística, diabetes, obesidade** e, ocasionalmente, idade avançada e **síndrome de Shwachman-Diamond.** Esta síndrome é um distúrbio genético congênito caracterizado por insuficiência pancreática, disfunção da medula óssea e anormalidades esqueléticas.[12]

Uma pseudomassa interessante pode ser causada por cabeça do pâncreas ou processo uncinado relativamente hipoecoico (pâncreas anterior) comparado com o pâncreas posterior (Fig. 7.15). Algumas evidências sugerem que esse fenômeno está relacionado à infiltração gordurosa relativamente menor nessa porção da glândula.[13-15] Com base em um grande estudo prospectivo, Coulier[16] descobriu que "pâncreas cefálico hipoecoico anterior embriológico" nunca é encontrado antes dos 25 anos de idade, sendo mais comum em mulher de meia-idade com "pâncreas moderadamente ecogênico".

Embriologia e Ducto Pancreático

Os precursores embriológicos do pâncreas adulto se desenvolvem como duas protuberâncias ("brotos"), chamadas de primórdio **pancreático posterior (cranial)** e **primórdio pancreático anterior (caudal)**. Esses brotos embrionários surgem de lados opostos da junção dos intestinos anterior e médio (Fig. 7.16). Os dois primórdios pancreáticos rodam para ficar próximos, fundindo tipicamente com 6 a 8 semanas de gestação.[17] O broto pancreático posterior (cranial) torna-se o corpo e a cauda do pâncreas. O broto anterior (caudal) torna-se a cabeça do pâncreas e o processo uncinado, terminando em posição caudal ao corpo e à cauda. O broto anterior também é a origem embriológica da vesícula biliar, ducto biliar e fígado. A origem comum do ducto biliar e da cabeça do pâncreas explica a fusão comum (60% a 80%) dos ductos pancreático e colédoco na ampola e sua entrada comum no duodeno através da papila principal.

O ducto pancreático é crucial para a **função exócrina do pâncreas**, conduzindo as secreções digestivas pancreáticas ao duodeno. A maioria dos adultos tem um **único ducto pancreático principal** originado de porções dos dois ductos de cada primórdio pancreático que se fundem. O ducto pancreático principal se esvazia no duodeno via papila principal, geralmente após se fundir com o colédoco na ampola. Em 20% a 40% dos indivíduos, os ductos não se juntam – apenas o colédoco entra no duodeno através da papila principal.[18] O ducto pancreático entra separadamente, geralmente próximo ao colédoco.

O ducto no corpo e na cauda (proveniente do ducto no primórdio pancreático posterior) se funde com o ducto na cabeça (proveniente do ducto no primórdio pancreático anterior) para formar o ducto pancreático principal. Uma porção do ducto do corpo e da cauda, o **ducto acessório** (Fig. 7.17), geralmente persiste (cerca de 50% em autópsias) e entra no duodeno através da papila menor.[19] A papila duodenal menor é vários centímetros proximal à papila maior.

De forma geral, apenas uma quantidade insignificante de secreções pancreáticas drena através do ducto acessório. A exceção ocorre

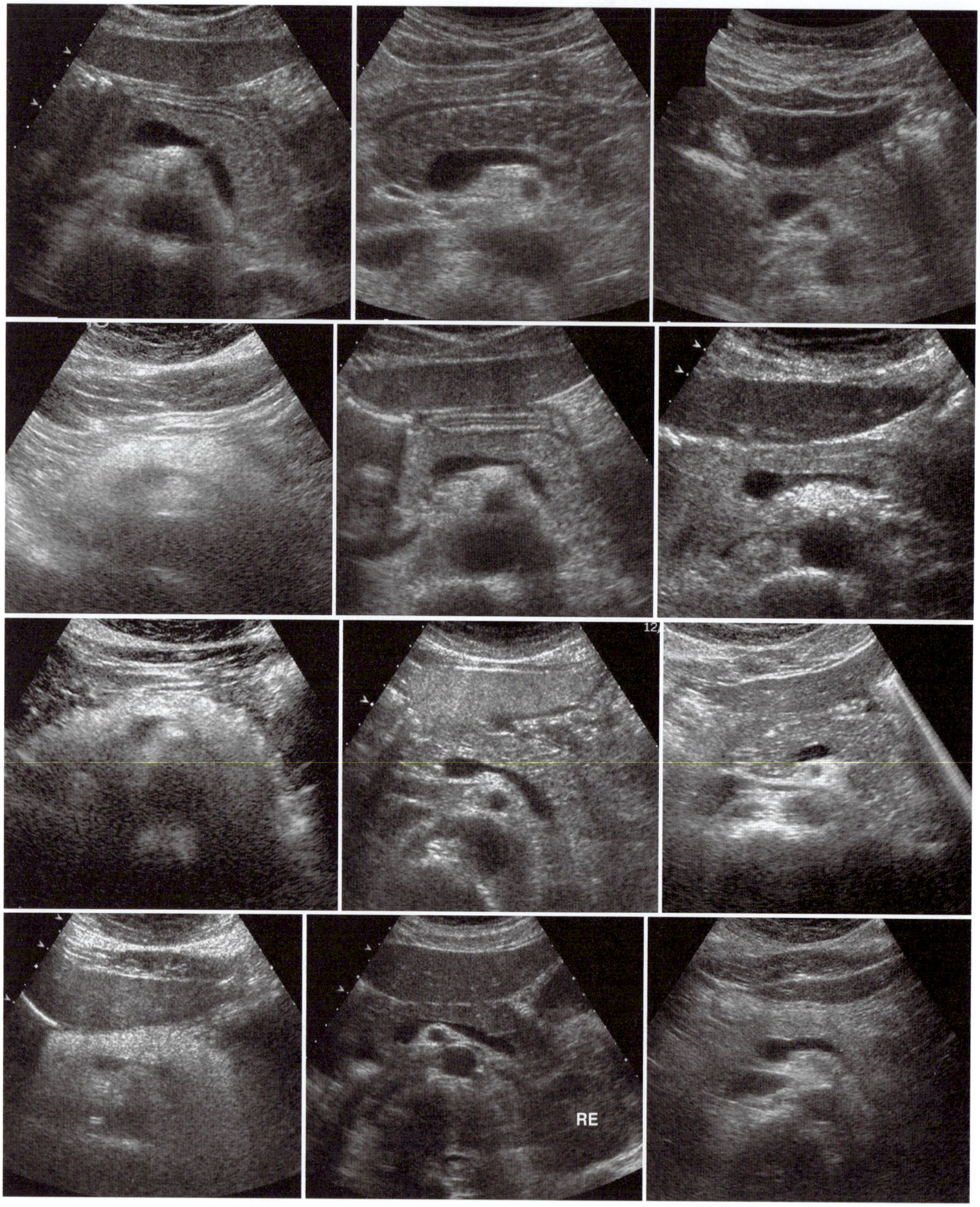

FIG. 7.12 Ecogenicidade do parênquima do pâncreas normal. USs transversais em 12 pacientes normais demonstram os variados padrões do parênquima pancreático normal. Ecogenicidade, textura e tamanho variam consideravelmente. *RE*, rim esquerdo.

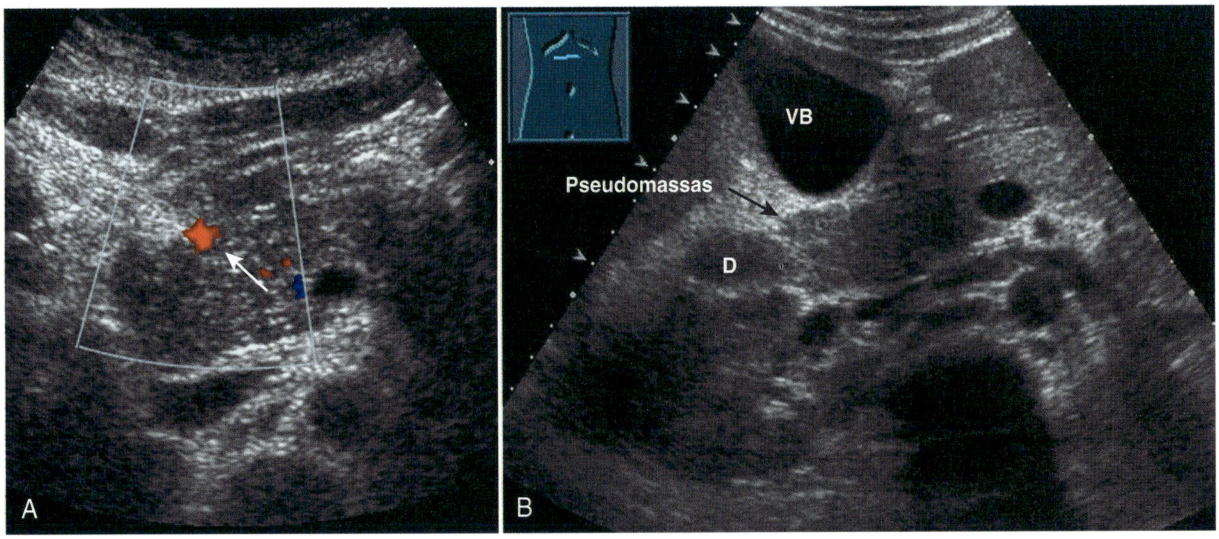

FIG. 7.13 Variações anatômicas normais: pseudomassas na cabeça do pâncreas. Variações na forma da cabeça pancreática incluem protuberâncias à direita da artéria gastroduodenal. **(A)** Imagem transversal de pseudomassa que se estende para a direita da artéria gastroduodenal (*seta*). **(B)** Imagem transversal de outra pseudomassa. *D*, duodeno.

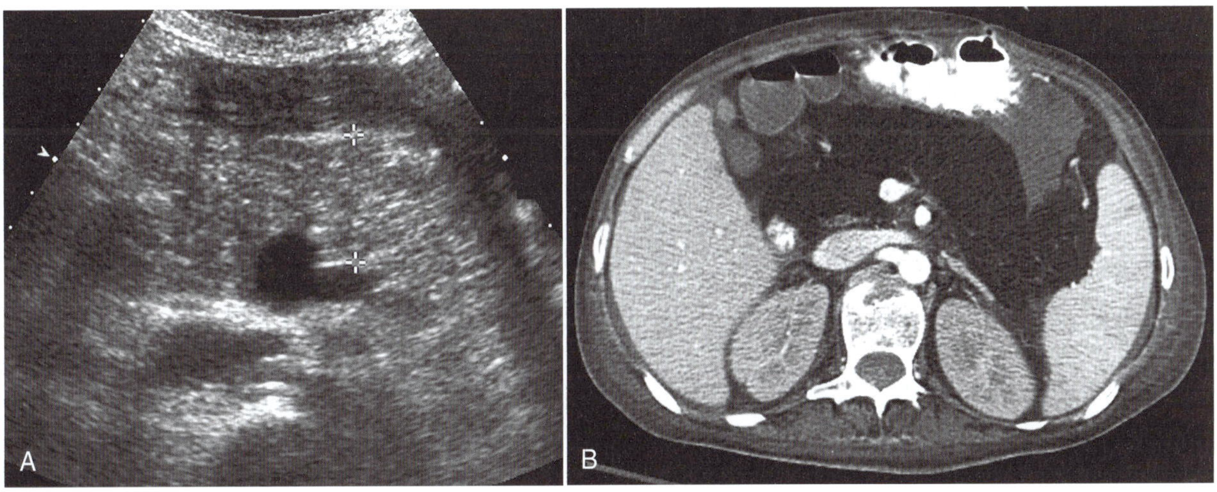

FIG. 7.14 Infiltração gordurosa do pâncreas. (A) Nessa imagem transversal, a aparência e a ecogenicidade do pâncreas (cursores) não diferem substancialmente de muitas glândulas normais. **(B)** TC mostra infiltração gordurosa difusa. (Cortesia dos Drs. Vinay Duddlewar e Jabi Shiriki.)

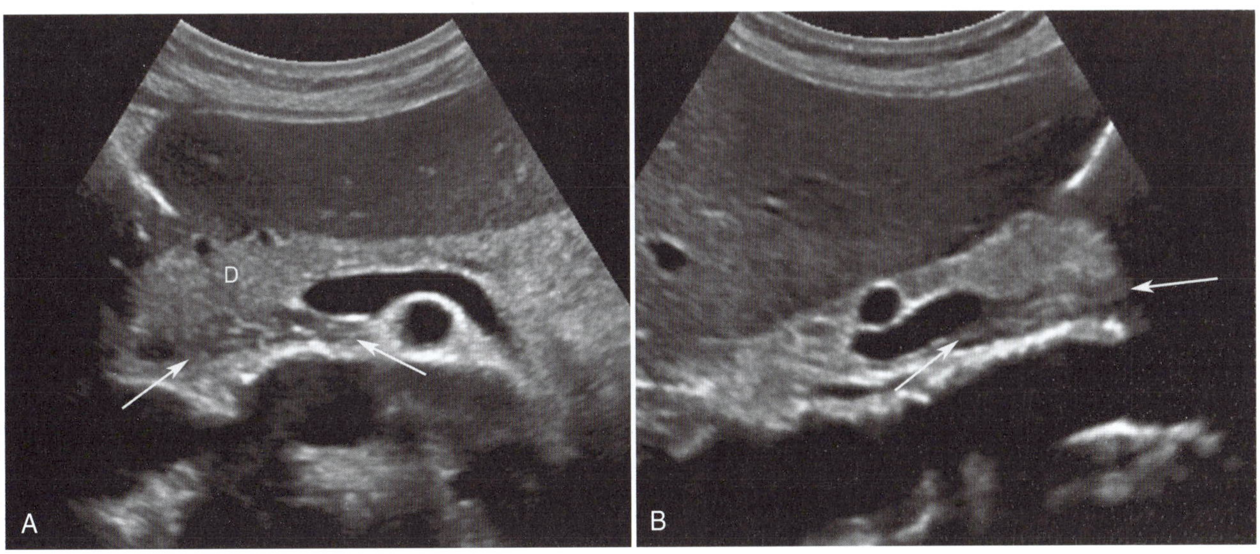

FIG. 7.15 Pâncreas anterior hipoecoico. (A) US transversal da cabeça do pâncreas. Observe o processo uncinado hipoecoico (*setas*), provavelmente menos relacionado à alteração gordurosa que aparece no componente posterior (*D*). **(B)** US longitudinal do pâncreas. O processo uncinado mais posterior (*seta*) apresenta menor ecogenicidade que o restante do pâncreas.

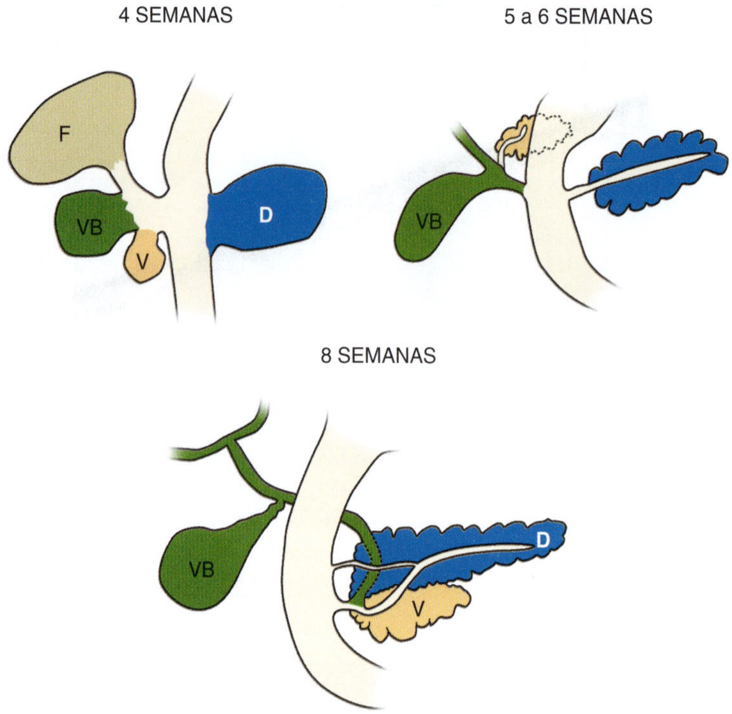

FIG. 7.16 Desenvolvimento embriológico do pâncreas. Com **4 semanas**, os precursores embriológicos do pâncreas adulto se desenvolvem como duas bolsas ("brotos"), os chamados **primórdios** pancreáticos posterior (*D, azul*) e anterior (*V, marrom*). O broto anterior também é a origem de vesícula biliar (*VB*), ducto biliar e fígado (*F*). Os brotos embriológicos pancreáticos surgem de lados opostos da junção dos intestinos primitivos anterior e médio. Com **5 a 6 semanas**, as duas origens pancreáticas rodam e se aproximam. Com **6 a 8 semanas**, as origens se fundem. O broto pancreático posterior se torna o corpo e a cauda do pâncreas.

quando o ducto acessório é o único que entra no duodeno; o ducto da cabeça pancreática se esvazia no ducto posterior, não no duodeno (Fig. 7.18A). Essa variante anatômica é encontrada em 10% dos indivíduos que contêm ducto acessório. Outra exceção é o **pâncreas *divisum***, no qual os ductos pancreáticos anterior e posterior não se fundem (Fig. 7.18B). Isso resulta na entrada, no duodeno, da maioria das secreções pancreáticas (aquelas secretadas pelo pâncreas posterior) através do ducto acessório, via papila menor.

A terminologia descritiva dos ductos pancreáticos é confusa. É mais claro usar a descrição funcional mostrada na Figura 7.17B, ou seja, ducto pancreático principal e acessório. A maioria dos autores usa *ducto acessório* e **ducto de Santorini** como sinônimos. Alguns definem o ducto de Santorini como todo o ducto anterior, incluindo o ducto acessório. O ducto pancreático principal às vezes é chamado de **ducto de Wirsung**, enquanto outros reservam esse nome apenas para o ducto anterior.

Nos indivíduos normais, o diâmetro do ducto pancreático tem geralmente 3 mm ou menos. Hadidi[20] descreveu que o diâmetro médio do ducto era de 3 mm na cabeça, 2,1 mm no corpo e 1,6 mm na cauda. O diâmetro do ducto pode variar significativamente. Nos indivíduos em jejum, o ducto é visto geralmente como uma estrutura linear no corpo pancreático (Fig. 7.19). O diâmetro aumenta com a idade, embora 3 mm ainda sejam o limite superior apropriado em pacientes idosos.[6] Usando 2,5 mm como limite superior da normalidade, Wachsberg[21] mostrou que a inspiração poderia aumentar o tamanho do ducto, excedendo o limite em 12% dos pacientes sem doença pancreática. A **injeção de secretina** aumenta o tamanho do ducto, presumivelmente devido ao aumento da secreção pancreática,[22] o que provavelmente explica a observação de que o tamanho do ducto pode aumentar no período pós-prandial em alguns indivíduos em particular.[8]

Imagem de Variantes Anatômicas

A ultrassonografia abdominal não é útil no diagnóstico das variantes anatômicas do pâncreas, que geralmente são descobertas e avaliadas pela TC, colangiopancreatografia retrógrada endoscópica (CPRE) e colangiopancreatografia com ressonância magnética (CPRM).[17,23] A ultrassonografia endoscópica tem sido considerada útil no diagnóstico do pâncreas *divisum*, especialmente em pacientes com pancreatite inexplicável.[24] Variantes congênitas do pâncreas são comuns, ocorrendo em cerca de 10% da população. As variantes incluem **pâncreas *divisum*, pâncreas anular e agenesia parcial**. A maioria das variantes pancreáticas não apresenta significado clínico, sendo encontradas incidentalmente no exame de imagem, na cirurgia ou na autópsia. O pâncreas *divisum*, que é a variante mais comum, pode predispor à **pancreatite**, embora a literatura não seja clara a respeito dessa associação.[25] A grande maioria dos pacientes (95%) com pâncreas *divisum* não desenvolve pancreatite.[26]

Estruturas Peripancreáticas

O **estômago intraperitoneal** está localizado, em geral, imediatamente anterior ao corpo pancreático retroperitoneal, com o espaço potencial colapsado da bolsa omental (retrocavidade dos epíplons) entre os dois órgãos (Fig. 7.20). Isso explica por que a presença de líquido no estômago pode às vezes ser útil na visualização ultrassonográfica do pâncreas. **A bolsa omental** está situada entre o omento menor, o omento maior e o estômago anteriormente,

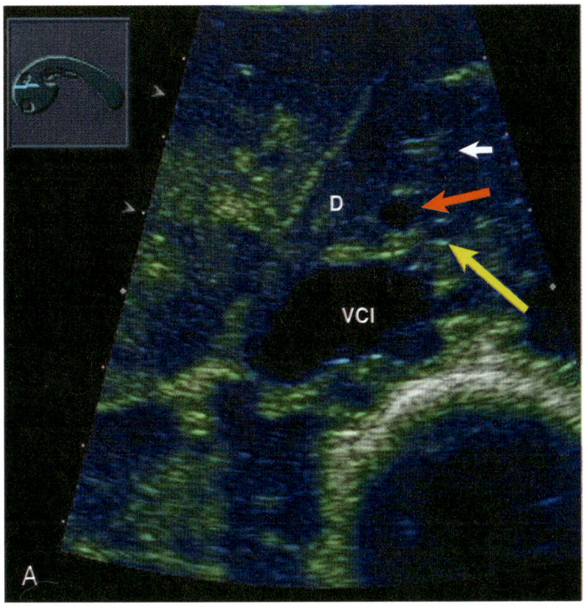

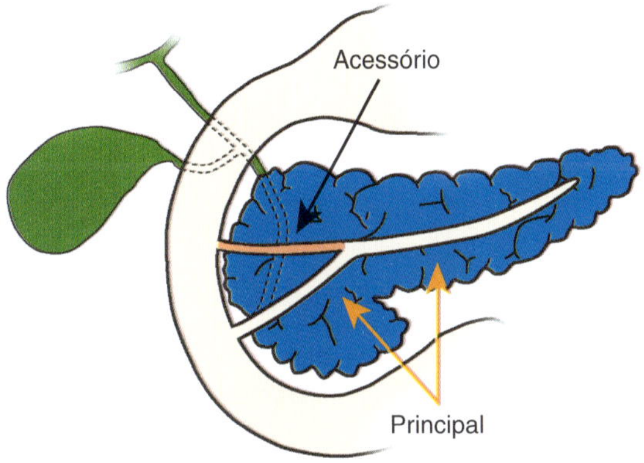

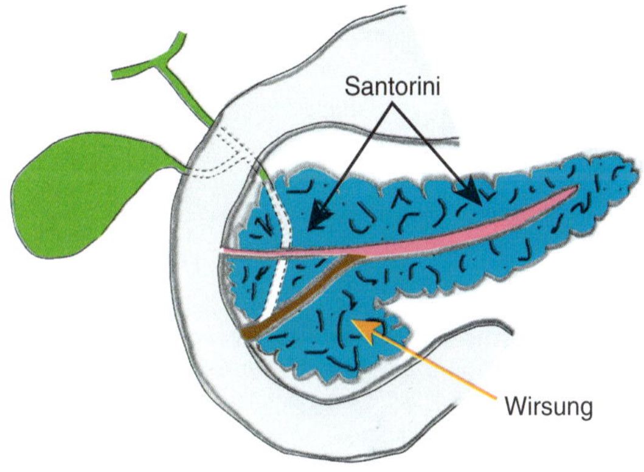

FIG. 7.17 Anatomia ductal pancreática. (A) Cabeça do pâncreas. Corte transversal mostrando o ducto pancreático acessório (*seta branca*). O ducto pancreático principal (*seta amarela*) é visto posterior e medial ao ducto biliar comum (*seta vermelha*). *D*, duodeno; *VCI*, veia cava inferior. **(B) Sistema ductal pancreático, descrição funcional.** O ducto acessório é mostrado em dourado (*seta preta*) e o ducto principal em branco (*setas em laranja*). O ducto acessório persiste apenas em uma minoria de indivíduos. **(C) Sistema ductal pancreático, origem embriológica.** Componentes posteriores do ducto principal e acessório no adulto (*setas pretas*, ducto de Santorini, *rosa*), ambos originários do primórdio posterior. O componente anterior do ducto principal (*seta laranja*, ducto de Wirsung, *marrom*) na cabeça pancreática se origina no primórdio anterior e geralmente se funde com o ducto principal do corpo pancreático (primórdio posterior).

e o peritônio parietal e o mesocólon transverso posteriormente (Fig. 7.21).

O **antro** e o **bulbo duodenal** são estruturas intraperitoneais, enquanto o **arco duodenal** (segunda e terceira porções do duodeno) é retroperitoneal envolvendo a cabeça pancreática. A terceira porção do duodeno é um ponto de referência útil, definindo o aspecto caudal da cabeça pancreática. O cólon transverso e a flexura hepática geralmente se sobrepõem ao pâncreas, às vezes obscurecendo sua visualização direta.

O **mesocólon transverso** origina-se a partir do pâncreas anterior e duodeno, formado pelo peritônio parietal recobrindo o pâncreas e o duodeno. O mesocólon transverso recobre o cólon transverso formando parte dos limites posteriores da bolsa omental.

A cauda do pâncreas se localiza no ligamento esplenorrenal e faz contato com o rim esquerdo, a flexura colônica esquerda (esplênica) e o hilo esplênico, posteriormente. Logo, uma porção da cauda pancreática é intraperitoneal e algo móvel.

PANCREATITE AGUDA

A pancreatite aguda é definida pelo Simpósio Internacional de Pancreatite Aguda (Atlanta, 1992) como "um processo inflamatório agudo do pâncreas com envolvimento variável de outros tecidos regionais ou sistemas orgânicos remotos associado a aumento do nível das enzimas pancreáticas no sangue e/ou urina".[27] Mais de 300 mil pacientes são admitidos anualmente em hospitais dos Estados Unidos com pancreatite aguda.[28] É difícil determinar a prevalência da pancreatite aguda porque a pancreatite leve geralmente passa despercebida. Tem sido relatada uma incidência anual de pancreatite aguda de 5 a 35 em 100 mil indivíduos.[29]

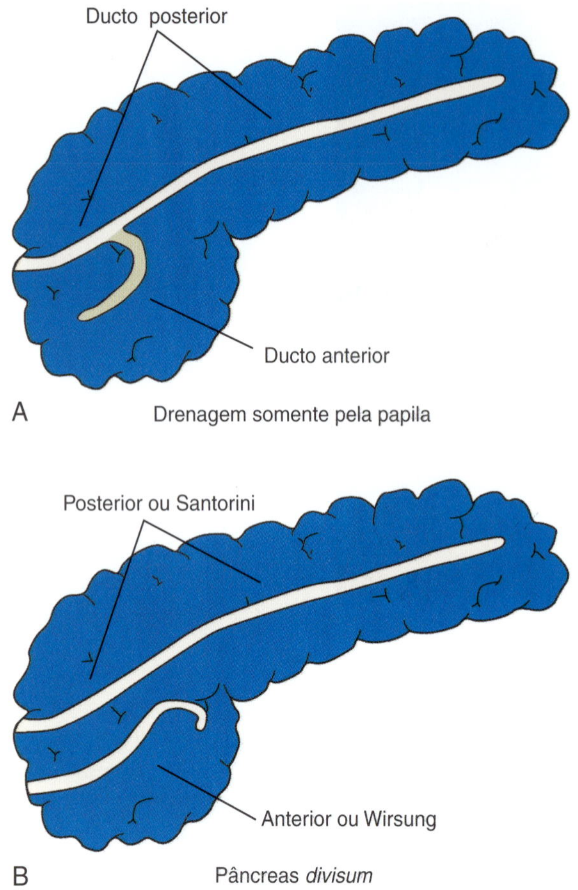

FIG. 7.18 Variantes ductais pancreáticas com secreções entrando no duodeno via papila menor. (A) Apenas papila menor. O ducto anterior da cabeça pancreática drena para o ducto posterior em vez de para o duodeno. **(B) Pâncreas *divisum*** não apresenta o ducto principal adulto porque os ductos de cada primórdio pancreático não se fundem. O ducto do primórdio posterior permanece separado do ducto principal na cabeça. Essa variação anatômica é encontrada em 5% a 10% da população.

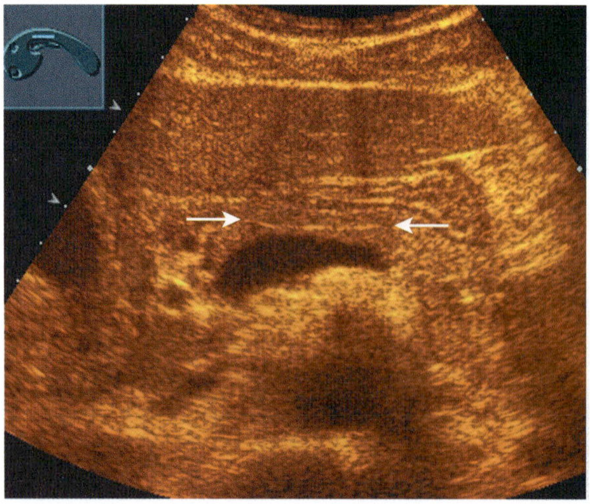

FIG. 7.19 Ducto pancreático normal. Imagem ultrassonográfica transversal mostrando o aspecto do ducto pancreático como uma estrutura linear, colapsada, no corpo (*setas*).

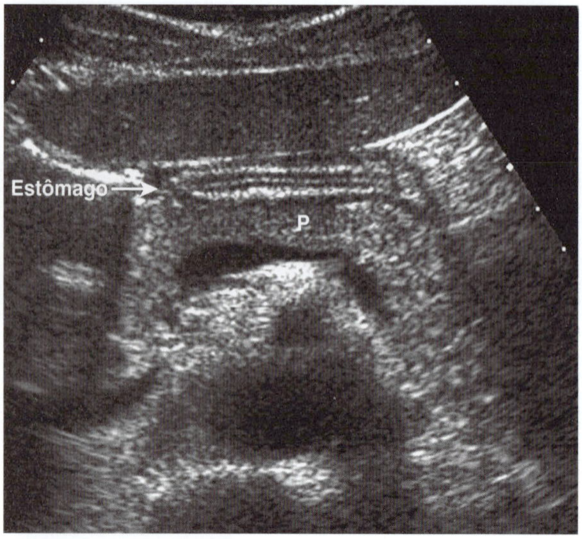

FIG. 7.20 Espaço potencial da bolsa omental. A imagem ultrassonográfica transversal mostra o espaço potencial da bolsa omental entre o estômago (*seta*) e o pâncreas (*P*).

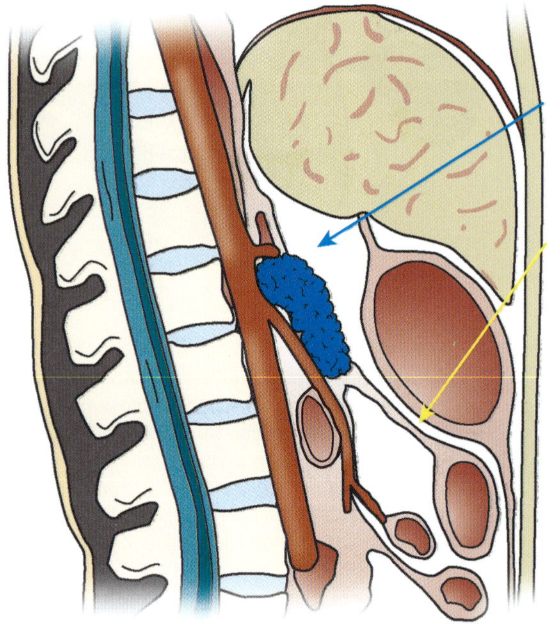

FIG. 7.21 Reflexões peritoneais e do mesocólon transverso. O mesocólon transverso (*seta amarela*) surge do pâncreas anterior e do duodeno, formado pelo peritônio parietal que recobre o pâncreas e o duodeno. O mesocólon transverso recobre o cólon transverso e forma parte dos limites posteriores da bolsa omental (*seta azul*).

O espectro clínico das pancreatites agudas atinge desde uma disfunção benigna, autolimitada (75% dos pacientes) até pancreatite grave, que pode ser fulminante e causar rapidamente a morte por falência de múltiplos órgãos.[30] A pancreatite aguda leve geralmente se resolve espontaneamente com tratamento de suporte. A pancreatite intersticial/edematosa aguda resulta em glândula aumentada e congesta, sem necrose ou hemorragia considerável.[31] Banks e Freeman[32] encontraram taxa de mortalidade global por pancreatite de aproximadamente 5%. A morte nas primeiras 2 semanas geralmente acontece por falência de órgãos e, depois, por infecção.

A taxa de mortalidade foi de 3% em pacientes com pancreatite não necrótica (intersticial) e 17% para aqueles com pancreatite necrotizante. O mesmo estudo de revisão observou mortalidade de 30% associada à necrose infectada *versus* 12% à necrose não infectada. A insuficiência de órgãos é ainda mais distorcida; não houve morte sem falência de órgãos, 3% com falência de um único órgão e 47% dos casos de mortalidade estavam associados à falência múltipla de órgãos.[32]

As causas da pancreatite aguda são inúmeras e diversas. Um problema na avaliação e no tratamento da pancreatite aguda tem sido a falta de um sistema de classificação universalmente aceito. O Simpósio Internacional de Pancreatite Aguda (Atlanta, 1992) tentou resolver esses problemas propondo um sistema de classificação orientado clinicamente.[33] A classificação de Atlanta foi revisada e atualizada com a melhor compreensão da fisiopatologia, melhora nos métodos de imagem e inúmeros novos tratamentos desenvolvidos.[28,34,35]As causas predominantes da pancreatite aguda são colelitíase e etilismo, que contribuem para cerca de 80% dos casos[36] (Tabela 7.1).

Todos os pacientes, incluindo os sabidamente etilistas, que se apresentarem com seu primeiro episódio de pancreatite aguda devem ter a árvore biliar avaliada ultrassonograficamente à procura de **colelitíase**.[37] Esta avaliação é crucial em pacientes com pancreatite aguda porque a colecistectomia com a remoção das pedras ductais evita a recorrência de pancreatite aguda,[38] que pode ser fatal. A colelitíase afeta cerca de 15% da população dos Estados Unidos,[39] mas a prevalência varia de acordo com a etnia. Após uma inspecção cuidadosa da vesícula biliar para encontrar cálculos biliares, o ducto biliar deve ser avaliado para procurar coledocolitíase e obstrução. Os relatos dos estudos variam, mas a prevalência de **cálculos no ducto comum** em pacientes com colelitíase sintomática é de cerca de 10% a 20%. No entanto, se os ductos não estiverem ultrassonograficamente dilatados, a prevalência de cálculos no ducto comum é provavelmente de cerca de 5%.[40] Com uma técnica cuidadosa, a ultrassonografia pode identificar cálculos no ducto biliar comum com sensibilidade de 75%.[41,42]

Quando se observa dilatação biliar ou coledocolitíase ultrassonograficamente, um cálculo pode estar impactado no ducto biliar comum distal. Parece razoável assumir que é necessária uma intervenção urgente para aliviar a obstrução nesses pacientes. No entanto, há evidência conflitante em relação ao benefício da intervenção no quadro agudo.[43-47] Acosta et al.[48] relataram resultados de um estudo prospectivo randomizado de pacientes com pancreatite biliar que mostraram melhores resultados com descompressão biliar dentro das 48 horas após o início dos sintomas. Não houve diferença entre descompressão espontânea por tratamento cirúrgico ou por CPRE.

Ainda não se sabe como os cálculos biliares causam pancreatite aguda, embora esteja relacionado de alguma forma à passagem dos mesmos pelo colédoco. A litíase biliar causa 30% a 50% das crises de pancreatite aguda, apesar de apenas 3% a 7% dos pacientes com litíase biliar desenvolverem pancreatite.[38] Outra causa importante de pancreatite aguda é a **lama biliar (microlitíase)**. Esses casos compreendem a maior parte do que antes era caracterizado como **pancreatite "idiopática"**.[49] A miríade de outras causas de pancreatite aguda inclui neoplasias,[50,51] infecção, pâncreas *divisum*, toxinas, fármacos/drogas e fatores genéticos, traumáticos e iatrogênicos (endoscopia, pós-operatório).[36] Entre 5% a 7% dos pacientes com tumores pancreaticobiliares, benignos ou malignos, apresentam pancreatite aguda.[47]

TABELA 7.1 Causas de Pancreatite Aguda

Causa	Casos de Pancreatite Aguda
Cálculos biliares	40%
Etilismo	40%
Idiopática	10%
Outras	10%

Abordagem por Imagem

A ultrassonografia abdominal e a tomografia computadorizada contrastada (TCC) são as duas modalidades de imagem mais úteis em pacientes com pancreatite aguda. Outros estudos úteis, mas usualmente de diagnóstico secundário e terapêutico, incluem CPRM, RM, CPRE e ultrassonografia endoscópica. A escolha da modalidade depende da situação clínica. A ultrassonografia deve ser realizada para detectar cálculos biliares e obstrução do ducto biliar em todos os pacientes nos quais seja possível haver pancreatite aguda por litíase biliar. A TCC está indicada no início do curso clínico de pacientes com pancreatite grave, principalmente para diagnosticar necrose pancreática.[52] A necrose pancreática é considerada significativa quando mais de 30% da glândula está afetada ou uma área maior que 3 cm está presente. Pacientes com necrose pancreática devem ser observados de perto para avaliar deterioração clínica e ser tratados com antibióticos profiláticos.[53-55] Sharma e Howden[56] descobriram que a profilaxia com antibióticos reduz significativamente a septicemia em 21% e a mortalidade em 12% em comparação com a não profilaxia. A TC também é o exame mais acurado quando se procuram complicações tardias da pancreatite aguda.

A CPRM é um meio mais acurado de detectar cálculos na vesícula e ductos biliares de pacientes com pancreatite aguda.[36,57] A RM abdominal pode fornecer informação similar à TCC, incluindo o diagnóstico de necrose pancreática.[58,59] Por causa do alto custo, a CPRM e a RM devem ser reservadas geralmente para pacientes em que a TC ou a ultrassonografia não forneceu informação adequada para guiar o tratamento e para aqueles que apresentam contraindicação à TC contrastada.

A ultrassonografia endoscópica é mais sensível que a ultrassonografia abdominal para a detecção de cálculos no colédoco e pode ser útil na suspeita de pancreatite por litíase biliar.[60] A ultrassonografia

Imagem na Pancreatite Aguda

PAPEL DA ULTRASSONOGRAFIA
- Detectar cálculo biliar como causa de pancreatite aguda
- Detectar dilatação e obstrução de ducto biliar
- Diagnosticar pancreatite aguda insuspeita ou confirmar o seu diagnóstico
- Guiar aspiração e drenagem

PAPEL DA TOMOGRAFIA COMPUTADORIZADA
- Detectar necrose pancreática (pacientes sob suspeita de pancreatite grave)
- Detectar complicações da pancreatite aguda
- Diagnosticar pancreatite aguda insuspeita ou confirmar o seu diagnóstico
- Diagnosticar condições que se assemelham à pancreatite aguda, incluindo isquemia, ulceração ou perfuração gastrointestinal e ruptura de aneurisma da aorta abdominal
- Guiar aspiração e drenagem

endoscópica também é valiosa no diagnóstico de microlitíase e pâncreas *divisum*.[61]

Em virtude de suas complicações (incluindo pancreatite) e custo alto, a CPRE, anteriormente uma modalidade tanto diagnóstica quanto terapêutica, atualmente tem ficado reservada para o tratamento.[62] Às vezes, quando utilizada em conjunto com esfincterectomia endoscópica e remoção de cálculos, a CPRE é uma modalidade terapêutica útil na coledocolitíase com icterícia, dilatação do ducto biliar comum, pancreatite aguda ou colangite.[63]

Achados Ultrassonográficos

A avaliação da vesícula e dos ductos biliares é o foco da maioria dos exames ultrassonográficos realizados em pacientes com pancreatite aguda. No entanto, é importante compreender as anormalidades pancreáticas e extrapancreáticas associadas à pancreatite aguda. O uso combinado de amilase e lipase séricas produz sensibilidade e especificidade de 90% a 95% no diagnóstico da pancreatite aguda,[64] mas os casos mais leves podem passar despercebidos. Na pancreatite aguda leve, o paciente pode apresentar-se para o diagnóstico após a elevação transitória da amilase e níveis de lipase resolvidos; portanto, nenhum indicador sérico de pancreatite pode estar presente.[65] Nesses pacientes, o diagnóstico de pancreatite aguda leve é clínico. Por outro lado, o diagnóstico de pancreatite grave pode passar despercebido porque a dor não está presente ou está mascarada por outros sintomas. Analisando casos de pancreatite fatal entre 1980 e 1985, Lankisch et al.[66] relataram que 30% dos casos não foram diagnosticados até a autópsia.

Após uma busca criteriosa por **cálculos** na vesícula biliar e no ducto biliar, o pâncreas inteiro deve ser examinado. Após examinar o pâncreas, deve-se procurar patologia peripancreática no omento menor, espaços pararrenais anteriores e mesocólon transverso.

A prevalência relatada de anormalidade ultrassonográfica na pancreatite aguda varia de 33% a 92%. Em uma avaliação retrospectiva de pacientes com pancreatite aguda por meio de um protocolo de varredura por ultrassonografia para procurar achados associados à pancreatite, Finstad et al.,[37] encontraram anormalidades em 45 dos 48 pacientes (92%) (Tabela 7.2).

A ecogenicidade pancreática diminui na pancreatite aguda devido ao edema intersticial. Em alguns pacientes, a ecogenicidade estava normal. Em casos raros, a ecogenicidade pode mesmo aumentar, possivelmente devido a hemorragia, necrose ou saponificação gordurosa. Cotton et al.[67] observaram que, em comparação com o fígado, a ecogenicidade aumentou em 16% dos indivíduos normais e em 32% dos indivíduos com pancreatite aguda. Finstad et al.[37] não encontraram pacientes com pancreatite aguda com ecogenicidade globalmente aumentada, embora ocorram áreas focais hiperecogênicas ou heterogêneas.

O **aumento do pâncreas** é quase universal na pancreatite aguda. Infelizmente, pode ser difícil julgar esse aumento porque não se conhece o tamanho pancreático antes do início da pancreatite e ele varia amplamente. Em 1955, Guerra et al.[7] descreveram que a espessura do corpo do pâncreas normal em 261 pacientes adultos era de 10,1 mm (± 3,8 mm; variação, 4-23 mm). Em 2005, Finstad et al.[37] encontraram, em uma série de pacientes com pancreatite aguda, uma medida anteroposterior principal do corpo do pâncreas ao nível da AMS de 21,1 mm (± 6,4 mm; variação, 12-45 mm), quase duas vezes a média encontrada por Guerra et al. em indivíduos normais. Parece razoável, portanto, usar **22 mm** (média mais três desvios-padrão) como o limite da espessura pancreática normal, entendendo que

TABELA 7.2 Anormalidades Ultrassonográficas na Pancreatite Aguda

Anormalidade	Nº de Pacientes (Total de 48)	Prevalência
Inflamação peripancreática	29	60%
Parênquima heterogêneo	27	56%
Diminuição da ecogenicidade da glândula	21	44%
Margem anterior indistinta	16	33%
Pâncreas aumentado[a]	13	27%
Alteração focal de eco intrapancreático	11	23%
Coleções líquidas peripancreáticas	10	21%
Massa focal	8[b]	17%
Inflamação perivascular	5	10%
Dilatação do ducto pancreático	2	4%
Trombose venosa	2	4%

[a]Dimensão anteroposterior foi ≥ 23 mm na artéria mesentérica superior.
[b]Cinco dos oito eram hipoecoicos.
Modificada de Finstad TA, Tchelepi H, Ralls PW. Sonography of acute pancreatitis: prevalence of findings and pictorial essay. Ultrasound Q. 2005;21(2):95-104.[37]

este provavelmente não é um método sensível para diagnosticar a pancreatite aguda (Fig. 7.22).

O achado clássico de **ecogenicidade glandular diminuída** está presente em apenas 44% dos pacientes. Além disso, quando há infiltração gordurosa do fígado, o pâncreas normal pode parecer hipoecoico, um padrão chamado de "**pseudopancreatite**" (Fig. 7.23). A heterogeneidade pancreática é um achado subjetivo, porém comum, presente em mais de 50% dos pacientes (Fig. 7.24). São observadas regiões hipoecoicas focais em alguns pacientes (Fig. 7.25).

O achado menos subjetivo, mais comum, e por isso mais útil, é a **inflamação associada à pancreatite** (Fig. 7.26; ver também as Figs. 7.22 e 7.24). Alterações inflamatórias extrapancreáticas podem ser detectadas mesmo quando o contorno pancreático é normal e o pâncreas não está evidentemente aumentado. A inflamação pancreática é tipicamente hipoecoica ou anecoica (Fig. 7.27) e se adequa a um espaço retroperitoneal ou peritoneal conhecido (Vídeo 7.2). Pode ser difícil ou impossível distinguir inflamação de líquido (Fig. 7.28). Ao contrário da inflamação, as coleções líquidas sempre apresentam margens convexas, são mais espessas e mais localizadas, podem causar um efeito de massa e às vezes têm reforço acústico posterior (Fig. 7.29; Vídeo 7.3).

A **inflamação** é encontrada mais frequentemente anterior e adjacente ao pâncreas no **retroperitônio peripancreático** (Figs. 7.22, 7.26

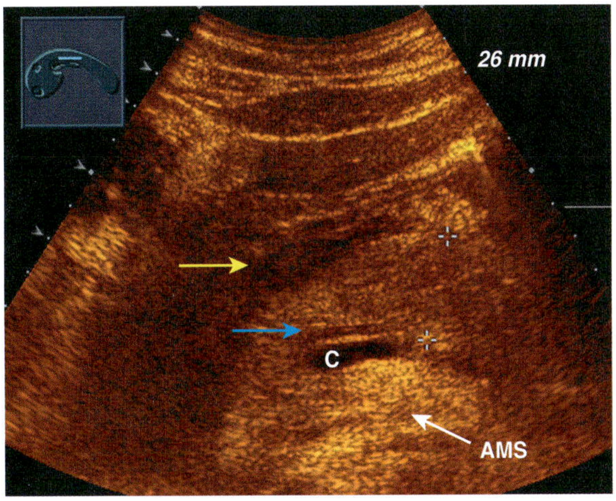

FIG. 7.22 Pâncreas aumentado, pancreatite aguda com inflamação. Imagem transversal do pâncreas mostra dimensão anteroposterior de 26 mm (cursores) no nível da artéria mesentérica superior (*AMS*). Observe a inflamação aguda anterior ao pâncreas (*seta amarela*) e anterior (*seta azul*) à confluência (*C*) da veia esplênica com a veia mesentérica superior.

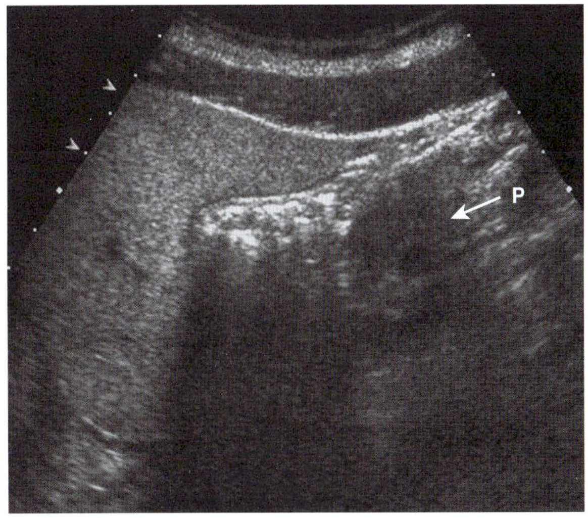

FIG. 7.23 Pseudopancreatite. Imagem longitudinal do pâncreas (*P*) e do fígado mostra que o fígado gorduroso é mais ecogênico que o pâncreas normal, simulando pâncreas hipoecoico.

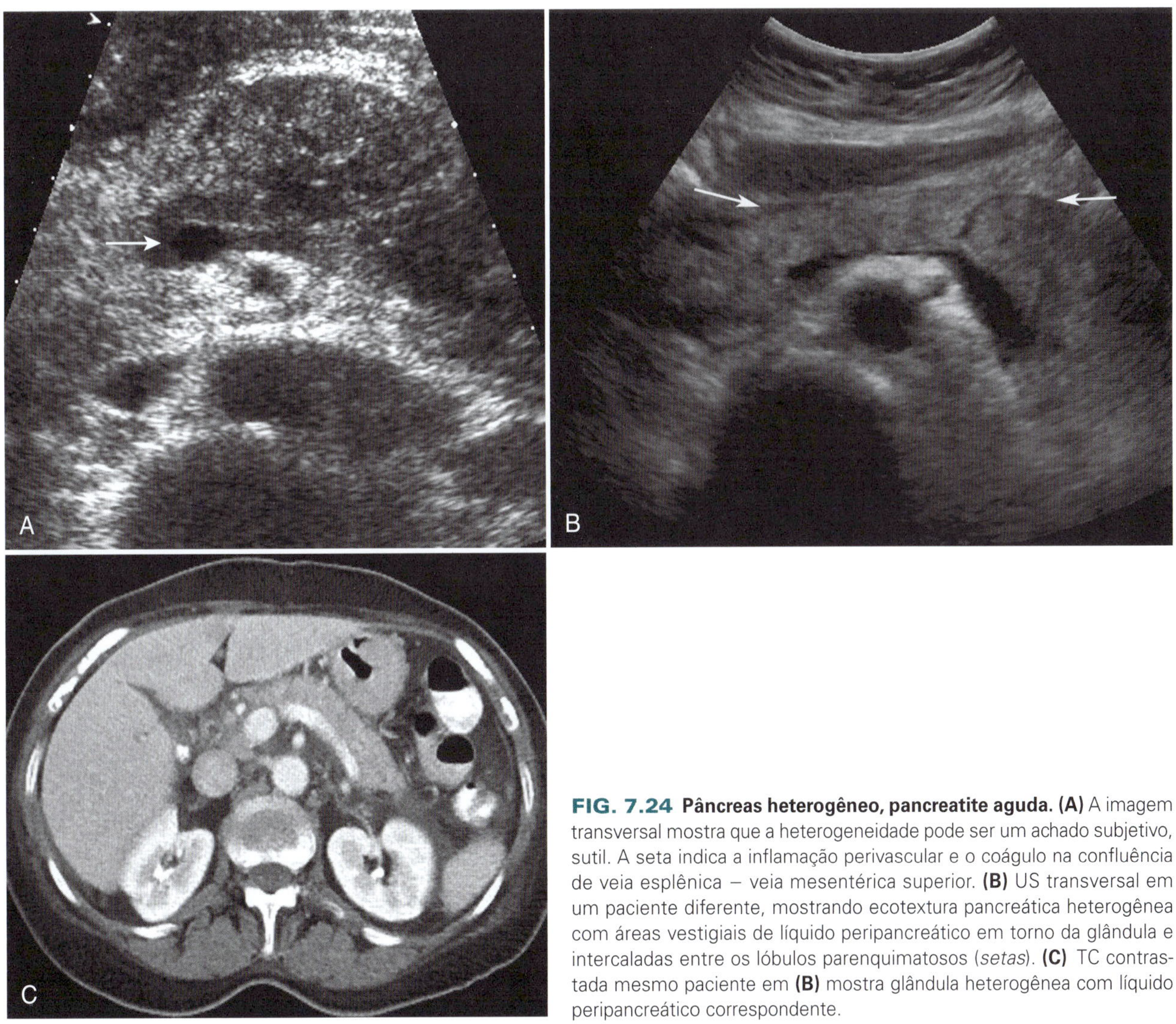

FIG. 7.24 Pâncreas heterogêneo, pancreatite aguda. (A) A imagem transversal mostra que a heterogeneidade pode ser um achado subjetivo, sutil. A seta indica a inflamação perivascular e o coágulo na confluência de veia esplênica – veia mesentérica superior. **(B)** US transversal em um paciente diferente, mostrando ecotextura pancreática heterogênea com áreas vestigiais de líquido peripancreático em torno da glândula e intercaladas entre os lóbulos parenquimatosos (*setas*). **(C)** TC contrastada mesmo paciente em **(B)** mostra glândula heterogênea com líquido peripancreático correspondente.

e 7.28), os espaços pararrenais anteriores direito e esquerdo, os espaços perirrenais e o mesocólon transverso. Os **espaços pararrenais anteriores** são mais bem visualizados através de uma abordagem pelo flanco em coronal (Fig. 7.30). O paciente é examinado enquanto está em decúbito com o transdutor angulado para obter um plano de corte sagital através do flanco. Áreas de inflamação no espaço pararrenal anterior são vistas imediatamente adjacentes à gordura ecogênica no **espaço perirrenal**. A inflamação pancreática aguda no espaço pararrenal anterior ocasionalmente contorna a **fáscia de Gerota**. Massas inflamatórias (antigamente chamadas de **fleimões,** esse termo foi abandonado na classificação de Atlanta mais recente) podem estar presentes (Fig. 7.31; ver Fig. 7.28). A região do **mesocólon transverso** pode ser bem visualizada na maioria dos pacientes nos cortes longitudinais. A inflamação pode se estender caudal ao pâncreas e atrás do estômago (Fig. 7.32; ver também Fig. 7.21) podendo alcançar o cólon transverso. O próprio cólon transverso pode ser difícil de identificar; no plano transversal, ele se apresenta diretamente anterior à cabeça e ao processo uncinado do pâncreas. A disseminação da inflamação ao longo dos espaços perivasculares, especialmente a veia esplênica e a confluência esplenoportal, é característica de pancreatite aguda (Figs. 7.33, 7.34 e 7.35; ver também Figs. 7.22, 7.24 e 7.26). Essa

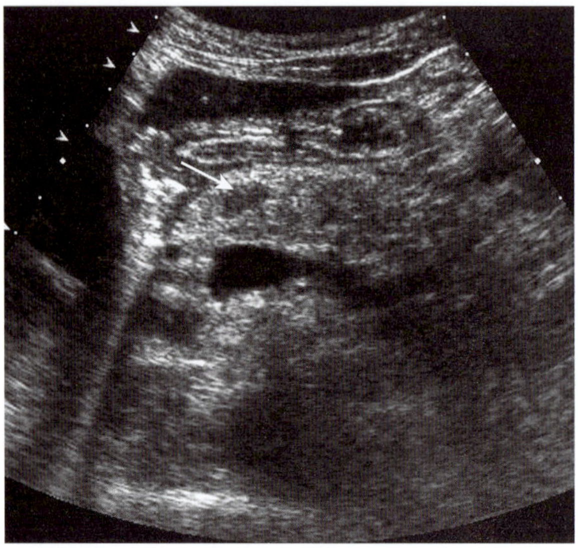

FIG. 7.25 Área focal hipoecoica, pancreatite aguda. Imagem transversal mostra pâncreas heterogêneo com área focal hipoecoica (*seta*).

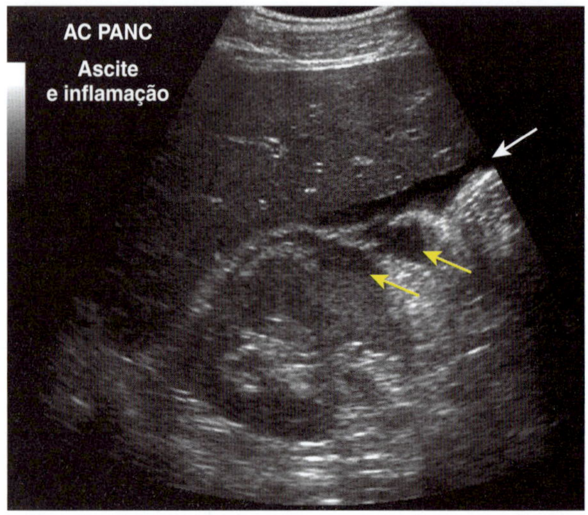

FIG. 7.27 Inflamação e líquido ascítico, pancreatite aguda. Imagem transversal do quadrante superior direito mostra inflamação aguda no espaço pararrenal anterior (retroperitoneal) e no espaço perirrenal (*setas amarelas*). Há ascite no espaço sub-hepático adjacente (*seta branca*). Veja também o Vídeo 7.2.

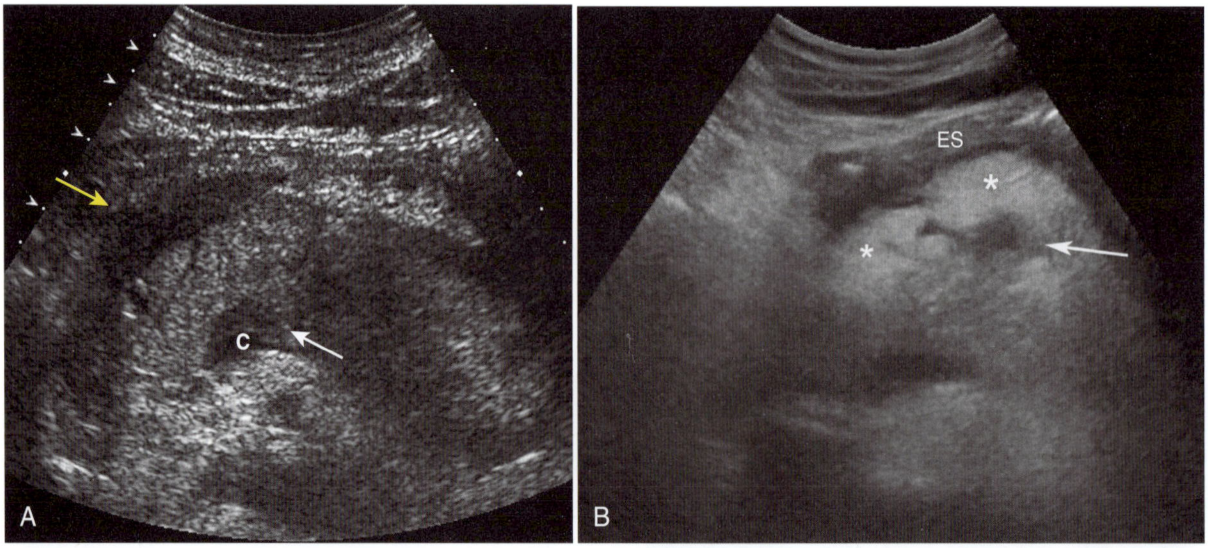

FIG. 7.26 Inflamação por pancreatite aguda. (A) Imagem transversal mostra inflamação aguda anterior ao pâncreas (*seta amarela*) e anterior à confluência (*C*) de veia esplênica – veia mesentérica superior (*seta branca*). O pâncreas está aumentado e heterogêneo. **(B)** Imagem transversal exibindo inflamação aguda anterior ao pâncreas, deslocando o estômago (*ES*) anteriormente. Existe aspecto ecogênico da gordura peripancreática (*) e da pequena coleção líquida de permeio (*seta*).

inflamação perivascular pode explicar por que alguns pacientes desenvolvem trombose da veia porta (Figs. 7.36 e 7.37; ver também Fig. 7.34). Ocasionalmente, achados retroperitoneais similares aos vistos na pancreatite aguda podem ser observados em pacientes com ascite, talvez devido a peritônio "poroso".

Complicações

As complicações da pancreatite aguda podem ser classificadas em sistêmicas (relacionadas à falência de órgãos) e locais.[34,68]

Complicações Locais da Pancreatite Aguda

Coleções líquidas agudas
Pseudocistos
Abscesso pancreático
Necrose
Necrose infectada
Hemorragia
Trombose venosa
Pseudoaneurismas

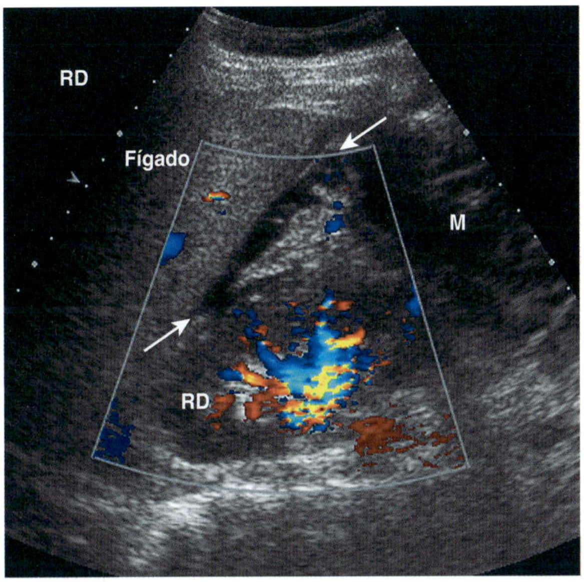

FIG. 7.28 Inflamação simulando líquido livre. Imagem longitudinal do quadrante superior direito mostra que a inflamação aguda (*setas*) no espaço pararrenal (retroperitoneal) simula líquido e poderia ser confundida com ascite. Observe a massa (*M*) inflamatória peritoneal. *RD*, rim direito.

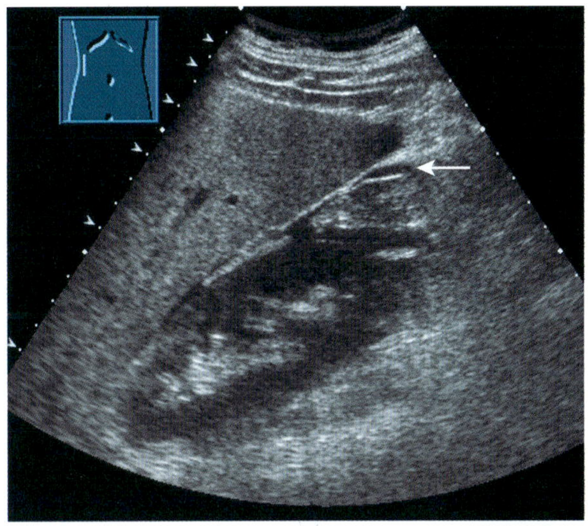

FIG. 7.30 Inflamação nos espaços pararrenal anterior direito e perirrenal. Imagem longitudinal coronal do quadrante superior direito; a posição em decúbito facilita a visualização dos espaços pararrenal e perirrenal. A inflamação delineia parcialmente o espaço perirrenal (*seta*), que está contido pela **fáscia de Gerota**.

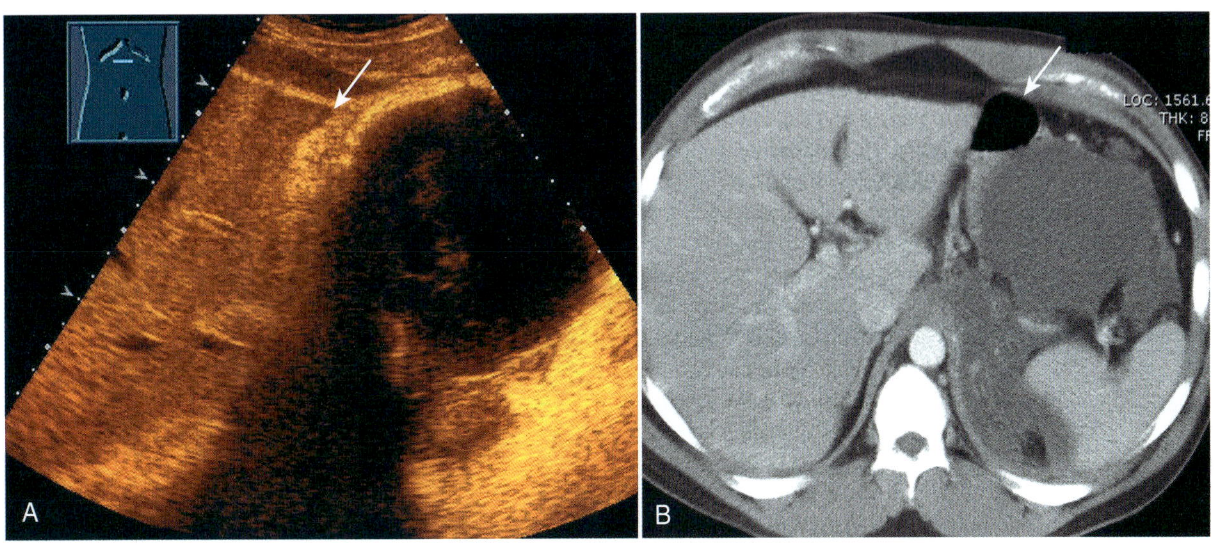

FIG. 7.29 Coleção líquida associada à pancreatite. (A) US transversal e **(B)** TC de uma coleção líquida na bolsa omental. Tais coleções estão, na verdade, no retroperitônio pré-pancreático. Observe o estômago deslocado (*setas*). Veja também o Vídeo 7.3.

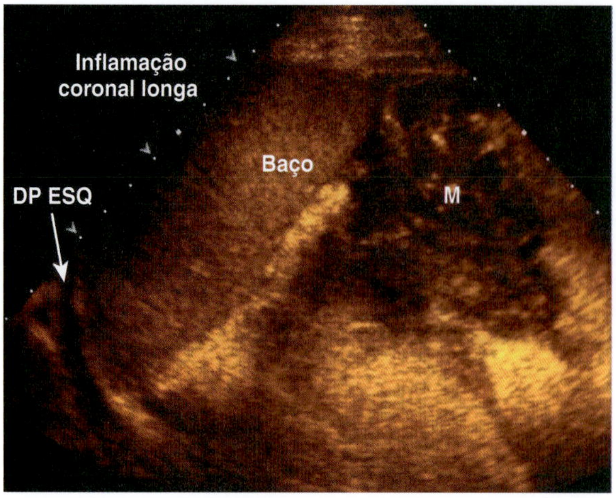

FIG. 7.31 Massa inflamatória no espaço pararrenal anterior esquerdo. Imagem longitudinal coronal do quadrante superior esquerdo mostra massa (*M*) inflamatória retroperitoneal. Essas massas eram chamadas anteriormente de "fleimões", antes de o termo ser proscrito pelo Simpósio Internacional de Pancreatite Aguda (Atlanta) em 1992. DP ESQ, derrame pleural esquerdo.

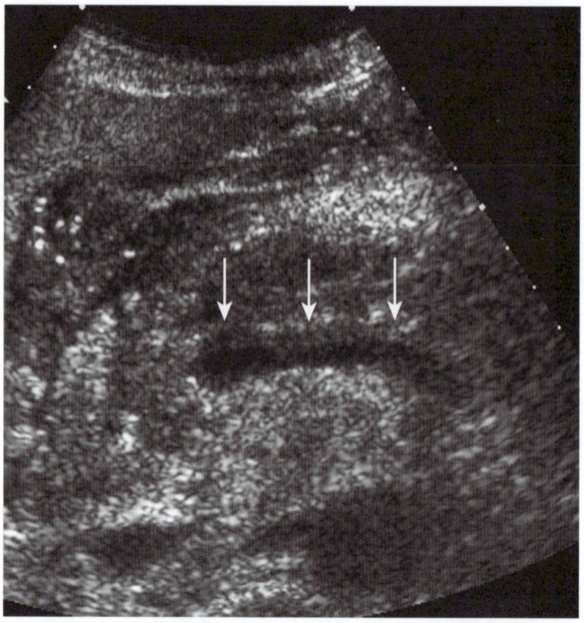

FIG. 7.33 Inflamação perivascular. Imagem transversal do corpo do pâncreas mostra inflamação hipoecoica (*setas*) em torno da veia esplênica.

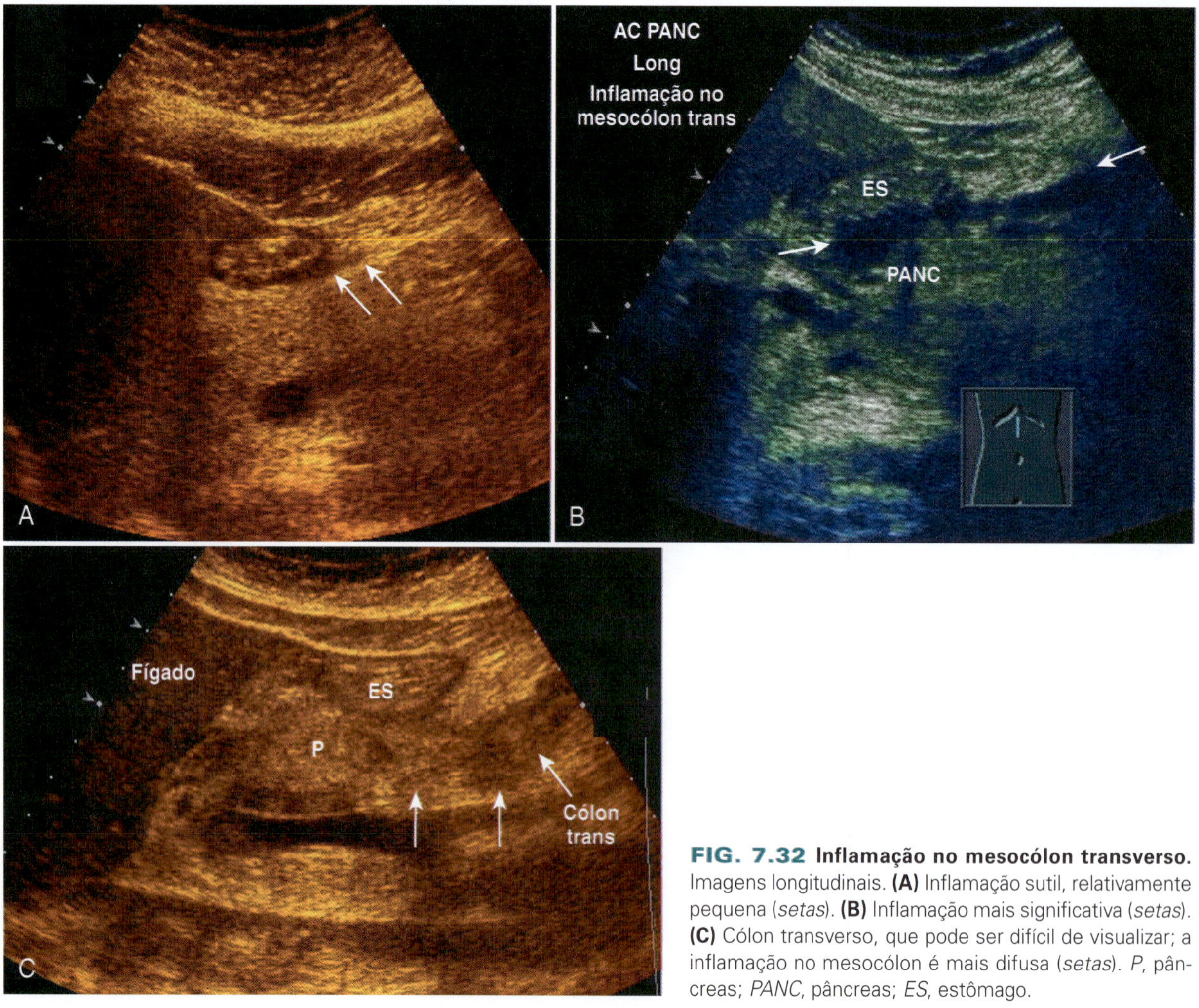

FIG. 7.32 Inflamação no mesocólon transverso. Imagens longitudinais. **(A)** Inflamação sutil, relativamente pequena (*setas*). **(B)** Inflamação mais significativa (*setas*). **(C)** Cólon transverso, que pode ser difícil de visualizar; a inflamação no mesocólon é mais difusa (*setas*). *P*, pâncreas; *PANC*, pâncreas; *ES*, estômago.

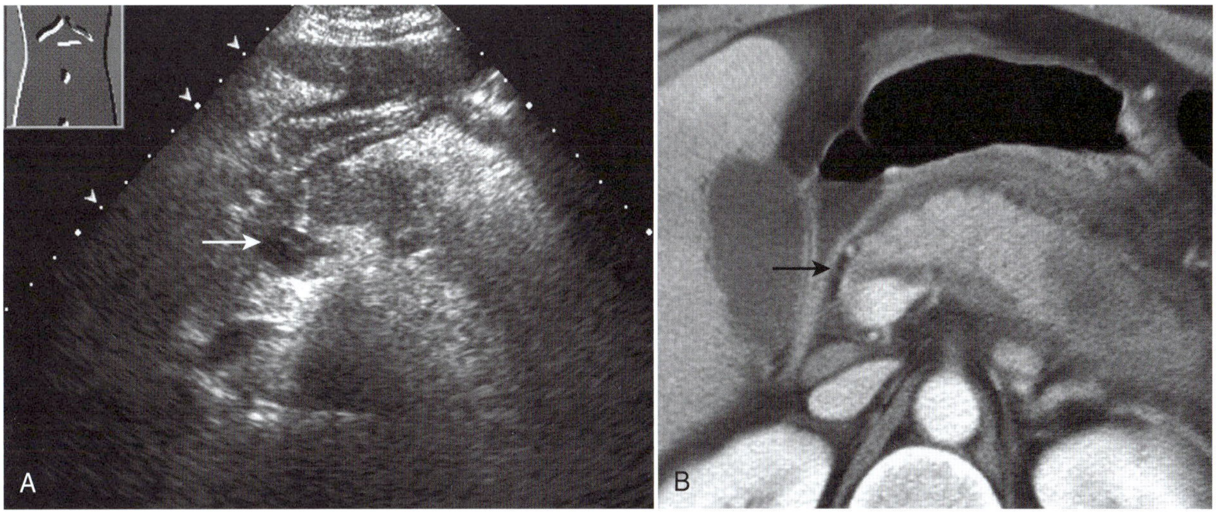

FIG. 7.34 Pancreatite causando inflamação perivascular. (A) US transversal e **(B)** tomografia computadorizada (TC) do pâncreas mostram evidências óbvias de inflamação perivascular (*setas*), hipoecoica na ultrassonografia e hipodensa na TC.

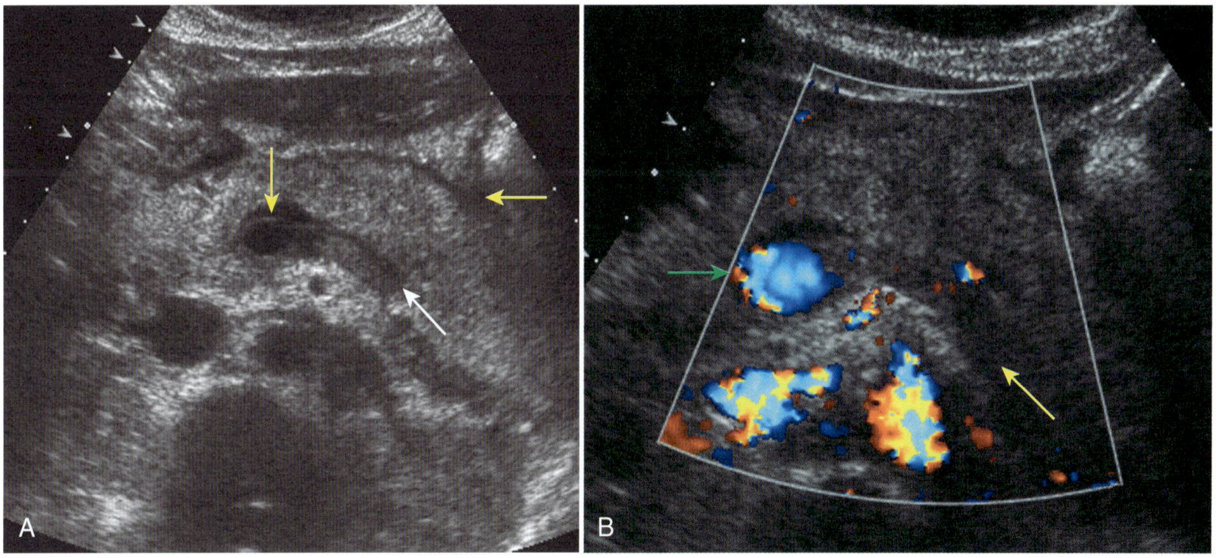

FIG. 7.35 Inflamação perivascular e coágulo causado por pancreatite. (A) US transversal do pâncreas mostra a confluência livre de trombos, mas existe um coágulo na veia esplênica (*seta branca*). Observe os sinais óbvios de inflamação perivascular e pré-pancreática (*setas amarelas*). **(B)** US transversal com Doppler colorido confirma o coágulo na veia esplênica (*seta amarela*) e a confluência desobstruída (*seta verde*).

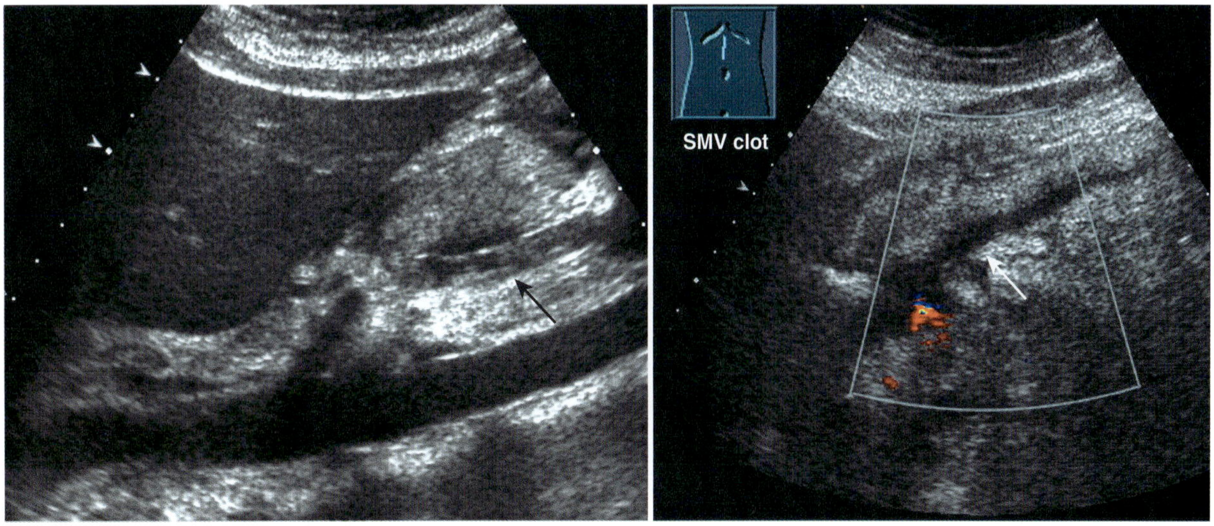

FIG. 7.36 Coágulo na veia mesentérica superior. US longitudinais mostram coágulo na veia mesentérica superior (*VMS*) (*setas*) em dois pacientes com pancreatite aguda.

Coleções Líquidas Agudas

As coleções líquidas associadas à pancreatite representam um espectro de doença e por isso podem ser problemáticas para serem classificadas (Figs. 7.38 e 7.39; ver também Fig. 7.29). As coleções líquidas, quando contêm debris ou necrose, ou podem estar infectadas, nem sempre podem ser categorizadas. Aproximadamente 40% dos pacientes com pancreatite aguda desenvolvem coleções líquidas agudas.[69,70] Cerca de metade delas desaparece espontaneamente,[69] com resolução de cerca de 70% em pacientes com pancreatite não necrosante.[70] Por isso, não é apropriado fazer drenagem ou outra intervenção, a menos que se associe uma rara infecção. A Classificação de Atlanta sugere que a diferenciação entre coleção líquida aguda e pseudocisto deve ser feita 4 semanas após o início da doença.[27,34] Outros autores sugerem que uma coleção líquida que persiste por 6 semanas deve ser considerada um pseudocisto. A definição de 6 semanas se baseia no cuidado cirúrgico clássico; a parede do pseudocisto requer 6 semanas para "amadurecer" ao ponto de poder ser drenada cirurgicamente.[71]

Pseudocistos

Os pseudocistos pancreáticos são uma complicação bem conhecida da pancreatite aguda ou crônica. Os pseudocistos compreendem 75%[72] a 90%[73] de todas as lesões císticas do pâncreas. A "parede" dos pseudocistos pancreáticos consiste em tecido fibroso e de granulação. Portanto, diferentemente dos cistos verdadeiros ou neoplasias císticas, os pseudocistos não apresentam revestimento epitelial. Os pseudocistos são mais comuns em pacientes com pancreatite crônica do que naqueles com pancreatite aguda. A prevalência dos pseudocistos varia de 5% a 16% em pacientes com pancreatite aguda. Na pancreatite crônica, a prevalência varia de 20% a 40%, com as taxas mais altas nas pancreatites associadas ao etilismo.[74] Ocasionalmente, os pseudocistos podem ser causados por trauma (Fig. 7.40).

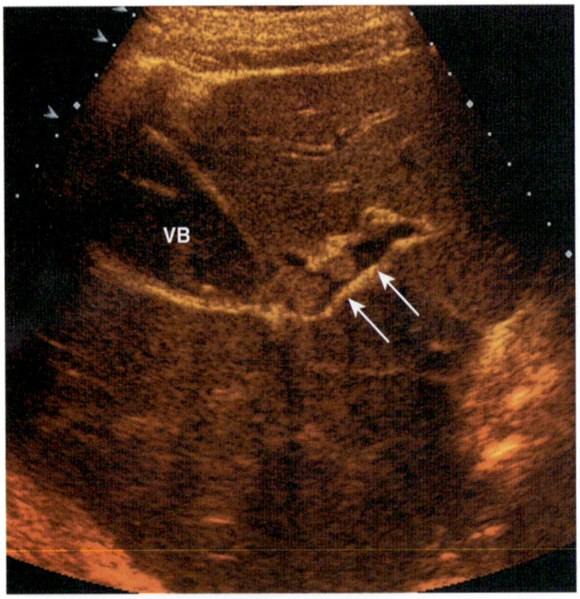

FIG. 7.37 Coágulo na veia porta esquerda. US transversal mostrando coágulo na veia porta esquerda (*setas*) causado por pancreatite. *VB*, vesícula biliar.

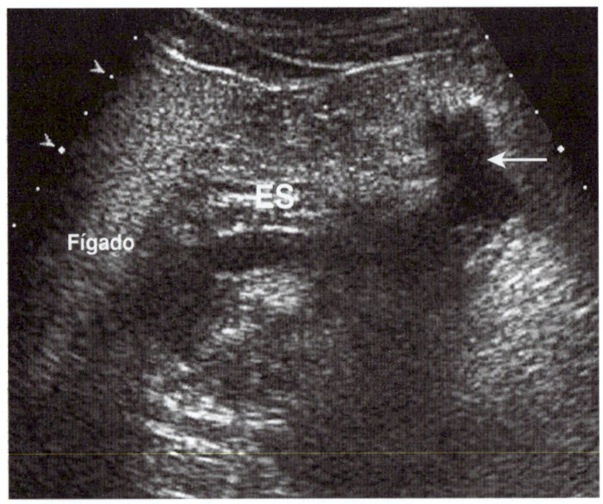

FIG. 7.38 Coleção líquida aguda. Imagem longitudinal mostra inflamação e coleção líquida aguda (*seta*) no mesocólon transverso. *ES*, estômago.

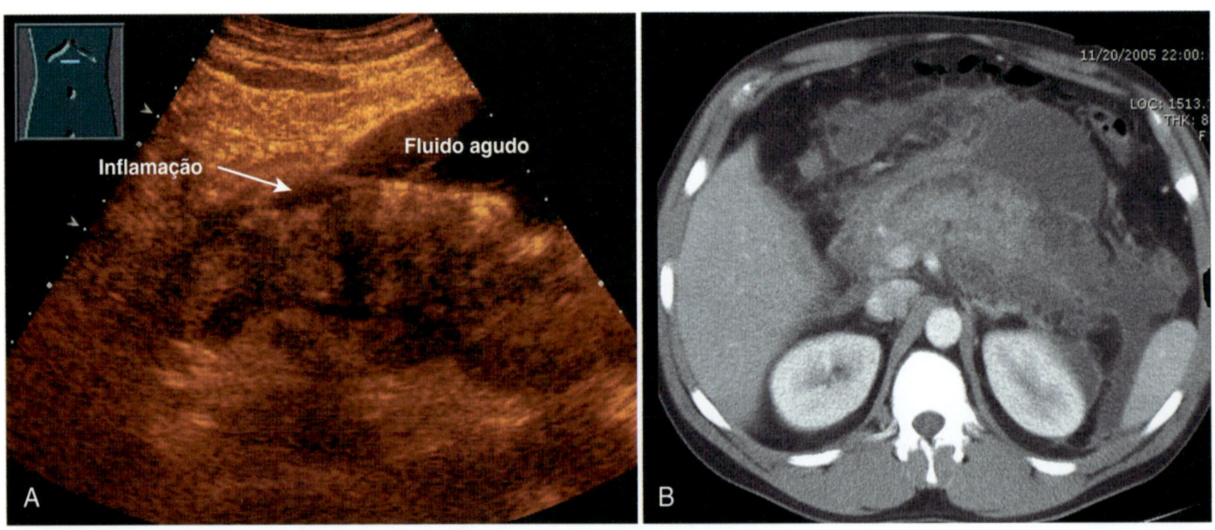

FIG. 7.39 Coleção líquida associada à pancreatite. (A) US transversal e **(B)** TC mostram pâncreas aumentado e heterogêneo com inflamação peripancreática proeminente e coleção líquida aguda que depois desapareceu espontaneamente.

O mais importante no diagnóstico por imagem dos pseudocistos é evitar a confusão com neoplasia cística, um erro que pode levar a resultados clínicos adversos.[75] Infelizmente, essa distinção pode ser difícil. O principal critério para diagnosticar um pseudocisto é o histórico clínico ou evidências de pancreatite aguda ou crônica no exame por imagem. Se isso falhar, a diferenciação entre um pseudocisto e lesões pancreáticas crônicas se torna problemática. Os achados ultrassonográficos dos pseudocistos são variáveis. Os pseudocistos podem alcançar aspecto de quase puramente cístico a coleções com considerável irregularidade parietal, septações e ecogenicidade interna devido aos debris (Fig. 7.41) por necrose, hemorragia (Fig. 7.40) ou infecção. A diferenciação bem-sucedida entre neoplasia cística e pseudocisto depende de um alto grau de suspeita para possível neoplasia cística e do entendimento de achados fortemente sugestivos das "suspeitas comuns": **neoplasia cística serosa (adenoma microcístico), neoplasia cística mucinosa, tumor sólido pseudopapilar** e **neoplasia mucinosa papilar intraductal.**[76] A caracterização de neoplasias císticas por TC ou RM não é confiável, mesmo quando a certeza diagnóstica dos revisores era de 90% ou mais.[77]

O manejo conservador dos pseudocistos é apropriado, a menos que ocorram complicações. Como observado, muitos pseudocistos apresentam resolução espontânea. Os pseudocistos persistentes não complicados não requerem intervenção e podem ser acompanhados com segurança.[78,79] Indicações para a drenagem de um pseudocisto incluem dor abdominal, geralmente relacionada ao crescimento (ou à hemorragia) do pseudocisto, obstrução biliar (Fig. 7.41) e obstrução gastrointestinal (geralmente duodenal).[80] A formação de fístula interna ou externa pode resultar em ascite pancreática ou derrame pleural.[81] A reação inflamatória da pancreatite pode digerir e dissecar através dos limites dos planos tissulares. Por exemplo, pseudocistos e massas inflamatórias podem aparecer no colo do pâncreas[81,82] ou na virilha[83] (Fig. 7.42).

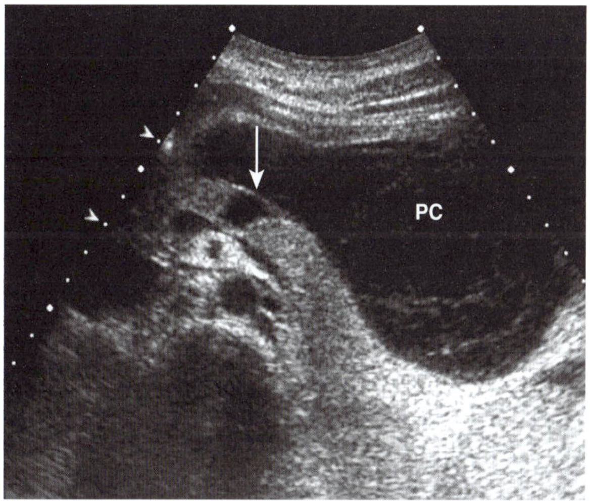

FIG. 7.40 Fratura pancreática e pseudocisto associado. US transversal mostra fratura/laceração (seta) do corpo do pâncreas. Desenvolveu-se um pseudocisto (*PC*) anterior ao pâncreas. Trauma é causa incomum de pseudocistos pancreáticos. (Cortesia de Stephanie Wilson, MD.)

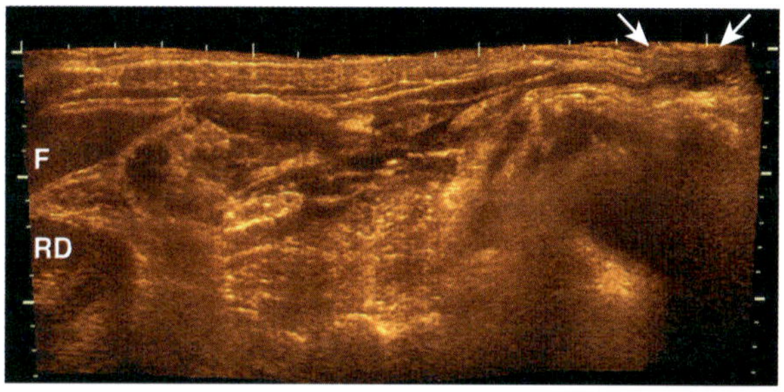

FIG. 7.42 Inflamação por pancreatite causando massa na virilha. US longitudinal com campo de visão estendido desde o quadrante superior direito até a virilha. Observa-se massa inflamatória (*setas*) caudal ao ligamento inguinal. A disseminação extensa da inflamação aguda é comum na pancreatite aguda. *F*, fígado; *RD*, rim direito.

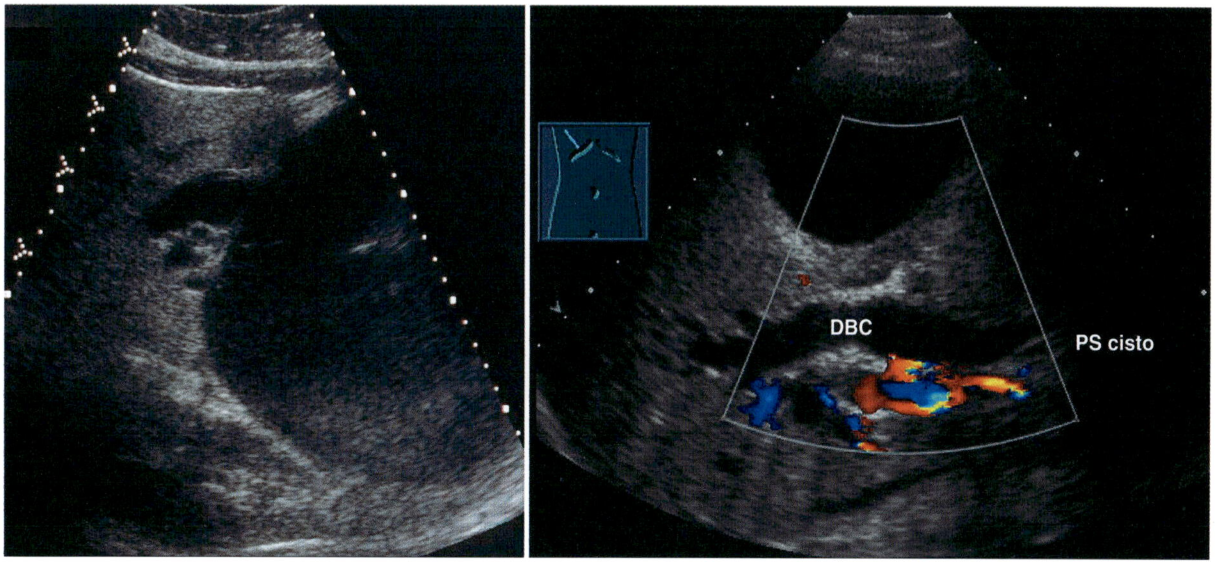

FIG. 7.41 Pseudocistos causando obstrução biliar. US longitudinais oblíquas em dois pacientes diferentes mostram dilatação do ducto biliar comum (*DBC*) por obstrução. A obstrução biliar é indicação para drenagem do pseudocisto (*PS cisto*).

Necrose e Abscesso

A **necrose pancreática significativa** é definida pelo sistema de Classificação de Atlanta como parênquima pancreático não realçado com mais de 3 cm ou envolvendo mais que 30% da área do pâncreas na TCC.[27,28] Esses pacientes correm maior risco do que aqueles sem necrose e são tratados com antibióticos profiláticos e acompanhados de perto. A necrose não pode ser diagnosticada definitivamente pela ultrassonografia, embora agentes de contraste ultrassonográficos possam alterar tal situação.

A terminologia da Classificação de Atlanta é um pouco confusa quando descreve infecção significativa associada à pancreatite. O termo *abscesso pancreático* é reservado para coleções líquidas infectadas, essencialmente pseudocistos que se tornaram infectados. **Necrose pancreática infectada**, uma condição muito mais grave, também pode resultar em coleções preenchidas com pus, que também devem ser chamadas de *abscessos* em outros quadros clínicos. Por isso, é melhor pensar em **dois tipos distintos de abscesso associados à pancreatite aguda,** como a seguir:

1. O abscesso pancreático original da Classificação de Atlanta, um pseudocisto/coleção líquida infectado que tem necrose mínima. A Classificação de Atlanta revisada deixou cair em desuso o termo *abscesso pancreático* por causa da confusão sobre o seu significado.[34]
2. Necrose infectada com coleção líquida, que origina-se a partir da infecção do tecido pancreático necrótico.

Tratamento

As principais abordagens no tratamento dos pseudocistos incluem cirurgia, drenagem percutânea guiada por imagem e drenagem guiada por endoscopia. Andrén-Sandberg et al.[71] afirmaram:

> *Não há estudos randomizados para os protocolos de manejo dos pseudocistos pancreáticos. (...) Em primeiro lugar, é importante diferenciar pseudocistos agudos dos crônicos para o manejo, mas ao mesmo tempo não deixar passar as neoplasias císticas. O tratamento conservador deve ser sempre considerado como primeira opção (pseudocistos não devem ser tratados apenas porque estão lá).*

É difícil determinar o melhor método para tratar pseudocistos. A causa da pancreatite, a comunicação do ducto pancreático com o pseudocisto e a experiência técnica local devem ser consideradas quando se escolhe um método de tratamento. Embora os dados não sejam claros, a **drenagem percutânea** dos pseudocistos tem probabilidade de ter menos sucesso global do que a drenagem cirúrgica ou endoscópica.[84] Apesar disso, a drenagem percutânea pode ser usada como primeira opção, com as outras técnicas sendo reservadas para quando a drenagem percutânea falha. No grande subconjunto de pacientes com anatomia ductal normal e sem comunicação do pseudocisto com o ducto pancreático, a drenagem percutânea é bem-sucedida em mais de 80%. Por outro lado, a drenagem percutânea falhou em 77% a 91% dos pacientes que tinham obstrução ou estreitamentos ductais.[80] Portanto, a CPRE[85] e, em alguns casos, a CPRM[58,74] podem ser úteis na seleção da técnica de tratamento.

Abscessos pancreáticos (coleções líquidas infectadas sem necrose significativa) são melhor tratados por drenagem percutânea.[85] A drenagem percutânea também pode ser usada em **necrose infectada**, por ser curativa em alguns pacientes[86] e ser uma técnica temporizadora útil em outros.[84] Embora o manejo da infecção na pancreatite venha evoluindo,[27] o tratamento para necrose pancreática infectada continua sendo o debridamento cirúrgico.

Complicações Vasculares

Ocorrem complicações vasculares tanto na pancreatite aguda quanto na crônica. As complicações vasculares mais significativas são os **pseudoaneurismas** e a **trombose venosa**. A maioria das pancreatites hemorrágicas clinicamente insignificantes está relacionada à doença venosa e dos pequenos vasos, enquanto a hemorragia potencialmente fatal está relacionada à digestão enzimática ou pseudoaneurisma dos vasos principais, incluindo as artérias esplênica, gastroduodenal (Fig. 7.43) e pancreaticoduodenal superior. A prevalência de hemorragia em pacientes com pseudocistos é de 5%, com até 40% de mortalidade.[87] A erosão vascular pode produzir uma expansão súbita, dolorosa, do cisto ou sangramento gastrointestinal causado pelo sangramento através do ducto pancreático ("hemosuccus pancreaticus").[88] A trombose do sistema venoso portal pode ocorrer tanto na pancreatite aguda quanto na crônica;[68] sendo a **trombose da veia esplênica** a mais comum (Fig. 7.44). Agarwal et al.[89] relataram prevalência de 22% de trombose da veia esplênica em pacientes com pancreatite crônica. Bernardes et al.[90] relataram a prevalência de **trombose venosa portal** em 5,6% (15/266). A trombose da veia esplênica pode resultar em sangramento gastrointestinal superior por varizes gástricas, chamada de **hipertensão portal "sinistra" (do lado esquerdo)**.

PANCREATITE CRÔNICA

A prevalência da pancreatite crônica varia de 3,5 a 10 em população de 100 mil. A pancreatite crônica é caracterizada por inflamação pancreática intermitente com dano progressivo, irreversível, da glândula. Histopatologicamente, as características-chave são fibrose, atrofia acinar, inflamação crônica e ductos distorcidos e bloqueados.[91] Por

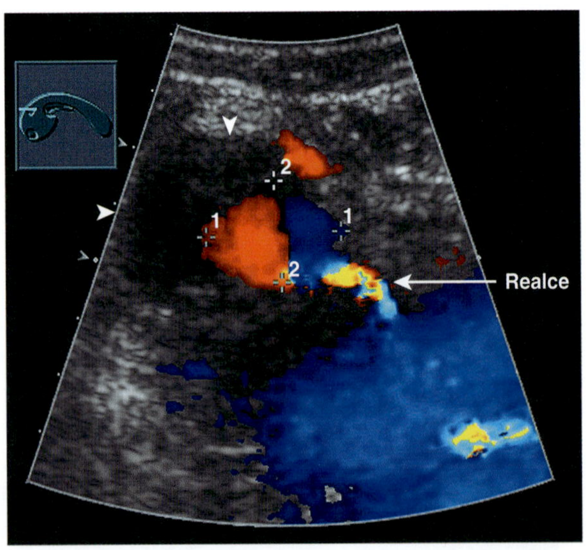

FIG. 7.43 Pseudoaneurisma pancreático. US transversal com Doppler colorido mostra pseudoaneurisma associado à pancreatite aguda originando-se na artéria gastroduodenal. Observa-se a porção coagulada do pseudoaneurisma (*pontas de seta*). Os marcadores denotam a porção desobstruída do pseudoaneurisma. O pseudoaneurisma é uma complicação rara da pancreatite, muito menos comum que a trombose venosa. Observe o aspecto "yin e yang" (*vermelho/azul*) no Doppler colorido representando o turbilhonamento sanguíneo na lesão.

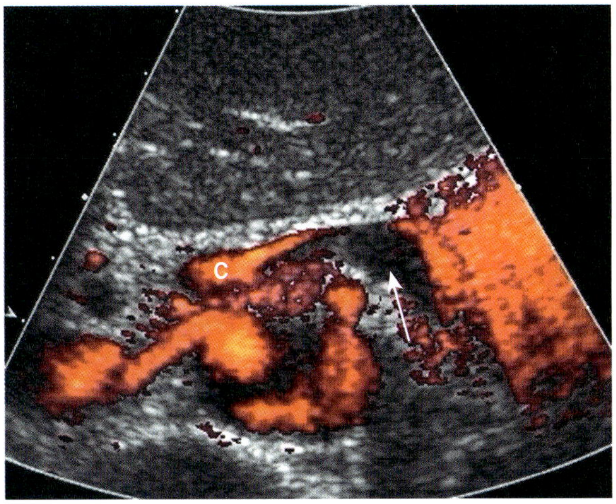

FIG. 7.44 Coágulo na veia esplênica. Imagem transversal com *power* Doppler mostrando coágulo parcial na veia esplênica (*seta*) causado por pancreatite crônica. *C*, confluência das veias esplênica e mesentérica superior.

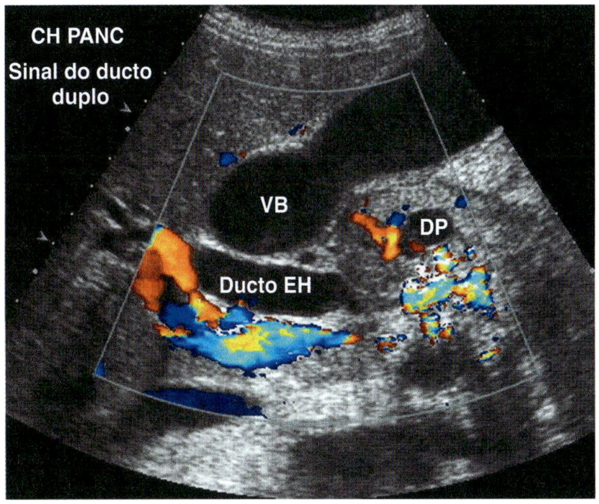

FIG. 7.45 Sinal do "ducto duplo". Imagem longitudinal oblíqua mostra dilatação por obstrução do ducto pancreático (*DP*) e do ducto biliar extra-hepático (*EH*). A pancreatite crônica geralmente causa o sinal do duplo ducto. *VB*, vesícula biliar.

fim, a pancreatite crônica leva à alteração estrutural permanente e funções endócrina e exócrina deficientes. Algumas alterações morfológicas duradouras incluem alterações na textura parenquimatosa, atrofia glandular e aumento glandular, massas focais, dilatação e ducto pancreático em rosário (muitas vezes com calcificações intraductais) e pseudocistos.

O etilismo é a causa predominante da pancreatite crônica (70% a 90% em países ocidentais).[92] Outras causas incluem obstrução do ducto pancreático causada por estenoses, hipertrigliceridemia, hipercalcemia, pancreatite autoimune, pancreatite tropical e outras mutações genéticas.[93]

A pancreatite crônica é caracterizada clinicamente por dor, má absorção e diabetes. O tratamento da pancreatite crônica não complicada é geralmente conservador, com o objetivo principal de melhorar a qualidade de vida do paciente pelo alívio da dor e suavizar a má absorção e o diabetes. Intervenções cirúrgicas e endoscópicas são reservadas para complicações como pseudocistos, abscessos e malignidade.[91] Pode ocorrer obstrução e trombose das veias portais (Fig. 7.37). A pancreatite crônica também pode levar à obstrução dos ductos pancreáticos e biliares, às vezes resultando no sinal do "ducto duplo" (Fig. 7.45). Assim, em situações com alta prevalência de alcoolismo, o sinal do ducto duplo é mais frequentemente causado por pancreatite crônica do que por neoplasia periampular.[94] A frequência de obstrução do colédoco em pacientes hospitalizados por pancreatite crônica varia de 3% a 23% (média de 6%). A frequência de obstrução duodenal é de cerca de 1,2% nos pacientes hospitalizados.[95] Todos esses achados ocorrem em várias combinações e com frequências diferentes.[8]

Abordagem por Exames de Imagem

O diagnóstico por exames de imagem da pancreatite crônica depende da detecção de alterações estruturais associadas à doença avançada. Infelizmente, essas alterações raramente são encontradas na fase inicial, diminuindo a sensibilidade dos métodos de imagem. Consequentemente, o exame de imagem não é muito útil na pancreatite crônica inicial. Além disso, as alterações morfológicas não têm boa correlação com a função endócrina ou exócrina.[96]

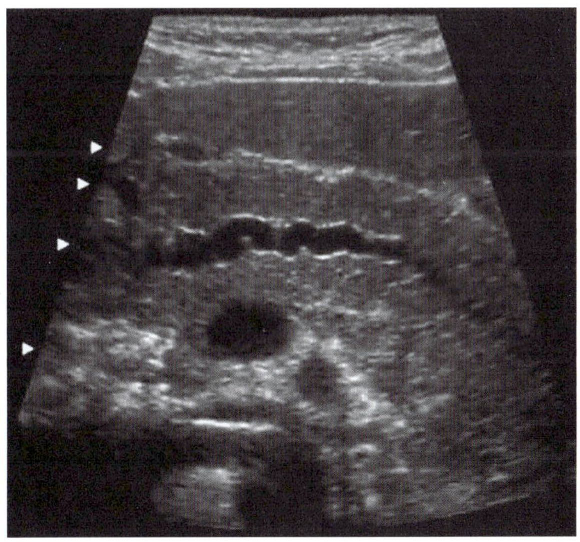

FIG. 7.46 Dilatação do ducto pancreático. US transversal do corpo do pâncreas mostrando dilatação em contas de rosário do ducto pancreático resultante de pancreatite crônica.

Apesar da crença comum de que a ultrassonografia é, em geral, diagnosticamente inferior à TCC, CPRM e ultrassonografia endoscópica,[97-99] ela é geralmente recomendada como o primeiro exame diagnóstico.[91] Bolondi et al.[8] declaram que o diagnóstico ultrassonográfico da pancreatite crônica permanece difícil devido ao "polimorfismo de alterações anatômicas e à incidência relativamente alta de resultados falso-negativos nos estágios iniciais da doença".

Achados Ultrassonográficos

A ultrassonografia pode ser efetiva para diagnosticar a pancreatite crônica, mas outros exames geralmente são necessários quando se pretende fazer uma intervenção. A marca característica da pancreatite crônica é a **dilatação ductal** (Fig. 7.46) e **calcificações**, que podem estar na ramificação dos ductos (Fig. 7.47), no ducto principal (Fig. 7.48) ou em ambos (Vídeo 7.4). Quando esses achados estão presentes em paciente com dor e histórico de etilismo, o diagnóstico da pancreatite crônica é seguro. A TC é superior à ultrassonografia em detectar calcificações e dilatação ductal. As

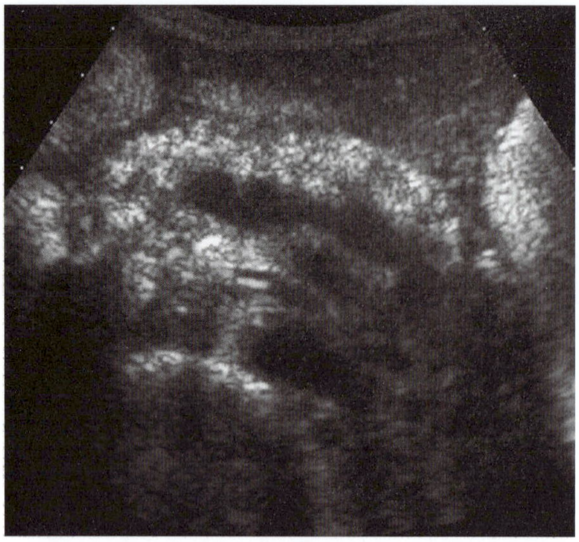

FIG. 7.47 Ducto pancreático dilatado e calcificações no ramo ductal. A calcificação ductal é característica da pancreatite crônica. A US transversal mostra muitos cálculos ductais.

calcificações se tornam mais evidentes nas imagens ultrassonográficas quando se procura o **artefato colorido em cauda de cometa**, também conhecido como "twinkle"[99,100] (Fig. 7.49; ver também Fig. 7.48B e Vídeo 7.5).

Áreas de ecogenicidade diminuída e aumentada estão relacionadas aos efeitos da fibrose heterogênea. Essas áreas focais de ecogenicidade alterada são frequentemente subjetivas e difíceis de ser observadas.

Pseudocistos

Os pseudocistos são mais comuns em pacientes com pancreatite crônica (20% a 40%) do que pancreatite aguda (5% a 16%) (Figs. 7.50 e 7.51 e Vídeo 7.6).[74] Os pseudocistos podem se apresentar com vários formatos, contendo debris necróticos (Fig. 7.52), hemorragia (cerca de 5%)[72] (Fig. 7.53) ou até mesmo apresentar um padrão completamente sólido.[8]

Trombose das Veias Porta e Esplênica

A trombose do sistema venoso portal pode ocorrer na pancreatite crônica devido a (1) lesão da íntima por inflamação aguda recorrente, (2) fibrose crônica e inflamação ou (3) compressão por um

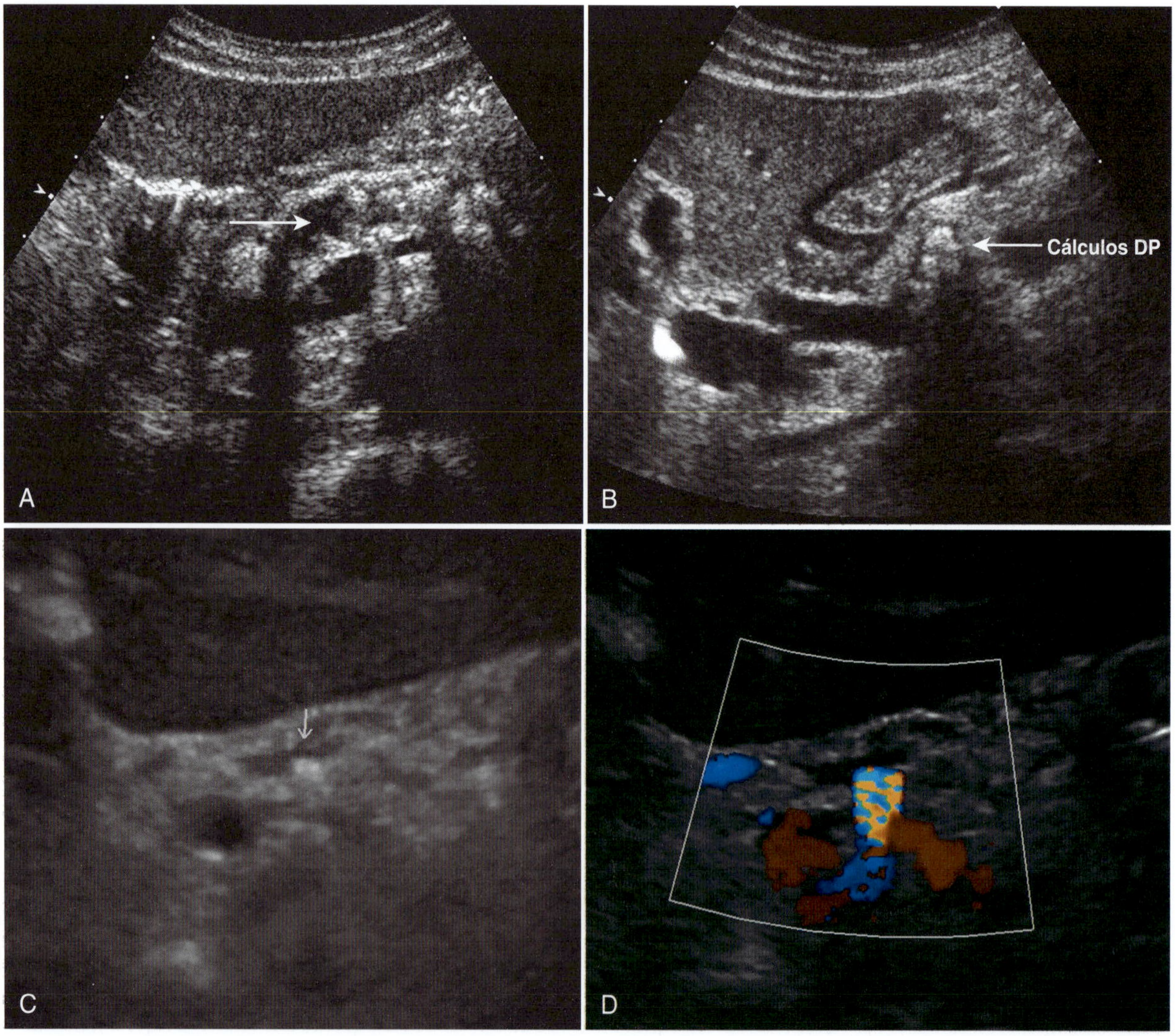

FIG. 7.48 Ducto pancreático dilatado e cálculos intraductais. USs transversal **(A)** e longitudinal **(B)** mostram pancreatite crônica com dilatação do ducto pancreático (*DP*) e múltiplos cálculos no ducto principal (*seta*). Os cálculos no ramo ductal se manifestam como focos ecogênicos parenquimatosos quase confluentes. **(C)** US transversal em escala de cinza e **(D)** com Doppler colorido mostrando pancreatite crônica com dilatação do ducto pancreático e cálculo no ducto principal (*seta*). **(D)** O artefato colorido em cauda de cometa (também conhecido como "twinkle") na US com Doppler colorido pode melhorar a visualização do cálculo. Ver também Vídeo 7.4.

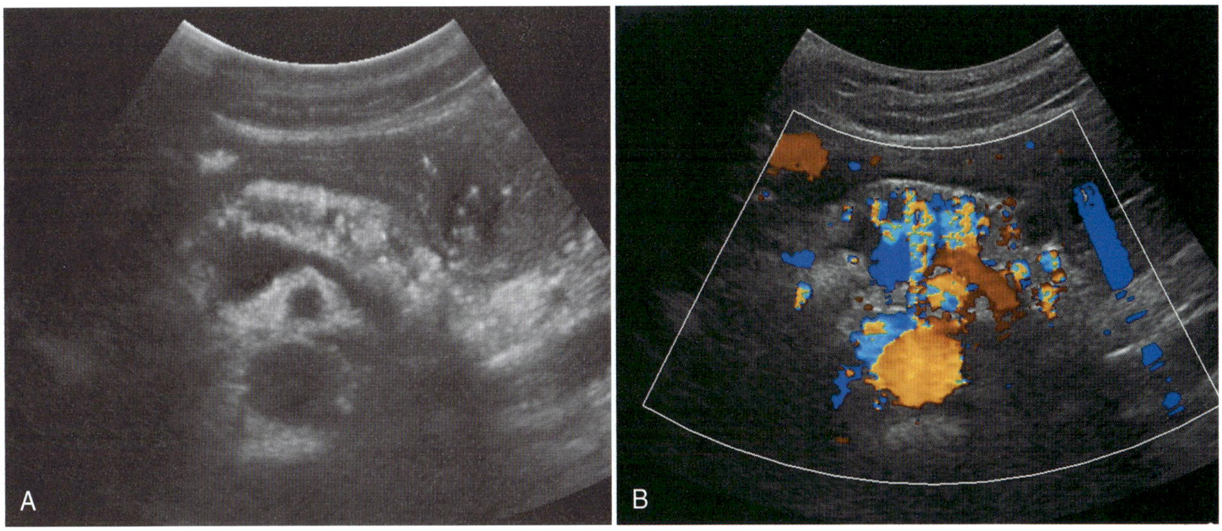

FIG. 7.49 Calcificações na pancreatite crônica realçadas por artefato colorido em cauda de cometa. (A) USs transversais em escala de cinza e **(B)** com Doppler colorido mostram que o artefato em cauda de cometa colorido torna muito mais evidente a calcificação extensa pancreática. Ver também Vídeo 7.5.

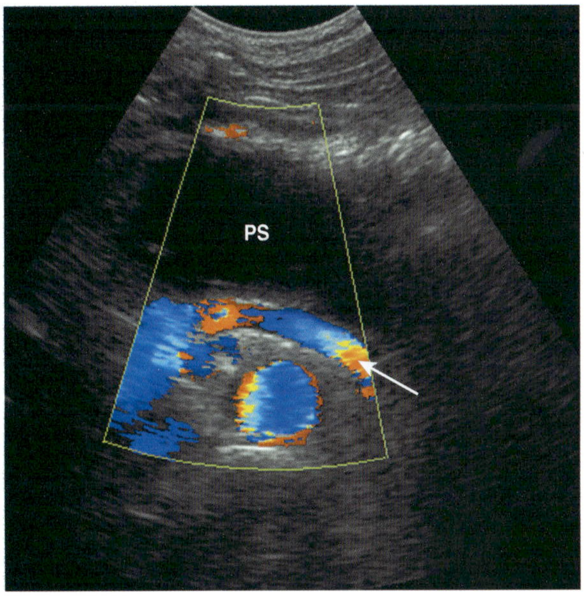

FIG. 7.50 Pseudocisto no corpo do pâncreas em paciente com pancreatite crônica. Este pseudocisto (PS) quase não apresenta debris internos. O fluxo reverso na veia esplênica (seta) está relacionado à hipertensão portal cirrótica. O paciente tinha pancreatite crônica. Ver também Vídeo 7.6.

pseudocisto ou pâncreas aumentado.[101] A **trombose da veia esplênica** é relativamente comum em pacientes com pancreatite crônica (5%[102] a 40%[101]) (Fig. 7.44). A **trombose da veia porta** ocorre menos frequentemente. Bernades et al.[90] relataram a prevalência de obstrução venosa esplenoportal como 13%, estando a veia esplênica obstruída em 8%, a veia porta em 4% e a veia mesentérica superior em 1%.

A trombose associada à pancreatite na veia esplênica ou porta resulta com frequência em colaterais diferentes daqueles da hipertensão portal devido à doença hepática. Tais colaterais, em vez de conduzirem o sangue para fora do fígado doente, conduzem sangue *em direção* ao fígado, desviando do coágulo. A trombose da veia esplênica sempre resultará em **hipertensão portal do lado esquerdo** ("sinistra") (Fig. 7.54). Isso pode resultar em varizes gástricas isoladas, que podem causar sangramento gastrointestinal com risco de vida. O fluxo hepatopetal para se desviar do coágulo da veia esplênica (Fig. 7.55) inclui colaterais gástricas curtas que levam a **varizes gástricas murais** (Fig. 7.56), fluindo em direção ao fígado na veia gástrica. Pode ser difícil ou impossível detectar o coágulo da veia esplênica ou até mesmo a própria veia esplênica. Portanto, o diagnóstico de coágulo da veia esplênica pode depender da detecção das colaterais, como as varizes gástricas curtas ou uma veia gástrica dilatada.[103] Quando existe um coágulo na veia porta principal, o sangue flui para o fígado em torno do coágulo. Se o coágulo da veia porta persistir, essas colaterais hepatopetais podem aumentar, resultando na transformação cavernomatosa da veia porta. Varizes na **parede da vesícula biliar** foram encontradas em 30% dos pacientes com trombose da veia porta em um estudo[104] (Fig. 7.57). Elas podem ser diagnosticadas com sucesso por US com Doppler colorido[105] ou em escala de cinza.[106]

Massas Associadas à Pancreatite Crônica

Massas pancreáticas focais ocorrem em aproximadamente 30% dos pacientes com pancreatite crônica. Massas relacionadas ao carcinoma e à pancreatite geralmente são fáceis de ser diferenciadas clinicamente e por exames de imagem (Fig. 7.58). Em alguns pacientes, no entanto, a distinção pode ser difícil[107](Fig. 7.59). Massas associadas à pancreatite são encontradas em porcentagem surpreendentemente grande de pacientes operados por suspeita de malignidade pancreática (5% a 18,4%).[104] Em uma série, 10,6% (47 pacientes) de 442 pacientes que se submeteram à **pancreaticoduodenectomia (ressecção de Whipple)** apresentaram doença benigna.[109] Desses 47, 40 (85%) foram ressecados devido a uma suspeita de malignidade.

A presença de calcificação dentro de uma massa torna mais provável o diagnóstico de pancreatite crônica (Fig. 7.60). Apenas 4% a 6% dos adenocarcinomas ductais têm calcificações.[110,111] O padrão de calcificação no adenocarcinoma ductal é diferente do paciente comum com pancreatite crônica. Na pancreatite crônica, as calcificações são múltiplas e ductais. No carcinoma, geralmente há apenas uma ou poucas calcificações grosseiras, geralmente não

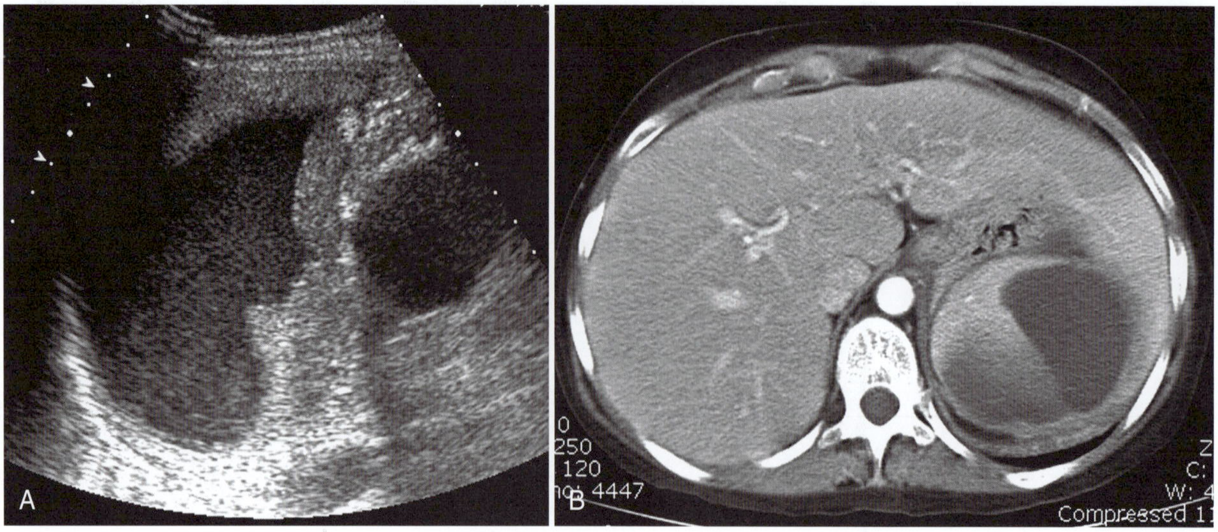

FIG. 7.51 Pseudocisto hemorrágico na cauda do pâncreas. (A) Pseudocisto complexo, cheio de debris, visto através da cauda pancreática em paciente com pancreatite crônica. **(B)** TC também mostra debris no pseudocisto.

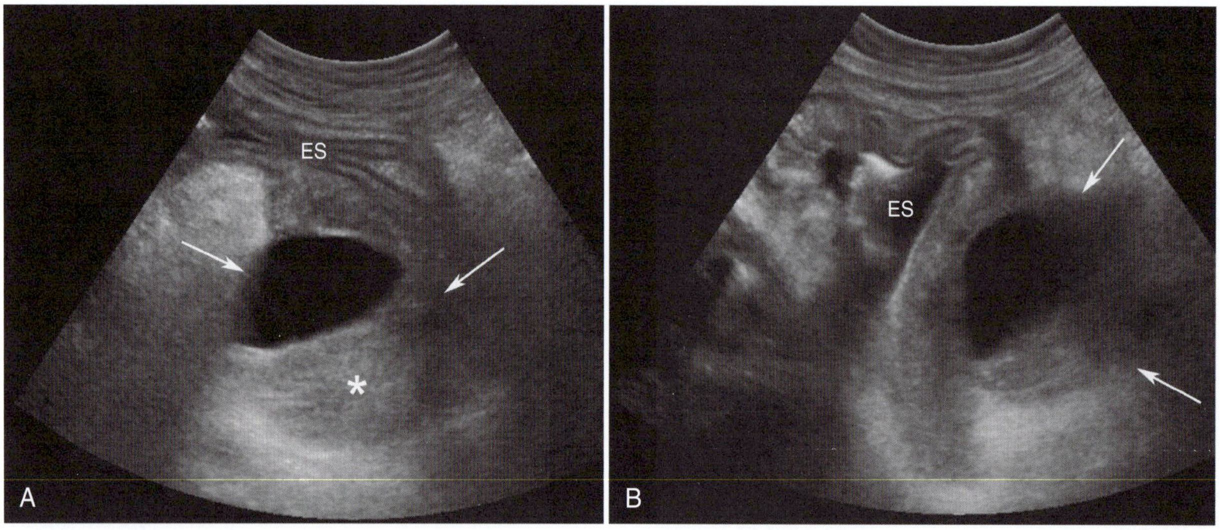

FIG. 7.52 Pseudocisto contendo debris. (A) US transversal mostrando uma coleção bem organizada (*setas*) que comprime o estômago (*ES*) com debris internos (*) e um nível de debris-líquido. **(B)** A US sagital debris demonstra o pseudocisto contendo debris (*setas*) que comprime a maior curvatura do estômago. A parede gástrica está espessada como resultado de alterações inflamatórias reativas.

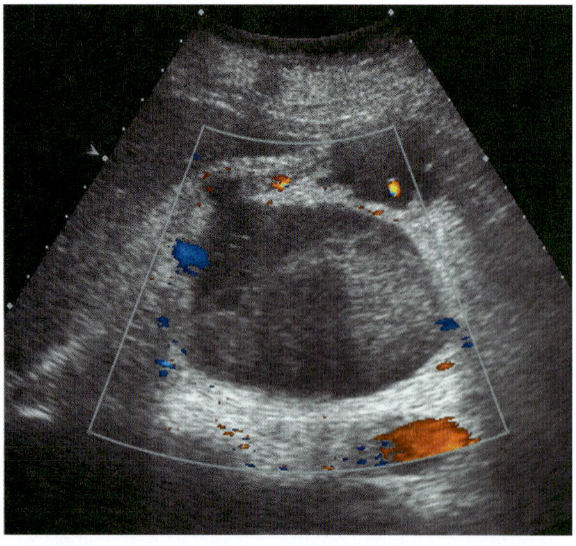

FIG. 7.53 Pseudocisto hemorrágico no corpo do pâncreas. Pseudocisto cheio de debris associado à pancreatite crônica; pode ser difícil ou impossível distinguir pseudocisto hemorrágico de pseudocisto não hemorrágico cheio de debris.

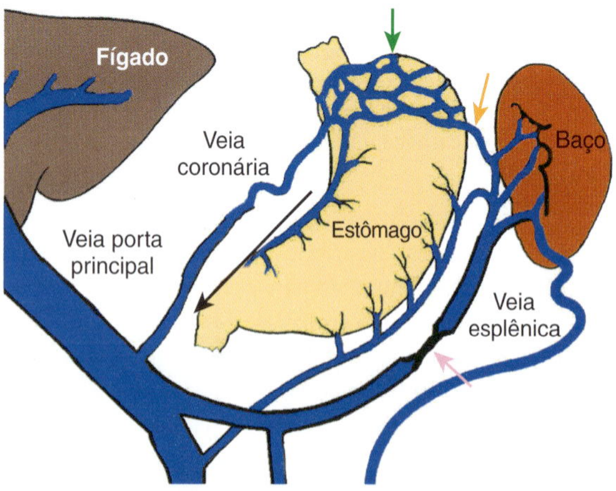

FIG. 7.54 Coágulo na veia esplênica com hipertensão portal do lado esquerdo ("sinistra"). Isso pode resultar em varizes gástricas isoladas (*seta verde*), que podem causar sangramento gastrointestinal com risco de vida. O trajeto hepatopetal para evitar o coágulo da veia esplênica (*seta lilás*) inclui as veias colaterais gástricas curtas (*seta laranja*). A *seta longa preta* indica o sentido do fluxo sanguíneo.

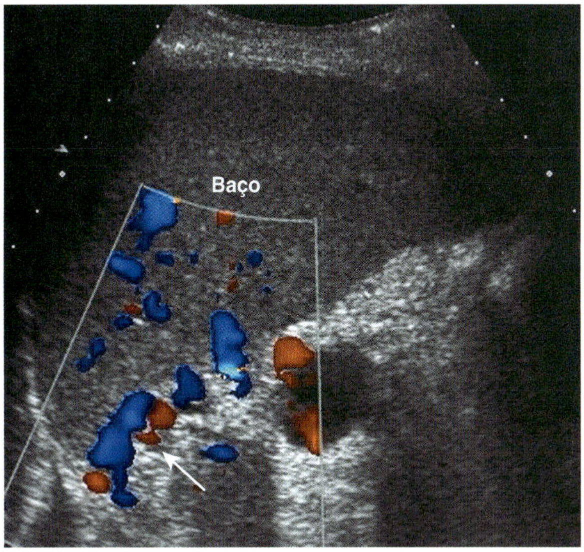

FIG. 7.55 Colaterais gástricos curtos por coágulo na veia esplênica. US longitudinal coronal com Doppler colorido em paciente com hipertensão portal do lado esquerdo (sinistra) exibindo sangue nas colaterais venosas gástricas (*seta*) fluindo para fora do hilo esplênico.

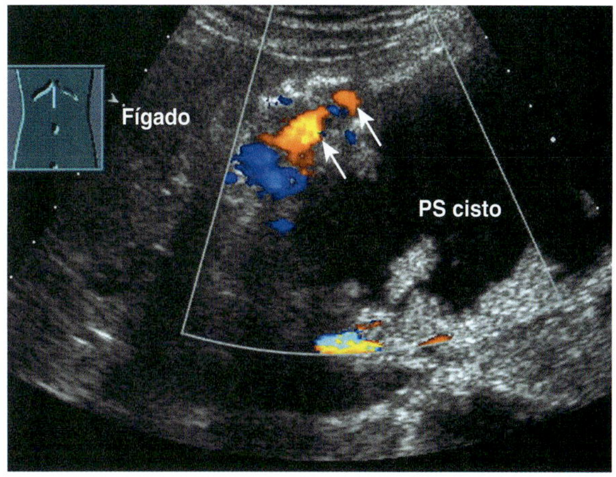

FIG. 7.56 Varizes gástricas murais. US longitudinal com Doppler colorido em paciente com hipertensão portal do lado esquerdo. As verdadeiras varizes parietais gástricas (*setas*) são visualizadas, incomum nesses pacientes. O pseudocisto (*PS cisto*) que causou o coágulo da veia esplênica está comprimindo o estômago.

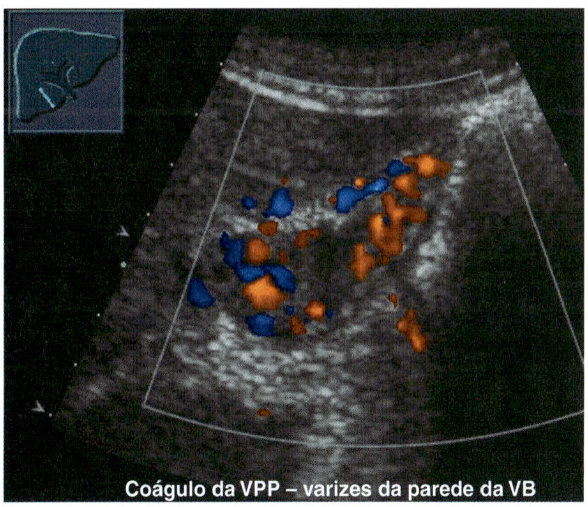

FIG. 7.57 Varizes da parede da vesícula biliar e coágulo. US oblíqua com Doppler colorido mostra que o coágulo na veia porta principal produz colaterais hepatopetais, incluindo transformação cavernomatosa da veia porta principal (VPP) e, em alguns pacientes, varizes na parede da vesícula biliar (VB).

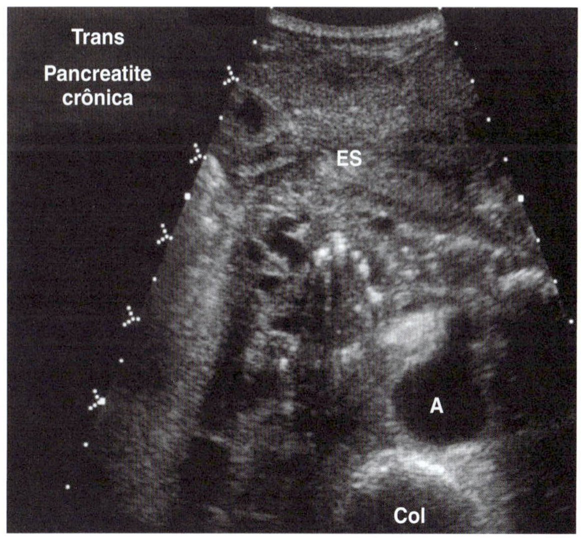

FIG. 7.58 Massa associada à pancreatite crônica, com calcificação e ductos dilatados. US transversal da cabeça pancreática; quando existem achados clássicos, como dilatação ductal e múltiplas calcificações, o diagnóstico de pancreatite crônica é claro. *A*, aorta; *Col*, coluna; *ES*, estômago.

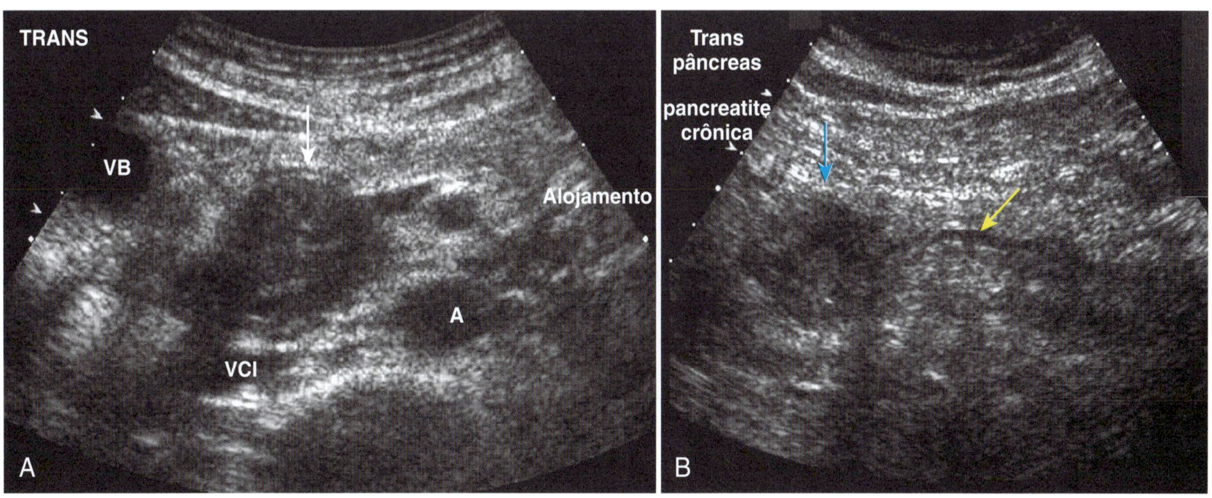

FIG. 7.59 Massas associadas à pancreatite crônica na cabeça do pâncreas simulando carcinoma. Dois pacientes diferentes. **(A)** US transversal revela massa (*seta*) sem calcificação e outras características de pancreatite crônica, simulando massa maligna. **(B)** US transversal revela massa (*seta azul*) que simula malignidade; *seta amarela*, ducto pancreático. *A*, aorta; *VB*, vesícula biliar; *VCI*, veia cava inferior.

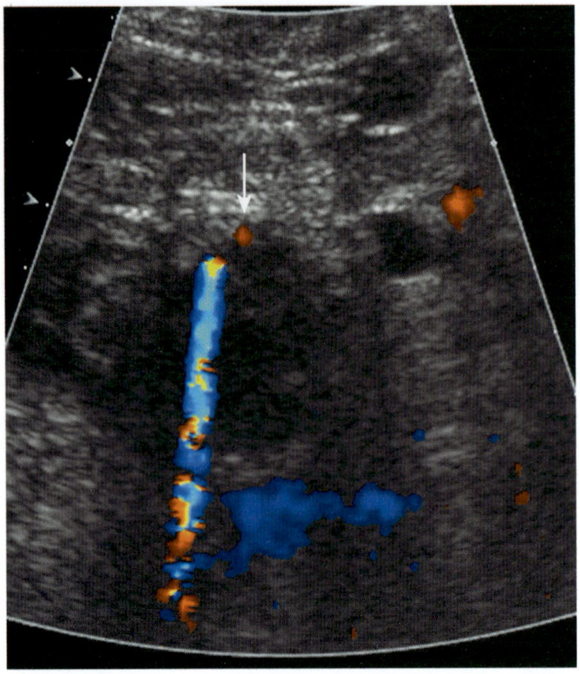

FIG. 7.60 Massa com artefato colorido em cauda de cometa por calcificação. US transversal revela uma massa (*seta*). A calcificação, revelada pelo artefato em cauda de cometa proeminente, indica diagnóstico provável de pancreatite crônica.

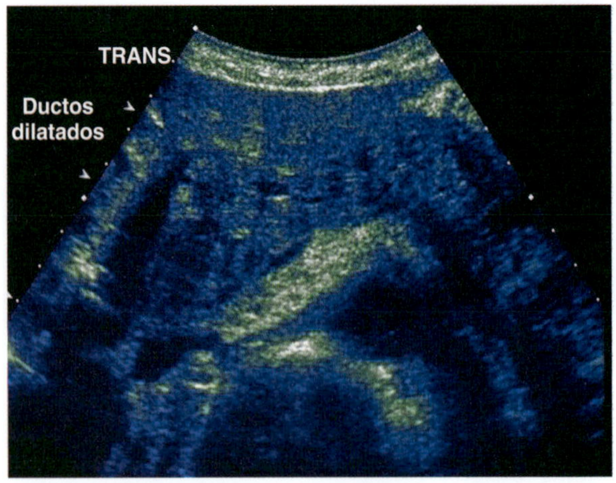

FIG. 7.61 Muitos pequenos ductos dilatados. US transversal mostra múltiplos ramos ductais dilatados na cabeça pancreática, mais típicos de pancreatite crônica e raramente encontrados no câncer do pâncreas.

relacionadas aos ductos dilatados. Massas hiperecoicas, mesmo sem calcificações individualizadas, estão usualmente (mas não sempre) relacionadas à pancreatite crônica. Uma massa isoecoica ou hipoecoica não calcificada ocorrendo em paciente sem evidência clínica ou por imagem de pancreatite crônica é inespecífica. Nesse caso, é indicada a realização de outro exame de imagem ou de biópsia para diferenciar carcinoma de pancreatite crônica. Como observado, o sinal do ducto duplo é inespecífico, ocorrendo tanto na pancreatite quanto no carcinoma pancreático. O achado de múltiplos ramos de ductos dilatados na cabeça pancreática é mais típico de pancreatite crônica e é raramente encontrado em câncer pancreático (Fig. 7.61). Os pseudocistos são comuns na pancreatite crônica (20% a 40%)[74] e raros no carcinoma,[112] mas ocorrem nas duas condições. Os chamados pseudocistos obstrutivos que ocorrem em associação ao carcinoma são habitualmente periféricos às lesões no corpo ou na cauda. Pseudocistos associados à pancreatite ocorrem em qualquer lugar da glândula, geralmente surgindo em áreas de necrose.

A **pancreatite autoimune** simula o carcinoma pancreático[113] (Figs. 7.62 e 7.63). A pancreatite autoimune é responsável por muitos casos previamente classificados como "pancreatite idiopática", representando talvez 4% a 6% de todos os pacientes diagnosticados com pancreatite crônica. A terminologia pancreatite autoimune gera confusão; os sinônimos incluem **pancreatite esclerosante crônica, pancreatite esclerosante linfoplasmática** e **pancreatite crônica tumefeita.**[114] Aproximadamente 2% das massas pancreáticas ressecadas por suspeita de malignidade eram, na verdade, pancreatite autoimune.[115] Embora massas benignas em causas usuais de pancreatite crônica sejam mais comuns, as massas da pancreatite autoimune apresentam muito mais probabilidade de serem confundidas com carcinoma.[116] Em uma série, 13 de 19 (68%) massas causadas pelos tipos usuais de pancreatite crônica foram ressecadas por suspeita clínica de malignidade, enquanto todas as 11 (100%) massas relacionadas à pancreatite autoimune foram suspeitadas como malignas no pré-operatório.[109]

Uma observação proveniente da experiência sugere que, quando uma massa pancreática é observada ultrassonograficamente, mas não aparece na TC, a pancreatite crônica é a causa mais provável da massa. Outro fato que causa leve confusão é que pacientes com pancreatite crônica correm risco aumentado de desenvolvimento de carcinoma pancreático (4%)[117] ao longo da vida em comparação com a população geral (1% a 2%).[118]

NEOPLASIAS PANCREÁTICAS

Neoplasia Periampular

As neoplasias periampulares são difíceis de ser diferenciadas entre si e geralmente são tratadas de forma idêntica – por **pancreaticoduodenectomia (ressecção de Whipple)**. A **icterícia** é a manifestação inicial mais comum desses tumores (85%).[119] Tumores nesse grupo incluem **adenocarcinoma pancreático ductal** (cerca de dois terços das neoplasias periampulares), **carcinoma ampular** (15% a 25%), **carcinoma duodenal** (10%) e **colangiocarcinoma** distal (10%).[119] A taxa de sobrevida é melhor para os carcinomas duodenal e ampular, mas apenas em comparação às baixas taxas de sobrevida para colangiocarcinoma e especialmente câncer pancreático.

A avaliação por imagem desses tumores é basicamente a mesma descrita mais adiante para adenocarcinoma ductal pancreático. A abordagem varia dependendo da apresentação clínica e da experiência local. A maioria concorda, porém, com Ross e Bismar,[119] que descrevem que "a relativa disponibilidade, a economia e a utilidade dos resultados tornam a ultrassonografia abdominal um estudo de imagem inicial comum para pacientes com suspeita de icterícia obstrutiva".

Carcinoma Pancreático

O adenocarcinoma ductal pancreático é a neoplasia pancreática mais comum, representando 85% a 95% de todas as malignidades pancreáticas.[120,121] O adenocarcinoma ductal apresenta leve predominância no sexo masculino, afetando mais frequentemente pacientes de 60 a 80 anos de idade. A prevalência do carcinoma pancreático

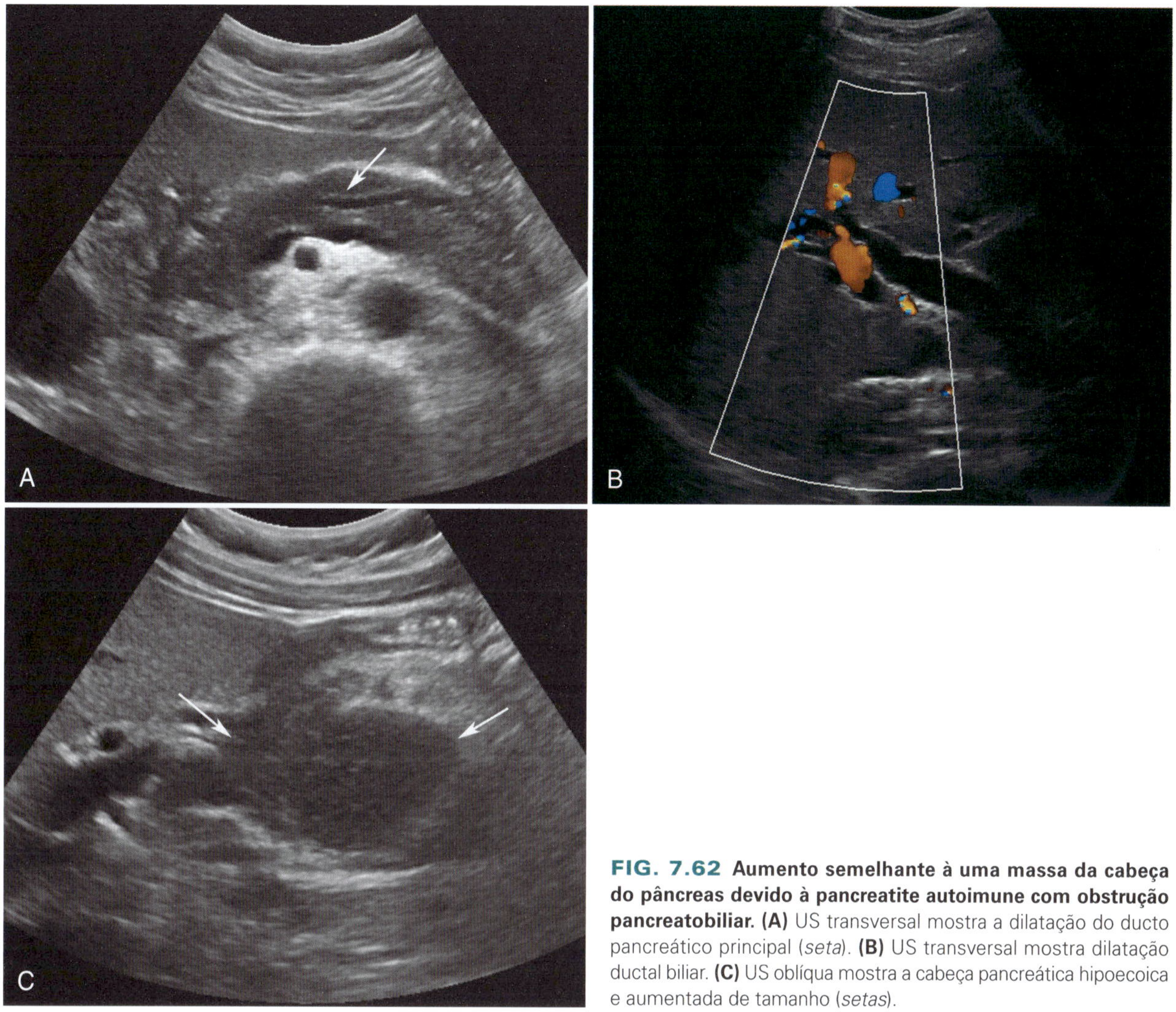

FIG. 7.62 Aumento semelhante à uma massa da cabeça do pâncreas devido à pancreatite autoimune com obstrução pancreatobiliar. (A) US transversal mostra a dilatação do ducto pancreático principal (*seta*). **(B)** US transversal mostra dilatação ductal biliar. **(C)** US oblíqua mostra a cabeça pancreática hipoecoica e aumentada de tamanho (*setas*).

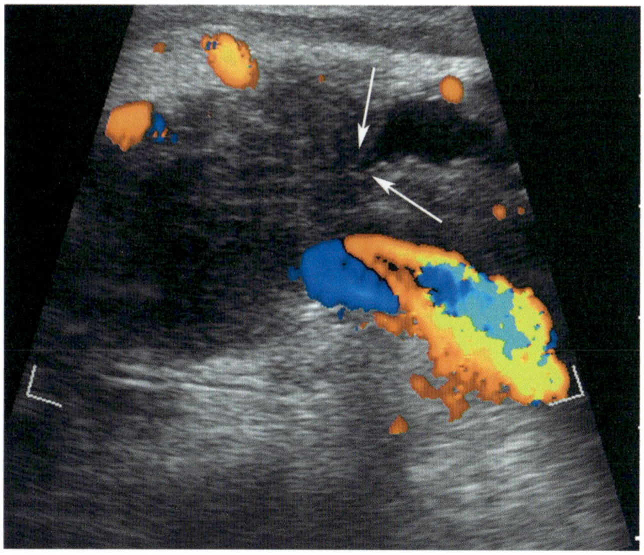

FIG. 7.63 Massa na cabeça do pâncreas devido à pancreatite autoimune. A imagem da ultrassonografia intraoperatória em corte transversal mostra dilatação substancial do ducto pancreático principal com obstrução (*setas*) devido ao envolvimento da cabeça e do colo do pâncreas por pancreatite autoimune.

triplicou durante a metade do século XX. A taxa de mortalidade associada ao câncer pancreático continua a declinar desde 1975 em homens e se nivelou à das mulheres após aumentar de 1975 a 1984.[122] O câncer de pâncreas representa apenas 2% de todos os cânceres, mas é a quarta causa mais comum de morte por câncer nos Estados Unidos. A sobrevida em 5 anos é baixa: 2% a 5%. Os fatores de risco incluem tabagismo (duas vezes o risco dos não tabagistas), obesidade, pancreatite crônica, diabetes, cirrose, tabaco sem fumaça. História familiar de câncer pancreático também aumenta o risco.[123] Raras síndromes associadas a risco aumentado incluem a síndrome de Peutz-Jeghers.[124]

A seleção de técnicas de imagem em pacientes com câncer de pâncreas requer abordagem racional baseada nos dados desanimadores da doença. Embora exames de imagem sofisticados de candidatos à ressecção consumam muito tempo e esforço, é crucial lembrar que apenas pacientes apresentam doença potencialmente ressecável no diagnóstico inicial. Estes são os pacientes que podem se beneficiar potencialmente de estudos sofisticados de "ressecabilidade". No entanto, mesmo para essa pequena minoria que pode ser ressecada com esperança de cura, o prognóstico é reservado. A maioria dos pacientes com carcinoma pancreático tem doença irressecável avançada no diagnóstico inicial. Na maioria dos estudos dos principais centros de oncologia, apenas 10% a

Imagem no Câncer Pancreático: Três Conceitos-chave

1. A maioria dos pacientes com câncer pancreático pode ser classificada como "irressecável para a cura", com base na ultrassonografia ou TC inicial.
2. Apenas 10% a 20% dos pacientes requerem estudos sofisticados de "ressecabilidade" com TC, RM ou ultrassonografia (abdominal ou endoscópica).
3. As estatísticas de sobrevida dos pacientes com câncer pancreático têm sido exageradas na literatura. A utilidade da cirurgia é questionável nessa malignidade.

20% dos pacientes são eleitos para cirurgia curativa na época do diagnóstico.[125,126] Na rotina inicial para o estudo de imagem, tanto a ultrassonografia como a TC podem geralmente detectar a doença avançada.[127]

Embora o diagnóstico de tumores periampulares e a segurança do procedimento de Whipple estejam melhorando há décadas, o prognóstico para os pacientes com câncer pancreático ainda é ruim. Em uma metanálise de praticamente toda a literatura cirúrgica na ressecção de câncer pancreático, Gudjonsson[128] encontrou erros significativos e exageros no relato de dados de sobrevida, e a taxa geral de sobrevida na realidade era inferior a 0,4%. A melhor taxa geral de sobrevida em estudos cirúrgicos detalhados é de apenas 3,6% e, em um estudo não cirúrgico, 1,7%. Em outro estudo, Gudjonsson[129] declarou:

> *Ressecções de câncer pancreático têm sido realizadas há 65 anos, com aproximadamente 20 mil relatos. Vários autores reivindicam taxa de sobrevida de 30% a 58% em 5 anos. A revisão da literatura revela apenas 1.200 sobreviventes em 5 anos; entretanto, foram relatados 10 vezes mais sobreviventes individuais (em vários países), e os sobreviventes não ressecados não foram levados em consideração. Essa alta porcentagem de sobrevida é obtida pela redução do subgrupo no qual os cálculos são baseados e pelo uso de métodos como o de Kaplan-Meier, que produz números maiores por causa do aumento do número de pacientes perdidos no acompanhamento. Após ajustes, dificilmente se conseguiu achar mais de 350 sobreviventes ressecados. É necessária uma revisão urgente dos métodos estatísticos.*

Conlon et al.[126] relataram que sobrevida em 5 anos não é igual à cura. Em suas séries de 118 pacientes ressecados, a média de sobrevida foi de 14,3 meses. Doze pacientes sobreviveram 5 anos após a cirurgia (10,2% dos pacientes ressecados), mas cinco desses 12 pacientes morreram devido ao câncer pancreático no sexto ano do pós-operatório. Na época do relato, seis pacientes estavam vivos sem evidência da doença, em uma média de acompanhamento de 101 meses (variação de 82 a 133 meses). Em tumores periampulares que não eram adenocarcinoma ductal, a sobrevida em 5 anos é mais alta, por exemplo, 9% *versus* 36% no estudo de Wade et al.[130] Apesar desses fatos sombrios, a maioria dos cirurgiões é a favor de uma abordagem agressiva, como expressado por Farnell et al.:[131]

> *Tem havido progresso significativo no diagnóstico, estadiamento pré-operatório e segurança da cirurgia; entretanto, a sobrevida a longo prazo após a ressecção é incomum e a cura é rara. Dito isso, os autores mantêm sua postura agressiva em relação a essa doença, considerando que a ressecção oferece o único potencial para a cura.*

Devido à prevalência da opinião de cirurgiões, os radiologistas continuarão a ser solicitados a fazer estudos para avaliar a ressecabilidade potencial do câncer de pâncreas nos 10% a 20% dos pacientes nos quais o estudo inicial não mostrou doença avançada.

Detecção de Câncer Pancreático

A ultrassonografia e a TC são as ferramentas primárias usadas para detectar doença pancreática focal, especialmente carcinoma pancreático e neoplasias periampulares. A ultrassonografia detecta carcinoma pancreático porque é o método de escolha para avaliar pacientes com icterícia[132] e é frequentemente usada para avaliar pacientes com dor. Existem poucos estudos recentes nos Estados Unidos sobre o uso da ultrassonografia no carcinoma pancreático. Não obstante, a ultrassonografia é nitidamente efetiva na detecção de carcinoma pancreático,[127,133,134] com sensibilidade de 72% a 98%.[68] A **tomografia computadorizada com multidetectores** (TCMD) tem sensibilidade relatada de 86% a 97% para todos os tumores pancreáticos.[132] A TC é menos dependente do radiologista que a ultrassonografia, o que, juntamente com o reembolso mais alto da TC, provavelmente contribui para a preferência da maioria dos radiologistas pela TC na detecção do tumor. A ultrassonografia pode ser útil para caracterizar anormalidades observadas na TC, como determinar se a lesão é cística ou sólida. RM, CPRM, CPRE e ultrassonografia endoscópica são comparativamente tão sensíveis quanto a TC, mas são reservadas para a resolução de problemas ou circunstâncias especiais.[120]

Achados Ultrassonográficos

Entre 60% a 70% dos cânceres de pâncreas se originam na cabeça pancreática, 25% a 35% no corpo e na cauda e 3% a 5% são difusos[110,121] (Fig. 7.64). Essa distribuição explica, em parte, as boas taxas de detecção de câncer porque a cabeça e o corpo são mais facilmente vistos pela ultrassonografia do que a cauda. A marca registrada do câncer pancreático periampular é o sinal do duplo ducto, com dilatação tanto do colédoco (Fig. 7.65) como do ducto pancreático (Fig. 7.66). O adenocarcinoma ductal pancreático pode causar considerável reação desmoplásica, de modo que, mesmo uma massa que parece excêntrica, pode causar obstrução ductal (Fig. 7.67). Se for encontrada uma massa na região da cabeça do pâncreas e não houver dilatação ductal, devem ser procuradas outras lesões que não adenocarcinoma ductal pancreático.

Revisando achados em 62 pacientes com carcinoma pancreático, Yassa et al.[110] observaram que os tumores eram ovoides ou esféricos em 37 pacientes (60%) e irregulares em 25 (40%). Quarenta tumores (65%) deformaram a forma da glândula, enquanto seis lesões (10%) não causaram anormalidade no contorno glandular e foram visualizadas apenas porque a ecogenicidade do tumor era diferente da do pâncreas normal. Trinta e quatro tumores (55%) eram homogeneamente hipoecoicos comparados ao pâncreas normal, 25 (40%) tinham ecotextura heterogênea (Fig. 7.68), dois (3%) eram homogeneamente hiperecoicos e um (2%) era isoecoico. Muitos dos tumores heterogêneos eram predominantemente hipoecoicos com áreas de ecogenicidade variada. **Calcificações** foram observadas em quatro pacientes (6%), e pequenas **áreas císticas intratumorais**, em nove pacientes (15%) (Fig. 7.69; Vídeo 7.7). **Pseudocistos pós-obstrutivos** foram encontrados em quatro pacientes (6%) (Fig. 7.70). Tais pseudocistos podem ser causados por pancreatite obstrutiva.[135]

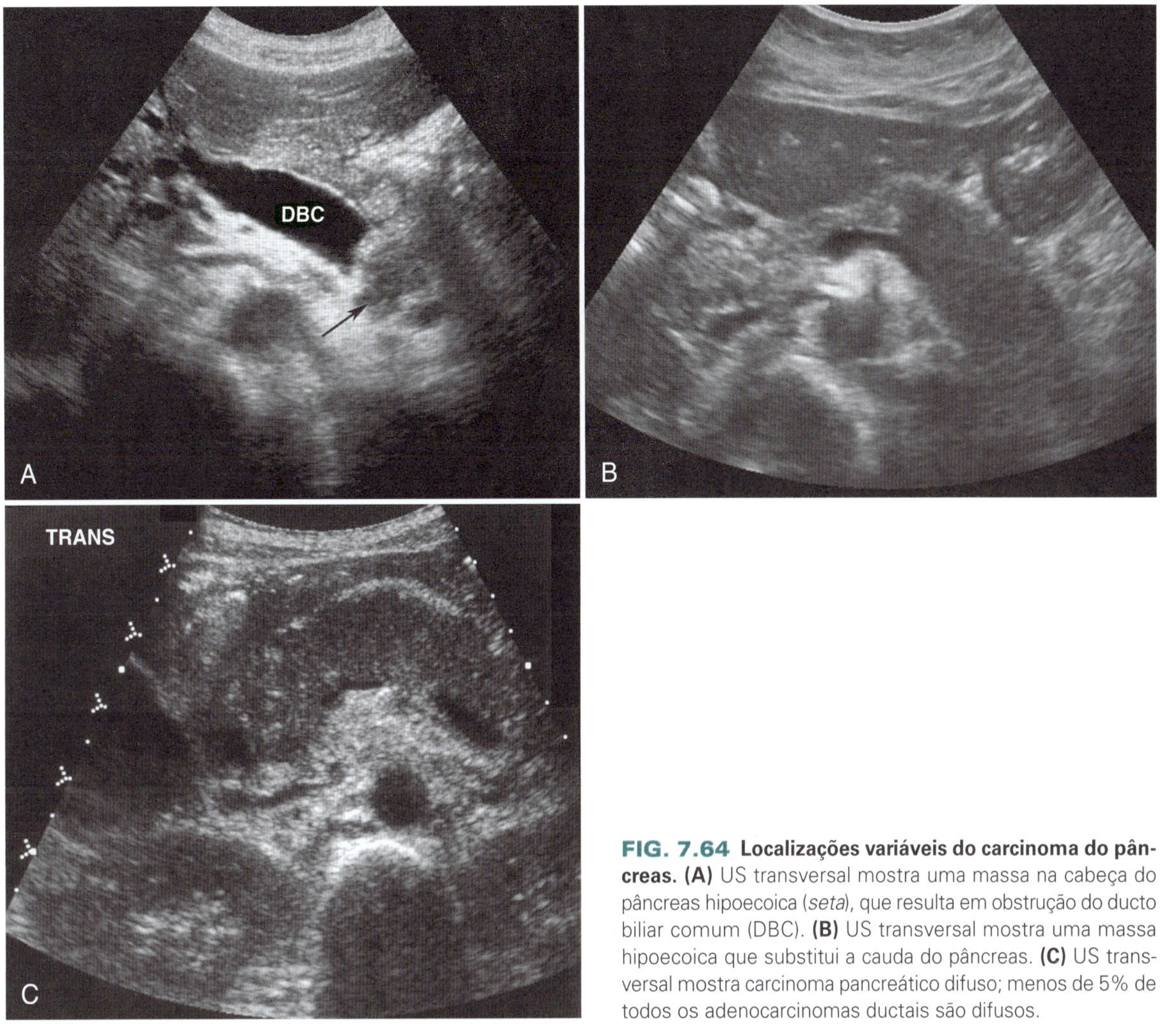

FIG. 7.64 Localizações variáveis do carcinoma do pâncreas. (A) US transversal mostra uma massa na cabeça do pâncreas hipoecoica (*seta*), que resulta em obstrução do ducto biliar comum (DBC). **(B)** US transversal mostra uma massa hipoecoica que substitui a cauda do pâncreas. **(C)** US transversal mostra carcinoma pancreático difuso; menos de 5% de todos os adenocarcinomas ductais são difusos.

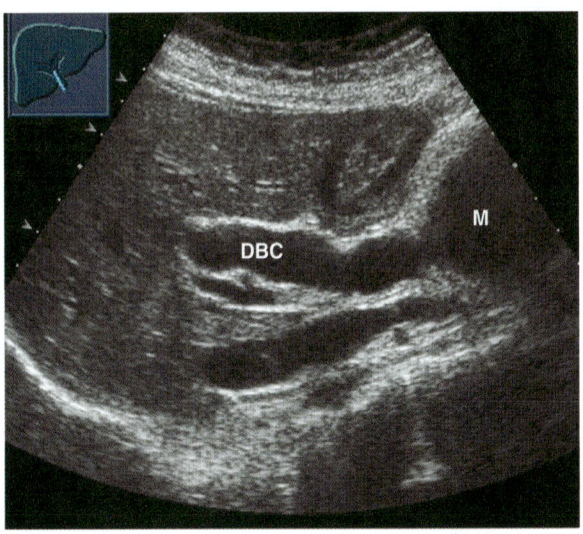

FIG. 7.65 Carcinoma pancreático grande. US longitudinal oblíqua mostra grande massa (*M*) hipoecoica obstruindo o ducto biliar comum extra-hepático (DBC).

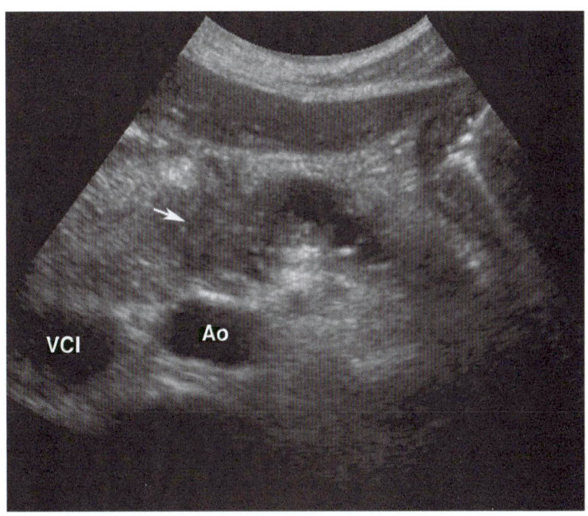

FIG. 7.66 Carcinoma do pâncreas. US transversal mostra massa hipoecoica (*seta*) que obstrui o ducto pancreático. Observe o padrão "em colar de pérolas" do ducto dilatado e obstruído. *Ao*, Aorta; *VCI*, veia cava inferior.

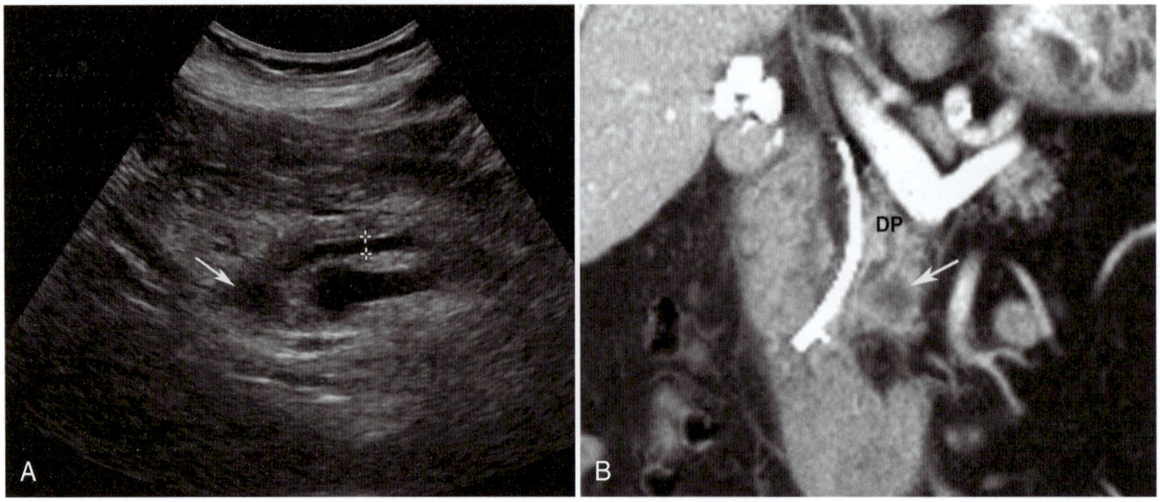

FIG. 7.67 Adenocarcinoma ductal pancreático excêntrico. (A) US transversal mostra que o carcinoma do pâncreas pode causar fibrose considerável (reação desmoplásica) e obstruir os ductos adjacentes. Assim, até mesmo esta massa do processo uncinado (*setas*), que parece um tanto distante do ducto pancreático dilatado e do ducto biliar comum (DBC), pode causar obstrução ductal. **(B)** TC contrastada, coronal, confirma que a massa de processo uncinado (*seta*) é excêntrica em direção ao ducto pancreático (DP) obstruído. A obstrução do DBC foi aliviada pelo *stenting*.

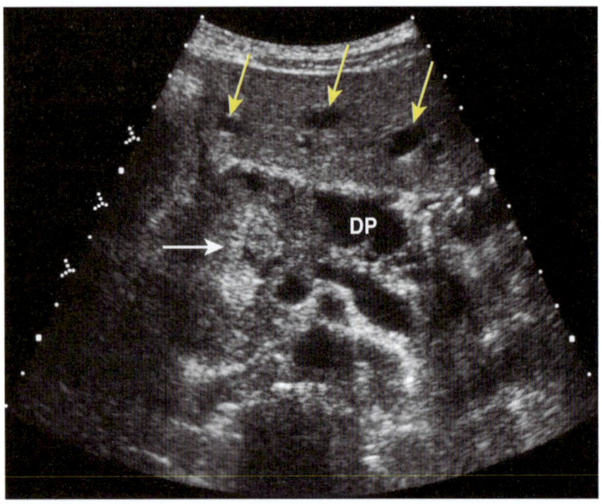

FIG. 7.68 Carcinoma pancreático heterogêneo, principalmente ecogênico. Corte transversal mostra tumor obstruindo o ducto biliar extra-hepático. A ecogenicidade aumentada (*seta branca*) é incomum no adenocarcinoma ductal pancreático. Esse câncer heterogêneo causa sinal do ducto duplo com dilatação do ducto pancreático (*DP*). A dilatação ductal intra-hepática é manifestada pelos ductos menores dilatados (*setas amarelas*).

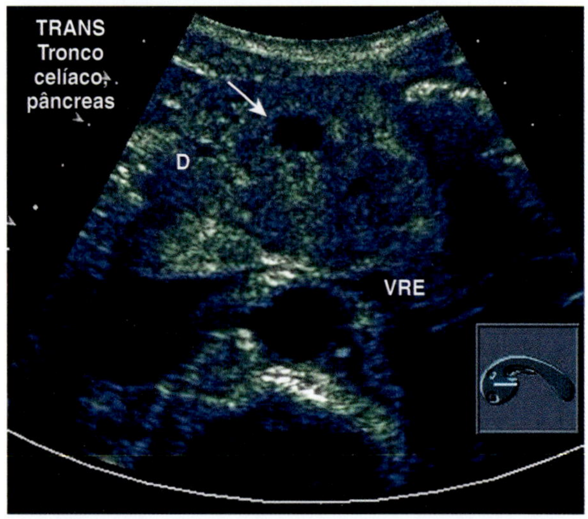

FIG. 7.69 Área cística no adenocarcinoma ductal do pâncreas. US transversal mostra massa complexa na cabeça pancreática. Pequenas áreas císticas intratumorais (*seta*) são encontradas em cerca de 10% a 15% dos cânceres pancreáticos. Esses cistos podem ser vistos também na pancreatite crônica, tornando essa característica inútil para diferenciar as duas condições. *D*, duodeno; *VRE*, veia renal esquerda. Ver também Vídeo 7.7.

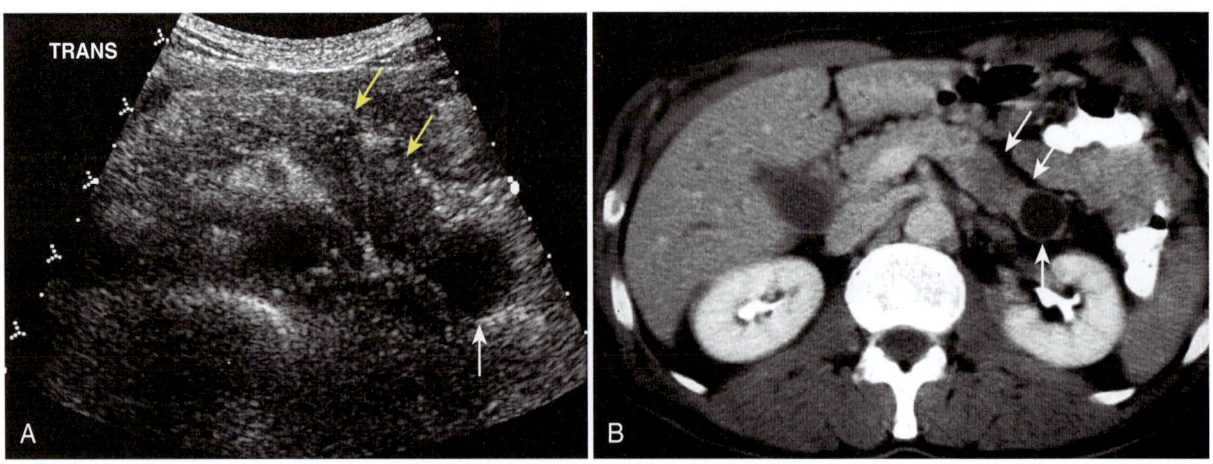

FIG. 7.70 Adenocarcinoma ductal pancreático causando "pseudocisto obstrutivo". (A) US transversal revela câncer sutil no corpo do pâncreas (*setas amarelas*) com pseudocisto periférico à massa (*seta branca*). **(B)** TC em nível similar revela achados idênticos.

Pode ocorrer **atrofia glandular** pela obstrução causada por um tumor. Essa atrofia é mais facilmente apreciada na TC do que na ultrassonografia. É importante lembrar que massas causadas por pancreatite crônica podem simular cânceres periampulares. Pouquíssimos carcinomas apresentam fluxo interno que possa ser detectado pelo Doppler colorido.

Imagem de Ressecabilidade

À medida que a segurança da pancreaticoduodenectomia (procedimento de Whipple) melhora, alguns cirurgiões vêm se tornando mais agressivos. Além disso, com os avanços da cirurgia, muitos cânceres pancreáticos são tecnicamente ressecáveis. Infelizmente, a capacidade técnica para ressecar não é igual a melhora do desfecho (em comparação a não fazer ressecção).

Achados que sugerem irressecabilidade para fins de cura incluem tumor maior que 2 cm, extensão extracapsular, **invasão vascular** (venosa ou arterial, apesar de sugestões, na literatura, de benefício na sobrevida em ressecção da veia porta com enxertia), linfadenopatia e doença metastática. Achados de imagem de irressecabilidade são confiáveis. Apenas raramente um tumor desse tipo pode ser ressecado para cura na cirurgia. Ao contrário, muitos tumores que se acreditava serem ressecáveis devido à sua aparência na imagem foram descobertos irressecáveis na cirurgia. Infelizmente, mesmo pacientes "ressecáveis" com doença local apresentam sobrevida de 5 anos em apenas 10%[126] a 20%.[122]

Como se observa, apenas pequena porcentagem de pacientes que não apresentam evidência de doença avançada nos estudos de imagem iniciais (10% a 20%) requerem estudos sofisticados de ressecabilidade realizados por ultrassonografia abdominal, TC, RM, PET TC ou ultrassonografia endoscópica.[136-139] A utilidade da avaliação por reconstrução tridimensional de cortes finos feita na estação de trabalho de TCMD é incontestável. A TCMD apresenta claras vantagens sobre a ultrassonografia em relação à avaliação da invasão duodenal e retroperitoneal, assim como na detecção de linfonodos malignos. Não está claro, porém, quantas TC para ressecabilidade seriam necessárias se forem realizados primeiro exames ultrassonográficos de ressecabilidade. A ultrassonografia, especialmente com Doppler colorido, pode ser efetiva na detecção de pacientes que são irressecáveis para cura.[134,142-145] Dados de Ralls et al. mostram um valor preditivo de 100% para irressecabilidade.[143] Na previsão de ressecabilidade, no entanto, 40% dos pacientes que se acreditava serem potencialmente ressecáveis com base na interpretação da ultrassonografia com Doppler foram descritos como irressecáveis no momento da cirurgia. Dados esses fatos, parece melhor usar ultrassonografia menos invasiva para rastrear o subgrupo de pacientes que precisam de estudos de ressecabilidade, reservando a TCMD para aqueles sem sinais ultrassonográficos de doença avançada.[146]

Imagem do Câncer Pancreático: Abordagem Sugerida

A ultrassonografia com Doppler colorido deve ser usada para rastrear pacientes para ressecabilidade do câncer pancreático.

TCMD ou outros exames podem então ser usados em pacientes sem evidência ultrassonográfica de doença avançada.

Ultrassonografia com Doppler Colorido

Ralls et al. desenvolveram uma técnica para avaliar a ressecabilidade de tumores de pâncreas usando ultrassonografia com Doppler colorido.[143] As imagens são obtidas com um transdutor convexo de superfície grande usando-se a técnica da compressão e ultrassonografia com Doppler colorido para avaliar a relação da massa tumoral com vasos críticos, incluindo a veia porta principal, a VMS (Fig. 7.71), a veia esplênica, a veia renal esquerda e a VCI. As artérias avaliadas incluem aorta, tronco celíaco (Fig. 7.72), artérias esplênica e hepática comum e AMS (Fig. 7.73; Vídeo 7.8). Os vasos que são tocados ou ocluídos pelo tumor são categorizados de acordo com um **escore de Doppler colorido pancreático** (Tabela 7.3). Outros fatores que afetam a ressecabilidade (metástases, linfonodos aumentados) são registrados.

A ultrassonografia com Doppler (fluxo colorido) consegue predizer corretamente a irressecabilidade em 80% ou mais de pacientes com carcinoma pancreático. A maioria desses pacientes precisaria, então, de menos TC e avaliação subsequente por exames de imagem, diminuindo, assim, o custo e a necessidade de exames mais invasivos. Um estudo polonês constatou que a acurácia diagnóstica da ultrassonografia de rotina, com Doppler colorido, *power* Doppler (Doppler de amplitude) e 3D era comparável à da TC helicoidal na detecção e no estadiamento do carcinoma pancreático.[127] O uso de agentes de contraste na ultrassonografia

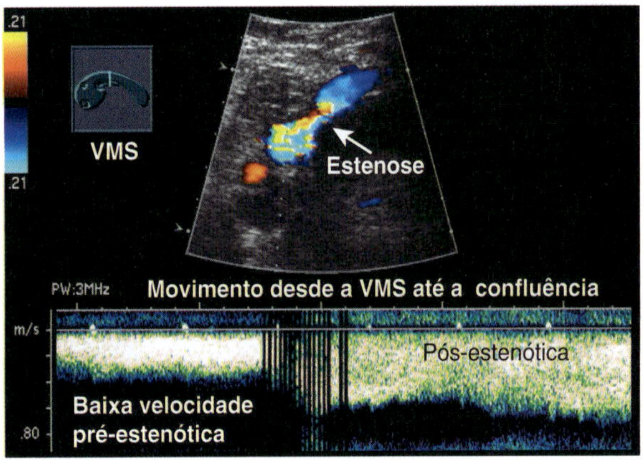

FIG. 7.71 Adenocarcinoma ductal pancreático estreitando a veia mesentérica superior (VMS). Volume amostral oblíquo longitudinal de Doppler espectral, desde a região pré-estenótica de baixa velocidade até a área pós-estenótica (alta velocidade). A imagem com Doppler colorido revela a área de estenose (*seta*).

TABELA 7.3 Pontuação de Doppler Colorido do Pâncreas

Pontuação	Descrição
0	Tumor *não toca* um vaso
1	Tumor toca 1% a 24% em torno da circunferência do vaso
2	Tumor toca 25% a 49% em torno da circunferência do vaso
3	Tumor toca 50% a 99% em torno da circunferência do vaso
4	Tumor encarcera 100% em torno da circunferência do vaso
5	Invasão ou oclusão do vaso

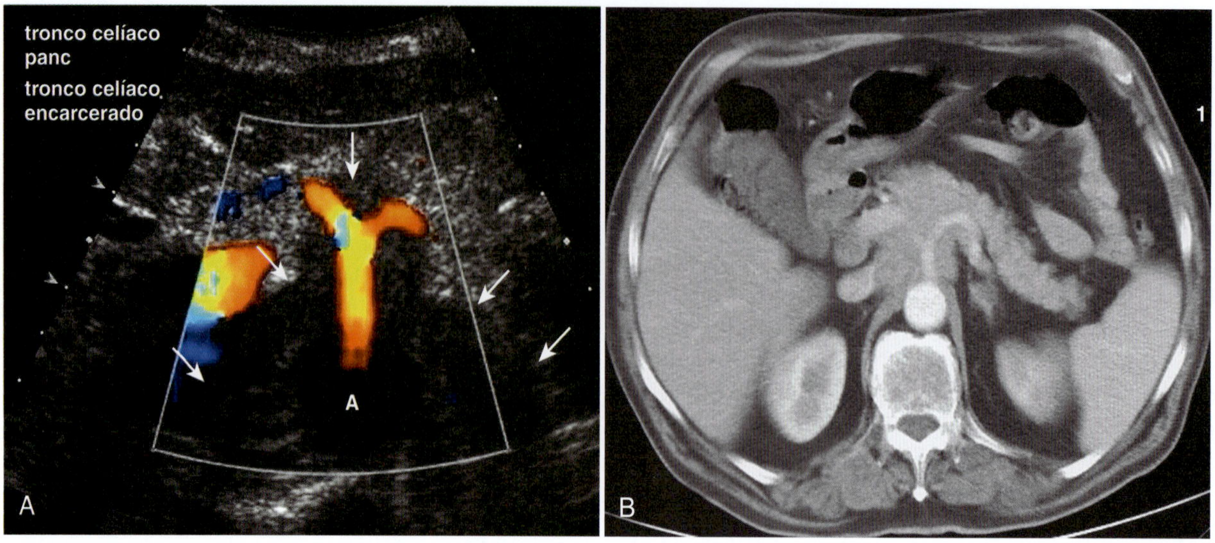

FIG. 7.72 Adenocarcinoma ductal pancreático encarcerando o tronco celíaco e a aorta. (A) US transversal com Doppler colorido mostra massa hipoecoica (*setas*) que encarcera a aorta (*A*) e o tronco celíaco. **(B)** TC no mesmo nível mostra os mesmos achados. Esta lesão é claramente irressecável para cura.

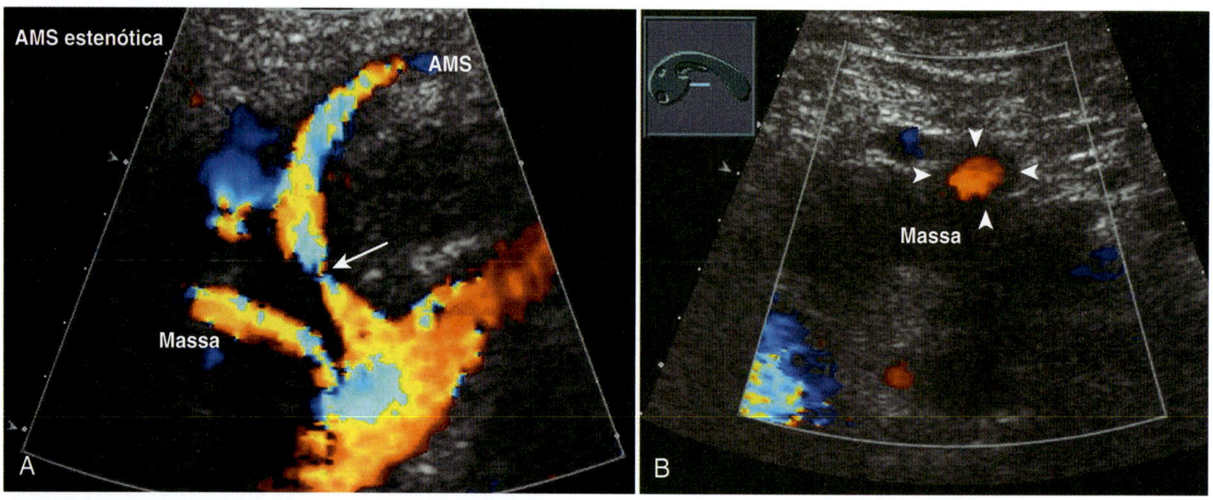

FIG. 7.73 Adenocarcinoma ductal pancreático encarcerando a artéria mesentérica superior (AMS). (A) US longitudinal com Doppler colorido mostra que a massa hipoecoica, que também encarcera o tronco celíaco, estreita a AMS (*seta*). **(B)** US transversal com Doppler colorido de outro paciente mostra encarceramento muito mais sutil (*pontas de seta*). O adenocarcinoma ductal estreita e oclui veias muito mais frequentemente que artérias. Esse estreitamento é equivalente ao clássico encarceramento angiográfico. Ver também Vídeo 7.8.

mostra alguma promessa para melhorar a avaliação ultrassonográfica de tumores pancreáticos,[147] mas atualmente é uma técnica investigacional.

LESÕES CÍSTICAS PANCREÁTICAS

A compreensão das lesões císticas pancreáticas é cada vez mais importante por que o aprimoramento das técnicas de imagem resultam na detecção progressivamente maior dessas lesões, frequentemente como achados incidentais.[72,148,149] Novos conceitos e definições histopatológicas de neoplasias císticas, especialmente as formas mucinosa e papilar intraductal, alteraram as abordagens de diagnóstico e manejo dessas lesões.

Embora o número detectado de lesões císticas do pâncreas esteja aumentando por causa do aprimoramento das técnicas de imagem,[148,149] o pseudocisto pancreático ainda é a mais comum, representando 75% ou mais de todas as lesões císticas.[72] É crucial fazer uma anamnese meticulosa para descartar pancreatite aguda ou crônica prévia, para minimizar a chance de confundir pseudocistos com outras massas císticas. Lesões não pseudocísticas incluem cistos simples e neoplasias císticas. Embora certas características de imagem possam ser úteis, o diagnóstico diferencial de lesões císticas, especialmente quando pequenas, não é confiável pela TC ou RM. Visser et al.[77] descreveram que, mesmo quando sua certeza diagnóstica era de 90% ou mais, a caracterização não era confiável.

Felizmente, parece seguro acompanhar lesões císticas pancreáticas com diâmetro de 3 cm ou menos[72] (Fig. 7.74). Sahani et al.[150] relataram que 35 das 36 lesões císticas pancreáticas com 3 cm ou menos eram benignas. Septações internas estão associadas à malignidade limítrofe ou *in situ* em 10 de 50 casos (20%). Outros cirurgiões acreditam que a ressecção dessas lesões seja uma abordagem melhor.[73,151] A utilidade dos marcadores tumorais e da citologia do líquido cístico é discutida.[73,152-154] A maioria concorda que pacientes e características de alto risco devem ser tratados agressivamente, incluindo pacientes

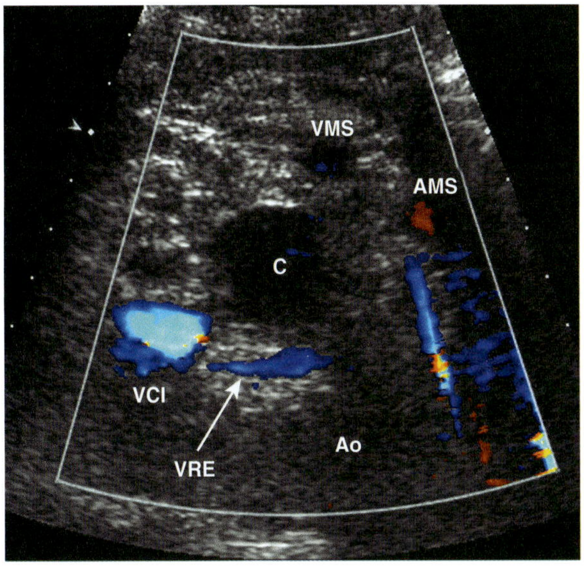

FIG. 7.74 Cisto pancreático benigno (resumido). Ultrassonografia transversal com Doppler colorido mostra um cisto de 2 cm descoberto incidentalmente em US abdominal e acompanhado por 4 anos sem alteração de tamanho. Em geral, é seguro acompanhar cistos pancreáticos pequenos (ver texto). *Ao*, aorta; *C*, cisto; *VCI*, veia cava inferior; *VRE*, veia renal esquerda; *AMS*, artéria mesentérica superior; *VMS*, veia mesentérica superior.

Características de Alto Risco nas Lesões Císticas Pancreáticas

Pacientes sintomáticos
Crescimento em exames seriados
Diâmetro > 3 cm
Tecido mole interno
Espessamento parietal ou septal

sintomáticos, crescimento dos cistos em estudos seriados, tumores com mais de 3 cm de diâmetro, tecido mole interno e espessamento parietal ou septal. Várias sociedades propuseram algoritmos para acompanhar cistos pancreáticos detectados incidentalmente,[155] mas há uma grande incerteza nesse processo,[156,157] e a avaliação futura se basear confiar em novos marcadores tumorais e análises moleculares em vez de morfologia em exames de imagem.[158] Os dados de 2015 sugerem que os cistos pancreáticos encontrados de forma incidental em TC ou RM estão associados a aumento da taxa de mortalidade em pacientes com menos de 65 anos e aumento geral do risco de adenocarcinoma pancreático.[159]

Cistos Pancreáticos Simples

Os cistos pancreáticos simples são raros na população geral, com prevalência de 0,2%[160] a 1,2%.[151] Essas porcentagens baixas podem estar subestimadas porque estudos de imagem[161] e necropsia[162] registraram prevalência substancialmente mais alta, cerca de 20% e 24,3%, respectivamente. Nossa experiência sugere que as taxas de prevalência mais baixas estão mais próximas da atual experiência real no cenário clínico. A detecção de um cisto pancreático simples deve elevar a suspeita de doença hereditária que tem alta prevalência de cistos, como a **doença renal policística autossômica dominante**[163] ou a **doença de von Hippel-Lindau** (VHL).[164] Múltiplos cistos pancreáticos também podem ocorrer em indivíduos com **fibrose cística.**[165]

Múltiplos cistos pancreáticos são mais comuns na doença de VHL do que na doença renal policística autossômica dominante (DRPAD). A prevalência de cistos pancreáticos nos pacientes com doença de VHL varia de 50% a 90%, tornando os cistos pancreáticos a lesão mais comum na doença de VHL.[164] Portanto, múltiplos cistos simples pancreáticos devem sugerir o diagnóstico de doença de VHL (Figs. 7.75). Além dos cistos simples, outras lesões pancreáticas associadas à doença de VHL incluem neoplasia cística serosa e tumores endócrinos pancreáticos, com risco levemente aumentado para adenocarcinoma ductal.[164]

TABELA 7.4 Prevalência das Lesões Císticas Pancreáticas[a]

Grau	Neoplasia
1	Neoplasia mucinosa papilar intraductal (NMPID)
2	Neoplasia cística serosa (adenoma microcístico)
3	Neoplasia mucinosa cística (NMC)
4	Tumor pseudopapilar sólido (TPS)
5	Outros tumores císticos

[a]Estimativa subjetiva baseada na experiência dos autores.

Neoplasias Císticas

Os tumores císticos do pâncreas representam cerca de 10% das lesões císticas pancreáticas. Embora a maioria dos tumores sólidos consista em adenocarcinomas ductais com prognóstico ruim, os tumores císticos são, geralmente, lesões benignas ou malignas de baixo grau. Os tumores císticos malignos representam cerca de 1% de todos os tumores malignos do pâncreas.[73] Os tumores mucinosos, como a neoplasia mucinosa papilar intraductal e a neoplasia cística mucinosa, são frequentemente malignos. O risco de malignidade é maior em indivíduos mais velhos. Dados de prevalência confiáveis são difíceis de encontrar,[166] mas são estimados na Tabela 7.4.

Neoplasia Cística Serosa

A neoplasia cística serosa, anteriormente conhecida como **adenoma microcístico**, é um tumor benigno, embora alguns exemplos malignos invasivos tenham sido relatados.[73,166] A neoplasia cística serosa ocorre mais frequentemente em mulheres, sendo encontrada com mais frequência na cabeça do pâncreas.[154] Essas lesões são compostas por uma miríade de diminutos cistos, geralmente pequenos demais para serem individualizados na US (Fig. 7.76). As múltiplas interfaces refletivas causadas pelas paredes dos diminutos cistos resultam em aspecto ecogênico, análogo ao da doença renal policística autossômica dominante. Realce posterior é um achado habitual. Cistos maiores (1 a 3 cm de diâmetro) geralmente são encontrados na periferia da lesão. Ocorre um padrão fibroso de orientação radial em uma minoria de pacientes,[149] e frequentemente existe calcificação central (30% a 50%) (Fig. 7.77). Lesões pequenas (< 2 cm) podem parecer idênticas aos cistos simples. Esse padrão é comum na variante **adenoma oligocístico seroso.**[154]

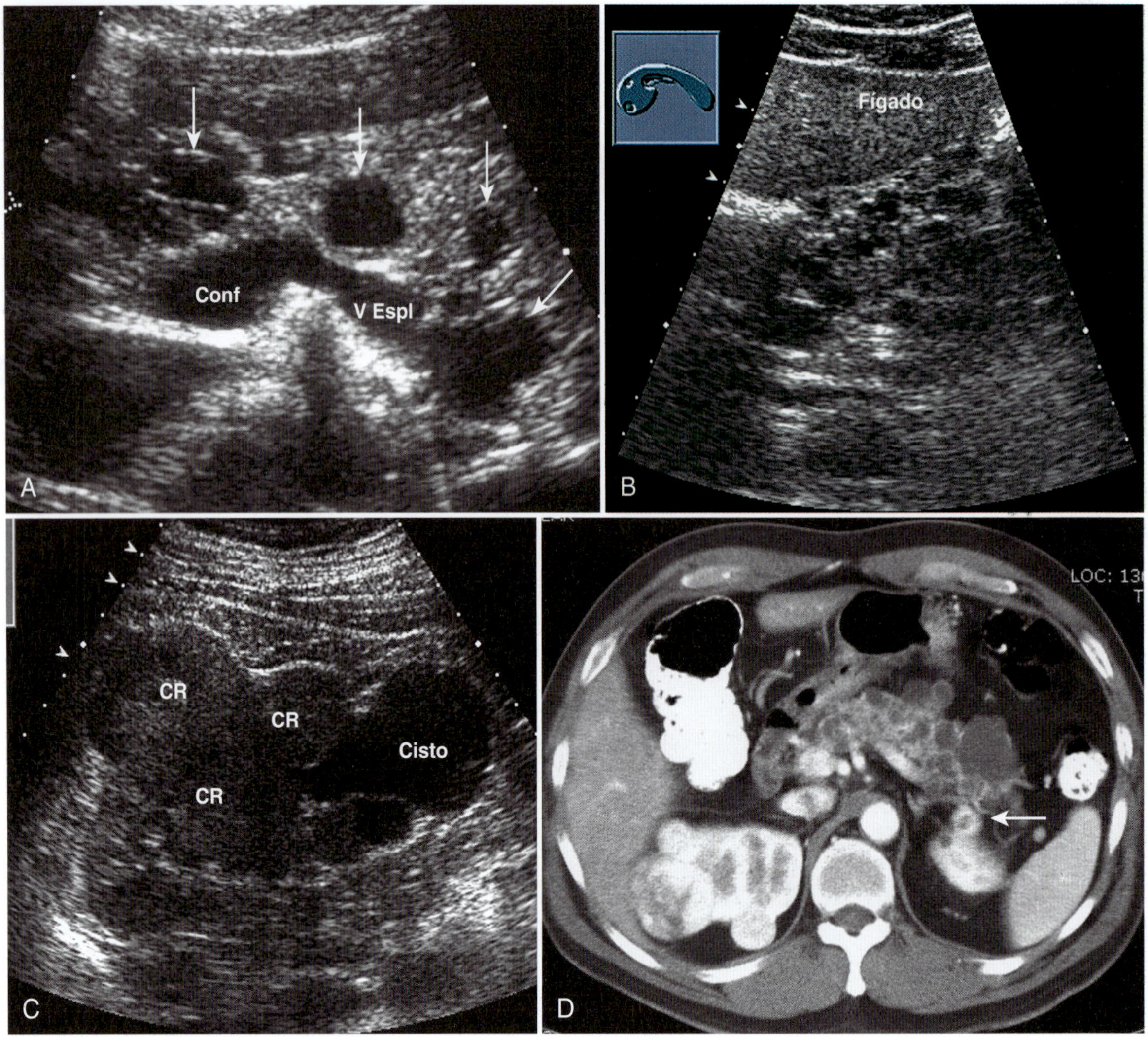

FIG. 7.75 Doença de von Hippel-Lindau (VHL) com múltiplos cistos pancreáticos. (A) US transversal mostra múltiplos cistos simples pancreáticos (*setas*). **(B)-(D)** Outro paciente. **(B)** US transversal do pâncreas mostra múltiplos cistos pancreáticos, sugerindo o diagnóstico de doença de von Hippel-Lindau. **(C)** US longitudinal do rim direito mostra lesões de doença de VHL: múltiplos carcinomas renais (*CRs*) e um grande cisto renal. **(D)** TC em nível similar mostra uma miríade de cistos pancreáticos e alguns dos CRs do lado direito. Nota-se um pequeno CR do lado esquerdo (*seta*). *Conf*, confluência; *V Espl*, veia esplênica.

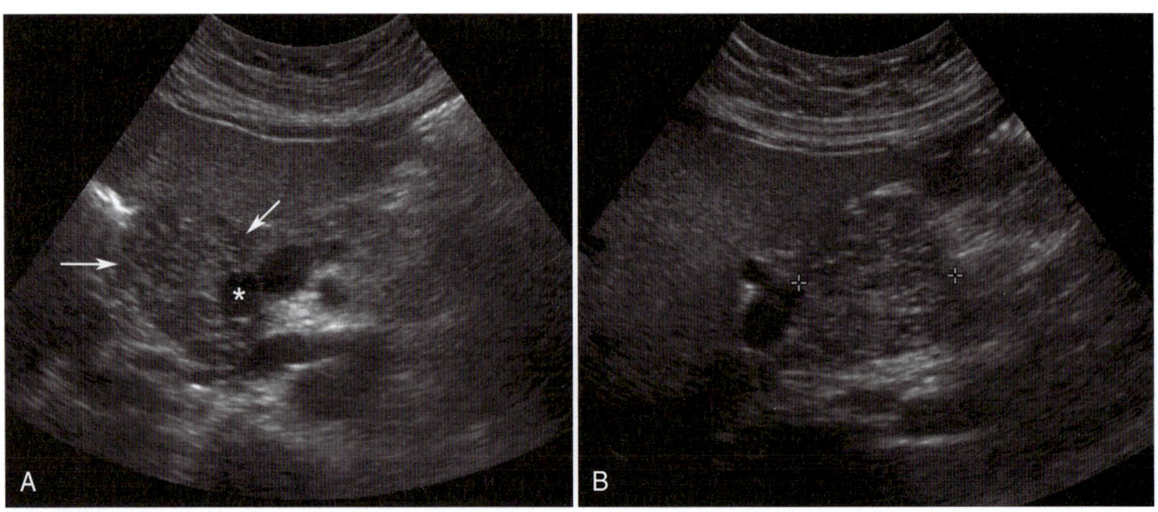

FIG. 7.76 Neoplasia cística serosa. (A) US transversal mostra achados clássicos de neoplasia cística serosa, com muitos cistos minúsculos, o que resulta em aspecto ecogênico e quase sólido (*setas*); um componente cístico maior é observado na periferia da lesão (*). Observe que não há dilatação do ducto pancreático. **(B)** US sagital mostra achados clássicos de neoplasia cística serosa, incluindo muitos cistos minúsculos. Não se vê pâncreas normal.

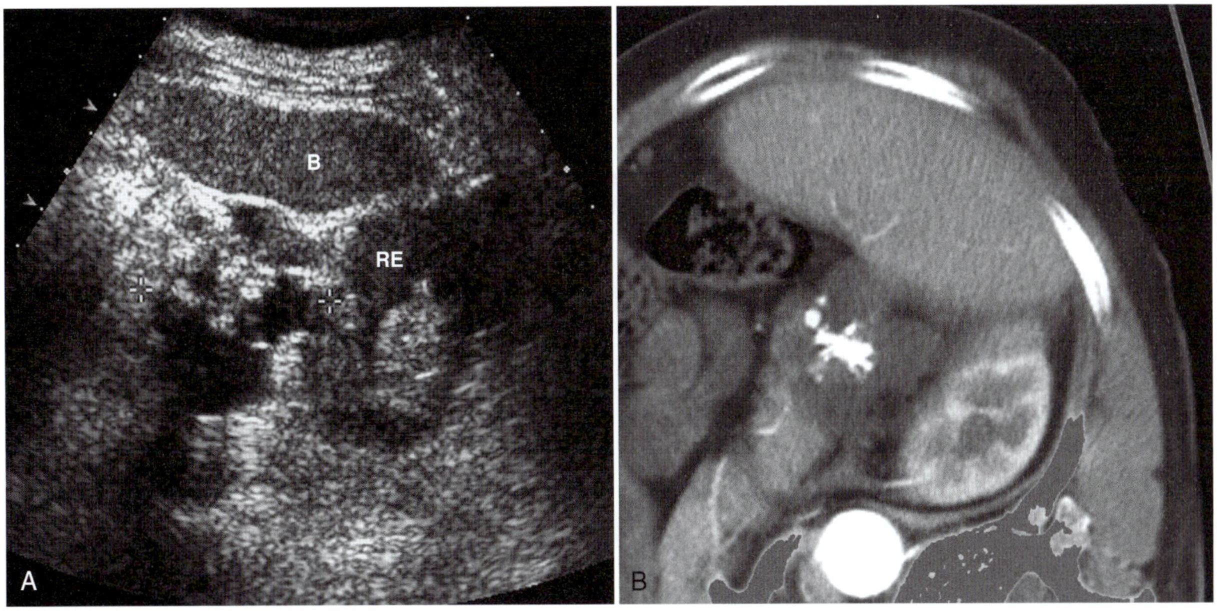

FIG. 7.77 Neoplasia cística serosa. (A) US transversal mostra lesão através do baço (*B*) e do rim esquerdo (*RE*). Observam-se calcificações e alguns cistos periféricos maiores. **(B)** TC, rotacionada e cortada para ficar igual à imagem ultrassonográfica, mostra as calcificações densas.

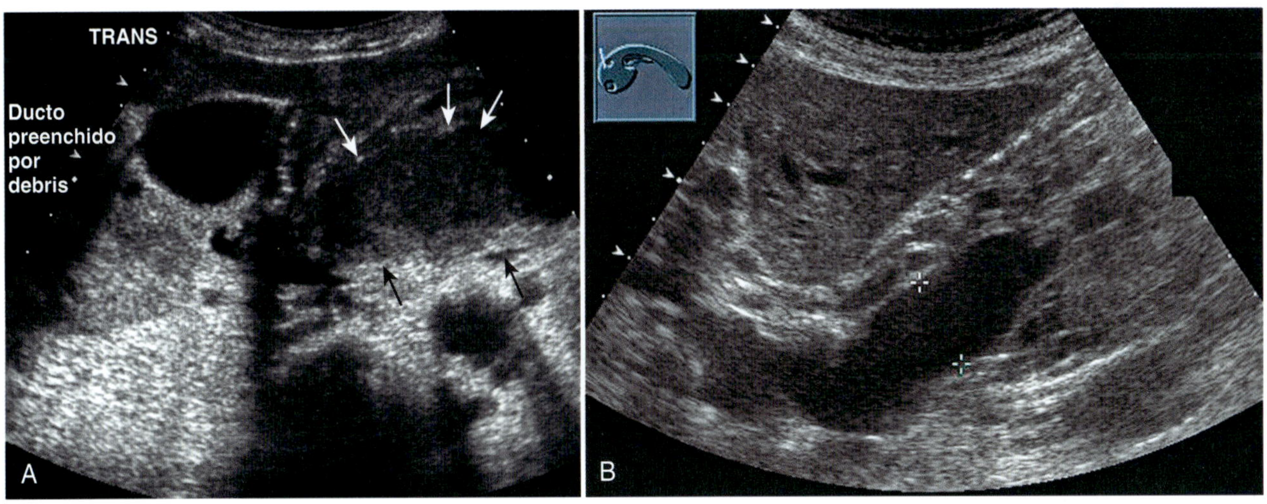

FIG. 7.78 Neoplasia mucinosa papilar intraductal (NMPID). (A) Ultrassonografia transversal mostra ducto pancreático principal bastante dilatado (*setas brancas e pretas*) preenchido com mucina, característico de NMPID de ducto principal. **(B)** Outro paciente no qual foi realizada a ultrassonografia longitudinal oblíqua mostra NMPID causando obstrução maciça do ducto biliar. Tanto as NMPID benignas quanto as malignas podem causar obstrução do ducto biliar. Ver também Vídeo 7.9.

Neoplasia Mucinosa Papilar Intraductal

A neoplasia mucinosa papilar intraductal (NMPID) não foi descrita antes de 1982;[167] outras nomenclaturas incluem **tumor mucinoso papilar intraductal, neoplasia intraductal hipersecretora de mucina, neoplasia serosa ductoectásica.**[154] Diferentemente da neoplasia mucinosa cística, a NMPID origina-se a partir dos ductos pancreáticos, geralmente na cabeça do pâncreas. A NMPID ocorre em população mais idosa que a neoplasia mucinosa cística e afeta homens e mulheres igualmente.

A mucina é secretada nos ductos, causando dilatação proeminente (Fig. 7.78, Vídeo 7.9) e, às vezes, extrusão de mucina pela ampola hepatopancreática (ampola de Vater).[166] A NMPID geralmente se apresenta como pancreatite aguda. Tanto as lesões benignas quanto as malignas podem causar obstrução do ducto biliar[168] (Fig. 7.79). A NMPID varia desde lesão benigna a uma lesão francamente maligna. O adenocarcinoma invasivo é observado em aproximadamente 30% dos casos ressecados. Os carcinomas invasivos ou carcinomas *in situ* estão mais provavelmente presentes em cerca de 70% dos pacientes.[149] A taxa de sobrevida global em 5 anos dos pacientes com NMPID ressecada é superior a 70%.[166] Há controvérsias sobre o manejo desses pacientes; alguns acreditam que os pacientes assintomáticos ou aqueles com lesões em ramificações ductais podem ser observados ou tratados com pancreatectomia segmentar.[169]

A característica da NMPID na ultrassonografia é a dilatação ductal (Fig. 7.80; ver também Fig. 7.78). Os achados incluem dilatação multicística lobulada dos ramos ductais, dilatação difusa do ducto pancreático principal e tumores papilares intraductais.[170] Como a mucina tem aspecto ultrassonográfico semelhante a debris ou lama, o grau e a extensão da dilatação ductal podem ser mais difíceis de

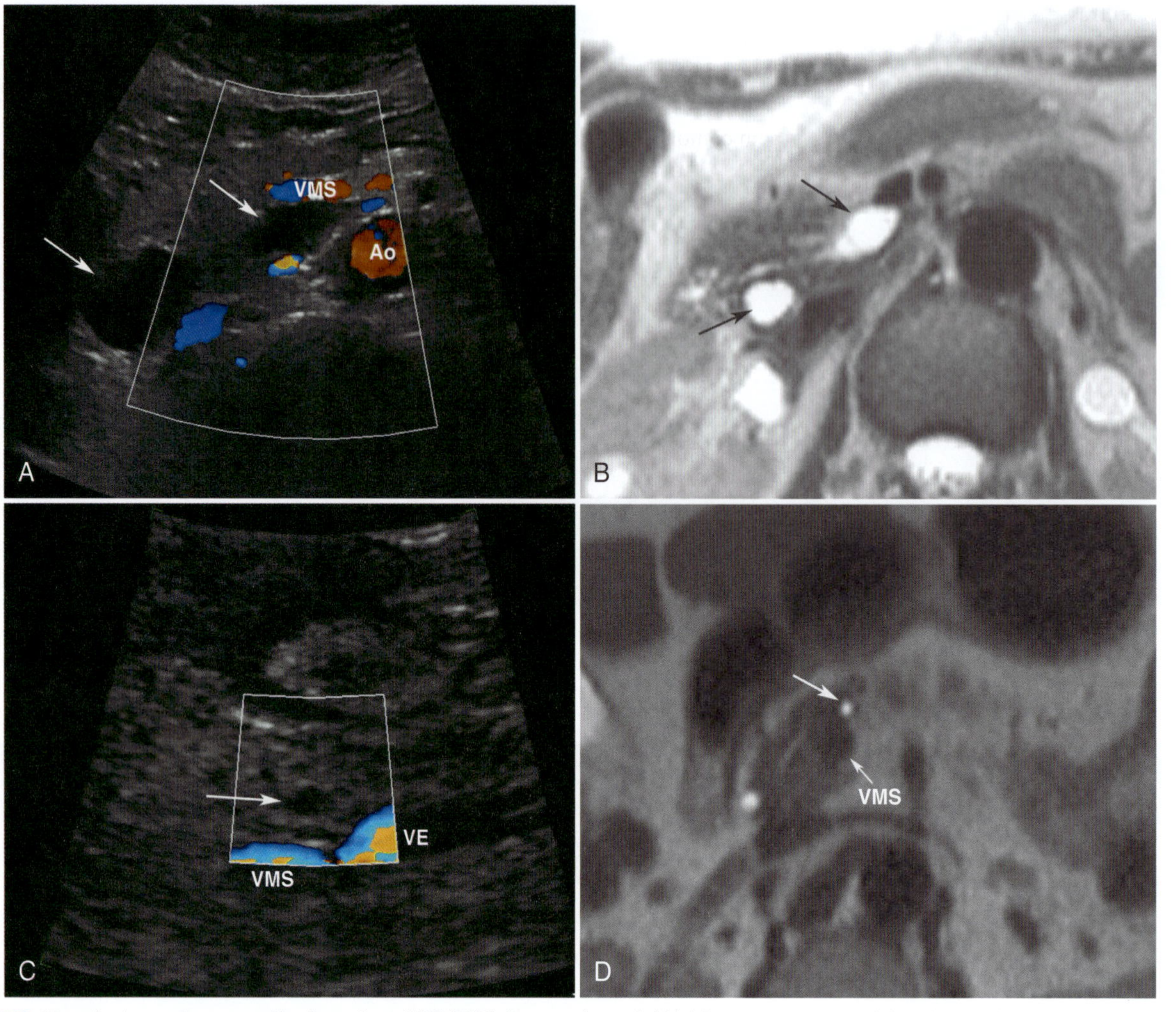

FIG. 7.79 Neoplasia mucinosa papilar intraductal (NMPID) de ramo lateral. (A) A imagem transversal da cabeça e do colo do pâncreas mostra duas lesões císticas (*setas*) correspondentes a NMPID do ramo lateral. **(B)** RM, transversal, sequência SSFSE *(single-shot fast spin echo)*, imagem ponderada em T2 das lesões de NMPID de ramo lateral (*setas*), mostradas em **(A)**. **(C)** Em outro paciente, a imagem ultrassonográfica transversal representa NMPID (*seta*) de ramo lateral menor no corpo pancreático. **(D)** RM axial, sequência SSFSE, imagem ponderada em T2 correspondente mostra a mesma NMPID (*seta*). Ao, aorta; *VMS*, veia mesentérica superior; *VE*, veia esplênica.

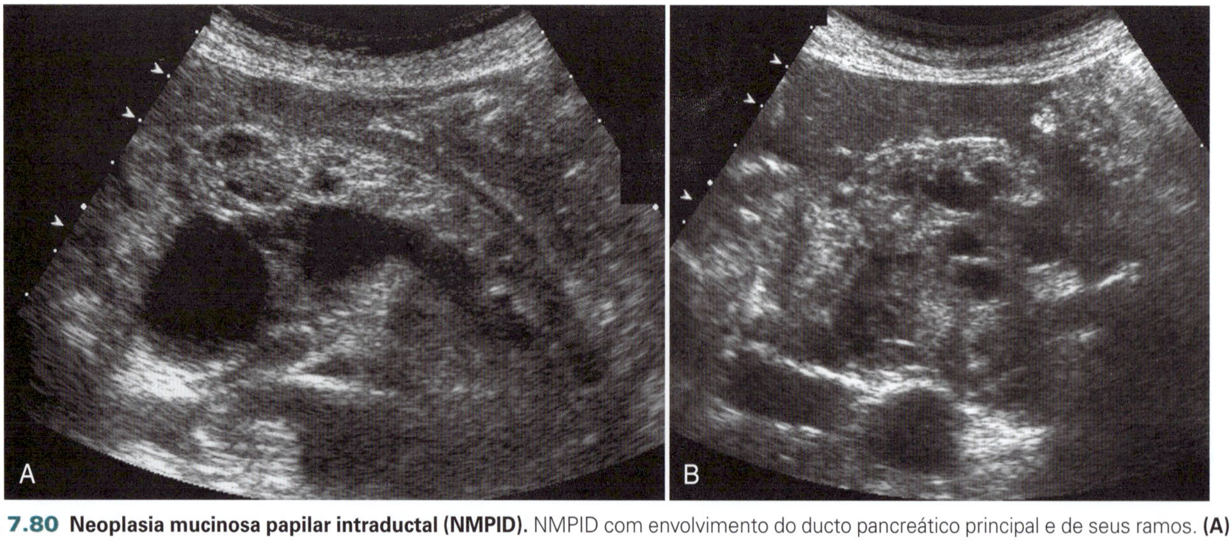

FIG. 7.80 Neoplasia mucinosa papilar intraductal (NMPID). NMPID com envolvimento do ducto pancreático principal e de seus ramos. **(A)** US transversal mostra dilatação lobulada dos ramos ductais e dilatação difusa do ducto pancreático principal. **(B)** US transversal da cabeça e da porção proximal do corpo do pâncreas mostra a dilatação de ramos ductais na cabeça aumentada.

avaliar na ultrassonografia do que na TC ou na RM. Calcificação é rara.

Neoplasia Mucinosa Cística

As neoplasias mucinosas císticas (NMCs) surgem como tumores císticos de novo, diferentemente das NMPID, que surgem nos ductos pancreáticos. As NMCs ocorrem mais frequentemente no corpo ou na cauda do pâncreas, mas podem aparecer em qualquer local da glândula.[169] As NMCs podem ser uniloculares e simular um cisto simples, mas geralmente têm até seis loculações internas. Os septos internos podem ser loculações, finos ou espessos, e papilares; é comum encontrar debris internos (Fig. 7.81, Vídeo 7.10). As calcificações geralmente são lineares e periféricas, ocorrendo em cerca de 15% a 20% das lesões. A neoplasia mucinosa cística é encontrada em mulheres na perimenopausa como massas císticas multiloculares de paredes espessas, usualmente na cauda do pâncreas.[166]

A neoplasia mucinosa cística é a lesão com maior probabilidade de ser confundida com pseudocisto devido ao seu aspecto similar em alguns casos. A NMC compartilha semelhanças histológicas e prognósticas com os tumores císticos mucinosos ovarianos. Devido à sua mais recente definição patológica, que exige o achado de estroma

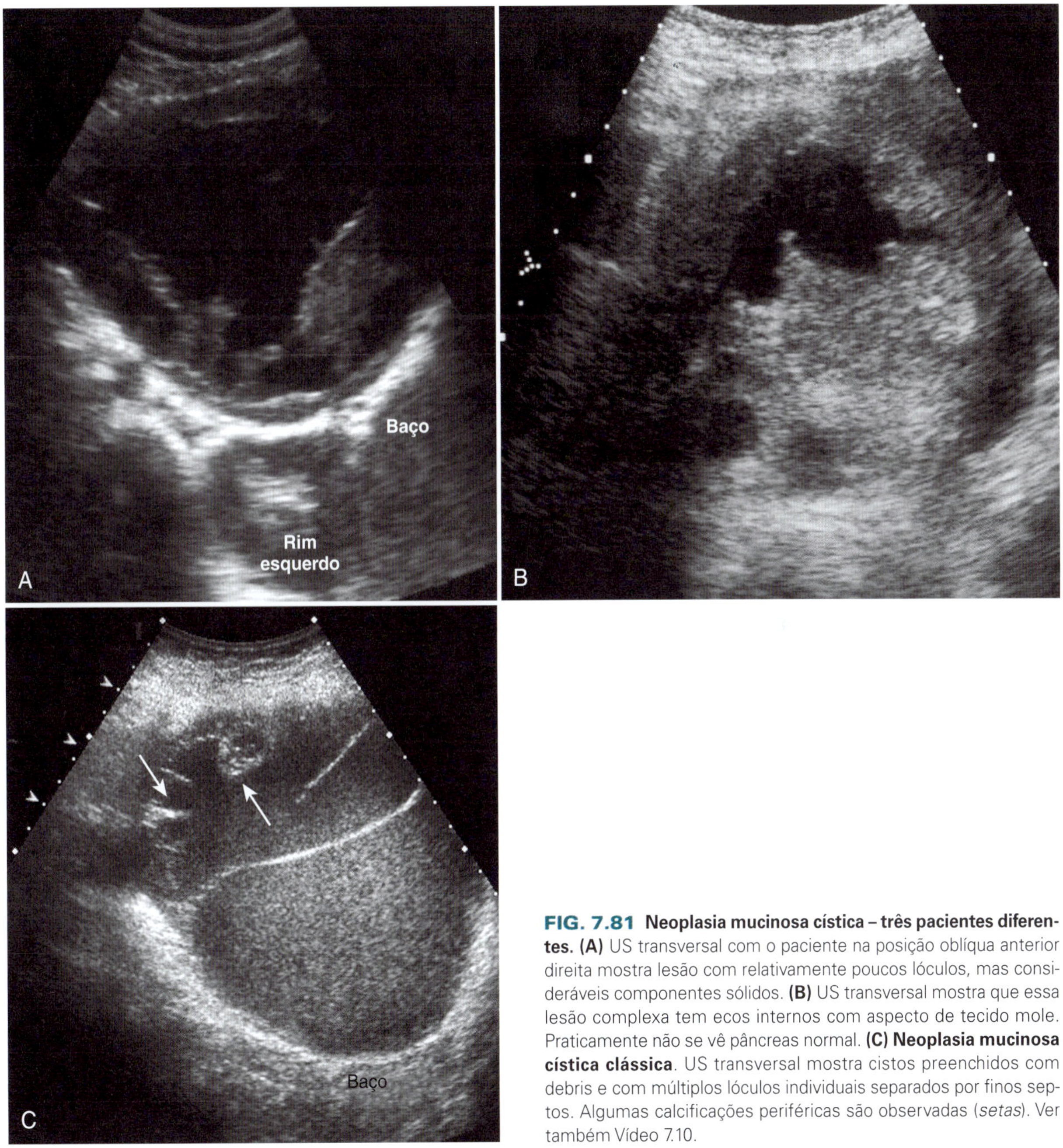

FIG. 7.81 Neoplasia mucinosa cística – três pacientes diferentes. (A) US transversal com o paciente na posição oblíqua anterior direita mostra lesão com relativamente poucos lóculos, mas consideráveis componentes sólidos. **(B)** US transversal mostra que essa lesão complexa tem ecos internos com aspecto de tecido mole. Praticamente não se vê pâncreas normal. **(C) Neoplasia mucinosa cística clássica**. US transversal mostra cistos preenchidos com debris e com múltiplos lóculos individuais separados por finos septos. Algumas calcificações periféricas são observadas (*setas*). Ver também Vídeo 7.10.

ovariano na NMC, esses tumores são agora raramente diagnosticados em homens.[166,171] Os tumores mucinosos, previamente classificados como neoplasias mucinosas císticas em homens, hoje seriam mais provavelmente considerados NMPID. As neoplasias mucinosas císticas podem ser benignas, apresentar "baixo potencial maligno" ou ser francamente malignas. Por isso, as neoplasias mucinosas císticas são geralmente tratadas como lesões malignas.

Tumor Pseudopapilar Sólido

O tumor pseudopapilar sólido é a denominação mais recente defendida pela Organização Mundial de Saúde[172,173] e é encontrado mais frequentemente em mulheres jovens. As denominações anteriormente utilizadas incluem **tumor sólido e cístico, neoplasia epitelial papilar e sólida, neoplasia cisticopapilar, neoplasia epitelial cisticopapilar, tumor cisticopapilar** e **tumor de Frantz**. Cerca de 15% dos tumores paseudopapilares sólidos são malignos. A probabilidade de malignidade aumenta com a idade do paciente.[154] Em geral, a ressecção é curativa.

O tumor pseudopapilar sólido ocorre mais frequentemente na cauda do pâncreas. Os tumores pseudopapilares sólidos geralmente são massas encapsuladas arredondadas[174] com quantidades variáveis de áreas necróticas de aspecto cístico e focos de tecidos moles (Fig. 7.82). As cavidades nos tumores pseudopapilares sólidos não são cistos "verdadeiros", mas regiões necróticas contendo sangue e debris.[166] Calcificações centrais e periféricas foram relatadas em 29% dos pacientes.[154] Buetow et al.[175] descreveram 31 casos estudados com ultrassonografia, TC e RM e observaram ecotextura variável; foram

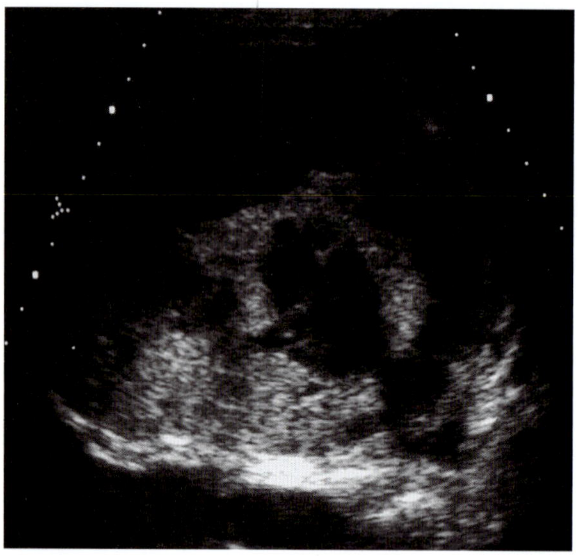

FIG. 7.82 Grande tumor pseudopapilar sólido. Ultrassonografia transversal mostra uma grande lesão na cauda pancreática, a localização mais comum desses tumores.

Tumores Císticos Pancreáticos Raros
Cistoadenocarcinoma de células acinares
Coriocarcinoma cístico
Linfangioma cístico
Teratoma cístico
Tumor endócrino pancreático cístico
Metástases

observadas áreas anecoicas e hipoecoicas centralmente. Observa-se realce acústico posterior em todos os casos nos quais haja áreas císticas internas, independentemente da ecotextura.

Tumores Císticos Raros

Tem sido relatada virtualmente qualquer histologia imaginável como lesão "necrótica" ou "cística" do pâncreas.[165,176-178] Em geral, não há aspecto característico na ultrassonografia para esses tumores raros.

OUTRAS MASSAS PANCREÁTICAS

Tumores Endócrinos

Os tumores endócrinos pancreáticos constituem um grupo pequeno, mas importante, de neoplasias pancreáticas previamente denominadas **tumores de células das ilhotas** ou **tumores neuroendócrinos**; e atualmente sugere-se a denominação **tumores neuroendócrinos gastroenteropancreáticos** (do inglês, *gastroenteropancreatic neuroendocrine tumors* [GEP-NET]).[179] Anteriormente, acreditava-se que eles se originavam das ilhotas pancreáticas, mas atualmente acredita-se que esses tumores se originam de células-tronco neuroendócrinas no epitélio ductal.[180] Os tumores endócrinos do pâncreas são raros, com incidência anual de aproximadamente cinco casos por milhão.[181] Os tumores endócrinos pancreáticos constituem 1% a 5% das neoplasias pancreáticas.[183] As duas apresentações diferentes dependem de haver ou não hiperfunção endócrina.[183] Lesões **hiperfuncionais**, cerca de 90% dos tumores endócrinos do pâncreas, tendem a se manifestar clinicamente quando o tumor é pequeno; ou seja, as alterações endócrinas causam sintomas clínicos antes que o tumor cresça o suficiente para causar problemas devido ao seu tamanho, invasão ou metástase.

Os **insulinomas** e **gastrinomas** são os tumores endócrinos pancreáticos hiperfuncionais mais comuns (cerca de 80% de todos os tumores endócrinos pancreáticos); outros são raros (Tabela 7.5).

Os tumores endócrinos pancreáticos hiperfuncionais tendem a ser massas pequenas de 1 a 3 cm (Fig. 7.83), arredondadas ou ovais, hipoecoicas com margens lisas e, com exceção do insulinoma, malignos. Quando se suspeita de um tumor endócrino pancreático hiperfuncional, é apropriada a sua localização pré-operatória. A escolha da modalidade depende da preferência da instituição e inclui ultrassonografia abdominal, TC ou ultrassonografia (US) endoscópica.[184] A TCMD é superior à ultrassonografia na detecção de pequenos tumores endócrinos,[185] mas, às vezes, a US mostra lesões ocultas na TC. É difícil obter uma imagem de um tumor endócrino pancreático na US abdominal convencional; eles geralmente ainda são pequenos quando o paciente apresenta anormalidades hormonais. A sensibilidade da detecção com US é variável. As taxas de detecção dos insulinomas variam de 9%[186] a 65%.[184] A sensibilidade da detecção de gastrinoma na US é de apenas 20% a 30%.[187] Ultrassonograficamente, a maioria dos tumores endócrinos pancreáticos **hiperfuncionais** consiste em nódulos pequenos. Os tumores endócrinos pancreáticos que secretam serotonina podem estar associados a dilatação significativa do ducto pancreático.[188,189] A US intraoperatória é o meio mais sensível e acurado de avaliar essas neoplasias[184] (Fig. 7.83).

Os tumores **não hiperfuncionais** não causam sintomas endócrinos. Portanto, esses tumores precisam ser maiores para provocar sinais/sintomas como dor,[185] efeito expansivo ou, se malignos,

TABELA 7.5 Tumores Endócrinos Pancreáticos (TEPs)

Tipo de Tumor	Localização no Pâncreas	Tamanho	Todos os TEPs
	Hiperfuncional		
Insulinoma	90% a 100%	2 a 3 cm	45%
Gastrinoma	40% a 60%	1 a 2 cm	35%
Outros			10%
VIPoma	90%		
Glucagonoma	100%		
Somatostatinoma	50% a 60%		
TEP carcinoide	100%		
	Não hiperfuncional		
Todos os tumores		> 5 cm	10%

VIP, polipeptídeo intestinal vasoativo.

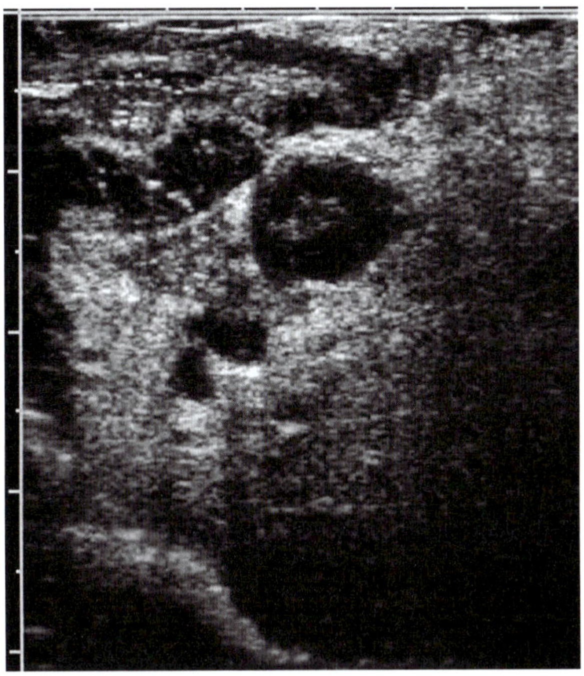

FIG. 7.83 Insulinoma na ultrassonografia intraoperatória. Esta lesão de 10 mm foi descoberta devido ao hiperinsulinismo. (Cortesia de Dr. Hisham Tchelepi.)

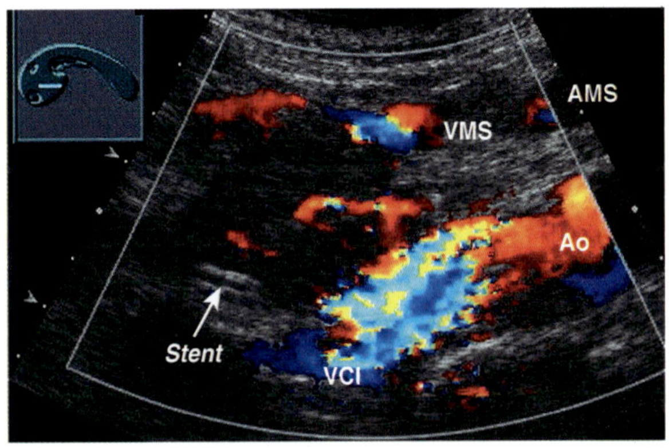

FIG. 7.84 Tumor endócrino pancreático, não hiperfuncional. US longitudinal oblíqua com Doppler colorido mostra tumor maligno hipoecoico de 5 cm, grande o suficiente para causar obstrução do ducto biliar, exigindo colocação de *stent*. O fluxo colorido interno é típico de tumor endócrino pancreático. *Ao*, aorta; *VCI*, veia cava inferior; *AMS*, artéria mesentérica superior; *VMS*, veia mesentérica superior.

invasão e metástase[119] (Fig. 7.84). A detecção incidental de tumores menores e não funcionais é cada vez mais frequente (Fig. 7.85). Esses tumores geralmente são bem-definidos, redondos ou ovais. Geralmente são hipoecoicos em comparação ao parênquima normal; podem apresentar alterações císticas e calcificação.[187] Os tumores endócrinos pancreáticos maiores e não funcionais podem ser difíceis de diferenciar do adenocarcinoma ductal pancreático, mais comum. Os achados ultrassonográficos que sugerem o diagnóstico são (1) fluxo colorido interno proeminente (raro no carcinoma), (2) ausência de dilatação ductal biliar ou pancreática em uma lesão da cabeça do pâncreas e (3) ausência de progressão ou metástase em imagens seriadas.

Neoplasias Incomuns e Raras

Na ultrassonografia, muitas variantes histológicas de adenocarcinoma ductal pancreático são indistinguíveis dos tumores com as características histológicas usuais. Elas incluem **carcinoma de células adenoescamosas, carcinoma anaplásico** e **carcinoma pleomórfico de células gigantes**. O **carcinoma de células acinares** e o carcinoma pleomórfico de células gigantes, embora frequentemente indistinguíveis do adenocarcinoma ductal, podem ser maiores e exibir necrose central. O **linfoma pancreático** primário é extremamente raro, embora adenopatia ou envolvimento difuso de doença mais generalizada ocorra com alguma frequência.[120] Outros tumores pancreáticos raros incluem tumores com origem no tecido conjuntivo (sarcomas), **pancreaticoblastomas, cistos disontogenéticos** e metástases.[190,191]

Lipoma

Ao contrário do aspecto ecogênico usual de tecido adiposo ou lesões adiposas, os lipomas do pâncreas geralmente são **hipoecoicos**[192,193] (Fig. 7.86). Outros lipomas podem ter aspecto misto, com quantidade variável de ecos internos, ou ser hiperecoicos. A

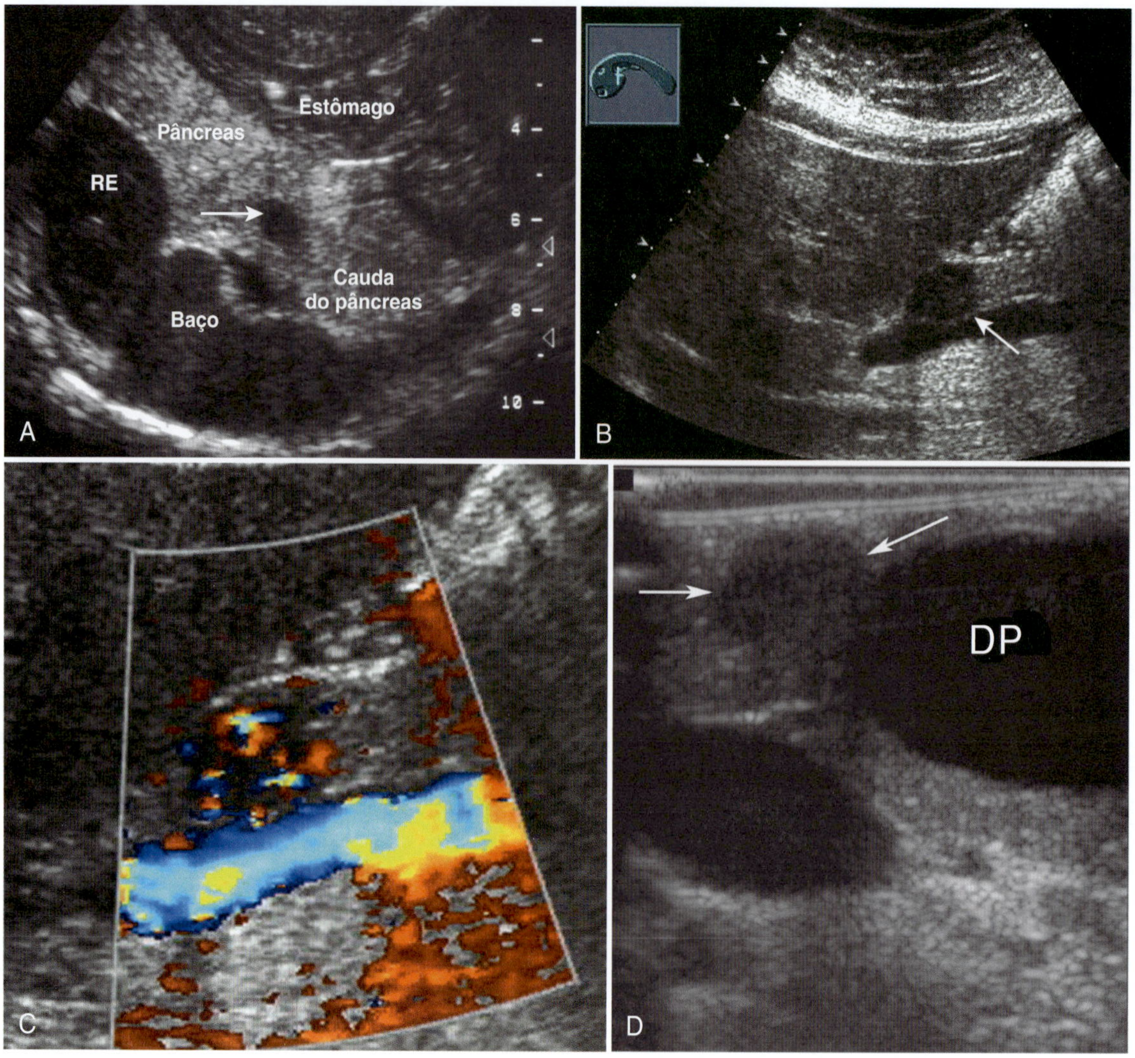

FIG. 7.85 Tumor endócrino pancreático pequeno, não hiperfuncional. (A) US transversal mostra tumor endócrino pancreático hipoecoico não hiperfuncional de 9 mm descoberto incidentalmente durante ultrassonografia abdominal. A cauda do pâncreas foi removida. **(B)** e **(C)** Em outro paciente, as ultrassonografias de escala de cinza **(B)** e com Doppler colorido **(C)** mostram tumor endócrino pancreático hipervascular de 2 cm indentando a artéria mesentérica superior (*seta*). **(D)** Em outro paciente, a **ultrassonografia intraoperatória** mostra uma lesão de 9 mm (*setas*) descoberta incidentalmente. Dilatação acentuada do ducto pancreático é notada e pode ser característica dos tumores endócrinos pancreáticos secretores de serotonina. A ultrassonografia intraoperatória é considerada essencial em muitas instituições para o manejo cirúrgico de tumores pancreáticos endócrinos. *DP*, ducto pancreático; *RE*, rim esquerdo.

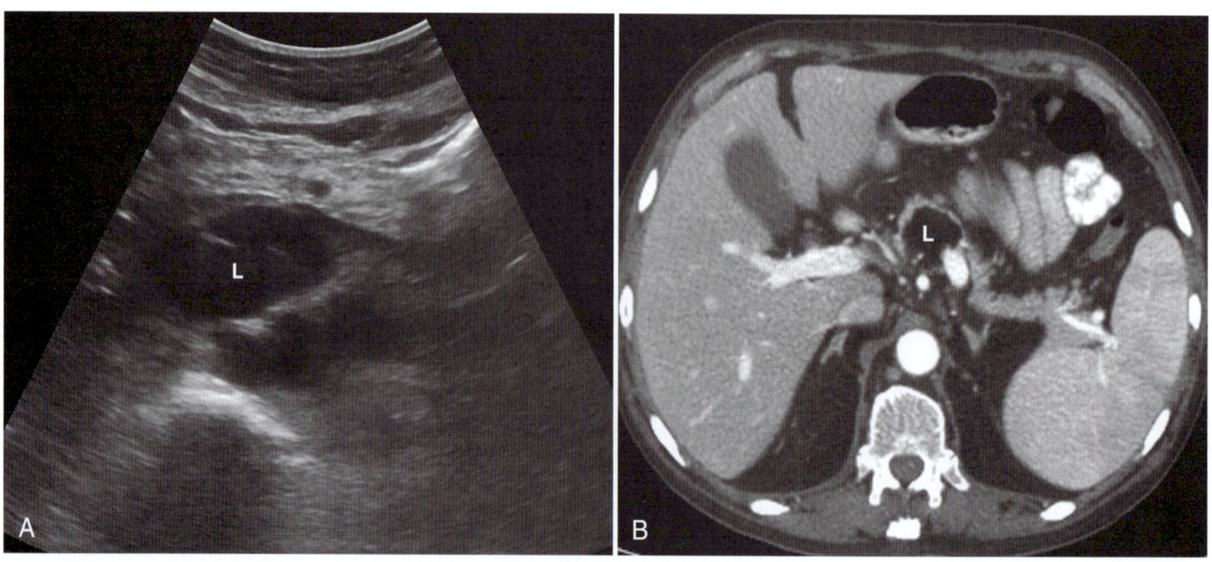

FIG. 7.86 Lipoma pancreático. (A) US transversal de lipoma (*L*) pancreático quase anecoico. Ao contrário do aspecto ecogênico usual da gordura e de lesões gordurosas, os lipomas pancreáticos são geralmente hipoecoicos. **(B)** TC confirma a natureza gordurosa da lesão. (Cortesia de Dr. Vinay Duddlewar.)

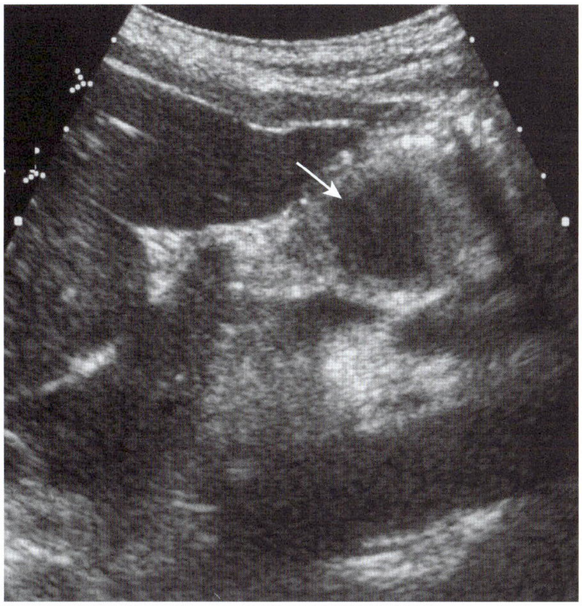

FIG. 7.87 Metástase de carcinoma do pulmão para o pâncreas. US longitudinal mostra metástase hipoecoica típica (*seta*). As metástases pancreáticas são a neoplasia pancreática mais comum nas séries de necropsias, mas raramente são encontradas clinicamente, porque, em geral, ocorrem tardiamente.

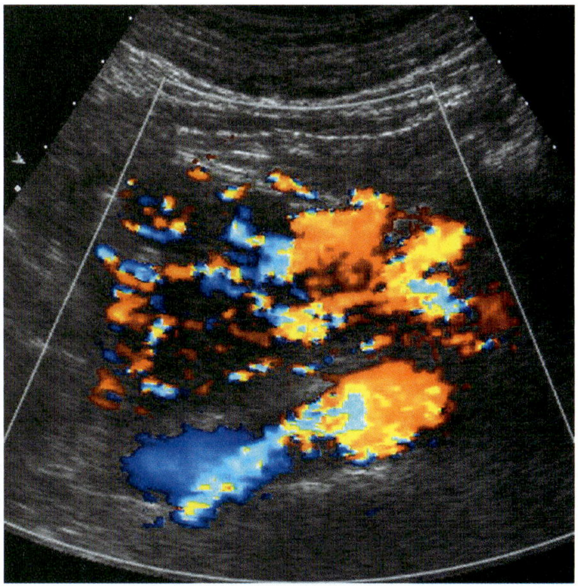

FIG. 7.88 Metástase de carcinoma renal para o pâncreas. US longitudinal com Doppler colorido mostra metástase hipervascular. A diferenciação de um tumor endócrino hipervascular pode ser difícil nesses casos.

causa da gordura hipoecoica não é conhecida, mas pode envolver o número de vasos sanguíneos, a quantidade e a espessura do estroma de tecido conjuntivo, o número de septos fibrosos que separam os lóbulos de gordura e o conteúdo de água na gordura.[192,194]

Tumores Metastáticos

Nas séries de necropsias, a metástase é a neoplasia pancreática mais comum, encontrada cerca de quatro vezes mais frequentemente que o câncer pancreático.[191] A descoberta clínica de metástases era rara até o advento dos exames de imagem mais modernos.[195] As metástases pancreáticas são clinicamente raras porque geralmente ocorrem tardiamente em pacientes com doença metastática disseminada. Os tumores primários que metastatizam com mais frequência para o pâncreas incluem **carcinoma renal**, **carcinoma de mama**, **carcinoma de pulmão** (Fig. 7.87), **melanoma**, **carcinoma do cólon** e **carcinoma do estômago**.[120,191,195]

No caso de metástase para o pâncreas, pode haver um intervalo longo entre o diagnóstico da lesão primária e a descoberta da metástase. Isso é especialmente verdadeiro no carcinoma renal e, em menor grau, no melanoma. Klein et al.[195] descobriram que o intervalo médio entre a descoberta do carcinoma renal e a metástase foi de 10 anos; o intervalo mais longo foi de mais de 24 anos. Um quadro clássico é a descoberta de uma massa (ou massas) hipervascular no pâncreas de um paciente que teve carcinoma renal previamente, presumivelmente curado (Fig. 7.88). O diagnóstico diferencial de um tumor endócrino pancreático hipervascular pode ser difícil nesses casos.

ULTRASSONOGRAFIA COM CONTRASTE

A ultrassonografia com contraste (do inglês, *contrast-enhanced ultrasound* [CEUS]) mostra-se promissora como técnica que será benéfica tanto na ultrassonografia endoscópica quanto na ultrassonografia abdominal do pâncreas. Historicamente, a CEUS era mais considerada como técnica experimental.[98,196] No entanto, dados mais recentes sugerem que a CEUS pode se tornar muito mais rotineira.[197-199] Seus defensores afirmam que: "CEUS apresenta óbvia superioridade em relação à ultrassonografia convencional na acurácia diagnóstica geral de lesões pancreáticas sólidas e na consistência diagnóstica entre os médicos. O desempenho da CEUS é semelhante ao da TC contrastada no diagnóstico do carcinoma de pâncreas e da pancreatite focal".[200] A CEUS pode ser útil no diagnóstico de necrose pancreática em pacientes com pancreatite aguda grave.[147]

Agradecimentos

Os autores gostariam de agradecer ao Dr. Philip Ralls, o autor anterior deste capítulo. Sua suprema dedicação e paixão pela qualidade da prática e educação relacionadas à ultrassonografia em todas as áreas foram exemplares, e suas imagens e texto formam o arcabouço desta versão atualizada.

REFERÊNCIAS

1. Harisinghani MG, Saini S, Schima W, et al. Simethicone coated cellulose as an oral contrast agent for ultrasound of the upper abdomen. Clin Radiol. 1997;52(3):224-226.
2. Lev-Toaff AS, Langer JE, Rubin DL, et al. Safety and efficacy of a new oral contrast agent for sonography: a phase II trial. AJR Am J Roentgenol. 1999;173(2):431-436.
3. Abu-Yousef MM, El-Zein Y. Improved US visualization of the pancreatic tail with simethicone, water, and patient rotation. Radiology. 2000;217(3):780-785.
4. Mori H, McGrath FP, Malone DE, Stevenson GW. The gastrocolic trunk and its tributaries: CT evaluation. Radiology. 1992;182(3):871-877.
5. Winter 3rd TC. Proximal" versus "distal" in the pancreas. Radiographics. 2013;33(2):622-623.
6. Glaser J, Stienecker K. Pancreas and aging: a study using ultrasonography. Gerontology. 2000;46(2):93-96.
7. Guerra M, Gutiérrez L, Carrasco R, Arroyo A. Size and echogenicity of the pancreas in Chilean adults: echotomography study in 261 patients]. Rev Med Chil. 1995;123(6):720-726.

8. Bolondi L, Li Bassi S, Gaiani S, Barbara L. Sonography of chronic pancreatitis. Radiol Clin North Am. 1989;27(4):815-833.
9. Mortele KJ, Rocha TC, Streeter JL, Taylor AJ. Multimodality imaging of pancreatic and biliary congenital anomalies. Radiographics. 2006;26(3):715-731.
10. Daneman A, Gaskin K, Martin DJ, Cutz E. Pancreatic changes in cystic fibrosis: CT and sonographic appearances. AJR Am J Roentgenol. 1983;141(4):653-655.
11. So CB, Cooperberg PL, Gibney RG, Bogoch A. Sonographic findings in pancreatic lipomatosis. AJR Am J Roentgenol. 1987;149(1):67-68.
12. Coccia P, Ruggerio A, Attinà G, et al. Shwachman-Diamond syndrome: an emergency challenge. Signa Vitae. 2007;2:10-13.
13. Marchal G, Verbeken E, Van Steenbergen W, et al. Uneven lipomatosis: a pitfall in pancreatic sonography. Gastrointest Radiol. 1989;14(3):233-237.
14. Donald JJ, Shorvon PJ, Lees WR. A hypoechoic area within the head of the pancreas—a normal variant. Clin Radiol. 1990;41(5):337-338.
15. Atri M, Nazarnia S, Mehio A, et al. Hypoechogenic embryologic ventral aspect of the head and uncinate process of the pancreas: in vitro correlation of US with histopathologic findings. Radiology. 1994;190(2):441-444.
16. Coulier B. Hypoechogenic aspects of the ventral embryonic cephalic pancreas: a large prospective clinical study]. J Belge Radiol. 1996;79(3):120-124.
17. Yu J, Turner MA, Fulcher AS, Halvorsen RA. Congenital anomalies and normal variants of the pancreaticobiliary tract and the pancreas in adults: part 2, Pancreatic duct and pancreas. AJR Am J Roentgenol. 2006;187(6):1544-1553.
18. Misra SP, Dwivedi M. Pancreaticobiliary ductal union. Gut. 1990;31(10): 1144-1149.
19. Dawson W, Langman J. An anatomical-radiological study on the pancreatic duct pattern in man. Anat Rec. 1961;139:59-68.
20. Hadidi A. Pancreatic duct diameter: sonographic measurement in normal subjects. J Clin Ultrasound. 1983;11(1):17-22.
21. Wachsberg RH. Respiratory variation of the diameter of the pancreatic duct on sonography. AJR Am J Roentgenol. 2000;175(5):1459-1461.
22. Glaser J, Hogemann B, Krummenerl T, et al. Sonographic imaging of the pancreatic duct. New diagnostic possibilities using secretin stimulation. Dig Dis Sci. 1987;32(10):1075-1081.
23. Borghei P, Sokhandon F, Shirkhoda A, Morgan DE. Anomalies, anatomic variants, and sources of diagnostic pitfalls in pancreatic imaging. Radiology. 2013;266(1):28-36.
24. Petrone MC, Arcidiacono PG, Testoni PA. Endoscopic ultrasonography for evaluating patients with recurrent pancreatitis. World J Gastroenterol. 2008;14(7):1016-1022.
25. Delhay M, Matos C, Deviere J. Acute relapsing pancreatitis. Congenital variants: diagnosis, treatment, outcome. JOP. 2001;2(6):373-381.
26. Klein SD, Affronti JP. Pancreas divisum, an evidence-based review: part I, pathophysiology. Gastrointest Endosc. 2004;60(3):419-425.
27. Bollen TL, van Santvoort HC, Besselink MG, et al. The Atlanta Classification of acute pancreatitis revisited. Br J Surg. 2008;95(1):6-21.
28. Zaheer A, Singh VK, Qureshi RO, Fishman EK. The revised Atlanta classification for acute pancreatitis: updates in imaging terminology and guidelines. Abdom Imaging. 2013;38(1):125-136.
29. Vege SS, Yadav D, Chari ST. Pancreatitis. In: Talley NJ, Locke GR, Saito YA, editors. Gastrointestinal epidemiology. Malden, Mass: Blackwell; 2007.
30. Tenner S, Sica G, Hughes M, et al. Relationship of necrosis to organ failure in severe acute pancreatitis. Gastroenterology. 1997;113(3):899-903.
31. Swaroop VS, Chari ST, Clain JE. Severe acute pancreatitis. JAMA. 2004;291(23):2865-2868.
32. Banks PA, Freeman ML. Practice guidelines in acute pancreatitis. Am J Gastroenterol. 2006;101(10):2379-2400.
33. Bradley 3rd EL. A clinically based classification system for acute pancreatitis. Summary of the International Symposium on Acute Pancreatitis, Atlanta, Ga, September 11 through 13, 1992. Arch Surg. 1993;128(5):586-590.
34. Banks PA, Bollen TL, Dervenis C, et al. Classification of acute pancreatitis—2012: revision of the Atlanta classification and definitions by international consensus. Gut. 2013;62(1):102-111.
35. Thoeni RF. The revised Atlanta classification of acute pancreatitis: its importance for the radiologist and its effect on treatment. Radiology. 2012;262(3):751-764.
36. Topazian M, Gorelick FS. Acute pancreatitis. In: Yamada T, Alpers DH, Kaplowitz N, editors. Textbook of gastroenterology. Philadelphia: Lippincott-Williams & Wilkins; 2003. p. 2026.
37. Finstad TA, Tchelepi H, Ralls PW. Sonography of acute pancreatitis: prevalence of findings and pictorial essay. Ultrasound Q. 2005;21(2):95-104.
38. Riela A, Zinsmeister AR, Melton LJ, DiMagno EP. Etiology, incidence and survival of acute pancreatitis in Olmsted County, Minnesota. Gastroenterology. 1991;100.
39. Everhart JE, Khare M, Hill M, Maurer KR. Prevalence and ethnic differences in gallbladder disease in the United States. Gastroenterology. 1999;117(3):632-639.
40. Collins C, Maguire D, Ireland A, et al. A prospective study of common bile duct calculi in patients undergoing laparoscopic cholecystectomy: natural history of choledocholithiasis revisited. Ann Surg. 2004;239(1):28-33.
41. Dong B, Chen M. Improved sonographic visualization of choledocholithiasis. J Clin Ultrasound. 1987;15(3):185-190.
42. Laing FC, Jeffrey RB, Wing VW. Improved visualization of choledocholithiasis by sonography. AJR Am J Roentgenol. 1984;143(5):949-952.
43. Kelly TR, Wagner DS. Gallstone pancreatitis: a prospective randomized trial of the timing of surgery. Surgery. 1988;104(4):600-605.
44. Neoptolemos JP, Carr-Locke DL, London NJ, et al. Controlled trial of urgent endoscopic retrograde cholangiopancreatography and endoscopic sphincterotomy versus conservative treatment for acute pancreatitis due to gallstones. Lancet. 1988;2:979-983.
45. Fan ST, Lai EC, Mok FP, et al. Early treatment of acute biliary pancreatitis by endoscopic papillotomy. N Engl J Med. 1993;328(4):228-232.
46. Nowak A, Nowakowska-Dulawa E, Marek TA, et al. Final results of the prospective, randomized controlled study on endoscopic sphincterotomy versus conventional management in acute biliary pancreatitis. Gastroenterology. 1995;105:380.
47. Folsch UR, Nitsche R, Ludtke R, Early ERCP. et al. and papillotomy compared with conservative treatment for acute biliary pancreatitis. The German Study Group on Acute Biliary Pancreatitis. N Engl J Med. 1997;336(4): 237-242.
48. Acosta JM, Katkhouda N, Debian KA, et al. Early ductal decompression versus conservative management for gallstone pancreatitis with ampullary obstruction: a prospective randomized clinical trial. Ann Surg. 2006;243(1):33-40.
49. Lee SP, Nicholls JF, Park HZ. Biliary sludge as a cause of acute pancreatitis. N Engl J Med. 1992;326(9):589-593.
50. Kinney TP, Freeman ML. Approach to acute, recurrent, and chronic pancreatitis. Minn Med. 2008;91(6):29-33.
51. Lin A, Feller ER. Pancreatic carcinoma as a cause of unexplained pancreatitis: report of ten cases. Ann Intern Med. 1990;113(2):166-167.
52. Johnson CD, Stephens DH, Sarr MG. CT of acute pancreatitis: correlation between lack of contrast enhancement and pancreatic necrosis. AJR Am J Roentgenol. 1991;156(1):93-95.
53. Pederzoli P, Bassi C, Vesentini S, Campedelli A. A randomized multicenter clinical trial of antibiotic prophylaxis of septic complications in acute necrotizing pancreatitis with imipenem. Surg Gynecol Obstet. 1993;176(5): 480-483.
54. Banks PA. Acute pancreatitis: medical and surgical management. Am J Gastroenterol. 1994;89(8 Suppl.):S78-S85.
55. Dambrauskas Z, Gulbinas A, Pundzius J, Barauskas G. Meta-analysis of prophylactic parenteral antibiotic use in acute necrotizing pancreatitis. Medicina (Kaunas). 2007;43(4):291-300.
56. Sharma VK, Howden CW. Prophylactic antibiotic administration reduces sepsis and mortality in acute necrotizing pancreatitis: a meta-analysis. Pancreas. 2001;22(1):28-31.
57. Verma D, Kapadia A, Eisen GM, Adler DG. EUS vs MRCP for detection of choledocholithiasis. Gastrointest Endosc. 2006;64(2):248-254.
58. Miller FH, Keppke AL, Dalal K, et al. MRI of pancreatitis and its complications: part 1, acute pancreatitis. AJR Am J Roentgenol. 2004;183(6): 1637-1644.
59. Arvanitakis M, Delhaye M, De Maertelaere V, et al. Computed tomography and magnetic resonance imaging in the assessment of acute pancreatitis. Gastroenterology. 2004;126(3):715-723.
60. Chak A, Hawes RH, Cooper GS, et al. Prospective assessment of the utility of EUS in the evaluation of gallstone pancreatitis. Gastrointest Endosc. 1999;49(5):599-604.
61. Kimmey MB, Vilmann P. Endoscopic ultrasonography. In: Yamada T, Alpers DH, Kaplowitz N, editors. Textbook of gastroenterology. 4th ed. Philadelphia: Lippincott-Williams & Wilkins; 2003.

62. Baillie J. Endoscopic therapy in acute recurrent pancreatitis. World J Gastroenterol. 2008;14(7):1034-1037.
63. NIH Consensus. NIH state-of-the-science statement on endoscopic retrograde cholangiopancreatography (ERCP) for diagnosis and therapy. NIH Consens State Sci Statements. 2002;19(1):1-26.
64. Nam JH, Murthy S. Acute pancreatitis—the current status in management. Expert Opin Pharmacother. 2003;4(2):235-241.
65. Clavien PA, Robert J, Meyer P, et al. Acute pancreatitis and normoamylasemia. Not an uncommon combination. Ann Surg. 1989;210(5):614-620.
66. Lankisch PG, Schirren CA, Kunze E. Undetected fatal acute pancreatitis: why is the disease so frequently overlooked? Am J Gastroenterol. 1991;86(3):322-326.
67. Cotton PB, Lees WR, Vallon AG, et al. Gray-scale ultrasonography and endoscopic pancreatography in pancreatic diagnosis. Radiology. 1980;134(2):453-459.
68. Martínez-Noguera A, D'Onofrio M. Ultrasonography of the pancreas. 1. Conventional imaging. Abdom Imaging. 2007;32(2):136-149.
69. Kourtesis G, Wilson SE, Williams RA. The clinical significance of fluid collections in acute pancreatitis. Am Surg. 1990;56(12):796-799.
70. Lenhart DK, Balthazar EJ. MDCT of acute mild (nonnecrotizing) pancreatitis: abdominal complications and fate of fluid collections. AJR Am J Roentgenol. 2008;190(3):643-649.
71. Andrén-Sandberg A, Ansorge C, Eiriksson K, et al. Treatment of pancreatic pseudocysts. Scand J Surg. 2005;94(2):165-175.
72. Garcea G, Ong SL, Rajesh A, et al. Cystic lesions of the pancreas. A diagnostic and management dilemma. Pancreatology. 2008;8(3):236-251.
73. Gasslander T, Arnelo U, Albiin N, Permert J. Cystic tumors of the pancreas. Dig Dis. 2001;19(1):57-62.
74. Aghdassi A, Mayerle J, Kraft M, et al. Diagnosis and treatment of pancreatic pseudocysts in chronic pancreatitis. Pancreas. 2008;36(2):105-112.
75. Singhal D, Kakodkar R, Sud R, Chaudhary A. Issues in management of pancreatic pseudocysts. JOP. 2006;7(5):502-507.
76. Kim YH, Saini S, Sahani D, et al. Imaging diagnosis of cystic pancreatic lesions: pseudocyst versus nonpseudocyst. Radiographics. 2005;25(3):671-685.
77. Visser BC, Yeh BM, Qayyum A, et al. Characterization of cystic pancreatic masses: relative accuracy of CT and MRI. AJR Am J Roentgenol. 2007;189(3):648-656.
78. Yeo CJ, Bastidas JA, Lynch-Nyhan A, et al. The natural history of pancreatic pseudocysts documented by computed tomography. Surg Gynecol Obstet. 1990;170(5):411-417.
79. Cheruvu CV, Clarke MG, Prentice M, Eyre-Brook IA. Conservative treatment as an option in the management of pancreatic pseudocyst. Ann R Coll Surg Engl. 2003;85(5):313-316.
80. Bergman S, Melvin WS. Operative and nonoperative management of pancreatic pseudocysts. Surg Clin North Am. 2007;87(6):1447-1460, ix.
81. Gupta R, Munoz JC, Garg P, et al. Mediastinal pancreatic pseudocyst—a case report and review of the literature. Medgenmed. 2007;9(2):8.
82. Wechalekar M, Falodia S, Gamanagatti S, Makharia GK. An extension of pancreatic pseudocysts in the neck. Pancreas. 2007;34(1):171-173.
83. Erzurum VZ, Obermeyer R, Chung D. Pancreatic pseudocyst masquerading as an incarcerated inguinal hernia. South Med J. 2000;93(2):221-222.
84. Lang EK, Paolini RM, Pottmeyer A. The efficacy of palliative and definitive percutaneous versus surgical drainage of pancreatic abscesses and pseudocysts: a prospective study of 85 patients. South Med J. 1991;84(1):55-64.
85. Nealon WH, Walser E. Main pancreatic ductal anatomy can direct choice of modality for treating pancreatic pseudocysts (surgery versus percutaneous drainage). Ann Surg. 2002;235(6):751-758.
86. Baril NB, Ralls PW, Wren SM, et al. Does an infected peripancreatic fluid collection or abscess mandate operation? Ann Surg. 2000;231(3):361-367.
87. Flati G, Salvatori F, Porowska B, et al. Severe hemorrhagic complications in pancreatitis. Ann Ital Chir. 1995;66(2):233-237.
88. Risti B, Marincek B, Jost R, et al. Hemosuccus pancreaticus as a source of obscure upper gastrointestinal bleeding: three cases and literature review. Am J Gastroenterol. 1995;90(10):1878-1880.
89. Agarwal AK, Raj Kumar K, Agarwal S, Singh S. Significance of splenic vein thrombosis in chronic pancreatitis. Am J Surg. 2008;196(2):149-154.
90. Bernades P, Baetz A, Levy P, et al. Splenic and portal venous obstruction in chronic pancreatitis. A prospective longitudinal study of a medical-surgical series of 266 patients. Dig Dis Sci. 1992;37(3):340-346.
91. Witt H, Apte MV, Keim V, Wilson JS. Chronic pancreatitis: challenges and advances in pathogenesis, genetics, diagnosis, and therapy. Gastroenterology. 2007;132(4):1557-1573.
92. Behrman SW, Fowler ES. Pathophysiology of chronic pancreatitis. Surg Clin North Am. 2007;87(6):1309-1324. vii.
93. Etemad B, Whitcomb DC. Chronic pancreatitis: diagnosis, classification, and new genetic developments. Gastroenterology. 2001;120(3):682-707.
94. Ralls PW, Halls J, Renner I, Juttner H. Endoscopic retrograde cholangiopancreatography (ERCP) in pancreatic disease: a reassessment of the specificity of ductal abnormalities indifferentiating benign from malignant disease. Radiology. 1980;134(2):347-352.
95. Vijungco JD, Prinz RA. Management of biliary and duodenal complications of chronic pancreatitis. World J Surg. 2003;27(11):1258-1270.
96. Kim DH, Pickhardt PJ. Radiologic assessment of acute and chronic pancreatitis. Surg Clin North Am. 2007;87(6):1341-1358, viii.
97. Del Frate C, Zanardi R, Mortele K, Ros PR. Advances in imaging for pancreatic disease. Curr Gastroenterol Rep. 2002;4(2):140-148.
98. Kinney TP, Freeman ML. Recent advances and novel methods in pancreatic imaging. Minerva Gastroenterol Dietol. 2008;54(1):85-95.
99. Rizk MK, Gerke H. Utility of endoscopic ultrasound in pancreatitis: a review. World J Gastroenterol. 2007;13(47):6321-6326.
100. Rahmouni A, Bargoin R, Herment A, et al. Color Doppler twinkling artifact in hyperechoic regions. Radiology. 1996;199(1):269-271.
101. Sakorafas GH, Tsiotou AG. Splenic-vein thrombosis complicating chronic pancreatitis. Scand J Gastroenterol. 1999;34(12):1171-1177.
102. Rosch W, Lux G, Riemann JF, Hoh L. Chronic pancreatitis and the neighboring organs]. Fortschr Med. 1981;99(29):1118-1121.
103. Miller FH, Keppke AL, Wadhwa A, et al. MRI of pancreatitis and its complications: part 2, chronic pancreatitis. AJR Am J Roentgenol. 2004;183(6):1645-1652.
104. Chawla Y, Dilawari JB, Katariya S. Gallbladder varices in portal vein thrombosis. AJR Am J Roentgenol. 1994;162(3):643-645.
105. Ralls PW, Mayekawa DS, Lee KP, et al. Gallbladder wall varices: diagnosis with color flow Doppler sonography. J Clin Ultrasound. 1988;16(8):595-598.
106. Rosen IE, Wilson SR. Varices of the gallbladder. J Can Assoc Radiol. 1980;31(1):73-74.
107. DelMaschio A, Vanzulli A, Sironi S, et al. Pancreatic cancer versus chronic pancreatitis: diagnosis with CA 19-9 assessment, US, CT, and CT-guided fine-needle biopsy. Radiology. 1991;178(1):95-99.
108. Yadav D, Notahara K, Smyrk TC, et al. Idiopathic tumefactive chronic pancreatitis: clinical profile, histology, and natural history after resection. Clin Gastroenterol Hepatol. 2003;1(2):129-135.
109. Abraham SC, Wilentz RE, Yeo CJ, et al. Pancreaticoduodenectomy (Whipple resections) in patients without malignancy: are they all 'chronic pancreatitis'? Am J Surg Pathol. 2003;27(1):110-120.
110. Yassa NA, Yang J, Stein S, et al. Gray-scale and color flow sonography of pancreatic ductal adenocarcinoma. J Clin Ultrasound. 1997;25(9):473-480.
111. Shawker TH, Garra BS, Hill MC, et al. The spectrum of sonographic findings in pancreatic carcinoma. J Ultrasound Med. 1986;5(3):169-177.
112. Kimura W, Sata N, Nakayama H, et al. Pancreatic carcinoma accompanied by pseudocyst: report of two cases. J Gastroenterol. 1994;29(6):786-791.
113. Weber SM, Cubukcu-Dimopulo O, Palesty JA, et al. Lymphoplasmacytic sclerosing pancreatitis: inflammatory mimic of pancreatic carcinoma. J Gastrointest Surg. 2003;7(1):129-137.
114. Zandieh I, Byrne MF. Autoimmune pancreatitis: a review. World J Gastroenterol. 2007;13(47):6327-6332.
115. Toomey DP, Swan N, Torreggiani W, Conlon KC. Autoimmune pancreatitis. Br J Surg. 2007;94(9):1067-1074.
116. Gardner TB, Levy MJ, Takahashi N, et al. Misdiagnosis of autoimmune pancreatitis: a caution to clinicians. Am J Gastroenterol. 2009;104(7):1620-1623.
117. Lowenfels AB, Maisonneuve P, Cavallini G, et al. Pancreatitis and the risk of pancreatic cancer. International Pancreatitis Study Group. N Engl J Med. 1993;328(20):1433-1437.
118. Lowenfels AB, Maisonneuve P. Risk factors for pancreatic cancer. J Cell Biochem. 2005;95(4):649-656.
119. Ross WA, Bismar MM. Evaluation and management of periampullary tumors. Curr Gastroenterol Rep. 2004;6(5):362-370.

120. Faria SC, Tamm EP, Loyer EM, et al. Diagnosis and staging of pancreatic tumors. Semin Roentgenol. 2004;39(3):397-411.
121. Elsayes KM, Narra VR, Abou El Abbass HA, et al. Pancreatic tumors: diagnostic patterns by 3D gradient-echo post contrast magnetic resonance imaging with pathologic correlation. Curr Probl Diagn Radiol. 2006;35(4): 125-139.
122. American Cancer Society. Cancer facts & figures. Atlanta: ACS; 2008.
123. Canto MI, Goggins M, Hruban RH, et al. Screening for early pancreatic neoplasia in high-risk individuals: a prospective controlled study. Clin Gastroenterol Hepatol. 2006;4(6):766-781.
124. Klein AP, Hruban RH, Brune KA, et al. Familial pancreatic cancer. Cancer J. 2001;7(4):266-273.
125. Wilkowski R, Thoma M, Bruns C, et al. Chemoradiotherapy with gemcitabine and continuous 5-FU in patients with primary inoperable pancreatic cancer. JOP. 2006;7(4):349-360.
126. Conlon KC, Klimstra DS, Brennan MF. Long-term survival after curative resection for pancreatic ductal adenocarcinoma. Clinicopathologic analysis of 5-year survivors. Ann Surg. 1996;223(3):273-279.
127. Klek S, Kulig J, Popiela T, et al. The value of modern ultrasonographic techniques and computed tomography in detecting and staging of pancreatic carcinoma. Acta Chir Belg. 2004;104(6):659-667.
128. Gudjonsson B. Carcinoma of the pancreas: critical analysis of costs, results of resections, and the need for standardized reporting. J Am Coll Surg. 1995;181:483-503.
129. Gudjonsson B. Survival statistics gone awry: pancreatic cancer, a case in point. J Clin Gastroenterol. 2002;35(2):180-184.
130. Wade TP, el-Ghazzawy AG, Virgo KS, Johnson FE. The Whipple resection for cancer in U.S. Department of Veterans Affairs Hospitals. Ann Surg. 1995;221(3):241-248.
131. Farnell MB, Nagorney DM, Sarr MG. The Mayo clinic approach to the surgical treatment of adenocarcinoma of the pancreas. Surg Clin North Am. 2001;81(3):611-623.
132. Tamm EP, Bhosale PR, Lee JH. Pancreatic ductal adenocarcinoma: ultrasound, computed tomography, and magnetic resonance imaging features. Semin Ultrasound CT MR. 2007;28(5):330-338.
133. Karlson BM, Ekbom A, Lindgren PG, et al. Abdominal US for diagnosis of pancreatic tumor: prospective cohort analysis. Radiology. 1999;213(1): 107-111.
134. Campbell JP, Wilson SR. Pancreatic neoplasms: how useful is evaluation with US? Radiology. 1988;167(2):341-344.
135. Kosmahl M, Pauser U, Anlauf M, Kloppel G. Pancreatic ductal adenocarcinomas with cystic features: neither rare nor uniform. Mod Pathol. 2005;18(9):1157-1164.
136. Pappas S, Federle MP, Lokshin AE, Zeh 3rd HJ. Early detection and staging of adenocarcinoma of the pancreas. Gastroenterol Clin North Am. 2007;36(2):413-429, x.
137. Gress FG, Hawes RH, Savides TJ, et al. Role of EUS in the preoperative staging of pancreatic cancer: a large single-center experience. Gastrointest Endosc. 1999;50(6):786-791.
138. Boujaoude J. Role of endoscopic ultrasound in diagnosis and therapy of pancreatic adenocarcinoma. World J Gastroenterol. 2007;13(27):3662-3666.
139. Kalra MK, Maher MM, Mueller PR, Saini S. State-of-the-art imaging of pancreatic neoplasms. Br J Radiol. 2003;76(912):857-865.
140. Nino-Murcia M, Tamm EP, Charnsangavej C, Jeffrey RB Jr. Multidetector-row helical CT and advanced postprocessing techniques for the evaluation of pancreatic neoplasms. Abdom Imaging. 2003;28(3):366-377.
141. Vargas R, Nino-Murcia M, Trueblood W, Jeffrey RB Jr. MDCT in pancreatic adenocarcinoma: prediction of vascular invasion and resectability using a multiphasic technique with curved planar reformations. AJR Am J Roentgenol. 2004;182(2):419-425.
142. Angeli E, Venturini M, Vanzulli A, et al. Color Doppler imaging in the assessment of vascular involvement by pancreatic carcinoma. AJR Am J Roentgenol. 1997;168(1):193-197.
143. Ralls PW, Wren SM, Radin R, et al. Color flow sonography in evaluating the resectability of periampullary and pancreatic tumors. J Ultrasound Med. 1997;16(2):131-140.
144. Tomiyama T, Ueno N, Tano S, et al. Assessment of arterial invasion in pancreatic cancer using color Doppler ultrasonography. Am J Gastroenterol. 1996;91(7):1410-1416.
145. Wren SM, Ralls PW, Stain SC, et al. Assessment of resectability of pancreatic head and periampullary tumors by color flow Doppler sonography. Arch Surg. 1996;131(8):812-817.
146. Ishida H, Konno K, Hamashima Y, et al. Assessment of resectability of pancreatic carcinoma by color Doppler sonography. Abdom Imaging. 1999;24(3):295-298.
147. Rickes S, Malfertheiner P. Echo-enhanced sonography—an increasingly used procedure for the differentiation of pancreatic tumors. Dig Dis. 2004;22(1):32-38.
148. Fernández-del Castillo C, Targarona J, Thayer SP, et al. Incidental pancreatic cysts: clinicopathologic characteristics and comparison with symptomatic patients. Arch Surg. 2003;138(4):427-434.
149. Edirimanne S, Connor SJ. Incidental pancreatic cystic lesions. World J Surg. 2008;32(9):2028-2037.
150. Sahani DV, Saokar A, Hahn PF, et al. Pancreatic cysts 3 cm or smaller: how aggressive should treatment be? Radiology. 2006;238(3):912-919.
151. Spinelli KS, Fromwiller TE, Daniel RA, et al. Cystic pancreatic neoplasms: observe or operate. Ann Surg. 2004;239(5):651-657.
152. Maker AV, Lee LS, Raut CP, et al. Cytology from pancreatic cysts has marginal utility in surgical decision-making. Ann Surg Oncol. 2008;15(11):3187-3192.
153. Belsley NA, Pitman MB, Lauwers GY, et al. Serous cystadenoma of the pancreas: limitations and pitfalls of endoscopic ultrasound-guided fine-needle aspiration biopsy. Cancer. 2008;114(2):102-110.
154. Megibow AJ. Update in imaging of cystic pancreatic masses for gastroenterologists. Clin Gastroenterol Hepatol. 2008;6(11):1194-1197.
155. Berland LL, Silverman SG, Gore RM, et al. Managing incidental findings on abdominal CT: white paper of the ACR incidental findings committee. J Am Coll Radiol. 2010;7(10):754-773.
156. Johnson PT, Horton KM, Megibow AJ, et al. Common incidental findings on MDCT: survey of radiologist recommendations for patient management. J Am Coll Radiol. 2011;8(11):762-767.
157. Brook OR, Beddy P, Pahade J, et al. Delayed growth in incidental pancreatic cysts: are the Current American College of Radiology recommendations for follow-up appropriate? Radiology. 2015;140972.
158. Freeny PC, Saunders MD. Moving beyond morphology: new insights into the characterization and management of cystic pancreatic lesions. Radiology. 2014;272(2):345-363.
159. Chernyak V, Flusberg M, Haramati LB, et al. Incidental pancreatic cystic lesions: is there a relationship with the development of pancreatic adenocarcinoma and all-cause mortality? Radiology. 2015;274(1):161-169.
160. Ikeda M, Sato T, Morozumi A, et al. Morphologic changes in the pancreas detected by screening ultrasonography in a mass survey, with special reference to main duct dilatation, cyst formation, and calcification. Pancreas. 1994;9(4):508-512.
161. Zhang XM, Mitchell DG, Dohke M, et al. Pancreatic cysts: depiction on single-shot fast spin-echo MR images. Radiology. 2002;223(2):547-553.
162. Kimura W, Nagai H, Kuroda A, et al. Analysis of small cystic lesions of the pancreas. Int J Pancreatol. 1995;18(3):197-206.
163. Chang MY, Ong AC. Autosomal dominant polycystic kidney disease: recent advances in pathogenesis and treatment. Nephron Physiol. 2008;108(1):p1-p7.
164. Leung RS, Biswas SV, Duncan M, Rankin S. Imaging features of von Hippel-Lindau disease. Radiographics. 2008;28(1):65-79.
165. Cahill ME, Parmentier JM, Van Ruyssevelt C, Pauls CH. Pancreatic cystosis in cystic fibrosis. Abdom Imaging. 1997;22(3):313-314.
166. Adsay NV. Cystic neoplasia of the pancreas: pathology and biology. J Gastrointest Surg. 2008;12(3):401-404.
167. Ohashi KM, Maruyama Y. Four cases of mucin-producing cancer of the pancreas: specific findings in the ampulla of Vater [Japanese]. Prog Dig Endosc. 1982;20:348-351.
168. Zamora C, Sahel J, Cantu DG, et al. Intraductal papillary or mucinous tumors (IPMT) of the pancreas: report of a case series and review of the literature. Am J Gastroenterol. 2001;96(5):1441-1447.
169. Sarr MG, Kendrick ML, Nagorney DM, et al. Cystic neoplasms of the pancreas: benign to malignant epithelial neoplasms. Surg Clin North Am. 2001;81(3):497-509.
170. Lim JH, Lee G, Oh YL. Radiologic spectrum of intraductal papillary mucinous tumor of the pancreas. Radiographics. 2001;21(2):323-337.
171. Suzuki M, Fujita N, Onodera H, et al. Mucinous cystic neoplasm in a young male patient. J Gastroenterol. 2005;40(11):1070-1074.

172. Klimstra DS, Wenig BM, Heffess CS. Solid-pseudopapillary tumor of the pancreas: a typically cystic carcinoma of low malignant potential. Semin Diagn Pathol. 2000;17(1):66-80.
173. Shuja A, Alkimawi KA. Solid pseudopapillary tumor: a rare neoplasm of the pancreas. Gastroenterol Rep (Oxf). 2014;2(2):145-149.
174. Sidden CR, Mortele KJ. Cystic tumors of the pancreas: ultrasound, computed tomography, and magnetic resonance imaging features. Semin Ultrasound CT MR. 2007;28(5):339-356.
175. Buetow PC, Buck JL, Pantongrag-Brown L, et al. Solid and papillary epithelial neoplasm of the pancreas: imaging-pathologic correlation on 56 cases. Radiology. 1996;199(3):707-711.
176. Tucci G, Muzi MG, Nigro C, et al. Dermoid cyst of the pancreas: presentation and management. World J Surg Oncol. 2007;5:85.
177. Demos TC, Posniak HV, Harmath C, et al. Cystic lesions of the pancreas. AJR Am J Roentgenol. 2002;179(6):1375-1388.
178. Koenig TR, Loyer EM, Whitman GJ, et al. Cystic lymphangioma of the pancreas. AJR Am J Roentgenol. 2001;177(5):1090.
179. Cives M, Strosberg J. An update on gastroenteropancreatic neuroendocrine tumors. Oncology (Williston Park). 2014;28(9):749-756, 758.
180. Kloppel G, Heitz PU. Pancreatic endocrine tumors. Pathol Res Pract. 1988;183(2):155-168.
181. Phan GQ, Yeo CJ, Hruban RH, et al. Surgical experience with pancreatic and peripancreatic neuroendocrine tumors: Review of 125 patients. J Gastrointest Surg. 1998;2(5):473-482.
182. Shah S, Mortele KJ. Uncommon solid pancreatic neoplasms: ultrasound, computed tomography, and magnetic resonance imaging features. Semin Ultrasound CT MR. 2007;28(5):357-370.
183. O'Grady HL, Conlon KC. Pancreatic neuroendocrine tumours. Eur J Surg Oncol. 2008;34(3):324-332.
184. Grant CS. Insulinoma. Best Pract Res Clin Gastroenterol. 2005;19(5):783-798.
185. Horton KM, Hruban RH, Yeo C, Fishman EK. Multi-detector row CT of pancreatic islet cell tumors. Radiographics. 2006;26(2):453-464.
186. Doppman JL, Chang R, Fraker DL, et al. Localization of insulinomas to regions of the pancreas by intra-arterial stimulation with calcium. Ann Intern Med. 1995;123(4):269-273.
187. Buetow PC, Miller DL, Parrino TV, Buck JL. Islet cell tumors of the pancreas: clinical, radiologic, and pathologic correlation in diagnosis and localization. Radiographics. 1997;17(2):453-472.
188. Kawamoto S, Shi C, Hruban RH, et al. Small serotonin-producing neuroendocrine tumor of the pancreas associated with pancreatic duct obstruction. AJR Am J Roentgenol. 2011;197(3):W482-W488.
189. Shi C, Siegelman SS, Kawamoto S, et al. Pancreatic duct stenosis secondary to small endocrine neoplasms: a manifestation of serotonin production? Radiology. 2010;257(1):107-114.
190. Degen L, Wiesner W, Beglinger C. Cystic and solid lesions of the pancreas. Best Pract Res Clin Gastroenterol. 2008;22(1):91-103.
191. Cubilla AL, Fitzgerald PJ. Cancer of the exocrine pancreas: the pathologic aspects. CA Cancer J Clin. 1985;35(1):2-18.
192. Ryan MF, Hamilton PA, Smith AJ, Khalifa M. Radiologic features of pancreatic lipoma. Can Assoc Radiol J. 2003;54(1):41-44.
193. Barutcu O, Cihangiroglu M, Yildirim T, et al. Fat containing unusual tumor of the pancreas. Eur Radiol. 2002;12(4):770-773.
194. Spencer GM, Rubens DJ, Roach DJ. Hypoechoic fat: a sonographic pitfall. AJR Am J Roentgenol. 1995;164(5):1277-1280.
195. Klein KA, Stephens DH, Welch TJ. CT characteristics of metastatic disease of the pancreas. Radiographics. 1998;18(2):369-378.
196. D'Onofrio M, Zamboni G, Faccioli N, et al. Ultrasonography of the pancreas. 4. Contrast-enhanced imaging. Abdom Imaging. 2007;32(2):171-181.
197. Ardelean M, Sirli R, Sporea I, et al. Contrast enhanced ultrasound in the pathology of the pancreas—a monocentric experience. Med Ultrason. 2014;16(4):325-331.
198. Grossjohann HS. Contrast-enhanced ultrasound for diagnosing, staging and assessment of operability of pancreatic cancer. Dan Med J. 2012;59(12):B4536.
199. D'Onofrio M, Gallotti A, Principe F, Mucelli RP. Contrast-enhanced ultrasound of the pancreas. World J Radiol. 2010;2(3):97-102.
200. Fan Z, Li Y, Yan K, et al. Application of contrast-enhanced ultrasound in the diagnosis of solid pancreatic lesions—a comparison of conventional ultrasound and contrast-enhanced CT. Eur J Radiol. 2013;82(9):1385-1390.

CAPÍTULO 8

Tubo Gastrintestinal

Stephanie R. Wilson

RESUMO DOS PONTOS-CHAVE

- A ultrassonografia de alta resolução permite uma excelente descrição do intestino, incluindo o aspecto multilaminar normal da parede do intestino e muitas características patológicas.
- A ultrassonografia é um método seguro, objetivo e acurado para medir a gravidade da atividade inflamatória na doença inflamatória intestinal, um requisito essencial considerando a população jovem mais afetada por esta doença crônica e muitas vezes debilitante.
- A ultrassonografia com contraste é um biomarcador objetivo que pode avaliar com precisão a atividade da doença naquelas pessoas com inflamação da parede intestinal.
- A elastografia mede a rigidez da parede intestinal, que está aumentada nas pessoas com doença crônica, o que auxilia a diferenciar os pacientes passíveis de tratamento clínico daqueles que necessitam de intervenção cirúrgica.
- A ultrassonografia transretal é um excelente procedimento não invasivo e bem tolerado para estadiamento de tumores retais.
- A ultrassonografia transvaginal aumenta a acurácia da ultrassonografia do intestino em muitas mulheres, uma vez que as características patológicas localizadas na parte inferior da pelve podem ser identificadas somente por meio desta técnica.
- A US transperineal permite a descrição acurada das massas inflamatórias perianais sem a necessidade de realizar exames frequentemente dolorosos com introdução endoanal ou endorretal do transdutor.

SUMÁRIO DO CAPÍTULO

ANATOMIA E TÉCNICA ULTRASSONOGRÁFICA
Características (Assinatura) do Intestino
Patologia da Parede Intestinal
Técnica de Imagem
Avaliação da Parede Intestinal pelo Doppler
Ultrassonografia com Contraste e Elastografia do Intestino
NEOPLASIAS DO TUBO GASTRINTESTINAL
Adenocarcinoma
Tumores do Estroma Gastrintestinal
Linfoma
Metástases
DOENÇA INFLAMATÓRIA INTESTINAL: DOENÇA DE CROHN
Achados Clássicos
Espessamento da Parede Intestinal
Gordura Inflamatória
Linfadenopatia
Hiperemia
Anormalidades da Mucosa
Massas Conglomeradas
COMPLICAÇÕES
Estenoses
Obstrução Intestinal Mecânica Incompleta
Perfuração Localizada
Massas Inflamatórias
Formação de Fístula
Doença Inflamatória Perianal
ABDOME AGUDO
Dor no Quadrante Inferior Direito do Abdome
Apendicite Aguda
Apendicite de Crohn
Diverticulite à Direita
Tiflite Aguda
Adenite Mesentérica com Ileíte Terminal Aguda
Infarto Omental Segmentar à Direita
Dor no Quadrante Inferior Esquerdo
Diverticulite Aguda
OUTRAS ANORMALIDADES
Obstrução Intestinal Mecânica
Íleo Paralítico
Edema Intestinal
Infecções do Tubo Gastrintestinal
Pacientes com AIDS
Colite Pseudomembranosa
Cistos Congênitos
Doença Intestinal Isquêmica
Pneumatose Intestinal
Mucocele do Apêndice
Hematoma do Tubo Gastrintestinal
Úlcera Péptica
Bezoares
Corpos Estranhos Intraluminais
Doença Celíaca
Fibrose Cística
ENDOSSONOGRAFIA
Tubo Gastrintestinal Superior
Reto: Estadiamento Tumoral do Carcinoma Retal
Canal Anal
Incontinência Fecal
Doença Inflamatória Perianal
Agradecimentos

A ultrassonografia dos intestinos é frequentemente frustrante e sempre um desafio. Os gases na luz intestinal podem dificultar a visualização ou até mesmo impossibilitá-la; o líquido intraluminal pode simular massas císticas e o material fecal pode criar vários artefatos e pseudotumores. No entanto, o intestino normal apresenta um padrão morfológico reprodutível (assinatura e várias doenças intestinais provocam anomalias ultrassonográficas reconhecíveis). Portanto, a ultrassonografia pode ser muito útil na avaliação dos pacientes com vários quadros clínicos, incluindo a suspeita de condições agudas do tubo GI, especialmente na apendicite e na diverticulite.

Recentemente, há interesse crescente no uso da ultrassonografia para monitoramento de pacientes com doença inflamatória intestinal. Além disso, a endossonografia, realizada com transdutores de alta frequência na luz intestinal, é uma técnica cada vez mais popular para avaliar esôfago, estômago e reto.

ANATOMIA E TÉCNICA ULTRASSONOGRÁFICA

Características (Assinatura) do Intestino

O intestino é um tubo oco e contínuo composto por **quatro camadas concêntricas** (Fig. 8.1). Partindo da luz para a parte externa, estas camadas são: (1) mucosa, que consiste em uma camada epitelial, tecido conjuntivo frouxo ou lâmina própria e muscular da mucosa; (2) submucosa; (3) muscular própria, com uma camada circular interna e fibras longitudinais externas; (4) serosa ou adventícia. Tais camadas histológicas correspondem ao aspecto ultrassonográfico[1-3] (Tabela 8.1) e são conhecidas como a **assinatura intestinal**, na qual até **cinco camadas** podem ser visualizadas (Fig. 8.2).

As camadas ultrassonográficas aparecem alternadamente hiperecoicas e hipoecoicas: a primeira, a terceira e a quinta camadas são hiperecoicas; a segunda e a quarta camadas são hipoecoicas. Esta relação entre as camadas histológicas e as ultrassonográficas é mais bem lembrada pelo reconhecimento de que os componentes musculares da parede intestinal (a muscular da mucosa e a muscular própria) constituem as camadas hipoecoicas à ultrassonografia.

TABELA 8.1 Assinatura do Intestino: Correlação Histológica e Ultrassonográfica

Histologia	Ultrassonografia
Mucosa superficial/interface (epitélio e lâmina própria)	Ecogênica
Muscular mucosa	Hipoecoica
Submucosa	Ecogênica
Muscular própria (fibras longitudinais externas e circulares internas)	Hipoecoica
Serosa/interface	Ecogênica

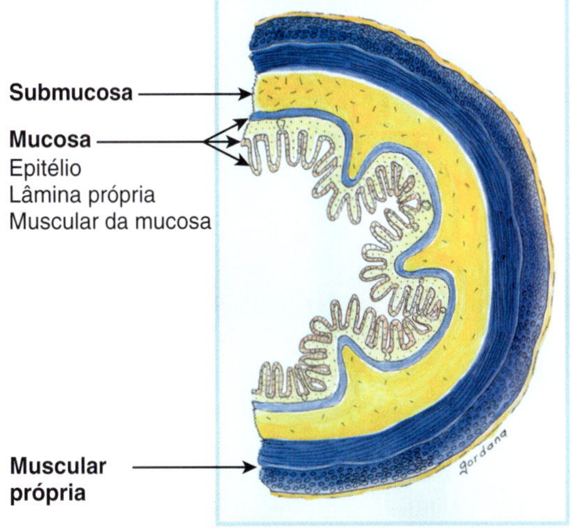

FIG. 8.1 Descrição esquemática das camadas histológicas da parede intestinal.

Nas ultrassonografias de rotina, a assinatura do intestino pode variar desde um "olho de boi" no corte transversal, com uma área ecogênica central e uma borda hipoecoica, até uma descrição completa das cinco camadas ultrassonográficas. A qualidade do exame e a resolução do transdutor determinam o grau de diferenciação das camadas. A ultrassonografia é superior à tomografia computadorizada (TC) e à ressonância magnética (RM) para a resolução das camadas da parede intestinal. A parede do intestino normal é uniforme e complacente, com uma espessura média de 3 mm quando distendida e de 5 mm quando não distendida. Outros achados morfológicos que permitem o reconhecimento de regiões específicas do intestino incluem as pregas gástricas, (no estômago) as valvas coniventes (pregas circulares do intestino delgado) e as haustrações do cólon (Fig. 8.3).

A ultrassonografia em tempo real permite a avaliação do conteúdo e o diâmetro da luz gastrointestinal, além da motilidade do intestino. A hipersecreção, a obstrução mecânica e o íleo estão implicados quando há líquido intestinal excessivo. A **peristalse** normalmente é observada no intestino delgado e no estômago. A atividade pode estar aumentada quando há obstrução mecânica e inflamação entérica; quando há íleo paralítico e nos estágios finais de uma obstrução mecânica do intestino, a atividade pode estar reduzida.

Patologia da Parede Intestinal

A avaliação do intestino espessado à ultrassonografia é muito superior à avaliação do intestino normal por duas importantes razões. O intestino espessado, particularmente quando associado a anomalias dos tecidos moles perientéricos, cria um efeito expansivo, o qual é facilmente visto à ultrassonografia. Além disso, o intestino espessado está, com frequência, relativamente sem gases, o que melhora a sua avaliação à ultrassonografia. Também está frequentemente menos gasoso, o que melhora a avaliação ultrassonográfica. A patologia da parede intestinal cria padrões ultrassonográficos característicos. O mais familiar, **padrão em alvo**, foi descrito pela primeira vez por Lutz e Petzoldt,[4] em 1976, e depois por Bluth et al.,[5] que se referiram ao padrão como um "**pseudorrim**", e encontraram lesão patologicamente significativa em mais de 90% dos pacientes com esse padrão. Em ambas as descrições, a borda externa hipoecoica corresponde à parede intestinal espessada, enquanto o centro ecogênico se relaciona à luz residual do intestino ou a ulceração na mucosa.

A identificação do intestino espessado na ultrassonografia pode estar relacionada a diversas doenças. As possibilidades diagnósticas são previstas ao se determinar (1) a extensão e a localização da lesão, (2) a preservação ou a destruição das camadas da parede e (3) o aspecto concêntrico ou excêntrico do envolvimento da parede. O aspecto benigno é favorecido pelo envolvimento de um longo segmento com espessamento concêntrico e preservação das camadas da parede. A condição benigna clássica da parede intestinal espessada é a **doença de Crohn**. Uma doença maligna é favorecida pelo envolvimento de um segmento curto com uma doença excêntrica e destruição das camadas da parede. A condição maligna clássica que mostra espessamento da parede intestinal é o **adenocarcinoma do estômago ou do cólon**. Essas são orientações, em vez de regras, a seguir porque, cronicamente, o intestino espessado na doença de Crohn pode exibir destruição da parede relacionada a alterações fibróticas e inflamatórias subagudas, e o adenocarcinoma infiltrativo pode mostrar alguma preservação

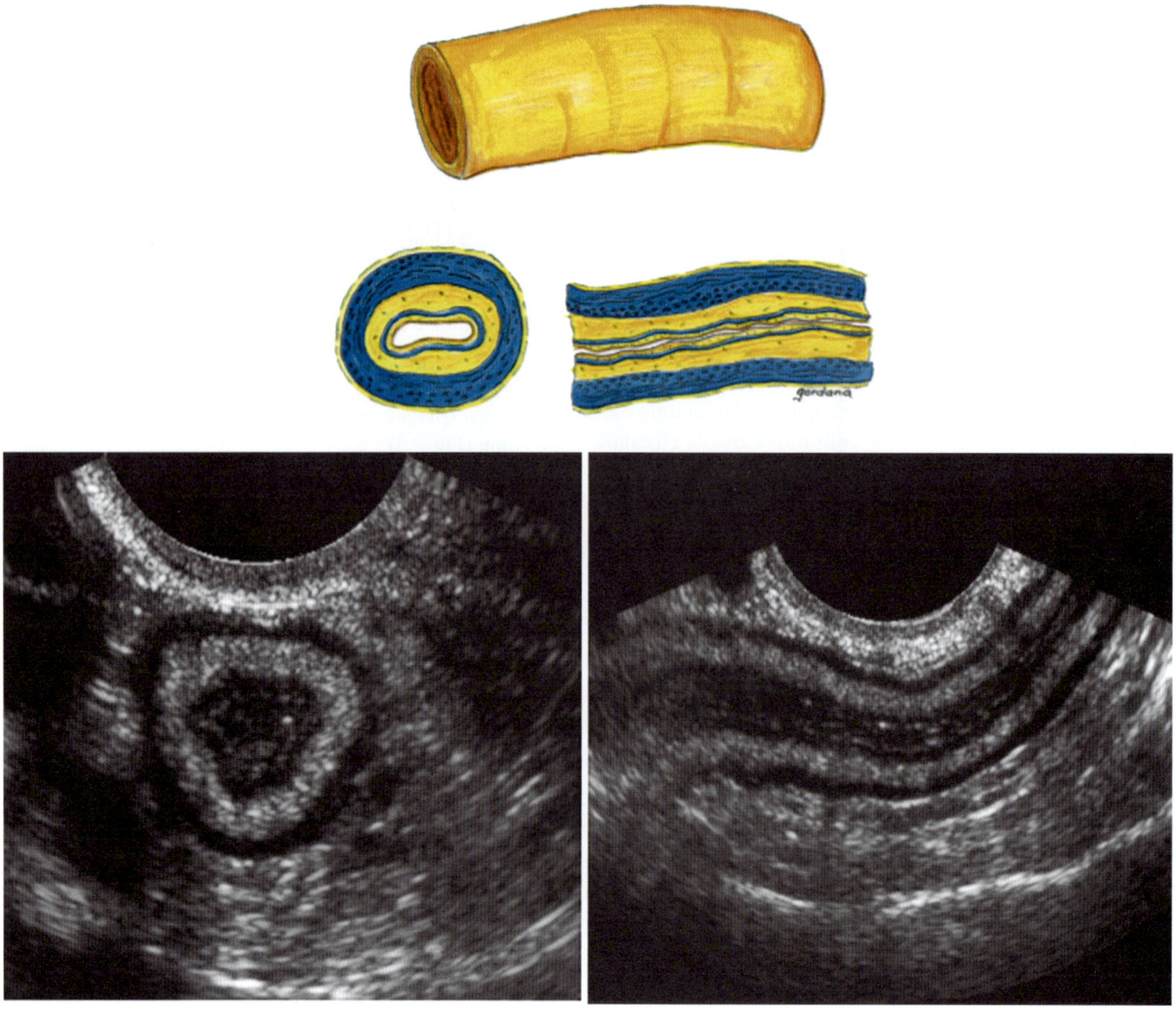

FIG. 8.2 Assinatura do intestino em um paciente com espessamento intestinal leve causado por doença de Crohn. As camadas musculares são hipoecoicas. A submucosa e a mucosa superficial são hiperecoicas. Existe um pequeno volume de líquido e de ar na luz intestinal.

da parede intestinal. A linfadenopatia e a hiperemia da parede digestiva espessada podem ser identificadas tanto nos processos malignos quanto nos benignos.

As **massas da parede intestinal**, distintas da parede espessada do intestino, podem ser intraluminais, murais ou exofíticas, todas com ou sem ulceração. As massas intestinais intraluminais e as massas na mucosa têm aspecto variável na ultrassonografia, mas são frequentemente escondidas pelos gases ou pelo conteúdo luminal. Por outro lado, patologias intestinais que criam uma massa exofítica (com ou sem envolvimento da mucosa ou ulceração) pode formar massas que são mais facilmente visualizadas. Pode ser difícil fazer a associação destas com uma origem no tubo gastrintestinal caso não existam assinaturas do intestino, lesão em alvo ou pseudorrins na ultrassonografia. Consequentemente, massas intraperitoneais de morfologia variada, que não são claramente originadas nas vísceras abdominais sólidas ou nos linfonodos, devem ser consideradas como potencialmente originadas do intestino.

Técnica de Imagem

As ultrassonografias de rotina são melhor realizadas com o paciente em jejum. O exame em tempo real do abdome total é realizado com um transdutor de 3,5 a 5 MHz, que permite a observação de qualquer massa óbvia ou das assinaturas do intestino. A pelve é examinada antes e depois de a bexiga urinária ser esvaziada porque, quando cheia, isso facilita a visualização das condições patológicas em alguns pacientes e, em outros, ajuda a deslocar as alças intestinais abdominais. Uma avaliação intestinal de rotina deve incluir análise de todo o intestino delgado e o cólon. Nas mulheres, a **ultrassonografia transvaginal** é inestimável para avaliar as porções do intestino na pelve verdadeira, particularmente o reto, o cólon sigmoide e, em algumas pacientes, o íleo. Além disso, a ingestão de líquido e enema podem melhorar a localização e o diagnóstico de massas gástricas intraluminais ou intramurais e massas retais, respectivamente. As imagens estáticas nas vistas longitudinal e transversal, bem como imagens em movimento (*sweeps*) para mostrar características patológicas, permitem uma revisão ideal.

Assim, as áreas de interesse são detalhadamente analisadas, inclusive fazendo-se **compressão ultrassonográfica**[6] (Fig. 8.4). Embora essa técnica tenha sido inicialmente descrita usando-se transdutores lineares de alta frequência, os transdutores convexos de 5 a 9 MHz e alguns transdutores setoriais também são muito bons. O fator crítico é um transdutor de zona focal curta, que permite resolução ideal das estruturas próximas à pele. Aplica-se uma

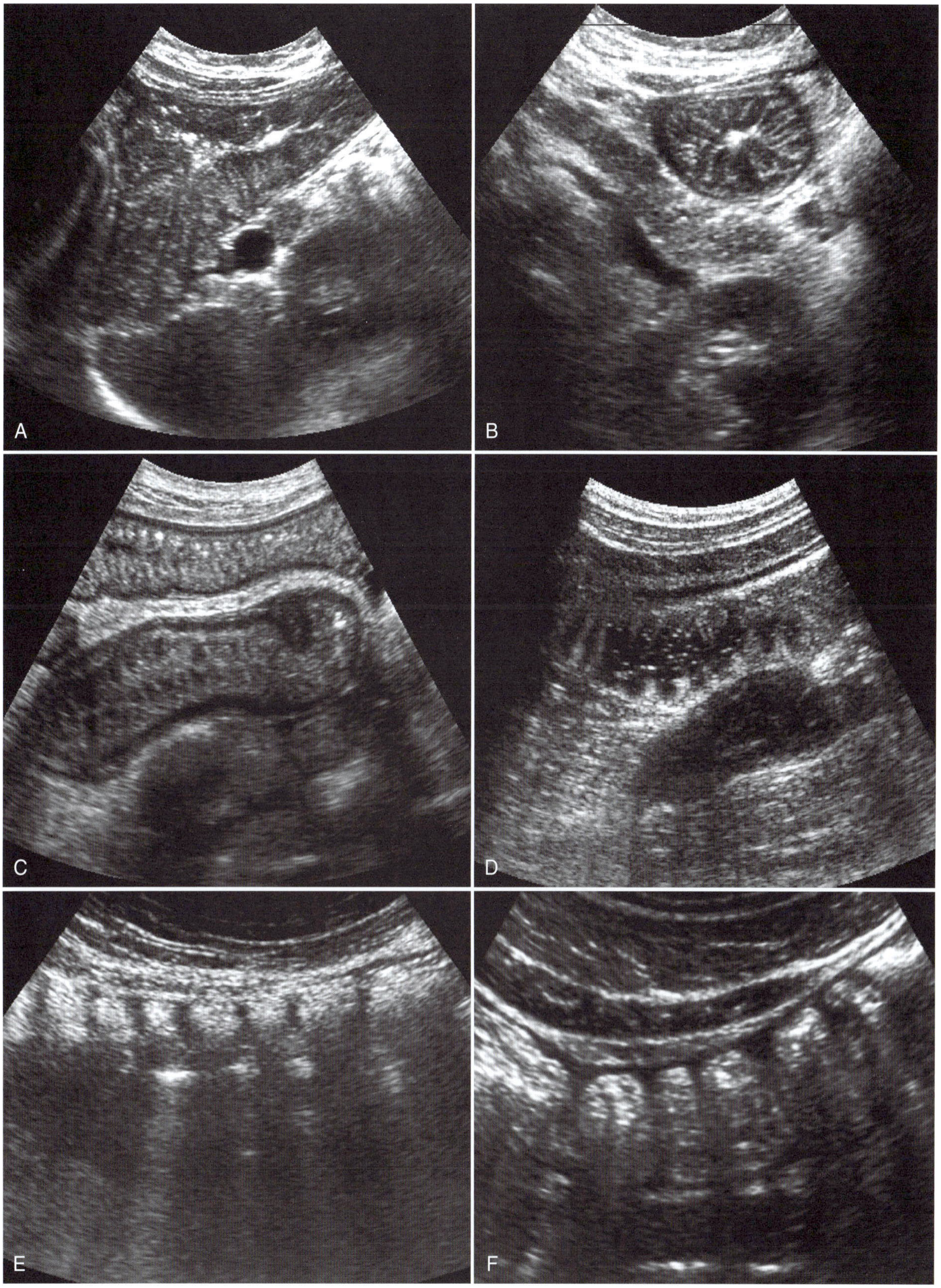

FIG. 8.3 Reconhecimento do intestino. (A) Vistas sagital e **(B)** transversal do estômago mostrando as pregas gástricas normais. O estômago colapsado mostra espessuras variáveis da parede. **(C)** e **(D)** Válvulas coniventes (pregas circulares) do intestino delgado. Estas são mais facilmente visualizadas quando existe líquido na luz do intestino **(C)** ou se as válvulas estão edemaciadas **(D)**. **(E)** e **(F)** Variações do aspecto das haustrações do cólon em duas pessoas normais.

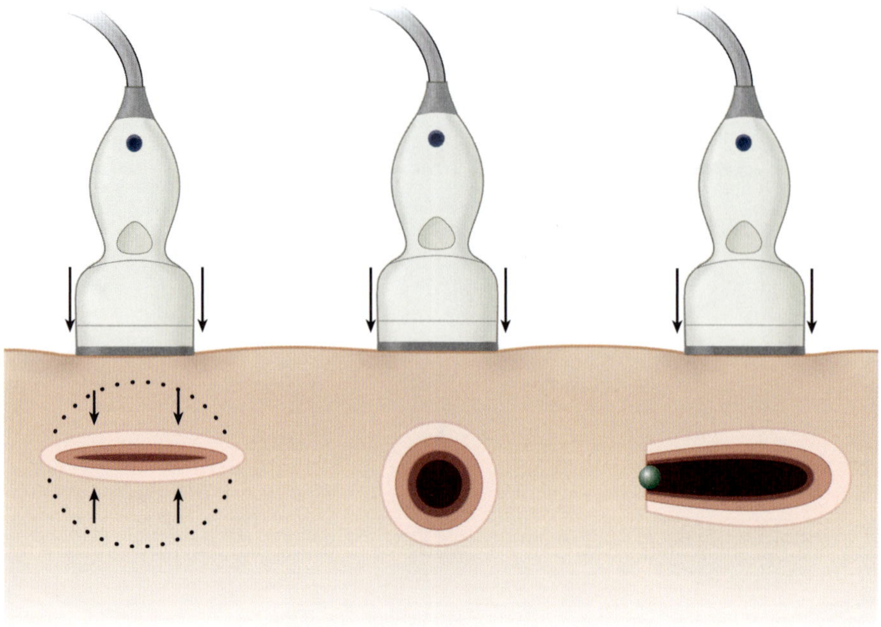

FIG. 8.4 Representação esquemática da ultrassonografia com compressão. *Esquerda,* intestino normal, comprimido. *Centro,* intestino anormalmente espessado ou, *direita,* uma alça intestinal obstruída, como aquela vista na apendicite aguda, será não compressível.

pressão lenta e gradativa. O intestino normal será comprimido e as bolsas de gás serão deslocadas para longe da região de interesse. Em contraste, as alças intestinais anormais espessadas e as alças não compressíveis obstruídas permanecerão inalteradas. Os pacientes com irritação peritoneal ou dor à palpação localizada geralmente tolerarão um lento e suave aumento na pressão pela compressão ultrassonográfica, mas terão uma intensa resposta dolorosa se for realizada uma varredura rápida e com pressão irregular.

Avaliação da Parede Intestinal pelo Doppler

O intestino normal exibe pouco sinal no Doppler colorido convencional porque o exame é difícil em uma alça intestinal normal e móvel. Tanto as **neoplasias** quanto as **doenças inflamatórias** exibem aumento da vascularização quando comparadas à parede normal do intestino (Fig. 8.5), enquanto o intestino isquêmico e edemaciado tende a ser relativamente hipovascularizado. A adição da avaliação por Doppler colorido e espectral no estudo da parede digestiva fornece evidências de que o espessamento da parede possa ser causado por alterações isquêmicas ou inflamatórias no paciente com dor abdominal aguda. Teefey et al.[7] examinaram 35 pacientes e observaram fluxo sanguíneo ausente ou escasso no Doppler colorido e ausência de sinal arterial como sugestivos de isquemia. Por sua vez, um fluxo prontamente detectado pelo Doppler colorido e um índice de resistividade menor que 0,6 foram consistentes com inflamação.

Ultrassonografia com Contraste e Elastografia do Intestino

Duas novas aplicações promissoras da ultrassonografia do intestino incluem ultrassonografia com contraste (CEUS; do inglês, *contrast-enhanced ultrasound*) e elastografia. A primeira fornece medidas reprodutíveis e objetivas do fluxo sanguíneo mural, que podem se alterar em resposta à inflamação e neoplasia, e o último mede a rigidez da parede do intestino.[9] Embora pesquisas relacionadas a essas técnicas ainda sejam iniciais, seu benefício adicional sobre a ultrassonografia em escala de cinza com Doppler é evidente. Sua grande contribuição para a avaliação de pacientes com doença inflamatória intestinal será discutida em outra seção. A CEUS também é útil na avaliação de massas tumorais para determinar a presença de vascularização, análogo ao papel do contraste na TC ou na RM.

NEOPLASIAS DO TUBO GASTRINTESTINAL

O papel da ultrassonografia na avaliação das neoplasias do tubo GI é semelhante ao da TC. A visualização é limitada nas lesões precoces da mucosa ou nos nódulos intramurais pequenos; por outro lado, tumores que crescem causando massas exofíticas, segmentos espessados do intestino ou massas intraluminais mensuráveis (Fig. 8.6, Vídeo 8.1) são mais facilmente detectados. As ultrassonografias são frequentemente realizadas precocemente na investigação de pacientes com tumores gastrointestinais, quase sempre antes da sua identificação inicial. Sintomatologia abdominal vaga, dor abdominal, massa abdominal palpável e anemia são indicações comuns para as ultrassonografias. A avaliação de morfologias típicas associadas às neoplasias do trato GI pode levar ao reconhecimento adequado, à localização e até mesmo ao estadiamento da doença, com oportunidade de direcionar uma investigação posterior adequada, incluindo a biópsia por aspiração guiada por ultrassonografia.

Adenocarcinoma

O adenocarcinoma é o tumor maligno mais comum do trato GI. Macroscopicamente, o adenocarcinoma exibe padrões variados de crescimento (Fig. 8.6), incluindo o infiltrativo, o polipoide, o fungoide e o ulcerado. A maioria dos cânceres da mucosa do trato GI não é visualizada na ultrassonografia. No entanto, massas grandes, sejam intraluminais ou exofíticas, e tumores anulares criam anormalidades

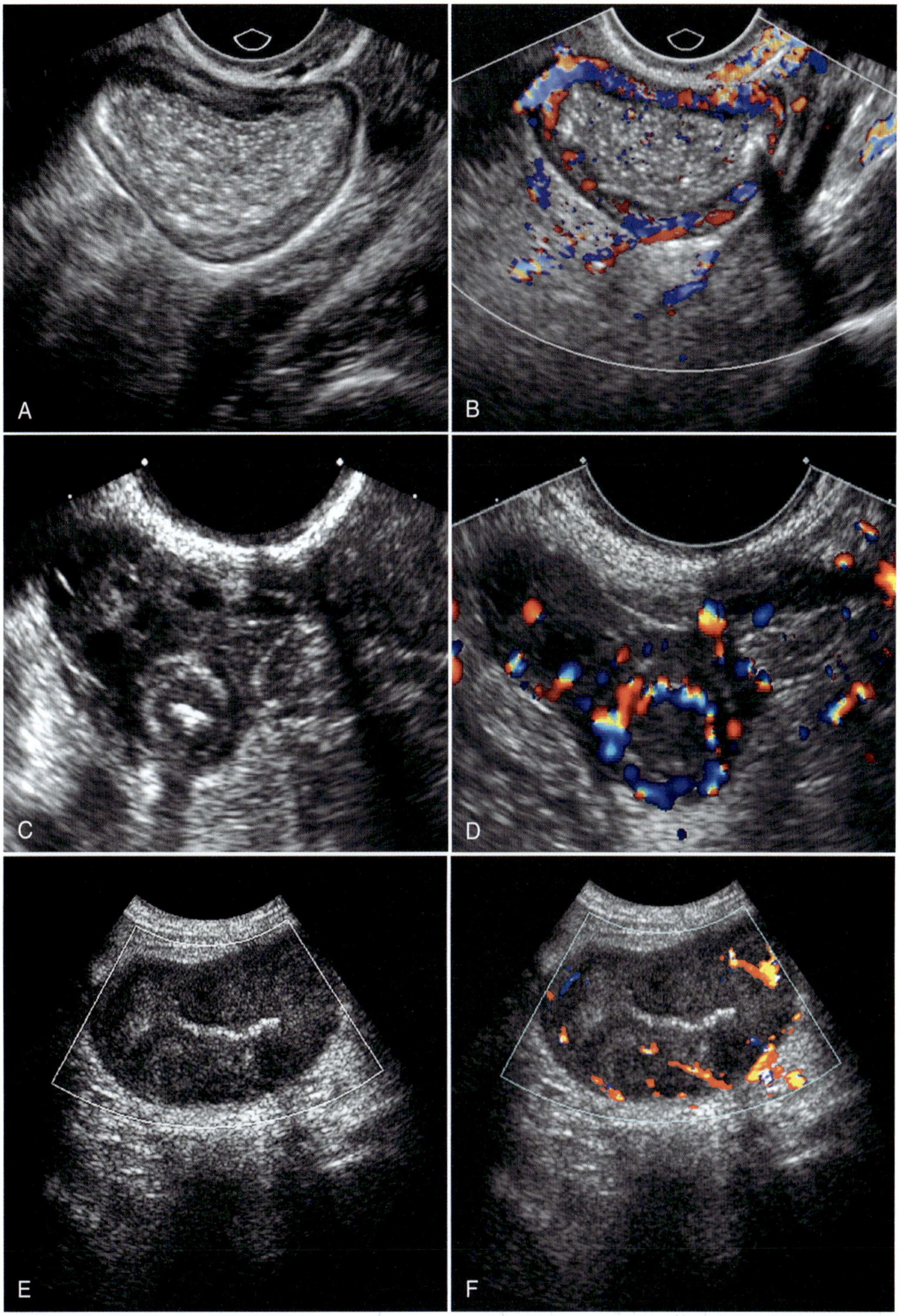

FIG. 8.5 Contribuição do Doppler para a avaliação do intestino em três pacientes. (A) e **(B)** Imagens transversais do íleo proximais a uma lesão constritiva na **doença de Crohn**. O lúmen está distendido por fluido. A parede se encontra ligeiramente espessa. **(B)** Imagem com Doppler colorido mostrando hiperemia intensa da parede intestinal como reflexo de sua inflamação. **(C)** e **(D)** Vistas transvaginais em mulher jovem com dor no quadrante inferior direito mostrando o apêndice como uma estrutura tubular e redonda adjacente ao ovário. **(D)** Imagem de Doppler colorido mostrando que o apêndice é hiperêmico, consistente com a inflamação. **(E)** e **(F)** Imagens transversais do cólon ascendente mostram espessamento da mucosa com destruição laminar total relacionada ao **carcinoma invasivo** do cólon. As neoplasias do intestino mostram invariavelmente a vascularização observada aqui.

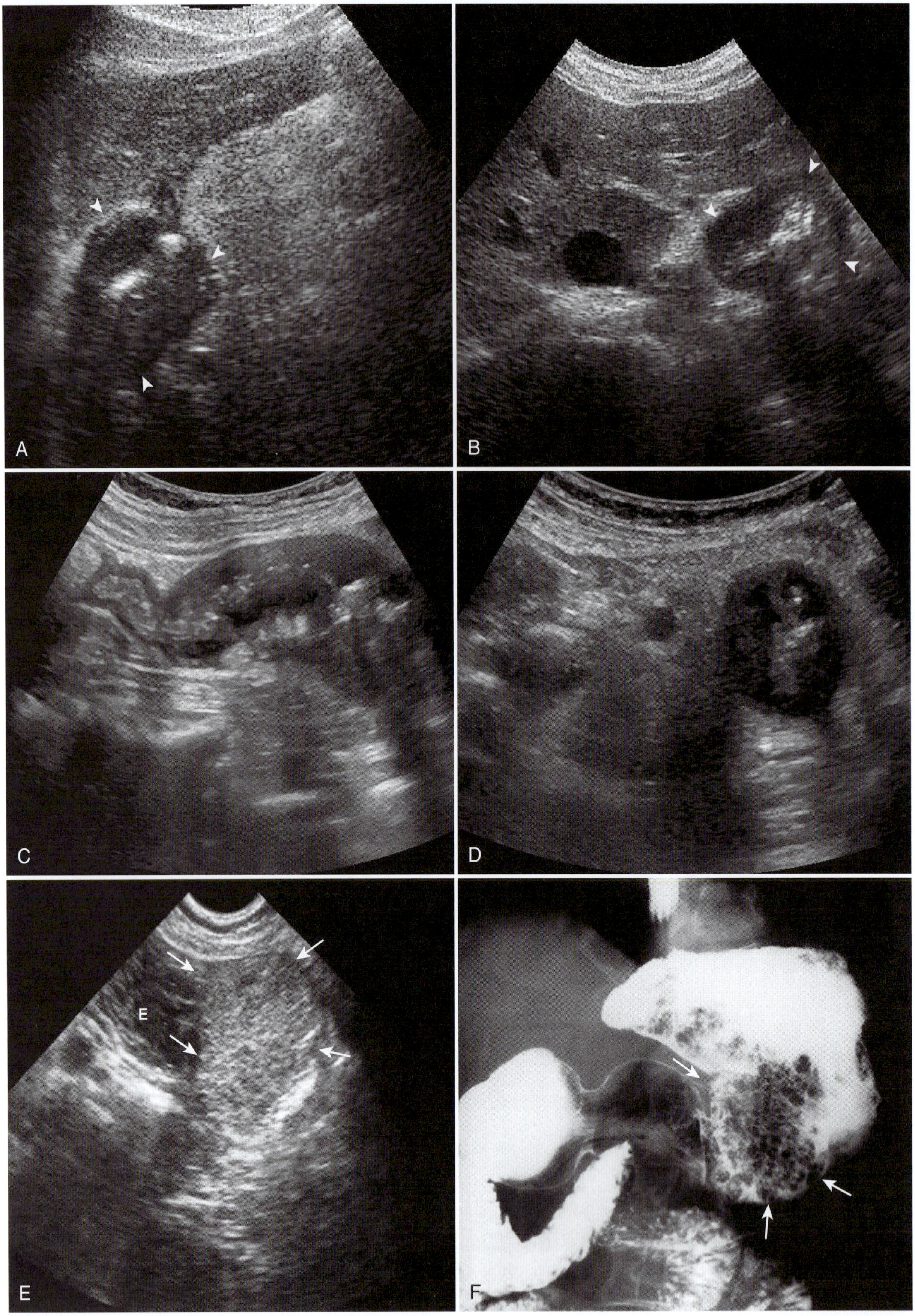

FIG. 8.6 Adenocarcinoma do intestino em três pacientes. (A) e **(B) Câncer na junção gastroesofágica. (A)** Ultrassonografia sagital e **(B)** transversal do abdome superior mostra um pseudorrim (*pontas de seta*) adjacente ao lobo esquerdo do fígado. **(C)** e **(D) Carcinoma do cólon descendente**. **(C)** Imagem em longo eixo do colo do intestino exibindo uma abrupta transição do intestino normal para o intestino espessado. **(D)** Imagem axial mostrando uma massa hipoecoica e circunferencial com aparência de "miolo de maçã". Existe gordura infiltrada ecogênica e linfonodo hipoecoico aumentado adjacente ao tumor. **(E)** e **(F) Adenocarcinoma viloso intraluminal do estômago**. **(E)** Ultrassonografia transversal após a ingestão de líquido mostrando massa ecogênica relativamente bem-definida, não homogênea (*setas*) dentro do corpo estomacal. O líquido está no lúmen do estômago (*E*). **(F)** Ingestão de bário confirma o tumor viloso (*setas*). Ver também Vídeo 8.1.

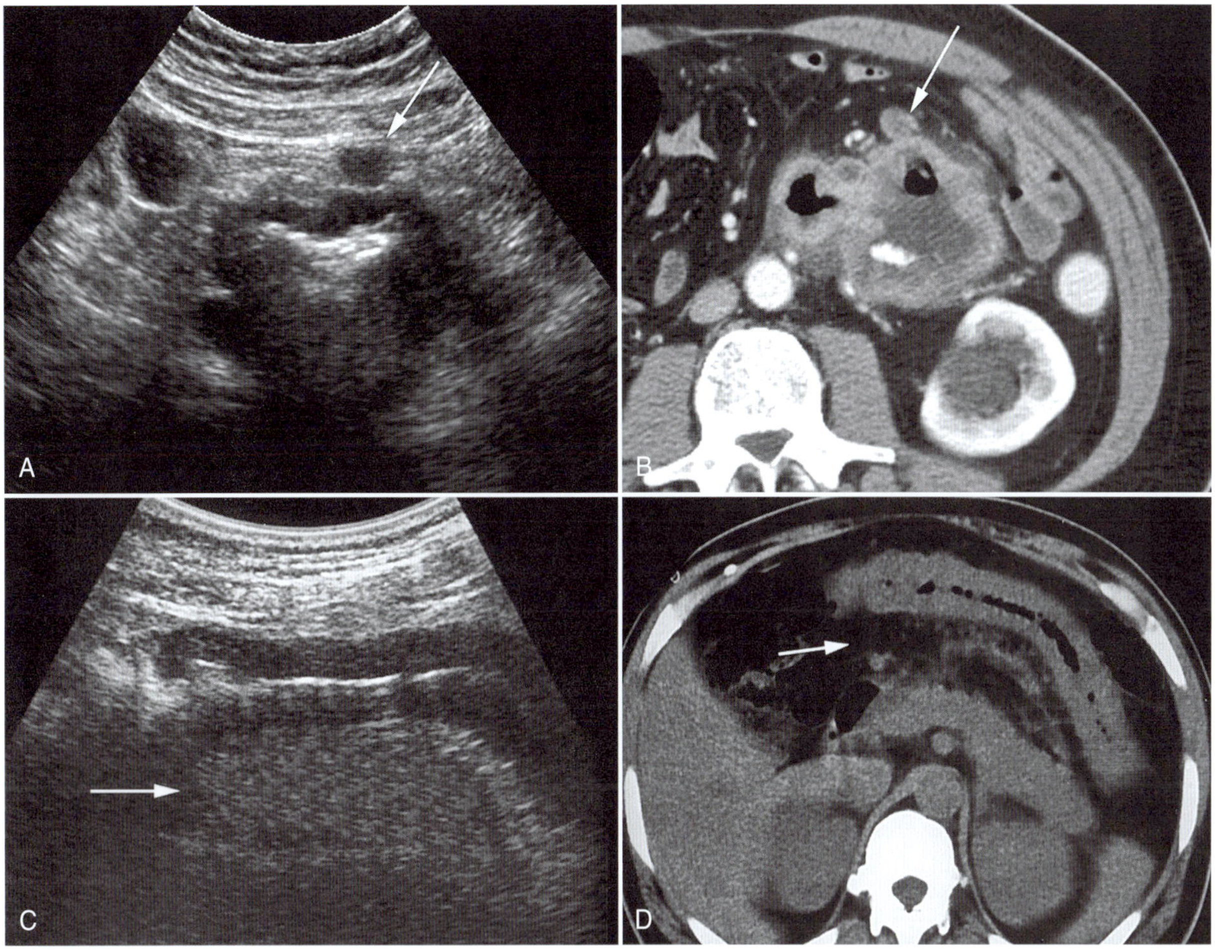

FIG. 8.7 Adenocarcinoma do intestino: correlação ultrassonográfica-TC. (A) Ultrassonografia e **(B)** TC mostrando uma grande massa necrótica no quadrante superior esquerdo, com aumento dos linfonodos perientéricos (*seta*) em um homem com 60 anos que apresentou desconforto abdominal e perda sanguínea. **(C)** e **(D)** Carcinoma infiltrativo do cólon transverso em um homem afrodescendente com 42 anos que chegou à emergência com dor abdominal aguda. **(C)** Ultrassonografia transversal do epigástrio mostrando um segmento espessado inespecífico, com perda total das camadas da parede na topografia do cólon transverso. Profundamente à alça, existe um efeito de massa hiperecoico difuso (*seta*) sugerindo gordura inflamada ou infiltrada. **(D)** Tomografia computadorizada confirmatória. Não houve suspeita de neoplasia com base no exame radiológico ou na cirurgia.

ultrassonográficas.[10,11] Os tumores de comprimento variável podem espessar a parede do intestino em um padrão concêntrico simétrico ou assimétrico. É possível criar morfologia em alvo ou de pseudorrim. O ar nas ulcerações da mucosa geralmente produz focos ecogênicos lineares, com artefato em cauda de cometa, em boa parte da massa. Os tumores geralmente são, mas não invariavelmente, hipoecoicos. As lesões anulares podem produzir obstrução intestinal com dilatação, hiperperistalse e aumento do líquido luminal proximal ao local do tumor.[11] É necessário procurar evidências de invasão direta, aumento regional de linfonodos e metástases hepáticas.

O adenocarcinoma é responsável por 80% de todas as neoplasias gástricas malignas, em que a infiltração pode ser superficial ou transmural, a última criando uma linite plástica, ou um estômago em "garrafa de couro". O adenocarcinoma ocorre muito menos frequentemente no intestino delgado do que no estômago ou no intestino grosso. Representa cerca de 50% dos tumores do intestino delgado, 90% deles provenientes da parte proximal do jejuno (Fig. 8.7A e B) ou do duodeno. A doença de Crohn está associada a uma incidência significativamente aumentada de adenocarcinoma que geralmente se desenvolve no íleo. Os adenocarcinomas do intestino delgado costumam ser anulares na morfologia macroscópica, frequentemente apresentando ulceração. O **carcinoma colônico** é muito comum e representa praticamente todas as neoplasias colorretais malignas. O adenocarcinoma colorretal cresce com dois grandes padrões morfológicos macroscópicos: os **tumores intraluminais polipoides**, que são mais prevalentes no ceco e no cólon ascendente, e as **lesões de constrição anulares** (Fig. 8.6C e D), que são mais comuns no cólon descendente e sigmoide. Em raros casos, podem ocorrer tumores colônicos infiltrativos semelhantes aos observados no estômago (Fig. 8.7C e D).

Tumores do Estroma (Gastrintestinal)

De todos os tumores mesenquimais que afetam o intestino, os de origem muscular são os mais comuns e contribuem com cerca de 1% de todas as neoplasias GI. Esses tumores do estroma gastrointestinal (TEG) são mais comumente encontrados no estômago e no intestino delgado. Os tumores colônicos são os menos comuns e ocorrem mais frequentemente no reto. Embora os TEG possam ser achados incidentalmente em cirurgia, ultrassonografia ou necrópsia, esses tumores vasculares frequentemente se tornam muito grandes e podem ulcerar, degenerar-se, necrosar ou sofrer hemorragia.[12]

Na ultrassonografia, os tumores de músculo liso (estromais) produzem tipicamente massas arredondadas de tamanho e ecogenicidade variáveis, frequentemente com áreas císticas centrais[13] relacionadas à hemorragia ou necrose (Fig. 8.8). A sua origem no

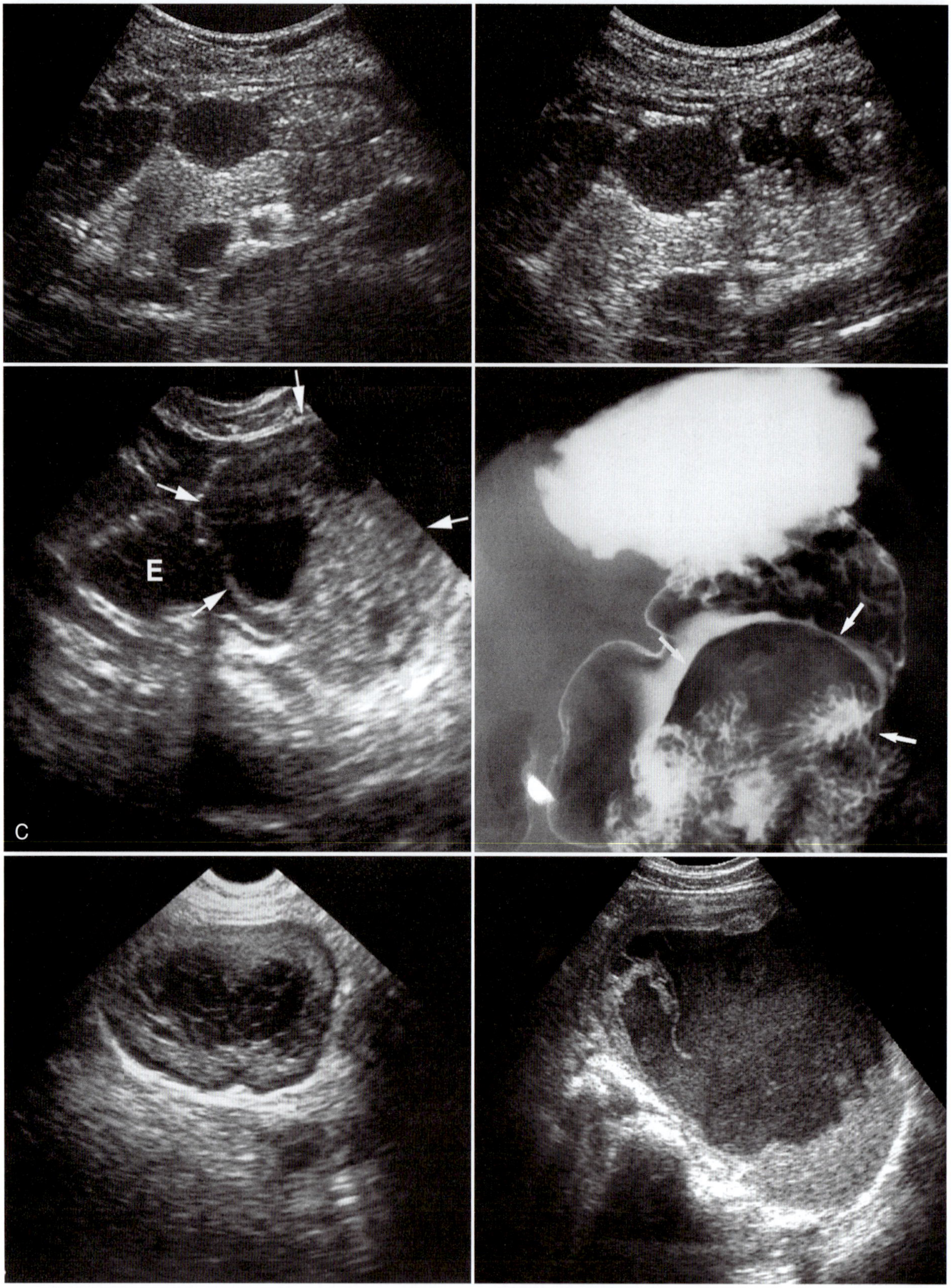

FIG. 8.8 Tumores do estroma gastrointestinal (TEG) em quatro pacientes. **(A)** e **(B)** Massa intestinal exofítica, um **leiomioma gástrico**. **(A)** Ultrassonografia transversal do epigástrio mostra a assinatura intestinal normal e a massa exofítica focal. **(B)** Após ingestão de água, a luz contém líquido que aparece hipoecoico. A massa sólida é claramente visualizada. **(C)** e **(D)** **Leiomiossarcoma gástrico**. **(C)** Vista transversal após ingestão de líquido mostrando uma complexa massa lisa intramural (*setas*) projetando-se para dentro da luz gástrica distendida do estômago *(E)*. **(D)** Ingestão confirmatória de bário mostrando o tumor intramural (*setas*). **(E)** e **(F)** Dois pacientes apresentaram-se ao ultrassom com uma grande massa complexa de aparência necrótica na região abdominal superior. Embora a origem intestinal das massas não seja evidente nas imagens, foi sugerido o correto diagnóstico de TEG com base na aparência. O jejuno é a origem do tumor em **(E)** e o estômago em **(F)**.

intestino nem sempre é facilmente determinada, mas, se houver ulceração, bolsas de gás dentro da cratera da úlcera podem sugerir esta origem. Os tumores de músculo liso originados no intestino devem ser considerados no diagnóstico diferencial de massas abdominais indeterminadas, diagnosticadas incidentalmente em pacientes assintomáticos, especialmente quando há alteração cística central ou necrótica (Fig. 8.8E e F). Tais tumores são fáceis de aspirar em uma biópsia com agulha guiada por ultrassonografia.

Linfoma

O intestino pode ser comprometido por linfomas de duas formas básicas: como disseminação difusa no estágio III ou IV, independentemente do tipo celular, ou, mais comumente, como um linfoma primário do trato GI, que quase sempre é um **linfoma não Hodgkin**. Os tumores primários constituem somente 2% a 4% de todos os tumores malignos[12] do trato GI, mas são 20% de todos os tumores do intestino delgado. São observados três padrões predominantes de crescimento: nodular ou polipoide, ulcerações semelhantes a carcinoma e massas tumorais infiltrativas que frequentemente invadem o mesentério adjacente e os linfonodos.

Pequenos nódulos submucosos podem ser facilmente negligenciados à ultrassonografia. No entanto, muitos pacientes apresentam massas grandes, facilmente visíveis, ulceradas, muito hipoecoicas, no estômago ou no intestino delgado[14,15] (Fig. 8.9). Observações comuns são ecos de alta amplitude, longos, lineares, com artefatos em **cauda de cometa**, indicando gás nas ulcerações ou luz residual e dilatação aneurismática da luz intestinal. Esse estádio patológico, em particular, tem sido reconhecido como uma das apresentações mais frequentes nos pacientes com **linfoma relacionado à síndrome da imunodeficiência adquirida** (AIDS). Pode ser observado aumento dos linfonodos regionais, embora seja rara a existência de alterações generalizadas nos linfonodos.

Metástases

O melanoma maligno e os tumores primários do pulmão e da mama são os tumores que mais causam lesão secundária do trato GI[16] (Fig. 8.10). Em ordem de frequência, os mais envolvidos são o estômago, o intestino delgado e o cólon. Na ultrassonografia, raramente são vistos pequenos nódulos submucosos que tendem a ulcerar, enquanto tumores grandes, difusamente infiltrados com grandes ulcerações, são comuns, particularmente no intestino delgado, em que criam massas hipoecoicas e bem-definidas, apresentando ecos brilhantes e especulares com artefatos em cauda de cometa em áreas de ulceração.

Neoplasias secundárias que afetam o omento e o peritônio podem causar **ascite** (que pode ser uma ascite particulada) e nódulos secundários superficiais minúsculos ou confluentes na superfície intestinal, ou **massas ovais** extensas que engolfam virtualmente as alças de intestino envolvidas[17] (Fig. 8.11). As metástases para o peritônio são vistas mais frequentemente a partir de tumores primários do

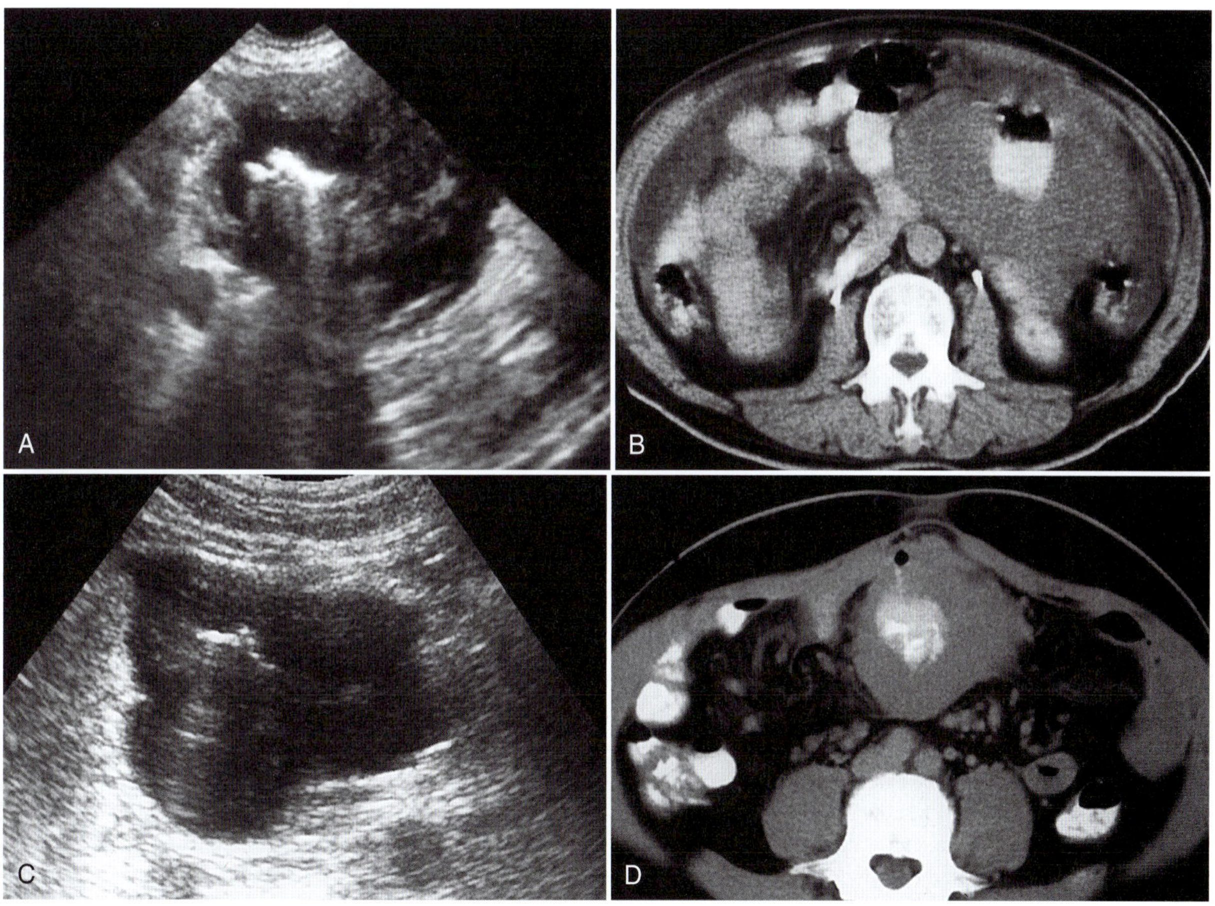

FIG. 8.9 Linfoma do intestino delgado em dois pacientes. (A) Ultrassonografia esquerda transversal mostrando massa redonda hipoecoica. A ecogenicidade central, com artefato gasoso em "cauda de cometa", sugere a sua origem intestinal. **(B)** TC confirmatória mostra grande massa amolecida, com correspondente luz intestinal residual. **(C)** Ultrassonografia de um paciente com AIDS mostrando uma massa focal hipoecoica, no meio do abdome, sem definição das camadas da parede, o que é um achado clássico nos linfomas intestinais. O gás luminal aparece como uma ecogenicidade brilhante central com sombreado mal definido. **(D)** TC confirmatória.

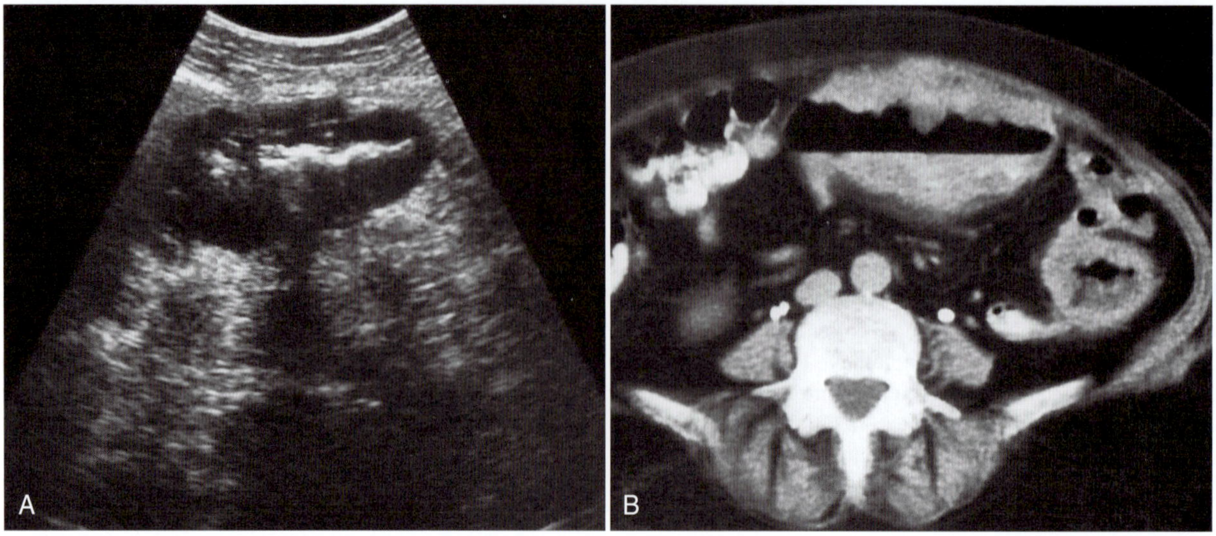

FIG. 8.10 Melanoma metastático para o intestino delgado. (A) Ultrassonografia paraumbilical transversal mostrando massa hipoecoica, bem-definida, com ecogenicidade central irregular e com artefato de gás, sugerindo, corretamente, a sua origem intestinal. **(B)** TC confirmatória.

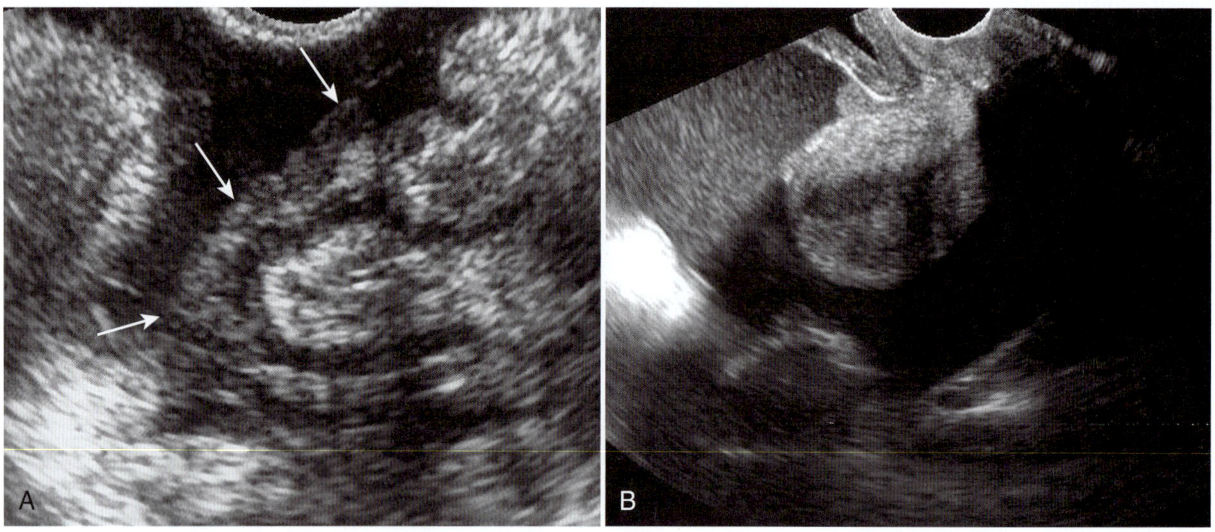

FIG. 8.11 Metástase peritoneal em duas pacientes. (A) Imagem transvaginal mostrando ascite e implante peritoneal na alça do intestino delgado (*setas*) proveniente de um câncer de ovário metastático **(B)** Exame transvaginal da metástase peritoneal em gota proveniente de um câncer primário do estômago mostrando uma ascite particularmente grosseira. Há um minúsculo implante no ângulo vesicouterino.

ovário e do intestino. Uma **metástase em gota** no fundo de saco de Douglas mostra um pequeno nódulo peritoneal sólido sem origem óbvia de víscera pélvica.

DOENÇA INFLAMATÓRIA INTESTINAL: DOENÇA DE CROHN

A doença inflamatória intestinal (DII) compreende a doença de Crohn e a colite ulcerativa. A **colite ulcerativa** é uma inflamação da mucosa do cólon que geralmente exibe poucas alterações morfológicas macroscópicas, exceto na fase aguda da doença. Posteriormente, o cólon envolvido é prontamente avaliado por colonoscopia e também com todas as imagens transversais, tornando sua avaliação relativamente simples. A **doença de Crohn**, por comparação, é um processo inflamatório granulomatoso transmural crônico. O pico de idade de início é ainda na juventude, entre 15 e 40 anos, afetando os pacientes durante os seus anos mais produtivos. A evolução natural da doença inclui períodos alternados de inflamação ativa e remissão, com forte tendência a complicações ao longo do tempo, havendo desenvolvimento de lesões penetrantes e/ou fibroestenóticas. Como resultado, as taxas de intervenção cirúrgica são altas. Historicamente, a doença de Crohn era tratada de acordo com a sintomatologia do paciente. Contudo, reconhece-se que nem os marcadores inflamatórios nem os sintomas são um reflexo preciso do estado da doença. Hoje, portanto, há uma mudança dramática na abordagem com um esforço para ter como alvo a cicatrização da mucosa na endoscopia, incluindo o uso de terapia biológica agressiva e a crescente popularidade da introdução precoce do fator de necrose antitumoral α (anti-TNF-α). Essas alterações no manejo da doença exigem monitoramento frequente de todos os pacientes, porque o exame endoscópico seriado é mal tolerado, tem alto custo e conta com riscos. Portanto, métodos objetivos, não invasivos e precisos para medir a gravidade da atividade inflamatória são vitais.

O exame de imagem desempenha papel importante no diagnóstico da doença,[18] na detecção de recorrência e no reconhecimento das complicações, que podem estar associadas a uma evolução clínica silenciosa. A vigilância por imagem e o acompanhamento da resposta ao tratamento (que podem, ambos, ser caros e tóxicos) são de importância primordial. Em uma metanálise comparando diferentes modalidades para o diagnóstico da doença inflamatória intestinal, as estimativas de sensibilidade média relacionadas à ultrassonografia para o diagnóstico do paciente foram altas (89,7%), e não significantemente diferentes de RM (93%) e TC (84,3%).[19] Portanto, nesta era de conscientização de custos e do uso da radiação, a ultrassonografia está aumentando em importância para a aquisição de imagem no quadro de DII.[20] A ultrassonografia é a nossa técnica de avaliação de rotina para o diagnóstico inicial da doença, detecção da recorrência,[21] determinação da extensão, complicações[22] e atividade da doença e na avaliação da resposta ao tratamento.

Embora qualquer porção do intestino possa estar envolvida, a doença de Crohn afeta mais comumente o íleo terminal e o cólon. O processo transmural, granulomatoso inflamatório afeta todas as camadas da parede intestinal e também os tecidos moles perientéricos. Macroscopicamente, a parede do intestino pode se tornar muito espessada e rígida com estreitamento luminal secundário. As úlceras discretas ou contínuas e as fissuras profundas são características, levando frequentemente à formação de fístulas. O aumento de linfonodos mesentéricos e o "atapetamento" de alças envolvidas são comuns. O mesentério pode estar intensamente espessado e gorduroso, avançando sobre as margens do intestino até a borda antimesentérica. Os achados clássicos da doença de Crohn (espessamento da parede, gordura inflamatória, linfadenopatia e hiperemia) refletem essas alterações morfológicas macroscópicas. As complicações da doença de Crohn incluem **estenose, obstrução intestinal incompleta, perfuração, fístulas e massas inflamatórias.**[21]

Os objetivos imediatos de uma ultrassonografia em um paciente com DII conhecida ou suspeitada, portanto, incluem documentação da distribuição e extensão da doença, bem como a atividade da doença. Uma avaliação ultrassonográfica global é realizada, classificando todas as características clássicas presentes em: 0, ausentes; 1, leves; 2, moderadas; 3, mostrando alteração grave[23] (Tabela 8.2). A utilização desse sistema de pontuação permite a consistência e a reprodutibilidade dos resultados. Além disso, facilita comparações para monitorar a resposta à terapia.

TABELA 8.2 Avaliação Global por Ultrassonografia Mostrando Pontuações de Atividade da Doença de Crohn na Ultrassonografia de Escala Cinza e Imagem com Doppler Colorido

Características de Atividade na Ultrassonografia em Escala de Cinza	Classificação			
	INATIVA	LEVE	MODERADA	GRAVE
Espessamento da parede (mm)	< 4,0	4,0 a 6,0	6,1 a 8,0	> 8,1
Tecido adiposo inflamatório	• Ausente • A região perientérica lembra a gordura mesentérica normal	• Massa • Ligeiramente ecogênico • De menor área que o intestino na visão axial	• Massa • Mais ecogênico • Área igual ao intestino na visão axial	• Massa • Significativamente ecogênico • De maior área que o intestino na visão axial
Imagem Doppler colorido (IDC) Fluxo sanguíneo mural	• Ausente	• Pequenas regiões de cor sem vasos	• Segmentos de comprimento médio de vasos de cor na parede do intestino	• Representação circunferencial ou contínua de vasos na parede intestinal com ou sem vasos mesentéricos
Avaliação ultrassonográfica geral	• Sem sinais de doença ativa	• Espessura de parede leve • Gordura inflamatória mínima • Sinal presente, mas não mínimo na IDC • Conservação da camada de parede	• Espessura de parede moderada • Gordura inflamatória moderada • Sinal moderado na IDC • ± Conservação da camada de parede[a]	• Parede de intestino moderada e gravemente espessada • Abundante gordura inflamatória • Vários vasos sanguíneos contínuos murais na IDC • ± Conservação da camada de parede[a] • Espiculação da borda serosa[a]

[a]Perda das camadas da parede e espiculação serosa sugerem maior gravidade da doença.
Reproduzido com permissão de Medellin-Kowalewski A, Wilkens R, Wilson A et al. Quantitative contrast-enhanced ultrasound parameters in Crohn disease: their role in disease activity determination with ultrasound. AJR Am J Roentgenol. 2016;206(1):64-73.[23]

Doença de Crohn na Ultrassonografia

ACHADOS CLÁSSICOS
Espessamento da parede intestinal
Gordura inflamatória
Linfadenopatia mesentérica
Hiperemia

COMPLICAÇÕES
Estenoses
Obstrução intestinal mecânica
Perfuração
Massas inflamatórias
Fístulas
Apendicite

Achados Clássicos

Espessamento da Parede Intestinal

A anormalidade mais frequentemente observada nos pacientes com doença de Crohn é o espessamento da parede intestinal e varia em proporção de acordo com a gravidade da doença. Sua identificação constitui a base para a detecção da doença inicial, de recorrências[24] e para a determinação da extensão da doença. Em uma metanálise sobre a acurácia do ultrassom na detecção da doença de Crohn, Fraquelli et al.[25] relataram sensibilidade e especificidade de 88% e 93%, respectivamente, ao se usar um limite de espessamento da parede intestinal superior a 3 mm, e de 75% e 97% com limite superior a 4 mm.

O espessamento da parede intestinal na doença de Crohn geralmente é concêntrico e pode ser proeminente.[26,27] A ecogenicidade da parede varia de acordo com o grau da infiltração inflamatória e fibrose. É típica a estratificação com preservação das camadas do intestino (Fig. 8.2, Vídeos 8.2 e 8.3). É possível haver o aspecto em alvo ou pseudorrim na doença aguda, na doença fibrótica de longa duração ou na inflamatória subaguda, conforme as camadas da parede do intestino são progressivamente perdidas. A doença de longa duração associada à remissão também pode mostrar espessamento da parede, com depósito de gordura na submucosa, que aparece como ecogenicidade aumentada nesta camada. O intestino ativamente envolvido mostra-se rígido e fixo, com peristalse reduzida ou ausente (Vídeo 8.4). O envolvimento da serosa intestinal pode resultar em **espiculações** nessa borda do intestino (Fig. 8.12). Áreas preservadas intercaladas são frequentes. Os segmentos envolvidos variam em comprimento, desde alguns milímetros a muitos centímetros. O espessamento da parede do intestino pode ser causado por alterações inflamatórias agudas ou relacionadas à fibrose crônica e à hipertrofia do músculo liso.

Gordura Inflamatória

Edema do mesentério e inflamação da gordura mesentérica também são características da doença de Crohn e produzem efeito expansivo no mesentério adjacente à área doente do intestino, a qual pode avançar sobre a borda da região anormal ou até envolvê-la completamente, sendo então chamada de **gordura serpiginosa**. A gordura que avança sobre as margens do segmento comprometido cria um halo hiperecoico uniforme ao redor da borda mesentérica do intestino, criando uma imagem com formato de tireoide ao corte transversal (Fig. 8.13). Ela pode se tornar mais heterogênea ou até mesmo hipoecoica na doença de longa duração. A gordura serpiginosa é a causa mais comum do afastamento das alças digestivas, vista nos estudos gastrointestinais com meio de contraste.[21] Também é a alteração mais marcante e detectável na ultrassonografia de pacientes com processos inflamatórios perientéricos. Portanto, a detecção de gordura serpiginosa deve levar a uma avaliação detalhada do intestino regional.

Linfadenopatia

Linfonodos perientéricos e mesentéricos moles e aumentados são aspectos comuns da fase ativa da inflamação na doença de Crohn (Fig. 8.14). A linfadenopatia pode persistir na fase inativa. Os linfonodos aparecem como massas hipoecoicas focais circunferencialmente envolvendo o intestino e na localização esperada da fixação mesentérica. Os linfonodos frequentemente apresentam-se arredondados, moderadamente aumentados e tipicamente perdem o centro hiperecoico hilar do linfonodo normal. Semelhante ao intestino, os linfonodos mostram hiperemia como reflexo da sua inflamação.

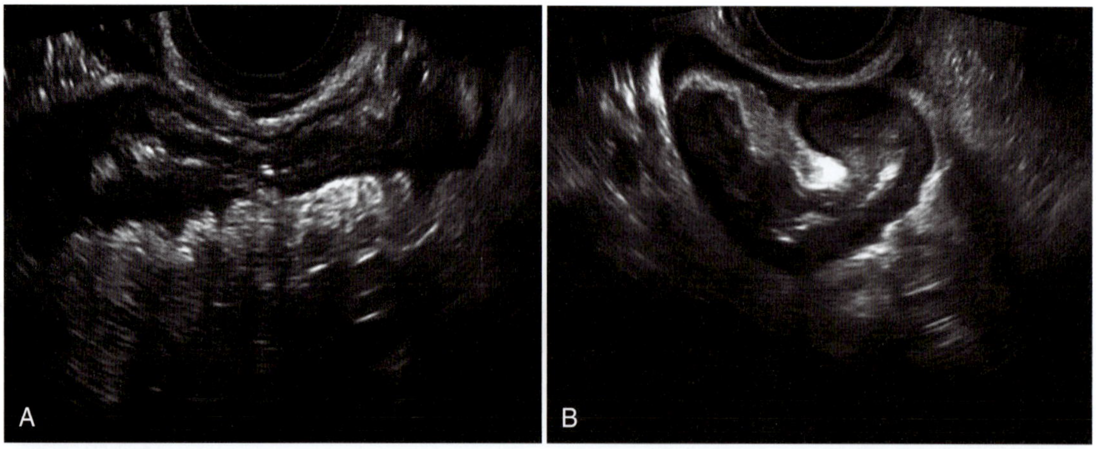

FIG. 8.12 Características relacionadas à doença grave e complicação na ultrassonografia intestinal de dois pacientes. (A) Uma visão longitudinal do íleo terminal mostra o espessamento da parede intestinal e abundante gordura inflamatória ecogênica circundante. A margem serosa do intestino mostra espiculação. **(B)** Uma visão longitudinal do íleo terminal mostra um intestino hipoecoico com perda de camadas nas paredes. Existe uma angulação aguda fixa, bem como a espiculação da margem serosa. Tanto a espiculação quanto a angulação fixa apresentam associação com estenose e perfuração.

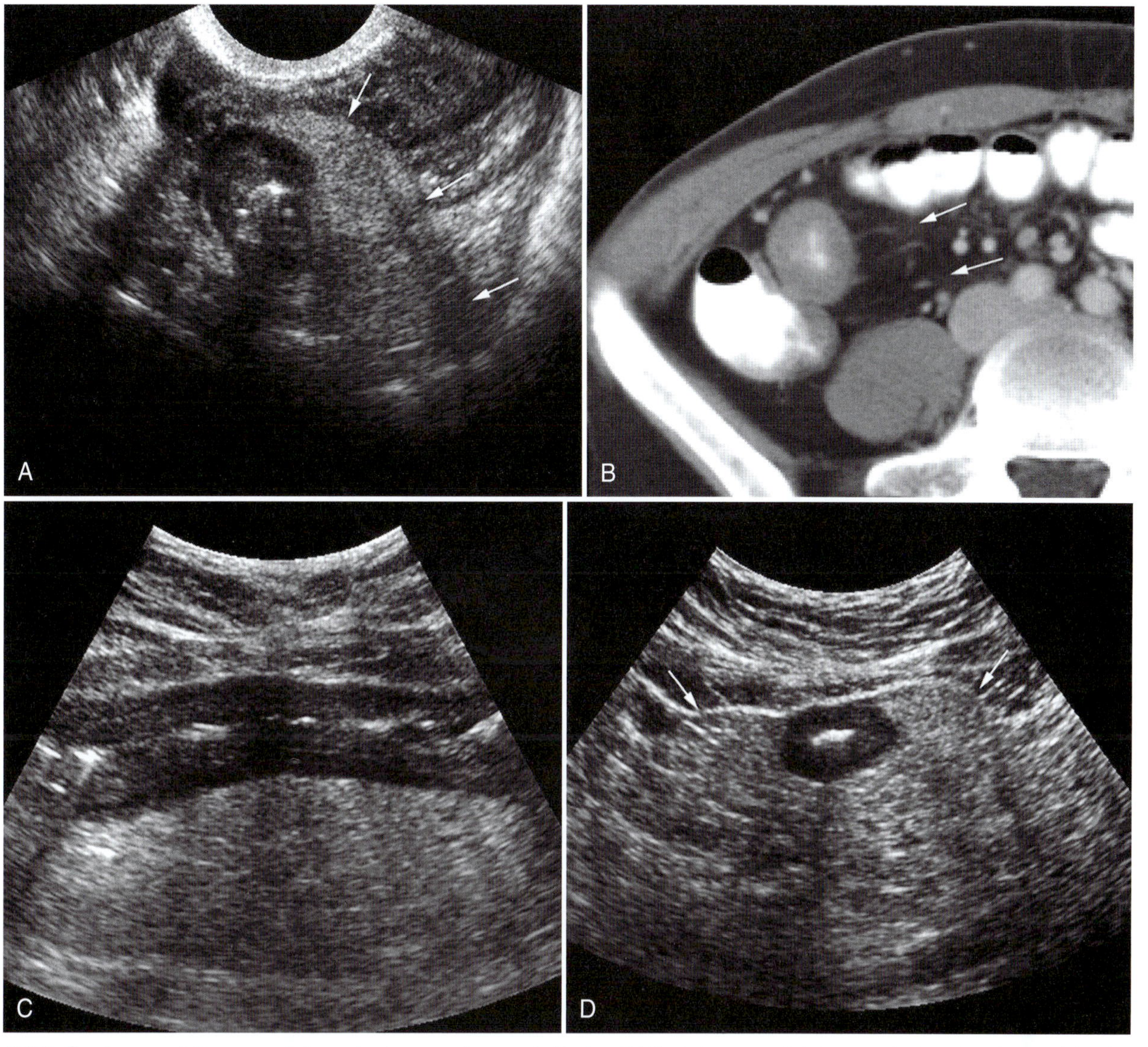

FIG. 8.13 Gordura serpiginosa em dois pacientes com doença de Crohn. (A) Corte transversal do íleo terminal mostrando um efeito de massa hiperecoica (*setas*) ao longo da borda medial do intestino que representa gordura serpiginosa. **(B)** Tomografia computadorizada confirmatória exibindo tanto a parede espessada do íleo terminal como a gordura irregular (*setas*). Em outro paciente, **(C)** as imagens em corte transversal do longo eixo **(D)** do cólon sigmoide mostram espessamento da parede intestinal e gorduras inflamatórias ecogênicas circundantes (*setas*).

Hiperemia

A vascularização mesentérica e a neoangiogênese são componentes reconhecidos do processo inflamatório e a avaliação do fluxo sanguíneo é uma ferramenta útil para monitorar a atividade inflamatória e a resposta ao tratamento. A atividade da doença se correlaciona à hiperemia, como observado na avaliação por **Doppler colorido**[28] (Fig. 8.15; Vídeo 8.5). Embora subjetiva, essa adição do Doppler colorido à ultrassonografia em escala de cinza é uma evidência de apoio valiosa na alteração inflamatória no intestino e na gordura adjacente inflamada[21] (Fig. 8.5B, D e F). No entanto, o Doppler colorido mostra o fluxo sanguíneo nos vasos sanguíneos principais com sangue relativamente rápido e não mostra o fluxo sanguíneo no nível de perfusão. Para superar essa limitação da avaliação, tem havido crescente interesse nos últimos anos no uso da CEUS no intestino, realizada com a injeção de agentes de contraste de microbolhas. Usando as técnicas quantitativas de ultrassonografia, a CEUS permite a medição objetiva do fluxo sanguíneo no nível de perfusão como reflexo da atividade. Na observação, procuramos realce transmural da parede intestinal e também um "sinal de pente" (*comb sign*), refletindo o fluxo sanguíneo dentro da vasculatura mesentérica (Fig. 8.16, Vídeos 8.6 e 8.7). A geração de curvas de intensidade de tempo permite a medição do aumento de pico e a área sob a curva. Estudos têm mostrado uma correlação direta entre o nível de realce da parede intestinal e doença inflamatória ativa, conforme avaliado em colonoscopia.[29,30] Além disso, Ripollés et al.[29] mostram que as medidas da CEUS apresentam melhor desempenho do que a espessura da parede na predição da gravidade da doença na colonoscopia. Em nosso próprio laboratório, integramos as medidas objetivas do fluxo sanguíneo no CEUS com as avaliações com base na escala de cinza da espessura da parede e da gordura inflamatória para melhorar a objetividade das avaliações da atividade na ultrassonografia.[23]

Anormalidades da Mucosa

Embora a endoscopia continue a ser a principal ferramenta para avaliar a anormalidade luminal e mucosa, a ultrassonografia pode, ocasionalmente, exibir massas polipoides luminais, como pólipos inflamatórios, e ulcerações profundas com bolsas de ar ecogênico projetadas dentro da parede intestinal. A ultrassonografia também

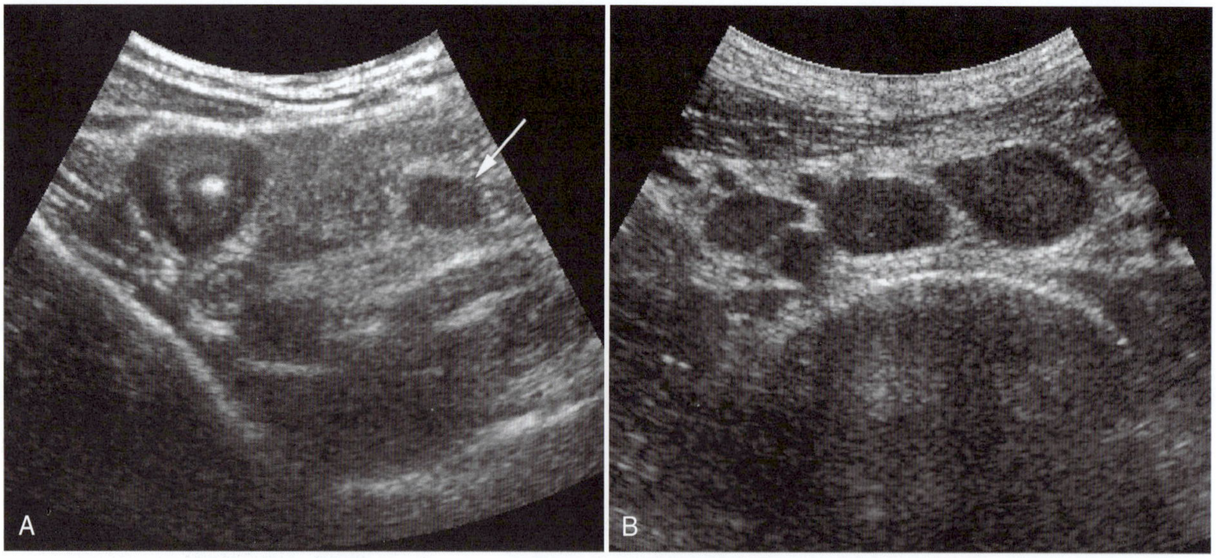

FIG. 8.14 Linfadenopatia em dois pacientes com doença de Crohn. (A) Imagem transversal no quadrante inferior direito mostra íleo terminal espessado. Há gordura inflamada na localização do mesentério. Um linfonodo mesentérico (*seta*) que se mostra como massa pequena, sólida, hipoecoica dentro da gordura. **(B)** Múltiplos linfonodos mesentéricos de tamanhos variáveis mostrando-se como massas de tecido mole hipoecoico dentro do mesentério, visíveis em um plano oblíquo entre a região da válvula ileocecal e a bifurcação aórtica.

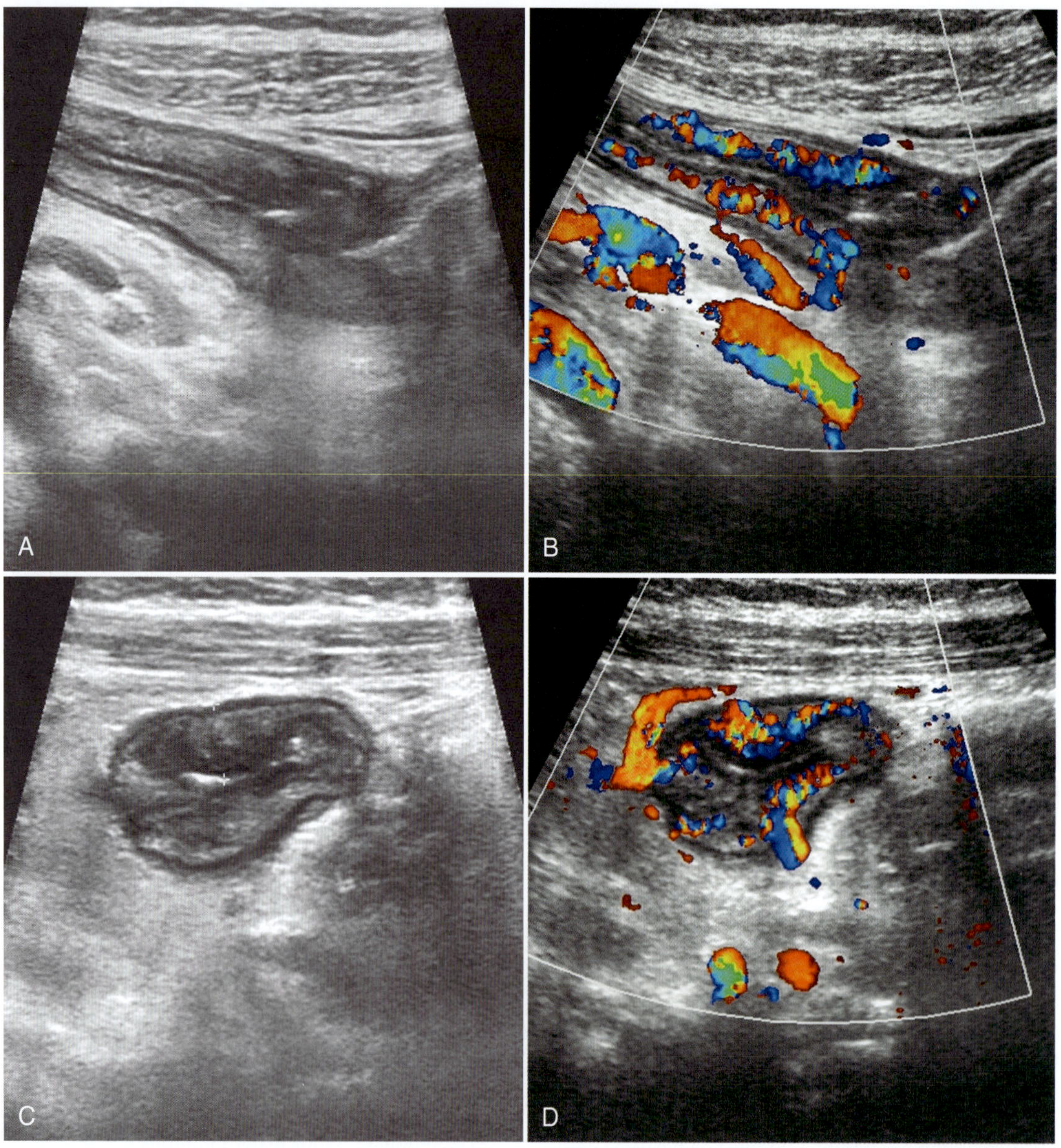

FIG. 8.15 Achados clássicos da doença de Crohn ativa. As imagens da ultrassonografia em escala de cinza **(A, C)** e Doppler colorido **(B, D)** do íleo terminal mostram espessamento da parede moderado (7 mm), gordura inflamatória moderada e hiperemia moderada na imagem do Doppler colorido. Ver também Vídeos 8.4 e 8.5.

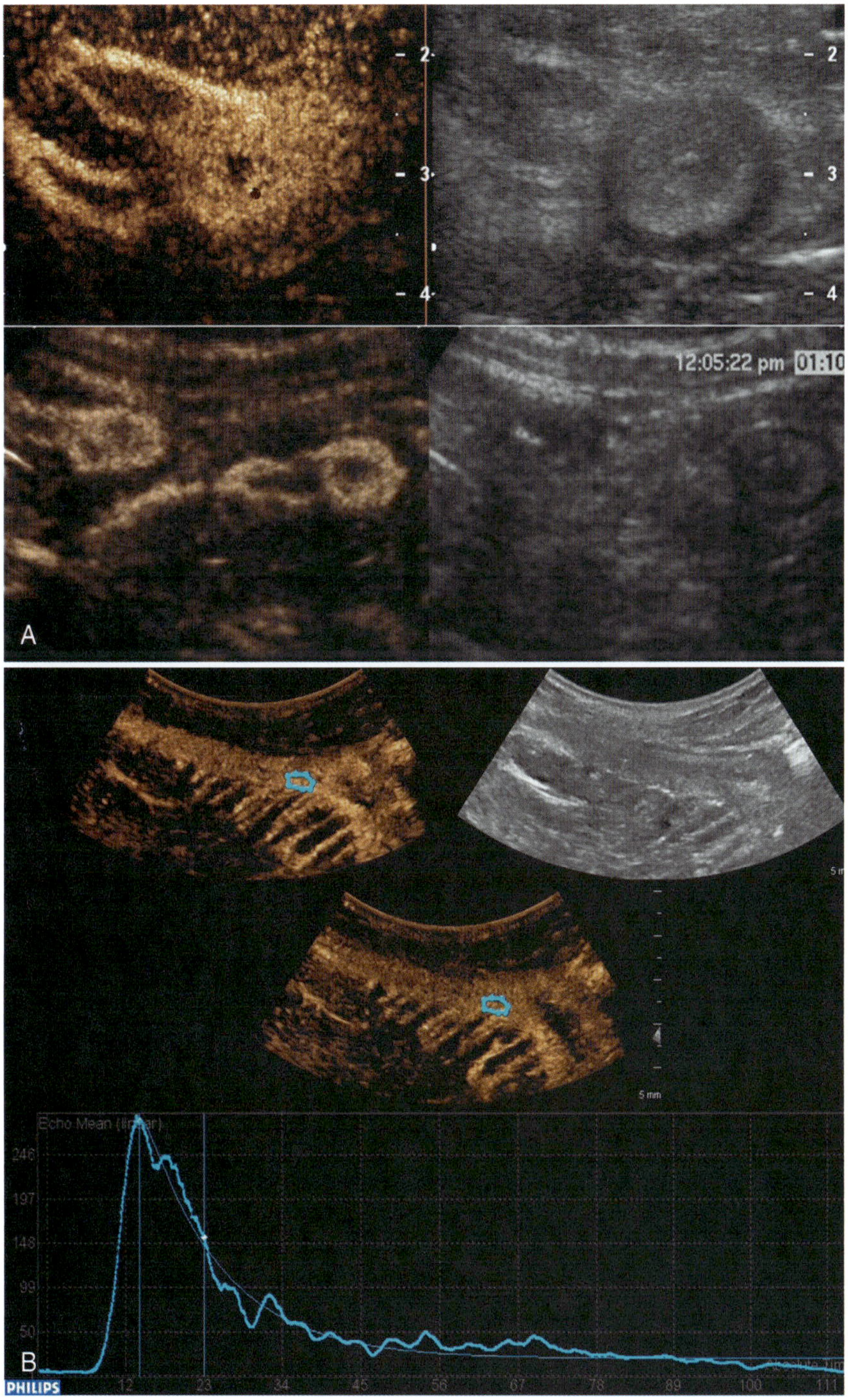

FIG. 8.16 Ultrassonografia com contraste do intestino na doença de Crohn, subjetivo e objetivo. (A) Duas imagens do intestino realçadas com contraste, visão axial, mostrando os vasos em "aspecto de pente" da vascularização do mesentério e o realce transmural da parede intestinal. As imagens adjacentes à direita são de intensidade média baixa, detalhamento pobre, em escala de cinza, usada para referência. **(B)** As imagens estão no eixo longitudinal. Uma região de interesse na parede do intestino e uma curva de intensidade de tempo objetiva subsequente permitem a medição do aumento do pico e da área sob a curva. Na parte inferior, é a curva de intensidade de tempo que permite a quantificação dos parâmetros de realce. Ver também Vídeos 8.6 e 8.7. (**A,** com permissão de Wilson S. Evaluation of the small intestine by ultrasonography. In: Gourtsoyiannis N, editor. Radiologic imaging of the small intestine. Heidelberg: Springer-Verlag; 2002. pp. 73-86.[18])

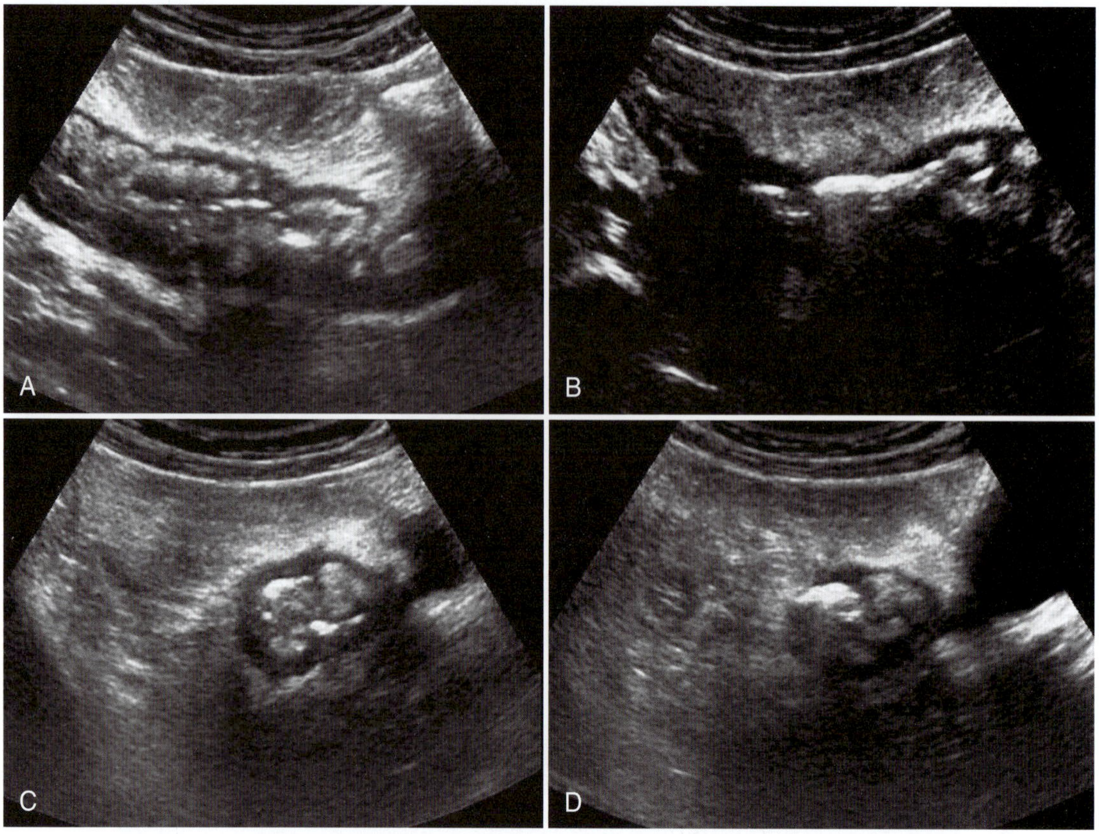

FIG. 8.17 Trajeto sinusal intramural na doença de Crohn ativa do íleo neoterminal. (A) e **(B)** Cortes do eixo longitudinal do íleo terminal mostram espessamento da parede e abundante gordura inflamatória circundante. As superfícies luminais estão em aposição e estão centrais dentro da alça espessada. **(B)** Linha ecogênica brilhante que corre paralelamente à serosa, um trato fistular intramural cheio de ar. **(C)** e **(D)** As imagens axiais mostram duas estrias lineares ecogênicas brilhantes que sugerem o ar dissecando dentro das camadas do intestino, profundamente à camada submucosa ecogênica.

pode mostrar trajetos de fístulas intramurais com dissecação de ar dentro das camadas da parede intestinal (Fig. 8.17), como uma complicação da doença de Crohn e diverticulite.

Massas Conglomeradas

As massas conglomeradas podem estar relacionadas a aglomerados de alças intestinais espessadas, mesentério edematoso inflamado, aumento da deposição de gordura no mesentério, ou, menos frequentemente, linfadenopatia mesentérica. As alças envolvidas podem exibir angulação e fixação resultantes da retração do mesentério fibrótico espessado.

COMPLICAÇÕES

Estenoses

As estenoses são as complicações mais comuns da doença de Crohn que requerem intervenção cirúrgica. Elas estão relacionadas ao rígido estreitamento da luz intestinal, devido à inflamação mural, fibrose e hipertrofia do músculo liso. As superfícies luminais dos segmentos do intestino envolvidos frequentemente parecem estar justapostas de maneira fixa e constante, com a luz aparecendo como uma área linear central hiperecoica dentro de uma alça intestinal espessada (Fig. 8.18). Isso pode estar em contraste com regiões espessadas, nas quais o diâmetro da luz pode ser mantido (Fig. 8.19). As angulações agudas fixas frequentemente estão associadas a estenoses graves (Vídeo 8.8). Pode-se deduzir que há obstrução mecânica incompleta quando existem segmentos dilatados e hiperperistálticos próximos a estenose (Fig. 8.19C e D, Vídeos 8.9 e 8.10). As ondas peristálticas do intestino proximal ao segmento estenótico podem produzir um movimento visível através do segmento estreitado. Menos frequentemente, os segmentos envolvidos do intestino podem exibir dilatação luminal com saculação, assim como estreitamento, levando a diâmetros luminais variáveis. Concreções e bezoares podem se desenvolver no intestino entre os segmentos estreitados.

Parente et al.[31] descreveram que a ultrassonografia do intestino é uma técnica acurada para detectar estenoses do intestino delgado, especialmente em pacientes com doença grave que são candidatos à cirurgia.

O manejo das estenoses na doença de Crohn é um desafio. Diferenciar entre os pacientes que apresentam um componente predominantemente inflamatório ou um componente fibrótico de sua estenose é imperativo para melhorar a seleção entre a terapia clínica e a cirurgia. Investigações usando apenas recursos de ultrassonografia de escala de cinza frequentemente são inconclusivas.

No entanto, a ultrassonografia intestinal pode detectar fibrose usando uma variedade de técnicas elastográficas. A elastografia por onda de cisalhamento usa tecnologia de impulso de força de radiação acústica para avaliar propriedades elásticas do tecido através de uma força de ultrassom acústica que propaga uma onda de

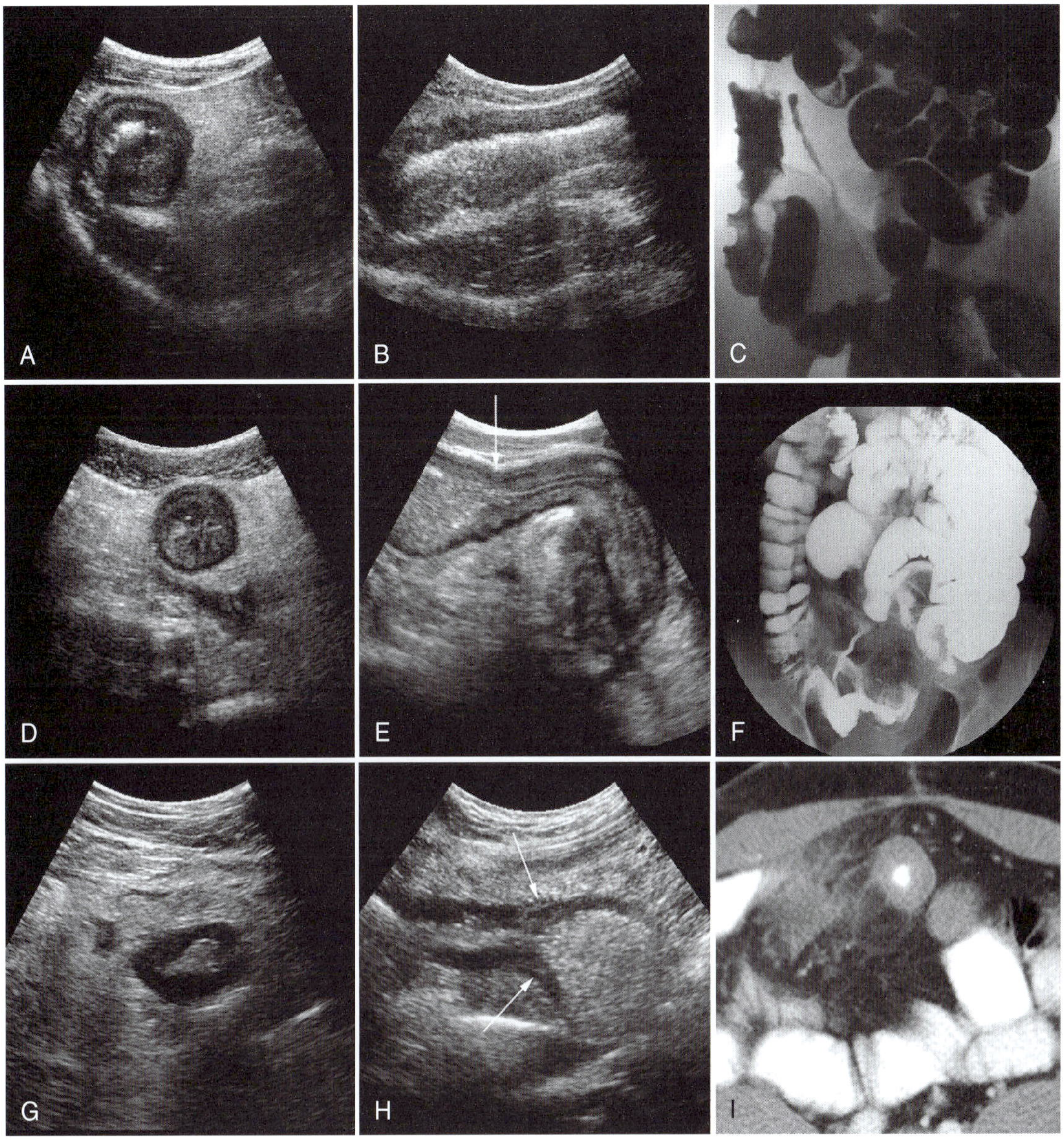

FIG. 8.18 Estenoses em três pacientes com doença de Crohn. (A) Eixo longitudinal e **(B)** transversal, mostrando uma alça difusamente espessada, o íleo proximal à válvula ileocecal e estreitamento da luz central hiperecoica. Há inflamação da gordura mesentérica. **(C)** Imagem fluoroscópica confirmatória de um trânsito de delgado mostra estenose importante e extensa do íleo. **(D)** Ultrassonografia do eixo longitudinal e **(E)** do eixo transversal do íleo terminal mostrando mostram transição abrupta do calibre do intestino (*seta*). O intestino proximal à seta está dilatado e cheio de líquido. O distal tem um estreitamento, confirmado em **(F)**, o trânsito de delgado. **(G)** Imagem transversal da estenose mostra a parede espessada e a gordura inflamada circundante. **(H)** Imagem do eixo longitudinal do íleo terminal mostrando uma parede espessada de forma inespecífica com alteração do calibre (*setas*). **(I)** TC confirmatória.

corte através do tecido. São realizadas medições da velocidade em metros por segundo (m/s) desta onda de cisalhamento através do tecido. A elastografia por onda de cisalhamento proporciona uma medida quantitativa objetiva e reprodutível da rigidez do tecido.[32] As primeiras investigações que avaliam a fibrose em modelos animais com elastografia mostram alguns resultados promissores.[33] Nossa experiência recente combina a elastografia de ondas de cisalhamento e a CEUS. Nossos resultados sugerem que os parâmetros da CEUS refletem a inflamação e os valores de elastografia refletem as características crônicas da fibrose e da hipertrofia muscular lisa, o que melhora significativamente nossas contribuições para o tratamento dos pacientes.[34]

Obstrução Intestinal Mecânica Incompleta

Sintomas obstrutivos da dor abdominal, edema e distensão abdominal são frequentemente associados à estenose na obstrução intestinal mecânica. Na ultrassonografia, as alças intestinais pré-estenóticas estão distendidas com fluidos e mostram peristaltismo disfuncional e excessivo (Fig. 8.19C e D, Vídeos 8.9 e 8.10).

Perfuração Localizada

Embora a perfuração não boqueada do intestino seja rara na doença de Crohn, a perfuração localizada com massas flegmosas contidas dentro da gordura inflamatória perientérica circundante é comum (Fig. 8.20, Vídeo 8.11). Projeções da borda do intestino agudamente

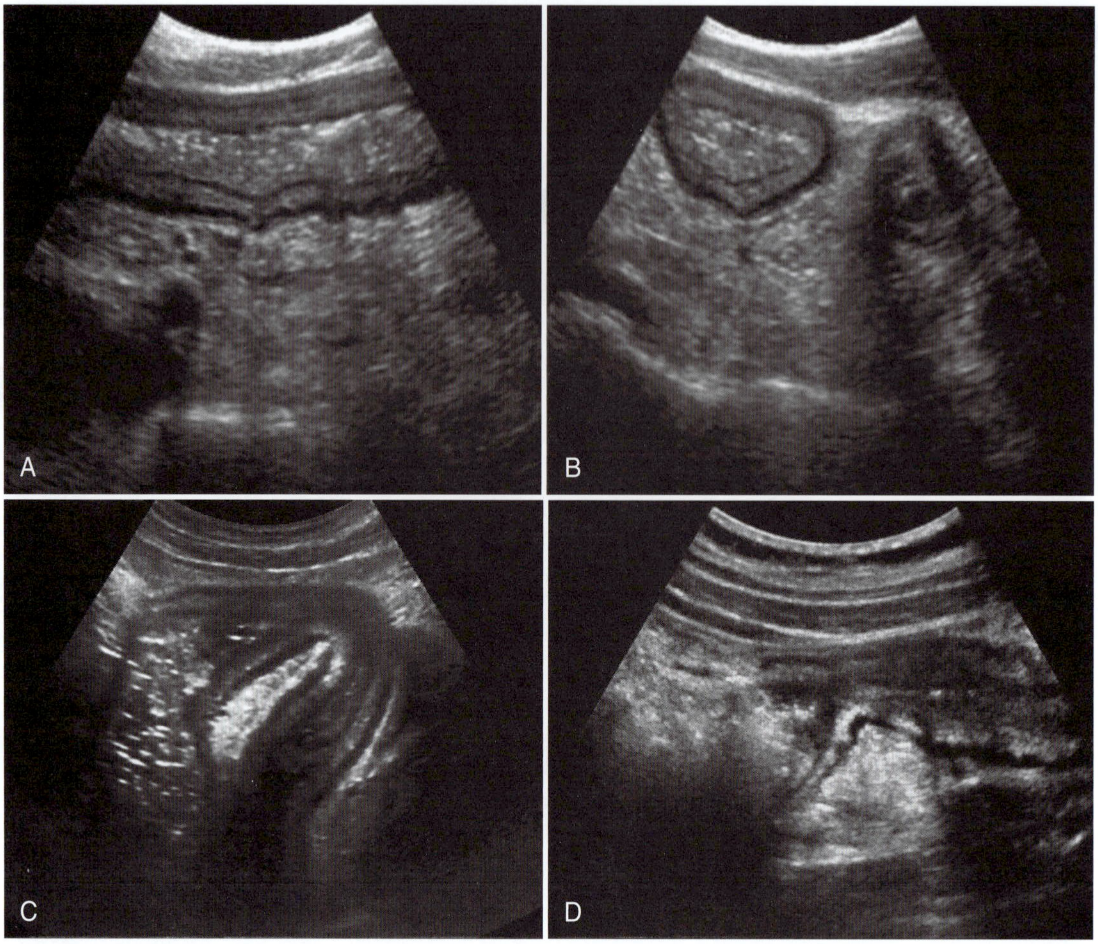

FIG. 8.19 Intestino proximal a uma estenose em três pacientes. (A) e **(B)** As imagens do intestino delgado ligeiramente proximal a uma estenose mostram o lúmen distendido por fluido e espessamento mural moderado. **(C)** e **(D)** Dois pacientes com intestino distendido com líquido pré-estenótico e uma estenose distal com um ponto de transição óbvio. Ver também Vídeos 4.9 e 4.10.

inflamado são características (Fig. 8.12). Ocasionalmente, pode ser identificado um trajeto contendo ar atravessando a parede do intestino para dentro da gordura perientérica. As massas flegmosas devem alertar o operador quanto à existência de possível perfuração localizada subjacente.

Massas Inflamatórias

Massas inflamatórias envolvendo o mesentério fibrogorduroso são a complicação mais comum da doença de Crohn, embora o desenvolvimento de abscesso com pus drenável ocorra com pouca frequência. Anterior ao estágio da liquefação, a alteração flegmônica pode ser observada como uma zona hipoecoica mal definida sem conteúdo líquido, interdigitando dentro das áreas de gordura inflamada (Fig. 8.21A). A formação de abscesso resulta em uma massa complexa ou com conteúdo líquido (Fig. 8.21B). O conteúdo gasoso dentro de um abscesso é útil para sugerir um abscesso, mas pode ser fonte em potencial de erro ultrassonográfico, particularmente se existir em grande quantidade. Os abscessos podem ser intraperitoneais ou extraperitoneais ou podem estar em locais remotos como fígado, parede abdominal e músculo psoas. Uma excelente aplicação da CEUS está na caracterização de massas inflamatórias relacionadas ao intestino em diversos quadros clínicos. É frequentemente um desafio a diferenciação das massas inflamatórias flegmônicas, sem drenagem purulenta, daquelas massas com conteúdo líquido.[35] A adição do CEUS rápida e efetivamente diferencia essas massas porque os flegmões são invariavelmente hipervasculares, enquanto todos os abscessos que contêm fluidos são completamente avasculares na CEUS (Fig. 8.22).

Formação de Fístula

Esta complicação penetrante característica da doença de Crohn ocorre com mais frequência no limite proximal de um segmento de intestino espessado e estenótico. Embora as ulcerações mucosas não sejam bem acessadas à ultrassonografia, as fissuras profundas na parede do intestino ou seios intramurais aparecem como áreas lineares ecogênicas que penetram profundamente no interior da parede, indo além da margem da luz do intestino (Fig. 8.20, Vídeo 8.11). Com a formação de fístula, faixas lineares de ecogenicidade variável podem ser vistas se estendendo de segmentos de intestino anormal até a pele (Fig. 8.24C), bexiga urinária (Figs. 8.23B e 8.24D), vagina ou até outras alças anormais (Vídeo 8.12). Caso haja gás ou movimento na fístula durante o estudo ultrassonográfico, a fístula irá aparecer clara ou hiperecoica, com ou sem o artefato em "cauda de cometa" relacionado ao ar no trajeto. Por sua vez, se o trajeto estiver vazio ou parcialmente fechado, a fístula pode aparecer escurecida ou hipoecoica. A palpação do abdome durante o exame pode causar movimento de líquido ou ar através da fístula, auxiliando na sua identificação.

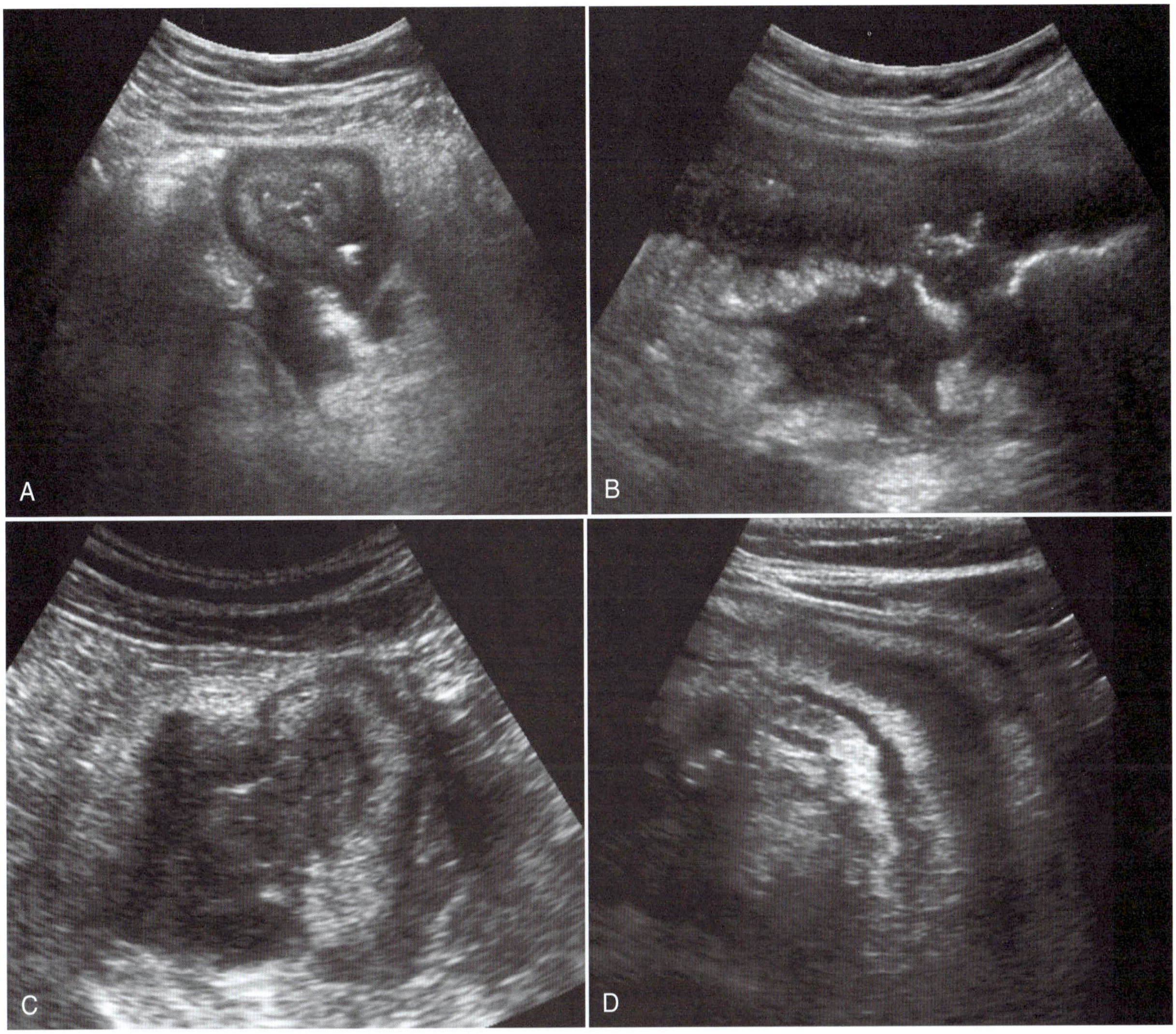

FIG. 8.20 Perfuração localizada com flegmão. Duas mulheres jovens com surto agudo de sintomas de doença de Crohn. **(A)** e **(B)** Primeira paciente. Imagens **(A)** transversal e **(B)** longitudinal mostram espessamento da parede e uma profunda massa hipoecoica com projeções digitiformes para dentro da gordura perientérica circundante, sugerindo flegmão. Também em **(A)**, aparece ar na forma de um foco brilhante que se estende além do lúmen e para dentro da parede intestinal, sugerindo perfuração localizada. **(C)** e **(D)** Segunda paciente. **(C)** Corte transversal do íleo mostra uma grande área de ruptura da parede intestinal, um flegmão hipoecoico adjacente e um trajeto com ar proveniente da perfuração localizada. **(D)** Imagem longitudinal da alça ileal mostrando que a parede está uniformemente espessada, com preservação das camadas. O flegmão está na margem do intestino e não aparece na imagem longitudinal. Ver também Vídeo 8.11.

Doença Inflamatória Perianal

A inflamação perianal é uma complicação debilitante e frequente da doença de Crohn, e a sua presença no diagnóstico inicial leva a um prognóstico ruim. Os trajetos transesfinctéricos, altamente complexos, podem se estender e envolver os tecidos glúteos profundos (Fig. 8.25), o períneo, o escroto (no homem), os grandes e pequenos lábios e a vagina (na mulher). Ao contrário das fístulas perianais comumente encontradas, com base na teoria criptoglandular, as fístulas da doença de Crohn não têm predileção pela localização das aberturas internas e são altamente complexas. Em pacientes de ambos os sexos, tem sido observado que o **exame transperineal** é mais confortável e geralmente mais esclarecedor quando feito sozinho ou combinado com a ultrassonografia transretal.[36] Além disso, nas mulheres, a ultrassonografia transvaginal contribui muito para o acesso à doença retal ou perirretal. Este exame também é o ideal para detectar fístulas enterovesicais, enterovaginais e retovaginais.[37] O envolvimento retal na doença de Crohn é caracterizado pelo (1) espessamento da parede retal, com preservação das camadas da parede, (2) inflamação da gordura perirretal e (3) aumento dos linfonodos perirretais.

ABDOME AGUDO

A ultrassonografia é um método de exame de imagem valioso em pacientes com suspeita de doenças GI agudas específicas, como apendicite aguda ou diverticulite aguda.[38] No entanto, a sua contribuição geral no diagnóstico dos pacientes com possibilidade de doença do trato GI é menor. Seibert et al.[39] enfatizaram o valor do ultrassom no acesso aos pacientes com abdome distendido e sem gás, no diagnóstico de ascite, em massas não suspeitadas anteriormente e nas alças do intestino delgado anormalmente dilatadas e cheias de líquido. Em minha experiência, a ultrassonografia tem sido útil não somente no abdome sem gás, mas também em uma variedade de outras situações. Por ser um exame em tempo real, o estudo

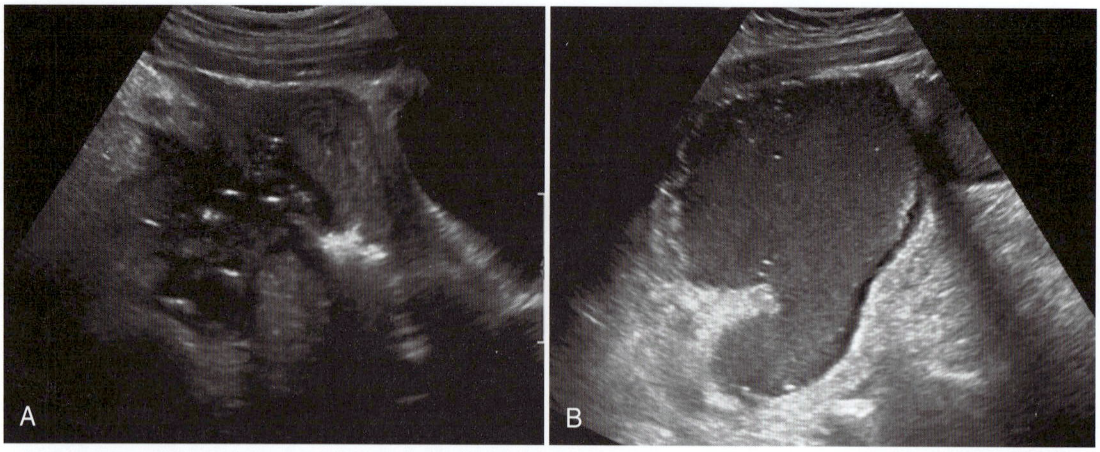

FIG. 8.21 Massas inflamatórias na ultrassonografia. (A) Flegmão clássico sem pus drenável. A massa é hipoecoica e interdigitada com gordura inflamatória circundante. Existem focos brilhantes de ar extraluminal no interior. **(B)** Abscesso clássico – uma massa bem-definida com ecos uniformes de baixo nível relacionados com a presença de pus.

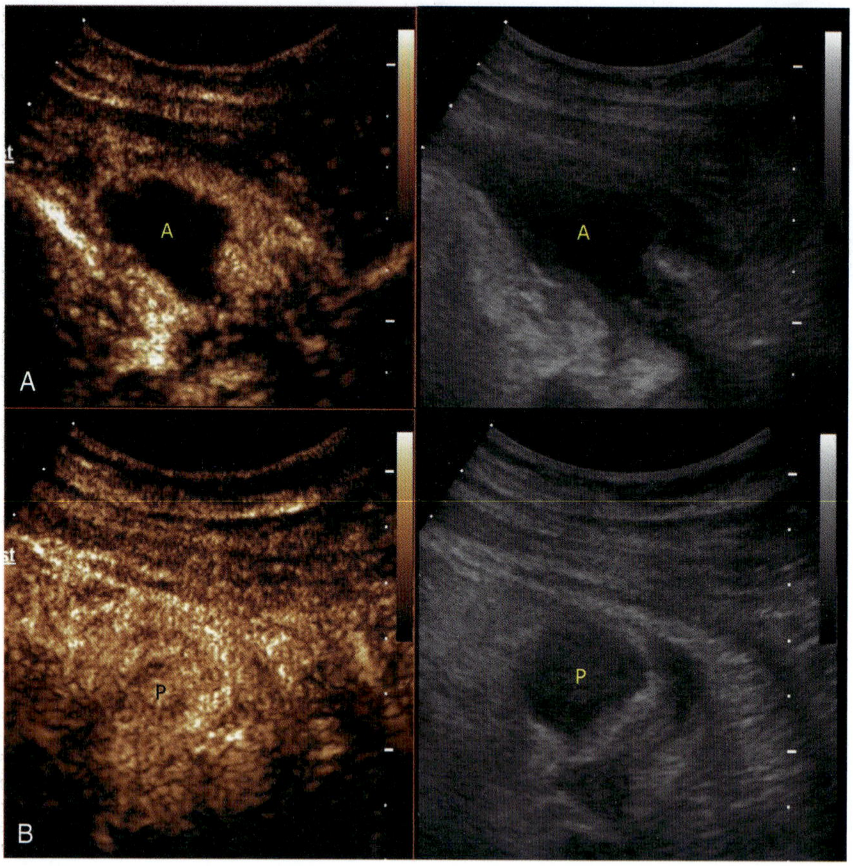

FIG. 8.22 Uso de ultrassonografia com contraste (CEUS; do inglês, *contrast-enhanced ultrasound*) para diferenciar entre abscesso e flegmão; exames de dois pacientes. Ambos os exames incluem uma imagem de ultrassonografia com contraste (*à esquerda*) e de baixa resolução em escala de cinza (*à direita*). **(A)** A massa hipoecoica de base é completamente avascular no diagnóstico CEUS para um abscesso (*A*) contendo fluidos. **(B)** A massa hipoecoica é uniformemente vascular na CEUS, diagnóstico para uma massa inflamatória hipervascular, um flegmão. (Com permissão de Wilson S. Evaluation of the small intestine by ultrasonography. In: Gourtsoyiannis N, editor. Radiologic imaging of the small intestine. Heidelberg: Springer-Verlag; 2002. pp. 73-86.[18])

ultrassonográfico permite a interação direta entre o ultrassonografista e o paciente, confirmando massas palpáveis e pontos dolorosos. O postulado "examine onde dói" é inestimável e levou os ultrassonografistas a descreverem o valor do equivalente ultrassonográfico ao exame clínico, usando descrições como sinal de Murphy ultrassonográfico ou de McBurney ultrassonográfico. De maneira análoga à abordagem radiográfica na interpretação de uma radiografia simples, uma abordagem sistemática é essencial no exame ultrassonográfico do paciente com abdome agudo de etiologia desconhecida.

A avaliação ultrassonográfica abdominal deve incluir gás e líquidos visíveis (para determinar sua localização intraluminal ou extraluminal), os tecidos moles perientéricos e o próprio trato GI.

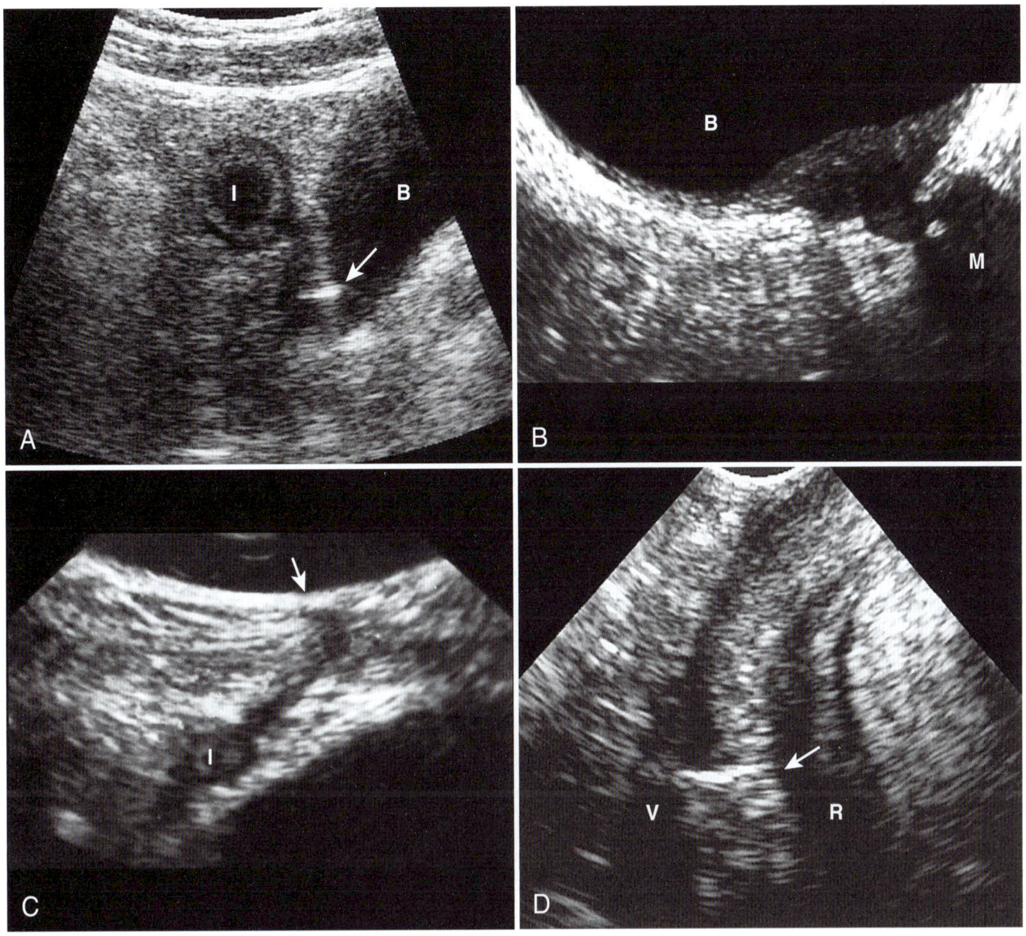

FIG. 8.23 Fístulas em quatro pacientes com doença de Crohn. (A) e **(B) Fístulas enterovesicais. (A)** Trajeto entre o intestino (*I*) anormal e a bexiga (*B*) urinária. Uma bolha de ar no interior apresenta-se como um foco hiperecoico claro (*seta*). **(B)** Trajeto hipoecoico conectando massa (*M*) inflamatória à bexiga (*B*). **(C) Fístula enterocutânea.** Trajeto hipoecoico corre entre uma alça intestinal (*I*) anormal em direção à superfície cutânea (*seta*). **(D) Fístula retovaginal** na ultrassonografia transvaginal mostrando um trajeto brilhante cheio de ar (*seta*) cursando entre o reto (*R*) e a vagina (*V*). Ver também Vídeo 8.12 sobre **fístula enteroentérica**.

A identificação de gás em locais onde não é normalmente encontrado é uma pista para muitos diagnósticos importantes. O gás, por si só, pode aparecer como um foco hiperecoico brilhante, mas o que costuma levar à detecção é a identificação dos artefatos associados às bolsas de gás. Isso inclui tanto os artefatos em "cauda de cometa" quanto as imagens com sombra "mal definida". O gás extraluminal pode ser intraperitoneal (**gás intraperitoneal livre**) ou retroperitoneal, e a sua presença deve sugerir tanto uma perfuração de víscera oca quanto uma infecção por microrganismos formadores de gás[40] (Fig. 8.26). O gás não luminal pode ser facilmente negligenciado, especialmente se a coleção gasosa for muito grande. Gás na parede do trato gastrointestinal, **pneumatose intestinal**, com ou sem gás nas veias portais, levanta a suspeita de isquemia intestinal.

A probabilidade de artefatos de gás entre a parede abdominal e o fígado subjacente estarem relacionados a gás intraperitoneal livre foi bem descrita por Lee et al.[40] No nosso grupo de trabalho, temos observado que a faixa peritoneal aparece como uma linha clara, hiperecoica, contínua, e que o ar adjacente a essa faixa produz aumento dessa camada porque o gás apresenta impedância acústica mais alta às ondas sonoras do que o peritônio. Um acesso peritoneal cuidadoso é mais bem realizado com um transdutor de 5 MHz ou até mesmo 7,5 MHz, com a zona focal localizada no nível esperado do peritônio. Em uma situação clínica, o aumento da faixa peritoneal é altamente específico, mas pouco sensível para detectar um pneumoperitônio.[41]

Coleções líquidas loculadas podem imitar porções do trato GI. Coleções no quadrante superior esquerdo e na pelve, sugerindo estômago ou reto, podem ser esclarecidas adicionando-se fluidos pelas vias oral e retal, respectivamente. O acesso à atividade peristáltica e à morfologia da parede também ajuda a distinguir as coleções intraluminais das extraluminais. Coleções entre as alças e nos flancos são aperistálticas e tendem a acompanhar o contorno da parede abdominal adjacente ou das alças intestinais, frequentemente formando ângulos agudos, os quais raramente são vistos com líquido intraluminal.

O aparecimento dos **tecidos moles perientéricos** frequentemente é o primeiro e mais óbvio indício de patologia abdominal nas ultrassonografias abdominais. A inflamação da gordura perientérica aparece como um efeito de massa hiperecoico (Fig. 8.13), geralmente sem o aspecto habitual do intestino normal, com as suas pequenas bolsas de gás. A infiltração neoplásica da gordura perientérica frequentemente é indistinguível da infiltração inflamatória na ultrassonografia (Fig. 8.7C e D).

A **adenopatia mesentérica** é outra manifestação tanto de processos inflamatórios quanto neoplásicos no intestino que deveria ser especificamente pesquisada durante a realização da ultrassonografia abdominal. Como em outros segmentos, os linfonodos tendem a alterar de tamanho e formato quando são substituídos por tecido anormal. Um linfonodo normal oval e amolecido, com um centro

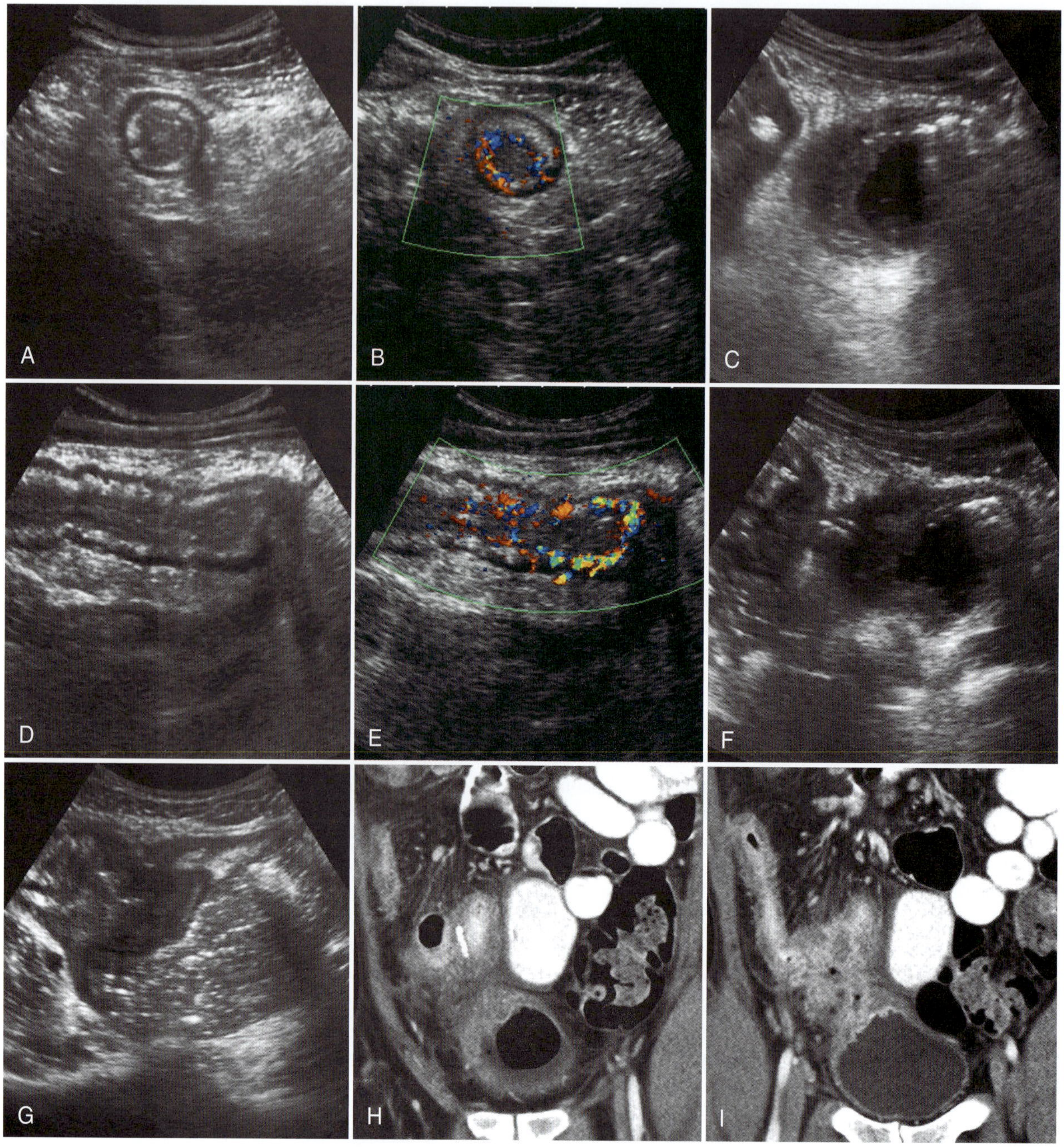

FIG. 8.24 Fístula enterovesical na doença de Crohn. **(A)** e **(B)** Corte transversal do íleo terminal mostrando espessamento e hiperemia da parede. **(C)** O ar na bexiga aparece como ecos brilhantes esparsos com sombreamento sujo. **(D)** e **(E)** Vistas longitudinais do íleo mostrando a hiperemia e a aposição luminal constante, consistente com estenose. **(F)** Bexiga com ar em seu lúmen e com o trajeto fistuloso contendo entre a bexiga e o intestino adjacente. **(G)** Intestino dilatado e cheio de fluido próximo à estenose, sugerindo obstrução mecânica intestinal incompleta. **(H)** e **(I)** Cortes coronais de TC confirmando que o ar intravesical e a massa inflamatória estão relacionados à cúpula da bexiga.

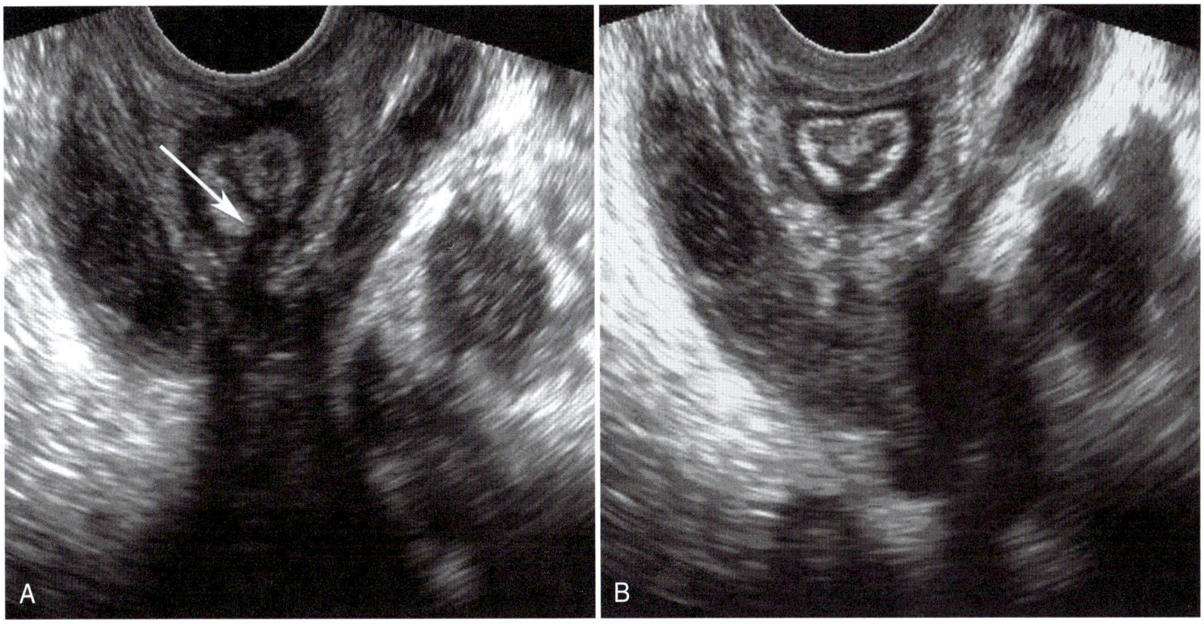

FIG. 8.25 Doença inflamatória de Crohn perianal. (A) Corte axial do canal anal mostrando uma abertura interna (*seta*) posteriormente, na posição de 6 horas. Uma fístula transesfinctérica corre para um grande abscesso posterior em forma de ferradura melhor visualizado em **(B)**, que também mostra coleções mais profundas na nádega esquerda.

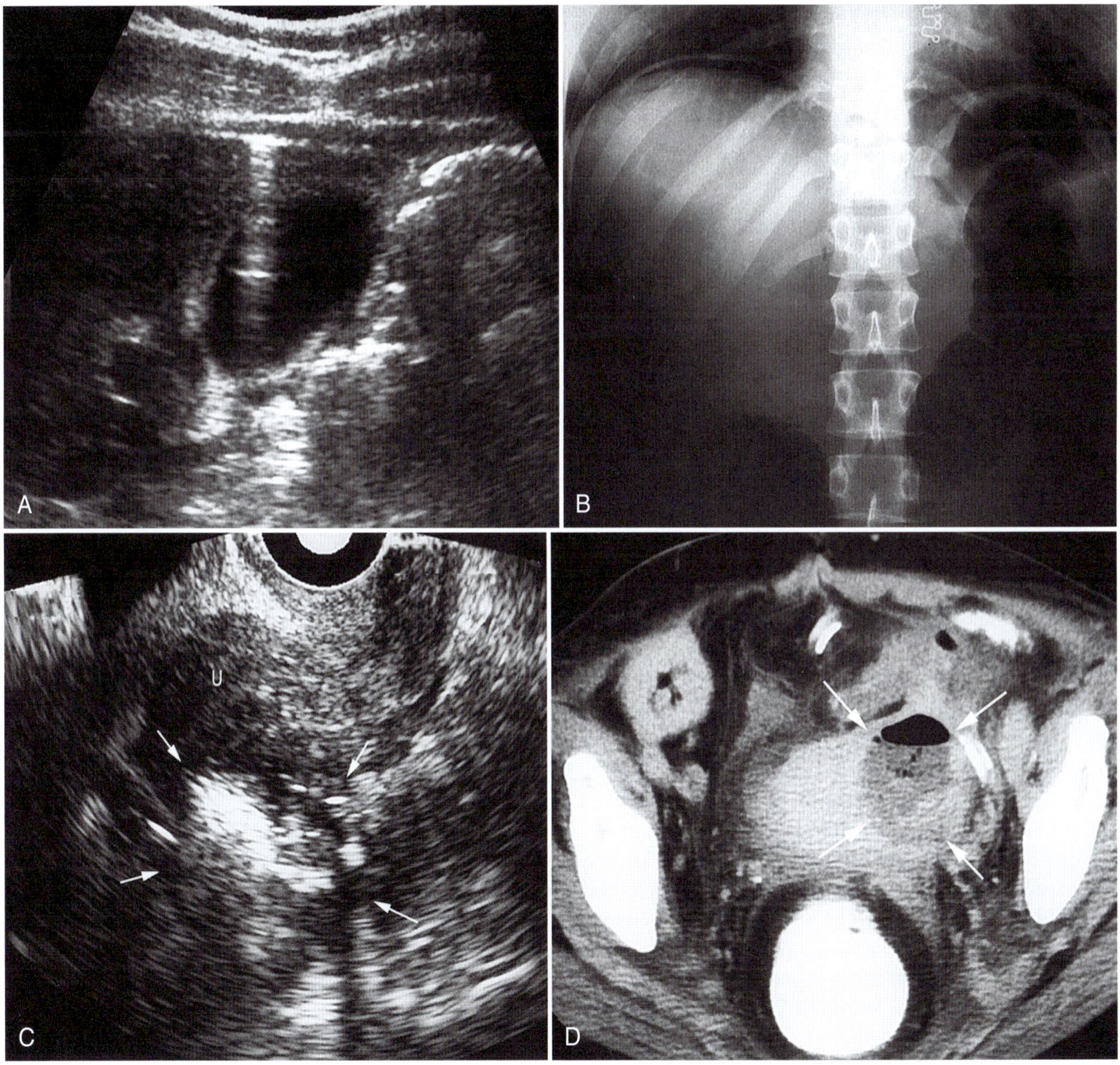

FIG. 8.26 Valor do gás para diagnóstico ultrassonográfico em dois pacientes. (A) Pneumoperitônio. A ultrassonografia mostra um foco brilhante e ecogênico que representa o ar livre entre a parede abdominal e o fígado. Também é mostrado o realce da faixa peritoneal. **(B)** Filme simples de confirmação. **(C)** A imagem transvaginal mostra um grande **abscesso** contendo gás (*setas*) posterior ao útero *(U)*, secundário à **diverticulite** aguda em um receptor de transplante renal. **(D)** A TC de confirmação mostra o ar que contém abscesso profundo (*setas*).

Abdome Agudo: Abordagem Ultrassonográfica

GÁS
Intraluminal
Extraluminal
- Intraperitoneal
- Retroperitoneal
- Parede do intestino
- Vesícula biliar/ductos biliares
- Veias portais

FLUIDO
Intraluminal
- Intestino de calibre normal
- Intestino dilatado

Extraluminal
- Livre
- Loculada

MASSAS
Neoplásica
Inflamação

Tecidos moles perientéricos
Gordura inflamada
Linfonodos

Intestino
Parede
Calibre
Peristaltismo

Interação Clínica
Massa palpável
Sensibilidade máxima
Sinal de Murphy ultrassonográfico
Sinal de McBurney ultrassonográfico

hiperecoico, torna-se progressivamente arredondado e hipoecoico ao ser acometido por inflamação ou por neoplasia. Em contraste com o aspecto ultrassonográfico das alças intestinais, os linfonodos mesentéricos tipicamente aparecem como massas focais discretas, hipoecoicas, de tamanho variável (Fig. 8.14). A sua identificação pela ultrassonografia sugere aumento porque normalmente eles não são visualizados nos exames de rotina. Na presença de adenopatia mesentérica, também devem ser procuradas massas anormais relacionadas ou causando anormalidade do trato digestivo; estas, mais frequentemente, são de origem neoplásica ou inflamatória.

Dor no Quadrante Inferior Direito do Abdome

Apendicite Aguda

A apendicite aguda é a explicação mais comum para um "quadro de abdome agudo" em um setor de emergência. Os pacientes tipicamente apresentam dor espontânea e à palpação no quadrante inferior direito (QID), e leucocitose. Também pode haver massa palpável. O paciente com a apresentação clássica pode ser submetido a uma apendicectomia, sem ser obtida imagem pré-operatória. Essa abordagem frequentemente se torna complicada quando um apêndice normal é removido em um paciente com algum sintoma causado por outros fatores. Por outro lado, a cirurgia pode ser adiada em alguns pacientes se a apresentação for atípica. Isso pode levar à perfuração antes da cirurgia, tornando o procedimento complicado e difícil, frequentemente acompanhado por formação de abscesso. Na literatura clínica mais antiga, antes da obtenção de imagens de rotina, a laparotomia resultou na remoção de apêndices normais não inflamados entre 16% e 47% dos casos (média, 26%).[42,43] Igualmente, a perfuração ocorria em até 35% dos casos.[44] Foi o equilíbrio entre o índice de laparotomia branca e o índice de perfuração na cirurgia que motivou a realização de imagem de cortes transversais antes de se iniciar o tratamento do paciente com dor aguda no QID. Para um paciente com suspeita de apendicite, os objetivos da ultrassonografia são: diferenciar o paciente com apendicite aguda daquele sem apendicite aguda, e, neste caso, identificar um diagnóstico diferencial para a dor no QID.

Sintomas de apendicite, dor no QID e leucocitose se sobrepõem a várias outras condições GI, incluindo **tiflite**, **adenite mesentérica**, **doença de Crohn**, **diverticulite** à direta, **infarto agudo segmentar do omento** e, nas mulheres, condições ginecológicas agudas, como **ruptura ou torsão de um cisto anexial** ou **doença inflamatória pélvica**.[45] Patologias urológicas, especialmente relacionadas à ureterolitíase direita, devem ser lembradas. Abordando o valor da ultrassonografia no estabelecimento de um diagnóstico diferencial em pacientes com suspeita de apendicite aguda, Gaensler et al.[46] descobriram que 70% dos pacientes com outro diagnóstico apresentaram anormalidades ultrassonográficas. A partir de uma revisão de 462 pacientes com suspeita de apendicite aguda que sofreram apendicectomia, Bendeck et al.[47] perceberam que as mulheres, em especial, são beneficiadas pelo exame de imagem pré-operatório, levando a um índice mais baixo, estatisticamente significativo, de apendicectomia, do que nas mulheres que não passaram por exame de imagem antes da cirurgia.

Tanto a TC quanto a ultrassonografia fornecem um diagnóstico sensível e preciso de apendicite. A escolha do método de imagem é determinada de certa forma pela experiência local.[48] Algumas instituições também examinam o paciente com base no seu peso, encaminhando pacientes magros para a ultrassonografia e reservando a TC para os pacientes acima do peso. Considerações à parte, recomendamos a **avaliação ultrassonográfica de todas as mulheres (e crianças)** – com a adição de exame transvaginal em todas as pacientes cuja dor ainda não é explicada após a realização da ultrassonografia suprapúbica tradicional.

Acredita-se que a fisiopatologia da apendicite aguda envolva a obstrução da luz do apêndice e, em 35% dos casos, existe um fecalito.[49] As secreções mucosas continuam, aumentando a pressão intraluminal e comprometendo o retorno venoso. A mucosa se torna

Apendicite Aguda: Diagnóstico Ultrassonográfico

IDENTIFICAÇÃO DO APÊNDICE
Termina em fundo cego
Não compressível
Tubo aperistáltico
Assinatura do intestino
Origina-se a partir da base do ceco (tipicamente, o apêndice é caudal à base do ceco, mas também pode ser retrocecal e retroileal)
Diâmetro maior que 6 mm (alguns usam 7 mm para maior especificidade)

CARACTERÍSTICAS DE SUPORTE
Gordura perientérica inflamada
Coleções pericecais
Apendicolitos

hipóxica e ulcera; sobrevém uma infecção bacteriana que, por fim, complica com gangrena e perfuração. É mais comum a formação de um abscesso na parede do que a ocorrência de uma contaminação peritoneal livre.

A apendicite aguda inicia-se com uma dor em cólica intermitente, visceral, ou referida na região periumbilical, associada a náuseas e vômitos. Coincidindo com a inflamação da serosa do apêndice, a dor se projeta no QID e pode estar associada a sinais físicos de irritação peritoneal. Tanto os dados clínicos quanto os experimentais corroboram a crença de que alguns pacientes apresentam crises repetidas de apendicite.[50,51]

Em 1986, Puylaert[6] descreveu o valor da **ultrassonografia com compressão graduada** na avaliação de 60 pacientes consecutivos, suspeitos de terem apendicite aguda. Os registros iniciais de Puylaert sobre o sucesso em diagnosticar apendicite aguda com a ultrassonografia por compressão dependeram somente da visualização do apêndice anormal: um tubo aperistáltico, em fundo cego, não compressível, emergindo da ponta do ceco com uma assinatura intestinal (Fig. 8.27). No entanto, outros pesquisadores registraram a visualização de apêndices normais à ultrassonografia.[52,53] O apêndice normal é compressível e apresenta parede delgada com 3 mm ou menos de espessura[54] (Fig. 8.28, Vídeo 8,13). Jeffrey et al.[55] concluíram que o tamanho pode fazer a diferenciação entre o apêndice normal e aquele com inflamação aguda. Os valores de corte para o diâmetro do apêndice, acima dos quais é altamente provável a apendicite aguda, têm sido citados como 6 a 7 mm, levando a uma alteração da sensibilidade e especificidade. A visualização pela ultrassonografia de um apêndice com **apendicolito**, independentemente do diâmetro do apêndice, deveria ser considerada como um sinal positivo. Rettenbacher et al.[56] introduziram a avaliação da **morfologia** do apêndice para confirmar a suspeita de apendicite. Um apêndice arredondado ou parcialmente arredondado tem alta correlação com apendicite aguda, quando comparado a um apêndice ovoide. O Doppler colorido também pode contribuir, mostrando hiperemia na parede do apêndice agudamente inflamado.

Lee et al.[57] descreveram a visualização de 485 apêndices em 570 pacientes (85%) por ultrassonografia por compressão graduada somente. O uso da compressão manual posterior permitiu a identificação de apêndices em 57 pacientes adicionais entre os 85 pacientes que faltavam, o que aumentou a porcentagem de apêndices identificados para 95%.

O apêndice localizado na pelve verdadeira pode mostrar evidência sutil de inflamação em uma ultrassonografia suprapúbica, porque a condição pode ocorrer na profundidade da cavidade pélvica. Na nossa experiência, isso ocorre mais frequentemente em mulheres, possivelmente relacionado à pelve mais ampla, e a apresentação clínica é frequentemente aquela da doença inflamatória pélvica. Esta doença em particular é mais bem estudada com o posicionamento transvaginal do transdutor de ultrassom porque o apêndice geralmente está intimamente relacionado ao útero ou aos ovários. A origem de tal apêndice, na base do ceco, pode ser impossível de ser determinada pela ultrassonografia transvaginal, e a compressão com o transdutor de ultrassom geralmente não é exequível. Não obstante, a identificação da extremidade em fundo cego do apêndice com diâmetro aumentado, distensão da luz e inflamação da gordura adjacente é óbvia (Fig. 8.29). Se ocorreu a ruptura de um apêndice pélvico antes da ultrassonografia, a identificação de um **abscesso pélvico** sem o reconhecimento do apêndice em si pode produzir resultado equivocado sobre a origem do problema inflamatório pélvico.

Ultrassonografia da Perfuração do Apêndice

Líquido pericecal loculado
- Fleimão
- Abscesso

Gordura pericecal proeminente
Perda circunferencial da camada submucosa do apêndice

Embora a sensibilidade da ultrassonografia no diagnóstico da apendicite diminua com a **perfuração**, os achados estatisticamente associados à sua ocorrência incluem líquido pericecal loculado, flegmão ou abscesso, gordura pericecal ou periapendical proeminente e perda circunferencial da camada submucosa do apêndice[58] (Fig. 8.30, Vídeo 8.14). O diagnóstico falso-positivo para a apendicite aguda pode ocorrer se um apêndice normal ou um íleo terminal espessado forem confundidos com um apêndice inflamado.

Apendicite de Crohn

Os pacientes com doença de Crohn podem apresentar apendicite aguda causada por envolvimento inflamatório do apêndice, em contraste com apendicite supurada aguda. A parede do apêndice costuma ser extremamente espessada e hiperemiada com preservação das camadas da parede, e as superfícies luminais estão frequentemente apostas[5]. Este aspecto contrasta com o da apendicite supurativa, na qual a distensão luminal é esperada e o espessamento parietal é leve a moderado.

A apendicite de Crohn é um processo autolimitado[60,61] e seu tratamento pode ser conservador se o diagnóstico adequado for estabelecido com técnicas não invasivas. Em um pequeno número de pacientes para os quais temos sugerido o diagnóstico, as ultrassonografias de acompanhamento têm mostrado a resolução dos achados sem progressão da doença. Os pacientes com doença de Crohn que apresentam apendicite de Crohn respondem por cerca de 10% de todas as apresentações. Esta população de pacientes tipicamente tem um curso mais benigno. Se o apêndice for removido cirurgicamente na errônea crença de que o paciente tem apendicite supurativa aguda, a recidiva ou a progressão da doença de Crohn serão raras.

Diverticulite à Direita

A inflamação aguda de um divertículo à direita é diferente da diverticulite mais comum que é encontrada no hemicólon esquerdo. Esses divertículos ocorrem mais frequentemente em mulheres do que em homens e são mais comuns nas populações asiáticas. A maioria dos pacientes consiste em adultos jovens. Os divertículos à direita são geralmente solitários e congênitos. Eles são divertículos **verdadeiros** e têm, portanto, todas as camadas da parede intestinal. Sua inflamação está associada à dor espontânea e à palpação no QID e leucocitose, com o diagnóstico equivocado de apendicite em quase todos os casos.

Na ultrassonografia, a diverticulite aguda está associada à inflamação da gordura pericolônica. Os divertículos podem se localizar no ceco ou no cólon ascendente adjacente. Quando inflamados, podem ter uma de duas aparências.[62] Mais comumente, o divertículo pode mostrar-se como uma estrutura sacular ou semelhante a uma bolsa, surgindo da parede colônica[63] (Fig. 8.31). As camadas da parede são contínuas para o interior da parede do divertículo congênito. A hiperemia do divertículo e a gordura inflamada são típicas. Se existir um fecalito dentro do divertículo, ele pode ser visto como um foco hiperecoico brilhante localizado dentro ou além

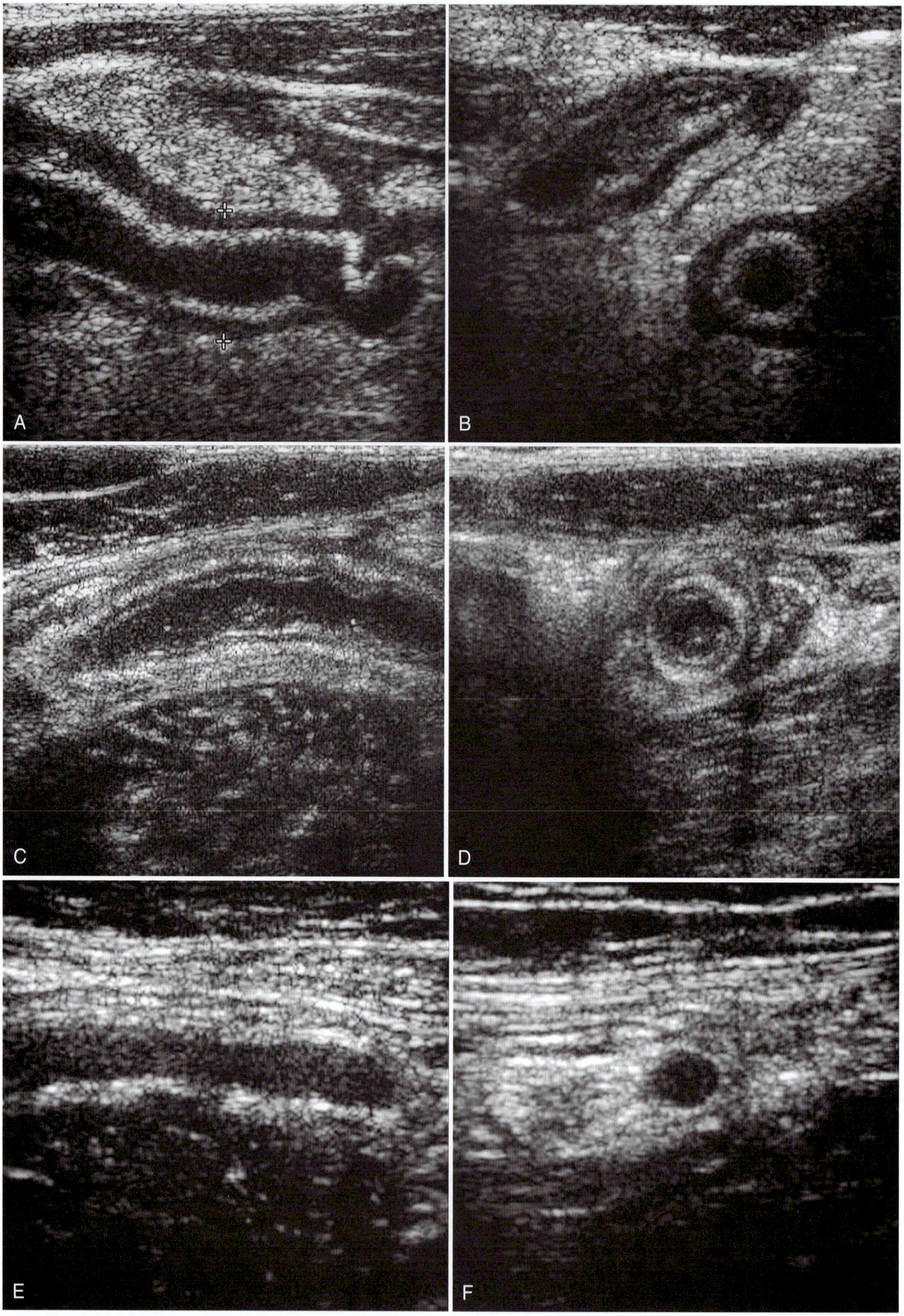

FIG. 8.27 Apendicite aguda em três pacientes. (A), **(C)** e **(E)** Os cortes longitudinais mostram a ponta em fundo cego do apêndice. **(C)** A ponta é direcionada para a esquerda da imagem à medida que o apêndice ascende cefalicamente a partir da sua origem no ceco. **(B)**, **(D)** e **(F)** Vistas de cortes transversais correspondentes. O apêndice aparece circular em eixo curto em todos os casos, e o lúmen está distendido com fluido. O apêndice está cercado de gordura inflamada. A assinatura intestinal está preservada nos dois primeiros casos **(A-D)**. O caso inferior **(E** e **F)** mostra perda de definição das camadas da parede, sugerindo alteração gangrenosa.

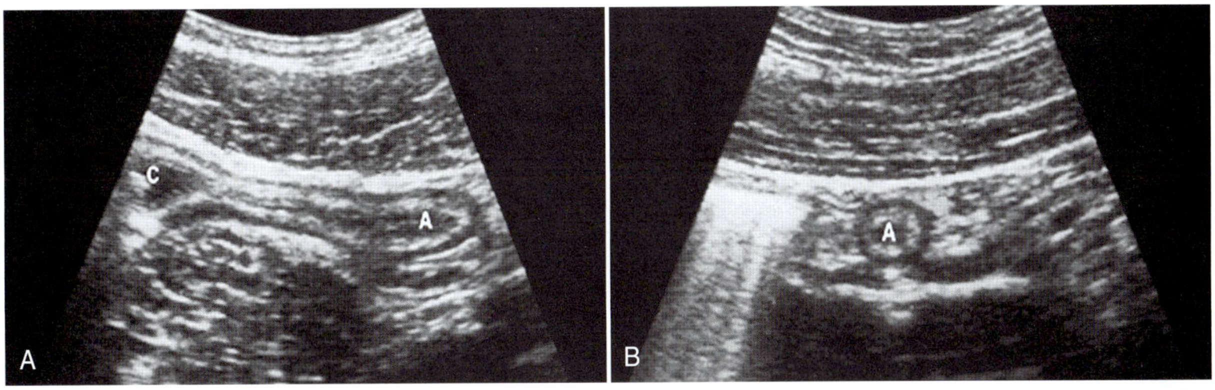

FIG. 8.28 Apêndice normal. (A) Imagens em corte longitudinal e **(B)** em corte transversal mostram o apêndice *(A)* normal originando-se da base do ceco *(C)*. O apêndice exibe assinatura intestinal, extremidade cega e mede 6 mm ou menos de diâmetro. Veja também o Vídeo 8.13.

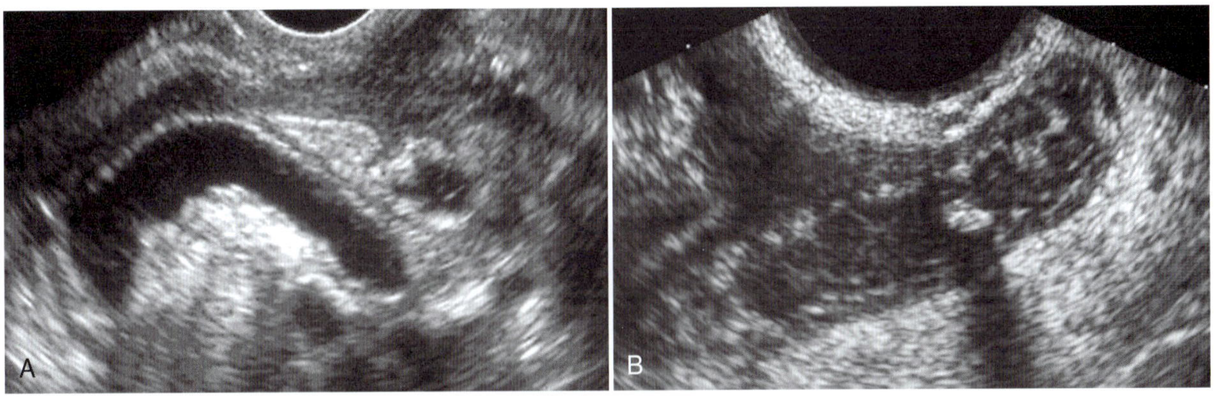

FIG. 8.29 Valor da ultrassonografia transvaginal para diagnóstico de apendicite aguda. (A) A vista longitudinal do apêndice na ultrassonografia transvaginal foi a única que mostrou a ponta da extremidade cega do apêndice distendida por líquido. **(B)** O apêndice é uma estrutura grande de paredes espessas, preenchida por fluido, e mostra um apendicolito com sombra acústica.

de um segmento de parede colônica espessada. Ocasionalmente, o divertículo pode não ser evidente, e os únicos achados podem ser a gordura inflamada e o espessamento focal da parede do cólon. Em um quadro clínico sugestivo, isso é altamente suspeito de diverticulite aguda. O tratamento da diverticulite aguda é conservador e não cirúrgico, enfatizando a importância da imagem pré-operatória em pacientes com dor no QID atribuída a esta condição.

Tiflite Aguda

Os pacientes imunocomprometidos são mais frequentemente afetados com tiflite aguda. Embora incomum atualmente na América do Norte, os pacientes com AIDS eram a vasta maioria dos casos desde 1990. O **citomegalovírus** (CMV) e o ***Cryptosporidium*** são os patógenos mais frequentemente isolados dos pacientes com tiflite e **colite**, embora outros microrganismos tenham sido implicados nesta condição. O estudo ultrassonográfico comumente mostra intenso espessamento uniforme e concêntrico da parede do cólon, em geral localizado no ceco e no cólon ascendente adjacente.[64] A parede do cólon do intestino pode estar várias vezes mais espessada que o normal, refletindo infiltração inflamatória de toda a parede.[65,66] Uma catástrofe abdominal aguda em pacientes com AIDS geralmente é uma complicação da colite por CMV, com ulceração profunda que pode resultar em hemorragia, perfuração e peritonite.[67] A **colite tuberculosa** pode também afetar o cólon direito e frequentemente está associada à **linfadenopatia** (envolvendo especialmente linfonodos mesentéricos e omentais), **esplenomegalia**, massas intraesplênicas, ascite e massas peritoneais, sendo todas elas avaliadas pela ultrassonografia.

Adenite Mesentérica com Ileíte Terminal Aguda

A adenite mesentérica, associada à ileíte terminal aguda, é a causa GI mais frequente de erro diagnóstico de apendicite aguda. Os pacientes tipicamente têm dor espontânea e à palpação do QID do abdome. Ao exame ultrassonográfico, são observados linfonodos mesentéricos aumentados e espessamento mural do íleo terminal. Os agentes causadores mais comuns são a *Yersinia enterocolitica* e o *Campylobacter jejuni*.[68,69]

Infarto Omental Segmentar à Direita

O infarto segmentar direito do omento é uma condição rara que invariavelmente é confundida clinicamente com apendicite aguda.[70] De etiologia desconhecida, é postulado como causado por um suprimento sanguíneo anômalo e frágil para o omento inferior direito, tornando-o suscetível a um infarto doloroso. Os pacientes apresentam dor espontânea e à palpação do QID e são diagnosticados clinicamente como apendicite aguda. Na ultrassonografia há uma área em placa ou com aspecto de "bolo" de ecogenicidade aumentada, sugerindo gordura inflamada ou infiltrada vista superficialmente no flanco direito, com aderência ao peritônio[70] (Fig. 8.32). Não é observada anormalidade intestinal adjacente. Como um infarto segmentar é um processo autolimitado, o seu diagnóstico correto evitará uma cirurgia desnecessária. A TC confirma o diagnóstico, mostrando a gordura com aspecto estriado em uma configuração semelhante à massa no lado direito do omento.

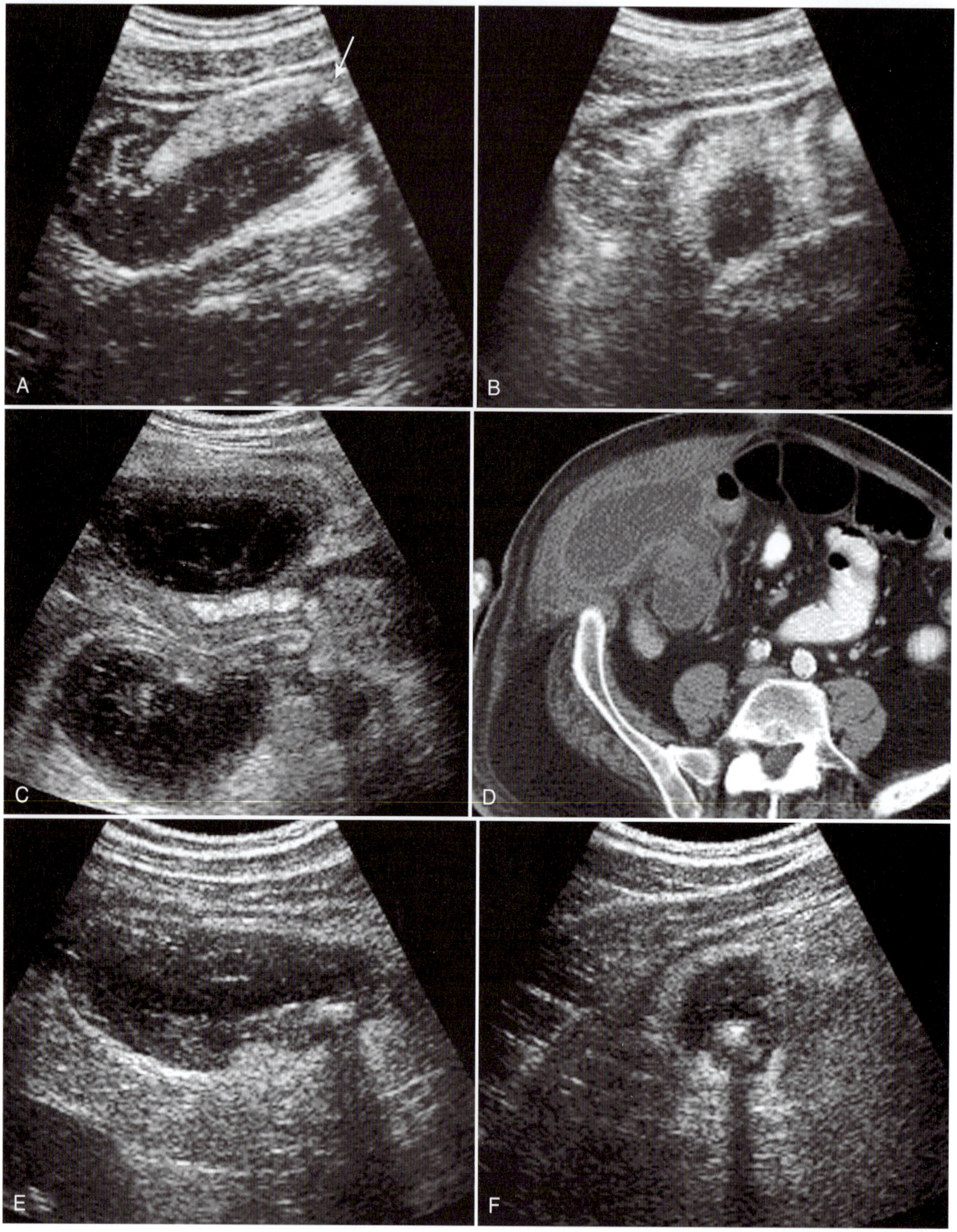

FIG. 8.30 Perfuração do apêndice em três pacientes. (A) Imagem longitudinal e **(B)** imagem transversal mostrando o apêndice em fundo cego. Há perda da definição das camadas parietais e o apêndice está circundado por um efeito expansivo hiperecoico representando a gordura inflamada no mesoapêndice. **(A)** A seta aponta para uma bolha de gás extraluminal na ponta do apêndice; a perfuração apical foi confirmada na cirurgia. **(C)** Ultrassonografia e **(D)** TC mostrando um **abscesso periapendicular**. O apêndice descomprimido é visto centralmente na US. **(E)** Imagens longitudinal e **(F)** transversal no quadrante inferior direito, mostrando um abscesso com um **apendicolito** livre com sombra acústica. O apêndice não é mais visível. (**C**, com permissão de Birnbaum B, Wilson S. Appendicitis at the millennium. Radiology. 2000;215[2]:337-348.[48])

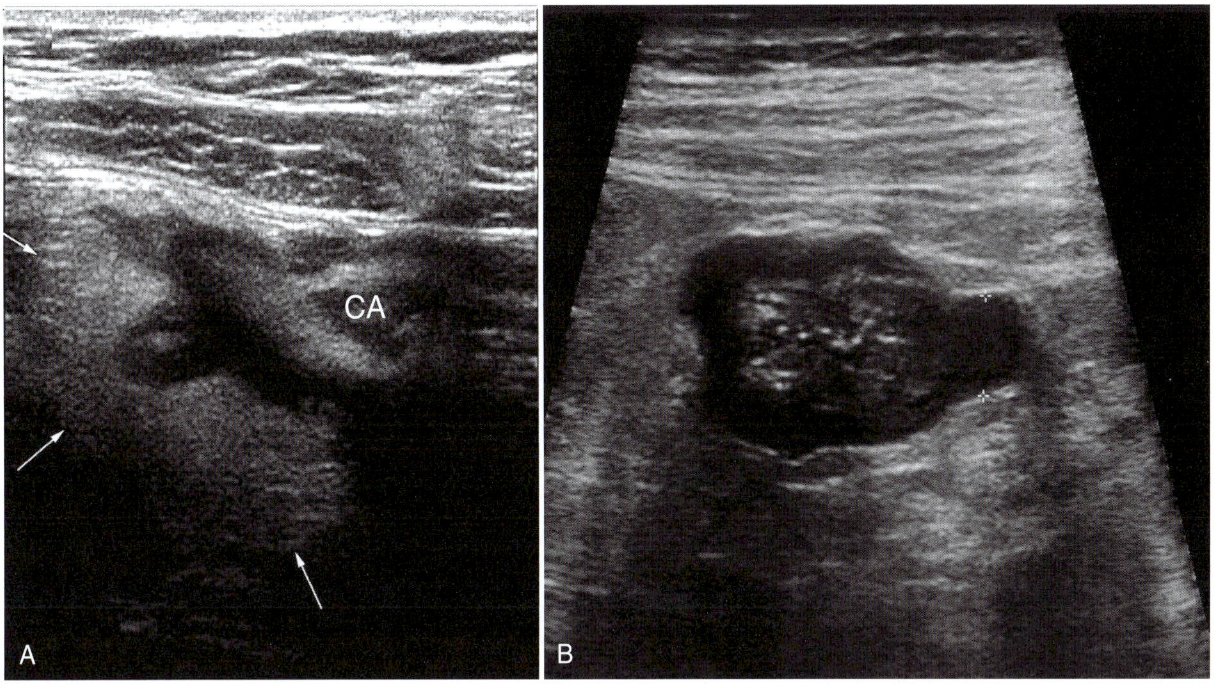

FIG. 8.31 Diverticulite à direita em dois pacientes. US transversais através do cólon ascendente (*CA*) mostrando uma projeção sacular hipoecoica, representando o divertículo inflamado, que se origina da **(A)** parede lateral do intestino e da **(B)** borda medial do intestino. Ambos estão envoltos por gordura inflamada (*setas*).

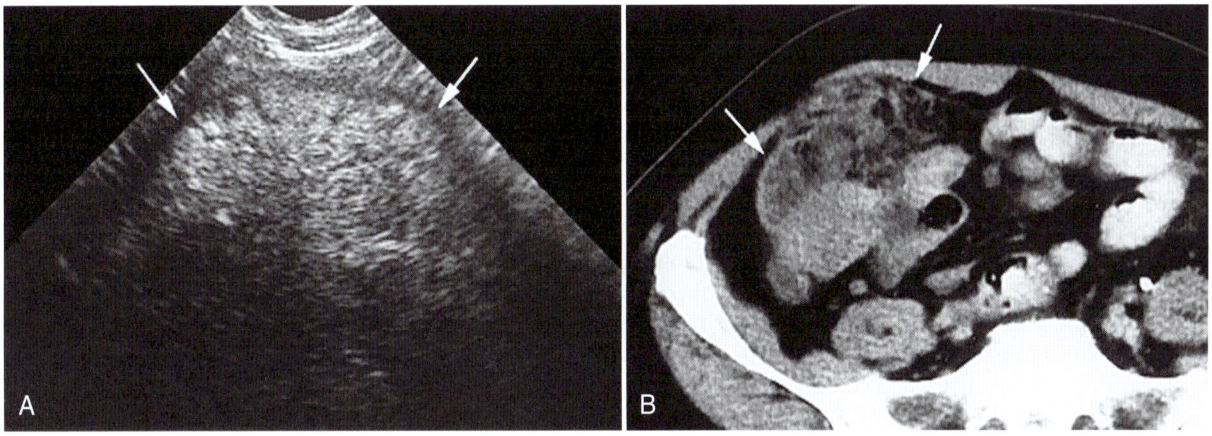

FIG. 8.32 Infarto agudo do omento. **(A)** Ultrassonografia mostrando massa grande e dolorosa à palpação no quadrante inferior direito (QID; *setas*) em um homem idoso com dor aguda no QID. A massa é uniformemente hiperecoica e atenuada com aspecto ultrassonográfico sugestivo de gordura inflamada. **(B)**TC confirmatória exibindo massa gordurosa superficial heterogênea.

Dor no Quadrante Inferior Esquerdo do Abdome

A avaliação ultrassonográfica do paciente com dor no quadrante inferior esquerdo (QIE) do abdome é menos problemática do que a avaliação do paciente com dor no quadrante inferior direito, visto que a diverticulite aguda é a explicação predominante para a grande maioria dos casos nos quais se encontra uma explicação válida para a dor. Os achados diagnósticos da **diverticulite aguda** são menos variáveis do que aqueles da apendicite aguda, tornando a suspeita de diverticulite uma indicação muito boa para a realização do exame ultrassonográfico.

Diverticulite Aguda

Os divertículos colônicos geralmente são deformidades adquiridas, sendo encontrados mais frequentemente nas populações urbanas ocidentais.[71] A incidência de divertículos aumenta com a idade,[72] afetando aproximadamente metade da população na nona década de vida. Disfunção e hipertrofia musculares são achados associados constantes. Em geral, os divertículos são múltiplos e sua localização mais comum é no cólon sigmoide e no cólon esquerdo. Tanto a diverticulite aguda quanto a **diverticulose espástica** podem estar associadas à tríade de apresentação clássica: dor no QIE, febre e leucocitose. Os divertículos também podem ser encontrados isoladamente e no cólon direito, onde não existe associação com hipertrofia ou disfunção muscular.

Acredita-se que o material fecal espessado leve a uma inflamação inicial no ápice do divertículo, gerando diverticulite aguda.[73] Uma disseminação para os tecidos peridiverticulares e micro ou macroperfuração podem seguir. A formação de um abscesso localizado ocorre mais frequentemente do que a peritonite. A formação de fístula com comunicação para a bexiga, vagina, pele ou outras alças intestinais está presente em uma minoria dos casos. Espécimes cirúrgicos têm demonstrado encurtamento e espessamento do segmento colônico envolvido, associados à hipertrofia muscular. A resposta inflamatória peridiverticular pode ser mínima ou muito extensa.

A ultrassonografia pode ser útil na abordagem precoce dos pacientes que parecem ter diverticulite aguda.[74,75] Os achados clássicos incluem espessamento intestinal segmentar, divertículos inflamados e gordura perientérica inflamada. Um exame negativo combinado com pouca suspeita clínica é uma boa indicação para interromper a investigação. No entanto, um exame negativo em um paciente com quadro clínico altamente sugestivo justifica a realização de uma TC. Do mesmo modo, a demonstração de extensas alterações inflamatórias pericolônicas pela ultrassonografia pode ser adequadamente seguida por TC para definir melhor a natureza e a extensão da doença pericolônica antes da cirurgia ou de outra intervenção.

Como a diverticulose e a hipertrofia do músculo liso do cólon são tão prevalentes, elas deveriam ser comumente observadas na ultrassonografia de rotina, mas esta não é a experiência mais comum. No entanto, com a ocorrência da diverticulite aguda, tanto o divertículo inflamado quanto o cólon espessado se tornam evidentes. Provavelmente, um fecalito impactado, com ou sem formação de microabscesso, acentua o divertículo, enquanto o espasmo do músculo liso, a inflamação e o edema acentuam o espessamento da parede intestinal. A identificação dos divertículos na ultrassonografia é muito sugestiva de diverticulite.[76]

Os divertículos se arranjam em formações paralelas ao longo das margens das tênias do cólon; portanto, é preciso uma técnica cuidadosa para identificá-los. Após a identificação de uma alça intestinal espessada, o eixo longo da alça deve ser determinado (Fig. 8.33). Uma leve inclinação do transdutor para as margens da alça irá aumentar a visualização dos divertículos, porque eles podem estar nas bordas mediais ou laterais da alça, mais do que diretamente anteriores ou posteriores (Fig. 8.34). Vistas transversais são então obtidas ao longo de toda a extensão do intestino espessado. As alterações devem ser confirmadas em ambas as incidências. Os erros relacionados às alças intestinais superpostas, em particular, podem ser quase eliminados com esta técnica cuidadosa. A identificação dos divertículos pela ultrassonografia está altamente correlacionada com a inflamação, visto que é incomum ver divertículos na ausência de inflamação (Fig. 8.35).

A falha em identificar abscessos contendo gás ou abscessos entre as alças é a principal fonte de erro diagnóstico ao se usar a ultrassonografia para avaliar pacientes com suspeita de diverticulite. Uma técnica meticulosa para avaliar segmentos espessados do cólon, em cortes longitudinais e transversais, irá ajudar a detectar até mesmo pequenas quantidades de gás extraluminal.

Achados ultrassonográficos de diverticulite incluem: espessamento da parede intestinal segmentar e concêntrico, que é geralmente muito hipoecoico, refletindo o espessamento predominante da camada muscular; divertículos inflamados, vistos como focos hiperecoicos brilhantes com sombra acústica ou com artefato em "cauda de cometa", dentro ou além da parede intestinal espessada; alterações inflamatórias agudas na gordura pericolônica, vistas como zonas hiperecoicas pouco definidas, sem um conteúdo gasoso ou líquido óbvio (Fig. 8.36, Vídeo 8.15); e formação de abscesso vista como coleções líquidas loculadas, de localização intramural, pericolônica ou remota. Com o desenvolvimento de massas inflamatórias extraluminais, o divertículo pode não ser mais identificado pela ultrassonografia, sendo provavelmente incorporado ao processo inflamatório. Portanto, a demonstração de um segmento espessado do cólon com uma massa inflamatória adjacente pode ser consistente com diverticulite, mas também com doença neoplásica ou outra doença inflamatória. Trajetos sinusais intramurais aparecem como ecos lineares de alta amplitude, frequentemente com artefato em "cauda de cometa", dentro da parede intestinal. Em geral, os trajetos são profundos, entre a camada muscular própria e a serosa. As fístulas aparecem como trajetos lineares que se estendem desde o segmento intestinal envolvido até a bexiga, a vagina ou as alças adjacentes. A sua ecogenicidade depende do seu conteúdo, geralmente gasoso ou líquido. O espessamento do mesentério e a gordura mesentérica inflamada também podem ser observados (Fig. 8.36).

Ultrassonografia da Diverticulite

INTESTINO

Espessamento concêntrico segmentar da parede intestinal
- Hipoecoico refletindo hipertrofia muscular

DIVERTÍCULOS INFLAMADOS

Focos ecogênicos dentro ou através da parede do intestino
Trajetos fistulosos intramurais
- Ecos lineares de alta amplitude na parede intestinal
- Sombra acústica ou artefato em "cauda de cometa"

TECIDO MOLE PERIENTÉRICO

Inflamação da gordura pericolônica
- Efeito expansivo hiperecoico

Espessamento do mesentério
Formação de abscesso
- Coleção líquida loculada
- Frequentemente com componente gasoso

Fístulas
- Trajetos lineares do intestino para bexiga, vagina ou alças adjacentes
- Hipoecoicas ou hiperecoicas

Os achados clínicos e ultrassonográficos da diverticulite são mais específicos do que aqueles da apendicite aguda, e os erros diagnósticos ocorrem menos frequentemente. No entanto, a **torção dos apêndices epiploicos** (omentais) pode causar um aspecto ultrassonográfico muito parecido com o da diverticulite aguda, a ponto de dificultar a diferenciação.[76] A gordura inflamada ou infartada do apêndice mostra uma área de sombra com ecogenicidade aumentada, relacionada à margem do colo, imitando um divertículo inflamado. No entanto, uma alteração inflamatória perientérica regional geralmente é mínima, com poucos sintomas sistêmicos. Os apêndices epiploicos colônicos não inflamados não são visíveis, exceto quando há ascite, quando eles se apresentam como focos ecogênicos uniformemente espaçados ao longo das margens do cólon.

OUTRAS ANORMALIDADES

A oclusão da luz do tubo GI causando obstrução pode ser **mecânica**, em que existe impedimento físico à progressão do conteúdo luminal, ou **funcional**, em que a paralisia da musculatura intestinal impede a progressão (íleo paralítico).

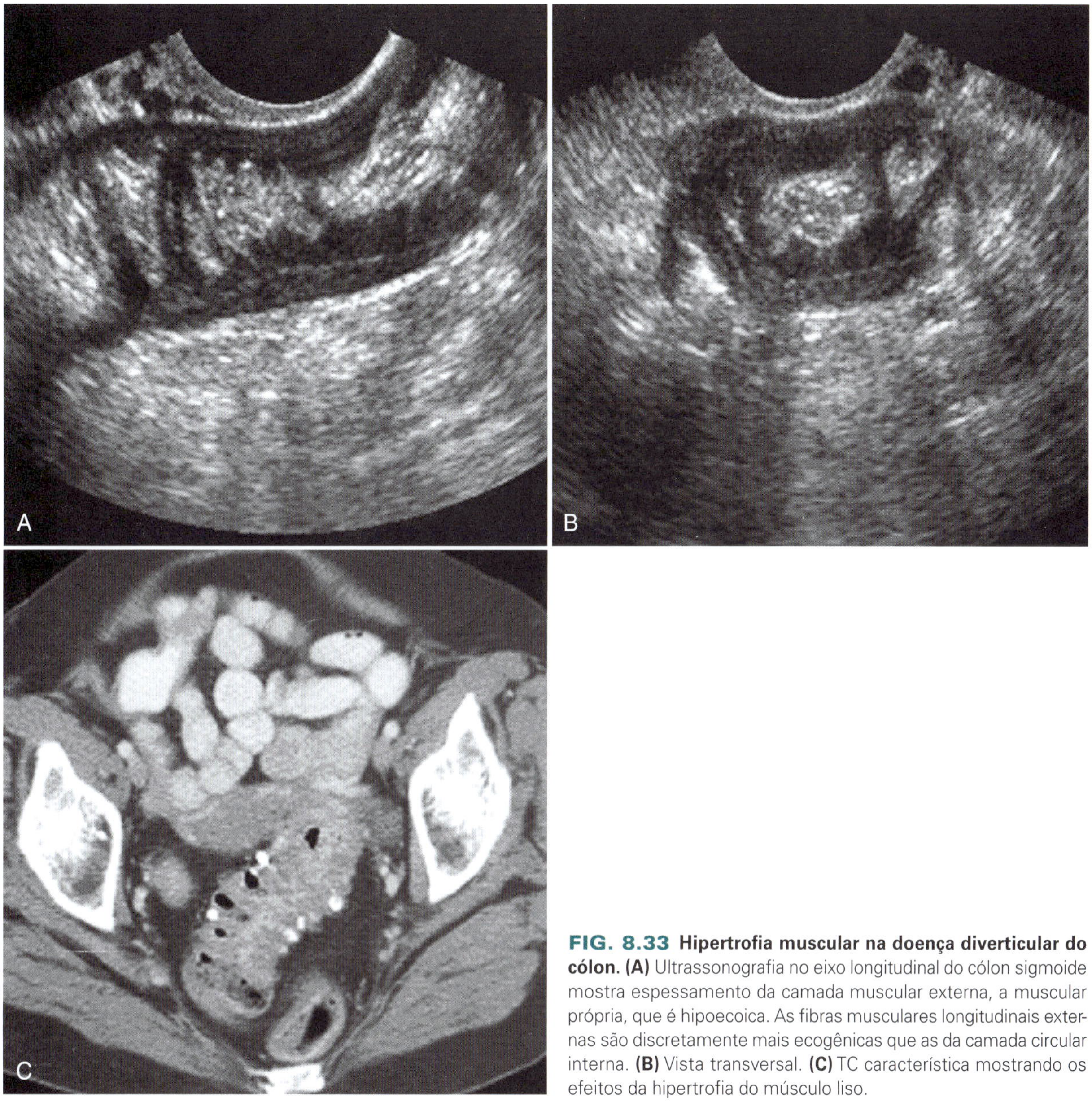

FIG. 8.33 Hipertrofia muscular na doença diverticular do cólon. (A) Ultrassonografia no eixo longitudinal do cólon sigmoide mostra espessamento da camada muscular externa, a muscular própria, que é hipoecoica. As fibras musculares longitudinais externas são discretamente mais ecogênicas que as da camada circular interna. **(B)** Vista transversal. **(C)** TC característica mostrando os efeitos da hipertrofia do músculo liso.

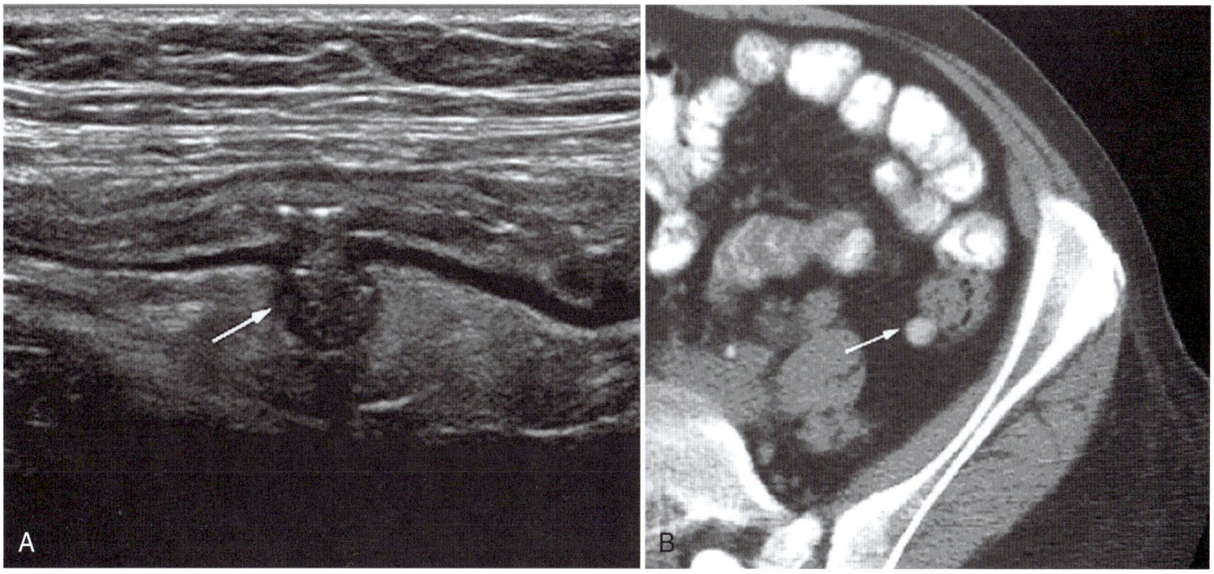

FIG. 8.34 Divertículo do cólon. (A) US longitudinal e **(B)** TC correlata, mostrando uma pequena bolsa (*setas*) surgindo na parede do cólon descendente. Há discreta alteração inflamatória na gordura perientérica.

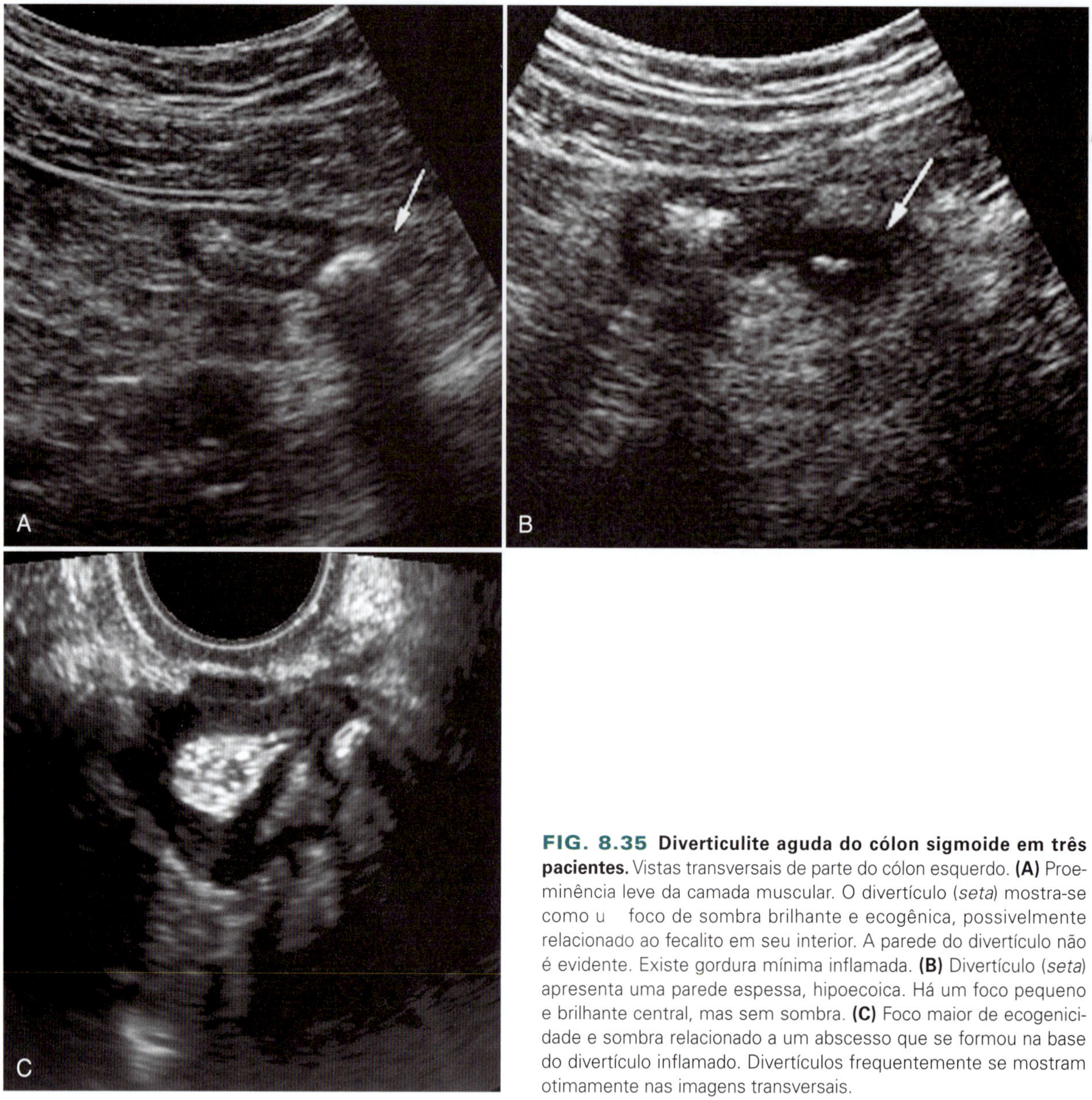

FIG. 8.35 Diverticulite aguda do cólon sigmoide em três pacientes. Vistas transversais de parte do cólon esquerdo. **(A)** Proeminência leve da camada muscular. O divertículo (*seta*) mostra-se como u foco de sombra brilhante e ecogênica, possivelmente relacionado ao fecalito em seu interior. A parede do divertículo não é evidente. Existe gordura mínima inflamada. **(B)** Divertículo (*seta*) apresenta uma parede espessa, hipoecoica. Há um foco pequeno e brilhante central, mas sem sombra. **(C)** Foco maior de ecogenicidade e sombra relacionado a um abscesso que se formou na base do divertículo inflamado. Divertículos frequentemente se mostram otimamente nas imagens transversais.

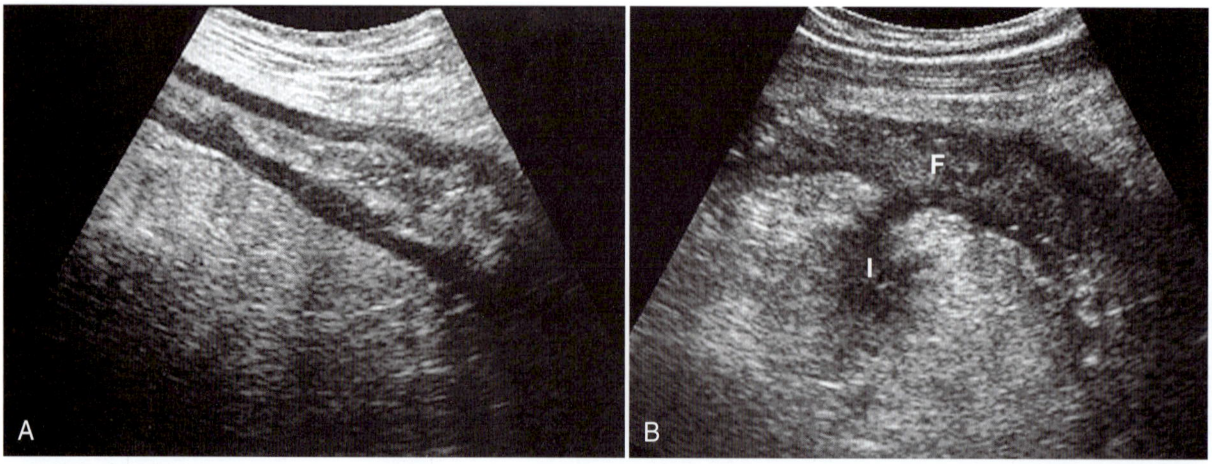

FIG. 8.36 Alterações pericolônicas com diverticulite em dois pacientes. (A) A vista do corte longitudinal do cólon descendente mostra um longo segmento de intestino espessado com muscular própria proeminente. O edema da gordura perientérica é impressionante e mostra-se como um efeito de massa ecogênico homogêneo profundo no intestino. **(B)** Gordura com inflamação semelhante; a alteração flegmônica *(F)* mostra-se como uma zona hipoecoica centralmente dentro da gordura. *I*, intestino. Ver também o Vídeo 8.15.

Obstrução Intestinal Mecânica

A obstrução intestinal mecânica (OIM) se caracteriza (1) pela dilatação do tubo GI proximal ao local da oclusão luminal, (2) por acúmulo de grandes volumes de líquido e gás e (3) por hiperperistaltismo, conforme o intestino tenta fazer passar o conteúdo luminal através da obstrução. Se o processo se prolongar, pode ocorrer exaustão e superdistensão das alças intestinais, com redução secundária da atividade peristáltica. Existem três amplas categorias de obstrução mecânica: **obstrução por oclusão**, relacionada ao bloqueio da luz por material na luz; **anormalidades intrínsecas da parede do intestino** associadas a estreitamento luminal; **lesões intestinais extrínsecas**, incluindo aderências. A obstrução por **estrangulamento** se desenvolve quando a circulação da alça intestinal obstruída é comprometida.

A ultrassonografia em pacientes suspeitos de OIM geralmente não é útil porque **aderências** – a causa mais comum de obstrução intestinal – não são visíveis na ultrassonografia. Além disso, a abundante presença de **gás** no intestino, característica na maioria dos pacientes obstruídos, frequentemente produz ultrassonografias de baixa qualidade para o diagnóstico. No entanto, em uma minoria de pacientes com OIM, nos quais não há distensão gasosa significativa, a ultrassonografia pode ser útil. Em um estudo prospectivo de 48 pacientes, Meiser e Meissner[77] observaram que a ultrassonografia foi positiva em 25% dos pacientes com uma radiografia simples "normal". A ultrassonografia isoladamente possibilitou o diagnóstico completo da causa da obstrução em seis pacientes em um estudo ultrassonográfico retrospectivo de 26 pacientes com obstrução do cólon conhecida; também diagnosticou corretamente a localização da obstrução do cólon em 22 casos (85%) e a etiologia da obstrução em 21 casos (81%).[11] Dos 13 pacientes com adenocarcinoma confirmado, cinco tinham massa vista na ultrassonografia, cinco tinham espessamento segmentar e 11 mostraram um sinal em alvo de intussuscepção.

Um estudo ultrassonográfico de uma potencial obstrução mecânica deve incluir avaliação:

- Do **calibre** do tubo GI, do estômago até o reto, observando todos os pontos de alteração do calibre (Fig. 8.37).
- Do **conteúdo** de qualquer alça dilatada, dando especial atenção à natureza do líquido e/ou gás (Fig. 8.38; ver também Vídeos 8.9, 8.10 e 8.16).
- Da **atividade peristáltica** nas alças dilatadas, a qual é tipicamente muito exagerada e anormal, frequentemente produzindo um movimento para a frente e para trás do conteúdo luminal. Com o estrangulamento, a peristalse pode diminuir ou cessar.
- Do **local de obstrução**: *intraluminal* (grandes cálculos biliares, bezoares,[78] corpos estranhos, intussuscepção e ocasionais tumores polipoides); *intrínseca* (espessamento segmentar da parede intestinal e formação de estenose pela doença de Crohn, carcinomas anulares); e *extrínseca* (abscessos, endometriomas) como causas de obstrução (Vídeo 8.16).
- Da **localização das alças intestinais**, observando qualquer posição anormal. A obstrução associada a hérnias externas é ideal para a detecção ultrassonográfica, já que as alças dilatadas do intestino podem ser acompanhadas até uma porção do intestino com calibre normal, mas com localização anormal (Fig. 8.39). Hérnias inguinais e de Spigel são os tipos mais vistos na ultrassonografia.

Achados ultrassonográficos exclusivos são vistos em:

Obstrução em alça fechada ocorre se a luz do intestino estiver ocluída em dois pontos da sua extensão, uma séria condição que propicia estrangulamento e necrose. Visto que a alça obstruída está separada da porção mais proximal do tubo GI, há pouco ou nenhum gás nos segmentos obstruídos, os quais podem se tornar dilatados e cheios de líquido. Consequentemente, a radiografia abdominal pode não ajudar (Fig. 8.40A) e a ultrassonografia pode ser mais útil por demonstrar os segmentos dilatados envolvidos (Fig. 8.40B), além do calibre intestinal normal, distal ao ponto da obstrução. Os achados na obstrução em alça fechada são bem descritos no ultrassom e incluem intestino delgado dilatado, alça intestinal em formato de C ou de U (Fig. 8.40C), o sinal do redemoinho e duas alças adjacentes colapsadas.[79,80] Esta última observação importante é difícil de identificar pela ultrassonografia, em contraste com a TC. No entanto, temos suspeitado corretamente de obstrução em alça fechada em muitos pacientes, com base nas radiografias praticamente normais, dilatação do intestino delgado e uma alça intestinal em formato de U ou em C, especialmente se houver espessamento da parede intestinal e/ou pneumatose intestinal, sugerindo infarto do intestino.

A **obstrução de uma alça aferente** é uma complicação incomum da gastrectomia subtotal, com gastrojejunostomia do tipo Billroth II, a qual pode ocorrer por torção na anastomose, por hérnias internas ou por estenose anastomótica. Novamente, uma alça dilatada e sem gás pode ser facilmente reconhecida pela ultrassonografia, em um

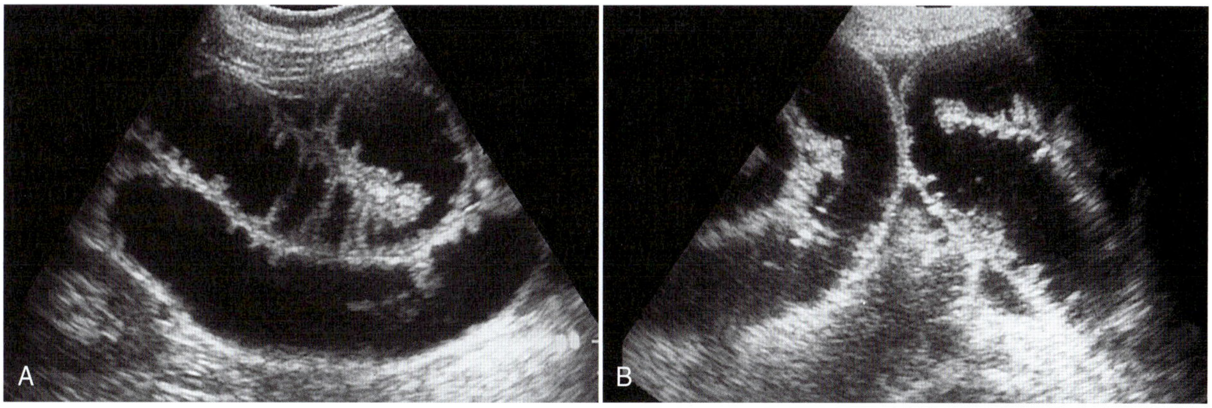

FIG. 8.37 Obstrução mecânica do intestino delgado. (A) A imagem sagital do flanco direito mostra alças múltiplas, adjacentes, longas de intestino delgado dilatadas e cheias de líquido com a morfologia clássica de obstrução mecânica do intestino delgado distal. **(B)** A imagem transversal no quadrante inferior esquerdo confirma a multiplicidade de alças dilatadas envolvidas no processo. Um pequeno volume de ascite é observado entre as alças dilatadas.

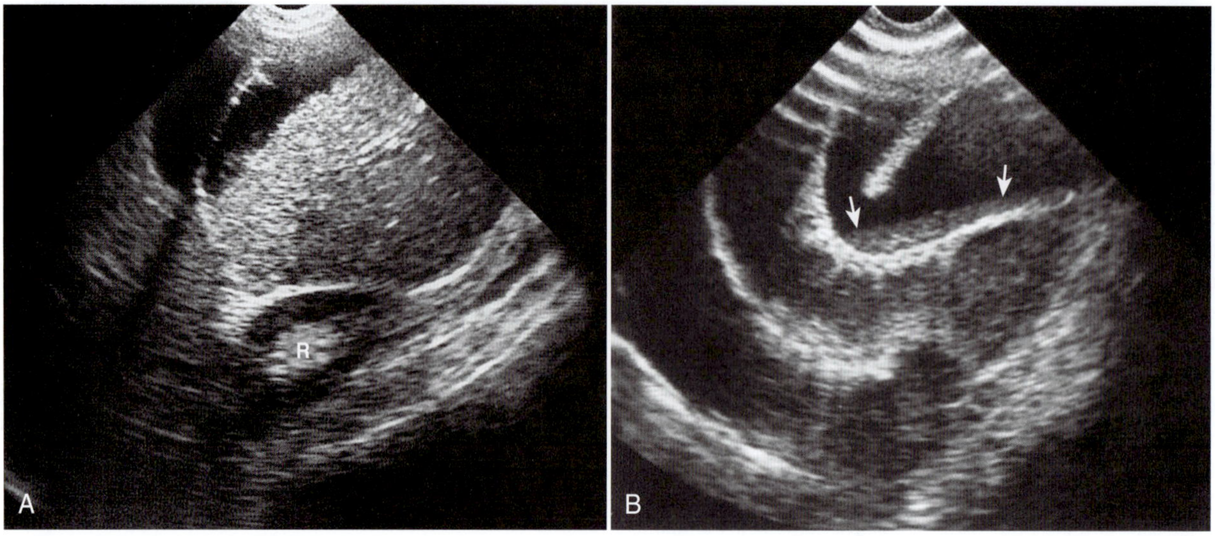

FIG. 8.38 Segmentos hipoperistálticos dilatados. (A) Ultrassonografia sagital no flanco direito de um paciente com estenose de Crohn mostrando dilatação evidente do cólon ascendente. Um longo nível de sedimento e líquido é observado como reflexo da hipoperistalse do segmento de intestino obstruído. **(B)** Ultrassonografia sagital em um paciente com íleo paralítico mostrando dilatação extensa do intestino delgado. As alças estão cheias de líquido, sem movimento e com nível líquido (*pontas de seta*). Ver também o Vídeo 8.16. *R*, rim. (**A**, com permissão de Sarrazin J, Wilson SR. Manifestations of Crohn disease at US. Radiographics.1996;16[3]:499-520.[21])

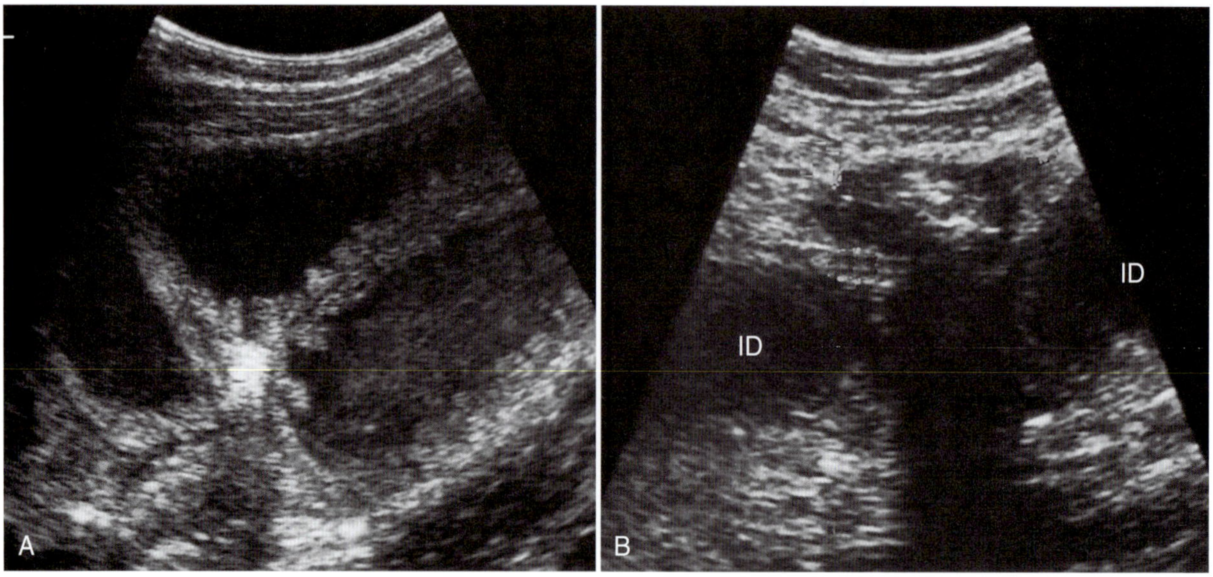

FIG. 8.39 Obstrução mecânica do intestino delgado: hérnia anterior. (A) Ultrassonografia mostrando alças do intestino delgado dilatadas cheias de líquido com válvulas coniventes edematosas. **(B)** US transversal paraumbilical mostrando intestino com calibre normal em uma localização superficial anormal, entre duas alças dilatadas do intestino delgado (*ID*).

local consistente com a anastomose enteroentérica, cursando do quadrante superior direito através da linha média. Sua detecção, localização e forma devem permitir o diagnóstico ultrassonográfico correto de obstrução na alça aferente.[81]

Intussuscepção, invaginação de um segmento intestinal (o intussuscepto) para dentro do segmento distal (o intussuscepiente), é observada na ultrassonografia do abdome mais frequentemente como um achado infrequente e transitório. No entanto, é uma causa relativamente infrequente de OIM no adulto, geralmente associada a um tumor como ponto-guia. Na nossa experiência, este tumor, muitas vezes, é um lipoma que aparece como uma massa altamente ecogênica relacionada ao seu teor de gordura. A aparência ultrassonográfica separar as duas palavras de de anéis múltiplos e concêntricos, relacionados às camadas invaginadas do intestino, vistos ao corte transversal, é praticamente patognomônica[82]. Ocasionalmente, somente um aspecto em alvo é visualizado.[83,84] O aspecto longitudinal, semelhante a um ancinho,[84] não é sempre detectado. Em ambas as projeções, a gordura mesentérica invaginando com a intussuscepto será vista como uma área excêntrica de ecogenicidade aumentada. Um lipoma, como um ponto-guia, também é visto como um foco de ecogenicidade aumentada.

A **má rotação do intestino médio** predispõe à obstrução mecânica do intestino e infarto intestinal. É encontrada com pouca frequência nos adultos. A anormalidade ultrassonográfica relacionada aos vasos mesentéricos superiores sugere má rotação.[85] Nos cortes transversais, a veia mesentérica superior é vista no aspecto ventral esquerdo da artéria mesentérica superior, uma inversão da relação normal.

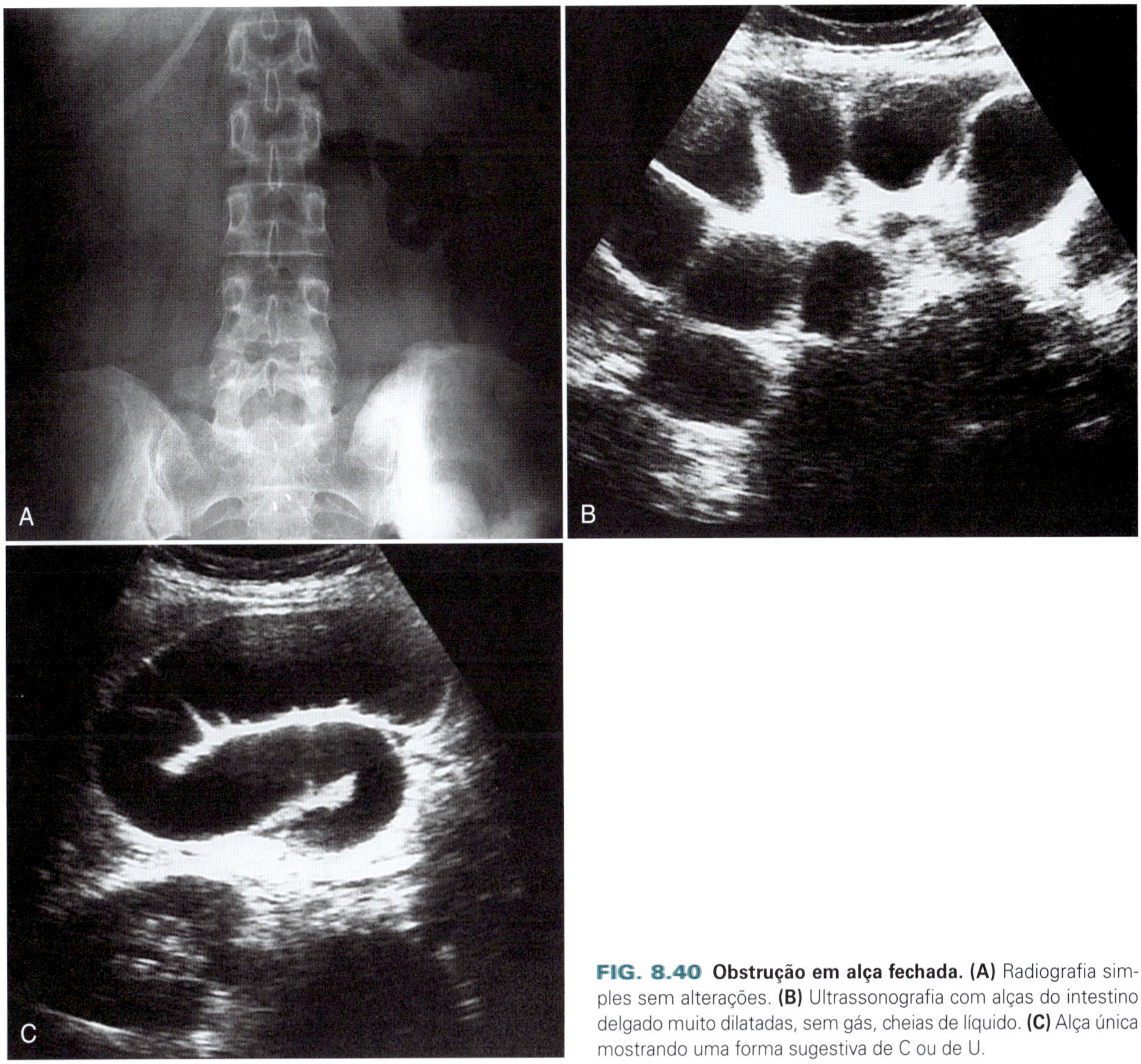

FIG. 8.40 Obstrução em alça fechada. (A) Radiografia simples sem alterações. **(B)** Ultrassonografia com alças do intestino delgado muito dilatadas, sem gás, cheias de líquido. **(C)** Alça única mostrando uma forma sugestiva de C ou de U.

Íleo Paralítico

O íleo paralítico é um tipo de obstrução intestinal relacionada à função adinâmica da parede intestinal. A paralisia da musculatura intestinal, em resposta a um agravo sistêmico ou local, pode impedir a progressão do conteúdo luminal. Embora a luz permaneça pérvia, não há progressão. A ultrassonografia geralmente não é útil, porque tais pacientes, caracteristicamente, exibem exames de baixa qualidade, resultantes de grandes quantidades de gás no intestino. No entanto, em raras ocasiões, a ultrassonografia pode demonstrar alças intestinais dilatadas, cheias de líquido, com peristalse diminuída ou aperistálticas. Um nível líquido-líquido em uma alça dilatada é característico de íleo paralítico, refletindo a ausência de movimento do conteúdo intestinal (Fig. 8.38).

Edema Intestinal

Pacientes com **vasculite aguda** por várias etiologias podem apresentar dor abdominal aguda e ascite, com edema maciço da parede do intestino delgado como a principal anormalidade nos exames de imagem. A hipoalbuminemia, a insuficiência cardíaca congestiva e a trombose venosa espontânea também podem mostrar edema difuso da parede intestinal. Proeminentes e espessadas válvulas coniventes hipoecoicas (Fig. 8.41), além das pregas gástricas, são relativamente fáceis de reconhecer no estudo ultrassonográfico, que deve incluir a avaliação por Doppler das veias portais e mesentéricas.

Infecções do Tubo Gastrintestinal

Embora cheio de líquido, intestino com peristalse ativa pode ser visualizado em pacientes com gastroenterite viral ou bacteriana, na maioria dos pacientes, não há anormalidade ultrassonográfica. No entanto, alguns patógenos, especialmente *Yersinia enterocolitica*, *Mycobacterium tuberculosis* e *Campylobacter jejuni*, produzem anormalidades ultrassonográficas altamente sugestivas na área ileocecal, como descritas anteriormente. Certas populações de alto risco, como aquelas com AIDS e neutropenia,[64] parecem suscetíveis à **tiflite aguda** e à **colite**, e também apresentam aspecto ultrassonográfico altamente sugestivo.

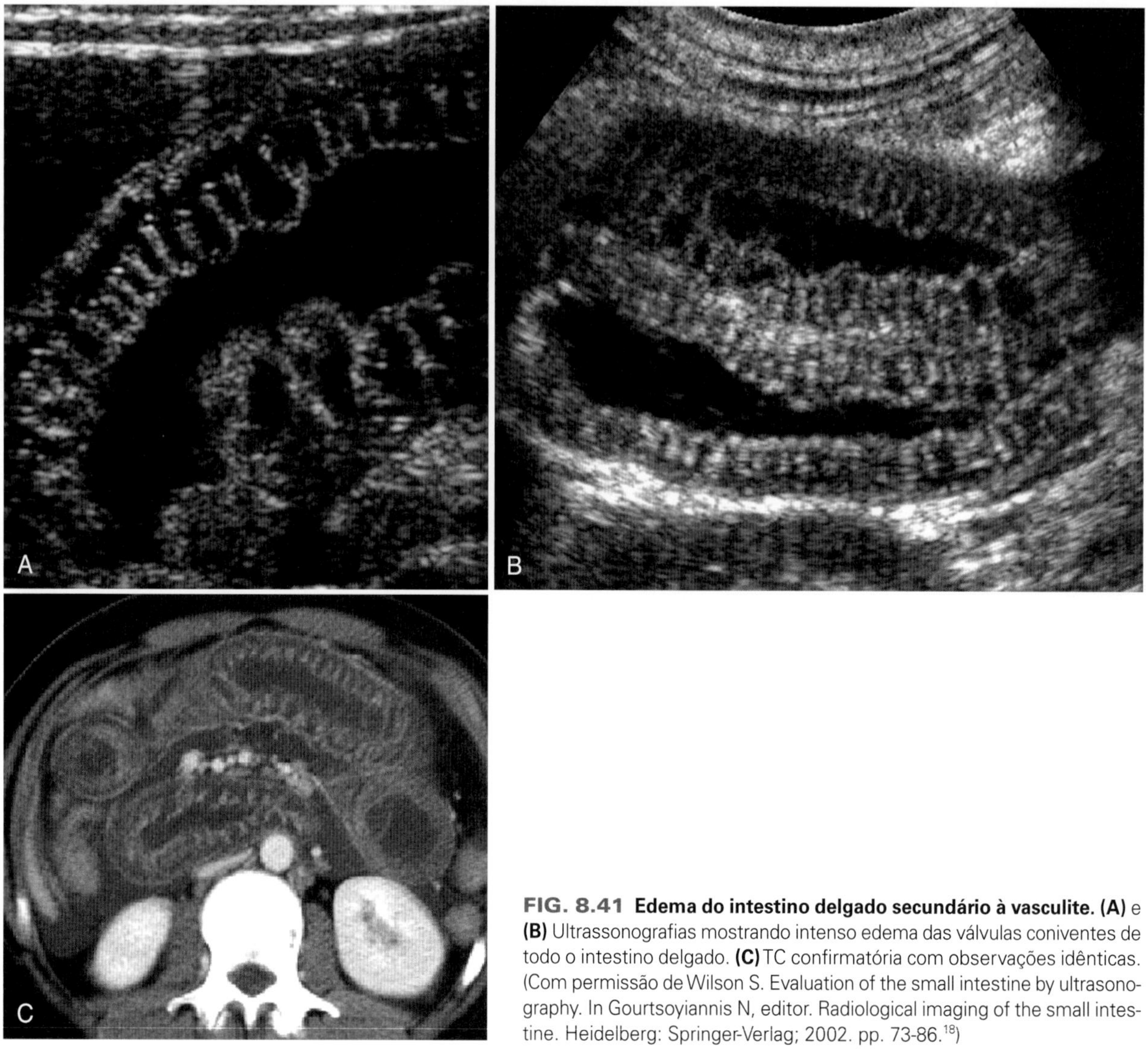

FIG. 8.41 Edema do intestino delgado secundário à vasculite. (A) e **(B)** Ultrassonografias mostrando intenso edema das válvulas coniventes de todo o intestino delgado. **(C)** TC confirmatória com observações idênticas. (Com permissão de Wilson S. Evaluation of the small intestine by ultrasonography. In Gourtsoyiannis N, editor. Radiological imaging of the small intestine. Heidelberg: Springer-Verlag; 2002. pp. 73-86.[18])

Pacientes com AIDS

Atualmente, medicamentos antivirais efetivos para a infecção pelo HIV mudaram drasticamente a perspectiva para aqueles que vivem com AIDS no Ocidente. No entanto, pacientes com AIDS correm maior risco de desenvolver neoplasia do tubo GI, especialmente linfoma (Fig. 8.9C e D) e infecções oportunistas incomuns, comumente esofagite por *Candida* e colite por CMV.[65,66]

Colite Pseudomembranosa

A colite pseudomembranosa é uma condição intestinal inflamatória necrosante, que pode ocorrer como resposta a um grupo heterogêneo de causas. Atualmente, a antibioticoterapia com efeitos oriundos da toxina do *Clostridium difficile*, um habitante normal do tubo GI, é a causa mais comum. A diarreia aquosa é o sinal mais comum e geralmente ocorre durante a antibioticoterapia, mas pode ser tardia, ocorrendo até 6 semanas depois. A demonstração endoscópica das placas de pseudomembranosas exsudativas sobre a superfície mucosa do intestino e a detecção de enterotoxinas do *C. difficile* são diagnósticas. A ulceração superficial da mucosa está associada à infiltração inflamatória da lâmina própria e da submucosa, que podem estar espessadas muitas vezes além do tamanho normal.[86]

A ultrassonografia frequentemente é realizada antes de a colite pseudomembranosa ser diagnosticada, em geral com base em história de febre, dor abdominal e diarreia aquosa. Achados ultrassonográficos têm sido raramente descritos,[87,88] mas são sugestivos de colite pseudomembranosa. O cólon inteiro costuma estar envolvido em um processo que pode produzir intenso espessamento parietal. Proeminência das haustrações e espessamento heterogêneo da submucosa, com virtual aposição das superfícies mucosas das paredes espessadas, são característicos.[63] A colite pseudomembranosa deve ser suspeitada em qualquer paciente com espessamento difuso da parede colônica sem história prévia de doença inflamatória intestinal. Como a história de antibioticoterapia anterior ou concomitante nem sempre é conhecida, é útil sempre perguntar ao paciente.

Cistos Congênitos

Os **cistos de duplicação**, caracterizados pela presença de camadas normais da parede intestinal, podem ocorrer em qualquer porção do trato GI. Tais cistos podem ser visualizados pela ultrassonografia, tanto a convencional quanto a endoscópica, e devem ser considerados como possibilidades diagnósticas a cada vez que cistos abdominais inexplicados são vistos. **Hamartomas císticos retrorretais**

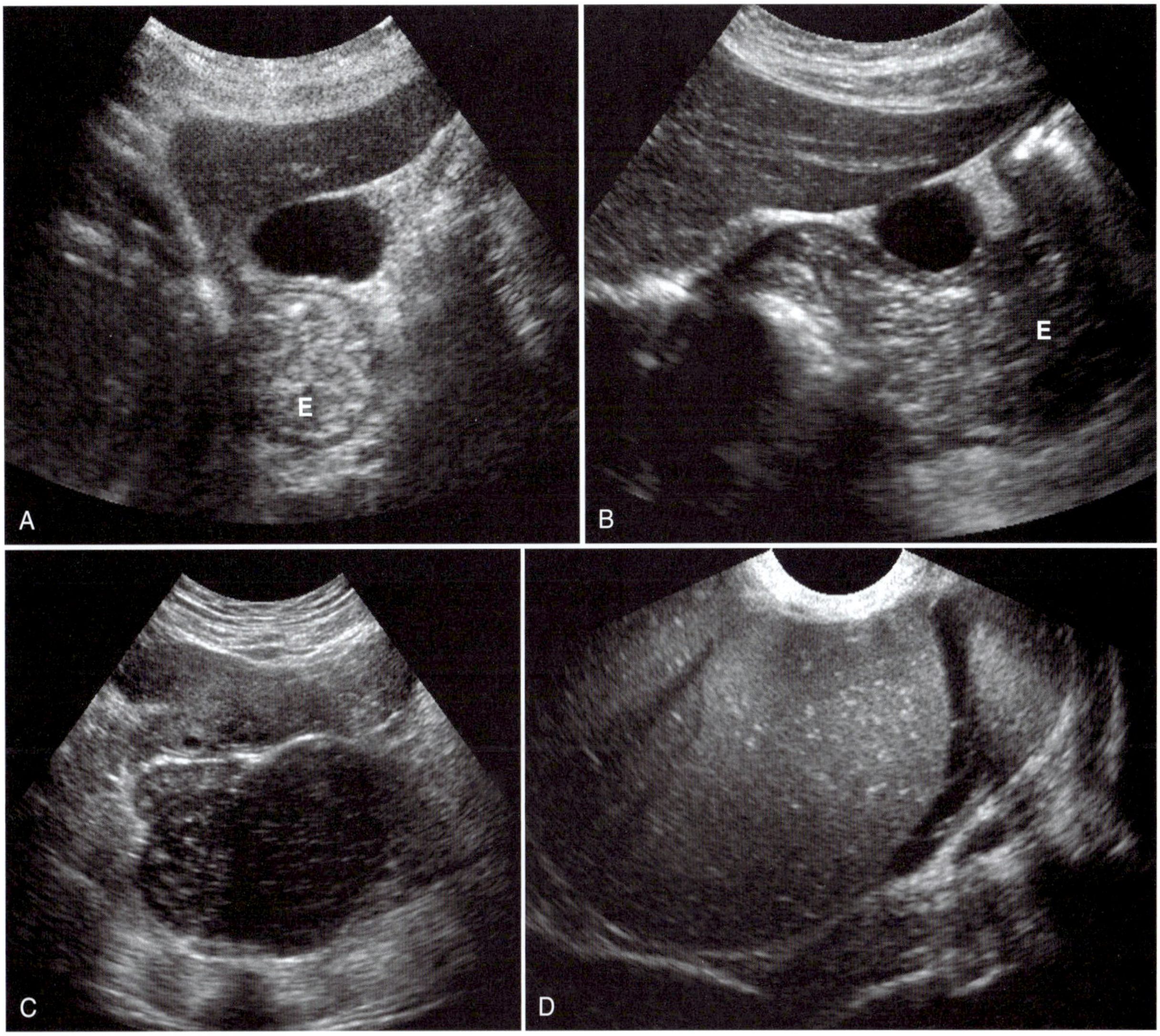

FIG. 8.42 Cistos congênitos. (A) Ultrassonografias sagital e **(B)** transversal no epigástrio mostrando um cisto incidental de duplicação gástrico adjacente à curvatura menor do estômago (*E*). As varreduras pélvicas transperineais **(C)** e suprapúbicas **(D)** mostram uma massa pélvica complexa, pré-sacral, um hamartoma cístico retrorretal incidental.

são variantes dos cistos abdominais vistos na região pré-sacral e relacionados ao reto (Fig. 8.42).

Doença Intestinal Isquêmica

A doença intestinal isquêmica afeta com frequência o cólon, sendo mais prevalente nos indivíduos idosos com arteriosclerose. Nos pacientes mais jovens, pode ser complicação de arritmia cardíaca, vasculite, coagulopatia, embolia, choque ou sepse.[12] Os achados ultrassonográficos de doença intestinal isquêmica têm sido pouco descritos, embora possa ser encontrado espessamento da parede intestinal. A pneumatose intestinal pode complicar a isquemia intestinal com um aspecto ultrassonográfico característico.

Pneumatose Intestinal

A pneumatose intestinal é uma condição relativamente rara, na qual bolsas intramurais de gás são encontradas por todo o trato GI. Ela tem sido associada a uma ampla variedade de condições subjacentes, incluindo doença pulmonar obstrutiva crônica, doença vascular do colágeno, doença inflamatória intestinal, endoscopia traumática e após *bypass* jejunoileal. Em muitas situações, os pacientes afetados são assintomáticos e o achado é acidental. No entanto, sua demonstração é de grande significado clínico quando existe enterocolite necrosante ou doença intestinal isquêmica. Ambas as condições estão associadas à necrose da mucosa, na qual o gás da luz passa para a parede intestinal.

A descrição ultrassonográfica da pneumatose intestinal é limitada ao registro de casos isolados. Ecos de alta amplitude podem ser demonstrados na parede intestinal com artefatos típicos de ar ou com sombras[89,90] (Fig. 8.43). O espessamento da parede intestinal pode ser observado se a pneumatose estiver associada a uma doença inflamatória intestinal subjacente. Caso exista suspeita de isquemia intestinal, uma avaliação cuidadosa do fígado é recomendada em busca de evidências de ar venoso portal.

Mucocele do Apêndice

A mucocele do apêndice é relativamente rara, tendo ocorrido em 0,25% de 43 mil apendicectomias de uma série. Muitos pacientes com esta condição são assintomáticos; uma massa pode ser palpada em aproximadamente 50% dos casos. As variedades **benigna** e **maligna** ocorrem em uma razão de aproximadamente 10:1.[91] Na forma benigna, a luz do apêndice é obstruída por fibrose inflamatória ou por fecalitos. A mucosa glandular no segmento isolado continua a secretar muco estéril. A variedade neoplásica da mucocele está associada a **cistoadenoma** mucoso primário ou a **cistoadenocarcinoma** do apêndice. Embora a morfologia macroscópica do apêndice possa ser semelhante nas variedades benigna e maligna, a forma maligna está frequentemente associada a pseudomixoma peritoneal se ocorrer ruptura.[92]

Na ultrassonografia, a **mucocele** tipicamente produz massas císticas no QID, grandes, hipoecoicas e bem-definidas, com ecogenicidade interna, espessamento e calcificação da parede variáveis (Fig. 8.44). Os conteúdos internos frequentemente mostram

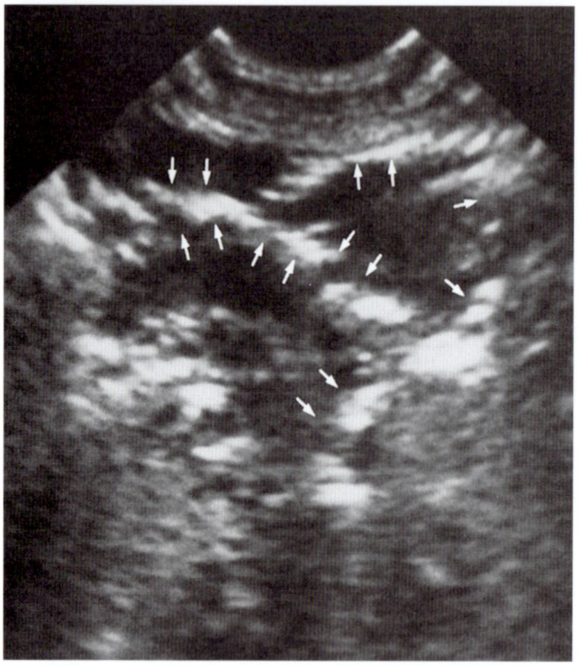

FIG. 8.43 Pneumatose intestinal. A ultrassonografia mostra três alças intestinais com ecos brilhantes de alta amplitude (*setas*) originários da parede intestinal.

aparência laminada ou espiralada. Tais massas são frequentemente retrocecais e podem ser móveis.

Hematoma do Tubo Gastrintestinal

O trauma abdominal fechado, complicado por hematoma duodenal, e o trauma retal, tanto sexual quanto iatrogênico após biópsia retal, são as principais causas de hematomas locais visualizados pela ultrassonografia. O hematoma geralmente se localiza na submucosa. Hematomas maiores ou mais difusos podem ser complicações de terapia de anticoagulação ou doenças hemorrágicas associadas à leucemia. Se os hematomas forem grandes, espessamento difuso da parede intestinal pode ser visualizado na ultrassonografia.

Úlcera Péptica

A úlcera péptica, um defeito no epitélio até a submucosa, pode ser tanto **gástrica** quanto **duodenal**. Embora seja raramente observada, a úlcera péptica apresenta aspecto ultrassonográfico característico. Uma cratera ulcerada e cheia de gás é vista como um foco ecogênico brilhante com artefato em "cauda de cometa", seja em uma área de espessamento focal da parede ou além da parede, dependendo da profundidade da penetração (Fig. 8.45). O **edema** na fase aguda e a **fibrose** na fase crônica podem produzir espessamento e deformidade localizados da parede.

Bezoares

Os bezoares são massas de material estranho ou de alimentos, tipicamente encontradas no estômago após cirurgia para úlcera péptica (**fitobezoares**) ou após a ingestão de substâncias orgânicas não digeríveis, como cabelo (**tricobezoares**). Tais massas podem produzir densidades intraluminais com sombra à ultrassonografia e têm sido documentadas como uma rara causa de obstrução do intestino delgado.[78] Elas também podem se formar no intestino delgado, em associação com estase crônica.

Corpos Estranhos Intraluminais

Grandes corpos estranhos, incluindo garrafas, velas, vibradores sexuais, contrabando, ferramentas e alimentos podem ser

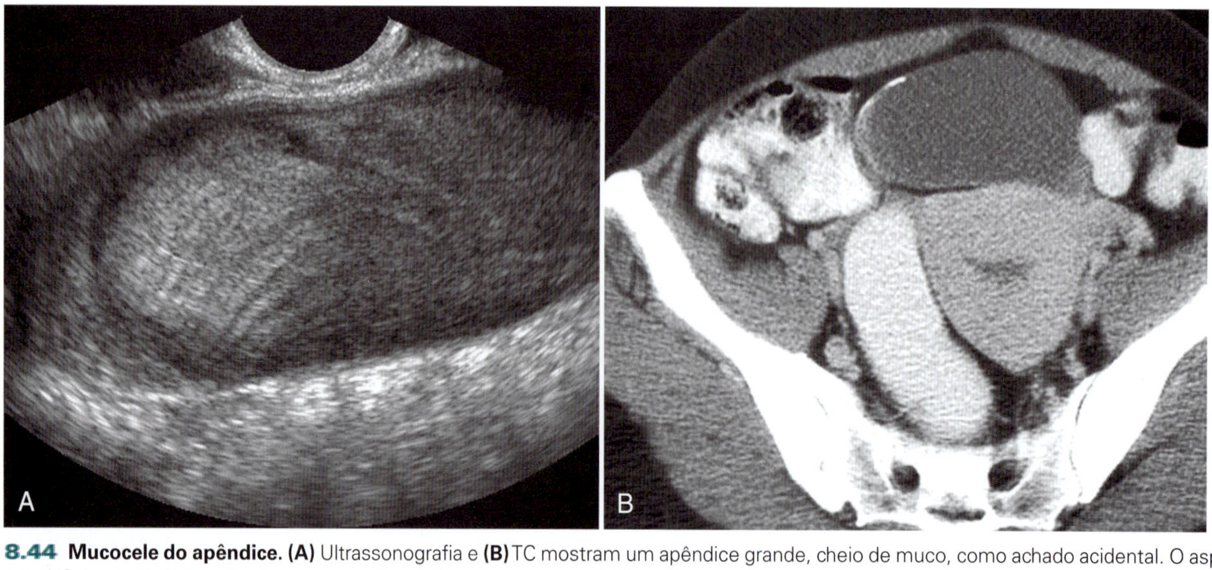

FIG. 8.44 Mucocele do apêndice. (A) Ultrassonografia e **(B)** TC mostram um apêndice grande, cheio de muco, como achado acidental. O aspecto circular na US é característico. Existe uma área de calcificação na parede à TC.

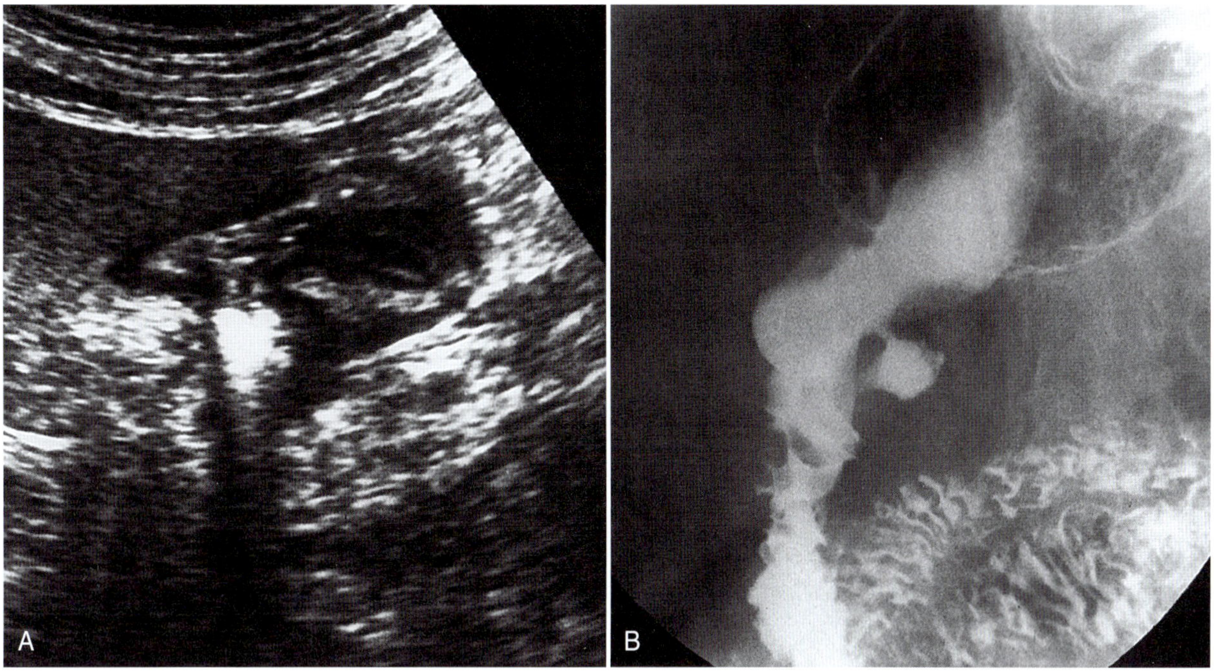

FIG. 8.45 Úlcera péptica. (A) US transversal do estômago mostrando massa hipoecoica excêntrica, com foco ecogênico central brilhante representando ar na cratera da úlcera. **(B)** Exame baritado contrastado confirmatório.

identificados no tubo GI, particularmente no reto e no cólon sigmoide, onde produzem ecos especulares nítidos, com sombras acústicas bem-definidas. O seu reconhecimento é aumentado pela suspeita da sua presença.

Doença Celíaca

Pacientes adultos não diagnosticados com doença celíaca são raramente encontrados em departamentos de ultrassonografia geral. Apesar disso, ocasionalmente, encontramos pacientes nos quais a ultrassonografia fornece o primeiro indício do diagnóstico correto. As observações ultrassonográficas incluem intestino delgado anormalmente cheio de líquido com dilatação moderada das alças envolvidas. Uma morfologia anormal é observada, a qual Dietrich et al.[93] descreveram como uma redução das pregas circulares (válvulas coniventes) de Kerckring, com perda da densidade e da uniformidade. A peristalse está aumentada além do normal. É possível observar aumento do calibre da artéria mesentérica superior e da veia porta.[94]

Fibrose Cística

O tratamento agressivo dos problemas pulmonares na fibrose cística (FC) aumenta a probabilidade de encontrar pacientes adultos em um departamento de ultrassonografia geral que realiza ultrassonografia abdominal. O espessamento da parede intestinal, especialmente do hemicólon direito, e, em menor extensão, do cólon esquerdo e do intestino delgado, pode ser observado em associação com infiltração tanto da gordura pericolônica quanto da gordura mesentérica.[95] Estas podem, frequentemente, ser observações incidentais, sem sintomas significativos associados. Na fibrose cística avançada, pode ser vista colonopatia fibrosante com estenose.[96,97] A cultura do *C. difficile* também é observada em alguns pacientes com fibrose cística e com espessamento da parede do cólon, sem os sintomas concomitantes de dor abdominal e diarreia.[98] Uma cultura positiva das fezes, no entanto, não é a regra nos pacientes com fibrose cística com espessamento detectável da parede colônica.

ENDOSSONOGRAFIA

A ultrassonografia endoscópica, realizada com transdutores de alta frequência na luz do intestino, permite a detecção de anormalidades na mucosa, a delineação das camadas da parede intestinal e a definição dos tecidos moles adjacentes, até uma profundidade de 8 a 10 cm do cristal do transdutor. Portanto, podem ser bem avaliados os tumores escondidos abaixo da mucosa normal, a penetração do tumor nas camadas da parede intestinal e o envolvimento tumoral das estruturas vitais adjacentes ou nos linfonodos. O estadiamento de tumores da mucosa previamente identificados é uma das principais aplicações da técnica endossonográfica.

Tubo Gastrintestinal Superior

Os transdutores rotatórios de alta frequência, usando cristais de 7,5 MHz, adaptados a um endoscópio com fibra óptica, são os mais adequados para endossonografia do esôfago, estômago e duodeno. Geralmente é necessário sedar levemente o paciente. O paciente é colocado em decúbito lateral esquerdo e o endoscópio é inserido até o local desejado. O gás intraluminal é aspirado e um balão cobrindo o cristal do transdutor é inflado com água sem ar. A localização é determinada pela distância da arcada dentária e pela identificação de pontos anatômicos, como baço, fígado, pâncreas e vesícula biliar. A rotação e a deflexão da ponta do transdutor permitem a varredura das lesões visualizadas em diferentes planos.[99]

A identificação, a localização e a caracterização de massas benignas são possíveis com a endossonografia. **Varizes** são visualizadas como massas compressíveis hipoecoicas ou císticas, abaixo da submucosa ou nas camadas mais externas do esôfago, na junção gastroesofágica ou no fundo gástrico.[100] Tumores benignos, como os **fibromas** e os **leiomiomas**, são massas sólidas, bem-definidas, sem envolvimento da mucosa, que podem ser localizados na camada da parede onde se originam, geralmente a submucosa e a muscular própria, respectivamente. A úlcera péptica produz tipicamente espessamento acentuado de todas as camadas da parede gástrica com uma cratera ulcerosa demonstrável. A doença de Ménétrier causa espessamento das pregas mucosas.

O estadiamento do **carcinoma de esôfago** envolve a avaliação da profundidade da invasão tumoral e o envolvimento dos linfonodos locais e estruturas vitais adjacentes. Lesões constritivas que não permitem a passagem do endoscópio podem produzir exames tecnicamente insatisfatórios ou incompletos.

O **linfoma gástrico** é, tipicamente, muito hipoecoico; sua invasão ocorre ao longo da parede gástrica ou na horizontal, e o envolvimento das estruturas extramurais e dos linfonodos é menor do que no carcinoma gástrico. Portanto, a ulceração mucosa localizada, com infiltração extensa das camadas mais profundas, sugere um linfoma, o qual também pode crescer com um padrão polipoide ou como uma infiltração difusa sem ulceração.[102] O **carcinoma gástrico**, ao contrário, surge da mucosa gástrica, é geralmente mais ecogênico, tende a invadir verticalmente ou através da parede gástrica e frequentemente já envolveu os linfonodos perigástricos por ocasião do diagnóstico.

Reto: Estadiamento Tumoral do Carcinoma Retal

A **ultrassonografia transretal (endorretal)** é uma modalidade estabelecida para o estadiamento de carcinoma retal.[103-105] Sua resolução das várias camadas do reto supera o desempenho da TC e da RM. Embora várias condições patológicas possam ser avaliadas pela ultrassonografia endorretal, o estadiamento do carcinoma retal previamente detectado é o seu principal papel. Os pacientes são examinados em decúbito lateral esquerdo, após a aplicação de um enema. São obtidas imagens axiais e sagitais. Atualmente, existem vários transdutores rígidos intrarretais comercialmente disponíveis, que usam vários tipos de tecnologia, com dispositivo de fase, setoriais mecânicos ou com cristais rotatórios.

Além disso, temos avaliado rotineiramente mulheres com carcinoma retal usando um transdutor transvaginal, introduzido na vagina após a administração de enema. Esta técnica é excelente, especialmente para tumores maiores, porque o septo retovaginal, o tumor e os linfonodos no mesorreto ficam perfeitamente visíveis.[106]

Os tumores são estadiados de acordo com a classificação de Duke modificada por Astler-Coller[107] ou, mais simplesmente, com o componente do **tumor primário** da **classificação TNM**[108] da Union Internationale Contre le Cancer (UICC), em que **T** representa o tumor primário, **N** é o envolvimento nodal (linfonodos) e **M** são as metástases a distância (Fig. 8.46).

O carcinoma retal origina-se a partir da superfície mucosa do intestino. Os tumores aparecem como massas relativamente hipoecoicas que podem distorcer a luz retal. A invasão das camadas mais profundas, da submucosa, da muscular própria e da gordura perirretal causa descontinuidade dessas camadas à ultrassonografia (Fig. 8.47). A ulceração superficial ou as fissuras que permitem a formação de pequenas bolhas de gás, que são encarceradas pela superfície do cristal, podem demonstrar sombras e um artefato em "cauda de cometa", com perda da definição das camadas profundas à ulceração. Os linfonodos são massas hipoecoicas, redondas ou ovais, no tecido adiposo perirretal (Fig. 8.47C). A ultrassonografia com Doppler colorido é uma excelente adição aos transdutores transretais, mostrando a extensão dos tumores com base em sua hipervascularidade. Raramente são visualizados depósitos verdadeiros dentro dos linfonodos aumentados. Portanto, o estadiamento definitivo requer avaliação histopatológica tanto do tumor quanto dos linfonodos regionais.

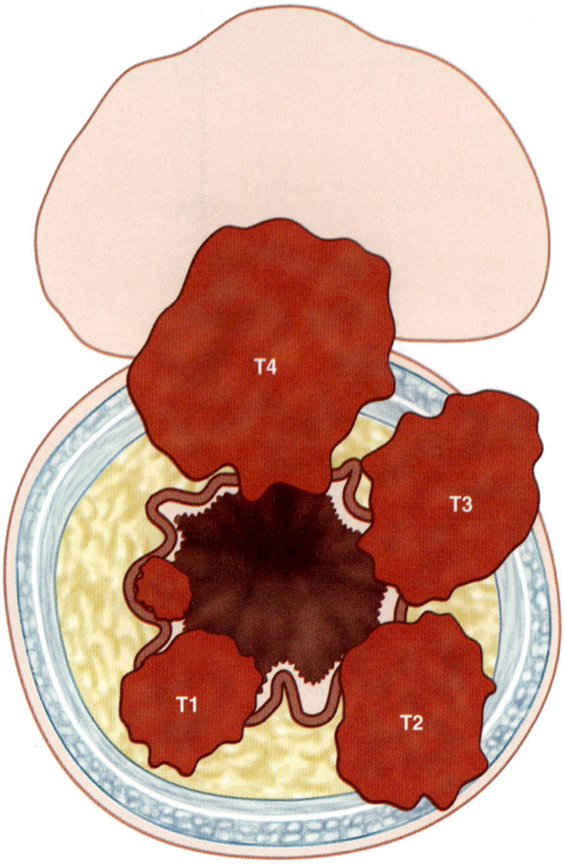

FIG. 8.46 Diagrama do componente tumoral (T) no estadiamento TNM do câncer retal na ultrassonografia. Os tumores (*em vermelho*) mostram invasão progressivamente mais profunda começando na posição de 10 horas, em que a lesão não invasiva superficial T engloba apenas camadas superficiais da parede intestinal. Na posição de 7 horas, a lesão T1 invade a submucosa (*em amarelo*). Na posição de 5 horas, a lesão T2 invade a muscular própria (*em azul*). Na posição de 2 horas, a lesão T3 mostra invasão de espessura completa através das camadas da parede retal, com invasão da gordura perirretal circundante. Na face diretamente anterior (12 horas), a lesão T4 mostra invasão da glândula prostática.

As **limitações** da ultrassonografia retal incluem: incapacidade para identificar a invasão tumoral microscópica, incapacidade para mostrar os tumores estenóticos, incapacidade para mostrar os tumores maiores que 15 cm da borda anal, de distinguir os linfonodos envolvidos com o tumor daqueles com alterações reacionais e de identificar linfonodos de tamanho normal com invasão tumoral microscópica.

O **câncer retal recorrente** após ressecção local geralmente é extraluminal, envolvendo secundariamente a margem da ressecção. A ultrassonografia transretal seriada pode ser usada em conjunto com a determinação dos níveis de antígeno carcinoembrionário para detectar tais recidivas. Uma massa hipoecoica pericólica ou o espessamento local da parede retal, tanto nas camadas superficiais quanto nas profundas, devem ser considerados sinais de recidiva. Radioterapia prévia pode causar espessamento difuso de toda a parede retal, geralmente com ecogenicidade alta a moderada, um aspecto que é facilmente diferenciado do aspecto hipoecoico focal do câncer recorrente. A biópsia guiada por ultrassonografia de uma anormalidade detectada, facilita a diferenciação histológica entre a recidiva e a alteração pós-operatória, inflamatória ou pós-radiação.

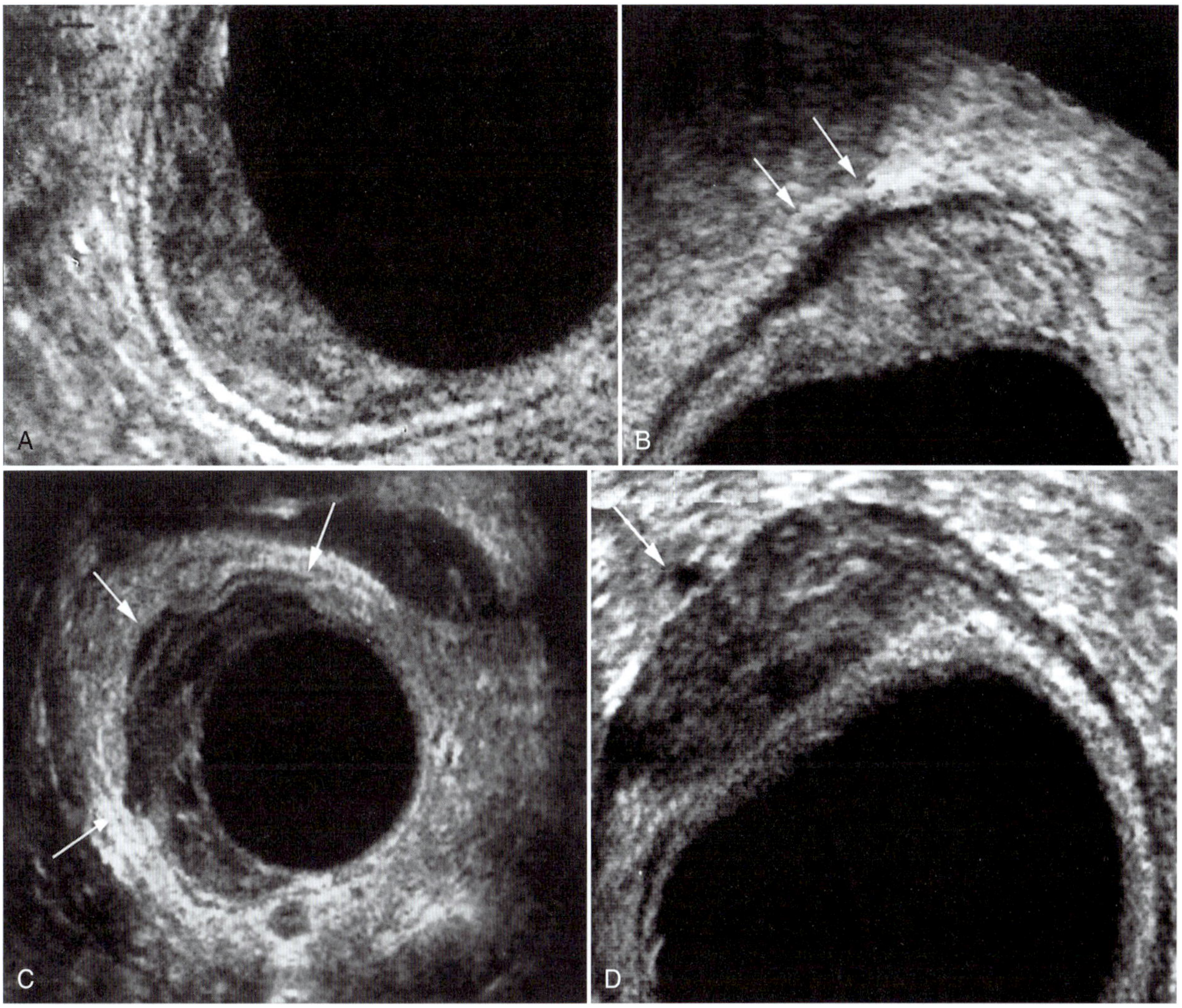

FIG. 8.47 Tumores retais vistos à ultrassonografia transretal. (A) **Carcinoma retal**: T1. Massa hipoecoica entre as posições de 6 e 8 horas. A submucosa (a linha ecogênica) e a muscular própria (a linha hipoecoica externa) estão intactas. **(B) Carcinoma retal:T2.** O tumor é visto anteriormente. A muscular própria (*setas*) é uma linha hipoecoica que está espessada e nodular, consistente com envolvimento tumoral. **(C) Carcinoma retal:T3.** Um grande tumor envolve toda a parede lateral direita do reto. Invasão da gordura perirretal (*setas*) é observada em vários locais. Um grande linfonodo é visto na posição de 6 horas; linfonodos menores são vistos nas posições de 5 e 8 horas. **(D) Carcinoma metastático da parede retal.** Uma massa hipoecoica é vista entre as posições de 10 horas e 1 hora. Ela envolve as camadas profundas da parede retal e não a mucosa retal. Existe um pequeno linfonodo (*seta*). (Com permissão de Berton F, Gola G, Wilson S. Perspective on the role of transrectal and transvaginal sonography of tumors of the rectum and anal canal. AJR Am J Roentgenol. 2008;190[6]:1495-1504.[106])

O **carcinoma de próstata** pode invadir diretamente o reto, ou tumores mais remotos podem envolver o reto, geralmente como resultado de implantação no fundo de saco peritoneal posterior. Como esses tumores inicialmente envolvem as camadas mais profundas da parede retal, com envolvimento mucoso posterior conforme a doença progride, seu aspecto ultrassonográfico é diferente daquele do carcinoma retal primário (Fig. 8.47D).

Os **tumores mesenquimais benignos**, especialmente aqueles originados no músculo liso, são incomuns no reto. Quando vistos, seus achados ultrassonográficos são os mesmos de qualquer outro lugar (Fig. 8.48). Os **cistos mucosos de retenção**, que resultam da obstrução das glândulas mucosas, produzem massas císticas de tamanho variável que estão localizadas profundamente na parede retal.

Canal Anal

O **câncer do canal anal** é um tumor muito raro que é bem visualizado na ultrassonografia anal.

Incontinência Fecal

A **endossonografia anal**, realizada com a adição de um cone rígido acoplado a um transdutor radial de 7,5 MHz, possibilita a avaliação acurada do canal anal, incluindo os esfíncteres interno e externo.[109] Realizado primariamente para o estudo da incontinência fecal, este exame mostra a integridade dos esfíncteres com documentação do grau e do tamanho dos defeitos musculares. Não usamos mais essa técnica, preferindo, em vez disso, avaliação do esfíncter e dos tecidos moles perianais por meio de uma combinação de varredura transvaginal e transperineal.[37,110-113]

As mulheres jovens, após parto vaginal traumático, apresentam com frequência incontinência fecal. O esfíncter anal interno, em continuidade com a muscular própria do reto acima, é visto como um anel hipoecoico ou uma estrutura hipoecoica circular espessa, imediatamente aos abaixo dos ecos da mucosa convoluta (Fig. 8.49). O esfíncter anal externo, em contraste, é menos bem-definido e mais ecogênico, aparecendo cinza na ultrassonografia e em continuidade com as

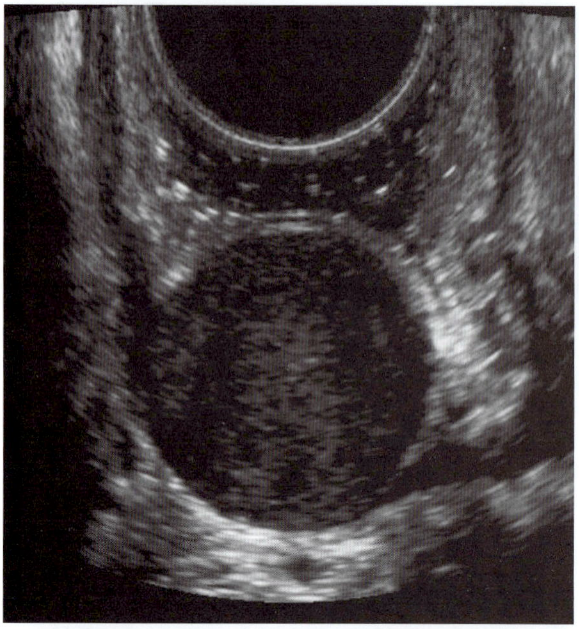

FIG. 8.48 Tumor do estroma gastrointestinal (TEG) do reto. A imagem ultrassonográfica transretal mostra uma massa redonda sólida, bem–definida, proveniente da camada muscular própria em uma mulher de 59 anos com massa palpável assintomática encontrada no exame físico de rotina. O tumor está crescendo com padrão submucoso e protuberâncias da superfície da mucosa se projetam para o lúmen preenchido por líquido.

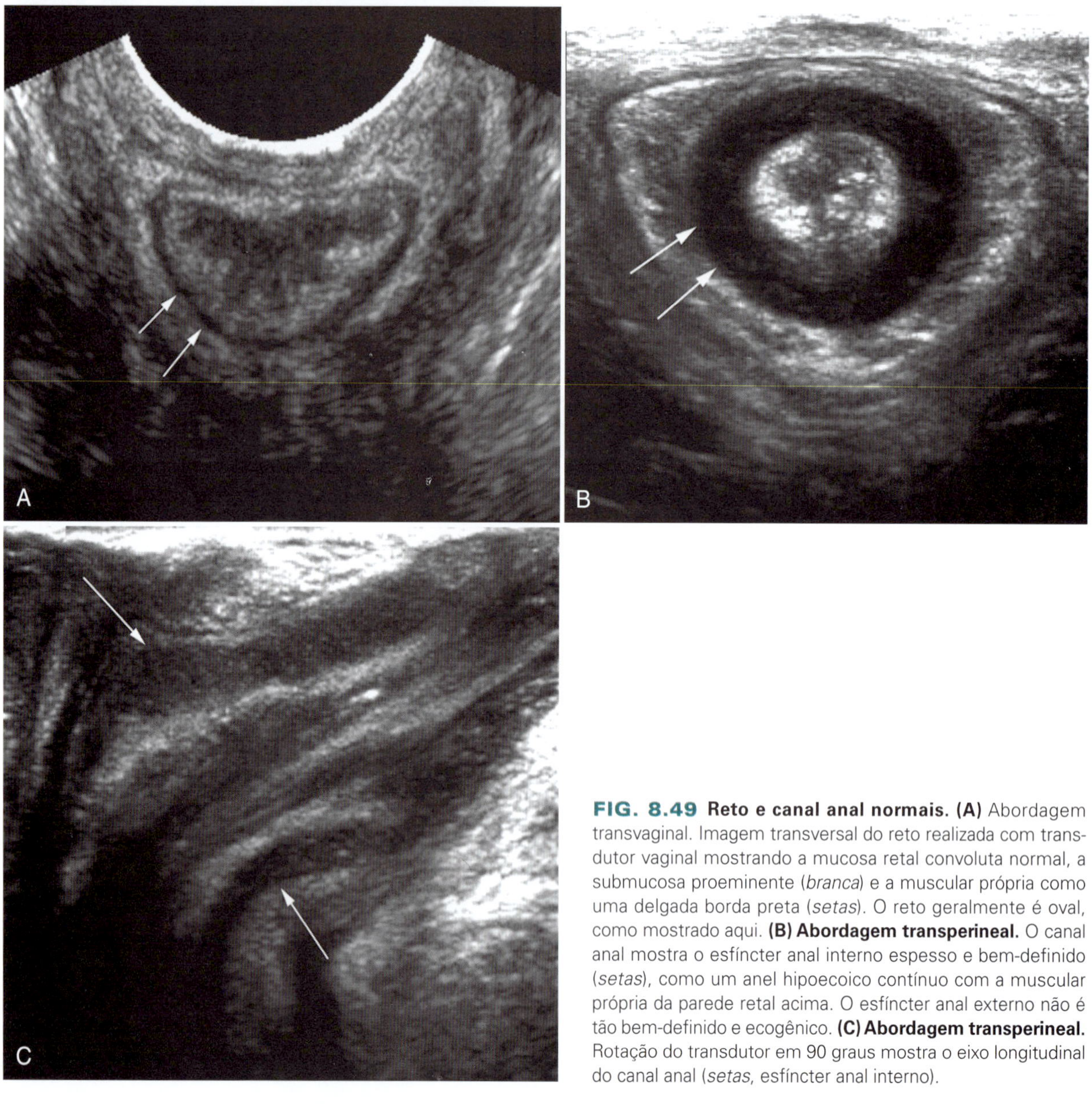

FIG. 8.49 Reto e canal anal normais. (A) Abordagem transvaginal. Imagem transversal do reto realizada com transdutor vaginal mostrando a mucosa retal convoluta normal, a submucosa proeminente (*branca*) e a muscular própria como uma delgada borda preta (*setas*). O reto geralmente é oval, como mostrado aqui. **(B) Abordagem transperineal.** O canal anal mostra o esfíncter anal interno espesso e bem-definido (*setas*), como um anel hipoecoico contínuo com a muscular própria da parede retal acima. O esfíncter anal externo não é tão bem-definido e ecogênico. **(C) Abordagem transperineal.** Rotação do transdutor em 90 graus mostra o eixo longitudinal do canal anal (*setas*, esfíncter anal interno).

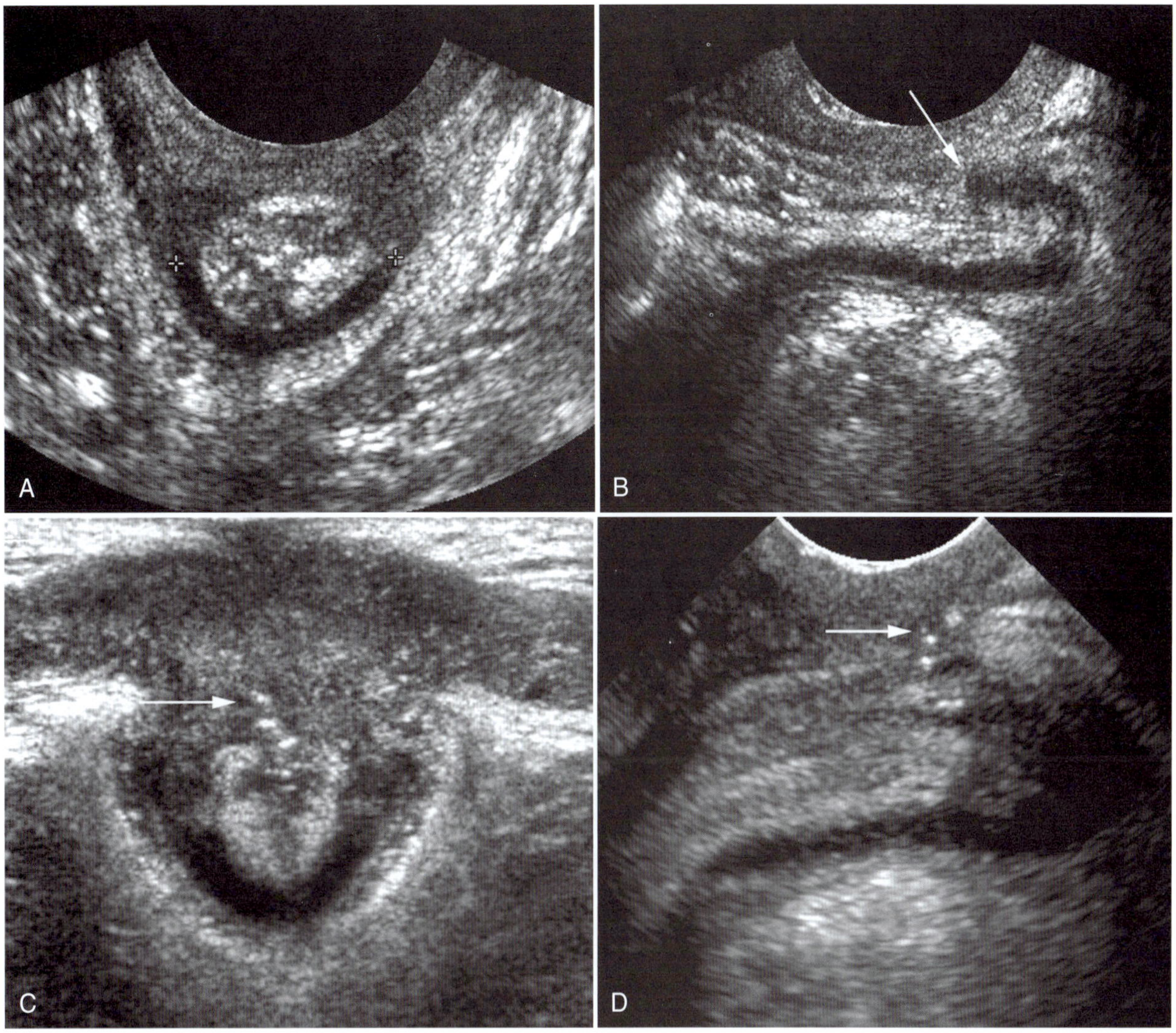

FIG. 8.50 Ruptura traumática do esfíncter anal em dois pacientes. (A) Vistas transversal e **(B)** longitudinal do canal anal, obtidas via transvaginal, mostrando ruptura do esfíncter anteriormente na posição entre 9 e 3 horas. A seta na imagem sagital mostra a extensão do esfíncter anal interno em direção cefálica. **(C)** Vistas transversal e **(D)** longitudinal do canal anal mostrando ruptura de toda a espessura do canal anal anterior, entre as posições de 11 horas e 1 hora. A seta em cada imagem mostra bolhas de ar em uma fístula anovaginal.

fibras da alça puborretal. A ruptura traumática das camadas musculares será vista como defeitos na continuidade da textura muscular normal, mais comumente anterior (Fig. 8.50). Fibrose pós-traumática pode estar associada à alteração do formato do canal anal de redondo para oval.

Doença Inflamatória Perianal

A doença inflamatória perianal é observada em duas populações distintas: (1) aquela com **doença de Crohn** que desenvolve inflamação perianal como parte da doença e (2) os pacientes que desenvolvem **abscessos** ou **fístulas perianais** espontaneamente. O primeiro grupo é descrito na seção sobre doença de Crohn. Nos outros pacientes, a infecção perianal surge nas pequenas glândulas anais interesfinctéricas, localizadas predominantemente na linha pectínea. Isso ocorre mais em homens adultos jovens. A documentação das coleções líquidas e a relação dos trajetos fistulosos inflamatórios com o mecanismo esfinctérico são importantes para o tratamento cirúrgico. Nós preferimos a ultrassonografia transvaginal (Vídeo 8.17) em conjunto com a ultrassonografia transperineal em mulheres, e a ultrassonografia transperineal em homens para avaliar este problema.

As varreduras são realizadas com transdutores lineares curvos e de alta frequência, colocados firmemente na pele do períneo, entre o introito vaginal e o canal anal (nas mulheres) e entre o escroto e o canal anal (nos homens).[111] É necessária uma pressão firme sobre o transdutor para permitir boa visualização do canal anal. Começamos o procedimento com o transdutor em um plano transverso relativo ao corpo. O transdutor deve ser posicionado em direção cefálica e anterior ao plano do canal anal e, então, lentamente angulado através do plano do canal anal, o que irá mostrar o canal em corte transversal, desde a junção anorretal até a abertura anal externa. A rotação do transdutor em 90 graus irá permitir o estudo no plano longitudinal. Trajetos fistulosos e coleções no períneo, nas nádegas, no escroto e nos lábios do pudendo também podem ser avaliados e acompanhados em direção retrógrada até sua conexão com o canal anal.

Os trajetos fistulosos inflamatórios perianais e as massas são classificados de acordo com a classificação de Parks et al.[114] Tal classificação atua

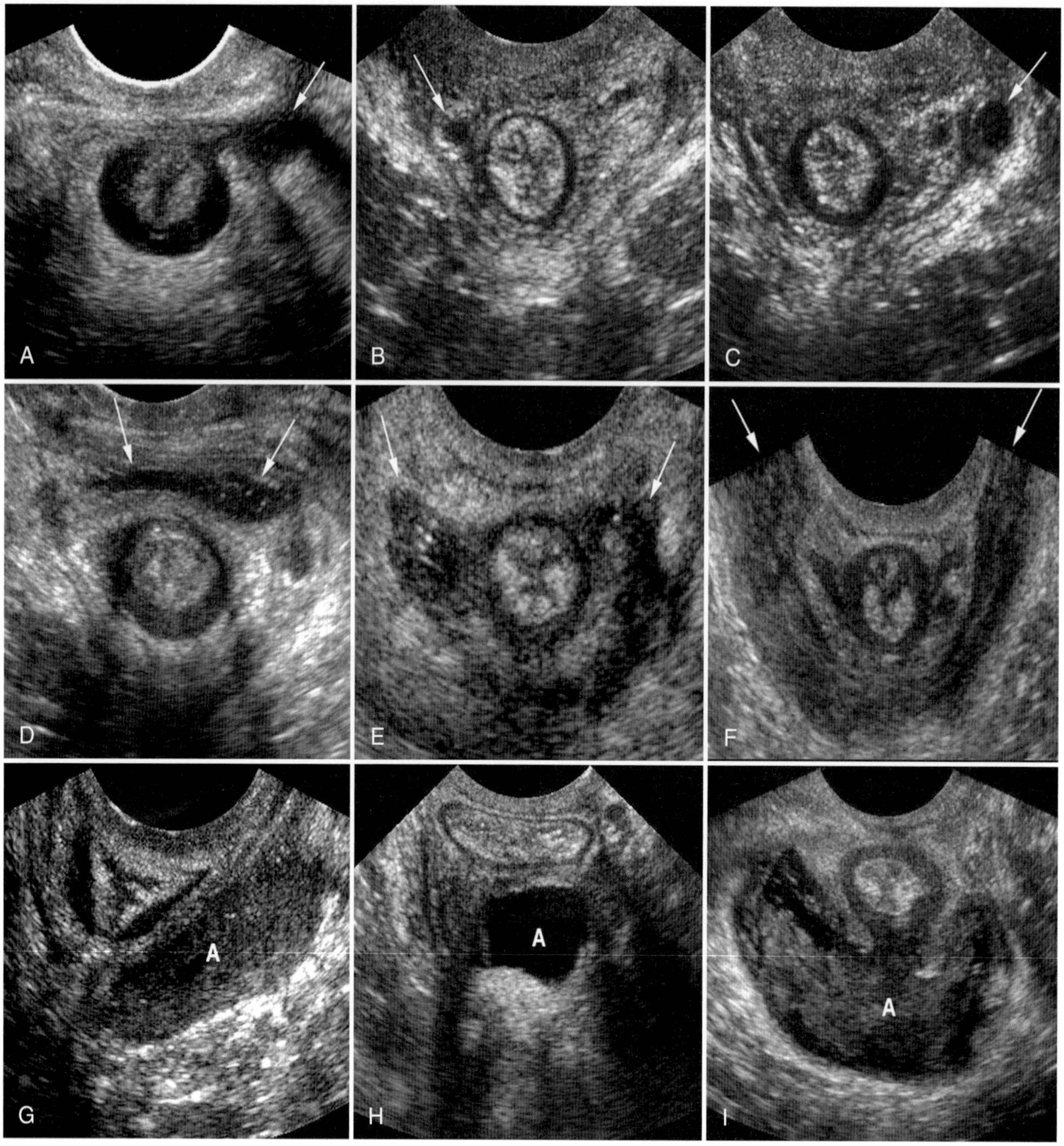

FIG. 8.51 Doença inflamatória perianal em nove pacientes. *Linha superior,* **Aberturas e trajetos fistulosos inflamatórios simples** (*setas*). Imagens transversais do canal anal mostrando a abertura interna na posição de 1 hora com **(A)** trajeto fistuloso transesfinctérico em direção a uma pequena coleção, **(B)** trajeto fistuloso interesfinctérico e **(C)** trajeto extraesfinctérico maior. *Linha central,* **Trajetos fistulosos mais complexos** (*setas*). **(D)** Trajeto extraesfinctérico anterior com líquido dentro. **(E)** Trajetos interesfinctéricos bilaterais, complexos, e coleções mostrando focos ecogênicos brilhantes, representando ar extraluminal. **(F)** Trajeto em ferradura ou bumerangue, circundando o canal anal posterior e lateralmente. Existem aberturas internas nas posições de 2, 4 e 9 horas. *Linha inferior,* **Abscessos** (*A*) **perianais**. **(G)** Abscesso na face posterolateral esquerda do canal anal, preenchido por material particulado. **(H)** Abscesso grande, posterior, complexo, com nível de debris que varia com a posição do corpo. **(I)** Grande abscesso posterior, mostrando uma grande abertura interna, posteriormente na posição de 6 horas.

como guia para o tratamento cirúrgico pela descrição anatômica dos trajetos fistulosos. Os quatro subtipos principais são **interesfinctérico** (entre o esfíncter anal externo e o interno), **transesfinctérico** (atravessando ambos os esfíncteres anais, interno e externo, em direção à fossa isquiorretal ou à fossa isquioanal), **supraesfinctérico** e **extraesfinctérico**. Em cada paciente, documentamos também a abertura interna e as aberturas externas, sempre que possível. Os trajetos fistulosos são mostrados pela ultrassonografia como áreas lineares hipoecoicas ou áreas tubulares contendo líquido, dependendo de seu tamanho e de sua atividade (Fig. 8.51). Assim como as fístulas de qualquer lugar, as bolhas de ar no trajeto são visualizadas como focos hiperecoicos brilhantes que se deslocam durante o exame, ajudando na sua identificação. Na nossa experiência inicial com 54 pacientes com massas inflamatórias perianais, os achados ultrassonográficos foram confirmados em 22 de 26 pacientes (85%) que realizaram tratamento cirúrgico para a doença.

Ultrassonografia da Doença Inflamatória Perianal

Abertura interna no canal anal ou reto
Fístulas e sua relação com o esfíncter anal
Aberturas externas
Coleções líquidas

Agradecimentos

O autor gostaria de agradecer a Gordana Popovich por suas ilustrações.

REFERÊNCIAS

1. Wilson SR. The bowel wall looks thickened: what does that mean? In: Cooperberg PL, editor. RSNA categorical course syllabus. Chicago: RSNA; 2002. p. 219-228.
2. Heyder N, Kaarmann H, Giedl J. Experimental investigations into the possibility of differentiating early from invasive carcinoma of the stomach by means of ultrasound. Endoscopy. 1987;19(6):228-232.
3. Kimmey MB, Martin RW, Haggitt RC, et al. Histologic correlates of gastrointestinal ultrasound images. Gastroenterology. 1989;96(2 Pt 1):433-441.
4. Lutz HT, Petzoldt R. Ultrasonic patterns of space occupying lesions of the stomach and the intestine. Ultrasound Med Biol. 1976;2(2):129-132.
5. Bluth E, Merritt C, Sullivan M. Ultrasonic evaluation of the stomach, small bowel, and colon. Radiology. 1979;133(3 Pt 1):677-680.
6. Puylaert JB. Acute appendicitis: US evaluation using graded compression. Radiology. 1986;158(2):355-360.
7. Teefey SA, Roarke MC, Brink JA, et al. Bowel wall thickening: differentiation of inflammation from ischemia with color Doppler and duplex US. Radiology. 1996;198(2):547-551.
8. Romanini L, Passamonti M, Navarria M, et al. Quantitative analysis of contrast-enhanced ultrasonography of the bowel wall can predict disease activity in inflammatory bowel disease. Eur J Radiol. 2014;83(8):1317-1323.
9. Dillman JR, Stidham RW, Higgins PDR, et al. Ultrasound shear wave elastography helps discriminate low-grade from high-grade bowel wall fibrosis in ex vivo human intestinal specimens. J Ultrasound Med. 2014;33(12):2115-2123.
10. Lim JH. Colorectal cancer: sonographic findings. AJR Am J Roentgenol. 1996;167(1):45-47.
11. Lim JH, Ko YT, Lee DH, et al. Determining the site and causes of colonic obstruction with sonography. AJR Am J Roentgenol. 1994;163(5):1113-1117.
12. Shorter RG. Gastrointestinal pathology: an atlas and text. Mayo Clin Proc. 1989;64(12):1567-1568.
13. Kaftori J, Aharon M, Kleinhaus U. Sonographic features of gastrointestinal leiomyosarcoma. J Clin Ultrasound. 1981;9(1):11-15.
14. Derchi LE, Banderali A, Bossi C, et al. The sonographic appearances of gastric lymphoma. J Ultrasound Med. 1984;3(6):251-256.
15. Salem S, Hiltz C. Ultrasonographic appearance of gastric lymphosarcoma. J Clin Ultrasound. 1978;6(6):429-430.
16. Telerman A, Gerard B, Van den Heule B, Bleiberg H. Gastrointestinal metastases from extra-abdominal tumors. Endoscopy. 1985;17(3):99-101.
17. Yeh H. Ultrasonography of peritoneal tumors. Radiology. 1979;133(2):419-424.
18. Wilson S. Evaluation of the small intestine by ultrasonography. In: Gourtsoyiannis N, editor. Radiologic imaging of the small intestine. Heidelberg: Springer-Verlag; 2002. p. 73-86.
19. Horsthuis K, Bipat S, Bennink R, Stoker J. Inflammatory bowel disease diagnosed with US, MR, scintigraphy, and CT: meta-analysis of prospective studies. Radiology. 2008;247(1):64-79.
20. Panés J, Bouzas R, Chaparro M, et al. Systematic review: the use of ultrasonography, computed tomography and magnetic resonance imaging for the diagnosis, assessment of activity and abdominal complications of Crohn's disease. Aliment Pharmacol Ther. 2011;34(2):125-145.
21. Sarrazin J, Wilson SR. Manifestations of Crohn disease at US. Radiographics. 1996;16(3):499-520.
22. Gasche C, Moser G, Turetschek K, et al. Transabdominal bowel sonography for the detection of intestinal complications in Crohn's disease. Gut. 1999;44(1):112-117.
23. Medellin-Kowalewski A, Wilkens R, Wilson A, et al. Quantitative contrast-enhanced ultrasound parameters in Crohn disease: their role in disease activity determination with ultrasound. AJR Am J Roentgenol. 2016;206(1):64-73.
24. DiCandio G, Mosca F, Campatelli A, et al. Sonographic detection of postsurgical recurrence of Crohn disease. AJR Am J Roentgenol. 1986;146(3):523-526.
25. Fraquelli M, Colli A, Casazza G, et al. Role of US in detection of Crohn disease: meta-analysis 1. Radiology. 2005;236(1):95-101.
26. Dubbins PA. Ultrasound demonstration of bowel wall thickness in inflammatory bowel disease. Clin Radiol. 1984;35(3):227-231.
27. Worlicek H, Lutz H, Heyder N, Matek W. Ultrasound findings in Crohn's disease and ulcerative colitis: a prospective study. J Clin Ultrasound. 1987;15(3):153-163.
28. Spalinger J, Patriquin H, Miron M, et al. Doppler US in patients with Crohn disease: vessel density in the diseased bowel reflects disease activity. Radiology. 2000;217(3):787-791.
29. Ripollés T, Martínez M, Paredes J, et al. Crohn disease: correlation of findings at contrast-enhanced US with severity at endoscopy. Radiology. 2009;253(1):241-248.
30. Ripollés T, Rausell N, Paredes J, et al. Effectiveness of contrast-enhanced ultrasound for characterisation of intestinal inflammation in Crohn's disease: a comparison with surgical histopathology analysis. J Crohns Colitis. 2013;7(2):120-128.
31. Parente F, Maconi G, Bollani S, et al. Bowel ultrasound in assessment of Crohn's disease and detection of related small bowel strictures: a prospective comparative study versus x ray and intraoperative findings. Gut. 2002;50(4):490-495.
32. Ferraioli G, Tinelli C, Lissandrin R, et al. Point shear wave elastography method for assessing liver stiffness. World J Gastroenterol. 2014;20(16):4787-4796.
33. Dillman J, Stidham R, Higgins P, et al. US elastography–derived shear wave velocity helps distinguish acutely inflamed from fibrotic bowel in a Crohn Disease animal model. Radiology. 2013;267(3):757-766.
34. Lu C, Gui X, Chen W, et al. Ultrasound shear wave elastography identifies muscle wall hypertrophy and is a novel surrogate for inflammation in Crohn's disease. United European Gastroenterol J. 2015;3:P0333.
35. Ripollés T, Martínez-Pérez M, Blanc E, et al. Contrast-enhanced ultrasound (CEUS) in Crohn's disease: technique, image interpretation and clinical applications. Insights Imaging. 2011;2(6):639-652.
36. Stewart LK, McGee J, Wilson SR. Transperineal and transvaginal sonography of perianal inflammatory disease. AJR Am J Roentgenol. 2001;177(3):627-632.
37. Damani N, Wilson S. Nongynecologic applications of transvaginal US. Radiographics. 1999;19(Spec No):S179-S200.
38. Puylaert J. Ultrasound of acute GI tract conditions. Eur Radiol. 2001;11(10):1867-1877.
39. Seibert JJ, Williamson SL, Golladay ES, et al. The distended gasless abdomen: a fertile field for ultrasound. J Ultrasound Med. 1986;5(6):301-308.
40. Lee DH, Lim JH, Ko YT, Yoon Y. Sonographic detection of pneumoperitoneum in patients with acute abdomen. AJR Am J Roentgenol. 1990;154(1):107-109.
41. Muradali D, Wilson S, Burns PN, et al. A specific sign of pneumoperitoneum on sonography: enhancement of the peritoneal stripe. AJR Am J Roentgenol. 1999;173(5):1257-1262.
42. Pieper R, Forsell P, Kager L. Perforating appendicitis. A nine-year survey of treatment and results. Acta Chir Scand Suppl. 1986;530:51-57.
43. Kazarian K, Roeder W, Mersheimer W. Decreasing mortality and increasing morbidity from acute appendicitis. Am J Surg. 1970;119(6):681-685.
44. Van Way 3rd CW, Murphy JR, Dunn EL, Elerding SC. A feasibility study of computer aided diagnosis in appendicitis. Surg Gynecol Obstet. 1982;155(5):685-688.
45. Berry J, Malt R. Appendicitis near Its centenary. Ann Surg. 1984;200(5):567-575.
46. Gaensler EH, Jeffrey RB, Laing FC, Townsend RR. Sonography in patients with suspected acute appendicitis: value in establishing alternative diagnoses. AJR Am J Roentgenol. 1989;152(1):49-51.

47. Bendeck S, Nino-Murcia M, Berry G, Jeffrey R. Imaging for suspected appendicitis: negative appendectomy and perforation rates. Radiology. 2002;225(1):131-136.
48. Birnbaum B, Wilson S. Appendicitis at the millennium. Radiology. 2000;215(2):337-348.
49. Shaw R. Appendix calculi and acute appendicitis. Br J Surg. 1965;52(6):451-459.
50. Savrin R, Clausen K, Martin E, Cooperman M. Chronic and recurrent appendicitis. Am J Surg. 1979;137(3):355-357.
51. Dachman AH, Nichols JB, Patrick DH, Lichtenstein JE. Natural history of the obstructed rabbit appendix: observations with radiography, sonography, and CT. AJR Am J Roentgenol. 1987;148(2):281-284.
52. Jeffrey RB, Laing FC, Townsend RR. Acute appendicitis: sonographic criteria based on 250 cases. Radiology. 1988;167(2):327-329.
53. Abu-Yousef MM, Bleicher JJ, Maher JW, et al. High-resolution sonography of acute appendicitis. AJR Am J Roentgenol. 1987;149(1):53-58.
54. Rioux M. Sonographic detection of the normal and abnormal appendix. AJR Am J Roentgenol. 1992;158(4):773-778.
55. Jeffrey RB, Laing FC, Lewis FR. Acute appendicitis: high-resolution real-time US findings. Radiology. 1987;163(1):11-14.
56. Rettenbacher T, Hollerweger A, Macheiner P, et al. Ovoid shape of the vermiform appendix: a criterion to exclude acute appendicitis—evaluation with US. Radiology. 2003;226(1):95-100.
57. Lee J, Jeong Y, Hwang J, et al. Graded compression sonography with adjuvant use of a posterior manual compression technique in the sonographic diagnosis of acute appendicitis. AJR Am J Roentgenol. 2002;178(4):863-868.
58. Borushok KF, Jeffrey RB Jr, Laing FC, Townsend RR. Sonographic diagnosis of perforation in patients with acute appendicitis. AJR Am J Roentgenol. 1990;154(2):275-278.
59. Agha FP, Ghahremani GG, Panella JS, Kaufman MW. Appendicitis as the initial manifestation of Crohn's disease: radiologic features and prognosis. AJR Am J Roentgenol. 1987;149(3):515-518.
60. Roth T, Zimmer G, Tschantz P. Maladie de Crohn appendiculaire. Ann Chir. 2000;125(7):665-667.
61. Higgins MJ, Walsh M, Kennedy SM, et al. Granulomatous appendicitis revisited: report of a case. Dig Surg. 2001;18(3):245-248.
62. Chou Y, Chiou H, Tiu C, et al. Sonography of acute right side colonic diverticulitis. Am J Surg. 2001;181(2):122-127.
63. O'Malley M, Wilson S. US of gastrointestinal tract abnormalities with CT correlation. Radiographics. 2003;23(1):59-72.
64. Teefey SA, Montana MA, Goldfogel GA, Shuman WP. Sonographic diagnosis of neutropenic typhlitis. AJR Am J Roentgenol. 1987;149(4):731-733.
65. Frager DH, Frager JD, Brandt LJ, et al. Gastrointestinal complications of AIDS: radiologic features. Radiology. 1986;158(3):597-603.
66. Balthazar EJ, Megibow AJ, Fazzini E, et al. Cytomegalovirus colitis in AIDS: radiographic findings in 11 patients. Radiology. 1985;155(3):585-589.
67. Teixidor HS, Honig CL, Norsoph E, et al. Cytomegalovirus infection of the alimentary canal: radiologic findings with pathologic correlation. Radiology. 1987;163(2):317-323.
68. Puylaert JB. Mesenteric adenitis and acute terminal ileitis: US evaluation using graded compression. Radiology. 1986;161(3):691-695.
69. Puylaert JB, Lalisang RI, van der Werf SD, Doornbos L. Campylobacter ileocolitis mimicking acute appendicitis: differentiation with graded-compression US. Radiology. 1988;166(3):737-740.
70. Puylaert JB. Right-sided segmental infarction of the omentum: clinical, US, and CT findings. Radiology. 1992;185(1):169-172.
71. Painter NS, Burkitt DP. Diverticular disease of the colon, a 20th century problem. Clin Gastroenterol. 1975;4(1):3-21.
72. Parks TG. Natural history of diverticular disease of the colon. A review of 521 cases. Br Med J. 1969;4(5684):639-642.
73. Fleischner F, Ming S. Revised concepts on diverticular disease of the colon. Radiology. 1965;84(4):599-609.
74. Wilson SR, Toi A. The value of sonography in the diagnosis of acute diverticulitis of the colon. AJR Am J Roentgenol. 1990;154(6):1199-1202.
75. Parulekar SG. Sonography of colonic diverticulitis. J Ultrasound Med. 1985;4(12):659-666.
76. Derchi LE, Reggiani L, Rebaudi F, Bruschetta M. Appendices epiploicae of the large bowel. Sonographic appearance and differentiation from peritoneal seeding. J Ultrasound Med. 1988;7(1):11-14.
77. Meiser G, Meissner K. [Sonographic differential diagnosis of intestinal obstruction—results of a prospective study of 48 patients]. Ultraschall Med. 1985;6(1):39-45.
78. Tennenhouse JE, Wilson SR. Sonographic detection of a small-bowel bezoar. J Ultrasound Med. 1990;9(10):603-605.
79. Siewert B, Raptopoulos V. CT of the acute abdomen: findings and impact on diagnosis and treatment. AJR Am J Roentgenol. 1994;163(6):1317-1324.
80. Balthazar EJ, George W. Holmes Lecture. CT of small-bowel obstruction. AJR Am J Roentgenol. 1994;162(2):255-261.
81. Lee DH, Lim JH, Ko YT. Afferent loop syndrome: sonographic findings in seven cases. AJR Am J Roentgenol. 1991;157(1):41-43.
82. Parienty RA, Lepreux JF, Gruson B. Sonographic and CT features of ileocolic intussusception. AJR Am J Roentgenol. 1981;136(3):608-610.
83. Weissberg D, Scheible W, Leopold G. Ultrasonographic appearance of adult intussusception. Radiology. 1977;124(3):791-792.
84. Alessi V, Salerno G. The "Hay-fork" sign in the ultrasonographic diagnosis of intussusception. Gastrointest Radiol. 1985;10(1):177-179.
85. Gaines PA, Saunders AJS, Drake D. Midgut malrotation diagnosed by ultrasound. Clin Radiol. 1987;38(1):51-53.
86. Totten MA, Gregg JA, Fremont-Smith P, Legg M. Clinical and pathological spectrum of antibiotic-associated colitis. Am J Gastroenterol. 1978;69(3 Pt 1):311-319.
87. Downey DB, Wilson SR. Pseudomembranous colitis: sonographic features. Radiology. 1991;180(1):61-64.
88. Bolondi L, Ferrentino M, Trevisani F, et al. Sonographic appearance of pseudomembranous colitis. J Ultrasound Med. 1985;4(9):489-492.
89. Vernacchia FS, Jeffrey RB, Laing FC, Wing VW. Sonographic recognition of pneumatosis intestinalis. AJR Am J Roentgenol. 1985;145(1):51-52.
90. Sigel B, Machi J, Ramos JR, et al. Ultrasonic features of pneumatosis intestinalis. J Clin Ultrasound. 1985;13(9):675-678.
91. Cotrin RS, Kumar V, Collins T, editors. Robbins pathologic basis of disease. 6th ed. Philadelphia: Saunders; 1999. p. 1583-1584.
92. Young R, Gilks C, Scully R. Mucinous tumors of the appendix associated with mucinous tumors of the ovary and pseudomyxoma peritonei. Am J Surg Pathol. 1991;15(5):415-429.
93. Dietrich CF, Brunner V, Seifert H, et al. [Intestinal B-mode sonography in patients with endemic sprue. Intestinal sonography in endemic sprue]. Ultraschall Med. 1999;20(6):242-247.
94. Rettenbacher T, Hollerweger A, Macheiner P, et al. Adult celiac disease: US signs. Radiology. 1999;211(2):389-394.
95. Pickhardt PJ, Yagan N, Siegel MJ, et al. Cystic fibrosis: CT findings of colonic disease. Radiology. 1998;206(3):725-730.
96. Haber HP, Benda N, Fitzke G, et al. Colonic wall thickness measured by ultrasound: striking differences in patients with cystic fibrosis versus healthy controls. Gut. 1997;40(3):406-411.
97. Connett G, Lucas J, Atchley J, et al. Colonic wall thickening is related to age and not dose of high strength pancreatin microspheres in children with cystic fibrosis. Eur J Gastroenterol Hepatol. 1999;11(2):181-184.
98. Welkon CJ, Long SS, Thompson CM Jr, Gilligan PH. Clostridium difficile in patients with cystic fibrosis. Am J Dis Child. 1985;139(8):805-808.
99. Shorvon PJ, Lees WR, Frost RA, Cotton PB. Upper gastrointestinal endoscopic ultrasonography in gastroenterology. Br J Radiol. 1987;60(713):429-438.
100. Strohm WD, Classen M. Benign lesions of the upper GI tract by means of endoscopic ultrasonography. Scand J Gastroenterol Suppl. 1986;21(123):41-46.
101. Takemoto T, Ito T, Aibe T, Okita K. Endoscopic ultrasonography in the diagnosis of esophageal carcinoma, with particular regard to staging it for operability. Endoscopy. 1986;18(Suppl. 3):22-25.
102. Bolondi L, Casanova P, Caletti GC, et al. Primary gastric lymphoma versus gastric carcinoma: endoscopic US evaluation. Radiology. 1987;165(3):821-826.
103. Hildebrandt U, Feifel G. Preoperative staging of rectal cancer by intrarectal ultrasound. Dis Colon Rectum. 1985;28(1):42-46.
104. Wang KY, Kimmey MB, Nyberg DA, et al. Colorectal neoplasms: accuracy of US in demonstrating the depth of invasion. Radiology. 1987;165(3):827-829.
105. Yamashita Y, Machi J, Shirouzu K, et al. Evaluation of endorectal ultrasound for the assessment of wall invasion of rectal cancer. Dis Colon Rectum. 1988;31(8):617-623.

106. Berton F, Gola G, Wilson S. Perspective on the role of transrectal and transvaginal sonography of tumors of the rectum and anal canal. AJR Am J Roentgenol. 2008;190(6):1495-1504.
107. Astler V, Coller F. The prognostic significance of direct extension of carcinoma of the colon and rectum. Ann Surg. 1954;139(6):846-852.
108. Spiessl B, Beahrs OH, Hermanek P, editors. TNM atlas: illustrated guide to the TNM/pTNM-classification of malignant tumours. 3rd ed. Berlin: Springer Verlag; 2003.
109. Law P, Bartram C. Anal endosonography: technique and normal anatomy. Gastrointest Radiol. 1989;14(1):349-353.
110. Rifkin MD, Ehrlich SM, Marks G. Staging of rectal carcinoma: prospective comparison of endorectal US and CT. Radiology. 1989;170(2):319-322.
111. Berton F, Gola G, Wilson S. Sonography of benign conditions of the anal canal: an update. AJR Am J Roentgenol. 2007;189(4):765-773.
112. Stewart LK, Wilson SR. Transvaginal sonography of the anal sphincter: reliable, or not? AJR Am J Roentgenol. 1999;173(1):179-185.
113. Sudakoff G, Quiroz F, Foley W. Sonography of anorectal, rectal, and perirectal abnormalities. AJR Am J Roentgenol. 2002;179(1):131-136.
114. Parks AG, Gordon PH, Hardcastle JD. A classification of fistula-in-ano. Br J Surg. 1976;63(1):1-12.

CAPÍTULO 9

Rim e Sistema Urinário

Mitchell Tublin, Deborah Levine, Wendy Thurston e Stephanie R. Wilson

RESUMO DOS PONTOS-CHAVE

- A ultrassonografia renal é a modalidade de triagem preferida para a avaliação inicial da insuficiência renal. Marcadores de imagem relevantes incluem a ecogenicidade do parênquima, o comprimento renal e a dilatação do sistema coletor.
- O papel primordial da ultrassonografia na avaliação das massas renais é diferenciar lesões císticas e sólidas, embora um diagnóstico diferencial apropriado possa ser obtido com base na história clínica e na complexidade do cisto.
- As massas renais ecogênicas são problemáticas e, embora tenham sido propostas várias características discriminatórias, a tomografia computadorizada ou a ressonância magnética renal é, tipicamente, realizada para que as lesões maiores possam ser diferenciadas entre carcinoma renal angiomiolipoma.
- O papel da ultrassonografia na avaliação da hematúria continua a evoluir. A ultrassonografia é uma modalidade de exame de triagem efetiva para causas típicas "urológicas" de hematúria (ou seja, cálculos renais) em pacientes mais jovens.
- O espessamento focal ou difuso da parede da bexiga urinária na ultrassonografia é inespecífico e pode ser causado por vários tipos de reações infecciosas, inflamatórias ou processos neoplásicos. Análise da urina, história clínica e potencialmente cistoscopia são, tipicamente, realizadas após a identificação de espessamento na ultrassonografia.

SUMÁRIO DO CAPÍTULO

EMBRIOLOGIA
Desenvolvimento dos Rins e Ureteres
Desenvolvimento da Bexiga Urinária
Desenvolvimento da Uretra
ANATOMIA
Rim
Ureter
Bexiga Urinária
TÉCNICA ULTRASSONOGRÁFICA
Rim
Ureter
Bexiga Urinária e Uretra
HIDRONEFROSE
ARMADILHAS NA AVALIAÇÃO DA OBSTRUÇÃO
ANOMALIAS CONGÊNITAS
Anomalias Relacionadas ao Crescimento dos Rins
Hipoplasia
Lobulação Fetal
Hipertrofia Compensatória
Anomalias Relacionadas à Ascensão dos Rins
Ectopia
Ectopia Renal Cruzada
Rim em Ferradura
Anomalias Relacionadas ao Broto Ureteral
Agenesia Renal
Rim Supranumerário
Sistema Coletor Duplo e Ureterocele
Obstrução da Junção Ureteropélvica
Megacálices Congênitos
Megaureter Congênito
Anomalias Relacionadas ao Desenvolvimento Vascular
Vasos Aberrantes
Ureter Retrocaval
Anomalias Relacionadas ao Desenvolvimento da Bexiga Urinária
Agenesia da Bexiga Urinária
Duplicação da Bexiga Urinária
Extrofia da Bexiga Urinária
Anomalias do Úraco
Anomalias Relacionadas ao Desenvolvimento da Uretra: Divertículos
INFECÇÕES GENITURINÁRIAS
Pielonefrite
Pielonefrite Aguda
Abscesso Renal e Perinéfrico
Pionefrose
Pielonefrite Enfisematosa
Pielite Enfisematosa
Pielonefrite Crônica
Pielonefrite Xantogranulomatosa
Necrose Papilar
Tuberculose
Infecções Fúngicas
Candida Albicans
Infecções Parasitárias
Esquistossomose
Equinococose (Hidatidose)
Síndrome da Imunodeficiência Adquirida
Cistite
Cistite Infecciosa
Malacoplasia
Cistite Enfisematosa
Cistite Crônica
FÍSTULAS, CÁLCULOS E CALCIFICAÇÃO
Fístulas da Bexiga Urinária
Cálculos Renais
Cálculos Ureterais
Cálculos da Bexiga Urinária
Nefrocalcinose
TUMORES GENITURINÁRIOS
Carcinoma Renal
Exames por Imagem e Abordagens Terapêuticas
Aspecto Ultrassonográfico
Biópsia e Prognóstico
Erros na Interpretação
Carcinoma de Células de Transição
Tumores Renais
Tumores Ureterais
Tumores da Bexiga Urinária
Carcinoma de Células Escamosas
Adenocarcinoma
Oncocitoma
Angiomiolipoma
Linfoma
Rim
Ureter
Bexiga Urinária
Leucemia
Metástases
Rim
Ureter
Bexiga Urinária
Adenocarcinoma do Úraco
Neoplasias Raras

Rim
Bexiga Urinária
DOENÇA RENAL CÍSTICA
Cistos Corticais
Cistos Parapiélicos
Cistos Medulares
Rim Esponjoso Medular
Doença Cística Medular
Doença Renal Policística
Rim Multicístico Displásico
Nefropatia por Lítio
Nefroma Cístico Multilocular
Doença Cística Localizada
Doença Renal Cística Associada a Neoplasias
Doença Renal Cística Adquirida
Doença de von Hippel-Lindau
Esclerose Tuberosa
TRAUMATISMO
Lesões Renais
Lesões Ureterais
Lesões da Bexiga Urinária
ANORMALIDADES VASCULARES
Ultrassonografia com Doppler dos Vasos Renais
Oclusão e Infarto de Artéria Renal
Fístula e Malformação Arteriovenosas
Estenose de Artéria Renal
Aneurisma de Artéria Renal
Trombose de Veia Renal
Trombose de Veia Ovariana
DOENÇAS GENITURINÁRIAS CLÍNICAS
Necrose Tubular Aguda
Necrose Cortical Aguda
Glomerulonefrite
Nefrite Intersticial Aguda
Diabetes Melito
Amiloidose
Endometriose
Cistite Intersticial
BEXIGA NEUROGÊNICA
DIVERTÍCULOS DA BEXIGA URINÁRIA
AVALIAÇÃO PÓS-CIRÚRGICA
Nefrectomia
Derivação Urinária
CONCLUSÃO
Agradecimentos

A principal função do rim é a excreção de escórias metabólicas. Os rins executam essa tarefa convertendo mais de 1.700 litros de sangue por dia em 1 litro de urina altamente concentrada.[1] O rim é um órgão endócrino que secreta muitos hormônios, entre eles eritropoietina, renina e prostaglandinas. Os rins mantêm a homeostase regulando o equilíbrio hidrossalino e ácido-base. O sistema coletor renal, os ureteres e a uretra desempenham o papel de condutos, e a bexiga atua como reservatório para a excreção urinária.

EMBRIOLOGIA

Desenvolvimento dos Rins e Ureteres

Nos embriões humanos, ocorre o desenvolvimento de três conjuntos de rins: o pronefro, o mesonefro e o metanefro (rim definitivo ou permanente).[2] Os **pronefros** surgem no início da quarta semana de gestação, são rudimentares e não funcionantes. Os **mesonefros** formam-se no final da quarta semana e atuam como rins provisórios até que os metanefros em desenvolvimento comecem a funcionar (nona semana). Os **metanefros** (rins permanentes) desenvolvem-se de duas fontes: o **broto ureteral** e o **blastema metanefrogênico.**[2] O broto ureteral forma o ureter, a pelve renal, os cálices e os ductos coletores, interagindo e penetrando no blastema metanefrogênico. Essa interação é necessária para dar início à ramificação do broto ureteral e à diferenciação dos néfrons no interior do blastema (Fig. 9.1). Inicialmente, os rins permanentes são encontrados na pelve. À medida que o feto cresce, deslocam-se para a parte superior do retroperitônio. Com a ascensão, os rins giram 90 graus no sentido medial, de modo que a pelve renal assume a posição anteromedial. Por volta da nona semana de gestação, os rins já estão no local e na posição observados no adulto. À medida que os rins sobem, eles obtêm seu suprimento sanguíneo de vasos vizinhos; o suprimento sanguíneo no adulto provém da aorta abdominal.

Desenvolvimento da Bexiga Urinária

Na sétima semana de gestação, o septo urorretal funde-se à membrana cloacal e a divide em **seio urogenital**, na porção ventral, e **reto dorsal**, na porção posterior. A bexiga urinária desenvolve-se do seio urogenital. Inicialmente, a bexiga é contínua com o alantoide, que acaba se tornando um cordão fibroso denominado **úraco**, o ligamento umbilical mediano do adulto. À medida que a bexiga urinária aumenta de tamanho, a porção distal dos ductos mesonéfricos é incorporada como tecido conjuntivo ao trígono da bexiga. Ao mesmo tempo, os ureteres abrem-se separadamente na bexiga.[2] Em bebês e crianças, a bexiga é um órgão abdominal; somente após a puberdade ela se torna uma estrutura pélvica verdadeira[2] (Fig. 9.2).

Desenvolvimento da Uretra

O epitélio da maior parte da uretra masculina e de toda a uretra feminina deriva-se do endoderma do seio urogenital. O tecido conjuntivo e o músculo liso da uretra formam-se a partir do mesênquima esplâncnico adjacente.[2]

ANATOMIA

Rim

No adulto, cada rim tem aproximadamente 11 cm de comprimento, 2,5 cm de espessura e 5 cm de largura, e pesa de 120 a 170 gramas.[3] Emamian et al.[4] demonstraram que o volume do parênquima do rim direito é menor que o do rim esquerdo, provavelmente por causa do espaço potencial relativamente maior para o crescimento do rim esquerdo (o crescimento do rim direito é limitado pelo fígado) ou pelo fluxo sanguíneo relativamente maior para o rim esquerdo (artéria renal esquerda geralmente mais curta que a direita). O comprimento do rim correlaciona-se melhor com a altura corporal, e o tamanho do rim diminui conforme o envelhecimento, por causa da redução do parênquima.

O rim esquerdo geralmente está localizado 1 a 2 cm mais cranial do que o rim direito.[3] Os rins são móveis e deslocam-se de acordo com a posição do corpo. No decúbito dorsal, o polo superior do rim esquerdo está no nível da 12ª vértebra torácica, e o polo inferior está no nível da terceira vértebra lombar.

O **rim adulto normal** apresenta o formato de um feijão com superfície convexa lisa, anterior, posterior e lateralmente. A face medial é côncava e é conhecida como **hilo renal**. O hilo renal é contínuo com a cavidade central, denominada **seio renal**. No interior do seio renal estão os ramos principais da artéria renal, as tributárias principais da veia renal e o sistema coletor.[3] O restante do seio renal

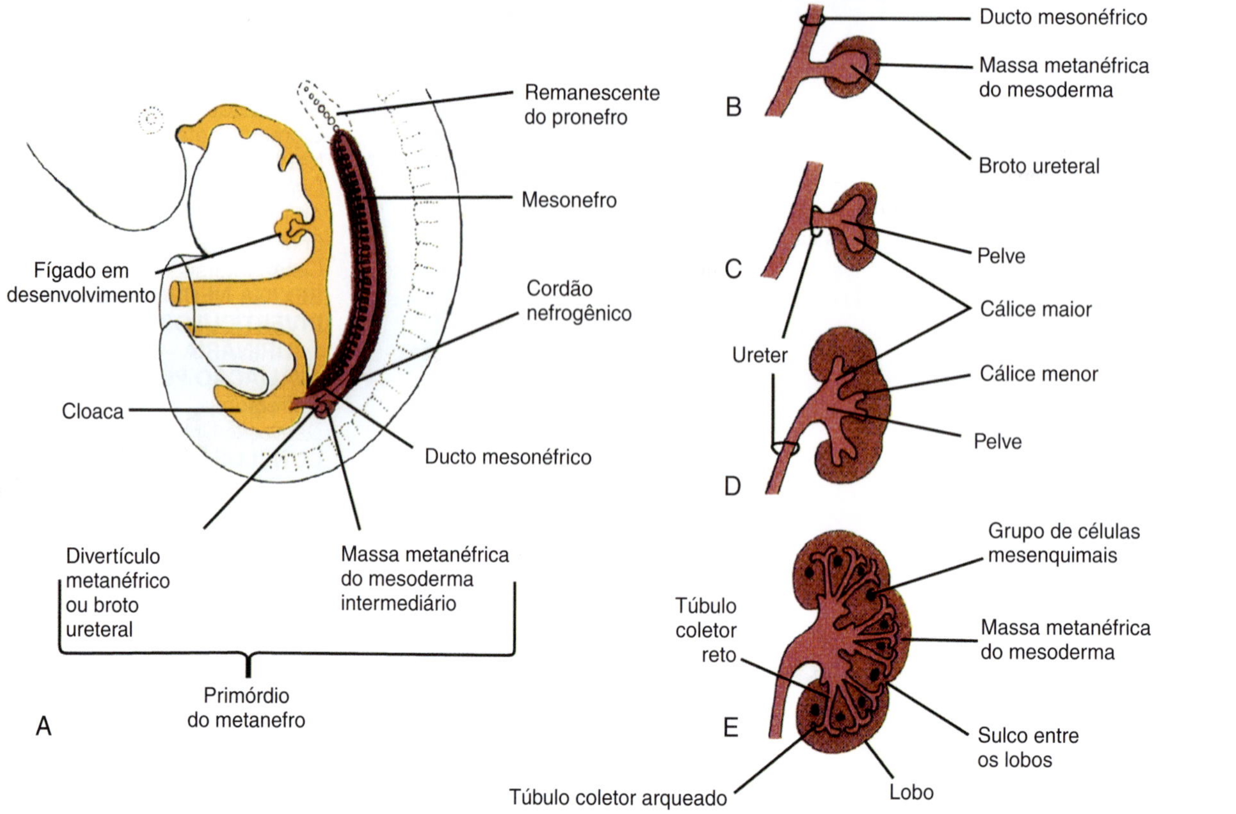

FIG. 9.1 Embriologia do rim e do ureter. (A) Vista lateral de um embrião de 5 semanas mostra os três rins embrionários. **(B)-(E)**, Estágios sucessivos do desenvolvimento do broto ureteral (quinta a oitava semanas) em ureter, pelve, cálices e túbulos coletores. (Com permissão de The urogenital system. In Moore KL, Persaud TVN, editors. The developing human: clinically oriented embryology. 5th ed. Philadelphia, 1993, Saunders, pp. 265-303.[2])

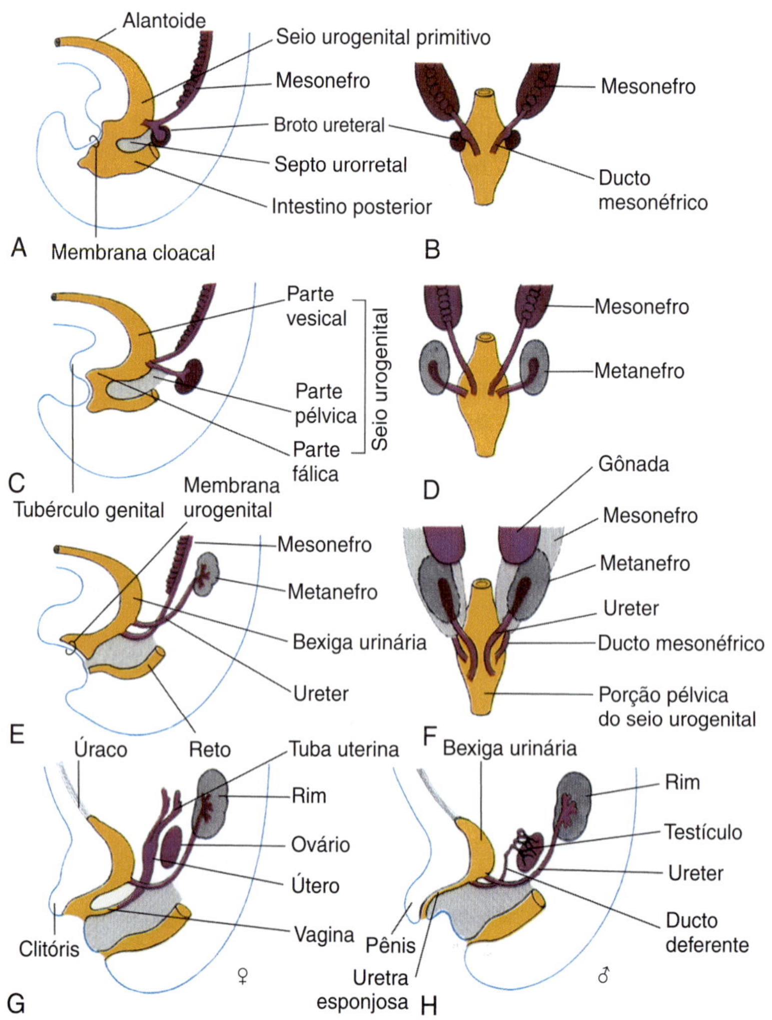

FIG. 9.2 Embriologia da bexiga urinária e da uretra. Os diagramas mostram a divisão da cloaca em seio urogenital e reto; absorção dos ductos mesonéfricos; desenvolvimento da bexiga urinária, da uretra e do úraco; mudança de lugar dos ureteres. **(A)** e **(B)** Embrião de 5 semanas. **(C)-(H)** Embriões de 7 a 12 semanas. (**A**, **C**, **E** e **G**, sexo feminino; **B**, **D**, **F** e **H**, sexo masculino). (Com permissão de The urogenital system. In Moore KL, Persaud TVN, editors: The developing human: clinically oriented embryology. 5th ed. Philadelphia: Saunders; 1993. pp. 265-303.[2])

está repleto de gordura. O sistema coletor (pelve renal) é posterior aos vasos renais no hilo renal (Fig. 9.3).

O **parênquima renal** é composto por córtex e pirâmides medulares. As **pirâmides medulares renais** são hipoecoicas em relação ao córtex renal e podem ser identificadas na maioria dos adultos normais (Fig. 9.4). Em geral, o **córtex renal normal** é menos ecogênico que o fígado e o baço adjacentes. Platt et al.[5] constataram que 72% dos 153 pacientes com ecogenicidade cortical renal igual à do fígado tinham função renal normal. Quando a ecogenicidade do rim era maior que a do fígado, a especificidade e o valor preditivo positivo para função renal anormal eram de 96% e 67%, respectivamente. Contudo, a sensibilidade desse critério ultrassonográfico foi baixa (20%).

Durante o desenvolvimento normal, duas massas parenquimatosas denominadas **ranúnculos** fundem-se parcialmente. Os **defeitos parenquimatosos juncionais** ocorrem no local da fusão e não devem ser confundidos com processos patológicos (p. ex., fibrose renal, angiomiolipoma). Na maioria das vezes, o defeito da junção parenquimatosa é geralmente anterior e superior na junção do terço médio e superior do rim, e pode ser seguido medial e inferiormente até o seio renal. Em geral, apresenta orientação mais horizontal que vertical e, portanto, é mais bem visualizado nas varreduras sagitais[6] (Fig. 9.5). Os defeitos da junção cortical são encontrados com maior frequência no rim direito, embora os defeitos da junção cortical à esquerda possam ser identificados com janelas acústicas favoráveis.

A **hipertrofia da coluna de Bertin** (HCB) é uma variação anatômica; representa o parênquima polar não reabsorvido de uma ou de ambas as subunidades renais que se fundem para formar o rim normal.[7] As características ultrassonográficas que podem auxiliar na delimitação da HCB incluem a indentação do tecido do seio renal lateralmente e a delimitação formada pelo defeito da junção parenquimal. Geralmente, as colunas hipertrofiadas estão localizadas na junção dos terços superior e médio do rim e contêm córtex renal, que é contínuo com o córtex renal adjacente da mesma subunidade renal. As colunas contêm pirâmides renais e geralmente medem menos de 3 cm[7,8] (Fig. 9.6). A ecogenicidade da HCB e do córtex renal adjacente depende do plano de varredura. Alterações na orientação dos tecidos produzem refletividade acústica diferente.[7] Os ecos da HCB são mais brilhantes que os do córtex renal

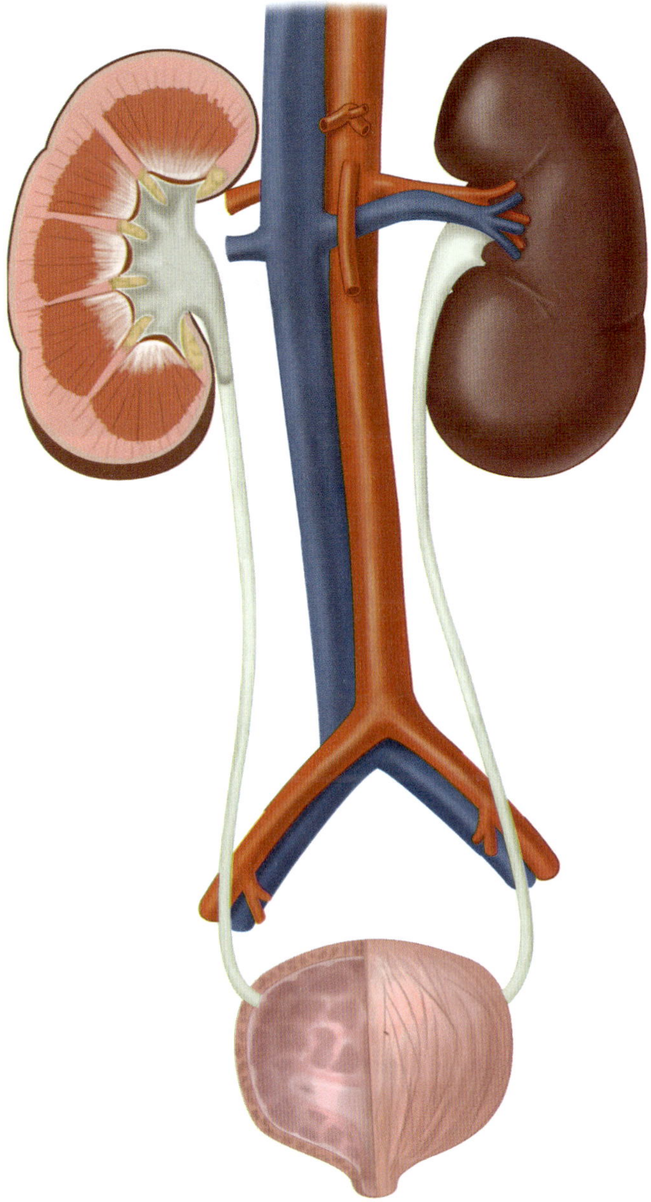

FIG. 9.3 Anatomia do rim, do ureter e da bexiga urinária.

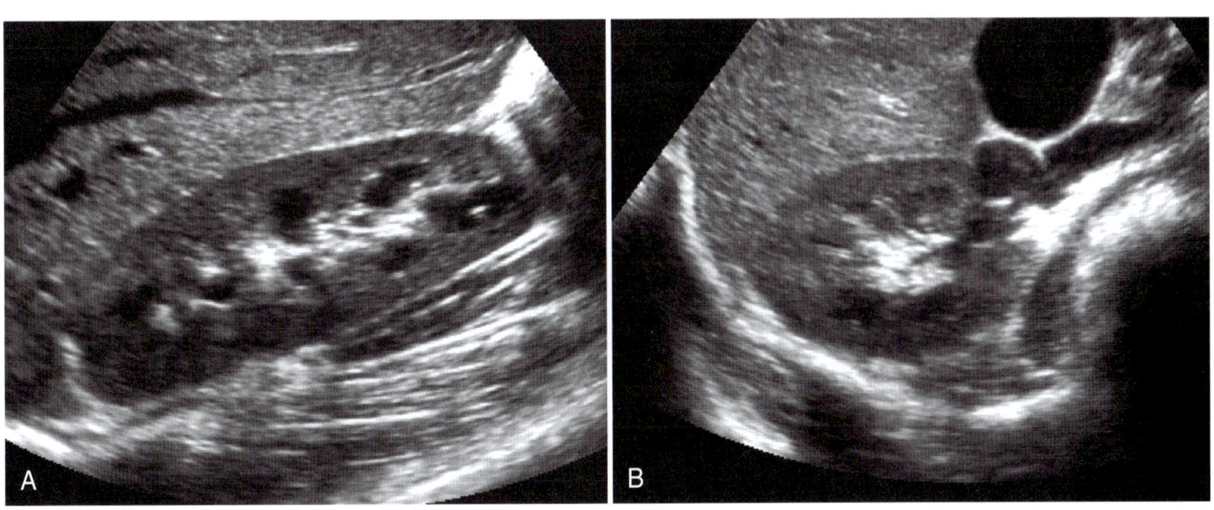

FIG. 9.4 Rim normal. Ultrassonografias **(A)** sagital e **(B)** transversal da anatomia normal com diferenciação corticomedular evidenciando pirâmides medulares relativamente hipoecoicas, com córtex ligeiramente menos ecogênico que o fígado e o baço.

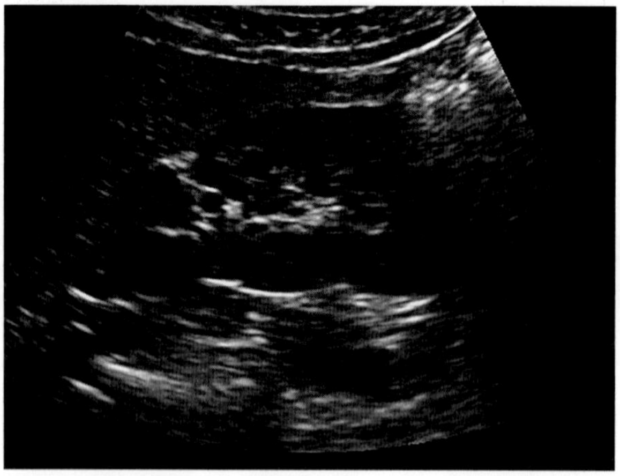

FIG. 9.5 Linha de junção anterior. Ultrassonografia sagital evidencia uma linha ecogênica que se estende do seio renal até a gordura perinéfrica. Tipicamente, o defeito está localizado na junção dos terços superior e médio do rim, como neste exemplo.

Critérios Ultrassonográficos Para Hipertrofia da Coluna de Bertin

Indentação do seio renal lateralmente
Delimitada pelo defeito do parênquima juncional
Localizada na junção dos terços superior e médio
Contínua ao córtex renal adjacente
Fluxo de cor semelhante ao parênquima circundante
Contém pirâmides renais
Tamanho menor que 3 cm

adjacente quando vistos *en face*[7] (Fig. 9.6). Pode ser difícil diferenciar um pequeno tumor avascular da HCB; no entanto, a visualização das artérias arqueadas pela ultrassonografia com Doppler colorido indica HCB em vez de um tumor. Ocasionalmente, é necessário realizar uma tomografia computadorizada (TC) com contraste para diferenciar a HCB de uma lesão renal que não deforma o contorno do rim.

O rim apresenta uma **cápsula** própria, fibrosa e delgada. A cápsula é circundada por gordura perirrenal, a qual está envolvida, anteriormente, pela **fáscia de Gerota** e, posteriormente, pela **fáscia de Zuckerkandl.**[9] O espaço perirrenal direito abre-se superiormente na área nua do fígado, e ambos os espaços perirrenais comunicam-se com o espaço peritoneal pélvico.[10] Os espaços perirrenais direito e esquerdo comunicam-se entre si através da linha média, no nível da terceira a quinta vértebras lombares.[10]

Ureter

O ureter é um tubo longo (30 a 34 cm) revestido com mucosa que conduz urina da pelve renal para a bexiga. Cada ureter tem um diâmetro que varia de 2 a 8 mm.[3] Quando o ureter entra na pelve, passa anteriormente à artéria ilíaca comum/externa. O trajeto do ureter através da parede da bexiga é oblíquo (Fig. 9.3).

Bexiga Urinária

A bexiga está localizada na pelve, em posição inferior e anterior à cavidade peritoneal e posterior aos ossos púbicos.[3] Superiormente, o peritônio recai sobre a face anterior da bexiga. No interior da bexiga, os óstios dos ureteres e da uretra demarcam uma área conhecida como **trígono**; o óstio da uretra também indica o local do **colo da bexiga**. A forma e a posição do colo e do trígono da bexiga permanecem constantes; contudo, o restante da bexiga muda de forma e de posição de acordo com o volume de urina dentro do órgão. Abaixo do peritônio que cobre a bexiga, há uma subserosa de tecido conjuntivo frouxo que forma a adventícia da parede da bexiga. Adjacente à adventícia, há três camadas musculares: a camada externa (longitudinal), a camada média (circular) e a camada longitudinal interna. Adjacente ao músculo, a camada mais interna da bexiga é composta de mucosa. A parede da bexiga deve ser lisa e ter espessura uniforme. A espessura da parede depende do grau de distensão vesical.

TÉCNICA ULTRASSONOGRÁFICA

A capacidade para visualizar os órgãos do sistema geniturinário por meio da ultrassonografia depende do biotipo do paciente, da experiência do radiologista e do tipo de equipamento. Transdutores de alta frequência devem ser utilizados nos pacientes com constituição física favorável. Harmônicas são frequentemente úteis quando o exame é mais difícil (p. ex., pacientes obesos). A composição de imagens e a redução do ruído granular (*speckle*) realçam a lesão e reduzem os artefatos.

Rim

Os rins devem ser avaliados nos planos transversal e coronal. A posição do paciente para a obtenção da melhor imagem possível varia; o decúbito dorsal e o decúbito lateral costumam ser suficientes, embora, às vezes, possa ser necessário utilizar a posição oblíqua e o decúbito ventral (p. ex., pacientes obesos). Em geral, é necessário empregar uma combinação de abordagens subcostal e intercostal para avaliar completamente os rins; pode ser particularmente difícil obter imagens do polo superior do rim esquerdo sem realizar uma combinação de abordagens. Quando o sistema coletor está dilatado, devem ser obtidas imagens adicionais para avaliar o nível de obstrução, qualquer lesão obstrutiva e a aparência dos rins após a micção (ver "Hidronefrose").

Ureter

A parte proximal do ureter é mais bem visualizada utilizando-se a projeção coronal oblíqua com o rim como janela acústica. O ureter é acompanhado até a bexiga mantendo-se a mesma abordagem. Pode ser impossível visualizar um ureter não dilatado por causa de interposição de gases intestinais. A varredura transversal do retroperitônio mostra com frequência um ureter dilatado, que pode ser seguido no sentido caudal com imagens transversais e sagitais. Nas mulheres, a varredura transvaginal é a abordagem que permite a melhor visualização de um ureter com dilatação distal.

Bexiga Urinária e Uretra

A melhor maneira de examinar a **bexiga** é quando ela está moderadamente cheia; uma bexiga excessivamente cheia causa desconforto no paciente. O exame da bexiga deve ser realizado nos planos transversal e sagital. Para visualizar melhor a parede da bexiga das mulheres, a varredura transvaginal pode ser útil. Quando se desconhece a natureza de uma grande massa pélvica repleta de líquido, a micção

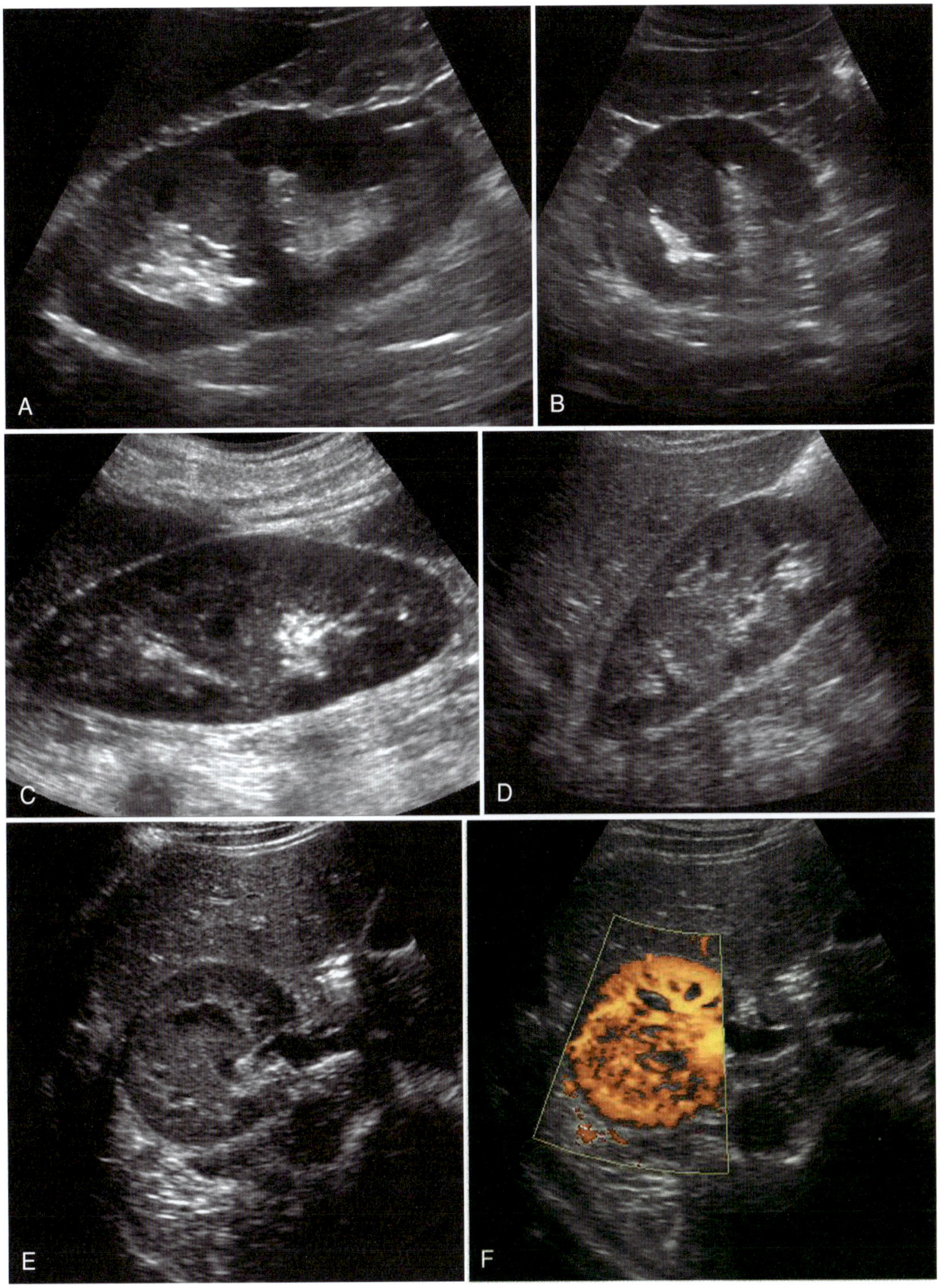

FIG. 9.6 Hipertrofia da coluna de Bertin. **(A)** Ultrassonografias sagital e **(B)** transversal mostram o aspecto clássico da coluna de Bertin. **(C)** As pirâmides medulares podem ser vistas no interior da coluna de Bertin hipertrofiada. **(D)** A ecogenicidade da coluna pode variar de acordo com a orientação do corte. **(E)** Ultrassonografia transversal e **(F)** imagem correspondente obtida com o Doppler de amplitude confirmam o diagnóstico de coluna hipertrofiada.

ou a inserção de um cateter de Foley esclarecerá a localização e o aspecto da bexiga em relação à massa repleta de líquido.

O esvaziamento incompleto da bexiga pode ocorrer em função do aumento da próstata, bexiga neurogênica ou fraqueza no assoalho pélvico. Os cálculos e a infecção são complicações importantes. A avaliação inicial inclui a avaliação dos rins e do ureter para a dilatação, bem como o cálculo tanto no período pré-micção como no pós-micção. Costuma-se calcular o volume da bexiga tomando as três medidas ortogonais e multiplicando por 0,6 (isso é diferente da maioria dos órgãos, que se multiplicam por 0,52). Esse valor ligeiramente maior é porque o formato da bexiga é mais cuboidal do que uma elipse alongada.

Na mulher, a **uretra** pode ser examinada por meio de ultrassonografia transvaginal, transperineal ou translabial[11] (Fig. 9.7). No homem, a uretra posterior ou a uretra prostática são mais bem visualizadas com o uso de sondas endorretais (Fig. 9.8).

HIDRONEFROSE

O termo *hidronefrose* refere-se à dilatação do sistema coletor. A obstrução está frequentemente presente, mas nem sempre é esse o caso. Existem muitas causas para um sistema coletor renal dilatado, e a ultrassonografia é a modalidade de imagem inicial de escolha para a maioria dessas avaliações (exceto como discutido na seção anterior, em que a TC sem contraste pode ser usada na avaliação inicial da cólica renal aguda). Avaliação ultrassonográfica inicial deve incluir uma análise do grau de dilatação, aparência do parênquima renal circundante, avaliação do nível de obstrução e de qualquer lesão obstrutiva. Numerosos sistemas de classificação para avaliação do grau de hidronefrose foram propostos seguindo o artigo original de Ellenbogen et al. sobre o assunto.[12] Nenhuma das classificações foi adotada imediatamente, no entanto, a maioria dos radiologistas continua a usar a terminologia descritiva como *leve*, *moderada* e *acentuada*.[13]

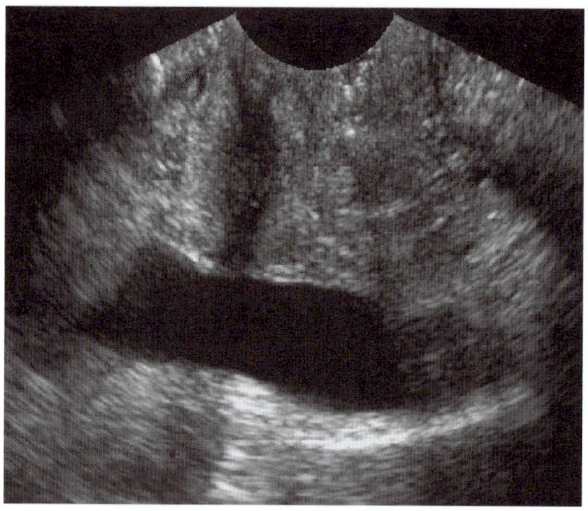

FIG. 9.7 Ultrassonografia translabial da uretra feminina. Ultrassonografia sagital mostra a imagem tubular e hipoecoica da uretra, que se estende da bexiga até a superfície da pele.

Uma dica prática para a avaliação ultrassonográfica da hidronefrose é avaliar o grau de dilatação da bexiga antes e após a micção. A hidronefrose que persiste após micção sugere obstrução anatômica. Se a dilatação do sistema coletor diminuir após a micção, então pode-se considerar a pelvicaliectasia não obstrutiva (isto é, refluxo vesicureteral). A maioria das lesões obstrutivas está localizada na pelve (fibromas, hipertrofia prostática, tumor de ovário, tumor da bexiga) e, portanto, tais lesões são óbvias na avaliação ultrassonográfica. Quando a pelve está normal, o ureter deve ser avaliado em toda sua extensão a procura de dilatação e/ou lesão obstrutiva. Na gravidez, é útil que a paciente permaneça em decúbito, com o lado sintomático para cima para deslocar o peso do útero do ureter.

Com o tempo, o rim obstruído inicialmente aumentará de tamanho. Posteriormente, danos renais podem ocorrer com atrofia do parênquima e perda de definição dos cálices.

Na gravidez, o sistema urinário frequentemente está dilatado. O relaxamento do músculo liso ocorre como resultado de níveis hormonais elevados. O efeito expansivo no ureter pode ser causado pelo aumento uterino. Por causa da localização dos ureteres, o ureter direito geralmente está mais dilatado que o ureter esquerdo. A dilatação fisiológica do sistema urinário na gravidez é sugerida quando os ureteres se afunilam no promontório da base do sacro. As gestantes também correm maior risco de infecções urinárias, o que pode complicar a avaliação. Além disso, podem ocorrer cálculos, que precisam ser distinguidos da dilatação fisiológica associada à gravidez.

Na hidronefrose aguda da gravidez, as pacientes podem apresentar dor intensa no abdome inferior ou no flanco, que irradia para a virilha devido à obstrução ureteral. De modo geral, a obstrução ocorre no nível da margem superior da pelve verdadeira. Os sintomas podem melhorar com a mudança de postura, com a paciente na posição de decúbito lateral, estando o lado sintomático para cima. Em casos extremos, é necessário implantar um *stent* ureteral. Quando ocorre síndrome de hiperdistensão grave, pode ocorrer ruptura do sistema urinário, que pode ser identificada como uma coleção de líquido em torno da periferia do rim na ultrassonografia.

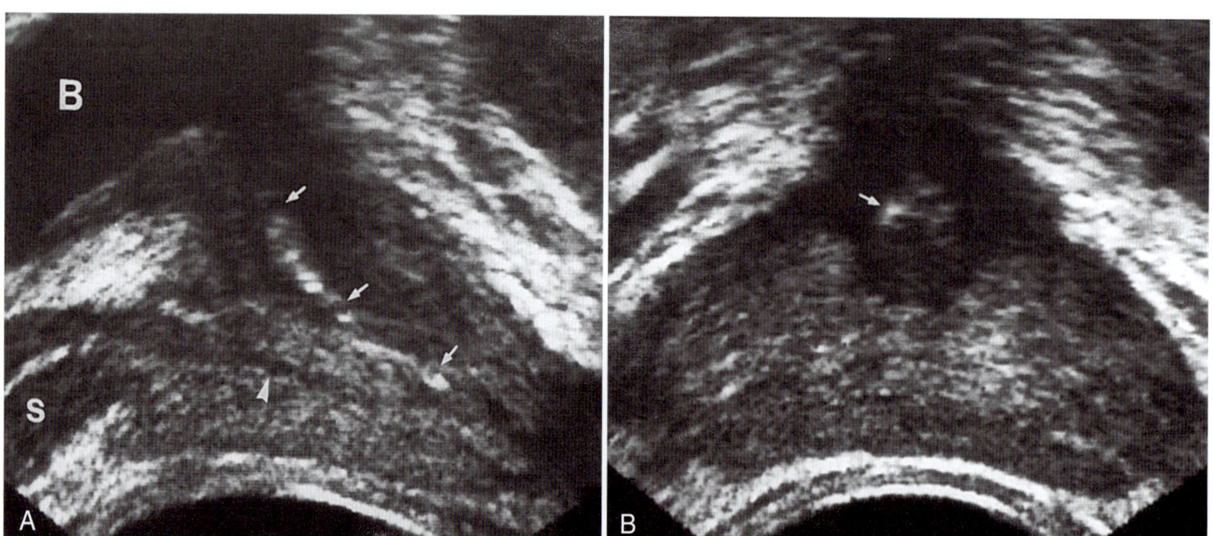

FIG. 9.8 Ultrassonografia transretal da uretra masculina. (A) Ultrassonografias sagital e **(B)** transversal mostram a uretra com calcificações das glândulas uretrais (*setas*) circundadas pelo músculo do esfíncter interno da uretra de aspecto hipoecoico. *B*, Bexiga; *ponta de seta*, ducto ejaculatório; *S*, vesículas seminais. (Cortesia de Ants Toi, MD, The Toronto Hospital.)

Causas de Hidronefrose

Obstrução Geniturinária	Comentários	Obstrução Geniturinária	Comentários
Cálculo renal/ureteral	Procurar cálculo em localizações comuns de obstrução: junção ureterovesical e junção ureteropélvica	Fibrose retroperitoneal	Massa que envolve a aorta. TC pode ser necessária para o diagnóstico
Carcinoma de células de transição	Hematúria	Aneurisma	Deve ser óbvio na avaliação dos vasos ao Doppler
Papila descamada		Endometriose	Massa tipicamente vista na pelve
Coágulo de sangue	Hematúria	Gravidez	Dilatação ureteral até a margem superior da pelve verdadeira
Válvula de uretra posterior	Bilateral, diagnóstico pediátrico	**Não obstrutiva**	
Ureterocele	Pode ser ortotópica ou heterotópica Se heterotópica, procurar anormalidade de duplicação renal	Refluxo vesicureteral	Fibrose cortical, tipicamente nos polos superiores
Obstrução da junção ureteropélvica	Pelve extrarrenal pode estar dilatada de modo desproporcional aos cálices	Megacálices congênitos	Podem ser unilaterais ou bilaterais Se associados a megaureter congênito, haverá dilatação dos cálices e dos ureteres Pode ser necessária TC com contraste para o diagnóstico
Estenose ureteral (infecção, cirurgia, radiação anteriores)	A história ajuda no diagnóstico	Obstrução prévia	Dilatação substancial pode não voltar ao normal
Bexiga neurogênica	Verificar se há resíduo pós-miccional	Infecção	Sinais e sintomas de infecção
Obstrução extrínseca		Estados de alto fluxo (diabetes insípido, polidipsia psicogênica)	Dilatação tipicamente leve
Ureter retrocaval	Pode ser necessária TC para diagnóstico	Bexiga distendida	Retorna ao normal após o esvaziamento da bexiga
Hipertrofia prostática	Próstata aumentada comprime a bexiga		
Tumor (fibroide, carcinoma de ovário, linfoma)	Massa anormal observada na pelve		
Linfadenopatia	Massa anormal observada na pelve		

ARMADILHAS NA AVALIAÇÃO DA OBSTRUÇÃO

Embora a obstrução provoque tipicamente dilatação, no início do processo, o sistema coletor renal pode não se apresentar dilatado. Em casos de insuficiência renal, um rim disfuncional não filtra urina suficiente para demonstrar a dilatação. Além disso, nos casos de obstrução grave, a ruptura pielocalicial pode levar à descompressão do sistema coletor com um hematoma perinéfrico/urinoma. A hidronefrose (uma condição em que cálices dilatados comunicam-se com o sistema coletor central) deve ser distinguida de múltiplos cistos parapiélicos (que não se comunicam).

ANOMALIAS CONGÊNITAS

Anomalias Relacionadas ao Crescimento dos Rins

Hipoplasia

A hipoplasia renal é uma anomalia do parênquima renal, na qual há um número muito pequeno de néfrons. O funcionamento renal depende da massa do rim. A hipoplasia verdadeira é uma anomalia rara. Muitos pacientes com hipoplasia **unilateral** são assintomáticos; em geral, a condição é um achado incidental. Pacientes com hipoplasia **bilateral** frequentemente têm insuficiência renal. Acredita-se que a hipoplasia resulte do contato do broto ureteral com a parte mais caudal do blastema metanefrogênico. Esse fato pode ocorrer quando há atraso tanto do desenvolvimento do botão ureteral quanto do contato do broto com o blastema que migra no sentido cranial. A hipoplasia é reconhecida quando se faz a identificação de um número menor de lóbulos renais, que são, contudo, histologicamente normais.[14] Na ultrassonografia, o rim apresenta-se pequeno, mas, com exceção disso, parece normal.

Lobulação Fetal

A lobulação fetal geralmente está presente até os 4 ou 5 anos de vida; contudo, a persistência da lobulação é encontrada em 51% dos rins adultos.[15] Há uma invaginação do córtex sem perda do parênquima cortical. Na ultrassonografia, observam-se fendas acentuadas sobre as colunas de Bertin.[16]

Hipertrofia Compensatória

A hipertrofia compensatória pode ser difusa ou focal. Ocorre quando néfrons saudáveis aumentam de tamanho para possibilitar que o parênquima renal saudável realize mais trabalho. A forma difusa é observada nos casos de nefrectomia contralateral,

agenesia renal, **hipoplasia renal**, **atrofia renal** e **displasia renal**. A hipertrofia compensatória difusa é sugerida na ultrassonografia quando um rim aumentado, mas de outra forma normal, é identificado. A forma focal é vista quando, em um rim doente, ilhas residuais de tecido normal aumentam de tamanho; a hipertrofia compensatória focal pode ser particularmente acentuada nos casos de **nefropatia de refluxo**. Grandes áreas de tecido renal nodular, porém normal, identificadas entre cicatrizes podem simular massa renal sólida.[5]

Anomalias Relacionadas à Ascensão dos Rins

Ectopia

A falha na ascensão do rim durante o desenvolvimento embrionário resulta na presença de um **rim pélvico**; a prevalência é de 1 caso em 724 autópsias pediátricas.[16] Com frequência, esses rins são pequenos e exibem rotação anormal. A função renal está diminuída em 50% dos rins pélvicos.[16] Muitas vezes, os ureteres são curtos; a drenagem deficiente e a dilatação do sistema coletor predispõem os rins pélvicos a infecções e formação de cálculos. O suprimento sanguíneo é com frequência complexo; várias artérias podem ter origem em artérias regionais (em geral, na artéria ilíaca interna ou na ilíaca comum). Se o rim ascender muito, poderá passar através do forame de Bochdalek e se tornar um **rim torácico** verdadeiro; tal fenômeno não costuma ter importância clínica. A busca por um rim pélvico deverá ser realizada imediatamente se o rim não for encontrado dentro da fossa renal (Fig. 9.9). Se o rim tiver subido demais, a ultrassonografia será útil para determinar se o diafragma está intacto.

Ectopia Renal Cruzada

Na ectopia renal cruzada, ambos os rins são encontrados do mesmo lado. Em 85% a 90% dos casos, o rim ectópico está fundido ao outro rim (**ectopia cruzada fusionada**). O polo superior do rim ectópico geralmente está fundido ao polo inferior do outro rim, ainda que a fusão possa ocorrer em qualquer ponto. A incidência é de 1:1.000 a 1:1.500 em autópsias.[15] A fusão do blastema metanefrogênico não permite a rotação adequada ou a subida do rim; assim, ambos os rins estão localizados mais caudalmente, embora as junções ureterovesicais (JUV) estejam na posição normal. Na ultrassonografia, ambos os rins estão do mesmo lado e normalmente estão fundidos (Fig. 9.10). Nos pacientes com cólica renal, é particularmente importante saber que as JUV estão em suas posições normais, uma vez que os ureteres bilaterais precisam ser avaliados.

Rim em Ferradura

A incidência dos rins em ferradura na população geral é de 0,01% a 0,25%. Os rins em ferradura surgem quando o blastema metanefrogênico se funde antes da subida; a fusão geralmente ocorre nos polos inferiores (95%). Tipicamente, o istmo é composto de tecido renal funcional, embora, em raras ocasiões, ele possa ser constituído de tecido fibroso. O rim em ferradura situa-se anterior aos grandes vasos abdominais e obtém seu suprimento sanguíneo da aorta e de outros vasos regionais, como as artérias mesentérica inferior, ilíaca comum, ilíaca interna e ilíaca externa. A rotação anormal das pelves renais resulta com frequência em **obstrução da junção ureteropélvica (JUP)**; por essa razão, o rim em ferradura está predisposto a infecções e à formação de cálculos. As anomalias associadas incluem **refluxo vesicureteral, duplicação do sistema coletor, displasia renal, ureter retrocava, rim supranumerário, malformação anorretal, atresia de esôfago, fístula retovaginal, onfalocele** e anormalidades cardiovasculares e esqueléticas.

Na ultrassonografia, os rins em ferradura geralmente estão mais baixos que o normal, e os polos inferiores projetam-se medialmente. Imagens transversais do retroperitônio mostrarão o istmo renal cruzando a linha média em posição anterior aos grandes vasos abdominais (Fig. 9.11). Hidronefrose (pielocaliectasia) e cálculos no sistema coletor podem ser evidentes.

Anomalias Relacionadas ao Broto Ureteral

Agenesia Renal

A agenesia renal pode ser unilateral ou bilateral. A agenesia renal **bilateral** é uma anomalia rara incompatível com a vida. A taxa de prevalência da agenesia bilateral nas necropsias é de 0,04%. Há

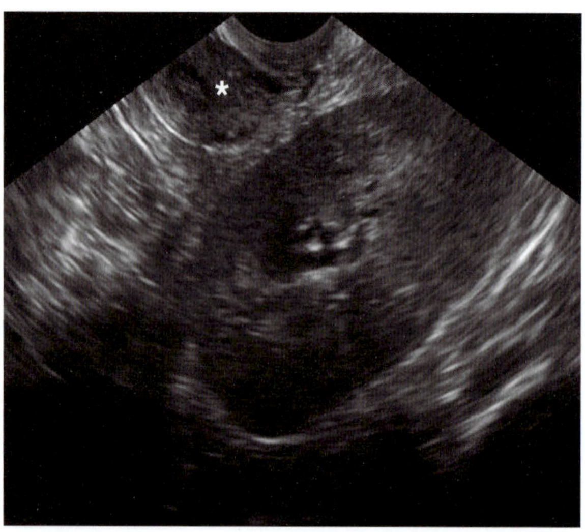

FIG. 9.9 Rim pélvico. Ultrassonografia transversal mostra um rim pélvico à esquerda posterior ao útero (*).

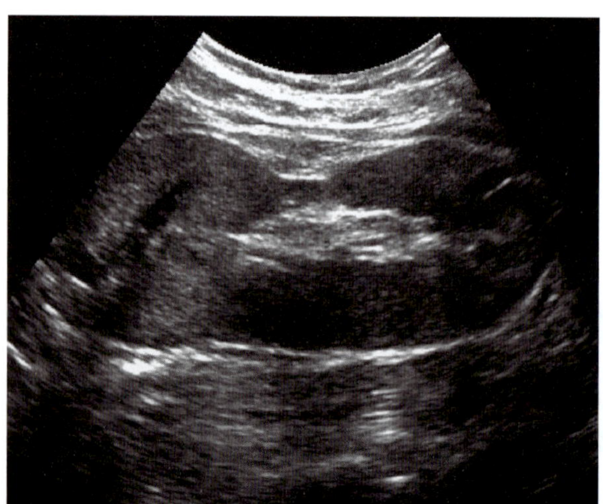

FIG. 9.10 Ectopia cruzada com fusão. Ultrassonografia sagital mostra fusão de dois rins.

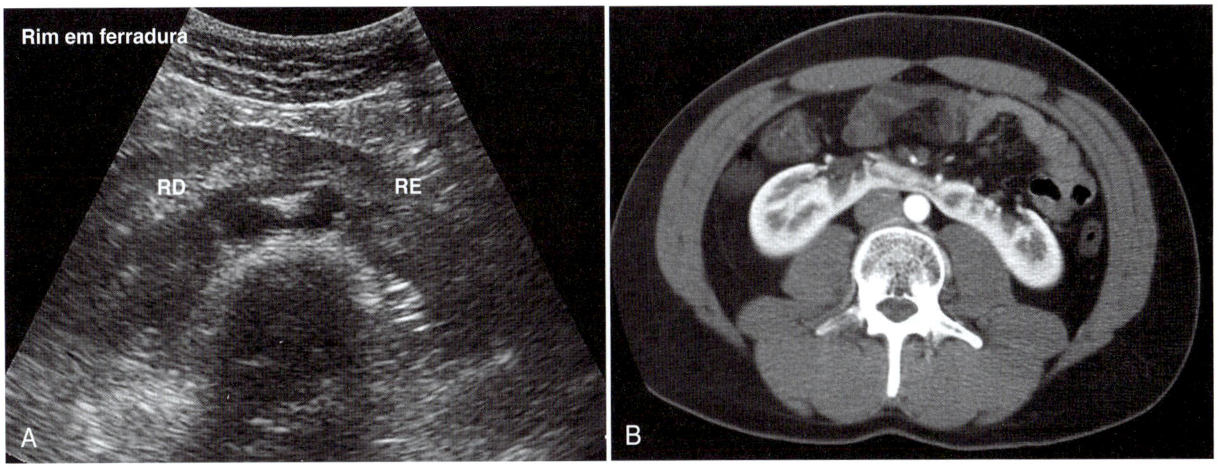

FIG. 9.11 Rim em ferradura. (A) Ultrassonografia transversal mostra o istmo cruzando anteriormente aos grandes vasos retroperitoneais e o parênquima renal de cada ramo da ferradura "pendendo" sobre a coluna vertebral. **(B)** A confirmação do diagnóstico por TC com contraste. *RD*, rim direito; *RE*, rim esquerdo.

predomínio masculino (3:1).[15] Em geral, a agenesia **unilateral** é um achado incidental; o rim contralateral desses pacientes pode ser muito grande em decorrência da hipertrofia compensatória. A agenesia renal ocorre quando não há (1) blastema metanefrogênico, (2) desenvolvimento do broto ureteral ou (3) interação e penetração do broto ureteral com o blastema metanefrogênico. A agenesia renal está associada a anomalias do sistema genital, que com frequência consistem em massas císticas pélvicas tanto em homens quanto em mulheres. Outras anomalias associadas incluem **anormalidades esqueléticas, malformações anorretais** e **criptorquidia**.

Na ultrassonografia, embora o rim esteja ausente, uma glândula suprarrenal normal geralmente é encontrada. Esta glândula está ausente em 8% a 17% dos pacientes com agenesia renal.[16] Pode ser difícil diferenciar a agenesia renal de um rim pequeno hipoplásico ou displásico. Em todas essas condições, o rim contralateral apresentará tamanho aumentado como resultado da hipertrofia compensatória. Em geral, o cólon entra no leito renal vazio, por isso deve-se ter cuidado para não confundir uma alça intestinal com um rim normal.

Rim Supranumerário

O rim supranumerário é uma anomalia extremamente rara. Em geral, o rim supranumerário é menor que o normal e pode ser encontrado acima, abaixo, à frente ou atrás do rim normal. O rim supranumerário frequentemente tem alguns cálices e um único infundíbulo. É provável que sua formação resulte do mesmo mecanismo que dá origem ao sistema coletor duplo.[15] Dois brotos ureterais alcançam o blastema metanefrogênico, que depois se divide, ou, alternativamente, há inicialmente dois blastemas. Na ultrassonografia, encontra-se um rim extra.

Sistema Coletor Duplo e Ureterocele

A duplicação do sistema coletor é a anomalia congênita mais comum do sistema urinário; foi relatada incidência de 0,5% a 10% de todos os nascidos vivos.[15] O grau da duplicação é variável. A duplicação é completa quando há dois sistemas coletores e dois ureteres separados, cada um com seu próprio óstio ureteral. A duplicação é incompleta quando os ureteres se unem e entram na bexiga através de um único óstio ureteral. A duplicação ureteropélvica surge quando dois brotos ureterais se formam e se unem ao blastema metanefrogênico ou quando ocorre a divisão de um único broto ureteral no início da embriogênese. Normalmente, durante o desenvolvimento embrionário, o óstio ureteral migra superior e lateralmente para tornar-se parte do trígono da bexiga. Na duplicação completa, o ureter proveniente do polo inferior do rim migra até assumir sua posição normal, enquanto o ureter que drena o polo superior do rim migra de modo anormal e, como consequência, seu óstio ureteral assume posição mais medial e inferior. Pacientes apresentam incidência maior de obstrução da junção ureteropélvica e útero didelfo.[16]

Na duplicação completa, o ureter que drena o polo inferior tem um trajeto mais perpendicular através da parede da bexiga, o que o torna mais propenso a refluxo. O ureter ectópico proveniente do polo superior está propenso a obstrução, a refluxo ou a ambos (Fig. 9.12). A obstrução pode causar dilatação cística da porção intramural do ureter, dando origem a uma ureterocele. As **ureteroceles** podem ser unilaterais ou bilaterais e ocorrer em ureteres normais, duplicados ou ectópicos. Ureteroceles podem provocar obstrução ureteral e dar origem a ITU recorrentes ou persistentes. Quando as ureteroceles são grandes, podem bloquear o óstio ureteral contralateral e o óstio uretral no colo da bexiga. O tratamento dessas ureteroceles sintomáticas é cirúrgico. No entanto, a maioria das ureteroceles é transitória, corresponde a um achado casual e não tem importância clínica.

Na ultrassonografia, o sistema coletor duplo é visto como dois seios renais centrais ecogênicos com uma ponte de parênquima renal interposta. Infelizmente, esse sinal não é sensível e é visto apenas em 17% dos rins com duplicidade ureteral.[17] A presença de hidronefrose no polo superior e a visualização de dois sistemas coletores e dois ureteres distintos são diagnósticas. A bexiga deve ser sempre examinada com cuidado em busca da presença de ureterocele. Esta aparece como uma estrutura arredondada, semelhante a um cisto no interior da bexiga (Fig. 9.13). Ocasionalmente, ela pode ser grande o bastante para ocupar toda a bexiga e obstruir o colo vesical. Nas mulheres, a ultrassonografia transvaginal pode ser útil para identificar ureteroceles pequenas[18] (Fig. 9.14). Essas ureteroceles podem ser transitórias. Madeb et al.[19] mostraram que a ultrassonografia transvaginal com Doppler colorido e a análise espectral podem fornecer

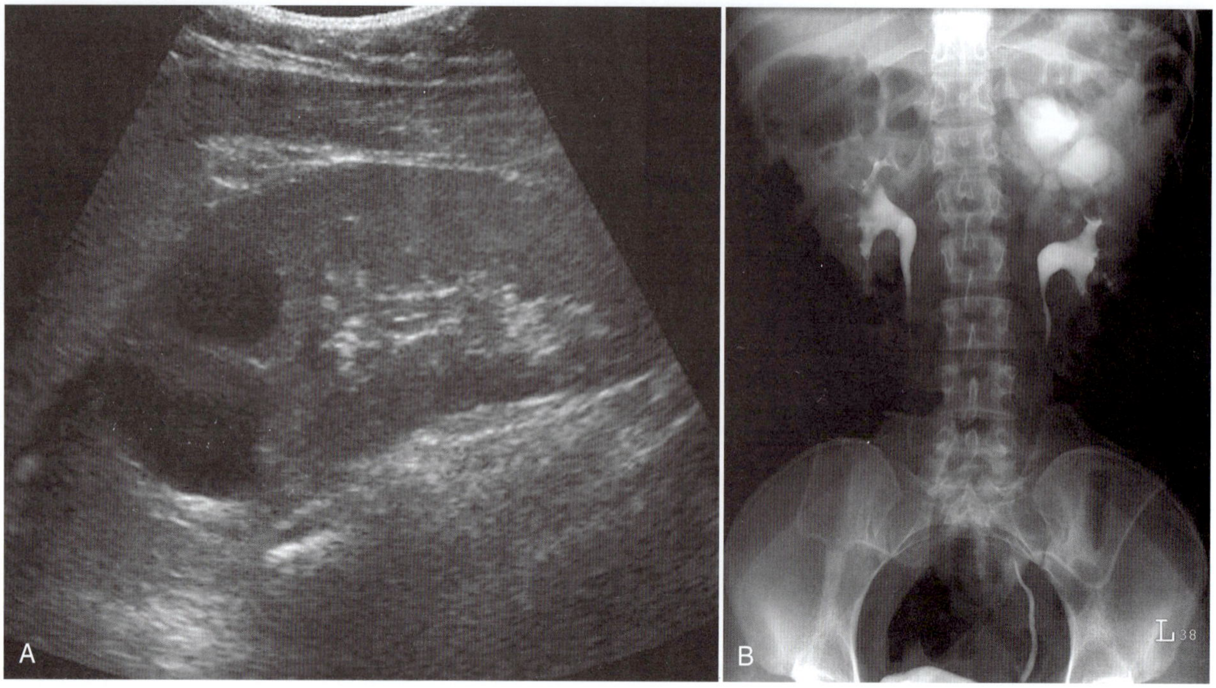

FIG. 9.12 Duplicidade do sistema coletor. (A) Ultrassonografia sagital mostra uma massa cística no polo superior. Note a dilatação do sistema coletor e o córtex afilado. **(B)** Urografia intravenosa em fase tardia mostra duplicação do sistema coletor esquerdo e dilatação do polo superior.

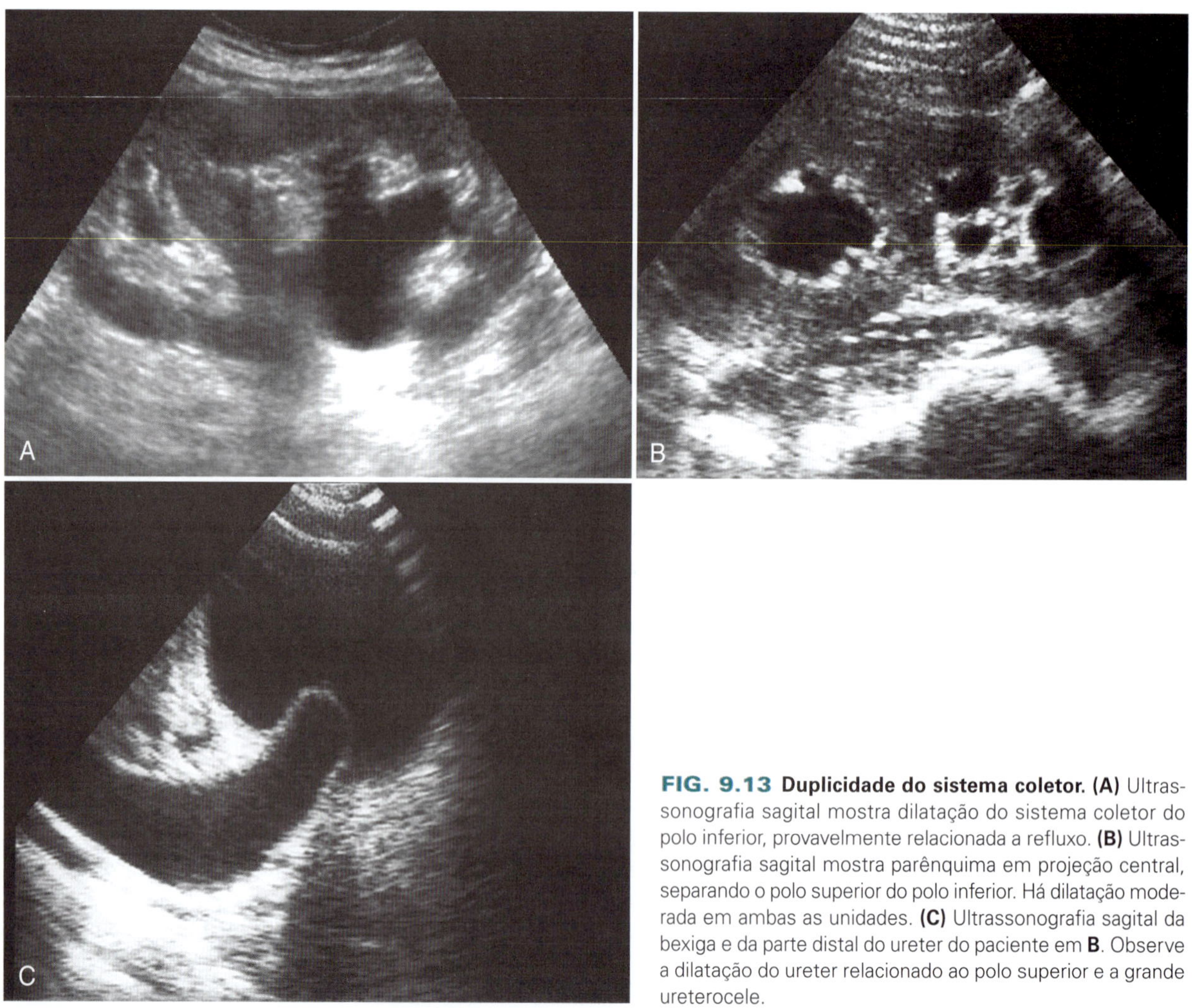

FIG. 9.13 Duplicidade do sistema coletor. (A) Ultrassonografia sagital mostra dilatação do sistema coletor do polo inferior, provavelmente relacionada a refluxo. **(B)** Ultrassonografia sagital mostra parênquima em projeção central, separando o polo superior do polo inferior. Há dilatação moderada em ambas as unidades. **(C)** Ultrassonografia sagital da bexiga e da parte distal do ureter do paciente em **B**. Observe a dilatação do ureter relacionado ao polo superior e a grande ureterocele.

informações adicionais sobre a dinâmica do fluxo, o que elimina a necessidade de procedimentos invasivos.

Obstrução da Junção Ureteropélvica

A obstrução da JUP é uma anomalia comum com predomínio do sexo masculino (2:1). O rim esquerdo é afetado duas vezes mais que o rim direito. A obstrução da JUP é bilateral em 10% a 30% dos casos.[20] A maioria dos pacientes adultos apresenta dor vaga e crônica no dorso ou flanco. Os pacientes sintomáticos e aqueles com complicações, que incluem infecção superposta, cálculos ou insuficiência renal, devem ser tratados. Os pacientes apresentam incidência maior de rim multicístico displásico contralateral e agenesia renal. Acredita-se que a maioria das obstruções idiopáticas

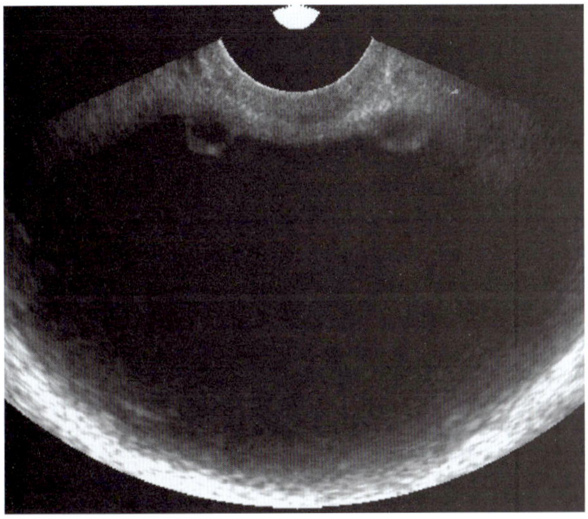

FIG. 9.14 Ureteroceles bilaterais pequenas. Ultrassonografia transvaginal transversal mostra duas estruturas císticas pequenas associadas à parede da bexiga. Com o transdutor na vagina, o trígono vesical e os óstios ureterais aparecem no campo próximo ao transdutor.

da JUP seja funcional, e não anatômica.[20] O exame histológico das peças ressecadas afetadas revela excesso de colágeno entre os feixes musculares, ausência ou deficiência muscular e excesso de músculo longitudinal.[20] Ocasionalmente, válvulas intrínsecas, estenose luminal verdadeira e artérias aberrantes são a causa da obstrução. Na ultrassonografia, há hidronefrose até o nível da JUP (Fig. 9.15). Observa-se frequentemente balonamento da pelve renal que, quando tem longa duração, está associada à atrofia do parênquima renal. Por sua vez, o calibre do ureter encontra-se normal. Deve-se realizar um exame cuidadoso do rim contralateral para excluir anomalias associadas.

Megacálices Congênitos

Os megacálices congênitos consistem na dilatação dos cálices, tipicamente unilateral e não obstrutivo. A condição não é progressiva; o parênquima sobrejacente e a função renal estão preservados. A incidência de infecções e de formação de cálculos é maior por causa do aumento dos cálices. Sua patogênese exata é desconhecida; a associação mais comum é com megaureter primário.[21] Na ultrassonografia, observam-se numerosos cálices amputação de tamanho aumentado. As impressões papilares estão ausentes, e a espessura cortical está mantida.

Megaureter Congênito

O megaureter (megaureter congênito, megaloureter) causa obstrução ureteral funcional. O segmento mais distal do ureter está aperistáltico: a perda focal da peristalse ureteral resulta em um amplo espectro de achados que varia de ectasia ureteral distal insignificante à hidronefrose/hidroureter progressivos. Assim como nas obstruções da JUP, os homens são mais comprometidos, e tipicamente o ureter esquerdo é envolvido.[20] O envolvimento bilateral foi mostrado em 8% a 50% dos pacientes. Na ultrassonografia, o achado clássico é a **dilatação fusiforme** do terço distal do ureter (Fig. 9.16). Dependendo da gravidade, pode ou não haver pielocaliectasia associada. Pode ocorrer a formação de cálculos bem próximo do segmento adinâmico.

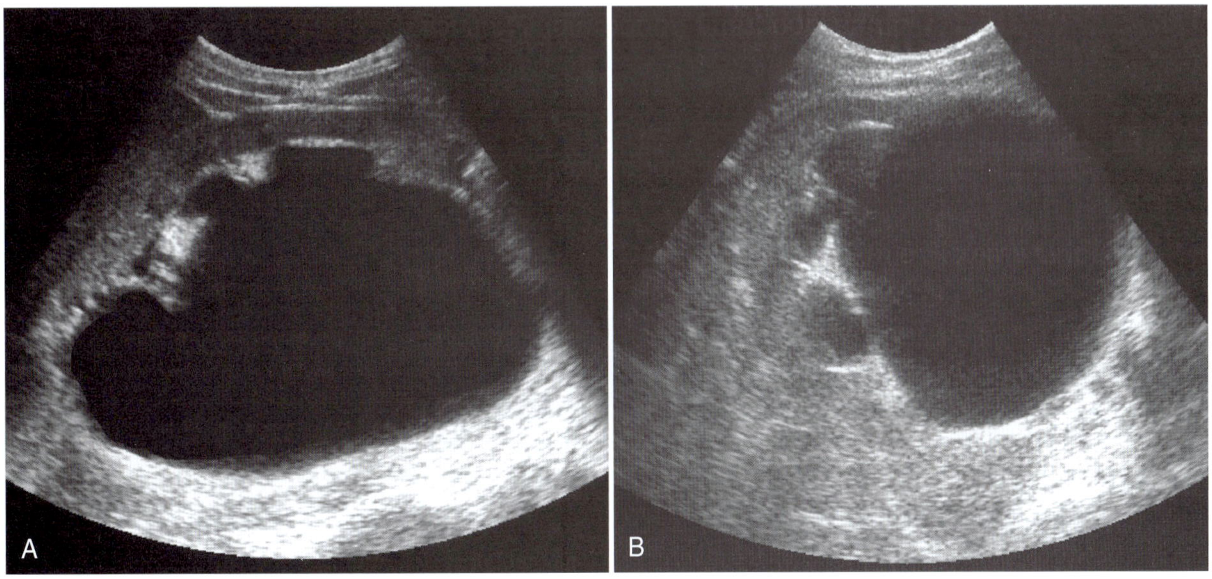

FIG. 9.15 Obstrução da junção ureteropélvica. (A) Ultrassonografias sagital e **(B)** transversal demonstram balonamento acentuado da pelve renal e caliectasia proximal associada.

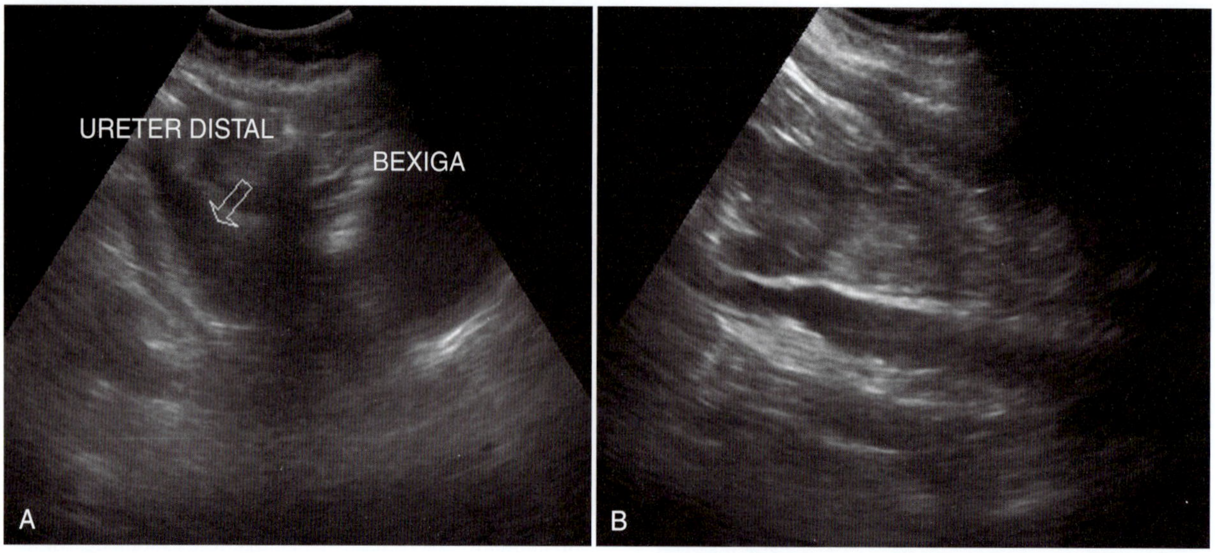

FIG. 9.16 Megaureter congênito. (A) Ultrassonografia sagital mostra dilatação acentuada do ureter distal até a junção ureterovesical. **(B)** Ultrassonografia sagital mostra moderada ectasia do segmento médio ureteral.

Anomalias Relacionadas ao Desenvolvimento Vascular

Vasos Aberrantes

À medida que o rim ascende durante o desenvolvimento embrionário, ele obtém seu suprimento sanguíneo de níveis sucessivamente mais altos da aorta. Haverá artérias renais aberrantes se os vasos sanguíneos provenientes dos níveis inferiores da aorta persistirem. Os vasos aberrantes podem comprimir o ureter em qualquer parte de seu trajeto. A ultrassonografia com Doppler colorido pode ser útil para identificar o cruzamento de vasos que causam obstrução na altura da JUP.

Ureter Retrocaval

O ureter retrocaval é uma anomalia congênita rara, porém bem conhecida. Há predomínio masculino (3:1). A maioria dos pacientes apresenta dor entre a segunda e a quarta década da vida. Normalmente, a veia cava inferior (VCI) infrarrenal desenvolve-se da **veia supracardinal**; quando ela se desenvolve da **veia subcardinal**, o ureter passa por trás da VCI. Em seguida, passa medial e anteriormente entre a aorta e a VCI e cruza os vasos ilíacos direitos. Então, o ureter entra na pelve e na bexiga de modo normal. A ultrassonografia mostra dilatação do sistema coletor e da parte proximal do ureter. Nos pacientes nos quais a obtenção de imagens é fácil, pode-se identificar um ureter retrocaval comprimido.

Anomalias Relacionadas ao Desenvolvimento da Bexiga Urinária

Agenesia da Bexiga Urinária

A agenesia da bexiga é uma anomalia rara; a maioria dos portadores consiste em natimortos, e praticamente todos os recém-nascidos que sobrevivem são do sexo feminino.[22] Com frequência, encontram-se muitas anomalias associadas. Na ultrassonografia, não existe bexiga.

Duplicação da Bexiga Urinária

Essa anomalia é dividida em três tipos, como mostrado a seguir:[16]

Tipo 1: Uma prega peritoneal completa ou incompleta separa as duas bexigas.

Tipo 2: Um septo interno divide a bexiga. O septo pode ser completo ou incompleto e pode estar no plano sagital ou coronal. Pode haver vários septos.

Tipo 3: Uma faixa transversal de músculo divide a bexiga em duas cavidades desiguais.

Extrofia da Bexiga Urinária

A extrofia da bexiga ocorre em 1 de cada 30 mil nascidos vivos, e observa-se predomínio masculino (2:1).[16] A deficiência de desenvolvimento do mesoderma situado abaixo do umbigo leva à ausência da parede inferior do abdome e da parede anterior da bexiga. Há incidência elevada de anomalias musculoesqueléticas, gastrointestinais e genitais associadas. Esses pacientes apresentam incidência maior (200 vezes) de desenvolver carcinoma de bexiga (adenocarcinoma em 90% dos casos).[16]

Anomalias do Úraco

Em geral, o úraco fecha-se na metade final da vida fetal.[16] Os quatro tipos de anomalias congênitas do úraco, em ordem de frequência, são apresentados a seguir[16,23,24] (Fig. 9.17):

1. Úraco érvio (50%)
2. Cisto do úraco (30%)
3. Seio do úraco (15%)
4. Divertículo do úraco (5%)

Há predominância masculina (2:1) de anomalias do úraco. O **úraco pérvio** geralmente está associado a uma obstrução uretral e atua como um mecanismo protetor ao possibilitar o desenvolvimento normal do feto. O **cisto do úraco** forma-se quando as extremidades umbilical e vesical do úraco se fecham e a porção entre elas permanece patente. O cisto geralmente é encontrado no terço inferior do úraco. Há incidência maior de adenocarcinoma nesses pacientes. Na ultrassonografia, observa-se um cisto na linha média, com ou sem ecos internos, e em posição superior à bexiga. O **seio do úraco** forma-se quando a extremidade vesical do úraco se fecha e a extremidade umbilical permanece patente. O **divertículo do úraco** forma-se quando a extremidade umbilical do úraco se fecha e a extremidade vesical permanece patente. Os **divertículos do úraco** são geralmente achados casuais. Há incidência maior de carcinoma e de formação de cálculos nesses pacientes.

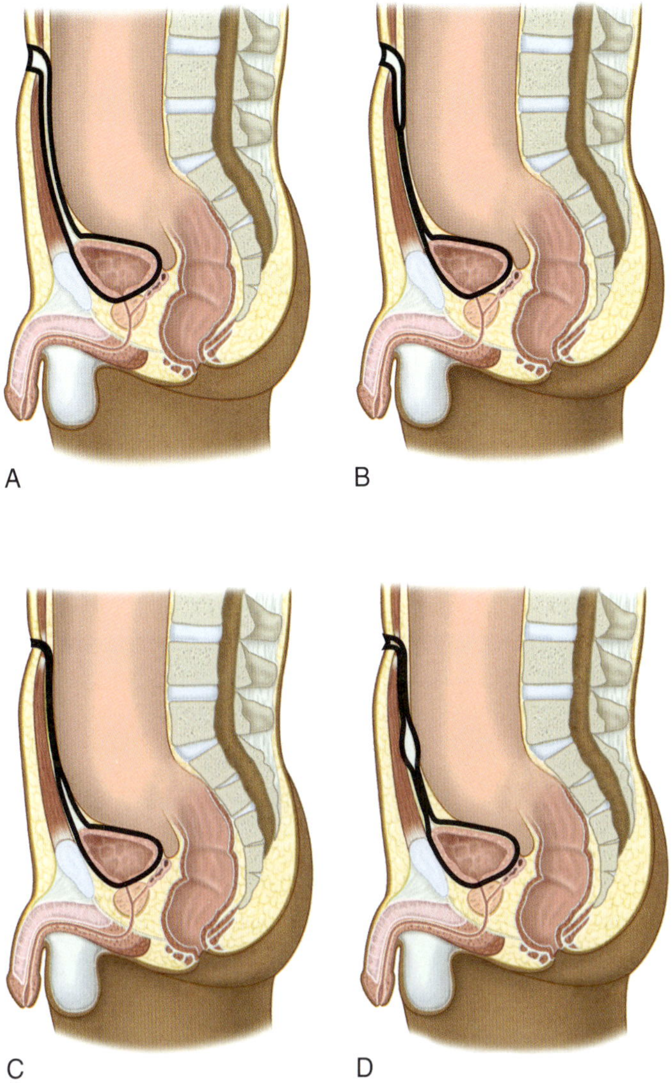

FIG. 9.17 Anomalias congênitas do úraco. (A) O úraco pérvio estende-se da bexiga até o umbigo. **(B)** Seio do úraco. **(C)** Divertículo do úraco. **(D)** Cisto do úraco.

Anomalias Relacionadas ao Desenvolvimento da Uretra: Divertículos

A maioria dos divertículos uretrais é adquirida e surge após uma lesão ou infecção; já os divertículos congênitos ocorrem raramente. A maior parte dos divertículos uretrais observados em mulheres forma-se como resultado de infecção das glândulas periuretrais; alguns podem estar relacionados ao parto. A maioria dos divertículos é encontrada na porção média da uretra e é bilateral. Com frequência, pode-se palpar massa vaginal flutuante anterior. Pode haver o desenvolvimento de cálculos por causa da estase urinária. As varreduras transvaginal ou translabial podem mostrar uma estrutura cística simples ou complexa que se comunica com a uretra através de um colo fino (Fig. 9.18).

INFECÇÕES GENITURINÁRIAS

Pielonefrite

Pielonefrite Aguda

A pielonefrite aguda é uma inflamação tubulointersticial do rim que pode ser adquirida de duas maneiras: por infecção ascendente (85%; p. ex., *Escherichia coli*) e por disseminação hematogênica (15%; p. ex., *Staphylococcus aureus*). As mulheres com idade entre 15 e 35 são as mais afetadas;[25] 2% das mulheres grávidas desenvolvem pielonefrite aguda.[26] A maioria dos adultos apresenta dor no flanco e febre e pode ser diagnosticada clinicamente com o auxílio de exames laboratoriais (bacteriúria, piúria e leucocitose). Com antibióticos apropriados, tanto os achados clínicos quanto os laboratoriais mostram rápida melhora. Os exames de imagem são necessários apenas quando os sintomas e as alterações laboratoriais persistirem: a obtenção de imagens é útil para identificar as possíveis causas da persistência da infecção, que incluem abscessos renais e perirrenais, cálculos e obstrução urinária. A Society of Uroradiology propôs o uso do termo **pielonefrite** aguda para descrever os rins infectados de modo agudo, eliminando, assim, a necessidade de termos como nefrite bacteriana, nefronia lobar, celulite renal, nefrite lobar, fleimão renal e carbúnculo renal.[27]

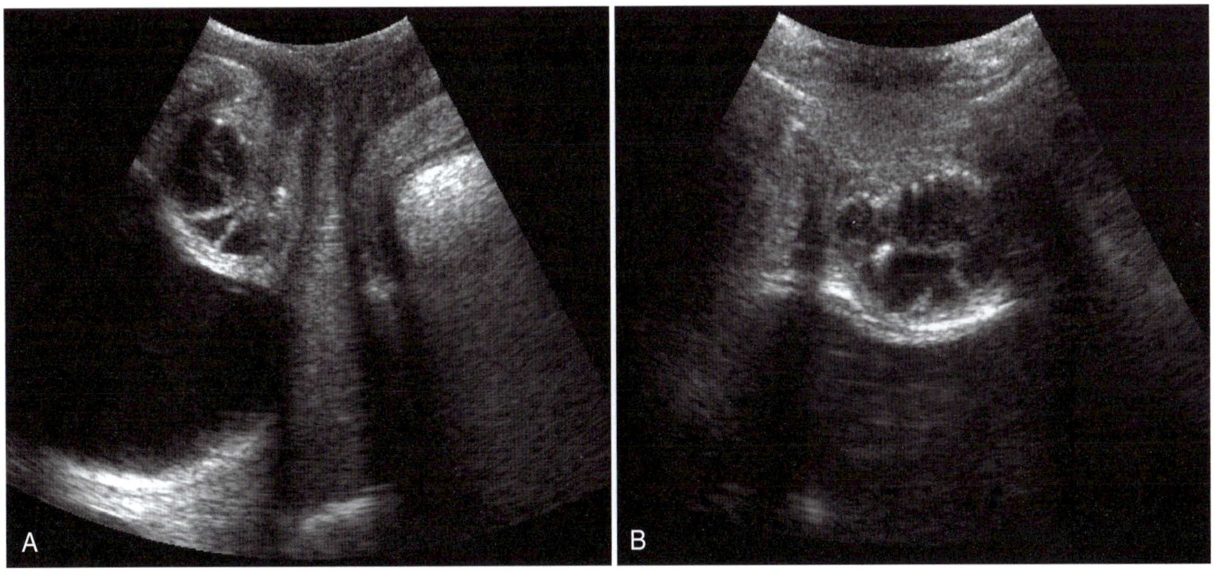

FIG. 9.18 Divertículo uretral em mulher jovem com massa palpável na vagina. (A) Ultrassonografias translabial sagital e **(B)** transversal mostram massa cística complexa adjacente à uretra anterior.

Na **ultrassonografia**, a maioria dos rins com pielonefrite aguda tem aspecto normal. Contudo, os achados ultrassonográficos da pielonefrite incluem (Fig. 9.19) aumento do tamanho do rim, compressão do seio renal, ecogenicidade reduzida (secundária ao edema) ou ecogenicidade aumentada (possivelmente resultante de hemorragia), perda da diferenciação corticomedular, massa(s) mal delimitada(s), gás no interior do parênquima renal[26,27] e ausência focal ou difusa de perfusão observada ao Doppler colorido e que corresponde às áreas inflamadas edemaciadas.

Se a pielonefrite for **focal**, as massas mal delimitadas poderão ser ecogênicas, hipoecoicas ou de ecogenicidade mista. **Massas ecogênicas** podem ser o achado mais comum da pielonefrite focal.[28]

A ultrassonografia, incluindo o Doppler de amplitude (*power* Doppler), é menos sensível que a TC, a RM ou a cintilografia do córtex renal com ácido dimercaptossuccínico marcado com tecnécio 99, associada à TC por emissão de fóton único (^{99m}Tc-DMSA SPECT) para a exibição das alterações da pielonefrite aguda. No entanto, a ultrassonografia é mais acessível e menos dispendiosa e, portanto, um excelente exame de triagem para monitoramento e acompanhamento de complicações,[29] bem como para a avaliação das gestantes com pielonefrite aguda por causa da ausência de radiação ionizante.[26,27]

Uma infecção renal rara conhecida como **pielite com incrustações alcalinas** foi descrita em **transplantes renais** e em rins tópicos de pacientes debilitados e imunocomprometidos.[30] Na maioria das vezes, essa entidade é causada pelo *Corynebacterium urealyticum*, um microrganismo que hidrolisa a ureia. Ocorre a incrustação de cálculos no urotélio do rim e da bexiga. Se o rim for acometido, o paciente poderá apresentar hematúria, passagem de cálculos ou odor de amônia na urina. Se a bexiga estiver envolvida, os sinais clínicos mais comuns serão disúria e dor suprapúbica. O tratamento é realizado com antibióticos e acidificação local da urina. Na ultrassonografia, a visualização de um urotélio espessado e calcificado é sugestiva de pielite com incrustações alcalinas.[30] A calcificação pode ser fina e lisa ou espessa e irregular. Deve-se tomar cuidado para distinguir a calcificação do urotélio da deposição de cálculos do sistema coletor.[30]

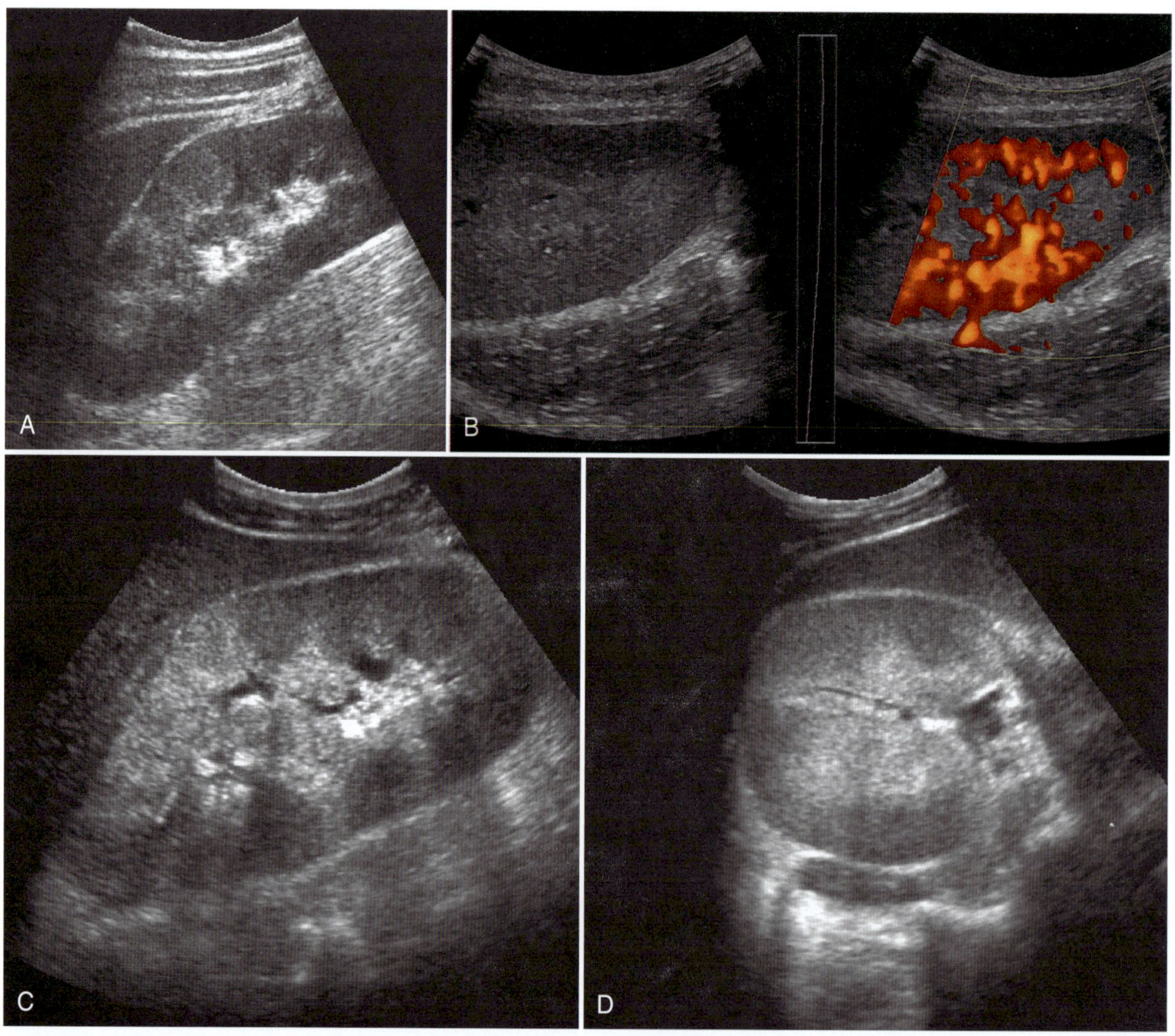

FIG. 9.19 Pielonefrite aguda em três pacientes. (A) Observam-se áreas focais sutis com ecogenicidade aumentada no córtex anterior do rim direito. **(B)** O defeito da perfusão por Doppler de amplitude no polo inferior do rim do paciente com pielonefrite por *E. coli* diagnosticada. Observe a imagem normal correspondente em escala de cinza. **(C)** Ultrassonografias sagital e **(D)** transversal de um terceiro paciente mostrando um rim aumentado e edemaciado com alteração focal da ecogenicidade e perda da diferenciação corticomedular. A gordura do seio renal está atenuada pelo parênquima edemaciado.

Pielonefrite Aguda na Ultrassonografia

Aumento do tamanho do rim
Compressão do seio renal
Ecogenicidade anormal (seja aumentada ou reduzida)
Perda da diferenciação corticomedular
Massa(s) mal delimitada(s)
Gás no interior do parênquima
Ausência focal ou difusa de perfusão no Doppler colorido, correspondendo às áreas inflamadas e edemaciadas

Abscesso Renal e Perinéfrico

A pielonefrite aguda não tratada ou tratada de modo inadequado pode levar à necrose do parênquima e à formação de abscessos. Os pacientes que correm risco maior de desenvolver **abscessos renais** são aqueles com diabetes, imunidade comprometida, doenças debilitantes crônicas, obstrução do sistema urinário, cálculos renais infectados e os usuários de drogas intravenosas.[26,31] Os abscessos renais tendem a ser solitários e podem drenar espontaneamente para o sistema coletor ou para o espaço perinéfrico. Os **abscessos perinéfricos**, que também são uma complicação da **pionefrose**, podem resultar da propagação direta de infecção peritoneal ou retroperitoneal ou de procedimentos intervencionistas.[24] Os abscessos pequenos podem ser tratados de modo conservador com antibióticos, ao passo que os abscessos maiores requerem com frequência drenagem percutânea e, quando a drenagem não é suficiente, cirurgia.

Na ultrassonografia, os abscessos renais aparecem como massas complexas, arredondadas, hipoecoicas e com paredes espessadas que podem exibir reforço acústico posterior (Fig. 9.20). Septações e debris internos móveis podem ser visualizados. Ocasionalmente, pode-se observar uma "sombra suja" posterior ao gás no interior do abscesso. O diagnóstico diferencial inclui (1) cistos hemorrágicos ou infectados, (2) cistos parasitários, (3) cistos multiloculados e (4) neoplasias císticas. Embora a ultrassonografia não seja um exame tão preciso quanto a TC na determinação da presença e da extensão de um abscesso perinéfrico,[26] é um método excelente para o acompanhamento de pacientes com abscessos submetidos a tratamento conservador com o objetivo de documentar a resolução.

Pionefrose

Pionefrose implica na existência de material purulento no interior de um sistema coletor obstruído. Dependendo do nível da obstrução, qualquer parte do sistema coletor pode ser afetada, inclusive o ureter. O diagnóstico e o tratamento precoces são cruciais para impedir o desenvolvimento de bacteremia e de choque séptico potencialmente fatal. A taxa de mortalidade por bacteremia e por choque séptico é de 25% e 50%, respectivamente;[32] no início do quadro clínico, 15% dos pacientes são assintomáticos.[33] No adulto jovem, a obstrução da JUP e os cálculos são as causas mais comuns de pionefrose, ao passo que a obstrução ureteral por lesão maligna é tipicamente o fator predisponente nos pacientes idosos.[26] Na ultrassonografia, a visualização de debris móveis no sistema coletor (com ou sem nível líquido-debris), gás no sistema coletor e cálculos sugerem pionefrose (Fig. 9.21).

Pielonefrite Enfisematosa

A pielonefrite enfisematosa (PNE) é uma infecção pouco comum e potencialmente fatal do parênquima renal que se caracteriza pela formação de gás.[34] A maioria dos pacientes é composta por mulheres (2:1) e diabéticos (90%), com idade média de 55 anos. Nos pacientes diabéticos, a PNE tende a ocorrer em sistemas coletores não obstruídos; o inverso é verdadeiro nos pacientes não diabéticos. A doença bilateral ocorre em 5% a 10% dos pacientes com PNE. *Escherichia coli* é o microrganismo causal em 62% a 70% dos casos; também são encontrados *Klebsiella* (9%), *Pseudomonas* (2%), *Proteus*, *Aerobacter* e *Candida*.[26,31] Na apresentação inicial, a maioria dos pacientes está extremamente doente, com febre, dor em flanco, hiperglicemia, acidose, desidratação e desequilíbrio eletrolítico;[35] 18% apresentam apenas febre de origem indeterminada (FOI).[36]

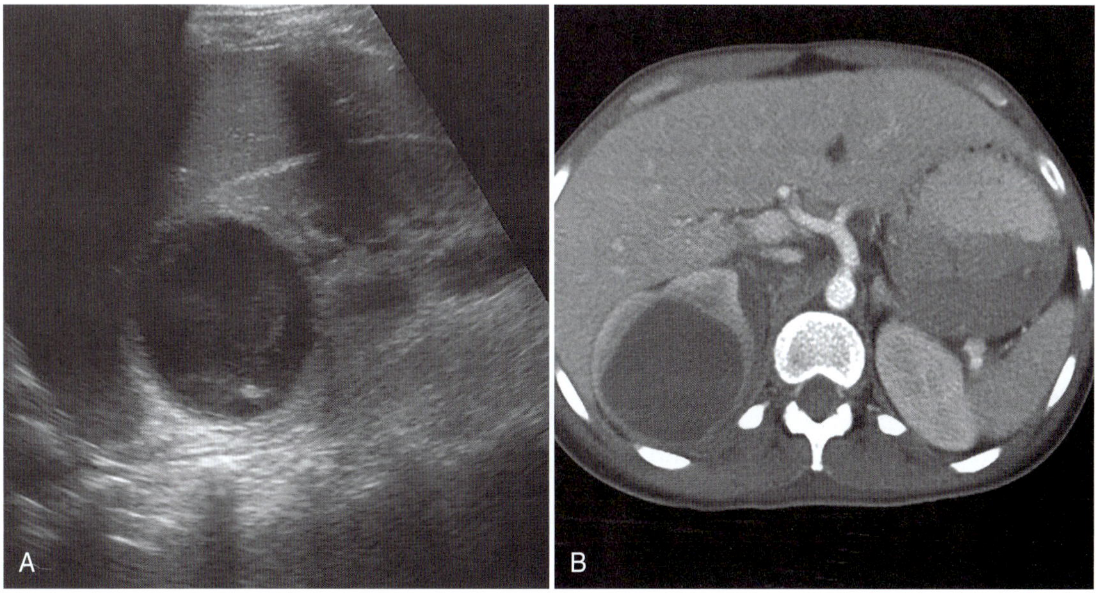

FIG. 9.20 Abscesso renal. (A) Ultrassonografia sagital mostra uma lesão complexa cística no polo superior direito contendo camadas de ecos de baixa amplitude. **(B)** A TC com contraste mostra uma grande lesão cística no polo superior direito com envoltório espesso. O paciente foi tratado com sucesso por meio de drenagem guiada por ultrassonografia e antibióticos.

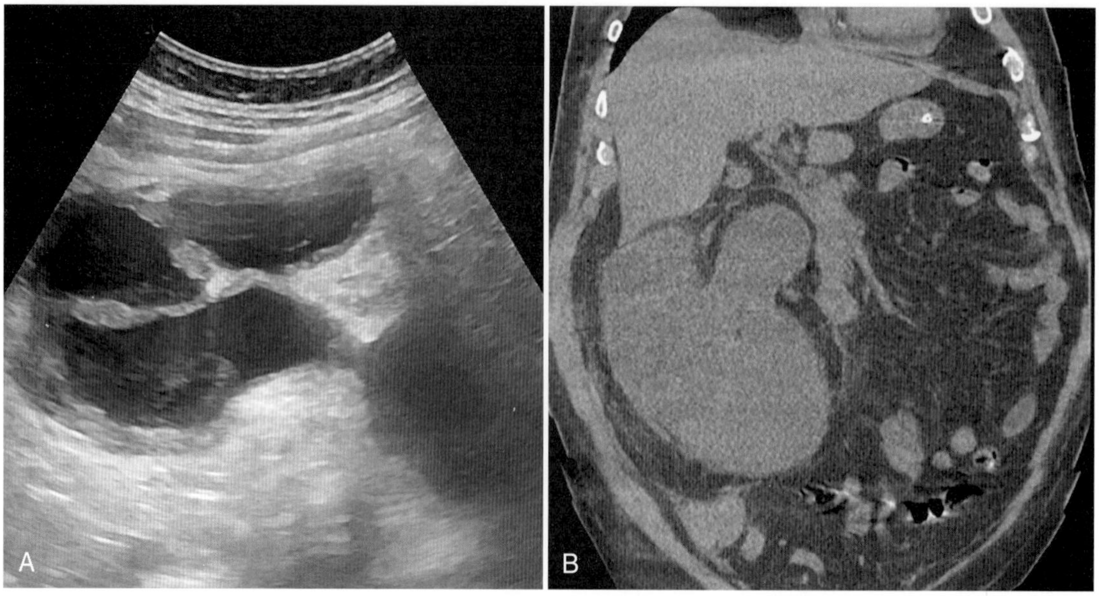

FIG. 9.21 Pionefrose. (A) Ultrassonografia sagital de um homem idoso com sepse por *Proteus mirabilis* mostrando um rim deformado, cronicamente hidronefrótico, com camadas de ecos no sistema coletor. **(B)** A TC não contrastada correspondente mostra um grande saco hidronefrótico à direita e infiltração perinéfrica. História clínica e achados de imagem levaram a drenagem de emergência bem-sucedida.

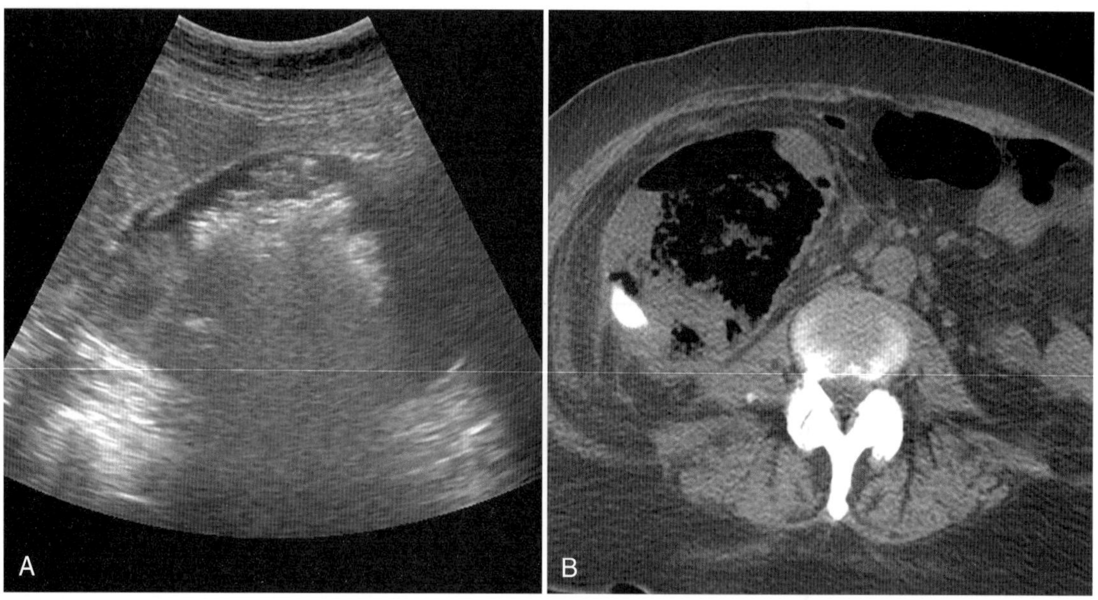

FIG. 9.22 Pielonefrite enfisematosa do tipo 1 (PNE1). (A) A ultrassonografia sagital da fossa renal direita mostra sombra extensa que ocupa a maior parte do rim direito. **(B)** A TC sem contraste correspondente mostra destruição difusa do parênquima do rim direito com extenso mosqueamento por gás. A nefrectomia acabou sendo realizada neste paciente diabético séptico. É necessário ter cautela para não deixar de diagnosticar uma PNE1 na ultrassonografia. Deve-se ter atenção para não deixar de diagnosticar a PNE1 na ultrassonografia. A falha em visualizar um rim em um paciente séptico deve levar à realização de outro exame de imagem.

Wan et al.[37] estudaram retrospectivamente 38 pacientes com PNE e identificaram dois tipos de doença: a **PNE1**, caracterizada por destruição do parênquima e presença de gás em padrão de faixas ou salpicado, e a **PNE2**, caracterizada por coleções líquidas renais ou perirrenais, com gás livre ou loculado no interior do sistema coletor. A taxa de mortalidade associada à PNE1 e à PNE2 foi de 69% e 18%, respectivamente. Os autores postularam que os desfechos clínicos diferentes apresentados pelas PNE1 e PNE2 resultam do estado imunológico do paciente e do suprimento vascular do rim afetado. A nefrectomia de urgência é o tratamento de escolha para a PNE1, ao passo que, nos casos de PNE2, recomenda-se a drenagem percutânea. A TC é o método de obtenção de imagens preferido para a determinação da localização e da extensão do gás renal e perirrenal nos pacientes com PNE. Os exames ultrassonográficos da PNE1 e da PNE2 podem ser difíceis porque a sombra suja associada ao gás no parênquima obscurece as estruturas mais profundas; a sombra também poderia induzir a uma interpretação errônea do gás como cálculos renais ou gás intestinal[38] (Fig. 9.22).

Pielite Enfisematosa

A pielite enfisematosa consiste em gás no sistema coletor urinário.[34] Essa entidade patológica é vista com mais frequência em mulheres com diabetes ou com doença calculosa obstrutiva; foi relatada taxa de mortalidade de 20%. É importante excluir as causas iatrogênicas de gás no interior do sistema coletor. Na ultrassonografia, observam-se linhas ecogênicas no sistema coletor, esparsas, com sombra acústica posterior suja, indicativas de gás (Fig. 9.23). Como na PNE, a TC é frequentemente necessária para a identificação da pielite enfisematosa, pois, na ultrassonografia, a sombra acústica suja do gás pode encobrir a extensão exata da doença renal e perirrenal.

Pielonefrite Crônica

A pielonefrite crônica é uma nefrite intersticial que, com frequência, está associada ao refluxo vesicureteral. Acredita-se que a **nefropatia por refluxo** cause 10% a 30% de todos os casos de **doença renal em estágio final** (DREF)[39] (Fig. 9.24). A pielonefrite crônica geralmente começa na infância e é mais comum nas mulheres. As alterações renais podem ser unilaterais ou bilaterais, mas geralmente são assimétricas. O refluxo para os túbulos coletores ocorre quando os orifícios dos ductos papilares são incompetentes. Esse refluxo ocorre com mais frequência nas papilas compostas, que tipicamente são encontradas nos polos dos rins. Como consequência, a fibrose cortical tende a ocorrer junto aos cálices polares. Há retração papilar acompanhada por amputação dos cálices. Na ultrassonografia, observa-se um cálice rombo e dilatado associado à **fibrose cortical** ou **atrofia cortical** sobrejacentes[40] (Fig. 9.25). Essas alterações podem ser multicêntricas e bilaterais. Se a doença for unilateral, poderá haver hipertrofia compensatória do rim contralateral. Se a doença for multicêntrica, a hipertrofia compensatória do parênquima normal interposto poderá criar uma ilha de tecido normal que simula um tumor.

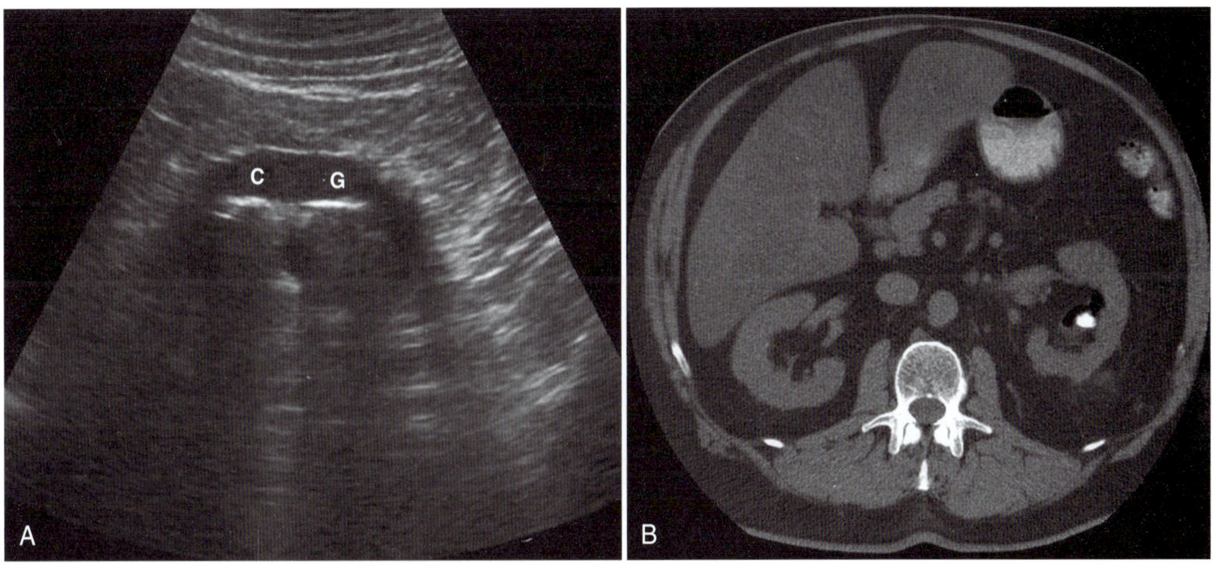

FIG. 9.23 Pielite enfisematosa. (A) Ultrassonografia transversal do rim esquerdo mostra uma sombra "limpa" posterior a um cálculo (*C*) renal e uma sombra "suja" posterior ao gás (*G*) do sistema coletor que não se desloca com a mudança de decúbito. **(B)** A TC sem contraste confirmatória mostra tanto um cálculo quanto gás no sistema coletor esquerdo.

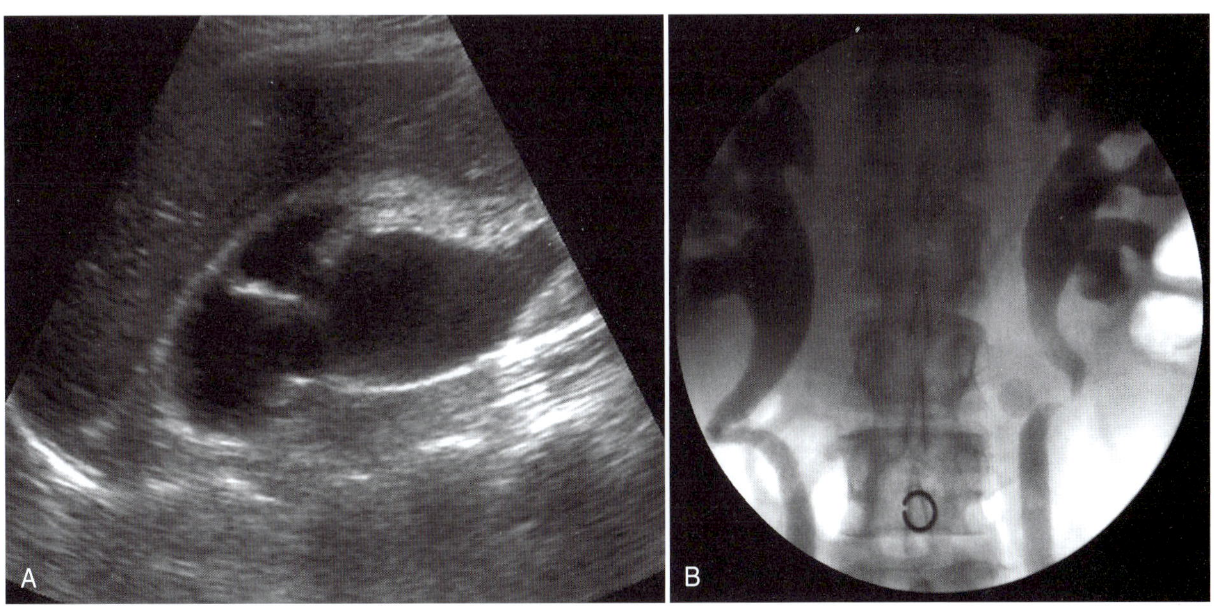

FIG. 9.24 Nefropatia por refluxo: avaliação de um transplante renal. (A) Ultrassonografia sagital mostra hidronefrose acentuada à direita e ausência de córtex sobrejacente. **(B)** Cistografia confirma refluxo ureteral significativo bilateral.

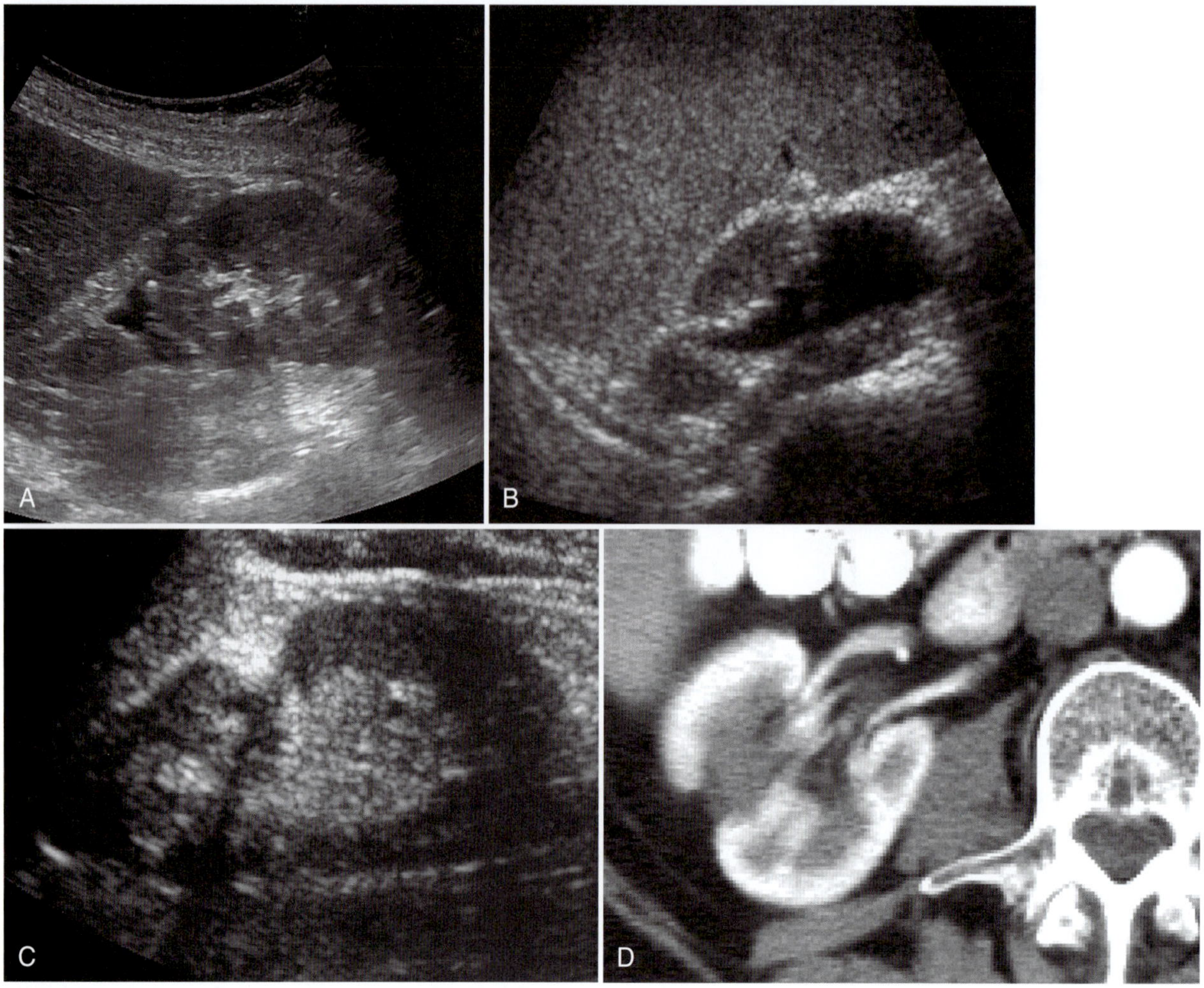

FIG. 9.25 Pielonefrite crônica. (A) Ultrassonografia sagital de um paciente com história de refluxo vesicureteral mostra atrofia do polo superior e acentuada perda cortical sobrejacente a um cálice dilatado, deformado. **(B)** Ultrassonografia sagital mostra um rim atrófico com fibrose e dilatação do sistema coletor causadas por refluxo. **(C)** Ultrassonografia sagital mostra fibrose cuneiforme ecogênica no terço médio do rim; **(D)** TC confirmatória.

Pielonefrite Xantogranulomatosa

A **pielonefrite xantogranulomatosa** (PXG) é uma infecção renal supurativa crônica, na qual o parênquima renal destruído é substituído por macrófagos repletos de lipídeos. A PXG geralmente é unilateral e pode ser difusa, segmentar ou focal. Em geral, está associada à nefrolitíase (70%) e à nefropatia obstrutiva.[41-43] A doença ocorre com mais frequência em mulheres de meia-idade e em diabéticos.[43] Os sinais iniciais são inespecíficos: dor, massa palpável, perda ponderal e infecção urinária (*Proteus* ou *E. coli*).[41] Na maioria das vezes, o rim afetado difusamente não é funcional. Os achados ultrassonográficos da PXG difusa incluem aumento do tamanho do rim, manutenção do aspecto reniforme e ausência de diferenciação corticomedular. Múltiplas áreas hipoecoicas correspondem a cálices dilatados ou a massas de parênquima inflamado.[41] O reforço acústico posterior é variável e depende do grau de liquefação das massas parenquimais. Ocasionalmente, as massas císticas complexas e grandes assemelham-se a pionefrose. Um **cálculo coraliforme** produzirá uma sombra acústica extensa a partir do seio renal (Fig. 9.26). A extensão perinéfrica pode ocorrer, sendo mais bem visualizada, na maioria das vezes, por TC. As características ultrassonográficas da PXG **difusa** são inespecíficas; contudo, a visualização de adelgaçamento do parênquima, hidronefrose, cálculos, debris no interior de um sistema coletor dilatado e coleções perinéfricas sugere sua presença.[44] A PXG **segmentar** é vista como uma ou mais massas hipoecoicas com frequência associadas a um único cálice.[41,45] Um cálculo obstrutivo pode ser visualizado próximo da papila. A PXG **focal** origina-se no córtex renal e não se comunica com a pelve renal. Não é possível distinguir pela ultrassonografia a PXG focal de um tumor ou abscesso.[41]

Necrose Papilar

Os fatores causais implicados na isquemia que leva à necrose papilar incluem: uso abusivo de analgésicos, diabetes melito, infecção urinária, trombose da veia renal, hipotensão prolongada, obstrução do sistema urinário, desidratação, anemia falciforme e hemofilia.[46] No início, a papila torna-se edemaciada (Fig. 9.27) e, em seguida, ocorre comunicação com o sistema calicial. A parte central da papila sofre cavitação e pode se destacar. Quando há cavitação papilar, a ultrassonografia mostra coleções císticas nas pirâmides medulares. Se a papila se desprender, o cálice adjacente afetado é "amputado". A papila desprendida pode ser vista no sistema coletor como uma estrutura ecogênica sem sombra. Se esta papila calcificar, uma sombra acústica distal, que simula a nefrocalcinose medular, poderá ser observada.[47] Poderá ocorrer hidronefrose se a papila descamada obstruir o ureter.

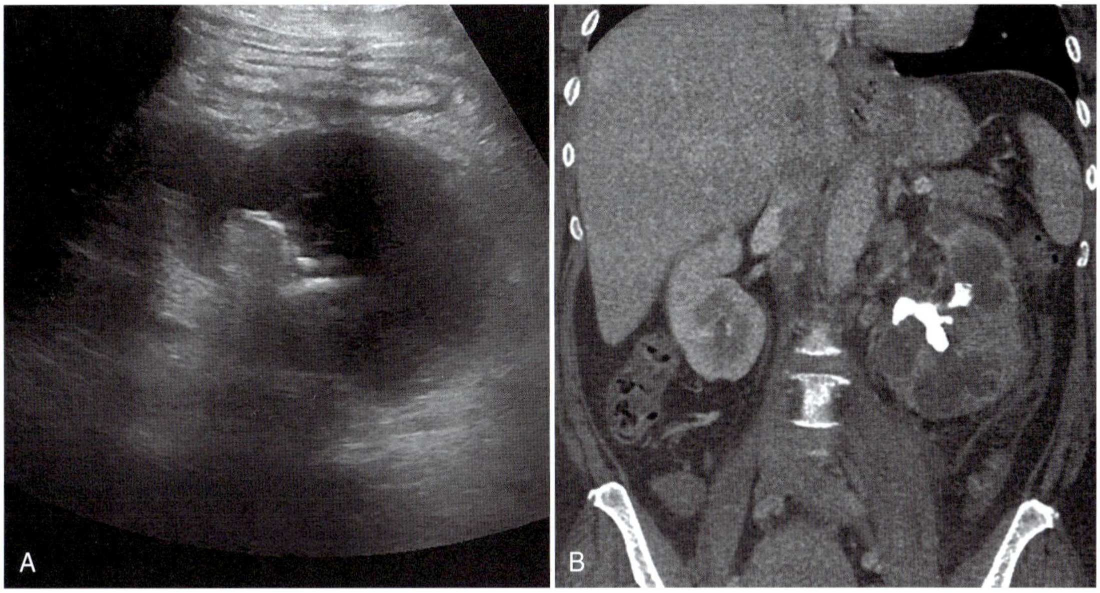

FIG. 9.26 Pielonefrite xantogranulomatosa. (A) Ultrassonografia sagital mostrando um rim aumentado hipoecoico e um grande cálculo coraliforme. **(B)** TC com contraste correspondente demonstrando um rim esquerdo difusamente aumentado, múltiplos abscessos intrarenais e um grande cálculo central obstrutivo.

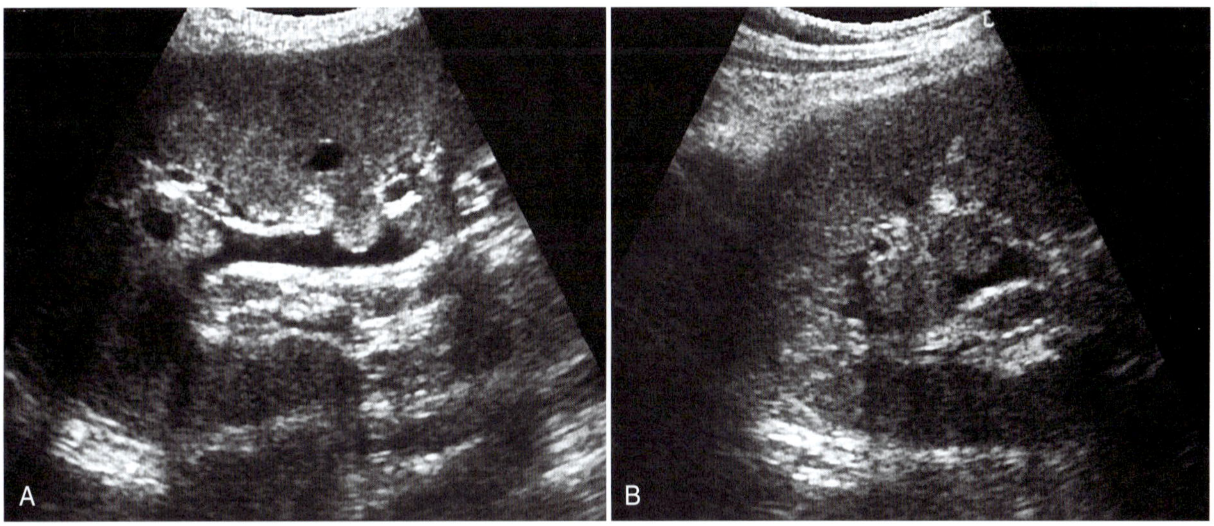

FIG. 9.27 Necrose papilar. (A) Ultrassonografias sagital e **(B)** transversal mostram papilas bulbosas edemaciadas.

Achados Ultrassonográficos da Necrose Papilar

- Pirâmides tumefeitas
- Cavitação da papila
- Cálice adjacente amputado
- Papila desprendida no sistema coletor que pode calcificar e simular um cálculo
- A papila desprendida pode causar obstrução

Tuberculose

A tuberculose (TB) do sistema urinário ocorre pela disseminação hematogênica do *Mycobacterium tuberculosis* para o rim a partir de uma fonte extraurinária (tipicamente o pulmão). A TB do sistema urinário geralmente se manifesta 5 ou 10 anos depois da infecção pulmonar inicial. As radiografias de tórax podem ser normais (35% a 50%) ou podem mostrar TB ativa (10%) ou TB cicatrizada inativa (40% a 55%). A maioria dos pacientes apresenta sinais e sintomas relacionados ao sistema urinário inferior que incluem polaciúria, disúria, noctúria, urgência e hematúria macroscópica ou microscópica; 10% a 20% dos pacientes serão assintomáticos.[48] Os achados sugestivos de TB do sistema urinário no exame de urina incluem piúria estéril, hematúria microscópica e pH ácido. O diagnóstico definitivo da TB é estabelecido pelo achado de bacilos álcool-ácido-resistentes (BAAR) em culturas de urina; contudo, esses bacilos geralmente demoram de 6 a 8 semanas para crescer nas culturas de urina.

Apesar de ambos os rins serem invadidos pelos bacilos no início, as manifestações clínicas da TB do sistema urinário são tipicamente unilaterais. As alterações iniciais ou agudas incluem o desenvolvimento de vários tuberculomas bilaterais pequenos. Das et al.[49] constataram que a anormalidade ultrassonográfica mais frequente foi a presença de **lesões renais focais** (Fig. 9.28). As lesões focais pequenas (5 a 15 mm) eram ecogênicas ou hipoecoicas com uma borda ecogênica. As lesões focais maiores (> 15 mm) com ecogenicidade mista eram mal definidas. A doença bilateral foi observada em 30% dos pacientes. A maioria dos tuberculomas cicatrizará de modo espontâneo ou depois de um tratamento específico. Futuramente, em algum momento (talvez anos mais tarde), um ou mais tubérculos (granulomas tuberculosos) poderão aumentar de tamanho. Com o aumento, o tubérculo sofre cavitação e surge uma comunicação com o sistema coletor. As alterações patológicas resultantes assemelham-se à necrose papilar; o envolvimento papilar é observado quando se visualiza um feixe linear anecoico que se estende do cálice afetado até a papila. Pode-se observar massas de tecido mole nos cálices, que representam a papila desprendida. Após a ruptura para o sistema coletor, ocorre a bacilúria por *M. tuberculosis*, que possibilita a disseminação da infecção renal para outras partes do sistema urinário. Pode ocorrer espasmo ou edema na região da JUV, que dão origem à hidronefrose e ao hidroureter. Também podem surgir ulcerações lineares no ureter, geralmente no ureter distal. O envolvimento da bexiga é observado em 33% dos pacientes com TB do sistema geniturinário.[49] As manifestações iniciais do acometimento da bexiga incluem edema e ulceração da mucosa. Os sinais/sintomas clínicos iniciais (disúria e polaciúria) também são inespecíficos. Se o edema surgir no trígono da bexiga, poderá ocorrer obstrução ureteral. Na ultrassonografia, o envolvimento inicial da bexiga aparecerá como espessamento focal ou difuso da parede do órgão; o espessamento pode ser bastante extenso (Fig. 9.29).

As alterações tardias ou mais crônicas da TB do sistema urinário incluem constrições fibróticas, cavitação extensa, calcificação, lesões com aspecto de massa, abscessos perinefréticos e fístulas.[48] As alterações crônicas, em particular aquelas relacionadas às constrições fibróticas, resultam em dano significativo da função renal. As constrições podem ocorrer em qualquer lugar do sistema coletor intrarrenal e do ureter. A obstrução causa dilatação da parte proximal do sistema coletor e atrofia por compressão do parênquima renal. Com o tempo, pode ocorrer calcificação das áreas de caseificação ou da papila destacada. Se a infecção renal se abrir para o espaço perinefrético, poderá surgir um abscesso. Os abscessos perinéfricos podem, por fim, formar fístulas para as vísceras adjacentes. A característica que marca a TB crônica do sistema urinário superior é um rim pequeno, calcificado e não funcional, o chamado **rim mástique**. Na bexiga, a infecção crônica e a fibrose tornam o órgão espessado e com capacidade diminuída.[48] Em raras ocasiões, a parede da bexiga poderá apresentar calcificação em padrão curvilíneo ou salpicado.[50]

A maioria dos casos de TB do sistema geniturinário pode ser diagnosticada com uma combinação de urografia intravenosa/retrógrada, ultrassonografia, TC e uro-TC.[51] Premkumar et al.[52] demonstraram em 14 pacientes com TB avançada do sistema urinário que as melhores técnicas tanto para se obter informações morfológicas detalhadas quanto para conhecer o estado funcional do rim são a TC e a urografia excretora. Das et al.[53] relataram que a aspiração por agulha fina guiada por ultrassom (1) pode ser utilizada como técnica diagnóstica nos pacientes com culturas de urina negativas e (2) pode confirmar o diagnóstico de TB do sistema geniturinário superior naqueles pacientes com lesões suspeitas e culturas positivas.

Infecções Fúngicas

Pacientes com história de diabetes melito, uso prolongado de cateteres permanentes, tumor maligno, distúrbios hematopoiéticos, tratamento prolongado com antibióticos ou esteroides, transplante e usuários de drogas por via intravenosa correm o risco de desenvolver infecções fúngicas do sistema urinário.[54]

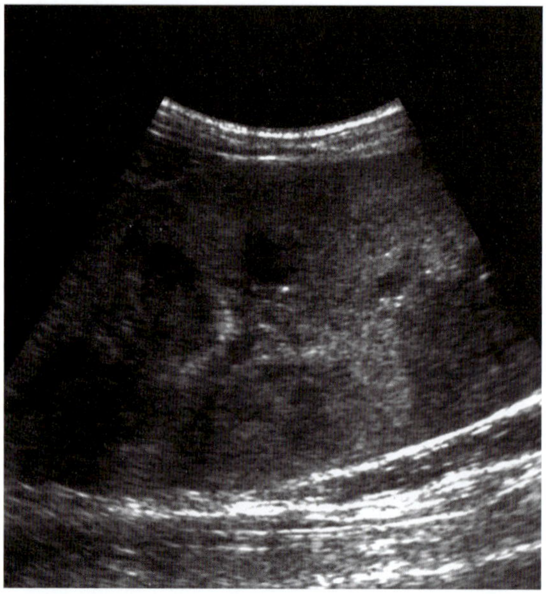

FIG. 9.28 Tuberculose renal progressiva. Ultrassonografia sagital mostrando pequenas lesões medulares hipoecoicas irregulares. Áreas de cavitação conectadas ao sistema coletor. (Com permissão de Wasnik AP. Tuberculosis, urinary tract. In: Kamaya A, Wong-You-Cheong J, editors. Diagnostic ultrasound: abdomen and pelvis. Philadelphia: Elsevier; 2016. pp. 490-493.[51])

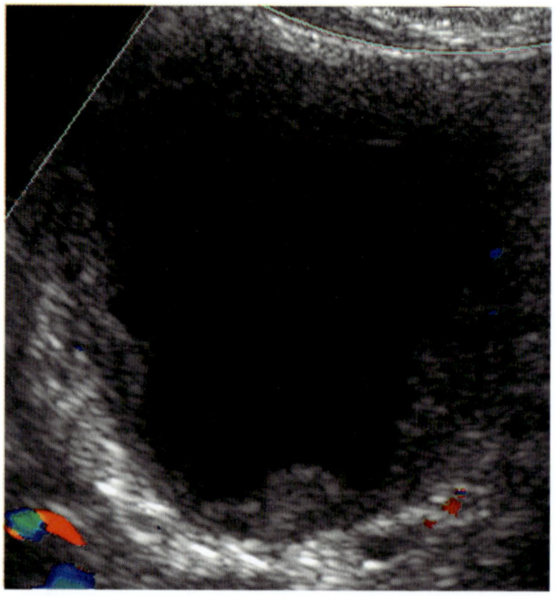

FIG. 9.29 Tuberculose da bexiga urinária. Ultrassonografia transversal mostrando espessamento irregular da mucosa, particularmente no óstio ureteral – um aspecto característico de fase inicial de tuberculose vesical. (Com permissão de Wasnik AP. Tuberculosis, urinary tract. In: Kamaya A, Wong-You-Cheong J, editors. Diagnostic ultrasound: abdomen and pelvis. Philadelphia: Elsevier; 2016. pp. 490-493.[51])

Candida Albicans

Candida albicans é o fungo que mais acomete o sistema urinário. O envolvimento do parênquima renal, tipicamente manifestado por pequenos abscessos parenquimatosos, ocorre nos casos de envolvimento sistêmico difuso. Com o passar do tempo, os abscessos podem se calcificar.[55] A extensão para o espaço perinefrético também é possível. A invasão do sistema coletor leva ao aparecimento de bolas de fungo (*fungus balls*). Os **micetomas** do sistema coletor podem ser diferenciados de coágulos sanguíneos, cálculos radiotransparentes, tumores de células transicionais, papilas descamadas, pólipos fibroepiteliais, colesteatomas e leucoplaquia com base na história clínica e nas culturas de urina.[56-58] Na ultrassonografia, os **microabscessos por *Candida*** são, tipicamente, lesões corticais pequenas e hipoecoicas; a aparência é similar ao de abscessos bacterianos. As **bolas de fungos** aparecem como massas de tecido mole ecogênicas e sem sombra acústica no interior do sistema coletor[59] (Fig. 9.30). As bolas de fungos são móveis e podem causar obstrução e hidronefrose.

Infecções Parasitárias

Nos países em desenvolvimento há uma ampla variedade de infecções parasitárias comuns. Os ultrassonografistas devem estar particularmente familiarizados com a esquistossomose e a equinococose (hidatidose).

Esquistossomose

Schistosoma haematobium é o parasita mais comum a afetar o sistema urinário. Os platelmintos entram no hospedeiro humano através da pele. Em seguida, são transportados pelo sistema venoso portal até o fígado, onde amadurecem e chegam à forma adulta. *S. haematobium* provavelmente invade o plexo venoso perivesical a partir do plexo hemorroidário.[60] O parasita fêmea então deposita seus ovos nas vênulas do ureter e da parede da bexiga. Ocorre a formação de granulomas e endarterite obliterativa. Os exames sorológicos que demonstram a presença dos ovos possibilitam o diagnóstico. Hematúria é a queixa mais frequente.[60]

Na ultrassonografia, os rins apresentam-se normais até a fase tardia da doença. Observa-se o desenvolvimento de pseudotubérculos no ureter e na bexiga, e o urotélio torna-se espessado (Fig. 9.31).[61] Com o passar do tempo, os pseudotubérculos calcificam-se; a calcificação pode ser fina, granular e linear ou espessa e irregular. Se ocorrerem repetidas infecções, a bexiga se tornará pequena e fibrótica. A estase vesical provoca incidência maior de cálculos ureterais e vesicais.[60] Os pacientes com doença crônica também apresentam incidência maior de carcinoma de células escamosas.[60]

Equinococose (Hidatidose)

Os dois tipos principais de equinococose que afetam o sistema urinário são causados pelo *Echinococcus multilocularis* e, mais comumente, pelo *Echinococcus granulosus*. A hidatidose renal é encontrada em 2% a 5% dos pacientes com doença hidática,[60] geralmente é solitária e envolve os polos renais.[62] Os cistos hidáticos surgem ao longo do ureter ou no interior da bexiga. Cada cisto hidático é composto de três camadas: pericisto, ectocisto e endocisto. Com frequência, a equinococose é silenciosa até que o cisto tenha crescido o suficiente para romper-se ou comprimir estruturas adjacentes.

A manifestação ultrassonográfica da hidatidose inicial é a um **cisto anecoico**. A nodularidade mural sugere a presença de escólex. Quando há **cistos-filhos**, observa-se uma massa cística multiloculada (Fig. 9.32). As membranas do endocisto podem se desprender e se precipitar no fundo do líquido hidátido como “areia hidática”.[63] Padrões variáveis de calcificações pode ocorrer, desde casca de ovo a calcificações reticulares densas. O encontro de calcificações anelares no interior de uma lesão calcificada maior sugere cistos-filhos calcificados.[60-63] O diagnóstico ultrassonográfico específico pode ser difícil sem uma história clínica pertinente. Contudo, várias características podem sugerir hidatidose, entre elas as membranas flutuantes, os cistos-filhos e os cistos com paredes espessas e contorno duplo.[64]

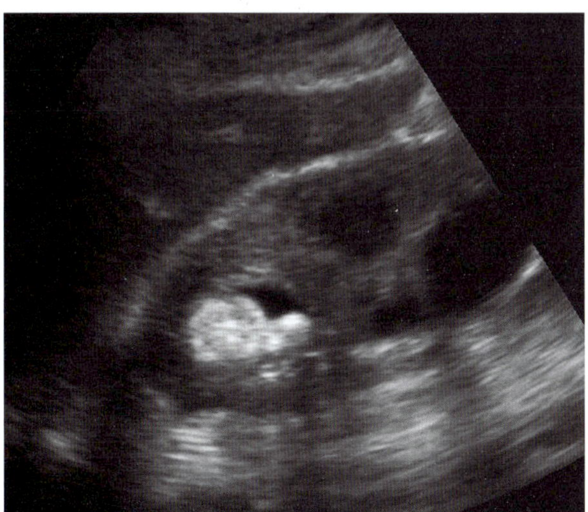

FIG. 9.30 Bola de fungos. Ultrassonografia sagital mostrando massa ecogênica de partes moles no interior de cálice dilatado do polo superior.

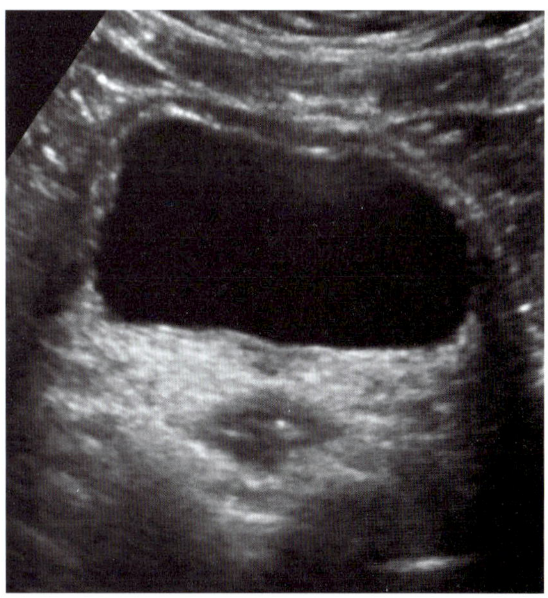

FIG. 9.31 Esquistossomose da bexiga urinária. Ultrassonografia transversal mostrando espessamento leve da parede vesical e ecogenicidade linear da parede anterior devido à calcificação. (Com permissão de Wasnik AP. Schistosomiasis, bladder. In: Kamaya A, Wong-You-Cheong J, editors. Diagnostic ultrasound: abdomen and pelvis. Philadelphia: Elsevier; 2016. pp. 548-549.[61])

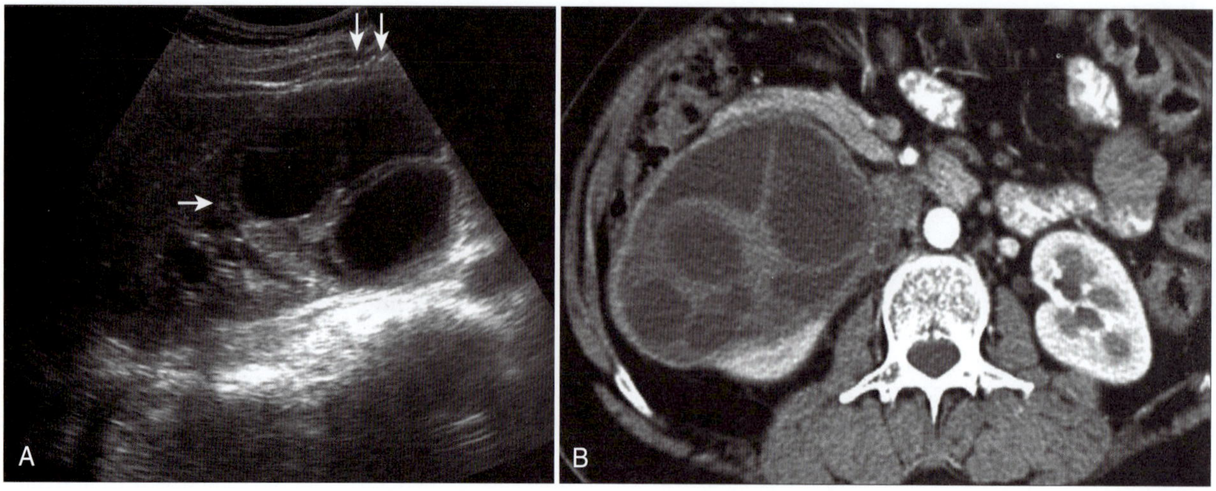

FIG. 9.32 Cisto hidátido renal. (A) Ultrassonografia sagital mostra massa cística complexa multiloculada no polo inferior (*setas*). **(B)** TC com contraste mostra vários cistos-filhos confluentes. (Com permissão de Drs. Vikram Dogra e Suleman Merchant.)

Síndrome da Imunodeficiência Adquirida

A evolução da doença e as manifestações observadas nos métodos de diagnóstico por imagem da infecção pelo vírus da imunodeficiência humana (HIV), síndrome da imunodeficiência adquirida (AIDS) e nefropatia associada ao HIV têm se modificado rapidamente, em grande parte, por causa dos avanços no tratamento dos pacientes soropositivos. A terapia antirretroviral altamente ativa (HAART; do inglês, *highly active antiretroviral therapy*) provocou diminuição da incidência de infecções oportunistas e possibilitou sobrevida melhor.

A literatura mais antiga descrevia a incidência aumentada de infecções geniturinárias oportunistas (citomegalovírus [CMV], *Candida albicans*, *Cryptococcus*, *Pneumocystis jiroveci* [anteriormente denominado *P. carinii*], *Mycobacterium avium-intracellulare*, mucormicose) e de tumores (linfoma, sarcoma de Kaposi) nesses pacientes imunocomprometidos.[65] O aspecto dessas infecções, frequentemente, é inespecífico (e, atualmente, raro), mas a presença de calcificações difusas viscerais/renais pode sugerir infecções disseminadas por *P. jiroveci*, CMV ou *M. avium-intracellulare*.[66-68] Atualmente, as infecções geniturinárias que ocorrem nesses pacientes, entre elas pielonefrite, abscessos renais e cistite, são semelhantes àquelas observadas em indivíduos não infectados pelo HIV.

O uso da HAART também alterou o espectro de doenças renais crônicas vistas nos pacientes HIV positivos. A incidência de DREF nos pacientes com HIV diminuiu logo após a instituição da HAART; contudo, o aumento da prevalência do HIV na população dos Estados Unidos resultou em um número maior de pacientes com **nefropatia associada ao HIV** (NHIV).[69] Nos pacientes HIV-positivos, a NHIV é a causa mais comum de doença renal crônica; os pacientes afrodescendentes compõem um grupo de risco maior. A característica histológica diferencial da NHIV é a glomeruloesclerose segmentar focal. Nos pacientes HIV-positivos, a nefropatia também pode ser causada pela doença por imunocomplexos associada ao HIV e pela microangiopatia trombótica associada ao HIV. Os efeitos renais adversos de várias medicações também complicam o diagnóstico da insuficiência renal crônica.[70] Contudo, outros processos patológicos não relacionados diretamente à infecção pelo HIV (p. ex., hipertensão, nefropatia diabética, nefrite intersticial) podem causar DREF nos pacientes tratados de modo bem-sucedido com a HAART.[71] Em geral, o diagnóstico definitivo de NHIV é realizado após a biópsia renal. Nesses pacientes, a ultrassonografia renal é útil para excluir obstrução e determinar o tamanho dos rins. Publicações anteriores apontavam a **ecogenicidade renal bastante aumentada** como um achado razoavelmente específico da NHIV (e da **nefropatia por heroína**)[65,72,73] (Fig. 9.33). As outras características de pacientes HIV-positivos com insuficiência renal são: rins com aspecto globoso, perda da diferenciação corticomedular, redução da gordura do seio renal e heterogeneidade do parênquima.[74]

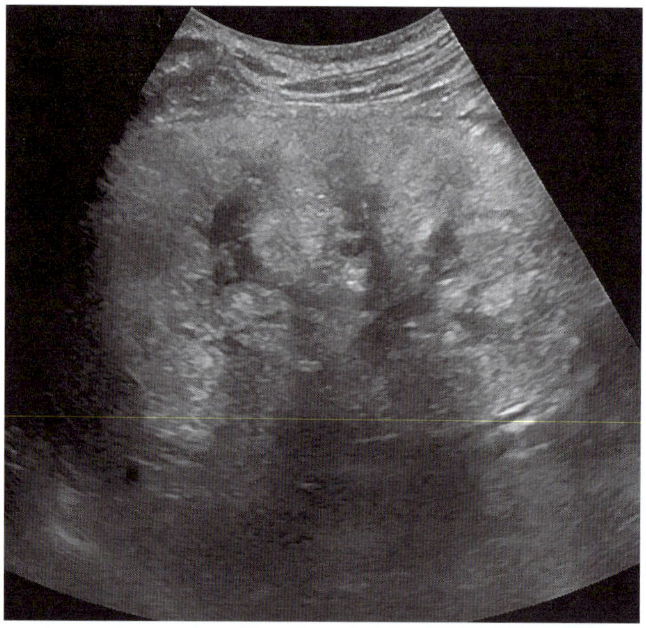

FIG. 9.33 Nefropatia associada ao HIV (NHIV). Ultrassonografia sagital mostra um rim aumentado, marcadamente ecogênico. A biópsia confirmou glomeruloesclerose segmentar focal.

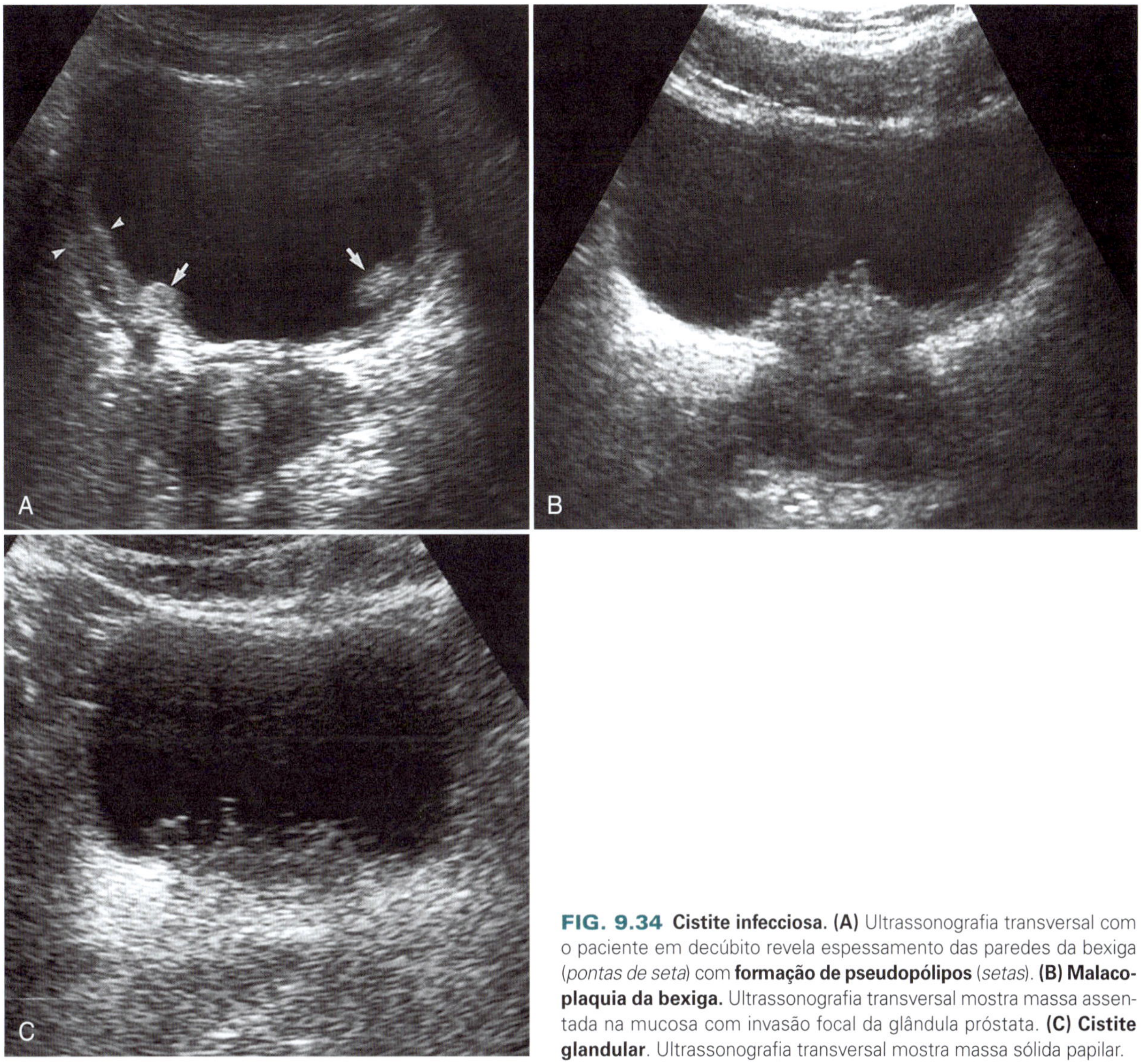

FIG. 9.34 Cistite infecciosa. (A) Ultrassonografia transversal com o paciente em decúbito revela espessamento das paredes da bexiga (*pontas de seta*) com **formação de pseudopólipos** (*setas*). **(B) Malacoplaquia da bexiga.** Ultrassonografia transversal mostra massa assentada na mucosa com invasão focal da glândula próstata. **(C) Cistite glandular**. Ultrassonografia transversal mostra massa sólida papilar.

Cistite

Cistite Infecciosa

As mulheres correm risco maior de desenvolver cistite por causa da colonização da uretra feminina (que é curta) pela flora retal. A obstrução da via de saída da bexiga ou a prostatite causam cistite nos homens. O patógeno mais comum é *E. coli.*[75] É frequente a ocorrência de edema da mucosa e diminuição da capacidade vesical. Os achados podem ser mais proeminentes no trígono e no colo da bexiga. Os pacientes apresentarão irritabilidade vesical e hematúria. Na ultrassonografia, o achado mais comum é o espessamento difuso da parede da bexiga. Se a cistite for focal, poderá haver a formação de **pseudopólipos** que são impossíveis de diferenciar de um tumor[76] (Fig. 9.34A).

Malacoplaquia

A malacoplaquia é uma infecção granulomatosa rara com preferência pela bexiga urinária. A doença é observada com maior frequência em mulheres (4:1), com pico de incidência na sexta década da vida.[77] A patogênese da malacoplaquia é desconhecida; contudo, a associação com **diabetes melito, doença hepática alcoólica, infecções por micobactérias, sarcoidose** e **transplante** sugere alteração da resposta imunológica.[78] Os pacientes podem apresentar hematúria e sintomas de irritabilidade vesical. Na ultrassonografia, observam-se massas únicas ou múltiplas localizadas na mucosa, que variam de 0,5 a 3,0 cm, localizadas, na maioria das vezes, na base da bexiga. A malacoplaquia pode ser localmente invasiva[77] (Fig. 9.34B).

Cistite Enfisematosa

A cistite enfisematosa ocorre com maior frequência em mulheres e nos indivíduos com diabetes. Os pacientes apresentam sintomas de cistite e às vezes têm pneumatúria.[75] O microrganismo causal mais comum é a *E. coli*. Há gás tanto intraluminal quanto intramural. Nesses pacientes em estado grave, o urotélio está ulcerado e necrosado e pode se desprender completamente. Na ultrassonografia, a cistite enfisematosa pode ser aventada quando focos ecogênicos na parede vesical estão associados aos artefatos de reverberação acústica (do tipo *ring-down*) ou de sombra suja[79] (Fig. 9.35A e B). O gás também pode ser visualizado no lúmen

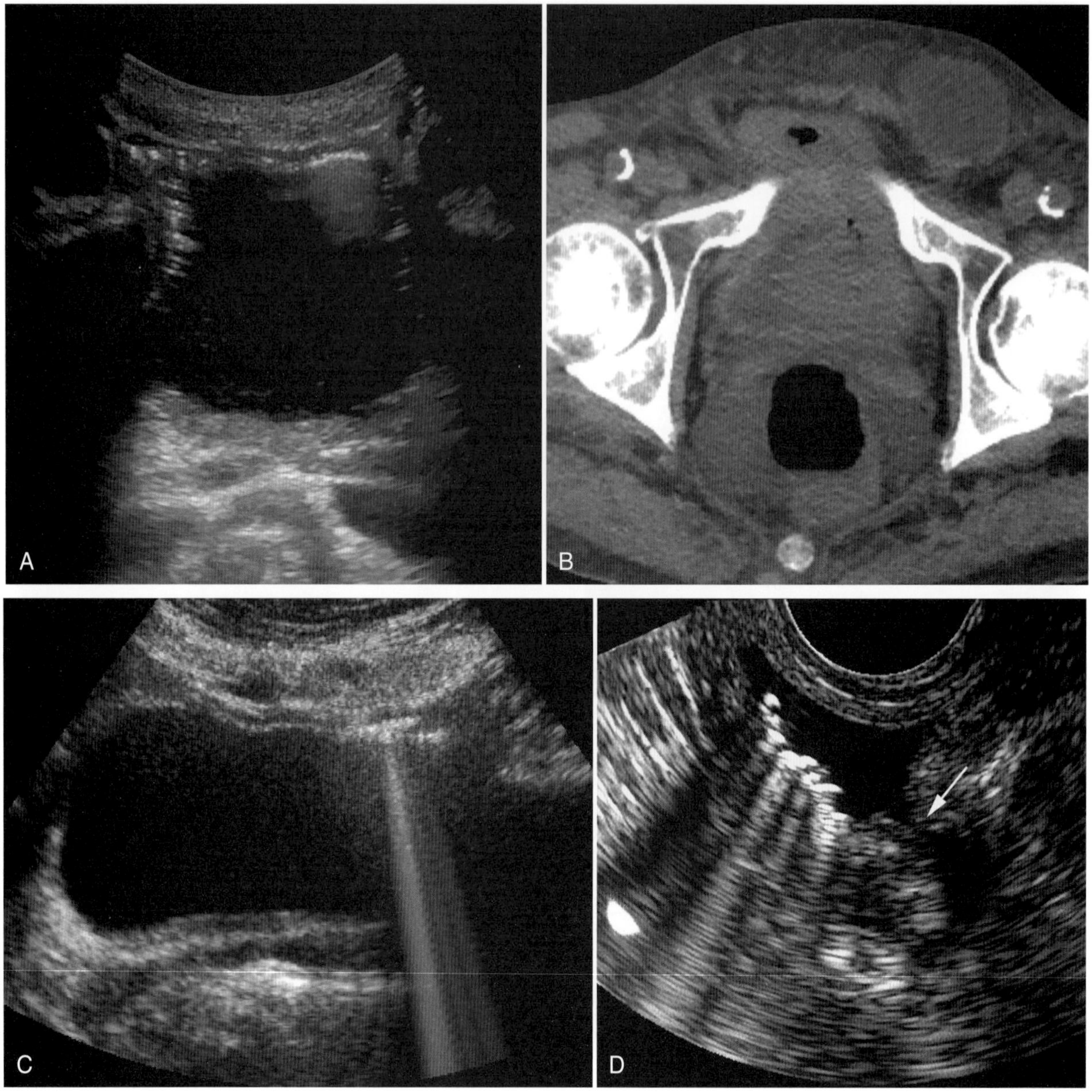

FIG. 9.35 Gás no interior da bexiga; cistite enfisematosa. (A) Ultrassonografia transversal mostrando gás intraluminal ao longo da parede anterior esquerda. Observe a sombra "suja" posterior. **(B)** TC correspondente neste paciente com cistite enfisematosa confirmada mostrando leve espessamento da parede e gás adjacente. (Cortesia de Shweta Bhatt, MD.) **(C)** Ar introduzido na cistoscopia (iatrogênico) aparece como foco ecogênico brilhante em suspensão, com vários artefatos de reflexão. **(D)** Fístula enterovesical (*seta*) mostrando gás na bexiga como múltiplos focos ecogênicos brilhantes na ultrassonografia transvaginal.

da bexiga. Na maioria das vezes, a parede da bexiga está espessada e ecogênica.[34] A ausência de espessamento da parede da bexiga pode ser uma característica ultrassonográfica valiosa para diferenciar o gás da cistite enfisematosa do gás introduzido pela cateterização (Fig. 9.35C).

Cistite Crônica

A inflamação crônica da bexiga pode ser causada por diversos agentes patogênicos. Embora a histologia também possa ser variável, as manifestações observadas nos exames por imagens, que incluem uma bexiga pequena e com paredes espessadas, são inespecíficas. A cistite crônica pode provocar a invaginação de "ninhos" sólidos de urotélio na lâmina própria (**ninhos epiteliais de Brunn**), que podem produzir alterações morfológicas que simulam uma neoplasia.[80] Se a porção central de um ninho de Brunn degenerar, haverá a formação de um cisto (**cistite cística**). Se a irritação crônica persistir, os ninhos de Brunn poderão se transformar em estruturas glandulares (**cistite glandular**), as quais podem ser precursoras de um adenocarcinoma.[75] Na ultrassonografia, a cistite cística e a cistite glandular podem aparecer como cistos na parede da bexiga ou como massas papilares sólidas (Fig. 9.34C). Visto que essas condições podem ser confundidas com neoplasia maligna nos exames de imagem, e a cistoscopia com biópsia é necessária para confirmar o diagnóstico.

Causas de Espessamento da Parede da Bexiga

FOCAIS	DIFUSAS
Neoplasia Carcinoma de células de transição Carcinoma de células escamosas Adenocarcinoma Linfoma Metástases	**Neoplasia** Carcinoma de células de transição Carcinoma de células escamosas Adenocarcinoma
Infecciosa/Inflamatória Tuberculose (aguda) Esquistossomose (aguda) Cistite Malacoplaquia Cistite cística Cistite glandular Fístula	**Infecciosa/Inflamatória** Cistite Tuberculose (crônica) Esquistossomose (crônica)
DOENÇAS CLÍNICAS Endometriose Amiloidose	**Doenças Clínicas** Cistite intersticial Amiloidose
Traumatismo Hematoma	**Bexiga Neurogênica** Hiper-reflexia do músculo detrusor
	Obstrução da Via de Saída da Bexiga Com hipertrofia muscular

FÍSTULAS, CÁLCULOS E CALCIFICAÇÃO

Fístulas da Bexiga Urinária

As fístulas da bexiga podem ser congênitas ou adquiridas. Entre as causas das fístulas adquiridas estão incluídos traumatismo, inflamação, radiação e neoplasia. Podem ocorrer fístulas entre a bexiga e a vagina, o intestino, a pele, o útero e o ureter. Na maioria das vezes as **fístulas vesicovaginais** estão associadas a cirurgias ginecológicas ou urológicas, ao carcinoma de bexiga e ao carcinoma de colo uterino. As fístulas **vesicoentéricas** normalmente ocorrem como complicação da **diverticulite** ou da **doença de Crohn**. As fístulas **vesicocutâneas** resultam de cirurgia ou traumatismo. As fístulas **vesicuterinas** são uma complicação rara da cesariana. As fístulas **vesicureterais** também são raras e geralmente ocorrem após a histerectomia.[81]

A identificação direta dessas fístulas por ultrassonografia é difícil porque os trajetos são com frequência finos e curtos. Ocasionalmente, é possível identificar faixas lineares com ecogenicidade variável.[82,83] Se a bexiga se comunicar com o intestino, a vagina ou a pele, será possível visualizar uma coleção anormal de gás no lúmen vesical. À ultrassonografia, essa alteração aparece como um foco ecogênico linear não dependente, com sombra distal suja. A palpação do abdome durante o exame pode fazer com que o gás passe através da fístula, facilitando assim sua identificação[83] (Fig. 9.35D). Para visualizar as fístulas vesicovaginais, que com frequência são curtas, pode-se introduzir na bexiga um agente de contraste (microbolhas) diluído e registrar o fluxo em jatos que percorre a fístula por meio da ultrassonografia com Doppler colorido.[84]

Cálculos Renais

Os cálculos renais são comuns, e sua prevalência na população geral é de 12%.[85] A incidência da doença calculosa aumenta com o envelhecimento, e os homens caucasianos são com frequência os mais afetados. De 60% a 80% dos cálculos são compostos de cálcio.[86] Várias condições predisponentes, que incluem **desidratação, estase urinária, hiperuricemia, hiperparatireoidismo** e **hipercalciúria**, podem levar à formação de cálculos nos rins, porém, na maioria dos pacientes, nenhuma causa é identificada. Os **cálculos caliciais** que não causam obstrução geralmente são assintomáticos. Os pacientes com cálculos caliciais pequenos podem ainda apresentar hematúria macroscópica ou microscópica e cólicas, apesar da ausência de achados nos exames por imagens que sejam sugestivos de obstrução.[87] Quando um cálculo migra e causa obstrução no infundíbulo ou na JUP, provoca com frequência sinais e sintomas clínicos de dor em flanco. Se um cálculo passar através do ureter, poderá se alojar em três áreas de estreitamento ureteral: logo depois da JUP; no cruzamento com os vasos ilíacos; e na JUV. O diâmetro bem pequeno da junção ureterovesical (1 a 5 mm) é responsável pela grande porcentagem de cálculos que se alojam no ureter distal.[86] Aproximadamente 80% dos cálculos menores de 5 mm passarão de modo espontâneo.

Os cálculos renais podem ser identificados por diversos exames por imagens, que incluem radiografias simples, tomografia, urografia excretora intravenosa, ultrassonografia e TC sem contraste. Foram registradas sensibilidades de 12% a 96% para a identificação de cálculos por ultrassom. Essa grande discrepância resulta de diferenças em localização (renal ou ureteral), composição e tamanho dos cálculos.[88] Cálculos maiores que 5 mm foram detectados com 100% de sensibilidade pela ultrassonografia. A ultrassonografia com ou sem radiografia simples compete de maneira favorável com a TC sem contraste nos pacientes com cólica ureteral.[89-91] A sensibilidade da detecção pelo ultrassom de cálculos urinários em pacientes com dor aguda em flanco é de 77% a 93%.[92-94] As diretrizes de 2016 da European Association of Urology para diagnóstico e tratamento da urolitíase listam a ultrassonografia como ferramenta de imagem diagnóstica primária.[95]

No entanto, a TC sem contraste com baixa dose de radiação apresenta maior sensibilidade (95%) e especificidade (97%) para urolitíase do que a ultrassonografia.[96] Então, muitos centros utilizam a TC de baixa dose, particularmente em pacientes nos quais se suspeita de cálculos ureterais ou nos quais o exame ultrassonográfico inicial de triagem é negativo ou duvidoso, mas a suspeita clínica permanece grande.

A técnica do operador afeta a capacidade do ultrassom de detectar os cálculos renais. Na ultrassonografia, os cálculos renais são visualizados como focos ecogênicos com sombra acústica distal nítida (Fig. 9.36). Contudo, mesmo em locais favoráveis, a identificação de cálculos minúsculos no trato urinário poderá ser difícil se eles apresentarem sombra acústica posterior fraca. O balanço entre a penetração tecidual e a resolução deve ser considerado ao selecionar a frequência da sonda, com as zonas focais apropriadas aplicadas para maximizar a sombra característica. A utilização de imagens com harmônicas também deve ser feita de modo rotineiro, sobretudo nos pacientes obesos. O uso do Doppler colorido também pode auxiliar na identificação de cálculos pequenos com sombras discretas.[97] Lee et al.[98] mostraram que a maioria dos cálculos do trato urinário (83%) exibe **artefatos de cintilação** (*twinkling artifacts*) na ultrassonografia com Doppler colorido e no Doppler de amplitude, apesar de o artefato depender, ao menos parcialmente, da composição do cálculo[99] (Fig. 9.37). No entanto, foi questionada a relevância

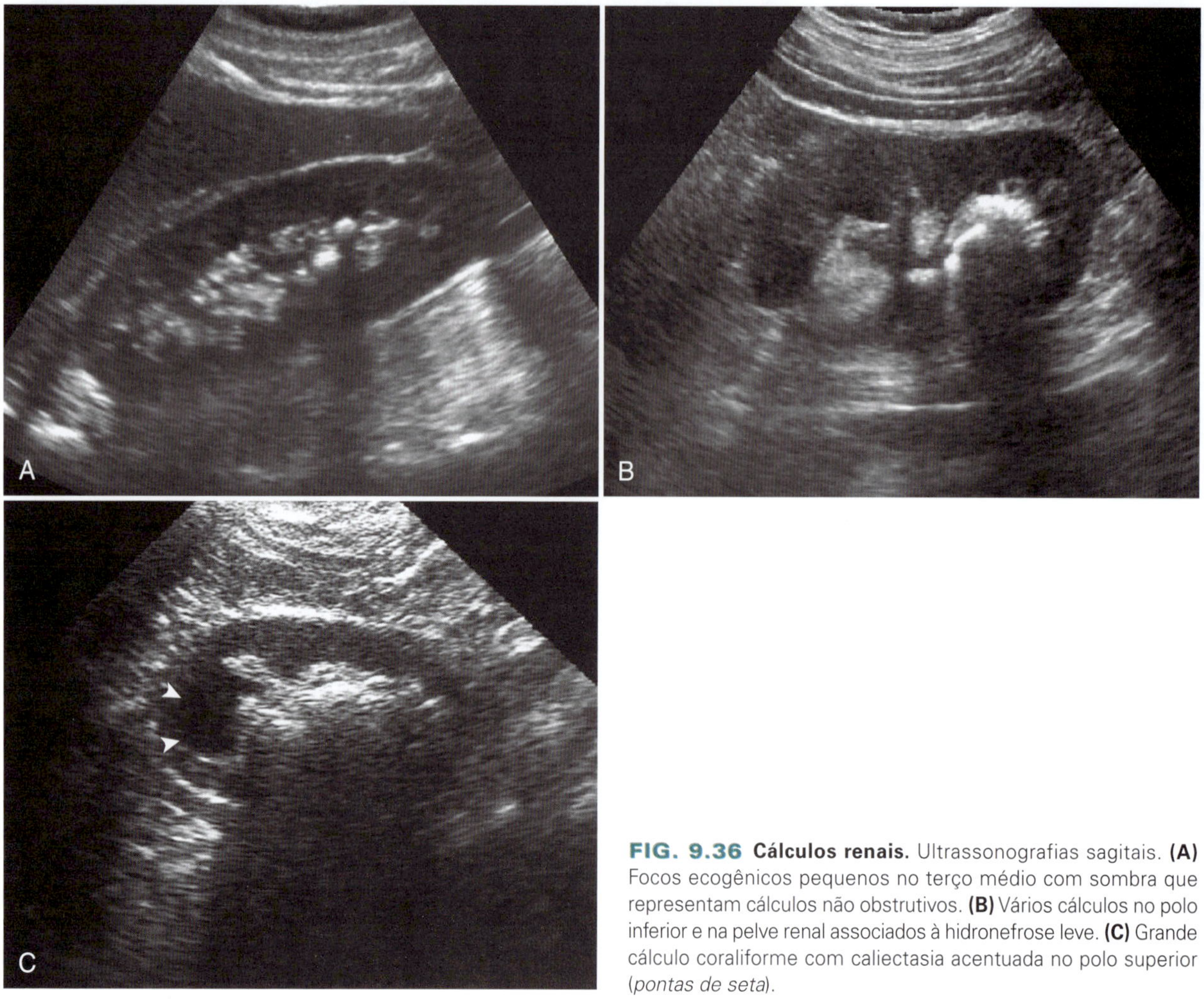

FIG. 9.36 Cálculos renais. Ultrassonografias sagitais. **(A)** Focos ecogênicos pequenos no terço médio com sombra que representam cálculos não obstrutivos. **(B)** Vários cálculos no polo inferior e na pelve renal associados à hidronefrose leve. **(C)** Grande cálculo coraliforme com caliectasia acentuada no polo superior (*pontas de seta*).

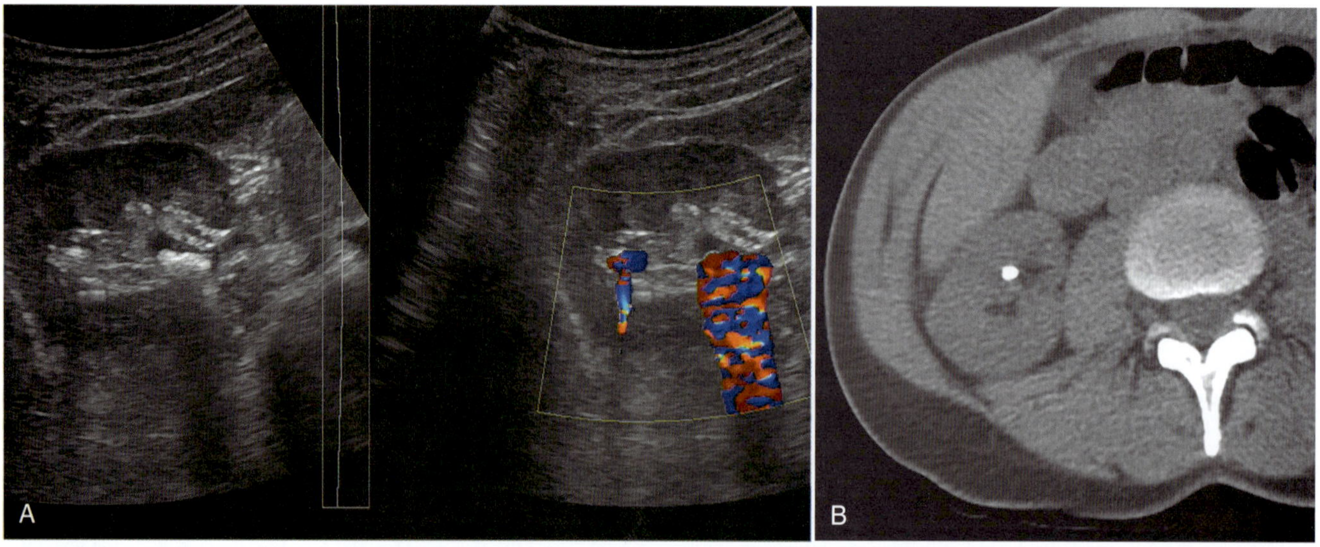

FIG. 9.37 Artefatos de cintilação (*twinkle*) que indicam cálculos renais. (A) Imagem da ultrassonografia transversal e Doppler mostrando cálculo com sombra posterior e artefato de cintilação no Doppler colorido. **(B)** TC de acompanhamento mostrando o maior cálculo. O artefato de cintilação no Doppler colorido, às vezes, pode auxiliar na detecção de cálculos pequenos, embora, frequentemente, não sejam observados cálculos correspondentes na TC sem contraste. O motivo dessa discrepância não é claro, embora possa ser devido à colimação relativamente grande (5 mm) tipicamente usada para a avaliação por TC dos cálculos.

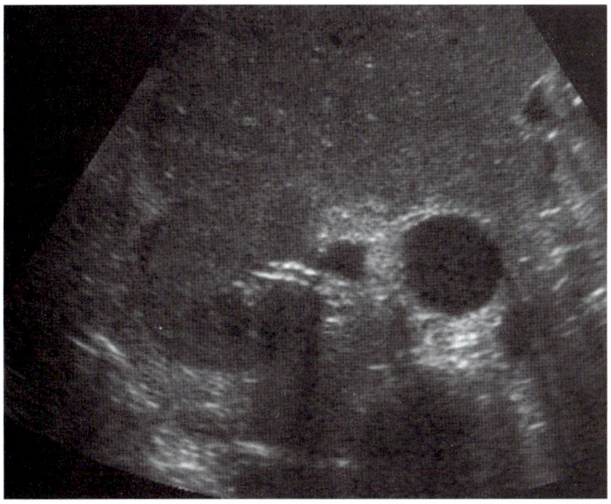

FIG. 9.38 Aspecto ultrassonográfico que simula um cálculo renal. Ultrassonografia transversal mostra calcificação linear distal na artéria renal.

dessa técnica auxiliar na triagem de pacientes com potencial cólica urinária. Em um estudo retrospectivo, Dillman et al. demostraram uma alta taxa de resultados falso-positivos (51%) para artefatos de cintilação quando usada TC com contraste como padrão.[100]

Várias características que simulam cálculos renais na ultrassonografia podem produzir resultados falso-positivos, entre elas o **gás intrarrenal** (Fig. 9.23), a **calcificação da artéria renal** (Fig. 9.38), a **papila destacada calcificada**, o **tumor de células de transição calcificado**, a **pielite com incrustações alcalinas** e os ***stents* ureterais incrustados**. Embora a avaliação ultrassonográfica da manifestação secundária do cálculo ureteral obstrutivo – a dilatação do sistema coletor – seja geralmente simples, falhas podem ocorrer por razões que incluem: (1) a realização do exame antes do surgimento da hidronefrose, o que leva a um resultado falso-negativo, e (2) o equívoco ao considerar cistos parapiélicos e pielocaliectasia não obstrutiva como hidronefrose.[101]

Entidades que Simulam Cálculos Renais

Gás intrarrenal
Calcificação arterial renal
Papila destacada calcificada
Tumor de células transicionais calcificado
Pielite com incrustações alcalinas
Calcificação incrustada em *stent* ureteral

Cálculos Ureterais

Na ultrassonografia, a busca de cálculos ureterais pode ser particularmente difícil por causa do gás intestinal sobrejacente e da localização retroperitoneal profunda do ureter (Fig. 9.39). No entanto, a **ultrassonografia transvaginal** ou **transperineal** pode ser uma excelente maneira de identificar e demonstrar os cálculos do ureter distal que não são vistos na abordagem suprapúbica transabdominal.[83,102,103] Quando o ureter está dilatado, os 3 cm distais são visualizados como uma estrutura tubular hipoecoica que penetra na bexiga de modo oblíquo. O cálculo será identificado como um foco ecogênico com sombra acústica posterior nítida no lúmen do ureter (Fig. 9.40). Pode haver também edema de mucosa no trígono da bexiga. A avaliação transabdominal dos jatos ureterais nos meatos ureterovesicais é útil para investigar a presença de obstrução (Vídeo 9.1).[104] Na ultrassonografia em escala de cinza, é possível ver um fluxo de ecos de baixa intensidade adentrando a bexiga pelo meato ureteral. É provável que o jato apareça na ultrassonografia por causa da diferença de densidade entre o jato e a urina da bexiga.[105] Uma boa hidratação antes do exame maximiza a diferença de densidade entre a urina no ureter e a urina na bexiga.[106]

Além da avaliação na escala de cinza, a ultrassonografia com Doppler facilita a identificação dos jatos ureterais. O **Doppler colorido** possibilita a visualização simultânea de ambos os orifícios ureterais[104] (Fig. 9.41). Dependendo do estado de hidratação, a

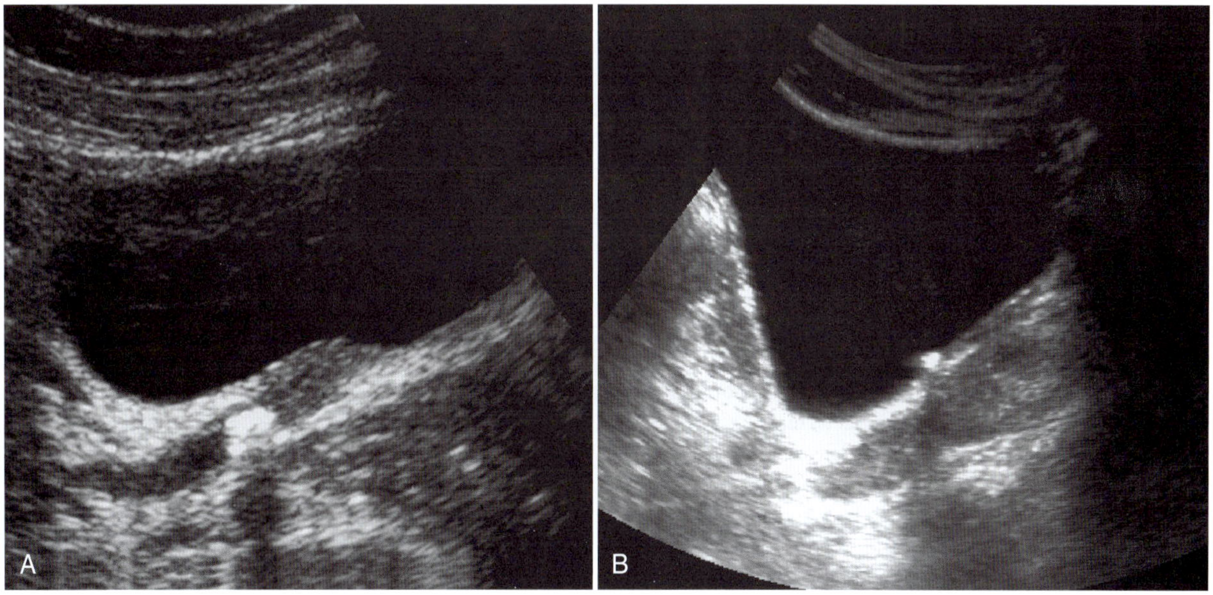

FIG. 9.39 Cálculos no ureter distal. Ultrassonografias sagitais do ureter distal em dois pacientes. **(A)** O cálculo está a 1 cm da junção ureterovesical (JUV), com edema extenso da mucosa ureteral distal. **(B)** Cálculo diminuto na JUV sem edema evidente. Observe a sombra acústica posterior.

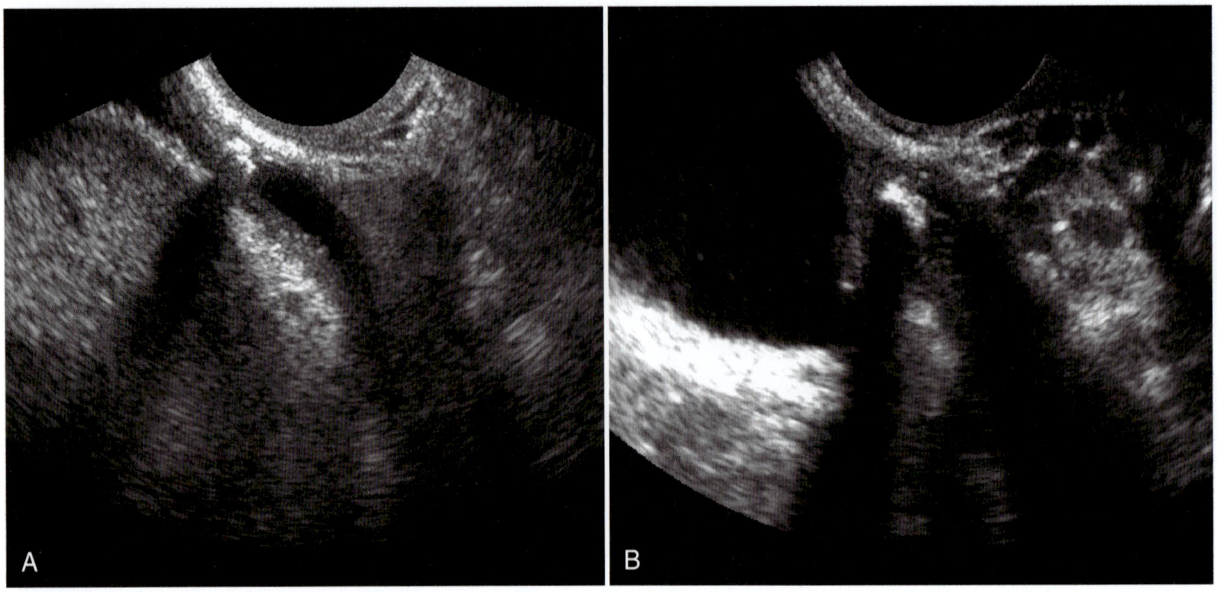

FIG. 9.40 Cálculo ureterovesical. Ultrassonografias transvaginais em duas pacientes mostram o valor dessa técnica. **(A)** Cálculo pequeno na JUV que obstrui o ureter que está levemente dilatado. **(B)** Cálculo maior com edema ureteral circundante extenso.

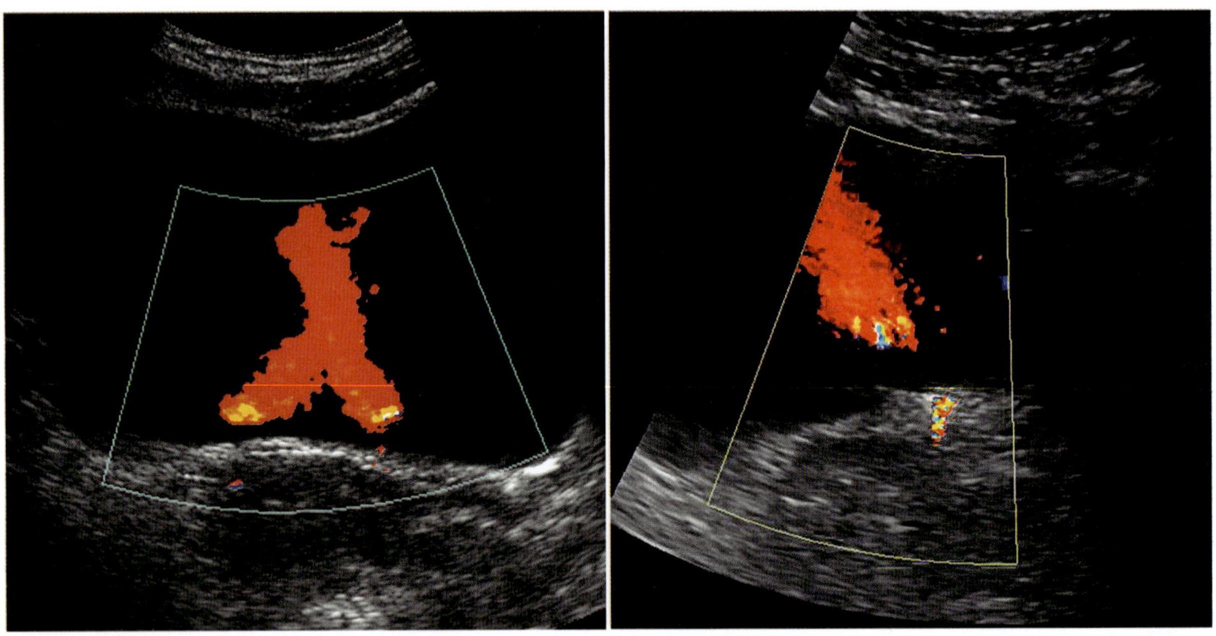

FIG. 9.41 Avaliação com Doppler colorido de cólica ureteral. Imagens transversais de ultrassonografia da bexiga urinária em dois pacientes. **(A)** Jatos ureterais bilaterais simétricos e normais. **(B)** Jato ureteral esquerdo persistente distal a um cálculo que está obstruindo parcialmente a JUV esquerda. Observe o artefato de cintilação (*twinkle*) posterior ao cálculo ureteral.

frequência dos jatos pode variar de menos que um por minuto a um fluxo contínuo; no entanto, os jatos devem ser simétricos no indivíduo saudável. Os pacientes com obstrução ureteral acentuada não exibirão jatos ou terão um jato de baixa intensidade e contínuo do lado sintomático. Os pacientes com obstrução de menor grau podem ou não apresentar **jatos assimétricos.**[104] A avaliação semiqualitativa da frequência relativa de jatos do lado afetado pode melhorar a precisão diagnóstica, porém essa técnica não foi amplamente adotada. Assim, os centros que realmente avaliam os jatos ureterais com o Doppler colorido utilizam a técnica como um complemento para avaliar a obstrução ureteral e a possibilidade da passagem espontânea de cálculos ureterais.

Estudos iniciais sugeriram que a complementação do exame ultrassonográfico em escala de cinza pelo estudo **Doppler duplex** renal possibilitaria o diagnóstico das obstruções tanto agudas quanto crônicas do sistema urinário.[108] Vários estudos indicaram que a hemodinâmica complexa que ocorre quando há obstrução contínua pode ser avaliada semiquantitativamente medindo-se os índices de resistência arterial intrarrenal (IR = velocidade sistólica máxima – velocidade diastólica final/velocidade sistólica máxima). Acredita-se que, quando há obstrução, a tensão da parede da pelve renal aumenta, o que causa inicialmente um período curto de vasodilatação mediada por prostaglandinas.[109] Quando a obstrução é prolongada, muitos hormônios – que incluem **renina-angiotensina,**

calicreína-cinina e **prostaglandina-tromboxano** – reduzem a vasodilatação e produzem vasoconstrição difusa. Geavlete et al.[110] constataram que, se houvesse um jato ureteral intravesical no lado da cólica renal associado a valores de IR nas artérias arqueadas ou intralobares de 0,7 ou menos e diferença entre valores IR renais de 0,06 ou menos, a eliminação espontânea do cálculo ocorreria em 71% dos casos. Platt et al.[108] utilizaram o valor de corte de IR maior de 0,7 para indicar obstrução e observaram diferença no IR de 0,08 a 0,1 quando compararam os rins obstruídos com os rins não obstruídos dos pacientes. Os trabalhos iniciais que recomendavam a avaliação da fisiologia na obstrução renal com o Doppler foram ofuscados por uma série de estudos posteriores menos promissores.[101,109] O IR depende, em grande parte, da complacência tecidual/vascular (a diminuição da complacência produz IR elevado e vice-versa) e das pressões de pulso propulsoras e, portanto, não é uniformemente afetado pela obstrução.[111-114]

Cálculos da Bexiga Urinária

Na maioria das vezes, os cálculos da bexiga resultam da migração de cálculos renais ou de estase. A estase urinária geralmente está associada a **obstrução da via de saída da bexiga**, à **cistocele**, à **bexiga neurogênica** ou à **presença de um corpo estranho na bexiga**. Os cálculos da bexiga podem ser assintomáticos. Se forem sintomáticos, os pacientes irão se queixar de dor na bexiga ou urina com odor fétido, com ou sem hematúria. Na ultrassonografia, será visto um foco ecogênico móvel com sombra acústica posterior (Fig. 9.42). Se o cálculo for grande, será possível observar edema dos meatos ureterais e espessamento da parede da bexiga. Ocasionalmente, os cálculos aderem à parede da bexiga por causa da inflamação adjacente; quando fixos à parede vesical anterior, esses cálculos são conhecidos como **cálculos vesicais "pendentes"**.

Nefrocalcinose

A nefrocalcinose consiste na calcificação do parênquima renal, a qual pode ser distrófica ou metastática. Na **calcificação distrófica**, há deposição de cálcio em tecido desvitalizado (isquêmico ou necrótico).[115] Esse tipo de calcificação do parênquima ocorre em tumores, abscessos e hematomas. A **nefrocalcinose metastática** ocorre com mais frequência em **estados hipercalcêmicos causados por hiperparatireoidismo**, **acidose tubular renal** e **insuficiência renal.** A nefrocalcinose metastática pode ainda ser classificada de acordo com a localização do depósito de cálcio em cortical ou medular. As causas da nefrocalcinose cortical incluem **necrose cortical aguda**, **glomerulonefrite crônica**, **estados hipercalcêmicos crônicos**, **intoxicação por etilenoglicol**, **doença falciforme** e **rejeição de transplantes renais**. As causas da **nefrocalcinose medular** incluem **hiperparatireoidismo (40%)**, **acidose tubular renal (20%)**, **rim esponja medular**, **metástases ósseas**, **pielonefrite crônica**, **síndrome de Cushing**, **hipertireoidismo**, **neoplasias malignas**, **necrose papilar renal**, **sarcoidose**, **doença falciforme**, **excesso de vitamina D** e **doença de Wilson**.[115]

A teoria de Anderson-Carr-Randall da progressão dos cálculos postula que a concentração de cálcio é alta no líquido ao redor dos túbulos renais. O cálcio é removido pelos linfáticos e, se a quantidade exceder a capacidade dos linfáticos, surgirão depósitos de cálcio nas extremidades dos fórnices e nas margens das pirâmides medulares. O aspecto ultrassonográfico da calcificação medular inicial pode consistir em bordas ecogênicas sem sombra, que circundam as pirâmides medulares.[116] No entanto, o aumento da ecogenicidade medular também pode ser causado pelo rim esponjoso medular[117] (Fig. 9.43); pode ainda ser um achado transitório normal em neonatos.[118] A deposição adicional de cálcio produz sombra acústica na ultrassonografia (Fig. 9.44). As calcificações podem perfurar o cálice e formar um ninho para o crescimento posterior de cálculos.[119]

Embora a fisiologia da nefrocalcinose cortical difira da fisiologia da nefrocalcinose medular, os aspectos ultrassonográficos das duas condições são similares; o aumento da ecogenicidade cortical é sugestivo de calcificação cortical em fase inicial. Com a calcificação progressiva, surge uma borda calcificada contínua com sombra.

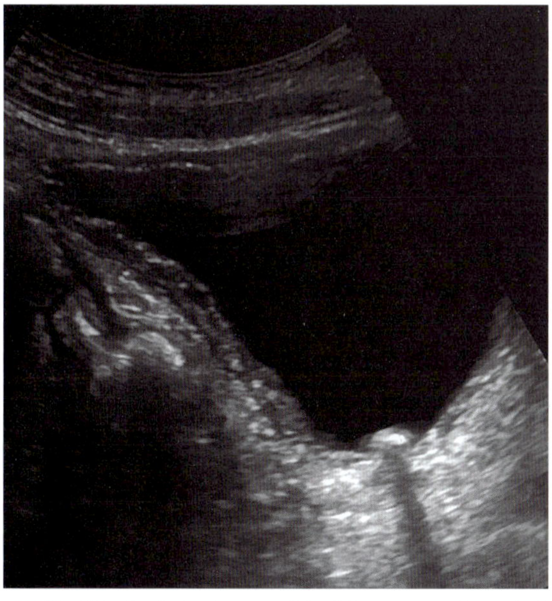

FIG. 9.42 Cálculo da bexiga urinária. Ultrassonografia sagital mostrando um pequeno foco ecogênico móvel com notável sombra acústica posterior. Observe a trabeculação da parede da bexiga.

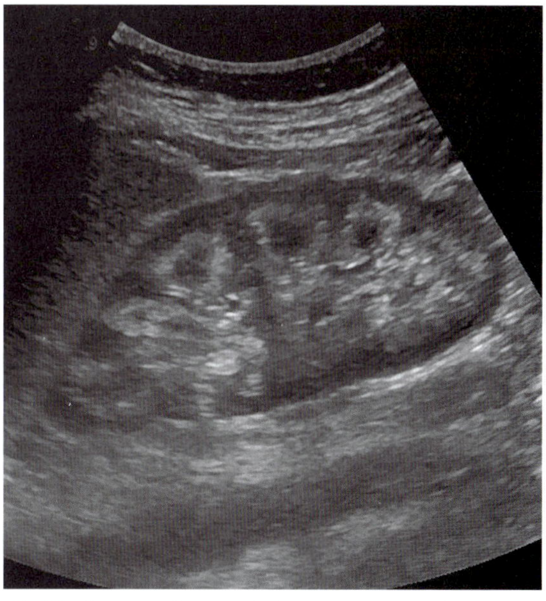

FIG. 9.43 Rim esponjoso medular. A ultrassonografia sagital mostra a ecogenicidade da medula renal acentuadamente aumentada ("anéis medulares").

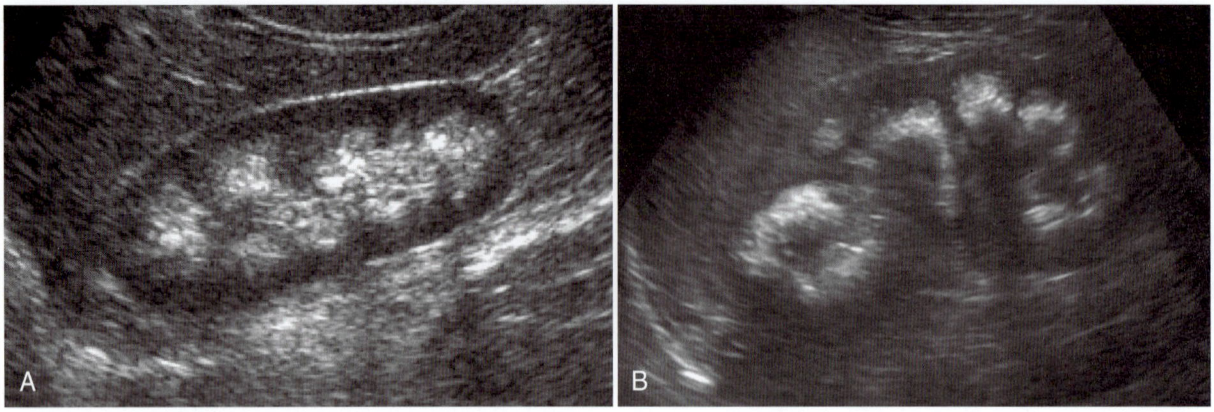

FIG. 9.44 Nefrocalcinose medular em dois pacientes. (A) Rim de Anderson-Carr-Randall. Ultrassonografia sagital demonstra aumento da ecogenicidade em um padrão globular ao redor das pirâmides medulares e vários cálculos puntiformes com sombra acústica. **(B)** Ultrassonografia sagital mostra calcificação medular extensa em paciente com acidose tubular renal.

TUMORES GENITURINÁRIOS

Carcinoma Renal

O carcinoma renal representa aproximadamente 3% de todos os tumores malignos do adulto e 86% de todos os tumores malignos primários do parênquima renal.[120] Há predomínio masculino (2:1), e a faixa etária com maior incidência estende-se dos 50 aos 70 anos. A etiologia é desconhecida, embora tenham sido demonstradas associações fracas com tabagismo,[121] exposição química, asbestose, obesidade e hipertensão. A maioria dos carcinomas renais é esporádica, porém estima-se que 4% estejam relacionados a síndromes hereditárias.[122,123] Esses carcinomas renais "herdados" ocorrem em idade mais precoce, são multifocais e bilaterais e afetam igualmente homens e mulheres.[122] A **doença de von Hippel-Lindau (VHL)** é a síndrome hereditária associada ao carcinoma renal melhor conhecida; 24% a 45% dos pacientes com doença de VHL desenvolverão CCR. A maioria dessas lesões é multicêntrica e bilateral, e todas são carcinomas de células claras.[124-126] Outras síndromes herdadas relacionadas ao câncer renal incluem **câncer renal papilífero hereditário, síndrome de Birt-Hogg-Dubé, leiomioma hereditário associado ao carcinoma renal, oncocitoma renal familiar, câncer de cólon hereditário sem polipose** e **carcinoma renal medular**. Foi registrada também incidência maior de carcinoma renal em pacientes com **esclerose tuberosa**.[123] Outro fator de risco importante, porém não sindrômico, para o carcinoma renal é a **doença renal cística adquirida**, que ocorre em pacientes que fazem hemodiálise ou diálise peritoneal por tempo prolongado. Os carcinomas renais desses pacientes são pequenos e hipovasculares e tendem a ser relativamente menos agressivos.[127,128]

Os subtipos histológicos do carcinoma renal incluem **tumor de células claras** (70% a 75%), **tumor papilar** (15%), **tumor cromófobo** (5%), **tumor oncocítico** (2% a 3%) e **tumor dos ductos coletores ou medular** (< 1%). Os pacientes com tumores papilares, cromófobos e oncocíticos apresentam prognóstico muito melhor que os pacientes com tumores de células claras e de ductos coletores. Foram realizadas tentativas de diferenciar os subtipos histológicos por meio de exames por imagens, principalmente com a utilização da cinética da TC com contraste; até o momento, contudo, padrões coincidentes têm impedido as tentativas de classificação pré-operatória por imagens. No entanto, características potencialmente relevantes podem ser vistas na ultrassonografia; por exemplo, a ausência de necrose e a presença de calcificação parecem estar associadas a um prognóstico melhor (subtipos papilar e cromófobo).[129]

Antes do advento de técnicas de imagem transversais, a maioria dos pacientes com carcinoma renal apresentava doença metastática avançada. Em uma série de 1971, a **tríade diagnóstica clássica** composta por dor em flanco, hematúria macroscópica e massa renal palpável era detectada em apenas 4% a 9% dos pacientes que procuravam assistência médica.[130] Os sintomas sistêmicos (p. ex., anorexia, perda ponderal) eram comuns na doença avançada. As manifestações relatadas decorrentes da produção de hormônios incluem **eritrocitose (eritropoetina)**, **hipercalcemia (paratormônio, metabólitos da vitamina D, prostaglandinas)**, **hipocalemia (hormônio adrenocorticotrófico [ACTH])**, **galactorreia (prolactina)**, **hipertensão (renina)** e **ginecomastia (gonadotrofina)**. Foram descritas metástases do carcinoma renal para praticamente todos os órgãos do corpo.

Exames por Imagem e Abordagens Terapêuticas

Antes do surgimento da TC, os tumores renais com menos de 3 cm representavam 5% das lesões, enquanto, atualmente, essas pequenas lesões representam 9% a 38% de todos os tumores renais.[131] Jamis-Dow et al.[132] descreveram que a TC era superior à ultrassonografia na detecção de pequenas massas renais (< 1,5cm) e tanto a ultrassonografia como a TC poderiam identificar igualmente uma massa maior que 1 cm. Eles também mostraram que a combinação da ultrassonografia com a TC possibilitou a caracterização precisa de uma lesão maior que 1,0 cm em 95% dos casos. Com o advento da TC helicoidal, os erros de registro causados por movimento respiratório e por volume parcial são mínimas; assim, as tomografias helicoidais de fase nefrográfica permitem melhores detecção e caracterização da lesão e, em geral, são suficientes para o diagnóstico.[133-136]

Um papel particular da RM é a caracterização de massas renais de alta atenuação.[137] No entanto, a maioria dos centros ainda reserva a RM renal para os pacientes com (1) alergia ao meio de contraste iodado, (2) massas renais indeterminadas à TC ou (3) definição inadequada da extensão do envolvimento vascular pela ultrassonografia e pela TC. Previamente, a RM renal também era realizada para avaliar o realce de lesões nos pacientes com insuficiência renal. No entanto, o reconhecimento do papel central do gadolínio no desenvolvimento da fibrose sistêmica nefrogênica ressaltou os riscos potenciais para esses pacientes.[138] Por essa razão, a ultrassonografia assumiu novamente um papel de destaque na caracterização de massas nos pacientes com insuficiência renal, com risco de desenvolver nefropatia após exposição ao contraste iodado na TC ou fibrose sistêmica nefrogênica após exposição ao gadolínio na RM.

A ultrassonografia com contraste (CEUS; do inglês, *contrast-enhanced ultrasound*) também é promissora para avaliação de lesões renais. Quaia et al. compararam a ultrassonografia sem contraste com CEUS e TC para a caracterização de 40 massas renais complexas císticas e constataram que a acurácia diagnóstica da CEUS (80% a 83%) foi melhor que a ultrassonografia sem contraste (30%) e TC (63% a 75%) para todos os leitores.[139] Em outro estudo europeu de 143 lesões, a CEUS previu malignidade com 97% de sensibilidade, 45% de especificidade e 90% de acurácia. A CEUS foi superior à TC no estadiamento e caracterização do RCC, bem como no subgrupo de pacientes com lesões císticas.[140]

O aumento da identificação incidental de lesões pequenas e a melhor compreensão da história natural desses tumores resultaram em abordagens menos agressivas dos carcinomas renais. No momento, a abordagem cirúrgica tradicional - a nefrectomia radical - é geralmente reservada para lesões centrais maiores. A probabilidade maior de lesões sólidas, pequenas e benignas nos pacientes idosos[141] e o potencial metastático limitado das lesões pequenas (< 3 cm)[142] têm levado a uma conduta expectante, sobretudo nos indivíduos idosos ou doentes.[143] Cirurgias que preservam os néfrons (nefrectomia parcial aberta/laparoscópica, crioablação laparoscópica, crioablação/ablação percutânea por radiofrequência) podem ser disponibilizadas aos pacientes mais jovens ou aos pacientes idosos que não desejam ou não podem se submeter ao monitoramento das lesões por métodos de imagem (Fig. 9.45). É provável que a eficácia primária/secundária e as taxas de sobrevida a longo prazo com este tipo de abordagem terapêutica sejam comparáveis às da nefrectomia tradicional.[144] Gervais et al.[145] constataram que a ablação por radiofrequência de CCR exofíticos de até 5 cm de tamanho pode ser realizada com sucesso. Os tumores que têm um componente no seio renal são mais difíceis de tratar. Estudos retrospectivos sugeriram que a crioablação pode ser a modalidade de ablação preferida neste contexto,[146] embora uma grande metanálise recente tenha indicado pouca diferença nas taxas de complicações entre as técnicas.[147]

Aspecto Ultrassonográfico

A maioria dos CCR é sólida. Os tumores podem ser hipoecoicos, isoecoicos ou hiperecoicos (Fig. 9.46, Vídeo 9.2). Um estudo ultrassonográfico antigo mostrou que a maioria dos CCR é isoecoica (86%), enquanto a minoria é hipoecoica (10%) ou ecogênica (4%).[148] Estudos posteriores descreveram o aspecto ultrassonográfico dos CCR menores que atualmente são frequentemente retratados em imagens axiais. Esses CCR menores (< 3 cm) são frequentemente ecogênicos quando comparados com o parênquima renal circundante; Forman et al.[149] constataram que 77% dos CCR menores eram ecogênicos, e Yamashita et al.[150,151] registraram 61% como ecogênicos.

Na ultrassonografia, pode ser difícil diferenciar um CCR pequeno ecogênico de um angiomiolipoma (AML) benigno. Yamashita et al.[151] enfatizaram os aspectos superponíveis observados nas imagens do CCR e do AML, embora várias características distintas tenham sido descritas. Uma borda fina hipoecoica, que se acreditou ser uma pseudocápsula à histologia, foi encontrada em 84% dos CCR, não sendo vista nos AML. Tênues sombras acústicas posteriores aos AML e halos hipoecoicos ou espaços císticos nos CCR foram também considerados características típicas.[152] Contudo, embora o aumento de ecogenicidade de uma lesão renal sólida tenha alta sensibilidade para AML (99%), isso não é específico. Se uma lesão apresenta um tamanho que possa levar à mudança de conduta, a lesão renal hiperecogênica deve ser adicionalmente avaliada por RM ou TC.[153]

Não se conhece a base patológica exata do aspecto hiperecoico do CCR, mas o aumento da ecogenicidade foi relatado em CCR com arquitetura papilar, tubular ou microcística e nos tumores com diminutas calcificações, necrose, degeneração cística ou fibrose.[131] A calcificação macroscópica pode ser identificada em 8% a 18% dos CCR. Essa calcificação pode ser pontilhada, curvilínea, difusa

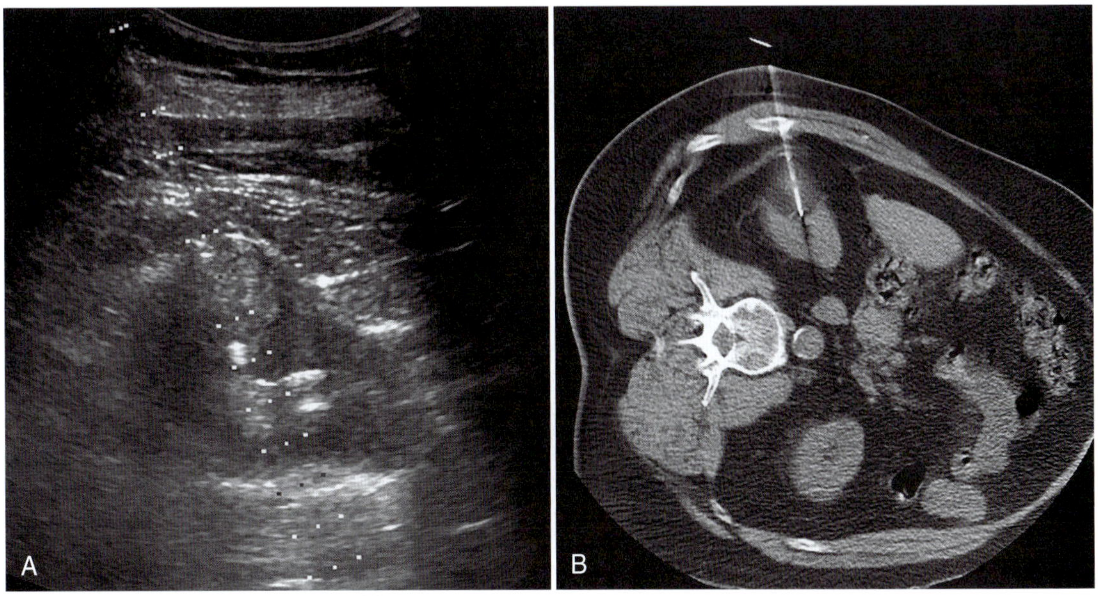

FIG. 9.45 Crioablação guiada por ultrassonografia de carcinoma renal. (A) A ultrassonografia transversal mostra a colocação de uma sonda de crioablação na face posterior de um carcinoma renal pequeno (< 3 cm) e ecogênico. Uma biópsia previamente guiada por ultrassonografia confirmou o carcinoma de células claras. **(B)** A TC sem contraste mostra a zona de ablação como uma "bola de gelo" de baixa atenuação. A ultrassonografia pode facilitar a biópsia renal e a colocação da sonda, embora a ablação seja monitorada sob TC.

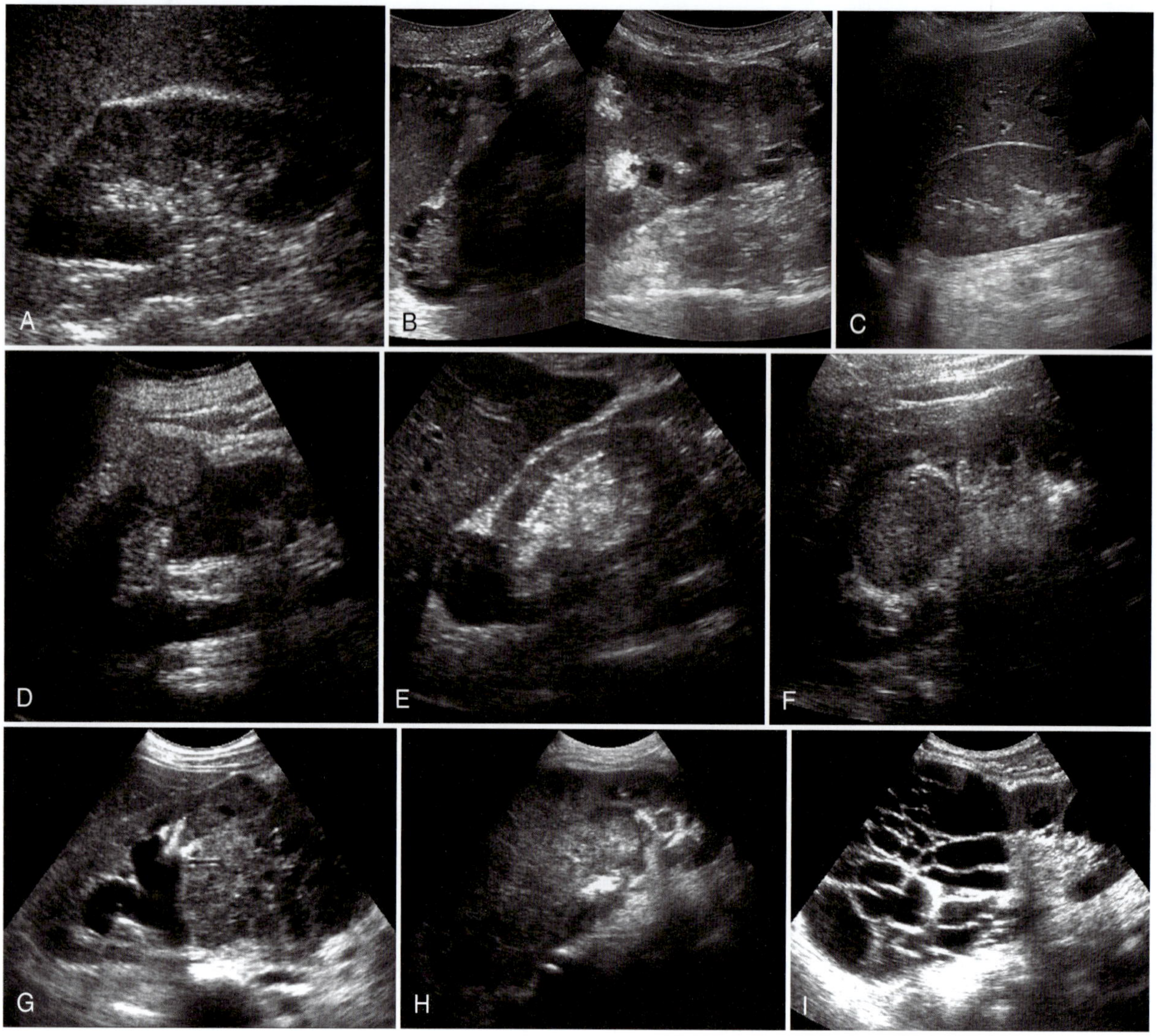

FIG. 9.46 Aspectos do carcinoma renal em ultrassonografias sagitais. (A) Tumor incidental hipoecoico diminuto. **(B)** Tumor ecogênico exofítico no polo superior com espaços císticos periféricos e tumor grande, uniforme e ecogênico no mesmo paciente. **(C)** Nódulo ecogênico pequeno que simula um angiomiolipoma. **(D)** Massa exofítica hipoecogênica no terço médio do rim. **(E)** Massa exofítica hipoecoica no polo superior do rim. **(F)** Grande massa central no seio renal sem caliectasia associada. **(G)** Grande massa sólida heterogênea no polo inferior do rim, comprimindo a pelve renal; com caliectasia no polo superior. **(H)** Grande massa infiltrativa renal com manutenção do aspecto reniforme. **(I)** Grande massa cística no polo superior que mostra numerosas septações internas espessas. Ver também Vídeo 9.2.

(rara), central ou periférica.[154-158] Daniels et al.[157] mostraram que a calcificação central esteve associada a um tumor maligno em 87% dos casos. Quando a sombra posterior nas bordas ou a calcificação difusa impossibilitam a caracterização de uma lesão renal pela ultrassonografia, torna-se necessário o emprego da TC para identificar características adicionais de malignidade (p. ex., realce de componente de partes moles associado).[159]

Os tumores **papilares** são responsáveis por 15% de todos os carcinomas renais.[129,160] O tipo papilar caracteriza-se pelo crescimento mais lento, por manifestar-se em um estágio precoce e pelo prognóstico melhor.[161] Os tumores papilares também tendem a ser hipoecoicos ou isoecoicos, embora não existam padrões ultrassonográficos definidos, pois alguns também podem ser hiperecoicos.[160]

Em torno de 5% a 7% de todos os carcinomas renais são tumores **císticos.**[162] Foram descritos quatro padrões histológicos de crescimento no interior dos CCR císticos: multilocular, unilocular, necrótico (necrose cística) e tumores que se originam em um cisto simples[163] (Figs. 9.47 e 9.48). O reconhecimento dos subtipos pode ter importância clínica porque os padrões multilocular e unilocular são menos agressivos.[162] Na ultrassonografia, o carcinoma renal cístico **multilocular** aparecerá como massa cística com septações internas. Tais septações podem ser espessas (> 2 mm), nodulares e podem conter calcificação (Fig. 9.46). O aspecto ultrassonográfico característico de um carcinoma renal cístico **unilocular** é de massa repleta de "debris", com paredes espessas e irregulares, que podem ser calcificadas. O aspecto dos carcinomas renais **necróticos** na ultrassonografia depende do grau da necrose tumoral. Os tumores que se originam de um **cisto simples** são raros (excluindo os pacientes com a doença de VHL). Na ultrassonografia, um nódulo tumoral mural será encontrado na base de um cisto simples. A TC helicoidal associada ao ultrassom geralmente possibilita a caracterização acurada da natureza interna da maioria das lesões renais císticas.[164]

Há relatos do uso da **ultrassonografia com Doppler**[165] para a identificação da vascularização do tumor. A maioria dos tumores renais malignos (70% a 83%) apresenta frequência Doppler

(*Doppler shift*) de 2,5 kHz.[165-169] Alterações similares podem ser observadas em massas inflamatórias; no entanto, nos pacientes com infecção renal, o processo infeccioso deveria ser clinicamente perceptível. Infelizmente, a ausência de uma frequência Doppler elevada não exclui um tumor maligno.[168] A confirmação do fluxo de sangue no interior dos tumores renais sólidos e císticos malignos também foi realizada com o uso de agentes de contraste por microbolhas e da ultrassonografia com inversão de pulso e índice mecânico baixo. Os critérios relativos à neovascularização utilizados na TC ou na RM para a caracterização das massas – realce septal e nodular – também podem ser empregados com os agentes de contraste estáveis de segunda geração usados na ultrassonografia[170-171] (Fig. 9.49). Contudo, a falta de aprovação pela Food and Drug Administration dos Estados Unidos, as questões de reembolso e a logística associada aos protocolos para a ultrassonografia com contraste, que requerem a presença de um técnico e de um radiologista, têm dificultado a adoção ampla dessa técnica.

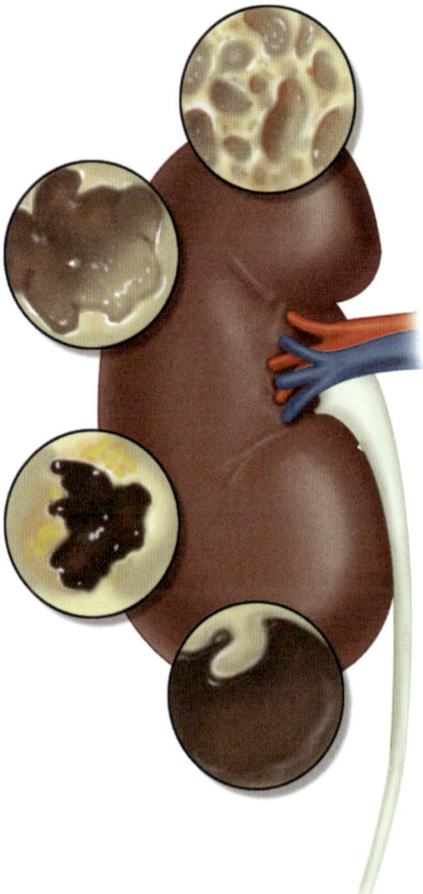

FIG. 9.47 Padrões do crescimento cístico do carcinoma renal. *Polo superior*, Multilocular; *região superolateral*, unilocular; *região inferolateral*, necrose cística; *polo inferior*, origem na parede de um cisto único. (Com permissão de Yamashita Y, Watanabe O, Miyazaki H, et al. Cystic renal cell carcinoma. Acta Radiol. 1994;35:19-24.[162])

Biópsia e Prognóstico

Estudos recentes sobre a biópsia e anatomia patológica de massas renais pequenas (< 3 cm), sólidas e realçadas mostraram que um número surpreendente dessas lesões corresponde a massas benignas (*i.e.*, **AML**, **oncocitoma**, **adenoma metanéfrico**). Além disso, foi demonstrado que a biópsia com agulha guiada por imagens (biópsia aspirativa ou de fragmento) é um procedimento relativamente seguro e geralmente conclusivo.[172-176] Em um futuro próximo, novos avanços em imuno-histologia e a maior aceitação das técnicas de ablação percutânea provavelmente ampliarão o papel da biópsia de massas renais guiada por imagens, sobretudo daquelas guiadas por ultrassom[177] (Fig. 9.50).

Para os pacientes cujos resultados dos exames de imagens (ou das biópsias) são conclusivos para o carcinoma renal, o **estadiamento** no momento do **diagnóstico** afeta diretamente o prognóstico. A classificação do carcinoma renal elaborada por Robson é apresentada a seguir:

I: Tumor confinado na cápsula renal.

II: Invasão da gordura perinefrética pelo tumor.

III: Envolvimento tumoral dos linfonodos regionais ou de estruturas venosas.

IV: Invasão de órgãos adjacentes ou metástases a distância.

As taxas de sobrevida em 5 anos para os pacientes com estágios de Robson I, II, III e IV são de 67%, 51%, 33,5% e 13,5%, respectivamente.[178] Os pacientes com doença nos estágios I e II são tratados cirurgicamente (nefrectomia parcial ou total). Os pacientes com doença no estágio III e linfadenopatia metastática extensa recebem tratamento paliativo com frequência. Os pacientes com doença no

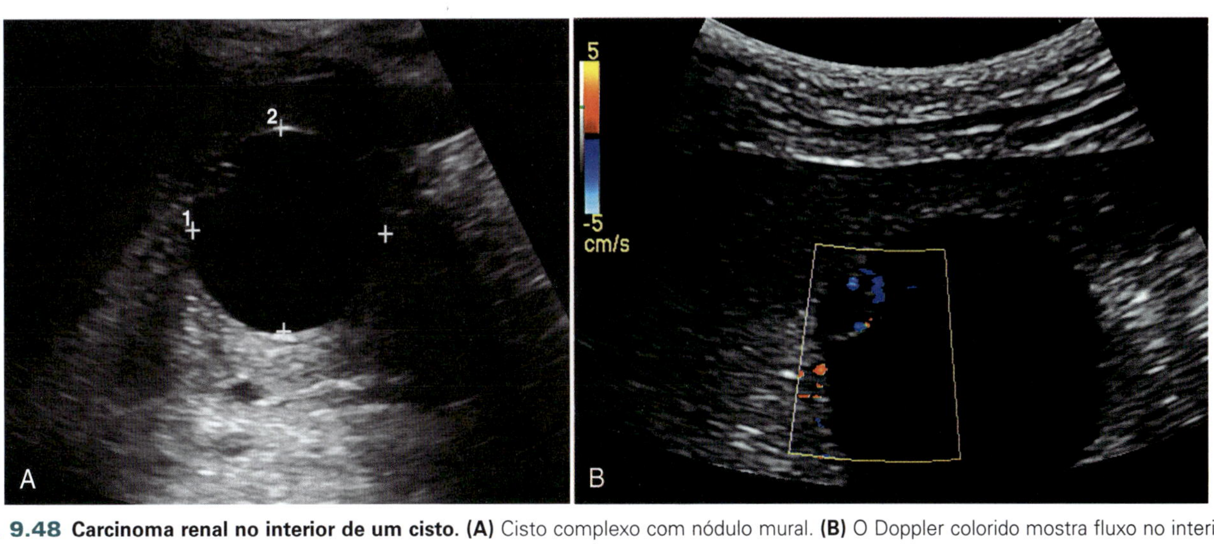

FIG. 9.48 Carcinoma renal no interior de um cisto. (A) Cisto complexo com nódulo mural. **(B)** O Doppler colorido mostra fluxo no interior da septação. (Cortesia de Vikram Dogra, MD.)

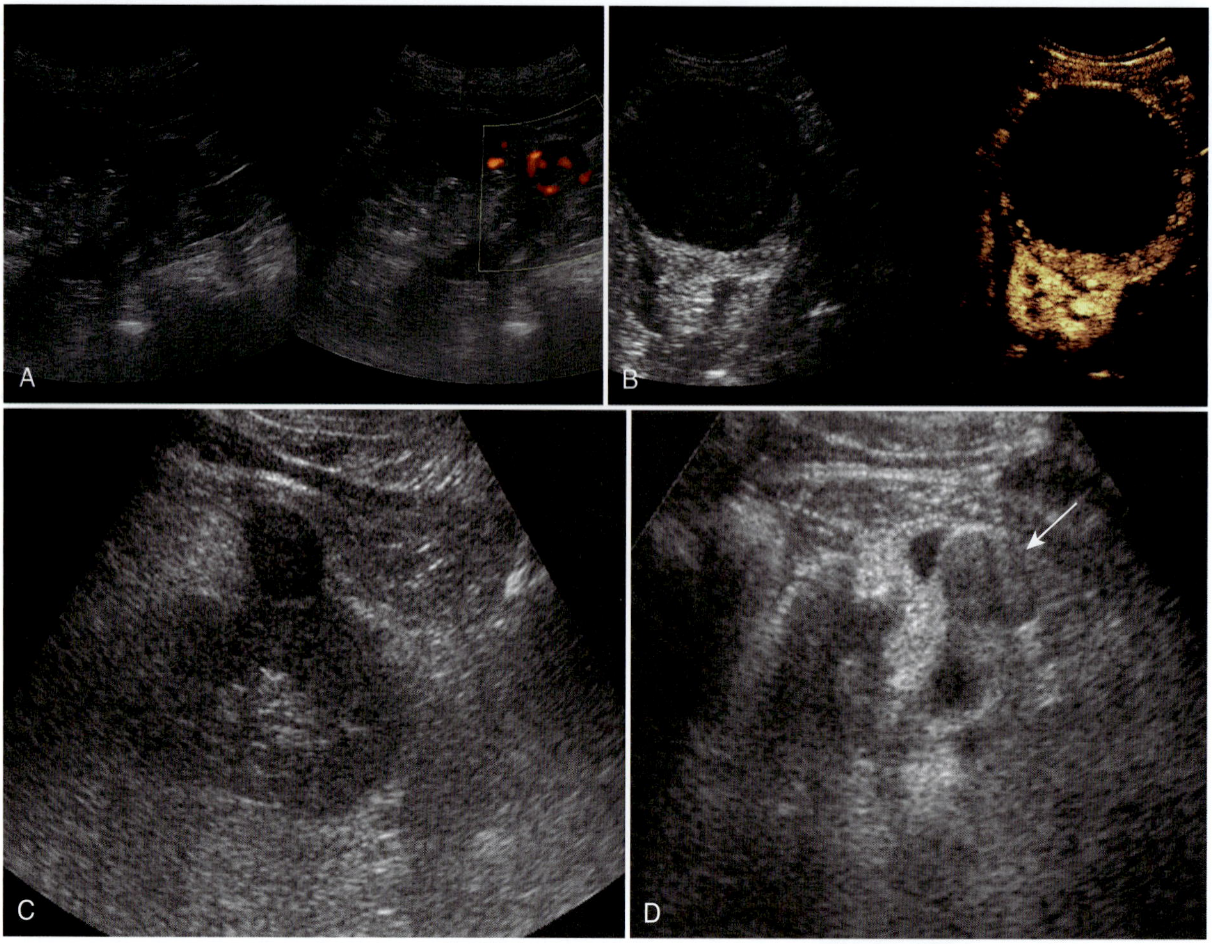

FIG. 9.49 Valor do Doppler colorido e da ultrassonografia com contraste (microbolhas) na determinação da vascularização de massa renal. **(A)** Ultrassonografia sagital mostrando uma massa isoecoica no polo inferior e um cisto adjacente; a imagem simultânea do Doppler de amplitude mostra fluxo dentro da massa (a biópsia confirmou carcinoma renal). **(B)** Ultrassonografia de um paciente com insuficiência renal mostra um grande cisto complexo contendo ecos de baixa amplitude. A imagem simultânea de ultrassonografia contrastada por microbolhas não mostra realce do centro da massa, mas confirma o realce da parede nodular e espessa de um carcinoma renal cístico. **(C)** Ultrassonografia transversal de base de uma massa exofítica hipoecogênica no terço médio do rim. **(D)** A imagem da fase nefrográfica mostra o realce do rim normal e do carcinoma renal relativamente hipovascular *(seta)*. (**C** e **D**, cortesia de Ed Grant, MD.)

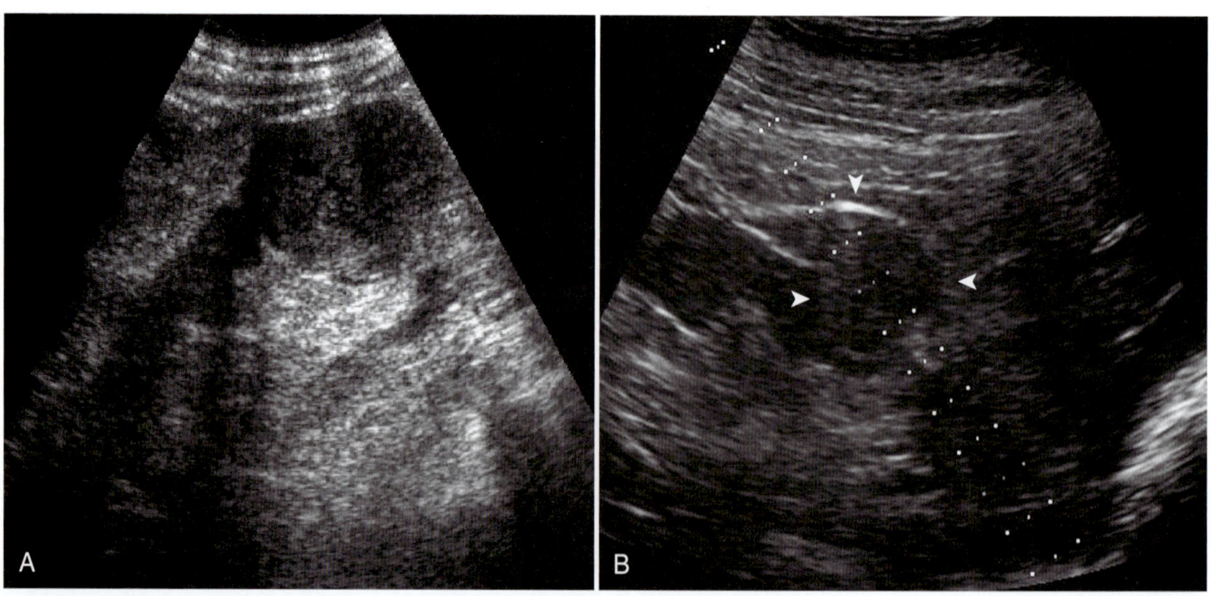

FIG. 9.50 Oncocitoma renal. (A) Ultrassonografia sagital mostra uma massa renal, grande, isoecoica e parcialmente exofítica que não pode ser diferenciada de um carcinoma renal. **(B)** A biópsia guiada por ultrassom de uma lesão renal isoecoica (*pontas de seta*) de outro paciente, realizada antes de uma possível crioablação, confirma o diagnóstico de oncocitoma.

estágio III e trombo tumoral são tratados com nefrectomia radical e trombectomia. Os pacientes com doença no estágio IV geralmente recebem apenas tratamento paliativo,[179] ainda que a maior compreensão da biologia molecular do carcinoma renal tenha levado a ensaios clínicos de novos inibidores que têm como alvo pequenas moléculas e anticorpos monoclonais.[180]

Erros na Interpretação

A ultrassonografia apresenta desempenho inferior à TC e à RM em relação ao estadiamento do CCR. Infelizmente, a obesidade e a interposição gasosa intestinal sobrejacente, muitas vezes, dificultam a avaliação da linfadenopatia ou do envolvimento vascular. No entanto, nos pacientes magros e naqueles com pouco meteorismo intestinal, as veias renais e o retroperitônio podem ser bem examinados com a ultrassonografia. A ultrassonografia é excelente para avaliar a VCI intra-hepática e para determinar a extensão cefálica de um trombo venoso tumoral associado ao carcinoma renal (Fig. 9.51). Habboub et al.[181] constataram que a acurácia para detectar o envolvimento da veia renal e da VCI com o ultrassom era de 64% e 93%, respectivamente. A adição da ultrassonografia com Doppler colorido melhorou a acurácia do diagnóstico dos trombos da veia renal e da VCI para 87% e 100%, respectivamente. É crucial determinar o local e a extensão do trombo vascular tumoral para o planejamento da abordagem cirúrgica.

Carcinoma de Células de Transição

O carcinoma de células de transição (CCT) da pelve renal é responsável por 7% de todos os tumores renais primários.[182] O CCT **renal** é duas a três vezes mais comum que as neoplasias **ureterais**. Por causa da grande área de superfície do órgão, o CCT da **bexiga** é 50 vezes mais comum que o CCT da pelve renal.[183] A natureza multifocal e bilateral do CCT requer que o diagnóstico e o estadiamento sejam acurados para possibilitar um planejamento cirúrgico apropriado. Yousem et al.[184] revisaram 645 casos de CCT de bexiga, ureter e rim e constataram que 3,9% dos pacientes com câncer de bexiga desenvolveram uma lesão no sistema urinário superior (média: em 61 meses); 13% dos pacientes com CCT ureteral e 11% daqueles com CCT renal desenvolveram **tumores metacrônicos** (média: em 28 e 22 meses, respectivamente). **CCT sincrônico** foi encontrado em 2,3% dos pacientes com CCT vesical, em 39% daqueles com CCT ureteral

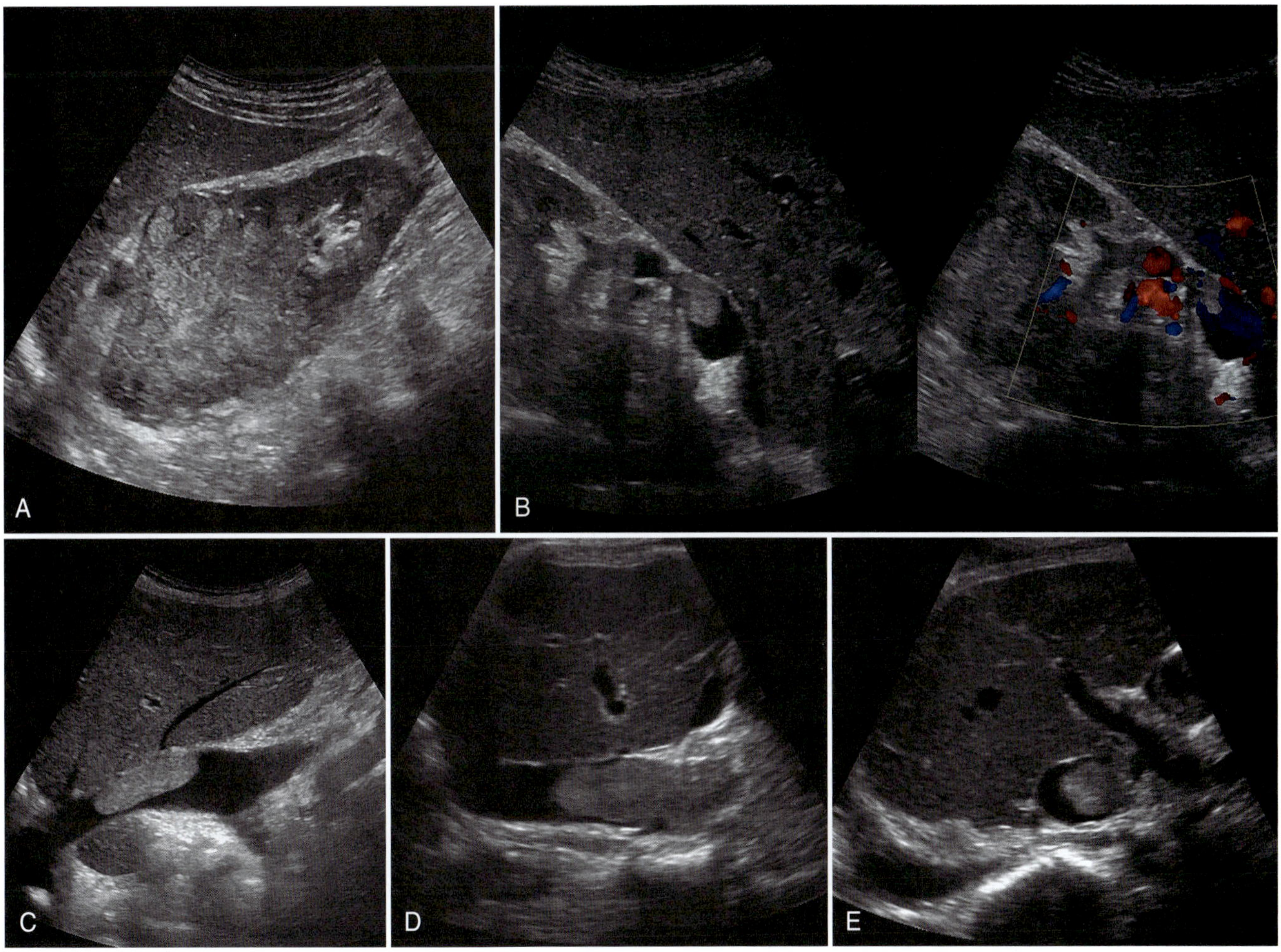

FIG. 9.51 Trombose venosa associada ao carcinoma de células renais. (A) Ultrassonografia sagital mostra um enorme carcinoma de células renais infiltrativo do polo superior do rim direito. **(B)** Imagens simultâneas de ultrassonografia transversal e Doppler colorido mostram trombo maligno não oclusivo, mas expansivo, na veia renal direita e veia cava inferior (VCI). **(C)** Ultrassonografia sagital do mesmo paciente mostra trombo ecogênico e não oclusivo na VCI suprarrenal. O coágulo se estende até 1 cm abaixo da confluência das veias hepáticas. **(D)** Ultrassonografia sagital de outro paciente mostra um trombo expansivo maligno na VCI retro-hepática. **(E)** Ultrassonografia transversal do mesmo paciente em D demonstra o trombo maligno parcialmente aderido à VCI.

e em 24% daqueles com CCT renal. O acompanhamento das doenças do sistema urinário superior é realizado com pielografia retrógrada, citologia de urina e/ou urografia por ressonância magnética.[185]

Os CCT podem ser papilares ou não papilares. Os CCT **papilares** consistem em lesões polipoides exofíticas presas à mucosa por um pedículo. Esse tipo de tumor tende a apresentar um grau mais baixo no momento do diagnóstico; o CCT polipoide tipicamente se infiltra de maneira lenta e forma metástases na fase tardia da doença. Os CCT **não papilares**, sésseis, apresentam-se como tumores nodulares ou planos; o espessamento da mucosa, que é uma característica típica do CCT séssil, pode ser difícil de visualizar mesmo na TC. Em geral, esses tumores são de alto grau e infiltrativos.[183]

Tumores Renais

Os tumores de células de transição do rim são mais comuns nos homens que nas mulheres (4:1). O CCT renal é tipicamente visto em pacientes idosos; a idade média no momento do diagnóstico é de 65 anos.[183] Cerca de 75% dos pacientes com tumores na pelve renal apresentam hematúria macroscópica ou microscópica; 25% apresentam queixa de dor lombar. O CCT renal é descoberto incidentalmente em menos de 5% dos pacientes.[183]

Infelizmente, o exame ultrassonográfico do **seio renal** apresenta problemas específicos e é desafiador na avaliação dos processos patológicos devido ao seu aspecto variável. A gordura no interior do seio renal pode aparecer como massa hipoecoica e simular um CCT sólido (Fig. 9.52). Nos casos duvidosos, recomenda-se confirmar o diagnóstico com uro-TC a fim de excluir uma neoplasia, sobretudo nos pacientes com hematúria (Fig. 9.53).

O aspecto ultrassonográfico do CCT renal é variável e depende da morfologia da lesão (papilar, não papilar ou infiltrativo), da localização, do tamanho e da presença ou ausência de hidronefrose (Fig. 9.54). Pode ser impossível visualizar os tumores pequenos não obstrutivos com a ultrassonografia. Com o crescimento, os **tumores papilares** aparecem como massas discretas, hipoecoicas, centrais e sólidas no seio renal, com ou sem caliectasia proximal associada (Fig. 9.55). O diagnóstico diferencial inclui **coágulos de sangue**, **papilas destacadas** e **bolas fúngicas**.

A **infiltração tumoral** da pelve renal ou do parênquima renal pode ser sutil. Os achados sugestivos de CCT infiltrativo são distorção e aumento do rim e manutenção do aspecto reniforme global (Fig. 9.55). As lesões sésseis são de diagnóstico particularmente difícil diretamente pelo ultrassom, porém o achado secundário à

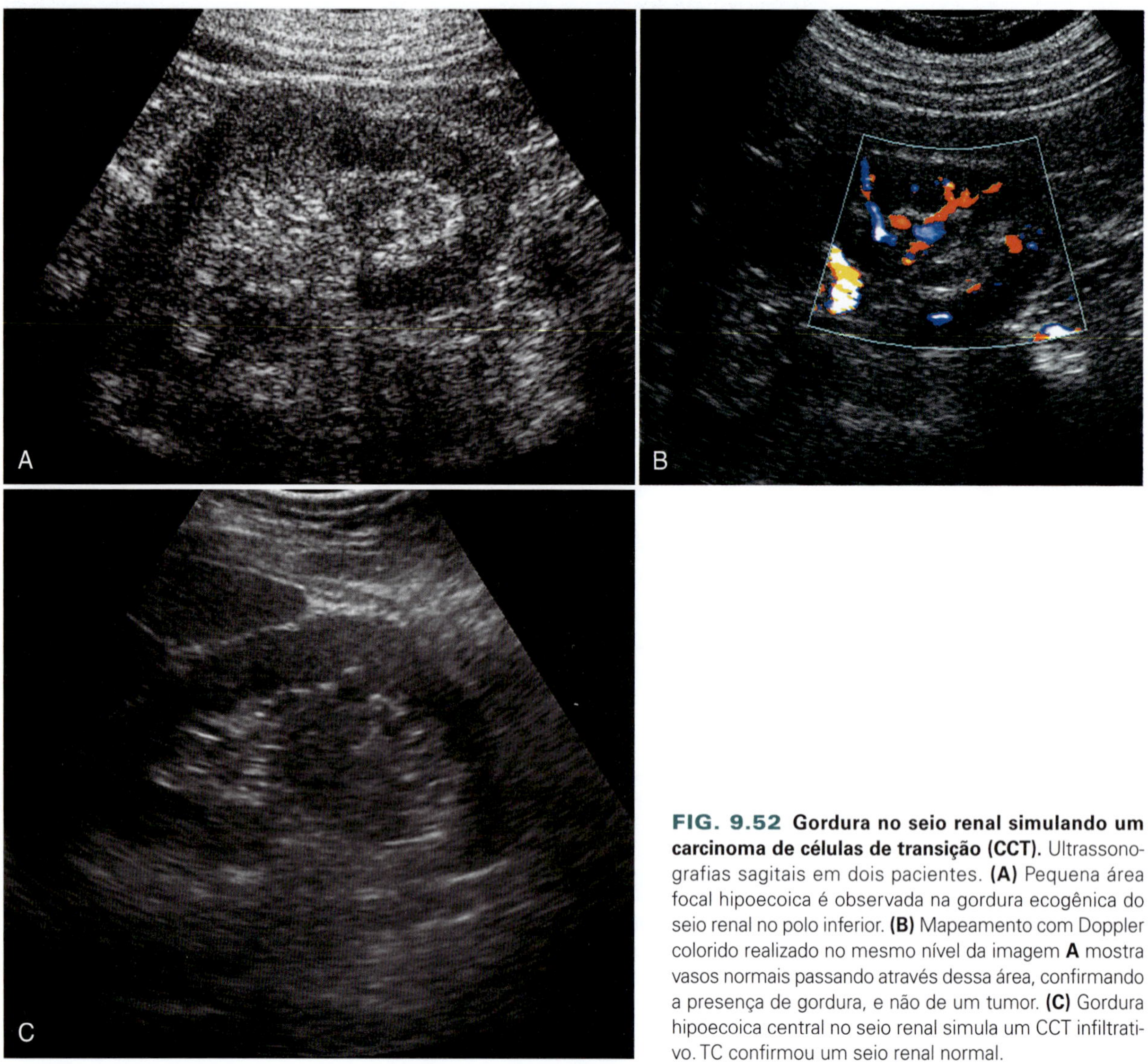

FIG. 9.52 Gordura no seio renal simulando um carcinoma de células de transição (CCT). Ultrassonografias sagitais em dois pacientes. **(A)** Pequena área focal hipoecoica é observada na gordura ecogênica do seio renal no polo inferior. **(B)** Mapeamento com Doppler colorido realizado no mesmo nível da imagem **A** mostra vasos normais passando através dessa área, confirmando a presença de gordura, e não de um tumor. **(C)** Gordura hipoecoica central no seio renal simula um CCT infiltrativo. TC confirmou um seio renal normal.

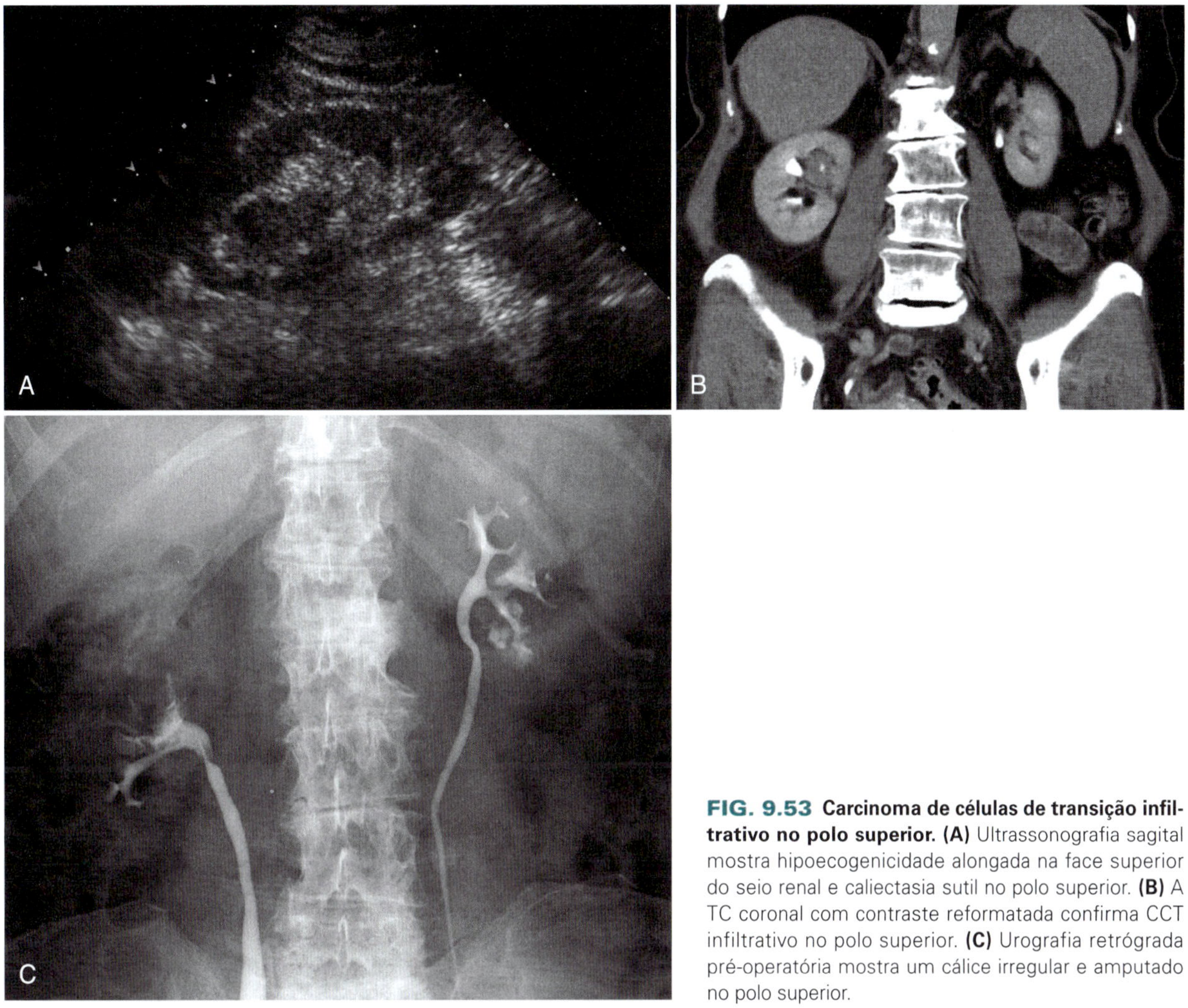

FIG. 9.53 Carcinoma de células de transição infiltrativo no polo superior. (A) Ultrassonografia sagital mostra hipoecogenicidade alongada na face superior do seio renal e caliectasia sutil no polo superior. **(B)** A TC coronal com contraste reformatada confirma CCT infiltrativo no polo superior. **(C)** Urografia retrógrada pré-operatória mostra um cálice irregular e amputado no polo superior.

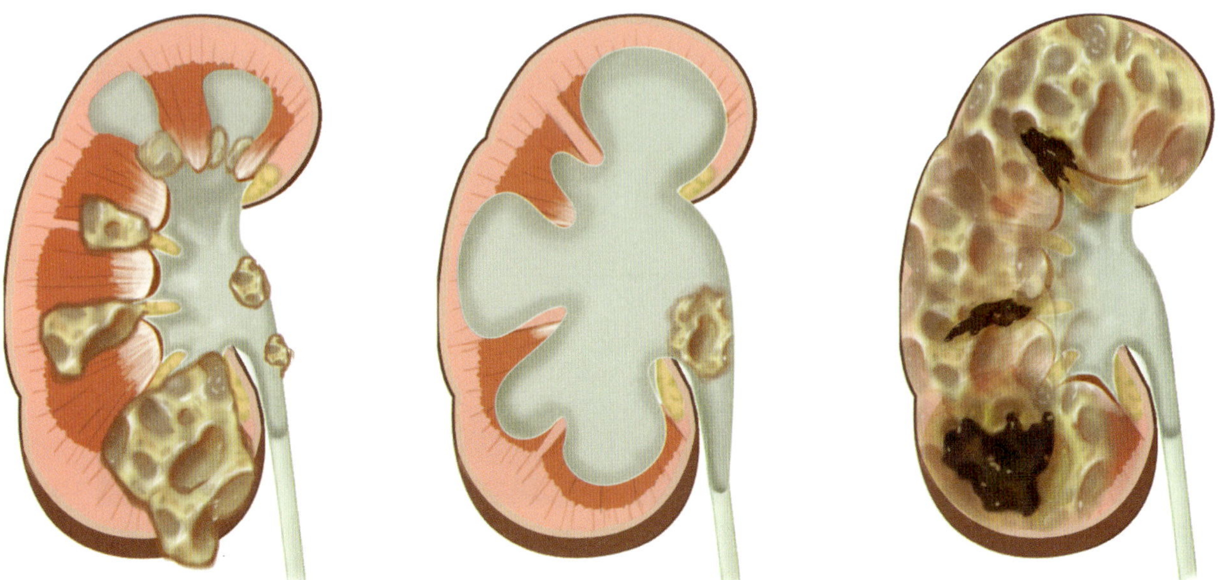

FIG. 9.54 Padrões morfológicos do crescimento do carcinoma de células de transição.

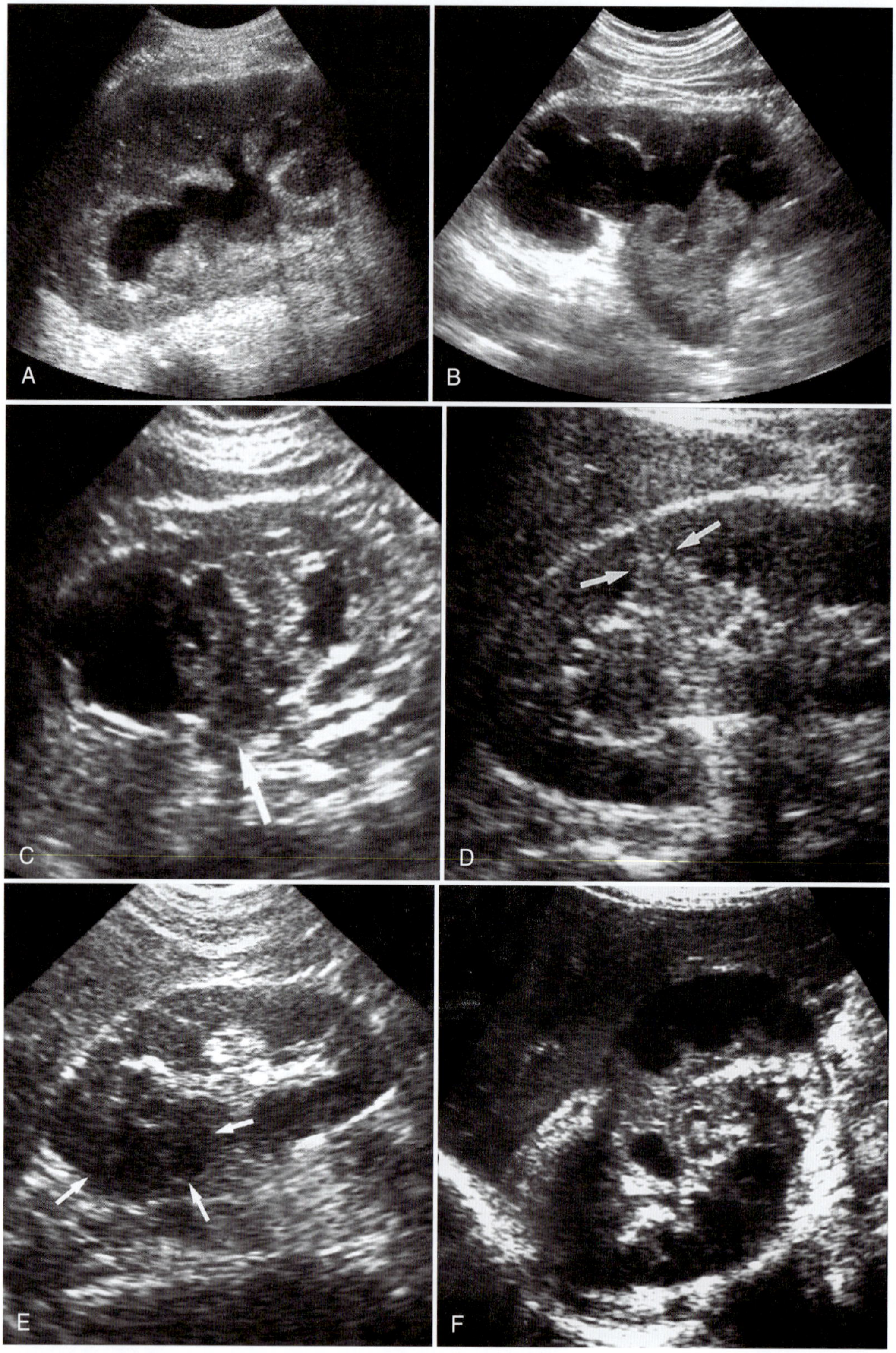

FIG. 9.55 Carcinoma de células de transição (CCT) do rim. (A-C) Ultrassonografias sagitais de três pacientes diferentes que mostram hidronefrose relacionada a grandes tumores piélicos sólidos e centrais (*seta* em *C*). **(D)** CCT infiltrativo no polo superior estende-se do cálice até o parênquima renal (*setas*). **(E)** Grande massa parenquimatosa, sólida, lobulada, e infiltrativa (*setas*) sem caliectasia associada. **(F)** Extensão perirrenal de tumor.

lesão obstrutiva (caliectasia, pielectasia) costuma ser facilmente percebido. Um pequeno subconjunto de CCT tanto sésseis quanto papilares pode exibir calcificações distróficas, o que torna difícil a diferenciação do tumor de uma papila calcificada desprendida.[186] O CCT raramente invade a veia renal.[187]

Tumores Ureterais

O carcinoma de células de transição do ureter é responsável por 1% a 6% de todos os cânceres do sistema urinário superior.[183,188] Os homens são mais propensos que as mulheres (3:1). Como no CCT renal, as lesões ureterais são geralmente identificadas em pacientes idosos; o pico da prevalência do CCT ureteral é observado entre a quinta e a sétima décadas da vida.[183] A maioria dos tumores é encontrada no terço inferior do ureter (70% a 75%).[183,188] Cerca de 60% dos CCT ureterais são papilares e 40% são não papilares.[183] Os sintomas mais comuns são hematúria, polaciúria, disúria e dor.[188] Os exames por imagens tradicionais de escolha para a avaliação do CCT do ureter incluem a urografia intravenosa ou a pielografia retrógrada, mas as vantagens da uro-TC com multidetectores (capacidade para detectar e fazer o estadiamento até mesmo de pequenas lesões uroteliais) já foram documentadas.[189,190] Na ultrassonografia, observam-se hidronefrose e uretero-hidronefrose e, ocasionalmente, massa sólida ureteral.[188]

Tumores da Bexiga Urinária

O CCT da bexiga é um tumor maligno comum. Ocorre com mais frequência nos homens (3:1), e o pico de incidência é observado entre a sexta e a sétima décadas da vida. Desenvolve-se com mais frequência no trígono e ao longo das paredes lateral e posterior da bexiga. Aproximadamente 70% dos cânceres vesicais são superficiais; os 30% restantes são invasivos. Os pacientes normalmente apresentam-se com hematúria, embora também possam se queixar de polaciúria, disúria e dor suprapúbica. A identificação ultrassonográfica dos tumores polipoides de bexiga é excelente (≥ 95%).[191] A aparência é a de massa focal imóvel ou de um espessamento urotelial (Fig. 9.56, Vídeo 9.3). No entanto, os aspectos ultrassonográficos são inespecíficos, e o diagnóstico diferencial é amplo, incluindo cistite, espessamento parietal por **obstrução da via de saída da bexiga**, **alteração pós-radiação/pós-operatória**, **coágulo sanguíneo** aderido, **carcinoma de próstata** invasivo, **linfoma**, **metástase**, **endometriose** e **neurofibromatose**. Alguns tumores papilares de bexiga também podem calcificar-se. Cistoscopia e biópsia são necessárias para o diagnóstico. Os exames de ultrassonografia transvaginal e transretal também podem ser empregados para avaliar massa na parede da bexiga, caso a visualização suprapúbica esteja comprometida.

Os carcinomas de células de transição (e de células escamosas) também podem crescer dentro de **divertículos da bexiga urinária**. Muitos divertículos têm o colo estreito, o que os torna inacessíveis ao exame cistoscópico, de modo que os exames por imagens desempenham papel importante na identificação desses tumores. A localização periureteral ou na parede posterolateral da bexiga da maioria dos divertículos permite a visualização adequada à ultrassonografia.[192] Na ultrassonografia, os tumores diverticulares consistem em massas moderadamente ecogênicas e sem sombra acústica. Embora o exame ultrassonográfico seja bom para identificar esses tumores, a melhor forma de realizar o estadiamento ainda é pela associação entre a clínica e a TC ou RM.[193]

Carcinoma de Células Escamosas

O carcinoma de células escamosas (CCE) é raro, porém é o segundo tumor urotelial maligno mais comum depois do carcinoma renal. O CCE é responsável por 6% a 15% dos tumores de pelve renal e por 5% a 8% de todos os tumores vesicais.[194,195] A infecção crônica, a irritação e os cálculos produzem **metaplasia escamosa** e **leucoplaquia do urotélio**. Acredita-se que a leucoplasia seja uma lesão pré-maligna. O CCE tende a ser uma lesão sólida, plana e infiltrativa com ulceração extensa. Em geral, já existem metástases a distância no momento do diagnóstico. Como ocorre nas outras lesões renais infiltrativas, o CCE renal aparece na ultrassonografia como um rim de tamanho difusamente aumentado, mantendo o seu aspecto reniforme. A ecotextura normal do rim está destruída, e apresenta um cálculo com frequência (47% a 58%).[194] Assim, pode ser impossível diferenciar o CCE renal da **PXG**. Na maioria das vezes, há propagação perinefrética do tumor e metástases. O CCE ureteral é raro, mas dilatação ureteral e hidronefrose a montante da massa tumoral são aparentes. Ocasionalmente, a lesão é visualizada como uma massa sólida, irregular e mal definida. Com frequência, há presença de cálculos. Os CCE de bexiga tendem a ser grandes, sólidos e infiltrativos; também podem aparecer no interior de divertículos vesicais.[192] A ultrassonografia pode ser uma modalidade diagnóstica eficaz para identificar o CCE pediculado de bexiga, mas a TC ou a RM são exames por imagens mais apropriados para a identificação de invasão perivesical, da adenopatia regional e das metástases a distância.

Adenocarcinoma

Os adenocarcinomas de pelve renal, de ureter e de bexiga são raros. Quase todos os pacientes com adenocarcinoma de pelve renal têm história de ITU crônica,[196] e dois terços têm um cálculo, normalmente um **cálculo coraliforme**. Os médicos precisam ter o cuidado de diferenciar o adenocarcinoma de bexiga do adenocarcinoma de reto, de útero ou de próstata que invade a bexiga. O prognóstico é ruim. Na ultrassonografia, observa-se massa na pelve renal, no ureter ou na bexiga, às vezes com calcificação. Frequentemente, cálculo está associado.

Oncocitoma

Os **oncócitos** são células epiteliais grandes. O citoplasma eosinofílico granular característico dessas células é resultado do grande número de mitocôndrias citoplasmáticas. Os oncocitomas podem aparecer nas glândulas paratireoides, tireoide, suprarrenais, glândulas salivares e nos rins. Os oncocitomas são responsáveis por 3% a 7% de todos os tumores renais.[197,198] Ocorrem com mais frequência em homens (1,7:1), com pico da incidência entre a sexta e a sétima décadas da vida.[199] A maioria dos pacientes é assintomática.[197] Os oncocitomas podem variar de tamanho ou ser multicêntricos (5% a 10%) ou bilaterais (3%). Os tumores bilaterais são vistos sobretudo nas síndromes hereditárias (**síndrome de Birt-Hogg-Dubé**, **oncocitose hereditária**).[198,200] Hemorragia e calcificação são incomuns. Histopatologicamente, esses tumores podem ter aparência benigna ou mais maligna. A diferenciação entre os oncocitomas e os CCR cromófobos pode ser difícil;[201] já foram relatadas lesões híbridas com elementos do oncocitoma e do CCR cromófobo (Fig. 9.50).

Como era de se esperar, o oncocitoma e o carcinoma de células renais não podem ser diferenciados por meio de exames por imagens. Davidson et al.[202] descreveram que a homogeneidade à TC e a "cicatriz" central estrelada são preditores ruins para diferenciar os oncocitomas dos CCR. Em estudos cirúrgicos prévios, os oncocitomas representaram cerca de 5% de todos os tumores originalmente diagnosticados como CCR nos exames por imagens.[203] É provável que uma porcentagem maior de oncocitomas benignos seja documentada em estudos futuros de lesões menores descobertas incidentalmente, diagnosticadas em período anterior à utilização de procedimentos invasivos que preservam os néfrons.

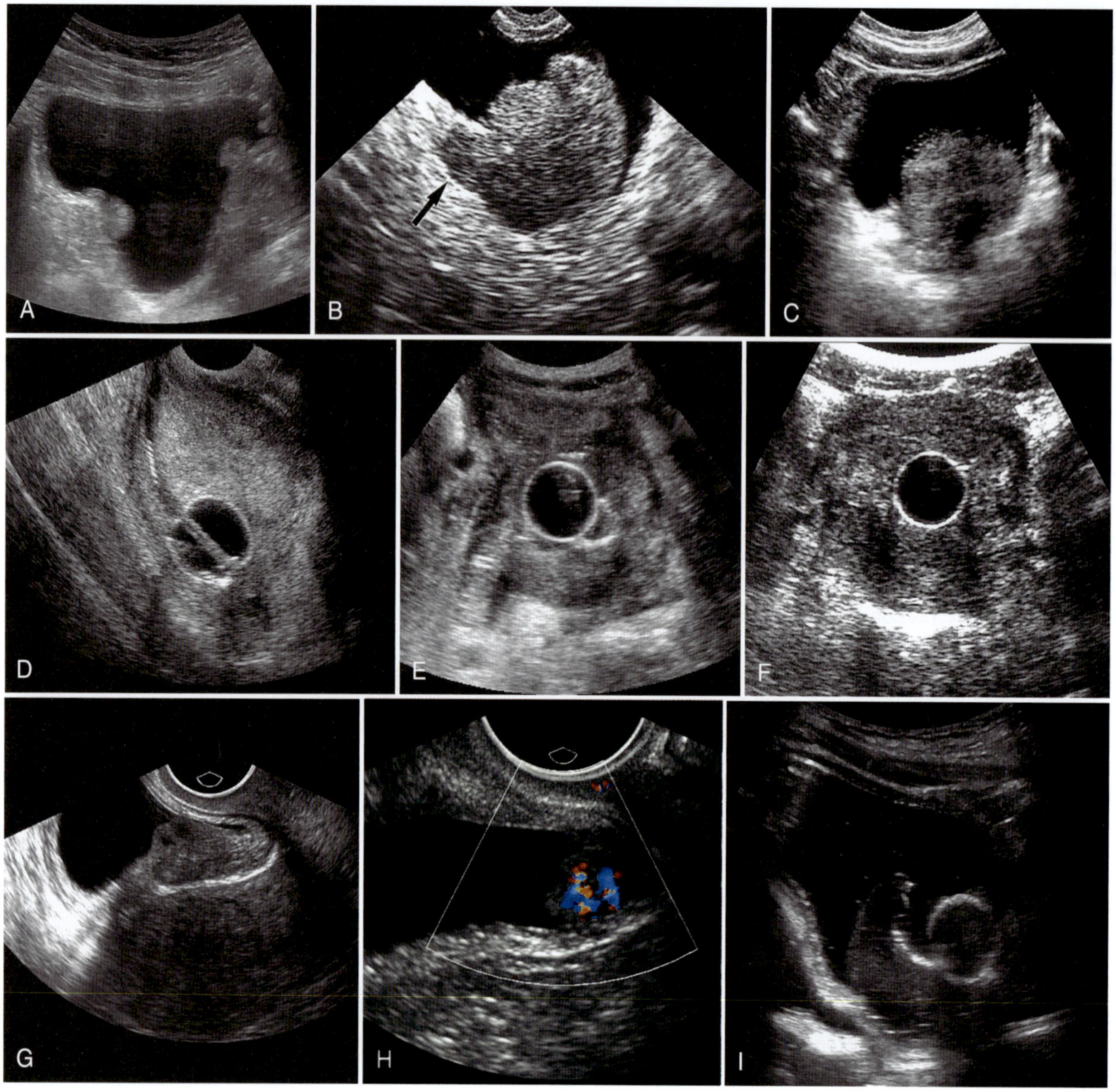

FIG. 9.56 Massas vesicais de várias origens: espectro de imagens. (A) Carcinoma de células de transição (CCT) urotelial polipoide multifocal. **(B)** CCT invasivo envolvendo gordura perivesical (*seta*). **(C)** Hipertrofia prostática benigna simulando uma grande massa invasiva da parede da bexiga. **(D)** CCT difuso em uma imagem sagital transvaginal; o cateter Foley está no lugar. **(E)** CCT invasivo difuso na varredura suprapúbica. **(F)** A cistite intersticial simula um tumor difuso. **(G)** Endometrioma aparecendo como uma massa sólida internamente à parede posterior da bexiga em uma imagem sagital transvaginal. Observe o útero posterior à massa vesical. **(H)** Feocromocitoma apresentando-se como massa vesical polipoide vascularizada na avaliação transvaginal ao Doppler colorido. **(I)** Coágulo de bexiga posterior ao balão de cateter de Foley simula uma massa vesical. O gás intraluminal ao longo da cúpula da bexiga induz a "sombra suja". Ver também o Vídeo 9.3.

A aparência ultrassonográfica dos oncocitomas não é característica. Essas lesões podem ser homogêneas ou heterogêneas com uma parede nítida ou mal definida.[204] É possível ver uma cicatriz central, necrose central ou calcificação, embora essas características também possam ser identificadas no carcinoma renal (Fig. 9.50). A falta de especificidade nas características de imagem dos oncocitomas resulta, tipicamente, em ressecção cirúrgica, embora, como mencionado anteriormente, avanços recentes em imuno-histoquímica possam estimular a vigilância por imagens nos pacientes com resultados de biópsias compatíveis com oncocitomas benignos.

Angiomiolipoma

Os AML são tumores renais benignos compostos de proporções variáveis de tecido adiposo, células musculares lisas e vasos sanguíneos. Podem ocorrer esporadicamente ou ser encontrados em pacientes com **esclerose tuberosa**. Nos pacientes sem estigmas da esclerose tuberosa, os AML geralmente são unilaterais e descobertos em mulheres de meia-idade. Até 50% dos pacientes com AML terão características clínicas da esclerose tuberosa (retardo mental, epilepsia, adenomas sebáceos na face) e até 80% dos pacientes com esclerose tuberosa terão um ou mais AML.[205] Os AML associados à esclerose tuberosa geralmente consistem em vários tumores pequenos e bilaterais, sem predileção por gênero. Os AML **esporádicos** são histologicamente idênticos aos associados à esclerose tuberosa. Em geral, os tumores pequenos (< 4 cm)[206] são assintomáticos; com o crescimento, contudo, esses tumores sofrem hemorragias e podem ser relatados sintomas como hematúria, dor lombar e massa palpável em flanco.

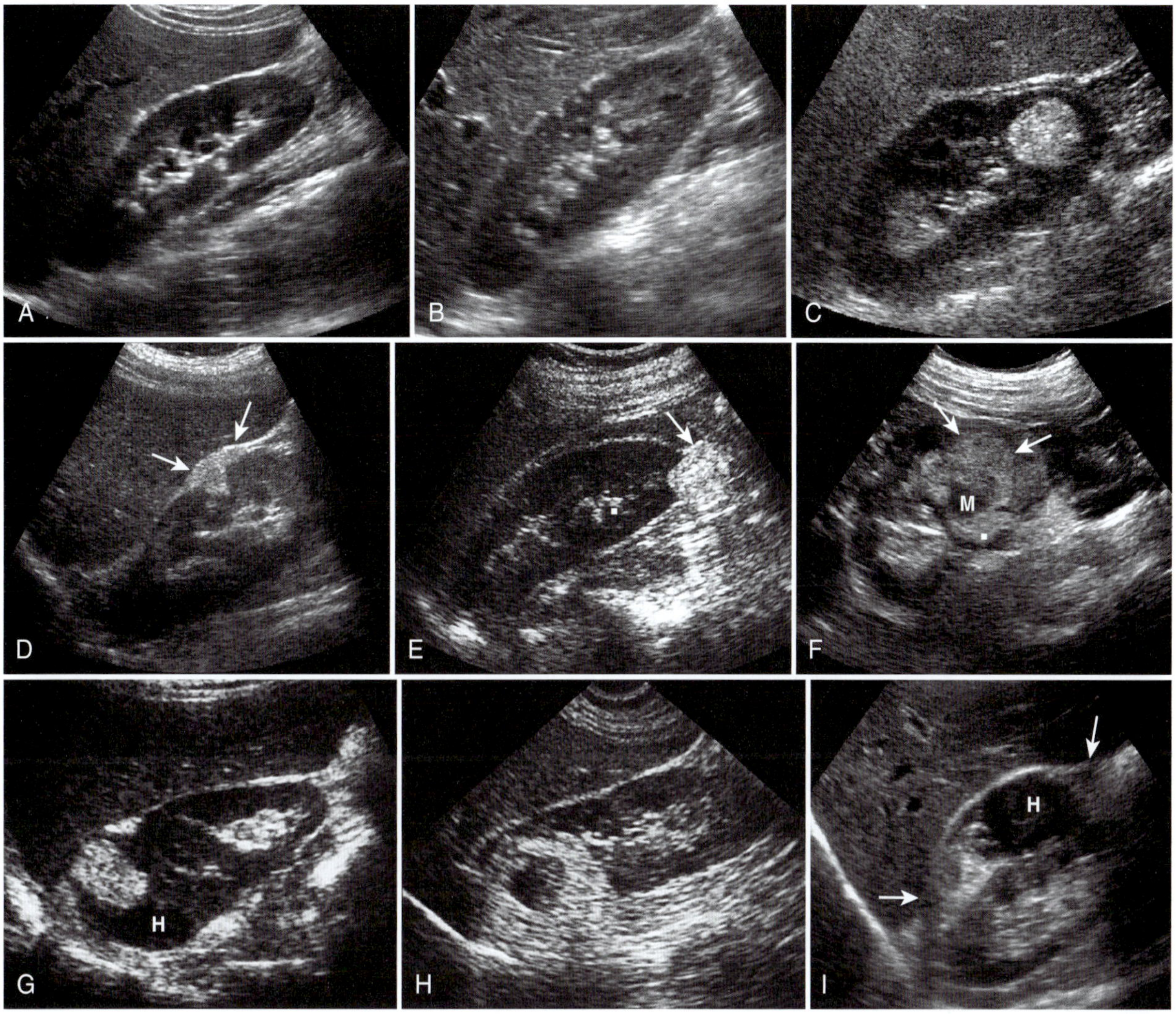

FIG. 9.57 Espectro de imagens de angiomiolipomas (AML). (A) Clássico pequeno tumor intraparenquimatoso hiperecoico. **(B)** Múltiplos focos ecogênicos pequenos no córtex anterior do terço médio. **(C)** Grande massa solitária fortemente hiperecogênica no polo inferior. **(D)** Massa exofítica ecogênica envolve o córtex e o espaço perirrenal (*setas*). O aspecto aplanado sugere um tumor compressível. **(E)** Grande massa exofítica ecogênica no polo inferior (*seta*). A ecogenicidade da massa pode ser muito similar à da gordura perirrenal. **(F)** Grande massa complexa intrarrenal (*setas*) é levemente ecogênica e apresenta um componente hipoecoico que representa elementos miomatosos (*M*). **(G)-(I)** AML hemorrágicos. **(G)** AML exofítico do polo superior roto com hematoma (*H*) perirrenal. **(H)** Massa ecogênica com hemorragia central hipoecoica. **(I)** Grande AML predominantemente exofítico. O rim sob à massa tem aspecto normal. A massa (*setas*) mostra ecogenicidade aumentada resultante da gordura no AML e uma grande área hipoecoica de hemorragia (*H*).

Na ultrassonografia, o padrão dos ecos dos AML depende da proporção de gordura, músculo liso, elementos vasculares e hemorragia. Esses tumores podem estar localizados no parênquima renal ou ser exofíticos (Fig. 9.57). Se houver predomínio de músculo, hemorragia ou elementos vasculares, o tumor poderá aparecer hipoecoico. Siegel et al.[152] mostraram que as várias interfaces gordura/não gordura dos AML mais típicos, juntamente com as grandes diferenças de impedância acústica nessas interfaces, provocam dispersão e atenuação das ondas sonoras. Essa histologia produz a clássica aparência ultrassonográfica do AML: uma lesão ecogênica com sombra detectável. Como mencionado anteriormente, embora várias características específicas tenham sido apontadas, ocorre sobreposição significativa entre as características de imagem dos AML clássicos e as dos carcinomas renais pequenos e ecogênicos. Também há relatos do envolvimento dos linfonodos regionais e da extensão dos AML para a VCI.[207] Além disso, pode ser difícil diferenciar um AML exofítico grande de um **lipossarcoma** retroperitoneal grande (Fig. 9.58). As características úteis que podem possibilitar a diferenciação dos

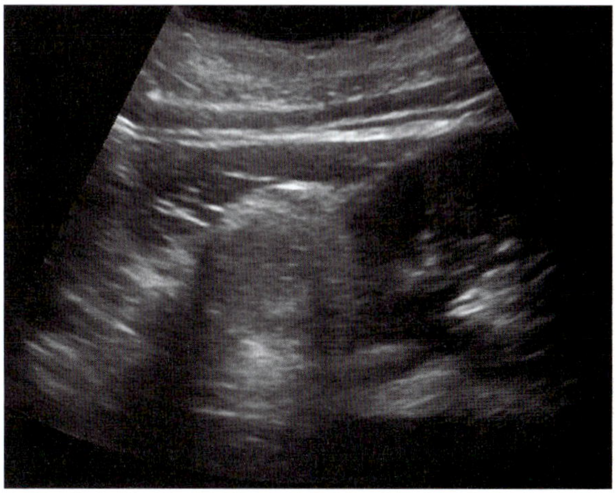

FIG. 9.58 Angiomiolipoma exofítico. Ultrassonografia sagital mostra um grande AML exofítico ecogênico.

lipossarcomas incluem (1) um defeito no parênquima renal em que o tumor se origina e (2) a presença de vasos de tamanho aumentado e de outros AML associados.[208] Os vasos sanguíneos do AML não têm camada elástica normal e são propensos à formação de aneurismas e a hemorragias.[209] A ultrassonografia com Doppler colorido parece ser a melhor modalidade de exame para identificar um pseudoaneurisma intratumoral em um AML hemorrágico.[210]

Os AML pequenos e assintomáticos podem ter o crescimento monitorado; o tratamento cirúrgico é indicado na maioria das vezes quando são grandes, sintomáticos ou se sofreram hemorragia. Se possível, opta-se por uma cirurgia que preserva o rim, porque esses tumores são benignos ou podem ser múltiplos. A embolização também pode ser utilizada para tratar AML que sangram ativamente.[211]

Linfoma

Rim

O rim não contém tecido linfoide. Por isso, o envolvimento linfomatoso do rim ocorre por disseminação hematogênica ou por propagação contígua de doença retroperitoneal. O envolvimento renal ocorre com mais frequência no linfoma não Hodgkin do que no linfoma Hodgkin. Na época em que a doença renal se manifesta, a doença geralmente está disseminada. Os sintomas do sistema urinário são incomuns. Ocasionalmente, o paciente apresenta dor lombar, massa em flanco ou hematúria. No entanto, nas autópsias, o envolvimento renal é encontrado em um terço dos pacientes com linfoma,[212] e a doença renal bilateral é mais comum que a unilateral. A doença renal isolada pode ser vista nos pacientes sob tratamento.

O aspecto ultrassonográfico do **linfoma renal** depende do padrão do envolvimento. O **envolvimento focal do parênquima** pode aparecer na forma de nódulos solitários ou múltiplos. Essas massas são homogêneas e hipoecoicas ou anecoicas (Fig. 9.59). Elas podem simular cistos; contudo, o reforço acústico posterior está ausente.[213,214] Como ocorre com outros tumores renais infiltrativos, o **linfoma infiltrativo** manifesta-se com manutenção do aspecto reniforme, apesar da alteração da arquitetura renal. O rim pode estar com o tamanho aumentado (Fig. 9.60). O tumor pode invadir o seio renal

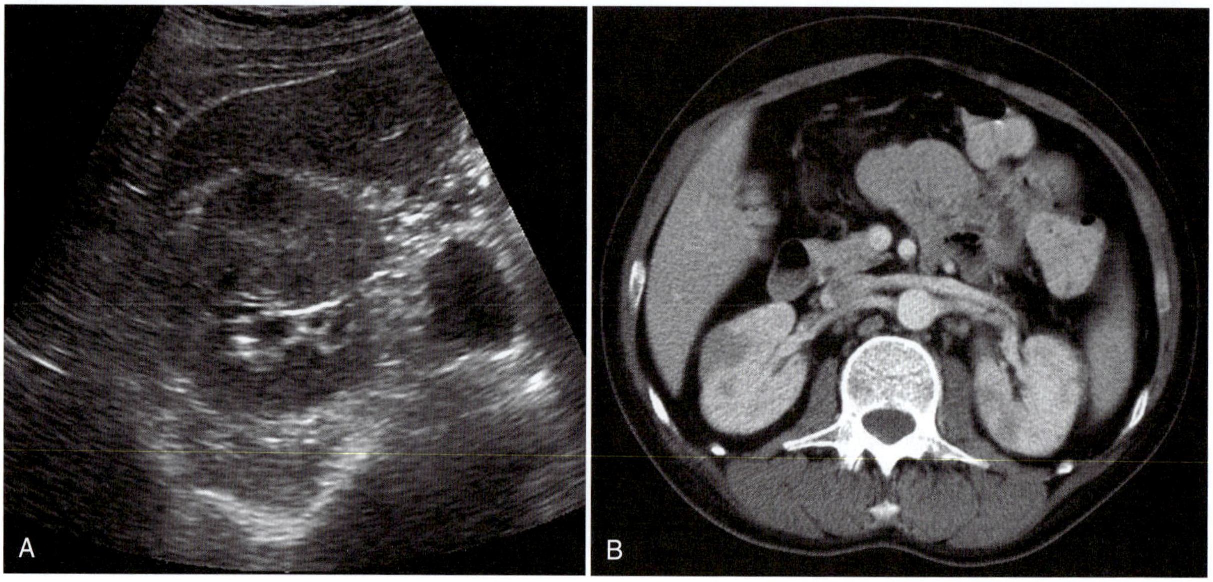

FIG. 9.59 Linfoma renal. (A) Ultrassonografia transversal mostra uma deformidade discreta no contorno do terço médio do rim direito e uma lesão imprecisa hipoecoica. **(B)** TC com contraste confirma a lesão renal que deforma discretamente o contorno do órgão e mostra lesões contralaterais.

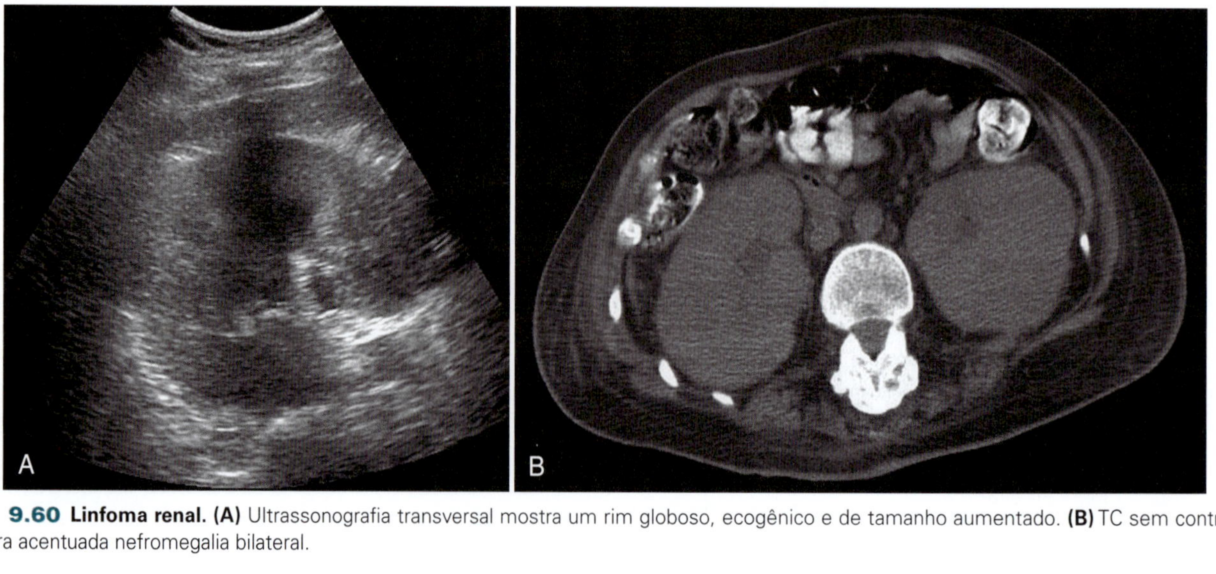

FIG. 9.60 Linfoma renal. (A) Ultrassonografia transversal mostra um rim globoso, ecogênico e de tamanho aumentado. **(B)** TC sem contraste mostra acentuada nefromegalia bilateral.

Aparência Ultrassonográfica do Linfoma Renal

Envolvimento focal do parênquima
Infiltração difusa
Invasão de massa retroperitoneal
Envolvimento perirrenal

e destruir o complexo ecogênico central.[215] Pode ocorrer **invasão direta** do rim por grandes **massas de linfonodos retroperitoneais** acompanhada de encarceramento vascular e ureteral. Conglomerados linfonodais retroperitoneais grandes e hipoecogênicos podem estender-se até a pelve renal e causar hidronefrose. A ausência de invasão da veia renal, apesar da presença de envolvimento tumoral extenso do retroperitônio e do seio renal, pode auxiliar a diferenciar o linfoma renal do carcinoma renal. Raramente, um **tumor predominante perirrenal** pode ser observado à ultrassonografia como uma massa ou lâmina perirrenal circundante, ambas hipoecoicas. O tumor pode ser confundido com um hematoma ou com hematopoese extramedular[216,217] (Fig. 9.61).

Ureter

O ureter pode ser encarcerado ou deslocado pelo linfoma retroperitoneal circundante. O deslocamento do ureter por um tumor periureteral é mais comum; a invasão da parede do ureter propriamente dita ocorre em apenas um terço dos casos.[188] O resultado é geralmente a dilatação do sistema coletor intrarrenal e do ureter até o nível da massa retroperitoneal. Em geral, essas alterações são observadas com facilidade na ultrassonografia.

Bexiga Urinária

O linfoma primário da bexiga urinária origina-se de folículos linfoides da submucosa. O tumor submucoso geralmente infiltra as outras camadas da parede da bexiga.[218] A maioria dos pacientes com linfoma primário da bexiga tem de 40 a 60 anos de idade, e as mulheres são mais propensas que os homens. Na ultrassonografia, observa-se massa na parede da bexiga. Se a massa for grande, poderá ocorrer ulceração (Fig. 9.62).

Leucemia

O envolvimento leucêmico do rim pode ser **difuso** ou **focal**. Em estudos de autópsias, a infiltração leucêmica renal foi observada em 65% dos pacientes.[219] Apesar disso, pode ser extremamente difícil identificar a leucemia renal com o ultrassom. Na ultrassonografia, a aparência clássica da **leucemia renal** consiste em rins de **tamanho aumentado bilateralmente**. Contudo, 15% dos pacientes com leucemia têm nefromegalia inespecífica, sem infiltração leucêmica.[220] A leucemia renal também pode se manifestar como um padrão heterogêneo da ecotextura renal com distorção do complexo ecogênico central.[221] Por outro lado, os rins podem estar difusamente ecogênicos. Massas focais podem ser únicas ou múltiplas.[222] Esses pacientes tendem a apresentar hemorragia renal, subcapsular ou perinefrética.

Metástases

Rim

Caracteristicamente, as metástases renais permanecem ocultas sob o ponto de vista clínico; contudo, estudos de autópsias realizados antes do advento dos exames por imagens axiais documentaram incidência de 2% a 20%.[223] A prevalência verdadeira das metástases renais na era dos exames por imagens axiais é desconhecida, mas é provável que a prevalência do envolvimento renal subclínico evidenciável por meio de exames por imagens seja maior que aquela estimada pelas necropsias.

A disseminação para os rins ocorre por via hematogênica. Os **tumores primários** mais **comuns** que proporcionam metástases renais são (1) carcinoma de pulmão, (2) carcinoma de mama e (3) carcinoma de células renais do rim contralateral.[120] Outros tumores que podem produzir metástases renais incluem cólon, estômago, colo uterino, ovário, pâncreas e próstata.[120] A disseminação metastática para o rim pode se manifestar como massa única, massas múltiplas ou como massa que se infiltra de modo difuso e aumenta o tamanho do rim. Choyke et al.[224] avaliaram 27 pacientes com metástases renais e constataram que as metástases são geralmente multifocais; contudo, tumores solitários grandes podem ocorrer, que são indistinguíveis do CCR primário. Além disso, é mais provável que uma nova lesão renal em um paciente

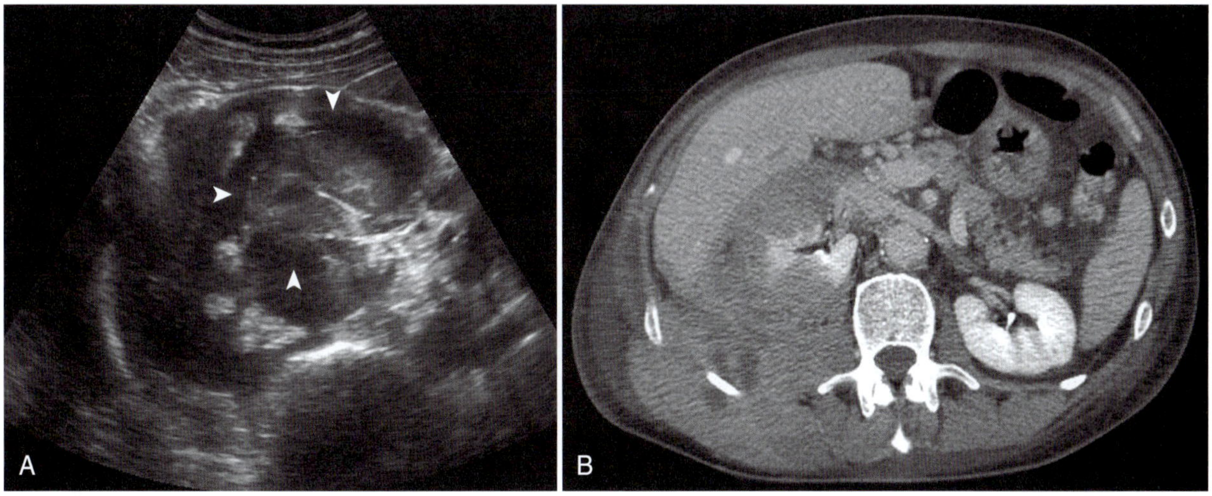

FIG. 9.61 Linfoma de Burkitt perirrenal. (A) Ultrassonografia transversal mostra um tumor perirrenal extenso e mal definido. O rim (*pontas de seta*) está comprimido e invadido pelo tumor. **(B)** TC com contraste mostra um tumor volumoso perirrenal. O tumor envolve tanto o rim quanto a musculatura lombar sobrejacente.

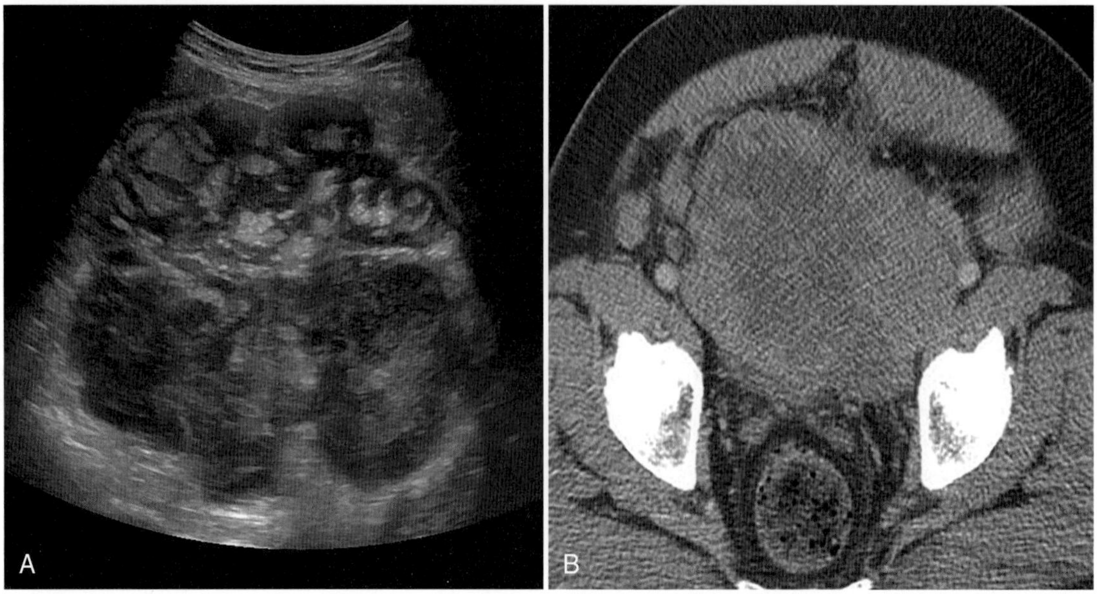

FIG. 9.62 Linfoma de células B difuso, bexiga. (A) Ultrassonografia transversal mostra uma grande massa irregular no lugar da bexiga urinária. **(B)** TC com contraste correspondente mostrando uma massa volumosa que ocupa todo o lúmen da bexiga. (Cortesia de R. Brooke Jeffrey, MD.)

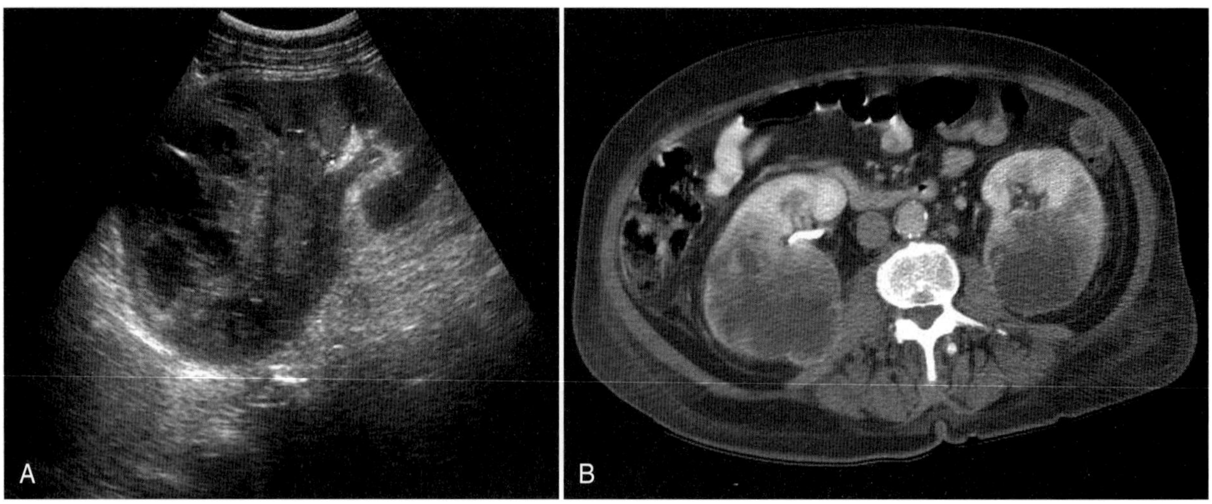

FIG. 9.63 Metástases renais (tumor primário de pulmão). (A) Ultrassonografia sagital mostra um tumor com ecogenicidade mista, infiltrando todo o polo superior do rim. **(B)** TC com contraste mostra metástases infiltrativas bilaterais.

com câncer avançado seja uma lesão metastática que um tumor primário. Se uma única lesão renal for descoberta simultaneamente em um paciente com tumor primário conhecido ou com tumor em remissão sem evidências de outras metástases, é necessário realizar uma biópsia renal para diferenciar um carcinoma renal primário de uma metástase renal.

A TC com contraste é a melhor técnica radiográfica para a identificação de metástases renais, embora a ultrassonografia tenha quase a mesma sensibilidade.[224] Na ultrassonografia, a aparência dependerá do **padrão do envolvimento**. Uma metástase solitária será vista como massa sólida indistinguível do carcinoma renal; isso ocorre com frequência com o carcinoma de cólon.[224] Necrose central, hemorragia e calcificação podem ser evidentes. As metástases múltiplas geralmente aparecem como massas hipoecoicas pequenas e mal delimitadas. É possível que haja envolvimento do espaço perinefrético, sobretudo no melanoma maligno e no câncer de pulmão.[224] As metástases renais infiltrativas podem ser particularmente sutis na ultrassonografia; assim como ocorre com outros processos infiltrativos, a única manifestação na ultrassonografia pode ser um rim de dimensões aumentadas, com preservação do seu aspecto reniforme (Fig. 9.63).

Ureter

As metástases ureterais são raras; evidências de metástases difusas em outros locais são observadas em 90% dos casos.[225] A doença metastática atinge o ureter por disseminação hematogênica ou linfática. Os tumores que podem envolver secundariamente o ureter incluem melanoma, tumor de bexiga, de cólon, de mama, de estômago, de pulmão, de próstata, de rim e as lesões do colo do útero. Há três tipos de envolvimento ureteral: (1) infiltração das partes moles periureterais, (2) envolvimento transmural da parede do ureter e (3) nódulos submucosos. Nos dois primeiros tipos, os exames por imagem podem mostrar constrições com ou sem massa associada. Lesões intraluminais podem ser vistas no terceiro

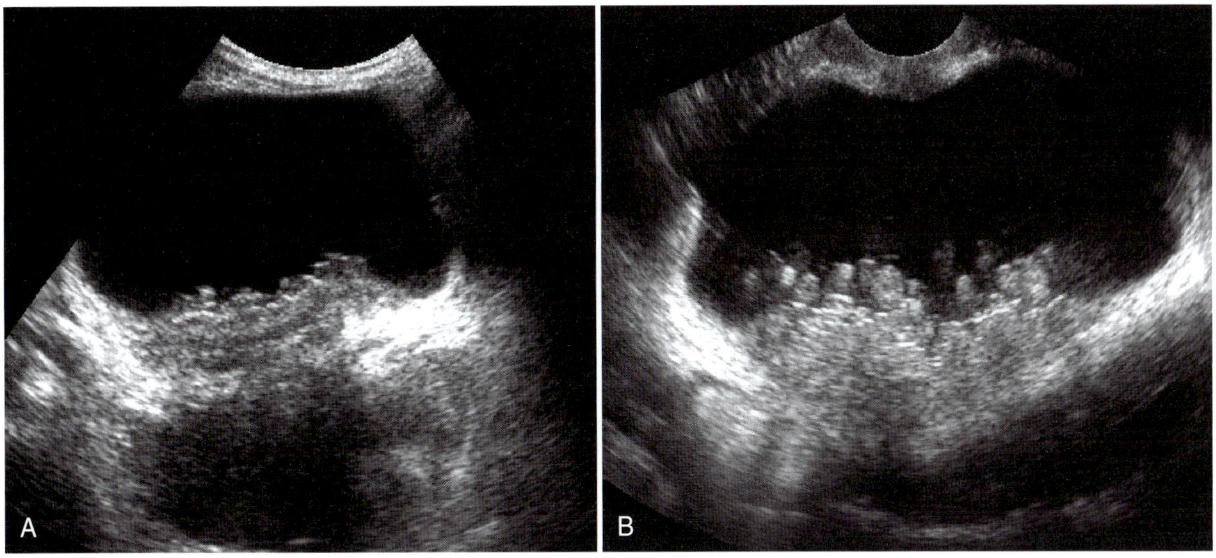

FIG. 9.64 Metástase de adenocarcinoma gástrico na bexiga. (A) Ultrassonografia suprapúbica transversal mostra massa sólida papilar intraluminal com envolvimento nítido da parede da bexiga. **(B)** US transvaginal confirmatória mostra melhor a natureza papilar do tumor.

tipo.[188] Na ultrassonografia, será possível ver o local do envolvimento tumoral se houver massa. Contudo, na maioria das vezes, a única manifestação do envolvimento ureteral é a hidronefrose secundária.

Bexiga Urinária

Embora raras, as metástases que afetam a bexiga podem estar associadas ao melanoma maligno, aos cânceres de pulmão, estômago ou mama. A aparência na ultrassonografia é inespecífica; uma massa sólida pode ser vista na parede vesical (Fig. 9.64).

Adenocarcinoma do Úraco

O úraco mede de 3 a 10 cm de comprimento e representa o remanescente obliterado da alantoide. É revestido por epitélio de transição. O remanescente uracal é dividido nas porções supravesical, intramural e intramucosa. As neoplasias do úraco são raras e geralmente têm origem na parte superior da porção intramural do remanescente uracal ou na parte inferior da porção extravesical da bexiga.[226] Os cânceres de úraco representam 0,01% de todos os cânceres dos adultos, 0,17% a 0,34% de todos os cânceres de bexiga e 20% a 39% de todos os adenocarcinomas primários de bexiga.[227] Cerca de 75% dos cânceres de úraco ocorrem em homens.[228] A maioria dos tumores tem origem na cúpula da bexiga, na junção vesicuracal. Os tumores do úraco apresentam prognóstico ruim e tendem a invadir a parede anterior do abdome. A maior parte dos pacientes apresenta-se com hematúria, mas há outros sintomas comuns que incluem a polaciúria, a disúria e a mucosúria.[228] Na ultrassonografia, observa-se massa na cúpula da bexiga, frequentemente calcificada (50% a 70%). A massa pode ser sólida, cística ou complexa sólido-cística. É comum ocorrer propagação do tumor para a gordura perivesical, para o espaço de Retzius e para a parede abdominal. A recorrência local após a ressecção é comum.

Neoplasias Raras

Rim

Os **tumores justaglomerulares** são tumores benignos raros que afetam com mais frequência as mulheres. A **secreção de renina** por essas lesões resulta em **hipertensão**. Na ultrassonografia, eles geralmente são pequenos, sólidos e hiperecoicos.[229] A excisão aliviará a hipertensão. Os **leiomiomas** são tumores benignos que se originam na cápsula renal. Em geral, são descobertos incidentalmente, mas podem crescer até se tornarem clinicamente evidentes. Na ultrassonografia, observa-se massa sólida, periférica e bem-definida. O **tumor carcinoide** é um tumor renal raro que tende a ser sólido e apresentar calcificação periférica ou central.[230] Outros tumores benignos que já foram descritos incluem **lipomas** e **hemangiomas**.

Os **sarcomas renais** são tumores agressivos responsáveis por aproximadamente 1% de todos os tumores malignos renais. O **leiomiossarcoma** é o mais comum e representa 58% de todos os sarcomas de rim. O **hemangiopericitoma** representa 20%. À ultrassonografia, esses tumores não podem ser diferenciados do carcinoma renal. O **lipossarcoma** constitui 20% de todos os sarcomas de rim. Dependendo da quantidade de gordura madura presente, esses tumores podem ser bastante hiperecoicos e indistinguíveis de um AML. Os sarcomas menos comuns incluem o **rabdomiossarcoma,** o **fibrossarcoma** e o **sarcoma osteogênico**. Em raras ocasiões, o **tumor de Wilms** pode se desenvolver em adultos e não pode ser diferenciado radiologicamente do CCR.

Bexiga Urinária

Os tumores **mesenquimais** vesicais também são raros e são responsáveis por cerca de 1% de todos os tumores de bexiga. O **leiomioma** é o tumor benigno de bexiga mais comum. A maioria dos leiomiomas tem origem na submucosa, próximo ao trígono da bexiga.[231] Esses tumores podem exibir crescimento intravesical (63%), intramural (7%) ou extravesical (30%).[231] Na ultrassonografia, observa-se uma massa sólida, redonda ou oval, bem-definida. Degeneração cística pode ocorrer. Os **neurofibromas** de bexiga podem ser um achado isolado ou fazer parte da doença sistêmica difusa. Na ultrassonografia, esses tumores são similares aos leiomiomas. Os **hemangiomas cavernosos** são encontrados com mais frequência na cúpula e na parede posterolateral da bexiga.[232] Na ultrassonografia, foram descritos dois tipos de tumor: (1) massa

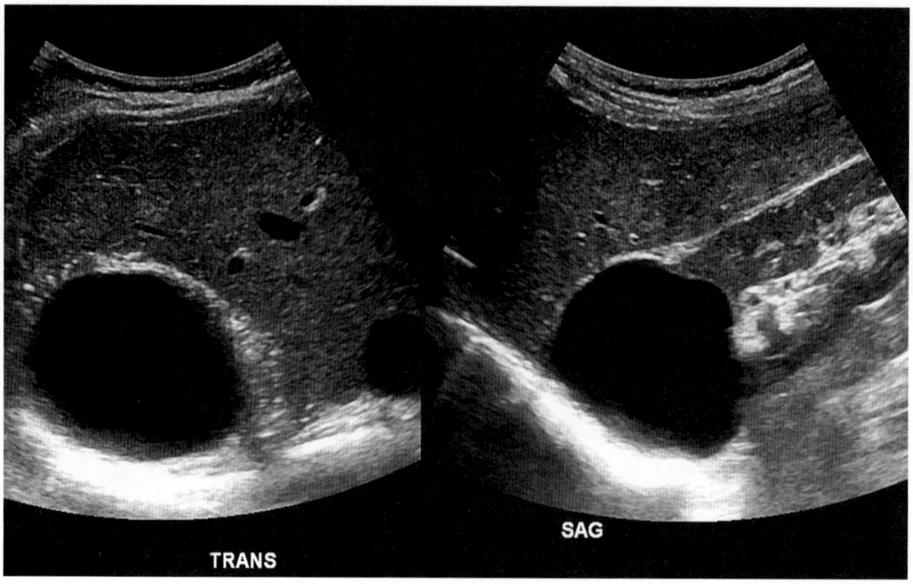

FIG. 9.65 Cisto renal. As imagens transversais e sagitais mostram características clássicas de um cisto renal: parede lisa e imperceptível, interior sem ecos e reforço acústico posterior.

intraluminal sólida, arredondada, bem-definida e hiperecoica, que exibe rica vascularização na ultrassonografia com Doppler colorido e (2) espessamento difuso da parede com vários espaços hipoecoicos e calcificação.[232] Os **feocromocitomas** de bexiga são raros; são responsáveis por apenas 1% de todos os feocromocitomas.[231] Os pacientes podem ter sintomas que incluem cefaleia, sudorese e taquicardia relacionada à distensão ou ao esvaziamento da bexiga. Os feocromocitomas originam-se na submucosa e podem ser encontrados em qualquer local da bexiga, mas normalmente estão na cúpula. À ultrassonografia, observa-se massa intramural sólida e bem-definida na parede da bexiga. Os tumores mesenquimais malignos de bexiga são raros; os mais comuns são os **leiomiossarcomas** e os **rabdomiossarcomas**. Na ultrassonografia, observa-se grande massa infiltrativa.

DOENÇA RENAL CÍSTICA

Cistos Corticais

Os **cistos renais simples** são benignos e repletos de líquido. Sua patogênese exata é desconhecida, embora provavelmente se originem dos túbulos contorcidos distais ou túbulos coletores.[233] A incidência dos cistos simples aumenta com o envelhecimento; eles são encontrados em pelo menos 33% das pessoas com mais de 60 anos de idade.[234] A maioria dos cistos é assintomática. Contudo, os pacientes com cistos grandes podem apresentar dor lombar ou hematúria. O diagnóstico ultrassonográfico de cisto renal simples é feito de modo seguro quando o cisto é (1) anecoico, (2) de contornos bem-definidos e parede imperceptível, (3) redondo ou oval e (4) apresenta reforço acústico posterior.

Se todos esses critérios ultrassonográficos forem atendidos, a avaliação posterior ou o acompanhamento do cisto serão desnecessários (Fig. 9.65). Se um cisto renal for grande e sintomático, poderá ser realizada a punção do cisto, a aspiração de seu conteúdo e sua esclerose com a utilização de diversos agentes. Vários cistos simples podem ser encontrados em ambos os rins e, em raras ocasiões, vários cistos simples podem envolver apenas um rim ou uma porção localizada de um rim.

Os **cistos renais complexos** não satisfazem os critérios estritos do cisto renal simples e incluem cistos que contêm ecos internos, septações, calcificações, paredes definidas e perceptíveis e nódulos murais (Fig. 9.66). Dependendo do grau da anormalidade, a maioria dos cistos renais complexos requer avaliação complementar por TC ou RM.

Os **ecos internos** em um cisto geralmente são resultado de hemorragia ou infecção. Aproximadamente 6% dos cistos são complicados por hemorragia.[235] A infecção de um cisto pode ocorrer por propagação hematogênica, por refluxo vesicureteral ou como complicação de punção ou da manipulação cirúrgica de um cisto. Na ultrassonografia, a presença de parede espessada e de nível debris-líquido ou gás-líquido pode sugerir um cisto infectado. Os cistos considerados hemorrágicos à ultrassonografia (*i. e.*, cistos que contêm ecos de baixa intensidade, mas que com exceção disso satisfazem os critérios estabelecidos para um cisto benigno) podem ser acompanhados com ultrassonografias seriadas. Os cistos infectados requerem aspiração e drenagem para o diagnóstico e tratamento.

No interior de um cisto renal, podem existir **septações**, que são com frequência resultado de hemorragia, infecção ou aspiração percutânea. Ocasionalmente, dois cistos adjacentes que compartilham uma parede são vistos como um cisto grande septado. Se os septos forem finos ou pouco perceptíveis, regulares e fixados à parede do cisto sem espessamentos focais, o diagnóstico de cisto benigno pode ser realizado[236] (Fig. 9.66B-D). Cistos complexos com septos espessos (> 1 cm) e irregulares ou com septos que apresentam elementos sólidos no local da fixação à parede devem ser analisados com cuidado (Fig. 9.66E-G). A aspiração dos cistos não é indicada nesses casos de lesões císticas multisseptadas.[236] Frequentemente, a ultrassonografia é melhor que a TC para definir as características internas de uma lesão cística.

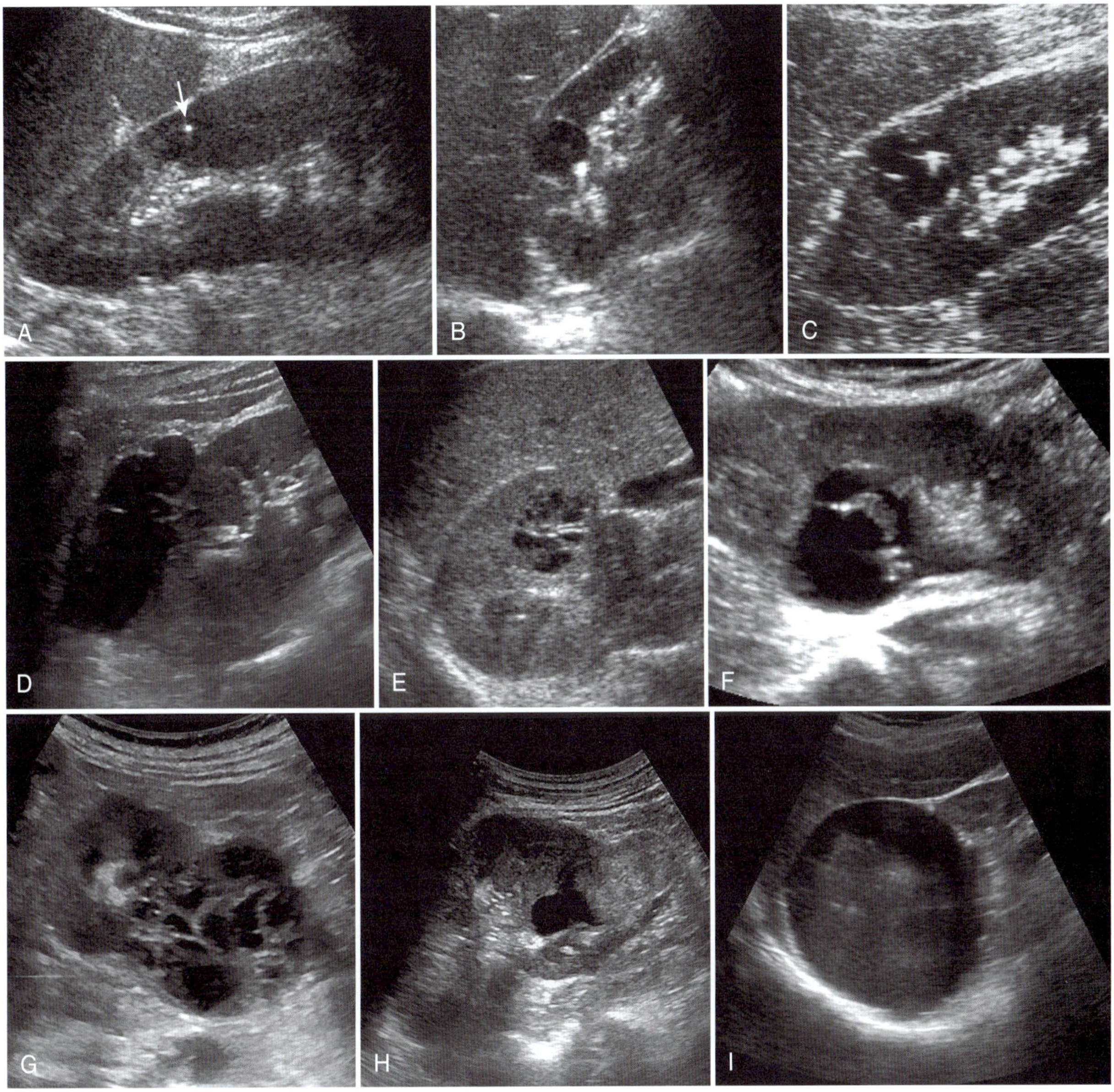

FIG. 9.66 Cistos renais complexos. (A) Cisto renal diminuto (*seta*) de difícil diagnóstico no córtex anterior. A única anormalidade visível é um foco ecogênico brilhante com reverberação do tipo "*ring-down* (artefato de reforço acústico). **(B)** Cisto evidenciável mostra um foco ecogênico brilhante com artefato do tipo *ring-down*. Essa ecogenicidade não representa calcificação. **(C)** Cisto benigno complexo com algumas septações finas. O artefato do tipo *ring-down* origina-se das septações e da parede do cisto. **(D)** Cisto complexo contendo várias septações finas. A septação foi imperceptível na RM de acompanhamento. A septação é acentuada na ultrassonografia e a classificação de Bosniak é realizada com base nas características da RM ou TC. **(E)** Cisto que mostra numerosas septações internas finas e espessas. **(F)** Cisto complexo mostrando septações nodulares espessas. **(G)** Cisto contendo septações nodulares espessas. Ausência de realce das septações na TC sugerindo uma lesão categoria 3 de Bosniak, embora uma diminuição do tamanho da massa em um exame de acompanhamento tenha confirmado um cisto hemorrágico. **(H)** Cisto com componente sólido grande pós-traumatismo. Exame com Doppler colorido em tempo real confirmou que o componente sólido era móvel e avascular. Coágulo intracístico resolvido na ultrassonografia de acompanhamento. **(I)** Grande cisto hemorrágico mostra muitos debris internos em um cisto que, caso contrário, teria aparência simples.

A **calcificação** dos cistos renais pode ser fina e linear ou amorfa e espessa. Paredes finas perceptíveis ou calcificação septal sugerem um cisto complicado em vez de um tumor maligno, caso todas as outras características de um cisto benigno forem demonstradas à ultrassonografia, sem realce de partes moles à TC.[237] Contudo, a presença de calcificação amorfa, irregular e espessa é mais preocupante e deve indicar avaliação adicional com TC, sem demora.[237] Por sua vez, a camada de leite de cálcio no interior de um cisto é um achado benigno. Simulando uma calcificação na parede de um cisto, focos ecogênicos brilhantes, com artefato de *ring-down* (reforço acústico) nos septos e nas paredes dos cistos, são observados com frequência (Fig. 9.66A-C). Tais focos não trazem consequências, e não se observa calcificação correspondente na TC. O achado de paredes espessadas, definidas e perceptíveis ou de nodularidade mural basicamente exclui o diagnóstico de cisto benigno (Fig. 9.66E-H), embora o manejo final se baseie em características correspondentes na TC/RM e, no contexto clínico apropriado (p. ex., febre, leucocitose ou traumatismo), acompanhamento por exames de imagem.

Abordagem do Cisto Renal Complexo Descoberto na Ultrassonografia

ECOS INTERNOS

Acompanhamento com ultrassom se não houver outras características de malignidade

Realização de TC ou RM se houver características de malignidade associadas (parede espessada perceptível, septações múltiplas ou espessas ou extensa calcificação septal)

SEPTAÇÕES

Acompanhamento com ultrassonografia se as septações forem poucas e finas (≤ 1 mm)

Realização de TC ou RM se houver irregularidade septal e nodularidade, múltiplas septações complexas ou elementos sólidos na fixação dos septos à parede

CALCIFICAÇÃO

Acompanhamento com ultrassonografia se houver pequena quantidade de cálcio ou leite de cálcio, sem associação com massa de partes moles

Realização de TC se houver calcificação espessa, irregular ou amorfa

Realização de TC se a calcificação impedir a visualização ultrassonográfica adequada

PAREDE DEFINIDA PERCEPTÍVEL OU NODULARIDADE MURAL

Se houver suspeita de malignidade, realização de TC/RM

A avaliação do **potencial de malignidade** dos cistos renais de acordo com a complexidade observada nas imagens foi a base da classificação introduzida em 1991 por Bosniak.[238] Muitos ultrassonografistas tentam classificar a complexidade dos cistos utilizando a terminologia de Bosniak. Deve-se enfatizar, contudo, que os critérios de Bosniak têm como base principalmente imagens axiais contrastadas. A avaliação do risco de malignidade pode ser falha se o ultrasssonografista arbitrariamente usar características ultrassonográficas para classificar, segundo os critérios de Bosniak, lesões mais complexas. As lesões mínimamente complexas (Bosniak 2) na TC podem ter aparência muito mais maligna na ultrassonografia.

A **lesão cística da categoria 1 de Bosniak** apresenta todas as características benignas de um cisto simples. A **lesão cística da categoria 2 de Bosniak** é mais complicada e pode apresentar septos finos e calcificação. Na TC, um cisto com atenuação elevada (proteináceo ou hemorrágico, com atenuação menor que 60 unidades Hounsfield [UH], que apresente realce inferior a 10 UH após administração de meio de contraste) pode aparecer com frequência como um cisto simples na ultrassonografia. Teores elevados de proteína no conteúdo líquido do cisto podem aparecer na ultrassonografia como ecos de baixa intensidade, um aspecto que poderia erroneamente sugerir uma lesão sólida. Além disso, septações delgadas no interior de um cisto tipo 2 de Bosniak na TC, assumirão com frequência aspecto mais ominoso na ultrassonografia. Estima-se que o risco de malignidade de uma lesão cística apropriadamente classificada como **Bosniak 2F** (pela TC) seja de 5%.[239]

A **lesão cística da categoria 3 de Bosniak** é indeterminada na TC. Septações irregulares e espessas, calcificações e nodularidade na parede aumentam o risco de malignidade. Como descrito anteriormente, o acompanhamento por exames de imagem é realizado de acordo com o quadro clínico, como nos casos em que há suspeita de abscesso renal em paciente com febre, leucocitose e piúria, ou em pacientes idosos com comorbidades. Outras lesões dessa categoria incluem os cistos hemorrágicos altamente complexos, o **nefroma cístico multilocular**, a doença cística localizada e o carcinoma renal cístico. Na TC, o realce dos septos, nódulos murais e componentes sólidos no interior de cistos altamente complexos aumenta significativamente o risco de malignidade da **lesão cística da categoria 4 de Bosniak**.

A ultrassonografia tem desempenhado apenas papel coadjuvante na estratificação do risco das lesões císticas renais mais complexas, visto que esse método não demonstra a neovascularização de um tumor renal precocemente. O realce da parede ou dos septos que é evidente na TC raramente pode ser identificado à ultrassonografia como aumento focal de fluxo ao Doppler colorido ou ao Doppler de amplitude (Fig. 9.48). No entanto, agentes de contraste na forma de microbolhas podem aumentar a importância da ultrassonografia na caracterização das massas renais (Fig. 9.49). O realce de uma lesão renal com o uso da ultrassonografia com índice mecânico baixo e inversão de pulso (ou equivalente) pode imitar o realce mostrado na RM ou na TC com contraste.[170,240] A capacidade da CEUS para mostrar a neovascularização pode ser particularmente relevante para os pacientes com insuficiência renal e auxiliar na avaliação da indicação da ablação.[241]

Cistos Parapiélicos

Os cistos parapiélicos não se comunicam com o sistema coletor; eles podem se originar de linfáticos ou de restos embrionários.[242] A maioria é assintomática, porém, em raras ocasiões, esses cistos parapiélicos podem causar hematúria, hipertensão ou hidronefrose; podem se tornar infectados ou sangrar.[243] À ultrassonografia, os cistos parapiélicos aparecem como massas anecoicas bem-definidas no seio renal (Fig. 9.67). Se ocorrer hemorragia, serão visualizados ecos intracísticos. Pode ser difícil diferenciar cistos parapiélicos múltiplos de hidronefrose (Fig. 9.67). Um exame realizado em tempo real com técnica otimizada geralmente é o suficiente para distinguir múltiplos cistos parapiélicos não comunicantes e fortuitos das características clássicas da hidronefrose – pelve renal e cálices dilatados e comunicantes. Se a diferenciação não for possível com a ultrassonografia, TC ou RM podem ajudar.

Cistos Medulares

Rim Esponjoso Medular

O rim esponjoso medular é caracterizado por túbulos coletores ectasiados/dilatados. A alteração pode ser focal ou difusa. A etiologia é desconhecida. A incidência do rim esponjoso medular na população geral não é conhecida, mas o distúrbio é encontrado em até 12% dos pacientes com cálculos renais.[218,244] Foram relatadas associações com **hemi-hipertrofia**, **síndrome de Ehlers-Danlos**, **estenose hipertrófica do piloro congênita**, **hiperparatireoidismo**, **doença de Caroli** e **doença policística autossômica recessiva**.[218] O rim esponjoso medular não complicado geralmente não provoca

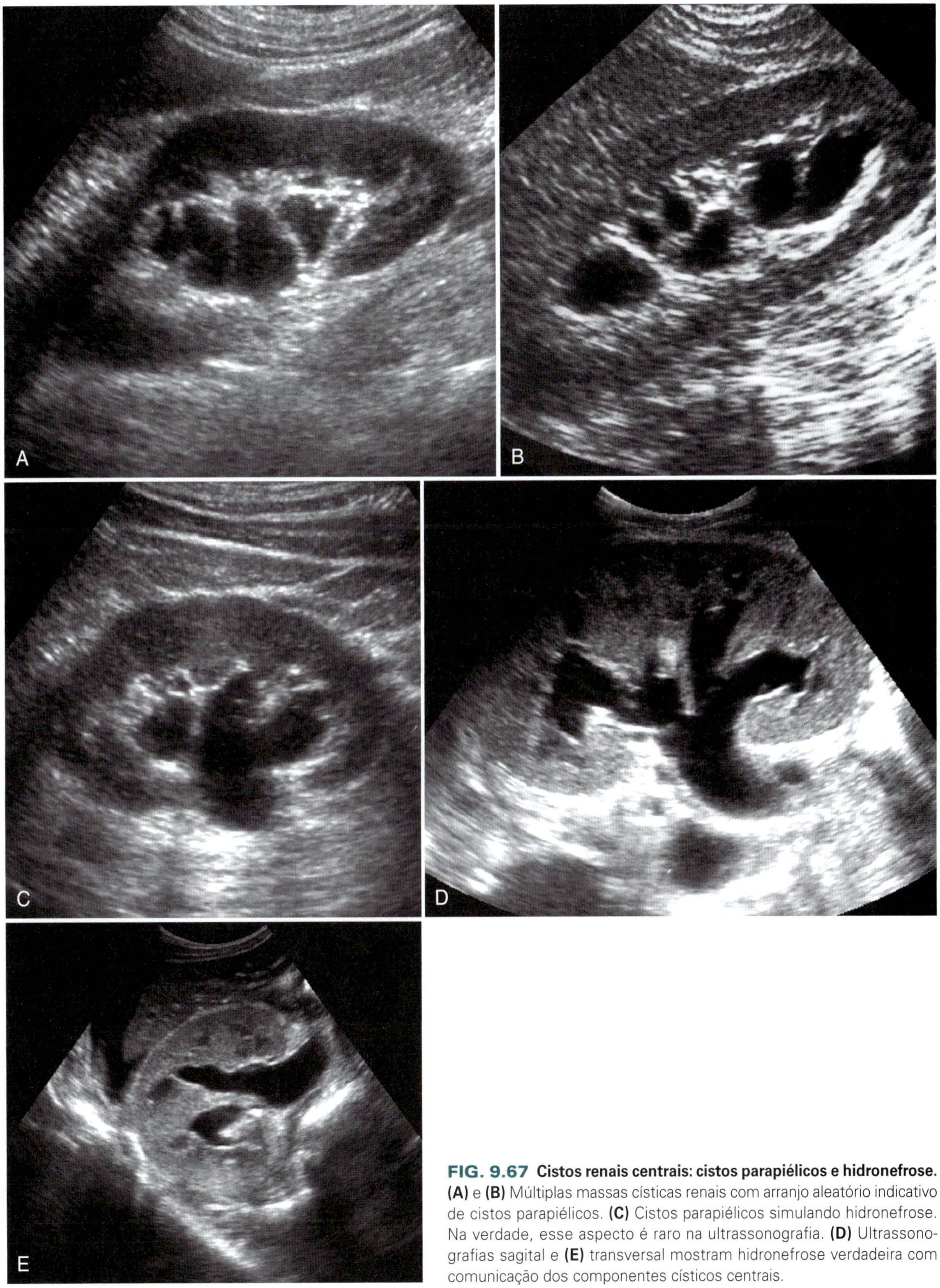

FIG. 9.67 Cistos renais centrais: cistos parapiélicos e hidronefrose. **(A)** e **(B)** Múltiplas massas císticas renais com arranjo aleatório indicativo de cistos parapiélicos. **(C)** Cistos parapiélicos simulando hidronefrose. Na verdade, esse aspecto é raro na ultrassonografia. **(D)** Ultrassonografias sagital e **(E)** transversal mostram hidronefrose verdadeira com comunicação dos componentes císticos centrais.

sintomas; contudo, quando há formação de cálculos, pode ocorrer cólica renal, hematúria, disúria e dor lombar.[245] Em geral, os sintomas do rim esponjoso medular surgem entre a terceira e a quarta décadas de vida.[218]

Pode ser difícil ou até mesmo impossível identificar a **ectasia tubular** na ultrassonografia (Fig. 9.43). Quando a **nefrocalcinose** está presente, observam-se vários focos ecogênicos com sombra acústica posterior nas pirâmides medulares (Fig. 9.44). A erosão de uma calcificação para o sistema coletor pode causar obstrução.

Doença Cística Medular

Tanto a **nefronoftise juvenil familiar** quanto a doença cística medular são caracterizadas por pequenos cistos na junção corticomedular e na medular. Os rins são pequenos ou de tamanho normal. A **fibrose tubulointersticial** é uma característica de ambas as entidades.[246] A nefronoftise juvenil é uma condição autossômica recessiva. Os pacientes apresentam poliúria, perda de sal e, por fim, DREF. A **doença cística medular**, por sua vez, é uma condição autossômica dominante. A doença se manifesta entre a terceira e a quarta décadas da vida e apresenta sintomas renais similares aos da nefronoftise.[247] Na ultrassonografia, observam-se rins pequenos e ecogênicos com cistos medulares (0,1 a 1,0 cm).

Doença Renal Policística

A **doença renal policística autossômica recessiva** (DRPAR) é dividida em quatro tipos: perinatal, neonatal, infantil e juvenil - a depender da idade do paciente quando as manifestações clínicas têm início. A DRPAR é caracterizada anatomopatologicamente por um espectro de túbulos coletores renais dilatados, cistos hepáticos e fibrose periportal. Os pacientes mais jovens apresentam insuficiência renal na maioria das vezes. Em geral, nos pacientes mais idosos com DRPAR, o envolvimento hepático é dominante. A DRPAR ocorre em 1:6.000 a 1:14.000 nascidos vivos. Os pacientes com doença perinatal terão rins com tamanho muito aumentado, pulmões hipoplásicos e oligo-hidrâmnio. A morte geralmente resulta da insuficiência renal e da hipoplasia pulmonar. As crianças mais velhas exibem manifestações da hipertensão portal. As características ultrassonográficas da DRPAR com envolvimento predominantemente renal incluem falta de diferenciação corticomedular e rins ecogênicos com tamanho extremamente aumentado (Fig. 9.68). Ocasionalmente, observam-se cistos macroscópicos.

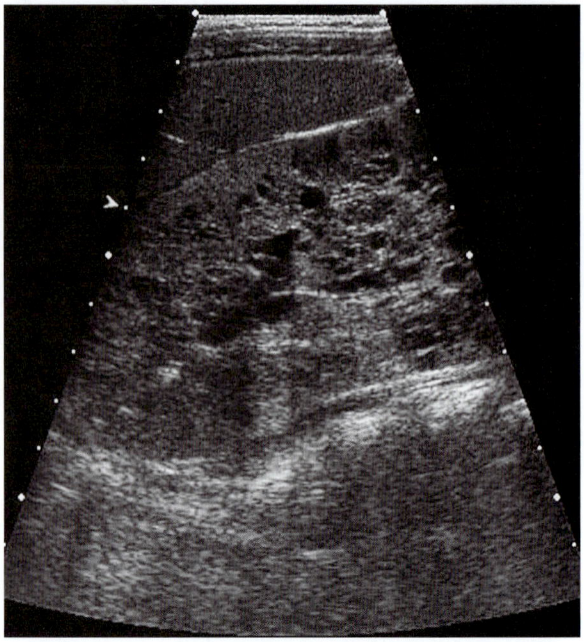

FIG. 9.68 Doença renal policística autossômica recessiva. Paciente de dois anos de idade com insuficiência renal. Ultrassonografia sagital mostra aumento acentuado do tamanho do rim e inúmeros microcistos.

A **doença renal policística autossômica dominante** (DRPAD) resulta em um grande número de cistos renais corticais e medulares bilaterais. Os cistos podem ter tamanhos variados e com frequência são assimétricos. A DRPAD é o distúrbio renal hereditário mais comum, sem predomínio de sexo. Sua incidência é de 1:500 a 1:1.000 e é responsável por 10% a 15% dos pacientes que fazem diálise. Até 50% dos pacientes acometidos não têm história familiar. Aparentemente, o envolvimento esporádico é causado pela expressão variável e por mutações espontâneas. Sinais e sintomas de massas palpáveis, dor, hipertensão, hematúria e infecção urinária geralmente não se manifestam até a quarta ou quinta década da vida. A insuficiência renal surge em 50% dos pacientes e geralmente é encontrada aos 60 anos.[248] As complicações da DRPAD incluem infecção, hemorragia, formação de cálculos, ruptura de cistos e obstrução. A formação de cálculos tende a ocorrer nos pacientes com um número maior de cistos e com cistos significativamente maiores.[249] As anomalias associadas incluem cistos hepáticos (30% a 60%); cistos pancreáticos (10%); cistos esplênicos (5%); cistos na tireoide, no ovário, no endométrio, no pulmão, no cérebro, na hipófise, na mama, nas vesículas seminais e no epidídimo; aneurismas saculares cerebrais (18% a 40%); aneurisma da aorta abdominal; lesões cardíacas e divertículos colônicos. Os pacientes com DRPAD que não estão fazendo diálise não apresentam incidência maior de CCR.[248]

A ultrassonografia é usada para triagem das famílias de pacientes com DRPAD, bem como para a rotina de acompanhamento. À ultrassonografia, os rins exibem tamanho aumentado e substituição do tecido renal por vários cistos assimétricos e bilaterais de tamanho variado (Fig. 9.69). Os cistos complicados por hemorragia ou infecção exibem paredes espessadas, ecos internos e/ou nível debris/líquido. A calcificação distrófica presente na parede do cisto ou os cálculos podem ser vistos como focos ecogênicos com sombra acústica posterior nítida.

Cistos renais em pacientes com menos de 30 anos são raros. Ravine et al.[250] modificaram os critérios de Bear et al.[251] e relataram que os pacientes de 30 anos ou menos com história familiar de DRPAD precisam ter dois cistos renais (unilaterais ou bilaterais) para receber o diagnóstico de DRPAD. Os pacientes de 30 a 59 anos precisam ter dois cistos em cada um dos rins, e aqueles com 60 anos ou mais precisam apresentar quatro cistos em cada rim. Recentemente, esses critérios foram modificados para explicar o início relativamente tardio do distúrbio nos pacientes com doença renal policística tipo 2; contudo, o encontro de menos de dois cistos renais em indivíduos suscetíveis com mais de 40 anos ainda é suficiente para excluir a doença.[252]

Rim Multicístico Displásico

O rim multicístico displásico (RMD) é uma anormalidade não hereditária do desenvolvimento, também conhecida como **displasia renal**, **disgenesia renal** e **rim multicístico**. O rim é pequeno, malformado e composto de vários cistos com pouco ou nenhum parênquima renal normal. A função renal é mínima ou inexistente.

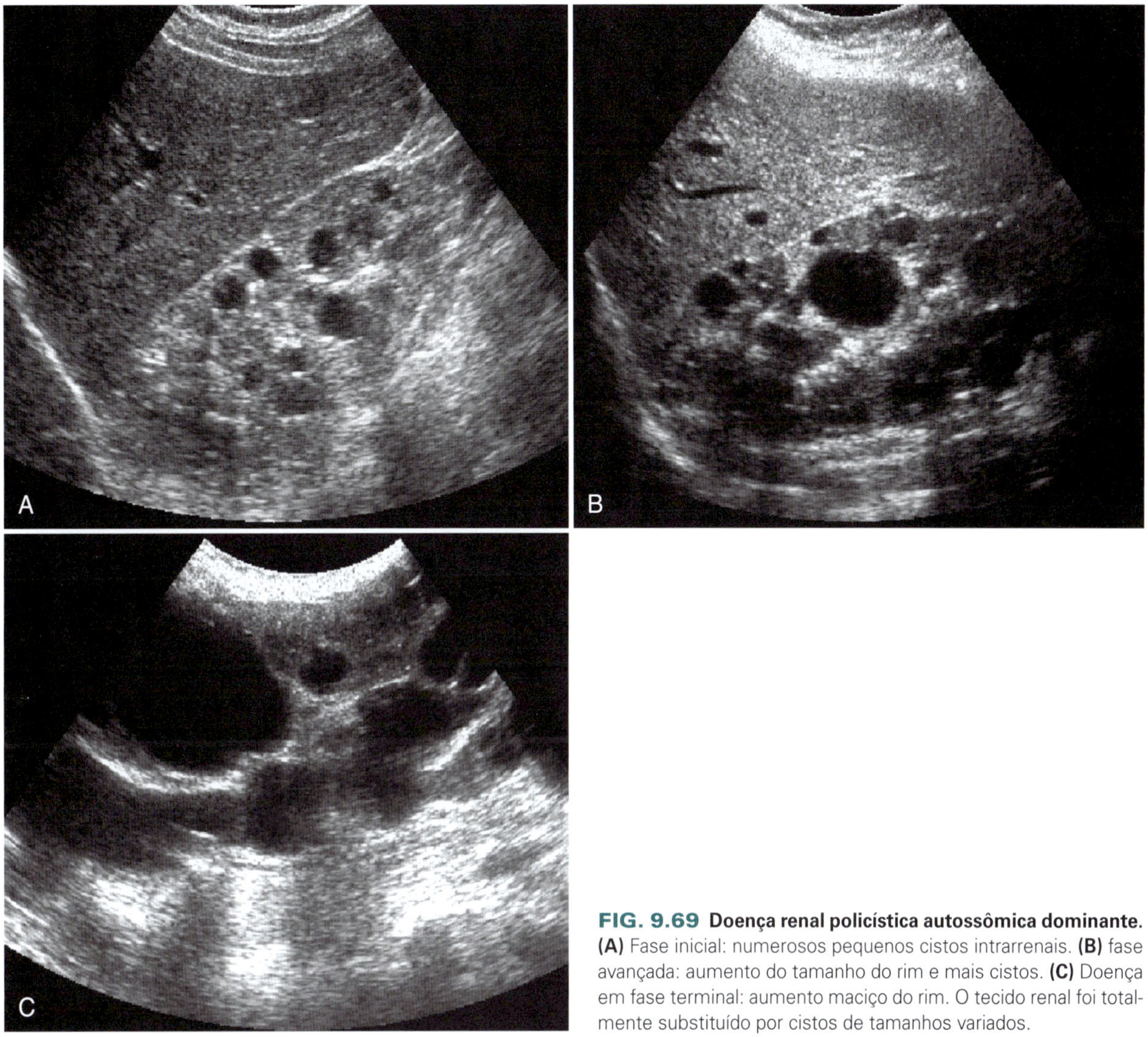

FIG. 9.69 Doença renal policística autossômica dominante. **(A)** Fase inicial: numerosos pequenos cistos intrarrenais. **(B)** fase avançada: aumento do tamanho do rim e mais cistos. **(C)** Doença em fase terminal: aumento maciço do rim. O tecido renal foi totalmente substituído por cistos de tamanhos variados.

A alteração displásica geralmente é unilateral e envolve o rim inteiro, se bem que, em raras ocasiões, é bilateral, segmentar ou focal. Se for bilateral, com comprometimento total dos dois rins, a condição é incompatível com a vida. Homens e mulheres são comprometidos igualmente, e também não há preferência pelos lados direito ou esquerdo. Até 30% dos pacientes têm uma obstrução na JUP contralateral. A patogênese exata é obscura. No entanto, 90% dos casos estão associados a alguma forma de obstrução do trato urinário durante a embriogênese. A gravidade da malformação e a idade do paciente no momento do diagnóstico explicam as diferentes manifestações do RMD que variam de massa grande e multicística presente ao nascimento até um rim com cistos menores, assintomáticos, descobertos somente na idade adulta.

Os achados ultrassonográficos do RMD incluem (1) vários cistos não comunicantes de diferentes tamanhos, (2) ausência de parênquima normal e de seio renal normal e (3) áreas ecogênicas focais que representam mesênquima primitivo ou diminutos cistos[253] (Fig. 9.70). Nos adultos, observa-se uma pequena massa cística na fossa renal, e calcificação da parede do cisto é vista como foco ecogênico com sombra acústica posterior. A calcificação pode ser tão extensa, que a visualização na ultrassonografia se torna impossível; nesses casos, a TC é necessária para o diagnóstico. Em geral, a doença segmentar é observada na duplicidade renal, e se os cistos forem muito pequenos, a massa poderá parecer sólida e ecogênica.

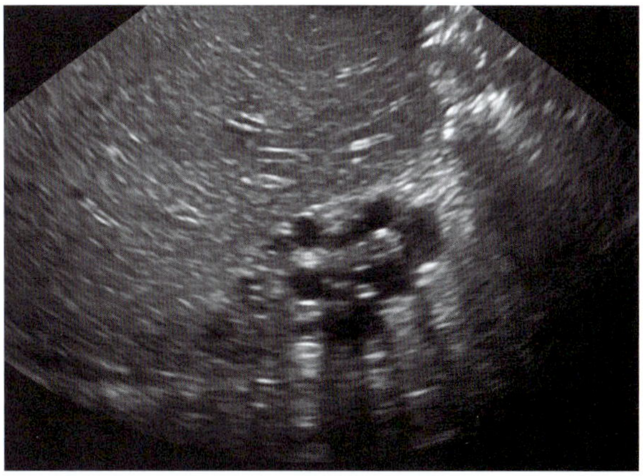

FIG. 9.70 Rim multicístico displásico. Rim pequeno e malformado contendo vários cistos. (Cortesia de Deborah Rubens, MD.)

Nefropatia por Lítio

As complicações conhecidas da administração crônica de lítio incluem diabetes insípido nefrogênico (síndrome de poliúria-polidipsia) e/ou doença renal crônica. Diabetes insípido desenvolve-se em até 40% dos pacientes com terapia crônica de lítio e geralmente é reversível. Por outro lado, um subconjunto menor de pacientes desenvolve nefrite intersticial focal crônica que se manifesta por defeito progressivo e permanente na capacidade de concentração de urina e insuficiência renal crônica. O diagnóstico geralmente é realizado com base em critérios clínicos, mas os achados de biópsia incluem fibrose tubulointersticial, dilatação tubular e microcistos.[254]

A histopatologia da nefrotoxicidade crônica do lítio manifesta-se na ultrassonografia como numerosos microcistos e focos ecogênicos puntiformes. Acredita-se que esses focos sejam microcistos em vez de calcificação sem sombra[255] (Fig. 9.71).

Nefroma Cístico Multilocular

O nefroma cístico multilocular (NCML) é uma neoplasia cística benigna incomum, composta por vários cistos não comunicantes contidos no interior de uma cápsula bem-definida. Às vezes, há estroma sarcomatoso, o que torna a lesão mais maligna. O NCML não exibe preferência pelos lados direito ou esquerdo e, ocasionalmente, observam-se tumores bilaterais. Esses tumores são encontrados em pacientes do sexo masculino com menos de 4 anos de idade e em pacientes do sexo feminino dos 4 aos 20 anos ou dos 40 aos 60 anos.[256] A maioria das crianças apresenta massa abdominal. Os adultos podem ser assintomáticos ou ter dor abdominal, hematúria, hipertensão e infecção urinária.

A aparência ultrassonográfica do NCML é variável e depende do número e do tamanho das loculações. Quando estas são numerosas e grandes, cistos não comunicantes são vistos no interior de massa bem-definida (Fig. 9.72). Se as loculações forem muito pequenas, haverá

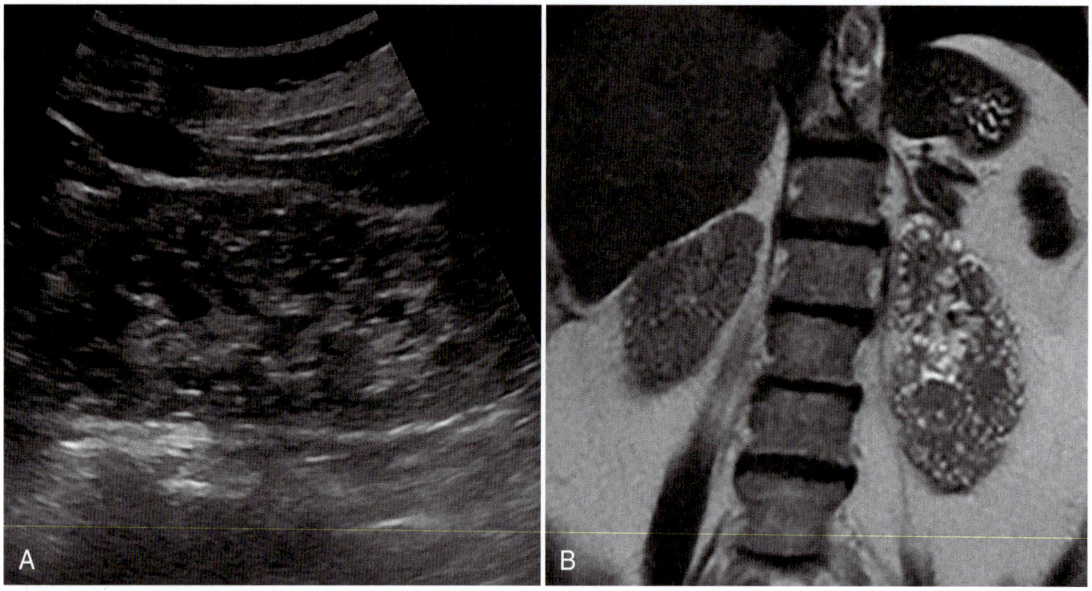

FIG. 9.71 Nefropatia crônica por lítio. (A) Ultrassonografia sagital de um paciente que faz terapia de manutenção com lítio a longo prazo com história de insuficiência renal leve e diabetes insípido mostrando inúmeros microcistos e focos ecogênicos puntiformes sem sombra. **(B)** RM ponderada em T2 correspondente do mesmo paciente confirmando inúmeros microcistos.

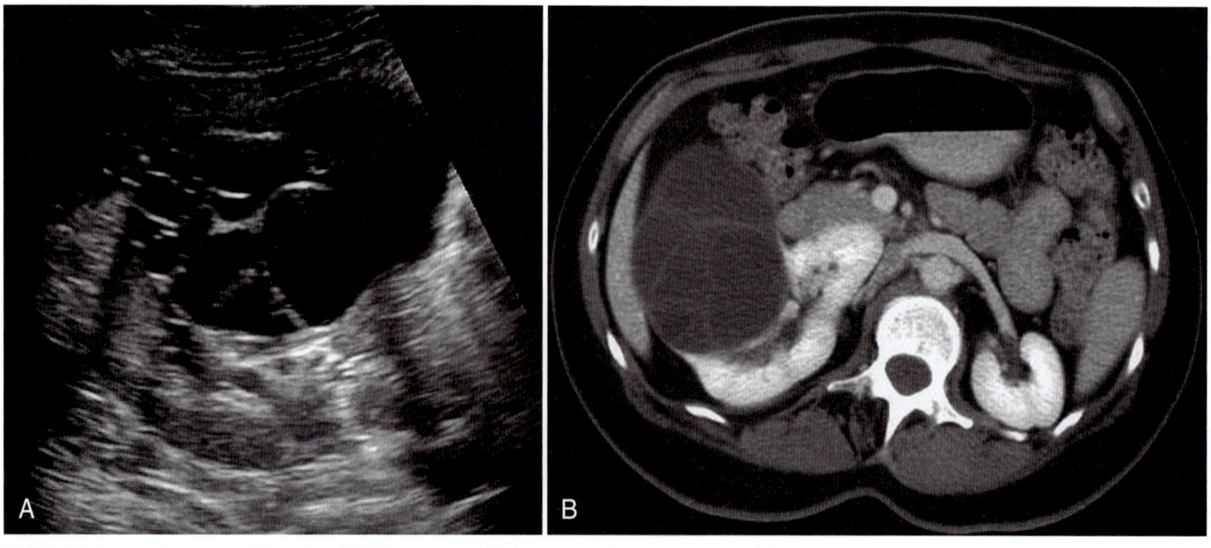

FIG. 9.72 Nefroma cístico multilocular. (A) Ultrassonografia transversal mostra massa cística complexa, exofítica e multisseptada com loculações não comunicantes. **(B)** TC com contraste confirma o diagnóstico.

massa ecogênica inespecífica com aspecto mais sólido. A calcificação da cápsula e dos septos é incomum. Seja qual for seu aspecto, é impossível diferenciar por meio de imagens o NCML do carcinoma renal cístico.

Doença Cística Localizada

A doença cística localizada é uma entidade benigna, rara e não hereditária que pode simular o NCML. Na doença cística localizada, vários cistos intimamente justapostos ocupam uma parte do rim ou o rim inteiro - por isso a denominação antiga "doença policística unilateral".[257] Na ultrassonografia, a doença cística localizada parece massa formada por um aglomerado de cistos de tamanhos diferentes, separados por parênquima renal normal ou atrófico (Fig. 9.73). A ausência de cistos em outros órgãos (ou no rim contralateral) e a ausência de história familiar compatível com a DRPA podem levar ao diagnóstico ultrassonográfico de doença cística localizada, embora a confirmação por TC ou RM normalmente seja necessária. Além disso, a TC (ou a RM) mostra de modo mais claro a cápsula espessa e fibrosa característica do NCML.[258]

Doença Renal Cística Associada a Neoplasias

Doença Renal Cística Adquirida

A doença renal cística adquirida (DRCA) surge em rins primitivos de pacientes com **insuficiência renal** que se submetem à hemodiálise ou à diálise peritoneal. A DRCA afeta 40% a 90% desses pacientes, dependendo da duração do tratamento dialítico.[127,128,247,259] Carcinoma renal ocorre em 4% a 10% dos pacientes com DRCA.[259] A patogênese dessa doença é desconhecida. A hiperplasia epitelial causada pela obstrução tubular produzida por substâncias tóxicas parece desempenhar um papel no desenvolvimento dos cistos e tumores.[259] Do ponto de vista anatomopatológico, observam-se vários cistos pequenos (0,5 a 3 cm) envolvendo tanto o córtex quanto a medula do rim. Hemorragia intracística é comum. Ultrassonografia, TC e a RM são úteis para avaliar e acompanhar os pacientes com DRCA e suas complicações.[127,128,260] O desenvolvimento de DRCA e os tumores persistem mesmo após transplantes renais realizados com sucesso. Eles podem surgir nos enxertos renais durante o tratamento com diálise.[261]

Na ultrassonografia, o encontro de três a cinco cistos em cada um dos rins de um paciente com insuficiência renal crônica é diagnóstico.[261] Os cistos são geralmente pequenos, assim como os rins, que normalmente são bastante ecogênicos (Fig. 9.74). Observam-se ecos internos nos cistos que sofreram hemorragia. Os tumores são sólidos ou císticos com nódulos murais.

Doença de von Hippel-Lindau

A doença de VHL é transmitida por um gene autossômico dominante com expressão variável e penetrância moderada. Sua incidência é de 1:35.000.[248] As anormalidades significativas predominantes incluem **angiomatose retiniana**, **hemangioblastomas** do sistema nervoso central, **feocromocitomas** e **carcinoma renal** (40%). Nos pacientes com doença de VHL, o carcinoma renal geralmente é multifocal (75% a 90%) e bilateral (75%). Com frequência, esses pacientes recebem a indicação de uma cirurgia que preserva os néfrons. Além disso, os cistos renais - o achado mais comum da

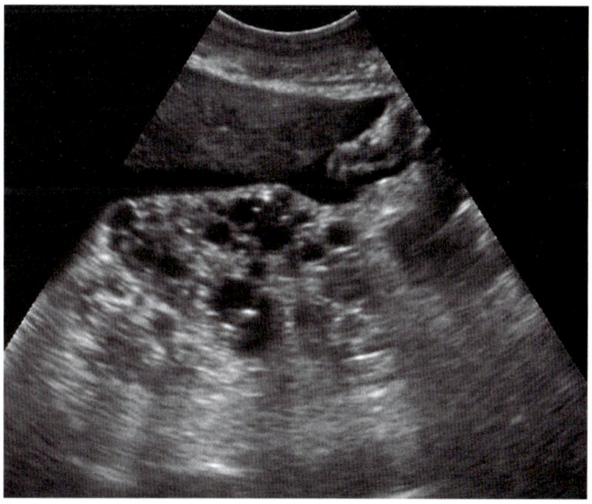

FIG. 9.74 Doença renal cística adquirida. Ultrassonografia sagital mostra um rim pequeno e ecogênico contendo vários cistos. Observa-se também pequeno volume de líquido de diálise intraperitoneal.

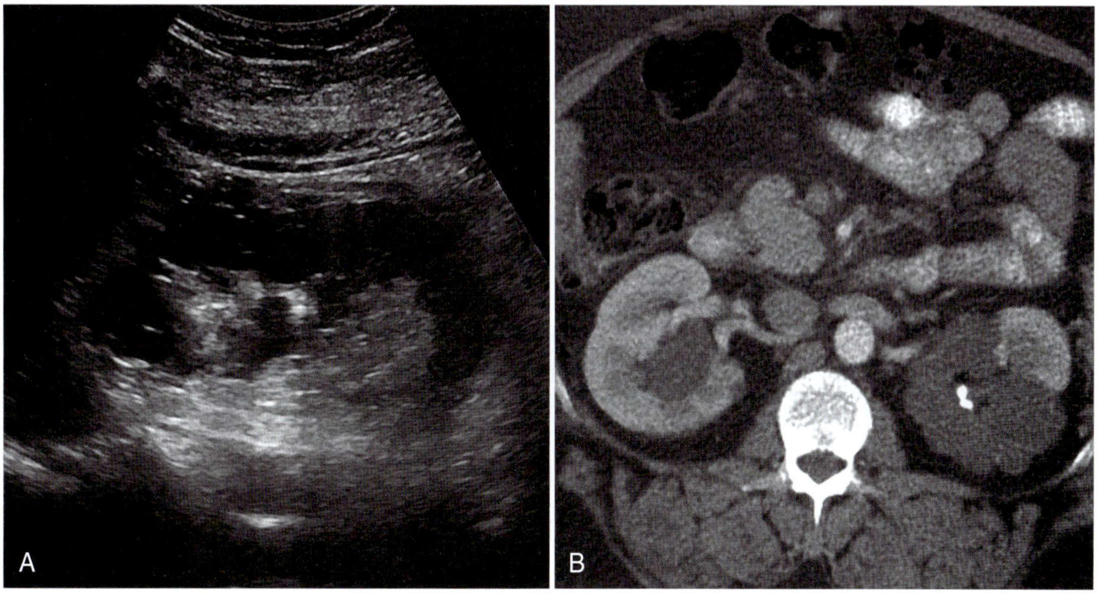

FIG. 9.73 Doença cística localizada. (A) Ultrassonografia sagital mostrando múltiplos cistos justapostos em todo o polo superior do rim. **(B)** TC com contraste correspondente mostra que o polo superior do rim esquerdo está substituído por inúmeros cistos.

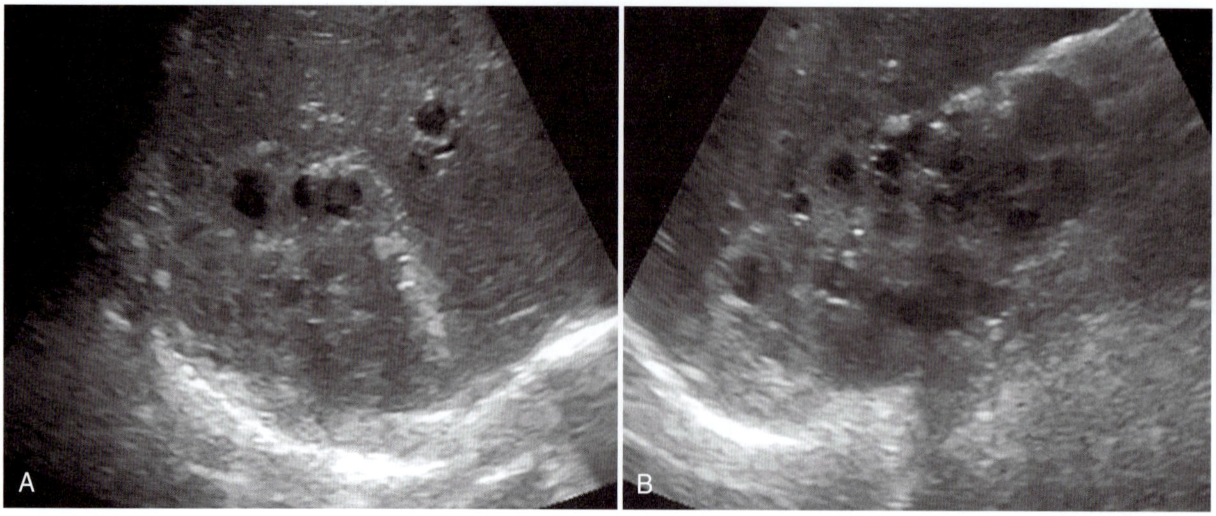

FIG. 9.75 Doença de von Hippel-Lindau. (A) Ultrassonografias transversal e **(B)** sagital mostram múltiplas pequenas lesões císticas complexas.

doença de VHL – são encontrados em 76% dos pacientes.[262] Os cistos variam de 0,5 a 3,0 cm de tamanho e são predominantemente corticais. A US pode ser utilizada como exame de rastreamento inicial para a doença de VHL. No entanto, a TC ou a RM são melhores para identificar pequenos tumores multifocais bilaterais encontrados na doença de VHL e são os exames por imagens preferidos para a vigilância depois da cirurgia que preserva os néfrons (Fig. 9.75).

Esclerose Tuberosa

A esclerose tuberosa é uma síndrome autossômica dominante, caracterizada por retardo mental, convulsões e adenomas sebáceos. Muitos casos resultam de mutação espontânea. A incidência varia de 1:9.000 a 1:170.000.[263] As lesões renais associadas incluem cistos, AML e CCR (1% a 2%).[248] O tamanho dos cistos renais varia de microscópico a 3 cm. Na ultrassonografia, se houver somente cistos, poderá ser difícil diferenciar a esclerose tuberosa da DRPAD. A presença de cistos e de vários AML sugere esclerose tuberosa (Fig. 9.76). Recomenda-se a realização periódica de TC para avaliar crescimento dos AML e desenvolvimento de tumor.

TRAUMATISMO

Lesões Renais

A lesão traumática do rim pode ser fechada ou penetrante. A maioria das formas de **traumatismo fechado** dos rins não é grave e tem resolução espontânea. As lesões **penetrantes** geralmente resultam de ferimento por projetil de arma de fogo ou por arma branca. Os rins com cistos, tumores e hidronefrose são mais propensos a sofrer lesão. As lesões renais são classificadas nas quatro categorias apresentadas a seguir:[264]

I: Lesão menor (75% a 85%): contusões, hematoma subcapsular, pequeno infarto cortical e lacerações que não se estendem até o sistema coletor

II: Lesão maior (10%): lacerações renais que podem se estender até o sistema coletor e infarto renal segmentar

III: Lesão catastrófica (5%): lesão do pedículo vascular e fragmentação renal

IV: Avulsão da junção ureteropélvica

As lesões da categoria I são tratadas de modo conservador, enquanto as lesões das categorias III e IV necessitam de cirurgia de urgência. As lesões da categoria II são tratadas de modo conservador ou com cirurgia, de acordo com sua gravidade.[264,265]

A TC é considerada o principal exame por imagem para avaliar o paciente com suspeita de traumatismo renal.[264] Como o traumatismo renal é com frequência acompanhado de lesões em outros órgãos, a TC tem a vantagem de mostrar vários órgãos em um só exame. Teoricamente, a ultrassonografia tem a capacidade de avaliar os rins que sofreram traumatismo; na realidade, as limitações técnicas geralmente dificultam a realização de um exame adequado. O ultrassom não fornece informações relativas ao funcionamento renal, e provavelmente sua utilização é mais apropriada no acompanhamento de pacientes com traumatismo do parênquima renal conhecidos. Os **hematomas renais** podem ser hipoecoicos, hiperecoicos ou heterogêneos. As **lacerações** são visualizadas como defeitos lineares que podem se estender através do rim, se houver fratura (Fig. 9.77). Se houver fratura renal, são encontradas **coleções perirrenais** associadas, compostas por sangue e urina. A **hemorragia subcapsular** pode ser vista como uma coleção de líquido perirrenal que comprime o contorno renal subjacente (Fig. 9.78). **Rim fragmentado** consiste em um agrupamento de múltiplos fragmentos do tecido renal desorganizado na loja renal, com hemorragia associada e coleção de urina no leito renal. A ultrassonografia com Doppler colorido pode ser útil na avaliação das **lesões do pedículo vascular**. Como o uso da ultrassonografia contrastada está mais prevalente, esta pode ser usada na avaliação inicial à beira do leito e no acompanhamento das lesões renais de pacientes em estado crítico.[266,267]

Lesões Ureterais

O traumatismo do ureter é, mais frequentemente, uma complicação de cirurgias ginecológicas (70%) ou urológicas (30%).[268] As lesões não penetrantes e penetrantes são causas muito menos comuns. A ultrassonografia não é útil para avaliar essas lesões, exceto para identificar coleções líquidas e hidronefrose de dimensões consideráveis.

Lesões da Bexiga Urinária

A lesão da bexiga urinária pode decorrer de traumatismo não penetrante, penetrante ou iatrogênico e pode resultar em ruptura extraperitoneal ou intraperitoneal ou em uma combinação das duas. A ultrassonografia geralmente não é útil para avaliar essas lesões, exceto para identificar grandes coleções de líquido ou líquido intraperitoneal livre.

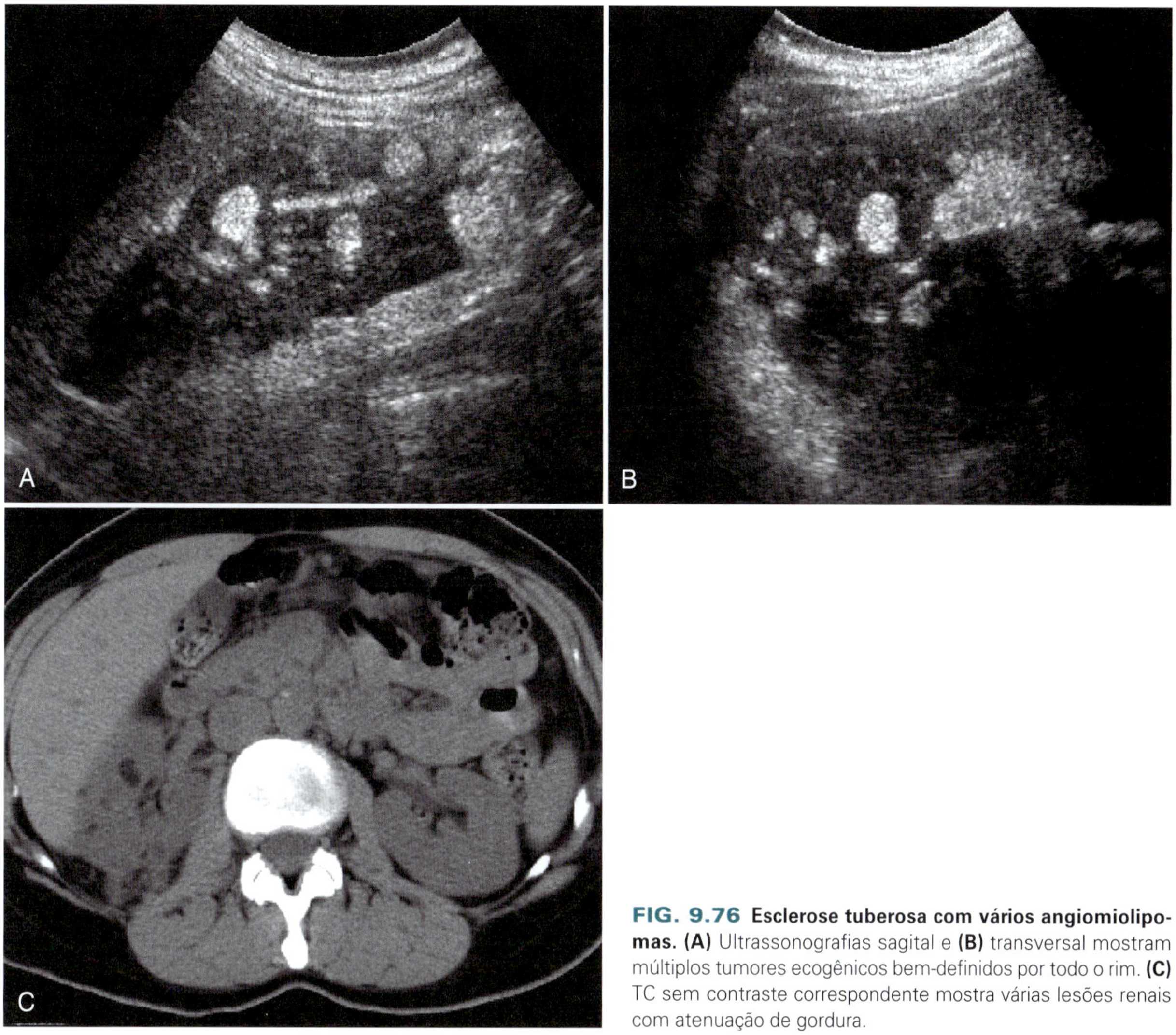

FIG. 9.76 Esclerose tuberosa com vários angiomiolipomas. (A) Ultrassonografias sagital e **(B)** transversal mostram múltiplos tumores ecogênicos bem-definidos por todo o rim. **(C)** TC sem contraste correspondente mostra várias lesões renais com atenuação de gordura.

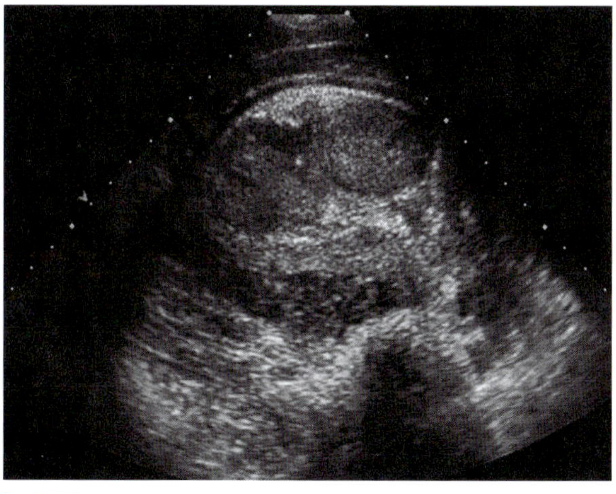

FIG. 9.77 Laceração renal. Ultrassonografia transversal mostra ruptura da cápsula e hematoma perirrenal com ecogenicidade mista. (Cortesia de John McGahan, MD.)

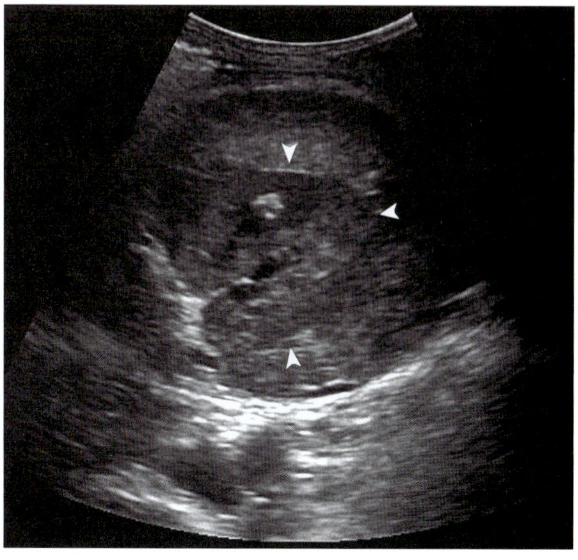

FIG. 9.78 Hematoma subcapsular após biópsia renal. Observe a compressão do rim (*pontas de seta*) por um grande hematoma subcapsular hiperecoico.

ANORMALIDADES VASCULARES

Ultrassonografia com Doppler dos Vasos Renais

O número e o tamanho das artérias que suprem o rim são bastante variáveis. A ultrassonografia com Doppler duplex e a com Doppler colorido são capazes de mostrar tanto o fluxo sanguíneo renal normal quanto o anormal. O fluxo normal na artéria renal e em seus ramos tem um padrão de perfusão de "baixa resistência", com fluxo sanguíneo contínuo para o rim durante a diástole. Ao Doppler, vários parâmetros são utilizados para descrever as alterações nos espectros arteriais que podem acompanhar a doença renal. O parâmetro mais comum é o índice de resistividade. Keogan et al.[269] recomendam que, no exame renal, o valor final do IR relatado seja uma média representativa da amostragem de várias aferições. A maioria dos ultrassonografistas considera que o valor de 0,7 é o limite superior da normalidade para o IR em adultos; IR renais superiores a 0,7 podem ser vistos em crianças abaixo dos 4 anos e em pacientes idosos, apresentando função renal normal.[270-272] Mostbeck et al.[273] também mostraram como o IR varia com a frequência cardíaca e que pode variar de 0,57 ± 0,06 (frequência de pulso, 120/min) a 0,70 ± 0,06 (frequência de pulso, 70/min).

Apesar dessa variabilidade, no passado, a literatura mais antiga indicava o potencial do Doppler para aprimorar a avaliação ultrassonográfica da **disfunção renal**. As alterações nos espectros intrarrenais (quantificadas pelo IR) foram associadas à obstrução urinária aguda ou crônica, a várias doenças intrínsecas dos rins primitivos, à rejeição do transplante renal e à doença vascular renal. Os resultados desfavoráveis dos estudos que se seguiram e a experiência clínica desencorajadora fizeram com que a maioria dos radiologistas abandonassem o IR. Estudos mostram que o IR varia como consequência das **pressões de pulso propulsoras**, o que explica a observação de Mostbeck sobre as variações do IR dependentes da frequência, bem como das alterações na complacência vascular/ intersticial.[112-114]

Oclusão e Infarto de Artéria Renal

A oclusão arterial renal pode ser causada por êmbolos ou por trombose *in situ*. O grau da lesão renal depende do tamanho e da localização do vaso obstruído. Se a artéria renal principal estiver obstruída, todo o rim será afetado, enquanto os infartos segmentar e focal são consequentes à oclusão em território arterial renal localizado perifericamente. Frequentemente, no infarto agudo, o rim apresenta aspecto normal à ultrassonografia em escala de cinza. No entanto, não se observa fluxo sanguíneo no interior do rim nos exames com Doppler duplex e Doppler colorido/de amplitude (Fig. 9.79). O infarto segmentar ou focal pode aparecer como massa cuneiforme indistinguível da pielonefrite aguda. Com o tempo, pode haver a formação de massa ecogênica[274] ou de uma área de fibrose. Na oclusão crônica, observa-se um rim em estágio final, pequeno e fibrótico.

Fístula e Malformação Arteriovenosas

As comunicações arteriovenosas anormais podem ser adquiridas (75%) ou congênitas (25%). As lesões **adquiridas** geralmente são iatrogênicas, embora comunicações arteriovenosas anormais espontâneas possam surgir no caso de tumores erosivos. A maioria das lesões adquiridas é composta por uma única artéria nutrícia dominante e por uma única veia de drenagem dominante. As malformações **congênitas** consistem em um emaranhado de pequenos vasos anormais. É possível que a ultrassonografia em escala de cinza não revele anormalidades. A adição do Doppler duplex e do Doppler colorido tem sido útil para a definição dessas lesões.[275] O Doppler duplex demonstra elevação da velocidade do fluxo, redução do IR (0,3 a 0,4) e fluxo diastólico turbulento na artéria nutrícia. Também são observadas pulsações arteriais na veia de drenagem. Há alargamento do traçado espectral. A ultrassonografia com Doppler colorido pode mostrar um emaranhado de vasos tortuosos com várias cores, indicativo da orientação aleatória e do fluxo turbulento no interior da malformação (Fig. 9.80).

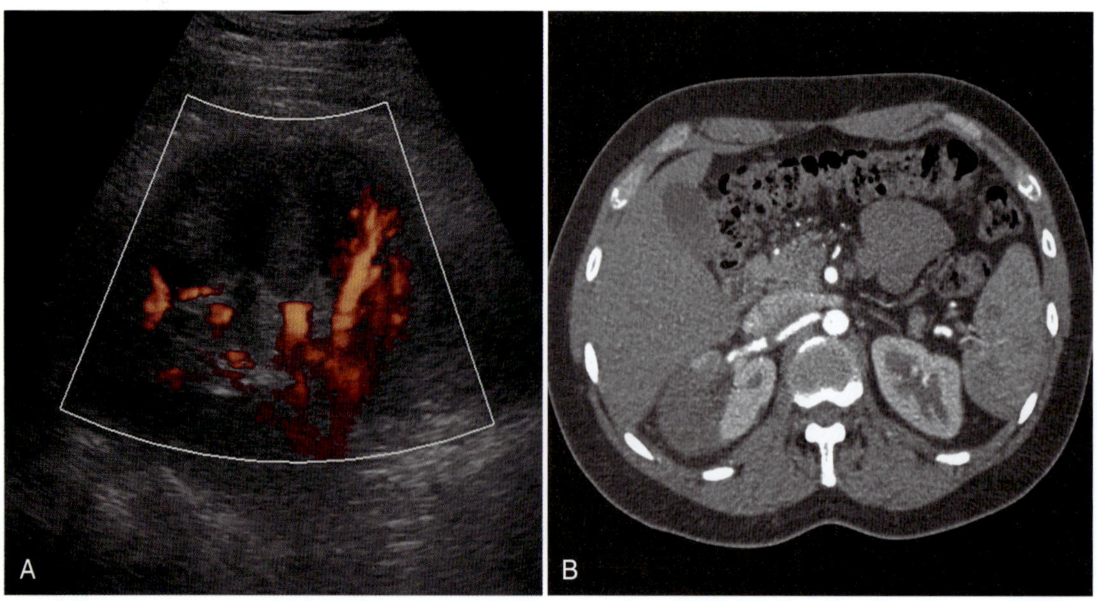

FIG. 9.79 Infarto renal. (A) Ultrassonografia transversal com Doppler de amplitude mostrando uma "lesão" ligeiramente ecogênica avascular. **(B)** TC correspondente na fase arterial mostra infarto renal agudo no polo superior direito e coágulo focal no terço médio da artéria renal direita. (Cortesia de William Middleton, MD. Mallinckrodt Institute of Radiology, St. Louis Missouri.)

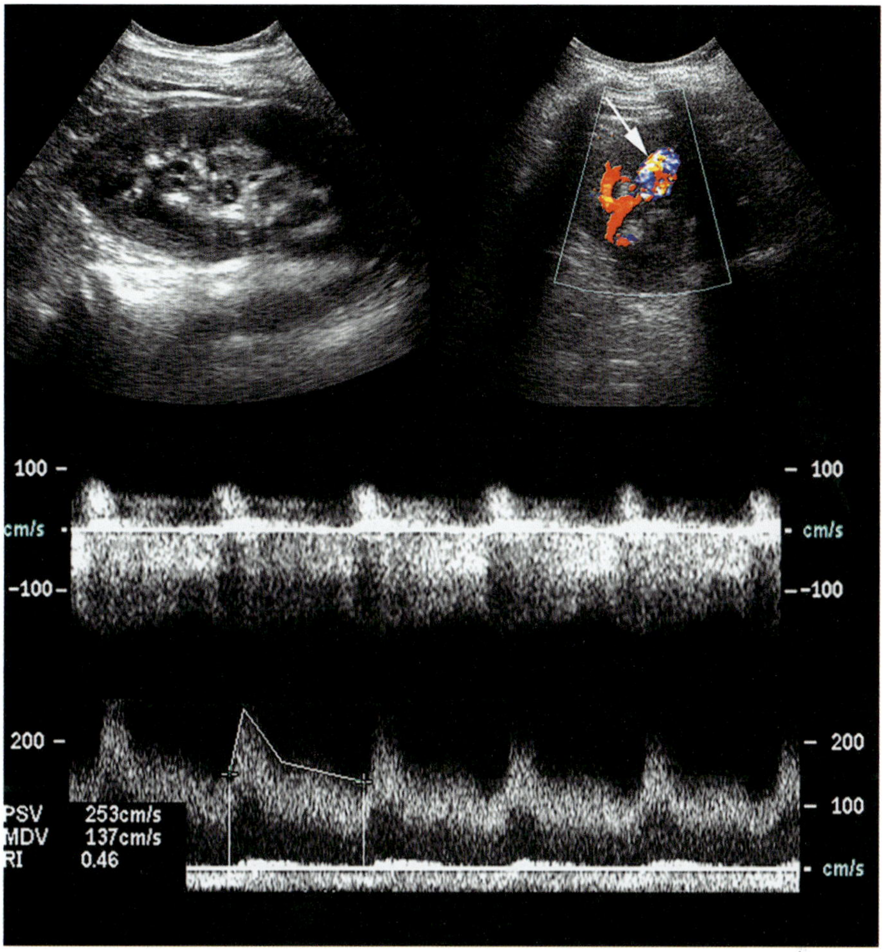

FIG. 9.80 Malformação arteriovenosa (MAV) renal. Acima: *Imagem à esquerda*, ultrassonografia sagital normal do rim. *Imagem à direita*, foco de *aliasing* colorido (*seta*). **Ao centro:** O traçado espectral mostra uma veia de drenagem com fluxo de velocidade alta. **Abaixo:** Morfologia do traçado espectral mostra um sinal arterial proveniente do interior da MAV. Note o fluxo de velocidade alta e "resistência" baixa (IR = 0,46).

Estenose de Artéria Renal

A **hipertensão** arterial pode ser **primária** (95% a 99%) ou **secundária** (1% a 5%). A grande maioria dos pacientes com hipertensão secundária tem doença renovascular. A **doença renovascular** é causada principalmente por **aterosclerose** (66%), e os casos restantes resultam, em grande parte, de **displasia fibromuscular**.[276] Muitos métodos de diagnóstico por imagens têm sido empregados com o objetivo de identificar os pacientes com hipertensão renovascular. Entre eles estão a angiografia intravenosa e intra-arterial com subtração digital, a cintilografia renal com captopril, a ultrassonografia com Doppler duplex e Doppler colorido e a angiografia por ressonância magnética.

Numerosos estudos e a experiência clínica dos laboratórios de ultrassonografia ressaltaram a utilidade da **ultrassonografia com Doppler** como exame de rastreamento inicial para o diagnóstico da hipertensão renovascular. A abordagem de um método de rastreamento para este diagnóstico compreende (1) a identificação de sinais Doppler anormais no local da estenose ou no segmento pós-estenótico ou (2) a detecção de sinais Doppler anormais na vasculatura intrarrenal. Os critérios diretos típicos para estenose hemodinamicamente significativa (> 60% a 70%) incluem velocidade sistólica máxima focal superior a 200 cm/s, turbulência pós-estenótica e razão artéria renal/aorta superior a 3,5. [277]

A avaliação das artérias renais principais em toda a sua extensão não costuma ser possível na ultrassonografia. Estima-se que as artérias renais principais não sejam identificadas em até 42% dos pacientes.[278] Além disso, cerca de 14% a 24% dos pacientes têm artérias renais acessórias que habitualmente não são identificadas pela ultrassonografia. Por essa razão, a avaliação das artérias renais principais, como exame de rastreamento para estenose da artéria renal, muitas vezes falha, sobretudo nos pacientes difíceis de examinar. A segunda forma de investigação consiste em avaliar a vasculatura intrarrenal. Em geral, na fase sistólica, a onda ascendente é bem acentuada, com um segundo pequeno pico na fase sistólica inicial. Uma **onda com padrão *tardus-parvus*** distal à estenose corresponde à redução da aceleração sistólica com pico sistólico máximo de amplitude baixa (Fig. 9.81). Para avaliar a onda ascendente tardia, duas medições devem ser realizadas:

- **Tempo de aceleração**: tempo do início da sístole até o pico sistólico
- **Índice de aceleração**: inclinação da onda ascendente sistólica

Um tempo de aceleração maior que 0,07 segundo e um traçado ascendente sistólico indicando aceleração menor que 3 m/s^2 são adotados como valores de corte para investigar estenose da artéria renal.[278] O simples reconhecimento de uma alteração no padrão do traçado espectral pode ser adequado[279] (Fig. 9.82). Nos pacientes com estenose da artéria renal, a manipulação farmacológica com **captopril**[280] pode realçar as alterações no padrão da curva espectral. O uso de agentes de contraste intravasculares aumenta a taxa de sucesso técnico da avaliação da estenose da artéria renal.[281] Esses agentes também podem ser utilizados na avaliação e no acompanhamento dos pacientes que se submetem à angioplastia da artéria renal e à colocação de stent.[282]

Apesar de a abundante literatura indicando a abordagem promissora com avaliação com Doppler direta ou indireta, ambas as técnicas podem ser tediosas em pacientes difíceis de escanear. As sensibilidades e especificidades relatadas amplamente variáveis para ambas as abordagens na detecção de estenose arterial renal "significativa" também questionaram o potencial do Doppler como modalidade de triagem primária. Além disso, vários estudos recentes que não mostram benefício da revascularização/*stent* em relação ao tratamento anti-hipertensivo conservador e farmacológico da estenose arterial renal podem afetar os algoritmos de triagem no futuro.[283,284]

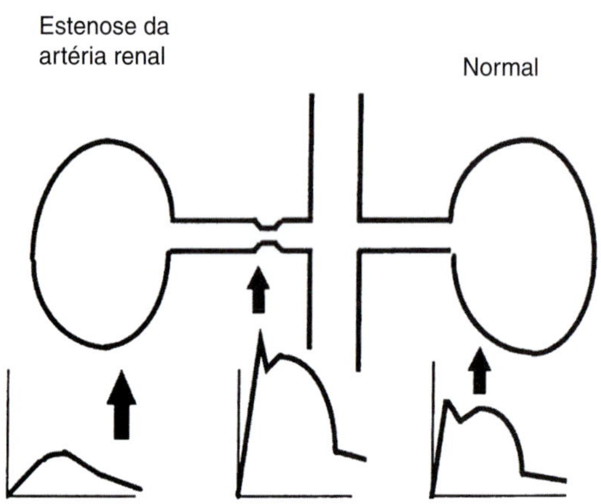

FIG. 9.81 Diagrama esquemático dos traçados obtidos com o Doppler da artéria renal. *Lado direito,* Traçado de uma artéria renal normal. Note o pico sistólico inicial. *Centro,* O traçado mostra fluxo de alta velocidade medido na estenose. *Lado esquerdo,* O traçado mostra a curva reduzida de padrão *tardus-parvus* distal à estenose. (Com permissão de Mitty HA, Shapiro RS, Parsons RB, Silberzweig JE. Renovascular hypertension. Radiol Clin North Am 1996;34:1017-1036.[278])

Aneurisma de Artéria Renal

Os aneurismas da artéria renal são dilatações saculares ou fusiformes da artéria renal ou de um de seus ramos. A incidência do aneurisma da artéria renal é de 0,09% a 0,3%.[285] A etiologia pode ser congênita, inflamatória, traumática, aterosclerótica ou relacionada à doença fibromuscular. Se o aneurisma for grande (> 2,5 cm), não apresentar calcificação ou estiver associado à gravidez, a possibilidade de ruptura aumenta e o tratamento é recomendado. Na ultrassonografia em escala de cinza, pode-se observar massa cística. A adição do Doppler duplex ou do Doppler colorido mostrará de imediato fluxo arterial no interior da massa cística (Fig. 9.83).

Trombose de Veia Renal

A trombose da veia renal (TVR) geralmente resulta de uma anormalidade renal subjacente, desidratação ou hipercoagulabilidade. Os tumores do rim e da glândula suprarrenal esquerda podem propagar-se e invadir as veias, resultando em TVR. A compressão extrínseca relacionada a tumores, a **fibrose retroperitoneal**, a **pancreatite** e o **traumatismo** podem causar TVR ao comprometer o vaso e lentificar o fluxo sanguíneo. Nos adultos, a etiologia mais comum é a **glomerulonefrite membranosa**; 50% dos pacientes com essa doença desenvolvem TVR. Se a trombose for aguda, o paciente poderá apresentar dor no flanco e hematúria. Veias colaterais se desenvolvem nos casos de oclusão crônica; como consequência, os pacientes com TVR crônica com frequência são assintomáticos.

As características ultrassonográficas da TVR aguda são inespecíficas e incluem rim de tamanho aumentado, edemaciado e hipoecoico, com perda da diferenciação corticomedular normal.[286,287] Ocasionalmente, trombo será visto na veia renal (Fig. 9.84), mas, na fase aguda, ele pode ser anecoico e difícil de visualizar. O emprego da ultrassonografia com Doppler colorido e do Doppler duplex pode auxiliar; contudo, a incapacidade de detectar fluxo nas veias renais não indica necessariamente TVR. Fluxos muito lentos frequentemente não são identificados em pacientes considerados difíceis para o exame, apesar da otimização da técnica. A ausência ou a inversão do fluxo diastólico final nas artérias renal nativas intraparenquimatosas é um

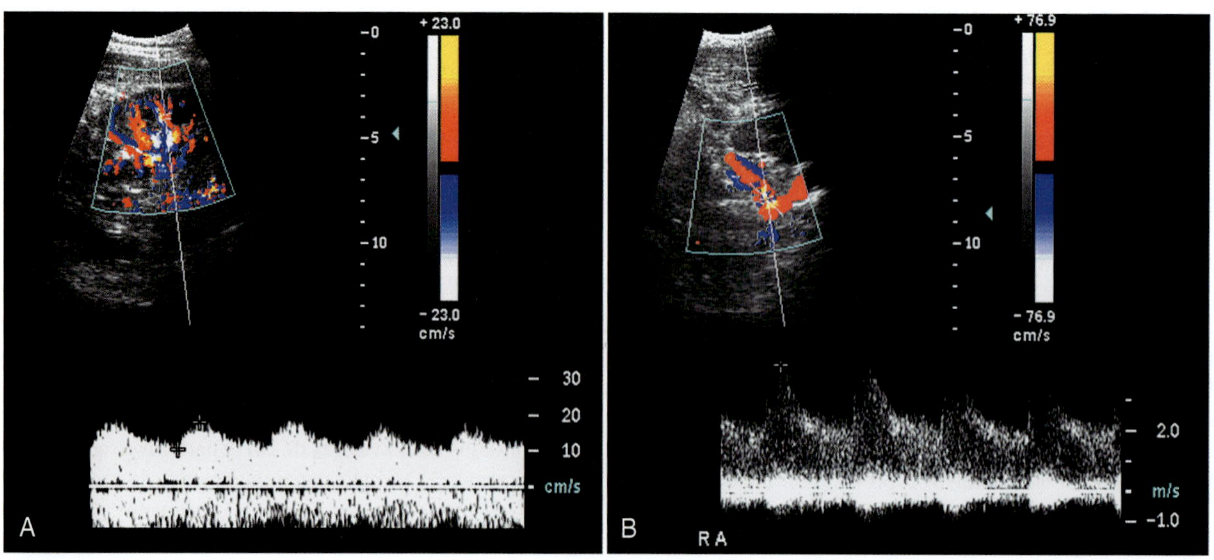

FIG. 9.82 Estenose da artéria renal. (A) Traçado espectral intrarrenal mostra um sinal *tardus-parvus* com tempo de aceleração prolongado e índice de resistência (IR) baixo. **(B)** A morfologia da onda na origem da artéria renal na aorta mostra alta velocidade de pico de 410 cm/s com IR de 0,43.

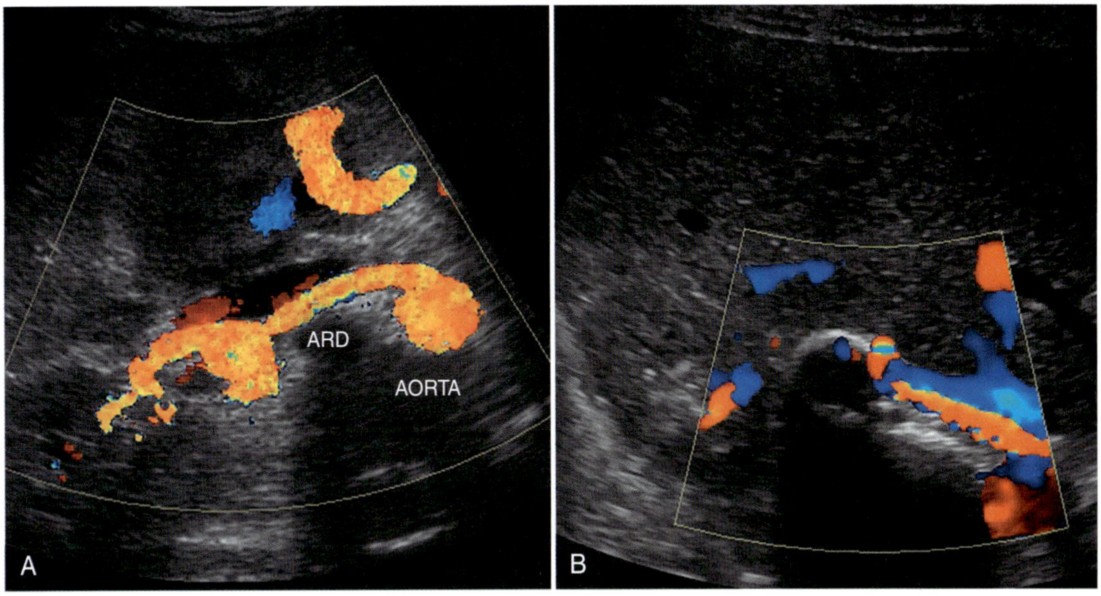

FIG. 9.83 Aneurisma da artéria renal. (A) Ultrassonografia com Doppler colorido mostrando um aneurisma distal da artéria renal direita. **(B)** Ultrassonografia com Doppler colorido de outro paciente mostrando um aneurisma distal da artéria renal direita (ARD) trombosado, perifericamente calcificado.

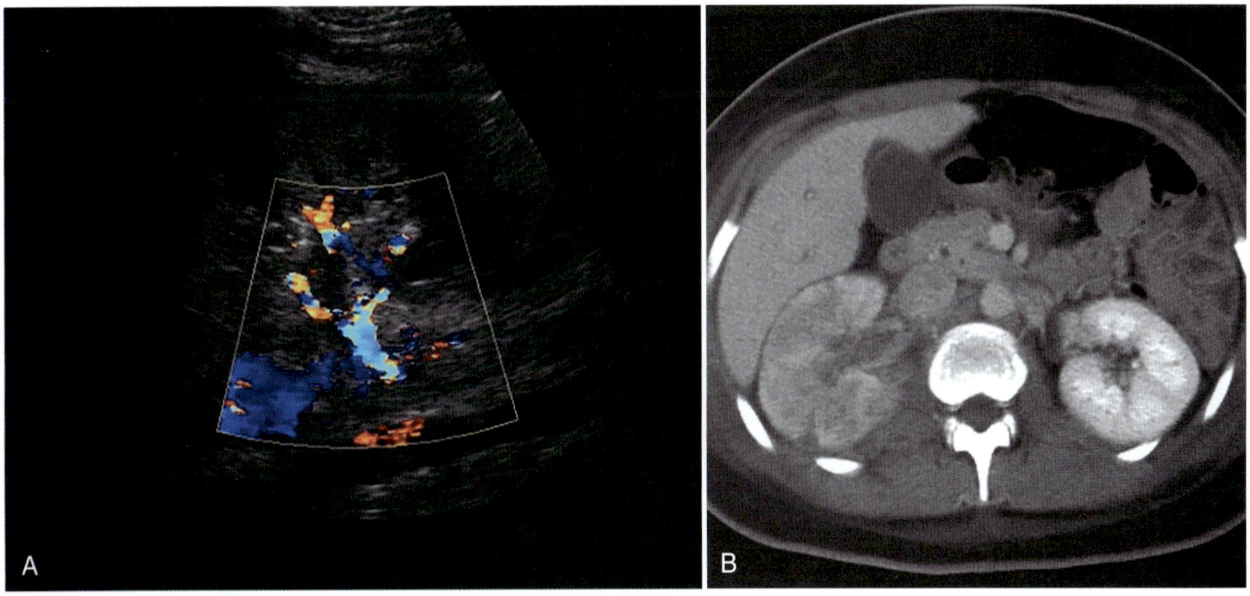

FIG. 9.84 Trombose da veia renal. (A) Imagem de ultrassonografia com Doppler colorido mostrando o rim direito ecogênico e um trombo não oclusivo da veia renal direita estendendo-se para a veia cava inferior. **(B)** TC com contraste mostrando o rim direito aumentado de tamanho, um nefrograma direito tardio e um trombo da veia renal direita. (Cortesia de Shweta Bhatt, MD.)

sinal secundário de TVR. Platt et al.[288] avaliaram 20 rins nativos em 12 pacientes com achados clínicos sugestivos de TVR aguda. Eles constataram que os estudos de artérias normais com Doppler não devem evitar que se prosseguisse investigação se houver suspeita de TVR (2 em 4 com Doppler normal tiveram TVR) e que a ausência ou a inversão do fluxo diastólico não devem ser consideradas sinais específicos de TVR (2 em cada 10 com ausência ou o fluxo diastólico reverso apresentou TVR). Se os achados forem inconclusivos, a RM deve ser realizada. A TVR crônica geralmente resulta em um rim ecogênico, pequeno e em estágio final.

Trombose de Veia Ovariana

A trombose da veia ovariana é mais comumente observada em mulheres no período pós-parto, mas também pode ser vista como resultado da doença inflamatória pélvica, da doença de Crohn ou depois de uma cirurgia ginecológica. O lado direito é mais afetado que o esquerdo. A ultrassonografia em escala de cinza, com Doppler duplex e Doppler colorido, pode revelar estrutura tubular longa, preenchida com trombo que se estende da região da veia renal até a porção profunda da cavidade pélvica. Em geral, as pacientes são tratadas com anticoagulantes e antibióticos.

DOENÇAS GENITURINÁRIAS CLÍNICAS

Na maioria das vezes, os pacientes que apresentam níveis elevados de creatinina são enviados ao departamento de ultrassonografia para um exame de triagem inicial. O objetivo é excluir obstrução mecânica subjacente. A ausência de obstrução mecânica frequentemente indica uma anormalidade no parênquima renal – por isso, os termos ***doença renal clínica*** ou ***doença do parênquima renal***. O rim lesado de modo agudo pode apresentar-se hiperecogênico, ecogênico ou de aspecto normal à ultrassonografia; nos casos agudos, observa-se com frequência uma lâmina fina de líquido perirrenal.[289,290] O rim crônico é pequeno e ecogênico (Fig. 9.85). Infelizmente, na maior parte das vezes, é impossível fazer a distinção entre as numerosas causas de doença renal intrínseca com base no aspecto do rim à ultrassonografia, embora o tamanho do rim seja um parâmetro clinicamente relevante utilizado para diferenciar

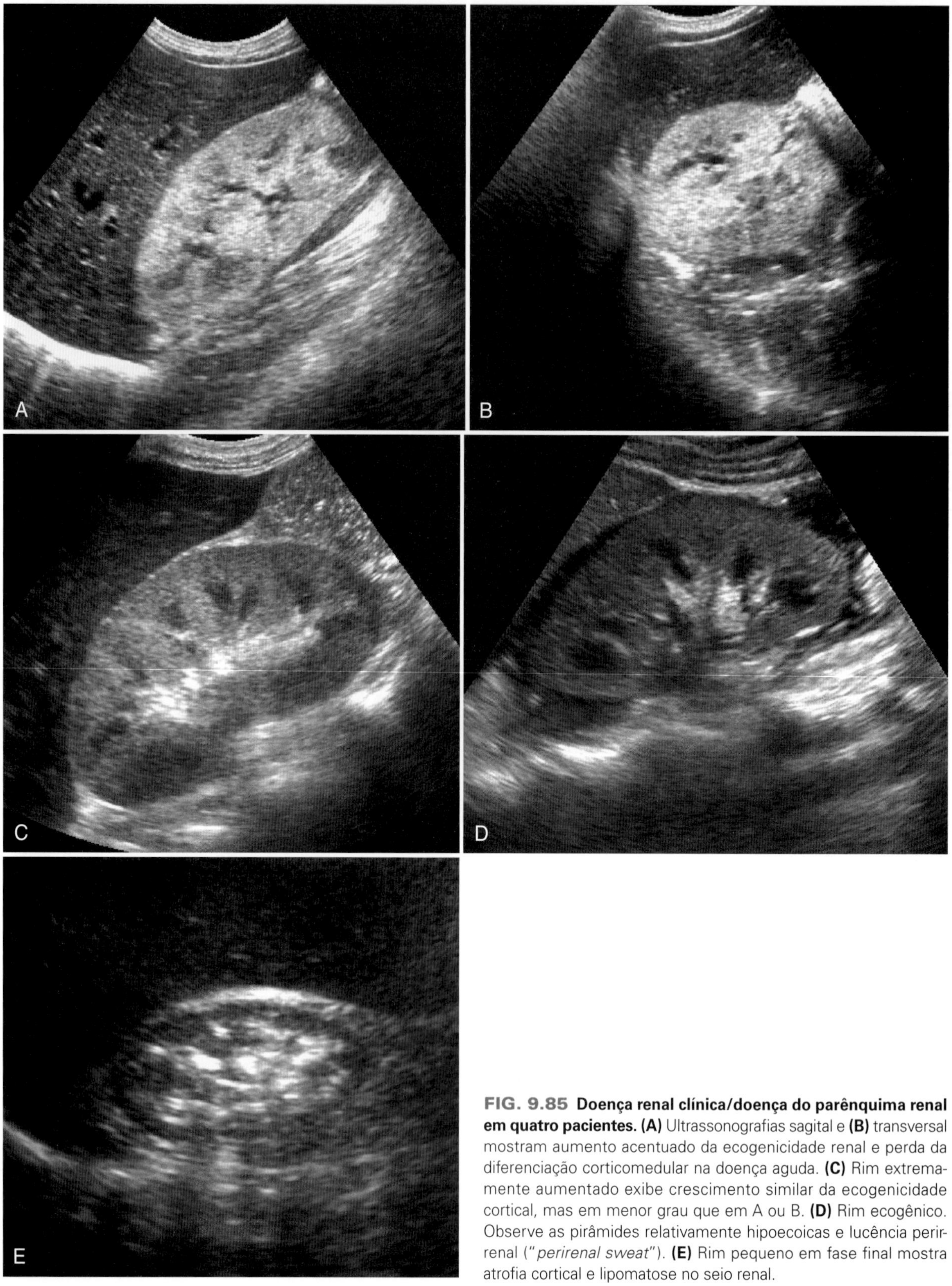

FIG. 9.85 Doença renal clínica/doença do parênquima renal em quatro pacientes. (A) Ultrassonografias sagital e **(B)** transversal mostram aumento acentuado da ecogenicidade renal e perda da diferenciação corticomedular na doença aguda. **(C)** Rim extremamente aumentado exibe crescimento similar da ecogenicidade cortical, mas em menor grau que em A ou B. **(D)** Rim ecogênico. Observe as pirâmides relativamente hipoecoicas e lucência perirrenal ("*perirenal sweat*"). **(E)** Rim pequeno em fase final mostra atrofia cortical e lipomatose no seio renal.

processos agudos de crônicos. Por essa razão, a biópsia percutânea com frequência é necessária quando as características clínicas e a história são inconclusivas.

Necrose Tubular Aguda

A necrose tubular aguda (NTA) é a causa mais comum de insuficiência renal aguda reversível e está relacionada à deposição de debris nos túbulos coletores renais. Tanto as lesões isquêmicas quanto as tóxicas causam dano tubular. Os fatores desencadeantes incluem hipotensão, desidratação, fármacos, metais pesados e exposição à solventes. O aspecto ultrassonográfico da NTA depende da etiologia subjacente. Na NTA causada por hipotensão, os rins podem parecer normais, ao passo que os fármacos, os metais e os solventes tornam os rins ecogênicos e aumentados. A doença pré-renal e a NTA são responsáveis por 75% de todos os casos de insuficiência renal aguda.

Necrose Cortical Aguda

A necrose cortical aguda (NCA) é uma causa rara de insuficiência renal aguda que resulta de necrose isquêmica do córtex com preservação das pirâmides medulares. A porção mais externa do córtex permanece viável em virtude do suprimento sanguíneo capsular. A NCA surge associada a sepse, queimaduras, desidratação grave, picada de cobra e gravidez complicada por **descolamento prematuro da placenta** ou **abortamento séptico**. A etiologia exata é incerta, mas é provável que a NCA esteja relacionada a um episódio transitório de vasospasmo intrarrenal, a trombose intravascular ou à lesão do endotélio dos capilares glomerulares. Na ultrassonografia, o córtex renal inicialmente apresenta-se hipoecoico[291] (Fig. 9.86). Com o tempo (em média, 2 meses), ambos os rins atrofiam e o córtex calcifica.

Glomerulonefrite

Necrose e proliferação mesangial dos glomérulos são as características que marcam a **glomerulonefrite aguda**. As doenças sistêmicas que também se caracterizam por glomerulonefrite aguda são: **poliarterite nodosa**, **lúpus eritematoso sistêmico**, **granulomatose de Wegener**, **síndrome de Goodpasture**, **púrpura trombocitopênica** e **síndrome hemolítico-urêmica**. Os pacientes frequentemente apresentam hematúria, hipertensão e azotemia. Na ultrassonografia, ambos os rins estão afetados; o tamanho dos rins pode ser normal, mas há nefromegalia com frequência. O padrão dos ecos do córtex está alterado; o córtex renal pode estar normal, ecogênico ou hipoecogênico, mas a medula está preservada (Fig. 9.85). Com o tratamento, os rins podem voltar ao tamanho e à ecogenicidade normais. A **glomerulonefrite crônica** surge quando, depois de um episódio agudo, a doença aguda persiste por semanas a meses. Ocorre perda acentuada, global e simétrica de parênquima. Os cálices e as papilas são normais, e a quantidade de gordura peripélvica aumenta. Observam-se rins pequenos, de contornos regulares e ecogênicos, com proeminência do complexo ecogênico central.

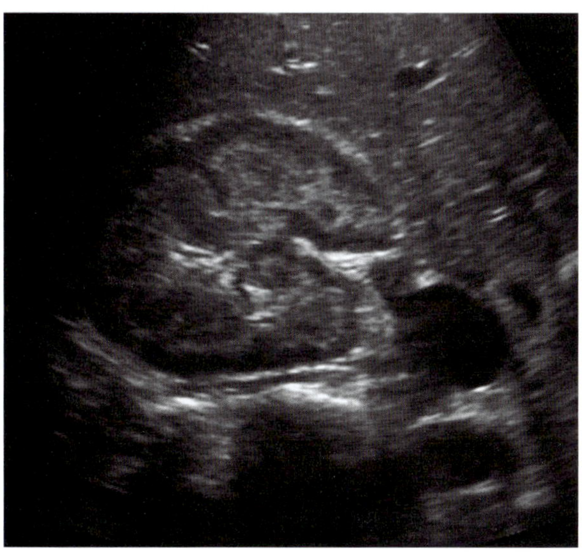

FIG. 9.86 Necrose cortical aguda. Ultrassonografia transversal mostra uma borda de hipoecogenicidade cortical.

Nefrite Intersticial Aguda

A nefrite intersticial aguda (NIA) é uma reação aguda de hipersensibilidade do rim, na maioria das vezes associada a fármacos. A penicilina, a meticilina, a rifampicina, as sulfas, os anti-inflamatórios não esteroides, a cimetidina, a furosemida e as tiazidas têm sido implicados. Em geral, a insuficiência renal desaparece com a interrupção da terapia medicamentosa. Na ultrassonografia, observam-se rins ecogênicos e de tamanho aumentado.

Diabetes Melito

Diabetes melito é a causa mais comum de **insuficiência renal crônica**. Acredita-se que a nefropatia diabética esteja relacionada à hiperfiltração glomerular. Ocorre hipertrofia renal. Com o tempo, ocorre glomeruloesclerose intercapilar difusa, causando redução progressiva do tamanho do rim. Na ultrassonografia, inicialmente, os rins têm tamanho aumentado; com o tempo e por causa da insuficiência renal progressiva, os rins diminuem de tamanho e a ecogenicidade cortical aumenta; as junções corticomedulares são preservadas. Na fase final, os rins ficam menores e mais ecogênicos, e a medula torna-se tão ecogênica quanto o córtex.[292]

Amiloidose

A amiloidose pode ser primária ou secundária e, em geral, é uma doença sistêmica; em 10% a 20% dos casos, a doença pode estar localizada em apenas um órgão.[293] Na maioria das vezes, os pacientes com amiloidose apresentam-se com insuficiência renal. Os pacientes com doença primária são mais frequentemente homens, com idade média de 60 anos. As causas da amiloidose secundária incluem **mieloma múltiplo** (10% a 15%), **artrite reumatoide** (20% a 25%), **tuberculose** (50%), **febre familiar do Mediterrâneo** (26% a 40%), **carcinoma renal** e **doença de Hodgkin**.[293] Durante a fase aguda, os rins são simetricamente aumentados. Com a progressão da doença, os rins atrofiam; atrofia e aumento da ecogenicidade corticais são visíveis na ultrassonografia. É possível que haja massas renais focais, calcificação amorfa, massa central na pelve renal que pode ser uma hemorragia ou depósito amiloide e massas perirrenais de partes moles. De modo similar, o envolvimento do ureter e da bexiga urinária pode ser localizado ou difuso. Pode-se ver espessamento ou massas na parede, com ou sem calcificação. O diagnóstico é realizado por meio de biópsia.

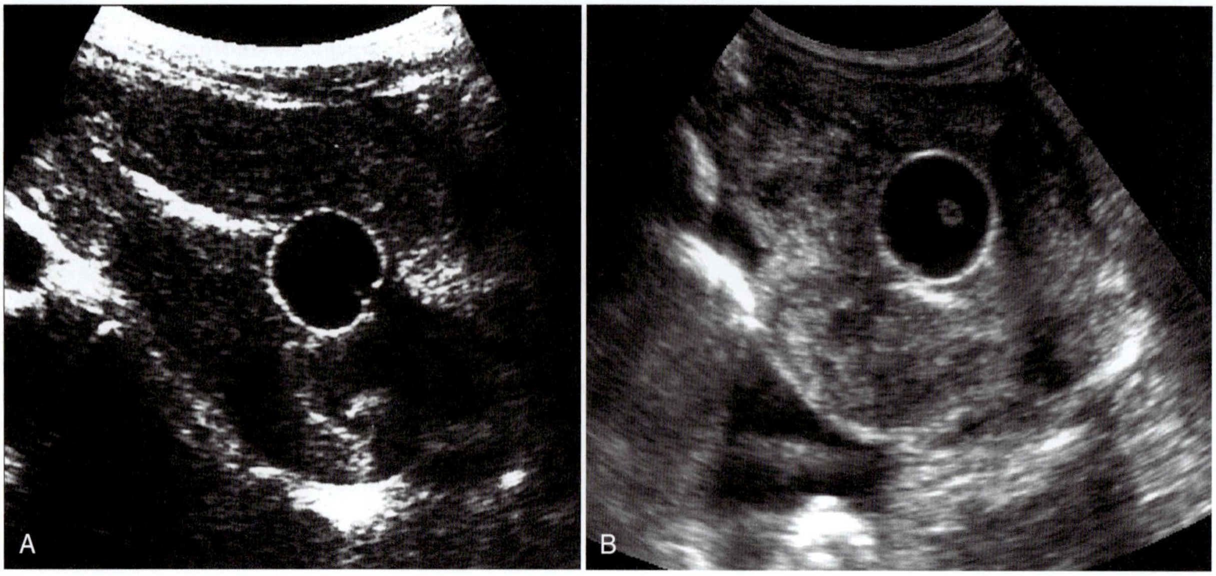

FIG. 9.87 Espessamento difuso da parede da bexiga. Dois pacientes apresentando retenção urinária. **(A)** Cistite intersticial. **(B)** Carcinoma de células de transição difuso no segundo paciente. Ambas as ultrassonografias revelam acentuado espessamento circunferencial da parede da bexiga após inserção do cateter de Foley. Cistoscopia e biópsia são necessárias para diferenciação.

Endometriose

A endometriose ocorre quando tecido endometrial é encontrado fora do útero das mulheres em idade fértil. As pacientes tipicamente apresentam dor, infertilidade, dismenorreia e dispareunia. Aproximadamente 1% das mulheres com endometriose pélvica apresenta envolvimento do sistema urinário, principalmente da bexiga. As pacientes com endometriose vesical referem hematúria. A endometriose vesical pode ser focal ou difusa. Os ureteres são afetados com menos frequência, e os rins raramente são acometidos. Na ultrassonografia, as pacientes com endometriose vesical podem apresentar um cisto mural ou intraluminal, ou uma lesão sólida ou complexa. O diagnóstico geralmente é feito por meio da cistoscopia associada à biópsia.

Cistite Intersticial

A cistite intersticial é uma inflamação crônica da parede da bexiga de etiologia desconhecida. Em geral, afeta mulheres de meia-idade e tem sido associada a outras doenças sistêmicas, que incluem lúpus eritematoso sistêmico, artrite reumatoide e poliarterite.[75] Predominam os sintomas miccionais irritativos e pode ocorrer hematúria (30%).[294] Na ultrassonografia, observa-se uma bexiga com parede espessada e com capacidade reduzida (Fig. 9.87). Pode existir obstrução ureteral. Em alguns casos, é impossível diferenciar a cistite intersticial do CCT difuso da bexiga; as pacientes devem ser submetidas a cistoscopia com biópsia para confirmação do diagnóstico.

BEXIGA NEUROGÊNICA

A micção é um processo neurológico bem coordenado, controlado por áreas que estão no córtex cerebral. Essas áreas controlam o músculo detrusor da bexiga, bem como os esfíncteres interno e externo da uretra. De modo simplificado, as lesões que causam bexiga neurogênica podem ser divididas em: lesões que produzem **arreflexia** do músculo detrusor (lesão motora neuronal inferior) ou lesões que produzem **hiper-reflexia** do músculo detrusor (lesões acima do arco reflexo sacral).

Na ultrassonografia, a arreflexia do músculo detrusor torna a bexiga lisa, com paredes finas e capacidade aumentada. A bexiga pode se estender até regiões altas do abdome (Fig. 9.88A). A hiper-reflexia do músculo detrusor produz uma bexiga vertical e com paredes espessas e trabeculadas, com frequência associada a dilatação do sistema urinário superior (Fig. 9.88B e C). Observa-se resíduo pós-miccional acentuado.[295] Se a disfunção da bexiga neurogênica não for diagnosticada e tratada de modo adequado, pode ocorrer rápida deterioração da função renal.

DIVERTÍCULOS DA BEXIGA URINÁRIA

Os divertículos da bexiga podem ser congênitos ou adquiridos. Os divertículos congênitos são conhecidos como **divertículos de Hutch** e estão localizados próximo ao óstio ureteral. A maioria dos divertículos adquiridos resulta de obstrução da via de saída da bexiga urinária. A mucosa da bexiga urinária hernia através das regiões enfraquecidas da parede que estão habitualmente localizadas posterolateralmente, próximo aos meatos ureterais. O colo diverticular pode ser estreito ou largo. São os divertículos de colo estreito que levam à estase urinária e originam complicações, incluindo infecções, cálculos, tumores e obstrução ureteral. Os tumores que se originam a partir de um divertículo apresentam prognóstico pior que os tumores que se originam no interior da bexiga. Os divertículos são compostos apenas de mucosa e submucosa, ou seja, não apresentam uma camada muscular. Por essa razão, os tumores crescem e invadem muito mais rapidamente a gordura perivesical circundante.

Na ultrassonografia, os divertículos aparecem como saculações exofíticas da bexiga. A ecogenicidade interna do divertículo varia de acordo com seu conteúdo. Com frequência, o colo é caracterizado com facilidade (Fig. 9.89, Vídeo 9.4). É possível observar urina fluindo para dentro e para fora do divertículo.

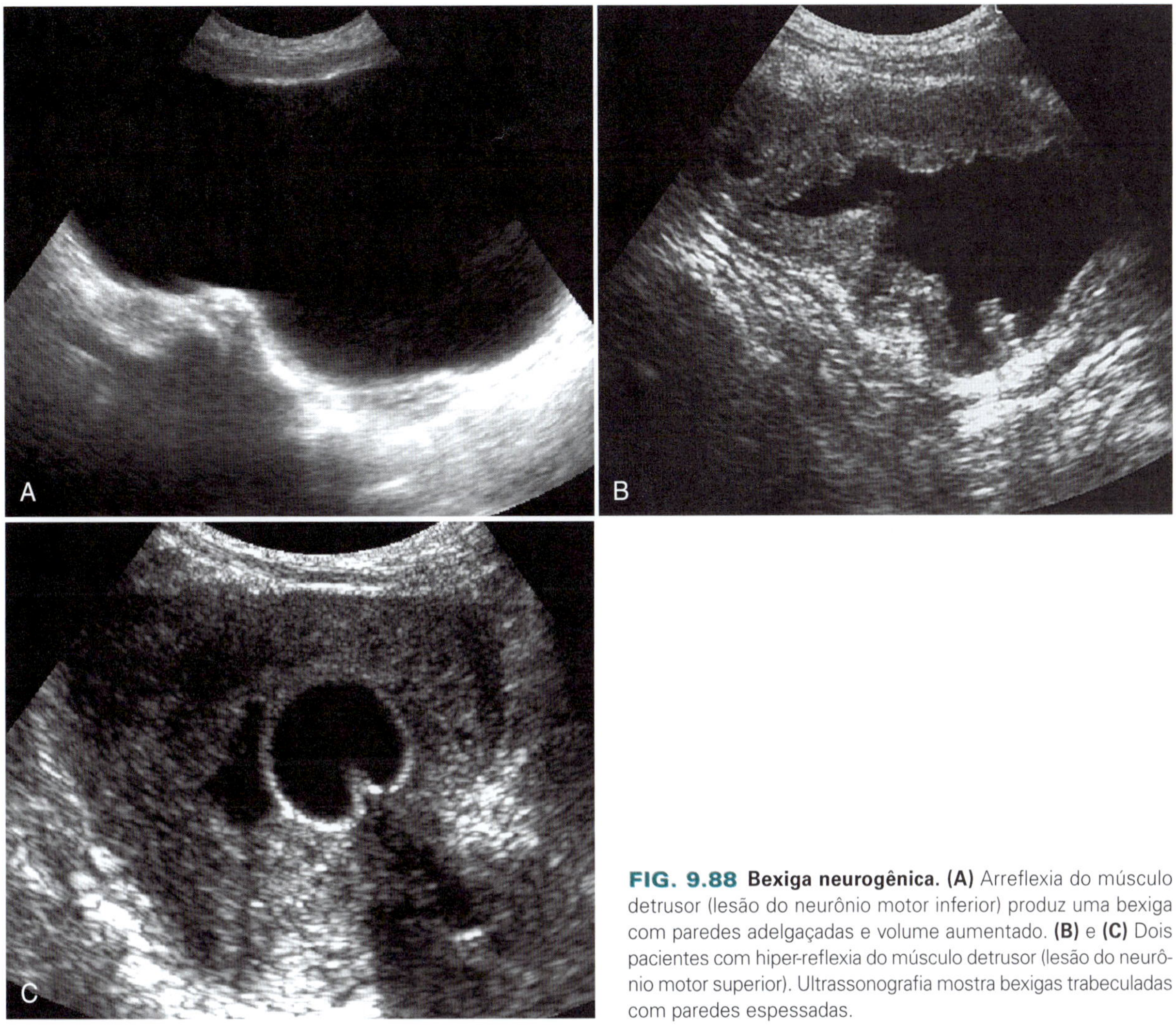

FIG. 9.88 Bexiga neurogênica. (A) Arreflexia do músculo detrusor (lesão do neurônio motor inferior) produz uma bexiga com paredes adelgaçadas e volume aumentado. **(B)** e **(C)** Dois pacientes com hiper-reflexia do músculo detrusor (lesão do neurônio motor superior). Ultrassonografia mostra bexigas trabeculadas com paredes espessadas.

AVALIAÇÃO PÓS-CIRÚRGICA

Nefrectomia

Com frequência, a gordura retroperitoneal vascularizada ocupa o leito da parte do rim que foi retirada em uma nefrectomia parcial. A gordura pode simular massa renal tanto na TC quanto na ultrassonografia. Na ultrassonografia, a massa pode ser hiperecoica ou isoecoica.[296,297] A correlação com a história cirúrgica e o conhecimento que gordura retroperitoneal pode simular aspecto de massa sólida renal devem evitar investigação complementar desnecessária por outros métodos de imagem.

Derivação Urinária

As derivações urinárias, ou **condutos ileais**, são criadas em pacientes com bexigas não funcionais ou em pacientes pós-cistectomia. Uma porção do intestino é utilizada para criar uma bolsa que pode simular a função normal da bexiga. A bolsa pode ser presa à parede do abdome (bolsa cutânea) ou à uretra (bolsa ortotópica). As complicações pós-operatórias são similares para ambos os casos e incluem extravasamento de urina, refluxo, formação de fístula, abscesso, urinoma, hematoma, trombose de veia profunda, íleo paralítico e obstrução do intestino delgado. O papel da ultrassonografia consiste principalmente em detectar as complicações e não em avaliar a bolsa. Se a bolsa estiver repleta de urina, a avaliação ultrassonográfica será possível (Fig. 9.90). Com frequência, pode-se observar espessamento ou irregularidade na parede intestinal, pseudomassas, coleções intraluminais de muco e intussuscepção de segmentos intestinais.[298] Pode ocorrer formação de cálculos no interior da bolsa.

CONCLUSÃO

A ultrassonografia desempenha papel central na avaliação da anatomia e dos processos patológicos renal, ureteral e da bexiga urinária. A capacidade da ultrassonografia para identificar e caracterizar a doença geniturinária é uma história de sucesso em evolução.

Agradecimentos

Os autores gostariam de agradecer à Dra. Jenny Tomashpolskaya pelas ilustrações maravilhosas.

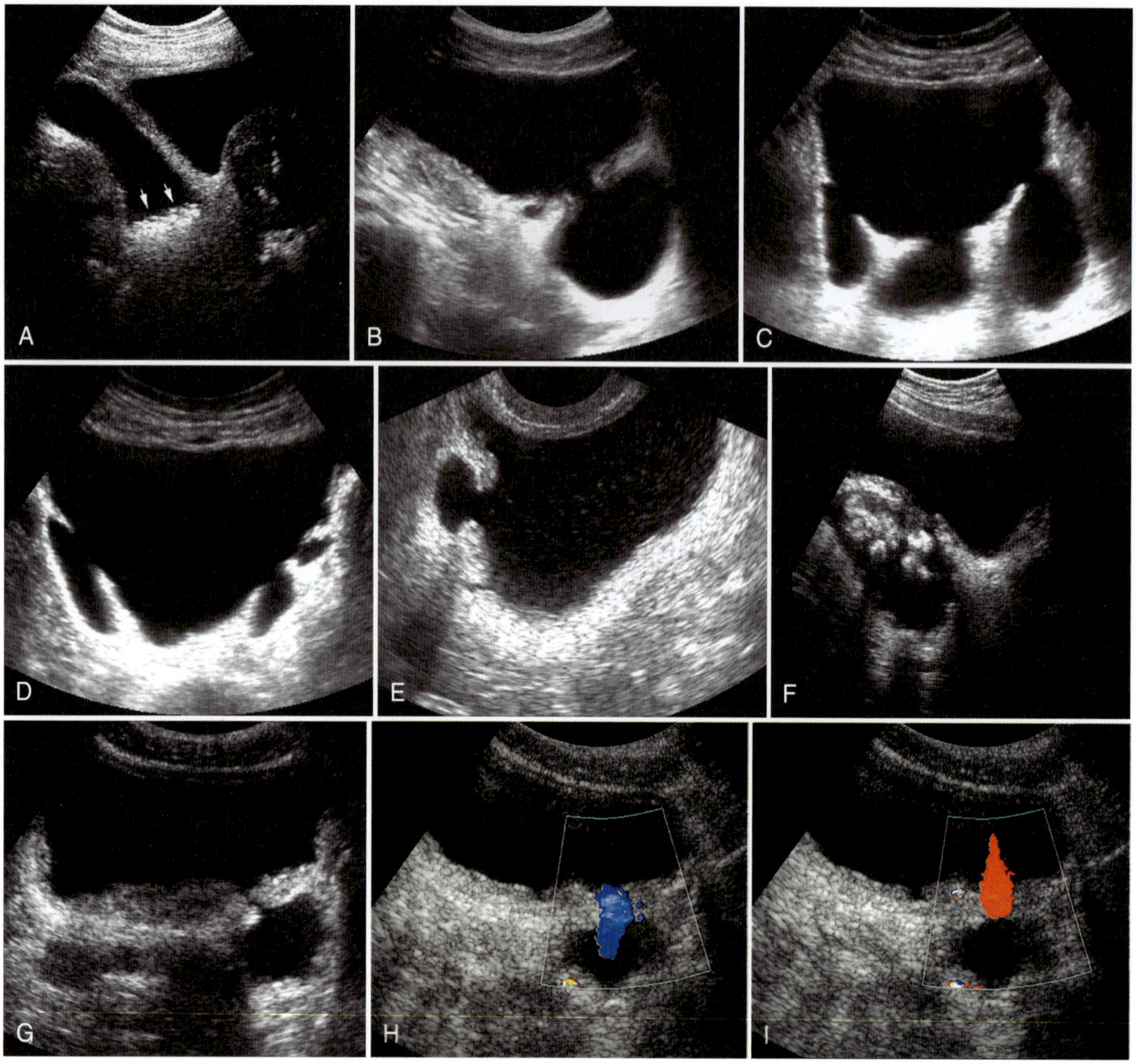

FIG. 9.89 Divertículos da bexiga: espectro de imagens. (A) Grande divertículo vesical contendo múltiplos cálculos (*setas*). **(B)** Divertículo de Hutch posterolateral. **(C)** Múltiplos divertículos de colo largo. **(D)** Múltiplos divertículos de tamanhos diferentes. **(E)** Ultrassonografia transvaginal mostra um divertículo incomum em mulheres, com "debris" no lúmen da bexiga. **(F)** Grande carcinoma de células de transição com calcificação extensa preenche o divertículo. **(G)-(I)** Paciente com divertículo de colo estreito. **(H)** e **(I)** Fluxo de urina entrando e saindo do divertículo. Ver também Vídeo 9.4.

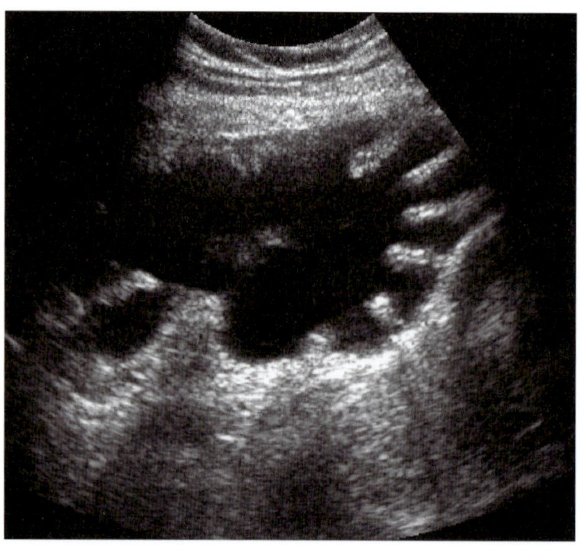

FIG. 9.90 Conduto ileal (derivação urinária). Imagem ultrassonográfica do conduto pode revelar a assinatura da parede intestinal e o enchimento variável.

REFERÊNCIAS

1. Cotran RS, Kumar V, Robbins SL. Robbins pathologic basis of disease. 5th ed. Philadelphia: Saunders; 1994.
2. Moore KL, Persaud TVN. The developing human: clinically oriented embryology. 5th ed. Philadelphia: Saunders; 1993.
3. Netter FH. Anatomy, structure, and embryology. In: The CIBA collection of medical illustrations, vol. 6. Kidneys, ureters, and urinary bladder. CIBA Pharmaceutical; 1987. p. 2-35.
4. Emamian SA, Nielsen MB, Pedersen JF, Ytte L. Kidney dimensions at sonography: correlation with age, sex, and habitus in 665 adult volunteers. AJR Am J Roentgenol. 1993;160(1):83-86.
5. Platt JF, Rubin JM, Bowerman RA, Marn CS. The inability to detect kidney disease on the basis of echogenicity. AJR Am J Roentgenol. 1988;151(2):317-319.
6. Carter AR, Horgan JG, Jennings TA, Rosenfield AT. The junctional parenchymal defect: a sonographic variant of renal anatomy. Radiology. 1985;154(2):499-502.
7. Yeh HC, Halton KP, Shapiro RS, et al. Junctional parenchyma: revised definition of hypertrophic column of Bertin. Radiology. 1992;185(3):725-732.
8. Leekam RN, Matzinger MA, Brunelle M, et al. The sonography of renal columnar hypertrophy. J Clin Ultrasound. 1983;11(9):491-494.
9. Chesbrough RM, Burkhard TK, Martinez AJ, Burks DD. Gerota versus Zuckerkandl: the renal fascia revisited. Radiology. 1989;173(3):845-856.
10. Bechtold RE, Dyer RB, Zagoria RJ, Chen MY. The perirenal space: relationship of pathologic processes to normal retroperitoneal anatomy. Radiographics. 1996;16(4):841-854.
11. Martensson O, Duchek M. Translabial sonography in evaluating the lower female urogenital tract. AJR Am J Roentgenol. 1996;166(6):1327-1331.
12. Ellenbogen PH, Scheible FW, Talner LB, Leopold GR. Sensitivity of gray scale ultrasound in detecting urinary tract obstruction. AJR Am J Roentgenol. 1978;130(4):731-733.
13. Swenson DW, Darge K, Ziniel SI, Chow JS. Characterizing upper urinary tract dilation on ultrasound: a survey of North American pediatric radiologists' practices. Pediatr Radiol. 2015;45(5):686-694.
14. Netter FH. Congenital and hereditary disorders. In: The CIBA collection of medical illustrations, vol. 6. Kidneys, ureters, and urinary bladder. CIBA Pharmaceutical; 1987. p. 223-249.
15. Congenital anomalies of the urinary tract. In: Elkin M, editor. Radiology of the urinary system. Boston: Little, Brown; 1980.
16. Friedland GW, Devries PA, Nino-Murcia M, et al. Congenital anomalies of the urinary tract. In: Pollack HM, editor. Clinical urography: an atlas and textbook of urologic imaging. Philadelphia: Saunders; 1990. p. 559-787.
17. Horgan JG, Rosenfield NS, Weiss RM, Rosenfield AT. Is renal ultrasound a reliable indicator of a nonobstructed duplication anomaly? Pediatr Radiol. 1984;14(6):388-391.
18. Shimoya K, Shimizu T, Hashimoto K, et al. Diagnosis of ureterocele with transvaginal sonography. Gynecol Obstet Invest. 2002;54(1):58-60.
19. Madeb R, Shapiro I, Rothschild E, et al. Evaluation of ureterocele with Doppler sonography. J Clin Ultrasound. 2000;28(8):425-429.
20. Talner LB. Specific causes of obstruction. In: Pollack HM, editor. Clinical urography: an atlas and textbook of urological imaging. Philadelphia: Saunders; 1990. p. 1629-1751.
21. Vargas B, Lebowitz RL. The coexistence of congenital megacalyces and primary megaureter. AJR Am J Roentgenol. 1986;147(2):313-316.
22. Tortora FL Jr, Lucey DT, Fried FA, Mandell J. Absence of the bladder. J Urol. 1983;129(6):1235-1237.
23. Spataro RF, Davis RS, McLachlan MS, et al. Urachal abnormalities in the adult. Radiology. 1983;149(3):659-663.
24. Schnyder P, Candardjis G. Vesicourachal diverticulum: CT diagnosis in two adults. AJR Am J Roentgenol. 1981;137(5):1063-1065.
25. Piccirillo M, Rigsby CM, Rosenfield AT. Sonography of renal inflammatory disease. Urol Radiol. 1987;9(2):66-78.
26. Papanicolaou N, Pfister RC. Acute renal infections. Radiol Clin North Am. 1996;34(5):965-995.
27. Talner LB, Davidson AJ, Lebowitz RL, et al. Acute pyelonephritis: can we agree on terminology? Radiology. 1994;192(2):297-305.
28. Farmer KD, Gellett LR, Dubbins PA. The sonographic appearance of acute focal pyelonephritis 8 years experience. Clin Radiol. 2002;57(6):483-487.
29. Majd M, Nussbaum Blask AR, Markle BM, et al. Acute pyelonephritis: comparison of diagnosis with 99mTc-DMSA, SPECT, spiral CT, MR imaging, and power Doppler US in an experimental pig model. Radiology. 2001;218(1):101-108.
30. Thoumas D, Darmallaicq C, Pfister C, et al. Imaging characteristics of alkaline-encrusted cystitis and pyelitis. AJR Am J Roentgenol. 2002;178(2):389-392.
31. Lowe LH, Zagoria RJ, Baumgartner BR, Dyer RB. Role of imaging and intervention in complex infections of the urinary tract. AJR Am J Roentgenol. 1994;163(2):363-367.
32. Brun-Buisson C, Doyon F, Carlet J, et al. Incidence, risk factors, and outcome of severe sepsis and septic shock in adults. A multicenter prospective study in intensive care units. French ICU Group for Severe Sepsis. JAMA. 1995;274(12):968-974.
33. Yoder IC, Pfister RC, Lindfors KK, Newhouse JH. Pyonephrosis: imaging and intervention. AJR Am J Roentgenol. 1983;141(4):735-740.
34. Grayson DE, Abbott RM, Levy AD, Sherman PM. Emphysematous infections of the abdomen and pelvis: a pictorial review. Radiographics. 2002;22(3):543-561.
35. Patel NP, Lavengood RW, Fernandes M, et al. Gas-forming infections in genitourinary tract. Urology. 1992;39(4):341-345.
36. Michaeli J, Mogle P, Perlberg S, et al. Emphysematous pyelonephritis. J Urol. 1984;131(2):203-208.
37. Wan YL, Lee TY, Bullard MJ, Tsai CC. Acute gas-producing bacterial renal infection: correlation between imaging findings and clinical outcome. Radiology. 1996;198(2):433-438.
38. Joseph RC, Amendola MA, Artze ME, et al. Genitourinary tract gas: imaging evaluation. Radiographics. 1996;16(2):295-308.
39. Bhathena DB, Weiss JH, Holland NH, et al. Focal and segmental glomerular sclerosis in reflux nephropathy. Am J Med. 1980;68(6):886-892.
40. Kay CJ, Rosenfield AT, Taylor KJ, Rosenberg MA. Ultrasonic characteristics of chronic atrophic pyelonephritis. AJR Am J Roentgenol. 1979;132(1):47-49.
41. Hartman DS, Davis CJ Jr, Goldman SM, et al. Xanthogranulomatous pyelonephritis: sonographic—pathologic correlation of 16 cases. J Ultrasound Med. 1984;3(11):481-488.
42. Anhalt MA, Cawood CD, Scott R Jr. Xanthogranulomatous pyelonephritis: a comprehensive review with report of 4 additional cases. J Urol. 1971;105(1):10-17.
43. Gammill S, Rabinowitz JG, Peace R, et al. New thoughts concerning xanthogranulomatous pyelonephritis (X-P). Am J Roentgenol Radium Ther Nucl Med. 1975;125(1):154-163.
44. Tiu CM, Chou YH, Chiou HJ, et al. Sonographic features of xanthogranulomatous pyelonephritis. J Clin Ultrasound. 2001;29(5):279-285.
45. Cousins C, Somers J, Broderick N, et al. Xanthogranulomatous pyelonephritis in childhood: ultrasound and CT diagnosis. Pediatr Radiol. 1994;24(3):210-212.
46. Davidson AJ. Chronic parenchymal disease. In: Pollack HM, editor. Clinical urography: an atlas and textbook of urological imaging. Philadelphia: Saunders; 1990. p. 2277-2288.
47. Hoffman JC, Schnur MJ, Koenigsberg M. Demonstration of renal papillary necrosis by sonography. Radiology. 1982;145(3):785-787.
48. Elkin M. Urogenital tuberculosis. In: Pollack HM, editor. Clinical urography: an atlas and textbook of urological imaging. Philadelphia: Saunders; 1990. p. 1020-1052.
49. Das KM, Indudhara R, Vaidyanathan S. Sonographic features of genitourinary tuberculosis. AJR Am J Roentgenol. 1992;158(2):327-329.
50. Pollack HM, Banner MP, Martinez LO, Hodson CJ. Diagnostic considerations in urinary bladder wall calcification. AJR Am J Roentgenol. 1981;136(4):791-797.
51. Wasnik AP. Tuberculosis, urinary tract. In: Kamaya A, Wong-You-Cheong J, editors. Diagnostic ultrasound: abdomen and pelvis. Philadelphia: Elsevier; 2016. p. 490-493.
52. Premkumar A, Lattimer J, Newhouse JH. CT and sonography of advanced urinary tract tuberculosis. AJR Am J Roentgenol. 1987;148(1):65-69.

53. Das KM, Vaidyanathan S, Rajwanshi A, Indudhara R. Renal tuberculosis: diagnosis with sonographically guided aspiration cytology. AJR Am J Roentgenol. 1992;158(3):571-573.
54. Spring D. Fungal diseases of the urinary tract. In: Pollack HM, editor. Clinical urography: an atlas and textbook of urological imaging. Philadelphia: Saunders; 1990. p. 987-998.
55. Shirkhoda A. CT findings in hepatosplenic and renal candidiasis. J Comput Assist Tomogr. 1987;11(5):795-798.
56. Vazquez-Tsuji O, Campos-Rivera T, Ahumada-Mendoza H, et al. Renal ultrasonography and detection of pseudomycelium in urine as means of diagnosis of renal fungus balls in neonates. Mycopathologia. 2005;159(3):331-337.
57. Mindell HJ, Pollack HM. Fungal disease of the ureter. Radiology. 1983;146(1):46.
58. Boldus RA, Brown RC, Culp DA. Fungus balls in the renal pelvis. Radiology. 1972;102(3):555-557.
59. Stuck KJ, Silver TM, Jaffe MH, Bowerman RA. Sonographic demonstration of renal fungus balls. Radiology. 1982;142(2):473-474.
60. Palmer P, Reeder MM. Parasitic disease of the urinary tract. In: Pollack HM, editor. Clinical urography: an atlas and textbook of urological imaging. Philadelphia: Saunders; 1990. p. 999-1019.
61. Wasnik AP. Schistosomiasis, urinary tract. In: Kamaya A, Wong-You-Cheong J, editors. Diagnostic ultrasound: abdomen and pelvis. Philadelphia: Elsevier; 2016. p. 548-549.
62. Diamond HM, Lyon ES, Hui NT, De Pauw AP. Echinococcal disease of the kidney. J Urol. 1976;115(6):742-744.
63. King D. Ultrasonography of echinococcal cysts. J Clin Ultrasound. 1976;64-67.
64. Turgut AT, Odev K, Kabaalioglu A, et al. Multitechnique evaluation of renal hydatid disease. AJR Am J Roentgenol. 2009;192(2):462-467.
65. Pastor-Pons E, Martinez-Leon MI, Alvarez-Bustos G, et al. Isolated renal mucormycosis in two patients with AIDS. AJR Am J Roentgenol. 1996;166(6):1282-1284.
66. Spouge AR, Wilson SR, Gopinath N, et al. Extrapulmonary Pneumocystis carinii in a patient with AIDS: sonographic findings. AJR Am J Roentgenol. 1990;155(1):76-78.
67. Towers MJ, Withers CE, Hamilton PA, et al. Visceral calcification in patients with AIDS may not always be due to Pneumocystis carinii. AJR Am J Roentgenol. 1991;156(4):745-747.
68. Falkoff GE, Rigsby CM, Rosenfield AT. Partial, combined cortical and medullary nephrocalcinosis: US and CT patterns in AIDS-associated MAI infection. Radiology. 1987;162(2):343-344.
69. Schwartz EJ, Szczech LA, Ross MJ, et al. Highly active antiretroviral therapy and the epidemic of HIV+ end-stage renal disease. J Am Soc Nephrol. 2005;16(8):2412-2420.
70. Kumar N, Perazella MA. Differentiating HIV-associated nephropathy from antiretroviral drug-induced nephropathy: a clinical challenge. Curr HIV/AIDS Rep. 2014;11(3):202-211.
71. de Silva TI, Post FA, Griffin MD, Dockrell DH. HIV-1 infection and the kidney: an evolving challenge in HIV medicine. Mayo Clin Proc. 2007;82(9):1103-1116.
72. Hamper UM, Goldblum LE, Hutchins GM, et al. Renal involvement in AIDS: sonographic-pathologic correlation. AJR Am J Roentgenol. 1988;150(6):1321-1325.
73. Schaffer RM, Schwartz GE, Becker JA, et al. Renal ultrasound in acquired immune deficiency syndrome. Radiology. 1984;153(2):511-513.
74. Di Fiori JL, Rodrigue D, Kaptein EM, Ralls PW. Diagnostic sonography of HIV-associated nephropathy: new observations and clinical correlation. AJR Am J Roentgenol. 1998;171(3):713-716.
75. Clayman RV, Weyman PJ, Bahnson RR. Inflammation of the bladder. In: Pollack HM, editor. Clinical urography: an atlas and textbook of urological imaging. Philadelphia: Saunders; 1990. p. 902-924.
76. Stark GL, Feddersen R, Lowe BA, et al. Inflammatory pseudotumor (pseudosarcoma) of the bladder. J Urol. 1989;141(3):610-612.
77. Kenney P, Breatnach ES, Stanley RJ. Chronic inflammation. In: Pollack HM, editor. Clinical urography: an atlas and textbook of urological imaging. Philadelphia: Saunders; 1990. p. 822-843.
78. Lewin KJ, Fair WR, Steigbigel RT, et al. Clinical and laboratory studies into the pathogenesis of malacoplakia. J Clin Pathol. 1976;29(4):354-363.
79. Kauzlaric D, Barmeir E. Sonography of emphysematous cystitis. J Ultrasound Med. 1985;4(6):319-320.
80. Wiener DP, Koss LG, Sablay B, Freed SZ. The prevalence and significance of Brunn's nests, cystitis cystica and squamous metaplasia in normal bladders. J Urol. 1979;122(3):317-321.
81. Lang EK, Fritzsche P. Fistulas of the genitourinary tract. In: Pollack HM, editor. Clinical urography: an atlas and textbook of urological imaging. Philadelphia: Saunders; 1990. p. 2579-2593.
82. Wilson S. The gastrointestinal tract. In: Rumack CM, Wilson SR, Charboneau JW, editors. Diagnostic ultrasound. St Louis: Mosby–Year Book; 1991. p. 181-207.
83. Damani N, Wilson SR. Nongynecologic applications of transvaginal US. Radiographics. 1999;19:S179-S200.
84. Volkmer BG, Kuefer R, Nesslauer T, et al. Colour Doppler ultrasound in vesicovaginal fistulas. Ultrasound Med Biol. 2000;26(5):771-775.
85. Sierakowski R, Finlayson B, Landes RR, et al. The frequency of urolithiasis in hospital discharge diagnoses in the United States. Invest Urol. 1978;15(6):438-441.
86. Spirnak JP, Resnick M, Banner MP. Calculus disease of the urinary tract: general considerations. In: Pollack HM, editor. Clinical urography: an atlas and textbook of urological imaging. Philadelphia: Saunders; 1990. p. 1752-1758.
87. Furlan A, Federle MP, Yealy DM, et al. Nonobstructing renal stones on unenhanced CT: a real cause for renal colic? AJR Am J Roentgenol. 2008;190(2):W125-W127.
88. Ripolles T, Errando J, Agramunt M, Martinez MJ. Ureteral colic: US versus CT. Abdom Imaging. 2004;29(2):263-266.
89. Katz DS, Lane MJ, Sommer FG. Unenhanced helical CT of ureteral stones: incidence of associated urinary tract findings. AJR Am J Roentgenol. 1996;166(6):1319-1322.
90. Smith RC, Rosenfield AT, Choe KA, et al. Acute flank pain: comparison of non-contrast-enhanced CT and intravenous urography. Radiology. 1995;194(3):789-794.
91. Smith RC, Verga M, McCarthy S, Rosenfield AT. Diagnosis of acute flank pain: value of unenhanced helical CT. AJR Am J Roentgenol. 1996;166(1):97-101.
92. Catalano O, Nunziata A, Altei F, Siani A. Suspected ureteral colic: primary helical CT versus selective helical CT after unenhanced radiography and sonography. AJR Am J Roentgenol. 2002;178(2):379-387.
93. Patlas M, Farkas A, Fisher D, et al. Ultrasound vs CT for the detection of ureteric stones in patients with renal colic. Br J Radiol. 2001;74(886):901-904.
94. Ripolles T, Agramunt M, Errando J, et al. Suspected ureteral colic: plain film and sonography vs unenhanced helical CT. A prospective study in 66 patients. Eur Radiol. 2004;14(1):129-136.
95. Turk C, Petrik A, Sarica K, et al. EAU Guidelines on diagnosis and conservative management of urolithiasis. Eur Urol. 2016;69(3):468-474.
96. Niemann T, Kollmann T, Bongartz G. Diagnostic performance of low-dose CT for the detection of urolithiasis: a meta-analysis. AJR Am J Roentgenol. 2008;191(2):396-401.
97. Rubens DJ, Bhatt S, Nedelka S, Cullinan J. Doppler artifacts and pitfalls. Radiol Clin North Am. 2006;44(6):805-835.
98. Lee JY, Kim SH, Cho JY, Han D. Color and power Doppler twinkling artifacts from urinary stones: clinical observations and phantom studies. AJR Am J Roentgenol. 2001;176(6):1441-1445.
99. Chelfouh N, Grenier N, Higueret D, et al. Characterization of urinary calculi: in vitro study of "twinkling artifact" revealed by color-flow sonography. AJR Am J Roentgenol. 1998;171(4):1055-1060.
100. Dillman JR, Kappil M, Weadock WJ, et al. Sonographic twinkling artifact for renal calculus detection: correlation with CT. Radiology. 2011;259(3):911-916.
101. Cronan JJ, Tublin ME. Role of the resistive index in the evaluation of acute renal obstruction. AJR Am J Roentgenol. 1995;164(2):377-378.
102. Laing FC, Benson CB, DiSalvo DN, et al. Distal ureteral calculi: detection with vaginal US. Radiology. 1994;192(2):545-548.
103. Hertzberg BS, Kliewer MA, Paulson EK, Carrol BA. Distal ureteral calculi: detection with transperineal sonography. AJR Am J Roentgenol. 1994;163(5):1151-1153.

104. Burge HJ, Middleton WD, McClennan BL, Hildebolt CF. Ureteral jets in healthy subjects and in patients with unilateral ureteral calculi: comparison with color Doppler US. Radiology. 1991;180(2):437-442.
105. Price CI, Adler RS, Rubin JM. Ultrasound detection of differences in density. Explanation of the ureteric jet phenomenon and implications for new ultrasound applications. Invest Radiol. 1989;24(11):876-883.
106. Baker SM, Middleton WD. Color Doppler sonography of ureteral jets in normal volunteers: importance of the relative specific gravity of urine in the ureter and bladder. AJR Am J Roentgenol. 1992;159(4):773-775.
107. de Bessa J Jr, Denes FT, Chammas MC, et al. Diagnostic accuracy of color Doppler sonographic study of the ureteric jets in evaluation of hydronephrosis. J Pediatr Urol. 2008;4(2):113-117.
108. Platt JF, Rubin JM, Ellis JH. Acute renal obstruction: evaluation with intrarenal duplex Doppler and conventional US. Radiology. 1993;186(3):685-688.
109. Tublin ME, Dodd 3rd GD, Verdile VP. Acute renal colic: diagnosis with duplex Doppler US. Radiology. 1994;193(3):697-701.
110. Geavlete P, Georgescu D, Cauni V, Nita G. Value of duplex Doppler ultrasonography in renal colic. Eur Urol. 2002;41(1):71-78.
111. Tublin ME, Bude RO, Platt JF, Review. The resistive index in renal Doppler sonography: where do we stand? AJR Am J Roentgenol. 2003;180(4):885-892.
112. Tublin ME, Tessler FN, Murphy ME. Correlation between renal vascular resistance, pulse pressure, and the resistive index in isolated perfused rabbit kidneys. Radiology. 1999;213(1):258-264.
113. Murphy ME, Tublin ME. Understanding the Doppler RI: impact of renal arterial distensibility on the RI in a hydronephrotic ex vivo rabbit kidney model. J Ultrasound Med. 2000;19(5):303-314.
114. Bude RO, Rubin JM. Relationship between the resistive index and vascular compliance and resistance. Radiology. 1999;211(2):411-417.
115. Banner M. Nephrocalcinosis. In: Pollack HM, editor. Clinical urography: an atlas and textbook of urological imaging. Philadelphia: Saunders; 1990. p. 1768-1775.
116. al-Murrani B, Cosgrove DO, Svensson WE, Blaszczyk M. Echogenic rings—an ultrasound sign of early nephrocalcinosis. Clin Radiol. 1991;44(1):49-51.
117. Patriquin HB, O'Regan S. Medullary sponge kidney in childhood. AJR Am J Roentgenol. 1985;145(2):315-319.
118. Khoory BJ, Andreis IA, Vino L, Fanos V. Transient hyperechogenicity of the renal medullary pyramids: incidence in the healthy term newborn. Am J Perinatol. 1999;16(9):463-468.
119. Patriquin H, Robitaille P. Renal calcium deposition in children: sonographic demonstration of the Anderson-Carr progression. AJR Am J Roentgenol. 1986;146(6):1253-1256.
120. Bennington JL, Beckwith JB. Tumors of the kidney, renal pelvis, and ureter. Washington, DC: US Armed Forces Institute of Pathology; 1975.
121. Bennington JL, Laubscher FA. Epidemiologic studies on carcinoma of the kidney. I. Association of renal adenocarcinoma with smoking. Cancer. 1968;21(6):1069-1071.
122. Cohen AJ, Li FP, Berg S, et al. Hereditary renal-cell carcinoma associated with a chromosomal translocation. N Engl J Med. 1979;301(11):592-595.
123. Choyke PL, Glenn GM, Walther MM, et al. Hereditary renal cancers. Radiology. 2003;226(1):33-46.
124. Choyke PL, Glenn GM, Walther MM, et al. von Hippel-Lindau disease: genetic, clinical, and imaging features. Radiology. 1995;194(3):629-642.
125. Choyke PL, Glenn GM, Walther MM, et al. The natural history of renal lesions in von Hippel-Lindau disease: a serial CT study in 28 patients. AJR Am J Roentgenol. 1992;159(6):1229-1234.
126. Linehan WM, Vasselli J, Srinivasan R, et al. Genetic basis of cancer of the kidney: disease-specific approaches to therapy. Clin Cancer Res. 2004;10(18 Pt 2):6282s-6289s.
127. Takase K, Takahashi S, Tazawa S, et al. Renal cell carcinoma associated with chronic renal failure: evaluation with sonographic angiography. Radiology. 1994;192(3):787-792.
128. Levine E, Grantham JJ, Slusher SL, et al. CT of acquired cystic kidney disease and renal tumors in long-term dialysis patients. AJR Am J Roentgenol. 1984;142(1):125-131.
129. Kim JK, Kim TK, Ahn HJ, et al. Differentiation of subtypes of renal cell carcinoma on helical CT scans. AJR Am J Roentgenol. 2002;178(6):1499-1506.
130. Skinner DG, Colvin RB, Vermillion CD, et al. Diagnosis and management of renal cell carcinoma. A clinical and pathologic study of 309 cases. Cancer. 1971;28(5):1165-1177.
131. Curry NS. Small renal masses (lesions smaller than 3 cm): imaging evaluation and management. AJR Am J Roentgenol. 1995;164(2):355-362.
132. Jamis-Dow CA, Choyke PL, Jennings SB, et al. Small (< or = 3-cm) renal masses: detection with CT versus US and pathologic correlation. Radiology. 1996;198(3):785-788.
133. Szolar DH, Kammerhuber F, Altziebler S, et al. Multiphasic helical CT of the kidney: increased conspicuity for detection and characterization of small (< 3-cm) renal masses. Radiology. 1997;202(1):211-217.
134. Urban BA. The small renal mass: what is the role of multiphasic helical scanning? Radiology. 1997;202(1):22-23.
135. Birnbaum BA, Jacobs JE, Ramchandani P. Multiphasic renal CT: comparison of renal mass enhancement during the corticomedullary and nephrographic phases. Radiology. 1996;200(3):753-758.
136. Zeman RK, Zeiberg A, Hayes WS, et al. Helical CT of renal masses: the value of delayed scans. AJR Am J Roentgenol. 1996;167(3):771-776.
137. Silverman SG, Mortele KJ, Tuncali K, et al. Hyperattenuating renal masses: etiologies, pathogenesis, and imaging evaluation. Radiographics. 2007;27(4):1131-1143.
138. Shellock FG, Spinazzi A. MRI safety update 2008: part 1, MRI contrast agents and nephrogenic systemic fibrosis. AJR Am J Roentgenol. 2008;191(4):1129-1139.
139. Quaia E, Bertolotto M, Cioffi V, et al. Comparison of contrast-enhanced sonography with unenhanced sonography and contrast-enhanced CT in the diagnosis of malignancy in complex cystic renal masses. AJR Am J Roentgenol. 2008;191(4):1239-1249.
140. Ignee A, Straub B, Brix D, et al. The value of contrast enhanced ultrasound (CEUS) in the characterisation of patients with renal masses. Clin Hemorheol Microcirc. 2010;46(4):275-290.
141. Lane BR, Babineau D, Kattan MW, et al. A preoperative prognostic nomogram for solid enhancing renal tumors 7 cm or less amenable to partial nephrectomy. J Urol. 2007;178(2):429-434.
142. Pahernik S, Ziegler S, Roos F, et al. Small renal tumors: correlation of clinical and pathological features with tumor size. J Urol. 2007;178(2):414-417.
143. Bosniak MA, Birnbaum BA, Krinsky GA, Waisman J. Small renal parenchymal neoplasms: further observations on growth. Radiology. 1995;197(3):589-597.
144. Deane LA, Clayman RV. Review of minimally invasive renal therapies: Needle-based and extracorporeal. Urology. 2006;68(1 Suppl.):26-37.
145. Gervais DA, McGovern FJ, Arellano RS, et al. Renal cell carcinoma: clinical experience and technical success with radio-frequency ablation of 42 tumors. Radiology. 2003;226(2):417-424.
146. Rosenberg MD, Kim CY, Tsivian M, et al. Percutaneous cryoablation of renal lesions with radiographic ice ball involvement of the renal sinus: analysis of hemorrhagic and collecting system complications. AJR Am J Roentgenol. 2011;196(4):935-939.
147. El Dib R, Touma NJ, Kapoor A. Cryoablation vs radiofrequency ablation for the treatment of renal cell carcinoma: a meta-analysis of case series studies. BJU Int. 2012;110(4):510-516.
148. Charboneau JW, Hattery RR, Ernst 3rd EC, et al. Spectrum of sonographic findings in 125 renal masses other than benign simple cyst. AJR Am J Roentgenol. 1983;140(1):87-94.
149. Forman HP, Middleton WD, Melson GL, McClennan BL. Hyperechoic renal cell carcinomas: increase in detection at US. Radiology. 1993;188(2):431-434.
150. Yamashita Y, Takahashi M, Watanabe O, et al. Small renal cell carcinoma: pathologic and radiologic correlation. Radiology. 1992;184(2):493-498.
151. Yamashita Y, Ueno S, Makita O, et al. Hyperechoic renal tumors: anechoic rim and intratumoral cysts in US differentiation of renal cell carcinoma from angiomyolipoma. Radiology. 1993;188(1):179-182.
152. Siegel CL, Middleton WD, Teefey SA, McClennan BL. Angiomyolipoma and renal cell carcinoma: US differentiation. Radiology. 1996;198(3):789-793.
153. Farrelly C, Delaney H, McDermott R, Malone D. Do all non-calcified echogenic renal lesions found on ultrasound need further evaluation with CT? Abdom Imaging. 2008;33(1):44-47.
154. Sniderman KW, Krieger JN, Seligson GR, Sos TA. The radiologic and clinical aspects of calcified hypernephroma. Radiology. 1979;131(1):31-35.

155. Phillips TL, Chin FG, Palubinskas AJ. Calcification in renal masses: an eleven-year survey. Radiology. 1963;80:786-794.
156. Kikkawa K, Lasser EC. "Ring-like" or "rim-like" calcification in renal cell carcinoma. Am J Roentgenol Radium Ther Nucl Med. 1969;107(4):737-742.
157. Daniel WW Jr, Hartman GW, Witten DM, et al. Calcified renal masses. A review of ten years experience at the Mayo Clinic. Radiology. 1972;103(3):503-508.
158. Onitsuka H, Murakami J, Naito S, et al. Diffusely calcified renal cell carcinoma: CT features. J Comput Assist Tomogr. 1992;16(4):654-656.
159. Weyman PJ, McClennan BL, Lee JK, Stanley RJ. CT of calcified renal masses. AJR Am J Roentgenol. 1982;138(6):1095-1099.
160. Press GA, McClennan BL, Melson GL, et al. Papillary renal cell carcinoma: CT and sonographic evaluation. AJR Am J Roentgenol. 1984;143(5):1005-1009.
161. Mancilla-Jimenez R, Stanley RJ, Blath RA. Papillary renal cell carcinoma: a clinical, radiologic, and pathologic study of 34 cases. Cancer. 1976;38(6):2469-2480.
162. Yamashita Y, Watanabe O, Miyazaki T, et al. Cystic renal cell carcinoma. Imaging findings with pathologic correlation. Acta Radiol. 1994;35(1):19-24.
163. Hartman DS, Davis CJ Jr, Johns T, Goldman SM. Cystic renal cell carcinoma. Urology. 1986;28(2):145-153.
164. Zagoria RJ. Imaging of small renal masses: a medical success story. AJR Am J Roentgenol. 2000;175(4):945-955.
165. Ramos IM, Taylor KJ, Kier R, et al. Tumor vascular signals in renal masses: detection with Doppler US. Radiology. 1988;168(3):633-637.
166. Taylor KJ, Ramos I, Carter D, et al. Correlation of Doppler US tumor signals with neovascular morphologic features. Radiology. 1988;166(1 Pt 1):57-62.
167. Taylor KJ, Ramos I, Morse SS, et al. Focal liver masses: differential diagnosis with pulsed Doppler US. Radiology. 1987;164(3):643-647.
168. Kier R, Taylor KJ, Feyock AL, Ramos IM. Renal masses: characterization with Doppler US. Radiology. 1990;176(3):703-707.
169. Kuijpers TJ, Obdeijn AI, Kruyt RH, Oudkerk M. Solid breast neoplasms: differential diagnosis with pulsed Doppler ultrasound. Ultrasound Med Biol. 1994;20(6):517-520.
170. Ascenti G, Mazziotti S, Zimbaro G, et al. Complex cystic renal masses: characterization with contrast-enhanced US. Radiology. 2007;243(1):158-165.
171. Quaia E, Bertolotto M, Cioffi V, et al. Comparison of contrast-enhanced sonography with unenhanced sonography and contrast-enhanced CT in the diagnosis of malignancy in complex cystic renal masses. AJR Am J Roentgenol. 2008;191(4):1239-1249.
172. Silverman SG, Gan YU, Mortele KJ, et al. Renal masses in the adult patient: the role of percutaneous biopsy. Radiology. 2006;240(1):6-22.
173. Caoili EM, Bude RO, Higgins EJ, et al. Evaluation of sonographically guided percutaneous core biopsy of renal masses. AJR Am J Roentgenol. 2002;179(2):373-378.
174. Johnson PT, Nazarian LN, Feld RI, et al. Sonographically guided renal mass biopsy: indications and efficacy. J Ultrasound Med. 2001;20(7):749-753.
175. Shannon BA, Cohen RJ, de Bruto H, Davies RJ. The value of preoperative needle core biopsy for diagnosing benign lesions among small, incidentally detected renal masses. J Urol. 2008;180(4):1257-1261.
176. Beland MD, Mayo-Smith WW, Dupuy DE, et al. Diagnostic yield of 58 consecutive imaging-guided biopsies of solid renal masses: should we biopsy all that are indeterminate? AJR Am J Roentgenol. 2007;188(3):792-797.
177. Maurice MJ, Zhu H, Kiechle JE, et al. Increasing biopsy utilization for renal cell carcinoma is closely associated with treatment. Urology. 2015;86(5):906-913.
178. McNichols DW, Segura JW, DeWeerd JH. Renal cell carcinoma: long-term survival and late recurrence. J Urol. 1981;126(1):17-23.
179. Zagoria RJ, Bechtold RE, Dyer RB. Staging of renal adenocarcinoma: role of various imaging procedures. AJR Am J Roentgenol. 1995;164(2):363-370.
180. Chowdhury S, Larkin JM, Gore ME. Recent advances in the treatment of renal cell carcinoma and the role of targeted therapies. Eur J Cancer. 2008;44(15):2152-2161.
181. Habboub HK, Abu-Yousef MM, Williams RD, et al. Accuracy of color Doppler sonography in assessing venous thrombus extension in renal cell carcinoma. AJR Am J Roentgenol. 1997;168(1):267-271.
182. Buckley JA, Urban BA, Soyer P, et al. Transitional cell carcinoma of the renal pelvis: a retrospective look at CT staging with pathologic correlation. Radiology. 1996;201(1):194-198.
183. Leder RA, Dunnick NR. Transitional cell carcinoma of the pelvicalices and ureter. AJR Am J Roentgenol. 1990;155(4):713-722.
184. Yousem DM, Gatewood OM, Goldman SM, Marshall FF. Synchronous and metachronous transitional cell carcinoma of the urinary tract: prevalence, incidence, and radiographic detection. Radiology. 1988;167(3):613-618.
185. Silverman SG, Leyendecker JR, Amis ES Jr. What is the current role of CT urography and MR urography in the evaluation of the urinary tract? Radiology. 2009;250(2):309-323.
186. Dinsmore BJ, Pollack HM, Banner MP. Calcified transitional cell carcinoma of the renal pelvis. Radiology. 1988;167(2):401-404.
187. Hartman DS, Pyatt RS, Dailey E. Transitional cell carcinoma of the kidney with invasion into the renal vein. Urol Radiol. 1983;5(2):83-87.
188. Winalski CS, Lipman JC, Tumeh SS. Ureteral neoplasms. Radiographics. 1990;10(2):271-283.
189. Caoili EM, Cohan RH, Korobkin M, et al. Urinary tract abnormalities: initial experience with multi-detector row CT urography. Radiology. 2002;222(2):353-360.
190. Caoili EM, Cohan RH, Inampudi P, et al. MDCT urography of upper tract urothelial neoplasms. AJR Am J Roentgenol. 2005;184(6):1873-1881.
191. Dershaw DD, Scher HI. Sonography in evaluation of carcinoma of bladder. Urology. 1987;29(4):454-457.
192. Dondalski M, White EM, Ghahremani GG, Patel SK. Carcinoma arising in urinary bladder diverticula: imaging findings in six patients. AJR Am J Roentgenol. 1993;161(4):817-820.
193. Barentsz JO, Ruijs SH, Strijk SP. The role of MR imaging in carcinoma of the urinary bladder. AJR Am J Roentgenol. 1993;160(5):937-947.
194. Narumi Y, Sato T, Hori S, et al. Squamous cell carcinoma of the uroepithelium: CT evaluation. Radiology. 1989;173(3):853-856.
195. Blacher EJ, Johnson DE, Abdul-Karim FW, Ayala AG. Squamous cell carcinoma of renal pelvis. Urology. 1985;25(2):124-126.
196. Mirone V, Prezioso D, Palombini S, Lotti T. Mucinous adenocarcinoma of the renal pelvis. Eur Urol. 1984;10(4):284-285.
197. Merino MJ, Livolsi VA. Oncocytomas of the kidney. Cancer. 1982;50(9):1852-1856.
198. Honda H, Bonsib S, Barloon TJ, Masuda K. Unusual renal oncocytomas: pathologic and CT correlations. Urol Radiol. 1992;14(3):148-154.
199. Hartman GW, Hattery RR. Benign neoplasms of the renal parenchyma. In: Pollack HM, editor. Clinical urography: an atlas and textbook of urological imaging. Philadelphia: Saunders; 1990. p. 1193-1215.
200. Prasad SR, Surabhi VR, Menias CO, et al. Benign renal neoplasms in adults: cross-sectional imaging findings. AJR Am J Roentgenol. 2008;190(1):158-164.
201. Kuroda N, Toi M, Hiroi M, Enzan H. Review of chromophobe renal cell carcinoma with focus on clinical and pathobiological aspects. Histol Histopathol. 2003;18(1):165-171.
202. Davidson AJ, Hayes WS, Hartman DS, et al. Renal oncocytoma and carcinoma: failure of differentiation with CT. Radiology. 1993;186(3):693-696.
203. Goiney RC, Goldenberg L, Cooperberg PL, et al. Renal oncocytoma: sonographic analysis of 14 cases. AJR Am J Roentgenol. 1984;143(5):1001-1004.
204. Tikkakoski T, Paivansalo M, Alanen A, et al. Radiologic findings in renal oncocytoma. Acta Radiol. 1991;32(5):363-367.
205. Gentry LR, Gould HR, Alter AJ, et al. Hemorrhagic angiomyolipoma: demonstration by computed tomography. J Comput Assist Tomogr. 1981;5(6):861-865.
206. Oesterling JE, Fishman EK, Goldman SM, Marshall FF. The management of renal angiomyolipoma. J Urol. 1986;135(6):1121-1124.
207. Arenson AM, Graham RT, Shaw P, et al. Angiomyolipoma of the kidney extending into the inferior vena cava: sonographic and CT findings. AJR Am J Roentgenol. 1988;151(6):1159-1161.
208. Israel GM, Bosniak MA, Slywotzky CM, Rosen RJ. CT differentiation of large exophytic renal angiomyolipomas and perirenal liposarcomas. AJR Am J Roentgenol. 2002;179(3):769-773.
209. Yamakado K, Tanaka N, Nakagawa T, et al. Renal angiomyolipoma: relationships between tumor size, aneurysm formation, and rupture. Radiology. 2002;225(1):78-82.

210. Lapeyre M, Correas JM, Ortonne N, et al. Color-flow Doppler sonography of pseudoaneurysms in patients with bleeding renal angiomyolipoma. AJR Am J Roentgenol. 2002;179(1):145-147.
211. Earthman WJ, Mazer MJ, Winfield AC. Angiomyolipomas in tuberous sclerosis: subselective embolotherapy with alcohol, with long-term follow-up study. Radiology. 1986;160(2):437-441.
212. Richmond J, Sherman RS, Diamond HD, Craver LF. Renal lesions associated with malignant lymphomas. Am J Med. 1962;32:184-207.
213. Horii SC, Bosniak MA, Megibow AJ, et al. Correlation of CT and ultrasound in the evaluation of renal lymphoma. Urol Radiol. 1983;5(2):69-76.
214. Heiken JP, Gold RP, Schnur MJ, et al. Computed tomography of renal lymphoma with ultrasound correlation. J Comput Assist Tomogr. 1983;7(2):245-250.
215. Gregory A, Behan M. Lymphoma of the kidneys: unusual ultrasound appearance due to infiltration of the renal sinus. J Clin Ultrasound. 1981;9(6):343-345.
216. Jafri SZ, Bree RL, Amendola MA, et al. CT of renal and perirenal non--Hodgkin lymphoma. AJR Am J Roentgenol. 1982;138(6):1101-1105.
217. Deuskar V, Martin LF, Leung W. Renal lymphoma: an unusual example. Can Assoc Radiol J. 1987;38(2):133-135.
218. Binkovitz LA, Hattery RR, LeRoy AJ. Primary lymphoma of the bladder. Urol Radiol. 1988;9(4):231-233.
219. Kirshbaum JD. Leukemia: a clinical and pathological study of 123 fatal cases in 14,400 necropsies. Arch Intern Med. 1943;71:777.
220. Sternby NH. Studies in enlargement of leukaemic kidneys. Acta Haematol. 1955;14(6):354-362.
221. Kumari-Subaiya S, Lee WJ, Festa R, et al. Sonographic findings in leukemic renal disease. J Clin Ultrasound. 1984;12(8):465-472.
222. Araki T. Leukemic involvement of the kidney in children: CT features. J Comput Assist Tomogr. 1982;6(4):781-784.
223. Pascal RR. Renal manifestations of extrarenal neoplasms. Hum Pathol. 1980;11(1):7-17.
224. Choyke PL, White EM, Zeman RK, et al. Renal metastases: clinicopathologic and radiologic correlation. Radiology. 1987;162(2):359-363.
225. Ambos MA, Bosniak MA, Megibow AJ, Raghavendra B. Ureteral involvement by metastatic disease. Urol Radiol. 1979;1(2):105-112.
226. Mengiardi B, Wiesner W, Stoffel F, et al. Case 44: adenocarcinoma of the urachus. Radiology. 2002;222(3):744-747.
227. Rao BK, Scanlan KA, Hinke ML. Abdominal case of the day. AJR Am J Roentgenol. 1986;146(5):1074-1079.
228. Brick SH, Friedman AC, Pollack HM, et al. Urachal carcinoma: CT findings. Radiology. 1988;169(2):377-381.
229. Dunnick NR, Hartman DS, Ford KK, et al. The radiology of juxtaglomerular tumors. Radiology. 1983;147(2):321-326.
230. McKeown DK, Nguyen GK, Rudrick B, Johnson MA. Carcinoid of the kidney: radiologic findings. AJR Am J Roentgenol. 1988;150(1):143-144.
231. Chen M, Lipson SA, Hricak H. MR imaging evaluation of benign mesenchymal tumors of the urinary bladder. AJR Am J Roentgenol. 1997;168(2):399-403.
232. Kogan MG, Koenigsberg M, Laor E, Bennett B. US case of the day. Cavernous hemangioma of the bladder. Radiographics. 1996;16(2):443-447.
233. Baert L, Steg A. Is the diverticulum of the distal and collecting tubules a preliminary stage of the simple cyst in the adult? J Urol. 1977;118(5):707-710.
234. Laucks SJ, McLauchlan MSF. Aging and simple renal cysts of the kidney. Br J Radiol. 1982;54:12-15.
235. Jackman RJ, Stevens GM. Benign hemorrhagic renal cyst. Nephrotomography, renal arteriography, and cyst puncture. Radiology. 1974;110(1):7-13.
236. Bosniak MA. The current radiological approach to renal cysts. Radiology. 1986;158(1):1-10.
237. Israel GM, Bosniak MA. Calcification in cystic renal masses: is it important in diagnosis? Radiology. 2003;226(1):47-52.
238. Bosniak MA. The small (less than or equal to 3.0 cm) renal parenchymal tumor: detection, diagnosis, and controversies. Radiology. 1991;179(2):307-317.
239. Israel GM, Bosniak MA. Follow-up CT of moderately complex cystic lesions of the kidney (Bosniak category IIF). AJR Am J Roentgenol. 2003;181(3):627-633.
240. Park BK, Kim B, Kim SH, et al. Assessment of cystic renal masses based on Bosniak classification: comparison of CT and contrast-enhanced US. Eur J Radiol. 2007;61(2):310-314.
241. Meloni MF, Bertolotto M, Alberzoni C, et al. Follow-up after percutaneous radiofrequency ablation of renal cell carcinoma: contrast-enhanced sonography versus contrast-enhanced CT or MRI. AJR Am J Roentgenol. 2008;191(4):1233-1238.
242. Hidalgo H, Dunnick NR, Rosenberg ER, et al. Parapelvic cysts: appearance on CT and sonography. AJR Am J Roentgenol. 1982;138(4):667-671.
243. Chan JC, Kodroff MB. Hypertension and hematuria secondary to parapelvic cyst. Pediatrics. 1980;65(4):821-823.
244. Ginalski JM, Portmann L, Jaeger P. Does medullary sponge kidney cause nephrolithiasis? AJR Am J Roentgenol. 1990;155(2):299-302.
245. Goldman S, Hartman DS. Medullary sponge kidney. In: Pollack HM, editor. Clinical urography: an atlas and textbook of urological imaging. Philadelphia: Saunders; 1990. p. 1167-1177.
246. Resnick JS, Hartman DS. Medullary cystic disease of the kidney. In: Pollack HM, editor. Clinical urography: an atlas and textbook of urological imaging. Philadelphia: Saunders; 1990. p. 1178-1184.
247. Bisceglia M, Galliani CA, Senger C, et al. Renal cystic diseases: a review. Adv Anat Pathol. 2006;13(1):26-56.
248. Choyke PL. Inherited cystic diseases of the kidney. Radiol Clin North Am. 1996;34(5):925-946.
249. Grampsas SA, Chandhoke PS, Fan J, et al. Anatomic and metabolic risk factors for nephrolithiasis in patients with autosomal dominant polycystic kidney disease. Am J Kidney Dis. 2000;36(1):53-57.
250. Ravine D, Gibson RN, Walker RG, et al. Evaluation of ultrasonographic diagnostic criteria for autosomal dominant polycystic kidney disease 1. Lancet. 1994;343(8901):824-827.
251. Bear JC, McManamon P, Morgan J, et al. Age at clinical onset and at ultrasonographic detection of adult polycystic kidney disease: data for genetic counselling. Am J Med Genet. 1984;18(1):45-53.
252. Pei Y, Obaji J, Dupuis A, et al. Unified criteria for ultrasonographic diagnosis of ADPKD. J Am Soc Nephrol. 2009;20(1):205-212.
253. Sanders RC, Hartman DS. The sonographic distinction between neonatal multicystic kidney and hydronephrosis. Radiology. 1984;151(3):621-625.
254. Markowitz GS, Radhakrishnan J, Kambham N, et al. Lithium nephrotoxicity: a progressive combined glomerular and tubulointerstitial nephropathy. J Am Soc Nephrol. 2000;11(8):1439-1448.
255. Di Salvo DN, Park J, Laing FC. Lithium nephropathy: unique sonographic findings. J Ultrasound Med. 2012;31(4):637-644.
256. Madewell JE, Goldman SM, Davis CJ Jr, et al. Multilocular cystic nephroma: a radiographic-pathologic correlation of 58 patients. Radiology. 1983;146(2):309-321.
257. Lee JK, McClennan BL, Kissane JM. Unilateral polycystic kidney disease. AJR Am J Roentgenol. 1978;130(6):1165-1167.
258. Slywotzky CM, Bosniak MA. Localized cystic disease of the kidney. AJR Am J Roentgenol. 2001;176(4):843-849.
259. Master U, Cruz C, Schmidt R, et al. Renal malignancy in peritoneal dialysis patients with acquired cystic kidney disease. Adv Perit Dial. 1992;8:145-149.
260. Taylor AJ, Cohen EP, Erickson SJ, et al. Renal imaging in long-term dialysis patients: a comparison of CT and sonography. AJR Am J Roentgenol. 1989;153(4):765-767.
261. Levine E. Acquired cystic kidney disease. Radiol Clin North Am. 1996;34(5):947-964.
262. Levine E, Collins DL, Horton WA, Schimke RN. CT screening of the abdomen in von Hippel-Lindau disease. AJR Am J Roentgenol. 1982;139(3):505-510.
263. Kuntz N. Population studies. In: Gomez MR, editor. Tuberous sclerosis. 2nd ed. New York: Raven Press; 1988. p. 214.
264. Kawashima A, Sandler CM, Corl FM, et al. Imaging of renal trauma: a comprehensive review. Radiographics. 2001;21(3):557-574.
265. Federle MP. Evaluation of renal trauma. In: Pollack HM, editor. Clinical urography: an atlas and textbook of urological imaging. Philadelphia: Saunders; 1990. p. 1472-1494.
266. Regine G, Atzori M, Miele V, et al. Second-generation sonographic contrast agents in the evaluation of renal trauma. Radiol Med. 2007;112(4):581-587.

267. McGahan JP, Horton S, Gerscovich EO, et al. Appearance of solid organ injury with contrast-enhanced sonography in blunt abdominal trauma: preliminary experience. AJR Am J Roentgenol. 2006;187(3):658-666.
268. Lang EK. Ureteral injuries. In: Pollack HM, editor. Clinical urography: an atlas and textbook of urological imaging. Philadelphia: Saunders; 1990. p. 1495-1504.
269. Keogan MT, Kliewer MA, Hertzberg BS, et al. Renal resistive indexes: variability in Doppler US measurement in a healthy population. Radiology. 1996;199(1):165-169.
270. Platt JF, Ellis JH, Rubin JM. Examination of native kidneys with duplex Doppler ultrasound. Semin Ultrasound CT MR. 1991;12(4):308-318.
271. Bude RO, DiPietro MA, Platt JF, et al. Age dependency of the renal resistive index in healthy children. Radiology. 1992;184(2):469-473.
272. Terry JD, Rysavy JA, Frick MP. Intrarenal Doppler: characteristics of aging kidneys. J Ultrasound Med. 1992;11(12):647-651.
273. Mostbeck GH, Gossinger HD, Mallek R, et al. Effect of heart rate on Doppler measurements of resistive index in renal arteries. Radiology. 1990;175(2):511-513.
274. Erwin BC, Carroll BA, Walter JF, Sommer FG. Renal infarction appearing as an echogenic mass. AJR Am J Roentgenol. 1982;138(4):759-761.
275. Takebayashi S, Aida N, Matsui K. Arteriovenous malformations of the kidneys: diagnosis and follow-up with color Doppler sonography in six patients. AJR Am J Roentgenol. 1991;157(5):991-995.
276. Hillman BJ. Imaging advances in the diagnosis of renovascular hypertension. AJR Am J Roentgenol. 1989;153(1):5-14.
277. Spyridopoulos TN, Kaziani K, Balanika AP, et al. Ultrasound as a first line screening tool for the detection of renal artery stenosis: a comprehensive review. Med Ultrason. 2010;12(3):228-232.
278. Mitty HA, Shapiro RS, Parsons RB, Silberzweig JE. Renovascular hypertension. Radiol Clin North Am. 1996;34(5):1017-1036.
279. Stavros AT, Parker SH, Yakes WF, et al. Segmental stenosis of the renal artery: pattern recognition of tardus and parvus abnormalities with duplex sonography. Radiology. 1992;184(2):487-492.
280. Rene PC, Oliva VL, Bui BT, et al. Renal artery stenosis: evaluation of Doppler US after inhibition of angiotensin-converting enzyme with captopril. Radiology. 1995;196(3):675-679.
281. Dowling RJ, House MK, King PM, et al. Contrast-enhanced Doppler ultrasound for renal artery stenosis. Australas Radiol. 1999;43(2):206-209.
282. Sharafuddin MJ, Raboi CA, Abu-Yousef M, et al. Renal artery stenosis: duplex US after angioplasty and stent placement. Radiology. 2001;220(1):168-173.
283. Investigators A, Wheatley K, Ives N, et al. Revascularization versus medical therapy for renal-artery stenosis. N Engl J Med. 2009;361(20):1953-1962.
284. Cooper CJ, Murphy TP, Cutlip DE, et al. Stenting and medical therapy for atherosclerotic renal-artery stenosis. N Engl J Med. 2014;370(1):13-22.
285. Fleshner NE, Johnston KW. Repair of an autotransplant renal artery aneurysm: case report and literature review. J Urol. 1992;148(2 Pt 1):389-391.
286. Rosenfield AT, Zeman RK, Cronan JJ, Taylor KJ. Ultrasound in experimental and clinical renal vein thrombosis. Radiology. 1980;137(3):735-741.
287. Braun B, Weilemann LS, Weigand W. Ultrasonic demonstration of renal vein thrombosis. Radiology. 1981;138(1):157-158.
288. Platt JF, Ellis JH, Rubin JM. Intrarenal arterial Doppler sonography in the detection of renal vein thrombosis of the native kidney. AJR Am J Roentgenol. 1994;162(6):1367-1370.
289. Haddad MC, Medawar WA, Hawary MM, et al. Perirenal fluid in renal parenchymal medical disease ("floating kidney"): clinical significance and sonographic grading. Clin Radiol. 2001;56(12):979-983.
290. Yassa NA, Peng M, Ralls PW. Perirenal lucency ("kidney sweat"): a new sign of renal failure. AJR Am J Roentgenol. 1999;173(4):1075-1077.
291. Sty JR, Starshak RJ, Hubbard AM. Acute renal cortical necrosis in hemolytic uremic syndrome. J Clin Ultrasound. 1983;11(3):175-178.
292. Rodriguez-de-Velasquez A, Yoder IC, Velasquez PA, Papanicolaou N. Imaging the effects of diabetes on the genitourinary system. Radiographics. 1995;15(5):1051-1068.
293. Urban BA, Fishman EK, Goldman SM, et al. CT evaluation of amyloidosis: spectrum of disease. Radiographics. 1993;13(6):1295-1308.
294. Gomes CM, Sanchez-Ortiz RF, Harris C, et al. Significance of hematuria in patients with interstitial cystitis: review of radiographic and endoscopic findings. Urology. 2001;57(2):262-265.
295. Amis ES Jr, Blaivas JG. Neurogenic bladder simplified. Radiol Clin North Am. 1991;29(3):571-580.
296. Papanicolaou N, Harbury OL, Pfister RC. Fat-filled postoperative renal cortical defects: sonographic and CT appearance. AJR Am J Roentgenol. 1988;151(3):503-505.
297. Millward SF, Lanctin HP, Lewandowski BJ, Lum PA. Fat-filled postoperative renal pseudotumour: variable appearance in ultrasonography images. Can Assoc Radiol J. 1992;43(2):116-119.
298. Ng C, Amis ES Jr. Radiology of continent urinary diversion. Radiol Clin North Am. 1991;29(3):557-570.

CAPÍTULO 10

Próstata e Ultrassonografia Transretal

Ants Toi

RESUMO DOS PONTOS-CHAVE

- O câncer de próstata é um problema de saúde significativo e seu manejo está mudando rapidamente.
- Atualmente, a ultrassonografia transretal (TRUS; do inglês, *transrectal ultrasound*) com biópsia é a principal modalidade para diagnosticar o câncer de próstata.
- Novas modalidades, incluindo ressonância magnética multiparamétrica e biomarcadores, estão sendo introduzidas para a avaliação do câncer de próstata.
- O conhecimento sobre o câncer de próstata evoluiu com a identificação de formas agressivas e indolentes, que são manejadas de forma diferente.
- A triagem do câncer de próstata tornou-se controversa, e o rastreamento populacional está sendo substituído por "rastreamento inteligente" focado.
- TRUS apresenta aplicações na avaliação de condições da próstata não malignas e avaliação de anormalidades não prostáticas que estejam no campo de visão do transdutor transretal.

SUMÁRIO DO CAPÍTULO

ANATOMIA
Anatomia Zonal
Estruturas Vasculares e Neurais
APARÊNCIA ULTRASSONOGRÁFICA
EQUIPAMENTO E TÉCNICAS
CONDIÇÕES BENIGNAS
Variantes Normais
Hiperplasia Prostática Benigna
Prostatite Crônica/Síndrome da Dor Pélvica Crônica
Cistos de Próstata
Vesículas Seminais e Ductos Deferentes
INFERTILIDADE E ULTRASSONOGRAFIA TRANSRETAL
HEMATOSPERMIA
CÂNCER DE PRÓSTATA
Epidemiologia
Antígeno Prostático Específico e Variantes
Biomarcadores Alternativos do Câncer de Próstata
Triagem
Estadiamento Clínico e Classificação Histopatológica
Terapia
Aparência Ultrassonográfica do Câncer de Próstata
Ultrassonografia em Escala de Cinza
Imagens de Fluxo Colorido e Power Doppler
Ultrassonografia com Contraste
Ultrassonografia Tridimensional e Fusão de Imagens da Ultrassonografia Transretal e Ressonância Magnética
Elastografia
BIÓPSIA GUIADA POR ULTRASSONOGRAFIA
Preparo para Biópsia
Profilaxia Antibiótica
Preparo Intestinal
Analgesia
Anticoagulação
Técnica
Efeitos Adversos e Complicações
Indicações e Amostras
Biópsia de Fusão de mpRM-TRUS
Biópsia Transperineal e Modelo da Biópsia
Biópsia após Prostatectomia Radical
Biópsia em Homens sem Ânus
OUTRAS APLICAÇÕES DA ULTRASSONOGRAFIA TRANSRETAL E BIÓPSIA EM HOMENS E MULHERES
CONCLUSÃO

No início dos anos 1980, a **ultrassonografia transretal** (TRUS; do inglês, *transrectal ultrasound*) da próstata foi considerada o exame de imagem fundamental para condições benignas (p. ex., hiperplasia benigna e infertilidade obstrutiva) e para avaliação do câncer, incluindo triagem, diagnóstico, biópsia, estadiamento e monitoramento da resposta à terapia. Com a experiência e o desenvolvimento de novas técnicas, como ressonância magnética multiparamétrica (mpRM), tornaram-se mais definidos os usos, os pontos fortes e as limitações da TRUS e outras modalidades de imagem da próstata mais recentes, como elastografia, ultrassonografia com contraste (CEUS; do inglês, *contrast-enhanced ultrasound*), incluindo microbolhas e cintilografia.[1-6] A maioria das referências atuais para TRUS relaciona-se com avaliação do câncer de próstata, biópsia e orientação de procedimentos terapêuticos. A TRUS foi inicialmente considerada exame de triagem primário para o câncer de próstata. Atualmente, esta função foi substituída pelo antígeno prostático específico e pelo toque retal.[7,8] Atualmente, a compreensão do câncer de próstata passa por mudanças rápidas em todos os aspectos, incluindo triagem, exames de sangue e de urina, diagnóstico, manejo, histopatologia, estadiamento e tratamento. Novas abordagens estão sendo propostas quase mensalmente. Até existe uma discussão de que o câncer de Gleason de baixo grau mais comumente detectado 3 + 3 = 6 pode não se comportar como uma doença maligna significativa que precisa de tratamento ativo e imediato.[9,10] A mpRM está assumindo papel importante na detecção do câncer de próstata clinicamente significativo, na orientação de biópsia, no estadiamento e na orientação do tratamento. Sua disponibilidade, suas aplicações e sua interpretação estão evoluindo rapidamente. Foram introduzidas modalidades adicionais, incluindo novos biomarcadores, imagem cintilográfica, tomografia por emissão de pósitrons, tomografia computadorizada (TC) e PET-ressonância magnética (RM) e marcadores metabólicos marcados.[6]

As consultas ocasionais para o exame da próstata referem-se a disfunção urinária, infertilidade, dor pélvica e prostatite. A orientação da TRUS também se mostrou útil para avaliar e realizar biópsia em qualquer lesão acessível na pelve em homens e mulheres.[1,11]

ANATOMIA

Anatomia Zonal

Originalmente, nos livros, as descrições anatômicas da próstata eram referidas como **anatomia lobar**, descrevendo lobos anterior, posterior, lateral e mediano; essa designação não tem sido útil na identificação e avaliação do carcinoma de próstata.[3,12] Dissecções anatômicas detalhadas da próstata revelaram uma **anatomia zonal**, com a próstata dividida em quatro zonas glandulares circundando a uretra prostática (Fig. 10.1):

- Zona periférica
- Zona de transição
- Zona central
- Zona fibromuscular anterior

Essas zonas apresentam diferentes origens embriológicas e suscetibilidade a doenças. Em uma glândula normal de um jovem, no entanto, a ultrassonografia raramente consegue diferenciar essas zonas, a não ser que uma condição patológica esteja presente (Figs. 10.2 e 10.3). Na ultrassonografia, é mais útil considerar a próstata como tendo uma glândula periférica ou externa (zona de transição + zona central) e uma glândula interna (zona de transição + estroma fibromuscular anterior + esfíncter uretral interno).[3,13-15]

A próstata não apresenta uma verdadeira cápsula anatômica, mas é circundada por uma banda fibromuscular externa que é visível como uma linha clara que demarca a próstata da gordura circundante, mas que se torna borrada nas margens posterolaterais, nos locais de entrada dos feixes neurovasculares.[3,16]

A **zona periférica**, a maior das zonas glandulares, origina-se do seio urogenital e em um homem jovem, antes do aparecimento da **hiperplasia prostática benigna** (HPB), contém aproximadamente 70% do tecido glandular prostático, sendo o local responsável por aproximadamente 70% dos cânceres de próstata.[17,18] É separada da zona de transição e da zona central pela cápsula cirúrgica, geralmente vista como uma linha hipoecoica, podendo-se tornar hiperecoica pelo acúmulo frequente de corpos amiláceos ou calcificações ao longo dessa linha. Tradicionalmente os urologistas, no momento da ressecção suprapúbica ou ressecção transuretral da próstata, ressecam até essa linha – daí a designação cápsula "cirúrgica". A zona periférica ocupa as regiões posterior, lateral e apical da próstata,

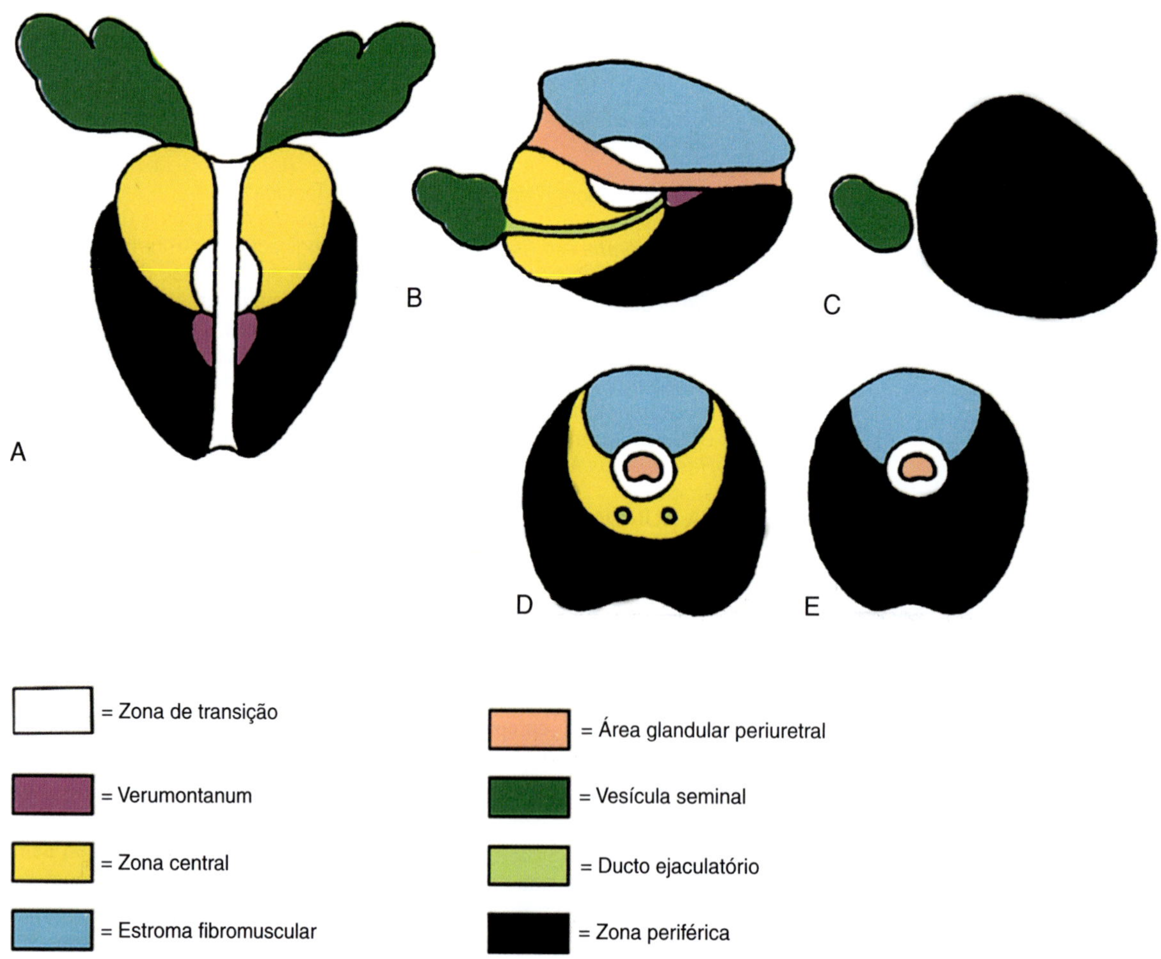

FIG. 10.1 Diagrama da anatomia zonal da próstata. Esta é a anatomia de um homem jovem, pois a zona de transição (*área branca*) é pequena. A zona de transição sofrerá expansão acentuada em homens mais velhos com hiperplasia prostática benigna. **(A)** Corte coronal em nível mediano da próstata. **(B)** Corte sagital mediano. **(C)** Corte parassagital. **(D)** Corte axial através da base. **(E)** Corte axial através do ápice.

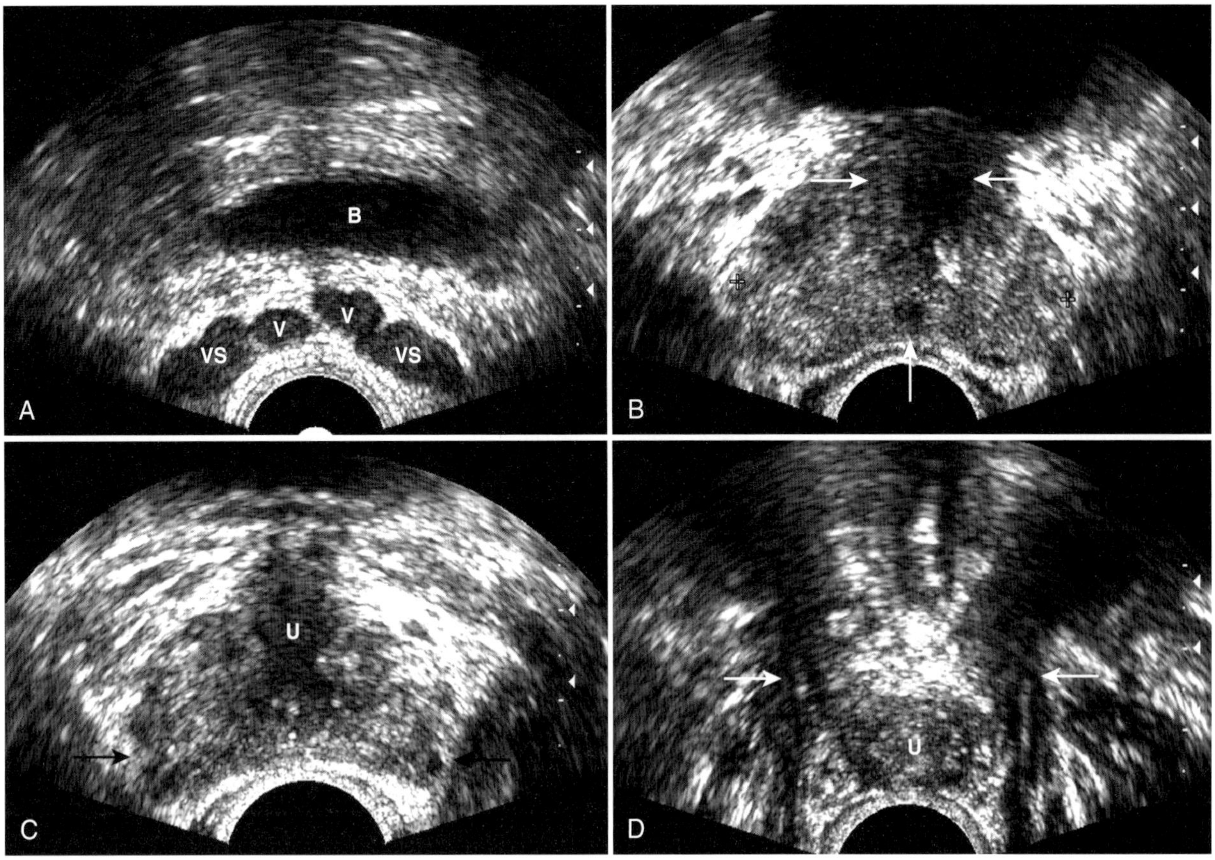

FIG. 10.2 Ultrassonografia axial da próstata. (A) Imagem transversal sobre a base mostrando as vesículas seminais (*VS*) e ductos deferentes (*V*). **(B)** Imagem axial em nível glandular mediano. Observe o esfíncter uretral interno muscular hipoecoico normal (*setas horizontais*) e ductos ejaculatórios (*seta vertical*). **(C)** Imagem axial no terço inferior da próstata apresenta uretra (*U*) hipoecoica. A maior parte da glândula visível a esse nível é a zona periférica. Observe o contorno irregular nas faces posterolaterais (*setas*), resultante da entrada dos feixes neurovasculares. **(D)** Imagem axial logo abaixo do ápice da próstata mostra corte transversal da uretra (*U*) distal. os músculos puboretais são assinalados (*setas*). *B*, Bexiga.

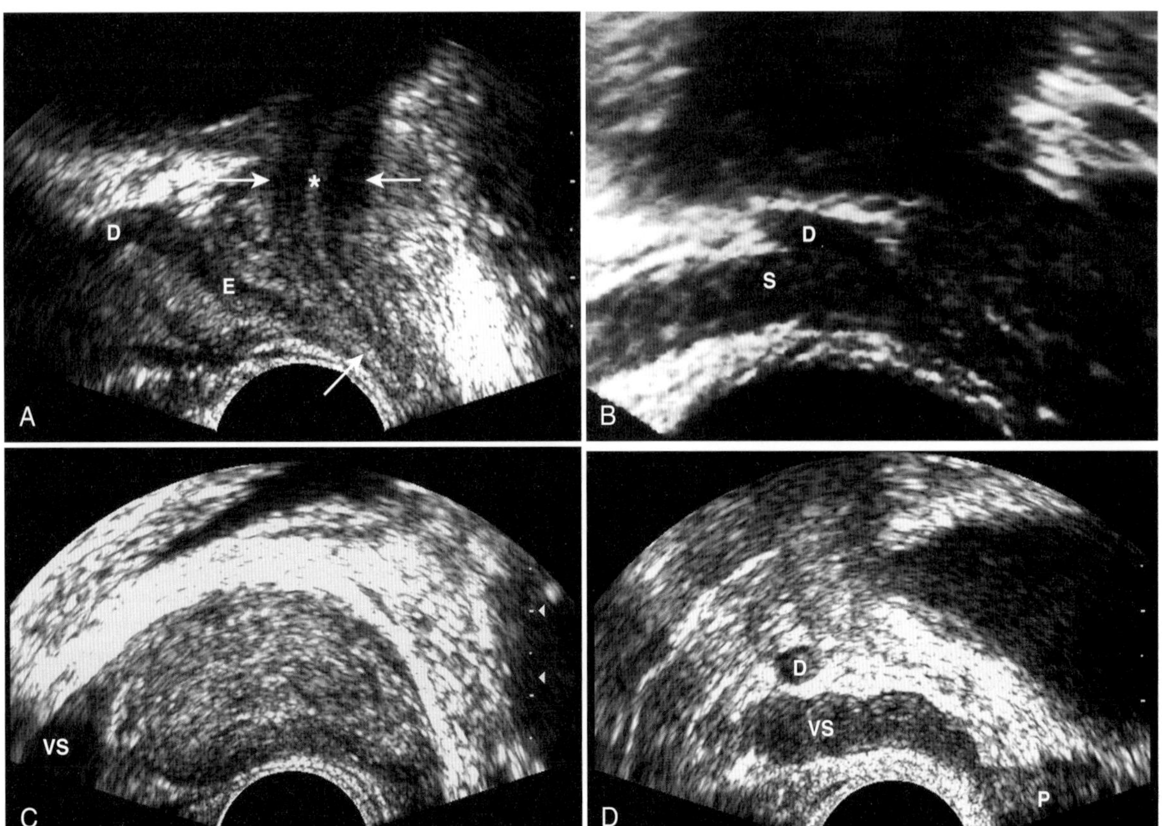

FIG. 10.3 Cortes sagitais da próstata. (A) Vista sagital mediana mostra o esfíncter uretral interno (*setas brancas*), que contém a uretra ecogênica colapsada (***). Os ductos ejaculatórios (*E*) partem dos ductos (D) até o colículo seminal (*seta oblíqua*). **(B)** Vista sagital mediana da base apresenta os ductos (D) deferentes e vesículas seminais adjacentes (*S*) assim que entram na próstata. **(C)** Vista parassagital mostra a lateral da próstata, que é homogênea e isoecoica, e composta quase totalmente de tecido da zona periférica. **(D)** Vista parassagital sobre a próstata apresenta as vesículas seminais (*VS*) normais e ductos (*VD*) deferentes em corte transversal acima da próstata (*P*). *VS,* vesícula seminal.

estendendo um pouco anteriormente, assemelhando-se a um copo segurando o "ovo" da glândula central (Fig. 10.4A).

A **zona de transição** em um jovem contém aproximadamente 5% do tecido glandular prostático. É vista como duas áreas glandulares pequenas posicionadas como alforjes adjacentes ao esfíncter uretral proximal, um tubo muscular de até 2 cm de diâmetro. A zona de transição é o local de origem de grande parte da HPB e de cerca de 20% do câncer de próstata.[17,19]

A **zona central**, juntamente com as vesículas seminais (VS), origina-se a partir dos ductos de Wolff e constitui aproximadamente 25% do tecido glandular; está encunhada na base da próstata, entre as zonas periférica e de transição. Os ductos deferentes (DD) e os ductos da VS entram na base da próstata na zona central, onde são renomeados como **ductos ejaculatórios** e atravessam em direção ao colículo seminal, ou **verumontanum**. A zona central é considerada, de certo modo, resistente a patologias, originando apenas cerca de 5% dos cânceres de próstata.[17-19]

Na base da próstata, no colo da bexiga, está o **esfíncter uretral interno**, espesso, muscular. Seu conteúdo muscular substancial pode fazê-lo parecer hipoecoico. Ele dispõe de glândulas periuretrais que frequentemente contêm calcificações.[12,13,19]

Estruturas Vasculares e Neurais

O suprimento sanguíneo da próstata é realizado pelas artérias prostaticovesicais, que se originam das artérias ilíacas internas de cada lado, dando origem, em seguida, à artéria prostática e à artéria vesical inferior. A **artéria prostática** origina as artérias uretral e capsulares. A **artéria vesical inferior** supre a base da bexiga, VS e ureter. A artéria uretral sustenta cerca de um terço da próstata e os ramos capsulares sustentam o restante.[20]

Na ultrassonografia com Doppler, a próstata aparece de leve a moderadamente vascularizada. Os feixes neurovasculares são visíveis nos ângulos posterolaterais (Fig. 10.5). As artérias capsular e uretral são visualizadas com facilidade, e ramos para a glândula interna e zona periférica podem ser proeminentes, muitas vezes referidos como um padrão radial, tendo os vasos periuretrais como o eixo. Um aglomerado denso de vasos é frequentemente visualizado na borda da base da próstata, e é necessário cuidado para não confundir com vascularização tumoral.[20]

O **suprimento nervoso** para a próstata foi há pouco tempo esclarecido.[15,21,22] O suprimento parassimpático dá-se através das raízes sacrais S2-S4, e o suprimento simpático, pelo nervo hipogástrico. Eles se combinam no plexo pélvico, logo acima da próstata e lateralmente a ela, dando origem a cerca de 6 a 16 pequenos ramos que inervam as vesículas seminais, a próstata, o músculo elevador do ânus e os corpos cavernosos. Os ramos cavernosos são responsáveis pela ereção. Os nervos e vasos sanguíneos viajam juntos como o feixe neurovascular na fáscia de Denonvilliers (retoprostática) na face posterolateral da próstata, em que os vasos são visíveis ao Doppler colorido. Esses nervos são vulneráveis às lesões durante cirurgia, radioterapia e outras intervenções, e a prostatectomia conservadora de nervos é projetada para preservar a potência sexual.[15,21,22]

APARÊNCIA ULTRASSONOGRÁFICA

As imagens são orientadas usando os padrões de ultrassonografia abdominal e outras modalidades de imagem transversal. As imagens são obtidas como se estivéssemos aos pés de um paciente em posição supina olhando para sua cabeça. O reto é exibido na parte inferior da tela; a próstata direita fica à esquerda da tela. Em cortes sagitais, a base (cabeça) está no lado esquerdo.

Na ultrassonografia axial, acima da base prostática, as **vesículas seminais** aparecem pareadas, relativamente hipoecoicas, como estruturas multisseptadas craniais à base da próstata, geralmente medindo cerca de 1 cm de diâmetro (Fig. 10.2A). Os ductos deferentes adjacentes são visualizados como tubos musculares uniformes medindo cerca de 6 mm de diâmetro, com trajeto desde o anel inguinal interno até lateralmente às VS, para finalmente entrar na próstata, no centro de sua base, onde se tornam os **ductos ejaculatórios**, que se conectam ao **verumontanum** (colículo seminal).

No plano axial, a uretra, entre a bexiga e o verumontanum, circundada pelo músculo liso, o esfíncter interno, pode ser uma estrutura hipoecoica bem evidenciada, medindo 2 cm de diâmetro, capaz de imitar a aparência de um defeito de ressecção transuretral (Figs. 10.2B e 10.3A). Aqueles que não estão familiarizados com ultrassonografia transretal e pélvica podem confundir o esfíncter com tumor, porque ambos podem ser hipoecoicos. O esfíncter muscular termina no verumontanum, que forma uma pequena saliência pontiaguda apontada anteriormente, muitas vezes com pequena calcificação evidenciada no ápice, dando a aparência da Torre Eiffel.

A zona de transição interna é separada da zona periférica pela cápsula cirúrgica usualmente hipoecoica (Fig. 10.4A). Essa divisão se torna óbvia quando a HPB aumenta a zona de transição (Figs. 10.2B e 10.4A). A zona periférica possui uma textura uniforme homogênea e é ligeiramente mais ecogênica que a zona de transição. A ecogenicidade da zona periférica é definida como **isoecoica** e tomada como padrão para ecogenicidade da próstata e outras áreas da glândula são comparadas à essa ecogenicidade. Lateralmente, a zona periférica curva-se anteriormente para abraçar a zona de transição; essa parte da curva ascendente foi denominada "cornos anteriores" pelo Dr. Babaian, do Texas, porque eles se assemelham aos chifres de um novilho. Veias proeminentes do plexo venoso de Batson são visíveis na gordura periprostática, às vezes contendo flebólitos calcificados, formadores de sombra acústica.[12]

No corte mediossagital, o esfíncter uretral interno muscular pode ser visto estendendo-se da bexiga ao verumontanum, algumas vezes, circundado por corpos amiláceos nas glândulas periuretrais (Fig. 10.3A). A zona fibromuscular anterior forma uma área imperceptível anterior ao esfíncter interno. No verumontanum, a uretra distal angula anteriormente de forma ligeira e, por fim, sai do ápice da próstata, pouco antes de entrar no diafragma urogenital, que é o esfíncter uretral externo. No plano médio, os ductos ejaculatórios (Fig. 10.3A) são visíveis como trajetos hipoecoicos, estendendo-se dos VD na base prostática até o verumontanum medialmente localizado.

Parassagitalmente, em homens com hiperplasia, a zona de transição anterior pode ser separada da zona periférica posteriormente, pela cápsula cirúrgica. Os VD e as VS são visíveis acima da base. Ainda mais lateralmente, a zona de transição termina, deixando apenas a parte da zona periférica que se curva anteriormente nas laterais da glândula (cornos anteriores).[12]

Histologicamente, a próstata não apresenta cápsula membranosa verdadeira, mas apenas tecido conjuntivo condensado através do qual percorrem os vasos e nervos. Na imagem transversal e sagital, a borda aparece bem-definida, exceto nas margens posterolaterais em que o feixe neurovascular entra na próstata e faz com que a margem

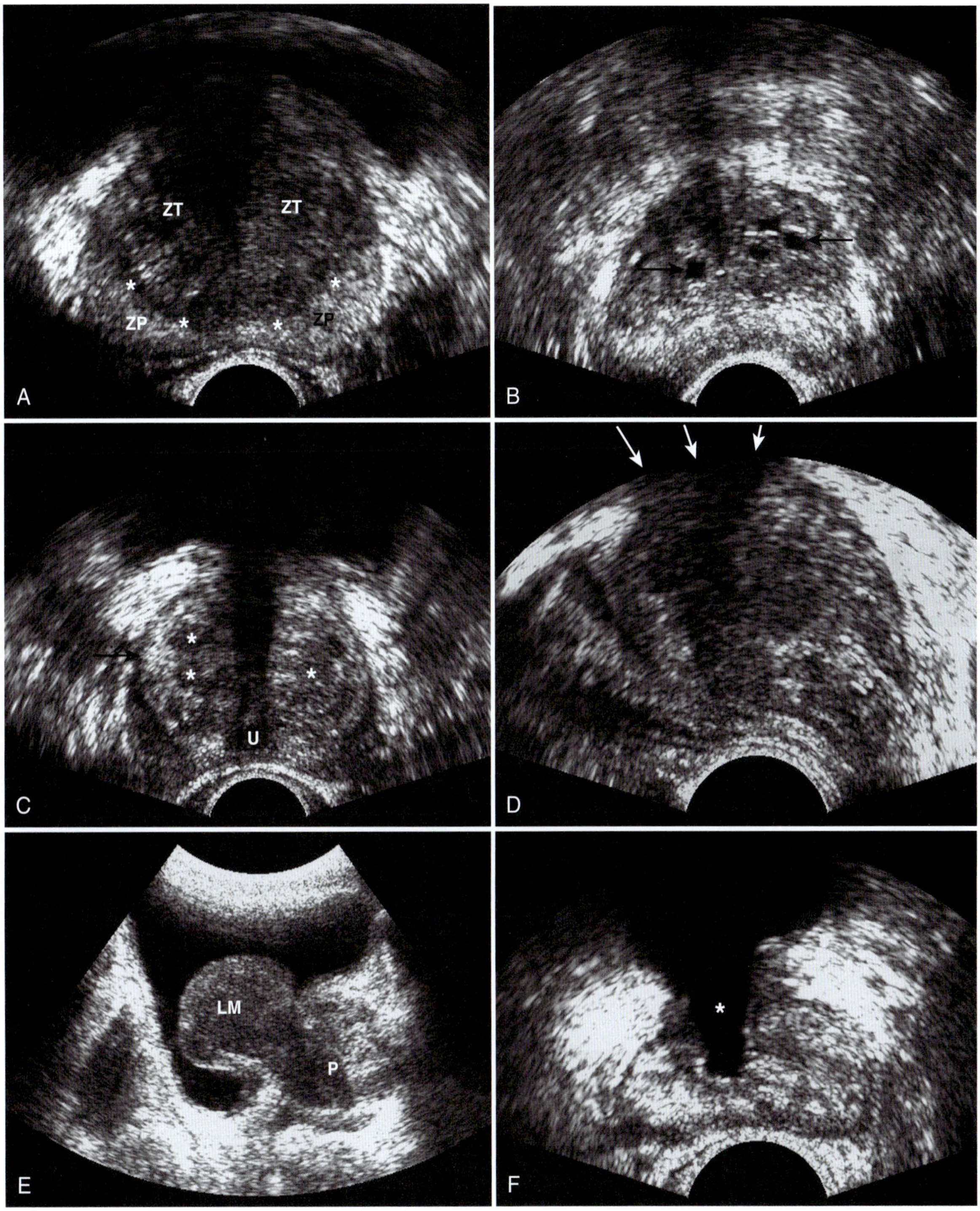

FIG. 10.4 Hiperplasia prostática benigna (HPB). (A) Corte axial mostra a zona de transição (*ZT*) bem alargada, ligeiramente hipoecoica, que comprime a zona periférica (*ZP*), mais ecogênica. Suas interfaces são a cápsula cirúrgica (*). A região dentro da cápsula cirúrgica (zona de transição) também é denominada "glândula interna" e a região do lado de fora da cápsula cirúrgica, "glândula externa", que é composta pela zona periférica e a zona central. (Zona periférica é o "copo" segurando o "ovo" da glândula central.) **(B)** Cistos degenerativos benignos na zona de transição (*setas*). Estes não possuem significado clínico. A zona de transição pode tornar-se acusticamente muito heterogênea, dificultando o diagnóstico de câncer. **(C)** Natureza heterogênea da hiperplasia na zona de transição. As áreas hiperecoica (*seta preta*) e hipoecoica (*) estão presentes. *U*, uretra. **(D)** Vista sagital mostra a armadilha na imagem de HPB pela ultrassonografia transretal (TRUS). Se o campo de visão não estiver profundo o bastante (*setas*), o lobo mediano proeminente alargado pode ser cortado e escapar da detecção. **(E)** Imagem sagital mediana suprapúbica apresenta a expansão óbvia do lobo mediano (*LM*) salientando dentro da bexiga. Avaliação para sintomas de prostatismo é ideal quando realizada por via suprapúbica em vez de por via transretal. *P*, próstata. **(F)** Vista axial do defeito cirúrgico típico (*) na ressecção transuretral da próstata (RTUP).

pareça irregular. Isso pode dificultar a determinação da extensão extracapsular pelos tumores[3,16] (Fig. 10.2C).

EQUIPAMENTO E TÉCNICAS

A maioria dos equipamentos de ultrassonografia modernos contém **transdutores transretais** e guias de biópsia adequadas para exame de próstata e reto. Transdutores mais finos devem ser usados em esfíncteres anais muito apertados. Transdutores biplanos (*end-fire*) (Fig. 10.6) são adequados para a maioria das aplicações relacionadas à biópsia e permitem a obtenção de imagens multiplanares em projeções transversais e axiais, possibilitando fácil acesso a todas as regiões prostáticas, incluindo ápice e glândula anterior. A tendência atual nos modelos de transdutores enfatiza altas frequências medianas (8 a 10 MHz) e bandas largas. Isso aumenta a resolução espacial, mas às custas da diminuição da conspicuidade da lesão e detecção de seus limites. Transdutores com a frequência central em torno de 5 MHz se mostraram previamente como fornecendo equilíbrio ideal entre resolução e contraste tecido/câncer.[23]

Os transdutores devem ser recobertos com bainhas ou preservativos durante os exames e esterilizados entre os pacientes, segundo as instruções do fabricante. Transdutores lineares ajudam com as técnicas transperineais.[24]

Em geral, a **limpeza retal** é feita antes do exame. É preferido um enema retal autoadministrado, mas podem ser usados laxantes. Alguns acreditam que os enemas diminuem as complicações infecciosas da biópsia.[25,26] Um **toque retal** antes da inserção do transdutor é realizado para garantir que não haja anormalidades retais que interfiram na inserção segura do mesmo e para correlacionar imagens com anormalidades palpáveis. O paciente geralmente é colocado em **decúbito lateral esquerdo** para o exame. Alguns médicos preferem posição de litotomia, particularmente se o exame for realizado em conjunto com outros procedimentos urológicos ou intervenções transperineais. Com

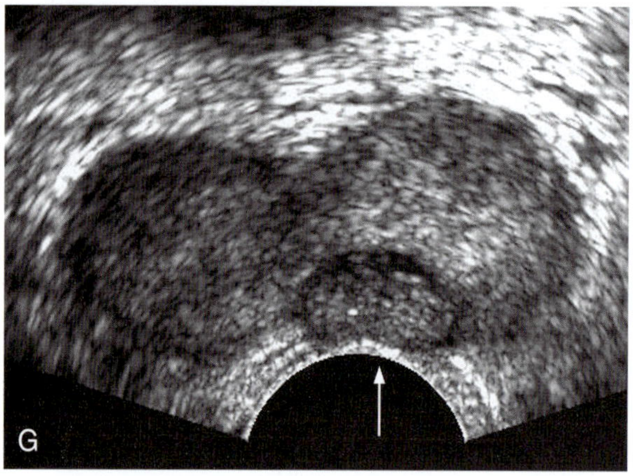

FIG. 10.4 *(Cont.)* **(G)** Nódulo hiperplásico benigno da zona periférica. A imagem transversal mostra nódulo posterior isoecoico proeminente que abaula a cápsula e apresenta uma borda hipoecoica bem-definida (*seta*). Assemelha-se a nódulos de HPB, que normalmente são observados na zona de transição, mas está localizado na zona periférica. À palpação, estes são endurecidos e podem ser confundidos com tumor maligno. A biópsia é necessária para confirmar sua natureza benigna. *P*, próstata; *U*, uretra.

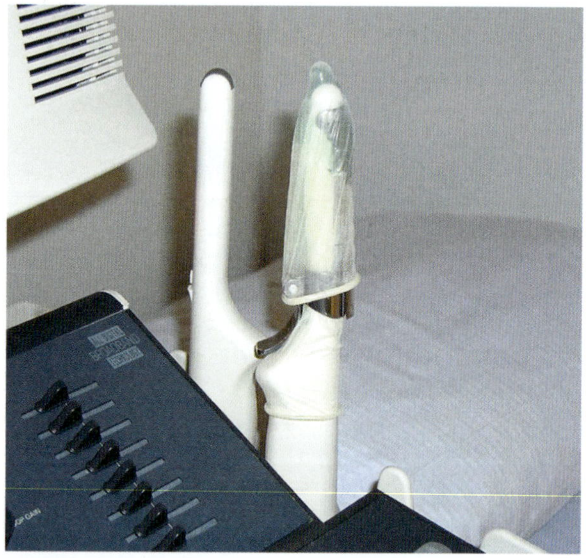

FIG. 10.6 Transdutores de ultrassonografia típicos para exames transretal e intracavitário. O elemento ativo está na extremidade do transdutor e a agulha no fio-guia dispara paralelo ao transdutor. No uso clínico, transdutor e o guia seriam cobertos por bainhas protetoras.

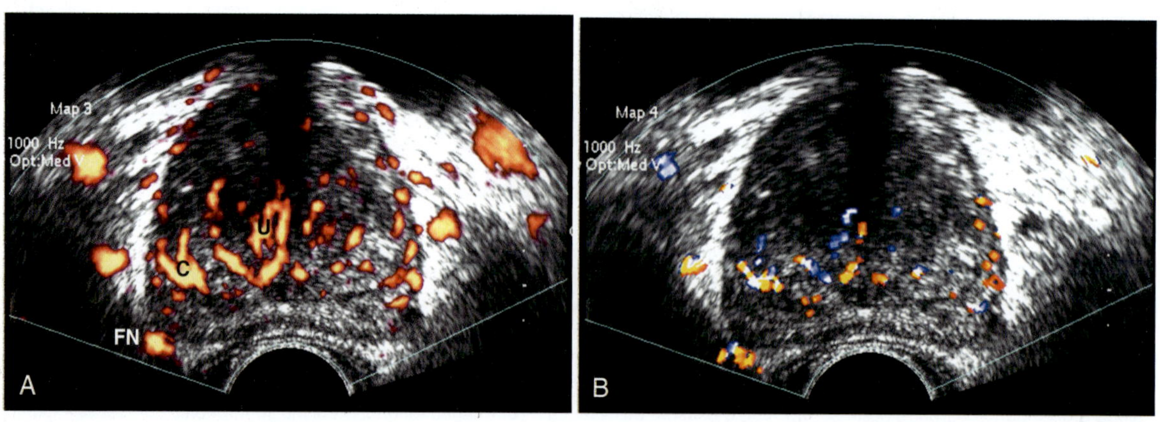

FIG. 10.5 Anatomia na ultrassonografia com Doppler normal em pacientes com hiperplasia prostática benigna (HPB) moderada. (A) Vista axial da ultrassonografia com *power* Doppler mostrando os vasos uretrais (*U*), alguns correm ao longo da cápsula cirúrgica (*C*) e o feixe neurovascular (*FN*) de um lado. Este é um grau mediano de vascularidade. Observe os vasos grandes (em sua maioria, veias) fora da próstata. Cuidados precisam ser tomados quando a biópsia é realizada por fora da próstata, para evitar lesões nesses vasos. **(B)** A imagem do fluxo no Doppler colorido é mais difícil de ser interpretada em função das diferentes cores relacionadas ao sentido do fluxo.

o uso de lubrificação adequada, o transdutor é inserido delicadamente no reto. Para diminuir o desconforto, um gel viscoso de lidocaína pode ser usado como lubrificante em pacientes com esfíncteres apertados ou patologia anal, como fissuras ou hemorroidas inflamadas.

Uma **abordagem sistemática** funciona melhor para o exame e ajuda a garantir que toda a glândula seja avaliada. Em geral, a próstata é escaneada e imagens apropriadas são adquiridas, primeiro em escala de cinza começando no plano transversal, desde a VS até o ápice, e, em seguida, no plano sagital, do lobo direito para o esquerdo. Posteriormente, o exame é repetido com ultrassonografia com Doppler no plano transversal para avaliar vascularização e simetria vascular.

As medições tomadas são as seguintes: largura transversal máxima (L; direita para esquerda), plano anteroposterior (AP; linha média anterior até a superfície retal), comprimento (C; máximo craniocaudal). O **volume da próstata** é, habitualmente, calculado pela fórmula volumétrica de uma esfera: volume = 0,5236 × (L × AP × C). A medição do volume é apenas moderadamente reproduzível e a maioria dos profissionais somente é capaz de repeti-la com um desvio padrão de cerca de 10% na maioria dos casos. O volume da próstata pode ser convertido em **peso da próstata**, porque a gravidade específica do tecido da próstata equivale a 1, então 1 cc (mL) de tecido de próstata é equivalente a 1 g.

Ultrassonografias com Doppler colorido ou *power* Doppler são utilizadas de forma rotineira, em particular quando se investiga câncer. A densidade vascular é mais facilmente avaliada com ***power* Doppler**, que retrata cores de maneira uniforme, sendo três a quatro vezes mais sensível que o Doppler colorido. A detecção de câncer é aumentada em cerca de 5% a 10% com o uso de *power* Doppler, e as lesões vasculares apresentam escore de Gleason um pouco maior (5,9% *vs.* 6,9%).[27,28] No geral, embora a densidade vascular, conforme demonstrado pelo Doppler, aumente a detecção de câncer, sua ausência não é suficientemente sensível para evitar biópsias sistemáticas. A vascularização aumentada não é específica e pode ser visualizada na presença de hipertrofia ou inflamação, bem como câncer.[27,28] Os índices de Doppler espectral (como o índice de resistividade [IR], o índice de pulsatilidade [IP] e o pico de velocidade sistólica) variam com a idade do paciente e não podem diferenciar o câncer das condições benignas da próstata.[29] Uma armadilha para ultrassonografia com Doppler é a densidade vascular alta, mas normal, visualizada cobrindo a base dos lobos esquerdo e direito; isso não deve ser confundido com o aumento da vascularidade vista em tumores.

CONDIÇÕES BENIGNAS

Variantes Normais

A **ectasia ductal benigna** é observada em homens mais velhos, que desenvolvem atrofia e dilatação dos ductos prostáticos periféricos ; não tem importância clínica. Estes são visualizados como estruturas tubulares na zona periférica únicas ou agrupadas, orientadas radialmente, com 1 a 2 mm de diâmetro, começando na cápsula e irradiando para a uretra. Agrupamentos desses ductos dilatados podem formar áreas hipoecoicas, que poderiam ser confundidas com câncer de próstata (Fig. 10.7).

Calcificações prostáticas e **corpos amiláceos** são achados normais, visíveis como focos ecogênicos e brilhantes ou aglomerados de debris proteináceo nos ductos prostáticos dilatados, mais comuns em glândulas periuretrais e ao longo da cápsula cirúrgica. Quando densamente agrupados, os corpos amiláceos podem causar atenuação significativa do som e bloqueiam a visualização anterior e, no Doppler, criam um artefato "cintilante" proeminente (Fig. 10.7D). Infecções subclínicas, processos inflamatórios e atrofia podem contribuir para sua formação. Os corpos amiláceos não apresentam significado clínico e, mesmo que densos ou aglomerados, eles normalmente não são palpáveis. Calcificações da zona periférica não devem ser aceitas como uma causa para firmeza ou nódulos palpáveis. Pacientes com anormalidades palpáveis precisam de uma avaliação com biópsia.

Hiperplasia Prostática Benigna

O crescimento prostático pela **hiperplasia prostática benigna** (HPB) é uma causa comum de **sintomas do sistema urinário inferior** em homens mais velhos, e atinge cerca de 50% dos homens com idade acima de 60 anos e mais de 90% dos que estão acima de 70. A etiologia da HPB ainda não foi esclarecida, mas provavelmente está associada a alterações hormonais relacionadas ao envelhecimento e resulta na hipertrofia e hiperplasia de elementos fibrosos, musculares e glandulares, afetando primariamente as zonas de transição e periuretral.[1,19]

Os **sintomas do sistema urinário inferior**, também chamados de **prostatismo** e **obstrução infravesical**, podem estar relacionados ao aumento no tamanho e do tônus muscular da próstata, ambos resultando na constrição uretral. Sintomas incluem frequência, noctúria, jato fraco, hesitância, intermitência, esvaziamento incompleto e urgência, de acordo com o índice de sintomas da American Urological Association (AUA).[19,30] Muitos homens têm a preocupação equivocada sobre o tamanho da próstata; o problema, na verdade, é a *obstrução urinária* e não o tamanho da próstata, que se correlaciona pouco com a obstrução. A disfunção urinária é multifatorial e também pode surgir devido a anormalidades do sistema nervoso central, coluna vertebral, bexiga urinária, próstata e uretra. Os pacientes com disfunção urinária precisam de avaliação de todos esses sistemas, não apenas da próstata. A investigação ultrassonográfica do paciente com sintomas de prostatismo é mais bem realizada transvesicalmente para avaliar o tamanho da próstata, identificar o aumento do lobo mediano e analisar o volume da bexiga e micção residual, aparência da parede da bexiga, trabeculação, divertículos, tumores e cálculos, e os rins e ureteres devem ser avaliados para hidronefrose e massas. TRUS desempenha apenas um pequeno papel, mas ajuda se houver indicação clínica de câncer de próstata (a HPB é uma causa de elevação do PSA) ou se existir necessidade de precisão maior do volume glandular para um planejamento cirúrgico ou tratamento clínico.[19]

A aparência ultrassonográfica da HPB varia e depende das mudanças histopatológicas subjacentes. Essa heterogeneidade dificulta a detecção do câncer tanto na TRUS como na mpRM. O achado de ultrassonografia típico e característico da HPB é a expansão da glândula interna (**zona de transição**) com nódulos distintos hipoecoicos, isoecoicos ou hiperecoicos.[31] O padrão de eco específico depende da mistura dos elementos glandular, estromal e muscular, além dos nódulos, que podem ser fibroblásticos, fibromusculares, musculares, adenomatosos ou fibroadenomatosos. Hiperplasia dos elementos glandulares periuretrais resulta na expansão do "lobo mediano", manifestando-se como uma protuberância para dentro da bexiga urinária (Fig. 10.4E). Calcificações e cistos **degenerativos ou de retenção** são comuns. Os nódulos da HPB benignos tendem a apresentar margens distintas, enquanto

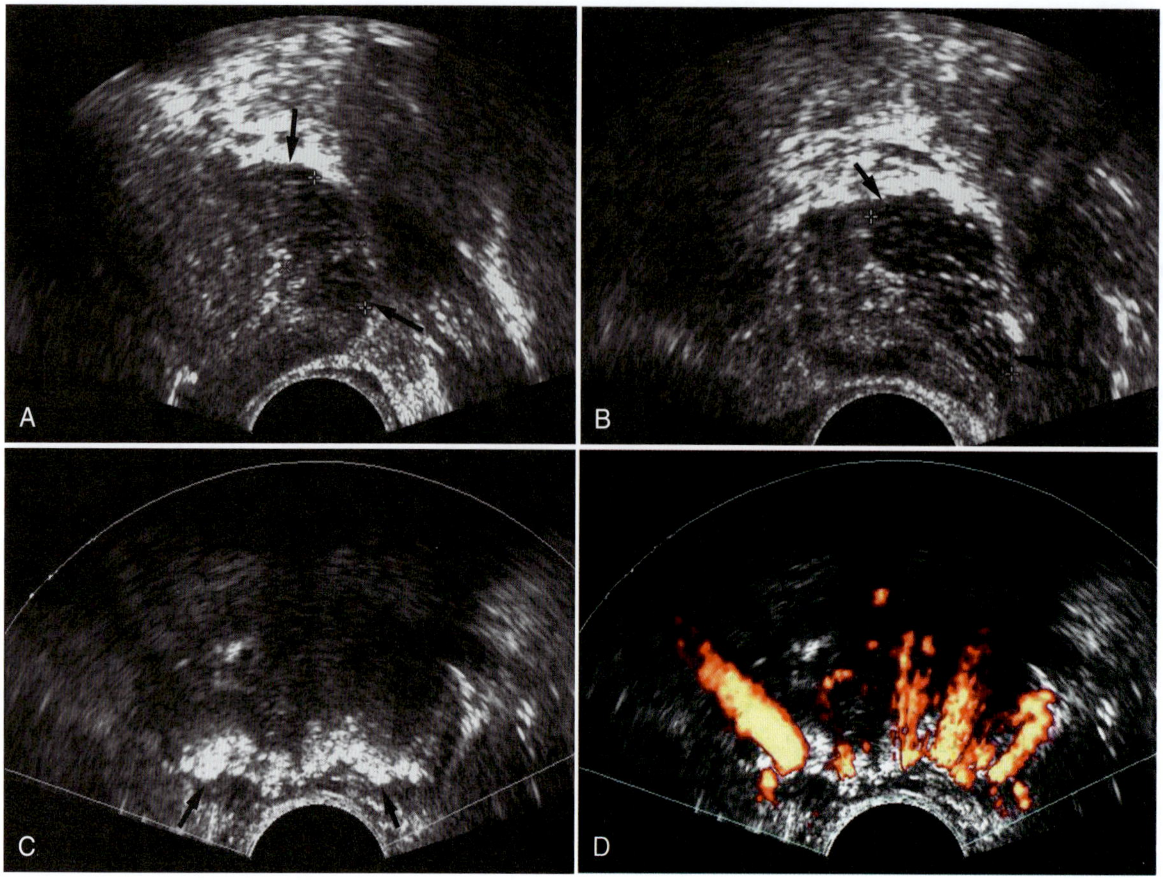

FIG. 10.7 Variantes anatômicas normais. (A) Vista axial com ectasia glandular benigna (*setas*), visível como uma área hipoecoica periférica, contendo múltiplos tubos orientados radialmente. Essa aparência hipoecoica não deve ser confundida com câncer. **(B)** Vista parassagital das glândulas benignas ectasiadas (*setas*). **(C)** Vista axial mostra o material ecogênico extenso, calcificações e corpos amiláceos (*setas*), ao longo da cápsula cirúrgica e da zona periférica. Este não tem importância clínica e geralmente não é palpável, além de atrapalhar a visibilidade do ultrassom. **(D)** A avaliação com Doppler do mesmo paciente apresenta extensos artefatos de ruído no Doppler causado pelas calcificações. Quase todas as cores visíveis são artefatuais.

o câncer da zona de transição geralmente se manifesta como um nódulo difuso, mal definido, geralmente hipoecoico, que pode causar protuberância assimétrica do contorno anterior adjacente semelhante aos achados na mpRM.[32]

Devido à distorção da glândula em pacientes com HPB, alguns nódulos hiperplásticos podem avançar para a zona periférica quando eles realmente se originam na zona de transição. Os nódulos de zona de transição hipoecoicos e bem circunscritos são quase sempre benignos.[33] Embora os nódulos da HPB geralmente estejam confinados à zona de transição, em certas ocasiões, eles realmente se formam por inteiro na **zona periférica**, em que é possível visualizá-los como um nódulo isoecoico, com um halo bem circunscrito, frequentemente contendo pequenos cistos degenerativos ou criando um abaulamento proeminente na cápsula. Eles se assemelham aos nódulos da HPB observados na zona de transição tanto na TRUS como na mpRM (Fig. 10.4G). Como esses nódulos benignos da zona periférica são palpáveis como um nódulo firme ou endurecido, tipicamente associados ao câncer, devem ser submetidos à biópsia para confirmar sua natureza benigna e evitar dúvidas futuras.[34,35]

Após a exclusão de outras causas sistêmicas dos sintomas, como doenças neurológicas, diabetes e condições urinárias locais, o tratamento se concentra na próstata. A **ressecção transuretral da próstata** (RTUP) é considerada primeira linha para muitos pacientes, mas outros tratamentos podem incluir acompanhamento clínico, terapia medicamentosa, terapias minimamente invasivas, cirurgia aberta e terapia a *laser*.[19,36]

Inicialmente, RTUP deixa uma grande cavidade cirúrgica que se contrai rapidamente quando a glândula colapsa no defeito, muitas vezes surpreendendo urologistas imprudentes que podem pensar que removeram consideravelmente mais tecido do que o defeito visível sugere (Fig. 10.4F).

Prostatite Crônica/Síndrome da Dor Pélvica Crônica

A compreensão da condição chamada "prostatite" mudou ao longo dos anos. Não se trata meramente de uma "infecção na próstata". Em vez disso, prostatite refere-se a uma **síndrome de dor crônica** na qual, surpreendentemente, nem sempre há infecção, inflamação e até mesmo o envolvimento da próstata. É comumente denominado **prostatite crônica/síndrome da dor pélvica crônica** (PC/SDPC).[37,38] Prostatite e dor pélvica abrangem muitas síndromes clínicas e podem comprometer bastante a qualidade de vida de muitos homens que apresentam dor crônica, disfunção sexual e sintomas do sistema urinário inferior. Pacientes e médicos ficam muitas vezes frustrados, visto que o diagnóstico e o tratamento podem ser demorados e não efetivos. O impacto da prostatite na qualidade de vida tem sido equiparado à morbidade de infarto do miocárdio, angina ou doença de Crohn. Curiosamente, os homens com PC/SDPC também apresentam incidência maior de doenças cardiovasculares, doenças neurológicas, sinusite, ansiedade ou depressão e disfunção erétil. Prostatite pode elevar o PSA e na mpRM pode ser confundida com câncer, levando a possíveis investigações desnecessárias.[32] Estima-se que 9% a 13% de todos os homens na faixa etária de 40 a 50 anos de idade sejam afetados. Cerca de 25% das visitas ao urologista estão relacionadas a sintomas de prostatite. Em homens jovens, abaixo dos 50 anos, PC/SDPC é a principal causa de visitas ao urologista e, em homens acima dos 50, é a terceira causa mais comum, depois de HPB e câncer. A falta de conscientização pública dessa condição provavelmente está relacionada à relutância geral dos homens à discussão de assuntos "pessoais".[37,39]

Um consenso no National Institutes of Health (NIH) estabeleceu um Índice de Sintomas de Prostatite Crônica (*Chronic Prostatitis Symptom Index* [NIH-CPSI]), e fluxogramas de diagnóstico para ajudar no diagnóstico e na caracterização da gravidade dos sintomas:[38,39]

I. Prostatite bacteriana aguda
II. Prostatite bacteriana crônica
III. PC/SDPC
   A. Inflamatória
   B. Não inflamatória
IV. Prostatite inflamatória assintomática

A **prostatite bacteriana aguda** é a forma menos comum de prostatite, representando 2 a cada 10 mil visitas ao consultório, e 5% a 10% se tornam crônicas. Pacientes apresentam sintomas de infecção urinária aguda ou sistêmica, normalmente causada por infecção com organismos gram-negativos, tais como *Escherichia coli*. A TRUS geralmente é pouco utilizada na prostatite aguda e pode ser muito dolorosa. Cerca de metade desses homens têm achados, incluindo edema, aumento da próstata, aumento do fluxo sanguíneo, ingurgitação venosa, halo periférico hipoecoico e alterações ecográficas em faixa que podem ser diminuídas, aumentadas ou ambas. Os achados na TRUS e na mpRM podem ser semelhantes aos de uma neoplasia[40] (Fig. 10.8). O diagnóstico é, sobretudo, clínico. Os sintomas devem prontamente diminuir com a antibioticoterapia, mas o tratamento é continuado por 4 a 6 semanas. Se os sintomas não diminuírem logo, a formação de um abscesso deve ser considerada. **Abscessos** ocorrem em 0,5% a 2,5% dos pacientes com prostatite bacteriana aguda, sendo mais comuns naqueles com diabetes melito ou imunossupressão (incluindo HIV) e após cateterização ou instrumentação (Fig. 10.8E). Em tais pacientes, convém empregar de imediato a TRUS para o diagnóstico. Pequenos abscessos podem não necessitar de drenagem, mas abscessos maiores com mais de 1,5 cm de diâmetro podem ser drenados transretal ou transperinealmente, usando TRUS como guia, ou ser drenados por cistoscopia. A experiência mostrou que a aspiração transretal simples pode ser efetiva sem a necessidade de drenagem. Abscessos são curados mesmo depois de uma única drenagem, mas repetir a aspiração é simples, caso for necessário.[40]

A **prostatite bacteriana crônica** é incomum também. Os pacientes geralmente são afebris, mas apresentam recorrentes episódios com sintomas do tipo infecção urinária bacteriana. A maioria não apresenta achados na ultrassonografia, mas, durante episódios agudos, essa condição pode se assemelhar à prostatite aguda na TRUS e mpRM. Em geral, as culturas de urina são negativas, mas algumas têm organismos gram-negativos, na maioria das vezes *E. coli*. Empiricamente, cerca de metade dos pacientes com prostatite bacteriana crônica responde a cursos de terapia antimicrobiana de 6 a 12 semanas.[40]

A **prostatite crônica/síndrome da dor pélvica crônica** (PC/SDPC) é a forma mais comum de inflamação da próstata. Esses homens apresentam menor dor geniturinária com disfunção miccional e sexual variáveis, mas nenhuma evidência de infecção bacteriana ou outra causa de dor. PC/SDPC responde por cerca de 90% dos casos e afeta aproximadamente 2 a cada 100 homens. É o mais difícil de se entender e tratar. PC/SDPC é classificada em dois tipos: **tipo inflamatória** (diagnosticado ao identificar leucócitos em secreções de próstata, urina ou sêmen) e **não inflamatória** (sem evidência de inflamação, também chamada de **prostatodinia**). A causa é desconhecida e o nome PC/SDPC leva em consideração que a próstata pode não ser a única fonte do desconforto. Os sintomas, no entanto, são idênticos aos da verdadeira infecção da próstata. Fatores neurológicos, psicológicos, estresse e predisposição genética têm sido envolvidos como etiologia, bem como associação com outras condições como fibromialgia, síndrome do intestino irritável e síndrome da fadiga crônica. Nenhuma causa é identificada na maioria dos homens com PC/SDPC. Os pacientes podem responder a antibióticos, alfabloqueadores, anti-inflamatórios não esteroides (AINEs) e analgésicos, que são frequentemente utilizados de forma multimodal.[38,41] Na maioria dos casos, a próstata aparece normal na ultrassonografia. Algumas ultrassonografias mostram achados inespecíficos, como áreas hipoecoicas periféricas, calcificações, congestão venosa, aumento do fluxo arterial, espessamento do colo vesical, borda prostática hipoecoica e hipogenicidade periuretral e, em TRUS e mpRM, os achados podem imitar a neoplasia.[32,38]

A **prostatite inflamatória assintomática** é diagnosticada em homens que não apresentam histórico de queixa de dor geniturinária, mas que apresentaram alterações inflamatórias na histologia. Frequentemente, realiza-se biópsia devido ao PSA elevado, situação comum em inflamações da próstata, mesmo naquelas assintomáticas.[40]

Protocolos diagnósticos empenharam-se em determinar a diferenciação dos vários tipos de prostatite, com base na anamnese, no exame físico, na cultura de urina ou outros.[38,39] Um problema para TRUS e biópsia é que muitos desses homens têm PSA cronicamente elevado, mas geralmente geral flutuante, mesmo em excesso de 10 ng/mL, e, por muitas vezes, múltiplas áreas inflamatórias podem se assemelhar ao câncer na ultrassonografia e mpRM, havendo a necessidade de uma biópsia para excluir câncer[32] (Fig. 10.8).

Outras condições infecciosas/inflamatórias que afetam a próstata não se enquadram facilmente nesses grupos. Estas incuem condições como malacoplasia, prostatite eosinofílica, prostatite por citomegalovírus (CMV) e prostatite granulomatosa. É comum a **prostatite granulomatosa** ser idiopática, mas também pode seguir a instrumentação prévia e ser causada por bactérias (p. ex., tuberculose, brucelose e sífilis), fungos (p. ex., coccidiomicose, blastomicose, histoplasmose e criptococose) e parasitas (p. ex., esquistossomose). Casos usualmente vistos na América do Norte são provocados pelo bacilo Calmette-Guérin (BCG). O BCG é normalmente instilado na bexiga para tratar carcinomas nas células de transição. Ele acomete a próstata, podendo causar inflamação granulomatosa. A prostatite granulomatosa parece o câncer no toque retal e TRUS e aumenta o PSA. O histórico de instilação de BCG pode ser tranquilizador, mas a biópsia costuma ser necessária para excluir câncer.[1,38]

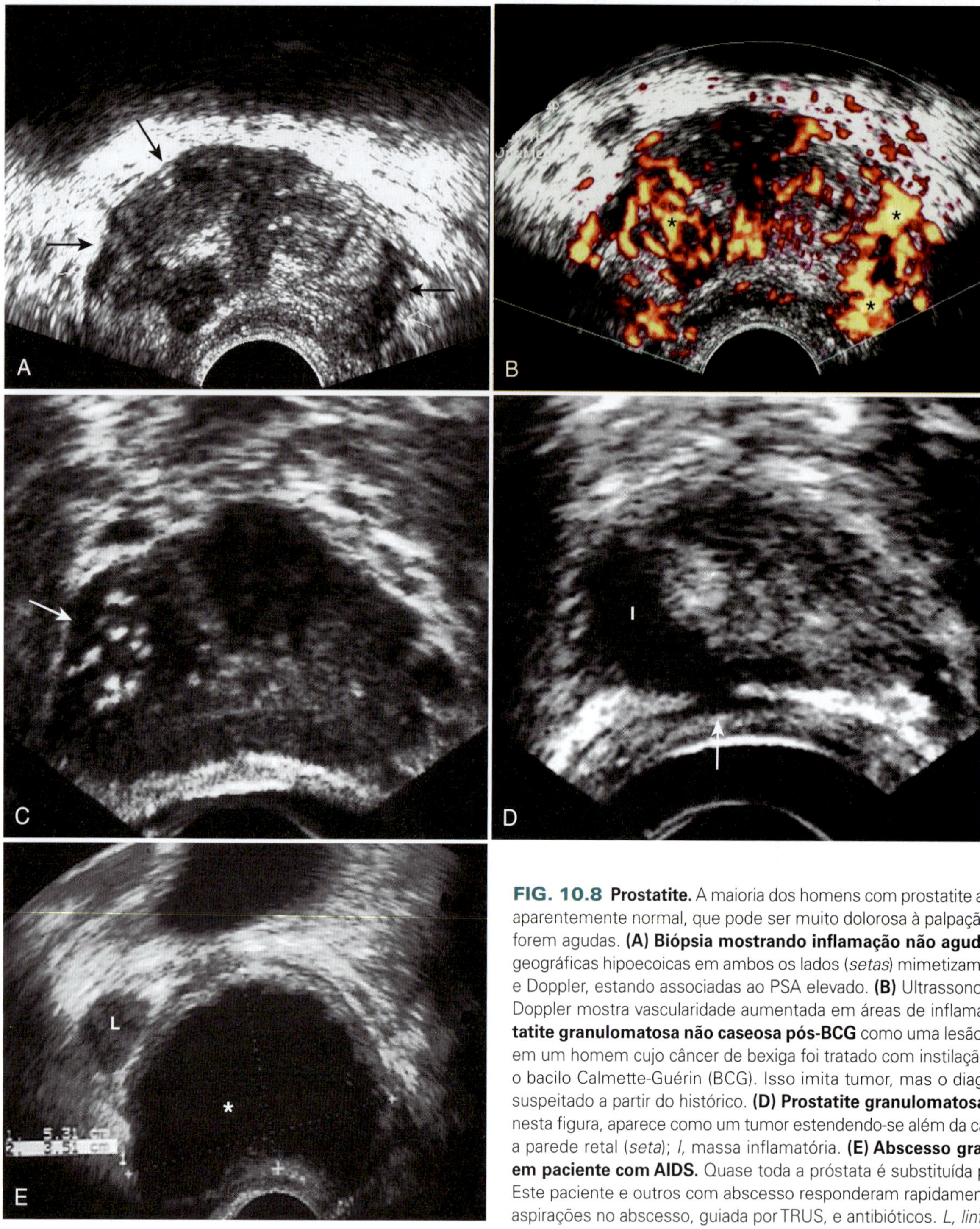

FIG. 10.8 Prostatite. A maioria dos homens com prostatite apresenta próstata aparentemente normal, que pode ser muito dolorosa à palpação se as condições forem agudas. **(A) Biópsia mostrando inflamação não aguda.** Múltiplas áreas geográficas hipoecoicas em ambos os lados (*setas*) mimetizam tumores na TRUS e Doppler, estando associadas ao PSA elevado. **(B)** Ultrassonografia com *power* Doppler mostra vascularidade aumentada em áreas de inflamação (*). **(C) Prostatite granulomatosa não caseosa pós-BCG** como uma lesão expansiva (*setas*) em um homem cujo câncer de bexiga foi tratado com instilação intravesical com o bacilo Calmette-Guérin (BCG). Isso imita tumor, mas o diagnóstico pode ser suspeitado a partir do histórico. **(D) Prostatite granulomatosa** simula câncer e, nesta figura, aparece como um tumor estendendo-se além da cápsula e invadindo a parede retal (*seta*); *I*, massa inflamatória. **(E) Abscesso grande da próstata em paciente com AIDS.** Quase toda a próstata é substituída pelo abscesso (*). Este paciente e outros com abscesso responderam rapidamente a uma ou duas aspirações no abscesso, guiada por TRUS, e antibióticos. *L, linfonodo.*

Cistos de Próstata

Os **cistos da próstata** são comuns e foram agrupados em seis categorias: (1) cistos parenquimais, (2) cistos medianos isolados (de utrículo e mülleriano), (3) cistos dos ductos ejaculatórios, (4) abscessos, (5) tumores císticos e (6) cistos relacionados a doenças parasitárias (esquistossomose e hidatidose).[42,43] Os mais comuns são os **cistos parenquimatosos degenerativos** em nódulos hiperplásicos na zona de transição. Estes não têm importância clínica, mas eventualmente podem se tornar grandes o suficiente para provocar obstrução urinária ou ejaculatória. Tipicamente, são visualizados como cistos uniloculares ou multiloculares com septos finos em um nódulo típico da HPB na zona de transição (Fig. 10.9A). Alguns pacientes desenvolvem dilatação atrófica dos ductos da próstata, que aparecem como um conjunto de túbulos ou cistos radialmente orientados de 1 a 2 mm de diâmetro na zona periférica. Estes não apresentam importância clínica (Fig. 10.9A,B).

Os **cistos de retenção** são cistos focais, na superfície da próstata, resultante da obstrução ductal; tipicamente com menos que 1 cm. Eles podem estar muito tensos e se tornar palpáveis como um nódulo duro da próstata, parecendo câncer no toque retal; no

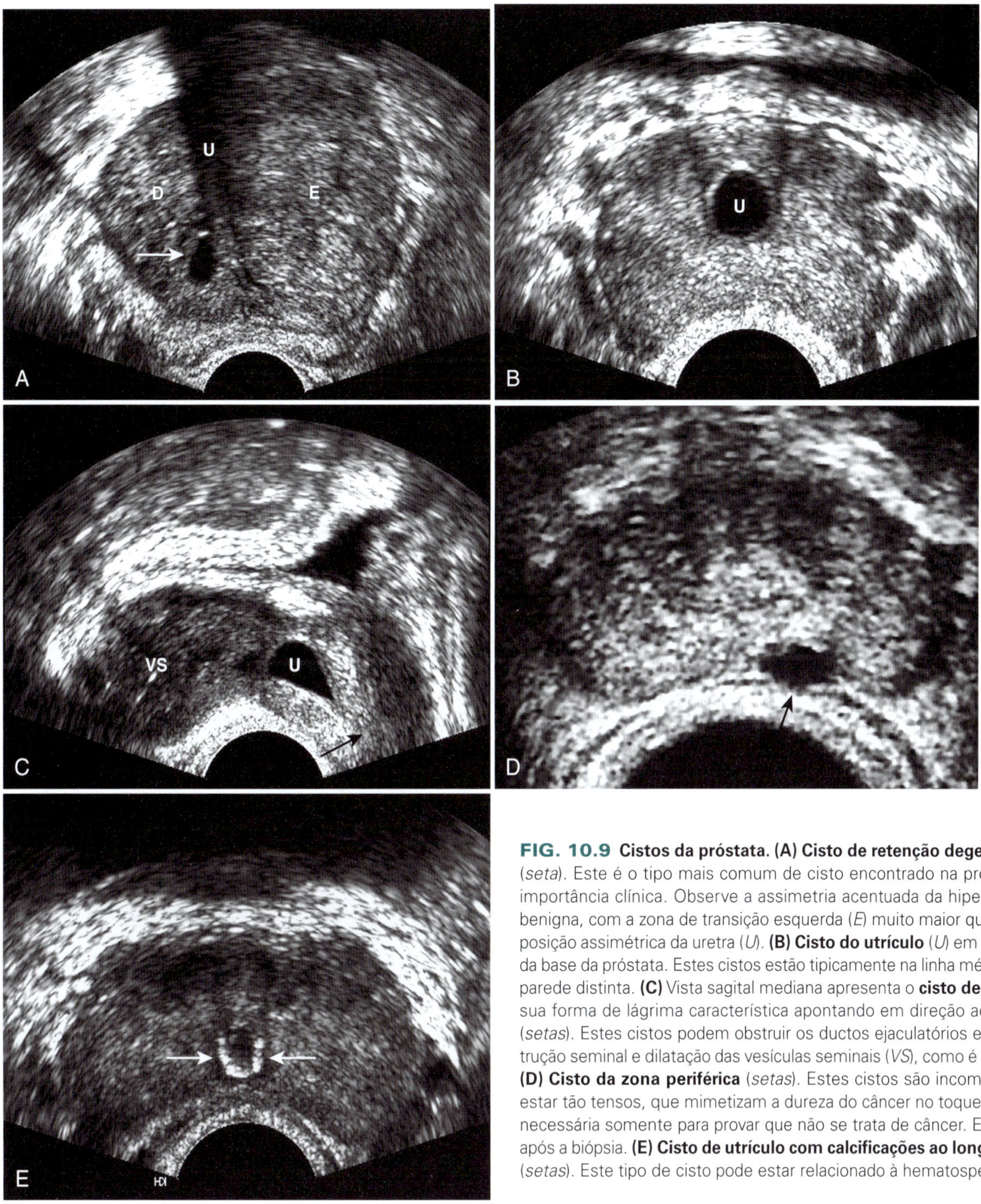

FIG. 10.9 Cistos da próstata. (A) Cisto de retenção degenerativa da HPB (*seta*). Este é o tipo mais comum de cisto encontrado na próstata e não tem importância clínica. Observe a assimetria acentuada da hiperplasia prostática benigna, com a zona de transição esquerda (*E*) muito maior que a direita (*D*) e a posição assimétrica da uretra (*U*). **(B) Cisto do utrículo** (*U*) em vista axial através da base da próstata. Estes cistos estão tipicamente na linha média e apresentam parede distinta. **(C)** Vista sagital mediana apresenta o **cisto de utrículo** (*U*) com sua forma de lágrima característica apontando em direção ao verumontanum (*setas*). Estes cistos podem obstruir os ductos ejaculatórios e resultar em obstrução seminal e dilatação das vesículas seminais (*VS*), como é vista no paciente. **(D) Cisto da zona periférica** (*setas*). Estes cistos são incomuns, mas podem estar tão tensos, que mimetizam a dureza do câncer no toque retal. A biópsia é necessária somente para provar que não se trata de câncer. Eles desaparecem após a biópsia. **(E) Cisto de utrículo com calcificações ao longo da sua parede** (*setas*). Este tipo de cisto pode estar relacionado à hematospermia.

entanto, na ultrassonografia, aparecem como um cisto típico. Não são importantes, mas, se forem palpáveis, a aspiração auxiliará a confirmar sua natureza benigna e evitar futura preocupação clínica, quando um "nódulo" duro for novamente palpado (Fig. 10.9D).

Os **cistos congênitos** da próstata ocorrem na linha média ou próximos a ela e estão relacionados aos ductos de Wolff (mesonéfricos ou pronéfricos [arquinéfricos]) ou ductos de Müller (paramesonéfricos)[44] (Fig. 10.9B-C). A maioria dos pacientes com lesões císticas congênitas na próstata ou vesículas seminais é assintomática, mas, ocasionalmente, esses cistos causam sintomas ou podem se tornar infectados, principalmente se forem grandes.

As **anomalias congênitas** são comuns na próstata e nas VS, bem como ao seu redor.[42] O tubérculo de Müller dá origem ao utrículo prostático, uma pequena bolsa em fundo cego na linha média, situada próximo ao pico do verumontanum. Os **cistos do utrículo prostático** são causados pela dilatação do utrículo prostático. Os cistos do utrículo raramente contêm espermatozoides e podem estar associados à agenesia renal unilateral, hipospadia e criptorquidia. Os cistos de utrículo estão sempre na linha média e são normalmente pequenos, mas às vezes tornam-se bem grandes, com vários centímetros de diâmetro (Fig. 10.9B-C). Os **cistos dos ductos de Müller** podem surgir a partir de remanescentes dos ductos paramesonéfricos e geralmente são pequenos e ocorrem principalmente da linha média, mas podem se estender lateralmente à linha média, atingindo grandes dimensões e estendendo-se além da próstata. Eles não têm outras associações e nunca contêm espermatozoides. Assim como os cistos de utrículo, eles apresentam a forma de lágrima apontando para o verumontanum, uma parede espessa, e ocasionalmente calcificações parietais ou no interior. Na prática, cistos de utrículo e mülleriano aparecem de forma similar, e sua diferenciação não é importante. Quando grandes, ambos os tipos podem obstruir ductos ejaculatórios ou desenvolver calcificações (Fig. 10.9E) e tornarem-se sintomáticos, dolorosos ou infectados; raramente vêm a desenvolver tumores.[43,44]

Os cistos **dos ductos ejaculatórios** costumam ser pequenos e, provavelmente, representam a dilatação cística dos ductos ejaculatórios, talvez como um resultado de obstrução. Alternativamente, podem ser divertículo do ducto. Eles tendem a ser fusiformes com afilamento nas extremidades. Os cistos dos ductos ejaculatórios contêm espermatozoides quando aspirados. Podem estar associados à infertilidade e ser encontrados em pacientes com baixa contagem de esperma. Alguns podem causar dor perineal.[43,44]

Outros distúrbios que imitam os cistos da próstata incluem cistos de VS, ureterocele ectópica, **cistos de ducto de Cowper** (no diafragma urogenital abaixo do ápice prostatico) e divertículos da bexiga.

Os **abscessos da próstata** formam "cistos" com paredes espessas e irregulares e conteúdo cheio de debris assemelhando-se a abscessos de outras localidades (Fig. 10.8E). Organismos coliformes como *E. coli* são os mais comuns etiologicamente. Condições predisponentes incluem diabetes, instrumentação e imunodeficiência. Aspiração transretal ou drenagem por ressecção endoscópica podem ser tratamentos efetivos, além da terapia antimicrobiana.[42-44] Os cistos causados por parasitas são raros nos países ocidentais, sendo causados por esquistossomose (bilharziose) ou hidatidose (equinococose).[42,43]

Neoplasias císticas são raras, mas cistadenoma e cistadenocarcinoma foram descritos.[42,43]

Vesículas Seminais e Ductos Deferentes

As **vesículas seminais** e os **ductos deferentes** se desenvolvem a partir do ducto mesonéfrico e estão associados ao desenvolvimento renal e ureteral. As anormalidades de desenvolvimento de VS/ductos deferentes estão frequentemente associadas a anomalias renais e ureterais. As VS normais medem cerca de 1 × 5 cm e os ductos deferentes, em torno de 6 mm. A função das VS é produzir e secretar líquido seminal e não armazenar esperma. Os ductos deferentes drenam pelos ductos ejaculatórios da próstata para o verumontanum. Patologias primárias das VS e dos ductos deferentes estão sendo cada vez mais detectadas com o uso de TRUS e RM.[45,46]

A ocorrência de hipoplasia ou agenesia da VS, surpreendentemente, é comum. Pode ser unilateral ou bilateral e estar associada à agenesia ou ectopia do ducto deferente e rim ipsilateral. Pacientes com **fibrose cística** geralmente apresentam agenesia bilateral da VS e dos ductos deferentes, mas rins normais.[45,46]

Os **cistos das vesículas seminais** são raros e geralmente solitários (Fig. 10.10C). A maioria é assintomática. Os cistos podem aumentar e tornar-se sintomáticos e podem ser aspirados com orientação pela TRUS. Eles podem estar associados a anomalias renais ipsilaterais, incluindo agenesia renal, porque as VS são derivadas dos ductos de Wolff (mesonéfricos), que também originam ureter e ducto deferente. O cisto congênito da VS e a ausência do rim ipsilateral são conhecidos como síndrome de Zinner. Outras associações incluem doença policística adulta, hemivértebra e ausência ipsilateral de testículo. A VS é um local comum de inserção ectópica do ureter.[44,46,47]

A **calcificação** de VS e ducto deferente pode ocorrer com diabetes ou infecção. A calcificação **diabética** tende a envolver as paredes e se assemelha a "trilhos de trem" nas radiografias, enquanto a calcificação **infecciosa ou inflamatória** é luminal e segmentar e pode estar associada à calcificação da VS. Nas áreas endêmicas, a tuberculose e a esquistossomose devem ser consideradas.[45,46]

Eventualmente, uma calcificação em casca de ovo de 1 cm de diâmetro é visualizada na vesícula seminal. Essas calcificações são assintomáticas e provavelmente relacionadas à inflamação.

A doença maligna na VS manifesta-se mais comumente de forma secundária ao carcinoma da próstata, bexiga urinária ou reto e aparece como uma massa envolvendo a VS. Se houver suspeita de envolvimento da VS no momento da biópsia guiada por TRUS da próstata, fragmentos adicionais podem ser retirados da VS, o que pode alterar os planos de tratamento. As neoplasias primárias da VS são muito raras e incluem cistoadenomas benignos, leiomioma, fibromas e outras lesões malignas como o adenocarcinoma. Os imitadores de tumores, como os depósitos amiloides, estão se tornando cada vez mais reconhecidos.[45,47]

INFERTILIDADE E ULTRASSONOGRAFIA TRANSRETAL

A infertilidade é definida como incapacidade de alcançar a gravidez após 1 ano de relação sexual regular sem proteção, e afeta cerca de 15% dos casais. Fatores masculinos são a etiologia única responsável em cerca de 20% dos casais e contribui em outros 30% a 40%. Quando presente, a infertilidade masculina costuma ser (embora nem sempre) detectada pela análise anormal do espermograma. A AUA e a European Association of Urology definiram políticas de "boas práticas" para investigar a infertilidade masculina; os dois parceiros devem ser avaliados simultaneamente.[48,49] Os **objetivos da avaliação masculina** incluem:

1. Identificação de condições potencialmente corrigíveis
2. Identificação de condições irreversíveis, para as quais tratamentos alternativos (p. ex., doação de esperma) ou adoção podem ser cogitados, evitando terapias não efetivas
3. Detecção de condições prejudiciais à saúde, subjacentes à infertilidade
4. Detecção de anomalias genéticas (p. ex., fibrose cística), que podem afetar a saúde das crianças se o esperma afetado for recolhido e utilizado em técnicas reprodutivas.

Os fatores masculinos podem ser categorizados como pré-testiculares, testiculares e pós-testiculares. Os **fatores pré-testiculares** incluem condições como comportamento reprodutivo defeituoso e anomalias genéticas (p. ex., gene *CFTR* da fibrose cística, microdeleções do cromossomo Y). Os **fatores testiculares** incluem disfunções intrínsecas congênitas e adquiridas da espermatogênese (p. ex., infecções, trauma, criptorquidismo tratado) que, exceto pela varicocele, geralmente são irreversíveis. Tumores e microlitíase testicular são mais comuns em homens inférteis. As **causas pós-testiculares de azoospermia** (ausência de espermatozoide na ejaculação) e **oligospermia** (baixo número de espermatozoides na ejaculação) geralmente estão relacionadas a problemas obstrutivos, sendo encontradas em cerca de 40% dos homens inférteis, ainda que apenas 1% a 5% tenham **obstruções dos ductos ejaculatórios**, que respondem a terapias cirúrgicas, como marsupialização do cisto prostático ou

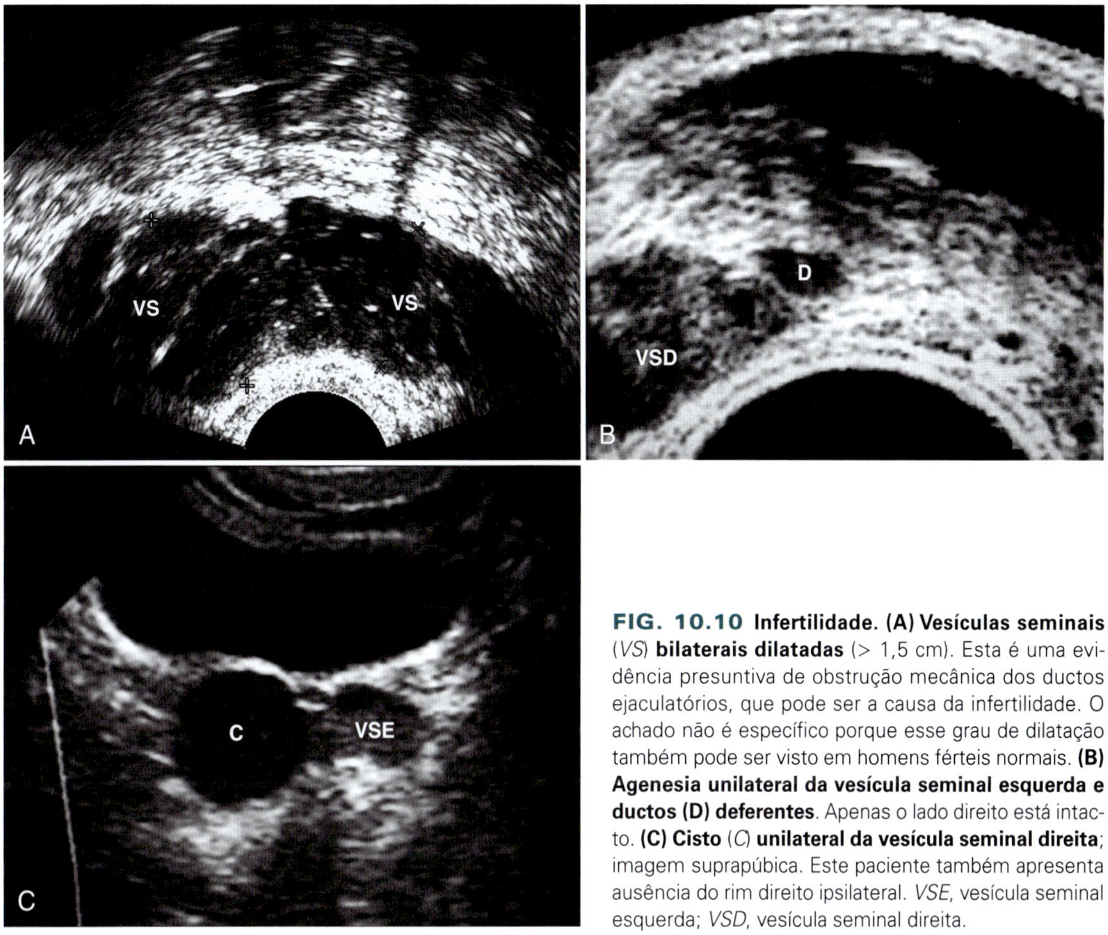

FIG. 10.10 Infertilidade. (A) Vesículas seminais (*VS*) **bilaterais dilatadas** (> 1,5 cm). Esta é uma evidência presuntiva de obstrução mecânica dos ductos ejaculatórios, que pode ser a causa da infertilidade. O achado não é específico porque esse grau de dilatação também pode ser visto em homens férteis normais. **(B) Agenesia unilateral da vesícula seminal esquerda e ductos (D) deferentes**. Apenas o lado direito está intacto. **(C) Cisto** (*C*) **unilateral da vesícula seminal direita**; imagem suprapúbica. Este paciente também apresenta ausência do rim direito ipsilateral. *VSE*, vesícula seminal esquerda; *VSD*, vesícula seminal direita.

ressecção transuretral dos ductos ejaculatórios.[50] Isso exclui a reversão de vasectomia, que é bem-sucedida em 70% a 95% dos pacientes, sendo a gravidez atingida em 30% a 70% dos casais. Em 100 homens azoospérmicos consecutivos, a distribuição etiológica da azoospermia foi: anomalias genéticas, 27%; doenças ou influência externa (orquite, radioterapia, infecções, cirurgia e trauma), 22%; criptorquidismo corrigido, 27%; e inexplicáveis, 22%.[51] Isso ilustra o amplo espectro de disfunções além das obstruções dos ductos ejaculatórios que se relacionam à azoospermia e que fazem parte da investigação da etiologia da infertilidade masculina.[48,49]

As investigações de imagens – ultrassonografia e ressonância magnética – são usadas para avaliar anormalidades e focam no escroto, testículos, próstata e ductos seminais e ocasionalmente no trato urinário alto.[50,52,53]

O **papel da TRUS** e, em menor grau, da RM, é identificar anatomicamente obstruções dos ductos ejaculatórios corrigíveis e anomalias em homens que são azoospérmicos ou oligospérmicos e que apresentam ductos deferentes palpáveis. As obstruções podem resultar de cálculos nos ductos, cistos do ducto de Müller ou de Wolff, cicatrizes pós-cirúrgicas ou inflamatórias, cálculos ou atresia dos ductos ejaculatórios (Fig. 10.10). Observe que a existência ou não de ducto deferente é diagnosticada clinicamente por palpação do cordão espermático e não através da imagem. A ductografia foi usada para demonstrar obstrução, mas essa prática foi descontinuada devido ao risco de lesão do ducto deferente. Eventualmente, TRUS pode ser usada para injetar nas VS agentes de contraste para ultrassonografia ou radiográficos, a fim de demonstrar a permeabilidade dos ductos ejaculatórios ou para coletar espermatozoides das VS para reprodução assistida.[50,52,53]

Não existem sintomas específicos associados à **obstrução dos ductos ejaculatórios**, embora o diagnóstico seja sugerido em homens inférteis com azoospermia ou oligospermia, os quais possuem volume ejaculado baixo, características sexuais secundárias e testículos normais, dor durante ou após a ejaculação ou orgasmo ou histórico de prostatite. Achados de imagens sugestivas na TRUS em homens inférteis com hipospermia e oligoastenozoospermia são: aparência normal (25%); ausência bilateral de ductos deferentes (34%); oclusão bilateral de ductos deferentes, vesículas seminais e ductos ejaculatórios por calcificação ou fibrose (16%); ausência unilateral dos ductos deferentes (11%); cistos obstruindo vesículas seminais, ductos ejaculatórios ou próstata (9%); e obstrução ductal devido a cálculos (4%). Todos esses sintomas e achados também são encontrados em homens férteis normais, mas são mais comuns em homens com infertilidade obstrutiva.[50]

O tratamento para suspeita de obstrução distal ejaculatória consiste em ressecção transuretral do ducto ejaculatório, usada para marsupializar os ductos ou drenar cistos obstrutivos. Dentre os homens submetidos a essa técnica, 50% a 100% apresentam melhora nos sintomas, e 20% a 30% conseguem engravidar suas parceiras.[50]

A **ausência dos ductos deferentes** é um diagnóstico clínico feito pela palpação do cordão espermático (funículo espermático). A ausência congênita bilateral dos ductos deferentes (ACBDD) é encontrada em quase todos os homens portadores de mutação no gene transmembrana regulador da fibrose cística (CFTR; do inglês, *cystic fibrosis transmembrane regulator*) sintomáticos ou assintomáticos. Afeta quase 1% dos homens inférteis e é responsável por 4% a 17% de azoospermia, sendo comumente associada a anormalidades da VS. Existe uma baixa associação com anomalias renais. No entanto, 44% a 60% dos homens com doença renal policística autossômica dominante também apresentam agenesia bilateral de ducto deferente. Em contraste, os homens que apresentam ausência unilateral do ducto deferente são menos propensos a ter fibrose cística, mas são mais propensos à anormalidades ipsilaterais de derivados de ductos wolffianos, incluindo os rins.[45,49,53]

HEMATOSPERMIA

A hematospermia é a presença macroscópica de sangue no sêmen. Na maioria dos casos, é uma condição benigna autolimitada e costuma se resolver de maneira espontânea em poucas semanas. Afeta aproximadamente 1 em cada 5 mil homens, com pico de incidência entre 30 e 40 anos de idade, e causa ansiedade significativa entre homens e respectivas(os) parceiras(os) que temem câncer ou doenças sexualmente transmissíveis e perda de função sexual. A lista de diagnóstico diferencial é extensa, mas a maioria dos casos é **iatrogênica** (após intervenções como biópsia ou cistoscopia), **infecciosa** ou **inflamatória**, e pode ser efetivamente tratada com o mínimo de investigação e tranquilização do paciente. Tumores malignos, principalmente na próstata, testículos e VS são causas incomuns de hematospermia, encontradas em apenas 3,5% dos casos, predominando em homens acima de 40 anos de idade.[54,55]

Hematospermia

CAUSAS COMUNS

Idiopática (cerca de 15%)
Doenças sexualmente transmissíveis
Trauma (incluindo iatrogênico e autoinfligido)
Doenças prostáticas (prostatite, hiperplasia prostática benigna [HPB], cálculos, tuberculose, esquistossomose, câncer de próstata)
Testículos ou epidídimos (infecção, trauma)
Doenças sistêmicas (distúrbios hemorrágicos, doenças hepáticas, hipertensão grave)

CAUSAS INCOMUNS

Distúrbios das vesículas seminais (carcinoma, cálculos)
Cistos de próstata (ejaculatório, de Müller, especialmente com cálculos)
Uretra (vasos anormais, pólipos)
Tumor do testículo
Distúrbios sistêmicos (amiloidose)

O objetivo fundamental da investigação é aliviar a ansiedade, porque a maioria dos casos de hematospermia, em especial nos homens mais novos, é altamente improvável de estar associada à patologia sinistra. Além do histórico e do exame físico, a maioria dos pacientes é, a princípio, submetida à avaliação para doenças sexualmente transmissíveis, urinálise e cultura de urina. Homens com mais de 40 anos de idade devem também ser avaliados para malignidade, especialmente câncer de próstata, mesmo que esta seja uma etiologia incomum.

Os exames de imagem são úteis em casos inexplicáveis ou persistentes. A TRUS mostrou achados em 74% a 95% dos homens com hematospermia persistente. Os achados incluiram calcificações na próstata, cálculos nos ductos ejaculatórios, ductos ejaculatórios dilatados, HPB, VS dilatadas, calcificações na VS, cistos nos ductos ejaculatórios e prostatite (Figs. 10.9 E e 10.10A). A ultrassonografia com Doppler colorido consegue detectar malformação vascular rara. Na prática, pode ser difícil estabelecer que um achado no TRUS seja responsável pela hematospermia, porque achados similares são vistos com frequência em homens assintomáticos. A RM de bobina endorretal pode também ser útil porque é capaz de detectar pontos de sangramento que não aparecem na ultrassonografia, especialmente sangramento dentro das VS.[45,54-56]

Tratamento além da tranquilização não é necessário para a maioria dos pacientes com hematospermia, pois o sangramento é rápido e autolimitado. Alternativamente, a terapia é dirigida a qualquer causa descoberta e pode incluir terapia antimicrobiana, quimioterapia ou cirurgia de cisto e terapia sistêmica para hipertensão e diátese hemorrágica. A consulta urológica é sugerida se o sangramento for persistente e em homens com mais de 40 anos que apresentam risco aumentado de câncer.[54,55]

CÂNCER DE PRÓSTATA

O **câncer de próstata** é um problema de saúde significativo para os homens e suas(seus) parceiras(os). Nos Estados Unidos, é o tipo de câncer masculino mais comum; em 2016, estima-se que 181 mil homens (21% de todos os cânceres masculinos) foram afetados, sendo, após o câncer de pulmão, a segunda causa mais comum de mortes por câncer (26 mil homens ou 8% de mortes por câncer).[57,58] É importante que os profissionais que avaliam câncer de próstata com exames de imagem como TRUS e mpRM para que estejam cientes e acompanhem as mudanças muito rápidas em triagem, diagnóstico, manejo e tratamento e até mesmo definições patológicas do que constitui câncer agressivo significativo.[9,10,59] O câncer de próstata é um problema complicado, cheio de incertezas e dilemas para homens, parceiras(os) e médicos. Existem tratamentos efetivos, mas com efeitos colaterais que alteram substancialmente a qualidade de vida, e existe o risco de sobrediagnóstico e sobretratamento.[58,60-63]

Diferentemente de muitos outros cânceres, nem todo câncer de próstata progride inevitavelmente para metástase e morte. Há uma grande carga de doenças indolentes que poderiam não se beneficiar da terapia radical, mas que devem ser diferenciadas da doença progressiva agressiva. O câncer de próstata afeta principalmente homens com mais de 50 anos de idade e, portanto, compete com comorbidades como uma causa de morte.[64] Na autópsia, foi encontrado câncer de próstata em grau significativo (escala de Gleason de 7 ou maior) em 32% dos homens que morreram por outras causas.[65] Ele apresenta evolução longa, não raro, levando cerca de 10 anos do diagnóstico assintomático até a morte por causa específica. Isso destaca a dificuldade em determinar se os protocolos de triagem e tratamento são eficazes, já que os testes duram mais de 10 anos, durante os quais mudanças terapêuticas e no diagnóstico poderiam tornar os resultados dos estudos irrelevantes.[58,63,66,67]

Para complicar ainda mais, nenhum consenso surgiu do tratamento adequado da **doença clinicamente localizada**, que é a apresentação mais comum nos Estados Unidos (91% dos casos) desde o surgimento da triagem por PSA em 1991.[68]

Epidemiologia

O **adenocarcinoma de próstata**, o mais frequente câncer diagnosticado em homens, duas a três vezes mais do que câncer de pulmão e colorretal, é uma doença vista principalmente em homens acima dos 50 anos. É a quarta doença maligna masculina mais comum em todo o mundo. As taxas são maiores na Escandinávia e América do Norte, especialmente em afro-americanos (272 por 100 mil), e menores na China (1,9 por 100 mil), mas as taxas estão aumentando nesses países.[19,69] Fatores genéticos e ambientais, incluindo uma dieta gordurosa, parecem desempenhar papéis na incidência do câncer de próstata. O risco dobra com um único parente afetado, sendo ainda maior com múltiplos parentes afetados. A incidência e o estágio no diagnóstico têm diminuído desde o início da década de 1990, em parte devido à introdução da triagem de PSA.[70,71] Mais de 95% dos tumores malignos da próstata são adenocarcinomas. Raramente uma variedade de outras neoplasias primárias envolve a próstata, incluindo carcinoma de células transicionais da próstata, sarcomas, linfomas e tumores neuroendócrinos.[72] A próstata pode ser afetada secundariamente pelos tumores de estruturas regionais, incluindo bexiga e reto.

Foi descrito um acompanhamento mediano de 24 anos no câncer de próstata clinicamente localizado e mostrou que a taxa de mortalidade específica da causa aumenta com o escore de Gleason e a idade no diagnóstico. Na escala Gleason de 6 ou inferior, as comorbidades são uma causa mais provável de óbito, mas com maiores pontuações, a morte relacionada ao câncer é mais provável, especialmente na faixa etária de 50 a 64 anos, em que a taxa de mortalidade por causa específica se aproxima de 80% a 90% em 15 a 20 anos.[64] Deve-se saber que a maioria dos patologistas atualmente não relata Gleason abaixo de 6 como câncer, e há discussões de que talvez até Gleason 3 + 3 = 6 não represente um câncer agressivo com risco de vida que exija tratamento radical imediato.[9,10,59,73]

Câncer de Próstata: Fatos-chave

- Câncer mais comum diagnosticado em homens
- A segunda principal causa de mortes por câncer em homens (depois do câncer de pulmão)
- A quarta doença maligna masculina mais comum no mundo
- Tratamentos diversos e variados são personalizados para a situação do paciente
- Os tratamentos estão associados a questões da qualidade de vida
- Muitos homens têm tumores de baixo grau que não precisam de tratamento ou não comprometem a longevidade

Antígeno Prostático Específico e Variantes

O PSA é o marcador tumoral mais utilizado para detectar o câncer de próstata e acompanhar os pacientes após a terapia.[74,75] O PSA é uma enzima de ocorrência normal da família da calicreína, estimulada por andrógenos e secretada pelas células epiteliais dos canais prostáticos com função de liquefazer o ejaculado. O epitélio da próstata é a principal fonte de PSA e apenas traços são encontrados em outros tecidos no homem e mulher. Os tecidos intactos permitem que apenas pequenas quantidades vazem no sangue em que se encontra parcialmente não ligado (livre) e parcialmente ligado a proteínas como a alfa-1-antiquimotripsina. Os níveis séricos de PSA constituem uma indicação inespecífica de anormalidade ou irritação da próstata que permite o vazamento em excesso desta enzima normal para o sangue. O PSA livre é composto por três isoformas: pró-PSA, PSA associado à HPB e PSA livre intacto. Os **níveis elevados de PSA** total podem ocorrer no câncer, mas também são observados de forma variável em condições benignas, incluindo HPB e inflamação e após ejaculação, manipulação da próstata, biópsia e cistoscopia. Em geral, toque retal e TRUS sem biópsia não elevam significativamente o PSA, mas é prudente coletar o sangue antes de manipular a próstata. Os níveis de PSA podem ser reduzidos artificialmente por um fator de 2 com medicamentos antiandrogênicos, como o finasterida (Proscar®) e a dutasterida (Avodart®). Níveis de redução imprevisível são encontrados com medicamentos à base de plantas, tais como *palmetto* e PC SPEC. No câncer, a proporção de PSA ligado aumenta e pode diminuir a proporção de PSA livre total (**porcentagem de PSA livre, %fPSA** [do inglês, *percent free PSA*]).[75]

Embora o PSA seja aceito como um marcador de câncer de próstata, há questionamento quanto ao seu uso. É específico do órgão, mas inespecífico para câncer, e os níveis se sobrepõem em condições benignas e câncer. Além disso, nem todo o câncer eleva o PSA e câncer pode ser encontrado em 6,6% dos homens com PSA baixo (< 0,5 ng/mL). O nível discriminatório é incerto. Inicialmente, 4 ng/mL foi definido como o limiar para consideração da biópsia, mas caiu para 2,6 ng/mL. Em geral, há um consenso de que PSA inexplicado acima de 10 ng/mL é uma indicação para a biópsia e apresenta valor preditivo positivo (VPP) de cerca de 80%. A biópsia dos homens na faixa incerta entre 4 a 10 ng/mL identifica câncer em cerca de 40%. Isso destaca o problema com o teste de PSA: o PSA de 4 ng/mL apresenta sensibilidade de cerca de 79%, mas especificidade baixa de 59%. A baixa especificidade significa que muitos homens sem câncer significativo seriam submetidos aos riscos de uma biópsia e sobrediagnóstico e sobretratamento. Essas questões levaram a uma controvérsia no uso do PSA para triagem.[58,76] No entanto, como forma de rastreio, o PSA continua a ser a ferramenta ideal para acompanhar os homens para a recorrência após a terapia curativa.

Várias abordagens foram consideradas para tentar melhorar a sensibilidade e, especialmente, a especificidade, de modo que, na medição entre 2,6 a 10 ng/mL, sugere-se que as biópsias inicial e de repetição sejam realizadas apenas em homens com risco de câncer agressivo significativo e que possas ser evitadas em homens que apresentam baixo risco ou risco apenas de câncer indolente. A maioria dos urologistas acredita que a percepção clínica – que leva em consideração PSA, história familiar, história patológica pregressa e história do paciente, resultados anteriores de biópsia e discussão com o paciente – continua sendo o pilar da determinação da necessidade de biópsia inicial e repetida. Embora o PSA e suas variantes permaneçam como teste dominante, há uma lista adicional de testes de sangue, urina e tecidos que podem ser levados em consideração e podem fornecer informações de suporte sobre o diagnóstico, o prognóstico e a necessidade de terapia.[74,75,77]

No câncer, a proporção de PSA ligado aumenta, resultando em diminuição da razão de PSA livre/PSA total (**PSA livre percentual, %PSAl**).[75] Usando uma razão de 25%, Catalona et el. detectaram 95% dos cânceres e evitaram 20% das biópsias.[78] Não existe um consenso geral sobre os limites de corte, que variam de cerca de 15% a 25% (ou razão de 0,15 a 0,25). A instabilidade do PSAl (PSA livre) após flebotomia infelizmente limitou seu uso para triagem geral.[75]

A **densidade de PSA** (PSAd) é a razão entre o PSA e o volume da próstata. Nesse exame parte-se do pressuposto que o câncer de próstata produz mais PSA que o tecido benigno e tenta levar em conta a elevação de PSA em homens com glândulas aumentadas devido à HPB. Os pontos de corte variam de 0,12 a 0,15. Este teste é menos usado para determinar a necessidade de biópsia, mas comumente é usado como um dos critérios de risco para colocar homens em programas de acompanhamento.[10,75,79,80]

A **velocidade do PSA** avalia a velocidade da elevação do PSA ao longo do tempo. Parte-se do pressuposto que o PSA aumenta mais rápido com o câncer e requer pelo menos três determinações de PSA ao longo de 18 meses, mostrando aumento acima de 0,75 ng/mL por ano.[81] Atualmente, o teste é menos usado, mas pode ser útil na vigilância ativa.[10,82]

Papel do Antígeno Específico da Próstata (PSA)

- PSA e toque retal, atualmente, constituem o padrão de cuidados para a triagem inicial do câncer de próstata
- O nível de PSA está associado diretamente à carga tumoral do câncer de próstata
- Nem todos os cânceres produzem PSA
- 20% a 40% dos homens com câncer clinicamente significativo apresentam nível de PSA "normal"
- PSA pode estar elevado em condições não malignas
- Variantes do PSA são usadas para melhorar a acurácia da triagem
  - Densidade de PSA
  - Velocidade de PSA
  - Razão PSA livre/total
- Usado durante a vigilância ativa, para avaliar a progressão e a reclassificação
- Usado após terapia ativa, para acompanhar os pacientes a procura de recorrência
- Pode ser combinado a outros biomarcadores para melhorar a sensibilidade e a especificidade

Biomarcadores Alternativos do Câncer de Próstata

O PSA permanece como o biomarcador mais utilizado, mas vários outros biomarcadores estão sendo desenvolvidos para superar as limitações do PSA a fim de indicar necessidade de biópsia inicial e repetição, para ajudar na distinção entre tumores indolentes e agressivos, para auxiliar a selecionar o tratamento apropriado e para realizar acompanhamento dos pacientes. Os biomarcadores podem ser avaliados em sangue, outros fluidos corporais, urina ou tecidos. Alguns foram aprovados para uso e outros continuam a ser investigados. Em geral, seu papel é suplementar à investigação clínica e ao uso inicial do PSA. Em muitos casos, seu valor incremental ainda não foi estabelecido. Além disso, os nomogramas de risco multiparamétrico e a mpRM estão sendo cada vez mais usados.[74,75,77,83]

Escore PCA3 usa RNA não codificador na urina e está aprovado para uso. PCA3 não é encontrado no tecido prostático normal, mas é expresso em 95% dos cânceres de próstata. Recomenda-se como teste para ajudar a determinar a necessidade de biópsia com PSA elevado. Foi recomendado um ponto de corte de 35, o que produziria o equilíbrio ideal entre a sensibilidade (47%) e a especificidade (72%), enquanto não detecta 21% de tumores de alto grau.[74,75,77,83-85]

O **Índice de Saúde da Próstata** (PHI, do inglês, *Prostate Health Index*) está aprovado para uso em homens de 50 anos ou mais no intervalo de PSA 4 a 10 ng/mL e achados negativos no toque retal. Combina várias isoformas do PSA. É usado para ajudar a determinar a necessidade de biópsia no intervalo de PSA 4 a 10.[74,75,77,84,85]

Atualmente, o **4Kscore** não é um teste aprovado pela Food and Drug Administration (FDA). Ele usa quatro diferentes formas de PSA e um algoritmo, incluindo idade, achados no toque retal e *status* anterior de biópsia para prever uma pontuação de risco para encontrar câncer agressivo em uma futura biópsia.[74,75,77]

Atualmente, o **TMPRSS2:ERG** não é um teste aprovado pela FDA. Trata-se de um teste de urina para detecção de fusão patológica de genes *TMPRSS2* e *ERG*, que é encontrada em 50% de espécimes de câncer de próstata. Apresenta baixa sensibilidade, mas alta especificidade para prever câncer de próstata em biópsia.[74,75,77]

Nas amostras de biópsia, os tecidos perto do câncer mostram efeitos de campo ou "halo" alterados que podem ser avaliados em amostras de biópsia e podem se manifestar como alterações nos genes (**teste Oncotype DX**) ou metilação do tecido (**teste ConfirmMDx**). Um resultado negativo de biópsia em um paciente com marcadores teciduais positivos sugere que um câncer nas proximidades foi perdido e pode ajudar a determinar a necessidade de repetição da biópsia.[74,75,77]

Cada vez mais, está sendo útil o conceito de combinar esses testes e outros testes, incluindo o mpRM e parâmetros clínicos na forma de "calculadoras de risco". Atualmente, as calculadoras de risco mais populares em uso são as ERSPC-RC, PCTP-RC e UCSF-CAPRA, que podem ser encontradas on-line ou baixadas para *smartphones* (http://www.prostatecancer-riskcalculator.com/seven-prostate-cancer-risk-calculators; http://deb.uthscsa.edu/URORiskCalc/Pages/uroriskcalc.jsp; https://urology.ucsf.edu/research/cancer/prostate-cancer-risk-assessment-and-the-ucsf-capra-score).[86,87]

Triagem

O câncer de próstata em estágio inicial é curável, mas raramente sintomático. A ocorrência de sintomas sugere doença avançada com pouca probabilidade de cura. Isso sugere que o rastreio é razoável para detectar doenças assintomáticas enquanto ainda é curável. O objetivo de qualquer rastreio de câncer, incluindo próstata, é a identificação precoce de câncer ou lesões pré-cancerosas antes que os sintomas se desenvolvam e em um ponto em que o tratamento melhore os resultados. A Organização Mundial de Saúde (OMS) propôs critérios que devem ser atendidos antes de a triagem da população ser realizada. A condição deve ser um importante problema de saúde com uma história natural conhecida; haver um tratamento aceitável, disponível e eficaz; apresentar estágio latente reconhecível para permitir o tempo de triagem; e haver um teste de triagem aceitável e efetivo e com um custo razoável.[88] Muitas dessas condições são encontradas para o câncer de próstata, mas ainda existem questões que introduziram a controvérsia na triagem.[60]

A TRUS não é usada como modalidade de triagem primária na triagem para o câncer de próstata. Apresenta sensibilidade de 30% a 67% e especificidade de 52% a 61%, em comparação com a sensibilidade da mpRM de 72% a 90% e especificidade de 55% a 79%.[89] Espera-se que a elastografia e a CEUS melhorem a acurácia da ultrassonografia. Há uma crescente discussão sobre o uso de imagens híbridas ou multiparamétricas para melhorar a detecção e a caracterização.[4,6,90-92] A maioria das técnicas é qualitativa e não quantitativa, e as habilidades do radiologista permanecem primordiais. Isso resulta em variações na acurácia e características de desempenho descritas na literatura para detecção de câncer.

Os testes de triagem recomendados são PSA e toque retal seguidos por biópsia transretal para diagnóstico confirmatório.[7] O valor agregado da TRUS na detecção de câncer no rastreamento com PSA mais toque retal é de cerca de 5%.[93] O diagnóstico requer tecido a ser obtido por biópsia. Atualmente, isso é realizado de forma mais eficiente e efetiva com a orientação por TRUS. Biópsia por RM e biópsia por RM-TRUS estão sendo introduzidas, mas atualmente são menos práticas e limitadas pelo acesso e pelos custos. A detecção de câncer por mpRM é imperfeita e, atualmente, a biópsia sistemática não pode ser evitada se a RM for negativa.

A taxa de mortalidade por câncer de próstata diminuiu desde 1990 e houve redução de 75% na proporção de doença avançada no momento do diagnóstico. Isso é atribuído ao rastreio oportunista de PSA em vez de terapias novas e melhoradas.[94] No entanto, há preocupações quanto à triagem generalizada da população. Por um lado, o câncer de próstata continua a ser importante causa de morbidade e mortalidade; por outro, o câncer de próstata afeta homens mais velhos e apresenta uma evolução tipicamente de 10 anos. Os homens desta idade apresentam causas simultâneas de mortalidade, de modo que homens diagnosticados com câncer morrem com a doença, e não em virtude dela. A triagem do PSA apresenta sensibilidade e especificidade limitadas. A biópsia transretal para diagnóstico não é infalível e apresenta riscos. Há uma base ampla de câncer de baixo grau e baixo volume de (Gleason 6) que provavelmente não precisará de terapia ativa. Isso levanta preocupações com relação ao sobrediagnóstico e ao sobretratamento porque a terapia (cirurgia, radiação, hormônios) apresenta riscos e efeitos adversos significativos que afetam a qualidade da vida.

Vários estudos avaliaram o papel do rastreio e da terapia para câncer de próstata; alguns demonstraram benefícios, mas outros não, possivelmente devido às limitações do projeto de estudo.[95,96] Os principais estudos de triagem citados são o ERSPC (European Randomized Study of Screening for Prostate Cancer)[97] e US study PLCO (Prostate, Lung, Colorectal and Ovarian Cancer Screening Trial).[98] Primeiramente, o ERSPC consentiu e, em seguida, randomizou homens em um grupo de triagem com teste de PSA a cada 4 anos e um grupo de controle. A biópsia foi realizada em homens com PSA acima de 3 ng/mL. Em 13 anos, o grupo triado mostrou diminuição de 29% na mortalidade. Para evitar morte por câncer, o número necessário para rastreio foi de 781 e o número necessário para detectar foi 27. O subconjunto de Göteborg deste estudo usou uma abordagem mais real que o primeiro, em que homens foram randomizados para serem convidados à triagem e depois obtiveram consentimentos. A biópsia foi recomendada para PSA acima de 2,5 ng/mL. Em 14 anos, os pesquisadores relataram que o risco relativo de morte por câncer diminuiu para 0,44, com o número necessário para a triagem de 293 e o número necessário para tratar de 12.[97,99]

O PLCO randomizado recrutou homens para PSA e toque retal anuais ou grupos de cuidados habituais. A indicação de biópsia foi para PSA acima de 4 ng/mL ou nódulo palpável. Em 13 anos, não houve diferença significante na taxa de mortalidade. A análise subsequente mostrou que cerca de 90% do grupo de controle tinha sido submetido à triagem por PSA antes ou durante o estudo. A verdadeira comparação não foi possível porque tanto a triagem quanto o grupo-controle haviam sido rastreados com PSA.[58,95,98]

Considerando estes e outros estudos, em 2012, a US Preventive Services Task Force (USPSTF) emitiu uma recomendação D contra o rastreio do câncer de próstata (nenhum benefício real ou prejuízo supera os benefícios).[96] Apesar da diminuição da taxa de mortalidade por câncer de próstata desde a introdução da triagem com PSA, o USPSTF concluiu que todos os benefícios de triagem foram compensados pela aparente falta de benefício geral, como mostrado especialmente no estudo PLCO, os riscos de sobrediagnóstico e sobretratamento, os riscos de biópsia e terapia, a grande proporção de doença indolente que é improvável que seja sintomática e a mortalidade concorrente em homens mais velhos. Essa recomendação é fortemente contestada por muitos que acreditam que diminuirá a detecção de câncer de próstata enquanto ainda são tratáveis e resultará no aumento da morbidade e mortalidade; isso parece estar acontecendo.[58,100,101] Além disso, grupos de urologistas estão promovendo o "rastreio inteligente" que foca na triagem daqueles que são mais propensos a se beneficiar e apenas na geração de decisões compartilhadas; para evitar danos da terapia ativa, eles recomendam vigilância ativa de homens com câncer aparentemente indolente (Gleason 6 de baixo volume, também chamado de IDLE [do inglês, *indolent lesions of epitelial origin*; lesões indolentes de origem epitelial]). Em geral, em homens sem fatores de risco, a triagem é recomendada a partir de aproximadamente 50 anos, repetida em intervalos de 1 a 4 anos e interrompida por volta dos 70 anos ou com expectativa de vida abaixo de 10 anos. Um PSA basal baixo (< 1,0 ng/mL) entre 40 e 49 anos de idade está associado a um baixo risco de câncer e pode ser usado para prolongar os intervalos entre os testes. Antes da biópsia, o PSA deve ser repetido para permitir que flutuações normais não produzam um resultado falso-positivo. Os antibióticos não devem ser administrados a pacientes assintomáticos para diminuir o PSA para testar se há uma causa assintomática causando a elevação do PSA. Em grupos de alto risco, como aqueles com um parente de primeiro grau com câncer de próstata ou homens afro-americanos, o rastreio deve começar por volta dos 40 anos. Os novos biomarcadores, mpRM e calculadoras de risco podem ser usados para melhorar a especificidade dos testes de triagem e orientar a necessidade de biópsia ou terapia.[58,73,88,95,102]

Estadiamento Clínico e Classificação Histopatológica

O **estadiamento** refere-se à extensão da propagação da doença; a **classificação** refere-se à aparência histopatológica de agressividade. O **estadiamento clínico** do adenocarcinoma da próstata usa parâmetros pré-tratamento para estimar a extensão tumoral, determinar as opções de tratamento e prever o prognóstico usando toque retal; PSA; características de biópsia; imagens, incluindo TRUS, TC, cintigrafia e mpRM; e nomogramas como as tabelas de Partin, que combinam múltiplas características como PSA, estágio clínico e pontuação de Gleason (Fig. 10.11).[103] O **estadiamento histopatológico**

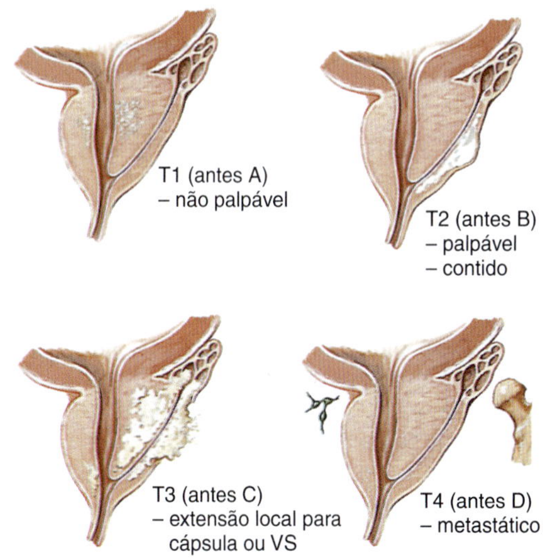

FIG. 10.11 Estadiamento do câncer de próstata contemporâneo utilizando a classificação tumor-linfonodo-metástase (TNM). *VS*, vesícula seminal.

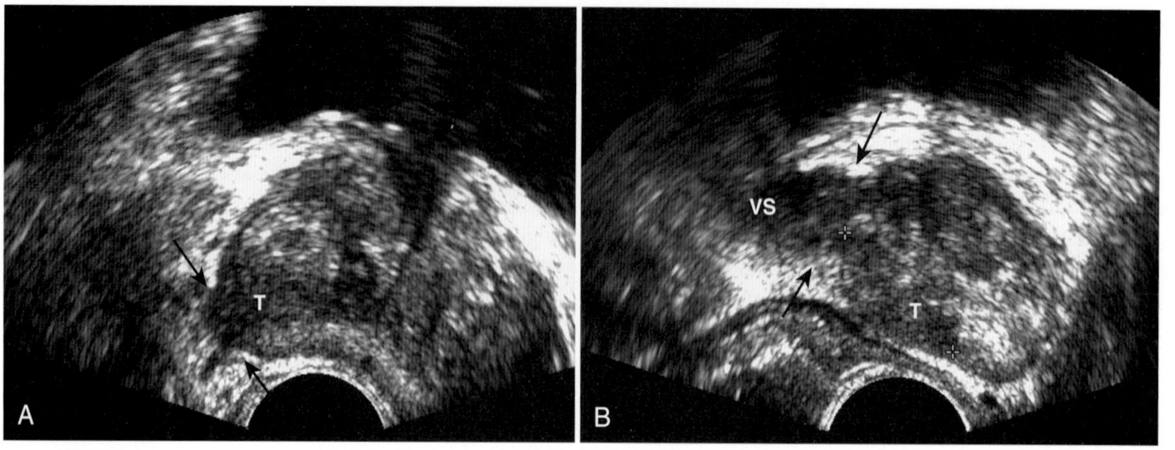

FIG. 10.12 Estadiamento do câncer de próstata avançado. (A) Câncer em estágio T3A (*T*) estendeu-se para fora da próstata até o feixe neurovascular (*setas*). Observe como é difícil diferenciar a extensão do tumor da irregularidade normal causada pelo feixe neurovascular. **(B) Câncer em estágio T3C** (vista parassagital), câncer (*T*) estendendo-se (*setas*) para dentro das vesículas seminais (*VS*) acima da próstata.

requer avaliação histopatológica da próstata, VS e linfonodos e é mais preciso para o prognóstico. O estadiamento clínico (designado como cT_) é importante para decidir o manejo, mas é menos preciso que a avaliação histopatológica (designada como estágio patológico pT_) da próstata e tecidos circundantes porque toque retal e modalidades de imagem apresentam limitações na predição de extensão extraprostática e 60% a 90% dos tumores são multifocais. Em comparação com a avaliação patológica, o subestadiamento clínico ocorre em cerca de 40% a 60% e o sobre-estadiamento, em cerca de 5%.

O estadiamento com exames de imagens é utilizado seletivamente em grupos de alto risco usando cintilografia óssea, TC e mpRM. Quando o risco de doença extraprostática é baixo, considera-se evitar esses testes para reduzir a exposição à radiação e seus custos. Estima-se que, na atual era do PSA, mais de 90% dos casos estão localizados, evitando a necessidade de estadiamento de rotina por TC, RM ou cintilografia óssea no diagnóstico inicial. As recomendações para o estadiamento por exames de imagem são diferentes entre as organizações. Em geral, exames ósseos são recomendados para homens com PSA acima de 10 a 20 ng/mL, escore de Gleason de 8 ou superior, ou sintomas. A aquisição de imagens dos tecidos moles com TC, RM ou PET-TC é recomendada para câncer cT3 ou cT4, risco de nomograma de doença extensa superior a 10% e homens com sintomas.[104,105]

Nenhuma das atuais modalidades de imagem, RM ou TRUS, é completamente acurada na previsão de extensão extracapsular (EEC) ou envolvimento da VS, mas são superiores à avaliação clínica.[106] A RM é, aparentemente, superior a TRUS porque esta depende da habilidade do radiologista. Em mãos experientes, as características de desempenho da RM são sensibilidade 65%, especificidade 73%, valor preditivo positivo 88% e valor preditivo negativo (VPN), 38%. A invasão de VS graduada por forma e sinal alterados apresenta sensibilidade de 83% e especificidade de 99%. A detecção do envolvimento de linfonodo geralmente não é possível pela TRUS, mas é semelhante na TC e RM, com sensibilidade de 7%, especificidade de 100%, VPP de 85% e VPN de 100%. No entanto, TC ou RM normais não descartam envolvimento linfonodal.[90]

Os achados na TRUS que sugerem EEC são semelhantes aos achados da RM e incluem distorção da cápsula, assimetria de feixe neurovascular e obliteração do ângulo retoprostático. A invasão da VS é sugerida por extensão visível ou massa na VS (Fig. 10.12). Em mãos muito experientes, a TRUS é tão acurada quanto a RM para determinar EEC (área abaixo da curva para TRUS de 0,81 *vs*. RM, 0,71)[107] e superior aos nomogramas que predizem o estágio.[108] No entanto, a experiência e o equipamento parecem ser importantes, e a acurácia global da TRUS na determinação das escalas EEC da seguinte forma: sensibilidade, 12% a 90%; especificidade, 46% a 91%; VPP, 46% a 85%; NPV, 38%; e sensibilidade à invasão da VS, 9% a 60%, e especificidade, 82% a 100%.[109] Como a imagem apresenta limitações para o estadiamento pré-operatório, muitos médicos dependem de sua perspicácia clínica ou utilizam nomogramas de estadiamento multifatorial (p. ex., Kattan, Partin) que usam toque retal, PSA, Gleason e outras variáveis.[6,106,110,111] No entanto, médicos experientes descrevem que uma TRUS meticulosa é mais acurada que toque retal e tabelas para estadiamento[108] (Fig. 10.12).

Lembre-se também de que, embora 95% dos tumores malignos da próstata sejam adenocarcinomas, os 5% restantes são tumores incomuns de muitos tipos celulares que não elevam o PSA. Eles frequentemente afetam pacientes mais jovens, nos quais os sintomas iniciais são de doença metastática, incluindo disfunção urinária e dor esquelética. Nos exames de imagem, imitam câncer de próstata localmente avançado e metastático.[72,112]

A **classificação histopatológica** que descreve o espectro patológico microscópico do adenocarcinoma da próstata foi desenvolvida pelo Dr. Donald Gleason na década de 1960 e atualizada em 2014. Utiliza cinco padrões histológicos progressivos de desorganização das glândulas para atribuir um **padrão de Gleason** 1 a 5, que se correlaciona com a agressão tumoral. A maioria dos cânceres de próstata é heterogênea e exibe vários padrões. Os dois padrões mais prevalentes são adicionados para fornecer uma pontuação (p. ex., o padrão primário 4 e o padrão secundário 3 proporcionam um **escore de Gleason** de 4 + 3 = 7/10). Recentemente, os padrões 1 e 2 e os escores de 5 ou menos foram eliminados, portanto, os escores atuais variam de 6 a 10.[59,73,113]

O escore de Gleason 3 + 3 = 6, especificamente padrão 3, passou a ser discutido quanto ao seu padrão de malignidade e agressividade e importância clínica. Na era atual do PSA, a Gleason 6 é a pontuação mais comumente diagnosticada na biópsia e representa cerca de 49% dos casos. Embora Gleason 3 + 3 = 6 demonstre muitas características visíveis de malignidade, incluindo invasão local e marcadores moleculares e genéticos, seu comportamento clínico parece indolente. Alguns pesquisadores sugeriram que Gleason 6 fosse renomeado IDLE (lesões indolentes de origem epitelial). No entanto, encontrar apenas câncer de Gleason 6 na biópsia pode subestadiar cerca de 22% dos homens nos quais o espécime não foi representativo para o câncer de maior padrão e nos quais um escore mais alto é encontrado posteriormente na prostatectomia radical. Nesses casos, o prognóstico relaciona-se ao grau mais alto inicialmente não detectado. Recomenda-se que os homens que inicialmente manifestaram escore de Gleason 3 + 3 = 6 sejam submetidos a uma biópsia confirmatória e mais extensa antes de serem incluídos em programas de vigilância ativa para tentar garantir que nenhum câncer de grau superior esteja presente. A mpRM está sendo útil para investigação adicional de lesões antes da repetição da biópsia, mas, até o momento, uma mpRM negativa não deve ser usada para evitar biópsias confirmatórias ou biópsias aleatórias além das áreas suspeitas na RM.[59,73,114,115]

A alta frequência de pontuação de Gleason 6 e o nível de câncer "moderadamente grave" que o termo "grau 6/10" transmite aos pacientes durante a discussão levou a dificuldades em aconselhar pacientes que não estão conscientes de que 6/10 é realmente um risco muito baixo e provavelmente a doença terá evolução arrastada. Como resultado, os pacientes podem solicitar opções radicais inadequadas que levem a sobretratamento e seus riscos e efeitos adversos com pouco benefício. Uma solução alternativa foi continuar a usar a pontuação de Gleason (6-10), mas atribuir notas tumorais de 1 a 5: 3 + 3 = grau 1; 3 + 4 = grau 2; 4 + 3 = grau 3; 4 + 4 = grau 4; 9 ou 10 = grau 5. Portanto, uma pontuação de Gleason 6 apresenta o grau 1 mais baixo durante as discussões e assim se espera proporcionar algum conforto psicológico o suficiente aos pacientes para considerar o acompanhamento ativo e evitar a terapia radical imediata.[9,73,115]

Terapia

Muitas opções de tratamento estão disponíveis dependendo do grau, estágio, escolhas do paciente e estratos de risco. Existem várias diretrizes para determinar os níveis de risco.[116] Duas diretrizes comumente utilizadas são Epstein e D'Amico. A pontuação de risco de Epstein prevê risco de tumores clinicamente insignificantes, definidos como menos de 0,5 mL de volume na prostatectomia. Baseia-se nas características de biópsia e define baixo risco como Gleason 6 ou inferior, menos de três fragmentos positivos e menos de 50% de envolvimento de qualquer core.[117] O escore de D'Amico prediz risco de falha bioquímica após a radioterapia. Define cânceres como baixo risco (fase clínica T1c ou T2a, PSA $\leq$ 10 ng/mL, ou Gleason 6), risco intermediário (T2b, PSA 10-20 ng/mL ou Gleason 7) e alto risco (T2c, PSA > 20 ng/mL, ou Gleason 8-10).[118] Nomogramas podem ser usados para ajudar nas decisões do paciente. O nomograma de Kattan estima a sobrevivência quando administrado sem intenção curativa.[110,119] A pontuação UCSF-CAPRA avalia o risco de recorrência após a prostatectomia radical. Até o momento, não há consenso em relação ao tratamento ideal para o câncer mais comum, clinicamente localizado. Os tratamentos são personalizados através da tomada de decisão compartilhada com o paciente e levando em consideração expectativa de vida, saúde geral, características do tumor e riscos e benefícios das várias terapias.[61,121,122] As opções de tratamento incluem métodos estabelecidos, como a prostatectomia radical e a radioterapia (radioterapia convencional externa conformacional [3D] ou de intensidade modulada [IMRT] e a braquiterapia com implantes de sementes radioativas). No caso de homens com doença avançada pode-se optar por observação atenta ou terapia paliativa.[19,61,121]

A **terapia focal** ainda está em investigação e procura proporcionar cura para lesões intraprostáticas focais, evitando as complicações de incontinência e impotência ao se tratar toda a glândula com cirurgia ou radiação. Está sendo considerada para homens com uma lesão inequívoca solitária focal de baixo grau, definida como a maior lesão e presumida como a mais agressiva. As pequenas lesões satélites de Gleason de baixo volume não parecem importar e acredita-se que não é necessário tratamento. É uma abordagem atraente em pacientes jovens com pontuação de Gleason 6 ou 7, baixa proporção de grau 4 e volume superior a 1,3 mL comprovado por biópsia de fusão de mpRM ou biópsia de modelo transperineal. As primeiras descrições mostraram bons desfechos perfeitos (continente, potente, sem evidências de doença) em 84%, o que é maior do que o obtido com terapia ativa de glândulas inteiras. Vários novos métodos de ablação de tecido focal são usados com orientação por TRUS ou RM para eliminar o tecido por aquecimento, resfriamento, radiação, eletroporação e oclusão vascular focal. O ultrassom focalizado de alta intensidade (HIFU; do inglês, *high-intensity focused ultrasound*) aquece focalmente o tecido. A crioterapia congela os tecidos. A eletroporação usa corrente contínua de baixa energia para romper as membranas celulares. A terapia fotodinâmica (VTP) vascular usa um novo agente injetado sistematicamente, TOOKAD (R) $_{\text{(padeliporfina)}}$, que, quando focalmente ativado por *laser*, provoca oclusão vascular local e destruição anóxica secundária do tecido.[10,123]

O **controle do câncer** por cirurgia e radioterapia estabelecidas em pacientes de baixo risco com doença confinada ao órgão excede 90% em 10 anos, mas diminui rapidamente na doença com maior grau e mais extensa. Todos os tratamentos apresentam diferentes graus de efeitos adversos que podem afetar significativamente a qualidade de vida, incluindo incontinência, disfunção erétil e estenose uretral, além das preocupações cirúrgicas comuns. Os pacientes podem selecionar um tratamento específico dependendo da experiência local e das complicações esperadas. As altas taxas de cura e a sobrevida em longo prazo tornaram a qualidade de vida e os efeitos secundários importantes questões quando se considera o tratamento.[63,66,121]

A **prostatectomia radical** é o "padrão de referência" da terapia e apresenta uma vantagem na sobrevida sem doença em relação ao manejo expectante.[124] As taxas de cura em homens com câncer de baixo grau excedem 90%, mas diminuem à medida que os graus e estágios avançam. Por exemplo, quando os linfonodos estão envolvidos na prostatectomia radical, a taxa de sobrevida em 10 anos cai para cerca de 15%. Deve-se evitar a lesão dos feixes neurovasculares, se for seguro para o controle do câncer, a fim de evitar comprometimento da ereção e da continência (prostatectomia poupadora de nervo). Em mãos experientes, a continência é de cerca de 90% e a função erétil é preservada em 50% a 90%, dependendo da idade do paciente. As alternativas à prostatectomia retropúbica aberta clássica são a cirurgia laparoscópica e a cirurgia robótica, que apresentam desfechos semelhantes quando os cirurgiões são experientes, embora a recuperação pós-operatória seja mais rápida.[121,122]

As duas abordagens gerais para radioterapia são feixe externo e sementes radioativas implantadas (braquiterapia). A **radioterapia externa conformacional** de intensidade modulada se guia por métodos de imagem, geralmente TC, para confinar e adequar o feixe exatamente à próstata. Isso permite uma dose-alvo crescente ou escalonada, ao mesmo tempo que minimiza o dano colateral aos órgãos adjacentes. O planejamento do campo-alvo é auxiliado por marcadores (de referência) colocados na próstata sob a orientação da TRUS para melhorar o planejamento e permitir doses mais altas (dose escalonada) que podem ser precisamente confinadas (conformadas) à próstata para diminuir o dano colateral ao lado adjacente órgãos (Fig. 10.13). A taxa em 5 anos livre para recidiva bioquímica (sem aumento de PSA) é de 70% a 85%. A função erétil é preservada em cerca de 50% e continência em 80% dos pacientes, mas pode ocorrer irritação crônica retal e vesical.[61,66,121]

A **braquiterapia** envolve implantação intraoperatória de sementes radioativas na próstata, geralmente iodo-125, orientando-se pela

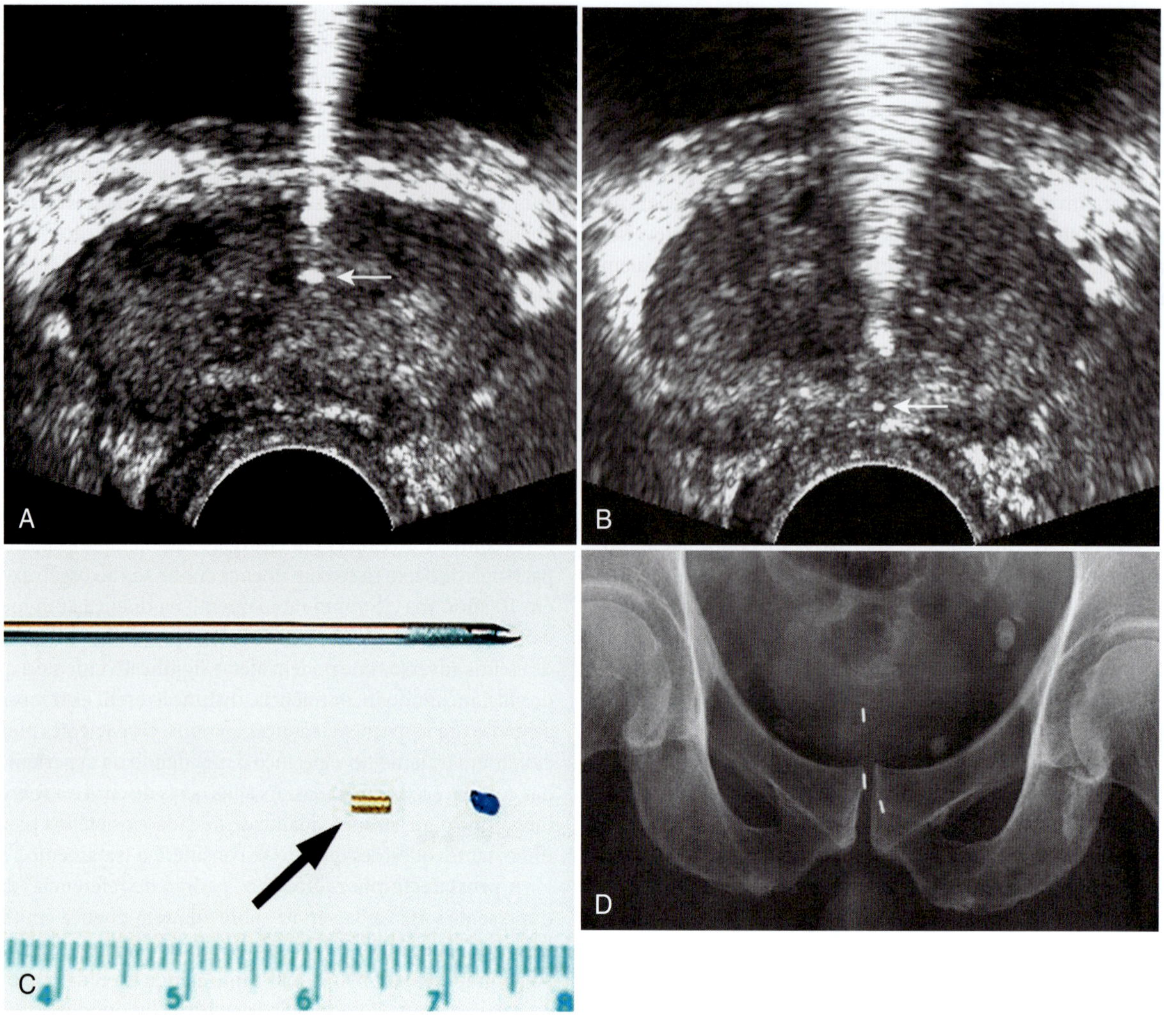

FIG. 10.13 Radioterapia guiada por ultrassonografia. Sementes marcadoras inseridas sob orientação de TRUS e utilizadas para orientar radioterapia de intensidade modulada. **(A)** Imagem transversa apresenta semente basal (*seta*) com a característica reverberação em "cauda de cometa". **(B)** Semente na superfície retal (*seta*). **(C)** Sementes de ouro (marcador), que são inseridas na próstata para orientar com precisão a radioterapia conforme a escala escalonada (*seta*). A semente menor é um tampão de cera óssea usado para manter a semente na agulha antes da colocação. **(D)** A radiografia pélvica mostra as três sementes marcadoras no lugar.

TRUS e um molde perineal (Fig. 10.14). A colocação de sementes radioativas diretamente na próstata permite maiores doses de radiação local. A técnica é restrita a pacientes de baixo risco com PSA menor que 10 ng/mL, pontuação de Gleason até 6 e volume glandular menor que 50 mL. A função erétil é preservada em cerca de 50% e a continência em torno de 80% dos pacientes, embora estenose urinária e irritação intestinal sejam comuns.[66]

Duas novas estratégias de tratamento, observação atenta e vigilância ativa, estão sendo instituídas para adiarem a terapia invasiva e evitar efeitos adversos e possível tratamento excessivo. A **observação atenta** é usada para homens que apresentam câncer assintomático, mas é improvável que se beneficiem da terapia por causa de comorbidades. Eles são monitorados até se tornarem sintomáticos e e então recebem cuidados paliativos, em geral com bloqueio hormonal.

A **vigilância ativa** (monitoramento ativo com intenção curativa) é um fenômeno cada vez mais popular na "era do PSA", praticamente exclusiva ao câncer de próstata, e procura evitar o sobretratamento. Reconhece-se que muitos homens com câncer de baixo risco nunca sofrerão do câncer e é 10 vezes mais provável que morram de outras causas, como doenças cardiovasculares. Também leva em consideração o aparente comportamento indolente das lesões com pontuação de Gleason de grau 3 (3 + 3 = 6), que não parecem metastatizar ou causar morte. Não há consenso geral sobre protocolos ideais e existem muitas diretrizes publicadas para critérios de inclusão, monitoramento e critérios para instituir a terapia definitiva. Sugere-se que a doença de Gleason 3 + 3 = 6 e volumes tumorais de até 1,3 mL (diâmetro de cerca de 1,4 cm) podem se comportar de forma benigna e os pacientes podem ser submetidos à vigilância.[115,116,123]

Critérios estritos são sugeridos para definir pacientes adequados de baixo risco, o que geralmente inclui PSA abaixo de 10 ng/mL, escore de Gleason de 6 ou menor, estágio T1c ou T2a, menos de 50% do comprimento de qualquer fragmento de biópsia, menos de três fragmentos positivos na biópsia e expectativa de vida de mais de 10 anos. Em geral, após o diagnóstico inicial de doença de baixo risco e uma biópsia confiável, e se os pacientes concordarem, eles são monitorados ativamente com combinações de PSA, cinética de PSA, densidade de PSA, toque retal, TRUS, biópsia repetida e os novos biomarcadores para detectar sinais de progressão resultando em reclassificação, o que leva ao tratamento. O uso da mpRM para permitir a identificação de áreas de alto risco na biópsia repetida está emergindo, mas atualmente a efetividade da abordagem da mpRM ainda não foi estabelecida.[125]

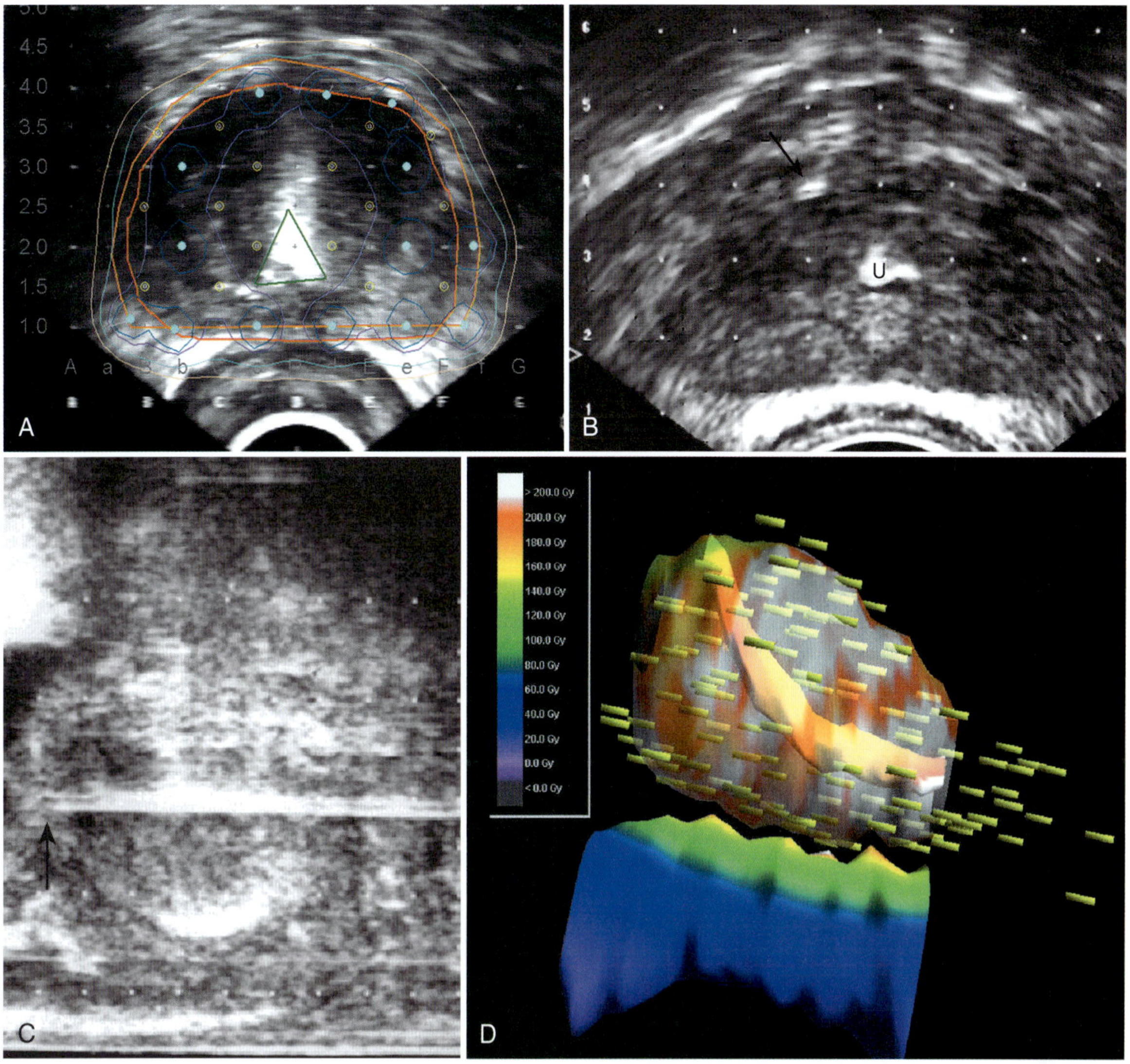

FIG. 10.14 Braquiterapia guiada por ultrassonografia. Ultrassonografia transretal (TRUS) utilizada para planejar e guiar a braquiterapia (implantação de sementes radioativas), usando um dispositivo de escalonamento especial e modelo de agulha perineal. **(A)** Uma das múltiplas imagens transversais da próstata, utilizada para planejar os locais das sementes (*pontos*) e determinar as curvas de dose isodose de radiação (*linhas coloridas*). A dose uretral é evitada (*área central branca dentro do triângulo verde*). Observe os marcadores de grade na parte inferior (*A, a, b ... G*) e no lado esquerdo (*1,0; 1,5; 2,0 ... 4,5*) e a grade de pontos sobreposta no campo. **(B)** Posicionamento das sementes guiadas pela TRUS na sala de cirurgia; *U*, uretra. Imagem transversal mostra o guia da grade de pontos e a ponta de uma agulha sendo inserida como um eco "tipo hambúrguer" (*seta*). **(C)** Imagens sagitais apresentam a agulha inserida para braquiterapia na base da próstata (*seta*), de modo a inserir uma linha de sementes. **(D)** Reconstrução por TC pós-procedimento mostra a posição das sementes (*verde*) e que toda a próstata está recebendo alta (*branca*) dose de radiação. (Cortesia de Dr. Juanita Crook, Radiation Oncology, Princess Margaret Hospital, Toronto.)

A **progressão significativa** e a reclassificação que desencadeia o tratamento são definidas de forma variável por elevação rápida do PSA (tempo de duplicação < 2 anos) e aumento no grau ou volume do tumor. Com essa abordagem e com acompanhamento de 14 anos, Klotz relatou que 1,5% dos homens apresentaram progressão e 30% dos homens solicitaram terapia ativa; a mortalidade específica para o câncer foi de apenas 5% e, no intervalo, 10 vezes mais homens morreram de causas não relacionadas e nunca foram sintomáticos e evitaram o tratamento para câncer de próstata e as complicações associadas. Outros grupos apresentam um acompanhamento mais curto, mas relataram resultados similares.[115,116,123]

A progressão da doença conhecida ou tratada é monitorada com PSA porque fornece um indicador mais fácil e mais objetivo de carga tumoral total e atividade neoplásica do que a TRUS ou a mpRM.[2,4,89]

Aparência Ultrassonográfica do Câncer de Próstata

Ultrassonografia em Escala de Cinza

Aproximadamente 30% a 50% dos cânceres de próstata são visíveis na TRUS. A detecção vai variar de acordo com o aparelho e a experiência do profissional. A aparência clássica é a de um **nódulo hipoecoico** na **zona periférica** que faz uma indentação na cápsula e que não pode ser atribuída a causas benignas[3,126,127] (Figs. 10.15, 10.16 e 10.17). O corolário disso é que cerca de metade dos cânceres não é visível na TRUS. As aparências normais no TRUS não implicam a ausência de câncer e não devem atrasar a biópsia sistemática se houver suspeita clínica de câncer.

A aparência ultrassonográfica do câncer de próstata vem sendo debatida em um contexto amplo. Os primeiros pesquisadores pensaram incorretamente que a maioria dos cânceres de próstata era hiperecoica. Em 1985, Lee et al. foram os primeiros a demonstrar de forma convincente a aparência **hipoecoica** do câncer. Outros pesquisadores, subsequentemente, confirmaram que uma parcela significante dos cânceres na zona periférica são hipoecoicos em alguma extensão.[127,1128] A base patológica disso é a substituição de tecido glandular normal frouxo por massa densa de células tumorais com menos interfaces refletivas e, assim, menos ecos e aparência hipoecoica. Tumores que crescem por infiltração ou possuem uma forte estrutura glandular preservarão as interfaces do tecido e a ecogenicidade, então, parecerão "isoecoicos".[127]

Ao tentar correlacionar a ecogenicidade de neoplasias com a fibrose do estroma, observou-se que as lesões hipoecoicas apresentavam menos fibrose estromal do que as variantes mais ecogênicas. Além disso, lesões hipoecoicas tendem a ser mais agressivas que as lesões isoecoicas. O tamanho do tumor desempenha um papel na visibilidade. Shinohara et al. relataram 88% de detecção de tumores de 20 mm, 19% de tumores de 4 a 10 mm e nenhum com menos de 4 mm.[129]

O **câncer hiperecoico** tem sido descrito, mas ocorre com pouca frequência. Tipos histológicos incomuns de câncer, incluindo o padrão cribriforme e comedonecrose com calcificações focais, podem ser focalmente **ecogênicos**. As calcificações associadas à comedonecrose são minúsculas e atuam como cristais que são muito ecogênicos, mais do que calcificações distróficas. Na varredura são evidentes e parecem cintilar, dando aparência de "céu estrelado"[127] (Fig. 10.17C).

Cerca de 30% dos cânceres de próstata são difíceis ou impossíveis de detectar na TRUS, porque são **isoecoicos** e não contrastam com a glândula prostática circundante (Figs. 10.16 C e 10.17A). Quando presente, um tumor isoecoico só pode ser detectado se sinais secundários forem detectados, incluindo assimetria glandular, abaulamento capsular e áreas de atenuação. Isso acontece frequentemente com câncer na zona de transição[127,130] (Figs. 10.16E e 10.17D, H, e I).

Quando o tumor substitui a zona periférica por inteiro, ele é **menos ecogênico** que a glândula interna, ou seja, há reversão da relação ultrassonográfica normal. Quando toda a glândula é substituída pelo tumor, em um fundo de HPB, a glândula pode ser difusamente heterogênea (Fig. 10.17B).

Apenas cerca de 50% das áreas **hipoecoicas** são câncer.[131] Outras causas benignas para áreas hipoecoicas vistas na próstata incluem músculo esfinctérico interno normal, hiperplasia, prostatite, hematoma, vasos, ectasia glandular benigna e cistos.[2,91,127]

Felizmente, 70% dos cânceres de próstata surgem na **zona periférica** homogênea, contra a qual o câncer é mais fácil de detectar. Cerca de 20% estão na **zona de transição**, em que a detecção é dificultada pelo fundo heterogêneo e de vascularização variável da hiperplasia.

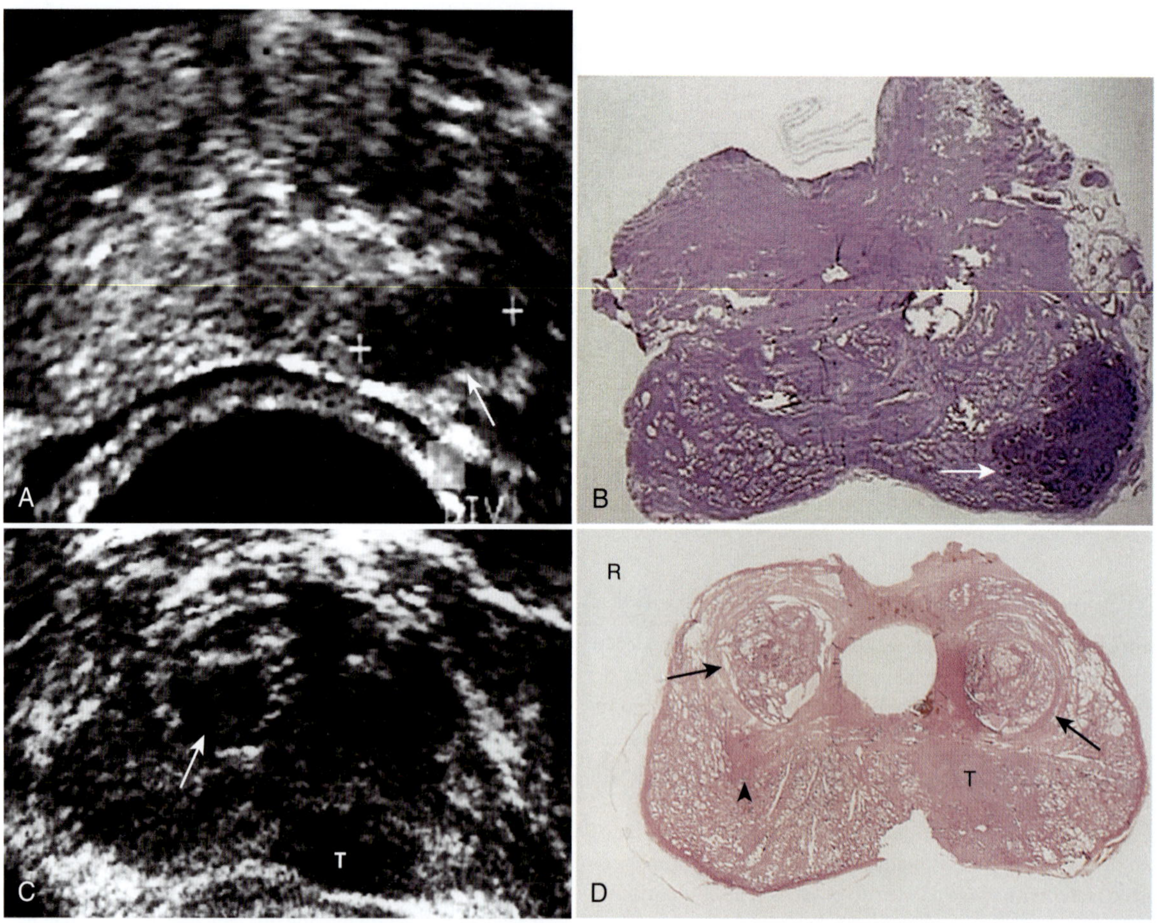

FIG. 10.15 Câncer de próstata: aspectos típicos. (A) Nódulos hipoecoicos na zona periférica ao longo da cápsula, que não podem ser atribuídos às causas benignas (*seta*). **(B)** Corte histopatológico de **A** mostra a massa sólida homogênea celular do tecido tumoral (*seta*), que reflete pouco o som, comparado com a próstata adjacente, que contém múltiplas interfaces glandulares. **(C) Nódulo de câncer hipoecoico típico na zona periférica** (*T*). Observe também o nódulo de HPB hipoecoico bem circunscrito na zona de transição direita (*seta*). **(D)** Corte de (C) mostra massa tumoral homogênea (*T*). Existe uma segunda lesão pequena no lado direito (*ponta de seta*). Observe também os nódulos bilaterais de HPB (*setas*).

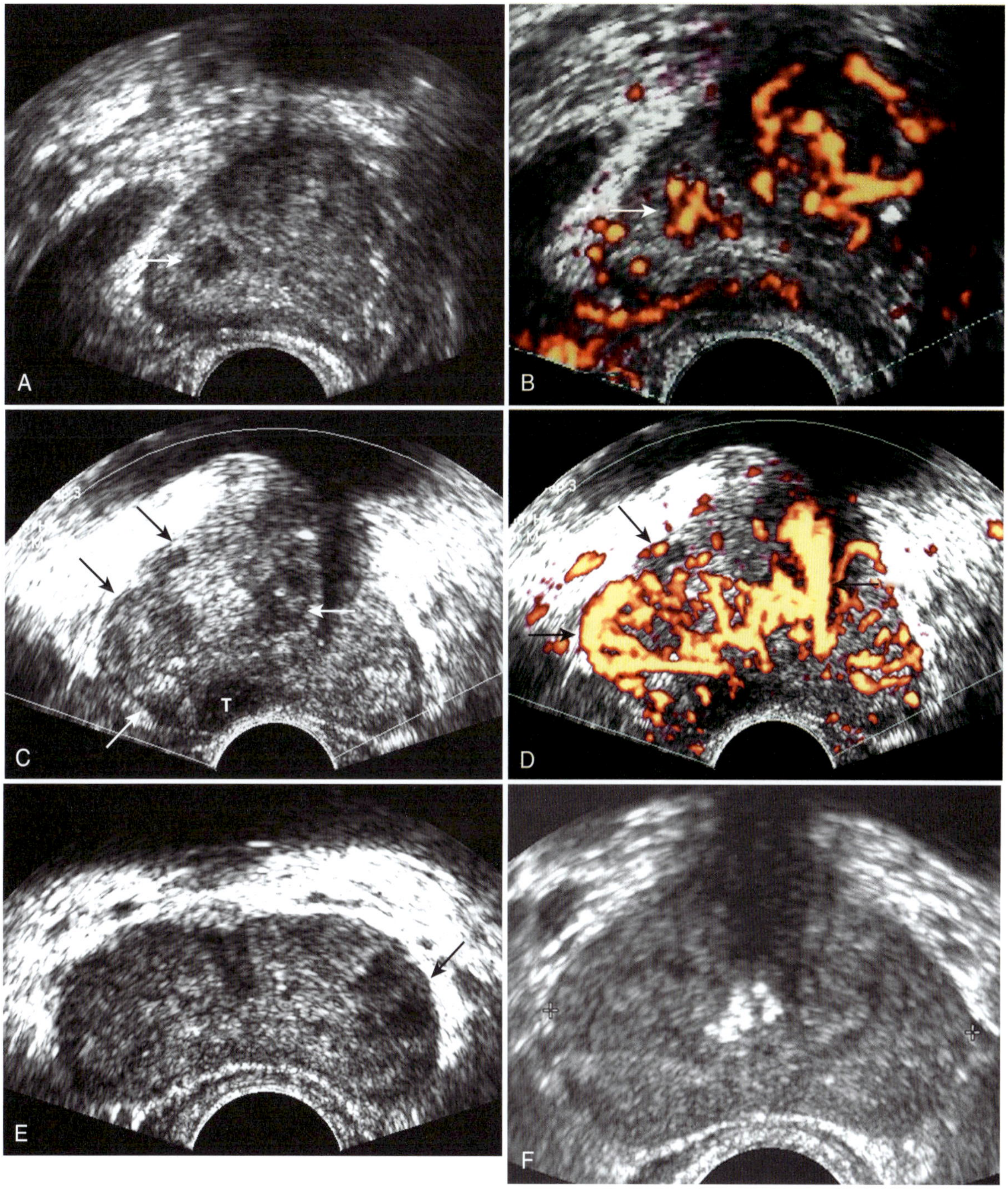

FIG. 10.16 Câncer de próstata: aparências menos comuns. (A) Pequenas lesões hipoecoicas totalmente dentro da zona periférica (*seta*) provando ser câncer. O exame de toque retal foi negativo, mas o PSA estava ligeiramente elevado. **(B)** Imagem *power* Doppler de **A** apresenta aumento da vascularização (*seta*), em regiões do nódulo. **(C)** Pequena lesão "ponta do *iceberg*", visível posteriormente no lobo direito (*T*). O câncer está preenchendo quase todo o lobo direito (*setas brancas e pretas*). A maior parte desse tumor é isoecoica e, assim, não é visível na imagem em escala de cinza. Lembre-se de que o câncer de próstata é tipicamente multifocal e maior que a lesão vista na TRUS. **(D)** Imagem de *power* Doppler apresenta área maior anormal de hipervascularização, comprometendo não apenas a pequena lesão hipoecoica periférica, mas também a maior parte da zona de transição (*setas*); PSA, 265 ng/mL; pontuação de Gleason, 7/10. **(E)** Tumor maligno multifocal comprometendo os lobos direito e esquerdo: um hipoecoico e outro isoecoico. Toque retal negativo; PSA 4,5 ng/mL com relação livre/total de 14%. No lobo esquerdo, existe uma área anterior suspeita (*seta*). O lobo direito aparece muito normal e sem lesões. Na biópsia, ambos os lobos tinham câncer, pontuação de Gleason 6/10. **(F)** Tumor maligno isoecoico significativo não visível na ultrassonografia. Achados no toque retal e TRUS foram negativos. PSA de 10,7 ng/mL indicou biópsia, que mostrou pontuação de Gleason 7 bilateral.

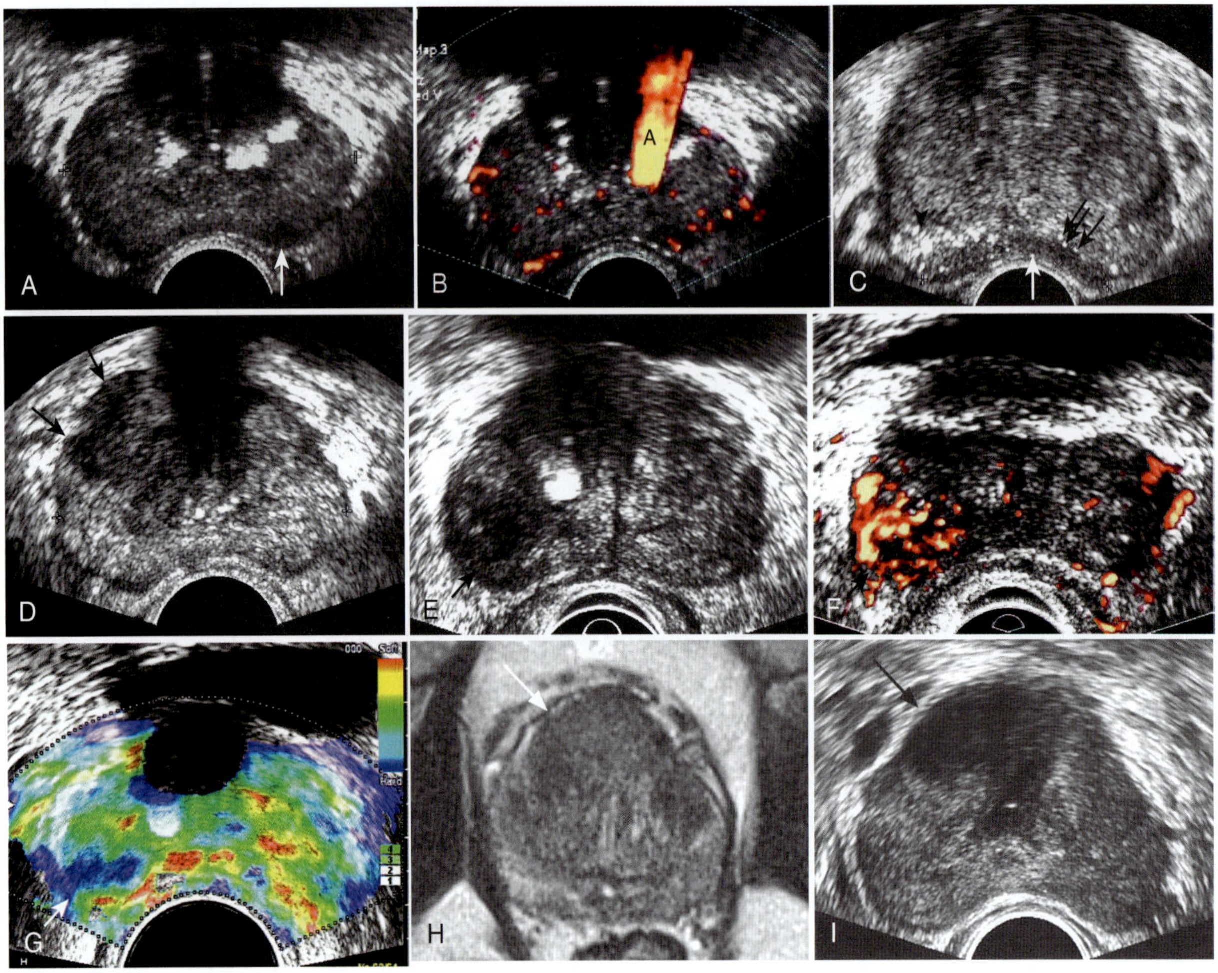

FIG. 10.17 Câncer de próstata: outros achados. (A) Câncer não vascularizado impalpável, quase isoecoico. Toque retal normal; PSA, 6,08 ng/mL com relação livre/total de 12%. A TRUS é razoavelmente suspeita para câncer à esquerda (*setas*). Biópsia mostrou câncer, pontuação de Gleason 7/10, indetectável pela ultrassonografia, isoecoico, no lado direito, comprometendo 25% do tecido. No lado esquerdo, em que há uma lesão visível (*seta*), a biópsia foi de apenas 15% de câncer. Isso destaca a necessidade de realizar a biópsia sistemática e direcionada. **(B)** *Power* Doppler não mostrou sinal detectável apesar do **câncer extenso bilateral**. Somente cerca de 80% dos cânceres demonstram vascularidade aumentada. O sinal forte no Doppler colorido anterior consiste em artefato (*A*), da calcificação. **(C) Câncer avançado** com a aparência de "céu estrelado" causada pela comedonecrose no tumor. O nódulo maligno estende-se através da zona periférica, da direita para a esquerda (*entre os cursores*). No lado direito, os grupos de calcificações são corpos amiláceos normais (*ponta de seta*). No esquerdo, as densidades apresentam características diferentes: pequenas, mais espalhadas, redondas e muito ecogênicas, e apresentam cintilação ao movimento do transdutor (*setas*). Estas são altamente sugestivas de comedonecrose em tumor. **(D) Câncer na zona de transição** visível como uma protuberância hipoecoica amorfa da zona de transição anterior (*setas*). Toque retal foi negativo. A biópsia para investigar PSA de 12,0 ng/mL mostrou pontuação de Gleason 6/10. **(E) Lesão na zona periférica** hipoecoica típica. A biópsia apresentou pontuação de Gleason 8/10 (*seta*). **(F)** ***Power* Doppler** apresentou vascularidade aumentada na lesão (*seta*). **(G) Elastografia** da mesma lesão (*setas*) em **(F)** mostra cor azul na lesão, implicando tecido rígido. **(H)** Imagem de ressonância magnética ponderada em T2 mostrando uma lesão com textura suspeita de "carvão", cápsula abaulada, na zona fibromuscular anterior direita (*seta*). Os achados prévios de biópsia sistemática não foram inesperadamente negativos porque apenas os 2 cm posteriores da próstata seriam amostrados. **(I)** TRUS correspondente mostra a mesma lesão. Tais lesões são muitas vezes perdidas na TRUS porque a atenção e a biópsia são confinadas à zona periférica posterior e porque o procedimento é realizado por radiologistas que usam TRUS apenas para orientar a biópsia sistemática, sem primeiro avaliar a glândula.

Os indícios de câncer da zona de transição são a identificação de uma área hipoecoica mal marginada que parece ser diferente de outros nódulos da HPB, a perda focal da cápsula cirúrgica e o abaulamento assimétrico do contorno.[132]

Os tumores na área fibromuscular da **linha média anterior** à uretra são difíceis de detectar porque essa área está longe do transdutor e obstruída pela uretra; esses tumores tornam-se muito grandes antes de serem detectados. Eles também foram chamados de PEAT (**tumores anteriores evasivos da próstata**; do inglês, *prostate evasive anterior tumors*). A biópsia desses tumores pode ser difícil. A biópsia sistemática (sextante) típica da zona de transição pode ser deficiente por causa da localização distante da região anterior e média e do desejo de evitar a uretra durante a biópsia. Deve-se lembrar de visualizar essa área na TRUS e usar mpRM, que são exames úteis para a detecção desses tumores anteriores[133] (Fig. 10.17H-I).

Alguns sugerem que a biópsia sistemática (sextante) sem escanear ou procurar lesões é adequada para a detecção de câncer. Sentimos que é importante procurar áreas suspeitas na TRUS. A biópsia de lesões suspeitas duplica a probabilidade de detecção de câncer (58% *vs.* 31%), mostra maior porcentagem do envolvimento do fragmento (50% *vs.* 10%) e duplica a probabilidade de escore de Gleason de 7 ou superior (69% *vs.* 28%).[87,134,135]

Novos transdutores de ultra-alta frequência (29 MHz) estão em avaliação. Com uma alta resolução, parece que aparências adicionais e características do tecido podem tornar-se úteis para discriminar entre tecido benigno e canceroso que são diferentes do nódulo hipoecoico observado com menor resolução. Com alta frequência, as áreas benignas tendem a mostrar ductos ou a aparência de "queijo suíço" e as áreas malignas aparecem mais isoecoicas e podem ter aparência heterogênea e manchada com microcalcificações, regiões sombreadas e irregularidades capsulares sutis. Um sistema de pontuação chamado PRI-MUS (identificação de risco de próstata usando microultrassom; do inglês, *prostate risk identification using micro-ultrasound*) foi proposto; isso pode ser útil na predição da presença e grau do câncer.[136]

Achados na Ultrassonografia Transretal (TRUS) Suspeitos de Câncer de Próstata

Nódulo hipoecoico não atribuível a causas benignas
Frequentemente na zona periférica
Nódulo com vascularização
Nódulo e abaulamento da cápsula
Abaulamento da cápsula
Irregularidade da cápsula
Hipervascularização focal
Perda de definição da cápsula cirúrgica

Imagem de Fluxo Colorido e Power Doppler

A US com Doppler tem sido avaliada para detecção de neovascularização associada ao câncer. Essa abordagem é, sobretudo, atraente na tentativa de encontrar câncer isoecoico porque estudos histopatológicos já mostraram densidade neovascular aumentada no câncer. O diâmetro do vaso da neovascularização maligna varia de cerca de 0,01 a 0,05 mm. No entanto, a ultrassonografia com Doppler está limitada a detectar fluxo em vasos cerca de 10 vezes maior, com diâmetro maior que 0,1 mm. Como resultado, o fluxo aumentado pode não ser aparente até que as lesões tenham crescido o suficiente para aumentar o fluxo de sangue[91,137] (Fig. 10.16B e D). Tanto a US com Doppler colorido quanto a com *power* Doppler mais sensível podem ser usadas. A US com *power* Doppler é preferencial, pois é mais sensível à detecção do fluxo, proporciona exibição mais uniforme da densidade vascular e produz imagens mais estáveis com diferentes configurações do equipamento[133,137] (Fig. 10.5). O fluxo dentro de uma lesão é mais específico que o fluxo periférico. Em geral, o Doppler aumenta a detecção de câncer em cerca de 5% a 17% em relação à US com escala de cinza.[130,137,138] Os nódulos hipoecoicos suspeitos que também são vasculares tendem a apresentar maior volume de tumor e maior escore de Gleason.[139]

Existem armadilhas da ultrassonografia com Doppler. Nem todos os cânceres são vascularizados. A ausência de vascularidade não deve impedir a biópsia de um nódulo suspeito. A vascularização pode estar aumentada em condições não malignas, como a inflamação (Fig. 10.8B). Não existe um benefício aumentado para uso de Doppler colorido na zona de transição porque os nódulos da HPB podem variar de hipovasculares a hipervasculares.[6,139] A cápsula da próstata é muito vascularizada, especialmente na base e no ápice, e isso pode imitar a neovascularização quando o radiologista é inexperiente. As calcificações na próstata e corpos amiláceos causam considerável artefato de cintilação (twinkle) no Doppler e podem impedir os estudos diagnósticos (Fig. 10.7D).

Ultrassonografia com Contraste

A neovascularização associada ao tumor consiste em pequenos vasos desorganizados de 10 a 100 µm de diâmetro, que estão abaixo do limite de resolução do Doppler, que é de cerca de 100 a 1.000 µm (0,1 a 1,0 mm). Foram desenvolvidos agentes de contraste de microbolhas que atuam como agentes de contraste intravasculares e permitem a detecção de vasos com contraste de 50 a 100 µm. Além da inspeção visual do aumento da intensidade vascular, vários outros parâmetros podem ser avaliados, incluindo o tempo de chegada do agente, o tempo até o pico de intensidade e as curvas de "*wash in*" e "*wash out*". Foram utilizados inibidores de 5 α-redutase para suprimir a vascularização normal e aumentar a visualização da neovascularização. Avanços adicionais estão em andamento para unir ligantes às microbolhas que se unam a tecidos específicos ou a alvos tumorais, podendo ser usados para melhorar a detecção da lesão ou, mais importante, para direcionar a distribuição de agentes terapêuticos.[2-4,91]

A sensibilidade e a especificidade da CEUS para detecção de câncer são em torno de 70% e 74%, respectivamente. A CEUS demanda radiologistas experientes e, atualmente, há padronização inadequada de agentes, técnicas de imagem e critérios diagnósticos. Pode ajudar na detecção de câncer, mas ainda não pode substituir a biópsia sistemática.[2,91,140]

Ultrassonografia Tridimensional e Fusão de Imagens da Ultrassonografia Transretal e Ressonância Magnética

Como a varredura tridimensional (3D) depende da varredura bidimensional (2D), em geral, não há melhora na detecção do câncer, mas pode haver ligeira melhora no estadiamento do câncer.[137] Pode haver uma função para a imagem em 3D na determinação precisa de alteração de volume quando é necessário monitorar alterações no tamanho da glândula. A plataforma de biópsia de fusão RM-TRUS Urostation (Koelis, França) usa imagens em 3D para registrar as imagens da RM e TRUS e registra áreas onde foram coletadas amostras de biópsia.[91] Cada vez mais, a biópsia de fusão de mpRM e RM-TRUS está se mostrando útil em casos complexos, como em pacientes com múltiplas biópsias negativas, mas com elevação progressiva do PSA.

Elastografia

Os tumores são cerca de 5 a 28 vezes mais rígidos do que a próstata normal. A elastografia da próstata pressupõe que áreas rígidas, como tumores com maior celularidade, permitem menos movimentos internos. O movimento é apresentado por um mapa codificado por cores que variam de azul (rígido) a vermelho (elástico) (Fig. 10.17G). Na elastografia com compressão manual (*strain*), a força é aplicada pelo movimento do transdutor, uma técnica que depende muito do radiologista e não permite quantificação. Na elastografia por onda de cisalhamento, o transdutor é mantido imóvel e a compressão é proporcionada pelas ondas sonoras, o que possibilita melhor padronização e medida direta do módulo de Young.

Metanálises de elastografia reportam sensibilidade de 71% a 82% e especificidade de 60% a 90%. A detecção de câncer aumenta conforme o tamanho da lesão e o escore de Gleason. No entanto, a elastografia não avalia a glândula de maneira uniforme. O desempenho é melhor na zona periférica, que é adjacente ao transdutor, especialmente o ápice e a região média da glândula, e é menos acurada na base, na parte anterior da glândula e na zona de transição. A técnica permanece dependente do radiologista. Embora possa ajudar na localização da lesão, não evita a realização de biópsia sistemática. Resultados falso-positivos são observados quando há inflamação crônica e atrofia. A experiência tem mostrado que a elastografia é subjetiva e apresenta uma longa curva de aprendizado e que as imagens são difíceis de reproduzir.[4,6,91,141]

BIÓPSIA GUIADA POR ULTRASSONOGRAFIA

A biópsia deve ser oferecida aos homens que se beneficiarão do diagnóstico histopatológico após o consentimento informado e tomada de decisão compartilhada. A maioria dos homens é inicialmente identificada por PSA acima de 2,5 a 4 ng/mL e/ou nódulo palpável. Outros fatores considerados em detrimento da biópsia incluem comorbidades, calculadoras de risco, resultados de exames de imagem, biomarcadores e preferências dos pacientes. No entanto, a decisão final é individual, dependendo da perspicácia do médico e dos desejos do paciente. As indicações diferem entre biópsias iniciais e subsequentes.[26,142,143]

Preparo para Biópsia

A biópsia da próstata é, tipicamente, realizada em ambiente ambulatorial. Informações clínicas apropriadas devem estar disponíveis para saber por que a biópsia é necessária e para permitir o seu desempenho seguro. Isso inclui resultados de toque retal, PSA e outros exames relevantes, incluindo de imagens, resultados de biópsia anteriores, medicamentos relevantes e comorbidades. Fatores de risco que podem alterar os riscos de infecção ou sangramento devem ser identificados para que possam ser manejados adequadamente. O consentimento informado deve ser obtido.

Profilaxia Antibiótica

A biópsia transretal requer profilaxia antibiótica para minimizar o risco de infecção e sepse. Escolhas específicas de antibióticos podem ser encontradas através da consulta às diretrizes da associação urológica regional e especialistas em doenças infecciosas e levando em consideração os padrões locais e regionais de resistência aos antibióticos. Para pacientes de baixo risco, a maioria das diretrizes recomenda fluoroquinolona (ciprofloxacino) ou uma cefalosporina. A cobertura mínima deve começar 1 hora antes do procedimento e durar 24 horas; alguns são mais confortáveis com posologia de 3 dias, embora essa cobertura adicional seja debatida como desnecessária e possivelmente um fator que contribui para a resistência aos antibióticos. Os pacientes com risco aumentado de infecção podem se beneficiar com antibióticos suplementares, como aminoglicosídeos ou ceftriaxona. Os fatores de risco incluem infecções urinárias recentes, uso recente de antibióticos, instrumentação ou sondagem recentes, viagens internacionais, especialmente para o Sudeste Asiático, exposição hospitalar (pacientes e trabalhadores) e imunoterapia. A profilaxia da endocardite em pacientes com doença cardíaca valvar já não é recomendada.[144] O uso de cultura de fezes a partir de *swab* retal para individualizar escolhas de antibióticos foi sugerido e pode diminuir as infecções. Embora existam preocupações com a logística de implementar essa abordagem para cada paciente, pode ser útil em pacientes de alto risco e com complicações anteriores. Para casos complexos, a consulta de infectologistas pode ser útil. A maioria das biópsias da próstata é realizada por via transretal (Fig. 10.18), mas alguns sugerem que a biópsia transperineal deve ser reintroduzida para diminuir o risco de infecção devido à crescente prevalência de *E. coli* resistente à cefalosporina.[145]

A sepse pós-biópsia pode ocorrer agudamente e sua gravidade pode não ser inicialmente notada pelo paciente ou pelo médico. É útil enfatizar para o paciente a potencial gravidade da infecção e a necessidade de atenção médica imediata e fornecer aos pacientes uma carta aos seus médicos, afirmando que a sepse pós-biópsia deve ser administrada prontamente com hematoculturas e cultura da urina e antibióticos intravenosos de amplo espectro.[146-148]

Preparo Intestinal

Laxantes ou um enema são úteis para limpar o reto para melhorar a visibilidade. Alguns acreditam que um enema diminui o risco de infecção, mas isso não foi confirmado. Os enemas de iodopovidona e os supositórios foram sugeridos para diminuir as infecções, mas ainda não há confirmação.[26,148]

Analgesia

A analgesia é importante para diminuir o desconforto durante o procedimento. O bloqueio do nervo periprostático com 1% de lidocaína é a analgesia padrão. Em geral, 5 mL são injetados no feixe neurovascular de cada lado (10 mL no total) na base no triângulo gorduroso entre a próstata e a VS. Alguns profissionais sugerem injeções adicionais no ápice e nos lados da próstata, mas não encontramos evidências de que aumentem a analgesia. O gel analgésico pode ser útil se o ânus for apertado ou sensível. Alguns descrevem que a administração de medicamentos orais, incluindo paracetamol e combinações, pode ser útil. Em casos raros, pode ser necessária sedação consciente.[26.149,150]

Anticoagulação

O ácido acetilsalicílico e os AINEs não precisam ser descontinuados e estão associados a hemorragias clinicamente insignificantes. Os antiagregantes plaquetários como o clopidogrel devem ser descontinuados por 5 a 10 dias antes da biópsia. Anticoagulantes mais potentes devem ser descontinuados, mas apenas após consulta com o médico assistente para garantir a segurança do paciente. Pode ser necessária anticoagulação com heparina de curta ação. A varfarina deve ser descontinuada por 5 dias e a razão normalizada internacional (INR; do inglês, *international normalized ratio*) deve ser confirmada em 2 ou menor. Os anticoagulantes orais mais recentes, como a dabigatrana, devem ser suspensos por 3 dias e coagulograma não é necessário. Em geral, os anticoagulantes podem ser reiniciados após 24 horas. Hematologistas devem ser consultados se os pacientes tiverem outros distúrbios hemorrágicos.[26,151,152]

Técnica

O paciente deita na mesa de exame. Um toque retal é realizado antes da inserção do transdutor para palpar a próstata e confirmar que a inserção é segura. Nós inserimos o transdutor com o guia de agulha acoplada desde o início para poupar tempo e examinar a próstata. A decisão da biópsia já foi tomada, então somente os detalhes do alvo precisam ser esclarecidos. Vários tipos de transdutores e guias estão disponíveis. Recentemente, Ching et al. sugeriram que transdutores biplanos (*end-fire*) e guias fornecem melhor amostragem do que equipamentos *side-fire*.[24] Os transdutores *end-fire*, ao contrário dos *side-fire*, viabilizam a coleta de amostras de todas as partes da próstata, incluindo o ápice e a zona de transição anterior. Diretrizes eletrônicas direcionam o trajeto da agulha (Fig. 10.18D).

O anestésico local pode ser injetado assim que o transdutor for inserido e antes do exame da glândula, para permitir que o agente

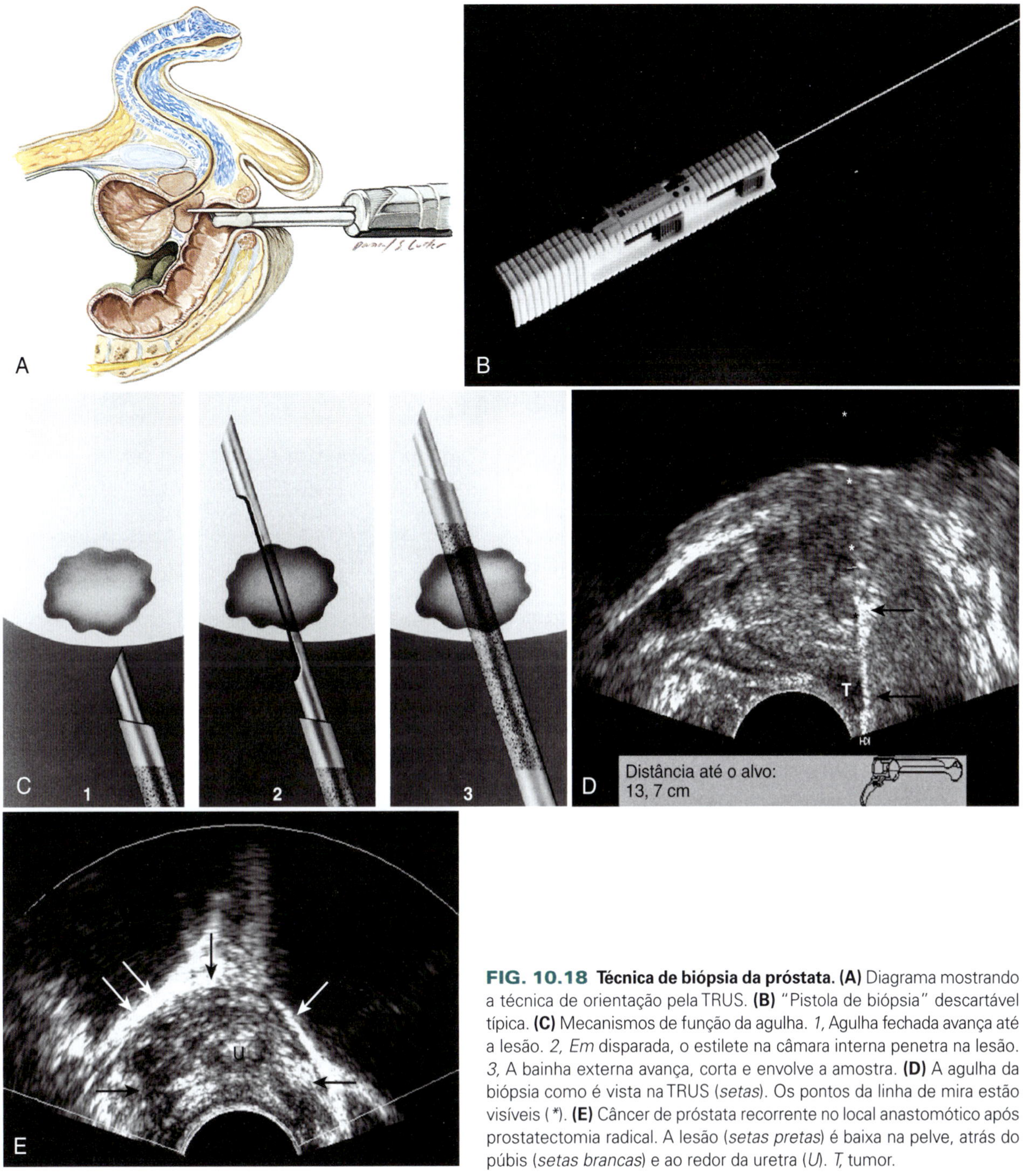

FIG. 10.18 Técnica de biópsia da próstata. (A) Diagrama mostrando a técnica de orientação pela TRUS. **(B)** "Pistola de biópsia" descartável típica. **(C)** Mecanismos de função da agulha. *1,* Agulha fechada avança até a lesão. *2, Em* disparada, o estilete na câmara interna penetra na lesão. *3,* A bainha externa avança, corta e envolve a amostra. **(D)** A agulha da biópsia como é vista na TRUS (*setas*). Os pontos da linha de mira estão visíveis (*). **(E)** Câncer de próstata recorrente no local anastomótico após prostatectomia radical. A lesão (*setas pretas*) é baixa na pelve, atrás do púbis (*setas brancas*) e ao redor da uretra (*U*). *T,* tumor.

tenha tempo adicional para atuar. Após a injeção, são realizadas as medições de próstata e as VS e a próstata são examinadas de forma padronizada. As áreas suspeitas são fotografadas e marcadas para biópsias guiadas.

A biópsia é mais bem feita por um único radiologista que controla o transdutor e a pistola e coleta amostras apropriadas de acordo com a situação. A **pistola de biópsia automática** com agulhas de calibre 18G é padrão e tem aceitação notável do paciente e segurança. Com a pistola engatilhada, a agulha é "estacionada" no guia, garantindo que a ponta esteja segura dentro do guia. O transdutor e a pistola contido são movidos para o alvo usando a linha-guia. Com transdutores *end-fire*, melhores amostras são obtidas se a próstata for comprimida durante a biópsia. Um movimento simples e rápido avança a ponta da pistola e da agulha para a superfície da lesão. Uma vez na posição, o dispositivo é acionado e a agulha avança aproximadamente de 2 a 3 cm para cortar o fragmento do tecido e prendê-lo na canaleta em bisel no interior da agulha. Primeiramente, mapeamos áreas suspeitas, caso o paciente não tolere o procedimento por inteiro, e terminamos com a amostragem sistemática. As biópsias através da uretra, do esfíncter uretral interno e dos ductos ejaculatórios são evitadas. Quando a biópsia é finalizada e o transdutor é removido, o local é palpado a procura de hematomas. Após a biópsia, o paciente é mantido em repouso por 1 hora, os primeiros 20 minutos deitado e o restante, sentado. Isso ajuda a prevenir problemas causados pelo início tardio de complicações vasovagais.

Efeitos Adversos e Complicações

Efeitos adversos menores que não requerem tratamento são comuns. Estes incluem sangramento na urina (50%) e fezes (30%) e hematospermia (50%). Sangramentos leves na urina e fezes geralmente duram apenas alguns dias, mas podem continuar por várias semanas. A coloração do ejaculado pode permanecer alterada por muitos meses. A disfunção erétil transitória é incomum (<1%), mas não está claro se é psicológica como resultado das preocupações relacionadas à biópsia ou é fisiológica.[25,143,148]

Cerca de 1% a 5% dos pacientes apresentam reação de hipotensão do tipo vasovagal após a biópsia, que pode ocorrer em até 60 minutos após o procedimento. Caracteriza-se por palidez, suor, náusea e vômito, muitas vezes com bradicardia de 50 a 60 batimentos/min associada à hipotensão significativa. A maioria dos homens recupera-se de forma espontânea e rápida após serem colocados em posição de Trendelenburg. Os pacientes são mantidos na clínica por 1 hora após a biópsia, a fim de evitar problemas como as reações hipotensivas vasovagais tardias.

As **complicações significativas da biópsia** que requerem intervenção médica ou hospitalização são relativamente incomuns, mas a incidência de internações hospitalares por algum motivo nos primeiros 30 dias após a biópsia é de cerca de 4,8% a 6,9%, independentemente do modo de orientação, tamanho da agulha ou abordagem, e provavelmente não está relacionada ao número de fragmentos de biópsia. Essas complicações incluem febre transitória leve (5% a 7%), sepse que requer hospitalização (1% a 3%), hematoma grande (incomum), sintomas transitórios de obstrução (6% a 25%), retenção urinária necessitando de cateterismo (0,2% a 2,6%) e sangramento retal significativo (1%). O sangramento retal visível imediato geralmente responde a 2 a 5 minutos de compressão com dedo ou transdutor. Com o uso de antibióticos profiláticos, a incidência de complicações sépticas que exigem tratamento é de cerca de 1% a 2%. As hospitalizações após a biópsia se devem principalmente (cerca de 70%) a infecções por *E. coli* resistente aos antibióticos. Essas infecções têm apresentado maior incidência devido ao aumento da prevalência de resistência à ciprofloxacino e são mais comuns em pacientes de risco. A sepse pode progredir rapidamente para choque séptico. Os pacientes devem ser avisados para procurar ajuda prontamente se começarem a se sentir febris ou indispostos. Praticamente não ocorre semeadura tumoral.[25,143,147,148]

A biópsia nunca deve ser considerada um procedimento simples. Alguns pacientes necessitaram de internação prolongada, e há relatos raros de infecções da coluna vertebral e pacientes que morreram por complicações relacionadas à biópsia.

Indicações e Amostras

A biópsia é realizada em pacientes suspeitos de câncer significativo nos quais os resultados alterariam o manejo clínico. Atualmente, para primeira biópsia, a AUA recomenda apenas a orientação por TRUS sem mpRM anterior.[153]

O **número de espécimes e locais** utilizados na biópsia da próstata é motivo de controvérsia. Inicialmente, acreditava-se que apenas as áreas suspeitas deveriam ser coletadas. Contudo, foi rapidamente descoberto que apenas cerca de 50% das áreas hipoecoicas continham câncer e que câncer significativo também poderia ser encontrado em áreas de próstata de aparência normal.[131,154] Isso levou à biópsia "direcionada e sistemática". Atualmente, se nenhuma lesão for observada, a obtenção de 10 a 12 fragmentos sistemáticos é considerada apropriada inicialmente (Fig. 10.19). Isso equilibra a probabilidade de detectar câncer significativo, minimizando a supradetecção de doenças insignificantes, mas também reconhece que cerca de 20% a 30% de câncer significativo pode ser perdido. O aumento adicional no número de fragmentos sistemáticos acima de 12 a 14 ou o uso de biópsia de saturação não é considerado benéfico, nem parece diminuir a taxa de detecção positiva em biópsias subsequentes. Os fragmentos adicionais devem ser obtidos a partir de áreas suspeitas que ficam fora do padrão sistemático.

Indicações para Biópsia da Próstata

BIÓPSIA INICIAL
- Sempre que o diagnóstico histopatológico modifique o tratamento
- Achados anormais no toque retal
- Elevação de PSA inexplicada
- Achados anormais na ultrassonografia transretal
- Velocidade excessiva de PSA
- Fragmentos positivos na ressecção transuretral da próstata
- Adenocarcinoma metastático quando o primário não é evidente
- Pesquisa aprovada

REPETIÇÃO DE BIÓPSIA
- Biópsia inicial negativa, mas há suspeita clínica contínua
- Histologia suspeita inicial (HG-PIN de alto volume, ASAP, câncer microscópico)
- Nível de PSA maior que 10 ng/mL ou em ascensão
- Acompanhamento de homens sob vigilância ativa
- Pesquisa de recorrência após terapia
- Pesquisa aprovada

ASAP, proliferação de pequenos ácinos atípica (do inglês, *atypical small acinar proliferation*); *HG-PIN*, neoplasia intraepitelial da próstata de alto grau (do inglês, *high-grade prostate intraepithelial neoplasia*); PSA, antígeno específico da próstata.

Amostras sistemáticas são obtidas a partir da zona periférica na base, no terço médio e no ápice da glândula, medial e lateralmente, de cada lobo.[25,26,135,142,143] Alguns classificam esta abordagem padronizada como "biópsia aleatória" ou "biópsia às cegas". Não é aleatória nem às cegas, mas a amostragem segue um padrão sistemático específico juntamente com a busca de alvos suspeitos. É importante que as amostras laterais incluam os "cornos anteriores" (parte da zona periférica que se curva em torno ao lado da zona de transição) e a zona periférica apical. Outros profissionais descobriram que as amostras tanto mediais como laterais são igualmente importantes, e que é fundamental procurar por nódulos hipoecoicos.[153,155] Esta abordagem deve resultar em uma taxa de biópsias positivas de 30% a 60% no total e um rendimento extra de 60% ou mais para lesões que são suspeitas na ultrassonografia.[135] Embora a biópsia guiada por TRUS seja o procedimento estabelecido e atualmente recomendado para a *biópsia inicial* por causa de sua simplicidade e custo-efetividade, há entusiasmo emergente para considerar a mpRM antes da primeira biópsia.[156,157] Relatos otimistas de um centro altamente experiente em pacientes com diagnóstico por biópsia apresentaram detecção geral de câncer com TRUS de 57%,

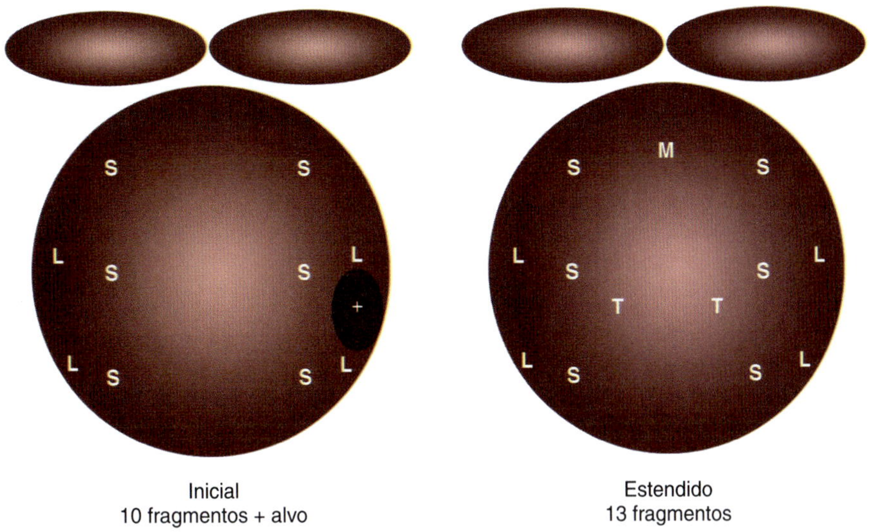

FIG. 10.19 Locais de biópsia vistos pela face posterior da próstata. A imagem à esquerda mostra o padrão de 10 locais para biópsia da próstata. Amostras adicionais são obtidas de qualquer lesão que é evidente fora do padrão sistemático (+). A imagem à direita apresenta um padrão de biópsia estendida típica; no caso, um padrão com 13 fragmentos. Além dos locais sextantes (*S*), amostras são coletadas das zonas periféricas laterais (*L*), no fundo da zona de transição anterior (*T*) e da zona periférica na linha média (*M*) na base, cranialmente ao verumontanum. *L*, cornolateral ou "corno anterior"; *S*, sextante.

com 37% sendo de baixo grau. Em contraste, as biópsias guiadas por mpRM *in bore* identificaram 70% de cânceres, dos quais apenas 6% eram de baixo grau. Ao confiar nos achados da mpRM, esses pesquisadores estimaram diminuição da taxa de biópsia de 51% e redução de 81% na detecção de câncer de baixo risco. No entanto, o acompanhamento da biópsia negativa ainda é recomendado.[158] As revisões de relatórios publicados encontraram pouca diferença entre TRUS e RM para biópsia inicial e sugerem que, atualmente, a biópsia TRUS sistemática pode ser suficiente para a primeira biópsia, sendo ainda necessários mais pesquisa e treinamento antes de restringir a biópsia apenas aos alvos da mpRM, visto que a biópsia sistemática com TRUS detecta câncer significativo em cerca de 12% dos homens com achados negativos na mpRM.[159]

Cerca de 20% a 30% dos homens com biópsia inicial negativa apresentam câncer não detectado. O quadro lista as indicações para a biópsia repetida ou adicional. Após uma biópsia inicial negativa, alguns profissionais sugeriram que, após quatro biopsias de repetição negativas, a detecção de câncer é de apenas 4%, mas outros obtêm uma detecção continuada de câncer de cerca de 15% em cada repetição.

O momento da repetição da biópsia varia de acordo com indicações clínicas e achados histopatológicos na biópsia inicial. Em pacientes com câncer de baixo risco que optam pela vigilância ativa, sugere-se uma repetição confirmatória inicial entre 3 a 18 meses e acompanhamento de acordo com os protocolos locais. A proliferação de células acinares pequenas atípicas (ASAP) é encontrada em cerca de 4% (1% a 23%) das biópsias. Muitos patologistas acreditam que a ASAP é um foco de câncer diminuto e pode representar um pequeno tumor ou, possivelmente, algumas células da margem de um tumor maior adjacente. A biópsia repetida é recomendada entre 3 a 6 meses e resulta em câncer em cerca de 40%. A neoplasia intraepitelial de próstata multifocal de alto grau (HG-PIN) é encontrada em cerca de 5% (0% a 25%). Trata-se de uma anormalidade histológica encontrada em associação com o câncer, mas não necessariamente levando ao câncer. Na HG-PIN multifocal, a repetição da biópsia é sugerida em 1 ano e a detecção de câncer é de cerca de 40%. A biópsia repetida não é recomendada para HG-PIN unifocal, a menos que os achados clínicos sejam preocupantes.[26,142,143]

Não existe um protocolo totalmente aceito para locais de amostra na biópsia repetida, mas recomendamos repetir a biópsia sistemática de 12 fragmentos e adicionar cerca de quatro fragmentos da zona de transição (Fig. 10.19, à direita).

A maioria dos cânceres será encontrada nos locais da biopsia sistemática original com apenas uma pequena contribuição da zona de transição e da linha média.[114] É importante ao se repetir avaliar especialmente a área fibromuscular anterior, um local comum de grandes cânceres[133] (Fig. 10.17H-I). A maioria não consideraria a biópsia de modelo transperineal com múltiplos fragmentos para uma repetição simples, mas consideraria isso para situações especiais, como o estadiamento para terapia focal.[26,142,143,160]

Biópsia de Fusão de mpRM-TRUS

A mpRM está emergindo como técnica para localização da lesão antes da biópsia, especialmente a biópsia repetida. Na *biópsia inicial*, as abordagens diretas e sistemáticas de 12 fragmentos guiadas por TRUS ou por mpRM apresentam taxas semelhantes de detecção de câncer. As abordagens guiadas por mpRM requerem menos fragmentos para detectar câncer significativo e evitar a detecção de muitos cânceres clinicamente insignificantes, mas ainda deixam passar algum câncer significativo. No momento da repetição da biópsia após a biópsia negativa anterior, a orientação da RM aumenta a detecção geral do câncer cerca de 1,62 vez em relação à biópsia sistemática e deve ser considerada antes da biópsia repetida.[159-161] A mpRM é especialmente útil para pesquisar locais que tipicamente não são coletados na biópsia sistemática de 12 fragmentos, incluindo a zona de transição e a área fibromuscular anterior (Fig. 10.17H-I) Atualmente, há ressalvas ao uso de mpRM, incluindo necessidade de especialistas de alta qualidade, uso de formatos de laudo padronizados de PI-RADS 2, definições de "câncer significativo", custos e acesso, mas avanços estão ocorrendo rapidamente em todas essas áreas.[160,162]

Existem vários métodos gerais de orientação na RM: cognitivo, fusão de RM-TRUS e biópsia *in bore*.[163,164] Com **orientação cognitiva**, o radiologista analisa a RM e usa esse conhecimento para atingir as mesmas áreas na biópsia com TRUS. Esta é a abordagem mais fácil e provavelmente a mais utilizada atualmente. Com a biópsia de **fusão RM-TRUS**, as imagens e alvos de RM são corregistrados e fundidos em imagens na TRUS. A biópsia é realizada com um dos vários dispositivos de rastreamento e corregistro disponíveis e é um pouco mais sensível na detecção de câncer significativo do que a abordagem cognitiva.[161,162,165] Com biópsia ***in bore***, a técnica é realizada no aparelho da RM.

Biópsia Transperineal e Modelo da Biópsia

A biópsia transperineal é considerada para dois motivos distintos: diminuir as infecções e fornecer caracterização e mapeamento inicial do câncer para terapia focal e vigilância ativa. Ambos podem usar abordagens à mão livre ou utilizar o mesmo modelo empregado na braquirradioterapia (Fig. 10.14). Chang et al. sugeriram que a biópsia transperineal fornece um acesso mais estéril à próstata e evita preocupações de aumentar a resistência aos antibióticos e sepse.[145,166]

Antes de considerar a vigilância ativa ou terapia focal, alguns expressaram preocupação de que a amostragem por biópsia convencional é inadequada para detectar e mapear doenças significativas. Nesses casos, o **mapeamento de modelos transperineais** ou biópsia de saturação sob anestesia geral é realizado, fazendo exame de amostras usando o modelo de braquiterapia, que permite que 40 a 70 fragmentos uniformemente distribuídos sejam separados a cada 5 mm (Fig. 10.19). Em comparação com a biópsia com TRUS convencional, a detecção de câncer aumenta para cerca de 70%, de 20% para 40%. As complicações são semelhantes às da biópsia com TRUS, mas a retenção urinária transitória é observada em até 39%.[166]

Biópsia após Prostatectomia Radical

A prostatectomia radical deve reduzir o PSA a níveis praticamente indetectáveis. Suspeita-se de doença recorrente se o PSA começar a subir. Nesta situação, muitos urologistas apenas encaminham para radioterapia do leito da próstata e da pelve e não realizam outra biópsia. Se a comprovação histopatológica for necessária antes da terapia, a TRUS com biópsia pode ser usada para avaliar o local da anastomose e procurar linfadenopatia local e massas pélvicas (Fig. 10.18E). Se solicitado, em tais casos, obtemos duas amostras de ambos os lados da anastomose e realizamos biópsia de quaisquer outras massas anormais e quaisquer restos da VS. A mpRM pode ajudar a identificar áreas suspeitas. Deve-se ter cuidado para não confundir grandes vasos pélvicos com massas; isso pode ser evitado por US com Doppler antes da biópsia (Fig. 10.20).

Biópsia em Homens sem Ânus

Os homens cujos ânus foram fechados por ressecção abdominoperineal são um grupo difícil de administrar quando há elevação dos níveis de PSA. A visibilidade da próstata fica restrita às abordagens transabdominal e transperineal. A biópsia guiada pela ultrassonografia transperineal, com anestesia local, é razoavelmente bem-sucedida na obtenção de tecido prostático. É útil que uma RM multiparamétrica preceda a biópsia, porque pode mostrar áreas suspeitas que não podem ser visualizadas na ultrassonografia. A profilaxia antibiótica e o manejo da coagulação são os mesmos da biópsia guiada por TRUS. Escaneamos o paciente na posição de decúbito exatamente como com uma biópsia transretal regular e usamos o mesmo transdutor transretal por causa do seu tamanho pequeno, ele é apoiado firmemente contra o períneo e o procedimento ocorre como uma biópsia transretal usando a limpeza local da pele. Outros profissionais preferem a posição de litotomia. Um cateter de Foley com balão inflado e algum líquido na bexiga podem ajudar a identificar a próstata e a evitar lesões uretrais. Cerca de 20 mL de lidocaína a 1% são necessários para a anestesia perineal. Ambos os lobos são amostrados de forma sistemática e fragmentos extras são retirados de regiões suspeitas.[167] A detecção do câncer é de cerca de 30%; outros relatam até 40% a 82%. Se a visibilidade na ultrassonografia for muito restrita devido à distorção perineal por cirurgia, então pode ser considerada uma abordagem alternativa usando mpRM para detecção inicial da lesão, seguida por biópsia transciática guiada por TC ou biópsia orientada por RM *in bore*.

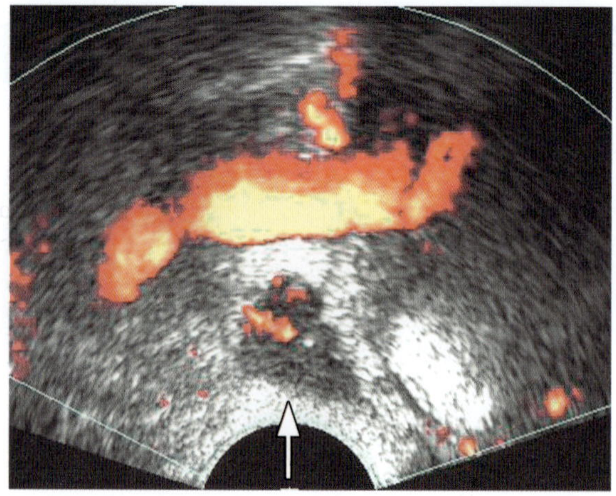

FIG. 10.20 Outras aplicações da TRUS: massa pélvica. Mulher com massa periretal (*seta*) caracterizada como câncer de cólon recorrente por biópsia guiada por TRUS. Observe o grande vaso adjacente. Quando a biópsia é realizada fora da próstata, a US com Doppler ajuda a evitar lesões aos vasos. A técnica transretal é útil para a biópsia de qualquer massa pélvica que possa ser acessada pelo transdutor em homens ou em mulheres.

OUTRAS APLICAÇÕES DA ULTRASSONOGRAFIA TRANSRETAL E BIÓPSIA EM HOMENS E MULHERES

Tanto em homens como em mulheres, a via transretal é útil para avaliar e realizar biópsias em qualquer massa ou estrutura pélvica que esteja dentro do alcance do transdutor e da agulha. A TRUS também fornece acesso pélvico de alta resolução em meninas e mulheres quando a ultrassonografia transvaginal não é possível (Fig. 10.20).

Existem algumas advertências. Em função dos grandes vasos na pelve, é importante usar a ultrassonografia com Doppler para investigar qualquer área em que a biópsia seja contemplada. Lembre-se de que os rins pélvicos podem imitar massas patológicas. Além disso, meningoceles anteriores podem imitar massas atrás do reto e não devem ser aspiradas por causa do risco de infecção. Realizamos drenagem de abscessos e biópsias de numerosas massas, incluindo massas ovarianas, massas recorrentes após diversas cirurgias de tumor primário, massas periureterais, massas de bexiga e massas pericolônicas, tanto em homens como em mulheres. Todos esses procedimentos apresentam o mesmo preparo e protocolo que a biópsia básica da próstata.[11]

Além disso, os ureteres distais e a junção uretrovesical são facilmente acessíveis para a avaliação das lesões obstrutiva uretérica, incluindo cálculos.

CONCLUSÃO

A TRUS revolucionou a avaliação da próstata e a biópsia. Atualmente, a biópsia guiada pela TRUS é o padrão para a biópsia da próstata. Os conceitos sobre todos os aspectos do câncer de próstata estão mudando rapidamente e há emergência rápida de novos biomarcadores, terapias e modalidades de imagem, incluindo a mpRM, o que facilitará a avaliação e o manejo de homens com câncer de próstata.

Os transdutores transretais fornecem acesso a todas as estruturas regionais em homens e mulheres, e a TRUS também pode ajudar no manejo.

REFERÊNCIAS

1. Futterer JJ, Heijmink SW, Spermon JR. Imaging the male reproductive tract: current trends and future directions. Radiol Clin North Am. 2008;46(1):133-147. vii.
2. Ghai S, Toi A. Role of transrectal ultrasonography in prostate cancer. Radiol Clin North Am. 2012;50(6):1061-1173.
3. Harvey CJ, Pilcher J, Richenberg J, et al. Applications of transrectal ultrasound in prostate cancer. Br J Radiol. 2012;85(Spec No. 1):S3-S17.
4. Hwang SI, Lee HJ. The future perspectives in transrectal prostate ultrasound guided biopsy. Prostate Int. 2014;2(4):153-160.
5. Penzkofer T, Tempany-Afdhal CM. Prostate cancer detection and diagnosis: the role of MR and its comparison with other diagnostic modalities—a radiologist's perspective. NMR Biomed. 2014;27(1):3-15.
6. Marko J, Gould CF, Bonavia GH, Wolfman DJ. State-of-the-art imaging of prostate cancer. Urol Oncol. 2016;34(3):134-146.
7. Carter HB, Albertsen PC, Barry MJ, et al. Early detection of prostate cancer: AUA guideline. J Urol. 2013;190(2):419-426.
8. Smith RA, Manassaram-Baptiste D, Brooks D, et al. Cancer screening in the United States, 2015: a review of current American Cancer Society guidelines and current issues in cancer screening. CA Cancer J Clin. 2015;65(1):30-54.
9. Berman DM, Epstein JI. When is prostate cancer really cancer? Urol Clin North Am. 2014;41(2):339-346.
10. Klotz L. Active surveillance and focal therapy for low-intermediate risk prostate cancer. Transl Androl Urol. 2015;4(3):342-354.
11. Giede C, Toi A, Chapman W, Rosen B. The use of transrectal ultrasound to biopsy pelvic masses in women. Gynecol Oncol. 2004;95(3):552-556.
12. Lee F, Torp-Pedersen ST, Siders DB, et al. Transrectal ultrasound in the diagnosis and staging of prostatic carcinoma. Radiology. 1989;170(3 Pt 1):609-615.
13. McNeal JE. The zonal anatomy of the prostate. Prostate. 1981;2(1):35-49.
14. Selman SH. The McNeal prostate: a review. Urology. 2011;78(6):1224-1228.
15. Lawrentschuk N, Lindner U, Fleshner N. Current textbooks and anatomy of the prostate—a case for an update. BJU Int. 2009;103(10):1319-1322.
16. Ayala AG, Ro JY, Babaian R, et al. The prostatic capsule: does it exist? Its importance in the staging and treatment of prostatic carcinoma. Am J Surg Pathol. 1989;13(1):21-27.
17. McNeal JE, Redwine EA, Freiha FS, Stamey TA. Zonal distribution of prostatic adenocarcinoma. Correlation with histologic pattern and direction of spread. Am J Surg Pathol. 1988;12(12):897-906.
18. Lee CH, Akin-Olugbade O, Kirschenbaum A. Overview of prostate anatomy, histology, and pathology. Endocrinol Metab Clin North Am. 2011;40(3):565-575. viii-ix.
19. Kutikov A, Guzzo TJ, Malkowicz SB. Clinical approach to the prostate: an update. Radiol Clin North Am. 2006;44(5):649-663, vii.
20. Leventis AK, Shariat SF, Utsunomiya T, Slawin KM. Characteristics of normal prostate vascular anatomy as displayed by power Doppler. Prostate. 2001;46(4):281-288.
21. Costello AJ, Brooks M, Cole OJ. Anatomical studies of the neurovascular bundle and cavernosal nerves. BJU Int. 2004;94(7):1071-1076.
22. Walsh PC. The discovery of the cavernous nerves and development of nerve sparing radical retropubic prostatectomy. J Urol. 2007;177(5):1632-1635.
23. Goldstein A. Pertinent physics of an optimal examination. Prog Clin Biol Res. 1987;237:31-48.
24. Ching CB, Moussa AS, Li J, et al. Does transrectal ultrasound probe configuration really matter? End fire versus side fire probe prostate cancer detection rates. J Urol. 2009;181(5):2077-2082.
25. Bjurlin MA, Wysock JS, Taneja SS. Optimization of prostate biopsy: review of technique and complications. Urol Clin North Am. 2014;41(2):299-313.
26. Ismail MT, Gomella LG. Transrectal prostate biopsy. Urol Clin North Am. 2013;40(4):457-472.
27. Smeenge M, de la Rosette JJ, Wijkstra H. Current status of transrectal ultrasound techniques in prostate cancer. Curr Opin Urol. 2012;22(4):297-302.
28. Zhao HX, Zhu Q, Wang ZC. Detection of prostate cancer with three-dimensional transrectal ultrasound: correlation with biopsy results. Br J Radiol. 2012;85(1014):714-719.
29. Danish Qaseem SM, Ghonge NP, Aggarwal B, Singhal S. Prospective evaluation of prostate with transrectal spectral Doppler with biopsy correlation: a clinicopathologic study. Br J Radiol. 2016;89(1060):20150830.
30. AUA Practice Guidelines Committee. AUA guideline on management of benign prostatic hyperplasia (2003). Chapter 1: Diagnosis and treatment recommendations. J Urol. 2003;170(2 Pt 1):530-547.
31. Lee F, Torp-Pedersen S, Littrup PJ, et al. Hypoechoic lesions of the prostate: clinical relevance of tumor size, digital rectal examination, and prostate-specific antigen. Radiology. 1989;170(1 Pt 1):29-32.
32. Rosenkrantz AB, Taneja SS. Radiologist, be aware: ten pitfalls that confound the interpretation of multiparametric prostate MRI. AJR Am J Roentgenol. 2014;202(1):109-120.
33. Burks DD, Drolshagen LF, Fleischer AC, et al. Transrectal sonography of benign and malignant prostatic lesions. AJR Am J Roentgenol. 1986;146(6):1187-1191.
34. Oyen RH, Van de Voorde WM, Van Poppel HP, et al. Benign hyperplastic nodules that originate in the peripheral zone of the prostate gland. Radiology. 1993;189(3):707-711.
35. Yu J, Fulcher AS, Turner MA, et al. Prostate cancer and its mimics at multiparametric prostate MRI. Br J Radiol. 2014;87(1037):20130659.
36. McVary KT, Roehrborn CG, Avins AL, et al. Update on AUA guideline on the management of benign prostatic hyperplasia. J Urol. 2011;185(5):1793-1803.
37. Pontari MA. Chronic prostatitis/chronic pelvic pain syndrome. Urol Clin North Am. 2008;35(1):81-89, vi.
38. Polackwich AS, Shoskes DA. Chronic prostatitis/chronic pelvic pain syndrome: a review of evaluation and therapy. Prostate Cancer Prostatic Dis. 2016;19(2):132-138.
39. Rothman JR, Jaffe WI. Prostatitis: updates on diagnostic evaluation. Curr Urol Rep. 2007;8(4):301-306.
40. Langer JE, Cornud F. Inflammatory disorders of the prostate and the distal genital tract. Radiol Clin North Am. 2006;44(5):665-677, vii.
41. Pontari MA. Etiologic theories of chronic prostatitis/chronic pelvic pain syndrome. Curr Urol Rep. 2007;8(4):307-312.
42. Galosi AB, Montironi R, Fabiani A, et al. Cystic lesions of the prostate gland: an ultrasound classification with pathological correlation. J Urol. 2009;181(2):647-657.
43. Nghiem HT, Kellman GM, Sandberg SA, Craig BM. Cystic lesions of the prostate. Radiographics. 1990;10(4):635-650.
44. Curran S, Akin O, Agildere AM, et al. Endorectal MRI of prostatic and periprostatic cystic lesions and their mimics. AJR Am J Roentgenol. 2007;188(5):1373-1379.
45. Kim B, Kawashima A, Ryu JA, et al. Imaging of the seminal vesicle and vas deferens. Radiographics. 2009;29(4):1105-1121.
46. Reddy MN, Verma S. Lesions of the seminal vesicles and their MRI characteristics. J Clin Imaging Sci. 2014;4:61.
47. Patel B, Gujral S, Jefferson K, et al. Seminal vesicle cysts and associated anomalies. BJU Int. 2002;90(3):265-271.
48. Jarow J, Sigman M, Kolettis PN, et al. The Optimal Evaluation of the Infertile Male: Best Practice Statement Reviewed and validity confirmed 2011. Cited 24 April 2016. Available from: https://www.auanet.org/education/guidelines/male-infertility-d.cfm.
49. Jungwirth A, Giwercman A, Tournaye H, et al. European Association of Urology guidelines on male infertility: the 2012 update. Eur Urol. 2012;62(2):324-332.
50. Smith JF, Walsh TJ, Turek PJ. Ejaculatory duct obstruction. Urol Clin North Am. 2008;35(2):221-227, viii.

51. Fedder J, Cruger D, Oestergaard B, Petersen GB. Etiology of azoospermia in 100 consecutive nonvasectomized men. Fertil Steril. 2004;82(5):1463-1465.
52. Ammar T, Sidhu PS, Wilkins CJ. Male infertility: the role of imaging in diagnosis and management. Br J Radiol. 2012;85(Spec No. 1):S59-S68.
53. Jhaveri KS, Mazrani W, Chawla TP, et al. The role of cross-sectional imaging in male infertility: a pictorial review. Can Assoc Radiol J. 2010;61(3):144-155.
54. Akhter W, Khan F, Chinegwundoh F. Should every patient with hematospermia be investigated? A critical review. Cent European J Urol. 2013;66(1):79-82.
55. Aslam MI, Cheetham P, Miller MA. A management algorithm for hematospermia. Nat Rev Urol. 2009;6(7):398-402.
56. Prando A. Endorectal magnetic resonance imaging in persistent hematospermia. Int Braz J Urol. 2008;34(2):171-179.
57. Siegel RL, Miller KD, Jemal A. Cancer statistics, 2016. CA Cancer J Clin. 2016;66(1):7-30.
58. Tabayoyong W, Abouassaly R. Prostate cancer screening and the associated controversy. Surg Clin North Am. 2015;95(5):1023-1039.
59. Pierorazio PM, Walsh PC, Partin AW, Epstein JI. Prognostic Gleason grade grouping: data based on the modified Gleason scoring system. BJU Int. 2013;111(5):753-760.
60. Carlsson S, Leapman M, Carroll P, et al. Who and when should we screen for prostate cancer? Interviews with key opinion leaders. BMC Med. 2015;13:288.
61. Cotter K, Konety B, Ordonez MA. Contemporary management of prostate cancer. F1000Res. 2016;5.
62. Agency for Healthcare Research and Quality (AHRQ). Therapies for clinically localized prostate cancer. Comparative effectiveness review summary guides for clinicians. AHRQ Comparative Effectiveness Reviews. Rockville, MD: Agency for Healthcare Research and Quality; 2016.
63. Wilt TJ, MacDonald R, Rutks I, et al. Systematic review: comparative effectiveness and harms of treatments for clinically localized prostate cancer. Ann Intern Med. 2008;148(6):435-448.
64. Albertsen PC, Hanley JA, Fine J. 20-year outcomes following conservative management of clinically localized prostate cancer. JAMA. 2005;293(17):2095-2101.
65. Zlotta AR, Egawa S, Pushkar D, et al. Prevalence of prostate cancer on autopsy: cross-sectional study on unscreened Caucasian and Asian men. J Natl Cancer Inst. 2013;105(14):1050-1058.
66. Sanda MG, Dunn RL, Michalski J, et al. Quality of life and satisfaction with outcome among prostate-cancer survivors. N Engl J Med. 2008;358(12):1250-1261.
67. Nam RK, Jewett MA, Krahn MD. Prostate cancer: 2. Natural history. CMAJ. 1998;159(6):685-691.
68. Catalona WJ, Smith DS, Ratliff TL, et al. Measurement of prostate-specific antigen in serum as a screening test for prostate cancer. N Engl J Med. 1991;324(17):1156-1161.
69. Stephenson AJ, Klein E. Epidemiology, etiology, and prevention of prostate cancer. 11th ed. Philadelphia, PA: Elsevier; 2016.
70. Bostwick DG, Burke HB, Djakiew D, et al. Human prostate cancer risk factors. Cancer. 2004;101(10 Suppl.):2371-2490.
71. Bratt O. Hereditary prostate cancer: clinical aspects. J Urol. 2002;168(3):906-913.
72. Chang JM, Lee HJ, Lee SE, et al. Pictorial review: unusual tumours involving the prostate: radiological-pathological findings. Br J Radiol. 2008;81(971):907-915.
73. Eggener SE, Badani K, Barocas DA, et al. Gleason 6 prostate cancer: translating biology into population health. J Urol. 2015;194(3):626-634.
74. Crawford ED, Ventii K, Shore ND. New biomarkers in prostate cancer. Oncology (Williston Park). 2014;28(2):135-142.
75. Saini S. PSA and beyond: alternative prostate cancer biomarkers. Cell Oncol (Dordr). 2016;39(2):97-106.
76. Morgan T, Palapattu G, Wei J. Screening for Prostate cancer—beyond total PSA, utilization of novel biomarkers. Curr Urol Rep. 2015;16(9):63.
77. Leapman MS, Nguyen HG, Cooperberg MR. Clinical utility of biomarkers in localized prostate cancer. Curr Oncol Rep. 2016;18(5):30.
78. Catalona WJ, Partin AW, Slawin KM, et al. Use of the percentage of free prostate-specific antigen to enhance differentiation of prostate cancer from benign prostatic disease: a prospective multicenter clinical trial. JAMA. 1998;279(19):1542-1547.
79. Elliott CS, Shinghal R, Presti JC Jr. The performance of prostate specific antigen, prostate specific antigen density and transition zone density in the era of extended biopsy schemes. J Urol. 2008;179(5):1756-1761.
80. Morash C. PSA density: The comeback kid? Can Urol Assoc J. 2012;6(1):51-52.
81. Carter HB, Pearson JD, Metter EJ, et al. Longitudinal evaluation of prostate-specific antigen levels in men with and without prostate disease. JAMA. 1992;267(16):2215-2220.
82. Iremashvili V, Kava BR, Manoharan M, et al. Is it time to revisit the role of prostate-specific antigen kinetics in active surveillance for prostate cancer? Urology. 2016;95:139-144.
83. Eggener S. Prostate cancer screening biomarkers: an emerging embarrassment of 'riches'? Eur Urol. 2016;70(1):54-55.
84. Stephan C, Ralla B, Jung K. Prostate-specific antigen and other serum and urine markers in prostate cancer. Biochim Biophys Acta. 2014;1846(1):99-112.
85. Filella X, Foj L. Emerging biomarkers in the detection and prognosis of prostate cancer. Clin Chem Lab Med. 2015;53(7):963-973.
86. Foley RW, Maweni RM, Gorman L, et al. The ERSPC risk calculators significantly outperform the PCPT 2.0 in the prediction of prostate cancer; a multi-institutional study. BJU Int. 2016 Feb 2;. [Epub ahead of print].
87. Trottier G, Roobol MJ, Lawrentschuk N, et al. Comparison of risk calculators from the Prostate Cancer Prevention Trial and the European Randomized Study of Screening for Prostate Cancer in a contemporary Canadian cohort. BJU Int. 2011;108(8 Pt 2):E237-E244.
88. Shieh Y, Eklund M, Sawaya GF, et al. Population-based screening for cancer: hope and hype. Nat Rev Clin Oncol. 2016;13(9):550-565.
89. Heintz E, Hultcrantz M, Mejare I, et al. Limited evidence for the use of imaging to detect prostate cancer: a systematic review. Eur J Radiol. 2014;83(9):1601-1606.
90. Bjurlin MA, Rosenkrantz AB, Beltran LS, et al. Imaging and evaluation of patients with high-risk prostate cancer. Nat Rev Urol. 2015;12(11):617-628.
91. Sarkar S, Das S. A review of imaging methods for prostate cancer detection. Biomed Eng Comput Biol. 2016;7(Suppl. 1):1-15.
92. Wibmer AG, Burger IA, Sala E, et al. Molecular imaging of prostate cancer. Radiographics. 2016;36(1):142-159.
93. Babaian RJ, Mettlin C, Kane R, et al. The relationship of prostate-specific antigen to digital rectal examination and transrectal ultrasonography. Findings of the American Cancer Society National Prostate Cancer Detection Project. Cancer. 1992;69(5):1195-1200.
94. Etzioni R, Tsodikov A, Mariotto A, et al. Quantifying the role of PSA screening in the US prostate cancer mortality decline. Cancer Causes Control. 2008;19(2):175-181.
95. Alberts AR, Schoots IG, Roobol MJ. Prostate-specific antigen-based prostate cancer screening: past and future. Int J Urol. 2015;22(6):524-532.
96. Moyer VA. U. S. Preventive Services Task Force. Screening for prostate cancer: U. S. Preventive Services Task Force recommendation statement. Ann Intern Med. 2012;157(2):120-134.
97. Schroder FH, Hugosson J, Roobol MJ, et al. Screening and prostate cancer mortality: results of the European Randomised Study of Screening for Prostate Cancer (ERSPC) at 13 years of follow-up. Lancet. 2014;384(9959):2027-2035.
98. Andriole GL, Crawford ED, Grubb 3rd RL, et al. Prostate cancer screening in the randomized Prostate, Lung, Colorectal, and Ovarian Cancer Screening Trial: mortality results after 13 years of follow-up. J Natl Cancer Inst. 2012;104(2):125-132.
99. Hugosson J, Carlsson S, Aus G, et al. Mortality results from the Göteborg randomised population-based prostate-cancer screening trial. Lancet Oncol. 2010;11(8):725-732.
100. Herget KA, Patel DP, Hanson HA, et al. Recent decline in prostate cancer incidence in the United States, by age, stage, and Gleason score. Cancer Med. 2016;5(1):136-141.
101. Barry MJ, Nelson JB. Patients present with more advanced prostate cancer since the USPSTF screening recommendations. J Urol. 2015;194(6):1534-1536.
102. Kim EH, Andriole GL. Prostate-specific antigen-based screening: controversy and guidelines. BMC Med. 2015;13:61.

103. American Joint Committee on Cancer. Prostate cancer staging: American Joint Committee on Cancer; 2010. Cited 21 May 2016. 7. Available from: https://cancerstaging.org/references-tools/quickreferences/Documents/ProstateSmall.pdf.
104. Crawford ED, Stone NN, Yu EY, et al. Challenges and recommendations for early identification of metastatic disease in prostate cancer. Urology. 2014;83(3):664-669.
105. Wollin DA, Makarov DV. Guideline of guidelines: imaging of localized prostate cancer. BJU Int. 2015;116(4):526-530.
106. Cheng L, Montironi R, Bostwick DG, et al. Staging of prostate cancer. Histopathology. 2012;60(1):87-117.
107. Jung AJ, Coakley FV, Shinohara K, et al. Local staging of prostate cancer: comparative accuracy of T2-weighted endorectal MR imaging and transrectal ultrasound. Clin Imaging. 2012;36(5):547-552.
108. Eisenberg ML, Cowan JE, Davies BJ, et al. The importance of tumor palpability and transrectal ultrasonographic appearance in the contemporary clinical staging of prostate cancer. Urol Oncol. 2011;29(2):171-176.
109. Hsu CY, Joniau S, Oyen R, et al. Transrectal ultrasound in the staging of clinical T3a prostate cancer. Eur J Surg Oncol. 2007;33(1):79-82.
110. Kattan MW, Cuzick J, Fisher G, et al. Nomogram incorporating PSA level to predict cancer-specific survival for men with clinically localized prostate cancer managed without curative intent. Cancer. 2008;112(1):69-74.
111. Makarov DV, Trock BJ, Humphreys EB, et al. Updated nomogram to predict pathologic stage of prostate cancer given prostate-specific antigen level, clinical stage, and biopsy Gleason score (Partin tables) based on cases from 2000 to 2005. Urology. 2007;69:1095-1101.
112. Andreou A, Whitten C, MacVicar D, et al. Imaging appearance of sarcomas of the prostate. Cancer Imaging. 2013;13:228-237.
113. Epstein JI, Egevad L, Amin MB, et al. The 2014 International Society of Urological Pathology (ISUP) Consensus Conference on Gleason Grading of Prostatic Carcinoma: definition of grading patterns and proposal for a new grading system. Am J Surg Pathol. 2016;40(2):244-252.
114. Babaian RJ, Toi A, Kamoi K, et al. A comparative analysis of sextant and an extended 11-core multisite directed biopsy strategy. J Urol. 2000;163(1):152-157.
115. Klotz L. Active surveillance for low-risk prostate cancer. Curr Urol Rep. 2015;16(4):24.
116. Bruinsma SM, Bangma CH, Carroll PR, et al. Active surveillance for prostate cancer: a narrative review of clinical guidelines. Nat Rev Urol. 2016;13(3):151-167.
117. Epstein JI, Walsh PC, Carmichael M, Brendler CB. Pathologic and clinical findings to predict tumor extent of nonpalpable (stage T1c) prostate cancer. JAMA. 1994;271(5):368-374.
118. D'Amico AV, Whittington R, Malkowicz SB, et al. Biochemical outcome after radical prostatectomy, external beam radiation therapy, or interstitial radiation therapy for clinically localized prostate cancer. JAMA. 1998;280(11):969-974.
119. Ondracek RP, Kattan MW, Murekeyisoni C. Validation of the Kattan nomogram for prostate cancer recurrence after radical prostatectomy. J Natl Compr Canc Netw. 2016;14(11):1395-1401.
120. Cooperberg MR, Freedland SJ, Pasta DJ, et al. Multiinstitutional validation of the UCSF cancer of the prostate risk assessment for prediction of recurrence after radical prostatectomy. Cancer. 2006;107(10):2384-2391.
121. Thompson I, Thrasher JB, Aus G, et al. Guideline for the management of clinically localized prostate cancer: 2007 update. J Urol. 2007;177(6):2106-2131.
122. Sanda MG, Kaplan ID. A 64-year-old man with low-risk prostate cancer: review of prostate cancer treatment. JAMA. 2009;301(20):2141-2151.
123. van der Poel H, Klotz L, Andriole G, et al. Role of active surveillance and focal therapy in low- and intermediate-risk prostate cancers. World J Urol. 2015;33(7):907-916.
124. Bill-Axelson A, Holmberg L, Ruutu M, et al. Radical prostatectomy versus watchful waiting in early prostate cancer. N Engl J Med. 2005;352(19):1977-1984.
125. Scarpato KR, Barocas DA. Use of mpMRI in active surveillance for localized prostate cancer. Urol Oncol. 2016;34(7):320-325.
126. Lee F, Gray JM, McLeary RD, et al. Transrectal ultrasound in the diagnosis of prostate cancer: location, echogenicity, histopathology, and staging. Prostate. 1985;7(2):117-129.
127. Shinohara K, Scardino PT, Carter SS, Wheeler TM. Pathologic basis of the sonographic appearance of the normal and malignant prostate. Urol Clin North Am. 1989;16(4):675-691.
128. Engelbrecht MR, Barentsz JO, Jager GJ, et al. Prostate cancer staging using imaging. BJU Int. 2000;86(Suppl. 1):123-134.
129. Shinohara K, Wheeler TM, Scardino PT. The appearance of prostate cancer on transrectal ultrasonography: correlation of imaging and pathological examinations. J Urol. 1989;142(1):76-82.
130. Lee HY, Lee HJ, Byun SS, et al. Classification of focal prostatic lesions on transrectal ultrasound (TRUS) and the accuracy of TRUS to diagnose prostate cancer. Korean J Radiol. 2009;10(3):244-251.
131. Dyke CH, Toi A, Sweet JM. Value of random US-guided transrectal prostate biopsy. Radiology. 1990;176(2):345-349.
132. Engelbrecht MR, Jager GJ, Laheij RJ, et al. Local staging of prostate cancer using magnetic resonance imaging: a meta-analysis. Eur Radiol. 2002;12(9):2294-2302.
133. Lawrentschuk N, Haider MA, Daljeet N, et al. 'Prostatic evasive anterior tumours': the role of magnetic resonance imaging. BJU Int. 2010;105(9):1231-1236.
134. Noh TI, Shin YS, Shim JS, et al. Are hypoechoic lesions on transrectal ultrasonography a marker for clinically significant prostate cancer? Korean J Urol. 2013;54(10):666-670.
135. Toi A, Neill MG, Lockwood GA, et al. The continuing importance of transrectal ultrasound identification of prostatic lesions. J Urol. 2007;177(2):516-520.
136. Ghai S, Eure G, Fradet V, et al. Assessing cancer risk in novel 29 MHz micro-ultrasound images of the prostate: creation of the protocol of prostate risk identification using micro-ultrasound. J Urol. 2016;196(2):562-569.
137. Amiel GE, Slawin KM. Newer modalities of ultrasound imaging and treatment of the prostate. Urol Clin North Am. 2006;33(3):329-337.
138. Mitterberger M, Pinggera GM, Pallwein L, et al. The value of three-dimensional transrectal ultrasonography in staging prostate cancer. BJU Int. 2007;100(1):47-50.
139. Wijkstra H, Wink MH, de la Rosette JJ. Contrast specific imaging in the detection and localization of prostate cancer. World J Urol. 2004;22(5):346-350.
140. Li Y, Tang J, Fei X, Gao Y. Diagnostic performance of contrast enhanced ultrasound in patients with prostate cancer: a meta-analysis. Acad Radiol. 2013;20(2):156-164.
141. Salomon G, Schiffmann J. Real-time elastography for the detection of prostate cancer. Curr Urol Rep. 2014;15(3):392.
142. Scattoni V, Maccagnano C, Capitanio U, et al. Random biopsy: when, how many and where to take the cores? World J Urol. 2014;32(4):859-869.
143. Ukimura O, Coleman JA, de la Taille A, et al. Contemporary role of systematic prostate biopsies: indications, techniques, and implications for patient care. Eur Urol. 2013;63(2):214-230.
144. Nishimura RA, Carabello BA, Faxon DP, et al. ACC/AHA 2008 guideline update on valvular heart disease: focused update on infective endocarditis: a report of the American College of Cardiology/American Heart Association Task Force on Practice Guidelines endorsed by the Society of Cardiovascular Anesthesiologists, Society for Cardiovascular Angiography and Interventions, and Society of Thoracic Surgeons. J Am Coll Cardiol. 2008;52(8):676-685.
145. Chang DT, Challacombe B, Lawrentschuk N. Transperineal biopsy of the prostate—is this the future? Nat Rev Urol. 2013;10(12):690-702.
146. Averch T, Tessier T, Clemens JC, Franks M. AUA Quality Improvement Summit 2014: Conference proceedings on infectious complications of transrectal needle biopsy. AUA; 2014. Cited 4 June 2016. Available from: https://www.auanet.org/common/pdf/practices-resources/quality/white-papers/QI-Summit.pdf.
147. Cussans A, Somani BK, Basarab A, Dudderidge TJ. The role of targeted prophylactic antimicrobial therapy before transrectal ultrasonography-guided prostate biopsy in reducing infection rates: a systematic review. BJU Int. 2016;117(5):725-731.
148. Liss MA, Ehdie B, Loeb S, Meng MV. AUA White Paper: The prevention and treatment of the more common complications related to prostate biopsy update. AUA; 2016. Updated 2016; cited 4 June 2016. Available from: https://www.auanet.org/common/pdf/education/clinical-guidance/AUA-PNB-White-Paper.pdf.

149. Lee C, Woo HH. Current methods of analgesia for transrectal ultrasonography (TRUS)–guided prostate biopsy—a systematic review. BJU Int. 2014;113(Suppl. 2):48-56.
150. Nazir B. Pain during transrectal ultrasound-guided prostate biopsy and the role of periprostatic nerve block: what radiologists should know. Korean J Radiol. 2014;15(5):543-553.
151. Culkin DJ, Exaire EJ, Green D, et al. Anticoagulation and antiplatelet therapy in urological practice: ICUD/AUA review paper. J Urol. 2014;192(4):1026-1034.
152. Patel IJ, Davidson JC, Nikolic B, et al. Addendum of newer anticoagulants to the SIR consensus guideline. J Vasc Interv Radiol. 2013;24(5):641-645.
153. Taneja SS, Bjurlin MA, Carter B, Cookson MS. AUA White Paper: Optimal techniques of prostate biopsy and specimen handling. AUA; 2015. Updated 2015; cited 4 June 2016. [AUA guideline for biopsy]. Available from: www. White Paper: AUA/Optimal Techniques of Prostate Biopsy and Specimen Handling.pdf.
154. Hodge KK, McNeal JE, Terris MK, Stamey TA. Random systematic versus directed ultrasound guided transrectal core biopsies of the prostate. J Urol. 1989;142(1):71-74.
155. Neill MG, Toi A, Lockwood GA, et al. Systematic lateral prostate biopsy—are the benefits worth the costs? J Urol. 2008;179(4):1321-1326.
156. Kim CK. Magnetic resonance imaging-guided prostate biopsy: present and future. Korean J Radiol. 2015;16(1):90-98.
157. Murphy G, Haider M, Ghai S, Sreeharsha B. The expanding role of MRI in prostate cancer. AJR Am J Roentgenol. 2013;201(6):1229-1238.
158. Pokorny MR, de Rooij M, Duncan E, et al. Prospective study of diagnostic accuracy comparing prostate cancer detection by transrectal ultrasound-guided biopsy versus magnetic resonance (MR) imaging with subsequent MR-guided biopsy in men without previous prostate biopsies. Eur Urol. 2014;66(1):22-29.
159. Schoots IG, Roobol MJ, Nieboer D, et al. Magnetic resonance imaging–targeted biopsy may enhance the diagnostic accuracy of significant prostate cancer detection compared to standard transrectal ultrasound-guided biopsy: a systematic review and meta-analysis. Eur Urol. 2015;68(3):438-450.
160. Rosenkrantz AB, Taneja SS. Prostate MRI and MRI-targeted biopsy in patients with prior negative biopsy. AUA and SAR joint consensus statement: AUA, SAR; 2016. Cited 4 June 2016. Available from: https://www.auanet.org/common/pdf/education/clinical-guidance/Consensus-Statement-Prostate-MRI-and-MRI-Targeted-Biopsy.pdf.
161. Gayet M, van der Aa A, Beerlage HP, et al. The value of magnetic resonance imaging and ultrasonography (MRI/US)–fusion biopsy platforms in prostate cancer detection: a systematic review. BJU Int. 2016;117(3):392-400.
162. Valerio M, Donaldson I, Emberton M, et al. Detection of clinically significant prostate cancer using magnetic resonance imaging–ultrasound fusion targeted biopsy: a systematic review. Eur Urol. 2015;68(1):8-19.
163. Costa DN, Pedrosa I, Donato F Jr, et al. MR imaging–transrectal US fusion for targeted prostate biopsies: implications for diagnosis and clinical management. Radiographics. 2015;35(3):696-708.
164. Stephenson SK, Chang EK, Marks LS. Screening and detection advances in magnetic resonance image–guided prostate biopsy. Urol Clin North Am. 2014;41(2):315-326.
165. Logan JK, Rais-Bahrami S, Turkbey B, et al. Current status of magnetic resonance imaging (MRI) and ultrasonography fusion software platforms for guidance of prostate biopsies. BJU Int. 2014;114(5):641-652.
166. Sivaraman A, Sanchez-Salas R, Barret E, et al. Transperineal template-guided mapping biopsy of the prostate. Int J Urol. 2015;22(2):146-151.
167. Shinohara K, Gulati M, Koppie T, Terris MK. Transperineal prostate biopsy after abdominoperineal resection. J Urol. 2003;169(1):141-144.

CAPÍTULO 11

Glândulas Suprarrenais

Christina Marie Chingkoe, Olga R. Brook e Deborah Levine

RESUMO DOS PONTOS-CHAVE

- As glândulas suprarrenais são responsáveis pela manutenção da homeostasia e pela regulação da produção e da secreção de hormônios no corpo.
- O córtex da glândula suprarrenal é composto pelas zonas glomerulosa, fasciculada e reticular, que são responsáveis pela regulação de aldosterona, glicocorticoides e androgênios, respectivamente. A medula suprarrenal regula as catecolaminas.
- A visualização ultrassonográfica da glândula suprarrenal direita é melhor através de vistas transversal oblíqua e coronal, usando o fígado como janela acústica. A visualização ultrassonográfica da glândula suprarrenal esquerda é melhor ao longo da linha axilar posterior através de um corte coronal oblíquo, usando o baço ou o rim esquerdo como janela acústica.
- As lesões suprarrenais podem ser localizadas por escaneamento dinâmico: as glândulas suprarrenais são fixas em relação aos grandes vasos e se movem independentemente dos rins durante a inspiração profunda e na posição ortostática.
- As massas suprarrenais benignas incluem adenomas (que podem ser funcionantes ou não funcionantes), mielolipomas, feocromocitomas, cistos, hemorragia e calcificações pós-infecciosas.
- As massas suprarrenais malignas incluem carcinoma adrenocortical, metástases (mais frequentemente oriundas de câncer primário de pulmão ou mama) e linfoma.
- A ultrassonografia pode ser usada para guiar biópsias percutâneas ou trans-hepáticas, bem como intervenções que incluem radiofrequênica, crioterapia ou ablação química.

SUMÁRIO DO CAPÍTULO

ANATOMIA E FISIOLOGIA
ULTRASSONOGRAFIA E TÉCNICA DE EXAME
MASSAS SUPRARRENAIS BENIGNAS
Adenomas Suprarrenais
Características Ultrassonográficas
Mielolipomas
Características Ultrassonográficas
Feocromocitomas
Características Ultrassonográficas
Cistos Suprarrenais
Características Ultrassonográficas
Hemorragia Suprarrenal
Características Ultrassonográficas
Doenças Infecciosas e Massas Inflamatórias
Características Ultrassonográficas
MASSAS SUPRARRENAIS MALIGNAS
Carcinomas Adrenocorticais
Características Ultrassonográficas
Metástases
Características Ultrassonográficas
Linfoma
Características Ultrassonográficas
MASSAS SUPRARRENAIS RARAS
MANEJO DE LESÕES SUPRARRENAIS
INTERVENÇÕES
Biópsia Guiada por Ultrassonografia e Intervenções
Ultrassonografia Endoscópica
Ultrassonografia Intraoperatória
Agradecimentos

As glândulas suprarrenais são os menores órgãos pares encontrados no abdome, com aproximadamente 4 a 6 cm de comprimento, 2 a 3 cm de largura e 0,2 a 0,6 cm de espessura e pesando cerca de 4 g cada.[1,2] Apesar de seu tamanho, as glândulas suprarrenais são responsáveis pela manutenção da homeostasia e pela regulação da produção e secreção hormonais no corpo. A tomografia computadorizada (TC) é a principal modalidade de imagem para a visualização das glândulas suprarrenais em virtude de sua ampla disponibilidade, facilidade de visualização anatômica e capacidade de caracterização de lesões. No entanto, as lesões suprarrenais podem ser identificadas durante a avaliação ultrassonográfica do abdome e, como a ultrassonografia (US) abdominal é um exame amplamente utilizado, essas lesões são frequentemente encontradas por meio da ultrassonografia. Portanto, é importante que o radiologista tenha compreensão completa do papel que a ultrassonografia pode desempenhar para a obtenção de imagens das glândulas suprarrenais, incluindo o diagnóstico e o tratamento de lesões.

ANATOMIA E FISIOLOGIA

As glândulas suprarrenais estão localizadas no espaço perirrenal, no nível do 11° ou 12° arcos costais, laterais à primeira vértebra lombar. As glândulas suprarrenais são compostas por uma **crista superoanteromedial**, um ramo medial, frequentemente maior e localizado mais superiormente, bem como um ramo menor e localizado mais inferiormente. Embora a forma das glândulas suprarrenais possa variar, a espessura dos ramos, particularmente os laterais, permanece relativamente constante e, portanto, é o indicador mais útil da **hipertrofia da glândula**.[2] As glândulas suprarrenais são irrigadas pelas artérias suprarrenais, conjunto composto pela artéria suprarrenal superior, que se origina na artéria frênica inferior; a artéria suprarrenal média, que se origina na aorta abdominal; e a artéria suprarrenal inferior, oriunda da artéria renal principal. São drenadas pelas veias suprarrenais, que drenam na veia cava inferior à direita e na veia renal esquerda ou na veia frênica inferior esquerda à esquerda (Figs. 11.1 e 11.2).

As glândulas suprarrenais podem ser divididas em córtex e medula, e cada parte apresenta diferentes origens embriológicas, o que justifica as diferenças na função. O córtex suprarrenal origina-se das células mesenquimais do revestimento peritoneal abdominal posterior. Entre a sexta e a oitava semanas de gestação, as células mesenquimais proliferam, invaginam para o retroperitônio, e depois proliferam, formando três camadas distintas no córtex: a zona glomerulosa, zona fasciculada e zona reticular, partindo da periferia para o centro, respectivamente. A **zona glomerulosa** é responsável pela produção e secreção de aldosterona, que posteriormente influencia a retenção de sódio nos túbulos renais regulando o volume e a pressão intravascular. A **zona fasciculada** secreta glicocorticosteroides, incluindo cortisol, para regular o estresse e as respostas inflamatórias. A **zona reticular** está envolvida na secreção e regulação de androgênios. O córtex suprarrenal de um adulto não estressado secreta cerca de 20 mg de cortisol diariamente e, com estímulos estressantes, pode aumentar a secreção até 150 a 200 mg/dia. A importância fisiológica dos androgênios suprarrenais não é conhecida. Em excesso, os androgênios provocam hirsutismo ou virilização nas mulheres e, nos homens, pseudopuberdade precoce.[3]

A **medula suprarrenal** origina-se de células neuroectodérmicas, que são envolvidas pelo córtex suprarrenal durante a sétima semana de gestação e diferenciam-se em células cromafins.[4] Estas são responsáveis pela síntese e secreção das catecolaminas epinefrina e norepinefrina, que regulam as respostas simpáticas do corpo. Esses hormônios desempenham papel importante na resposta ao estresse real ou antecipado, mas não são essenciais à vida.[3]

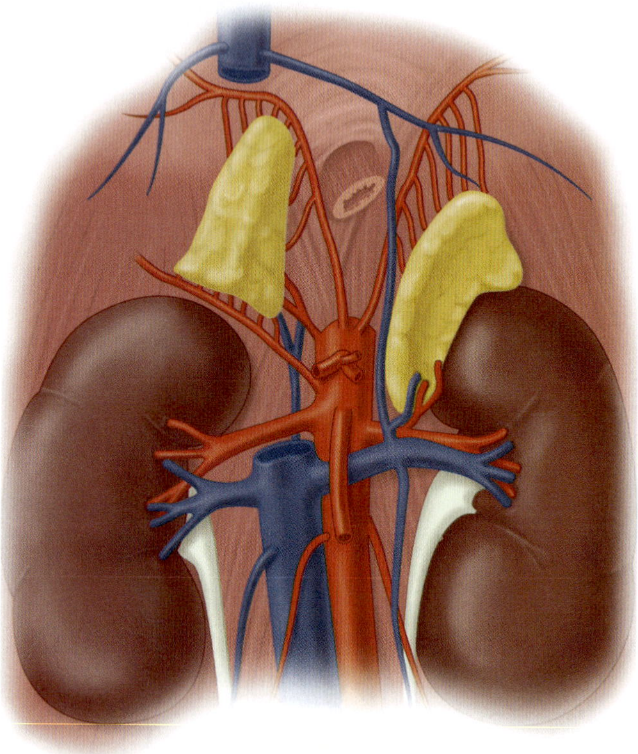

FIG. 11.1 Anatomia e irrigação das glândulas suprarrenais.

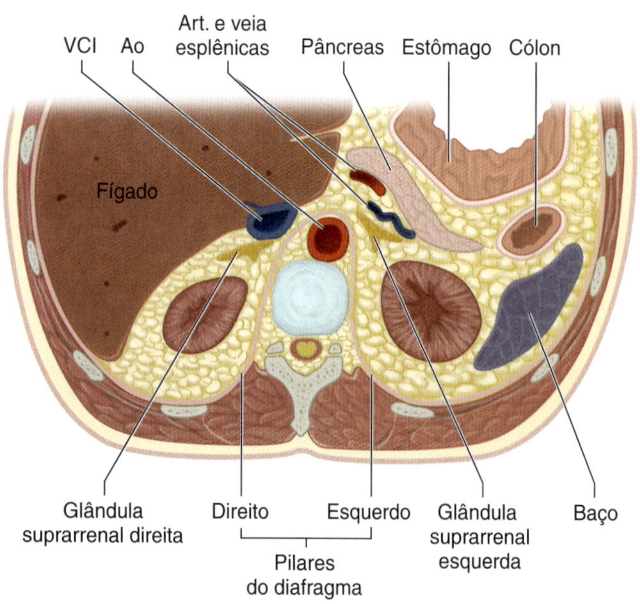

FIG. 11.2 Anatomia seccional das glândulas suprarrenais. *Ao*, aorta; *art.*, artéria; *VCI*, veia cava inferior.

ULTRASSONOGRAFIA E TÉCNICA DE EXAME

A ultrassonografia permanece amplamente utilizada para obtenção de imagem abdominal, e as glândulas suprarrenais normais podem ser visualizadas por meio de varredura cuidadosa. No entanto, a visualização ultrassonográfica das glândulas suprarrenais pode ser difícil, dada a sua localização profunda em relação aos arcos costais e à esquerda, posteriormente ao estômago. Marchal et al. descreveram que as glândulas suprarrenais direita e esquerda normais foram visualizadas por US alta resolução em tempo real em 92% e 71% dos pacientes, respectivamente.[5] Córtex e medula foram diferenciados em 13% dos pacientes. No entanto, Günther et al. estudaram 60 indivíduos saudáveis com US de alta resolução e identificaram as glândulas suprarrenais em apenas uma mulher magra.[6] Nos neonatos, a US de alta frequência em tempo real identificou as glândulas suprarrenais direita e esquerda em 97% e 83% dos pacientes, respectivamente.[7] Em um estudo com 882 pacientes e 991 massas suprarrenais, Fan et al. observaram que a sensibilidade, a especificidade e a acurácia dos diagnósticos por ultrassonografia de massas suprarrenais benignas *versus* massas suprarrenais malignas foram de 89%, 99% e 93%, respectivamente, com valor preditivo positivo de 90,9% e valor preditivo negativo de 94,2%.[8]

A introdução de transdutores setoriais de alta resolução em tempo real tornou mais fácil o exame das glândulas suprarrenais. Idealmente, o paciente deve estar em jejum de 6 a 8 horas antes do exame para reduzir o volume de gás nas alças intestinais.

A chave para a identificação das glândulas suprarrenais é lembrar que elas se encontram anteriormente ao polo superior dos rins. A glândula suprarrenal direita é mais bem visualizada através de um corte transversal oblíquo e coronal, usando o fígado como janela acústica. A chave para a identificação da glândula suprarrenal direita é a localização posterior em relação à veia cava inferior (VCI). Localiza-se medialmente porta do fígado (hilo

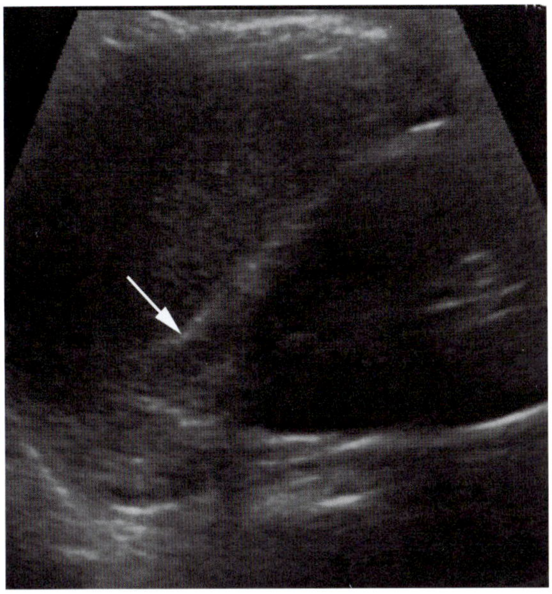

FIG. 11.3 Glândula suprarrenal direita normal em um adulto. US sagital mostra a glândula suprarrenal como uma estrutura hipoecoica (*seta*) entre o fígado e o rim direito. Ver também o Vídeo 11.1.

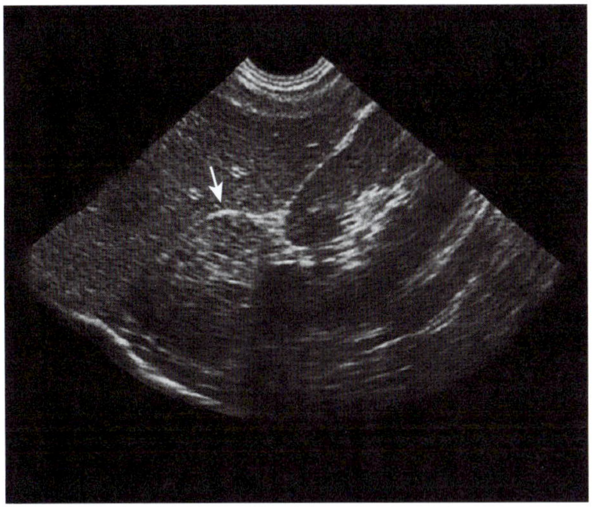

FIG. 11.4 Deslocamento da faixa adiposa retroperitoneal. US sagital mostra o deslocamento anterior da faixa de gordura retroperitoneal (*seta*) pelo câncer na região cortical da glândula suprarrenal direita.

hepático) na varredura do flanco direito. A glândula suprarrenal esquerda é mais bem visualizada ao longo da linha axilar posterior em um corte coronal oblíquo, usando o baço ou o rim esquerdo como janela acústica.[9]

A aparência ultrassonográfica normal da glândula suprarrenal inclui uma forma V ou Y invertida. Dada a sua orientação anatômica, é muito difícil visualizar toda a glândula em um único plano. Além disso, a glândula suprarrenal é globalmente mais ecogênica que a gordura retroperitoneal adjacente, e a medula suprarrenal é o componente linear mais ecogênico da glândula. A medula linear ecogênica é mais proeminente no feto e no recém-nascido. Oppenheimer et al. propuseram que o aumento da ecogenicidade da medula suprarrenal em recém-nascidos é causado pelo maior conteúdo de colágeno em torno dos vasos centrais e pela orientação aleatória da sua população celular, o que resulta em múltiplas interfaces de reflexão[7] (Fig. 11.3, Vídeo 11.1).

O tamanho pequeno das glândulas suprarrenais, juntamente com fatores limitantes da visualização intrínsecos aos pacientes, como biotipo, resulta em várias armadilhas para visualização ultrassonográfica adequada. As estruturas anatômicas normais podem ser confundidas com massas suprarrenais. À direita, estes incluem linfonodos, alças do intestino delgado e vascularização nativa ou colateral proeminente. À esquerda, estes incluem baços acessórios, margens esplênicas lobuladas, fundo gástrico, alças do intestino delgado, lobulações parenquimatosas pancreáticas e linfonodos, bem como a vascularização nativa ou colateral proeminente. Além disso, lesões de origem hepática, renal ou pâncreática também podem ser confundidas com massas suprarrenais. O deslocamento anterior da reflexão da gordura retroperitoneal é um bom indicador de lesão suprarrenal primária[8] (Fig. 11.4). Além disso, o exame ultrassonográfico dinâmico que demonstra o distanciamento das glândulas suprarrenais em relação aos rins durante a inspiração profunda e a posição ortostática é uma técnica útil para solucionar esses problemas, pois as glândulas suprarrenais estão ancoradas na fáscia perirrenal por um tecido fibroso e, portanto, estão fixas no seu lugar em relação aos grandes vasos quando comparadas aos rins.

Pseudomassas Suprarrenais

Lado Direito	Lado Esquerdo	Qualquer Lado
Massa hepática	Baço acessório Lobulação parenquimatosa pancreática Massa na cauda pancreática Fundo gástrico	Massa renal Linfonodo Intestino delgado Pilar do diafragma espessado

MASSAS SUPRARRENAIS BENIGNAS

Adenomas Suprarrenais

Os **adenomas suprarrenais** constituem a lesão suprarrenal mais encontrada, representando 60% a 80% de todas as massas das glândulas suprarrenais. Estudos de necropsia documentaram que os adenomas das suprarrenais são observados em 3% a 9% da população.[2,10,11] Os adenomas geralmente apresentam menos de 3 cm de tamanho e, portanto, podem ser difíceis de ser visualizados na ultrassonografia. A RM e a TC melhoraram a sensibilidade e a especificidade no diagnóstico dos adenomas, particularmente a caracterização da gordura microscópica e as características de *washout*, respectivamente. O achado de gordura intracelular em abundância nos exames de imagem é suficiente para excluir doenças malignas em todas as lesões suprarrenais encontradas incidentalmente[12] (Fig. 11.5, Vídeos 11.2 e 11.3). Como as lesões das glândulas suprarrenais são muito comuns, essas lesões são quase sempre benignas nos pacientes sem doença maligna conhecida. Mesmo em pacientes com doença maligna conhecida, é provável que uma lesão suprarrenal encontrada incidentalmente seja um adenoma e não uma doença metastática.[13]

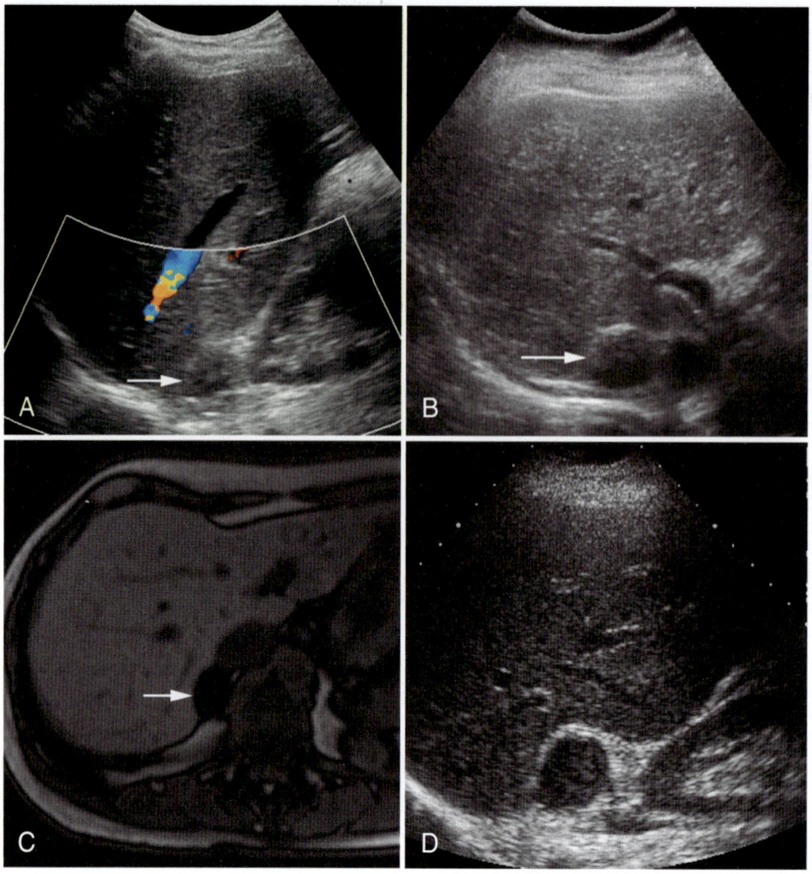

FIG. 11.5 Adenoma da glândula suprarrenal. (A) US sagital e **(B)** transversal mostrando uma massa hiperecoica (*seta*) na glândula suprarrenal direita entre o fígado e o polo superior do rim direito. **(C)** A RM evidencia a perda difusa de sinal na imagem fora de fase confirmando a existência de gordura intravoxel e o diagnóstico de adenoma (*seta*). Ver também os Vídeos 11.2 e 11.3. **(D)** Em outro paciente, a US sagital mostra uma pequena massa sólida na glândula suprarrenal direita.

Os **adenomas não funcionantes** são mais comuns que os adenomas funcionantes e geralmente são maiores em tamanho no momento do diagnóstico, pois os pacientes apresentam-se assintomáticos. A avaliação por RM para determinar a gordura intracelular ou por TC com contraste para determinar as características de *washout* fisiológica é útil na caracterização dos adenomas.

Embora os adenomas possam aumentar, o crescimento progressivo ou rápido de tamanho pode sugerir um tumor maligno subjacente ou de colisão, que representa uma lesão maligna que surge dentro de um adenoma.[14] Nesse contexto, é necessária avaliação adicional por imagem e, possivelmente, uma avaliação histopatológica. A tomografia de emissão de pósitrons de 18-Fluorodeoxiglicose (18 FDG-PET) foi considerada útil na diferenciação de um tumor de colisão de um adenoma.[15]

Os **adenomas suprarrenais funcionantes** são diagnosticados mais precocemente e, portanto, com um tamanho menor que os adenomas não funcionantes, devido às manifestações clínicas do tumor. Por exemplo, a **síndrome de Cushing** ocorre devido a níveis excessivos de glicocorticosteroides. Os sinais/sintomas clínicos incluem ganho de peso, redistribuição de gordura com aumento da gordura abdominal, a característica giba dorsal e face "de lua cheia", com diminuição da deposição de gordura nas extremidades. A síndrome de Cushing é encontrada mais frequentemente associada ao quadro de uso crônico de esteroides. A síndrome de Cushing primária causada por lesões suprarrenais hiperfuncionantes é responsável por cerca de 15% a 20% dos casos, sendo adenomas e adenomas dentro de mielolipomas, representando 92% dos casos.[16] A doença unilateral é mais comum e 70% dos casos ocorrem como resultado da hiperplasia suprarrenal.[17] Em contrapartida, a **doença de Cushing** é um hipercortisolismo secundário a um tumor hipofisário produtor de hormônio adrenocorticotrópico primário (ACTH). Ambos podem ser diferenciados por análise bioquímica. Uma lesão suprarrenal secretora de cortisol autônoma produziria baixo nível de ACTH sérico, bem como cortisol plasmático elevado, não suprimida por teste de dexametasona em baixa dose.[18]

A **síndrome de Conn** resulta na hipersecreção de aldosterona.[19] O aldosteronismo primário pode ser resultante de um adenoma suprarrenal (70%), hiperplasia suprarrenal (30%) e, em casos raros, carcinoma suprarrenal.[20] As manifestações clínicas incluem **hipertensão** e **hipocalemia**. Pacientes com hiperaldosteronismo devido a um adenoma geralmente são do sexo feminino, enquanto aqueles que apresentam hiperaldosteronismo por hiperplasia geralmente são do sexo masculino.[21,22] Esses tumores tendem a ser pequenos (< 2 cm). Bioquimicamente, há aumento de níveis séricos e urinários de aldosterona, hipocalemia, hipernatremia e níveis elevados de bicarbonato e baixos de pH plasmático. O nível de renina diminuído indica hiperaldosteronismo primário.

Uma **coleta da veia suprarrenal** pode ser realizada para determinar se há hipersecreção suprarrenal. A **adrenalectomia laparoscópica** e a **ablação por radiofrequência** constituem o tratamento para adenomas hiperfuncionantes.[23,24]

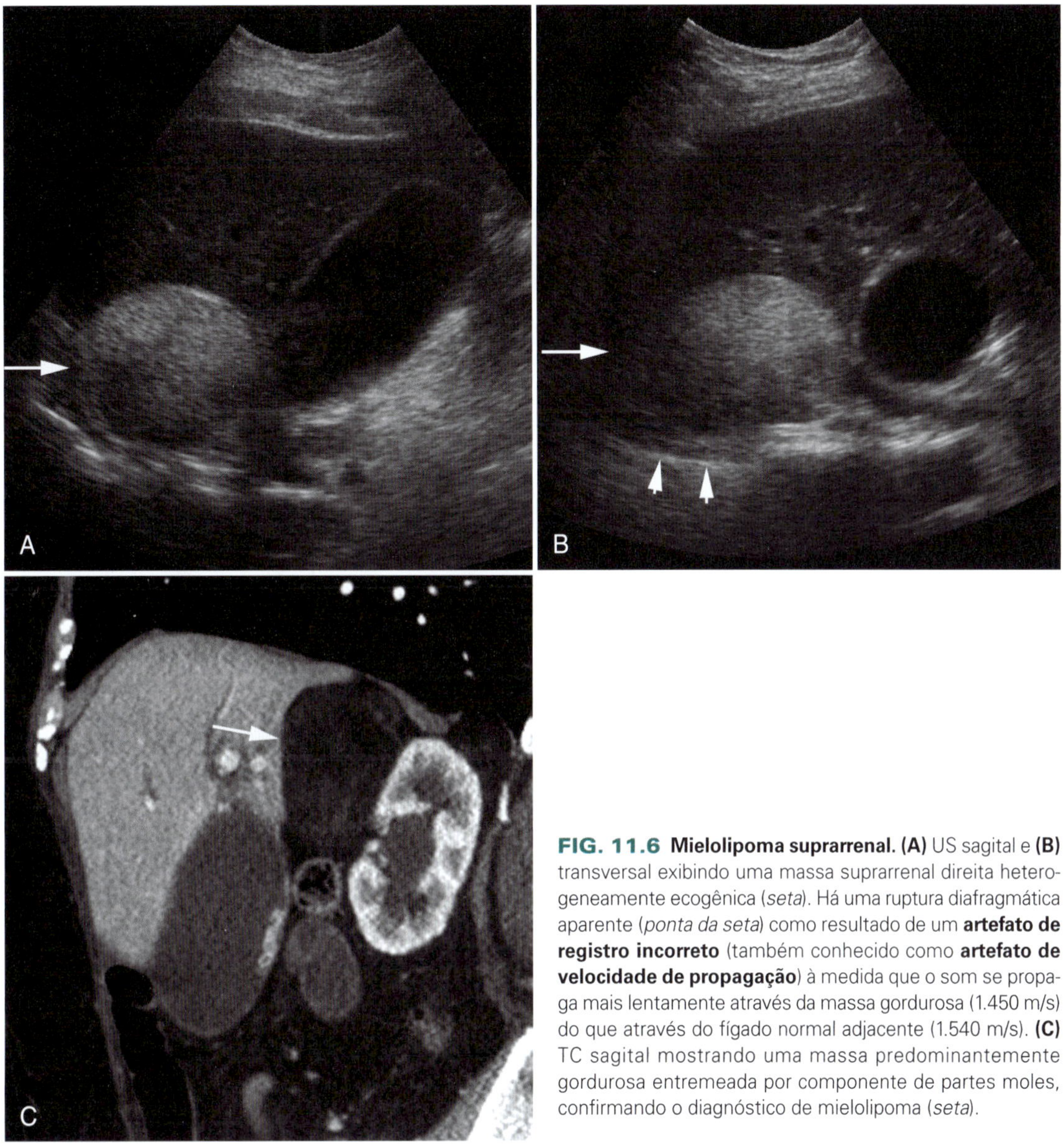

FIG. 11.6 Mielolipoma suprarrenal. (A) US sagital e **(B)** transversal exibindo uma massa suprarrenal direita heterogeneamente ecogênica (*seta*). Há uma ruptura diafragmática aparente (*ponta da seta*) como resultado de um **artefato de registro incorreto** (também conhecido como **artefato de velocidade de propagação**) à medida que o som se propaga mais lentamente através da massa gordurosa (1.450 m/s) do que através do fígado normal adjacente (1.540 m/s). **(C)** TC sagital mostrando uma massa predominantemente gordurosa entremeada por componente de partes moles, confirmando o diagnóstico de mielolipoma (*seta*).

Características Ultrassonográficas

As características ultrassonográficas dos adenomas podem ser inespecíficas, mas eles geralmente aparecem como pequenas massas homogêneas hipoecoicas com contornos bem-definidos e sem vascularização evidente. Os adenomas não funcionantes são ainda maiores e podem ter características heterogêneas, como necrose cística, hemorragia e, às vezes, calcificação, o que dificulta a sua distinção das lesões malignas.

Mielolipomas

Os **mielolipomas** são tumores benignos raros, compostos classicamente por tecido adiposo e hematopoético maduro, com prevalência estimada entre 0,08% a 0,4%.[12] Assim, foram comparados histologicamente aos angiomiolipomas renais e, portanto, apresentam características de imagem semelhantes, sendo bem-definidos e difusamente ecogênicos. A etiologia e patogênese são desconhecidas, embora essas lesões possam surgir na zona fasciculada do córtex da glândula suprarrenal. Homens e mulheres são igualmente acometidos, e a ocorrência dos tumores é mais comum na quinta ou sexta década de vida. Os diagnósticos diferenciais incluem outras massas retroperitoneais que contenham gordura (Fig. 11.6).

Massas Suprarrenais Contendo Gordura

Mielolipoma suprarrenal
Angiomiolipoma renal exofítico
Lipoma
Lipossarcoma retroperitoneal
Teratoma retroperitoneal
Feocromocitoma (raro)

Características Ultrassonográficas

A gordura macroscópica dos mielolipomas pode ser visualizada como um componente homogêneo e altamente ecogênico com sombra acústica posterior. Quando pequenos, podem ser difíceis de diferenciar da gordura retroperitoneal ecogênica adjacente. O **artefato da velocidade de propagação** (também chamado de **artefato de registro incorreto**, ver Cap. 1, Fig. 1.3) é resultante da diminuição da velocidade do som através das massas de tecido adiposo. A **aparente descontinuidade diafragmática**, originalmente descrita por Richman et al. em um mielolipoma suprarrenal, pode resultar dessa alteração de velocidade.[25] A presença deste artefato é uma boa evidência da natureza adiposa da massa. Musante et al. encontraram este artefato apenas quando os tumores eram maiores que 4 cm. Além disso, neste estudo de 13 pacientes, apenas 11 casos apresentaram componentes ecogênicos, dos quais 5 eram homogêneos e 6 eram heterogêneos.[26] As lesões com maiores proporções de tecido mieloide podem parecer mais heterogêneas com componentes isoecoicos ou hipoecoicos. A heterogeneidade também pode ser causada por hemorragia interna, o que é comum. Áreas focais de calcificação podem ser visualizadas. Nesses casos, TC ou RM podem ser úteis para distinguir a presença de gordura macroscópica.

Feocromocitomas

Os **feocromocitomas** são tumores neuroendócrinos funcionantes da medula suprarrenal com hipersecreção de catecolamina associada. Como tal, os sinais/sintomas clínicos incluem hipertensão arterial refratária, palpitações, rubor, diarreia e perda de peso. A incidência do feocromocitoma foi descrita em até 5% das lesões suprarrenais encontradas incidentalmente e pode ser observada em 0,6% dos pacientes com hipertensão inexplicada.[12] Destes, 10% podem ser bilaterais.

Os feocromocitomas estão associados a muitos **distúrbios neuroectodérmicos**, incluindo esclerose tuberosa, neurofibromatose, doença de von Hippel-Lindau e **neoplasia endócrina múltipla** IIa (50%) e IIb (90%).[27] Em tais casos, o envolvimento bilateral pode ser observado em até 80% das ocorrências.[28]

A neoplasia endócrina múltipla (NEM) é uma doença familiar classificada em três tipos:

- **NEM I** afeta as ilhotas pancreáticas, o córtex suprarrenal e glândulas hipófise e paratireoides.
- **NEM IIa** (síndrome de Sipple) inclui carcinoma medular de tireoide, hiperplasia da glândula paratireoide e feocromocitoma.
- **NEM IIb** (III) inclui todas as características do tipo IIa, face marfanoide, neuromas de mucosa e ganglioneuromatose gastrointestinal.

Herdada como um traço **autossômico dominante**, acredita-se que a NEM II seja causada por um defeito genético na crista neural.[29] Os feocromocitomas associados a síndromes NEM geralmente ocorrem na glândula suprarrenal, comumente são bilaterais (65%), multicêntricos no interior da glândula, mais frequentemente malignos e geralmente assintomáticos.[30] Os pacientes diagnosticados com NEM II devem ser rastreados bioquimicamente e por imagens, rotineiramente, pois, em algum momento, desenvolverão feocromocitomas suprarrenais bilaterais.

Como os achados nos exames de imagem podem ser variáveis, a correlação com o aumento de metanefrinas séricas ou urinárias e aumento da atividade nos estudos de **^{123}I-metaiodobenzilguanidina (MIBG)** é útil para um diagnóstico mais definitivo.[31] Embora os feocromocitomas sejam mais comumente benignos, há relatos de degeneração maligna em aproximadamente 9% dos casos.[8,32] Envolvimento metastático dos linfonodos, fígado, pulmão e ossos também foi descrito.

Características Ultrassonográficas

Os feocromocitomas aparecem como lesões heterogêneas que podem variar de tamanho, mas geralmente são maiores que os adenomas, apresentando a média de 5,9 ± 3,2 cm em um estudo que avaliou 161 casos.[8] Os feocromocitomas podem ser sólidos, mistos ou císticos. Muitos apresentam cápsulas ou contornos bem-definidos e com vascularização acentuada na US com Doppler. Raja et al. estudaram a aparência ultrassonográfica de 20 feocromocitomas e 9 (45%) apresentavam-se sólidos e heterogêneos, 7 (35%) apresentavam-se sólidos e homogêneos e 4 (20%) eram predominantemente císticos com halo periférico.[33] Pode haver também nível líquido-líquido no componente cístico devido à necrose ou hemorragia subjacente. Em alguns casos, foi descrita degeneração gordurosa dos feocromocitomas, podendo ser identificada gordura macro e microscópica (Fig. 11.7)

Cistos Suprarrenais

Os cistos suprarrenais são incomuns, representando aproximadamente 6% das lesões suprarrenais detectadas incidentalmente.[4] As causas são variáveis e incluem pseudocistos, cistos endoteliais, cistos epiteliais e cistos parasitários.[34] A origem das lesões císticas é bastante variável entre diferentes estudos em função das variações demográficas entre os grupos de pacientes. Em uma revisão retrospectiva de 20 anos de lesões císticas das glândulas suprarrenais em Nova York, Sebastiano et al. encontraram 31 lesões, das quais 39% eram pseudocistos, 6% eram cistos endoteliais e 55% eram cistos epiteliais ou neuroectogênicos.[35] O estudo de Erickson et al., da Mayo Clinic, avaliou 41 lesões ao longo de 25 anos e encontrou 78% de pseudocistos, 19% de cistos endoteliais e 2% de cistos epiteliais.[36] Em geral, os pseudocistos constituem a lesão cística mais comum descrita na cirurgia, enquanto os cistos endoteliais são mais comumente encontrados em autópsias (até 45%).[36,37]

Histopatologicamente, os **pseudocistos** caracterizam-se por apresentar paredes fibrosas sem componentes endoteliais ou epiteliais. Na maioria das vezes, eles são secundários à hemorragia. Os **cistos endoteliais** incluem cistos linfangiomatosos em 42% e cistos hemangiomatosos em 3% dos casos.[34] Os **cistos epiteliais** são congênitos e incluem cistos de retenção glandular, cistos mesoteliais e adenomas císticos.[38] Os **cistos parasitários** foram mais comumente descritos na infecção equinocócica.[39] Nesses casos, a aparência do cisto pode variar de acordo com o estágio da doença e pode se apresentar como cistos simples, cistos septados, cistos com cistos-filhos, cistos com nódulos sólidos ou calcificação.

Os cistos com características complexas são indeterminados e a aspiração percutânea pode estar indicada para a caracterização definitiva com a finalidade de excluir neoplasias císticas ou necróticas. Tradicionalmente, as lesões com aspirado claro são acompanhadas, enquanto aquelas com aspirado sanguinolento são consideradas indeterminadas e submetidas à excisão cirúrgica. Atualmente, a decisão de cirurgia depende mais do tamanho da lesão e da complexidade geral das suas características.[40]

Características Ultrassonográficas

Nos exames de imagem, os cistos suprarrenais simples são homogeneamente anecoicos com realce acústico, finas paredes sem realce e ausência de septos (Fig. 11.8). Hemorragia superposta pode ocorrer no interior dos cistos, o que resulta em conteúdo ecogênico com sedimentação ou nível líquido, septos ou calcificação.

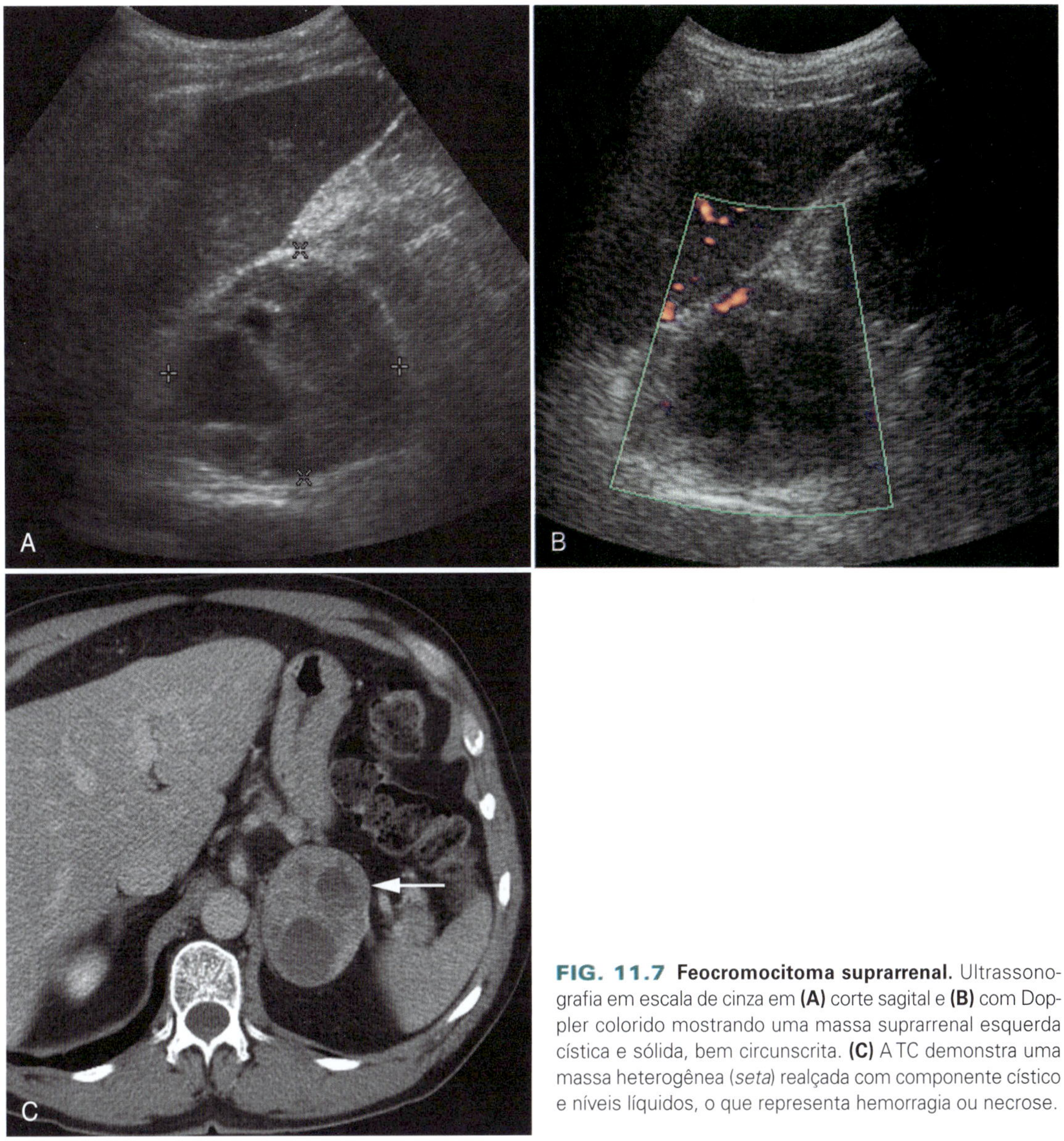

FIG. 11.7 Feocromocitoma suprarrenal. Ultrassonografia em escala de cinza em **(A)** corte sagital e **(B)** com Doppler colorido mostrando uma massa suprarrenal esquerda cística e sólida, bem circunscrita. **(C)** A TC demonstra uma massa heterogênea (*seta*) realçada com componente cístico e níveis líquidos, o que representa hemorragia ou necrose.

As características complexas das lesões císticas incluem parede espessada ou septações, ou vascularização interna.

Lesões Suprarrenais Císticas

Pseudocisto
Cisto endotelial
Cisto epitelial
Infecção (equinococos, abscesso)
Neoplasia necrótica
Feocromocitoma cístico
Linfangioma
Hemorragia suprarrenal

Hemorragia Suprarrenal

A **hemorragia suprarrenal** é bilateral em 20% dos casos. Está mais comumente associada ao uso de medicação anticoagulante, trauma, estresse cirúrgico, pós-procedimento de venografia suprarrenal, sepse ou queimaduras pós-operatório. Em casos raros, a hemorragia suprarrenal espontânea foi associada à septicemia meningocócica conhecida como **síndrome de Waterhouse-Friderichsen.** No caso de trauma, a hemorragia suprarrenal é sugestiva de lesão traumática em outros órgãos abdominais sólidos. A hemorragia suprarrenal bilateral predispõe à insuficiência suprarrenal.[41] A hemorragia suprarrenal às vezes pode estar associada a uma lesão subjacente, o que pode ser difícil de determinar em situações agudas. Pode-se suspeitar de uma lesão subjacente nos casos de aumento intralesional na RM ou atividade metabólica na TC combinada a ^{18}FDG-PET.[40]

Características Ultrassonográficas

No quadro agudo, a hemorragia suprarrenal pode parecer sólida e difusa ou heterogeneamente ecogênica. A ecogenicidade da hemorragia torna-se progressivamente heterogênea com o passar do tempo, e os hematomas crônicos podem apresentar componentes císticos centrais. A calcificação também pode ocorrer na configuração crônica. A hemorragia suprarrenal é avascular na US com Doppler[42] (Fig. 11.9).

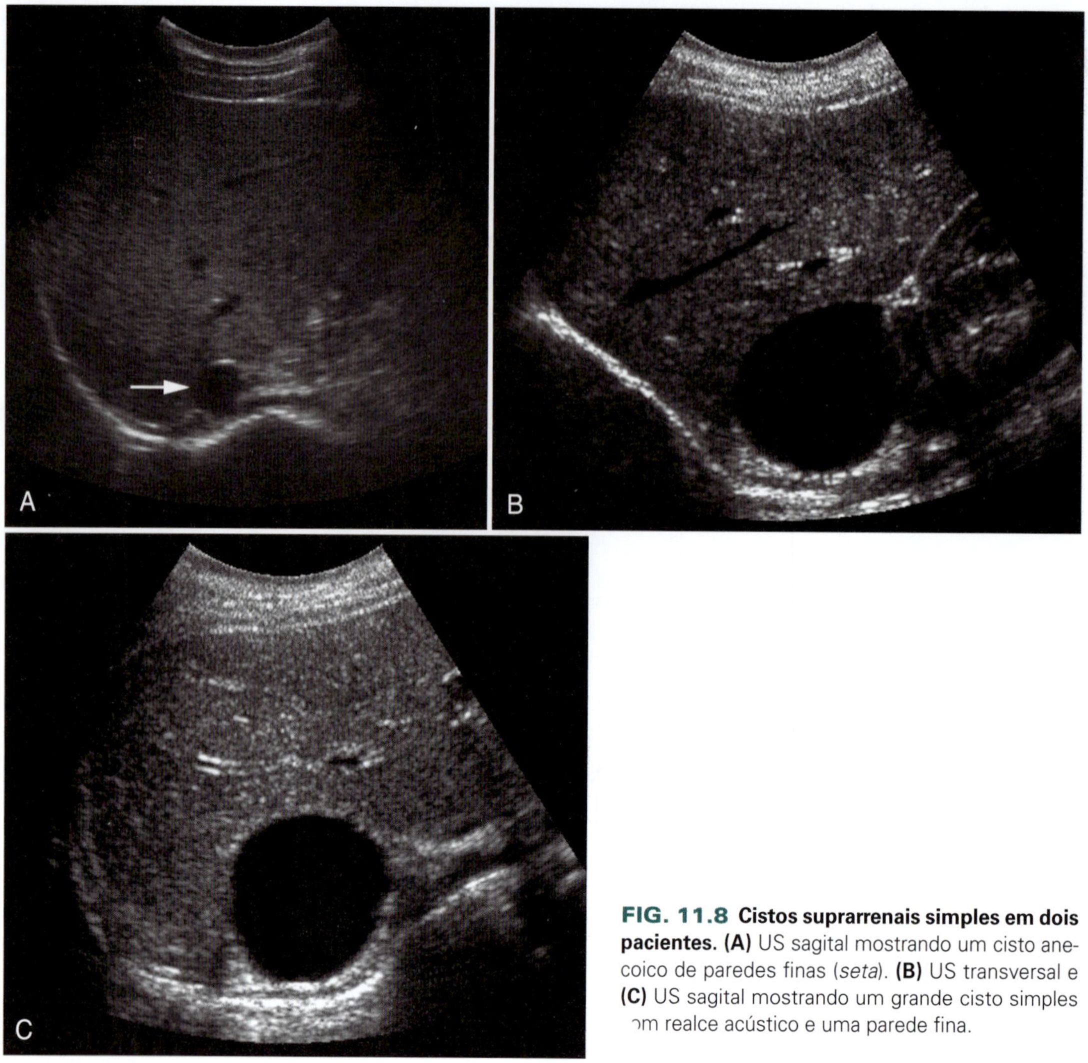

FIG. 11.8 Cistos suprarrenais simples em dois pacientes. **(A)** US sagital mostrando um cisto anecoico de paredes finas (*seta*). **(B)** US transversal e **(C)** US sagital mostrando um grande cisto simples com realce acústico e uma parede fina.

Doenças Infecciosas e Massas Inflamatórias

Tuberculose, histoplasmose, blastomicose, paracoccidioidomicose, equinococose, infecção por citomegalovírus (CMV), por herpes-vírus e por *Pneumocystis* são as doenças infecciosas mais comuns da glândula suprarrenal.[27,41,42]

A **tuberculose** da glândula suprarrenal é uma das causas mais comuns de insuficiência suprarrenal em todo o mundo.[43] As radiografias de tórax e as culturas de escarro podem ser negativas mesmo em casos de infecção tuberculosa suprarrenal positiva. A tuberculose e a histoplasmose são as duas causas mais comuns de calcificação suprarrenal na população adulta.[44] No quadro associado à disseminação da infecção fúngica, histoplasmose e **paracoccidiomicose** são mais comuns e, em até 80% dos casos, há comprometimento suprarrenal, de acordo com estudos com base em autópsias.[45-47]

A **infecção equinocócica** da glândula suprarrenal raramente ocorre de forma isolada e é mais frequente na doença equinocócica generalizada.[47,48]

A **imunossupressão** resultante da síndrome da imunodeficiência adquirida (AIDS), transplante ou outras causas aumenta o risco desses pacientes apresentarem envolvimento infeccioso da glândula suprarrenal. Os microrganismos comuns incluem fungos (histoplasmose), micobactérias, CMV, herpes-vírus, *Pneumocystis carinii* (*jiroveci*), vírus da imunodeficiência humana (HIV) e toxoplasmose.[41] Grizzle[42] descreveu o dano focal ou difuso das glândulas suprarrenais devido à infecção por CMV em 70% dos pacientes com AIDS que foram a óbito. Em um estudo envolvendo 74 pacientes com AIDS, Pulakhandam et al. descobriram que até 50% apresentavam infecção por CMV na autópsia e, destes, 84% tinham envolvimento suprarrenal.[49]

Os **abcessos suprarrenais bacterianos** são encontrados mais frequentemente em neonatos e são relativamente incomuns em adultos.[50,51] No recém-nascido, a disseminação hematogênica de glândulas normais ou afetadas por hemorragia pode resultar em formação de abscesso.[52]

Características Ultrassonográficas

As características ultrassonográficas são indistinguíveis entre essas infecções e o diagnóstico baseia-se no antecedente epidemiológico do paciente, exposição ocupacional e testes laboratoriais. O envolvimento suprarrenal agudo em infecções granulomatosas pode levar ao aumento da glândula, que apresenta contornos nodulares e hipervascularidade. Superposições de áreas de necrose e hemorragia também podem ser visualizadas em casos de necrose caseosa. No quadro crônico, atrofia da glândula suprarrenal e calcificações podem estar presentes, que aparecem como focos ecogênicos grosseiros com sombra acústica[19,20] (Fig. 11.10, Vídeo 11.4).

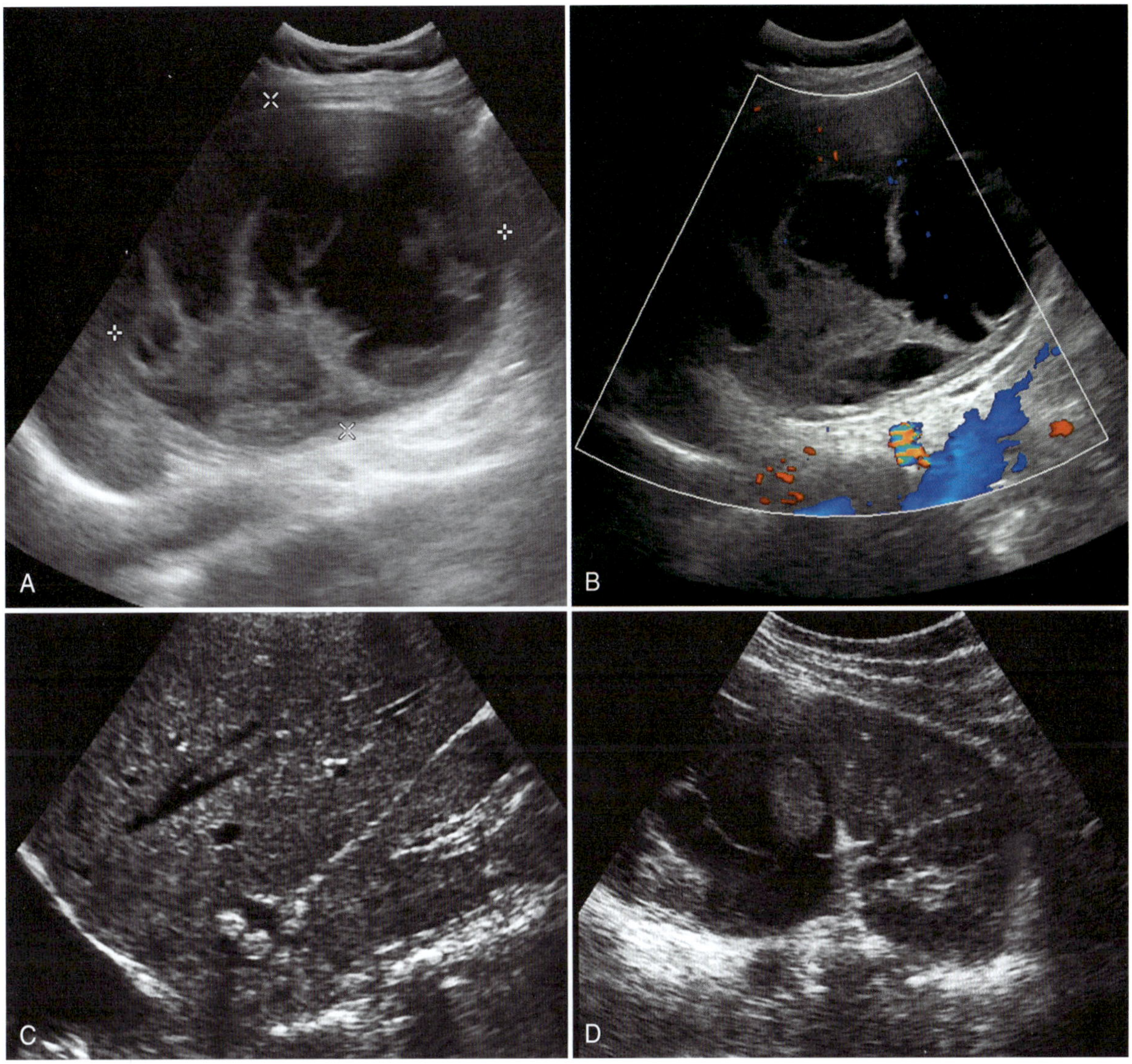

FIG. 11.9 Hemorragia suprarrenal espontânea. (A) US sagital em escala de cinza e **(B)** com Doppler colorido evidenciando uma massa suprarrenal esquerda cística heterogênea com coágulo aparente irregular e sem vascularização evidente. Na ressonância magnética (não mostrada), foi compatível com hemorragia sem lesão subjacente. **(C)** Hemorragia suprarrenal crônica. US sagital mostrando dois focos ecogênicos que representam sangue coagulado na glândula suprarrenal direita com dimensões aumentadas. **(D)** Hemorragia aguda. US sagital mostrando uma grande massa complexa que desloca o rim esquerdo inferior e anteriormente.

A infecção equinocócica da glândula suprarrenal manifesta-se de forma semelhante à doença equinocócica observada em outros lugares e é caracterizada principalmente por cistos com quantidades variáveis de septos, cistos-filhos e calcificação.[47,48] A infecção por CMV das glândulas suprarrenais aparece como massas hipoecoicas que podem ser heterogêneas e podem conter gás se ocorrer formação de abscesso. Os abscessos suprarrenais geralmente aparecem como massas císticas avasculares complexas.

MASSAS SUPRARRENAIS MALIGNAS

Carcinomas Adrenocorticais

Carcinomas adrenocorticais são raros tumores suprarrenais malignos primários com prevalência estimada de 1 a 2 milhões em todo o mundo. Há uma distribuição bimodal de idade com incidência

Causas de Calcificação Suprarrenal

- Infecção
  - Tuberculose
  - Histoplasmose
  - Equinococose
  - Paracoccidiomicose
- Hemorragia prévia
- Neoplasia
  - Carcinoma adrenocortical
  - Mielolipoma
  - Feocromocitoma
  - Neuroblastoma
- Ganglioneuroma
- Hemangioma (raro)

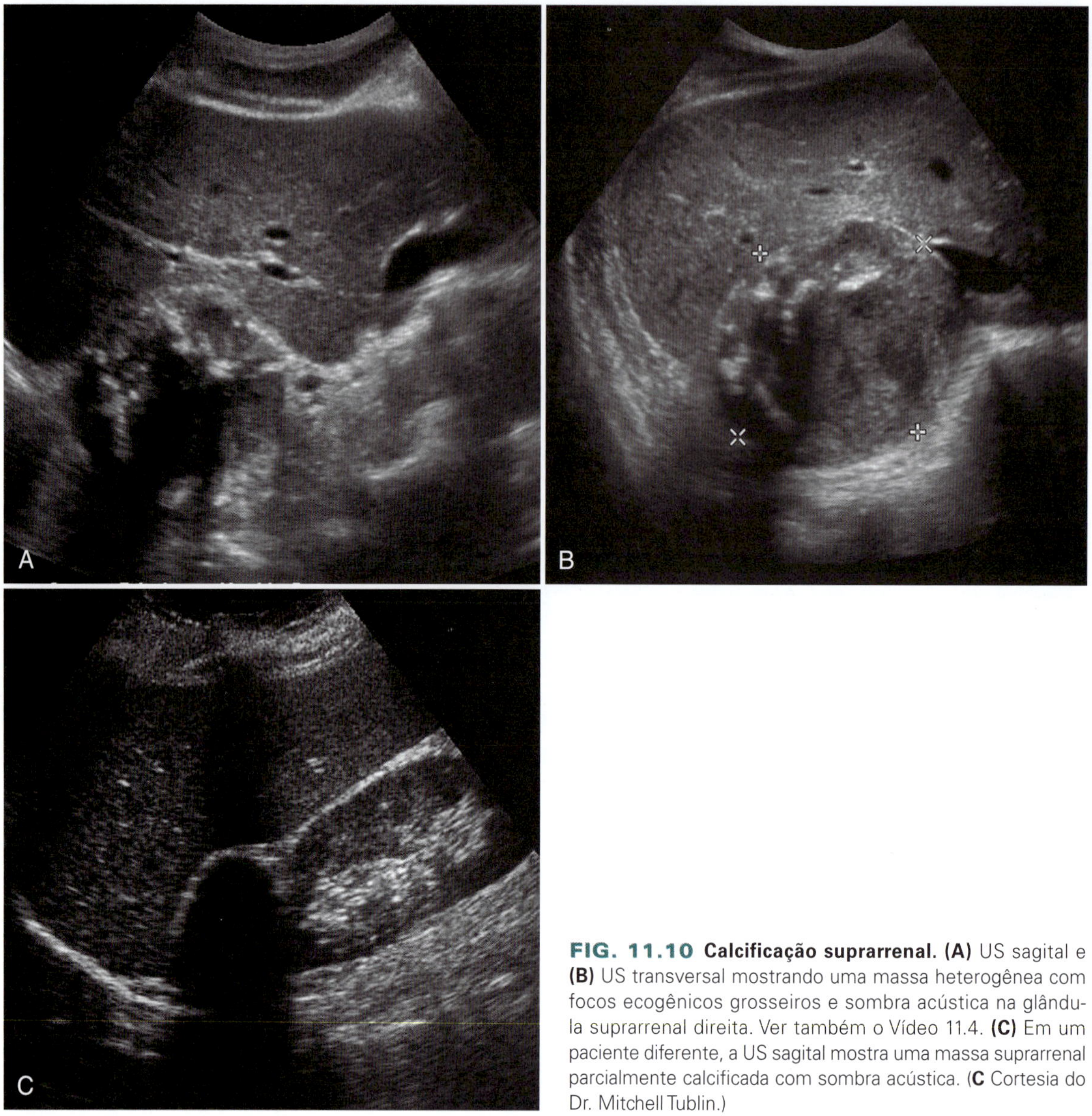

FIG. 11.10 Calcificação suprarrenal. (A) US sagital e **(B)** US transversal mostrando uma massa heterogênea com focos ecogênicos grosseiros e sombra acústica na glândula suprarrenal direita. Ver também o Vídeo 11.4. **(C)** Em um paciente diferente, a US sagital mostra uma massa suprarrenal parcialmente calcificada com sombra acústica. (**C** Cortesia do Dr. Mitchell Tublin.)

máxima ocorrendo em crianças menores de 5 anos ou em adultos na quarta a quinta década de vida.[44,51] Foi relatada prevalência aumentada em pacientes com síndromes neoplásicas familiares, incluindo **polipose adenomatosa familiar, síndrome de Beckwith-Wiedemann** e **síndrome de Li-Fraumeni,** síndrome de Carney, NEM I, bem como mutações envolvendo o gene supressor de tumor *p53*.[45,51] Os carcinomas adrenocorticais são hiperfuncionantes em 55% a 78% dos casos, manifestando-se com síndrome de Cushing, virilização ou puberdade precoce, feminização no sexo masculino, hiperaldosteronismo primário ou excesso hormonal combinado em 33%, 35%, 10%, 2,5% e 3% dos casos, respectivamente.[46] Os carcinomas adrenocorticais funcionantes são diagnosticados em estágio inicial devido à sua sintomatologia clínica e, portanto, podem ter menos de 6 cm de tamanho. Os carcinomas adrenocorticais não funcionantes são maiores, com 81% a 90% medindo mais de 6 cm no momento do diagnóstico (Fig. 11.11).[47] Devido à sua apresentação tardia, os carcinomas não funcionantes tendem a ser mais agressivos e metástases hepáticas e trombo tumoral no interior da veia suprarrenal ou VCI podem estar presentes no momento da apresentação inicial. A existência de metástases e trombo tumoral confere um prognóstico pior. O manejo do adrenocorticocarcinoma requer uma avaliação por imagem e o perfil bioquímico para avaliação da ressecabilidade tumoral.[48] O tratamento principal é a cirurgia; no entanto, apesar da ressecção, o prognóstico frequentemente é ruim, com taxas de sobrevida de 5 anos estimadas entre 16% a 38% e taxas de recidiva estimadas em 85%.[47]

Características Ultrassonográficas

Os carcinomas adrenocorticais (Figs. 11.11 e 11.12) muitas vezes apresentam-se como grandes massas heterogêneas com áreas de necrose cística, hemorragia e calcificação, bem como vascularização evidente ou suprimento vascular proeminente. Contornos lobulados são comuns. As veias adjacentes devem ser examinadas para avaliar a extensão tumoral venosa.

Metástases

Metástases suprarrenais são as lesões malignas mais comuns da glândula suprarrenal e a segunda lesão suprarrenal mais comum

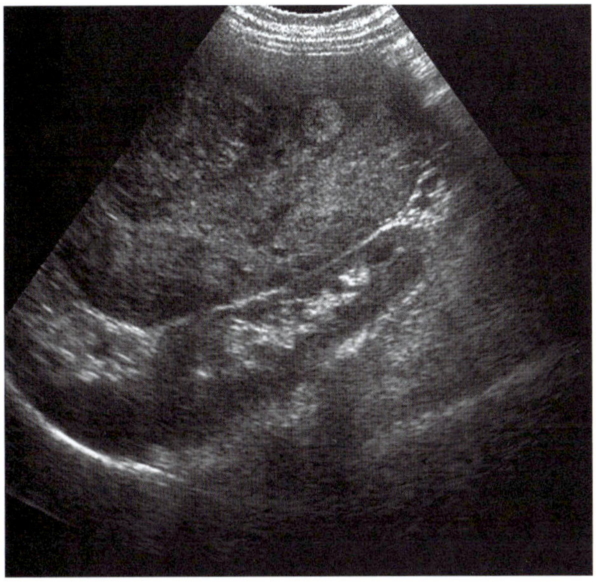

FIG. 11.11 Carcinoma adrenocortical volumoso. US sagital do flanco esquerdo mostrando uma grande massa sólida heterogênea anterior ao rim esquerdo.

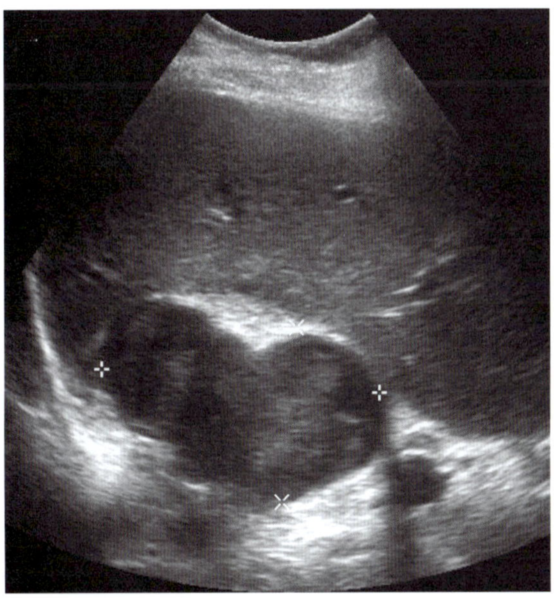

FIG. 11.12 Carcinoma adrenocortical. US transversal mostrando uma grande massa lobulada heterogênea na glândula suprarrenal direita (*cursores*).

após os adenomas.[53] Em um estudo com autópsias de 464 pacientes com metástases suprarrenais durante um período de 30 anos, Lam e Lo descobriram que 90% das lesões eram carcinoma e, destas, 56% eram adenocarcinomas. O local do tumor primário mais comum foi o pulmão em 35%.[51] As metástases suprarrenais também podem ser secundárias a neoplasias malignas mamárias, hepatocelulares, tireoidianas, renais, pancreáticas, gastrointestinais ou melanoma. A invasão direta da glândula suprarrenal também pode ser observada em alguns casos de carcinomas de células renais e hepatocelulares. Nesses casos, os tumores agressivos rompem os planos fasciais e invadem a glândula suprarrenal.

Características Ultrassonográficas

As lesões metastáticas são de tamanho variável, com contornos mal definidos e hipoecogenicidade não homogênea (Fig. 11.13). As lesões bilaterais são observadas em 40% dos casos e muitas vezes ocorrem em pacientes com doença metastática em outros lugares. Muitas lesões metastáticas são grandes, com tamanho maior que 4 cm, forma irregular e características de necrose cística. Em alguns casos, as metástases podem se apresentar pequenas e homogeneamente hipoecoicas e, portanto, podem ser confundidas com adenomas benignos na ultrassonografia. Portanto, quando as lesões suprarrenais são identificadas em pacientes com neoplasia maligna conhecida, deve-se realizar a caracterização por TC ou RM para determinar se a lesão atende aos critérios de um adenoma.[54] Em casos de invasão direta da glândula suprarrenal por um tumor maligno primário adjacente, pode ser difícil distinguir a glândula suprarrenal do tumor primário na ultrassonografia (Fig. 11.14).

Linfoma

O envolvimento suprarrenal pelo linfoma é mais comumente encontrado como envolvimento secundário de uma doença linfomatosa com origem em outros locais, com prevalência estimada de 5% e até 35% em casos de autópsia.[53,55] O linfoma suprarrenal primário é raro, com menos de 200 casos descritos na literatura.[56,57] O linfoma suprarrenal primário é mais comum em homens idosos, com idade média de 65 anos.[47] O linfoma não Hodgkin é mais comum que o linfoma de Hodgkin, do qual o subtipo de grandes células B é o mais comum.[58] A manifestação clínica mais comum do linfoma suprarrenal é a **insuficiência suprarrenal**, que pode ser observada em até dois terços dos casos. Os pacientes também podem apresentar hipoglicemia, hiponatremia ou **crise addisoniana**.[59] Alguns pacientes também podem apresentar sintomas inespecíficos de dor e febre. A hepatoesplenomegalia, a linfadenopatia e o envolvimento

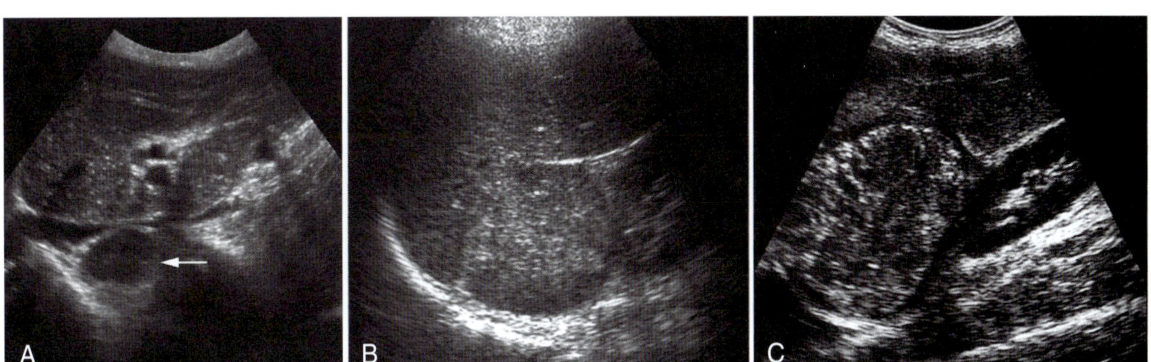

FIG. 11.13 Metástase para glândula suprarrenal em três pacientes diferentes. (A)-(C) US sagitais mostram massa heterogênea na glândula suprarrenal.

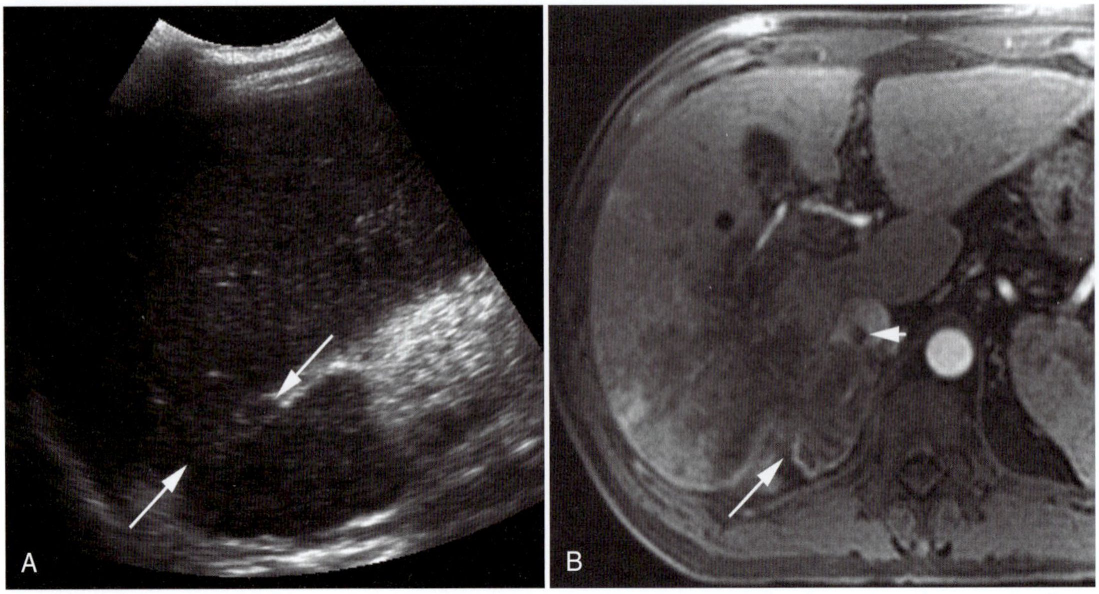

FIG. 11.14 Invasão direta da glândula suprarrenal direita por um carcinoma hepatocelular. (A) US sagital mostra uma grande massa com margens mal definidas que se estende para o espaço suprarrenal, resultando na perda do plano de gordura normal (*setas*). **(B)** A RM do mesmo paciente demonstra invasão da glândula suprarrenal direita pelo tumor hepático primário (*setas*). Um pequeno trombo também é visualizado na veia cava inferior (*ponta de seta*).

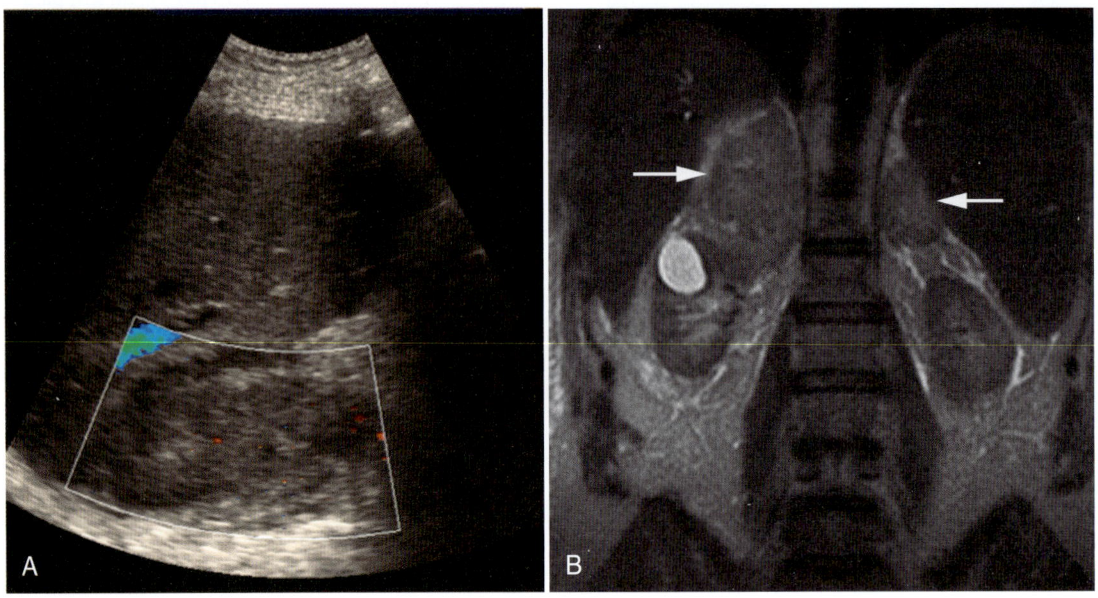

FIG. 11.15 Linfoma suprarrenal. (A) US sagital com Doppler colorido mostrando uma massa suprarrenal direita sólida, bastante homogênea, sem vascularização evidente. **(B)** RM coronal do mesmo paciente demonstra massas suprarrenais bilaterais (*setas*). Observe também esplenomegalia.

da medula óssea são incomuns no linfoma suprarrenal primário, mas são encontrados mais frequentemente do que no linfoma suprarrenal secundário.[56] No linfoma suprarrenal secundário, pode-se observar o envolvimento linfomatoso concomitante dos rins, retroperitônio e vasos adjacentes. O tratamento inclui quimioterapia ou radioterapia, com um mau prognóstico devido à extensão da doença. Em particular, os agentes quimioterapêuticos contendo rituximab são preferidos.

Características Ultrassonográficas

Os depósitos linfomatosos no interior da glândula suprarrenal geralmente são grandes e acentuadamente hipoecoicos e homogêneos, com pouca distorção da arquitetura interna. Em alguns casos, as lesões têm ecogenicidade heterogênea mista ou morfologia "em alvo", e podem desenvolver necrose cística ou hemorragia. As lesões bilaterais são observadas em 50% a 70% dos casos[1,8,56] (Fig. 11.15).

MASSAS SUPRARRENAIS RARAS

Ganglioneuromas são massas benignas raras das células de Schwann, células ganglionares e fibras nervosas da cadeia simpática retroperitoneal que correm ao longo das glândulas suprarrenais.[60,61] Esses tumores são mais comumente encontrados incidentalmente em crianças e adultos jovens e podem apresentar dimensões volumosas. Na ultrassonografia, aparecem como grandes massas heterogêneas com vascularização variável. Calcificação também pode estar presente em cerca de 20% dos casos. A ressecção confere bom prognóstico com baixas taxas de recorrência.

Neuroblastomas são células malignas que surgem da cadeia simpática do retroperitônio ou glândula suprarrenal, e às vezes são descritas como uma forma maligna dos **ganglioneuromas**. Embora sejam a neoplasia extracraniana mais comum em lactentes e na população pediátrica, eles são extremamente raros na população adulta e podem ocorrer nas glândulas suprarrenais ou em outras partes do abdome e da pelve. Classicamente, na glândula suprarrenal, eles aparecem como massas heterogêneas, frequentemente apresentando calcificação e hemorragia. Adultos geralmente apresentam doença incurável no estágio IV.[62]

Outras massas suprarrenais raras incluem hemangioma, linfangioma, plasmocitoma, oncocitoma, neurilemoma, teratoma e angiossarcoma.

MANEJO DE LESÕES SUPRARRENAIS

Os incidentalomas suprarrenais são definidos como lesões suprarrenais encontradas incidentalmente medindo mais de 1 cm.[63] A incidência é de até 5% na população geral e até 7% em adultos com mais de 70 anos.[64,65] Aproximadamente 90% dessas lesões são benignas em pacientes sem doença maligna subjacente. No entanto, na população que apresenta algum tipo de câncer, a incidência de lesões suprarrenais malignas pode chegar a 26% a 75%.[65,66] As lesões benignas e malignas podem ser funcionantes; portanto, é fundamental avaliar lesões incidentais em relação à função subjacente e malignidade.

O tratamento inicial para pacientes com incidentaloma suprarrenal inclui (1) 1 mg de dexametasona como teste de supressão de cortisol sérico durante a noite; (2) metanefrina fracionada plasmática, que é preferível à metanefrina fracionada urinária ou ambas; e (3) aldosterona sérica, atividade de renina plasmática e potássio sérico. Devem ser avaliados para manifestações subclínicas da síndrome de Cushing, feocromocitoma e hiperaldosteronismo, respectivamente.

A declaração oficial do American College of Radiology sobre a massa suprarrenal incidentalmente descoberta descreve o algoritmo de imagem recomendado.[13] Destaca-se que a ultrassonografia não é considerada apropriada para a caracterização definitiva das lesões suprarrenais. Para pacientes sem história de doença maligna, com lesões de 1 a 4 cm, a avaliação inicial é realizada com TC sem contraste. Uma massa de qualquer tamanho com características típicas de um adenoma ou mielolipoma não requer mais imagens ou exames. Se a lesão apresentar características não diagnósticas, recomenda-se que o acompanhamento de 1 ano seja realizado e uma TC ou RM seja refeita para reavaliar alterações de suas dimensões. Se a lesão permanecer com dimensões estáveis em um 1 ano, então pode ser considerada benigna sem necessidade de outro exame de imagem ou exame adicional. O aumento das dimensões de uma lesão pode justificar uma biópsia ou ressecção. As massas com dimensões maior que 4 cm são avaliadas inicialmente com TC com contraste ou RM com contraste. A ressecção deve ser considerada se a lesão não apresentar características típicas de um adenoma, mielolipoma, hemorragia ou cisto simples.

Em pacientes com doença maligna conhecida, as lesões suprarrenais menores que 4 cm são inicialmente avaliadas com TC sem contraste. Uma massa maior que 4 cm deve ser submetida a biópsia ou ^{18}FDG-PET associada a TC para diagnosticar metástases.[65,67] Embora o feocromocitoma seja raro nos casos de incidentalomas, é prudente excluí-lo por meio da medição dos níveis de catecolamina urinária ou plasmática ou de um teste de estimulação com glucagon antes da realização de uma biópsia.

A adrenalectomia laparoscópica frequentemente é recomendada para lesões menores (com até 1,2 cm), mas também para muitos tumores maiores que 4 cm, com exceção dos carcinomas adrenocorticais. Os carcinomas adrenocorticais requerem adrenalectomia aberta para a obtenção de margens de ressecção seguras, pois esses tumores respondem mal à terapia adjuvante.[67] A ablação guiada por imagem também é cada vez mais útil no manejo de pequenas lesões e no manejo de pacientes que são candidatos ruins para cirurgia.[24]

INTERVENÇÕES

Biópsia Guiada por Ultrassonografia e Intervenções

As lesões suprarrenais que são facilmente visualizadas na ultrassonografia podem ser passíveis de biópsia, drenagem ou ablação guiada por ultrassonografia. As biópsias e drenagens suprarrenais são predominantemente realizadas sob orientação de TC, devido à melhor visualização, mas lesões maiores também podem ser realizadas por ultrassonografia. À direita, uma abordagem trans-hepática é preferida para evitar o espaço pleural (Fig. 11.16). À esquerda, foram descritas abordagens posterior, lateral e anterior. Em geral, uma abordagem posterior é preferida em relação à anterior para diminuir o risco de pancreatite. Welch et al.[68] realizaram uma revisão de sua experiência de 10 anos com biópsia suprarrenal, incluindo 277 biópsias percutâneas em 270 pacientes. A sensibilidade foi de 81%, a especificidade, 99% e a acurácia, 90%. O valor preditivo positivo foi de 99% e o valor preditivo negativo foi de 80%. A taxa de complicações foi de 2,8%. As possíveis complicações da biópsia suprarrenal percutânea dependem da abordagem e incluem hematoma (0,05% a 2,5%), pneumotórax (mais comum), pancreatite (6%), sepse e disseminação pelo trajeto da agulha.[69,70] A biópsia por agulha de um feocromocitoma pode precipitar uma crise hipertensiva e deve ser evitada.[71]

Várias técnicas foram descritas para a **ablação** suprarrenal, incluindo radiofrequência, crioterapia, ablação química com ácido acético ou etanol via percutânea com uma agulha de calibre 19 a 22.[72] Alternativamente, a ablação pode ser realizada através do acesso à artéria suprarrenal ipsilateral. As complicações incluem crise hipertensiva, dor e insuficiência suprarrenal, particularmente se mais de 90% do tecido estiver acometido.

Ultrassonografia Endoscópica

A **ultrassonografia endoscópica** está sendo usada com mais frequência; um **ecoendoscópio** é inserido pelo tubo digestivo para visualizar os órgãos adjacentes. A glândula suprarrenal direita tende a ser difícil de visualizar de forma endoscópica devido à sua localização retrocaval. A glândula suprarrenal direita é mais bem visualizada com o transdutor ultrassonográfico endoscópico na posição longitudinal no duodeno orientado para a curvatura maior do estômago. Estima-se que aproximadamente 30% das glândulas sejam identificadas[73] (Fig. 11.17). A glândula suprarrenal esquerda é mais facilmente identificada, melhor com um ecoendoscópio linear intragástrico apontado entre a aorta descendente

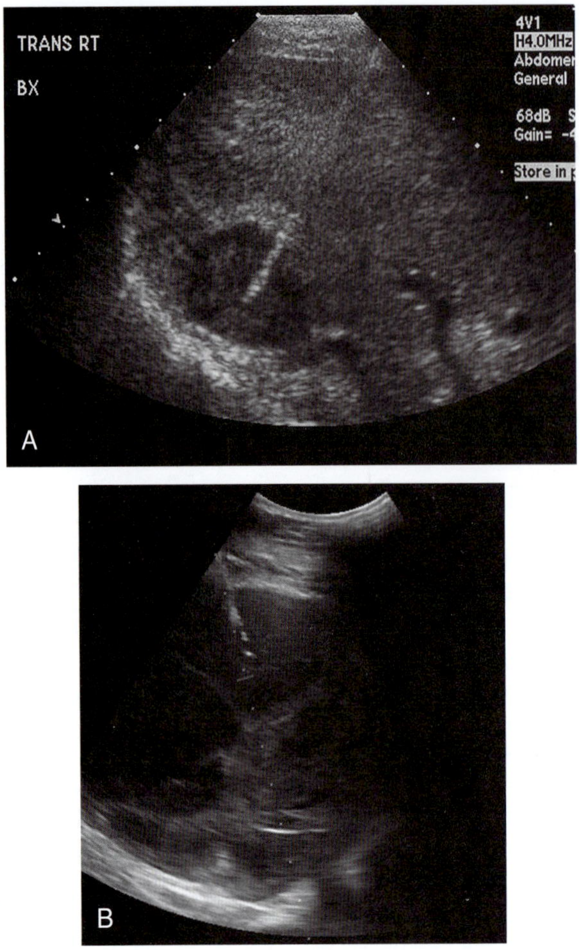

FIG. 11.16 Biópsia suprarrenal percutânea. (A) US transversal mostrando a inserção trans-hepática de uma agulha (linha ecogênica) em uma pequena metástase na glândula suprarrenal direita em um paciente com câncer pulmonar. (Cortesia do Dr. J. William Charboneau.) **(B)** US sagital em um paciente diferente mostrando biópsia percutânea de uma lesão suprarrenal.

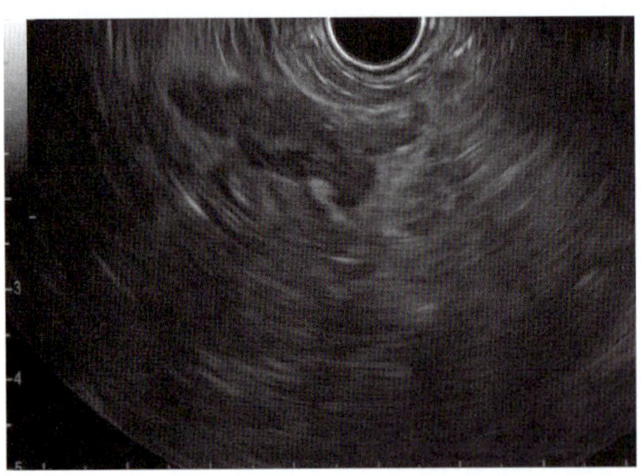

FIG. 11.17 Imagem da ultrassonografia endoscópica das glândulas suprarrenais. A ultrassonografia endoscópica mostra espessamento nodular difuso da glândula suprarrenal compatível com hiperplasia nodular da glândula suprarrenal. (Cortesia do Dr. Tyler Berzin.)

e tronco celíaco. As glândulas suprarrenais aparecem como órgãos em forma de gaivota posteriores ao corpo pancreático, que aparece com a rotação do transdutor no sentido horário. Martinez et al. realizaram aspiração endoscópica por agulha fina das glândulas suprarrenais em 94 pacientes com sensibilidade, especificidade, acurácia, valor preditivo positivo e valor preditivo negativo de 86%, 97%, 92%, 96% e 89% para lesões malignas, e 97%, 86%, 92%, 89% e 96% para lesões benignas, respectivamente.[73] Em 24 pacientes com aspiração endoscópica por agulha fina guiada por ultrassonografia das glândulas suprarrenais, Jhala et al. relataram que foi obtida celularidade adequada em todos os pacientes, sem complicações significativas.[74] De forma semelhante, Puri et al. realizaram aspiração endoscópica por agulha fina guiada por ultrassonografia em 21 pacientes e não ocorreram eventos adversos significativos nos casos em que as modalidades convencionais de imagem foram consideradas infrutíferas.[75]

Ultrassonografia Intraoperatória

A ultrassonografia intraoperatória pode ser realizada em casos de adrenalectomia parcial para garantir margens de ressecção seguras ou para melhor localização de uma lesão subjacente. Isso é especialmente valioso nos casos de cirurgia conservadora da glândula suprarrenal, em que um transdutor ultrassonográfico laparoscópico pode ser usado para identificar lesões múltiplas na glândula suprarrenal, bem como para delimitar o plano entre a lesão e a glândula nativa.[76]

Agradecimentos

Os autores agradecem a Lisa Napolitano, ao Dr. Trevor Morrison e ao Dr. Tyler Berzin por sua colaboração no acervo de imagens. Os autores também gostariam de agradecer os autores deste capítulo na quarta edição deste livro, Drs. AR Ahuja, W Thurston e SR Wilson, visto que seu texto compôs a espinha dorsal deste capítulo revisado.

REFERÊNCIAS

1. Wan Y-L. Ultrasonography of the adrenal gland. J Med Ultrasound. 2007;15(4):213-227.
2. Ma G, Liu SW, Zhao ZM, et al. Sectional anatomy of the adrenal gland in the coronal plane. Surg Radiol Anat. 2008;30(3):271-280.
3. Lurie S, Neelon F. Physiology of the adrenal gland. In: Pollack HM, editor. Clinical urography: an atlas and textbook of urological imaging. Philadelphia: Saunders; 1990. p. 2306-2312.
4. Lockhart ME, Smith JK, Kenney PJ. Imaging of adrenal masses. Eur J Radiol. 2002;41(2):95-112.
5. Marchal G, Verbeken E, Oyen R, et al. Ultrasound of the normal kidney: a sonographic, anatomic and histologic correlation. Ultrasound Med Biol. 1986;12(12):999-1009.
6. Günther RW, Kelbel C, Lenner V. Real-time ultrasound of normal adrenal glands and small tumors. J Clin Ultrasound. 1984;12(4):211-217.
7. Oppenheimer DA, Carroll BA, Yousem S. Sonography of the normal neonatal adrenal gland. Radiology. 1983;146(1):157-160.
8. Fan J, Tang J, Fang J, et al. Ultrasound imaging in the diagnosis of benign and suspicious adrenal lesions. Med Sci Monit. 2014;20:2132-2141.
9. Kim KW, Kim JK, Choi HJ, et al. Sonography of the adrenal glands in the adult. J Clin Ultrasound. 2012;40(6):357-363.
10. Dunnick NR, Korobkin M, Francis I. Adrenal radiology: distinguishing benign from malignant adrenal masses. AJR Am J Roentgenol. 1996;167(4):861-867.
11. Mayo-Smith WW, Boland GW, Noto RB, Lee MJ. State-of-the-art adrenal imaging. Radiographics. 2001;21(4):995-1012.
12. Herr K, Muglia VF, Koff WJ, Westphalen AC. Imaging of the adrenal gland lesions. Radiol Bras. 2014;47(4):228-239.
13. Remer EM, Casalino DD, Bishoff JT, et al. Expert panel on urologic imaging. ACR Appropriateness Criteria®: incidentally discovered adrenal mass. 2012. Available from: https://acsearch.acr.org/docs/69366/Narrative/.
14. McDermott S, O'Connor OJ, Cronin CG, Blake MA. Radiological evaluation of adrenal incidentalomas—current methods and future prospects. Best Pract Res Clin Endocrinol Metab. 2012;26(1):21-33.

15. Boland GW, Blake MA, Holalkere NS, Hahn PF. PET/CT for the characterization of adrenal masses in patients with cancer: qualitative versus quantitative accuracy in 150 consecutive patients. AJR. 2009;192:956-962.
16. Rockall AG, Babar SA, Sohaib SAA, et al. CT and MR imaging of the adrenal glands in ACTH-independent Cushing syndrome. Radiographics. 2004;24(2):435-452.
17. Korobkin M, Francis IR. Adrenal imaging. Semin Ultrasound CT MR. 1995;16(4):317-330.
18. Daitch JA, Goldfarb DA, Novick AC. Cleveland clinic experience with adrenal Cushing syndrome. J Urol. 1997;158(6):2051-2055.
19. Conn J. Evolution of primary aldosteronism as a highly specific clinical entity. JAMA. 1960;172(15):1650-1653.
20. Slee P, Schaberg A, van Brummelen P. Carcinoma of the adrenal cortex causing primary hyperaldosteronism. A case report and review of the literature. Cancer. 1983;51(12):2341-2345.
21. Conn J, Knopf R, Nesbit R. Clinical characteristics of primary aldosteronism from an analysis of 145 cases. Am J Surg. 1964;107(1):159-172.
22. Grant CS, Carpenter P, van Heerden JA, Hamberger B. Primary aldosteronism. Arch Surg. 1984;119(5):585-590.
23. Germain A, Klein M, Brunaud L. Surgical management of adrenal tumors. J Visc Surg. 2011;148(4):e250-e261.
24. Mendiratta-Lala M, Brennan DD, Brook OR, et al. Efficacy of radiofrequency ablation in the treatment of small functional adrenal neoplasms. Radiology. 2011;258(1):308-316.
25. Richman TS, Taylor KJW, Kremkau FW. Propagation speed artifact in a fatty tumor (myelolipoma): significance for tissue differential diagnosis. J Ultrasound Med. 1983;2:45-47.
26. Musante F, Derchi LE, Zappasodi F, et al. Myelolipoma of the adrenal gland: sonographic and CT features. AJR Am J Roentgenol. 1988;151(5):961-964.
27. Shumam W, Moss A. The adrenal glands. In: Moss AA, Gamsu G, Genant H, editors. Computed tomography of the body with magnetic resonance imaging. 2nd ed. Philadelphia: Saunders; 1992. p. 1021-1057.
28. Renard J, Clerici T, Licker M, Triponez F. Pheochromocytoma and abdominal paraganglioma. J Visc Surg. 2011;148(6):e409-e416.
29. Cho KJ, Freier DT, McCormick TL, et al. Adrenal medullary disease in multiple endocrine neoplasia type II. AJR Am J Roentgenol. 1980;134(1):23-29.
30. Brunt LM, Wells SA. The multiple endocrine neoplasia syndromes. Invest Radiol. 1985;20(9):916-927.
31. Quint LE, Glazer GM, Francis IR, et al. Pheochromocytoma and paraganglioma: comparison of MR imaging with CT and I-131 MIBG scintigraphy. Radiology. 1987;165(1):89-93.
32. Jacques AET, Sahdev A, Sandrasagara M, et al. Adrenal phaeochromocytoma: correlation of MRI appearances with histology and function. Eur Radiol. 2008;18(12):2885-2892.
33. Raja A, Leung K, Stamm M, et al. Multimodality imaging findings of pheochromocytoma with associated clinical and biochemical features in 53 patients with histologically confirmed tumors. AJR Am J Roentgenol. 2013;201(4):825-833.
34. Rozenblit A, Morehouse HT, Amis ES. Cystic adrenal lesions: CT features. Radiology. 1996;201(2):541-548.
35. Sebastiano C, Zhao X, Deng F-M, Das K. Cystic lesions of the adrenal gland: our experience over the last 20 years. Hum Pathol. 2013;44(9):1797-1803.
36. Erickson LA, Lloyd RV, Hartman R, Thompson G. Cystic adrenal neoplasms. Cancer. 2004;101(7):1537-1544.
37. Abeshouse GA, Goldstein RB, Abeshouse BS. Adrenal cysts; review of the literature and report of three cases. J Urol. 1959;81(6):711-719.
38. Ricci Z, Chernyak V, Hsu K, et al. Adrenal cysts: natural history by long-term imaging follow-up. AJR Am J Roentgenol. 2013;201(5):1009-1016.
39. Akcay MN, Akcay G, Balik AA, Boyuk A. Hydatid cysts of the adrenal gland: review of nine patients. World J Surg. 2004;28:97-99.
40. Jordan E, Poder L, Courtier J, et al. Imaging of nontraumatic adrenal hemorrhage. AJR Am J Roentgenol. 2012;199(1):W91-W98.
41. Reznek RH, Armstrong P. The adrenal gland. Clin Endocrinol (Oxf). 1994;40(5):561-576.
42. Grizzle WE. Pathology of the adrenal gland. Semin Roentgenol. 1988;23(4):323-331.
43. Guo Y-K, Yang Z-G, Li Y, et al. Uncommon adrenal masses: CT and MRI features with histopathologic correlation. Eur J Radiol. 2007;62(3):359-370.
44. Fulmer BR. Diagnosis and management of adrenal cortical carcinoma. Curr Urol Rep. 2007;8(1):77-82.
45. Dunnick NR. The adrenal gland. In: Taveras JM, Ferrucci T, editors. Radiology. Philadelphia: Lippincott; 1990.
46. Lack EE. Tumors of the adrenal glands and extraadrenal paraganglia. Series 4, fascicle 8. Washington, DC: American Registry of Pathology; 2007. p.1-297.
47. Lattin GE Jr, Sturgill ED, Tujo CA, et al. From the radiologic pathology archives: adrenal tumors and tumor-like conditions in the adult: radiologic-pathologic correlation. Radiographics. 2014;34(3):805-829.
48. Polat P, Kantarci M, Alper F, et al. Hydatid disease from head to toe. Radiographics. 2003;23(2):475-494.
49. Pulakhandam U, Dincsoy HP. Cytomegalovirus adrenalitis and adrenal insufficiency in AIDS. Am J Clin Pathol. 1990;93(5):651-656.
50. O'Brien WM, Choyke PL, Copeland J, et al. Computed tomography of adrenal abscess. J Comput Assist Tomogr. 1987;11(3):550-551.
51. Atkinson GO Jr, Kodroff MB, Gay BB Jr, Ricketts RR. Adrenal abscess in the neonate. Radiology. 1985;155(1):101-104.
52. Paling MR, Williamson BR. Adrenal involvement in non-Hodgkin lymphoma. AJR Am J Roentgenol. 1983;141(2):303-305.
53. Sancho JJ, Triponez F, Montet X, Sitges-Serra A. Surgical management of adrenal metastases. Langenbecks Arch Surg. 2011;397(2):179-194.
54. Elsayes KM, Mukundan G, Narra VR, et al. Adrenal masses: MR imaging features with pathologic correlation. Radiographics. 2004;24(Suppl. 1):S73-S86.
55. Straus DJ, Filippa DA, Lieberman PH, et al. The non-Hodgkin's lymphomas. I. A retrospective clinical and pathologic analysis of 499 cases diagnosed between 1958 and 1969. Cancer. 1983;51(1):101-109.
56. Rashidi A, Fisher SI. Primary adrenal lymphoma: a systematic review. Ann Hematol. 2013;92(12):1583-1593.
57. Martínez-Esteve A, García-Gómez FJ, Madrigal-Toscano MD, Borrego-Dorado I. Primary bilateral diffuse large B-cell lymphoma of the adrenals. Br J Haematol. 2015;170(1):3.
58. Tanpitukpongse TP, Kamalian S, Punsoni M, et al. Radiology-pathology conference: primary adrenal lymphoma. Clin Imaging. 2012;36(2):156-159.
59. Singh D, Kumar L, Sharma A, et al. Adrenal involvement in non-Hodgkin's lymphoma: four cases and review of literature. Leuk Lymphoma. 2004;45(4):789-794.
60. Linos D, Tsirlis T, Kapralou A, et al. Adrenal ganglioneuromas: incidentalomas with misleading clinical and imaging features. Surgery. 2011;149(1):99-105.
61. Li L, Shao J, Gu J, et al. Adrenal ganglioneuromas: experience from a retrospective study in a Chinese population. Urol J. 2014;11(2):1485-1490.
62. Jrebi NY, Iqbal CW, Joliat G-R, et al. Review of our experience with neuroblastoma and ganglioneuroblastoma in adults. World J Surg. 2014;38(11):2871-2874.
63. Young WF. The incidentally discovered adrenal mass. N Engl J Med. 2007;356(6):601-610.
64. Song JH, Chaudhry FS, Mayo-Smith WW. The incidental adrenal mass on CT: prevalence of adrenal disease in 1,049 consecutive adrenal masses in patients with no known malignancy. AJR Am J Roentgenol. 2008;190(5):1163-1168.
65. Turner DJ, Miskulin J. Management of adrenal lesions. Curr Opin Oncol. 2009;21(1):34-40.
66. Blake MA, Cronin CG, Boland GW. Adrenal imaging. AJR Am J Roentgenol. 2010;194(6):1450-1460.
67. Kuruba R, Gallagher SF. Current management of adrenal tumors. Curr Opin Oncol. 2008;20(1):34-46.
68. Welch TJ, Sheedy PF, Stephens DH, et al. Percutaneous adrenal biopsy: review of a 10-year experience. Radiology. 1994;193(2):341-344.
69. Kane NM, Korobkin M, Francis IR, et al. Percutaneous biopsy of left adrenal masses: prevalence of pancreatitis after anterior approach. AJR Am J Roentgenol. 1991;157(4):777-780.

70. Zornoza J. Fine-needle biopsy of lymph nodes, adrenal glands and periureteral tissues. In: Pollack HM, editor. Clinical urography: an atlas and textbook of urologic imaging. Philadelphia: Saunders; 1990. p. 2854-2860.
71. Casola G, Nicolet V, vanSonnenberg E, et al. Unsuspected pheochromocytoma: risk of blood-pressure alterations during percutaneous adrenal biopsy. Radiology. 1986;159(3):733-735.
72. Uppot RN, Gervais DA. Imaging-guided adrenal tumor ablation. AJR Am J Roentgenol. 2013;200(6):1226-1233.
73. Martinez M, LeBlanc J, Al-Haddad M, et al. Role of endoscopic ultrasound fine-needle aspiration evaluating adrenal gland enlargement or mass. World J Nephrol. 2014;3(3):92-100.
74. Jhala NC, Jhala D, Eloubeidi MA, et al. Endoscopic ultrasound-guided fine-needle aspiration biopsy of the adrenal glands. Cancer. 2004;102(5):308-314.
75. Puri R, Thandassery RB, Choudhary NS, et al. Endoscopic ultrasound-guided fine-needle aspiration of the adrenal glands: analysis of 21 patients. Clin Endosc. 2015;48(2):165-170.
76. Asher KP, Gupta GN, Boris RS, et al. Robot-assisted laparoscopic partial adrenalectomy for pheochromocytoma: the National Cancer Institute technique. Eur Urol. 2011;60(1):118-124.

CAPÍTULO 12

Retroperitônio

Raymond E. Bertino e Elton Mustafaraj

RESUMO DOS PONTOS-CHAVE

- Se um aneurisma da aorta abdominal progredir para a ruptura, a sobrevivência é muito improvável. Se descoberto antes da ruptura, a sobrevida é muito provável.
- A maioria dos aneurismas é fusiforme, o que os torna prontamente diagnosticáveis por meio da ultrassonografia. Os médicos também devem conhecer distúrbios relacionados que são mais difíceis de diagnosticar pela ultrassonografia, incluindo aneurismas excêntricos, pseudoaneurismas e úlceras penetrantes.
- A ultrassonografia *não* é um método adequado para o diagnóstico de emergências vasculares no abdome. Particularmente, não é apropriada em uma suspeita de ruptura do aneurisma da aorta abdominal e de isquemia mesentérica aguda.
- Em situações menos agudas, a ultrassonografia é importante no diagnóstico de aneurisma da aorta, estenose da artéria renal e isquemia mesentérica crônica. Além disso, apresenta utilidade na vigilância dos aneurismas para avaliar seu crescimento e nos aneurismas tratados para investigar extravasamentos.
- A ultrassonografia também tem seu valor no diagnóstico de anormalidades venosas abdominais. Os profissionais (imaginologistas) devem estar particularmente atentos ao diagnóstico da síndrome de quebra-nozes (*nutcracker*) e da síndrome de congestão pélvica, condições que provavelmente estão sendo subdiagnosticadas.

SUMÁRIO DO CAPÍTULO

ATEROSCLEROSE
ANEURISMA DA AORTA ABDOMINAL
Mortalidade
Definição
Fisiopatologia
História Natural e Terapia Clínica
Rastreamento
Estudos Recentes
Abordagem Ultrassonográfica
Vigilância
Técnica Ultrassonográfica
Tomografia Computadorizada
Resultados Falso-Positivos/Falso-Negativos
Ultrassonografia versus Tomografia Computadorizada para Avaliação de Ruptura
Plano de Tratamento
Avaliação Ultrassonográfica Pós-Operatória
OUTRAS ENTIDADES QUE CAUSAM DILATAÇÃO DA AORTA ABDOMINAL
Aneurisma Aórtico Abdominal Inflamatório
Arteriomegalia e Ectasia Aórtica
Úlcera Penetrante
Pseudoaneurisma
DOENÇA ESTENÓTICA DA AORTA ABDOMINAL
DOENÇAS DOS RAMOS DA AORTA ABDOMINAL
Artérias Renais
Anatomia
Estenose da Artéria Renal e Hipertensão Renovascular
Ultrassonografia Duplex (Doppler) da Artéria Renal
Aneurisma da Artéria Renal
Artérias Mesentéricas
Anatomia
Isquemia Mesentérica
Síndrome do Ligamento Arqueado Médio
Ultrassonografia Duplex (Doppler) da Artéria Mesentérica
Veias Ilíacas e Veia Cava Inferior
Anatomia
Variantes Anatômicas
Trombose
Síndrome de Quebra-Nozes (Nutcracker)
Síndrome de Congestão Pélvica
Síndrome de Budd-Chiari
Neoplasias da Veia Cava Inferior
Outros Achados da Veia Cava Inferior
DOENÇAS NÃO VASCULARES DO RETROPERITÔNIO
Massas Sólidas
Fibrose Retroperitoneal
CONCLUSÃO

ATEROSCLEROSE

A aterosclerose causa mais mortes do que qualquer outra doença no mundo Ocidental.[1] É a principal causa de doenças cardiovasculares, inclusive cardiopatia, acidente vascular cerebral (AVC), hipertensão e doença vascular periférica. É um fator contribuinte primário para várias outras condições, tais como insuficiência cardíaca, arritmias (incluindo fibrilação atrial) e cardiomiopatia. A doença cardiovascular tem sido a principal causa de morte nos Estados Unidos a cada ano, desde 1900, exceto durante a epidemia de gripe de 1918.[2]

Entretanto, houve progresso recente significativo. Em 2013, a doença cardiovascular foi listada como a causa subjacente de morte em 800.937 óbitos, uma queda de 28,8% em relação a 2003.[2] Em

2013, a doença cardíaca isquêmica, quando considerada separada de outras doenças cardiovasculares, ainda foi, a principal causa de morte (370.213 óbitos) nos Estados Unidos.[2] O AVC, quando considerado separadamente de outras doenças cardiovasculares, foi a causa subjacente de 128.978 óbitos em 2013.[2] Até 2013, o AVC havia diminuído sua incidência, tornando-se a quinta causa de morte, atrás de doença cardíaca, câncer, doenças respiratórias crônicas pulmonares e causas externas não intencionais, nesta ordem.[2]

A aterosclerose é um processo complexo. O conhecimento atual sobre a sua patogênese compreende a aterosclerose como uma resposta inflamatória crônica desencadeada por lesão do endotélio. A lesão endotelial resulta em aumento da permeabilidade da íntima, permitindo o acúmulo de lipoproteína de baixa densidade na parede arterial. As consequências são a inflamação e a produção de placa, composta por lipídeos, células musculares lisas, tecido fibroso, macrófagos e cálcio na parede arterial.[1] Também pode existir hemorragia no interior da placa. A placa aterosclerótica pode provocar redução do fluxo sanguíneo para os órgãos por estreitamento da luz arterial, o que pode resultar em sinais e sintomas isquêmicos como claudicação e disfunção erétil (doença aortoilíaca), hipertensão e insuficiência renal (doença da artéria renal), e isquemia mesentérica (doença da artéria mesentérica).

Apesar das controvérsias, muitos pesquisadores acreditam que os processos inerentes à aterosclerose também contribuem para a formação de aneurisma.[3] Outras causas menos comuns de aneurisma incluem necrose medial cística, trauma e infecção.[1]

ANEURISMA DA AORTA ABDOMINAL

A aorta abdominal se afunila lentamente do hiato diafragmático para a bifurcação aórtica (Fig. 12.1). Grande parte do afunilamento ocorre na aorta abdominal proximal à medida que surgem seus ramos maiores (tronco celíaco, mesentérico superior e artérias renais).

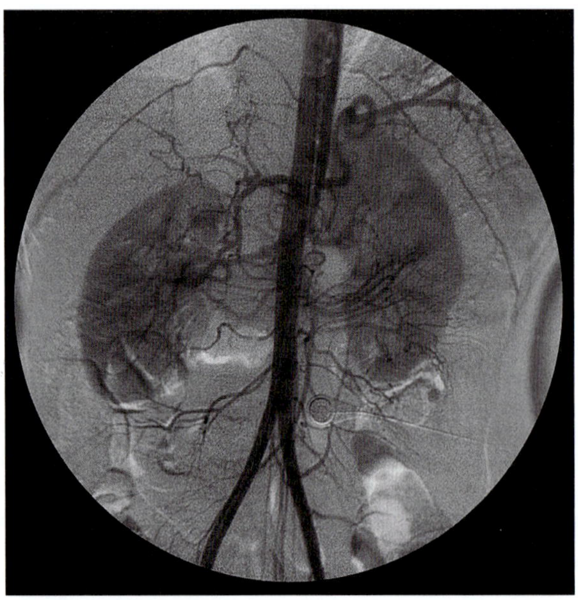

FIG. 12.1 Anatomia da aorta abdominal. A aorta abdominal se afunila desde o hiato aórtico até sua bifurcação. Grande parte do afunilamento ocorre à medida que ela emite seus maiores ramos: o tronco celíaco, a mesentérica superior e as artérias renais.

O tamanho normal da aorta abdominal supracelíaca varia de 2,5 a 2,7 cm nos homens e de 2,1 a 2,3 cm nas mulheres. O diâmetro normal da aorta infrarrenal varia de 2,0 a 2,4 cm nos homens e de 1,7 a 2,2 cm nas mulheres.[4]

Mortalidade

O **aneurisma da aorta abdominal (AAA)** é uma doença comum na população idosa. Anualmente, 40 mil pacientes se submetem a reparo eletivo nos Estados Unidos.[5] A ruptura do AAA é um evento catastrófico. Muitos pacientes com aneurismas rompidos morrem antes de chegar ao hospital. Dentre os admitidos com ruptura, muitos não sobrevivem até serem encaminhados à cirurgia; para aqueles que chegam à cirurgia, a mortalidade operatória está diminuindo. Dados estatísticos de 2010 mostram uma taxa de mortalidade cirúrgica de 33,4% em procedimentos a céu aberto, uma redução de 10,1% em relação aos dados do ano 2000.[5] Quando o reparo é por via endovascular, a taxa é ainda menor, de 19,8% em 2010.[5] A mortalidade geral do AAA roto notificada varia entre 85% e 90%,[6] principalmente porque muitos pacientes com ruptura da aorta nunca chegam ao centro cirúrgico. A taxa de mortalidade dos pacientes submetidos a reparo eletivo em 2010 foi 0,9% no caso de reparo cirúrgico e 4,8% a céu aberto endovascular.[5] Esses fatos sugerem que a maior parte das mortes por ruptura do AAA pode ser evitada.

Muitas pesquisas têm sido conduzidas sobre redução da mortalidade por AAA. O rastreamento com ultrassonografia tem sido comprovado como uma etapa com bom custo-benefício. Uma vez detectados, os tratamentos clínicos podem reduzir a taxa de crescimento dos AAA. Para os aneurismas grandes, o reparo cirúrgico ou endovascular é mais seguro quando feito eletivamente, do que emergencialmente. Com este conhecimento, a mortalidade do AAA pode ser bastante reduzida.

Definição

Existem muitas definições de **aneurisma** arterial.[7] Uma definição geral é o aumento do diâmetro de uma artéria de pelo menos 50% em comparação com o diâmetro normal desta artéria.[4] Por exemplo, se o paciente tiver uma aorta com 2,2 cm de diâmetro, esta seria classificada como aneurismática se atingir 3,3 cm. Pode ser difícil aplicar essa definição a uma aorta abdominal porque pode não ser claro o que constitui o diâmetro aórtico normal em um paciente específico.

A maior parte dos AAA é infrarrenal. A definição mais prática e comum de AAA infrarrenal é quando a aorta infrarrenal apresenta diâmetro de 3,0 cm ou mais. A aorta também pode ser denominada **subaneurismática** quando mede entre 2,5 e 2,9 cm.[8] Aortas subaneurismáticas apresentam cerca de 50% de chance de evoluir para um verdadeiro aneurisma em 5 anos.[9]

Esta definição aplica-se à maior parte das situações. Entretanto, pode ser insuficiente, particularmente nos pacientes menores. Deve ser lembrado que uma aorta com 2,5 cm de diâmetro é apropriadamente denominada aneurismática no paciente que tem o diâmetro aórtico mais proximal medindo 1,6 cm.

O aneurisma que envolve as artérias renais ou a aorta suprarrenal é menos comum e geralmente ocorre na aorta torácica aneurismática. Os AAA que envolvem as artérias renais ou acima delas são incluídos na classificação de Crawford de aneurismas toracoabdominais[10] (Fig. 12.2). A literatura usa quase exclusivamente o termo "aneurisma aórtico abdominal" para referir-se aos aneurismas infrarrenais.

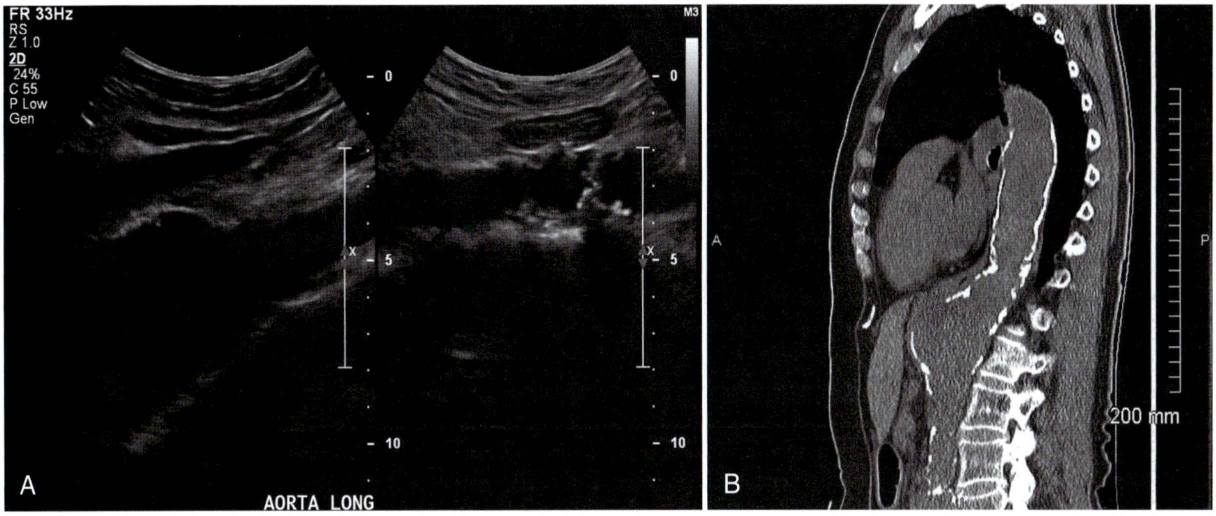

FIG. 12.2 Aneurismas isolados da aorta abdominal suprarrenal são raros. A maioria dos aneurismas da aorta abdominal (AAA) suprarrenais também envolve a aorta torácica acima do diafragma. Os AAA suprarrenais isolados são incluídos na classificação de Crawford de aneurismas toracoabdominais. **(A)** US longitudinal mostrando AAA suprarrenal isolado que mede 5,5 cm. **(B)** TC sagital reconstruída mostra um AAA suprarrenal isolado.

Fisiopatologia

As artérias contêm três camadas: íntima, média e adventícia. A **íntima**, a camada mais interna, é composta pelo endotélio e lâmina elástica interna, junto com pouco tecido interveniente. A **adventícia**, a camada mais externa, consiste em tecido conjuntivo e contém nervos e os *vasa vasorum*.[1]

A **média** supre grande parte da força da aorta e consiste em elastina, colágeno, células de músculo liso e proteínas da matriz extracelular. O AAA é uma doença que envolve principalmente a média e a adventícia.[11,12] A aorta é uma artéria elástica e a camada média apresenta alto teor de elastina.[1] Nos AAA, há redução significativa da quantidade de elastina e colágeno nas camadas média e adventícia.[11] A destruição da elastina é mediada por enzimas como **metaloproteinases da matriz** (MMP; do inglês, *matrix metalloproteinases*). Os medicamentos podem ser capazes de reduzir a taxa de destruição da elastina, tanto por supressão das MMP quanto por inibição de outras vias bioquímicas.[13] As estatinas e a doxiciclina são inibidores conhecidos das enzimas das MMP. No entanto, não há evidências suficientes sobre qual o melhor tratamento para ajudar a reduzir a taxa de crescimento do AAA.[14]

História Natural e Terapia Clínica

O AAA é uma doença que acomete principalmente pessoas idosas. Os AAA são raros antes de 50 anos de idade e acometem os homens quatro vezes mais que as mulheres. O risco de desenvolvimento de um AAA também aumenta com o tabagismo e com histórico familiar de AAA em parentes de primeiro grau. Outro fator que aumenta o risco é história de doença vascular periférica, doença cardiovascular e hipertensão.[15] Os AAA tipicamente aumentam de diâmetro a uma taxa de 1,7 a 2,6 mm por ano. Essa taxa de crescimento aumenta à medida que o AAA se torna maior.[15] A taxa de crescimento é mais rápida em mulheres.[16,17]

À medida que o AAA aumenta de tamanho, aumenta também o risco de ruptura. A ruptura é rara quando o AAA tem menos de 4,0 cm de diâmetro, com um risco próximo de 0% por ano. As taxas de ruptura aumentam para 1% quando o AAA mede entre 4 cm e 4,9 cm, de 1% a 11% nos AAA que medem entre 5 cm e 5,9 cm de diâmetro, de 10% a 22% nos AAA de 6,0 cm a 6,9 cm, e de 30% a 33% para aneurismas maiores que 7 cm.[18] Embora os dados sobre aneurismas maiores sejam conflitantes, quando o diâmetro é maior que 6,0 cm, claramente o risco de ruptura é significativamente maior em comparação com aneurismas menores.[19,20] Outros fatores de risco de ruptura incluem tabagismo e doença pulmonar obstrutiva crônica (DPOC). Além disso, a taxa de ruptura em mulheres é quatro vezes maior que a de homens.[21] A ruptura em mulheres ocorre nos aneurismas menores, embora a magnitude exata de risco aumentado não seja bem quantificada. Como os AAA menores em mulheres apresentam risco semelhante ao dos aneurismas maiores em homens, a recomendação é que o tratamento eletivo em mulheres ocorra em aneurismas de tamanho menor que o dos homens.[17,18] As recomendações sobre quão menores devem ser variam de 3 mm a maiores que 5 mm.[22]

A terapia clínica atual é limitada em sua capacidade de evitar o crescimento de um AAA. A taxa de crescimento do aneurisma é maior em indivíduos tabagistas e pode ser menor nos diabéticos. Medicamentos, incluindo estatinas e doxiciclina, foram sugeridos para reduzir a taxa de crescimento dos aneurismas.[23-25] Até o momento, nenhuma das estratégias para reduzir a taxa de crescimento através de medicamentos se mostrou muito efetiva.[14,26]

Rastreamento

Estudos Recentes

A doença de AAA preenche os 10 critérios da Organização Mundial de Saúde (OMS) para a instituição de programas de rastreamento.[27] Particularmente na Europa, as pesquisas sobre efetividade e custo-efetividade do rastreamento com ultrassonografia para AAA têm sido extensas.

Uma metanálise encomendada pela US Preventive Services Task Force (USPSTF) combinou análises de um total de quatro estudos, incluindo europeus. O estudo concluiu que "para homens na faixa etária de 65 a 75 anos, um convite para participar do rastreamento de AAA reduz a mortalidade relacionada com o AAA." Com base nesses resultados, em 2005, a USPSTF publicou a recomendação de rastreamento com ultrassonografia em homens de 65 a 75 anos que fossem tabagistas de longa data.[28] Em 2014, a USPSTF emitiu uma atualização reiterando essa recomendação.[29] A força-tarefa também recomendou a triagem seletiva com base em fatores de risco para homens de 65 a 75 anos que nunca fumaram. Os fatores de risco descritos foram idade avançada, história de tabagismo, parente de primeiro grau com AAA, história de outros aneurismas vasculares, doença arterial coronariana, doenças cerebrovasculares, aterosclerose, hipercolesterolemia, obesidade e hipertensão arterial. A USPSTF acreditou que as evidências eram inconclusivas sobre a triagem de AAA em mulheres tabagistas e, consequentemente, não fez recomendação específica sobre esse rastreamento. A USPSTF contraindicou o rastreamento de rotina para mulheres que nunca haviam fumado.

Subsequentemente, a Lei Screening Abdominal Aortic Aneurysms Very Efficiently (**SAAAVE**) foi aprovada pelo Congresso norte-americano e assinada em 8 de fevereiro de 2006. Desde 1° de janeiro de 2007, o Medicare® cobre o rastreamento ultrassonográfico de AAA em idosos qualificados. Tais pacientes são homens com histórico de tabagismo (ou seja, mais de 100 cigarros fumados ao longo da vida) e homens e mulheres com histórico familiar de AAA em parente de primeiro grau. Para cobertura, os pacientes precisam submeter-se ao estudo de rastreamento de AAA como parte do Welcome to Medicare Physical Exam (exame de admissão do Medicare®) e completar o rastreamento nos primeiros 6 meses de elegibilidade do Medicare®. A análise dos dados dos primeiros 2 anos após a aprovação da Lei SAAVE indica que uma minoria (< 20%) da população do Medicare® era elegível para triagem de AAA. O impacto da Lei SAAVE sobre o rastreamento de AAA durante esses 2 primeiros anos foi descrito como modesto.[30]

Atualmente, por todo o mundo, alguns países dispõem de programas de triagem nacionais, embora vários outros tenham iniciado estudos-piloto. Rastreamento nacional foi implementado na Suécia, em todos os países membros do Reino Unido (Inglaterra, Escócia, País de Gales e Irlanda do Norte) e nos Estados Unidos. A Suécia alcançou uma impressionante taxa de triagem em 85% da população elegível para o seu programa de rastreamento.[8]

Abordagem Ultrassonográfica

O rastreamento para AAA precisa ter sensibilidade muito alta. É mandatório que toda a aorta abdominal infrarrenal seja examinada. O rastreamento com ultrassom apresenta um dos três resultados: positivo, negativo ou indeterminado.[31] O número de exames indeterminados esperados deve ser muito baixo, muito menos de 5%.

Existem atualmente dois paradigmas para a ultrassonografia no rastreamento dos AAA. O primeiro é incorporado nas diretrizes atuais estabelecidas pelo American College of Radiology (ACR) e envolve a obtenção de um grupo completo de imagens de documentação em todos os pacientes.[31] Quando o exame de rastreamento é positivo para AAA, as imagens recomendadas são adequadas para documentar com precisão o tamanho do aneurisma. Assim, o exame de rastreamento também funciona como o primeiro exame de diagnóstico. Esse tipo de exame de rastreamento não é muito diferente de um exame "diagnóstico" completo e é provavelmente o tipo mais comum nos departamentos de radiologia.

O segundo paradigma tem sido usado por várias empresas móveis que oferecem rastreamento de aneurisma para a população geral. Esses programas que visam aos lucros são pré-pagos pelos indivíduos que demandam rastreamento; os lucros se baseiam na realização de rastreamento de um alto volume de casos em curto tempo, mantido a um custo mínimo. Não está claro se mecanismos adequados de controle da qualidade são utilizados para esses exames, que muitas vezes só têm dois resultados possíveis: positivo e negativo. Exames positivos não resultam em extensão do estudo para serem diagnósticos. Em vez disso, um exame positivo resulta em recomendação ao paciente para ter uma avaliação diagnóstica. Isso permite ao provedor economizar tempo e reduzir custos.

O custo reduzido desse tipo de exame oferece benefício potencial. Se o baixo custo desse tipo de serviço pudesse ser amplamente reproduzido, e se a questão de controle da qualidade fosse garantida, o rastreamento que, além de ser acurado, apresenta boa relação custo-benefício poderia se tornar disponível para um segmento mais amplo da população.

Infelizmente, alguns programas fazem recomendações aos seus clientes que não podem ser suportadas pela literatura, como o conceito de necessidade de rastrear AAA anualmente. A triagem anual certamente aumentará o número de pacientes que utilizam o serviço e os lucros, mas dificilmente parece representar uma tentativa desinteressada de melhorar os cuidados de saúde.[32] A formação do aneurisma aterosclerótico é um processo muito lento e não há necessidade de triagem anual para alguém sem aneurisma. Alguns questionam se um segundo exame é necessário quando o primeiro for realizado aos 65 anos ou mais. Certamente, uma vez que uma primeira triagem bem executada for negativa, não há justificativa para o rastreamento, exceto, talvez, após alguns anos.

Vigilância

Uma vez descoberto o AAA, o paciente passa do rastreamento para um programa de **vigilância**, no qual o tamanho do aneurisma é periodicamente verificado. Como um aneurisma tende a crescer mais rapidamente conforme seu tamanho aumenta, há concordância geral de que um aneurisma menor precisa ser verificado com menos frequência do que um maior. Por outro lado, entretanto, há falta de consenso sobre a frequência do acompanhamento ultrassonográfico. As recomendações para a avaliação de aneurismas menores de 4,0 cm de diâmetro variam entre 1 e 3 anos.[33] Para o U.K. Small Aneurysm Trial, Brady et al.[34] concluíram que a vigilância deveria ser realizada em intervalos de 36, 24, 12 e 3 meses para aneurismas de 35, 40, 45 e 50 mm, respectivamente. Seguindo essa programação, o risco de o tamanho do AAA na rechecagem ser maior que 55 mm seria de menos de 1%. Alcançar uma taxa de 5% exigiria ainda menor frequência de vigilância. As diretrizes da Society for Vascular Surgery recomendam a vigilância em 36, 12 e 6 meses para aneurismas entre 3,0 e 3,4 cm, entre 3,5 e 3,9 cm e entre 4,0 e 5,4 cm, respectivamente. Eles também recomendam acompanhamento a cada 5 anos para aortas que apresentem tamanho entre 2,6 e 2,9 cm.[35] Foi sugerido que os aneurismas da aorta talvez necessitassem de um acompanhamento ainda menos frequente do que o citado anteriormente.[36]

Até vários anos atrás, examinávamos a maioria dos aneurismas anualmente. Nossa clínica de aneurisma agora acompanha AAA ultrassonograficamente a cada 2 anos, quando o aneurisma é inferior a 40 mm; anualmente, para aneurismas de 40 a 44 mm; e a cada 6 meses, se o aneurisma atingir 45 mm.

A **vigilância dos aneurismas** presta-se bem a orientação por um banco de dados. Nossa clínica de radiologia intervencionista iniciou um banco de dados em 2003 para acompanhar AAA.[37] O serviço é oferecido a médicos de referência de pacientes com AAA conhecido, de qualquer tamanho, e os pacientes entram no banco de dados. Os pacientes são vistos uma vez em nossa clínica radiológica intervencionista, de modo que possam encontrar médicos e enfermeiros experientes e ser informados sobre sua doença, o tratamento e como o aneurisma deve ser acompanhado. A clínica então realiza todos as ultrassonografias aórticas subsequentes e monitora os resultados. Após essa primeira consulta, toda a comunicação pode ser feita por telefone e e-mail. O banco de dados é monitorado periodicamente para certificar-se de que os pacientes mantenham seus compromissos. Quando o aneurisma alcança 5,0 cm no maior diâmetro, os pacientes começam a ser avaliados regularmente na clínica.

Técnica Ultrassonográfica

Deve-se obter história pertinente ao se fazer a vigilância de um aneurisma conhecido. Questões de interesse são se o paciente sente dor espontânea ou à palpação do dorso e/ou do abdome. Esses sintomas podem ser experimentados por pacientes com aneurisma inflamatório. Na ausência de um aneurisma inflamatório, esses sintomas são considerados uma indicação para tratamento do aneurisma.

Os princípios a seguir aplicam-se aos exames de rastreamento e aos estudos de vigilância. É necessária a avaliação de toda a aorta infrarrenal. A identificação da bifurcação aórtica garante que se tem observado o suficiente distalmente. Pela identificação do tronco celíaco, mesentérico superior ou renal ou do hiato aórtico do diafragma, pode-se garantir que o exame proximal tem sido conduzido alto o suficiente. As imagens devem ser obtidas nos planos transversal e longitudinal. O objetivo é encontrar o diâmetro máximo da aorta, medido da margem mais externa da parede à margem mais externa da parede oposta. As medidas devem ser feitas perpendicularmente ao eixo da luz da aorta. Para garantir que a medida seja perpendicular, imagens longitudinais geralmente são melhores na obtenção das medidas mais acuradas (Fig. 12.3). A medição inclui tanto a parede anterior quanto a posterior.

A maioria dos aneurismas infrarrenais tem formato fusiforme e, em uma secção transversal, são relativamente circulares. No aneurisma fusiforme, a medida de seu tamanho, tomada de qualquer plano longitudinal através da aorta, será a mesma (Fig. 12.4). As paredes da aorta são geralmente bem vistas com imagens longitudinais porque são paralelas à face do transdutor, resultando em um eco forte proveniente das paredes. A imagem transversal é particularmente importante para identificar a menor proporção de aneurismas excêntricos. Se o aneurisma for excêntrico, a medida precisa ser tomada no plano de excentricidade do aneurisma para encontrar seu maior diâmetro (Figs. 12.5 e 12.6).

Rotineiramente, obtemos imagens dos pacientes a partir de duas janelas: a linha média abdominal anterior (plano sagital), que permite obtenção de imagem do comprimento máximo da aorta abdominal, e o flanco esquerdo (próximo do plano coronal),

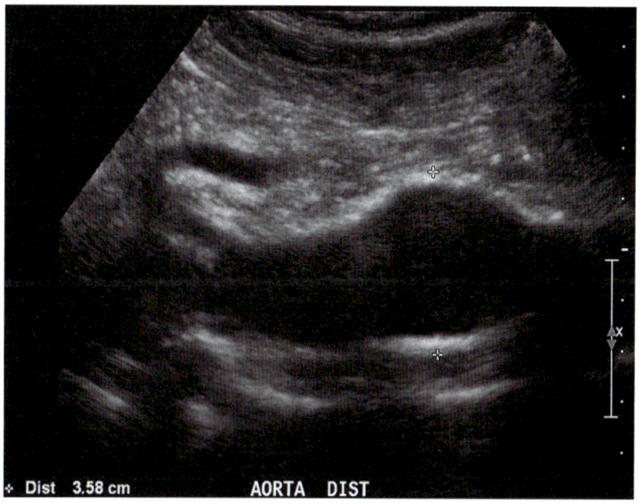

FIG. 12.3 Mensuração dos aneurismas da aorta abdominal (AAA). As medidas do AAA a partir de imagens longitudinais são geralmente mais acuradas, tomadas perpendiculares à luz da aorta. A medida inclui tanto a parede anterior quanto a posterior.

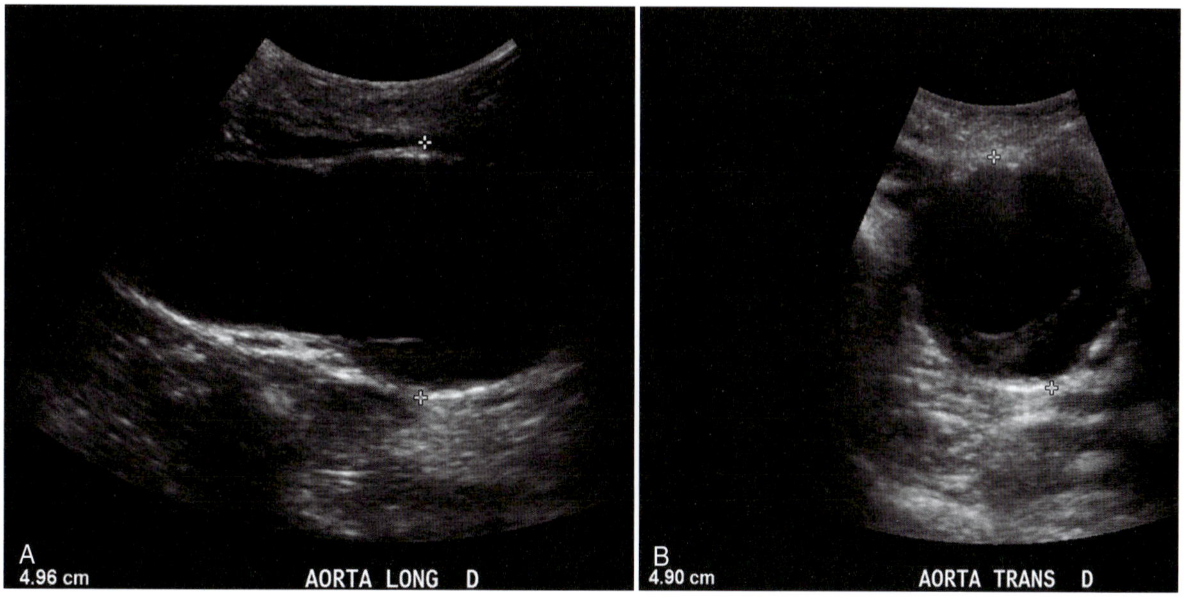

FIG. 12.4 A maioria dos aneurismas da aorta abdominal (AAA) é fusiforme. Quando fusiforme, o AAA é circular em um corte transversal. Ultrassonografias **(A)** longitudinal e **(B)** transversal, em escala de cinza, mostrando a medida do AAA.

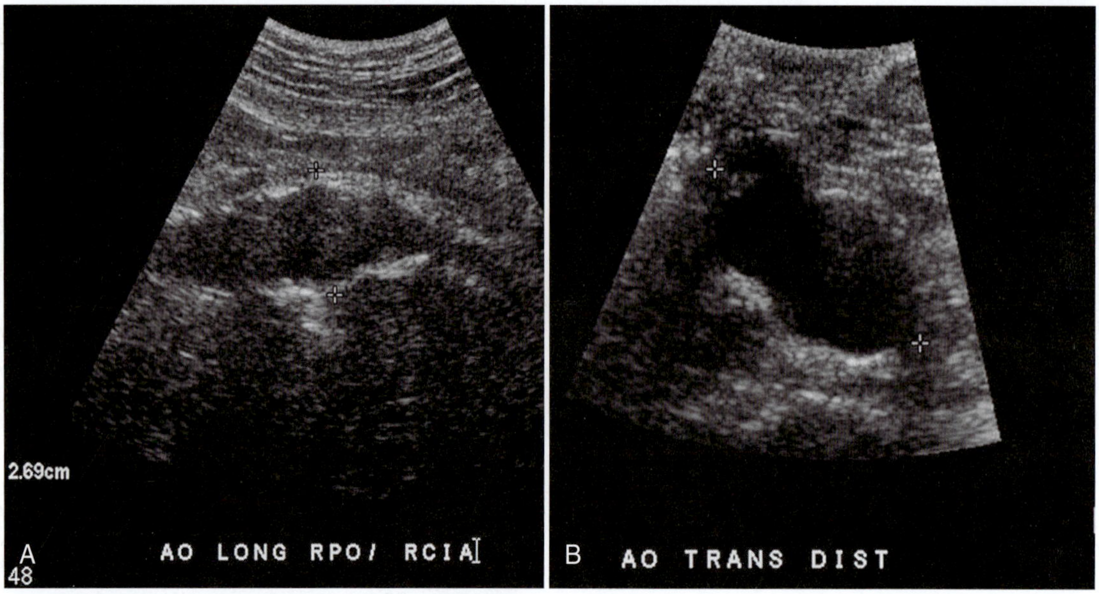

FIG. 12.5 Aorta com aneurisma sacular. (A) No plano de corte longitudinal, a aorta aparece normal. **(B)** A imagem transversal da aorta é necessária para detectar confiavelmente o aneurisma sacular. A menos que uma imagem longitudinal possa ser obtida no plano do maior diâmetro do aneurisma sacular da aorta, é necessário utilizar a imagem transversal para medir o maior diâmetro. RPO, oblíqua posterior direita; RCIA, artéria ilíaca comum direita.

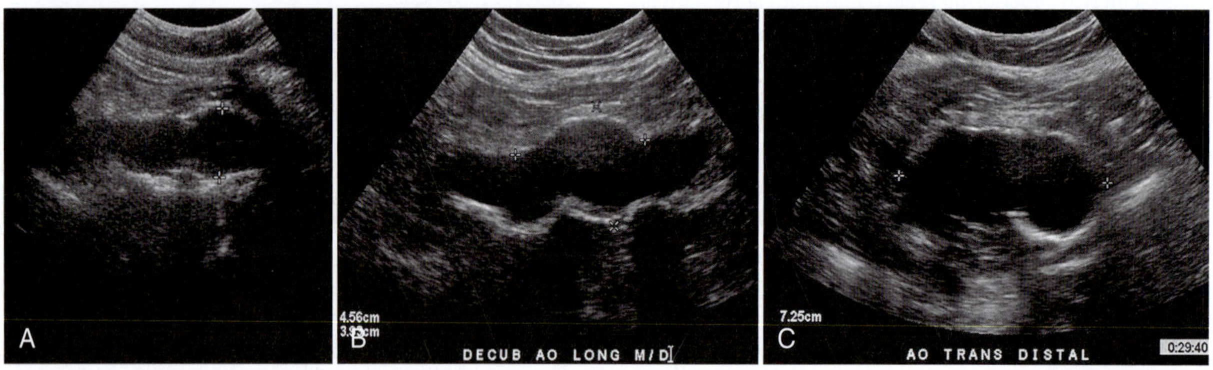

FIG. 12.6 Pequeno aneurisma da aorta atingindo 3,0 cm. (A) US longitudinal. Observe que o AAA foi incorretamente medido da parede interna até a parede interna (*cursores*, 2,9 cm) em vez do método correto, que é da parede externa à parede externa. **(B)** O paciente não realizou acompanhamento do aneurisma. Ele retornou 6 anos depois com uma história de 6 semanas de dor abdominal e dorsal. O aneurisma foi incidentalmente redescoberto durante um exame de ultrassonografia abdominal. Na imagem longitudinal, o aneurisma aumentou em tamanho (4,6 cm). **(C)** Na US transversal, observa-se que o lúmen da aorta realmente está maior e, agora, apresenta-se excêntrico, com mais de 7,3 cm de diâmetro. Retrospectivamente, é provável que o relato de dor abdominal e nas costas com duração de 6 semanas tenha sido o resultado de perfuração contida do aneurisma.

com o paciente em decúbito lateral direito. A aorta abdominal média e distal geralmente é mais bem vista nessa posição, particularmente no paciente obeso. As artérias ilíacas comuns proximais também podem ser mais bem vistas nessa posição.

Obtemos pequenas sequências de imagens (*cine loops*) longitudinais e transversais a partir de uma janela anterior e uma janela lateral esquerda. As sequências longitudinais permitem remensuração fácil da aorta. As transversais permitem que o médico reavalie para determinar se existe excentricidade do aneurisma.

Tomografia Computadorizada

A tomografia computadorizada (TC) não é muito útil no rastreamento e no acompanhamento do AAA, mas deve ser usada em qualquer das situações a seguir:

1. O paciente é obeso ou há dificuldade de obter imagem, de forma que, se o aneurisma for excêntrico, não pode ser determinado com certeza no rastreamento inicial. Uma vez confirmado que o aneurisma é fusiforme, a realização da vigilância por ultrassonografia na maior parte das vezes é razoável.
2. O aneurisma é sabidamente excêntrico e a área de excentricidade não é bem vista no exame ultrassonográfico.
3. O paciente apresenta sinais/sintomas agudos (incluindo aqueles na sala de emergência).
4. Porções das artérias ilíacas que são conhecidamente aneurismáticas não são bem vistas.
5. Na suspeita de AAA inflamatório (descrito adiante) que ainda não foi obtida sua imagem com TC.
6. Na suspeita de que o aneurisma tenha atingido um tamanho em que é necessário planejamento de tratamento.

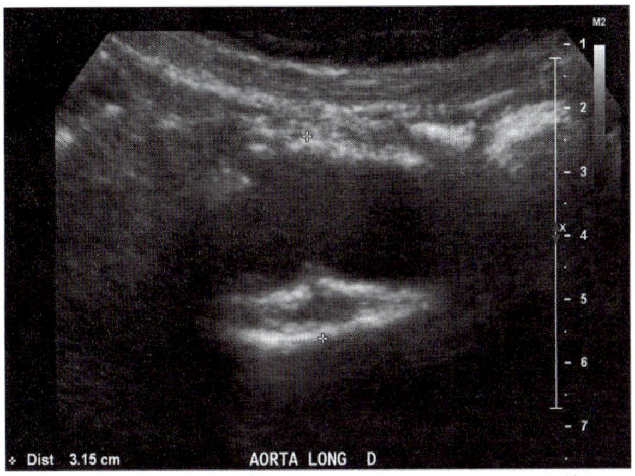

FIG. 12.7 Aneurisma da aorta abdominal falso-positivo. O cursor profundo foi colocado no eco causado pela borda anterior do corpo vertebral lombar, posterior à aorta. Isso pode facilmente causar um exame falso-positivo, sobretudo se a visualização for insatisfatória em função de obesidade. A US transversal também ajuda a evitar esse erro.

Resultados Falso-Positivos/Falso-Negativos

O rastreamento para aneurisma aórtico deve ser altamente acurado. Contudo, temos encontrado dois grupos de circunstâncias em que é possível ter um estudo falso-positivo. O primeiro pode acontecer quando a aorta no hiato diafragmático mede 3,0 cm ou mais e é incorretamente denominada "aneurismática". O tamanho normal da aorta supracelíaca é de 2,1 a 2,7 cm.[4] Com base em uma definição de aneurisma que exige que o diâmetro seja 1,5 vez ou mais o diâmetro normal, uma aorta pequena não deveria se tornar aneurismática até atingir aproximadamente 3,2 cm de diâmetro, enquanto uma aorta supracelíaca maior não deveria ser aneurismática até 4,0 cm.

A segunda circunstância em que temos observado vários estudos falso-positivos é quando a coluna vertebral é confundida com a parede posterior da aorta. Isso é particularmente provável de ocorrer quando a visualização é deficiente, como no paciente muito obeso. A verdadeira parede posterior da aorta pode então ser de difícil determinação. Em geral, a obtenção de imagem transversa ou a partir do flanco esquerdo ajudará a definir a verdadeira parede posterior para auxiliar a determinar se um aneurisma está presente (Fig. 12.7).

Podem ocorrer estudos falso-negativos se a visualização da aorta infrarrenal for incompleta. Se toda a aorta infrarrenal for bem observada na imagem longitudinal, pode-se excluir a presença de um aneurisma fusiforme, o tipo mais comum de AAA. Entretanto, se toda a aorta infrarrenal não for bem vista no plano transverso, não se exclui um aneurisma excêntrico (Figs. 12.5 e 12.6).

Ultrassonografia *versus* Tomografia Computadorizada para Avaliação de Ruptura

Como mencionado previamente, a **ruptura** de um aneurisma da aorta é catastrófica, e geralmente resulta na morte do paciente. Embora tenha sido útil há 30 anos no diagnóstico rápido de AAA rotos nos prontos-socorros,[38] a US provavelmente não tem mais tal função na maioria das instituições. A TC com multidetectores de alta velocidade tornou o diagnóstico extremamente rápido. Além disso, apresenta várias outras vantagens em comparação ao ultrassom: é diagnóstica de AAA em todos os caos, mesmo sem agente de contraste intravenoso; é altamente diagnóstica de hematoma retroperitoneal associado à ruptura de aneurisma; e não depende do operador.

Em virtude desses fatores, a obtenção de uma ultrassonografia em pacientes com necessidade emergente de diagnóstico é provavelmente imprudente na maioria dos cenários. Se o paciente tiver um AAA rompido, o tempo é essencial, e ele necessita da mais completa informação possível, obtida de forma confiável. A realização da ultrassonografia pode desperdiçar minutos preciosos, que podem ser a diferença entre a sobrevivência e a morte do paciente (Fig. 12.8).

Plano de Tratamento

O tratamento de grandes AAA envolve o reparo cirúrgico a céu aberto ou o **reparo aórtico endovascular** (RAEV). O reparo endovascular envolve a colocação de um **enxerto endoluminal** (também conhecido como **enxerto de *stent***) para criar um novo canal de fluxo sanguíneo através do aneurisma, isolando o saco aneurismático.

A angiografia por tomografia computadorizada (ATC) é o método de imagem mais apropriado para o estabelecimento do plano de tratamento para AAA. Na situação de reparo a céu aberto, a ATC avalia com acurácia o grau em que as artérias ilíacas podem estar envolvidas no aneurisma. Além disso, a avaliação das artérias mesentéricas tem valor para determinar se é necessário reimplante da artéria mesentérica inferior (AMI). No RAEV, a distância das artérias renais a partir da origem do aneurisma e a presença de artérias renais acessórias e suas localizações são importantes. É essencial o conhecimento da anatomia tridimensional (3D) do aneurisma e da visualização das artérias ilíacas.

Avaliação Ultrassonográfica Pós-Operatória

Após reparo cirúrgico a céu aberto aberto de um aneurisma aórtico, geralmente não se realiza vigilância por imagem. Entretanto, a obtenção de imagens é usada para avaliar **complicações pós-operatórias**, incluindo trombose, infecção, estenose (torsão do enxerto, hiperplasia neointimal, aterosclerose) e **pseudoaneurismas anastomóticos**. A ultrassonografia pode ter desempenho no diagnóstico de qualquer uma dessas complicações. Outra complicação é a **fístula aortoentérica**, geralmente na terceira porção do duodeno, sendo potencialmente catastrófica, e se apresenta, na maioria das vezes, com hemorragia digestiva alta. A ultrassonografia não é útil no diagnóstico de fístula aortoentérica.

A ultrassonografia tem papel maior, potencialmente muito maior, a ser realizado após o reparo de AAA com endoprótese (*stent*). As recomendações atuais incluem vigilância por toda a vida com exames de imagem a procura de persistência de fluxo sanguíneo no saco aneurismático após o reparo endovascular (*endoleak*) e migração da endoprótese nesses pacientes.[39] Um ***endoleak*** é uma área do AAA que foi excluída pela endoprótese (*stent*) e que, mesmo assim, continua a apresentar fluxo sanguíneo. Existem quatro tipos de *endoleak*, classificados de acordo com as diferentes fontes de fluxo sanguíneo para o saco aneurismático (Fig. 12.9). A saída de sangue do saco geralmente ocorre por meio dos ramos aórticos pérvios em todos os tipos de *endoleak*.

No ***endoleak* do tipo 1**, uma das extremidades da endoprótese não está firmemente justaposta à parede arterial, permitindo que o sangue entre no saco aneurismático (Fig. 12.10). O ***endoleak* do tipo 2**

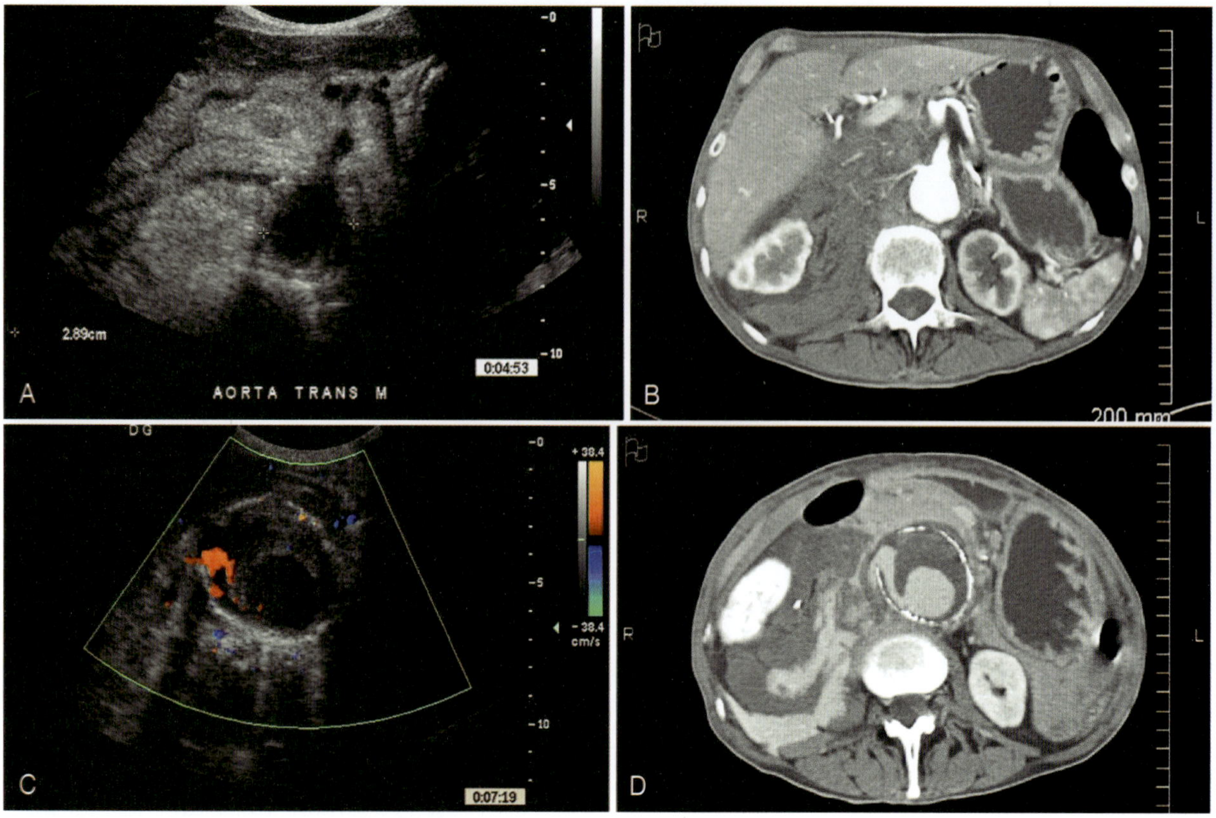

FIG. 12.8 Aneurisma da aorta abdominal (AAA) roto. Deve ser evitado tanto o uso de **(A)** ultrassonografia quanto de **(B)** TC na suspeita de ruptura de um AAA, devido à adição de tempo para execução dos exames (neste caso, 45 minutos decorridos entre a ultrassonografia e TC). A TC é preferida nesse contexto porque geralmente é realizada com rapidez e esclarece de forma mais confiável as dúvidas pertinentes. **(C)** Ultrassonografia transversal e **(D)** TC com contraste mostrando o mesmo AAA visualizado no local de ruptura. O paciente não sobreviveu.

tem como causa o fluxo retrógrado para o saco aneurismático através de um ramo aórtico, geralmente a AMI ou uma artéria lombar (Fig. 12.11, Vídeos 12.1 e 12.2). No ***endoleak* do tipo 3**, há rompimento da integridade da endoprótese, causado por uma laceração da trama ou pela separação de partes dos componentes de uma endoprótese modular (Fig. 12.12, Vídeos 12.3 e 12.4). O ***endoleak* do tipo 4** é causado pela porosidade da trama da endoprótese com sangue indo de fato pelos poros na trama. Isso só é visualizado logo após a colocação e é autolimitado. O termo **endotensão** refere-se a um saco aneurismático que fica pressurizado na presença de uma endoprótese. Ele é algumas vezes referido *endoleak* do tipo 5. Sua presença é inferida por crescimento continuado do saco aneurismático na ausência de detecção de outro tipo de extravasamento.[40,41]

Com um *endoleak*, um aneurisma tratado pode continuar a crescer e acabar se rompendo. Ocorrem *endoleaks* em aproximadamente um terço dos AAA tratados com endoprótese.[42] Os *endoleaks* dos tipos 1 e 3 exigem tratamento imediato quando diagnosticados. Os *endoleaks* do tipo 4 são observados geralmente apenas durante a colocação do enxerto e são autolimitados, não exigindo tratamento. No cuidado do *endoleak* do tipo 2 está envolvido maior julgamento. Pequenos extravasamentos podem ser observados ao longo do tempo para ver se resolvem e se ocorre expansão do aneurisma.[42,43]

Devido à possibilidade de *endoleaks*, os AAA tratados com endoprótese (*stent*) são submetidos a exames por imagens rotineiras para vigilância. Os estudos por imagem frequentemente incluem TC contrastada multifásica uma vez ao ano. Essa rotina aumenta bastante o custo e expõe os pacientes a contraste e à radiação significativa. A ultrassonografia duplex (Doppler) colorido pode ser usada como único exame para visualizar *endoleaks*. Vários estudos sugerem que a ultrassonografia duplex (Doppler colorido) pode ser o método preferido de vigilância.[44,45] Os estudos que comparam a US duplex (Doppler) contrastada à US duplex (Doppler colorido) padrão constataram que a adição de contraste melhora a qualidade do exame. Diversos estudos sugerem que a ultrassonografia com contraste é tão sensível quanto a TC para a detecção de *endoleaks*.[46-48] A questão ainda é um tema de pesquisa,[49] embora com mais experiência, a ultrassonografia com contraste provavelmente desempenhará papel importante na vigilância da endoprótese no AAA.

Como já mencionado, vigilância da migração do enxerto também é necessária após o RAEV. Naqueles pacientes sob vigilância para *endoleaks* por meio de ultrassonografia duplex (Doppler colorido), a radiografia simples pode ser usada para avaliar a migração do enxerto.

OUTRAS ENTIDADES QUE CAUSAM DILATAÇÃO DA AORTA ABDOMINAL

Aneurisma Aórtico Abdominal Inflamatório

Os AAA inflamatórios constituem aproximadamente 5% de todos os AAA.[50] De acordo com alguns pesquisadores, o AAA inflamatório é provavelmente relacionado à fibrose retroperitoneal (ver discussão

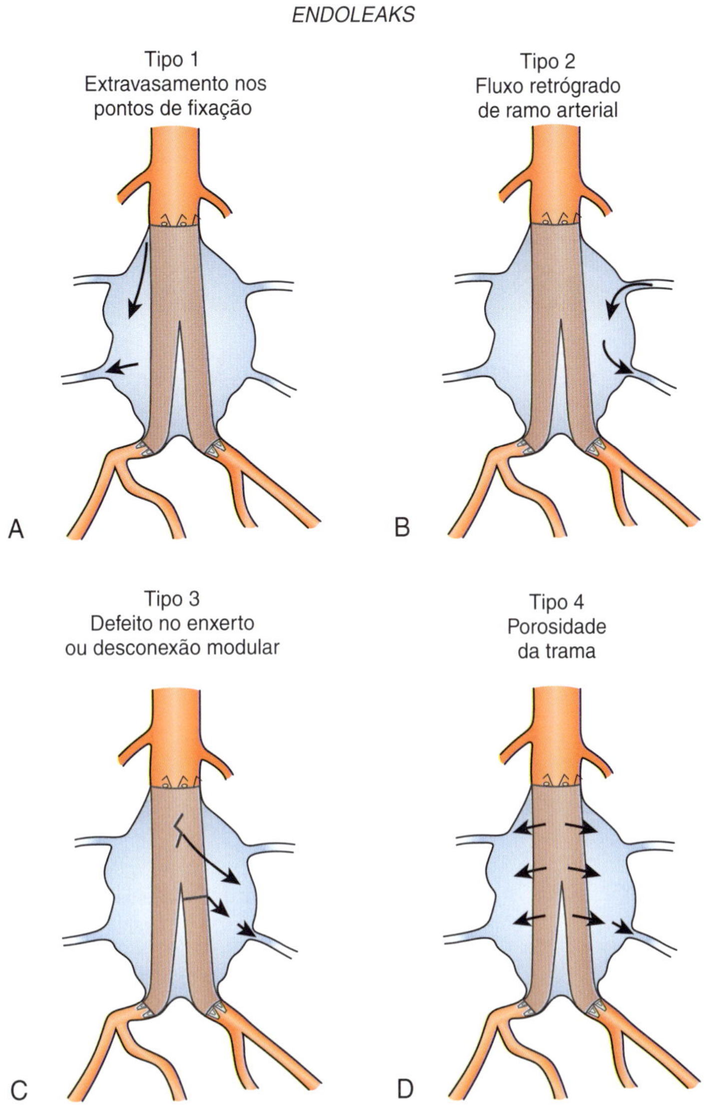

FIG. 12.9 ***Endoleaks*** **do aneurisma da aorta abdominal após reparo com endoprótese. (A)** ***Endoleak*** **do tipo 1 (extravasamento de fixação).** O sangue continua a entrar no saco aneurismático em uma das três extremidades da endoprótese bifurcada, os pontos em que a endoprótese deve ser firmemente fixada à parede arterial. A saída, como em todos os *endoleaks*, é pelos ramos da aorta que permanecem permeáveis. Está indicado o tratamento da *endoleak* do tipo 1. **(B)** ***Endoleak*** **do tipo 2 (extravasamento de ramo arterial).** O sangue entra no saco aneurismático por um ramo arterial pérvio. Esse tipo de extravasamento pode ser autolimitado e pode ser apenas observado. O tratamento é indicado se houver aumento do aneurisma. **(C)** ***Endoleak*** **do tipo 3 (perda da integridade da endoprótese).** Os módulos da endoprótese tornaram-se separados ou uma fenda se formou na trama da endoprótese. O sangue entra no saco, proveniente da luz da endoprótese, pelo local de perda da integridade. O tratamento é indicado. **(D)** ***Endoleak*** **do tipo 4 (porosidade da trama).** O sangue entra no saco, proveniente da luz da endoprótese, pelo tecido intacto da endoprótese. Ele é autolimitado e presente apenas na cirurgia. Os poros da trama rapidamente se tornam ocluídos por produtos da degradação do sangue.

adiante), ambos incluídos como parte da classificação denominada **periaortite crônica**.[50-52] Uma entidade recentemente descrita, a **periaortite relacionada à imunoglobulina G4 (IgG4)** e a periarterite provavelmente fazem parte desse complexo.[53]

Os AAA inflamatórios são reconhecidos por apresentar parede da aorta extremamente espessada e fibrose circunjacente que tende a poupar a parede posterior (Fig. 12.13). Como na fibrose retroperitoneal, a inflamação pode envolver os ureteres, causando obstrução. Os AAA inflamatórios são menos propensos a romper do que outros AAA, mas têm propensão a produzir sintomas como dor nas costas. Os anti-inflamatórios, incluindo esteroides e metotrexato, podem ser usados para tratar a inflamação.[50-52] Com tratamento cirúrgico ou endovascular, a inflamação que circunda muitos AAA desaparece (Fig. 12.14).[54] Na ultrassonografia, os AAA inflamatórios podem ser reconhecidos por uma crosta de tecido que circunda a aorta. A biópsia por agulha geralmente é necessária para confirmar o diagnóstico e excluir a pequena chance de que a massa seja uma neoplasia, particularmente linfoma.

Arteriomegalia e Ectasia Aórtica

A **arteriomegalia** é uma dilatação difusa que envolve várias artérias, cada uma com diâmetro aumentado em pelo menos 50% em comparação com o diâmetro normal. **Ectasia** refere-se à dilatação difusa ou local com menos de 50% de aumento do diâmetro.[4]

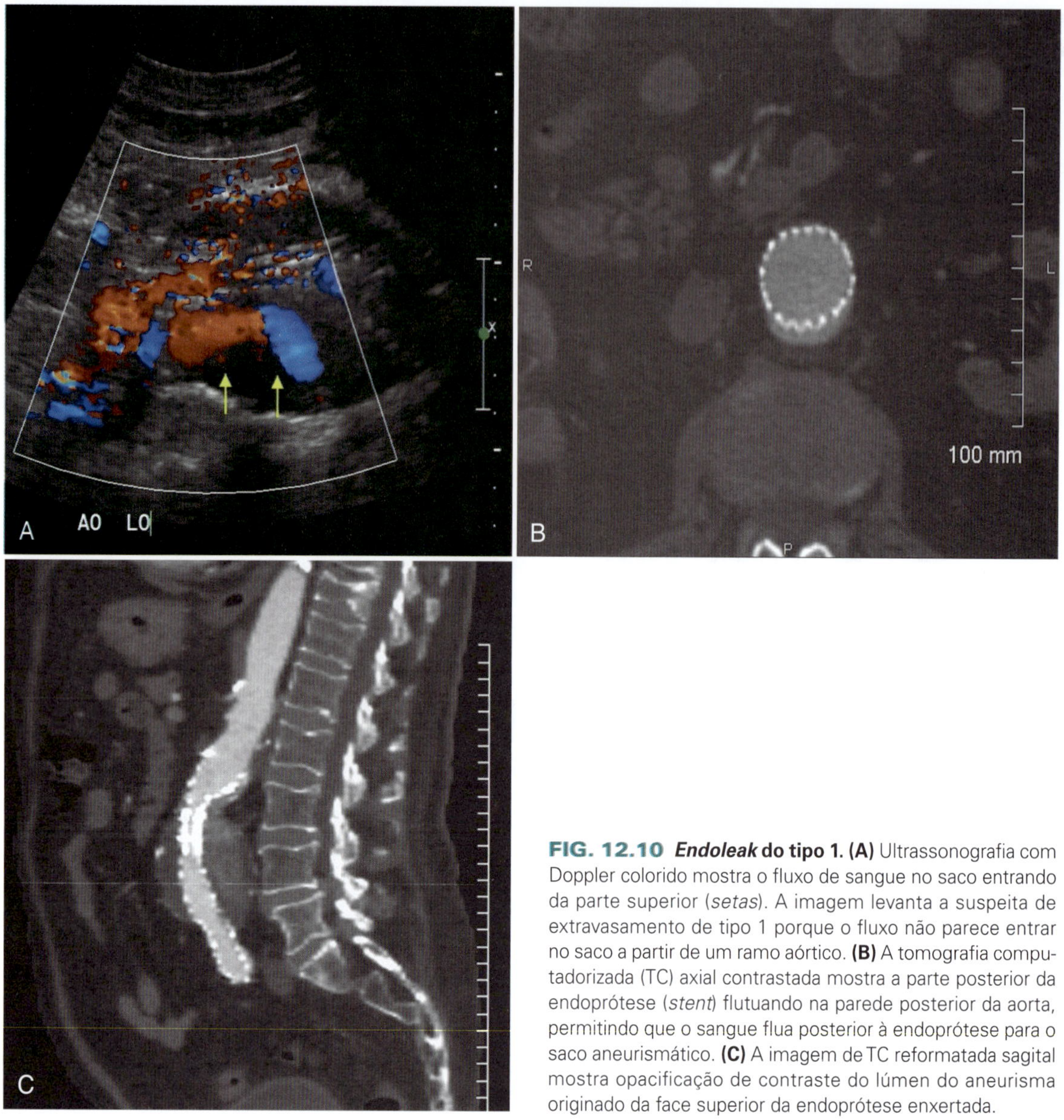

FIG. 12.10 ***Endoleak*** **do tipo 1. (A)** Ultrassonografia com Doppler colorido mostra o fluxo de sangue no saco entrando da parte superior (*setas*). A imagem levanta a suspeita de extravasamento de tipo 1 porque o fluxo não parece entrar no saco a partir de um ramo aórtico. **(B)** A tomografia computadorizada (TC) axial contrastada mostra a parte posterior da endoprótese (*stent*) flutuando na parede posterior da aorta, permitindo que o sangue flua posterior à endoprótese para o saco aneurismático. **(C)** A imagem de TC reformatada sagital mostra opacificação de contraste do lúmen do aneurisma originado da face superior da endoprótese enxertada.

Úlcera Penetrante

A **úlcera penetrante** foi reconhecida há aproximadamente 30 anos.[55] Acredita-se que ocorra quando uma ulceração aterosclerótica penetra a camada média, permitindo que um hematoma intramural se forme.[56] Essa evaginação na média pode evoluir, formando um aneurisma sacular. As úlceras penetrantes ocorrem mais frequentemente na aorta torácica, embora também sejam encontradas na aorta abdominal[57,58] (Fig. 12.15).

Pseudoaneurisma

Um aneurisma verdadeiro é a dilatação de uma artéria que é contida pelas três camadas da parede arterial. Em contrapartida, um **pseudoaneurisma** é a dilatação que pode ser confinada por apenas duas camadas, por apenas uma camada ou apenas por tecidos moles adjacentes. Na aorta abdominal, um pseudoaneurisma teria mais probabilidade de ocorrer como complicação cirúrgica tardia devido ao reparo de aneurisma aórtico ou de outra cirurgia arterial, quase sempre em locais de anastomose. Também pode ser resultante de uma ruptura incompleta de uma úlcera penetrante ou de um aneurisma (Vídeo 12.5). Na ultrassonografia, a aparência muitas vezes é semelhante a um aneurisma verdadeiro. Com os achados apropriados, o diagnóstico de pseudoaneurisma *versus* aneurisma verdadeiro é amplamente feito com base no quadro clínico (p. ex., trauma prévio ou reparo de aneurisma).

DOENÇA ESTENÓTICA DA AORTA ABDOMINAL

A **estenose**, ou oclusão da aorta abdominal, pode ser congênita ou ser causada por aterosclerose, vasculite (arterite), trauma ou êmbolo. A dissecção também pode resultar em estenose. A **síndrome mesoaórtica** é uma estenose rara congênita que é denominada **coarctação da aorta**.

Os sintomas da estenose ou oclusão da aorta podem incluir claudicação intermitente e impotência. Esses sintomas, juntamente com o achado de redução dos pulsos femorais, são denominados **síndrome**

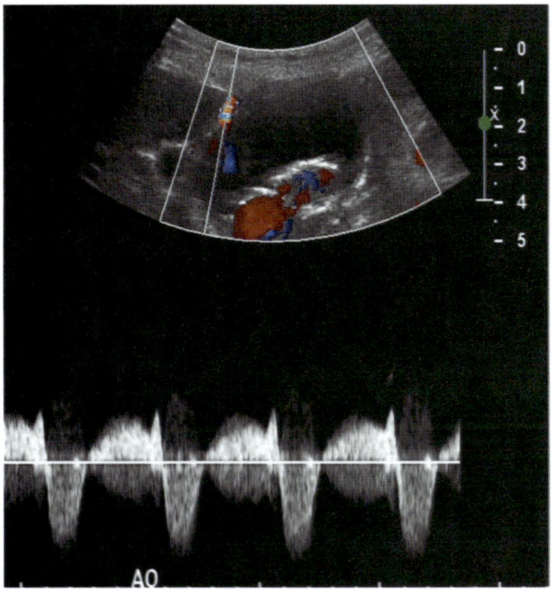

FIG. 12.11 ***Endoleak* do tipo 2.** Fluxo oscilante (padrão *to-and-fro*) na artéria mesentérica inferior, preenchendo um pequeno espaço pérvio no saco aneurismático. Ver também os Vídeos 12.1 e 12.2.

de Leriche, embora o termo costume ser utilizado mais amplamente para se referir a todos os sinais e sintomas que podem resultar da doença oclusiva aórtica ou mesmo da própria oclusão. Na maioria dos pacientes com estenose aórtica ou oclusão, a doença é causada pela aterosclerose. Entretanto, determinados quadros clínicos sugerem outras causas.

Na doença embólica, o início abrupto e dramático de sintomas é a melhor evidência histórica da natureza do evento. O paciente, com frequência, consegue relatar exatamente o que fazia quando os sintomas iniciaram, mesmo que tenha ocorrido há semanas (p. ex., "eu estava apenas me levantando após cortar rosas..."). A rapidez com que o paciente busca tratamento depende da gravidade da redução do fluxo sanguíneo. Um êmbolo para qualquer artéria precisa ser encarado como um evento muito sério e sinalizador. A maioria dos êmbolos para a aorta abdominal provém do coração. Ter uma embolia arterial de qualquer tipo é semelhante a ter uma embolia pulmonar; o que significa que o paciente corre risco de outros episódios. Se a origem do êmbolo for cardíaca, o próximo êmbolo a se formar pode migrar para um local menos favorável, como a circulação cerebral, resultando em AVC, ou para a circulação mesentérica, resultando em infarto intestinal. O tratamento de qualquer paciente identificado com um êmbolo deve ser rápido e

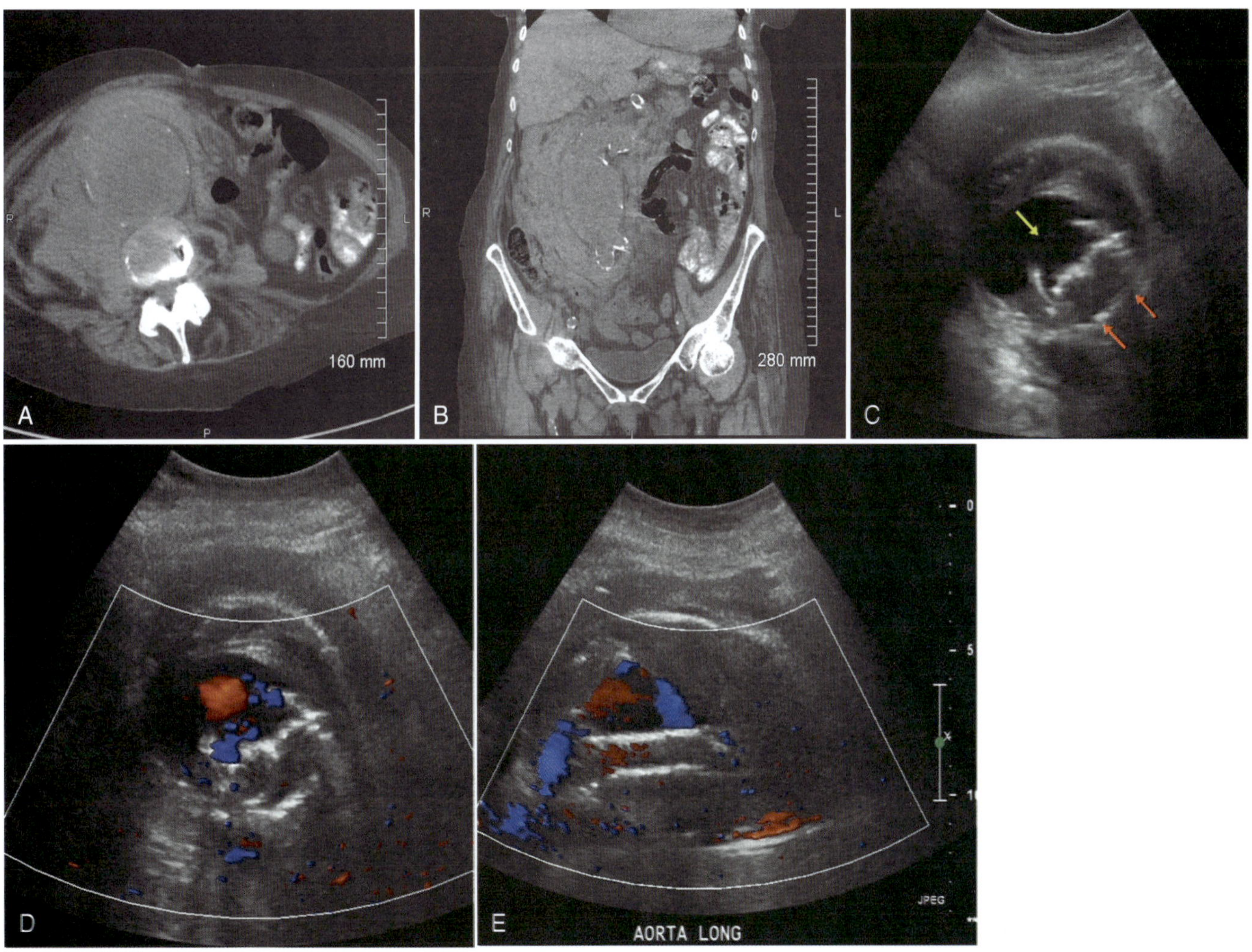

FIG. 12.12 ***Endoleak* do tipo 3.** Imagens de TC **(A)** axial e **(B)** coronal mostrando um aneurisma de aorta abdominal rompido. O paciente foi submetido a reparo aórtico endovascular (RAEV) de emergência utilizando diferentes componentes na tentativa de construir um enxerto viável. US axial em **(C)** escala de cinza axial e **(D)** com Doppler colorido um dia após o RAEV, mostrando uma lacuna (*seta amarela*) entre a porção tubular da endoprótese (*stent*) e a porção bifurcada (*setas vermelhas*). Fluxo sanguíneo visível ao longo da lacuna. **(E)** A imagem em corte longitudinal mostra o fluxo no saco que parece emergir do enxerto e não de um ramo da aorta. Ver também os Vídeos 12.3 e 12.4.

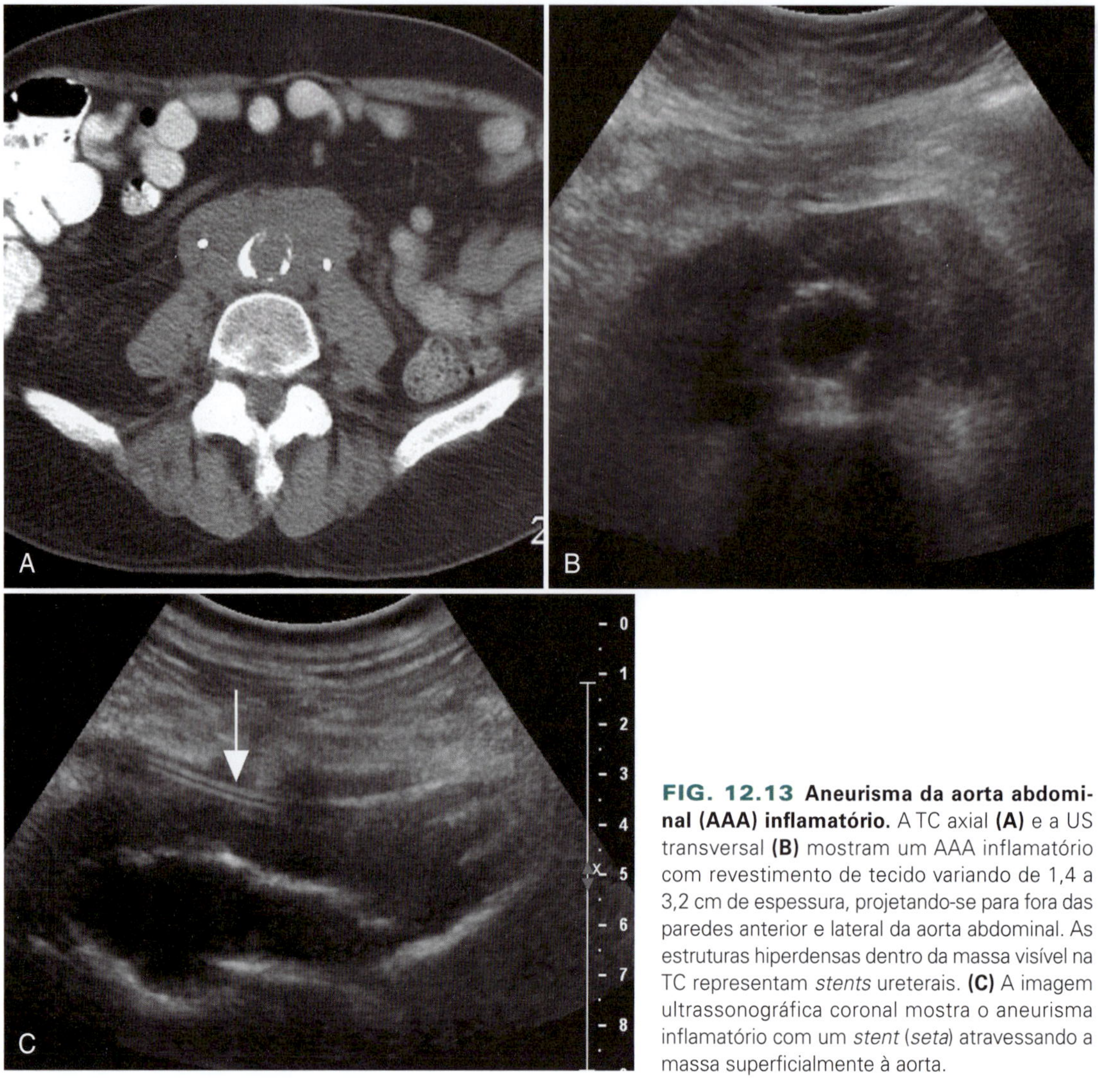

FIG. 12.13 Aneurisma da aorta abdominal (AAA) inflamatório. A TC axial **(A)** e a US transversal **(B)** mostram um AAA inflamatório com revestimento de tecido variando de 1,4 a 3,2 cm de espessura, projetando-se para fora das paredes anterior e lateral da aorta abdominal. As estruturas hiperdensas dentro da massa visível na TC representam *stents* ureterais. **(C)** A imagem ultrassonográfica coronal mostra o aneurisma inflamatório com um *stent* (*seta*) atravessando a massa superficialmente à aorta.

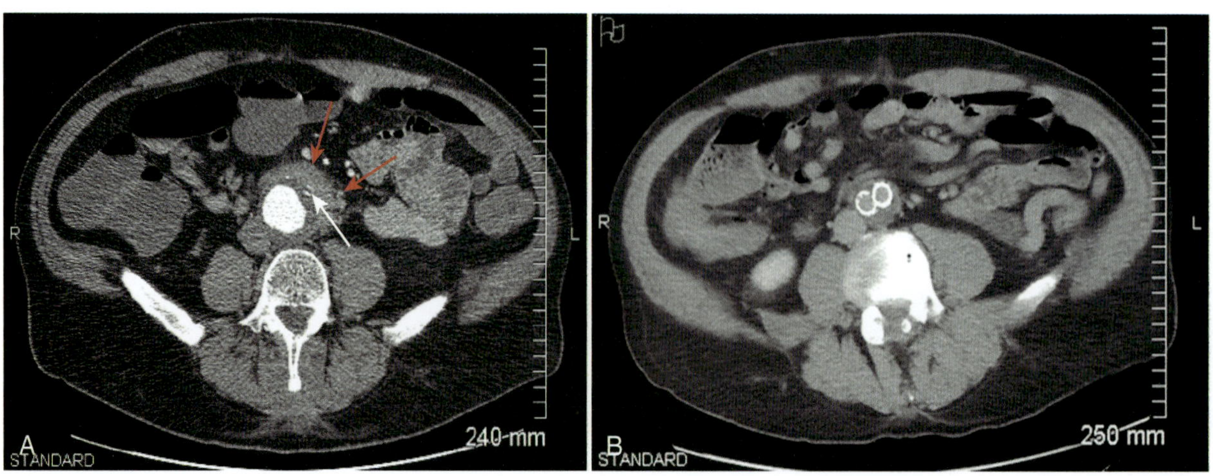

FIG. 12.14 Aneurisma da aorta abdominal inflamatório (AAA) antes e após tratamento. (A) Tomografia computadorizada (TC) de um AAA inflamatório, que apresenta diâmetro máximo de 4,9 cm. Observe a calcificação (*seta branca*) indicando a parede da aorta. Há tecido inflamatório fora da aorta (*setas vermelhas*). O paciente estava sintomático e foi tratado com enxerto endoluminal logo após esse exame. **(B)** TC 2 anos depois mostra que o tamanho da aorta está menor. A massa inflamatória desapareceu.

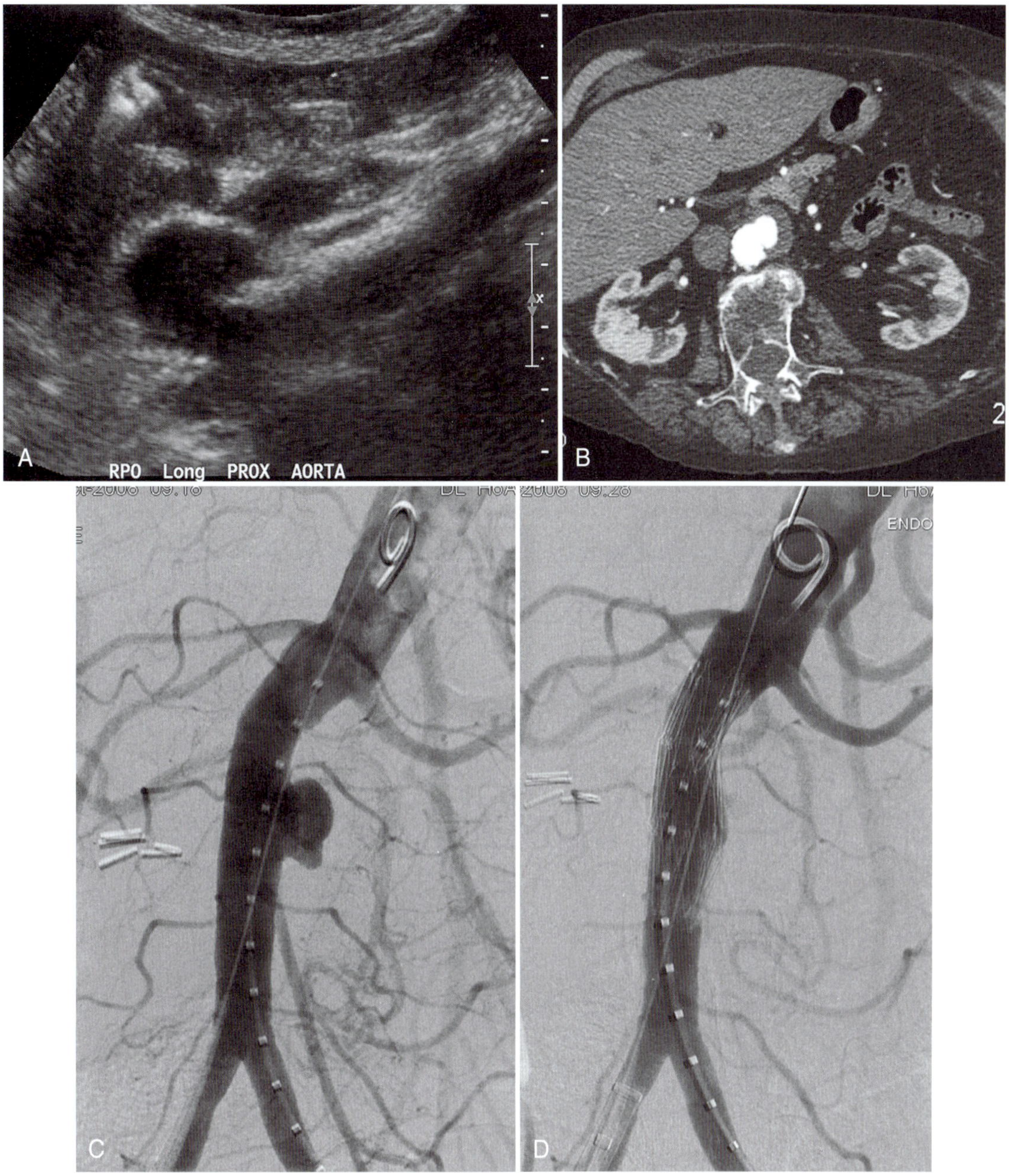

FIG. 12.15 Úlcera penetrante. (A) A imagem longitudinal mostra uma evaginação da aorta em uma aorta abdominal de aspecto relativamente normal. **(B)** Tomografia computadorizada no nível da evaginação. O restante da aorta não estava dilatado e não apresentava mais do que aterosclerose mínima. **(C)** e **(D)** Imagens da angiografia antes e após colocação de uma endoprótese. RPO, oblíqua posterior direita.

geralmente prescreve-se anticoagulação, pelo menos até a fonte ser determinada e resolvida.

A **arterite de Takayasu** é uma causa de estenose aórtica e merece nota particular porque pode ocorrer em pacientes jovens. Pode acometer a aorta abdominal ou seus ramos.[59] A arterite de Takayasu pode se manifestar com sintomas resultantes de estenose aórtica ou estenose de vaso de ramo.

A **estenose aórtica pós-traumática** pode ocorrer em pacientes de qualquer idade, inclusive pacientes jovens. A lesão aórtica inicial resulta de uma lesão não penetrante e vigorosa no abdome.[60] A lesão da íntima resultante pode causar fibrose subintimal, que pode resultar em estenose. O trauma também pode provocar lesões mais agudas da aorta, incluindo rupturas da íntima, formação de pseudoaneurisma e rupturas da aorta.[61]

A dissecção isolada da aorta abdominal é rara. O envolvimento da aorta abdominal, na maioria das vezes, resulta de extensão da dissecção torácica, que pode originar obstrução da aorta abdominal ou ramo de artérias.

Na maioria dos casos de suspeita de estenose aórtica, preferimos avaliar a aorta com ATC em vez da ultrassonografia. Primeiro se confirma doença vascular periférica no paciente obtendo-se índices tornozelo-braquial (ITB) antes e após exercício com ou sem ultrassonografia duplex arterial dos membros inferiores. A etapa seguinte na avaliação é a obtenção de um mapa do suprimento sanguíneo arterial dos membros inferiores, a fim de direcionar o tratamento. Mapas da árvore arterial são obtidos de forma mais fácil e confiável por meio da ATC ou por angiografia com cateter convencional do que por ultrassonografia.

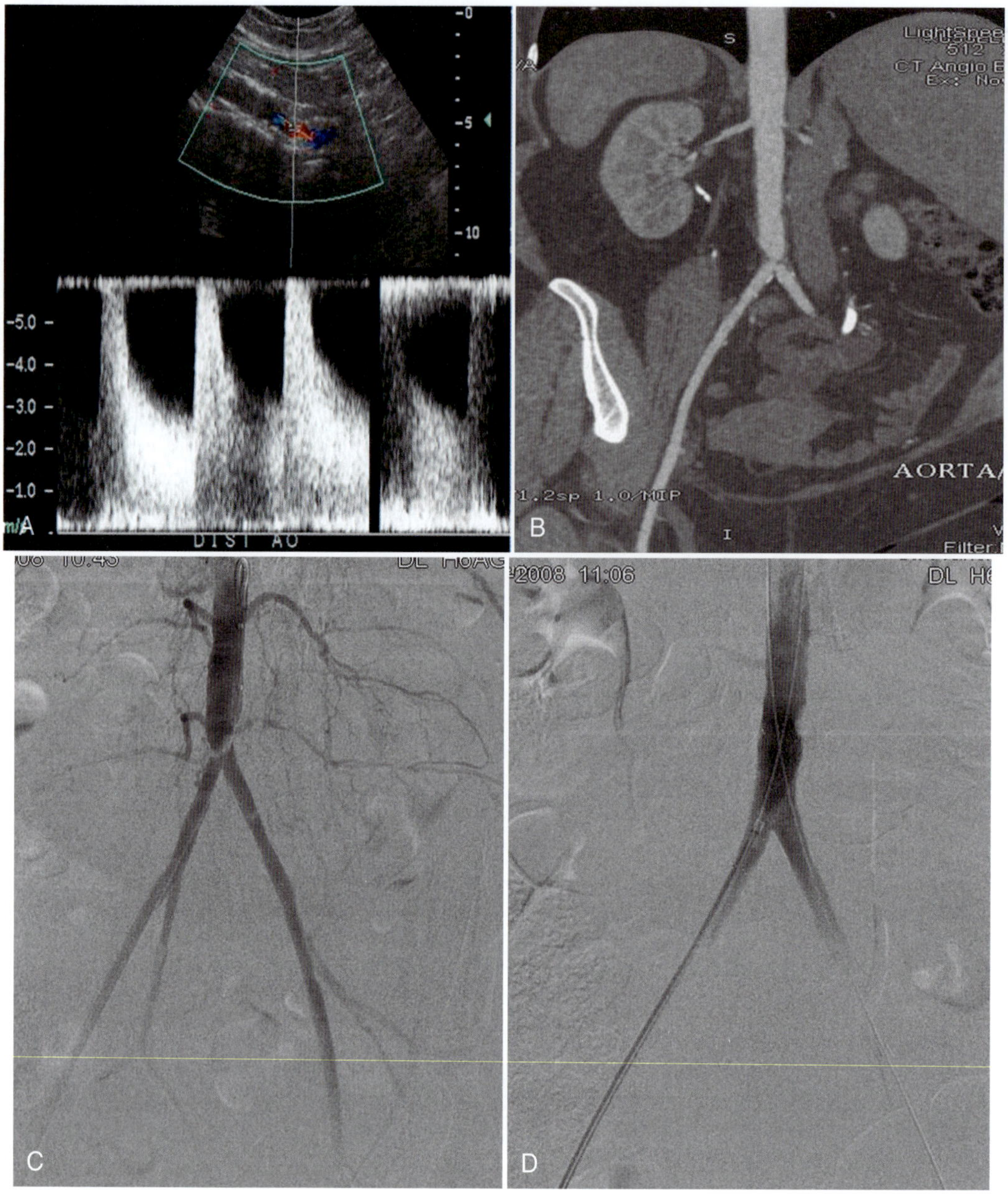

FIG. 12.16 Estenose da bifurcação da aorta. (A) Ultrassonografia duplex Doppler mostra velocidade maior de 500 cm/s na estenose da bifurcação aórtica. Proximalmente à estenose, a velocidade aórtica variou de 35 a 50 cm/s. Observe que a estenose apresenta velocidade diastólica extremamente alta, em torno de 250 cm/s. **(B)** Angiografia por tomografia computadorizada mostra estenose focal da aorta abdominal na sua bifurcação. **(C)** A angiografia mostra estenose grave. **(D)** Estenose bem tratada com *kissing stents*.

Entretanto, ainda ocorrem situações em que a ultrassonografia duplex aórtica ou ilíaca é indicada para avaliação de doença estenótica (Fig. 12.16). São necessárias várias janelas para completar um exame inteiro da aorta e das artérias ilíacas. A manutenção de um ângulo Doppler apropriado de 60° ou menos pode ser difícil.

DOENÇAS DOS RAMOS DA AORTA ABDOMINAL

Artérias Renais

Anatomia

As artérias renais, em geral, emergem distais à **artéria mesentérica superior** (AMS), mas podem se originar tão distalmente como as artérias ilíacas comuns. As artérias renais principais são os únicos ramos laterais grandes da aorta abdominal.

Quando se observa em cortes transversais, vê-se a aorta como se fosse a face de um relógio. A artéria renal direita emerge da aorta entre as posições 9 e 11 horas do relógio. Ela então percorre posteriormente à veia cava inferior. A artéria renal esquerda mais comumente emerge entre as localizações 3 e 4 horas do relógio. A artéria renal esquerda tipicamente emerge diretamente posterior à veia renal esquerda.[62]

Na maioria dos casos, uma única artéria renal supre cada rim. Em 30% dos rins, entretanto, um ou ambos os rins são supridos por duas ou mais artérias.[63] Quando existem duas artérias renais, a artéria menor é uma **artéria acessória**. As artérias acessórias emergem com mais frequência de 1 a 2 cm da artéria renal principal. No entanto, elas podem emergir em qualquer parte a partir da AMS para, em casos raros, emergir tão distalmente como as artérias ilíacas comuns.

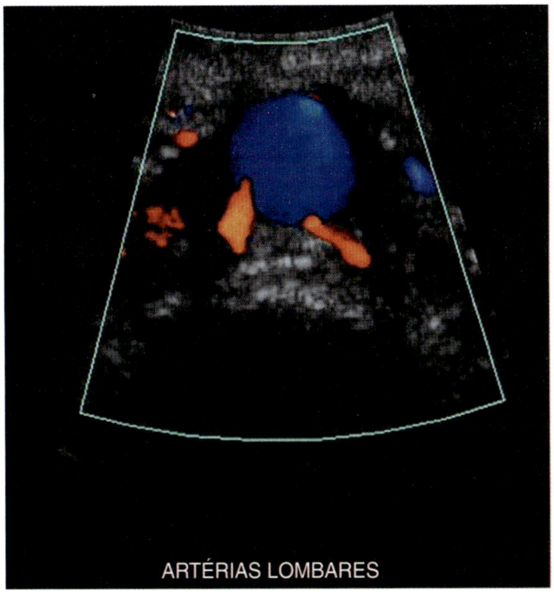

FIG. 12.17 Artérias lombares. Ultrassonografia com Doppler colorido de um grupo de artérias lombares mostrando suas típicas origens posteriores (*setas*).

Algumas artérias acessórias não entram no rim no hilo e, em vez disso, entram no rim em um dos polos. Essas artérias acessórias são denominadas **artérias polares**.

Outras artérias que podem ocasionalmente ser confundidas com uma artéria renal acessória são as artérias lombares. Ocasionalmente visualizadas próximo à aorta abdominal, as artérias lombares são pequenas e emergem mais posteriormente do que as artérias renais acessórias (Fig. 12.17). As artérias lombares podem ser apropriadamente identificadas pela forma de onda de resistência muito alta, semelhante à de uma artéria da extremidade de uma pessoa em repouso. Algumas vezes, as artérias lombares podem ser identificadas no seu trajeto conforme abraçam o corpo vertebral, cursando agudamente posterior ao longo dos corpos vertebrais laterais.

Nas anomalias renais, como ectopia cruzada-fundida ou rim em ferradura (ver Cap. 9), o suprimento arterial é altamente variável, tornando desafiadora a avaliação meticulosa por US duplex das artérias.[64,65]

Estenose da Artéria Renal e Hipertensão Renovascular

Dados recentes do US Department of Health and Human Services indicam que 32,6% das pessoas a partir dos 20 anos têm hipertensão ou são tratadas para hipertensão.[2] Mais de 90% dos casos não têm uma causa clara.[66] Uma minoria de casos é causada por suprimento de sangue arterial reduzido para os rins, ativando o sistema renina-angiotensina que, por uma série complexa de eventos, resulta em pressão arterial elevada. Esse mecanismo causa apenas 1% a 5% dos casos de hipertensão, mas, em função da grande prevalência da hipertensão, é alto o número de pacientes com hipertensão renovascular.[67] O rastreamento para hipertensão renovascular é mais apropriado na presença de determinadas características clínicas.

As recomendações de tratamento para hipertensão renovascular causada por estenose da artéria renal estão em contínua modificação. Até recentemente, a colocação de endoprótese (*stent*) era a conduta padrão. Estudos recentes, entretanto, não comprovaram maiores benefícios da colocação de endoprótese na artéria renal em comparação ao tratamento medicamentoso otimizado.[68] Houve críticas fundamentadas a esses estudos.[69] No entanto, como resultado desses estudos, o número de tratamento endovascular da artéria renal em nossa instituição e em outras diminuiu substancialmente. A definição de quais pacientes devem realizar tratamento endovascular continua sendo um tema de discussão. Um paradigma proposto é que os pacientes com estenose da artéria renal confirmada que apresentam bom controle da pressão arterial e função renal estáveis, alcançados com conduta clínica, não devem mais ser tratados com *stent* na artéria renal. O tratamento endovascular fica reservado para aqueles que falharam o tratamento medicamentoso ou cujos casos apresentem certas características clínicas de alto risco.[70-72]

Muitos exames de imagem estão disponíveis para avaliar a estenose da artéria renal, incluindo angiografia convencional, ATC, angiografia por ressonância magnética (ARM), cintilografia com captopril e ultrassonografia duplex da artéria renal. As opiniões são divergentes em relação à estratégia mais vantajosa relacionada a esses exames.[67,73] As vantagens da ultrassonografia duplex da artéria renal incluem baixo custo e a capacidade de obter informação diagnóstica em quase todos os pacientes, independentemente do grau de função renal. Muitos artigos apoiam o uso de US duplex da artéria renal na avaliação diagnóstica de hipertensão renovascular.[74-76]

Para ser um exame de primeira linha, a ultrassonografia duplex da artéria renal precisa ter alta sensibilidade e acurácia. A utilidade é maior quando existe rastreamento clínico adequado dos pacientes para o exame, de modo que a probabilidade pré-teste é mais alta do que a da população hipertensa como um todo. A realização do exame precisa ser também prática para as clínicas de ultrassonografia. Existe claramente uma curva de aprendizado, e enquanto na curva, o exame pode sofrer pela inacurácia ou ser incomumente prolongado. O exame provavelmente é mais bem realizado em instituições que recebem grande volume de pacientes, em que é prático monitorar periodicamente os resultados e compará-los aos resultados da angiografia convencional, ATC ou ARM. Esse monitoramento é valioso para o avanço da curva de aprendizado e para o aumento da reprodutibilidade do exame. Uma vez que os técnicos se tornem especialistas nesse exame, ele passa a ser realizado rapidamente.

Achados Clínicos em Pacientes com Hipertensão que Aumentam a Probabilidade de Causa Renovascular (Estenose da Artéria Renal)

- Histórico de doença vascular periférica, doença cerebrovascular ou doença da artéria coronária
- Início recente de hipertensão
- Hipertensão refratária (sem resposta a pelo menos três medicações)
- Hipertensão maligna (com papiledema) ou acelerada (sem papiledema, mas geralmente com alterações do fundo de olho)
- Ruído abdominal ou no flanco
- Níveis elevados de creatinina e/ou colesterol (suspeição mais alta se níveis aumentados de creatinina após tratamento com inibidor da enzima conversora de angiotensina)
- Insuficiência cardíaca congestiva inexplicada ou edema pulmonar agudo

Dados de Safian RD, Textor SC. Renal-artery stenosis. N Engl J Med. 2001;344(6):431-442[77]; Krijnen P, van Jaarsveld BC, Steyerberg EW et al. A clinical prediction rule for renal artery stenosis. Ann Intern Med. 1998;129(9):705-711.[78]

A capacidade de execução do exame em pacientes obesos também é uma preocupação. Alguns anos após começar nosso programa de ultrassonografia duplex, estudamos um total de 100 artérias renais principais consecutivas (50 pacientes), registrando o índice de massa corporal (IMC) de cada paciente (dados não publicados, 2002, Saint Francis Medical Center, Peoria, Ill). Das 100 artérias, 20 eram de pacientes obesos (IMC $\geq$ 30) e quatro eram de pacientes extremamente obesos (IMC $\geq$ 40); 30 artérias eram de pacientes com sobrepeso (IMC $\geq$ 25) e 46 eram de pacientes com peso normal. Fomos capazes de completar um exame tecnicamente adequado em 96 das 100 artérias. Das quatro artérias com estudos falhos, três eram de pacientes com sobrepeso e uma era de um paciente com peso normal. Todas as 24 artérias dos pacientes obesos ou com obesidade mórbida foram estudadas com sucesso.

Nossos técnicos rotineiramente graduam a qualidade da ultrassonografia duplex de cada artéria renal em uma escala de 5 pontos. Todos os exames com dois pontos ou mais são considerados diagnosticamente adequados; toda a porção extrarrenal da artéria tem sido examinada com sucesso. Nossa média de qualidade de ultrassonografia duplex foi de 4 a 4,6 em todas as categorias. Nossa experiência mostra que a ultrassonografia duplex renal pode ser completada com sucesso na maioria dos pacientes obesos.

Causas de Estenose da Artéria Renal. As causas mais comuns de estenose da artéria renal em adultos são aterosclerose e displasia fibromuscular.[77] A doença aterosclerótica ocorre mais frequentemente no terço proximal da artéria, em geral na sua origem.[77] A angioplastia transluminal percutânea isolada tem tido resultados variados no tratamento da doença aterosclerótica. Em lesões na origem da artéria, tende a ter um tremendo recuo elástico, que permite que o balão seja inflado completamente, mas faz com que a artéria reverta rapidamente para seu estado estenótico no esvaziamento do balão. O desenvolvimento de *stents* mudou a situação, permitindo que a artéria seja sustentada. Após a colocação da endoprótese (*stent*), permanece o risco de reestenose secundária à hiperplasia neointimal.[74,79] A **reestenose** é observada em 10% a 20% dos pacientes entre 6 e 12 meses pós-colocação de *stent*[80,81] e ainda é mais alta nos pacientes acompanhados por mais de 1 ano (Vídeos 12.6, 12.7 e 12.8). Devido ao custo relativamente baixo, ausência de contraste iodado e alta acurácia, a ultrassonografia duplex da artéria renal é ideal para acompanhar artérias com *stent*.

A **displasia fibromuscular** (DFM) é a segunda causa mais importante de hipertensão renovascular e ocorre tipicamente em mulheres de 20 a 50 anos de idade. São observados múltiplos subtipos patológicos; a DFM mais comum nas artérias renais é a fibroplasia medial.[82,83] As lesões na DFM geralmente ocorrem nos dois terços distais da artéria renal e muitas vezes têm aparência angiográfica sugestiva de uma rede fina e fibrosa. A aparência clássica na angiografia é de "colar de pérolas", causado por múltiplas regiões displásicas em uma fileira com pequenas áreas de dilatação pós-estenótica imediatamente distais a cada estenose (Fig. 12.18). A DFM geralmente responde bem à angioplastia transluminal percutânea simples. Um tratamento único costuma ser eficaz no controle da pressão arterial e é duradouro.[84] Raramente é necessária a colocação de *stent* para a DFM.

Outra causa de fluxo sanguíneo prejudicado para o rim que pode resultar em hipertensão renovascular é a **dissecção**. Caso a dissecção se estenda para a artéria renal, a borda elevada da íntima na aorta pode ocluir parcial ou completamente o orifício da artéria renal. Por outro lado, se a dissecção se estender para a artéria renal, a íntima elevada pode causar estenose ou oclusão dentro da própria artéria.

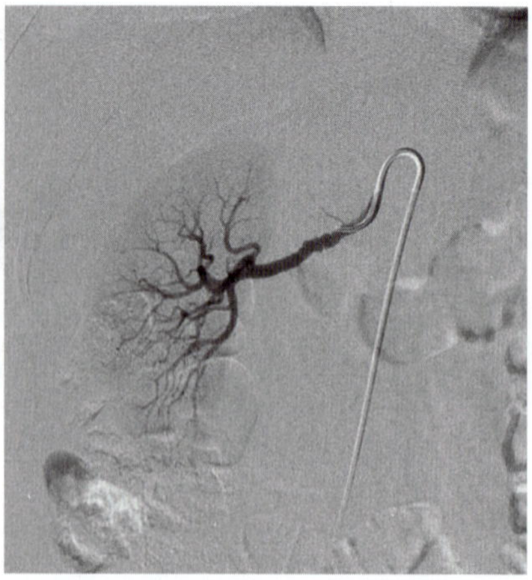

FIG. 12.18 Displasia fibromuscular: angiografia. Observe o aspecto em "colar de contas", mais frequentemente nos dois terços distais da artéria renal.

O tratamento endovascular é, em geral, bem-sucedido, tanto por colocação de *stent* na artéria estreitada quanto por fenestração da íntima descolada[85] (Fig. 12.19).

Êmbolos podem desencadear um déficit abrupto do fluxo sanguíneo para alguma parte do rim ou para todo ele. O paciente se queixa frequentemente de dor no flanco. O diagnóstico geralmente é tardio, levando à lesão irreversível do rim acometido. O rim pode tolerar apenas um breve episódio de isquemia quente.[86] É improvável que a revascularização do rim resulte em retorno pleno da função se o diagnóstico demorar mais de 90 minutos.[87]

A **vasculite** é uma causa incomum de estenose da artéria renal em adultos. As vasculites que são mais propensas a causar estenose de grandes vasos são a **arterite de Takayasu** e a **arterite de células gigantes**.[88]

A estenose da artéria renal também pode ocorrer em crianças; a DFM é a causa mais comum. A **neurofibromatose** e a **vasculite** também podem causar estenose da artéria renal em crianças.[89] A **síndrome mesoaórtica**, que é uma hipoplasia da aorta abdominal, também pode ocorrer quando há fluxo sanguíneo renal reduzido. A **coarctação da aorta** mais comumente é descoberta de outras formas, mas, se reconhecida, também causará hipertensão renovascular (Fig. 12.20).

Ultrassonografia Duplex (Doppler) da Artéria Renal

Ao realizar a ultrassonografia duplex da artéria renal, é importante examinar toda a porção extrarrenal da artéria. O exame não deve ser considerado adequado a menos que toda a porção extrarrenal da artéria renal principal seja observada e examinada pelo Doppler a cada 2 a 3 mm. Da mesma forma, também são avaliadas as artérias acessórias e os grandes ramos extrarrenais da artéria renal principal. Mesmo assim, estenoses em artérias acessórias ou ramos de artérias renais podem ser esquecidos. Felizmente, a não visualização de ramos de artérias ou acessórias apresenta pouca probabilidade de influenciar o tratamento do paciente.[90,91]

A visualização da artéria renal é crucial para o exame ultrassonográfico bem-sucedido (Vídeo 12.9). Em nossa instituição, os pacientes são preparados recebendo uma dieta branda com baixo teor de fibra no dia anterior e dieta zero após a meia-noite da noite anterior. Pedimos que evitem o consumo de cafeína, fumo e laticínios. É muito mais provável que a US seja bem-sucedida quando o paciente preparado.

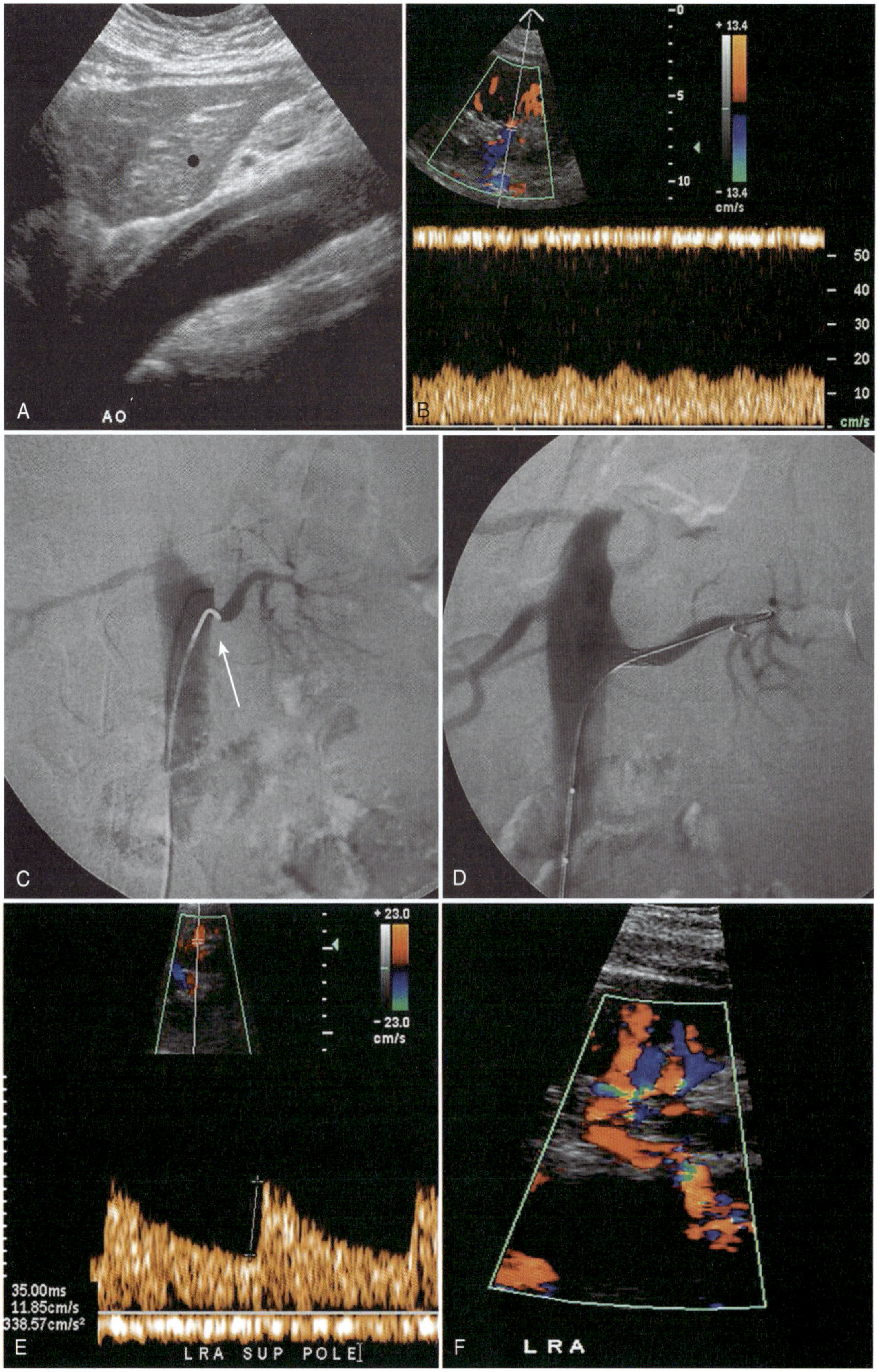

FIG. 12.19 Dissecção da aorta com a íntima elevada na luz da aorta. (A) Ultrassonografia da aorta (Ao) abdominal proximal em usuário de cocaína de 30 anos de idade. **(B)** US duplex com Doppler mostra formas de onda intrarrenais anormais do rim esquerdo. Também é muito difícil visualizar a artéria renal esquerda ao Doppler colorido. O tempo de elevação sistólica é de 190 m/s e a aceleração é de 34 cm/s^2. **(C)** Injeção seletiva da artéria renal esquerda na angiografia. A angiografia mostra estenose moderada na origem da artéria renal esquerda (*seta*). **(D)** Após a colocação de *stent* da artéria renal esquerda, a angiografia mostra que a origem está desobstruída. **(E)** Formas de onda intrarrenais muito melhoradas na artéria renal esquerda após colocação de *stent*. Observe que o tempo de elevação sistólica é de 35 m/s e a aceleração é de 339 cm/s^2. **(F)** É mais fácil ver a artéria renal esquerda na US duplex colorida após a colocação de endoprótese (*stent*), devido ao fluxo aumentado.

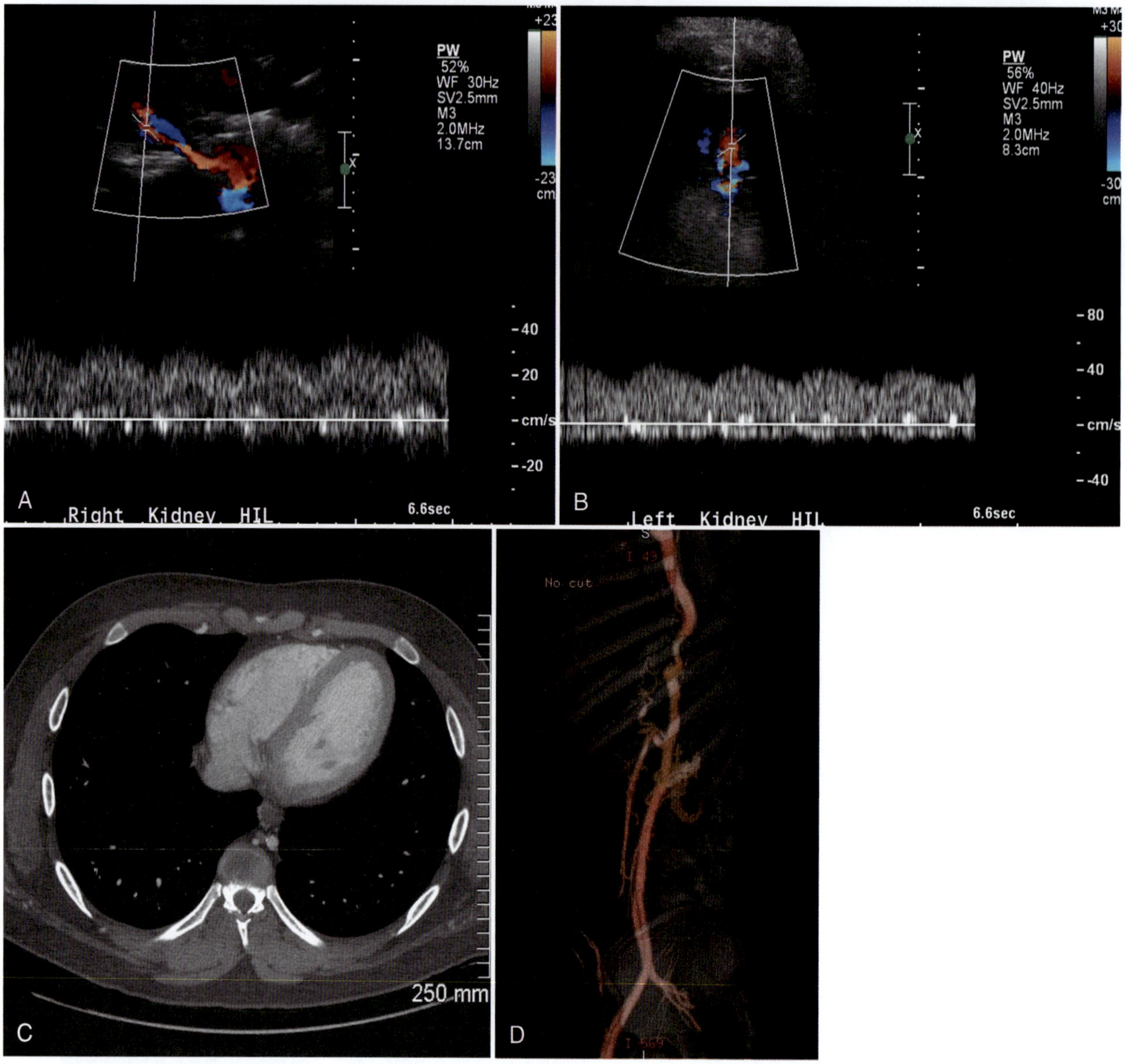

FIG. 12.20 Coarctação da aorta torácica descendente. (A) e **(B)** Ultrassonografia duplex renal de um atacante de futebol americano de 15 anos de idade apresentando hipertensão arterial. Formas de onda provenientes das artérias renais direita e esquerda. Ambas apresentam baixa velocidade, baixa resistência e um pico arredondado, todas características de onda pós-estenótica. Não foi observada estenose da artéria renal. As formas de onda sugeriram estenose aórtica mais proximal, o que se pode esperar em uma coarctação torácica. **(C)** ATC axial mostra uma aorta torácica muito estreitada. **(D)** Reconstrução 3D da TC evidencia o estreitamento significativo da aorta torácica descendente. Right kidney, rim direito; left kidney, rim esquerdo.

Em geral, é necessária a ultrassonografia com Doppler colorido para visualização de toda a porção extrarrenal da artéria. Raras vezes, entretanto, a artéria renal direita pode ser mais bem visualizada sem Doppler colorido, usando o fígado como janela. Algumas vezes, o Doppler colorido torna o local de estenose óbvio em função da presença de ruído acústico (artefato) ou maior velocidade diastólica, fazendo com que uma porção da artéria permaneça cheia de cor (turbilhonamento ou *aliasing*) em todo o ciclo cardíaco. Em nossa instituição, mantemos relativamente baixa a escala de cor para aumentar nossa capacidade de visualização da artéria. Dessa forma, é melhor a visualização da artéria inteira.

Ajustamos o filtro de parede para o mais baixo permitido pelo fabricante. Se a artéria renal não for bem vista, o ganho de cor é aumentado. A maior sensibilidade de cor é alcançada aumentando o ganho até o ponto em que o artefato colorido começa a preencher a imagem e, em seguida, reduz-se ligeiramente o ganho para remover o artefato. Quando necessário, a potência acústica é aumentada para ajudar a visualização. Em aparelhos que permitem controle de tamanho conjunto (esta configuração é controlada de diferentes maneiras em diferentes aparelhos), nós o regulamos para o maior tamanho possível para aumentar a sensibilidade de detecção de fluxo. A manutenção de uma taxa de enquadramento adequada ([do inglês, *frame rate*] FR > 10 quadros/s) é importante. Mantemos a FR adequada, tornando a janela de cor tão estreita quanto razoavelmente possível. Além disso, diminuímos a densidade de linha da imagem e a largura do setor do transdutor. Nossas imagens da artéria renal geralmente não são "atraentes" em função do *aliasing* e do alto ganho de cor. Nosso objetivo, entretanto, é visualizar a artéria. Com essas configurações, podemos ver toda a porção extrarrenal da artéria em quase todos os pacientes, independentemente do tamanho.

Em geral, usamos um transdutor convexo de 5-1 MHz. Nos pacientes magros, a avaliação a partir da linha média anterior provavelmente obtém sucesso. Em nossa instituição, entretanto, a abordagem do flanco é utilizada na maioria das vezes; ela tem probabilidade mais alta de visualização de toda a artéria renal em pacientes obesos. Além disso, a obtenção de um ângulo Doppler aceitável menor de 60 graus é mais fácil a partir do flanco. Com frequência, pede-se que o paciente prenda a respiração, embora isso não funcione bem em muitos pacientes, tanto nos dispneicos ou naqueles com um desvio cefálico lento, mas estável, dos rins, o que ocorre em alguns pacientes, apesar da respiração suspensa. Mesmo sem segurar a respiração, o exame geralmente é bem-sucedido.

Quando possível, evitamos examinar pacientes que apresentam insuficiência cardíaca, dispneia aguda, importante redução na mobilidade ou que estão em ventiladores. Todos esses pacientes apresentam capacidade reduzida de cooperação. A US duplex das artérias renais em geral não é feita em situação de emergência. O exame provavelmente será muito mais fácil, bem-sucedido e mais acurado quando a condição do paciente melhorar.

O desempenho da US duplex da artéria renal sustenta-se principalmente na obtenção de velocidades acurada em toda a artéria renal principal. No entanto, a medida do índice de resistividade (IR) também é importante. O tratamento da estenose da artéria renal tem menos probabilidade de ser efetivo na redução da pressão arterial quando o IR da artéria segmentar é alto ($\geq$ 0,80), provavelmente devido à lesão irreversível de pequenos vasos sanguíneos renais com um IR alto.[92]

A atenção às **formas de onda intrarrenal** também tem importância. Uma forma de onda anormal pode ser um indicador valioso de estenose. Um pico sistólico tardio (*tardus*) e velocidades que são muito reduzidas (*parvus*) podem ser um sinal forte de estenose mais proximal. A forma de onda intrarrenal pode ser analisada quantitativamente calculando-se o tempo de elevação sistólica e a aceleração (Fig. 12.21). Embora calculemos esses parâmetros, uma avaliação qualitativa da aparência da forma de onda geralmente funciona como tal. Só confiamos em uma **onda *tardus-parvus*** para fazer o diagnóstico quando o achado é evidente (compare a Fig. 12.19B e E; ver também Fig. 12.20 A e B).

Por fim, devido à ocorrência regular de lesões renais ou anormalidades que influenciam o cuidado do paciente, acreditamos que a ultrassonografia renal está indicada quando a ultrassonografia com Doppler duplex da artéria renal é realizada, a menos que o paciente tenha se submetido recentemente (< 1 ou 2 anos) ao exame de imagem axial. Achados incidentais em nosso departamento de ultrassom incluem pielonefrite xantogranulomatosa, tumores adrenais, hidronefrose e vários carcinomas de células renais.[93]

Interpretação do Doppler. Existem várias diretrizes propostas para a interpretação do Doppler. Os parâmetros propostos para avaliação à procura de estenose incluem a **velocidade de pico sistólico** (VPS), a **razão aórtica renal** (RAR; definida como velocidade sistólica mais alta na artéria renal dividida pela velocidade sistólica aórtica, com velocidade aórtica medida na AMS ou acima de sua origem),[94] o **tempo de aceleração**, o **índice de aceleração**, a **razão interlobar renal**[95,96] e a **razão renorrenal**.[95,97,98] Um importante artigo sugeriu a combinação da RAR de 3,5 ou maior ou VPS de 200 cm/s ou mais como critério de estenose da artéria renal em mais de 60%.[75] Usamos uma variação desses critérios, empregando a mesma RAR do estudo, porém considerando uma VPS mais alta que 350 cm/s.

Resultados Falso-Positivos/Falso-Negativos. Para obter a mais alta acurácia, é importante evitar confiar apenas nos dados numéricos obtidos. Ao ver uma velocidade alta ou quando a razão aórtico renal é alta, o radiologista que interpreta precisa também procurar ativamente sinais secundários de estenose, como um sinal sonoro áspero característico no local de estenose, fluxo diastólico aumentado, artefato de cor e turbulência pós-estenótica (Fig. 12.22, Vídeo 12.10). Sem achados auxiliares, o intérprete precisa considerar a possibilidade de que a alta velocidade ou a RAR alta represente um resultado falso-positivo.

Achados falso-negativos são mais prováveis quando a visualização é marginal e toda a artéria não foi adequadamente avaliada. Em talvez 5% a 10% dos pacientes, o diagnóstico acurado não pode ser feito devido à visualização inadequada de uma ou de ambas as artérias.

O exame é desafiador para o radiologista inexperiente, mas o estabelecimento de um programa de US duplex da artéria renal pode ser compensador. Devido ao custo menor que o de outros exames de imagem, a US com Doppler reduz o limiar no diagnóstico de hipertensão renovascular. Os obstáculos relacionam-se principalmente com a curva de aprendizado e com o investimento inicial de tempo. Iniciar um programa é mais exequível em um grande centro, no qual a demanda provavelmente será mais alta, do que em uma instituição menor. Uma vez maduro o programa, o estudo é financeiramente viável e pode resultar em melhor cuidado do paciente.

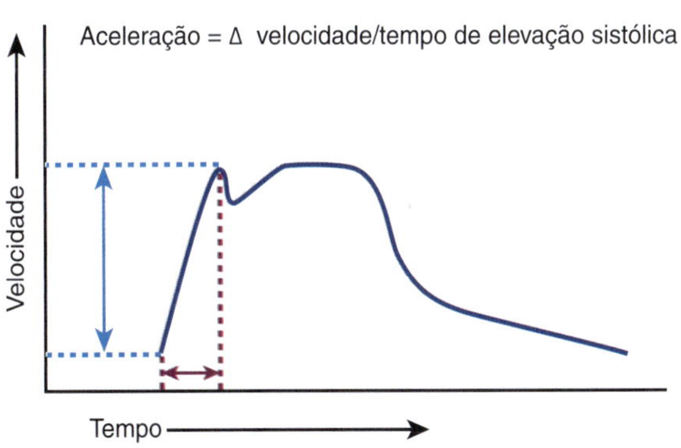

FIG. 12.21 Forma de onda sistólica da artéria renal. Forma de onda normal. Na sístole precoce ocorre rápida aceleração do sangue na artéria renal. O tempo de elevação sistólica (*seta púrpura*) é o tempo despendido durante essa rápida aceleração. A aceleração é a mudança da velocidade durante a elevação sistólica (*seta azul*) dividida pelo tempo de elevação sistólica.

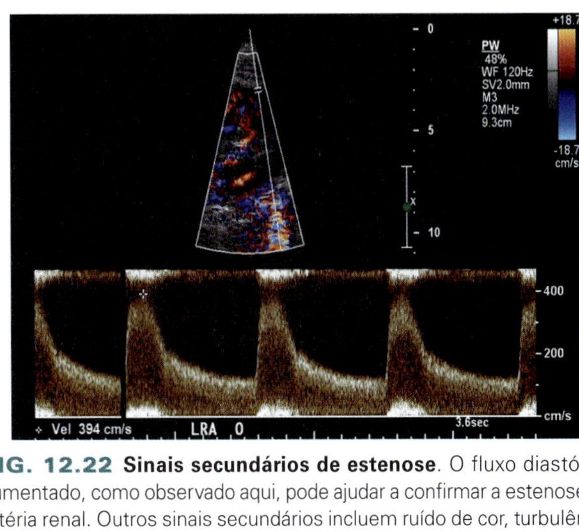

FIG. 12.22 Sinais secundários de estenose. O fluxo diastólico aumentado, como observado aqui, pode ajudar a confirmar a estenose da artéria renal. Outros sinais secundários incluem ruído de cor, turbulência pós-estenótica e onda *tardus-parvus*.

Aneurisma da Artéria Renal

Aneurismas da artéria renal são incomuns e podem ser saculares ou fusiformes. Eles podem ser observados com aterosclerose ou DFM. Com frequência, são mais confiavelmente vistos e acompanhados por TC do que por ultrassonografia. A maior parte dos aneurismas da artéria renal não resulta em morbidade ou mortalidade significativa.[99] Eles crescem lentamente; um estudo recente mostrou uma taxa de crescimento de 0,16 mm/ano.[100] O tratamento deve ser considerado se o aneurisma for maior que 2,0 cm e está indicado se houver indícios de que o aneurisma esteja causando sinais/sintomas (p. ex., hematúria, dor, hipertensão) ou se o paciente for mulher em idade fértil com objetivo de engravidar.[100-102] O paciente e a família precisam tornar-se cientes do aneurisma renal para ficarem alertas aos sintomas, de modo que o diagnóstico e o tratamento possam ser realizados o mais rápido possível. Atualmente, não há uma *diretriz* bem aceita que aborde a frequência com que devemos obter imagens dos aneurismas da artéria renal.

Artérias Mesentéricas

Anatomia

Três artérias constituem as fontes principais de fluxo sanguíneo arterial para o trato gastrointestinal: tronco celíaco, mesentérica superior e mesentérica inferior. O **tronco celíaco** tem origem anterior na aorta abdominal no nível do hiato aórtico do diafragma. O tronco celíaco supre sangue para o baço, pâncreas e fígado, junto com o estômago e o duodeno proximal. O padrão de ramificação do tronco celíaco é para as artérias esplênica e hepática comum, que são facilmente identificadas. O terceiro ramo do tronco celíaco é o gástrico esquerdo, que é visto com menos frequência na ultrassonografia. A artéria hepática comum se ramifica para a artéria hepática e a artéria gastroduodenal; esta última é importante como circulação colateral para quando o próprio tronco celíaco estiver estenosado ou ocluído.

A **artéria mesentérica superior** (AMS) surge tipicamente da aorta anterior 1 cm abaixo da origem do tronco celíaco. A AMS supre sangue para pâncreas, duodeno distal, jejuno, íleo e colo proximal distalmente até a flexura esplênica. Em cerca de 20% das pessoas, a AMS supre alguma parte do fluxo sanguíneo hepático por uma artéria hepática direita substituída ou acessória. Outros ramos importantes da AMS incluem a artéria pancreatoduodenal inferior (APDI) e a artéria cólica média. A APDI e seus ramos formam uma arcada de vasos sanguíneos em torno da cabeça do pâncreas com a artéria gastroduodenal.[103,104] Na oclusão arterial celíaca, a arcada gastroduodenal-APDI com frequência torna-se a principal via para o sangue atingir a circulação celíaca (Fig. 12.23). Em casos de oclusão da AMS, o fluxo sanguíneo geralmente flui no sentido oposto pela arcada, suprindo a AMS ocluída com sangue proveniente da artéria celíaca.

A **artéria mesentérica inferior** (AMI) supre o cólon descendente, o cólon sigmoide e a parte superior do reto. A AMI surge da aorta anterior ligeiramente para a esquerda da linha média, aproximadamente dois terços de distância entre a origem da artéria renal e da bifurcação aórtica. Quando a aorta é vista transversalmente, a AMI surge aproximadamente na posição de 1 hora. Quando vista longitudinalmente, sua aparência é semelhante à AMS, com a diferença de que a AMI é significativamente menor e sempre cursa inferiormente à esquerda da aorta. Após 1 a 2 cm, a AMI bifurca-se para a artéria hemorroidária superior, que corre ligeiramente caudal para a esquerda da linha média e para a artéria cólica esquerda, que corre lateralmente para o colo descendente. A artéria cólica esquerda divide-se imediatamente em ramos ascendentes e descendentes. A artéria hemorroidária superior emite ramos sigmoides conforme cursa inferiormente para o reto (Fig. 12.24).

A conexão entre a AMS e a AMI ocorre na região da flexura esplênica. A AMI pode suprir sangue para a AMS quando a AMS proximal está ocluída. O sangue então flui da AMI pela artéria marginal de Drummond ou pela arcada de Riolan, por vezes presente e mais direto, pela artéria cólica média e, então, para a AMS. A artéria cólica média é um ramo anterior da AMS e é geralmente identificada ultrassonograficamente apenas em casos de oclusão da AMS, quando se torna uma fonte colateral de suprimento sanguíneo, aumentando seu fluxo.

Isquemia Mesentérica

Isquemia Aguda. A **isquemia mesentérica aguda** ocorre quando há redução abrupta de fluxo arterial para os intestinos. A causa mais comum é o êmbolo cardíaco. A isquemia mesentérica aguda também pode ser causada por dissecção aórtica. Menos frequentemente, a redução abrupta de fluxo arterial resulta de trombose da AMS, débito cardíaco reduzido sem nenhuma obstrução da árvore arterial ou trombose da veia mesentérica superior.[105] É preciso que apenas uma única artéria seja comprometida agudamente para causar isquemia mesentérica, geralmente a AMS. Os pacientes apresentam-se com início abrupto de dor abdominal grave, náusea, vômito e diarreia. Posteriormente, eles podem desenvolver fezes com aspecto de "geleia de groselha" por sangramento intestinal e comprometimento da mucosa.

A isquemia mesentérica aguda é uma emergência médica. A mortalidade é alta, de até 50%.[106] As amplas diferenças na mortalidade relatadas provavelmente se relacionam à rapidez do diagnóstico. A sobrevivência do paciente depende de diagnóstico rápido e acurado e de tratamento. Na maioria dos casos, o ultrassom não desempenha um papel no diagnóstico de isquemia mesentérica aguda.[107] Esses pacientes podem ser de qualquer estatura e, com frequência, têm grande quantidade de gás intestinal que compromete o diagnóstico ultrassonográfico. Na maioria dos casos, o clínico simplesmente não pode arriscar economizar tempo iniciando o trabalho de diagnóstico com a ultrassonografia com Doppler duplex. A ATC ou a angiografia são os exames preferidos.[108] Critérios de adequação da ACR afirmam que a ultrassonografia "não é recomendada para a avaliação inicial de pacientes com suspeita de isquemia mesentérica aguda porque o tempo de diagnóstico é muito crítico".[109]

Isquemia Crônica. A ultrassonografia com Doppler duplex desempenha um papel mais central no diagnóstico de **isquemia mesentérica crônica**. A isquemia crônica é geralmente resultado da aterosclerose, ocluindo lentamente as artérias que suprem os intestinos. Como o desenvolvimento da placa é lento, a circulação colateral tem oportunidade de desenvolver e suprir parte do fluxo sanguíneo necessário para os intestinos. A estenose da artéria mesentérica é relativamente comum, relatada em 17,5% da população idosa. A maioria dos pacientes com estreitamento grave de uma ou mais artérias que suprem os intestinos não tem sintomas e não precisa de tratamento.[108] Esses pacientes mantêm fluxo sanguíneo adequado para o intestino pela circulação colateral. Em geral, é preciso que o próprio fluxo sanguíneo colateral esteja deteriorado

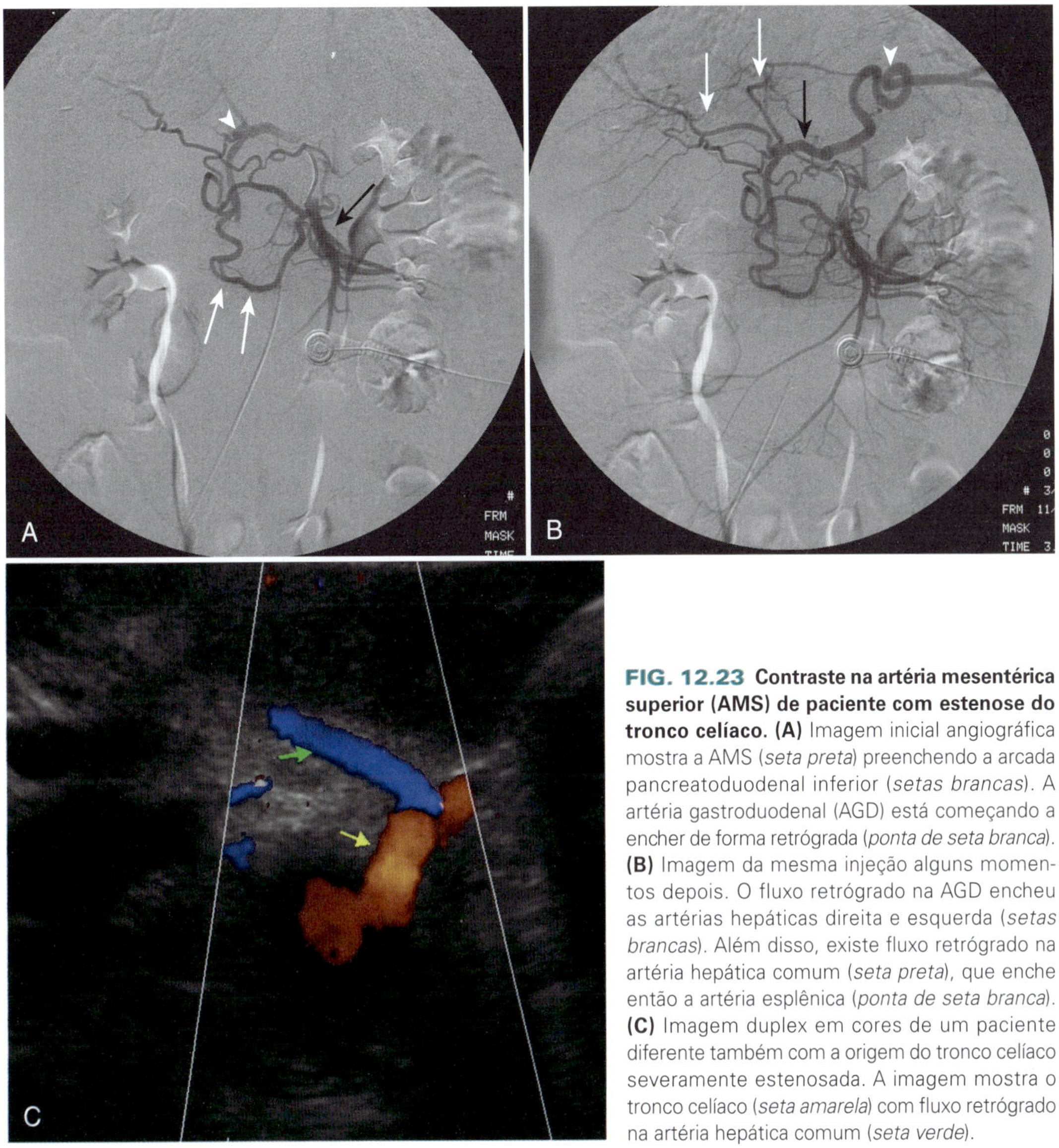

FIG. 12.23 Contraste na artéria mesentérica superior (AMS) de paciente com estenose do tronco celíaco. (A) Imagem inicial angiográfica mostra a AMS (*seta preta*) preenchendo a arcada pancreatoduodenal inferior (*setas brancas*). A artéria gastroduodenal (AGD) está começando a encher de forma retrógrada (*ponta de seta branca*). **(B)** Imagem da mesma injeção alguns momentos depois. O fluxo retrógrado na AGD encheu as artérias hepáticas direita e esquerda (*setas brancas*). Além disso, existe fluxo retrógrado na artéria hepática comum (*seta preta*), que enche então a artéria esplênica (*ponta de seta branca*). **(C)** Imagem duplex em cores de um paciente diferente também com a origem do tronco celíaco severamente estenosada. A imagem mostra o tronco celíaco (*seta amarela*) com fluxo retrógrado na artéria hepática comum (*seta verde*).

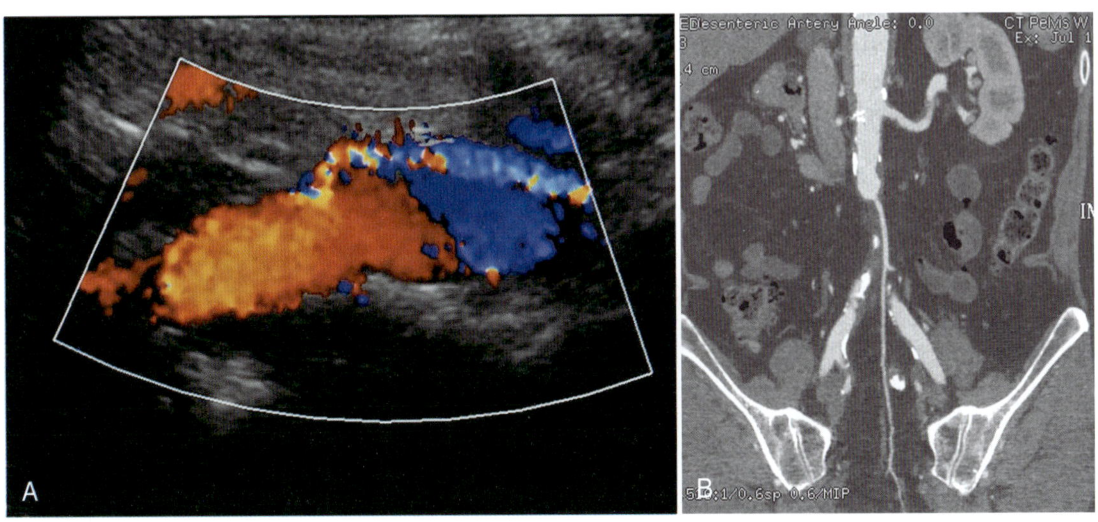

FIG. 12.24 Artéria mesentérica inferior (AMI) com aparência semelhante à da AMS quando avaliada longitudinalmente. (A) US longitudinal com Doppler colorido. **(B)** Imagem reformatada de tomografia computadorizada da AMI.

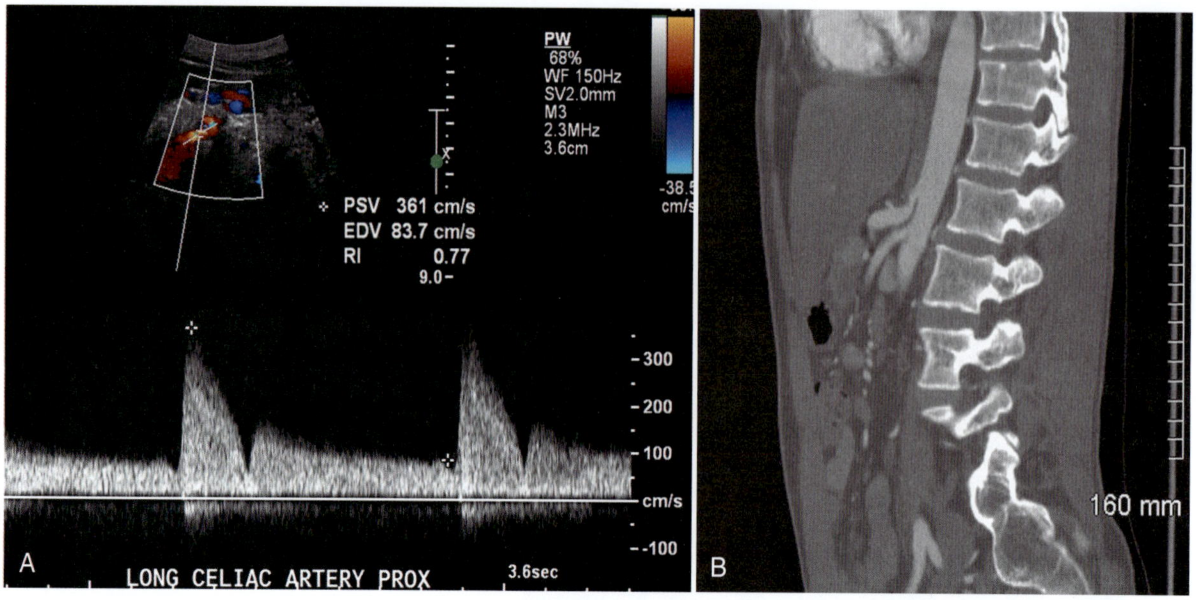

FIG. 12.25 Síndrome do ligamento arqueado médio. Homem, 37 anos, com história de dor abdominal intensa há mais de 20 anos. **(A)** US duplex mostra velocidade elevada no tronco celíaco, de 361 cm/s. **(B)** Imagem da reconstrução sagital da angiografia por tomografia computadorizada mostra o estreitamento característico do tronco celíaco causado pelo ligamento arqueado médio. O paciente apresentou alívio imediato e persistente dos sintomas após a cirurgia para liberar o ligamento arqueado médio.

antes que o paciente se torne sintomático. Na maioria dos casos, duas das três artérias que suprem o fluxo sanguíneo mesentérico (tronco celíaco, AMS, AMI) precisam ter lesões substanciais antes que o paciente apresente isquemia mesentérica crônica, mas mesmo muitos pacientes com doença de múltiplas artérias não são sintomáticos.[108] Novamente, o médico precisa lembrar-se de que, embora incomum, isquemia mesentérica significativa pode resultar do estreitamento de uma artéria, particularmente a AMS.[110]

O início da isquemia mesentérica é insidioso, com o paciente clássico experimentando perda ponderal e dor pós-prandial. São comuns características atípicas, que geralmente incluem queixas de "indigestão". Os pacientes com isquemia crônica geralmente são magros, o que facilita o exame ultrassonográfico.

A vasculite, mais frequentemente **arterite de Takayasu**, também pode causar isquemia mesentérica. Embora os sintomas sejam tipicamente crônicos, o comprometimento das artérias mesentéricas pode ser rapidamente progressivo e resultar em infarto intestinal.[111]

Síndrome do Ligamento Arqueado Médio

Mais comumente, os pacientes com isquemia mesentérica sintomática têm pelo menos duas artérias mesentéricas estreitadas ou completamente ocluídas. Os pacientes com síndrome do ligamento arqueado médio têm estreitamento apenas do tronco celíaco.

O **ligamento arqueado médio** do diafragma fica próximo o tronco celíaco. Este ligamento é uma faixa de tecido fibroso que cruza a aorta, geralmente acima da origem do tronco celíaco, embora o cruzamento possa ser abaixo. A deformidade e o estreitamento do tronco celíaco, causados pelo ligamento arqueado médio, são achados angiográficos bastante comuns na aortografia lateral. Um estudo relatou que 24% dos aortogramas realizados por razões não relacionadas mostraram estenose do tronco celíaco de pelo menos 50%, causada pelo ligamento arqueado médio.[112]

Na **síndrome do ligamento arqueado médio**, os pacientes com estreitamento apenas do tronco celíaco experimentam dor pós-prandial significativa, que resulta em evitar alimentar-se e em perda ponderal. A síndrome é pouco compreendida, mas acredita-se que a dor possivelmente se relacione à isquemia.[113,114] Outros pesquisadores defendem uma causa neurogênica.[115] Alguns pacientes respondem extraordinariamente à cirurgia e se livram dos sintomas.[113-116] A indicação cirúrgica nesses pacientes é muito importante para ajudar a decidir quem é passível de obter benefício com a cirurgia. O procedimento cirúrgico consiste em divisão do ligamento arqueado médio e pode incluir revascularização do tronco celíaco (Fig. 12.25).

Ultrassonografia Duplex (Doppler) da Artéria Mesentérica

A ultrassonografia duplex com Doppler da artéria mesentérica é, em geral, realizada com o paciente em jejum. A maioria dos estudos que avaliam a adição de um estudo pós-prandial conclui que ela não tem valor.[117-119]

O fluxo sanguíneo para os intestinos em jejum é relativamente lento. As formas de ondas normais na AMS e na AMI são de alta resistência. Quando o paciente se alimenta, o sangue é desviado para os intestinos e a AMS tem formas de onda de resistência mais baixa. O tronco celíaco supre o fígado e o baço, que têm maior necessidade de fluxo do que os intestinos quando o paciente está em jejum. Da mesma forma, o tronco celíaco tem menor resistência que a AMS ou a AMI quando examinado com o paciente em jejum.

Como a isquemia mesentérica crônica pode ser fatal, é crítico que o exame seja realizado e interpretado de uma forma que garanta uma sensibilidade muito alta. A maior parte das estenoses que resultam em isquemia mesentérica crônica está dentro dos primeiros 1 a 2 cm da origem do tronco celíaco, da AMS e da AMI. É possível, embora raro, ter uma oclusão de ramo de artéria que resulta em isquemia mesentérica crônica. A ultrassonografia não é uma técnica confiável para avaliar essas estenoses mais distais ou oclusões.

A avaliação do tronco celíaco começa em sua origem e procede para sua bifurcação nas artérias esplênica e hepática comum. Da mesma forma que com os estudos com Doppler duplex, o volume da amostra é avançado lentamente pelo tronco celíaco, com formas de onda vistas a cada 2 a 3 mm e quaisquer locais anormais documentados com uma imagem. Um padrão de formas de onda provenientes do tronco celíaco proximal, média e distal também é obtido.

Nos pacientes com estenose celíaca muito grave ou oclusão, o tronco celíaco recebe com frequência seu suprimento sanguíneo da AMS pela arcada pancreaticoduodenal. O fluxo sanguíneo na artéria gastroduodenal reverte, carregando o sangue da arcada de volta para a artéria hepática comum. O fluxo sanguíneo chega então ao fígado pela artéria hepática comum. Para chegar ao baço, o fluxo sanguíneo proveniente da artéria gastroduodenal flui retrógrado na artéria hepática comum para atingir a artéria esplênica. A avaliação da direção do fluxo sanguíneo na artéria hepática comum deve ser parte do exame ultrassonográfico do tronco celíaco para detectar casos nos quais este fluxo colateral esteja presente (Fig. 12.23).

A avaliação da AMS começa na origem e é conduzida distalmente com visualização de formas de onda a cada 2 a 3 mm, documentando formas de onda nas porções proximal, média e distal. O exame pode ser realizado com ou sem suspensão da respiração. Entretanto, sem suspensão da respiração, geralmente ocorre movimento do volume dificultando a distinção entre o tronco celíaco e a AMS. Com o paciente respirando, o ultrassonografista pode acreditar que uma forma de onda é obtida da AMS, quando, na verdade, o tronco celíaco é exibido ou vice-versa. Deve-se tomar grande cuidado quando não se usa a suspensão da respiração para garantir que o vaso correto seja avaliado. O exame da AMS é também um desafio por causa da angulação abrupta muito acentuada proximalmente. A curva dificulta a correta correção do ângulo Doppler, que é muito importante se ter cuidado.

A AMI possuiu apenas um tronco pequeno antes de se ramificar para as artérias cólica, sigmoidal e hemorroidária superior. Na maioria dos pacientes, a AMI é facilmente caracterizada, sendo o único ramo anterior da aorta abdominal abaixo do nível das artérias renais. Sua identificação pode ser impedida devido ao tamanho do paciente, pelo gás intestinal e pelo fato de ela não ser maior que uma artéria como o tronco celíaco ou a AMS. A AMI exige investigação com Doppler apenas por 2 a 3 cm.

Por fim, manobras especiais precisam ser usadas quando se suspeita de estenose do tronco celíaco causada pelo ligamento arqueado médio. O teste tradicional é medir novamente a velocidade do fluxo na artéria quando o paciente faz uma inspiração profunda. Consideramos esse teste inconsistente. O reexame da artéria com o paciente de pé pode ser superior em sua capacidade de mostrar normalização das velocidades no tronco celíaco, no quadro de compressão pelo ligamento arqueado médio.[120] Nossa experiência indica que o exame com o paciente de pé é muito superior à inspiração profunda (Fig. 12.26).

Interpretação da US Duplex Mesentérica. Provavelmente, os critérios duplex mais amplamente aceitos para estenose mesentérica foram aqueles que estabelecem que VPS acima de 275 cm/s na AMS, e de 200 cm/s no tronco celíaco são indicativos de estenose acima de 70% nessas artérias.[121] Esses critérios são os sugeridos no ACR Appropriateness Criteria.[109] Um artigo mais recente sugere pontos de corte maiores de 295 cm/s na AMS e 240 cm/s no tronco celíaco, sendo indicativos de estenose superior a 50%.[122] Outros pesquisadores sugerem velocidades diastólicas como indicador mais acurado. Um grupo encontrou velocidade diastólica final (VDF) maior que 45 cm/s com VPS superior a 300 cm/s como indicador altamente acurado de estenose da AMS acima de 50%.[123] Outro grupo encontrou VDF maior que 70 cm/s como indicador altamente acurado para diagnóstico de estenose da AMS maior que 50%, e uma VDF acima de 100 cm/s para diagnóstico de estenose do tronco celíaco maior que 50%.[124]

Em nosso laboratório, encontramos critérios que usam velocidades sistólicas (mas não diastólicas) altamente sensíveis, mas que resultam em número significativo de estudos falso-positivos. Devido à alta sensibilidade, estamos seguros de que um exame de alta qualidade que não mostra velocidades sistólicas mais altas do que aquelas estabelecidas anteriormente (200 cm/s no tronco celíaco; 275 cm/s na AMS), o diagnóstico de isquemia mesentérica crônica é excluído. Quando as velocidades atingem esse limiar, procuramos características secundárias que apoiam o diagnóstico de estenose significativa antes de nos certificarmos de que a estenose é real. Essas características secundárias incluem aumento da velocidade diastólica e a presença significativa de turbilhonamento pós-estenótico (Fig. 12.27). O artefato colorido de ruído também apoia estenose grave. Na ausência de achados secundários, o radiologista precisa considerar a possibilidade de um resultado falso-positivo. Neste contexto, temos um limiar baixo para recomendar a ATC ou a ARM para ajudar no diagnóstico (Fig. 12.28).

Não há critérios Doppler duplex amplamente aceitos para o que constitui estenose significativa da AMI. Desse modo, a avaliação para estenose grave também precisa ser baseada em dados mais qualitativos que quantitativos. Uma velocidade sistólica alta, na presença de velocidade diastólica alta e turbulência pós-estenótica, é indicativa de estenose grave. Uma VPS maior de 200 cm/s na AMI pode ser um indicador acurado de estenose grave.[125] A estenose da AMI pode ser um importante contribuinte para o desenvolvimento de isquemia mesentérica. Temos observado e tratado muitos pacientes com isquemia mesentérica nos quais a AMI estenótica foi o único suprimento sanguíneo intestinal.

O tratamento da isquemia mesentérica crônica pode ser cirúrgico ou endoluminal. As taxas de reestenose com o tratamento endoluminal são altas e, assim, é importante a vigilância pós-tratamento. Da mesma forma que todas as artérias tratadas com *stents*, a reestenose geralmente é causada por hiperplasia da íntima, que é comum nos *stents* metálicos sem revestimentos, mas mais comum ainda na extremidade do *stent* (Fig. 12.29). Sugere-se que o uso de *stents* revestidos apresente menores taxas de reestenose nas artérias mesentéricas.[126]

A vigilância com US duplex com Doppler pós-tratamento é controversa por causa das velocidades geralmente altas na AMS com *stent*.[127,128] Alguns especulam que essa elevação de velocidade pode ser causada por uma alteração nas propriedades elásticas da parede arterial induzida por sua incorporação do *stent*.

O objetivo da colocação da endoprótese (*stent*), muitas vezes, não é restaurar o fluxo normal, mas apenas restaurar fluxo suficiente para tornar o paciente assintomático. Aquelas artérias tratadas com *stent* geralmente suprem fluxo colateral para quaisquer artérias sem tratamento, que permanecem estenóticas ou ocluídas (p. ex., uma AMS com *stent* em um paciente que apresenta

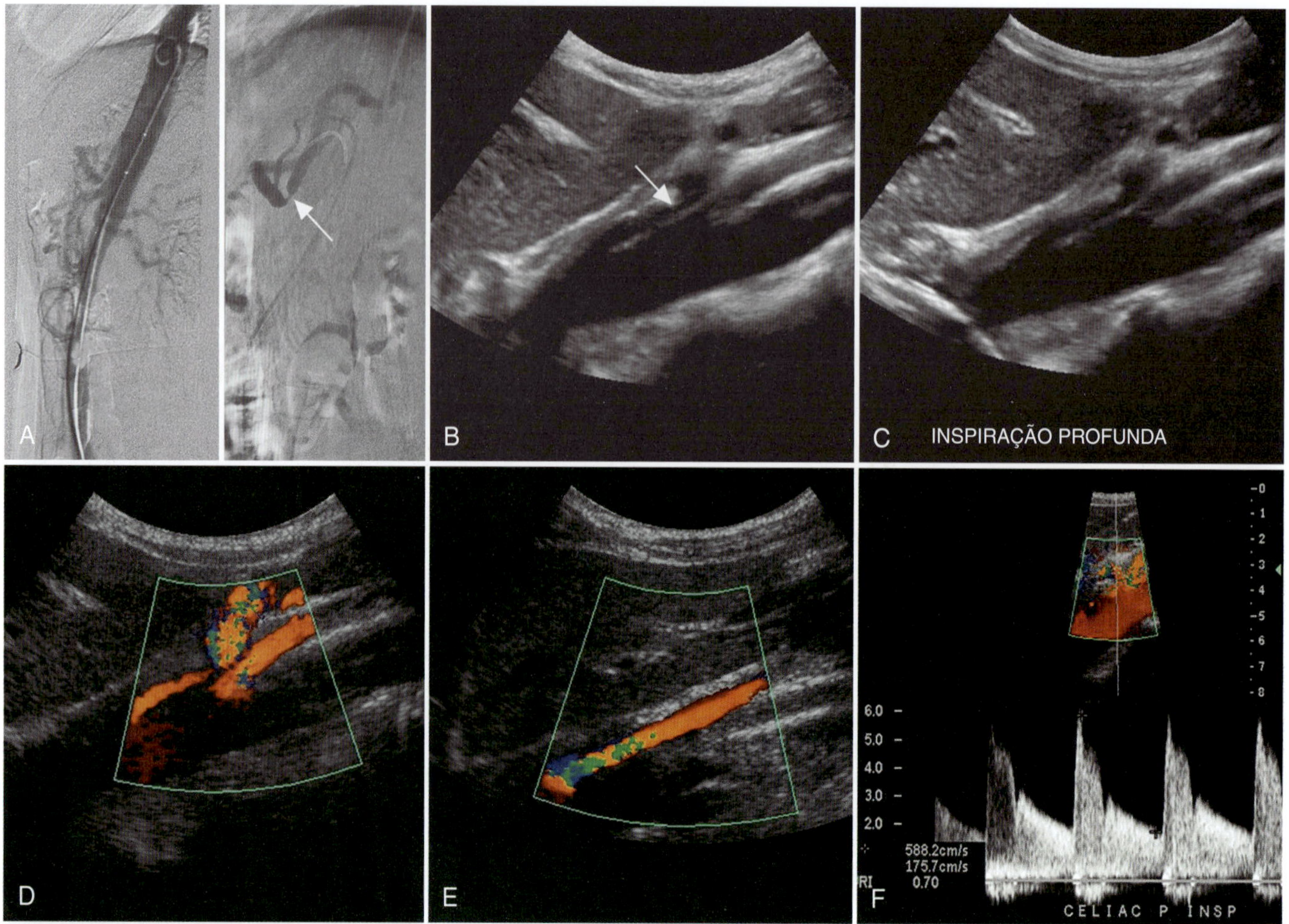

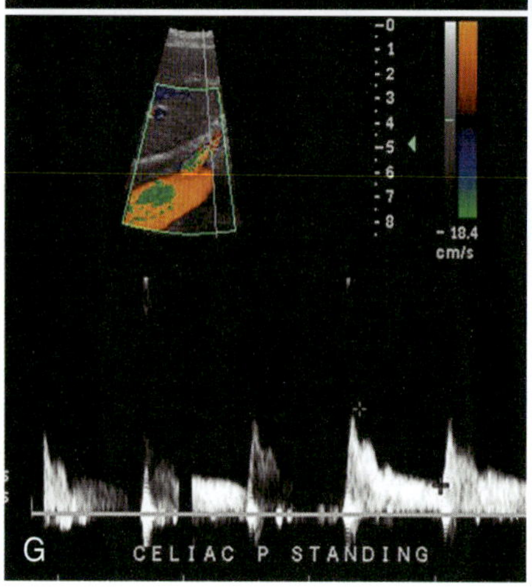

FIG. 12.26 Acotovelamento do tronco celíaco causado pelo ligamento arqueado médio. A aortografia mostra a aparência típica do acotovelamento do tronco celíaco (TCe) causado pelo ligamento arqueado médio. **(A)** A injeção seletiva de contraste no tronco celíaco mostra estreitamento significativo no local do acotovelamento (*seta*). **(B)** A US em escala de cinza com o paciente em decúbito dorsal mostra o acotovelamento do tronco celíaco (*seta*) e sua relação com a artéria mesentérica superior. **(C)** A imagem em escala de cinza com o paciente em decúbito dorsal em inspiração profunda mostra alguma melhora. **(D)** A US com Doppler colorido do paciente em decúbito dorsal mostra o acotovelamento provocando estenose. **(E)** Com o paciente em posição ortostática, a artéria se torna reta, sem estreitamento. **(F)** A imagem espectral mostra velocidade alta, de 588 cm/s, com o paciente em inspiração profunda. **(G)** Com o paciente em posição ortostática, a velocidade é normal, de 163 cm/s.

oclusão do tronco celíaco). As artérias com *stent* geralmente têm fluxo maior em todo seu trajeto. Isso resulta em velocidades uniformemente elevadas em toda a artéria. Temos encontrado esse resultado não só na AMS, mas também nas outras artérias mesentéricas (Fig. 12.30). As decisões terapêuticas após a colocação de *stent* precisam ser tomadas no contexto de todo o quadro clínico, não com base nas velocidades isoladamente. Se o paciente for completamente assintomático, o tratamento geralmente não será realizado, independentemente dos resultados do duplex da artéria mesentérica.

Veias Ilíacas e Veia Cava Inferior

Da mesma forma que nas veias de todo o corpo, as patologias que acometem as veias ilíacas e a veia cava inferior (VCI) são restritas. A trombose das veias ilíacas e da VCI é provavelmente a patologia mais comum, mas é muito menos comum que a trombose venosa do membro inferior.

Em geral, as veias ilíacas e a VCI infrarrenal não são bem avaliadas diretamente com o ultrassom. Desse modo, os exames ultrassonográficos não são realizados com frequência com a intenção de realizar uma avaliação primária das veias cava inferior e ilíaca. A principal exceção

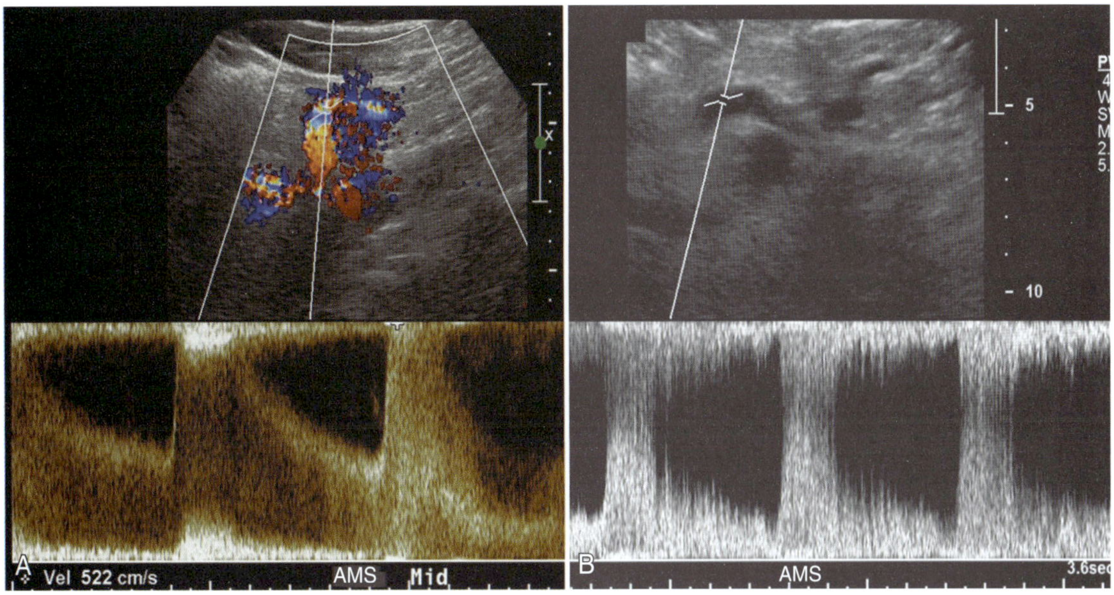

FIG. 12.27 Turbulência pós-estenótica. (A) A forma de onda espectral no local de estenose mostra velocidade diastólica muito alta, maior de 500 cm/s. A porção colorida da imagem exibe ruído colorido que consiste em cor fora do vaso próximo ao local da estenose. Acredita-se que o ruído seja causado pela vibração do tecido. **(B)** A forma de onda espectral mostra a forma de onda "*spike hairdo*" típica em "cabelo arrepiado", causada por turbulência pós-estenótica. Existe artefato de imagem especular. Devido às altas velocidades, a linha de base foi reduzida ao mínimo, fazendo com que o "fluxo abaixo da linha de base" apareça no alto do traçado. Fluxo abaixo da linha de base também é típico de turbulência.

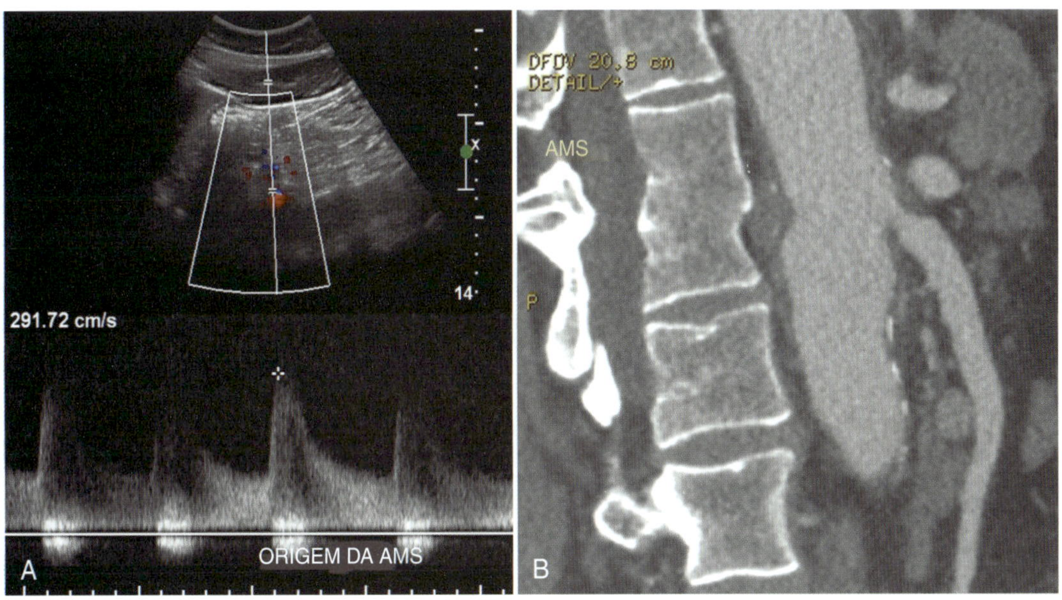

FIG. 12.28 Arterite de Takayasu. Paciente, 34 anos, com discrepância de pressão arterial entre os braços direito e esquerdo. A investigação diagnóstica subsequente mostrou oclusão da artéria subclávia esquerda e estenose grave na origem da artéria renal direita. Dois anos mais tarde, houve exacerbação da arterite e o paciente desenvolveu estenose grave do tronco celíaco e da artéria mesentérica superior (*AMS*). **(A)** A US duplex mesentérica mostra elevação das velocidades sistólica e diastólica. **(B)** TC reformatada mostra o estreitamento moderado na origem da AMS. Observe o espessamento da parede da AMS na sua origem causada pela inflamação mural. O paciente foi tratado clinicamente.

são neonatos, nos quais a avaliação da VCI por ultrassonografia tem oportunidade muito melhor de fornecer boa informação diagnóstica.

Anatomia

A VCI pode ser dividida em vários segmentos. O segmento mais proximal (ou seja, central) é o supra-hepático (pós-hepático), que é pequeno e intratorácico. Em adultos, esse segmento tem aproximadamente 2,5 cm de comprimento e tem as veias hepáticas como tributárias. O segmento seguinte é o intra-hepático, com veias hepática acessória e caudada como tributárias. O segmento seguinte é o infra-hepático/suprarrenal, que tem as veias renais como tributárias. O último segmento é o infrarrenal, que é o maior segmento e tem a veia gonadal direita como tributária. Seguindo distalmente, a VCI divide-se nas veias ilíacas comuns. A veia ilíaca comum esquerda

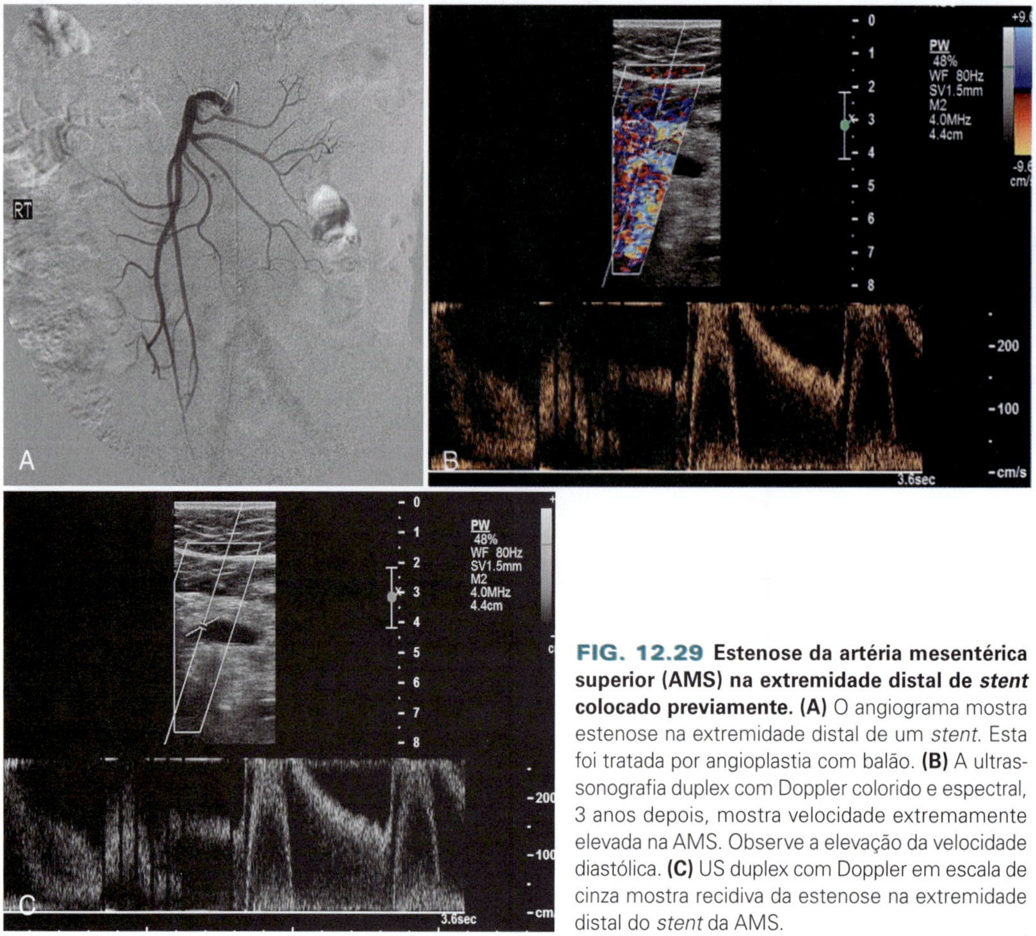

FIG. 12.29 Estenose da artéria mesentérica superior (AMS) na extremidade distal de *stent* colocado previamente. (A) O angiograma mostra estenose na extremidade distal de um *stent*. Esta foi tratada por angioplastia com balão. **(B)** A ultrassonografia duplex com Doppler colorido e espectral, 3 anos depois, mostra velocidade extremamente elevada na AMS. Observe a elevação da velocidade diastólica. **(C)** US duplex com Doppler em escala de cinza mostra recidiva da estenose na extremidade distal do *stent* da AMS.

passa entre a artéria ilíaca comum direita e a coluna vertebral, onde pode ser comprimida, produzindo a fisiologia de May-Thurner (denominada **síndrome de May-Thurner** quando resulta em trombose). As veias ilíacas comuns têm tributárias importantes, das veias ilíacas interna e externa.

Variantes Anatômicas

Existem três variações principais da anatomia da VCI, a mais comum é a **VCI duplicada**. A duplicação é da porção infrarrenal de VCI, com incidência de aproximadamente 2% (Fig. 12.31A). Com mais frequência, o canal esquerdo da VCI drena na veia renal esquerda. A VCI suprarrenal tem anatomia normal. A segunda anomalia mais comum é a transposição da **VCI (localizada à esquerda**; 0,5%; Fig. 12.31B), que geralmente drena para a veia renal esquerda. No caso da VCI duplicada, a anatomia acima do nível das veias renais é normal. Em ambas as anormalidades, o segmento anômalo localizado à esquerda pode cruzar a aorta abaixo do nível da veia renal esquerda. Além disso, o segmento anômalo pode cruzar anterior ou posteriormente à aorta.[129]

A terceira anomalia principal é a **continuação ázigos da VCI**. A VCI infrarrenal flui superiormente para as veias hemiázigos ou ázigos. A VCI não passa através do fígado nesse contexto; não existe VCI intra-hepática. As veias hepáticas drenam normalmente para a VCI supra-hepática (pós-hepática) curta, que entra no átrio direito. A incidência de continuação ázigos é de aproximadamente 0,6%.[129]

Com relação às tributárias da VCI, existem variações anatômicas das veias hepáticas, veia renal esquerda e veias gonadais. As veias hepáticas apresentam inúmeras variações importantes no planejamento do procedimento de ressecção do fígado ou transplante.[130] A variação mais comum é a presença de uma **veia hepática direita acessória**.[131]

A **veia renal esquerda** geralmente passa à frente da aorta abdominal para juntar-se à VCI. Ela também pode ser **circum-aórtica** (até 8,7%),[129] em que a veia renal esquerda tem dois ramos: um que passa atrás e o outro anterior à aorta. Com menor frequência, a VCI pode ser **retroaórtica** (até 2,4%), em que uma única veia renal esquerda passa por trás da aorta. Em ambos os casos, a porção da veia renal esquerda que passa por trás da aorta geralmente desce uma curta distância em direção à pelve, à medida que passa por trás da aorta.[129]

A **veia gonadal direita** junta-se à VCI logo abaixo do nível da veia renal direita ou na veia renal direita em 90% dos casos. Nos 10% remanescentes, ela se junta à veia renal direita. Quando a anatomia da VCI é o padrão, a veia gonadal esquerda quase sempre drena na veia renal esquerda. Em uma VCI duplicada ou esquerda, a **veia gonadal esquerda** quase sempre drena para a VCI localizada à esquerda.[132]

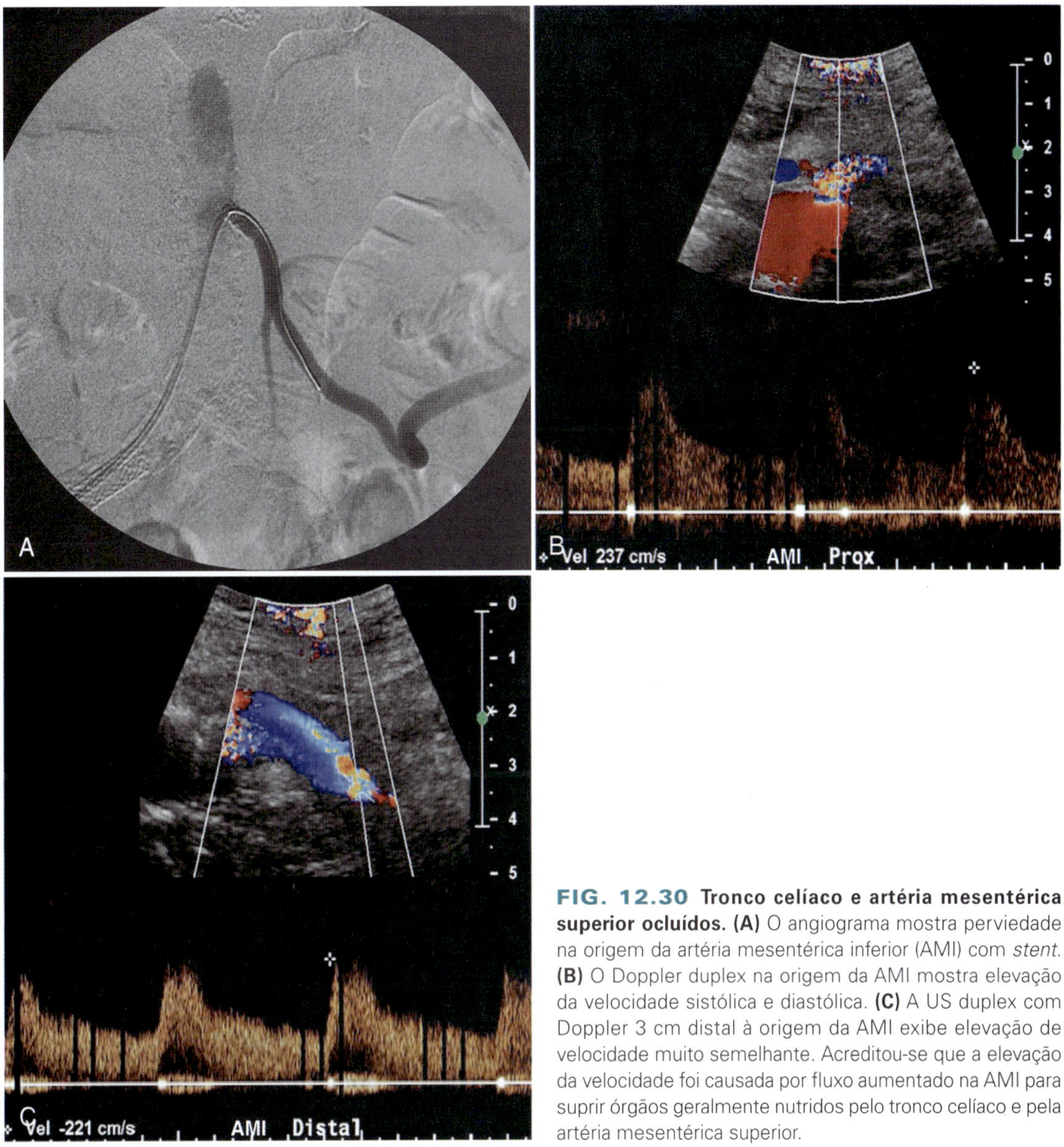

FIG. 12.30 Tronco celíaco e artéria mesentérica superior ocluídos. (A) O angiograma mostra perviedade na origem da artéria mesentérica inferior (AMI) com *stent*. **(B)** O Doppler duplex na origem da AMI mostra elevação da velocidade sistólica e diastólica. **(C)** A US duplex com Doppler 3 cm distal à origem da AMI exibe elevação de velocidade muito semelhante. Acreditou-se que a elevação da velocidade foi causada por fluxo aumentado na AMI para suprir órgãos geralmente nutridos pelo tronco celíaco e pela artéria mesentérica superior.

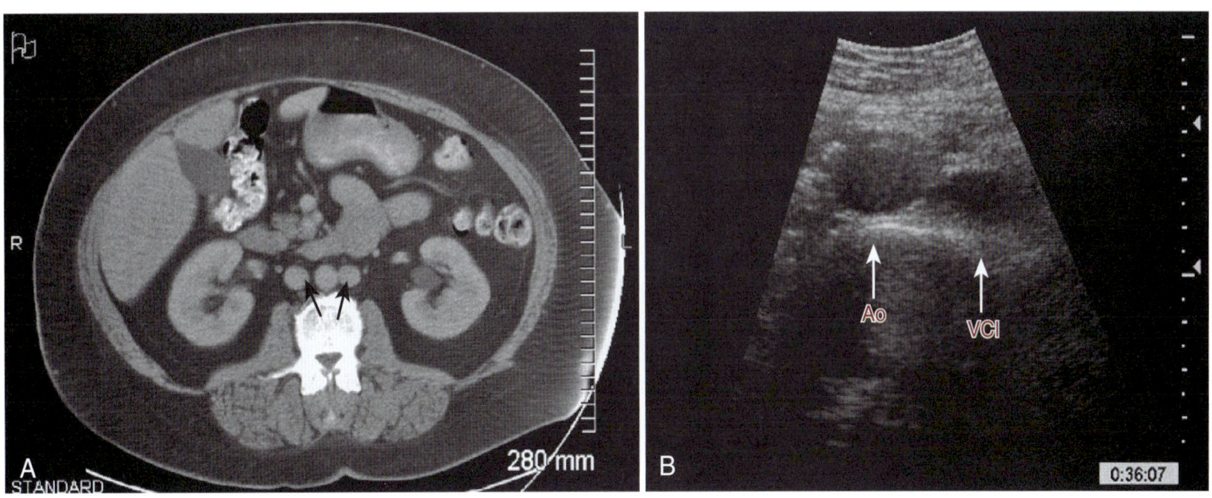

FIG. 12.31 Anormalidades da veia cava inferior. (A) TC da VCI duplicada (*setas pretas*), a anormalidade mais comum da VCI. A VCI esquerda uniu-se à veia renal esquerda. A VCI acima do nível das veias renais estava em localização normal. **(B)** Ultrassonografia de outra anormalidade da VCI, a VCI esquerda correndo à esquerda da aorta (*Ao*). A VCI esquerda une-se à veia renal esquerda.

Trombose

As veias ilíacas e a VCI são veias grandes com fluxo de alto volume. Elas são menos propensas à trombose primária do que as veias profundas das extremidades. Talvez o evento mais comum que resulte em trombose da VCI seja quando um coágulo emboliza em um filtro de VCI. A trombose isolada da veia ilíaca é incomum, ocorrendo em 1,6% dos casos de trombose venosa profunda (TVP) dos membros inferiores.[133]

O trombo ilíaco resulta mais frequentemente da extensão da trombose venosa da extremidade inferior. A compressão extrínseca da VCI ou das veias ilíacas, como na fisiologia de May-Thurner ou no útero grávido, também pode resultar em trombose. A trombose da veia ilíaca em adultos raras vezes é vista diretamente na ultrassonografia, em função da ausência de uma janela adequada. Com maior frequência, a possibilidade de trombose ilíaca só pode ser sugerida ultrassonograficamente.

As dicas ultrassonográficas de trombose de veia ilíaca são encontradas nas veias femorais comuns. Quando um trombo na veia femoral comum se estende proximalmente, é fácil inferir possível extensão para as veias ilíacas. Os casos mais sutis envolvem fluxo contínuo, baixo ou ausente em uma veia femoral comum aberta (não trombosada). As formas de onda da veia femoral comum geralmente mostram fasicidade respiratória, cardíaca ou ambas. Quando a **fasicidade** não é vista claramente, como no fluxo contínuo, baixo ou ausente, ela sugere obstrução do fluxo mais proximalmente (Fig. 12.32). Antes de solicitar outros exames para procurar obstrução mais proximal, vale a pena realizar algumas manobras para eliminar causas não patológicas de ausência de fasicidade. Primeiro, remova a roupa íntima da paciente se estiver apertada; essa é uma causa comum de obstrução não patológica. Segundo, verifique ultrassonograficamente a bexiga urinária. Se moderada ou muito distendida, o paciente deve esvaziar a bexiga. Terceiro, se a paciente estiver no segundo ou terceiro trimestre de gestação, verifique as formas de onda na posição oblíqua posterior ou de decúbito. Se a compressão for causada pelo útero gravídico, essas manobras muitas vezes permitirão que a forma de onda retorne ao normal, mostrando que não há bloqueio fixo das veias (Fig. 12.33).

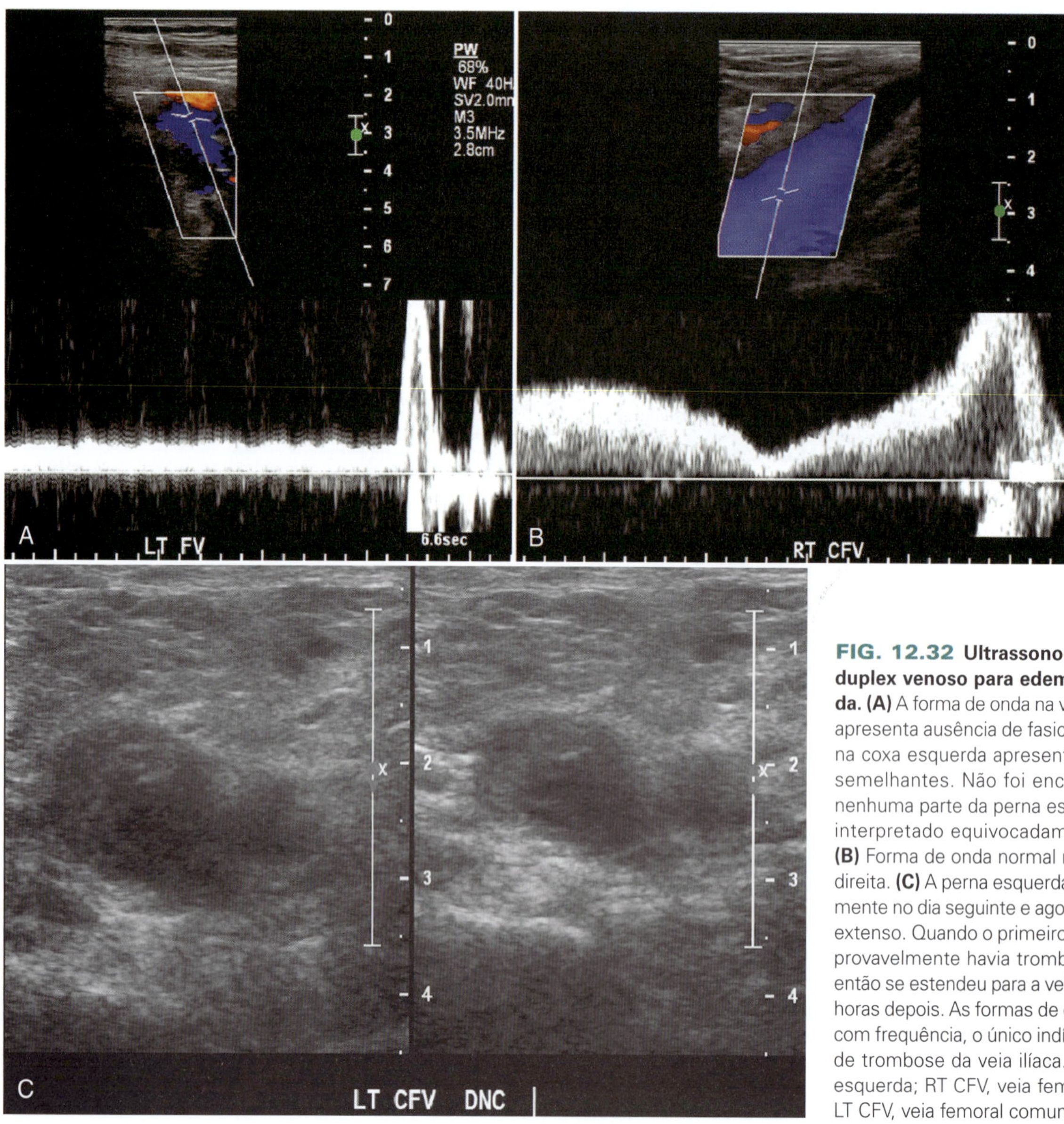

FIG. 12.32 Ultrassonografia com Doppler duplex venoso para edema da perna esquerda. (A) A forma de onda na veia femoral esquerda apresenta ausência de fasicidade. Todas as veias na coxa esquerda apresentam formas de onda semelhantes. Não foi encontrado trombo em nenhuma parte da perna esquerda. O exame foi interpretado equivocadamente como normal. **(B)** Forma de onda normal na veia ilíaca comum direita. **(C)** A perna esquerda foi examinada novamente no dia seguinte e agora mostra um trombo extenso. Quando o primeiro exame foi realizado, provavelmente havia trombo da veia ilíaca, que então se estendeu para a veia femoral comum 24 horas depois. As formas de onda nas pernas são, com frequência, o único indício ultrassonográfico de trombose da veia ilíaca. LT FV, veia femoral esquerda; RT CFV, veia femoral comum direita; LT CFV, veia femoral comum esquerda

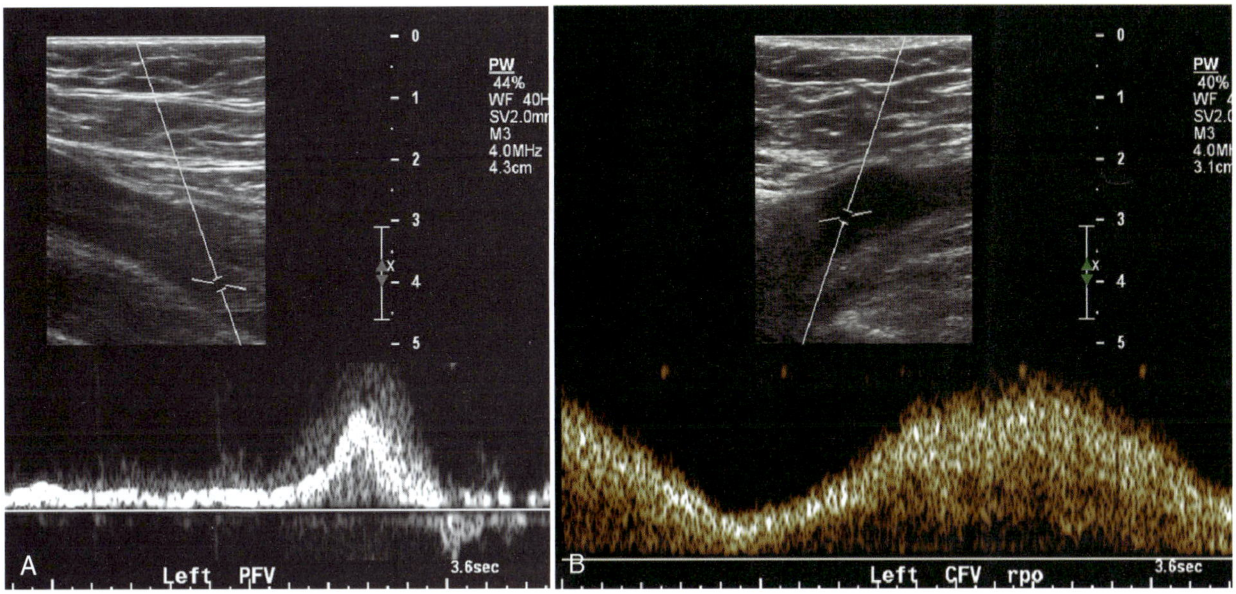

FIG. 12.33 Paciente no terceiro trimestre de gestação com edema da perna. (A) A onda na veia femoral profunda esquerda com a paciente em decúbito dorsal mostra fasicidade reduzida. Todas as veias da coxa esquerda apresentam formato de onda semelhante. A única variação observada no fluxo ocorreu ao realizar aumento de pressão (tosse ou compressão manual), causando breve aumento do fluxo. **(B)** Paciente foi colocada em decúbito oblíquo posterior direito. A rotação descomprimiu as veias ilíacas esquerdas (causada pelo útero gravídico). O fluxo na veia femoral comum esquerda mostra fasicidade respiratória normal. Left PFV, veia femoral profunda esquerda; left CFV, veia femoral comum esquerda; rpo, oblíqua posterior direita.

Se essas manobras não obtiverem sucesso na restauração de uma forma de onda normal, pode haver uma obstrução proximal para a(s) veia(s) femoral(is) comum(ns). Se unilateral, provavelmente é uma obstrução de veia ilíaca. Se bilateral, a obstrução pode ser das veias ilíacas em ambos os lados ou da VCI. Na nossa experiência, a ausência de fasicidade da veia femoral comum é mais provavelmente um achado falso-positivo se for bilateral em vez de unilateral.

Se não houver fasicidade da veia femoral comum, a obstrução mais proximal pode ser causada por trombose aguda ou crônica, síndrome de May-Thurner ou compressão extrínseca da veia por massa benigna ou maligna ou por coleção de líquido. Quando não há fasicidade, outros estudos de imagem podem ser realizados para avaliar possíveis etiologias. Isso é particularmente importante se o paciente apresentar achados clínicos sugestivos de obstrução mais proximal. Usamos tipicamente TC com contraste (Fig. 12.34) e, na gravidez, RM. A venografia pélvica é outra opção.

Em neonatos, particularmente aqueles com cateteres venosos femorais, a varredura da VCI pode ser valiosa para avaliação de trombose. A VCI intra-hepática geralmente é bem visualizada. Os trombos podem ser vistos frequentemente pela ultrassonografia em escala de cinza e confirmados com ultrassonografia com Doppler colorido e espectral. A VCI infra-hepática é mais difícil de ser vista, mas geralmente pode ser avaliada adequadamente por meio de uma abordagem lateral distante, obtendo-se imagens coronais usando os rins como janela.

Síndrome de Quebra-Nozes (Nutcracker)

O **fenômeno "quebra-nozes" (*nutcracker*)** é descrito por compressão extrínseca da veia renal esquerda, determinando estreitamento do segmento mesoaórtico (medial) e dilatação do segmento hilar (lateral) da veia (Vídeos 12.11 e 12.12).[134] A **síndrome de quebra-nozes (*nutcracker*)** refere-se a sintomas clínicos associados (dor no flanco, dor abdominal, hematúria e/ou proteinúria) quando relacionados aos achados anatômicos e hemodinâmicos do fenômeno de quebra-nozes (*nutcracker*).[134] A síndrome pode ser dividida em categorias anterior (compressão da veia renal esquerda entre a aorta e AMS) e posterior (compressão da veia renal retroaórtica entre a aorta e coluna vertebral). A síndrome de quebra-nozes (*nutcracker*) posterior é rara, provavelmente porque a incidência de veia renal retroaórtica esquerda é de apenas 0,5% a 3,7%.[135]

A prevalência geral da síndrome de quebra-nozes (*nutcracker*) é desconhecida, e critérios de diagnóstico e tratamento não são bem estabelecidos. Proposições diagnósticas em casos suspeitos incluem testes laboratoriais para avaliar a causa da hematúria, ultrassonografia, ATC ou ARM do abdome e venografia com medidas de gradiente de pressão renocaval.[136] As taxas de velocidade máxima e as relações de diâmetros anterior-posterior maiores que 5 entre os segmentos mesoaórtico e hilar da veia renal esquerda foram propostos como critérios diagnósticos ultrssonográficos.[137] No entanto, o examinador deve considerar os casos com fenômeno de quebra-nozes (*nutcracker*) antigos, em que os vasos colaterais desenvolvidos podem reduzir o fluxo sanguíneo através da porção estreitada da veia renal esquerda. O Doppler colorido deve ser usado nesses casos para avaliar o fluxo sanguíneo nos vasos colaterais.[138] A avaliação por ATC ou RM mostra a origem angular aguda entre a AMS e a aorta, descrita como 54 graus ± 5 graus.[139] A distância entre a AMS e a parede anterior da aorta no fenômeno de quebra-nozes (*nutcracker*) foi referida como 3 mm (normal, 5 a 6 mm).[139] A venografia e a medida do gradiente de pressão renocaval é uma avaliação invasiva, mas considerada pela maioria como o padrão de referência.[140] A diferença de pressão entre a VCI e a veia renal esquerda normalmente é inferior a 1 mmHg.[141] Em pacientes com fenômeno de quebra-nozes (*nutcracker*), o gradiente de pressão é de 3,0 mmHg ou mais, compatível com hipertensão da veia renal esquerda.[134] No entanto, observamos mais de um paciente com síndrome de quebra-nozes (*nutcracker*) que não tinha gradiente pressórico

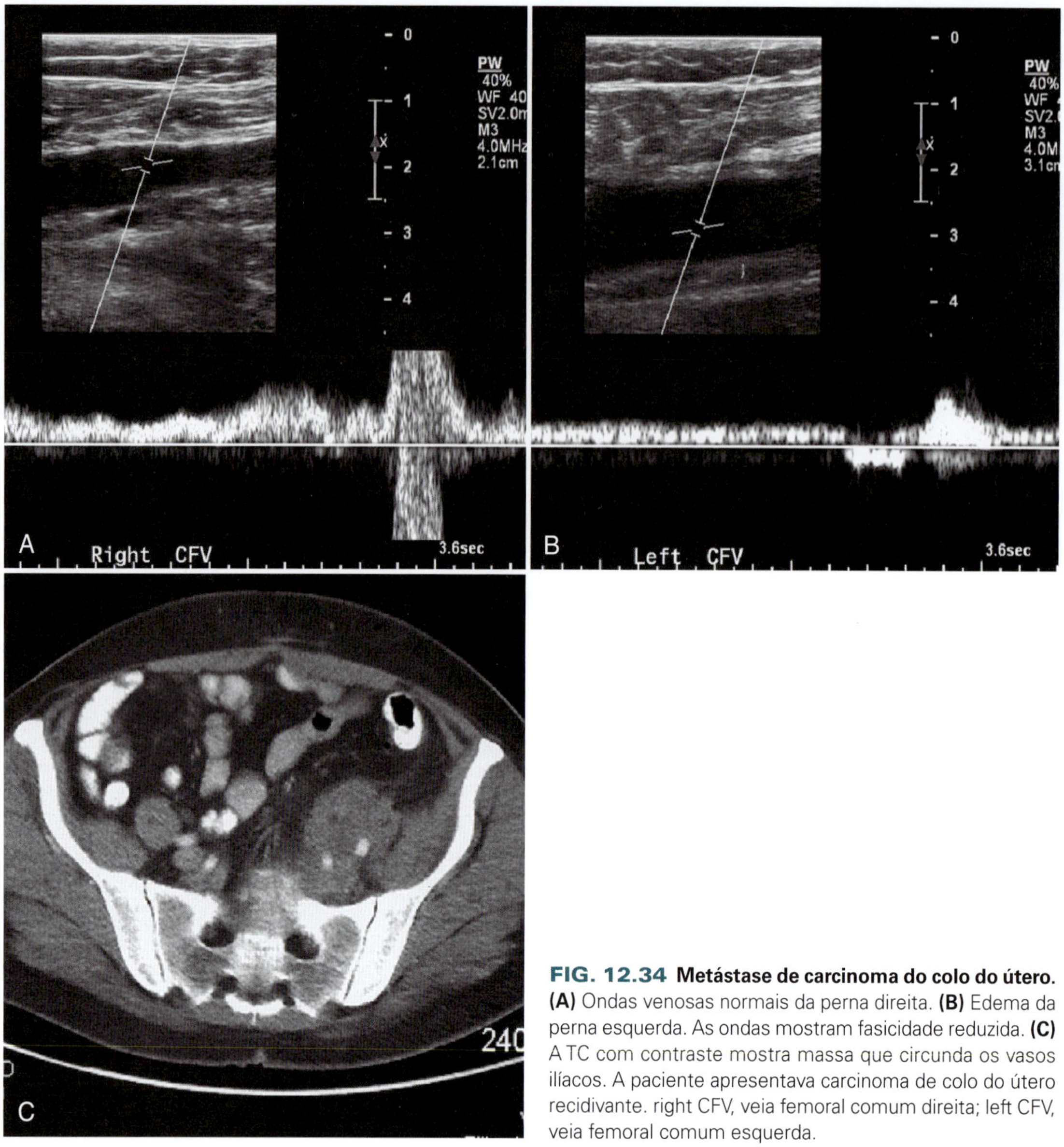

FIG. 12.34 Metástase de carcinoma do colo do útero. **(A)** Ondas venosas normais da perna direita. **(B)** Edema da perna esquerda. As ondas mostram fasicidade reduzida. **(C)** A TC com contraste mostra massa que circunda os vasos ilíacos. A paciente apresentava carcinoma de colo do útero recidivante. right CFV, veia femoral comum direita; left CFV, veia femoral comum esquerda.

significativo, porém, tornou-se assintomático quando um *stent* foi colocado na veia renal esquerda.

Assim como os critérios de diagnóstico para a síndrome de quebra-nozes (*nutcracker*) que não estão bem estabelecidos e são controversos, as opções de tratamento também o são. As opções cirúrgicas incluem transposição da veia renal esquerda, derivação venosa renal (*bypass*), autotransplante renal e transposição de AMS.[140] Entretanto, estudos mais recentes sugerem que o *stent* endovascular deve ser considerado como a principal opção de tratamento devido à sua natureza minimamente invasiva e com desfechos bem-sucedidos (Fig. 12.35).[142]

Síndrome de Congestão Pélvica

A **síndrome de congestão pélvica** pode se apresentar como dor pélvica crônica vaga, geralmente com duração maior que 6 meses.[143] O diagnóstico correto é frequentemente retardado devido a amplos diagnósticos diferenciais de dor pélvica em mulheres. A dor está relacionada às varicosidades pélvicas e ovarianas, que se desenvolvem do refluxo venoso crônico ou da obstrução de saída venosa das veias pélvicas.[144] A multiparidade é um importante fator de risco. As múltiplas gestações determinam dilatações venosas e incompetência valvular, levando ao refluxo venoso crônico.[143,145] O fenômeno de quebra-nozes (*nutcraker*), descrito anteriormente, também é um fator de risco para o desenvolvimento da síndrome de congestão pélvica.

Os achados ultrassonográficos incluem veias ovarianas dilatadas com mais de 6 mm de diâmetro e fluxo caudal reverso, varicocele pélvica (> 5 mm de diâmetro) e veias arqueadas dilatadas (> 5 mm de diâmetro) atravessando o miométrio entre as varicoceles pélvicas (Vídeos 12.13 e 12.14).[146,147] O exame do paciente na posição ortostática deve ser considerado porque as veias pélvicas podem colapsar quando em posição supina.[144] Os achados da TC e RM incluem quatro ou mais veias parauterinas dilatadas (> 4 mm de diâmetro) e diâmetro da veia ovariana superior a 8 mm.[148] A ARM *time-resolved* evidencia o fluxo retrógrado nas veias ovarianas.[149] Quando a história clínica é sugestiva, a venografia é considerada o padrão de referência.[148,150]

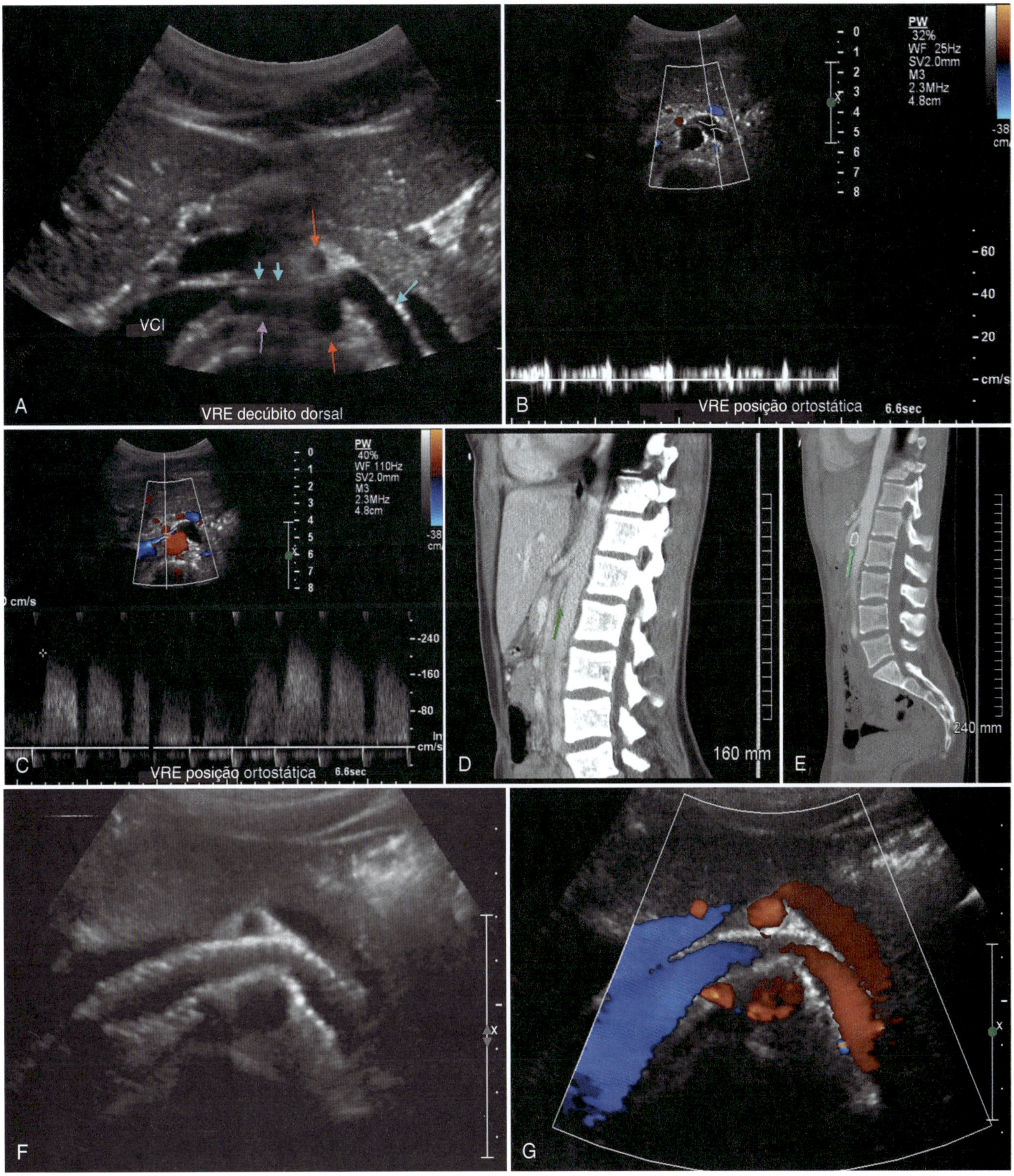

FIG. 12.35 Síndrome de quebra-nozes (*nutcracker*). Mulher, 17 anos, com dor abdominal à esquerda. **(A)** US transversal do abdome mostra a veia renal esquerda (VRE) dilatada (*seta azul*) logo antes de cruzar a artéria mesentérica superior (AMS) e a aorta (*setas vermelhas*). A VRE está estreitada e pouco visível (*setas curvas azuis*) anterior à artéria renal direita (*seta rosa*). **(B)** A US duplex da VRE mostra fluxo lento na porção dilatada da veia. **(C)** A US duplex da porção estenótica da veia exibe aumento de velocidade do fluxo de 210 cm/s. **(D)** A reformatação sagital da angiografia por tomografia computadorizada mostra que a VRE assemelha-se a uma fenda (*seta verde*) local em que cruza a aorta e a AMS. **(E)** As imagens reformatadas sagitais após a colocação do *stent* mostram que o diâmetro anteroposterior da VRE é melhorado (*seta verde*). **(F)** A imagem transversal da escala de cinza mostra o *stent* na VRE. **(G)** A US duplex com Doppler colorido apresenta fluxo uniforme na endoprótese. O Doppler espectral (não mostrado) mostrou velocidades normais em todas as partes.

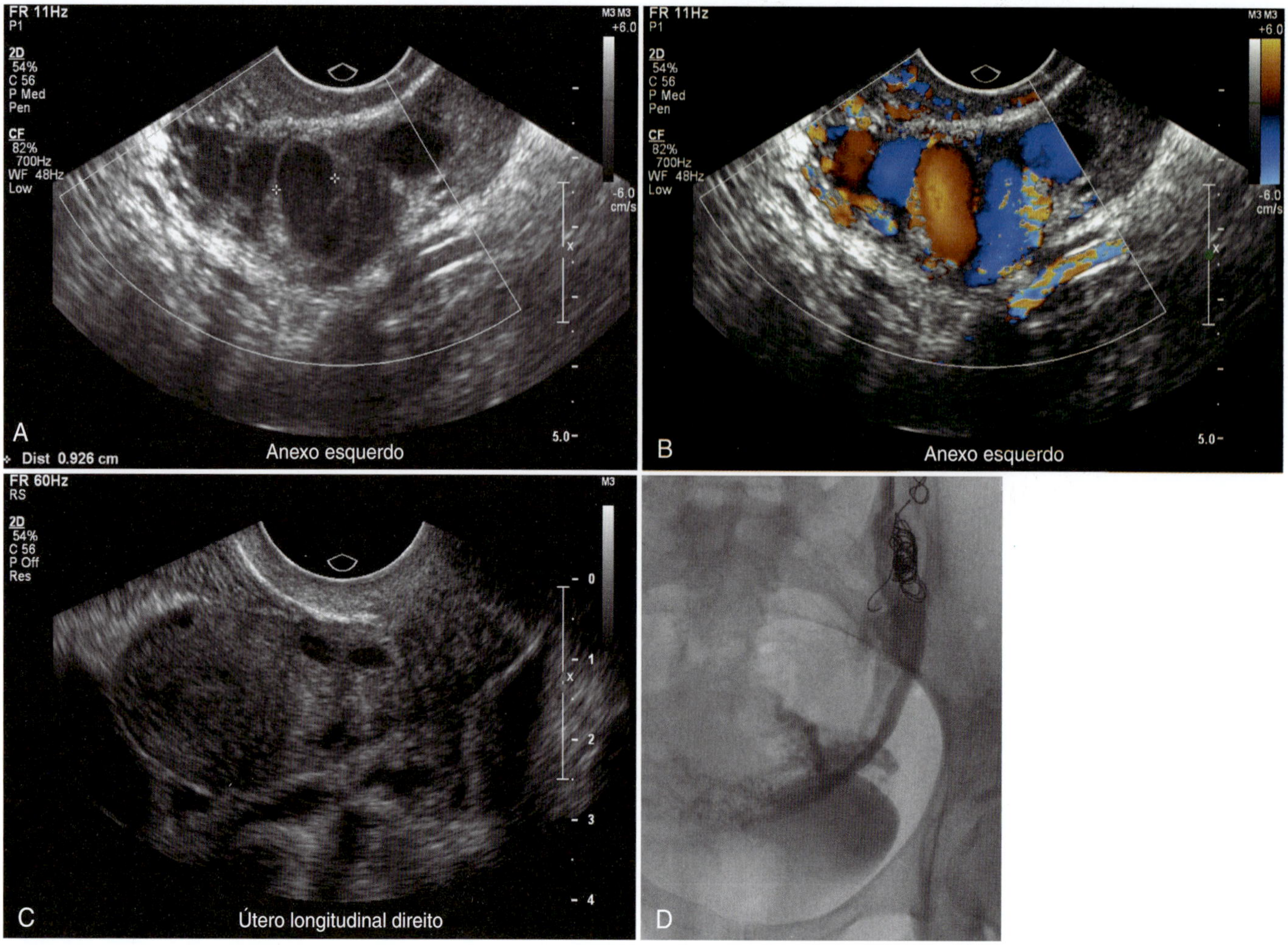

FIG. 12.36 Síndrome de congestão pélvica. (A) Imagens de ultrassonografia em escala de cinza transvaginal pélvica e **(B)** com Doppler colorido das veias ovarianas esquerda dilatadas, a maior apresentando 9 mm de diâmetro. **(C)** Imagem transvaginal sagital mostra veias uterinas arqueadas dilatadas. Elas conectam a veia ovariana esquerda à direita. **(D)** Venografia pélvica de outra paciente realizada durante a embolização da veia ovariana. Numerosas veias colaterais surgem da veia ovariana esquerda e atravessam a pelve. Espera-se que estas se conectem à veia ovariana direita. Ver também o Vídeo 12.15.

Os achados venográficos incluem a veia ovariana esquerda dilatada, fluxo retrógrado do contraste na veia ovariana esquerda e retardo na eliminação do contraste.[145,150] O tratamento clínico inclui acetato de medroxiprogesterona ou acetato de goserelina (agonista do hormônio liberador de gonadotrofina).[151] A embolização das transcateter veias ovarianas pode ser realizada como tratamento primário ou em pacientes cujo manejo clínico não foi bem-sucedido. Isso resulta em melhora clínica entre 60% e 100% dos pacientes[150] (Fig. 12.36 e Vídeo 12.15).

Síndrome de Budd-Chiari

A **síndrome de Budd-Chiari** é uma condição rara causada pela obstrução do efluxo das veias hepáticas. Em caucasianos, a condição geralmente se relaciona à hipercoagulabilidade. Em asiáticos, a obstrução membranosa da VCI é a causa mais comum.[152] Quando existe estenose isolada da VCI, a angioplastia transluminal percutânea, com ou sem colocação de *stent*, costuma ser bem-sucedida. A colocação de derivação portossistêmica intra-hepática transjugular (TIPS; do inglês, *transjugular intrahepatic portosystemic shunt*) com frequência é efetiva nos casos de obstrução de veia hepática.[153]

A síndrome de Budd-Chiari apresenta muitas manifestações intra-hepáticas.[154,155] As manifestações da VCI são visíveis na ultrassonografia e incluem rede de VCI logo acima das veias hepáticas,[152] estreitamento da VCI intra-hepática causado por inchaço do fígado e trombose da VCI.[153]

Neoplasias da Veia Cava Inferior

As neoplasias da VCI são raras e, na maioria das vezes, ocorrem quando há extensão de tumores de órgãos sólidos através de sua drenagem venosa na VCI. Esse fenômeno é visto quando o carcinoma renal se estende das veias renais para a VCI. O mesmo fenômeno pode ocorrer no carcinoma hepatocelular e no carcinoma adrenocortical que se estendem pelas veias hepáticas e suprarrenais para a VCI.

As neoplasias primárias da VCI são ainda mais raras. Leiomiossarcoma também pode ocorrer em outros locais de veias sistêmicas, mas surgem na VCI com maior frequência.

A ultrassonografia não é o método primário de imagem desses tumores. Quando há achados de comprometimento tumoral da

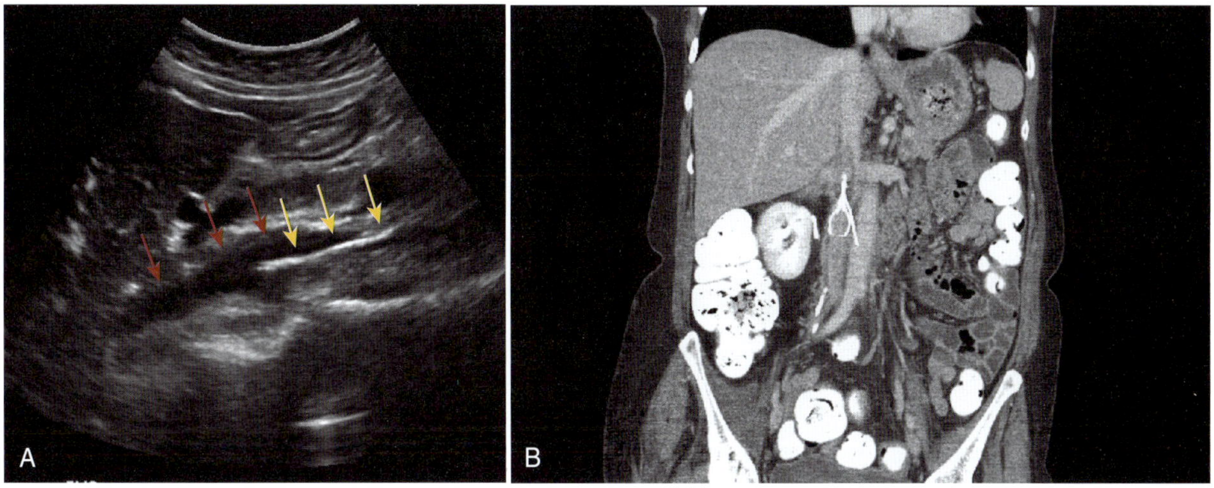

FIG. 12.37 Filtros da veia cava inferior (VCI). (A) A visualização dos filtros da veia cava inferior pode ser muito difícil. Ecos lineares brilhantes (*setas amarelas*) indicam parte do filtro dentro da VCI (*setas vermelhas*). Esta imagem representa uma boa e rara visualização do filtro. **(B)** Reconstrução coronal da TC mostra a localização e a forma do filtro. (Cortesia de Anthony Hanbidge, MD.)

VCI na US, a obtenção de imagens por TC ou RM deve geralmente ser recomendada para determinar a extensão total da anormalidade.

Outros Achados da Veia Cava Inferior

Dilatação da VCI e dos orifícios da veia hepática é observada em pacientes com insuficiência cardíaca congestiva.[156]

A colocação de **filtros na VCI** tem se tornado mais comum. Na nossa experiência, eles são vistos de forma inconsistente. Quando visualizados, os filtros aparecem como um corpo estranho ecogênico na VCI. Raramente é possível determinar mais sobre o filtro do que sua presença e localização aproximada (Fig. 12.37). A VCI pode se tornar esclerótica em pacientes com filtros de longa data, em que se pode caracterizar a ausência da VCI associada às veias colaterais retroperitoneais. As "pernas" dos filtros também podem penetrar a parede da VCI. Esse achado é razoavelmente comum na TC e, em geral, é um achado incidental, embora possa determinar complicações.[157] É possível observar na ultrassonografia a penetração do filtro na VCI como um corpo estranho ecogênico que se estende para fora desta veia.

DOENÇAS NÃO VASCULARES DO RETROPERITÔNIO

Exceto no exame de órgãos sólidos específicos abordados em outros capítulos, a ultrassonografia não é a modalidade primária usada para definir condições não vasculares no retroperitônio. Quando as anormalidades descritas a seguir são vistas na ultrassonografia, frequentemente é necessária a avaliação complementar com TC ou RM para definir a anormalidade por completo.

Massas Sólidas

Provavelmente, a massa sólida mais comum é a linfadenopatia (linfonodos aumentados). As causas de linfadenopatia podem ser benignas ou malignas (p. ex., infecção, linfoma), mas a malignidade precisa ser excluída em todos os casos. Os linfonodos são mais comumente hipoecoicos. A localização e a identificação de uma estrutura como um provável linfonodo geralmente ocorrem em uma região para-aórtica, paracaval ou no mesentério.

A doença metastática é outra causa de massas sólidas no retroperitônio. As metástases mais frequentemente ocorrem para os linfonodos, mas podem ser vistas em outros locais. Muitas vezes, é impossível afirmar se a massa é linfonodal ou se está centrada em algum outro tipo de tecido (Fig. 12.38).

São raros processos malignos primários no retroperitônio. O tumor retroperitoneal maligno mais comum é o linfoma.[158] Os outros sarcomas mais comuns são: lipossarcoma, leiomiossarcoma e histiocitoma fibroso. Esses tumores geralmente são submetidos à ressecção cirúrgica e apresentam taxa relativamente alta de recidiva.[159]

Também ocorrem massas benignas no retroperitônio, inclusive **fibromas, schwannomas, neurofibromas** e **lipomas**. Os **paragangliomas extra-adrenais** (**feocromocitomas** extra-adrenais) geralmente são benignos, mas também podem ser malignos.[160] Em geral, a distinção entre massas retroperitoneais benignas e malignas não pode ser feita na ultrassonografia, e o achado de massa inesperada no retroperitônio deve geralmente desencadear a avaliação adicional imediata com TC ou RM.

Coleções de líquido também podem ser vistas no retroperitônio, incluindo hematoma, urinoma, linfocele, abscesso e pseudocisto pancreático. Se forem bem visualizados e, quando houver indicação, a ultrassonografia, juntamente com fluoroscopia, geralmente é a melhor modalidade para drenar essas coleções.

Fibrose Retroperitoneal

Como mencionado anteriormente, a fibrose retroperitoneal, com frequência, está associada ao AAA inflamatório, um processo patológico denominado **periaortite crônica**. A fibrose retroperitoneal pode ser vista como uma massa que geralmente circunda a aorta e as artérias ilíacas comuns. Ela pode envolver estruturas adjacentes, mais frequentemente os ureteres, determinando distorção e deslocamento dos ureteres e, muitas vezes, obstrução. Quando relacionada ao AAA, a fibrose retroperitoneal frequentemente regride com reparo do AAA.

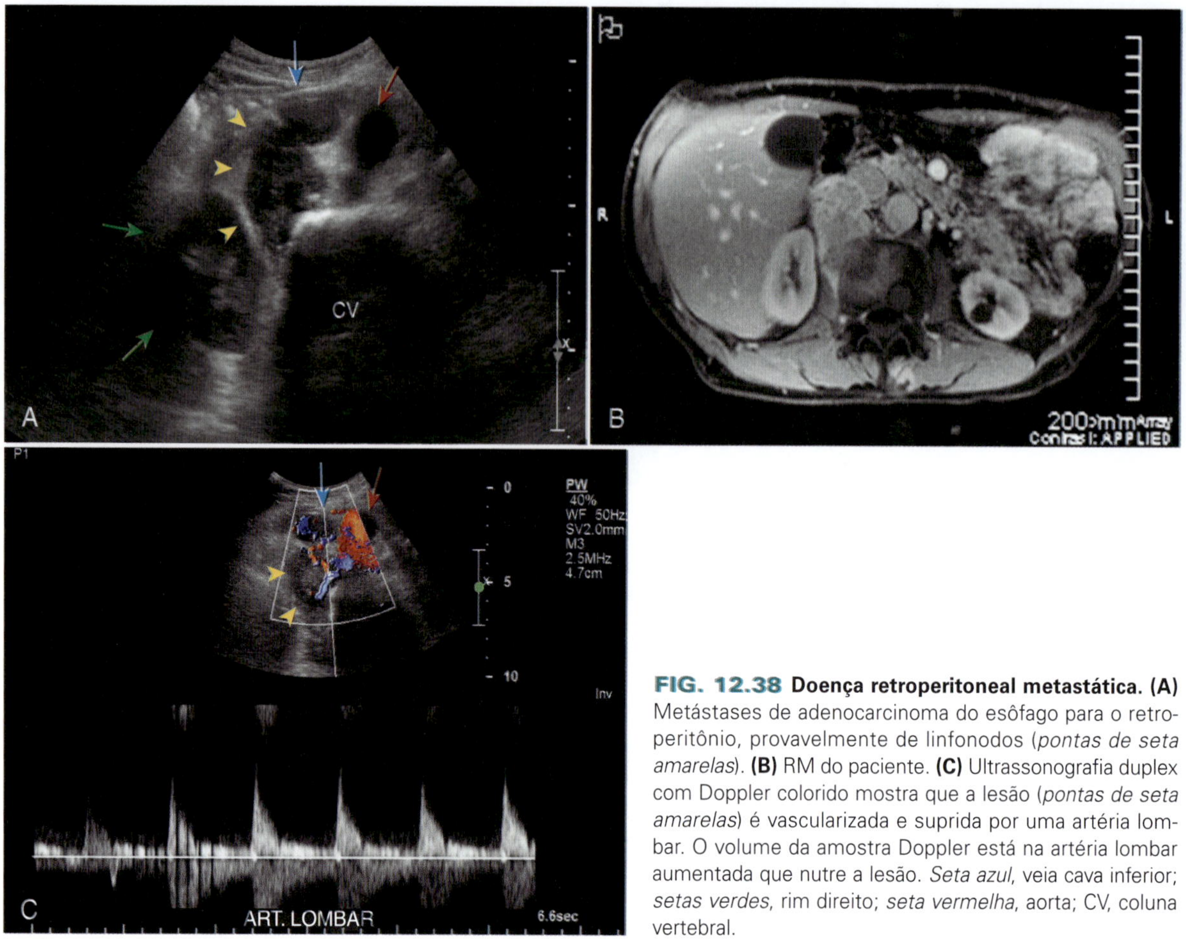

FIG. 12.38 Doença retroperitoneal metastática. (A) Metástases de adenocarcinoma do esôfago para o retroperitônio, provavelmente de linfonodos (*pontas de seta amarelas*). **(B)** RM do paciente. **(C)** Ultrassonografia duplex com Doppler colorido mostra que a lesão (*pontas de seta amarelas*) é vascularizada e suprida por uma artéria lombar. O volume da amostra Doppler está na artéria lombar aumentada que nutre a lesão. *Seta azul*, veia cava inferior; *setas verdes*, rim direito; *seta vermelha*, aorta; CV, coluna vertebral.

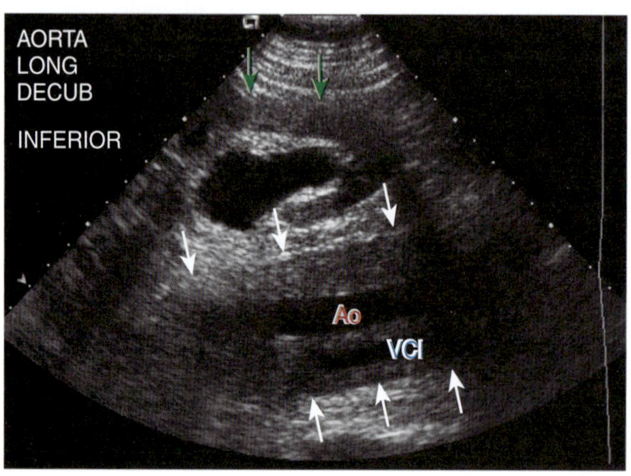

FIG. 12.39 Periaortite crônica. US coronal de periaortite crônica sem aneurisma da aorta abdominal (fibrose retroperitoneal) (*setas brancas*) circundando a aorta (*Ao*). A veia cava inferior (*VCI*) é fracamente visível, circundada pela massa. O rim esquerdo (*setas verdes*) está hidronefrótico devido ao aprisionamento do ureter esquerdo pela massa periaórtica. (Cortesia de Carl Reading, MD.)

Na fibrose retroperitoneal, a ultrassonografia mostra uma massa que envolve a aorta abdominal (Fig. 12.39). A parede posterior da aorta geralmente é poupada. A massa periaórtica vista separando a aorta da coluna vertebral sugere, então, causa maligna.[161] A ultrassonografia não é sensível para detecção da fibrose retroperitoneal,[162] embora seja sensível para detecção do AAA, que pode estar presente. A ultrassonografia também é sensível para detecção de obstrução ureteral e hidronefrose, a complicação mais comum.

CONCLUSÃO

A ultrassonografia geralmente é usada para avaliação de órgãos sólidos e vasos sanguíneos no retroperitônio. A avaliação dos órgãos sólidos é discutida em outros capítulos. Para doenças dos vasos sanguíneos do retroperitônio, a ultrassonografia é geralmente um método diagnóstico excelente e normalmente a primeira modalidade usada no diagnóstico. Por várias razões, a ultrassonografia não é um método primário de imagem para regiões de tecido conjuntivo do retroperitônio. Para realizar um exame diagnóstico completo, ao avaliar os órgãos do retroperitônio e vasos sanguíneos, o médico precisa ter um conceito claro de todos achados retroperitoneais que podem ser encontrados, objetivando o melhor cuidado ao paciente.

REFERÊNCIAS

1. Mitchell RN. Blood vessels. In: Kumar V, Abbas AK, Aster JC, editors. Robbins and Cotran pathologic basis of disease. 9th ed. Philadelphia: Saunders-Elsevier; 2015. p. 483-522.
2. Mozaffarian D, Benjamin EJ, Go AS, et al. Heart disease and stroke statistics—2016 update: a report from the American Heart Association. Circulation. 2016;133(4):e38-e360.
3. Golledge J, Norman PE. Atherosclerosis and abdominal aortic aneurysm: cause, response, or common risk factors? Arterioscler Thromb Vasc Biol. 2010;30(6):1075-1077.
4. Johnston KW, Rutherford RB, Tilson MD, et al. Suggested standards for reporting on arterial aneurysms. Subcommittee on Reporting Standards for Arterial Aneurysms, Ad Hoc Committee on Reporting Standards, Society for Vascular Surgery and North American Chapter, International Society for Cardiovascular Surgery. J Vasc Surg. 1991;13(3):452-458.
5. Dua A, Kuy S, Lee CJ, et al. Epidemiology of aortic aneurysm repair in the United States from 2000 to 2010. J Vasc Surg. 2014;59(6):1512-1517.
6. Kent KC. Clinical practice. Abdominal aortic aneurysms. N Engl J Med. 2014;371(22):2101-2108.
7. Wanhainen A, Bjorck M, Boman K, et al. Influence of diagnostic criteria on the prevalence of abdominal aortic aneurysm. J Vasc Surg. 2001;34(2):229-235.
8. Stather PW, Dattani N, Bown MJ, et al. International variations in AAA screening. Eur J Vasc Endovasc Surg. 2013;45(3):231-234.
9. Svensjo S, Bjorck M, Wanhainen A. Editor's choice: five-year outcomes in men screened for abdominal aortic aneurysm at 65 years of age: a population-based cohort study. Eur J Vasc Endovasc Surg. 2014;47(1):37-44.
10. Crawford ES, Snyder DM, Cho GC, Roehm JO Jr. Progress in treatment of thoracoabdominal and abdominal aortic aneurysms involving celiac, superior mesenteric, and renal arteries. Ann Surg. 1978;188(3):404-422.
11. Johnsen SH, Forsdahl SH, Singh K, Jacobsen BK. Atherosclerosis in abdominal aortic aneurysms: a causal event or a process running in parallel? The Tromsø study. Arterioscler Thromb Vasc Biol. 2010;30(6):1263-1268.
12. Michel JB, Martin-Ventura JL, Egido J, et al. Novel aspects of the pathogenesis of aneurysms of the abdominal aorta in humans. Cardiovasc Res. 2011;90(1):18-27.
13. Golledge J, Muller J, Daugherty A, Norman P. Abdominal aortic aneurysm: pathogenesis and implications for management. Arterioscler Thromb Vasc Biol. 2006;26(12):2605-2613.
14. Dunne JA, Bailey MA, Griffin KJ, et al. Statins: the holy grail of abdominal aortic aneurysm (AAA) growth attenuation? A systematic review of the literature. Curr Vasc Pharmacol. 2014;12(1):168-172.
15. Wilmink AB, Quick CR. Epidemiology and potential for prevention of abdominal aortic aneurysm. Br J Surg. 1998;85(2):155-162.
16. Solberg S, Singh K, Wilsgaard T, Jacobsen BK. Increased growth rate of abdominal aortic aneurysms in women. The Tromsø study. Eur J Vasc Endovasc Surg. 2005;29(2):145-149.
17. Mofidi R, Goldie VJ, Kelman J, et al. Influence of sex on expansion rate of abdominal aortic aneurysms. Br J Surg. 2007;94(3):310-314.
18. Moll FL, Powell JT, Fraedrich G, et al. Management of abdominal aortic aneurysms clinical practice guidelines of the European society for vascular surgery. Eur J Vasc Endovasc Surg. 2011;41(Suppl. 1):S1-S58.
19. Brown LC, Powell JT. Risk factors for aneurysm rupture in patients kept under ultrasound surveillance. UK Small Aneurysm Trial Participants. Ann Surg. 1999;230(3):289-296.
20. Brewster DC, Cronenwett JL, Hallett JW Jr, et al. Guidelines for the treatment of abdominal aortic aneurysms. Report of a subcommittee of the Joint Council of the American Association for Vascular Surgery and Society for Vascular Surgery. J Vasc Surg. 2003;37(5):1106-1117.
21. Brown PM, Zelt DT, Sobolev B. The risk of rupture in untreated aneurysms: the impact of size, gender, and expansion rate. J Vasc Surg. 2003;37(2):280-284.
22. Norman PE, Powell JT. Abdominal aortic aneurysm: the prognosis in women is worse than in men. Circulation. 2007;115(22):2865-2869.
23. Baxter BT, Pearce WH, Waltke EA, et al. Prolonged administration of doxycycline in patients with small asymptomatic abdominal aortic aneurysms: report of a prospective (Phase II) multicenter study. J Vasc Surg. 2002;36(1):1-12.
24. Schlosser FJ, Tangelder MJ, Verhagen HJ, et al. Growth predictors and prognosis of small abdominal aortic aneurysms. J Vasc Surg. 2008;47(6):1127-1133.
25. Mosorin M, Juvonen J, Biancari F, et al. Use of doxycycline to decrease the growth rate of abdominal aortic aneurysms: a randomized, double-blind, placebo-controlled pilot study. J Vasc Surg. 2001;34(4):606-610.
26. Sweeting MJ, Thompson SG, Brown LC, Powell JT. Meta-analysis of individual patient data to examine factors affecting growth and rupture of small abdominal aortic aneurysms. Br J Surg. 2012;99(5):655-665.
27. Wilson JM, Jungner YG. Principles and practice of mass screening for disease]. Bol Oficina Sanit Panam. 1968;65(4):281-393.
28. Fleming C, Whitlock EP, Beil TL, Lederle FA. Screening for abdominal aortic aneurysm: a best-evidence systematic review for the U.S. Preventive Services Task Force. Ann Intern Med. 2005;142(3):203-211.
29. LeFevre ML. U.S. Preventive Services Task Force. Screening for abdominal aortic aneurysm: U.S. Preventive Services Task Force recommendation statement. Ann Intern Med. 2014;161(4):281-290.
30. Shreibati JB, Baker LC, Hlatky MA, Mell MW. Impact of the Screening Abdominal Aortic Aneurysms Very Efficiently (SAAAVE) Act on abdominal ultrasonography use among Medicare beneficiaries. Arch Intern Med. 2012;172(19):1456-1462.
31. Pellerito JS, Gabriel H, Katzen JB, et al. ACR–AIUM–SRU practice parameter for the performance of diagnostic and screening ultrasound of the abdominal aorta in adults: American College of Radiology; 2015. Available from: http://www.acr.org/~/media/102C4741C2A44691939F0EE3258E0BD2.pdf.
32. Life Line Screening. Abdominal aortic aneurysm screening; 2016. Available from: http://www.lifelinescreening.com/What-We-Do/What-We-Screen-For/Abdominal-Aortic-Aneurysms.
33. McCarthy RJ, Shaw E, Whyman MR, et al. Recommendations for screening intervals for small aortic aneurysms. Br J Surg. 2003;90(7):821-826.
34. Brady AR, Thompson SG, Fowkes FG, et al. Abdominal aortic aneurysm expansion: risk factors and time intervals for surveillance. Circulation. 2004;110(1):16-21.
35. Chaikof EL, Brewster DC, Dalman RL, et al. SVS practice guidelines for the care of patients with an abdominal aortic aneurysm: executive summary. J Vasc Surg. 2009;50(4):880-896.
36. RESCAN Collaborators, Bown MJ, Sweeting MJ, et al. Surveillance intervals for small abdominal aortic aneurysms: a meta-analysis. JAMA. 2013;309(8):806-813.
37. Bertino R, Pai D, Beach D, et al. Establishment of an interventional radiology clinic to follow untreated abdominal aortic aneurysms. J Am Coll Radiol. 2006;3(4):291-295.
38. Shuman WP, Hastrup W Jr, Kohler TR, et al. Suspected leaking abdominal aortic aneurysm: use of sonography in the emergency room. Radiology. 1988;168(1):117-119.
39. Dill-Macky MJ. Aortic endografts: detecting endoleaks using contrast-enhanced ultrasound. Ultrasound Q. 2006;22(1):49-52.
40. Bashir MR, Ferral H, Jacobs C, et al. Endoleaks after endovascular abdominal aortic aneurysm repair: management strategies according to CT findings. AJR Am J Roentgenol. 2009;192(4):W178-W186.
41. Mennander A, Pimenoff G, Heikkinen M, et al. Nonoperative approach to endotension. J Vasc Surg. 2005;42(2):194-199.
42. Baum RA, Stavropoulos SW, Fairman RM, Carpenter JP. Endoleaks after endovascular repair of abdominal aortic aneurysms. J Vasc Interv Radiol. 2003;14(9 Pt 1):1111-1117.
43. Avgerinos ED, Chaer RA, Makaroun MS. Type II endoleaks. J Vasc Surg. 2014;60(5):1386-1391.
44. Karthikesalingam A, Al-Jundi W, Jackson D, et al. Systematic review and meta-analysis of duplex ultrasonography, contrast-enhanced ultrasonography or computed tomography for surveillance after endovascular aneurysm repair. Br J Surg. 2012;99(11):1514-1523.
45. Gray C, Goodman P, Herron CC, et al. Use of colour duplex ultrasound as a first line surveillance tool following EVAR is associated with a reduction in cost without compromising accuracy. Eur J Vasc Endovasc Surg. 2012;44(2):145-150.

46. Dill-Macky MJ, Wilson SR, Sternbach Y, et al. Detecting endoleaks in aortic endografts using contrast-enhanced sonography. AJR Am J Roentgenol. 2007;188(3):W262-W268.
47. Giannoni MF, Palombo G, Sbarigia E, et al. Contrast-enhanced ultrasound imaging for aortic stent-graft surveillance. J Endovasc Ther. 2003;10(2):208-217.
48. Gurtler VM, Sommer WH, Meimarakis G, et al. A comparison between contrast-enhanced ultrasound imaging and multislice computed tomography in detecting and classifying endoleaks in the follow-up after endovascular aneurysm repair. J Vasc Surg. 2013;58(2):340-345.
49. Millen A, Canavati R, Harrison G, et al. Defining a role for contrast-enhanced ultrasound in endovascular aneurysm repair surveillance. J Vasc Surg. 2013;58(1):18-23.
50. Hellmann DB, Grand DJ, Freischlag JA. Inflammatory abdominal aortic aneurysm. JAMA. 2007;297(4):395-400.
51. Vaglio A, Salvarani C, Buzio C. Retroperitoneal fibrosis. Lancet. 2006;367(9506):241-251.
52. Palmisano A, Vaglio A. Chronic periaortitis: a fibro-inflammatory disorder. Best Pract Res Clin Rheumatol. 2009;23(3):339-353.
53. Inoue D, Zen Y, Abo H, et al. Immunoglobulin G4-related periaortitis and periarteritis: CT findings in 17 patients. Radiology. 2011;261(2):625-633.
54. Paravastu SC, Ghosh J, Murray D, et al. A systematic review of open versus endovascular repair of inflammatory abdominal aortic aneurysms. Eur J Vasc Endovasc Surg. 2009;38(3):291-297.
55. Stanson AW, Kazmier FJ, Hollier LH, et al. Penetrating atherosclerotic ulcers of the thoracic aorta: natural history and clinicopathologic correlations. Ann Vasc Surg. 1986;1(1):15-23.
56. Hayashi H, Matsuoka Y, Sakamoto I, et al. Penetrating atherosclerotic ulcer of the aorta: imaging features and disease concept. Radiographics. 2000;20(4):995-1005.
57. Tsuji Y, Tanaka Y, Kitagawa A, et al. Endovascular stent-graft repair for penetrating atherosclerotic ulcer in the infrarenal abdominal aorta. J Vasc Surg. 2003;38(2):383-388.
58. Nathan DP, Boonn W, Lai E, et al. Presentation, complications, and natural history of penetrating atherosclerotic ulcer disease. J Vasc Surg. 2012;55(1):10-15.
59. Chung JW, Kim HC, Choi YH, et al. Patterns of aortic involvement in Takayasu arteritis and its clinical implications: evaluation with spiral computed tomography angiography. J Vasc Surg. 2007;45(5):906-914.
60. Diaz JA, Campbell BT, Moursi MM, et al. Delayed manifestation of abdominal aortic stenosis in a child presenting 10 years after blunt abdominal trauma. J Vasc Surg. 2006;44(5):1104-1106.
61. Shalhub S, Starnes BW, Tran NT, et al. Blunt abdominal aortic injury. J Vasc Surg. 2012;55(5):1277-1285.
62. Verschuyl EJ, Kaatee R, Beek FJ, et al. Renal artery origins: best angiographic projection angles. Radiology. 1997;205(1):115-120.
63. Kadir S. Arterial and venous systems of the viscera: kidneys. Normal and variant angiographic anatomy. Philadelphia: Saunders; 1991.
64. Glodny B, Petersen J, Hofmann KJ, et al. Kidney fusion anomalies revisited: clinical and radiological analysis of 209 cases of crossed fused ectopia and horseshoe kidney. BJU Int. 2009;103(2):224-235.
65. Boatman DL, Cornell SH, Kolln CP. The arterial supply of horseshoe kidneys. Am J Roentgenol Radium Ther Nucl Med. 1971;113(3):447-451.
66. Oparil S, Zaman MA, Calhoun DA. Pathogenesis of hypertension. Ann Intern Med. 2003;139(9):761-776.
67. Vasbinder GB, Nelemans PJ, Kessels AG, et al. Diagnostic tests for renal artery stenosis in patients suspected of having renovascular hypertension: a meta-analysis. Ann Intern Med. 2001;135(6):401-411.
68. Cooper CJ, Murphy TP, Cutlip DE, et al. Stenting and medical therapy for atherosclerotic renal-artery stenosis. N Engl J Med. 2014;370(1):13-22.
69. Sos TA, Mann SJ. Did renal artery stent placement fail in the Cardiovascular Outcomes with Renal Atherosclerotic Lesions (CORAL) study or did the CORAL Study Fail Renal Artery Stent Placement? The CORAL roll-in experience and the CORAL trials. J Vasc Interv Radiol. 2014;25(4):520-523.
70. Parikh SA, Shishehbor MH, Gray BH, et al. SCAI expert consensus statement for renal artery stenting appropriate use. Catheter Cardiovasc Interv. 2014;84(7):1163-1171.
71. Mohan IV, Bourke V. The management of renal artery stenosis: an alternative interpretation of ASTRAL and CORAL. Eur J Vasc Endovasc Surg. 2015;49(4):465-473.
72. Herrmann SM, Saad A, Textor SC. Management of atherosclerotic renovascular disease after Cardiovascular Outcomes in Renal Atherosclerotic Lesions (CORAL). Nephrol Dial Transplant. 2015;30(3):366-375.
73. Zucchelli PC. Hypertension and atherosclerotic renal artery stenosis: diagnostic approach. J Am Soc Nephrol. 2002;13(Suppl. 3):S184-S186.
74. White CJ. Catheter-based therapy for atherosclerotic renal artery stenosis. Circulation. 2006;113(11):1464-1473.
75. Olin JW, Piedmonte MR, Young JR, et al. The utility of duplex ultrasound scanning of the renal arteries for diagnosing significant renal artery stenosis. Ann Intern Med. 1995;122(11):833-838.
76. Labropoulos N, Ayuste B, Leon LR Jr. Renovascular disease among patients referred for renal duplex ultrasonography. J Vasc Surg. 2007;46(4):731-737.
77. Safian RD, Textor SC. Renal-artery stenosis. N Engl J Med. 2001;344(6):431-442.
78. Krijnen P, van Jaarsveld BC, Steyerberg EW, et al. A clinical prediction rule for renal artery stenosis. Ann Intern Med. 1998;129(9):705-711.
79. Henry M, Amor M, Henry I, et al. Stents in the treatment of renal artery stenosis: long-term follow-up. J Endovasc Surg. 1999;6(1):42-51.
80. Isles CG, Robertson S, Hill D. Management of renovascular disease: a review of renal artery stenting in ten studies. QJM. 1999;92(3):159-167.
81. Del Conde I, Galin ID, Trost B, et al. Renal artery duplex ultrasound criteria for the detection of significant in-stent restenosis. Catheter Cardiovasc Interv. 2014;83(4):612-618.
82. Plouin PF, Perdu J, La Batide-Alanore A, et al. Fibromuscular dysplasia. Orphanet J Rare Dis. 2007;2:28.
83. Slovut DP, Olin JW. Fibromuscular dysplasia. N Engl J Med. 2004;350(18):1862-1871.
84. Sos TA, Pickering TG, Sniderman K, et al. Percutaneous transluminal renal angioplasty in renovascular hypertension due to atheroma or fibromuscular dysplasia. N Engl J Med. 1983;309(5):274-279.
85. Williams DM, Lee DY, Hamilton BH, et al. The dissected aorta: percutaneous treatment of ischemic complications—principles and results. J Vasc Interv Radiol. 1997;8(4):605-625.
86. Corriere MA. Renovascular disease—acute ischemia. In: Cronenwett JL, Johnston KW, editors. Rutherford's vascular surgery. 8th ed. Philadelphia: Saunders; 2014. p. 2335-2344.
87. Blum U, Billmann P, Krause T, et al. Effect of local low-dose thrombolysis on clinical outcome in acute embolic renal artery occlusion. Radiology. 1993;189(2):549-554.
88. Weyand CM, Goronzy JJ. Medium- and large-vessel vasculitis. N Engl J Med. 2003;349(2):160-169.
89. Courtel JV, Soto B, Niaudet P, et al. Percutaneous transluminal angioplasty of renal artery stenosis in children. Pediatr Radiol. 1998;28(1):59-63.
90. Ritz E. Accessory renal arteries—mostly, but not always, innocuous. J Am Soc Nephrol. 2006;17:3-4.
91. Bude RO, Forauer AR, Caoili EM, Nghiem HV. Is it necessary to study accessory arteries when screening the renal arteries for renovascular hypertension? Radiology. 2003;226(2):411-416.
92. Radermacher J, Chavan A, Bleck J, et al. Use of Doppler ultrasonography to predict the outcome of therapy for renal-artery stenosis. N Engl J Med. 2001;344(6):410-417.
93. Teefey SA, Coley BD, Crisci K, et al. ACR–AIUM–SPR–SRU practice parameter for the performance of native renal artery duplex sonography: American College of Radiology; 2014. Available from: http://www.acr.org/~/media/ACR/Documents/PGTS/guidelines/US_Renal_Sonography.pdf.
94. AbuRahma AF, Srivastava M, Mousa AY, et al. Critical analysis of renal duplex ultrasound parameters in detecting significant renal artery stenosis. J Vasc Surg. 2012;56(4):1052-1059.
95. Li JC, Jiang YX, Zhang SY, et al. Evaluation of renal artery stenosis with hemodynamic parameters of Doppler sonography. J Vasc Surg. 2008;48(2):323-328.
96. Stavros AT, Parker SH, Yakes WF, et al. Segmental stenosis of the renal artery: pattern recognition of tardus and parvus abnormalities with duplex sonography. Radiology. 1992;184(2):487-492.

97. Williams GJ, Macaskill P, Chan SF, et al. Comparative accuracy of renal duplex sonographic parameters in the diagnosis of renal artery stenosis: paired and unpaired analysis. AJR Am J Roentgenol. 2007;188(3):798-811.
98. Taylor DC, Kettler MD, Moneta GL, et al. Duplex ultrasound scanning in the diagnosis of renal artery stenosis: a prospective evaluation. J Vasc Surg. 1988;7(2):363-369.
99. Tham G, Ekelund L, Herrlin K, et al. Renal artery aneurysms. Natural history and prognosis. Ann Surg. 1983;197(3):348-352.
100. Klausner JQ, Harlander-Locke MP, Plotnik AN, et al. Current treatment of renal artery aneurysms may be too aggressive. J Vasc Surg. 2014;59(5):1356-1361.
101. Nosher JL, Chung J, Brevetti LS, et al. Visceral and renal artery aneurysms: a pictorial essay on endovascular therapy. Radiographics. 2006;26(6):1687-1704.
102. Bui BT, Oliva VL, Leclerc G, et al. Renal artery aneurysm: treatment with percutaneous placement of a stent-graft. Radiology. 1995;195(1):181-182.
103. Uflacker R. Abdominal aorta and branches. Atlas of vascular anatomy: an angiographic approach. 2nd ed. Philadelphia: Lippincott Williams & Wilkins; 2007.
104. Kadir S, Lundell C, Saeed M. Celiac, superior and inferior mesenteric arteries. Atlas of normal and variant angiographic anatomy. Philadelphia: Saunders; 1991.
105. Oldenburg WA, Lau LL, Rodenberg TJ, et al. Acute mesenteric ischemia: a clinical review. Arch Intern Med. 2004;164(10):1054-1062.
106. Martin MC, Wyers MC. Mesenteric vascular disease: acute ischemia. In: Cronenwett JL, Johnston KW, editors. Rutherford's vascular surgery. 8th ed. Philadelphia: Saunders-Elsevier; 2014. p. 2398-2413.
107. Hirsch AT, Haskal ZJ, Hertzer NR, et al. ACC/AHA Guidelines for the management of patients with peripheral arterial disease (lower extremity, renal, mesenteric, and abdominal aortic): a collaborative report from the American Associations for Vascular Surgery/Society for Vascular Surgery, Society for Cardiovascular Angiography and Interventions, Society for Vascular Medicine and Biology, Society of Interventional Radiology, and the ACC/AHA Task Force on Practice Guidelines (writing committee to develop guidelines for the management of patients with peripheral arterial disease)—summary of recommendations. J Vasc Interv Radiol. 2006;17(9):1383-1397.
108. Wilson DB, Mostafavi K, Craven TE, et al. Clinical course of mesenteric artery stenosis in elderly Americans. Arch Intern Med. 2006;166(19):2095-2100.
109. Oliva IB, Davarpanah AH, Rybicki FJ, et al. ACR Appropriateness Criteria® imaging of mesenteric ischemia. Abdom Imaging. 2013;38(4):714-719.
110. Huber TS, Lee WA. Chronic mesenteric ischemia. In: Cronenwett JL, Johnston KW, editors. Vascular surgery. 7th ed. Philadelphia: Saunders-Elsevier; 2010. p. 2273-2288.
111. Simon S, Schittko G, Bosenberg H, et al. Fulminant course of a Takayasu's arteritis and rare mesenteric arterial maninfestion. Z Rheumatol. 2006;65(6):520, 522-526.
112. Levin DC, Baltaxe HA. High incidence of celiac axis narrowing in asymptomatic individuals. Am J Roentgenol Radium Ther Nucl Med. 1972;116(2):426-429.
113. Delis KT, Gloviczki P, Altuwaijri M, McKusick MA. Median arcuate ligament syndrome: open celiac artery reconstruction and ligament division after endovascular failure. J Vasc Surg. 2007;46(4):799-802.
114. Mensink PB, van Petersen AS, Kolkman JJ, et al. Gastric exercise tonometry: the key investigation in patients with suspected celiac artery compression syndrome. J Vasc Surg. 2006;44(2):277-281.
115. Balaban DH, Chen J, Lin Z, et al. Median arcuate ligament syndrome: a possible cause of idiopathic gastroparesis. Am J Gastroenterol. 1997;92(3):519-523.
116. Loffeld RJ, Overtoom HA, Rauwerda JA. The celiac axis compression syndrome. Report of 5 cases. Digestion. 1995;56(6):534-537.
117. Volteas N, Labropoulos N, Leon M, et al. Detection of superior mesenteric and coeliac artery stenosis with colour flow Duplex imaging. Eur J Vasc Surg. 1993;7(6):616-620.
118. Gentile AT, Moneta GL, Lee RW, et al. Usefulness of fasting and postprandial duplex ultrasound examinations for predicting high-grade superior mesenteric artery stenosis. Am J Surg. 1995;169(5):476-479.
119. Muller AF. Role of duplex Doppler ultrasound in the assessment of patients with postprandial abdominal pain. Gut. 1992;33(4):460-465.
120. Wolfman D, Bluth EI, Sossaman J. Median arcuate ligament syndrome. J Ultrasound Med. 2003;22(12):1377-1380.
121. Moneta GL, Lee RW, Yeager RA, et al. Mesenteric duplex scanning: a blinded prospective study. J Vasc Surg. 1993;17(1):79-84.
122. AbuRahma AF, Stone PA, Srivastava M, et al. Mesenteric/celiac duplex ultrasound interpretation criteria revisited. J Vasc Surg. 2012;55(2):428-436.
123. Bowersox JC, Zwolak RM, Walsh DB, et al. Duplex ultrasonography in the diagnosis of celiac and mesenteric artery occlusive disease. J Vasc Surg. 1991;14(6):780-786.
124. Perko MJ, Just S, Schroeder TV. Importance of diastolic velocities in the detection of celiac and mesenteric artery disease by duplex ultrasound. J Vasc Surg. 1997;26(2):288-293.
125. Pellerito JS, Revzin MV, Tsang JC, et al. Doppler sonographic criteria for the diagnosis of inferior mesenteric artery stenosis. J Ultrasound Med. 2009;28(5):641-650.
126. Oderich GS, Erdoes LS, Lesar C, et al. Comparison of covered stents versus bare metal stents for treatment of chronic atherosclerotic mesenteric arterial disease. J Vasc Surg. 2013;58(5):1316-1323.
127. Mitchell EL, Chang EY, Landry GJ, et al. Duplex criteria for native superior mesenteric artery stenosis overestimate stenosis in stented superior mesenteric arteries. J Vasc Surg. 2009;50(2):335-340.
128. Aburahma AF, Mousa AY, Stone PA, et al. Duplex velocity criteria for native celiac/superior mesenteric artery stenosis vs in-stent stenosis. J Vasc Surg. 2012;55(3):730-738.
129. Kellman GM, Alpern MB, Sandler MA, Craig BM. Computed tomography of vena caval anomalies with embryologic correlation. Radiographics. 1988;8(3):533-556.
130. Radtke A, Schroeder T, Sotiropoulos GC, et al. Anatomical and physiological classification of hepatic vein dominance applied to liver transplantation. Eur J Med Res. 2005;10(5):187-194.
131. Xing X, Li H, Liu WG. Clinical studies on inferior right hepatic veins. Hepatobiliary Pancreat Dis Int. 2007;6(6):579-584.
132. Kadir S. Gonadal vessels.Normal and variant angiographic anatomy. Philadelphia: Saunders; 1991.
133. Ouriel K, Green RM, Greenberg RK, Clair DG. The anatomy of deep venous thrombosis of the lower extremity. J Vasc Surg. 2000;31(5):895-900.
134. Kurklinsky AK, Rooke TW. Nutcracker phenomenon and nutcracker syndrome. Mayo Clin Proc. 2010;85(6):552-559.
135. Karazincir S, Balci A, Gorur S, et al. Incidence of the retroaortic left renal vein in patients with varicocele. J Ultrasound Med. 2007;26(5):601-604.
136. Ahmed K, Sampath R, Khan MS. Current trends in the diagnosis and management of renal nutcracker syndrome: a review. Eur J Vasc Endovasc Surg. 2006;31(4):410-416.
137. Kim SH, Cho SW, Kim HD, et al. Nutcracker syndrome: diagnosis with Doppler US. Radiology. 1996;198(1):93-97.
138. Takebayashi S, Ueki T, Ikeda N, Fujikawa A. Diagnosis of the nutcracker syndrome with color Doppler sonography: correlation with flow patterns on retrograde left renal venography. AJR Am J Roentgenol. 1999;172(1):39-43.
139. Cuéllar i Calàbria H, Quiroga Gómez S, Sebastià Cerqueda C, et al. Nutcracker or left renal vein compression phenomenon: multidetector computed tomography findings and clinical significance. Eur Radiol. 2005;15(8):1745-1751.
140. Avgerinos ED, McEnaney R, Chaer RA. Surgical and endovascular interventions for nutcracker syndrome. Semin Vasc Surg. 2013;26(4):170-177.
141. Zhang H, Li M, Jin W, et al. The left renal entrapment syndrome: diagnosis and treatment. Ann Vasc Surg. 2007;21(2):198-203.
142. Chen S, Zhang H, Shi H, et al. Endovascular stenting for treatment of Nutcracker syndrome: report of 61 cases with long-term followup. J Urol. 2011;186(2):570-575.
143. Ignacio EA, Dua R, Sarin S, et al. Pelvic congestion syndrome: diagnosis and treatment. Semin Intervent Radiol. 2008;25(4):361-368.

144. O'Brien MT, Gillespie DL. Diagnosis and treatment of the pelvic congestion syndrome. J Vasc Surg Venous Lymphat Disord. 2015;3(1):96-106.
145. Rane N, Leyon JJ, Littlehales T, et al. Pelvic congestion syndrome. Curr Probl Diagn Radiol. 2013;42(4):135-140.
146. Durham JD, Machan L. Pelvic congestion syndrome. Semin Intervent Radiol. 2013;30(4):372-380.
147. Park SJ, Lim JW, Ko YT, et al. Diagnosis of pelvic congestion syndrome using transabdominal and transvaginal sonography. AJR Am J Roentgenol. 2004;182(3):683-688.
148. Koo S, Fan CM. Pelvic congestion syndrome and pelvic varicosities. Tech Vasc Interv Radiol. 2014;17(2):90-95.
149. Yang DM, Kim HC, Nam DH, Time-resolved MR. et al. angiography for detecting and grading ovarian venous reflux: comparison with conventional venography. Br J Radiol. 2012;85(1014):e117-e122.
150. Phillips D, Deipolyi AR, Hesketh RL, et al. Pelvic congestion syndrome: etiology of pain, diagnosis, and clinical management. J Vasc Interv Radiol. 2014;25(5):725-733.
151. Soysal ME, Soysal S, Vicdan K, Ozer S. A randomized controlled trial of goserelin and medroxyprogesterone acetate in the treatment of pelvic congestion. Hum Reprod. 2001;16(5):931-939.
152. Lee BB, Villavicencio L, Kim YW, et al. Primary Budd-Chiari syndrome: outcome of endovascular management for suprahepatic venous obstruction. J Vasc Surg. 2006;43(1):101-108.
153. Cura M, Haskal Z, Lopera J. Diagnostic and interventional radiology for Budd-Chiari syndrome. Radiographics. 2009;29(3):669-681.
154. Brancatelli G, Vilgrain V, Federle MP, et al. Budd-Chiari syndrome: spectrum of imaging findings. AJR Am J Roentgenol. 2007;188(2):W168-W176.
155. Bargallo X, Gilabert R, Nicolau C, et al. Sonography of Budd-Chiari syndrome. AJR Am J Roentgenol. 2006;187(1):W33-W41.
156. Gore RM, Mathieu DG, White EM, et al. Passive hepatic congestion: cross-sectional imaging features. AJR Am J Roentgenol. 1994;162(1):71-75.
157. Kinney TB. Update on inferior vena cava filters. J Vasc Interv Radiol. 2003;14(4):425-440.
158. Sanyal R, Remer EM. Radiology of the retroperitoneum: case-based review. AJR Am J Roentgenol. 2009;192(6 Suppl.):S112-S117.
159. Gronchi A, Lo Vullo S, Fiore M, et al. Aggressive surgical policies in a retrospectively reviewed single-institution case series of retroperitoneal soft tissue sarcoma patients. J Clin Oncol. 2009;27(1):24-30.
160. Nishino M, Hayakawa K, Minami M, et al. Primary retroperitoneal neoplasms: CT and MR imaging findings with anatomic and pathologic diagnostic clues. Radiographics. 2003;23(1):45-57.
161. Cronin CG, Lohan DG, Blake MA, et al. Retroperitoneal fibrosis: a review of clinical features and imaging findings. AJR Am J Roentgenol. 2008;191(2):423-431.
162. Moussavian B, Horrow MM. Retroperitoneal fibrosis. Ultrasound Q. 2009;25(2):89-91.

CAPÍTULO 13

Ultrassonografia Dinâmica de Hérnias Inguinais e da Parede Anterior do Abdome

Deborah Levine, Lisa Napolitano e A. Thomas Stavros

RESUMO DOS PONTOS-CHAVE

- A ultrassonografia (US) dinâmica é o principal exame para avaliar dor na virilha ou na parede abdominal ou anterior. Os componentes dinâmicos do exame incluem manobras de Valsalva e de compressão e varredura em decúbito dorsal e na posição ortostática. A US dinâmica permite que os médicos determinem tipo, tamanho, conteúdo, redutibilidade e sensibilidade da hérnia.
- A avaliação da dor na virilha em atletas frequentemente é mais complexa do que nos pacientes não atletas devido à tendinose associada e à osteíte púbica. A combinação de ressonância magnética e ultrassonografia dinâmica geralmente é necessária para identificar os processos patológicos subjacentes e para decidir a melhor combinação de tratamentos cirúrgicos e não cirúrgicos.
- Os pacientes que apresentam uma hérnia frequentemente têm múltiplas hérnias, portanto, em qualquer paciente em que uma hérnia é evidenciada ultrassonograficamente, o exame deve ser continuado para procurar outros tipos de hérnias ipsilateral e contralateral ou hérnias da parede anterior do abdome. Mesmo quando nenhuma hérnia adicional é encontrada, é importante que o médico mencione especificamente esse fato no laudo, bem como a descrição da realização da pesquisa completa em ambas as áreas da virilha e que nenhuma hérnia adicional foi encontrada.
- Estrangulamento é a complicação mais temida das hérnias inguinais. Os achados na ultrassonografia em escala de cinza sugestivos de estrangulamento – gordura hiperecoica, espessamento isoecoico do saco de hérnia, líquido dentro do saco e espessamento das paredes das alças intestinais – são mais sensíveis do que os da US com Doppler.
- Dor recorrente após herniorrafia é relativamente comum. A ultrassonografia dinâmica pode ser útil na avaliação das recorrências agudas e crônicas de dor na virilha. Atualmente, a maioria dos reparos de hérnia utiliza uma tela. A chave para a identificação ultrassonográfica de hérnias recorrentes é avaliar as bordas da tela por meio de manobras dinâmicas, porque as hérnias recorrentes surgem a partir das bordas da tela.
- Muitos processos patológicos, raros e inespecíficos, podem se assemelhar à hérnia, mas cistos ou hidroceles do processo vaginal (ou canal de Nuck) e varizes de ligamento redondo são relativamente comuns e são virtualmente patognomônicos na US.

SUMÁRIO DO CAPÍTULO

REQUISITOS TÉCNICOS
LAUDO PARA ULTRASSONOGRAFIA DINÂMICA DAS HÉRNIAS DA VIRILHA
CONTEÚDO HERNIÁRIO
MANOBRAS DINÂMICAS
PONTOS DE REFERÊNCIA PARA A ULTRASSONOGRAFIA
HÉRNIAS DA REGIÃO INGUINAL
Hérnias Inguinais Indiretas
Hérnias Inguinais Diretas
Hérnias Femorais
Hérnias de Spiegel
Hérnias do Esporte
HÉRNIAS ANTERIORES OU DA PAREDE ABDOMINAL
Hérnias da Linha Alba
Hérnias Umbilicais
Hérnias Paraumbilicais ou Periumbilicais
Hérnias Incisionais
Hérnias Múltiplas
QUESTÕES ADICIONAIS RELATIVAS A HÉRNIAS
Hérnias Inguinais Recorrentes
Complicações das Hérnias
Entidades que Simulam Hérnias Inguinais
Entidades que Simulam Hérnias da Parede Abdominal Anterior
RESUMO

Pacientes com dor na virilha podem ter várias condições incluindo, mas não apenas, anormalidades do quadril, tendinite, linfadenopatia ou hérnia.[1] A queixa de dor na virilha é um sintoma comum em pacientes adultos. A herniorrafia é o procedimento cirúrgico mais realizado nos Estados Unidos, responsável por 800 mil cirurgias anuais.[2] Estima-se que 2,3 milhões de reparos de hérnia abdominal em pacientes internados foram realizados entre 2001 e 2010, dos quais cerca de 567 mil foram realizados de forma emergencial. Um aumento geral na taxa de hérnias totais emergenciais foi observado de 16,0 para 19,2 reparos de hérnia a cada 100 mil pessoas-ano entre 2001 e 2010, respectivamente.[3] O risco de vida da hérnia inguinal que requer reparo é alto, estimado em 27,2% nos homens e 2,6% nas mulheres.[4] Mais de 90% desses procedimentos são realizados em lactentes do sexo masculino[4] e, portanto, esses números não refletem a incidência em adultos.

Hérnias grandes costumam se manifestar como uma protuberância visível ou abaulamento, e, com frequência, seu diagnóstico é clínico raramente necessitando de exames por imagens[5] (exceto para avaliar o lado contralateral no pré-operatório). Por outro lado, pacientes com hérnias que sentem dor, mas sem abaulamento ou a protuberância, são encaminhados para realização de exames de imagem com mais frequência. Tomografia computadorizada (TC) e ressonância magnética (RM) têm sido usadas para identificar e descrever as hérnias (Fig. 13.1). No entanto, a ultrassonografia em tempo real apresenta vantagens em relação às outras modalidades de imagem: a capacidade de examinar o paciente em decúbito dorsal e na posição ortostática; uso de **manobras dinâmicas** como a de Valsalva e compressão; documentação do movimento em tempo real (Fig. 13.2). O posicionamento e as manobras dinâmicas afetam a capacidade do radiologista em diagnosticar a hérnia, alteram seu tamanho e conteúdo e avaliam sua redutibilidade. A ultrassonografia também possibilita ao médico avaliar a dor à palpação e a importância clínica de uma hérnia. A ultrassonografia é a nossa modalidade de imagem de escolha para avaliação de massas inguinais e dor inguinal.[6,7]

A definição mais comum de região inguinal é a que descreve a região da dobra ilioinguinal na junção do abdome com a coxa e as áreas adjacentes imediatamente acima e abaixo. No sentido mais rigoroso, as únicas "hérnias inguinais" são as **inguinais (direta ou indireta)**. Contudo, como as hérnias **de Spiegel** e as hérnias **femorais** encontram-se tão próximas da região inguinal, também são consideradas hérnias inguinais.

As hérnias ocorrem em áreas de fraqueza natural – áreas nas quais os vasos penetram na parede abdominal (femoral e Spiegel), em que ocorreu a migração dos testículos, do cordão (funículo) espermático ou ligamento redondo (inguinal **indireta**), inclusive por meio dos tendões amplos e planos chamados de aponeurose (inguinal **direta**). As hérnias não ocorrem através dos músculos da parede abdominal, a não ser que estes tenham sido cirurgicamente lesados.

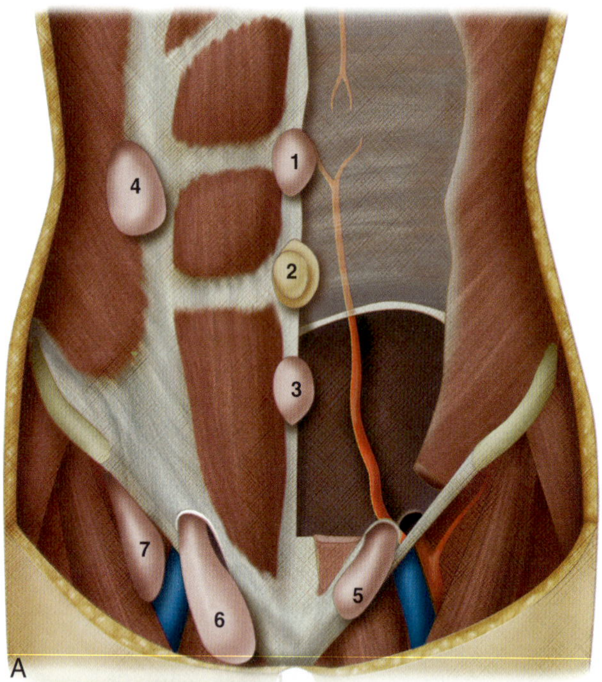

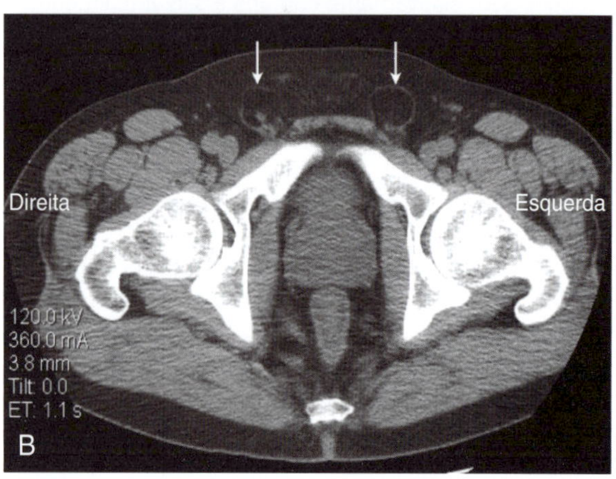

FIG. 13.1 Tipos de hérnias. (A) Desenho ilustrativo da parede anterior do abdome, retratando o local das hérnias da parede abdominal. *1,* **Hérnia supraumbilical**. *2,* **Hérnia umbilical**. *3,* **Hérnia infraumbilical**. *4,* **Hérnia de Spiegel**. *5,* **Hérnia inguinal direta**. *6,* **Hérnia inguinal indireta**. *7,* **Hérnia femoral. (B) Hérnias inguinais indiretas em tomografia computadorizada (TC)**. A TC abdominal mostra hérnia inguinal indireta contendo gordura bilateralmente (*setas*). (**A** com permissão de Granja M, Rivero O, Aguirre D. Abdominal wall hernias. In: Sahani DV, Samir AE, editors. Abdominal imaging. 2nd ed. Philadelphia: Elsevier; 2017:1014-1025.[43])

REQUISITOS TÉCNICOS

Um transdutor de alta frequência ($\geq$ 12 MHz) com 50 mm de comprimento deve ser usado na maioria dos pacientes. Apenas em pacientes muito obesos um transdutor com frequência menor é necessário, em geral 7 a 9 MHz convexo. O uso de um transdutor de 50 mm é importante, porque um campo de visão (FOV; do inglês, *field of view*) maior possibilita melhor identificação dos pontos de referência, em especial com pacientes que apresentam diástase da aponeurose. Quando transdutores lineares de campo de visão largo não estão disponíveis, pode ser útil o uso de uma exibição convexa trapezoidal ou virtual. Em alguns casos, modos estendidos de FOV podem ser favoráveis, particularmente nas hérnias inguinais indiretas que se estendem para o escroto e hérnias incisionais longas. É importante ser capaz de armazenar e revisar os quadros de vídeo em ordem para capturar eventos dinâmicos críticos para o diagnóstico. As características da ultrassonografia com Doppler colorido e *power* Doppler mostram o grau de vascularização associada aos processos inflamatórios e massas sólidas e a viabilidade das alças intestinais herniadas.[8]

LAUDO PARA ULTRASSONOGRAFIA DINÂMICA DAS HÉRNIAS DA VIRILHA

É importante usar a terminologia correta nos laudos dos resultados dos exames de ultrassonografia dinâmica da virilha. Além das indicações, um laudo deve conter os seguintes elementos: (1) o nome do exame; (2) os componentes dinâmicos específicos do exame; (3) o lado examinado; (4) a presença ou a ausência de hérnia; (5) o tamanho da hérnia; (6) o conteúdo da hérnia; (7) a redutibilidade da hérnia; e (8) o fato de a hérnia gerar desconforto ou não. A presença de dor é importante para determinar se uma hérnia é um provável achado incidental ou se é clinicamente significativa. Isso é particularmente importante quando uma hérnia é encontrada como um achado incidental em um paciente assintomático.

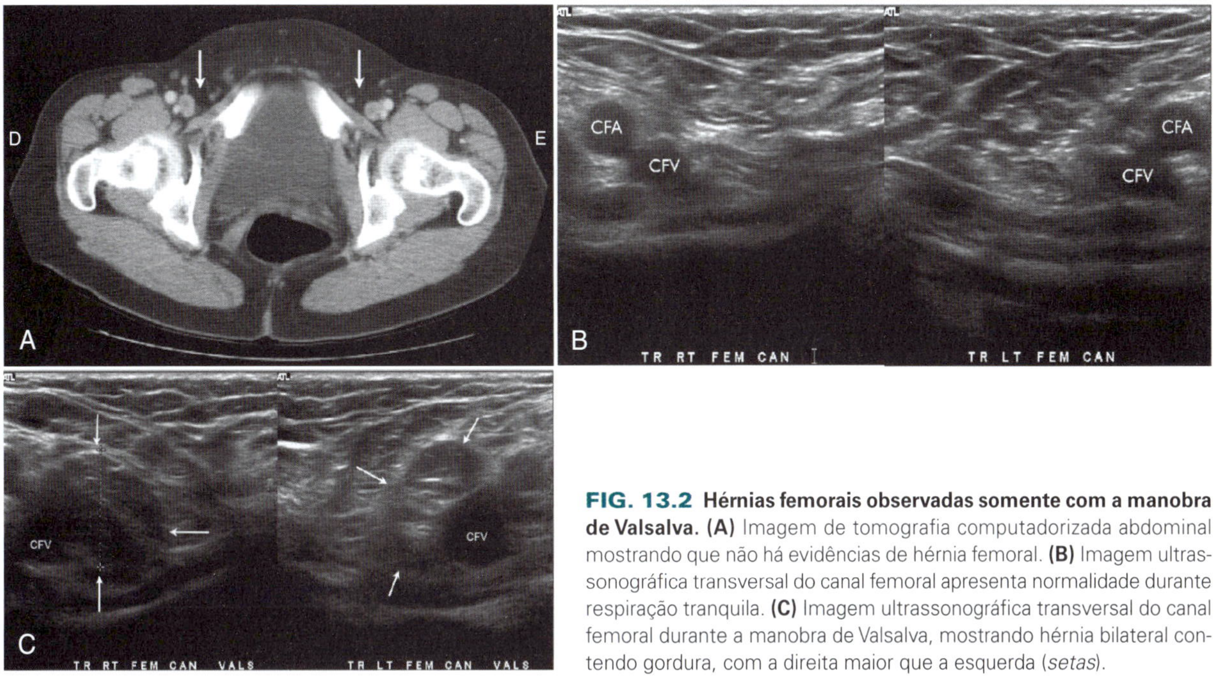

FIG. 13.2 Hérnias femorais observadas somente com a manobra de Valsalva. (A) Imagem de tomografia computadorizada abdominal mostrando que não há evidências de hérnia femoral. **(B)** Imagem ultrassonográfica transversal do canal femoral apresenta normalidade durante respiração tranquila. **(C)** Imagem ultrassonográfica transversal do canal femoral durante a manobra de Valsalva, mostrando hérnia bilateral contendo gordura, com a direita maior que a esquerda (*setas*).

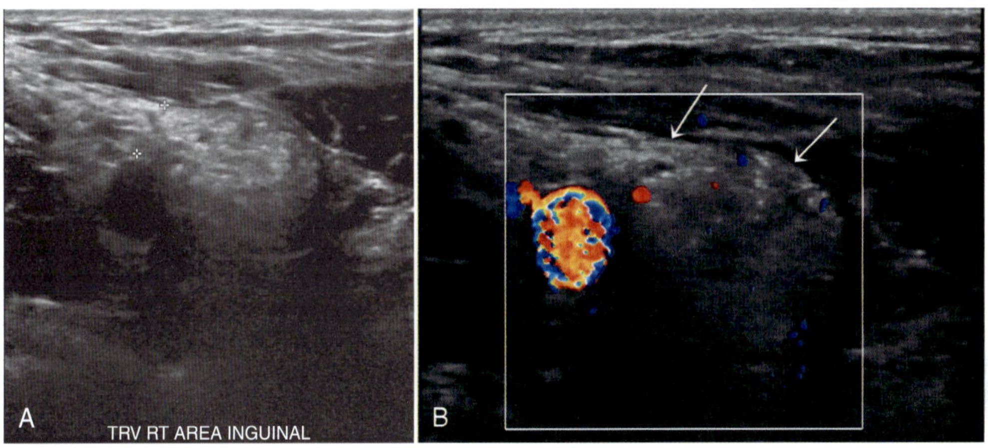

FIG. 13.3 Hérnia inguinal indireta. Um homem de 25 anos com queixa de dor inguinal direita e uma hérnia indireta contendo gordura. **(A)** Imagem ultrassonográfica transversal mostra uma hérnia *na* região inguinal direita. **(B)** Imagem ultrassonográfica com Doppler colorido mostra que a hérnia *(seta)* está localizada lateral aos vasos. Há somente gordura no saco herniário. Ver também Vídeo 13.1.

Quando a hérnia é descrita em um laudo, também devemos relatar a respeito da nossa busca por tipos adicionais ipsilaterais ou contralaterais de hérnias da virilha. Em pacientes com hérnia inguinal, a presença de uma hérnia femoral ou de Spiegel do mesmo lado pode demandar uma tela maior. A presença de uma hérnia contralateral pode levar à necessidade de um reparo bilateral em vez de unilateral. Nas crianças, em particular, são frequentemente encontradas hérnias inguinais bilaterais.[9]

CONTEÚDO HERNIÁRIO

As hérnias são compostas por um saco, cujas partes são descritas como colo, corpo e fundo e o conteúdo da hérnia. O saco da hérnia inguinal consiste no peritônio que se projeta através do defeito abdominal ou "orifício hernial" e envolve o conteúdo herniário. O colo do saco fica localizado no defeito. As hérnias com um colo mais estreito ou rígido são mais propensas a obstruir e estrangular. O corpo é a parte mais larga do saco da hérnia e o fundo é a porção mais afastada do defeito. As vísceras mais propensas a entrar no saco herniário são aquelas normalmente situadas na região do defeito e aquelas que são móveis, por exemplo, omento e intestino delgado.

A maioria das hérnias detectadas pela ultrassonografia não contém alças intestinais. Na verdade, a maioria das hérnias contém apenas gordura (Fig. 13.3, Vídeo 13.1). A gordura pode ser de origem **intraperitoneal** (mesentérica ou omento) ou **pré-peritoneal**, ou, em raros casos, de ambos (Vídeo 13.2). Hérnias com gordura intraperitoneal podem conter alças intestinais posteriormente e, dessa forma, há possibilidade de um risco maior do que aquelas que contêm apenas a gordura pré-peritoneal. Algumas hérnias apresentam fluido livre de origem intraperitoneal (Fig. 13.4). As hérnias que apresentam alças intestinais são consideradas de alto risco porque o estrangulamento pode levar ao infarto intestinal (Fig. 13.5, Vídeo 13.3). As grandes hérnias apresentam maior probabilidade de conter o intestino e são mais fáceis de serem detectadas clinicamente, sen-

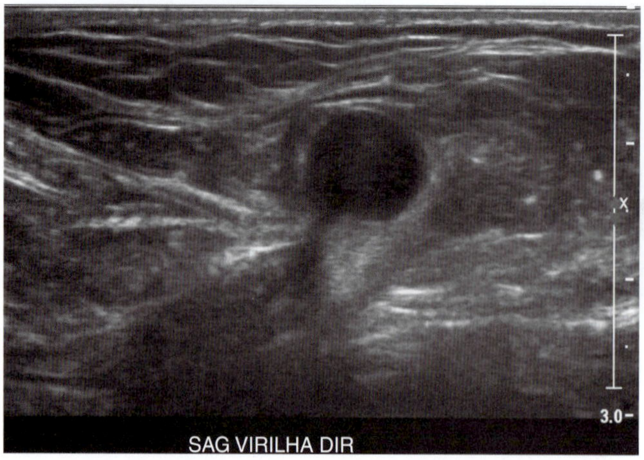

FIG. 13.4 Hérnia inguinal direta encarcerada contendo fluido. Imagem no eixo sagital de uma hérnia femoral que causou dor e tumefação, contendo fluido.

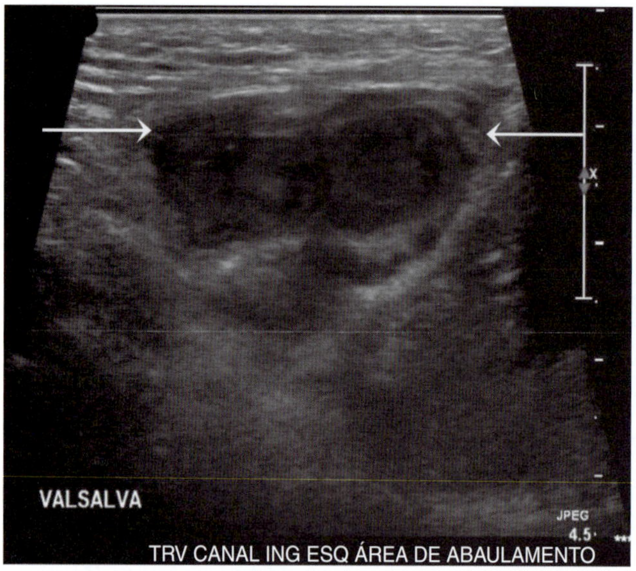

FIG. 13.5 Hérnia inguinal contendo intestino. Imagem no eixo transversal do canal inguinal mostrando uma hérnia inguinal indireta que contém intestino. Ver também o Vídeo 13.3 que mostra o peristaltismo.

do menos frequente a necessidade de imagem ultrassonográfica para o diagnóstico. As hérnias podem englobar o duodeno, o colo ou o apêndice. A hérnia de Amyand é uma rara hérnia inguinal (cerca de 1% das hérnias inguinais, < 1% dos casos de apendicite) que contém apêndice[10,11] (Fig. 13.6). Outros conteúdos herniários pouco comuns incluem os ovários e as "orelhas de bexiga".

MANOBRAS DINÂMICAS

As manobras dinâmicas são a chave para a capacidade de a ultrassonografia ser capaz de descrever e avaliar hérnias e incluem observar a região durante a respiração tranquila, durante a manobra de Valsalva e manobra de compressão e no posicionamento vertical. As manobras dinâmicas são úteis porque muitas hérnias se reduzem espontaneamente quando o paciente está em decúbito dorsal e respira calmamente.[8] Hérnias que contêm apenas gordura são praticamente isoecoicas com os tecidos circundantes e, portanto, relativamente discretas. Observar a região da virilha durante a respiração tranquila permite a visualização do peristaltismo intestinal. O exame com Doppler colorido permite a avaliação da perfusão intestinal (incluindo a viabilidade). As manobras dinâmicas podem fazer com que a gordura contida na hérnia se mova, tornando seu conteúdo mais perceptível. A direção do movimento pode ser útil, uma vez que o movimento dos tecidos ao redor é quase sempre na direção anteroposterior (AP), enquanto o conteúdo da hérnia frequentemente se move na horizontal durante a manobra de compressão (Vídeo 13.4). O conteúdo herniário é passível de alteração com as manobras dinâmicas. Por fim, pode-se avaliar a redutibilidade e o desconforto.

A **manobra de Valsalva** apresentar mais utilidade quando o paciente está em posição supina. Isso força o conteúdo da hérnia anteriormente e muitas vezes horizontalmente, na direção inferomedial (Fig. 13.7), e algumas vezes provoca dor. Algumas hérnias tornam-se visíveis apenas durante a manobra de Valsalva (Fig. 13.2). Em outros casos, o saco herniário pode ser visto alongado durante a respiração tranquila e alargado durante a manobra de Valsalva. Hérnias que aparentam conter apenas gordura durante a respiração calma podem revelar o intestino incluído durante a manobra de Valsalva (Vídeo 13.5). Em geral, os sacos herniários tornam-se maiores durante a realização da manobra de Valsalva. Se eles permanecerem do mesmo tamanho, essa característica sugere encarceramento.

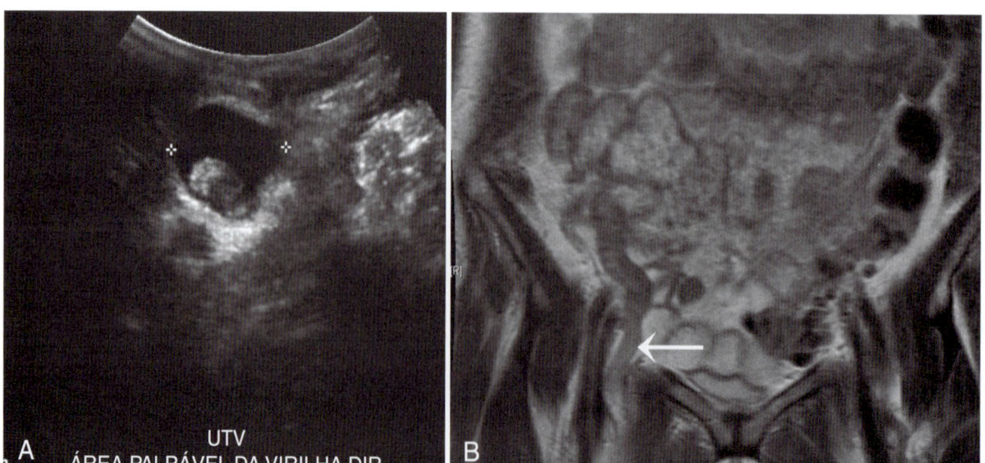

FIG. 13.6 Hérnia de Amyand. (A) Ultrassonografia do quadrante inferior direito mostra um cisto complexo na região da dor do paciente. **(B)** A imagem de ressonância magnética mostra o apêndice (*seta*) que se estende para a hérnia.

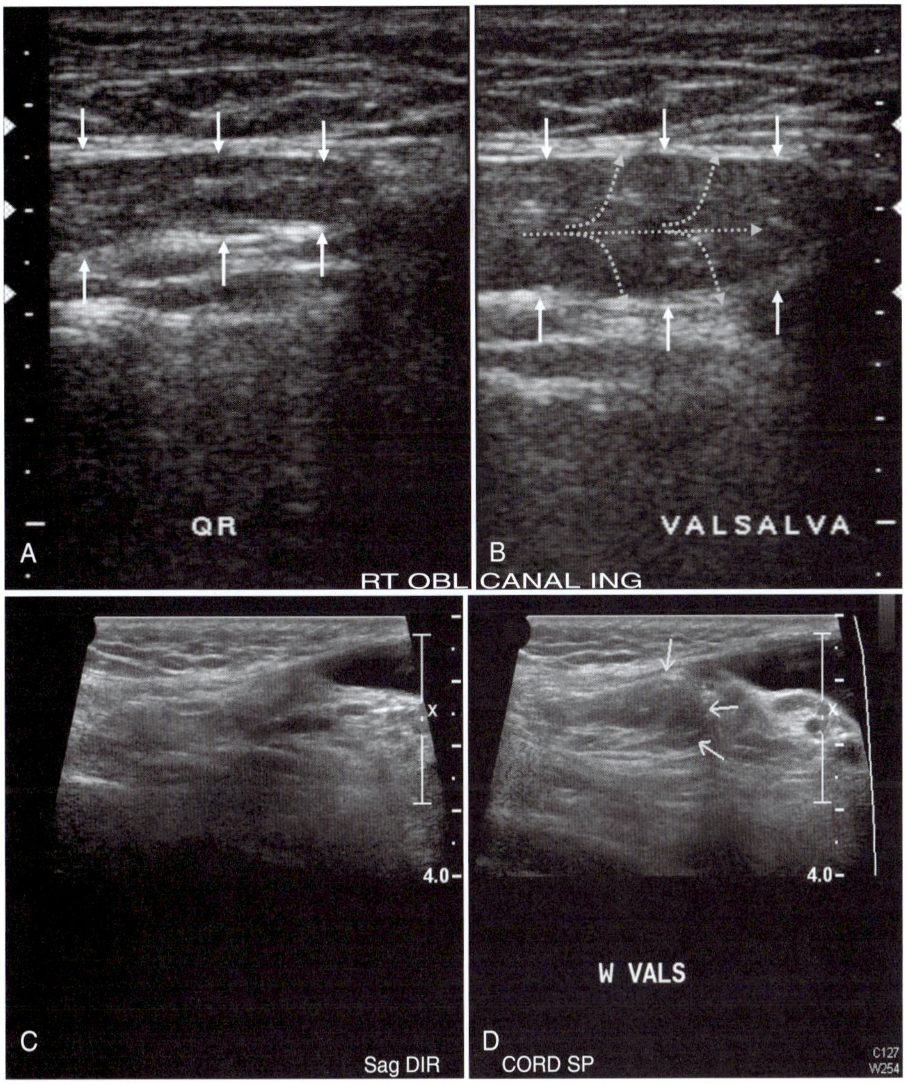

FIG. 13.7 Valor da manobra de Valsalva. Hérnia inguinal indireta. **(A)** e **(B)** Imagens do eixo longo dividida da tela de uma hérnia inguinal indireta contendo gordura durante a respiração tranquila e durante a manobra de Valsalva. A imagem esquerda mostra a hérnia durante a respiração tranquila (*setas*). A imagem da direita, obtida durante a manobra de Valsalva, exibe o conteúdo da hérnia sendo forçado distalmente na direção horizontal dentro do canal inguinal (*setas e setas pontilhadas*). **(C)** e **(D)** Imagens divididas de outro paciente mostrando uma hérnia mais evidente durante a manobra de Valsalva.

A **manobra de compressão** é essencial para avaliar a possibilidade de redução e o desconforto em pacientes com hérnias detectadas ultrassonograficamente, sem considerar se o paciente está em pé ou em posição supina. As manobras de compressão também são úteis em pacientes na posição supina, nos quais a manobra de Valsalva foi ineficaz. A compressão auxilia na avaliação da **redutibilidade** da hérnia. Estas podem ser redutíveis por completo (Vídeo 13.6), parcialmente redutíveis (Vídeo 13.7) ou irredutíveis (Vídeo 13.8). A forma da hérnia está relacionada com a sua capacidade de redução. É provável que uma hérnia com fundo largo e colo estreito seja irredutível, ao passo que uma hérnia com o colo mais largo que o seu fundo possivelmente seja redutível (Fig. 13.8). A avaliação da dor é muito importante, pois a ultrassonografia dinâmica é tão sensível que detecta muitas hérnias assintomáticas e clinicamente insignificantes. Além disso, em alguns pacientes, a dor é causada por outras etiologias.

A **posição em pé** é essencial em todos os pacientes que estão sendo examinados pela ultrassonografia para pesquisa de hérnia inguinal. Muitos pacientes são sintomáticos somente na posição ereta, ou mais sintomáticos nesta posição. O fluido muitas vezes é melhor visualizado com o paciente na posição vertical. Pode demorar alguns minutos para que o fluido livre "assente-se" no fundo do saco herniário, uma vez que o paciente tenha sido posicionado de forma ereta. Portanto, a imagem tardia na posição vertical pode ser útil para demonstrar o **líquido peritoneal**. Outras hérnias contêm alças intestinais apenas na posição vertical. Algumas hérnias são visíveis apenas na posição vertical[6] ou são mais bem demonstradas na posição vertical (inguinal direta e femoral). A redutibilidade de uma hérnia pode variar entre posição supina e a posição vertical; por isso, é importante avaliar a redutibilidade em ambas as posições. Na maioria dos pacientes, as hérnias da virilha são mais redutíveis no decúbito dorsal do que na posição vertical, enquanto em outras o oposto é verdadeiro.

PONTOS DE REFERÊNCIA PARA A ULTRASSONOGRAFIA

A ultrassonografia exibe os achados característicos das hérnias da virilha que se encontram sobre o ligamento inguinal. Existem

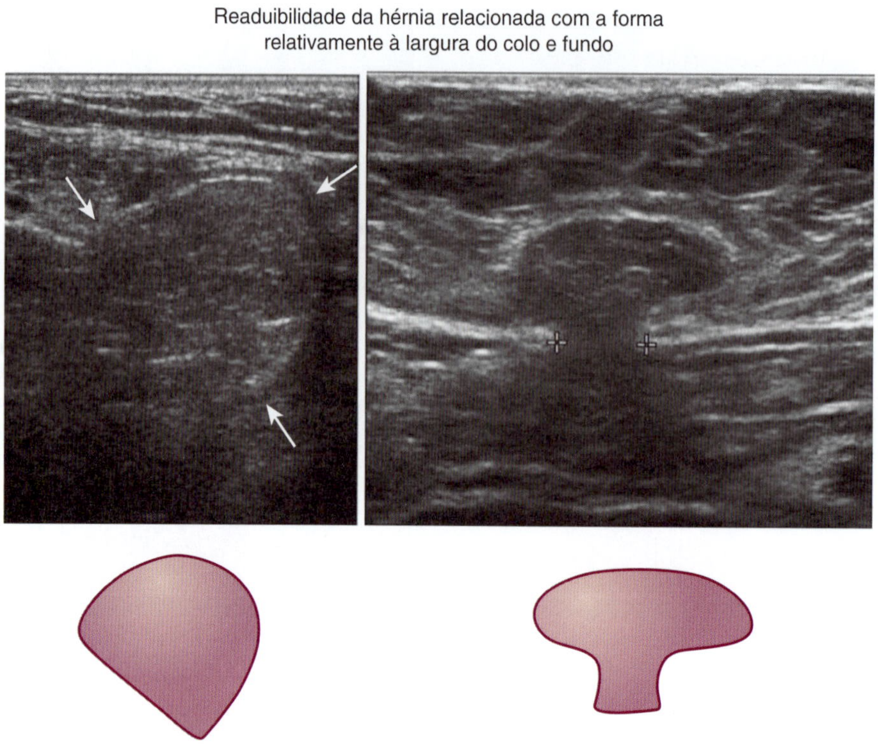

FIG. 13.8 Formas típicas das hérnias. *À esquerda,* a hérnia inguinal direta mostra um colo largo em comparação com o fundo. Esta forma de hérnia correlaciona-se com redutibilidade completa. *À direita,* a hérnia da linha alba mostra um colo muito estreito em comparação à largura do fundo. Esta forma de hérnia correlaciona-se com irredutibilidade e aumento do risco de estrangulamento.

quatro tipos de hérnias que abrangem a definição mais ampla da virilha: inguinal indireta, inguinal direta, de Spiegel e femoral. O ponto fundamental na distinção entre os três primeiros tipos é a **artéria epigástrica inferior** (AEI). Esta surge da artéria ilíaca externa e cursa superomedialmente, atravessando a fáscia de Spiegel e a linha semilunar, cursando enfim com a porção medioposterior do músculo reto abdominal. AEI pode ser identificada ultrassonograficamente em todos os pacientes ao longo da face medioposterior do músculo reto abdominal no nível da metade do trajeto entre a sínfise púbica e a cicatriz umbilical, enquanto se examina em um plano transverso (Fig. 13.9). A AEI encontra-se anteriormente ao peritônio e, dessa, forma nunca é encoberta pelos gases intestinais. Uma vez identificada no plano transverso, a AEI pode ser rastreada inferior e lateralmente até sua origem na artéria ilíaca externa. Existem quatro tipos principais de hérnias inguinais (Tabela 13.1, Fig. 13.10).

Uma vez que a origem da AEI é identificada, o transdutor deve ser rotacionado em um eixo paralelo ao ligamento inguinal que se posiciona obliquamente, de superolateral a inferomedial. O paciente deve ser examinado em um eixo longo, paralelo ao ligamento inguinal, e em um eixo curto, perpendicular ao ligamento inguinal, em vez de avaliar de forma transversal ou longitudinal.

HÉRNIAS DA REGIÃO INGUINAL

As hérnias inguinais podem ser classificadas como diretas ou indiretas. O termo **direto** e **indireto** refere-se a como a hérnia se apresenta durante a abertura de reparos cirúrgicos. A **hérnia inguinal direta** se sobressai "diretamente" posterior ao canal inguinal na cirurgia aberta. A **hérnia inguinal indireta**, por outro lado, em cirurgia aberta, entra no canal inguinal "indiretamente", em direção superolateral depois de passar pelo anel inguinal interno (anel inguinal profundo). Do ponto de vista ultrassonográfico, os termos "direto" e "indireto" são potencialmente confusos. Seria menos confuso caracterizá-los como hérnia do anel inguinal interno (indireta) e hérnia sem anel (direta). Em uma revisão retrospectiva de exames ultrassonográficos de 172 hérnias em 151 pacientes, 119 hérnias foram diagnosticadas em 107 pacientes, 60% eram hérnias inguinais indiretas, 19% eram hérnias inguinais diretas, 18% eram hérnias femorais e 3% eram hérnias combinadas (hérnia inguinal direta e indireta). Noventa e dois por cento continham gordura e 30% continham intestino.[12] As taxas globais de sensibilidade e especificidade da ultrassonografia para diagnosticar a presença de hérnia na virilha foram 96% e 96% (aumentando para 98% e 100% após 2011), e a precisão na determinação do tipo de hérnia foi 96% (aumentando para 98% depois de 2011).[12] Em um estudo prospectivo de 118 pacientes com diagnóstico clínico de hérnia na virilha, a ultrassonografia exibiu 100% de sensibilidade e especificidade no diagnóstico de hérnia, apresentando sensibilidade na distinção entre hérnias inguinais diretas e indiretas de 86% e 97%, respectivamente.[13] Claramente, a experiência e a técnica são fatores importantes na obtenção de alta precisão.

A resistência da fáscia transversal apresenta-se alterada em muitos pacientes com hérnia inguinal. Acredita-se que a estrutura do colágeno e a atividade da metaloproteinase sejam diferentes nos pacientes com hérnia do que na população geral, colocando assim a fáscia transversa, devido à sua localização, sob alta pressão com pouco apoio adicional, sofrendo risco de alongamento, rasgamento e insuficiência.[14-19] Assim, pacientes com distúrbios conhecidos da resistência tecidual, incluindo síndromes Ehlers-Danlos, Marfan e Hurler-Hunter, doença renal policística e osteogênese imperfeita apresentam risco aumentado de desenvolver hérnia inguinal.[14,19-21]

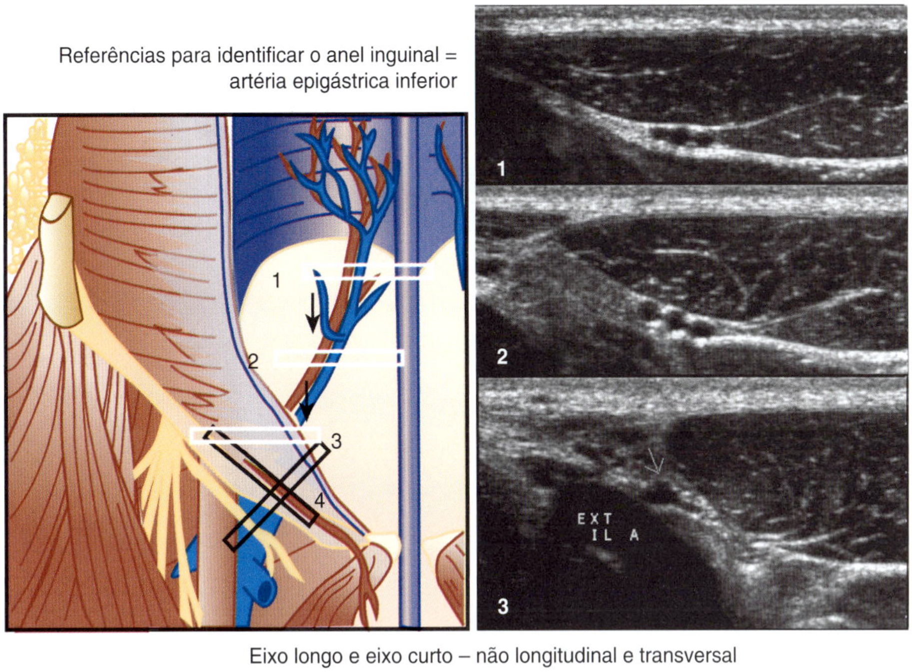

FIG. 13.9 Vasos epigástricos inferiores (VEI) são referências para a avaliação da região inguinal. Imagem 1 obtida em um plano transverso, cerca de metade da distância entre a sínfise púbica e o umbigo. A artéria epigástrica inferior e suas veias pareadas encontram-se junto à superfície posteromediolateral do músculo reto abdominal. Imagem 2 obtida alguns centímetros inferiormente e os VEI estão mais lateralmente. Imagem 3 obtida em um nível em que os VEI (*seta*) ficam na borda do músculo reto abdominal. Este é o nível em que ocorre a maioria das hérnias de Spiegel. Uma vez encontrada a origem da artéria epigástrica inferior, o transdutor deve ser rodado em planos paralelos (ver linha 4 no desenho) e perpendiculares ao canal inguinal – visão do eixo longo e do eixo curto.

TABELA 13.1 Tipos de Hérnias Inguinal

Tipo de Hérnia	Achados Característicos	Estudo Clássico
Inguinal indireta	Estruturas herniadas entram no canal inguinal lateral à artéria epigástrica e superior ao ligamento inguinal e se estendem por uma distância variável através do canal inguinal.	Hérnia da virilha mais comum. A extensão ao escroto ou lábios maiores quase sempre ocorre devido à hérnia indireta.
Inguinal direta	Origina-se a partir do tendão conjunto, inferior e medial a da artéria epigástrica inferior. Hérnia na face inferior do triângulo Hesselbach.	Associado ao aumento da pressão abdominal (ascites, obesidade, gravidez), idade mais avançada e musculatura fraca.
de Spiegel	Origina-se através da fáscia de Spiegel apenas lateral à localização penetrada pela artéria epigástrica interna. O tendão do músculo transverso do abdome sempre está rompido. Na maioria dos casos, a aponeurose oblíqua interna também está rasgada.	A ultrassonografia mostra uma massa complexa na face anterolateral da parede abdominal, que pode conter alças intestinais cheias de líquido ou gás.
Femoral	Dentro do canal femoral, inferior ao ligamento inguinal.	Este tipo de hérnia apresenta uma associação relativamente alta com o encarceramento.

Hérnias Inguinais Indiretas

O achado característico de uma hérnia inguinal indireta é o movimento anormal dos conteúdos intra-abdominais (gordura, intestino ou ambos) através do anel inguinal profundo e através do canal inguinal. No eixo curto, a hérnia inguinal indireta pode ser observada movendo-se para dentro e para fora do plano adjacente ao cordão espermático (no sexo masculino).[1,8,22,23]

Hérnias inguinais indiretas são os tipos mais comuns de hérnia da virilha, apresentando-se cinco vez mais comuns do que as hérnias diretas.[24] No sexo masculino, a hérnia inguinal indireta é resultado de um defeito congênito do processo vaginal patente. Em adultos, a hérnia indireta é adquirida como resultado de fraqueza e dilatação do anel inguinal interno.[25,26] Hérnias indiretas representam a persistência do **processo vaginal** patente. Nos homens, os testículos descem da cavidade abdominal até o escroto, que pode levar a um atraso ou fechamento incompleto do canal inguinal. Assim, as hérnias inguinais indiretas são mais comuns nos homens. Entretanto, o atraso ou o fechamento incompleto do **canal de Nuck** pode ocorrer em mulheres. O colo de uma hérnia inguinal indireta é o segmento que se encontra junto ao anel inguinal interno, e o fundo encontra-se

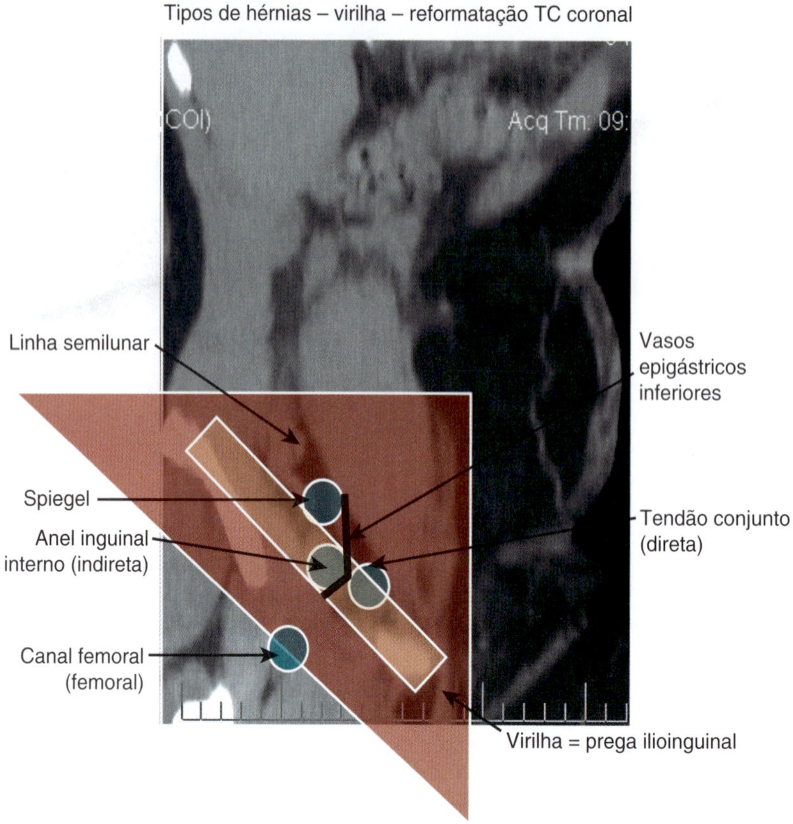

FIG. 13.10 Localização dos quatro tipos de hérnias da "virilha". Imagens de tomografia computadorizada *(TC)* abdominal e pelve reformatada no plano coronal. **Hérnia inguinal indireta** origina-se no interior do anel inguinal interno ou profundo, que se encontra na virilha entre a artéria ilíaca externa e a artéria epigástrica inferior proximal. **Hérnia inguinal direta** surge do "tendão conjunto", que se encontra inferior e medial à origem da artéria epigástrica inferior. **Hérnia de Spiegel** surge pela fáscia de Spiegel, lateralmente à artéria epigástrica inferior, onde atinge a margem lateral do músculo reto. **Hérnias femorais** encontram-se junto ao canal femoral, inferiormente ao canal inguinal e ao ligamento inguinal.

junto ao canal inguinal (Fig. 13.11). O colo (anel inguinal interno) encontra-se superolateralmente à origem da AEI e tende a ser orientado na direção AP, enquanto o fundo (canal inguinal) é orientado de maneira horizontal e cursa inferomedialmente, passando de forma superficial à origem da AEI. O fundo da hérnia inguinal indireta encontra-se anterolateralmente ao **cordão espermático** nos homens e ao **ligamento redondo** nas mulheres (Fig. 13.12). No eixo curto, o anel inguinal interno e o colo da hérnia inguinal indireta encontram-se entre a artéria ilíaca externa junto à sua borda lateral e a AEI junto ao seu lado medial.

No eixo longo, as hérnias inguinais indiretas podem ter duas aparências: os tipos que deslizam e os que não deslizam. O **tipo deslizante** da hérnia inguinal indireta possui um colo relativamente largo comparado com seu fundo, com perda do ângulo entre o colo e o fundo. Em geral, é redutível, ao menos na posição supina, e é mais provável apresentar intestino e outros conteúdos intraperitoneais. O **tipo não deslizante** apresenta um colo mais estreito em relação ao fundo e mantém um ângulo de quase 90 graus entre o colo e o fundo (Fig. 13.13). Hérnias não deslizantes geralmente revelam apenas gordura pré-peritoneal e não são redutíveis; com frequência são classificadas erroneamente como "lipoma de cordão espermático" ou "lipoma do canal inguinal" durante a cirurgia. Os verdadeiros lipomas de cordão espermático podem ocorrer, embora sejam raros. As hérnias inguinais indiretas não deslizantes são mais difíceis de diagnosticar pela ultrassonografia do que os tipos deslizantes, pois (1) tendem a ser menores; (2) possuem apenas gordura, que é quase

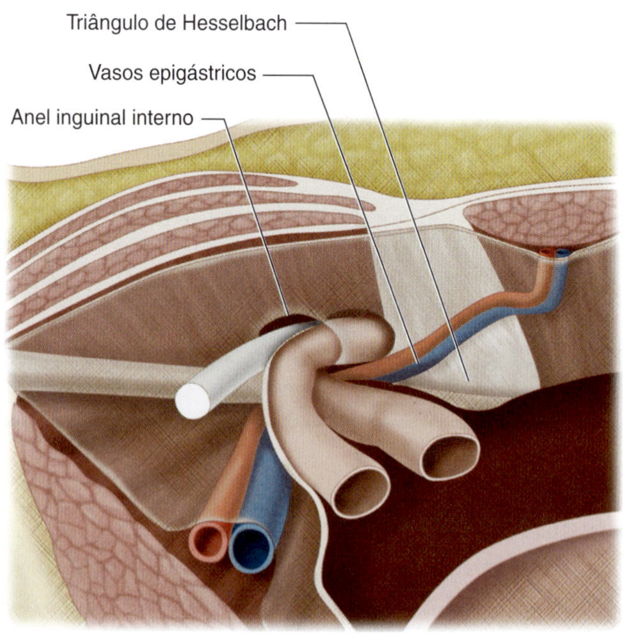

FIG. 13.11 Hérnia inguinal indireta. Diagrama da face profunda da parede anterior do abdome que retrata uma hérnia inguinal indireta esquerda. O saco herniário protrui pelo anel inguinal interno, localizado lateralmente aos vasos epigástricos. Observe o triângulo de Hesselbach, localizado medial e inferiormente aos vasos epigástricos. (Reproduzido com permissão de Granja M, Rivero O, Aguirre D. Abdominal wall hernias. In: Sahani DV, Samir AE, editors. Abdominal imaging. 2nd ed. Philadelphia: Elsevier; 2017:1014-1025.[43])

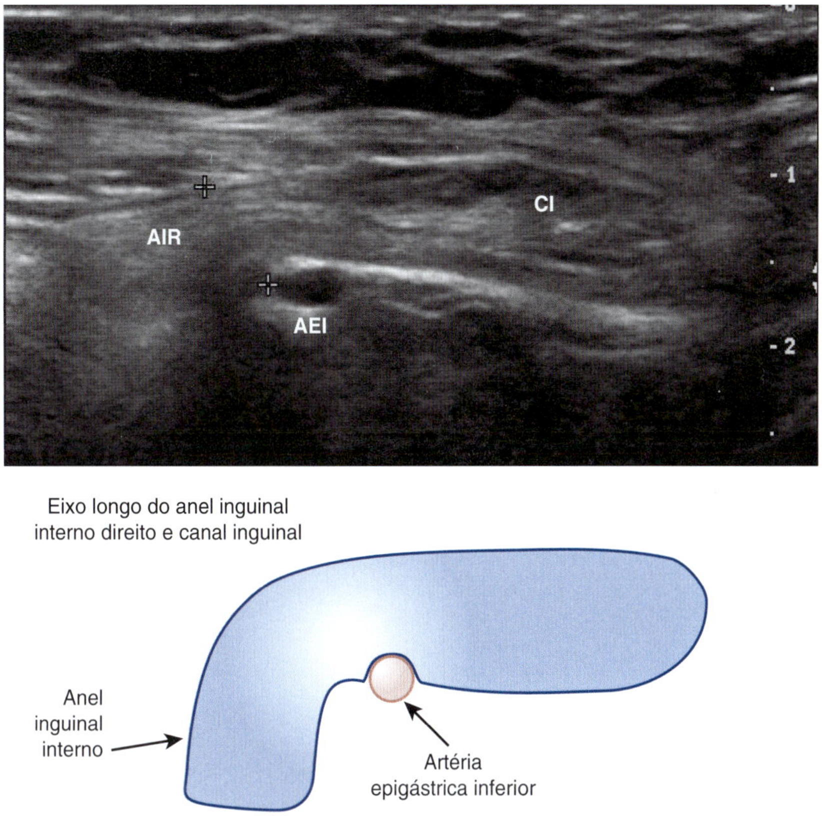

FIG. 13.12 Hérnia inguinal indireta. Imagem no maior eixo, no qual o colo da hérnia se encontra no anel inguinal interno *(AIR)*, que está superior e lateral à face proximal da artéria epigástrica inferior *(AEI)*. O trajeto do saco herniário ocorre horizontalmente em uma direção inferomedial dentro do canal inguinal *(CI)*. Hérnias inguinais indiretas sempre passam superficiais à AEI.

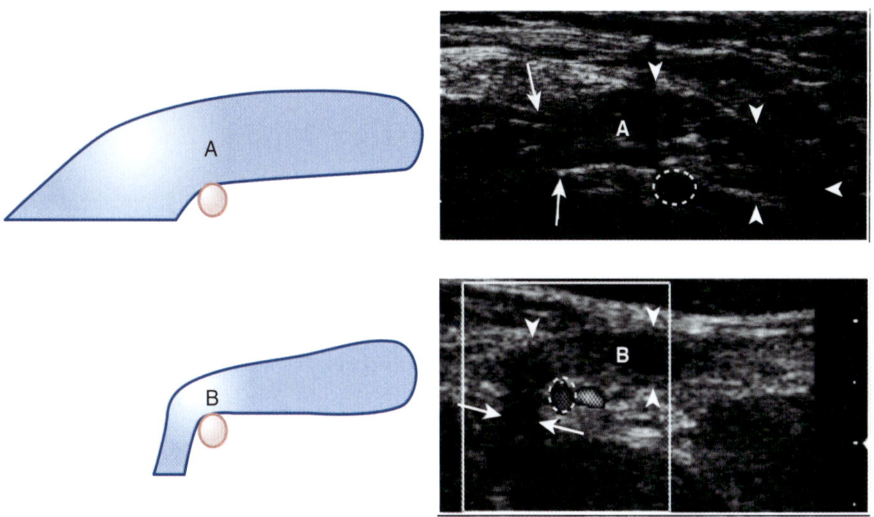

FIG. 13.13 Hérnias inguinais indiretas: dois tipos. (A) Tipo deslizante. O colo (*setas*) é tão largo ou mais largo que o fundo (*pontas de seta*), com perda do ângulo entre o anel inguinal interno e o canal inguinal. Nas hérnias deslizantes, é normal encontrar conteúdo de origem intraperitoneal e são redutíveis. **(B) Tipo não deslizante**. O colo (*setas*) é estreito em comparação com o fundo (*pontas de seta*) e o ângulo de quase 90 graus entre o anel inguinal interno e o canal inguinal é preservado. Nas hérnias não deslizantes, é normal encontrar apenas gordura pré-peritoneal e são irredutíveis. Estas são constantemente classificadas de forma errada como "lipomas" do canal inguinal e cordão espermático. *Círculo*, artéria epigástrica inferior.

isoecoica com os tecidos circundantes e (3) sua não redutibilidade minimiza o movimento do conteúdo durante as manobras dinâmicas. No eixo curto, o tipo deslizante de hérnia inguinal direta pode ser diagnosticado tanto no nível do anel inguinal interno quanto no nível do canal inguinal. Contudo, o tipo não deslizante pode ser diagnosticado apenas no nível do canal inguinal, no qual é mais extenso.

Em alguns casos, pode ser difícil demonstrar a relação do colo da hérnia com os vasos epigástricos inferiores. Nesses casos, é útil avaliar a relação do saco herniário com o cordão espermático. No

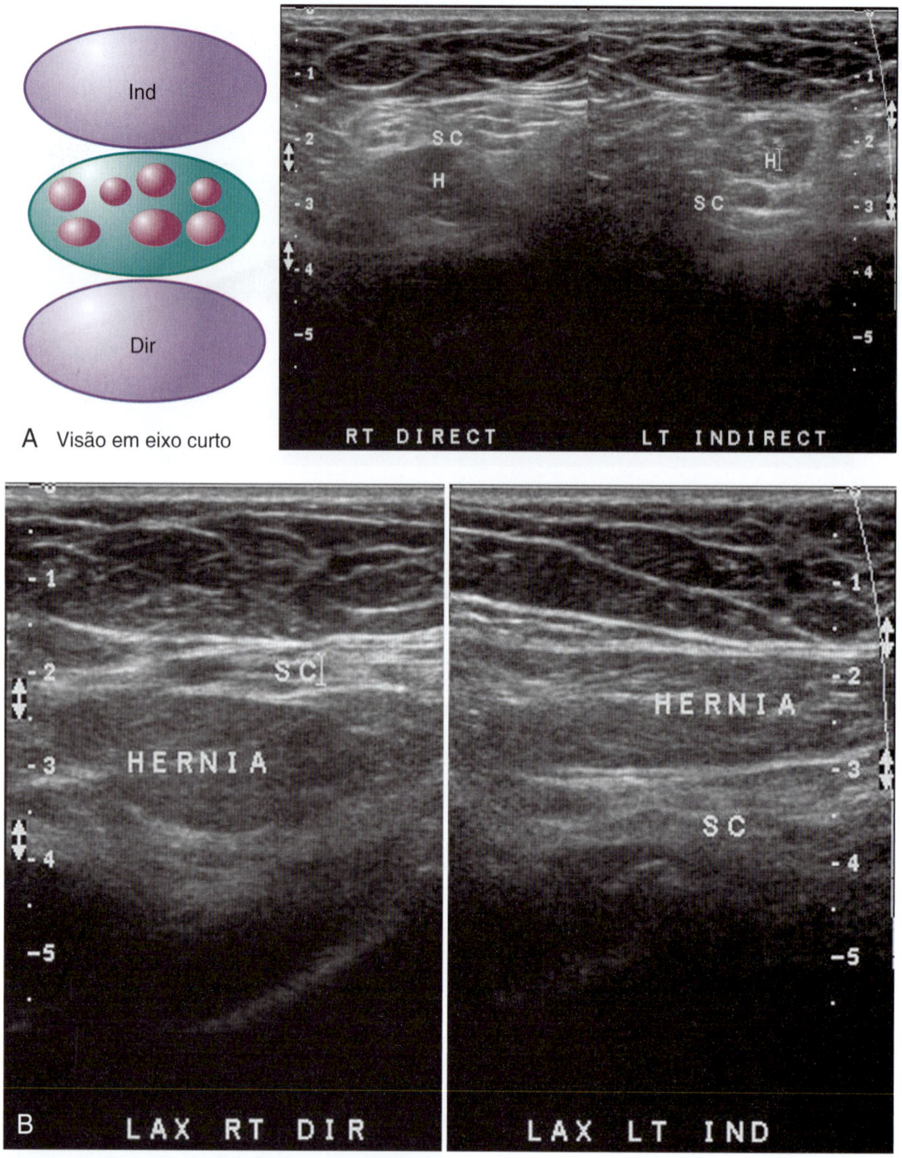

FIG. 13.14 Relação entre o saco herniário e o cordão espermático. (A) Sacos herniários direto *(Dir)* e indireto *(Ind)* relacionados com o cordão espermático *(SC;* do inglês, *spermatic cord). Esquerda,* O desenho mostra que o saco herniário inguinal indireto tende a se encontrar anteriormente ao cordão espermático, enquanto o saco hérniário *(H)* inguinal direto encontra-se posterior ao cordão *(SC). Centro,* Visão em eixo curto de uma hérnia inguinal direta de conteúdo gorduroso, posterior e medial ao cordão espermático *(SC). Direita,* Visão em eixo curto mostrando uma hérnia *(H)* inguinal indireta de conteúdo gorduroso que se encontra anterior e lateral ao cordão espermático *(SC).* **(B)** Visão em eixo longo de hérnia inguinal direita direta e de hérnia inguinal esquerda indireta em um mesmo paciente. *Esquerda,* A imagem mostra um saco herniário inguinal direto à direita, estando posterior ao cordão espermático *(SC). Direita,* A imagem mostra o saco herniário inguinal indireto esquerdo estando anterior ao cordão espermático *(SC).*

sexo masculino, as hérnias inguinais indiretas tendem a ser encontradas anterolateralmente ao cordão espermático, enquanto na hérnia inguinal direta o saco tende a ficar posteromedialmente ao cordão (Fig. 13.14). No sexo feminino, as hérnias inguinais indiretas encontram-se anterior ao ligamento redondo (Fig. 13.15). As hérnias inguinais indiretas extensas podem achatar e inclinar o cordão espermático (Figs. 13.16 e 13.17), causando dor que se irradia para o escroto. Hérnias inguinais indiretas são mais propensas a se estenderem para o escroto ou para o lábio maior do que as hérnias inguinais diretas (Fig. 13.18, Vídeo 13.9).

Hérnias Inguinais Diretas

O achado característico de uma hérnia inguinal direta é o tecido intra-abdominal focal movendo-se anteriormente através do triângulo de Hesselbach.[1,8,22,23] Na ultrassonografia, esse tecido de ecogenicidade variável se movimentará de forma característica em uma direção posteroanterior.[1]

As hérnias inguinais diretas são o segundo tipo mais comum de hérnia da virilha, sendo, inclusive, adquiridas. A incidência aumenta conforme a idade, uma vez que esse tipo de hérnia é resultante do enfraquecimento da fáscia transversal no triângulo de Hesselbach.[27] O triângulo de Hesselbach é anatomicamente delineado inferiormente pelo ligamento inguinal, medialmente pela margem lateral do músculo reto do abdome e superolateralmente pela AEI.

As hérnias diretas surgem de duas maneiras: quer passando por um defeito no "tendão conjunto" (Fig. 13.19), ou por um grande alongamento do tendão dentro do canal inguinal (Fig. 13.20). Durante a correção aberta da hérnia, as inguinais diretas protruem

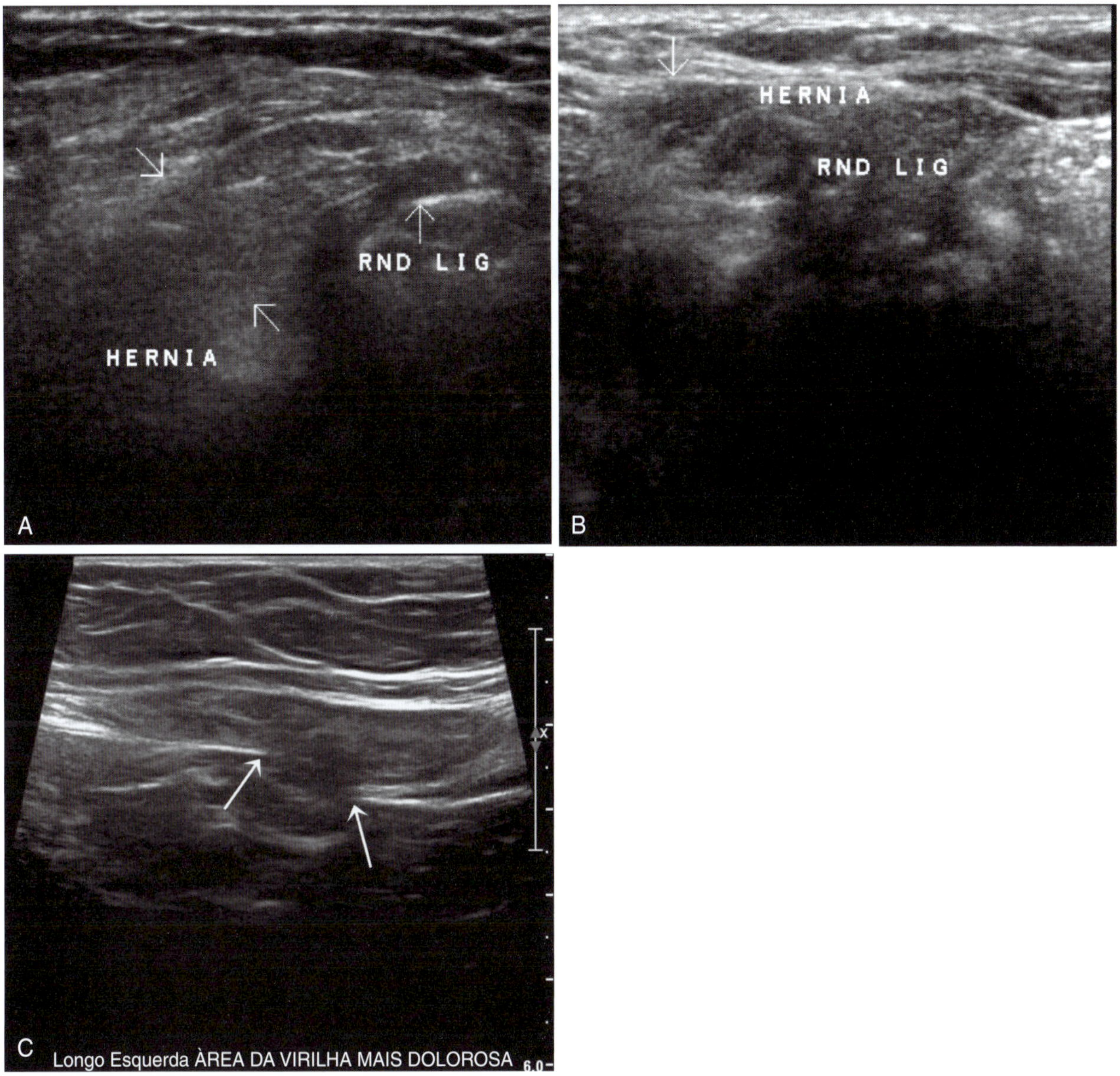

FIG. 13.15 Hérnia inguinal indireta. (A) Visão em eixo longo mostrando uma hérnia inguinal indireta contendo gordura (*setas oblíquas*) com saco anterior ao ligamento redondo (*RND LIG*) (*seta vertical*). **(B)** Visão em eixo curto da hérnia (*seta*) em **(A)**. **(C)** Em outro paciente, hérnia inguinal indireta contendo gordura com colo estreito *(seta)*.

"diretamente" do canal inguinal aberto na direção posterior. As hérnias inguinais indiretas, por outro lado, estendem-se para dentro do canal inguinal aberto "indiretamente" de uma direção superolateral. A região do tendão conjunto, assim como o colo da hérnia inguinal direta, surge inferomedial aos vasos epigástricos inferiores (Fig. 13.21).

O colo das hérnias inguinais diretas costuma ser maior do que seu fundo. Isso torna raras as hérnias diretas encarceradas e estranguladas. A maioria das hérnias inguinais diretas pequenas e médias é redutível completamente, porém essas hérnias em tamanho maior podem ser reduzidas de forma incompleta, em especial quando na posição ereta. Grande parte das hérnias inguinais diretas tem redução completa de forma espontânea, quando em posição supina durante uma respiração tranquila; assim, são visualizadas apenas durante a manobra de Valsalva em posição ereta.

O **tendão conjunto** é formado pela aponeurose dos músculos oblíquo interno e transverso do abdome e a fáscia transversal. Está localizado abaixo da borda inferior da aponeurose do oblíquo externo. Na maioria dos pacientes, a aponeurose do músculo oblíquo interno e transverso do abdome não estão intimamente aderidas uma a outra; a aponeurose do transverso abdominal é separada da fáscia transversal e do peritônio por uma camada variável de gordura pré-peritoneal; e o tendão conjunto não é de fato uma estrutura bem-definida (Fig. 13.22).

O adelgaçamento e o abaulamento do tendão conjunto (**insuficiência do tendão conjunto**) é um precursor para o desenvolvimento das hérnias inguinais diretas. Nos homens, a saliência anterior desloca e roda o cordão espermático lateralmente. O afilamento e a protuberância do tendão conjunto empurram a aponeurose dos músculos oblíquo interno e do transverso abdominal para mais perto uma da outra, fazendo com que o tendão conjunto pareça uma estrutura mais discreta do que quando o paciente está em posição supina, durante a respiração tranquila (Figs. 13.23 e 13.24). À medida que o adelgaçamento e o abaulamento pro-

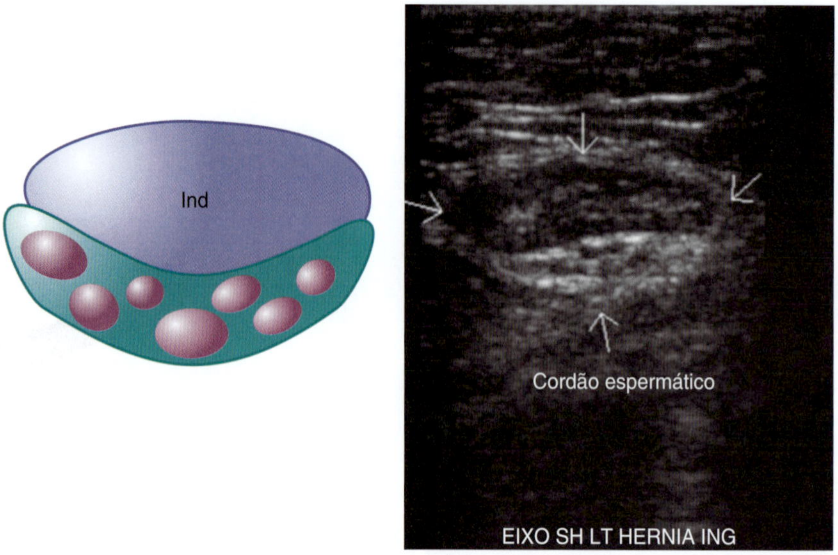

FIG. 13.16 Hérnia inguinal indireta *(Ind)*. (A) Representação e **(B)** Ultrassonografia. Visão em eixo curto mostra uma hérnia inguinal indireta deslocando e comprimindo posteriormente o cordão espermático hiperecoico.

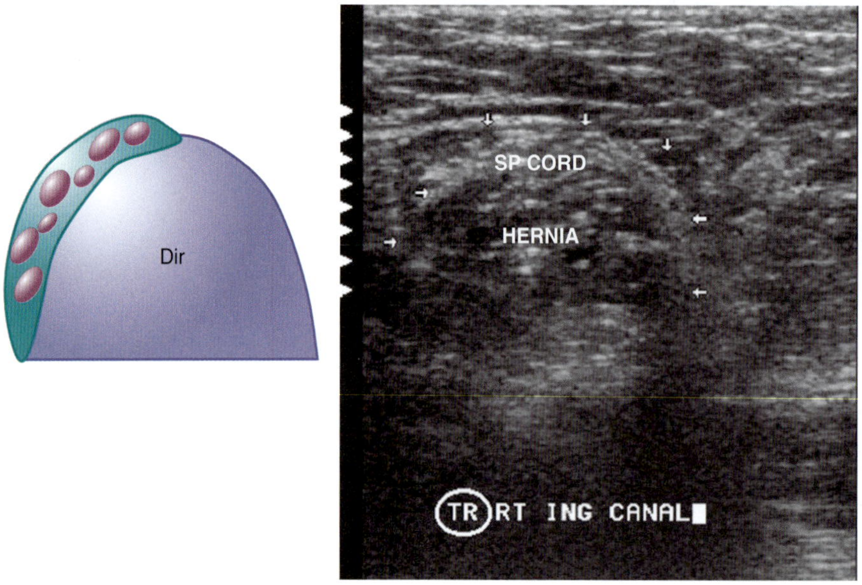

FIG. 13.17 Hérnia inguinal direta *(Dir)*. Visão em eixo curto mostra uma hérnia inguinal direta deslocando e comprimindo anterior e lateralmente o cordão espermático *(SP CORD)* hiperecoico. Ver também Vídeo 13.10.

gridem, uma **ruptura** pode ser formada junto ao tendão, levando à formação de uma hérnia inguinal direta. Hérnias inguinais diretas de menor tamanho progridem anteriormente pelo assoalho do canal inguinal, porém hérnias maiores encontram-se inferomedialmente, estendendo-se distalmente dentro do canal. Fatores que podem levar a insuficiência do tendão conjunto a progredir para franca hérnia inguinal direta com o tempo incluem qualquer causa do aumento da pressão intra-abdominal (obesidade, gravidez, ascite, tosse, esforço) e fraqueza generalizada do tecido conjuntivo. Como as causas subjacentes afetam ambos os lados, as hérnias inguinais diretas bilaterais são frequentes, embora as assimétricas também sejam comuns. (Fig. 13.25). As hérnias inguinais diretas e seus precursores e a insuficiência da parede inguinal posterior são problemas comuns em atletas (ver Hérnias do Esporte).

Hérnias Femorais

O achado característico de uma hérnia femoral é o conteúdo intra-abdominal anormal que se move em uma direção inferior através do canal femoral.[1,8] As hérnias femorais foram descritas como tendo uma aparência ultrassonográfica de um saco hipoecoico com ecos internos salpicados. Quando examinada durante a manobra de Valsalva, a hérnia femoral passa profundamente ao ligamento inguinal, expande o canal femoral, desloca a gordura do canal normal e apaga a veia femoral.[28]

As hérnias femorais são menos comuns do que as hérnias inguinais e são difíceis de serem diagnosticadas clinicamente, a menos que se apresentem estranguladas. Ao contrário das hérnias inguinais, as hérnias femorais são mais comuns nas mulheres do que nos

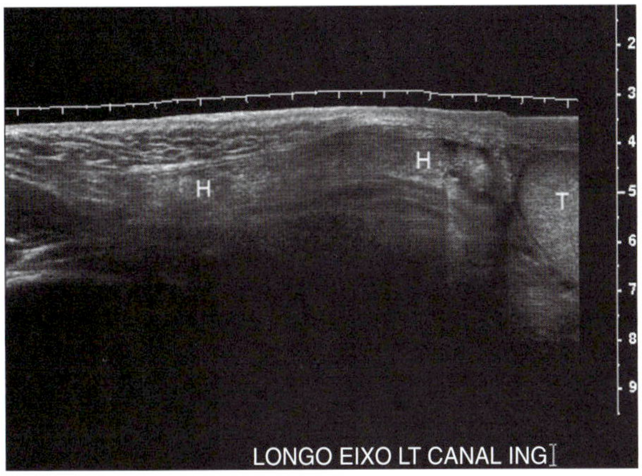

FIG. 13.18 Hérnia inguinal indireta. Visão em eixo longo com imagem estendida do campo visual (FOV; do inglês, *field of view*) mostra uma hérnia (*H*) inguinal indireta extremamente grande estendendo-se por todo comprimento do canal inguinal dentro do escroto; *T*, testículo. Ver também Vídeo 13.9.

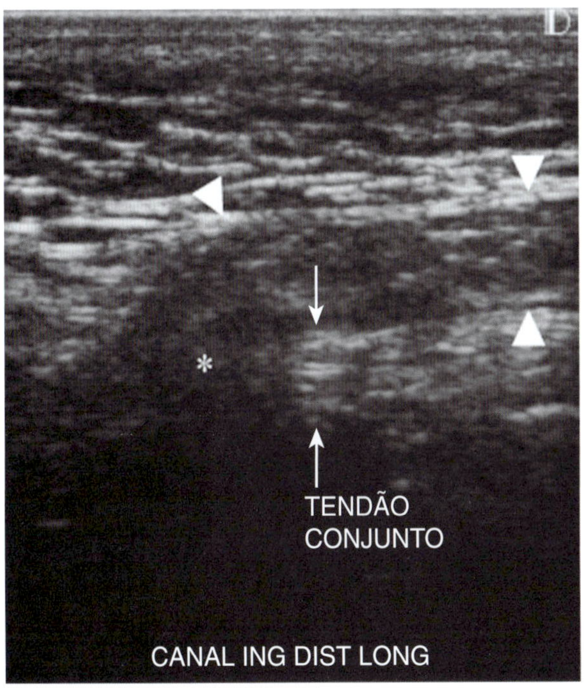

FIG. 13.19 Hérnia inguinal direta. Visão em eixo longo mostra uma hérnia inguinal direta contendo gordura que passa por uma ruptura abrupta (*) no tendão conjunto (*setas*) e se estende pelo canal inguinal (*pontas de seta*).

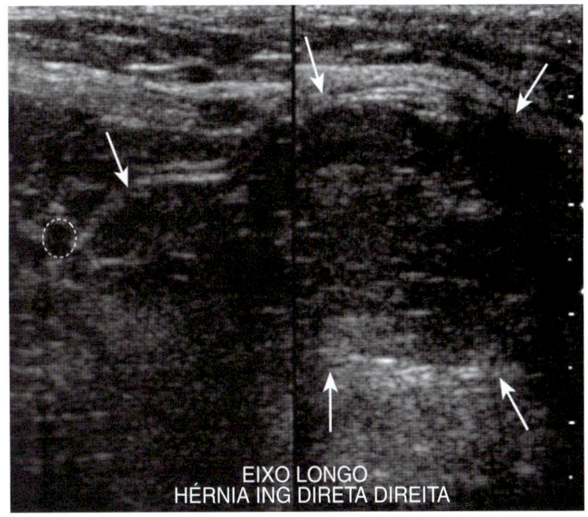

FIG. 13.20 Hérnia inguinal direta. Visão em longo eixo de uma larga hérnia inguinal direta mostra o tendão conjunto delgado e esticado, a fáscia transversal e o peritônio (*setas*) formando o saco herniário; círculo, artéria epigástrica inferior. Observe que o colo da hérnia inguinal direta surgiu inferior e medial à artéria epigástrica inferior (*círculo*).

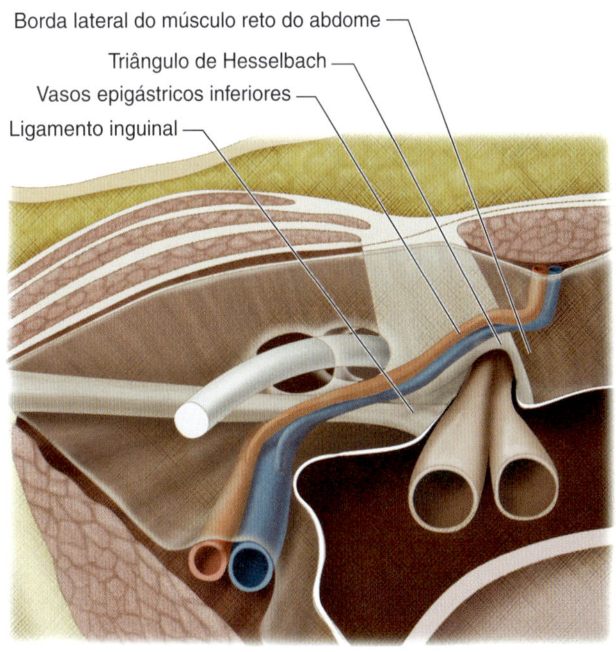

FIG. 13.21 Hérnia inguinal direta. Diagrama da face profunda da parede anterior do abdome que retrata uma hérnia inguinal direta esquerda. O saco herniário se projeta através do triângulo de Hesselbach, que é delimitado pelos vasos epigástricos inferiores, borda lateral do músculo reto abdominal e ligamento inguinal. (Com permissão de Granja M, Rivero O, Aguirre D. Abdominal wall hernias. In: Sahani DV, Samir AE, editors. Abdominal imaging. 2nd ed. Philadelphia: Elsevier; 2017:1014-1025.[43])

homens.[8,24] A ultrassonografia apresenta alta precisão (96,9%) de diagnóstico de hérnias femorais não palpáveis em pacientes com sintomatologia.[29] Acredita-se que o aumento da pressão intrapélvica que ocorre durante o terceiro trimestre da gestação, juntamente com o amolecimento tecidual induzido pelos hormônios, predispõe ao desenvolvimento de hérnias femorais. Elas são duas vezes mais comuns no lado direito do que no lado esquerdo.[30]

As hérnias femorais originam-se dentro do canal femoral inferior até o canal inguinal e a dobra ilioinguinal. O **canal femoral** encontra-se imediatamente medial à **veia femoral comum** (VFC) e imediatamente superior à **junção safenofemoral** (Fig. 13.26, Vídeo 13.10). A localização mais comum das hérnias femorais é medial à VFC, mas algumas se encontram anteriormente aos vasos femorais comuns (Figs. 13.27 e 13.28). A maioria das hérnias femorais que se encontram anteriormente à VFC surgem medialmente e estendem-se depois anteriormente (**hérnia de Teale**) (Fig. 13.29). Embora existam relatos de hérnias femorais surgindo posterior ou lateralmente à VFC, nunca as vimos em nenhum desses locais. As hérnias femorais tendem a ter um colo estreito em comparação com a largura do

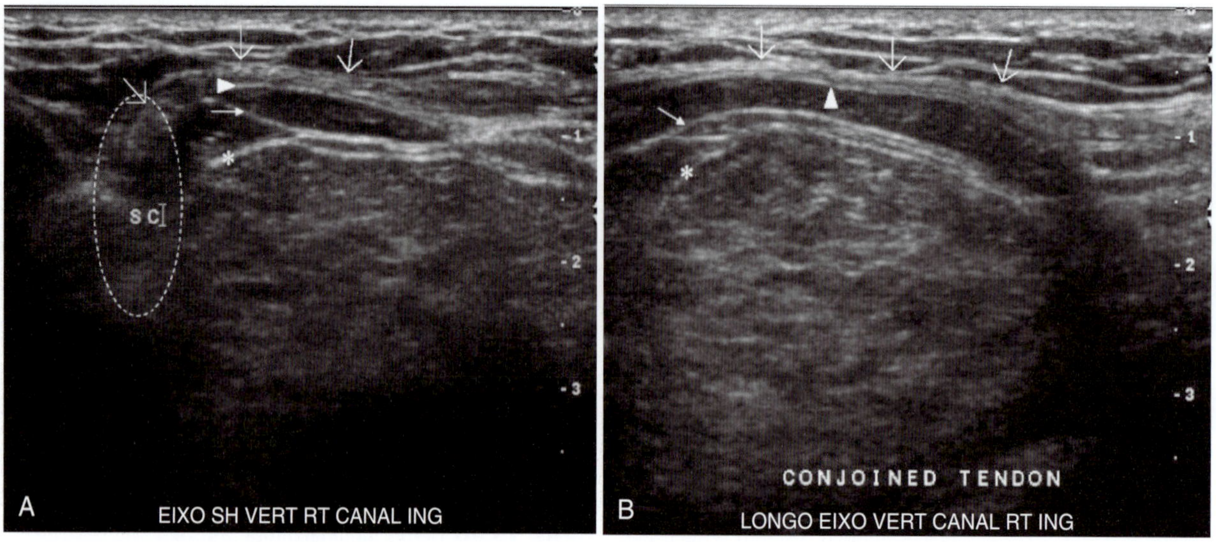

FIG. 13.22 Hérnia inguinal direta. (A) A visão de eixo curto da hérnia inguinal direta mostra o tendão conjunto afinado e abaulado, consistindo na aponeurose oblíqua interna (*setas superficiais*) e na aponeurose do abdome transverso (*ponta da seta*) e na fáscia transversa subjacente (*seta horizontal*) e peritônio (*). *CS* e linhas pontilhadas ovais indicam cordão espermático. **(B)** A visão de eixo longo mostra o tendão conjunto (*entre três setas verticais e cabeça de seta*), fáscia transversa subjacente (*seta oblíqua*) e peritônio (*).

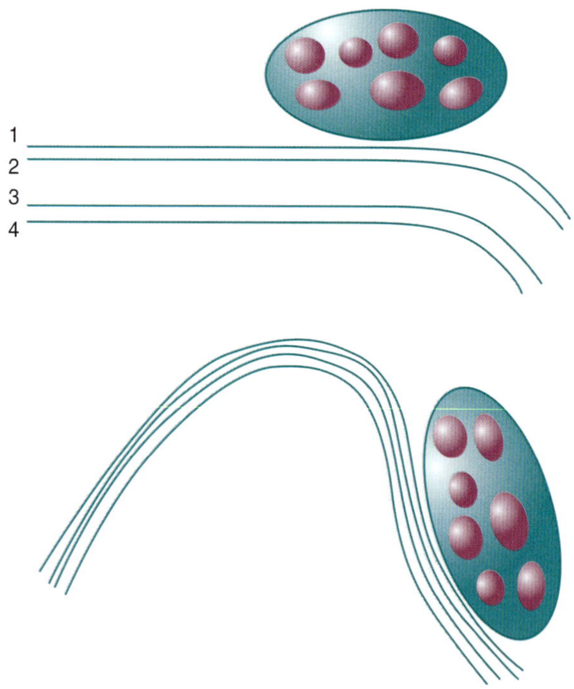

FIG. 13.23 Tendão conjunto: duas visualizações. *Ilustração superior,* Relação do tendão conjunto com o cordão espermático em respiração tranquila na posição supina. As camadas são separadas por tecido conjuntivo frouxo ou gordura. *Ilustração inferior,* Abaulamento do tendão conjunto durante a manobra de Valsalva ou em posição ereta. As camadas tendem a ser empurradas juntas e são mais difíceis de distinguir uma da outra. Quando as aponeuroses do músculo oblíquo interno *(1)* e transverso abdominal *(2)* são empurradas juntamente, os tendões conjuntos aparecem como estruturas discretas. *3,* Fáscia transversal; *4,* peritônio. O abaulamento anterior do tendão conjunto empurra o cordão espermático para a lateral e roda de uma orientação "mais larga do que alta" para "mais alta do que larga".

fundo, forma que predispõe ao estrangulamento da hérnia. Em função do estreitamento do anel femoral (a abertura que forma o colo de uma hérnia femoral), é mais provável que uma hérnia inguinal se torne encarcerada e estrangulada[24,31] (Fig. 13.30). O conteúdo herniário femoral varia e a maioria contém apenas gordura. As hérnias femorais que contêm intestino são quase sempre irredutíveis e frequentemente estão estranguladas.

O canal femoral encontra-se mais profundo que o canal inguinal e pode ser mais difícil de avaliar com um transdutor linear de alta frequência. Hérnias femorais de tamanho pequeno e moderado costumam reduzir-se por completo na posição supina durante a respiração tranquila, demonstradas de imediato com o paciente em posição supina durante a manobra de Valsalva, ou na posição ereta durante as manobras de compressão. Essas hérnias comumente são bilaterais. (Fig. 13.2C).

Hérnias de Spiegel

As hérnias de Spiegel, em geral, são consideradas hérnias da parede anterior do abdome em vez de hérnias da virilha. Elas podem ocorrer em qualquer lugar ao longo do trajeto da **fáscia de Spiegel**, o complexo tendão aponeurótico que se encontra lateralmente entre o músculo oblíquo e medialmente ao músculo reto abdominal. Entretanto, quase todas as hérnias de Spiegel ocorrem na extremidade inferior da **linha semicircular**, inferior à linha arqueada, em que a bainha do reto posterior é ausente e a fáscia de Spiegel é penetrada e enfraquecida pelos vasos epigástricos inferiores (Fig. 13.31). Em muitos pacientes, situa-se a 2 cm do anel inguinal interno. Além disso, quando sintomática, a dor causada por esse tipo de hérnia pode ser difícil de distinguir das inguinais indiretas. Portanto, estamos incluindo as hérnias de Spiegel em nossa discussão de hérnias da virilha, pois o diagnóstico ultrassonográfico desses pacientes é possível quando eles manifestam queixa de dor no quadrante inferior.[32]

As hérnias de Spiegel estão associadas a condições que aumentam a pressão intra-abdominal.[33,34] A fáscia de Spiegel é composta por várias camadas de tendões aponeuróticos livremente justapostos. Da camada mais externa para a mais interna estão localizadas a aponeurose do músculo oblíquo externo, oblíquo interno e transverso abdominal. Internamente à aponeurose, situam-se a fáscia transversal. Nas hérnias de Spiegel, o tendão do transverso do abdome está quase sempre rompido. Na maioria dos casos, a aponeurose

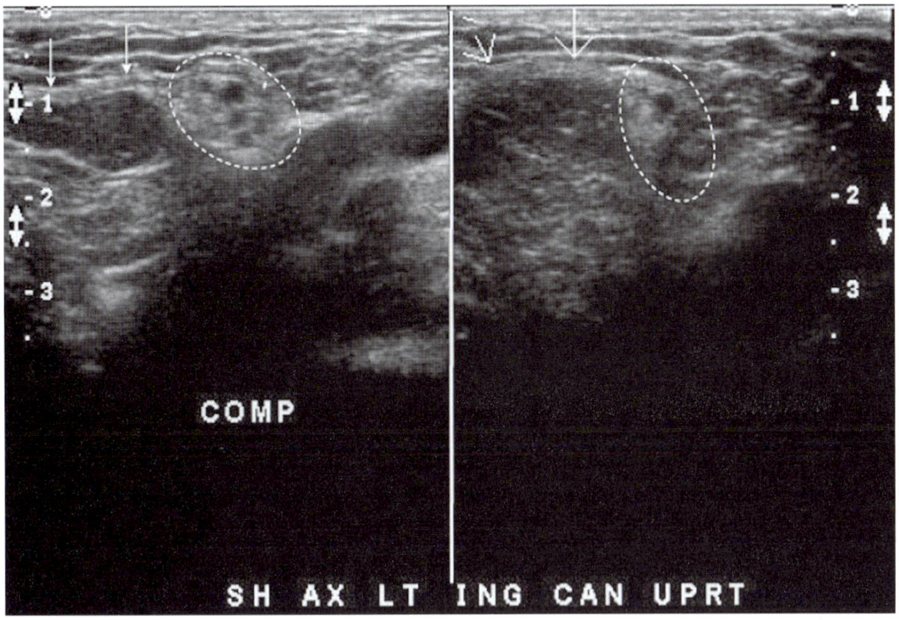

FIG. 13.24 Tendão conjunto: mais duas imagens. *Imagem à esquerda,* Relação entre o tendão conjunto *(setas)* o cordão espermático *(oval tracejado)* em respiração tranquila durante posição supina. O tendão conjunto se encontra posterior ao cordão espermático. *Imagem à direita,* A manobra de Valsalva leva a um abaulamento anterior do tendão conjunto, que então protrui anteriormente ao cordão espermático, empurrando e rodando o cordão lateralmente.

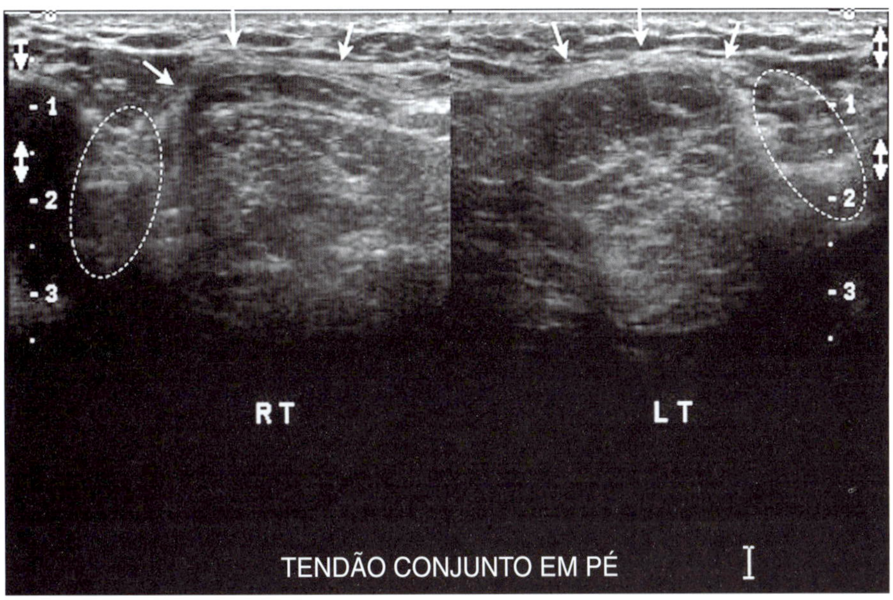

FIG. 13.25 Hérnia inguinal bilateral. Visão em eixo curto mostra hérnias inguinais diretas contendo gordura, que são comuns. As marcas são as mesmas da Figura 13.24.

do músculo oblíquo interno também apresenta ruptura (Fig. 13.32). O tendão do oblíquo externo sempre está intacto, sendo comum forçar o saco herniário a ficar medialmente sobre a face anterior do músculo reto abdominal ou lateralmente sobre o músculo oblíquo externo, ficando em forma de bigorna ou cogumelo (Figs. 13.33 e 13.34). Da mesma maneira que as hérnias femorais, as hérnias de Spiegel têm o colo estreito e o fundo largo (Vídeos 13.11 e 13.12), tornando-se parcialmente irredutíveis e predispostas ao estrangulamento (Fig. 13.35). Como as hérnias de Spiegel passam por muitas camadas de tendões, suas projeções podem ser encontradas intraparietalmente, entre as diversas camadas dos músculos laterais (também entre os músculos transverso abdominal e oblíquo interno ou entre os músculos oblíquos interno e externo). Em alguns casos na fáscia de Spiegel, assim como na linha alba, pode ocorrer diástase ou alargamento. O modo de varredura FOV estendida pode ajudar a demonstrar a anatomia em tais casos (Figs. 13.32 e 13.33). A ultrassonografia mostra uma massa complexa dentro da face anterolateral da parede abdominal, que pode conter alças intestinais preenchidas por fluido ou gás.[35]

Hérnias do Esporte

Hérnias do esporte são causas comuns de dor na virilha e região púbica entre os atletas de elite e profissionais. Em uma revisão da dor crônica inguinal em atletas, a hérnia do esporte foi encontrada

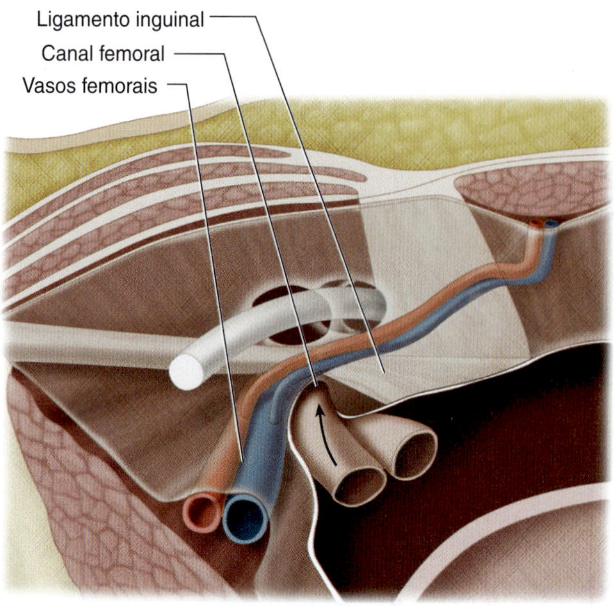

FIG. 13.26 Hérnia femoral. Diagrama da face profunda da parede anterior do abdome que retrata uma hérnia femoral esquerda. O saco herniário ultrapassa o canal femoral (*seta*) medial aos vasos femorais e inferior ao ligamento inguinal.

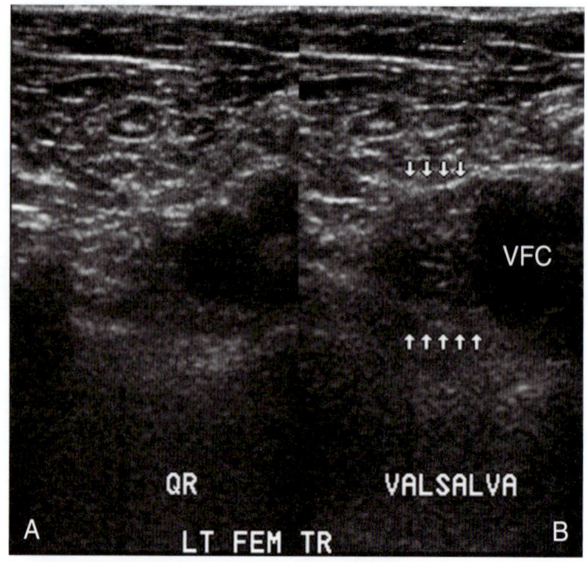

FIG. 13.28 Hérnia femoral durante a manobra de Valsalva. **(A)** Não há evidências de hérnia durante a respiração tranquila. **(B)** Durante a manobra de Valsalva, a hérnia femoral contendo gordura (*setas*) aparece medial à veia femoral comum (*VFC*).

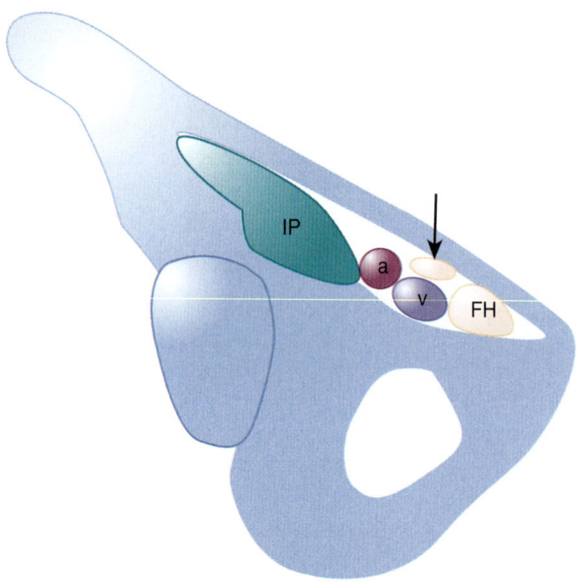

FIG. 13.27 Hérnia femoral: relações com os vasos femorais. Visão em eixo curto mostra que a maioria das hérnias femorais origina-se medial à veia femoral comum (VFC) e pode se estender anteriormente à VFC à medida que aumenta de tamanho. Algumas hérnias femorais menores (hérnia de Teale) podem surgir anteriormente à VFC (*setas*). *a*, Artéria femoral comum; *HF* e *seta*, locais mais comuns para hérnia femoral; *IP*, músculo iliopsoas; *v*, VFC.

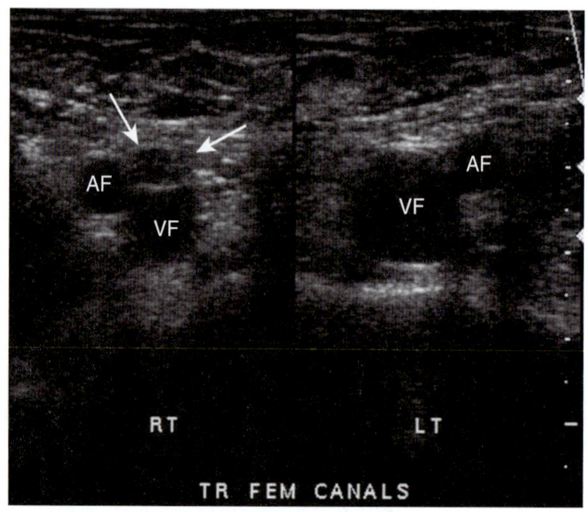

FIG. 13.29 Hérnia femoral de Teale. Pequena hérnia inguinal do tipo de Teale à direita, encontrando-se anterior à veia femoral (*VF*) comum, mas não há hérnia femoral à esquerda. *AF*, artéria femoral.

em 50%.[36] As hérnias do esporte, também chamadas de "hérnias dos esportistas" e "pubalgia do atleta", são complexas, pois ocorrem em uma região em que muitos tendões se juntam e são difíceis de separar um do outro, e o enfraquecimento em um tendão pode levar à falha de outro ou à instabilidade da sínfise púbica. Além disso, múltiplas anormalidades com frequência contribuem com a dor. A cirurgia pode ajudar em algumas causas fundamentais, mas não em outras.

Hérnias do esporte ocorrem com maior frequência em atletas de elite que chutam, agacham sobre a cintura e fazem mudanças súbitas de direção, como no futebol, hóquei e futebol americano.[37] A "pubalgia do esporte" pode ser em especial debilitante para os atletas de elite e profissionais, causando longos períodos de invalidez e podendo até ameaçar carreiras. Essas hérnias são muito mais comuns em homens do que em mulheres devido às diferenças na inserção do músculo reto ao púbis, porém sua incidência está aumentando nas mulheres.

O tipo de hérnia mais associado à dor na virilha em atletas é a **hérnia inguinal direta** ou seu precursor, "deficiência na parede inguinal posterior" (insuficiência do tendão conjunto). Em muitos atletas com dor na virilha, entretanto, a hérnia não é a única e nem a principal causa da dor. A ultrassonografia dinâmica é a melhor modalidade para demonstrar as hérnias inguinais associadas à pubalgia do esporte.[38] Em

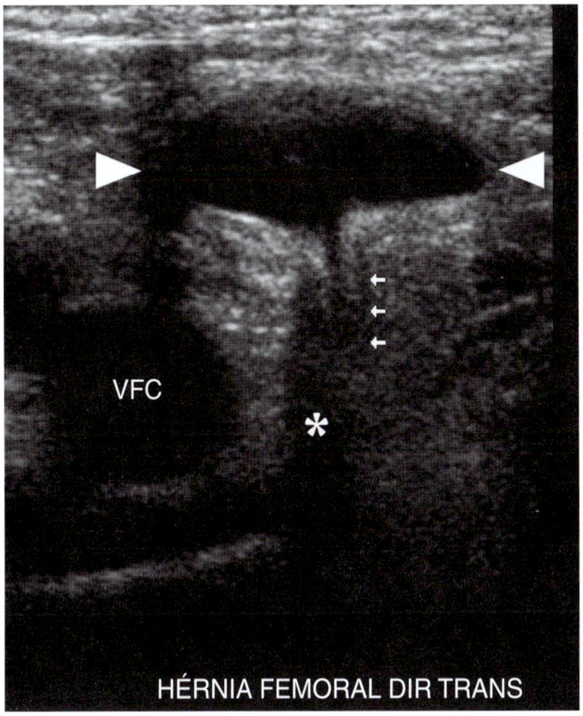

FIG. 13.30 Hérnia femoral não redutível. Visão em curto eixo mostra uma hérnia femoral larga e não redutível que surge dentro do canal femoral (*) medial à veia femoral comum *(VFC)*. O colo longo e estreito *(setas)* se estende diretamente anterior, com o amplo fundo *(pontas de seta)* preenchido com líquido peritoneal, explicando o alto risco para estrangulamento.

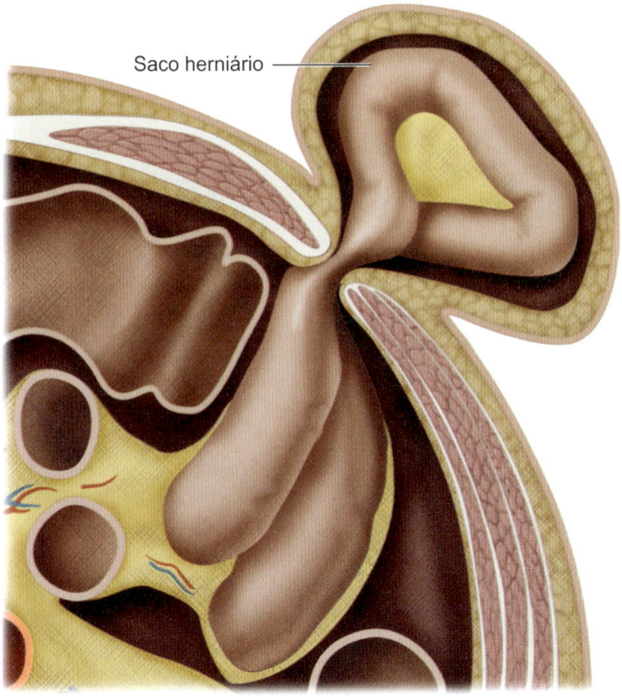

FIG. 13.31 Hérnia de Spiegel. Diagrama demonstrando visão axial do abdome ao nível do umbigo representando uma hérnia de Spiegel completa. O saco herniário se projeta através da linha de semilunar. Nas hérnias de Spiegel completas, o saco herniário se projeta através da espessura completa da musculatura da parede. (Com permissão de Granja M, Rivero O, Aguirre D. Abdominal wall hernias. In: Sahani DV, Samir AE, editors. Abdominal imaging. 2nd ed. Philadelphia: Elsevier; 2017:1014-1025.[43])

um estudo de 1.450 atletas em uma clínica de medicina esportiva que apresentavam pubalgia de longo prazo, mas sem evidências claras de hérnia, 580 (40%) sentiram ter "hérnia do esporte". Em 573 pacientes, o exame ultrassonográfico detectou alguma protrusão da parede posterior na presença de anel inguinal normal ou minimamente dilatado; 498 deles coincidiram com áreas afetadas pela dor. Em comparação com os achados de laparoscopia, a ultrassonografia apresentou sensibilidade de 95,42% e especificidade de 100%.[38]

A patologia subjacente é, em geral, uma **tendinose** (mudança degenerativa nos tendões sem sinais de inflamação) na origem do adutor longo ou na inserção do reto abdominal. Os tendões desses dois músculos se entrelaçam, tornando-os inseparáveis quando inseridos no púbis. A tendinose de um tendão normalmente resulta na de outro e em eventual instabilidade da sínfise e **osteíte púbica**. A tendinose do músculo reto abdominal pode levar a microlesões, em que a aponeurose dos músculos oblíquo interno e transverso do abdome (componentes do tendão conjunto), ao se inserir na bainha do reto, leva-os a um abaulamento anterior dentro do canal inguinal (insuficiência da parede inguinal posterior ou insuficiência do tendão conjunto) e levando também à dilatação do anel inguinal externo (superficial). O afilamento e o abaulamento do tendão conjunto empurram o cordão espermático para a lateral, rotacionando-o e comprimindo-o. Devido ao efeito no cordão espermático, a dor resultante se irradia frequentemente para o escroto.

A **insuficiência da parede inguinal posterior** costuma ser bilateral, apesar de os sintomas serem apenas unilaterais. No eixo curto, a insuficiência da parede inguinal posterior apresenta-se indistinguível da hérnia inguinal direta (Figs. 13.23 e 13.24). No eixo longo, entretanto, a insuficiência da parede inguinal posterior e a hérnia inguinal direta apresentam diferentes formas. A primeira é semicircular, enquanto a segunda é abaulada inferiormente dentro do canal inguinal em uma projeção semelhante a um dedo (Fig. 13.36). Na altura do canal inguinal proximal, a insuficiência e a hérnia podem ser distinguidas apenas no eixo longo, aparecendo idênticas no eixo curto. Mais distalmente ao canal inguinal, entretanto, a diferenciação pode ser realizada no eixo curto. O saco herniário inguinal direto será visto posterior ao cordão espermático (Fig. 13.14), enquanto na insuficiência da parede inguinal posterior o canal inguinal aparece normal.

A insuficiência da parede inguinal posterior pode evoluir para uma hérnia inguinal direta de duas formas: o tendão conjunto pode romper-se por completo ou o tendão torna-se muito delgado e esticado e é empurrado inferomedialmente na direção do canal inguinal distal. Ambas as complicações surgem tanto inferior como medialmente à origem dos vasos epigástricos inferiores. Em pacientes com lesão aguda do tendão, o colo é pequeno e o saco herniário tem aspecto delgado (fáscia transversal e peritônio) (Fig. 13.37). Em casos de alongamento acentuado do tendão conjunto, contudo, o colo é largo e o saco herniário apresenta-se espessado (aponeurose dos músculos oblíquo interno e transverso do abdome, assim como a fáscia transversal e o peritônio) (Figs. 13.20 e 13.36).

Como, em geral, há algum grau de **tendinose** ou **osteíte púbica**, mesmo quando houver uma hérnia inguinal direta ou insuficiência da parede inguinal posterior, a simples avaliação ultrassonográfica para pesquisa de hérnias com frequência é insuficiente para a avaliação desses pacientes. A ultrassonografia pode mostrar tendinose no tendão do músculo reto do abdome e do adutor em alguns casos (Fig. 13.38), mas não com tanta certeza quanto na RM, que pode evidenciar a osteíte púbica e achados como uma fenda secundária. Em pacientes com outras patologias, o reparo apenas da hérnia inguinal ou da deficiência na parede posterior não resolverá a dor

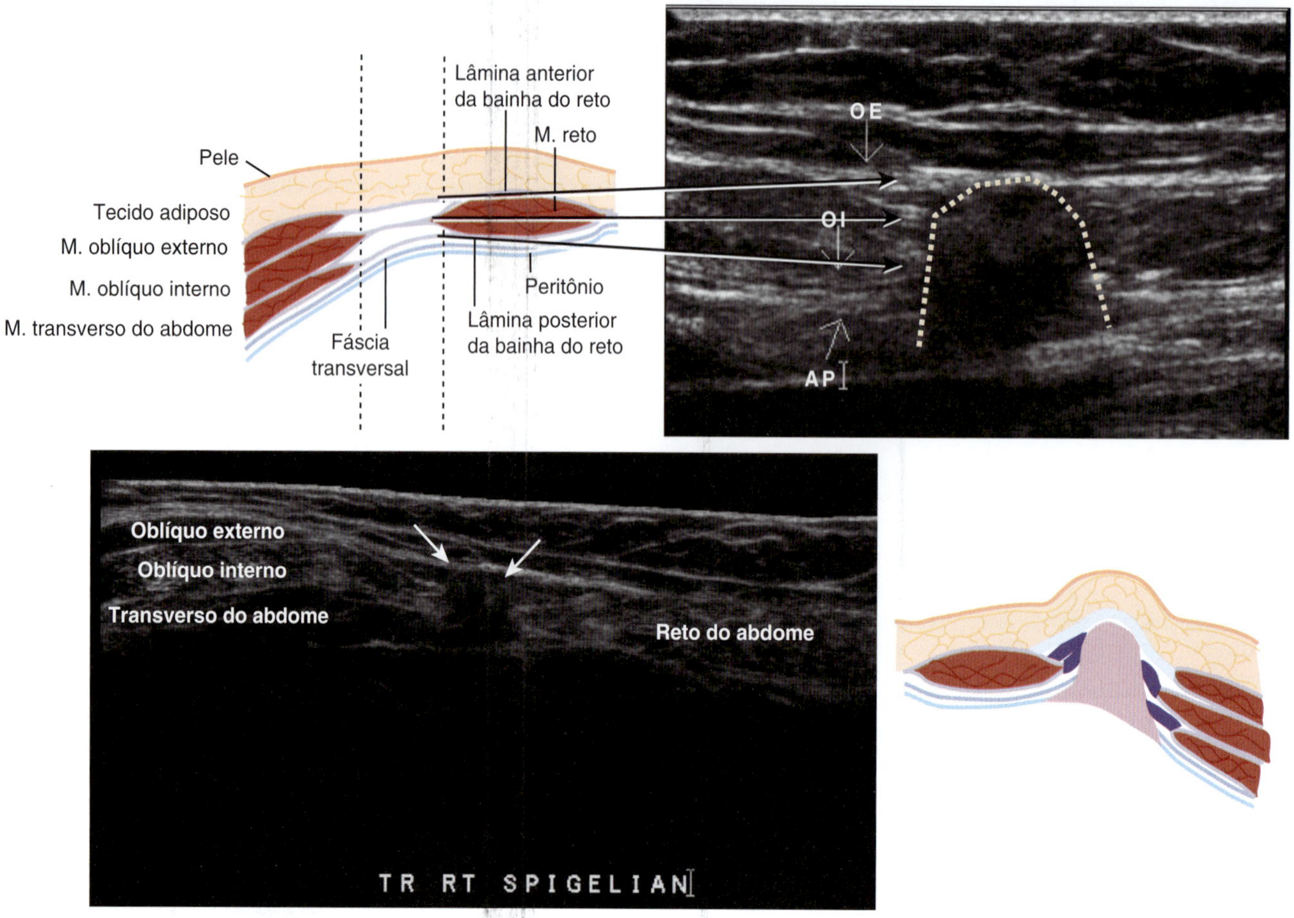

FIG. 13.32 Hérnia de Spiegel: rompimento de aponeurose. Hérnia pequena, em que as aponeuroses dos músculos transverso abdominal (*TA*) e oblíquo interno (*OI*) estão rompidas, mas na qual a aponeurose do oblíquo externo *(OE)* está intacta, como de costume. Este é o padrão mais comum de defeito da aponeurose nas hérnias de Spiegel.

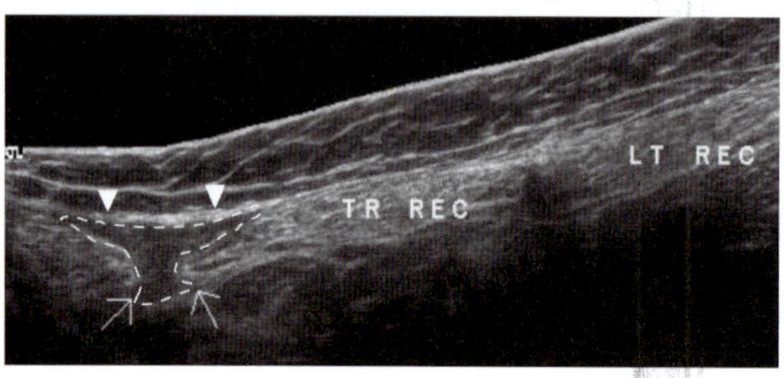

FIG. 13.33 Hérnia de Spiegel: formato em "cogumelo". Ultrassonografia em plano transversal com campo de visão estendido mostra uma pequena hérnia de Spiegel à direita não redutível e contendo tecido adiposo. Pelo fato de a aponeurose do oblíquo externo não estar rota, o saco herniário é forçado a se estender medialmente sobre a face anterior do músculo reto direito e lateralmente sobre o aspecto anterior do músculo oblíquo externo direito. Isso resulta no formato em cogumelo ou bigorna, que se correlaciona com irredutibilidade e o aumento do risco de estrangulamento.

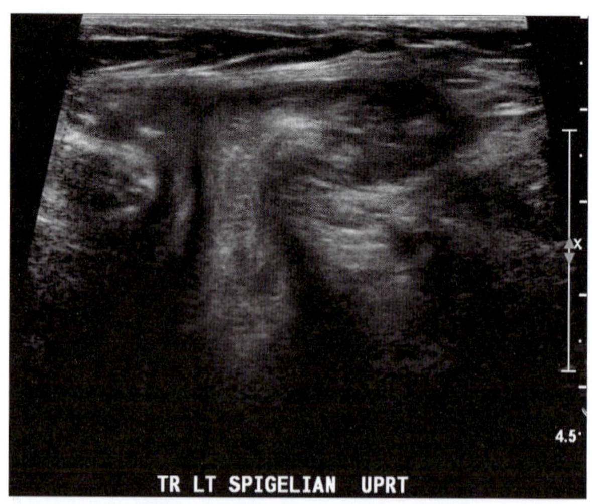

FIG. 13.34 Hérnia de Spiegel: forma típica. Hérnia de Spiegel não redutível à esquerda, contendo intestino e apresentando um colo estreito com fundo largo, forma típica dessas hérnias.

na virilha. Assim, o acompanhamento por exames de imagem de atletas com dor na virilha geralmente exige a execução de ultrassonografia dinâmica e de RM.[37,39] Em pacientes com hérnia inguinal ou insuficiência da parede inguinal, tanto o reparo cirúrgico da hérnia como o tratamento cirúrgico ou clínico da tendinose associada e da instabilidade da sínfise púbica podem ser necessários.

O reparo laparoscópico da hérnia do esporte através de uma abordagem pré-peritoneal ou extraperitoneal transabdominal apresenta alta taxa de sucesso e recuperação precoce da atividade esportiva completa em comparação com cirurgia aberta ou manejo conservador.[40-42]

HÉRNIAS ANTERIORES OU DA PAREDE ABDOMINAL

As hérnias ventrais são hérnias que se projetam através da parede abdominal anterior e lateral (excluindo hérnias inguinais). As hérnias da linha média incluem as hérnias umbilical, paraumbilical, epigástrica e hipogástrica. As hérnias incisionais estão incluídas em nossa discussão sobre hérnias de parede abdominal, mas, naturalmente, podem ocorrer em qualquer local em que uma incisão tenha sido realizada. As hérnias de Spiegel foram discutidas anteriormente com as hérnias da região inguinal; no entanto, quando localizadas acima da virilha, elas também são consideradas neste grupo de hérnias ventrais. Após as aderências, as hérnias da parede abdominal constituem a segunda causa principal de obstrução do intestino delgado e representam 10% a 15% de todas as obstruções do intestino delgado.[43,44] No entanto, como esses autores apontam, a presença de uma hérnia não determina que seja uma fonte da obstrução. Para estabelecer a hérnia como o ponto de obstrução, é preciso demonstrar a alça dilatada que conduz ao saco da hérnia e uma alça colapsada saindo do ponto.[44] Essas hérnias aumentaram em incidência ao longo do tempo,[45] talvez relacionadas ao envelhecimento da população e aumento de comorbidades como a obesidade.

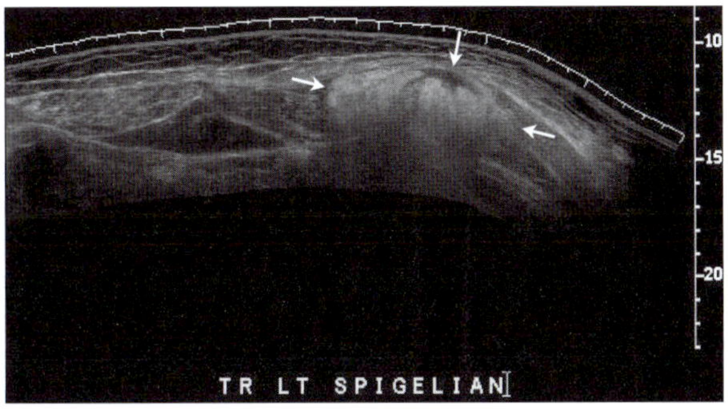

FIG. 13.35 Hérnia de Spiegel estrangulada. Imagem transversa com campo estendido mostra uma hérnia de Spiegel estrangulada à esquerda contendo uma grande alça intestinal e gordura (*setas*). Note a textura hiperecoica do conteúdo estrangulado edemaciado.

Hérnias da Linha Alba

Hérnias da linha alba são hérnias da parede abdominal anterior que protruem através desta linha. Aquelas que ocorrem acima do umbigo são chamadas de hérnias epigástricas, e as que ocorrem abaixo do umbigo são as hérnias **hipogástricas**. Estas são muito menos comuns do que as hérnias **epigástricas**, porque a linha

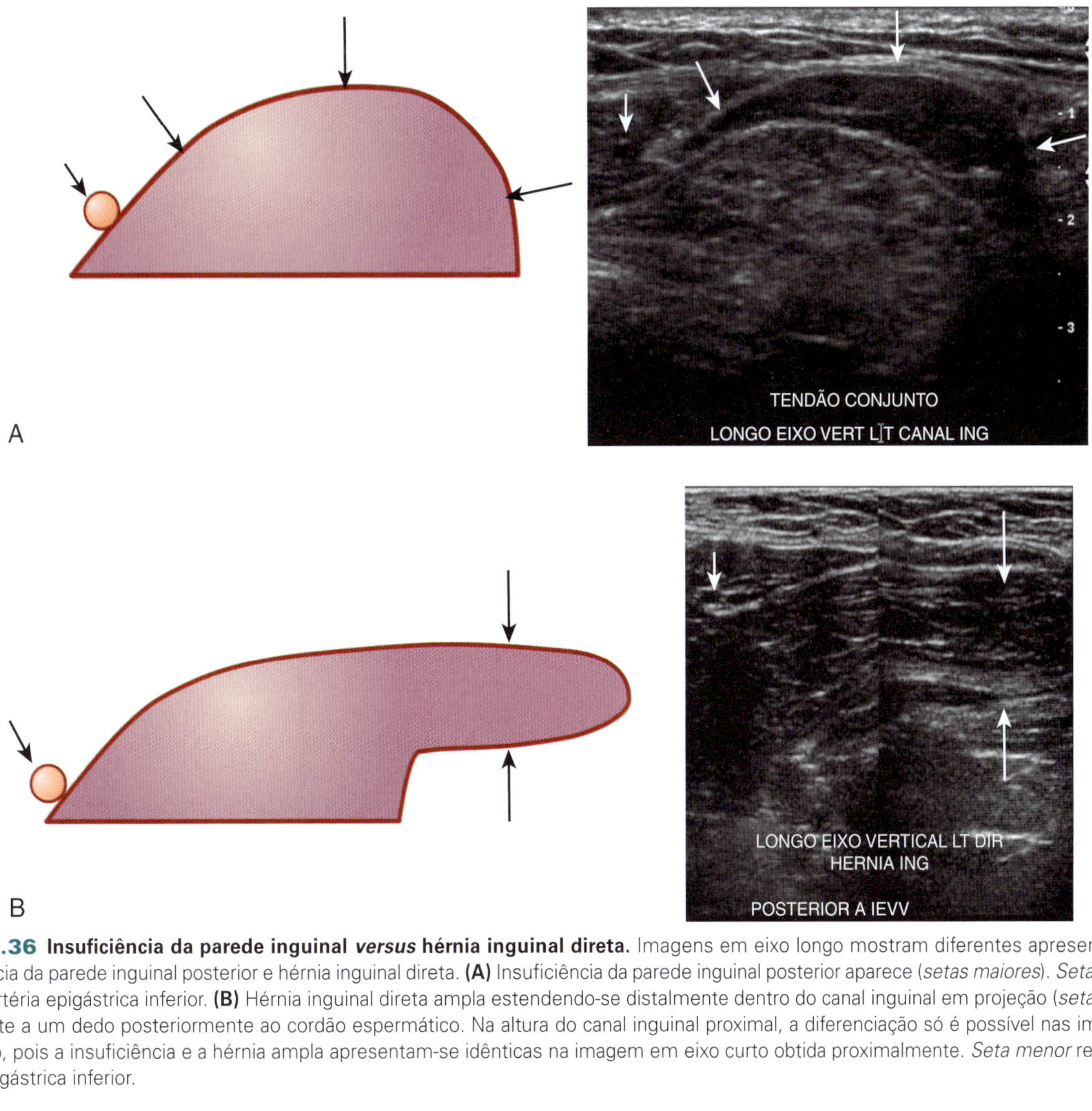

FIG. 13.36 Insuficiência da parede inguinal *versus* hérnia inguinal direta. Imagens em eixo longo mostram diferentes apresentações da insuficiência da parede inguinal posterior e hérnia inguinal direta. **(A)** Insuficiência da parede inguinal posterior aparece (*setas maiores*). *Setas menores* indicam artéria epigástrica inferior. **(B)** Hérnia inguinal direta ampla estendendo-se distalmente dentro do canal inguinal em projeção (*setas maiores*) semelhante a um dedo posteriormente ao cordão espermático. Na altura do canal inguinal proximal, a diferenciação só é possível nas imagens em eixo longo, pois a insuficiência e a hérnia ampla apresentam-se idênticas na imagem em eixo curto obtida proximalmente. *Seta menor* representa a artéria epigástrica inferior.

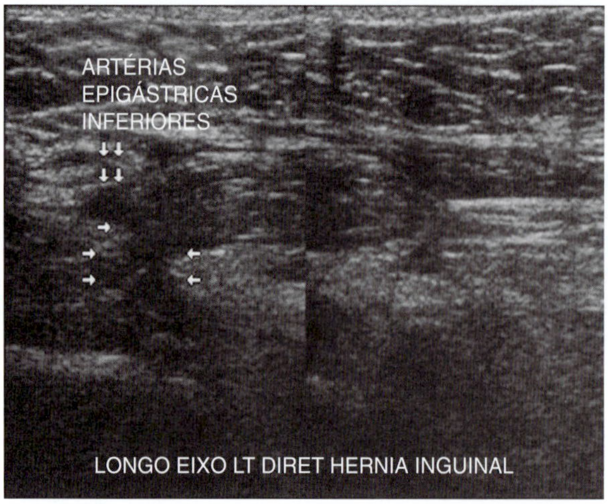

FIG. 13.37 Lesão aguda do tendão conjunto (*setas*). Observe que o colo é pequeno em comparação ao fundo nesta imagem em eixo longo. Esta é uma configuração incomum para uma hérnia inguinal direta.

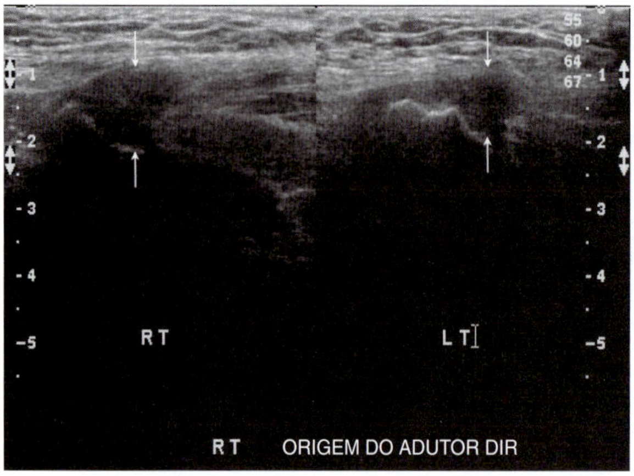

FIG. 13.38 Tendinose bilateral do tendão do adutor longo. Note que o edema e o afilamento do tendão (*setas*) são maiores no lado direito sintomático do que no esquerdo contralateral. A tendinose em pacientes com pubalgia do atleta é com frequência bilateral, porém assimétrica.

alba é mais estreita e menor inferior ao umbigo do que superior. Também estão geralmente associadas à diástase dos músculos retos abdominais.

A **linha alba** é uma fina camada de aponeurose, que separa os músculos retos abdominais. É formada pela fusão e entrelaçamento das fibras anteriores e posteriores da bainha dos músculos retos direito e esquerdo. Ao contrário do "tendão conjunto" e da linha semilunar, em que há múltiplas camadas finas de delgadas aponeuroses frouxas, as quais não formam uma estrutura discreta e bem-definida, a linha alba é única, espessa, bem delimitada, extremamente hiperecoica e vista com facilidade na ultrassonografia na maioria dos pacientes (Fig. 13.39A). No entanto, o grau de decussação das fibras do lado direito e esquerdo é variável. A maioria dos pacientes tem três camadas de fibras entrelaçadas, mas a minoria deles pode apresentar apenas uma camada dessas fibras. No último grupo, a linha alba é mais fraca e mais predisposta a estirar (diástase do reto abdominal) e romper (hérnia epigástrica de linha alba).

Qualquer causa de aumento prolongado de pressão intra-abdominal pode predispor a um enfraquecimento da linha alba, incluindo gravidez, obesidade mórbida e ascite. O primeiro passo é, com

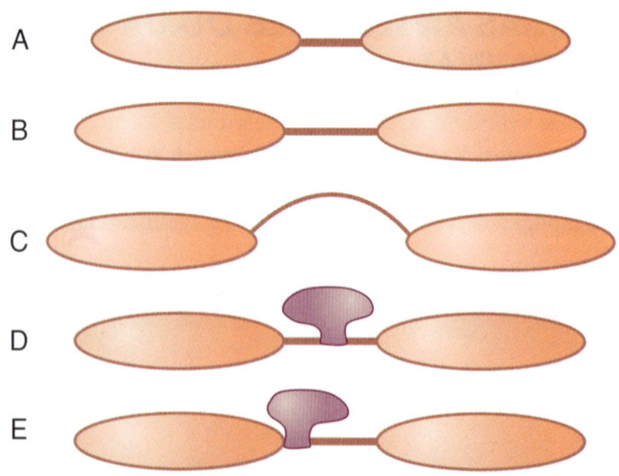

FIG. 13.39 Linha alba entre os músculos retos abdominais: espectro de aparências. Imagens transversas. **(A)** Linha alba normal. **(B)** Linha alba mais fina, porém mais comprida, possivelmente resultante de menos decussações das fibras da bainha do reto ou constituindo diástase do reto quando o paciente está em posição supina e em respiração tranquila. **(C)** Afilamento acentuado e protrusão da linha alba, que ocorre no reto com diástase durante a manobra de Valsalva ou em posição ereta. **(D)** Hérnia epigástrica de linha alba pequena e típica, com seu colo próximo ao meio desta linha. **(E)** Pequena hérnia de linha alba com seu colo localizado próximo à extremidade direita da linha alba. Observe que as hérnias de linha alba costumam apresentar colos estreitos e fundo largo na visão transversa, formato relacionado com a irredutibilidade e o maior risco de estrangulamento.

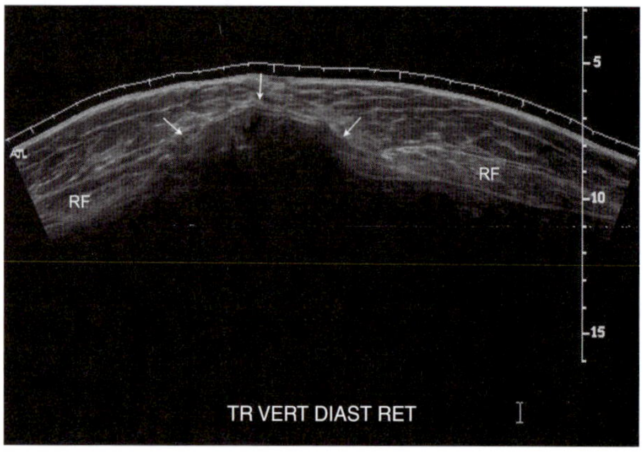

FIG. 13.40 Linha alba – diástase do reto. Imagem em campo de visão estendido, obtida em pé no plano transverso, mostra alargamento, afilamento e abaulamento da linha alba – diástase do reto abdominal.

frequência, a **diástase do reto abdominal**, afilamento e estiramento da linha alba que é mais aparente durante o esforço ou em pé. O estiramento da linha alba puxa as fibras decussadas separadamente e diminui seu entrelaço, o que enfraquece o tendão, predispondo a uma **herniação epigástrica**.

Em pacientes com diástase, a linha alba é mais delgada e ampla do que o normal. Quando o paciente está em posição supina e em respiração tranquila, o abaulamento do tendão associado anteriormente não é visível (Fig. 13.39B). Contudo, ao realizar a manobra de Valsalva ou levantar a cabeça do travesseiro enquanto deitado em posição supina, ou com o paciente em pé, tornará o abaulamento visível (Figs. 13.39C e 13.40, Vídeo 13.13). Em pacientes com diástase do reto abdominal, a protuberância anterior se estende por todo comprimento craniocaudal do segmento epigástrico da linha alba. Naqueles com hérnia epigástrica, qualquer abaulamento será mais localizado ao longo do eixo craniocaudal. Apesar de a diástase normalmente não causar dor, as hérnias epigástricas causam dor com frequência.

Hérnias epigástricas de linha alba são mais fáceis de diagnosticar do que as da virilha, contanto que sejam examinadas com o transdutor adequado e que o ultrassonografista ou o médico esteja visualizando a linha alba. Em geral, hérnias epigástricas são superficiais o suficiente em localizações que são melhor estudadas com um transdutor linear de 10 a 12 MHz. Com esses transdutores, o defeito através da linha alba é quase sempre evidente, pois é isoecoico ou hipoecoico em comparação com a linha alba, que é muito hiperecoica. O defeito com frequência está bem próximo da linha mediana, mas pode ocorrer excentricamente, em direção ao lado direito ou esquerdo da linha alba (Fig. 13.39D-E; Figs. 13.41 e 13.42, Vídeo 13.14). A razão mais frequente para a não realização do diagnóstico de hérnia da linha alba ocorre quando o exame para determinar a causa da dor abdominal tenha sido realizado com um transdutor convexo de 3 MHz, focado de maneira muito profunda para identificar qualquer estrutura, exceto grandes hérnias em pacientes obesos. O médico deverá suspeitar, a fim de utilizar o transdutor adequado.

Embora as hérnias epigástricas clinicamente detectadas tendam a ser grandes e com frequência conter uma alça intestinal ou outra estrutura peritoneal, aquelas detectadas ultrassonograficamente são de tamanho pequeno a médio e apresentam apenas gordura pré-peritoneal (Vídeo 13.15). Nas hérnias constituídas apenas por gordura pré-peritoneal, a principal membrana pré-peritoneal e a fáscia transversal estão intactas, e a hérnia não pode ser observada ou reparada laparoscopicamente. As hérnias epigástricas sempre apresentam um colo bem estreito em comparação com o fundo e, deste modo, com frequência são irredutíveis e têm risco aumentado de estrangular, mesmo quando pequenas. Algumas hérnias epigástricas que contêm apenas gordura pré-peritoneal são tão pequenas que fica difícil acreditar que tal herniação seja a causa da dor (Fig. 13.43). Essas hérnias não são palpáveis e os pacientes costumam apresentar dor, mais provavelmente advinda do rompimento ou de uma tendinose da linha alba do que da herniação de uma pequena quantidade de gordura pré-peritoneal.

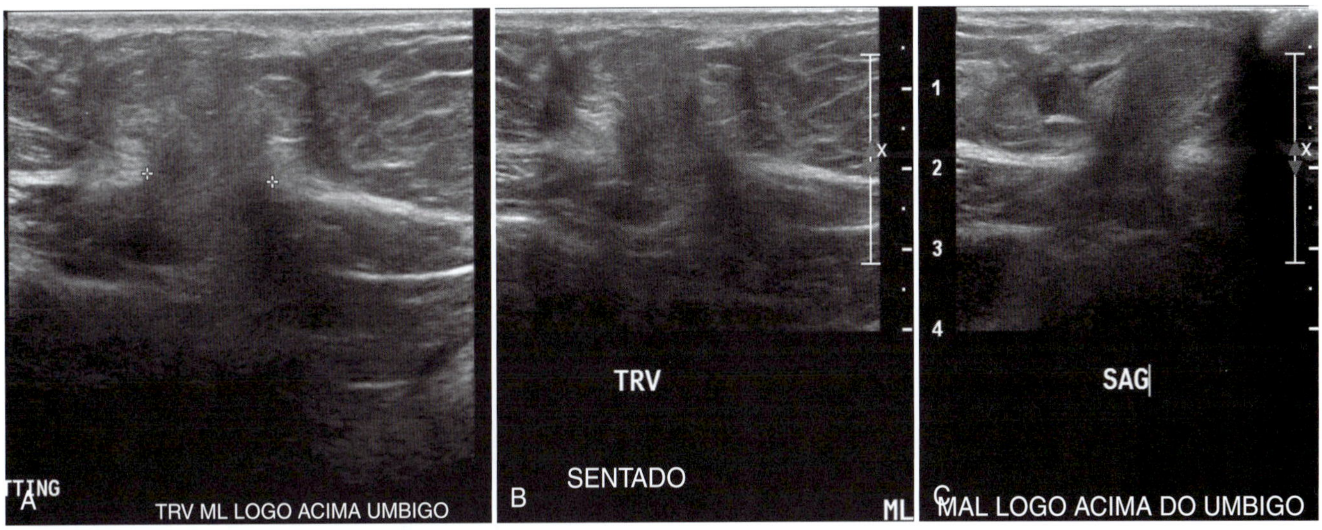

FIG. 13.41 Hérnia epigástrica de linha alba. A gordura mesentérica protrui através de um defeito de 1 cm (*cursores*) na linha alba na linha média logo acima do umbigo. As imagens foram obtidas na posição **(A)** supina transversal, **(B)** transversal com paciente sentado e **(C)** sagital com paciente sentado. Observe a alteração na aparência do defeito da hérnia com a mudança de posição do paciente.

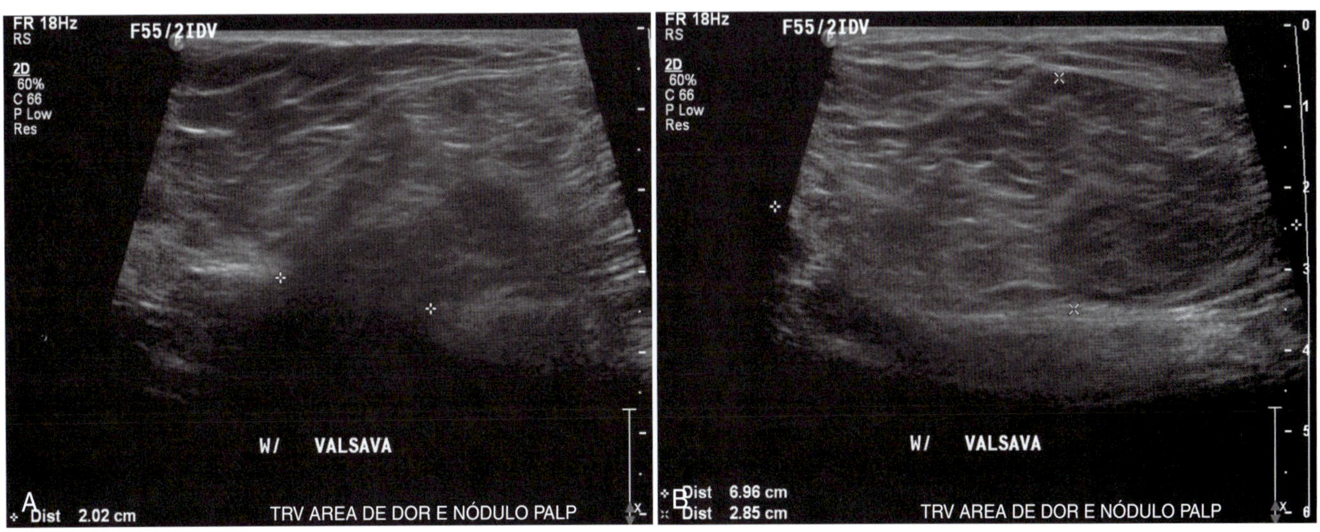

FIG. 13.42 Hérnia ventral grande. Grande hérnia contendo gordura é visível apenas à esquerda da linha média. **(A)** e **(B)** As imagens transversais mostram a hérnia na região da dor do paciente em anormalidade palpável. Ver também o Vídeo 13.14.

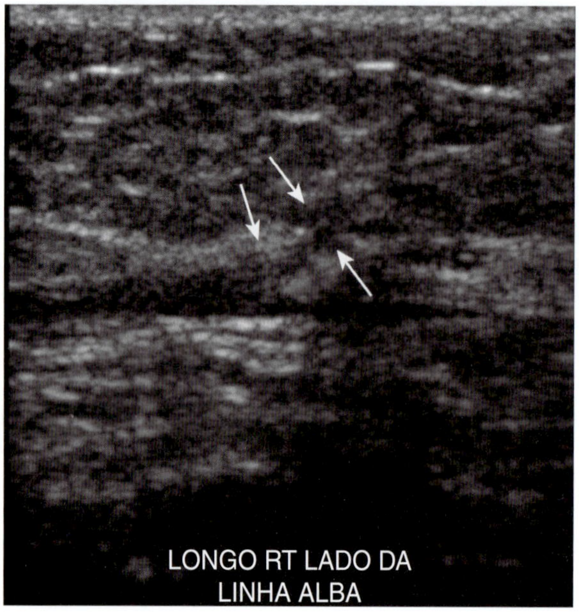

FIG. 13.43 Rompimento da linha alba. Rompimento da linha alba *(setas)* causou dor, mas não era palpável. Esses rompimentos são relativamente comuns em pacientes com diástase preexistente do músculo reto do abdome.

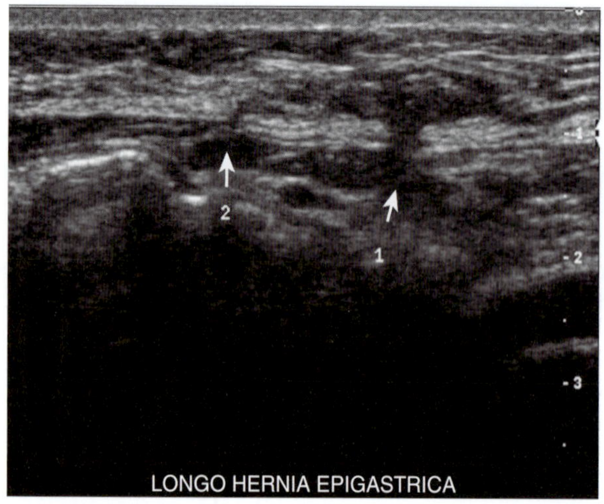

FIG. 13.44 Duas hérnias epigástricas. A visão longitudinal evidencia uma pequena hérnia epigástrica de linha alba, não redutível, com conteúdo gorduroso, inferiormente e um pequeno rompimento superiormente. Este paciente apresenta outras três pequenas hérnias na porção mais superior. Hérnias múltiplas epigástricas da linha alba são tão comuns que toda extensão da linha alba deve ser investigada em qualquer paciente com hérnia epigástrica. Ver também Vídeo 13.16.

A simples identificação da diástase em pacientes que se queixam de dor no meio da linha epigástrica é insuficiente. A linha alba na área da dor e junto ao segmento epigástrico deve ser examinada para detecção de hérnias, porque pacientes com diástase têm risco aumentado para hérnias epigástricas múltiplas. É importante avaliar toda a extensão da linha alba em qualquer paciente que for diagnosticado com uma hérnia epigástrica dessa linha. A maioria das hérnias contém apenas gordura pré-peritoneal; logo, esta não pode ser visualizada por via laparoscópica e deve ser reparada externamente. Se os cirurgiões não souberem que há múltiplas hérnias, podem usar uma tela pequena para reparar todas as hérnias. Nossa experiência é de que provavelmente as hérnias epigástricas "recorrentes" são hérnias secundárias não diagnosticadas ou reparadas do que uma verdadeira recidiva (Fig. 13.44, Vídeos 13.16 e 13.17).

A menos comum, **hérnia hipogástrica da linha alba**, geralmente se encontra a poucos centímetros do umbigo. Inferiormente a esta área, os músculos retos estão mais intimamente próximos ou até mesmo fundidos. Assim como nas hérnias epigástricas, a hérnia hipogástrica de linha alba apresenta colo estreito, de tamanho pequeno a moderado, contém apenas gordura pré-peritoneal, geralmente não redutíveis, e com tendência a estrangular (Fig. 13.45).

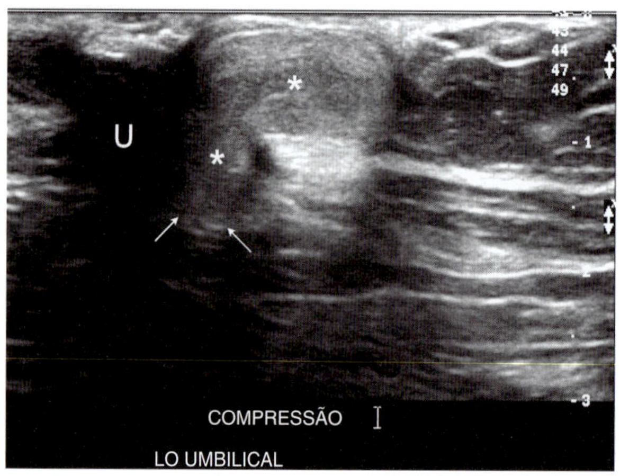

FIG. 13.45 Hérnia hipogástrica da linha alba. A visão longitudinal evidencia uma hérnia periumbilical hipogástrica da linha alba (*) de tamanho moderado, com gordura, imediatamente inferior ao umbigo *(U)*. Observe que o colo da hérnia *(setas)* é muito estreito e a gordura edemaciada estrangulada é hiperecoica em comparação à gordura subcutânea ao redor.

Hérnias Umbilicais

As hérnias umbilicais ocorrem através de um **anel umbilical** alargado. Em recém-nascidos resultam do retorno atrasado das alças intestinais ao abdome, que se encontram na base do cordão umbilical no primeiro trimestre. Na maioria dos casos, as hérnias umbilicais nos recém-nascidos regridem espontaneamente aos 3 ou 4 anos de idade. Aquelas que não regredirem até os 4 anos são com frequência reparadas.

As hérnias umbilicais, contudo, podem se desenvolver a qualquer momento durante a vida. Qualquer causa de aumento crônico da pressão intra-abdominal ou uma fraqueza do tecido conjuntivo pode levar à dilatação do anel umbilical e à formação de uma hérnia umbilical.

As hérnias umbilicais têm estruturas intraperitoniais, mas as hérnias umbilicais pequenas, com frequência, contêm apenas gordura intraperitoneal (Fig. 13.46). Nós somos chamados para avaliar ultrassonograficamente essas hérnias com menos frequência do que para avaliar uma dor na virilha, pois o diagnóstico da hérnia umbilical é, sem dúvida, clínico. O papel da ultrassonografia geralmente apresenta-se limitado ao avaliar a dor umbilical em pacientes que são obesos mórbidos, pois a hérnia não pode ser diagnosticada pela clínica, ou examinada em casos de ocorrência de estrangulamento. Nos obesos, o umbigo cursa obliquamente da extremidade superior para a superfície inferior (Fig. 13.47). Assim, o anel umbilical pode se encontrar muito mais acima do que o esperado na localização do umbigo em pacientes obesos. As hérnias umbilicais, quando não tratadas, tendem a aumentar de tamanho com o tempo. Na

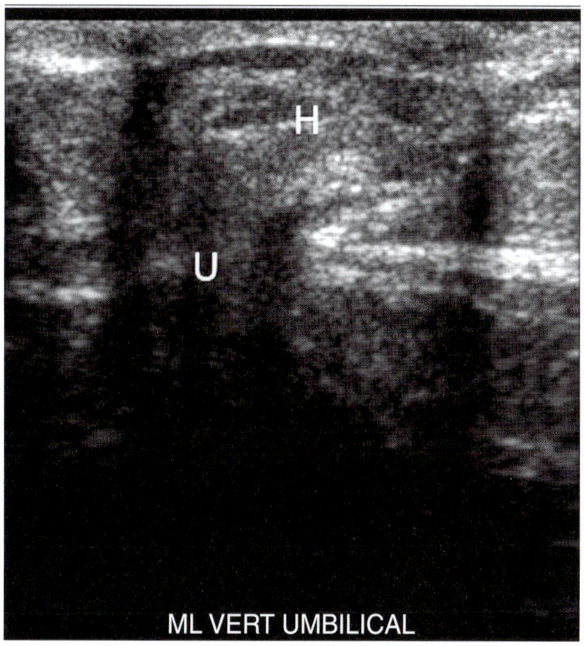

FIG. 13.46 Hérnia umbilical. A visão longitudinal mostra uma hérnia (*H*) umbilical de tamanho moderado, contendo gordura e intestino. As hérnias umbilicais passam através do anel umbilical (*U*) dilatado.

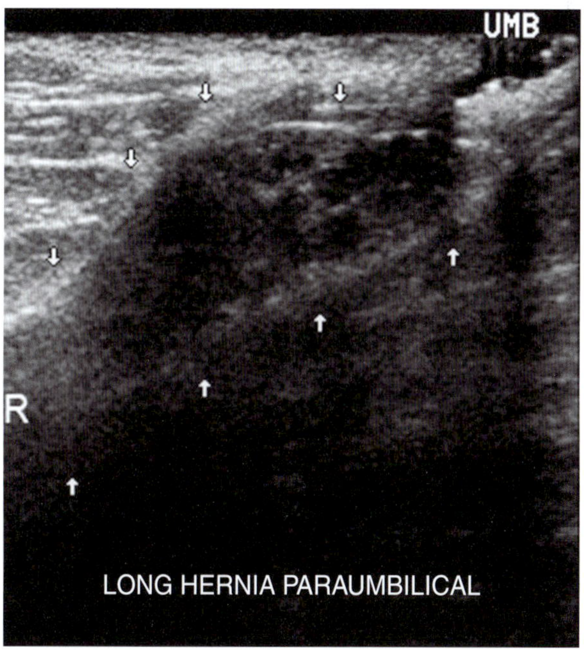

FIG. 13.47 Hérnia umbilical. Visão longitudinal de uma hérnia umbilical (*setas*) de tamanho moderado, contendo gordura em um paciente obeso mórbido que apresentou dor umbilical. A hérnia não era clinicamente visível. Em pessoas obesas, o umbigo se encontra muitos centímetros inferior ao anel umbilical. Além disso, deve-se investigar o umbigo em seu anel superior para identificar hérnias pequenas e moderadas.

sua maioria, são redutíveis, mas podem tornar-se não redutíveis e também estrangular. Clinicamente, pode ser difícil distinguir uma onfalite aguda de uma hérnia umbilical pequena estrangulada. Ambas podem apresentar dor e eritema na região umbilical. A ultrassonografia, entretanto, pode diferenciá-las de imediato (Figs. 13.48 e 13.49).

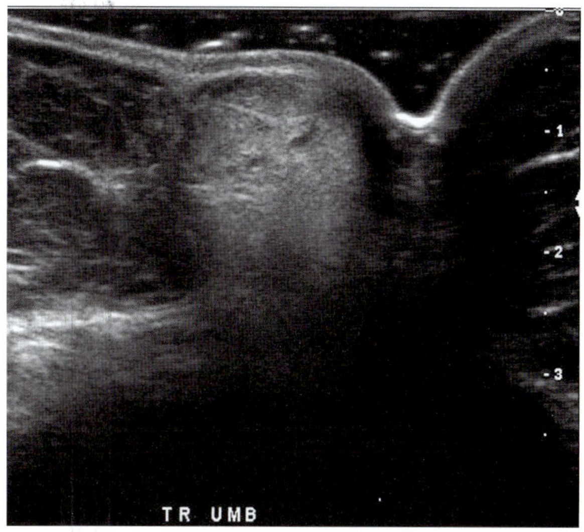

FIG. 13.48 Hérnia umbilical pequena, não redutível e estrangulada. Note, nesta visão transversa, que a gordura edemaciada estrangulada dentro da hérnia é hiperecoica, comparada com a gordura subcutânea ao redor.

A avaliação ultrassonográfica da hérnia umbilical é similar a qualquer hérnia. Manobras dinâmicas são usadas, com identificação do tipo, tamanho, conteúdo, redutibilidade e dor.

Hérnias Paraumbilicais ou Periumbilicais

Uma hérnia "paraumbilical" não é verdadeiramente um tipo distinto de hérnia. Em geral, pode ser uma hérnia de **linha alba**, tanto epigástrica como hipogástrica encontrada bem próximo ao umbigo. As hérnias de linha alba **periumbilicais**, seja epigástrica ou hipogástrica, são especialmente propensas a se tornarem estranguladas (Fig. 13.45, Fig. 13.50).

Hérnias Incisionais

As hérnias incisionais constituem uma complicação que ocorre entre 4% a 28% dos pacientes submetidos à cirurgia abdominal aberta, sendo a maior parte das descrições em artigos citando cerca de 10% em pacientes submetidos a grandes cirurgias abdominais.[46-49] No entanto, as taxas de hérnia incisional estão associadas ao tipo de cirurgia, idade avançada e obesidade, e o reparo das hérnias incisionais tornou-se o procedimento mais comum de reparo relacionado à hérnia. Hérnias incisionais podem ocorrer em qualquer área ao longo da parede abdominal anterior em que é realizada uma incisão, incluindo portas de laparoscopia e locais de estomias. A herniação pode resultar do afilamento e estiramento da cicatriz, ou do rompimento em um segmento da cicatriz. Se a cicatriz estiver estirada ou rompida, isto determinará a forma da hérnia, sua redutibilidade e seu risco de estrangulamento. As hérnias incisionais resultantes do **afilamento** e **estiramento** de uma cicatriz possuem um colo largo e são redutíveis, ao passo que aquelas resultantes da **ruptura** da cicatriz são mais prováveis de apresentar um colo mais estreito e serem irredutíveis (Fig. 13.51, Vídeo 13.18). As hérnias incisionais podem ocorrer onde as naturais não ocorrem, por meio dos músculos do abdome que sofreram uma incisão (p. ex., incisão laparoscópica) (Vídeos 13.19 e 13.20). Pacientes obesos que foram submetidos à cirurgia de reconstrução mamária com retalho do reto abdominal transverso (TRAM; do inglês, *transverse rectus abdominais myocutaneous*) são particular-

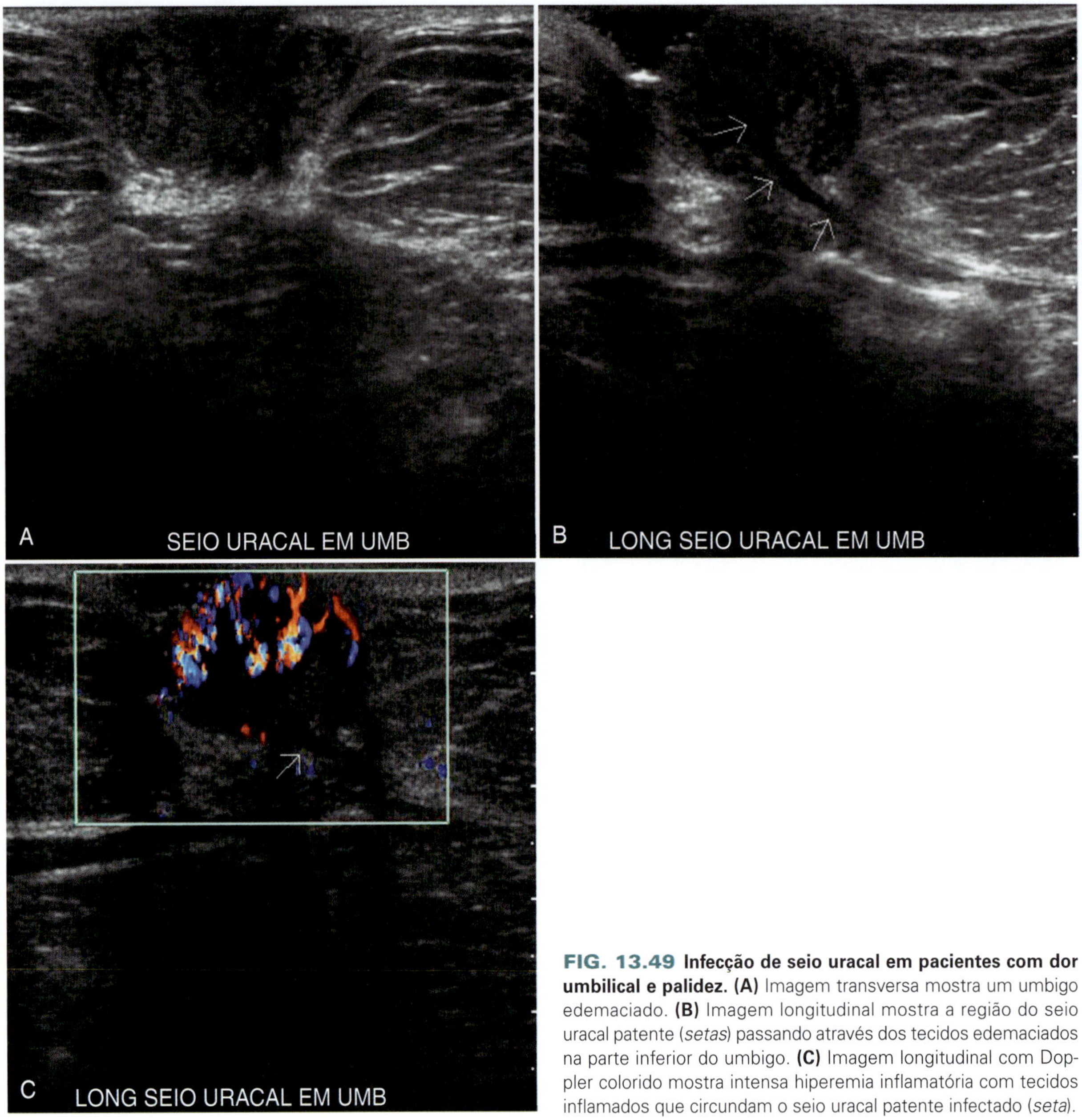

FIG. 13.49 Infecção de seio uracal em pacientes com dor umbilical e palidez. (A) Imagem transversa mostra um umbigo edemaciado. **(B)** Imagem longitudinal mostra a região do seio uracal patente (*setas*) passando através dos tecidos edemaciados na parte inferior do umbigo. **(C)** Imagem longitudinal com Doppler colorido mostra intensa hiperemia inflamatória com tecidos inflamados que circundam o seio uracal patente infectado (*seta*).

mente propensos a desenvolver uma ou mais hérnias incisionais (Vídeo 13.18). Em um estudo comparando ultrassonografia dinâmica com a TC na avaliação de suspeita de hérnias incisionais, de 109 pacientes, 102 e 107 apresentaram hérnia incisional observada na TC e na ultrassonografia, respectivamente. As medidas das hérnias foram semelhantes comparando as técnicas.[50] O reparo da hérnia pode ser realizado por reparo laparoscópico ou aberto.[51] Em um estudo retrospectivo das hérnias da parede ventral, a principal indicação foi a dor em 78%, e 10% tiveram apresentação aguda com encarceramento ou estrangulamento.[52] O reparo por telas tem sido mais utilizado porque parece estar associado a menor recorrência.[53]

Hérnias Múltiplas

Pacientes que apresentam um tipo de hérnia são mais propensos a ter hérnias adicionais. Estes têm maior probabilidade de apresentar uma hérnia do mesmo tipo contralateral e maior chance de ter hérnias de diferentes tipos ipsilateral ou contralateral. Existem diversas razões para isso. Primeiro, a **bilateralidade** pode ser causada pelo tempo de fechamento dos canais fetais e, independentemente da razão, o atraso nesse fechamento pode afetar ambos os lados simultaneamente. Em segundo lugar, o fator associado à formação das hérnias pode atingir todos os locais ao mesmo tempo. Fatores responsáveis pelo aumento do risco de hérnias incluem qualquer causa de aumento crônico da pressão intra-abdominal, assim como o esforço repetitivo. Gravidez, obesidade mórbida e ascite podem aumentar a pressão intra-abdominal por tempo suficiente para desenvolver as hérnias. Certas profissões acarretam lesões por esforço repetitivo. O estilo de vida sedentário, a deficiência nutricional e os fatores hereditários podem resultar em fraqueza dos tecidos conjuntivos.

Nos pacientes com dor unilateral na virilha (sem hérnia visível no mesmo lado durante a ultrassonografia dinâmica), o exame pode ser encerrado depois de se examinar o lado sintomático. Entretanto, mais uma vez, em qualquer paciente no qual um tipo de hérnia de virilha é encontrado durante o exame ultrassonográfico, o médico deve procurar pelos outros três tipos de hérnias ipsilaterais na virilha. Hérnias femorais e inguinais indiretas podem acontecer juntas (Fig. 13.52). Além disso, há probabilidade de as hérnias inguinais diretas e indiretas ocorrerem do mesmo lado. Nas imagens em um eixo longo, o colo das hérnias assemelha-se a pernas de calças, abrangendo as veias epigástricas inferiores, explicando por que a combinação dessas duas hérnias tem sido nomeada como **hérnia em pantalona** (Fig. 13.53, Vídeo 13.22). A virilha contralateral também deve ser avaliada. Isso é importante, em especial nos pacientes que serão submetidos ao reparo laparoscópico, pois os cirurgiões estão mais propensos a realizar um reparo bilateral com abordagem laparoscópica do que executar uma herniorrafia aberta. As hérnias inguinais diretas e femorais são mais propensas a serem bilaterais. Hérnias múltiplas de linha alba e incisionais também são relativamente comuns.

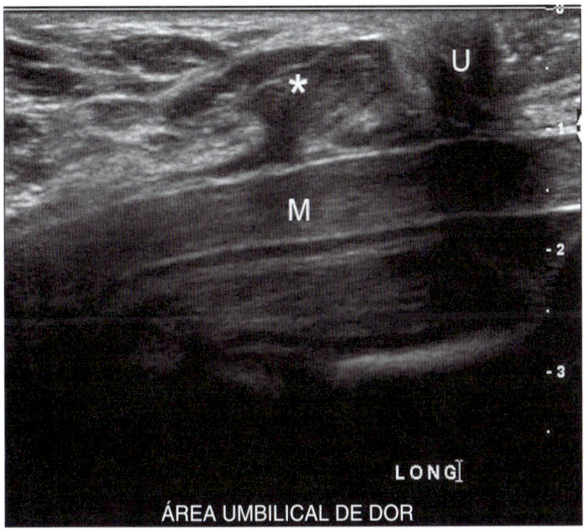

FIG. 13.50 Hérnia periumbilical pequena. Paciente apresenta dor periumbilical durante o terceiro trimestre de gravidez. A imagem longitudinal mostra hérnia epigástrica de linha alba contendo gordura, não redutível (*). O aumento da pressão intra-abdominal, junto com o enfraquecimento dos ligamentos que ocorre no fim do terceiro trimestre, predispõe a todos os tipos de hérnias. *U*, umbigo; *M*, miométrio do útero gravídico.

QUESTÕES ADICIONAIS RELATIVAS A HÉRNIAS

Hérnias Inguinais Recorrentes

O reparo das hérnias pode ser realizado por incisão anterior direta do canal inguinal ou via laparoscópica. O reparo das hérnias realizado décadas atrás era feito sem tela. Originalmente, a fáscia era tracionada para cima a fim de reforçar a região inguinal, mas isso resultava no alargamento do canal femoral, ocasionando hérnias femorais "recorrentes". Reparos externos "sem tensão", usando telas de *prolene*, foram desenvolvidos para evitar essas recorrências. Dados recentes sugerem que os resultados dos reparos via laparoscopia são semelhantes aos resultados por reparos externos. Os reparos por via laparoscópica têm a vantagem de permitir o reparo bilateral, mas necessitam de anestesia geral. Já os externos costumam ser limitados a um lado, embora possam ser realizados com anestesia local. A maioria dos reparos de hérnias hoje realizados é do tipo "sem tensão" e emprega uso de tela. Esta pode ser utilizada em reparos externo e laparoscópico.

Infelizmente, dores recorrentes ou residuais na virilha após herniorrafias são relativamente comuns. As hérnias recorrentes não são a única causa de dor residual na virilha ou recorrente após herniorrafias, e a ultrassonografia dinâmica é uma parte integral da avaliação de outras causas em pacientes com dor aguda ou crônica pós-herniorrafia.

Na fase aguda, a **dor residual** inalterada em relação à dor pré-operatória é rara e geralmente resulta de um reparo malsucedido. A hérnia original persiste e pode ser demonstrada pela ultrassonografia. Muitas vezes, a dor aguda é causada por entidades variadas em comparação à hérnia recorrente, incluindo dor da incisão, dor causada por **hematomas** agudos (Fig. 13.54A) ou **seromas** (Fig. 13.54B); algumas vezes, a dor que se irradia

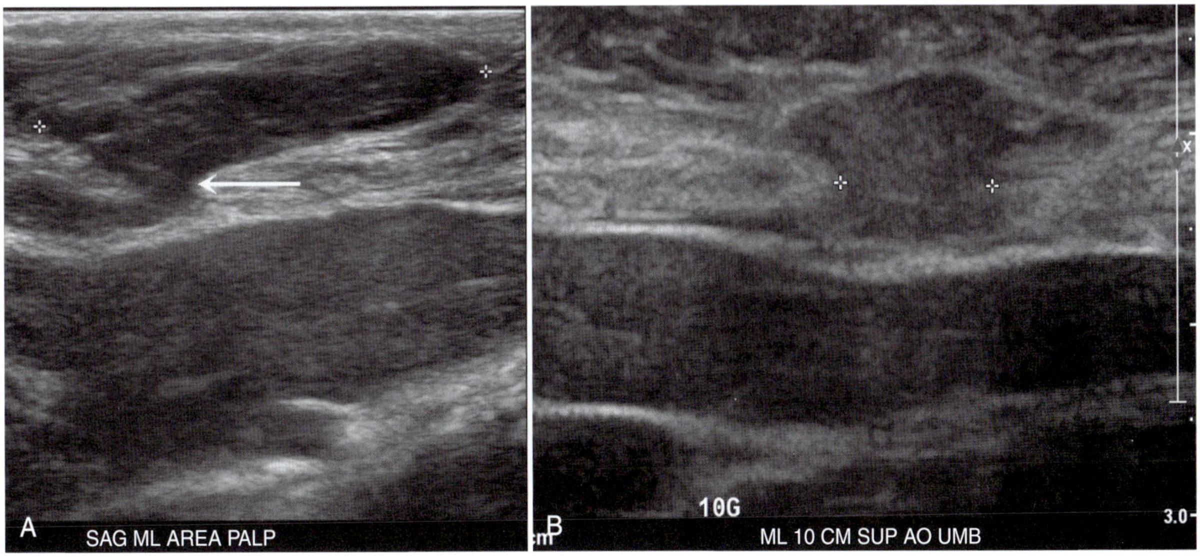

FIG. 13.51 Hérnia incisional. (A) e **(B)** Dois pacientes com hérnia incisional contendo gordura. **(A)** As *setas* mostram o colo estreito de uma hérnia incisional contendo gordura, enquanto *os calipers* mostram a extensão da gordura dentro da hérnia. O colo estreito aumenta o risco de estrangulamento. **(B)** Em outra hérnia incisional contendo gordura, o colo é muito mais largo (*calipers*). Ver também os Vídeos 13.19 e 13.20.

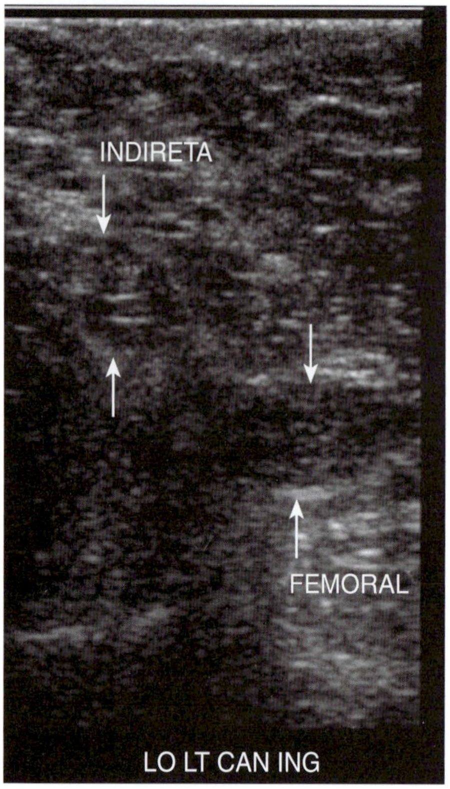

FIG. 13.52 Duas hérnias. Imagem longitudinal das hérnias indiretas inguinais e femorais.

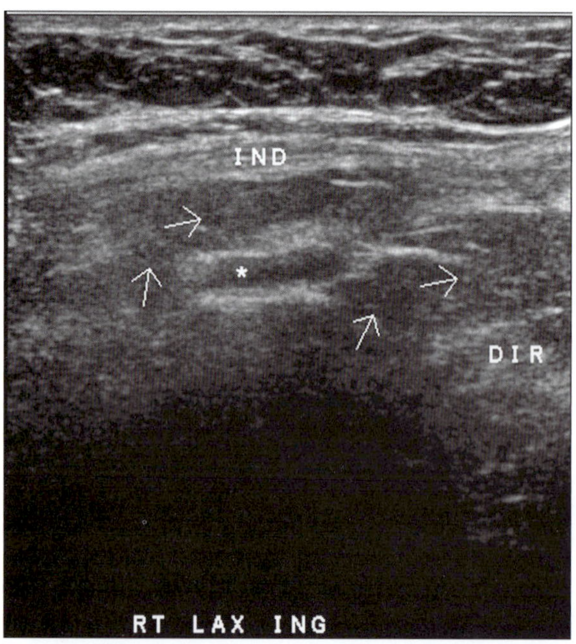

FIG. 13.53 Hérnia em "pantalona". Imagem em eixo longo da área inguinal direita mostra hérnias inguinais direta (*DIR*) e indireta (*IND*) com os vasos epigástricos inferiores (*) entre elas, a chamada hérnia em pantalona. Os colos das hérnias inguinais direta e indireta se assemelham a pernas de calças abrangendo os vasos epigástricos inferiores.

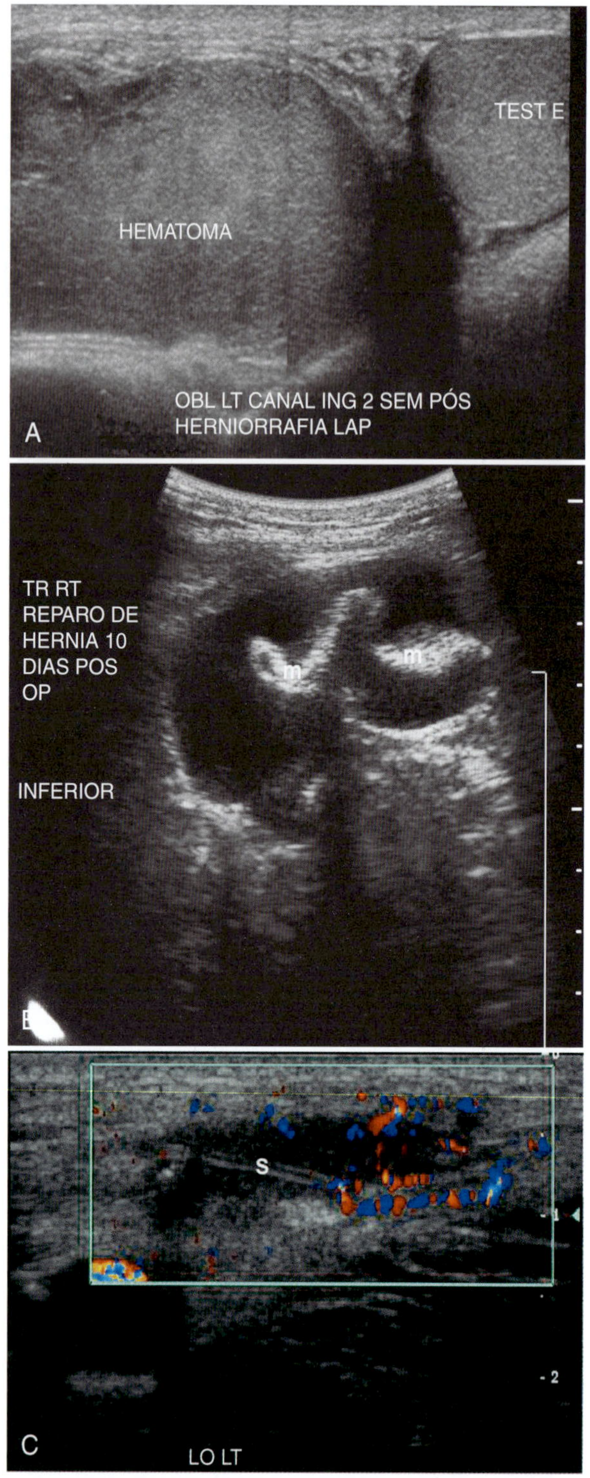

FIG. 13.54 Complicações após cirurgia de hérnia em pacientes com dor e tumefação após reparo da hérnia. (A) Hematoma. **(B)** Seroma. **(C)** Abscesso de sutura.

para o escroto resulta da compressão do cordão espermático por um seroma, um hematoma, uma tela ou um reparo com o anel inguinal interno muito apertado. Nesses casos, é importante avaliar o escroto ipsilateral e o testículo com ultrassonografia convencional associada ao Doppler, pois a compressão do cordão por qualquer etiologia pode acarretar em **infarto testicular.** A evidência de isquemia testicular na ultrassonografia com Doppler pode indicar a necessidade de descompressão de emergência através da drenagem do hematoma/seroma do canal inguinal ou afrouxamento do reparo do anel inguinal interno. Hematomas do canal inguinal ou que não comprimem o cordão espermático ou não causam isquemia no testículo, por outro lado, podem ser tratados de forma conservadora. Hematomas e seromas pós-herniorrafia podem infectar secundariamente e evoluir para abscesso. **Granulomas formados dos pontos** ou **abscessos** podem causar dor (Fig. 13.54C).

A **dor recorrente tardia** também possui uma variedade de causas, mas a hérnia recorrente torna-se a maior preocupação, particularmente quando a dor se assemelha àquela presente antes da cirurgia. A etiologia da dor tardia inclui hérnia recorrente, seroma, hematoma, abscesso, tração nas bordas da tela, reação imunológica à tela, clipe em espiral, compressão do anel espermático, fibrose e cicatrização do nervo ilioinguinal. Mais uma vez, a ultrassonografia dinâmica é essencial para avaliar esses pacientes, apesar de ser mais difícil em relação aos pacientes previamente não reparados.

Em pacientes que tiveram herniorrafia sem tela, a hérnia recorrente é geralmente do mesmo tipo que a original. Contudo, não é comum, mesmo depois de reparos sem tensão, encontrar uma hérnia femoral "recorrente". Nesses casos, em especial após um reparo externo, a hérnia femoral pode ter estado presente antes da cirurgia, mas subclínica e irreconhecível. Este é o maior motivo da importância de se procurar por todos os tipos de hérnias da virilha durante a ultrassonografia dinâmica. Em nossa experiência, as hérnias femorais "recorrentes" são menos comuns após o reparo sem tensão que emprega uma tela, pois com frequência usam um pedaço de tela grande o suficiente para cobrir o tendão conjunto, o anel inguinal interno, o canal femoral e a área de Spiegel.

Nos pacientes em que a hérnia foi reparada com tela, não é possível determinar pela ultrassonografia se a hérnia inguinal recorrente é direta ou indireta. Pode-se apenas determinar se é uma hérnia inguinal recorrente. A chave para encontrar hérnias recorrentes em pacientes com tela no lugar é identificar a tela e depois examinar por herniações ao longo das extremidades desta, por meio de manobras dinâmicas. Em pacientes que estão sendo avaliados por haver suspeita de hérnia recorrente, a manobra dinâmica mais eficaz costuma ser a manobra compressiva com o paciente em pé.

Como muitos tipos de telas estão disponíveis, a aparência varia de forma ampla. (Fig. 13.55). Nos casos ideais, até podemos ver a textura da tela. Na maioria dos casos, no entanto, a tela pode ser vista apenas como uma linha ecogênica de espessura e sombra variáveis ou como uma área de sombra variável. Alguns tipos mais novos de tela são finos e muito mais difíceis de identificar ultrassonograficamente. Telas normais podem dobrar ou enrolar nas pontas, e isso geralmente as abaula de forma suave para fora, quando em pé e durante a manobra de Valsalva. A anamnese do paciente raramente é útil, pois eles não sabem o tipo de tela usada.

No entanto, todo esforço deve ser feito para identificar a tela, pois as hérnias recorrentes não acontecem no centro, mas sim nas bordas/extremidades da tela. A maioria das hérnias recidivadas ocorre junto da **extremidade inferomedial** da tela (Fig. 13.56; Vídeo 13.21), mas ainda é importante identificar a tela e depois examinar todo a sua periferia, pois as hérnias podem se evidenciar ao longo da mesma. A herniação junto à extremidade da tela ocorre porque a borda afetada se encontra "desprendida" (Fig. 13.57).

As bordas/extremidades da tela podem ser ancoradas aos tecidos conjuntivos circundantes através de sutura, clipe cirúrgico ou clipe especial em espiral. As suturas e os clipes fixam a tela no lugar por volta de 6 semanas após a cirurgia. Depois disso, forma-se uma fibrose que, em geral, fixa a tela no lugar. Durante as primeiras 6 semanas de pós-operatório, antes de a tela ter fibrosado à parede abdominal anterior, é mais provável a tela se soltar de sua ancoragem. De acordo com nossa experiência, isso ocorre mais frequentemente após um reparo laparoscópico – não porque o reparo tenha sido defeituoso ou menos efetivo, mas porque o paciente passou a se sentir "muito bem muito cedo" após o reparo minimamente invasivo, retomando as atividades que colocam em risco a cirurgia antes das primeiras 6 semanas. Alguns pacientes podem reclamar de uma sensação de ruptura em alguns movimentos, seguida de dor inguinal recorrente no local, mas, na maioria deles, a dor é mais insidiosa.

Um hematoma/seroma crônico pode causar dor crônica e seu esvaziamento pode levar ao alívio da dor. Portanto, a pesquisa por hematomas ou seromas faz parte da padronização da ultrassonografia pós-herniorrafia. Alguns pacientes podem desenvolver reação alérgica ou hipersensibilidade à tela, formando um fino seroma localizado na superfície da tela.

Quando a ultrassonografia não demonstra hérnia, hematoma ou seroma, é importante avaliar a tela para aumento da sensibilidade. Em muitos casos, mesmo que não se visualize a patologia pela ultrassonografia, a tela é sensível por várias razões. Primeiro, a tela pode comprimir o cordão espermático; apertar a tela causará dor que se irradia para o escroto. Segundo, a tela pode gerar tração na fibrose que segura sua extremidade no lugar – isso é muito comum em pacientes que ganharam peso desde a cirurgia. É um fato usual a tela abaular anteriormente nesses casos. Em outros casos, a fibrose que segura a tela no lugar tem nervos encarcerados, em especial o **nervo ilioinguinal**.

O **clipe em espiral** usado para ancorar a tela exige menção especial, uma vez que este pode se tornar sensível e fonte de dor pós-herniorrafia. Portanto, os clipes em espiral são pouco usados nos dias de hoje. Contudo, sua popularidade no passado justifica o fato de muitos pacientes contê-los. Esses clipes apresentam aparência característica na radiografia e na ultrassonografia (Fig. 13.58). Em alguns pacientes pós-herniorrafia, com nenhuma outra patologia aparente na ultrassonografia, o único achado é aumento de sensibilidade diretamente sobre o clipe relacionado. A retirada cirúrgica do clipe aliviará a dor e a sensibilidade; geralmente não afetará de maneira adversa a solidez do reparo, pois a extremidade do reparo está fixada firmemente no lugar pela fibrose, mesmo após o clipe ter sido removido.

Complicações das Hérnias

As complicações das hérnias incluem o encarceramento, a obstrução e o estrangulamento. **Hérnias encarceradas** são hérnias simples não redutíveis. **Hérnias obstruídas** possuem alças intestinais encarceradas que se tornaram mecanicamente obstruídas. **Hérnias estranguladas** apresentam conteúdo encarcerado com comprometimento vascular. Nem toda hérnia estrangulada tem alça intestinal; até a gordura pré-peritoneal pode ficar estrangulada. A maioria das hérnias encarceradas não está nem obstruída, nem estrangulada, mas todas as obstruídas e estranguladas estão encarceradas. Apenas as hérnias encarceradas que também estão obstruídas ou encarceradas são emergências cirúrgicas. Mesmo as hérnias estranguladas contendo apenas gordura pré-peritoneal podem não ser emergenciais.

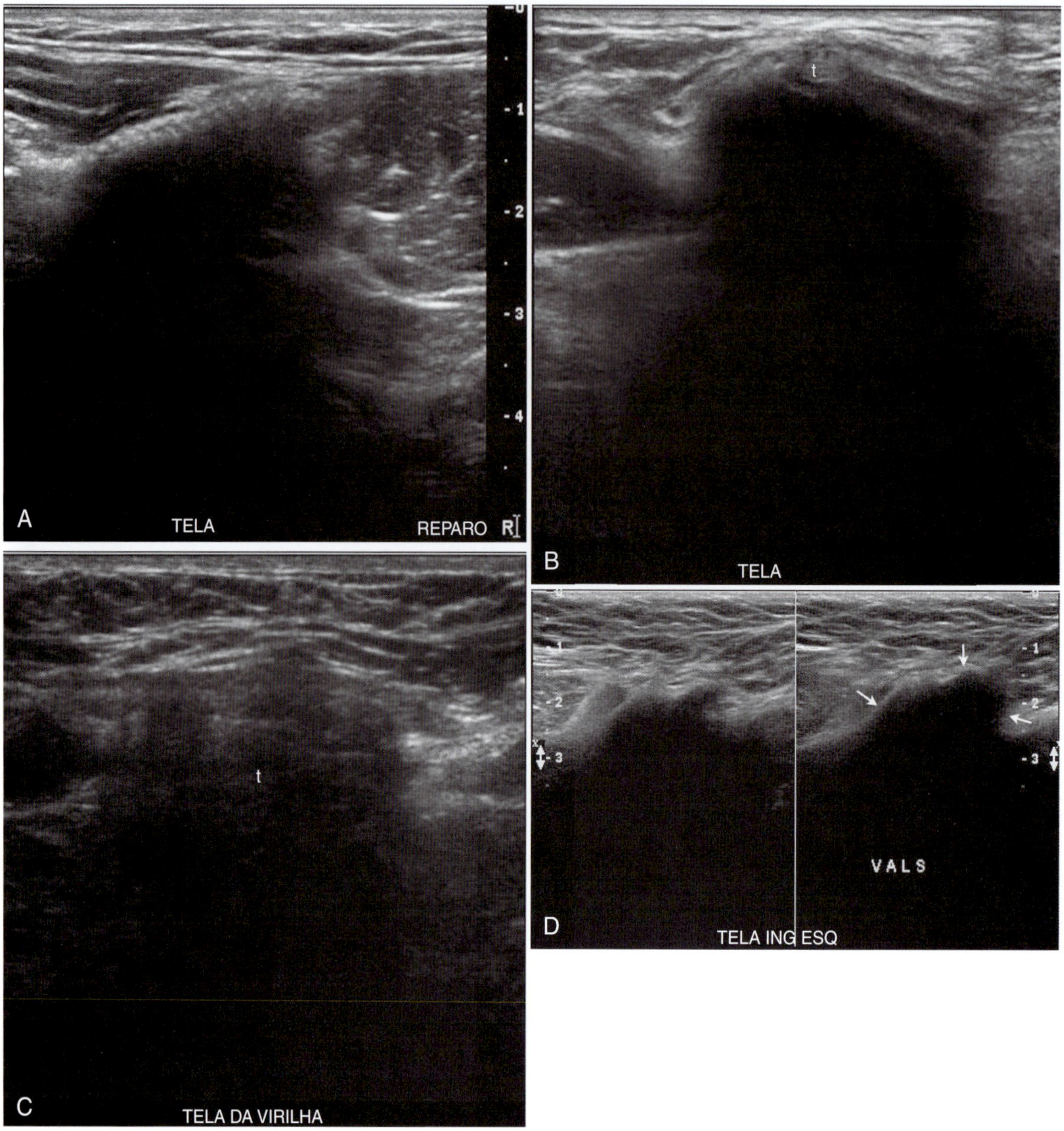

FIG. 13.55 Tela após reparo da hérnia. (A) Tela normal. A tela usada neste reparo de hérnia é espessa e ecogênica e as fibras individuais dentro da tela são visíveis. Ele produz uma forte sombra acústica. A tela pode ser bem visualizada em apenas uma pequena porcentagem de casos. **(B) Herniorrafia da tela com sombra forte**. A tela geralmente aparece espessa e ecogênica e determina uma forte sombra acústica, mas as fibras individuais dentro da tela (*t*) não são visíveis por imagens ultrassonográficas. **(C)** Tela de herniorrafia com sombra acústica fraca. A tela fina e pouco definida molda apenas uma sombra acústica fraca. Essa tela só pode ser identificada com transdutores de alta frequência, uma técnica ótima e busca cuidadosa. **(D)** Tela de herniorrafia enrugada. A tela pode progredir durante a manobra de Valsalva ou quando o paciente é examinado na posição vertical; isso pode ser normal. Estas imagens de tela dividida mostram a tela enrugada na posição supina durante a respiração tranquila (*imagem à esquerda*) e abaulamento com alisamento de algumas das rugas na posição vertical (*imagem à direita*).

A presença de alça intestinal com a hérnia encarcerada é o que as torna uma emergência. Em vez de encarcerado, nós usamos o termo **não redutível**, pois é menos provável que os médicos confundam com o estrangulamento.

A **forma** da hérnia afeta sua capacidade de reduzir e sua probabilidade de se tornar obstruída ou estrangulada no futuro. O tipo da hérnia afeta sua forma. Aquelas que apresentam um **colo relativamente amplo** em comparação com seu fundo são, em geral, completamente redutíveis, sendo fato raro tornarem-se obstruídas ou estranguladas. As hérnias da virilha que costumam possuir o colo amplo e raramente estrangulam são as hérnias inguinais diretas e algumas indiretas. Hérnias que apresentam **colo** relativamente **estreito** em comparação ao seu fundo são mais suscetíveis de serem irredutíveis, tornarem-se obstruídas e estrangularem. Os tipos de hérnias que possuem típico colo estreito e apresentam alto risco para estrangular incluem as femorais (Vídeo 13.23), de Spiegel (Figs. 13.33 e 13.35), linha alba (Figs. 13.45 e 13.59), umbilical e algumas hérnias inguinais indiretas.

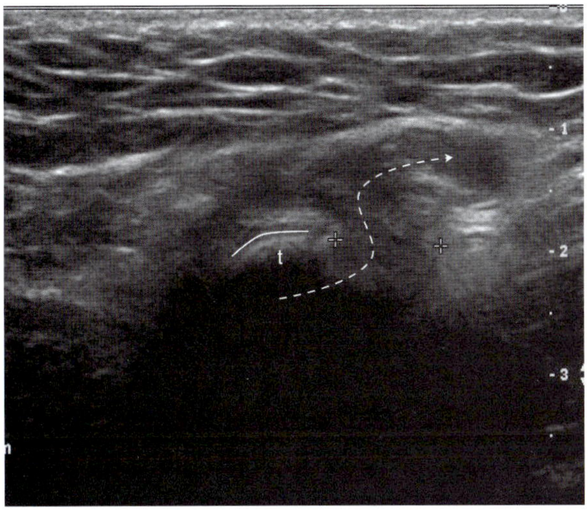

FIG. 13.56 Hérnia inguinal recidivada. Imagem em eixo curto mostra uma pequena hérnia, contendo gordura, redutível (*área pontilhada*) surgindo da extremidade inferomedial da tela (*t*), em que aparece a maioria das hérnias inguinais recidivadas. Ver também Vídeo 13.21.

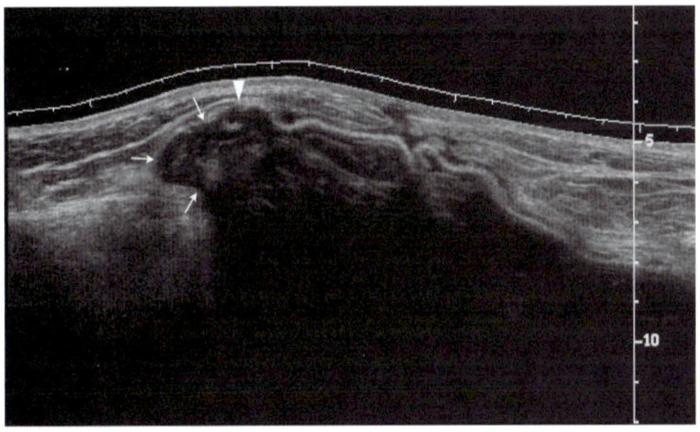

FIG. 13.57 Tela solta com hérnia. Imagem transversal com campo de visão estendido mostra que um grande pedaço de tela usado para reparar uma grande hérnia ventral se soltou junto à extremidade direita (*ponta de seta*), permitindo que a hérnia recidivada abaulasse por debaixo da extremidade solta (*setas*).

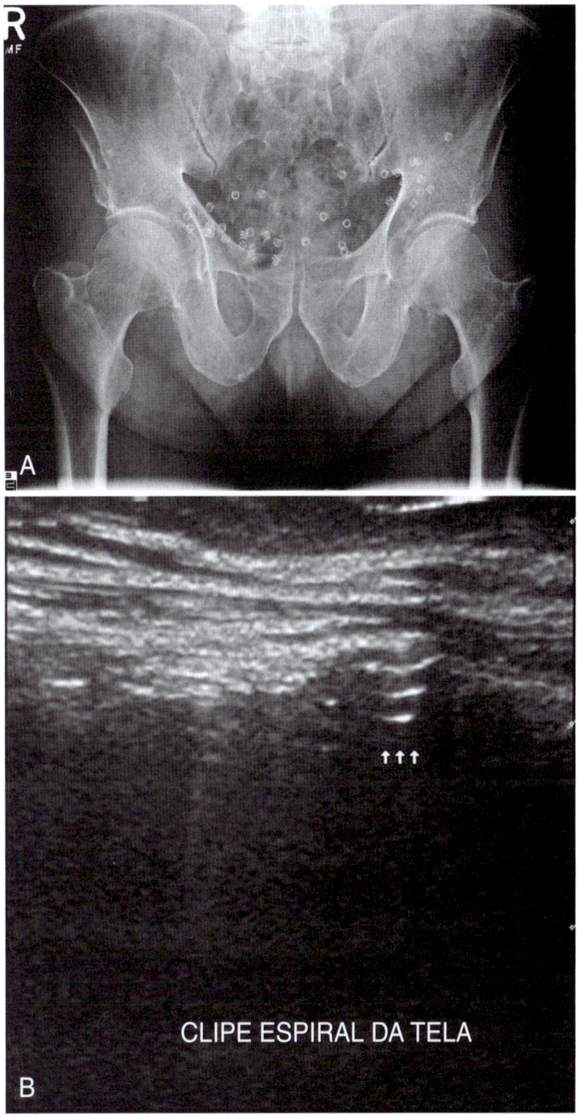

FIG. 13.58 Clipe em espiral. (A) Radiografia anteroposterior da pelve mostrando clipes em espiral em ambas as áreas inguinais a partir de uma herniorrafia inguinal bilateral. **(B)** Aparência ultrassonográfica característica de um clipe em espiral (*setas*).

Apesar de o **comprometimento vascular** ser uma marca do estrangulamento, a ultrassonografia com Doppler não é a modalidade mais sensível para identificar sinais de estrangulamento. A ultrassonografia ao modo B, entretanto, é sensível. A ultrassonografia com Doppler mostra o fluxo arterial no interior das hérnias com algum sucesso (Fig. 13.60), mas não costuma ser sensível o suficiente para mostrar fluxo venoso e não mostra fluxo linfático. As paredes dos vasos linfáticos e venosos são bem finas e de fácil compressão pelos tecidos ao redor do colo da hérnia. As artérias, por outro lado, apresentam parede de relativa espessura, incompressíveis, não comprimidas pelos tecidos ao redor de modo geral. Assim, em hérnias estranguladas, os vasos linfáticos e as veias tornam-se obstruídas bem antes de o fluxo arterial diminuir. O sangue ainda pode ser fornecido a uma hérnia estrangulada muito depois de o fluxo linfático e venoso ter parado. O influxo contínuo na presença do fluxo venoso obstruído (1) aumenta a pressão intravascular, (2) leva ao aumento de líquido transudativo e exsudativo no espaço extracelular e (3) modifica a aparência ao modo B da hérnia mesmo quando a ultrassonografia com Doppler ainda pode detectar o fluxo arterial. Quando tanto o fluxo arterial quanto o venoso são observados em uma hérnia ventral, de forma expressiva, a cirurgia de emergência pode não ser indicada.[54] No entanto, em um estudo de Rettenbacher, a ausência de fluxo sanguíneo no conteúdo de uma hérnia não pode ser interpretada como sinal de encarceramento, porque a maioria das hérnias encarceradas estudadas (78%) apresentava fluxo sanguíneo detectável na ultrassonografia por Doppler colorido.[34]

Em um estudo retrospectivo de hérnias examinadas ultrassonograficamente (predominantemente após exame físico cirúrgico indeterminado), 149 hérnias da parede abdominal (em 131 pacientes) foram encontradas e submetidas à cirurgia. Os achados mais sensíveis do encarceramento foram o fluido livre no saco herniário, o espessamento da parede intestinal na hérnia, o fluido na alça intestinal herniada e os alças intestinais dilatadas no abdome.[34] Todas as 23 hérnias de parede abdominal encarceradas foram interpretadas corretamente pré-operatoriamente como encarceradas pelos radiologistas examinadores, enquanto 2 das 126 hérnias não encarceradas foram consideradas encarceradas e, portanto, cons-

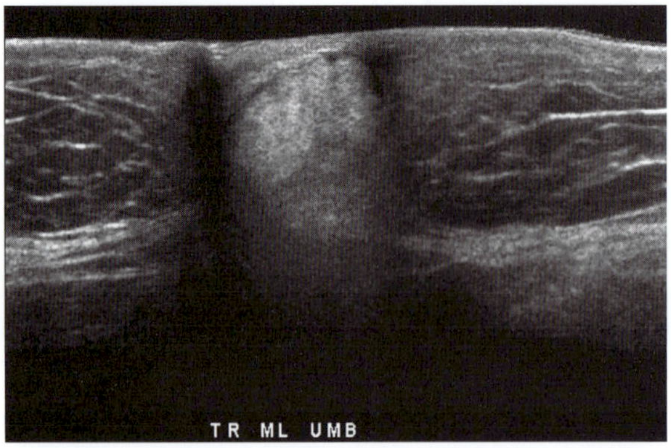

FIG. 13.59 Hérnia estrangulada da linha alba. Ultrassonografia de longo eixo com campo de visão estendido mostrando uma hérnia da linha alba estrangulada. O sinal do **estrangulamento** é hiperecogenicidade da gordura com a hérnia.

tituíram um resultado falso-positivo para o encarceramento na ultrassonografia.[34]

O estrangulamento da hérnia, que implica comprometimento do fluxo sanguíneo, apresenta achados adicionais, incluindo:

- Gordura hiperecoica (Fig. 13.59)
- Espessamento isoecoico do saco herniário, cujo aspecto normal é fino e ecogênico (Fig. 13.61, Vídeo 13.23)
- Líquido dentro do saco (Fig. 13.61, Vídeo 13.23)
- Espessamento da parede do intestino nas hérnias que contêm intestino (Fig. 13.62)

Na maioria das hérnias estranguladas, há mais de um desses achados ao modo B, mesmo quando a ultrassonografia com Doppler indica um fluxo normal dentro do conteúdo da hérnia. Deve-se tomar cuidado ao comparar o líquido dentro do saco herniário estrangulado; as hérnias não estranguladas que possuem material intraperitoneal podem ter líquido peritoneal, em particular no caso das pacientes do sexo feminino.

Entidades que Simulam Hérnias Inguinais

Um amplo espectro de lesões ocupando o espaço da virilha pode simular hérnias da virilha (Fig. 13.63). **Cistos** e **hidroceles** do canal inguinal podem ocorrer em homens e mulheres. Nos homens, essas coleções de líquido localizado acontecem quando o segmento do processo vaginal peritoneal junto ao canal inguinal não se funde, enquanto segmentos proximais e distais a este se fundem. Isso leva ao acúmulo de líquido dentro do segmento não fundido do processo vaginal e forma um processo localizado de hidrocele. Nos homens, isso ocorre junto ao canal inguinal próximo ao cordão espermático e pode comprimir o cordão. Em mulheres, o processo vaginal não fundido é chamado de canal de Nuck, então este cisto localizado ou hidrocele é nomeado **cisto** ou **hidrocele do canal de Nuck** (Fig. 13.63A; Vídeo 13.24). Hidroceles geralmente são uniloculares com posição fixa junto ao canal, mas podem se tornar lobuladas e septadas conforme aumentam de tamanho.

Hematomas e inflamação podem ocorrer na região inguinal próximo ao ligamento redondo e podem originar cistos e leiomiomas. Ao contrário das hidroceles do canal inguinal, que apresentam posição fixa, os **cistos de ligamento redondo** podem ser móveis e mexer para a frente e para trás entre a cavidade abdominal e o canal inguinal. O ligamento redondo contém fibras musculares lisas, nas quais os **leiomiomas** podem surgir. **Varizes de ligamento redondo** se desenvolvem como vias colaterais para drenagem venosa uterina durante a gestação. Estas costumam ser assintomáticas e incidentais, mas, em alguns pacientes, podem causar uma anormalidade sensível e palpável, inguinal ou labial que pode se assemelhar a uma hérnia[55] (Fig. 13.63B). Estas geralmente se resolvem de forma espontânea por completo após o parto, mas em poucas pacientes podem persistir e causar dor inguinal e tumefação, meses ou anos após a última gestação. Elas não são visíveis com o paciente em posição supina, mas tornam-se largas e apresentam fluxo mais rápido quando o paciente fica em pé. Ocasionalmente, **trombose** das varizes deste ligamento ocorre de forma espontânea, mais frequente no período pós-parto, quando o fluxo das colaterais uterinas através destas regride. **Endometriomas** podem ocorrer ao longo do trajeto do ligamento redondo no interior do canal inguinal (Fig. 13.63C). Frequentemente, há um histórico de variação cíclica de tamanho e dor.

A maioria dos tumores benignos da região inguinal é um lipoma.[6] A maior parte dos chamados lipomas de canal inguinal não consiste em lipomas verdadeiros, mas sim em **hérnia inguinal indireta do tipo não deslizante**, que contém apenas gordura pré-peritoneal. No entanto, **lipomas** verdadeiros podem ocorrer em qualquer localização ao longo do comprimento do canal inguinal e dentro do escroto ou lábio maior (Fig. 13.63D-E).

Outros tumores benignos da virilha incluem leiomiomas, cistos dermoides, cistos epidermoides e linfangiomas.

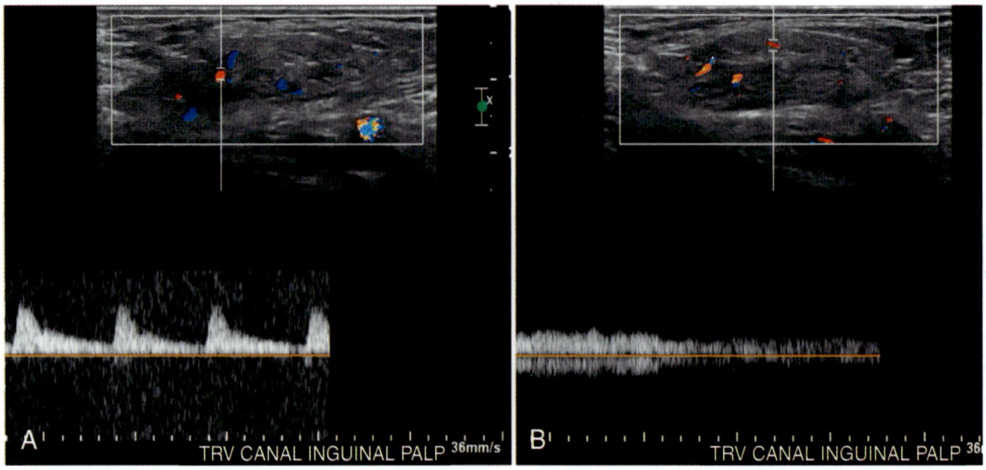

FIG. 13.60 Ultrassonografia com Doppler colorido e pulsado mostrando fluxo **(A)** arterial e **(B)** venoso na hérnia inguinal contendo gordura.

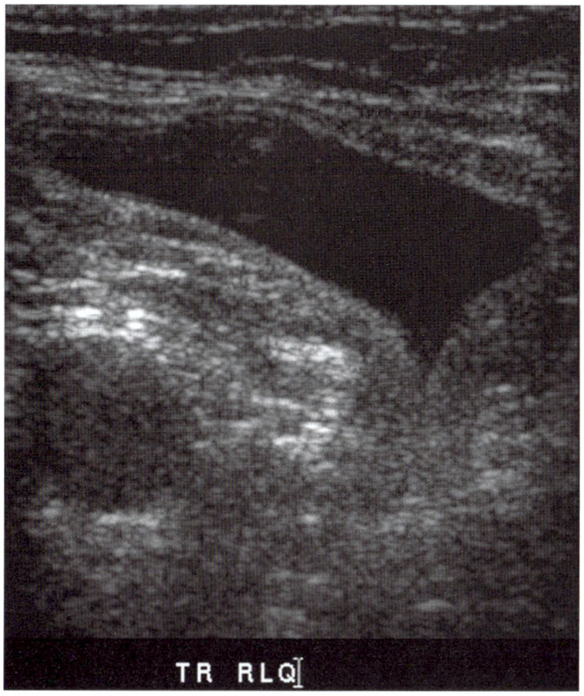

FIG. 13.61 Hérnia femoral estrangulada. A vista de eixo curto mostra hérnia femoral esquerda estrangulada que mostra dois achados adicionais de estrangulamento na escala de cinza: líquido transudativo ou exsudativo e espessamento isoecoico da parede do saco da hérnia. Ver também o Vídeo 13.23.

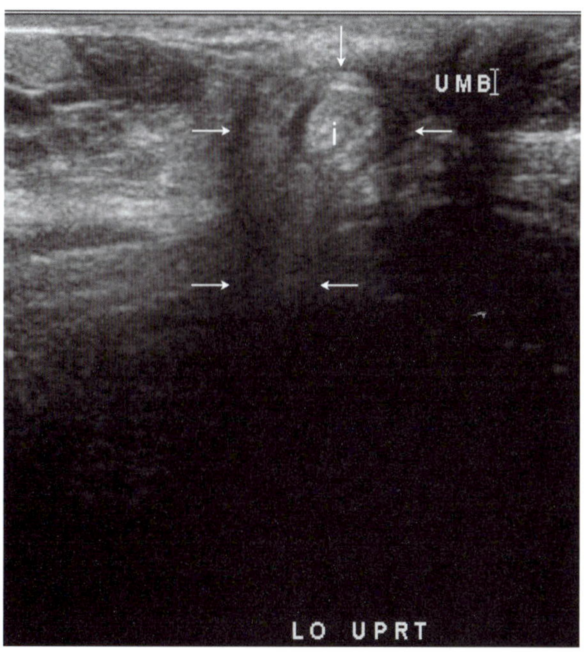

FIG. 13.62 Hérnia epigástrica da linha alba periumbilical estrangulada. A gordura é hiperecoica, a parede do saco está isoecoica e espessada e uma pequena alça intestinal (*i*) apresenta a parede espessada e encontra-se aperistáltica. O saco herniário está delineado por *setas*. UPRT, posição ortostática; LO, oblíqua lateral.

Outras entidades que podem ocorrer na região inguinal incluem desmoides, sarcomas, hematomas, seromas, criptorquidia e implantes metastáticos peritoneais.[6]

A linfadenopatia inguinal, os aneurismas da artéria ilíaca ou femoral comum e os pseudoaneurismas, as bursas do músculo iliopsoas e os cistos sebáceos podem ocorrer na região da virilha, mas *externamente* ao canal inguinal. Além disso, a dor decorrente de processos inflamatórios intra-abdominais pode simular dor na virilha; apendicite aguda e diverticulite aguda podem causar dor próximo à virilha.

Entidades que Simulam Hérnias da Parede Abdominal Anterior

Lipomas subcutâneos ou intramusculares têm aparência ultrassonográfica idêntica à do canal inguinal ou lábio do pudendo. Em pacientes que estão sendo avaliados para hérnias incisionais, **cicatrizes exuberantes** e **necrose do tecido adiposo** resultantes de cirurgias anteriores podem simular clinicamente uma hérnia incisional de parede abdominal anterior. **Hematomas** do músculo reto abdominal (Fig. 13.64A) ou oblíquo podem causar dor e tumefação que se assemelham a uma hérnia da parede anterior do abdome. Em geral (mas não sempre), o paciente apresenta histórico de trauma agudo significativo.

Desmoides da parede anterior do abdome geralmente são esporádicos. Originam-se de elementos fibrosos da aponeurose da parede anterior do abdome ou a partir da bainha muscular. Desmoides são localmente invasivos e tendem a recidivar se não forem excisados com margem ampla, mas eles não metastatizam a distância. Ultrassonograficamente, os desmoides apresentam-se como nódulos ou massas sólidas com forma irregular e apresentam vascularização interna (Figs. 13.64B). É difícil diferenciar desmoides de sarcomas, exceto por um fluxo sanguíneo menor na ultrassonografia com Doppler colorido ou *power* Doppler. Se não forem excisados, os desmoides aumentam progressivamente de tamanho. Tumores benignos e malignos do tecido conjuntivo da parede anterior do abdome como **fibromas** (Fig. 13.64C) e **fibrossarcomas** (Fig. 13.64D) podem parecer uma hérnia da parede anterior do abdome.

RESUMO

A ultrassonografia dinâmica é o exame de referência para avaliar a virilha ou a parede anterior do abdome. Componentes dinâmicos do exame incluem as manobras de Valsalva e de compressão, além de pesquisas nas posições supina e em pé. A ultrassonografia dinâmica permite aos médicos determinar o tipo de hérnia, o tamanho, o conteúdo, a redutibilidade e o grau de dor.

A avaliação de dor na virilha em atletas é com frequência mais complexa se comparada aos pacientes que não são atletas, devido à associação com a tendinose e a osteíte púbica. Adicionar a RM à ultrassonografia dinâmica costuma ser necessário para identificar os processos patológicos subjacentes e decidir a respeito da melhor combinação entre os tratamentos cirúrgicos e os não cirúrgicos.

Pacientes com uma hérnia frequentemente apresentam múltiplas hérnias, por isso, em qualquer paciente em que uma hérnia seja identificada ultrassonograficamente, o exame deve ser continuado, procurando outros tipos de hérnias ipsilateral e contralateral ou abdominal anterior. Mesmo quando nenhuma hérnia adicional é encontrada, é importante para o cirurgião mencionar especificamente no laudo descritivo que uma pesquisa completa de ambas as áreas da virilha foi realizada e nenhuma hérnia adicional foi encontrada.

O estrangulamento é a mais temida complicação das hérnias. Achados de estrangulamento na escala de cinza – gordura hiperecoica, espessamento isoecoico do saco herniário, fluido dentro do saco e

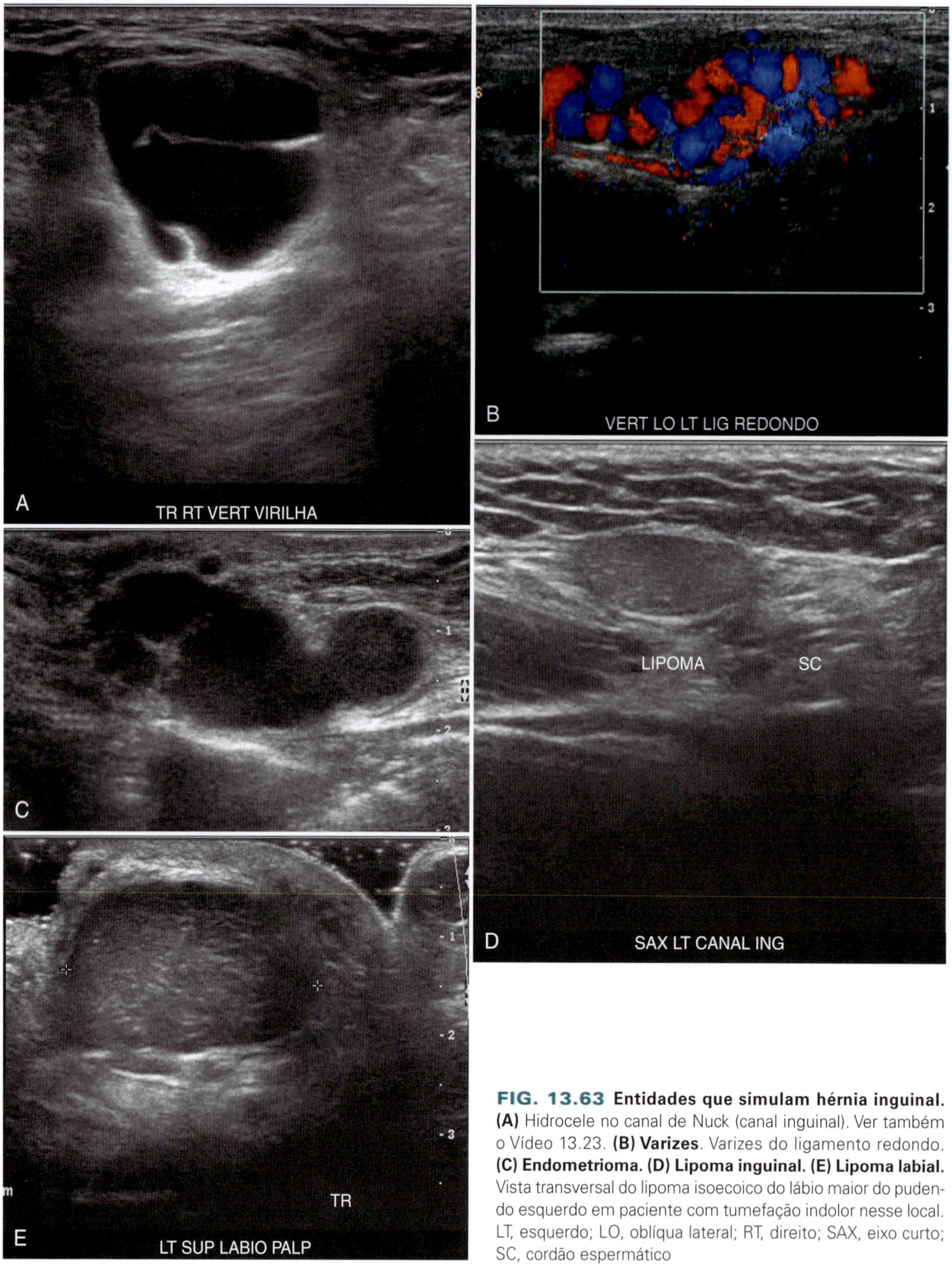

FIG. 13.63 Entidades que simulam hérnia inguinal. **(A)** Hidrocele no canal de Nuck (canal inguinal). Ver também o Vídeo 13.23. **(B) Varizes**. Varizes do ligamento redondo. **(C) Endometrioma. (D) Lipoma inguinal. (E) Lipoma labial.** Vista transversal do lipoma isoecoico do lábio maior do pudendo esquerdo em paciente com tumefação indolor nesse local. LT, esquerdo; LO, oblíqua lateral; RT, direito; SAX, eixo curto; SC, cordão espermático

espessamento das paredes das alças intestinais – são muito mais sensíveis para estrangulamento do que a ultrassonografia com Doppler.

A dor recorrente após herniorrafia é relativamente comum. A ultrassonografia dinâmica pode ajudar a avaliar as recidivas aguda e crônica da dor na virilha. Na maioria dos reparos de hérnias é colocada tela de polímero plástico. A chave para identificar ultrassonograficamente as hérnias recorrentes é avaliar as extremidades da tela com manobras dinâmicas, pois as hérnias recidivadas surgem das extremidades da tela.

Muitos processos patológicos podem simular a hérnia, em geral raros e inespecíficos, mas cistos ou hidroceles do processo vaginal (ou canal de Nuck) e varizes do ligamento redondo são comuns e quase sempre têm aspecto patognomônico na ultrassonografia.

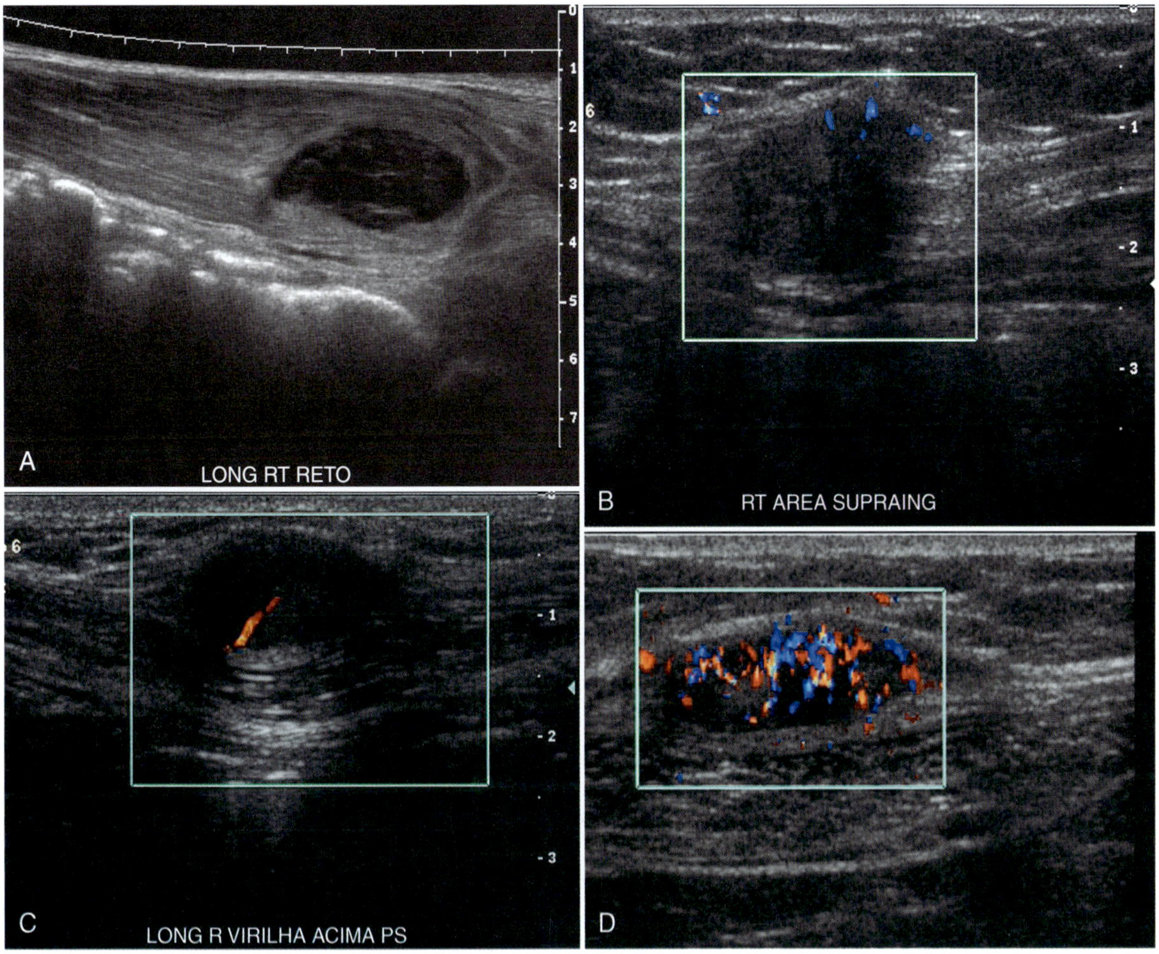

FIG. 13.64 Entidades que simulam hérnia da parede anterior do abdome. (A) Rompimento muscular com hematoma. **(B) Tumor desmoide**. O tumor desmoide da parede anterior do abdome apresenta pequena quantidade de fluxo sanguíneo periférico. **(C) Fibroma**. Vista do eixo longo de um fibroma benigno da bainha anterior do músculo reto do abdome direito inferior que causou uma tumefação indolor próxima à virilha direita. Observe que existe vascularização interna mínima. **(D) Fibrossarcoma**. Vista transversal de um fibrossarcoma da bainha anterior do músculo reto do abdome esquerdo que se manifestou como um nódulo indolor. É semelhante em aparência ao fibroma mostrado em **(C)**, mas é muito mais vascularizado. RT, direito.

REFERÊNCIAS

1. Jacobson JA, Khoury V, Brandon CJ. Ultrasound of the groin: techniques, pathology, and pitfalls. AJR Am J Roentgenol. 2015;205(3):513-523.
2. Rutkow IM. Demographic and socioeconomic aspects of hernia repair in the United States in 2003. Surg Clin North Am. 2003;83(5):1045-1051, v-vi.
3. Beadles CA, Meagher AD, Charles AG. Trends in emergent hernia repair in the United States. JAMA Surg. 2015;150(3):194-200.
4. Primatesta P, Goldacre MJ. Inguinal hernia repair: incidence of elective and emergency surgery, readmission and mortality. Int J Epidemiol. 1996;25(4):835-839.
5. Robinson P, Hensor E, Lansdown MJ, et al. Inguinofemoral hernia: accuracy of sonography in patients with indeterminate clinical features. AJR Am J Roentgenol. 2006;187(5):1168-1178.
6. Yang DM, Kim HC, Lim JW, et al. Sonographic findings of groin masses. J Ultrasound Med. 2007;26(5):605-614.
7. Oh SN, Jung SE, Rha SE, et al. Sonography of various cystic masses of the female groin. J Ultrasound Med. 2007;26(12):1735-1742.
8. Jamadar DA, Jacobson JA, Morag Y, et al. Sonography of inguinal region hernias. AJR Am J Roentgenol. 2006;187(1):185-190.
9. Kervancioglu R, Bayram MM, Ertaskin I, Ozkur A. Ultrasonographic evaluation of bilateral groins in children with unilateral inguinal hernia. Acta Radiol. 2000;41(6):653-657.
10. Vermillion JM, Abernathy SW, Snyder SK. Laparoscopic reduction of Amyand's hernia. Hernia. 1999;3:159-160.
11. Cigsar EB, Karadag CA, Dokucu AI. Amyand's hernia: 11 years of experience. J Pediatr Surg. 2016;51(8):1327-1329.
12. Lee RK, Griffith JF, Ng WH. High accuracy of ultrasound in diagnosing the presence and type of groin hernia. J Clin Ultrasound. 2015;43(9):538-547.
13. Bradley M, Morgan D, Pentlow B, Roe A. The groin hernia—an ultrasound diagnosis? Ann R Coll Surg Engl. 2003;85(3):178-180.
14. Matthews RD, Neumayer L. Inguinal hernia in the 21st century: an evidence-based review. Curr Probl Surg. 2008;45(4):261-312.
15. Friedman DW, Boyd CD, Norton P, et al. Increases in type III collagen gene expression and protein synthesis in patients with inguinal hernias. Ann Surg. 1993;218(6):754-760.
16. Klinge U, Binnebosel M, Mertens PR. Are collagens the culprits in the development of incisional and inguinal hernia disease? Hernia. 2006;10(6):472-477.
17. Oguzkurt P, Kayaselcuk F, Tuncer I, et al. Evaluation of extracellular matrix protein composition in sacs associated with undescended testis, hydrocele, inguinal hernia, and peritoneum. Urology. 2007;70(2):346-350.
18. Szczesny W, Cerkaska K, Tretyn A, Dabrowiecki S. Etiology of inguinal hernia: ultrastructure of rectus sheath revisited. Hernia. 2006;10(3):266-271.
19. Bendavid R. The unified theory of hernia formation. Hernia. 2004;8(3):171-176.
20. Abrahamson J. Etiology and pathophysiology of primary and recurrent groin hernia formation. Surg Clin North Am. 1998;78(6):953-972, vi.
21. Liem MS, van der Graaf Y, Beemer FA, van Vroonhoven TJ. Increased risk for inguinal hernia in patients with Ehlers-Danlos syndrome. Surgery. 1997;122(1):114-115.

22. Brandon CJ, Jacobson JA, Fessell D, et al. Groin pain beyond the hip: how anatomy predisposes to injury as visualized by musculoskeletal ultrasound and MRI. AJR Am J Roentgenol. 2011;197(5):1190-1197.
23. Stavros AT, Rapp C. Dynamic ultrasound of hernias of the groin and anterior abdominal wall. Ultrasound Q. 2010;26(3):135-169.
24. Burkhardt JH, Arshanskiy Y, Munson JL, Scholz FJ. Diagnosis of inguinal region hernias with axial CT: the lateral crescent sign and other key findings. Radiographics. 2011;31(2):E1-E12.
25. Bhosale PR, Patnana M, Viswanathan C, Szklaruk J. The inguinal canal: anatomy and imaging features of common and uncommon masses. Radiographics. 2008;28(3):819-835.
26. Lee GH, Cohen AJ. CT imaging of abdominal hernias. AJR Am J Roentgenol. 1993;161(6):1209-1213.
27. Park HR, Park SB, Lee ES, Park HJ. Sonographic evaluation of inguinal lesions. Clin Imaging. 2016;40(5):949-955.
28. Brandel DW, Girish G, Brandon CJ, et al. Role of sonography in clinically occult femoral hernias. J Ultrasound Med. 2016;35(1):121-128.
29. Gupta H, Subedi N, Robinson P. Effectiveness of sonography in detecting clinically occult femoral hernias. J Ultrasound Med. 2016;35(8):1675-1679.
30. Zarvan NP, Lee FT Jr, Yandow DR, Unger JS. Abdominal hernias: CT findings. AJR Am J Roentgenol. 1995;164(6):1391-1395.
31. Shadbolt CL, Heinze SB, Dietrich RB. Imaging of groin masses: inguinal anatomy and pathologic conditions revisited. Radiographics. 2001;21(Spec No):S261-S271.
32. Mufid MM, Abu-Yousef MM, Kakish ME, et al. Spigelian hernia: diagnosis by high-resolution real-time sonography. J Ultrasound Med. 1997;16(3):183-187.
33. Ganz E, Tazzioli G, Mosca D, et al. Ventrolateral hernias of the abdominal wall. The anatomicopathologic, clinical and therapeutic considerations. Minerva Chir. 1997;52(12):1441-1445.
34. Rettenbacher T, Hollerweger A, Macheiner P, et al. Abdominal wall hernias: cross-sectional imaging signs of incarceration determined with sonography. AJR Am J Roentgenol. 2001;177(5):1061-1066.
35. Wechsler RJ, Kurtz AB, Needleman L, et al. Cross-sectional imaging of abdominal wall hernias. AJR Am J Roentgenol. 1989;153(3):517-521.
36. Lovell G. The diagnosis of chronic groin pain in athletes: a review of 189 cases. Aust J Sci Med Sport. 1995;27(3):76-79.
37. Caudill P, Nyland J, Smith C, et al. Sports hernias: a systematic literature review. Br J Sports Med. 2008;42(12):954-964.
38. Santilli OL, Nardelli N, Santilli HA, Tripoloni DE. Sports hernias: experience in a sports medicine center. Hernia. 2016;20(1):77-84.
39. Brittenden J, Robinson P. Imaging of pelvic injuries in athletes. Br J Radiol. 2005;78(929):457-468.
40. Munegato D, Bigoni M, Gridavilla G, et al. Sports hernia and femoroacetabular impingement in athletes: a systematic review. World J Clin Cases. 2015;3(9):823-830.
41. Paajanen H, Montgomery A, Simon T, Sheen AJ. Systematic review: laparoscopic treatment of long-standing groin pain in athletes. Br J Sports Med. 2015;49(12):814-818.
42. Susmallian S, Ezri T, Elis M, et al. Laparoscopic repair of "sportsman's hernia" in soccer players as treatment of chronic inguinal pain. Med Sci Monit. 2004;10(2):CR52-CR54.
43. Granja M, Rivero O, Aguirre D. Abdominal wall hernias. In: Sahani DV, Samir AE, editors. Abdominal imaging. 2nd ed. Philadelphia: Elsevier; 2017. p. 1014-1025.
44. Macari M, Megibow A. Imaging of suspected acute small bowel obstruction. Semin Roentgenol. 2001;36(2):108-117.
45. Dabbas N, Adams K, Pearson K, Royle G. Frequency of abdominal wall hernias: is classical teaching out of date? JRSM Short Rep. 2011;2(1):5.
46. Pans A, Elen P, Dewe W, Desaive C. Long-term results of polyglactin mesh for the prevention of incisional hernias in obese patients. World J Surg. 1998;22(5):479-482.
47. Trimbos JB, Smit IB, Holm JP, Hermans J. A randomized clinical trial comparing two methods of fascia closure following midline laparotomy. Arch Surg. 1992;127(10):1232-1234.
48. Matory WE Jr, O'Sullivan J, Fudem G, Dunn R. Abdominal surgery in patients with severe morbid obesity. Plast Reconstr Surg. 1994;94(7):976-987.
49. Mudge M, Hughes LE. Incisional hernia: a 10 year prospective study of incidence and attitudes. Br J Surg. 1985;72(1):70-71.
50. Baucom RB, Beck WC, Phillips SE, et al. Comparative evaluation of dynamic abdominal sonography for hernia and computed tomography for characterization of incisional hernia. JAMA Surg. 2014;149(6):591-596.
51. Awaiz A, Rahman F, Hossain MB, et al. Meta-analysis and systematic review of laparoscopic versus open mesh repair for elective incisional hernia. Hernia. 2015;19(3):449-463.
52. Courtney CA, Lee AC, Wilson C, O'Dwyer PJ. Ventral hernia repair: a study of current practice. Hernia. 2003;7(1):44-46.
53. Mathes T, Walgenbach M, Siegel R. Suture versus mesh repair in primary and incisional ventral hernias: a systematic review and meta-analysis. World J Surg. 2016;40(4):826-835.
54. Liang RJ, Wang HP, Huang SP, et al. Color Doppler sonography for ventral hernias in patients with acute abdomen: preliminary findings. J Clin Ultrasound. 2001;29(8):435-440.
55. Ryu KH, Yoon JH. Ultrasonographic diagnosis of round ligament varicosities mimicking inguinal hernia: report of two cases with literature review. Ultrasonography. 2014;33(3):216-221.

CAPÍTULO 14

Peritônio

Anthony E. Hanbidge, Korosh Khalili e Stephanie R. Wilson

RESUMO DOS PONTOS-CHAVE

- A ultrassonografia é um exame de imagem importante para detectar patologias do peritônio.
- O sucesso depende da percepção do radiologista e da técnica meticulosa.
- A inclusão da varredura transvaginal em mulheres aumenta a acurácia.
- A ultrassonografia é excelente para detectar e caracterizar líquido peritoneal.
- A ultrassonografia é muito útil para detectar e caracterizar doença peritoneal neoplásica e inflamatória.
- A ultrassonografia, muitas vezes, é a modalidade de escolha para orientar a paracentese e a biópsia de massas peritoneais.

SUMÁRIO DO CAPÍTULO

PERITÔNIO, OMENTO E MESENTÉRIO
TÉCNICA ULTRASSONOGRÁFICA
ASCITE
CISTOS DE INCLUSÃO PERITONEAL (LÍQUIDO BENIGNO ENCISTADO)
CISTOS MESENTÉRICOS
TUMORES PERITONEAIS
Carcinomatose Peritoneal
Tumores Primários do Peritônio
Pseudomixoma Peritoneal
DOENÇA INFLAMATÓRIA DO PERITÔNIO
Abscesso
Peritonite Tuberculosa
Peritonite Esclerosante
PROCESSO INFLAMATÓRIO LOCALIZADO NA CAVIDADE PERITONEAL
INFARTO SEGMENTAR DO LADO DIREITO DO OMENTO
ENDOMETRIOSE
LEIOMIOMATOSE PERITONEAL DISSEMINADA
PNEUMOPERITÔNIO
CONCLUSÃO

A ultrassonografia do abdome e da pelve tornou-se uma extensão do exame físico na avaliação de pacientes com sinais e sintomas abdominais. É um método acurado, seguro, facilmente disponível e relativamente barato. As avaliações se concentraram, tradicionalmente, na avaliação das vísceras sólidas, da vesícula biliar e dos ductos biliares. Frequentemente, apenas as imagens desses órgãos são registradas e a cavidade peritoneal é muitas vezes negligenciada ou sujeita a uma avaliação superficial. Existe uma crença geral de que a ultrassonografia não é especialmente útil no estudo do peritônio em função de limitações técnicas, como pouca visibilidade e interferência dos gases intestinais. Além disso, não existe familiaridade com as características ultrassonográficas comuns observadas na doença peritoneal, refletindo-se na extensa literatura sobre a ultrassonografia do fígado, vesícula biliar, ductos biliares, pâncreas, baço, rins, bexiga e órgãos genitais, mas pouca literatura sobre a avaliação ultrassonográfica do peritônio e da cavidade peritoneal. Consequentemente, pouco tem sido dedicado ao ensino de uma técnica ideal para a avaliação ultrassonográfica dessas áreas.

Se existe preocupação clínica com relação a uma patologia peritoneal, a tomografia computadorizada (TC)[1,2] ou, mais recentemente, a ressonância magnética (RM)[3-5] são geralmente utilizadas para investigar essa suspeita. Acreditamos que a ultrassonografia também pode ser sensível e específica nesta área.[6] Para obtermos êxito, no entanto, devemos atender a dois critérios: (1) o radiologista deve estar ciente do envolvimento potencial do peritônio e da cavidade peritoneal por um processo patológico, e (2) essas áreas devem passar por uma avaliação ultrassonográfica completa.

PERITÔNIO, OMENTO E MESENTÉRIO

O **peritônio** é uma membrana serosa revestida por células epiteliais. Divide-se em peritônios parietal e visceral. O **peritônio parietal** reveste as paredes anterior e posterior da cavidade abdominal e é visível na ultrassonografia como uma linha fina, lisa e ecogênica na camada mais profunda da parede abdominal anterior. Alças intestinais, em geral, podem ser visualizadas profundamente ao peritônio parietal, movimentando-se independentemente com a respiração. O **peritônio visceral**, por outro lado, reveste os órgãos intra-abdominais e não é visível com a ultrassonografia no seu estado normal. O espaço potencial entre essas duas camadas é conhecido como **cavidade peritoneal**, que geralmente contém um pequeno volume de líquido agindo como lubrificante.[7,8]

O **mesentério do intestino delgado** é uma prega peritoneal especializada, em forma de leque, que se estende da segunda vértebra lombar para a fossa ilíaca direita. Conecta o jejuno e o íleo à parede abdominal posterior. É formado por uma dupla camada de peritônio, vasos sanguíneos, nervos, lacteais (capilares linfáticos em vilosidades), linfonodos e uma quantidade variável de gordura. O mesentério intestinal normal é mais bem avaliado com a ultrassonografia na presença de **ascite**; na qual aparece como folhetos lisos separados por líquido, que flutuam livremente, voltados para o centro do abdome, saindo das alças do intestino delgado (Fig. 14.1). Na ausência de ascite, o mesentério é mais difícil de ser avaliado, mas foi descrito como uma série de estruturas alongadas, aperistálticas, separadas entre si por ecos especulares, mais bem avaliadas no quadrante inferior esquerdo.[9] É frequentemente difícil localizar um processo patológico do mesentério; no entanto, a relação com outros reparos anatômicos pode ser útil. Por exemplo: o linfoma pode ser localizado corretamente no mesentério se visualizarmos massa que envolva os vasos mesentéricos.

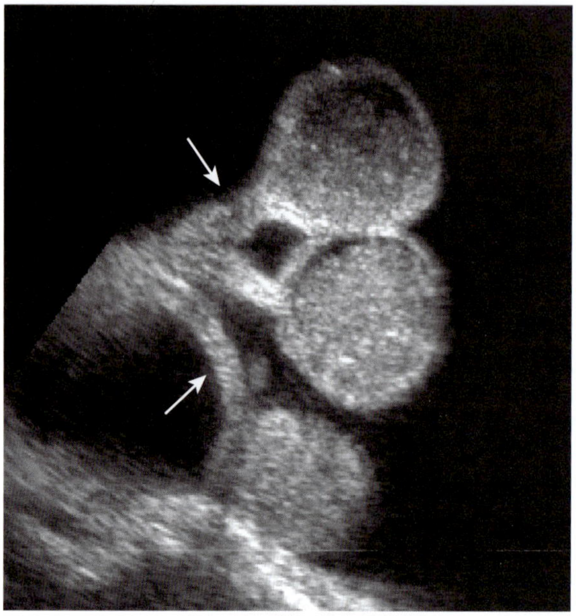

FIG. 14.1 Mesentério normal com ascite volumosa. US sagital oblíqua da porção média do abdome mostrando os folhetos mesentéricos normais do intestino delgado (*setas*) contornados por líquido.

Os **omentos** também são pregas peritoneais especializadas. São formados por uma camada dupla de peritônio, vasos sanguíneos, linfáticos e uma quantidade variável de gordura. O **omento menor** liga a curvatura menor do estômago e o duodeno proximal com o fígado. O **omento maior** desce a partir da curvatura maior do estômago, anteriormente ao conteúdo abdominal, frequentemente chegando até a pelve, em que se dobra sobre si mesmo para formar uma estrutura de quatro camadas que ascende e se separa para englobar o colo transverso. Existe um espaço potencial entre as duas camadas do omento maior, contínuo ao saco menor (bolsa omental).

No estado normal, o omento pode ser extremamente difícil ou impossível de ser distinguido na ultrassonografia. Na presença de ascite, a borda inferior livre do **omento maior** normal pode ser visualizada flutuando no líquido com espessura variável, dependendo da quantidade de gordura existente. Na presença de doença, o omento maior pode se tornar infiltrado, espessado e nodular (Fig. 14.2, Vídeo 14.1). Sua localização superficial permite uma avaliação ultrassonográfica cuidadosa com transdutores de alta frequência, e os processos patológicos podem ser identificados corretamente e localizados no omento maior, mesmo na ausência de ascite.

TÉCNICA ULTRASSONOGRÁFICA

A avaliação ultrassonográfica do peritônio requer uma motivação para avaliar, tanto quanto possível, o peritônio parietal e visceral, o mesentério, o omento e a cavidade peritoneal. A investigação inicial do peritônio e da cavidade peritoneal é realizada com um transdutor-padrão de frequência de 3,5 MHz ou de 5 MHz (Fig. 14.3A). O **campo de visão** (FOV; do inglês,

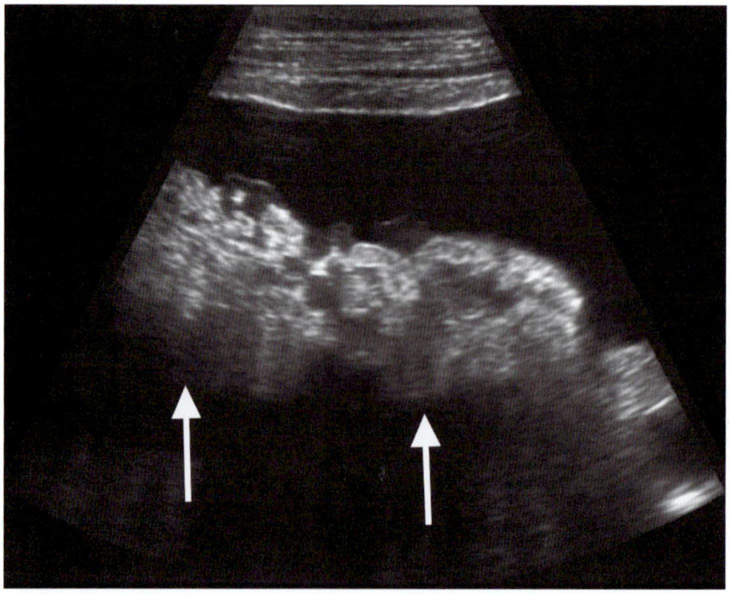

FIG. 14.2 Infiltração tumoral do omento. Ultrassonografia, imagem sagital da porção média do abdome, exibindo espessamento e nodularidade hipoecoica do omento (*setas*) imediatamente posterior ao líquido livre sob a parede abdominal anterior. Ver também o Vídeo 14.1.

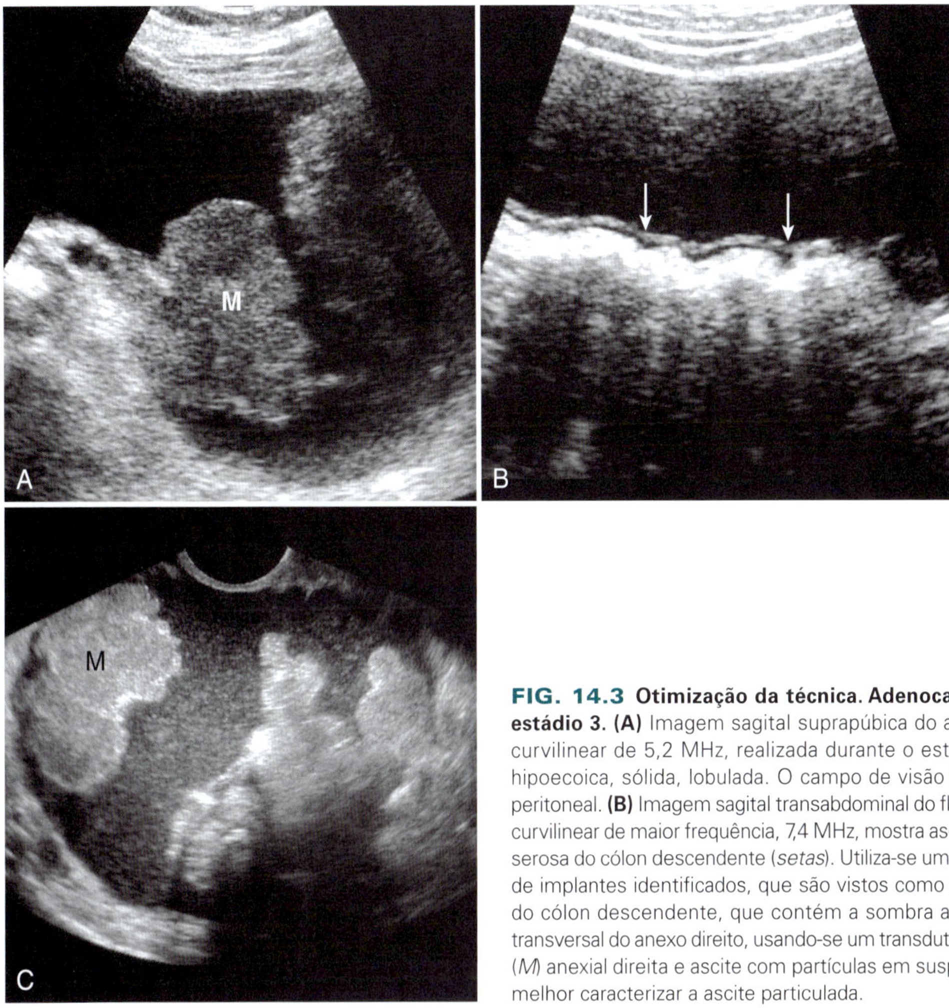

FIG. 14.3 Otimização da técnica. Adenocarcinoma seroso papilífero do ovário estádio 3. (A) Imagem sagital suprapúbica do anexo direito, usando-se um transdutor curvilinear de 5,2 MHz, realizada durante o estudo inicial, mostra ascite e massa (*M*) hipoecoica, sólida, lobulada. O campo de visão inclui toda a profundidade da cavidade peritoneal. **(B)** Imagem sagital transabdominal do flanco esquerdo, usando-se um transdutor curvilinear de maior frequência, 7,4 MHz, mostra ascite e implantes hipoecoicos na superfície serosa do cólon descendente (*setas*). Utiliza-se um ganho menor para otimizar a visualização de implantes identificados, que são vistos como uma linha contínua na superfície serosa do cólon descendente, que contém a sombra acústica do ar. **(C)** Imagem transvaginal transversal do anexo direito, usando-se um transdutor transvaginal de 8,4 MHz, mostra massa (*M*) anexial direita e ascite com partículas em suspensão. Um ganho elevado é usado para melhor caracterizar a ascite particulada.

field of view) é regulado para incluir toda a profundidade da cavidade peritoneal, o que acrescenta perspectiva à imagem. A **zona focal** é ajustada de forma continuada para avaliar em detalhe diferentes profundidades dentro do FOV. As regulagens de **potência** e **ganho** também são ajustadas por meio de uma configuração de alto ganho para caracterizar o líquido livre como anecoico ou particulado e uma configuração de baixo ganho para otimizar a visualização de nódulos ou massas hipoecoicas. Depois que a investigação inicial estiver completa, são usados transdutores de frequência mais elevados para avaliações cuidadosas e caracterização de anormalidades no campo mais próximo (Fig. 14.3B).

Na varredura transabdominal, é usada compressão gradativa para deslocar o gás nas alças intestinais. A determinação do local de origem de um processo peritoneal pode ser auxiliada por diversas técnicas. A palpação de massa anormal, com o transdutor ou à mão livre, determinará tanto a conformação como a mobilidade da massa. As massas que surgem a partir do peritônio parietal estão frequentemente fixadas, enquanto as que surgem a partir do peritônio visceral podem ser móveis. Esta distinção também pode ser demonstrada pela mudança de posição do paciente ou alterações respiratórias. Por exemplo: no quadrante superior direito, uma lesão no campo proximal provavelmente estará localizada no peritônio parietal se o fígado se mover de modo independente dela com a respiração.

É fundamental a realização de um exame de **ultrassonografia transvaginal (UTV)** em todas as pacientes, suspeitas ou em risco de doença peritoneal (Fig. 14.3C). O fundo de saco de Douglas é um local comum de comprometimento, especialmente na carcinomatose e em condições agudas. Esta técnica permite avaliação apurada tanto do peritônio pélvico parietal quanto do visceral.[10,11] Além da avaliação do útero e do ovário, o transdutor deve ser voltada para o fundo de saco de Douglas, por meio da elevação da mão do médico, e ainda ser dirigida para ambas as paredes pélvicas laterais. A avaliação dinâmica geralmente é útil para auxiliar o estabelecimento da origem de nódulos ou massas (Vídeos 14.2 e 14.3). A varredura transvaginal também pode facilitar a melhor visualização das alças intestinais pélvicas e da bexiga urinária.

A ultrassonografia é um método preciso, rápido e eficiente de orientar intervenções relacionadas ao peritônio e à cavidade peritoneal, sendo frequentemente a modalidade de escolha para guiar paracentese diagnóstica e terapêutica ou biópsias de massas peritoneais.[12]

ASCITE

Uma das primeiras indicações da ultrassonografia do abdome e da pelve foi a detecção de ascite.[13] Normalmente, entre 50 e 75 mL de líquido livre está presente na cavidade peritoneal, funcionando como lubrificante. A ascite ocorre com o excesso de acúmulo do líquido peritoneal. Ela pode ser classificada como um **transudato** ou um **exsudato**, dependendo do conteúdo proteico. Na América do Norte, cirrose, carcinomatose peritoneal, insuficiência cardíaca

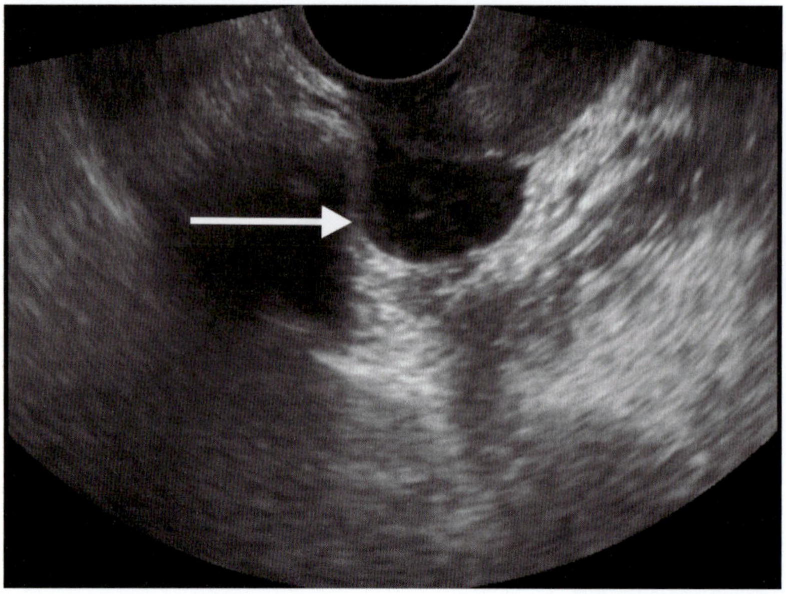

FIG. 14.4 Implantação tumoral no fundo de saco de Douglas. A ultrassonografia transvaginal (UTV) transversal oblíqua mostra um pequeno nódulo hipoecoico sólido (*seta*) na escavação retouterina. Ver também os Vídeos 14.2 e 14.3.

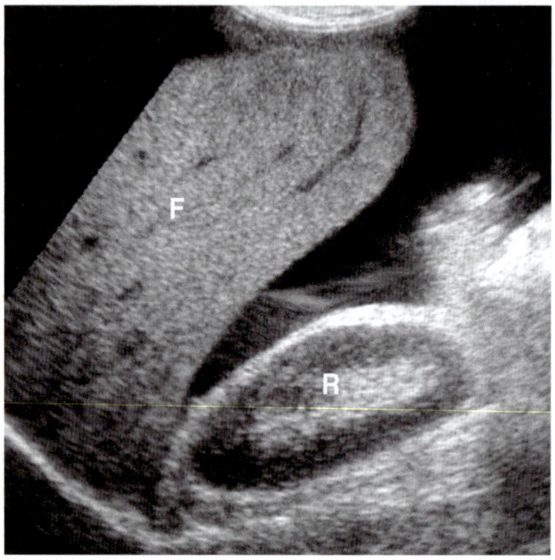

FIG. 14.5 Cirrose hepática com hipertensão portal. Ultrassonografia, imagem sagital do quadrante superior direito, mostra prontamente uma grande quantidade de ascite em torno do fígado (*F*) gorduroso e aumentado. *R*, rim direito.

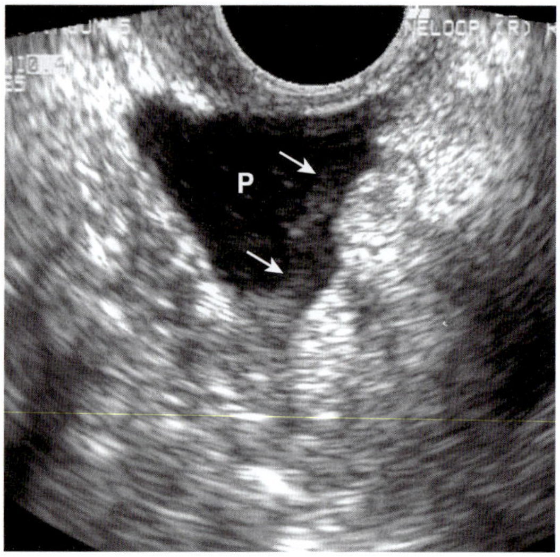

FIG. 14.6 Cistoadenocarcinoma mucinoso de ovário, graus 2/3. Imagem da ultrassonografia transvaginal transversal do anexo direito mostra uma pequena quantidade de líquido livre com partículas (*P*) em suspensão e implantação serosa (*setas*) nas alças intestinais na pelve. Esta imagem foi visível apenas na varredura transvaginal.

congestiva e tuberculose correspondem a 90% de todos os casos de ascite. Acúmulos de sangue, urina, quilo, bile ou suco pancreático são causas mais incomuns.

A ascite pode ser detectada no exame físico quando o volume atinge 500 mL. A ultrassonografia transabdominal pode detectar imediatamente grandes volumes de ascite (Fig. 14.5). A UTV é mais sensível nesse aspecto, e pequenos volumes de líquido livre de até 0,8 mL podem ser visualizados com a sonda transvaginal[14] (Fig. 14.6). Com o paciente em posição supina, o líquido livre tende a se acumular nas goteiras paracólicas e na pelve,[15] especialmente na extremidade superior da goteira paracólica direita e no espaço de Morison. Consequentemente, essas áreas devem ser cuidadosamente avaliadas na suspeita de ascite. A ultrassonografia também é exata na quantificação[16] e localização da ascite, podendo ser útil para orientar tanto uma paracentese diagnóstica como terapêutica.

Além de sua excelente capacidade de quantificar a ascite, a ultrassonografia é igualmente capaz de caracterizar a ascite como anecoica ou com partículas em suspensão. Isso pode ser útil para determinar a sua causa, porque uma **ascite com partículas em suspensão** sugere a presença de sangue, pus ou células neoplásicas no líquido. A observação de uma ascite com partículas em suspensão deve levar a uma avaliação mais detalhada do peritônio com a ultrassonografia,[17,18] à realização de uma TC ou RM e de uma paracentese diagnóstica.

O **hemoperitônio** apresenta diversas causas, inclusive traumatismo, ruptura de aneurisma, gestação ectópica rota, ruptura de massa hepática (p. ex., adenoma e hepatoma) e sangramento pós-cirúrgico. É possível encontrar hemorragia espontânea em pacientes que fazem uso de anticoagulantes. A aparência de sangue agudo é variada, incluindo líquido livre anecoico ou com partículas livres em suspensão (Fig. 14.7). Um nível líquido/debris pode se

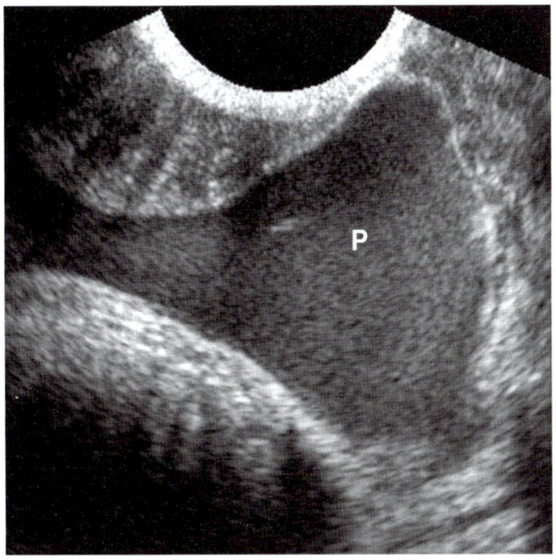

FIG. 14.7 Hemoperitônio em gestação ectópica rompida. Imagem de ultrassonografia transvaginal oblíqua transversal do anexo esquerdo mostra líquido livre com partículas (*P*) em suspensão.

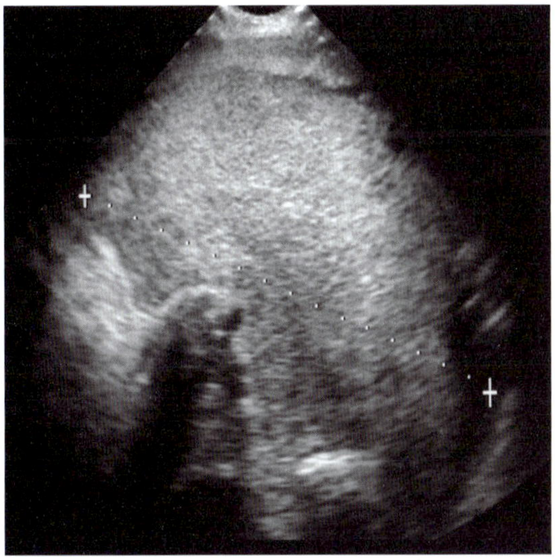

FIG. 14.8 Coágulo sanguíneo. Hematoma agudo secundário a uma ruptura de um pseudoaneurisma na anastomose da artéria hepática após transplante hepático. Imagem ultrassonográfica sagital do quadrante inferior esquerdo mostra massa sólida heterogênea (*cursores*).

desenvolver se o paciente se mantiver em posição estável durante um período. Uma hemorragia maciça quase sempre assume o aspecto de uma grande massa ecogênica, podendo se tornar heterogênea à medida que a lise ocorre (Figs. 14.8 e 14.9).

A avaliação dirigida com **ultrassonografia abdominal para traumatismo** (FAST; do inglês, *focused abdominal sonography for trauma*) se tornou uma modalidade de investigação aceita para as lesões intra-abdominais nos pacientes com traumas.[19-23] O objetivo primário deste estudo limitado é detectar líquido intraperitoneal livre com o ultrassom na sala de trauma. O achado de líquido nesta situação é fortemente sugestivo da presença de uma lesão intra-abdominal significativa, com indicação de laparotomia urgente. Esse tipo de estudo substituiu a lavagem peritoneal em diversos centros.

A **ascite quilosa** é uma condição incomum em que há acúmulo de linfa dentro da cavidade peritoneal. As causas são variadas, incluindo **traumatismos**, **cirurgia**, **linfangioma**, **linfoma**, **linfangiectasia intestinal** e **higroma cístico**. A ultrassonografia pode mostrar ascite

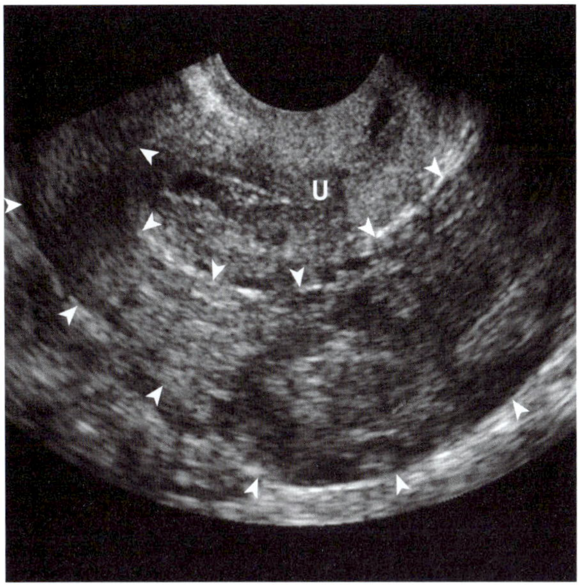

FIG. 14.9 Hematoma pélvico 2 dias após a cirurgia em paciente do sexo feminino que usa anticoagulantes. A imagem sagital da ultrassonografia transvaginal mostra o útero (*U*), com fluido no canal endometrial, cercado por um grande hematoma heterogêneo hipoecoico (*pontas de seta*).

com partículas em suspensão ou um nível líquido-líquido graças à formação de camadas do líquido linfático.[24,25]

Algumas vezes é difícil estabelecer se o líquido visualizado na cavidade peritoneal é livre ou loculado. A mudança de posição do paciente pode ser útil para a determinação do movimento do líquido sob a força da gravidade. Por exemplo, o líquido livre na goteira paracólica direita, com o paciente em posição supina, pode se mover desta posição se o paciente virar para a posição em decúbito lateral esquerdo. A morfologia da coleção de líquidos/fluidos pode ser útil. O **líquido livre** tende se adaptar aos órgãos adjacentes e frequentemente exibe ângulos agudos, quando em contato com as estruturas adjacentes, como as alças intestinais. O **líquido loculado**, por sua vez, costuma apresentar margens arredondadas e mostra efeito de massa, quase sempre deslocando as estruturas adjacentes de sua localização comum. Uma coleção de líquido loculado pode ocorrer em qualquer lugar do abdome e da pelve. A caracterização do líquido e a demonstração da complexidade das coleções de líquido peritoneal localizado ou generalizado são os pontos fortes do ultrassom e, com relação a isso, a ultrassonografia é superior à TC (Fig. 14.10).

CISTOS DE INCLUSÃO PERITONEAL (LÍQUIDO BENIGNO ENCISTADO)

O líquido produzido pelos ovários ativos em pacientes na pré-menopausa é, em geral, absorvido pelo peritônio. Esse equilíbrio pode ser alterado por processos patológicos envolvendo a pelve, tais como uma cirurgia anterior, traumatismo, **doença inflamatória pélvica**, **doença inflamatória intestinal** ou **endometriose**. Nesses pacientes, o líquido produzido pelos ovários pode não ser absorvido, mas pode ser retido por aderências. Com o passar do tempo, um cisto de inclusão se forma e com frequência engloba o ovário e pode provocar dor pélvica e pressão. Os cistos de inclusão variam de tamanho e complexidade e podem ser relativamente simples ou conter ecos internos e septações.[26-28] É comum haver dificuldade no diagnóstico durante a realização da

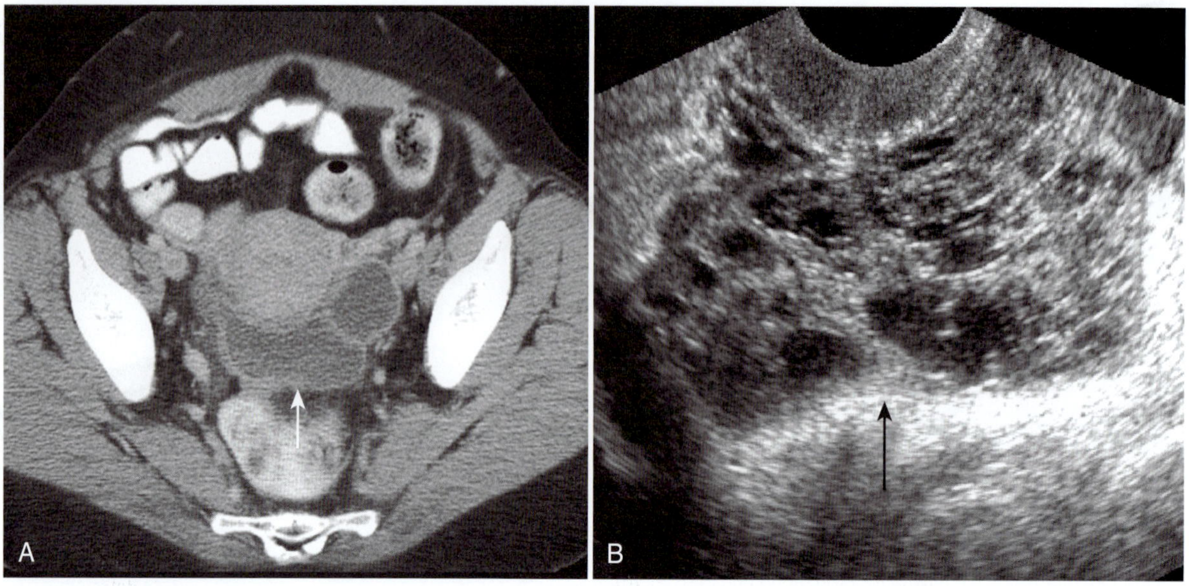

FIG. 14.10 Peritonite fibrinosa. (A) Imagem de tomografia computadorizada pélvica axial, com meio de contraste oral e intravenoso, mostra líquido loculado no fundo de saco de Douglas e anexo esquerdo com realce na borda (*seta*). **(B)** Imagem UTV transversal mostra o alto grau de complexidade deste líquido (*setas*) de modo muito mais elucidativo.

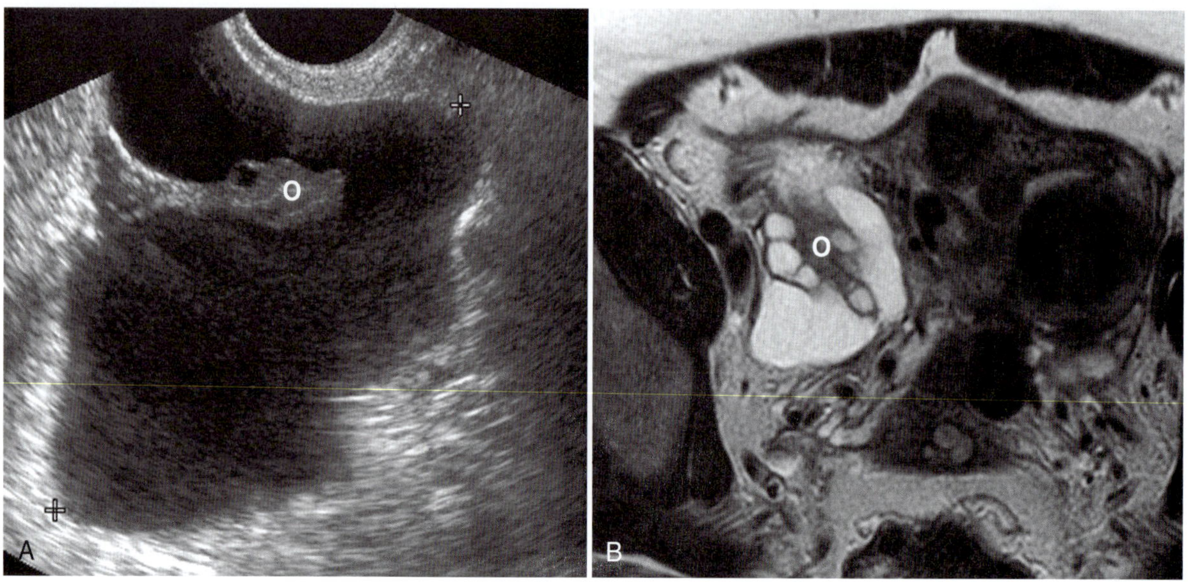

FIG. 14.11 Cistos de inclusão peritoneal. (A) Imagem transversal da UTV do anexo direito e **(B)** imagem de RM, axial, ponderada em T2, através da porção mediana da pelve. Ambas as imagens exibem ovário (*O*) direito normal envolvido por líquido encistado, que se adapta aos contornos da cavidade peritoneal. (Reproduzido de Wilson SR. Pseudomyxoma peritonei. In: Cohen HL, editor. Gastrointestinal disease, test and syllabus. Reston, VA: American College of Radiology; 2004. pp. 73-84.[28])

imagem, e podem ser interpretados erroneamente como representando cistos de ovários, cistos paraovarianos, hidrossalpinges ou até mesmo câncer de ovário. A chave para o diagnóstico correto é suspeitar dessa condição segundo o perfil da paciente e, então, demonstrar um ovário normal tanto dentro quanto na margem do cisto de inclusão, que é mais comumente observado na UTV (Fig. 14.11). Cistos complexos de inclusão peritoneal são também conhecidos como **mesoteliomas** multicísticos.[29]

CISTOS MESENTÉRICOS

Os cistos mesentéricos são massas intra-abdominais raras, frequentemente descobertas incidentalmente durante a realização do exame. No entanto, podem apresentar clinicamente distensão abdominal, por causa de seu tamanho, ou agudamente com dor, devido a uma complicação como hemorragia, ruptura ou torção. Os cistos mesentéricos frequentemente apresentam origem de linfáticos (**linfangioma**) ou origem mesotelial, mas também podemos encontrar cistos de origem entérica (**cisto de duplicação entérica**) ou origem urogenital. **Cistos dermoides** e **pseudocistos** (infecciosos, inflamatórios ou traumáticos) também são observados.[30,31] Os cistos mesentéricos variam de menos de 1 cm a mais de 25 cm, ocupando toda a cavidade peritoneal. Podem ser inteiramente simples até altamente complexos, com septações internas extensas como, às vezes, observamos nos linfangiomas[32,33] (Fig. 14.12). Cistos mesentéricos menores geralmente são móveis, alterando a localização à palpação ou de acordo com a posição do paciente. Cistos assintomáticos

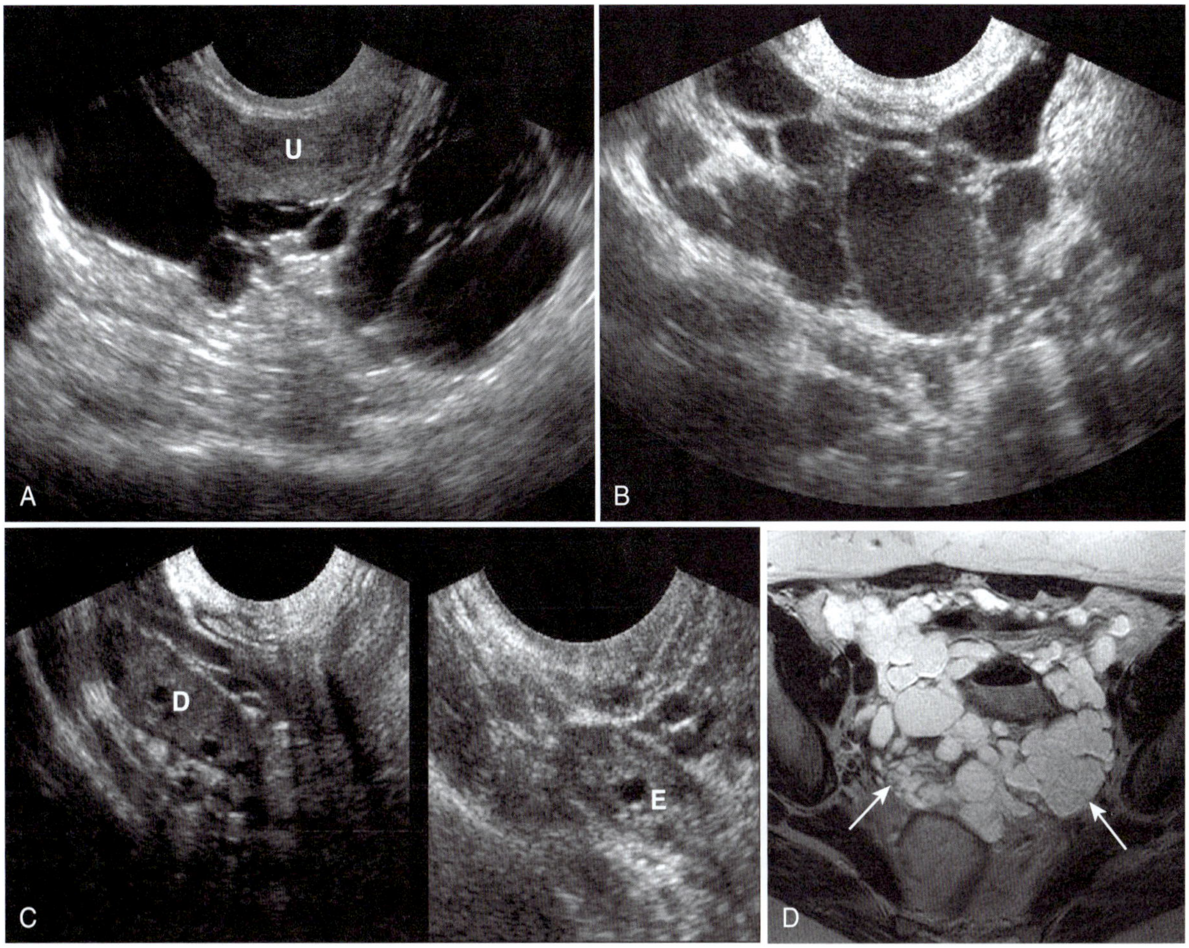

FIG. 14.12 Linfangioma pélvico em mulher assintomática. (A) Imagem UTV transversal mostra útero (*U*) normal envolto por numerosos espaços císticos com septações finas que separam os componentes cheios de líquido. Não se identificam nodularidades. O exame em tempo real foi sugestivo de que esses cistos eram moles e complacentes. **(B)** Imagem transvaginal de UTV obtida lateralmente ao útero mostra que as alterações císticas são extensas. Sua distribuição e sua extensão não sugerem origem ovariana. **(C)** Duas imagens transvaginais exibidas lado a lado mostram ovários direito (*D*) e esquerdo (*E*) normais. Isso exclui os ovários como fonte da patologia. **(D)** Imagem de RM axial, ponderada em T2, confirma a presença de massas císticas intraperitoneais de paredes finas (*setas*). (Reproduzido de Wilson SR. Pseudomyxoma peritonei. In: Cohen HL, editor. Gastrointestinal disease, test and syllabus. Reston, VA: American College of Radiology; 2004. pp. 73-84.[28])

são quase sempre tratados de modo conservador, sobretudo se forem simples ou apresentarem o aspecto característico de um linfangioma. A cirurgia é normalmente reservada para aliviar sintomas de pressão ou abordar complicações agudas.

TUMORES PERITONEAIS

Os tumores que envolvem o peritônio são frequentemente encontrados durante uma ultrassonografia e geralmente são malignos. **Tumores metastáticos** são muito mais comuns que os **tumores primários do peritônio.** Nas mulheres, o ovário é o local primário da doença na grande maioria das vezes. Outros locais de doença primária com tendência à disseminação para o peritônio incluem **estômago**, **cólon**, **mama**, **pâncreas**, **rim**, **bexiga urinária**, **útero** e **pele (melanoma)**.

Carcinomatose Peritoneal

Carcinomatose peritoneal é o termo empregado para descrever o comprometimento difuso do peritônio por doença metastática. A carcinomatose que envolve o peritônio parietal (Fig. 14.13, Fig. 14.14A, Vídeo 14.4) ou visceral (Figs. 14.14B e 14.15, Vídeos 14.5 e 14.6) pode produzir nódulos hipoecoicos discretos, massas

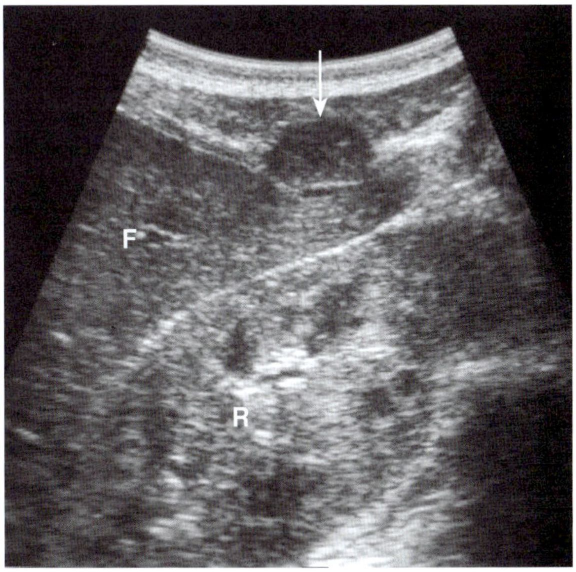

FIG. 14.13 Metástase peritoneal parietal de carcinoma de células escamosas de pulmão. Imagem sagital do quadrante superior direito mostra um nódulo hipoecoico (*seta*) anterior ao fígado (*F*). Com a respiração, o fígado se moveu livremente e independente do nódulo, que permaneceu estacionário, sugerindo corretamente sua localização no peritônio parietal. *R*, rim. Ver também Vídeo 14.4.

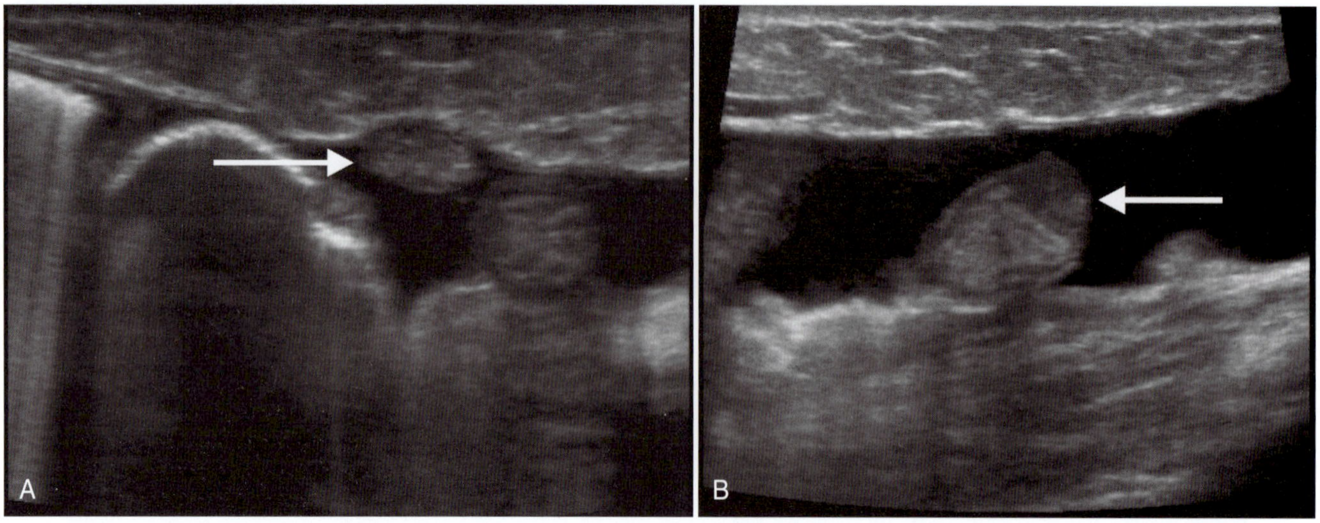

FIG. 14.14 Carcinomatose peritoneal. (A) A imagem de ultrassonografia sagital oblíqua da porção medial do abdome mostra fluido livre na cavidade peritoneal e um implante de tumor nodular ligeiramente hipoecoico envolvendo o peritônio parietal (*seta*) imediatamente profundo à parede abdominal anterior. **(B)** A imagem sagital oblíqua da ultrassonografia do intestino médio mostra fluido livre na cavidade peritoneal e um implante de tumor nodular hipoecoico envolvendo o peritônio visceral (*seta*) na superfície serosa de uma alça de intestino delgado. Ver também os Vídeos 14.5 e 14.6.

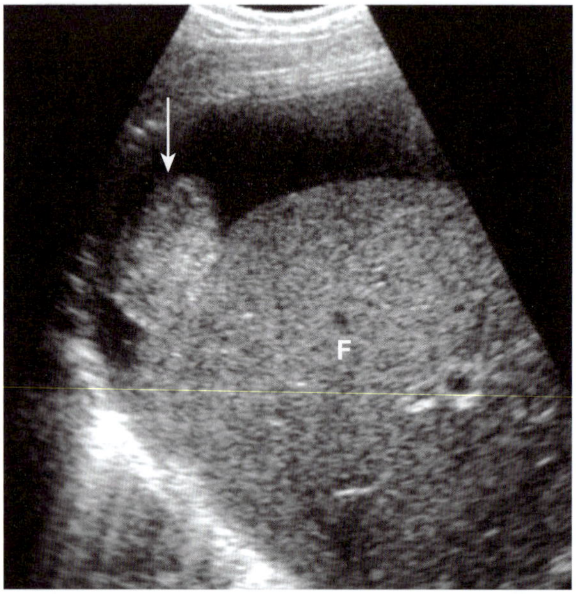

FIG. 14.15 Metástase peritoneal visceral de adenocarcinoma de cólon. Imagem sagital oblíqua do quadrante superior direito mostra um nódulo ecogênico (*seta*) na superfície do fígado (*F*) envolto por ascite. Com a respiração, o nódulo se moveu juntamente com o fígado, sugerindo corretamente sua localização no peritônio visceral.

irregulares ou espessamento hipoecoico do peritônio com um aspecto de "pele espessa/casca".[18] A ascite é comum e pode ser o único achado. O **fundo de saco de Douglas**, o **omento maior**, o **espaço de Morison** e o espaço subfrênico direito são lugares comuns[34] e, consequentemente, qualquer avaliação ultrassonográfica do peritônio na pesquisa de doença metastática deve incluir uma avaliação cuidadosa e detalhada dessas áreas (Fig. 14.16). A **linha peritoneal parietal** muitas vezes está preservada na ultrassonografia com pequenos implantes, mas, frequentemente, deixa de ser visualizada à medida que a lesão aumenta de tamanho. Em geral, o crescimento de uma lesão é para dentro, no sentido da cavidade peritoneal, mas pode haver crescimento externo com invasão da parede abdominal (Fig. 14.17). Se existir **calcificação psamomatosa** dentro de um nódulo peritoneal, seu aspecto será ecogênico na ultrassonografia e, se a calcificação for densa, pode apresentar sombra acústica posterior (Fig. 14.18).

A **carcinomatose peritoneal** pode ser detectada através da ultrassonografia na ausência de ascite (Figs. 14.19 e 14.20), mas sua presença aumenta muito a detecção das lesões peritoneais. Nódulos medindo apenas 2 a 3 mm podem ser visualizados nos peritônios parietal e visceral com o transdutor transvaginal (Fig. 14.21). A detecção do comprometimento omental também aumenta na presença de ascite. A infiltração do omento cria a imagem de "bolo omental"[35] que pode flutuar livremente no líquido ascítico (Fig. 14.22). Por outro lado, o omento pode estar aderente ao peritônio parietal no campo proximal (Fig. 14.23) ou estar mais profundo na cavidade peritoneal, com adesão ao peritônio visceral e às alças do intestino delgado (Fig. 14.24). **Espessamento do mesentério, nódulos mesentéricos** e **linfadenopatia** são outras características possíveis da carcinomatose.

Após toda a extensão do comprometimento peritoneal ter sido documentada pela ultrassonografia, uma pesquisa cuidadosa deve ser feita à procura da lesão primária dentro do abdome e da pelve, se esta já não tiver sido identificada. A pesquisa não deve ser limitada aos órgãos sólidos, à vesícula biliar e aos ductos biliares, mas também incluir avaliação do estômago e intestino.

Tumores Primários do Peritônio

Os tumores primários do peritônio são raros e incluem o **carcinoma seroso papilífero peritoneal primário**, **mesotelioma maligno** e **linfoma**. O carcinoma seroso papilífero peritoneal primário é um tumor peritoneal multicêntrico morfologicamente idêntico ao **carcinoma seroso papilífero de ovário** de grau equivalente, mas poupa ou invade apenas minimamente os ovários.[36] Mulheres portadoras de carcinoma seroso papilífero peritoneal primário são mais suscetíveis a apresentar ascite do que as portadoras de carcinoma seroso papilífero de ovário, e apresentam uma taxa de sobrevida pior em 3 anos.[37] As imagens podem demonstrar as características típicas da carcinomatose, mas não um local primário óbvio[38-42] (Fig. 14.25). Os ovários são geralmente de tamanho normal, mas podem estar aumentados pelo comprometimento de sua superfície.

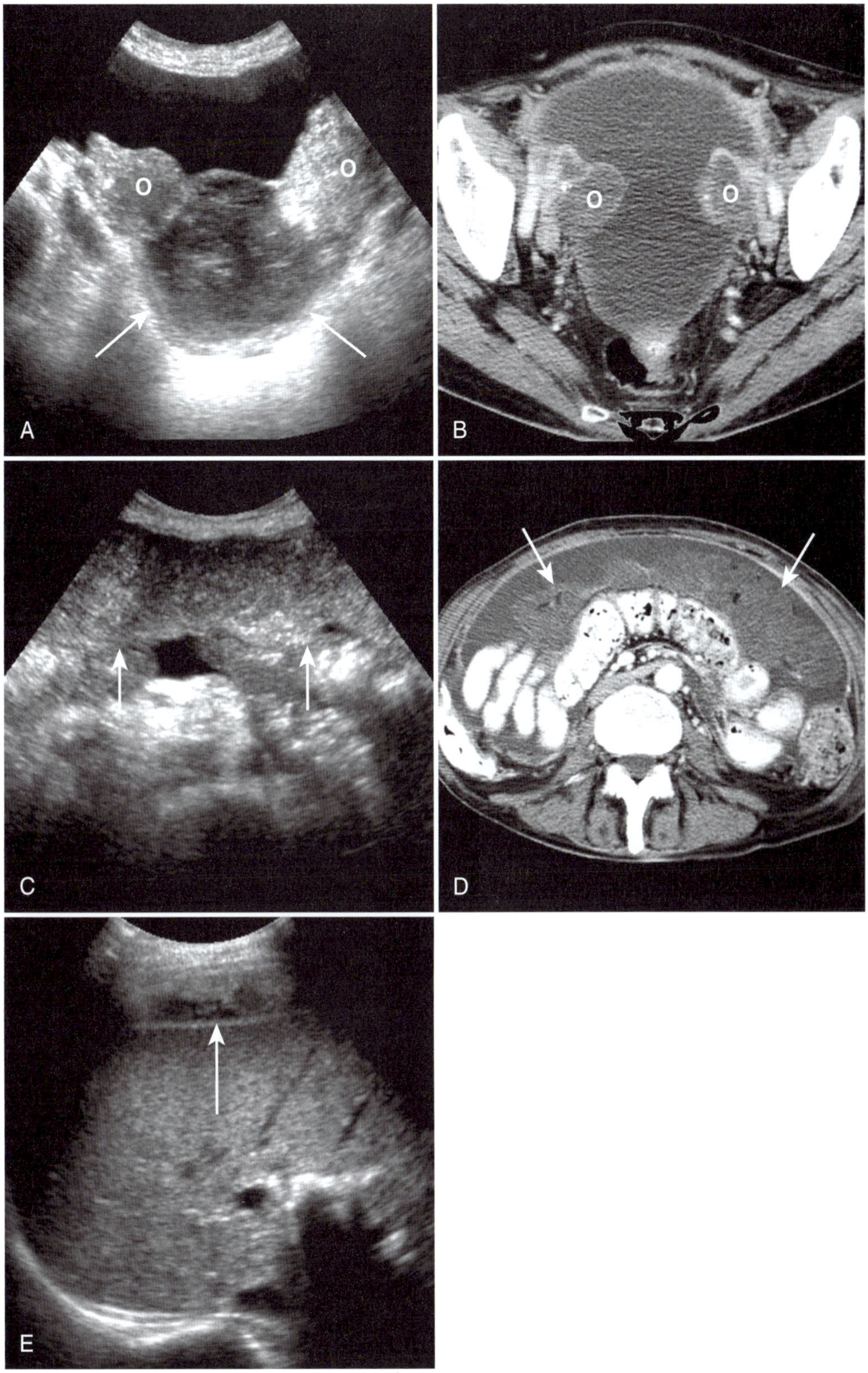

FIG. 14.16 Carcinomatose peritoneal de adenocarcinoma mucinoso presumivelmente de origem gastrointestinal. (A) Imagem transversal de ultrassonografia transabdominal da pelve e **(B)** TC no mesmo nível mostra ascite e massas sólidas ovarianas (*O*) bilaterais, sugestivas de tumores de Krukenberg. A acentuada complexidade do líquido com partículas e septações é mais bem avaliada no exame de ultrassonografia (*setas* em A). **(C)** Imagem de ultrassonografia transversal na porção mediana do abdome. **(D)** Imagem de TC correspondente que também mostra um espesso "bolo de omento" (*setas*) deslocando posteriormente as alças intestinais na cavidade peritoneal. Há um pequeno volume de líquido livre. **(E)** Imagem oblíqua de ultrassonografia no quadrante superior direito que mostra uma borda de material ecogênico, misto e complexo, revestindo e indentando a convexidade hepática (*seta*). Há nodularidade ecogênica no peritônio parietal do diafragma. Este nódulo não se move junto ao fígado com a respiração, confirmando sua origem a partir do peritônio parietal. (Reproduzido de Wilson SR. Pseudomyxoma peritonei. In Cohen HL, editor. Gastrointestinal disease, test and syllabus. Reston, VA: American College of Radiology 2004. pp. 73-84.[28])

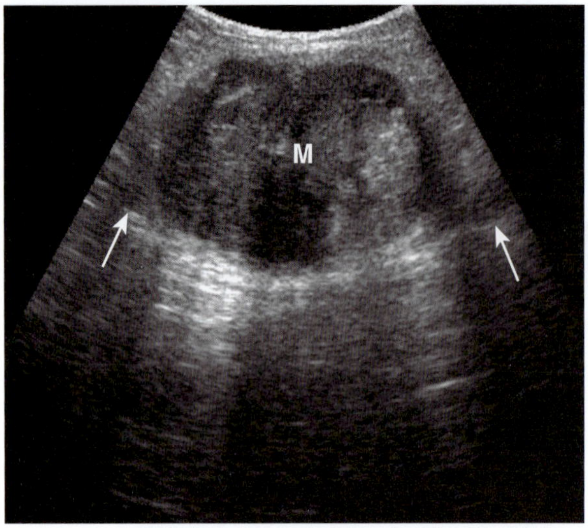

FIG. 14.17 Implante na parede abdominal em paciente com diagnóstico de carcinomatose peritoneal. Imagem transversal de ultrassonografia da porção mediana do abdome mostra massa (*M*) sólida hipoecoica na parede anterior do abdome, superficial ao peritônio parietal (*setas*).

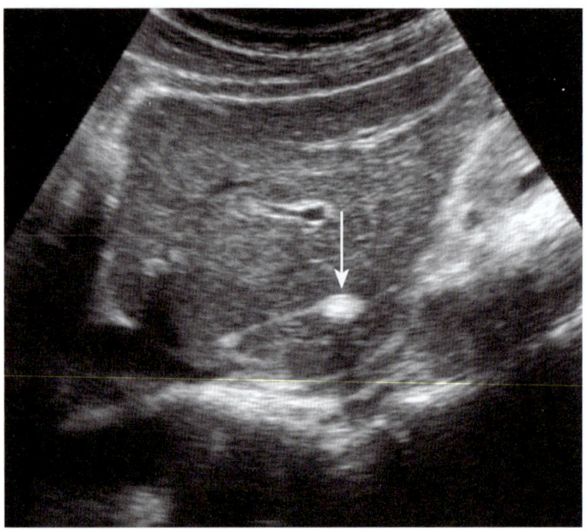

FIG. 14.18 Câncer de ovário seroso papilífero, bem diferenciado, estádio 3. Imagem sagital de ultrassonografia do fígado mostra um implante calcificado no ligamento venoso, com sombra acústica posterior (*seta*).

O **mesotelioma peritoneal primário** é responsável por 10% a 30% de todos os casos de mesotelioma maligno[1,2,29,43] e é mais comum em homens de meia-idade. O tumor demonstrou ser invariavelmente fatal e, como no mesotelioma da pleura, existe uma associação com a exposição ao asbesto. Até 65% das radiografias torácicas mostram evidências da exposição ao asbesto no momento do diagnóstico. Nesta condição, tanto o peritônio parietal quanto o visceral se encontram difusamente espessados ou extensamente acometidos por placas de tumor ou nódulos (Fig. 14.26, Vídeo 14.7). Essas placas e nódulos podem se agregar para formar massas definidas. As vísceras podem estar englobadas ou invadidas por tumor. A ascite é um achado comum observado em até 90% dos casos.[44] Como ocorre na carcinomatose peritoneal, os nódulos e as placas são frequentemente hipoecoicos no mesotelioma peritoneal (Fig. 14.27). Os derrames e placas pleurais também podem ser avaliados com ultrassonografia. Os órgãos sólidos devem ser avaliados para pesquisa de uma invasão direta ou de metástases. É possível realizar uma biópsia guiada por ultrassonografia para confirmar o diagnóstico.[45] Em geral, há necessidade de coletar core biópsias em diversas localizações por causa da dificuldade eventualmente encontrada para estabelecer o diagnóstico de mesotelioma peritoneal.

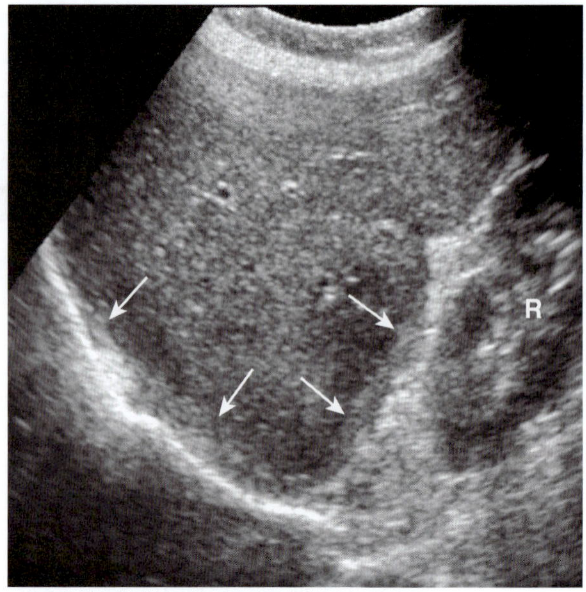

FIG. 14.19 Câncer de ovário seroso papilífero sem ascite, estádio 3. Imagem sagital de ultrassonografia no quadrante superior direito mostra uma "casca" ecogênica, discreta, fina, formada por implantes (*setas*) na superfície do fígado, que se estendem dentro do espaço de Morrison. R, rim.

O **linfoma primário do peritônio** é extremamente raro e se encontra na variedade dos linfomas não Hodgkin.[2,46] Há aumento da incidência em pacientes portadores da síndrome da imunodeficiência humana adquirida (AIDS).[47] Novamente, as características incluem implantes peritoneais difusos, frequentemente com mais massas focais. As massas linfomatosas podem ser extremamente hipoecoicas e confundidas com coleções líquidas em uma avaliação superficial (Fig. 14.28).

Pseudomixoma Peritoneal

O pseudomixoma peritoneal é uma doença intra-abdominal rara, frequentemente fatal, caracterizada por ascite gelatinosa dissecante e por implantes peritoneais multifocais de epitélio colunar que secretam glóbulos copiosos de mucina extracelular.[48] Há controvérsia em torno da origem do pseudomixoma peritoneal. Alguns estudos sugerem a presença de tumores sincrônicos no ovário e no apêndice em 90% dos pacientes,[49] enquanto a maioria dos autores atualmente acredita que a condição quase sempre deriva de um tumor epitelial perfurado do apêndice.[50] O processo patológico costuma permanecer localizado à cavidade peritoneal e é rara a ocorrência de disseminação extraperitoneal. O pseudomixoma peritoneal engloba tumores benignos, tumores limítrofes e neoplasias mucinosas malignas, que resulta em um prognóstico variável e pouco previsível. A sobrevida global de 5 anos está entre 40% e 50%, dependendo do tipo celular.[51]

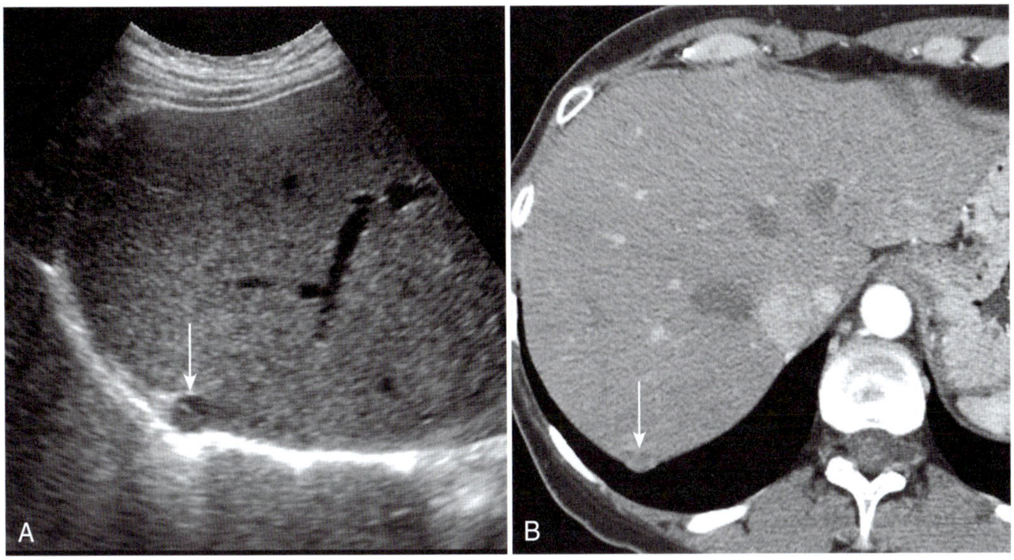

FIG. 14.20 Implante peritoneal sem ascite. (A) Imagem transversal de ultrassonografia e **(B)** imagem axial de TC do quadrante superior direito mostram um pequeno implante peritoneal (*seta*) suprajacente ao segmento 7 do fígado. Observe que o implante é mais bem avaliado pela imagem da ultrassonografia.

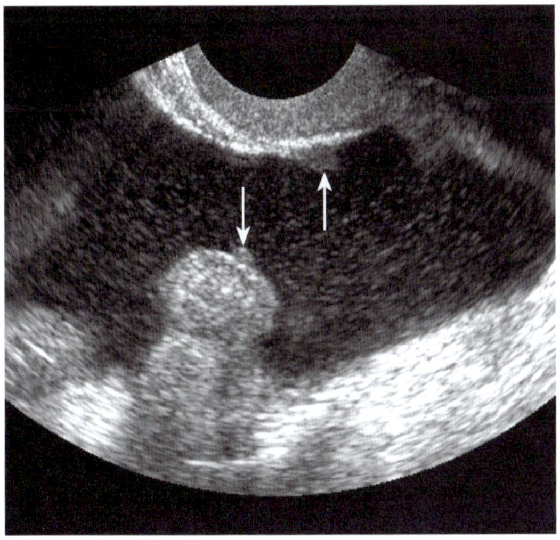

FIG. 14.21 Carcinomatose peritoneal de um câncer de ovário. Imagem sagital oblíqua de ultrassonografia transvaginal mostra implantes pequenos (< 5 mm), parietais (campo proximal) e viscerais (campo distal), e implantes peritoneais (*setas*), envoltos por ascite com partículas em suspensão.

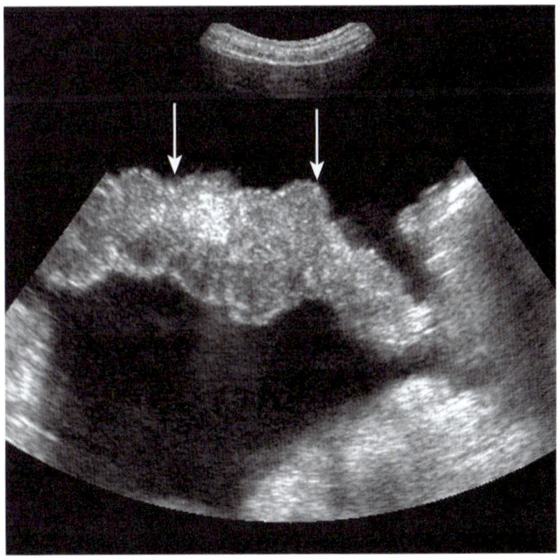

FIG. 14.22 "Bolo omental" flutuando livremente. Imagem sagital de ultrassonografia na linha mediana inferior do abdome mostra "bolo omental" (*setas*) flutuando livremente no líquido ascítico. Observe a borda livre do omento maior, anormal, inferiormente.

Os pacientes com pseudomixoma peritoneal apresentam queixa de dor abdominal e distensão. Por fim, o intestino torna-se envolvido pelo material mucinoso e pode ocorrer obstrução intestinal. A intervenção cirúrgica repetida para remover o acúmulo do material mucinoso continua a ser o procedimento de escolha.[52] A quimioterapia intraperitoneal perioperatória pode acrescentar benefícios adicionais.[53] Como os pacientes se apresentam com sintomas abdominais, o diagnóstico normalmente é estabelecido no pré-operatório por ultrassonografia ou TC.[54] A ultrassonografia mostra muitas vezes uma ascite complexa refletindo a natureza gelatinosa do líquido. Os focos ecogênicos dentro do líquido não são móveis, e as alças intestinais, em vez de flutuarem livremente, estão deslocadas para a região central e posterior pela massa adjacente, criando um aspecto característico de "explosão estelar"[55] (Fig. 14.29). O aspecto sulcado do fígado é outra característica típica do pseudomixoma peritoneal.[56] A ultrassonografia pode ser útil na orientação da paracentese nesses pacientes porque é possível identificar áreas de menos viscosidade, com maior probabilidade de uma aspiração bem-sucedida.

DOENÇA INFLAMATÓRIA DO PERITÔNIO

A **peritonite** é definida como uma inflamação difusa do peritônio parietal e visceral, com causas infecciosas ou não infecciosas.[3] As causas infecciosas incluem bactérias (inclusive tuberculose), vírus, fungos e parasitas. As causas não infecciosas são menos comuns e englobam **peritonite química** (secundária ao suco gástrico, pancreático ou bile), **peritonite granulomatosa** (secundária a corpos estranhos, como o talco) e **peritonite esclerosante** associada à **diálise peritoneal contínua ambulatorial**.

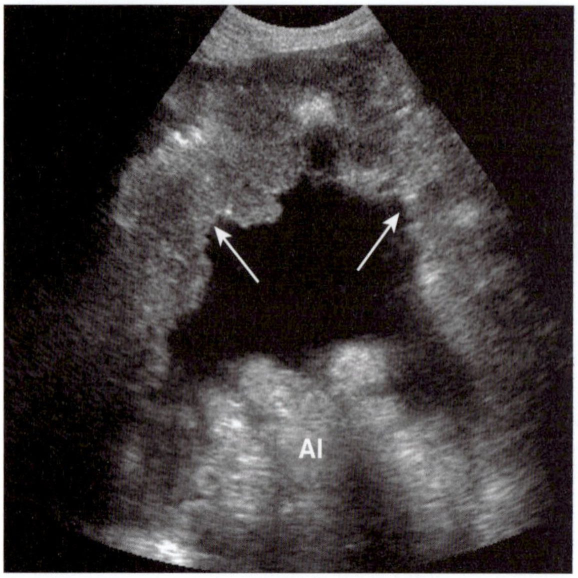

FIG. 14.23 "Bolo omental" aderido ao peritônio parietal. Imagem transversal de ultrassonografia da porção mediana do abdome mostra "bolo omental" (*setas*) no campo proximal, aderente ao peritônio parietal. Pequenas alças intestinais (*AI*) são visíveis no campo distal delineado por ascite.

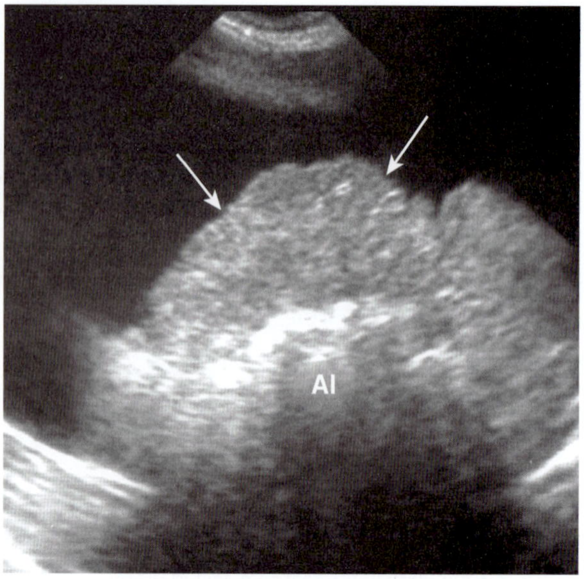

FIG. 14.24 "Bolo omental" aderido ao peritônio visceral. Imagem transversal de ultrassonografia da porção mediana do abdome mostra um espesso "bolo omental" (*setas*) aderido ao peritônio visceral e englobando alças de intestino delgado (*AI*) cheias de gás.

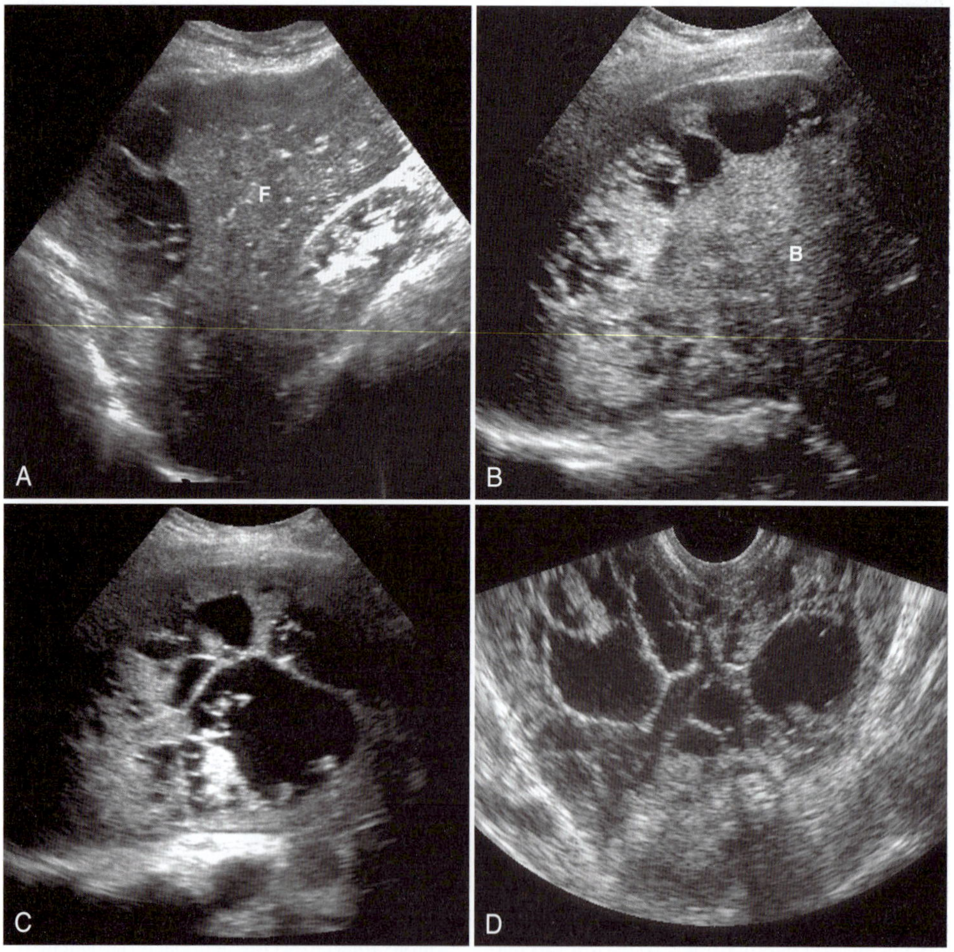

FIG. 14.25 Carcinoma seroso papilífero peritoneal primário. (A) Imagem sagital de ultrassonografia mostra massa peritoneal altamente complexa entre o hemidiafragma direito e o fígado (*F*). A borda do fígado se apresenta sulcada. **(B)** Imagem sagital de ultrassonografia no quadrante superior esquerdo mostra massa peritoneal complexa similar sobre a convexidade esplênica do baço (*B*). **(C)** Imagem da porção mediana do abdome mostra massa peritoneal complexa sólida e cística de tamanho volumoso. **(D)** Imagem UTV obtida no fundo de saco de Douglas não mostra tecido normal. O fundo de saco está inteiramente ocupado por um tumor complexo cístico e sólido. (Reproduzido de Wilson SR. Pseudomyxoma peritonei. In: Cohen HL, editor. Gastrointestinal disease, test and syllabus. Reston, VA: American College of Radiology; 2004. pp. 73-84.[28])

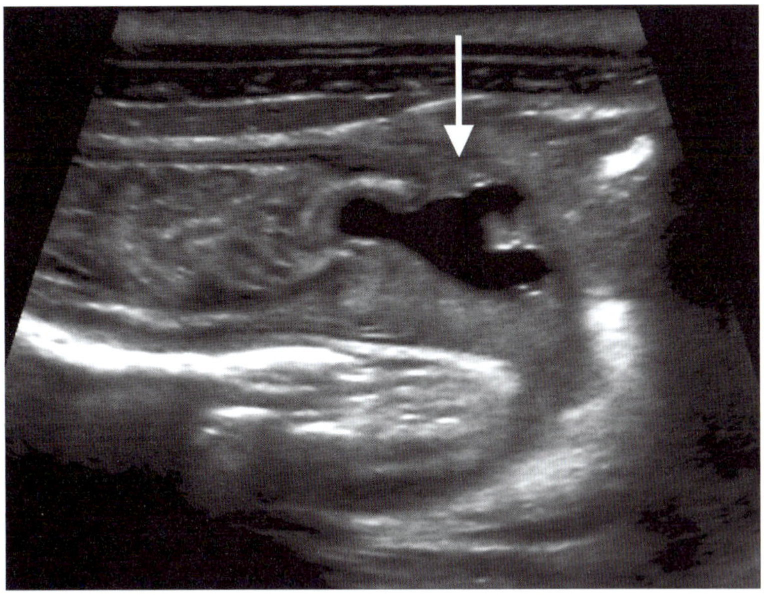

FIG. 14.26 Mesotelioma peritoneal. A imagem sagital da ultrassonografia da porção mediana do abdome mostra espessamento hipoecoico do peritônio visceral com uma bolsa de líquido localizada (*seta*) que separa as alças do intestino delgado. Ver também o Vídeo 14.7.

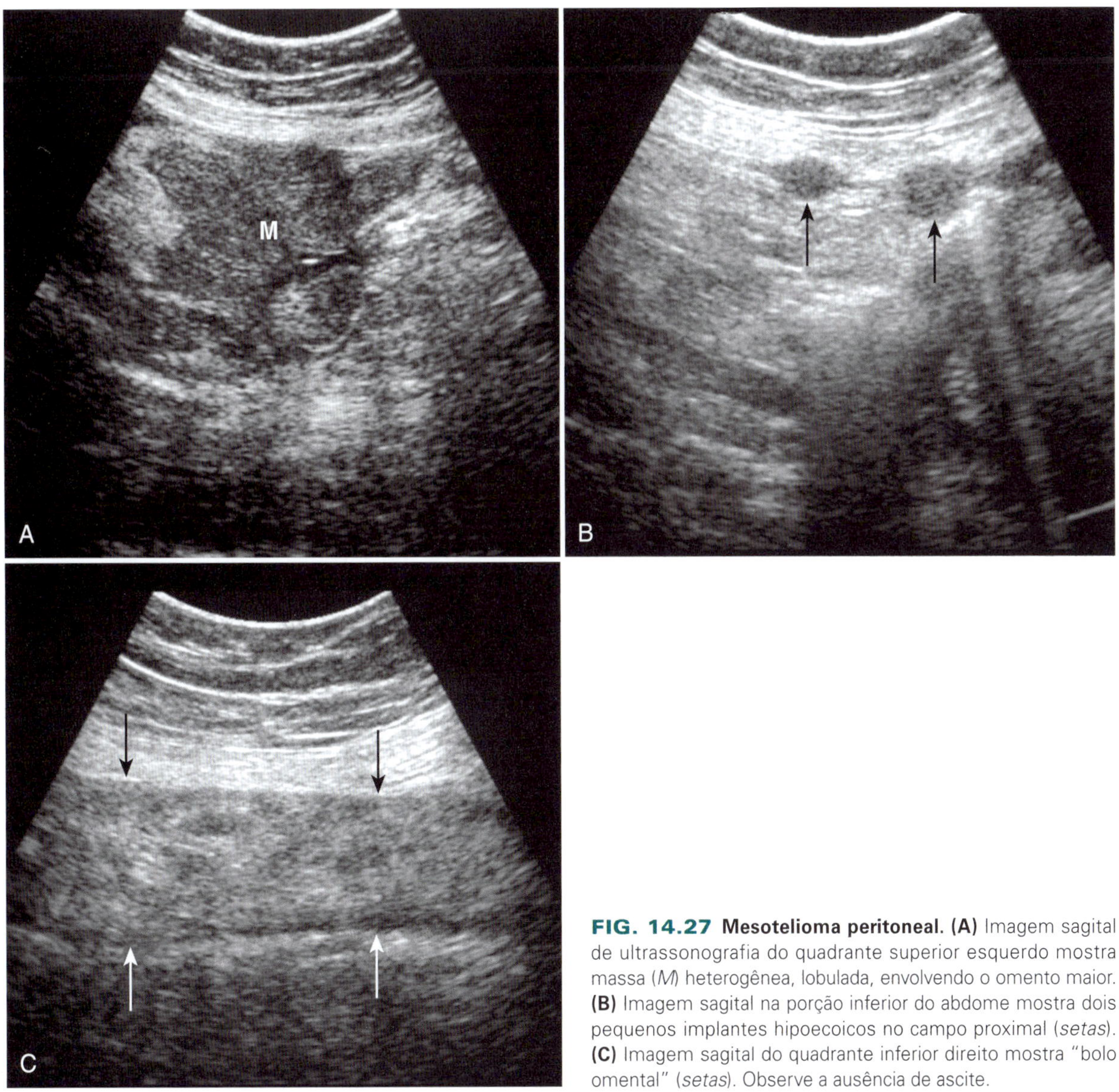

FIG. 14.27 Mesotelioma peritoneal. (A) Imagem sagital de ultrassonografia do quadrante superior esquerdo mostra massa (*M*) heterogênea, lobulada, envolvendo o omento maior. **(B)** Imagem sagital na porção inferior do abdome mostra dois pequenos implantes hipoecoicos no campo proximal (*setas*). **(C)** Imagem sagital do quadrante inferior direito mostra "bolo omental" (*setas*). Observe a ausência de ascite.

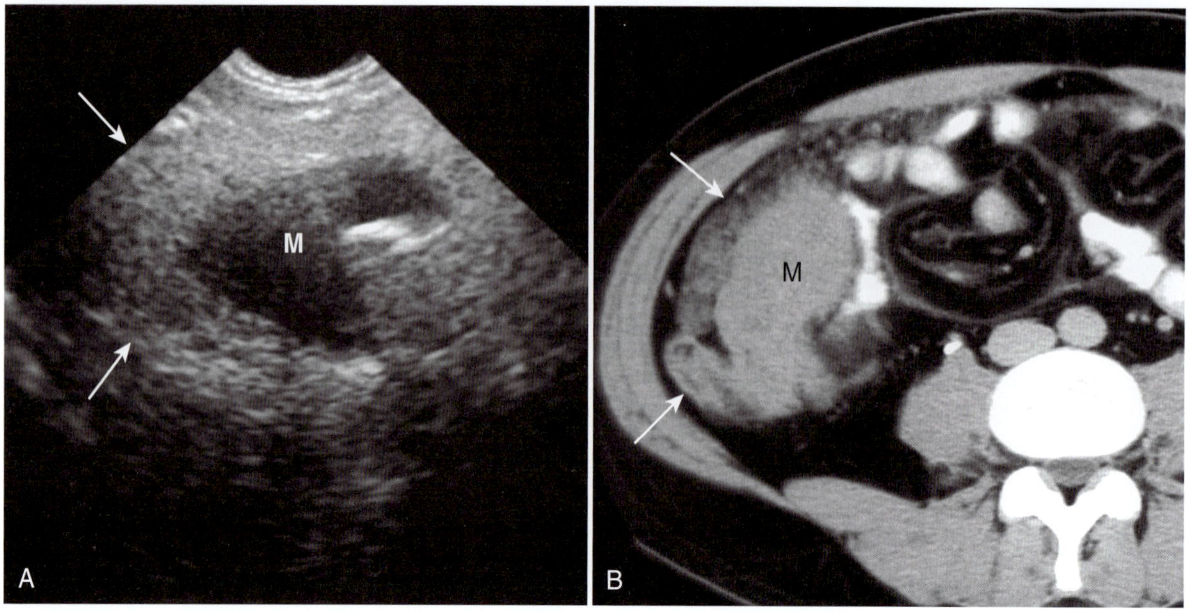

FIG. 14.28 Linfoma não Hodgkin do peritônio. (A) Imagem transversal de ultrassonografia e **(B)** imagem axial de TC do quadrante inferior direito mostram massa (*M*) deslocando medialmente as alças intestinais. Tecido adiposo infiltrado (*setas*) é visualizado lateralmente à massa como um efeito de massa ecogênico na ultrassonografia.

A maioria dos casos de **peritonite infecciosa** é **bacteriana, secundária às complicações** de processos patológicos envolvendo órgãos intra-abdominais. As causas comuns incluem necrose intestinal secundária à isquemia, apendicite perfurada, diverticulite perfurada, úlcera duodenal perfurada, doença inflamatória intestinal e extravasamentos pós-operatórios. Em geral, a cultura do exsudato revela neste quadro clínico uma flora mista, com bacilos gram-negativos e predominância de anaeróbios.

A **peritonite bacteriana espontânea** ou **primária** ocorre com muito menos frequência, predominantemente em associação à cirrose e síndrome nefrótica. Os achados clínicos costumam ser discretos e, para estabelecer o diagnóstico correto, é necessário alto grau de suspeita desta hipótese. A peritonite bacteriana espontânea deve ser considerada em qualquer paciente cirrótico com ascite, febre e deterioração clínica inexplicada. A cultura do líquido ascítico vai tipicamente revelar um único organismo, em geral a *Escherichia coli*.

O aspecto ultrassonográfico da peritonite infecciosa é variável, mas pode incluir uma ascite com partículas em suspensão (Fig. 14.30A), ascite loculada ou líquido ascítico contendo septações (Fig. 14.31), debris ou gás.[57] Também é possível observar espessamento difuso do peritônio parietal e visceral (Fig. 14.30B), mesentério e omento, e pode-se ver um exsudato heterogêneo interposto entre as alças intestinais.

A peritonite secundária a vírus, fungos e parasitas é rara e, em geral, ocorre em pacientes imunocomprometidos (Fig. 14.32) ou em pacientes em diálise peritoneal ambulatorial contínua. A **doença equinocócica** pode comprometer o peritônio.[58] Um cisto hepático ou esplênico pode romper, resultando em implantes difusos na cavidade peritoneal. A ultrassonografia pode revelar um ou mais aspectos típicos dos cistos hidáticos, inclusive cistos-filhos, o sinal ultrassonográfico dos "lírios aquáticos" ou membranas múltiplas, dobradas muito próximas, ecogênicas, dentro da cavidade cística.

Abscesso

Abscessos podem ocorrer no local de uma perfuração localizada ou resultar de tratamento tardio de peritonite, situação em que eles se desenvolvem com frequência nas áreas dependentes do abdome e pelve. Os espaços subfrênico ou sub-hepático e o fundo de saco de Douglas são localizações comuns. A ultrassonografia comumente apresenta limites na detecção de abscessos intra-abdominais, em particular em pacientes no pós-operatório. Tais pacientes apresentam menos mobilidade devido à cirurgia recente e costumam ter feridas abertas e curativos, o que limita o acesso do transdutor do ultrassom. Além disso, a visibilidade quase sempre está restrita devido à quantidade excessiva de gases, em consequência de um íleo paralítico. Nessa situação, pode ser extremamente difícil distinguir uma alça intestinal dilatada, aperistáltica, repleta de líquido ou gás, de uma coleção extraluminal abscedida.

As características reconhecidas dos abscessos intra-abdominais incluem coleções líquidas redondas ou ovais, com paredes bem-definidas e irregulares. Eles costumam conter partículas internas e septações (Figs. 14.33 e 14.34) e, ocasionalmente, pequenas bolsas de gás que aparecem como focos ecogênicos na ultrassonografia, frequentemente com artefatos de reverberação posterior. A presença de gás em uma coleção é virtualmente diagnóstica de infecção.[59] A drenagem percutânea orientada por ultrassonografia ou TC geralmente é o tratamento de escolha, e exames de acompanhamento por ultrassonografia são úteis para avaliar a resposta à intervenção terapêutica.

Peritonite Tuberculosa

A tuberculose (TB) ainda é prevalente nos países em desenvolvimento e houve um ressurgimento recente no mundo desenvolvido, especialmente entre os pacientes portadores de AIDS e na população imigrante.[60] Outros grupos de pacientes em risco incluem os **etilistas** e os portadores de **cirrose**. Dentre todos os pacientes não portadores

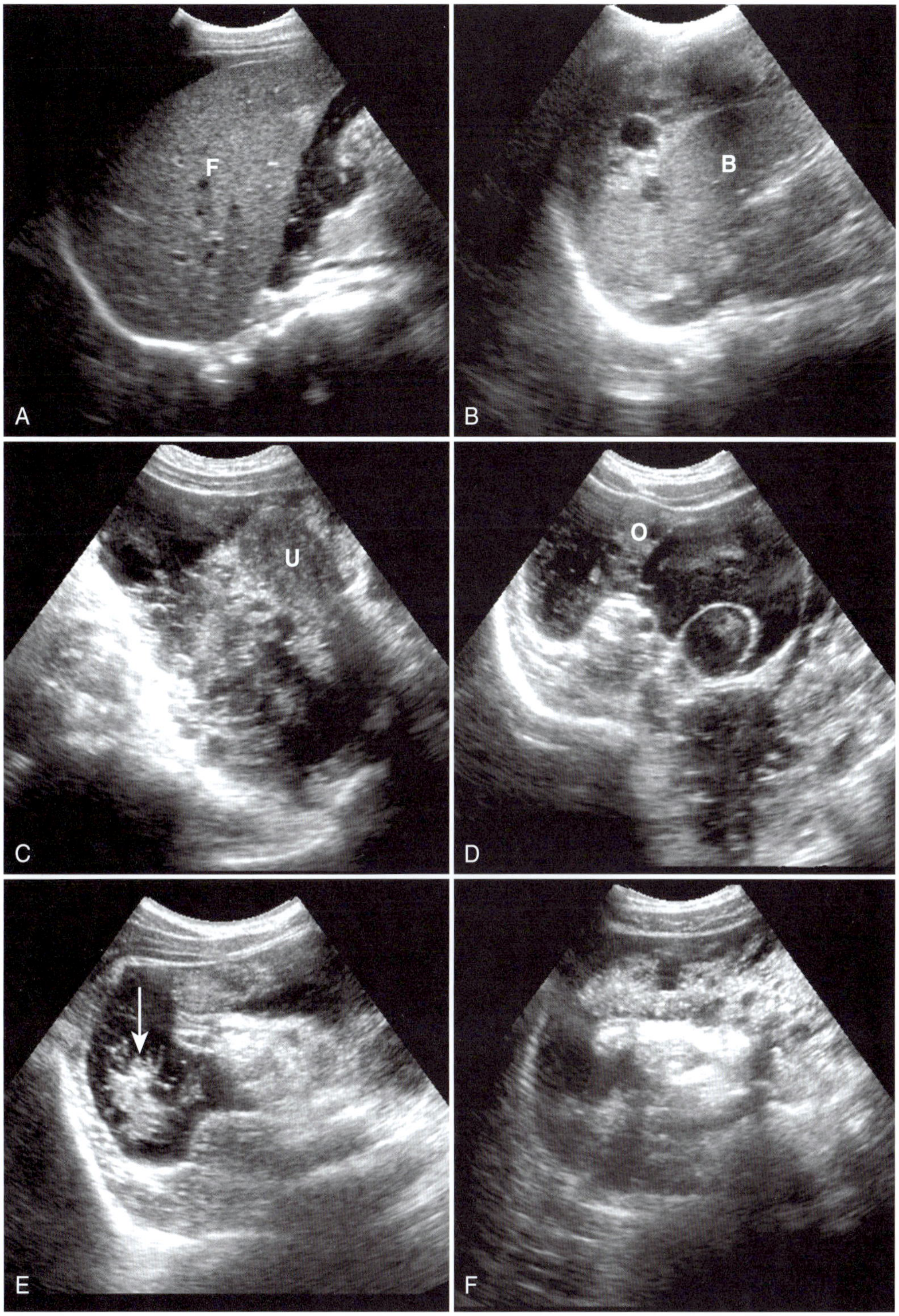

FIG. 14.29 Pseudomixoma peritoneal. (A) Imagem sagital da ultrassonografia do quadrante superior direito mostra líquido complexo circundando o fígado (*F*). Mostra também uma lobulação muito leve e discreta da borda profunda do fígado. **(B)** Imagem sagital de ultrassonografia do quadrante superior esquerdo mostra o baço (*B*) envolto por líquido altamente complexo e ecogênico. Os componentes ecogênicos do líquido não se movem com a gravidade. Existe uma indentação na convexidade do baço em que o processo peritoneal parece invaginar o parênquima esplênico. **(C)** Imagem sagital de ultrassonografia na porção mediana da pelve mostra útero (*U*) normal em anteversão. O fundo de saco de Douglas está ocupado com líquido altamente complexo. **(D)** Imagem sagital oblíqua do abdome direito na borda pélvica mostra cisto intraperitoneal de paredes finas com septações intracísticas. Esta imagem não é no interior do ovário. O ovário direito (*O*) normal com pequenos folículos é visualizado adjacente ao cisto intraperitoneal. O ovário esquerdo normal foi visualizado em outra localização. **(E)** Imagem transversal na goteira paracólica direita mostra um aspecto de "explosão estelar" dentro do líquido (*seta*). Esta imagem está associada, na nossa experiência, à presença de mucina na cavidade peritoneal. **(F)** Imagem mostra uma estrutura semelhante à placa de localização anterior representando um omento muito espesso e anormal, um "bolo omental". Existem nódulos hipoecoicos dentro do bolo altamente sugestivos de depósitos tumorais. (Reproduzido de Wilson SR. Pseudomyxoma peritonei. In: Cohen HL, editor. Gastrointestinal disease, test and syllabus. Reston, VA: American College of Radiology; 2004. pp. 73-84.[28])

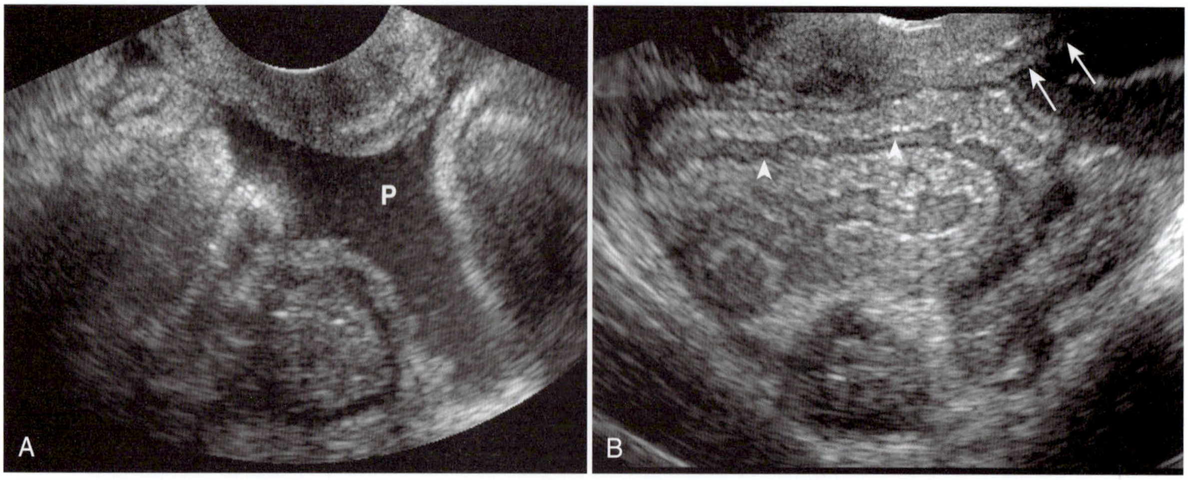

FIG. 14.30 Peritonite supurativa. (A) Imagem transvaginal transversal do fundo de saco de Douglas mostra líquido livre com partículas (*P*) em suspensão. **(B)** Imagem transversal de ultrassonografia transvaginal mais anteriormente na pelve mostra um espessamento difuso tanto do peritônio parietal (*setas*) como visceral (*pontas de seta*). Uma alça intestinal com formato de S é vista fluindo através do peritônio visceral espessado.

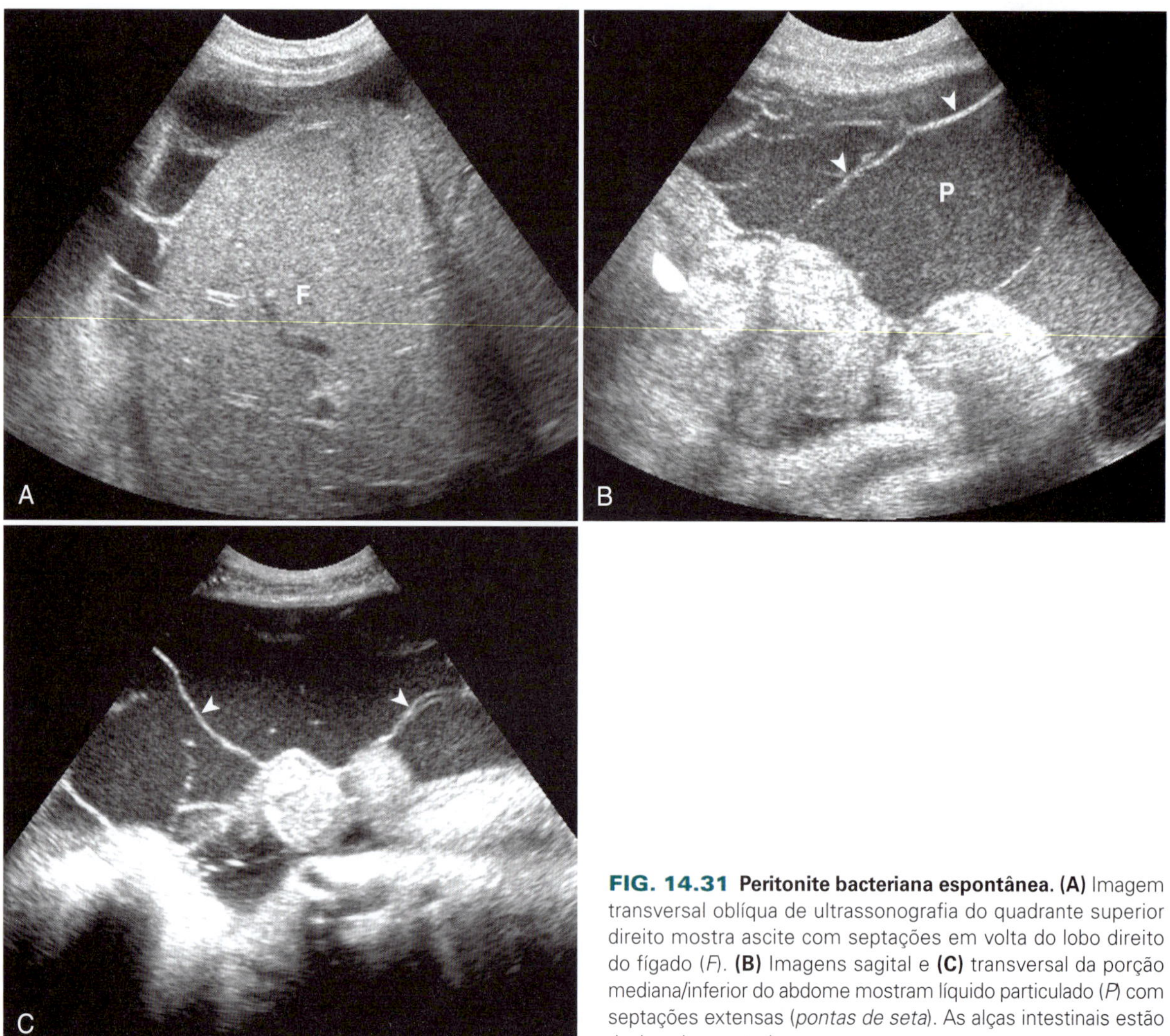

FIG. 14.31 Peritonite bacteriana espontânea. (A) Imagem transversal oblíqua de ultrassonografia do quadrante superior direito mostra ascite com septações em volta do lobo direito do fígado (*F*). **(B)** Imagens sagital e **(C)** transversal da porção mediana/inferior do abdome mostram líquido particulado (*P*) com septações extensas (*pontas de seta*). As alças intestinais estão deslocadas posteriormente.

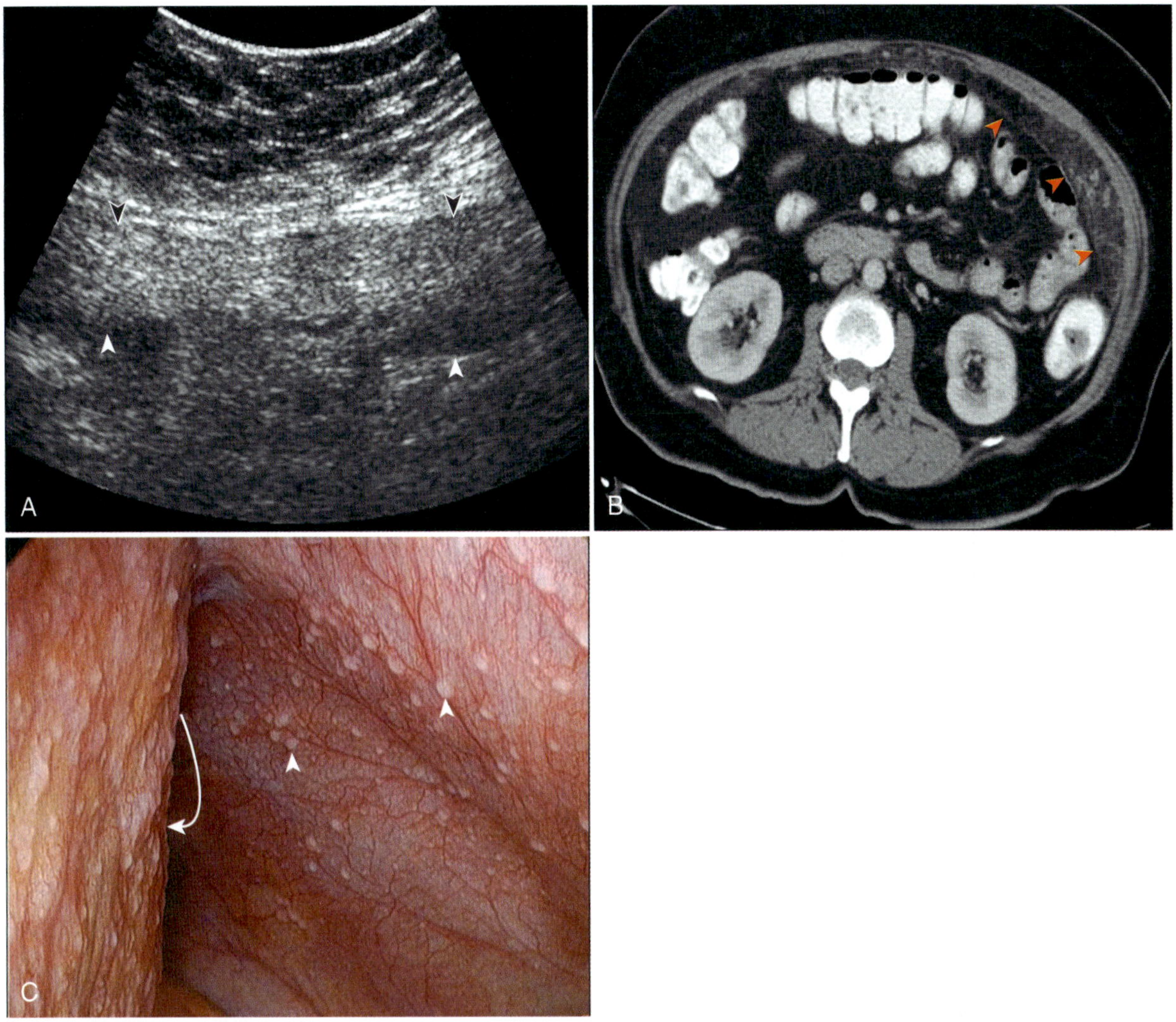

FIG. 14.32 Peritonite por *Histoplasma* em paciente imunocomprometido. (A) Imagem sagital de ultrassonografia do quadrante esquerdo superior mostra infiltração do omento (*pontas de seta*) na ausência de ascite. **(B)** Imagem axial de TC confirma infiltração do omento (*pontas de seta*). **(C)** Imagem laparoscópica mostra o omento dissecado fora do peritônio parietal (*setas em curva*), com múltiplos pequenos granulomas no peritônio parietal (*pontas de seta*).

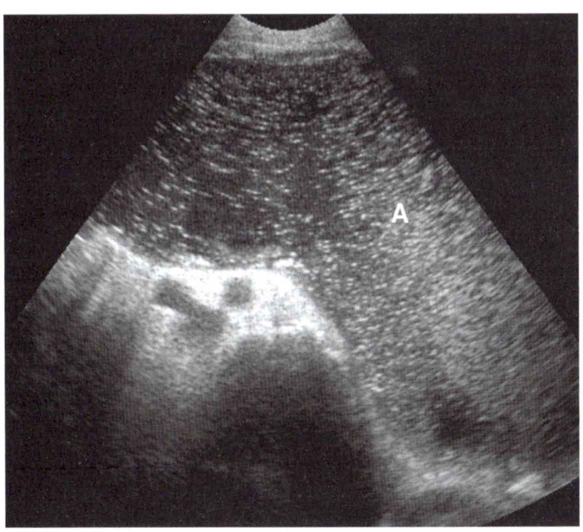

FIG. 14.33 Abscesso. Imagem transversal de ultrassonografia da região mediana do abdome mostra uma grande coleção de abcesso (*A*).

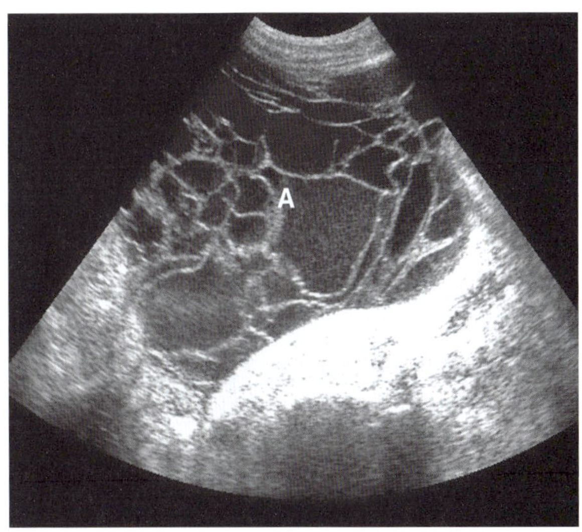

FIG. 14.34 Abscesso. Imagem sagital de ultrassonografia do quadrante inferior direito mostra uma grande coleção de abscesso (*A*) com septações internas.

de AIDS com TB, a doença extrapulmonar só ocorre em torno de 10% a 15%; esta incidência aumenta para mais de 50% em pacientes com AIDS.[61] O peritônio é um local comum de comprometimento extrapulmonar,[62] mas a radiografia torácica revelará evidências de TB pulmonar em apenas 14% desses pacientes. Consequentemente, um alto grau de suspeita, em especial nos grupos de alto risco, e o conhecimento das características ultrassonográficas comumente encontradas possibilitam o diagnóstico precoce desta doença potencialmente curável, reduzindo sua morbidade e mortalidade.

Não existem características ultrassonográficas patognomônicas para a **peritonite por TB**, mas, em quadro clínico apropriado, um processo peritoneal difuso pode ser fortemente sugestivo do diagnóstico. A ascite está frequentemente presente e pode ser livre ou loculada. Pode ser anecoica ou, mais frequentemente, particulada, e conter finos filamentos móveis compostos por fibrina. Esses filamentos podem produzir um padrão de treliça. Espessamento irregular e nodular hipoecoico do peritônio, mesentério e omento constitui outra característica (Fig. 14.35).[63] Uma característica muito comum é o achado de **linfadenopatia** associada no mesentério e no retroperitônio, sendo mais frequente do que na carcinomatose peritoneal.[64-66] Os linfonodos podem ser discretos ou aglomerados em função da periadenite. A caseificação pode dar origem a um centro hipoecoico dentro do linfonodo, apesar de ser possível visualizar um aspecto similar nos linfonodos metastáticos com necrose. Os linfonodos ecogênicos causados por depósitos de gordura podem ser sugestivos do diagnóstico de TB. A avaliação ultrassonográfica das vísceras sólidas pode mostrar comprometimento, especialmente massas hipoecoicas no baço. A ultrassonografia é muito útil na orientação de uma paracentese diagnóstica em peritonite TB e também pode orientar uma aspiração com agulha fina dos linfonodos aumentados.[67] Ela também é capaz de documentar prontamente a resposta ao tratamento.

Peritonite Esclerosante

A peritonite esclerosante é uma complicação maior da **diálise peritoneal ambulatorial contínua** e se caracteriza pela formação de uma membrana de tecido conjuntivo revestindo o peritônio e eventualmente englobando e estrangulando as alças intestinais.[68,69] Os pacientes inicialmente se queixam de dor abdominal e perda de ultrafiltração. Por fim, uma obstrução intestinal pode ocorrer. A cirurgia é muitas vezes difícil nesses pacientes e o prognóstico é reservado. O diagnóstico precoce da doença pode ser importante na redução da mortalidade.

A ultrassonografia é extremamente útil no diagnóstico.[70] O aumento do peristaltismo em múltiplas alças intestinais é um dos achados mais precoces na peritonite esclerosante. Ascite, tanto livre como loculada, é comum. Com o tempo, o líquido se torna mais complexo e apresenta **septações** (Fig. 14.36). As alças intestinais se emaranham e aderem à parede abdominal posterior através de uma membrana envoltória característica. Tal membrana pode ser visualizada por ultrassonografia, como uma camada uniformemente ecogênica, com espessura de 1 a 4 mm.

PROCESSO INFLAMATÓRIO LOCALIZADO NA CAVIDADE PERITONEAL

O aspecto na TC e o significado da gordura peritoneal inflamada são bem conhecidos pelos radiologistas. Se a ultrassonografia deve ter êxito na investigação de pacientes com sintomas abdominais, o aspecto ultrassonográfico da gordura inflamada deve também ser familiar.

Na ultrassonografia, a **gordura perientérica inflamada** aparece ecogênica, com "efeito de massa", frequentemente deslocando alças intestinais para fora do plano de varredura. A ultrassonografia com compressão pode aumentar muito a detecção da gordura focalmente inflamada e uma palpação leve com o transdutor nesta área irá frequentemente demonstrar que se trata do local de sensibilidade máxima do paciente. Frequentemente, encontraremos uma anormalidade subjacente associada, tal como um segmento intestinal anormal, que pode ser identificado através da ultrassonografia[71] (Fig. 14.37). A **apendicite** e a **diverticulite** são os processos agudos mais comuns que dão origem a uma gordura focalmente inflamada. Outras possibilidades incluem doença inflamatória intestinal, pancreatite e colecistite aguda complicada. A progressão para um flegmão tipicamente mostra o desenvolvimento de uma região hipoecoica dentro da gordura ecogênica, sem conteúdo líquido (Fig. 14.38). Se não tratado, esse processo pode evoluir para a formação de um abscesso. A imagem do Doppler colorido frequentemente mostrará aumento do fluxo sanguíneo na área da inflamação.[72]

INFARTO SEGMENTAR DO LADO DIREITO DO OMENTO

Um infarto segmentar do lado direito do omento é uma entidade clínica rara que, em geral, se apresenta com dor abdominal do lado direito e frequentemente é confundido com apendicite. É importante estabelecer o diagnóstico correto porque a condição é autolimitada e cede espontaneamente com medidas de suporte. O infarto do omento ocorre em todas as faixas etárias e acredita-se que resulte de uma variante embriológica no aporte sanguíneo à porção inferior direita do omento, que o deixa passível de sofrer um infarto. Entre os fatores precipitantes encontramos o esforço e a ingestão de uma refeição volumosa.

A ultrassonografia revela massa semelhante a um bolo, ecogênica, ovoide no meio abdome direito, no local em que o paciente acusa sensibilidade[73,74] (Fig. 14.39). Uma avaliação cuidadosa não revelará anormalidade intestinal subjacente. A localização característica desta anormalidade é anterolateral à flexura hepática do cólon e corresponde a massa adiposa circunscrita na TC, com áreas de septações. A massa frequentemente adere ao peritônio parietal e o intestino se move profundamente dentro dela com a respiração.

ENDOMETRIOSE

A endometriose é uma condição comum que afeta predominantemente as mulheres na pré-menopausa e ocorre quando um endométrio funcional se localiza fora do útero. As pacientes podem ser assintomáticas, mas frequentemente se apresentam com dor pélvica, dispareunia ou infertilidade. Os ovários e os ligamentos suspensórios do útero são os locais mais comumente afetados, apesar de os implantes endometrióticos poderem envolver intestino, bexiga, peritônio, tórax ou partes moles.[75]

A avaliação ultrassonográfica frequentemente estará normal em pacientes portadoras de endometriose. Na presença de **endometriomas**, a UTV é bastante sensível na detecção e caracterização das massas, muitas vezes mostrando os cistos de "chocolate" típicos com ecos internos de baixa ecogenicidade e uniformes (Fig. 14.40, Vídeo 14.8). Pode haver líquido livre complexo associado a septações. Ocasionalmente, pequenos focos ecogênicos podem ser identificados ao longo das superfícies peritoneais pélvicas. Tais focos não são específicos para essa condição, mas também podem ser encontrados

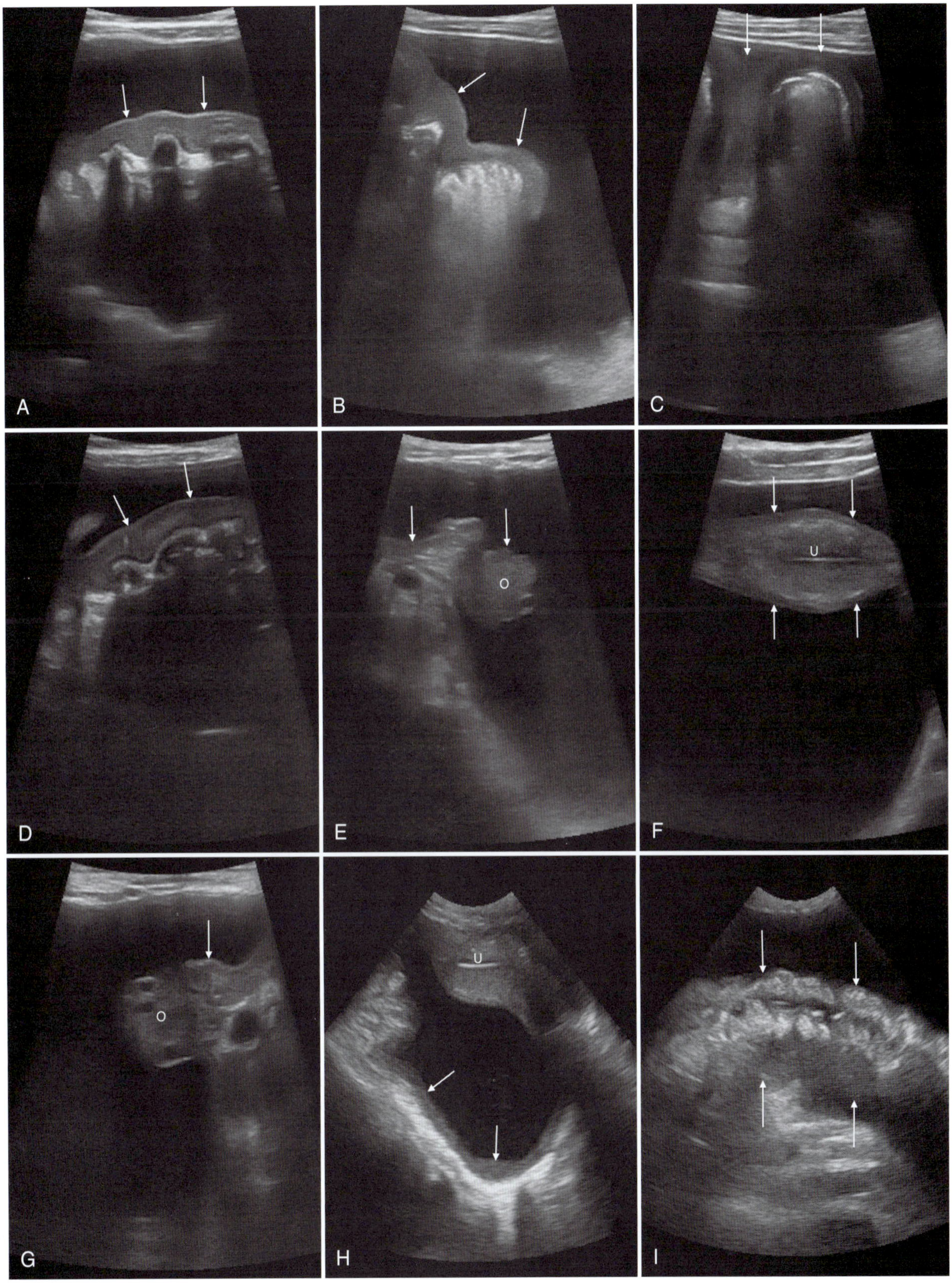

FIG. 14.35 Peritonite tuberculosa. (A)-(D) As imagens da ultrassonografia mostram um grande volume de fluido livre e espessamento liso, hipoecoico e semelhante à placa no peritônio visceral (*setas*). **(E)-(G)** As imagens transversais da ultrassonografia da pelve mostram um grande volume de líquido livre que envolve o útero (*U*) e os ovários (*O*). Observe o espessamento hipoecoico leve do peritônio (*setas*). **(H)** A imagem sagital da ultrassonografia da porção medial da pelve com um grande campo de visão mostra o útero (*U*), um grande volume de líquido livre e espessamento hipoecoico do peritônio parietal (*setas*). **(I)** A imagem sagital da ultrassonografia da porção medial do abdome mostra o omento notadamente espessado e heterogêneo (*setas*) e fluido livre.

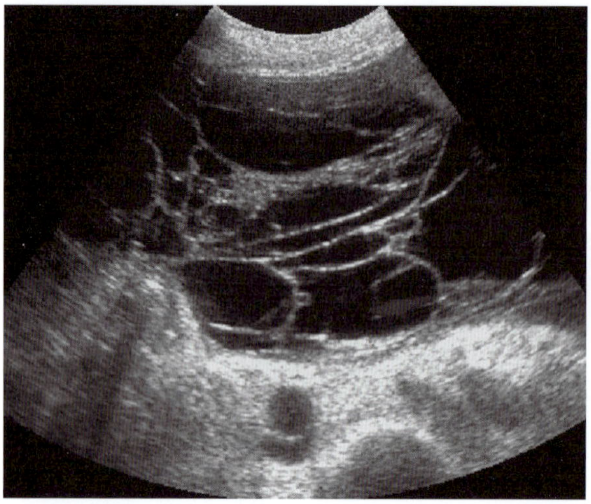

FIG. 14.36 Peritonite esclerosante. Imagem transversal de ultrassonografia da porção mediana do abdome mostra ascite extensa, complexa e septada.

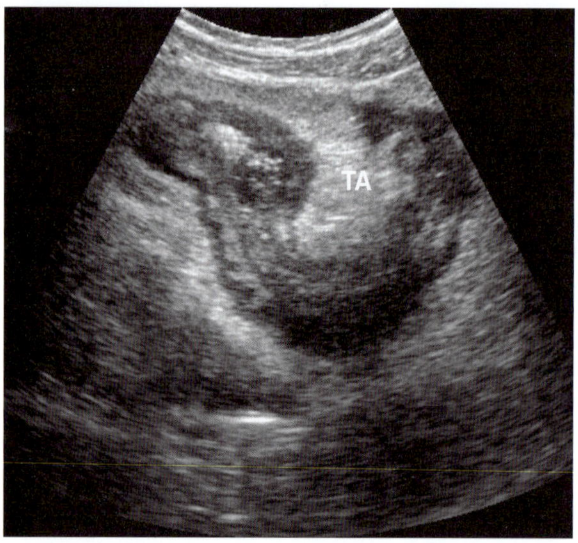

FIG. 14.37 Tecido adiposo inflamado. Imagem transversal de ultrassonografia do quadrante inferior direito mostra tecido adiposo (*TA*) ecogênico inflamado associado a um segmento longo de íleo terminal espessado, em um paciente portador de doença de Crohn.

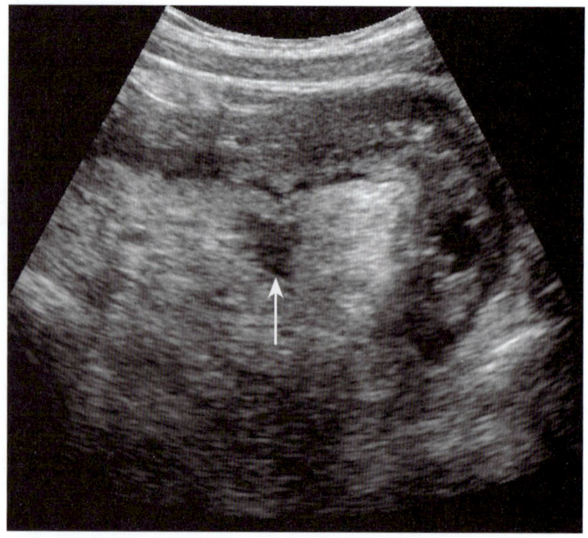

FIG. 14.38 Tecido adiposo inflamado com flegmão. Imagem sagital oblíqua da ultrassonografia do quadrante inferior direito mostra o íleo terminal espessado com gordura ecogênica inflamada e formação de flegmão perientérico hipoecoico (*seta*).

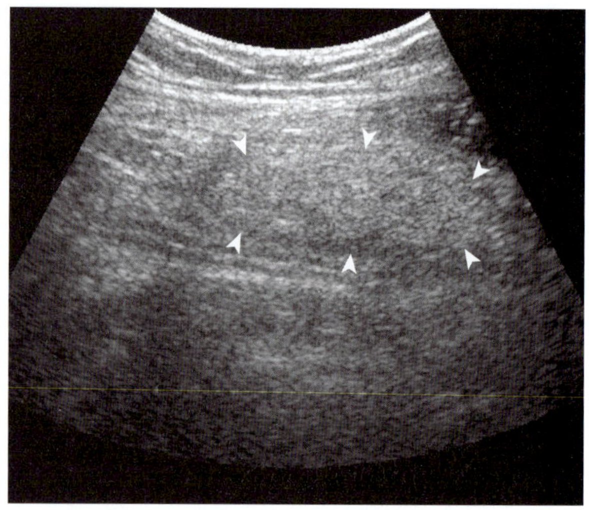

FIG. 14.39 Infarto do omento segmentar do lado direito. Imagem sagital do lado direito da porção medial do abdome mostra uma massa ecogênica ovoide (*pontas de seta*). Esse foi o local de máxima sensibilidade no paciente.

nas neoplasias ovarianas serosas papilíferas. A correlação clínica é essencial e, às vezes, um exame laparoscópico pode ser necessário, com biópsia do peritônio, para excluir um tumor.

Outro achado ultrassonográfico possível na endometriose é a presença de **placas endometriais** hipoecoicas na superfície serosa das alças intestinais pélvicas ou na bexiga urinária. Essas placas podem se ligar à parede do órgão afetado e mostrar fluxo nas imagens do Doppler colorido. Elas são melhor demonstradas com o transdutor transvaginal (Fig. 14.41, Vídeos 14.9 e 14.10). O "sinal deslizante" está se revelando útil na predição da obliteração da bolsa de Douglas em mulheres causada pela endometriose.[76-78]

LEIOMIOMATOSE PERITONEAL DISSEMINADA

A leiomiomatose peritoneal disseminada é uma entidade clínica relativamente rara, que se caracteriza pela presença de nódulos múltiplos, principalmente em razão da proliferação de músculo liso sobre a superfície da cavidade peritoneal.[79] A leiomiomatose peritoneal disseminada frequentemente simula um processo maligno, mas o diagnóstico é facilmente estabelecido por biópsia.

Tipicamente, a leiomiomatose peritoneal disseminada constitui um achado incidental de exame radiológico ou durante procedimentos como laparoscopia, incisão cesariana, laparotomia e ligadura tubária pós-parto.[29] Ocorre principalmente nas mulheres, geralmente, durante o período reprodutivo. A exposição ao estrogênio parece apresentar papel etiológico. Muitas pacientes apresentam também leiomiomas uterinos. O tratamento conservador, em geral, é o indicado. Quando a leiomiomatose peritoneal disseminada ocorre durante a gestação ou com o uso de contraceptivos orais, é possível que haja regressão espontânea após o parto ou suspensão dos comprimidos. Não se sabe ao certo se ocorre uma transformação maligna na leiomiomatose peritoneal disseminada. Em alguns casos isolados, foram descritos

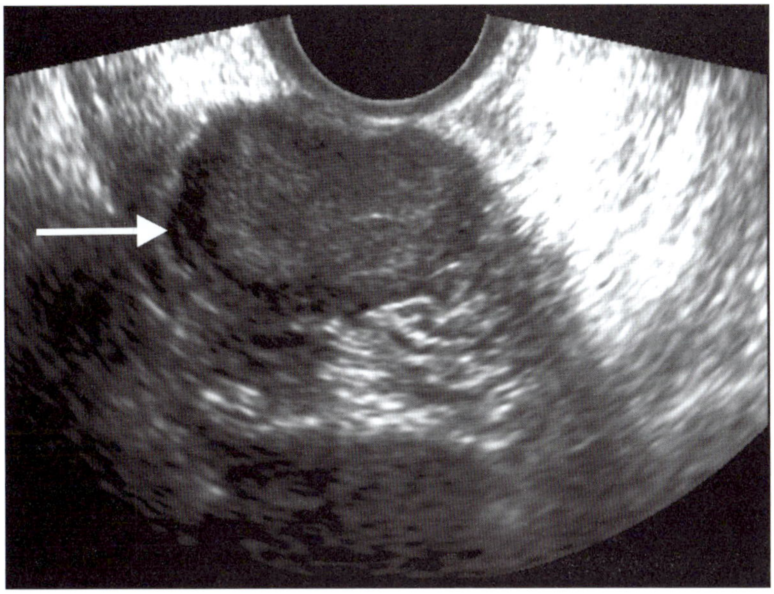

FIG. 14.40 Endometrioma no fundo de saco de Douglas. A imagem sagital da UTV mostra um nódulo hipoecoico profundo no fundo de saco de Douglas) (*seta*) separada do útero e dos ovários. Este nódulo só pode ser visualizado pela elevação da mão do examinador que segura a sonda. Ver também o Vídeo 14.8.

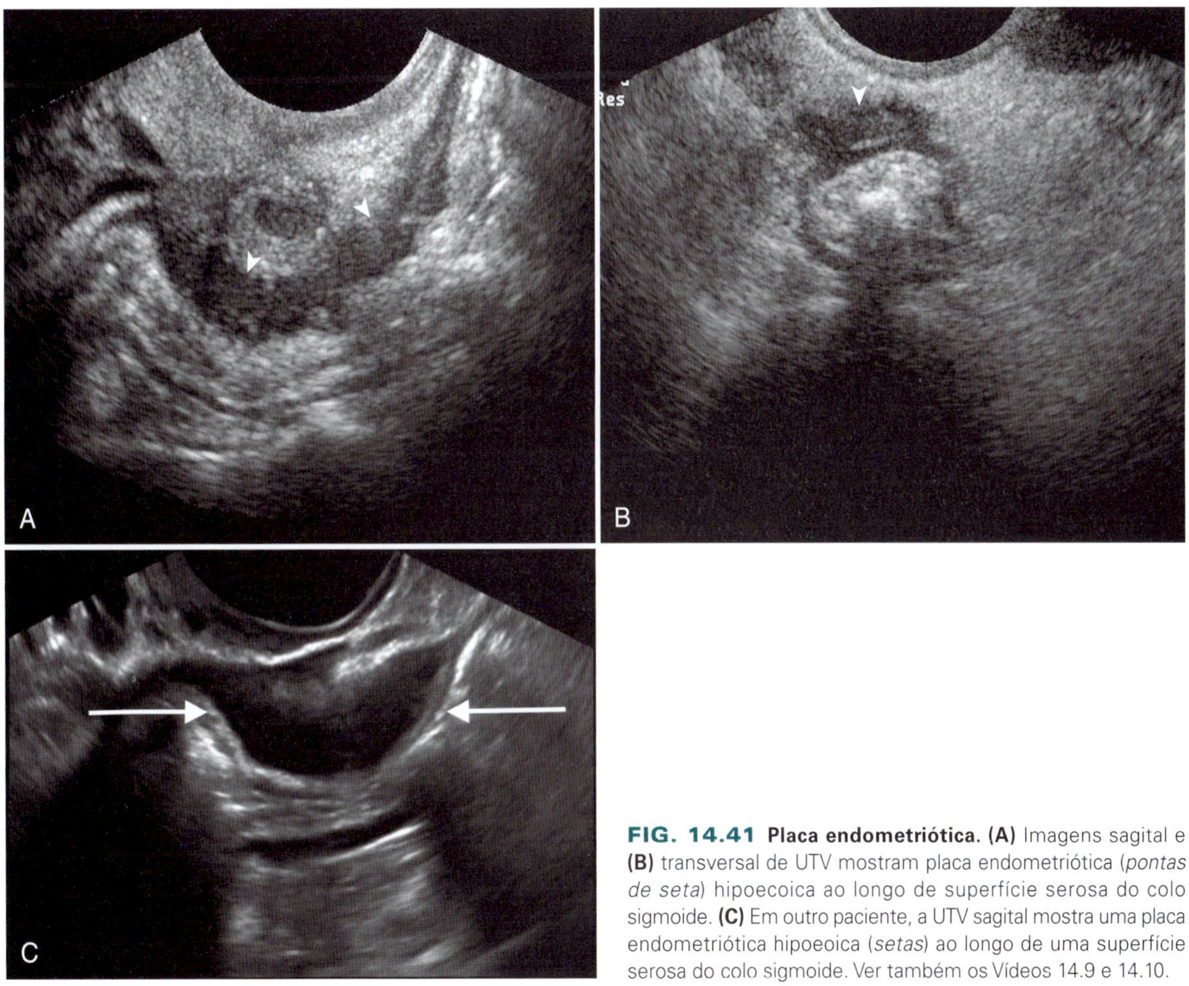

FIG. 14.41 Placa endometriótica. (A) Imagens sagital e **(B)** transversal de UTV mostram placa endometriótica (*pontas de seta*) hipoecoica ao longo de superfície serosa do colo sigmoide. **(C)** Em outro paciente, a UTV sagital mostra uma placa endometriótica hipoeoica (*setas*) ao longo de uma superfície serosa do colo sigmoide. Ver também os Vídeos 14.9 e 14.10.

leiomiossarcomas logo depois do diagnóstico de leiomiomatose peritoneal disseminada. Uma associação clara, no entanto, não foi estabelecida. A avaliação ultrassonográfica pode mostrar nódulos múltiplos, hipoecoicos e pequenos por toda a cavidade peritoneal (Fig. 14.42).

PNEUMOPERITÔNIO

A tomografia computadorizada é considerada o método padrão para detecção, localização e quantificação do ar livre.[80] Radiografias planas também são sensíveis à detecção de ar livre, com até 1 mL

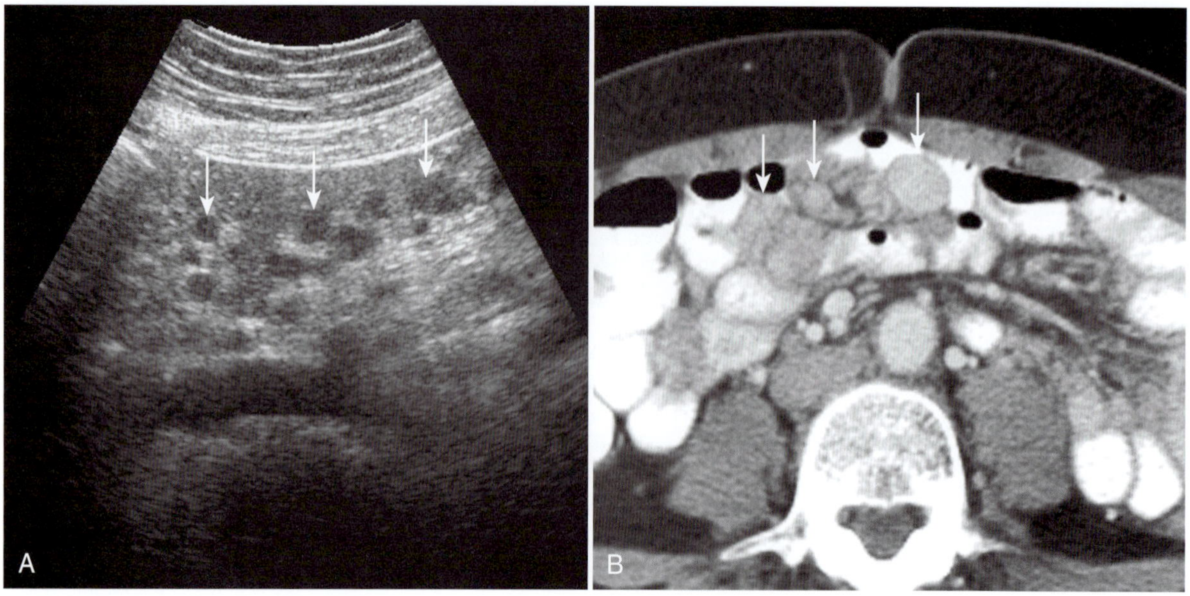

FIG. 14.42 Leiomiomatose peritoneal disseminada. (A) Imagem sagital da ultrassonografia e **(B)** axial da TC, mostrando diversos pequenos nódulos peritoneais hipoecoicos com realce (*setas*).

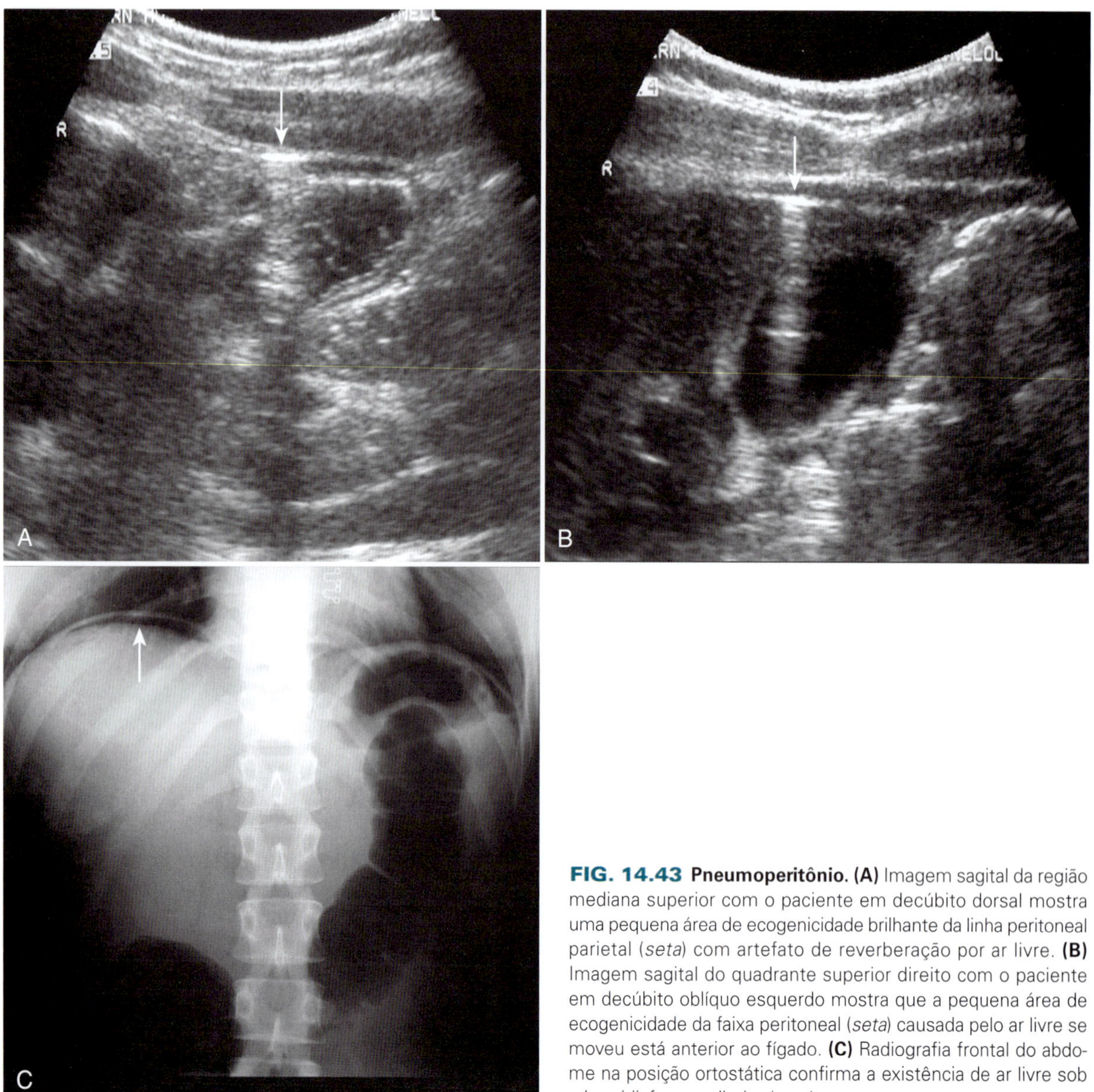

FIG. 14.43 Pneumoperitônio. (A) Imagem sagital da região mediana superior com o paciente em decúbito dorsal mostra uma pequena área de ecogenicidade brilhante da linha peritoneal parietal (*seta*) com artefato de reverberação por ar livre. **(B)** Imagem sagital do quadrante superior direito com o paciente em decúbito oblíquo esquerdo mostra que a pequena área de ecogenicidade da faixa peritoneal (*seta*) causada pelo ar livre se moveu está anterior ao fígado. **(C)** Radiografia frontal do abdome na posição ortostática confirma a existência de ar livre sob o hemidiafragma direito (*seta*).

sendo potencialmente visível na radiografia de tórax na posição ereta. Entretanto, a ultrassonografia frequentemente é a modalidade de imagem inicial solicitada na investigação da dor abdominal, de modo que a identificação do ar livre é um achado extremamente importante.

A técnica ultrassonográfica é fundamental na avaliação de ar livre. O paciente deve ser examinado em decúbito dorsal e na posição oblíqua posterior esquerda com inclinação, com atenção especial para o epigástrio e o quadrante superior direito, respectivamente.[81,82] O **ar livre** no epigástrio, com o paciente em decúbito dorsal, frequentemente se desviará para o quadrante superior direito quando o paciente passa para a posição oblíqua posterior esquerda (Fig. 14.43). Na maioria das vezes, o ar livre é visto logo abaixo do peritônio parietal, mais bem visualizado com um transdutor linear, e aparece como uma região de ecogenicidade extrema da linha peritoneal parietal, frequentemente com artefato de reverberação posterior.[83] Outro sinal ultrassonográfico de pneumoperitônio em pacientes com ascite é a presença de bolhas de gás no líquido ascítico. Elas podem ter aspecto de pequenos focos ecogênicos flutuantes e apresentar alta associação com perfuração intestinal e infecção do líquido peritoneal. Quando ar livre é detectado, a ultrassonografia vai frequentemente revelar a causa subjacente, de forma que o restante do abdome e pelve deve ser cuidadosamente examinado a procura de evidências de inflamação ou tumor.[82]

CONCLUSÃO

A avaliação do peritônio é realizada facilmente com ultrassonografia na maioria dos pacientes e, quando o peritônio está normal, não deve aumentar significativamente o tempo de exame. Existem limitações nos pacientes acentuadamente obesos e no período pós-operatório, mas, em geral, a maioria das doenças peritoneais pode ser prontamente detectada e caracterizada por ultrassonografia. Muitos padrões de doença peritoneal são inespecíficos; entretanto, os achados ultrassonográficos devem ser interpretados à luz dos sintomas clínicos do paciente, dos achados de exame físico e dos exames laboratoriais. Quando houver necessidade de líquido ou de tecido para estabelecer um diagnóstico específico, o exame guiado por ultrassonografia é uma modalidade eficiente e custo-efetiva.[84] Além disso, é uma modalidade segura, prontamente disponível e relativamente barata para acompanhamento da progressão da doença e da resposta ao tratamento. Nas pacientes portadoras de câncer de ovário, a ultrassonografia invariavelmente é realizada como parte da avaliação inicial. Como a disseminação peritoneal é o fator determinante principal tanto do prognóstico como da seleção terapêutica, recomendamos a inclusão da cavidade peritoneal na avaliação desta população de pacientes.

REFERÊNCIAS

1. Jeong YJ, Kim S, Kwak SW, et al. Neoplastic and nonneoplastic conditions of serosal membrane origin: CT findings. Radiographics. 2008;28(3):801-817.
2. Pickhardt PJ, Bhalla S. Primary neoplasms of peritoneal and sub-peritoneal origin: CT findings. Radiographics. 2005;25(4):983-995.
3. Elsayes KM, Staveteig PT, Narra VR, et al. MRI of the peritoneum: spectrum of abnormalities. AJR Am J Roentgenol. 2006;186(5):1368-1379.
4. Low RN, Gadolinium-enhanced MR. imaging of liver capsule and peritoneum. Magn Reson Imaging Clin N Am. 2001;9(4):803-819, vii.
5. Low RN. MR imaging of the peritoneal spread of malignancy. Abdom Imaging. 2007;32(3):267-283.
6. Hanbidge AE, Lynch D, Wilson SR. US of the peritoneum. Radiographics. 2003;23(3):663-684. discussion 684-685.
7. Tirkes T, Sandrasegaran K, Patel AA, et al. Peritoneal and retroperitoneal anatomy and its relevance for cross-sectional imaging. Radiographics. 2012;32(2):437-451.
8. Healy JC, Reznek RH. The peritoneum, mesenteries and omenta: normal anatomy and pathological processes. Eur Radiol. 1998;8(6):886-900.
9. Derchi LE, Solbiati L, Rizzatto G, De Pra L. Normal anatomy and pathologic changes of the small bowel mesentery: US appearance. Radiology. 1987;164(3):649-652.
10. Damani N, Wilson SR. Nongynecologic applications of transvaginal US. Radiographics. 1999;19(Spec No):S179-S200.
11. Serafini G, Gandolfo N, Gandolfo N, et al. Transvaginal ultrasonography of nongynecologic pelvic lesions. Abdom Imaging. 2001;26(5):540-549.
12. Wang J, Gao L, Tang S, et al. A retrospective analysis on the diagnostic value of ultrasound-guided percutaneous biopsy for peritoneal lesions. World J Surg Oncol. 2013;11:251.
13. Goldberg BB, Goodman GA, Clearfield HR. Evaluation of ascites by ultrasound. Radiology. 1970;96(1):15-22.
14. Nichols JE, Steinkampf MP. Detection of free peritoneal fluid by transvaginal sonography. J Clin Ultrasound. 1993;21(3):171-174.
15. Meyers MA. The spread and localization of acute intraperitoneal effusions. Radiology. 1970;95(3):547-554.
16. Inadomi J, Cello JP, Koch J. Ultrasonographic determination of ascitic volume. Hepatology. 1996;24(3):549-551.
17. Edell SL, Gefter WB. Ultrasonic differentiation of types of ascitic fluid. AJR Am J Roentgenol. 1979;133(1):111-114.
18. Goerg C, Schwerk WB. Peritoneal carcinomatosis with ascites. AJR Am J Roentgenol. 1991;156(6):1185-1187.
19. Chiu WC, Cushing BM, Rodriguez A, et al. Abdominal injuries without hemoperitoneum: a potential limitation of focused abdominal sonography for trauma (FAST). J Trauma. 1997;42(4):617-623.
20. Kimura A, Otsuka T. Emergency center ultrasonography in the evaluation of hemoperitoneum: a prospective study. J Trauma. 1991;31(1):20-23.
21. Rozycki GS, Ochsner MG, Schmidt JA, et al. A prospective study of surgeon-performed ultrasound as the primary adjuvant modality for injured patient assessment. J Trauma. 1995;39(3):492-498.
22. Sirlin CB, Casola G, Brown MA, et al. Patterns of fluid accumulation on screening ultrasonography for blunt abdominal trauma: comparison with site of injury. J Ultrasound Med. 2001;20(4):351-357.
23. Wherrett LJ, Boulanger BR, McLellan BA, et al. Hypotension after blunt abdominal trauma: the role of emergent abdominal sonography in surgical triage. J Trauma. 1996;41(5):815-820.
24. Franklin JT, Azose AA. Sonographic appearance of chylous ascites. J Clin Ultrasound. 1984;12(4):239-240.
25. Hibbeln JF, Wehmueller MD, Wilbur AC. Chylous ascites: CT and ultrasound appearance. Abdom Imaging. 1995;20(2):138-140.
26. Hoffer FA, Kozakewich H, Colodny A, Goldstein DP. Peritoneal inclusion cysts: ovarian fluid in peritoneal adhesions. Radiology. 1988;169(1):189-191.
27. Kim JS, Lee HJ, Woo SK, Lee TS. Peritoneal inclusion cysts and their relationship to the ovaries: evaluation with sonography. Radiology. 1997;204(2):481-484.
28. Wilson SR. Pseudomyxoma peritonei. In: Cohen HL, editor. Gastrointestinal disease, test and syllabus. Reston, VA: American College of Radiology; 2004. p. 73-84.
29. Levy AD, Arnáiz J, Shaw JC, Sobin LH. From the archives of the AFIP: primary peritoneal tumors: imaging features with pathologic correlation. Radiographics. 2008;28(2):583-607.
30. Arraiza M, Metser U, Vajpeyi R, et al. Primary cystic peritoneal masses and mimickers: spectrum of diseases with pathologic correlation. Abdom Imaging. 2014;40(4):875-906.
31. de Perrot M, Brundler M, Totsch M, et al. Mesenteric cysts. Toward less confusion? Dig Surg. 2000;17(4):323-328.
32. Egozi EI, Ricketts RR. Mesenteric and omental cysts in children. Am Surg. 1997;63(3):287-290.
33. Konen O, Rathaus V, Dlugy E, et al. Childhood abdominal cystic lymphangioma. Pediatr Radiol. 2002;32(2):88-94.
34. Meyers MA, Oliphant M, Berne AS, Feldberg MA. The peritoneal ligaments and mesenteries: pathways of intraabdominal spread of disease. Radiology. 1987;163(3):593-604.

35. Rioux M, Michaud C. Sonographic detection of peritoneal carcinomatosis: a prospective study of 37 cases. Abdom Imaging. 1995;20(1):47-51.
36. Koutselini HA, Lazaris AC, Thomopoulou G, et al. Papillary serous carcinoma of peritoneum: case study and review of the literature on the differential diagnosis of malignant peritoneal tumors. Adv Clin Path. 2001;5(3):99-104.
37. Halperin R, Zehavi S, Langer R, et al. Primary peritoneal serous papillary carcinoma: a new epidemiologic trend? A matched-case comparison with ovarian serous papillary cancer. Int J Gynecol Cancer. 2001;11(5):403-408.
38. Chopra S, Laurie LR, Chintapalli KN, et al. Primary papillary serous carcinoma of the peritoneum: CT-pathologic correlation. J Comput Assist Tomogr. 2000;24(3):395-399.
39. Furukawa T, Ueda J, Takahashi S, et al. Peritoneal serous papillary carcinoma: radiological appearance. Abdom Imaging. 1999;24(1):78-81.
40. Morita H, Aoki J, Taketomi A, et al. Serous surface papillary carcinoma of the peritoneum: clinical, radiologic, and pathologic findings in 11 patients. AJR Am J Roentgenol. 2004;183(4):923-928.
41. Voultsinos V, Semelka RC, Elias J Jr, et al. Primary peritoneal carcinoma: computed tomography and magnetic resonance findings. J Comput Assist Tomogr. 2008;32(4):541-547.
42. Zissin R, Hertz M, Shapiro-Feinberg M, et al. Primary serous papillary carcinoma of the peritoneum: CT findings. Clin Radiol. 2001;56(9):740-745.
43. Moertel CG. Peritoneal mesothelioma. Gastroenterology. 1972;63(2):346-350.
44. Guest PJ, Reznek RH, Selleslag D, et al. Peritoneal mesothelioma: the role of computed tomography in diagnosis and follow up. Clin Radiol. 1992;45(2):79-84.
45. Reuter K, Raptopoulos V, Reale F, et al. Diagnosis of peritoneal mesothelioma: computed tomography, sonography, and fine-needle aspiration biopsy. AJR Am J Roentgenol. 1983;140(6):1189-1194.
46. Runyon BA, Hoefs JC. Peritoneal lymphomatosis with ascites. A characterization. Arch Intern Med. 1986;146(5):887-888.
47. Lynch MA, Cho KC, Jeffrey RB Jr, et al. CT of peritoneal lymphomatosis. AJR Am J Roentgenol. 1988;151(4):713-715.
48. O'Connell JT, Tomlinson JS, Roberts AA, et al. Pseudomyxoma peritonei is a disease of MUC2-expressing goblet cells. Am J Pathol. 2002;161(2):551-564.
49. Hart WR. Ovarian epithelial tumors of borderline malignancy (carcinomas of low malignant potential). Hum Pathol. 1977;8(5):541-549.
50. Yan H, Pestieau SR, Shmookler BM, Sugarbaker PH. Histopathologic analysis in 46 patients with pseudomyxoma peritonei syndrome: failure versus success with a second-look operation. Mod Pathol. 2001;14(3):164-171.
51. Fox H. Pseudomyxoma peritonei. Br J Obstet Gynaecol. 1996;103(3):197-198.
52. Mann WJ Jr, Wagner J, Chumas J, Chalas E. The management of pseudomyxoma peritonei. Cancer. 1990;66(7):1636-1640.
53. Sugarbaker PH. Cytoreductive surgery and perioperative intraperitoneal chemotherapy as a curative approach to pseudomyxoma peritonei syndrome. Tumori. 2001;87(4):S3-S5.
54. Walensky RP, Venbrux AC, Prescott CA, Osterman FA Jr. Pseudomyxoma peritonei. AJR Am J Roentgenol. 1996;167(2):471-474.
55. Que Y, Tao C, Wang X, et al. Pseudomyxoma peritonei: some different sonographic findings. Abdom Imaging. 2012;37(5):843-848.
56. Seshul MB, Coulam CM. Pseudomyxoma peritonei: computed tomography and sonography. AJR Am J Roentgenol. 1981;136(4):803-806.
57. Yeh HC, Wolf BS. Ultrasonography in ascites. Radiology. 1977;124(3):783-790.
58. Prousalidis J, Tzardinoglou K, Sgouradis L, et al. Uncommon sites of hydatid disease. World J Surg. 1998;22(1):17-22.
59. Gazelle GS, Mueller PR. Abdominal abscess. Imaging and intervention. Radiol Clin North Am. 1994;32(5):913-932.
60. Snider DE Jr, Roper WL. The new tuberculosis. N Engl J Med. 1992;326(10):703-705.
61. Marshall JB. Tuberculosis of the gastrointestinal tract and peritoneum. Am J Gastroenterol. 1993;88(7):989-999.
62. Vanhoenacker FM, De Backer AI, Op de BB, et al. Imaging of gastrointestinal and abdominal tuberculosis. Eur Radiol. 2004;14(Suppl. 3):E103-E115.
63. Akhan O, Pringot J. Imaging of abdominal tuberculosis. Eur Radiol. 2002;12(2):312-323.
64. Kedar RP, Shah PP, Shivde RS, Malde HM. Sonographic findings in gastrointestinal and peritoneal tuberculosis. Clin Radiol. 1994;49(1):24-29.
65. Lee DH, Lim JH, Ko YT, Yoon Y. Sonographic findings in tuberculous peritonitis of wet-ascitic type. Clin Radiol. 1991;44(5):306-310.
66. von Hahn T, Bange FC, Westhaus S, et al. Ultrasound presentation of abdominal tuberculosis in a German tertiary care center. Scand J Gastroenterol. 2013;49(2):184-190.
67. Malik A, Saxena NC. Ultrasound in abdominal tuberculosis. Abdom Imaging. 2003;28(4):574-579.
68. Cohen O, Abrahamson J, Ben-Ari J, et al. Sclerosing encapsulating peritonitis. J Clin Gastroenterol. 1996;22(1):54-57.
69. Hollman AS, McMillan MA, Briggs JD, et al. Ultrasound changes in sclerosing peritonitis following continuous ambulatory peritoneal dialysis. Clin Radiol. 1991;43(3):176-179.
70. Krestin GP, Kacl G, Hauser M, et al. Imaging diagnosis of sclerosing peritonitis and relation of radiologic signs to the extent of the disease. Abdom Imaging. 1995;20(5):414-420.
71. Sarrazin J, Wilson SR. Manifestations of Crohn disease at US. Radiographics. 1996;16(3):499-520.
72. McDonnell 3rd CH, Jeffrey RB Jr, Vierra MA. Inflamed pericholecystic fat: color Doppler flow imaging and clinical features. Radiology. 1994;193(2):547-550.
73. McClure MJ, Khalili K, Sarrazin J, Hanbidge A. Radiological features of epiploic appendagitis and segmental omental infarction. Clin Radiol. 2001;56(10):819-827.
74. Puylaert JB. Right-sided segmental infarction of the omentum: clinical, US, and CT findings. Radiology. 1992;185(1):169-172.
75. Woodward PJ, Sohaey R, Mezzetti TP Jr. Endometriosis: radiologic-pathologic correlation. Radiographics. 2001;21(1):193-216.
76. Holland TK, Cutner A, Saridogan E, et al. Ultrasound mapping of pelvic endometriosis: does the location and number of lesions affect the diagnostic accuracy? A multicentre diagnostic accuracy study. BMC Womens Health. 2013;13:43.
77. Koninckx PR, Ussia A, Adamyan L, et al. Deep endometriosis: definition, diagnosis, and treatment. Fertil Steril. 2012;98(3):564-571.
78. Reid S, Lu C, Casikar I, et al. Prediction of pouch of Douglas obliteration in women with suspected endometriosis using a new real-time dynamic transvaginal ultrasound technique: the sliding sign. Ultrasound Obstet Gynecol. 2012;41(6):685-691.
79. Bekkers RL, Willemsen WN, Schijf CP, et al. Leiomyomatosis peritonealis disseminata: does malignant transformation occur? A literature review. Gynecol Oncol. 1999;75(1):158-163.
80. Baker SR. Imaging of pneumoperitoneum. Abdom Imaging. 1996;21(5):413-414.
81. Braccini G, Lamacchia M, Boraschi P, et al. Ultrasound versus plain film in the detection of pneumoperitoneum. Abdom Imaging. 1996;21(5):404-412.
82. Lee DH, Lim JH, Ko YT, Yoon Y. Sonographic detection of pneumoperitoneum in patients with acute abdomen. AJR Am J Roentgenol. 1990;154(1):107-109.
83. Muradali D, Wilson S, Burns PN, et al. A specific sign of pneumoperitoneum on sonography: enhancement of the peritoneal stripe. AJR Am J Roentgenol. 1999;173(5):1257-1262.
84. Gottlieb RH, Tan R, Widjaja J, et al. Extravisceral masses in the peritoneal cavity: sonographically guided biopsies in 52 patients. AJR Am J Roentgenol. 1998;171(3):697-701.

CAPÍTULO 15

Útero

Douglas Brown e Deborah Levine

RESUMO DOS PONTOS-CHAVE

- A ultrassonografia transvaginal é considerada um método ideal para avaliação uterina.
- O aumento de tamanho do útero em uma paciente não gestante é mais comumente causado por miomas ou adenomiose.
- A adenomiose deve ser considerada quando há aumento do útero que se torna globular; heterogeneidade ou espessamento assimétrico do miométrio; interface indiferenciada entre o endométrio e o miométrio; ou cistos, estrias ecogênicas ou nódulos ecogênicos no miométrio.
- Os leiomiossarcomas do útero apresentam semelhança na aparência mais comumente com leiomiomas, e são difíceis de diagnosticar ultrassonograficamente.
- Se um dispositivo intrauterino (DIU) estiver baixo no útero, deve-se suspeitar que um ou ambos os braços do DIU estão inseridos no miométrio.
- A avaliação do contorno do miométrio e do endométrio no plano coronal por ultrassonografia tridimensional (3D) é importante para o diagnóstico das anomalias mais comuns dos ductos müllerianos.
- Raramente o endométrio não será totalmente visualizado na ultrassonografia; quando isso ocorrer, deve-se afirmar que não pode ser medido de maneira confiável.

SUMÁRIO DO CAPÍTULO

INTRODUÇÃO E TÉCNICAS ULTRASSONOGRÁFICAS
ACHADOS UTERINOS NORMAIS
ANOMALIAS DO DUCTO MÜLLERIANO
ANORMALIDADES DO MIOMÉTRIO
Leiomioma
Leiomiossarcoma
Adenomiose
ANORMALIDADES DO COLO DO ÚTERO
ANORMALIDADES DO ENDOMÉTRIO
Endométrio Pós-menopausa
Uso de Hormônio
Sangramento Pós-menopausa
Útero Obstruído:
Hidrometrocolpos e
Hematometrocolpos
Hiperplasia Endometrial
Pólipos Endometriais
Carcinoma Endometrial
Sarcoma Endometrial
Aderências Endometriais
Ablação Endometrial
ULTRASSSONOGRAFIA DE DISPOSITIVOS CONTRACEPTIVOS
Dispositivos Intrauterinos Contraceptivos
Dispositivos de Oclusão Tubária
ACHADOS DO PÓS PARTO
Achados Normais
Sangramento Pós-parto
Produtos Retidos da Concepção
Endometrite
Malformação Arteriovenosa
Achados após Cesariana
Agradecimentos

INTRODUÇÃO E TÉCNICAS ULTRASSONOGRÁFICAS

A ultrassonografia é fundamenntal na avaliação do útero. Tanto a ultrassonografia transabdominal (USTA) quanto a ultrassonografia transvaginal (UTV) são técnicas bem estabelecidas para avaliar pacientes que apresentam aumento do tamanho do útero e sangramento vaginal anormal. A superfície anterior do fundo e do corpo do útero é recoberta por peritônio. O espaço peritoneal anterior ao útero é a **escavação vesicouterina** ou **fundo de saco anterior**. Este espaço geralmente é vazio, mas pode abrigar o intestino delgado. Posteriormente, a reflexão peritoneal se estende ao fórnice posterior da vagina, formando a **escavação retouterina** ou **fundo de saco posterior**. Lateralmente, a reflexão do peritônio forma os **ligamentos largos**, que se estendem da face lateral do útero às paredes laterais da pelve (Fig. 15.1). Os **ligamentos redondos** originam-se do corno uterino anteriormente às tubas uterinas (trompas de Falópio) nos ligamentos largos, estendem-se anterolateralmente e percorrem os canais inguinais para se inserir na fáscia dos grandes lábios.

O **colo do útero** está localizado posteriormente à bexiga urinária e se abre para a parte superior da vagina através do orifício externo. A **vagina** é um canal fibromuscular que fica na linha média e se estende do colo do útero até o vestíbulo da genitália externa. O colo do útero se projeta para a parte proximal da vagina, criando um espaço entre as paredes vaginais e a superfície do colo do útero, chamado **fórnice vaginal**.

O suprimento sanguíneo arterial do útero advém principalmente da **artéria uterina**, um ramo importante do tronco anterior da artéria ilíaca interna. A artéria uterina ascende ao longo da margem lateral do útero no ligamento largo e, no nível do corno uterino, corre lateralmente para se anastomosar com a artéria ovárica. As artérias uterinas se anastomosam extensivamente através da linha média por meio das artérias arqueadas anterior e posterior, que correm dentro

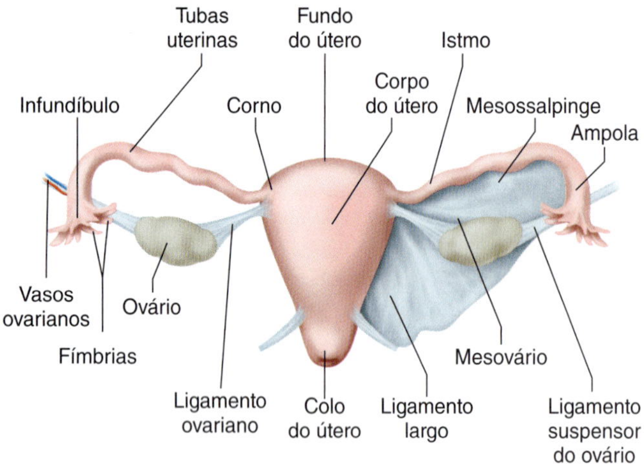

FIG. 15.1 Órgãos ginecológicos normais. Diagrama do útero, ovários, tubas uterinas e estruturas relacionadas. Do lado esquerdo, o ligamento largo foi removido.

do ligamento largo e penetram no miométrio.[1] O plexo uterino de veias acompanha as artérias.

O útero geralmente é mais bem visualizado pela UTV, que trabalha com uma frequência tão alta quanto possível, e permite que o ultrassom penetre adequadamente no útero. No entanto, a USTA geralmente é útil quando o útero apresenta aumento de tamanho e/ou os miomas estão localizados muito superior ou lateralmente; nesses casos, a UTV isoladamente pode não detectar alterações importantes. É importante observá-lo, mesmo que algumas vezes de forma breve, na USTA, independentemente do grau de plenitude da bexiga urinária.

Vantagens da Ultrassonografia Transvaginal

- Uso de transdutores de maior frequência com melhor resolução
- Exame de pacientes que não conseguem encher a bexiga urinária
- Exame de pacientes obesas
- Avaliação de útero retrovertido ou retrofletido
- Melhor caracterização das características internas de uma massa pélvica
- Melhor detalhamento de uma lesão pélvica
- Melhor detalhamento do endométrio

A avaliação pela ultrassonografia com Doppler, na maioria das vezes com Doppler colorido ou *power* Doppler convencional, é útil em algumas pacientes. Pode ser usada para avaliar o fluxo vascular e, em determinados casos, pode fornecer uma avaliação com maior acurácia da vascularização. Assim como em qualquer aplicação de imagem Doppler colorida ou *power* Doppler, pequenos *pixels* coloridos que não fazem parte de um vaso distinto devem ser avaliados por Doppler espectral para distinguir o fluxo arterial ou venoso.

A **ultrassonografia tridimensional** (US 3D), geralmente realizada com um transdutor transvaginal, é mais útil para avaliar anomalias müllerianas do útero e para avaliar a posição anormal de um **dispositivo intrauterino** (DIU).[2] A US 3D também pode ser útil em outros casos, como a definição da relação de lesões uterinas e a cavidade endometrial, e pode ser útil para documentar os achados durante a histerossonografia (HSG).

A **histerossonografia** possibilita a avaliação do ou de lesões miometriais submucosas, por meio de distensão da cavidade endometrial. A maioria dos estudos sobre técnicas de infusão tem usado solução salina estéril.[3-6] No entanto, a infusão de gel também está sendo usada em alguns centros.[7,8] A HSG não é rotineiramente necessária, mas pode ser útil se o endométrio não puder ser avaliado adequadamente pela UTV ou USTA, e também pode ser útil em mulheres com sangramento anormal quando uma lesão focal não é visualizada ultrassonograficamente. Outras indicações podem incluir a avaliação de anormalidades endometriais ou intracavitárias detectadas pela UTV, infertilidade,[9] suspeitas de malformações[10] uterinas congênitas e avaliação de mulheres que fazem uso de tamoxifeno.[11]

O procedimento envolve a colocação de um espéculo estéril, limpeza do óstio uterino externo com uma solução asséptica e a colocação de um cateter estéril através do colo do útero na cavidade endometrial. Vários cateteres estão disponíveis, incluindo alguns com um balão (para ajudar a evitar o extravasamento da solução salina para fora do colo do útero) e alguns sem balão. Se um cateter-balão for usado, ele também deve ser preenchido com soro fisiológico, pois o uso de ar pode obscurecer parte do endométrio. Uma vez que o espéculo tenha sido removido e o transdutor transvaginal inserido, uma solução salina estéril é injetada lentamente durante a observação ultrassonográfica, enquanto o exame completo de toda a cavidade endometrial é realizado. Se um cateter-balão for usado, deve-se ter cuidado para que ele não obscureça parte do endométrio; isso geralmente requer esvaziamento do balão no final do procedimento. Para mulheres em idade fértil, a HSG geralmente deve ser realizada por volta do quarto ao décimo dia do ciclo menstrual, quando a paciente não está mais sangrando, mas ainda está no início do ciclo menstrual quando o endométrio tende a apresentar-se fino, de forma a evitar as alterações normais que compõem a última parte do ciclo menstrual, o que pode simular uma patologia.[12] Em mulheres pós-menopausa que fazem **terapia de reposição hormonal** (TRH) sequencial e apresentam ciclos menstruais, a HSG é realizada logo após o período mensal de sangramento. Em mulheres na pós-menopausa que não fazem uso de TRH, o procedimento pode ser realizado em qualquer momento. A HSG não deve ser realizada em pacientes grávidas ou com doença inflamatória pélvica aguda. Antibióticos profiláticos podem estar indicados para algumas mulheres, como aquelas que apresentam doença inflamatória pélvica crônica,[12,13] incluindo aquelas em que uma hidrossalpinge é descoberta no momento do exame.

Outros métodos ultrassonográficos são usados com pouca frequência. A ultrassonografia transretal ocasionalmente pode ser útil para avaliar porções do útero se a UTV for inadequada, se a paciente for virgem ou se imagens adicionais forem necessárias para melhor avaliação do endométrio ou do assoalho pélvico.[14,15] O exame translabial ou transperineal, embora útil para examinar anormalidades do assoalho pélvico,[16] raramente é útil para avaliar o útero em uma paciente não gestante. O uso de ultrassonografia com agente de contraste endovenoso para avaliação do útero ainda é incipiente, mas existem aplicações possíveis em áreas como lesões endometriais.[17] A elastografia poderia ajudar potencialmente na avaliação de miomas, adenomioses ou sarcomas.[18] Ambas as técnicas necessitam de investigação adicional antes do uso clínico de rotina.

ACHADOS UTERINOS NORMAIS

O útero é tipicamente dividido em pelo menos três cortes anatomicamente, embora limites precisos possam ser difíceis de determinar com a ultrassonografia. O **fundo do útero** é a parte mais superior do útero, muitas vezes definida como a porção superior aos óstios das tubas uterinas. O **corpo do útero** é a maior porção e situa-se entre o fundo e o colo do útero. Algumas vezes, o termo "istmo" ou "segmento uterino inferior" é usado, geralmente se referindo à região em que o corpo do útero se torna ligeiramente mais delgado, logo acima do colo do útero. O **colo do útero** é a porção inferior do útero entre o óstio cervical externo e o óstio cervical interno. O orifício interno muitas vezes é difícil de ser localizado com precisão no útero não gravídico.

A posição do útero é variável e pode mudar de acordo com o grau de distensão da bexiga e/ou retal (Fig. 15.2). Pode também se alterar durante o exame ultrassonográfico em resposta à pressão do transdutor transvaginal ou à pressão da mão do examinador na parede abdominal inferior. O termo "versão" é usado para descrever o eixo sagital do colo do útero em relação ao eixo sagital da vagina. O termo "flexão" é usado para descrever o eixo sagital do corpo do útero em relação ao eixo sagital do colo do útero. Essas determinações geralmente são subjetivas; critérios objetivos têm sido sugeridos, mas não foram amplamente aceitos.[19] A direção da flexão e da versão geralmente são as mesmas, e o útero mais frequentemente encontra-se antevertido e antefletido.[19] A posição antevertida e retrofletida foi associada à realização de cesárea prévia.[19] Ocasionalmente, o eixo sagital do útero é o mesmo que o eixo sagital da vagina. Tal posição geralmente limita a avaliação do útero pela UTV. Existem variáveis que têm sido usadas para descrever essa última posição do útero, incluindo "axial", "vertical", "posição intermediária" ou "parcialmente retrovertida".[19-21] Pode-se tentar mudar a posição do útero movendo o transdutor para o fórnice vaginal anteriormente ou posteriormente e aplicando leve pressão com o transdutor e/ou a mão que não está executando a varredura na parede abdominal inferior.

O tamanho do útero varia conforme a idade da paciente e a paridade.[13,22-24] Em mulheres adultas nulíparas, o útero normal é piriforme, com o diâmetro e o comprimento do corpo quase

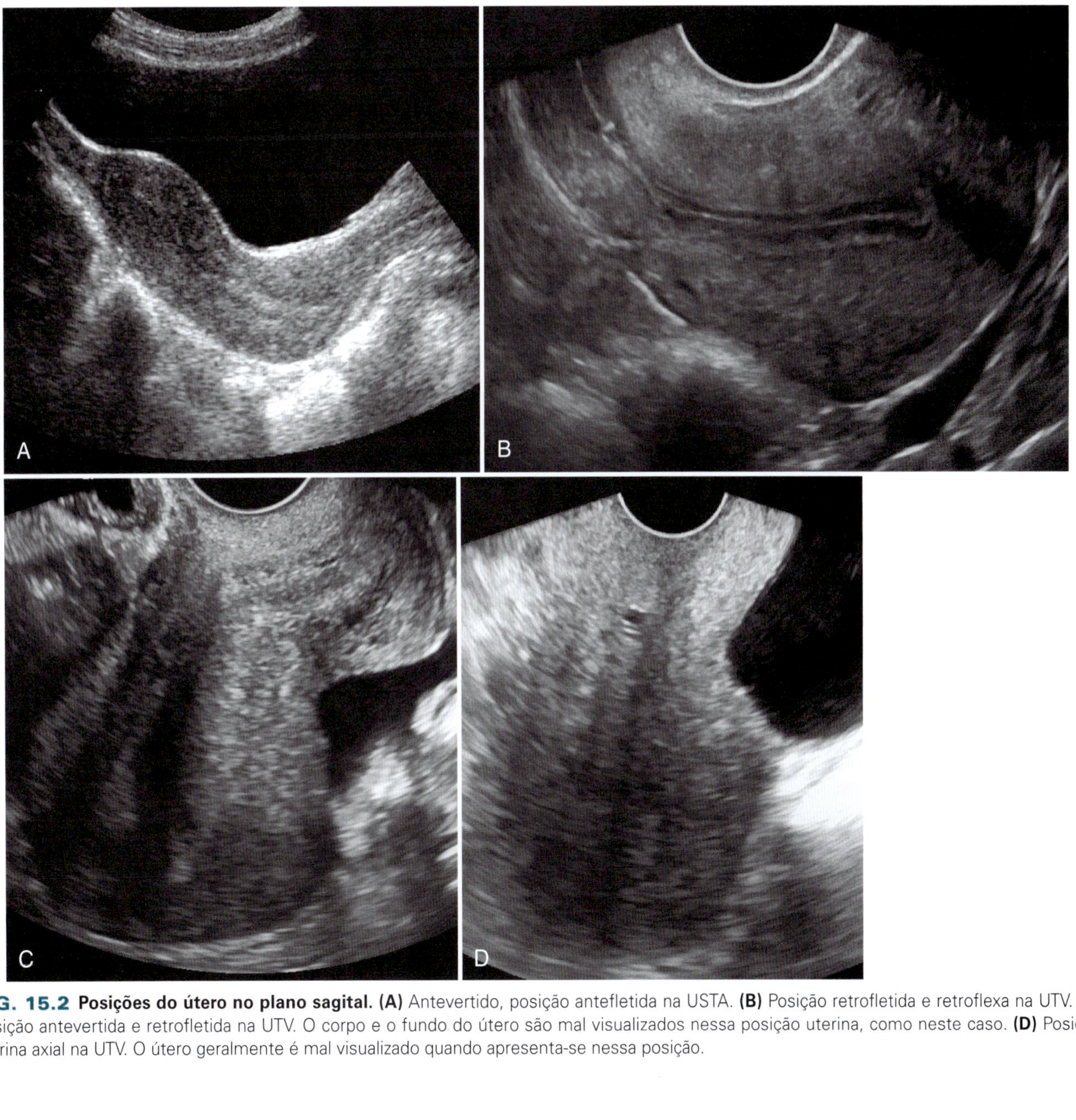

FIG. 15.2 Posições do útero no plano sagital. (A) Antevertido, posição antefletida na USTA. **(B)** Posição retrofletida e retroflexa na UTV. **(C)** Posição antevertida e retrofletida na UTV. O corpo e o fundo do útero são mal visualizados nessa posição uterina, como neste caso. **(D)** Posição uterina axial na UTV. O útero geralmente é mal visualizado quando apresenta-se nessa posição.

o dobro das medidas do colo do útero.[25] Em geral, tem menos de 8 cm de comprimento, 5 cm de largura e 4 cm de diâmetro anteroposterior (AP). A **paridade** (número de gestações) pode aumentar o tamanho normal em 1 a 2 cm em cada dimensão.[23,22,26] Após a menopausa, o útero atrofia, e a diminuição mais rápida do tamanho ocorre nos primeiros 10 anos após a cessação da menstruação.[23] Em pacientes com mais de 65 anos, o útero varia de 3,5 a 6,5 cm de comprimento e de 1,2 a 1,8 cm de diâmetro AP.[26]

Antes da menopausa, o endométrio varia em aparência e espessura durante o ciclo menstrual[27-32] (Fig. 15.3). O endométrio é composto por uma **camada funcional superficial** e uma **camada basal profunda**. A camada funcional torna-se mais espessa durante todo o ciclo menstrual e é eliminada com a menstruação. A camada basal permanece intacta durante o ciclo e contém as artérias espirais, que se tornam tortuosas e alongadas para suprir a camada funcional à medida que ela engrossa. A **fase proliferativa** do ciclo

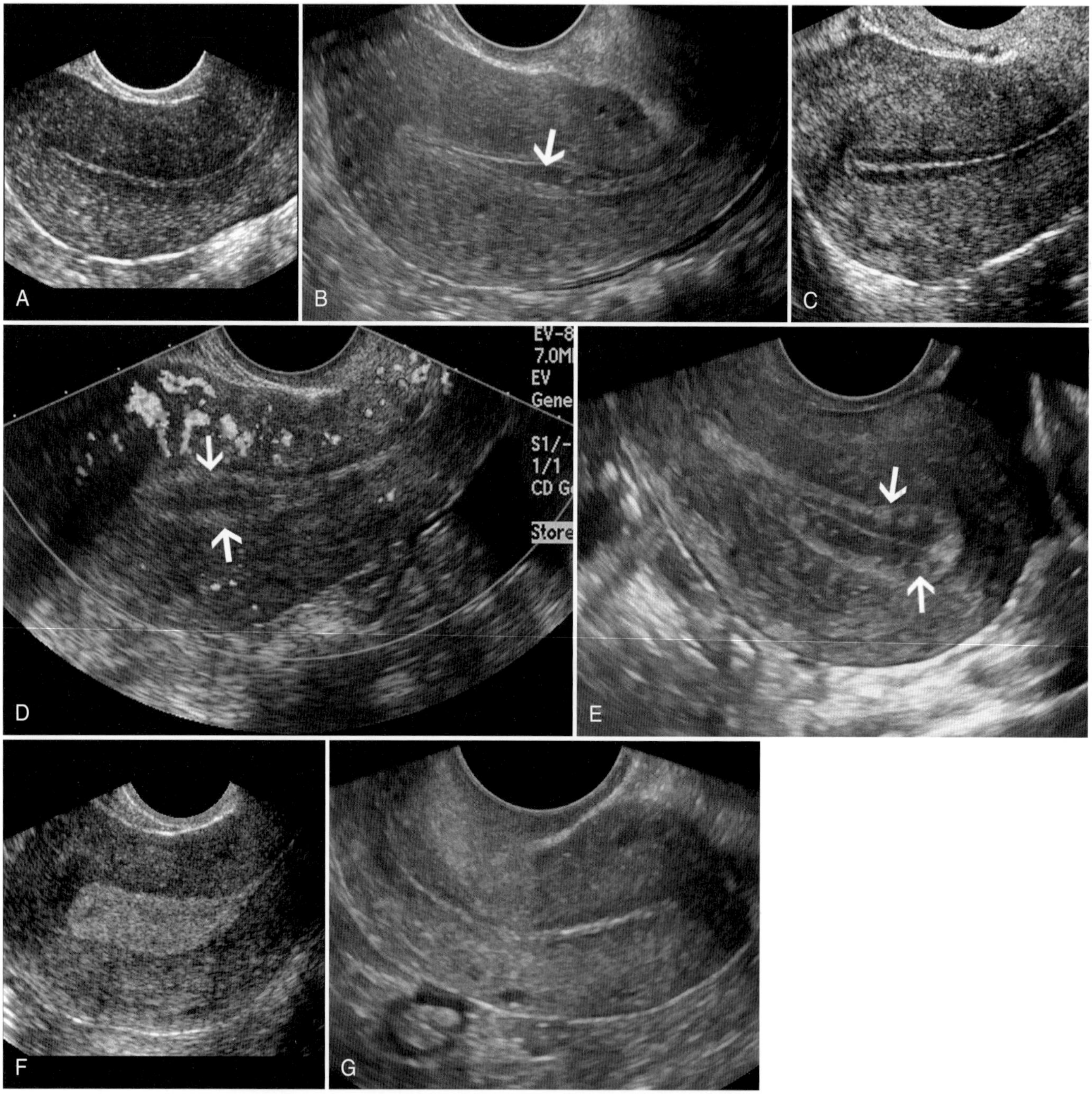

FIG. 15.3 Endométrio – aparência normal. Todas as imagens foram obtidas por corte sagital na UTV. **(A)** Endométrio fino normal que pode ser visto na fase inicial menstrual ou fase proliferativa. Uma aparência semelhante é normal após a menopausa. **(B)** Endométrio fino normal com pouquíssimo líquido (*seta*) na cavidade endometrial na fase menstrual. **(C)** Multicamada, também conhecida como "tripla camada" ou "trilaminar" (ou sinal sanduíche), aparência típica da fase proliferativa média a tardia. **(D)** Na fase secretora, o endométrio começa a se tornar hiperecoico, geralmente iniciando na borda externa (*setas*) e progredindo internamente. **(E)** Como o endométrio se torna hiperecoico na fase secretora, às vezes o faz de maneira irregular, o que pode simular pólipos. Estes foram denominados como **pregas endometriais pseudopólipos endometriais** (*setas*). A repetição do exame na fase proliferativa do ciclo menstrual pode ser útil nesses casos. **(F)** Aparência hiperecoica uniforme do endométrio na fase secretora tardia. **(G)** Endométrio fino normal pós-menopausa, neste caso com 2 mm de espessura.

antes da ovulação está sob a influência do estrogênio, enquanto a progesterona é a principal responsável pela manutenção do endométrio na **fase secretória** após a ovulação.

Ao obter uma **medida da espessura do endométrio**, deve-se fazer a medida no plano sagital do útero, perpendicular ao longo eixo do endométrio, no ponto mais espesso dele, incluindo as camadas anterior e posterior.[33] Se houver líquido na cavidade endometrial, deve ser excluído da medição. Se não for possível visualizar todo o endométrio, o que pode ocorrer em até 10% das pacientes, a medição de espessura não deve ser descrita e, em vez disso, deve ser relatado que não pode ser medido com acurácia.[33] Essa avaliação limitada do endométrio pode ocorrer por vários motivos, incluindo miomas, obesidade acentuada e posição uterina.[34] A HSG pode ser útil nessas pacientes.

Durante a **fase menstrual**, o endométrio geralmente é uma linha hiperecoica fina, mas pode ser irregular ou conter uma pequena quantidade de líquido do sangue. Durante a **fase proliferativa**, o endométrio torna-se ligeiramente espesso e, mais adiante, na fase proliferativa, desenvolve aparência de múltiplas camadas, também conhecida como camada trilaminar ou tripla. Esta aparência deve-se à fina linha ecogênica centralmente que representa as superfícies da mucosa endometrial opostas, a camada funcional do endométrio que se torna relativamente hipoecoica e uma fina linha externa ecogênica. A fina linha externa ecogênica pode ser a camada basal do endométrio ou a interface entre o endométrio e o miométrio. Uma potencial armadilha na medição do endométrio é confundir o miométrio interno hipoecoico com o endométrio. Em geral, a distinção torna-se difícil porque a aparência textural da fase proliferativa apresenta uma linha ecogênica externa distinta, enquanto o miométrio interno hipoecoico não tem a linha ecogênica externa definidora. Após a ovulação, na **fase secretora**, a camada funcional do endométrio torna-se hiperecoica, geralmente começando na borda externa e progredindo para o interior. Costuma tornar-se uniformemente hiperecoica na fase secretora intermediária a tardia.[29-32] O endométrio tende a apresentar realce acústico mais distal na fase secretora, o que pode ser confundido com o próprio endométrio quando este é mal visualizado. O endométrio secretor pode medir até 16 a 20 mm (embora não haja limite superior estabelecido como normal) e a aparência pode ser heterogênea. Pode-se ocasionalmente ver dobras endometriais que podem parecer pólipos durante a fase secretora.[33,34] Deve-se ter cautela antes de diagnosticar pólipos ou o endométrio anormalmente espesso durante essa fase do ciclo menstrual e considerar a realização de ultrassonografia de acompanhamento na fase proliferativa.

Em mulheres menopausadas, o endométrio costuma ser homogeneamente hiperecoico na aparência. Em pacientes na pós-menopausa sem sangramento vaginal, o limite superior de espessura aceitável é de 8 a 11 mm.[35-40] Deve-se notar que esses limites são maiores que o esperado para um endométrio atrófico e que pólipos ou hiperplasia podem estar presentes. No entanto, como o câncer tende a sangrar precocemente, esse limiar mais alto em mulheres na pós-menopausa que não apresentam sangramento é aceitável, a fim de limitar o número de biópsias endometriais por uma doença benigna. Quando há sangramento vaginal anormal, o limite superior da espessura normal se baseia no equilíbrio entre sensibilidade e especificidade, e limiares de 3 a 5 mm foram sugeridos. Estes são descritos com mais detalhes na seção sobre sangramento endometrial.

O miométrio normalmente apresenta ecogenicidade homogênea. O **miométrio** normal consiste em três camadas, embora não estejam distintamente separadas umas das outras. A **camada intermediária** é a mais espessa, com textura uniformemente homogênea de baixa a moderada ecogenicidade. A **camada interna** do miométrio é fina, compacta e relativamente hipovascular.[41,42] Essa camada interna, que é hipoecoica e envolve o endométrio relativamente ecogênico, também foi denominada **halo subendometrial**. Deve-se notar que isso não é necessariamente o mesmo que a zona de junção na ressonância magnética (RM).[43] A fina **camada externa** é ligeiramente menos ecogênica que a camada intermediária e é separada dela pelos vasos arqueados.

As **artérias arqueadas** situam-se entre as camadas externa e intermediária do miométrio e se ramificam nas **artérias radiais**, que percorrem da camada intermediária até o nível da camada interna. As artérias radiais então se ramificam nas **artérias espirais**, que penetram o endométrio e suprem a camada funcional. As **veias uterinas** são maiores que as artérias arqueadas concomitantes e são frequentemente identificadas como áreas anecoicas ou hipoecoicas focais pequenas, tanto no USTA como na UTV.[44] Essas veias podem, ocasionalmente, ser proeminentes e simular áreas císticas (Fig. 15.4). Embora a imagem do Doppler possa ser útil

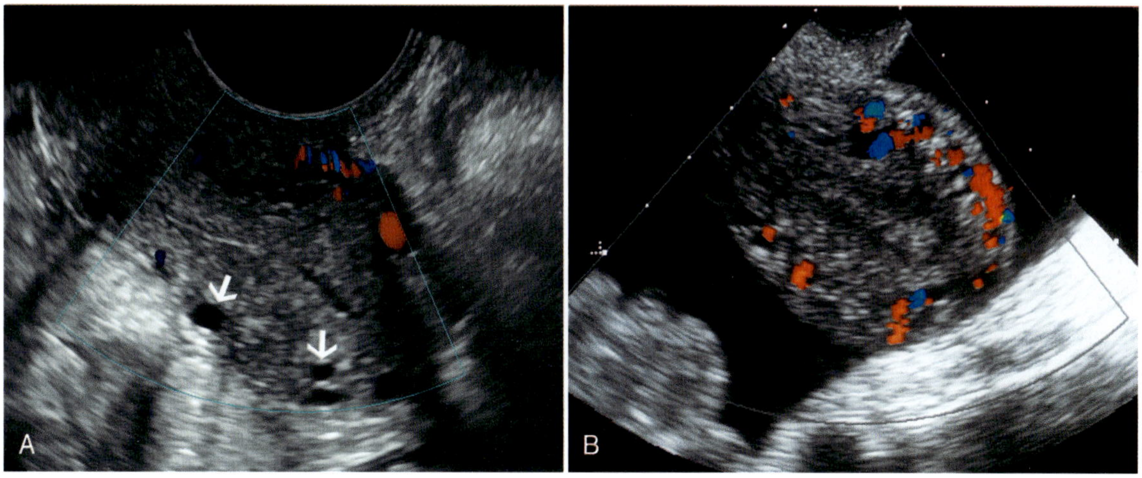

FIG. 15.4 Veias miometriais. (A) Corte sagital da UTV mostra veias proeminentes no miométrio externo. Algumas veias tinham fluxo demonstrado nas imagens Doppler, mas muitas não tiveram fluxo detectável no Doppler (duas indicadas por *setas*) devido à velocidade lenta do fluxo. Imagens em tempo real mostraram movimento de ecos nessas veias. **(B)** Outro exemplo similar. Há líquido na pelve ao redor do útero.

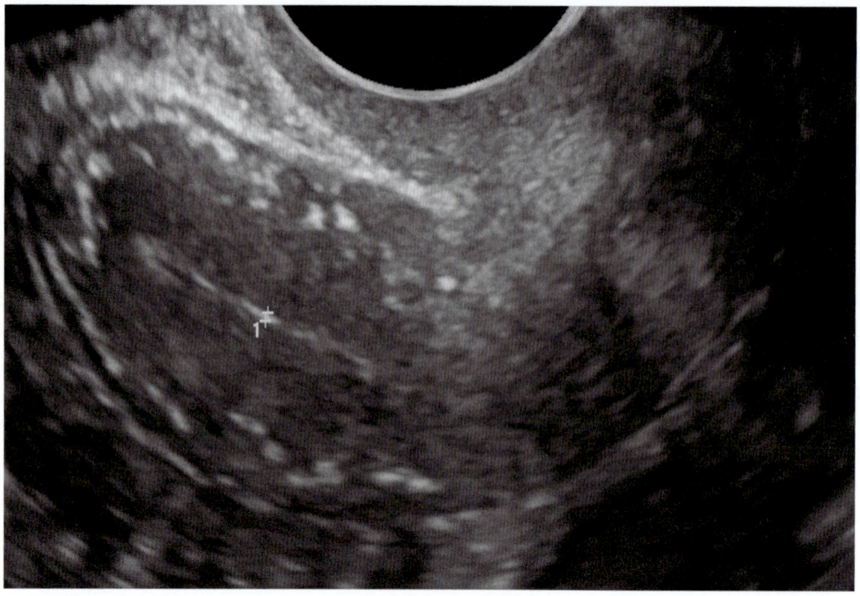

FIG. 15.5 Calcificação da artéria arqueada. Ultrassonografia transvaginal sagital demonstra múltiplos pequenos focos na camada externa do devido a calcificações da artéria arqueada. Endométrio normal fino também é observado nessa paciente pós-menopausa (*cursores* centralmente).

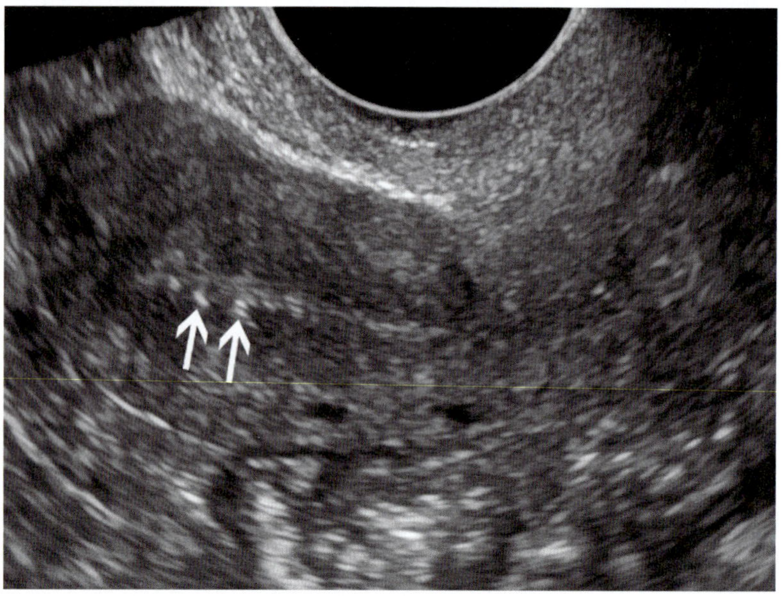

FIG. 15.6 Calcificações na interface endometrial/miometrial. Corte sagital na UTV mostra alguns focos ecogênicos pontilhados (*setas*), provavelmente devido a calcificações, na interface miométrio/endométrio. Este achado apresenta importância duvidosa e pode estar relacionado à instrumentação uterina prévia.

para confirmar a natureza vascular desses espaços, o fluxo pode ser muito lento para ser detectado por imagem com Doppler colorido. Imagens de *power* Doppler podem ser úteis neste caso; no entanto, a observação desses espaços com imagens em escala de cinza em tempo real, talvez com configurações de ganho aumentadas, provavelmente mostrará o movimento dos ecos nessas veias com fluxo lento, confirmando sua natureza vascular. Pequenas calcificações podem ser encontradas no miométrio externo (Fig. 15.5), que acredita-se que estejam nas artérias arqueadas, e são mais comumente vistas após a menopausa.[45,46] Embora tenha sido sugerido que essas calcificações são mais comuns em mulheres com doenças sistêmicas, como diabetes melito e insuficiência renal, até o momento, a literatura descreve apenas um pequeno número de pacientes.[13,45,46] A localização periférica e a natureza linear difusa dessas calcificações vasculares devem ajudar a distingui-las dos fibromas calcificados.

As contrações miometriais, embora mais comumente observadas durante a gravidez, podem ocasionalmente ser encontradas na zona miometrial interna de mulheres não grávidas.[47] Entretanto, são contrações sutis e, em geral, não são tão intensas, sendo improvável confundi-las com patologias como pode ocorrer durante a gravidez.

Minúsculos focos ecogênicos, muitas vezes sem sombra acústica, podem estar presentes no miométrio interno próximo à interface endometrial/miometrial (Fig. 15.6). Poucos dados estão disponíveis para este achado, mas ele parece não ter importância clínica e pode ser causado por calcificação distrófica decorrente de manipulação uterina anterior.[48]

O colo do útero frequentemente contém cistos, a maioria deles é de cistos de retenção de muco, sendo comumente chamados de **cistos de Naboth**. Eles geralmente aparecem como cistos simples, mas ocasionalmente podem apresentar ecos internos no líquido cístico (Fig. 15.7). Embora variáveis em tamanho e número, a maioria dos cistos de Naboth é pequena e não apresenta importância clínica.[49] As dobras mucosas no colo do útero, denominadas **plicaturas palmares**, são mais comumente observadas na RM, mas podem ocasionalmente ser visualizadas na UTV (Fig. 15.7E). Pequenos focos ecogênicos também podem ser visualizados na porção interna do colo do útero e provavelmente são decorrentes de calcificações puntiformes (Fig. 15.7F). Estes podem estar relacionados à manipulação uterina prévia e são considerados um achado benigno.[50] A parte interna do colo do útero também pode parecer ligeiramente hipoecoica em comparação com o colo externo e possivelmente simular uma massa (Fig. 15.8). A natureza uniforme e alongada dessa descoberta deve ajudar a distingui-la de uma massa verdadeira.

ANOMALIAS DO DUCTO MÜLLERIANO

As extremidades caudais fundidas dos dois ductos müllerianos (**paramesonéfricos**) formam o útero, o colo uterino e os dois terços superiores da vagina. A fusão normalmente ocorre na porção medial dos ductos e prossegue em direção cefálica ou caudal, ou ambas.[51,52] O septo mediano formado pelas paredes mediais dos ductos müllerianos é então reabsorvido, resultando em uma cavidade uterina única.

A interrupção do desenvolvimento dos ductos müllerianos, a falha na fusão dos ductos müllerianos e/ou na reabsorção do septo mediano resultam em formas variáveis de **anomalias do ducto mülleriano** (ADM). As ADM apresentam prevalência estimada que varia de até 6% na população geral até 15% em populações com perda gestacional recorrente.[53] Considerando que anomalias menores (útero arqueado com discreta indentação fúndica) provavelmente não têm consequência clínica, formas mais acentuadas estão associadas à perda gestacional (útero septado)[54] e várias complicações obstétricas, como parto prematuro (útero bicorno).

As anomalias são tipicamente categorizadas com base em sua embriologia e morfologia, e a classificação mais usada é a de 1988 da American Fertility Society, atualmente conhecida como American Society for Reproductive Medicine[55] (Fig. 15.9). A falha na fusão dos ductos müllerianos resulta **em útero didelfo** ou **útero bicorno**, e a falha de reabsorção do septo uterino resulta em um **útero septado** (a ADM mais comum).[56] Outras anomalias podem ser observadas em pacientes expostas ao **dietilestilbestrol** (DES) no útero, embora isso seja observado com menos frequência atualmente, desde que o seu uso foi interrompido no início dos anos 1970. Na exposição ao DES, a ultrassonografia pode demonstrar diminuição difusa do tamanho do útero e cavidade uterina irregular em formato de T.[57,58]

No entanto, o sistema de classificação mencionado anteriormente é problemático, porque as anomalias vaginais não estão incluídas, nem todas as anomalias se encaixam na classificação e não há características de imagem específicas definidas para o diagnóstico. Vários critérios de imagem foram propostos. Iremos nos concentrar nos critérios mais usados, enfatizando que não há um consenso sobre os melhores critérios. Sistemas alternativos de classificação de ADM têm sido sugeridos.[59-61] Algumas pacientes apresentarão anomalias complexas que não se encaixarão perfeitamente nos sistemas de classificação; a descrição detalhada dos vários componentes da anomalia é importante nestes casos, como medidas de indentação fúndica, espessura septal e espessura miometrial, sendo potencialmente úteis.

A vista coronal do útero é importante para diagnosticar as ADM (Fig. 15.10, Vídeos 15.1 e 15.2), particularmente quando se tratam das anomalias mais comuns, como o útero septado. Em geral, não se pode obter uma vista do útero em seu plano coronal com UTV bidimensional (2D), embora ocasionalmente seja possível obter uma vista coronal do útero com a USTA quando há pouco líquido na bexiga urinária e no útero é suficientemente antefletido. Em geral, a ultrassonografia 3D é necessária para determinar o tipo de ADM.[52,62] Uma metanálise recente sobre acuracia diagnóstica das ADM (com base em estudos que utilizaram predominantemente o sistema de classificação de 1988[55]) mostrou que os maiores graus de acurácia, em ordem decrescente, foram: ultrassonografia 3D, 97,6%; histerossonografia, 96,5%; histerossalpingografia, 86,9%; e ultrassonografia 2D, 86,6%.[53]

O desafio mais comum na prática clínica ocorre quando o endométrio aparece ligeiramente dividido na ultrassonografia 2D, sendo necessário determinar se este é um útero arqueado, septado ou bicorno. Este é um diagnóstico importante (particularmente para pacientes com infertilidade) quando se acredita que uma ADM tenha consequências reprodutivas; um **útero septado** geralmente será tratado cirurgicamente (o septo pode apresentar suprimento sanguíneo deficiente e pode conter tecido fibroso e/ou miometrial,[63,64] o que está associado a abortos recorrentes), enquanto um útero bicorno não será, em geral, tratado cirurgicamente. Usando o corte coronal reconstruído do útero em 3D, deve-se avaliar o contorno do miométrio no fundo do útero. Quando o miométrio da região fúndica estiver externamente convexo ou apresentar uma fenda côncava para o interior de menos de 1 cm (com linha de referência através da face superior da borda miometrial nas duas regiões de cornos), faremos a distinção entre útero septado (ou subseptado) e útero arqueado. O termo "subseptado" ou "septado parcial" é empregado às vezes quando o septo não se estende do fundo até o colo do útero. O critério de fenda de 1 cm para distinguir útero septado (ou arqueado) do bicorno é comumente utilizado, embora outros métodos tenham sido sugeridos.[54,56,65,66]

O significado e os critérios diagnósticos de um útero arqueado não são claros. O útero arqueado refere-se a uma ligeira indentação no fundo do miométrio. Há um debate se é realmente uma anomalia ou apenas uma variação da normalidade, e mais discussão sobre a importância clínica.[56,67] Parte da dificuldade em resolver essas questões decorre da incerteza de quais critérios utilizar para o diagnóstico. Também desconhecemos os critérios para distinguir o útero levemente arqueado do útero normal. Os critérios sugeridos para o diagnóstico de útero arqueado compreendem um ângulo maior que 90 graus no ponto final da indentação do fundo[65] ou uma indentação no miométrio com menos de 1 cm para dentro do endométrio (a partir de uma linha de referência da parte superior da borda endometrial até as duas regiões dos cornos).[68]

Em geral, se houver um recuo de mais de 1 cm no fundo do miométrio, então é necessário distinguir entre útero bicorno e útero didelfo. No útero bicorno, as duas cavidades endometriais se unem em algum momento, geralmente logo acima do colo do

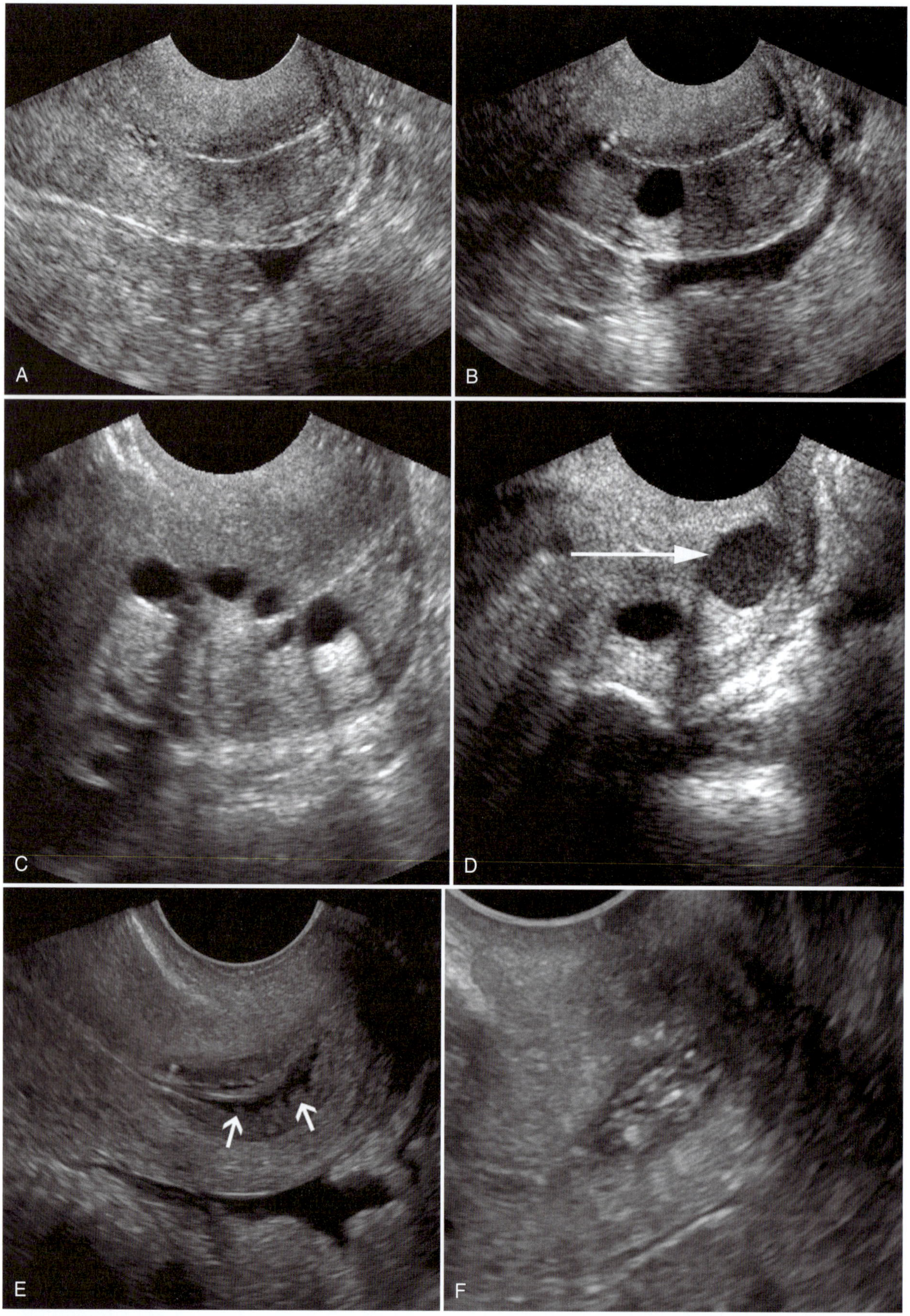

FIG. 15.7 Achados normais e insignificantes no colo do útero. Todas as imagens são de UTV sagital. **(A) Colo do útero normal. (B) Cisto de Naboth** simples. **(C)** Cistos de Naboth múltiplos. **(D)** Cisto de Naboth com ecos internos (*seta*) provavelmente por material proteico ou hemorragia. Há também um cisto de Naboth simples. **(E) Pregas do colo do útero**. Uma pequena quantidade de líquido no canal endocervical ajuda a delinear algumas ondulações (duas das quais estão indicadas por setas), devido às dobras do colo do útero, também conhecidas como **plicaturas palmares**. Eles podem ser mais facilmente visualizadas quando há uma pequena quantidade de líquido no canal endocervical, como neste caso. **(F)** Vários pequenos focos ecogênicos na porção interna do colo do útero.

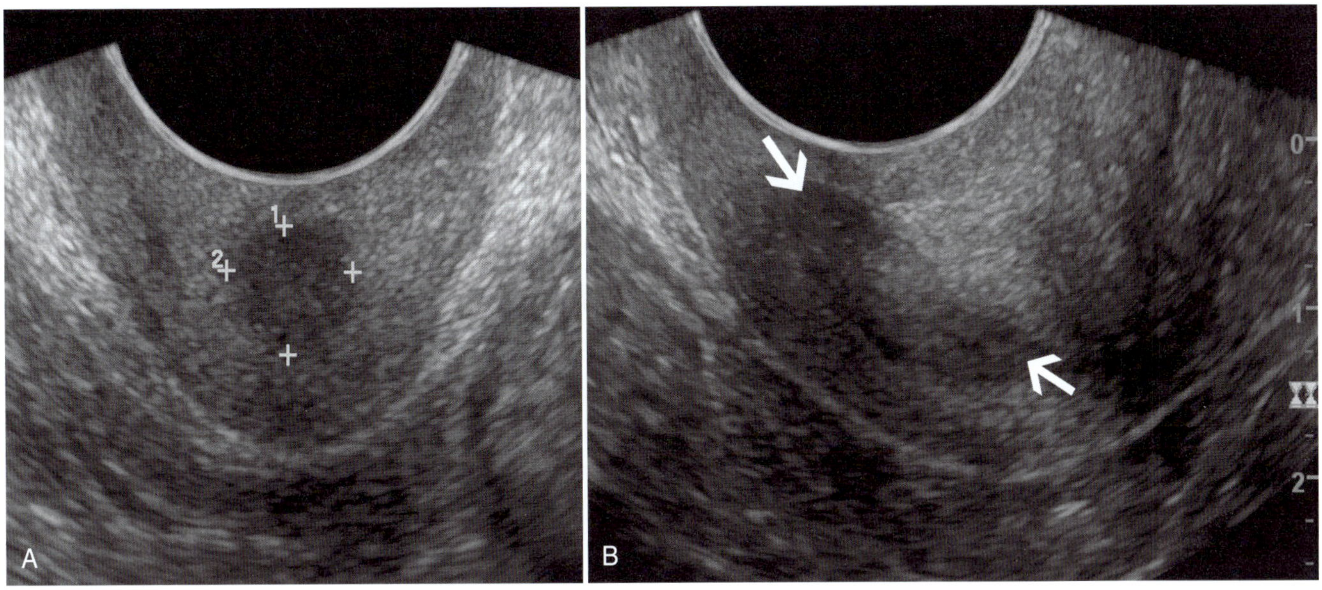

FIG. 15.8 Pseudomassa no colo do útero. (A) UTV transversal do colo do útero mostra área central hipoecoica simulando uma massa (*cursores*). **(B)** UTV sagital na mesma paciente mostra a natureza alongada lisa da porção interna do colo do útero (entre as *setas*) em um útero retrovertido. A porção interna do colo do útero às vezes apresenta-se relativamente hipoecoica em relação à porção externa e pode simular uma massa.

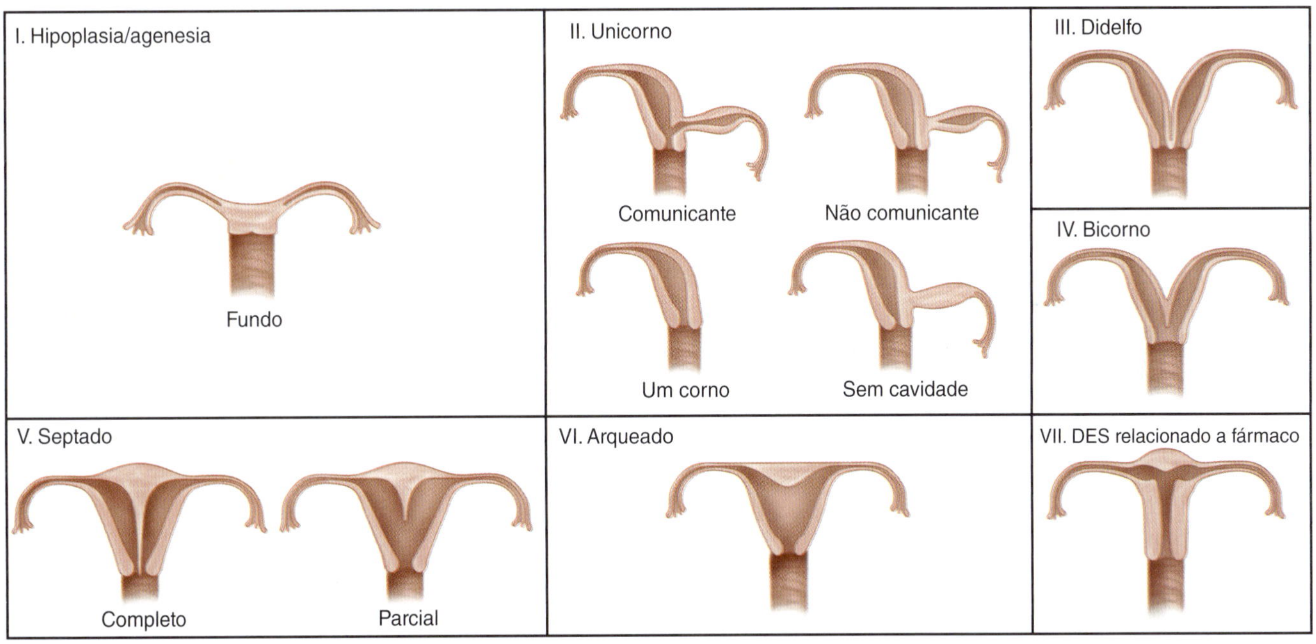

FIG. 15.9 Desenho esquemático das anormalidades müllerianas. *DES*, dietilestilbestrol. (Reimpresso com permissão da American Society for Reproductive Medicine. The American Fertility Society classifications of adnexal adhesions, distal tubal occlusion, tubal occlusion secondary to tubal ligation, tubal pregnancies, müllerian anomalies and intrauterine adhesions. Fertil Steril. 1988;49(6):944-955.[55])

útero. Pode haver um colo do útero (bicorno unicoli) ou dois colos do útero (bicorno bicoli). No útero didelfo, há dois cornos do útero separados e dois colos do útero. No entanto, a distinção entre útero bicorno com dois cornos e o didelfo pode ser difícil e talvez não seja clinicamente relevante. Em um novo sistema de classificação, a diferenciação entre útero septado e bicorno é melhor descrita;[53] entretanto, o útero septado provavelmente é sobrediagnosticado por essas definições.[69]

A interrupção do desenvolvimento de um ducto mülleriano resulta em formas variáveis de **útero unicorno**. Em geral, o útero unicorno é facilmente reconhecido na ultrassonografia 3D, porque a configuração do corno único, às vezes referida como "em formato de banana", costuma ser óbvia na reconstrução do plano coronal. A configuração de um único corno do endométrio, com ausência de uma região do corno, é fácil de ser negligenciada na ultrassonografia 2D, a menos que se preste muita atenção. Um útero unicorno pode estar desviado para um lado da pelve, mas esse desvio uterino pode não ser observado na ultrassonografia 2D. Quando um útero unicorno é visualizado, é importante determinar se há um corno rudimentar e se esse este contém endométrio – tal

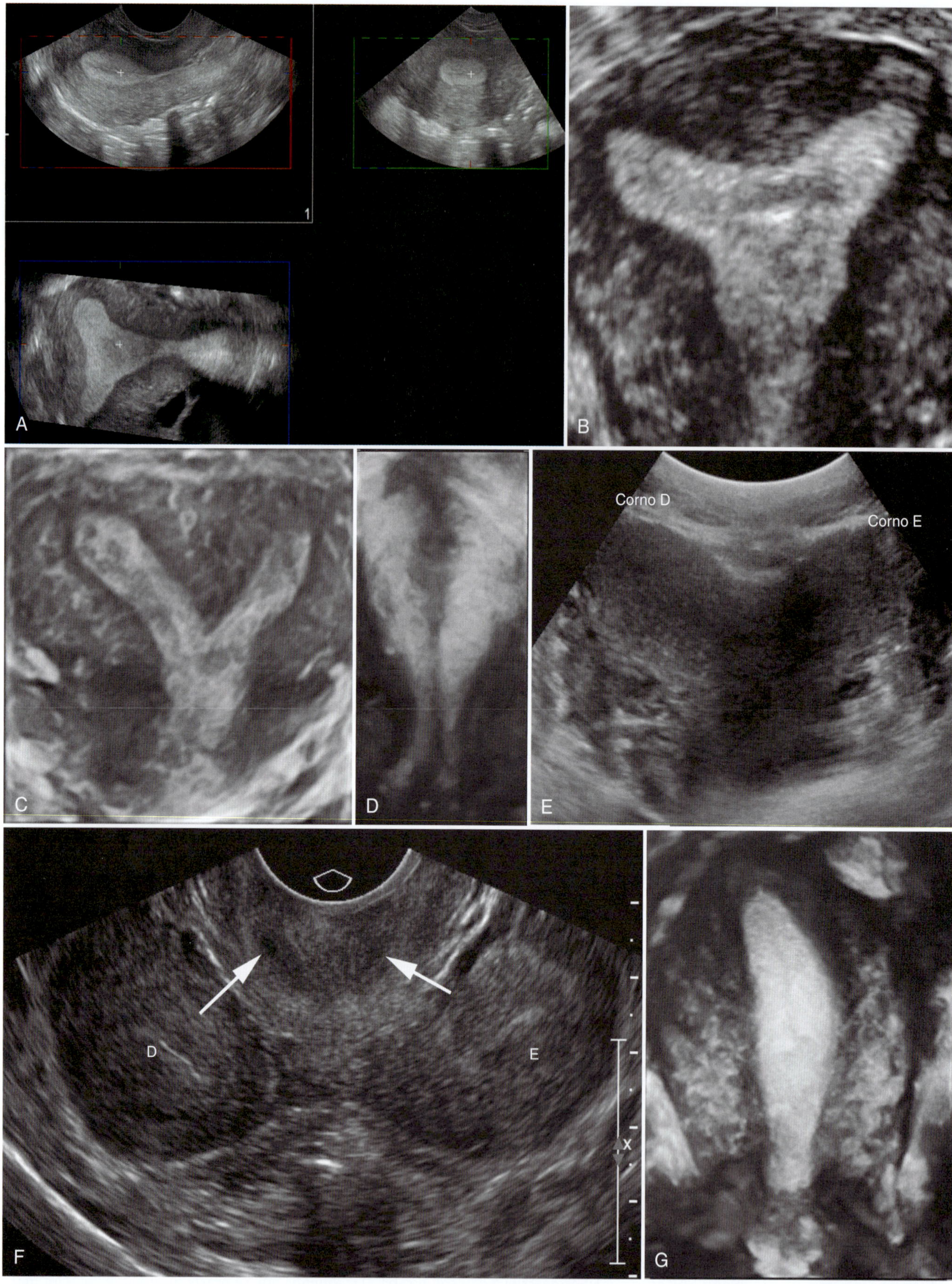

FIG. 15.10 Imagens coronais do útero normal e anomalias do ducto mülleriano. (A) Útero normal com imagens tridimensionais (3D). Muitas vezes é útil reconstruir o plano coronal para avaliar anomalias do ducto mülleriano. **(B)**, **(D)** e **(G)** são imagens 3D reconstruídas. **(E)** e **(F)** são imagens coronais obtidas diretamente da imagem bidimensional (2D). **(B) Útero arqueado. (C) Útero subseptado. (D) Útero septado** completo. **(E) Útero bicorno** (observe como os dois cornos se juntam). **(F) Útero didelfo** (observe duas cavidades uterinas separadas [*D, E*] e dois colos do útero [*setas*]). As cavidades endometriais estavam sempre separadas. **(G) Útero unicorno.** Ver também Vídeo 15.1 para útero unicorno e Vídeo 15.2 para útero bicorno.

determinação orientará o tratamento da paciente.[54,70] Cerca de um terço das pacientes com útero unicorno não apresenta um corno rudimentar. Para os aproximadamente dois terços das pacientes com um útero unicorno que apresentam um corno rudimentar, em cerca da metade haverá endométrio nesse corno rudimentar.[54,70] Na maioria das pacientes com **corno rudimentar** com endométrio, o corno rudimentar não se comunica com o outro corno. Pacientes com corno rudimentar sem comunicação com a outra cavidade apresentam maior risco de endometriose e gravidez rudimentar de corno, com alta probabilidade de ruptura. Hidrometra no corno rudimentar pode ser confundida com massa uterina ou anexial. A ressecção cirúrgica do corno rudimentar que contém endométrio, especialmente se não for comunicante, frequentemente é recomendada.[54] Não está claro como a ultrassonografia, seja 2D ou 3D, pode excluir a presença de um corno rudimentar, porque às vezes são pequenos e podem ficar obscurecidos por gás intestinal. Se um corno rudimentar não for visualizado na ultrassonografia, deve-se considerar a RM como mais confiável para confirmação de que ele realmente não está presente.

Existem formas variáveis e frequentemente complexas de **hipoplasia** ou agenesia uterina. Talvez não seja possível realizar a UTV em tais pacientes e a RM pode ser necessária para a completa definição da anatomia, uma vez que pequenos remanescentes uterinos podem estar presentes e ser de difícil identificação na ultrassonografia. A forma mais comum é a síndrome de Mayer-Rokitansy-Kuster-Hauser, com a maioria das pacientes apresentando agenesia uterina e vaginal.[56]

Os **septos vaginais** podem apresentar orientação transversal ou longitudinal e são mais comumente visualizados nos úteros didelfos, embora possam ocorrer com outras ADM. O septo transverso pode causar obstrução e resultar em **hematocolpos** ou **hematometrocolpos**. O colo do útero duplicado é um componente do útero didelfo, mas pode ocorrer associado a outras anomalias. Além dos colos do útero claramente separados, pode ser difícil distinguir a verdadeira duplicação de um colo do útero dividido por um septo. Com isso em mente, em mulheres com colo do útero duplo é importante avaliar a anatomia uterina completa, porque o útero septado completo é tão comum quanto o útero didelfo.[71]

Os rins devem ser avaliados nas pacientes com ADM porque as anomalias renais ocorrem com maior frequência nessas pacientes em comparação com a população em geral.[54] As anomalias renais mais comuns são rins ausentes ou ectópicos. Os tipos mais comuns de ADM associadas a anomalias renais são o útero didelfo (muitas vezes com agenesia renal ipsilateral a um corno obstruído) e útero unicorno (geralmente agenesia renal ipsilateral no lado do corno ausente ou rudimentar).

ANORMALIDADES DO MIOMÉTRIO

Leiomioma

Leiomiomas uterinos, comumente referidos como **fibroides** (miomas), são neoplasias benignas comuns do útero. Eles são compostos por quantidades variáveis de músculo liso e tecido fibroso. A prevalência, ao longo da vida, dos leiomiomas uterinos é maior que 80% entre as mulheres afrodescendentes e se aproxima de 70% nas mulheres caucasianas.[72] Algumas mulheres com leiomiomas são assintomáticas, mas os leiomiomas podem ser causa de sangramento vaginal anormal, dor ou sintomas sistêmicos, como disfunção intestinal ou da bexiga urinária.[72]

Causas de Aumento de Tamanho do Útero

Variante da normalidade
Fibroides
Adenomiose
Obstrução uterina
Doenças malignas
Câncer de endométrio
Sarcoma do útero
Câncer do colo do útero

Os leiomiomas podem ser classificados de acordo com a localização: submucoso (adjacente ao endométrio), intramural (no interior do miométrio) e subseroso (envolvendo a camada serosa do útero). Alguns leiomiomas subserosos são pediculados, apresentando o centro do leiomioma externamente ao útero e inserção uterina por meio de um pedículo mais estreito que 50% do diâmetro do leiomioma.[73] Os leiomiomas subserosos pediculados podem ser difíceis de distinguir de uma neoplasia ovariana sólida se o ovário ipsilateral não for identificado. Nesses casos, recomenda-se usar a imagem com Doppler colorido ou *power* Doppler para pesquisar os vasos que conectam o leiomioma ao útero (Fig. 15.11). Os leiomiomas ocasionalmente ocorrem no colo do útero. Os leiomiomas submucosos, muitos dos quais podem ser tratados histeroscopicamente, frequentemente são subclassificados como tipo 0 (completamente dentro da cavidade endometrial), tipo I (mais de 50% na cavidade endometrial) e tipo II (menos de 50% na cavidade endometrial).[74] Essa distinção é importante porque, quando os miomas estão mais de 50% dentro da cavidade endometrial, eles podem ser retirados, em geral, histeroscopicamente. A localização de alguns leiomiomas abrange vários desses grupos mais gerais, e uma classificação mais detalhada da localização do leiomioma tem sido sugerida.[75,76] Quando os miomas são visualizados distorcendo o endométrio, é frequentemente útil estimar a porcentagem dentro da cavidade endometrial, além de usar qualquer sistema de classificação preferido pelos clínicos. Embora a UTV frequentemente seja adequada quando os miomas são pequenos e/ou pouco numerosos, é importante também avaliar a paciente com USTA. Miomas grandes, miomas localizados superiormente em um útero com aumento de tamanho, ou leiomiomas subserosos pediculados podem ser visualizados de forma incompleta ou ser totalmente ignorados se for realizada apenas a UTV.

Leiomiomas: Características Ultrassonográficas

Massa sólida hipoecoica ou heterogênea, ocasionalmente hiperecoica
Forma arredondada ou oval
Distorção do contorno externo do útero ou endométrio, dependendo do tamanho e da localização
Atenuação ou sombreamento
Calcificação
Áreas císticas de degeneração ou necrose

Os miomas podem ter aparência variável (Fig. 15.11, Vídeo 15.3), mas, na maioria das vezes, aparecem como massas sólidas

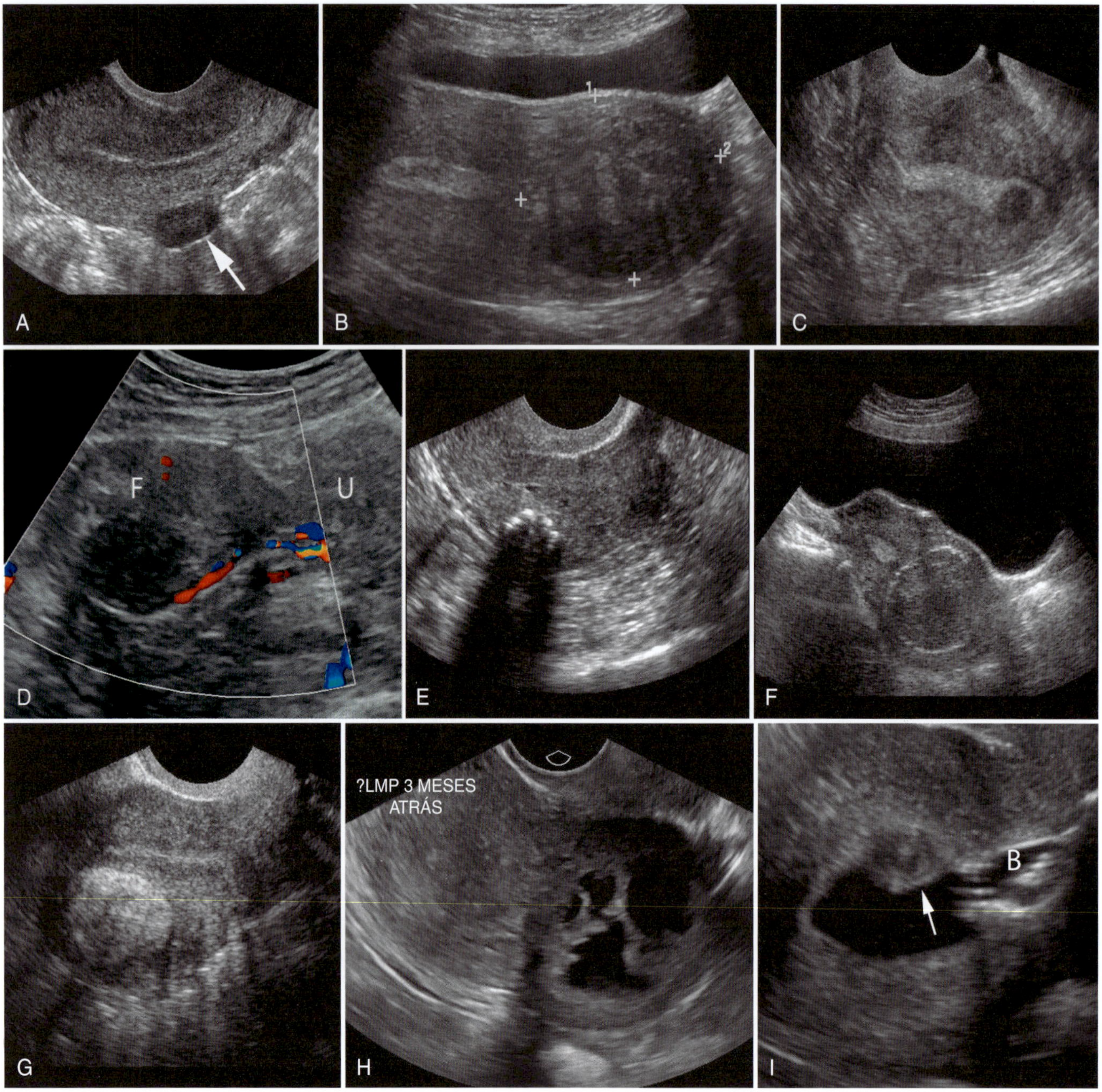

FIG. 15.11 Leiomiomas, aparências variáveis. (A) UTV sagital mostra um **leiomioma subseroso** hipoecoico (*seta*). **(B)** USTA transversal mostra um leiomioma subseroso hipoecoico (*seta*). **(C)** UTV sagital mostra um leiomioma submucoso hipoecoico, quase inteiramente dentro da cavidade endometrial. **(D)** USTA com imagem Doppler colorido mostra vasos conectando o fibroma (*F*) ao útero (*U*), confirmando um **leiomioma subseroso pedunculado**. **(E)** UTV de um leiomioma com calcificação globular com sombreamento. **(F)** Imagem sagital da USTA de um leiomioma com calcificação periférica. **(G)** UTV transversal mostra massa hiperecoica, típica de um **lipoleiomioma**. **(H)** UTV sagital mostra um leiomioma com degeneração cística. Quando pediculado do útero, tal leiomioma pode ser confundido com massa ovariana. Ver também Vídeo 15.3. **(I)** Imagem sagital de UTV a partir de uma histerossonografia mostrando o endométrio (*seta*) sobrejacente ao **fibroide submucoso**. Observe o cateter-balão (*B*).

arredondadas ou ovais, bem-definidas, que são hipoecoicas se comparadas ao miométrio normal. São frequentemente heterogêneos e tendem a produzir efeito "de massa" em estruturas adjacentes, dependendo do tamanho e da localização. Os leiomiomas podem atenuar o som em toda a massa, mas também costumam apresentar áreas de sombreamento semelhantes a bandas oriundas de áreas não hiperecoicas dentro da massa, denominadas "sombreamento refratário".[77] A calcificação ocorre em uma minoria de leiomiomas. A calcificação geralmente ocorre em uma ou mais áreas focais e há sombra acústica associada. Menos frequentemente, pode ocorrer calcificação da borda e, em geral, é observada após degeneração hemorrágica ou após **embolização da artéria uterina** (EAU). Ocasionalmente, os leiomiomas apresentam-se isoecoicos ou hiperecoicos em comparação ao miométrio. Quando se encontra um leiomioma hiperecoico, um **lipoleiomioma** deve ser suspeitado,[78,79] embora seja improvável que todos os leiomiomas hiperecoicos sejam lipoleiomiomas. O tecido adiposo em um lipoleiomioma provavelmente deve-se à diferenciação dos adipócitos, em vez de alteração degenerativa.[80] Os lipoleiomiomas são observados de forma mais frequente em mulheres na pós-menopausa[78] e geralmente apresentam evolução clínica benigna.[80,81]

Os leiomiomas uterinos ocasionalmente sofrem várias formas de degeneração benigna. Muitos tipos de degeneração não são evidenciados ultrassonograficamente e podem ser mais bem detectados por RM.[82] Espaços císticos dentro de um leiomioma geralmente indicam **degeneração cística**, mas também podem ser observados quando há **degeneração mixoide**. Costuma ser difícil identificar por ultrassonografia degeneração hialina, hemorrágica e hidrópica. A **degeneração hemorrágica** pode não produzir nenhuma alteração na aparência, embora tenham sido descritas homogeneidade, borda hiperecoica e falta de fluxo detectável na imagem com Doppler.[76] Em uma paciente com degeneração fibromatosa agudamente (em geral, durante o rápido crescimento na gravidez ou como resultado da EAU), a dor geralmente será localizada no(s) fibroma(s) em degeneração e, assim, o diagnóstico pode ser sugerido durante o exame ultrassonográfico, mesmo se a aparência ultrassonográfica da degeneração ainda não for evidente.

Felizmente, a maioria das massas de miométrio constitui leiomiomas. Existem outras formas incomuns de neoplasias miometriais, como os **leiomiomas celulares** e **tumores de músculo liso de potencial maligno incerto** (STUMP; do inglês, *smooth muscle tumors of uncertain malignant potential*), mas não temos conhecimento de nenhuma característica ultrassonográfica específica para diagnosticar essas entidades.[76] Raramente, os leiomiomas apresentam padrões de crescimento incomuns, tais como **leiomiomatose endovenosa**, **leiomiomatose peritoneal disseminada**, **leiomiomas metastáticos benignos** e **leiomiomas parasíticos**; os leiomiomas nessas entidades raras têm aparência semelhante aos leiomiomas mais comuns, mas encontram-se em localizações muito diferentes.[76,82]

Após tratamento não invasivo com EAU, a maioria dos miomas permanece hipoecoica, embora ocasionalmente ocorram alterações císticas ou aumento da ecogenicidade; espera-se fluxo diminuído ou ausente na imagem do Doppler.[83] Estruturas hiperecoicas tubulares, cuja causa, acredita-se, seja por ramos trombosados da artéria uterina, foram descritas após a EAU.[84] Os focos ecogênicos devido ao gás podem ocorrer em leiomiomas como um achado normal após a EAU, e a avaliação clínica é necessária para ajudar a diferenciá-lo de um **piomioma**.[82] Os miomas submucosos podem prolapsar e, assim, uma massa pode ser vista na cavidade endometrial, colo do útero ou vagina.[85] Pouco foi relatado sobre o aparecimento de leiomiomas após a ablação por ultrassonografia direcionada por RM.

Leiomiossarcoma

Sarcomas do útero são incomuns. Embora algumas formas de sarcoma uterino surjam no endométrio, os leiomiossarcomas mais comuns surgem no miométrio. Os fatores de risco para o **leiomiossarcoma** incluem irradiação pélvica, tamoxifeno e síndromes genéticas raras.[72] Infelizmente, é difícil diagnosticar os leiomiossarcomas por ultrassonografia ou outras modalidades de imagem, porque sua aparência e taxa de crescimento se sobrepõem aos leiomiomas, que são muito mais comuns. Para a evidência de metástase, nenhum recurso de imagem atualmente conhecido é confiável. Os leiomiossarcomas tendem a ser grandes e heterogêneos e a apresentar alterações císticas (Fig. 15.12), mas essas alterações também são comuns nos leiomiomas.[82] A imagem por Doppler não se mostrou confiável. O crescimento rápido, particularmente em uma paciente na pós-menopausa, tem sido considerado um sinal preocupante para os leiomiossarcomas, mas "rápido" não é bem-definido, por isso a utilidade do crescimento rápido não é clara. O diagnóstico de leiomiossarcoma por RM também é desafiador, embora a imagem ponderada em difusão possa ser útil.[86,87] Os níveis séricos de lactato desidrogenase também podem ser úteis para o diagnóstico de leiomiossarcoma.[87a,87b]

Adenomiose

Adenomiose é uma condição benigna na qual glândulas e estroma endometriais estão presentes no miométrio. Em geral, o diagnóstico histopatológico da adenomiose requer a presença de glândulas

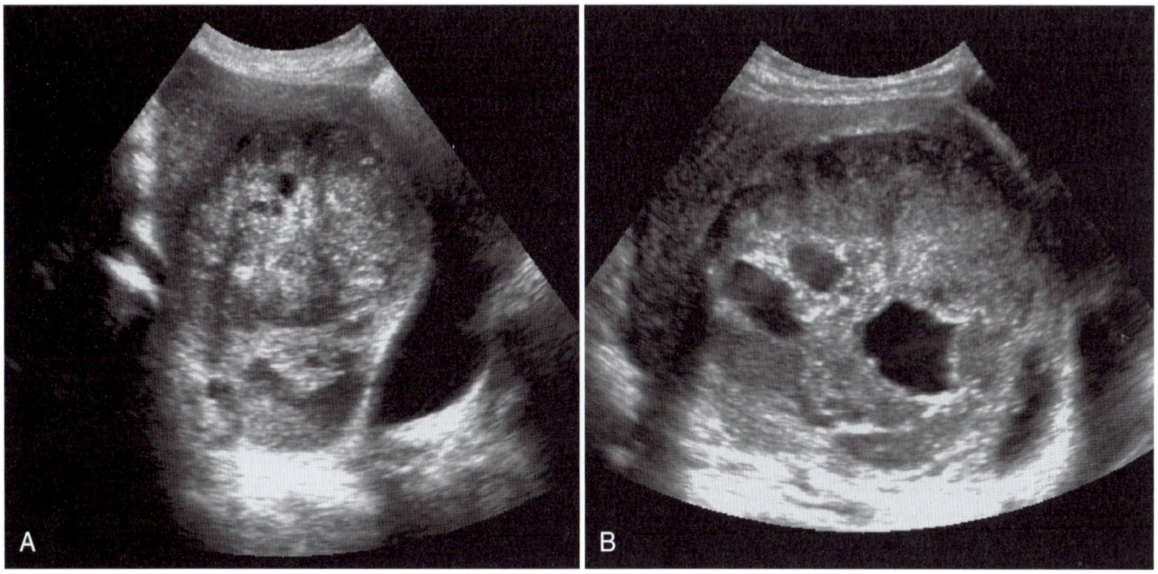

FIG. 15.12 Leiomiossarcoma. (A) Imagens sagital e **(B)** transversal da USTA mostram uma grande massa uterina heterogênea que é principalmente sólida, mas contém áreas císticas. É difícil distingui-la de um leiomioma benigno com degeneração cística porque o aparecimento de leiomiomas e leiomiossarcomas se sobrepõe.

endometriais ou estroma localizados a mais de 2,5 ou 3 mm de distância da borda externa do endométrio.[88,89] Pode causar dor, sangramento vaginal anormal ou infertilidade, embora algumas pacientes sejam assintomáticas. A prevalência da adenomiose é incerta; há estimativas muito variadas de 5% a 70%.[90] Adenomiose e endometriose podem coexistir; 22% a 49% das mulheres com endometriose também têm adenomiose.[91]

Adenomiose: Características Ultrassonográficas

Aumento do útero difuso, algumas vezes de forma globular
Miométrio difusamente heterogêneo
Espessamento assimétrico do miométrio
Áreas hipoecoicas indistintas
Cistos do miométrio
Pouca definição do limite endometrial-miometrial
Sensibilidade focal induzida ao examinar o útero
Estrias lineares ecogênicas subendometriais
Nódulos ecogênicos subendometriais

A adenomiose afeta o miométrio mais frequentemente de forma difusa. Ocasionalmente, ocorre em uma forma focal (às vezes chamada de "adenomiose focal" quando envolve apenas parte do miométrio ou um "adenomioma")[92] e raramente pode assumir a forma de um cisto ("adenomioma cístico").[76] A ultrassonografia é um exame diagnóstico de escolha para adenomiose, embora cerca de 9% das pacientes afetadas apresentem achados ultrassonográficos normais.[93] Achados ultrassonográficos sugestivos de adenomiose difusa incluem a forma globalmente aumentada do útero, miométrio heterogêneo, espessamento assimétrico do miométrio, interface indistinguível entre o endométrio e o miométrio, cistos miometriais e estrias ou nódulos ecogênicos no miométrio (Fig. 15.13, Vídeo 15.4).[94-97] A heterogeneidade do miométrio tem sido descrita como o achado mais comum, mas apresenta baixa especificidade;[96] isso pode estar relacionado à natureza subjetiva para determinar a heterogeneidade. Assim, é importante procurar outras características ultrassonográficas quando se identifica o miométrio heterogêneo. Estriações lineares ecogênicas, cistos miometriais, formato globoso uterino e espessura miometrial assimétrica têm sido descritos como achados de alta especificidade.[94,96,97] Embora, em geral, não seja realizada para diagnosticar adenomiose, a HSG pode mostrar comunicação entre as lesões de adenomiose e cavidade endometrial.[98] Raramente, a adenomiose pode aparecer como uma massa cística isolada, maior que os pequenos cistos miometriais tipicamente adenomióticos, e tem sido denominada **adenomioma cístico juvenil**.[99] No entanto, esses cistos do miométrio isolados de tamanho maior podem representar um tipo raro de ADM recentemente proposto, uma **massa uterina acessória e cavitada** (ACUM; do inglês, *accessory and cavitated uterine mass*). Critérios específicos para diagnosticar a ACUM foram propostos.[100,101]

A adenomiose e os leiomiomas frequentemente coexistem; de acordo com relatos, 15% a 57% das mulheres com leiomiomas também apresentam adenomiose em estudos cirúrgicos.[102] Algumas vezes, pode ser difícil diferenciar essas duas entidades ou determinar se ambas estão presentes por meio da ultrassonografia. A adenomiose focal geralmente é a forma mais difícil de distinguir dos leiomiomas. Bordas distintas são típicas de leiomiomas, enquanto bordas indistinguíveis sugerem adenomiose. Sugere-se a realização de Doppler colorido ou *power* Doppler para fazer a distinção, em que a adenomiose tende a apresentar a vascularização mais central e os leiomiomas tendem a apresentar vascularização periférica mais exuberante.[92] Entretanto, a confiabilidade dos achados no Doppler para fazer essa diferenciação não foi adequadamente comprovada. Em pacientes nas quais é incerto se os achados representam adenomiose ou leiomiomas, ou ambos (fazer essa distinção é importante para o atendimento clínico), a RM é útil.

Embora considere-se que a ocorrência da adenomiose geralmente seja principalmente antes da menopausa, ela pode ser observada após a menopausa.[103] Mulheres com câncer de mama tratadas com tamoxifeno apresentam maior incidência de adenomiose. A principal hipótese é de que os efeitos agonistas de estrogênio do tamoxifeno no tecido endometrial causem adenomiose ou reativem a adenomiose preexistente.[90]

Ocasionalmente, encontra-se um ou alguns pequenos cistos na borda do endométrio/miométrio, na ausência de outros achados ultrassonográficos da adenomiose. A importância de tal descoberta isolada não está claro. Como mencionado anteriormente, o diagnóstico histopatológico da adenomiose geralmente requer o achado de glândulas endometriais ou estroma localizados a mais de 2,5 ou 3 mm de distância da borda externa do endométrio.[88,89] Não é aconselhável diagnosticar a adenomiose com base apenas em um ou alguns pequenos cistos na borda endometrial/miometrial, na ausência de outras características ultrassonográficas dessa patologia.

ANORMALIDADES DO COLO DO ÚTERO

Após uma histerectomia subtotal (supracervical), espera-se ver a maior parte ou todo o colo uterino remanescente, e não se deve confundir o colo do útero remanescente com uma massa (Fig. 15.14A). Ocasionalmente, pode-se observar um pólipo na cavidade endocervical na ultrassonografia (Fig. 15.14B), embora muitos deles sejam evidentes no exame clínico. Pequenos pólipos do colo do útero podem ser difíceis de identificar ultrassonograficamente, a menos que haja líquido circundante. Às vezes, os pólipos endometriais (ou leiomiomas endocavitários) prolapsam para o colo do útero. O diagnóstico pode ser realizado com base na visualização do pedículo vascular à lesão prolapsada no canal endocervical (Fig. 15.14C-D, Vídeo 15.5).

O **carcinoma do colo do útero** geralmente é diagnosticado sem imagem, mas ocasionalmente pode-se encontrar acidentalmente uma paciente com carcinoma do colo do útero. O carcinoma do colo do útero geralmente aparece como uma massa sólida heterogênea hipoecoica (Fig. 15.14E). Pode ser difícil diferenciá-lo de um leiomioma na ultrassonografia, embora tenha sido descrita a presença de aumento da vascularização na imagem do Doppler.[104]

Adenoma maligno, também chamado de **adenocarcinoma de desvio mínimo**, é uma neoplasia maligna do colo do útero rara que tem sido associada à **síndrome de Peutz-Jeghers**. Secreção vaginal aquosa tem sido descrita como um sintoma comum. Ultrassonograficamente, apresenta-se mais frequentemente como massas císticas multiloculadas com um componente sólido ou massas completamente sólidas (Fig. 15.14F-G).[105] Vários cistos de Naboth adjacentes podem simular essa lesão, mas quando existe um componente sólido, particularmente visualizado na imagem com fluxo por Doppler, deve-se considerar essa neoplasia incomum.

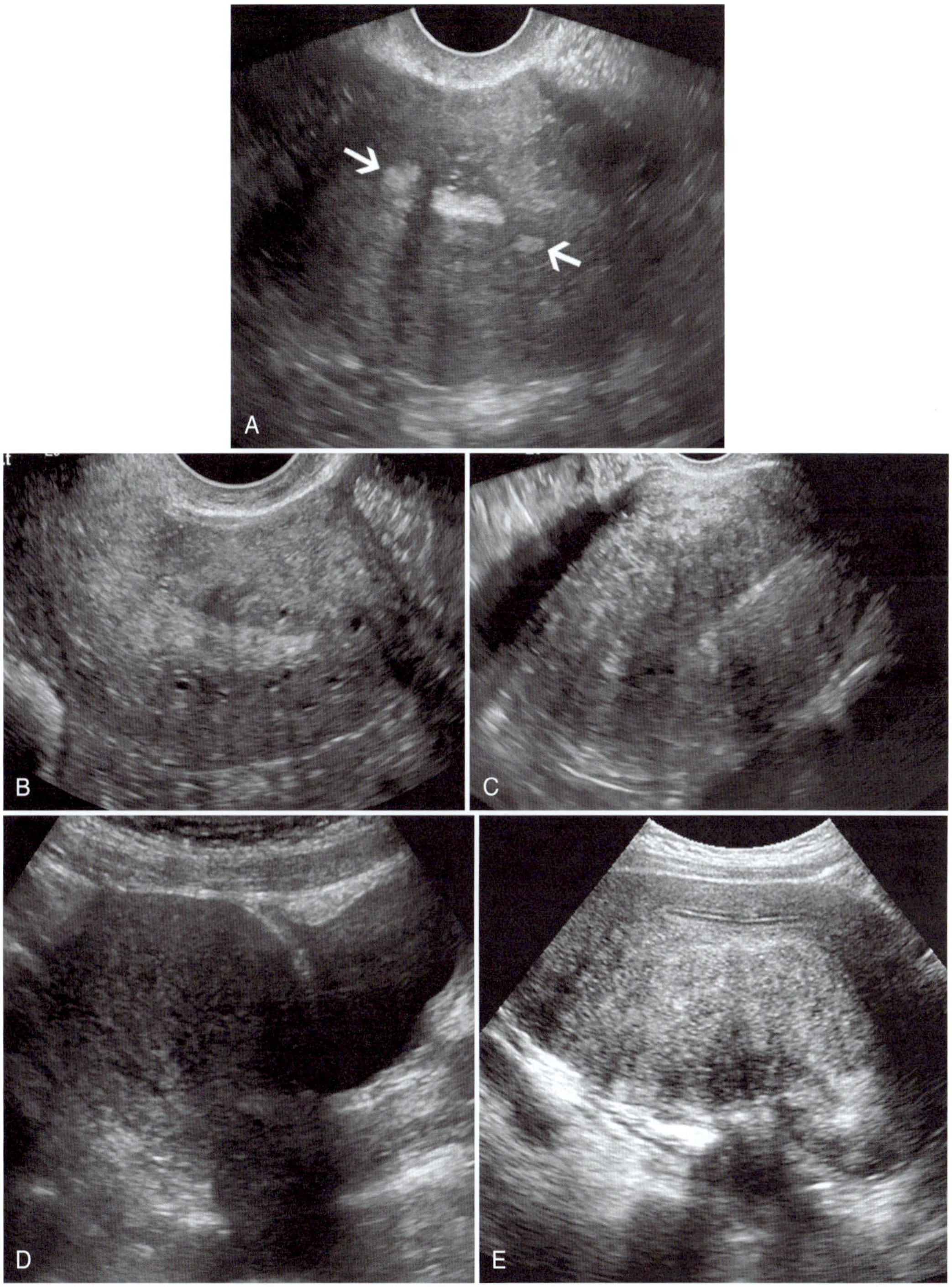

FIG. 15.13 Adenomiose. (A) UTV transversal mostra nódulos ecogênicos (*setas*). A área central ecogênica nesta imagem é o endométrio. Estriações e nódulos são provavelmente a mesma estrutura, sendo usado termo "estriação" quando o formato é mais alongado e o termo "nódulo" quando é mais esférico. **(B)** UTV sagital revela múltiplos pequenos cistos no miométrio. **(C)** UTV sagital mostra heterogeneidade difusa do miométrio. Além disso, o endométrio é mal definido. **(D)** UTV sagital revela a forma globular do útero. **(E)** USTA sagital mostra espessura assimétrica do miométrio, que exibe a parte posterior mais espessa e heterogênea em comparação com o miométrio anterior. Ver também Vídeo 15.4.

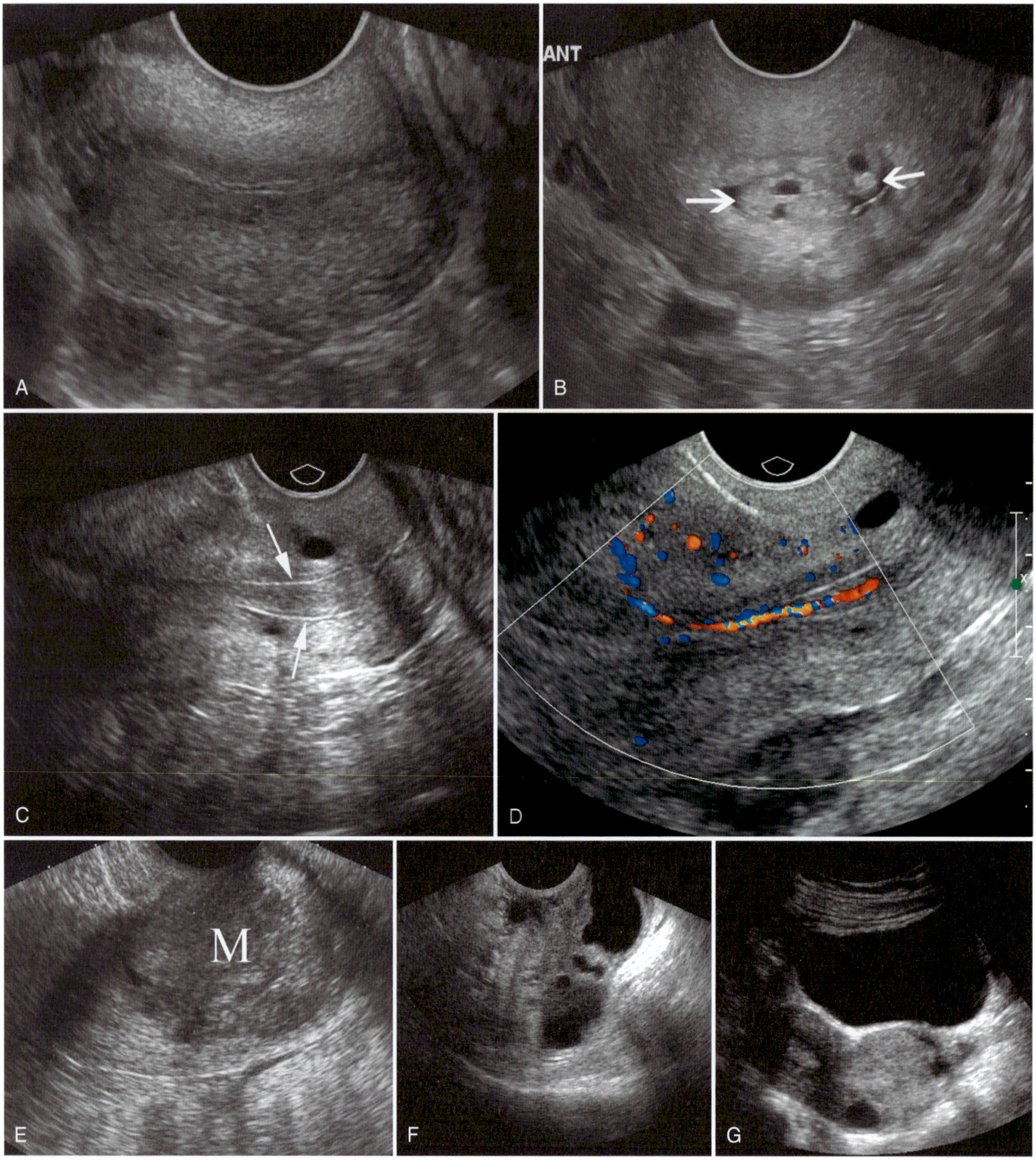

FIG. 15.14 Lesões do colo do útero. (A) Histerectomia supracervical. UTV sagital mostra o colo do útero remanescente normal em uma paciente após histerectomia supracervical. **(B) Pólipos do colo do útero**. UTV transversal mostra um pólipo do colo do útero (entre *setas)*. Este pólipo contém pequenos espaços císticos que podem ser confundidos com cistos de Naboth, mas, neste caso, um pequeno volume de líquido no canal endocervical ajuda a definir as bordas do pólipo. **(C)** Imagem sagial em escala de cinza e **(D)** Doppler colorido em uma paciente com **pólipo endometrial prolapsando para o colo do útero**. Observe o pedículo vascular do pólipo que se estende da cavidade endometrial à região do colo do útero. Ver também Vídeo 15.5. **(E) Carcinoma do colo do útero**. UTV sagital mostrando massa sólida hipoecoica *(M)* que é um carcinoma do colo do útero. **(F)** UTV sagital e **(G)** USTA sagital de uma paciente com **adenoma maligno** mostrando uma massa mista sólida e cística.

ANORMALIDADES DO ENDOMÉTRIO

Por causa da sua resolução aprimorada, a UTV é mais capaz de visualizar e descrever anormalidades sutis no endométrio e definir claramente a interface endometrial/miometrial do que a USTA. O reconhecimento das variações ultrassonográficas normais do endométrio dependem do ciclo menstrual, do estado da menopausa da paciente e do uso de hormônios, e permite reconhecer as condições patológicas manifestadas pelo espessamento endometrial, porque os limites máximos aceitos para a espessura normal variam de acordo com esses fatores. Muitas patologias endometriais, tais como **hiperplasia, pólipos** e **carcinoma**, podem causar sangramento anormal. O sangramento incomum pode ocorrer devido a períodos menstruais anormalmente demorados durante o ciclo menstrual (menorragia, por exemplo, devido a miomas ou adenomiose), sangramento anormal no meio do ciclo (metrorragia) ou ambos (menometrorragia).

Causas de Metrorragia

Gravidez
Doença sistêmica (doença hepática, discrasias sanguíneas)
Pólipos ou hiperplasia endometriais
Câncer do endométrio
Mal posicionamento do dispositivo intrauterino (DIU)
Alterações na cicatriz da cesariana

Embora o sangramento vaginal intenso seja tipicamente por fator etiológico miometrial ou endometrial, o sangramento anormal, às vezes, pode surgir devido a outras fontes, como sangramento da vulva ou da vagina (lacerações, infecção ou câncer), do colo do útero (pólipos, miomas ou câncer), das tubas uterinas (salpingite, tumores ou gravidez tubária), ou ser secundário a uma patologia ovariana (tumor produtor de estrogênio, câncer, cistos ovarianos funcionais).

A HSG pode ser de grande valor na avaliação adicional do endométrio anormalmente espesso.[5,6,107-110] A HSG consegue distinguir entre anormalidades focais e difusas do endométrio e ajuda a orientar a abordagem local. Se a anormalidade for difusa, é possível realizar uma biópsia não guiada por métodos de imagem, mas um processo focal, como um pólipo, geralmente requer histeroscopia com biópsia dirigida ou excisão.[5,110] A HSG também pode ser capaz de ajudar a distinguir processos endometriais benignos de malignos.[111,112] Pacientes com câncer de endométrio podem apresentar cavidades endometriais pouco distensíveis.[112]

Causas de Espessamento Endometrial

Gravidez
Produtos retidos de concepção
Miomas (submucoso ou intracavitário)
Endometrite
Aderências
Hiperplasia
Pólipos
Câncer

Endométrio Pós-menopausa

Uso de Hormônio

Ao avaliar o endométrio na pós-menopausa, é importante saber se a paciente está fazendo uso de hormônios exógenos (**terapia de reposição hormonal**). Esses hormônios geralmente são administrados a longo prazo para prevenir osteoporose e aliviar os sintomas da menopausa. Como a reposição de estrogênio sem associação com outros hormônios está associada ao maior risco de hiperplasia e carcinoma endometriais, a terapia estrogênica frequentemente é combinada com a progesterona em regimes combinados contínuos ou sequenciais. No entanto, esses hormônios não são mais usados com frequência por períodos prolongados devido ao aumento do risco conhecido de tromboembolia, câncer de mama, eventos cardíacos adversos e infarto agudo do miocárdio (que não são compensados pelos benefícios das taxas mais baixas de câncer colorretal e fraturas de colo de fêmur).[113] Eles podem ser administrados por um curto período de tempo na época da menopausa para ajudar a aliviar os sintomas desse período. O uso de estrogênio combinado contínuo resulta em endométrio de aspecto atrófico fino. O uso sequencial de estrogênio e progesterona pode levar a alteração na aparência do endométrio semelhante ao das mulheres antes da menopausa com aumento da espessura na segunda metade do ciclo hormonal.[114] As mulheres que fazem uso de estrogênio sem progesterona precisam ser monitoradas, dado o conhecido risco aumentado de câncer endometrial.

Efeitos dos Hormônios no Endométrio após a menopausa

Regime Hormonal	Aparência Endometrial Esperada
Nenhum hormônio	Fino, atrófico
Estrogênio sem associação	Espesso, talvez heterogêneo
Estrogênio/progesterona diário	Fino, atrófico
Estrogênio/progesterona sequencial	Espessura varia de acordo com a fase do ciclo
Tamoxifeno	Espesso, espaços císticos (algumas alterações ocorrem no miométrio)

Tamoxifeno e outros tratamentos hormonais para o câncer de mama podem exercer efeitos estrogênicos no útero. Um **aumento do risco de carcinoma endometrial** tem sido relatado em pacientes que recebem tratamento com tamoxifeno,[115] assim como aumento do risco de **hiperplasia e pólipos endometriais**.[116,117] Existe uma correlação estabelecida entre aumento da espessura endometrial e dose cumulativa de tamoxifeno.[118] Na ultrassonografia, as alterações do endométrio relacionadas ao tamoxifeno são inespecíficas e semelhantes às descritas na hiperplasia, pólipos e carcinoma.[117,119,120] Alterações císticas na espessura do endométrio são frequentemente visualizadas (Fig. 15.15). Os pólipos geralmente estão presentes, com incidência maior em mulheres que fazem uso de tamoxifeno do que em mulheres não tratadas, e podem apresentar tamanhos maiores.[118,121] Entretanto, como o câncer ocorre em pólipos em uma porcentagem maior de mulheres em uso de tamoxifeno do que na população geral, as lesões focais nessas mulheres devem ser investigadas.[122] Como mencionado

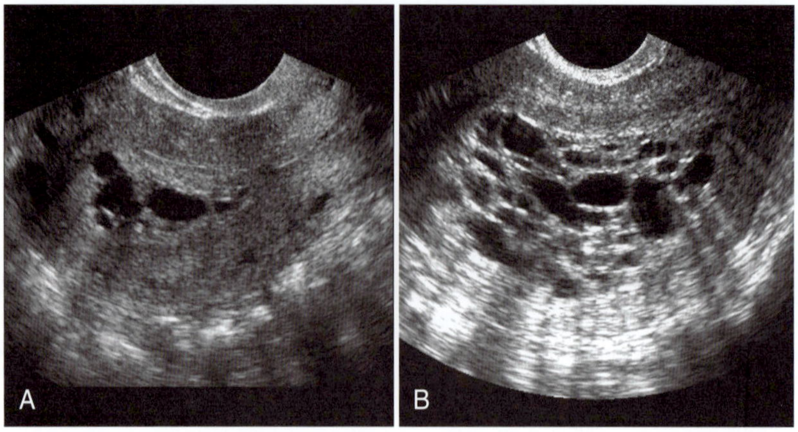

FIG. 15.15 Alterações relacionadas ao tamoxifeno na UTV. (A) Endométrio espessado e cístico causado por **hiperplasia endometrial** em paciente que faz uso de tamoxifeno. **(B)** Endométrio espessado e cístico causado por um grande **pólipo em** paciente que faz uso de tamoxifeno.

anteriormente, em algumas mulheres que tomam tamoxifeno, as alterações císticas apresentam localização subendometrial e representam reativação da adenomiose na camada interna do miométrio.[123] Como é difícil distinguir a borda endometrial/miometrial em muitas dessas pacientes, a HSG pode ser valiosa para determinar se uma anormalidade é endometrial ou subendometrial.[11,124] Também é importante reconhecer que essa alteração semelhante à adenomiose é um diagnóstico de exclusão. Quando uma aparência endometrial cística é observada em uma mulher que faz uso de tamoxifeno, embora os efeitos do tamoxifeno devam ser mencionados como parte do diagnóstico diferencial, pólipos, hiperplasia e câncer também precisam ser considerados.

Sangramento Pós-menopausa

Considera-se sangramento pós-menopausa qualquer sangramento vaginal que ocorre em uma mulher na pós-menopausa que não seja o sangramento cíclico esperado com TRH sequencial. Como a prevalência do câncer endometrial é baixa e a atrofia endometrial é responsável por uma grande proporção de casos de sangramento na pós-menopausa, o valor preditivo negativo do endométrio fino é alto; portanto, o endométrio delgado pode ser usado com segurança para excluir o câncer. Vários estudos demonstraram que em pacientes com sangramento pós-menopausa que obtiveram amostragem endometrial, uma medida endometrial de até 3 mm[125] a 4 mm,[126-128] ou até 5 mm[129-131] pode ser considerada normal. O sangramento nessas pacientes costuma estar relacionado ao endométrio atrófico.

A maioria das mulheres com sangramento uterino na pós-menopausa apresenta **atrofia endometrial**.[127-132] Na UTV, o endométrio atrófico é fino e homogêneo. Histologicamente, as glândulas endometriais podem estar dilatadas, mas as células são cuboides ou planas e o estroma apresenta-se fibrótico. Um endométrio fino com alterações císticas observado na UTV é consistente com diagnóstico de atrofia cística, mas quando o endométrio está espessado, a aparência é indistinguível da hiperplasia cística.[133]

Uma metanálise de 35 estudos publicados que incluiu 5.892 mulheres mostrou que a espessura endometrial de 5 mm ou mais detectou 96% de câncer de endométrio e 92% de qualquer doença endometrial.[134] Para uma mulher na pós-menopausa com sangramento vaginal com probabilidade pré-teste de 10% de câncer, sua probabilidade de câncer é de 1% após resultado normal na UTV. No entanto, muitos dos estudos utilizados na metanálise foram influenciados por incluir apenas as pacientes que foram submetidas à biópsia. Em um estudo recente realizado por Wong et al., composto por 4.383 mulheres submetidas a exame ultrassonográfico e biópsia após o sangramento na pós-menopausa, 3 mm foi o limite considerado ideal. As sensibilidades para a detecção de câncer endometrial em cortes de 3, 4 e 5 mm foram 97,0%, 94,1% e 93,5%, respectivamente. As correspondentes estimativas de especificidade nesses limiares foram de 45,3%, 66,8% e 74,0%.[125] No entanto, deve-se observar que a incidência de câncer de endométrio foi baixa nessa população (3,8%, o que é muito inferior à taxa esperada de 10% em mulheres pós-menopausa com sangramento); portanto, os resultados podem não ser reprodutíveis em outras populações. A prática do dia a dia provavelmente ditará o limite aceitável para as pacientes e seus médicos. Também pode ser que, no futuro, taxas de risco individualizadas sejam utilizadas, avaliando fatores de risco como aumento da idade, idade mais avançada na menopausa, índice de massa corporal, nuliparidade e diabetes.[135] De qualquer modo, se uma mulher continua com sangramento pós-menopausa após o resultado normal na ultrassonografia, a biópsia é recomendada.

A avaliação transvaginal da espessura endometrial tem se mostrado altamente reprodutível, com excelente concordância intraobservador e boa concordância interobservador.[136] Se o endométrio não puder ser visualizado em sua totalidade ou se suas margens forem indistinguíveis, o exame deve ser considerado inconclusivo e a paciente deve ser encaminhada para investigação adicional (p. ex., HSG, histeroscopia).[137] Alguns recomendam que todas as mulheres com sangramento na pós-menopausa devam ser submetidas a HSG, mesmo que os achados da UTV sejam normais;[138,139] no entanto, se o endométrio for bem visualizado na UTV e apresentar-se fino, sem anormalidade morfológica, não há necessidade de aprofundamento diagnóstico. Dubinsky et al. descobriram que, dentre 81 mulheres na pós-menopausa com sangramento e espessura superior a 4 mm no período de 1 mês após a biópsia aspirativa, 45 (56%) apresentaram massas endoluminais e, em 41 delas, os resultados da biópsia foram falso-negativos.[140] A questão importante é encontrar e tratar essas condições benignas (como pequenos pólipos ou miomas), melhorar a qualidade de vida, a morbidade e a sobrevida da paciente; assim, mais investigações são recomendadas.[137]

Outros estudos avaliaram o endométrio em pacientes assintomáticas na pós-menopausa e concluíram que o endométrio de 8 mm ou menos pode ser considerado normal.[35-39] A maioria desses relatos incluiu um grupo misto de pacientes, algumas submetidas a TRH e algumas não submetidas a TRH. Em uma coorte teórica de mulheres na pós-menopausa com 50 anos ou mais que não estavam sangrando ou recebendo TRH, Smith-Bindman et al.[40] recomendaram que a biópsia fosse indicada se o endométrio tivesse medidas maiores que 11 mm, porque o risco de câncer é de 6,7% (semelhante ao de uma mulher na pós-menopausa com sangramento e espessura endometrial > 5 mm). Se o endométrio medir 11 mm ou menos, a biópsia não é necessária, porque o risco de câncer é extremamente baixo.[40] O uso desse valor de corte constitui um equilíbrio aceitável para a detecção de câncer sem biópsias desnecessárias, provocadas por uma descoberta incidental. Em um estudo recente de Jokubkiene et al., confirmou-se que, mesmo se houver lesões focais endometriais, provavelmente não há malignidade. Nesse estudo de 510 mulheres pós-menopausadas assintomáticas, 11% realizaram exames para endométrio de 5 mm ou mais e 34 (7%) realizaram cirurgia histeroscópica ou ultrassonografia. Houve 14,5 procedimentos cirúrgicos por lesão pré-maligna (hiperplasia endometrial) diagnosticada, e duas mulheres desenvolveram complicações graves devido à histeroscopia.[141] Atualmente, em nossas instituições, usamos o limite mais sensível (porém menos específico) de 8 mm.

Útero Obstruído: Hidrometrocolpos e Hematometrocolpos

A obstrução do sistema genital resulta no acúmulo de secreções e sangue no útero (*metro*) e/ou vagina (*colpos*), e a localização depende do volume e do nível de obstrução. Antes da puberdade, o acúmulo de secreções na vagina e no útero é denominado **hidrometrocolpos**. Após a menstruação, **hematometrocolpos** resultam de sangue menstrual retido. A obstrução pode ser congênita e geralmente é causada por um **hímen imperfurado**. Outras causas congênitas incluem um **septo vaginal** ou **atresia vaginal**, ou um **corno uterino rudimentar não comunicante**.[142] O hidrometra e o hematometra também podem ser adquiridos como resultado de estenose do colo do útero por tumores endometriais ou cervicais ou **fibrose pós-radiação**.[143,144]

Causas de Líquido Endometrial

Congênita (hímen imperfurado, septo vaginal, anomalia mülleriana)
Menstruação atual
Gravidez
Procedimento recente ou trauma
Radiação prévia
Infecção
Estenose do colo do útero
Lesão obstrutiva (câncer do endométrio ou do colo do útero)

Ultrassonograficamente, se a obstrução ocorre no nível vaginal, há distensão acentuada da vagina e cavidade endometrial com fluido. Se observada antes da puberdade, o acúmulo de secreções frequentemente é anecoico. Após a menstruação, a presença de sangue "velho" resulta em material ecogênico no líquido (Fig. 15.16). Também pode haver formação de camadas do material ecogênico, resultando em um nível líquido-líquido. Não raro, o sangue pode distender apenas o colo do útero, denominado **hematotraquelos**.[145]

Hidrometra adquirida ou hematometra geralmente mostra uma cavidade endometrial distendida, cheia de líquido, que pode conter material ecogênico (Fig. 15.17). Infecção sobreposta (**piometra**) é difícil de distinguir do hidrometra na ultrassonografia, e esse diagnóstico costuma ser realizado clinicamente na presença de hidrometra.[144]

Em mulheres na pós-menopausa, o líquido endometrial é particularmente preocupante, devido ao aumento do risco de câncer endometrial por causa da idade. No entanto, mesmo nesta população, o acúmulo de líquido endometrial é mais provável que ocorra por uma causa benigna do que maligna. Um pequeno volume de líquido no canal endometrial, detectado na UTV, pode ser um achado normal em pacientes assintomáticas[146] (Fig. 15.18). Volumes maiores de líquido podem estar associados a condições benignas, mais frequentemente relacionadas à estenose cervical.[143,147]

Em um estudo com 1.074 mulheres pós-menopausadas assintomáticas, foi encontrado líquido endometrial em 134 (12%).[148] A biópsia foi realizada em 131 pacientes. A estenose do colo do útero impediu a coleta de amostras em 12 pacientes e outras 32 mulheres apresentaram algum grau de estenose do colo do útero (44/131 = 34%).

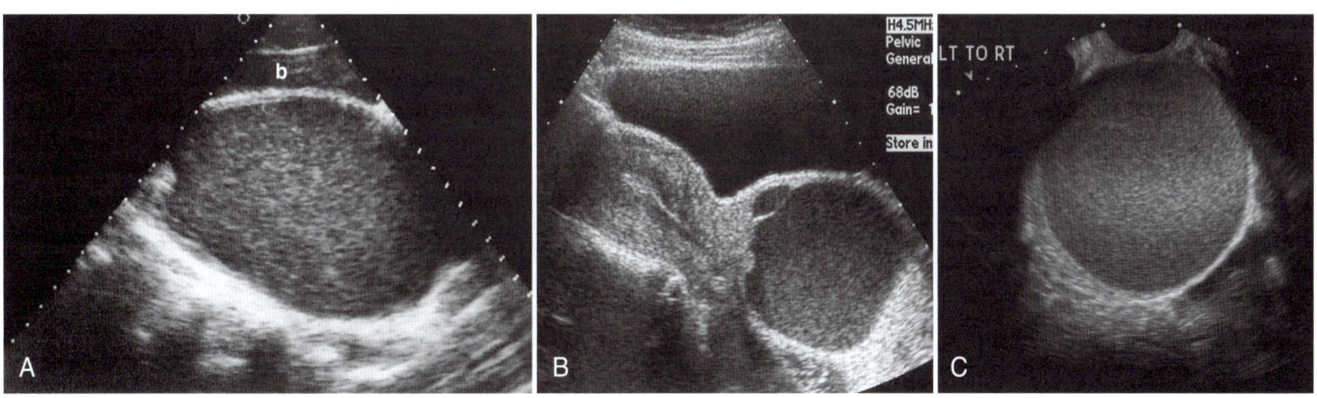

FIG. 15.16 Hematocolpos. (A) USTA sagital em uma paciente jovem com hímen imperfurado mostra a vagina distendida com material moderadamente ecogênico (sangue), comprimindo a bexiga (*b*) anteriormente. **(B)** e **(C)** Líquido com ecos internos (sangue) distendendo a vagina em uma paciente de 26 anos com estenose vaginal benigna. **(B)** USTA e **(C)** ultrassonografia translabial.

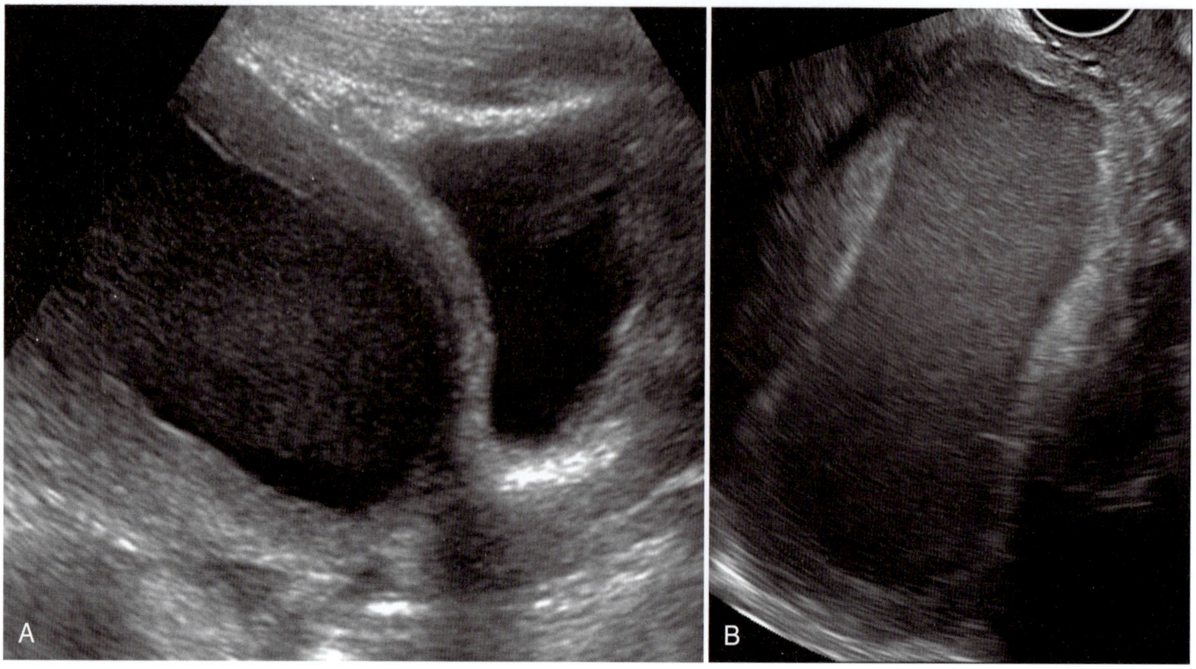

FIG. 15.17 Hematometra em paciente com estenose do colo do útero devido ao carcinoma do colo do útero. (A) USTA e **(B)** UTV mostram a cavidade endometrial distendida e preenchida com material moderadamente ecogênico (sangue). O câncer estava obstruindo no nível do colo do útero e não é mostrado nessas imagens.

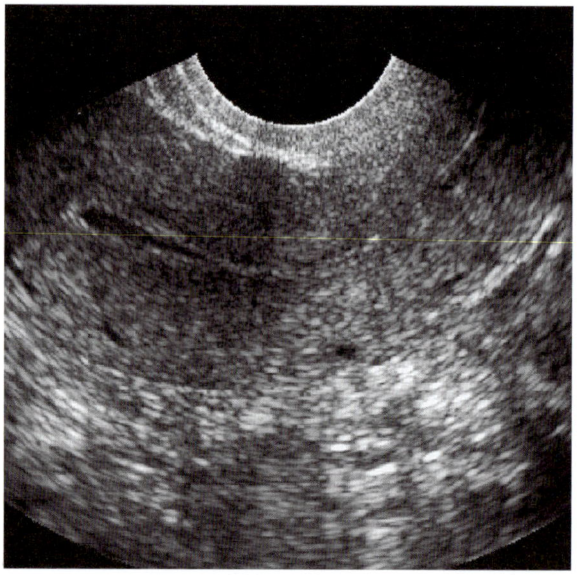

FIG. 15.18 Endométrio normal pós-menopausa. UTV sagital mostra um pequeno volume de líquido na cavidade endometrial.

A patologia incluiu dois pólipos e um caso de hiperplasia cística, hiperplasia adenomatosa e carcinoma. Assim, havia apenas dois casos de lesões endometriais nas 131 pacientes (1,5%) nas quais a biópsia foi realizada.

Hiperplasia Endometrial

Hiperplasia do endométrio é definida como a proliferação de glândulas de tamanho e forma irregulares, com aumento na proporção glândula-estromal em comparação ao endométrio proliferativo normal.[149] O processo geralmente é difuso, mas às vezes pode simular uma lesão polipoide de base ampla. Histopatologicamente, a hiperplasia do endométrio pode ser dividida em hiperplasia sem atipia celular e hiperplasia com atipias celulares (**hiperplasia atípica**). Estudos de acompanhamento de longo prazo mostraram que cerca de 25% das hiperplasias atípicas evoluirão para carcinoma, em comparação com menos de 2% das hiperplasias sem atipia celular.[149] Cada um desses tipos pode ser subdividido em **hiperplasia simples** ou **complexa**, dependendo da complexidade glandular e da disposição das mesmas. Na hiperplasia simples (**cística**), as glândulas apresentam-se dilatadas cisticamente e cercadas por estroma celular abundante, enquanto na hiperplasia complexa (**adenomatosa**), as glândulas estão arranjadas com pouco estroma intermediário.

A hiperplasia endometrial é uma causa comum de sangramento uterino anormal. A hiperplasia se desenvolve a partir da estimulação do estrogênio sem oposição, que pode ocorrer pelo uso de TRH sem estrogênio, ciclos anovulatórios persistentes (como na síndrome do ovário policístico) e em mulheres obesas com produção aumentada de estrógenos endógenos. A hiperplasia também pode ser observada em mulheres com tumores produtores de estrogênio, como tumores de células granulosas ovarianas e miomas.

Ultrassonograficamente, o endométrio costuma ser difusamente espesso e ecogênico, com margens bem-definidas (Fig. 15.19). Espessamento focal ou assimétrico também pode ocorrer. Pequenos cistos podem ser visualizados dentro do endométrio na **hiperplasia cística**; no entanto, uma aparência semelhante pode ser observada na **atrofia cística**, e alterações císticas também podem ser visualizadas em **pólipos** endometriais. Essas áreas císticas correspondem às glândulas císticas dilatadas vistas na histologia.[150,151] Embora alterações císticas dentro de um endométrio espessado sejam mais frequentemente observadas em condições benignas, elas também podem ser vistas no **carcinoma** endometrial.[133] Como a hiperplasia tem aparência ultrassonográfica inespecífica, a biópsia é necessária para o diagnóstico.

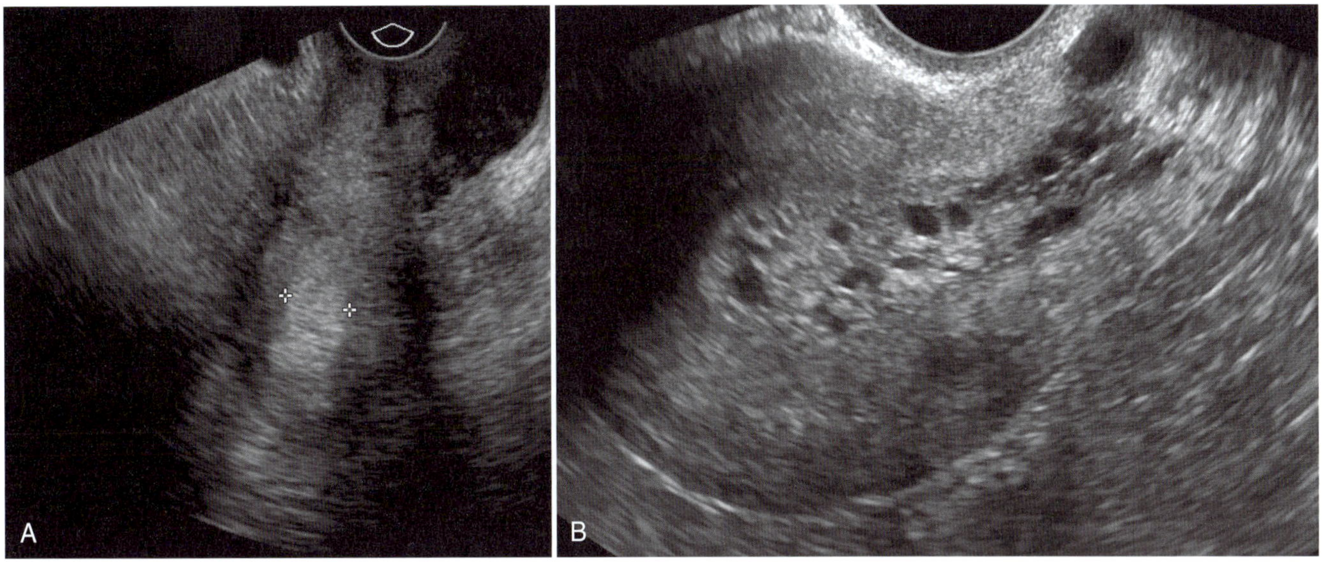

FIG. 15.19 Hiperplasia endometrial em duas pacientes. (A) Hiperplasia do endométrio em uma mulher de 58 anos de idade, que não faz uso de hormônios, com sangramento anormal. UTV sagital mostra espessamento hiperecoico uniforme (*cursores*, 14 mm). **(B)** Hiperplasia endometrial complexa sem atipias em uma mulher na pós-menopausa de 52 anos com sangramento vaginal. UTV sagital mostra numerosos pequenos espaços císticos difusamente em um endométrio com 16 mm de espessura.

Pólipos Endometriais

Pólipos endometriais são lesões benignas comuns frequentemente observadas em mulheres na perimenopausa e na pós-menopausa. Os pólipos podem causar sangramento em qualquer fase do ciclo menstrual, embora muitos sejam assintomáticos. Histologicamente, os pólipos são excesso de crescimento focal de tecido endometrial coberto por epitélio que se projeta acima do epitélio da superfície adjacente.[149] Eles podem ser pediculados ou apresentar uma base ampla, ou podem ter um pedículo fino. Aproximadamente 20% dos pólipos endometriais são múltiplos. A degeneração maligna é incomum. Ocasionalmente, um pólipo apresentará um pedículo longo, permitindo que ele se projete para o colo do útero ou até mesmo para a vagina.

Na ultrassonografia, os pólipos podem aparecer como um espessamento endometrial ecogênico inespecífico, que pode ser difuso ou focal. No entanto, também podem ser visualizados como uma massa ecogênica, arredondada e focal dentro da cavidade endometrial[152] (Fig. 15.20, Vídeo 15.6). Às vezes eles apresentam aparência cística e distendem a a cavidade endometrial (Vídeo 15.7). Este diagnóstico específico de um pólipo é muito mais fácil quando há líquido na cavidade endometrial que delineia a massa e, antes da menopausa, é bem visualizado durante a fase proliferativa quando o endométrio está tipicamente menos ecogênico que o pólipo. Como o fluido é instilado na cavidade endometrial durante a HSG, essa técnica é ideal para a evidenciação de pólipos (Fig. 15.20C-D). Além disso, a HSG é uma técnica valiosa quando a UTV NÃO CONSEGUE diferenciar um **pólipo endometrial** de um **leiomioma submucoso**. Um pólipo pode ser observado a partir do endométrio, enquanto uma camada normal de endométrio pode ser vista sobre um fibroma submucoso (Fig. 15.11I). Áreas císticas podem ser encontradas dentro de um pólipo representando as glândulas histologicamente dilatadas.[150,151] Uma artéria NUTRÍCIA do pedículo pode ser visualizada na ultrassonografia com Doppler colorido (sinal da artéria pedicular).[153] O sinal da linha hiperecoica também pode ser útil para identificar um pólipo, ajudando a reconhecer que há uma anormalidade focal do endométrio.[154]

Pólipos endometriais não podem ser diagnosticados por biópsia do endométrio porque um pólipo em um pedículo flexível pode ser perdido durante a curetagem. Se o sangramento anormal persistir após dilatação e curetagem (D/C) inconclusiva em uma mulher na pós-menopausa com espessura endometrial maior que 8 mm, a histeroscopia com visualização direta da cavidade endometrial é recomendada.[155]

Carcinoma Endometrial

O carcinoma endometrial é a neoplasia maligna ginecológica mais comum na América do Norte. O National Institute of Health estimou que havia 54.870 casos de câncer endometrial nos Estados Unidos em 2015, responsável por 10.170 mortes. Há uma taxa de sobrevida global de 5 anos de 82%. No câncer de endométrio, 67% são diagnosticados em estágio *in situ*. A sobrevida em 5 anos para esses cânceres localizados é de 95,3%.[156]

A maioria dos carcinomas de endométrio (75% a 80%) ocorre após a menopausa. A apresentação clínica mais comum é o sangramento uterino, embora apenas cerca de 10% das mulheres com sangramento após a menopausa tenham carcinoma endometrial. Há forte associação com terapia de reposição estrogênica em mulheres após a menopausa e ciclos anovulatórios em mulheres na pré-menopausa. Outros fatores de risco incluem obesidade, diabetes, hipertensão e baixa paridade. Aproximadamente 25% das pacientes com hiperplasia endometrial atípica desenvolverão carcinoma endometrial bem diferenciado.[149]

Os achados ultrassonográficos no câncer de endométrio incluem o espessamento do endométrio, indefinição da interface endometrial/miometrial e um endométrio indistinto no útero com tamanho aumentado. O endométrio espessado pode estar bem-definido, uniformemente ecogênico e ser indistinguível de hiperplasia e pólipos. O câncer é mais provável quando o endométrio apresenta ecotextura heterogênea com margens irregulares

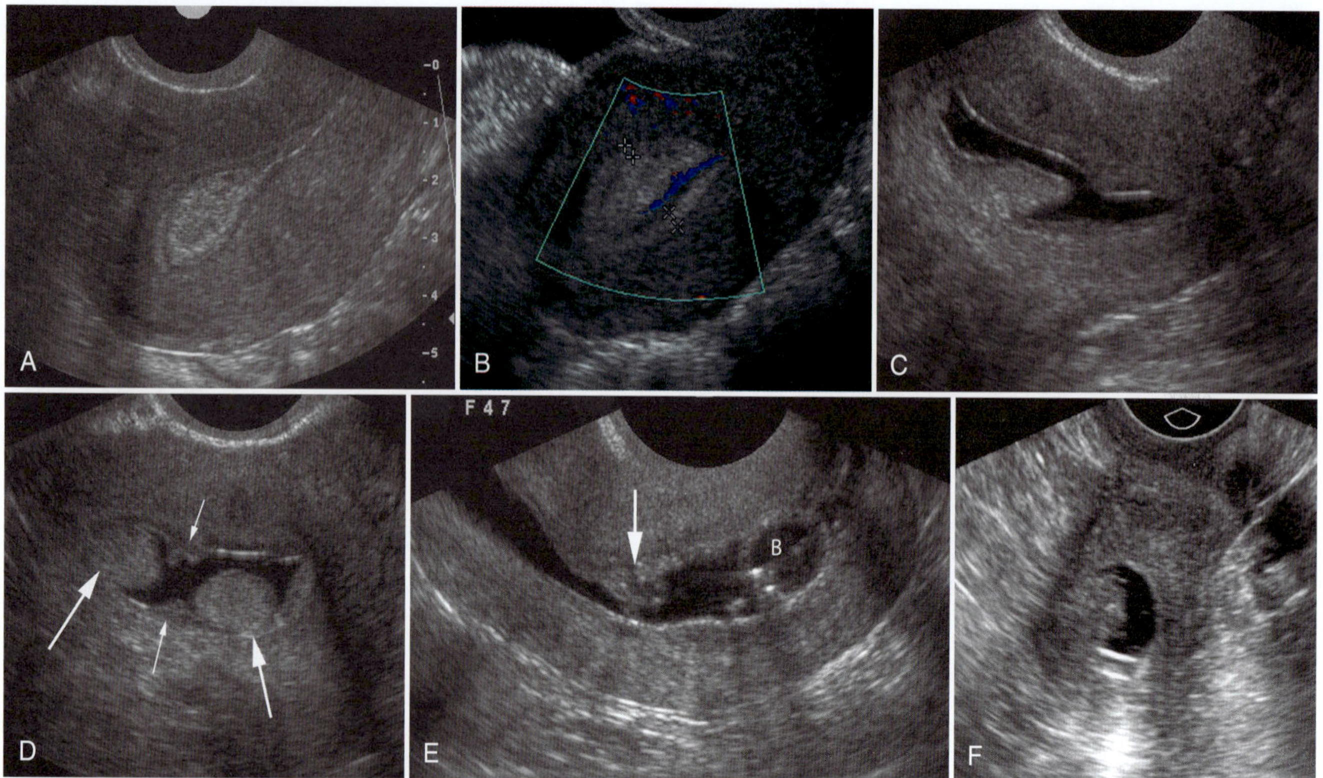

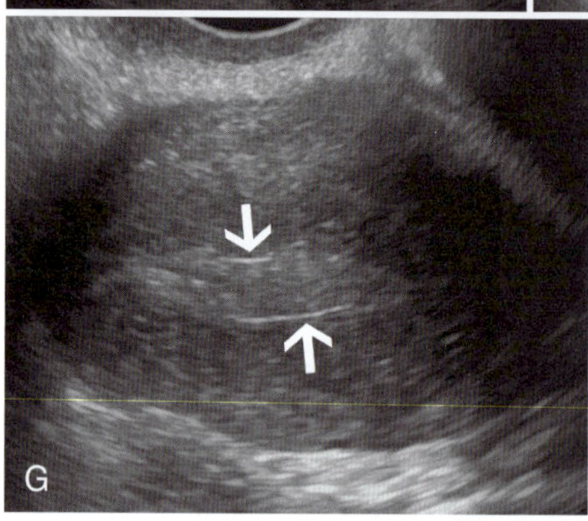

FIG. 15.20 Pólipos endometriais. (A) UTV sagital mostra um pólipo levemente ecogênico dentro do endométrio. **(B)** UTV sagital mostra um único vaso alimentando uma massa ecogênica dentro do endométrio. Uma pequena quantidade de líquido é visualizada ao redor do pólipo, permitindo que o endométrio (*cursores*) seja medido separadamente. **(C)** Imagem sagital durante a histerossonografia (HSG) mostra pólipo ecogênico delineado por líquido. **(D)** Imagem transversal durante HSG mostra múltiplos pólipos ecogênicos; dois deles apresentam-se arredondados e polipoides (*setas grandes*) e dois apresentam-se mais sésseis (*setas pequenas*). **(E)** Imagem durante HSG mostra um cateter-balão *(B)* e um pequeno pólipo na altura do óstio interno (*seta*). **(F)** Imagem sagital da HSG em uma mulher de 60 anos com sangramento pós-menopausa e pólipo irregular. Após esse exame, foi realizada uma biópsia endometrial com resultado negativo. Isso ilustra a importância da imagem e a correlação histopatológica; uma biópsia sob visualização direta foi necessária para a remoção desta lesão. **(G)** UTV transversal mostra uma linha hiperecoica fina (*setas*), neste caso, ao longo de parte de cada lado do endométrio, ilustrando o sinal da linha hiperecoica de um pólipo. Não foi observada massa distinta e não foi detectado pedículo vascular na imagem por Doppler. Ver também Vídeos 15.6 e 15.7.

ou mal definidas (Fig. 15.21, Vídeos 15.8 e 15.9). Quando a invasão é claramente identificada no miométrio, a malignidade quase certamente está presente. Alterações císticas no endométrio são mais frequentemente observadas na atrofia, hiperplasia e pólipos endometriais, mas também podem ser encontradas no carcinoma. O carcinoma de endométrio também pode obstruir o canal endometrial, resultando em hematometra. Embora certos aspectos ultrassonográficos tendam a favorecer uma etiologia benigna ou maligna, existem características sobrepostas, e a biópsia do endométrio geralmente é necessária para a obtenção do diagnóstico definitivo.

O papel da ultrassonografia com Doppler colorido e espectral no diagnóstico do carcinoma de endométrio ainda é controverso. O fluxo sanguíneo pode ser difícil de ser detectado no endométrio normal. No câncer de endométrio, vasos com aparência anormal podem ser visualizados (Fig. 15.21E). Estudos iniciais utilizando ultrassonografia transvaginal com Doppler colorido e espectral sugeriram que o carcinoma de endométrio deve ser diferenciado de um endométrio normal ou benigno pós-menopausa pelo fluxo de baixa resistência nas artérias uterinas em mulheres com câncer de endométrio, em comparação com fluxo de alta resistência nas mulheres com endométrios normais ou benignos.[157,158] Relatos subsequentes, entretanto, não mostraram diferença significativa no fluxo sanguíneo uterino entre os processos endometriais benignos e malignos.[159-161] Fluxo de baixa resistência na artéria uterina também foi relatado em associação com miomas uterinos.[158] Alguns relatos mostraram fluxo de baixa resistência nas artérias subendometrial e endometrial em lesões endometriais malignas,[38,162] enquanto outros não encontraram diferença estatisticamente significativa.[160,161,163] Sladkevicius et al.[161] descobriram que a espessura endometrial é um método melhor para discriminar entre endométrio normal e patológico ou endométrio benigno e maligno do que a ultrassonografia com Doppler das artérias uterinas, subendometriais ou intraendometriais.[161]

A ultrassonografia pode ser utilizada na avaliação pré-operatória de uma paciente com carcinoma endometrial para determinar

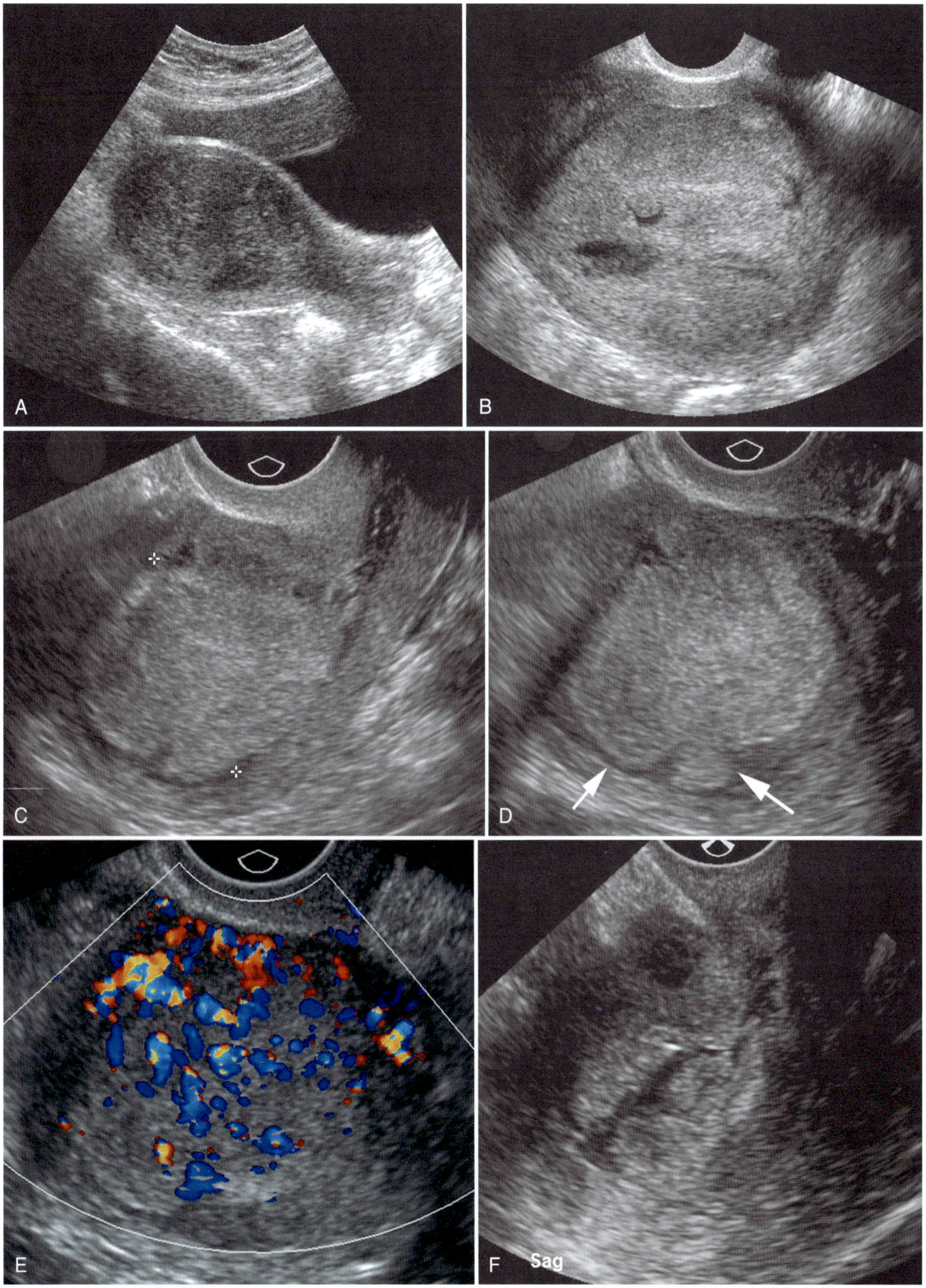

FIG. 15.21 Carcinoma endometrial. (A) USTA e **(B)** UTV da mesma paciente mostram uma grande massa endometrial heterogênea comprimindo o miométrio. Imagens **(C)-(E)** são de outra paciente com câncer endometrial. **(C)** O endométrio mede 33 mm (*cursores*). **(D)** Áreas de invasão no miométrio são observadas posteriormente (*setas*). **(E)** Imagem de Doppler colorido mostra tumor hipervascular irregular. **(F)** Outra paciente com múltiplas lesões polipoides irregulares devido ao carcinoma endometrial. Ver também Vídeos 15.8 e 15.9.

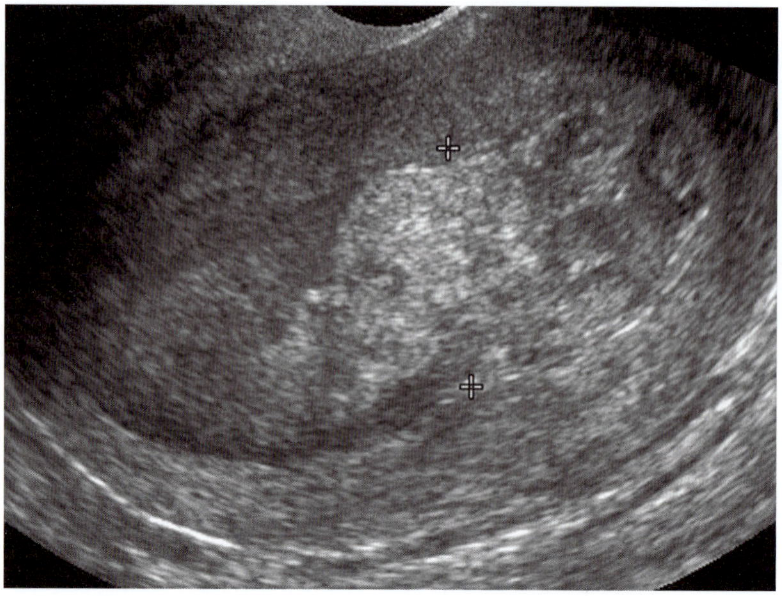

FIG. 15.22 Carcinossarcoma endometrial. UTV mostra uma massa endometrial heterogênea (*cursores*) com 27 mm de espessura.

a invasão miometrial.[164-166] Um **halo subendometrial** intacto (camada interna do miométrio) geralmente indica, na pior das hipóteses, uma invasão superficial, enquanto a obliteração do halo indica invasão profunda.[166] Vários parâmetros ultrassonográficos objetivos foram avaliados para o estadiamento, mas a avaliação subjetiva da invasão miometrial ou do colo do útero mostrou-se tão boa ou melhor que as medidas objetivas.[167] UTV e RM ponderada em T2 foram descritas como tendo acurácia semelhante,[168] mas a RM com contraste tem mostrado ser superior a ambas em demonstrar invasão miometrial.[169-172] No estágio IA, o câncer está apenas no endométrio ou abaixo da metade do miométrio. No estágio IB, o tumor ainda está localizado no endométrio, mas se espalhou por metade ou mais no miométrio. No estágio II, o câncer se espalhou para o tecido conjuntivo do colo do útero, mas não se espalhou para fora do útero. No estágio III, o câncer se espalhou para fora do útero ou para tecidos próximos na área pélvica. No estágio IV, o câncer se espalhou para a superfície interna da bexiga urinária ou do reto (parte inferior do intestino grosso), para os linfonodos na virilha e/ou para órgãos distantes, como ossos, omento e pulmões.[173] A RM também pode avaliar a extensão cervical (estágio II) e a extensão extrauterina (estágios III e IV).

Sarcoma Endometrial

Sarcomas do útero constituem um grupo raro e heterogêneo de tumores malignos.[174] Leiomiossarcomas foram discutidos anteriormente. Outros sarcomas uterinos podem surgir do endométrio e incluem **carcinossarcomas** (também chamados de "tumores müllerianos mistos malignos"; atualmente, muitos especialistas o consideram um subtipo de carcinoma, em vez de um sarcoma) (Fig. 15.22), **sarcoma estromal endometrial**, adenossarcomas e sarcomas indiferenciados.[174,175] Há pouca informação disponível sobre a aparência ultrassonográfica desses tumores raros e nenhuma aparência específica é conhecida. O sarcoma estromal endometrial pode aparecer como uma massa difusa ou focal; pode envolver o miométrio, dificultando a determinação da origem da lesão; e pode ser confundido com um leiomioma.[174,176]

Aderências Endometriais

Aderências endometriais (**sinequias**) são de natureza pós-traumática, pós-infecção ou pós-cirúrgica e pode ser uma causa de infertilidade ou perda recorrente de gravidez. **Síndrome de Asherman** é a combinação de sinequias que levam à disfunção menstrual ou à infertilidade. O endométrio geralmente aparece normal na USTA e na UTV, embora as aderências possam ser visualizadas transvaginalmente como irregularidades ou como uma banda hipoecoica no endométrio.[177] Isso é melhor observado durante a fase secretora, quando o endométrio está hiperecoico. O diagnóstico ultrassonográfico é difícil, a menos que haja líquido endometrial. A HSG é uma técnica excelente para evidenciar aderências.[178] Aderências com a base ampla podem impedir a distensão da cavidade uterina[108] e, assim, a paciente pode sentir dor quando o líquido está sendo instilado. As sinequias aparecem como faixas coalescentes de tecido que distorcem a cavidade (Fig. 15.23, Vídeo 15.10) ou como membranas finas e onduladas, melhor visualizadas na ultrassonografia em tempo real.[4] As aderências podem ser desfeitas por meio de histeroscopia.

Ablação Endometrial

O endométrio é tipicamente indistinto após procedimentos de **ablação endometrial** global (Fig. 15.24A).[179] As complicações podem surgir quando há endométrio residual (que é comum após a ablação endometrial) e fibrose endometrial adjacente.[180] Isso pode resultar em **hematometra cornual** (localizado na região do corno) ou hematometra central (na cavidade uterina) e causar dor (Fig. 15.24B). A **síndrome de esterilização tubária pós-ablação** é uma complicação tardia da ablação endometrial que pode ocorrer em pacientes submetidas anteriormente à laqueadura tubária; essas pacientes geralmente apresentam dor devido a hematossalpinge do coto tubário proximal e hematometra do corno.[180,181] Ao avaliar essas complicações, pode ser útil realizar exames de imagem quando a paciente está sintomática, porque o líquido na área obstruída pode ser reabsorvido durante o restante do ciclo menstrual.[180]

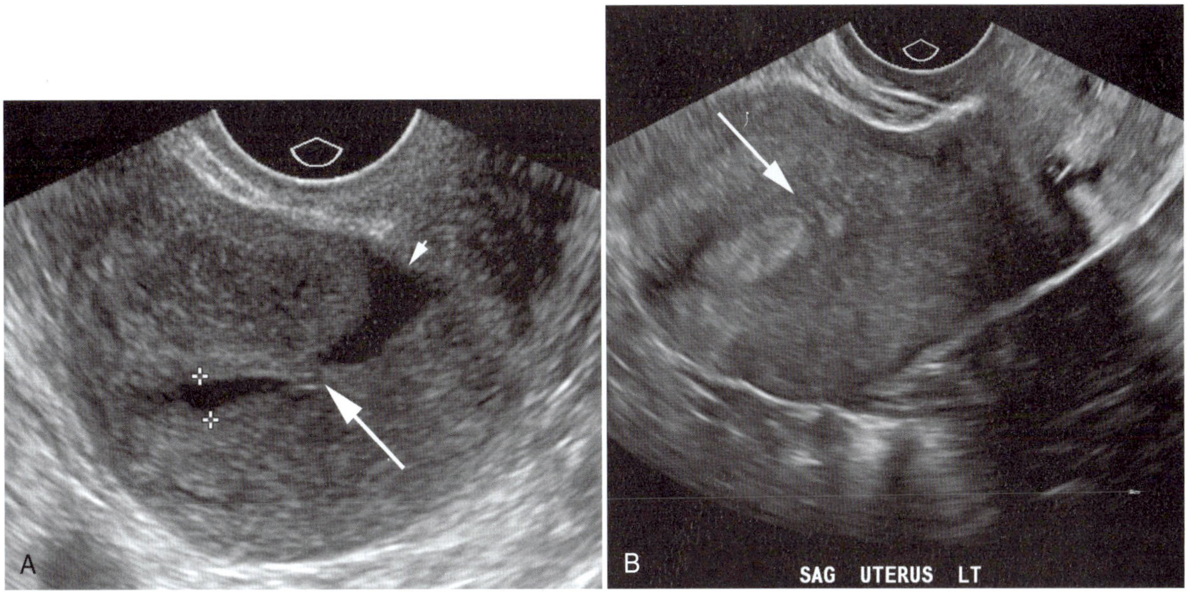

FIG. 15.23 Sinequia. (A) Durante a histerossonografia (HSG), uma faixa de tecido (*seta longa*) é visualizada no líquido existente na cavidade endometrial. O líquido também se estende ao defeito da cesárea (*seta curta*). As pacientes frequentemente sentem dor durante a HSG devido à não distensibilidade da cavidade endometrial quando existem muitas aderências. Os *cursores* mostram o líquido na cavidade endometrial. **(B)** UTV na fase secretora mostra uma banda de tecido com ecogenicidade semelhante ao miométrio (*seta*) que se estende de região anterior para posterior. Observe que um septo uterino estaria orientado no plano vertical, estendendo-se da região do fundo para baixo. Uma banda de tecido no eixo curto do útero, portanto, não se deve a uma anormalidade mülleriana. Ver também Vídeo 15.10.

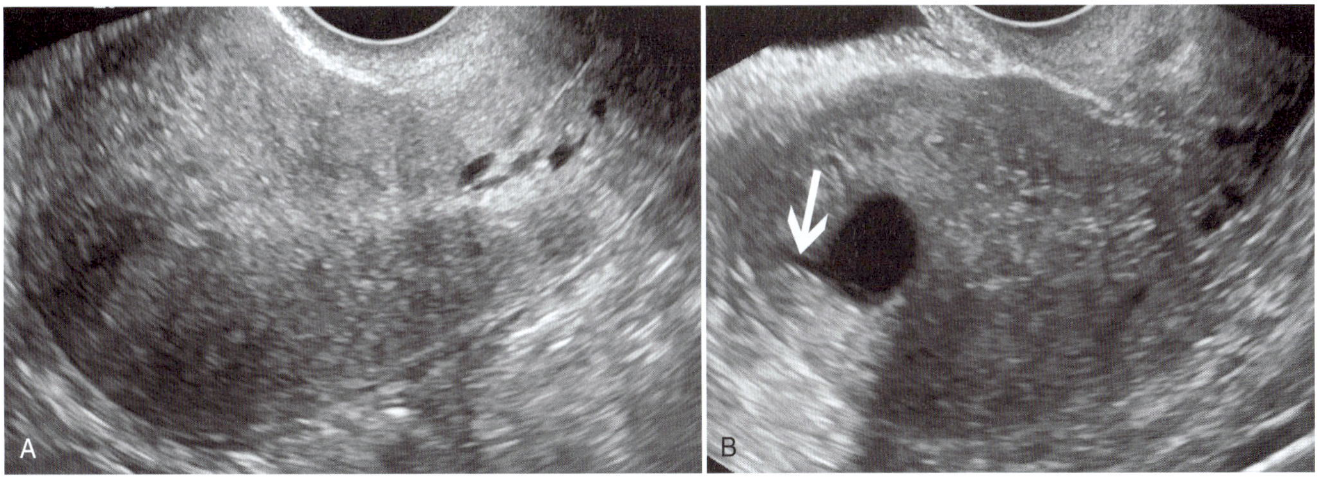

FIG. 15.24 Ablação endometrial. (A) UTV sagital não mostra bordas endometriais distintas, um achado comum após a ablação endometrial. **(B)** UTV sagital no lado esquerdo do útero mostra coleção de líquido secundária a hematometra cornual. Nesta paciente, há também líquido residual que se estende para a porção intramural da tuba uterina (*seta*).

ULTRASSONOGRAFIA DE DISPOSITIVOS CONTRACEPTIVOS

Dispositivos Intrauterinos Contraceptivos

Dispositivos intrauterinos (DIU) **contraceptivos**, em geral, são facilmente identificados na ultrassonografia (Fig. 15.25). A maioria dos dispositivos encontrados na América do Norte é em formato de T, embora um DIU circular tenha sido usado na China e raramente encontre-se uma paciente com DIU em alça (Ortho Pharmaceutical, Raritan, NJ).[182] O DIU de cobre (ParaGard®, Teva Women's Health, North Wales, PA) pode ser deixado no local por até 10 anos. Um DIU liberador de levonorgestrel (Mirena®, Bayer HealthCare Pharmaceuticals, Pittsburgh, PA) pode ser usado tanto em caso de sangramento uterino anormal quanto para a contracepção, e pode ser deixado no local por até 5 anos. Outro DIU liberador de levonorgestrel (Skyla®, Bayer HealthCare Pharmaceuticals) é um pouco menor que o DIU Mirena® e pode ser deixado no local por até 3 anos.

Em geral, a haste do DIU é fortemente ecogênica e facilmente identificável, embora os DIU liberadores de levonorgestrel possam ser mais difíceis de serem identificados do que o DIU de cobre na ultrassonografia 2D.[183] Se uma interface marcadamente ecogênica

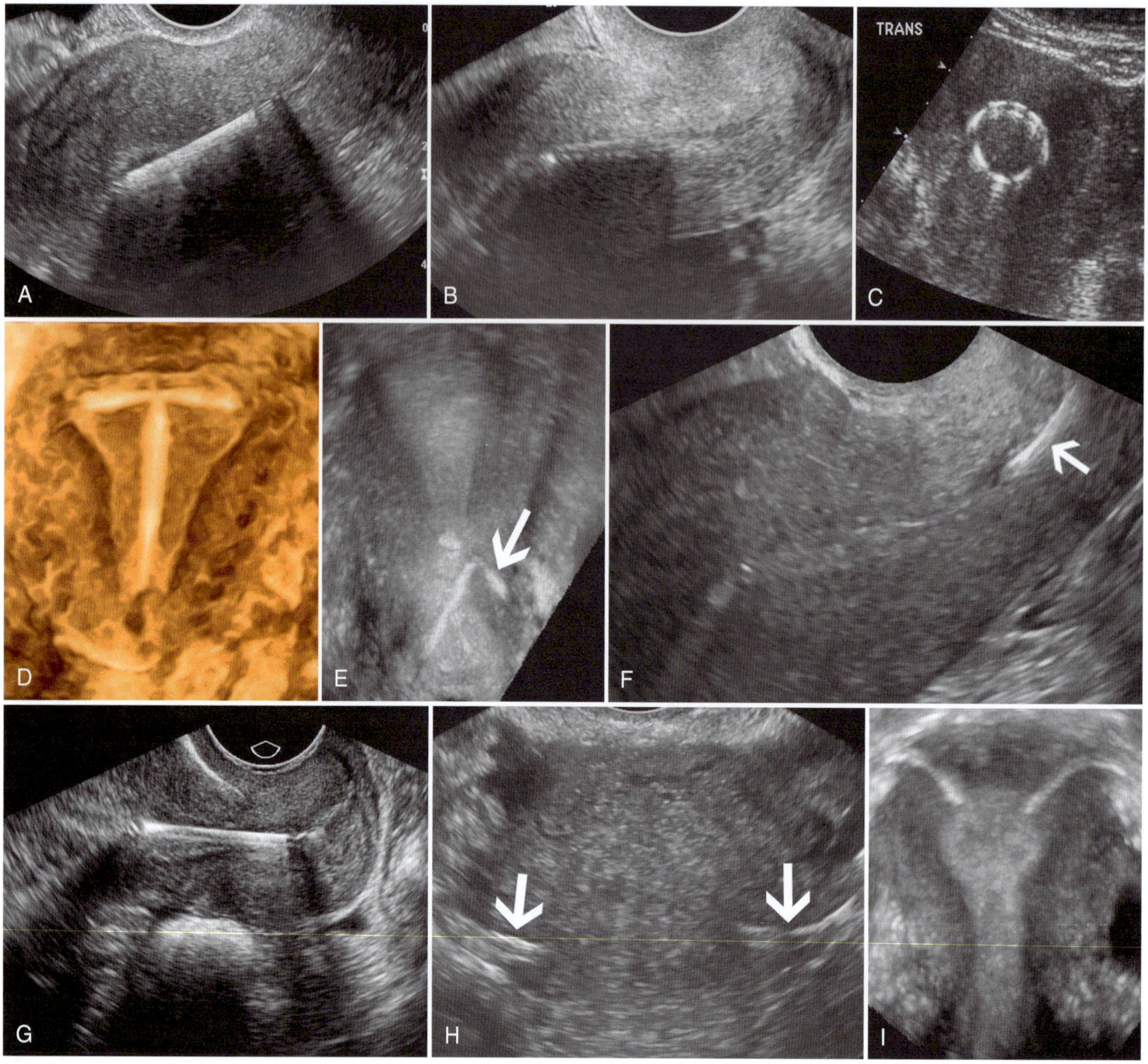

FIG. 15.25 Dispositivos no útero. (A) UTV sagital mostra dispositivo intrauterino (DIU) de cobre, com sombreamento acústico acentuado, em posição normal. **(B)** UTV sagital mostra DIU liberador de levonorgestrel na posição normal. Em comparação com o DIU de cobre, esses DIU, muitas vezes, não são tão ecogênicos e podem apresentar sombreamento acústico menos intenso. **(C)** USTA transversal mostra um DIU circular que foi colocado na China. **(D)** Imagem coronal reconstruída a partir da ultrassonografia tridimensional (3D) mostra um DIU liberador de levonorgestrel em posição adequada. **(E)** Imagem coronal reconstruída da ultrassonografia tridimensional mostra um DIU baixo, localizado no colo uterino e no segmento uterino inferior, estando o braço esquerdo (*seta*) do DIU inserido no miométrio e no estroma do colo do útero. **(F)** A corda (*seta*) do DIU é visualizada no colo do útero. O DIU está normalmente posicionado e não é visível nesta imagem. Deve-se tomar cuidado para não confundir a corda com o próprio DIU. **(G)** UTV mostra DIU em posição inferior, estendendo-se do meio do colo do útero até a porção inferior do útero. Ver também Vídeo 15.11. **(H)** UTV transversal mostra o dispositivo de oclusão tubária (*setas*) na sua localização esperada na região do corno do útero bilateralmente. **(I)** Imagem coronal reconstruída da ultrassonografia 3D mostra dispositivos de oclusão tubária na localização esperada, na região de cornos do útero bilateralmente.

de um DIU com liberação de levonorgesrel não for observada, deve-se examinar cuidadosamente o sombreamento acústico originado na haste ou nos braços para ajudar a localizar o DIU. Ocasionalmente, é possível encontrar calcificações no endométrio que parecem o DIU, mas a natureza descontínua das calcificações ajuda a evitar confusão. A extremidade superior do DIU e os braços do DIU devem estar normalmente na porção mais superior do endométrio. Se o DIU estiver localizado na porção inferior do útero (Vídeo 15.11), deve-se suspeitar que um ou ambos os braços do DIU estão inseridos no miométrio. A ultrassonografia 3D pode ajudar a identificar a posição anormal do DIU.[184] A localização mais comum do DIU mal posicionado é a porção inferior do útero ou o colo do útero.[185] A corda de muitos DIU é marcadamente ecogênica e não deve ser confundida com o eixo (Fig. 15.25F).

Se o DIU não for visualizado na ultrassonografia e não houver conhecimento de que foi expelido, deve-se avaliar os anexos ultrassonograficamente (Fig. 15.25G). No entanto, se o DIU perfurar e estiver na pelve, pode ser difícil identificá-lo ultrassonograficamente devido ao gás intestinal. Radiografia do abdome e da pelve deve ser solicitada para determinar se o DIU está localizado na cavidade peritoneal.

Dispositivos de Oclusão Tubária

Os dispositivos de oclusão tubária podem ser colocados histeroscopicamente na tuba uterina para proporcionar esterilização permanente. O dispositivo Essure® (Bayer HealthCare Pharmaceuticals) tem sido usado com mais frequência. Esses dispositivos normalmente aparecem como estruturas hiperecoicas curvilíneas na região do corno bilateralmente. Esse dispositivo foi retirado do mercado, nos EUA e no Brasil. (Fig. 15.25H-I).[186,187] Idealmente, o dispositivo abrange a junção uterotubária, estendendo-se em direção à cavidade endometrial e para dentro da tuba uterina.[188]

O dispositivo Adiana® (Hologic, Bedford, MA) é uma matriz de silicone não absorvível que é inserida na parte proximal da tuba uterina. O produto foi retirado do mercado, embora ainda seja possível encontrar mulheres com este dispositivo, que pode aparecer como uma pequena área hiperecoica na região do corno do útero.[189]

ACHADOS DO PÓS-PARTO

Achados Normais

O útero apresenta-se aumentado inicialmente após o parto e costuma retornar ao tamanho normal cerca de 6 a 8 semanas após o parto. O útero, muitas vezes, está amolecido e é facilmente comprimido pelo transdutor durante os primeiros dias após o parto. A avaliação pélvica por via abdominal é usada para avaliar o útero nas primeiras semanas pós-parto, visto que o útero aumentado geralmente proporciona uma janela ultrassonográfica adequada. A UTV é utilizada com mais frequência em uma fase mais adiante no período pós-parto. O miométrio interno pode estar hiperecoico em relação ao miométrio externo no início do período pós-parto, e pode ser potencialmente confundido com o endométrio (Fig. 15.26A).[190] Os focos ecogênicos associados ao ar são normais e podem persistir por até 3 semanas.[191] Pequenas quantidades de líquido e tecido heterogêneo que corespondem a coágulos são comumente observados no período pós-parto inicial (Fig. 15.26B).

Sangramento Pós-parto

Algum sangramento no pós-parto é esperado e normal. Portanto, a visualização de sangue e fragmentos no útero pós-parto é um achado normal. Quando as pacientes apresentam volume anormal de sangramento, dor e/ou febre, a avaliação ultrassonográfica geralmente é usada para avaliar causas como **produtos retidos da concepção** (PRCs) ou **endometrite**.

Produtos retidos da Concepção

Às vezes, a aparência calcificada da placenta a termo será visualizada e o diagnóstico de PRCs será óbvio. Quando há tecido vascularizado (com base no fluxo detectável na ultrassonografia por Doppler) na cavidade endometrial (Fig. 15.27), isso geralmente é indicativo de PRCs. Se houver tecido não vascularizado, pode corresponder a coágulo sanguíneo ou PRCs desvascularizados. As dimensões do PRC suspeito são importantes porque podem orientar o tratamento. Por exemplo, em uma de nossas instituições, o manejo farmacológico é, tipicamente, para regiões pequenas de PRC (geralmente 2 cm ou menos), enquanto D/C é tipicamente realizada em áreas maiores que provavelmente não responderão à terapia farmacológica. Se PRC for visualizado e se estender além da cavidade endometrial (invadindo o miométrio), isso é indicativo de uma condição invasiva da placenta, como a placenta acreta. Este é um diagnóstico importante a ser realizado, porque a placenta não será facilmente removida por D/C e a paciente correrá maior risco de ruptura uterina. Às vezes, o miométrio e o endométrio estão intensamente vascularizados pelo PRC (Fig. 15.27C-D, Vídeo 15.12). Nesses casos, um estudo sugeriu que, se houver fluxo de velocidade mais alta (que definem como > 60 cm/s), a remoção cirúrgica do tecido residual pode ser realizada com orientação ultrassonográfica.[192] No entanto, estas não foram medições de velocidade com ângulo corrigido, limitando a utilidade de depender de um limiar de velocidade específico.

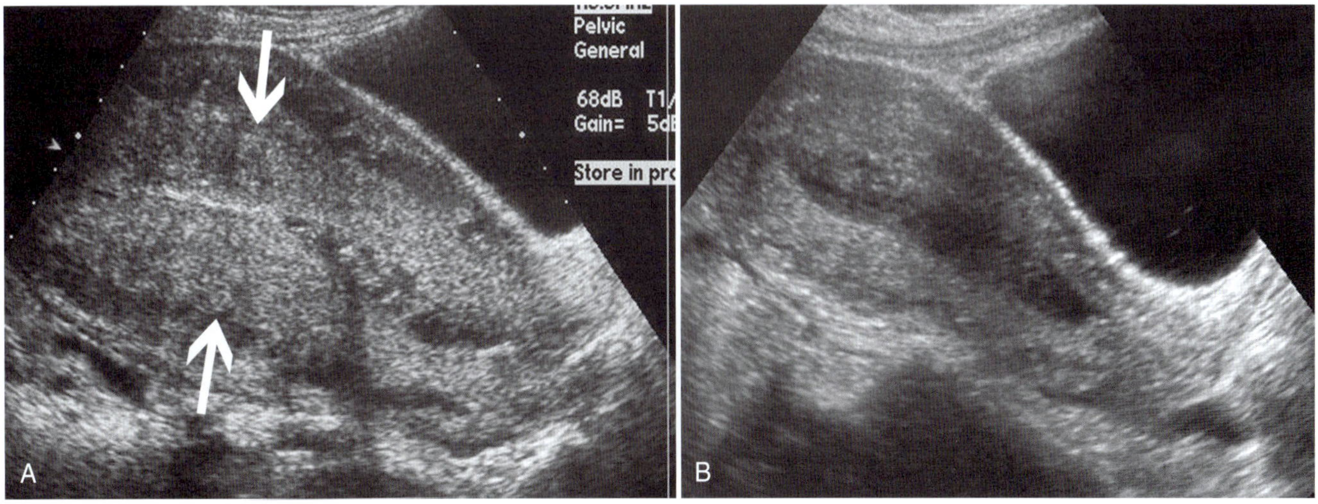

FIG. 15.26 Achados pós-parto normais. (A) Miométrio hiperecoico normal. A imagem sagital da USTA de uma paciente 4 dias após parto vaginal mostra aparência hiperecoica da porção interna do miométrio (*entre as setas*). Alguém poderia interpretar incorretamente toda essa área como endométrio. **(B)** Líquido endometrial normal. A imagem sagital da USTA de uma paciente, 9 dias após parto vaginal, mostra pequeno volume de líquido na cavidade endometrial, um achado comum em puérperas.

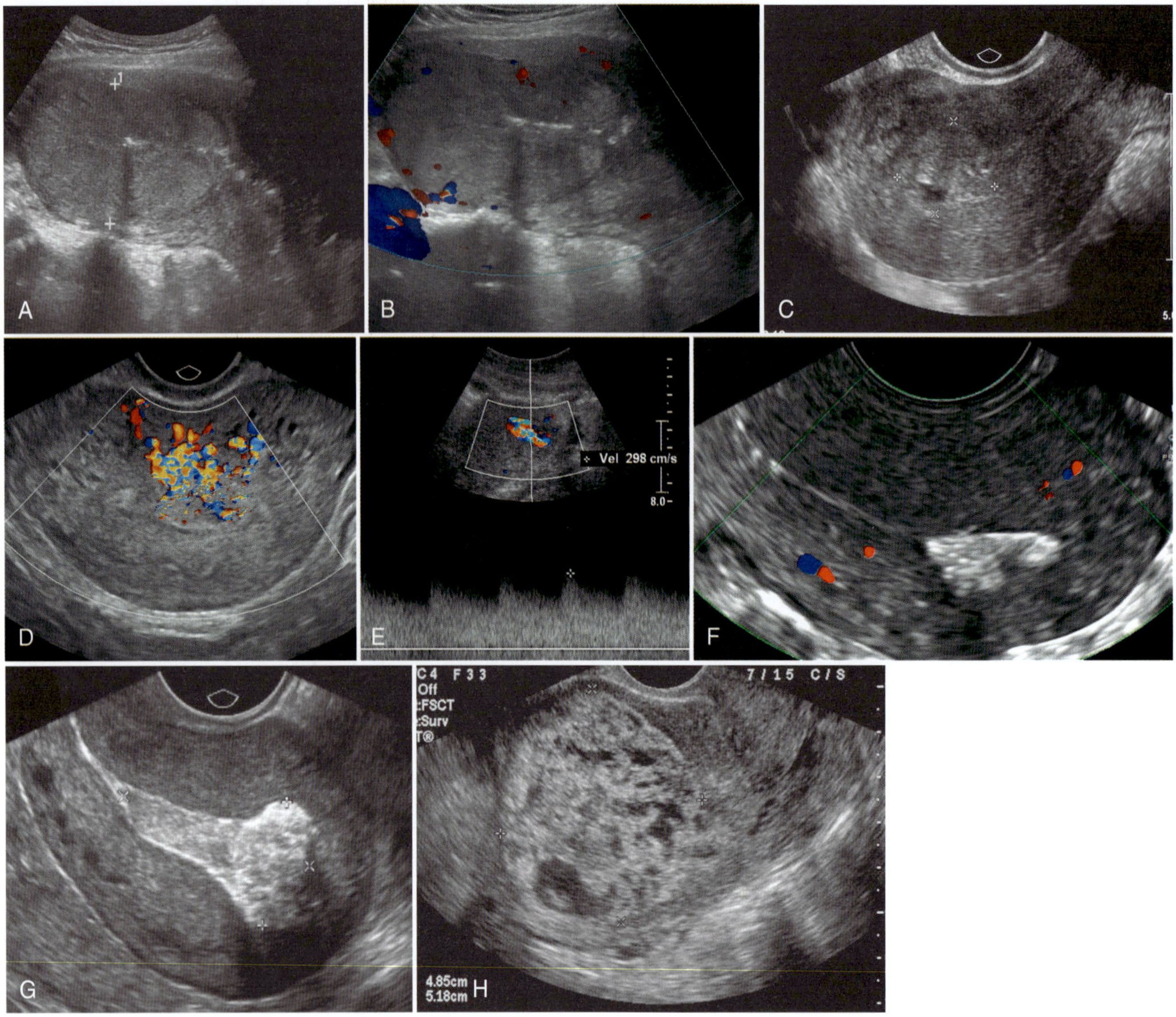

FIG. 15.27 Produtos retidos da concepção (PRCs). (A) e **(B)** USTA em uma paciente 6 dias após parto vaginal. **(A)** Existe uma massa hiperecoica (*cursor*) na região superior do útero. **(B)** Imagem Doppler colorido mostra algumas áreas de fluxo na periferia da massa. (**A** e **B** cortesia de Shannon Sheedy, MD.) **(C)-(E)** Produtos retidos da concepção 1 mês após aborto espontâneo. **(C)** Há uma massa hiperecoica (*cursor*) na cavidade endometrial. **(D)** Doppler colorido mostra fluxo substancial do miométrio se estendendo para os PRCs. **(E)** O Doppler espectral corrigido mostra velocidade sistólica máxima de 298 cm/s. Ver também Vídeo 15.12. **(F)** e **(G)** TVS sagital de duas pacientes diferentes, cada uma delas alguns meses após o parto com PRCs calcificado. **(H)** Ultrassonografia sagital mostra uma grande área de PRCs após cesariana. O miométrio fino sugere invasão placentária, neste caso, devido à **placenta acreta**.

O **tumor trofoblástico de localização placentária** (PSTT; do inglês, *placental site trophoblastic tumor*) é uma causa incomum de sangramento pós-parto, mas deve ser considerado quando houver níveis séricos persistentemente baixos de gonadotrofina coriônica humana (hCG) e/ou níveis elevados de lactogênio placentário humano.[193] Os níveis de hCG tendem a ser baixos, às vezes apenas minimamente elevados, em comparação com as formas mais comuns de neoplasia trofoblástica gestacional. A aparência ultrassonográfica do PSTT é mais comumente uma massa predominantemente sólida heterogênea envolvendo o endométrio e/ou miométrio; algumas vezes, é predominantemente cístico, com vascularização acentuada, simulando uma malformação arteriovenosa.[194] Isso é discutido mais detalhadamente no Capítulo 30.

Endometrite

A **endometrite** deve ser considerada como um possível diagnóstico no período pós-parto, quando as pacientes apresentam febre e/ou dor. Trata-se de um diagnóstico clínico. Os achados ultrassonográficos são variáveis e podem ser normais.[190] Líquido e/ou ar podem ser visualizados na cavidade endometrial em pacientes com endometrite, mas também são achados normais comuns nas primeiras semanas pós-parto, limitando sua utilidade.

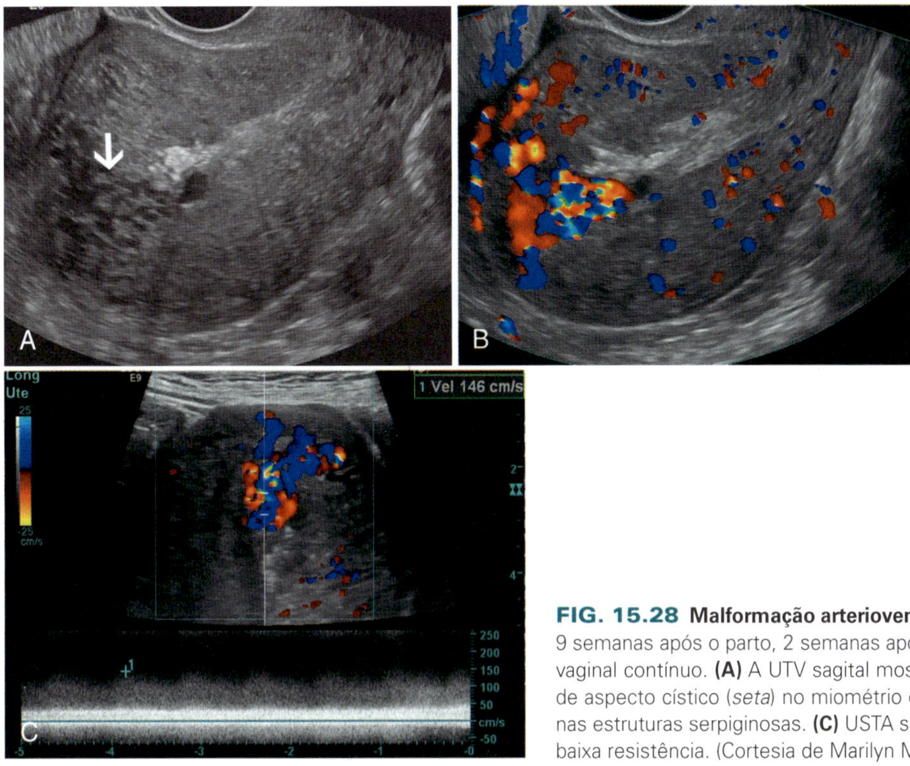

FIG. 15.28 Malformação arteriovenosa adquirida (MAV). MAV em uma paciente 9 semanas após o parto, 2 semanas após a dilatação e curetagem, com sangramento vaginal contínuo. **(A)** A UTV sagital mostra uma área focal de estruturas serpiginosas de aspecto cístico (*seta*) no miométrio do fundo uterino. **(B)** UTV sagital mostra fluxo nas estruturas serpiginosas. **(C)** USTA sagital mostra fluxo arterial de alta velocidade e baixa resistência. (Cortesia de Marilyn Morton, DO.)

Malformação Arteriovenosa

Malformações arteriovenosas (MAV) são raras. Em geral, são lesões adquiridas resultantes de instrumentação uterina prévia. Embora possam ser observadas em outros momentos, são frequentemente diagnosticadas durante o período pós-parto ou após um aborto espontâneo, e as pacientes geralmente apresentam sangramento vaginal anormal no momento do exame. É importante diagnosticar a MAV para que o tratamento inadequado não piore a hemorragia.[13]

Ultrassonograficamente, as MAV devem ser consideradas quando existe uma área focal de estruturas tubulares serpiginosas no miométrio.[195,196] A ultrassonografia com Doppler colorido ou *power* Doppler tipicamente mostrará fluxo exuberante na MAV (Fig. 15.28), e a imagem de Doppler espectral evidenciará fluxo arterial de baixa resistência. Tem sido sugerido que a velocidade arterial na MAV oriente o tratamento, e velocidades mais altas (> 83 cm/s) sugerem a necessidade de embolização, e velocidades mais baixas permitem tratamento mais conservador.[197] Entretanto, na maioria dos estudos publicados, as velocidades relatadas não são velocidades verdadeiras, porque a correção do ângulo não foi usada, reduzindo a utilidade dessas medidas.

MAV uterinas podem ser facilmente sobrediagnosticadas nos períodos pós-parto e pós-aborto espontâneo.[198] Achados semelhantes às verdadeiras MAV podem ocorrer em função da **subinvolução do leito placentário.**[199] Assim, em pacientes estáveis, deve-se optar por conduta conservadora, porque muitas dessas supostas MAV desaparecem espontaneamente. Áreas focais de fluxo arterial de baixa resistência também podem ser observadas no miométrio em pacientes com PRCs e doença trofoblástica gestacional, semelhante a uma MAV.[200] A hCG sérica negativa pode ser útil porque a hCG geralmente está elevada nas pacientes com **doença trofoblástica gestacional**.[13] O nível sérico da hCG pode não ser tão útil no caso de produtos retidos da concepção; cerca de metade das pacientes com PRCs apresenta nível de hCG negativo ou apenas minimamente positivo.[201]

Achados após Cesariana

A maioria das pacientes submetidas a uma cesariana terá uma incisão transversal no segmento inferior do útero. No período pós-cesariana inicial, normalmente tipicamente são observados pequenos focos ecogênicos, devido a suturas e/ou gases, na porção anterior do miométrio do segmento uterino inferior (Fig. 15.29A, Vídeo 15.13). Ainda não se sabe por quanto tempo é normal que sejam visualizados, mas provavelmente por várias semanas ou meses. Pode-se também observar heterogeneidade nessa região do miométrio, provavelmente em função de pequenas áreas de hemorragia. Para a minoria de pacientes que realizaram uma cesariana que apresentam histerotomia clássica com uma incisão longitudinal mais alta no útero, pode-se observar heterogeneidade e/ou focos ecogênicos semelhantes nessa região do miométrio no período pós-parto.

Hematomas consequentes a sangramento no local da incisão podem ocorrer no segmento uterino inferior ou entre ele e a bexiga urinária. Ultrassonograficamente, eles aparecem como uma massa de ecogenicidade variável (Fig. 15.29B, Vídeo 15.13). Pequenos hematomas são comuns e podem não ser clinicamente significativos. O tamanho acima do qual os hematomas tendem a ser clinicamente importantes é incerto, embora tenha sido sugerido que é improvável que hematomas menores que 4 cm[202]

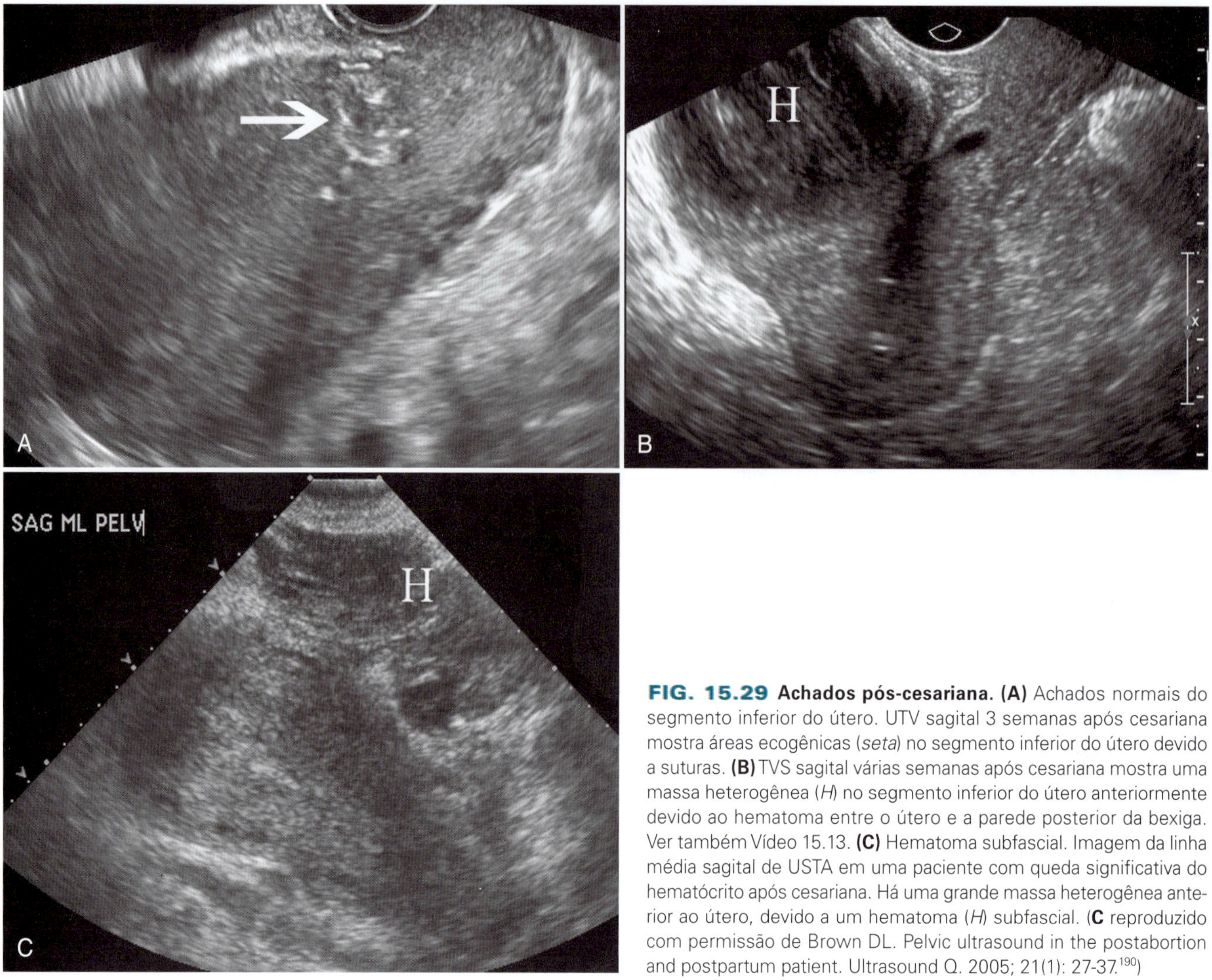

FIG. 15.29 Achados pós-cesariana. **(A)** Achados normais do segmento inferior do útero. UTV sagital 3 semanas após cesariana mostra áreas ecogênicas (*seta*) no segmento inferior do útero devido a suturas. **(B)** TVS sagital várias semanas após cesariana mostra uma massa heterogênea (*H*) no segmento inferior do útero anteriormente devido ao hematoma entre o útero e a parede posterior da bexiga. Ver também Vídeo 15.13. **(C)** Hematoma subfascial. Imagem da linha média sagital de USTA em uma paciente com queda significativa do hematócrito após cesariana. Há uma grande massa heterogênea anterior ao útero, devido a um hematoma (*H*) subfascial. (**C** reproduzido com permissão de Brown DL. Pelvic ultrasound in the postabortion and postpartum patient. Ultrasound Q. 2005; 21(1): 27-37.[190])

sejam clinicamente significativos. Acredita-se que os **hematomas subfasciais** sejam decorrentes da ruptura dos vasos epigástricos inferiores e estejam localizados extraperitonealmente.[203] Eles podem aparecer como uma massa de ecogenicidade variável, localizada posteriormente aos músculos retos do abdome na porção inferior da parede abdominal (Fig. 15.29C). Os hematomas subfasciais e os hematomas entre o útero e a parede posterior da bexiga podem ocorrer na mesma paciente, mas é importante distingui-los se o tratamento cirúrgico for planejado, porque a abordagem é diferente.[203,204]

Após vários meses, quando a cicatrização está completa, um fino eco linear representando a cicatriz da histerotomia pode ser visto frequentemente no segmento uterino inferior[205] e é um achado normal esperado (Fig. 15.30A). Mais de uma cicatriz pode ser observada em pacientes com múltiplas cesáreas anteriores. O miométrio superior à cicatriz, ou entre duas cicatrizes adjacentes, pode apresentar um contorno externo convexo e potencialmente ser confundido com um leiomioma[204,206] (Fig. 15.30B-C). Às vezes, há acúmulo de líquido na cicatriz, seja espontaneamente ou durante a HSG. Uma terminologia variável tem sido usada para descrever essa coleção de líquido na cicatriz: **divertículo da cicatriz da cesariana, bolsa cicatricial da cesariana, defeito cicatricial da cesariana, nicho uterino e istmocele.**[207-211] Em geral, considera-se que exista quando o líquido se apresenta como um defeito triangular no segmento uterino inferior anterior (Fig. 15.30D); no entanto, não há uma definição padrão.[211] Também não está claro se esse "defeito" é necessariamente anormal, porque muitas pacientes são assintomáticas.[211] No entanto, podem causar sangramento intermenstrual e podem ser tratados cirurgicamente.[211] Os defeitos da cicatriz da cesariana também podem ser uma causa de dismenorreia, dor pélvica crônica ou infertilidade.[211] Defeitos maiores, com miométrio mais fino, parecem estar associados a maior probabilidade de ruptura ou deiscência uterina em uma gravidez subsequente, mas ainda não está claro como isso deve afetar a prática clínica.[212]

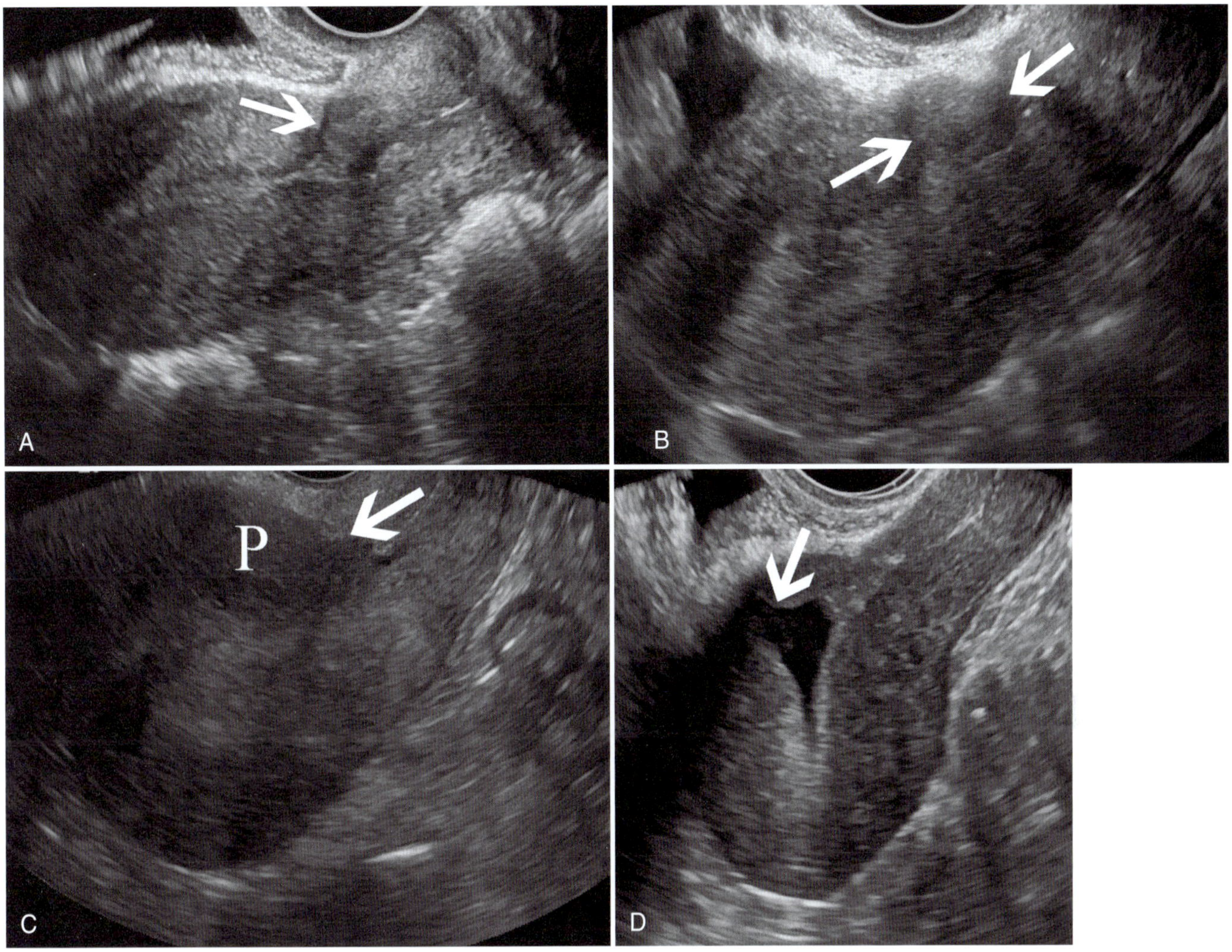

FIG. 15.30 Cicatriz da cesariana anterior no momento da ultrassonografia transvaginal (UTV). (A) Cicatriz normal de cesariana (*seta*) no segmento uterino inferior anterior. **(B)** Pseudomassa devido à área bulbosa do miométrio, neste caso, localizada entre duas cicatrizes de cesarianas (*setas*). Isso poderia ser confundido com um leiomioma. **(C)** Pseudomassa (*P*) devido à área bulbosa do miométrio superior à cicatriz da cesariana (*seta*). **(D)** Líquido (*seta*) se estende para a cicatriz da cesariana no segmento uterino inferior anterior. Termos variáveis, incluindo "istmocele", foram usados para descrever este achado.

Agradecimentos

Os autores gostariam de agradecer ao Dr. Shia Salem pela possibilidade de uso da versão anterior do seu capítulo para esta edição atual.

REFERÊNCIAS

1. Williams PL, Warwick R, editors. Gray's anatomy. 37th ed. Edinburgh: Churchill Livingstone; 1989.
2. Benacerraf BR, Abuhamad AZ, Bromley B, et al. Consider ultrasound first for imaging the female pelvis. Am J Obstet Gynecol. 2015;212(4):450-455.
3. Becker E Jr, Lev-Toaff AS, Kaufman EP, et al. The added value of transvaginal sonohysterography over transvaginal sonography alone in women with known or suspected leiomyoma. J Ultrasound Med. 2002;21(3):237-247.
4. Cullinan JA, Fleischer AC, Kepple DM, Arnold AL. Sonohysterography: a technique for endometrial evaluation. Radiographics. 1995;15(3):501-514.
5. Davis PC, O'Neill MJ, Yoder IC, et al. Sonohysterographic findings of endometrial and subendometrial conditions. Radiographics. 2002;22(4):803-816.
6. Gaucherand P, Piacenza JM, Salle B, Rudigoz RC. Sonohysterography of the uterine cavity: preliminary investigations. J Clin Ultrasound. 1995;23(6): 339-348.
7. Dueholm M, Moller C, Rydbjerg S, et al. An ultrasound algorithm for identification of endometrial cancer. Ultrasound Obstet Gynecol. 2014;43(5):557-568.
8. Werbrouck E, Veldman J, Luts J, et al. Detection of endometrial pathology using saline infusion sonography versus gel instillation sonography: a prospective cohort study. Fertil Steril. 2011;95(1):285-288.
9. Jokubkiene L, Sladkevicius P, Valentin L. Appearance of the endometrium at saline contrast sonohysterography in the luteal phase of the menstrual cycle: a prospective observational study. Ultrasound Obstet Gynecol. 2015;45(3):339-345.
10. American Institute of Ultrasound in Medicine (AIUM). AIUM practice guidelines for the performance of sonohysterography. Laurel, MD: AUIM; 2007.
11. Hann LE, Gretz EM, Bach AM, Francis SM. Sonohysterography for evaluation of the endometrium in women treated with tamoxifen. AJR Am J Roentgenol. 2001;177(2):337-342.
12. Allison SJ, Horrow MM, Kim HY, Lev-Toaff AS. saline-infused sonohysterography: tips for achieving greater success. Radiographics. 2011;31(7):1991-2004.
13. Salem S. Gynecology. In: Rumack CM, Wilson SR, Charboneau JW, Levine D, editors. Diagnostic ultrasound. 4th ed. Philadelphia: Elsevier; 2011. p. 547-612.

14. Wachsberg RH. Transrectal ultrasonography for problem solving after transvaginal ultrasonography of the female internal reproductive tract. J Ultrasound Med. 2003;22(12):1349-1356.
15. Vitton V, Vignally P, Barthet M, et al. Dynamic anal endosonography and MRI defecography in diagnosis of pelvic floor disorders: comparison with conventional defecography. Dis Colon Rectum. 2011;54(11):1398-1404.
16. Dietz HP, Jarvis SK, Vancaillie TG. The assessment of levator muscle strength: a validation of three ultrasound techniques. Int Urogynecol J Pelvic Floor Dysfunct. 2002;13(3):156-159.
17. Liu ZZ, Jiang YX, Dai Q, et al. Imaging of endometrial carcinoma using contrast-enhanced sonography. J Ultrasound Med. 2011;30(11):1519-1527.
18. Stoelinga B, Hehenkamp WJ, Brolmann HA, Huirne JA. Real-time elastography for assessment of uterine disorders. Ultrasound Obstet Gynecol. 2014;43(2):218-226.
19. Sanders RC, Parsons AK. Anteverted retroflexed uterus: a common consequence of cesarean delivery. AJR Am J Roentgenol. 2014;203(1):W117-W124.
20. Goldstein SR. The endometrial echo revisited: have we created a monster? Am J Obstet Gynecol. 2004;191(4):1092-1096.
21. Ozcan T, Dogra V. The normal pelvis on ultrasonic imaging and anatomic correlations. In: Fielding JR, Brown DL, Thurmond AS, editors. Gynecologic imaging. Philadelphia: Elsevier; 2011. p. 5-20.
22. Merz E, Miric-Tesanic D, Bahlmann F, et al. Sonographic size of uterus and ovaries in pre- and postmenopausal women. Ultrasound Obstet Gynecol. 1996;7(1):38-42.
23. Platt JF, Bree RL, Davidson D. Ultrasound of the normal nongravid uterus: correlation with gross and histopathology. J Clin Ultrasound. 1990;18(1):15-19.
24. Verguts J, Ameye L, Bourne T, Timmerman D. Normative data for uterine size according to age and gravidity and possible role of the classical golden ratio. Ultrasound Obstet Gynecol. 2013;42(6):713-717.
25. Orsini LF, Salardi S, Pilu G, et al. Pelvic organs in premenarcheal girls: real-time ultrasonography. Radiology. 1984;153(1):113-116.
26. Miller EI, Thomas RH, Lines P. The atrophic postmenopausal uterus. J Clin Ultrasound. 1977;5(4):261-263.
27. Fleischer AC, Kalemeris GC, Entman SS. Sonographic depiction of the endometrium during normal cycles. Ultrasound Med Biol. 1986;12(4):271-277.
28. Forrest TS, Elyaderani MK, Muilenburg MI, et al. Cyclic endometrial changes: US assessment with histologic correlation. Radiology. 1988;167(1):233-237.
29. Bakos O, Lundkvist O, Bergh T. Transvaginal sonographic evaluation of endometrial growth and texture in spontaneous ovulatory cycles—a descriptive study. Hum Reprod. 1993;8(6):799-806.
30. Lenz S, Lindenberg S. Ultrasonic evaluation of endometrial growth in women with normal cycles during spontaneous and stimulated cycles. Hum Reprod. 1990;5(4):377-381.
31. Nalaboff KM, Pellerito JS, Ben-Levi E. Imaging the endometrium: disease and normal variants. Radiographics. 2001;21:1409-1424.
32. Randall JM, Fisk NM, McTavish A, Templeton AA. Transvaginal ultrasonic assessment of endometrial growth in spontaneous and hyperstimulated menstrual cycles. Br J Obstet Gynaecol. 1989;96(8):954-959.
33. Leone FP, Timmerman D, Bourne T, et al. Terms, definitions and measurements to describe the sonographic features of the endometrium and intrauterine lesions: a consensus opinion from the International Endometrial Tumor Analysis (IETA) group. Ultrasound Obstet Gynecol. 2010;35(1):103-112.
34. Goldstein SR. Abnormal uterine bleeding: the role of ultrasound. Radiol Clin North Am. 2006;44(6):901-910.
35. Lin MC, Gosink BB, Wolf SI, et al. Endometrial thickness after menopause: effect of hormone replacement. Radiology. 1991;180(2):427-432.
36. Osmers R, Volksen M, Schauer A. Vaginosonography for early detection of endometrial carcinoma? Lancet. 1990;335(8705):1569-1571.
37. Shipley CF, 3rd, Simmons CL, Nelson GH. Comparison of transvaginal sonography with endometrial biopsy in asymptomatic postmenopausal women. J Ultrasound Med. 1994;13(2):99-104.
38. Aleem F, Predanic M, Calame R, et al. Transvaginal color and pulsed Doppler sonography of the endometrium: a possible role in reducing the number of dilatation and curettage procedures. J Ultrasound Med. 1995;14(2):139-145.
39. Giannella L, Mfuta K, Setti T, et al. Diagnostic accuracy of endometrial thickness for the detection of intra-uterine pathologies and appropriateness of performed hysteroscopies among asymptomatic postmenopausal women. Eur J Obstet Gynecol Reprod Biol. 2014;177:29-33.
40. Smith-Bindman R, Weiss E, Feldstein V. How thick is too thick? When endometrial thickness should prompt biopsy in postmenopausal women without vaginal bleeding. Ultrasound Obstet Gynecol. 2004;24:558-565.
41. Fleischer AC, Kalemeris GC, Machin JE, et al. Sonographic depiction of normal and abnormal endometrium with histopathologic correlation. J Ultrasound Med. 1986;5(8):445-452.
42. Farrer-Brown G, Beilby JO, Tarbit MH. The blood supply of the uterus. 2. Venous pattern. J Obstet Gynaecol Br Commonw. 1970;77(8):682-689.
43. Mitchell DG, Schonholz L, Hilpert PL, et al. Zones of the uterus: discrepancy between US and MR images. Radiology. 1990;174(3 Pt 1):827-831.
44. DuBose TJ, Hill LW, Hennigan HW Jr, et al. Sonography of arcuate uterine blood vessels. J Ultrasound Med. 1985;4(5):229-233.
45. Atri M, de Stempel J, Senterman MK, Bret PM. Diffuse peripheral uterine calcification (manifestation of Monckeberg's arteriosclerosis) detected by ultrasonography. J Clin Ultrasound. 1992;20(3):211-216.
46. Occhipinti K, Kutcher R, Rosenblatt R. Sonographic appearance and significance of arcuate artery calcification. J Ultrasound Med. 1991;10(2):97-100.
47. de Vries K, Lyons EA, Ballard G, et al. Contractions of the inner third of the myometrium. Am J Obstet Gynecol. 1990;162(3):679-682.
48. Burks DD, Stainken BF, Burkhard TK, Balsara ZN. Uterine inner myometrial echogenic foci. Relationship to prior dilatation and curettage and endocervical biopsy. J Ultrasound Med. 1991;10(9):487-492.
49. Casey PM, Long ME, Marnach ML. Abnormal cervical appearance: what to do, when to worry? Mayo Clin Proc. 2011;86(2):147-150.
50. Duffield C, Gerscovich EO, Gillen MA, et al. Endometrial and endocervical micro echogenic foci: sonographic appearance with clinical and histologic correlation. J Ultrasound Med. 2005;24(5):583-590.
51. Ergun A, Pabuccu R, Atay V, et al. Three sisters with septate uteri: another reference to bidirectional theory. Hum Reprod. 1997;12(1):140-142.
52. Deutch TD, Abuhamad AZ. The role of 3-dimensional ultrasonography and magnetic resonance imaging in the diagnosis of müllerian duct anomalies: a review of the literature. J Ultrasound Med. 2008;27(3):413-423.
53. Grimbizis GF, Di Spiezio Sardo A, Saravelos SH, et al. The Thessaloniki ESHRE/ESGE consensus on diagnosis of female genital anomalies. Hum Reprod. 2016;31(1):2-7.
54. Troiano RN, McCarthy SM. Müllerian duct anomalies: imaging and clinical issues. Radiology. 2004;233(1):19-34.
55. American Fertility Society. The American Fertility Society classifications of adnexal adhesions, distal tubal occlusion, tubal occlusion secondary to tubal ligation, tubal pregnancies, müllerian anomalies and intrauterine adhesions. Fertil Steril. 1988;49(6):944-955.
56. Olpin JD, Heilbrun M. Imaging of müllerian duct anomalies. Clin Obstet Gynecol. 2009;52(1):40-56.
57. Viscomi GN, Gonzalez R, Taylor KJ. Ultrasound detection of uterine abnormalities after diethylstilbestrol (DES) exposure. Radiology. 1980;136(3):733-735.
58. Lev-Toaff AS, Toaff ME, Friedman AC. Endovaginal sonographic appearance of a DES uterus. J Ultrasound Med. 1990;9(11):661-664.
59. Acien P, Acien M, Sanchez-Ferrer M. Complex malformations of the female genital tract. New types and revision of classification. Hum Reprod. 2004;19(10):2377-2384.
60. Grimbizis GF, Gordts S, Di Spiezio Sardo A, et al. The ESHRE/ESGE consensus on the classification of female genital tract congenital anomalies. Hum Reprod. 2013;28(8):2032-2044.
61. Oppelt P, Renner SP, Brucker S, et al. The VCUAM (vagina cervix uterus adnex–associated malformation) classification: a new classification for genital malformations. Fertil Steril. 2005;84(5):1493-1497.
62. Bermejo C, Martinez Ten P, Cantarero R, et al. Three-dimensional ultrasound in the diagnosis of müllerian duct anomalies and concordance with magnetic resonance imaging. Ultrasound Obstet Gynecol. 2010;35(5):593-601.

63. Pellerito JS, McCarthy SM, Doyle MB, et al. Diagnosis of uterine anomalies: relative accuracy of MR imaging, endovaginal sonography, and hysterosalpingography. Radiology. 1992;183(3):795-800.
64. Zreik TG, Troiano RN, Ghoussoub RA, et al. Myometrial tissue in uterine septa. J Am Assoc Gynecol Laparosc. 1998;5(2):155-160.
65. Salim R, Woelfer B, Backos M, et al. Reproducibility of three-dimensional ultrasound diagnosis of congenital uterine anomalies. Ultrasound Obstet Gynecol. 2003;21(6):578-582.
66. Wall DJ, Javitt MC, Glanc P, et al. ACR appropriateness Criteria® infertility. Ultrasound Q. 2015;31(1):37-44.
67. Saravelos SH, Cocksedge KA, Li TC. Prevalence and diagnosis of congenital uterine anomalies in women with reproductive failure: a critical appraisal. Hum Reprod Update. 2008;14(5):415-429.
68. Agrawal G, Riherd JM, Busse RF, et al. Evaluation of uterine anomalies: 3D FRFSE cube versus standard 2D FRFSE. AJR Am J Roentgenol. 2009;193(6):W558-W562.
69. Ludwin A, Ludwin I. Comparison of the ESHRE-ESGE and ASRM classifications of müllerian duct anomalies in everyday practice. Hum Reprod. 2015;30(3):569-580.
70. Brody JM, Koelliker SL, Frishman GN. Unicornuate uterus: imaging appearance, associated anomalies, and clinical implications. AJR Am J Roentgenol. 1998;171(5):1341-1347.
71. Smith BC, Brown DL, Carter RE, Famuyide AO. Double cervix: clarifying a diagnostic dilemma. Am J Obstet Gynecol. 2014;211(1):26. e1-26.e5.
72. Stewart EA. Clinical practice. Uterine fibroids. N Engl J Med. 2015;372(17):1646-1655.
73. Goodwin SC, Bonilla SM, Sacks D, et al. Reporting standards for uterine artery embolization for the treatment of uterine leiomyomata. J Vasc Interv Radiol. 2001;12(9):1011-1020.
74. McLucas B. Diagnosis, imaging and anatomical classification of uterine fibroids. Best Pract Res Clin Obstet Gynaecol. 2008;22(4):627-642.
75. Munro MG, Critchley HO, Broder MS, Fraser IS. FIGO classification system (PALM-COEIN) for causes of abnormal uterine bleeding in nongravid women of reproductive age. Int J Gynaecol Obstet. 2011;113(1):3-13.
76. Van den Bosch T, Dueholm M, Leone FP, et al. Terms, definitions and measurements to describe sonographic features of myometrium and uterine masses: a consensus opinion from the Morphological Uterus Sonographic Assessment (MUSA) group. Ultrasound Obstet Gynecol. 2015;46(3):284-298.
77. Caoili EM, Hertzberg BS, Kliewer MA, et al. Refractory shadowing from pelvic masses on sonography: a useful diagnostic sign for uterine leiomyomas. AJR Am J Roentgenol. 2000;174(1):97-101.
78. Maebayashi T, Imai K, Takekawa Y, et al. Radiologic features of uterine lipoleiomyoma. J Comput Assist Tomogr. 2003;27(2):162-165.
79. Prieto A, Crespo C, Pardo A, et al. Uterine lipoleiomyomas: US and CT findings. Abdom Imaging. 2000;25(6):655-657.
80. Wang X, Kumar D, Seidman JD. Uterine lipoleiomyomas: a clinicopathologic study of 50 cases. Int J Gynecol Pathol. 2006;25(3):239-242.
81. Akbulut M, Gundogan M, Yorukoglu A. Clinical and pathological features of lipoleiomyoma of the uterine corpus: a review of 76 cases. Balkan Med J. 2014;31(3):224-229.
82. Brown DL. Uterine leiomyomas. In: Fielding JR, Brown DL, Thurmond AS, editors. Gynecologic imaging. Philadelphia: Elsevier; 2011. p. 237-250.
83. Ghai S, Rajan DK, Benjamin MS, et al. Uterine artery embolization for leiomyomas: pre- and postprocedural evaluation with US. Radiographics. 2005;25(5):1159-1172.
84. Ahmad I, Ray CE Jr, Conyers C. Transvaginal sonographic appearance of thrombosed uterine arteries after uterine artery embolization: the "white snake" sign. J Clin Ultrasound. 2003;31(8):401-406.
85. Matytsina-Quinlan L, Matytsina L. Submucosal uterine fibroid prolapsed into vagina in a symptomatic patient with IUS. BMJ Case Rep. 2014;2014.
86. Sato K, Yuasa N, Fujita M, Fukushima Y. Clinical application of diffusion-weighted imaging for preoperative differentiation between uterine leiomyoma and leiomyosarcoma. Am J Obstet Gynecol. 2014;210(4):368. e1-368.e8.
87. Thomassin-Naggara I, Dechoux S, Bonneau C, et al. How to differentiate benign from malignant myometrial tumours using MR imaging. Eur Radiol. 2013;23(8):2306-2314.
87a. Nagai T, Takai Y, Akahori T, et al. Novel uterine sarcoma preoperative diagnosis score predicts the need for surgery in patients presenting with a uterine mass. Springerplus. 2014;3:678.
87b. Goto A, Takeuchi S, Sugimura K, Maruo T. Usefulness of Gd-DTPA contrast-enhanced dynamic MRI and serum determination of LDH and its isozymes in the differential diagnosis of leiomyosarcoma from degenerated leiomyoma of the uterus. Int J Gynecol Cancer. 2002;12(4):354-361.
88. Zaloudek C, Hendrickson MR. Mesenchymal tumors of the uterus. In: Kurman RJ, editor. Blaustein's pathology of the female genital tract. 5th ed. New York: Springer-Verlag; 2002. p. 561-615.
89. Bergholt T, Eriksen L, Berendt N, et al. Prevalence and risk factors of adenomyosis at hysterectomy. Hum Reprod. 2001;16(11):2418-2421.
90. Taran FA, Stewart EA, Brucker S. Adenomyosis: epidemiology, risk factors, clinical phenotype and surgical and interventional alternatives to hysterectomy. Geburtshilfe Frauenheilkd. 2013;73(9):924-931.
91. Di Donato N, Montanari G, Benfenati A, et al. Prevalence of adenomyosis in women undergoing surgery for endometriosis. Eur J Obstet Gynecol Reprod Biol. 2014;181:289-293.
92. Chopra S, Lev-Toaff AS, Ors F, Bergin D. Adenomyosis: common and uncommon manifestations on sonography and magnetic resonance imaging. J Ultrasound Med. 2006;25(5):617-627.
93. Meredith SM, Sanchez-Ramos L, Kaunitz AM. Diagnostic accuracy of transvaginal sonography for the diagnosis of adenomyosis: systematic review and metaanalysis. Am J Obstet Gynecol. 2009;201(1):107. e1-107.e6.
94. Atri M, Reinhold C, Mehio AR, et al. Adenomyosis: US features with histologic correlation in an in-vitro study. Radiology. 2000;215(3):783-790.
95. Bromley B, Shipp TD, Benacerraf B. Adenomyosis: sonographic findings and diagnostic accuracy. J Ultrasound Med. 2000;19(8):529-534.
96. Kepkep K, Tuncay YA, Goynumer G, Tutal E. Transvaginal sonography in the diagnosis of adenomyosis: which findings are most accurate? Ultrasound Obstet Gynecol. 2007;30(3):341-345.
97. Sun YL, Wang CB, Lee CY, et al. Transvaginal sonographic criteria for the diagnosis of adenomyosis based on histopathologic correlation. Taiwan J Obstet Gynecol. 2010;49(1):40-44.
98. Reeves MF, Goldstein RB, Jones KD. Communication of adenomyosis with the endometrial cavity: visualization with saline contrast sonohysterography. Ultrasound Obstet Gynecol. 2010;36(1):115-119.
99. Takeuchi H, Kitade M, Kikuchi I, et al. Diagnosis, laparoscopic management, and histopathologic findings of juvenile cystic adenomyoma: a review of nine cases. Fertil Steril. 2010;94(3):862-868.
100. Acien P, Acien M, Fernandez F, et al. The cavitated accessory uterine mass: a müllerian anomaly in women with an otherwise normal uterus. Obstet Gynecol. 2010;116(5):1101-1109.
101. Acien P, Bataller A, Fernandez F, et al. New cases of accessory and cavitated uterine masses (ACUM): a significant cause of severe dysmenorrhea and recurrent pelvic pain in young women. Hum Reprod. 2012;27(3):683-694.
102. Taran FA, Weaver AL, Coddington CC, Stewart EA. Characteristics indicating adenomyosis coexisting with leiomyomas: a case-control study. Hum Reprod. 2010;25(5):1177-1182.
103. Ozkan ZS, Kumbak B, Cilgin H, et al. Coexistence of adenomyosis in women operated for benign gynecological diseases. Gynecol Endocrinol. 2012;28(3):212-215.
104. Chu LC, Coquia SF, Hamper UM. Ultrasonography evaluation of pelvic masses. Radiol Clin North Am. 2014;52(6):1237-1252.
105. Park SB, Moon MH, Hong SR, et al. Adenoma malignum of the uterine cervix: ultrasonographic findings in 11 patients. Ultrasound Obstet Gynecol. 2011;38(6):716-721.
106. Mendelson EB, Bohm-Velez M, Joseph N, Neiman HL. Endometrial abnormalities: evaluation with transvaginal sonography. AJR Am J Roentgenol. 1988;150(1):139-142.
107. Lev-Toaff AS, Toaff ME, Liu JB, et al. Value of sonohysterography in the diagnosis and management of abnormal uterine bleeding. Radiology. 1996;201(1):179-184.
108. Parsons AK, Lense JJ. Sonohysterography for endometrial abnormalities: preliminary results. J Clin Ultrasound. 1993;21(2):87-95.
109. Dubinsky TJ, Parvey HR, Gormaz G, Makland N. Transvaginal hysterosonography in the evaluation of small endoluminal masses. J Ultrasound Med. 1995;14(1):1-6.

110. Jorizzo JR, Riccio GJ, Chen MY, Carr JJ. Sonohysterography: the next step in the evaluation of the abnormal endometrium. Radiographics. 1999;19(Spec No):S117-S130.
111. Dubinsky TJ, Stroehlein K, Abu-Ghazzeh Y, et al. Prediction of benign and malignant endometrial disease: hysterosonographic-pathologic correlation. Radiology. 1999;210(2):393-397.
112. Laifer-Narin SL, Ragavendra N, Lu DS, et al. Transvaginal saline hysterosonography: characteristics distinguishing malignant and various benign conditions. AJR Am J Roentgenol. 1999;172(6):1513-1520.
113. Rossouw JE, Anderson GL, Prentice RL, et al. Risks and benefits of estrogen plus progestin in healthy postmenopausal women: principal results from the Women's Health Initiative randomized controlled trial. JAMA. 2002;288(3):321-333.
114. Levine D, Gosink BB, Johnson LA. Change in endometrial thickness in postmenopausal women undergoing hormone replacement therapy. Radiology. 1995;197(3):603-608.
115. Malfetano JH. Tamoxifen-associated endometrial carcinoma in postmenopausal breast cancer patients. Gynecol Oncol. 1990;39(1):82-84.
116. Kedar RP, Bourne TH, Powles TJ, et al. Effects of tamoxifen on uterus and ovaries of postmenopausal women in a randomised breast cancer prevention trial. Lancet. 1994;343(8909):1318-1321.
117. Lahti E, Blanco G, Kauppila A, et al. Endometrial changes in postmenopausal breast cancer patients receiving tamoxifen. Obstet Gynecol. 1993;81(5 Pt 1):660-664.
118. Hann LE, Giess CS, Bach AM, et al. Endometrial thickness in tamoxifen-treated patients: correlation with clinical and pathologic findings. AJR Am J Roentgenol. 1997;168(3):657-661.
119. Cohen I, Rosen DJ, Tepper R, et al. Ultrasonographic evaluation of the endometrium and correlation with endometrial sampling in postmenopausal patients treated with tamoxifen. J Ultrasound Med. 1993;12(5):275-280.
120. Hulka CA, Hall DA. Endometrial abnormalities associated with tamoxifen therapy for breast cancer: sonographic and pathologic correlation. AJR Am J Roentgenol. 1993;160(4):809-812.
121. Ascher SM, Imaoka I, Lage JM. Tamoxifen-induced uterine abnormalities: the role of imaging. Radiology. 2000;214(1):29-38.
122. Cohen I, Bernheim J, Azaria R, et al. Malignant endometrial polyps in postmenopausal breast cancer tamoxifen-treated patients. Gynecol Oncol. 1999;75(1):136-141.
123. Goldstein SR. Unusual ultrasonographic appearance of the uterus in patients receiving tamoxifen. Am J Obstet Gynecol. 1994;170(2):447-451.
124. Fong K, Kung R, Lytwyn A, et al. Endometrial evaluation with transvaginal US and hysterosonography in asymptomatic postmenopausal women with breast cancer receiving tamoxifen. Radiology. 2001;220(3):765-773.
125. Wong AW, Lao TH, Cheung CW, et al. Reappraisal of endometrial thickness for the detection of endometrial cancer in postmenopausal bleeding: a retrospective cohort study. BJOG. 2016;123(3):439-446.
126. Varner RE, Sparks JM, Cameron CD, et al. Transvaginal sonography of the endometrium in postmenopausal women. Obstet Gynecol. 1991;78(2):195-199.
127. Karlsson B, Granberg S, Wikland M, et al. Transvaginal ultrasonography of the endometrium in women with postmenopausal bleeding—a Nordic multicenter study. Am J Obstet Gynecol. 1995;172(5):1488-1494.
128. Ferrazzi E, Torri V, Trio D, et al. Sonographic endometrial thickness: a useful test to predict atrophy in patients with postmenopausal bleeding. An Italian multicenter study. Ultrasound Obstet Gynecol. 1996;7(5):315-321.
129. Granberg S, Wikland M, Karlsson B, et al. Endometrial thickness as measured by endovaginal ultrasonography for identifying endometrial abnormality. Am J Obstet Gynecol. 1991;164(1 Pt 1):47-52.
130. Nasri MN, Shepherd JH, Setchell ME, et al. The role of vaginal scan in measurement of endometrial thickness in postmenopausal women. Br J Obstet Gynaecol. 1991;98(5):470-475.
131. Goldstein SR, Nachtigall M, Snyder JR, Nachtigall L. Endometrial assessment by vaginal ultrasonography before endometrial sampling in patients with postmenopausal bleeding. Am J Obstet Gynecol. 1990;163(1 Pt 1):119-123.
132. Choo YC, Mak KC, Hsu C, et al. Postmenopausal uterine bleeding of nonorganic cause. Obstet Gynecol. 1985;66(2):225-228.
133. Atri M, Nazarnia S, Aldis AE, et al. Transvaginal US appearance of endometrial abnormalities. Radiographics. 1994;14(3):483-492.
134. Smith-Bindman R, Kerlikowske K, Feldstein VA, et al. Endovaginal ultrasound to exclude endometrial cancer and other endometrial abnormalities. JAMA. 1998;280(17):1510-1517.
135. Breijer M, Molb B. Transvaginal ultrasound measurement of the endometrium remains the first line test for investigating postmenopausal bleeding but integration of patient characteristics into testing may further improve diagnostic algorithms. BJOG. 2016;123(3):447.
136. Delisle MF, Villeneuve M, Boulvain M. Measurement of endometrial thickness with transvaginal ultrasonography: is it reproducible? J Ultrasound Med. 1998;17(8):481-484.
137. Goldstein RB, Bree RL, Benson CB, et al. Evaluation of the woman with postmenopausal bleeding: Society of Radiologists in Ultrasound–Sponsored Consensus Conference statement. J Ultrasound Med. 2001;20(10):1025-1036.
138. Bree RL, Bowerman RA, Bohm-Velez M, et al. US evaluation of the uterus in patients with postmenopausal bleeding: a positive effect on diagnostic decision making. Radiology. 2000;216(1):260-264.
139. Laifer-Narin S, Ragavendra N, Parmenter EK, Grant EG. False-normal appearance of the endometrium on conventional transvaginal sonography: comparison with saline hysterosonography. AJR Am J Roentgenol. 2002;178(1):129-133.
140. Dubinsky TJ, Parvey HR, Gormaz G, et al. Transvaginal hysterosonography: comparison with biopsy in the evaluation of postmenopausal bleeding. J Ultrasound Med. 1995;14(12):887-893.
141. Jokubkiene L, Sladkevicius P, Valentin L. Transvaginal ultrasound examination of the endometrium in postmenopausal women without vaginal bleeding. Ultrasound Obstet Gynecol. 2016;48(3):390-396.
142. Wilson DA, Stacy TM, Smith EI. Ultrasound diagnosis of hydrocolpos and hydrometrocolpos. Radiology. 1978;128(2):451-454.
143. Breckenridge JW, Kurtz AB, Ritchie WG, Macht EL Jr. Postmenopausal uterine fluid collection: indicator of carcinoma. AJR Am J Roentgenol. 1982;139(3):529-534.
144. Scott WW Jr, Rosenshein NB, Siegelman SS, Sanders RC. The obstructed uterus. Radiology. 1981;141(3):767-770.
145. Pretorius DH, Dennis MA, Manco-Johnson ML, Gottesfeld KR. Ultrasound diagnosis of hematotrachelos: a case report. Am J Obstet Gynecol. 1985;151(8):1080-1082.
146. Lewit N, Thaler I, Rottem S. The uterus: a new look with transvaginal sonography. J Clin Ultrasound. 1990;18(4):331-336.
147. McCarthy KA, Hall DA, Kopans DB, Swann CA. Postmenopausal endometrial fluid collections: always an indicator of malignancy? J Ultrasound Med. 1986;5(11):647-649.
148. Vuento MH, Pirhonen JP, Makinen JI, et al. Endometrial fluid accumulation in asymptomatic postmenopausal women. Ultrasound Obstet Gynecol. 1996;8(1):37-41.
149. Kurman RJ, editor. Blaustein's pathology of the female genital tract. 5th ed. New York: Springer-Verlag; 2002.
150. Sheth S, Hamper UM, Kurman RJ. Thickened endometrium in the postmenopausal woman: sonographic-pathologic correlation. Radiology. 1993;187(1):135-139.
151. Hulka CA, Hall DA, McCarthy K, Simeone JF. Endometrial polyps, hyperplasia, and carcinoma in postmenopausal women: differentiation with endovaginal sonography. Radiology. 1994;191(3):755-758.
152. Kupfer MC, Schiller VL, Hansen GC, Tessler FN. Transvaginal sonographic evaluation of endometrial polyps. J Ultrasound Med. 1994;13(7):535-539.
153. Timmerman D, Verguts J, Konstantinovic ML, et al. The pedicle artery sign based on sonography with color Doppler imaging can replace second-stage tests in women with abnormal vaginal bleeding. Ultrasound Obstet Gynecol. 2003;22(2):166-171.
154. Baldwin MT, Dudiak KM, Gorman B, Marks CA. Focal intracavitary masses recognized with the hyperechoic line sign at endovaginal US and characterized with hysterosonography. Radiographics. 1999;19(4):927-935.
155. Karlsson B, Granberg S, Hellberg P, Wikland M. Comparative study of transvaginal sonography and hysteroscopy for the detection of pathologic endometrial lesions in women with postmenopausal bleeding. J Ultrasound Med. 1994;13(10):757-762.
156. National Cancer Institute Surveillance, Epidemiology, and End Results Program (SEER). SEER Stat Fact Sheets: Eendometrial cancer. 2015. Available from: http://seer.cancer.gov/statfacts/html/corp.html.

157. Bourne TH, Campbell S, Steer CV, et al. Detection of endometrial cancer by transvaginal ultrasonography with color flow imaging and blood flow analysis: a preliminary report. Gynecol Oncol. 1991;40(3):253-259.
158. Weiner Z, Beck D, Rottem S, et al. Uterine artery flow velocity waveforms and color flow imaging in women with perimenopausal and postmenopausal bleeding. Correlation to endometrial histopathology. Acta Obstet Gynecol Scand. 1993;72(3):162-166.
159. Chan FY, Chau MT, Pun TC, et al. Limitations of transvaginal sonography and color Doppler imaging in the differentiation of endometrial carcinoma from benign lesions. J Ultrasound Med. 1994;13(8):623-628.
160. Carter JR, Lau M, Saltzman AK, et al. Gray scale and color flow Doppler characterization of uterine tumors. J Ultrasound Med. 1994;13(11):835-840.
161. Sladkevicius P, Valentin L, Marsal K. Endometrial thickness and Doppler velocimetry of the uterine arteries as discriminators of endometrial status in women with postmenopausal bleeding: a comparative study. Am J Obstet Gynecol. 1994;171(3):722-728.
162. Kurjak A, Shalan H, Sosic A, et al. Endometrial carcinoma in postmenopausal women: evaluation by transvaginal color Doppler ultrasonography. Am J Obstet Gynecol. 1993;169(6):1597-1603.
163. Sheth S, Hamper UM, McCollum ME, et al. Endometrial blood flow analysis in postmenopausal women: can it help differentiate benign from malignant causes of endometrial thickening? Radiology. 1995;195(3):661-665.
164. Cacciatore B, Lehtovirta P, Wahlstrom T, Ylostalo P. Preoperative sonographic evaluation of endometrial cancer. Am J Obstet Gynecol. 1989;160(1):133-137.
165. Gordon AN, Fleischer AC, Reed GW. Depth of myometrial invasion in endometrial cancer: preoperative assessment by transvaginal ultrasonography. Gynecol Oncol. 1990;39(3):321-327.
166. Fleischer AC, Dudley BS, Entman SS, et al. Myometrial invasion by endometrial carcinoma: sonographic assessment. Radiology. 1987;162(2):307-310.
167. Mascilini F, Testa AC, Van Holsbeke C, et al. Evaluating myometrial and cervical invasion in women with endometrial cancer: comparing subjective assessment with objective measurement techniques. Ultrasound Obstet Gynecol. 2013;42(3):353-358.
168. DelMaschio A, Vanzulli A, Sironi S, et al. Estimating the depth of myometrial involvement by endometrial carcinoma: efficacy of transvaginal sonography vs MR imaging. AJR Am J Roentgenol. 1993;160(3):533-538.
169. Yamashita Y, Mizutani H, Torashima M, et al. Assessment of myometrial invasion by endometrial carcinoma: transvaginal sonography vs contrast-enhanced MR imaging. AJR Am J Roentgenol. 1993;161(3):595-599.
170. Kinkel K, Kaji Y, Yu KK, et al. Radiologic staging in patients with endometrial cancer: a meta-analysis. Radiology. 1999;212(3):711-718.
171. Frei KA, Kinkel K, Bonel HM, et al. Prediction of deep myometrial invasion in patients with endometrial cancer: clinical utility of contrast-enhanced MR imaging—a meta-analysis and Bayesian analysis. Radiology. 2000;216(2):444-449.
172. Lalwani N, Dubinsky T, Javitt MC, et al. American College of Radiology (ACR). Appropriateness Criteria: pretreatment evaluation and follow-up of endometrial cancer. Ultrasound Q. 2014;30(1):21-28.
173. American Cancer Society. Endometrial (uterine) cancer. 2015. Available from: http://www.cancer.org/cancer/endometrialcancer.
174. Sohaib SA, Verma H, Attygalle AD, Ind TE. Imaging of uterine malignancies. Semin Ultrasound CT MR. 2010;31(5):377-387.
175. D'Angelo E, Prat J. Uterine sarcomas: a review. Gynecol Oncol. 2010;116(1):131-139.
176. Kim JA, Lee MS, Choi JS. Sonographic findings of uterine endometrial stromal sarcoma. Korean J Radiol. 2006;7(4):281-286.
177. Fedele L, Bianchi S, Dorta M, Vignali M. Intrauterine adhesions: detection with transvaginal US. Radiology. 1996;199(3):757-759.
178. Salle B, Gaucherand P, de Saint Hilaire P, Rudigoz RC. Transvaginal sonohysterographic evaluation of intrauterine adhesions. J Clin Ultrasound. 1999;27(3):131-134.
179. Alhilli MM, Wall DJ, Brown DL, et al. Uterine ultrasound findings after radiofrequency endometrial ablation: correlation with symptoms. Ultrasound Q. 2012;28(4):261-268.
180. Sharp HT. Endometrial ablation: postoperative complications. Am J Obstet Gynecol. 2012;207(4):242-247.
181. McCausland AM, McCausland VM. Long-term complications of endometrial ablation: cause, diagnosis, treatment, and prevention. J Minim Invasive Gynecol. 2007;14(4):399-406.
182. Nowitzki KM, Hoimes ML, Chen B, et al. Ultrasonography of intrauterine devices. Ultrasonography. 2015;34(3):183-194.
183. Moschos E, Twickler DM. Does the type of intrauterine device affect conspicuity on 2D and 3D ultrasound? AJR Am J Roentgenol. 2011;196(6):1439-1443.
184. Benacerraf BR, Shipp TD, Bromley B. Three-dimensional ultrasound detection of abnormally located intrauterine contraceptive devices which are a source of pelvic pain and abnormal bleeding. Ultrasound Obstet Gynecol. 2009;34(1):110-115.
185. Braaten KP, Benson CB, Maurer R, Goldberg AB. Malpositioned intrauterine contraceptive devices: risk factors, outcomes, and future pregnancies. Obstet Gynecol. 2011;118(5):1014-1020.
186. Khati NJ, Parghi CR, Brindle KA. Multimodality imaging of the Essure permanent birth control device: emphasis on commonly overlooked abnormalities. AJR Am J Roentgenol. 2011;196(5):W648-W658.
187. Wittmer MH, Brown DL, Hartman RP, et al. Sonography, CT, and MRI appearance of the Essure microinsert permanent birth control device. AJR Am J Roentgenol. 2006;187(4):959-964.
188. Legendre G, Gervaise A, Levaillant JM, et al. Assessment of three-dimensional ultrasound examination classification to check the position of the tubal sterilization microinsert. Fertil Steril. 2010;94(7):2732-2735.
189. Guelfguat M, Gruenberg TR, Dipoce J, Hochsztein JG. Imaging of mechanical tubal occlusion devices and potential complications. Radiographics. 2012;32(6):1659-1673.
190. Brown DL. Pelvic ultrasound in the postabortion and postpartum patient. Ultrasound Q. 2005;21(1):27-37.
191. Wachsberg RH, Kurtz AB. Gas within the endometrial cavity at postpartum US: a normal finding after spontaneous vaginal delivery. Radiology. 1992;183(2):431-433.
192. Van den Bosch T, Van Schoubroeck D, Timmerman D. Maximum peak systolic velocity and management of highly vascularized retained products of conception. J Ultrasound Med. 2015;34(9):1577-1582.
193. Kim SJ. Placental site trophoblastic tumour. Best Pract Res Clin Obstet Gynaecol. 2003;17(6):969-984.
194. Zhou Y, Lu H, Yu C, et al. Sonographic characteristics of placental site trophoblastic tumor. Ultrasound Obstet Gynecol. 2013;41(6):679-684.
195. Huang MW, Muradali D, Thurston WA, et al. Uterine arteriovenous malformations: gray-scale and Doppler US features with MR imaging correlation. Radiology. 1998;206(1):115-123.
196. O'Brien P, Neyastani A, Buckley AR, et al. Uterine arteriovenous malformations: from diagnosis to treatment. J Ultrasound Med. 2006;25(11):1387-1392.
197. Timmerman D, Wauters J, Van Calenbergh S, et al. Color Doppler imaging is a valuable tool for the diagnosis and management of uterine vascular malformations. Ultrasound Obstet Gynecol. 2003;21(6):570-577.
198. Mungen E. Vascular abnormalities of the uterus: have we recently over-diagnosed them? Ultrasound Obstet Gynecol. 2003;21(6):529-531.
199. Weydert JA, Benda JA. Subinvolution of the placental site as an anatomic cause of postpartum uterine bleeding: a review. Arch Pathol Lab Med. 2006;130(10):1538-1542.
200. Kamaya A, Petrovitch I, Chen B, et al. Retained products of conception: spectrum of color Doppler findings. J Ultrasound Med. 2009;28(8):1031-1041.
201. Van den Bosch T, Van Schoubroeck D, Lu C, et al. Color Doppler and gray-scale ultrasound evaluation of the postpartum uterus. Ultrasound Obstet Gynecol. 2002;20(6):586-591.
202. diFlorio-Alexander R, Harris RD. Postpartum complications. In: Fielding JR, Brown DL, Thurmond AS, editors. Gynecologic imaging. Philadelphia: Elsevier; 2011. p. 381-398.
203. Wiener MD, Bowie JD, Baker ME, Kay HH. Sonography of subfascial hematoma after cesarean delivery. AJR Am J Roentgenol. 1987;148(5):907-910.
204. Rodgers SK, Kirby CL, Smith RJ, Horrow MM. Imaging after cesarean delivery: acute and chronic complications. Radiographics. 2012;32(6):1693-1712.

205. Armstrong V, Hansen WF, Van Voorhis BJ, Syrop CH. Detection of cesarean scars by transvaginal ultrasound. Obstet Gynecol. 2003;101(1):61-65.
206. Kirby CL, Horrow MM. Pitfalls in gynecologic ultrasound.. In: Fielding JR, Brown DL, Thurmond AS, editors. Gynecologic imaging. Philadelphia: Elsevier; 2011. p. 21-36.
207. Erickson SS, Van Voorhis BJ. Intermenstrual bleeding secondary to cesarean scar diverticuli: report of three cases. Obstet Gynecol. 1999;93(5 Pt 2):802-805.
208. Fabres C, Aviles G, De La Jara C, et al. The cesarean delivery scar pouch: clinical implications and diagnostic correlation between transvaginal sonography and hysteroscopy. J Ultrasound Med. 2003;22(7):695-700.
209. Florio P, Filippeschi M, Moncini I, et al. Hysteroscopic treatment of the cesarean-induced isthmocele in restoring infertility. Curr Opin Obstet Gynecol. 2012;24(3):180-186.
210. Monteagudo A, Carreno C, Timor-Tritsch IE. Saline infusion sonohysterography in nonpregnant women with previous cesarean delivery: the "niche" in the scar. J Ultrasound Med. 2001;20(10):1105-1115.
211. Tower AM, Frishman GN. Cesarean scar defects: an underrecognized cause of abnormal uterine bleeding and other gynecologic complications. J Minim Invasive Gynecol. 2013;20(5):562-572.
212. Vikhareva Osser O, Valentin L. Clinical importance of appearance of cesarean hysterotomy scar at transvaginal ultrasonography in nonpregnant women. Obstet Gynecol. 2011;117(3):525-532.

CAPÍTULO 16

Anexos

Rochelle Filker Andreotti e Lori A. Deitte

RESUMO DOS PONTOS-CHAVE

- A aparência ultrassonográfica normal dos ovários se altera conforme o ciclo menstrual devido à influência das gonadotrofinas. Essas mudanças deixam de ocorrer na menopausa e deixa de haver o desenvolvimento dos folículos.
- Lesões não neoplásicas do ovário e anexos geralmente constituem cistos simples ou que contêm produtos da degradação do sangue e, muitas vezes, são fisiológicos. Estes incluem cistos fisiológicos hemorrágicos e endometriomas, que muitas vezes podem ser diferenciados com base na aparência ultrassonográfica do tipo de produto da degradação do sangue. Outros cistos não neoplásicos comuns incluem cistos paraovarianos, hidrossalpinge e cistos de inclusão peritoneal.
- A torção ovariana, uma condição causada pela rotação do pedículo ovariano no seu próprio eixo, é uma emergência cirúrgica e a ultrassonografia é valiosa para fazer o diagnóstico.
- Os achados na ultrassonografia morfológica e na US com Doppler nas neoplasias podem ser altamente precisos na diferenciação de massas benignas e malignas.

SUMÁRIO DO CAPÍTULO

ANATOMIA NORMAL
Técnica
Aparência Ultrassonográfica Normal do Ovário e Tubas Uterinas
Mudanças Durante o Ciclo Menstrual
Ovário Pós-menopausa
Cistos Pós-menopausa
LESÕES NÃO NEOPLÁSICAS
Cistos Funcionais
Síndrome do Ovário Remanescente
Lesões do Ovário Associadas à Gravidez
Cistos de Inclusão Epitelial de Superfície
Cistos Paraovarianos e Paratubários
Cistos de Inclusão Peritoneal
Síndrome do Ovário Policístico
Endometriose
Torção de Anexos
NEOPLASIAS
Câncer de Ovário
Tumores do Estroma e do Epitélio de Superfície
Cistoadenoma e Cistoadenocarcinoma Serosos
Cistoadenoma e Cistoadenocarcinoma Mucinosos
Tumores Borderline (Baixo Potencial de Malignidade)
Tumor Endometrioide
Tumor de Células Claras
Tumor de Células de Transição
Tumores de Células Germinativas
Teratoma Cístico
Disgerminoma
Tumor do Saco Vitelino
Tumores do Cordão Sexual-Estroma
Tumor de Células da Granulosa
Tumor de Células Sertoli-Leydig
Tecoma e Fibroma
Tumores Metastáticos
TUBAS UTERINAS
Doença Inflamatória Pélvica
Torção Tubária
Carcinoma da Tuba Uterina
ANORMALIDADES VASCULARES NOS ANEXOS
Trombose da Veia Ovariana ou Tromboflebite
Síndrome de Congestão Pélvica
AVALIAÇÃO ULTRASSONOGRÁFICA DE MASSA ANEXIAL EM MULHERES ADULTAS
MASSAS ANEXIAIS NÃO GINECOLÓGICAS
Massas Pélvicas Pós-operatórias
Massas do Sistema Digestório
Massas do Sistema Urinário

A ultrassonografia é a modalidade de escolha para a aquisição de imagens pélvicas, incluindo os anexos, porque não é invasiva, não tem radiação, é econômica e está amplamente disponível. A ultrassonografia permite a delimitação acurada da arquitetura do útero e dos ovários, bem como a avaliação do fluxo vascular. A **ultrassonografia transvaginal** (UTV) é parte fundamental dos exames ultrassonográficos da pelve devido ao uso de transdutores de frequência mais alta (até 10 MHz) e à proximidade do transdutor vaginal ao útero e aos anexos. No entanto, a **ultrassonografia transabdominal** (USTA) ainda é o exame preferido quando as estruturas a serem examinadas estão mais superiormente localizadas na pelve, fora do campo de visão do transdutor da UTV; em pacientes pediátricos; e nas pacientes que apresentam dificuldade em tolerar a UTV. A ultrassonografia com **Doppler** colorido e espectral possibilita a avaliação do fluxo sanguíneo normal e patológico. Além disso, a ultrassonografia com Doppler consegue distinguir estruturas vasculares de estruturas não vasculares, como as tubas uterinas (trompas de Falópio) dilatadas ou alças intestinais cheias de líquido.

ANATOMIA NORMAL

Bilateralmente, os ligamentos largos e redondos, as tubas uterinas, os ovários e os vasos associados estendem-se a partir da face lateral do corpo do útero, formando os anexos pélvicos. Lateralmente,

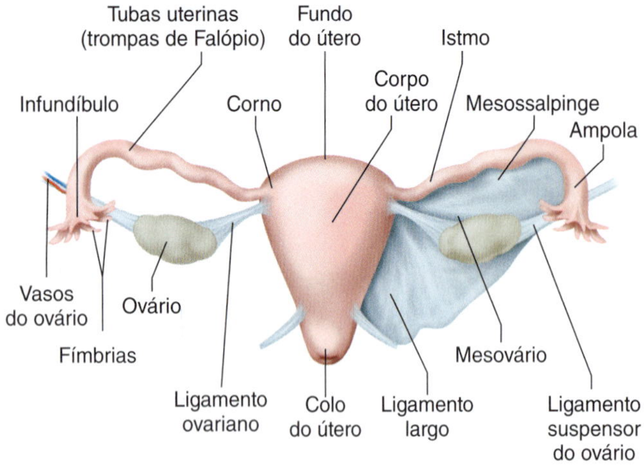

FIG. 16.1 Órgãos ginecológicos normais. Diagrama esquemático do útero, ovários, tubas uterinas e estruturas relacionadas. No lado esquerdo, o ligamento largo foi removido.

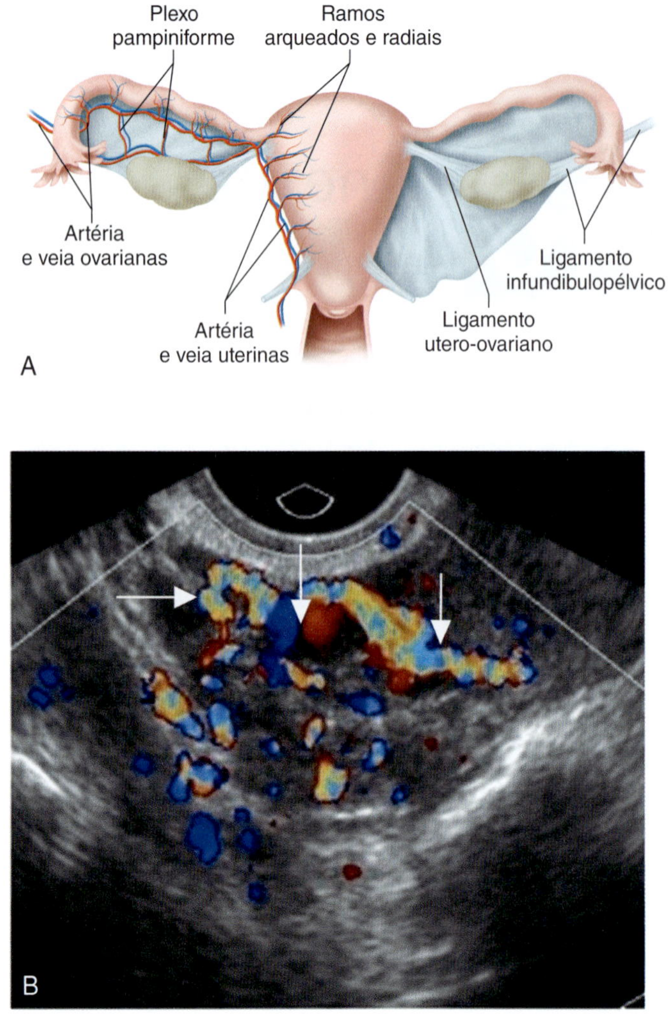

FIG. 16.2 Vascularização dos anexos. (A) Diagrama esquemático representando artéria uterina ao longo da margem lateral do útero e artéria ovariana lateralmente ao ovário no anexo direito, ambas se unindo para formar o plexo pampiniforme anterior ao ovário. **(B)** Imagem transversal do Doppler colorido mostrando a artéria ovariana (*seta direita*), artéria uterina (*seta esquerda*) e plexo pampiniforme (*seta do meio*) do anexo direito.

a reflexão peritoneal do útero forma os **ligamentos redondos**, que se estendem a partir da face lateral do útero às paredes laterais da pelve (Fig. 16.1). Abrangendo a margem superior e lateral do ligamento largo está o **ligamento suspensor do ovário** (infundibulopélvico). A borda livre do ligamento largo contém a tuba uterina em sua margem superior, denominada **mesossalpinge**. O ovário está inserido à camada posterior do ligamento largo por reflexões peritoneais chamadas de **mesovário**. O **ligamento redondo** origina-se no corno do útero anterior à tuba uterina no ligamento largo, estende-se anterolateralmente e cursa através dos canais inguinais, de modo a se inserir na fáscia dos lábios maiores.[1]

Cada **tuba uterina** tem entre 7 e 12 cm de comprimento e é dividida em porções intramural, ístmica, ampular e infundibular. A porção intramural ou **intersticial** tem aproximadamente 1 cm de comprimento, está contida na parede muscular do útero e é a porção mais estreita da tuba. O **istmo**, que constitui o terço médio, é ligeiramente mais largo, arredondado, semelhante a uma corda, e contínuo à ampola, que é tortuosa e forma aproximadamente a metade do comprimento da tuba. A ampola termina na porção mais distal, o **infundíbulo** ou terminação fimbriada, que é afunilada e se abre na cavidade peritoneal.[2]

Os **ovários** têm forma elíptica, com o eixo longo geralmente orientado verticalmente. A superfície do ovário não é recoberta pelo peritônio, mas por uma única camada de células cuboides ou colunares chamadas de **epitélio germinativo**, que se torna contínuo com o peritônio no hilo do ovário. A estrutura interna do ovário é dividida em **córtex** externo e **medula** interna. O córtex consiste em uma estrutura intersticial, ou estroma, que é composta por fibras reticulares e células fusiformes e que contém os folículos ovarianos e o corpo lúteo. Sob o epitélio germinativo, o tecido conjuntivo do córtex está condensado, formando uma cápsula fibrosa, a **túnica albugínea**. A medula, que é menor em volume do que o córtex, é composta por tecido fibroso e vasos sanguíneos. Na mulher nulípara, o ovário está localizado em uma depressão na parede lateral da pelve chamada de *fossa ovariana*, que é delimitada anteriormente pela artéria umbilical obliterada, posteriormente pelo ureter e pela artéria ilíaca interna, e superiormente pela veia ilíaca externa.[2] As fímbrias da tuba uterina são superiores e laterais ao ovário. A superfície anterior do ovário está anexada à superfície posterior do ligamento largo por um **mesovário** curto. O polo superior do ovário está fixado à parede lateral da pelve pela extensão lateral do ligamento largo, o **ligamento suspensor do ovário (infundibulopélvico)**. Originando-se do corno do útero posterior às tubas uterinas e fixado à face inferior do ovário está o **ligamento útero-ovárico**. Esses ligamentos não são rígidos e, portanto, o ovário pode apresentar-se bastante móvel, especialmente em mulheres que tiveram uma gestação e/ou que passaram por uma histerectomia.

A vascularização dos anexos consiste em um suprimento sanguíneo duplo. O ovário é suprido principalmente pela **artéria ovariana**, um ramo da artéria hipogástrica (ilíaca interna), mas geralmente recebe fluxo arterial adicional dos ramos ovarianos da **artéria uterina** (Fig. 16.2). As veias tendem estar paralelas às artérias. Do **plexo pampiniforme** ovariano, a veia ovariana direita drena diretamente na veia cava inferior, enquanto a veia ovariana esquerda drena na veia renal esquerda. Os ligamentos ovarianos que incluem o **ligamento largo**, o **ligamento ovariano** e o **ligamento infundibulopélvico** contêm suprimentos vasculares, linfáticos e nervosos para os órgãos. Os nervos e os vasos ovarianos acompanham o ligamento suspensor do ovário (infundibulopélvico) e o ligamento útero-ovárico. Os vasos linfáticos do ovário acompanham a artéria ovariana até os linfonodos laterais aórticos e periaórticos. Superiormente e adjacente ao ligamento utero-ovárico que se origina a partir do corno do útero posterior às tubas e inserido na face inferior do ovário no ligamento útero-ovárico está o ramo ovariano da artéria uterina. Numerosas arteríolas derivadas da principal artéria ovariana e do ramo ovariano se estendem para a cápsula do ovário e pequenas artérias penetrantes no próprio ovário. O suprimento sanguíneo do ovário pode variar de cinco a seis ramos que penetram a cápsula até dois ramos grandes com múltiplas ramificações.[2]

Embora não seja considerada parte das estruturas anexiais, a escavação retouterina (**fundo de saco posterior**) está particularmente envolvida nos processos anexiais. Trata-se da reflexão mais posterior e inferior da cavidade peritoneal e está localizado entre o reto e a vagina; também é conhecido como **fundo de saco de Douglas**. O fórnice posterior da vagina está intimamente relacionado à escavação retouterina e as estruturas são separadas pela espessura da parede vaginal e membrana peritoneal. A escavação retouterina é um espaço potencial e, devido à sua localização, frequentemente é o local inicial para a coleta de líquido intraperitoneal. Até 5 mL de líquido já foram detectados pela UTV.[3]

Técnica

O exame padrão dos anexos pélvicos está incluído na ultrassonografia pélvica de rotina e é composto pela USTA tradicional combinada à UTV, frequentemente usando Doppler colorido e espectral. A USTA é realizada com a bexiga urinária distendida como janela para estruturas pélvicas para a obtenção de uma visão global e pode ser vantajosa quando os ovários estão em uma posição alta na pelve, fora do campo de visão do transdutor da UTV. No entanto, usando a USTA, a visualização de órgãos pélvicos pode ser limitada devido à atenuação da parede do corpo e à distância da área de interesse do transdutor. Como resultado, não é possível usar transdutores de frequência mais alta e se beneficiar da inerente melhor resolução axial e lateral. A **UTV** proporciona avaliação mais detalhada da arquitetura anexial devido ao uso de transdutores de frequência mais alta em uma distância mais próxima das estruturas pélvicas e deve ser utilizada sempre que possível. Ainda assim, UTV não deve ser realizada em pacientes na fase pré-menarca, na maioria das pacientes virgens ou em qualquer paciente que não consentir voluntariamente o exame vaginal. Sendo a UTV executada normalmente, a distensão da bexiga de rotina não é necessária, a menos que exista uma razão para imagens USTA adicionais, ou a menos que a mulher decline o exame por via vaginal. A imagem inicial da USTA é realizada com a distensão da bexiga urinária na apresentação da paciente seguida por uma UTV completa. Quando a UTV não for realizada, então é necessário que a bexiga urinária esteja cheia para melhor visualização do útero, endométrio e anexos.

A UTV com compressão abdominal é uma técnica valiosa para melhorar a visualização dos anexos. A pressão abdominal com uma das mãos, ao segurar o transdutor com a outra mão, é usada para deslocar o intestino, aproximar as estruturas do transdutor e identificar áreas focais de alteração. A pressão do transdutor entre duas estruturas adjacentes na pelve pode ser usada para determinar se elas se movem juntas ou deslocam-se entre si como entidades separadas. Isso muitas vezes é referido como o "**sinal do órgão deslizante**". Exemplos do valor desta técnica incluem o seu uso para confirmar se uma massa anexial está destacada do ovário ou se a massa apresenta origem ovariana e não uterina.

Doppler espectral, colorido e *power* Doppler são rotineiramente utilizados para caracterizar a vascularização dos ovários e tubas uterinas, o que auxilia a reduzir as possibilidades de diagnósticos diferenciais. Isso é especialmente útil quando há suspeita de neoplasias ou em pacientes com dor pélvica com hipóteses diagnósticas que incluem doença inflamatória pélvica (DIP), torção ovariana ou cistos funcionais. Como o sinal do Doppler colorido ou *power* Doppler pode ser produzido de forma artefatual, é importante sempre confirmar o fluxo, evidenciando uma forma de onda espectral.

Aparência Ultrassonográfica Normal do Ovário e das Tubas Uterinas

A localização do ovário pode ser bastante variável, podendo estar posicionado na parte mais alta da pelve ou na escavação retouterina devido à frouxidão das inserções ligamentares. A localização do útero influencia a posição dos ovários. Em geral, os ovários normais são identificados lateral ou posterolateralmente ao útero antefletido na linha média. Quando o útero se situa de um lado da linha média, devido à pressão exógena por uma massa ou uma variação da normalidade, o ovário ipsilateral geralmente localiza-se superior ao fundo do útero. No útero retrofletido, os ovários tendem a estar localizados lateral e superiormente, perto do fundo do uterino. Quando o útero apresenta aumento de tamanho, os ovários podem estar deslocados mais superior e lateralmente. Após a histerectomia, os ovários tendem a estar localizados mais medialmente e diretamente superiores à cúpula vaginal. Uma localização comum dos ovários, especialmente em pacientes nulíparas, é a **fossa de Waldeyer**. Nessa localização, a configuração elipsoide do ovário apresenta-se com o eixo craniocaudal paralelo aos vasos ilíacos internos, que se encontram posteriormente e servem como um ponto de referência útil (Fig. 16.3). A fossa de Waldeyer também é delimitada pela artéria umbilical obliterada anteriormente, pelo ureter posterior e pela veia ilíaca externa superiormente. Os ovários localizados superiores ou extremamente lateralizados podem não ser visualizados pela UTV porque podem ficar fora do campo de visão do transdutor da UTV.

Devido à variabilidade na forma, o **volume ovariano** foi considerado o melhor método para determinar o tamanho do ovário. A medida do volume baseia-se na fórmula para uma elipse alongada (0,523 × comprimento × largura × altura). Nas mulheres em idade fértil, o ovário normal pode apresentar um volume de até 22 mL. Cohen et al.[4] avaliaram um determinado número de ovários normais por USTA e descreveram que o volume médio do ovário era de 9,8 ± 5,8 mL, com um limite máximo de 21,9 mL.[4] Outro estudo envolvendo 406 pacientes com ovários normais usou a UTV para a avaliação e foi descrito que o volume médio do ovário era de 6,8 mL, com um limite máximo de 18,0 mL.[5] Não há alteração significativa relacionada à paridade no volume do ovário em mulheres pré-menopausa.[6]

Os **focos ecogênicos pontuais** são visualizados comumente no ovário normal (Fig. 16.4). Muitos são minúsculos focos (1 a 3 mm) sem sombra, geralmente múltiplos e periféricos, embora possam ser difusos. Kupfer et al.[7] examinaram cinco pacientes com focos ovarianos ecogênicos distribuídos perifericamente que posteriormente foram submetidos a ooforectomia bilateral por outras indicações clínicas. Todos os 10 espécimes do ovário apresentaram cistos múltiplos de inclusão do epitélio superficial e calcificações

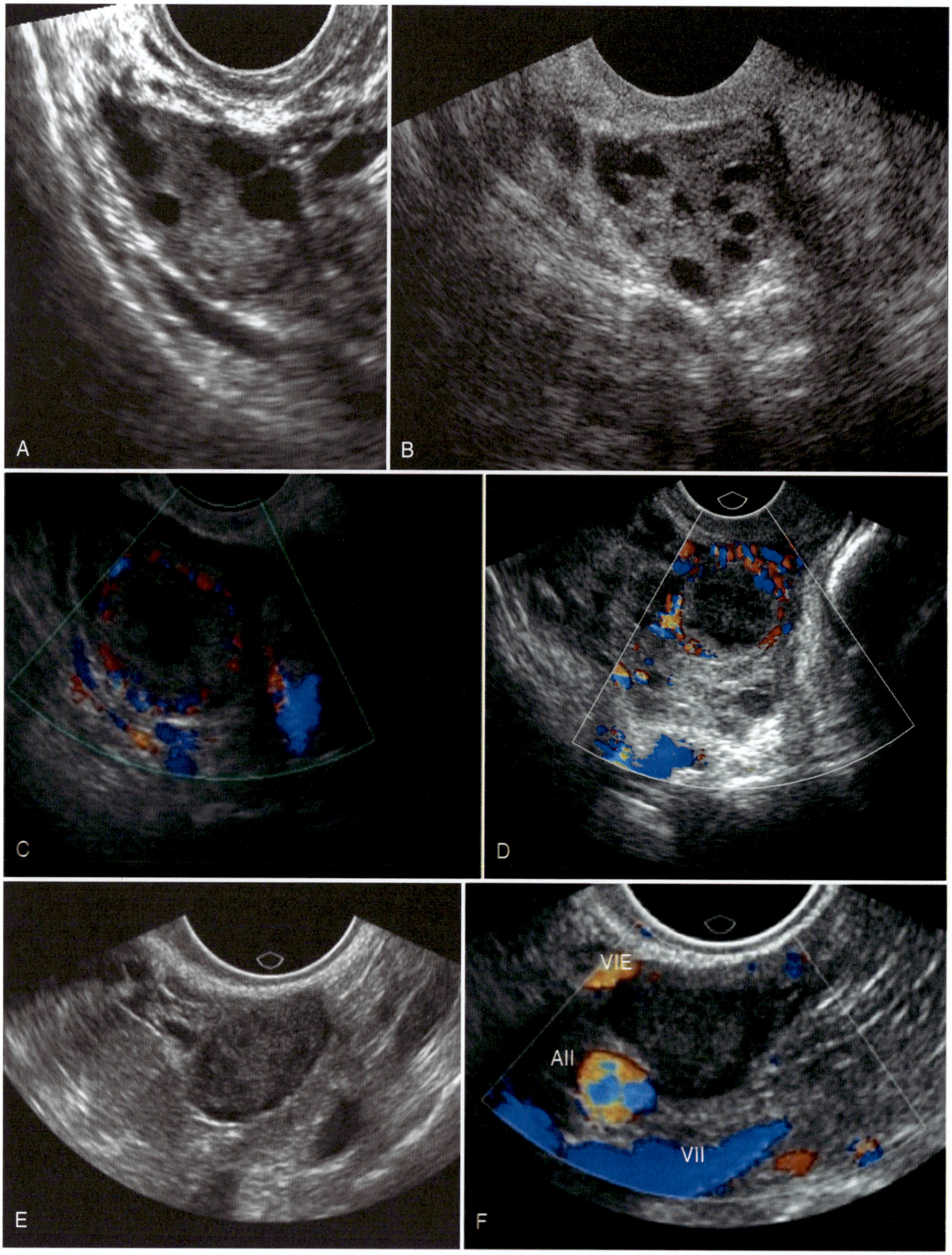

FIG. 16.3 Ovário normal. (A) e **(B)** Imagens de UTV mostram ovários normais na fase folicular contendo alguns folículos em desenvolvimento em duas pacientes. A veia ilíaca interna está posterior ao ovário. **(C)** e **(D)** Imagens de UTV com Doppler colorido do corpo lúteo inicial e tardio. Ambas mostram fluxo de Doppler colorido periférico. O corpo lúteo precoce contém ecos internos de baixo nível consistentes com a hemorragia, enquanto o corpo lúteo tardio entrou em colapso. **(E)** As imagens transversais em escala de cinza e **(F)** sagitais coloridas da mesma paciente mostram o ovário pós-menopausa normal no anexo esquerdo anterior e medial à artéria (*AII*) e veia (*VII*) ilíacas internas e inferior à veia ilíaca externa (VIE) na fossa de Waldeyer. O ovário está pequeno e não apresenta folículos.

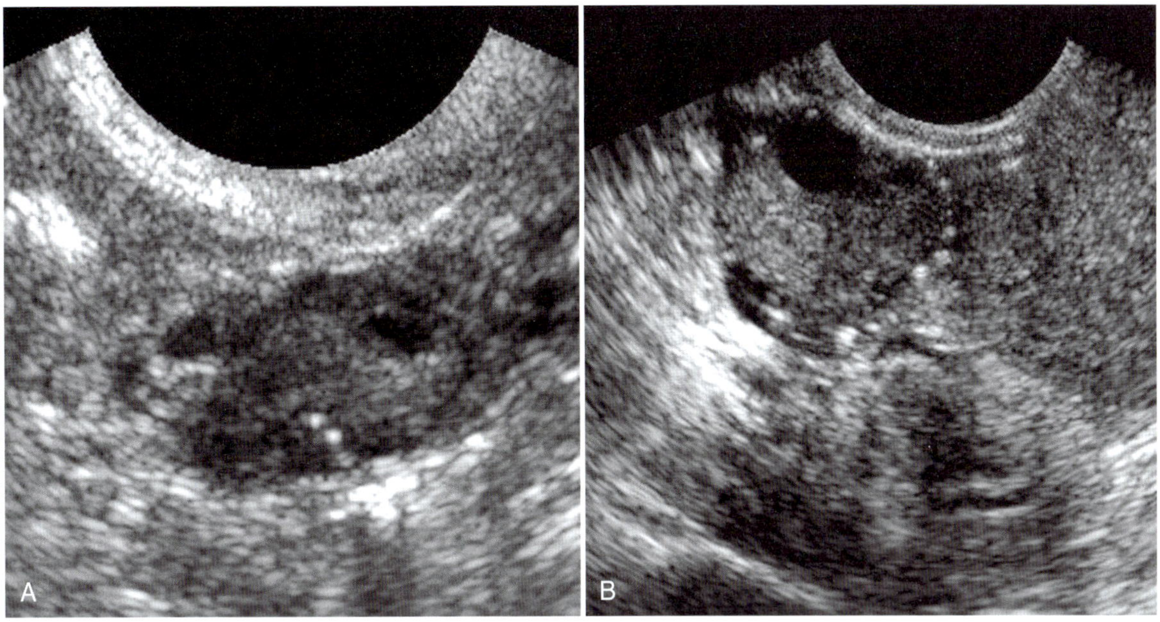

FIG. 16.4 Focos ecogênicos pontuais no ovário. Imagens de UTV de duas pacientes. **(A)** Dois pequenos focos ecogênicos no ovário de aparência normal. **(B)** Múltiplos focos ecogênicos minúsculos periféricos (paredes posteriores de pequenos cistos não resolvidos).

psamomatosas associadas. Em outro estudo com correlação histopatológica em sete ovários normais com focos ecogênicos, Muradali et al.[8] mostraram que esses focos são causados por uma reflexão especular das paredes de diminutos cistos não resolvidos abaixo da resolução espacial do ultrassom em vez de calcificação. Esses focos ecogênicos não indicam doença subjacente significativa, portanto, não há necessidade de investigação ou acompanhamento adicional. Brandt et al.[9] relataram que os focos ecogênicos com sombras associadas consistentes com **calcificação focal** podem ocasionalmente ser visualizados no ovário com características normais. No exame histopatológico, 4 dos 17 ovários analisados (24%) foram associados a neoplasias benignas, enquanto os ovários remanescentes não apresentaram achados dignos de nota. Foi proposto que estes representam uma reação estromal à hemorragia ou à uma infecção anterior. Zeligs et al.[10] recentemente relatou focos ecogênicos em ovários com características morfológicas e distribuição atípicas, além de focos ecogênicos extraovarianos. Estes foram comprovados como calcificações associadas a um tumor de ovário *borderline* seroso com implantes extraovarianos não invasivos. Este achado, no entanto, é incomum, pois a maioria das calcificações pontuais ovarianas sem massa associada apresenta etiologia benigna. Quando há uma massa associada ou morfologia e distribuição atípicas das calcificações, recomenda-se a execução de exames de imagem adicionais.

As tubas uterinas são estruturas musculomembranosas que medem até 12 cm de comprimento, compostas por porções intramural, ístmica e ampular. Embora a documentação das tubas uterinas não seja parte rotineira de um exame pélvico normal, pelo menos uma porção de cada tuba deve ser examinada na maioria das pacientes. Ultrassonograficamente, o comprimento da tuba uterina pode ser identificado por sua estrutura tubular que apresenta um lúmen ecogênico linear que pode ser percorrido até o corno do útero.

Mudanças Durante o Ciclo Menstrual

A aparência do ovário muda conforme a idade e a fase do ciclo menstrual. Sob a influência do hormônio folículo estimulante (FSH), o desenvolvimento folicular humano começa com tamanho folicular de aproximadamente 0,03 mm com potencial ovulação após mais de 150 dias de crescimento. Somente após os folículos atingirem aproximadamente 4 mm serão rotineiramente visualizados na ultrassonografia. Durante o ciclo menstrual, múltiplos folículos imaturos com menos de 1 cm aparecem na fase folicular inicial antes do 10° dia. Subsequentemente, um ou mais folículos ovulatórios tornam-se dominantes, com aumento de tamanho para 18 a 25 mm de diâmetro médio. O tamanho médio do folículo dominante é de 20 mm de diâmetro na ovulação, o que geralmente ocorre no 14° dia de um ciclo menstrual normal de 28 dias. Os outros folículos tornam-se atrésicos. O desaparecimento do folículo dominante com líquido livre associado na pelve significa ovulação. Outros achados menos específicos e sensíveis podem incluir irregularidades na parede do cisto com ecos internos.[11] Um **cisto folicular** se desenvolve se a ovulação não ocorrer e o crescimento folicular continua devido à não elevação do hormônio luteinizante e estimulação excessiva por FSH.

Após a liberação do óvulo e colapso do folículo dominante, o **corpo lúteo** pós-ovulatório é formado, e um cisto de parede espessa e irregular com fluxo periférico ao Doppler colorido é visualizado. O corpo lúteo pode sangrar internamente como resultado da vascularização da camada interna da granulosa após a ovulação, formando um **corpo lúteo hemorrágico** (ver Fig. 16.3C e D). À medida que o corpo lúteo envelhece, ele colapsa e se transforma progressivamente em uma estrutura mais sólida e gordurosa, o **corpo *albicans***, geralmente não bem visualizado ultrassonograficamente. No entanto, se a gravidez ocorrer, o corpo lúteo continua a ser mantido como suporte hormonal até aproximadamente a 10ª a 13ª semana de gestação, quando a produção hormonal placentária passa a sustentar a gravidez.

Líquido na escavação retouterina (fundo de saco de Douglas) (Fig. 16.5) é um achado normal em mulheres assintomáticas e pode ser visualizado durante todas as fases do ciclo menstrual. Possíveis fontes incluem sangue ou fluido decorrente da ruptura folicular, sangue de menstruação retrógrada e aumento da permeabilidade capilar

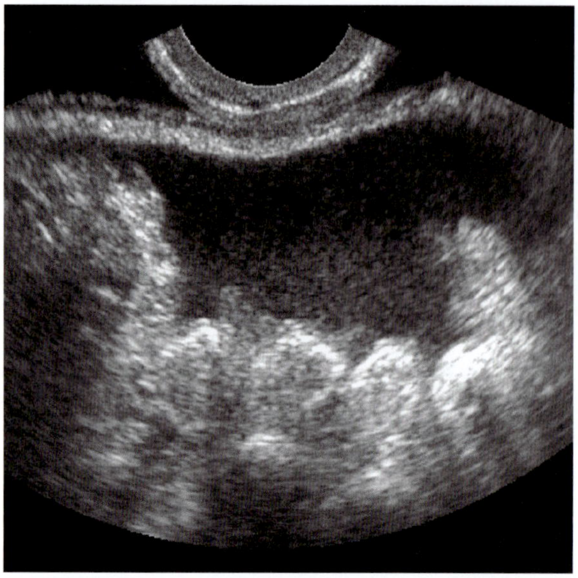

FIG. 16.5 Líquido na escavação retouterina (fundo de saco de Douglas). UTV mostra o líquido ecogênico na escavação retouterina causado pelo sangue.

da superfície ovariana causada pela influência do estrogênio.[12,13] As coleções líquidas patológicas no fundo de saco de Douglas podem ser vistas associadas a **ascite** generalizada, **sangue** resultante da ruptura de uma gravidez ectópica ou cisto hemorrágico, ou **pus** por infecção. A ultrassonografia pode auxiliar na diferenciação do tipo de líquido, pois o sangue, o pus, a mucina e os exsudatos malignos geralmente contêm ecos no líquido, enquanto líquido seroso (fisiológico ou patológico) geralmente é anecoico. O sangue coagulado pode apresentar-se muito ecogênico, parecendo uma massa sólida.[14]

Ovário Pós-menopausa

A diferenciação da **perimenopausa** e **pós-menopausa** precoce é, em geral, muito difícil. O período pós-menopausa inicia quando decorreu pelo menos 1 ano ou mais desde a última menstruação.[15] No início da pós-menopausa (1 a 5 anos desde a última menstruação), ciclos ovulatórios ocorrem com pouca frequência, e a foliculogênese pode continuar. Uma vez atingida a pós-menopausa tardia (mais de 5 anos desde o período menstrual final),[16] a foliculogênese cessa, os ovários atrofiam e os folículos desaparecem, havendo diminuição do tamanho do ovário conforme há aumento da idade.[6,17-19] Por causa do menor tamanho e falta de folículos, o ovário pós-menopausa pode ser difícil de ser visualizado ultrassonograficamente (Fig. 16.3E e F). Uma alça intestinal estacionária do intestino pode ser confundida com um ovário normal; portanto, a varredura deve ser executada lentamente para procurar peristaltismo (Vídeo 16.1). No entanto, como o intestino nem sempre apresenta peristalse durante um exame ultrassonográfico, a falta do peristaltismo não é suficiente para a diferenciação. A descrição da visualização ultrassonográfica normal de ovários pós-menopausa varia muito na literatura, entre um mínimo de 20% e um máximo de 99%, usando USTA ou UTV.[5,17-22] Essa variação provavelmente deve-se a diferenças na execução da técnica e na duração do tempo desde a menopausa, e os estudos com porcentagens de visualização muito altas provavelmente incluem algumas alças intestinais em vez dos ovários. O ovário diminui de tamanho com o aumento da idade e, portanto, a capacidade de visualizar os ovários diminui à medida que o tempo aumenta, uma vez que o tempo desde a menopausa aumenta.[23] Além disso, a ausência do útero pode desempenhar papel na visualização de ovários que são menos propensos a serem observados após a histerectomia por causa da perda das referências anatômicas normais.[23]

Em 290 ovários pós-menopausa sabidamente presentes, Wolf et al.[23] visualizaram apenas 41% dos ovários graças a UTV, 58% pelo uso de USTA e 68% usando ambas as técnicas. Os ovários localizados mais superiormente podem ficar fora do campo de visão dos transdutores da UTV, e USTA pode não detectar ovários muito pequenos ou profundamente situados. Embora a não visualização de um ovário não exclua uma lesão ovariana, pode ser um achado bastante reconfortante, visto que a maioria das neoplasias ovarianas é cística, e uma massa ovariana geralmente deslocará as alças intestinais adjacentes e será mais facilmente visualizada.

As variações médias de volume de ovário pós-menopausa são descritas como entre 1,2 e 5,8 mL.[4,5,17-21] Os valores médios nesses estudos podem ser um tanto elevados porque os ovários não visualizados não foram incluídos. Um estudo avaliando 563 pacientes com ovários pós-menopausa normais examinados por UTV relatou volume médio ovariano de 2,0 mL com limite máximo de 8,0 mL.[5] Um volume de ovário pós-menopausa de mais de 8,0 mL deve ser considerado anormal. Como o tamanho normal varia amplamente, alguns autores sugerem que o achado de volume ovariano maior do que duas vezes o ovário contralateral também deve ser considerado anormal.[18,20]

Cistos Pós-menopausa

À medida que as pacientes progridem da menopausa inicial para a tardia, são menos frequentemente observados pequenos cistos simples, definidos como cistos anecoicos de paredes finas, arredondados ou ovais com realce acústico posterior, nenhum componente sólido interno ou septação e nenhum fluxo Doppler colorido interno. Enquanto os folículos ainda podem estar presentes no período inicial da pós-menopausa, outros cistos podem ter origem paraovariana ou paratubária ou serem **cistos de inclusão epitelial da superfície** do ovário.

Um estudo sugere que cistos simples de todos os tamanhos podem ser visualizados em até 15% dos ovários pós-menopausa e não estão relacionados com idade, tempo passado desde a menopausa ou uso de hormônio[23] (Fig. 16.6). Cistos menores são mais frequentemente observados por UTV por sua melhor resolução, mas, em algumas mulheres, especialmente aquelas submetidas à histerectomia ou com ovários altos, os cistos podem ser visualizados apenas por USTA. A maioria desses cistos desaparece ou reduz de tamanho ao longo do tempo.[24-26] Outros relatos sugerem que, mesmo na menopausa tardia, quando a foliculogênese é improvável, pequenos cistos simples são visualizados em até 21% das mulheres.[27,28]

Vários estudos mostraram baixa incidência de malignidade em cistos pós-menopausa uniloculares com menos de 5 cm de diâmetro e sem septações ou componentes sólidos.[25,26,29-32] Nas lesões cirúrgicas, que tendem a ser cistos maiores e/ou aqueles em pacientes pós-menopausa, 84% dos cistos ovarianos simples eram cistoadenomas.[33] Embora tenha sido demonstrado que um cistoadenoma de ovário pode ser um precursor de tumores *borderline* (aqueles de baixo potencial maligno e carcinomas de baixo grau), há uma velocidade de transformação extremamente lenta, de forma que essas lesões podem ser consideradas benignas e seguras para serem acompanhadas ao longo do tempo em vez da remoção cirúrgica imediata.[32,34] Ekerhovd et al.[32] encontraram quatro tumores *borderline* ou malignos em 247 mulheres pós-menopausa (1,6%) submetidas à cirurgia para retirada de cistos ovarianos simples detectados por UTV. Esses quatro tumores eram maiores que 7,5 cm de diâmetro. Em geral, recomenda-se que as

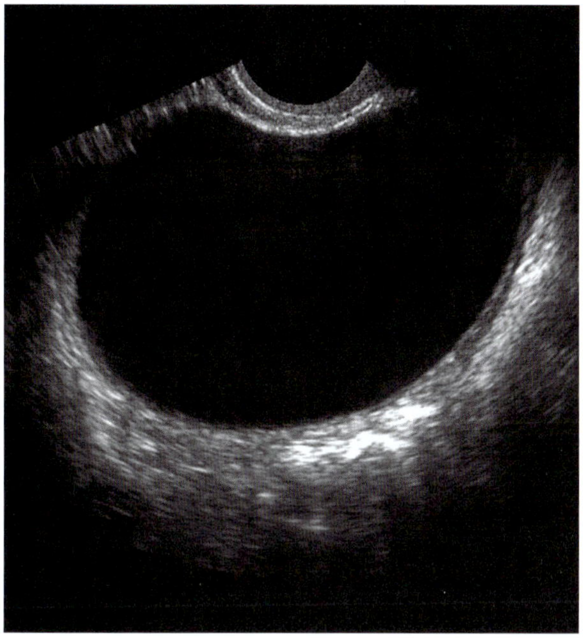

FIG. 16.6 Grande cisto de ovário pós-menopausa. Imagem de UTV de um cisto de ovário de 7 cm que não apresenta ecos internos ou septações e cujo tamanho não mudou ao longo de 4 anos.

mulheres pós-menopausa assintomáticas com cistos ovarianos simples menores que 7 cm e maiores que 1 cm de diâmetro sejam acompanhadas por exames ultrassonográficos seriados anuais sem intervenção cirúrgica, a menos que haja aumento de tamanho ou alteração nas características da lesão. Os cistos menores que 1 cm são considerados benignos e o acompanhamento não é necessário. A cirurgia geralmente é recomendada para cistos simples pós-menopausa maiores que 7 cm e para aqueles que apresentam múltiplas septações internas ou nódulos sólidos. No entanto, a ressonância magnética (RM) é melhor para caracterizar esses cistos maiores nos quais pequenos nódulos murais podem não ser visualizados através da ultrassonografia e, portanto, é uma alternativa razoável à cirurgia.[28]

LESÕES NÃO NEOPLÁSICAS

Cistos Funcionais

Cistos funcionais são lesões fisiológicas e não neoplásicas do ovário, cujo aparecimento e desaparecimento são hormonalmente impulsionados. Tais cistos podem ser simples ou hemorrágicos e são comumente divididos em três categorias: folicular, corpo lúteo e tecaluteínicos. A dor abdominal aguda causada por hemorragia interna, ruptura ou vazamento é o sintoma mais comum, mas o desconforto pélvico pode simplesmente ser resultado do tamanho grande, maior que 2,5 a 3,0 cm.

Um cisto folicular se desenvolve quando um folículo maduro não ovula ou não involui. Como os folículos normais podem variar de alguns milímetros até 2,5 cm, um cisto folicular não pode ser diagnosticado com certeza até apresentar tamanho maior que 2,5 cm. Portanto, um cisto simples com menos de 2,5 cm em uma mulher pré-menopausa deve ser referido como um *folículo* e considerado normal. Os folículos e os cistos foliculares geralmente são unilaterais, assintomáticos e frequentemente detectados incidentalmente no exame ultrassonográfico. Os cistos foliculares costumam regredir espontaneamente.

Após a ovulação, o corpo lúteo se desenvolve e pode ser identificado ultrassonograficamente como uma estrutura pequena, hipoecoica ou isoecoica dentro do ovário. O corpo lúteo geralmente contém ecos internos de baixo nível, frequentemente com uma parede mais espessa do que um folículo e aparência crenulada. Tipicamente, apresenta um halo periférico de cor ao redor da parede na ultrassonografia com Doppler colorido (anel de fogo, ver Fig. 16.3C). O corpo lúteo geralmente involui antes da menstruação, mas pode persistir por falha na absorção ou sangramento excessivo no seu interior. Timor-Tritsch e Goldstein[35] recomendam o uso do termo *corpo lúteo* em vez de *cisto de corpo lúteo*, a menos que a estrutura apresente mais de 4 cm. Os cistos do corpo lúteo são menos comuns que os cistos foliculares, mas tendem a ser maiores e mais sintomáticos. A dor é o principal sintoma. Esses cistos geralmente são unilaterais e propensos à hemorragia e, menos comumente, à ruptura. Se o óvulo for fertilizado, o corpo lúteo continua como o corpo lúteo gravídico, que pode tornar-se aumentado com uma aparência cística mais simples do que o corpo lúteo original. O tamanho máximo é alcançado entre a 8ª e a 10ª semana de gestação e, na 16ª semana, o cisto geralmente se resolve.[36]

Os cistos tecaluteínicos estão associados a altos níveis de gonadotrofina coriônica humana (B-hCG) e são os maiores cistos ovarianos funcionais, aumentando o risco de torção do ovário. Esses cistos geralmente ocorrem em pacientes com doença trofoblástica gestacional, mas também podem ser observados como uma complicação da terapia medicamentosa para a infertilidade, causando a síndrome da hiperestimulação ovariana. Ultrassonograficamente, os cistos tecaluteínicos geralmente são bilaterais, multiloculares e muito grandes. Semelhante a outros cistos funcionais, eles podem sofrer hemorragia ou ruptura.

Embora a hemorragia possa ocorrer em todos os tipos de cistos funcionais, é mais frequente nos cistos do corpo lúteo. Mulheres com cistos hemorrágicos frequentemente apresentam dor pélvica de início agudo. Os cistos hemorrágicos mostram um espectro de achados devido à aparência ultrassonográfica variável do sangue (Fig. 16.7, Vídeo 16.2). A aparência depende da proporção e do tempo de hemorragia em relação ao momento do exame.[37-39] A arquitetura interna é muito melhor visualizada por UTV quando comparada a USTA devido à resolução superior. Um cisto hemorrágico agudo geralmente aparece hiperecoico e pode imitar uma massa sólida. No entanto, geralmente apresenta uma parede posterior lisa e realce acústico posterior, indicando a natureza cística da lesão. Ecos internos difusos de baixo nível podem ser encontrados, embora essa aparência seja mais frequente nos endometriomas. À medida que o coágulo sofre hemólise, um padrão reticular é evidenciado internamente com ecos internos lineares que se entrelaçam, representando as faixas de fibrina.[40] Estas não devem ser confundidas com as septações, que são mais espessas. À medida que o coágulo se retrai, ele apresentará um contorno externo côncavo com angulação em vez de um nódulo sólido mural, que apresentará uma margem convexa. A ultrassonografia com Doppler colorido não mostrará fluxo dentro do coágulo, mas demonstrará vascularização periférica dentro da parede do cisto. Deve-se ter cuidado ao avaliar o fluxo em cistos hemorrágicos, porque um coágulo pode se mover e mostrar cor sem a presença de vascularização verdadeira. Ultrassonografia com Doppler espectral pode ser útil nesses casos. Patel et al.[40] descobriram que um diagnóstico específico poderia ser realizado em aproximadamente 90% dos cistos hemorrágicos demonstrando um padrão reticular ou um coágulo retrátil. O achado de líquido livre

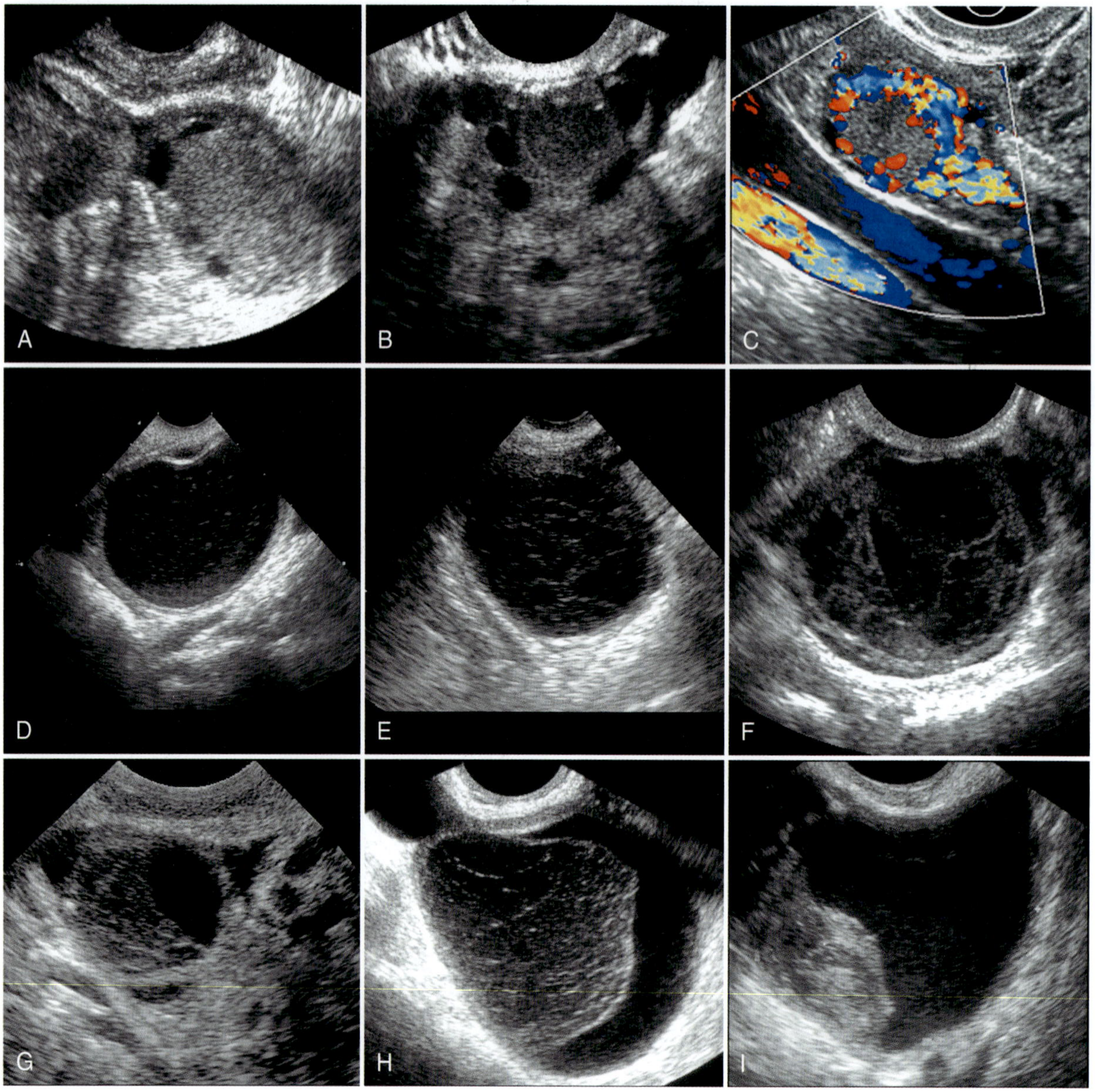

FIG. 16.7 Cistos hemorrágicos na UTV: espectro de aparências. (A) Cisto hemorrágico hiperecoico agudo. **(B)** Cisto hemorrágico agudo parecendo uma lesão sólida. **(C)** A ultrassonografia com Doppler colorido mostra o anel periférico da vascularização **(anel de fogo)**, típico de um corpo lúteo, mas sem vascularização no cisto. **(D)** Cisto grande contendo ecos internos de baixo nível. **(E)** Padrão reticular de ecos internos e septações dentro do cisto. **(F)** Padrão reticular. **(G)-(I)** Variações na retração do coágulo. As margens côncavas em G constituem um sinal de retração do coágulo. Os produtos da degração do sangue sugerem uma massa sólida. A ausência de sinal na ultrassonografia com Doppler colorido apoia sua natureza benigna. Ver também o Vídeo 16.2.

intraperitoneal ecogênico na escavação retouterina (fundo de saco de Douglas) ajuda a confirmar o diagnóstico de extravasamento ou cisto hemorrágico roto. A ruptura ou extravasamento de um cisto hemorrágico com irritação peritoneal associada ao nível sérico positivo de B-hCG pode mimetizar uma gravidez ectópica rota, tanto clínica como ultrassonograficamente.

Os cistos funcionais são a causa mais comum do aumento do ovário em mulheres jovens. Como esses cistos costumam desaparecer em um a dois ciclos menstruais, o acompanhamento geralmente não é necessário para cistos pequenos e simples ou cistos hemorrágicos típicos com menos de 5 cm em pacientes assintomáticas. No entanto, o acompanhamento de cistos maiores e nas pacientes sintomáticas pode ser realizado após um ciclo menstrual normal, geralmente em 6 semanas. Se a ultrassonografia for incapaz de identificar pequenos nódulos murais dentro de cistos maiores, a intervenção cirúrgica ou a caracterização adicional usando RM geralmente é recomendada para cistos com mais de 7 cm.[28]

Síndrome do Ovário Remanescente

Infrequentemente, uma massa cística pode ser encontrada em uma paciente submetida à ooforectomia bilateral devido a uma pequena quantidade de tecido ovariano residual não intencionalmente deixada para trás. Em geral, a cirurgia pode ter sido tecnicamente difícil devido a aderências por endometriose, DIP ou tumor.[41] O tecido ovariano residual pode formar cistos funcionais causando dor pélvica ou compressão extrínseca do ureter distal, ou ambos. Na ultrassonografia, os cistos variam de tamanho e podem ser simples ou hemorrágicos.[42,43] Um halo delgado de tecido ovariano geralmente está presente na parede do cisto.[43]

Lesões do Ovário Associadas à Gravidez

As lesões ovarianas associadas à gravidez incluem ovários hiperestimulados, síndrome da hiperestimulação ovariana, cistos tecaluteínicos, hiper-reação luteínica e o raro luteoma da gestação.[36] A maioria está relacionada à resposta normal ou anormal aos níveis séricos de hCG. **Ovários hiperestimulados** constituem uma resposta normal aos níveis circulantes elevados de hCG. Isso geralmente é diagnosticado em mulheres que se submeteram à indução da ovulação. Na ultrassonografia, os ovários apresentam-se com aumento de tamanho e múltiplos cistos, alguns deles podendo ser hemorrágicos. Os ovários aumentados podem sofrer torção.[44] Eles geralmente regridem espontaneamente durante a gestação.

O termo **síndrome de hiperestimulação ovariana** (SHO) é usado quando a hiperestimulação é acompanhada por alterações dos líquidos corporais[45] (Fig. 16.8). Clinicamente, são descritos três graus de SHO: leve, moderado e grave. A forma **leve** está associada a desconforto abdominal inferior, sem ganho ponderal significativo. Os ovários estão aumentados, porém com menos de 5 cm de diâmetro médio. SHO **moderada** se apresenta com ganho ponderal entre 5 e 10 lb (cerca de 2,26 kg a 4,52 kg) e aumento ovariano entre 5 e 12 cm. A paciente pode apresentar náuseas e vômitos. Na SHO **grave**, há ganho ponderal acima de 10 lb (acima de 4,52 kg) e a paciente se queixa de dor abdominal importante e distensão. Os ovários estão muito aumentados (> 12 cm de diâmetro) e contêm inúmeros cistos grandes, de paredes finas, que podem ocupar a maior parte do ovário. A ascite e o derrame pleural associados podem levar à depleção dos líquidos intravasculares e eletrólitos, resultando em hemoconcentração com hipotensão, oligúria e distúrbio eletrolítico.[46] A SHO grave geralmente é tratada de forma conservadora para corrigir o volume intravascular depletado e o distúrbio eletrolítico e normalmente se resolve dentro de 2 a 3 semanas.

Cistos tecaluteínicos são os maiores cistos ovarianos funcionais e estão associados a níveis elevados de hCG. Esses cistos normalmente ocorrem em pacientes com doença trofoblástica gestacional. No entanto, os cistos tecaluteínicos geralmente não são visualizados no diagnóstico do primeiro mês da doença trofoblástica gestacional, porque o nível de hCG ainda não foi suficientemente alto por tempo suficiente para que eles se desenvolvessem.[47] Os cistos tecaluteínicos também podem ser observados na SHO como uma complicação do tratamento medicamentoso para infertilidade. Na ultrassonografia, os cistos tecaluteínicos são geralmente bilaterais, multiloculares e muito grandes. Eles podem sofrer hemorragia, ruptura e torção.

A **hiper-reação luteínica** é causada por uma resposta anormal ao hCG circulante na ausência de terapia de indução à ovulação. Aproximadamente 60% dos casos de hiper-reação luteínica ocorrem em gestações únicas com níveis circulantes normais de hCG. A hiper-reação luteínica geralmente ocorre no terceiro trimestre ou, menos frequentemente, no puerpério. As pacientes geralmente são assintomáticas, embora possa ser observada virilização materna em até 25% delas. A incidência de hiper-reação luteínica aumenta em pacientes com doença policística ovariana.[48] Ao contrário da SHO, as alterações de líquido corporal são raras. Na ultrassonografia, há ovários bilateralmente aumentados com múltiplos cistos semelhantes à SHO, embora os ovários tendam a não ser tão grandes e a condição ocorra mais adiante na gestação. A hiper-reação luteínica é uma condição autolimitada que se resolve espontaneamente.

O **luteoma da gestação** é a única massa sólida neste grupo de processos relacionados à gravidez. Trata-se de um processo benigno raro, exclusivo da gestação, que ocorre devido às células estromais que se tornam hormonalmente ativas, produzindo androgênios e substituindo o parênquima normal do ovário. A maioria das pacientes apresenta-se assintomática, embora a virilização materna possa ocorrer em até 30%. Essas pacientes apresentam risco de 50% de virilização dos fetos do sexo feminino.[49] Ultrassonograficamente, os luteomas geralmente se apresentam como uma massa predominantemente hipoecoica inespecífica, heterogênea, que pode ser muito vascularizada. A massa ovariana em uma gestante com sinais de virilização deve sugerir o diagnóstico, visto que o luteoma é a causa materna mais comum de virilização durante a gestação. A cirurgia não está indicada, pois a condição se resolve espontaneamente, em geral após o parto.

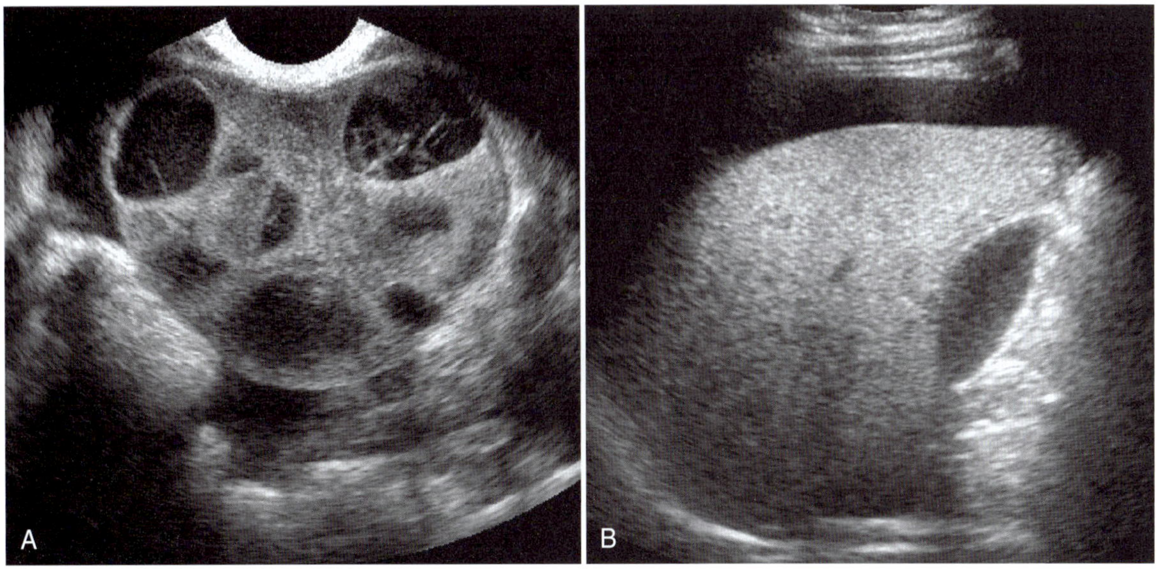

FIG. 16.8 Síndrome de hiperestimulação do ovário. (A) UTV mostra um ovário com tamanho bastante aumentado com cistos múltiplos, alguns hemorrágicos. **(B)** Imagem sagital da ultrassonografia do quadrante superior direito mostra grande volume de líquido livre intraperitoneal.

Cistos de Inclusão Epitelial de Superfície

Os **cistos de inclusão epitelial de superfície** são cistos não funcionais geralmente encontrados em mulheres pós-menopausa, embora possam ser observados em qualquer idade e geralmente estão localizados perifericamente no córtex. Eles originam-se a partir de invaginações corticais do epitélio da superfície do ovário.[50] Quando muito pequenos, os próprios cistos podem não ser visualizados, mas podem aparecer como pontos ecogênicos na superfície do ovário. Embora geralmente minúsculos, uniloculares e de paredes finas, esses cistos podem medir até vários centímetros de diâmetro. Ocasionalmente, os cistos de inclusão epitelial superficial podem ser hemorrágicos, particularmente se tiver ocorrido torção.

Cistos Paraovarianos e Paratubários

Os **cistos paraovarianos** e **paratubários** são remanescentes de ducto wolffiano ou mülleriano na mesossalpinge, frequentemente localizados superiores ao fundo do uterino. Em geral, são cistos simples recobertos por epitélio, raramente multiloculados, contendo pequenas nodularidades na parede. Ultrassonograficamente, ecos também podem ser vistos ocasionalmente por causa da hemorragia. Eles não exibem alterações cíclicas. Há incidência estimada de 3%, representando cerca de 10% a 20% de todas as massas anexiais. Esses cistos costumam ser pequenos, mas podem variar em tamanho até 8 cm. Eles podem ocorrer em qualquer idade, mas são mais comumente encontrados na terceira e quarta década de vida. A maioria é assintomática, embora os pacientes com cistos grandes possam apresentar dor pélvica ou os cistos podem atuar como um fulcro para a torção.[51-53] O diagnóstico específico de cisto paraovariano é possível apenas na evidenciação do ovário ipsilateral normal adjacente, mas separado do cisto.[54,55]

Neoplasias benignas como cistoadenomas e cistoadenofibromas de origem paraovariana são incomuns. Lesões malignas foram relatadas em 2% a 3% das massas císticas paraovarianas no exame histopatológico,[56,57] embora ocorra ainda menos frequentemente em massas menores que 5 cm.[54,58]

Cistos de Inclusão Peritoneal

Cistos de inclusão peritoneal são observados em pacientes com aderências peritoneais, ocorrem predominantemente em mulheres na pré-menopausa com uma história de cirurgia abdominal prévia, mas também podem ser observados em pacientes com história de trauma, DIP ou endometriose. Nas pacientes com aderências peritoneais, o líquido produzido pelos ovários (que é o principal produtor de líquido peritoneal na mulher[13]) pode se acumular no interior das aderências e aprisionar os ovários, resultando em uma grande massa anexial.[59-62] Cistos de inclusão peritoneal são revestidos por células mesoteliais. Clinicamente, as pacientes também apresentam dor e/ou massa pélvica.

Na ultrassonografia, os cistos de inclusão peritoneal são massas anexiais císticas multiloculadas, frequentemente apresentando uma forma bizarra descrita como padrão em "teia de aranha"[63] (Fig. 16.9). O achado diagnóstico é a presença de um ovário intacto no meio de septações e líquido.[60-62] As septações representam feixes mesoteliais e fibrosos. O fluido geralmente é anecoico, mas pode conter ecos em alguns compartimentos como resultado de hemorragia ou líquido proteináceo. A avaliação Doppler pode demonstrar a vascularização em septações, às vezes mimetizando um tumor maligno.

Cistos de inclusão peritoneal devem ser diferenciados dos cistos paraovarianos e da hidrossalpinge. Os cistos paraovarianos são separados do ovário, enquanto o ovário localiza-se no interior ou

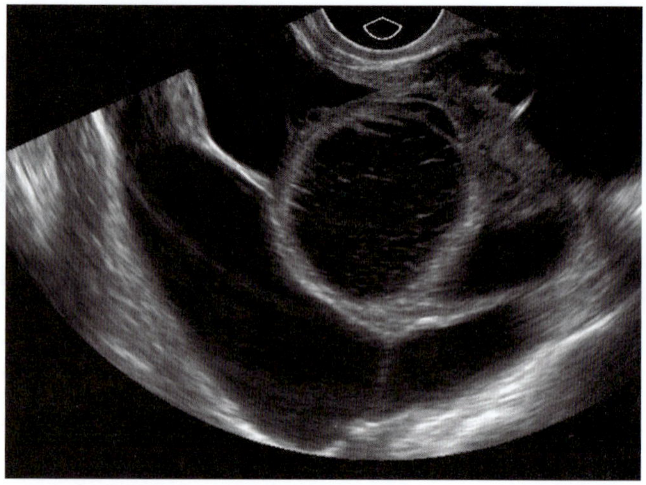

FIG. 16.9 Cisto de inclusão peritoneal. Imagem de UTV mostra um cisto multilocular com septações lineares aderidas ao ovário direito que se projeta para dentro da estrutura e contém um cisto hemorrágico. Isso representa aderências inseridas no ovário direito.

na parede de um cisto de inclusão peritoneal. **Cistos paraovarianos** geralmente são redondos ou ovoides, e não associados a uma história de cirurgia pélvica, trauma ou inflamação. A **hidrossalpinge** aparece como uma estrutura cística tubular ou ovoide com pregas frequentemente visíveis, e o ovário é encontrado fora da estrutura cística. O diagnóstico preciso de cistos de inclusão peritoneal é importante devido ao risco de recorrência de 30% a 50% após ressecção cirúrgica.[64] Tratamento conservador, como supressão ovariana com anticoncepcionais orais ou aspiração do líquido, é recomendado.[62]

Síndrome do Ovário Policístico

A **síndrome do ovário policístico** (SOP) é um distúrbio endocrinológico complexo pela produção anormal de estrogênio e/ou androgênio que resulta em anovulação crônica e hiperandrogenismo. Patologicamente, os ovários contêm um número aumentado de folículos em estágios variados de maturação e atresia, e a concentração localmente aumentada de andrógenos produz uma anormalidade estromal. A SOP é uma causa comum de infertilidade e de taxas mais altas do que o comum de perda gestacional precoce.[65,66] As manifestações clínicas da SOP variam de sinais discretos de hiperandrogenismo em mulheres magras, com menstruação normal, até à clássica **síndrome de Stein-Leventhal** (oligomenorreia ou amenorreia, hirsutismo e obesidade).

Os achados ultrassonográficos típicos de ovários policísticos são ovários bilateralmente aumentados contendo múltiplos pequenos folículos e aumento da ecogenicidade do estroma (Fig. 16.10). Os ovários apresentam uma forma mais arredondada, com os folículos geralmente localizados perifericamente ("colar de pérolas"), embora eles também possam ocorrer randomicamente por todo o parênquima ovariano. A ultrassonografia transvaginal, devido a sua maior resolução, é mais sensível à detecção de pequenos folículos. Entretanto, muitas mulheres com SOP não apresentarão esses achados ultrassonográficos típicos. O volume ovariano pode ser normal em 30% das pacientes.[67,68] Utilizando-se a ultrassonografia transvaginal, acredita-se que a ecogenicidade aumentada do estroma seja o sinal mais específico e mais sensível de ovários policísticos.[69,70] Em um pequeno número de pacientes, os achados ultrassonográficos podem ser unilaterais.[66,71]

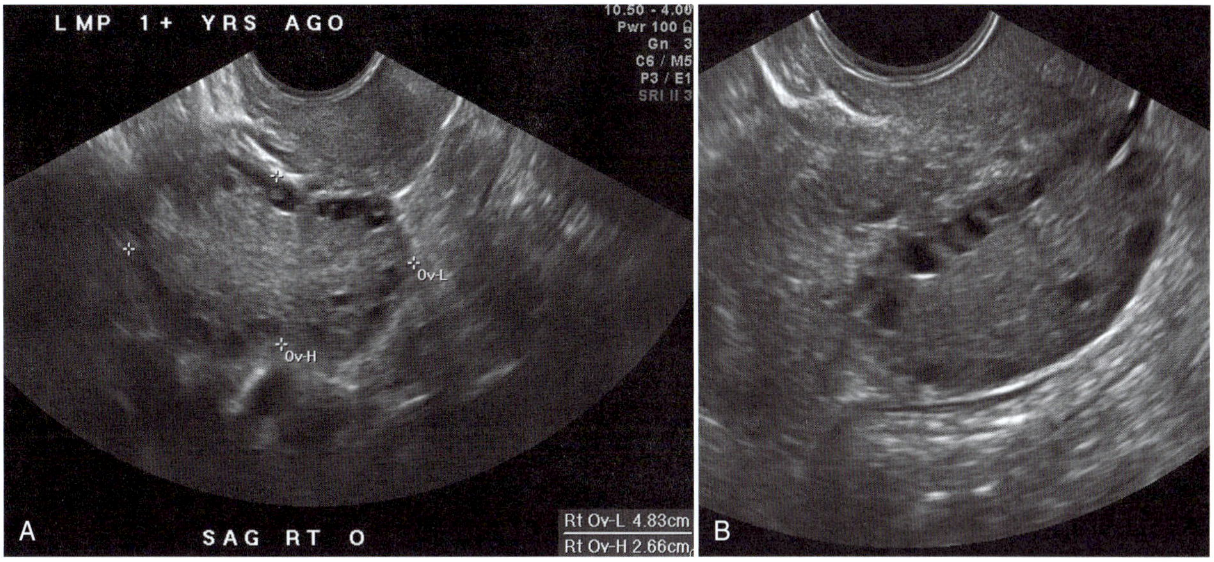

FIG. 16.10 Ovários policísticos: aparência típica em UTV de mulher com hirsutismo e oligomenorreia. (A) e **(B)** Ovários aumentados (*cursores*) com ecogenicidade estromal ligeiramente aumentada e múltiplos folículos periféricos, sinal de "colar de pérolas".

Em 2003, em um encontro de consenso da American Society for Reproductive Medicine and European Society of Human Reproduction and Embryology, definiu-se que a SOP necessita de dois entre três critérios: (1) oligovulação e/ou anovulação, (2) hiperandrogenismo (clínico e/ou bioquímico) e (3) ovários policísticos.[72] Nível elevado de hormônio luteinizante (LH) sérico e resistência à insulina também foram achados característicos. Historicamente, o nível elevado de LH no soro e a razão elevada de LH/FSH foram utilizados como ferramentas de diagnóstico. No entanto, com base em dados que incluem a variabilidade do LH dependendo da proximidade da ovulação e sua importância questionável no manejo, as recomendações já não suportam a necessidade de diagnóstico clínico.[73]

De acordo com as decisões tomadas na oficina de consenso de Roterdã de 2003, os achados ultrassonográficos de ovários policísticos devem incluir 12 ou mais folículos em todo o ovário com 2 a 9 mm de diâmetro[72] ou aumento do volume de ovário maior que 10 mL. Embora o aumento da ecogenicidade estromal tenha sido considerado específico para ovários policísticos, em virtude de sua natureza subjetiva, não foi incluído nos critérios. Os especialistas presentes no encontro acreditaram que a medida do volume de ovário funcionou bem como a avaliação estromal na prática clínica. Esses critérios não são considerados válidos se a paciente estiver fazendo uso de anticoncepcionais orais ou apresentar um folículo dominante maior que 10 mm. Mais recentemente, tem sido relatado que, com o uso da ultrassonografia mais nova e de maior resolução e um sistema de grade confiável para contar folículos, é necessário um limite de contagem de folículo significantemente maior em todo o ovário para suportar o diagnóstico de SOP. Lujan et al.[74] defenderam o uso de uma contagem de 26 e Christ et al.,[75] uma contagem de 28 folículos medindo 2 a 9 mm em todo o ovário como um melhor preditor de SOP.

Como a anovulação desempenha papel fundamental nesse distúrbio, os folículos persistirão em estudos em série. O seguimento a longo prazo é recomendado em pacientes com SOP, porque os níveis elevados de estrogênio sem oposição podem ser associados a risco mais elevado de desenvolver carcinoma de endométrio e de mama.

Endometriose

A **endometriose** é considerada o transtorno ginecológico benigno mais comum. Estima-se que a endometriose afete entre 5% e 45% das mulheres em idade fértil, causae significativa morbidade e represente uma grande preocupação de saúde pública.[76,77] Os sintomas clínicos incluem dor pélvica, dismenorreia, dispareunia, disquezia, sintomas urinários e infertilidade.[78]

O processo é definido como a presença de tecido endometrial funcionante fora do útero. A endometriose pode apresentar formas diferentes que incluem cistos anexiais (endometriomas), placas peritoneais e aderências e endometriose infiltrativa profunda, que consiste em implantes ou nódulos que contêm glândulas e estroma. Além do ovário, as áreas mais comumente envolvidas na pelve são as tubas uterinas, o ligamento largo e a escavação retouterina (fundo de saco de Douglas), mas a endometriose pode ocorrer em praticamente qualquer parte do corpo, incluindo bexiga urinária e intestino.

O diagnóstico e a avaliação corretos da extensão da doença são fundamentais para determinar o melhor método de tratamento. A ultrassonografia é bem aceita como a modalidade de imagem de escolha inicial, enquanto a RM é considerada a ferramenta de resolução de problemas.

A manifestação mais comum do tecido endometrial é o **endometrioma**, que é prontamente diagnosticado pela aparência ultrassonográfica com difusos ecos internos homogêneos de baixo nível. Endometriomas, muitas vezes denominados **cistos de chocolate**, frequentemente são múltiplos, com diferentes aparências, desde um cisto anecoico a uma massa de aspecto sólido causada pela degradação dos produtos sanguíneos ao longo do tempo.[79] A aparência ultrassonográfica característica é a de uma massa bem-definida, unilocular ou multilocular, predominantemente cística, contendo ecos internos difusos, homogêneos e de baixo nível (Fig. 16.11, Vídeo 16.3).[80] O Doppler colorido geralmente mostra pouca ou nenhuma vascularização dentro das paredes do cisto (em oposição ao corpo lúteo, que costuma apresentar fluxo acentuado). Os ecos internos de baixo nível podem ser visualizados de forma difusa em toda a massa ou na porção dependente. Ocasionalmente, um nível líquido-líquido pode ser encontrado, particularmente se a mulher estiver deitada na mesma posição por tempo suficiente para que os produtos sanguíneos se

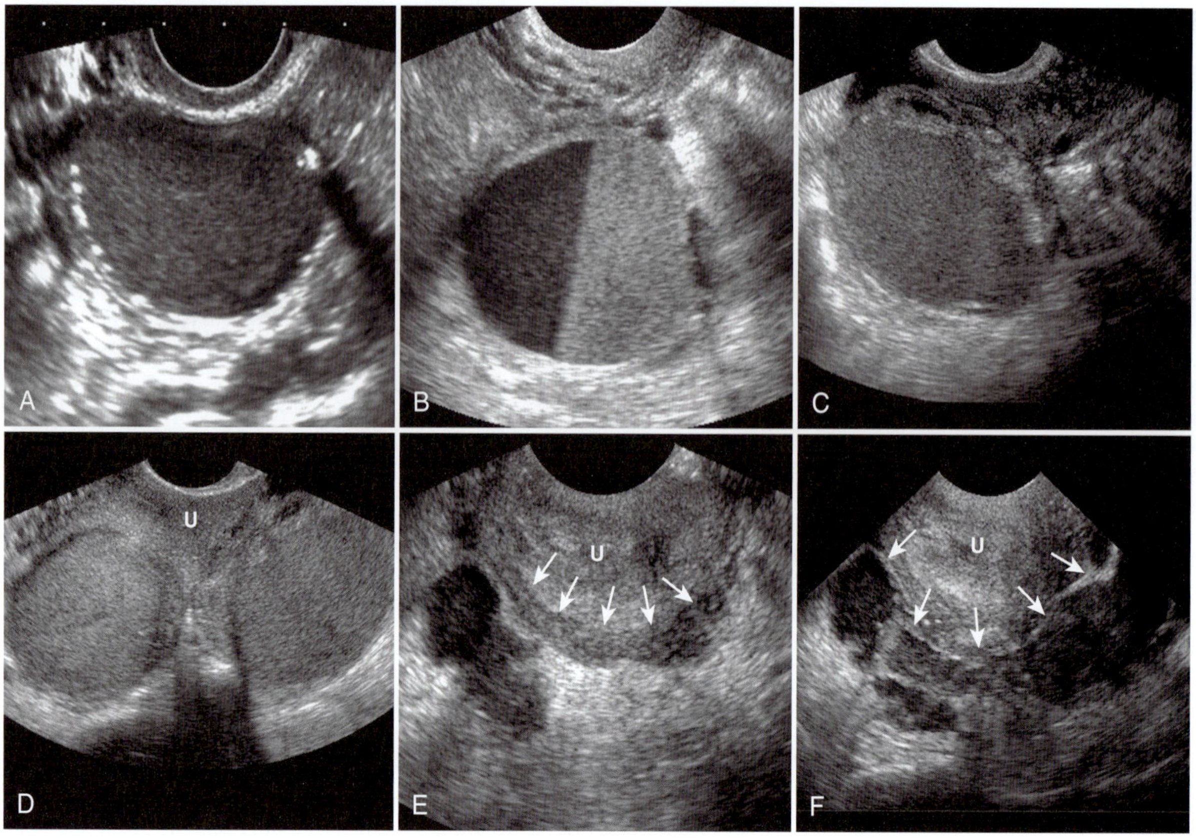

FIG. 16.11 Endometriose: espectro de aspectos. Imagens de UTV. (A)-(D) Ecos uniformes de baixo nível dentro de uma massa cística no ovário. **(A)** Focos ecogênicos periféricos típicos. **(B)** Nível de líquido-líquido. **(C)** Nódulos ecogênicos marginais avasculares. **(D)** Doença bilateral. **(E)** Implante penetrante profundo na superfície posterior do útero (*setas*). **(F)** Preenchimento do fundo saco de Douglas (*setas*). *U*, útero. Ver também os Vídeos 16.3, 16.4 e 16.5.

depositem em camadas. Em um estudo retrospectivo, Patel et al.[81] encontraram ecos internos difusos de baixo nível em 95% dos endometriomas. Eles concluíram que tal achado, na ausência de características neoplásicas, é altamente provável de endometrioma, especialmente se houver focos de multilocularidade ou parede hiperecoica, sendo um endometrioma altamente improvável quando nenhum componente da massa contém ecos de baixo nível. Em um estudo prospectivo de Dogan et al.[82] foi descrito valor preditivo positivo de 97% para os endometriomas com aparência típica de ecos internos de baixo nível, margens regulares, forma redonda e paredes espessas.

A diferenciação da endometriose das neoplasias benignas e malignas ocasionalmente é necessária. Projeções papilares da parede foram frequentemente descritas. Patel et al. demonstraram focos pequenos, lineares e hiperecoicos às vezes presentes na parede do cisto que se acreditava representar depósitos de colesterol acumulados na parede do cisto.[81] Guerriero et al.[83] descreveram papilações que se projetaram para o interior do cisto com altura superior a 3 mm e nenhum fluxo Doppler interno, o que sugeriu-se representar fibrina ou produtos sanguíneos adjacentes (Vídeo 16.4). Em casos raros em mulheres grávidas, pode ocorrer a decidualização da parede do endometrioma, resultando em uma massa mural vascular sólida que não pode ser diferenciada de um tumor maligno[84,85] (Fig. 16.12). A calcificação ocasionalmente está presente em um endometrioma e pode ser confundida com um dermoide.[86] Endometriomas podem servir como precursores de tumores de células endometrioides limítrofes e claras que eventualmente podem se tornar carcinomas invasivos de baixo grau e, portanto, se não forem removidos cirurgicamente, devem ser acompanhados anualmente.[50,87]

Endometriomas podem estar presentes em mulheres na pós-menopausa, embora sua aparência geralmente seja diferente. Em vez do cisto unilocular que contém ecos de baixo nível, o endometrioma pós-menopausa mais frequentemente apresenta-se como uma massa multilocular. Quando o líquido está presente no cisto, apresenta-se mais comumente anecoico ou com ecogenicidade mais heterogênea.[88]

A aparência de um endometrioma pode ser semelhante à de um **cisto de ovário hemorrágico**, porque ambos são massas císticas que contêm produtos sanguíneos de idade variável. No entanto, um cisto hemorrágico com mais frequência demonstra um padrão interno reticular em vez do padrão de ecos homogêneos de baixo nível, e mais frequentemente está associado a líquido livre na escavação retouterina (fundo de saco de Douglas). O cisto hemorrágico se resolverá ou exibirá diminuição significativa no tamanho nos ciclos menstruais seguintes, enquanto os endometriomas tendem a mostrar pouca mudança de tamanho e padrão de eco interno. Clinicamente, a maioria das mulheres com cisto hemorrágico sintomático apresenta dor pélvica aguda, enquanto as mulheres com endometrioma apresentam menor desconforto crônico associado à menstruação.

A endometriose frequentemente está acompanhada pela presença de aderências pélvicas. A avaliação das aderência uterinas e ovarianas, bem como a obliteração do saco de Douglas, pode ser desafiadora na ultrassonografia, embora tenham sido descritas técnicas que possam ser realizadas com sucesso por ultrassonografistas experientes.[89,90] O movimento do útero e dos ovários normalmente móveis por palpação abdominal ou pressão

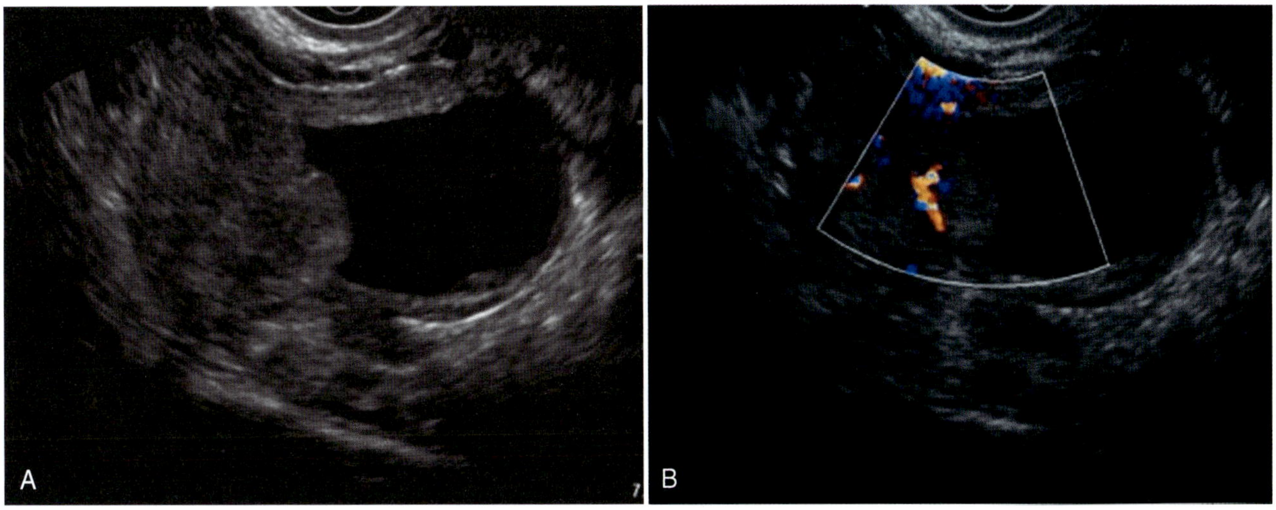

FIG. 16.12 Decidualização do endometrioma na gestação. (A) e **(B)** Imagens da UTV sagital em escala de cinza e com Doppler colorido de um cisto que contém ecos de baixo nível e um nódulo ecogênico periférico. O nódulo mostra o fluxo Doppler colorido, um achado observado em uma neoplasia *borderline* ou um endometrioma decidualizado em uma paciente grávida.

com o transdutor abdominal pode mostrar a aderência dessas estruturas ao ligamento largo adjacente, saco de Douglas, bexiga, reto ou peritônio. O uso do sinal de deslizamento no UTV foi descrito para diagnosticar a obliteração do saco de Douglas.[91,92] Este procedimento implica aplicação de pressão discreta contra o colo do útero com o transdutor de UTV para determinar se o colo do útero posterior desliza facilmente ao longo da parede retal anterior e da parede vaginal. Além disso, se houver líquido na pelve, podem ser observadas estruturas lineares finas que representam aderências, unindo o ovário ao endometrioma, útero e peritônio da escavação retouterina (fundo de saco de Douglas).

A endometriose infiltrativa profunda é a forma mais grave da doença, embora a extensão do estadiamento laparoscópico com base em doença possa não se correlacionar à gravidade dos sintomas.[78] Foi descrita precisão variável da UTV na identificação de endometriose infiltrativa profunda. A maioria das implantações é encontrada em áreas dependentes da pelve, que é dividida no compartimento anterior e posterior de acordo com a classificação da endometriose infiltrativa profunda de Chapron et al.[93] O **compartimento anterior** é composto pela bexiga urinária, e o **compartimento posterior** inclui a escavação retouterina (fundo de saco de Douglas), o ligamento uterossacral, a parede intestinal, o reto e a junção retossigmoide, a vagina e o septo retovaginal. Ultrassonograficamente, os implantes aparecem como nódulos hipoecoicos ou como espessamento retroperitoneal difuso ou nodular. Na parede do intestino, a lesão comumente assume a aparência de uma tumefação fusiforme (Fig. 16.11E e F, Vídeo 16.5). Poucos vasos, se houver, são aparentes na avaliação por Doppler colorido.[94-97]

Torção de Anexos

Torção de anexos é uma emergência ginecológica relativamente infrequente que requer intervenção cirúrgica imediata com relato de incidência de 3% em alguns estudos. O processo afeta principalmente mulheres em idade fértil ou mais jovens e é incomum na faixa etária pós-menopausa.[98,99] Inicialmente, há torção do ovário, da tuba uterina ou de ambas as estruturas, causando comprometimento venoso e linfático com resultante edema ovariano e aumento dos anexos. No entanto, até a trombose venosa e arterial ter ocorrido, a reperfusão permite a recuperação completa. A torção completa e não aliviada pode progredir rapidamente de interferência à drenagem venosa e linfática para oclusão arterial e, eventualmente, necrose. A torção pode ser parcial ou completa, bem como aguda ou crônica. Não raramente, a torção pode ser intermitente com períodos de remissão espontânea dos sintomas. O diagnóstico de torção é complicado pela sua apresentação clínica vaga. O sintoma inicial mais consistente é a dor abdominal e pélvica, associada a outros sinais e sintomas inespecíficos como febre, náuseas e vômitos. O diagnóstico precoce e a intervenção antes do infarto permitem a preservação do ovário e evitam a peritonite.

Como o único sintoma consistente citado na maioria dos estudos é a dor abdominal, geralmente intensa e progressiva, localizada em um dos quadrantes inferiores, o diagnóstico diferencial inclui outras causas ginecológicas como DIP, cistos ovarianos e gravidez ectópica, além de causas não ginecológicas. Embora seja difícil de palpar, uma massa pode estar presente. Existe também a predominância do lado direito, o que é atribuído à presença protetora do cólon sigmoide à esquerda e à hipermobilidade do ceco do lado direito. Como resultado, a apresentação da torção de ovário pode parecer a da apendicite.[100,101]

A maioria dos casos de torção ovariana (50% a 80%) está associada a patologias dos anexos, tais como tumores ou cistos do ovário. Isso geralmente envolve uma massa de ovário ipsilateral de 5 a 10 cm de diâmetro que atua como um fulcro para potencializar a torção devido ao aumento do volume ou peso do ovário nas estruturas anexiais. Embora associado a uma neoplasia em até 50% dos casos, estudos anteriores indicaram que as lesões geralmente são benignas, pois as alterações inflamatórias e invasivas causadas por lesões malignas podem ser protetoras contra a mobilidade do ovário.[102] Está associada a 1 em 1.800 gestações, mais comumente no primeiro trimestre ou imediatamente pós-parto.[103] As mulheres submetidas à indução da ovulação apresentam risco mais alto secundário ao desenvolvimento de grandes cistos tecaluteínicos.[100]

O papel inicial da ultrassonografia na avaliação das pacientes com risco de torção ovariana não é apenas de diagnosticar a torção, mas também de excluir outras causas de dor abdominal aguda, tais como apendicite, DIP, ruptura de cisto de ovário e gravidez ectópica. O achado mais consistente de torção ovariana é o ovário edematoso aumentado (Fig. 16.13) ou um complexo ovariano composto pelo ovário e uma massa anexial. A localização do ovário é frequentemente medial e superior à sua localização comum (Fig. 16.14A).[104] Se a tuba uterina estiver envolvida, geralmente será evidenciada hidrossalpinge.

Folículos dispostos perifericamente e ecos homogêneos visualizados de forma centralizada com áreas de edema nos ovários de tamanho aumentado também foram relatados,[105,106] embora esses descritores não sejam específicos (Vídeo 16.6). Entidades como endometriomas, ovários policísticos, cistos hemorrágicos, complexos tubo-ovarianos e ovários hiperestimulados submetidos à indução da ovulação são frequentemente descritos de forma semelhante. A textura interna irregular do ovário parece correlacionar-se à hemorragia intraovariana. O líquido livre na escavação retouterina (fundo de saco de Douglas) é outro achado inespecífico frequentemente associado a casos de torção de ovário. O líquido pode ser um transudado originado da cápsula do ovário secundário à obstrução das veias e dos vasos linfáticos.[107]

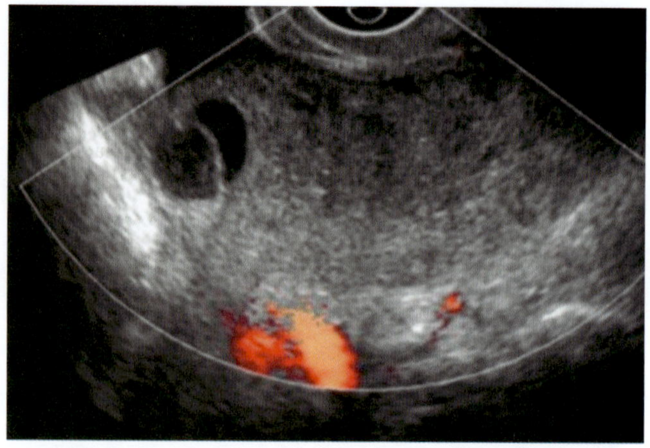

FIG. 16.13 Torção do ovário: avaliação com Doppler de ovários com tamanho aumentado. A imagem de UTV com Doppler colorido de uma mulher jovem com queixa de dor aguda pélvica não mostra evidências de fluxo Doppler colorido no ovário aumentado contendo parênquima irregular; o fluxo é evidenciado distalmente na artéria ilíaca. Ver também o Vídeo 16.6.

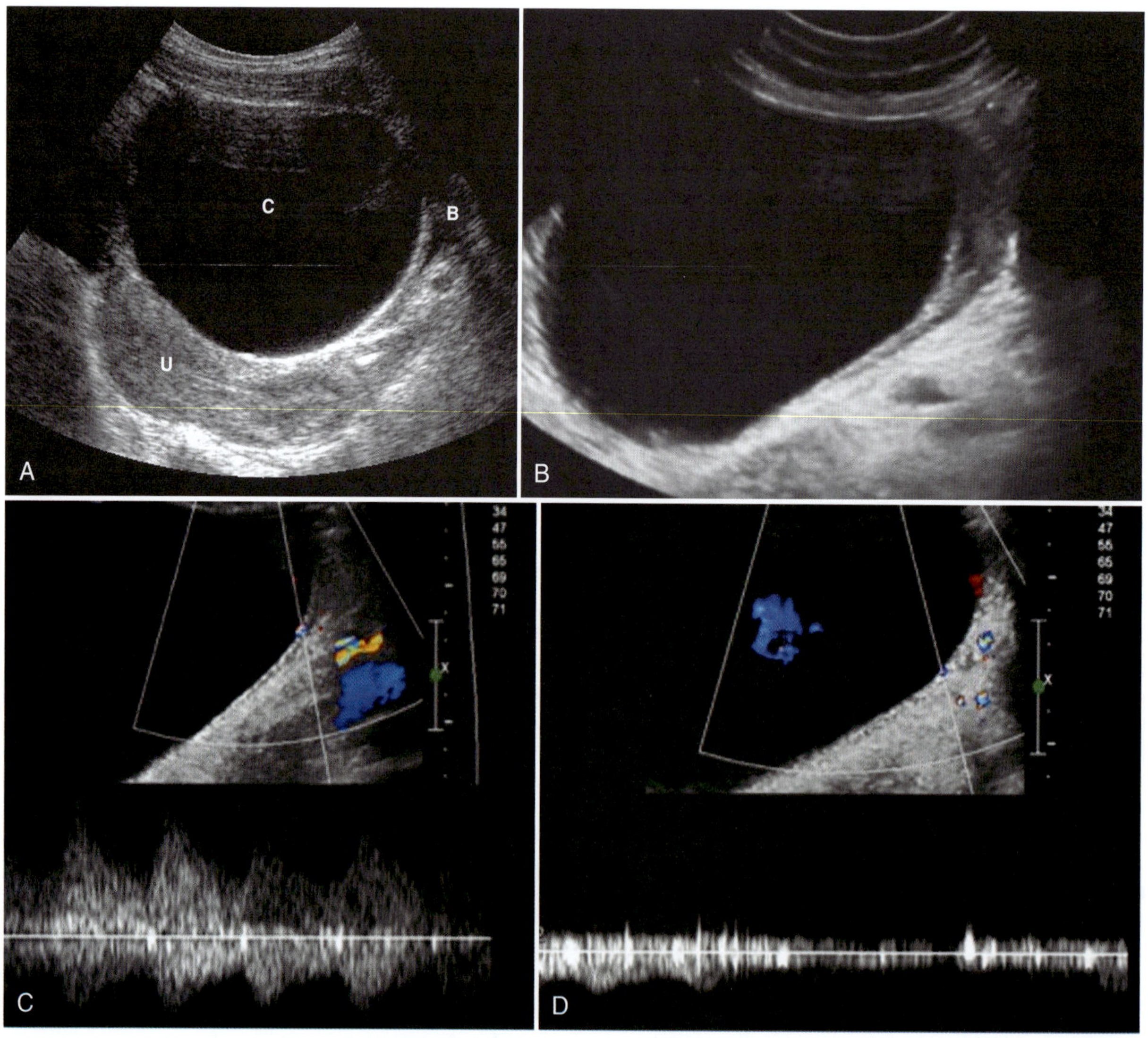

FIG. 16.14 Torção do ovário com cisto como fulcro. (A) A imagem sagital de USTA de uma jovem com dor aguda mostra um grande cisto (*C*), que se localiza anterior ao útero (*U*) e cefálico à bexiga (*B*). Esta posição incomum deve levantar a suspeita de torção. **(B)-(D)** Outra paciente jovem que está no período pós-parto e queixa de dor pélvica aguda. **(B)** USTA mostra um grande cisto ovariano simples superior ao útero. **(C)** e **(D)** As imagens da USTA com Doppler espectral mostram formas de onda arteriais e venosas normais dentro da parede do cisto.

Os achados do Doppler variam de acordo com o grau de torção e sua cronicidade. A falta de fluxo Doppler arterial e venoso permite um diagnóstico confiável, embora possam ser obtidos diagnósticos falso-positivos, uma vez que a profundidade de penetração é maior que a capacidade do feixe de ultrassom, configurações inadequadas do Doppler ou escala de cinza, configurações muito altas de frequência de repetição de pulso (PRF; do inglês, *pulse repetition frequency*).[108] Portanto, é útil examinar o ovário assintomático primeiro para garantir que as configurações do Doppler estejam adequadas. Por outro lado, ambos os sinais do Doppler espectral arterial e venoso do ovário têm sido frequentemente descritos em casos de torção cirurgicamente tratada. Ausência do fluxo ao Doppler venoso apresenta um valor preditivo positivo tão alto quanto 94% para a torção de ovário apesar da persistência do sinal arterial.[107] As explicações propostas incluem oclusão venosa que desencadeia sintomas antes da ocorrência da oclusão arterial e que o fluxo arterial persistente do anexo está relacionado ao suprimento sanguíneo arterial duplo do ovário (artéria ovariana e ramos ovarianos da artéria uterina).[109] Ocasionalmente, um pedículo vascular torcido (constituído por ligamento largo, tuba uterina e ramos anexiais e ováricos da artéria e veia uterina) pode é visualizado como uma estrutura redonda hiperecoica com estrias hipoecoicas concêntricas múltiplas (aparência de alvo) ou como uma estrutura elipsoide ou tubular com ecos internos heterogêneos.[110] Usando ultrassonografia com Doppler colorido ou *power* Doppler, o achado de vasos contorcidos circulares ou enrolados dentro do pedículo vascular (sinal de vórtice) é útil para diagnosticar a torção.[110] A ausência de fluxo sanguíneo dentro do pedículo vascular sugere ovário não viável.[110,111] A comparação com a aparência morfológica e com os padrões de fluxo do ovário contralateral também pode ser útil, pois a diminuição do fluxo ou anormalidade pode estar presente no ovário torcido.[107,112]

O edema maciço do ovário é uma condição rara resultante da torção parcial ou intermitente do ovário, que causa obstrução venosa e linfática, mas não a oclusão arterial, desencadeando um evidente edema estromal. Os poucos casos descritos na literatura relatam uma grande massa anexial multicêntrica edematosa.[113-115]

O uso do Doppler colorido é mais útil para a realização do diagnóstico na ausência de fluxo, embora o sinal Doppler não possa eliminar o diagnóstico. Na configuração clínica apropriada, um aumento do ovário ou do complexo ovário e massa anexial deve sugerir torção mesmo se houver fluxo ao Doppler no ovário[112,116]. A torção é extremamente improvável se o ovário estiver morfologicamente normal e com tamanho normal, independentemente dos achados no Doppler.

NEOPLASIAS

Câncer de Ovário

O câncer de ovário é a quinta principal causa de morte por câncer entre as mulheres dos Estados Unidos e causa mais mortes do que qualquer outro câncer do sistema genital feminino. A American Cancer Society estimou 21.980 novos casos de câncer de ovário nos EUA em 2014, com aproximadamente 14.270 mortes.[117] Entre 1987 e 2010, a incidência reduziu-se para 0,9% ao ano.[117,118] O câncer de ovário representa aproximadamente 25% de todas as doenças malignas ginecológicas, com pico de incidência na sexta década de vida. O câncer de ovário apresenta a maior taxa de mortalidade entre todas as neoplasias ginecológicas, principalmente como resultado do diagnóstico tardio. Como há poucos sintomas clínicos, 60% a 70% das mulheres apresentam doença avançada (estágios III ou IV) no momento do diagnóstico. A taxa global de sobrevida em 5 anos é de 20% a 30%, mas com a detecção precoce no estágio I, a taxa aumenta para 80% a 90%. Portanto, os esforços foram direcionados para o desenvolvimento de métodos de diagnóstico precoce de câncer de ovário.

Aumento da idade, nuliparidade, história familiar de câncer de ovário e história de câncer de mama, endométrio ou cólon são fatores associados ao aumento do risco de câncer de ovário. Ao longo da vida, o risco de uma mulher desenvolver câncer de ovário é de 1 em 70 (1,4%). No entanto, se uma mulher apresentar um parente de primeiro grau (mãe, filha, irmã) ou parente de segundo grau (tia ou avó) que teve câncer de ovário, o risco é de 5%. Com duas ou mais familiares que apresentaram câncer de ovário, o risco aumenta para 7%.[119] Em torno de 3% a 5% das mulheres com uma história familiar de câncer de ovário apresentarão uma síndrome hereditária de câncer de ovário. As três principais síndromes hereditárias associadas ao câncer de ovário são a **síndrome do câncer de mama-ovário**, a mais comum, causada por mutações nos genes supressores BRCA1 e BRCA2, com alta frequência de ambos os cânceres; a **síndrome do câncer colorretal hereditário não poliposo (Lynch II)**, na qual o câncer de ovário ocorre associado ao câncer colorretal não poliposo ou câncer de endométrio, ou ambos; e **síndrome do câncer de ovário local-específico**, o menos comum, sem um excedente de câncer de mama ou colorretal.[120] Acredita-se que as síndromes hereditárias de câncer de ovário tenham herança autossômica dominante, e o risco ao longo da vida nessas pacientes é de 40% a 50%. Elas apresentam idade de início mais precoce (10 a 15 anos antes) do que outros cânceres de ovário.[120] Portanto, a ooforectomia é comumente recomendada após essas mulheres terem filhos.

Vários ensaios clínicos relataram a triagem de mulheres assintomáticas utilizando UTV (isoladamente ou combinada à ultrassonografia com Doppler) e/ou marcadores biológicos, como o antígeno do câncer (CA) 125.[121-126] O **CA 125** é uma glicoproteína de alto peso molecular reconhecida pelo anticorpo monoclonal OC 125. Ele mostrou-se extremamente útil no acompanhamento da evolução clínica de pacientes submetidas à quimioterapia e na detecção de doença subclínica recorrente.[127,128] Embora o CA 125 sérico esteja elevado em aproximadamente 80% das mulheres com câncer de ovário epitelial, detecta menos de 50% da doença do estágio I e é insensível aos tumores mucinoso e de células germinativas.[128] Outras doenças malignas, bem como muitas condições benignas, estão associadas à elevação sérica de CA 125. Atualmente, o uso de CA 125 sérico e/ou ultrassonografia como teste de triagem para câncer de ovário não está recomendado como rotina.[129] A triagem de rotina resultou em cirurgia desnecessária com seus riscos associados.[129] O maior teste de triagem realizado até o momento é o United Kingdom Collaborative Trial of Ovarian Cancer Screening (UKCTOCS), um estudo randomizado avaliando a triagem anual usando a UTV ou CA 125 sérico com UTV como um teste de segunda linha (triagem multimodal). Os resultados preliminares são encorajadores, com sensibilidade e valor preditivo positivo superiores relatados com a estratégia de rastreamento multimodal, em comparação ao exame isolado com UTV para detectar câncer de ovário epitelial primário invasivo e das tubas uterinas.[130]

Histologicamente, as **neoplasias epiteliais** representam 65% a 75% dos tumores ovarianos e 90% das neoplasias malignas do ovário[50] (Tabela 16.1). As neoplasias remanescentes consistem em **tumores de células germinativas** (15% a 20%), **tumores do cordão**

TABELA 16.1 Neoplasias do Ovário

Tumor	Incidência	Exemplos
Tumores do estroma – superfície epitelial	65% a 75%	Cistoadenoma/ carcinoma seroso Cistoadenoma/ carcinoma mucoso Carcinoma endometrioide Carcinoma de células claras Tumor de células de transição
Tumores de células germinativas	15% a 20%	Teratoma Disgerminoma Tumor do saco vitelino
Tumores do cordão sexual-estroma	5% a 10%	Tumor das células da granulosa Tumor das células de Sertoli-Leydig Tecoma e fibroma
Tumores metastáticos	5% a 10%	Linfoma do útero, estômago, cólon, mama

sexual-estroma (5% a 10%) e **tumores metastáticos** (5% a 10%). Ultrassonograficamente, o câncer de ovário geralmente se apresenta como uma massa anexial. As lesões císticas anecoicas bem-definidas são mais propensas a ser benignas, enquanto lesões com paredes irregulares, septos irregulares espessos, nódulos murais e elementos sólidos com fluxo são mais propensos a ser malignos.[131,132] Muitos sistemas de pontuação e modelos matemáticos fundamentados nas características morfológicas foram propostos para distinguir massas benignas e malignas. No entanto, a **avaliação subjetiva** das características morfológicas (**reconhecimento de padrões**) pela interpretação de um médico experiente mostrou ser o melhor método.[133,134] Usando esse método, um médico está apto a distinguir as massas benignas e malignas em aproximadamente 90% dos casos.[135]

A ultrassonografia com Doppler colorido e pulsado tem sido defendida para diferenciar as massas ovarianas benignas e malignas. A razão para isso baseia-se na premissa de que as massas malignas, devido à neovascularização interna, apresentarão fluxo diastólico elevado. O crescimento tumoral maligno depende da angiogênese, com o desenvolvimento de vasos tumorais anormais.[136] Esses vasos anormais não contêm músculo liso dentro das paredes, o que, juntamente com desvios arteriovenosos, leva à diminuição da resistência vascular e, portanto, maior velocidade de fluxo diastólico. Assim, o índice de pulsatilidade (IP) e o índice de resistência (IR) devem ser menores nas lesões malignas. Embora tenha sido observada em muitos estudos uma tendência de IP e IR serem mais baixos nas lesões malignas, há muitas sobreposições para se diferenciar de forma confiável entre lesões benignas e malignas em uma paciente de forma individual.[137-142] Outros parâmetros, como a localização do vaso, foram sugeridos para melhorar a especificidade da avaliação da ultrassonografia com Doppler das massas ovarianas.[143] As lesões malignas tendem a apresentar um fluxo mais central, enquanto as lesões benignas tendem a um fluxo mais periférico. No entanto, Stein et al.[138] descreveram uma sobreposição considerável, em que 21% das lesões malignas apresentavam fluxo periférico e 31% de lesões benignas apresentavam fluxo central. Guerriero et al.[144] encontraram maior precisão na predição de malignidade quando a ultrassonografia com Doppler colorido demonstrou fluxo arterial dentro das porções sólidas da massa.

Estudos comparando as características morfológicas na ultrassonografia com os achados do Doppler descobriram que a ultrassonografia com Doppler não apresentava mais informações diagnósticas do que a avaliação morfológica sozinha.[133,139,140,145] Valentin[133] concluiu que, nas mãos experientes, a avaliação morfológica é o melhor método para diferenciar massas benignas das malignas. A principal vantagem de adicionar a ultrassonografia com Doppler seria aumentar a confiança com a qual o diagnóstico correto é realizado. Outros descobriram que a ultrassonografia Doppler, quando adicionada à avaliação morfológica ultrassonográfica, melhora a especificidade e o valor preditivo positivo.[142,146-148] Brown et al.[149] descobriram que um componente sólido não heperecoico era o preditor estatisticamente mais significativo de malignidade. Schelling et al.[150] também descobriram que um componente sólido em uma massa anexial com vascularização central obteve alta precisão, sensibilidade e especificidade na predição de malignidade. Uma metanálise de 46 estudos publicados concluiu que as técnicas de ultrassonografia que combinam avaliação morfológica com imagem com Doppler colorido são significantemente melhores na caracterização das massas de ovário do que avaliação morfológica, Doppler colorido ou índices ao Doppler isoladamente.[151] A ultrassonografia com Doppler provavelmente é desnecessária se a massa apresentar uma morfologia caracteristicamente benigna, porque a avaliação morfológica é altamente precisa neste grupo de lesões.[138,141] A ultrassonografia Doppler é provavelmente valiosa na avaliação da massa que é morfologicamente indeterminada ou sugestiva de malignidade. Os achados Doppler devem ser combinados a avaliação morfológica, achados clínicos, idade do paciente e fase do ciclo menstrual para avaliação ideal de uma massa anexial.[152]

Recentemente, a UTV com contraste (UTV-C) foi utilizada para avaliar a neovascularização do tumor ovariano. Com a UTV-C dinâmica, a neovascularização tumoral maligna geralmente demonstra uma lavagem de contraste mais prolongada em comparação aos tumores benignos. A diferença nos padrões de realce do contraste entre massas ovarianas benignas e malignas resulta em potencial melhora na diferenciação de lesões benignas e malignas com o uso da UTV-C em comparação ao uso da UTV convencional.[153]

Tumor do Estroma e do Epitélio de Superfície

Anteriormente, os tumores do estroma e do epitélio de superfície eram considerados como sendo originados do epitélio de superfície que revestia o ovário e o estroma ovariano logo abaixo. Desde então, foi proposto que o câncer de ovário epitelial é uma coleção de doenças decorrentes de células de origem variadas. As evidências sugerem que a maioria dos cânceres primários de ovário (em particular, câncer seroso de alto grau) deriva da tuba uterina em vez do ovário. Um modelo dualístico que classifica o câncer de ovário em dois grupos (tipo I e tipo II) foi descrito. Os tumores de tipo I geralmente estão presentes em estágio baixo grau e incluem carcinomas serosos de baixo grau, endometrioide de baixo grau, de células claras e carcinomas mucinosos de baixo grau. Os tumores tipo II incluem carcinomas serosos de alto grau, carcinomas endometrioides de alto grau, carcinossarcomas e carcinomas indiferenciados. Os tumores tipo I tendem a ser clinicamente indolentes, enquanto os tumores tipo II normalmente são altamente agressivos.[154,155]

Esses tumores podem ser divididos em cinco grandes categorias com base diferenciação epitelial: **seroso**, **mucinoso**, **endometrioide**, **de células claras** e **de células de transição (Brenner)**.[50] Esse grupo de tumores corresponde a 65% a 75% de todas as neoplasias ovarianas e 80% a 90% de todos os tumores malignos do ovário.

A forma de disseminação dos tumores malignos é primariamente intraperitoneal, embora possam ocorrer extensão direta para estruturas contíguas e disseminação linfática. A disseminação linfática ocorre predominantemente para linfonodos paraórticos. Disseminação hematogênica geralmente ocorre de maneira tardia na evolução da doença.

Cistoadenoma e Cistoadenocarcinoma Serosos

Os tumores serosos são os tumores do estroma-superfície epitelial mais comuns, representando 30% de todas as neoplasias do ovário. Aproximadamente 50% a 70% dos tumores serosos são benignos. **Cistoadenomas** serosos correspondem a cerca de 25% de todos as neoplasias benignas do ovário, e os **cistoadenocarcinomas** serosos são responsáveis por cerca de 50% de todas as neoplasias malignas do ovário.[50] O pico de incidência dos cistoadenomas serosos ocorre na quarta e quinta décadas de vida, enquanto os cistoadenocarcinomas serosos mais frequentemente ocorrem em mulheres na perimenopausa e pós-menopausa. Aproximadamente 20% dos tumores serosos benignos e 50% dos tumores serosos malignos são bilaterais. Suas dimensões variam muito, porém, em geral, são menores que os tumores mucinosos.

Na ultrassonografia, os **cistoadenomas serosos** geralmente apresentam-se como grandes massas císticas uniloculares, de paredes finas, que podem conter septações delgadas (Fig. 16.15A e B). Projeções papilares ocasionalmente são observadas. **Cistoadenocarcinomas serosos** podem ser bastante grandes e geralmente se apresentam como massas císticas multiloculares, que contêm múltiplas projeções papilares que se originam das paredes do cisto e septações (Fig. 6.15G-I). As septações e as paredes podem estar

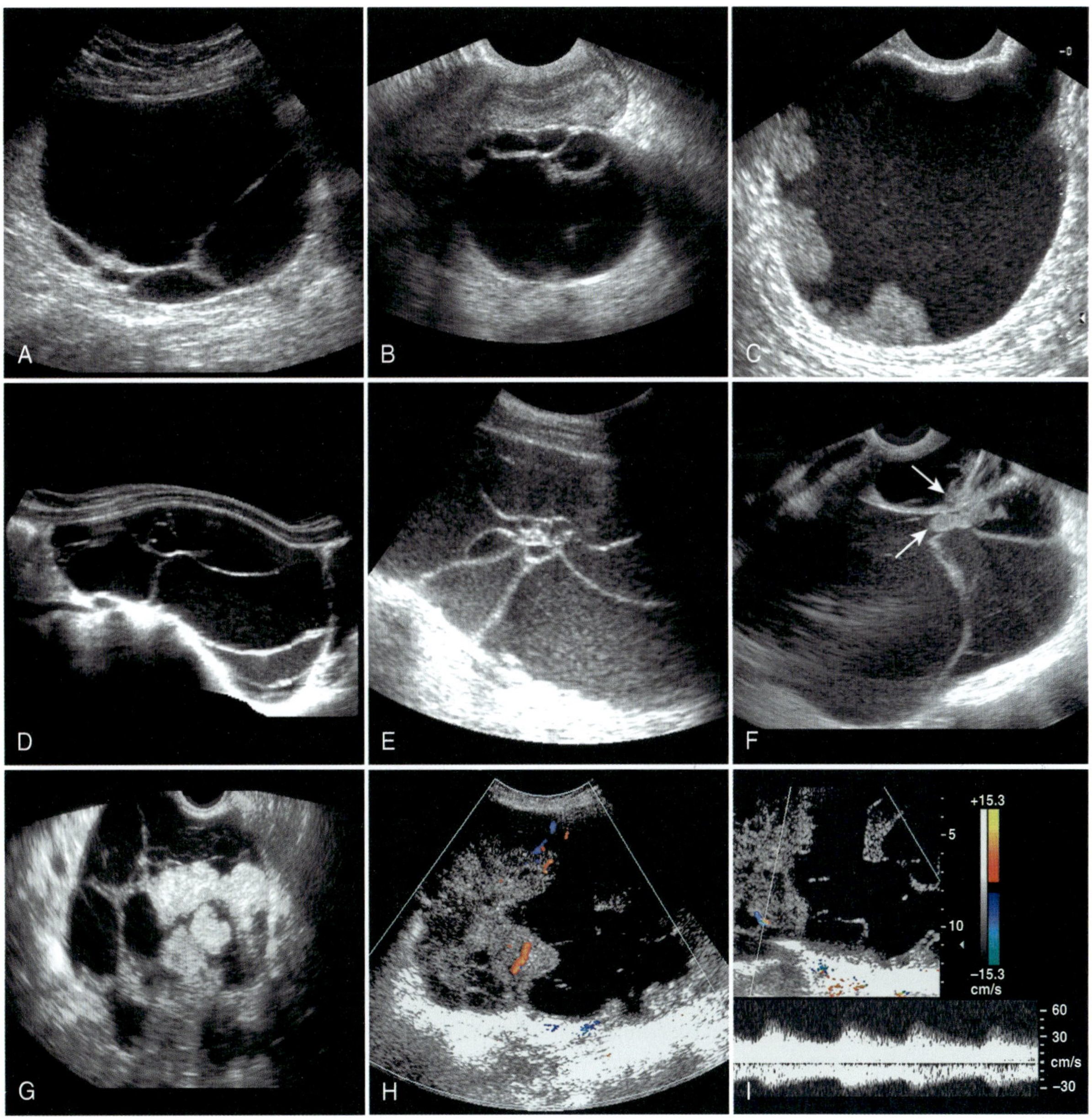

FIG. 16.15 Neoplasias epiteliais do ovário: espectro de aparências. (A) e **(B) Cistoadenomas serosos**. **(A)** Septações dentro de uma massa cística são bastante finas. **(B)** Septações são mais espessas. **(C) Cistoadenoma seroso de baixo grau de malignidade**. Partículas ecogênicas de baixo nível e nódulos murais. **(D)** e **(E) Cistoadenomas mucosos**. **(F) Cistoadenocarcinoma mucoso.** Tamanho grande e septações são características; a nodularidade septal é marcante (*setas*). **(G)-(I)** Paciente com **cistoadenocarcinoma seroso**. A nodularidade extensiva mostra a vascularização, confirmando a suspeita morfológica de uma massa maligna. Existe fluxo diastólico elevado, resultando em um índice resistivo baixo.

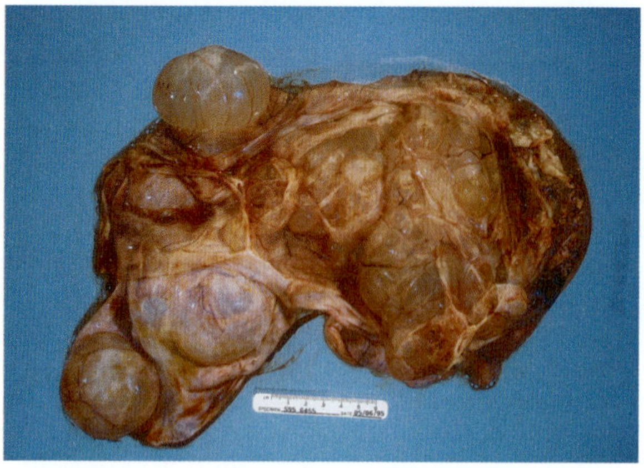

FIG. 16.16 Cistoadenoma mucinoso. Espécime no exame patológico macroscópico mostrando múltiplas loculações císticas.

espessadas. Material ecogênico sólido pode ser observado no interior das loculações. Projeções papilares podem se formar na superfície do cisto e órgãos adjacentes, resultando na fixação da massa. Ascite é frequentemente observada.

Cistoadenoma e Cistoadenocarcinoma Mucinosos

Tumores mucinosos são o segundo tumor epitelial de ovário mais comum, responsável por 20% a 25% das neoplasias ovarianas. **Cistoadenomas** mucinosos constituem 20% a 25% das neoplasias ovarianas benignas, e os **cistoadenocarcinomas** mucinosos correspondem de 5% a 10% das neoplasias ovarianas primárias malignas.[50] Cistoadenomas mucinosos ocorrem mais frequentemente entre a terceira e a sexta décadas, mas podem ser observados em mulheres muito jovens, enquanto os cistoadenocarcinomas mucinosos mais frequentemente ocorrem entre a quarta e a sétima décadas. Tumores mucinosos são menos frequentemente bilaterais que os serosos, sendo que 5% das lesões benignas e 15% a 20% das malignas ocorrem bilateralmente; 80% a 85% dos tumores mucinosos são benignos.[156]

Cistoadenomas mucinosos podem ser grandes massas císticas, medindo até 30 cm e preenchendo toda a pelve e abdome (Figs. 16.15D e E e 16.16). Existem vários septos finos, e os ecos de baixo nível causados pelo material mucoide podem ser visualizações nas loculações. As projeções papilares são menos frequentemente observadas do que na sua contraparte serosa. Os **cistoadenocarcinomas mucinosos** geralmente são grandes, massas císticas multiloculadas contendo projeções papilares e material ecogênico; eles geralmente apresentam aparência ultrassonográfica semelhante à dos cistoadenocarcinomas serosos (Fig. 16.15F).

A penetração da cápsula ou ruptura do tumor pode levar à disseminação intraperitoneal de células secretoras de mucina que enchem a cavidade peritoneal com um material gelatinoso. Esta condição, conhecida como **pseudomixoma peritoneal**, pode ser ultrassonograficamente semelhante à ascite ou pode conter múltiplas septações ou detritos flutuantes no líquido que preenchem grande parte da pelve e do abdome. Esta condição pode ocorrer em cistoadenomas mucinosos e em cistoadenocarcinomas mucinosos. A ruptura de uma mucocele do apêndice e tumores mucinosos do apêndice vermiforme e do cólon também podem levar ao pseudomixoma peritoneal.

Tumores Borderline (Baixo Potencial de Malignidade)

Há um grupo intermediário de tumores epiteliais que são histologicamente classificados como "*borderline*" ou de "baixo potencial de malignidade". Eles são muito mais comuns nos tumores serosos e mucinosos, ocorrendo em 10% a 15% de cada. Esses tumores apresentam características citológicas de malignidade, porém não invadem o estroma e, embora malignos, apresentam prognóstico muito melhor. Eles se apresentam em idade mais precoce que os cistoadenocarcinomas e têm sobrevida de 5 anos e 20 anos de 95% e 80%, respectivamente. Eles podem ser tratados cirurgicamente, poupando o ovário para preservar a fertilidade.

As características ultrassonográficas sugerem que os tumores com baixo potencial de malignidade são cistos de tamanho pequeno a médio que contêm ecos de baixa amplitude (semelhante a um endometrioma) com nódulos murais vascularizados (Fig. 16.15C) ou massa cística com um nódulo bem-definido multilocular (faveolamento).[157,158] Tecido ovariano normal pode ser observado adjacente à lesão e ser útil para excluir câncer ovariano invasivo.[157,159] Isso foi chamado de **sinal do crescente ovariano**.[159] Embora a presença deste sinal diminua a probabilidade de malignidade invasiva no anexo, descreveu-se como um discriminador ruim entre massas anexiais benignas e malignas em um estudo prospectivo de Van Holsbeke et al.[160]

Tumor Endometrioide

Quase todos os tumores endometrioides são malignos. São a segunda doença epitelial maligna mais comum, representando 20% a 25% dos tumores malignos do ovário; 25% a 30% são bilaterais e ocorrem mais frequentemente na quinta a sexta décadas. Suas características histológicas são idênticas àquelas do adenocarcinoma do endométrio, e aproximadamente 30% das pacientes apresentam adenocarcinoma endometrial associado, que se acredita que represente um tumor primário independente. Aproximadamente 15% a 20% dos cânceres endometrioides estão associados à endometriose, que pode ocorrer no interior da endometriose, no ovário homolateral ou contralateral.[50] O tumor endometrioide apresenta um prognóstico melhor que as outras neoplasias epiteliais, provavelmente relacionado ao diagnóstico em um estágio mais precoce. Na ultrassonografia, ele geralmente se apresenta como massa cística que contém projeções papilares, embora alguns tumores endometrioides sejam predominantemente massa sólida que pode conter áreas de hemorragia ou necrose.[156]

Tumor de Células Claras

Este tumor é considerado como de origem no ducto mülleriano e como uma variante do carcinoma endometrioide. O tumor de células claras é quase sempre maligno e constitui 5% a 10% dos carcinomas ovarianos primários. Ele ocorre mais frequentemente na quinta a sétima décadas e é bilateral em cerca de 20% das pacientes. Endometriose pélvica associada está presente em 50% a 70% dos carcinomas de células claras, e aproximadamente um terço se origina no interior do revestimento dos endometriomas.[50] Na ultrassonografia, ele geralmente se apresenta como massa inespecífica, complexa, predominantemente cística (Fig. 16.17, Vídeo 16.7).[156]

Tumor de Células de Transição

Também conhecido como **tumor de Brenner**, o tumor de células de transição deriva do epitélio de superfície que sofre metaplasia formando os componentes típicos semelhantes ao uroepitélio.[156] Isso é incomum, correspondendo entre 2% e 3% de todas as neoplasias ovarianas, e é quase sempre benigno; 6% a 7% são bilaterais. A maioria das pacientes é assintomática, e o tumor é descoberto incidentalmente na ultrassonografia ou na cirurgia. Cerca de 30% estão associados a

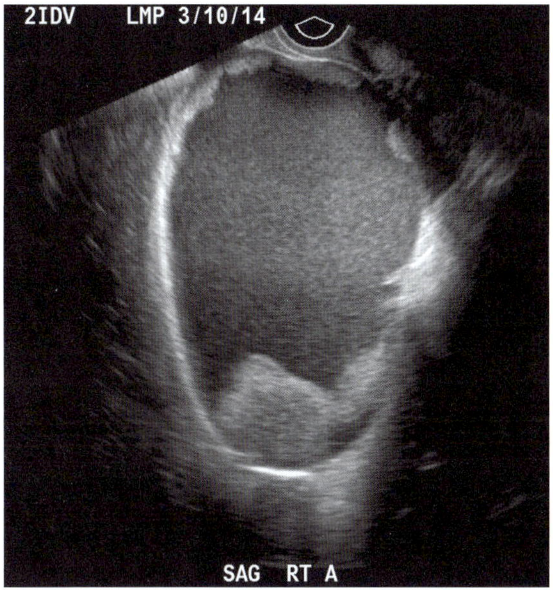

FIG. 16.17 Carcinoma de células claras no endometrioma. UTV mostra um cisto complexo com ecos internos homogêneos de baixo nível, nódulos centrais e sólidos perifericamente. Ver também o Vídeo 16.7.

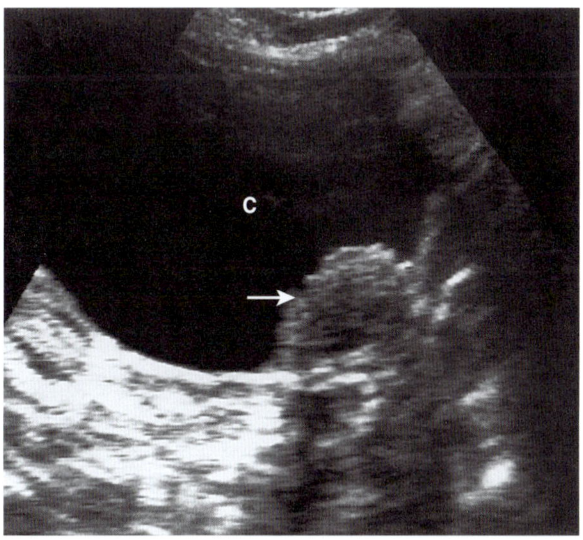

FIG. 16.18 Tumor de células de transição (Brenner) na parede do cistoadenoma mucinoso. A USTA mostra uma grande massa cística (*C*) bem-definida com um nódulo mural hipoecoico sólido (*seta*). O exame histopatológico evidenciou um tumor de Brenner dentro da parede de um cistoadenoma mucinoso grande.

neoplasias císticas, geralmente cistoadenomas serosos ou mucinosos ou teratomas císticos, frequentemente no ovário homolateral[161] (Fig. 16.18). Ultrassonograficamente, os tumores de Brenner são massas sólidas hipoecoicas. Calcificação pode ocorrer na parede externa. Um componente cístico é incomum, porém, quando presente, geralmente resulta de um cistoadenoma coexistente.[156,162] Patologicamente, as massas de células transicionais são tumores sólidos compostos de estroma fibroso denso. Eles são semelhantes a fibromas e tecomas ovarianos e a leiomiomas uterinos, tanto na ultrassonografia quanto na patologia.

Tumores de Células Germinativas

Os tumores de células germinativas derivam de células germinativas primitivas da gônada embrionária. Eles correspondem a 15% a 20% dos neoplasias de ovário, sendo 95% compostos por **teratomas císticos benignos** (**dermoides**). Os outros, incluindo os **disgerminomas** e os **tumores do seio endodérmico** (saco vitelino), ocorrem principalmente nas crianças e adultos jovens e são quase sempre malignos. Os tumores de células germinativas são os tumores malignos do ovário mais comuns nas crianças e adultos jovens. Quando uma massa ovariana grande, predominantemente sólida, está presente em uma menina ou mulher jovem, o diagnóstico de um tumor maligno de células germinativas deve ser fortemente considerado[163] (Vídeo 16.8).

Teratoma Cístico

Os teratomas císticos correspondem a 15% a 25% das neoplasias de ovário; 10% a 15% são bilaterais. São compostos por derivados bem diferenciados das **três camadas germinativas**: ectoderma, mesoderma e endoderma. Como os **elementos ectodérmicos** geralmente predominam, os teratomas císticos são quase sempre benignos. Os teratomas císticos são frequentemente encontrados nas mulheres em idade fértil, mas podem ocorrer em qualquer idade e podem ser vistos em mulheres na pós-menopausa. Esses tumores podem apresentar-se como uma massa palpável. Teratomas císticos geralmente são assintomáticos e frequentemente descobertos incidentalmente durante a ultrassonografia. Em aproximadamente 10% dos casos, o tumor é diagnosticado durante a gestação.[50] Torção é a complicação mais comum, enquanto a ruptura é incomum, ocorrendo em 1% das pacientes e causando peritonite química secundária. Transformação maligna é também incomum, ocorrendo em 2% das pacientes, geralmente mulheres mais velhas,[50] e quase exclusivamente em carcinoma de células escamosas.[28]

Na ultrassonografia, os teratomas císticos apresentam aspecto variável, desde completamente anecoicos a completamente hiperecoicos. Entretanto, algumas características são consideradas específicas (Fig. 16.19). Estas incluem massa predominantemente cística com um nódulo ecogênico mural, o **tampão dermoide**.[164] O tampão dermoide geralmente contém cabelo, dentes ou gordura e frequentemente apresenta sombra acústica. Em muitos casos, o componente cístico é puro **sebo** (que é líquido na temperatura corporal) em vez de líquido.[165]

Teratomas Císticos: Características Ultrassonográficas

Tampão dermoide
Sinal "ponta do *iceberg*"
Rede dermoide
Esférulas móveis (raras)
Nível gordura-líquido

Uma mistura de cabelo e sebo é hiperecoica devido às múltiplas interfaces teciduais, e produz sombra acústica mal definida que obscurece a parede posterior da lesão. Isto foi chamado de sinal da **"ponta do *iceberg*"**[166] (Fig. 16.19B). Focos hiperecoicos com sombra acústica bem-definida podem se originar de outros elementos, incluindo dentes e ossos. Múltiplas interfaces lineares hiperecoicas podem ser observadas flutuando no interior do cisto e mostraram ser fios de cabelo.[167] Isto também é considerado um sinal específico e foi chamado de **rede dermoide**[168] (Fig. 16.19G). Um **nível gordura-líquido** ou **cabelo-líquido** também foi observado (Fig. 16.19D e E). Na maioria dos casos, assim como em outras lesões como os endometriomas e os cistos hemorrágicos, a camada dependente será mais ecogênica. No entanto, em aproximadamente 30% dos dermoides, a camada não

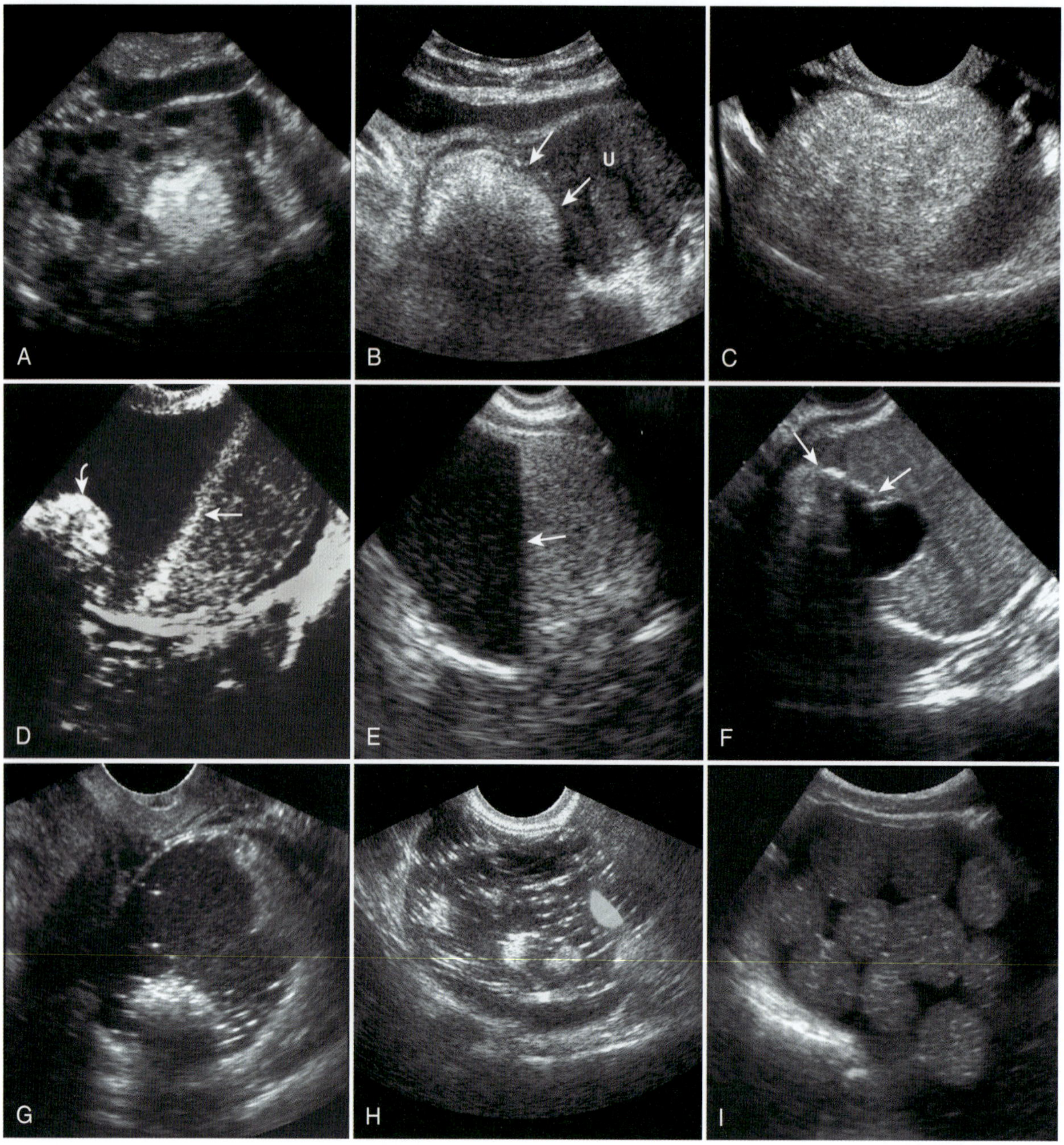

FIG. 16.19 Cistos dermoides: espectro de aparências. (A) Massa pequena e altamente ecogênica em um ovário normal. **(B)** Imagem transversal de UTV mostra o útero (*U*). Na região anexial direita, há uma massa altamente ecogênica e atenuante (*setas*), o sinal "ponta do *iceberg*". **(C)** Massa intraovariana altamente ecogênica sem tecido normal do ovário. **(D)** Massa de ecogenicidade variável com **nível de líquido-líquido** (*seta reta*) e **tampão dermoide** contendo gordura, altamente ecogênico (*seta curvada*) com sombra. **(E)** Massa com **nível de líquido-gordura** (*seta*), com camada dependente mais ecogênica. **(F)** Massa contendo ecos uniformes, área cística pequena e calcificações (*setas*) com sombreamento. **(G)** Combinação de **rede dermoide** e **tampão dermoide**. **(H) Rede dermoide**, múltiplas interfaces hiperecoicas lineares (linhas e pontos) flutuando dentro da massa cística. **(I)** Múltiplas estruturas ecogênicas esféricas móveis que flutuam em uma grande massa pélvica cística.

dependente será mais ecogênica.[169] Uma outra característica rara, porém específica, é a presença de múltiplas estruturas ecogênicas esféricas móveis flutuando em uma grande massa pélvica cística[170] (Fig. 16.19I). Microscopicamente, essas estruturas eram compostas de fibrina contendo ceratina descamada, hemossiderina e cabelo.

Patel et al.[171] observaram que a massa anexial que mostra duas ou mais características ultrassonográficas de dermoide tem um valor preditivo positivo de 100%. Armadilhas no diagnóstico de teratomas císticos foram descritas.[172] Hemorragia aguda em um cisto ovariano ou em um endometrioma pode ser tão ecogênica que se assemelha a um tampão dermoide. Entretanto, realce acústico posterior geralmente é observado na hemorragia aguda, enquanto o tampão dermoide tende a apresentar som atenuado. Outras armadilhas incluem fibroides pediculados, especialmente lipoleiomiomas e apendicite perfurada com um apendicolito. Um dermoide ecogênico pode se assemelhar a uma alça intestinal com gás e pode não ser notado. Se a massa pélvica definida é clinicamente palpável e a ultrassonografia aparece normal, a paciente deve ser reexaminada, para a pesquisa cuidadosa de um dermoide.

A avaliação Doppler de um teratoma benigno pode mostrar fluxo periférico, mas um tumor maligno deve ser considerado se o fluxo for observado centralmente e/ou dentro de áreas sólidas. Achados adicionais que sugerem malignidade incluem estruturas de ramificação isoecoica dentro da lesão e invasão a órgãos adjacentes.[28]

Struma ovarii é um teratoma composto inteira ou predominantemente por tecido tireoidiano. Ocorre em 2% a 3% dos teratomas. A ultrassonografia com Doppler colorido detectou fluxo sanguíneo central em tecido sólido em quatro casos relatados de *struma ovarii*, em comparação com fluxo sanguíneo central, ausente nos teratomas císticos benignos.[173] Isso é provavelmente causado pelo tecido tireoidiano altamente vascularizado no *struma ovarii* em comparação com a gordura e os pelos não vascularizados encontrados nos teratomas císticos benignos. Embora os efeitos hormonais associados sejam raros, a ultrassonografia pode ser valiosa na identificação de uma lesão pélvica em uma paciente com hipertireoidismo, quando não há evidências de uma lesão tireoidiana do pescoço.[174]

O **teratoma imaturo** é incomum, representando menos de 1% de todos os teratomas, e contém tecido imaturo de todas as três camadas germinativas. É um tumor maligno de crescimento rápido, que mais frequentemente ocorre nas primeiras duas décadas de vida. Na ultrassonografia, o tumor geralmente se apresenta como massa sólida, porém estruturas císticas de tamanhos variáveis também podem ser observadas.[163] Calcificações geralmente estão presentes.

Disgerminoma

Disgerminomas são tumores malignos de células germinativas que constituem aproximadamente 1% a 2% das neoplasias ovarianas primárias e 3% a 5% das malignidades ovarianas.[50] Eles são compostos por células germinativas indiferenciadas e são morfologicamente idênticos ao **seminoma** testicular no homem. Os disgerminomas são altamente radiossensíveis e apresentam sobrevida em 5 anos de 75% a 90%. Este tumor ocorre predominantemente em mulheres com menos de 30 anos de idade e é bilateral em aproximadamente 15% dos casos.

Ultrassonograficamente, caracterizam-se por ser massas sólidas predominantemente ecogênicas, mas que podem conter pequenas áreas anecoicas causadas por hemorragia ou necrose[163] (Fig. 16.20). TC e RM mostraram que essas massas sólidas eram lobuladas, com septos fibrovasculares entre os lóbulos.[175] Um estudo com base na ultrassonografia com Doppler colorido em três disgerminomas mostrou fluxo arterial pronunciado no interior dos septos fibrovasculares de massa sólida, ecogênica multilobulada.[176]

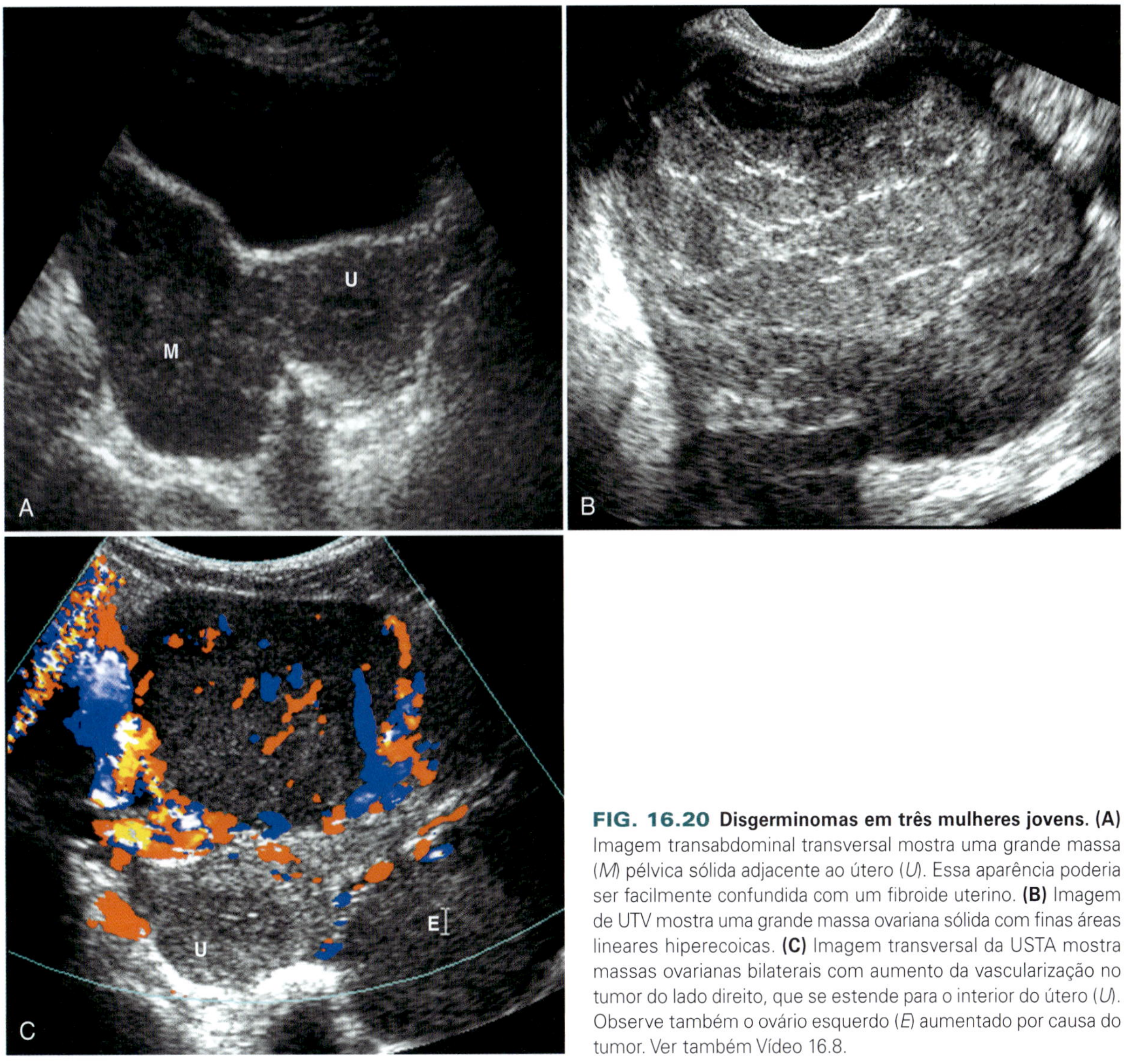

FIG. 16.20 Disgerminomas em três mulheres jovens. (A) Imagem transabdominal transversal mostra uma grande massa (*M*) pélvica sólida adjacente ao útero (*U*). Essa aparência poderia ser facilmente confundida com um fibroide uterino. **(B)** Imagem de UTV mostra uma grande massa ovariana sólida com finas áreas lineares hiperecoicas. **(C)** Imagem transversal da USTA mostra massas ovarianas bilaterais com aumento da vascularização no tumor do lado direito, que se estende para o interior do útero (*U*). Observe também o ovário esquerdo (*E*) aumentado por causa do tumor. Ver também Vídeo 16.8.

Tumor do Saco Vitelino

Este raro tumor de crescimento rápido, também chamado de **tumor do seio endodérmico**, é a segunda neoplasia ovariana maligna de células germinativas mais comum depois do disgerminoma. O tumor do saco vitelínico apresenta um prognóstico reservado. Acredita-se que se origine a partir de um carcinoma embrionário indiferenciado multipotencial por diferenciação seletiva direcionada a estruturas do saco vitelínico ou vitelínicas.[50] Em geral, ocorre em mulheres com menos de 20 anos de idade e é quase sempre unilateral. Níveis séricos elevados de alfafetoproteína podem ser observados em associação de tumor sinusal endodérmico. O aspecto ultrassonográfico é similar ao do disgerminoma[163] (Vídeo 16.8).

Tumores do Cordão Sexual-Estroma

Os tumores do cordão sexual-estroma originam-se dos cordões sexuais da gônada embrionária e do estroma do ovário. Os principais tumores deste grupo incluem o **tumor de células da granulosa**, **tumor das células de Sertoli-Leydig** (**androblastoma**), **tecoma** e **fibroma**. Esse grupo corresponde de 5% a 10% de todas as neoplasias ovarianas e 2% de todas as malignidades ovarianas.

Tumor de Células da Granulosa

Representando 1% a 2% das neoplasias ovarianas, o tumor de células da granulosa apresenta um baixo potencial de malignidade. Cerca de 95% são do **tipo adulto** e ocorrem predominantemente em mulheres na pós-menopausa; quase todos são unilaterais. Tumores de células da granulosa são os tumores ovarianos estrogenicamente ativos mais comuns,[50] e os sinais clínicos de produção de estrogênio podem ocorrer, incluindo o desenvolvimento de carcinoma de endométrio (em 10% a 15% das pacientes). O **tipo juvenil** corresponde a 5% dos tumores das células da granulosa, ocorrendo principalmente em pacientes com menos de 30 anos de idade. Os tumores de células de granulosa têm aparência variável, desde pequenas massas sólidas a tumores com graus variáveis de hemorragia ou alterações fibróticas, até lesões císticas multiloculares.[177]

Tumor de Células de Sertoli-Leydig

Este raro tumor, também chamado de **androblastoma** e **arrenoblastoma**, constitui menos de 0,5% das neoplasias ovarianas. Ele geralmente ocorre em mulheres com menos de 30 anos de idade; quase todos são unilaterais. Malignidade ocorre em 10% a 20% desses tumores. Os tumores malignos tendem a recorrer relativamente logo após o diagnóstico inicial, com poucas recidivas após 5 anos.[178] Clinicamente, os sinais e sintomas de virilização ocorrem em cerca de 30% das pacientes, embora aproximadamente metade não apresente manifestações endócrinas.[50] Ocasionalmente, esses tumores podem estar associados à produção de estrogênio. Na ultrassonografia, os tumores de células de Sertoli-Leydig costumam aparecer como massas hipoecoicas sólidas ou podem ter aspecto similar ao dos tumores de células da granulosa.[178]

Tecoma e Fibroma

O tecoma e o fibroma originam-se do estroma ovariano e podem ser difíceis de ser diferenciados um do outro patologicamente. Tumores com abundância de células tecais são classificados como **tecomas**, enquanto aqueles com poucas células tecais e tecido fibroso abundante são chamados de **tecofibromas** e **fibromas**. **Tecomas** constituem aproximadamente 1% de todas as neoplasias ovarianas, e 70% ocorrem em mulheres na pós-menopausa. Eles são unilaterais, quase sempre benignos, e frequentemente mostram sinais clínicos de produção de estrogênio. **Fibromas** representam cerca de 4% das neoplasias ovarianas, são benignos, geralmente unilaterais e ocorrem mais frequentemente em mulheres na menopausa e pós-menopausa. Diferentemente dos tecomas, os fibromas raramente associados estão à produção de estrogênio e, portanto, são com frequência assintomáticos, apesar de alcançarem grandes dimensões. Ascite estava presente em até 50% das pacientes com fibromas maiores que 5 cm de diâmetro.[179] **Síndrome de Meigs** (ascite e derrame pleural associados) ocorre em 1% a 3% das pacientes com fibromas ovarianos, mas não é específica, tendo sido relatada em associação a outras neoplasias ovarianas também. Os fibromas também ocorrem em aproximadamente 17% das pacientes com a **síndrome do nevo basocelular (síndrome de Gorlin)**. Nesta condição, os fibromas são geralmente bilaterais, calcificados, e ocorrem em mulheres mais jovens (idade média de 30 anos).[178]

Na ultrassonografia, esses tumores apresentam um aspecto característico (Fig. 16.21). Massa hipoecoica com atenuação acústica posterior acentuada é observada como resultado de tecido fibroso homogêneo nesses tumores.[179] O principal diagnóstico diferencial é o tumor de Brenner ou um fibroide uterino pediculado. Nem todos os fibromas e tecomas mostram esse aspecto característico, e vários aspectos ultrassonográficos foram observados, provavelmente porque edema e degeneração cística tendem a ocorrer no interior desses tumores.[180]

Tumores Metastáticos

Cerca de 5% a 10% das neoplasias ovarianas têm origem metastática. Os locais primários mais comuns de metástases ovarianas são tumores de mama e sistema digestório. O termo **tumor de Krukenberg** deve ficar reservado para os tumores que contêm as típicas células secretoras de mucina em "anel de sinete", geralmente de origem gástrica ou colônica. Carcinoma de endométrio frequentemente causa metástases para o ovário, porém pode ser difícil ser distinguido do carcinoma endometrioide primário, como discutido previamente. Na ultrassonografia, as **metástases ovarianas** geralmente são massas sólidas bilaterais, mas podem se tornar necróticas e com aparência complexa, predominantemente cística, que simula um cistoadenocarcinoma primário.[181,182] Testa et al.[183] observaram que quase todas as metástases ovarianas de tumores primários de mama, estômago e útero eram sólidas, enquanto aquelas de cólon e reto eram mais heterogêneas, a maioria sendo multicística com bordas irregulares. Ascite pode ser observada tanto nos tumores primários quanto nos metastáticos. O **linfoma** pode envolver o ovário, geralmente de forma difusa, disseminada e frequentemente bilateral. O aspecto ultrassonográfico é o de massa sólida hipoecoica similar ao linfoma em qualquer lugar do corpo (Fig. 16.22D-F).

TUBAS UTERINAS

Com um exame cuidadoso por UTV, a tuba uterina (trompa de Falópio) normal pode ser identificada como uma estrutura ondulada que mede menos de 10 mm de largura, que se estende do corno posterior do útero posterolateralmente ao ovário ipsilateral. Esta avaliação não está incluída como parte da ultrassonografia pélvica de rotina. A identificação torna-se mais fácil quando a tuba uterina está dilatada ou cercada por fluido. O contorno do lúmen não é visualizado, a menos que esteja obstruído e cheio de líquido[184] (Fig. 16.23). O diagnóstico de hidrossalpinge assintomática é importante porque permite o que, de outra forma, poderia ser considerado como um cisto anexial associado e ser ignorado em vez de acompanhado (Vídeos 16.9 e 16.10). As anormalidades do

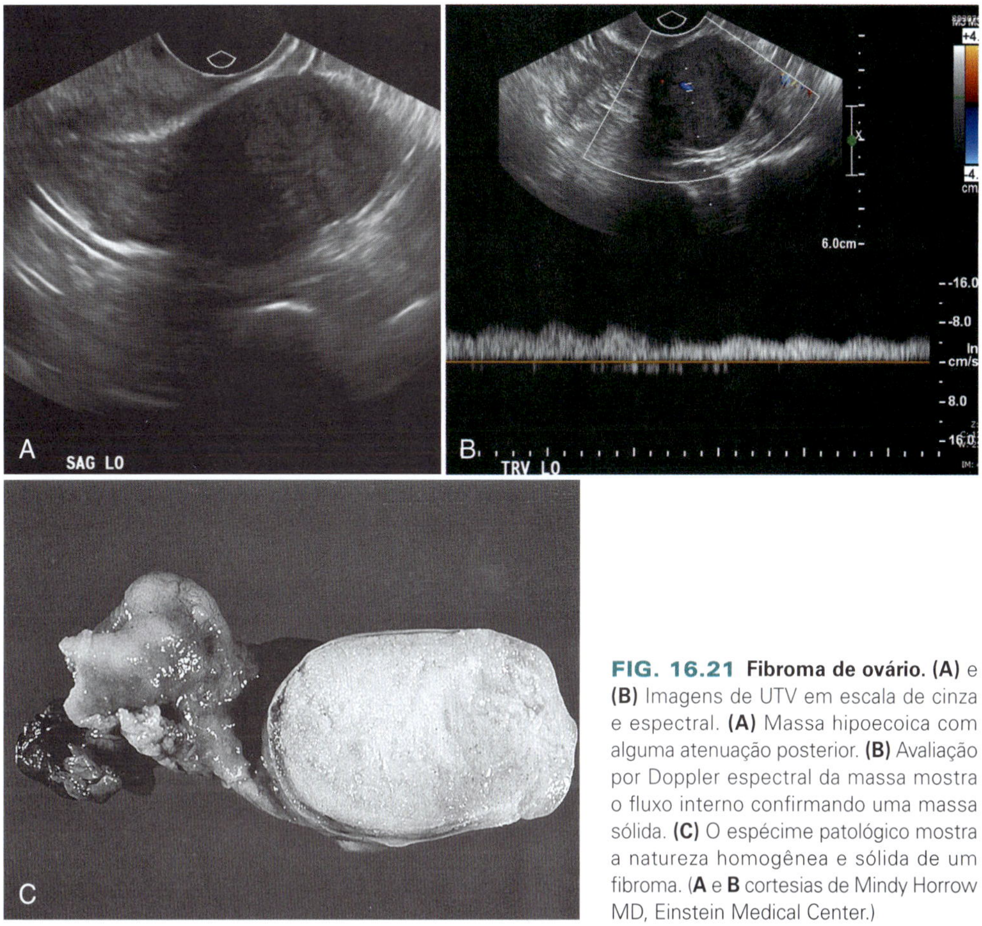

FIG. 16.21 Fibroma de ovário. (A) e **(B)** Imagens de UTV em escala de cinza e espectral. **(A)** Massa hipoecoica com alguma atenuação posterior. **(B)** Avaliação por Doppler espectral da massa mostra o fluxo interno confirmando uma massa sólida. **(C)** O espécime patológico mostra a natureza homogênea e sólida de um fibroma. (**A** e **B** cortesias de Mindy Horrow MD, Einstein Medical Center.)

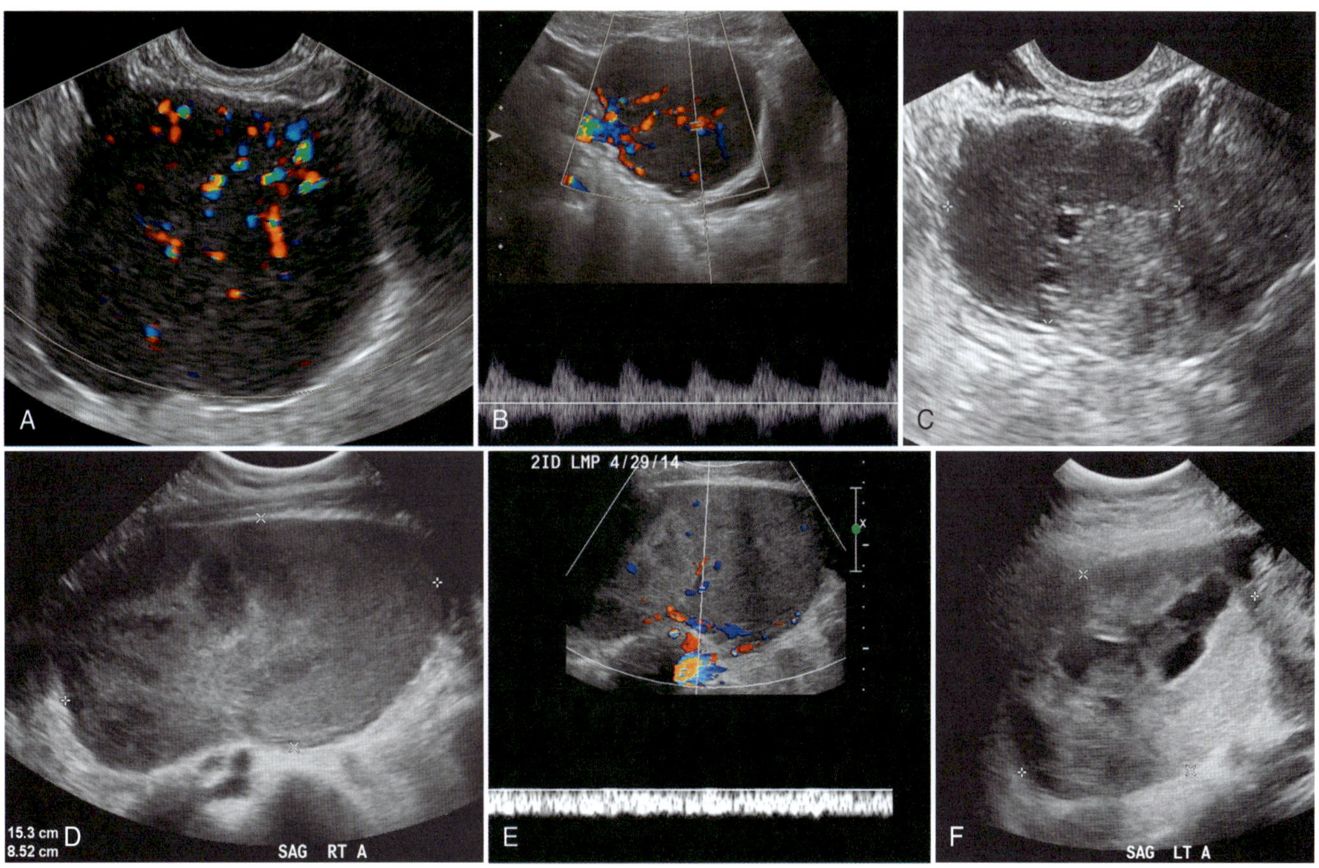

FIG. 16.22 Massas anexiais malignas sólidas em duas pacientes: doença metastática e linfoma. (A)-(C) Massas de ovário sólidas bilaterais ou tumores de Krukenberg em mulheres jovens com câncer de cólon (**A** e **B**, ovário direito; **C**, ovário esquerdo). **(D)-(F)** Massas sólidas predominantemente bilaterais em jovens com linfoma (**D** e **E**, ovário direito; **F**, ovário esquerdo).

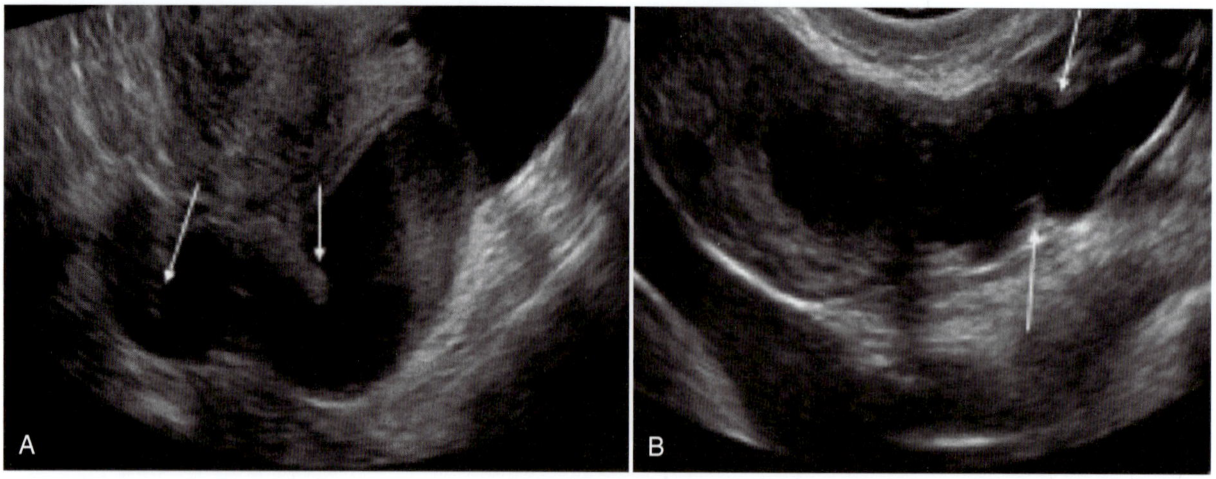

FIG. 16.23 Hidrossalpinge. Imagens de UTV mostram estruturas tubulares cheias de líquido com características ultrassonográficas das tubas uterinas. **(A)** Septação incompleta relacionada às pregas da tuba (*setas*). **(B)** "Sinal da cintura" também associado às dobras tubárias (*setas*) e dobras endossalpíngeas formando nodularidades superficiais. Ver também os Vídeos 16.9 e 16.10.

desenvolvimento das tubas uterinas são raras. As anormalidades tubárias incluem gravidez, infecção, torção e neoplasia, bem como cicatrizes e obstruções devido a outras causas.

Doença Inflamatória Pélvica

A DIP é uma condição comum cuja frequência está aumentando. Consiste em inflamação do endométrio, tubas uterinas, peritônio pélvico e estruturas adjacentes. Tipicamente, a infecção primária é uma doença sexualmente transmissível, mais comumente associada a gonorreia e clamídia, embora com ruptura prévia do tecido endometrial e tubário devido a infecção prévia ou alterações pós-cirurgia ou pós-parto, a paciente pode ser infectada por sua própria flora vaginal. A infecção tipicamente se dissemina por ascensão do colo do útero e endométrio. A doença é manifestada por complexos tubo-ovarianos, peritonite e formação de abscessos e, em geral, apresenta-se bilateralmente. As sequelas de longa duração incluem dor pélvica crônica, infertilidade e aumento do risco de gravidez ectópica.

Causas menos comuns incluem a extensão direta de abscessos do apêndice, diverticulares ou pós-cirúrgicos que se romperam na pelve, bem como complicações puerperais e pós-aborto. A disseminação hematogênica é rara, mas pode ocorrer por tuberculose. Quando causada pela extensão direta de um processo inflamatório adjacente, geralmente é unilateral. A presença de um dispositivo intrauterino (DIU) aumenta o risco de DIP, embora apenas durante um período de algumas semanas após a sua colocação. A DIP pode ser unilateral em pacientes com DIU.

As pacientes geralmente apresentam-se clinicamente com dor, febre, sensibilidade ao movimento do colo do útero e secreção vaginal. Uma massa pélvica pode ser palpada. A UTV com Doppler colorido ou *power* Doppler é altamente específica no diagnóstico do processo da doença.[185] No entanto, como o sucesso da técnica depende do nível de experiência do operador e também porque as alterações iniciais podem ser sutis, a UTV geralmente detecta apenas as complicações da doença. Os achados ultrassonográficos podem ser normais no início do DIP.[186] É possível observar aumento da ecogenicidade da gordura peritoneal e não diferenciação do útero no início do processo da doença, mas pode ser de difícil visualização. Os achados ultrassonográficos das tubas uterinas são os indicadores mais específicos e visíveis da DIP (Tabela 16.2). Quando uma imagem da tuba uterina aparece normal, a hipervascularização no fluxo de Doppler colorido dentro da parede tubária é um achado inicial valioso. À medida que a doença progride, um espectro de achados pode ocorrer (Fig. 16.24). Com inflamação, o tubo fica edemaciado e as dobras endossalpíngeas tornam-se espessadas. À medida que progride a inflamação e a oclusão distal do lúmen, a tuba enche-se de um líquido ecogênico purulento, tornando-se **piossalpinge**. Na presença de tuba uterina distendida por líquido, achados comuns incluem espessamento de parede superior a 5 mm, septos incompletos visualizados como se a tuba dobrasse sobre si mesma e espessamento das dobras endossalpíngeas (**sinal da roda dentada**).[187,188] O Doppler colorido ou *power* Doppler permite a detecção de hiperemia nas paredes e septos incompletos associados à inflamação da tuba uterina (Fig. 16.24B).[189] Na USTA, as tubas dilatadas aparecem como massas complexas, predominantemente císticas, muitas vezes indistinguíveis de outras massas anexiais. No entanto, a UTV permite a representação da tuba preenchida por líquido com uma forma tubular, assumindo

TABELA 16.2 Achados Ultrassonográficos da Doença Inflamatória Pélvica

Endometrite	Espessamento endometrial Líquido intracavitário
Material purulento na escavação retouterina	Líquido contendo ecos de baixo nível
Inflamação periovariana	Ovários aumentados com múltiplos cistos e margens indistinguíveis
Salpingite	Tubo uterino cheio de líquido com (piossalpinge) ou sem (hidrossalpinge) ecos internos Aumento da ecogenicidade da gordura peritoneal Indistinção do útero
Complexo tubo-ovariano	Fusão da tuba distendida por líquido e inflamada com o ovário
Abscesso tubo-ovariano	Massa multiloculada com septações variáveis, margens irregulares e ecos internos de baixo nível

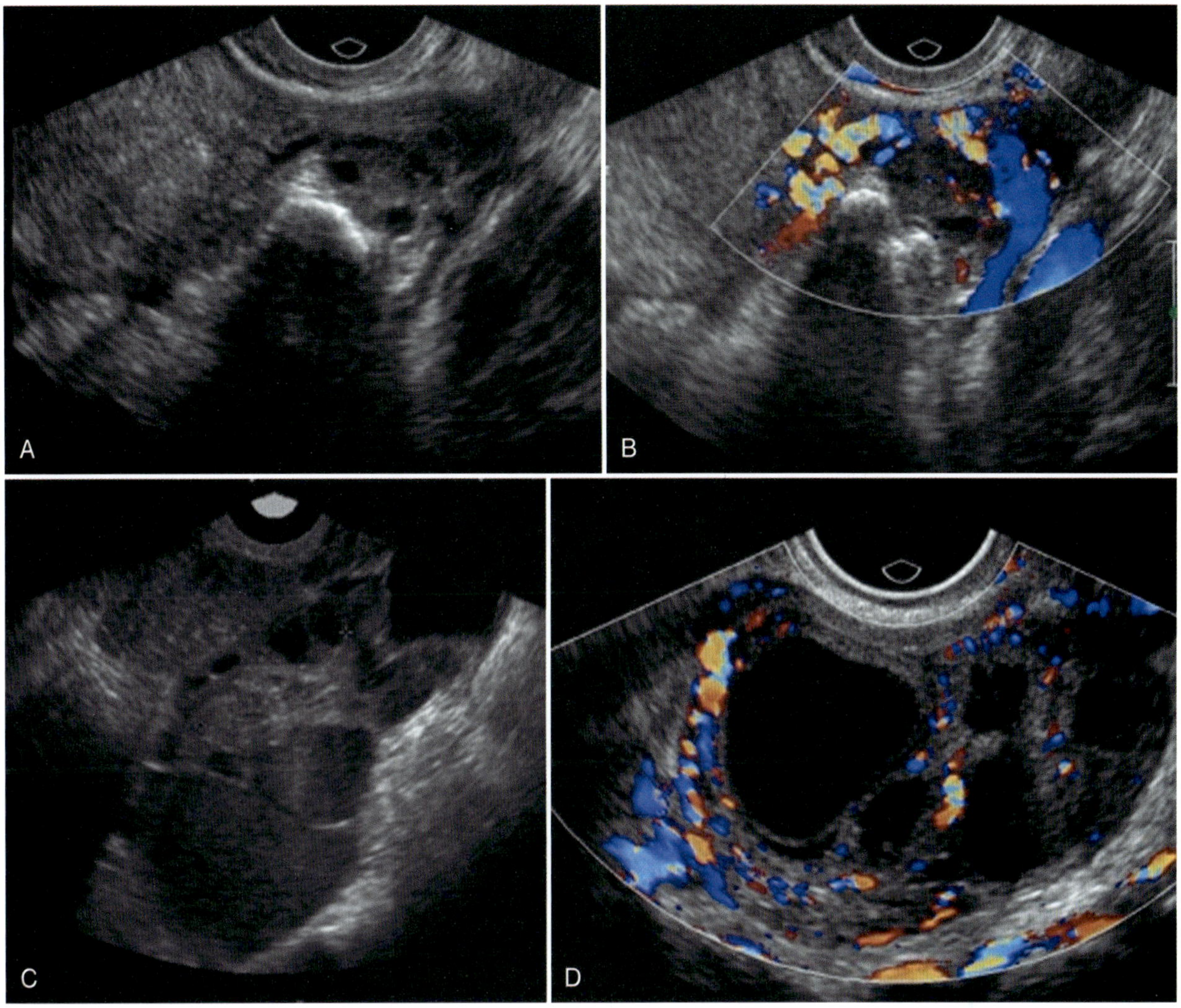

FIG. 16.24 Progressão da doença inflamatória pélvica. Imagem de Doppler colorido **(A)** e em escala de cinza (**B**) de UTV mostram a tuba uterina esquerda com aspecto de normalidade na imagem em escala de cinza, mas com vascularização muito aumentada no exame com Doppler colorido, consistente com salpingite. **(C)** Imagem de UTV do complexo tubo-ovariano, uma massa complexa da tuba uterina e ovário que ainda pode ser identificada como estruturas separadas. **(D)** Imagem de UTV com Doppler colorido de um abscesso de tubo-ovariano, uma massa cística vascular contendo septações espessas na qual a tuba uterina e o ovário não são mais identificáveis. Ver também o Vídeo 16.11.

uma configuração um tanto dobrada e com paredes bem-definidas.[190] A tuba dilatada pode ser distinguida de uma alça intestinal cheia de líquido pela falta de peristaltismo. Um nível de pus-líquido é, ocasionalmente, observado (Fig. 16.24A). Líquido anecoico dentro da tuba indica hidrossalpinge. Ao avaliar 14 casos agudos e 60 crônicos de DIP, Timor-Tritsch et al.[188] descreveram três aparências da estrutura da parede tubária: (1) **sinal da roda dentada**, uma estrutura em formato de roda dentada anecoica visível no corte transversal da tuba com paredes espessas, visto principalmente nas doenças agudas; (2) **sinal de "colar de contas"**, nódulos murais hiperecoicos medindo 2 a 3 mm no corte transversal da tuba distendida cheia de líquido, causado por remanescentes das pregas endossalpíngeas degeneradas e achatadas e encontrado apenas nas doenças crônicas; e (3) **septos incompletos**, septos hiperecoicos que se originam como uma protrusão triangular de uma das paredes, mas não atingem a parede oposta, observados com frequência em doenças agudas e crônicas e não discriminatório. Patel et al.[191] descobriram que a presença de uma massa tubular cheia de líquido com entalhes opostos na parede (**"sinal de cintura"**) apresentava a maior probabilidade de discriminar hidrossalpinge de outras massas anexiais (Fig. 16.23B).[191] Outros achados incluem paredes tubárias espessas e massas anexiais bilaterais que aparecem como massas sólidas pequenas ou massas císticas de paredes espessas.[192] Achados inespecíficos de DIP incluem líquido na cavidade endometrial e/ou na escavação retouterina (fundo de saco de Douglas) e aumento de tamanho do ovário mal definido. O espessamento endometrial ou líquido podem indicar endometrite. O líquido que contém ecos de baixo nível pode ser evidente na escavação retouterina (fundo de saco de Douglas) consistente com material purulento. Com a progressão da doença, existe exsudação purulenta a partir da tuba distal, aderências periovarianas podem se formar, com fusão da tuba dilatada inflamada e do ovário, formando um **complexo inflamatório tubo-ovariano** (Fig. 16.24C, Vídeo 16.11). O ovário ainda é reconhecível, mas não pode ser separado da tuba por compressão com o transdutor vaginal.[186] A progressão, posteriormente, resulta na degradação completa da arquitetura tubária e ovariana, de modo que as estruturas separadas não são mais identificadas e há obscurecimento das margens posterior e lateral do útero, resultando em um **abscesso tubo-ovariano** (Fig. 16.24D). Ultrassonograficamente, a estrutura aparece como uma massa multiloculada com septos incompletos, margens irregulares e elementos com eco internos de baixo nível. Em geral, há realce acústico posterior, e um nível de líquido-debris ou gás pode ocasionalmente ser observado no interior da massa. A aparência ultrassonográfica pode ser indistinguível de outras massas anexiais benignas e malignas. A correlação clínica é necessária para sugerir o diagnóstico correto. As regiões do tecido ovariano identificável podem ser vistas na massa inflamatória por meio da UTV, uma vez que os ovários são relativamente resistentes à infecção.[3]

Tanto a USTA quanto a UTV são úteis para fazer o diagnóstico inicial em pacientes com DIP e determinar o tratamento. A abordagem por USTA é útil para avaliar a extensão da doença, enquanto a abordagem por UTV é mais sensível na detecção da dilatação tubária, alterações inflamatórias perivasculares e as características internas dos abscessos tubo-ovarianos.[186,193] No entanto, devido à dor apresentada com o movimento do colo do útero, pode ser bastante difícil realizar uma UTV de boa qualidade.

Embora o uso de antibioticoterapia, clinicamente, tenha se tornado o padrão de cuidados para casos leves a moderados de DIP, de acordo com as diretrizes dos Centers for Disease Control and Prevention,[185] a hospitalização para antibioticoterapia intravenosa seria indicada na presença de um abscesso tubo-ovariano. Ao fazer esse diagnóstico, a UTV é fundamental na determinação do tratamento.

A ultrassonografia também é usada para acompanhar o processo da doença após a terapia antibiótica. Se a antibioticoterapia falhar, a drenagem dos abscessos tubo-ovarianos guiada pela ultrassonografia combinada a antibióticos mostrou ser altamente bem-sucedida.[194] Esta abordagem inicial proporciona menor necessidade de intervenção cirúrgica.

Torção Tubária

A **torção tubária** geralmente é encontrada em conjunto com a torção ovariana, mas a torção isolada da tuba uterina é um achado pouco frequente. Isso pode ser visto em casos de cisto paratubário, mas também pode ser observado em associação à hidrossalpinge crônica.[195] A paciente geralmente apresenta início súbito de dor pélvica grave. Hidrossalpinge e torção tubária também foram descritas como complicações tardias em pacientes que foram submetidas à ligadura de tubas.[196]

Carcinoma da Tuba Uterina

Considera-se que a tuba uterina é a localização de desenvolvimento inicial de cistoadenocarcinomas serosos de alto grau. Assim, enquanto o câncer das tubas uterinas costumava ser considerado um achado raro, ele agora é tratado de forma semelhante ao câncer de ovário. O carcinoma intraepitelial tubário seroso, uma lesão muito pequena para ser visualizada usando modalidades de imagem, representa o precursor reconhecido dessas neoplasias.[154]

Uma minoria de pacientes apresenta secreção aquosa profusa, conhecida como **hidropsia tubária profluente**. O tumor geralmente envolve a extremidade distal, mas pode abranger toda a extensão da tuba. Na ultrassonografia, o carcinoma da tuba uterina foi descrito como uma massa em formato de salsicha, sólida ou cística, com projeções papilares.[197-200] Patlas et al.[201] estabeleceram que esse diagnóstico deve ser considerado quando uma massa vascular sólida correspondendo à localização esperada da tuba uterina é visualizada em associação aos ovários normais, especialmente se a massa for móvel.[201]

ANORMALIDADES VASCULARES NOS ANEXOS

Trombose da Veia Ovariana ou Tromboflebite

A **trombose da veia ovariana** ou tromboflebite é uma condição incomum que costuma ser observada 48 a 96 horas pós-parto (Fig. 16.25). Os sintomas incluem febre, dor na parte inferior do abdome e uma massa palpável. A causa subjacente é a estase venosa e a propagação da infecção bacteriana a partir da endometrite. Em 90% dos casos, a veia ovariana direita está envolvida. O fluxo venoso retrógrado ocorre na veia ovariana esquerda durante o puerpério, o que protege esse lado da propagação bacteriana a partir do útero.[50] A condição pode ser diagnosticada por ultrassonografia, embora a TC e a RM geralmente funcionem melhor para esse diagnóstico.[202,203] A ultrassonografia pode mostrar uma massa inflamatória lateral ao útero e anterior ao músculo psoas. A veia ovariana pode ser visualizada como uma estrutura tubular direcionada cefálica da massa e contendo trombo ecogênico. O trombo geralmente afeta a porção mais cefálica da veia ovariana direita e pode ser demonstrado de forma ultrassonográfica na junção da veia ovariana direita com a veia cava inferior, às vezes se estendendo para a veia cava inferior.[204] A ultrassonografia com Doppler demonstrará ausência completa ou parcial de fluxo nessas veias.[205] A maioria dos pacientes responde ao tratamento com

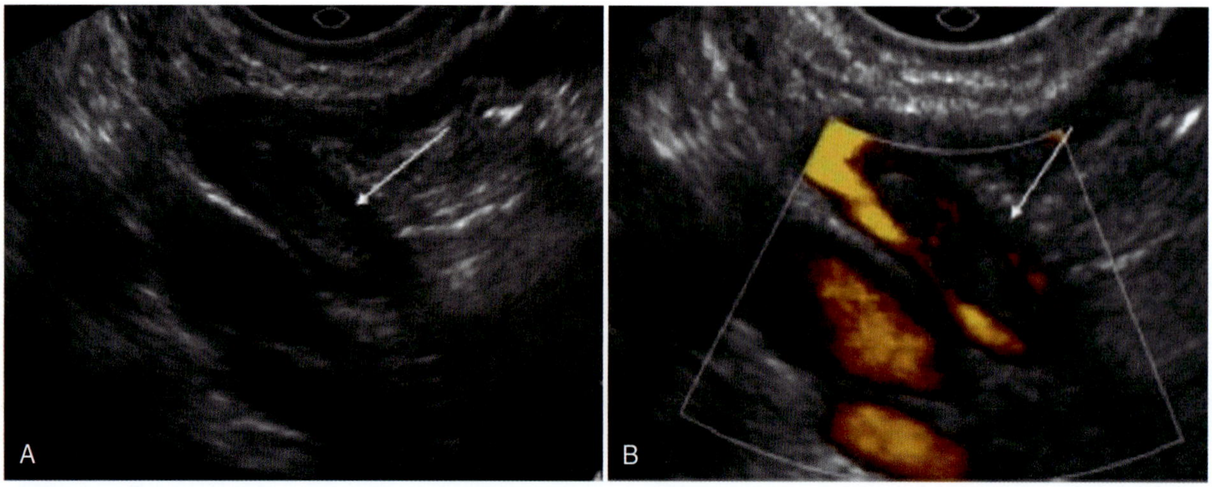

FIG. 16.25 Tromboflebite de veia ovariana. (A) Imagens transversais de UTV em escala de cinza e **(B)** Doppler colorido da veia ovariana direita contendo material ecogênico representando trombo. A imagem do Doppler colorido mostra o sinal Doppler ao redor do trombo.

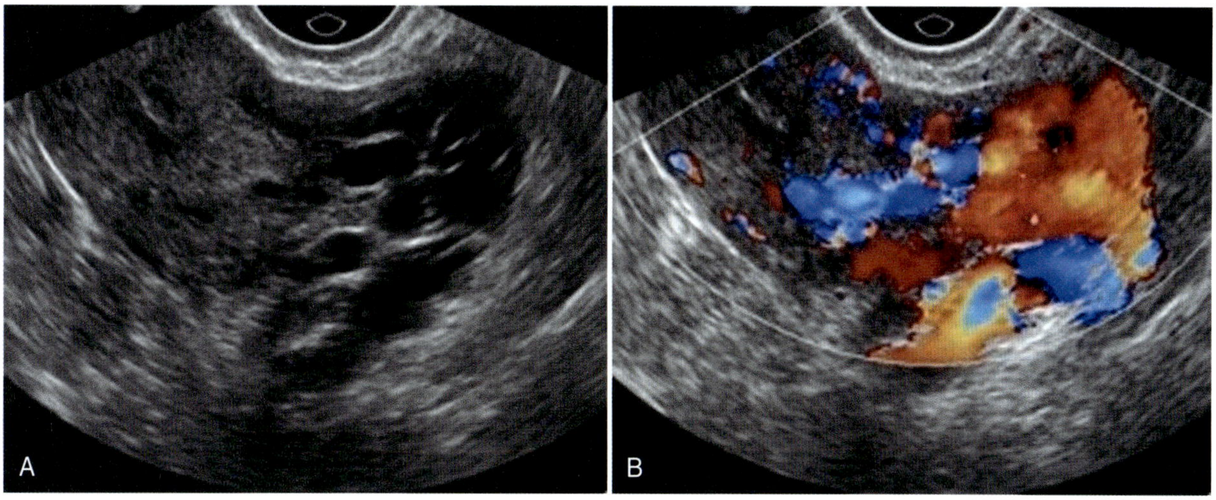

FIG. 16.26 Síndrome de congestão pélvica. Imagens transversais de UTV **(A)** sem e **(B)** com Doppler colorido do anexo esquerdo mostrando múltiplas estruturas vasculares grandes consistentes com varizes.

anticoagulante e antibióticos, e a ultrassonografia subsequente pode mostrar a resolução do trombo e fluxo normal nas imagens com Doppler duplex e colorido.

Síndrome de Congestão Pélvica

A **síndrome de congestão pélvica** é uma condição que consiste na dilatação das veias pélvicas (varizes pélvicas) e redução do retorno venoso causando dor crônica intensa que é exacerbada pela permanência prolongada na mesma posição e aliviada por elevação das pernas ou posição deitada. Embora a venografia permaneça como padrão de referência para o diagnóstico, a ultrassonografia pode mostrar o diâmetro da veia ovariana superior a 5 a 10 mm com refluxo, ingurgitamento da veia uterina, congestão do plexo ovariano (plexo venoso pélvico tortuoso e dilatado nos anexos com varizes individuais que medem mais de 5 mm de diâmetro, Fig. 16.26), enchimento das veias pélvicas atravessando a linha média, ou enchimento de varizes vulvovaginais e coxas.[206] Veias arqueadas dilatadas também podem ser visualizadas cruzando o miométrio. A avaliação com Doppler espectral das veias ovarianas pode evidenciar o fluxo caudal revertido.

AVALIAÇÃO ULTRASSONOGRÁFICA DE MASSA ANEXIAL EM MULHERES ADULTAS

A ultrassonografia é frequentemente utilizada para avaliar massa pélvica em determinados quadros característicos. Características clínicas a serem avaliadas quando se analisa massa pélvica incluem os sintomas, a idade da paciente, o estado menstrual e a história familiar. A comparação com exames prévios, se disponíveis, deve ser realizada para determinar se a massa já existia e se houve mudança no tamanho e nas características internas.

Quando uma massa é encontrada na ultrassonografia, ela deve ser caracterizada por:

- Localização (intraovariana ou extraovariana)
- Tamanho
- Contorno externo (paredes bem-definidas ou mal definidas e regularidade das margens)
- Consistência interna (cística unilocular ou multilocular com ou sem componentes sólidos, predominantemente sólida ou sólida)

Em geral, massas ovarianas são principalmente císticas, em oposição às massas uterinas, que são predominantemente tumores sólidos, leiomiomas benignos. Mesmo massas sólidas dos anexos costumam ser exofíticas ou leiomiomas interligamentares. A evidenciação da origem uterina por meio da ultrassonografia em escala de cinza ou com Doppler colorido é diagnóstica e exclui um tumor ovariano sólido. Ocasionalmente, pode ser difícil determinar a origem exata da massa na ultrassonografia, e a RM pode ser útil e uma fermenta que resolve essa situação.

Em 2010, a Society of Radiologists in Ultrasound publicou resultados de uma conferência de consenso sobre o relatório e o acompanhamento necessários para os cistos anexiais assintomáticos (Tabela 16.3). O uso dessas diretrizes proporcionou menos necessidade de acompanhamento de cistos anexiais benignos.[207,208] A maioria das massas ovarianas é de natureza funcional. Massas ovarianas que são puramente císticas são quase sempre benignas. Em mulheres na pré-menopausa, cistos simples ou cistos hemorrágicos típicos menores que 5 cm podem ser considerados funcionais. Cistos simples de anexos com tamanho menor ou igual a 1 cm em uma mulher na pós-menopausa muito provavelmente é benigno. Esses achados devem ser considerados sem importância clínica em mulheres assintomáticas e não necessitam de acompanhamento. Em mulheres na pós-menopausa, cistos menores que 5 cm geralmente são considerados como funcionais, mas a resolução deve ser confirmada por meio de exames de acompanhamento. Em mulheres na pós-menopausa, cistos simples com tamanho maior que 1 cm frequentemente são cistoadenomas benignos ou hidrossalpige ou cistos paraovarianos/paratubários que não apresentam significado clínico de malignidade. Os cistos com mais de 7 cm não podem ser avaliados adequadamente pela ultrassonografia para procurar nódulos murais, por isso a RM ou a avaliação cirúrgica é recomendada.[28]

Massas maiores, especialmente aquelas com mais de 10 cm, e aquelas que apresentam componentes sólidos têm maior incidência de malignidade. Massas ovarianas sólidas que não são classificadas como fibromas, geralmente são removidas cirurgicamente por causa da sua associação com tumores malignos. Massas císticas com componentes sólidos podem ser benignas ou malignas e devem ser avaliadas em

TABELA 16.3 Recomendações da Society of Radiologists in Ultrasound (Sociedade de Radiologistas em Ultrassonografia) para Acompanhamento de Cistos de Anexos Assintomáticos

População de paciente	Descrição de relatos	Acompanhamento recomendado
Mulheres antes da menopausa	Cistos simples ou hemorrágicos de 3 a 5 cm	Cistos simples ou hemorrágicos > 5 cm, 6 semanas para documentar a resolução
Mulheres na pós-menopausa	Cistos > 1 cm	Anualmente
Qualquer idade	Hidrossalpinge	Sem necessidade de acompanhamento
Qualquer idade	Dermoide, endometrioma	Anualmente

Com permissão de Levine D, Brown DL, Andreotti RF, et al. Management of asymptomatic ovarian and other adnexal cysts imaged at US: Society of Radiologists in Ultrasound Consensus Conference Statement. Radiology. 2010; 256(3):943-954.[28]

TABELA 16.4 Dez Regras Simples para Identificar um Tumor Benigno ou Maligno

Regras para prever um tumor maligno (Regras M)	Regras para prever um tumor benigno (Regras B)
M1 Tumor sólido irregular	B1 Unilocular
M2 Presença de ascite	B2 Presença de componentes sólidos, em que o maior componente sólido tem maior diâmetro < 7 mm
M3 Pelo menos quatro estruturas papilares	B3 Presença de sombras acústicas
M4 Tumor sólido multilocular irregular com maior diâmetro ≥ 100 mm	B4 Tumor multilocular liso com maior diâmetro < 100 mm
M5 Fluxo sanguíneo muito forte	B5 Sem fluxo sanguíneo

Se uma ou mais regras M se aplicam na ausência de uma regra B, a massa é classificada como maligna. Se uma ou mais regras B se aplicam na ausência de uma regra M, a massa é classificada como benigna. Se as regras M e as regras B se aplicam, a massa não pode ser classificada. Se nenhuma regra for aplicável, a massa não pode ser classificada.
Com permissão de Timmerman D, Testa AC, Bourne T, et al. Simple ultrasound-based rules for the diagnosis of ovarian cancer. Ultrasound Obstet Gynecol. 2008;31(6):681-690.[210]

relação ao contorno da parede, septações e nódulos intramurais. Bordas irregulares, septos irregulares espessos, projeções papilares e nódulos sólidos ecogênicos favorecem a malignidade. A ultrassonografia com Doppler colorido e espectral pode demonstrar a vascularização dentro dos septos ou nódulos. Embora a ascite possa estar associada a massas benignas, como cistoadenoma mucinoso ou fibrose, é mais comumente observada quando existe doença maligna. A ascite maligna com frequência contém material particulado ecogênico.

Se houver suspeita de que uma massa é maligna, todo o abdome também deve ser examinado à procura de ascite e implantes peritoneais, uropatia obstrutiva, linfadenopatia e metástases hepáticas e esplênicas. As metástases hepáticas e esplênicas são incomuns no carcinoma de ovário, mas, quando ocorrem, geralmente são periféricas na superfície do fígado ou baço como resultado da implantação peritoneal. Metástases hematogênicas hepáticas ou parenquimais esplênicas podem ocorrer na fase terminal da doença.

Tentativas foram feitas para padronizar o relato de características dos anexos e classificar pré-cirurgicamente essas massas. O maior estudo até hoje realizado e que analisou características das massas ovarianas e anexiais foi realizado pelo grupo International Ovarian Tumor Analysis (IOTA).[209] Timmerman et al.[210] usaram esses recursos com base na ultrassonografia para desenvolver regras simples que classificam corretamente a maioria das massas como benignas ou malignas (Tabela 16.4). Se uma ou mais das regras malignas (M) ou uma ou mais das regras benignas (B) estiverem presentes, a massa é classificada como benigna ou maligna. Se as regras M e B estão presentes ou não existem regras, a massa não pode ser classificada.

MASSAS ANEXIAIS NÃO GINECOLÓGICAS

Massas e pseudomassas pélvicas podem não apresentar origem ginecológica. Para este diagnóstico ser realizado, é importante visualizar o útero e os ovários separadamente da massa. Isso frequentemente não é possível devido ao deslocamento das estruturas pélvicas normais pela massa. Massas pélvicas não ginecológicas mais frequentemente se originam a partir do sistema digestório ou urinário ou podem se desenvolver após cirurgia. Entre elas estão incluídos o divertículo da bexiga urinária, cistos uracais, cistos de duplicação do intestino e cistos de Tarlov.

Massas Pélvicas Pós-Operatórias

Massas pós-operatórias podem ser **abscessos**, **hematomas**, **linfoceles**, **urinomas** ou **seromas**. Ultrassonograficamente, os **abscessos** são massas anecoicas, ovoides, com paredes espessas e irregulares e realce acústico posterior. Ecogenicidade interna variável pode ser observada, e ecos de alta intensidade com sombra causados pelo gás podem ser evidenciados. Com a otimização da técnica, o uso de Doppler colorido geralmente mostra vascularização no interior da parede do abscesso. **Hematomas** mostram um espectro de achados ultrassonográficos que variam com o tempo.[211] Durante a fase aguda inicial, os hematomas são anecoicos. Após organização e formação do coágulo, eles se tornam hiperecoicos. À medida que há lise do coágulo, os hematomas desenvolvem um padrão reticular e/ou margens côncavas devido à retração do coágulo, até que, por fim, a lise é finalizada e eles se tornam anecoicos novamente. Pode não ser possível distinguir ultrassonograficamente um abscesso de um hematoma, sendo necessária a correlação clínica para fazer o diagnóstico final.

Linfoceles pélvicas ocorrem após a interrupção cirúrgica dos canais linfáticos, geralmente após dissecção do linfonodo pélvico ou transplante renal. Ultrassonograficamente, os linfoceles são anecoicos, com aparência semelhante à dos **urinomas**, que são coleções localizadas de urina, ou **seromas**, que são coleções de soro. A aspiração guiada por ultrassonografia pode ser necessária para diferenciar essas condições.

Massas do Sistema Digestório

As pseudomassas pélvicas mais frequentes são material fecal no reto simulando massa complexa em fundo de saco e um cólon retossigmoide preenchido por líquido se apresentando como massa anexial cística. A UTV geralmente pode diferenciar a pseudomassa de massa verdadeira, mas, quando não é possível, a repetição do exame ou RM pode ser necessária. **Neoplasias intestinais** – especialmente aquelas que envolvem retossigmoide, ceco e íleo – podem parecer uma massa anexial. Esses tumores frequentemente mostram o "sinal do alvo" característico da massa gastrointestinal, que consiste em um foco ecogênico central causado pelo ar no interior da luz, circundado por uma parede espessada hipoecoica.[212] **Abscessos** relacionados à doença inflamatória do sistema digestório também podem se apresentar como massa anexial. Do lado direito, isso é mais frequentemente causado por apendicite ou doença de Crohn, enquanto abscessos do lado esquerdo geralmente são causados por doença diverticular e são observados em pacientes mais velhos.

Massas do Sistema Urinário

Pacientes com um **rim pélvico** podem apresentar uma massa clinicamente palpável. Isso é imediatamente visualizado na ultrassonografia pelo aspecto reniforme típico e pela ausência de um rim na sua localização normal. Ocasionalmente, a bexiga urinária muito distendida é confundida com um cisto ovariano. Quando massa pélvica cística é identificada, é imperativo que a bexiga urinária seja examinada separadamente da massa. Se a origem da massa cística continua a ser questionada, o fato de paciente esvaziar a bexiga ou esta ser drenada com um cateter de Foley pode garantir a sua descompressão. **Divertículos de bexiga** também podem se assemelhar à massa anexial cística. O diagnóstico pode ser confirmado pela demonstração de comunicação com a bexiga e mudança do aspecto após a micção. **Ureteres distais dilatados** podem simular cistos anexiais no plano transversal; entretanto, avaliação no plano sagital mostra seu aspecto tubular e a continuidade com a bexiga.

REFERÊNCIAS

1. Gardner ED, O'Rahilly R, Müller F, Gardner ED. Gardner-Gray-O'Rahilly anatomy: a regional study of human structure. 5th ed. Philadelphia: Saunders; 1986.
2. Williams PL, Warwick R. Gray's anatomy. 37th ed. London: Churchill Livingstone; 1989.
3. Mendelson EB, Bohm-Velez M, Neiman HL, Russo J. Transvaginal sonography in gynecologic imaging. Semin Ultrasound CT MR. 1988;9(2):102-121.
4. Cohen HL, Tice HM, Mandel FS. Ovarian volumes measured by US: bigger than we think. Radiology. 1990;177(1):189-192.
5. van Nagell JR Jr, Higgins RV, Donaldson ES, et al. Transvaginal sonography as a screening method for ovarian cancer. A report of the first 1000 cases screened. Cancer. 1990;65(3):573-577.
6. Merz E, Miric-Tesanic D, Bahlmann F, et al. Sonographic size of uterus and ovaries in pre- and postmenopausal women. Ultrasound Obstet Gynecol. 1996;7(1):38-42.
7. Kupfer MC, Ralls PW, Fu YS. Transvaginal sonographic evaluation of multiple peripherally distributed echogenic foci of the ovary: prevalence and histologic correlation. AJR Am J Roentgenol. 1998;171(2):483-486.
8. Muradali D, Colgan T, Hayeems E, et al. Echogenic ovarian foci without shadowing: are they caused by psammomatous calcifications? Radiology. 2002;224(2):429-435.
9. Brandt KR, Thurmond AS, McCarthy JL. Focal calcifications in otherwise ultrasonographically normal ovaries. Radiology. 1996;198(2):415-417.
10. Zeligs KP, Javitt MC, Barner R, Hamilton CA. Atypical ovarian calcifications associated with bilateral borderline ovarian tumors. J Ultrasound Med. 2013;32(6):1059-1061.
11. Ecochard R, Marret H, Rabilloud M, et al. Sensitivity and specificity of ultrasound indices of ovulation in spontaneous cycles. Eur J Obstet Gynecol Reprod Biol. 2000;91(1):59-64.
12. Davis JA, Gosink BB. Fluid in the female pelvis: cyclic patterns. J Ultrasound Med. 1986;5(2):75-79.
13. Koninckx PR, Renaer M, Brosens IA. Origin of peritoneal fluid in women: an ovarian exudation product. Br J Obstet Gynaecol. 1980;87(3):177-183.
14. Jeffrey RB, Laing FC. Echogenic clot: a useful sign of pelvic hemoperitoneum. Radiology. 1982;145(1):139-141.
15. Seungdamrong A, Weiss G. Ovulation in a postmenopausal woman. Fertil Steril. 2007;88(5):1438.e1-1438.e2.
16. Soules MR, Sherman S, Parrott E, et al. Executive summary: Stages of Reproductive Aging Workshop (STRAW). Fertil Steril. 2001;76(5):874-878.
17. Goswamy RK, Campbell S, Royston JP, et al. Ovarian size in postmenopausal women. Br J Obstet Gynaecol. 1988;95(8):795-801.
18. Granberg S, Wikland M. A comparison between ultrasound and gynecologic examination for detection of enlarged ovaries in a group of women at risk for ovarian carcinoma. J Ultrasound Med. 1988;7(2):59-64.
19. Andolf E, Jorgensen C, Svalenius E, Sunden B. Ultrasound measurement of the ovarian volume. Acta Obstet Gynecol Scand. 1987;66(5):387-389.
20. Hall DA, McCarthy KA, Kopans DB. Sonographic visualization of the normal postmenopausal ovary. J Ultrasound Med. 1986;5(1):9-11.
21. Fleischer AC, McKee MS, Gordon AN, et al. Transvaginal sonography of postmenopausal ovaries with pathologic correlation. J Ultrasound Med. 1990;9(11):637-644.
22. DiSantis DJ, Scatarige JC, Kemp G, et al. A prospective evaluation of transvaginal sonography for detection of ovarian disease. AJR Am J Roentgenol. 1993;161(1):91-94.
23. Wolf SI, Gosink BB, Feldesman MR, et al. Prevalence of simple adnexal cysts in postmenopausal women. Radiology. 1991;180(1):65-71.
24. Levine D, Gosink BB, Wolf SI, et al. Simple adnexal cysts: the natural history in postmenopausal women. Radiology. 1992;184(3):653-659.
25. Goldstein SR, Subramanyam B, Snyder JR, et al. The postmenopausal cystic adnexal mass: the potential role of ultrasound in conservative management. Obstet Gynecol. 1989;73(1):8-10.
26. Conway C, Zalud I, Dilena M, et al. Simple cyst in the postmenopausal patient: detection and management. J Ultrasound Med. 1998;17(6):369-372.
27. Healy DL, Bell R, Robertson DM, et al. Ovarian status in healthy postmenopausal women. Menopause. 2008;15(6):1109-1114.
28. Levine D, Brown DL, Andreotti RF, et al. Management of asymptomatic ovarian and other adnexal cysts imaged at US: Society of Radiologists in Ultrasound Consensus Conference Statement. Radiology. 2010;256(3):943-954.
29. Bailey CL, Ueland FR, Land GL, et al. The malignant potential of small cystic ovarian tumors in women over 50 years of age. Gynecol Oncol. 1998;69(1):3-7.
30. Modesitt SC, Pavlik EJ, Ueland FR, et al. Risk of malignancy in unilocular ovarian cystic tumors less than 10 centimeters in diameter. Obstet Gynecol. 2003;102(3):594-599.
31. Nardo LG, Kroon ND, Reginald PW. Persistent unilocular ovarian cysts in a general population of postmenopausal women: is there a place for expectant management? Obstet Gynecol. 2003;102(3):589-593.
32. Ekerhovd E, Wienerroith H, Staudach A, Granberg S. Preoperative assessment of unilocular adnexal cysts by transvaginal ultrasonography: a comparison between ultrasonographic morphologic imaging and histopathologic diagnosis. Am J Obstet Gynecol. 2001;184(2):48-54.
33. Castillo G, Alcazar JL, Jurado M. Natural history of sonographically detected simple unilocular adnexal cysts in asymptomatic postmenopausal women. Gynecol Oncol. 2004;92(3):965-969.
34. Tavassoli FA, Devilee P. Pathology and genetics of tumours of the breast and female genital organs. Lyon, France: IARC; 2003.
35. Timor-Tritsch IE, Goldstein SR. The complexity of a "complex mass" and the simplicity of a "simple cyst". J Ultrasound Med. 2005;24(3):255-258.
36. Glanc P, Salem S, Farine D. Adnexal masses in the pregnant patient: a diagnostic and management challenge. Ultrasound Q. 2008;24(4):225-240.
37. Baltarowich OH, Kurtz AB, Pasto ME, et al. The spectrum of sonographic findings in hemorrhagic ovarian cysts. AJR Am J Roentgenol. 1987;148(5):901-905.
38. Yoffe N, Bronshtein M, Brandes J, Blumenfeld Z. Hemorrhagic ovarian cyst detection by transvaginal sonography: the great imitator. Gynecol Endocrinol. 1991;5(2):123-129.

39. Jain KA. Sonographic spectrum of hemorrhagic ovarian cysts. J Ultrasound Med. 2002;21(8):879-886.
40. Patel MD, Feldstein VA, Filly RA. The likelihood ratio of sonographic findings for the diagnosis of hemorrhagic ovarian cysts. J Ultrasound Med. 2005;24(5):607-614.
41. Price FV, Edwards R, Buchsbaum HJ. Ovarian remnant syndrome: difficulties in diagnosis and management. Obstet Gynecol Surv. 1990;45(3):151-156.
42. Phillips HE, McGahan JP. Ovarian remnant syndrome. Radiology. 1982;142(2):487-488.
43. Fleischer AC, Tait D, Mayo J, et al. Sonographic features of ovarian remnants. J Ultrasound Med. 1998;17(9):551-555.
44. Wiser A, Levron J, Kreizer D, et al. Outcome of pregnancies complicated by severe ovarian hyperstimulation syndrome (OHSS): a follow-up beyond the second trimester. Hum Reprod. 2005;20(4):910-914.
45. Foulk RA, Martin MC, Jerkins GL, Laros RK. Hyperreactio luteinalis differentiated from severe ovarian hyperstimulation syndrome in a spontaneously conceived pregnancy. Am J Obstet Gynecol. 1997;176(6):1300-1302.
46. Golan A, Ron-el R, Herman A, et al. Ovarian hyperstimulation syndrome: an update review. Obstet Gynecol Surv. 1989;44(6):430-440.
47. Lazarus E, Hulka C, Siewert B, Levine D. Sonographic appearance of early complete molar pregnancies. J Ultrasound Med. 1999;18(9):589-594.
48. Manganiello PD, Adams LV, Harris RD, Ornvold K. Virilization during pregnancy with spontaneous resolution postpartum: a case report and review of the English literature. Obstet Gynecol Surv. 1995;50(5):404-410.
49. Choi JR, Levine D, Finberg H. Luteoma of pregnancy: sonographic findings in two cases. J Ultrasound Med. 2000;19(12):877-881.
50. Kurman RJ, editor. Blaustein's pathology of the female genital tract. 5th ed. New York: Springer-Verlag; 2002.
51. Kiseli M, Caglar GS, Cengiz SD, et al. Clinical diagnosis and complications of paratubal cysts: review of the literature and report of uncommon presentations. Arch Gynecol Obstet. 2012;285(6):1563-1569.
52. Athey PA, Cooper NB. Sonographic features of parovarian cysts. AJR Am J Roentgenol. 1985;144(1):83-86.
53. Alpern MB, Sandler MA, Madrazo BL. Sonographic features of parovarian cysts and their complications. AJR Am J Roentgenol. 1984;143(1):157-160.
54. Stein AL, Koonings PP, Schlaerth JB, et al. Relative frequency of malignant parovarian tumors: should parovarian tumors be aspirated? Obstet Gynecol. 1990;75(6):1029-1031.
55. Kim JS, Woo SK, Suh SJ, Morettin LB. Sonographic diagnosis of paraovarian cysts: value of detecting a separate ipsilateral ovary. AJR Am J Roentgenol. 1995;164(6):1441-1444.
56. Honoré LH, O'Hara KE. Serous papillary neoplasms arising in paramesonephric parovarian cysts. A report of eight cases. Acta Obstet Gynecol Scand. 1980;59(6):525-528.
57. Genadry R, Parmley T, Woodruff JD. The origin and clinical behavior of the parovarian tumor. Am J Obstet Gynecol. 1977;129(8):873-880.
58. Savelli L, Ghi T, De Iaco P, et al. Paraovarian/paratubal cysts: comparison of transvaginal sonographic and pathological findings to establish diagnostic criteria. Ultrasound Obstet Gynecol. 2006;28(3):330-334.
59. Hoffer FA, Kozakewich H, Colodny A, Goldstein DP. Peritoneal inclusion cysts: ovarian fluid in peritoneal adhesions. Radiology. 1988;169(1):189-191.
60. Sohaey R, Gardner TL, Woodward PJ, Peterson CM. Sonographic diagnosis of peritoneal inclusion cysts. J Ultrasound Med. 1995;14(12):913-917.
61. Kim JS, Lee HJ, Woo SK, Lee TS. Peritoneal inclusion cysts and their relationship to the ovaries: evaluation with sonography. Radiology. 1997;204(2):481-484.
62. Jain KA. Imaging of peritoneal inclusion cysts. AJR Am J Roentgenol. 2000;174(6):1559-1563.
63. Savelli L, de Iaco P, Ghi T, et al. Transvaginal sonographic appearance of peritoneal pseudocysts. Ultrasound Obstet Gynecol. 2004;23(3):284-288.
64. Ross MJ, Welch WR, Scully RE. Multilocular peritoneal inclusion cysts (so--called cystic mesotheliomas). Cancer. 1989;64(6):1336-1346.
65. Balen AH, Tan SL, Jacobs HS. Hypersecretion of luteinising hormone: a significant cause of infertility and miscarriage. Br J Obstet Gynaecol. 1993;100(12):1082-1089.
66. Eden JA, Warren P. A review of 1019 consecutive cases of polycystic ovary syndrome demonstrated by ultrasound. Australas Radiol. 1999;43(1):41-46.
67. Yeh HC, Futterweit W, Thornton JC. Polycystic ovarian disease: US features in 104 patients. Radiology. 1987;163(1):111-116.
68. Hann LE, Hall DA, McArdle CR, Seibel M. Polycystic ovarian disease: sonographic spectrum. Radiology. 1984;150(2):531-534.
69. Pache TD, Wladimiroff JW, Hop WC, Fauser BC. How to discriminate between normal and polycystic ovaries: transvaginal US study. Radiology. 1992;183(2):421-423.
70. Ardaens Y, Robert Y, Lemaitre L, et al. Polycystic ovarian disease: contribution of vaginal endosonography and reassessment of ultrasonic diagnosis. Fertil Steril. 1991;55(6):1062-1068.
71. Battaglia C, Regnani G, Petraglia F, et al. Polycystic ovary syndrome: it is always bilateral? Ultrasound Obstet Gynecol. 1999;14(3):183-187.
72. Jonard S, Robert Y, Dewailly D. Revisiting the ovarian volume as a diagnostic criterion for polycystic ovaries. Hum Reprod. 2005;20(10):2893-2898.
73. Balen AH, Laven JS, Tan SL, Dewailly D. Ultrasound assessment of the polycystic ovary: international consensus definitions. Hum Reprod Update. 2003;9(6):505-514.
74. Lujan ME, Jarrett BY, Brooks ED, et al. Updated ultrasound criteria for polycystic ovary syndrome: reliable thresholds for elevated follicle population and ovarian volume. Hum Reprod. 2013;28(5):1361-1368.
75. Christ JP, Willis AD, Brooks ED, et al. Follicle number, not assessments of the ovarian stroma, represents the best ultrasonographic marker of polycystic ovary syndrome. Fertil Steril. 2014;101(1):280-287.
76. Giudice LC. Clinical practice. Endometriosis. N Engl J Med. 2010;362(25):2389-2398.
77. Nnoaham KE, Hummelshoj L, Webster P, et al. Impact of endometriosis on quality of life and work productivity: a multicenter study across ten countries. Fertil Steril. 2011;96(2):366-373.e8.
78. Koninckx PR, Meuleman C, Demeyere S, et al. Suggestive evidence that pelvic endometriosis is a progressive disease, whereas deeply infiltrating endometriosis is associated with pelvic pain. Fertil Steril. 1991;55(4):759-765.
79. Asch E, Levine D. Variations in appearance of endometriomas. J Ultrasound Med. 2007;26(8):993-1002.
80. Kupfer MC, Schwimer SR, Lebovic J. Transvaginal sonographic appearance of endometriomata: spectrum of findings. J Ultrasound Med. 1992;11(4):129-133.
81. Patel MD, Feldstein VA, Chen DC, et al. Endometriomas: diagnostic performance of US. Radiology. 1999;210(3):739-745.
82. Dogan MM, Ugur M, Soysal SK, et al. Transvaginal sonographic diagnosis of ovarian endometrioma. Int J Gynaecol Obstet. 1996;52(2):145-149.
83. Guerriero S, Ajossa S, Mais V, et al. The diagnosis of endometriomas using colour Doppler energy imaging. Hum Reprod. 1998;13(6):1691-1695.
84. Sammour RN, Leibovitz Z, Shapiro I, et al. Decidualization of ovarian endometriosis during pregnancy mimicking malignancy. J Ultrasound Med. 2005;24(9):1289-1294.
85. Fruscella E, Testa AC, Ferrandina G, et al. Sonographic features of decidualized ovarian endometriosis suspicious for malignancy. Ultrasound Obstet Gynecol. 2004;24(5):578-580.
86. Jain KA. Endometrioma with calcification simulating a dermoid on sonography. J Ultrasound Med. 2006;25(9):1237-1241.
87. Lalwani N, Shanbhogue AK, Vikram R, et al. Current update on borderline ovarian neoplasms. AJR Am J Roentgenol. 2010;194(2):330-336.
88. Van Holsbeke C, Van Calster B, Guerriero S, et al. Endometriomas: their ultrasound characteristics. Ultrasound Obstet Gynecol. 2010;35(6):730-740.
89. Guerriero S, Ajossa S, Garau N, et al. Diagnosis of pelvic adhesions in patients with endometrioma: the role of transvaginal ultrasonography. Fertil Steril. 2010;94(2):742-746.
90. Holland TK, Yazbek J, Cutner A, et al. Value of transvaginal ultrasound in assessing severity of pelvic endometriosis. Ultrasound Obstet Gynecol. 2010;36(2):241-248.
91. Hudelist G, Fritzer N, Staettner S, et al. Uterine sliding sign: a simple sonographic predictor for presence of deep infiltrating endometriosis of the rectum. Ultrasound Obstet Gynecol. 2013;41(6):692-695.
92. Reid S, Lu C, Casikar I, et al. Prediction of pouch of Douglas obliteration in women with suspected endometriosis using a new real-time dynamic transvaginal ultrasound technique: the sliding sign. Ultrasound Obstet Gynecol. 2013;41(6):685-691.

93. Chapron C, Fauconnier A, Vieira M, et al. Anatomical distribution of deeply infiltrating endometriosis: surgical implications and proposition for a classification. Hum Reprod. 2003;18(1):157-161.
94. Piketty M, Chopin N, Dousset B, et al. Preoperative work-up for patients with deeply infiltrating endometriosis: transvaginal ultrasonography must definitely be the first-line imaging examination. Hum Reprod. 2009;24(3):602-607.
95. Hudelist G, Ballard K, English J, et al. Transvaginal sonography vs. clinical examination in the preoperative diagnosis of deep infiltrating endometriosis. Ultrasound Obstet Gynecol. 2011;37(4):480-487.
96. Vimercati A, Achilarre MT, Scardapane A, et al. Accuracy of transvaginal sonography and contrast-enhanced magnetic resonance-colonography for the presurgical staging of deep infiltrating endometriosis. Ultrasound Obstet Gynecol. 2012;40(5):592-603.
97. Holland TK, Cutner A, Saridogan E, et al. Ultrasound mapping of pelvic endometriosis: does the location and number of lesions affect the diagnostic accuracy? A multicentre diagnostic accuracy study. BMC Womens Health. 2013;13:43.
98. Hibbard LT. Adnexal torsion. Am J Obstet Gynecol. 1985;152(4):456-461.
99. Burnett LS. Gynecologic causes of the acute abdomen. Surg Clin North Am. 1988;68(2):385-398.
100. Lee CH, Raman S, Sivanesaratnam V. Torsion of ovarian tumors: a clinicopathological study. Int J Gynaecol Obstet. 1989;28(1):21-25.
101. Warner MA, Fleischer AC, Edell SL, et al. Uterine adnexal torsion: sonographic findings. Radiology. 1985;154(3):773-775.
102. Sommerville M, Grimes DA, Koonings PP, Campbell K. Ovarian neoplasms and the risk of adnexal torsion. Am J Obstet Gynecol. 1991;164(2):577-578.
103. Cappell MS, Friedel D. Abdominal pain during pregnancy. Gastroenterol Clin North Am. 2003;32(1):1-58.
104. Bertolotto M, Serafini G, Tomà P, et al. Adnexal torsion. Ultrasound Clin. 2008;3(1):109-119.
105. Graif M, Itzchak Y. Sonographic evaluation of ovarian torsion in childhood and adolescence. AJR Am J Roentgenol. 1988;150(3):647-649.
106. Graif M, Shalev J, Strauss S, et al. Torsion of the ovary: sonographic features. AJR Am J Roentgenol. 1984;143(6):1331-1334.
107. Albayram F, Hamper UM. Ovarian and adnexal torsion: spectrum of sonographic findings with pathologic correlation. J Ultrasound Med. 2001;20(10):1083-1089.
108. Fleischer AC, Stein SM, Cullinan JA, Warner MA. Color Doppler sonography of adnexal torsion. J Ultrasound Med. 1995;14(7):523-528.
109. Rosado WM Jr, Trambert MA, Gosink BB, Pretorius DH. Adnexal torsion: diagnosis by using Doppler sonography. AJR Am J Roentgenol. 1992;159(6):1251-1253.
110. Lee EJ, Kwon HC, Joo HJ, et al. Diagnosis of ovarian torsion with color Doppler sonography: depiction of twisted vascular pedicle. J Ultrasound Med. 1998;17(2):83-89.
111. Vijayaraghavan SB. Sonographic whirlpool sign in ovarian torsion. J Ultrasound Med. 2004;23(12):1643-1649.
112. Chang HC, Bhatt S, Dogra VS. Pearls and pitfalls in diagnosis of ovarian torsion. Radiographics. 2008;28(5):1355-1368.
113. Kapadia R, Sternhill V, Schwartz E. Massive edema of the ovary. J Clin Ultrasound. 1982;10(9):469-471.
114. Lee AR, Kim KH, Lee BH, Chin SY. Massive edema of the ovary: imaging findings. AJR Am J Roentgenol. 1993;161(2):343-344.
115. Hill LM, Pelekanos M, Kanbour A. Massive edema of an ovary previously fixed to the pelvic side wall. J Ultrasound Med. 1993;12(10):629-632.
116. Shadinger LL, Andreotti RF, Kurian RL. Preoperative sonographic and clinical characteristics as predictors of ovarian torsion. J Ultrasound Med. 2008;27(1):7-13.
117. American Cancer Society. Cancer facts & figures 2014. Atlanta: American Cancer Society; 2014. Available from: http://www.cancer.org/acs/groups/content/@research/documents/webcontent/acspc-042151.pdf.
118. American Cancer Society. Cancer facts and figures. New York: American Cancer Society; 2008.
119. Kerlikowske K, Brown JS, Grady DG. Should women with familial ovarian cancer undergo prophylactic oophorectomy? Obstet Gynecol. 1992;80(4):700-707.
120. Lynch HT, Watson P, Lynch JF, et al. Hereditary ovarian cancer. Heterogeneity in age at onset. Cancer. 1993;71(2 Suppl.):573-581.
121. Jacobs I, Davies AP, Bridges J, et al. Prevalence screening for ovarian cancer in postmenopausal women by CA 125 measurement and ultrasonography. BMJ. 1993;306(6884):1030-1034.
122. DePriest PD, Gallion HH, Pavlik EJ, et al. Transvaginal sonography as a screening method for the detection of early ovarian cancer. Gynecol Oncol. 1997;65(3):408-414.
123. Kurjak A, Shalan H, Kupesic S, et al. An attempt to screen asymptomatic women for ovarian and endometrial cancer with transvaginal color and pulsed Doppler sonography. J Ultrasound Med. 1994;13(4):295-301.
124. Bourne TH, Campbell S, Reynolds KM, et al. Screening for early familial ovarian cancer with transvaginal ultrasonography and colour blood flow imaging. BMJ. 1993;306(6884):1025-1029.
125. Karlan BY, Raffel LJ, Crvenkovic G, et al. A multidisciplinary approach to the early detection of ovarian carcinoma: rationale, protocol design, and early results. Am J Obstet Gynecol. 1993;169(3):494-501.
126. Weiner Z, Beck D, Shteiner M, et al. Screening for ovarian cancer in women with breast cancer with transvaginal sonography and color flow imaging. J Ultrasound Med. 1993;12(7):387-393.
127. Bast RC Jr, Klug TL, St John E, et al. A radioimmunoassay using a monoclonal antibody to monitor the course of epithelial ovarian cancer. N Engl J Med. 1983;309(15):883-887.
128. Jacobs I, Bast RC Jr. The CA 125 tumour-associated antigen: a review of the literature. Hum Reprod. 1989;4(1):1-12.
129. NIH consensus conference. Ovarian cancer. Screening, treatment, and follow-up. NIH Consensus Development Panel on Ovarian Cancer. JAMA. 1995;273(6):491-497.
130. Menon U, Griffin M, Gentry-Maharaj A. Ovarian cancer screening—current status, future directions. Gynecol Oncol. 2014;132(2):490-495.
131. Moyle JW, Rochester D, Sider L, et al. Sonography of ovarian tumors: predictability of tumor type. AJR Am J Roentgenol. 1983;141(5):985-991.
132. Granberg S, Wikland M, Jansson I. Macroscopic characterization of ovarian tumors and the relation to the histological diagnosis: criteria to be used for ultrasound evaluation. Gynecol Oncol. 1989;35(2):139-144.
133. Valentin L. Prospective cross-validation of Doppler ultrasound examination and gray-scale ultrasound imaging for discrimination of benign and malignant pelvic masses. Ultrasound Obstet Gynecol. 1999;14(4):273-283.
134. Timmerman D, Schwarzler P, Collins WP, et al. Subjective assessment of adnexal masses with the use of ultrasonography: an analysis of interobserver variability and experience. Ultrasound Obstet Gynecol. 1999;13(1):11-16.
135. Valentin L, Ameye L, Jurkovic D, et al. Which extrauterine pelvic masses are difficult to correctly classify as benign or malignant on the basis of ultrasound findings and is there a way of making a correct diagnosis? Ultrasound Obstet Gynecol. 2006;27(4):438-444.
136. Folkman J, Watson K, Ingber D, Hanahan D. Induction of angiogenesis during the transition from hyperplasia to neoplasia. Nature. 1989;339(6219):58-61.
137. Brown DL, Frates MC, Laing FC, et al. Ovarian masses: can benign and malignant lesions be differentiated with color and pulsed Doppler US? Radiology. 1994;190(2):333-336.
138. Stein SM, Laifer-Narin S, Johnson MB, et al. Differentiation of benign and malignant adnexal masses: relative value of gray-scale, color Doppler, and spectral Doppler sonography. AJR Am J Roentgenol. 1995;164(2):381-386.
139. Jain KA. Prospective evaluation of adnexal masses with endovaginal gray-scale and duplex and color Doppler US: correlation with pathologic findings. Radiology. 1994;191(1):63-67.
140. Levine D, Feldstein VA, Babcook CJ, Filly RA. Sonography of ovarian masses: poor sensitivity of resistive index for identifying malignant lesions. AJR Am J Roentgenol. 1994;162(6):1355-1359.
141. Salem S, White LM, Lai J. Doppler sonography of adnexal masses: the predictive value of the pulsatility index in benign and malignant disease. AJR Am J Roentgenol. 1994;163(5):1147-1150.
142. Buy JN, Ghossain MA, Hugol D, et al. Characterization of adnexal masses: combination of color Doppler and conventional sonography compared with spectral Doppler analysis alone and conventional sonography alone. AJR Am J Roentgenol. 1996;166(2):385-393.
143. Fleischer AC, Jones HW 3rd. Color Doppler sonography of ovarian masses: the importance of a multiparameter approach. Gynecol Oncol. 1993;50(1):1-2.

144. Guerriero S, Alcazar JL, Coccia ME, et al. Complex pelvic mass as a target of evaluation of vessel distribution by color Doppler sonography for the diagnosis of adnexal malignancies: results of a multicenter European study. J Ultrasound Med. 2002;21(10):1105-1111.
145. Bromley B, Goodman H, Benacerraf BR. Comparison between sonographic morphology and Doppler waveform for the diagnosis of ovarian malignancy. Obstet Gynecol. 1994;83(3):434-437.
146. Carter J, Saltzman A, Hartenbach E, et al. Flow characteristics in benign and malignant gynecologic tumors using transvaginal color flow Doppler. Obstet Gynecol. 1994;83(1):125-130.
147. Reles A, Wein U, Lichtenegger W. Transvaginal color Doppler sonography and conventional sonography in the preoperative assessment of adnexal masses. J Clin Ultrasound. 1997;25(5):217-225.
148. Fleischer AC, Cullinan JA, Kepple DM, Williams LL. Conventional and color Doppler transvaginal sonography of pelvic masses: a comparison of relative histologic specificities. J Ultrasound Med. 1993;12(12):705-712.
149. Brown DL, Doubilet PM, Miller FH, et al. Benign and malignant ovarian masses: selection of the most discriminating gray-scale and Doppler sonographic features. Radiology. 1998;208(1):103-110.
150. Schelling M, Braun M, Kuhn W, et al. Combined transvaginal B-mode and color Doppler sonography for differential diagnosis of ovarian tumors: results of a multivariate logistic regression analysis. Gynecol Oncol. 2000;77(1):78-86.
151. Kinkel K, Hricak H, Lu Y, et al. US characterization of ovarian masses: a meta-analysis. Radiology. 2000;217(3):803-811.
152. Laing FC. US analysis of adnexal masses: the art of making the correct diagnosis. Radiology. 1994;191(1):21-22.
153. Fleischer AC, Lyshchik A, Hirari M, et al. Early detection of ovarian cancer with conventional and contrast-enhanced transvaginal sonography: recent advances and potential improvements. J Oncol. 2012;2012:302858.
154. Kurman RJ, Shih IeM. The origin and pathogenesis of epithelial ovarian cancer: a proposed unifying theory. Am J Surg Pathol. 2010;34(3):433-443.
155. Moss EL, Evans T, Pearmain P, et al. Should all cases of high-grade serous ovarian, tubal, and primary peritoneal carcinomas be reclassified as tubo-ovarian serous carcinoma? Int J Gynecol Cancer. 2015;25(7):1201-1207.
156. Wagner BJ, Buck JL, Seidman JD, McCabe KM. From the archives of the AFIP. Ovarian epithelial neoplasms: radiologic-pathologic correlation. Radiographics. 1994;14(6):1351-1374.
157. Alfuhaid TR, Rosen BP, Wilson SR. Low-malignant-potential tumor of the ovary: sonographic features with clinicopathologic correlation in 41 patients. Ultrasound Q. 2003;19(1):13-26.
158. Yazbek J, Raju KS, Ben-Nagi J, et al. Accuracy of ultrasound subjective 'pattern recognition' for the diagnosis of borderline ovarian tumors. Ultrasound Obstet Gynecol. 2007;29(5):489-495.
159. Yazbek J, Aslam N, Tailor A, et al. A comparative study of the risk of malignancy index and the ovarian crescent sign for the diagnosis of invasive ovarian cancer. Ultrasound Obstet Gynecol. 2006;28(3):320-324.
160. Van Holsbeke C, Van Belle V, Leone FP, et al. Prospective external validation of the 'ovarian crescent sign' as a single ultrasound parameter to distinguish between benign and malignant adnexal pathology. Ultrasound Obstet Gynecol. 2010;36(1):81-87.
161. Athey PA, Siegel MF. Sonographic features of Brenner tumor of the ovary. J Ultrasound Med. 1987;6(7):367-372.
162. Green GE, Mortele KJ, Glickman JN, Benson CB. Brenner tumors of the ovary: sonographic and computed tomographic imaging features. J Ultrasound Med. 2006;25(10):1245-1251.
163. Brammer HM, 3rd, Buck JL, Hayes WS, et al. From the archives of the AFIP. Malignant germ cell tumors of the ovary: radiologic-pathologic correlation. Radiographics. 1990;10(4):715-724.
164. Quinn SF, Erickson S, Black WC. Cystic ovarian teratomas: the sonographic appearance of the dermoid plug. Radiology. 1985;155(2):477-478.
165. Sheth S, Fishman EK, Buck JL, et al. The variable sonographic appearances of ovarian teratomas: correlation with CT. AJR Am J Roentgenol. 1988;151(2):331-334.
166. Guttman PH Jr. In search of the elusive benign cystic ovarian teratoma: application of the ultrasound "tip of the iceberg" sign. J Clin Ultrasound. 1977;5(6):403-406.
167. Bronshtein M, Yoffe N, Brandes JM, Blumenfeld Z. Hair as a sonographic marker of ovarian teratomas: improved identification using transvaginal sonography and simulation model. J Clin Ultrasound. 1991;19(6):351-355.
168. Malde HM, Kedar RP, Chadha D, Nayak S. Dermoid mesh: a sonographic sign of ovarian teratoma. AJR Am J Roentgenol. 1992;159(6):1349-1350.
169. Kim HC, Kim SH, Lee HJ, et al. Fluid-fluid levels in ovarian teratomas. Abdom Imaging. 2002;27(1):100-105.
170. Kawamoto S, Sato K, Matsumoto H, et al. Multiple mobile spherules in mature cystic teratoma of the ovary. AJR Am J Roentgenol. 2001;176(6):1455-1457.
171. Patel MD, Feldstein VA, Lipson SD, et al. Cystic teratomas of the ovary: diagnostic value of sonography. AJR Am J Roentgenol. 1998;171(4):1061-1065.
172. Hertzberg BS, Kliewer MA. Sonography of benign cystic teratoma of the ovary: pitfalls in diagnosis. AJR Am J Roentgenol. 1996;167(5):1127-1133.
173. Zalel Y, Caspi B, Tepper R. Doppler flow characteristics of dermoid cysts: unique appearance of struma ovarii. J Ultrasound Med. 1997;16(5):355-358.
174. O'Malley BP, Richmond H. Struma ovarii. J Ultrasound Med. 1982;1(4):177-178.
175. Tanaka YO, Kurosaki Y, Nishida M, et al. Ovarian dysgerminoma: MR and CT appearance. J Comput Assist Tomogr. 1994;18(3):443-448.
176. Kim SH, Kang SB. Ovarian dysgerminoma: color Doppler ultrasonographic findings and comparison with CT and MR imaging findings. J Ultrasound Med. 1995;14(11):843-848.
177. Ko SF, Wan YL, Ng SH, et al. Adult ovarian granulosa cell tumors: spectrum of sonographic and CT findings with pathologic correlation. AJR Am J Roentgenol. 1999;172(5):1227-1233.
178. Outwater EK, Wagner BJ, Mannion C, et al. Sex cord-stromal and steroid cell tumors of the ovary. Radiographics. 1998;18(6):1523-1546.
179. Stephenson WM, Laing FC. Sonography of ovarian fibromas. AJR Am J Roentgenol. 1985;144(6):1239-1240.
180. Athey PA, Malone RS. Sonography of ovarian fibromas/thecomas. J Ultrasound Med. 1987;6(8):431-436.
181. Athey PA, Butters HE. Sonographic and CT appearance of Krukenberg tumors. J Clin Ultrasound. 1984;12(4):205-210.
182. Shimizu H, Yamasaki M, Ohama K, et al. Characteristic ultrasonographic appearance of the Krukenberg tumor. J Clin Ultrasound. 1990;18(9):697-703.
183. Testa AC, Ferrandina G, Timmerman D, et al. Imaging in gynecological disease (1): ultrasound features of metastases in the ovaries differ depending on the origin of the primary tumor. Ultrasound Obstet Gynecol. 2007;29(5):505-511.
184. Timor-Tritsch IE, Rottem S. Transvaginal ultrasonographic study of the fallopian tube. Obstet Gynecol. 1987;70(3 Pt 1):424-428.
185. Workowski KA, Berman S. Centers for Disease Control and Prevention. Sexually transmitted disease treatment guidelines, 2010. MMWR Recomm Rep. 2010;59(RR-12):1-116.
186. Patten RM, Vincent LM, Wolner-Hanssen P, Thorpe E Jr. Pelvic inflammatory disease. Endovaginal sonography with laparoscopic correlation. J Ultrasound Med. 1990;9(12):681-689.
187. Taipale P, Tarjanne H, Ylostalo P. Transvaginal sonography in suspected pelvic inflammatory disease. Ultrasound Obstet Gynecol. 1995;6(6):430-434.
188. Timor-Tritsch IE, Lerner JP, Monteagudo A, et al. Transvaginal sonographic markers of tubal inflammatory disease. Ultrasound Obstet Gynecol. 1998;12(1):56-66.
189. Molander P, Sjoberg J, Paavonen J, Cacciatore B. Transvaginal power Doppler findings in laparoscopically proven acute pelvic inflammatory disease. Ultrasound Obstet Gynecol. 2001;17(3):233-238.
190. Tessler FN, Perrella RR, Fleischer AC, Grant EG. Endovaginal sonographic diagnosis of dilated fallopian tubes. AJR Am J Roentgenol. 1989;153(3):523-525.
191. Patel MD, Acord DL, Young SW. Likelihood ratio of sonographic findings in discriminating hydrosalpinx from other adnexal masses. AJR Am J Roentgenol. 2006;186(4):1033-1038.
192. Romosan G, Valentin L. The sensitivity and specificity of transvaginal ultrasound with regard to acute pelvic inflammatory disease: a review of the literature. Arch Gynecol Obstet. 2014;289(4):705-714.
193. Bulas DI, Ahlstrom PA, Sivit CJ, et al. Pelvic inflammatory disease in the adolescent: comparison of transabdominal and transvaginal sonographic evaluation. Radiology. 1992;183(2):435-439.

194. Goharkhay N, Verma U, Maggiorotto F. Comparison of CT- or ultrasound-guided drainage with concomitant intravenous antibiotics vs. intravenous antibiotics alone in the management of tubo-ovarian abscesses. Ultrasound Obstet Gynecol. 2007;29(1):65-69.
195. Sherer DM, Liberto L, Abramowicz JS, Woods JR Jr. Endovaginal sonographic features associated with isolated torsion of the fallopian tube. J Ultrasound Med. 1991;10(2):107-109.
196. Russin LD. Hydrosalpinx and tubal torsion: a late complication of tubal ligation. Radiology. 1986;159(1):115-116.
197. Subramanyam BR, Raghavendra BN, Whalen CA, Yee J. Ultrasonic features of fallopian tube carcinoma. J Ultrasound Med. 1984;3(9):391-393.
198. Ajjimakorn S, Bhamarapravati Y. Transvaginal ultrasound and the diagnosis of fallopian tubal carcinoma. J Clin Ultrasound. 1991;19(2):116-119.
199. Slanetz PJ, Whitman GJ, Halpern EF, et al. Imaging of fallopian tube tumors. AJR Am J Roentgenol. 1997;169(5):1321-1324.
200. Kurjak A, Kupesic S, Ilijas M, et al. Preoperative diagnosis of primary fallopian tube carcinoma. Gynecol Oncol. 1998;68(1):29-34.
201. Patlas M, Rosen B, Chapman W, Wilson SR. Sonographic diagnosis of primary malignant tumors of the fallopian tube. Ultrasound Q. 2004;20(2):59-64.
202. Wilson PC, Lerner RM. Diagnosis of ovarian vein thrombophlebitis by ultrasonography. J Ultrasound Med. 1983;2(4):187-190.
203. Savader SJ, Otero RR, Savader BL. Puerperal ovarian vein thrombosis: evaluation with CT, US, and MR imaging. Radiology. 1988;167(3):637-639.
204. Grant TH, Schoettle BW, Buchsbaum MS. Postpartum ovarian vein thrombosis: diagnosis by clot protrusion into the inferior vena cava at sonography. AJR Am J Roentgenol. 1993;160(3):551-552.
205. Baran GW, Frisch KM. Duplex Doppler evaluation of puerperal ovarian vein thrombosis. AJR Am J Roentgenol. 1987;149(2):321-322.
206. Giacchetto C, Catizone F, Cotroneo GB, et al. Radiologic anatomy of the genital venous system in female patients with varicocele. Surg Gynecol Obstet. 1989;169(5):403-407.
207. Ghosh E, Levine D. Recommendations for adnexal cysts: have the Society of Radiologists in Ultrasound consensus conference guidelines affected utilization of ultrasound? Ultrasound Q. 2013;29(1):21-24.
208. Rosenkrantz AB, Kierans AS. US of incidental adnexal cysts: adherence of radiologists to the 2010 Society of Radiologists in Ultrasound guidelines. Radiology. 2014;271(1):262-271.
209. Timmerman D, Valentin L, Bourne TH, et al. Terms, definitions and measurements to describe the sonographic features of adnexal tumors: a consensus opinion from the International Ovarian Tumor Analysis (IOTA) Group. Ultrasound Obstet Gynecol. 2000;16(5):500-505.
210. Timmerman D, Testa AC, Bourne T, et al. Simple ultrasound-based rules for the diagnosis of ovarian cancer. Ultrasound Obstet Gynecol. 2008;31(6):681-690.
211. Wicks JD, Silver TM, Bree RL. Gray scale features of hematomas: an ultrasonic spectrum. AJR Am J Roentgenol. 1978;131(6):977-980.
212. Salem S, O'Malley BP, Hiltz CW. Ultrasonographic appearance of gastrointestinal masses. J Can Assoc Radiol. 1980;31(3):163-167.

CAPÍTULO 17

Biópsia Guiada por Ultrassonografia do Tórax, Abdome e Pelve

Theodora A. Potretzke, Thomas D. Atwell, J. William Charboneau e Carl Reading

RESUMO DOS PONTOS-CHAVE

- A ultrassonografia é um método essencial de orientação para biópsia e drenagem de líquido, pois permite a visualização da agulha em tempo real e possibilita visualizar e intervir em várias localizações e planos anatômicos.
- O manejo antitrombótico efetivo durante o procedimento requer o conhecimento de agentes anticoagulantes específicos, bem como o equilíbrio entre o potencial risco de hemorragia em um determinado procedimento *versus* o risco de um evento trombótico se o anticoagulante for descontinuado.
- A ultrassonografia geralmente oferece excelente orientação para biópsias superficiais, paracentese, toracocenteses e a maioria das biópsias de órgãos sólidos no abdome, incluindo fígado, rim e baço. A orientação por tomografia computadorizada é frequentemente utilizada para biópsias das glândulas suprarrenais, do retroperitônio e determinadas biópsias ou colocação de drenos pélvicos profundos.
- A familiaridade com as técnicas de trocarte e Seldinger é útil para a colocação de dreno guiada pela ultrassonografia.

SUMÁRIO DO CAPÍTULO

BIÓPSIA PERCUTÂNEA POR AGULHA
Indicações e Contraindicações
Manejo Antitrombótico Periprocedimento
Métodos de Imagem
Ultrassonografia
Tomografia Computadorizada
Seleção da Agulha
Procedimento de Biópsia
Visualização da Agulha
Aplicações Anatômicas Específicas
Fígado
Pâncreas
Rim
Glândula Suprarrenal
Baço
Pulmão
Complicações
DRENAGEM GUIADA POR ULTRASSONOGRAFIA
Indicações e Contraindicações
Métodos de Imagem
Seleção do Cateter
Preparo do Paciente
Aspiração Diagnóstica
Colocação do Cateter
Procedimento de Drenagem
Acompanhamento Pós-procedimento
Remoção do Cateter
Abscessos Abdominais e Pélvicos: Geral
Aplicações Anatômicas Específicas
Fígado
Sistema Biliar
Pâncreas
Baço
Rim
TRATAMENTO PERCUTÂNEO DOS CISTOS
Cisto Renal
Cisto Hepático
Cisto Ovariano

A biópsia percutânea e a drenagem de fluidos guiadas pela ultrassonografia são procedimentos diagnósticos e terapêuticos inestimáveis no acompanhamento de pacientes. A ultrassonografia é um método essencial de orientação para essas técnicas de intervenção, pois permite a visualização da agulha em tempo real e a capacidade formar imagem e viabilizar a intervenção em múltiplos locais e planos anatômicos. Uma abordagem para este tópico requer conhecimento dos atuais métodos e aplicações fundamentais desses procedimentos e dos locais anatômicos específicos.

BIÓPSIA PERCUTÂNEA POR AGULHA

Por causa do seu relativo baixo custo e ampla disponibilidade, a biópsia guiada pela ultrassonografia vem se tornando um dos métodos mais importantes de diagnóstico tecidual nos serviços de radiologia em todo o mundo. Trata-se de uma técnica precisa e segura para confirmação da suspeita de massas malignas e caracterização de lesões benignas em vários locais do corpo.[1,2] Além disso, a confirmação minimamente invasiva de um tecido doente reduz custos para o paciente por evitar a necessidade de um diagnóstico cirúrgico e também por diminuir o tempo de hospitalização e o número de exames diagnósticos complementares. Assim, a ausência de radiação ionizante e a geração de imagem em tempo real durante o procedimento o tornam uma técnica segura.

Indicações e Contraindicações

Na maioria dos casos, a biópsia é realizada no quadro de uma possível doença maligna, seja para diagnóstico inicial do câncer, para confirmação de doença metastática ou para obtenção de um perfil molecular e planejamento de um tratamento específico. Em outros pacientes, a biópsia é realizada para avaliar se existe doença parenquimatosa em um órgão nativo ou rejeição em um órgão transplantado. Ocasionalmente, a biópsia é indicada simplesmente para se determinar a natureza da massa descoberta incidentalmente.

As **contraindicações relativas** da biópsia com agulha percutânea incluem coagulopatia incorrigível, ausência de um trajeto seguro para a biópsia e paciente não cooperativo. Para se avaliar **coagulopatia** inerente, as principais informações são provenientes da anamnese do paciente,[3] incluindo tendência a sangramento, necessidade de transfusão ou história familiar de diátese hemorrágica. A medicação do paciente também deve ser revisada quanto ao uso recente de agentes antitrombóticos.

A segunda contraindicação relativa é a **falta de trajeto seguro para a biópsia**. Um trajeto que se estenda através de grandes vasos, como a veia porta extra-hepática ou a veia esplênica, aumenta o risco de hemorragia. É preferível um trajeto sem sobreposição do estômago ou intestino, embora tais biópsias tenham sido realizadas com o uso de agulhas menores (calibre 21).[4] Biópsias realizadas através da ascite também já provaram ser seguras, embora a drenagem da ascite anteriormente à biópsia aumente a acessibilidade do alvo.[5,6]

A terceira contraindicação relativa à biópsia com agulha é um **paciente não cooperativo**, cujo movimento descontrolado durante a colocação da agulha amplia o risco de lesão e hemorragia tecidual imprevistas. Isso é um problema particularmente comum em pacientes pediátricos e, para superá-lo, pode ser necessária sedação mais profunda.

Manejo Antitrombótico Periprocedimento

Uma abordagem efetiva do manejo **antitrombótico periprocedimento** depende da compreensão do equilíbrio entre as complicações hemorrágicas e trombóticas. Isto é, o risco potencial de hemorragia pela biópsia ou drenagem em um paciente que faz uso de um agente antitrombótico *versus* o risco de o mesmo paciente apresentar um evento trombótico se um anticoagulante for descontinuado. Eventos tromboembólicos significativos, incluindo infarto do miocárdio e acidente vascular cerebral (AVC) isquêmico, foram observados em 1% a 4% de pacientes selecionados nos quais o ácido acetilsalicílico ou a varfarina foram retirados sem terapia intercalar.[7-11] Embora as decisões sobre o tratamento antitrombótico periprocedimento sejam melhor realizadas em colaboração com o médico do paciente, o radiologista que executará o procedimento geralmente toma a decisão final de realizar e quando um procedimento em um paciente que faz uso de agente antitrombótico. Portanto, é importante que o radiologista tenha conhecimento geral sobre os mais comuns anticoagulantes e agentes antiagregantes plaquetários, bem como sobre os riscos de sangramento associados a certos procedimentos. No entanto, qualquer retirada de um agente terapêutico deve ser realizada e orientada pelo médico assistente do paciente, frequentemente após uma conversa com o radiologista sobre o risco de sangramento associado ao procedimento a ser realizado.

Embora diretrizes institucionais e de sociedades tenham sido estabelecidas sobre o tratamento antitrombótico periprocedimento, ainda não foram alcançados um consenso verdadeiro e a uniformidade na prática clínica. Isso se deve ao aumento na variedade de agentes **antiagregantes plaquetários** e **anticoagulantes**, bem como a literaturas recentes que mostram menor risco de sangramento para alguns procedimentos do que se acreditava previamente. Em geral, nosso próprio serviço tem se inclinado em direção a diretrizes mais liberais; isto é, dispensando exames laboratoriais em certos pacientes para procedimentos de baixo risco (biópsias superficiais como da tireoide e linfonodos superficiais, bem como toracentese, paracentese e drenagem de abscesso superficial) e realizando certos procedimentos de baixo risco, especialmente se urgentes, sem a interrupção dos agentes antitrombóticos.

Os medicamentos antitrombóticos mais comumente utilizados por pacientes internados (AAS) e ambulatoriais são os antiagregantes plaquetários ácido acetilsalicílico e clopidogrel; a varfarina, que é antagonista da vitamina K; e a heparina, que é um inibidor de fator da coagulação (não fracionada ou de baixo peso molecular). Os anticoagulantes que utilizam outros mecanismos, como inibidores diretos da trombina (p. ex., dabigatrano), inibidores diretos do fator Xa (p. ex., fondaparinux) e inibidores da glicoproteína IIb/IIIa (p. ex., abciximabe) estão sendo cada vez mais utilizados e também podem ser encontrados na prática. A familiaridade geral com os mecanismos e o metabolismo desses agentes é importante para a tomada de decisões. Por exemplo, o inibidor direto da trombina dabigatrana – apresenta meia-vida de 12 a 14 horas, mas é excretada pelos rins; assim, o período de descontinuação pré-procedimento, se realizado para uma biópsia profunda eletiva, deve ser estendido em um paciente com insuficiência renal (6 a 7 dias em vez de 4 a 5 dias se houver função renal normal no nosso serviço).

Para procedimentoos de baixo risco, como toracocenteses e paracentese, observamos pouco impacto no risco de sangramento com anticoagulação terapêutica ou uso de ácido acetilsalicílico. As taxas de complicações sanguíneas em pacientes com coagulopatias e trombocitopenia (razão normalizada internacional [RNI] > 1,6 e/ou plaquetas < 50×10^9/L) após toracocentese ou na paracentese são muito baixas (até 1%).[12-15] Os pacientes frequentemente se beneficiam muito com esses procedimentos. Consequentemente, eliminamos o hemograma de rotina antes desses procedimentos para a maioria dos pacientes, e solicitamos que a varfarina seja suspensa somente se o paciente estiver com baixo risco de evento tromboembólico. Se os pacientes estiverem fazendo uso de varfarina no momento do procedimento, a RNI deve ser verificada nas 24 horas antes do procedimento para garantir que ele não esteja acima do limiar terapêutico. Testes laboratoriais adicionais podem ser solicitados pelo radiologista, mas descobrimos que isso raramente é necessário. O ácido acetilsalicílico também pode ser continuado na nossa prática para toracocenteses ou paracentese. Uma abordagem semelhante é usada para biópsias superficiais e colocação de dreno superficial.

Os procedimentos de maior risco incluem as biópsias hepática e renal, bem como a biópsia de linfonodos mesentéricos, retroperitoneais ou pélvicos profundos e a drenagem de abscessos profundos. Embora seja chamado de "risco mais elevado", isso é relativo a outros procedimentos, e o verdadeiro risco de sangramento pós-procedimento, mesmo para esses procedimentos, é baixo.

As biópsias do parênquima de rins nativos apresentam o maior risco de hemorragia pós-biópsia com taxas de sangramento significativo descritas entre 0,3% e 6,6%.[16-23] As taxas de sangramento nas biópsias de transplante hepático e renal geralmente são menores e, em nossa própria instituição, são de 0,5% e 0,2%, respectivamente.[16] Se uma biópsia de alto risco for eletiva ou não urgente, o ácido acetilsalicílico pode ser suspenso 5 dias antes do procedimento, se o risco de evento tromboembólico for aceitavelmente baixo, e reiniciado 24 horas após a biópsia. No entanto, nossa experiência clínica mostrou pouca ou nenhuma associação do uso recente de ácido acetilsalicílico com sangramento pós-procedimento. Em um estudo de 15.181 *core* biópsias percutâneas, a incidência de sangramento em pacientes que faziam uso de ácido acetilsalicílico no prazo de 10 dias antes da biópsia foi de 0,6%, e a dos pacientes que não ingeriram AAS foi de 0,4% (p = 0,34).[24] Esse estudo incluiu 585 biópsias hepáticas realizadas em pacientes com uso recente de AAS com um risco de 0,3% de hemorragia maior (não significativamente diferente dos 0,5% naqueles dos que não faziam uso de ácido acetilsalicílico). Consequentemente, continuamos a realizar muitas biópsias de órgãos sólidos em pacientes que fazem uso de AAS e raramente adiamos ou cancelamos uma biópsia devido ao uso dessa medicação. As exceções a esta prática incluem biópsias eletivas, especialmente em locais que o paciente consegue facilmente reagendar o procedimento e, em alguns casos, biópsias de rim nativo que já conferem maior risco de sangramento. A incidência de hemorragia intensa após a biópsia de rim nativo ou transplantado em pacientes que fazem uso de AAS foi ligeiramente maior quando comparada aos que não faziam uso de ácido acetilsalicílico (1,0% *vs.* 0,6%), embora essa diferença não tenha sido estatisticamente significativa ($p = 0,08$).[24] No caso de varfarina e heparina, recomendamos suspender antes de uma biópsia de alto risco, se possível – 5 dias para a varfarina (para RNI $\leq 1,5$), 4 horas para a dose terapêutica intravenosa (IV) de heparina não fracionada, 24 horas para a dose terapêutica de heparina de baixo peso molecular e 12 a 24 horas para a dose profilática de heparina não fracionada ou de baixo peso molecular.

Se o histórico sugerir um transtorno de sangramento, mas o paciente não estiver fazendo uso de um agente antitrombótico, devem ser realizados testes para tempo de protrombina (TP), tempo de tromboplastina parcial ativado (TTPa) e contagem de plaquetas se um procedimento de alto risco for planejado.[25] A avaliação do tempo de sangramento apresenta valor incerto na determinação do risco de sangramento; na maioria dos casos, nenhuma boa evidência suporta o valor do tempo de sangramento como preditor do risco de sangramento.[3,26] Para *core* biópsias ou drenos, contagem de plaquetas maior que 50×10^9/L e um RNI de 1,6 ou menos são os limiares sugeridos, mas a biópsia pode ser realizada mesmo que o paciente esteja fora desses parâmetros, a critério do radiologista e do médico do paciente após avaliação dos riscos e benefícios. Dados têm mostrado que a contagem de plaquetas de 50×10^9/L ou menor é um fator de risco estatisticamente significativo para ocorrência de sangramento maior após a biópsia hepática (taxa 2,2% *vs.* 0,5% de sangramento significante, $p = 0,04$).[27] De forma interessante, no mesmo grupo de estudo, nenhum paciente com RNI de 1,6 ou superior ($n = 43$, intervalo de 1,6 a 1,9) apresentou hemorragia significativa pós-biópsia.[27]

Algumas coagulopatias podem ser corrigidas com a transfusão de derivados sanguíneos adequados, embora o impacto disso seja imprevisível sobre as taxas de sangramento pós-procedimento para alguns procedimentos, como a toracocentese.[12] No entanto, para biópsias de alto risco, continuamos a acreditar que há benefícios na transfusão para atingir os limiares previamente mencionados de plaquetas superiores a 50×10^9/L e RNI de 1,6 ou menos em pacientes trombocitopênicos e coagulopatas, se possível. A desmopressina (DDAVP) pode ser administrada a um paciente urêmico para melhorar o funcionamento da atividade plaquetária.[28] A embolização pós-biópsia do trajeto da agulha foi descrita para controlar a hemorragia em pacientes com alto risco de sangramento e para aqueles em que a necessidade de biópsia supera qualquer risco, mas não é rotineiramente realizada na nossa prática.[29,30]

Métodos de Imagem

Tanto a ultrassonografia como a tomografia computadorizada (TC) podem ser usadas para orientar a intervenção com agulha percutânea. A escolha do método depende de múltiplos fatores, incluindo o tamanho e a localização da lesão, a conspicuidade relativa da lesão nas duas modalidades, a disponibilidade do equipamento e a preferência pessoal.

Ultrassonografia

A ultrassonografia apresenta várias vantagens como um método para guiar a intervenção percutânea. Está prontamente disponível, seu custo é relativamente baixo e é um método portátil. Não utiliza nenhuma radiação ionizante e pode fornecer orientação em praticamente qualquer plano anatômico. A maior vantagem, entretanto, é o fato de a ultrassonografia possibilitar a visualização em tempo real da extremidade da agulha, enquanto ela passa através do tecido em direção ao alvo. Isso permite a colocação precisa e segura da agulha e evita a interposição de estruturas importantes. Além disso, o **Doppler colorido** pode ajudar a prevenir complicações da colocação da agulha pela identificação da natureza vascular de uma massa e pela possibilidade de o médico evitar estruturas vasculares situadas no trajeto da agulha.

A orientação por ultrassonografia pode ser usada para a biópsia de muitos órgãos e regiões do corpo. A técnica é ideal para lesões localizadas superficialmente ou em profundidade moderada em uma pessoa magra ou de porte médio como o omento (Vídeo 17.1), bem como para lesões dentro de órgãos propensos a movimentos respiratórios (p. ex., fígado, rim) (Vídeo 17.2). No último caso, a vantagem da orientação por ultrassonografia em tempo real consiste em permitir a visualização contínua do alvo durante a biópsia. Lesões localizadas dentro ou atrás de osso ou intestino cheio de gás não podem ser visualizadas devido a uma reflexão quase completa do som na interface com osso ou gás.

Teoricamente, qualquer massa que seja bem visível na ultrassonografia é passível de biópsia guiada com agulha. Na nossa prática, muitas biópsias de fígado e de rim são realizadas com orientação da ultrassonografia, como a maioria das biópsias das glândulas tireoide e paratireoide. Linfonodos superficiais também são particularmente passíveis de biópsia guiada por ultrassonografia em tempo real. Ocasionalmente, o pâncreas (em especial o transplantado) e outros locais no abdome e pelve são submetidos à biópsia com orientação pela ultrassonografia se a visualização da lesão for adequada.

Comparados à TC, os procedimentos guiados pela ultrassonografia requerem menos tempo para ser realizados e podem ter melhor custo-benefício.[31-33] A biópsia guiada por ultrassonografia mostrou ser mais precisa que a TC, com taxa de resultados falso-negativos baixa.[32,34]

Tomografia Computadorizada

A TC é bem estabelecida como um método de orientação preciso para biópsia percutânea da maioria das regiões do corpo. Ela fornece um excelente resolução espacial de todas as estruturas entre a pele e a lesão-alvo, e proporciona imagem precisa da extremidade da agulha. Além disso, as lesões localizadas profundamente no abdome ou intraósseas são mais bem visualizadas com a TC do que com a ultrassonografia. Na nossa prática, muitas biópsias pélvicas, suprarrenais, pancreáticas, retroperitoneais e ósseas são realizadas com orientação da TC, pois essas estruturas costumam apresentar melhor visualização por meio deste método de imagem.

Historicamente, a TC tem sido limitada pela falta de visualização contínua da agulha durante inserção e biópsia. Nos últimos anos, entretanto, a introdução da TC **fluoroscópica** permitiu a visualização em tempo real do posicionamento da agulha. Isso reduziu o tempo necessário aos procedimentos intervencionistas, à custa do aumento da dose de radiação.[35]

Seleção da Agulha

Vários tipos de agulhas com um amplo espectro de calibres (diâmetro da agulha), comprimentos e desenhos de extremidades estão comercialmente disponíveis para a utilização em biópsia percutânea. O calibre da agulha tem como base o diâmetro externo, com as agulhas de maior calibre apresentando menor número de graduação. Conceitualmente, as agulhas podem ser agrupadas em tamanhos de pequeno calibre (20 ou maior) e de grande calibre (19 ou menor). As **agulhas de pequeno calibre** são utilizadas principalmente para obter células para análise citológica através do uso de um procedimento comumente designado como **aspiração por agulha fina** (AAF). Todavia, pequenas amostras de tecido também podem ser obtidas para exame histológico. Com essas agulhas de pequeno calibre, as massas atrás de alças do intestino podem ser puncionadas com probabilidade mínima de infecção.[4] As amostras menores coletadas por agulhas de pequeno calibre são apropriadas para confirmar a recorrência de tumor ou metástases em um paciente que sabidamente tem malignidade primária. Mesmo se a amostra for pequena, o patologista geralmente é capaz de fazer um diagnóstico preciso pela comparação da amostra da biópsia com o tecido original.

As **agulhas de grande calibre** podem ser usadas para obtenção de quantidades maiores de material para uma análise histológica ou citológica mais completa. Sua utilização pode ser necessária para se conseguir amostra suficiente, a fim de diagnosticar e classificar em subtipos alguns tipos de doenças malignas (p. ex., linfomas), muitas lesões benignas e a maioria das doenças parenquimatosas difusas (p. ex., cirrose hepática, glomerulonefrite renal e rejeição do enxerto renal).[36] As amostras teciduais retiradas com agulhas de grande calibre também podem ser utilizadas para gerar uma amostra adicional de "preparo rápido", por meio do qual o tecido é manualmente esfregado em uma lâmina de vidro, deixando uma amostra celular para uma análise citológica.[37]

A preferência e o nível de experiência do patologista envolvido na interpretação das amostras da biópsia são considerações na seleção do tipo e tamanho da agulha. Os **citopatologistas** são especializados na interpretação de amostras celulares, fazendo um diagnóstico com base nas células fornecidas. Infelizmente, algumas instituições não oferecem interpretação citopatológica. **Histopatologistas**, ao contrário, frequentemente preferem uma grande amostra de biópsia para interpretação. Por exemplo, uma amostra grande de biópsia de uma lesão metastática permite, com frequência, uma predição mais confiável do provável local primário da malignidade do que uma amostra muito pequena ou um aspirado citológico. A determinação do sítio primário da malignidade permite ao oncologista adaptar o tratamento subsequente.

Procedimento de Biópsia

Antes que um procedimento invasivo seja realizado, o procedimento em si, os riscos, as alternativas e os benefícios devem ser explicados ao paciente de modo que ele os compreenda e que seja obtido consentimento informado para a realização do procedimento. Os médicos devem ser compreensivos com a apreensão do paciente com relação à possível dor durante o procedimento e às eventuais complicações da biópsia. Após o procedimento ser discutido com o paciente, quaisquer dúvidas que ele possa ter devem ser totalmente respondidas.

Biópsias são realizadas, frequentemente, em paciente ambulatorial. O desconforto do procedimento raramente é grave e, no geral, controlado por anestesia local na região da biópsia após a pele ser limpa e coberta. Um acesso por via intravenosa pode ser estabelecido antes da biópsia, no caso de líquido ou medicações serem necessários durante o procedimento. Pré-medicação geralmente não é necessária. Sedativos e analgésicos, tais como o midazolam e fentanil, podem ser administrados por via intravenosa depois de o consentimento ter sido obtido.[38] Em pacientes com risco elevado de sangramento, é aconselhável considerar um acesso IV maior ou um secundário.

Há duas opções para **esterilizar o transdutor**. Ele pode ser coberto com um forro plástico estéril, porém isso pode degradar a qualidade da imagem e tornar o manuseio do transdutor mais difícil. Alternativamente, o transdutor pode ser diretamente esterilizado e colocado diretamente sobre a pele. O gel estéril é utilizado como um agente de acoplamento acústico. Após a biópsia, o transdutor é enxaguado por 10 minutos em uma solução bactericida de dialdeído.

A maioria das biópsias guiadas pela ultrassonografia é realizada sob visualização contínua em tempo real. **Vários sistemas de orientação** de agulhas projetados para facilitar o avanço apropriado da agulha estão disponíveis comercialmente. Esses guias se conectam ao transdutor e direcionam a agulha a várias profundidades a partir da superfície do transdutor, dependendo do ângulo pré-selecionado da guia em relação ao transdutor (Fig. 17.1A,B). Muitos radiologistas preferem uma **abordagem "à mão livre"**, na qual a agulha é inserida livremente através da pele diretamente na imagem do transdutor, sem uso de uma guia (Fig. 17.1C). A agulha é, então, direcionada de modo independente à lesão-alvo pelo operador sob a visualização em tempo real da ultrassonografia (Vídeos 17.3 e 17.4).

Ao comparar essas duas técnicas de biópsia, pode-se avaliar a facilidade técnica proporcionada pelo método de guia da agulha. Ele pode diminuir o tempo de realização de uma biópsia, principalmente nas mãos de um operador iniciante.[39] No entanto, a técnica à mão livre permite maior flexibilidade ao operador para realizar ajustes sutis no percurso da agulha no caso de movimento do paciente, particularmente com a respiração.

As biópsias por AAF são realizadas posicionando-se a ponta da agulha na lesão-alvo e, com rápidos "movimentos de vai e vem" dentro da massa, coleta-se amostras celulares dentro do lúmen da pequena agulha. Alguns equipamentos de biópsia incluem uma seringa em uma das extremidades, para exercer pressão negativa dentro do lúmen, aumentando o produto celular.

Agulhas de calibre mais grosso são utilizadas para obtenção de amostras de tecido. Com o típico dispositivo de biópsia com núcleo de mola ("pistola" para biópsia), a ponta da agulha avança para a margem da lesão-alvo. Deve-se tomar cuidado em antecipar a excursão do dispositivo para evitar lesão das estruturas situadas mais profundamente. Alguns equipamentos de biópsia permitem o avanço manual do estilete através da lesão-alvo até a profundidade desejada. Quando a bainha de corte é acionada pela mola, ela avança por sobre o estilete, mas sem movimento adicional da agulha para a frente (Fig. 17.2).

A maioria das biópsias é realizada fazendo-se uma ou mais passagens dentro da massa com uma única agulha. Ocasionalmente, duas agulhas são utilizadas de modo **coaxial**, segundo o qual uma agulha grande é primeiramente colocada dentro da massa. O estilete interno desta agulha é então removido e uma agulha mais comprida e de menor calibre é colocada através do lúmen da primeira agulha. Assim, múltiplas amostras podem ser obtidas com a agulha menor, sem necessidade de reposição de uma maior. Esta técnica permite que uma grande quantidade de tecido seja obtida por meio de apenas uma punção da cápsula do órgão, embora gás introduzido durante o procedimento possa interferir na imagem ultrassonográfica. Ainda que, intuitivamente, isso deva diminuir complicações referentes ao sangramento, ainda não houve demonstração conclusiva na prática clínica.[40] Isso pode estar relacionado ao calibre maior da agulha introdutora, ou ao tempo mais longo durante o qual a agulha introdutora permanece dentro do órgão, potencialmente rompendo a cápsula.

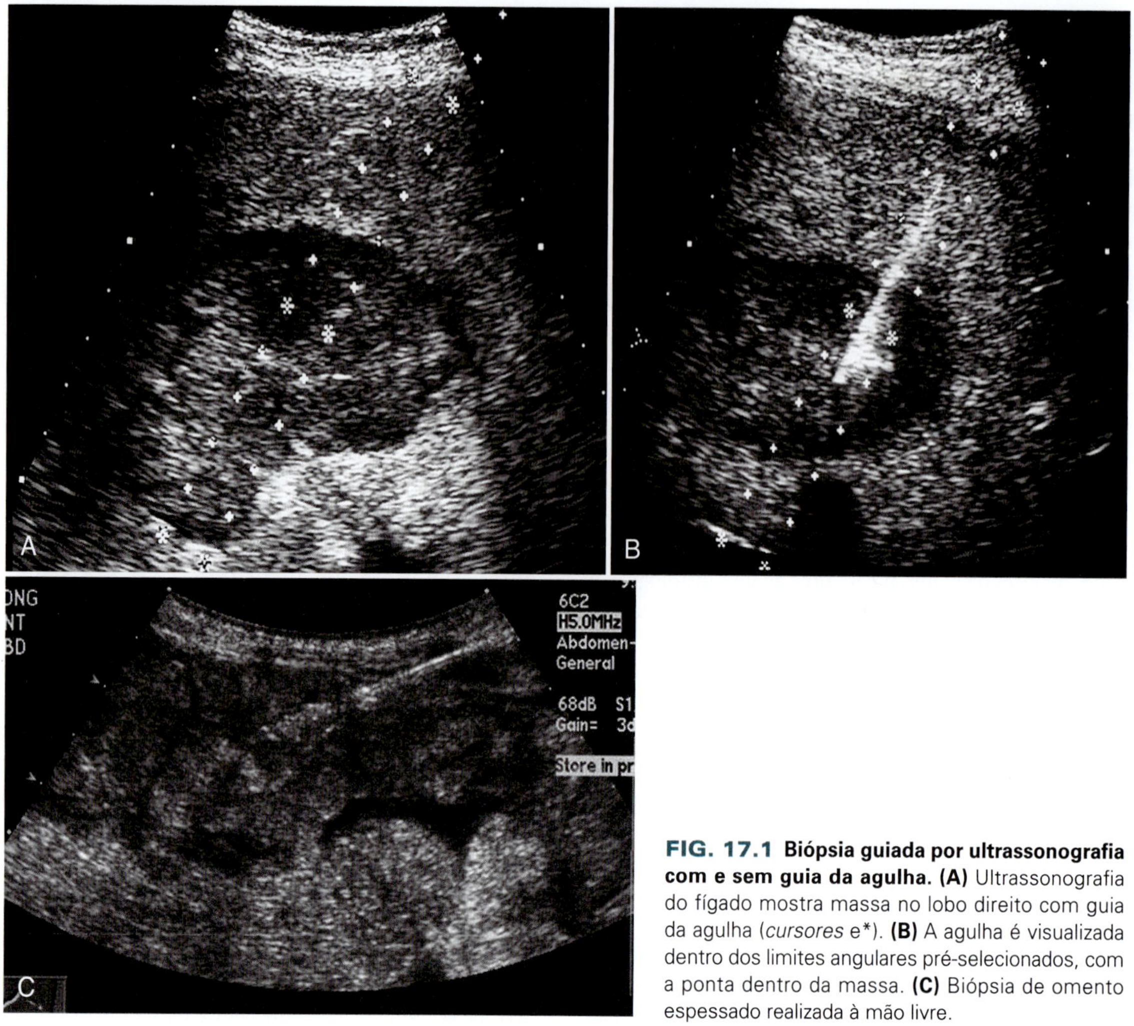

FIG. 17.1 Biópsia guiada por ultrassonografia com e sem guia da agulha. (A) Ultrassonografia do fígado mostra massa no lobo direito com guia da agulha (*cursores* e*). **(B)** A agulha é visualizada dentro dos limites angulares pré-selecionados, com a ponta dentro da massa. **(C)** Biópsia de omento espessado realizada à mão livre.

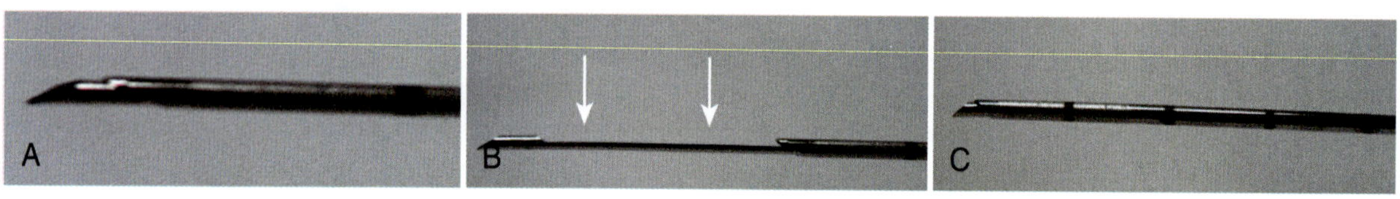

FIG. 17.2 Agulha de biópsia com estilete central. (A) Ponta de agulha de biópsia antes da liberação do estilete. **(B)** Estilete liberado, com a calha para amostras da biópsia (*setas*) evidente no estilete exposto. **(C)** A cânula externa é disparada sobre o estilete, permitindo que o tecido seja obtido na calha.

Após a realização da biópsia, o paciente é observado no departamento de radiologia por um período proporcional ao risco do procedimento. Períodos de observação mais prolongados podem ser apropriados se houver preocupação clínica de uma complicação potencial. Em muitos centros médicos, os resultados citológicos iniciais estão disponíveis dentro deste tempo. Se os resultados da análise citológica inicial não forem conclusivos, a **repetição da biópsia** pode ser realizada enquanto o paciente estiver no departamento. Quando amostras de tecido são obtidas por biopsia com agulha cilíndrica, a análise por congelação pode ser realizada para determinação do diagnóstico, caso o *touch-prep* citológico seja inconclusivo. Neste caso, podem ser necessárias amostras adicionais caso seja requerida fixação permanente ou coloração especial.

Visualização da Agulha

Uma das maiores vantagens da ultrassonografia como um método de orientação à biópsia é sua capacidade de visualizar continuamente o avanço da ponta da agulha em tempo real. Infelizmente, para muitos radiologistas, este é considerado o aspecto tecnicamente mais difícil da biópsia guiada por ultrassonografia. Os iniciantes podem optar por praticar em um modelo caseiro para biópsia por ultrassonografia até desenvolver a coordenação necessária para procedimentos guiados por ultrassom.[41,42]

A razão mais comum para a não visualização da ponta da agulha é o **alinhamento inadequado** da ponta da agulha e do transdutor. Para visualizar toda a agulha, ela e o feixe central de ultrassom do transdutor devem estar no mesmo plano. Isso possibilita que todo o corpo da agulha seja visualizada. Embora raramente ocorra mau alinhamento com o uso de um guia mecânico para a agulha, tal colocação paralela pode ser desafiadora utilizando-se a técnica à mão livre, particularmente quando o radiologista estiver concentrado na imagem de ultrassonografia. Em muitos casos, o radiologista pode simplesmente averiguar o alinhamento da agulha com o transdutor, a fim de permitir correção grosseira do desvio do trajeto (Fig. 17.3),

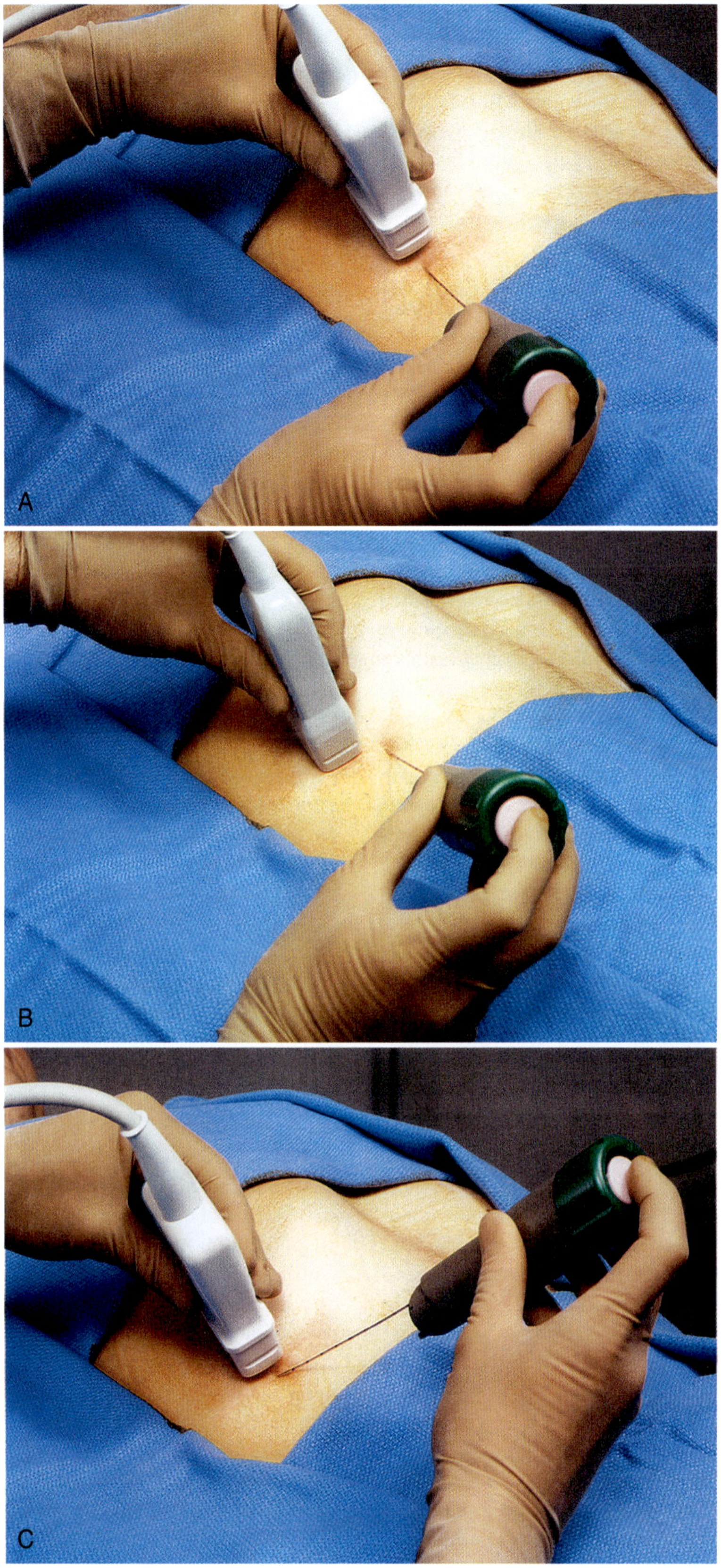

FIG. 17.3 Alinhamento à mão livre da agulha de biópsia com transdutor de ultrassonografia. (A) Alinhamento correto para ótima visualização ultrassonográfica. A agulha de biópsia está alinhada precisamente dentro do plano central do transdutor. **(B)** Alinhamento incorreto. A agulha de biópsia está alinhada fora do centro em relação ao transdutor. **(C)** Alinhamento incorreto. A agulha de biópsia está alinhada corretamente com o centro do transdutor, mas angulada para longe do plano central.

e, em seguida, realizar o ajuste fino do alinhamento da agulha por meio da imagem de ultrassonografia.

Movimentos **oscilantes** ou alternados para dentro e para fora durante a inserção da agulha de biópsia melhoram a sua visualização. O movimento de oscilação causa deflexão dos tecidos moles adjacentes à agulha e torna a trajetória da agulha muito mais discernível dentro de um campo que, de outra forma, seria estacionário. Alternativamente, se usado um sistema coaxial, a agulha menor, mais interna, pode ser "bombeada" ou movimentada "para dentro e para fora" no interior do introdutor maior.

A visualização da agulha também pode ser melhorada pelo **aumento da refletividade** da agulha de biópsia. As agulhas de calibre maior são mais prontamente visualizadas do que as agulhas de calibre menor. Manter o bisel da agulha direcionado ao transdutor também pode tornar mais evidente a ponta da agulha. Alguns autores têm evidenciado a utilidade do Doppler colorido para visualizar o movimento da agulha,[43] embora não o tenhamos incorporado rotineiramente na nossa prática. Modificações no desenho da ponta da agulha para melhorar sua visualização incluem a marcação da ponta da agulha e o uso de um estilete em parafuso. As agulhas extrarrefletivas especificamente desenhadas para procedimentos guiados em ultrassonografia estão disponíveis comercialmente. A maioria das agulhas, entretanto, é suficientemente visível ultrassonograficamente, desde que a agulha e o transdutor estejam alinhados.

A **ecogenicidade** do parênquima do órgão a ser submetido à biópsia também afeta a visibilidade da agulha de biópsia. Se o parênquima for relativamente hipoecoico, como o fígado, rim ou baço, a agulha ecogênica, em geral, pode ser identificada com facilidade. Ao contrário, se o órgão ou tecido mole for relativamente hiperecoico, geralmente é difícil visualizar a ponta ecogênica da agulha neste cenário. Isso é particularmente relevante na biópsia de massas em pacientes obesos ou massas com gordura complexa ao redor, como no retroperitônio.

Transdutores lineares ou curvos são utilizados com frequência nos procedimentos guiados devido a sua boa resolução do campo proximal, permitindo a visualização da agulha após relativamente pouca penetração tecidual. A **zona focal do feixe de ultrassonografia também deve ser colocada no campo proximal** para melhor visualização da agulha. Os transdutores setoriais são utilizados com frequência se houver uma pequena janela acústica ou uma lesão profunda situada em ângulos muito inclinados.

A clara visualização da agulha de biópsia é um elemento importante no sucesso das biópsias com agulhas guiadas pela ultrassonografia. As várias técnicas aqui descritas podem ser utilizadas para intensificar a visualização da agulha. Todavia, a **experiência** no exame em tempo real permanece o fator-chave para a realização bem-sucedida das biópsias guiadas pela ultrassonografia.

Aplicações Anatômicas Específicas

Fígado

O fígado é o órgão abdominal no qual a biópsia percutânea é realizada mais frequentemente. As indicações comuns para biópsia incluem a confirmação não cirúrgica de doença metastática, caracterização de massa(s) hepática(s) focal(is) com imagem inconclusiva e diagnóstico de doença parenquimatosa, embora a biópsia randômica do parênquima hepático tenha reduzido na nossa instituição devido ao aumento da utilização da elastografia para avaliação da fibrose hepática. A biópsia de lesões grandes ou superficiais é mais facilmente executada. Com experiência, lesões profundas ou menores que 1 cm podem ser biopsiadas com acurácia[44,45] (Fig. 17.4).

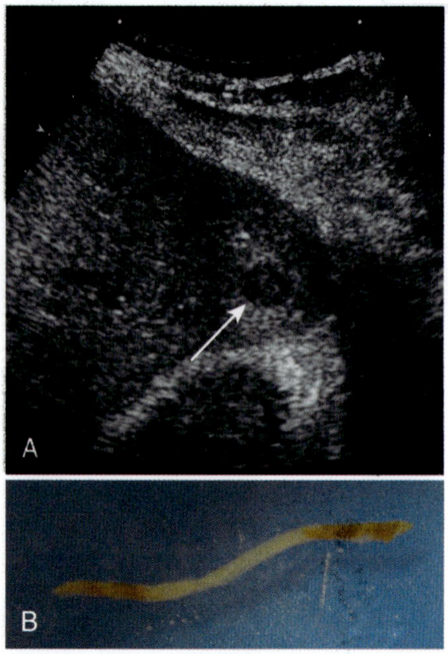

FIG. 17.4 Biópsia guiada por ultrassonografia de uma pequena metástase hepática. (A) Imagem longitudinal do lobo inferior direito do fígado mostra massa de 1 cm (*seta*). **(B)** Fotografia macroscópica da amostra de biópsia mostrando o típico centro branco de tecido patológico (*setas*) limitado por parênquima hepático de aparência tipicamente normal (*pontas de seta*).

Em nossa prática, a biópsia hepática é realizada, quase universalmente, sob orientação da ultrassonografia, devido à visualização da agulha em tempo real. Esta vantagem torna-se especialmente óbvia quando há movimento significativo do fígado causado pela respiração e excursão diafragmática.

As lesões no lobo esquerdo e na porção inferior do lobo direito podem ser, em geral, submetidas à biópsia através de uma abordagem subcostal. Lesões localizadas superiormente junto a cúpula do fígado apresentam um desafio técnico à biópsia tradicional guiada por TC, mas a obtenção de imagens em tempo real, fora do eixo axial por meio de ultrassonografia, permite que a agulha alcance esses tumores com precisão, frequentemente por meio de uma abordagem intercostal. Embora tal abordagem possa entrar no espaço pleural, o pulmão aerado raramente é atingido, pois é bem visualizado ultrassonograficamente e pode ser evitado. Em geral, colocamos o paciente em posição oblíqua posterior esquerda, em vez da posição supina, quando é utilizada uma abordagem intercostal para melhorar a visualização do fígado. Se alguém estiver trabalhando no lado direito do paciente, tal posição também evita que o paciente assista à manipulação da agulha. Quando possível, é preferível **orientar o transdutor ao longo do eixo longitudinal** do paciente. Essa orientação minimiza a interferência da respiração, porque o tumor e a agulha permanecem no campo de visão durante o procedimento.

Lesões hepáticas benignas, como áreas focais de infiltração gordurosa, áreas focais do parênquima normal dentro de um fígado com infiltração gordurosa, hemangiomas cavernosos, hiperplasia nodular focal e até mesmo hemangiomas atípicos podem geralmente ser caracterizados de forma confiável como benignos pelo exame de ressonância magnética (RM). No entanto, eles podem ocasionalmente mimetizar a aparência de tumores malignos nos exames de imagem. Uma biópsia desses processos pode ser feita com a orientação da ultrassonografia para excluir malignidade e confirmar sua natureza benigna se os achados na RM forem duvidosos, principalmente se o paciente apresentar doença maligna primária conhecida (Fig. 17.5).

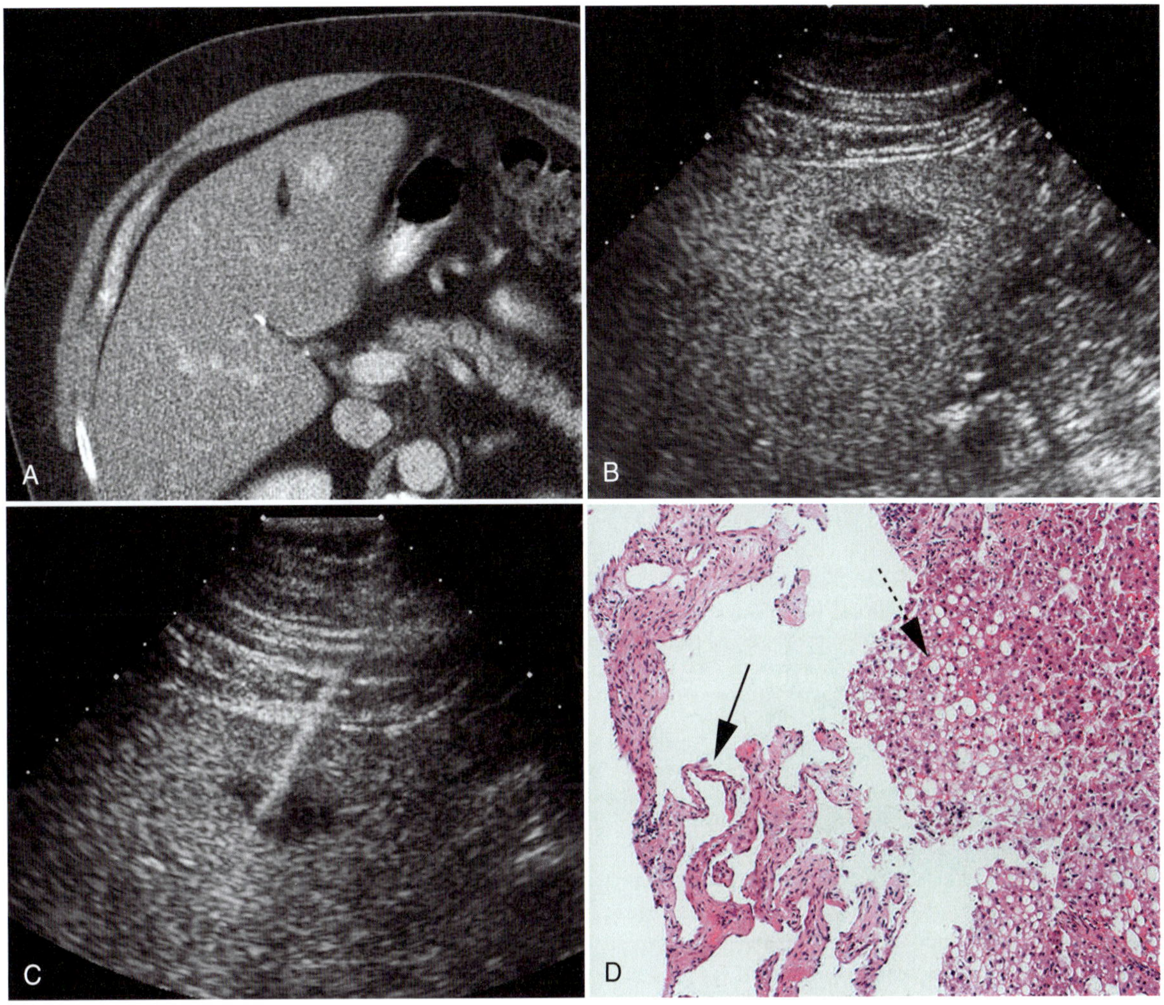

FIG. 17.5 Biópsia de hemangioma cavernoso. (A) TC com contraste mostra massa vascular de 1,5 cm no lobo esquerdo do fígado. **(B)** Imagem transversal de ultrassonografia mostra uma massa elipsoide hipoecoica em um fígado infiltrado por gordura. **(C)** Biópsia guiada por ultrassonografia utilizando uma agulha de calibre 18. **(D)** Amostra histológica mostra espaços vasculares delimitados por endotélio (*seta*), compatível com o diagnóstico de hemangioma cavernoso, bem como pequenos glóbulos de gordura arredondados (*seta tracejada*) dentro dos hepatócitos corados com hematoxilina e eosina.

Embora os **hemangiomas cavernosos** sejam lesões vasculares, essas massas foram submetidas a biópsias percutâneas bem-sucedidas sem complicações significativas.[46-48] Cuidado especial deve ser tomado para evitar a punção direta de um hemangioma cavernoso sem parênquima hepático interposto, porque isso pode resultar em sangramento significativo.[49] Uma faixa de fígado normal sobreposta pode tamponar um potencial sangramento do hemangioma nesses casos. Sangramento significativo após a punção direta das massas hipovasculares do fígado hipervascular é uma preocupação menor.

Tem havido interesse crescente na biópsia de lesões suspeitas de **adenomas hepáticos** como resultado da evolução dos esquemas de classificação e subtipagem. Diferentes subtipos apresentam um potencial diferente de sangramento e transformação maligna e isso tem implicações para o manejo dos pacientes.[50] Embora a biópsia do adenoma hepático seja segura, ainda existe um pequeno risco de resultados discordantes na patologia entre a biópsia inicial e a biópsia subsequente ou a amostra de ressecção cirúrgica com base em problemas na interpretação patológica e sobreposição ocasional de características histológicas entre adenoma, hiperplasia focal nodular e hepatocelular carcinoma. Em uma série que incluiu biópsia de 60 lesões suspeitas de adenomas hepáticos, seis (10%) mostraram discordância no exame de patologia de seguimento, incluindo quatro posteriormente diagnosticadas como hiperplasia nodular focal e duas, posteriormente, diagnosticadas como carcinoma hepatocelular.[51]

A biópsia percutânea guiada por ultrassonografia do **trombo da veia porta** do fígado provou ser um procedimento diagnóstico seguro e acurado no estadiamento do carcinoma hepatocelular, embora também tenha sido menos frequente no contexto de técnicas avançadas de RM.[52]

As biópsias do fígado são relativamente seguras, com uma taxa de complicação global inferior a 1%.[16,24,53-59] Hemorragia é a complicação mais comum. Tais complicações hemorrágicas são mais prováveis de ocorrer na biópsia de pacientes com malignidades e naqueles com insuficiência hepática aguda, hepatite crônica ativa ou cirrose.[58,60,61] A maioria das complicações ocorre logo após o procedimento de biópsia; cerca de 60% em 2 horas e 80% em 10 horas.[58] Diversos grandes estudos relatam taxa de mortalidade por biópsia percutânea hepática em torno de 0,1% ou menos.[27,58-60]

Pâncreas

Apesar do uso crescente da **ultrassonografia endoscópica** (UES) e do procedimento de AAF guiado por UES, a biópsia percutânea de tumores pancreáticos permanece necessária em alguns casos quando o tumor está na cauda do pâncreas ou quando a UES não está disponível.

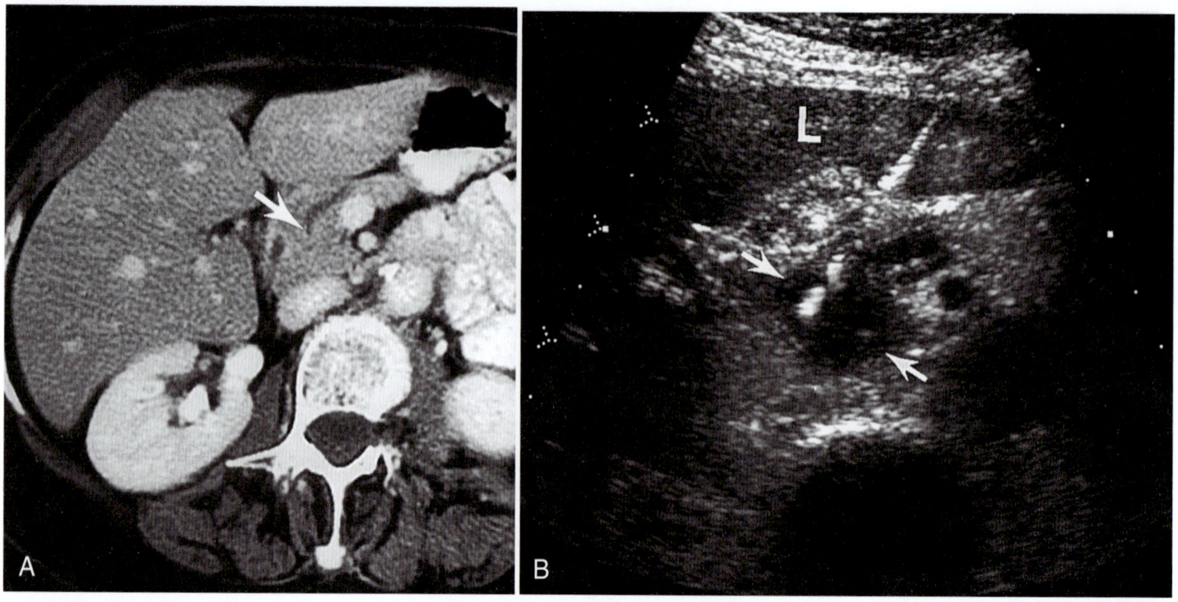

FIG. 17.6 Biópsia do pâncreas guiada por ultrassonografia. (A) TC com contraste mostra um ducto pancreático levemente dilatado com término abrupto na cabeça do pâncreas (*seta*). Não há identificação na TC de massa bem-definida. **(B)** Ultrassonografia para orientar a biópsia demonstra uma agulha de calibre 19 passando através do lobo esquerdo do fígado (*F*), com a ponta da agulha 2 cm no interior da massa hipoecoica na cabeça do pâncreas (*setas*). A biópsia foi positiva para adenocarcinoma.

A biópsia é ocasionalmente solicitada para documentar malignidade ou diferenciá-la de condições benignas, como a pancreatite focal.

Em nossa instituição, a maioria das biópsias pancreáticas é realizada com orientação da TC devido à localização profunda do pâncreas, aos gases intestinais sobrejacentes e à gordura abdominal hiperecoica que pode tornar difícil a visualização da agulha. No entanto, a biópsia de massas pancreáticas em pacientes magros ou medianos pode ser feita precisamente sob orientação da ultrassonografia (Fig. 17.6).

O **sistema digestório** pode ser atravessado ao se fazer uma biópsia do pâncreas. Na ultrassonografia, o estômago ou o intestino está deslocado ou comprimido. Brandt et al.[4] demonstraram que é seguro atravessar o tubo gastrointestinal (estômago, intestino delgado e cólon) ao realizar 66 procedimentos de biópsias percutâneas. A maioria das biópsias foi realizada utilizando-se uma agulha de calibre 21 e não houve complicação relacionada ao trajeto da biópsia nesses pacientes.

Uma das vantagens particulares da ultrassonografia sobre a TC é a possibilidade de realização de biópsias de massas pancreáticas fora do plano axial, o que é muito útil se houver vasos superpostos na TC. A biópsia orientada por ultrassonografia apresenta acurácia de 93% a 95%, em comparação com a acurácia de 86% a 100% na biópsia orientada por TC.[4,62,63]

Em algumas séries, o índice de sucesso da biópsia para o diagnóstico de carcinoma pancreático tem inferior ao índice de sucesso para o diagnóstico de lesões malignas em outros órgãos do abdome.[4,64,65] Isso pode estar relacionado a erro de amostragem, pois uma significativa reação desmoplásica geralmente acompanha o adenocarcinoma do pâncreas. Por meio do direcionamento à parte hipoecoica central da massa pancreática, o médico consegue melhorar o rendimento diagnóstico. Além disso, a biópsia da parte central, isoladamente ou em adição à AAF, resulta em melhor desempenho diagnóstico em comparação ao procedimento de AAF isoladamente.[63]

A diferenciação entre tumores pancreáticos **serosos benignos** e **tumores pancreáticos mucinosos potencialmente malignos** pode ser difícil de ser realizada apenas pelo exame de imagem. Infelizmente, as doenças malignas pancreáticas císticas são difíceis de diagnosticar com precisão pela biópsia percutânea; um diagnóstico definitivo foi obtido em apenas 60% dos pacientes, em um estudo.[66] Na biópsia de uma lesão pancreática cística, é fundamental que se obtenham **células epiteliais**, ou da parede da lesão ou de do líquido no cisto. A análise dos **aspirados de fluidos percutâneos** de uma lesão cística também tem sido proposta para o auxílio da distinção entre neoplasias císticas e pseudocistos.[66-68] Um alto nível de amilase é consistente com um pseudocisto. A presença de marcadores tumorais no fluido do cisto também pode ser útil para sugerir uma neoplasia cística.

A segurança da biópsia percutânea do pâncreas tem sido bem estabelecida, com índice de complicações de 0,8% a 2%.[4,16,24,69] Uma revisão histórica relatou seis mortes relacionadas à biópsia pancreática.[70] Cinco dessas mortes foram atribuídas à pancreatite e uma à sepse. Não foi encontrado câncer de pâncreas em nenhuma das amostras das biópsias ou nas necropsias desses pacientes, sugerindo maior risco de ocorrência de pancreatite após biópsia do pâncreas normal. Nesta grande revisão sobre biópsia percutânea, 10 dos 23 casos de disseminação no percurso da agulha ocorreram após a biópsia de malignidades pancreáticas. Por esse motivo, a biópsia pode não ser indicada em pacientes candidatos à cirurgia.

Rim

A biópsia renal é realizada para avaliar a doença parenquimatosa intrínseca ou para a caracterização de massa renal (Fig. 17.7). Embora exista uma aceitação de longa data da **biópsia de massa renal** por suspeita de metástase, linfoma, abscesso ou suspeita de carcinoma de células renais irressecável, a biópsia de uma suspeita de carcinoma de células renais potencialmente ressecável é historicamente controversa devido a preocupações quanto à precisão e à segurança, bem como pelo questionável impacto no manejo dos pacientes.[71] Nos últimos anos, no entanto, houve aumento na detecção incidental de pequenas massas renais potencialmente benignas e melhora na acurácia da

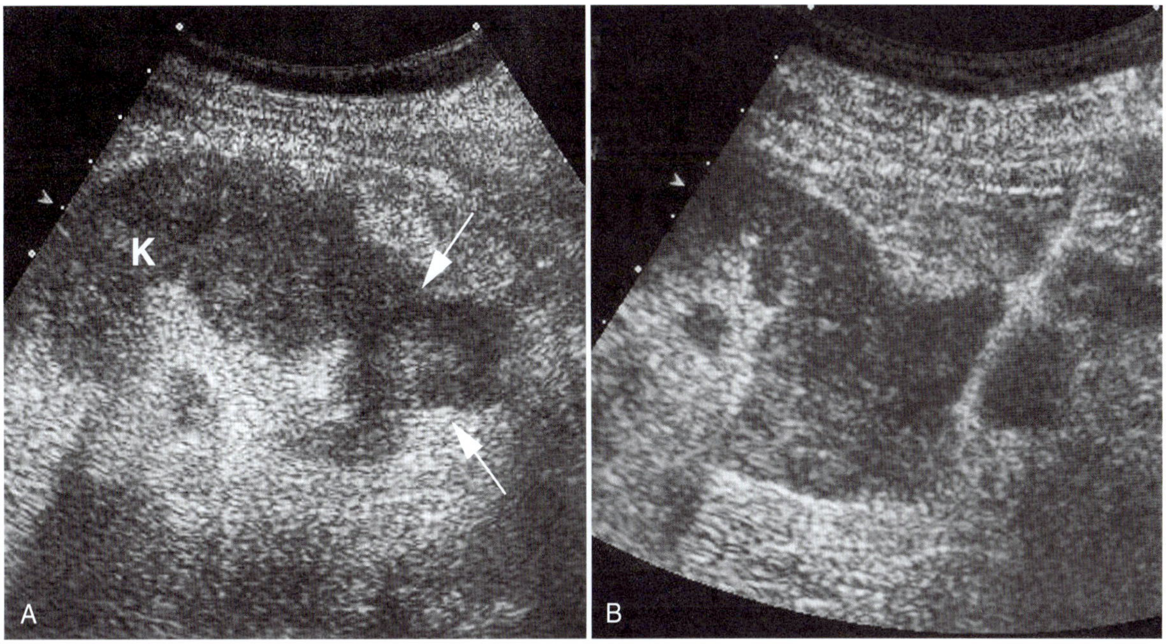

FIG. 17.7 Biópsia guiada por ultrassonografia de massa renal. (A) Imagem longitudinal mostra massa sólida de 2 cm estendendo-se a partir do polo inferior do rim (*R*) esquerdo. **(B)** A massa foi submetida à biópsia utilizando-se um dispositivo de biópsia calibre 18, confirmando o diagnóstico de carcinoma de células renais.

biópsia e nos perfis de segurança. A literatura atual mostra taxas de diagnóstico para biópsia de massa renal de 85% a 92%.[72,73] Outros autores também mostraram resultados excepcionais,[74-76] mas esses estudos são, em alguns casos, limitados devido ao modo pelo qual são determinados os resultados verdadeiramente negativos, que se baseia na estabilidade da lesão verificada pelo acompanhamento por exames de imagem. No entanto, sabemos que a falta de crescimento da massa renal não implica um resultado verdadeiro-negativo, pois 25% dos tumores renais não crescerão.[77] As biópsias não diagnósticas são mais comuns em massas císticas ou sem realce, especialmente se pequenas (< 4 cm) ou profundas (> 13 cm de distância da pele ao tumor).[73]

É importante ter em mente que, quanto menor a massa renal, mais provável que seja benigna.[78,79] Em uma grande série, 46% dos tumores com menos de 1 cm eram benignos. Os exames de imagem transversais têm permitido a caracterização acurada de muitas massas renais benignas, principalmente **cistos** benignos e **angiomiolipomas** contendo gordura. O problema ocorre com a massa renal indeterminada, pequena, com realce, especificamente o **oncocitoma**, o **carcinoma de células renais** e o **angiomiolipoma pobre em gordura**, que não podem ser diferenciados de forma confiável pelos exames de imagem.[80] Por esses motivos e porque uma maior variedade de opções de tratamento está disponível, incluindo vigilância ativa e ablação, a biópsia de massa renal está sendo cada vez mais utilizada. As diretrizes atuais da American Urological Association afirmam que a biópsia de massa renal é apropriada para pacientes com massa renal no estágio clínico 1 (limitado para o rim e ≤ 7 cm), nos quais uma ampla gama de opções de conduta está em consideração, variando de cirurgia a observação. Quando realizada nas circunstâncias apropriadas, a biópsia pode levar a uma mudança na conduta clínica em 40% dos pacientes.[74]

A orientação ultrassonográfica também pode ser utilizada na biópsia renal com **doença parenquimatosa difusa**. A inserção da agulha no córtex do polo inferior do parênquima renal, com a ponta dirigida para longe do hilo central sob orientação contínua em tempo real, resulta em poucas complicações e produz uma amostra de tecido de excelente qualidade para análise. Uma **agulha de biópsia de calibre 18** fornece uma amostra que é equivalente em qualidade de diagnóstico à amostra de biópsia obtida pela agulha de corte tradicional de calibre 14.[81] De fato, Hergesell et al.[19] encontraram uma taxa de sucesso de 99% na obtenção de tecido diagnóstico usando uma agulha de calibre 18, com apenas 0,36% dos pacientes com complicações hemorrágicas. Nesta série, a ultrassonografia pós-biópsia revelou um hematoma clinicamente oculto maior que 2 cm em 2% dos pacientes. Da mesma forma, a hemorragia assintomática pode ser detectada por TC em até 90% dos pacientes após a biópsia renal sem complicações.[82] As **fístulas arteriovenosas (AV)** podem ser vistas em cerca de 10% dos pacientes imediatamente após a biópsia do rim e geralmente se resolvem espontaneamente (Fig. 17.8).

Um sangramento clinicamente importante é a complicação mais grave após a biópsia do rim, ocorrendo em 0,3% a 6,6% dos pacientes.[16,17,23] A hematúria macroscópica pode ocorrer em 5% a 7% e geralmente no período de 6 a 12 horas.[83] A hematúria microscópica ocorre em até 100% dos pacientes e não deve ser considerada uma complicação.

Glândula Suprarrenal

A indicação mais comum para a biópsia suprarrenal é confirmar **doença metastática** em paciente com massa suprarrenal e malignidade primária conhecida em outro local. Nos últimos anos, as características das massas suprarrenais na TC e na RM têm suplantado a biópsia em muitos casos no estabelecimento da benignidade de massa suprarrenal. Ocasionalmente, entretanto, o diagnóstico histológico é necessário. Neste caso, a orientação pela TC geralmente é preferível para biópsia de glândula suprarrenal, por causa de sua localização profunda no retroperitônio. A biópsia percutânea resulta em diagnóstico em mais de 93% dos pacientes.[84,85]

A glândula suprarrenal direita é mais acessível à biópsia guiada por ultrassonografia do que a glândula suprarrenal esquerda, devido à janela ultrassonográfica do lobo direito do fígado que otimiza a visualização (Fig. 17.9). Massas suprarrenais contendo gordura hiperecoica e brilhante e massas homogêneas, com paredes finas e contendo líquido, podem não necessitar de biópsia, pois devem representar

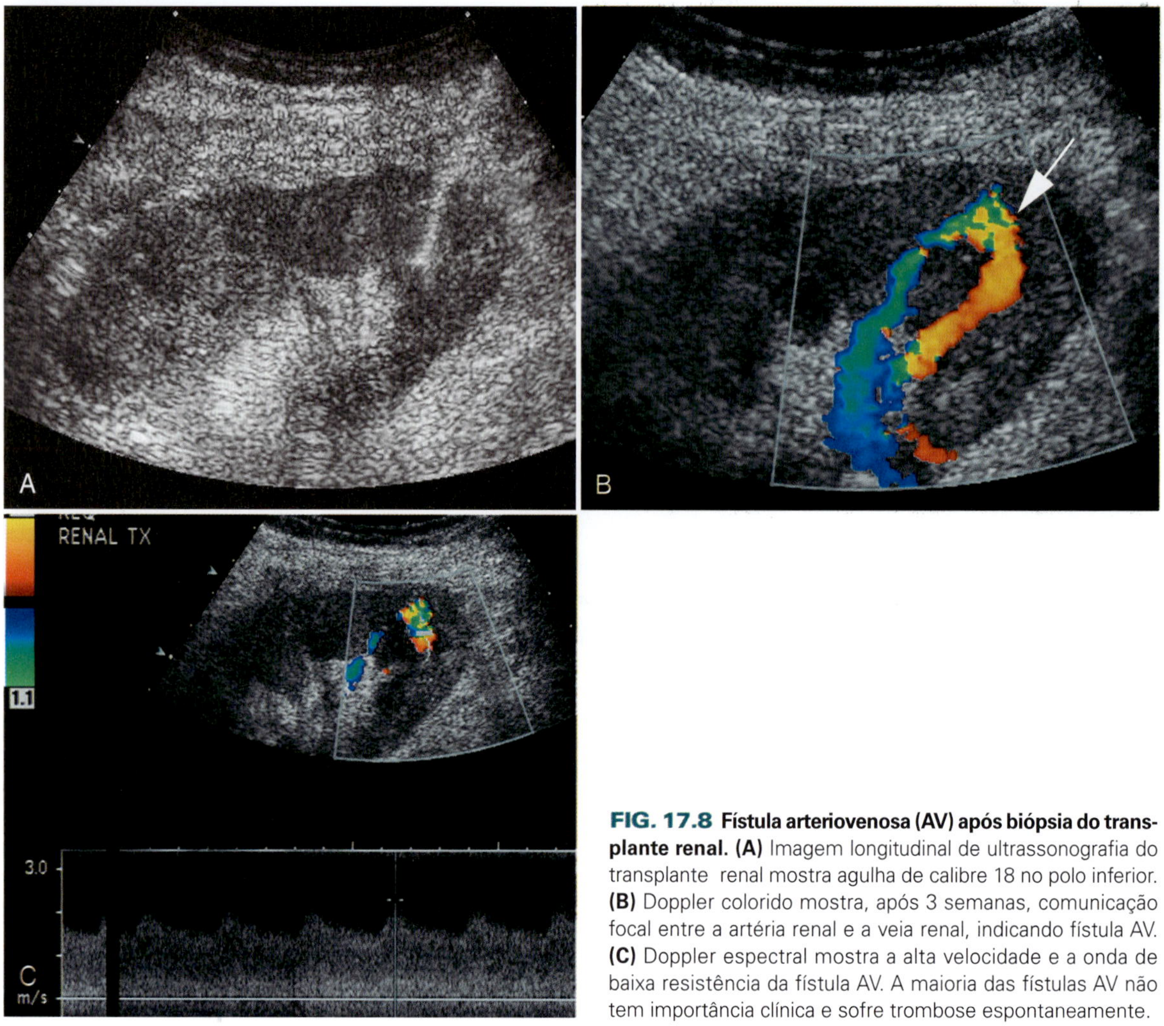

FIG. 17.8 Fístula arteriovenosa (AV) após biópsia do transplante renal. (A) Imagem longitudinal de ultrassonografia do transplante renal mostra agulha de calibre 18 no polo inferior. **(B)** Doppler colorido mostra, após 3 semanas, comunicação focal entre a artéria renal e a veia renal, indicando fístula AV. **(C)** Doppler espectral mostra a alta velocidade e a onda de baixa resistência da fístula AV. A maioria das fístulas AV não tem importância clínica e sofre trombose espontaneamente.

massas suprarrenais benignas, **mielolipomas** e **cistos**, respectivamente. TC ou RM podem ser realizadas para confirmação dessas hipóteses antes de considerar-se uma biópsia.

Ainda que os **adenomas benignos** possam apresentar mais de 3 cm, a probabilidade de carcinoma suprarrenal silencioso aumenta significativamente se uma massa suprarrenal descoberta incidentalmente for maior que 4 cm.[86] Nessa situação, a excisão cirúrgica é recomendada, porque a biópsia fornecerá tecido insuficiente para a diferenciação entre adenoma benigno e carcinoma adrenocortical.

Os radiologistas que realizam biópsias suprarrenais devem estar familiarizados com o tratamento de uma crise hipertensiva advinda de uma biópsia inadvertida de um **feocromocitoma**.[87] Embora o feocromocitoma suprarrenal tenha sido submetido à biópsia com segurança sem pré-medicações,[84] se a anamnese sugerir feocromocitoma, testes laboratoriais adicionais devem estabelecer o diagnóstico em vez da biópsia. Se a biópsia for necessária, deve-se considerar consulta a um endocrinologista e pré-tratamento com bloqueadores alfa-adrenérgicos e metirosina.[88]

Baço

O baço é o órgão abdominal **menos** frequentemente submetido à biópsia. Primeiro, metástases isoladas do baço são extremamente raras. Na maioria das vezes, quando um tumor esplênico é visualizado, concomitantemente há também doença em outros órgãos abdominais, como fígado ou linfonodos, nos quais a biópsia pode ser feita. Segundo, o baço é um órgão altamente vascularizado, e o risco da biópsia com agulha parece ser alto. O índice relatado de hemorragia significativa a partir de uma biópsia de baço é de até 8%.[89-98] Em alguns casos, é necessária esplenectomia.[91,99] Pneumotórax pode também ocorrer como uma complicação após biópsia de baço.[97]

A principal razão clínica para a realização de biópsia percutânea do baço é diferenciar entre **linfoma** recorrente, **metástase** e **infecção** em paciente com lesão esplênica nova, mas sem doença em outro local no abdome (Fig. 17.10). No caso de paciente imunocomprometido, a diferenciação entre **malignidade** e **infecção fúngica** pode ser crítica no seu tratamento. A biópsia percutânea produzirá um diagnóstico específico em aproximadamente 90% dos pacientes.[90,91,100]

Pulmão

A biópsia percutânea do pulmão geralmente é realizada com orientação por TC. Todavia, a ultrassonografia provou ser eficaz na biópsia de massas em contato com a parede torácica, sem a interferência na imagem do parênquima pulmonar aerado[101,102](Fig. 17.11). Tais lesões incluem massas **pulmonares**, **pleurais** e **mediastinais**. As notáveis vantagens da ultrassonografia nesta área incluem: (1) orientação em tempo real durante a respiração do paciente; (2) capacidade para uma biópsia eficiente fora do plano axial; (3) capacidade para biopsiar lesões em pacientes que, de outra maneira, teriam dificuldades em cooperar com o procedimento; e (4) ausência de radiação ionizante.[103] A biópsia de massas mediastinais guiada por ultrassono-

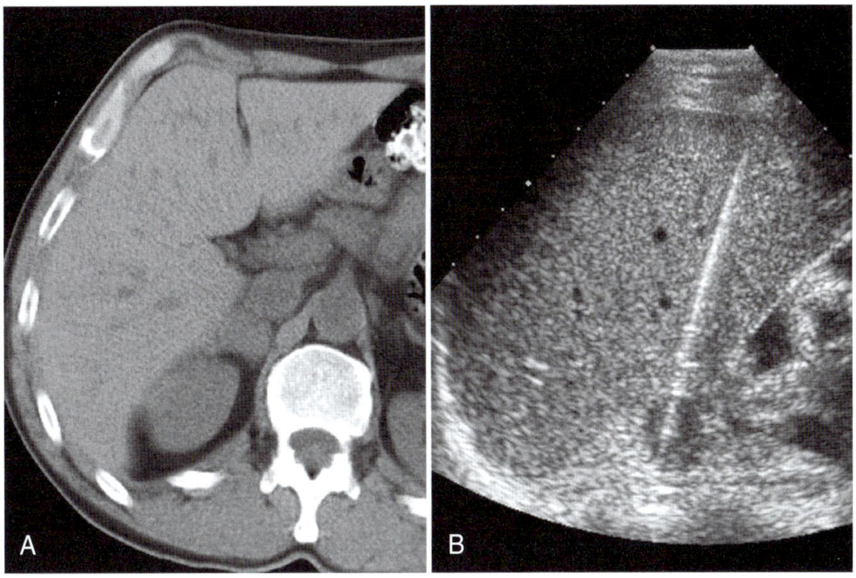

FIG. 17.9 Biópsia guiada por ultrassonografia de massa suprarrenal. (A) TC sem contraste mostra massa de 2 cm na glândula suprarrenal direita. **(B)** Imagem de ultrassonografia longitudinal mostra o valor do fígado como trajeto de biópsia para a glândula suprarrenal direita.

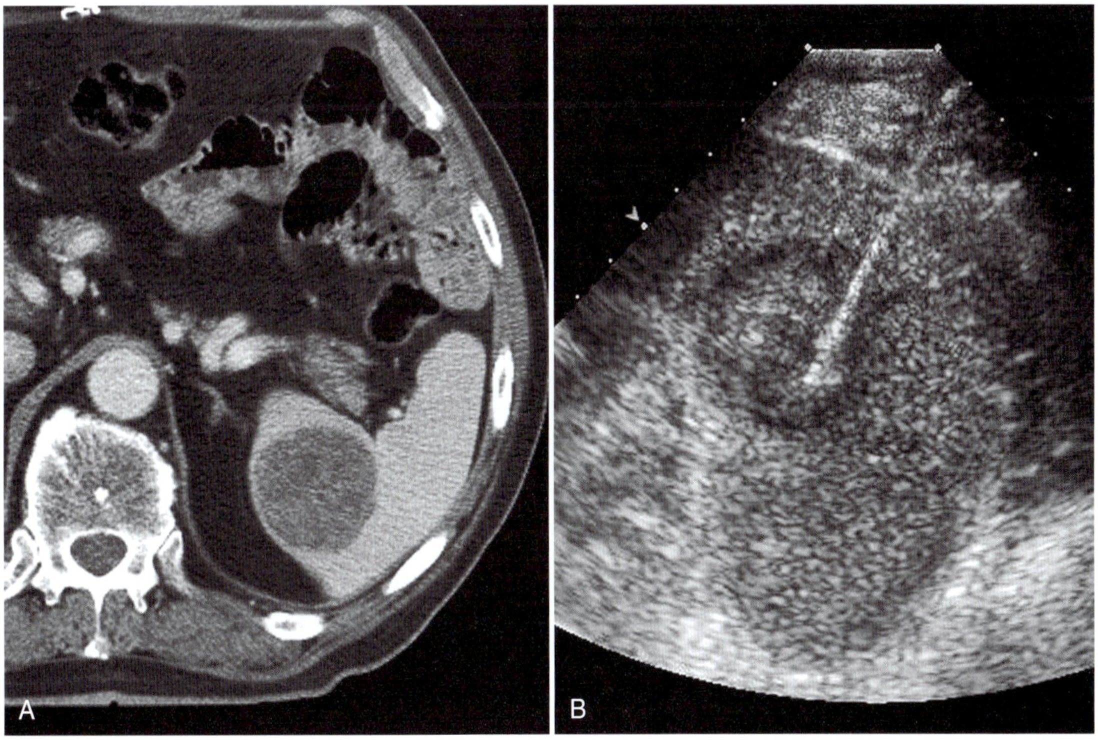

FIG. 17.10 Biópsia guiada por ultrassonografia de metástase de melanoma no baço. (A) TC com contraste mostra massa de 4 cm no baço. **(B)** Ultrassonografia transversal mostra agulha de biópsia de calibre 18 dentro da massa.

grafia pode ser realizada se a massa for visível. Os vasos mediastinais no trajeto da agulha podem ser evitados com a utilização do Doppler colorido anterior ao avanço da agulha.

Complicações

A biópsia com agulha percutânea guiada por imagem é um método amplamente aceito de obter amostras teciduais para diagnóstico, em parte em virtude de sua bem documentada segurança. Várias grandes revisões obtidas por questionários multi-institucionais relataram grandes taxas de complicação de 0,05% a 0,5% e de mortalidade de 0,08% a 0,038%.[16,24,70,104-106]

Ainda que rara, a **hemorragia** é a complicação principal mais comum da biópsia de órgão sólido e responsável pela maioria das mortes associadas à biópsia. Se houver suspeita de hemorragia após a biópsia e o paciente estiver hemodinamicamente estável, uma TC deve ser realizada. A TC é mais precisa que a ultrassonografia para avaliar hemorragia.[82] Na ultrassonografia, o sangue fresco apresenta ecogenicidade semelhante à dos tecidos circunjacentes e pode não ser visualizado (Fig. 17.12).

A diferença nas taxas de complicação associadas à utilização de agulhas de *core* biópsia de grande calibre e agulhas de pequeno calibre não é tão grande quanto o esperado. Um estudo comparativo

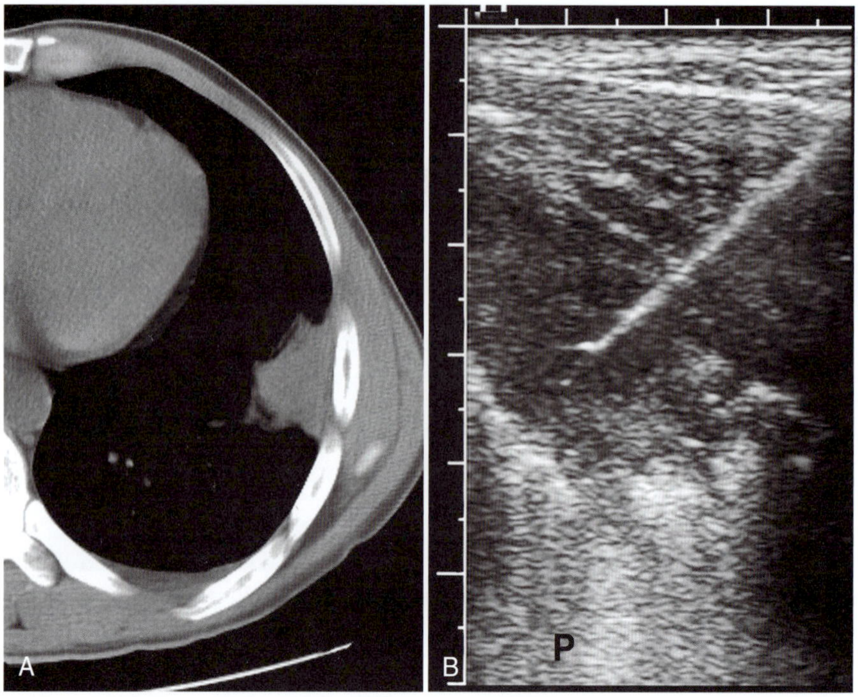

FIG. 17.11 Biópsia guiada por ultrassonografia de massa pulmonar periférica. (A) TC sem contraste mostra massa pulmonar esquerda periférica indeterminada. **(B)** Imagem da ultrassonografia oblíqua mostra agulha de biópsia de calibre 20 isolada na massa hipoecoica, que está cercada pelo pulmão (*P*) aerado. A biópsia confirmou histoplasmose.

encontrou índices de complicação de 0,8% com agulhas de pequeno calibre (calibre 22) e 1,4% com agulhas de grande calibre (calibre 14 e 18); esta diferença não foi estatisticamente significativa.[107] Além disso, as agulhas de grande calibre forneceram amostra diagnóstica em 90% das biópsias, em comparação a 65% nas biópsias com agulha fina. Welch et al.[108] encontraram índices iguais de complicação com o uso de agulhas de biópsia de calibres 18 e 21 (0,3%).

Outras complicações maiores secundárias à biópsia incluem **pneumotórax**, **pancreatite**, **extravasamento de bile**, **peritonite** e **infecção** (Fig. 17.13). Uma complicação extremamente rara (0,003%), a **disseminação tumoral no trajeto da agulha**, tem sido descrita após a realização de biópsias de diversas malignidades, como as com origem no pâncreas, próstata, fígado, rim, pulmão, pescoço, pleura e retroperitônio.[70,109-120] Como a disseminação no trajeto da agulha é tão rara, na maioria dos casos, ela não deve afetar a decisão de realizar uma biópsia percutânea.

As complicações de menor importância mais comumente encontradas incluem **reações vasovagais** e **dor**.

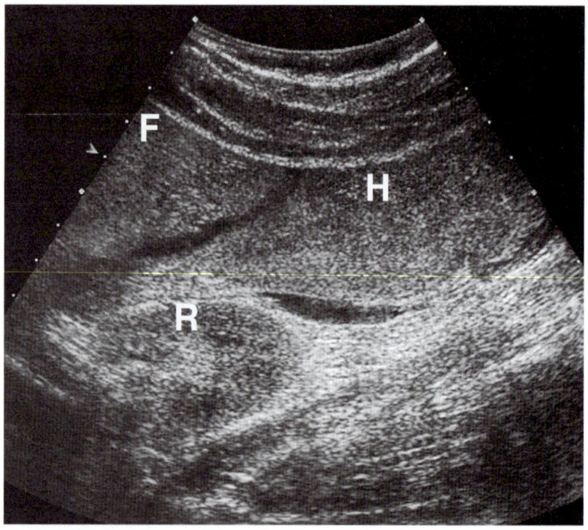

FIG. 17.12 Hematoma isoecoico após biópsia de transplante de pâncreas. Um grande hematoma (*H*) intraperitoneal desenvolveu-se após biópsia. Este hematoma recente é isoecoico com o fígado (*F*) adjacente e com o rim (*R*) direito. O coágulo recém-desenvolvido (< 30 minutos) pode ser ecogênico e, por isso, não identificado.

DRENAGEM GUIADA POR ULTRASSONOGRAFIA

Assim como a biópsia com agulha, os procedimentos de aspiração e drenagem percutânea ganharam ampla aceitação na prática clínica em virtude de sua segurança, simplicidade e efetividade. A ultrassonografia fornece orientação precisa para a colocação da agulha, possibilitando a aspiração ou drenagem por cateter de coleções líquidas superficiais e profundas em todo o corpo.

Indicações e Contraindicações

Os critérios iniciais para drenagem percutânea especificaram que a coleção líquida fosse unilocular e sem nenhuma comunicação, e o suporte cirúrgico era considerado essencial.[121,122] Atualmente, a drenagem percutânea de abscesso é realizada de forma segura para coleções de líquido solitárias, multiloculares e multifocais, com ou sem comunicação com o sistema digestório.[122,123] Tais coleções incluem **abscessos** complexos relacionados a órgãos sólidos, abscessos abdominais relacionados ao intestino (p. ex., causado por **apendicite** e **diverticulite**), **abscessos tubo-ovarianos** e **colecistostomia percutânea** para vesícula biliar inflamada. A drenagem percutânea será provavelmente mais bem-sucedida em abscessos contendo níveis hidroaéreos ou coleções de gás superficiais, enquanto abscessos que contêm bolhas de gás aprisionadas profundamente serão menos provavelmente tratados com sucesso por meio de drenagem per-

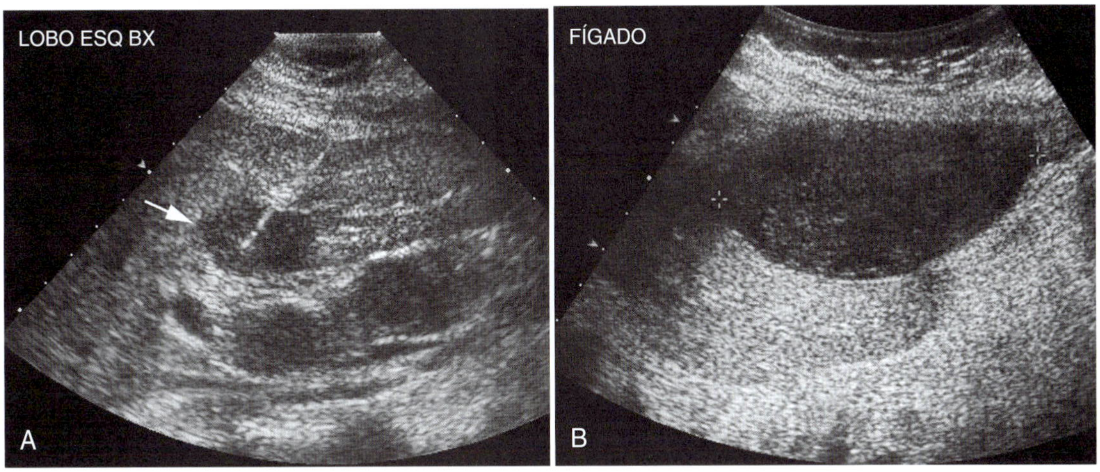

FIG. 17.13 Abscesso após biópsia de massa hepática. (A) Imagem transversal de ultrassonografia mostra uma agulha de biópsia de calibre 18 em uma metástase de 3 cm (*seta*). **(B)** Imagem longitudinal obtida 2 semanas após demonstrar uma coleção líquida de 6 cm contendo debris, anterior ao lobo esquerdo do fígado, no local da biópsia. Aspiração subsequente e colocação de dreno confirmaram o abscesso.BX= biópsia.

cutânea.[124] Líquido mal definido no peritônio com anormalidade subjacente cirurgicamente corrigível (p. ex., cólon perfurado) é mais bem tratado com cirurgia.

A maioria das drenagens percutâneas de abscessos é realizada para obter cura sem necessidade de cirurgia. Outras vezes, é um procedimento contemporizadora, que possibilita adiar a cirurgia definitiva até que o paciente esteja estável (p. ex., drenagem de abscesso periapendicular) ou possibilita uma cirurgia de estágio único em vez de uma cirurgia em múltiplas etapas (p. ex., drenagem de abscesso peridiverticular). Isto é particularmente desejável para pacientes de alto risco, para complicações clínicas e sepse.

As **contraindicações** à drenagem percutânea por cateter guiada radiologicamente são todas relativas e semelhantes às da biópsia percutânea. Embora incomum, a falta de um trajeto seguro para drenagem percutânea impede o procedimento. Ao contrário da biópsia percutânea, na qual o intestino pode ser atravessado sem complicações, a aspiração de líquido e a drenagem percutânea de um abscesso através do intestino devem ser evitadas. O avanço inicial do dreno através do intestino normalmente contaminado pode semear uma coleção líquida estéril, resultando em infecção iatrogênica. Além disso, a colocação do dreno através do intestino pode resultar em perfuração significativa e também fístula entérica.

A **diátese hemorrágica** deve ser otimamente corrigida antes da colocação do dreno e sedação apropriada (local e sistêmica), fornecida ao paciente.

Métodos de Imagem

A seleção de ultrassonografia ou TC para orientar uma aspiração e uma drenagem é influenciada por vários fatores, incluindo a localização da coleção líquida e as vantagens e desvantagens de cada modalidade de imagem, como discutido anteriormente. Por exemplo, uma **paracentese simples** é melhor realizada sob orientação da ultrassonografia (Fig. 17.14). Já os procedimentos de drenagem mais complicados no retroperitônio ou pelve são melhor realizados com orientação da TC. A aspiração ou drenagem de **coleções líquidas abdominais superficiais** pode ser facilmente feita através da ultrassonografia. A TC antes do procedimento geralmente fornece uma visão mais detalhada dos componentes potencialmente mais profundos da coleção e um mapa anatômico para planejamento de uma via de acesso segura.

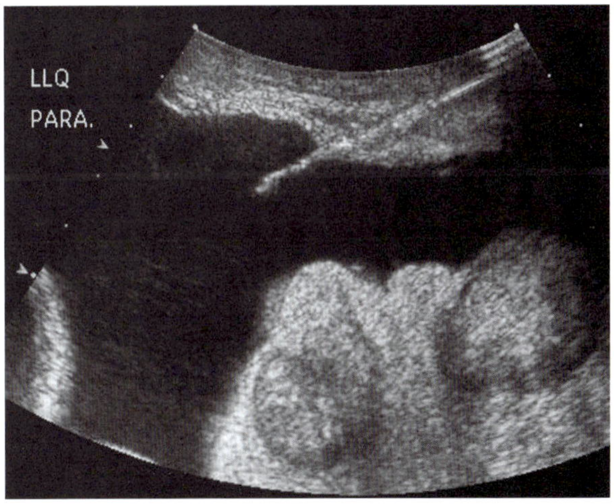

FIG. 17.14 Paracentese guiada por ultrassonografia. Imagem longitudinal mostra angiocateter de 5 - French com perfurações laterais no interior da região inferior esquerda da cavidade peritoneal, durante paracentese. LLQ = quadrante inferior esquerdo; PARA. = paracentese.

Em certas áreas anatômicas, como a vesícula biliar, as vias biliares e os rins, a orientação combinada da ultrassonografia e **fluoroscopia** para colocação de um cateter pode ser preferida. A utilização combinada de ultrassonografia para colocação inicial da agulha e da fluoroscopia para colocação do cateter, via **técnica de troca de fio -guia** (Seldinger), otimiza as vantagens de orientação de ambas as modalidades. A fluoroscopia pode então ser utilizada para opacificar a área drenada e confirmar a colocação final do cateter e a adequação da drenagem.

Nenhum método único de orientação para drenagem percutânea é apropriado para todas as coleções líquidas ou abscessos abdominais. A abordagem de qualquer coleção líquida ou abscesso potencial deve ser adaptada ao paciente, ao procedimento e às circunstâncias específicas.

Seleção do Cateter

Vários cateteres e sistemas de introdução estão disponíveis para drenagem percutânea de um abscesso; a escolha depende mais da preferência pessoal. Como na maioria dos procedimentos intervencionistas, é importante que o médico ou o radiologista esteja fami-

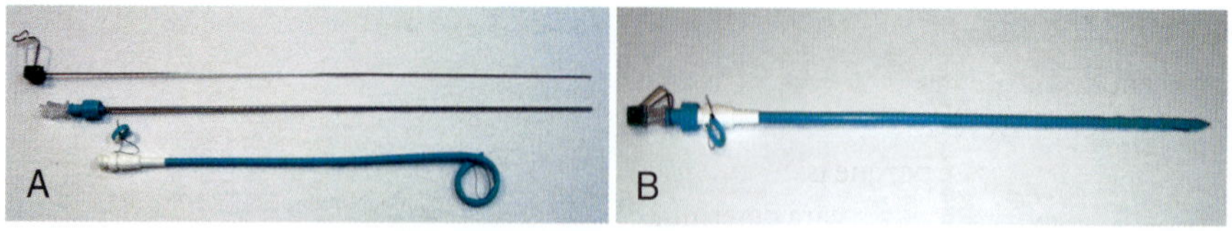

FIG. 17.15 Cateter de drenagem com alça de fixação. (A) Três componentes do cateter com alça de fixação são mostrados: o estilete interno pontiagudo (*acima*), a cânula rígida (*no centro*) e o cateter com alça distal de fixação (*abaixo*). **(B)** Cateter montado pronto para colocação pela técnica de trocarte.

liarizado e confortável com o sistema escolhido. Em geral, o líquido mais espesso é mais bem drenado com cateteres de maior calibre. Um cateter de 10 a 14 French fornece drenagem adequada para a maioria dos abscessos. Cateteres menores (6 a 8 French) são adequados para as coleções menos viscosas. Já os cateteres com dispositivos de retenção, como os que têm alça de fixação, são utilizados frequentemente para prevenir o desalojamento do cateter (Fig. 17.15).

Preparo do Paciente

O procedimento e os riscos devem ser explicados ao paciente e o termo de consentimento informado deve ser obtido. A condição hemostática do paciente deve ser avaliada através do histórico clínico e coagulogramas recentes devem estar disponíveis. Rotineiramente, requisitamos a contagem de plaquetas e o tempo de protrombina para os procedimentos de drenagem. Um acesso venoso é obtido em todos os pacientes para administração de medicamentos e também para acesso emergencial, no caso de o paciente desenvolver complicações do procedimento, como hemorragia, sepse ou hipotensão. Muitas vezes, os pacientes recebem antibióticos de amplo espectro por via intravenosa para diminuir a possibilidade de sepse. A analgesia satisfatória é necessária durante todo o procedimento para proporcionar conforto e obter a cooperação do paciente. A anestesia local é geralmente suficiente para aspiração com agulha, mas a administração por via intravenosa de sedativos e analgésicos, como midazolam ou fentanila, é benéfica para inserção do cateter percutâneo; a dilatação do trajeto do dreno pode ser extremamente dolorosa ao paciente.

Aspiração Diagnóstica

Como as coleções líquidas muitas vezes têm aspecto inespecífico, a aspiração diagnóstica é o primeiro passo. Uma agulha fina é guiada ao interior da coleção líquida pela modalidade de imagem selecionada. Esta inserção da agulha define um trajeto preciso e seguro para a coleção líquida. Um pequeno volume de líquido é aspirado e enviado para avaliação microbiológica apropriada. A cultura resultante e dados do antibiograma são usados para direcionar a antibioticoterapia. Se o líquido não parecer infectado (p. ex., claro, incolor e inodoro), o radiologista pode escolher aspirar completamente a cavidade e não realizar o procedimento de drenagem. Isso é importante, pois um cateter colocado em uma coleção líquida estéril inevitavelmente será um nicho de infecção, com contaminação subsequente da coleção líquida. Se pus for aspirado, deve-se tomar cuidado e aspirar somente um pequeno volume de líquido, porque qualquer diminuição no tamanho da cavidade pode tornar mais difícil a colocação subsequente do cateter.

Colocação do Cateter

A inserção do cateter pode ser realizada utilizando-se a técnica de trocarte ou a técnica de Seldinger; a decisão geralmente depende da preferência do radiologista. Na **técnica de trocarte**, o cateter é

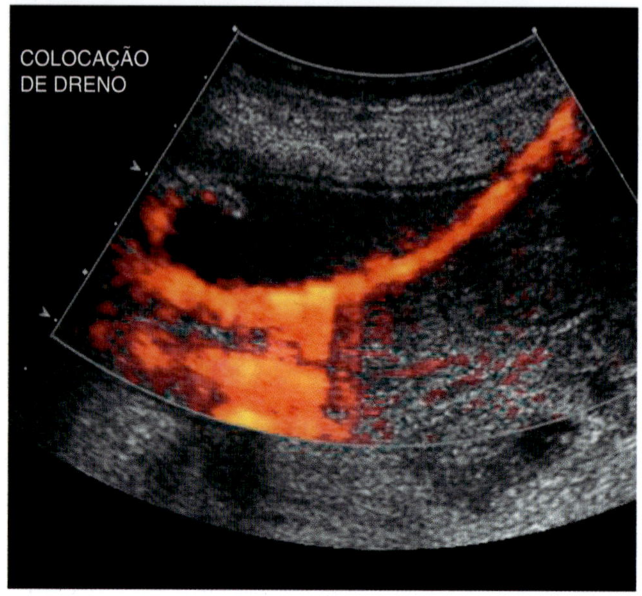

FIG. 17.16 Dreno dentro de abscesso pélvico profundo. Com a aspiração do abscesso e o subsequente movimento do líquido no dreno, a imagem de ultrassonografia Doppler transperineal mostra deslocamento colorido, permitindo boa visualização do cateter.

encaixado em uma cânula rígida e um estilete interno pontiagudo é colocado dentro da cânula para a inserção (Fig. 17.15). O cateter montado é posicionado na coleção líquida. O cateter é então empurrado da cânula e uma alça distal é formada e apertada para segurar o cateter dentro da coleção líquida. Este método é melhor para coleções líquidas grandes e superficiais.

Com a **técnica de Seldinger** (técnica de troca por meio de fio-guia), um fio-guia é conduzido através da agulha de aspiração e posicionado dentro da coleção líquida. A agulha é então retirada e o fio-guia é utilizado como âncora para a passagem de um dilatador, a fim de ampliar o trajeto do cateter. A montagem do cateter-cânula é colocada sobre o fio-guia dentro da coleção líquida. O fio-guia e a cânula interna são removidos, enquanto o cateter simultaneamente avança. A alça de fixação distal do cateter é refeita para evitar o seu deslocamento. Se o cateter estiver difícil de ser visualizado pela ultrassonografia, a utilização do Doppler colorido pode torná-lo mais visível. Durante a aspiração ou a irrigação, os movimentos do Doppler melhoram a visualização do cateter (Fig. 17.16, Vídeo 17.5).

O posicionamento final do cateter é importante na maximização da efetividade da drenagem. Para este propósito, a ultrassonografia e a TC são complementares e, algumas vezes, devem ser utilizadas em conjunto. A TC fornece um mapeamento anatômico para colocação ideal do cateter. Como esta posição ideal raramente se situa no plano axial verdadeiro, a ultrassonografia pode ser usada para direcionar a agulha, o fio-guia e o cateter à posição ideal. O posicionamento final pode então ser verificado na TC.

Procedimento de Drenagem

Após o cateter de drenagem ser colocado, a cavidade é aspirada completamente e irrigada delicadamente. Deve-se tomar cuidado para não distender a cavidade durante a irrigação, porque isso aumenta o risco de bacteremia. Repetidas imagens são obtidas para determinar o tamanho da cavidade residual, a posição do tubo de drenagem e se todo o abscesso se comunica com o tubo de drenagem. Se a cavidade do abscesso não for completamente resolvida, o cateter de drenagem pode ser reposicionado ou um segundo dreno pode ser colocado. Tais manipulações são realizadas, com frequência, sob fluoroscopia, no dia seguinte à colocação inicial do dreno. A posição correta e o tamanho adequado do cateter são os fatores mais importantes para uma drenagem bem-sucedida.

Acompanhamento Pós-procedimento

Todos os drenos têm de ser **irrigados regularmente**. A injeção e a aspiração de 10 mL de solução isotônica salina, três a quatro vezes ao dia, geralmente são suficientes. Se a drenagem for especialmente persistente ou se o abscesso for grande, podem ser necessárias irrigações mais frequentes e com maiores volumes de solução salina. A coleção líquida pode ser drenada pela ação da gravidade ou por sucção baixa e intermitente. As características e o volume do débito devem ser registrados a cada turno da enfermagem e verificados diariamente pelo serviço de radiologia. Se a drenagem sofrer alteração significativa de volume ou de suas características ou se houver recorrência de febre, o paciente deve ser reavaliado a procura de fístulas, bloqueio do cateter, reacúmulo do abscesso ou uma coleção previamente não diagnosticada.

Após 24 a 48 horas da colocação do dreno, uma sinusografia deve ser realizada para verificar o tamanho da cavidade do abscesso, totalidade da drenagem, posição do cateter e presença de fístulas. As cavidades de abscessos simples podem drenar por 5 a 10 dias. Abscessos secundários a fístulas intestinais, biliares ou urinárias podem drenar por 6 semanas ou mais. As sinusografias de acompanhamento podem ser realizadas conforme indicado clinicamente com base na complexidade da coleção, na quantidade e no caráter da drenagem. Muitos pacientes podem ser atendidos em regime ambulatorial, uma vez que estejam estáveis.

Remoção do Cateter

Existem três critérios para remoção do cateter:

1. Drenagem insignificante em 24 horas
2. Paciente afebril
3. Cavidade residual mínima

Os drenos em cavidades de abscessos pequenos e superficiais podem ser tirados de uma só vez, enquanto os drenos em cavidades maiores e mais profundas podem ser removidos gradualmente em poucos dias, o que promove cicatrização de segunda intenção.

Abscessos Abdominais e Pélvicos: Geral

A maioria dos abscessos abdominais e pélvicos é secundária à doença intestinal subjacente ou após cirurgia. A drenagem percutânea de abscessos abdominais pós-cirúrgicos tornou-se a terapia primária de escolha, sendo a cura o objetivo do procedimento. A drenagem percutânea também tem desempenhado um grande papel no tratamento dos abscessos **diverticulares**, do **apêndice** e naqueles relacionados à **doença de Crohn**.[125-127] A drenagem dos abscessos na fase aguda pode ajudar a aliviar a sepse e permitir que o tratamento cirúrgico curativo seja realizado de forma eletiva.

A drenagem dos **abscessos abdominais** muitas vezes é melhor realizada com orientação por TC, que possibilita melhor visualização, evitando-se alças intestinais adjacentes. A TC ainda fornece visão geral de todo o abdome, que é essencial para se certificar de que todas as coleções sejam drenadas. Por sua vez, a ultrassonografia também pode fornecer excelente orientação para drenagem percutânea de abscessos, mas a revisão cuidadosa das imagens da TC ajuda no planejamento de uma abordagem adequada livre da interposição de alças intestinais. Diferentemente da TC, a ultrassonografia é especialmente valiosa no tratamento de pacientes criticamente doentes, que não podem ser transportados ao departamento de radiologia.

Os **abscessos pélvicos** são de origem variável e têm sido notoriamente difíceis de acessar em virtude da localização profunda, sobreposição intestinal, vasos sanguíneos e bexiga. As abordagens tradicionais incluem abordagem **transperitoneal anterior** ou abordagem **transglútea posterior**. A abordagem transglútea é relativamente dolorosa e deve-se ter cuidado para evitar o nervo ciático. Os abscessos pélvicos pequenos e profundos podem ser difíceis de acessar com segurança por meio das abordagens tradicionais.

A **drenagem transvaginal** guiada por ultrassonografia tem se firmado como uma alternativa viável para essas abordagens tradicionais[128,129] (Fig. 17.17). As guias de agulhas estão disponíveis para transdutores endovaginais que ajudam a guiar a agulha até o interior da coleção líquida (Vídeos 17.6 e 17.7). A abordagem transvaginal pode ser usada para drenar abscessos tubo-ovarianos que não respondem ao tratamento. A técnica de trocarte também pode ser utilizada com sucesso para colocação de dreno transvaginal. A drenagem **transretal** guiada por ultrassonografia tem sido relatada para a drenagem de coleções líquidas na cavidade pélvica,[130] mas tal abordagem é pouco usada.

Para as **coleções pélvicas não purulentas**, a drenagem imediata por cateter não está necessariamente indicada. A maioria destes pacientes responde a uma aspiração única, lavagem e antibioticoterapia com base nos resultados das culturas dos aspirados.[131,132]

Os **abscessos entéricos** mantêm, muitas vezes, comunicação com o sistema digestório. Para que esses abscessos sejam drenados com sucesso, deve-se primeiro reconhecer que existe tal comunicação e, então, permitir que essa comunicação cicatrize e feche antes da remoção do cateter. As fístulas não fecharão se houver obstrução distal, tumor ou infecção persistente. Mesmo com a mais agressiva das técnicas, o êxito em tratar abscessos com comunicação entérica é menor do que aquele para os abscessos não comunicantes.[133,134] O tratamento percutâneo dos abscessos relacionados à doença de Crohn pode ser particularmente desafiador. Afastar a cirurgia no curto prazo pode ser conseguido somente em 50% dos pacientes, com um índice de sucesso muito inferior em pacientes com fístulas intestinais preexistentes.[127,135] Nesses pacientes, as **fístulas enterocutâneas** podem se desenvolver ao longo do trajeto do dreno.

Aplicações Anatômicas Específicas

Fígado

Além dos antibióticos, deve-se considerar como tratamento inicial a aspiração percutânea ou a drenagem para a maioria dos **abscessos hepáticos piogênicos** (Fig. 17.18). Abscessos hepáticos piogênicos

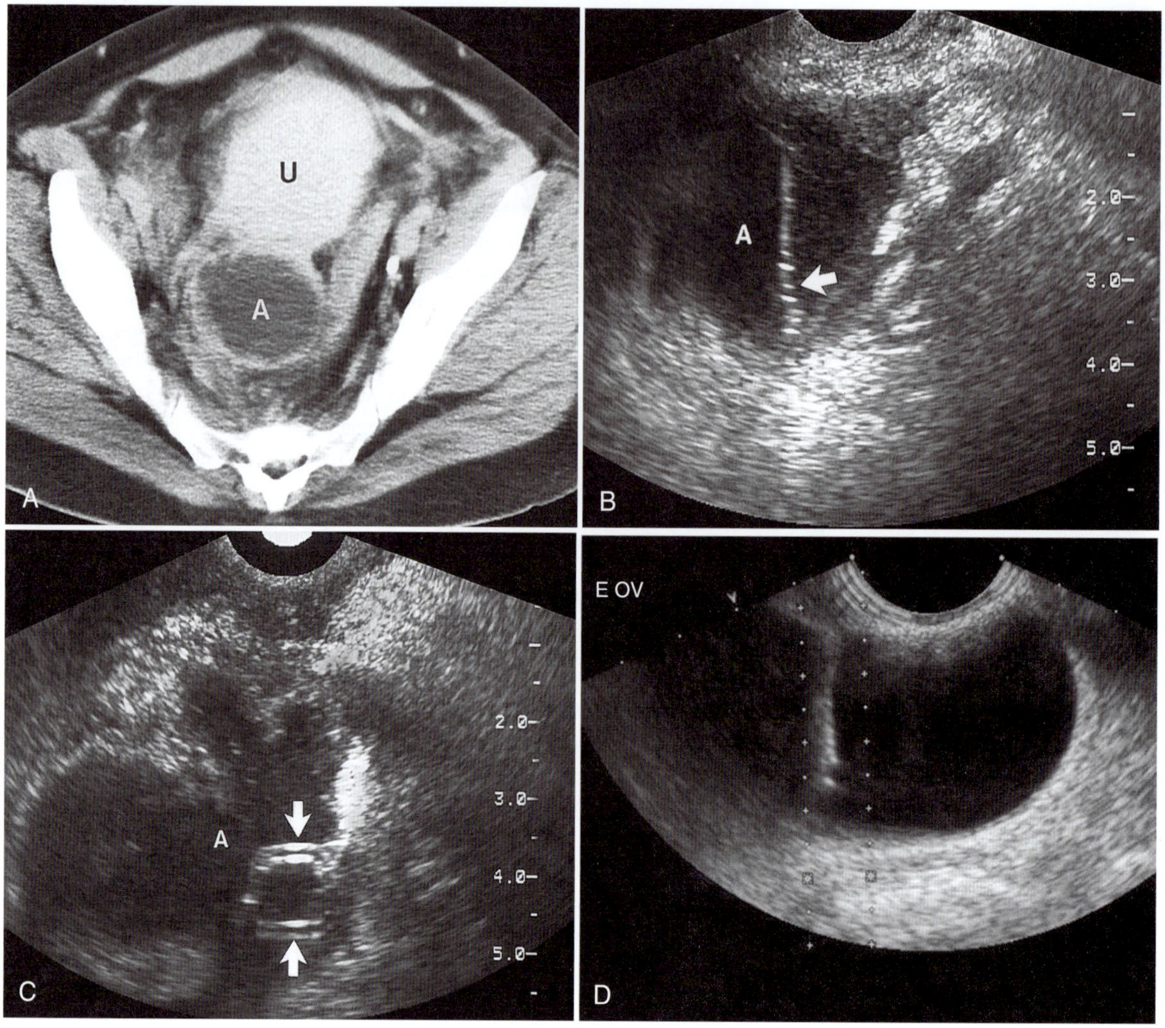

FIG. 17.17 Drenagem transvaginal de abscesso pélvico guiada por ultrassonografia. (A) Imagem de TC com contraste mostra um abscesso (*A*) profundo na pelve, posterior ao útero (*U*). **(B)** UTV mostra a ponta da agulha (*seta*) na cavidade do abscesso (*A*). **(C)** Com a técnica de fio-guia, um cateter com alça de fixação (setas) foi colocado na cavidade do abscesso para drenagem. **(D)** Em outro paciente, a UTV mostra a agulha dentro cisto anexial no momento da aspiração centrada dentro dos marcadores-guia da agulha.

são causados, na maioria das vezes, por: (1) disseminação hematogênica de focos de origem intestinal, como na **apendicite** ou **diverticulite**; (2) extensão direta da **colecistite** ou **colangite** (Fig. 17.19); ou (3) cirurgia ou traumatismo. Assim como os abscessos em outros locais no corpo, a apresentação ultrassonográfica dos abscessos hepáticos é geralmente a de uma coleção líquida complexa. Tanto a ultrassonografia quanto a TC fornecem orientação excelente à aspiração percutânea ou drenagem dos abscessos hepáticos, com um índice de cura de 67% a 94%.[133,136-138]

Alguns sugerem tratar os abscessos hepáticos piogênicos com antibióticos e aspiração percutânea com agulha apenas, sem a drenagem por cateter, embora múltiplos procedimentos de aspiração possam ser necessários.[139] Tal abordagem é particularmente razoável em abscessos pequenos, menores do que 5 cm.[140,141] Múltiplos e pequenos (< 1 cm) **microabscessos** são tratados somente com antibióticos após a aspiração diagnóstica.[142] A cura definitiva depende, muitas vezes, da identificação e do tratamento apropriado da fonte da infecção.

Abscessos hepáticos amebianos são causados pela *Entamoeba histolytica*. A maioria dos abscessos hepáticos amébicos é efetivamente tratada apenas com metronidazol, com 85% a 95% de sucesso.[143,144] No entanto, a drenagem percutânea de abscessos amébicos está indicada se o diagnóstico for incerto, a cavidade for grande (> 5 cm) ou estiver aumentando, se houver preocupação com uma superinfecção piogênica ou sinais de ruptura da cavidade do abscesso.[144,145] A drenagem pelo cateter nestas situações é segura e fornece, geralmente, uma cura rápida.

Historicamente, os **abscessos hepáticos hidáticos** causados pelo *Echinococcus granulosus* foram considerados uma contraindicação à drenagem percutânea devido à preocupação com a **reação anafilática** ao conteúdo do cisto. Mais recentemente, estes abscessos têm sido tratados com sucesso por meio de aspiração percutânea combinada com terapia anti-helmíntica apropriada.[146]

As complicações da drenagem percutânea de abscesso hepático incluem sepse, hemorragia e penetração da pleura pelo cateter. A sepse pode ocorrer em até 25% dos pacientes, mesmo com antibioticoterapia.[141] A colocação intercostal do dreno deve ser evitada; este trajeto poderia introduzir bactérias no espaço pleural.

Sistema Biliar

Vesícula biliar. A **colecistostomia** percutânea tornou-se uma alternativa favorável à cirurgia em pacientes criticamente doentes,

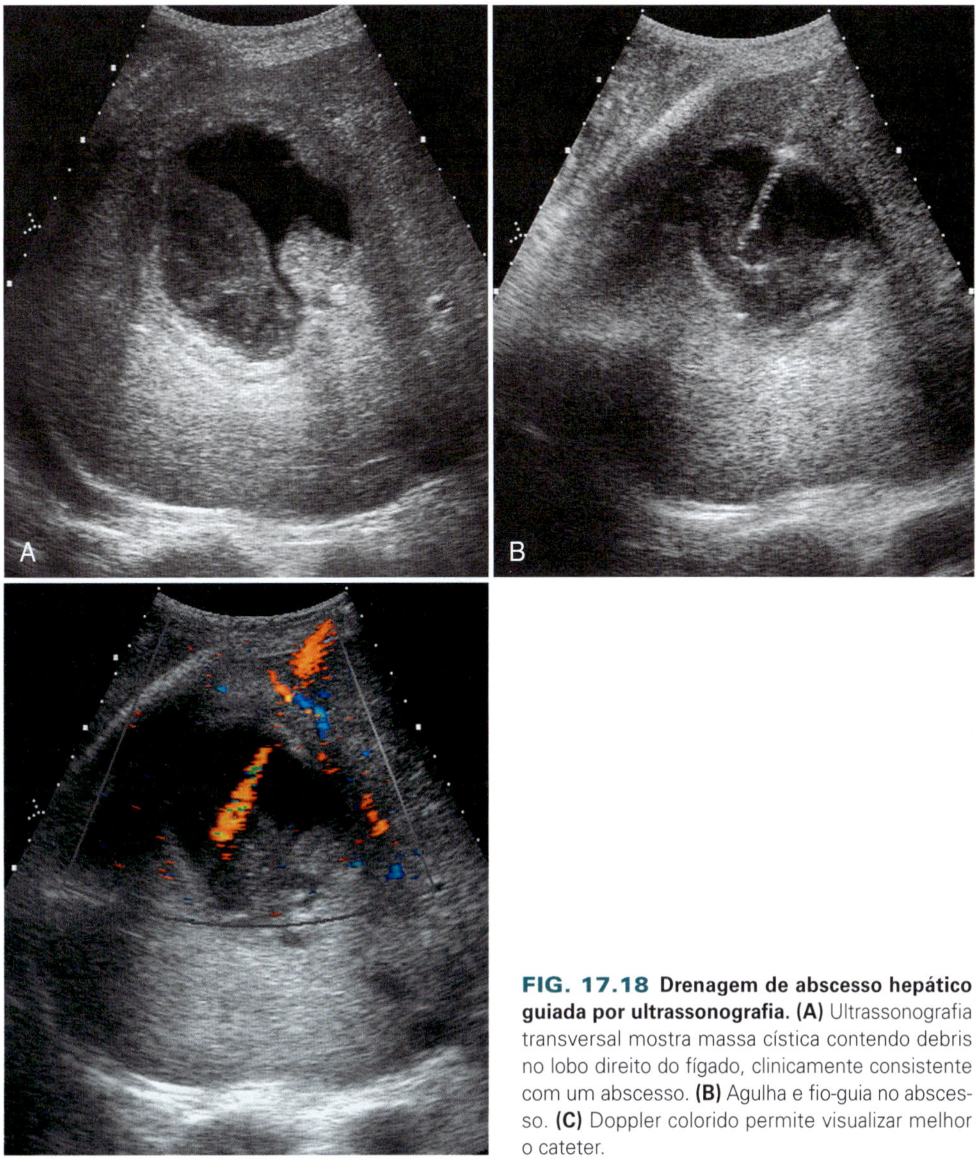

FIG. 17.18 Drenagem de abscesso hepático guiada por ultrassonografia. (A) Ultrassonografia transversal mostra massa cística contendo debris no lobo direito do fígado, clinicamente consistente com um abscesso. **(B)** Agulha e fio-guia no abscesso. **(C)** Doppler colorido permite visualizar melhor o cateter.

com **colecistite aguda calculosa** e **acalculosa**. Em contraste à colecistostomia cirúrgica, a vantagem principal da colecistostomia guiada por ultrassonografia é que o procedimento pode ser realizado à beira do leito do paciente. Assim, os pacientes em estado crítico não precisam ser deslocados para o centro cirúrgico ou para o departamento de radiologia. Como outros procedimentos de drenagem, o cateter de colecistostomia é facilmente colocado com orientação da ultrassonografia através de um trajeto trans-hepático, utilizando-se tanto o método de trocarte quanto a técnica (Seldinger) de troca do fio-guia (Fig. 17.20).

A colecistostomia pode ser realizada com sucesso em até 100% dos casos, com rápida melhora clínica em 56% a 95% dos pacientes.[147-149] Devido às comorbidades graves desses pacientes, foi relatado um índice de mortalidade de 36% a 59% em hospitais após a colocação do tubo de colecistostomia.[147,149]

A aspiração isolada da vesícula biliar também pode ser considerada no tratamento do paciente com colecistite aguda sem condição crítica, que apresenta alto risco cirúrgico (Fig. 17.21). Dado que culturas da bile são positivas em menos de 50% dos pacientes com colecistite aguda, a drenagem contínua pode não ser tão importante no tratamento desta condição. Um estudo mostrou uma resposta clínica em 77% dos pacientes de alto risco cirúrgico somente com o uso de aspiração isolada, em comparação com 90% de resposta naqueles tratados com colecistostomia percutânea.[150] Deve-se tomar cuidado para evitar a punção direta da parede da vesícula biliar em pacientes com obstrução biliar, pois pode ocorrer significativo extravasamento de bile.[151]

Ductos biliares. A drenagem e a **colangiografia trans-hepática** percutânea são realizadas tradicionalmente utilizando-se a colangiografia "às cegas", com a colocação da agulha inicialmente por fluoroscopia. No entanto, o uso combinado de ultrassonografia para punção inicial com agulha e fluoroscopia para a colocação final do cateter pela técnica de troca do fio-guia otimiza as vantagens de ambos os sistemas de orientação para realização da colangiografia trans-hepática percutânea, drenagem biliar e outros procedimentos invasivos. Ductos selecionados podem ser puncionados sob orientação da ultrassonografia para colangiografia trans-hepática percutânea ou como local definitivo da colocação do cateter. Em pacientes com obstrução biliar segmentar, uma técnica "às cegas"

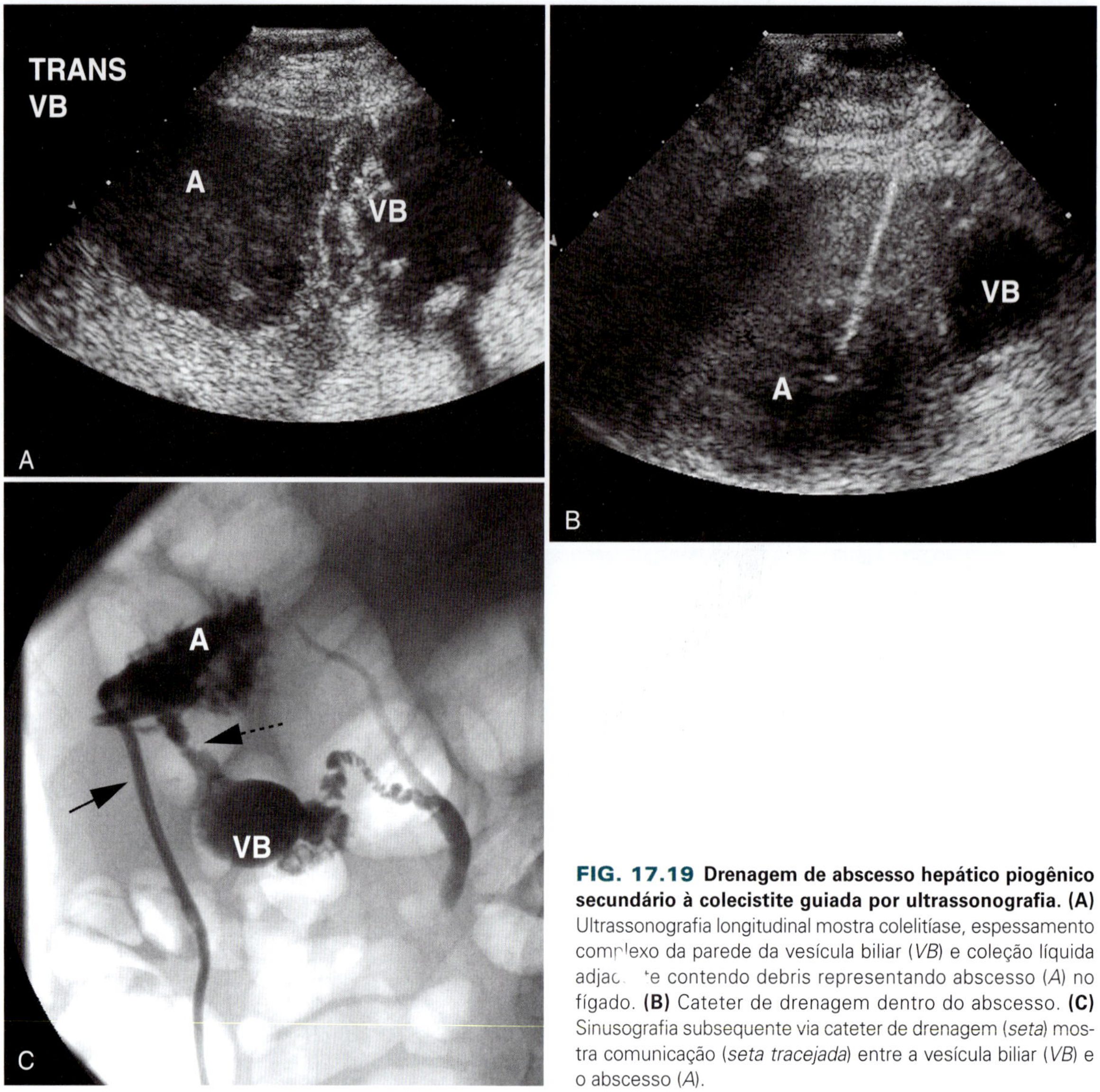

FIG. 17.19 Drenagem de abscesso hepático piogênico secundário à colecistite guiada por ultrassonografia. (A) Ultrassonografia longitudinal mostra colelitíase, espessamento complexo da parede da vesícula biliar (*VB*) e coleção líquida adjacente contendo debris representando abscesso (*A*) no fígado. **(B)** Cateter de drenagem dentro do abscesso. **(C)** Sinusografia subsequente via cateter de drenagem (*seta*) mostra comunicação (*seta tracejada*) entre a vesícula biliar (*VB*) e o abscesso (*A*).

permite a opacificação inicial do sistema biliar somente por acaso, enquanto a ultrassonografia permite a punção direta do ducto biliar apropriado.

Pâncreas

A aspiração percutânea ou drenagem de uma coleção líquida pancreática ocorre, tipicamente, na vigência de pancreatite. Na ausência de infecção ou obstrução de uma víscera oca adjacente, coleções de líquido peripancreático relacionadas a pancreatites agudas não requerem tratamento.[152] Da mesma forma, em geral, necrose pancreática estéril também não necessita ser tratada.

Necrose pancreática infectada e alguns **pseudocistos** inevitavelmente exigem intervenção percutânea. Ainda que a TC seja superior à ultrassonografia na avaliação da pancreatite aguda, a ultrassonografia fornece uma orientação fácil para procedimentos intervencionistas percutâneos (p. ex., aspiração de líquido) nesses pacientes. O manejo padrão da necrose pancreática infectada é o desbridamento cirúrgico.[153] Entretanto, a drenagem percutânea possibilita, a curto prazo, controle da sepse em quase 75% dos pacientes e cura em 50% dos casos. Tal procedimento tipicamente envolve cateter de grande calibre com vigorosa e frequente irrigação, resultando essencialmente em "necrosectomia percutânea".[154]

Os **pseudocistos pancreáticos** surgem em aproximadamente 6% dos pacientes após um episódio de pancreatite aguda.[155] Aproximadamente metade desses pseudocistos desaparece espontaneamente (mas apenas um terço daqueles com > 6 cm).[156,157] A aspiração simples desses pseudocistos está associada a um alto índice de recorrência; portanto, a drenagem percutânea por cateter é preferida em casos selecionados[156-159] (Fig. 17.22). Dependendo da localização, a cistogastrostomia é outra técnica comumente utilizada. As indicações para a drenagem dos pseudocistos incluem as seguintes:[160]

- Sintomas relacionados ao pseudocisto
- Complicação de infecção ou hemorragia
- Aumento de tamanho durante o período de observação
- Diâmetro de 6 cm ou mais
- Nenhuma redução do tamanho durante as últimas 6 semanas de observação

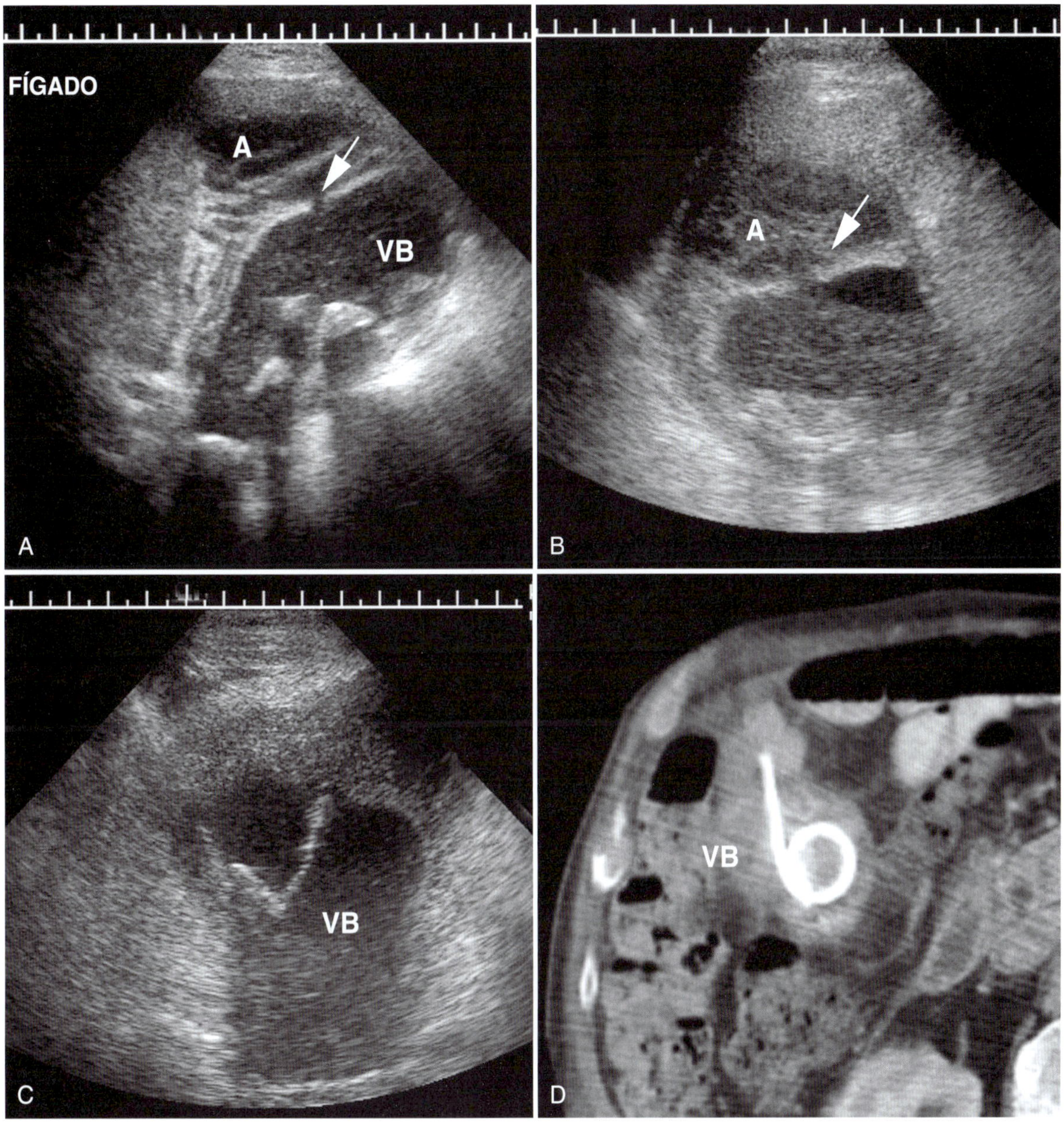

FIG. 17.20 Colecistostomia utilizando orientação por ultrassonografia. Imagens **(A)** longitudinal e **(B)** transversal de ultrassonografia mostram cálculos dentro da vesícula biliar (*VB*) e coleção líquida adjacente contendo debris representando um abscesso (*A*). A perfuração da vesicular biliar é identificada (*seta*). **(C)** Cateter de drenagem foi colocado utilizando-se orientação por ultrassonografia. **(D)** A TC subsequente confirma a colocação do cateter na luz da vesícula biliar.

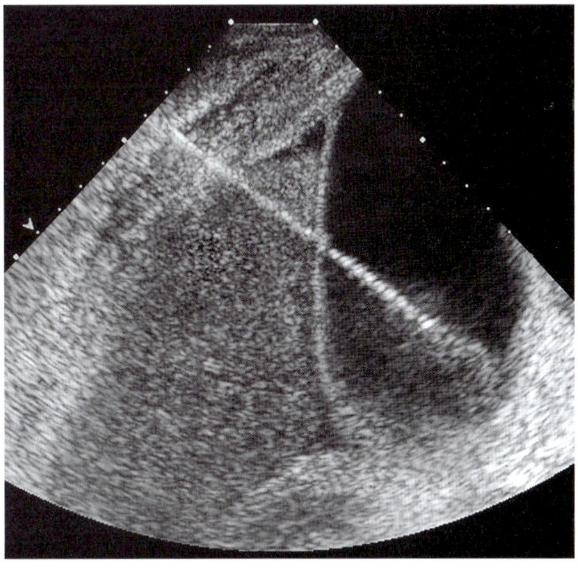

FIG. 17.21 Aspiração da vesícula biliar guiada por ultrassonografia. Utilizando-se técnica à mão livre, uma agulha é introduzida por via trans-hepática na luz da vesícula biliar preenchida com lama.

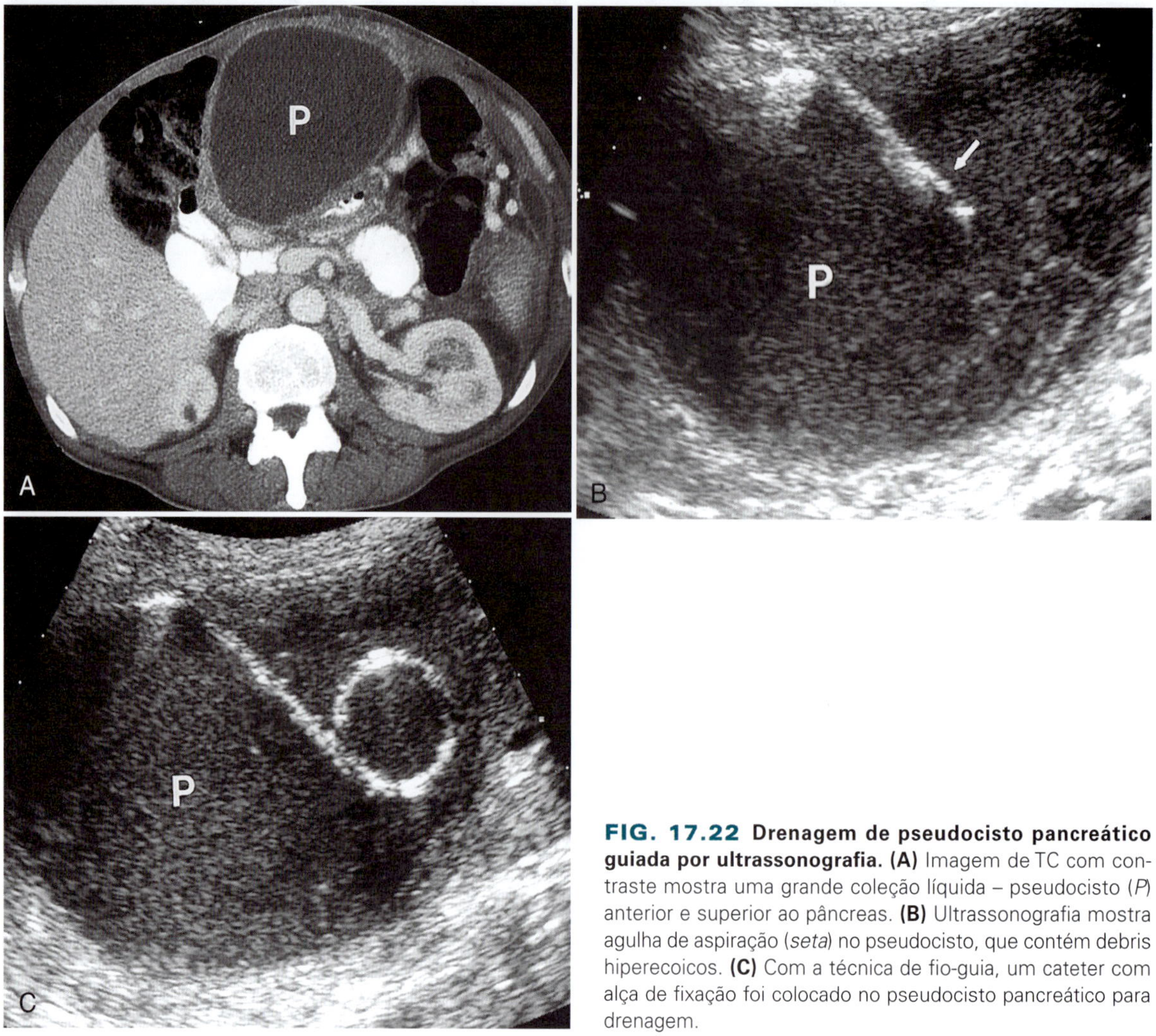

FIG. 17.22 Drenagem de pseudocisto pancreático guiada por ultrassonografia. (A) Imagem de TC com contraste mostra uma grande coleção líquida – pseudocisto (*P*) anterior e superior ao pâncreas. **(B)** Ultrassonografia mostra agulha de aspiração (*seta*) no pseudocisto, que contém debris hiperecoicos. **(C)** Com a técnica de fio-guia, um cateter com alça de fixação foi colocado no pseudocisto pancreático para drenagem.

O sucesso da drenagem percutânea do pseudocisto varia de 70% a 100%.[143] O sucesso final pode estar relacionado à integridade do ducto pancreático.[161]

Baço

Os **abscessos esplênicos** são incomuns e, no passado, eram frequentemente tratados cirurgicamente. Todavia, com o aumento da experiência no tratamento percutâneo do abscesso, a colocação de dreno guiada pelos métodos de imagem para abscessos esplênicos selecionados tem sido realizada com sucesso em até 100% dos pacientes.[162-164] Com pequenas coleções líquidas esplênicas infectadas ($\leq$ 3 cm), uma tentativa com aspiração pode ser razoável, sendo considerada uma colocação de dreno se ocorrer um novo acúmulo de líquido. Abscessos mais complexos e multiloculados ou coleções localizadas profundamente devem ser tratados cirurgicamente. O principal risco da drenagem do baço é sangramento.[99]

Rim

Grande parte dos **abscessos renais** pode ser tratada com sucesso por drenagem percutânea combinada com antibióticos sistêmicos (Fig. 17.23). O tamanho do abscesso deve ser considerado ao se determinar o tipo de tratamento. Para abscessos menores que 3 cm, apenas antibióticos são suficientes no tratamento.[165] O sucesso na drenagem percutânea de grandes abscessos varia entre 70% e 90%, com melhores resultados no tratamento de abscessos menores.[165]

TRATAMENTO PERCUTÂNEO DOS CISTOS

Cisto Renal

A aspiração simples de grandes cistos renais sintomáticos ou obstrutivos não é efetiva no tratamento a longo prazo dos cistos renais, devido ao reacúmulo rápido do líquido cístico na cavidade.[166] Por esse motivo, tem havido interesse na **aspiração combinada com esclerose**, a fim de fornecer uma ablação mais permanente do cisto (Fig. 17.24).

O procedimento envolve a colocação de um dreno de 6 a 8 French no cisto com aspiração do líquido cístico. Se houver dúvida sobre a natureza benigna do cisto, este líquido é enviado à citologia e a outros marcadores químicos, a fim de confirmar a natureza serosa do líquido. Se não houver evidências de malignidade, é então injetado um meio de contraste no interior do cisto sob fluoroscopia, para excluir a comunicação com o sistema coletor urinário; a esclerose não deve ser realizada se existir tal comunicação. O cisto

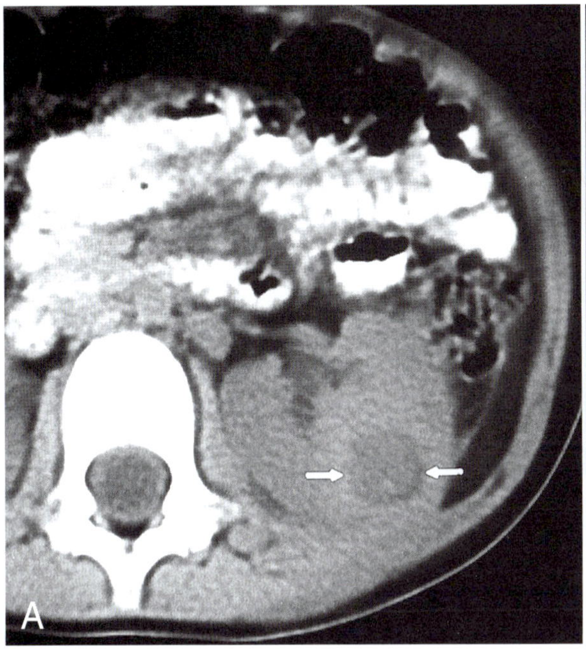

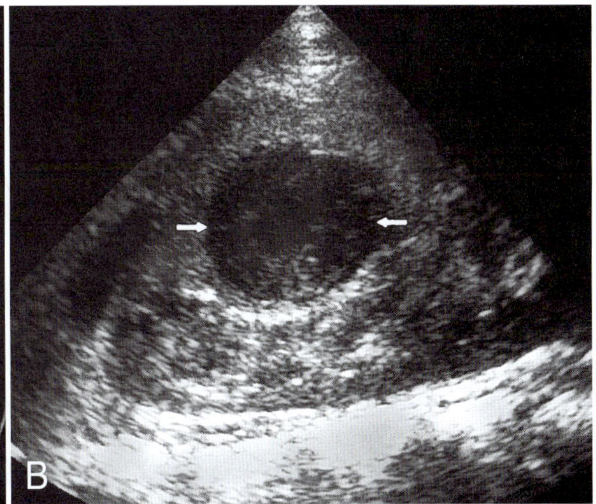

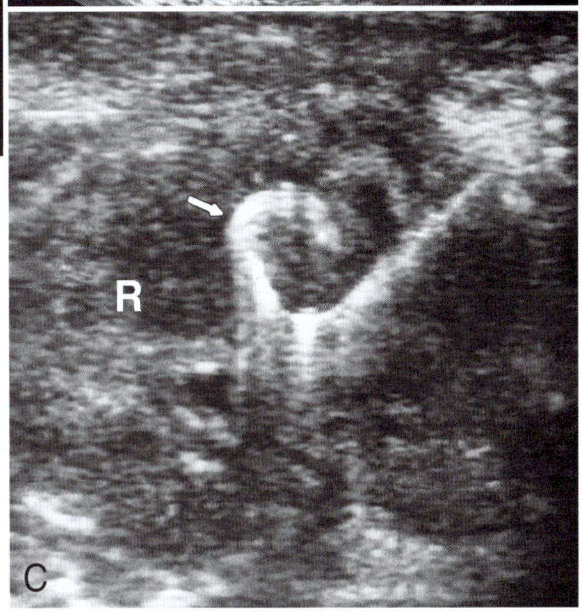

FIG. 17.23 Drenagem de abscesso renal. (A) Imagem de TC com meio de contraste administrado por via oral mostra pequena massa (2,5 cm) de baixa atenuação (*seta*) no meio do rim esquerdo. **(B)** Ultrassonografia longitudinal do rim esquerdo mostra massa cística de 2,5 cm com debris internos (*setas*). **(C)** Imagem transversal do rim (*R*). Utilizando-se a técnica de Seldinger, um cateter com alça de fixação (*seta*) foi colocado no abscesso renal.

é então injetado com álcool a 95% até atingir metade do volume cístico, não excedendo 100 mL.[167] Injeção de lidocaína com álcool minimiza a dor em queimação que acompanha, muitas vezes, a injeção com álcool. O paciente é colocado em várias posições por um período de 20 minutos para facilitar a exposição da parede do cisto ao agente esclerosante. O álcool é aspirado e o dreno é removido ou colocado sob sucção contínua. A repetição das injeções pode ser feita várias vezes nos 2 a 3 dias subsequentes para maximizar a esclerose. Esta técnica é bem-sucedida em mais de 95% dos casos.[166,168] Apesar de o álcool ser um agente esclerosante comumente utilizado, outros agentes incluem a tetraciclina, a doxiciclina, o talco e o iodo.

Cisto Hepático

De modo semelhante ao dos cistos renais, os cistos hepáticos podem ser efetivamente esclerosados para proporcionar alívio dos sintomas a longo prazo. Uma comunicação com o sistema biliar é geralmente excluída pela injeção no cisto de meio de contraste sob fluoroscopia. Foi proposto um volume menor de álcool (25% do volume do cisto).[169] Em um estudo, investigadores usaram álcool e/ou tetraciclina ou doxiciclina no tratamento bem-sucedido de 85% dos cistos hepáticos sintomáticos.[170]

Cisto Ovariano

Historicamente, a extirpação cirúrgica dos cistos ovarianos sintomáticos tem sido a conduta padrão. O tratamento percutâneo vem sendo desestimulado devido à preocupação com a disseminação de células malignas na aspiração inadvertida de uma neoplasia de baixo grau e a baixa sensibilidade na caracterização do líquido cístico aspirado.[171,172] Todavia, dado os critérios ultrassonográficos bem reconhecidos de cistos ovarianos benignos, o nível de confiança na aspiração percutânea de tais cistos simples sintomáticos melhorou.

A aspiração guiada por ultrassonografia de cistos ovarianos benignos sintomáticos é altamente efetiva no alívio dos sintomas da paciente.[173] Um exame ultrassonográfico completo deve ser realizado inicialmente para caracterizar totalmente o cisto sintomático. Se o cisto puder ser caracterizado de forma confiável como benigno, sem nenhum aspecto preocupante, a aspiração pode ser realizada. Alguns recomendam que marcadores séricos tumorais sejam obtidos antes do procedimento para ajudar a excluir a malignidade.[174] Utilizando-se uma abordagem transabdominal ou endovaginal, uma agulha de calibre 20 ou 22 pode ser empregada para aspirar completamente o cisto, com 100% de alívio relatado em uma série.[173] O líquido deve ser enviado para estudos apropriados, incluindo a citologia. Pode-se esperar índice de recorrência de 11% a 26% dos pacientes.[175,176]

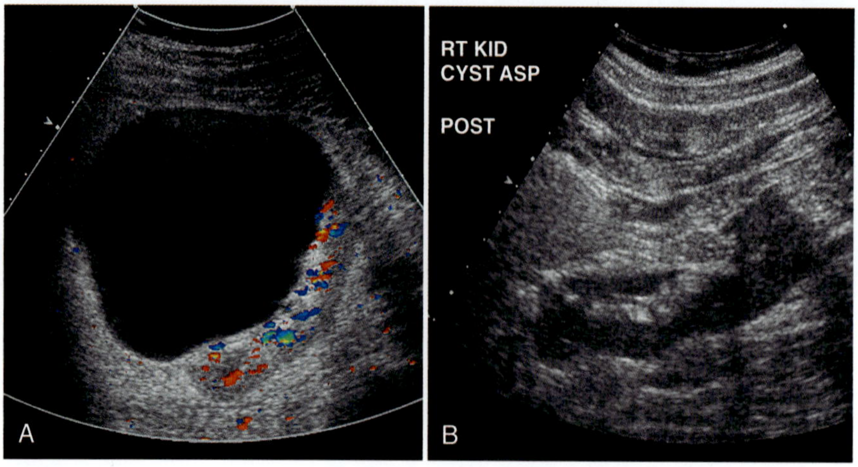

FIG. 17.24 Esclerose de cisto renal. (A) Imagem longitudinal do rim direito mostra um grande cisto benigno. **(B)** Após aspiração e esclerose, o cisto é completamente descomprimido. RT KID = rim direito; CYST ASP POST = após aspiração de cisto

REFERÊNCIAS

1. Ojalehto M, Tikkakoski T, Rissanen T, Apaja-Sarkkinen M. Ultrasound-guided percutaneous thoracoabdominal biopsy. Acta Radiol. 2002;43(2):152-158.
2. Winter TC, Lee FT Jr, Hinshaw JL. Ultrasound-guided biopsies in the abdomen and pelvis. Ultrasound Q. 2008;24(1):45-68.
3. Peterson P, Hayes TE, Arkin CF, et al. The preoperative bleeding time test lacks clinical benefit: College of American Pathologists' and American Society of Clinical Pathologists' position article. Arch Surg. 1998;133(2):134-139.
4. Brandt KR, Charboneau JW, Stephens DH, et al. CT- and US-guided biopsy of the pancreas. Radiology. 1993;187(1):99-104.
5. Little AF, Ferris JV, Dodd GD 3rd, Baron RL. Image-guided percutaneous hepatic biopsy: effect of ascites on the complication rate. Radiology. 1996;199(1):79-83.
6. Murphy FB, Barefield KP, Steinberg HV, Bernardino ME. CT- or sonography-guided biopsy of the liver in the presence of ascites: frequency of complications. AJR Am J Roentgenol. 1988;151(3):485-486.
7. Collet JP, Himbet F, Steg PG. Myocardial infarction after aspirin cessation in stable coronary artery disease patients. Int J Cardiol. 2000;76(2-3): 257-258.
8. Douketis JD, Berger PB, Dunn AS, et al. The perioperative management of antithrombotic therapy: American College of Chest Physicians Evidence-Based Clinical Practice Guidelines (8th Edition). Chest. 2008;133(6 Suppl.):299S-339S.
9. Biondi-Zoccai GG, Lotrionte M, Agostoni P, et al. A systematic review and meta-analysis on the hazards of discontinuing or not adhering to aspirin among 50,279 patients at risk for coronary artery disease. Eur Heart J. 2006;27(22):2667-2674.
10. Sibon I, Orgogozo JM. Antiplatelet drug discontinuation is a risk factor for ischemic stroke. Neurology. 2004;62(7):1187-1189.
11. Wahl MJ. Dental surgery in anticoagulated patients. Arch Intern Med. 1998;158(15):1610-1616.
12. Hibbert RM, Atwell TD, Lekah A, et al. Safety of ultrasound-guided thoracentesis in patients with abnormal preprocedural coagulation parameters. Chest. 2013;144(2):456-463.
13. Kurup AN, Lekah A, Reardon ST, et al. Bleeding rate for ultrasound-guided paracentesis in thrombocytopenic patients. J Ultrasound Med. 2015;34(10):1833-1838.
14. McVay PA, Toy PT. Lack of increased bleeding after paracentesis and thoracentesis in patients with mild coagulation abnormalities. Transfusion. 1991;31(2):164-171.
15. Patel MD, Joshi SD. Abnormal preprocedural international normalized ratio and platelet counts are not associated with increased bleeding complications after ultrasound-guided thoracentesis. AJR Am J Roentgenol. 2011;197(1):W164-W168.
16. Atwell TD, Spanbauer JC, McMenomy BP, et al. The timing and presentation of major hemorrhage after 18,947 image-guided percutaneous biopsies. AJR Am J Roentgenol. 2015;205(1):190-195.
17. Korbet SM, Volpini KC, Whittier WL. Percutaneous renal biopsy of native kidneys: a single-center experience of 1,055 biopsies. Am J Nephrol. 2014;39(2):153-162.
18. Kriegshauser JS, Patel MD, Young SW, et al. Risk of bleeding after native renal biopsy as a function of preprocedural systolic and diastolic blood pressure. J Vasc Interv Radiol. 2015;26(2):206-212.
19. Hergesell O, Felten H, Andrassy K, et al. Safety of ultrasound-guided percutaneous renal biopsy-retrospective analysis of 1090 consecutive cases. Nephrol Dial Transplant. 1998;13(4):975-977.
20. Meola M, Barsotti G, Cupisti A, et al. Free-hand ultrasound-guided renal biopsy: report of 650 consecutive cases. Nephron. 1994;67(4):425-430.
21. Parrish AE. Complications of percutaneous renal biopsy: a review of 37 years' experience. Clin Nephrol. 1992;38(3):135-141.
22. Shidham GB, Siddiqi N, Beres JA, et al. Clinical risk factors associated with bleeding after native kidney biopsy. Nephrology (Carlton). 2005;10(3):305-310.
23. Whittier WL, Korbet SM. Timing of complications in percutaneous renal biopsy. J Am Soc Nephrol. 2004;15(1):142-147.
24. Atwell TD, Smith RL, Hesley GK, et al. Incidence of bleeding after 15,181 percutaneous biopsies and the role of aspirin. AJR Am J Roentgenol. 2010;194(3):784-789.
25. Silverman SG, Mueller PR, Pfister RC. Hemostatic evaluation before abdominal interventions: an overview and proposal. AJR Am J Roentgenol. 1990;154(2):233-238.
26. Rodgers RP, Levin J. A critical reappraisal of the bleeding time. Semin Thromb Hemost. 1990;16(1):1-20.
27. Boyum JH, Atwell TD, Schmit GD, et al. Incidence and risk factors for adverse events related to image-guided liver biopsy. Mayo Clin Proc. 2016;91(3):329-335.
28. Peter FW, Benkovic C, Muehlberger T, et al. Effects of desmopressin on thrombogenesis in aspirin-induced platelet dysfunction. Br J Haematol. 2002;117(3):658-663.
29. Smith TP, McDermott VG, Ayoub DM, et al. Percutaneous transhepatic liver biopsy with tract embolization. Radiology. 1996;198(3):769-774.
30. Zins M, Vilgrain V, Gayno S, et al. US-guided percutaneous liver biopsy with plugging of the needle track: a prospective study in 72 high-risk patients. Radiology. 1992;184(3):841-843.
31. Sheafor DH, Paulson EK, Kliewer MA, et al. Comparison of sonographic and CT guidance techniques: does CT fluoroscopy decrease procedure time? AJR Am J Roentgenol. 2000;174(4):939-942.

32. Sheafor DH, Paulson EK, Simmons CM, et al. Abdominal percutaneous interventional procedures: comparison of CT and US guidance. Radiology. 1998;207(3):705-710.
33. Kliewer MA, Sheafor DH, Paulson EK, et al. Percutaneous liver biopsy: a cost-benefit analysis comparing sonographic and CT guidance. AJR Am J Roentgenol. 1999;173(5):1199-1202.
34. Dameron RD, deLong DM, Fisher AJ, et al. Indeterminate findings on imaging-guided biopsy: should additional intervention be pursued? AJR Am J Roentgenol. 1999;173(2):461-464.
35. Kirchner J, Kickuth R, Laufer U, et al. CT fluoroscopy-assisted puncture of thoracic and abdominal masses: a randomized trial. Clin Radiol. 2002;57(3):188-192.
36. Erwin BC, Brynes RK, Chan WC, et al. Percutaneous needle biopsy in the diagnosis and classification of lymphoma. Cancer. 1986;57(5):1074-1078.
37. Hahn PF, Eisenberg PJ, Pitman MB, et al. Cytopathologic touch preparations (imprints) from core needle biopsies: accuracy compared with that of fine-needle aspirates. AJR Am J Roentgenol. 1995;165(5):1277-1279.
38. Miller DL, Wall RT. Fentanyl and diazepam for analgesia and sedation during radiologic special procedures. Radiology. 1987;162(1 Pt 1):195-198.
39. Phal PM, Brooks DM, Wolfe R. Sonographically guided biopsy of focal lesions: a comparison of freehand and probe-guided techniques using a phantom. AJR Am J Roentgenol. 2005;184(5):1652-1656.
40. Hatfield MK, Beres RA, Sane SS, Zaleski GX. Percutaneous imaging-guided solid organ core needle biopsy: coaxial versus noncoaxial method. AJR Am J Roentgenol. 2008;190(2):413-417.
41. Fornage BD. A simple phantom for training in ultrasound-guided needle biopsy using the freehand technique. J Ultrasound Med. 1989;8(12):701-703.
42. McNamara MP Jr, McNamara ME. Preparation of a homemade ultrasound biopsy phantom. J Clin Ultrasound. 1989;17(6):456-458.
43. Hamper UM, Savader BL, Sheth S. Improved needle-tip visualization by color Doppler sonography. AJR Am J Roentgenol. 1991;156(2):401-402.
44. Yu SC, Liew CT, Lau WY, et al. US-guided percutaneous biopsy of small (< or = 1-cm) hepatic lesions. Radiology. 2001;218(1):195-199.
45. Buscarini L, Fornari F, Bolondi L, et al. Ultrasound-guided fine-needle biopsy of focal liver lesions: techniques, diagnostic accuracy and complications. A retrospective study on 2091 biopsies. J Hepatol. 1990;11(3):344-348.
46. Caturelli E, Rapaccini GL, Sabelli C, et al. Ultrasound-guided fine-needle aspiration biopsy in the diagnosis of hepatic hemangioma. Liver. 1986;6(6):326-330.
47. Cronan JJ, Esparza AR, Dorfman GS, et al. Cavernous hemangioma of the liver: role of percutaneous biopsy. Radiology. 1988;166(1 Pt 1):135-138.
48. Tung GA, Cronan JJ. Percutaneous needle biopsy of hepatic cavernous hemangioma. J Clin Gastroenterol. 1993;16(2):117-122.
49. Terriff BA, Gibney RG, Scudamore CH. Fatality from fine-needle aspiration biopsy of a hepatic hemangioma. AJR Am J Roentgenol. 1990;154(1):203-204.
50. Shanbhogue AK, Prasad SR, Takahashi N, et al. Recent advances in cytogenetics and molecular biology of adult hepatocellular tumors: implications for imaging and management. Radiology. 2011;258(3):673-693.
51. Doolittle DA, Atwell TD, Sanchez W, et al. Safety and outcomes of percutaneous biopsy of 61 hepatic adenomas. AJR Am J Roentgenol. 2016;206(4):1-6.
52. Dodd GD 3rd, Carr BI. Percutaneous biopsy of portal vein thrombus: a new staging technique for hepatocellular carcinoma. AJR Am J Roentgenol. 1993;161(2):229-233.
53. van der Poorten D, Kwok A, Lam T, et al. Twenty-year audit of percutaneous liver biopsy in a major Australian teaching hospital. Intern Med J. 2006;36(11):692-699.
54. Bilreiro C, Noruegas MJ, Goncalves I, Moreira A. Ultrasound-guided liver biopsies in children–a single center experience and risk factors for minor bleeding. J Pediatr Gastroenterol Nutr. 2017. [Epub ahead of print.]
55. Bolia R, Matta J, Malik R, Hardikar W. Outpatient liver biopsy in children: safety, feasibility and economic impact. J Pediatr Gastroenterol Nutr. 2017. [Epub ahead of print.]
56. Firpi RJ, Soldevila-Pico C, Abdelmalek MF, et al. Short recovery time after percutaneous liver biopsy: should we change our current practices? Clin Gastroenterol Hepatol. 2005;3(9):926-929.
57. Garcia-Tsao G, Boyer JL. Outpatient liver biopsy: how safe is it? Ann Intern Med. 1993;118(2):150-153.
58. Piccinino F, Sagnelli E, Pasquale G, Giusti G. Complications following percutaneous liver biopsy. A multicentre retrospective study on 68,276 biopsies. J Hepatol. 1986;2(2):165-173.
59. Van Thiel DH, Gavaler JS, Wright H, Tzakis A. Liver biopsy. Its safety and complications as seen at a liver transplant center. Transplantation. 1993;55(5):1087-1090.
60. McGill DB, Rakela J, Zinsmeister AR, Ott BJ. A 21-year experience with major hemorrhage after percutaneous liver biopsy. Gastroenterology. 1990;99(5):1396-1400.
61. Terjung B, Lemnitzer I, Dumoulin FL, et al. Bleeding complications after percutaneous liver biopsy. An analysis of risk factors. Digestion. 2003;67(3):138-145.
62. Paulsen SD, Nghiem HV, Negussie E, et al. Evaluation of imaging-guided core biopsy of pancreatic masses. AJR Am J Roentgenol. 2006;187(3):769-772.
63. Matsubara J, Okusaka T, Morizane C, et al. Ultrasound-guided percutaneous pancreatic tumor biopsy in pancreatic cancer: a comparison with metastatic liver tumor biopsy, including sensitivity, specificity, and complications. J Gastroenterol. 2008;43(3):225-232.
64. Hall-Craggs MA, Lees WR. Fine-needle aspiration biopsy: pancreatic and biliary tumors. AJR Am J Roentgenol. 1986;147(2):399-403.
65. Lees WR, Hall-Craggs MA, Manhire A. Five years' experience of fine-needle aspiration biopsy: 454 consecutive cases. Clin Radiol. 1985;36(5):517-520.
66. Carlson SK, Johnson CD, Brandt KR, et al. Pancreatic cystic neoplasms: the role and sensitivity of needle aspiration and biopsy. Abdom Imaging. 1998;23(4):387-393.
67. Lewandrowski K, Lee J, Southern J, et al. Cyst fluid analysis in the differential diagnosis of pancreatic cysts: a new approach to the preoperative assessment of pancreatic cystic lesions. AJR Am J Roentgenol. 1995;164(4):815-819.
68. Yong WH, Southern JF, Pins MR, et al. Cyst fluid NB/70K concentration and leukocyte esterase: two new markers for differentiating pancreatic serous tumors from pseudocysts. Pancreas. 1995;10(4):342-346.
69. Paulsen SD, Nghiem HV, Negussie E, et al. Evaluation of imaging-guided core biopsy of pancreatic masses. AJR Am J Roentgenol. 2006;187(3):769-772.
70. Smith EH. Complications of percutaneous abdominal fine-needle biopsy. Review. Radiology. 1991;178(1):253-258.
71. Silverman SG, Gan YU, Mortele KJ, et al. Renal masses in the adult patient: the role of percutaneous biopsy. Radiology. 2006;240(1):6-22.
72. Marconi L, Dabestani S, Lam TB, et al. Systematic review and meta-analysis of diagnostic accuracy of percutaneous renal tumour biopsy. Eur Urol. 2015;doi: 10.1016/j.eururo.2016.04.027.
73. Prince J, Bultman E, Hinshaw L, et al. Patient and tumor characteristics can predict nondiagnostic renal mass biopsy findings. J Urol. 2015;193(6):1899-1904.
74. Wood BJ, Khan MA, McGovern F, et al. Imaging guided biopsy of renal masses: indications, accuracy and impact on clinical management. J Urol. 1999;161(5):1470-1474.
75. Caoili EM, Bude RO, Higgins EJ, et al. Evaluation of sonographically guided percutaneous core biopsy of renal masses. AJR Am J Roentgenol. 2002;179(2):373-378.
76. Richter F, Kasabian NG, Irwin RJ Jr, et al. Accuracy of diagnosis by guided biopsy of renal mass lesions classified indeterminate by imaging studies. Urology. 2000;55(3):348-352.
77. Kunkle DA, Crispen PL, Chen DY, et al. Enhancing renal masses with zero net growth during active surveillance. J Urol. 2007;177(3):849-853.
78. Frank I, Blute ML, Cheville JC, et al. Solid renal tumors: an analysis of pathological features related to tumor size. J Urol. 2003;170(6 Pt 1):2217-2220.
79. Lane BR, Babineau D, Kattan MW, et al. A preoperative prognostic nomogram for solid enhancing renal tumors 7 cm or less amenable to partial nephrectomy. J Urol. 2007;178(2):429-434.
80. Dechet CB, Zincke H, Sebo TJ, et al. Prospective analysis of computerized tomography and needle biopsy with permanent sectioning to determine the nature of solid renal masses in adults. J Urol. 2003;169(1):71-74.
81. Bogan ML, Kopecky KK, Kraft JL, et al. Needle biopsy of renal allografts: comparison of two techniques. Radiology. 1990;174(1):273-275.
82. Ralls PW, Barakos JA, Kaptein EM, et al. Renal biopsy-related hemorrhage: frequency and comparison of CT and sonography. J Comput Assist Tomogr. 1987;11(6):1031-1034.

83. Wickre CG, Golper TA. Complications of percutaneous needle biopsy of the kidney. Am J Nephrol. 1982;2(4):173-178.
84. Paulsen SD, Nghiem HV, Korobkin M, et al. Changing role of imaging-guided percutaneous biopsy of adrenal masses: evaluation of 50 adrenal biopsies. AJR Am J Roentgenol. 2004;182(4):1033-1037.
85. Welch TJ, Sheedy PF 2nd, Stephens DH, et al. Percutaneous adrenal biopsy: review of a 10-year experience. Radiology. 1994;193(2):341-344.
86. Mantero F, Terzolo M, Arnaldi G, et al. A survey on adrenal incidentaloma in Italy. Study Group on Adrenal Tumors of the Italian Society of Endocrinology. J Clin Endocrinol Metab. 2000;85(2):637-644.
87. Casola G, Nicolet V, vanSonnenberg E, et al. Unsuspected pheochromocytoma: risk of blood-pressure alterations during percutaneous adrenal biopsy. Radiology. 1986;159(3):733-735.
88. Steinsapir J, Carr AA, Prisant LM, Bransome ED Jr. Metyrosine and pheochromocytoma. Arch Intern Med. 1997;157(8):901-906.
89. Olson MC, Atwell TD, Harmsen WS, et al. Safety and accuracy of percutaneous image-guided core biopsy of the spleen. AJR Am J Roentgenol. 2016;206(3):655-659.
90. Lieberman S, Libson E, Maly B, et al. Imaging-guided percutaneous splenic biopsy using a 20- or 22-gauge cutting-edge core biopsy needle for the diagnosis of malignant lymphoma. AJR Am J Roentgenol. 2003;181(4):1025-1027.
91. Tam A, Krishnamurthy S, Pillsbury EP, et al. Percutaneous image-guided splenic biopsy in the oncology patient: an audit of 156 consecutive cases. J Vasc Interv Radiol. 2008;19(1):80-87.
92. Keogan MT, Freed KS, Paulson EK, et al. Imaging-guided percutaneous biopsy of focal splenic lesions: update on safety and effectiveness. AJR Am J Roentgenol. 1999;172(4):933-937.
93. Lucey BC, Boland GW, Maher MM, et al. Percutaneous nonvascular splenic intervention: a 10-year review. AJR Am J Roentgenol. 2002;179(6):1591-1596.
94. Jansson SE, Bondestam S, Heinonen E, et al. Value of liver and spleen aspiration biopsy in malignant diseases when these organs show no signs of involvement in sonography. Acta Med Scand. 1983;213(4):279-281.
95. Solbiati L, Bossi MC, Bellotti E, et al. Focal lesions in the spleen: sonographic patterns and guided biopsy. AJR Am J Roentgenol. 1983;140(1):59-65.
96. Soderstrom N. How to use cytodiagnostic spleen puncture. Acta Med Scand. 1976;199(1-2):1-5.
97. Caraway NP, Fanning CV. Use of fine-needle aspiration biopsy in the evaluation of splenic lesions in a cancer center. Diagn Cytopathol. 1997;16(4):312-316.
98. Patel N, Dawe G, Tung K. Ultrasound-guided percutaneous splenic biopsy using an 18-G core biopsy needle: our experience with 52 cases. Br J Radiol. 2015;88(1055):20150400.
99. Lucey BC, Boland GW, Maher MM, et al. Percutaneous nonvascular splenic intervention: a 10-year review. AJR Am J Roentgenol. 2002;179(6):1591-1596.
100. Civardi G, Vallisa D, Berte R, et al. Ultrasound-guided fine needle biopsy of the spleen: high clinical efficacy and low risk in a multicenter Italian study. Am J Hematol. 2001;67(2):93-99.
101. Liao WY, Chen MZ, Chang YL, et al. US-guided transthoracic cutting biopsy for peripheral thoracic lesions less than 3 cm in diameter. Radiology. 2000;217(3):685-691.
102. Sheth S, Hamper UM, Stanley DB, et al. US guidance for thoracic biopsy: a valuable alternative to CT. Radiology. 1999;210(3):721-726.
103. Douglas BR, Charboneau JW, Reading CC. Ultrasound-guided intervention: expanding horizons. Radiol Clin North Am. 2001;39(3):415-428.
104. Nolsoe C, Nielsen L, Torp-Pedersen S, Holm HH. Major complications and deaths due to interventional ultrasonography: a review of 8000 cases. J Clin Ultrasound. 1990;18(3):179-184.
105. Livraghi T, Damascelli B, Lombardi C, Spagnoli I. Risk in fine-needle abdominal biopsy. J Clin Ultrasound. 1983;11(2):77-81.
106. Fornari F, Civardi G, Cavanna L, et al. Complications of ultrasonically guided fine-needle abdominal biopsy. Results of a multicenter Italian study and review of the literature. The Cooperative Italian Study Group. Scand J Gastroenterol. 1989;24(8):949-955.
107. Martino CR, Haaga JR, Bryan PJ, et al. CT-guided liver biopsies: eight years' experience. Work in progress. Radiology. 1984;152(3):755-757.
108. Welch TJ, Sheedy PF 2nd, Johnson CD, et al. CT-guided biopsy: prospective analysis of 1,000 procedures. Radiology. 1989;171(2):493-496.
109. Bergenfeldt M, Genell S, Lindholm K, et al. Needle-tract seeding after percutaneous fine-needle biopsy of pancreatic carcinoma. Case report. Acta Chir Scand. 1988;154(1):77-79.
110. Caturelli E, Rapaccini GL, Anti M, et al. Malignant seeding after fine-needle aspiration biopsy of the pancreas. Diagn Imaging Clin Med. 1985;54(2):88-91.
111. Haddad FS, Somsin AA. Seeding and perineal implantation of prostatic cancer in the track of the biopsy needle: three case reports and a review of the literature. J Surg Oncol. 1987;35(3):184-191.
112. Greenstein A, Merimsky E, Baratz M, Braf Z. Late appearance of perineal implantation of prostatic carcinoma after perineal needle biopsy. Urology. 1989;33(1):59-60.
113. Onodera H, Oikawa M, Abe M, et al. Cutaneous seeding of hepatocellular carcinoma after fine-needle aspiration biopsy. J Ultrasound Med. 1987;6(5):273-275.
114. Kiser GC, Totonchy M, Barry JM. Needle tract seeding after percutaneous renal adenocarcinoma aspiration. J Urol. 1986;136(6):1292-1293.
115. Muller NL, Bergin CJ, Miller RR, Ostrow DN. Seeding of malignant cells into the needle track after lung and pleural biopsy. Can Assoc Radiol J. 1986;37(3):192-194.
116. Fajardo LL. Breast tumor seeding along localization guide wire tracks. Radiology. 1988;169(2):580-581.
117. Glasgow BJ, Brown HH, Zargoza AM, Foos RY. Quantitation of tumor seeding from fine needle aspiration of ocular melanomas. Am J Ophthalmol. 1988;105(5):538-546.
118. Hidai H, Sakuramoto T, Miura T, et al. Needle tract seeding following puncture of retroperitoneal liposarcoma. Eur Urol. 1983;9(6):368-369.
119. Raftopoulos Y, Furey WW, Kacey DJ, Podbielski FJ. Tumor implantation after computed tomography-guided biopsy of lung cancer. J Thorac Cardiovasc Surg. 2000;119(6):1288-1289.
120. Shinohara S, Yamamoto E, Tanabe M, et al. Implantation metastasis of head and neck cancer after fine needle aspiration biopsy. Auris Nasus Larynx. 2001;28(4):377-380.
121. Haaga JR, Alfidi RJ, Havrilla TR, et al. CT detection and aspiration of abdominal abscesses. AJR Am J Roentgenol. 1977;128(3):465-474.
122. vanSonnenberg E, D'Agostino HB, Casola G, et al. Percutaneous abscess drainage: current concepts. Radiology. 1991;181(3):617-626.
123. Gazelle GS, Mueller PR. Abdominal abscess. Imaging and intervention. Radiol Clin North Am. 1994;32(5):913-932.
124. Hui GC, Amaral J, Stephens D, et al. Gas distribution in intraabdominal and pelvic abscesses on CT is associated with drainability. AJR Am J Roentgenol. 2005;184(3):915-919.
125. Sahai A, Belair M, Gianfelice D, et al. Percutaneous drainage of intra-abdominal abscesses in Crohn's disease: short and long-term outcome. Am J Gastroenterol. 1997;92(2):275-278.
126. Lorenz JM, Al-Refaie WB, Cash BD, et al. ACR appropriateness criteria radiologic management of infected fluid collections. J Am Coll Radiol. 2015;12(8):791-799.
127. Men S, Akhan O, Koroglu M. Percutaneous drainage of abdominal abscess. Eur J Radiol. 2002;43(3):204-218.
128. Saokar A, Arellano RS, Gervais DA, et al. Transvaginal drainage of pelvic fluid collections: results, expectations, and experience. AJR Am J Roentgenol. 2008;191(5):1352-1358.
129. McGahan JP, Wu C. Sonographically guided transvaginal or transrectal pelvic abscess drainage using the trocar method with a new drainage guide attachment. AJR Am J Roentgenol. 2008;191(5):1540-1544.
130. Nosher JL, Needell GS, Amorosa JK, Krasna IH. Transrectal pelvic abscess drainage with sonographic guidance. AJR Am J Roentgenol. 1986;146(5):1047-1048.
131. Kuligowska E, Keller E, Ferrucci JT. Treatment of pelvic abscesses: value of one-step sonographically guided transrectal needle aspiration and lavage. AJR Am J Roentgenol. 1995;164(1):201-206.
132. Feld R, Eschelman DJ, Sagerman JE, et al. Treatment of pelvic abscesses and other fluid collections: efficacy of transvaginal sonographically guided aspiration and drainage. AJR Am J Roentgenol. 1994;163(5):1141-1145.

133. Lambiase RE, Deyoe L, Cronan JJ, Dorfman GS. Percutaneous drainage of 335 consecutive abscesses: results of primary drainage with 1-year follow-up. Radiology. 1992;184(1):167-179.
134. Schuster MR, Crummy AB, Wojtowycz MM, McDermott JC. Abdominal abscesses associated with enteric fistulas: percutaneous management. J Vasc Interv Radiol. 1992;3(2):359-363.
135. Gervais DA, Hahn PF, O'Neill MJ, Mueller PR. Percutaneous abscess drainage in Crohn disease: technical success and short- and long-term outcomes during 14 years. Radiology. 2002;222(3):645-651.
136. Johnson RD, Mueller PR, Ferrucci JT Jr, et al. Percutaneous drainage of pyogenic liver abscesses. AJR Am J Roentgenol. 1985;144(3):463-467.
137. vanSonnenberg E, Mueller PR, Ferrucci JT Jr. Percutaneous drainage of 250 abdominal abscesses and fluid collections. Part I: results, failures, and complications. Radiology. 1984;151(2):337-341.
138. Wong WM, Wong BC, Hui CK, et al. Pyogenic liver abscess: retrospective analysis of 80 cases over a 10-year period. J Gastroenterol Hepatol. 2002;17(9):1001-1007.
139. Giorgio A, Tarantino L, Mariniello N, et al. Pyogenic liver abscesses: 13 years of experience in percutaneous needle aspiration with US guidance. Radiology. 1995;195(1):122-124.
140. Zerem E, Hadzic A. Sonographically guided percutaneous catheter drainage versus needle aspiration in the management of pyogenic liver abscess. AJR Am J Roentgenol. 2007;189(3):W138-W142.
141. Thomas J, Turner SR, Nelson RC, Paulson EK. Postprocedure sepsis in imaging-guided percutaneous hepatic abscess drainage: how often does it occur? AJR Am J Roentgenol. 2006;186(5):1419-1422.
142. Shankar S, van Sonnenberg E, Silverman SG, Tuncali K. Interventional radiology procedures in the liver. Biopsy, drainage, and ablation. Clin Liver Dis. 2002;6(1):91-118.
143. Krige JE, Beckingham IJ. ABC of diseases of liver, pancreas, and biliary system. BMJ. 2001;322(7285):537-540.
144. vanSonnenberg E, Mueller PR, Schiffman HR, et al. Intrahepatic amebic abscesses: indications for and results of percutaneous catheter drainage. Radiology. 1985;156(3):631-635.
145. Gervais DA, Brown SD, Connolly SA, et al. Percutaneous imaging-guided abdominal and pelvic abscess drainage in children. Radiographics. 2004;24(3):737-754.
146. Paksoy Y, Odev K, Sahin M, et al. Percutaneous treatment of liver hydatid cysts: comparison of direct injection of albendazole and hypertonic saline solution. AJR Am J Roentgenol. 2005;185(3):727-734.
147. Davis CA, Landercasper J, Gundersen LH, Lambert PJ. Effective use of percutaneous cholecystostomy in high-risk surgical patients: techniques, tube management, and results. Arch Surg. 1999;134(7):727-731.
148. Granlund A, Karlson BM, Elvin A, Rasmussen I. Ultrasound-guided percutaneous cholecystostomy in high-risk surgical patients. Langenbecks Arch Surg. 2001;386(3):212-217.
149. Sugiyama M, Tokuhara M, Atomi Y. Is percutaneous cholecystostomy the optimal treatment for acute cholecystitis in the very elderly? World J Surg. 1998;22(5):459-463.
150. Chopra S, Dodd GD 3rd, Mumbower AL, et al. Treatment of acute cholecystitis in non-critically ill patients at high surgical risk: comparison of clinical outcomes after gallbladder aspiration and after percutaneous cholecystostomy. AJR Am J Roentgenol. 2001;176(4):1025-1031.
151. Phillips G, Bank S, Kumari-Subaiya S, Kurtz LM. Percutaneous ultrasound-guided puncture of the gallbladder (PUPG). Radiology. 1982;145(3):769-772.
152. AGA Institute medical position statement on acute pancreatitis. Gastroenterology. 2007;132(5):2019-2021.
153. Forsmark CE, Baillie J. AGA Institute technical review on acute pancreatitis. Gastroenterology. 2007;132(5):2022-2044.
154. Freeny PC, Hauptmann E, Althaus SJ, et al. Percutaneous CT-guided catheter drainage of infected acute necrotizing pancreatitis: techniques and results. AJR Am J Roentgenol. 1998;170(4):969-975.
155. Beger HG, Rau B, Mayer J, Pralle U. Natural course of acute pancreatitis. World J Surg. 1997;21(2):130-135.
156. Pitchumoni CS, Agarwal N. Pancreatic pseudocysts. When and how should drainage be performed? Gastroenterol Clin North Am. 1999;28(3):615-639.
157. Yeo CJ, Bastidas JA, Lynch-Nyhan A, et al. The natural history of pancreatic pseudocysts documented by computed tomography. Surg Gynecol Obstet. 1990;170(5):411-417.
158. Neff R. Pancreatic pseudocysts and fluid collections: percutaneous approaches. Surg Clin North Am. 2001;81(2):399-403, xii.
159. Grosso M, Gandini G, Cassinis MC, et al. Percutaneous treatment (including pseudocystogastrostomy) of 74 pancreatic pseudocysts. Radiology. 1989;173(2):493-497.
160. Isaji S, Takada T, Kawarada Y, et al. JPN Guidelines for the management of acute pancreatitis: surgical management. J Hepatobiliary Pancreat Surg. 2006;13(1):48-55.
161. Nealon WH, Walser E. Main pancreatic ductal anatomy can direct choice of modality for treating pancreatic pseudocysts (surgery versus percutaneous drainage). Ann Surg. 2002;235(6):751-758.
162. Kang M, Kalra N, Gulati M, et al. Image guided percutaneous splenic interventions. Eur J Radiol. 2007;64(1):140-146.
163. Chou YH, Tiu CM, Chiou HJ, et al. Ultrasound-guided interventional procedures in splenic abscesses. Eur J Radiol. 1998;28(2):167-170.
164. Thanos L, Dailiana T, Papaioannou G, et al. Percutaneous CT-guided drainage of splenic abscess. AJR Am J Roentgenol. 2002;179(3):629-632.
165. Siegel JF, Smith A, Moldwin R. Minimally invasive treatment of renal abscess. J Urol. 1996;155(1):52-55.
166. Fontana D, Porpiglia F, Morra I, Destefanis P. Treatment of simple renal cysts by percutaneous drainage with three repeated alcohol injection. Urology. 1999;53(5):904-907.
167. Lohela P. Ultrasound-guided drainages and sclerotherapy. Eur Radiol. 2002;12(2):288-295.
168. Mohsen T, Gomha MA. Treatment of symptomatic simple renal cysts by percutaneous aspiration and ethanol sclerotherapy. BJU Int. 2005;96(9):1369-1372.
169. Moorthy K, Mihssin N, Houghton PW. The management of simple hepatic cysts: sclerotherapy or laparoscopic fenestration. Ann R Coll Surg Engl. 2001;83(6):409-414.
170. vanSonnenberg E, Wroblicka JT, D'Agostino HB, et al. Symptomatic hepatic cysts: percutaneous drainage and sclerosis. Radiology. 1994;190(2):387-392.
171. Higgins RV, Matkins JF, Marroum MC. Comparison of fine-needle aspiration cytologic findings of ovarian cysts with ovarian histologic findings. Am J Obstet Gynecol. 1999;180(3 Pt 1):550-553.
172. Martínez-Onsurbe P, Ruiz Villaespesa A, Sanz Anquela JM, Valenzuela Ruiz PL. Aspiration cytology of 147 adnexal cysts with histologic correlation. Acta Cytol. 2001;45(6):941-947.
173. Troiano RN, Taylor KJ. Sonographically guided therapeutic aspiration of benign-appearing ovarian cysts and endometriomas. AJR Am J Roentgenol. 1998;171(6):1601-1605.
174. Mathevet P, Dargent D. Role of ultrasound guided puncture in the management of ovarian cysts]. J Gynecol Obstet Biol Reprod (Paris). 2001;30(1 Suppl.):S53-S58.
175. Lee CL, Lai YM, Chang SY, et al. The management of ovarian cysts by sono-guided transvaginal cyst aspiration. J Clin Ultrasound. 1993;21(8):511-514.
176. Balat O, Sarac K, Sonmez S. Ultrasound guided aspiration of benign ovarian cysts: an alternative to surgery? Eur J Radiol. 1996;22(2):136-137.

CAPÍTULO 18

Transplante de Órgãos

Derek Muradali e Tanya Punita Chawla

RESUMO DOS PONTOS-CHAVE

- Para realizar uma avaliação ultrassonográfica de um órgão transplantado, o ultrassonografista deve estar ciente da técnica cirúrgica utilizada, incluindo o tipo e a localização das anastomoses vasculares e não vasculares.
- As alterações do parênquima no modo B, muitas vezes, refletem o estado vascular do aloenxerto (p. ex., o material ecogênico intraluminal na árvore biliar dilatada de um fígado transplantado pode ser resultado da destruição do epitélio biliar devido a estenose ou trombose arterial hepática).
- A avaliação dos tecidos que envolvem o aloenxerto é tão importante quanto a avaliação do próprio aloenxerto.
- Qualquer cisto presumido identificado no parênquima do aloenxerto ou na região do hilo deve ser avaliado com Doppler colorido para excluir a possibilidade de um pseudoaneurisma.
- Os critérios para estenose arterial são semelhantes nos diferentes aloenxertos, nos quais o fluxo de alta turbulência é detectado na região de estreitamento, associado a uma onda distal de morfologia *tardus-parvus*.
- Ao avaliar veias transplantadas (veia porta, veia renal, veia cava inferior), um aumento de velocidade de três a quatro vezes no local da estenose em relação ao segmento pré-estenótico na varredura espectral representa uma estenose hemodinamicamente significativa.
- Os índices de resistividade elevados têm valor limitado dependendo do aloenxerto investigado – nos transplantes renais, eles são um marcador inespecífico de disfunção renal; nos transplantes hepáticos, não têm relevância clínica; e em transplantes pancreáticos em processo de falência, os índices de resistividade podem não se apresentar elevados devido à falta de uma cápsula pancreática.

SUMÁRIO DO CAPÍTULO

TRANSPLANTE DE FÍGADO
Técnica Cirúrgica
Ultrassonografia do Transplante de Fígado Normal
Complicações Biliares
Estenoses Biliares
Extravasamentos Biliares
Colangite Esclerosante Recorrente
Lama e Cálculos Biliares
Disfunção do Esfíncter de Oddi
Complicações Arteriais
Trombose da Artéria Hepática
Estenose da Artéria Hepática
Índice de Resistividade Arterial Hepático Elevado
Pseudoaneurismas da Artéria Hepática
Estenose da Artéria Celíaca
Complicações da Veia Porta
Complicações da Veia Cava Inferior
Estenose da Veia Hepática
Coleções Líquidas Extra-hepáticas
Hemorragia Suprarrenal
Coleções Líquidas Intra-hepáticas
Abscesso Versus Infarto
Massas Sólidas Intra-hepáticas
TRANSPLANTE RENAL
Técnica Cirúrgica
Ultrassonografia do Transplante Renal Normal
Avaliação ao Modo B
Avaliação por Doppler
Transplante Renal Anormal
Patologia Parenquimatosa
Necrose Tubular Aguda e Rejeição Aguda
Rejeição Crônica
Infecção
Complicações Vasculares Pré-renais
Trombose Arterial
Estenose da Artéria Renal
Trombose Venosa
Estenose da Veia Renal
Obstrução Pós-renal do Sistema Coletor
Malformações Arteriovenosas e Pseudoaneurismas
Coleções Líquidas
TRANSPLANTE PANCREÁTICO
Técnica Cirúrgica
Drenagem Venosa
Irrigação Arterial
Ultrassonografia do Transplante de Pâncreas Normal
Papel da Ultrassonografia com Meio de Contraste
Transplante de Pâncreas Anormal
Trombose
Fístula Arteriovenosa e Pseudoaneurismas
Rejeição
Pancreatite
Coleções Líquidas
Complicações Diversas
DISTÚRBIO LINFOPROLIFERATIVO PÓS-TRANSPLANTE
Opções de Tratamento

O transplante de órgãos é o tratamento de escolha para pacientes com doença hepática, renal e pancreática terminal. Os pacientes com insuficiência hepática fulminante não têm outra opção terapêutica além do transplante hepático ortotópico. Embora os pacientes com insuficiência renal ou pancreática possam ser tratados com diálise ou abordagem clínica, sua sobrevida a longo prazo e a qualidade de vida são muito superiores com o transplante de órgãos. As recentes melhorias na sobrevida do enxerto foram atribuídas à combinação de melhor compatibilidade entre doador e receptor,[1] maior efetividade do tratamento imunossupressor, melhorias na técnica cirúrgica e identificação precoce de complicações relacionadas ao transplante. Essas melhorias resultaram em uma taxa acima de 80% de sobrevivência dos pacientes após 1 ano para cada um desses transplantes de órgãos.[2,3]

Como a apresentação clínica das complicações pós-transplante varia muito, sendo frequentemente inespecífica, os estudos de imagens são essenciais para o monitoramento da condição do aloenxerto. Se o diagnóstico for demorado, a função do enxerto pode ficar permanentemente comprometida e, nos casos graves em que há completa perda de função, um novo transplante pode ser necessário. No entanto, a escassez crônica de doadores adequados de órgãos pode retardar ou impedir um novo transplante imediato, com consequências clínicas devastadoras. Consequentemente, a preservação da função do aloenxerto e a detecção precoce das complicações, com a instituição de tratamento adequado, são essenciais no tratamento clínico desses pacientes.

A ultrassonografia revolucionou a prática do transplante de órgãos. Transplantes hepáticos, renais e pancreátios devem ser avaliados por ultrassonografia em modo B, com Doppler colorido e com Doppler espectral. A ultrassonografia modo B permite uma avaliação ótima das alterações texturais e morfológicas do parênquima, e a ultrassonografia com Doppler colorido e espectral permite a avaliação tanto da perfusão parenquimatosa quanto da condição das principais artérias e veias transplantadas. Este capítulo enfoca os aspectos ultrassonográficos do transplante normal de órgãos, complicações agudas e crônicas relacionadas ao transplante e potenciais erros da interpretação que podem levar a diagnósticos equivocados.

TRANSPLANTE DE FÍGADO

Entre 1° de janeiro de 1988 a 30 de junho de 2016, nos Estados Unidos, 143.856 pacientes foram submetidos a transplante de fígado.[4] A sobrevivência dos pacientes após 1 ano do transplante de fígado é de 87%, aproximadamente, com sobrevivência de 80,3% de 1 ano do enxerto. Os pacientes são selecionados para transplante quando a expectativa de vida sem transplante é menor do que a expectativa de vida após o transplante. A **hepatite C** é a doença que mais comumente exige o transplante, seguida por **doença hepática alcoólica** e **cirrose criptogênica**. Outros distúrbios hepáticos terminais tratados com o transplante incluem **doenças colestáticas crônicas**, como a cirrose biliar primária e a colangite esclerosante; as **doenças metabólicas**, incluindo a hemocromatose e a doença de Wilson; e **outras hepatites**, como a hepatite autoimune, a hepatite B crônica e a insuficiência hepática aguda. Os pacientes com cirrose terminal por hepatite B foram inicialmente considerados maus candidatos para o transplante devido à alta recorrência da infecção no implante, associada à rápida progressão para a cirrose. O uso de hiperimunoglobulinas e de análogos nucleosídicos alterou essas expectativas para um resultado mais favorável.[5]

A maior parte dos centros só considera o transplante em pacientes com **carcinoma hepatocelular** (CHC) **em estágio inicial** ou, raramente, com **metástases neuroendócrinas**. As diretrizes geralmente aceitas para o transplante em pacientes com CHC são os critérios de Milan: (1) nenhuma lesão maior que 5 cm de diâmetro ou (2) não mais que três lesões maiores que 3 cm de diâmetro.[5,6]

As **contraindicações** para o transplante de fígado incluem cirrose compensada sem complicações, malignidade extra-hepática, colangiocarcinoma, sepse ativa não tratada, doença cardiopulmonar avançada, alcoolismo ativo ou uso abusivo de substâncias, ou uma anomalia anatômica que impeça o procedimento cirúrgico. Embora a trombose da veia porta não constitua contraindicação absoluta para o transplante hepático, a sua presença torna a cirurgia mais complexa, e os pacientes exibem, após o transplante, taxas mais elevadas de morbidade e de mortalidade.[5]

Técnica Cirúrgica

Tradicionalmente, a maior parte dos transplantes adultos de fígado envolve a explantação do fígado do receptor e a sua substituição por um aloenxerto cadavérico. A cirurgia exige quatro **anastomoses vasculares** (veia cava supra-hepática/infra-hepática, artéria hepática, veia porta), assim como uma **anastomose biliar** (Fig. 18.1).

A **artéria hepática** é reconstruída com uma anastomose em "boca de peixe" entre a artéria celíaca do doador e a bifurcação das artérias hepáticas direita e esquerda ou o ponto de ramificação da artéria hepática comum em artéria gastroduodenal e artérias hepáticas próprias do receptor. Quando a artéria hepática nativa apresenta diâmetro pequeno ou exibe fluxo mínimo, um enxerto de interposição com a artéria ilíaca do doador pode ser anastomosado diretamente à aorta supracelíaca ou infrarrenal.[7] A ligação de terminoterminal dessas extremidades arteriais patulosas causa um alargamento discreto normalmente esperado na anastomose arterial.

A **anastomose da veia porta** geralmente é terminoterminal entre as veias porta do doador e do receptor. Nos casos de trombose extensa da veia porta do receptor, pode ser usado um enxerto venoso de extensão a partir da veia porta ou da veia ilíaca do doador até a junção portomesentérica, ou até a veia mesentérica superior (VMS), ou até uma veia colateral, ou como último recurso, uma anastomose entre a veia porta e a artéria hepática do doador e os vasos arteriais do receptor.[7,8]

Durante a hepatectomia, a **veia cava inferior** (VCI) do receptor geralmente é seccionada acima e abaixo da porção intra-hepática.

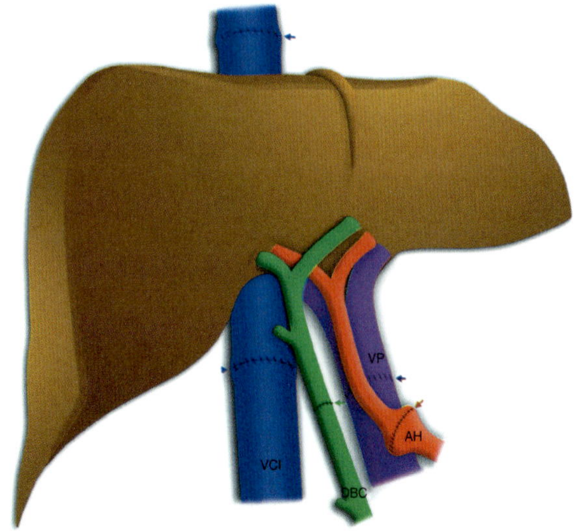

FIG. 18.1 Transplante de fígado normal: abordagem cirúrgica. O fígado transplantado exibe quatro anastomoses vasculares e uma anastomose biliar. A veia cava inferior (*VCI, azul*) é transplantada com anastomoses supra-hepática e infra-hepática. Uma anastomose terminoterminal frequentemente é usada para o ducto biliar comum (*DBC, verde*) ou ducto colédoco e a veia porta (*VP, violeta*), enquanto a artéria hepática (*AH, vermelho*) é reconstruída com uma anastomose em "boca de peixe".

A VCI do doador é, então, anastomosada com duas anastomoses terminoterminais supra-hepática e infra-hepática. Na tentativa de preservar a VCI retro-hepática do receptor, algumas autoridades no assunto defendem a criação de anastomoses entre a VCI do doador e do receptor em uma configuração terminolateral ou laterolateral (anastomose em Y) ou uma anastomose terminoterminal entre a VCI do doador e um coto comum de três veias hepáticas.[7] Esta anastomose em Y também evita a necessidade de derivação veno-venoso de dissecção retrocaval, necessários para interposição da VCI do doador.

Os **ductos biliares comuns** (DBC) do doador e do receptor geralmente são anastomosados de maneira terminoterminal após a colecistectomia. Com essa técnica, o esfíncter de Oddi é preservado, agindo como uma barreira contra a disseminação de infecções. Um tubo T é tipicamente deixado no local por cerca de 3 meses, permitindo acesso para a colangiografia ou outros procedimentos biliares. O uso do tubo T, no entanto, diminuiu devido a um risco maior de extravasamento de bile.

Quando o ducto hepático comum do receptor está doente (p. ex., **colangite esclerosante**), é muito curto ou de diâmetro muito estreito, realiza-se uma **coledocojejunostomia**.[7] Esse procedimento envolve uma anastomose terminoterminal entre o ducto biliar do doador e uma alça jejunal de 40 cm do receptor. Ele está associado a um risco mais elevado de extravasamentos biliares, sangramento e colangite recorrente se comparado à anastomose terminoterminal.

A crescente discrepância entre o número de pacientes que necessitam de transplante e o número disponível de doadores de órgãos cadavéricos disponíveis levou a um progressivo aumento no número de transplantes de parentes doadores vivos. O fígado do receptor é substituído pelo lobo direito de um fígado doador. Na população pediátrica, o segmento lateral do lobo esquerdo ou o lobo esquerdo inteiro têm sido usados com sucesso; contudo, o relativo pequeno tamanho do lobo esquerdo não é suficiente para manter a função hepática adequada no adulto. Outra vantagem do uso do lobo direito (ao invés do lobo esquerdo) como porção doadora para transplante é a relativa facilidade de posicionamento do lobo direito no espaço subfrênico direito, permitindo uma anastomose venosa hepática menos desafiadora, com redução na incidência de torção em comparação aos enxertos do lobo esquerdo.[9]

Para **parentes doadores vivos**, a cirurgia do doador consiste em uma colecistectomia seguida por hepatectomia direita, na remoção dos segmentos V, VI, VII e VIII, assim como da veia hepática direita. Ocasionalmente, hepatectomia direita pode ser feita para incluir uma porção do segmento IV e da veia hepática média. Todavia, a maior parte dos cirurgiões prefere não remover a veia hepática média, mas deixá-la intacta no doador devido à íntima relação entre as veias hepáticas média e esquerda próximo à sua drenagem na VCI.[9]

Em um **enxerto de fígado dividido de um doador falecido**, um receptor adulto geralmente recebe um enxerto trissegmentar, incluindo o lobo direito e o segmento IV e um receptor pediátrico recebe os segmentos laterais esquerdos. Esta técnica é útil para aumentar o número de transplantes disponíveis, mas é mais complexa do que quando há um único receptor.

Em qualquer tipo de transplante hepático, a avaliação por exames de imagem de rotina de cada anastomose deve ser realizada com US em modo B, com Doppler colorido e com Doppler espectral. Para interpretar o aspecto no modo B e as características ao Doppler dessas regiões anatômicas, o radiologista deve ter conhecimento das técnicas cirúrgicas usadas no transplante de fígado.

Ultrassonografia do Transplante de Fígado Normal

O fígado transplantado normal apresenta ecotextura homogênea ou levemente heterogênea na ultrassonografia modo B, parecendo idêntico a um fígado normal, não transplantado. No início do período pós-operatório, geralmente existe pequena quantidade de líquido intraperitoneal livre ou pequenos seromas ou hematomas peri-hepáticos, que tendem a se resolver em um intervalo de 7 a 10 dias.

A **árvore biliar** deve apresentar aspecto normal, com lúmen anecoico e paredes finas e imperceptíveis. Se um tubo T estiver no local, a parede do ducto adjacente pode parecer levemente proeminente secundariamente à irritação e ao edema. Idealmente, a anastomose biliar (terminoterminal ou biliar-entérica) deve ser visualizada e inspecionada em busca de alterações do calibre ou da espessura da parede.

A **aerobilia** frequentemente é observada em pacientes com coledocojejunostomia, aparecendo como focos ecogênicos brilhantes, com ou sem sombreamento acústico posterior no lúmen do ducto biliar. O desaparecimento de aerobilia previamente documentada deve alertar o ultrassonografista para o possível desenvolvimento de um intervalo de estenose na anastomose biliar entérica. Além disso, o ultrassonografista deve ter ciência de que o **ar intraductal biliar** pode ser confundido com pequenos cálculos biliares ou calcificações arteriais hepáticas adjacentes, uma vez que essas estruturas podem parecer idênticas nas imagens ao modo B (Fig. 18.2).

A **patência vascular** dos vasos transplantados (artéria hepática, veia porta, veias hepáticas, VCI) é avaliada por meio de (1) inspeção direta em busca de estreitamentos do diâmetro, (2) presença de trombos no interior do lúmen vascular e (3) documentação dos comprimentos de onda espectrais normais com fluxo direcional adequado. Particular atenção deve ser dada às regiões das anastomoses, visto que essas áreas têm maior propensão ao desenvolvimento de estenoses hemodinamicamente significativas, se comparadas aos vasos remanescentes. Como estenoses segmentares ou oclusões intra-hepáticas podem se desenvolver, a artéria hepática e a veia porta principal, assim como os seus principais ramos direito e esquerdo, devem ser investigados com Doppler colorido e espectral (Fig. 18.3).

A **artéria hepática normal** exibe um traçado ao Doppler com rápido movimento sistólico ascendente, com tempo de aceleração (TA; tempo entre o final da diástole e o primeiro pico sistólico) de menos de 100 cm/s e um fluxo contínuo ao longo da diástole, com índice de resistividade (IR) de 0,5 a 0,7. Uma **veia porta normal** exibe contorno tipicamente liso, apresentando lúmen anecoico e pode exibir alteração sutil no calibre no local da anastomose cirúrgica. A veia porta apresenta ao Doppler fluxo contínuo, monofásico, hepatopetal, com variações leves da velocidade provocadas pela respiração. O aspecto ao Doppler pulsado das **veias hepáticas** apresenta um formato de onda fásico, refletindo as alterações fisiológicas do fluxo sanguíneo durante o ciclo cardíaco.

Complicações Biliares

As complicações no sistema biliar constituem significativa causa de morbidade e mortalidade em 15% a 30% dos pacientes com transplante de fígado.[10-12] As complicações relacionadas às anastomoses bilioentéricas geralmente se apresentam no primeiro mês de

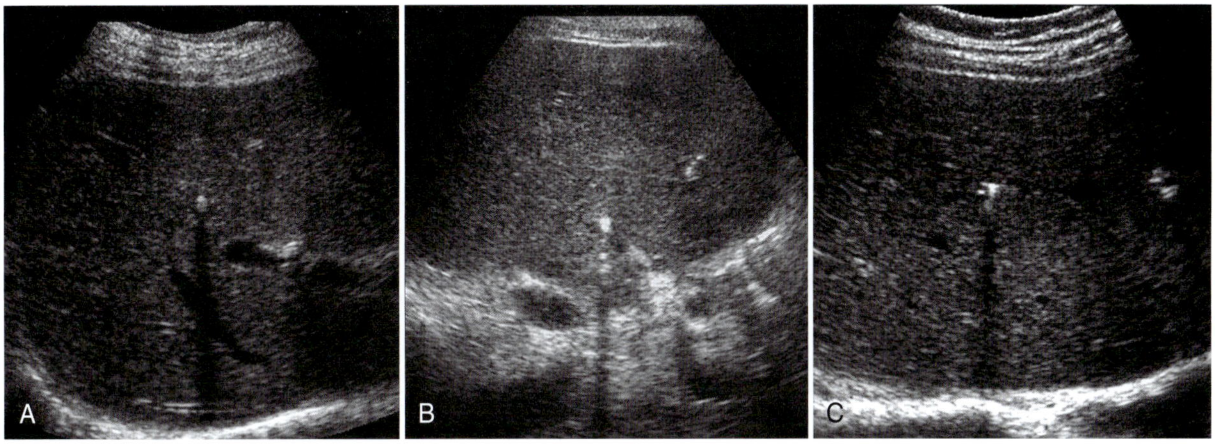

FIG. 18.2 Focos ecogênicos no transplante hepático. Imagens transversais da ultrassonografia exibindo focos ecogênicos brilhantes semelhantes com sombras acústicas posteriores secundárias a **(A)** calcificação intra-hepática, **(B)** calcificações arteriais hepáticas e **(C)** aerobilia. Observe o artefato *ring-down* associado à aerobilia.

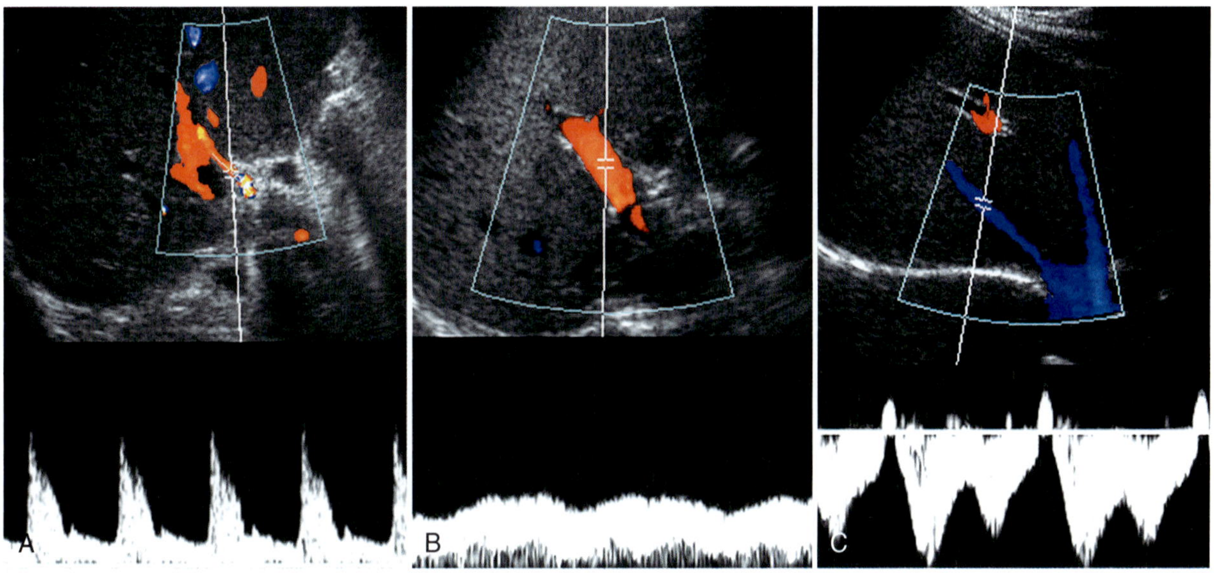

FIG. 18.3 Transplante hepático normal: Doppler colorido e espectral. Imagens por Doppler colorido e espectral da **(A)** artéria hepática, **(B)** veia porta principal e **(C)** veia hepática direita, todas com aspecto normal. (Com permissão de Crossin JD, Muradali D, Wilson SR. US of liver transplants: normal and abnormal. Radiographics. 2003;23[5]:1093-1114.[5])

cirurgia e incluem ruptura da anastomose, sangramento e aumento do risco de colangite ascendente decorrente do crescimento bacteriano. As complicações relacionadas à coledococoledocostomia mais frequentemente se apresentam após o primeiro mês pós-transplante, sendo frequentemente tratadas por meio de colangiopancreatografia retrógrada endoscópica (CPRE).[11] Independentemente do tipo de anastomoses utilizadas, as complicações podem ser, de modo geral, classificadas como relacionadas a extravasamento, estenoses, lama ou cálculos intraluminais, disfunção do esfíncter de Oddi e recorrência da doença.

Estenoses Biliares

O diagnóstico precoce das complicações da árvore biliar pode ser difícil, uma vez que os receptores de transplante tipicamente não apresentam cólica; o fígado transplantado apresenta inervação insuficiente.[13] Consequentemente, os pacientes com estenoses biliares podem ser assintomáticos ou se apresentar com icterícia obstrutiva indolor ou anomalias das provas de função hepática.[11] Essas estenoses podem ser classificadas com base na sua localização e fisiopatologia como estenoses anastomóticas (extra-hepáticas) e estenoses intra-hepáticas (Fig. 18.4).

As **estenoses anastomóticas** constituem a causa mais comum de obstrução biliar após o transplante,[14,15] sendo decorrentes de cicatrização pós-cirúrgica e resultando em retração da parede do ducto e estreitamento do diâmetro luminal.[16] Essas estenoses são mais comuns em pacientes com coledocojejunostomia em Y de Roux do que em pacientes com anastomose biliar terminoterminal. Na ultrassonografia, um estreitamento focal pode, algumas vezes, ser observado nas anastomoses, associado à dilatação dos ductos biliares intra-hepáticos, com parte distal do ducto colédoco de tamanho normal ou quase normal.

As **estenoses intra-hepáticas** ocorrem proximalmente à anastomose, podendo ser unifocais ou multifocais. A irrigação arterial da parte distal (ducto receptor) do ducto colédoco é substancial devido ao proeminente fluxo colateral, enquanto a artéria hepática reconstruída constitui o único aporte sanguíneo para a parte proximal do ducto colédoco e para os ductos biliares intra-hepáticos (ductos do doador).[11,17] Portanto, a maior

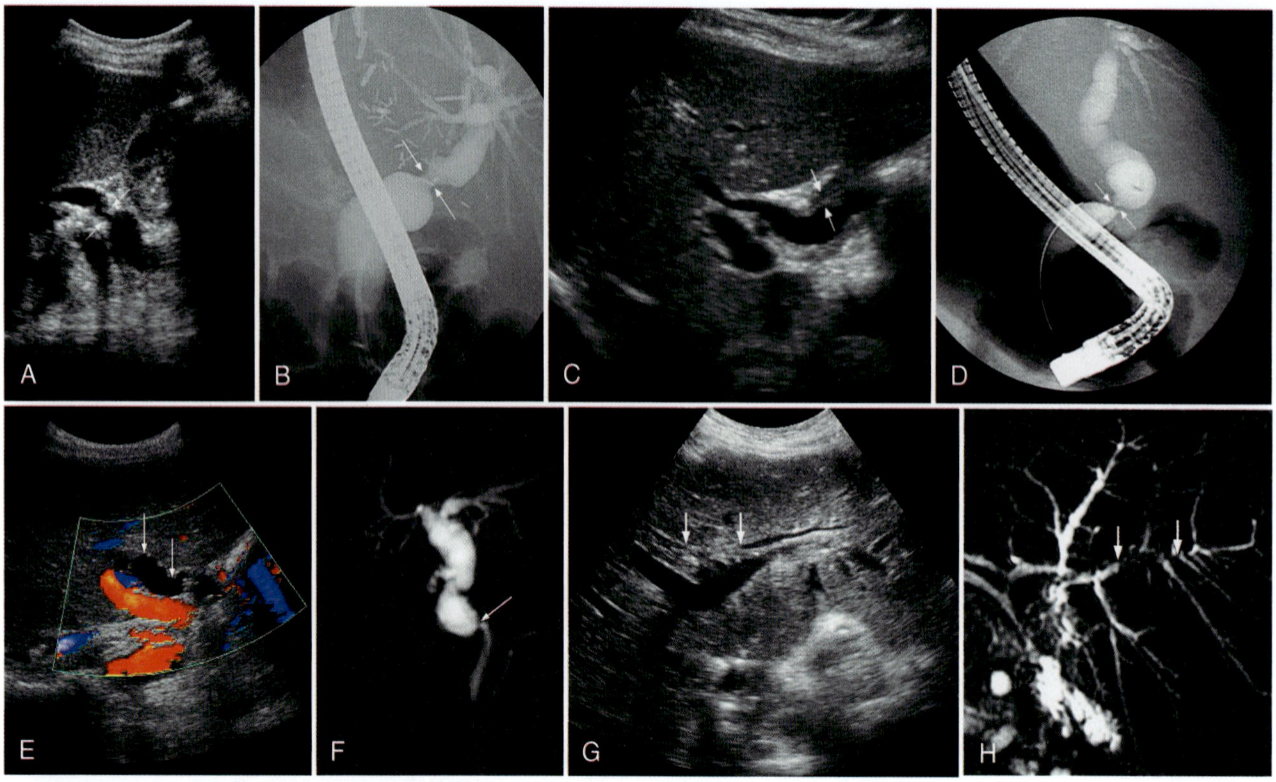

FIG. 18.4 Ducto biliar: estenoses em quatro pacientes. *Paciente 1:* **(A)** Ultrassonografia modo B e **(B)** colangiopancreatografia retrógrada endoscópica (CPRE) do ducto biliar comum ou ducto colédoco exibindo estenose anastomótica (*setas*). *Paciente 2:* **(C)** Ultrassonografia em modo B e **(D)** CPRE exibindo espessamento grosseiro das paredes do ducto colédoco (*setas*), secundário à colangite ascendente, uma consequência de estenose anastomótica. *Paciente 3:* **(E)** Ultrassonografia transversa exibindo dilatação biliar central (*setas*). **(F)** Imagem radial de colangiopancreatografia por ressonância magnética (CPRM) exibindo estenose anastomótica (*seta*). *Paciente 4:* **(G)** Ultrassonografia transversa e **(H)** imagem de CPRM radial ponderada em T2 exibindo estenose no ducto biliar intra-hepático esquerdo (*entre as setas*), secundária à isquemia decorrente de estenose da artéria hepática. (**A e B** com permissão de Crossin JD, Muradali D, Wilson SR. US of liver transplants: normal and abnormal. Radiographics. 2003;23[5]:1093-1114.[5])

parte das estenoses dos ductos intra-hepáticos resulta de isquemia provocada pela **oclusão da artéria hepática** (trombose ou estenose significativa). Em raros casos, a isquemia biliar também pode ser provocada pelo **tempo prolongado de preservação** no frio do órgão doador.[16,18] Outras causas de estenoses intra-hepáticas incluem lesão imunogênica produzida pela rejeição crônica, colangite esclerosante recorrente, colangite ascendente e infecções pelo citomegalovírus (CMV).

Os achados ultrassonográficos incluem áreas de estreitamento na parte intra-hepática ou proximal e do ducto colédoco dilatação segmentar dos ductos biliares intra-hepáticos, sem evidência de massa obstrutiva. O achado de material ecogênico intraluminal na árvore biliar dilatada constitui sinal nefasto, algumas vezes provocado por grave isquemia biliar, resultando em descamação de todo o epitélio biliar. Nesse cenário, o material ecogênico intraluminal representa uma combinação de lama ou cálculos biliares, epitélio biliar descamado e hemorragia intraluminal[16] (Fig. 18.5).

Extravasamentos Biliares

A incidência de extravasamentos biliares em pacientes com transplantes de fígado de cadáver é de 5% a 23%. A taxa de complicações biliares pode ser significativamente mais alta em receptores de transplantes de parentes vivos, possivelmente devido (1) aos extravasamentos provocados pela divisão do fígado na coleta, (2) à anatomia biliar variante resultando em mais de um orifício no ducto biliar na margem de ressecção e (3) à isquemia da árvore biliar direita.[19] Em geral, os extravasamentos biliares podem ser categorizados como ocorrendo (1) no local da anastomose, (2) no local de saída do tubo T, (3) como resultado da necrose do ducto biliar e (4) secundário às biópsias hepáticas percutâneas[20] (Fig. 18.6).

A maioria dos vazamentos das anastomose e extravasamentos do local de saída de tubo T ocorre no primeiro mês pós-cirúrgico. Os **extravasamentos anastomóticos** podem estar relacionados à técnica cirúrgica ou podem ser resultado de isquemia causada por comprometimento da artéria hepática. Clinicamente, os vazamentos anastomóticos estão associados à peritonite biliar ou à sepse intra-abdominal e podem se manifestar na ultrassonografia como uma grande coleção periportal, uma coleção sub-hepática ou ascite. Os **extravasamentos da saída do tubo T** estão relacionados a erros técnicos de posicionamento do tubo T e geralmente são detectados incidentalmente na colangiografia. O biloma resultante costuma ser pequeno, e os pacientes com esses tipos de vazamentos de bile são, em geral, assintomáticos.[20]

Os extravasamentos por **necrose do ducto biliar** geralmente ocorrem no primeiro mês pós-cirúrgico e são resultado de estenose grave da artéria hepática ou trombose da artéria hepática. A condição também está associada à disfunção hepática progressiva e uma evolução clínica ruim, que eventualmente exige o retransplante. Na ultrassonografia, a árvore biliar pode estar dilatada e apresentar paredes espessadas, podendo se comunicar com múltiplos bilomas circundantes.[20]

Em casos raros, podem ocorrer vazamentos de bile como resultado de uma lesão no ducto biliar por **biópsias percutâneas** hepáticas. A bile pode vazar pelo trajeto da agulha para o interior da cavidade

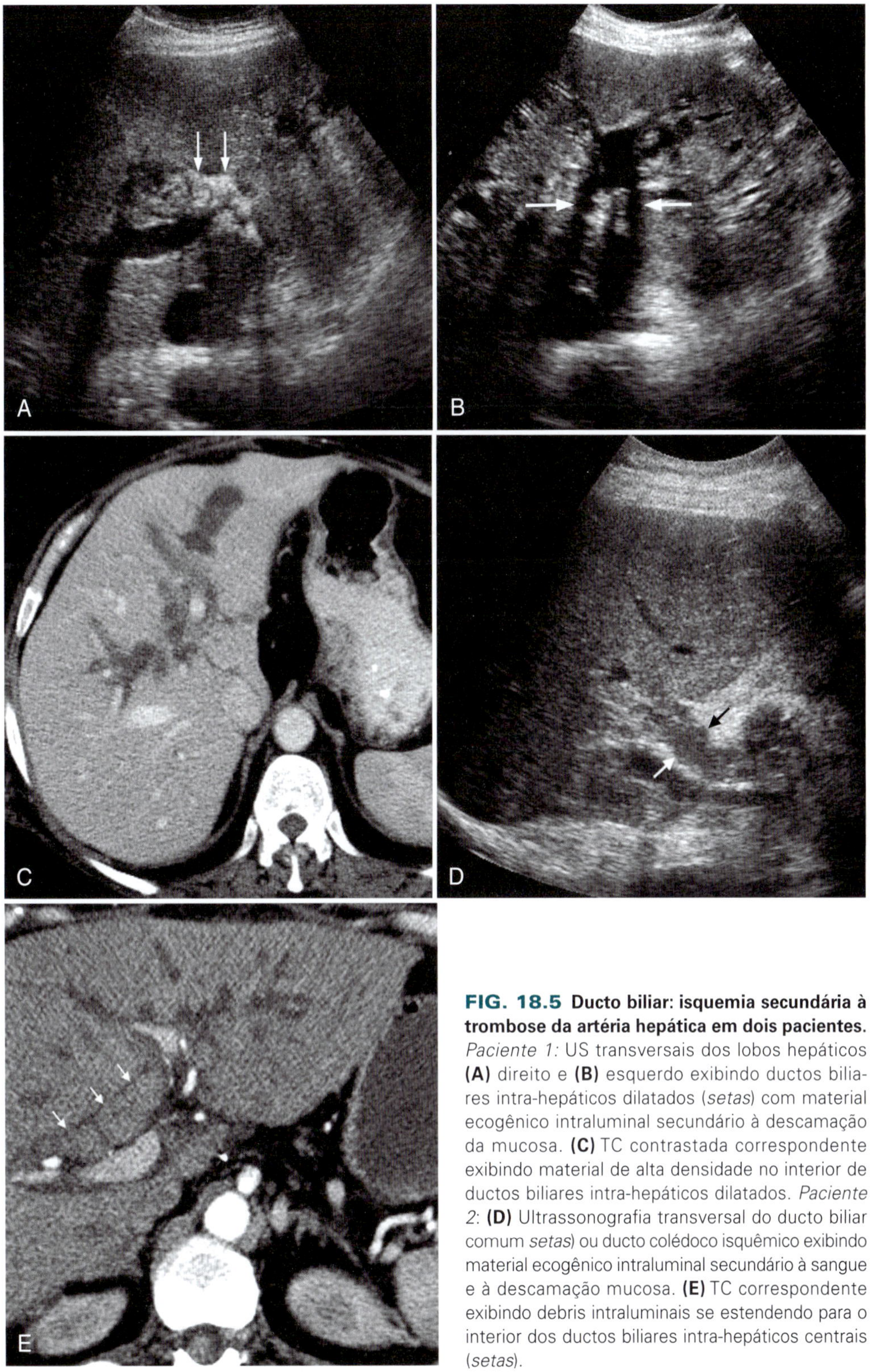

FIG. 18.5 Ducto biliar: isquemia secundária à trombose da artéria hepática em dois pacientes. *Paciente 1:* US transversais dos lobos hepáticos **(A)** direito e **(B)** esquerdo exibindo ductos biliares intra-hepáticos dilatados (*setas*) com material ecogênico intraluminal secundário à descamação da mucosa. **(C)** TC contrastada correspondente exibindo material de alta densidade no interior de ductos biliares intra-hepáticos dilatados. *Paciente 2*: **(D)** Ultrassonografia transversal do ducto biliar comum *setas*) ou ducto colédoco isquêmico exibindo material ecogênico intraluminal secundário à sangue e à descamação mucosa. **(E)** TC correspondente exibindo debris intraluminais se estendendo para o interior dos ductos biliares intra-hepáticos centrais (*setas*).

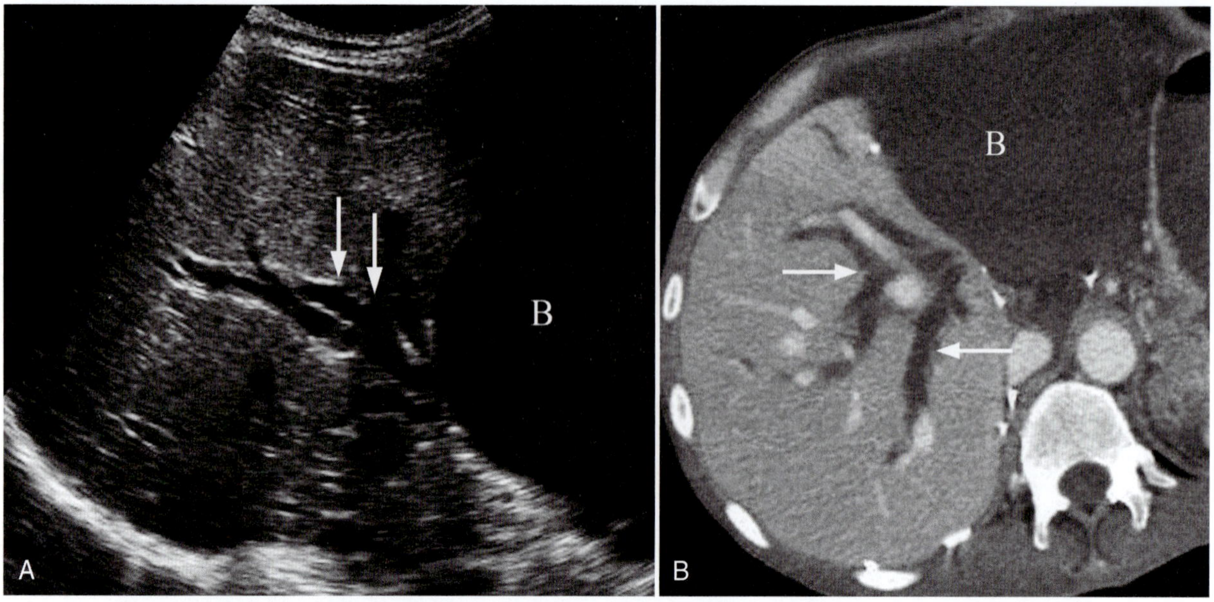

FIG. 18.6 Ducto biliar: extravasamento anastomótico. (A) Ultrassonografia transversal e **(B)** TC correspondente, exibindo grande biloma (*B*) contíguo à margem cirúrgica de um transplante de doador vivo aparentado, secundário ao extravasamento anastomótico. O **biloma** exerce efeito expansivo sobre a anastomose, provocando dilatação do ducto biliar intra-hepático (*setas*).

peritoneal. Esses extravasamentos podem se resolver sem tratamento ou podem persistir e se tornar clinicamente visíveis se uma obstrução biliar distal estiver presente.[20]

Colangite Esclerosante Recorrente

A colangite esclerosante recorrente ocorre em até 20% dos receptores submetidos a transplante ortotópico devido à colangite esclerosante, com intervalo médio de 350 dias.[5,8,21] Os achados ultrassonográficos incluem o espessamento mural difuso dos ductos biliares intra-hepáticos e ducto biliar comum (ducto colédoco), assim como a formação de bolsas semelhantes a divertículos no ducto colédoco[16,22] (Fig. 18.7). A doença recorrente deve ser suspeitada em pacientes transplantados devido à colangite esclerosante primária terminal, que se apresenta com dilatação biliar e espessamento mural associados a onda arterial hepática normal.

Ocasionalmente, pacientes com colangite ascendente podem se apresentar com aspecto ultrassonográfico idêntico. As etiologias infecciosas incluem tanto a flora entérica quanto infecções oportunistas (p. ex., CMV, *Cryptosporidium*).[16]

Lama e Cálculos Biliares

A lama biliar pode ser detectada na árvore hepatobiliar em até 10% a 29% dos pacientes de transplante hepático, tão precocemente quanto 6 dias ou tão tardiamente quanto 8 anos após a cirurgia. A patogênese da lama biliar nesses pacientes é incerta, podendo estar relacionada à isquemia, infecção, rejeição, obstrução mecânica, extravasamentos biliares e presença de *stents* ou tubos T, sendo mais comum em pacientes com hepaticojejunostomia.[13] Uma vez na árvore biliar do doador ou do receptor, a lama pode provocar obstrução biliar e colangite ascendente potencialmente fatal (Fig. 18.8). A detecção de lama biliar constitui sinal nefasto que deve levar a avaliação meticulosa do ducto colédoco (a fim de descartar lesão obstrutiva ou extravasamento), a avaliação da artéria hepática para assegurar que existe aporte arterial adequado e investigação clínica detalhada a procura de infecção.

Os cálculos intraductais são raros, mas podem resultar de alterações induzidas pela ciclosporina na composição da bile, incitando a formação de cristais no ducto colédoco, com o subsequente desenvolvimento de cálculos. Outras causas incluem cálculos retidos do doador e cálculos secundários à estase biliar decorrente de obstrução mecânica (p. ex., estenose, tubos T disfuncionais, formação de mucocele no ducto cístico remanescente, torção em ducto colédoco redundante)[23-25] (Fig. 18.9).

Disfunção do Esfíncter de Oddi

Em uma minoria dos pacientes submetidos a uma anastomose terminoterminal, disfunção hepática é observada quando há dilatação difusa dos ductos biliares do doador e do receptor na ausência de estenose biliar. A causa disso é incerta, mas pode estar relacionada à desvascularização ou denervação da ampola de Vater, resultando na disfunção do esfíncter de Oddi. Os pacientes geralmente são tratados por esfincterectomia guiada por CPRE, que comprovadamente normaliza as provas de função hepática e descomprime a árvore biliar.[11,14]

Complicações Arteriais

Na explantação, os vasos arteriais extra-hepáticos que irrigam o fígado, como as artérias parabiliares, são rompidos.[26] Isso faz com que a artéria hepática transplantada se torne o único suprimento arterial para o epitélio biliar intra-hepático. Qualquer comprometimento da perfusão arterial hepática pode resultar em isquemia biliar e, potencialmente, em necrose biliar. A necrose biliar é incompatível com a sobrevivência do enxerto, constituindo indicação absoluta de novo transplante, mas a isquemia biliar não complicada (p. ex., sem necrose) pode ser reversível se o fluxo hepático for reinstituído.[27] Assim, a detecção de disfunção arterial hepática antes do desenvolvimento de necrose biliar é essencial para o manejo dos pacientes com transplante de fígado.

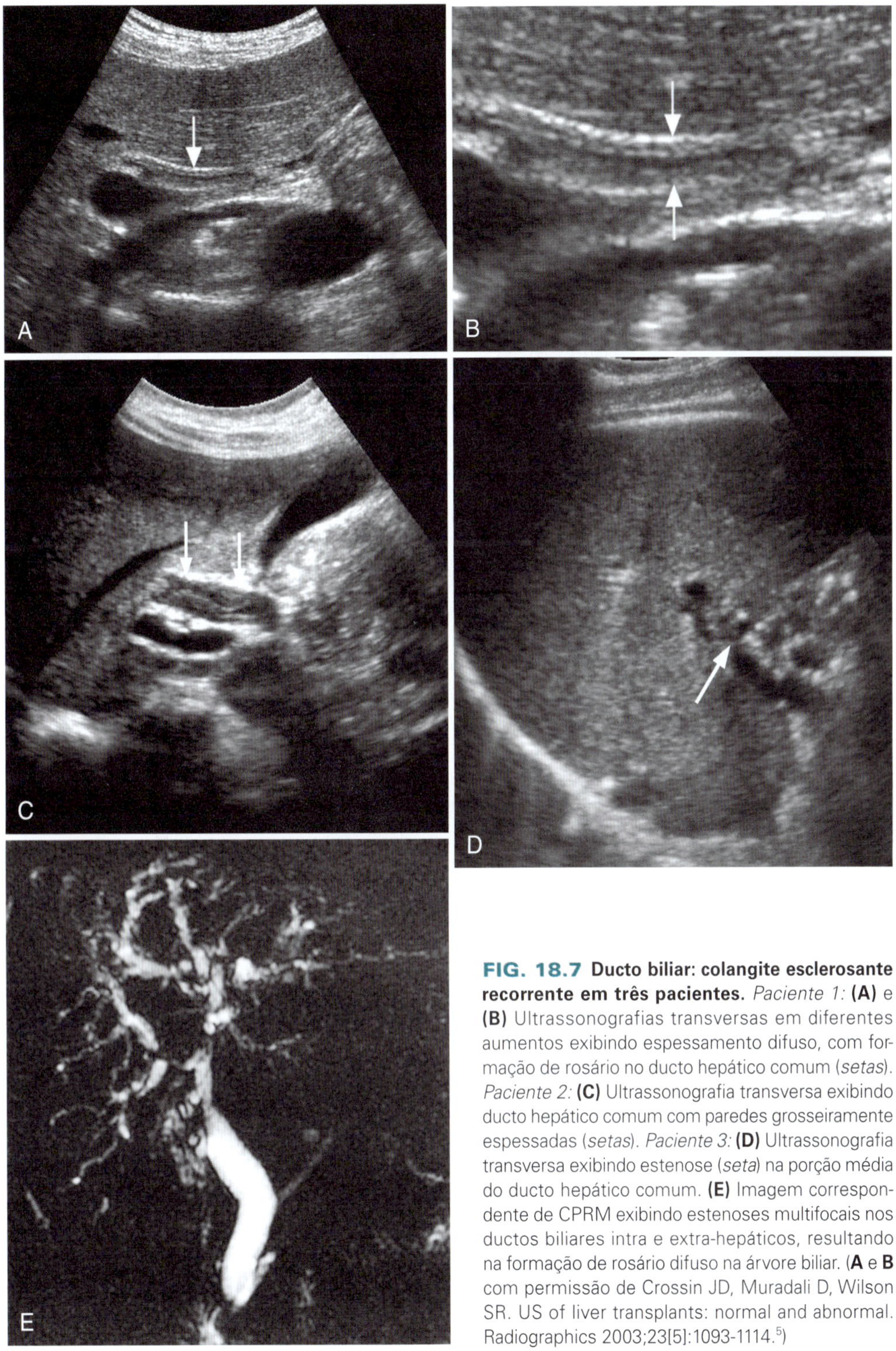

FIG. 18.7 Ducto biliar: colangite esclerosante recorrente em três pacientes. *Paciente 1:* **(A)** e **(B)** Ultrassonografias transversas em diferentes aumentos exibindo espessamento difuso, com formação de rosário no ducto hepático comum (*setas*). *Paciente 2:* **(C)** Ultrassonografia transversa exibindo ducto hepático comum com paredes grosseiramente espessadas (*setas*). *Paciente 3:* **(D)** Ultrassonografia transversa exibindo estenose (*seta*) na porção média do ducto hepático comum. **(E)** Imagem correspondente de CPRM exibindo estenoses multifocais nos ductos biliares intra e extra-hepáticos, resultando na formação de rosário difuso na árvore biliar. (**A** e **B** com permissão de Crossin JD, Muradali D, Wilson SR. US of liver transplants: normal and abnormal. Radiographics 2003;23[5]:1093-1114.[5])

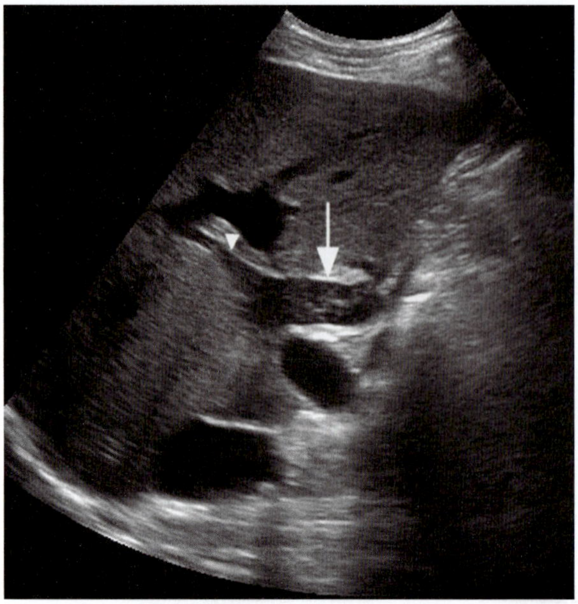

FIG. 18.8 Ducto biliar: lama. Ultrassonografia em corte oblíquo exibindo lama intraluminal, secundária à colangite ascendente, no ducto colédoco (*seta*), com extensão para o interior do ducto hepático direito (*ponta de seta*).

Trombose da Artéria Hepática

A trombose da artéria hepática constitui a complicação vascular mais significativa do transplante de fígado, com incidência de 2,5% a 6,8% e taxa de mortalidade de até 35%.[28] Se não for realizado novo transplante nesses pacientes, a taxa de mortalidade pode aumentar para 73%.[29]

A fisiopatologia frequentemente é de difícil interpretação. Os fatores de risco incluem pacientes que necessitam de reconstrução vascular complexa (provocada por irrigação arterial múltipla para o fígado ou por vasos pequenos do doador e do receptor), rejeição, estenose grave, aumento do tempo isquêmico a frio do fígado do doador e incompatibilidade do tipo sanguíneo ABO.[8,30]

Após o transplante, o ducto biliar do doador é inteiramente dependente da artéria hepática transplantada, particularmente a direita, para o seu suprimento sanguíneo. Consequentemente, os pacientes com trombose da artéria hepática podem se apresentar clinicamente com extravasamento biliar retardado, insuficiência hepática fulminante ou episódios intermitentes de sepse que, se acredita, sejam secundários à formação de abscesso hepático no interior do tecido infartado.[30] No entanto, a apresentação clínica, os achados nos exames de imagem e as consequências para o paciente estão relacionados à **cronologia da trombose** da artéria hepática. A trombose da artéria hepática que ocorre no intervalo de 1 mês após o transplante pode ser classificada como **precoce**. Ela está frequentemente associada a necrose do sistema biliar, bacteremia, insuficiência hepática fulminante aguda e elevada incidência de morbidade dos pacientes.[29] A ultrassonografia em modo B pode mostrar a artéria hepática na porta do fígado (hilo hepático); no entanto, nenhum fluxo é detectado no Doppler colorido ou espectral, no hilo ou no parênquima.

A trombose da artéria hepática que ocorre após 1 mês de transplante pode ser classificada como trombose **tardia** da artéria hepática. Em geral, está associada a curso clínico mais brando, com os pacientes permanecendo assintomáticos por meses a anos ou exibindo curso insidioso, eventualmente apresentando complicações do trato biliar, febres recidivantes ou bacteremia. Acredita-se que o desenvolvimento dos vasos arteriais colaterais, tão precocemente quanto 2 semanas após a cirurgia, seja responsável pela sobrevivência dos transplantes nesses pacientes. Embora a ressecção de todas as conexões vasculares no transplante possa dificultar o desenvolvimento de circulação colateral, os vasos colaterais arteriais poderiam se desenvolver a partir do potencial angiogênico do omento e do mesentério. Na ultrassonografia, um **formato de onda arterial do tipo *tardus-parvus*** (IR < 0,5; TA > 100 ms) é detectado no interior do parênquima hepático (Fig. 18.10). Dentro do hilo, nenhum fluxo arterial é demonstrado ou, se colaterais arteriais periportais estiverem presentes, pode ser detectado formato de onda do tipo *tardus-parvus*. Por conseguinte, a demonstração de fluxo arterial no parênquima hepático não exclui a presença de trombose arterial hepática, e a inspeção meticulosa do formato de onda parenquimatoso está justificado[29,30] (Fig. 18.10).

Ocasionalmente é feito diagnóstico falso-positivo de trombose da artéria hepática com grave edema hepático, hipotensão sistêmica e estenose arterial hepática de alto grau.[8] Em situações de visibilidade deficiente da porta do fígado devido à circunferência abdominal ou gás intestinal sobrejacente, a ausência de fluxo detectável na artéria hepática deve ser vista com cautela e confirmada na angiografia por tomografia computadorizada (ATC).

Estenose da Artéria Hepática

A estenose da artéria hepática foi descrita em até 11% dos receptores de transplantes, mais frequentemente ocorrendo no espaço de uns poucos centímetros da anastomose cirúrgica. Os fatores de risco incluem técnica cirúrgica insatisfatória, lesão ao clampeamento, rejeição e trauma da íntima provocados por cateteres de perfusão.[27] Clinicamente, os pacientes podem se apresentar com isquemia biliar ou provas de função hepática anormais.

A ultrassonografia com Doppler pode fornecer evidências diretas ou indiretas de estenose da artéria hepática. Uma evidência **direta** envolve a identificação e a localização de estreitamento hemodinamicamente significativo no interior do vaso. O hilo portal deve ser inicialmente rastreado por ultrassonografia com Doppler colorido para detectar uma região focal de *aliasing* ao Doppler colorido no interior da artéria hepática, o que poderia indicar a presença de fluxo turbulento de alta velocidade produzido pelo segmento estenótico. Se a estenose for hemodinamicamente significativa, o rastreamento espectral revelará velocidade de pico sistólico (VPS) de mais de 2 a 3 m/s, com fluxo turbulento associado distalmente. As evidências **indiretas** de estenose da artéria hepática incluem formato de onda *tardus-parvus* em qualquer local na artéria hepática (IR < 0,5; TA > 100 ms). Esse formato de onda sugere a presença de região estenótica localizada mais proximalmente.[27] A evidência indireta de estenose é muito mais comum na prática clínica do que a documentação da própria estenose (Figs. 18.11 e 18.12).

A presença de onda *tardus-parvus* intraparenquimatosa indica alterações no leito arterial intra-hepático decorrentes de comprometimento da perfusão arterial do fígado. Embora frequentemente detectado em pacientes com estenose da artéria hepática, a de onda *tardus-parvus* também pode resultar de vasos colaterais originados de trombose da artéria hepática ou, menos frequentemente, de aterosclerose aortoilíaca grave. Por conseguinte, o formato de onda *tardus-parvus* intraparenquimatoso não diferenciará a estenose

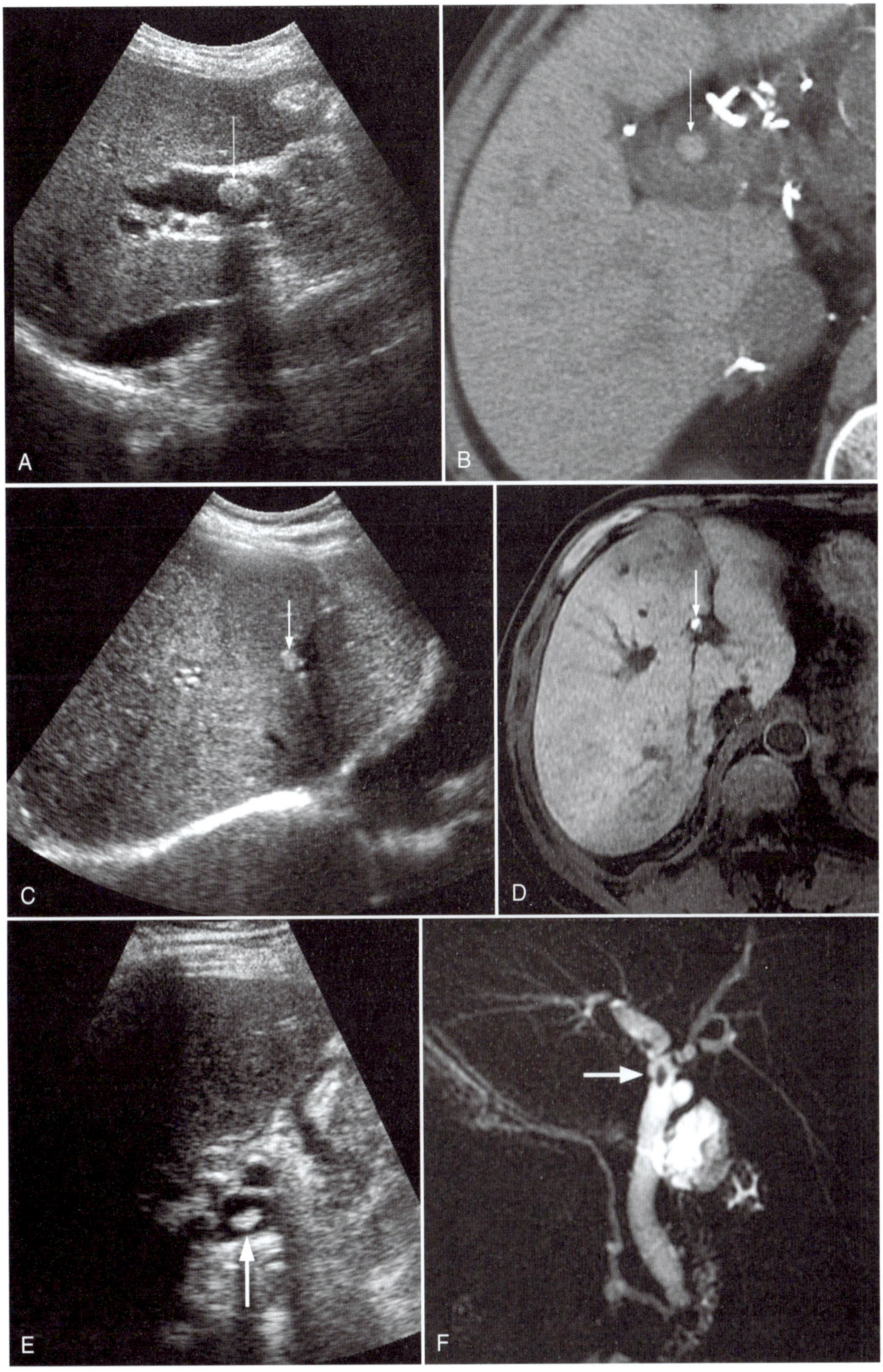

FIG. 18.9 Ducto biliar: cálculos. (A) Ultrassonografia e **(B)** TC correspondente sem contraste, exibindo grande cálculo obstrutivo (*seta*) no ducto hepático comum. **(C)** Ultrassonografia transversal exibindo foco ecogênico (*seta*) compatível com cálculo intraductal neste paciente com colangite esclerosante primária recorrente. **(D)** RM axial correspondente por SPGR (*spoiled gradient recalled*) ponderada em T1 pré-gadolínio, exibindo sinal intraductal de alta frequência (*seta*) compatível com cálculo. **(E)** Ultrassonografia transversal no nível do ducto hepático comum exibindo foco ecogênico sem sombra (*seta*) no ducto, compatível com cálculo. **(F)** RM ponderada em T2 correspondente exibindo falha de enchimento bem-definida (*seta*), confirmando a existência de cálculo no interior do ducto comum proximal.

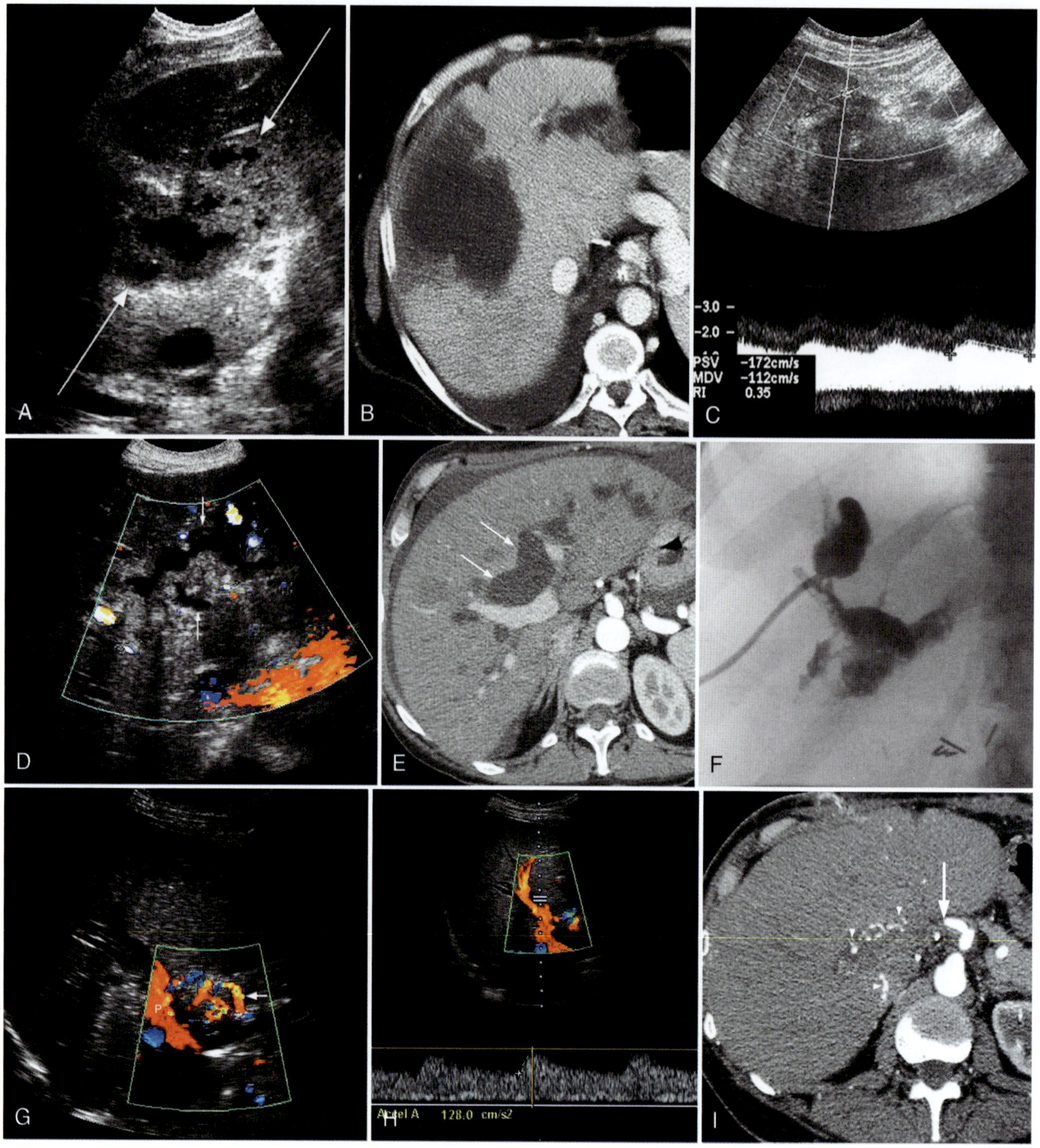

FIG. 18.10 Artéria hepática: trombose em três pacientes. *Paciente 1*: **(A)** Ultrassonografia transversal exibindo infarto no lobo direito que se apresenta como região sólido-cística (*setas*), resultante de trombose arterial hepática. **(B)** TC correspondente mostrando o infarto como uma região de baixa atenuação em forma de cunha. **(C)** Na ultrassonografia com Doppler espectral, nenhum fluxo pode ser detectado na artéria hepática principal. Formato de onda *tardus-parvus* detectado no interior do fígado indica distúrbio arterial hepático a montante; nesse caso, uma trombose da artéria hepática com vasos arteriais colaterais suprindo o tecido hepático. *Paciente 2*: **(D)** Ultrassonografia em corte transversal exibindo ducto biliar muito distendido (*setas*) com material ecogênico no lúmen, secundário à descamação da mucosa e sangue. **(E)** TC correspondente exibindo ductos biliares intra-hepáticos drasticamente dilatados (*setas*). A necrose biliar não é tão bem apreciada à TC. **(F)** Colangiografia percutânea mostra o contraste preenchendo ductos intra-hepáticos desordenados com múltiplos defeitos de enchimento. Os defeitos de enchimento correspondem à mucosa biliar descamada. *Paciente 3*: **(G)** Ultrassonografia transversal exibindo múltiplos vasos colaterais (*seta*) na porta do fígado. **(H)** Ultrassonografia com Doppler espectral intra-hepática exibindo formato de onda do tipo *tardus-parvus*. **(I)** Angiografia por TC exibindo oclusão da artéria hepática (*seta*) provocada por trombose aguda. Múltiplos vasos colaterais arteriais (*pontas de seta*) são identificados, conforme observado em **(G)**.

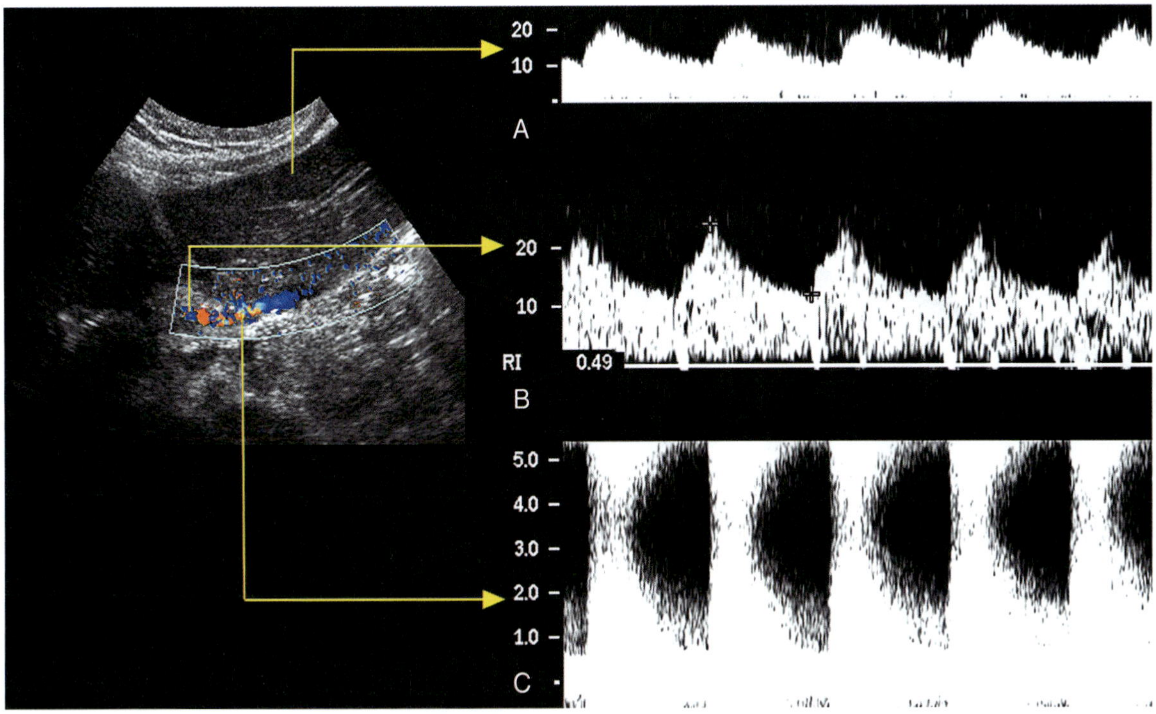

FIG. 18.11 Estenose da artéria hepática: características ao Doppler. **(A)** Formato de onda espectral intra-hepática e **(B)** formato de onda da artéria hepática na porta do fígado exibindo prolongamento do tempo de aceleração e baixa resistência, formato de onda *tardus-parvus*, sugerindo um problema a montante. **(C)** Formato de onda espectral na anastomose exibindo fluxo de alta velocidade maior do que 400 cm/s. A ultrassonografia com Doppler colorido correspondente exibe o *aliasing* em cores turquesa e amarelo entre o vermelho e o azul na estenose, com turbulência mais adiante.

da trombose da artéria hepática se o tronco arterial hepático não for visualizado e meticulosamente examinado.[31]

Graus leves de estreitamento da artéria hepática também podem existir sem anomalias ao Doppler. Portanto, se a suspeita clínica for elevada, um estudo normal por Doppler não deve impedir investigação adicional com outras técnicas de varredura, embora a estenose, se detectada, possa ser leve nesses pacientes.

Embora a detecção de uma forma de onda *tardus-parvus* incite a avaliação adicional, podem ocorrer diagnósticos falso-positivos, particularmente no pós-operatório precoce (nas primeiras 48 horas após a cirurgia), possivelmente por edema pós-operatório. Em um estudo, aproximadamente 30% das formas de onda *tardus-parvus* falso-positivas eram idiopáticas e não associadas a fatores causais.[32]

Índice de Resistividade Arterial Hepático Elevado

No período pós-operatório inicial, uma artéria hepática normal pode exibir fluxo arterial de alta resistência (IR > 0,8) ou completa ausência de fluxo na diástole (IR = 1,0) no exame com Doppler. Nesses pacientes, o fluxo na artéria hepática geralmente retorna ao normal em alguns dias. A etiologia desse formato de onda é incerta, embora possa estar relacionada à idade mais avançada do doador ou a um tempo prolongado de isquemia fria do enxerto. Os IR também podem ser altos nos enxertos normais com anastomose aorto-hepática infrarrenal em comparação com os enxertos com anastomose terminoterminal. Assim, um IR alto da artéria hepática na avaliação Doppler frequentemente não apresenta relevância clínica e não deve ser mal interpretado como sinal de anormalidade da artéria hepática.[33,34]

Pseudoaneurismas da Artéria Hepática

Os pseudoaneurismas da artéria hepática constituem complicações raras (1%) e ocorrem mais frequentemente na anastomose vascular ou como resultado de angioplastia prévia. Os **pseudoaneurismas intra-hepáticos** são raros, geralmente de localização periférica, estando associados a biópsias percutâneas por agulha, a infecção ou a procedimentos biliares. Os aneurismas intra-hepáticos frequentemente são assintomáticos, mas podem provocar hemorragia arterial potencialmente fatal ou, nos pseudoaneurismas micóticos, produzir fístulas entre o aneurisma e a árvore biliar ou as veias portais.[8] Os pseudoaneurismas **extra-hepáticos** ocorrem na anastomose arterial doador-receptor e podem ser causados por infecção ou falha técnica.

A ultrassonografia modo B do pseudoaneurisma da artéria hepática exibe estrutura cística hipoecoica (frequentemente assemelhando-se a um cisto), que tipicamente acompanha o trajeto da artéria hepática, com intenso fluxo em turbilhão ao Doppler colorido e formato de onda espectral desorganizado (Fig. 18.13). As opções terapêuticas são ditadas pela localização do pseudoaneurisma. Os pseudoaneurismas extra-hepáticos podem ser tratados por cirurgia, embolização através de cateter ou inserção de *stent*, enquanto os pseudoaneurismas intra-hepáticos são frequentemente tratados com embolização endovascular com molas.

Estenose da Artéria Celíaca

A estenose da artéria celíaca pode ser provocada por **doença ateromatosa** ou impactação do eixo celíaco pelo **ligamento arqueado mediano** do diafragma. Se for grave, a estenose celíaca pode resultar na redução do fluxo arterial para o enxerto. Os pacientes

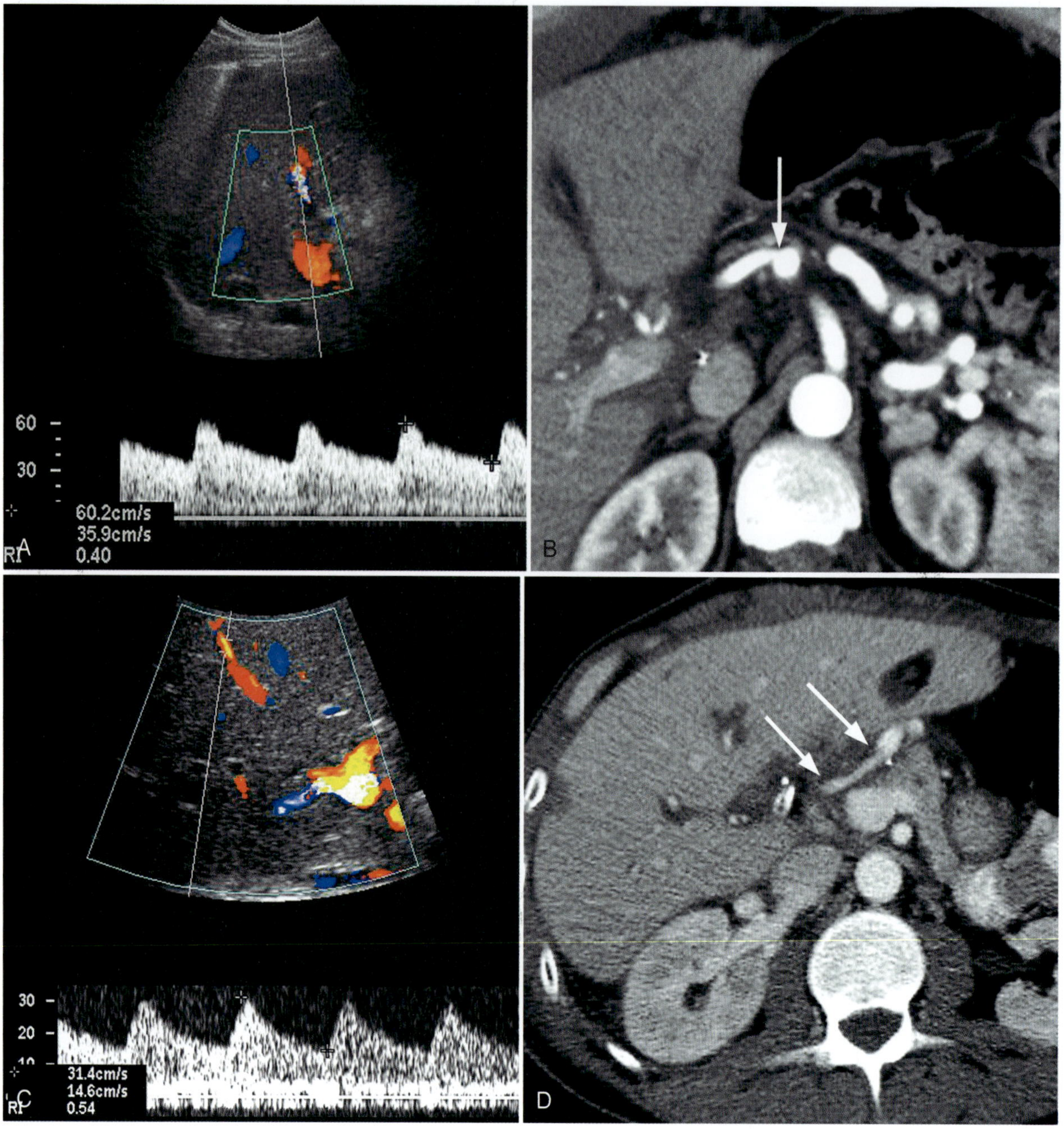

FIG. 18.12 Estenose da artéria hepática em dois pacientes. *Paciente 1*: **(A)** Ultrassonografia com Doppler espectral intraparenquimatosa exibindo formato de onda de baixa resistência (índice de resistividade [IR] = 0,4). **(B)** Angiografia por TC contrastada correspondente exibindo estenose sutil na artéria hepática proximal (*seta*). *Paciente 2*: **(C)** Doppler espectral intraparenquimatoso exibindo padrão *tardus-parvus*, de baixa resistência, com tempo de aceleração retardado de 120 ms. **(D)** Angiografia por TC correspondente exibindo longa estenose da artéria hepática (*entre as setas*).

frequentemente apresentam-se assintomáticos antes do transplante, presumivelmente devido às extensas redes de colaterais, geralmente através da arcada pancreatoduodenal. Após o transplante, os pacientes podem se tornar sintomáticos, apresentando evidências de isquemia biliar e anomalias das provas de função hepática, resultado da maior demanda de fluxo imposta à artéria celíaca pelo fígado recém-transplantado.

A ultrassonografia com Doppler pode estar normal ou revelar formato de onda de baixa resistência, do tipo *tardus-parvus*, na artéria hepática transplantada, e um jato de alta velocidade através da estenose celíaca. Os pacientes são tratados com a divisão do ligamento arqueado mediano ou, na hipótese de doença ateromatosa, pela interposição de derivação aorto-hepática[35,36] (Fig. 18.14).

Complicações da Veia Porta

Trombose ou **estenose** da veia porta é rara, com incidência relatada de 1% a 13%.[30,37,38] Os fatores de risco incluem técnica cirúrgica falha, desalinhamento dos vasos, comprimento excessivo do vaso, estados de hipercoagulabilidade e cirurgia prévia da veia porta.[30] Fatores extrínsecos à veia porta também podem contribuir, como

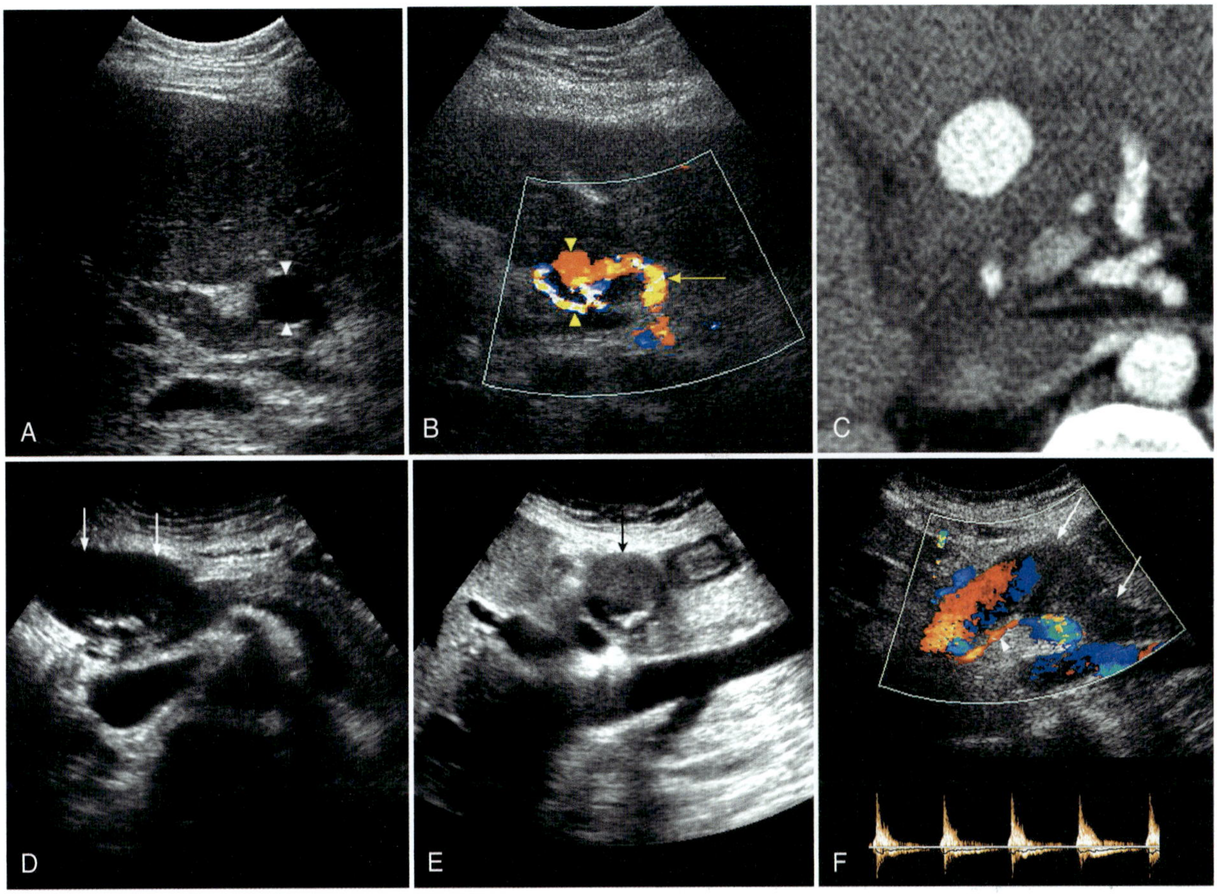

FIG. 18.13 Pseudoaneurisma da artéria hepática em dois pacientes. *Paciente 1*: **(A)** Ultrassonografia em modo B exibindo pequena formação cística próximo à porta do fígado (*pontas de seta*). **(B)** Ultrassonografia com Doppler colorido confirma a vascularização no interior do pseudoaneurisma (*pontas de seta*) proveniente da artéria hepática (*seta*). **(C)** TC com contraste correspondente confirma o pseudoaneurisma na anastomose hepática. *Paciente 2*: Imagens de ultrassonografia em corte **(D)** transversal e **(E)** sagital exibindo massa ovalada na linha média (*setas*). **(F)** Na ultrassonografia com Doppler colorido e espectral, o fluxo desorganizado é identificado em uma porção da massa, representando um pseudoaneurisma parcialmente trombosado. As setas marcam a porção trombosada do pseudoaneurisma. (**A-C** com permissão de Crossin JD, Muradali D, Wilson SR. US of liver transplants: normal and abnormal. Radiographics. 2003;23[5]:1093-1114.[5])

aumento da resistência a jusante provocada por estenose supra-hepática da VCI ou pela diminuição do fluxo sanguíneo venoso portal. As apresentações clínicas incluem insuficiência hepática e sinais de hipertensão portal (hemorragia gastrointestinal decorrente de varizes ou ascite maciça).

A ultrassonografia ao modo B da **estenose da veia porta** pode exibir estreitamento do lúmen vascular, geralmente na anastomose. A investigação por Doppler mostra região focal de turbilhonamento ao Doppler colorido, refletindo um fluxo turbulento, de alta velocidade, com aumento da velocidade no local da estenose em relação ao segmento pré-estenótico na investigação espectral (Fig. 18.15). Chong et al.[39] demonstraram que velocidades elevadas na anastomose da veia porta maiores que 125 cm/s, ou razão de velocidade de 3:1 na anastomose, era mais que 95% específica para a estenose da veia porta.

A verdadeira estenose da veia porta precisa ser distinguida de **pseudoestenose** da veia porta. Essa entidade é observada quando a veia porta do receptor é maior do que a veia porta do doador e não há gradiente diferencial através do ponto de estreitamento.

A **trombose da veia porta** se apresenta como material ecogênico sólido no lúmen da veia porta (Figs. 18.16 e 18.17). No estado agudo, o trombo pode ser anecoico, tornando a sua detecção difícil pela ultrassonografia modo B e enfatizando a necessidade de cuidadosa avaliação pelo modo B e por Doppler de todo o sistema venoso portal. Assim como na trombose da veia porta no fígado nativo, o trombo pode diminuir com o tempo e, eventualmente, recanalizar, exibindo múltiplos canais de fluxo no interior do trombo. As opções de tratamento da trombose da veia porta ou da estenose incluem trombectomia, ressecção segmentar da veia porta, trombólise percutânea, colocação de endoprótese (*stent*) e angioplastia por balão.

Complicações da Veia Cava Inferior

A **estenose** da VCI é uma complicação rara do transplante de fígado, podendo ocorrer nas anastomoses supra e infra-hepática. A estenose da VCI ocorre mais frequentemente em receptores pediátricos e em pacientes submetidos a um novo transplante.[40] As causas de estenose da VCI incluem discrepância anastomótica, acotovelamento da VCI ou hiperplasia neointimal. Na ultrassonografia modo B, a VCI pode exibir estreitamento evidente no local da anastomose, associado a uma região focal de turbilhonamento no Doppler colorido. Na investigação espectral, um gradiente de velocidade três a quatro vezes maior é observado através da estenose, comparado ao segmento pré-estenótico. As veias hepáticas podem exibir reversão do fluxo ou

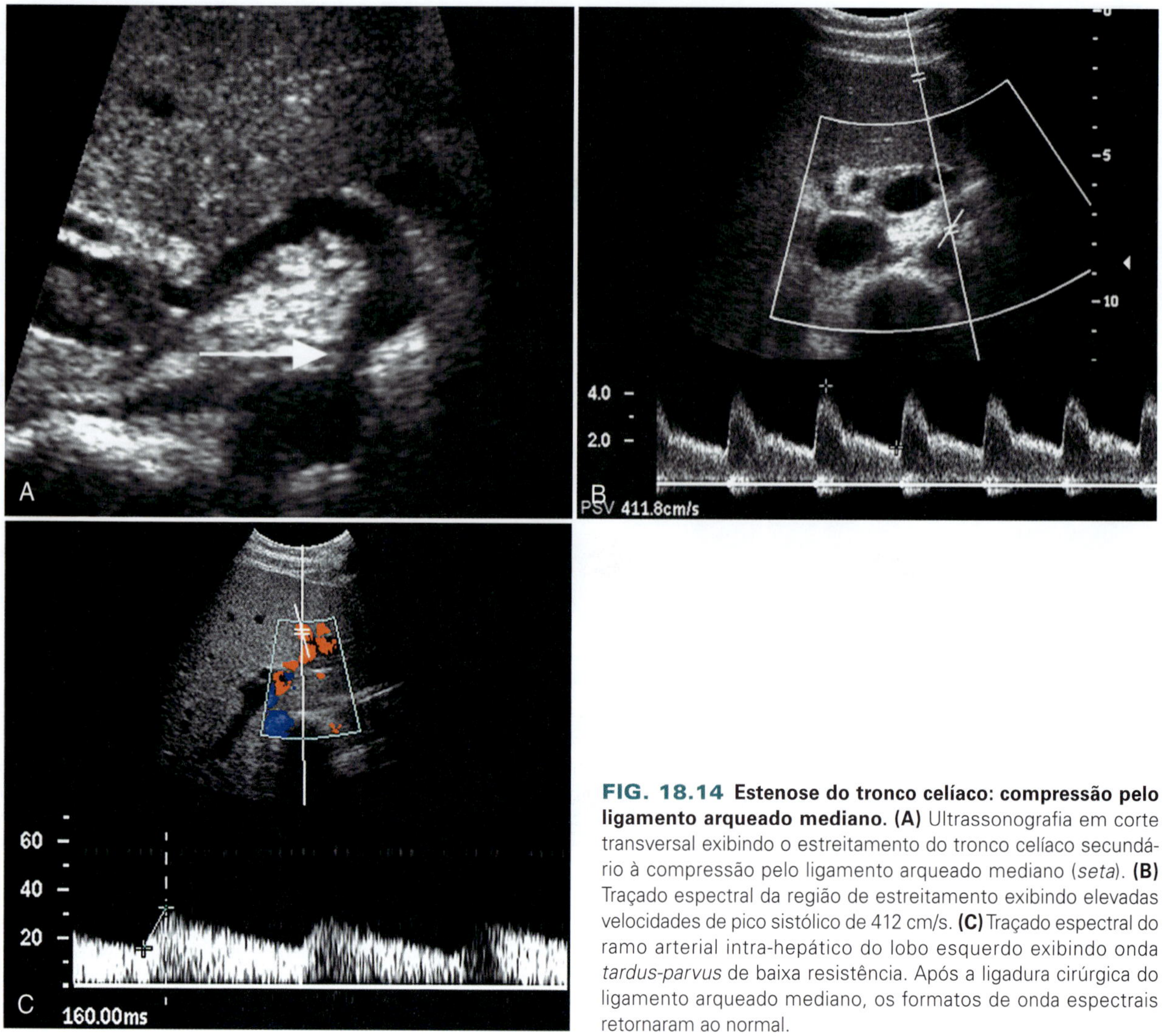

FIG. 18.14 Estenose do tronco celíaco: compressão pelo ligamento arqueado mediano. (A) Ultrassonografia em corte transversal exibindo o estreitamento do tronco celíaco secundário à compressão pelo ligamento arqueado mediano (*seta*). **(B)** Traçado espectral da região de estreitamento exibindo elevadas velocidades de pico sistólico de 412 cm/s. **(C)** Traçado espectral do ramo arterial intra-hepático do lobo esquerdo exibindo onda *tardus-parvus* de baixa resistência. Após a ligadura cirúrgica do ligamento arqueado mediano, os formatos de onda espectrais retornaram ao normal.

perder a sua fasicidade normal, com formato de onda monofásica[8] (Figs. 18.18 e 18.19).

A **trombose** da VCI foi descrita em menos de 3% dos receptores e é provocada por dificuldades técnicas na cirurgia, estados de hipercoagulabilidade ou compressão por coleções líquidas adjacentes.[26,40] A ultrassonografia modo B exibe trombo ecogênico no interior da VCI que pode continuar para dentro das veias hepáticas. Nos casos de carcinoma hepatocelular, o trombo tumoral pode se estender das veias hepáticas para a VCI (Fig. 18.20).

Estenose da Veia Hepática

A estenose da veia hepática ocorre com frequência de 1% no **transplante de fígado ortotópico** e de 2% a 5% nos **transplantes de doador vivo**. Essa discrepância nas taxas de frequência está primariamente relacionada a técnicas cirúrgicas diferentes. Nos transplantes ortotópicos de fígado, uma anastomose é realizada entre a VCI do doador e a do receptor sem que as veias hepáticas sejam tocadas. Nos transplantes de doador vivo, no entanto, a veia hepática do doador é anastomosada ao coto da veia hepática ou à VCI do receptor. Isso faz com que as veias hepáticas fiquem rigidamente fixadas na posição, de modo que o movimento do enxerto produz encurvamento e estreitamento das veias hepáticas. Além disso, o crescimento progressivo de enxertos hepáticos parciais após a cirurgia pode resultar no estiramento ou na torção das veias hepáticas, contribuindo ainda mais para o estreitamento da saída venosa.[41,42]

Clinicamente, a estenose da veia hepática pode se apresentar com congestão hepática, hepatomegalia, ascite e derrame pleural. A obstrução venosa hepática no **estado pós-operatório inicial** constitui emergência cirúrgica, e uma nova cirurgia geralmente é necessária para a correção ou para um novo transplante, se tiver ocorrido substancial necrose hepática. A **obstrução venosa hepática de início tardio** pode estar associada a uma deterioração mais insidiosa da função hepática. Esses pacientes podem se beneficiar da inserção de um *stent* metálico ou da venoplastia por balão, uma vez que a correção cirúrgica muitas vezes é difícil como resultado de alterações fibróticas ao redor dos sítios das anastomoses.[41,42]

Os sinais diretos de estenose da veia hepática incluem estreitamento focal na ultrassonografia modo B associado a fluxo turbulento na investigação por Doppler colorido e espectral (Fig. 18.21). Um formato de onda espectral persistente e monofásico é sugestivo, mas não diagnóstico, de estenose da veia hepática; os formatos de onda monofásicos também podem estar presentes em veias hepáticas normais, não obstruídas. No entanto, a presença de formato de onda trifásico ou bifásico descarta estenose clinicamente substancial da veia hepática.[42]

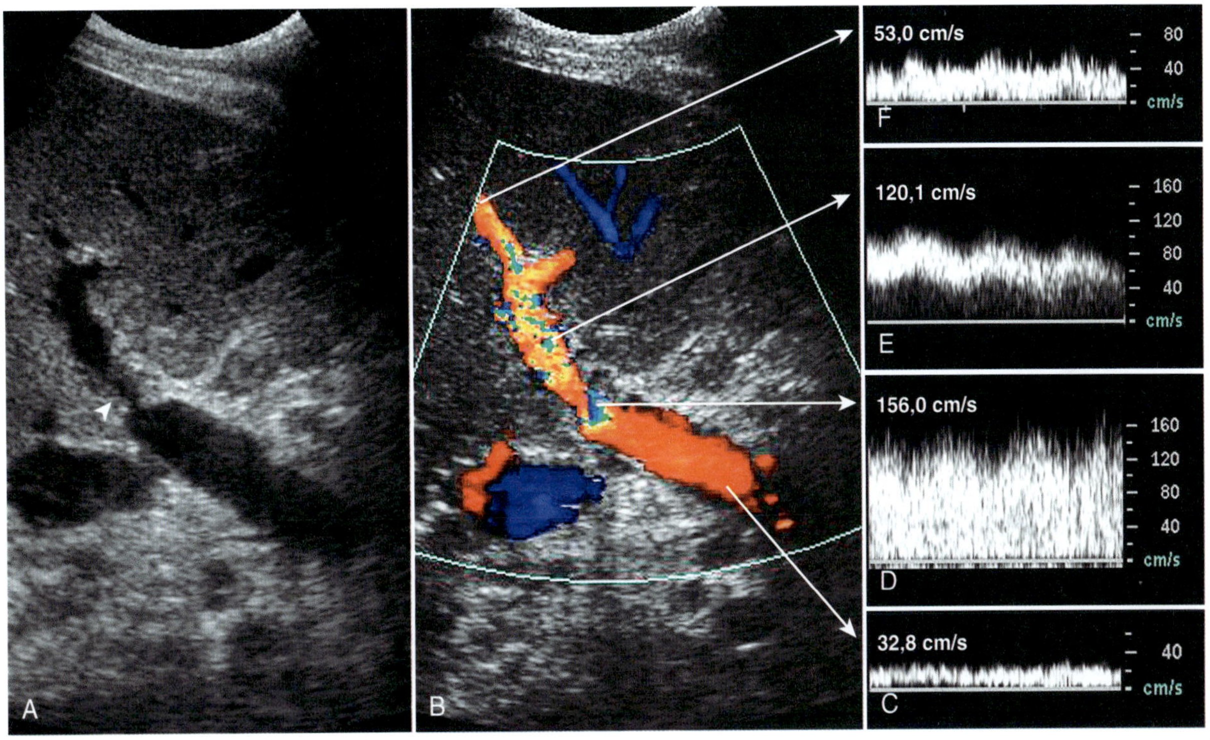

FIG. 18.15 Estenose da veia porta: estenose anastomótica. (A) Ultrassonografia modo B da veia porta principal exibindo estreitamento na anastomose (*ponta de seta*). **(B)** Doppler colorido exibindo *aliasing* na região da estenose provocada por fluxo turbulento de alta velocidade. **(C)** Doppler espectral exibindo velocidades de 32,8 cm/s proximais à estenose. **(D)** Velocidades na estenose estão elevadas em 156 cm/s. **(E)** Identificado um fluxo turbulento de alta velocidade pós-estenótico, com velocidade de 120,1 cm/s. **(F)** Além do fluxo turbulento, velocidades de 53 cm/s são obtidas. Isso representa aumento de três vezes no gradiente de velocidade através da anastomose, indicando que a estenose é hemodinamicamente significativa.

Coleções Líquidas Extra-hepáticas

As coleções líquidas peri-hepáticas e a ascite são frequentemente observadas após o transplante. No período pós-operatório inicial, é possível observar pequena quantidade de líquido livre ou um derrame pleural direito, mas normalmente se resolvem em poucas semanas. As **coleções líquidas** e os **hematomas** são comuns nas áreas de anastomose vascular (hilo hepático e adjacente à VCI) e anastomose biliar, na bolsa omental e nos espaços peri-hepático e sub-hepatico.[7] Como as dobras peritoneais que circundam o fígado estão ligadas ao transplante, as coleções líquidas podem ocorrer ao redor da **área nua** do fígado, uma localização em que não encontramos coleções no fígado pré-operatrório[5] (Fig. 18.22).

A ultrassonografia é altamente sensível na determinação dessas coleções líquidas, embora careça de especificidade, uma vez que bile, sangue, pus e líquido linfático podem apresentar aspecto ultrassonográfico semelhante. A presença de ecos internos em uma coleção líquida, embora inespecífica, sugere sangue ou infecção. A ascite particulada também pode ser observada na carcinomatose peritoneal, embora esta pareça ser menos provável na população receptora de transplantes.[5]

Hemorragia Suprarrenal

A hemorragia suprarrenal direita pode ser observada no período pós-operatório imediato e resulta de (1) congestão venosa provocada pela ligadura da veia suprarrenal direita durante a remoção de uma parte da VCI ou (2) coagulopatia causada por doença hepática preexistente do paciente.[26] Na ultrassonografia, a hemorragia suprarrenal pode se apresentar como estrutura nodular hipoecoica ou coleção líquida na região suprarrenal direita (Fig. 18.23).

Coleções Líquidas Intra-hepáticas

Coleções líquidas pós-operatórias estéreis frequentemente estão localizadas ao longo do ligamento falciforme e do ligamento venoso, geralmente aparecendo como coleções anecoicas cheias de líquido circundando os ligamentos ecogênicos (Fig. 18.24). Os **bilomas** podem se apresentar como uma estrutura hipoecoica, arredondada, ou como um cisto complexo. Os **hematomas intraparenquimatosos** podem resultar da cirurgia de transplante, de biópsia percutânea ou constituir uma sequela de trauma do doador (p. ex., acidente automobilístico).

Abscesso Versus *Infarto*

Nos estágios iniciais, pode ser difícil diferenciar um abscesso de um infarto hepático. Inicialmente, tanto os abscessos quanto os infartos podem se apresentar como região sutil, hipoecoica, associada a uma ecotextura parenquimatosa heterogênea. Os **infartos** podem se organizar subsequentemente em lesões avasculares arredondadas ou em forma de cunha, que eventualmente podem desenvolver áreas hipoecoicas centrais refletindo liquefação e necrose. Um infarto hepático focal deve ser diagnosticado com evidências concomitantes ao Doppler de comprometimento arterial hepático.

Como nos infartos, o aspecto ultrassonográfico de um **abscesso hepático** também varia de acordo com a sua maturidade. A aparência clássica de um abscesso hepático maduro de um fígado trans-

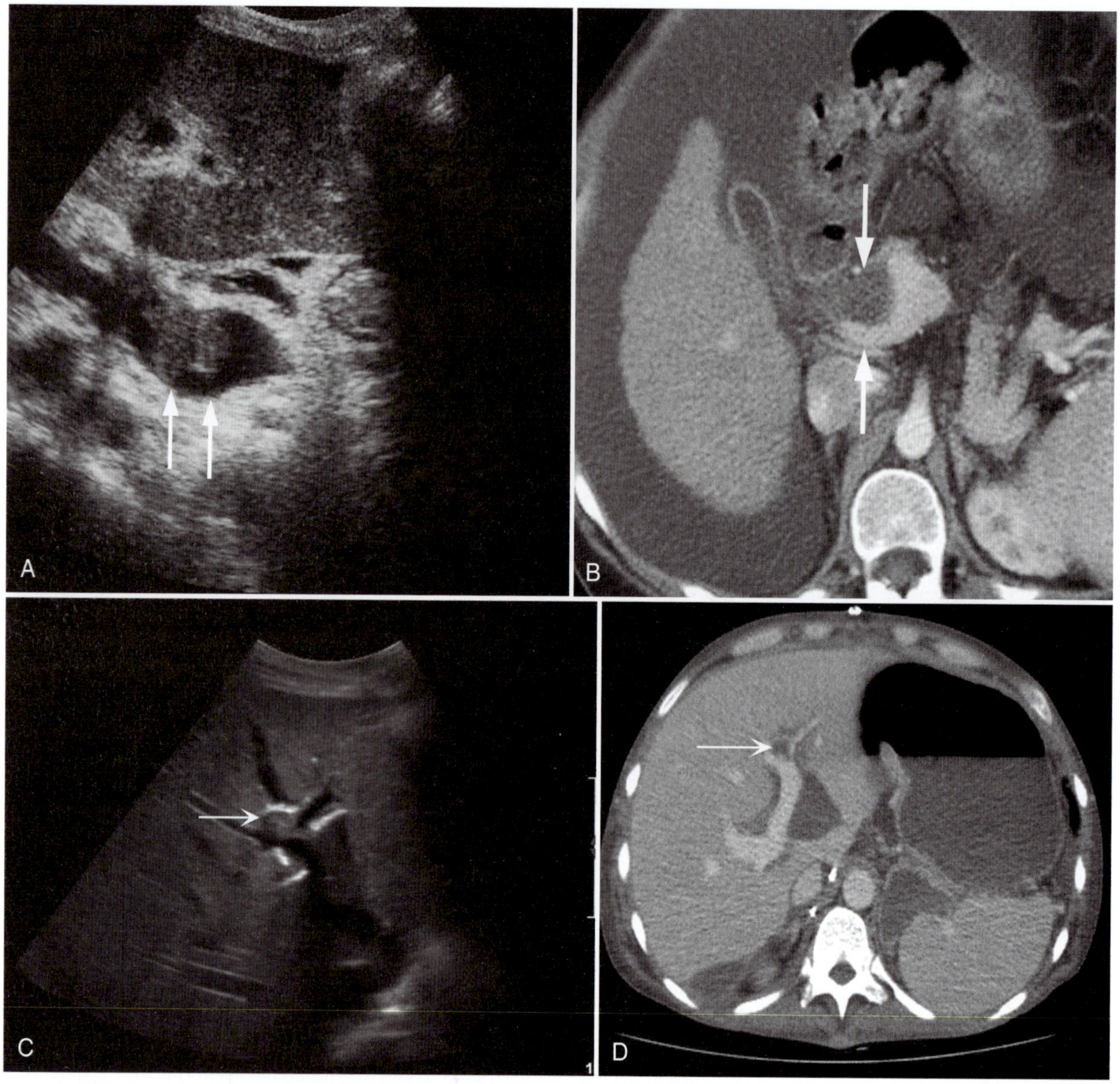

FIG. 18.16 Veia porta: trombo mole em dois pacientes. *Paciente 1*: **(A)** Imagem transversal da ultrassonografia e **(B)** TC contrastada correspondente, exibindo trombo não oclusivo na veia porta principal (setas). *Paciente 2*: **(C)** Ultrassonografia transversal e **(D)** TC contrastada correspondente, exibindo trombo não oclusivo no ramo ascendente da veia porta principal (*setas*).

plantado é uma estrutura cística complexa, com paredes espessas e irregulares, e líquido interno particulado, com ou sem septações associadas.

Tanto os infartos quanto os abscessos podem conter bolhas de ar, que ocorrem como focos ecogênicos brilhantes, com ou sem sombreamento acústico posterior (Fig. 18.25). Ocasionalmente, as bolhas de ar no interior do lúmen de um abscesso intraparenquimatoso podem ser confundidas com aerobilia benigna ou com ar fora do fígado, dentro do trato gastrointestinal. Alto índice de suspeita é fundamental nos pacientes em risco de abscesso ou infarto para evitar essas interpretações equivocadas.

Massas Sólidas Intra-hepáticas

O diagnóstico diferencial de uma massa solitária no fígado transplantado é semelhante àquele no fígado nativo. Por exemplo, lesões benignas, como hemangiomas e cistos, são relativamente comuns no fígado transplantado, com a mesma gama de aspectos descritos para o fígado nativo. No entanto, diversas alterações patológicas exclusivas do fígado transplantado também podem se apresentar com massa sólida ou complexa na ultrassonografia modo B, incluindo infartos (Fig. 18.26), abscessos, hematomas, CHC recorrente/metastático e distúrbio linfoproliferativo pós-transplante (DLPT).

O **carcinoma hepatocelular recorrente** é uma grave complicação que pode potencialmente se desenvolver nos pacientes pós-transplante com história pré-operatória de cirrose terminal com hepatomas conhecidos ou ocultos. O local mais comum de CHC recorrente é o pulmão, presumivelmente provocado por embolização com células tumorais através das veias hepáticas antes ou durante o transplante. A segunda localização mais comum dos hepatomas recorrentes é dentro do enxerto, seguida pelos linfonodos regionais ou distantes. A detecção precoce dos **hepatomas recorrentes** no fígado transplantado é essencial para facilitar a

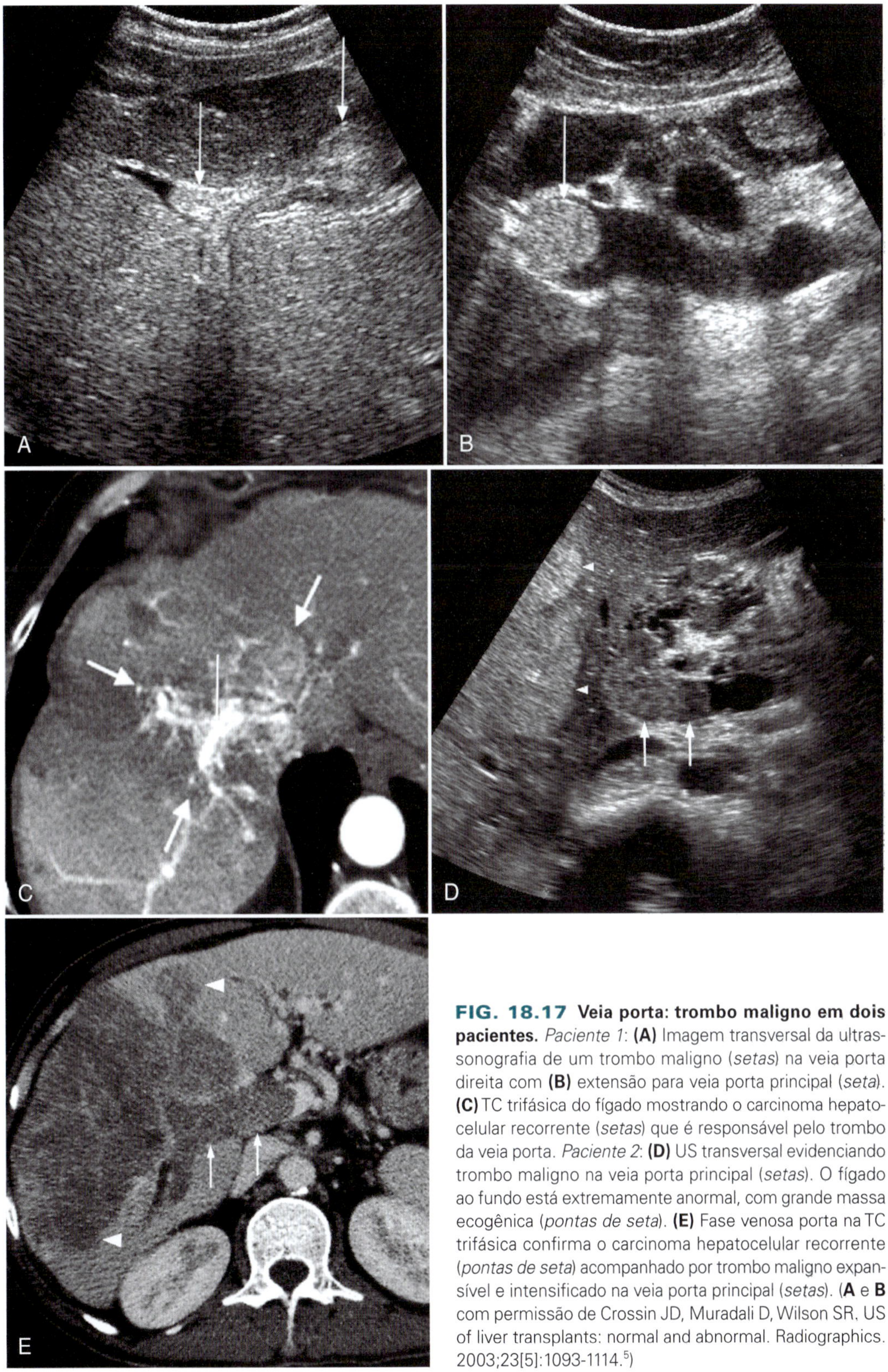

FIG. 18.17 Veia porta: trombo maligno em dois pacientes. *Paciente 1*: **(A)** Imagem transversal da ultrassonografia de um trombo maligno (*setas*) na veia porta direita com **(B)** extensão para veia porta principal (*seta*). **(C)** TC trifásica do fígado mostrando o carcinoma hepatocelular recorrente (*setas*) que é responsável pelo trombo da veia porta. *Paciente 2*: **(D)** US transversal evidenciando trombo maligno na veia porta principal (*setas*). O fígado ao fundo está extremamente anormal, com grande massa ecogênica (*pontas de seta*). **(E)** Fase venosa porta na TC trifásica confirma o carcinoma hepatocelular recorrente (*pontas de seta*) acompanhado por trombo maligno expansível e intensificado na veia porta principal (*setas*). (**A** e **B** com permissão de Crossin JD, Muradali D, Wilson SR. US of liver transplants: normal and abnormal. Radiographics. 2003;23[5]:1093-1114.[5])

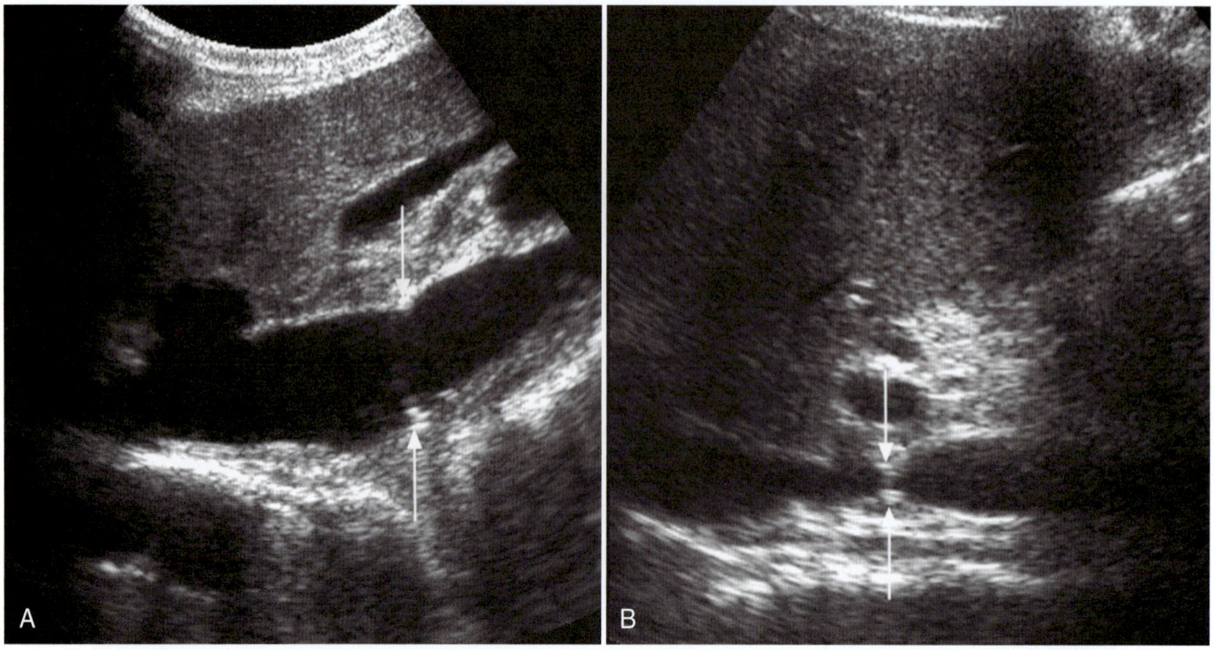

FIG. 18.18 Anastomose infra-hepática na veia cava inferior (VCI): normal e anormal em dois pacientes. Ultrassonografias em planos sagitais da VCI exibindo: **(A)** calibre normal na anastomose (*setas*) e **(B)** estreitamento na anastomose (*setas*).

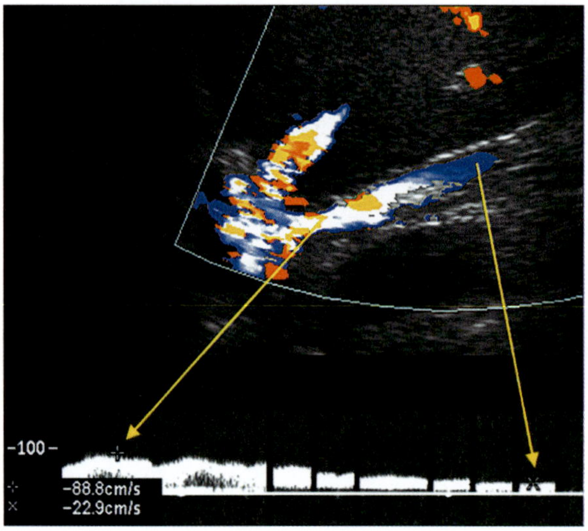

FIG. 18.19 Constrição da região anastomótica na veia cava inferior supra-hepática. Ultrassonografia em plano sagital com Doppler colorido de um segmento estenosado da VCI exibindo o *aliasing* produzido por fluxo turbulento de alta velocidade, tanto na VCI quanto na veia hepática. O rastreamento espectral mostra aumento maior do que três vezes da velocidade na região estenótica (*seta esquerda*).

ressecção precoce, a ablação ou a quimioterapia[26,43] (Fig. 18.27). Assim como na população em geral, os receptores de transplante podem desenvolver qualquer tipo de neoplasia primária ou secundária no interior do fígado.

TRANSPLANTE RENAL

O transplante é o tratamento de escolha para muitos pacientes com **insuficiência renal crônica** (IRC) grave o bastante para justificar a diálise. As únicas contraindicações para o transplante são a inadequação à anestesia geral ou à cirurgia, infecção ou malignidade preexistente e o risco de doença renal recorrente (p. ex., vasculite ativa ou oxalose). Antes do transplante, deve ser obtido um doador compatível, com antígeno linfocitário humano (HLA; do inglês, *human lymphocute antigen*) que combine com o receptor.[44]

Como o número de pacientes com IRC continua a aumentar, a principal limitação para a expansão dos programas de transplante é a contínua escassez de rins doadores compatíveis. Essa escassez de órgãos resultou em crescente número de transplantes renais de doadores vivos aparentados. Esses doadores podem incluir membros da família ou amigos próximos com relacionamento de longa duração com o receptor. A expectativa média de vida para um aloenxerto cadavérico é de 7 a 10 anos, enquanto a de um aloenxerto de doador vivo é de 15 a 20 anos.[44]

Independentemente de se utilizar enxerto cadavérico ou de doador vivo, o custo-benefício de um transplante funcionante bem-sucedido supera em muito o de um paciente com IRC persistente, de modo que múltiplos recursos de cuidados de saúde são direcionados no sentido de assegurar altas taxas de sucesso. A ultrassonografia é a modalidade de imagem não invasiva mais valiosa no monitoramento do transplante renal.

Técnica Cirúrgica

A ultrassonografia detalhada do transplante renal exige o conhecimento do procedimento cirúrgico usado na maior parte das instituições, assim como das relações anatômicas pós-cirúrgicas. Os quadrantes inferiores direito ou esquerdo são selecionados para a incisão, com base na história cirúrgica prévia do paciente e na preferência do cirurgião. Em geral, o quadrante inferior direito é selecionado porque a veia ilíaca direita é mais superficial e horizontal desse lado da pelve, facilitando a criação de uma anastomose vascular.[45,46]

O tipo de **anastomose arterial** utilizada depende de o enxerto ser cadavérico ou de parente vivo e do número e tamanho das artérias

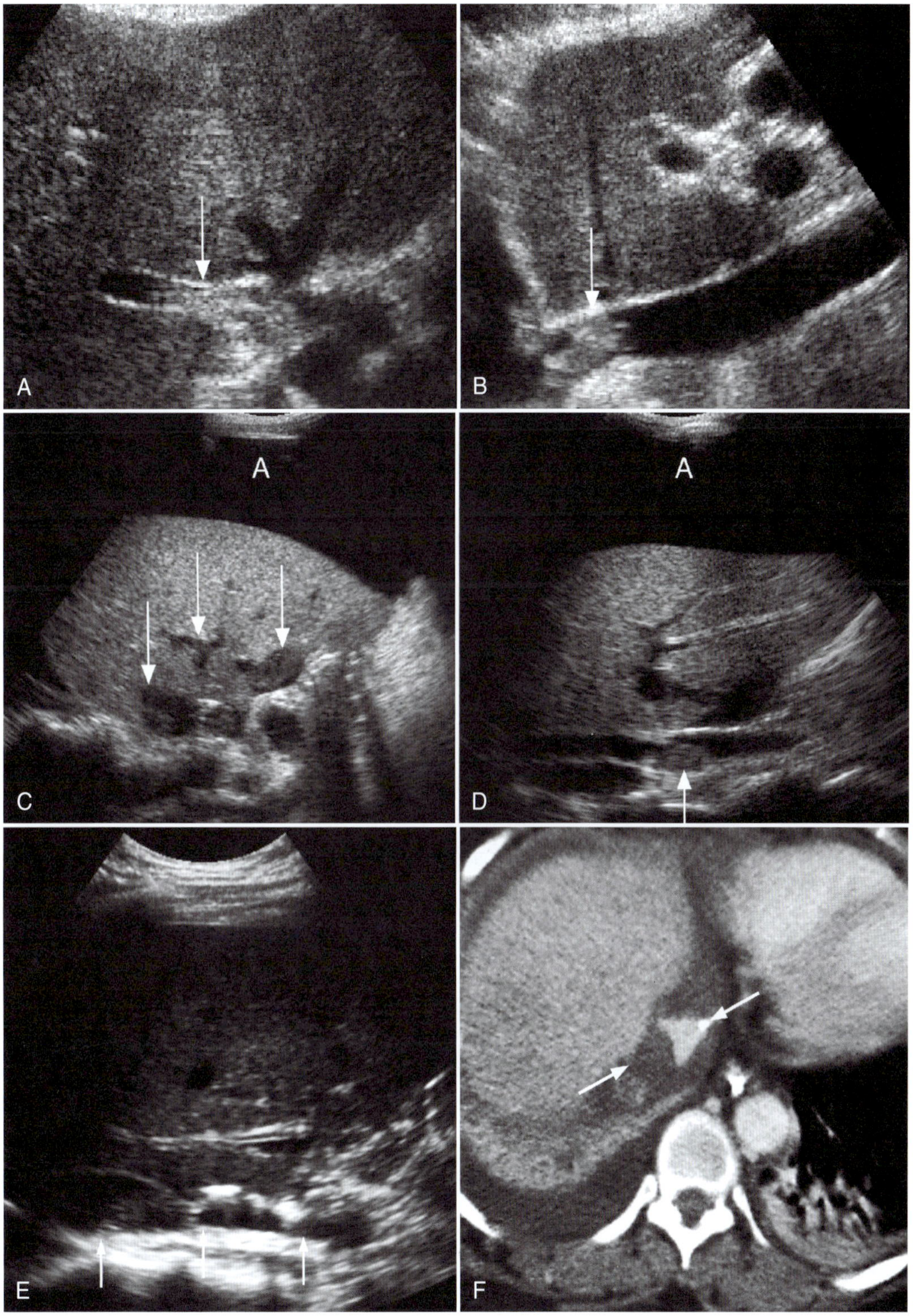

FIG. 18.20 Trombose da VCI em três pacientes. (A) Imagens ultrassonográficas em planos transversal e **(B)** sagital exibindo trombos malignos na VCI e na veia hepática (*setas*) em paciente com carcinoma hepatocelular recorrente após o transplante. **(C)** Imagens ultrassonográficas em corte transversal das veias hepáticas e **(D)** US em plano sagital da VCI, exibindo trombo mole (*setas*) em cada uma; **(E)** Ultrassonografia em plano sagital e **(F)** TC contrastada correspondente, exibindo trombo mole na VCI (*setas*). *A*, ascites. (**A** e **B** com permissão de Crossin JD, Muradali D, Wilson SR. US of liver transplants: normal and abnormal. Radiographics. 2003;23[5]:1093-1114.[5])

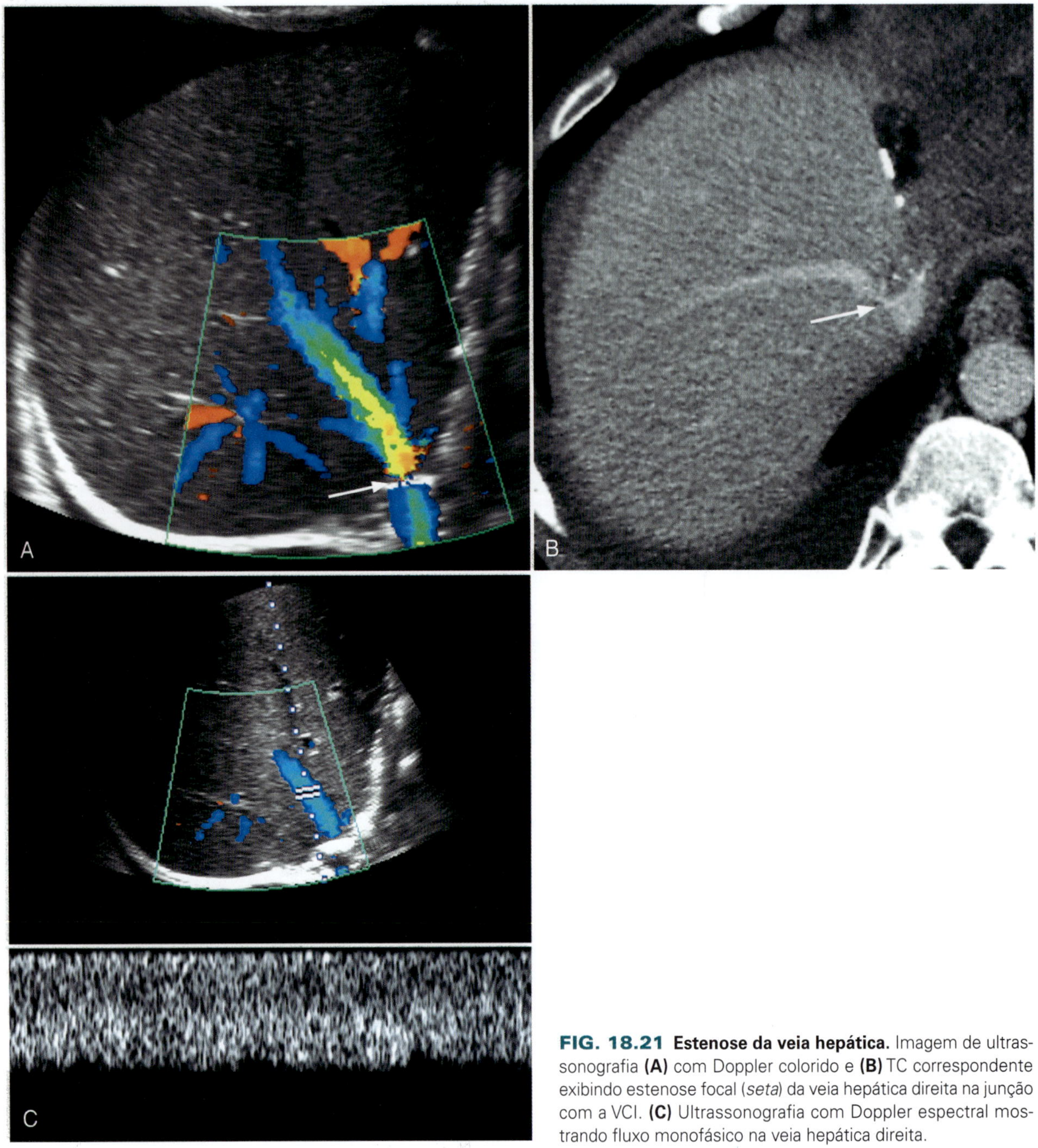

FIG. 18.21 Estenose da veia hepática. Imagem de ultrassonografia **(A)** com Doppler colorido e **(B)** TC correspondente exibindo estenose focal (*seta*) da veia hepática direita na junção com a VCI. **(C)** Ultrassonografia com Doppler espectral mostrando fluxo monofásico na veia hepática direita.

renais do doador. Em pacientes com transplantes cadavéricos, a artéria do doador, juntamente com uma porção da aorta (retalho de Carrel) é anastomosada terminolateralmente com a artéria ilíaca. Em pacientes com transplantes de doador vivo, a artéria renal do doador é anastomosada com a artéria ilíaca interna (terminoterminal) ou com a artéria ilíaca externa (terminolateral) do receptor. Múltiplas artérias doadoras de tamanho semelhante podem ser reunidas com anastomose laterolateral para formar um óstio comum. Alternativamente, múltiplas artérias podem ser anastomosadas como em um retalho de Carrel ou separadamente para a artéria ilíaca externa.[45,46]

A **veia renal doadora** quase sempre é anastomosada terminolateralmente à veia ilíaca externa. Na hipótese de múltiplas veias renais, as veias menores normalmente são ligadas, resultando em uma única veia doadora.[46]

O **ureter** normalmente está anastomosado à parede superolateral da bexiga urinária através de uma neocistostomia. Diversas técnicas são usadas para criar a neocistostomia, mas o procedimento básico envolve a construção de um túnel para o ureter através da parede da bexiga, a fim de prevenir o refluxo para o transplante. Nos pacientes submetidos a repetidas cirurgias no sistema coletor e naqueles com

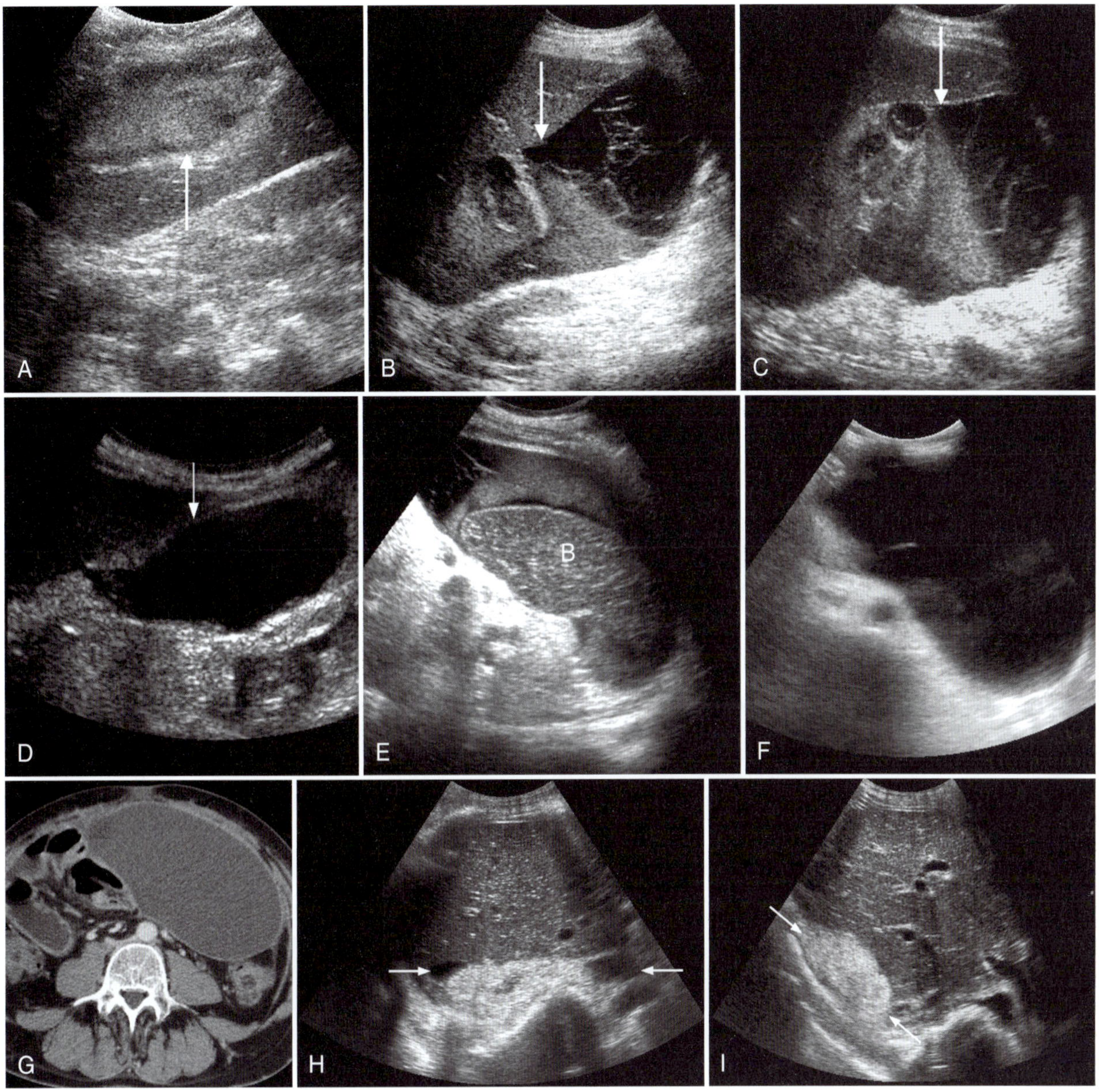

FIG. 18.22 Coleção líquida extra-hepática. (A)-(D) Hematoma na margem cirúrgica do lobo direito em transplante de parente vivo. **(A)** Ultrassonografia em plano transversal exibindo hematoma agudo que aparece ecogênico, heterogêneo e sólido. **(B)** e **(C)** O hematoma se liquefaz após 3 semanas, com septos internos e nível entre o líquido e os sedimentos. **(D)** Após 2 meses, a liquefação posterior do hematoma surge como uma pequena coleção anecoica. As *setas* marcam os limites dos hematomas com o fígado. **(E)** Ultrassonografia em plano sagital exibindo **hemoperitônio** ao redor do baço (*B*), com nível líquido-líquido e septos internos. **(F)** e **(G) Extravasamento anastomótico de um Y em Roux**. Ultrassonografia em plano transversal e TC correspondente exibindo grande coleção líquida no quadrante inferior esquerdo. **(H)** e **(I) Biloma secundário ao extravasamento anastomótico**. Ultrassonografia em planos sagital e transversal exibindo complexa coleção ecogênica subfrênica (*setas*).

cirurgias complexas, o ureter do receptor pode ser usado como um conduto para a bexiga[45] (Fig. 18.28).

Devido à carência crônica de doadores de órgãos, **pares de rins cadavéricos** de doadores jovens (< 5 anos de idade) podem ser transplantados em bloco em uma tentativa de fornecer massa renal funcional, análoga à massa renal de um único rim cadavérico transplantado de adulto. Na coleta, ambos os rins são removidos em bloco com a preservação dos ureteres, das artérias e veias renais principais, assim como de segmentos da aorta abdominal suprarrenal e infrarrenal e da VCI. A aorta e a VCI doadoras são suturadas em conjunto imediatamente craniais à origem das artérias e veias renais, e as extremidades caudais anastomosadas terminolaterais à artéria e veia ilíacas externas do receptor. Os ureteres do doador são implantados na bexiga urinária através de ureteroneocistostomias individuais ou comuns.[47] Essa cirurgia é mais comum na população pediátrica do que em adultos (Fig. 18.28).

Ultrassonografia do Transplante Renal Normal

Avaliação ao Modo B

A ultrassonografia do transplante renal geralmente é de fácil realização devido à localização superficial do rim nos quadrantes inferiores

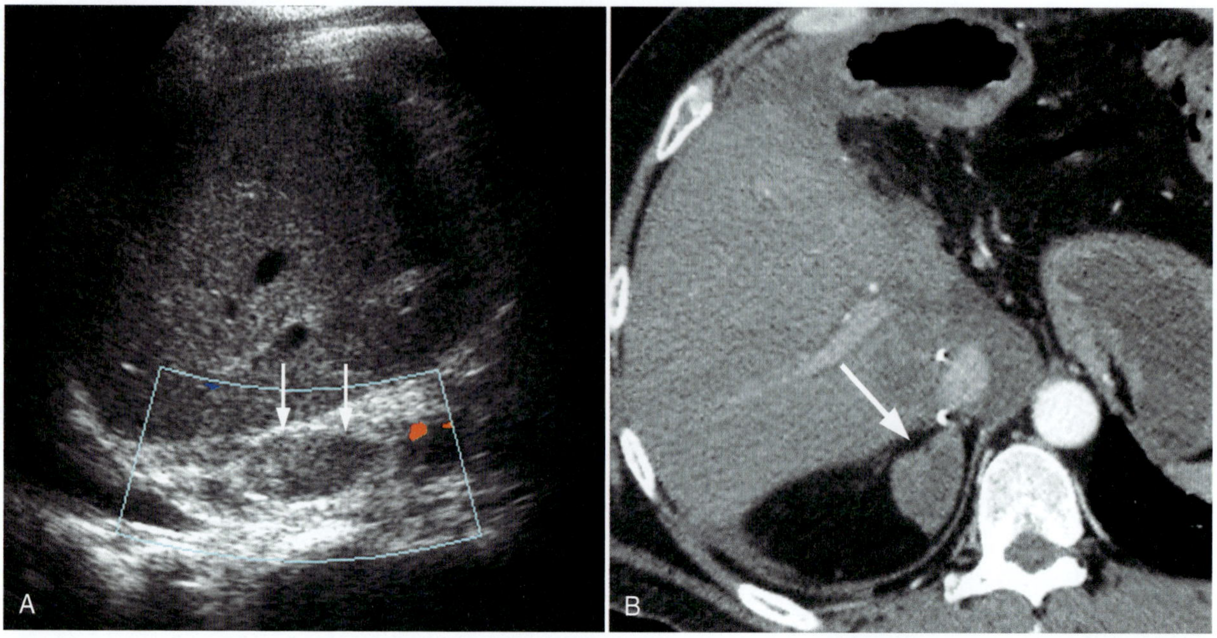

FIG. 18.23 Hemorragia suprarrenal direita. (A) Ultrassonografia em plano sagital e **(B)** TC exibindo a massa suprarrenal direita (*setas*).

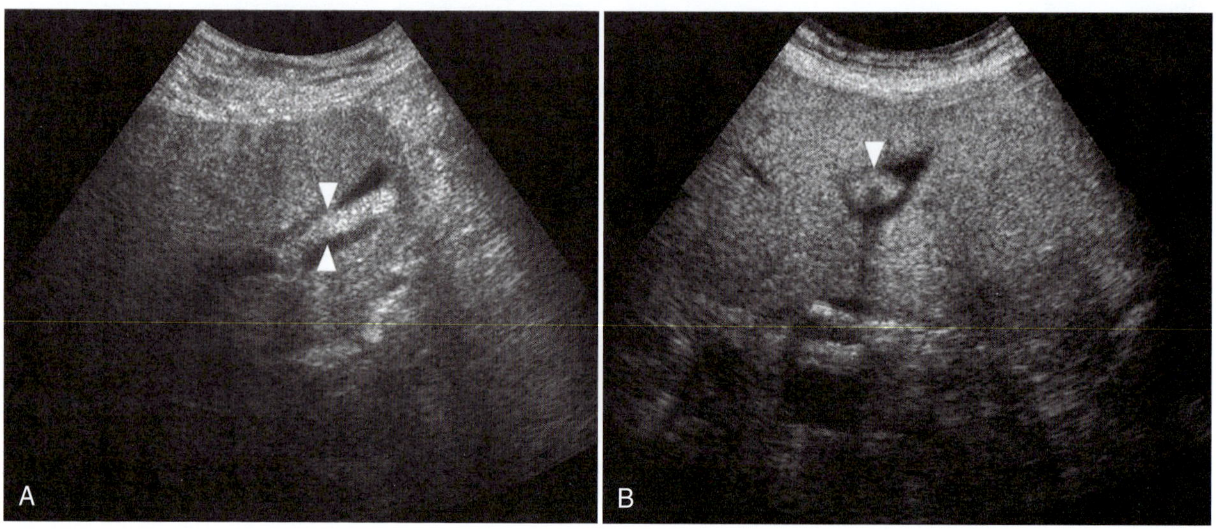

FIG. 18.24 Coleção líquida intra-hepática. (A) Ultrassonografia em plano transversal e **(B)** sagital, exibindo líquido anecoico circundando o ligamento falciforme ecogênico (*pontas de seta*).

direito ou esquerdo. Uma vez que o enxerto é mantido no lugar pelo seu pedículo, pode ser encontrada uma variedade de orientações. Mais frequentemente, o rim está alinhado com o seu eixo longo paralelo à incisão cirúrgica, com o hilo orientado inferior e posteriormente. Ocasionalmente, em pacientes obesos, o eixo longo pode se situar no plano anteroposterior.[48]

As mensurações longitudinal e transversa do transplante devem ser obtidas com o rim visualizado através do hilo. Embora não existam dados normativos para comparação, essas medidas servem como patamar útil para referências futuras, para avaliação intercalada de alterações no volume do enxerto. O rim normal pode hipertrofiar em até 15% dentro das primeiras 2 semanas após a cirurgia, podendo, eventualmente, aumentar em volume cerca de 40%, sendo o tamanho final atingido por volta dos 6 meses.[49-51]

O rim transplantado se apresenta morfologicamente semelhante ao rim nativo, sendo muitas das sutis diferenças atribuíveis à melhor resolução decorrente da proximidade do enxerto com a superfície cutânea (Fig. 18.29, Vídeos 18.1 e 18.2). O córtex renal normal é bem-definido, hipoecoico e facilmente diferenciado da gordura do seio renal, altamente reflexiva, ecogênica central. Além dessa diferenciação corticomedular, as pirâmides renais do aloenxerto são mais facilmente visualizadas do que no rim nativo, surgindo como estruturas em forma de cunha que são hipoecoicas em relação ao parênquima circundante.[44]

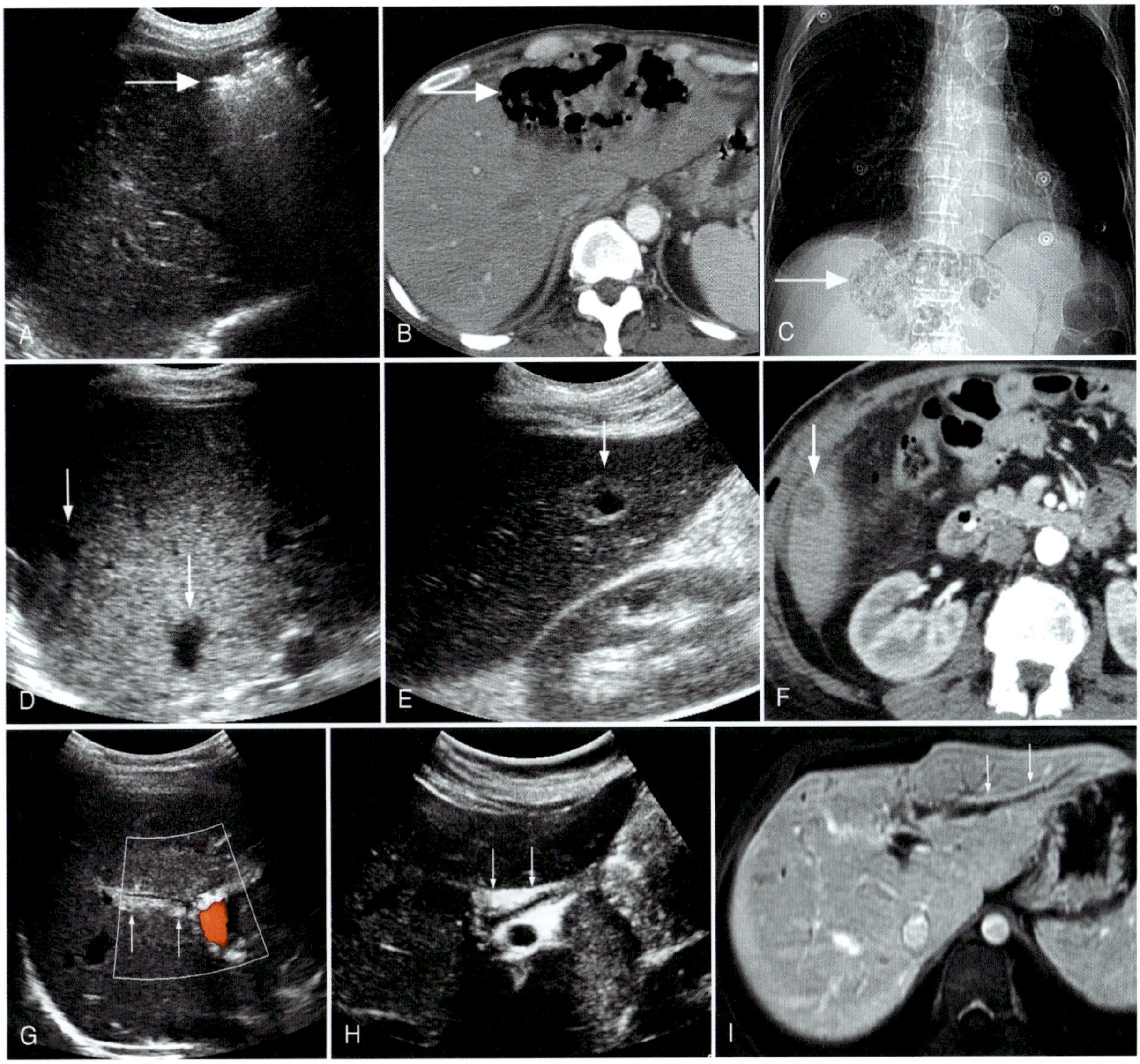

FIG. 18.25 Infecção hepática em três pacientes: abscesso solitário. (A)-(C) Abscesso contendo gás (*setas*) no segmento IV do fígado. **(A)** Ultrassonografia em plano transversal; **(B)** TC e **(C)** radiografia simples exibindo gás no interior do abscesso, apresentando-se na ultrassonografia como interface ecogênica associada à sombra suja. **(D)-(F) Abscesso multifocal. (D)** Imagens ultrassonográficas em planos transversal e **(E)** sagital exibindo múltiplas pequenas coleções parenquimatosas (*setas*). **(F)** TC correspondente exibindo realce sutil na borda (*seta*). **(G)-(I) Colangite ascendente. (G)** Ultrassonografia em plano transversal exibindo aumento da ecogenicidade periductal (*setas*) de ducto biliar direito. **(H)** Ultrassonografia em corte oblíquo exibindo espessamento do ducto hepático comum, com aumento da ecogenicidade da gordura periductal (*setas*). **(I)** RM contrastada, imagem ponderada em T1, exibindo realce periductal (*setas*).

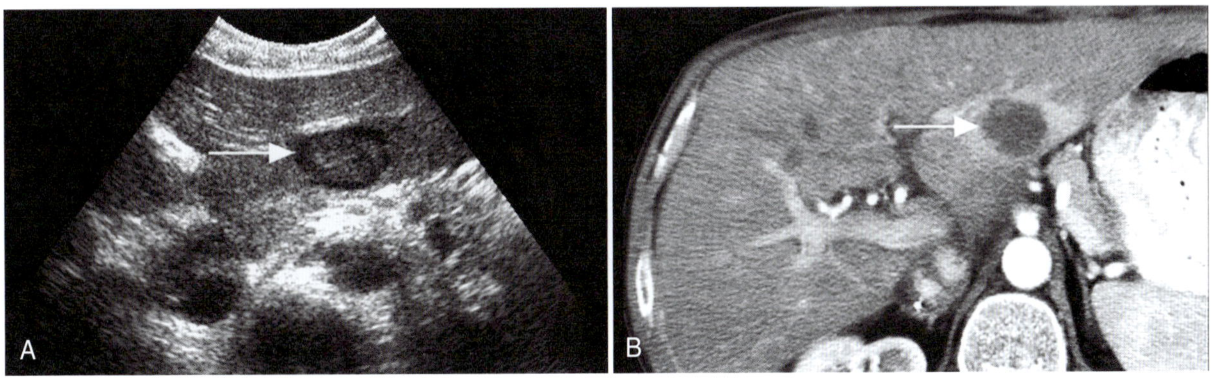

FIG. 18.26 Infarto atípico. (A) Ultrassonografia em plano transversal exibindo infarto atípico (*seta*) apresentando-se como massa arredondada associada a halo hipoecoico circundante. **(B)** TC correspondente mostra que o infarto (*seta*) é avascular, com realce parenquimatoso circundante. (Com permissão de Crossin JD, Muradali D, Wilson SR. US of liver transplants: normal and abnormal. Radiographics 2003;23[5]:1093-1114.[5])

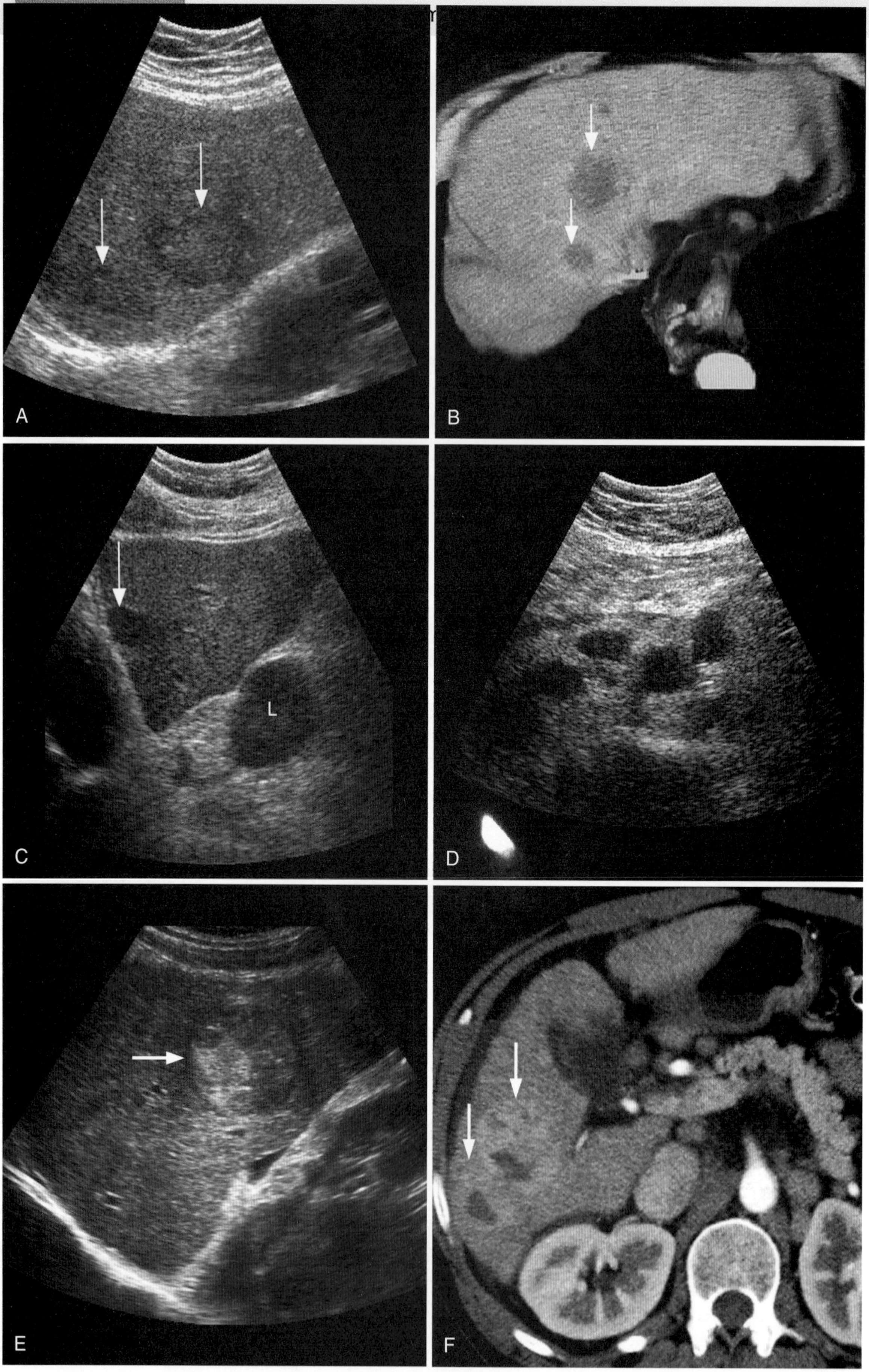

FIG. 18.27 Carcinoma hepatocelular (CHC) recorrente em dois pacientes. *Paciente 1*: **(A)** Ultrassonografia em plano transversal exibindo duas massas de aspecto maligno (*setas*) secundárias a CHC recorrente. **(B)** Fase arterial correspondente da TC exibindo realce periférico das massas (*setas*). **(C)** Ultrassonografia em plano sagital exibindo um terceiro CHC no segmento medial do lobo esquerdo (*seta*) e um grande linfonodo (*L*) metastático. **(D)** Ultrassonografia em plano transversal da linha média exibindo múltiplos linfonodos metastáticos aumentados. *Paciente 2*: **(E)** Ultrassonografia em plano sagital exibindo massa sólida (*seta*) com regiões ecogênicas e hipoecoicas. **(F)** Fase arterial da TC correspondente exibindo massas hipervasculares (*setas*), compatíveis com CHC recorrente.

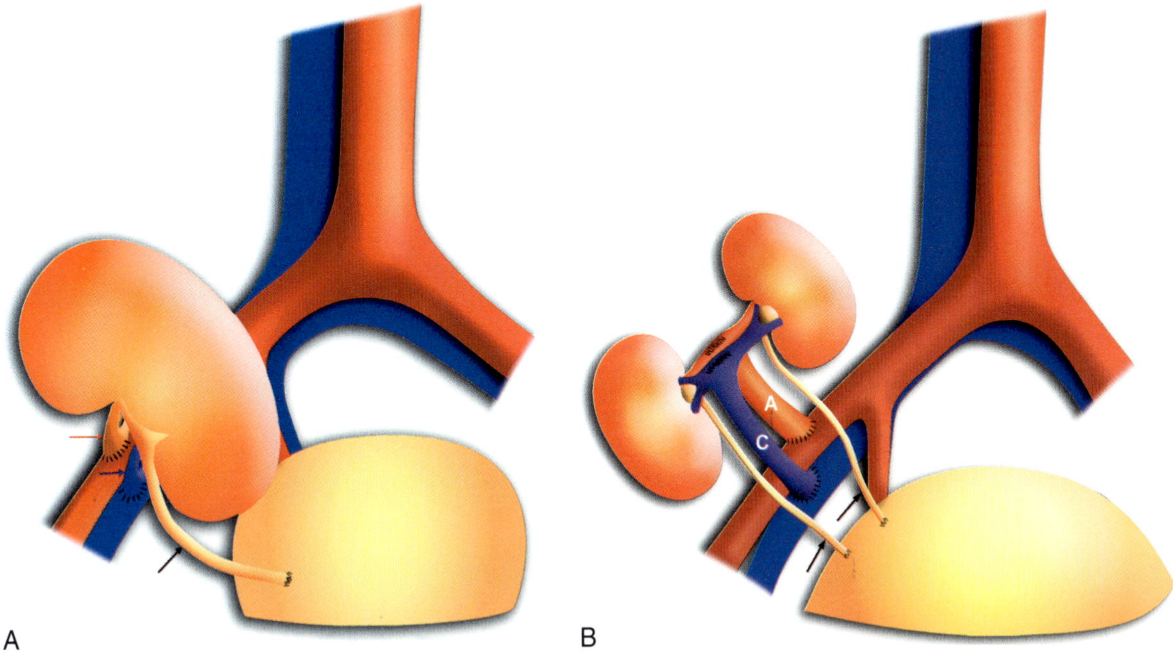

FIG. 18.28 Cirurgia de transplante renal. (A) Transplante cadavérico único. A artéria renal principal (*seta vermelha*) e a veia renal principal (*seta roxa*) são anastomosadas à artéria e veia ilíacas externas, respectivamente. O ureter (*seta preta*) é anastomosado à parede vesical superolateral. **(B)** Transplante cadavérico duplo. A aorta *(A)* e a VCI *(C) são* anastomosadas à artéria e veia ilíacas externas, respectivamente. Os ureteres (*setas pretas*) são anastomosados à parede vesical superolateral.

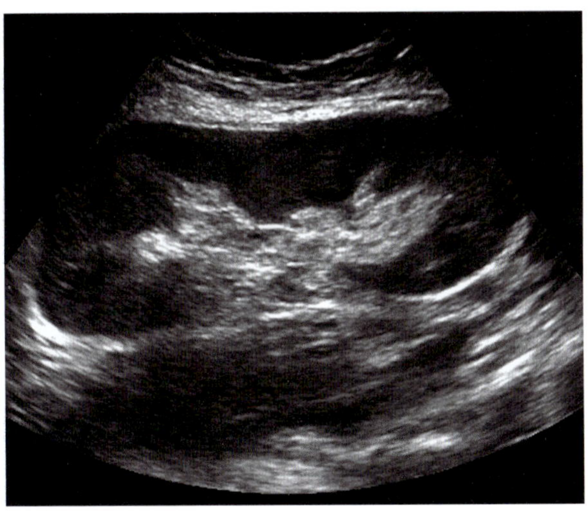

FIG. 18.29 Ultrassonografia normal em modo B no transplante renal. Ver também Vídeos 18.1 e 18.2.

O sistema coletor deve ser avaliado na procura de hidronefrose. Se houver um *stent*, as posições proximal e distal devem ser documentadas. Imagens transversais e sagitais da bexiga urinária também devem ser registradas. É necessário avaliar o espaço perinéfrico e as regiões circundantes quanto à presença de coleções de fluidos ou líquido livre.[52]

O ultrassonografista deve sempre ter consciência de que o rim transplantado pode mostrar uma patologia intrínseca do rim doador. Na nossa prática clínica, observamos grande número de patologias do doador no rim transplantado, incluindo cistos benignos, angiomiolipomas e rim espongiomedular (Figs. 18.30 e 18.31).

Avaliação por Doppler

O Doppler colorido fornece uma avaliação global da perfusão intraparenquimatosa e é útil na localização da artéria e veia renal principais. O parênquima renal deve ser rastreado inicialmente com Doppler colorido para averiguar regiões focais de hipoperfusão e localizar as artérias interlobares para investigação espectral.[44]

Os traços espectrais das artérias interlobares devem ser obtidos nas regiões do polo superior, terço médio e polo inferior com ajustes de filtro baixos, ganho máximo e a menor escala demonstrando a VPS. O formato de onda normal é de baixa impedância, com movimento ascendente rápido e fluxo diastólico contínuo; IR de 0,6 a 0,8 é normal. O IR intraparenquimatoso de 0,8 a 0,9 é considerado duvidoso, sendo classificado como anormal se estiver maior do que 0,9, sugerindo aumento da resistência intraparenquimatosa. Em geral, um **índice de resistividade elevado** constitui marcador inespecífico de disfunção do transplante, não sendo útil na determinação da causa da disfunção.[53]

O número de artérias renais principais deve ser documentado e, se houver mais de uma anastomose arterial, cada anastomose deve ser avaliada separadamente. A avaliação por Doppler também deve ser realizada desde a artéria e veia ilíaca externa cranialmente até anastomose cirúrgica.[52] Uma vez que o fluxo na artéria ilíaca comum do receptor esteja normal, a velocidade da artéria renal principal transplantada deve estar inferior a 250 cm/s[53,54] (Figs. 18.32 e 18.33).

As veias renais intraparenquimatosas e extraparenquimatosas exibem fluxo contínuo monofásico ou fasicidade com o ciclo car-

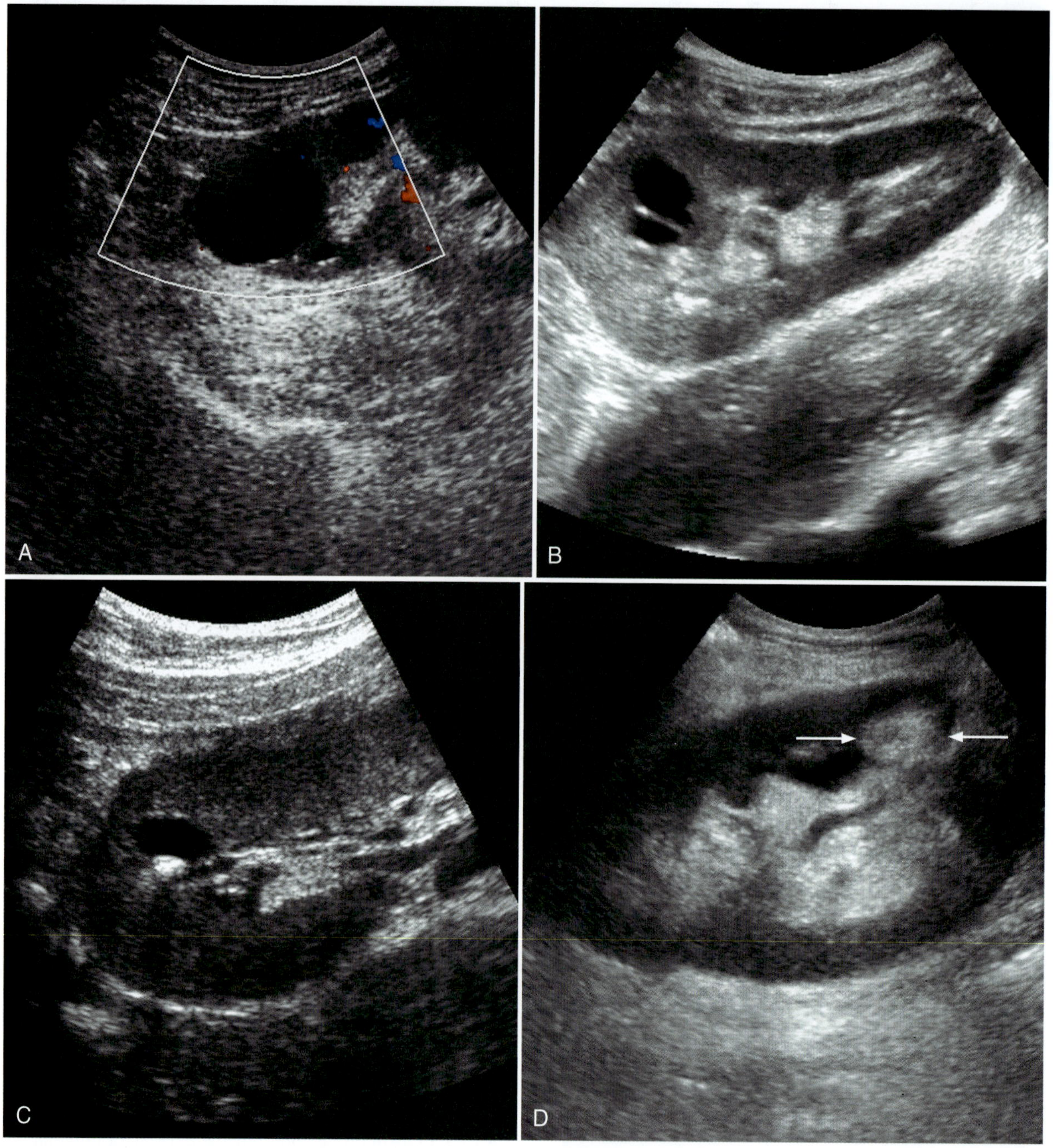

FIG. 18.30 Cistos renais benignos em quatro pacientes. Ultrassonografias em planos sagitais de rins transplantados. **(A)** Cisto simples no polo superior, que mostra-se avascular na ultrassonografia com Doppler colorido. **(B)** Cisto no polo superior com um único septo fino. **(C)** Cisto de leite de cálcio com calcificação gravidade-dependente. **(D)** Cisto renal marsupializado (*setas*) apresentando-se como massa ecogênica.

díaco. Não existem valores normais de pico de velocidade aceitos. A documentação da presença ou ausência de fluxo no interior do transplante e da veia renal principal, com gradiente de velocidade adequado através da anastomose venosa, é de fundamental importância no acompanhamento desses pacientes.

Transplante Renal Anormal

Os transplantes renais são rotineiramente avaliados com ultrassonografia, como um componente do protocolo de triagem ou como avaliação da disfunção renal baseada em uma elevação do nível sérico de creatinina ou em uma redução do débito renal. As complicações pós-operatórias foram descritas em até 20% dos receptores de transplantes renais.[46] Quando encontrados em um enxerto com suspeita clínica de disfunção, o ultrassonografista deve abordar as possíveis etiologias em termos de (1) patologia parenquimatosa, (2) causas pré-renais e (3) complicações pós-renais. A patologia parenquimatosa do transplante inclui necrose tubular aguda (NTA), rejeição aguda e crônica e infecção. Os problemas pré-renais incluem todos os fatores que afetam o fluxo sanguíneo para rim ou a drenagem venosa a partir do enxerto. As complicações pós-renais incluem lesões intrínsecas ou extrínsecas que podem obstruir um componente do sistema calicial ou do ureter transplantado.

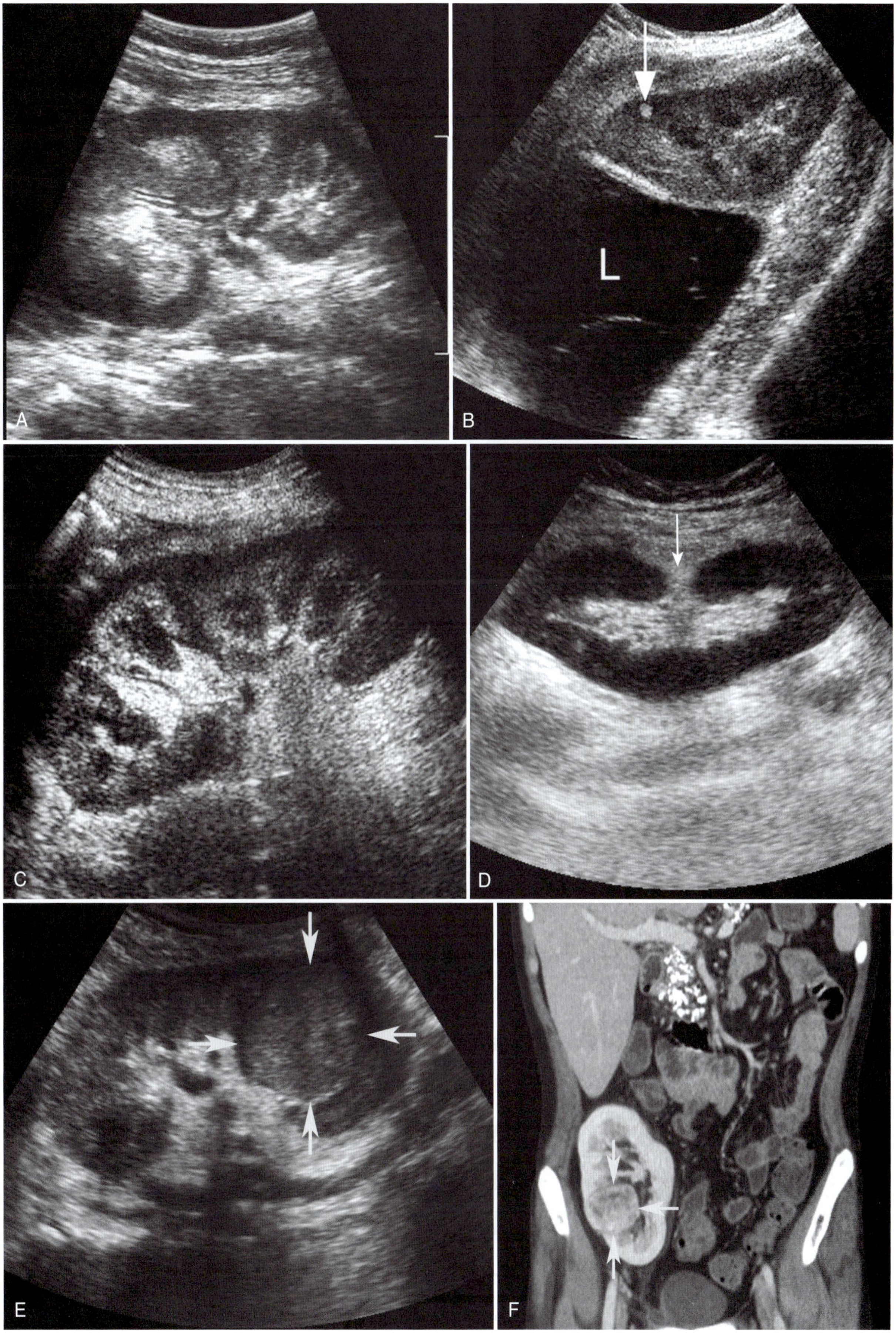

FIG. 18.31 Patologia do doador em quatro pacientes. Ultrassonografias em planos sagitais de rins transplantados. **(A)** Nefrocalcinose com calcificações na medula renal. **(B)** Diminuto angiomiolipoma (*seta*). *L*, linfocele. **(C)** Morfologia de Anderson-Carr com bordas ecogênicas ao redor das pirâmides medulares. **(D)** Cicatriz na região medial (*seta*). **(E)** e **(F)** Carcinoma de células renais (*setas*) na ultrassonografia **(E)** e TC **(F)**.

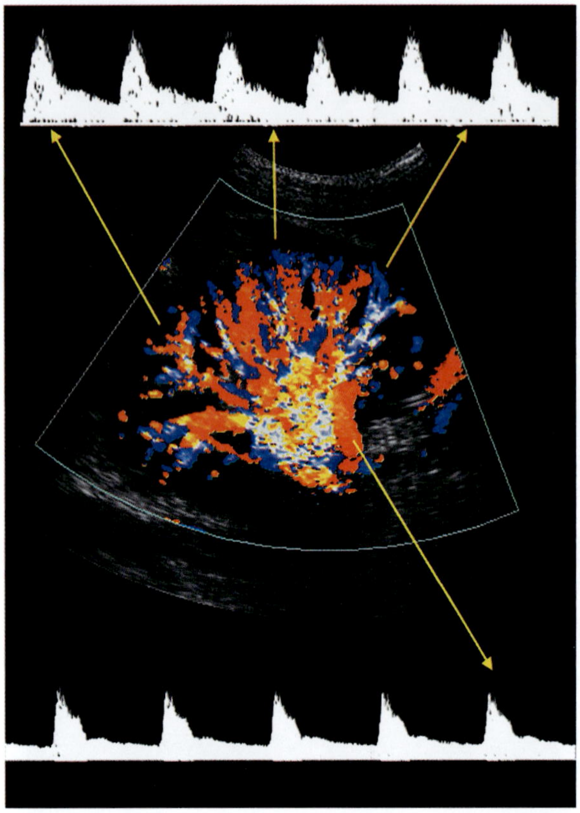

FIG. 18.32 Ultrassonografia com Doppler de transplante renal normal. Doppler colorido exibindo fluxo em todo o rim (*acima*). Espectros intrarrenais das regiões polares superior, inferior e média exibindo índice de resistividade inferior a 0,8 e fluxo contínuo ao longo de toda a diástole. A artéria renal principal exibe um fluxo contínuo com velocidades de pico menores que 200 cm/s (*embaixo*).

Patologia Parenquimatosa

Necrose Tubular Aguda e Rejeição Aguda

A **necrose tubular aguda** resulta da isquemia do órgão doador prévia à anastomose vascular ou secundária à hipotensão perioperatória. É mais comum no período pós-operatório inicial, constituindo a principal causa de retardo na função do enxerto (definida como a necessidade de diálise na primeira semana do transplante).[45,55] Em pacientes que necessitam de diálise, a recuperação geralmente ocorre nas primeiras 2 semanas pós-transplante, mas pode ser retardada em até 3 meses. A NTA ocorre na maioria dos enxertos cadavéricos, sendo raramente observada em transplantes renais de parentes vivos devido ao tempo de isquemia fria relativamente curto do rim doador.[44]

Os transplantes afetados por **rejeição hiperaguda** raramente são visualizados, uma vez que a insuficiência do enxerto ocorre imediatamente na anastomose vascular durante a cirurgia.[45] A **rejeição aguda** ocorre em até 40% dos pacientes no período inicial do transplante, com um pico em 1 a 3 semanas após a cirurgia, constituindo um indicador prognóstico adverso de longo prazo. A maior parte dos pacientes com rejeição aguda apresenta-se assintomática, mas uma pequena proporção pode apresentar sintomas semelhantes aos da gripe, com mal-estar, febre e hipersensibilidade no enxerto. Desde que o diagnóstico possa ser rapidamente estabelecido, a rejeição aguda, em geral, pode imediatamente ser revertida com altas doses de esteroides ou terapia antibiótica.[44,56]

As características de imagem da NTA e da rejeição aguda são praticamente idênticas na ultrassonografia modo B e ao Doppler. Ambas as condições podem produzir aumentos no comprimento e em áreas transversais do enxerto. Todavia, comparações volumétricas precisas entre estudos intercalados podem se mostrar difíceis; alterações sutis nas mensurações bidimensionais (2D) não foram adotadas como forte sinal clínico de disfunção potencial. Outros achados ao modo B incluem aumento da espessura cortical, aumento ou redução da ecogenicidade cortical, redução da diferenciação corticomedular, perda dos ecos do seio renal e proeminência das pirâmides (Fig. 18.34).

A avaliação por Doppler colorido pode ser normal ou, ocasionalmente, exibir fluxo sanguíneo difusamente reduzido. O IR das artérias intraparenquimatosas também é inespecífico nessas condições, podendo ser normal ou elevado. Nos casos graves, pode haver completa ausência de fluxo na diástole ou reversão do fluxo diastólico[44] (Fig. 18.35). Apesar da ausência de especificidade na ultrassonografia modo B e ao Doppler nessas condições agudas, medidas **seriadas espectrais de Doppler** combinadas a avaliações clínicas e achados bioquímicos fornecem um guia útil para o médico em termos de monitoramento da função do enxerto e de determinação da necessidade de biópsia percutânea.

Rejeição Crônica

A rejeição crônica é definida como uma redução da função do enxerto, que se inicia pelo menos 3 meses após o transplante em associação com espessamento fibroso da íntima, fibrose intersticial e atrofia tubular à histopatologia. Constitui a causa mais tardia de perda do enxerto. O fator de risco predisponente mais frequente para o desenvolvimento de rejeição crônica é a ocorrência de episódios recorrentes prévios de rejeição aguda.[44,45] Na ultrassonografia, ocorre adelgaçamento progressivo do córtex renal, proeminência da gordura do seio renal central e redução do tamanho global do transplante. As **calcificações distróficas** podem ser observadas dispersas por todo o parênquima residual. No transplante renal em estágio terminal, todo o córtex renal pode se tornar calcificado, apresentando-se como uma interface ecogênica abrupta associada a um sombreamento distal límpido (Fig. 18.36).

Infecção

Mais de 80% dos pacientes portadores de enxertos renais experimentarão um episódio de infecção no primeiro ano após a cirurgia de transplante.[57] A pielonefrite do transplante pode ser resultado de uma infecção ascendente, de semeadura hematológica ou da disseminação contígua a partir de uma coleção líquida infectada adjacente. Os achados ultrassonográficos incluem córtex renal focal ou difusamente granular e ecogênico associado à perda da diferenciação corticomedular; aumento da ecogenicidade e espessamento da gordura perirrenal secundário à extensão da inflamação ou infecção para dentro do tecido circundante; e espessamento uroepitelial (Fig. 18.37).

A **pionefrose** pode ocorrer ocasionalmente no rim transplantado cronicamente obstruído. Nos estágios iniciais, o lúmen do sistema coletor dilatado apresenta-se anecoico. Uma vez que o lúmen fique cheio de material purulento, ecos de baixo nível se desenvolvem no sistema calicinal e no ureter, algumas vezes associados a níveis

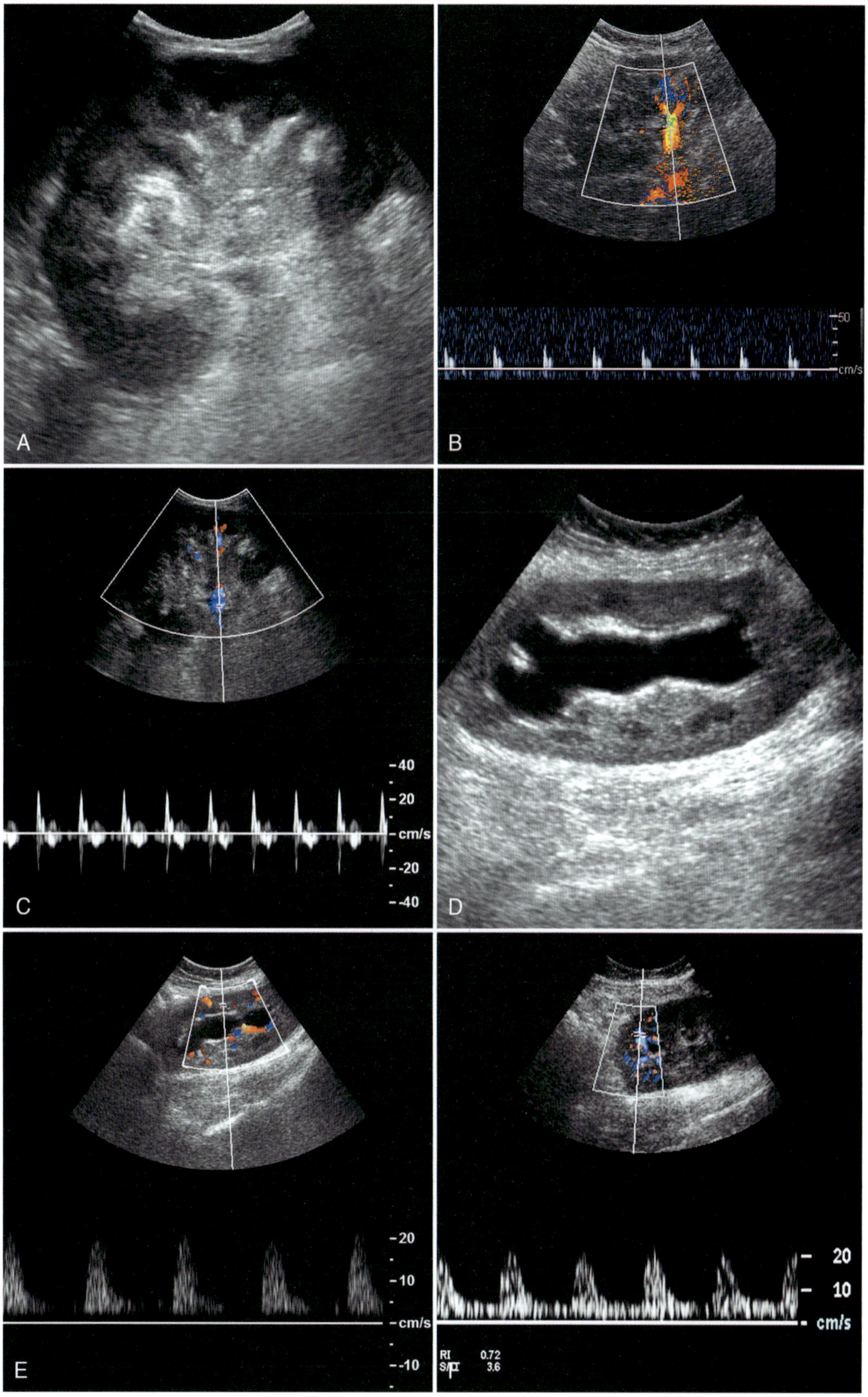

FIG. 18.33 Índice de resistividade elevado em dois pacientes. (A)-(C) Rejeição aguda. (A) Ultrassonografia sagital exibindo aumento da ecogenicidade cortical. **(B)** Ultrassonografia com Doppler espectral feita inicialmente, exibindo ausência de fluxo na diástole e, portanto, IR de 1,0. **(C)** Ultrassonografia espectral com Doppler de acompanhamento, 1 semana depois, exibindo reversão do fluxo diastólico, que coincidiu com a deterioração clínica do paciente. **(D)-(F) Obstrução do sistema coletor. (D)** Ultrassonografia sagital exibindo hidronefrose de grau 3, secundária à estenose ureteral (não mostrada). **(E)** Ultrassonografia com Doppler mostrando IR de 1,0. **(F)** Ultrassonografia com Doppler espectral realizada após a resolução da hidronefrose exibindo IR normal de 0,72.

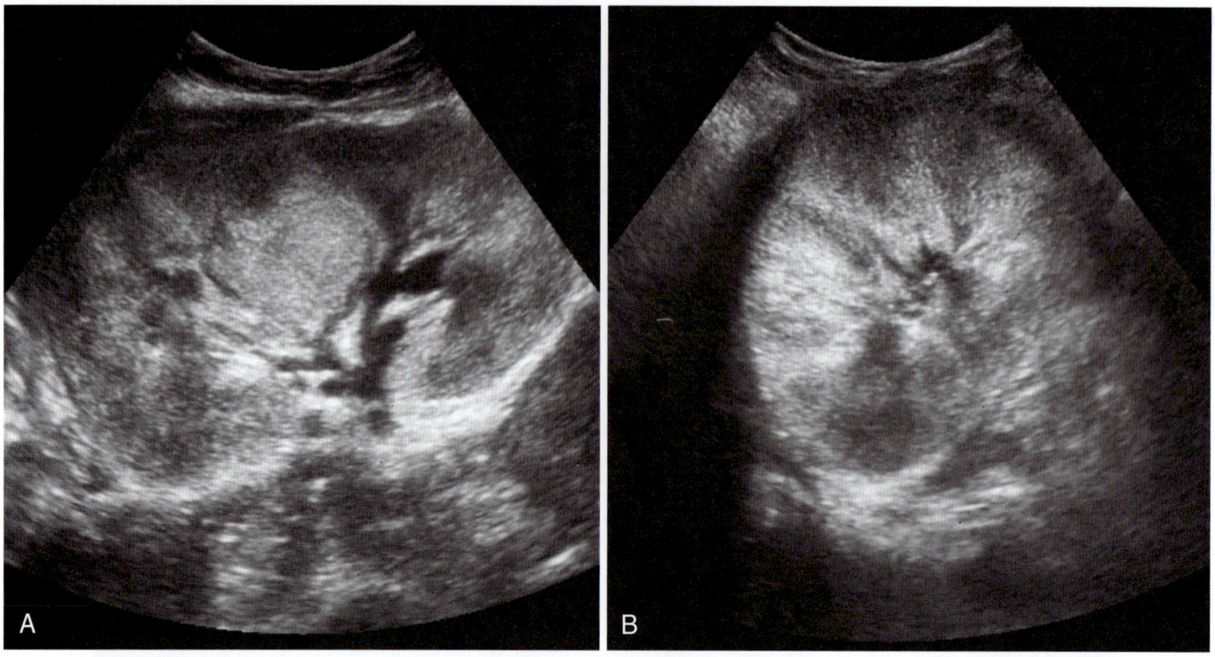

FIG. 18.34 Necrose tubular aguda. (A) Ultrassonografias em plano sagital e **(B)** transversal, exibindo aumento da espessura e da ecogenicidade cortical, assim como perda da diferenciação corticomedular normal.

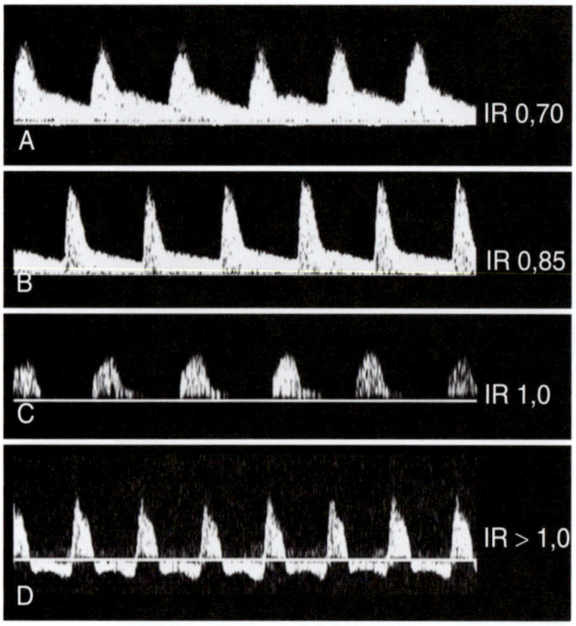

FIG. 18.35 Formatos de onda espectrais intrarrenais em quatro pacientes. (A) Formato de onda normal exibindo índice de resistividade (IR) de 0,70. **(B)** IR em uma zona cinzenta (0,85). **(C)** IR elevado (1,0) sem fluxo na diástole. **(D)** IR elevado (> 1,0) com fluxo reverso na diástole. Isso é observado com resistência vascular renal gravemente aumentada em decorrência de rejeição ou de trombose da veia renal.

entre líquido e debris. O material ecogênico no interior do sistema coletor também pode resultar de sangue intraluminal ou de outros materiais que geram falhas de preenchimento, ou pode ser resultar de artefatos de dispersão ou de lobo lateral (Fig. 18.37).

Os **abscessos** podem provir de infecção ou de uma coleção previamente estéril. Na ultrassonografia, os abscessos apresentam-se como uma estrutura cística complexa, podendo estar associados a níveis entre líquidos e líquidos ou ao ar intraluminal (Fig. 18.38).

O gás pode ser observado no interior do sistema coletor na **pielonefrite enfisematosa**, apresentando-se como foco ecogênico brilhante, com sombreamento sujo distal. Os **cistos com leite de cálcio** podem produzir sombreamento sujo, parecendo um abscesso intrarrenal. O exame do paciente com a alteração da posição de decúbito permite a diferenciação; o gás desloca-se para a porção mais elevada do lúmen, enquanto o leite de cálcio, não (Fig. 18.39).

Complicações Vasculares Pré-renais

Trombose Arterial

A trombose da artéria renal ocorre em menos de 1% dos transplantes, geralmente no primeiro mês após a cirurgia, e é frequentemente assintomática em seu início. A causa mais comum é a rejeição hiperaguda ou aguda, que resulta na oclusão das arteríolas intraparenquimatosas com trombose retrógrada da artéria renal principal. Outros fatores incluem rim doador de criança pequena, êmbolos ateroscleróticos, estenose adquirida da artéria renal, hipotensão, torções vasculares, ciclosporina, estados de hipercoagulabilidade, trauma vascular intraoperatório e anastomose deficiente da íntima.[58]

O **infarto global** do enxerto ocorre quando há trombose oclusiva da artéria renal principal, sem perfusão do parênquima renal. Na ultrassonografia em modo B, o rim pode se apresentar difusamente hipoecoico e aumentado. Na ultrassonografia com Doppler colorido e espectral, é observada completa ausência do fluxo arterial e venoso distal à oclusão, tanto no interior dos vasos hilares quanto nos vasos intraparequimatosos. Embora a trombectomia cirúrgica com reparo arterial muitas vezes seja tentada, a nefrectomia frequentemente está indicada para esses pacientes.[46]

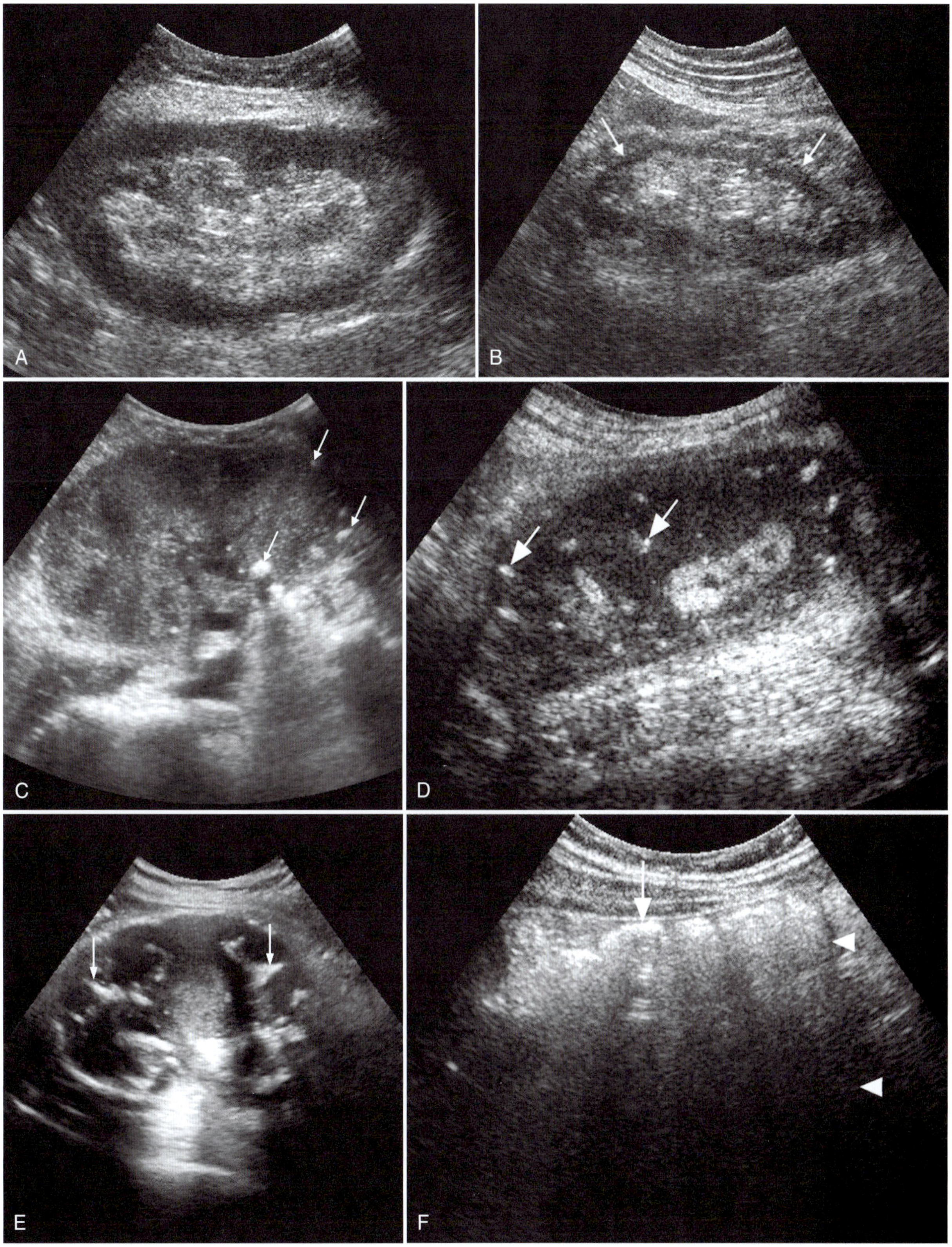

FIG. 18.36 Insuficiência renal crônica em seis pacientes. (A) e **(B) Adelgaçamento cortical. (A)** A varredura sagital exibe adelgaçamento cortical moderado com abundante gordura no seio renal. **(B)** Com a progressão, o rim (*setas*) se torna menor e o córtex mais fino. **(C)-(F) Calcificações distróficas.** Ultrassonografias em planos sagitais exibindo **(C)** algumas calcificações corticais periféricas pontilhadas (*setas*); **(D)** múltiplas calcificações corticais periféricas e centrais (*setas*); e **(E)** calcificações lineares que se estendem do córtex periférico ao profundo (*setas*). **(F)** O rim em estágio terminal se torna calcificado, apresentando-se como interface ecogênica (*seta*) associada a sombreamento sujo (*pontas de seta*). O rim frequentemente não é identificado na ultrassonografia nesse estágio.

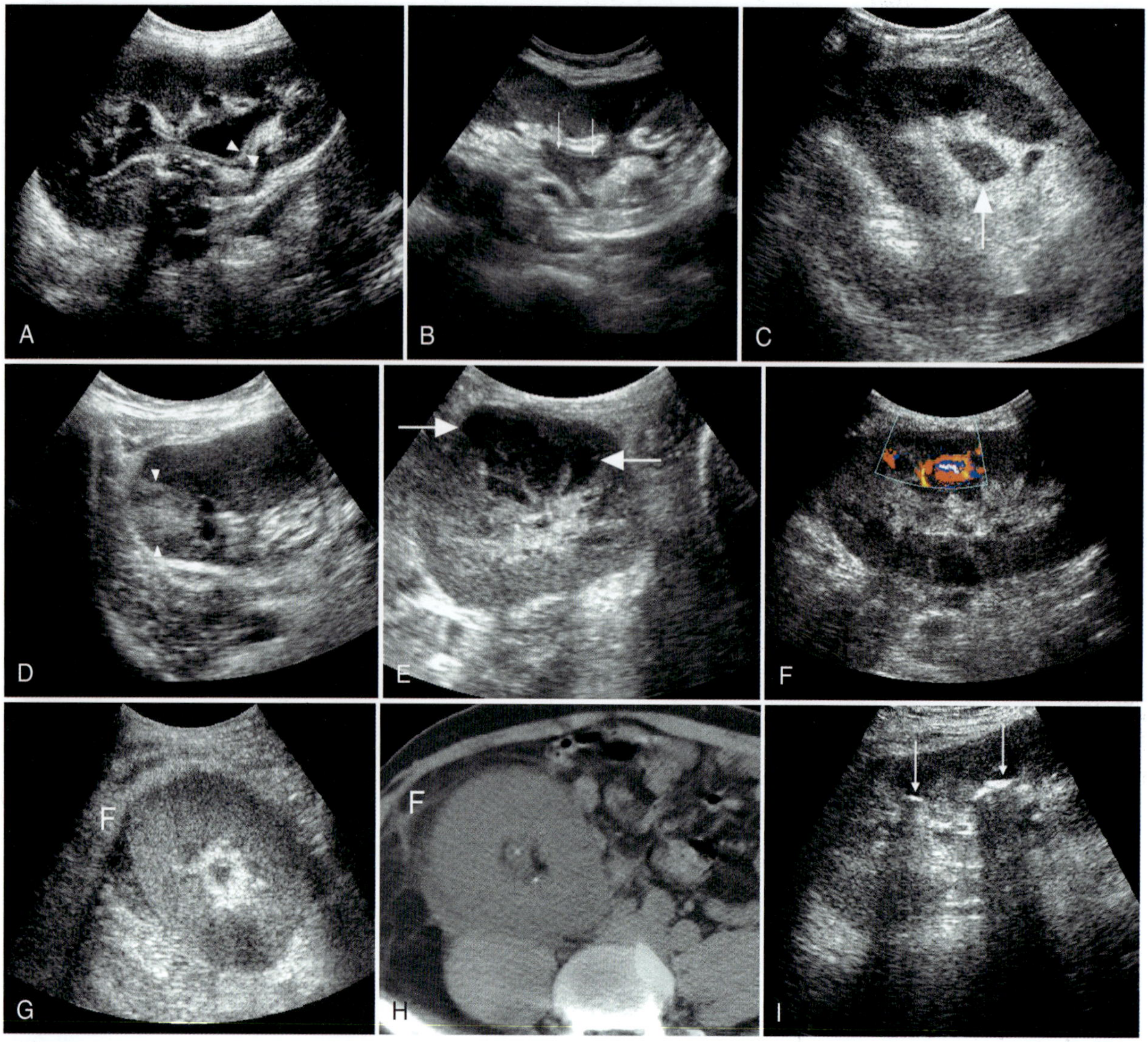

FIG. 18.37 Infecções relacionadas ao transplante renal. (A) Espessamento uroepitelial. Ultrassonografia sagital exibindo espessamento uroepitelial brando (*pontas de seta*). **(B)** Varredura sagital exibindo espessamento uroepitelial discreto (*setas*) circundando o sistema coletor levemente dilatado com ecos internos, secundários à pionefrose inicial. **(C)** Ultrassonografia em plano transversal exibindo espessamento uroepitelial moderado a grave (*seta*), que pode ser erroneamente interpretado como massa na pelve renal. **(D)-(F) Pielonefrite focal**. **(D)** Ultrassonografia em plano sagital exibindo sutil região ecogênica focal no córtex do polo superior (*pontas de seta*). **(E)** Flegmão intraparenquimatoso apresentando-se como massa hipoecoica no interior do córtex renal (*setas*). **(F)** Ao Doppler colorido, o flegmão observado na imagem **(E)** é avascular. **(G)** e **(H) Pielonefrite difusa. (G)** Ultrassonografia em plano transversal exibindo rim volumoso com córtex renal granular ecogênico, circundado por gordura perinéfrica ecogênica inflamada (*F*). **(H)** TC correspondente exibindo gordura inflamada *(F)* como estrias perinéfricas. **(I) Pielonefrite enfisematosa.** Ultrassonografia sagital exibindo gás (*setas*) no interior do sistema coletor, apresentando-se como focos lineares ecogênicos brilhantes com sombreamento sujo distal.

O **infarto segmentar** do enxerto pode ocorrer em transplantes com uma única artéria renal principal, com trombose de um ramo arterial importante (Fig. 18.40), em transplantes com múltiplas artérias renais, em que uma única artéria renal está trombosada, e em pacientes com vasculite sistêmica. Na ultrassonografia modo B, um infarto segmentar pode se apresentar como região hipoecoica, massa hipoecoica ou massa hipoecoica com parede ecogênica bem-definida. Na ultrassonografia por Doppler, a região infartada surge como área em forma de cunha destituída de fluxo na investigação colorida ou espectral.[57] A interpretação dos achados ao modo B e ao Doppler não deve ser influenciada pelo débito urinário do enxerto ou dados laboratoriais, uma vez que o infarto segmentar pode ocorrer na presença de função renal preservada.

A ausência de fluxo sanguíneo na investigação por Doppler do parênquima renal pode ser observada em condições outras que não a trombose arterial, incluindo a **rejeição hiperaguda** e a **trombose da veia renal**. Nessas condições, contudo, a artéria renal principal está patente à ultrassonografia espectral por Doppler, podendo exibir fluxo diastólico reverso.[44]

Estenose da Artéria Renal

A estenose da artéria renal, a complicação vascular mais comum do transplante, ocorre em até 10% dos pacientes dentro do primeiro ano, é mais frequente em enxertos a partir de doadores vivos em comparação aos enxertos de doador cadavérico, e deve ser suspeitada em casos de hipertensão grave refratária ao tratamento clínico. Atualmente, os

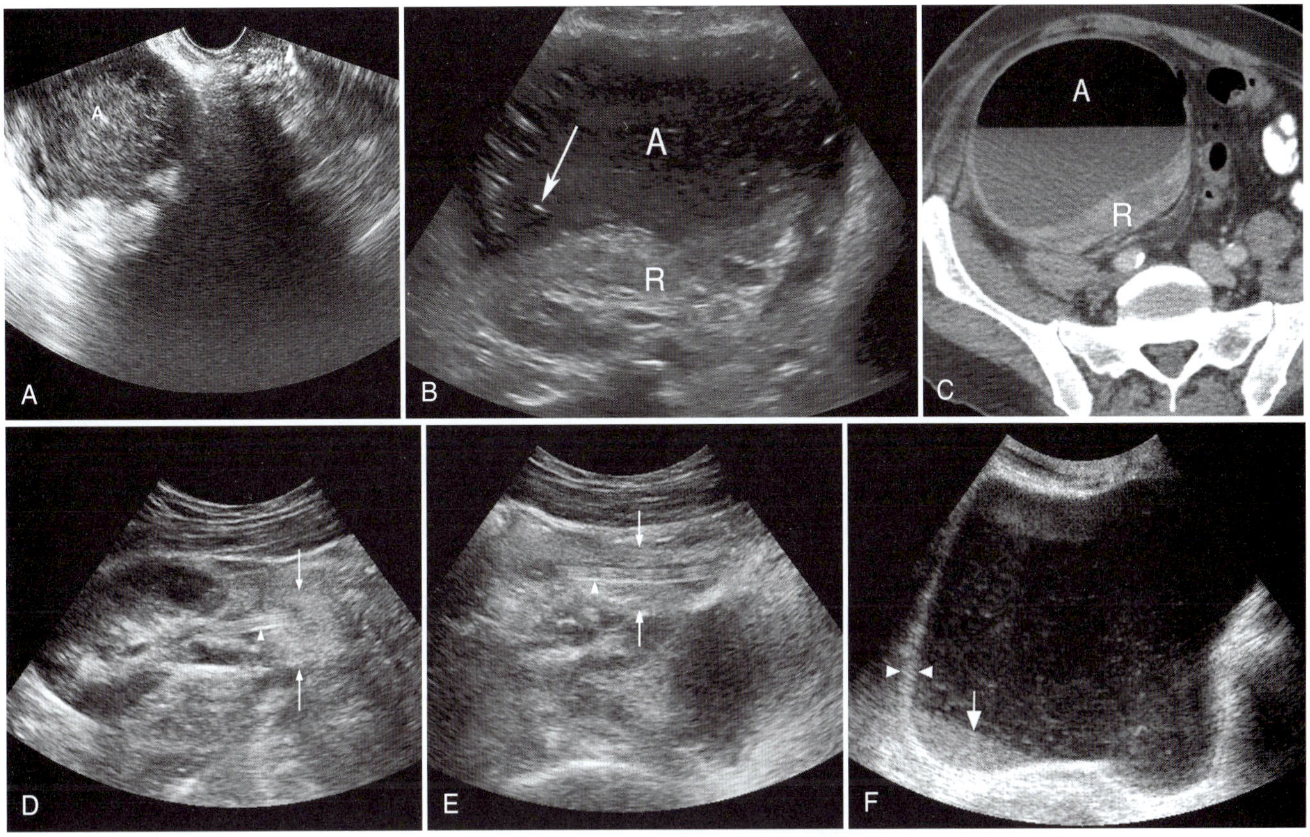

FIG. 18.38 Infecções relacionadas ao transplante renal. (A) Abscesso perirrenal por *Candida*. Varredura sagital transabdominal correspondente mostrando que o abscesso *(A)* encontra-se contíguo ao polo inferior do transplante renal. **(B)** e **(C)** Abscesso subcapsular nas imagens da ultrassonografia e TC. Observe o abscesso heterogêneo *(A)* com gás *(seta)* comprimindo o rim *(R)*. **(D)** e **(E) Ureterite.** Ultrassonografias em planos sagitais da porção proximal **(D)** e da linha média **(E)** do ureter exibindo gordura periureteral ecogênica inflamada *(setas)* secundária a um *stent* ureteral infectado *(ponta de seta)*. **(F) Cistite.** Ultrassonografia em plano transversal exibindo ecos internos e nível entre líquido e resíduos *(seta)* na bexiga urinária, secundários à cistite. As *pontas de seta* indicam a parede da bexiga urinária espessada.

transplantes com múltiplas artérias renais estão sendo usados com mais frequência e mostram uma taxa de estenose da artéria renal ligeiramente maior em comparação a dos enxertos renais com uma única artéria. A estenose pode ocorrer em uma de três regiões da artéria transplantada: na porção **doadora** (Fig. 18.41), sendo mais frequentemente observada em anastomoses terminolaterais, e acredita-se que decorra de rejeição ou de cirurgia tecnicamente difícil; na porção **receptora** (Fig. 18.42), que é mais rara, geralmente resultando de lesão por clampeamento intraoperatório ou por doença aterosclerótica intrínseca; e na **anastomose** (Fig. 18.43), que é mais frequente nas anastomoses terminoterminais, estando diretamente relacionada à técnica cirúrgica ou podendo ser secundária à rejeição.[54,58-60]

Inicialmente, a ultrassonografia com Doppler colorido pode ser usada para detectar a localização da anastomose, assim como documentar regiões focais de *aliasing* (turbilhonamento), que poderiam indicar a presença de fluxo turbulento de alta velocidade e que servem como guia para investigação espectral meticulosa. Um traçado espectral deve então ser realizado na anastomose e na área em que o *aliasing* (turbilhonamento) colorido foi detectado, para determinar a VPS naquela região.

O limite máximo para um VPS arterial normal ainda não foi esclarecido. A VPS maior que 200 cm/s para diagnóstico de estenose da artéria renal pode resultar em um falso-positivo. Então, alguns autores têm sugerido a utilização de uma VPS de 250 cm/s para o diagnóstico de estenose da artéria renal.[54,61]

No entanto, altas velocidades na artéria renal podem ser secundárias às alterações na artéria ilíaca externa. Portanto, a relação entre artéria renal e artéria ilíaca externa pode ser calculada para determinar se as medidas da velocidade da artéria renal são resultado de estreitamento ou de alta velocidade do fluxo da artéria ilíaca externa. Uma relação de VPS da artéria ilíaca externa maior que 1,8:1 sugere estenose da artéria renal.[54,62] Além disso, no parênquima renal, é possível observar uma forma de onda espectral *tardus-parvus* nas artérias intraparenquimatosas nos pacientes com estenose da artéria renal.[46,57] Se nenhuma anormalidade do fluxo for detectada dentro da artéria renal principal após o exame com Doppler colorido e espectral, pode-se excluir estenose significativa.[63]

Critérios Doppler para Estenose da Artéria Renal

Aliasing colorido no segmento estenótico
Fluxo turbulento distal
Velocidade sistólica máxima > 250 cm/s
Gradiente de velocidade entre a artéria renal e a artéria ilíaca externa superior a 1,8:1

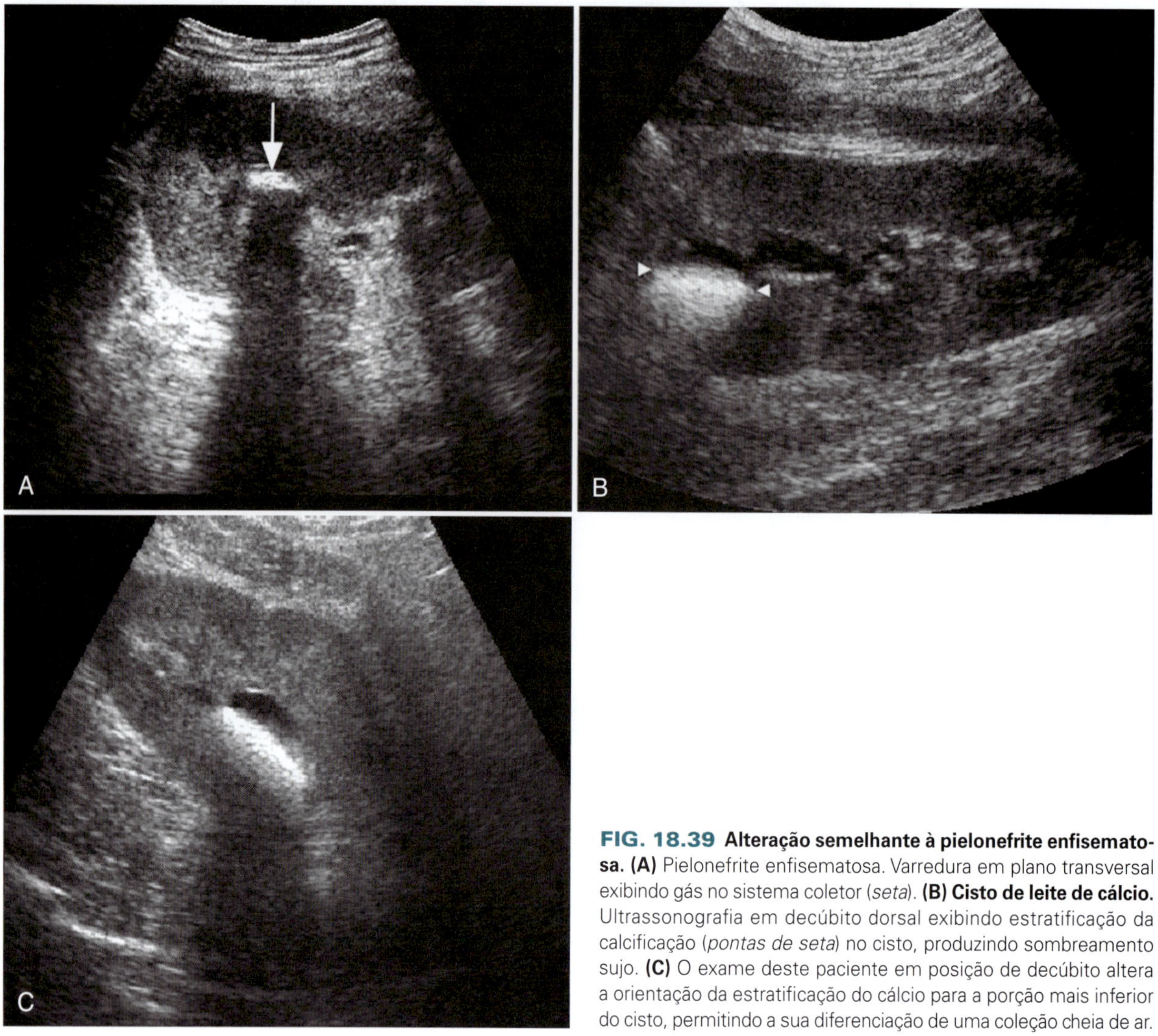

FIG. 18.39 Alteração semelhante à pielonefrite enfisematosa. (A) Pielonefrite enfisematosa. Varredura em plano transversal exibindo gás no sistema coletor (*seta*). **(B) Cisto de leite de cálcio.** Ultrassonografia em decúbito dorsal exibindo estratificação da calcificação (*pontas de seta*) no cisto, produzindo sombreamento sujo. **(C)** O exame deste paciente em posição de decúbito altera a orientação da estratificação do cálcio para a porção mais inferior do cisto, permitindo a sua diferenciação de uma coleção cheia de ar.

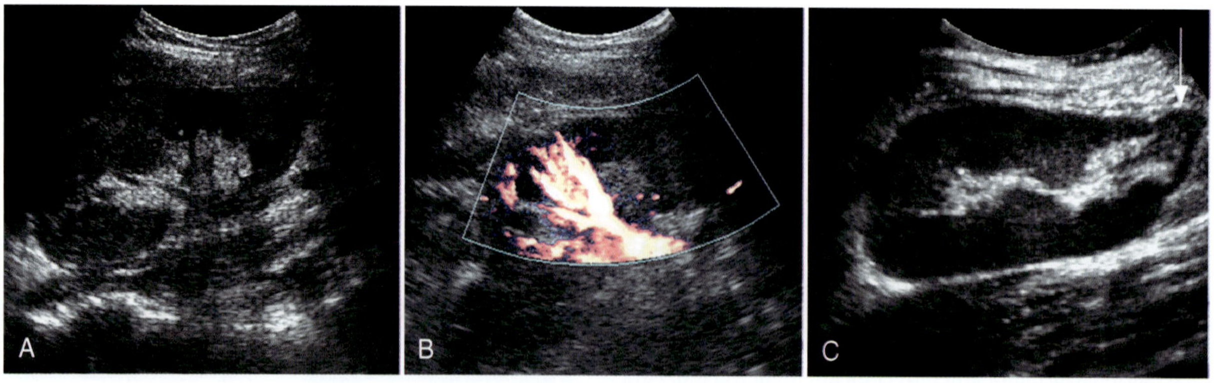

FIG. 18.40 Trombose arterial renal. (A) Imagem sagital ultrassonográfica em modo B normal no primeiro dia de pós-operatório. **(B)** No entanto, o *power* Doppler não mostra fluxo no polo inferior devido à trombose de uma artéria segmentar. **(C)** Três meses após, há cicatrização secundária de todo o polo inferior (*seta*).

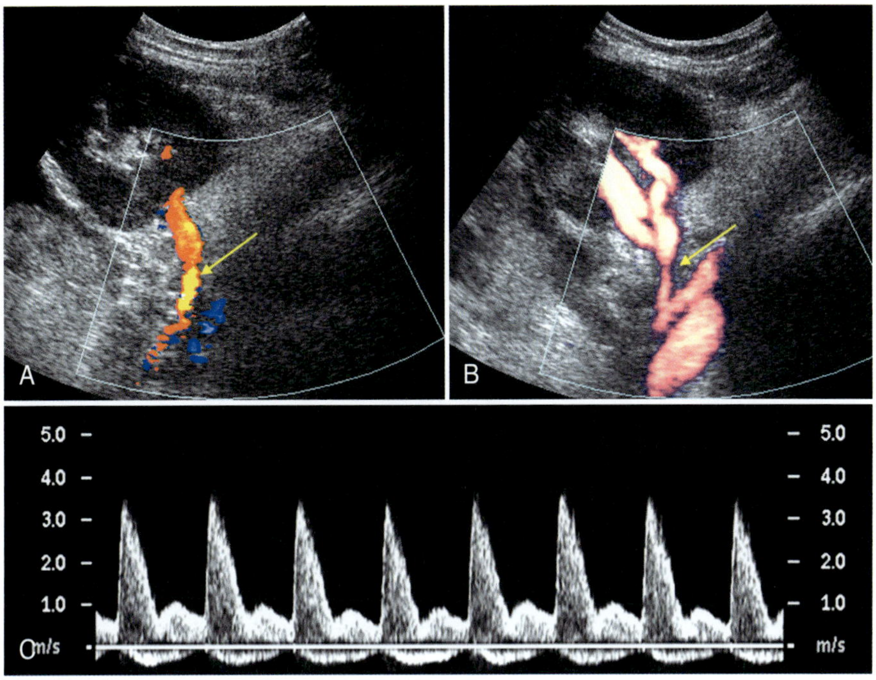

FIG. 18.41 Estenose da artéria renal: porção doadora. (A) Ultrassonografia por Doppler colorido da anastomose da artéria renal doadora exibindo área focal de *aliasing* (*seta*). **(B)** *Power* Doppler exibindo área de estreitamento nessa região (*seta*). **(C)** Doppler espectral com correção de ângulo exibindo velocidades elevadas no local da seta, maiores que 400 cm/s.

A **estenose arterial intraparenquimatosa** pode ser observada na rejeição crônica como resultado de cicatrização dos tecidos circundando os vasos envolvidos. Na ultrassonografia com Doppler espectral, pode-se observar tempo de aceleração prolongado nas artérias segmentares e interlobares, com formato de onda normal da artéria renal principal.[45]

As opções de tratamento para a estenose da artéria renal incluem angioplastia transluminal percutânea, colocação de *stent* endovascular e cirurgia. O tratamento cirúrgico desses transplantes envolve a ressecção e a revisão da estenose com inserção de enxerto de um retalho no segmento estenótico.[46]

Pode ocorrer **diagnóstico falso-positivo ao Doppler** de estenose da artéria renal se houver curvatura abrupta na artéria renal principal, se a artéria for intensamente sinuosa ou se existirem erros na técnica de Doppler (Fig. 18.44). A compressão inadvertida da artéria principal pelo ultrassonografista durante a realização da investigação espectral também pode produzir estreitamento transitório da artéria e leituras elevadas da VPS. Alterar o decúbito do paciente, de modo que os tecidos anteriores da parede abdominal ou pélvica sejam deslocados de sua posição sobre o transplante, pode reduzir a pressão externa no enxerto durante o exame.

Trombose Venosa

A trombose oclusiva da veia renal é ligeiramente mais comum do que a trombose arterial, ocorrendo em até 4% dos transplantes, estando associada à dor aguda, ao intumescimento do enxerto e à abrupta cessação da função renal entre o terceiro e o oitavo dias de pós-operatório. Os fatores de risco incluem dificuldades técnicas na cirurgia, hipovolemia, propagação de trombose femoral ou ilíaca e compressão por coleções líquidas.[58,64]

Na ultrassonografia modo B, o enxerto pode parecer aumentado e, em raros casos, um trombo intraluminal pode ser detectado na veia renal principal dilatada ou no interior do sistema venoso intraparenquimatoso. Mais consistentemente, a ultrassonografia com Doppler espectral e colorido exibe ausência de fluxo venoso no parênquima renal, ausência de fluxo na veia renal principal e reversão do fluxo diastólico na artéria renal principal, assim como, às vezes, nas artérias intraparenquimatosas[65,66] (Fig. 18.45). O ultrassonografista deve ter conhecimento de que a **reversão do fluxo na diástole na artéria renal principal** ou nos ramos arteriais intraparenquimatosos é altamente sugestiva de trombose da veia renal somente na ausência de fluxo venoso no parênquima renal e na veia renal principal.

O **fluxo arterial diastólico reverso**, com preservação do fluxo venoso, constitui achado inespecífico que indica resistência vascular extremamente alta nos pequenos vasos ou nos vasos hilares principais. O prognóstico desses pacientes geralmente é ruim, com taxas relatadas de perda do enxerto de 33% a 55%. As potenciais causas de fluxo diastólico revertido nesses pacientes incluem rejeição aguda, NTA, hematomas peritransplante (comprimindo o enxerto renal ou os vasos hilares) e glomeruloesclerose.[67]

Estenose da Veia Renal

A estenose da veia renal ocorre mais frequentemente em decorrência da fibrose perivascular ou de compressão externa por coleção líquida adjacente. O córtex renal se apresenta normal ou hipoecoico e, ao Doppler colorido, o *aliasing* é identificado na região estenótica devido ao fluxo turbulento focal, de alta velocidade. À ultrassonografia por Doppler espectral, um aumento de três a quatro vezes na velocidade através da região do estrei-

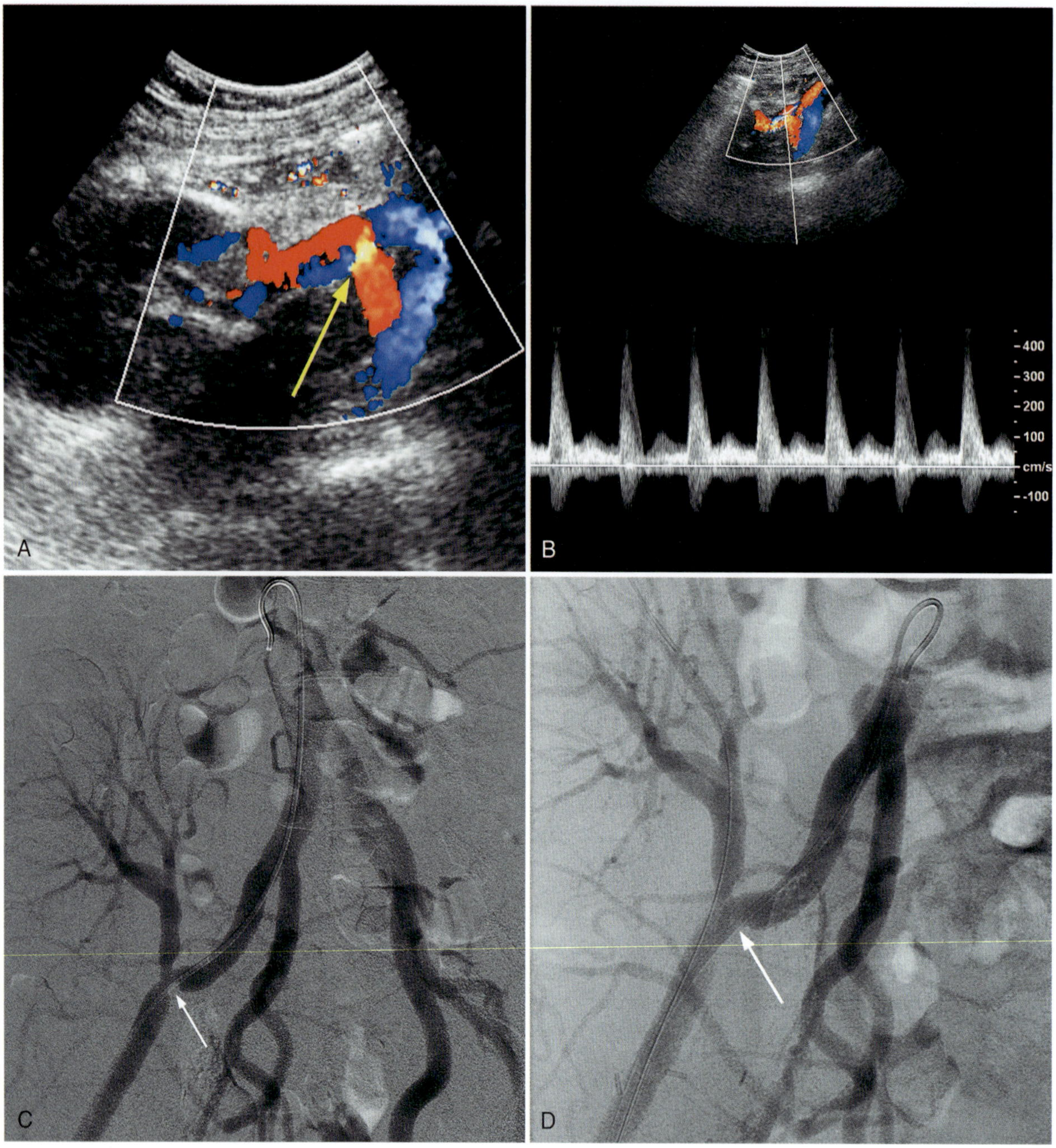

FIG. 18.42 Estenose da artéria renal: porção receptora. (A) Ultrassonografia com Doppler colorido exibindo área focal de *aliasing* (*seta*) proximal à anastomose da artéria renal. **(B)** Doppler espectral da região de *aliasing* observada na imagem **(A)** exibindo velocidades de pico sistólico com correção de ângulo de 400 cm/s. **(C)** Angiografia exibindo área focal de estenose (*seta*) originada da artéria ilíaca externa. **(D)** Angiografia realizada após a angioplastia mostrando a resolução da região estenótica (*seta*).

tamento indica estenose hemodinamicamente significativa[63] (Fig. 18.46).

Obstrução Pós-renal do Sistema Coletor

A obstrução do sistema coletor é rara nos transplantes renais, ocorrendo em menos de 5% dos pacientes.[45,63] Como o aloenxerto é desnervado, o sistema coletor dilata sem sinais clínicos de dor ou de desconforto. O diagnóstico frequentemente é feito como achado incidental na ultrassonografia de triagem de rotina ou na avaliação do paciente transplantado devido à deterioração dos parâmetros da função renal.

A causa mais comum de **obstrução ureteral** decorre de estenoses isquêmicas, geralmente envolvendo o ureter terminal na junção ureterovesical. O ureter transplantado é particularmente suscetível a eventos isquêmicos devido ao seu suprimento vascular limitado proveniente da artéria renal. A junção ureterovesical geralmente

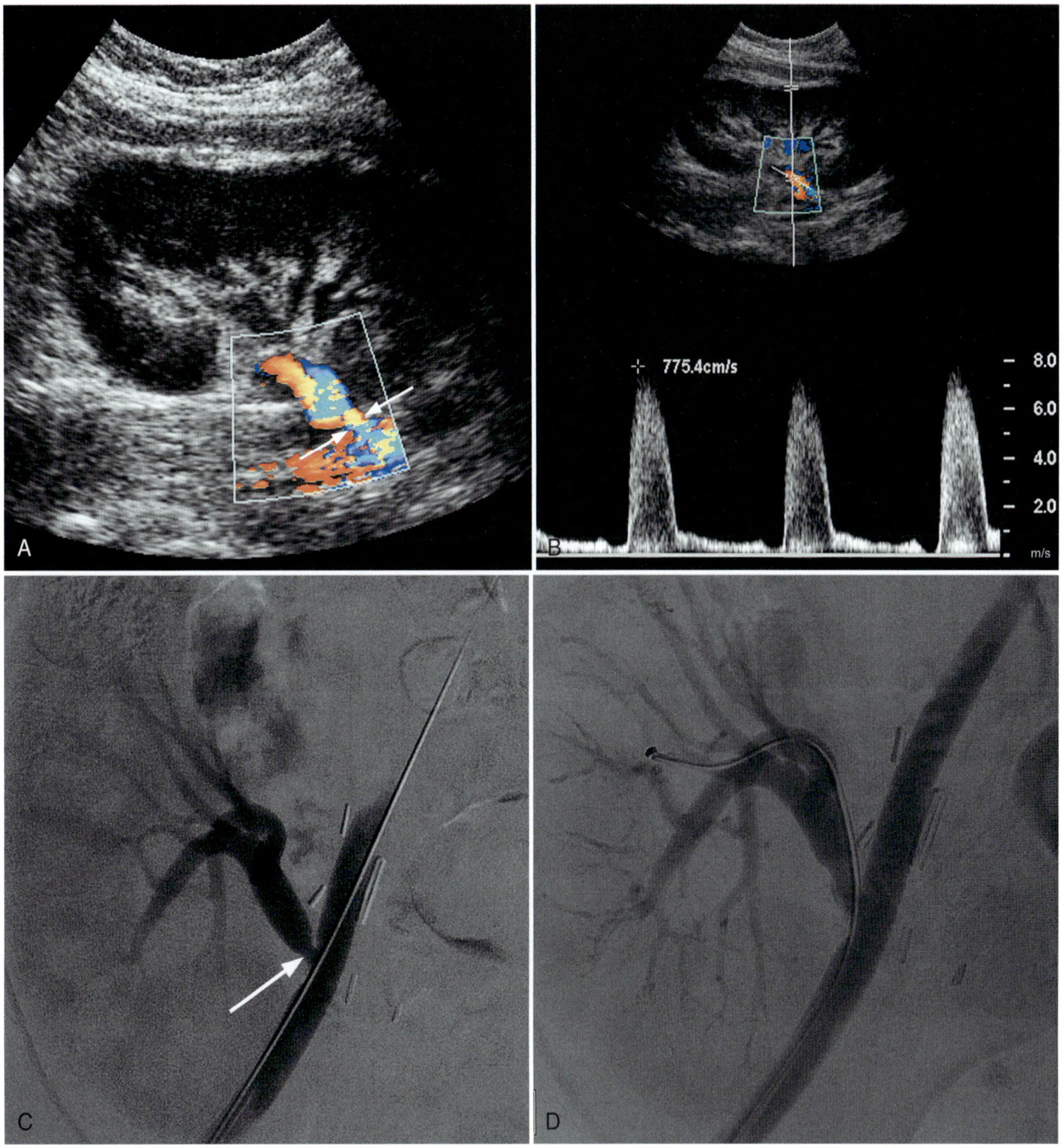

FIG. 18.43 Estenose da artéria renal: anastomose. (A) Ultrassonografia com Doppler colorido exibindo área focal de estreitamento e *aliasing* na anastomose (*setas*). **(B)** Doppler espectral na anastomose exibindo velocidade elevada com correção de ângulo de 775,4 cm/s. **(C)** Angiografia arterial renal confirmando a estenose na anastomose (*seta*). **(D)** Angiografia realizada após a angioplastia exibindo resolução da estenose anastomótica.

é a região de envolvimento mais pronunciada, pelo fato de estar situada anatomicamente mais distante do hilo, onde o ramo ureteral se origina.[46] Outras causas de obstrução ureteral incluem estenoses decorrentes de lesão iatrogênica, lesões intraluminais (p. ex., cálculos, coágulos sanguíneos, descamação papilar), fibrose perienxerto e torção ureteral (Figs. 18.47 e 18.48).

A compressão extrínseca do ureter por coleções peritransplante também pode resultar em obstrução do sistema coletor.

Pacientes com transplantes renais correm maior risco de desenvolvimento de cálculo em comparação com a população em geral. Em aproximadamente 15% desses pacientes, o desenvolvimento do cálculo está relacionado à hipercalcemia. Como o transplante é denervado, os pacientes com obstrução do sistema coletor relacionada ao cálculo podem não apresentar sintomas típicos de cólica renal.[54]

A avaliação do sistema coletor com modo B fundamental pode ser difícil devido a artefatos de dispersão e artefato do lobo lateral, que podem potencialmente obscurecer uma avaliação ótima do sistema calicial e do ureter. A geração de imagens harmônicas, contudo, emprega um feixe de ultrassom mais estreito, com lobos laterais menores, sendo menos suscetível aos artefatos de dispersão. Esses parâmetros tornam a geração harmônica de imagens ideal para a

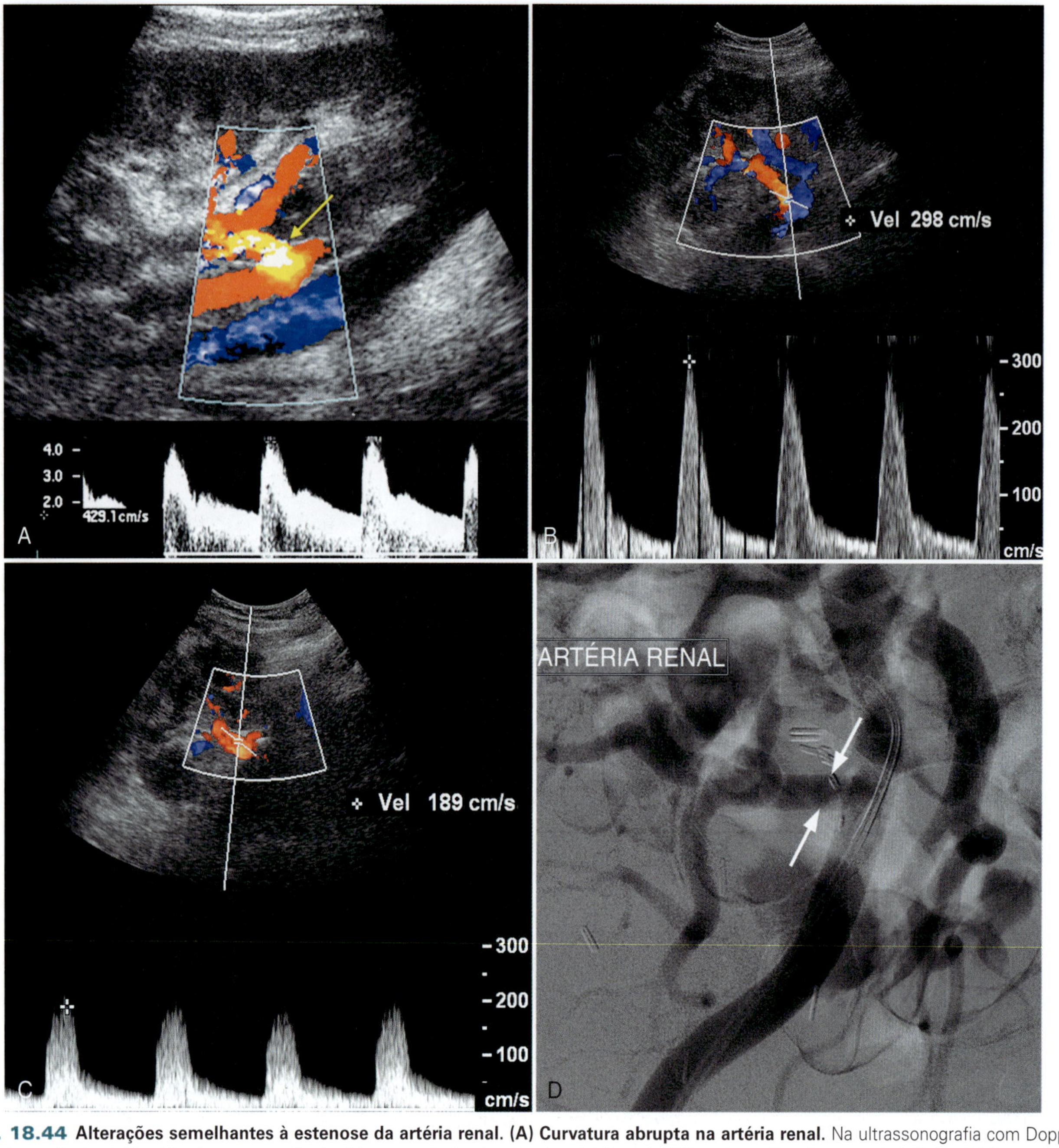

FIG. 18.44 Alterações semelhantes à estenose da artéria renal. (A) Curvatura abrupta na artéria renal. Na ultrassonografia com Doppler colorido, o *aliasing* é identificado nessa região (*seta*), com velocidades de pico sistólico de 429 cm/s no Doppler espectral. **(B)** e **(D) Correção de ângulo inadequada. (B)** Doppler espectral inicial exibindo velocidade anastomótica elevada na artéria renal, de 298 cm/s. Essa leitura elevada da velocidade constitui um erro, uma vez que a correção do ângulo espectral não está alinhada com a direção da artéria renal. **(C)** Ultrassonografia com Doppler espectral de acompanhamento exibindo velocidade normal na artéria renal de 189 cm/s, com adequada correção de ângulo em direção à artéria. **(D)** Angiografia renal confirma artéria renal normal (*setas*) sem evidência de estenose.

avaliação de estruturas anecoicas, como o sistema coletor renal, para regiões de dilatação sutil e para a presença de **pequenos cálculos intraluminais** (Fig. 18.49).

A pelvicaliectasia leve pode ser secundária a causas não obstrutivas, como hiper-hidratação, redução do tônus uretérico (decorrente da denervação do transplante) e de refluxo vesicoureteral, ou pode ocorrer transitoriamente no período pós-operatório imediato decorrente de edema perianastomótico.[45,68] Além disso, múltiplos cistos parapélvicos podem simular um sistema coletor dilatado (Fig. 18.50).

Malformações Arteriovenosas e Pseudoaneurismas

As malformações arteriovenosas (MAV) intraparenquimatosas resultam de trauma vascular, tanto na artéria quanto na veia, durante biópsias percutâneas, sendo geralmente assintomáticas, com pouco significado clínico. Como a maior parte delas é pequena e se resolve espontaneamente, a incidência precisa de MAV pós-transplante é desconhecida, embora taxas de 1% a 18% tenham sido descritas. Em casos raros, as grandes MAV podem se apresentar com sangramento,

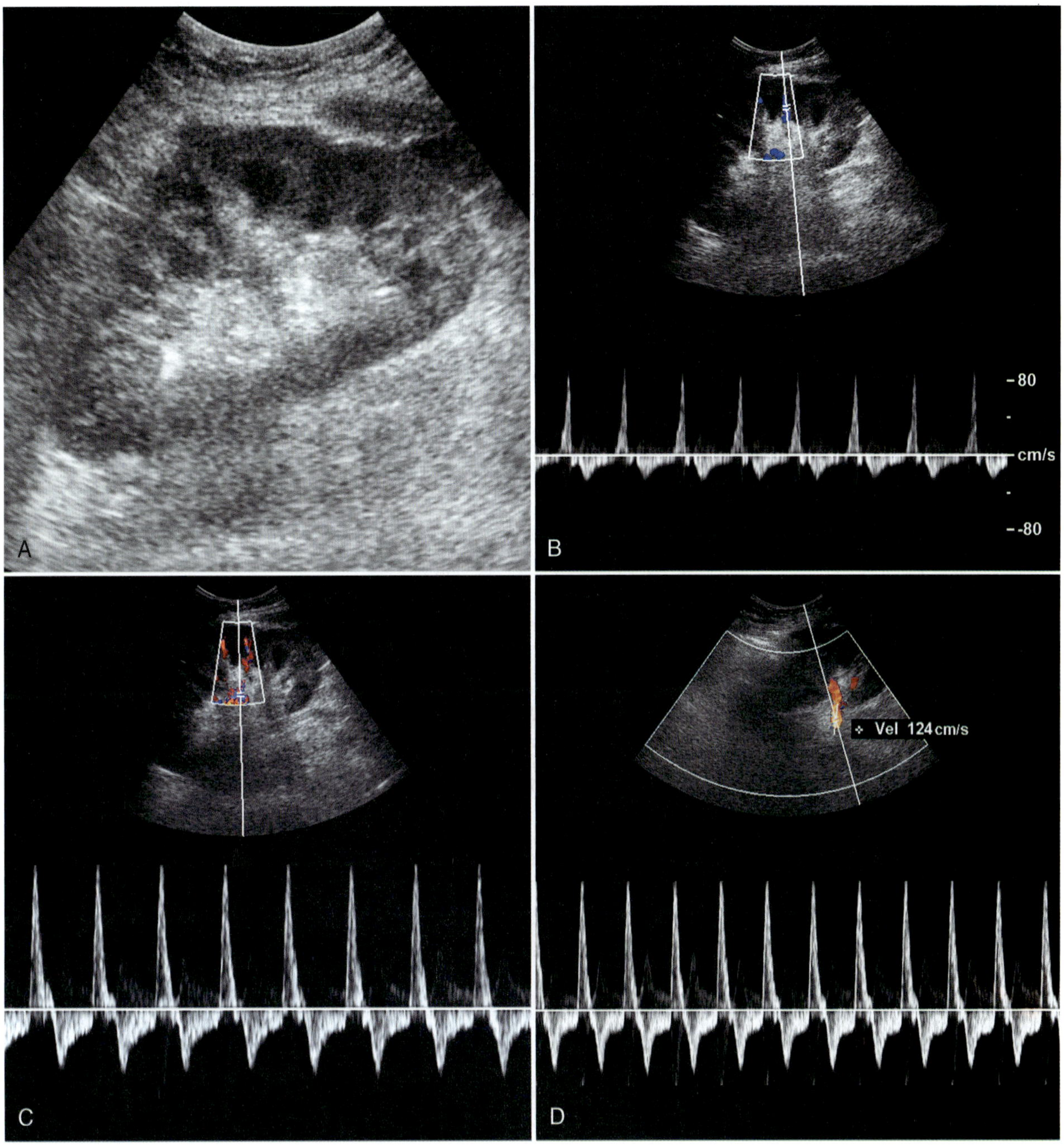

FIG. 18.45 Trombose da veia renal. (A) Ultrassonografia em plano sagital exibindo aumento da ecogenicidade cortical com ecotextura grosseira. **(B)-(D)** Imagens das artérias corticais por ultrassonografia espectral com Doppler **(B)**, ramos arteriais do seio renal **(C)** e da artéria renal principal **(D)** exibindo reversão do fluxo na diástole. Nenhum fluxo venoso foi detectado no transplante.

insuficiência cardíaca de alto débito ou redução da perfusão renal provocada pelo grande desvio do fluxo. Nesses pacientes, o tratamento geralmente envolve terapia por embolização percutânea.[44]

A ultrassonografia modo B pode não revelar pequenas MAV. A ultrassonografia por Doppler colorido exibe região focal de *aliasing* com uma miríade de cores intensas, frequentemente associadas a uma artéria nutriz ou uma veia de drenagem proeminentes. O fluxo turbulento dentro da MAV produz vibração dos tecidos perivasculares, fazendo com que seja atribuído a esses tecidos um sinal colorido fora dos bordos da vasculatura renal. A ultrassonografia por Doppler espectral apresenta esse aspecto em todas as MAV, com baixa resistência, alta velocidade de fluxo e dificuldade de diferenciação entre artéria e veia no interior da malformação. Se for detectada drenagem venosa dominante, o formato de onda pode ser pulsátil ou arterializado[58,68-70] (Fig. 18.51, Vídeo 18.3).

Na ultrassonografia por Doppler colorido, as regiões focais de calcificações distróficas corticais ou os pequenos cálculos podem simular uma MAV através da produção de sinal colorido intenso conhecido como *artefato cintilante* (*twinkling*).[71] Esses artefatos podem ser diferenciados de uma verdadeira MAV no traçado espectral, porque tanto as calcificações quanto os cálculos produzem faixas lineares características no exame espectral. Na nossa experiência clínica, também observamos uma faixa linear colorida posterior a essas regiões de cálcio que se estende até os limites da caixa de cores.

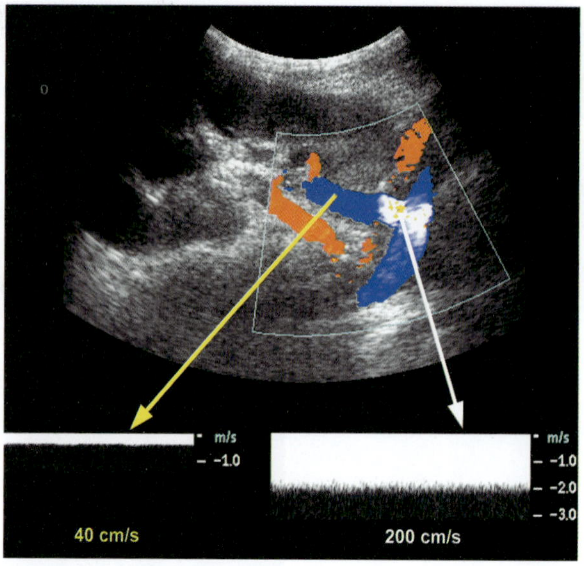

FIG. 18.46 Estenose da veia renal. Doppler colorido da anastomose da veia renal exibindo área focal de *aliasing* (*seta branca*). A investigação espectral da região de *aliasing* mostra velocidades de 200 cm/s. A investigação espectral proximal ao *aliasing* mostra velocidades de 40 cm/s (*seta amarela*), indicando estenose hemodinamicamente significativa da veia renal.

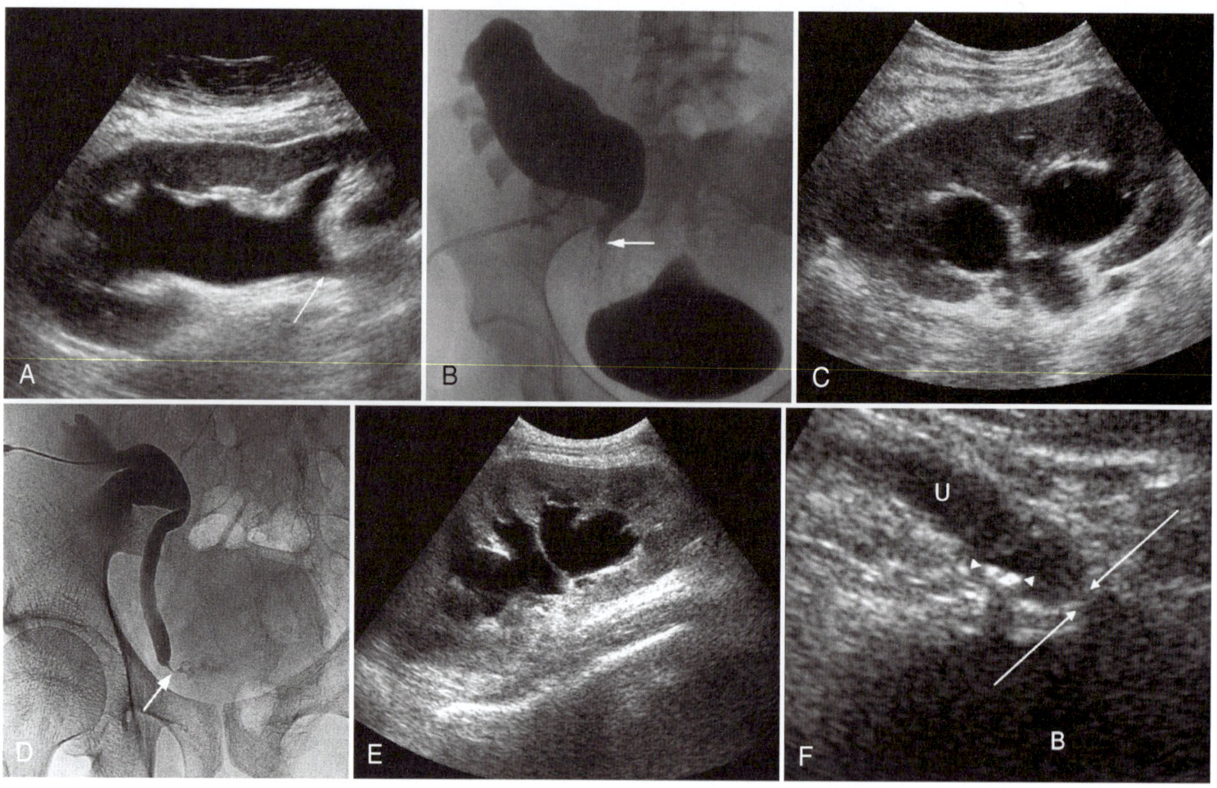

FIG. 18.47 Estenoses ureterais. Ultrassonografia em **(A)** plano sagital e **(B)** nefrograma percutâneo exibindo hidronefrose de grau 3 secundária a uma estenose na **junção ureteropiélica** (*seta*). **(C)** Ultrassonografia em plano sagital exibindo hidronefrose de grau 4. O ureter distal não foi observado na imagem ultrassonográfica. **(D)** Nefrograma percutâneo exibindo a estenose na **junção ureterovesical** (*seta*). **(E)** Ultrassonografia em plano sagital exibindo hidronefrose de grau 3, produzida por **(F)** uma estenose na **junção ureterovesical** (*setas*); *pontas de seta*, minúsculo cálculo não obstrutivo; *B* bexiga; *U*, ureter.

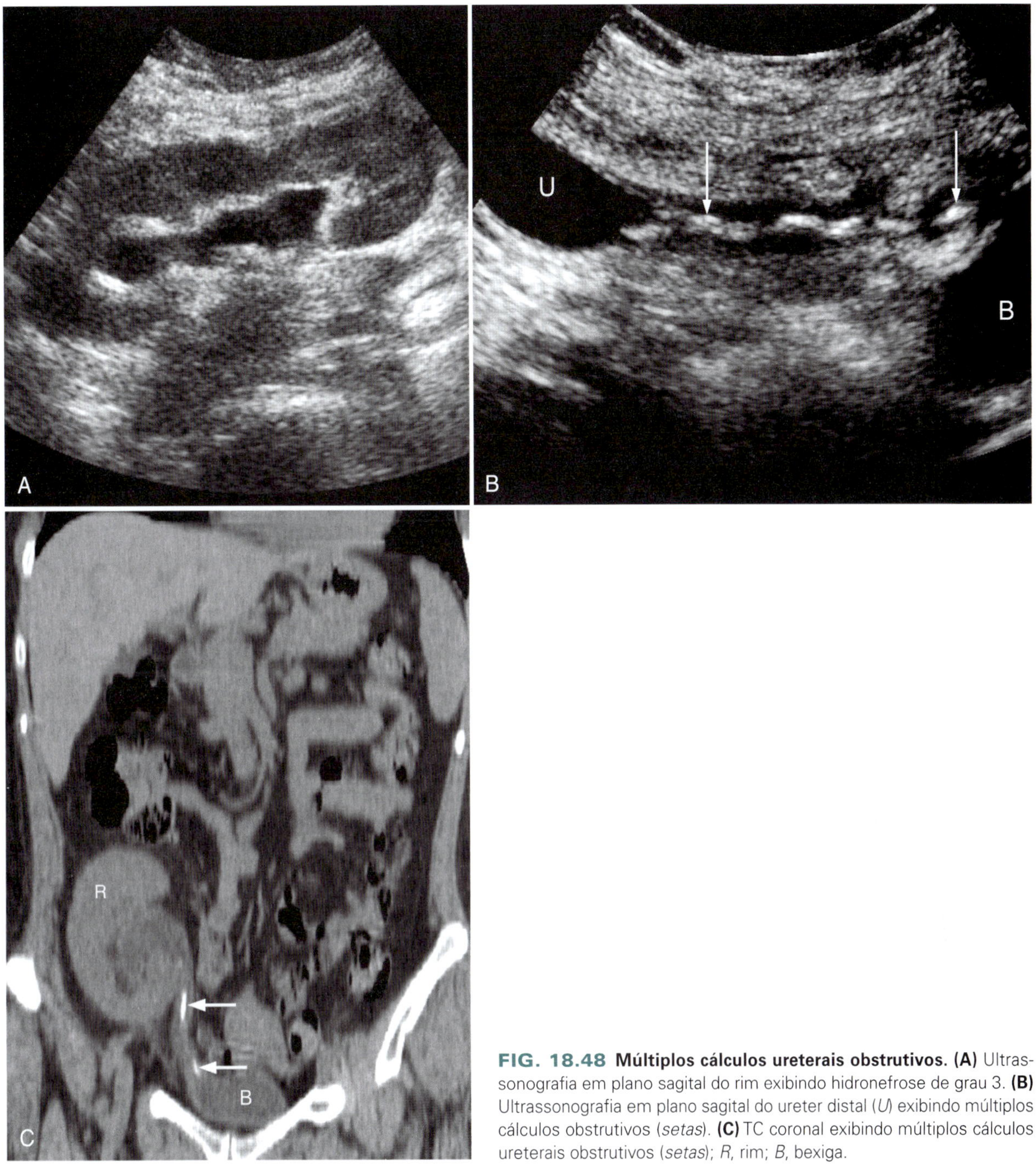

FIG. 18.48 Múltiplos cálculos ureterais obstrutivos. (A) Ultrassonografia em plano sagital do rim exibindo hidronefrose de grau 3. **(B)** Ultrassonografia em plano sagital do ureter distal (*U*) exibindo múltiplos cálculos obstrutivos (*setas*). **(C)** TC coronal exibindo múltiplos cálculos ureterais obstrutivos (*setas*); *R*, rim; *B*, bexiga.

Não observamos esse fenômeno com as MAV e descobrimos que é uma ferramenta útil na diferenciação de malformações vasculares e calcificações focais (Fig. 18.52).

Os **pseudoaneurismas** resultam de trauma vascular ao sistema arterial durante a biópsia percutânea ou, mais frequentemente, ocorrem no local da anastomose vascular. Os pseudoaneurismas podem ser de localização intrarrenal ou extrarrenal (Figs. 18.53 e 18.54, Vídeo 18.4). Os pseudodanurismas localizados no hilo renal são um pouco mais preocupantes do que os pseudoaneurismas intrarrenais, devido ao aumento do risco de ruptura. Na ultrassonografia modo B, os pseudoaneurismas podem se assemelhar a um cisto simples ou complexo. Na ultrassonografia por Doppler colorido, o fluxo pode facilmente ser obtido no lúmen de pseudoaneurismas patentes, frequentemente com padrão em turbilhão, enquanto ao Doppler espectral, é possível obter um formato de onda central em vaivém ou um traçado arterial desorganizado.[45,54] Sugerimos que qualquer cisto identificado no parênquima renal ou na região do hilo seja avaliado com Doppler colorido para excluir a possibilidade de pseudoaneurisma.

Coleções Líquidas

As coleções perinéfricas são demonstradas em até 50% dos receptores de transplantes.[72,73] As coleções mais comuns incluem hematoma, urinoma, linfocele e abscesso. Os aspectos ultrassonográficos dessas coleções peritransplante muitas vezes são inespecíficos, e são necessários os achados clínicos para determinar a sua etiologia.

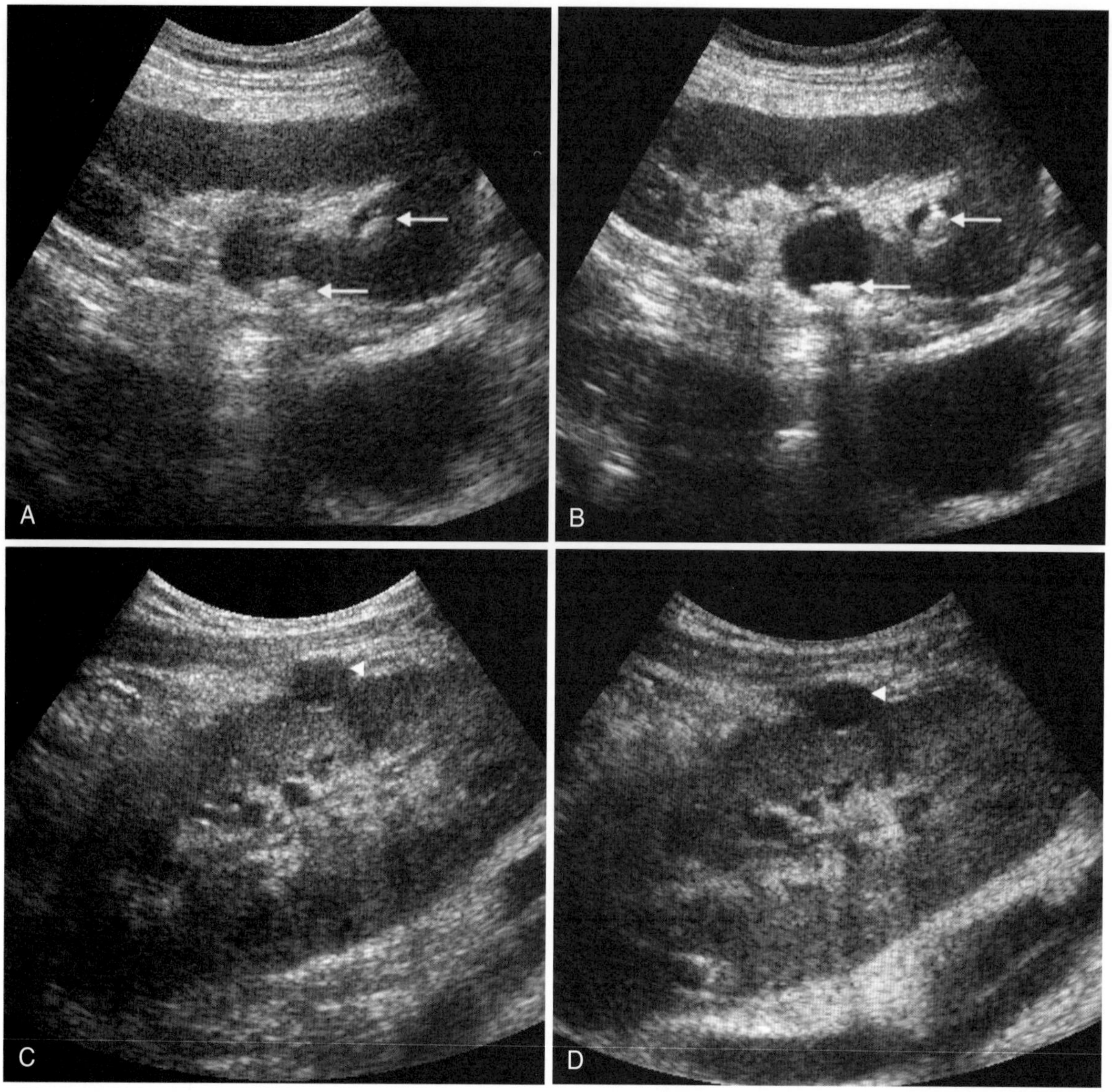

FIG. 18.49 Visualização harmônica em dois pacientes. (A) Imagem sagital fundamental exibindo cálculos quase não detectáveis (*setas*) e sistema coletor dilatado. **(B)** Imagem harmônica exibindo melhor resolução dos cálculos (*setas*), agora observados em associação com sombreamento acústico distal, no interior de sistema coletor dilatado anecoico. **(C)** Imagem fundamental exibindo cisto cortical (*ponta da seta*) com ecos internos e mínima transmissão através dele. **(D)** Imagem harmônica mostra que o cisto (*ponta da seta*) é anecoico e simples, agora associado a uma transmissão sonora adequada através dele.

No entanto, a presença de ar no interior da coleção perirrenal, sem história de intervenção percutânea recente, é altamente sugestiva de **abscesso**. O tamanho e a localização da cada coleção devem ser documentados nos estudos iniciais, uma vez que um aumento no tamanho dessas coleções em estudos de controle pode indicar a necessidade de intervenção cirúrgica.

Os **hematomas** pós-operatórios apresentam tamanho variável, mas frequentemente são pequenos, de localização perirrenal, clinicamente insignificantes e se resolvem espontaneamente.[68] A aparência ultrassonográfica depende do tempo de formação da coleção. Os hematomas agudos apresentam-se como uma massa sólida ecogênica e heterogênea. Com o tempo, os hematomas se liquefazem, tornando-se uma estrutura cística complexa, com ecos internos, filamentos ou pseudosseptações. Os hematomas pós-biópsia apresentam morfologia semelhante aos hematomas pós-operatórios (Figs. 18.55 e 18.56).

Os extravasamentos urinários, ou **urinomas**, foram descritos em até 6% dos transplantes renais e ocorrem dentro das primeiras 2 semanas após a cirurgia.[44] Em geral, são secundários a extravasamentos anastomóticos ou à isquemia uretérica. Raramente, os urinomas podem resultar de obstrução de alto grau do sistema coletor (Fig. 18.57). À ultrassonografia, os urinomas apresentam-se bem-definidos e anecoicos, podendo estar associados a hidronefrose e, em alguns casos, aumentar rapidamente de tamanho.[57] Grandes vazamentos de urina podem resultar em extravasamento disseminado e ascite urinária intraperitoneal maciça.

As **linfoceles** resultam do rompimento cirúrgico dos linfáticos ilíacos, tendo sido descritas em até 20% dos pacientes. Ocorrem mais frequentemente 4 a 8 semanas após a cirurgia, mas podem se desenvolver anos após o transplante. Embora a maioria seja descoberta incidentalmente e se mostre assintomática, as linfoceles constituem a coleção líquida que mais comumente leva à obs-

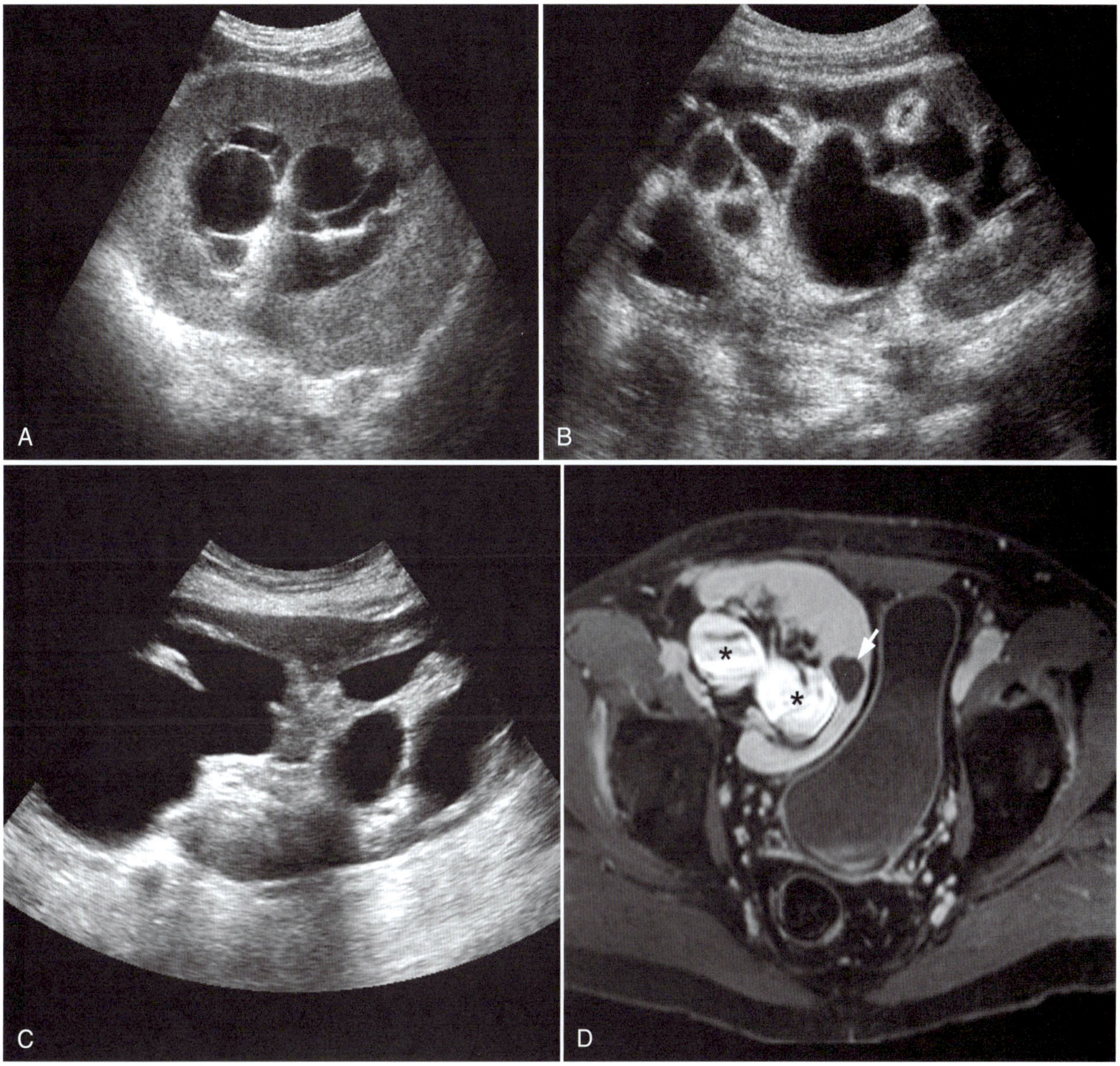

FIG. 18.50 Cistos parapiélicos *versus* hidronefrose em dois pacientes. *Paciente 1*: **Cistos parapiélicos. (A)** Ultrassonografias transversal **(A)** e sagital **(B)** exibindo múltiplos cistos parapiélicos simulando hidronefrose. *Paciente 2*: **Hidronefrose de grau 3 simulando cistos parapiélicos. (C)** Ultrassonografia em plano sagital exibindo múltiplas estruturas anecoicas na porção central do rim, inicialmente interpretadas como múltiplos cistos parapiélicos. **(D)** RM contrastada mostrando o contraste preenchendo os cálices excessivamente dilatados (*). Existe apenas um cisto parapiélico (*seta*).

trução ureteral. As linfoceles podem se tornar infectadas ou obstruir a drenagem venosa, o que desencadeia edema do membro inferior, da bolsa escrotal ou dos lábios vulvares.[45] As coleções sintomáticas são drenadas (cirúrgica ou percutaneamente) ou são submetidas à marsupialização. À ultrassonografia, as linfoceles aparecem como coleções bem-definidas que se mostram anecoicas ou que podem conter um fino septo interno (Figs. 18.58 e 18.59).

TRANSPLANTE PANCREÁTICO

O transplante de pâncreas é realizado em pacientes selecionados que apresentam grandes complicações relacionadas ao diabetes do tipo 1. O transplante de pâncreas representa a única forma de tratamento de autorregulação da reposição endócrina, com mais de 80% dos receptores se tornando livres da necessidade de insulina exógena no intervalo de 1 ano após a cirurgia. Desde 1988, nos Estados Unidos, mais de 15 mil transplantes de rim e pâncreas e 6 mil transplantes de pâncreas foram realizados, com taxa de sobrevivência dos pacientes após 1 ano maior do que 90%.[3,74]

O transplante de pâncreas visa restaurar uma massa celular beta funcional adequada e, portanto, recuperar a função normoglicêmica fisiológica, geralmente no quadro de diabetes dependente de insulina. Os receptores são tipicamente diabéticos do tipo 1 com insuficiência renal em estágio final com outras sequelas do diabetes de longo prazo, incluindo neuropatia e doença aterosclerótica. A melhora no controle glicêmico diminui o risco de complicações de longo prazo em pacientes diabéticos.[75] Em particular, o transplante de pâncreas simultâneo aos

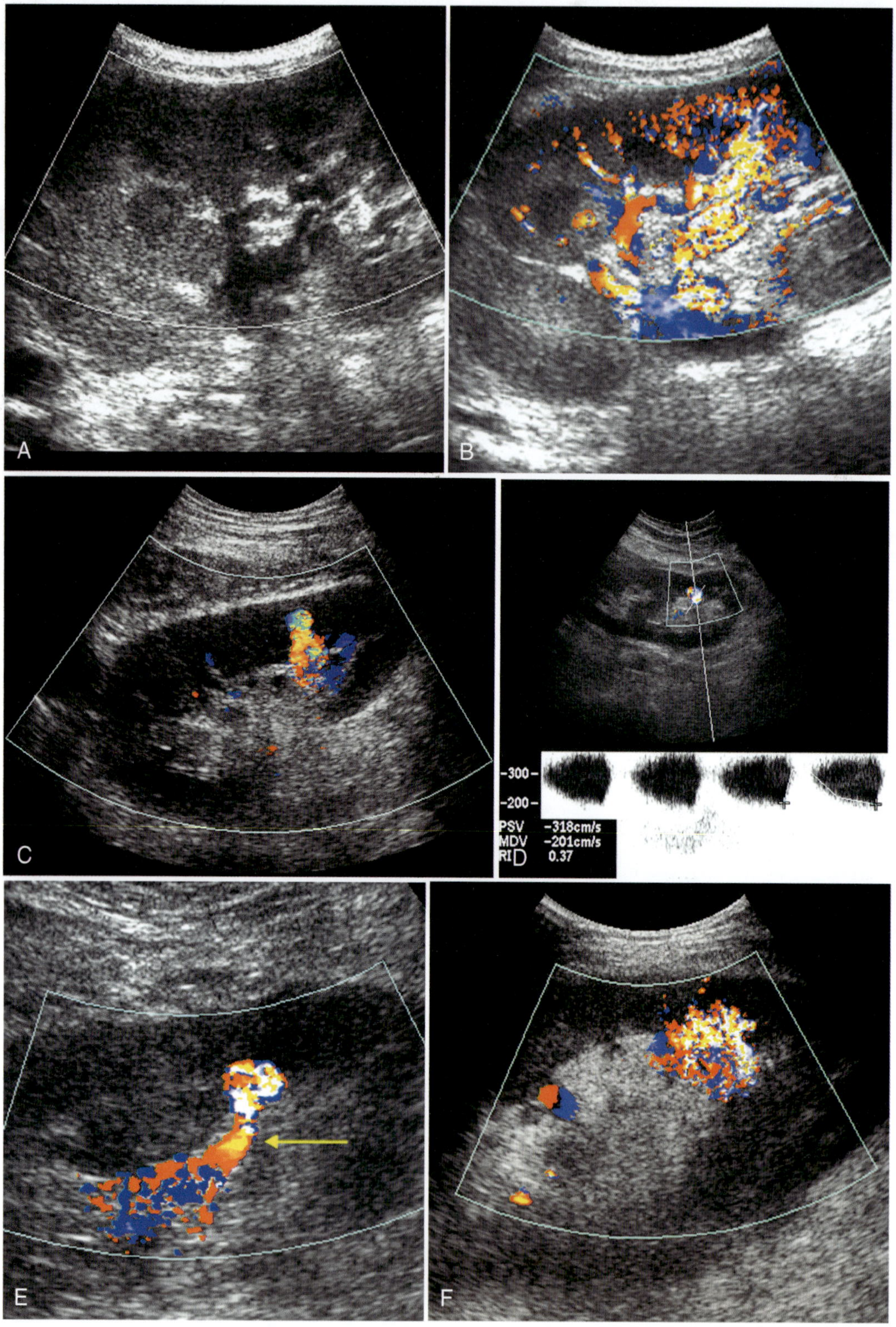

FIG. 18.51 Malformações arteriovenosas (MAV). (A) Ultrassonografia modo B; MAV não detectável. **(B)** Imagem correspondente por Doppler colorido exibindo grande MAV. **(C)** Ultrassonografia em plano sagital exibindo MAV no polo inferior. **(D)** Doppler espectral da MAV da imagem C exibindo formato de onda de alta velocidade e baixa resistência. **(E)** Ultrassonografia em plano sagital exibindo MAV com vaso de irrigação (*seta*). **(F)** Ultrassonografia em plano sagital exibindo MAV no polo inferior com vibração no tecido circundante. Ver também o Vídeo 18.3.

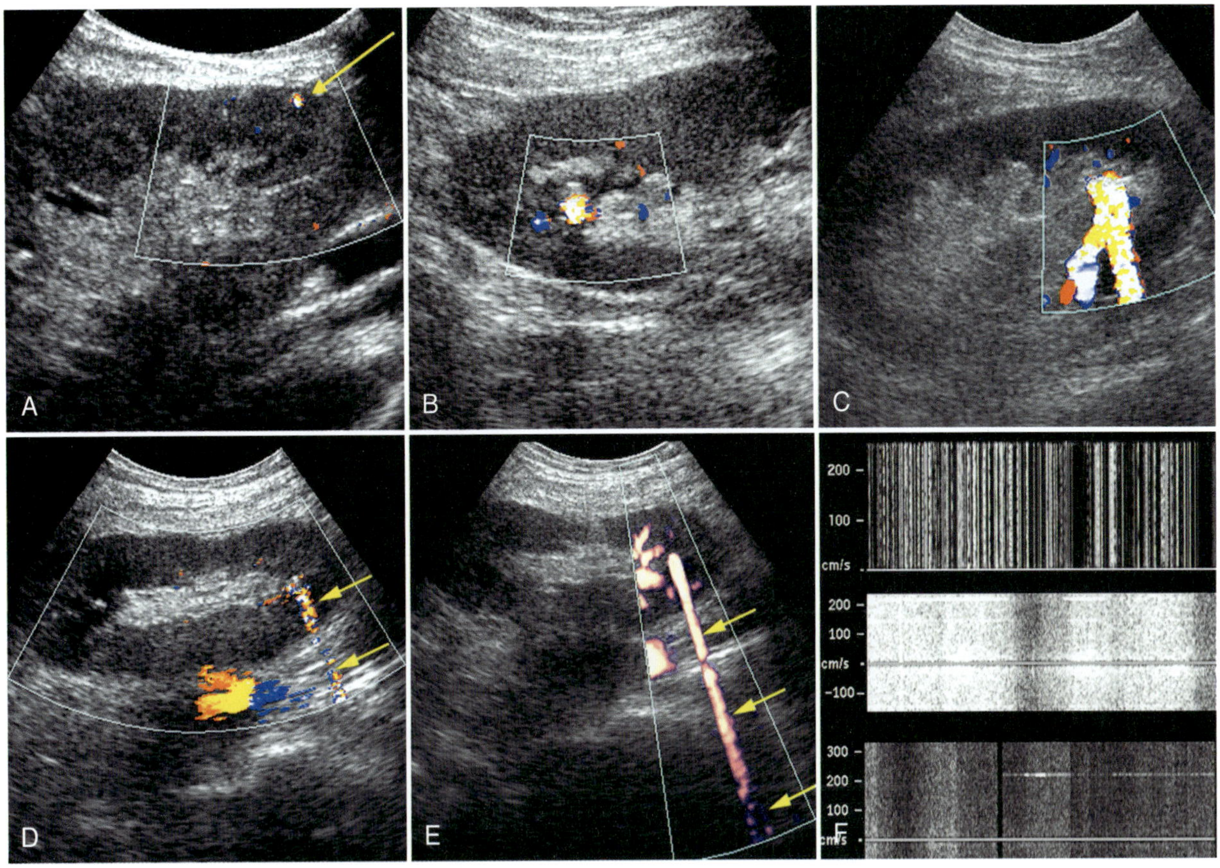

FIG. 18.52 Malformação arteriovenosa: alterações que as mimetizam. (A)-(C) Ultrassonografias em planos sagitais exibindo **artefato cintilante** produzido por **(A)** calcificação distrófica no polo inferior (*seta*); **(B)** cálculo no polo superior; e **(C)** cálculo no polo inferior. **(D)-(F) Diferenciação da MAV.** Em **(D)** Doppler colorido e em **(E)** Doppler de amplitude; artefato colorido (*setas*) pode ser observado posterior ao bordo renal. O tamanho do artefato cintilante varia conforme o tamanho da caixa de cores. **(F)** Na ultrassonografia com Doppler espectral, o artefato cintilante exibe faixas lineares como nesses três traçados espectrais.

transplantes renais tem sido descrito por melhorar a sobrevivência do paciente a longo prazo.

Técnica Cirúrgica

O transplante simultâneo de pâncreas e rim é a forma mais comum de transplante de pâncreas nos Estados Unidos e é responsável por 80% de todos os procedimentos de transplante pancreático. Para alcançar o melhor funcionamento da massa celular beta, o procedimento é um transplante de pâncreas (órgão completo) realizado em conjunto com um transplante de rim. São obtidos melhores resultados se o procedimento for realizado antes da necessidade de diálise. Esta abordagem permite que a creatinina sérica seja usada não apenas como marcador de rejeição renal, mas também como marcador substituto da rejeição do enxerto pancreático. Isto é particularmente importante porque a amilase e a lipase séricas não são marcadores sensíveis ou específicos de rejeição pancreática. A amilase sérica tem apenas 50% de sensibilidade na detecção da rejeição e a lipase pode apresentar-se elevada tanto na rejeição quanto na pancreatite. O diagnóstico final de disfunção do enxerto é realizado por biópsia.

Existem várias outras estratégias para o transplante de pâncreas. Um transplante de pâncreas pode ser realizado como um segundo passo após um transplante renal bem-sucedido. Por fim, tipicamente, será um rim de doador vivo, geralmente recomendado para pacientes diabéticos menores que 5 anos de idade, com complicações graves em evolução. A complicação mais grave é a hipoglicemia não reconhecida em um paciente desprovido dos estigmas ou sinais de alerta de baixo nível de glicose (como tremores, sudorese e taquicardia).[76] Este é o segundo modo mais comum de transplante pancreático, e é responsável por cerca de 25% de todos os transplantes nos Estados Unidos.

Por fim, o transplante de pâncreas isolado pode ser realizado em pacientes diabéticos sem evidências de nefropatia diabética. Apenas uma minoria de pacientes diabéticos é elegível para essa abordagem, porque é limitada a pacientes cuja conscientização hipoglicêmica difícil de controlar clinicamente.

Existem duas técnicas bem estabelecidas para o transplante de pâncreas. O uso da bexiga para drenagem exócrina (duodenocistostomia) e o uso dos vasos ilíacos para o suprimento arterial e venoso foram considerados mais seguros em relação à infecção pós-operatória. Esta cirurgia mais tradicional, a **drenagem exócrina vesical**, envolve a anastomose do duodeno doador à bexiga urinária e da veia porta do doador à veia ilíaca externa do receptor (drenagem endócrina-venosa sistêmica)[77] (Fig. 18.60). Nessa circunstância, o enxerto de pâncreas é colocado na hemipelve direita e o enxerto renal, à esquerda. A eliminação crônica de secreções pancreáticas na bexiga pode resultar em problemas de desidratação, acidose metabólica e pancreatite do aloenxerto.[3] Existe também um maior risco de cistite química secundária aos níveis elevados de amilase

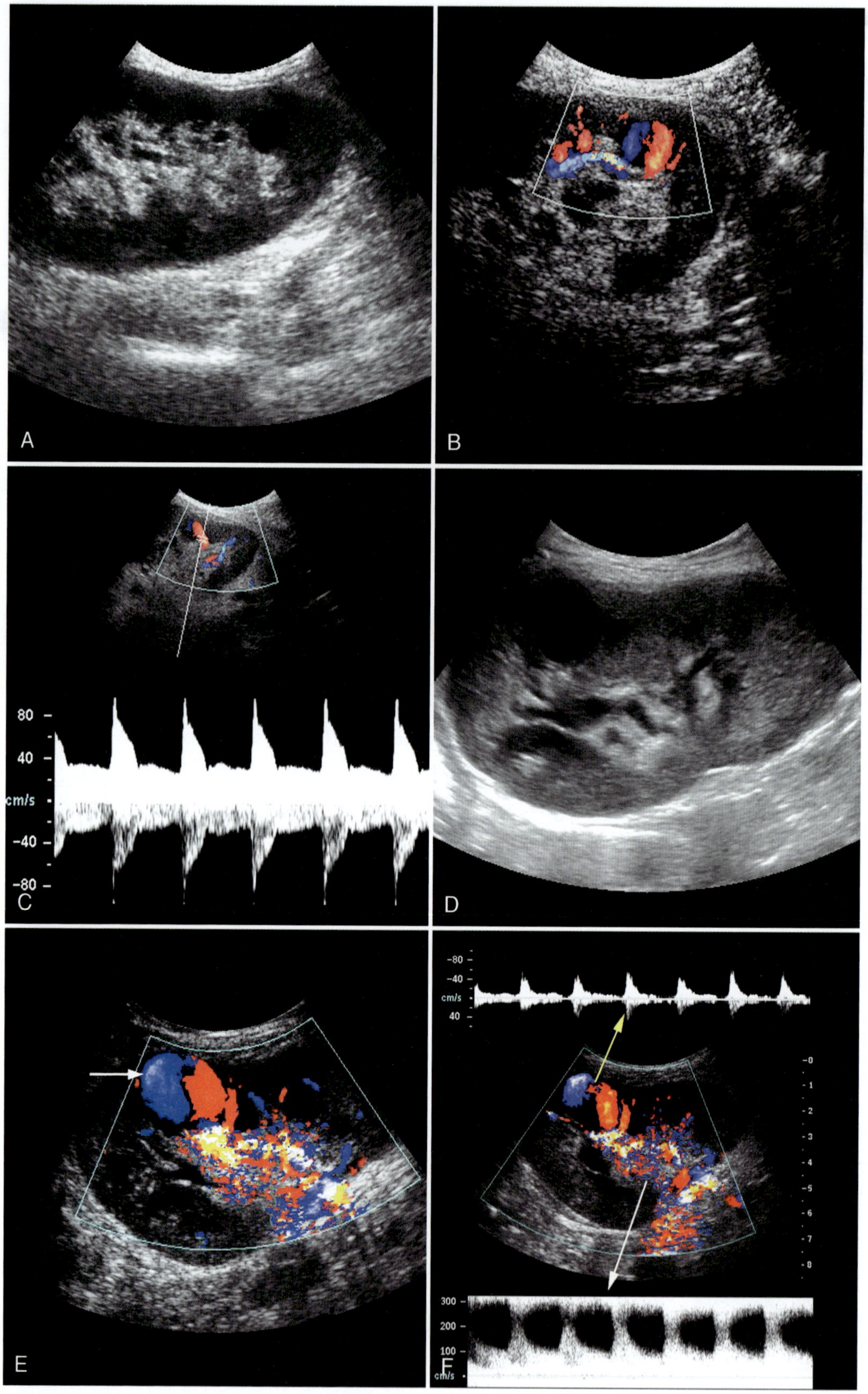

FIG. 18.53 Pseudoaneurismas intrarrenais em dois pacientes. *Paciente 1*: **(A)** Ultrassonografia em plano sagital exibindo estrutura anecoica no polo inferior, simulando cisto simples. **(B)** Na ultrassonografia com Doppler colorido, contudo, o fluxo em turbilhão é identificado nesta estrutura, indicando que representa um pseudoaneurisma. **(C)** Ultrassonografia com Doppler espectral exibindo fluxo em turbilhão desorganizado no interior do pseudoaneurisma identificado na imagem **B**. *Paciente 2*: **(D)** Ultrassonografia em plano sagital exibindo estrutura anecoica no polo superior. **(E)** Na ultrassonografia com Doppler colorido, o fluxo em turbilhão é identificado na estrutura anecoica identificada na imagem **(D)** (*seta*). Ela está adjacente a uma grande MAV central. **(F)** Ultrassonografia com Doppler espectral exibindo fluxo desorganizado no pseudoaneurisma (*seta amarela*) e fluxo de baixa resistência e alta velocidade na MAV central (*seta branca*).

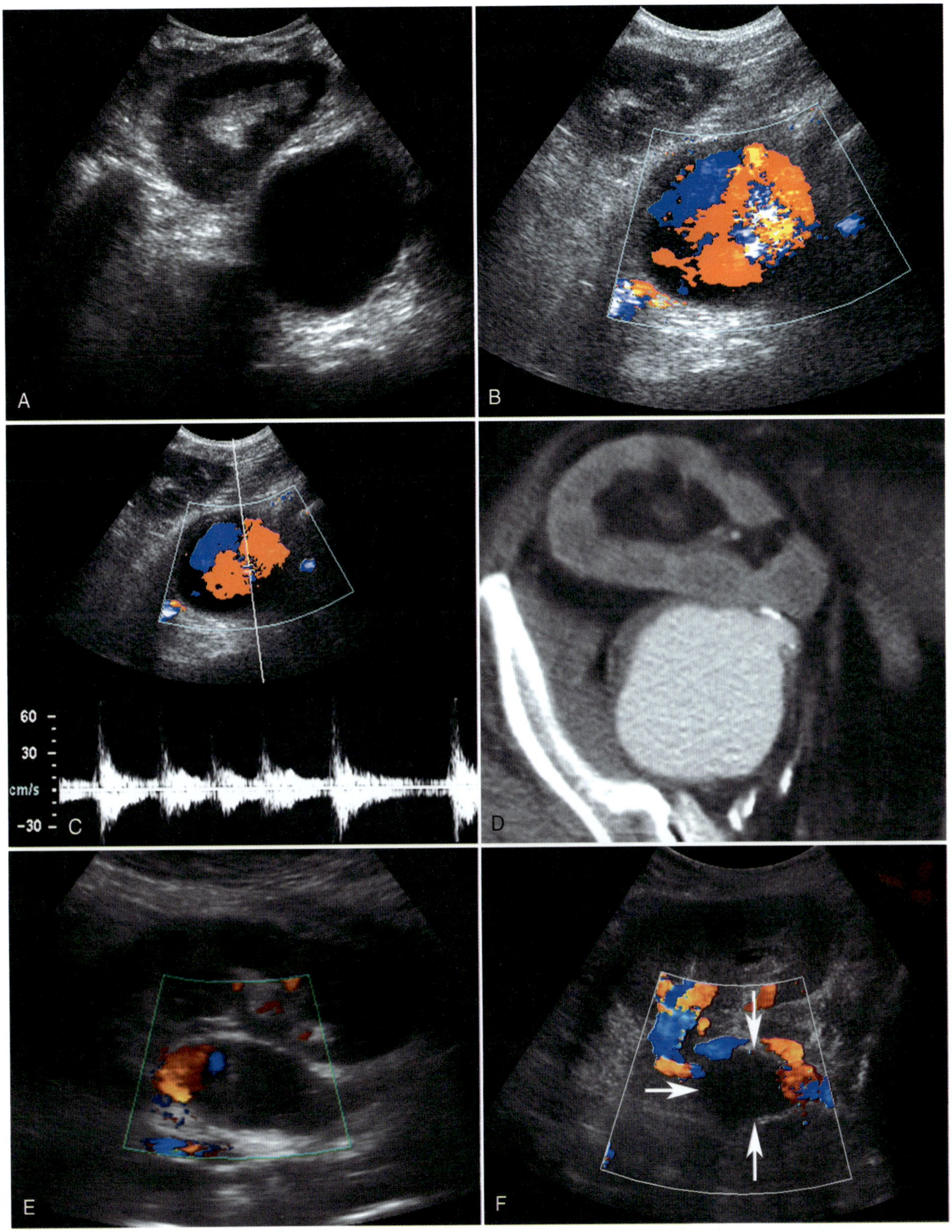

FIG. 18.54 Pseudoaneurisma extrarrenal da artéria renal. (A) Ultrassonografia em corte transversal exibindo estrutura anecoica adjacente ao hilo renal. **(B)** Ultrassonografia com Doppler colorido mostrando que esta estrutura contém fluxo em turbilhão e representa um pseudoaneurisma. **(C)** Ultrassonografia com Doppler espectral exibindo fluxo interno desorganizado no interior do pseudoaneurisma. **(D)** TC mostra pseudoaneurisma oriundo do local da anastomose da artéria renal. **(E)** e **(F)** Em outro paciente, as imagens com Doppler colorido mostram o pseudoaneurisma trombosado (*setas*). Ver também Vídeo 18.4.

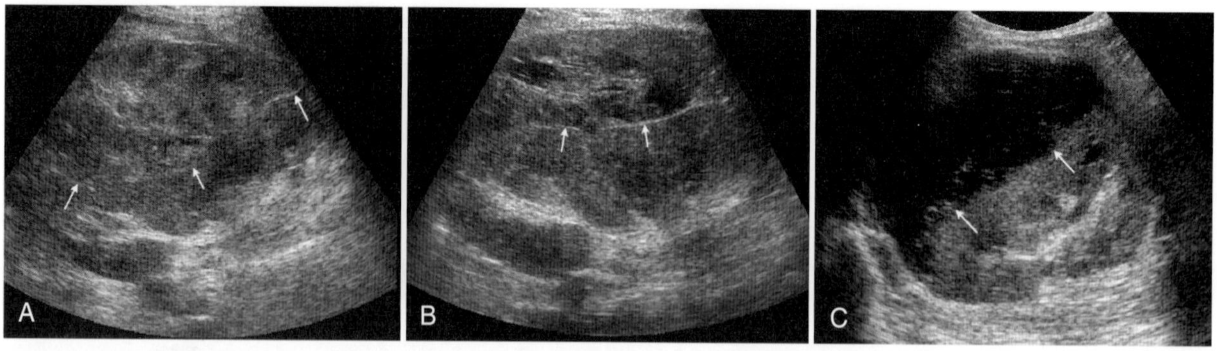

FIG. 18.55 Hematoma subcapsular de rim transplantado secundário à biópsia. (A) Imagem ultrassonográfica em plano sagital mostrando hematoma agudo aparecendo como estrutura heterogênea sólida. **(B)** Após 1 semana, desenvolveram-se regiões císticas no hematoma. **(C)** Após 1 mês, o hematoma se liquefez e tornou-se maior em função do efeito hiperosmolar. As *setas* marcam a junção do córtex renal com o hematoma.

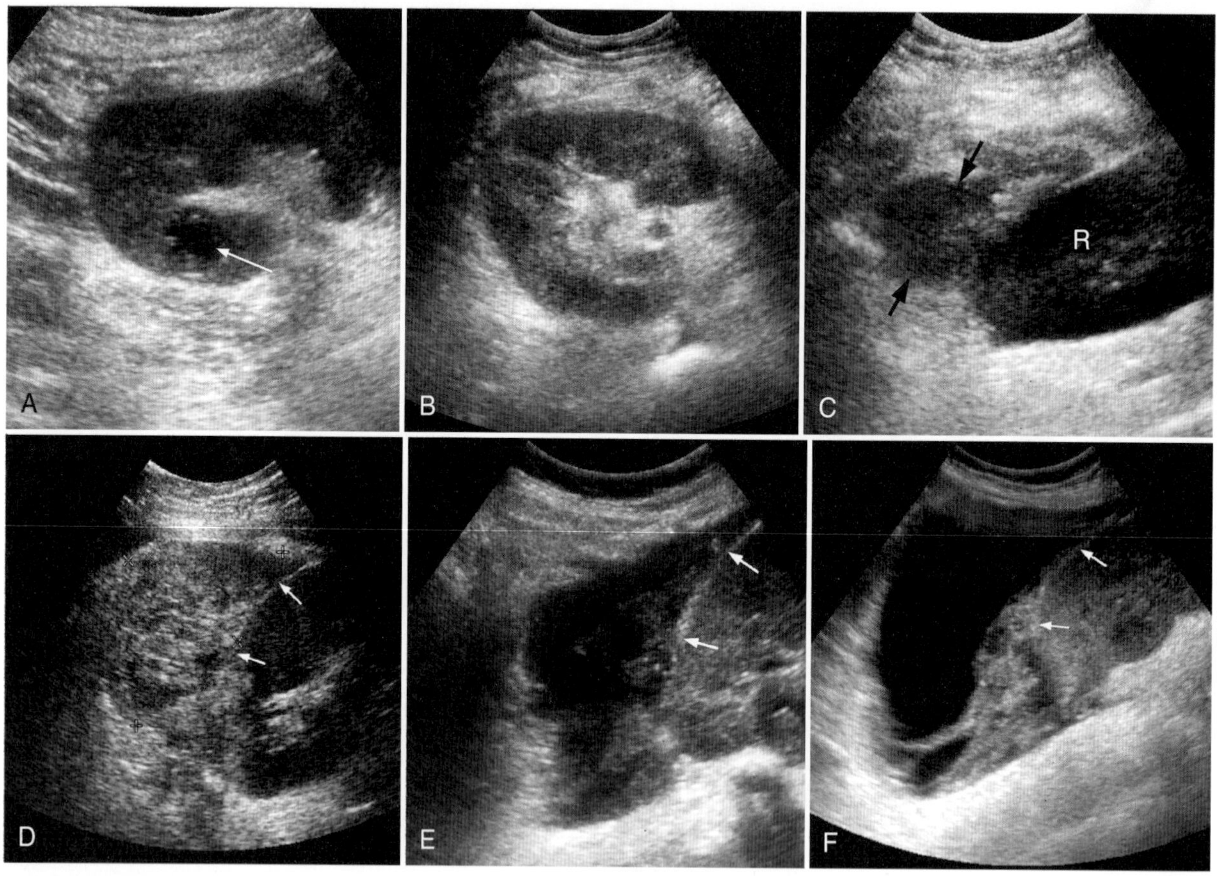

FIG. 18.56 Hematomas em três pacientes. *Paciente 1:* **(A)** Imagem ultrassonográfica em plano transversal mostra um hematoma intraparenquimatoso que aparece como um cisto anecoico com paredes ligeiramente irregulares (*seta*). **(B)** Oito meses após, o cisto se resolveu. *Paciente 2:* **(C)** Imagem ultrassonográfica sagital mostra uma massa com aparência sólida hipoecoica (*setas*) contígua ao polo superior do rim (*R*) transplantado. *Paciente 3:* **(D)-(F) Hematoma perirrenal pós-operatório. (D)** Imagem ultrassonográfica em plano sagital mostra hematoma 1 dia após a cirurgia, aparecendo como uma massa heterogênea ecogênica sólida. **(E)** Quatro semanas depois, o hematoma começou a se liquefazer, com componentes sólidos dispersos. **(F)** Seis semanas depois, o hematoma está quase completamente liquefeito; as setas marcam a junção do hematoma com o córtex renal.

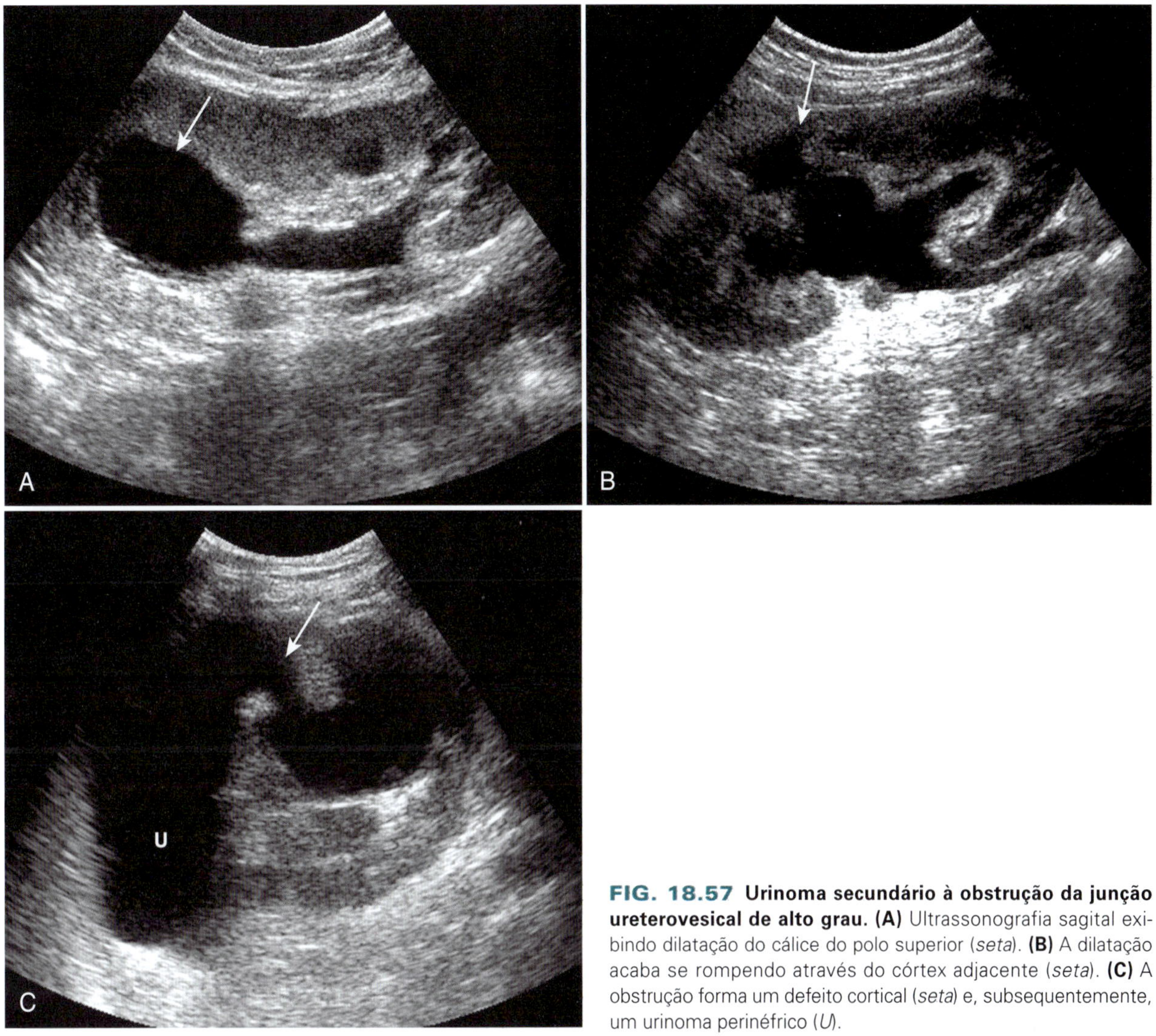

FIG. 18.57 Urinoma secundário à obstrução da junção ureterovesical de alto grau. (A) Ultrassonografia sagital exibindo dilatação do cálice do polo superior (*seta*). **(B)** A dilatação acaba se rompendo através do córtex adjacente (*seta*). **(C)** A obstrução forma um defeito cortical (*seta*) e, subsequentemente, um urinoma perinéfrico (*U*).

e lipase das secreções pancreáticas. Isso pode resultar em infecções recorrentes do trato urinário e hematúria. Nos pacientes do sexo masculino, existe maior risco de infecção uretral e **balanite**, que, por sua vez, pode levar à estenose uretral.

Esses riscos de complicação resultaram em um movimento em direção ao procedimento de **drenagem entérica** ou intestinal, por meio do qual uma duodenojejunostomia é criada para a drenagem **exócrina** das secreções pancreáticas. Isso é realizado como uma anastomose laterolateral ou uma anastomose em Y de Roux.

A **drenagem endócrina** pode ser sistêmica (anastomose da veia porta do doador à veia ilíaca comum direita ou VCI distal) ou pode ser venosa portal (anastomose da veia porta do doador a VMS) (Fig. 18.61). Esse tipo de cirurgia proporciona um transplante mais fisiológico do que as técnicas mais tradicionais e não está associado a desidratação ou acidose metabólica. Além disso, proporciona controle glicêmico mais apropriado, com níveis mais baixos de insulina em jejum, e pode estar associado à menor incidência de rejeição do transplante do que o enxerto de drenagem vesical-venosa sistêmica tradicional.[3,78] A Tabela 18.1 mostra as principais diferenças entre dois tipos de transplantes pancreáticos (drenagem vesical exócrina e drenagem entérica exócrina).

Drenagem Venosa

Os dois métodos de drenagem venosa podem ser classificados como **sistêmicos**, no qual a veia porta transplantada é anastomosada à veia ilíaca ou à veia cava ou, de forma alternativa, usando a técnica **portal**, na qual drena para a VMS do receptor. Essa última técnica mostrou, ao longo do tempo, não apresentar vantagem adicional em relação ao resultado quando comparada à técnica sistêmica.

Irrigação Arterial

Em ambas as técnicas (drenagem venosa sistêmica e drenagem venosa portal), a irrigação arterial do enxerto é feita pela artéria ilíaca comum do doador, ligada à artéria ilíaca comum e da ou externa do receptor. Mais frequentemente em nossa instituição, um enxerto em Y da artéria ilíaca comum e da artéria ilíaca externa e interna do doador é anastomosado de forma terminoterminal com duas anastomoses separadas às artérias esplênica e mesentérica superior do doador. No entanto, existem alguns métodos alternativos, que incluem a formação de um único canal arterial ilíaco do doador (que compreende a artéria ilíaca comum e a ilíaca externa ou interna), que então é anastomosado terminoterminalmente à artéria mesentérica superior (AMS) do doador, e uma anastomose

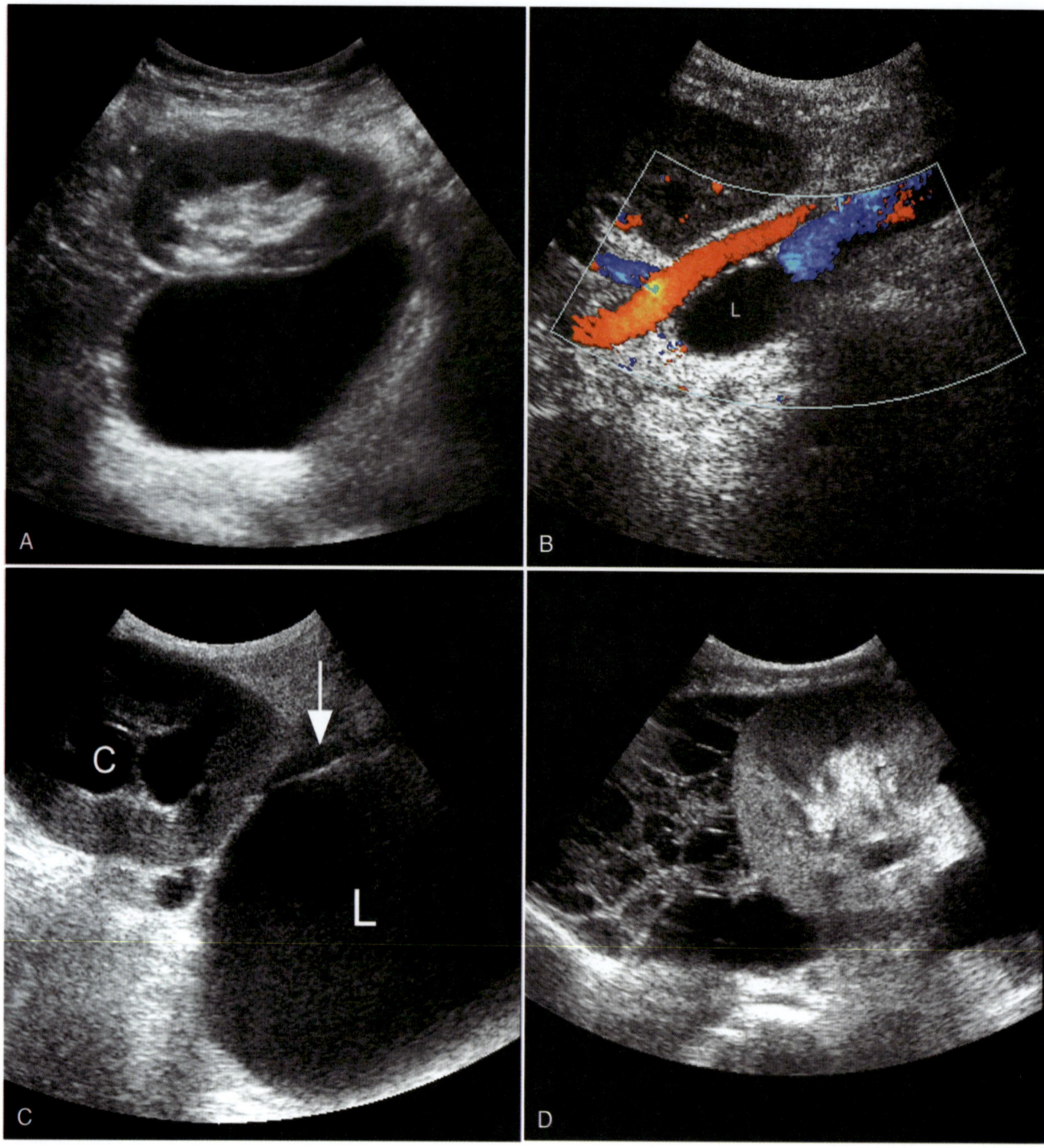

FIG. 18.58 Linfoceles estéreis em quatro pacientes. (A) Ultrassonografia em plano sagital exibindo grande linfocele simples, limítrofe com o transplante. **(B)** Ultrassonografia sagital exibindo pequena linfocele (*L*) adjacente à artéria e à veia ilíaca externas. **(C)** Linfocele (*L*) anecoica causando obstrução da porção média do ureter (*seta*) e dilatação do sistema calicial (*C*). **(D)** Ultrassonografia em corte transversal exibindo linfocele perinéfrica septada.

TABELA 18.1 Técnicas Cirúrgicas para Transplante de Pâncreas

	Drenagem Venosa Sistêmica-vesical	Drenagem Venosa Porta-entérica
Localização	Quadrante inferior direito	Quadrante superior direito
Orientação pancreática	Cabeça caudal	Cauda caudal
Irrigação arterial	Enxerto arterial de doador em Y anastomosado à artéria ilíaca comum receptora	Artéria esplênica doadora para a artéria ilíaca comum receptora
Drenagem venosa	A veia porta do doador é conectada à veia ilíaca externa	Veia porta doadora anastomosada à veia mesentérica superior
Drenagem endócrina	Venosa sistêmica	Venosa portal
Drenagem exócrina	Coto duodenal em doador em bloco para bexiga receptora	Segmento duodenal anastomosado a alça em Y de Roux do jejuno

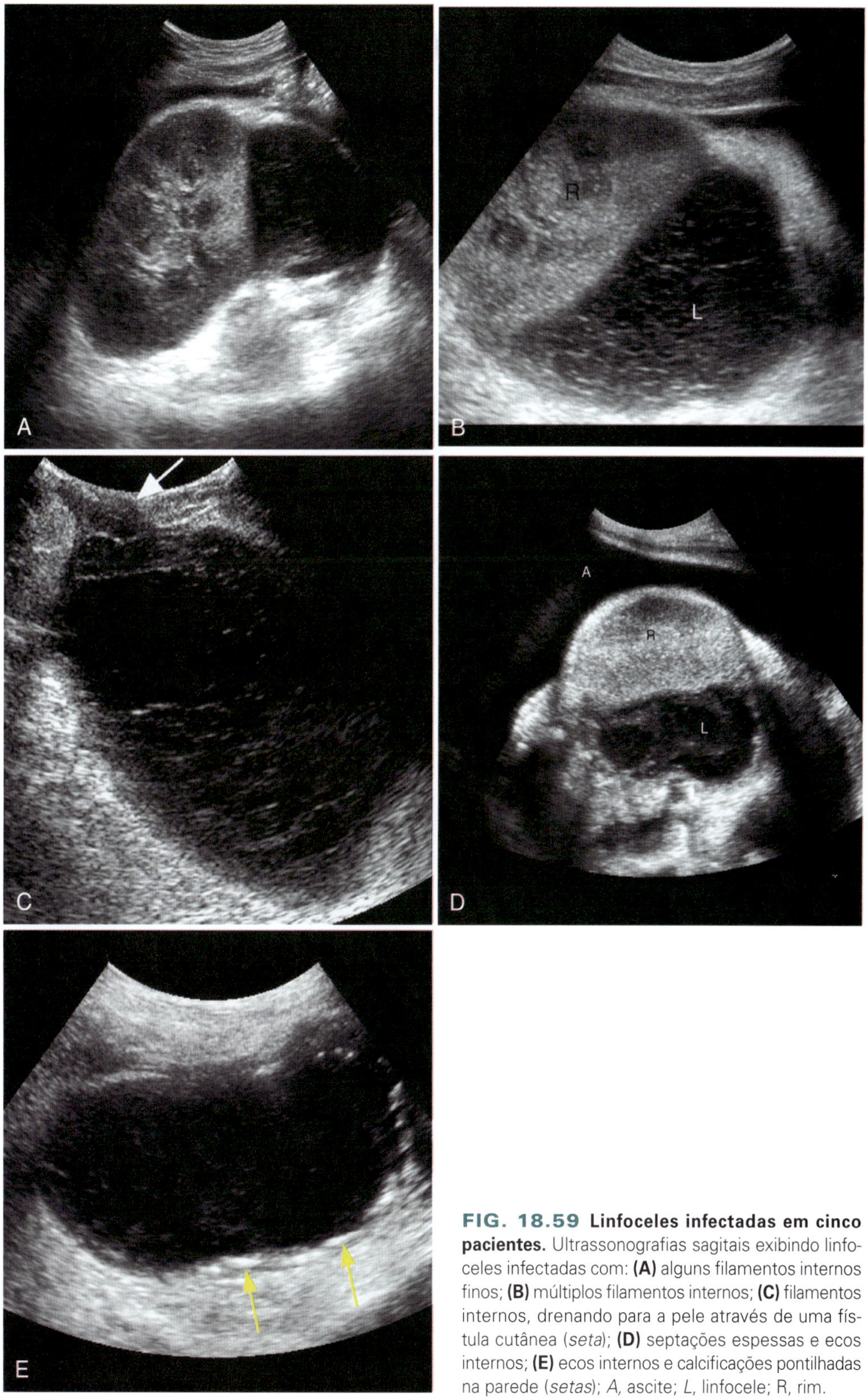

FIG. 18.59 Linfoceles infectadas em cinco pacientes. Ultrassonografias sagitais exibindo linfoceles infectadas com: **(A)** alguns filamentos internos finos; **(B)** múltiplos filamentos internos; **(C)** filamentos internos, drenando para a pele através de uma fístula cutânea (*seta*); **(D)** septações espessas e ecos internos; **(E)** ecos internos e calcificações pontilhadas na parede (*setas*); *A*, ascite; *L*, linfocele; R, rim.

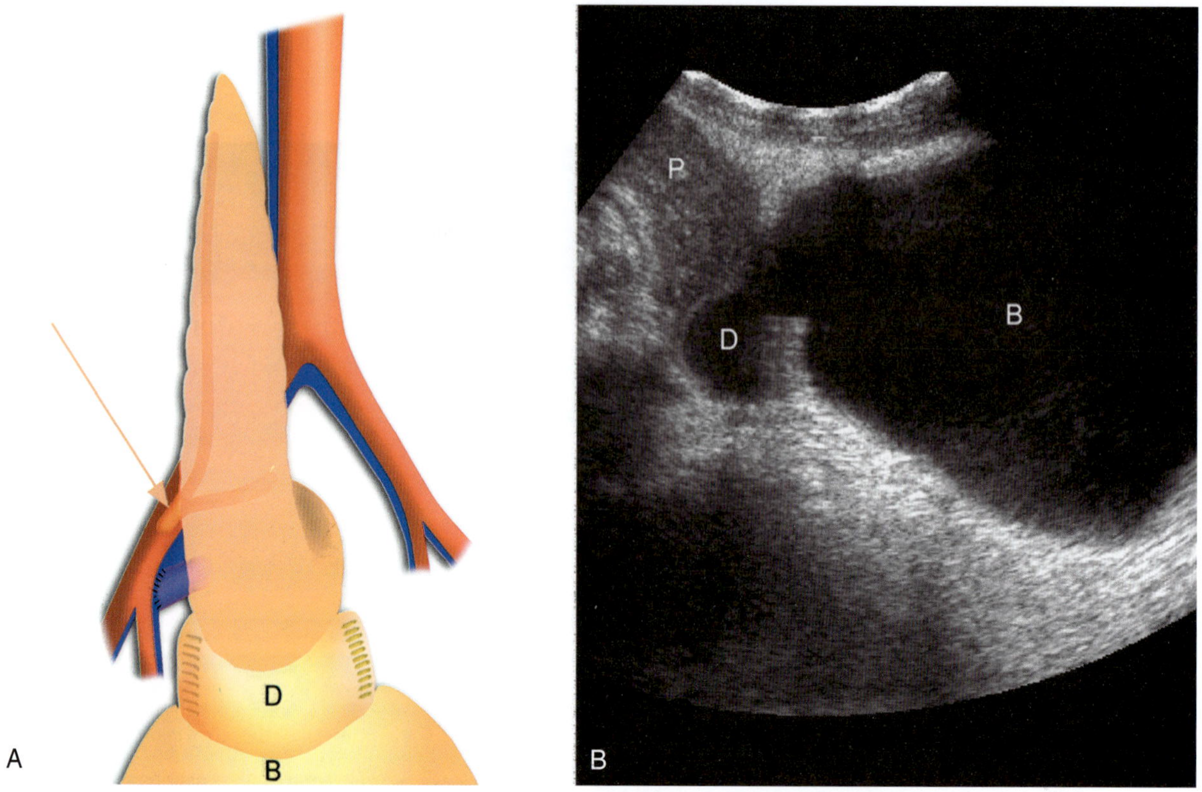

FIG. 18.60 Transplante de pâncreas: drenagem venosa sistêmica-vesical (cirurgia tradicional). (A) A veia porta do doador (*roxo*) é anastomosada à veia ilíaca externa, e o enxerto em Y da artéria do doador (*seta coral*), à artéria ilíaca externa. O coto duodenal *(D)* é anastomosado à bexiga urinária (*B*). **(B)** Ultrassonografia sagital exibindo coto duodenal anastomosado à bexiga urinária (*B*); *P*, pâncreas.

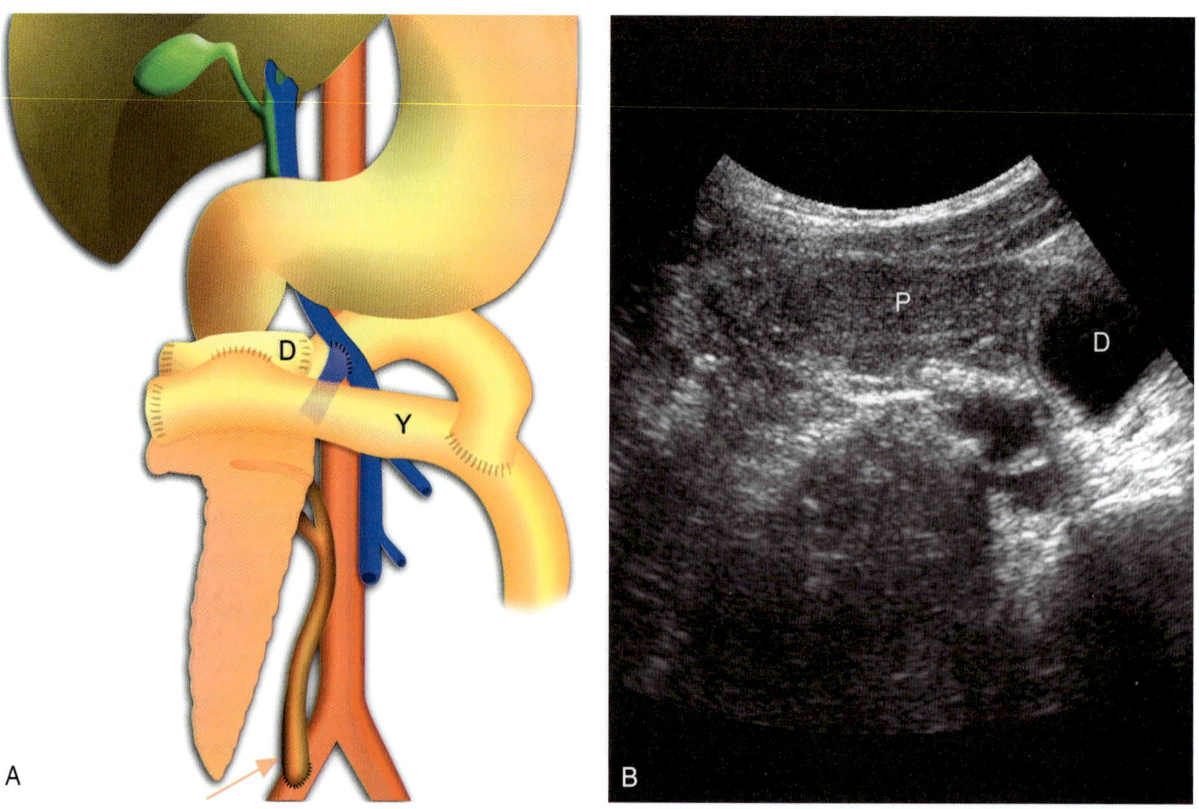

FIG. 18.61 Transplante de pâncreas: drenagem venosa porta-entérica (técnica nova). (A) Veia porta do doador (*roxo*) é anastomosada à veia mesentérica superior (*azul*), e a artéria do doador (*seta*) é anastomosada à artéria ilíaca comum. O coto duodenal *(D)* é anastomosado a um Y em Roux (*Y*). **(B)** Ultrassonografia em plano transversal exibindo transplante de pâncreas (*P*) com coto duodenal (*D*) cheio de líquido.

terminolateral da artéria esplênica do doador à artéria ilíaca do doador. Se o enxerto tiver drenagem portal, o canal arterial é muito maior do que no enxerto drenado sistemicamente.

Ultrassonografia do Transplante de Pâncreas Normal

Para realizar avaliação ultrassonográfica de um pâncreas transplantado, o ultrassonografista deve ter conhecimento da técnica cirúrgica empregada, da posição do enxerto no abdome na cirurgia e dos locais de anastomose vascular. Isso frequentemente implica uma revisão detalhada das anotações cirúrgicas intraoperatórias ou a discussão com o cirurgião antes do exame do paciente.

Na técnica **venosa sistêmica**, a cabeça do pâncreas é colocada na fossa ilíaca e o corpo e a cauda são colocados obliquamente na porção mediana do abdome. A cauda pancreática é, portanto, colocada superior à cabeça.

Na técnica **venosa portal**, a orientação do enxerto é a cabeça do pâncreas acima e o corpo e a cauda, abaixo. O enxerto está posicionado no lado direito do abdome dentro do espaço mesocólico inferior. Isso permite que a VMS do receptor seja anastomosada à veia porta do enxerto. Em alguns casos, o enxerto pode ser orientado na linha média transversal, de modo que a VMS do receptor fique orientada sagitalmente à veia porta do transplante.

O aloenxerto normal conserva a sua morfologia normal na ultrassonografia em modo B com margens bem-definidas; ecotextura homogênea, isoecoica ou minimamente ecogênica em relação ao fígado; ducto pancreático estreito, não dilatado (Fig. 18.62, Vídeos 18.5 e 18.6). A gordura peripancreática exibe ecogenicidade normal. Ocasionalmente, um volume mínimo de líquido peripancreático pode ser observado, geralmente se resolvendo sem complicação. A ultrassonografia com Doppler colorido é útil na localização dos vasos mesentéricos, particularmente quando o enxerto é mal visualizado devido ao gás intestinal sobrejacente. A ultrassonografia com Doppler espectral do enxerto normal exibe fluxo venoso monofásico contínuo e formatos de onda arteriais de baixa resistência.

Se o perfil do paciente for magro e o enxerto estiver em uma localização relativamente superficial dentro da fossa ilíaca direita, um transdutor linear de alta frequência na faixa de 5 a 12 MHz pode ser usada para o exame. A compressão do transdutor, bem como a colocação do paciente em uma posição oblíqua anterior direita, ajudará a deslocar o gás intestinal subjacente. A ultrassonografia com *power* Doppler colorido é útil para localizar os vasos parenquimatosos e enxertados, particularmente quando o enxerto é mal visualizado devido ao excesso de gás intestinal. A ultrassonografia com Doppler espectral do enxerto normal mostra fluxo contínuo venoso monofásico e ondas arteriais com morfologia de baixa resistência, com aceleração rápida sistólica e fluxo diastólico contínuo.

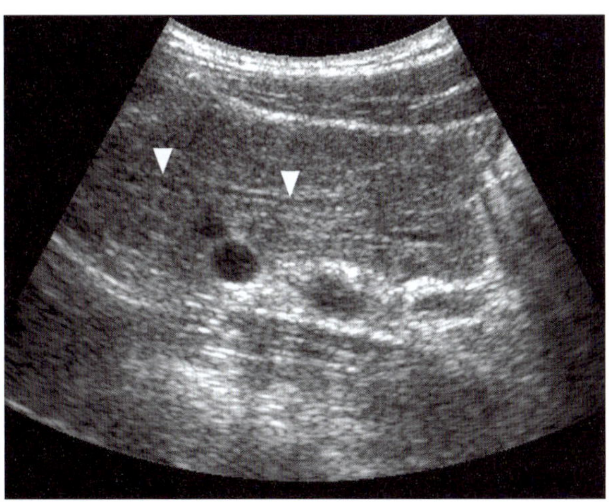

FIG. 18.62 Transplante de pâncreas normal. Ultrassonografia modo B de transplante de pâncreas exibindo ecogenicidade e ecotextura normais do enxerto, com ducto pancreático não dilatado (*pontas de seta*). Ver também os Vídeos 18.5 e 18.6.

Papel da Ultrassonografia com Meio de Contraste

TC e RM frequentemente são usadas para resolução de problemas nos quadros de complicações pós-operatórias; no entanto, no quadro de insuficiência renal associada a esse grupo de pacientes vulneráveis, o impacto dos agentes de contraste iodado deve ser considerado. Do mesmo modo, o risco potencial de fibrose sistêmica nefrogênica precisa ser analisado em relação a qualquer possível benefício do diagnóstico por RM com contraste, particularmente nos pacientes com creatinina elevada.

A ultrassonografia com contraste contorna quaisquer problemas subjacentes à insuficiência renal e facilita a visualização do enxerto em relação aos tecidos circundantes. Também permite a avaliação de áreas de hipoperfusão. Outras vantagens inerentes foram bem descritas e incluem segurança, tolerância do paciente e ausência de radiação ionizante. Como o pâncreas enxertado é altamente vascularizado, a US contrastada permite a visualização de áreas de microcirculação reduzida ou ausente. O agente de contraste permanece inteiramente intravascular, portanto, é possível observar áreas focais de perfusão diminuída ou necrose, e a biópsia pode ser prontamente realizada sob orientação ultrassonográfica. A US contrastada também possibilita o diagnóstico precoce de rejeição do enxerto.[79]

Transplante de Pâncreas Anormal

A vasculatura do enxerto consiste em:

1. O enxerto arterial ilíaco conectado à AMS e artéria esplênica do doador. Uma forma de onda arterial no Doppler geralmente é obtida a partir da AMS, a artéria esplênica proximal e distal, a arcada intrapancrética e os vasos transversos. A onda espectral é avaliada em relação à velocidade de pico sistólico, bem como quanto à resistência vascular dentro do enxerto. O enxerto normal deve apresentar fluxo arterial com pico sistólico agudo e fluxo diastólico anterógrado contínuo. Este é observado em conjunto com um IR de 0,5 a 0,7, o que implica uma resistência vascular intraenxerto relativamente baixa. Como não há uma cápsula envolvendo o pâncreas enxertado, a resistência normal pode ser observada no pâncreas transplantado com edema (quadro de pancreatite ou rejeição). Isso está em contradição ao rim enxertado, no qual o edema intrarrenal resulta em elevação da resistência vascular.
2. A veia esplênica do enxerto e a VMS se unem para formar a veia porta do doador. Esta pode ser anastomosada à veia ilíaca do receptor, veia cava (drenagem sistêmica) ou VMS (drenagem portal). A fasicidade cardíaca pode ser visualizada na forma de onda venosa quando há drenagem venosa sistêmica. O achatamento relativo da forma de onda venosa no local da anastomose da veia porta do doador à veia ilíaca ou VMS do receptor não é um achado incomum e está relacionado a estreitamento leve neste local.

As complicações mais comuns são a trombose venosa e o pseudoaneurisma arterial.

Os sintomas mais prováveis de trombose do enxerto incluem hiperglicemia inexplicada, dor no enxerto e, quando executada a técnica de drenagem vesical-sistêmica: hematúria e diminuição dos níveis de amilase urinária. As possíveis complicações da trombose do enxerto incluem disfunção do enxerto e necrose, pancreatite, extravasamento de secreções pancreáticas e sepse.

Trombose

A **trombose do enxerto**, incluindo a trombose venosa e a arterial, ocorre em uma incidência de 2% a 19%, constituindo a segunda maior causa de perda do transplante, depois da rejeição. Os transplantes pancreáticos são mais vulneráveis à trombose do enxerto do que os transplantes renais, porque a velocidade de fluxo sanguíneo no pâncreas transplantado é mais lenta do que no rim transplantado.[80,81] Embora os sinais e os sintomas clínicos da trombose do enxerto sejam inespecíficos, a detecção da trombose vascular é imperativa, tanto para salvar o transplante quanto para prevenir sequelas potencialmente fatais, como a sepse e o colapso cardiovascular. A trombose venosa, que ocorre com incidência estimada de 5%, constitui uma preocupação particular devido ao aumento do risco de pancreatite hemorrágica, necrose tecidual, infecção, propagação do trombo e embolia pulmonar.[81]

A trombose do enxerto pode ser classificada como precoce ou tardia, dependendo do momento do diagnóstico após a cirurgia. A trombose **precoce** do enxerto ocorre no intervalo de até 1 mês após o transplante e é secundária à lesão microvascular durante a preservação do enxerto ou a um erro técnico durante a cirurgia. A trombose **tardia** do enxerto ocorre 1 mês após a cirurgia de transplante, sendo geralmente provocada por **arterite aloimune**, na qual a oclusão gradual dos pequenos vasos sanguíneos eventualmente culmina na oclusão completa dos vasos proximais.[80] Outros fatores técnicos predisponentes à trombose do enxerto incluem coagulopatias, tempo de preservação prolongado, vasos doadores deficientes, colocação do enxerto no lado esquerdo resultando em anastomose mais profunda e uso de extensão no enxerto venoso.[81]

Pode ser necessária uma intervenção cirúrgica imediata, dependendo da gravidade da trombose. A trombose da artéria e veia esplênica do enxerto resulta em infarto do corpo e cauda pancreático enxertado. Se houver trombose da AMS e VMS do enxerto, isso pode resultar em infarto da cabeça do pâncreas e do duodeno transplantado. No contexto da trombose aguda, o enxerto pode apresentar-se com tamanho aumentado, enquanto, na trombose mais crônica, o enxerto aparece difusamente atrófico.

A trombose venosa é muito mais comum do que a trombose arterial e pode ser completa ou parcialmente oclusiva. Pode estar localizada na VMS, na veia esplênica ou em ambas. A trombose venosa pode se formar devido à flebite relacionada à pancreatite subjacente. Os mecanismos alternativos incluem a estase causada por coleção de fluido perianastomótico ou uma torsão na anastomose venosa relacionada à alteração da posição do enxerto, o que leva ao alongamento ou torção. A estase em um coto da VMS distal aos vasos pancreaticoduodenais pode ser um fator desencadeador da trombose venosa.

Os trombos venosos dentro do enxerto pancreático podem permanecer localizados e não se propagarem na veia porta, na veia ilíaca ou na VCI (drenagem venosa sistêmica) ou VMS (drenagem venosa portal). Portanto, a função normal do enxerto pode ser mantida.[82] No entanto, o potencial de propagação de trombos venosos sempre existe e, se não for bem visualizado na ultrassonografia, pode ser necessária uma avaliação dinâmica da fase venosa por meio da TC multifásica ou ressonância magnética (RM).

A trombose da veia esplênica resulta em reversão do fluxo diastólico arterial e ausência de fluxo venoso esplênico na ultrassonografia com Doppler. O estreitamento difuso da veia porta transplantada pode ser visualizado em qualquer uma das técnicas e normalmente é observado em associação com elevação da pressão venosa dentro do enxerto.

Uma combinação de anticoagulação sistêmica e/ou terapia trombolítica pode ser necessária para tratar a oclusão completa da veia esplênica.[83] A trombectomia endovascular também pode ser realizada para trombo parcial ou oclusivo, desde que não haja pancreatite subjacente ou compressão vascular extrínseca.[84]

Os pseudoaneurismas ocorrem em locais anastomóticos ou em outros lugares como resultado de pancreatite ou infecções subjacentes ou abscessos. Eles também podem ocorrer secundariamente à biópsia ou ao trauma cirúrgico. Os pseudoaneurismas iatrogênicos podem ser observados associados a fístulas arteriovenosas. Semelhante aos trombos venosos do coto, descritos anteriormente, a estase no coto vascular de baixo fluxo criado cirurgicamente pode ocorrer nos segmentos periféricos arteriais esplênico e mesentérico superior e contribui para a formação do trombo no coto.

A trombose arterial envolve a AMS do enxerto, a artéria esplênica do enxerto ou o conduto em Y do doador. O pâncreas apresenta um fluxo sanguíneo microcirculatório menor em comparação com outros tipos de enxerto, o que aumenta o risco de trombose. Em geral, é atenuada pela formação de colaterais arteriais intrapancreáticas, o que significa que a permeabilidade de uma única artéria do enxerto (AMS ou artéria esplênica) é suficiente para a sobrevivência e a função do enxerto. Essas colaterais muitas vezes são mais identificadas em uma modalidade de imagem como a TC em função do calibre relativamente minúsculo dos vasos.

A trombose é menos comum no transplante simultâneo pâncreas-rim em comparação às outras técnicas, além de ser menos provável quando a técnica de drenagem sistêmica-vesical é usada em comparação à técnica de drenagem entérica-portal. No entanto, a torção do enxerto Y é mais provável na técnica entérica-portal e está relacionada ao comprimento do vaso (o enxerto é colocado mais alto no abdome).

Muitas dessas complicações arteriais podem ser tratadas por intervenção endovascular, incluindo embolização por molas e *stents* cobertos. A ressecção cirúrgica de aneurismas e enxertos geralmente fica reservada para pacientes que apresentam enxertos infectados e pseudoaneurismas em quadros de abscessos no leito de transplante.

Na ultrassonografia o trombo oclusivo ou não oclusivo pode ser visualizado dentro do lúmen das artérias ou veias transplantadas (Fig. 18.63). Também observamos vários casos de trombo ocorrendo na linha de sutura das artérias ou veias de fundo cego (Fig. 18.64). No Doppler espectral, nenhum fluxo arterial é detectado em transplantes com trombo arterial oclusivo. Em enxertos com trombo venoso oclusivo, a falta de fluxo venoso é detectada no rastreamento espectral, com fluxo arterial de alta resistência que mostra ausência de fluxo na diástole (IR = 1) ou reversão do fluxo diastólico.[81] As artérias unidas cirurgicamente que contêm trombo podem apresentar um padrão cíclico de fluxo adjacente ao trombo, que presumimos ser secundário às correntes locais, com uma forma de onda arterial normal mais proximalmente.

Fístula Arteriovenosa e Pseudoaneurismas

As fístulas arteriovenosas e os pseudoaneurismas constituem complicações raras dos transplantes pancreáticos, podendo estar

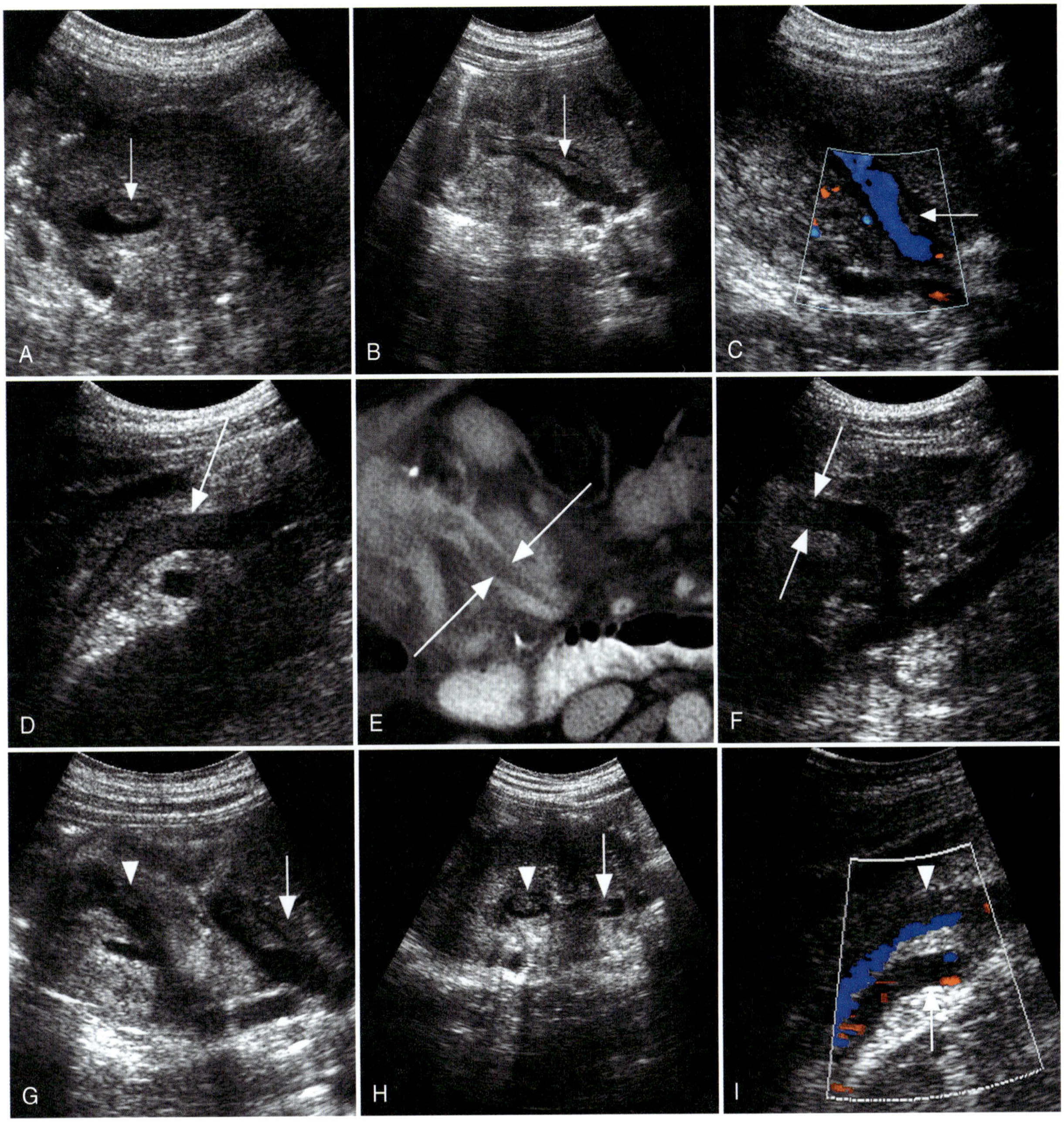

FIG. 18.63 Trombose do enxerto em diferentes pacientes. **(A)** Ultrassonografia em plano transversal, **(B)** ultrassonografia em plano sagital e **(C)** imagem com Doppler colorido exibindo trombo venoso não oclusivo (*setas*). **(D)** Ultrassonografia modo B (*seta*) e **(E)** TC correspondente (*setas*), exibindo trombo venoso não oclusivo. **(F)** Ultrassonografia em plano sagital exibindo trombo arterial (*setas*). **(G)** Ultrassonografia em plano sagital; **(H)** ultrassonografia em plano transversal e **(I)** US com Doppler colorido, exibindo trombo venoso (*ponta de seta*) e arterial (*seta*) não oclusivos no mesmo transplante.

relacionadas à ligadura às cegas de vasos mesentéricos ao longo do bordo inferior do pâncreas durante a coleta. Em alguns pacientes, pseudoaneurismas micóticos ocorrem em um cenário de infecção do enxerto.[85]

Na ultrassonografia em modo B, as **malformações arteriais** podem não ser detectáveis. Na ultrassonografia com Doppler colorido, contudo, um mosaico de cores intensas pode ser identificado, produzido pelo emaranhado de vasos na malformação e pela vibração do tecido adjacente. Na ultrassonografia com Doppler espectral, há fluxo de alta velocidade e baixa resistência dentro da lesão, que é típico de fístula arteriovenosa (Fig. 18.65). Na ultrassonografia modo B, os **pseudoaneurismas** geralmente se apresentam como estruturas esféricas anecoicas, embora trombos intraluminais de base mural possam ser detectados. Na ultrassonografia com Doppler espectral, o clássico padrão em vaivém pode ser observado.

Rejeição

A rejeição é a causa mais comum de perda do enxerto pancreático após o transplante. Esta condição afeta até 40% dos enxertos e pode ser hiperaguda, aguda ou crônica.[77] A identificação precoce da rejeição do transplante continua sendo um desafio, pois os parâmetros clínicos empregados para avaliar a disfunção do enxerto pancreático apresentam sensibilidade e especificidade baixas para a detecção da rejeição. Em particular, não existe um marcador bioquímico indi-

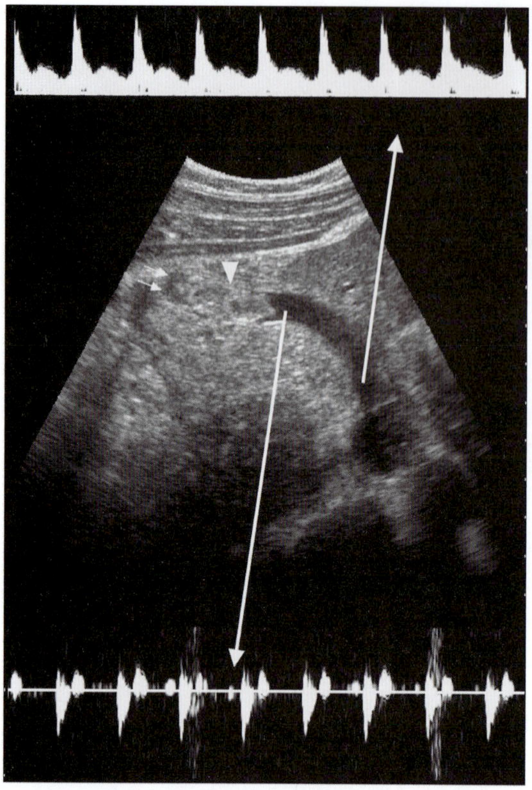

FIG. 18.64 Trombo adjacente à linha de sutura. Trombo ecogênico (*ponta de seta*) na linha de sutura (*pequenas setas*) do fundo cego de uma artéria ligada. Traçado espectral adjacente ao trombo exibindo formato de onda em vaivém (*embaixo*), enquanto o traçado espectral (*em cima*) mais distalmente é normal.

vidual que permita a distinção entre a rejeição aguda e a trombose vascular ou a pancreatite.

Embora os avanços atuais dos imunossupressores tenham proporcionado impacto sobre as taxas de rejeição aguda, a rejeição crônica continua sendo uma das principais causas de falha de enxerto a longo prazo.

A rejeição hiperaguda é rara e ocorre no período pós-cirúrgico imediato, geralmente como resultado de anticorpos citotóxicos circulantes pré-formados no sangue do receptor. A trombose e a perda imediata de enxerto ocorrem com esta condição.

A rejeição aguda ocorre como resultado de vasculite autoimune e desenvolve-se entre 1 semana a 3 meses após o transplante. Existe uma pequena oclusão do vaso, que resulta em perfusão diminuída e infarto a longo prazo, se não for tratada precocemente.[86] Os episódios recorrentes de rejeição inadequadamente tratados ou não reconhecidos resultam em rejeição crônica, com endarterite progressiva dos pequenos vasos e atrofia acinar e, eventualmente, fibrose e atrofia parenquimatosa. A rejeição crônica ocorre em 4% a 10% dos pacientes e é observada por meio do declínio gradual da função exócrina e, em seguida, a endócrina.

Na ultrassonografia modo B, o enxerto pode se apresentar hipoecoico ou conter múltiplas regiões anecoicas, e a ecotextura parenquimatosa pode ser desigual e heterogênea[87,88] (Fig. 18.66). Além disso, o tamanho do enxerto pode estar anormal, tipicamente aumentado na rejeição aguda e atrofiado na rejeição crônica. O aumento de tamanho do pâncreas na rejeição aguda apresenta sensibilidade de 58% e especificidade de 100%.[89]

A utilidade do IR arterial como indicador de rejeição é controversa. Foi demonstrado que IRs das artérias que suprem o transplante pancreático não conseguem diferenciar aloenxertos com rejeição leve ou moderada de transplantes normais sem rejeição.[90] O motivo seria a ausência de cápsula de revestimento bem-definida no transplante pancreático e, consequentemente, o edema decorrente da rejeição do transplante não resulta necessariamente em aumento das pressões parenquimatosas ou em resistência vascular elevada.[91] Elevações flagrantes dos IRs, maiores que 0,8, foram observadas em enxertos pancreáticos com rejeição aguda grave, comprovada por biópsia. Embora esses IR elevados possam apresentar sensibilidade, não são específicos para detecção de rejeição grave do transplante pancreático.[90] Da mesma forma, o aumento e a heterogeneidade do enxerto podem ser observados na pancreatite aguda e isquemia.

Em uma pequena série de pacientes, a ultrassonografia contrastada foi útil no acompanhamento dos enxertos pancreáticos e, em particular, auxiliou a realização do diagnóstico precoce de rejeição. As curvas de intensidade por tempo em pacientes durante a rejeição mostraram ascensão significativamente mais lenta e intensidade máxima diminuída. No geral, houve redução significativa da intensidade máxima e do tempo até atingir a intensidade máxima. Após o tratamento bem-sucedido do episódio de rejeição, esses parâmetros se aproximaram dos valores normais iniciais.

Por fim, a biópsia guiada por imagem é o padrão de referência para confirmar e classificar a gravidade da rejeição.

Pancreatite

Quase todos os pacientes desenvolvem sinais/sintomas de pancreatite imediatamente após a cirurgia, presumivelmente causados por lesão de reperfusão e isquemia.[91] Esta geralmente envolve todo o enxerto.

A elevação temporária da amilase sérica entre 48 e 96 horas pós-transplante é, portanto, comum e geralmente não apresenta consequência clínica. Há também elevação transitória leve da amilase.

O edema focal do tecido adiposo mesentérico doador unido ao coto arterial da AMS não deve ser diagnosticado como pancreatite focal. O achado está relacionado à ligação dos vasos linfáticos do doador. Outras causas de pancreatite incluem oclusão parcial ou completa do ducto pancreático, perfusão insatisfatória do aloenxerto e, em pacientes com drenagem venosa vesical sistêmica, pancreatite relacionada ao refluxo.[87]

A longo prazo, a pancreatite do enxerto é observada em até 35% dos transplantes. Os fatores predisponentes subjacentes incluem tempo prolongado de isquemia quente, manuseio do enxerto e lesão de reperfusão. Os principais diagnósticos diferenciais incluem rejeição do enxerto e isquemia.

O aspecto ultrassonográfico da pancreatite no aloenxerto é semelhante ao da pancreatite na glândula nativa (Fig. 18.67). Os achados na ultrassonografia em modo B incluem pâncreas de tamanho normal ou edematoso e volumoso, com margens pouco definidas, aumento da ecogenicidade do tecido adiposo peripancreático secundário à inflamação circundante, líquido peripancreático e espessamento da parede intestinal adjacente. Nos casos de pancreatite resultante de obstrução ductal, um ducto pancreático dilatado pode ser observado.[87,91] Nos casos não agudos de pancreatite, pseudocistos adjacentes ao transplante ou distais a ele podem ser identificados, geralmente se apresentando como uma coleção de líquido com alterações inflamatórias circundantes mínimas. A aspiração com agulha dessa estrutura mostra, tipicamente, líquido com alto conteúdo de amilase.

A pancreatite pode estar associada a sequelas vasculares como um aneurisma arterial focal ou trombose venosa. De forma similar, a pancreatite grave do enxerto está associada a várias complicações semelhantes às observadas em um pâncreas nativo, como

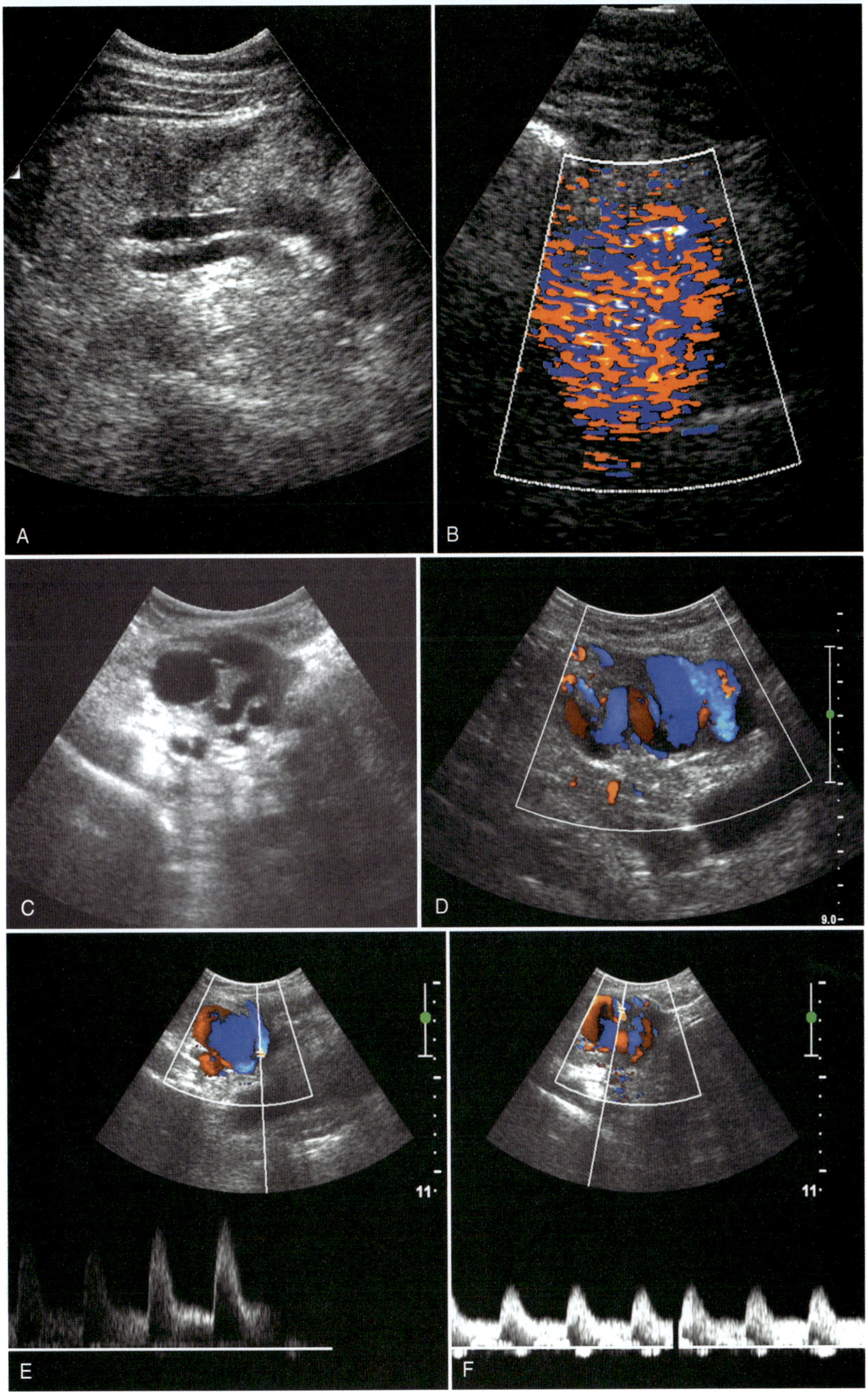

FIG. 18.65 Malformações vasculares no transplante de pâncreas. (A) e **(B) Malformação arteriovenosa parenquimatosa** (MAV). Ultrassonografia (corte transversal) em modo B não mostra anormalidade. **(B)** Ultrassonografia com Doppler colorido, no entanto, mostra um mosaico intenso de cores no interior do pâncreas, secundário a MAV parenquimatosa. **(C)-(F)** Fístula arteriovenosa (FAV) relacionada ao transplante. Ultrassonografia **(C)** em modo B e **(D)** com Doppler colorido mostrando os vasos dilatados com formas de onda arterial **(E)** e mista arterial e venosa **(F).**

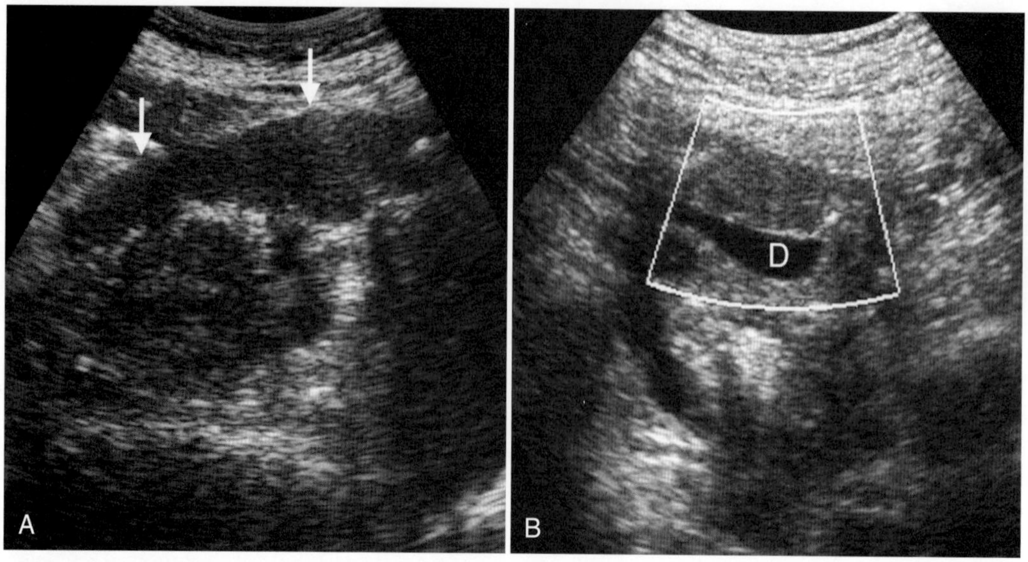

FIG. 18.66 Rejeição de transplante pancreático. (A) Ultrassonografia em plano transversal exibindo pâncreas hipoecoico (*setas*). O parênquima pancreático também está atrofiado. **(B)** Ultrassonografia em plano oblíquo exibindo ducto *(D)* pancreático dilatado secundário à atrofia parenquimatosa circundante.

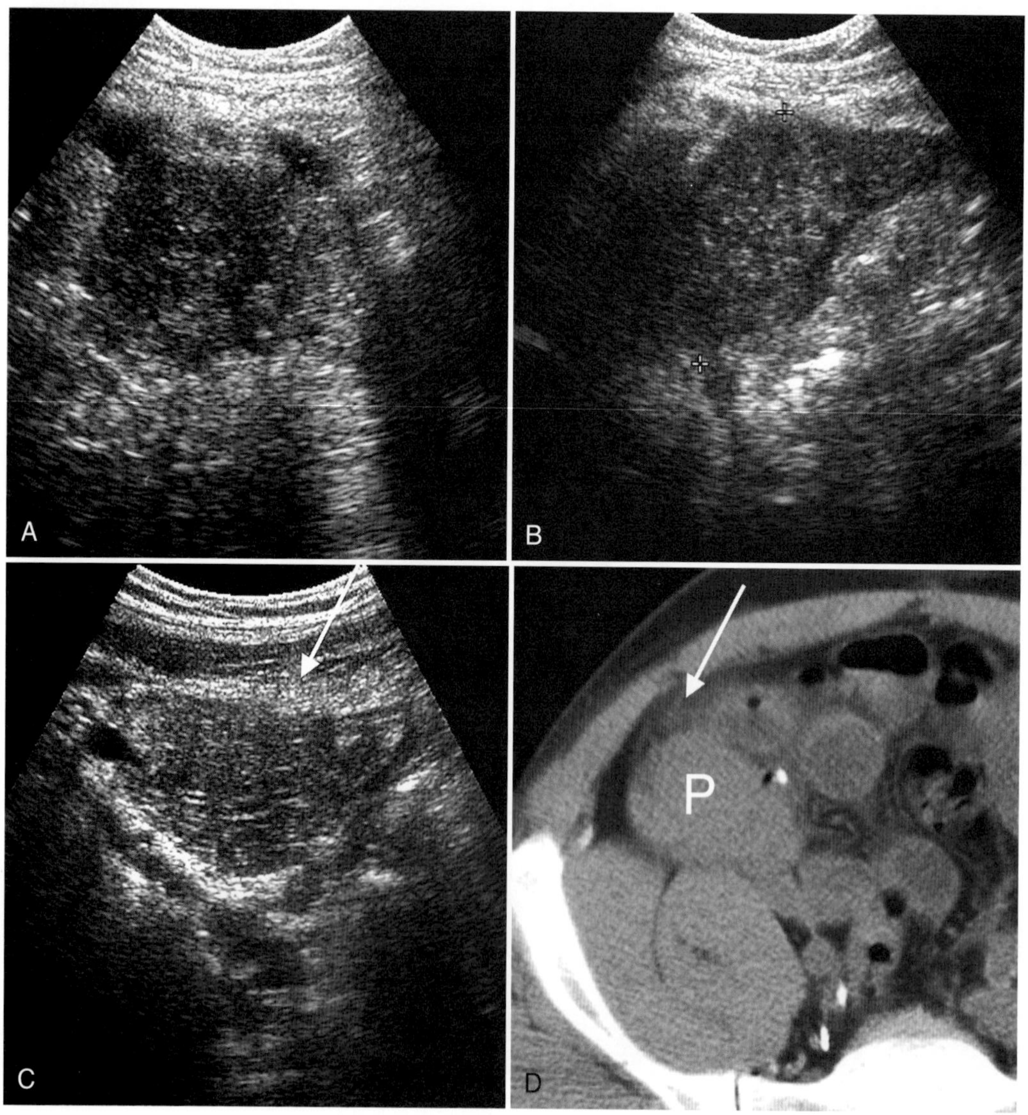

FIG. 18.67 Pancreatite. Imagens **(A)** transversa e **(B)** oblíqua exibindo aloenxerto edematoso e volumoso. **(C)** Ultrassonografia em plano oblíquo exibindo gordura peripancreática inflamada ecogênica (*seta*). **(D)** Ela parece estar cavalgando a gordura peripancreática na TC (*seta*); *P*, transplante de pâncreas.

hemorragia pancreática e necrose, coleções de líquido peripancreáticos, pseudocistos, abscessos e pseudoaneurismas.

A ultrassonografia pode ser usada para orientar a aspiração de potenciais coleções líquidas e para auxiliar a diferenciação de pseudocistos de abcessos ou seromas. Se a infecção for demonstrada no momento da aspiração guiada por ultrassonografia, uma TC também é realizada para avaliar o enxerto de forma total e, em particular, avaliar áreas de ruptura do ducto, bem como para demonstrar a localização das coleções líquidas em relação ao C duodenal e a duodenojejunostomia. As coleções líquidas precoces geralmente são manejadas cirurgicamente.

Coleções Líquidas

As coleções líquidas peripancreáticas relacionadas ao transplante estão associadas ao aumento da probabilidade de perda da função do aloenxerto e a um aumento global da mortalidade e da morbidade do receptor. O diagnóstico precoce e a caracterização dessas coleções são fundamentais, uma vez que o tratamento nos estágios agudos está associado à melhora da função do enxerto e à redução da morbidade do receptor.[92]

No período pós-operatório imediato, o líquido peritransplante pode ser causado por extravasamento de líquido pancreático a partir de ductos e linfáticos seccionados, exsudato inflamatório, sangue ou urina (Fig. 18.68). Essas coleções podem exigir acompanhamento constante por exames de imagens seriados ou drenagem, dependendo da condição clínica do paciente.

Os **extravasamentos duodenais nos transplantes com drenagem venosa vesical sistêmica** ocorrem em decorrência da deiscência da anastomose duodenovesical, resultando na formação de urinomas, frequentemente na face medial do transplante. Os urinomas também podem ser resultantes da infecção ou da necrose do enxerto.[92]

Extravasamentos duodenais nos transplantes com **drenagem venosa entérica portal** ocorrem na extremidade cega do duodeno do doador ou a partir da anastomose com a alça em Y de Roux do receptor. Na ultrassonografia, ascite volumosa, espessamento da parede duodenal ou gás livre intraperitoneal podem ser observados em pacientes com ruptura das anastomoses duodenais. Esses extravasamentos podem resultar em sepse incontrolável, podendo ser fatais. Além disso, o contato das enzimas digestivas com o enxerto pode levar à significativa necrose tecidual.[91]

Os pacientes com transplantes pancreáticos também são suscetíveis a **infecção** devido à terapia imunossupressora, assim como ao diabetes melito subjacente. Abscessos eventualmente são identificados associados a hematomas, infecções urinárias e pancreatite. Embora gás no interior de uma coleção líquida possa indicar a existência de microrganismos formadores de gases, bolhas de ar dentro de uma coleção também podem ser resultantes de fístula ou necrose tecidual em casos de trombose vascular.

Na ultrassonografia, essas coleções podem apresentar espessa parede irregular com hiperemia periférica no exame com Doppler. Se houver gás, ele tipicamente é visualizado como focos ecogênicos com artefato de reverberação posterior. Alterações adjacentes no tecido adiposo incluem aumento da ecogenicidade e de líquido. No período pós-transplante, o desenvolvimento de uma nova coleção ou mudança na morfologia ultrassonográfica da coleção pode ser resultado de várias causas, incluindo infecção; mau funcionamento do ducto pancreático, do *stent* ou do dreno externa; hemorragia; ou infarto de tecido associado.[92]

Complicações Diversas

Outras complicações dos transplantes pancreáticos incluem a intussuscepção da alça do Y de Roux, obstrução do intestino delgado decorrente de aderências ou hérnias internas (devido ao defeito mesentérico criado cirurgicamente) e vólvulo ao longo do eixo do enxerto. Como o paciente está imunocomprometido, há maior incidência de doenças como tiflite ou colite por *Clostridium difficile.*

DISTÚRBIO LINFOPROLIFERATIVO PÓS-TRANSPLANTE

A melhora global na sobrevivência após o transplante pode ser atribuída a uma melhora paralela nos regimes terapêuticos imunossupressores. A resposta imunodeprimida aos oncovírus, como o vírus Epstein-Barr (EBV), resulta em maior vulnerabilidade desses pacientes a doenças malignas que são mediadas por esses oncovírus. Isso contribui para o aumento do risco de desenvolver doenças malignas (de três vezes para oito vezes) em pacientes transplantados em comparação à população geral.[93-95]

O DLPT é a segunda doença maligna mais comum em pacientes adultos transplantados, após doença maligna da pele (não melanoma).[96] O DLPT engloba uma miríade de processos mórbidos que variam desde hiperplasia linfoide a um linfoma mal diferenciado. A biópsia é necessária para diferenciar os vários subtipos. Muitos pacientes são assintomáticos ou apresentam sintomatologia discreta e imprecisa, o que resulta em um diagnóstico tardio. Pode ser difícil discriminar um DLPT de uma infecção ou da rejeição ao enxerto. O exame por imagem é, portanto, importante no estabelecimento do diagnóstico, possibilitando a amostragem de tecido e monitorando a resposta ao tratamento.

A infecção pelo EBV é relativamente prevalente, uma vez que 90% a 95% dos adultos são soropositivos; no entanto, a maioria dos hospedeiros imunocompetentes conseguem erradicar os linfócitos B que exibem antígenos de EBV usando os linfócitos T. No entanto, nos pacientes imunocomprometidos, bem como um pequeno grupo de hospedeiros imunocompetentes, um pequeno número de linfócitos B infectados pelo EBV escapa e sobrevive, estabelecendo uma infecção latente por EBV.[97]

Após o transplante de órgãos sólidos, os linfócitos T citotóxicos específicos para EBV podem ser completamente perdidos até 6 meses após o transplante como resultado da medicação imunossupressora.[98] Os linfócitos infectados de forma latente apresentam o potencial de proliferar, resultando em DLPT.[99]

Várias mutações genéticas (incluindo ***p53***, ***NRAS***) podem resultar em DLPT. Esses genes estão envolvidos na divisão, proliferação e morte de células. A superprodução de citocinas, como a interleucina-6, também tem sido envolvida na gênese do DLPT. Da mesma forma, os pacientes soronegativos para CMV correm maior risco de desenvolver DLPT após o transplante de órgãos sólidos.[100]

Considera-se que a incidência de DLPT está relacionada ao grau de imunossupressão e ao tipo de aloenxerto. A terapia imunossupressora agressiva necessária para evitar a rejeição do transplante coração-pulmão resultou na descrição de uma incidência de DLPT tão alta quanto 4,6%. No entanto, a imunossupressão mais leve utilizada em pacientes de transplante de fígado ou transplante renal resultou em menor incidência de DLPT, descrita como 2,2% e 1%, respectivamente.[101,102]

Além disso, o número de agregados linfoides é maior nos transplantes intestinais e pulmonares, ambos associados a algumas das

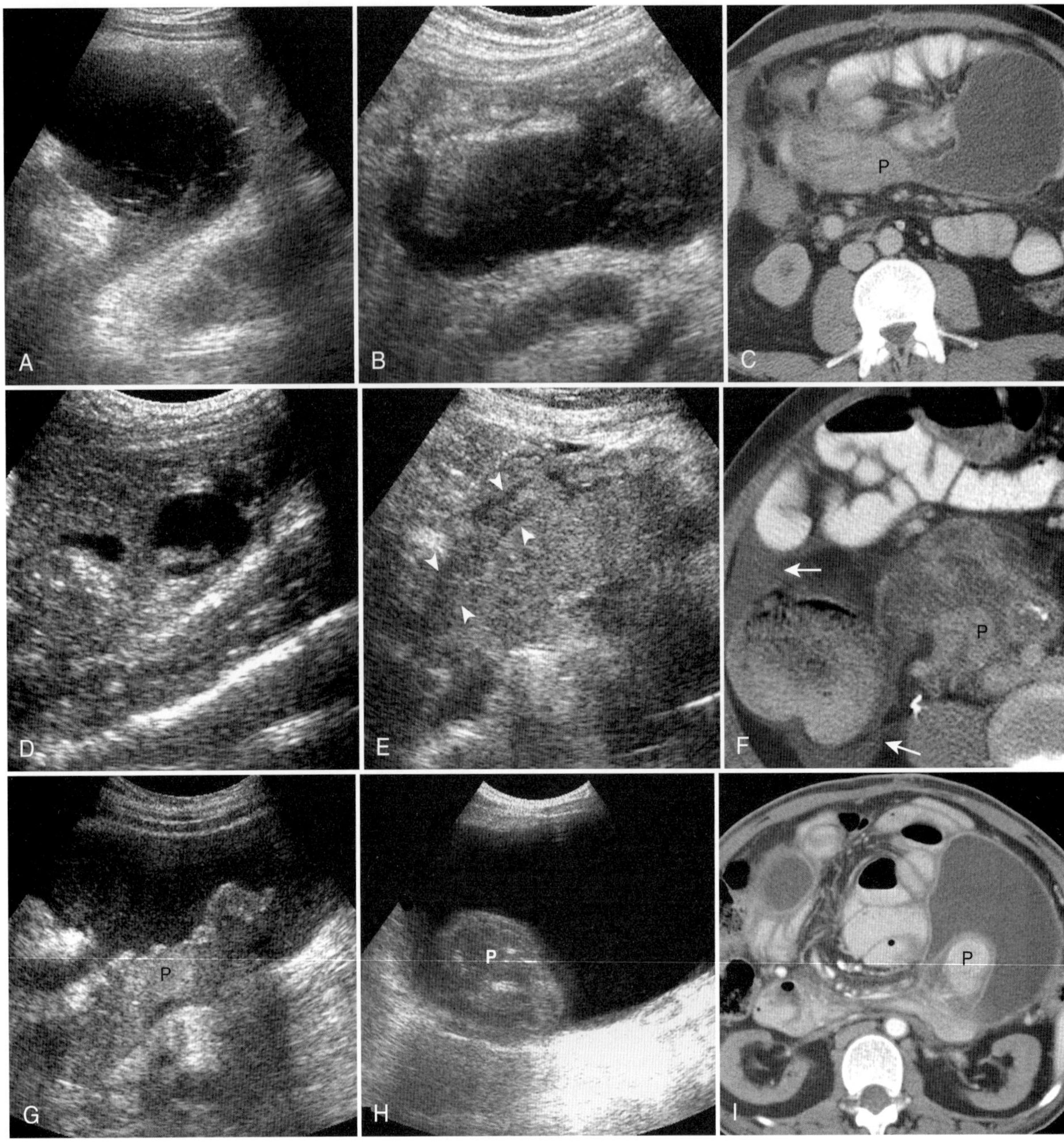

FIG. 18.68 Coleções líquidas. (A)-(C) Hematoma. Ultrassonografias **(A)** em planos sagital e **(B)** transversal exibindo coleção complexa com ecos internos e filamentos. **(C)** TC correspondente exibindo hematoma no quadrante superior esquerdo que se estende para o pâncreas (*P*). **(D)-(I) Pseudocistos em três pacientes**. *Paciente 1:* **(D)** Ultrassonografia em plano sagital exibindo cisto epigástrico complexo com septação interna. *Paciente 2*: **(E)** Ultrassonografia em plano sagital exibindo coleção complexa adjacente ao pâncreas (*pontas de seta*). **(F)** TC correspondente exibindo coleção que se estende para o interior da cabeça do pâncreas (*P*) e líquido livre associado (*setas*). *Paciente 3*: **(G)** Ultrassonografia em plano sagital exibindo grande pseudocisto com ecos internos circundando a cauda do pâncreas *(P)*. **(H)** e **(I) Seroma.** Ultrassonografia em plano transversal e TC correspondente exibindo grande estrutura cística anecoica circundando o corpo do pâncreas (*P*). A parede está realçada na TC. A coleção era estéril à aspiração.

maiores incidências de DLPT.[103] Portanto, não é surpreendente que os agentes que suprimem a atividade dos linfócitos T estejam associados ao maior risco de desenvolvimento de DLPT. Do mesmo modo, o maior número geral de agentes imunossupressores utilizados por um paciente pode resultar em aumento do risco de DLPT.[104]

A incidência de DLPT é bimodal, apresentando um pico inicial no primeiro ano após o transplante e o segundo pico aproximadamente 4 a 5 anos após o transplante.[105] Biologicamente, os dois picos apresentam uma evolução clínica muito diferente. A doença de início precoce apresenta evolução mais favorável, é do subtipo pleomórfico e tem uma resposta positiva à redução do nível de imunossupressão. A doença do início tardio está mais comumente associada à infecção pelo EBV, subtipo monomórfico e evolução mais agressiva. Há maior mortalidade, e a doença também é resistente à quimioterapia.[106]

O DLPT pode ser categorizado dependendo da sua localização primária em doença linfonodal (22%) ou extranodal (81%). A doença nodal apresenta localização mediastinal ou retroperitoneal. Os linfonodos envolvidos apresentam aparência anormal, exibindo córtex espessado hipoecoico com hilo gorduroso ausente ou achatado (Figs. 18.69 a 18.72). A doença extranodal por definição

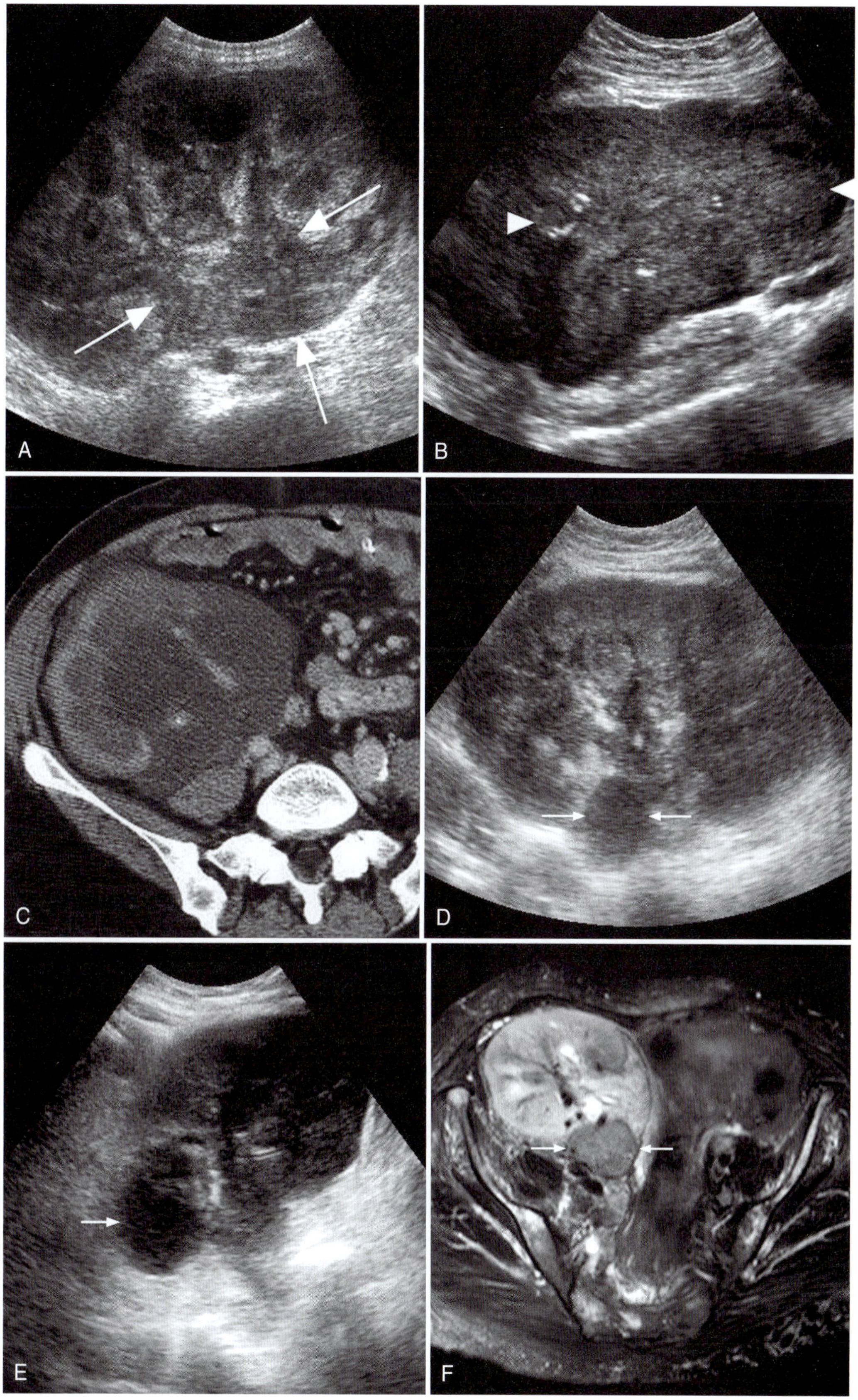

FIG. 18.69 Distúrbio linfoproliferativo pós-transplante renal em dois pacientes. *Paciente 1*: **(A)** Ultrassonografia em plano sagital exibindo massa infiltrativa (*setas*) no hilo renal. **(B)** Seis meses mais tarde, a massa (*pontas de seta*) se infiltrou no córtex renal. **(C)** TC correspondente mostrando massa hilar infiltrando o córtex. *Paciente 2*: Ultrassonografias em planos **(D)** sagital e **(E)** transversal exibindo estrutura hipoecoica a anecoica com ecos de baixo nível (*setas*) no hilo renal que pode ser interpretada como cisto complexo. **(F)** A RM contrastada mostra que essa estrutura representa uma massa sólida (*setas*).

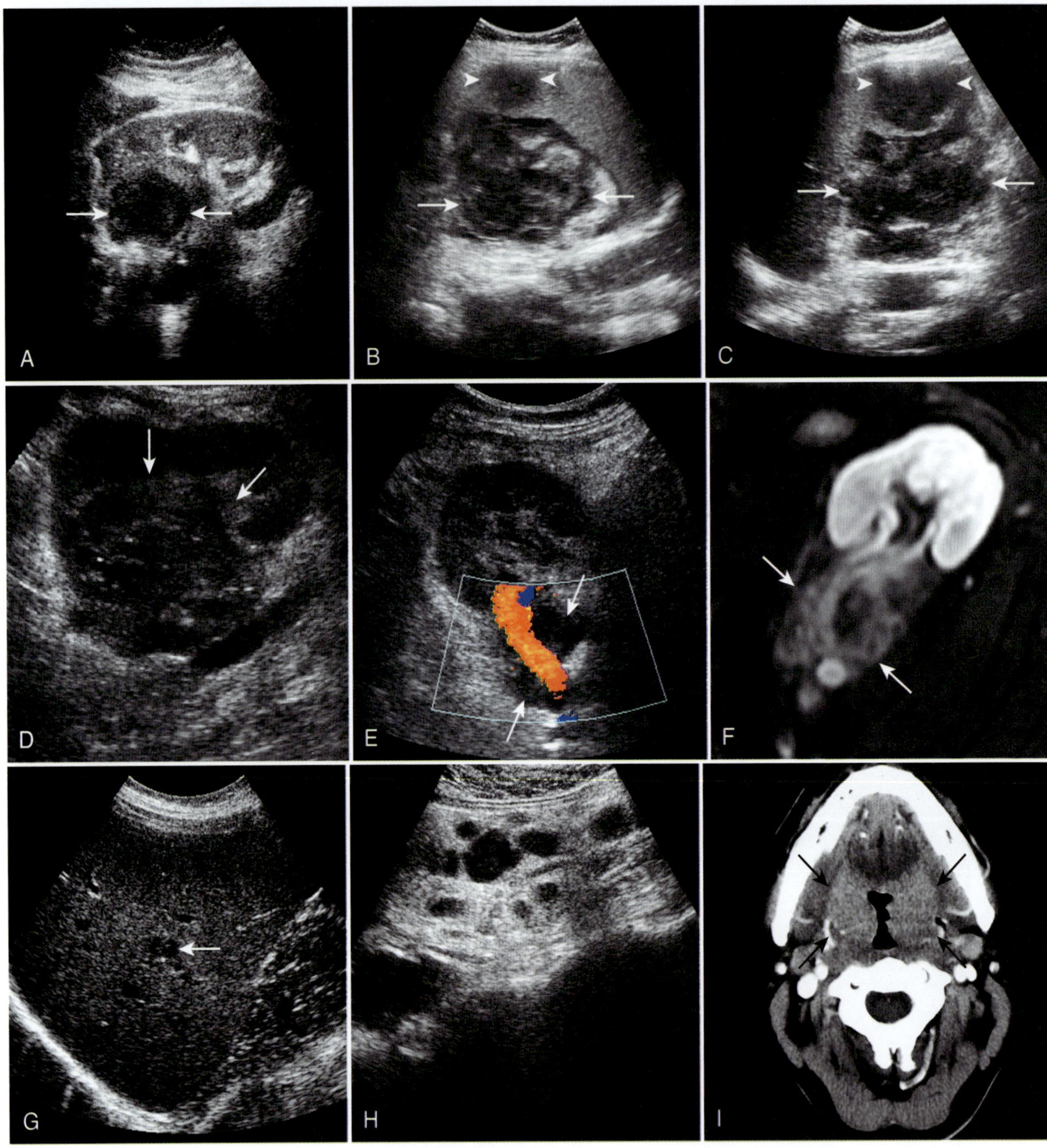

FIG. 18.70 Distúrbio linfoproliferativo pós-transplante (DLPT) renal: manifestações extrarrenais. *Paciente 1*: **(A)** Ultrassonografia em plano sagital exibindo massa hilar renal hipoecoica (*setas*). **(B)** Ultrassonografias em planos sagital e **(C)** transversal do baço exibindo massa no hilo (setas), assim como massa intraparenquimatosa (*pontas das setas*). *Paciente 2*: **(D)** Ultrassonografia em plano sagital mostrando massa hilar (*setas*). **(E)** Ultrassonografia em plano transversal mostra que a massa (*setas*) envolve a artéria renal transplantada. **(F)** RM correspondente exibindo massa hilar (*setas*) envolvendo os vasos renais. **(G)** Ultrassonografia em plano transversal exibindo nódulo hepático de aspecto maligno (*seta*). **(H)** Ultrassonografia sagital exibindo linfadenopatia maligna. **(I)** TC exibindo adenopatia tonsilar no anel de Waldeyer (*setas*) secundária a DLPT.

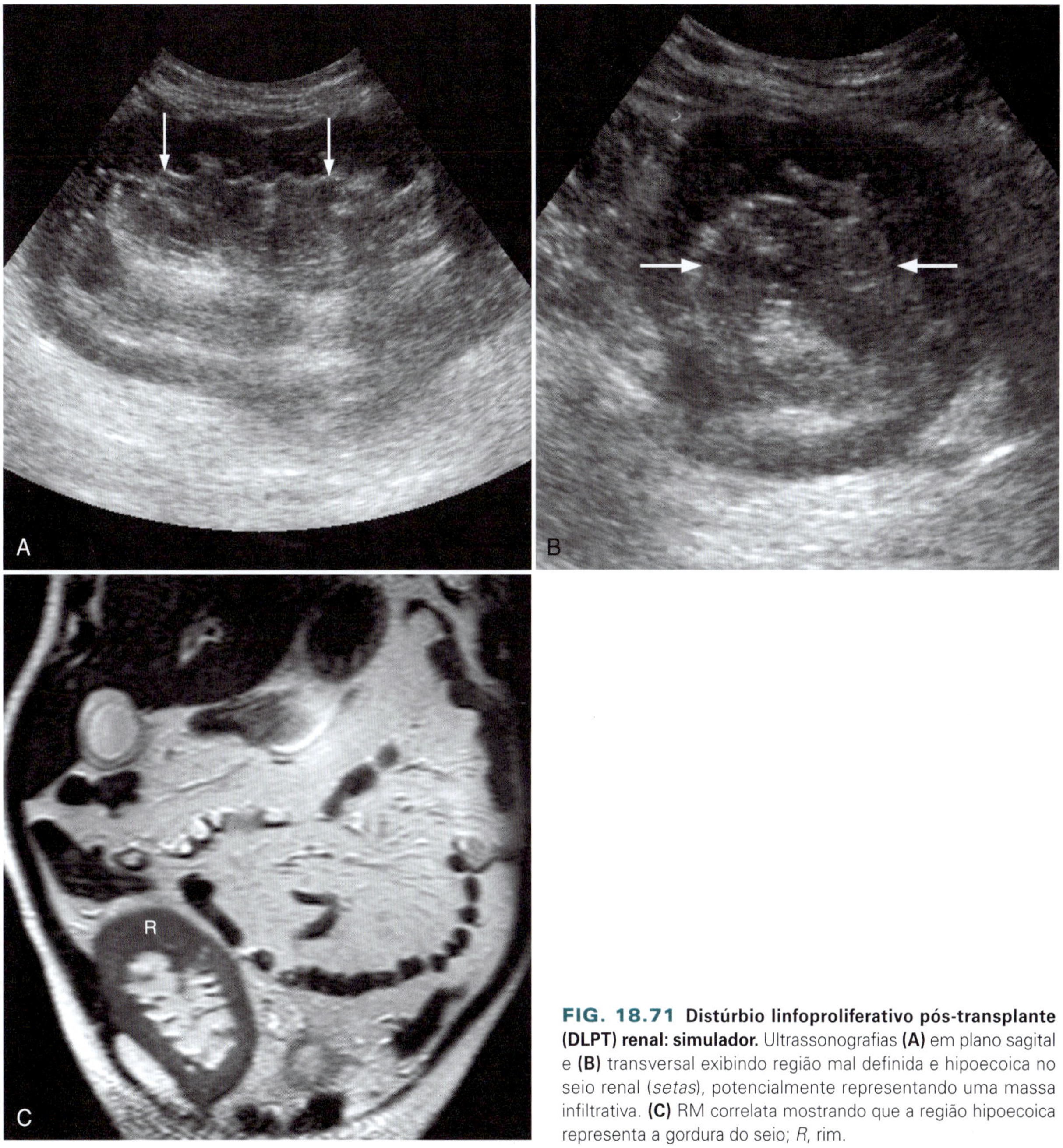

FIG. 18.71 Distúrbio linfoproliferativo pós-transplante (DLPT) renal: simulador. Ultrassonografias **(A)** em plano sagital e **(B)** transversal exibindo região mal definida e hipoecoica no seio renal (*setas*), potencialmente representando uma massa infiltrativa. **(C)** RM correlata mostrando que a região hipoecoica representa a gordura do seio; *R*, rim.

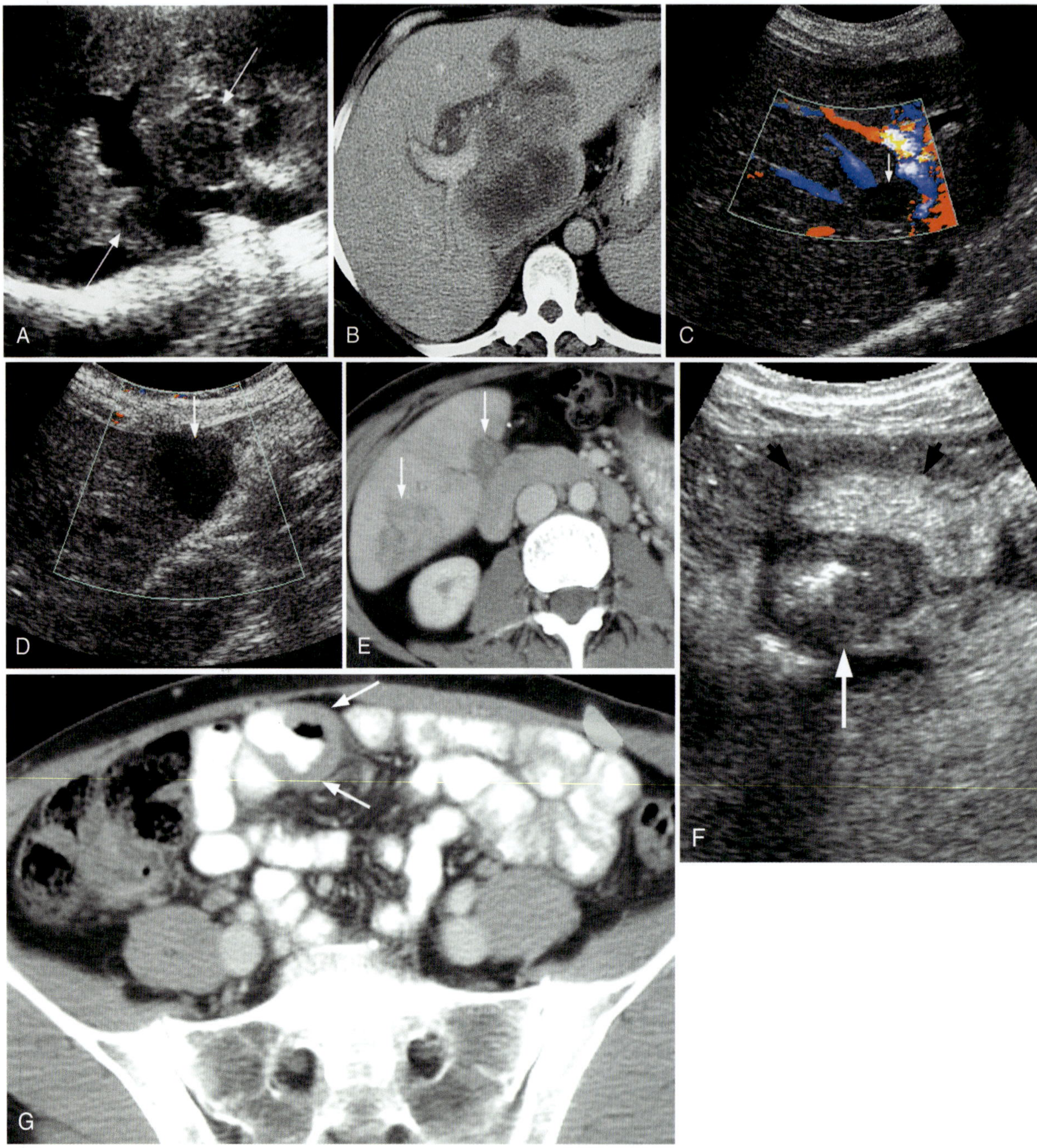

FIG. 18.72 Distúrbio linfoproliferativo pós-transplante (DLPT) hepático em três pacientes. *Paciente 1*: **(A)** Ultrassonografia em plano oblíquo exibindo massa maligna (*setas*) envolvendo e estreitando a veia porta principal. **(B)** TC correspondente mostrando a massa infiltrando o fígado. *Paciente 2*: Ultrassonografias com Doppler colorido em corte transversal **(C)** e sagital **(D)** exibindo nódulos sólidos avasculares (*seta*). **(E)** TC correspondente exibindo massas hipovasculares (*setas*). *Paciente* 3: **(F)** Ultrassonografia em plano transversal exibindo parede intestinal espessada (*seta branca*) adjacente à gordura ecogênica inflamada (*setas pretas*). **(G)** TC correspondente exibindo alça de intestino delgado com a parede espessada (*setas*).

envolve três locais principais: o sistema nervoso central, os órgãos sólidos ou o sistema digestório. O fígado é o local intra-abdominal de envolvimento mais comum, ocorrendo em 30% a 45% dos pacientes com DLPT. Em casos raros, existem lesões intraósseas, com características na TC e RM semelhantes às da doença metastática, infecção ou linfoma primário ósseo. Em geral, o DLPT deve ser considerado no diagnóstico diferencial de qualquer paciente transplantado que apresente linfadenopatia ou uma nova lesão no interior de uma víscera sólida ou sistema esquelético.[107-110]

Quando os órgãos sólidos estão envolvidos, existem quatro padrões principais de doença:

1. **Padrão infiltrativo**: há uma massa ou massas mal definidas que são extrínsecas ao hilo e podem resultar em efeito expansivo secundário e/ou comprometimento vascular. Por exemplo, no fígado pode causar obstrução biliar e obstrução do fluxo sanguíneo no espaço periportal. No envolvimento renal, a massa está tipicamente localizada extrínseca à pelve renal com efeito expansivo resultante e obstrução dos vasos e do sistema coletor. Em ambos os casos, a massa geralmente é relativamente hiporrealçada, mas é ávida por fluorodesoxiglicose (FDG) nas imagens de tomografia por emissão de pósitrons (PET).
2. **Padrão parenquimatoso**: caracteriza-se por múltiplas lesões disseminadas em todo o órgão afetado. Estas também tendem a ser hiporrealçadas. No pulmão, elas são tipicamente sólidas e raramente apresentam cavitação; além disso, podem se apresentar como infiltrados alveolares mal definidos.
3. **Massa solitária**: uma massa solitária no órgão afetado é observada na ultrassonografia como uma lesão hipoecoica sem sinal Doppler na imagem com Doppler colorido. Calcificações são incomuns, mas são visualizadas associadas a quadro de alterações pós-tratamento ou necrose tumoral.
4. **Lesão infiltrativa**: esta lesão envolve o órgão em questão, mas também se estende para envolver estruturas regionais como o tórax, parede abdominal e órgãos sólidos adjacentes. Como manifestação secundária, pode haver disfunção do(s) outro(s) órgão(s) envolvido(s). O DLPT pancreático tende a produzir um alargamento glandular, com aparência indistinguível da pancreatite ou rejeição.[111]

A doença gastrointestinal pode envolver o intestino ou a cavidade peritoneal. Quando há doença peritoneal, pode ser nodular ou difusamente infiltrativa.[112] DLPT envolvendo o tubo gastrointestinal é observado em associação com espessamento mural, dilatação aneurismática, ulceração, intussuscepção e lesões polipoides. Perfuração é uma manifestação rara de DLPT intestinal; o declínio nas taxas de perfuração foi atribuído ao melhor diagnóstico e tratamento do DLPT. Tal como acontece com qualquer outra lesão do tipo linfomatoso do intestino, a obstrução dos segmentos intestinais é rara.

Opções de Tratamento

A estratificação e o tratamento do paciente são determinados pelo subtipo de DLPT, pela distribuição da doença e pelo tipo de aloenxerto. As opções potenciais de manejo incluem a modificação da imunossupressão, quimioterapia, radiação e rituximabe, além da ressecção cirúrgica de lesões isoladas. O rituximabe é um anticorpo monoclonal contra receptores de linfócitos B, exibe perfil baixo de toxicidade e taxa de resposta na ordem de 60%. A preservação da função do enxerto é uma meta importante do tratamento de DLPT.[113,114]

A PET-TC é fundamental no monitoramento da resposta à terapia, particularmente em pacientes com lesões focais persistentes. Nesse quadro, a captação de FDG possibilita a diferenciação entre tumor residual e fibrose.

REFERÊNCIAS

1. Takemoto S, Terasaki PI, Cecka JM, et al. Survival of nationally shared, HLA-matched kidney transplants from cadaveric donors. The UNOS Scientific Renal Transplant Registry. N Engl J Med. 1992;327(12):834-839.
2. Berthoux FC, Jones EH, Mehls O, Valderrabano F. Transplantation report. 1: Renal transplantation in recipients aged 60 years or older at time of grafting. The EDTA-ERA Registry. European Dialysis and Transplant Association–European Renal Association. Nephrol Dial Transplant. 1996;11(Suppl. 1):37-40.
3. Cattral MS, Bigam DL, Hemming AW, et al. Portal venous and enteric exocrine drainage versus systemic venous and bladder exocrine drainage of pancreas grafts: clinical outcome of 40 consecutive transplant recipients. Ann Surg. 2000;232(5):688-695.
4. United Network for Organ Sharing. National data. Transplants by organ type January 1, 1988–June 30, 2016. Available from: https://www.unos.org/data. Accessed 2016 July 18.
5. Crossin JD, Muradali D, Wilson SR. US of liver transplants: normal and abnormal. Radiographics. 2003;23(5):1093-1114.
6. Mazzaferro V, Regalia E, Doci R, et al. Liver transplantation for the treatment of small hepatocellular carcinomas in patients with cirrhosis. N Engl J Med. 1996;334(11):693-699.
7. Quiroga S, Sebastia MC, Margarit C, et al. Complications of orthotopic liver transplantation: spectrum of findings with helical CT. Radiographics. 2001;21(5):1085-1102.
8. Nghiem HV. Imaging of hepatic transplantation. Radiol Clin North Am. 1998;36(2):429-443.
9. Kamel IR, Kruskal JB, Raptopoulos V. Imaging for right lobe living donor liver transplantation. Semin Liver Dis. 2001;21(2):271-282.
10. Wolfsen HC, Porayko MK, Hughes RH, et al. Role of endoscopic retrograde cholangiopancreatography after orthotopic liver transplantation. Am J Gastroenterol. 1992;87(8):955-960.
11. Keogan MT, McDermott VG, Price SK, et al. The role of imaging in the diagnosis and management of biliary complications after liver transplantation. AJR Am J Roentgenol. 1999;173(1):215-219.
12. Letourneau JG, Castaneda-Zuniga WR. The role of radiology in the diagnosis and treatment of biliary complications after liver transplantation. Cardiovasc Intervent Radiol. 1990;13(4):278-282.
13. Barton P, Maier A, Steininger R, et al. Biliary sludge after liver transplantation: 1. Imaging findings and efficacy of various imaging procedures. AJR Am J Roentgenol. 1995;164(4):859-864.
14. Miller WJ, Campbell WL, Zajko AB, et al. Obstructive dilatation of extrahepatic recipient and donor bile ducts complicating orthotopic liver transplantation: imaging and laboratory findings. AJR Am J Roentgenol. 1991;157(1):29-32.
15. Zajko AB, Campbell WL, Bron KM, et al. Cholangiography and interventional biliary radiology in adult liver transplantation. AJR Am J Roentgenol. 1985;144(1):127-133.
16. Sheng R, Zajko AB, Campbell WL, Abu-Elmagd K. Biliary strictures in hepatic transplants: prevalence and types in patients with primary sclerosing cholangitis vs those with other liver diseases. AJR Am J Roentgenol. 1993;161(2):297-300.
17. Ward EM, Wiesner RH, Hughes RW, Krom RA. Persistent bile leak after liver transplantation: biloma drainage and endoscopic retrograde cholangiopancreatographic sphincterotomy. Radiology. 1991;179(3):719-720.
18. McDonald V, Matalon TA, Patel SK, et al. Biliary strictures in hepatic transplantation. J Vasc Interv Radiol. 1991;2(4):533-538.
19. Yeh BM, Coakley FV, Westphalen AC, et al. Predicting biliary complications in right lobe liver transplant recipients according to distance between donor's bile duct and corresponding hepatic artery. Radiology. 2007;242(1):144-151.
20. Sheng R, Sammon JK, Zajko AB, Campbell WL. Bile leak after hepatic transplantation: cholangiographic features, prevalence, and clinical outcome. Radiology. 1994;192(2):413-416.

21. Gow PJ, Chapman RW. Liver transplantation for primary sclerosing cholangitis. Liver. 2000;20(2):97-103.
22. Chen LY, Goldberg HI. Sclerosing cholangitis: broad spectrum of radiographic features. Gastrointest Radiol. 1984;9(1):39-47.
23. Ciaccia D, Branch MS. Disorders of the biliary tree related to liver transplantation. In: DiMarino AJBS, editor. Gastrointestinal diseases: an endoscopic approach. Boston: Blackwell Scientific; 1997. p. 918-927.
24. Zajko AB, Campbell WL, Bron KM, et al. Diagnostic and interventional radiology in liver transplantation. Gastroenterol Clin North Am. 1988;17(1):105-143.
25. Starzl TE, Putnam CW, Hansbrough JF, et al. Biliary complications after liver transplantation: with special reference to the biliary cast syndrome and techniques of secondary duct repair. Surgery. 1977;81(2):212-221.
26. Ito K, Siegelman ES, Stolpen AH, Mitchell DG. MR imaging of complications after liver transplantation. AJR Am J Roentgenol. 2000;175(4):1145-1149.
27. Dodd GD 3rd, Memel DS, Zajko AB, et al. Hepatic artery stenosis and thrombosis in transplant recipients: Doppler diagnosis with resistive index and systolic acceleration time. Radiology. 1994;192(3):657-661.
28. Horrow MM, Blumenthal BM, Reich DJ, Manzarbeitia C. Sonographic diagnosis and outcome of hepatic artery thrombosis after orthotopic liver transplantation in adults. AJR Am J Roentgenol. 2007;189(2):346-351.
29. Gunsar F, Rolando N, Pastacaldi S, et al. Late hepatic artery thrombosis after orthotopic liver transplantation. Liver Transpl. 2003;9(6):605-611.
30. Wozney P, Zajko AB, Bron KM, et al. Vascular complications after liver transplantation: a 5-year experience. AJR Am J Roentgenol. 1986;147(4):657-663.
31. De Gaetano AM, Cotroneo AR, Maresca G, et al. Color Doppler sonography in the diagnosis and monitoring of arterial complications after liver transplantation. J Clin Ultrasound. 2000;28(8):373-380.
32. Park YS, Kim KW, Lee SJ, et al. Hepatic arterial stenosis assessed with Doppler US after liver transplantation: frequent false-positive diagnoses with tardus parvus waveform and value of adding optimal peak systolic velocity cutoff. Radiology. 2011;260(3):884-891.
33. Garcia-Criado A, Gilabert R, Salmeron JM, et al. Significance of and contributing factors for a high resistive index on Doppler sonography of the hepatic artery immediately after surgery: prognostic implications for liver transplant recipients. AJR Am J Roentgenol. 2003;181(3):831-838.
34. De Candia A, Como G, Tedeschi L, et al. Color Doppler sonography of hepatic artery reconstruction in liver transplantation. J Clin Ultrasound. 2002;30(1):12-17.
35. Dravid VS, Shapiro MJ, Needleman L, et al. Arterial abnormalities following orthotopic liver transplantation: arteriographic findings and correlation with Doppler sonographic findings. AJR Am J Roentgenol. 1994;163(3):585-589.
36. Fukuzawa K, Schwartz ME, Katz E, et al. The arcuate ligament syndrome in liver transplantation. Transplantation. 1993;56(1):223-224.
37. Langnas AN, Marujo W, Stratta RJ, et al. Hepatic allograft rescue following arterial thrombosis. Role of urgent revascularization. Transplantation. 1991;51(1):86-90.
38. Raby N, Karani J, Thomas S, et al. Stenoses of vascular anastomoses after hepatic transplantation: treatment with balloon angioplasty. AJR Am J Roentgenol. 1991;157(1):167-171.
39. Chong WK, Beland JC, Weeks SM. Sonographic evaluation of venous obstruction in liver transplants. AJR Am J Roentgenol. 2007;188(6):W515-W521.
40. Pfammatter T, Williams DM, Lane KL, et al. Suprahepatic caval anastomotic stenosis complicating orthotopic liver transplantation: treatment with percutaneous transluminal angioplasty, Wallstent placement, or both. AJR Am J Roentgenol. 1997;168(2):477-480.
41. Kubo T, Shibata T, Itoh K, et al. Outcome of percutaneous transhepatic venoplasty for hepatic venous outflow obstruction after living donor liver transplantation. Radiology. 2006;239(1):285-290.
42. Ko EY, Kim TK, Kim PN, et al. Hepatic vein stenosis after living donor liver transplantation: evaluation with Doppler US. Radiology. 2003;229(3):806-810.
43. Ferris JV, Baron RL, Marsh JW Jr, et al. Recurrent hepatocellular carcinoma after liver transplantation: spectrum of CT findings and recurrence patterns. Radiology. 1996;198(1):233-238.
44. Baxter GM. Ultrasound of renal transplantation. Clin Radiol. 2001;56(10):802-818.
45. Brown ED, Chen MY, Wolfman NT, et al. Complications of renal transplantation: evaluation with US and radionuclide imaging. Radiographics. 2000;20(3):607-622.
46. Kobayashi K, Censullo ML, Rossman LL, et al. Interventional radiologic management of renal transplant dysfunction: indications, limitations, and technical considerations. Radiographics. 2007;27:1109-1130.
47. Memel DS, Dodd GD 3rd, Shah AN, et al. Imaging of en bloc renal transplants: normal and abnormal postoperative findings. AJR Am J Roentgenol. 1993;160(1):75-81.
48. O'Neill WC, Baumgarten DA. Ultrasonography in renal transplantation. Am J Kidney Dis. 2002;39(4):663-678.
49. Lachance SL, Adamson D, Barry JM. Ultrasonically determined kidney transplant hypertrophy. J Urol. 1988;139(3):497-498.
50. Babcock DS, Slovis TL, Han BK, et al. Renal transplants in children: long-term follow-up using sonography. Radiology. 1985;156(1):165-167.
51. Absy M, Metreweli C, Matthews C, Al Khader A. Changes in transplanted kidney volume measured by ultrasound. Br J Radiol. 1987;60(714):525-529.
52. American College of Radiology (ACR), Society for Pediatric Radiology (SPR), Society of Radiologists in Ultrasound (SRU), American Institute of Ultrasound in Medicine (AIUM). AIUM practice guideline for the performance of an ultrasound examination of solid-organ transplants. J Ultrasound Med. 2014;33(7):1309-1320.
53. Tublin ME, Bude RO, Platt JF. Review. The resistive index in renal Doppler sonography: where do we stand? AJR Am J Roentgenol. 2003;180(4):885-892.
54. Weber TM, Lockhart ME. Renal transplant complications. Abdom Imaging. 2013;38(5):1144-1154.
55. Rigg KM. Renal transplantation: current status, complications and prevention. J Antimicrob Chemother. 1995;36(Suppl. B):51-57.
56. Pirsch JD, Ploeg RJ, Gange S, et al. Determinants of graft survival after renal transplantation. Transplantation. 1996;61(11):1581-1586.
57. Akbar SA, Jafri SZ, Amendola MA, et al. Complications of renal transplantation. Radiographics. 2005;25(5):1335-1356.
58. Dodd GD 3rd, Tublin ME, Shah A, Zajko AB. Imaging of vascular complications associated with renal transplants. AJR Am J Roentgenol. 1991;157(3):449-459.
59. Jordan ML, Cook GT, Cardella CJ. Ten years of experience with vascular complications in renal transplantation. J Urol. 1982;128(4):689-692.
60. Hanto DW, Simmons RL. Renal transplantation: clinical considerations. Radiol Clin North Am. 1987;25(2):239-248.
61. Baxter GM, Ireland H, Moss JG, et al. Colour Doppler ultrasound in renal transplant artery stenosis: which Doppler index? Clin Radiol. 1995;50(9):618-622.
62. de Morais RH, Muglia VF, Mamere AE, et al. Duplex Doppler sonography of transplant renal artery stenosis. J Clin Ultrasound. 2003;31(3):135-141.
63. Tublin ME, Dodd GD 3rd. Sonography of renal transplantation. Radiol Clin North Am. 1995;33(3):447-459.
64. Penny MJ, Nankivell BJ, Disney AP, et al. Renal graft thrombosis. A survey of 134 consecutive cases. Transplantation. 1994;58(5):565-569.
65. Baxter GM, Morley P, Dall B. Acute renal vein thrombosis in renal allografts: new Doppler ultrasonic findings. Clin Radiol. 1991;43(2):125-127.
66. Reuther G, Wanjura D, Bauer H. Acute renal vein thrombosis in renal allografts: detection with duplex Doppler US. Radiology. 1989;170(2):557-558.
67. Lockhart ME, Wells CG, Morgan DE, et al. Reversed diastolic flow in the renal transplant: perioperative implications versus transplants older than 1 month. AJR Am J Roentgenol. 2008;190(3):650-655.
68. Pozniak MA, Dodd GD 3rd, Kelcz F. Ultrasonographic evaluation of renal transplantation. Radiol Clin North Am. 1992;30(5):1053-1066.
69. Middleton WD, Kellman GM, Melson GL, Madrazo BL. Postbiopsy renal transplant arteriovenous fistulas: color Doppler US characteristics. Radiology. 1989;171(1):253-257.
70. Huang MW, Muradali D, Thurston WA, et al. Uterine arteriovenous malformations: gray-scale and Doppler US features with MR imaging correlation. Radiology. 1998;206(1):115-123.
71. Rahmouni A, Bargoin R, Herment A, et al. Color Doppler twinkling artifact in hyperechoic regions. Radiology. 1996;199(1):269-271.
72. Letourneau JG, Day DL, Ascher NL, Castaneda-Zuniga WR. Imaging of renal transplants. AJR Am J Roentgenol. 1988;150(4):833-838.

73. Silver TM, Campbell D, Wicks JD, et al. Peritransplant fluid collections. Ultrasound evaluation and clinical significance. Radiology. 1981;138(1):145-151.
74. Data from the Organ Procurement and Transplantation Network and the U.S. Scientific Registry of Transplant Recipients. In United Network for Organ Sharing and Scientific Registry Data, 2008. Available from: https://optn.transplant.hrsa.gov/data/view-data-reports/national-data/#.
75. White SA, Shaw JA, Sutherland DE. Pancreas transplantation. Lancet. 2009;373(9677):1808-1817.
76. Hariharan S, Pirsch JD, Lu CY, et al. Pancreas after kidney transplantation. J Am Soc Nephrol. 2002;13(4):1109-1118.
77. Pozniak MA, Propeck PA, Kelcz F, Sollinger H. Imaging of pancreas transplants. Radiol Clin North Am. 1995;33(3):581-594.
78. Freund MC, Steurer W, Gassner EM, et al. Spectrum of imaging findings after pancreas transplantation with enteric exocrine drainage: Part 1, posttransplantation anatomy. AJR Am J Roentgenol. 2004;182(4):911-917.
79. Kersting S, Ludwig S, Ehehalt F, et al. Contrast-enhanced ultrasonography in pancreas transplantation. Transplantation. 2013;95(1):209-214.
80. Krebs TL, Daly B, Wong JJ, et al. Vascular complications of pancreatic transplantation: MR evaluation. Radiology. 1995;196(3):793-798.
81. Foshager MC, Hedlund LJ, Troppmann C, et al. Venous thrombosis of pancreatic transplants: diagnosis by duplex sonography. AJR Am J Roentgenol. 1997;169(5):1269-1273.
82. Vandermeer FQ, Manning MA, Frazier AA, Wong-You-Cheong JJ. Imaging of whole-organ pancreas transplants. Radiographics. 2012;32(2):411-435.
83. Stockland AH, Willingham DL, Paz-Fumagalli R, et al. Pancreas transplant venous thrombosis: role of endovascular interventions for graft salvage. Cardiovasc Intervent Radiol. 2009;32(2):279-283.
84. Barth MM, Khwaja K, Faintuch S, Rabkin D. Transarterial and transvenous embolotherapy of arteriovenous fistulas in the transplanted pancreas. J Vasc Interv Radiol. 2008;19(8):1231-1235.
85. Hagspiel KD, Nandalur K, Burkholder B, et al. Contrast-enhanced MR angiography after pancreas transplantation: normal appearance and vascular complications. AJR Am J Roentgenol. 2005;184(2):465-473.
86. Drachenberg CB, Papadimitriou JC. Spectrum of histopathological changes in pancreas allograft biopsies and relationship to graft loss. Transplant Proc. 2007;39(7):2326-2328.
87. Patel B, Markivee CR, Mahanta B, et al. Pancreatic transplantation: scintigraphy, US, and CT. Radiology. 1988;167(3):685-687.
88. Yuh WT, Wiese JA, Abu-Yousef MM, et al. Pancreatic transplant imaging. Radiology. 1988;167(3):679-683.
89. Wong JJ, Krebs TL, Klassen DK, et al. Sonographic evaluation of acute pancreatic transplant rejection: morphology—Doppler analysis versus guided percutaneous biopsy. AJR Am J Roentgenol. 1996;166(4):803-807.
90. Aideyan OA, Foshager MC, Benedetti E, et al. Correlation of the arterial resistive index in pancreas transplants of patients with transplant rejection. AJR Am J Roentgenol. 1997;168(6):1445-1447.
91. Heyneman LE, Keogan MT, Tuttle-Newhall JE, et al. Pancreatic transplantation using portal venous and enteric drainage: the postoperative appearance of a new surgical procedure. J Comput Assist Tomogr. 1999;23:283-290.
92. Patel BK, Garvin PJ, Aridge DL, et al. Fluid collections developing after pancreatic transplantation: radiologic evaluation and intervention. Radiology. 1991;181(1):215-220.
93. Howard RJ, Patton PR, Reed AI, et al. The changing causes of graft loss and death after kidney transplantation. Transplantation. 2002;73(12):1923-1928.
94. Briggs JD. Causes of death after renal transplantation. Nephrol Dial Transplant. 2001;16(8):1545-1549.
95. Apel H, Walschburger-Zorn K, Haberle L, et al. De novo malignancies in renal transplant recipients: experience at a single center with 1882 transplant patients over 39 yr. Clin Transplant. 2013;27(1):E30-E36.
96. Penn I. Post-transplant malignancy: the role of immunosuppression. Drug Saf. 2000;23(2):101-113.
97. Parker A, Bowles K, Bradley JA, et al. Diagnosis of post-transplant lymphoproliferative disorder in solid organ transplant recipients—BCSH and BTS guidelines. Br J Haematol. 2010;149(5):675-692.
98. Haque T, Crawford DH. Role of donor versus recipient type Epstein-Barr virus in post-transplant lymphoproliferative disorders. Springer Semin Immunopathol. 1998;20(3-4):375-387.
99. Babcock GJ, Decker LL, Freeman RB, Thorley-Lawson DA. Epstein-Barr virus–infected resting memory B cells, not proliferating lymphoblasts, accumulate in the peripheral blood of immunosuppressed patients. J Exp Med. 1999;190(4):567-576.
100. Opelz G, Daniel V, Naujokat C, et al. Effect of cytomegalovirus prophylaxis with immunoglobulin or with antiviral drugs on post-transplant non--Hodgkin lymphoma: a multicentre retrospective analysis. Lancet Oncol. 2007;8(3):212-218.
101. Nalesnik MA, Makowka L, Starzl TE. The diagnosis and treatment of posttransplant lymphoproliferative disorders. Curr Probl Surg. 1988;25(6):367-472.
102. Vrachliotis TG, Vaswani KK, Davies EA, et al. CT findings in posttransplantation lymphoproliferative disorder of renal transplants. AJR Am J Roentgenol. 2000;175(1):183-188.
103. Tsao L, Hsi ED. The clinicopathologic spectrum of posttransplantation lymphoproliferative disorders. Arch Pathol Lab Med. 2007;131(8):1209-1218.
104. Opelz G, Dohler B. Lymphomas after solid organ transplantation: a collaborative transplant study report. Am J Transplant. 2004;4(2):222-230.
105. Vegso G, Hajdu M, Sebestyen A. Lymphoproliferative disorders after solid organ transplantation—classification, incidence, risk factors, early detection and treatment options. Pathol Oncol Res. 2011;17(3):443-454.
106. Dotti G, Fiocchi R, Motta T, et al. Epstein-Barr virus–negative lymphoproliferate disorders in long-term survivors after heart, kidney, and liver transplant. Transplantation. 2000;69(5):827-833.
107. Donnelly LF, Frush DP, Marshall KW, White KS. Lymphoproliferative disorders: CT findings in immunocompromised children. AJR Am J Roentgenol. 1998;171(3):725-731.
108. Penn I. Cancers complicating organ transplantation. N Engl J Med. 1990;323(25):1767-1769.
109. Pickhardt PJ, Siegel MJ. Abdominal manifestations of posttransplantation lymphoproliferative disorder. AJR Am J Roentgenol. 1998;171(4):1007-1013.
110. Kaushik S, Fulcher AS, Frable WJ, May DA. Posttransplantation lymphoproliferative disorder: osseous and hepatic involvement. AJR Am J Roentgenol. 2001;177(5):1057-1059.
111. Meador TL, Krebs TL, Cheong JJ, et al. Imaging features of posttransplantation lymphoproliferative disorder in pancreas transplant recipients. AJR Am J Roentgenol. 2000;174(1):121-124.
112. Pickhardt PJ, Siegel MJ. Posttransplantation lymphoproliferative disorder of the abdomen: CT evaluation in 51 patients. Radiology. 1999;213(1):73-78.
113. Allen U, Hebert D, Moore D, et al. Epstein-Barr virus–related post-transplant lymphoproliferative disease in solid organ transplant recipients, 1988-97: a Canadian multi-centre experience. Pediatr Transplant. 2001;5(3):198-203.
114. Swinnen LJ. Diagnosis and treatment of transplant-related lymphoma. Ann Oncol. 2000;11(Suppl. 1):45-48.

PARTE TRÊS: Ultrassonografia de Pequenas Partes, Artéria Carótida e Vasos Periféricos

CAPÍTULO 19

Glândula Tireoide

Luigi Solbiati, J. William Charboneau, Vito Cantisani, Carl Reading e Giovanni Mauri

SUMÁRIO DOS PONTOS-CHAVES

- A ultrassonografia é a melhor modalidade de imagem para estudar a glândula tireoide a procura de doenças difusas e nodulares.
- A maioria esmagadora dos nódulos da tireoide é benigna. O câncer de tireoide é raro e representa menos de 1% de todas as neoplasias malignas.
- Aproximadamente 80% da doença tireoidiana nodular é causada por hiperplasia. Quando a hiperplasia provoca aumento geral do tamanho ou volume da glândula, o termo "bócio" é usado.
- Os nódulos hiperplásticos ou adenomatosos, em sua maioria, são isoecoicos comparados ao tecido normal da tireoide, mas podem se tornar hiperecoicos devido às numerosas interfaces entre células e substâncias coloidais.
- Os nódulos hiperfuncionantes (autônomos) geralmente apresentam vascularização perinodular e intranodular abundante.
- Áreas puramente anecoicas são causadas por líquido seroso ou coloidal.
- Adenomas representam somente 5% a 10% de todas as doenças nodulares da tireoide e são sete vezes mais comuns nas mulheres do que nos homens. Em geral, as características citopatológicas dos adenomas foliculares são indistinguíveis das características citopatológicas do carcinoma folicular.
- A consistência sólida, a hipoatividade, as microcalcificações, a aparência mais alta do que larga, a hipervascularização, as margens irregulares, a invasão de estruturas adjacentes e o achado de metástases em linfonodos cervicais são sinais suspeitos de doença maligna da tireoide.
- A aspiração com agulha fina guiada por ultrassonografia é o método mais efetivo para diagnosticar doença maligna em um nódulo da tireoide.
- Após a tireoidectomia parcial ou quase total de um carcinoma, a ultrassonografia é o método preferencial para o acompanhamento do paciente para detectar doença residual, recidivante ou metastática no pescoço.
- O Thyroid Imaging Reporting and Data System (TIRADS) pode ser utilizado para estratificar o risco de doença maligna de nódulos da tireoide de acordo com as características ultrassonográficas apresentadas.
- A ablação guiada por ultrassonografia com agentes químicos (etanol) ou energia térmica (radiofrequência e ablação a *laser*) pode ser usada para tratar adenoma da tireoide, nódulos hipocaptantes benignos e até mesmo metástases linfonodais de câncer de tireoide.

SUMÁRIO DO CAPÍTULO

INSTRUMENTAÇÃO E TÉCNICA
ANATOMIA
ANOMALIAS CONGÊNITAS DA TIREOIDE
DOENÇA NODULAR DA TIREOIDE
Características Histopatológicas e Correlações Ultrassonográficas
Hiperplasia e Bócio
Adenoma
Carcinoma
Linfoma
Metástases para a Tireoide
Biópsia por Punção Aspirativa com Agulha Fina
Aplicações Ultrassonográficas
Detecção de Massas da Tireoide
Diferenciação de Nódulos Benignos e Malignos
Descrição da Imagem da Tireoide e Sistema de Dados
Ultrassonografia com Agente de Contraste e Elastografia
Orientação de Biópsia por Agulha
Orientação de Tratamento Percutâneo
Nódulo Detectado Incidentalmente
DOENÇA DIFUSA DA TIREOIDE
Agradecimentos

Por causa da localização superficial da glândula tireoide, a ultrassonografia em escala de cinza (em modo B) e com Doppler colorido pode evidenciar a anatomia normal da tireoide e as condições patológicas com notável nitidez. Como resultado, a ultrassonografia é cada vez mais importante na avaliação diagnóstica da doença tireoidiana, embora seja apenas um dos vários métodos diagnósticos disponíveis atualmente. Para se usar a ultrassonografia de maneira efetiva e econômica, é importante entender seus recursos e limitações.

INSTRUMENTAÇÃO E TÉCNICA

Transdutores de alta frequência (7,5 a 15,0 MHz) propiciam tanto penetração profunda do ultrassom – até 5 cm – quanto imagens de alta definição, com resolução de 0,5 a 1,0 mm. Nenhum outro método de imagem consegue obter este grau de resolução espacial. Transdutores lineares com formato retangular e trapezoidal são preferíveis aos transdutores setoriais, devido ao campo de visão superficial mais amplo e à capacidade de combinar imagens em

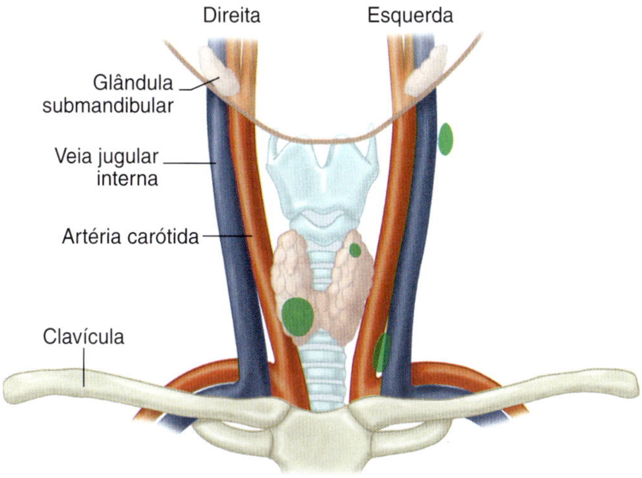

FIG. 19.1 "Mapa" cervical. Este diagrama ajuda a comunicar ao médico as relações entre a patologia e a anatomia, e serve como referência para os exames de acompanhamento.

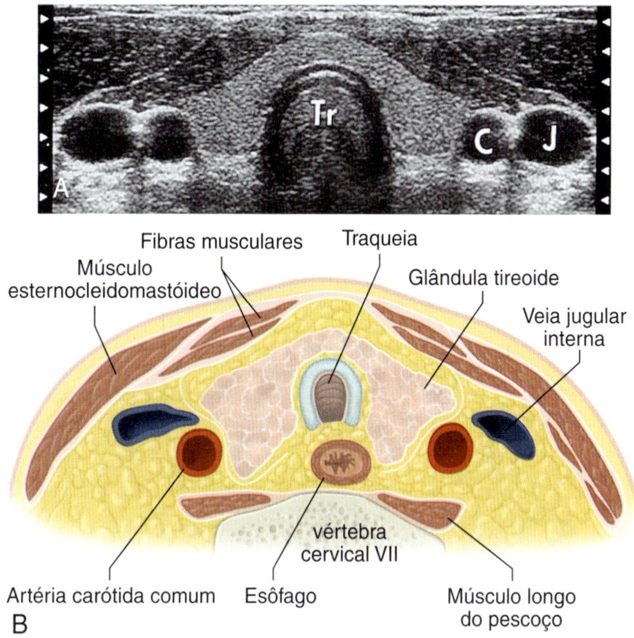

FIG. 19.2 Glândula tireoide normal. **(A)** US transversal realizada com transdutor linear de 7,5 MHz. **(B)** Desenho anatômico correspondente. *C*, artéria carótida comum; *J*, veia jugular; *Tr*, sombra de ar da traqueia.

escala de cinza de alta frequência e de Doppler colorido. A glândula tireoide é um dos órgãos mais vascularizados do corpo. Como resultado, o exame com Doppler pode fornecer informação diagnóstica útil em algumas doenças tireoidianas.

Duas técnicas mais recentes usadas para o estudo ultrassonográfico da glândula tireoide são a ultrassonografia com contraste e a elastografia. A **ultrassonografia com contraste**, que usa agentes de contraste de segunda geração e índice mecânico muito baixo, pode fornecer informação útil para o diagnóstico de casos selecionados de doença nodular e para procedimentos terapêuticos guiados por ultrassonografia. **Elastografia** baseia-se no princípio de que quando tecidos do corpo são comprimidos, as partes mais moles deformam mais facilmente que as partes mais firmes. O deslocamento em várias profundidades é determinado por sinais ultrassonográficos refletidos por tecidos antes e depois que são comprimidos, e as tensões consequentes a esses deslocamentos são calculadas e demonstradas visualmente.

Tipicamente o paciente é examinado em decúbito dorsal com o pescoço estendido. Uma pequena almofada pode ser colocada sob os ombros para fornecer uma melhor exposição do pescoço, particularmente em pacientes de baixa estatura e pescoço curto. A glândula tireoide precisa ser examinada completamente tanto no plano transversal quanto no longitudinal. A obtenção da imagem dos polos mais inferiores pode ser aprimorada ao se pedir ao paciente para engolir, o que eleva momentaneamente a glândula tireoide no pescoço. É obrigatório o exame de toda a glândula, incluindo o istmo. O exame também precisa ser estendido lateralmente, para incluir a região da artéria carótida e da veia jugular para identificar linfonodos aumentados nas cadeias ganglionares jugulares; superiormente, para visualizar adenopatia submandibular; e inferiormente, para definir linfonodos supraclaviculares patológicos.

Além das imagens gravadas durante o exame, alguns radiologistas incluem na documentação permanente um diagrama do pescoço mostrando a localização de achados anormais (Fig. 19.1). Este "mapa" cervical ajuda a comunicar mais nitidamente as relações anatômicas da patologia para o médico solicitante e o paciente. Serve também como referência útil para o radiologista nos exames de acompanhamento.

ANATOMIA

A glândula tireoide está localizada na porção anteroinferior do pescoço (compartimento infra-hióideo) em um espaço delimitado por músculo, traqueia, esôfago, artérias carótidas e veias jugulares (Fig. 19.2). A glândula tireoide é formada por **dois lobos** localizados de cada lado da traqueia e conectados na linha média pelo **istmo**, uma estrutura estreita que passa sobre a parede anterior da traqueia no nível da junção dos terços médio e inferior da glândula tireoide. Entre 10% e 40% dos pacientes normais têm um pequeno lobo tireoidiano (**piramidal**), emergindo superiormente do istmo e repousando sobre a cartilagem tireóidea.[1] Ele pode ser visualizado regularmente em pacientes mais jovens, mas sofre atrofia progressiva na fase adulta e se torna invisível. O tamanho e a forma dos lobos da tireoide apresentam grande variação entre os pacientes normais. Em indivíduos altos, os lobos laterais têm uma forma alongada longitudinalmente nos cortes sagitais, enquanto em indivíduos mais baixos, a glândula é mais oval. No recém-nascido, a glândula tireoide tem entre 18 e 20 mm de comprimento, com um diâmetro anteroposterior (AP) de 8 a 9 mm. Com 1 ano de idade, o comprimento médio é de 25 mm e o diâmetro AP é de 12 a 15 mm.[2] Em adultos, o comprimento médio é de aproximadamente 40 a 60 mm, com diâmetro AP médio de 13 a 18 mm. A espessura média do istmo é de 4 a 6 mm.[3]

A ultrassonografia é um método acurado para calcular o **volume da tireoide**. Em cerca de um terço dos casos, a medida ultrassonográfica do volume difere do tamanho estimado no exame físico.[4] As medidas do volume tireoidiano podem ser úteis para determinar o tamanho do bócio para avaliar a necessidade de cirurgia, permitem calcular a dose de iodo-131 (^{131}I) necessária para tratar a tireotoxicose e avaliam a resposta aos tratamentos de supressão.[5] O volume da tireoide pode ser calculado com parâmetros lineares ou mais precisamente com fórmulas matemáticas. Dentre os parâmetros lineares, o diâmetro AP é o mais preciso, por ser relativamente

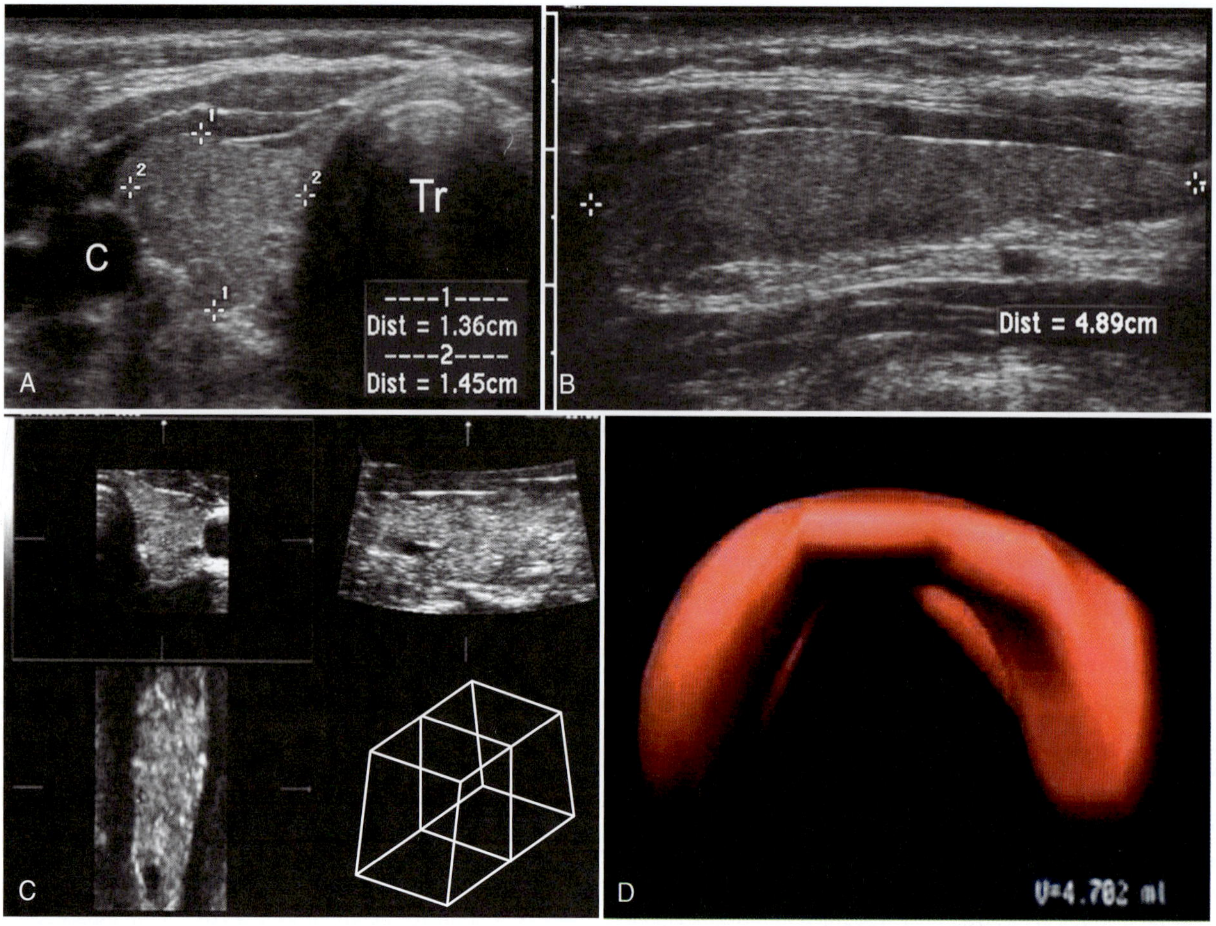

FIG. 19.3 Cálculo do volume da glândula tireoide. Imagens **(A)** transversal e **(B)** longitudinal mostram os cursores nos limites da glândula tireoide. *C*, artéria carótida comum; *Tr*, sombra de ar da traqueia. O cálculo do volume da tireoide baseia-se na fórmula elipsoide com um fator de correção (comprimento × largura × espessura × 0,52 para cada lobo). Neste caso, o volume é de 10 mL (ou gramas), o que está dentro dos limites normais para esta paciente. **(C)** Imagens de exame tridimensional em tempo real do lobo normal da tireoide, visualizado simultaneamente nos planos axial (*acima, à esquerda*), longitudinal (*acima, à direita*) e coronal (*abaixo, à esquerda*). **(D)** Reconstrução volumétrica da glândula.

independente de possível assimetria dimensional entre os dois lobos. Quando o diâmetro AP é maior que 2 cm, a glândula tireoide pode ser considerada "aumentada".

O método matemático mais comum para calcular o volume da tireoide baseia-se na fórmula elipsoide com um fator de correção (comprimento × altura × espessura × 0,529 para cada lobo)[6] (Fig. 19.3A-B). Usando este método, o erro médio estimado é de aproximadamente 15%. O método matemático mais preciso é a integração das áreas transversais da glândula tireoide, obtidas através de cortes ultrassonográficos igualmente espaçados.[7] Com este método, o erro médio estimado é de 5% a 10%.[8] A tecnologia moderna de ultrassonografia tridimensional (3D) permite que se obtenha simultaneamente os três planos ortogonais dos lobos tireoidianos, e então calcula-se o volume automática ou manualmente[9] (Fig. 19.3C-D).

Em recém-nascidos, o volume tireoidiano varia de 0,40 a 1,40 mL, aumentando de 1,0 a 1,3 mL para cada 10 kg de peso corporal, até um volume normal em adultos de 10 a 11 ± 3 mL.[7] O volume da tireoide é geralmente maior em pacientes que moram em regiões com deficiência de iodo e em pacientes com hepatite aguda ou insuficiência renal crônica. O volume é menor em pacientes com hepatite crônica ou que foram tratados com tiroxina ou iodo radioativo.[5,7]

O **parênquima tireoidiano normal** apresenta ecogenicidade homogênea, de média a alta, que torna relativamente fácil a detecção de lesões focais tireoidianas císticas ou hipoecoicas na maioria dos casos. A fina linha hiperecoica em volta dos lobos tireoidianos é a **cápsula**, que é frequentemente identificada na ultrassonografia. Pode se tornar calcificada em pacientes com uremia ou distúrbios do metabolismo do cálcio. Com os atuais instrumentos com Doppler de alta sensibilidade disponíveis, a rica vascularização da glândula pode ser vista homogeneamente distribuída por todo o parênquima (Fig. 19.4). As **artéria e veia tireoidianas superiores,** são encontradas no **polo superior de cada lobo.** A **veia tireoidiana inferior** é encontrada no **polo inferior** (Fig. 19.5), e a **artéria tireoidiana inferior** está localizada posteriormente ao terço inferior de cada lobo. O diâmetro médio das artérias é de 1 a 2 mm; as veias mais inferiores podem ter até 8 mm de diâmetro. Normalmente, os picos de velocidade sistólica alcançam 20 a 40 cm/s nas artérias tireoidianas maiores e 15 a 30 cm/s nas artérias intraparenquimatosas. Estas são as velocidades mais altas encontradas em vasos sanguíneos que irrigam órgãos superficiais.

Os músculos **esterno-hióideo** e **omo-hióideo** são vistos como finas faixas hipoecoicas anteriores à glândula tireoide (Fig. 19.2). O **músculo esternocleidomastóideo** é visto como uma grande faixa oval lateral à glândula tireoide. Um importante ponto de referência anatômico é o **músculo longo do pescoço**, localizado posteriormente a cada lobo tireoidiano, em íntimo contato com o espaço pré-vertebral.

O **nervo laríngeo recorrente** e a artéria tireoidiana inferior passam no ângulo formado entre a traqueia, o esôfago e o lobo tireoidiano. Nos cortes longitudinais, o nervo laríngeo recorrente e a artéria tireoidiana inferior podem ser vistos entre o lobo tireoidiano e o esôfago à esquerda, e entre o lobo tireoidiano e o músculo longo do pescoço à direita. O **esôfago**, uma estrutura sobretudo da linha média, pode ser encontrado lateralmente e, em geral, está no lado esquerdo. É bem identificado pelo aspecto em alvo típico de intestino no plano transversal e por seus movimentos peristálticos quando o paciente engole.

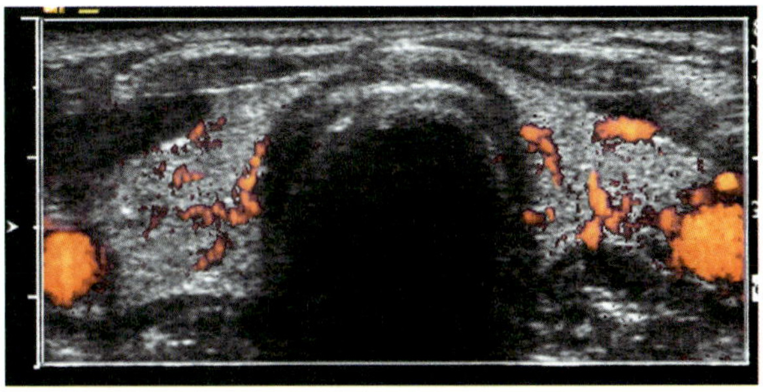

FIG. 19.4 Vascularização normal da tireoide na ultrassonografia power Doppler .

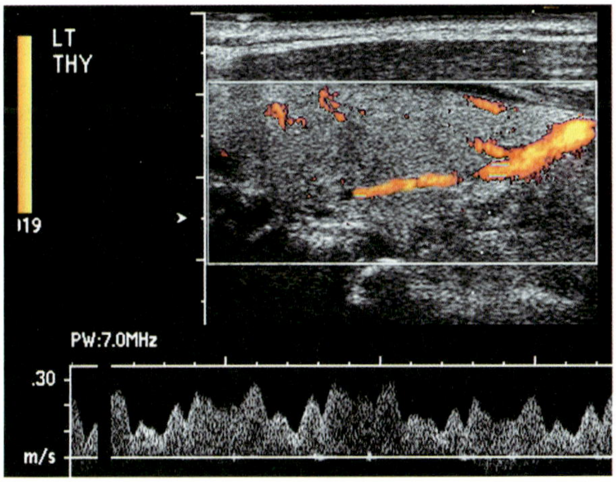

FIG. 19.5 Veia tireoidiana inferior normal. Imagem longitudinal com *power* Doppler mostra uma grande veia tireoidiana inferior com padrão espectral de onda venosa. LT = esquerda; THY = tireoide.

ANOMALIAS CONGÊNITAS DA TIREOIDE

As condições congênitas da glândula tireoide incluem **aplasia** de um lobo ou de toda a glândula, graus variáveis de **hipoplasia** e **ectopia** (Fig. 19.6). A ultrassonografia pode ser usada para ajudar a estabelecer o diagnóstico de hipoplasia pela demonstração de uma glândula de tamanho reduzido. A ultrassonografia de alta frequência também pode ser utilizada no estudo do **hipotireoidismo congênito** (HC), uma doença relativamente comum que ocorre em cerca de 1 para cada 3.000 a 4.000 nascidos vivos. É clinicamente importante determinar a causa do HC (disgenesia, dis-hormogênese ou hipotireoidismo pituitário/hipotalâmico), porque o prognóstico e o tratamento são diferentes. O início precoce do tratamento consegue evitar retardo mental e atraso no desenvolvimento ósseo.[10,11]

A mensuração dos lobos tireoidianos pode ser usada para diferenciar aplasia (ausência da glândula) de **hipotireoidismo com bócio** (aumento da glândula). Para detectar tecido **tireoidiano ectópico** (p. ex., em uma posição lingual ou supra-hióidea), é realizada, mais frequentemente, cintilografia.

DOENÇA NODULAR DA TIREOIDE

Muitas doenças tireoidianas podem se apresentar clinicamente com um ou mais nódulos tireoidianos. Estes nódulos representam problemas comuns e clinicamente controversos. Estudos epidemiológicos estimam que 4% a 7% dos adultos nos Estados Unidos têm nódulos

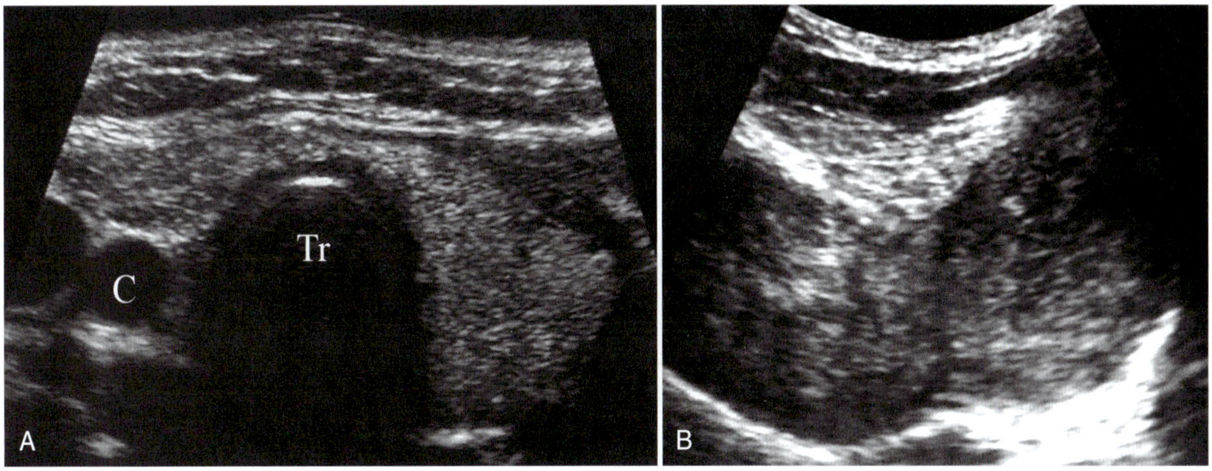

FIG. 19.6 Anormalidades congênitas da tireoide. (A) Hipoplasia do lobo direito da tireoide. C, artéria carótida; *Tr*, sombra de ar da traqueia. **(B)** Glândula tireoide **ectópica (sublingual)**. US transversal inferior à base da língua mostra uma estrutura parenquimatosa em formato de "U".

tireoidianos palpáveis, sendo as mulheres mais frequentemente afetadas que os homens.[12,13] A exposição à radiação ionizante aumenta a incidência de nódulos benignos e malignos, com 20% a 30% de uma população exposta à radiação apresentando doença tireoidiana palpável.[14,15]

Embora a doença nodular da tireoide seja relativamente comum, o **câncer da tireoide** é raro e representa menos de 1% de todas as neoplasias malignas.[16] A maioria esmagadora dos nódulos tireoidianos é benigna. O desafio clínico é distinguir os poucos nódulos malignos clinicamente significativos dos muitos nódulos benignos, e, assim, identificar os pacientes que precisam de cirurgia. Esta tarefa é complicada porque a doença nodular da glândula tireoide costuma ser clinicamente oculta (< 10-15 mm), embora possa ser prontamente detectada pela ultrassonografia de alta resolução. A importante questão de como lidar com estes pequenos nódulos descobertos incidentalmente pela ultrassonografia será discutida posteriormente neste capítulo.

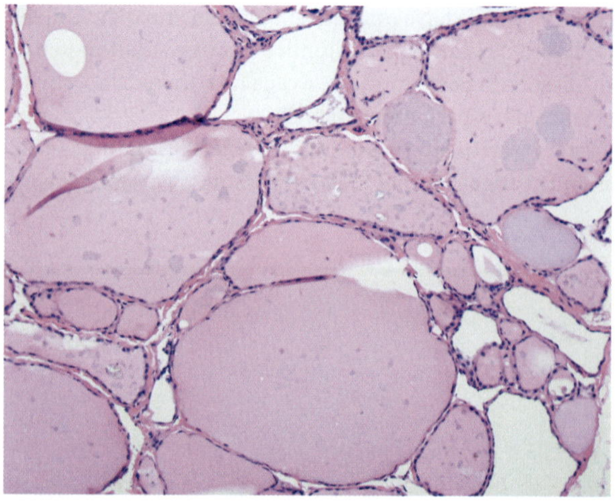

FIG. 19.7 Corte histopatológico da glândula tireoide hiperplásica (adenomatosa). O espécime histopatológico exibe muitos folículos dilatados preenchidos com material coloide.

Doença Nodular da Tireoide: Avaliação Ultrassonográfica

Determinar a localização de uma massa palpável no pescoço (p. ex., tireoidiana ou extratireoidiana)
Evidenciar características de nódulo benigno *versus* maligno
Detectar nódulo oculto em paciente com história de irradiação da cabeça e pescoço ou com síndrome de neoplasia endócrina múltipla (NEM) do tipo II
Determinar a extensão de uma malignidade tireoidiana já conhecida
Detectar carcinoma residual, recorrente ou metastático
Guiar aspiração por agulha fina de nódulo tireoidiano ou linfonodos cervicais

Características Histopatológicas e Correlações Ultrassonográficas

Hiperplasia e Bócio

Aproximadamente 80% da doença nodular da tireoide é causada pela **hiperplasia** da glândula e ocorre em até 5% de qualquer população.[17] Sua etiologia inclui **deficiência de iodo** (endêmica), **disfunções da hormonogênese** (formas hereditárias familiais) e **pouca utilização do iodo** como resultado de medicação. Quando a hiperplasia leva a aumento global do tamanho ou do volume da glândula, é usado o termo **bócio**. O pico do idade dos pacientes com bócio é dos 35 aos 50 anos e as mulheres são três vezes mais afetadas que os homens.

Histologicamente, o estágio inicial é a hiperplasia celular dos ácinos da tireoide, seguida pela formação de micronódulos e macronódulos, geralmente indistinguíveis do parênquima tireoidiano normal, mesmo na histologia. Os nódulos hiperplásicos sofrem degeneração liquefeita, com acúmulo de sangue, líquido seroso e substância coloide (Fig. 19.7, Vídeo 19.1). Histopatologicamente, eles são denominados nódulos **hiperplásicos, adenomatosos** ou **coloides**. Muitas (se não todas) lesões císticas são nódulos hiperplásicos que sofreram substancial degeneração liquefeita. Patologicamente, cistos epiteliais verdadeiros da tireoide são raros. Na evolução deste processo de degeneração cística, pode ocorrer **calcificação**, que frequentemente é macroscópica e perinodular.[3,5] A função do nódulo hiperplásico pode estar diminuída, permanecer normal ou estar aumentada (nódulos tóxicos).

Ultrassonograficamente, a maioria dos nódulos hiperplásicos ou adenomatosos é **isoecoica** em comparação ao tecido tireoidiano normal (Fig. 19.8A), mas pode se tornar **hiperecoica** devido às numerosas interfaces entre as células e a substância coloide[5,18] (Fig. 19.8B-C). Menos frequentemente, é visto um padrão hipoecoico espongiforme ou **faveolado** (Fig. 19.9, Vídeo 19.2). Quando o nódulo é isoecoico ou hiperecoico, vê-se tipicamente um delgado **halo hipoecoico** periférico, causado mais provavelmente pelos vasos sanguíneos Os vasos sanguíneos perinodulares são detectados pelo Doppler colorido e, com a atual tecnologia do Doppler de alta sensibilidade, também pode ser vista a vascularização intranodular.[5,19,20] Nódulos **hiperfuncionais** (autônomos) geralmente exibem vascularização perinodular e intranodular abundante; no entanto, devido ao padrão hipervascular demonstrado na maioria dos nódulos tireoidianos sólidos em aparelhos com Doppler de alta sensibilidade, esta característica não possibilita a detecção pela ultrassonografia de nódulos hiperfuncionais em bócios multinodulares.[19,20]

As alterações degenerativas dos nódulos no bócio correspondem a seus aspectos ultrassonográficos (Fig. 19.10). Áreas puramente anecoicas são causadas por **líquido seroso ou coloide**. Líquido ecogênico ou níveis líquidos móveis correspondem à **hemorragia**.[21] Focos ecogênicos brilhantes com **artefatos em cauda de cometa** são provavelmente causados por **microcristais** ou agregados de substância coloide, que também podem se mover lentamente, como flocos de neve, no interior da coleção líquida.[22]**Septos finos intracísticos** provavelmente correspondem a filamentos atenuados de tecido tireoidiano e são completamente avasculares ao Doppler colorido. Esses processos degenerativos também podem levar à formação de calcificações, que podem ser **finas carapaças periféricas** ("casca de ovo") ou **focos grosseiros, altamente** refletivos com sombra acústica associada, dispersos pela glândula[8] (Fig. 19.11).

Projeções sólidas intracísticas, ou papilas, usualmente com sinais no Doppler colorido, podem parecer semelhantes ao raro carcinoma papilífero cístico da tireoide (CPT).[20,21] Em alguns casos, o exame de ultrassonografia e Doppler colorido não consegue diferenciar as

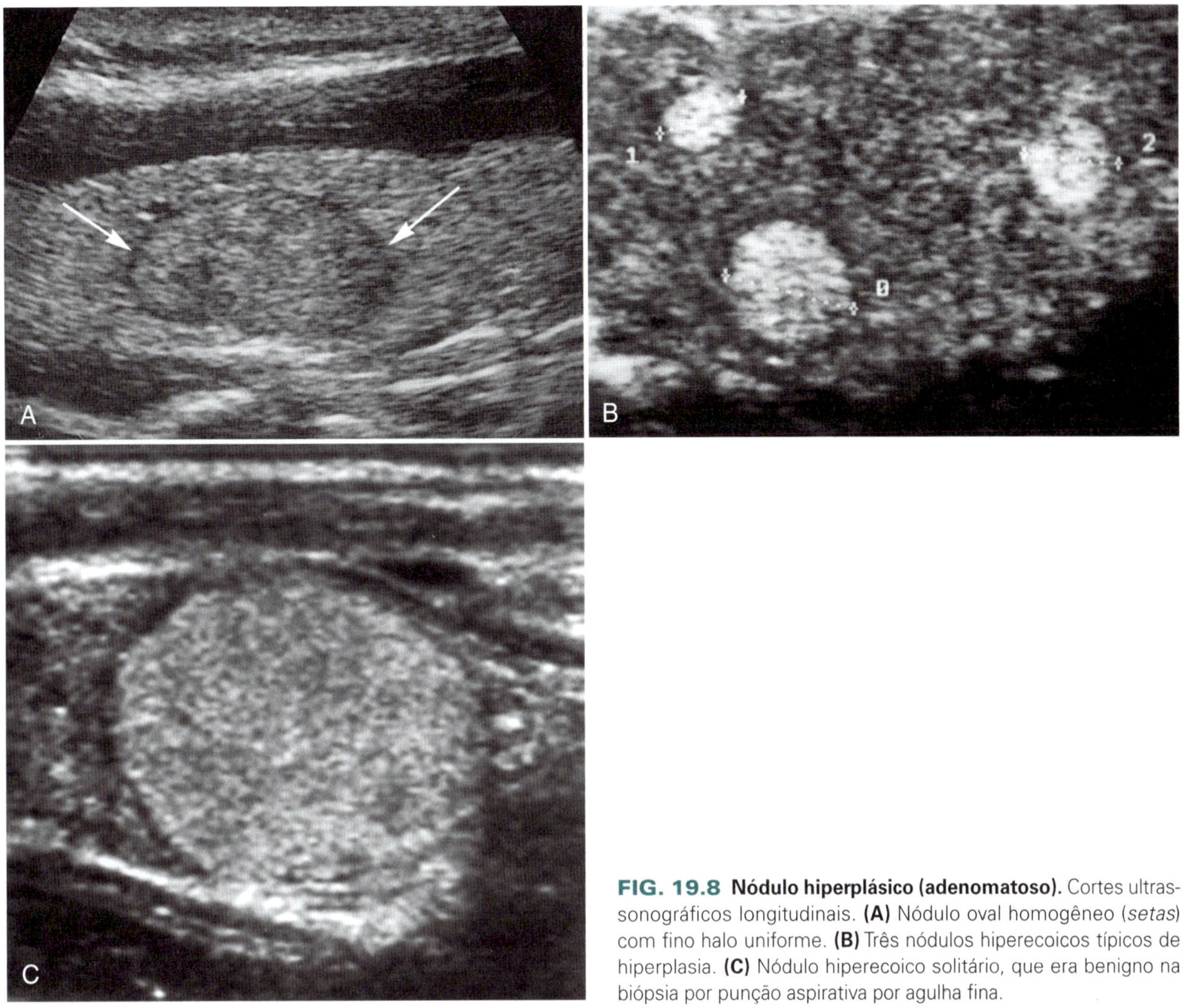

FIG. 19.8 Nódulo hiperplásico (adenomatoso). Cortes ultrassonográficos longitudinais. **(A)** Nódulo oval homogêneo (*setas*) com fino halo uniforme. **(B)** Três nódulos hiperecoicos típicos de hiperplasia. **(C)** Nódulo hiperecoico solitário, que era benigno na biópsia por punção aspirativa por agulha fina.

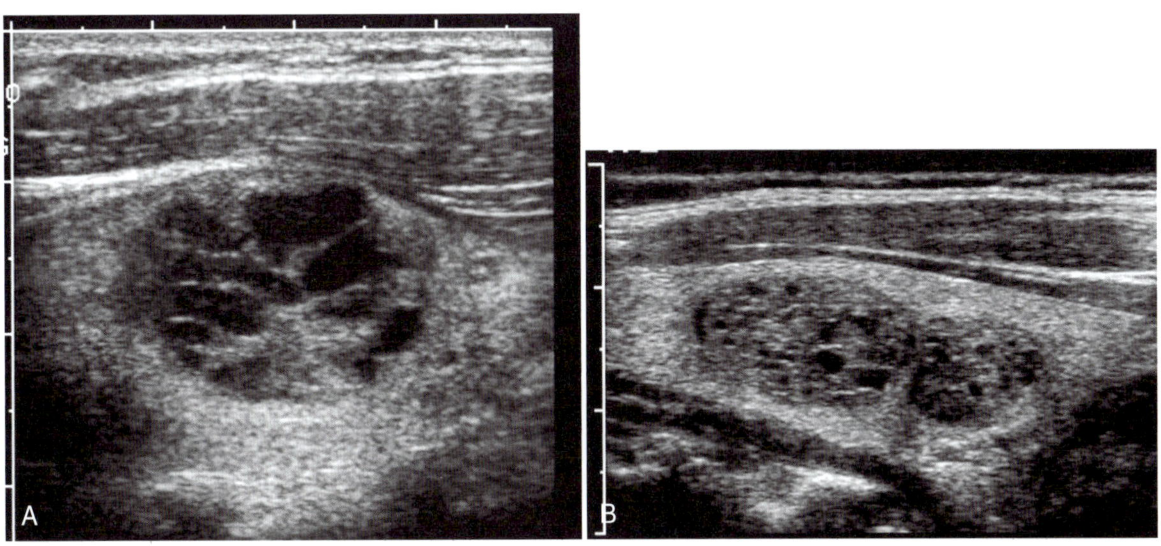

FIG. 19.9 Característica do nódulo benigno. Cortes longitudinais. Extensas alterações faveoladas ou císticas, com os nódulos mostrando **(A)** espaços císticos maiores e **(B)** espaços císticos menores. Tais características indicam probabilidade muito alta de um processo benigno.

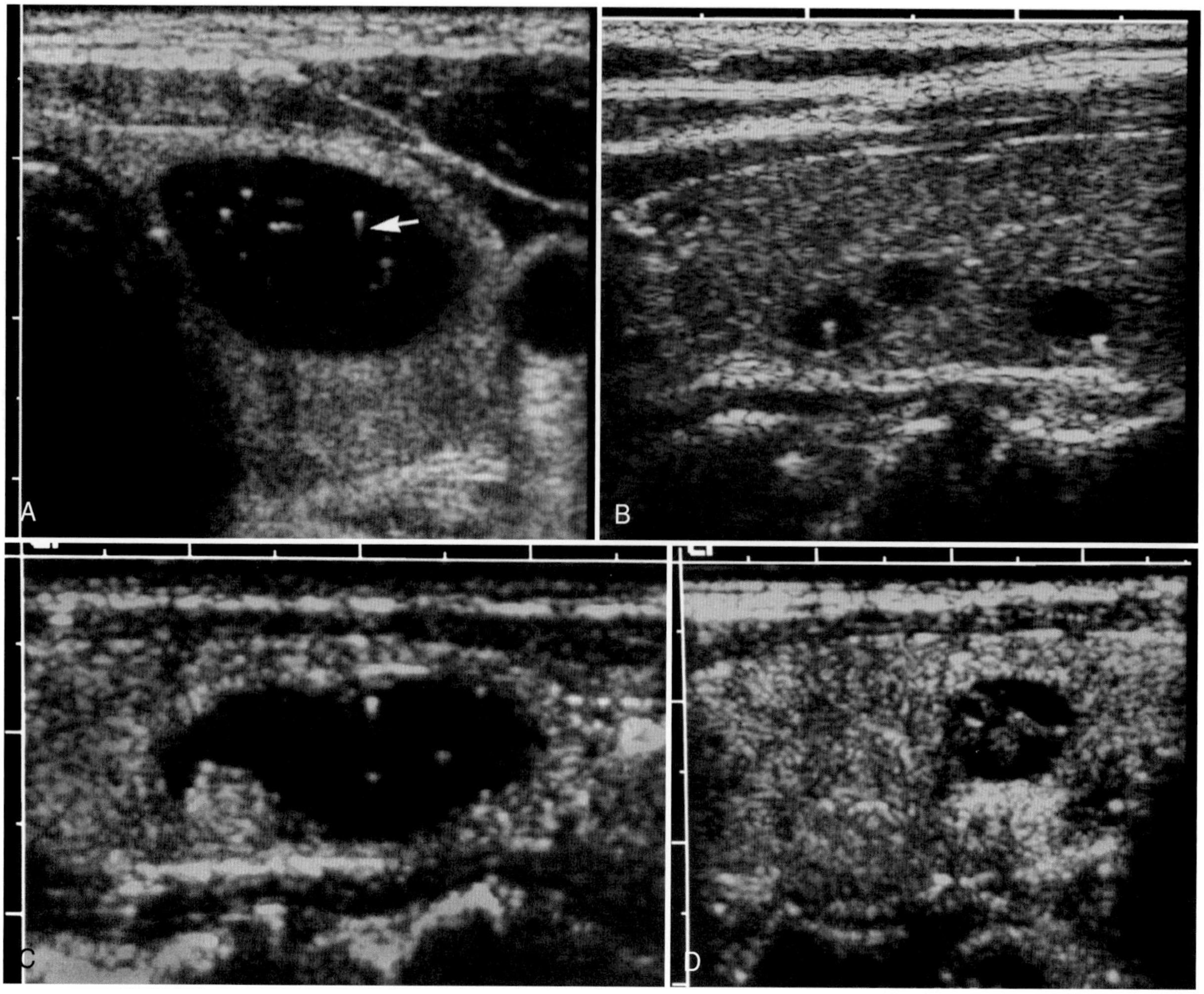

FIG. 19.10 Cistos coloides. US **(A)** transversal e **(B)-(D)** longitudinal de quatro pacientes mostram o aspecto típico dos cistos coloides. Alguns dos nódulos têm minúsculos focos ecogênicos que são atribuídos a microcristais. Alguns destes focos estão associados a artefatos em cauda de cometa (*seta* em **[A]**) posteriormente. Os nódulos que são principalmente císticos, como estes, são considerados benignos. Os cistos coloides frequentemente contêm ecos internos.

septações dos nódulos coloides hiperplásicos das vegetações vistas nos carcinomas papilíferos; antes de passar para estudos citológicos por aspiração, pode-se usar ultrassonografia contrastada com microbolhas não rompíveis e de segunda geração. **Septos benignos** e **conteúdo intracístico** não são realçados (e "desaparecem" no modo com harmônica) (Fig. 19.12), enquanto **vegetações malignas** mostram intenso realce na fase arterial com *washout* (eliminação) relativamente rápido.

Adenoma

Os adenomas representam apenas 5% a 10% de todas as doenças nodulares da tireoide e são sete vezes mais comuns em mulheres do que em homens.[5] A maioria não resulta em disfunção tireoidiana; uma minoria (< 10%) é hiperfuncional, desenvolve autonomia e pode causar tireotoxicose. A maioria dos adenomas é solitária, mas também podem se desenvolver como parte de um processo multinodular.

O **adenoma folicular benigno** uma neoplasia tireoidiana verdadeira, caracterizada por compressão de tecidos adjacentes e cápsula fibrosa. Os subtipos de adenoma folicular incluem **adenoma fetal**, **adenoma de células de Hürthle** e **adenoma embrionário**, uma neoplasia tireoidiana verdadeira, caracterizada por compressão de tecidos adjacentes e cápsula fibrosa. Os subtipos de adenoma folicular incluem o **carcinoma folicular**, identificadas mais pela análise histológica do que pela citológica. Portanto, a biópsia por agulha não é um método confiável para distinguir entre carcinoma folicular e adenoma folicular. Por isso, esses tumores geralmente são removidos cirurgicamente.

Ultrassonograficamente, os adenomas são massas sólidas que podem ser hiperecoicas, isoecoicas ou hipoecoicas (Fig. 19.13, Vídeo 19.3). Comumente, eles têm um halo periférico hipoecoico espesso, liso, resultante da cápsula fibrosa e vasos sanguíneos, que podem ser prontamente vistos ao Doppler colorido. Em geral, os vasos passam da periferia para as regiões centrais do nódulo, às vezes criando um aspecto de "roda de bicicleta". Este padrão vascular é geralmente visto tanto nos adenomas hiperfuncionais quanto nos pouco funcionais e, por isso, não permite a detecção de lesões hiperfuncionais.

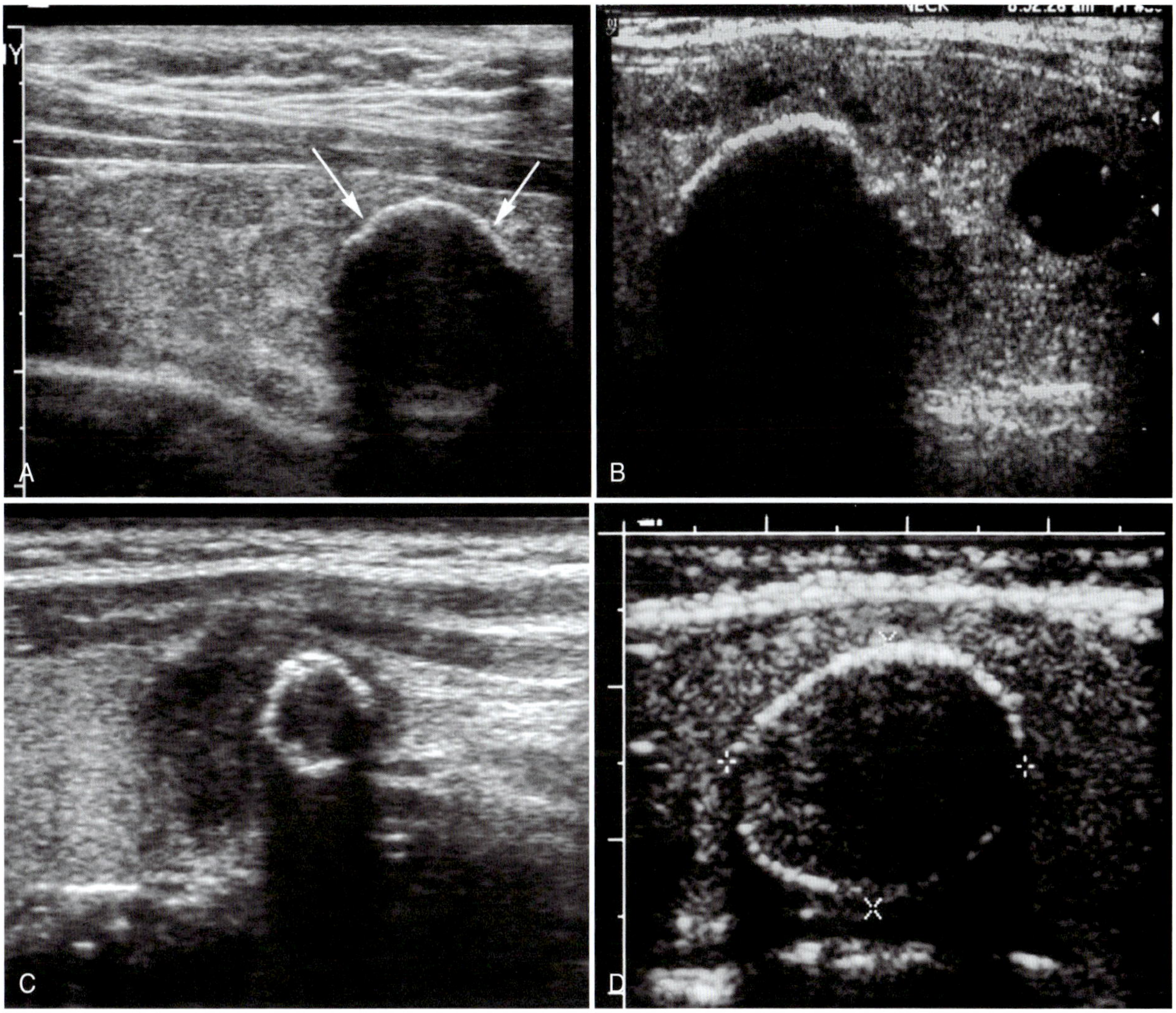

FIG. 19.11 Calcificação "em casca de ovo". Já se acreditou que a calcificação periférica (em casca de ovo) era indicativa de um nódulo benigno, mas nódulos malignos podem ter o aspecto mostrado nestes cortes longitudinais. **(A)** Calcificação (*setas*) grosseira periférica determinando grande sombra acústica. **(B)** Calcificação em casca de ovo e aspecto típico de cisto coloide à esquerda em outro paciente. **(C)** Massa sólida hipoecoica causada por carcinoma papilífero circundando uma área de calcificação em casca de ovo. **(D)** Calcificação periférica em casca (casca de ovo) *(cursores)*.

Carcinoma

A maioria dos **cânceres primários da tireoide** é de origem epitelial e derivada de células foliculares ou parafoliculares.[16] Tumores malignos da tireoide de origem mesenquimal são extremamente raros, assim como as metástases para a tireoide. A maior parte dos cânceres de tireoide é bem diferenciada e o carcinoma papilífero (incluindo o chamado carcinoma papilífero misto e o carcinoma folicular) representa 75% a 90% de todos os casos.[16,23] Por outro lado, os carcinomas medulares, foliculares e anaplásicos (combinados) constituem apenas 10% a 25% de todos os carcinomas de tireoide atualmente diagnosticados na América do Norte.

Carcinoma Papilífero da Tireoide. Embora possa ocorrer em pacientes de qualquer idade, os picos de prevalência do CPT estão entre a terceira e a sétima décadas de vida.[16] As mulheres são mais afetadas que os homens. No exame microscópico, o tumor é multicêntrico no interior da glândula tireoide em pelo menos 20% dos casos.[24] São observadas calcificações laminares arredondadas (**corpos psamomatosos**) no citoplasma das células do CPT em aproximadamente 35% dos pacientes. A principal via de disseminação do CPT é a linfática, sobretudo para os linfonodos cervicais circunjacentes. Na verdade, um paciente com CPT pode apresentar linfonodos cervicais aumentados e glândula tireoide normal à palpação.[25,26] O interessante é que as metástase es em linfonodos no pescoço não parecem piorar o diagnóstico deste tumor maligno. Metástases a distância são muito raras (2% a 3%) e ocorrem principalmente no mediastino e pulmão. Após 20 anos, a taxa de mortalidade cumulativa do carcinoma papilífero da tireoide é de apenas 4% a 8%.[25]

O carcinoma papilífero apresenta características histopatológicas (cápsula fibrosa, microcalcificações) e citopatológicas (núcleos "em vidro fosco", inclusões citoplasmáticas no núcleo, indentações da membrana nuclear) peculiares que permitem o estabelecimento do diagnóstico patológico relativamente fácil.[27] Em particular, as microcalcificações, que resultam da deposição de sais de cálcio nos corpos psamomatosos, frequentemente são encontradas tanto no tumor primário quanto nas metástases de linfonodos

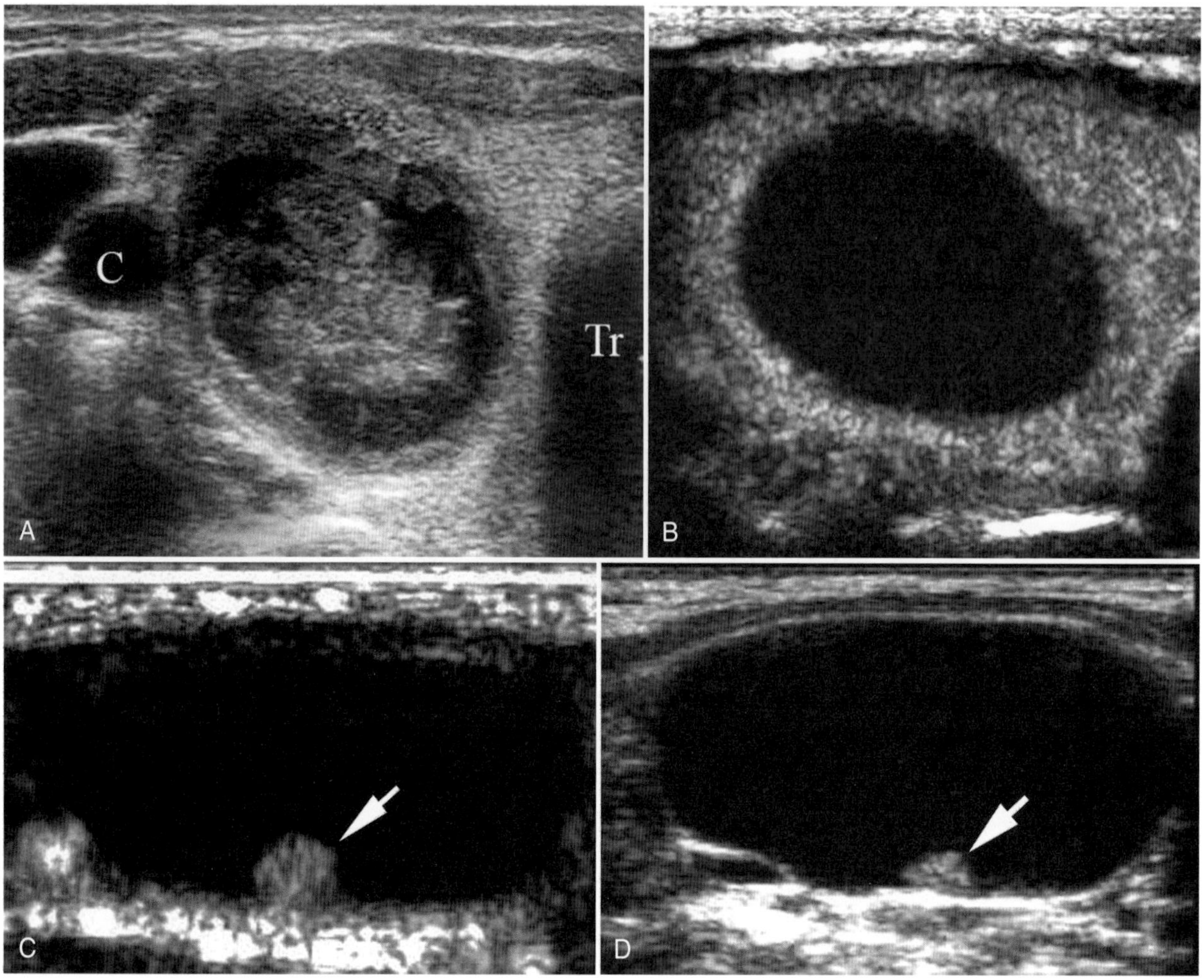

FIG. 19.12 Ultrassonografia com contraste para diferenciar nódulos tireoidianos com líquido malignos ou benignos, com septos internos e projeções sólidas. (A) Ultrassonografia convencional em modo B do lobo direito da tireoide mostra um grande nódulo misto, sólido e cístico. *C*, artéria carótida comum; *Tr*, sombra de ar da traqueia. **(B)** Ultrassonografia com contraste. Após a administração do meio de contraste, os conteúdos internos não são mais visíveis porque eles não se contrastam, indicando que o conteúdo era provavelmente substância coloide e sangue. **(C)** Ultrassonografia convencional no modo B em plano longitudinal demonstra um nódulo (*seta*) surgindo na parede posterior. **(D)** Ultrassonografia longitudinal com contraste mostra que o nódulo permanece visível, indicando realce após o contraste. A lesão era um carcinoma papilífero cístico.

cervicais [26,28] (Fig. 19.14, Vídeos 19.4 e 19.5). De maneira semelhante às características patológicas, as características ultrassonográficas do carcinoma papilífero são relativamente distintivas (Figs. 19.15 e 19.16):

- Hipoecogenicidade (90% dos casos), resultante do conteúdo bem compactado, com mínima substância coloide.
- Microcalcificações, aparecendo como minúsculos focos hiperecoicos pontilhados com ou sem sombra acústica. Nos casos raros, mas geralmente agressivos, de carcinomas papilíferos da infância, as microcalcificações podem ser o único sinal ultrassonográfico de neoplasia, mesmo sem evidências de uma lesão nodular[3,20,29,30] (Fig. 19.15B).
- Hipervascularização (90% dos casos), com vascularização desorganizada, principalmente nas formas bem encapsuladas[30] (Fig. 19.16).
- Metástases para linfonodos cervicais, que podem conter minúsculos focos ecogênicos pontilhados causados pelas microcalcificações (Fig. 19.17). Estas microcalcificações estão localizadas principalmente na metade caudal da cadeia jugular profunda. Ocasionalmente, os linfonodos metastáticos podem ser císticos, como resultado de substancial degeneração (Fig. 19.17H).

As metástases linfonodais císticas mostram uma parede externa espessada, nodularidade interna e septos na maioria dos casos, embora possam aparecer puramente císticas em pacientes mais jovens.[26] Metástases linfonodais císticas no pescoço ocorrem quase exclusivamente associadas ao CPT, mas ocasionalmente nos carcinomas de nasofaringe.[31] Na ultrassonografia *power* Doppler (de amplitude), linfonodos não císticos frequentemente apresentam hipervascularização difusa com vasos tortuosos, fístulas arteriovenosas (AV) e alta resistência vascular (índice de resistividade [IR] > 0,8). Em alguns casos, porém, estes linfonodos podem mostrar vascularização hilar proeminente, similar à dos linfonodos reacionais e baixos índices de resistência (IR). [30]

O carcinoma papilífero raramente exibe alteração cística extensa (Fig. 19.18). Em nossa revisão da alteração cística encontrada em 360 carcinomas de tireoide, alteração cística signi-

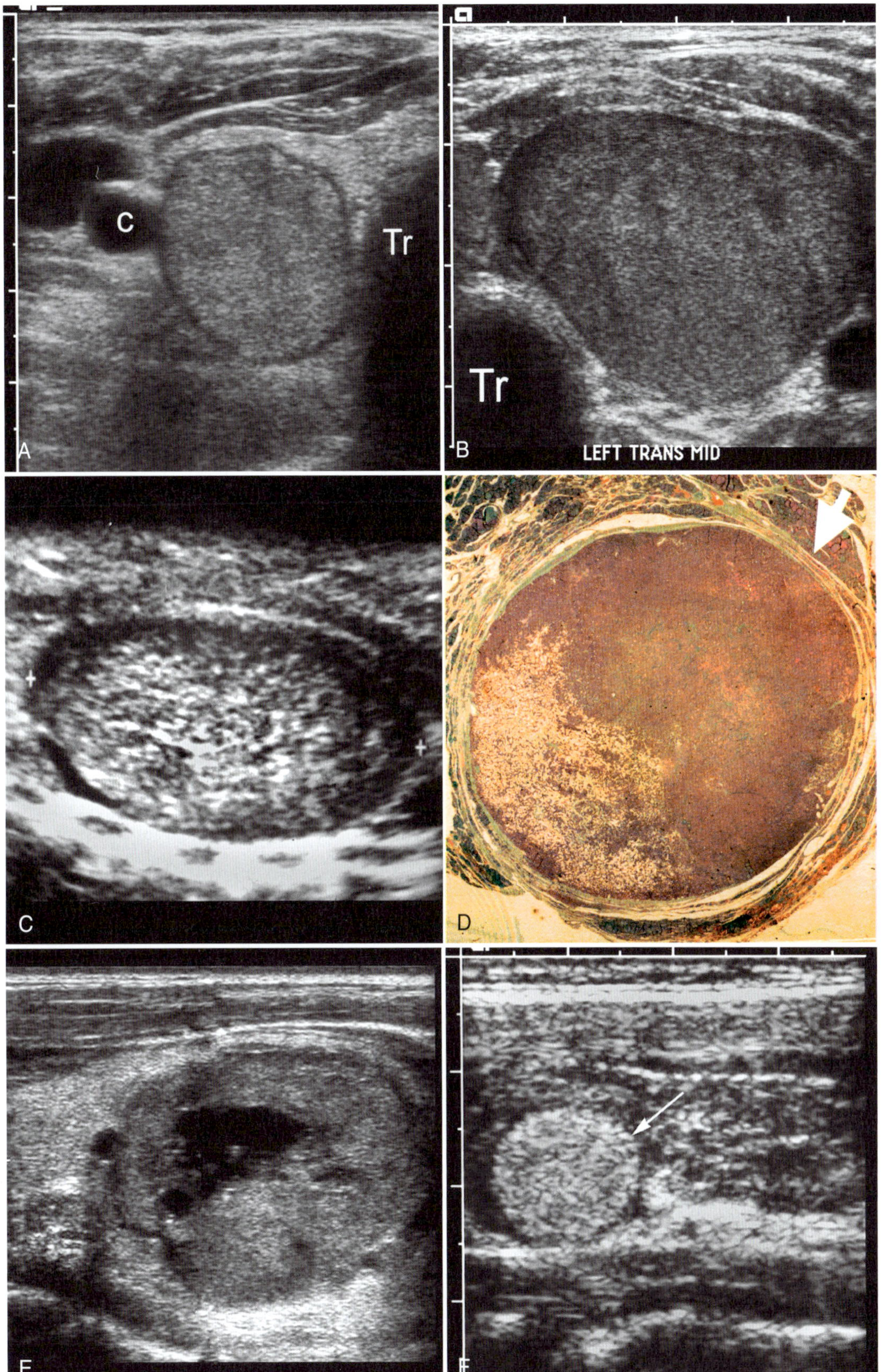

FIG. 19.13 Adenoma folicular benigno: espectro de aparências. Imagens transversais do **(A)** lobo direito e **(B)** lobo esquerdo da glândula tireoide em dois pacientes mostram massas redondas ou ovais, hipoecoicas homogêneas com um fino halo circundante, a cápsula do adenoma. *C*, artéria carótida; *Tr*, sombra de ar da traqueia. **(C)** Imagem longitudinal mostra lesão oval hiperecoica com halo periférico espesso. **(D)** Histologia da lesão em **(C)**. Observe a cápsula uniforme (*seta*) da massa. **(E)** Imagem longitudinal mostra massa oval com componente cístico interno. **(F)** Imagem longitudinal mostra massa redonda hiperecoica homogênea (*seta*) em paciente com tireoidite de Hashimoto.

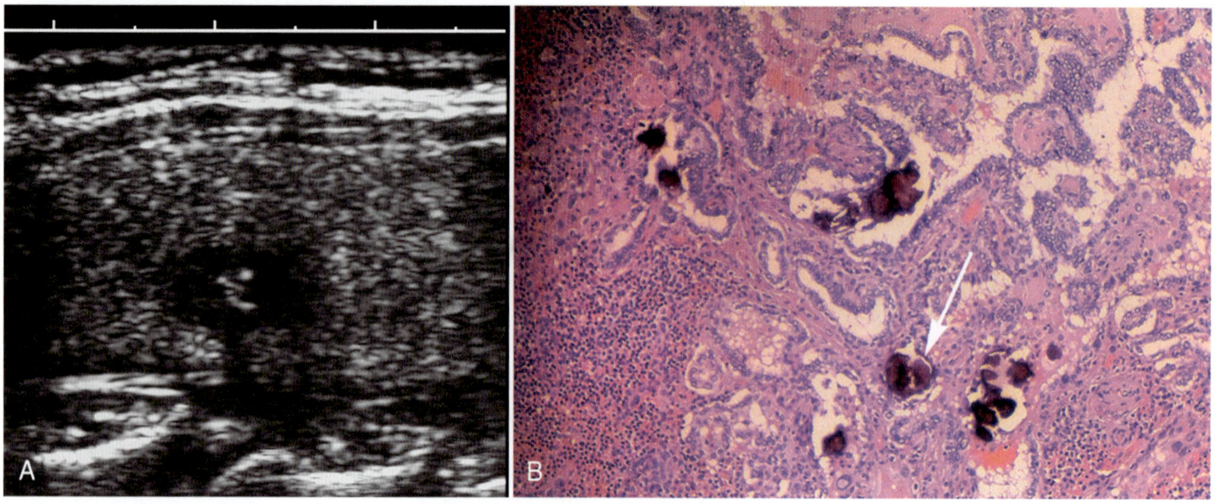

FIG. 19.14 Carcinoma papilífero: pequeno câncer com correlação microscópica. (A) Imagem longitudinal mostra nódulo sólido hipoecoico de 7 mm contendo microcalcificações. **(B)** Imagem microscópica do exame histopatológico mostra microcalcificações ou "corpos psamomatosos" (*seta*).

ficativa ocorreu em menos de 3% dos casos.[32] A avassaladora maioria dos carcinomas papilíferos aparece como uma massa predominantemente sólida. A **invasão dos músculos adjacentes** não é frequentemente visualizada pela ultrassonografia, mas indica que a massa é maligna (Fig. 19.19). A **variante folicular** representa 10% dos casos de carcinomas papilífero e possui aspecto similar a uma neoplasia, tanto pela avaliação macroscópica anatomopatológica quanto ultrassonográfica (Fig. 19.20). Estudos microscópicos de alta ampliação mostram que as características nucleares são as do carcinoma papilífero, sendo essa variante classificada como uma "variante folicular do carcinoma papilífero". O curso clínico e o tratamento são os mesmos que os do CPT típico.

O **microcarcinoma papilífero** é um tumor esclerosante raro, não encapsulado, com 1 cm ou menos de diâmetro (Fig. 19.21). A maioria dos pacientes (80%) apresenta linfonodos cervicais aumentados e a glândula tireoide normal à palpação.[25,27] O microcarcinoma papilífero pode ser visto pela ultrassonografia de alta frequência, em aproximadamente 70% dos casos, como um pequeno foco hiperecoico (do tipo fibrótico) sob a cápsula associado a espessamento e retração capsular, ou como um diminuto nódulo hipoecoico com contornos irregulares e mal definidos, sem microcalcificações visíveis, mas com intensos sinais vasculares no interior e na periferia da lesão.

Carcinoma Folicular. O carcinoma folicular é o segundo subtipo de câncer bem diferenciado da tireoide. Representa 5% a 15% de todos os casos de câncer da tireoide, afetando mulheres mais frequentemente do que homens.[16] As duas variantes do carcinoma folicular têm grande diferença na histologia e no curso clínico.[16,23,27] Os carcinomas foliculares **minimamente invasivos** são encapsulados e apenas a demonstração histológica da invasão focal dos vasos sanguíneos capsulares da própria cápsula fibrosa permite sua diferenciação do adenoma folicular. Os carcinomas foliculares **amplamente invasivos** não são bem encapsulados e a invasão dos vasos e da tireoide adjacente é mais facilmente demonstrada. Ambas as variantes de carcinoma folicular tendem a se disseminar pela corrente sanguínea e não por via linfática, e metástases a distância para osso, pulmão, cérebro e fígado são mais prováveis que metástases para os linfonodos cervicais. A variante do carcinoma folicular amplamente invasiva produz metástase em cerca de 20% a 40% dos casos, e o tipo minimamente invasivo em apenas 5% a 10%. A taxa de mortalidade pelo carcinoma folicular é de 20% a 30% 20 anos após a cirurgia.[16,25]

Nenhuma característica ultrassonográfica isoladamente permite a diferenciação entre o carcinoma folicular e o adenoma, o que não é surpreendente, dadas as similaridades citológicas e histológicas destes dois tumores (Figs. 19.22 e 19.23). De maneira similar, a aspiração por agulha fina não é confiável na diferenciação entre neoplasias foliculares benignas e malignas, porque o diagnóstico patológico não tem como base o aspecto celular, mas sim a invasão capsular e vascular. Portanto, a maioria dos nódulos foliculares precisa ser removida cirurgicamente para um diagnóstico patológico preciso. As características que sugerem carcinoma folicular raramente são vistas, mas incluem tumor com margens irregulares, um halo espesso irregular e um arranjo tortuoso ou caótico dos vasos sanguíneos centrais no exame com Doppler colorido.[19,31]

Carcinoma Medular. O carcinoma medular constitui 5% de todas as doenças malignas da tireoide. É derivado das células parafoliculares, ou células C, e tipicamente secreta o hormônio **calcitonina**, que pode ser um marcador sérico útil. Este câncer é frequentemente familiar (20%) e representa um componente essencial nas síndromes de **neoplasia endócrina múltipla (NEM) do tipo II.**[33] A doença é multicêntrica e/ou bilateral em cerca de 90% dos casos hereditários[16] (Fig. 19.24). Há alta incidência de envolvimento metastático dos linfonodos. O prognóstico para os pacientes com carcinoma medular é um pouco pior do que para o carcinoma folicular.

Carcinoma Tireoidiano Folicular: Características Ultrassonográficas

Tumor com contornos irregulares
Halo espesso, irregular
Vasos sanguíneos internos tortuosos ou com arranjo caótico

O texto continua na p. 707.

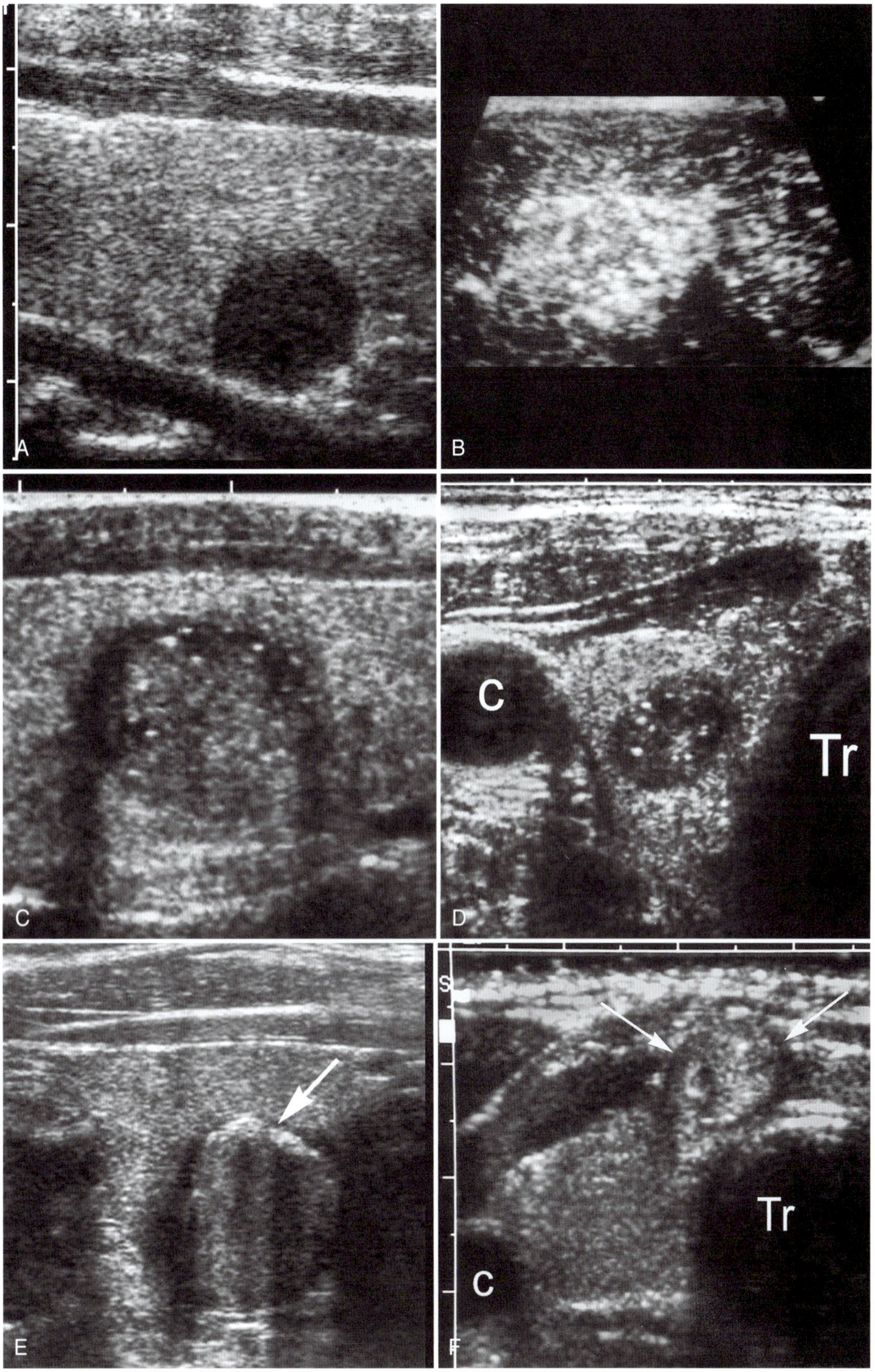

FIG. 19.15 Carcinoma papilífero da tireoide: espectro de aparências. (A) Imagem longitudinal demonstra nódulo sólido extremamente hipoecoico sem evidências de calcificação. **(B)** Imagem longitudinal da tireoide de um paciente de 6 anos mostra extensas microcalcificações difusas sem evidência de massa. Este é um aspecto muito raro e é encontrado mais frequentemente em crianças do que em adultos. Imagens **(C)** longitudinal e **(D)** transversal mostram nódulos hipoecoicos que contêm focos ecogênicos causados por microcalcificação. **(E)** Imagem longitudinal mostra nódulo sólido hipoecoico com halo espesso, irregular e calcificações lineares na margem anterior (*seta*). **(F)** Imagem transversal mostra massa heterogênea, porém isoecoica no istmo (*setas*) que contém microcalcificações e um halo espesso e irregular. *C*, artéria carótida; *Tr*, sombra de ar da traqueia.

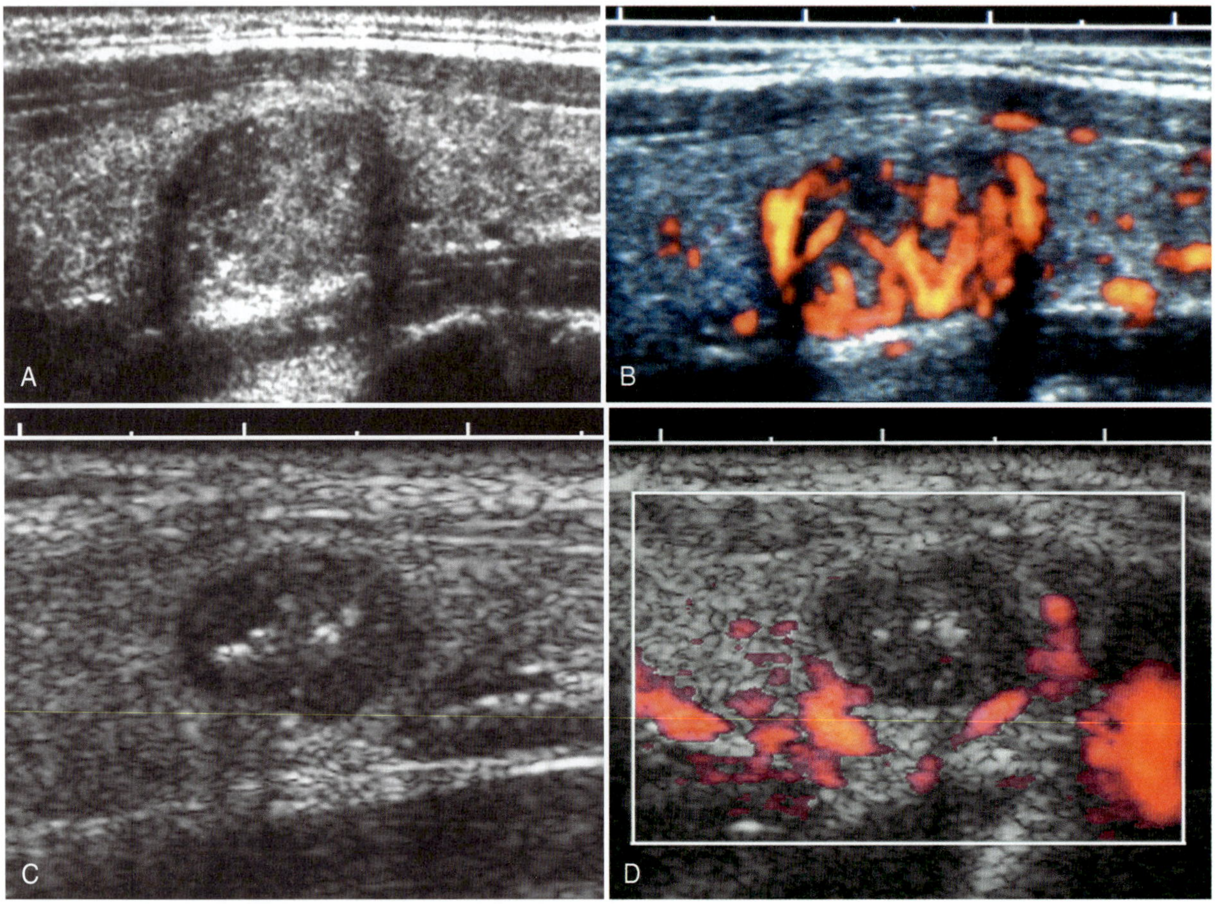

FIG. 19.16 Carcinoma papilífero: características no power Doppler (de amplitude). O fluxo sanguíneo no interior do câncer apresenta-se frequentemente, mas nem sempre, aumentado. **(A)** A imagem longitudinal exibe um nódulo de 1,5 cm circundado por um halo espesso irregular. **(B)** A imagem no Power Doppler (de amplitude) exibe um nódulo hipervascularizado com fluxo central e periférico. **(C)** A imagem longitudinal exibe um nódulo hipoecoico com microcalcificações. **(D)** A imagem no power Doppler (de amplitude) não mostra fluxo sanguíneo no interior do câncer.

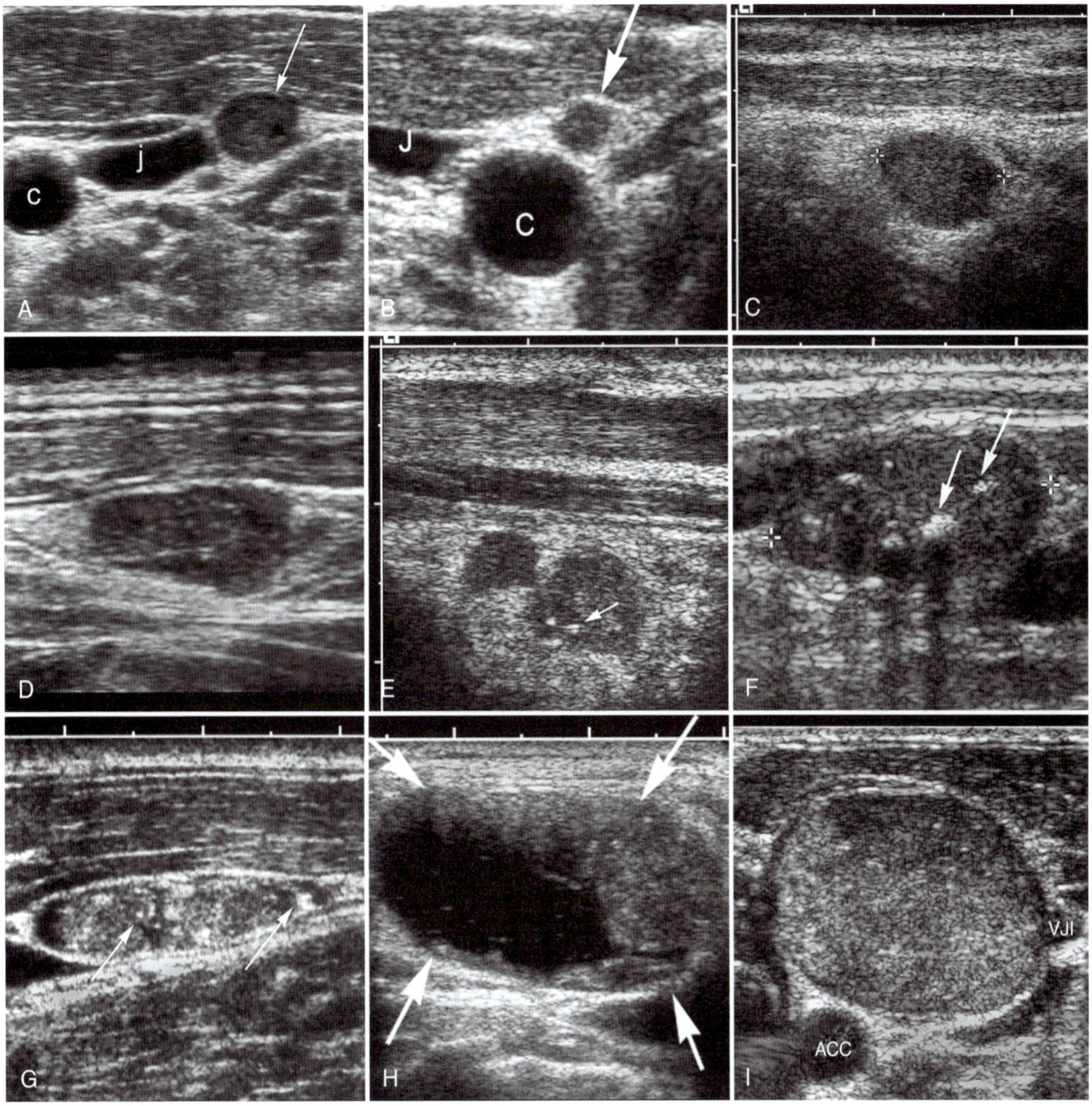

FIG. 19.17 Metástases envolvendo linfonodos cervicais: espectro de aparências. (A) e **(B)** Imagens transversais próximas da artéria carótida (*C*) e da veia jugular (*J*) mostram linfonodos hipoecoicos pequenos e redondos (*setas*). Apesar de seu tamanho pequeno (em torno de 4 mm), a forma arredondada e o aspecto hipoecoico são muito sugestivos de metástases. **(C)** e **(D)** Imagens longitudinais mostram linfonodos ovais hipoecoicos. **(E)** Imagem longitudinal do leito tireoidiano após tireoidectomia mostra dois linfonodos anormais, um dos quais contendo microcalcificações (*seta*). **(F)** e **(G)** Imagens longitudinais mostram linfonodos heterogêneos contendo calcificação (*setas*). **(H)** Imagem longitudinal mostra um grande linfonodo (*setas*) contendo alteração cística. Alteração cística em um linfonodo cervical é quase sempre causada por carcinoma papilífero metastático. **(I)** Imagem transversal mostra um grande linfonodo redondo entre a veia jugular interna (*VJI*) e a artéria carótida comum (*ACC*).

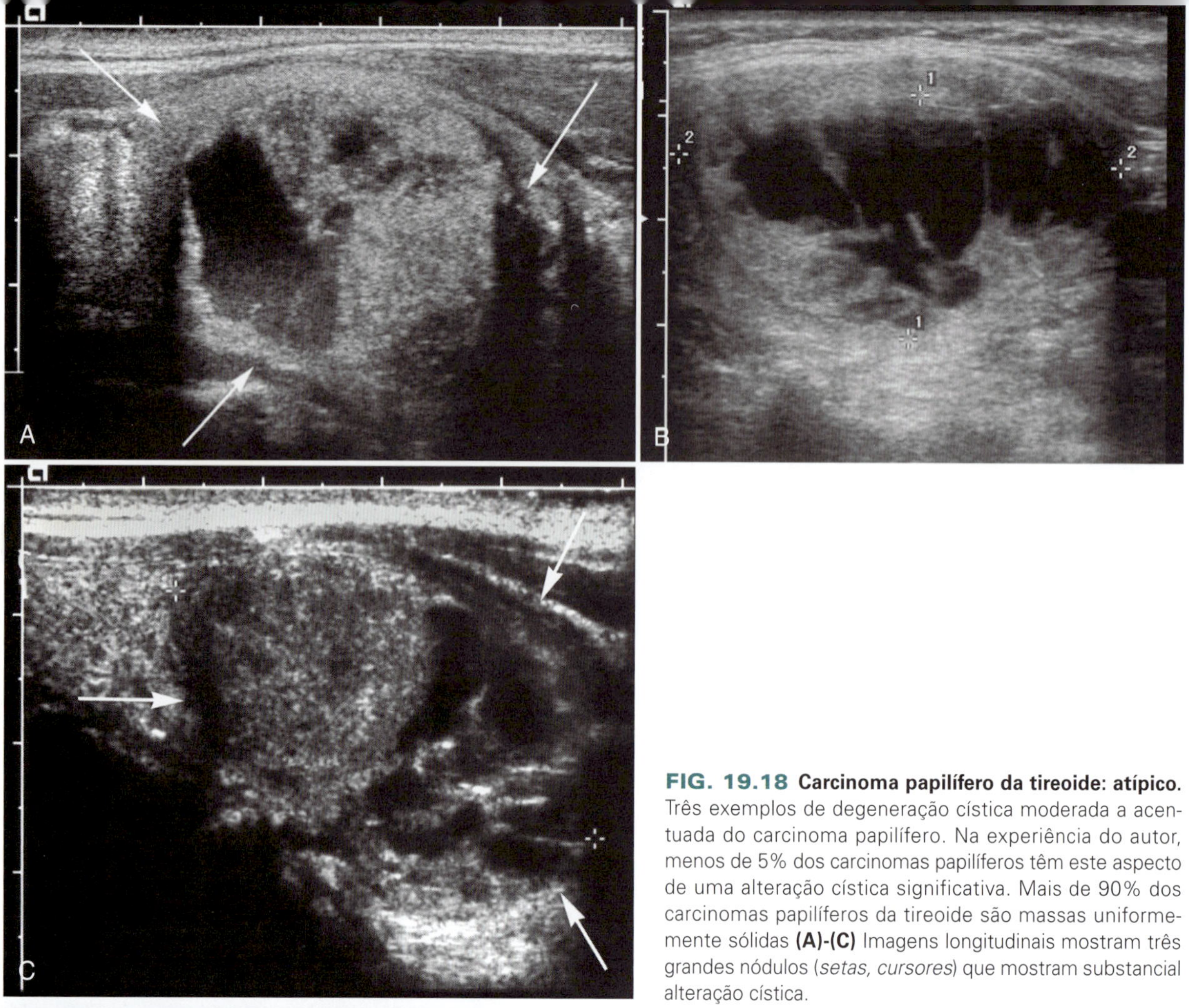

FIG. 19.18 Carcinoma papilífero da tireoide: atípico. Três exemplos de degeneração cística moderada a acentuada do carcinoma papilífero. Na experiência do autor, menos de 5% dos carcinomas papilíferos têm este aspecto de uma alteração cística significativa. Mais de 90% dos carcinomas papilíferos da tireoide são massas uniformemente sólidas **(A)-(C)** Imagens longitudinais mostram três grandes nódulos (*setas, cursores*) que mostram substancial alteração cística.

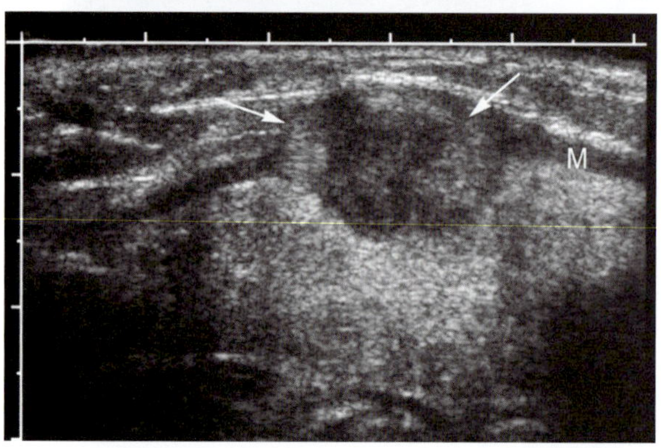

FIG. 19.19 Carcinoma papilífero invadindo músculo. Imagem longitudinal mostra massa hipoecoica originando-se na superfície anterior da tireoide. Esta massa invade (*setas*) o músculo infra-hióideo adjacente (*M*). A invasão muscular é muito rara.

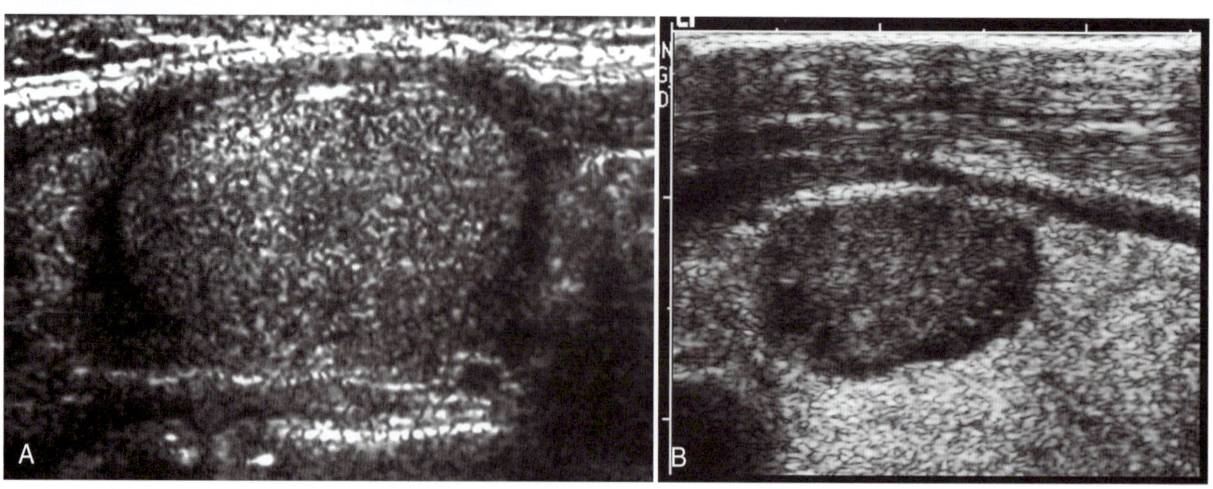

FIG. 19.20 Carcinoma papilífero atípico da tireoide. Imagens longitudinais mostram dois exemplos da variante folicular do carcinoma papilífero da tireoide. Massas **(A)** oval isoecoica e **(B)** hipoecoica que parecem semelhantes ao aspecto ultrassonográfico típico de uma neoplasia folicular. Esta variante folicular é incomum, responsável por 10% dos casos de carcinoma papilífero. A evolução clínica e o tratamento são os mesmos do carcinoma papilífero típico.

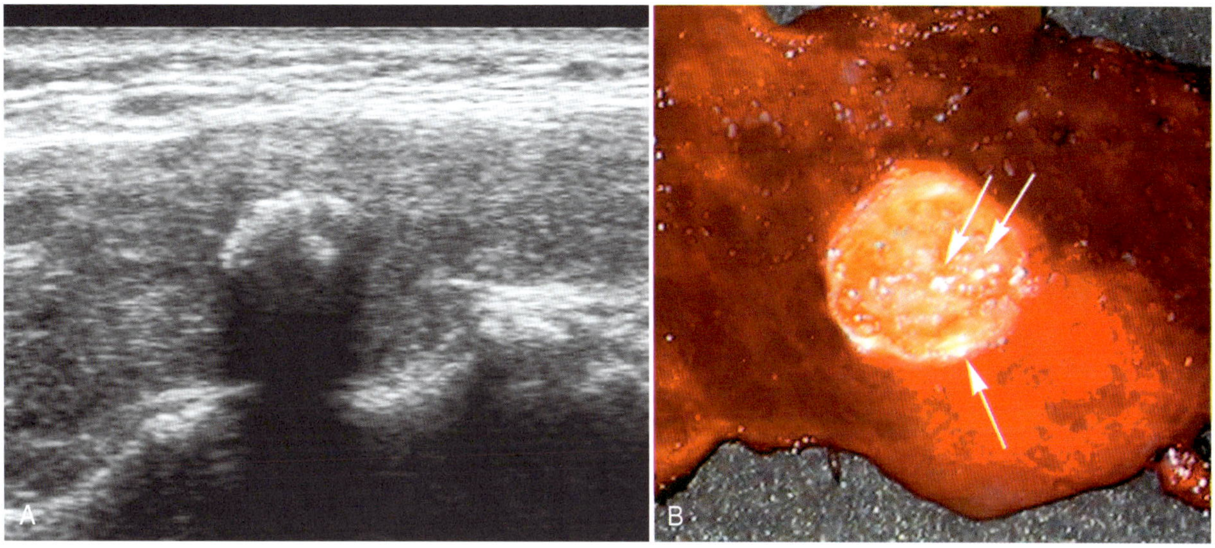

FIG. 19.21 Carcinoma papilífero atípico. (A) Imagem longitudinal mostra calcificação grosseira sem efeito expansivo, visualizada internamente e na periferia. **(B)** Espécime no exame macroscópico em **(A)** mostra nódulo redondo que contém múltiplas áreas de calcificações grosseiramente visíveis (*setas*). Esta é uma forma esclerosante rara de carcinoma papilífero que contém fibrose e calcificação substanciais.

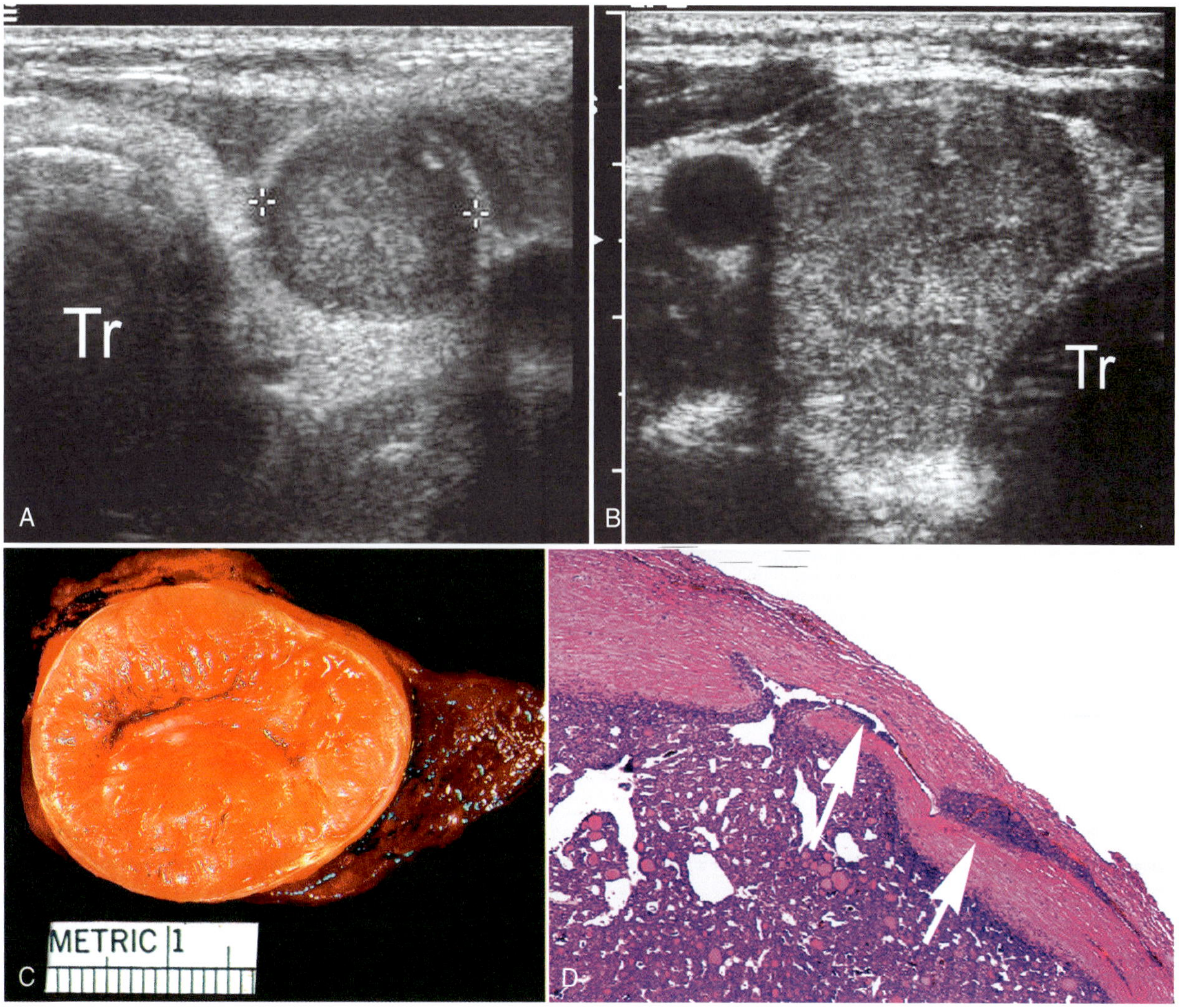

FIG. 19.22 Neoplasias foliculares: benigna e maligna no mesmo paciente. (A) Lobo esquerdo e **(B)** lobo direito da tireoide mostram massas redondas hipoecoicas homogêneas que parecem idênticas exceto pelos tamanhos diferentes nas imagens transversais. *Tr*, sombra de ar da traqueia. A massa menor era maligna e a maior, benigna. **(C)** Amostra anatomopatológica de neoplasia folicular mostra um tumor homogêneo com cápsula fina. Esta cápsula é encontrada tanto nas neoplasias foliculares benignas quanto nas malignas e é geralmente vista na ultrassonografia. **(D)** Aspecto microscópico da cápsula mostra a invasão das células foliculares para a cápsula (*setas*). Esta é uma das características microscópicas que possibilita um diagnóstico histopatológico de malignidade, mas não é visível na ultrassonografia.

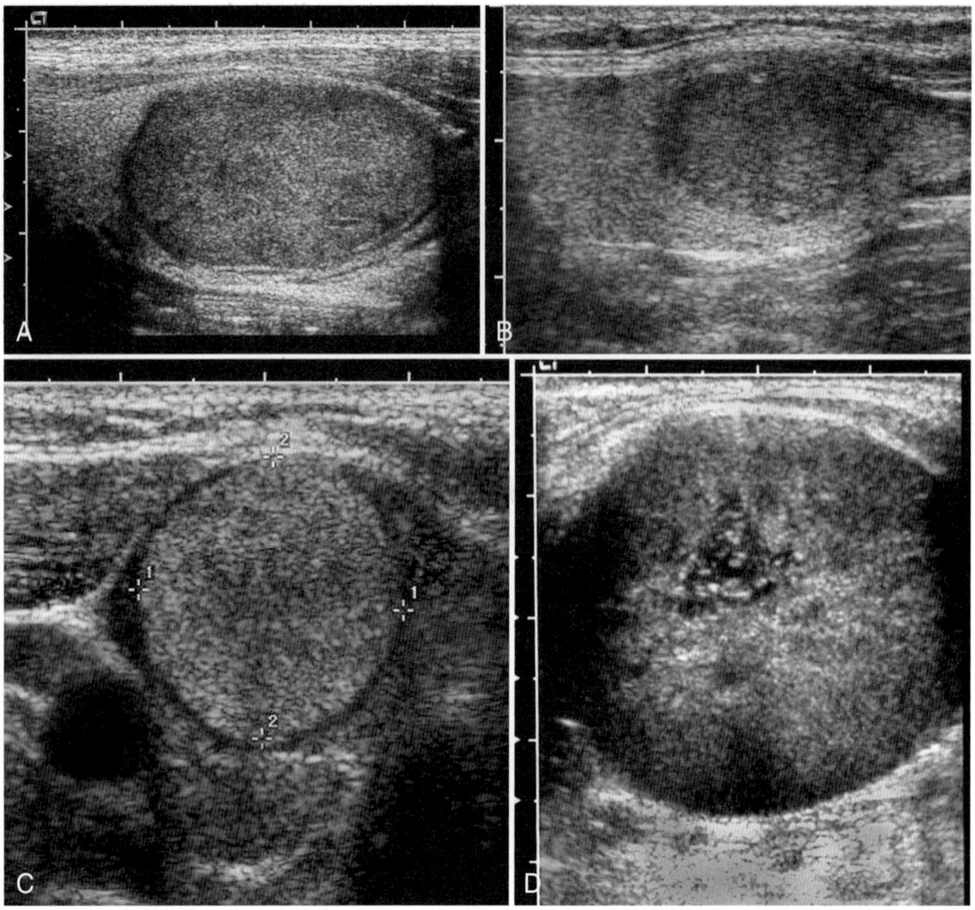

FIG. 19.23 Neoplasias foliculares malignas. (A) e **(B)** Imagens longitudinais de dois pacientes com massas ovais sólidas hipoecoicas homogêneas. **(C)** e **(D)** Imagens transversais de dois outros pacientes com massas homogêneas redondas. Estes quatro carcinomas parecem idênticos às neoplasias foliculares benignas (Fig. 19.13), sendo necessária sua remoção cirúrgica para excluir ou confirmar a malignidade da maioria dos tumores foliculares.

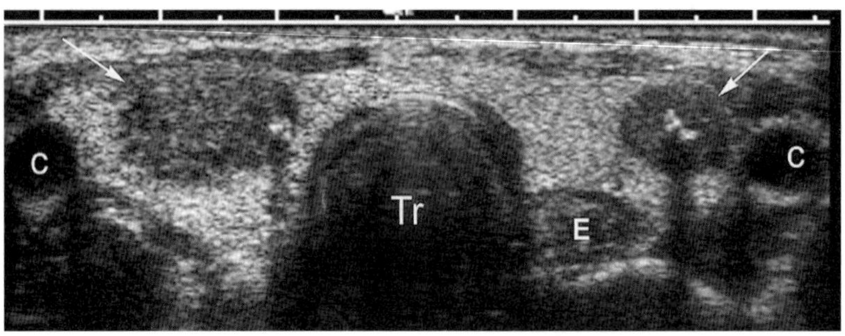

FIG. 19.24 Carcinoma medular multicêntrico da tireoide. Imagem transversal dual em paciente com neoplasia endócrina múltipla (NEM) do tipo II mostra massas hipoecoicas bilaterais (*setas*) que contêm áreas de calcificação grosseira. *C*, artérias carótidas; *E*, esôfago; *Tr*, traqueia.

O aspecto ultrassonográfico do carcinoma medular geralmente é semelhante ao do carcinoma papilífero, sendo visualizado mais frequentemente como uma massa sólida hipoecoica. As calcificações são sempre observadas (histologicamente causadas por nichos de substância amiloide calcificados) e tendem a ser mais grosseiras que as calcificações do carcinoma papilífero típico[34] (Fig. 19.25). As calcificações podem ser encontradas não apenas no tumor primário, como também nas metástases linfonodais e até nas metástases hepáticas.

Carcinoma Anaplásico da Tireoide. O carcinoma anaplásico da tireoide ocorre tipicamente em pessoas mais velhas e representa um dos mais letais tumores sólidos. Embora corresponda a menos de 2% dos cânceres da tireoide, carrega o pior prognóstico, com uma taxa de mortalidade de mais de 95% em 5 anos.[35] O tumor se apresenta tipicamente como uma massa de aumento rápido, estendendo-se além da glândula e invadindo estruturas adjacentes. Quando aparece, é geralmente inoperável. Os carcinomas anaplásicos podem estar associados a carcinomas papilíferos ou foliculares, presumivelmente representando uma diferenciação da neoplasia. Tendem a não se disseminar por via linfática, mas são propensos à invasão local de músculos e vasos.[27]

Ultrassonograficamente, os carcinomas anaplásicos da tireoide são habitualmente hipoecoicos e englobam ou invadem vasos sanguíneos e músculos do pescoço (Fig. 19.26). Com frequência, esses tumores não podem ser adequadamente examinados pela ultrassonografia devido

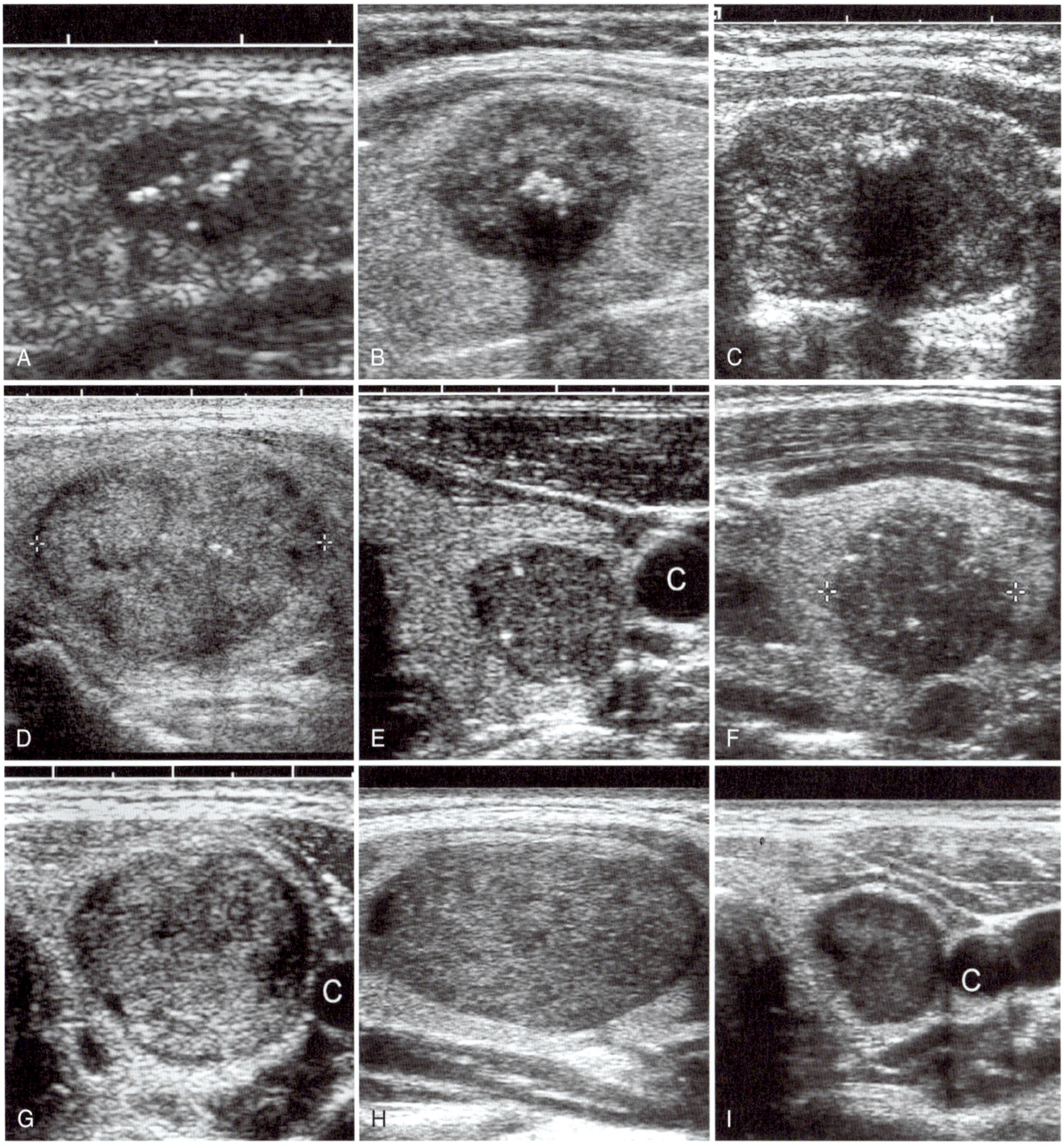

FIG. 19.25 Carcinoma medular da tireoide: espectro de aparências. (A)-(C) Nódulos sólidos hipoecoicos com calcificações internas grosseiras. **(D)-(F)** Nódulos sólidos hipoecoicos com calcificações internas finas. **(G)-(I)** Nódulos sólidos hipoecoicos sem calcificação e com aspecto semelhante às neoplasias foliculares. *C*, artéria carótida.

ao seu grande tamanho. A tomografia computadorizada (TC) ou a ressonância magnética (RM) do pescoço demonstra, geralmente, a extensão da doença de modo mais acurado.

Carcinoma Anaplásico da Tireoide: Características Ultrassonográficas

Massa hipoecoica grande
Aprisiona ou invade vasos sanguíneos
Invade músculos do pescoço

Linfoma

O linfoma contribui com 4% de todas as malignidades da tireoide. É sobretudo do tipo não Hodgkin e geralmente afeta mulheres mais velhas. O sinal clínico típico é uma massa de crescimento rápido que pode causar sintomas de obstrução, como dispneia e disfagia.[36] Em 70% a 80% dos pacientes, o linfoma surge de uma **tireoidite linfocítica crônica** preexistente **(tireoidite de Hashimoto)**, com hipotireoidismo subclínico ou evidente. O prognóstico é altamente variável e depende do estágio da doença. A sobrevida em 5 anos varia de quase 90% nos estágios iniciais até menos de 5% na doença avançada e disseminada.

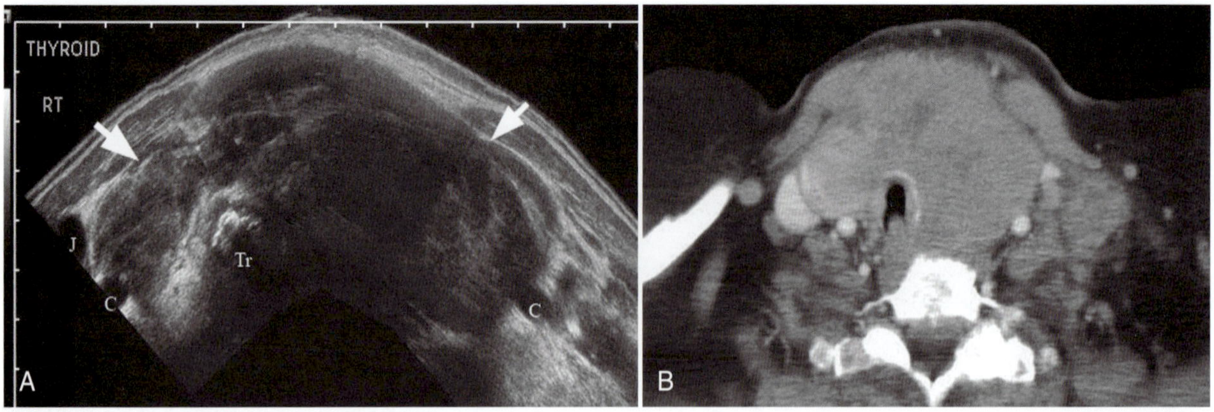

FIG. 19.26 Carcinoma anaplásico da tireoide. (A) Imagem transversal mostra grande massa hipoecoica (*setas*) envolvendo toda a glândula, maior à esquerda, causando desvio da traqueia para a direita. *C*, artéria carótida comum; *J*, veia jugular; *Tr*, sombra de ar da traqueia. **(B)** TC contrastada mostra a grande massa e suas relações com as estruturas adjacentes.

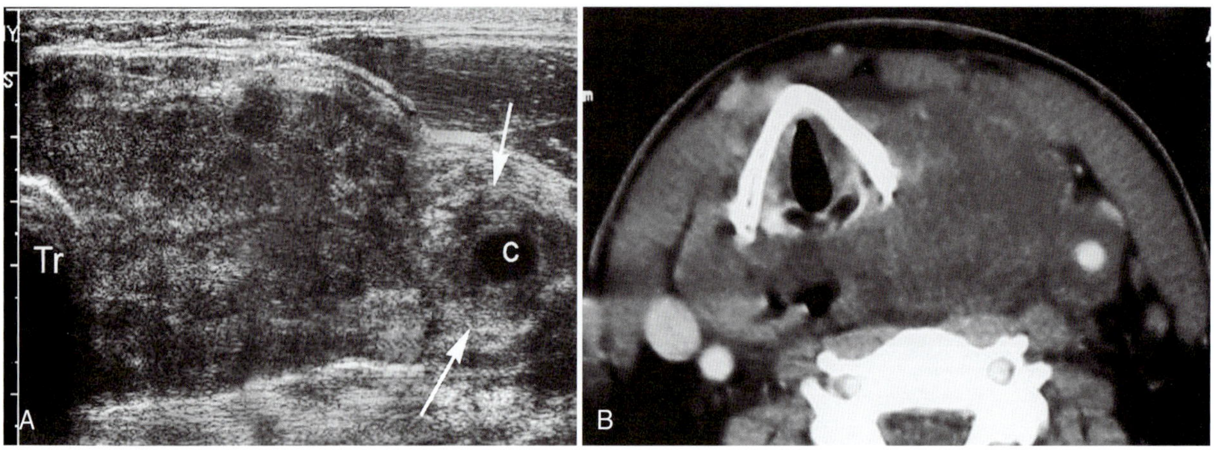

FIG. 19.27 Linfoma. (A) Imagem transversal do lobo esquerdo da tireoide mostra massa difusa aumentando o lobo e se estendendo para as partes moles (*setas*) circundando a artéria carótida comum (C). *Tr*, sombra de ar da traqueia. **(B)** TC contrastada mostra uma massa hipovascular no lobo esquerdo da tireoide e aprisionamento da artéria carótida por tecido mole.

Ultrassonograficamente, o linfoma da tireoide se apresenta como uma massa extremamente hipoecoica e lobulada. Podem ocorrer grandes áreas de necrose cística, assim como o aprisionamento dos vasos adjacentes do pescoço[37] (Fig. 19.27). Na US com Doppler colorido, os linfomas tireoidianos, nodulares e difusos, podem parecer hipovasculares ou mostrar vasos sanguíneos com distribuição caótica e *shunts* AV. O parênquima da tireoide adjacente pode se apresentar heterogêneo em função da tireoidite crônica associada.[38]

Metástases para a Tireoide

As metástases para a tireoide são infrequentes, ocorrendo tardiamente no curso das doenças neoplásicas como resultado da disseminação hematogênica ou menos frequentemente por via linfática. As metástases geralmente se originam de **melanoma** (39%), **mama** (21%) e carcinoma de **células renais** (10%). As metástases podem aparecer como nódulos solitários circunscritos ou como um envolvimento difuso da glândula. Na ultrassonografia, os tumores da tireoide são massas sólidas homogeneamente hipoecoicas, sem calcificações[39] (Fig. 19.28).

Biópsia por Punção Aspirativa com Agulha Fina

Uma vez detectado o nódulo da tireoide, o desafio fundamental é determinar se ele é benigno ou maligno. Para redução da excisão cirúrgica, vários métodos para caracterização do nódulo estão em uso, incluindo cintilografia, ultrassonografia e biópsia por PAAF. Cada uma dessas técnicas tem vantagens e limitações, e a escolha de um ajuste clínico específico depende amplamente da instrumentação disponível e da experiência.

É de reconhecimento geral que a biópsia por PAAF é o método mais efetivo para diagnosticar malignidade em um nódulo da tireoide.[40-42] Na prática clínica, a PAAF sob palpação direta é o primeiro exame diagnóstico realizado em qualquer nódulo clinicamente palpável. Não se usa rotineiramente nem a cintilografia nem a ultrassonografia, que são reservadas para situações especiais ou casos difíceis. A PAAF apresentou impacto substancial no manejo dos nódulos da tireoide porque proporciona informações mais diretas do que qualquer outra técnica diagnóstica disponível. É segura, barata e resulta em melhor seleção de pacientes para cirurgia. O uso bem sucedido da PAAF na na prática clínica, embora dependa muito da experiência profissional na execução da PAAF e de um citopatologista experiente.

Os aspirados tireoidianos por agulha fina são, com frequência, classificados nas quatro categorias seguintes:

1. Negativo (nenhuma célula maligna)
2. Positivo para malignidade
3. Sugestiva de malignidade
4. Não diagnóstica

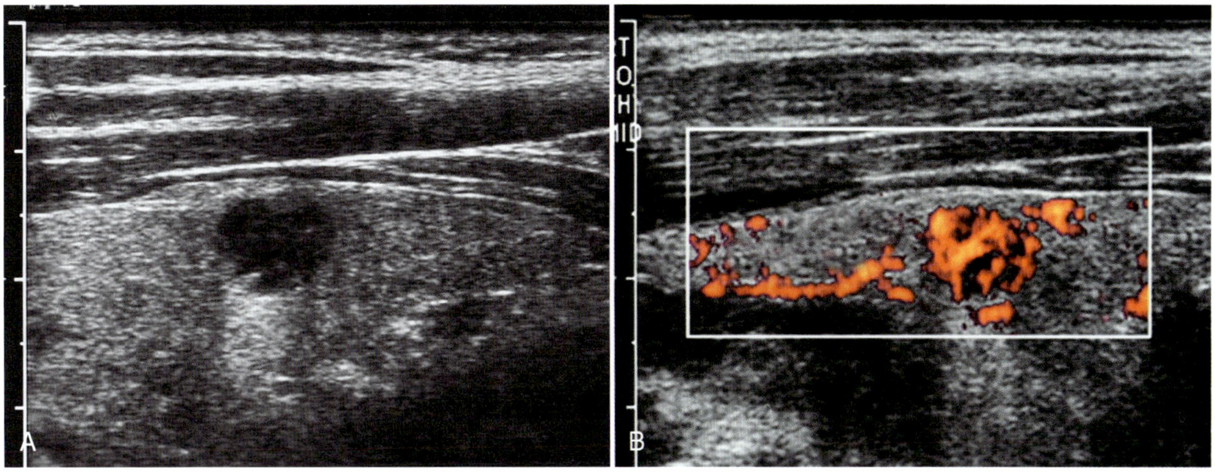

FIG. 19.28 Metástase para a tireoide de carcinoma de células renais. Imagens de US **(A)** longitudinal (em escala de cinza) e **(B)** US com *power* Doppler mostram uma massa sólida vascularizada de 1 cm.

TABELA 19.1 Rendimento Diagnóstico da Punção Aspirativa por Agulha Fina (PAAF)

Séries	Nº de Casos	Taxa De FN	Taxa De FP	Sensibilidade	Especificidade
Hawkins et al.[44]	1.399	2,4%	4,6%	86%	95%
Khafagi et al.[45]	618	4,1%	7,7%	87%	72%
Hall et al.[46]	795	1,3%	3,0%	84%	90%
Altavilla et al.[47]	2.433	6,0%	0,0%	71%	100%
Gharib e Goellner[43]	10.971	2,0%	0,7%	98%	99%
Ravetto et al.[48]	2.014	11,2%	0,7%	89%	99%

FN, falso-negativo; *FP*, falso-positivo.
Modificado de Gharib H, Goellner JR. Fine-needle aspiration biopsy of the thyroid: an appraisal. Ann Intern Med. 1993;118(4):282-289.[43]

Se um nódulo for classificado em uma das duas primeiras categorias, os resultados são altamente sensíveis e específicos.[42] A principal limitação da técnica é a falta de especificidade no terceiro grupo – resultados são sugestivos de malignidade – principalmente devido à incapacidade de distinguir adenomas foliculares ou de células de Hürthle, de suas contrapartes malignas. Nestes casos, é necessária a excisão cirúrgica para o diagnóstico. Além disso, até 20% dos aspirados podem não ser diagnosticados e aproximadamente metade resulta de coleta inadequada de células em lesões císticas. Nesses casos, pode ser repetida a PAAF guiada por ultrassonografia para **coleta seletiva** de elementos sólidos da massa. Na literatura mundial, a PAAF de nódulos tireoidianos tem variação de sensibilidade de 65% a 98% e especificidade de 72% a 100%, com uma taxa de falso-negativo de 1% a 11% e uma taxa de falso-positivo de 1% a 8%[43-49] (Tabela 19.1). Em um estudo recente, com base em mais de 5.000 exames citológicos, a causa mais frequente de achados falso-negativos foi a dificuldade em reconhecer a variante folicular do carcinoma papilífero.[49] Em nossa prática, a acurácia global da PAAF excede 95% e por isso é o método atual mais acurado e custo-efetivo para a avaliação inicial de pacientes com doença nodular da tireoide. Desde a introdução da PAAF na rotina clínica, a porcentagem de pacientes tireoidectomizados diminuiu significativamente (para cerca de 25%) e o custo do tratamento do nódulo tireoidiano foi reduzido em 25%.[43]

A avaliação dos nódulos tireoidianos por PAAF é comum na América do Norte e Europa setentrional. Em outros países da Europa e no Japão, onde o bócio é prevalente, a avaliação inicial frequentemente consiste em cintigrafia e ultrassonografia devido à necessidade de selecionar nódulos que precisam ser biopsiados por PAAF.

Aplicações Ultrassonográficas

Embora a seja o método diagnóstico mais confiável para a avaliação de nódulos tireoidianos clinicamente palpáveis, a ultrassonografia de alta resolução tem quatro aplicações clínicas primárias descritas a seguir:[50-52]

- Detecção de massas da tireoide e outras massas cervicais antes e após a tireoidectomia
- Diferenciação entre massas benignas e malignas com base em seu aspecto ultrassonográfico
- Orientação da biópsia por PAAF
- Orientação do tratamento percutâneo de nódulos tireoidianos benignos não funcionais e hiperfuncionais e de metástases linfonodais do carcinoma papilífero

Detecção de Massas da Tireoide

Um uso prático da ultrassonografia é estabelecer a localização anatômica precisa de uma massa cervical palpável. Nem sempre é possível fazer a diferenciação de uma determinada massa, se está no

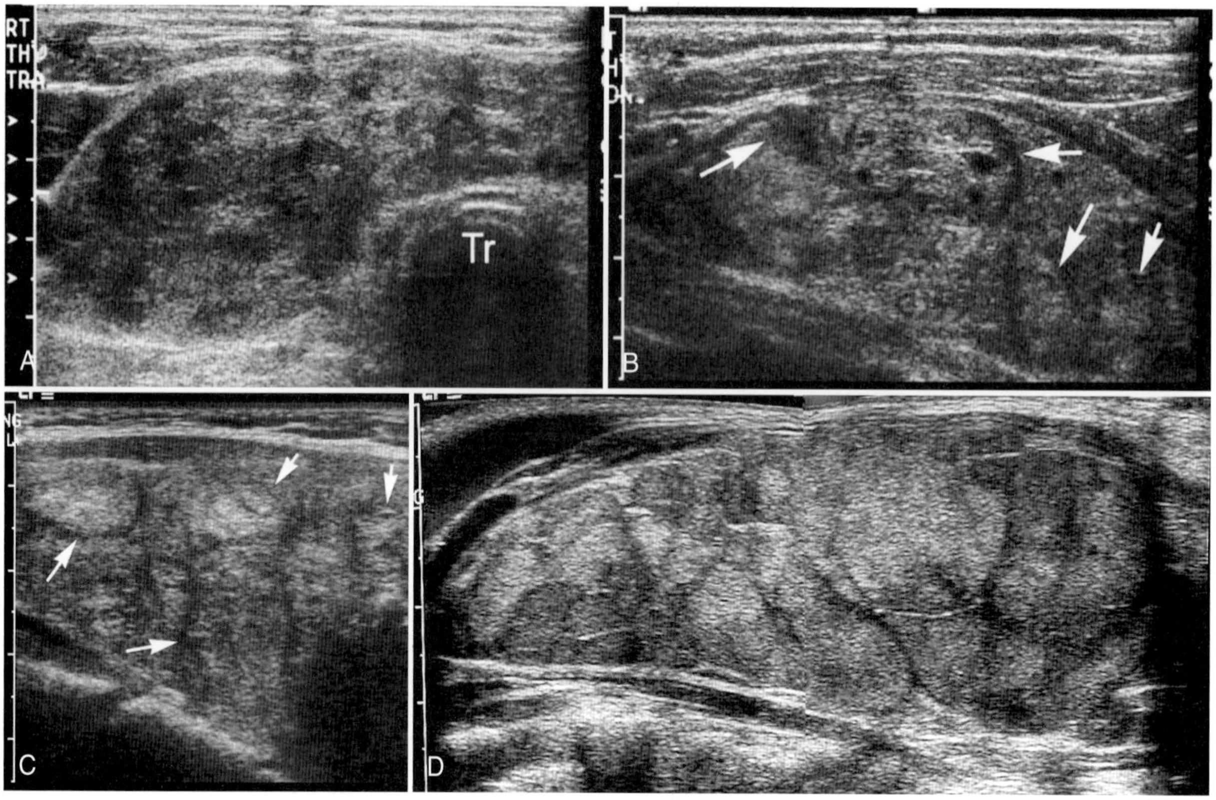

FIG. 19.29 Bócio multinodular. (A) Imagem transversal mostra aumento do lobo direito e do istmo por múltiplos nódulos hipoecoicos e hiperecoicos confluentes. *Tr*, sombra de ar da traqueia. **(B)** e **(C)** Imagens longitudinais mostram múltiplos nódulos confluentes (*setas*). **(D)** Imagem longitudinal dual mostra aumento de um lobo por múltiplos nódulos.

interior, ou adjacente à tireoide com base apenas no exame físico. A ultrassonografia consegue diferenciar prontamente nódulos tireoidianos de outras massas cervicais, como higromas císticos, cistos do ducto tireoglosso e linfonodos aumentados. A ultrassonografia ajuda a confirmar a existência de um nódulo tireoidiano quando os achados no exame físico são inconclusivos.

A ultrassonografia pode ser usada para detectar nódulos tireoidianos ocultos em pacientes com **história de irradiação da cabeça e pescoço** durante a infância, assim como para aqueles com **história familiar de síndromes de NEM do tipo II**; ambos os grupos apresentam aumento conhecido do risco para o desenvolvimento de malignidade na tireoide. Se um nódulo for descoberto, pode ser realizada a biópsia guiada por ultrassonografia. Não se sabe, porém, se a detecção de um câncer da tireoide antes que se torne clinicamente palpável mudará o desfecho clínico final do paciente.

No passado, quando os nódulos tireoidianos eram avaliados principalmente por cintilografia, aceitava-se que um nódulo "hipocaptante (frio) solitário" apresentava probabilidade de malignidade de 15% a 25%, enquanto um nódulo hipocaptante em uma glândula multinodular era maligno em menos de 1% dos casos.[53] Entretanto, o bócio benigno é multinodular em 70% a 80% dos casos e 70% dos nódulos considerados "solitários" na cintilografia ou no exame físico são, na verdade, *múltiplos* quando avaliados pela ultrassonografia de alta frequência [21,54] (Fig. 19.29).

Desta forma, sugere-se que a ultrassonografia pode ser usada para detectar nódulos ocultos adicionais em pacientes com lesões clinicamente solitárias, sugerindo, portanto, que a massa palpável dominante é benigna. Esta conclusão, porém, é injustificável, porque, no exame histopatológico, nódulos benignos frequentemente coexistem com nódulos malignos. Em uma série de 1.500 pacientes que passaram por procedimento cirúrgico para retirada de carcinoma papilífero, 33% apresentavam nódulos benignos coexistentes no momento da cirurgia.[55] Além disso, CPT é reconhecidamente multicêntrico em pelo menos 20% dos casos e oculto (< 1,5 cm de diâmetro) em até 48% dos casos.[23,53] Em um estudo prévio, quase dois terços (64%) dos pacientes com câncer de tireoide apresentavam pelo menos um nódulo além do nódulo dominante detectado na ultrassonografia.[56] Histopatologicamente, esses nódulos extras podem ser benignos ou malignos. Portanto, em pacientes com um nódulo clinicamente solitário, a detecção ultrassonográfica de alguns nódulos adicionais não é um sinal confiável para excluir malignidade.

A biópsia por PAAF guiada por ultrassonografia é realizada em pacientes com **bócio multinodular** quando há um nódulo dominante. O **nódulo dominante** é o nódulo maior ou aquele que apresenta características ultrassonográficas diferentes dos outros nódulos ou características sugestivas de carcinoma.

Nos pacientes com câncer de tireoide confirmado, a ultrassonografia pode ser útil para **determinar a extensão da doença**, tanto no pré como no pós-operatório. Na maioria dos pacientes, não se realiza uma ultrassonografia de rotina antes da tireoidectomia, mas ela pode ser útil naqueles com grandes massas cervicais para avaliação das estruturas vizinhas, como a artéria carótida e a veia jugular interna para evidenciar invasão direta ou encarceramento pelo tumor. Nos pacientes que apresentam linfadenopatia cervical causada por carcinoma papilífero da tireoide e glândula tireoide normal à palpação, a ultrassonografia pode ser usada no pré-operatório para detectar um foco primário impalpável oculto no interior da glândula.

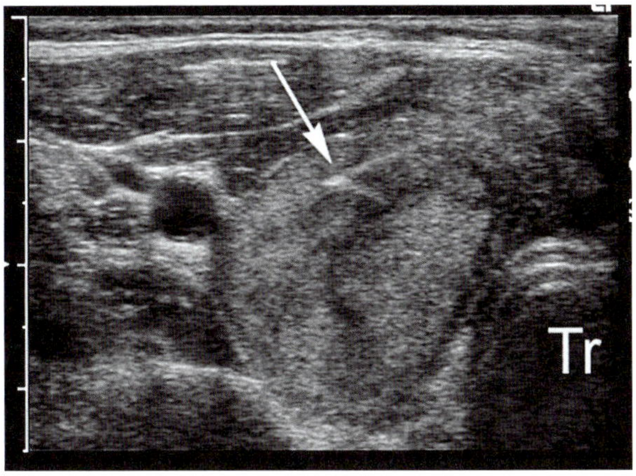

FIG. 19.30 Aspiração por agulha fina de nódulo da tireoide causado por neoplasia folicular. Imagem transversal mostra um grande nódulo substituindo o lobo direito da tireoide. *Tr*, sombra de ar da traqueia. A ponta da agulha de calibre 25 é bem visível (*seta*), e o corpo da agulha é discretamente visível.

Após a tireoidectomia parcial ou quase total por causa de um carcinoma, a ultrassonografia é a modalidade preferida para o acompanhamento do paciente para detectar **doença metastática, recidivante ou residual** no pescoço.[57] Em pacientes que tiveram tireoidectomia subtotal, a aparência ultrassonográfica do tecido tireoidiano remanescente pode ser um fator importante para definir se a tireoidectomia completa é recomendada. Se uma massa for identificada, sua natureza pode ser determinada por PAAF guiada por ultrassonografia (Fig. 19.30). Se nenhuma massa for visualizada, o médico pode acompanhar o paciente por estudos ultrassonográficos periódicos. Para os pacientes que realizaram tireoidectomia total ou quase total, a US é, comprovadamente, mais sensível que o exame físico na detecção de doença recidivante na tireoide ou doença metastática em linfonodos cervicais.[58] Pacientes com história de câncer de tireoide frequentemente são submetidos a exames ultrassonográficos periódicos do pescoço para detectar doença recorrente ou metastática não palpável. Quando uma massa é identificada, a PAAF guiada por ultrassonografia consegue estabelecer o diagnóstico de doença maligna e auxiliar o planejamento cirúrgico.

Diferenciação de Nódulos Benignos e Malignos

De acordo com vários relatos, para a diferenciação de nódulos tireoidianos benignos e malignos, a ultrassonografia tem taxas de sensibilidade de 63% a 94%, especificidade de 61% a 95% e acurácia geral de 78% a 94%.[4,5,59-65] Atualmente, nenhum critério ultrassonográfico isolado diferencia, de modo fidedigno, os nódulos tireoidianos benignos dos malignos.[5,59-61,65] Apesar disso, certas características ultrassonográficas são observadas mais frequentemente em um tipo histológico ou outro, estabelecendo, portanto, tendências diagnósticas gerais[31] (Tabela 19.2).

As características anatômicas fundamentais de um nódulo da tireoide na ultrassonografia de alta resolução são:

- Consistência interna (sólido, misto de sólido e cístico ou puramente cístico)
- Ecogenicidade em relação ao parênquima tireoidiano adjacente
- Margens
- Forma
- Presença e padrão de calcificação
- Halo periférico hipoecoico
- Presença e distribuição de sinais de fluxo sanguíneo

TABELA 19.2 Confiabilidade das Características Ultrassonográficas na Diferenciação entre Nódulos Benignos e Malignos

	DIAGNÓSTICO HISTOPATOLÓGICO	
Característica	**Benigno**	**Maligno**
FORMA		
Mais largo do que alto	+++	++
Mais alto do que largo	+	++++
CONTEÚDO INTERNO		
Conteúdo puramente cístico	++++	+
Cístico com septos finos	++++	+
Misto de sólido e cístico	+++	++
Artefato em cauda de cometa	+++	+
ECOGENICIDADE		
Hiperecoica	++++	+
Isoecoica	+++	++
Hipoecoica	+++	+++
Acentuadamente hipoecoica	+	++++
HALO		
Halo fino	++++	++
Halo espesso, incompleto	+	+++
Ausente	+	+++
MARGENS		
Bem-definido	+++	++
Mal definido	++	+++
Espiculado	+	++++
CALCIFICAÇÃO		
Calcificação em casca de ovo	+++	++
Calcificação grosseira	+++	+
Microcalcificações	++	++++
DOPPLER		
Padrão de fluxo periférico	+++	++
Padrão de fluxo central	++	+++
SONOELASTOGRAFIA		
Padrões 1 e 2	++++	+
Padrões 3 e 4	+	+++

+, raro (< 1%); ++, probabilidade baixa (< 15%); +++, probabilidade intermediária (16% a 84%); ++++, probabilidade alta (> 85%).
Dados da experiência dos autores e relatos da literatura.

Conteúdo Interno. Em nossa experiência, aproximadamente 70% dos nódulos da tireoide são sólidos, enquanto os 30% restantes exibem alteração cística variável. Um nódulo que apresenta um componente cístico importante geralmente é um **nódulo adenomatoso (coloide) benigno** que sofreu degeneração ou hemorragia. Quando detectadas por aparelhos de ultrassonografia mais antigos, de baixa resolução, estas lesões eram chamadas de "cistos" porque não era possível detectar os debris internos e a parede espessa. Histopatologicamente, um cisto simples de tireoide verdadeiro, com revestimento de epitélio, é extremamente raro. Quase todas as lesões císticas da tireoide vistas com US de alta resolução demonstram alguma irregularidade parietal e elementos sólidos internos ou debris causados pela degeneração do nódulo (Figs. 19.9 e 19.10). Quando não se consegue diferenciar debris ou septos de vegetações neoplásicas intracísticas por ultrassonografia de alta frequência em escala de cinza e por Doppler colorido, às vezes, a ultrassonografia com contraste elucida a dúvida, evidenciando o realce arterial nas projeções tumorais e a ausência completa de realce dos septos e debris benignos (Fig. 19.12). **Artefatos em cauda de cometa** são frequentemente encontrados em nódulos tireoidianos císticos e estão relacionados provavelmente à presença de microcristais (Fig. 19.10). Em uma série publicada de 100 pacientes que apresentavam esta característica, a biópsia com PAAF foi benigna em todos os casos.[22] Estes artefatos em cauda de cometa podem estar localizados nas paredes e septos internos dos cistos ou no líquido do cisto. Quando um líquido com ecogenicidade mais densa se deposita gravitacionalmente na porção posterior da cavidade cística, a probabilidade de serem debris hemorrágicos é bastante alta. Frequentemente, pacientes com debris hemorrágicos se apresentam clinicamente com uma massa lisa de rápido crescimento no pescoço. A **aparência espongiforme** dos nódulos tireoidianos relacionados à presença de mínimas alterações coloides é um achado extremamente incomum em nódulos malignos, particularmente quando está associado a outros achados, como margens bem-definidas e isoecogenicidade. Este padrão é altamente preditivo de um nódulo benigno (Fig. 19.9).

Carcinomas papilares raramente exibem quantidades variáveis de alterações císticas e parecem quase indistinguíveis dos nódulos císticos benignos.[66-68] Nos carcinomas papilíferos císticos, no entanto, a detecção ultrassonográfica frequente de elementos ou projeções sólidas (≥ 1 cm com sinais de fluxo sanguíneo e/ou microcalcificações) para dentro do lúmen pode levar à suspeição de malignidade (Fig. 19.18). Linfonodos cervicais metastáticos de um carcinoma papilífero primário sólido ou cístico também podem demonstrar um padrão cístico; isso é provavelmente patognomônico de linfoadenopatia maligna.

Forma. Uma forma mais alta do que larga, na qual o diâmetro AP é igual ou menor que o diâmetro transverso em um plano transversal ou longitudinal, é específica para diferenciar nódulos malignos de nódulos benignos, provavelmente porque as neoplasias malignas (mais altas do que largas) crescem através dos planos de tecidos normais, enquanto os nódulos benignos crescem paralelos aos planos de tecidos normais.[59,65,66]

Ecogenicidade. Os cânceres de tireoide são usualmente hipoecoicos em relação ao parênquima tireoidiano normal adjacente (Fig. 19.15). Infelizmente, muitos nódulos tireoidianos benignos também são hipoecoicos. Na verdade, a maioria dos **nódulos hipoecoicos** é benigna, porque os nódulos benignos são muito mais comuns que os nódulos malignos. No entanto, como foi observado recentemente, a hipoecogenicidade acentuada é altamente específica para diagnosticar nódulos malignos, enquanto a hipoecogenicidade encontrada geralmente em lesões benignas é menos acentuada.[65] Um **nódulo** predominantemente **hiperecoico**, embora relativamente incomum, tem mais probabilidade de ser benigno.[21] O **nódulo isoecoico**, visível devido ao halo periférico hipoecoico que o separa do parênquima normal adjacente, tem risco de malignidade de intermediário a baixo. A isoecogenicidade apresenta baixa sensibilidade, mas alta especificidade e valor preditivo positivo para o diagnóstico de nódulos benignos.[65]

Halo. Um halo periférico hipoecoico que circunda completa ou incompletamente um nódulo tireoidiano pode estar presente em 60% a 80% dos nódulos benignos e 15% dos cânceres de tireoide.[21,69] Histologicamente, acredita-se que represente a cápsula do nódulo, mas nódulos hiperplásicos que não contêm cápsula geralmente apresentam esta característica ultrassonográfica. A hipótese de que ele represente parênquima tireoidiano normal comprimido parece aceitável, especialmente para tumores de tireoide de crescimento rápido, que geralmente apresentam halos espessos, irregulares e incompletos (Fig. 19.15C) que são hipovascularizados ou avasculares nos exames com Doppler colorido. Os exames com Doppler colorido e *power* Doppler (de amplitude) demonstram que o fino halo periférico completo, que é fortemente sugestivo de nódulos benignos, representa os vasos sanguíneos que se dispõem em torno da periferia da lesão, o "padrão em rede de basquete"

Margens. Os nódulos benignos da tireoide tendem a apresentar contornos lisos, bem-definidos, enquanto as lesões malignas tendem a apresentar contornos irregulares, espiculados ou mal definidos. No entanto, para qualquer nódulo, a aparência das margens do contorno externo não pode predizer de forma confiável as características histopatológicas, porque muitas exceções a estas regras gerais foram identificadas, embora a associação de contornos espiculados e nódulos malignos tenha sido recentemente demonstrada como altamente específica.[65]

Calcificação. A calcificação pode ser detectada em cerca de 10% a 15% de todos os nódulos tireoidianos, mas a localização e o padrão da calcificação têm valor mais preditivo para distinguir lesões benignas de malignas.[21] A **calcificação periférica em casca (casca de ovo)**, embora raramente observada, tem sido tradicionalmente considerada uma característica de nódulo benigno (Fig. 19.11). Contudo, como recentemente relatado, **calcificações periféricas espessas e interrompidas,** particularmente se associadas a um halo hipoecoico, têm sensibilidade muito alta para o diagnóstico de natureza maligna.[70,71] Focos ecogênicos de calcificação dispersos com ou sem sombra acústica são mais comuns. Quando essas calcificações são **grandes e grosseiras** (geralmente relacionadas à fibrose e à degeneração), o nódulo tem mais probabilidade de ser benigno, com doença de longa duração. No entanto, quando as calcificações são **finas e pontilhadas**, a probabilidade de malignidade é maior. Patologicamente, essas calcificações finas podem ser causadas pelos corpos psamomatosos, vistos tipicamente nos cânceres papilíferos (Figs. 19.14 e 19.15).

Os carcinomas medulares da tireoide geralmente exibem focos ecogênicos brilhantes tanto no tumor primário quanto nos linfonodos cervicais metastáticos envolvidos.[33] Os focos maiores normalmente estão associados à sombra acústica (Fig. 19.25). Patologicamente, essas densidades são causadas por fibrose reativa e calcificação em torno dos depósitos amiloides, que são característicos do carcinoma medular. Em um quadro clínico apropriado (p. ex., síndrome NEM II, aumento do nível sérico de calcitonina), o achado de focos ecogênicos em um nódulo tireoidiano hipoecoico ou em um linfonodo cervical pode ser altamente sugestivo de **carcinoma medular**.

Kakkos et al.[72] encontraram uma forte associação entre calcificações tireoidianas detectadas ultrassonograficamente e malignidade tireoidiana, particularmente em pacientes jovens ou naqueles com um nódulo tireoidiano solitário. Pacientes com menos de 40 anos com nódulos calcificados constituem um grupo de risco, com probabilidade quatro vezes maior de apresentar malignidades tireoidianas do que pacientes da mesma idade, mas sem calcificações intranodulares. De maneira similar, a presença de calcificações em um nódulo solitário aumenta a incidência de malignidade. Portanto, esses pacientes devem ser acompanhados posteriormente.

De acordo com múltiplos estudos, das várias características ultrassonográficas vistas nos nódulos tireoidianos, as microcalcificações, enquanto único sinal, mostram a mais alta acurácia (76%), especificidade (93%) e valor preditivo positivo (70%) para malignidade. No entanto, a sensibilidade é baixa (36%) e insuficiente para a detecção de malignidade.[29,65,72,73]

Padrão de Fluxo do Doppler. É bem conhecido pelos estudos histológicos que a maioria dos nódulos hiperplásicos é constituída por lesões hipovasculares ou menos vascularizadas que o parênquima normal da tireoide adjacente. Ao contrário, a maioria dos **carcinomas bem diferenciados da tireoide** é geralmente hipervascular, com vasos tortuosos irregulares e fístulas AV (Fig. 19.16). **Os carcinomas anaplásicos e pouco diferenciados** geralmente são hipovasculares devido à extensa necrose associada ao seu crescimento rápido (Fig. 19.26).

A análise quantitativa das velocidades de fluxo não é eficiente na diferenciação entre nódulos benignos e malignos, de forma que a única característica ao Doppler que pode ser útil é a distribuição dos vasos. Com a tecnologia atual, nenhum nódulo da tireoide aparece totalmente avascular ou extremamente hipovascular tanto no Doppler colorido como no *power* Doppler (de amplitude). As duas características principais de distribuição dos vasos são nódulos com vascularização periférica e nódulos com vascularização interna (com ou sem um componente periférico)[19,20,74] Estudos anteriores demonstraram que 80% a 95% dos nódulos adenomatosos hiperplásicos do bócio apresentam **vascularização periférica**, enquanto 70% a 90% das malignidades tireoidianas apresentam **vascularização interna**, com ou sem um componente periférico.[3,5,74-76] Além disso, o IR dos vasos intranodulares era significativamente mais alto nos nódulos malignos. Consequentemente, o padrão vascular e o IR fornecem alta sensibilidade (92,3%) e especificidade (88%) para a diferenciação entre tumores benignos e malignos.[76] De acordo com outros estudos, porém, o exame com Doppler colorido não foi um auxílio confiável no diagnóstico ultrassonográfico de nódulos da tireoide.[77-79] Com a atual geração de aparelhos de Doppler, que apresentam sensibilidade extremamente alta ao fluxo sanguíneo, a sobreposição das duas populações de nódulos aumentou significativamente, resultando na redução significativa da confiabilidade diagnóstica dos achados no Doppler.[80]

Os achados na ultrassonografia em escala de cinza e no Doppler colorido se tornam altamente preditivos para malignidade apenas quando múltiplos sinais estão simultaneamente presentes em um nódulo.[59,60,65] Em um estudo, a **combinação de sinal do halo ausente mais microcalcificações mais padrão de fluxo intranodular** obteve especificidade de 97,2% para o diagnóstico de doença maligna da tireoide.[59] Em um estudo recente, a presença de pelo menos um achado ultrassonográfico maligno (forma mais alta do que larga, contorno espiculado, acentuada hipoecogenicidade, microcalcificação e macrocalcificação) apresentou sensibilidade de 83,3%, especificidade de 74,0% e precisão diagnóstica de 78,0%.[65] A presença de outros achados (p. ex., calcificação em halo) não mostrou significado estatístico na diferenciação entre um nódulo maligno e um nódulo benigno. Em uma revisão recente de imagens com base na classificação ultrassonográfica da British Thyroid Association, as características benignas e malignas dos nódulos da tireoide foram destacadas e discutidas.[81]

Descrição da Imagem da Tireoide e Sistema de Dados

Para facilitar a interpretação e a padronização entre especialistas, recentemente, foi proposto um sistema padronizado para análise e descrição da ultrassonografia da tireoide e para estratificação de risco (Thyroid Imaging Reporting and Data System [TIRADS])[82,83] acompanhando o sistema BIRADS utilizado para a mamografia.

De acordo com esse sistema, os nódulos da tireoide podem ser classificados em seis grupos de risco diferentes de acordo com suas características ultrassonográficas:

- TIRADS 1: glândula tireoide normal.
- TIRADS 2: condições benignas (0% de malignidade), incluindo cisto simples, nódulo espongiforme e macrocalcificações isoladas.
- TIRADS 3: provável nódulo benigno (< 5% de malignidade).
- TIRADS 4: nódulo suspeito (5% a 80% de malignidade). Os nódulos desse grupo podem ser classificados ainda em 4a (5% a 10% de malignidade) e 4b (10% a 80% de malignidade).
- TIRADS 5: nódulos provavelmente malignos (malignidade > 80%).
- TIRADS 6: nódulos malignos confirmados por biópsia.

Ultrassonografia com Agente de Contraste e Elastografia

A elastografia por ultrassonografia e a ultrassonografia com agentes de contraste (CEUS) são técnicas avançadas para a caracterização dos nódulos da tireoide, com uma quantidade substancial de pesquisa realizada na última década. A CEUS pode descrever a macrovascularização e microvascularização dos nódulos tireoidianos, proporcionando avaliação tanto qualitativa quanto quantitativa. Os nódulos mostram realce heterogêneo, dependendo da histologia. Os nódulos malignos apresentam com maior frequência aumento do contraste iso-hipovascular e eliminação (*wash-out*) mais lenta que o parênquima da tireoide, enquanto os nódulos benignos mostram o realce hipervascular e um padrão similar.[84] Uma metanálise recente baseada em sete estudos sobre a avaliação por CEUS de nódulos da tireoide concluiu que a CEUS, com sensibilidade, especificidade e razão de probabilidade positiva e negativa de 0,853, 0,876, 5,822 e 0,195, respectivamente, apresenta acurácia para diferenciar nódulos benignos de maligos,[85] mas estudos com maior volume de dados precisam ser realizados para confirmar esses dados preliminares.

Elastografia também tem sido utilizada para a investigação de nódulos da tireoide. A elastografia fornece informação sobre a elasticidade do tecido, com base na premissa de que processos patológicos como o câncer alteram as características físicas dos tecidos envolvidos. O objetivo é adquirir duas imagens ultrassonográficas (antes e após a compressão do tecido) e acompanhar o deslocamento tissular pela avaliação do feixe, o que fornece uma medida acurada da distorção do tecido.[86,87]

A elastografia aplicada na glândula tireoide usa principalmente duas abordagens diferentes de acordo com o tipo de força de compressão (excitação) e avaliação da elasticidade: (1) elastografia ultrassonográfica de deformação à mão livre, com variantes qualitativas (com base em mapas colorimétricos e dividida em quatro ou cinco classes)[88] e semiquantitativas (valor da razão de tensão); e (2) abordagem quantitativa com pulso acústico alto induzido pelo transdutor e medidas da velocidade da onda de cisalhamento gerada (elastografia da onda de cisalhamento [SWE; do inglês, *shear wave elastography*]). A SWE pode ser realizada usando tecnologia de impulso de força de radiação acústica (ARFI; do inglês, *acoustic radiation force impulse*), seja em uma pequena região de interesse (ROI; do inglês, *region of interest*) (elastografia de onda de cisalhamento pontual, p-SWE) ou em um campo de visão maior usando codificação de cores para exibir visualmente os valores da rigidez (elastografia de onda de cisalhamento bidimensional [2D-SWE]). Uma variante semiquantitativa adicional de elastografia de deformação usa a pulsação interna (fisiológica) da artéria carótida

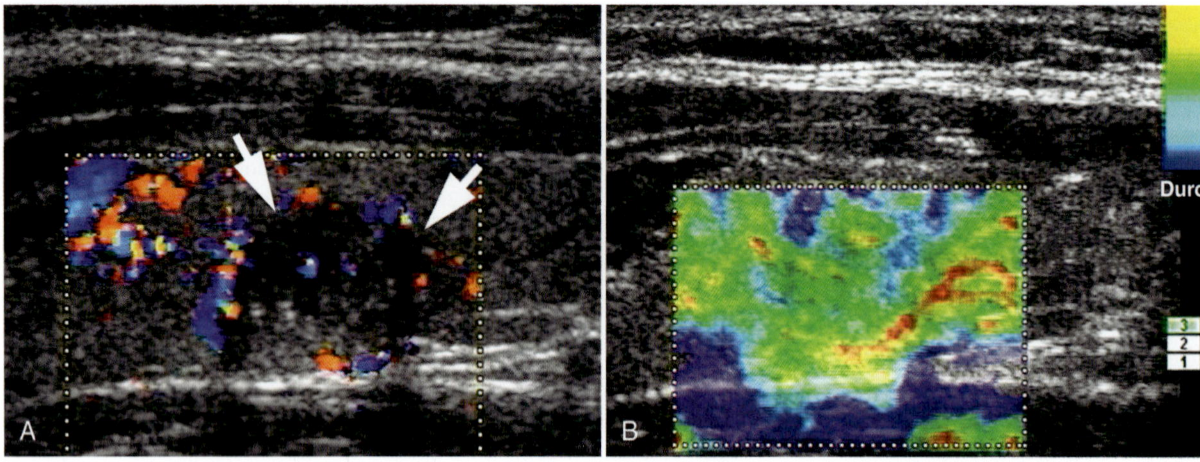

FIG. 19.31 Uso da elastografia ultrassonográfica em nódulo de tireoide: hiperplasia nodular benigna (padrão 1). (A) US longitudinal convencional em modo B com Doppler colorido mostra um nódulo sólido hipoecoico (*setas*) com halo periférico, artefatos internos em cauda de cometa e padrão vascular perilesional. **(B)** Ultrassonografia longitudinal com elastografia no mesmo local demonstra um padrão de cor "leve".

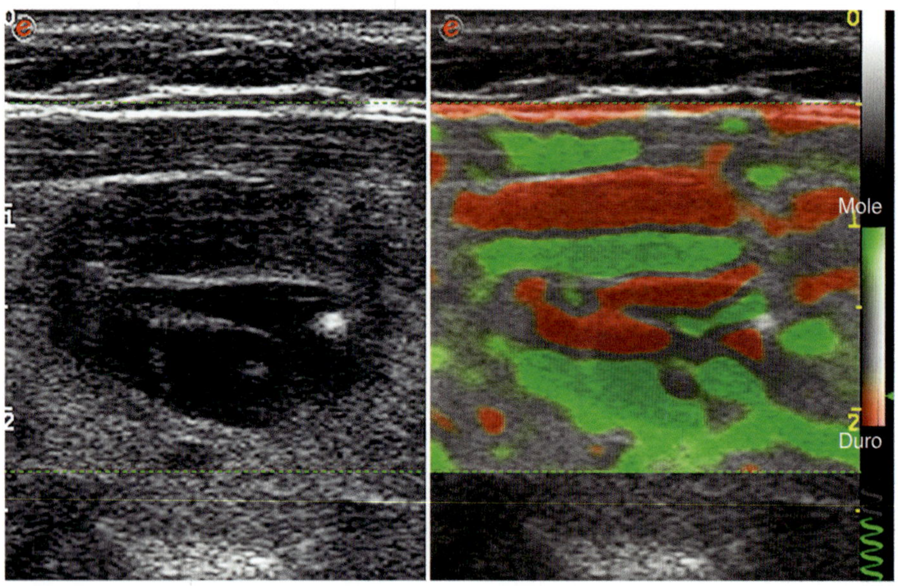

FIG. 19.32 Uso da elastografia ultrassonográfica em nódulo da tireoide: hiperplasia nodular benigna com alterações císticas (padrão 2). A metade esquerda da imagem mostra um nódulo cístico pouco definido no exame convencional no modo B em escala de cinza. A metade direita da imagem de elastografia ultrassonográfica do nódulo mostra um padrão predominantemente elástico (deformável) (*verde*) com poucas áreas em faixas internas rígidas ou sem elasticidade.

(elastografia *quasi*-estática *in vivo*). Nesta abordagem, nenhuma pressão externa é necessária e as pulsações da artéria carótida induzem o deslocamento necessário para avaliar a elasticidade do tecido.[89] Vários artigos e metanálises recentes mostram resultados muito interessantes relacionados à elastografia qualitativa e quantitativa.[90-93]

Foram classificados quatro padrões elastográficos:[86,87,94,95]

Padrão 1: Elasticidade em todo o nódulo (Fig. 19.31)

Padrão 2: Elasticidade em grande parte do nódulo, com aparência inconstante de áreas anelásticas (Fig. 19.32)

Padrão 3: Existência constante de grandes áreas anelásticas na periferia (Fig. 19.33)

Padrão 4: Uniformemente anelástico (Fig. 19.34)

Em relatos da literatura, 78% a 100% dos nódulos benignos têm pontuação de 1 a 2, enquanto 88% a 96% dos nódulos malignos têm pontuação de 3 a 4. A sensibilidade foi de 82% a 97%; a especificidade, de 78% a 100%; o valor preditivo positivo, de 64% a 81%; e o valor preditivo negativo, de 91% a 98%.[87-98] A especificidade e a sensibilidade são relativamente independentes do tamanho do nódulo. No entanto, a acurácia em nódulos pequenos e quando a biópsia com PAAF não é diagnóstica, ou sugere uma lesão folicular, desde que o nódulo seja sólido e sem calcificações grosseiras. Tanto a elastografia de deformação como a SWE devem ser realizadas como ferramentas adicionais à ultrassonografia convencional, bem como para orientar o acompanhamento de lesões previamente diagnosticadas como benignas na PAAF, porque a avaliação ultrassonográfica multiparamétrica pode aumentar a acurácia da avaliação por ultrassonografia (Fig. 19.35), evitando biópsias ou cirurgia desnecessárias.

Orientação de Biópsia por Agulha

A biópsia com agulha guiada por ultrassonografia percutânea de massas cervicais se tornou uma técnica importante em muitas situações clínicas. Sua principal vantagem é possibilitar a visualização contínua em tempo real da agulha, um requisito essencial para a

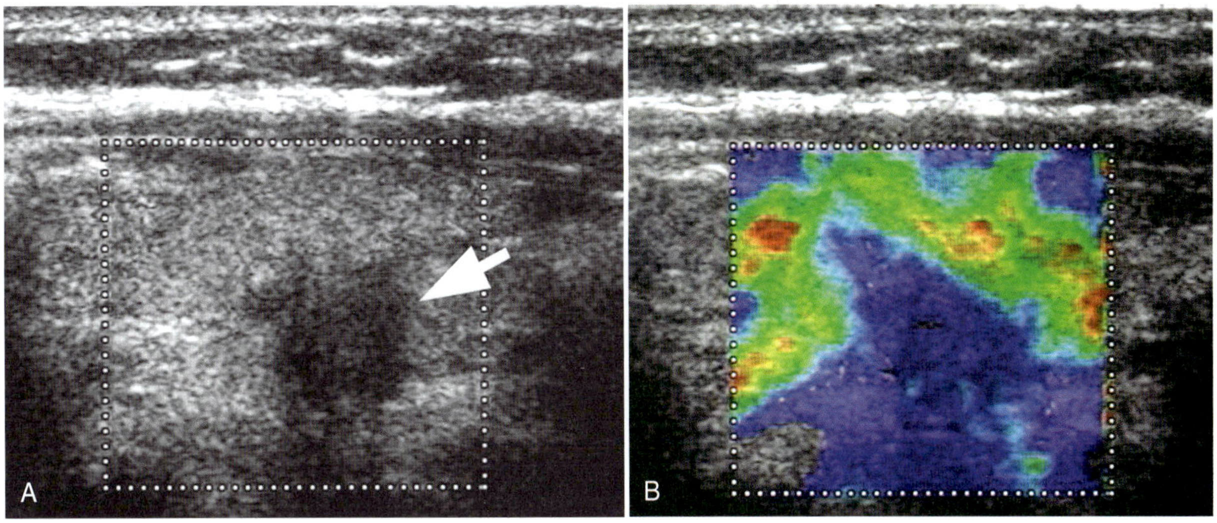

FIG. 19.33 Uso da elastografia ultrassonográfica no nódulo da tireoide: carcinoma papilífero da tireoide (padrão 3). (A) Imagem longitudinal convencional em modo B demonstra um carcinoma papilífero hipoecoico com contornos irregulares mal definidos (*seta*). **(B)** Elastografia ultrassonográfica mostra um padrão predominantemente anelástico (*azul*) com algumas pequenas áreas deformáveis (*verde*) na porção posterior.

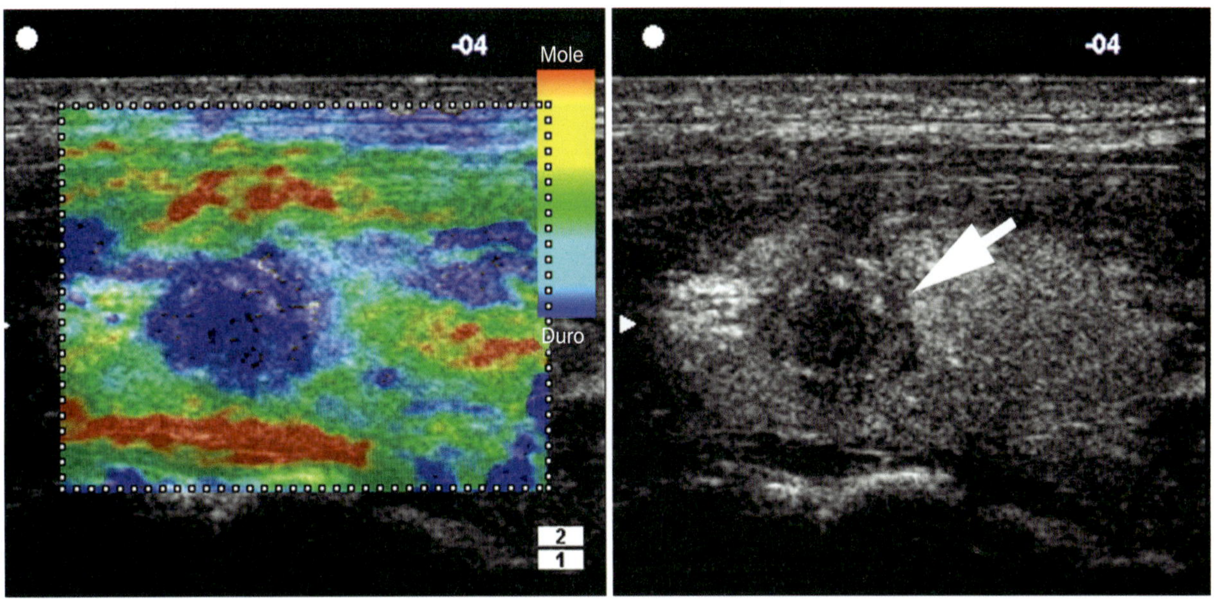

FIG. 19.34 Uso da elastografia ultrassonográfica no nódulo da tireoide: carcinoma papilífero da tireoide (padrão 4). A metade direita da imagem mostra um nódulo sólido hipoecoico (*seta*) com microcalcificações, típico de um carcinoma papilífero. A metade esquerda da imagem mostra que na elastografia ultrassonográfica o nódulo é quase inteiramente anelástico (não deformável) (*azul*) padrão 4. As pequenas áreas elásticas visualizadas na porção posterior da lesão são artefatos causados por pulsações da artéria carótida subjacente.

biópsia de pequenas lesões. A maioria dos médicos usa uma agulha de calibre 25, empregando ação capilar ou mínima sucção com uma seringa (Vídeo 19.6). Existem estudos sobre a utilidade das agulhas cortantes automatizadas para melhores diagnósticos histopatológicos.[99,100] Em geral, sugere-se orientação ultrassonográfica para todas as biópsias por aspiração da tireoide, mas é fortemente recomendada em três situações. A primeira situação é o exame físico questionável ou inconclusivo quando um nódulo é sugerido, mas não pode ser palpado com certeza. Nesses pacientes, a ultrassonografia é usada para confirmar a existência de um nódulo e para guiar uma biópsia acurada. O segundo caso envolve pacientes com alto risco para câncer da tireoide com uma glândula normal no exame físico, mas um nódulo demonstrado na ultrassonografia. Este grupo inclui pacientes com história prévia de irradiação da cabeça e pescoço, história familiar positiva de síndrome NEM II ou uma ressecção por tireoidectomia subtotal por causa de malignidade. A terceira situação para a biópsia por PAAF guiada por ultrassonografia envolve os pacientes que realizaram biópsia sob palpação direta e tiveram resultado não diagnóstico ou inconclusivo. Em geral, cerca de 20% do material obtido por biópsia sob palpação é citopatologicamente inconclusivo, quase sempre devido à aspiração de líquido não diagnosticado nas lesões císticas. A ultrassonografia pode ser usada nesses casos para guiar a agulha seletivamente para uma porção sólida da massa. A precisão diagnóstica da PAAF é muito alta, com

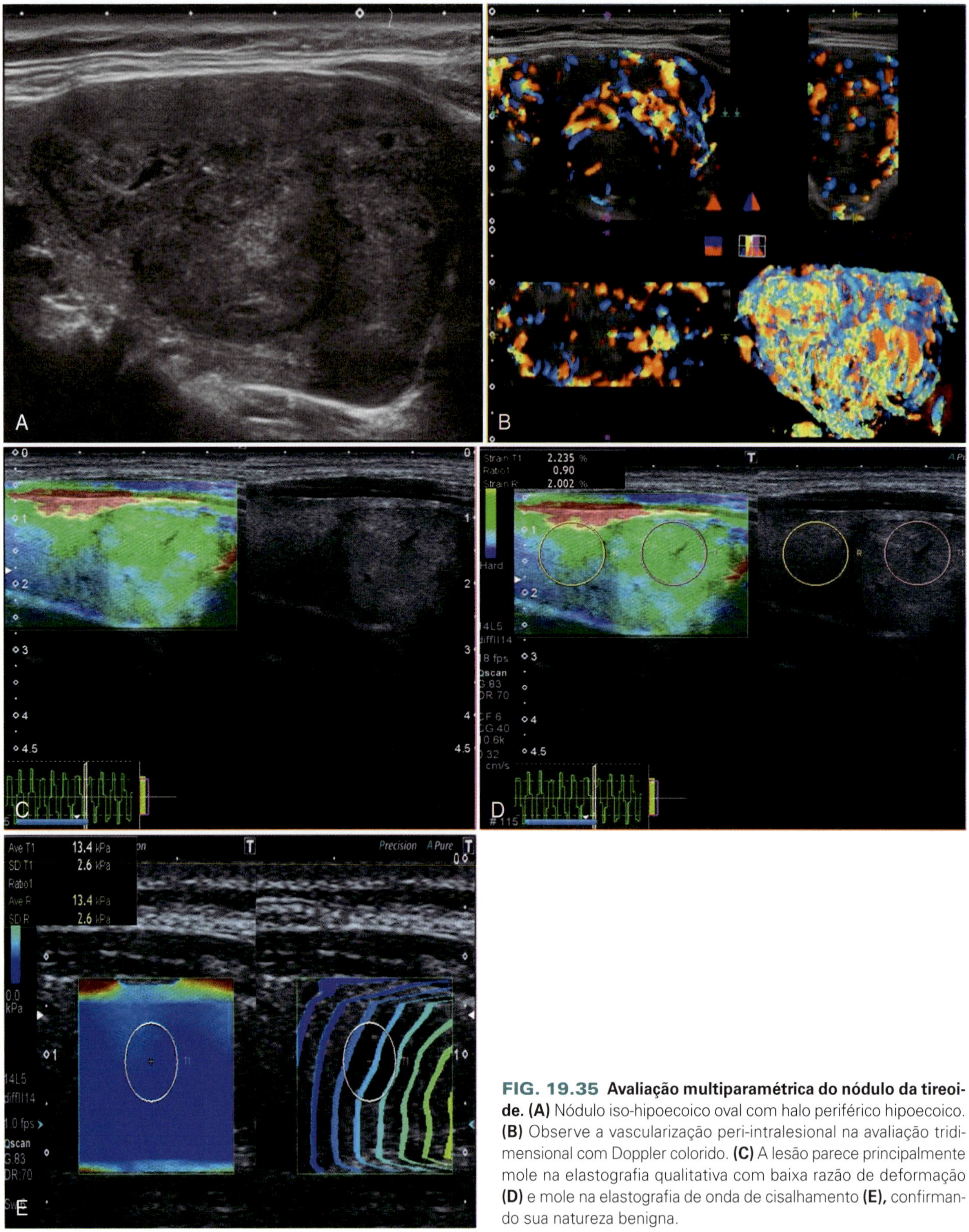

FIG. 19.35 Avaliação multiparamétrica do nódulo da tireoide. (A) Nódulo iso-hipoecoico oval com halo periférico hipoecoico. **(B)** Observe a vascularização peri-intralesional na avaliação tridimensional com Doppler colorido. **(C)** A lesão parece principalmente mole na elastografia qualitativa com baixa razão de deformação **(D)** e mole na elastografia de onda de cisalhamento **(E)**, confirmando sua natureza benigna.

sensibilidade de aproximadamente 85% e especificidade de 99% em centros com grande experiência nesses procedimentos.[41-48,101]

Em pacientes em que foi realizada ressecção tireoidiana prévia por causa de um carcinoma, a PAAF guiada por ultrassonografia se tornou um método importante no diagnóstico precoce de doença recidiva ou metastática no pescoço (Fig. 19.36). Em pacientes submetidos à hemitireoidectomia por causa de um nódulo benigno, com a detecção de um ou mais focos de tumor maligno oculto na peça cirúrgica, a avaliação ultrassonográfica do lobo contralateral é necessária para descartar nódulo residual.

Linfonodos cervicais, normais ou anormais, podem ser prontamente visualizados pela ultrassonografia de alta resolução. Eles tendem a se dispor ao longo da cadeia jugular interna, estendendo-se do nível das clavículas até o ângulo da mandíbula, ou ficar na região

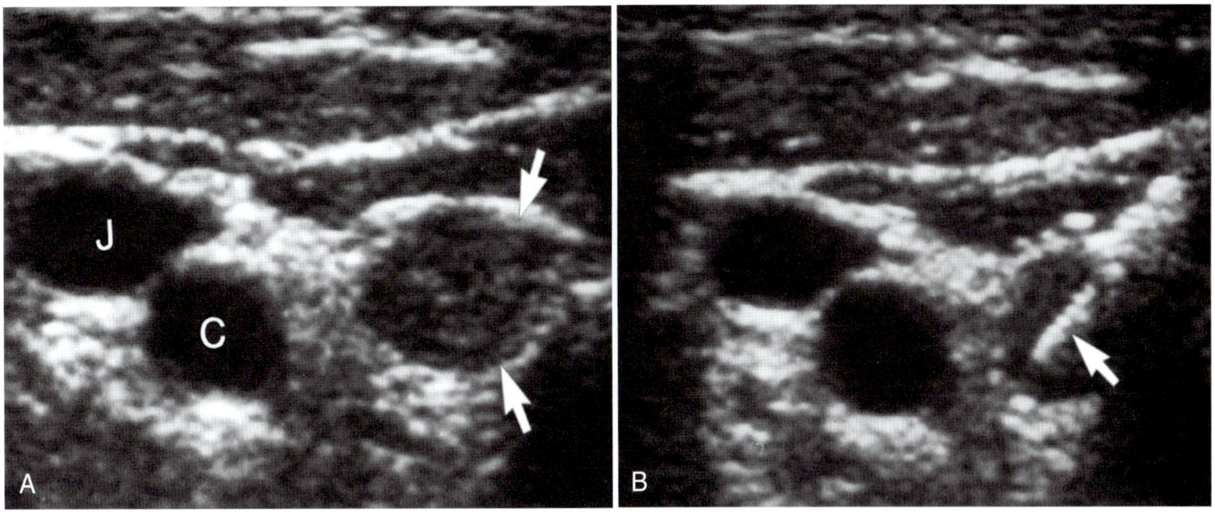

FIG. 19.36 Biópsia de carcinoma papilífero recorrente no leito da tireoide após tireoidectomia. (A) US transversal do lado direito do pescoço mostra uma massa sólida de 1 cm (*setas*) medial à artéria carótida (*C*) e veia jugular (*J*). **(B)** Punção aspirativa por agulha fina guiada por ultrassonografia com a agulha vista no interior da massa (*seta*).

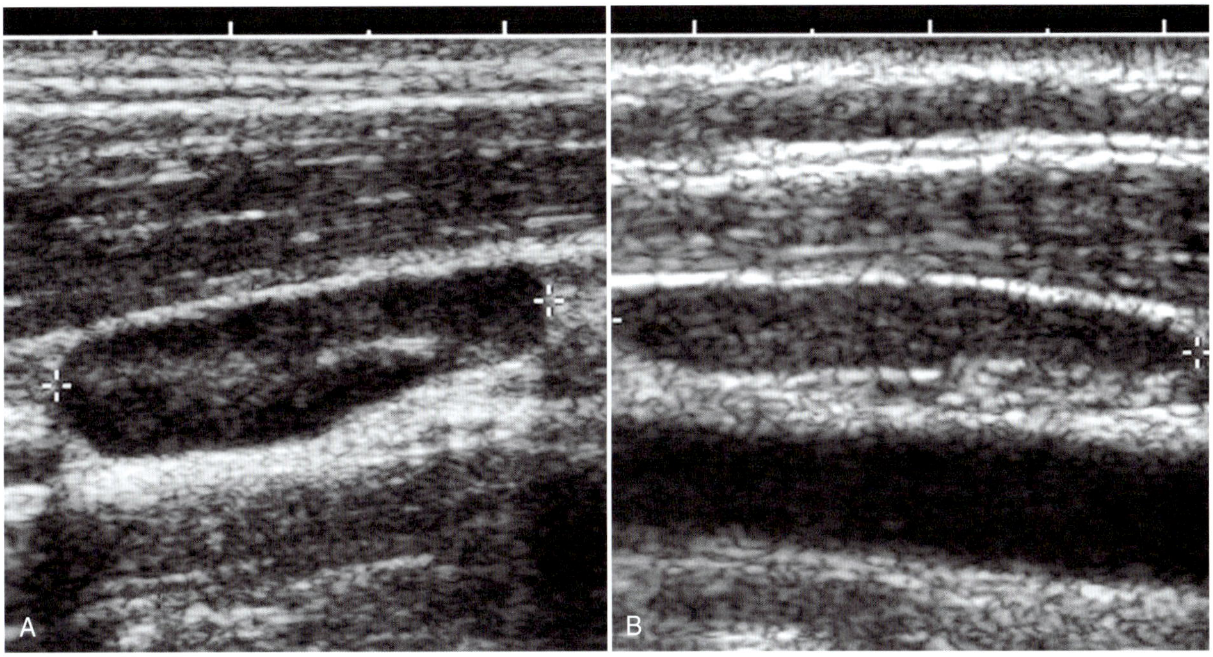

FIG. 19.37 Linfonodo cervical normal: forma alongada típica. Imagens longitudinais. **(A)** Linfonodo delgado *(cursores)* apresenta-se homogêneo, exceto pelo hilo central ecogênico. **(B)** Linfonodo delgado normal homogêneo *(cursores)* próximo da veia jugular sem hilo visível.

do leito tireoidiano. **Linfonodos cervicais benignos** geralmente apresentam uma forma levemente oval e exibem uma faixa central ecogênica que representa o hilo gorduroso (Fig. 19.37). **Linfonodos malignos**, por sua vez, se localizam mais frequentemente no terço inferior do pescoço, são usualmente mais arredondados e não apresentam hilo ecogênico, presumivelmente devido à obliteração pela infiltração do tumor (Fig. 19.17). Embora sempre hipoecoicos, os linfonodos malignos podem ser difusamente ecogênicos, heterogêneos, conter calcificações e também apresentar alterações císticas. Podem ser vistas calcificações nas metástases linfonodais das malignidades tireoidianas papilar e medular e as alterações císticas são muito características da metástase do carcinoma papilífero.[102] Além disso, Lyshchik et al.[103] relataram que, na elastografia, linfonodos cervicais com um índice de tensão maior que 1,5 são usualmente malignos (85% de sensibilidade e 98% de especificidade).

Quando não é possível fazer a diferenciação entre linfonodos benignos e malignos por ultrassonografia, geralmente usa-se a biópsia por PAAF guiada por ultrassonografia. Em nossa experiência, a biópsia pode ser feita com um alto grau de precisão em linfonodos cervicais pequenos, de 0,5 cm de diâmetro.[58] Além da análise citológica, a "amostra" do aspirado pode ser enviada para pesquisar tireoglobulina, que é um exame muito acurado para o diagnóstico de câncer metastático papilar ou folicular.[104]

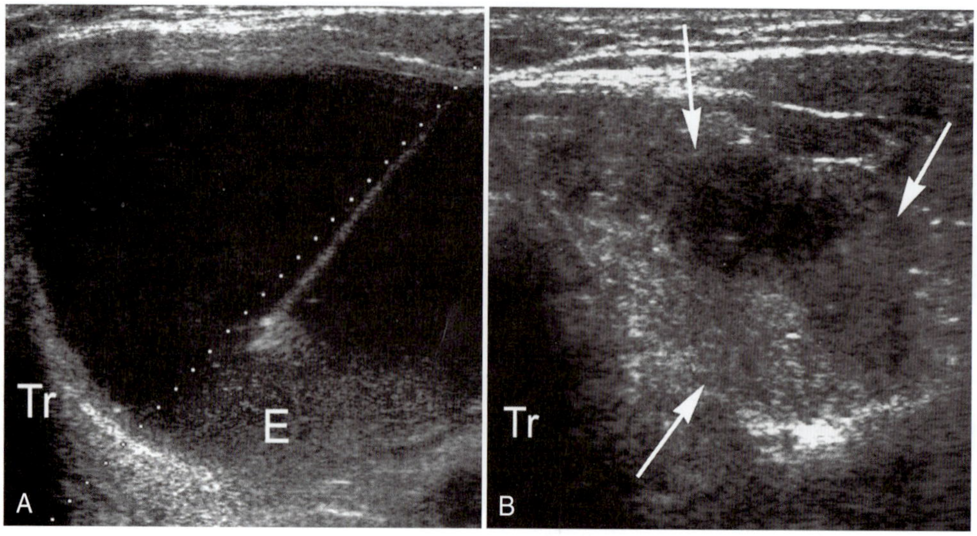

FIG. 19.38 Tratamento de grande cisto coloide com etanol. (A) Imagem transversal mostra grande cisto coloide com agulha. O etanol injetado aparece como ecos de baixo nível (*E*). *Tr*, sombra de ar da traqueia. **(B)** Imagem de acompanhamento 1 mês após o procedimento mostra que houve resolução do grande componente cístico, deixando uma glândula levemente aumentada residual (*setas*).

Orientação de Tratamento Percutâneo

Injeção de Etanol em Lesões Císticas Benignas da Tireoide. Lesões de conteúdo líquido (usualmente cistos coloides) representam a 31% dos nódulos tireoidianos encontrados na ultrassonografia, mas menos de 1% destes são cistos com revestimento epitelial verdadeiro.[5] O manejo de nódulos císticos da tireoide consiste primeiro na biópsia por PAAF para afastar malignidade. A aspiração simples pode resultar na redução volumétrica permanente da lesão, mas a taxa de recorrência após a aspiração é alta, de 10% a 80%, dependendo do número de aspirações e do volume do cisto; quanto maior o volume do cisto, maior o risco de recorrência.[105,106]

A prevenção da recorrência do cisto requer a injeção intranodular de um agente esclerosante. O etanol tem sido usado com sucesso nos últimos 20 anos, com colocação acurada, sob orientação ultrassonográfica em tempo real. O etanol é distribuído nos tecidos por difusão e induz desidratação celular e desnaturação proteica, seguida por necrose por coagulação e fibrose reativa. O líquido cístico é completamente aspirado com uma agulha fina e então injeta-se etanol estéril a 95% guiada por ultrassonografia, em um volume que varia de 30% a 60% do líquido aspirado[107,108] (Fig. 19.38). Subsequentemente, o etanol pode ser reaspirado em 1 a 2 dias ou deixado no local permanentemente. Em grandes cavidades císticas, este procedimento pode ser repetido uma ou duas vezes após várias semanas. A redução de volume do cisto é mais significativa quando um volume maior de etanol é injetado, existindo uma relação entre o volume de etanol instilado e o efeito ablativo.

A injeção de etanol é geralmente bem tolerada pelo paciente. Dor local transitória leve a moderada é a complicação mais comum, resultado do extravasamento do etanol para o tecido subcutâneo. Complicações raras da **escleroterapia com etanol** são hipertireoidismo transitório, rouquidão, hematoma e dispneia.

As taxas de sucesso relatadas (desaparecimento total ou redução do volume maior que 70% do volume inicial) deste tratamento variam de 72% a 95% durante o período de acompanhamento,[107-110] obtido sem alteração na função da tireoide. A injeção de etanol é considerada o tratamento percutâneo de escolha para lesões císticas da glândula tireoide em algumas instituições.

Injeção de Etanol em Nódulos Tireoidianos de Funcionamento Autônomo. Nódulos da tireoide com atividade secretória e proliferativa independente são definidos como nódulos tireoidianos **autônomos**. Nas cintigrafias estes nódulos são hipercaptantes ("quentes)" em contraste com a captação extranodular baixa ou ausente, provavelmente relacionada à avidez de retenção de iodo e do grau de hiperfunção tireoidiana. Os pacientes podem estar em condição tóxica ou não tóxica, dependendo da quantidade de hormônios tireoidianos secretados. O nível de hipertireoidismo geralmente é proporcional ao volume do nódulo. Desta forma, nódulos autônomos da tireoide podem causar várias anormalidades funcionais, desde eutireoidismo (compensado) ao hipertireoidismo subclínico (pré-tóxico) e o hipertireoidismo clínico (tóxico).

Atualmente, os tratamentos disponíveis para nódulos autônomos incluem cirurgia e iodo radioativo. A cirurgia é efetiva, mas apresenta a desvantagem dos riscos intrínsecos relacionados à anestesia e cirurgia. A terapia com iodo radioativo exige sessões repetidas antes de se alcançar o eutireoidismo.

A injeção percutânea de etanol guiada pela ultrassonografia, proposta primeiro por Livraghi et al.[111] em 1990, é um tratamento alternativo. A difusão do etanol causa dano direto. A desidratação da célula é seguida por imediata necrose de coagulação e subsequentes alterações fibróticas. Injeta-se etanol a 95% através de uma agulha estéril espinal de calibre 21 ou 22 com ponta romba fechada e três orifícios laterais terminais. Isso permite a injeção de um grande volume de etanol, reduz o número total de sessões, aumenta o volume tratado e minimiza o risco de dano ao nervo laríngeo devido à difusão lateral do etanol. São necessárias várias sessões de tratamento (geralmente entre quatro a oito), tipicamente realizadas a cada dois dias, com intervalos de duas semanas. O volume total administrado de etanol geralmente é 1,5 vez o volume nodular.

A ultrassonografia com Doppler colorido e, se disponível, a ultrassonografia com contraste são extremamente valiosas para avaliação dos resultados da injeção de etanol. As reduções (até o desaparecimento completo) da vascularização e do realce pelo meio de contraste estão diretamente relacionadas à necrose induzida por etanol. Além disso, a vascularização residual após o tratamento pode ser alvejada para obter a ablação completa.[112] A **cura completa** é definida como a normalização dos hormônios tireoidianos livres no soro, do TSH sérico e da reativação cintilográfica do tecido extranodular. A **cura parcial** ocorre quando os níveis de hormônios tireoidianos livres e os níveis de TSH estão normalizados, mas o nódulo ainda é visível na cintilografia.[111,113]

A injeção percutânea de etanol é geralmente bem tolerada. O efeito colateral comum é uma leve sensação de queimação ou dor moderada no local da injeção, irradiando-se para as regiões mandibulares e retroauriculares. A retirada lenta da agulha e o uso de agulha com multiorifícios reduzem este efeito colateral. Alguns pacientes com nódulos maiores, quando a necrose é significativa, desenvolvem febre, que dura de 2 a 3 dias após os tratamentos iniciais. A única complicação importante é o dano transitório do nervo laríngeo recorrente, relatado em 1% a 4% dos casos.[80,94] A lesão do nervo é induzida quimicamente ou por compressão. A recuperação total do nervo é possível porque, ao contrário da cirurgia, não há interrupção anatômica do nervo.

A eficácia da resposta é inversamente proporcional ao volume do nódulo; quanto menor o nódulo, mais completa a resposta. A cura completa é relatada em 68% a 100% dos nódulos pré-tóxicos e 50% a 89% dos nódulos tóxicos.[111-116] A injeção de etanol percutâneo guiada por ultrassonografia é o tratamento de escolha para pacientes idosos que apresentam contraindicações para cirurgia, em pacientes grávidas e em com grandes nódulos autônomos (> 40 mL), além do tratamento farmacológico para obter o eutireoidismo mais rapidamente.

Mais recentemente, **ablação por radiofrequência** (ARF), com eletrodos resfriados internamente ou com múltiplas pontas tem sido relatada no tratamento de nódulos de tireoide autônomos, principalmente para grandes nódulos que causam sintomas compressivos. Uma diminuição significativa no tamanho (≥ 50%) das lesões tratadas foi descrita em todos os casos e a normalização completa da função tireoidiana foi alcançada em 24% a 44% dos pacientes.[117,118] Além disso, a ***ablação a laser*** tem sido utilizada no tratamento de bócio nodular tóxico grande e foi proposta como tratamento combinado com I^{131} para acelerar a redução de volume e reduzir a dose radioativa administrada ao paciente.[119]

Tratamento Percutâneo de Nódulos Sólidos Solitários "Frios" Benignos. Em pacientes com nódulo da tireoide sólido, solitário, hipocaptante ("frio"), injeção de etanol, fotocoagulação a *laser* intersticial e ARF foram propostos como tratamentos percutâneos guiados por ultrassonografia, como uma medida para alcançar redução substancial do nódulo até uma pequena massa fibrosa calcificada. Por meio da injeção percutânea de etanol, redução média de 84% do volume de nódulos (intervalo, 73%-98%) foi descrita após 3 a 10 sessões de tratamento.[120] Por meio da fotocoagulação com *laser* intersticial de baixa potência, a média de redução de volume de nódulos da tireoide foi de 40% a 50% após 6 meses, havendo melhora dos sintomas clínicos locais em aproximadamente 80% dos pacientes e sem efeitos colaterais.[121-124]

ARF com elétrodos refrigerados internamente e de baixa potência (20-70 W) também foi empregada para o tratamento de nódulos de tireoide "frios" benignos, com apenas uma sessão de ablação para um único nódulo. Uma redução significativa do volume dos nódulos tratados, sem apresentação de efeitos adversos, foi descrita durante o acompanhamento dos pacientes, mas são necessários estudos com acompanhamento mais prolongado para avaliar a eficácia e a segurança.[125,126]

Tratamento para Metástases de Linfonodos Cervicais por Carcinoma Papilífero. ARF, ablação com *laser* e injeção de etanol têm sido propostos como tratamento da doença recidivante e metastática para linfonodos em pacientes que passaram por procedimento previamente. A injeção percutânea de etanol é um método efetivo e seguro de tratamento para metástases limitadas a linfonodos de câncer da tireoide. Em 2002, um estudo da Clínica Mayo, 14 pacientes submetidos à tireoidectomia por CPT apresentaram 29 linfonodos metastáticos no exame ultrassonográfico de acompanhamento. Cada linfonodo foi tratado com injeção direta de etanol guiada por ultrassonografia. O exame de seguimento com 2 anos mostrou diminuição de 95% do tamanho dos linfonodos tratados. Não há grandes complicações (p. ex., paralisia recorrente do nervo laríngeo, sangramento) na série da Clínica Mayo ou em 187 pacientes com linfonodos de carcinoma papilífero tratados com injeção percutânea de etanol no Hospital Ito, no Japão.[128,129]

A técnica de injeção de etanol percutânea é similar ao método usado para o tratamento percutâneo com etanol de adenomas da paratireoide. Uma agulha de calibre 25 é presa a uma seringa de tuberculina contendo até 1 mL de etanol a 95%. A agulha é introduzida com guia por ultrassonografia usando uma técnica de "mão livre" que permite o bom posicionamento da agulha no interior do linfonodo (Fig. 19.39). Cada linfonodo é injetado em vários locais. A porção do linfonodo que é injetada se torna hiperecoica devido à formação de microbolhas de gás. Após menos de 1 minuto, a zona hiperecoica diminui. A agulha é reposicionada no linfonodo e são feitas várias injeções até que o linfonodo pareça clinicamente tratado. Os pacientes podem apresentar dor leve a moderada durante a injeção, mas isso se resolve em minutos. Para os linfonodos menores, cerca de 5 mm de diâmetro, uma única injeção pode ser suficiente. Para linfonodos maiores, é necessária uma nova injeção no dia seguinte para o tratamento completo. A ultrassonografia de acompanhamento com 3 a 6 meses mostrará uma redução no tamanho do linfonodo na maioria dos casos. Se houver visualização de fluxo sanguíneo no linfonodo antes da terapia, ele se apresentará significativamente diminuído ou ausente em seguida. Se no acompanhamento seguido o tamanho do linfonodo não apresentar diminuição ou se houver fluxo sanguíneo residual no exame *power* Doppler, repete-se a injeção.

Ablação térmica do câncer de tireoide recidivante nodal também foi testada, com ARF e ablação a *laser*. De forma singular, a ablação a *laser* parece ser particularmente promissora no tratamento de metástases nodais do carcinoma da tiroide; é realizada usando agulhas finas (calibre 21) e a energia pode ser fornecida com grande precisão, o que evita danos às estruturas circundantes críticas.[130-132]

Nódulo Detectado Incidentalmente

Embora o uso da ultrassonografia de alta frequência para detectar nódulos tireoidianos pequenos e impalpáveis seja benéfico em alguns quadros clínicos, pode também levar a consequências adversas em outras situações. O que se deve fazer com os muitos nódulos de tireoide detectados incidentalmente durante os exames da carótida, paratireoide e outros exames ultrassonográficos do pescoço? O objetivo deve ser evitar avaliações extensas e caras na maioria dos pacientes com doença benigna, sem deixar passar a minoria de pacientes que apresentam câncer de tireoide clinicamente significativo. Na nossa revisão da literatura, a incidência de nódulos de tireoide em pacientes pode ser estimada pelo método de detecção: autópsia (49%), ultrassonografia (47%), palpação (7%),

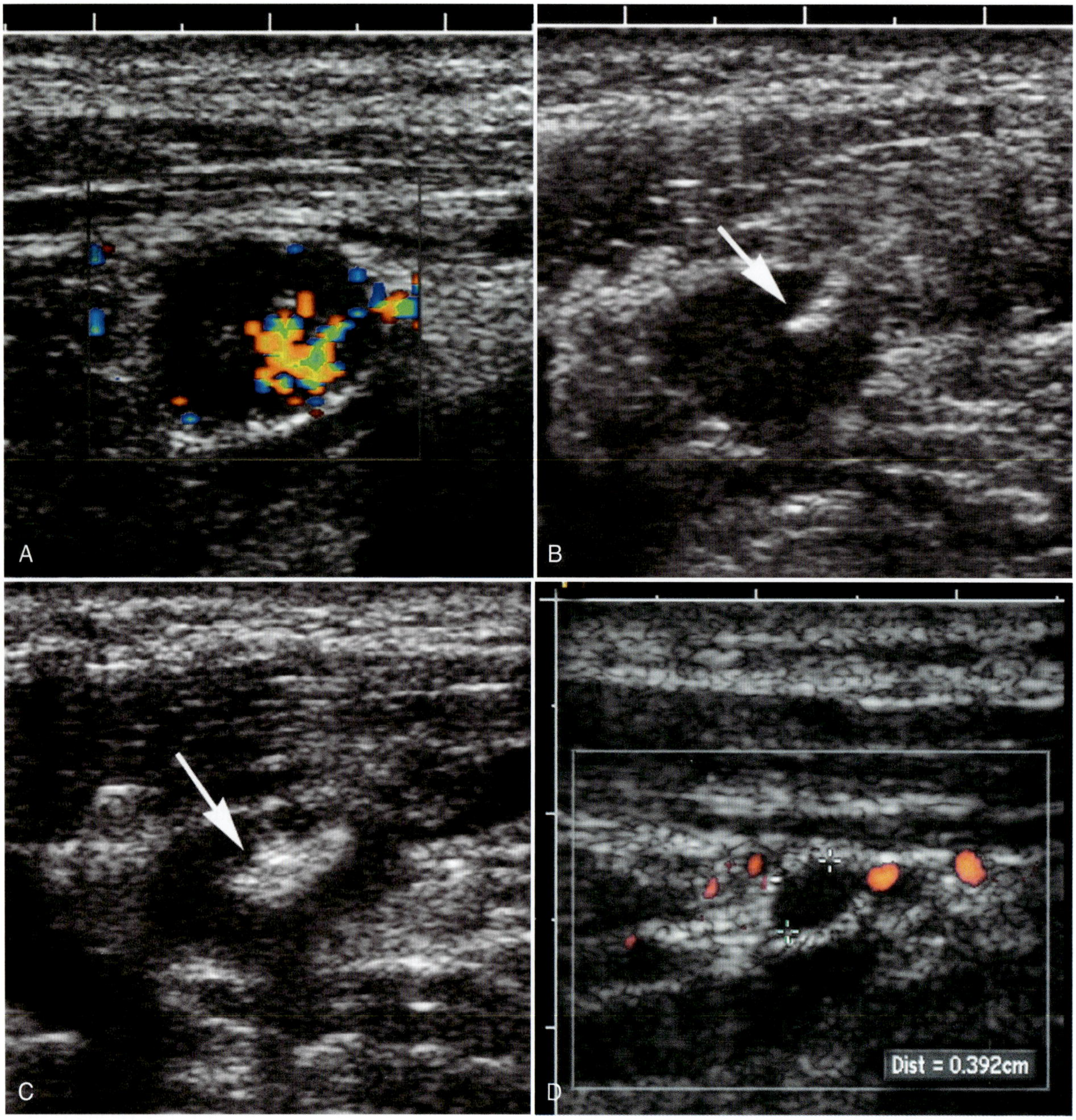

FIG. 19.39 Tratamento com etanol de metástase na tireoide em um linfonodo cervical. (A) Imagem longitudinal com Doppler colorido mostra um linfonodo redondo, de aspecto patológico, medindo 1,6 cm, com moderada vascularização. **(B)** Ponta de uma agulha de calibre 25 (*seta*) no linfonodo. **(C)** O efeito do etanol é visível como uma área focal hiperecoica (*seta*) na injeção, causada por microbolhas que se formam pela interação do etanol com os tecidos. Este aspecto hiperecoico irá durar de vários segundos a vários minutos e será seguido por um aspecto normal ou quase normal. Durante a injeção, a hiperecogenicidade é um marcador útil para identificar as áreas tratadas. **(D)** Imagem de acompanhamento no *power* Doppler 6 meses após a injeção de etanol mostra que o linfonodo diminuiu notavelmente de tamanho (0,4 cm) e não está mais vascularizado. Não é necessário um tratamento posterior, exceto o acompanhamento a cada 6 a 12 meses para confirmar ausência de alterações.

câncer oculto na autópsia (2%) e incidência anual de câncer (0,005%).

Compreender o desafio de selecionar nódulos para análise requer informação prévia nas seguintes quatro áreas:

1. **A epidemia de nódulos da tireoide tem resultado principalmente dos exames ultrassonográficos.**

À palpação física, estima-se que 7% da população da América do Norte tem pelo menos um nódulo de tireoide. Em contrapartida, há uma "epidemia" de nódulos de tireoide detectados pela ultrassonografia, com estudos descrevendo até 67% de pacientes que apresentam um nódulo.[133] Nosso estudo de 1.000 pacientes consecutivos examinados com transdutores ultrassonográficos de 10 MHz mostrou prevalência de 41%.[134] Este estudo também mostrou aumento da prevalência conforme o avanço da idade, o que corrobora com as taxas de prevalência na autópsia comparadas à idade dos pacientes (Fig. 19.40).

A partir desses estudos, é razoável estimar que mais de 100 milhões de norte-americanos apresentam nódulos de tireoide à ultrassonografia. O problema da alta taxa de incidência de nódulos tireoidianos detectados, o chamado "incidentaloma", levou alguns

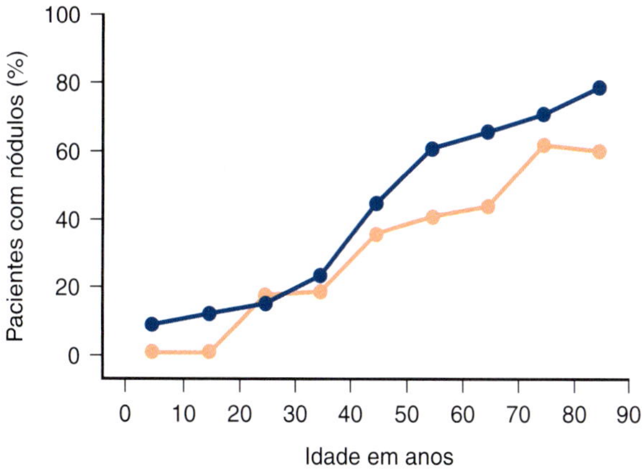

FIG. 19.40 Prevalência de nódulos de tireoide em autópsia e ultrassonografia. A autópsia (*círculos azuis*) revelou nódulos tireoidianos em uma média de 49% de pacientes em 1955, e a ultrassonografia (*círculos alaranjados*) detectou nódulos de tireoide em 41% em 1985, com ambos sendo mostrados como uma função da idade do paciente. (Com permissão de Horlocker T, Hay I, James E. Prevalence of incidental nodular thyroid disease detected during high-resolution parathyroid ultrasonography. In: Medeiros-Neto G, Gaitan E, editors. Frontiers in thyroidology. New York: Plenum; 1986. p. 1209-1312.[134])

médicos a questionar se "não é a hora de desligar os aparelhos de ultrassonografia".[135] A morbidade e o custo para os pacientes e a sociedade, pela avaliação destes nódulos, podem sobrepujar o benefício de detectar um câncer de tireoide oculto, porque a maioria dos cânceres de tireoide se comporta de maneira benigna. Especificamente, pacientes com CPT apresentam sobrevida em 10 anos de 99% e uma sobrevida geral de 30 anos em aproximadamente 95% dos casos.[55,136]

2. A incidência de câncer de tireoide está aumentando.

Há 50 anos, os patologistas relatavam que câncer de tireoide clinicamente insignificante era um achado comum na autópsia. Nos anos 1980, Harach et al.[137] estudaram glândulas tireóideas de autópsia em cortes finos e constataram que 36% tinham câncer de tireoide oculto. Eles constataram que, se tivessem realizado cortes ainda mais finos, quase todas as pessoas apresentariam um câncer de tireoide. Por fim, concluíram que o CPT era um achado "normal" na autópsia.

Nas últimas três décadas, a incidência relatada de câncer de tireoide na América do Norte mais do que dobrou.[138] Isso levanta a questão se o aumento é causado por real crescimento da incidência de câncer de tireoide ou se é simplesmente resultado de elevação na taxa de detecção por métodos de diagnóstico de imagem, como a ultrassonografia. Analisando os dados, Davies e Welch[138] descobriram que a maior incidência resultou mais do aumento da detecção de doença subclínica do que do aumento da real ocorrência de câncer de tireoide. Seu trabalho mostrou que CPT contribui para quase todo o aumento da incidência (Fig. 19.41). Eles também mostraram que o aumento da taxa de detecção é causado por câncer de tireoide pequeno, subclínico (Fig. 19.42). Além disso, embora a prevalência do câncer de tireoide tenha mais do que dobrado em 30 anos, a taxa de mortalidade permaneceu inalterada (Fig. 19.43). De acordo com Ross,[139] "considerando a ansiedade, os custos e as complicações sofridas por muitos destes pacientes, torna-se razoável questionar os benefícios do aumento da detecção de câncer".

3. Quais são os custos do uso frequente da biópsia por PAAF para lidar com nódulos de tireoide incidentalmente detectados?

Se a biópsia por PAAF fosse usada automaticamente como o próximo passo após a detecção do nódulo, os custos para o paciente e a sociedade seriam maiores. Apesar de a biópsia por PAAF ser

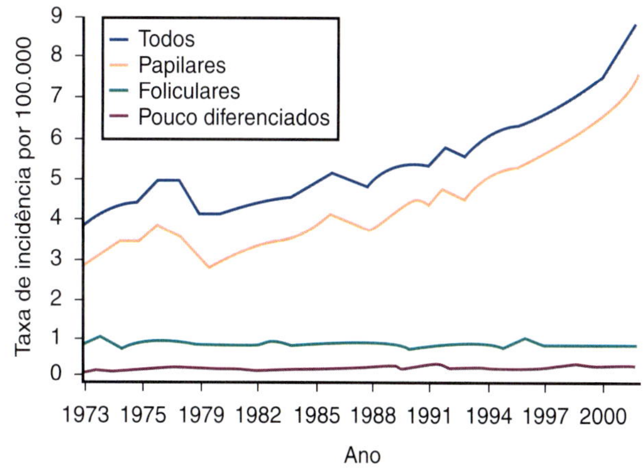

FIG. 19.41 Câncer da tireoide: incidência. O gráfico mostra o aumento da incidência de câncer de tireoide na América do Norte durante as últimas três décadas. Observe que o tipo de malignidade tireoidiana é quase inteiramente carcinoma papilífero. O aumento da incidência resulta do aumento da taxa de detecção por métodos de diagnóstico de imagem, como a ultrassonografia, e não de um aumento na ocorrência verdadeira de câncer de tireoide. (Modificado de Davies L, Welch HG. Increasing incidence of thyroid cancer in the United States, 1973-2002. JAMA. 2006;295[18]:2164-2167.[138])

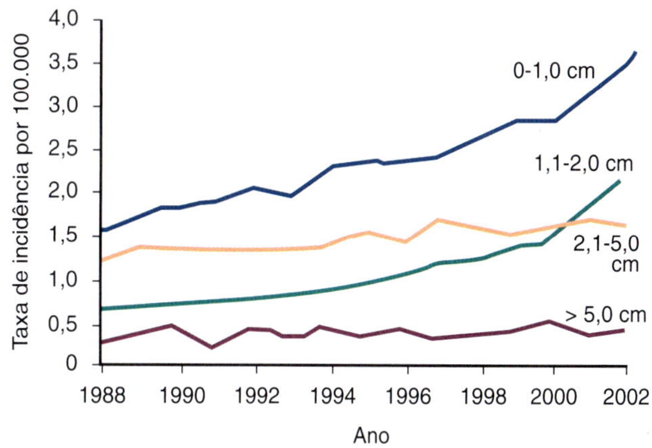

FIG. 19.42 Câncer da tireoide: incidência pelo tamanho do tumor. Observe que a incidência aumentada de carcinoma da tireoide é principalmente o resultado da detecção de tumores menores. (Adaptado de Davies L, Welch HG. Increasing incidence of thyroid cancer in the United States, 1973-2002. JAMA. 2006;295[18]:2164-2167.[138])

considerada o "padrão-ouro" para o diagnóstico do nódulo, ela é uma técnica imperfeita por muitas razões. Primeiro, os resultados não são diagnósticos em 10% a 20% dos casos.[101,140] Segundo, há uma taxa de falso-negativo de 3% a 5%.[141] Terceiro, as habilidades de interpretação variam amplamente em relação à citopatologia do nódulo da tireoide. Infelizmente, em centros com menos experiência, um laudo de "presença de células foliculares, não se pode excluir neoplasia folicular" ocorre mais frequentemente do que em centros com maior experiência de interpretação. Tal laudo normalmente leva à necessidade de excisão cirúrgica. Diante dessas considerações, há uma estimativa de que 18% de todos os pacientes que realizaram

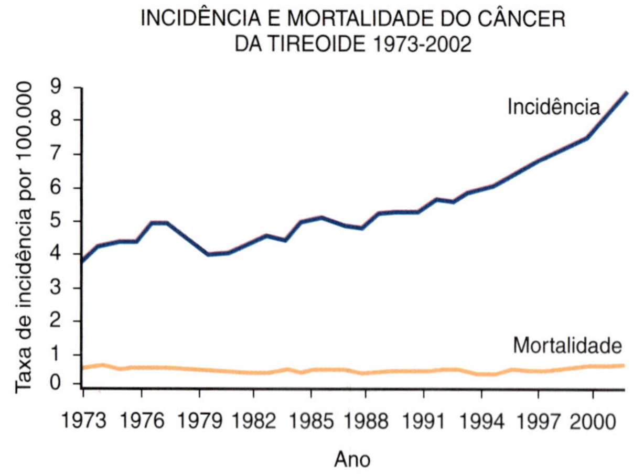

FIG. 19.43 Câncer da tireoide: incidência *versus* mortalidade. Embora a taxa de ocorrência de câncer da tireoide tenha mais que dobrado nos últimos 30 anos, a taxa de mortalidade não se alterou neste período. (Adaptado de Davies L, Welch HG. Increasing incidence of thyroid cancer in the United States, 1973-2002. JAMA. 2006;295[18]:2164-2167.[138])

biópsia por PAAF são submetidos à cirurgia para excisão do nódulo com base em resultados positivos, suspeitos ou não diagnósticos, sendo benigna a maioria desses nódulos.[101,142,143] Destes pacientes submetidos à cirurgia, apenas 15% a 32% têm câncer.[101,142] Portanto, a maioria dos pacientes submetidos à cirurgia para excisão de nódulo da tireoide terá apresentado uma doença nodular benigna clinicamente insignificante.

O custo potencial de biópsia por PAAF para estudar estes nódulos precisa ser considerado. Para propósitos de discussão, assume-se que 1 milhão dos estimados 300 milhões de pessoas nos Estados Unidos façam um exame de ultrassonografia de alta frequência e que são detectados um ou mais nódulos tireoidianos em aproximadamente 40%. Dessa forma, 400 mil pessoas terão um ou mais nódulos tireoidianos detectados por ultrassonografia. Assumindo um custo de aproximadamente U$ 1.500,00 por uma biópsia por PAAF guiada por ultrassonografia e análise citopatológica, teoricamente, poderiam ser gastos U$ 600 milhões para excluir ou detectar um câncer neste grupo. Se 18% dessas biópsias por PAAF tiverem resultados suspeitos ou não diagnósticos, podem ocorrer 72 mil procedimentos ao custo de U$ 20.000,00 cada, com um custo adicional de U$ 1,44 bilhão. Finalmente, aproximadamente 5% ou 3.600 pacientes podem sofrer morbidade pós-cirúrgica significativa, incluindo rouquidão, hipoparatireoidismo e dor de longa duração.[144] Claramente, este tipo agressivo de manejo de nódulos tireoidianos acarretará em enormes despesas com saúde e poderia ter impacto clínico extremamente negativo.[145]

4. Quais nódulos descobertos incidentalmente devem ser investigados?

Por causa dos muitos nódulos detectados na ultrassonografia, a abordagem terapêutica deve permitir que a maioria dos pacientes com cânceres clinicamente significativos prossiga na investigação. Mais importante, deve permitir que a maior parte dos pacientes com lesões benignas evite exames complementares onerosos e potencialmente danosos. Com esse objetivo em mente, muitos médicos, incluindo os nossos, consideraram impraticável e imprudente prosseguir no diagnóstico da maioria dos pequenos nódulos detectados incidentalmente na ultrassonografia. Se for tecnicamente possível, obtemos uma biópsia por PAAF de lesões que exibem características ultrassonográficas fortemente associadas à malignidade, como acentuada hipoecogenicidade, forma mais alta do que larga e contornos irregulares espessos, assim como lesões contendo microcalcificações.

Avaliação de Nódulos Detectados Incidentalmente por Ultrassonografia

ACHADOS ULTRASSONOGRÁFICOS	ACOMPANHAMENTO
Nódulos < 1,5 cm	Seguido por palpação no próximo exame físico
Nódulos > 1,5 cm	Avaliação, geralmente por aspiração por agulha fina
Nódulos que apresentam características malignas (hipoecogenicidade acentuada, forma mais alta que larga, margens irregulares espessas e/ou calcificações ou microcalcificações)	Avaliação por aspiração com agulha fina

DOENÇA DIFUSA DA TIREOIDE

Muitas doenças difusas da tireoide são caracterizadas mais por envolvimento difuso do que focal. Isso geralmente resulta em aumento generalizado da glândula (**bócio**), sem nódulos palpáveis. Condições específicas que produzem este aumento difuso incluem **tireoidite linfocítica crônica autoimune (tireoidite de Hashimoto), bócio coloide ou adenomatoso** e **doença de Graves.** Essas condições geralmente são diagnosticadas com base em achados clínicos e laboratoriais e ocasionalmente em biópsias por PAAF. A ultrassonografia raramente é indicada. Entretanto, a ultrassonografia de alta resolução pode ser útil quando uma doença difusa adjacente causa **aumento assimétrico da tireoide**, o que sugere uma massa no maior lobo. O achado ultrassonográfico de anormalidade generalizada do parênquima pode alertar ao clínico para que considere uma doença difusa da tireoide como causa adjacente. Se for necessário, pode ser realizada uma PAAF guiada por ultrassonografia, caso um nódulo seja detectado. O reconhecimento do aumento difuso da tireoide na ultrassonografia pode ser facilitado pela observação da espessura do istmo, que normalmente é uma fina ponte de tecido medindo apenas alguns milímetros nas dimensões anteroposteriores, havendo aumento difuso da tireoide, o istmo pode apresentar até 1 cm ou mais de espessura.

Doenças Tireoidianas Difusas

Tireoidite supurativa aguda
Tireoidite granulomatosa subaguda
Tireoidite de Hashimoto (tireoidite linfocítica crônica)
Bócio adenomatoso ou coloide
Tireoidite indolor (silenciosa)

Cada tipo de tireoidite – incluindo a tireoidite aguda supurativa, a tireoidite granulomatosa subaguda (a doença de De Quervain) e a tireoidite linfocítica crônica (tireoidite de Hashimoto) – apresenta características clínicas e laboratoriais distintas.[146] A **tireoidite aguda**

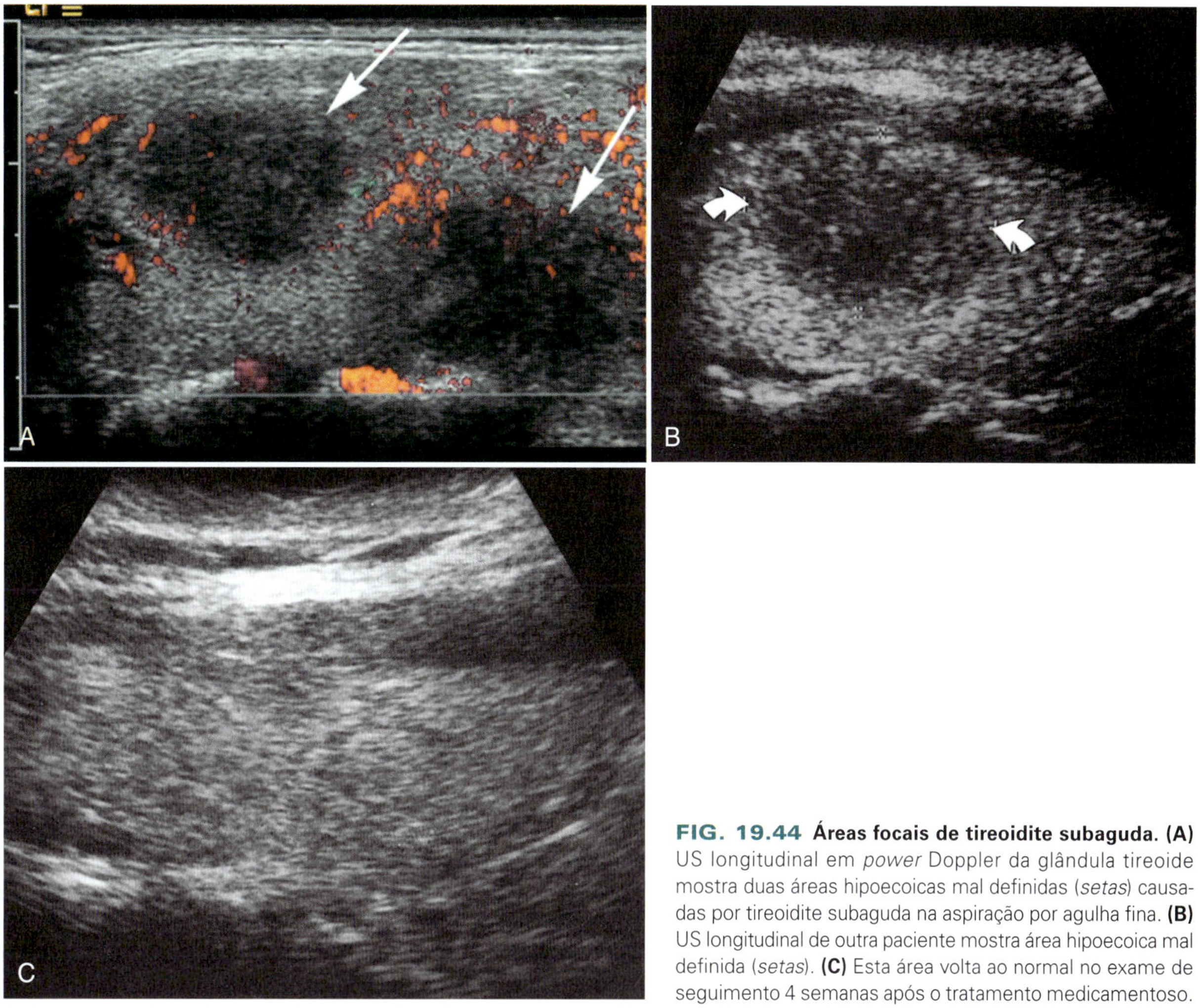

FIG. 19.44 Áreas focais de tireoidite subaguda. (A) US longitudinal em *power* Doppler da glândula tireoide mostra duas áreas hipoecoicas mal definidas (*setas*) causadas por tireoidite subaguda na aspiração por agulha fina. **(B)** US longitudinal de outra paciente mostra área hipoecoica mal definida (*setas*). **(C)** Esta área volta ao normal no exame de seguimento 4 semanas após o tratamento medicamentoso.

supurativa é uma doença inflamatória rara, geralmente causada por infecção bacteriana e que afeta crianças. A ultrassonografia pode ser útil em alguns pacientes para detectar o desenvolvimento de um franco abscesso de tireoide. A infecção geralmente começa nos tecidos moles peritireoidianos. Nas imagens ultrassonográficas, um abscesso é visualizado como uma massa heterogênea hipoecoica pouco definida, com debris internos, com ou sem septações e gás. Com frequência há linfonodos inflamatórios adjacentes.

A **tireoidite granulomatosa subaguda ou doença de De Quervain** é uma doença inflamatória de remissão espontânea provavelmente causada por infecção viral. Os achados clínicos incluem febre, aumento da glândula e dor à palpação. Ultrassonograficamente, a glândula pode aparecer aumentada e hipoecoica, com vascularização normal ou diminuída, causada por edema difuso da glândula, ou o processo pode aparecer como regiões focais hipoecoicas[147,148] (Fig. 19.44). Embora geralmente não seja necessária, a ultrassonografia pode ser usada para avaliar a evolução da doença de De Quervain após o tratamento medicamentoso.

O tipo mais comum de tireoidite é a **tireoidite linfocítica crônica autoimune ou tireoidite de Hashimoto.** Ocorre normalmente como um aumento difuso indolor da glândula tireoide em uma mulher jovem ou na meia-idade, sempre associada ao hipotireoidismo. É a causa mais comum de hipotireoidismo na América do Norte. Pacientes com esta doença autoimune desenvolvem anticorpos contra suas próprias tireoglobulinas, assim como contra a principal enzima da hormoniogênese da tireoide, a peroxidase tireoidiana. O aspecto ultrassonográfico típico da tireoidite de Hashimoto é uma ecotextura grosseira difusa do parênquima mais hipoecoica que a glândula tireoide normal[144] (Fig. 19.45). Na maioria dos casos, a glândula está aumentada. Múltiplos **micronódulos hipoecoicos** bem-definidos, de 1 a 6 mm de diâmetro são fortemente sugestivos de tireoidite crônica; este aspecto foi chamado de **micronodulação** (Fig. 19.45, Vídeo 19.7). A micronodulação é um sinal altamente sensível de tireoidite crônica, com um valor preditivo positivo de 94,7%.[149] Histologicamente, os micronódulos representam os lóbulos do parênquima tireoidiano que foram infiltrados por linfócitos e plasmócitos. Esses lóbulos são circundados por múltiplos septos lineares ecogênicos (Fig. 19.46). Estes septos fibrosos podem dar ao parênquima um aspecto "pseudolobulado". Podem coexistir nódulos tireoidianos benignos e malignos com a tireoidite linfocítica crônica, e a PAAF é necessária para estabelecer o diagnóstico final[150] (Figs. 19.47 a 19.49). Assim como em outras doenças autoimunes, há risco aumentado de malignidade, com o surgimento frequente de linfoma de células B no interior da glândula.

A vascularização na US com Doppler colorido aparece normal ou aumentada na maioria dos pacientes com o diagnóstico de tireoidite de Hashimoto (Fig. 19.45). Ocasionalmente, ocorre uma hipervascularização semelhante ao "inferno tireoidiano" da doença

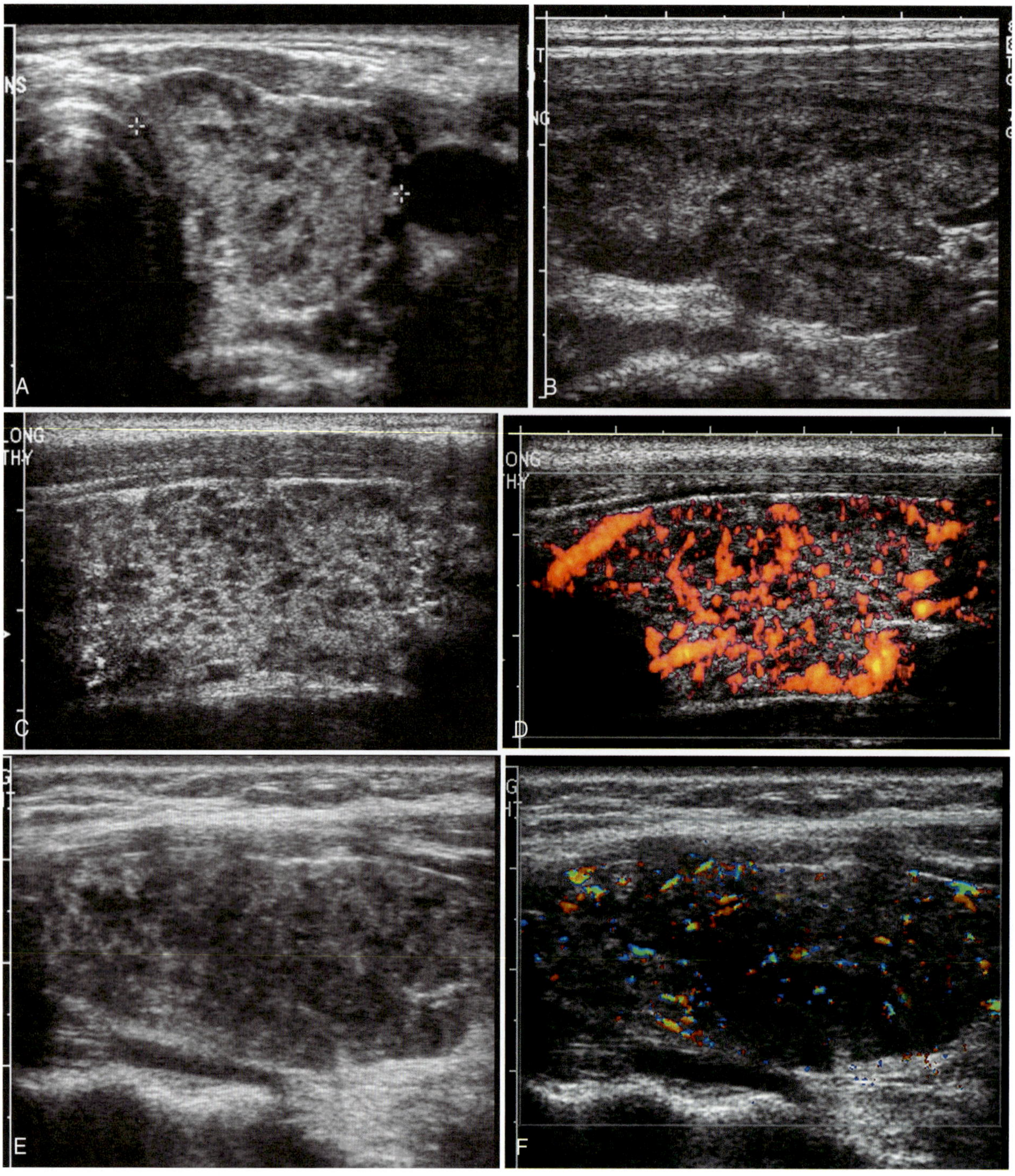

FIG. 19.45 Tireoidite de Hashimoto: micronodularidade. US **(A)** transversal e **(B)** longitudinal do lobo esquerdo demonstrando múltiplos pequenos nódulos hipoecoicos que correspondem à infiltração linfocítica do parênquima. **(C)** e **(D)** US longitudinais de outro paciente mostram múltiplos diminutos nódulos hipoecoicos e fluxo aumentado no Doppler de amplitude. Este fluxo aumentado pode indicar uma fase aguda da tireoidite. **(E)** e **(F)** US longitudinais de um paciente diferente mostram múltiplos diminutos nódulos e fluxo diminuído no Doppler colorido. O fluxo sanguíneo é normal ou diminuído na maioria dos casos de tireoidite de Hashimoto.

de Graves. Um estudo sugeriu que a hipervascularização se desenvolve, talvez, relacionada à estimulação pelos níveis séricos elevados de tireotropina (TSH).[151] Com frequência, existe linfadenopatia cervical, mais evidente próximo ao polo inferior da glândula tireoide (Fig. 19.50). O estágio final da tireoidite crônica é a atrofia, quando a glândula tireoide torna-se pequena, com contornos mal definidos e textura heterogênea causada por fibrose progressiva. Não há sinais de fluxo sanguíneo. Ocasionalmente, ocorrem nódulos bem-definidos e é necessária a biópsia por PAAF para estabelecer o diagnóstico.[150]

A **tireoidite indolor (silenciosa)** apresenta o padrão histológico e ultrassonográfico típico da tireoidite crônica autoimune (hipoecogenicidade, micronodulação e fibrose), mas os achados clínicos se assemelham aos da tireoidite subaguda clássica, com exceção da dor à palpação dos linfonodos. O hipertireoidismo moderado com aumento da tireoide geralmente ocorre na fase inicial, seguido, em alguns

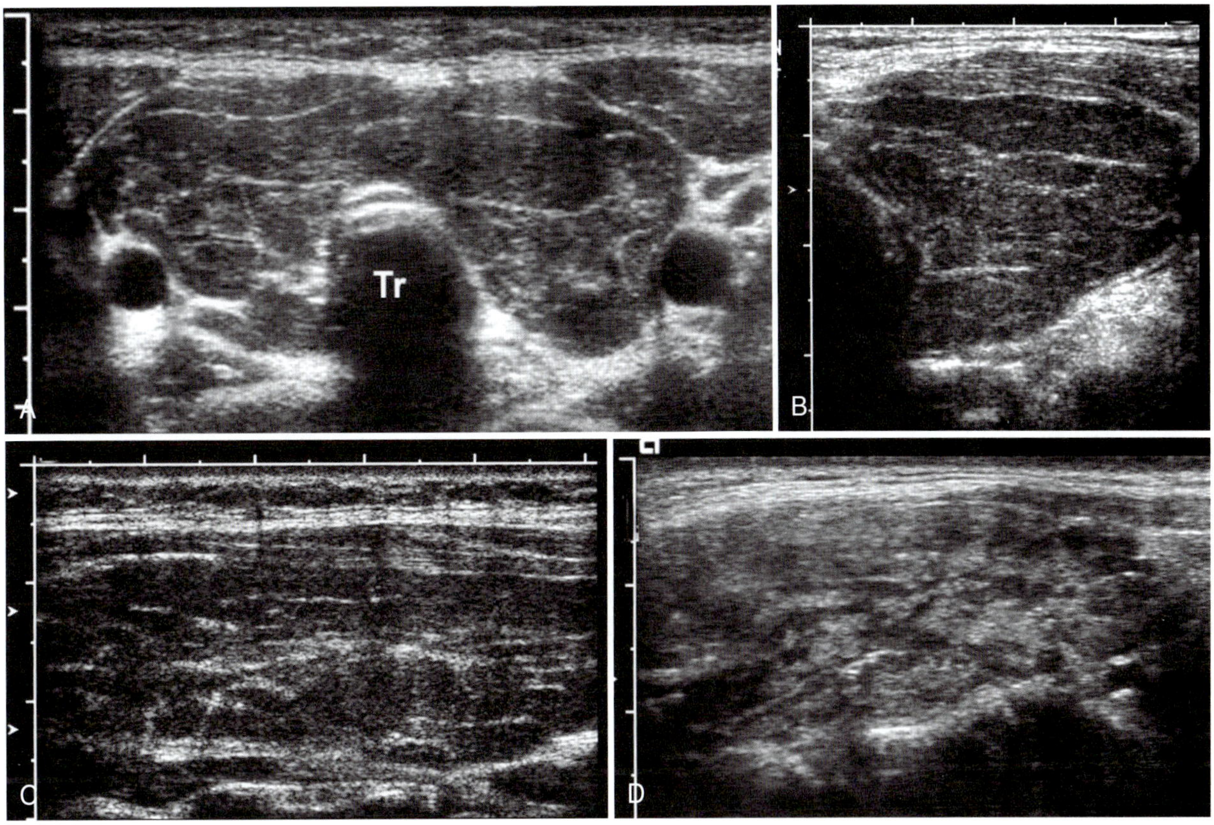

FIG. 19.46 Tireoidite de Hashimoto: septos grosseiros. (A) Imagem "dual" transversal da tireoide mostra acentuado aumento difuso dos dois lobos e do istmo. Os múltiplos ecos lineares brilhantes disseminados no parênquima hipoecoico são causados pela infiltração linfocítica da glândula com septos grosseiros provenientes de faixas fibrosas. *Tr*, sombra de ar da traqueia. US **(B)** transversal e **(C)** longitudinal de outro paciente demonstram septos ecogênicos lineares dispersos na glândula. **(D)** US longitudinal de outro paciente mostra áreas ecogênicas lineares mais espessas que separam as regiões hipoecoicas.

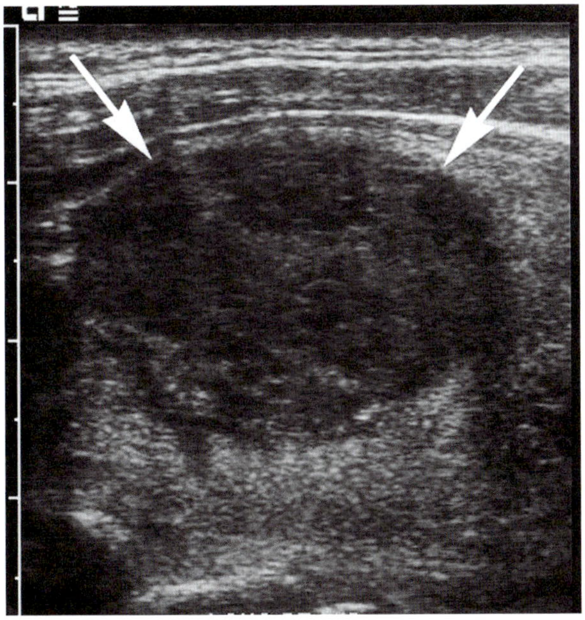

FIG. 19.47 Tireoidite de Hashimoto: nódulo. Imagem longitudinal mostra um nódulo hipoecoico (*setas*) bem-definido que provou ser por tireoidite de Hashimoto na biópsia por punção aspirativa por agulha fina.

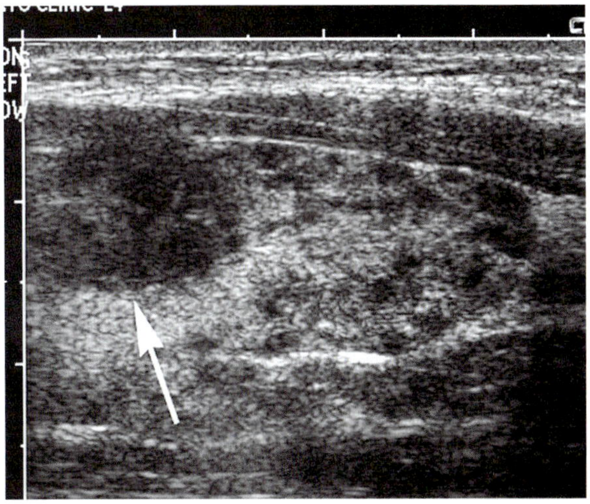

FIG. 19.48 Tireoidite de Hashimoto com carcinoma papilar da tireoide. US longitudinal mostra uma clássica tireoidite de Hashimoto (micronodularidade) e um nódulo hipoecoico dominante (*seta*) no polo superior causado por carcinoma papilífero da tireoide. Um nódulo dominante na tireoidite de Hashimoto deve ser considerado "indeterminado" e deve ser realizada uma biópsia por agulha fina.

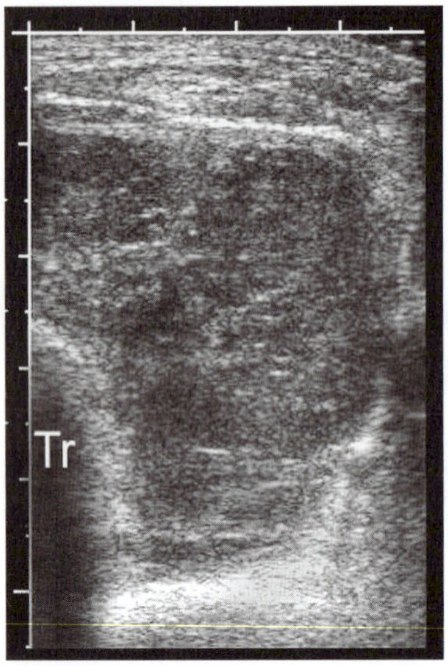

FIG. 19.49 Linfoma na tireoidite de Hashimoto. US transversal do lobo esquerdo da tireoide mostra aumento hipoeico difuso causado por linfoma em paciente com tireoidite de Hashimoto; *Tr*, sombra de ar da traqueia.

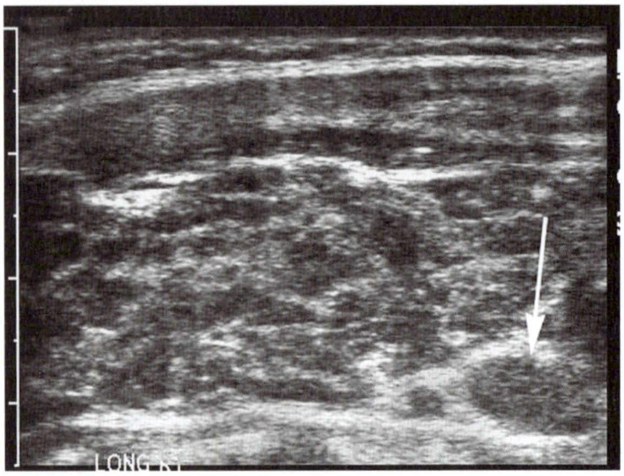

FIG. 19.50 Tireoidite de Hashimoto com linfonodos aumentados hiperplásicos. A US longitudinal exibe micronodularidade da tireoidite de Hashimoto e um linfonodo aumentado (*seta*) inferior ao polo inferior.

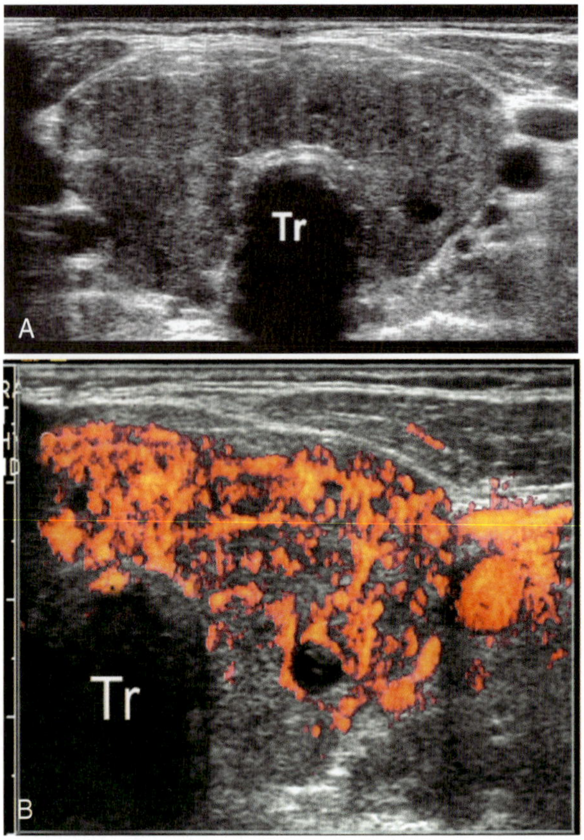

FIG. 19.51 Hipertireoidismo: doença de Graves. (A) US transversal da glândula tireoide mostra acentuado aumento difuso dos dois lobos da tireoide e do istmo. A glândula está difusamente hipoecoica **(B)** US transversal com Doppler colorido do lobo esquerdo mostra vascularização aumentada, indicando um estágio agudo do processo da doença de Graves. *Tr*, traqueia.

casos, por hipotireoidismo de grau variável. Na **tireoidite pós-parto**, a progressão para hipotireoidismo é mais comum. Na maioria dos casos, há remissão espontânea da doença em 3 a 6 meses e a glândula pode retornar ao aspecto normal.

Embora o aspecto de heterogeneidade e micronodularidade seja típico da tireoidite de Hashimoto, outras doenças tireoidianas difusas, mais frequentemente **bócio multinodular** ou **adenomatoso** apresentam aspecto ultrassonográfico similar. A maioria dos pacientes com bócio adenomatoso tem múltiplos nódulos bem-definidos e separados por parênquima tireoidiano de aspecto normal (Fig. 19.29); outros têm aumento com bocelamento dos polos da glândula, heterogeneidade e ausência de tecido normal reconhecível. O bócio adenomatoso afeta três vezes mais as mulheres do que os homens.

A **doença de Graves** é uma anormalidade difusa comum da glândula tireoide e é usualmente caracterizada bioquimicamente por hiperfunção (tireotoxicose). A ecotextura pode ser menos homogênea do que no bócio difuso, principalmente devido aos numerosos grandes vasos intraparenquimatosos. Posteriormente, especialmente em pacientes mais jovens, o parênquima pode estar difusamente hipoecoico devido à extensa infiltração linfocítica ou ao conteúdo predominantemente celular do parênquima, que se torna quase destituído de substância coloide. O exame com Doppler colorido demonstra um padrão hipervascular citado como o **inferno tireoidiano** (Fig. 19.51). O Doppler espectral demonstra picos de velocidade sistólica excedendo 70 cm/s, o que é a maior velocidade encontrada em uma doença da tireoide. Não há correlação entre o grau de hiperfunção tireoidiana, avaliada por estudos laboratoriais, e a extensão da hipervascularização ou velocidades de fluxo sanguíneo. Estudos prévios demonstraram que a análise com Doppler pode ser usada para monitorar a resposta terapêutica nos pacientes com doença de Graves.[152] Foi relatada diminuição significativa das velocidades de fluxo nas artérias tireoidianas superior e inferior após o tratamento medicamentoso.

O tipo mais raro de doença tireoidiana inflamatória é a **tireoidite fibrosa** invasiva, também chamada **estruma de Riedel**.[146] Esta doença afeta sobretudo as mulheres e progride para a destruição total da glândula. Alguns casos estão associados à fibrose mediastinal ou retroperitonial ou colangite esclerosante. Nos poucos casos de tireoidite fibrosa examinados ultrassonograficamente, a glândula estava difusamente aumentada e apresentava ecotextura parenquimatosa não homogênea. A principal razão para a realização da ultrassonografia é confirmar a extensão extratireoidiana do processo inflamatório, como o aprisionamento dos vasos adjacentes (Fig. 19.52). Essa informação pode ser particularmente útil no planejamento da cirurgia. Em geral, é necessária uma biópsia a céu aberto para diferenciar esta condição de um carcinoma anaplásico da tireoide. Os achados ultrassonográficos nessas duas doenças podem ser idênticos.

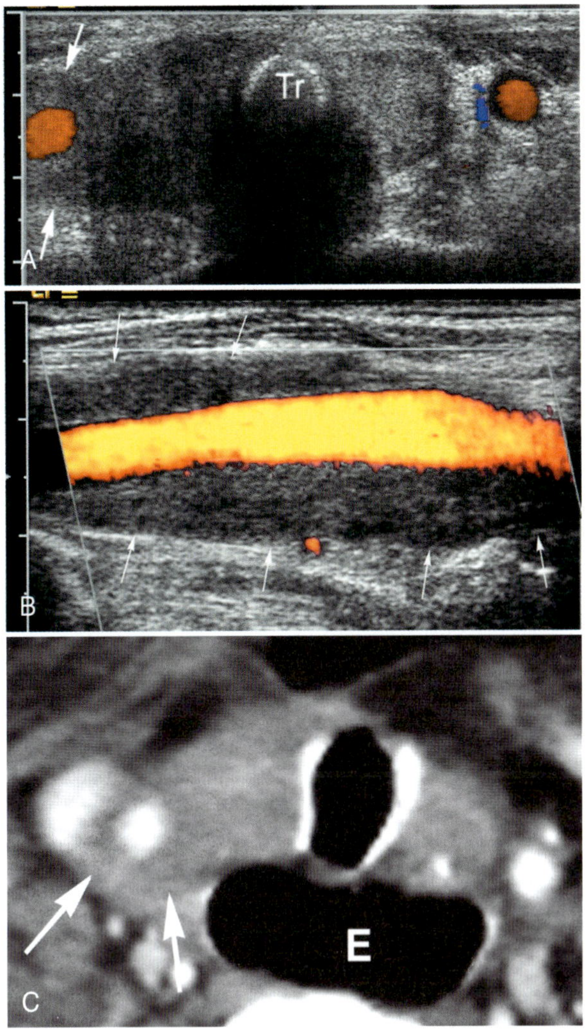

FIG. 19.52 Estruma de Riedel (tireoidite fibrosa invasiva). (A) US transversal com Doppler colorido mostra um processo hipoecoico difuso no lobo direito se estendendo em torno da artéria carótida comum (*setas*). *Tr*, traqueia. **(B)** US longitudinal em *power* Doppler da artéria carótida comum direita mostra uma massa hipoecoica de partes moles (*setas*) englobando o vaso. **(C)** TC com contraste mostra leve aumento do lobo direito da tireoide e espessamento de partes moles (*setas*) em torno da artéria carótida comum direita. Observa-se incidentalmente dilatação do esôfago (*E*) preenchido com ar.

Agradecimentos

Os autores gostariam de agradecer pela ajuda de Maija Radzina, MD, PhD, Institute of Diagnostic Radiology, Paula Stradins Clinical University Hospital, Riga, Latvia.

REFERÊNCIAS

1. Rogers WM. Anomalous development of the thyroid. In: Werner SC, Ingbar SH, editors. The thyroid. New York: Harper & Row; 1978. p. 416-420.
2. Toma P, Guastalla PP, Carini C, et al. Collo [The neck]. In: Fariello G, Perale R, Perri G, editors. Ecografia Pediatrica. Milan: Ambrosiana; 1992. p. 139-162.
3. Solbiati L, Cioffi V, Ballarati E. Ultrasonography of the neck. Radiol Clin North Am. 1992;30(5):941-954.
4. Jarlov AE, Hegedus L, Gjorup T, Hansen JE. Accuracy of the clinical assessment of thyroid size. Dan Med Bull. 1991;38(1):87-89.
5. Kerr L. High-resolution thyroid ultrasound: the value of color Doppler. Ultrasound Q. 1994;12:21-43.
6. Shabana W, Peeters E, De Maeseneer M. Measuring thyroid gland volume: should we change the correction factor? AJR Am J Roentgenol. 2006;186(1):234-236.
7. Hegedus L, Perrild H, Poulsen LR, et al. The determination of thyroid volume by ultrasound and its relationship to body weight, age, and sex in normal subjects. J Clin Endocrinol Metab. 1983;56(2):260-263.
8. Solbiati L, Osti V, Cova L, et al. The neck. In: Meire H, Cosgrove D, editors. Abdominal and general ultrasound. Edinburgh: Churchill Livingstone; 2001. p. 699-737.
9. Brandl H, Gritzky A, Haizinger M. 3D ultrasound: a dedicated system. Eur Radiol. 1999;9(Suppl. 3):S331-S333.
10. Ueda D, Mitamura R, Suzuki N, et al. Sonographic imaging of the thyroid gland in congenital hypothyroidism. Pediatr Radiol. 1992;22(2):102-105.
11. Chang YW, Hong HS, Choi DL. Sonography of the pediatric thyroid: a pictorial essay. J Clin Ultrasound. 2009;37(3):149-157.
12. Rojeski MT, Gharib H. Nodular thyroid disease. Evaluation and management. N Engl J Med. 1985;313(7):428-436.
13. Van Herle AJ, Rich P, Ljung BM, et al. The thyroid nodule. Ann Intern Med. 1992;96:221-232.
14. Favus MJ, Schneider AB, Stachura ME, et al. Thyroid cancer occurring as a late consequence of head-and-neck irradiation. Evaluation of 1056 patients. N Engl J Med. 1976;294(19):1019-1025.
15. DeGroot LJ, Reilly M, Pinnameneni K, Refetoff S. Retrospective and prospective study of radiation-induced thyroid disease. Am J Med. 1983;74(5):852-862.
16. Grebe SK, Hay ID. Follicular cell-derived thyroid carcinomas. Cancer Treat Res. 1997;89:91-140.
17. Hennemann G. Non-toxic goitre. Clin Endocrinol Metab. 1979;8(1):167-179.
18. Muller HW, Schroder S, Schneider C, Seifert G. Sonographic tissue characterisation in thyroid gland diagnosis. A correlation between sonography and histology. Klin Wochenschr. 1985;63(15):706-710.
19. Lagalla R, Caruso G, Midiri M, et al. Echo Doppler-couleur et pathologie thyroidienne. JEMU. 1992;13:44-47.
20. Solbiati L, Ballarati E, Cioffi V. Contribution of color-flow mapping to the differential diagnosis of the thyroid nodules. Proceedings 77th Annual Meeting of Radiological Society of North America, Chicago 1991. Radiology. 1991;181:177-178. (P)(Suppl.).
21. Solbiati L, Volterrani L, Rizzatto G, et al. The thyroid gland with low uptake lesions: evaluation by ultrasound. Radiology. 1985;155(1):187-191.
22. Ahuja A, Chick W, King W, Metreweli C. Clinical significance of the comet-tail artifact in thyroid ultrasound. J Clin Ultrasound. 1996;24(3):129-133.
23. Schlumberger MJ, Filetti S, Hay ID. Nontoxic goiter and thyroid neoplasia. In: Larsen PR, Kronenberg HM, Melmed S, editors. Williams textbook of endocrinology. 10th ed. Philadelphia: Saunders;; 2003. p. 457-490.
24. Black BM, Kirk TA Jr, Woolner LB. Multicentricity of papillary adenocarcinoma of the thyroid: influence on treatment. J Clin Endocrinol Metab. 1960;20:130-135.
25. Hay ID, McConahey WM, Goellner JR. Managing patients with papillary thyroid carcinoma: insights gained from the Mayo Clinic's experience of treating 2512 consecutive patients during 1940 through 2000. Trans Am Clin Climatol Assoc. 2002;113:241-260.
26. Wunderbaldinger P, Harisinghani MG, Hahn PF, et al. Cystic lymph node metastases in papillary thyroid carcinoma. AJR Am J Roentgenol. 2002;178(3):693-697.
27. Pilotti S, Pierotti MA. Classificazione istologica e caratterizzazione molecolare dei tumori dell'epitelio follicolare della tiroide. Argomenti Oncol. 1992;13:365-380.
28. Holtz S, Powers WE. Calcification in papillary carcinoma of the thyroid. Am J Roentgenol Radium Ther Nucl Med. 1958;80(6):997-1000.
29. Brkljacic B, Cuk V, Tomic-Brzac H, et al. Ultrasonic evaluation of benign and malignant nodules in echographically multinodular thyroids. J Clin Ultrasound. 1994;22(2):71-76.
30. Ahuja AT, Ying M, Yuen HY, Metreweli C. Power Doppler sonography of metastatic nodes from papillary carcinoma of the thyroid. Clin Radiol. 2001;56(4):284-288.

31. Solbiati L, Livraghi T, Ballarati E, et al. Thyroid gland. In: Solbiati L, Rizzatto G, editors. Ultrasound of superficial structures. Edinburgh: Churchill Livingstone; 1995. p. 49-85.
32. Henrichsen TL, Reading CC, Charboneau JW, et al. Cystic change in thyroid carcinoma: Prevalence and estimated volume in 360 carcinomas. J Clin Ultrasound. 2010;38(7):361-366.
33. Chong GC, Beahrs OH, Sizemore GW, Woolner LH. Medullary carcinoma of the thyroid gland. Cancer. 1975;35(3):695-704.
34. Gorman B, Charboneau JW, James EM, et al. Medullary thyroid carcinoma: role of high-resolution US. Radiology. 1987;162(1 Pt 1):147-150.
35. Nel CJ, van Heerden JA, Goellner JR, et al. Anaplastic carcinoma of the thyroid: a clinicopathologic study of 82 cases. Mayo Clin Proc. 1985;60(1):51-58.
36. Hamburger JI, Miller JM, Kini SR. Lymphoma of the thyroid. Ann Intern Med. 1983;99(5):685-693.
37. Kasagi K, Hatabu H, Tokuda Y, et al. Lymphoproliferative disorders of the thyroid gland: radiological appearances. Br J Radiol. 1991;64(763):569-575.
38. Takashima S, Morimoto S, Ikezoe J, et al. Primary thyroid lymphoma: comparison of CT and US assessment. Radiology. 1989;171(2):439-443.
39. Ahuja A, Evans R. The thyroid and parathyroid. Practical head and neck ultrasound. London: GMM; 2000.
40. Feld S, Barcia M, Baskic HJ, et al. AACE clinical practice guidelines for the diagnosis and management of thyroid nodules. Endocr Pract. 1996;2:78-84.
41. Miller JM. Evaluation of thyroid nodules. Accent on needle biopsy. Med Clin North Am. 1985;69(5):1063-1077.
42. Hamberger B, Gharib H, Melton 3rd LJ, et al. Fine-needle aspiration biopsy of thyroid nodules. Impact on thyroid practice and cost of care. Am J Med. 1982;73(3):381-384.
43. Gharib H, Goellner JR. Fine-needle aspiration biopsy of the thyroid: an appraisal. Ann Intern Med. 1993;118(4):282-289.
44. Hawkins F, Bellido D, Bernal C, et al. Fine needle aspiration biopsy in the diagnosis of thyroid cancer and thyroid disease. Cancer. 1987;59(6):1206-1209.
45. Khafagi F, Wright G, Castles H, et al. Screening for thyroid malignancy: the role of fine-needle biopsy. Med J Aust. 1988;149(6):302-303, 6-7.
46. Hall TL, Layfield LJ, Philippe A, Rosenthal DL. Sources of diagnostic error in fine needle aspiration of the thyroid. Cancer. 1989;63(4):718-725.
47. Altavilla G, Pascale M, Nenci I. Fine needle aspiration cytology of thyroid gland diseases. Acta Cytol. 1990;34(2):251-256.
48. Ravetto C, Spreafico G, Colombo L. Cytological examination using needle aspiration in the early diagnosis of thyroid neoplasms. Comparison of clinical and scintigraphic data. Recenti Prog Med. 1977;63(3):258-274.
49. Sangalli G, Serio G, Zampatti C, et al. Fine needle aspiration cytology of the thyroid: a comparison of 5469 cytological and final histological diagnoses. Cytopathology. 2006;17(5):245-250.
50. James EM, Charboneau JW. High-frequency (10 MHz) thyroid ultrasonography. Semin Ultrasound CT MR. 1985;6:294-309.
51. Scheible W, Leopold GR, Woo VL, Gosink BB. High-resolution real-time ultrasonography of thyroid nodules. Radiology. 1979;133(2):413-417.
52. Simeone JF, Daniels GH, Mueller PR, et al. High-resolution real-time sonography of the thyroid. Radiology. 1982;145(2):431-435.
53. Brown CL. Pathology of the cold nodule. Clin Endocrinol Metab. 1981;10(2):235-245.
54. Brander A, Viikinkoski P, Nickels J, Kivisaari L. Thyroid gland: US screening in middle-aged women with no previous thyroid disease. Radiology. 1989;173(2):507-510.
55. Hay ID. Papillary thyroid carcinoma. Endocrinol Metab Clin North Am. 1990;19(3):545-576.
56. Hay ID, Reading CC, Weiland LH, et al. Clinicopathologic and high-resolution ultrasonographic evaluation of clinically suspicious or malignant thyroid disease. In: Medeiros-Neto G, Gaitan E, editors. Frontiers in thyroidology. New York: Plenum; 1986.
57. Simeone JF, Daniels GH, Hall DA, et al. Sonography in the follow-up of 100 patients with thyroid carcinoma. AJR Am J Roentgenol. 1987;148(1):45-49.
58. Sutton RT, Reading CC, Charboneau JW, et al. US-guided biopsy of neck masses in postoperative management of patients with thyroid cancer. Radiology. 1988;168(3):769-772.
59. Kim EK, Park CS, Chung WY, et al. New sonographic criteria for recommending fine-needle aspiration biopsy of nonpalpable solid nodules of the thyroid. AJR Am J Roentgenol. 2002;178(3):687-691.
60. Koike E, Noguchi S, Yamashita H, et al. Ultrasonographic characteristics of thyroid nodules: prediction of malignancy. Arch Surg. 2001;136(3):334-337.
61. Rago T, Vitti P, Chiovato L, et al. Role of conventional ultrasonography and color flow-Doppler sonography in predicting malignancy in 'cold' thyroid nodules. Eur J Endocrinol. 1998;138(1):41-46.
62. Watters DA, Ahuja AT, Evans RM, et al. Role of ultrasound in the management of thyroid nodules. Am J Surg. 1992;164(6):654-657.
63. Okamoto T, Yamashita T, Harasawa A, et al. Test performances of three diagnostic procedures in evaluating thyroid nodules: physical examination, ultrasonography and fine needle aspiration cytology. Endocr J. 1994;41(3):243-247.
64. Leenhardt L, Tramalloni J, Aurengo H, et al. Echography of thyroid nodules. The echography specialist facing the clinician's requirements. Presse Med. 1994;23(30):1389-1392.
65. Moon WJ, Jung SL, Lee JH, et al. Benign and malignant thyroid nodules: US differentiation—multicenter retrospective study. Radiology. 2008;247(3):762-770.
66. Alexander EK, Marqusee E, Orcutt J, et al. Thyroid nodule shape and prediction of malignancy. Thyroid. 2004;14(11):953-958.
67. Hammer M, Wortsman J, Folse R. Cancer in cystic lesions of the thyroid. Arch Surg. 1982;117(8):1020-1023.
68. Livolsi A. Pathology of thyroid disease. In: Falj SA, editor. Thyroid disease: endocrinology, surgery, nuclear medicine and radiotherapy. Philadelphia: Lippincott-Raven; 1997. p. 65-104.
69. Propper RA, Skolnick ML, Weinstein BJ, Dekker A. The nonspecificity of the thyroid halo sign. J Clin Ultrasound. 1980;8(2):129-132.
70. Kim BM, Kim MJ, Kim EK, et al. Sonographic differentiation of thyroid nodules with eggshell calcifications. J Ultrasound Med. 2008;27(10):1425-1430.
71. Park M, Shin JH, Han BK, et al. Sonography of thyroid nodules with peripheral calcifications. J Clin Ultrasound. 2009;37(6):324-328.
72. Kakkos SK, Scopa CD, Chalmoukis AK, et al. Relative risk of cancer in sonographically detected thyroid nodules with calcifications. J Clin Ultrasound. 2000;28(7):347-352.
73. Solbiati L, Ierace T, Lagalla R, et al. Reliability of high-frequency US and color Doppler US of thyroid nodules: Italian multicenter study of 1042 pathologically confirmed cases-which role for scintigraphy and biopsy. Proceedings 81st Annual Meeting of Radiological Society of North America, Chicago 1995. Radiology. 1995;197(P)(Suppl.):270.
74. Fobbe F, Finke R, Reichenstein E, et al. Appearance of thyroid diseases using colour-coded duplex sonography. Eur J Radiol. 1989;9(1):29-31.
75. Argalia G, D'Ambrosio F, Lucarelli F, et al. [Echo Doppler in the characterization of thyroid nodular disease]. Radiol Med. 1995;89(5):651-657.
76. Chammas MC, Gerhard R, de Oliveira IR, et al. Thyroid nodules: evaluation with power Doppler and duplex Doppler ultrasound. Otolaryngol Head Neck Surg. 2005;132(6):874-882.
77. Spiezia S, Colao A, Assanti AP, et al. [Usefulness of color echo Doppler with power Doppler in the diagnosis of hypoechoic thyroid nodules: work in progress]. Radiol Med. 1996;91(5):616-621.
78. Clark KJ, Cronan JJ, Scola FH. Color Doppler sonography: anatomic and physiologic assessment of the thyroid. J Clin Ultrasound. 1995;23(4):215-223.
79. Shimamoto K, Endo T, Ishigaki T, et al. Thyroid nodules: evaluation with color Doppler ultrasonography. J Ultrasound Med. 1993;12(11):673-678.
80. Frates MC, Benson CB, Doubilet PM, et al. . Can color Doppler sonography aid in the prediction of malignancy of thyroid nodules? J Ultrasound Med. 2003;22(2):127-131.
81. Xie C, Cox P, Taylor N, LaPorte S. Ultrasonography of thyroid nodules: a pictorial review. Insights Imaging. 2016;7(1):77-86.
82. Horvath E, Majlis S, Rossi R, et al. An ultrasonogram reporting system for thyroid nodules stratifying cancer risk for clinical management. J Clin Endocrinol Metab. 2009;94(5):1748-1751.
83. Kwak JY, Han KH, Yoon JH, et al. Thyroid imaging reporting and data system for US features of nodules: a step in establishing better stratification of cancer risk. Radiology. 2011;260(3):892-899.
84. Cantisani V, Bertolotto M, Weskott HP, et al. Growing indications for CEUS: The kidney, testis, lymph nodes, thyroid, prostate, and small bowel. Eur J Radiol. 2015;84(9):1675-1684.
85. Yu D, Han Y, Chen T. Contrast-enhanced ultrasound for differentiation of benign and malignant thyroid lesions: meta-analysis. Otolaryngol Head Neck Surg. 2014;151(6):909-915.

86. Rago T, Vitti P. Role of thyroid ultrasound in the diagnostic evaluation of thyroid nodules. Best Pract Res Clin Endocrinol Metab. 2008;22(6):913-928.
87. Rubaltelli L, Corradin S, Dorigo A, et al. Differential diagnosis of benign and malignant thyroid nodules at elastosonography. Ultraschall Med. 2009;30(2):175-179.
88. Cantisani V, Consorti F, Guerrisi A, et al. Prospective comparative evaluation of quantitative-elastosonography (Q-elastography) and contrast-enhanced ultrasound for the evaluation of thyroid nodules: preliminary experience. Eur J Radiol. 2013;82(11):1892-1898.
89. Cantisani V, Lodise P, Di Rocco G, et al. Diagnostic accuracy and interobserver agreement of quasistatic ultrasound elastography in the diagnosis of thyroid nodules. Ultraschall Med. 2015;36(2):162-167.
90. Cosgrove D, Piscaglia F, Bamber J, et al. EFSUMB guidelines and recommendations on the clinical use of ultrasound elastography. Part 2: Clinical applications. Ultraschall Med. 2013;34(3):238-253.
91. Liu BJ, Li DD, Xu HX, et al. Quantitative shear wave velocity measurement on acoustic radiation force impulse elastography for differential diagnosis between benign and malignant thyroid nodules: a meta-analysis. Ultrasound Med Biol. 2015;41(12):3035-3043.
92. Nell S, Kist JW, Debray TP, et al. Qualitative elastography can replace thyroid nodule fine-needle aspiration in patients with soft thyroid nodules. A systematic review and meta-analysis. Eur J Radiol. 2015;84(4):652-661.
93. Razavi SA, Hadduck TA, Sadigh G, Dwamena BA. Comparative effectiveness of elastographic and B-mode ultrasound criteria for diagnostic discrimination of thyroid nodules: a meta-analysis. AJR Am J Roentgenol. 2013;200(6):1317-1326.
94. Ueno E, Ito A. Diagnosis of breast cancer by elasticity imaging. Eizo Joho Med. 2004;36:2-6.
95. Ferrari FS, Megliola A, Scorzelli A, et al. Ultrasound examination using contrast agent and elastosonography in the evaluation of single thyroid nodules: preliminary results. J Ultrasound. 2008;11(2):47-54.
96. Hong Y, Liu X, Li Z, et al. Real-time ultrasound elastography in the differential diagnosis of benign and malignant thyroid nodules. J Ultrasound Med. 2009;28(7):861-867.
97. Lyshchik A, Higashi T, Asato R, et al. Thyroid gland tumor diagnosis at US elastography. Radiology. 2005;237(1):202-211.
98. Rago T, Santini F, Scutari M, et al. Elastography: new developments in ultrasound for predicting malignancy in thyroid nodules. J Clin Endocrinol Metab. 2007;92(8):2917-2922.
99. Quinn SF, Nelson HA, Demlow TA. Thyroid biopsies: fine-needle aspiration biopsy versus spring-activated core biopsy needle in 102 patients. J Vasc Interv Radiol. 1994;5(4):619-623.
100. Taki S, Kakuda K, Kakuma K, et al. Thyroid nodules: evaluation with US-guided core biopsy with an automated biopsy gun. Radiology. 1997;202(3):874-877.
101. Goellner JR, Gharib H, Grant CS, Johnson DA. Fine needle aspiration cytology of the thyroid, 1980 to 1986. Acta Cytol. 1987;31(5):587-590.
102. Kuna SK, Bracic I, Tesic V, et al. Ultrasonographic differentiation of benign from malignant neck lymphadenopathy in thyroid cancer. J Ultrasound Med. 2006;25(12):1531-1537.
103. Lyshchik A, Higashi T, Asato R, et al. Cervical lymph node metastases: diagnosis at sonoelastography—initial experience. Radiology. 2007;243(1):258-267.
104. Snozek CL, Chambers EP, Reading CC, et al. Serum thyroglobulin, high-resolution ultrasound, and lymph node thyroglobulin in diagnosis of differentiated thyroid carcinoma nodal metastases. J Clin Endocrinol Metab. 2007;92(11):4278-4281.
105. Miller JM, Hamburger JI, Taylor CI. Is needle aspiration of the cystic thyroid nodule effective and safe treatment? In: Hamburger JI, Miller JM, editors. Controversies in clinical thyroidology. New York: Springer-Verlag; 1981.
106. Verde G, Papini E, Pacella CM, et al. Ultrasound guided percutaneous ethanol injection in the treatment of cystic thyroid nodules. Clin Endocrinol (Oxf). 1994;41(6):719-724.
107. Yasuda K, Ozaki O, Sugino K, et al. Treatment of cystic lesions of the thyroid by ethanol instillation. World J Surg. 1992;16(5):958-961.
108. Antonelli A, Campatelli A, Di Vito A, et al. Comparison between ethanol sclerotherapy and emptying with injection of saline in treatment of thyroid cysts. Clin Investig. 1994;72(12):971-974.
109. Lee SJ, Ahn IM. Effectiveness of percutaneous ethanol injection therapy in benign nodular and cystic thyroid diseases: long-term follow-up experience. Endocr J. 2005;52(4):455-462.
110. Raggiunti B, Fiore G, Mongia A, et al. A 7-year follow-up of patients with thyroid cysts and pseudocysts treated with percutaneous ethanol injection: volume change and cost analysis. J Ultrasound. 2009;12(3):107-111.
111. Livraghi T, Paracchi A, Ferrari C, et al. Treatment of autonomous thyroid nodules with percutaneous ethanol injection: preliminary results. Work in progress. Radiology. 1990;175(3):827-829.
112. Cerbone G, Spiezia S, Colao A, et al. Percutaneous ethanol injection under power Doppler ultrasound assistance in the treatment of autonomously functioning thyroid nodules. J Endocrinol Invest. 1999;22(10):752-759.
113. Goletti O, Monzani F, Caraccio N, et al. Percutaneous ethanol injection treatment of autonomously functioning single thyroid nodules: optimization of treatment and short term outcome. World J Surg. 1992;16(4):784-789.
114. Livraghi T, Paracchi A, Ferrari C, et al. Treatment of autonomous thyroid nodules with percutaneous ethanol injection: 4-year experience. Radiology. 1994;190(2):529-533.
115. Ozdemir H, Ilgit ET, Yucel C, et al. Treatment of autonomous thyroid nodules: safety and efficacy of sonographically guided percutaneous injection of ethanol. AJR Am J Roentgenol. 1994;163(4):929-932.
116. Pacella CM, Papini E, Bizzarri G, et al. Assessment of the effect of percutaneous ethanol injection in autonomously functioning thyroid nodules by colour-coded duplex sonography. Eur J Radiol. 1995;5:395-400.
117. Baek JH, Moon WJ, Kim YS, et al. Radiofrequency ablation for the treatment of autonomously functioning thyroid nodules. World J Surg. 2009;33(9):1971-1977.
118. Deandrea M, Limone P, Basso E, et al. US-guided percutaneous radiofrequency thermal ablation for the treatment of solid benign hyperfunctioning or compressive thyroid nodules. Ultrasound Med Biol. 2008;34(5):784-791.
119. Chianelli M, Bizzarri G, Todino V, et al. Laser ablation and 131-iodine: a 24-month pilot study of combined treatment for large toxic nodular goiter. J Clin Endocrinol Metab. 2014;99(7):E1283-E1286.
120. Goletti O, Monzani F, Lenziardi M, et al. Cold thyroid nodules: a new application of percutaneous ethanol injection treatment. J Clin Ultrasound. 1994;22(3):175-178.
121. Dossing H, Bennedbaek FN, Karstrup S, Hegedus L. Benign solitary solid cold thyroid nodules: ultrasound-guided interstitial laser photocoagulation—initial experience. Radiology. 2002;225:53-57.
122. Pacella CM, Bizzarri G, Spiezia S, et al. Thyroid tissue: US-guided percutaneous laser thermal ablation. Radiology. 2004;232(1):272-280.
123. Papini E, Guglielmi R, Bizzarri G, et al. Treatment of benign cold thyroid nodules: a randomized clinical trial of percutaneous laser ablation versus levothyroxine therapy or follow-up. Thyroid. 2007;17(3):229-235.
124. Pacella CM, Mauri G, Achille G, et al. Outcomes and risk factors for complications of laser ablation for thyroid nodules: a multicenter study on 1531 patients. J Clin Endocrinol Metab. 2015;100(10):3903-3910.
125. Jeong WK, Baek JH, Rhim H, et al. Radiofrequency ablation of benign thyroid nodules: safety and imaging follow-up in 236 patients. Eur Radiol. 2008;18(6):1244-1250.
126. Dupuy DE, Monchik JM, Decrea C, Pisharodi L. Radiofrequency ablation of regional recurrence from well-differentiated thyroid malignancy. Surgery. 2001;130(6):971-977.
127. Lewis BD, Hay ID, Charboneau JW, et al. Percutaneous ethanol injection for treatment of cervical lymph node metastases in patients with papillary thyroid carcinoma. AJR Am J Roentgenol. 2002;178(3):699-704.
128. Fukunari N. PEI therapy for thyroid lesions. Biomed Pharmacother. 2002;56:79-82.
129. Kim BM, Kim MJ, Kim EK, et al. Controlling recurrent papillary thyroid carcinoma in the neck by ultrasonography-guided percutaneous ethanol injection. Eur Radiol. 2008;18(4):835-842.
130. Kim JH, Yoo WS, Park YJ, et al. Efficacy and safety of radiofrequency ablation for treatment of locally recurrent thyroid cancers smaller than 2 cm. Radiology. 2015;276(3):909-918.
131. Mauri G, Cova L, Tondolo T, et al. Percutaneous laser ablation of metastatic lymph nodes in the neck from papillary thyroid carcinoma: preliminary results. J Clin Endocrinol Metab. 2013;98(7):E1203-E1207.

132. Papini E, Bizzarri G, Bianchini A, et al. Percutaneous ultrasound-guided laser ablation is effective for treating selected nodal metastases in papillary thyroid cancer. J Clin Endocrinol Metab. 2013;98(1):E92--E97.
133. Mazzaferri EL. Managing small thyroid cancers. JAMA. 2006;295(18):2179-2182.
134. Horlocker T, Hay I, James E. Prevalence of incidental nodular thyroid disease detected during high-resolution parathyroid ultrasonography. In: Medeiros-Neto G, Gaitan E, editors. Frontiers in thyroidology. New York: New York: Plenum; 1986. p. 1209-1312.
135. Cronan JJ. Thyroid nodules: is it time to turn off the US machines? Radiology. 2008;247(3):602-604.
136. Hay ID, Bergstralh EJ, Goellner JR, et al. Predicting outcome in papillary thyroid carcinoma: development of a reliable prognostic scoring system in a cohort of 1779 patients surgically treated at one institution during 1940 through 1989. Surgery. 1993;114(6):1050-1057.
137. Harach HR, Franssila KO, Wasenius VM. Occult papillary carcinoma of the thyroid. A "normal" finding in Finland. A systematic autopsy study. Cancer. 1985;56(3):531-538.
138. Davies L, Welch HG. Increasing incidence of thyroid cancer in the United States, 1973-2002. JAMA. 2006;295(18):2164-2167.
139. Ross DS. Editorial: predicting thyroid malignancy. J Clin Endocrinol Metab. 2006;91(11):4253-4255.
140. Burch HB. Evaluation and management of the solid thyroid nodule. Endocrinol Metab Clin North Am. 1995;24(4):663-710.
141. Goellner J. Fine-needle aspiration of the thyroid gland. In: Erosan YS, Bonfiglio TA, editors. Fine-needle aspiration of subcutaneous organs and masses. Philadelphia: Lippincott-Raven; 1996. p. 81-98.
142. Haas S, Trujillo A, Kunstle J. Fine needle aspiration of thyroid nodules in a rural setting. Am J Med. 1993;94(4):357-361.
143. Spiliotis J, Scopa CD, Gatopoulou C, et al. Diagnosis of thyroid cancer in southwestern Greece. Bull Cancer. 1991;78(10):953-959.
144. Songun I, Kievit J, Wobbes T, et al. Extent of thyroidectomy in nodular thyroid disease. Eur J Surg. 1999;165(9):839-842.
145. Reading CC, Charboneau JW, Hay ID, Sebo TJ. Sonography of thyroid nodules: a "classic pattern" diagnostic approach. Ultrasound Q. 2005;21(3):157-165.
146. Hay ID, Thyroiditis: a clinical update. . Mayo Clin Proc. 1985;60(12):836-843.
147. Adams H, Jones MC. Ultrasound appearances of de Quervain's thyroiditis. Clin Radiol. 1990;42(3):217-218.
148. Birchall IW, Chow CC, Metreweli C. Ultrasound appearances of de Quervain's thyroiditis. Clin Radiol. 1990;41(1):57-59.
149. Yeh HC, Futterweit W, Gilbert P. Micronodulation: ultrasonographic sign of Hashimoto thyroiditis. J Ultrasound Med. 1996;15(12):813-819.
150. Takashima S, Matsuzuka F, Nagareda T, et al. Thyroid nodules associated with Hashimoto thyroiditis: assessment with US. Radiology. 1992;185(1):125-130.
151. Lagalla R, Caruso G, Benza I, et al. [Echo-color Doppler in the study of hypothyroidism in the adult]. Radiol Med. 1993;86(3):281-283.
152. Castagnone D, Rivolta R, Rescalli S, et al. Color Doppler sonography in Graves' disease: value in assessing activity of disease and predicting outcome. AJR Am J Roentgenol. 1996;166(1):203-207.

CAPÍTULO 20

Glândulas Paratireoides

Bonnie J. Huppert e Carl Reading

RESUMO DOS PONTOS-CHAVE

- Na maioria dos casos, o hiperparatireoidismo primário é causado por hiperfunção da uma única glândula paratireoide devido a um adenoma; menos comumente, é devido ao envolvimento glandular múltiplo.
- A remoção cirúrgica de uma glândula anormal é o único tratamento definitivo para o hiperparatireoidismo primário; em geral, técnicas cirúrgicas seletivas, minimamente invasivas, são utilizadas mais comumente para a cirurgia inicial.
- Os exames de imagem das glândulas paratireoides não fazem o diagnóstico do hiperparatireoidismo primário, mas propiciam a acurada localização do adenoma para direcionar, com sucesso, a ressecção cirúrgica seletiva da glândula paratireoide.
- Quando realizada por um profissional experiente, a ultrassonografia das glândulas paratireoides fornece imagens anatômicas de alta resolução, com boa sensibilidade e acurácia relevantes, de forma não invasiva, sem exposição à radiação, com relativo baixo custo e com a vantagem adicional de avaliar se existe doença concomitante da tireoide antes da cirurgia.
- No hiperparatireoidismo persistente ou recorrente, o uso liberal pré-operatório de múltiplos exames de imagem é particularmente benéfico antes da reoperação.
- Em casos selecionados, a ultrassonografia também pode ser utilizada para guiar a biópsia de nódulos suspeitos de adenomas das paratireoides, para fornecer confirmação diagnóstica pré-operatória e orientar a ablação de glândulas paratireoides anormais em pacientes que não são candidatos à cirurgia.

SUMÁRIO DO CAPÍTULO

EMBRIOLOGIA E ANATOMIA
HIPERPARATIREOIDISMO PRIMÁRIO
Prevalência
Diagnóstico
Patologia
Tratamento
ASPECTO ULTRASSONOGRÁFICO
Forma
Ecogenicidade e Arquitetura Interna
Vascularização
Tamanho
Doença de Múltiplas Glândulas Paratireoides
Carcinoma
LOCALIZAÇÃO DO ADENOMA
Exame Ultrassonográfico e Localizações Típicas
Localizações Ectópicas
Adenoma Retrotraqueal/Retroesofágico
Adenoma Mediastinal
Adenoma Intratireóideo
Adenoma na Bainha Carotídea ou Não Descendente
HIPERPARATIREOIDISMO PERSISTENTE OU RECORRENTE
HIPERPARATIREOIDISMO SECUNDÁRIO
ARMADILHAS NA INTERPRETAÇÃO
Exame Falso-positivo
Exame Falso-negativo
ACURÁCIA DO EXAME DE IMAGEM
Ultrassonografia
Outras Modalidades
Importância do Exame de Imagem no Hiperparatireoidismo Primário
ULTRASSONOGRAFIA INTRAOPERATÓRIA
BIÓPSIA PERCUTÂNEA
ABLAÇÃO COM ETANOL

A ultrassonografia de alta resolução é um consagrado método de imagem não invasivo usado na avaliação e no tratamento de pacientes com doença da paratireoide. A ultrassonografia é comumente usada na localização pré-operatória de glândulas paratireoides aumentadas ou de adenomas em pacientes com hiperparatireoidismo. É também usada para guiar biópsia percutânea na suspeita de adenomas de paratireoide ou de glândulas paratireoides aumentadas, principalmente em pacientes com hiperparatireoidismo persistente ou recorrente, e também naqueles com suspeita de glândulas paratireoides ectópicas. Em pacientes selecionados, a ultrassonografia pode ser usada para guiar a ablação percutânea com etanol dos adenomas de paratireoide como uma alternativa ao tratamento cirúrgico.

EMBRIOLOGIA E ANATOMIA

Os pares de glândulas paratireoides superiores e inferiores têm origens embriológicas diferentes e o conhecimento do seu desenvolvimento ajuda a compreender suas localizações anatômicas definitivas.[1-3] As **glândulas paratireoides superiores** se originam do quarto par de bolsas (fendas) branquiais, junto com os lobos laterais da glândula tireoide. Durante o desenvolvimento fetal ocorre mínima migração e as paratireoides superiores, em geral, permanecem associadas à face posterior dos terços médio e superior da glândula tireoide. A maioria das glândulas paratireoides superiores (> 80%) é encontrada em autópsias dentro de uma área de 2 cm localizada logo acima do cruzamento do nervo laríngeo recorrente e da artéria tireóidea inferior.[4]

As **glândulas paratireoides inferiores** se originam do terceiro par de bolsas branquiais, junto com o timo.[2] Durante o desenvolvimento fetal, essas "glândulas paratímicas" migram em direção caudal junto com o timo em um plano mais anterior do que suas correspondentes superiores, ultrapassando as últimas para se tornarem as glândulas paratireoides inferiores.[3] Devido à maior migração caudal, as glândulas paratireoides inferiores têm uma localização mais variável do que as glândulas paratireoides superiores, podendo ser encontradas em qualquer ponto entre o ângulo da mandíbula e o pericárdio. A maioria das glândulas paratireoides inferiores (> 60%) acaba se localizando na face posterior do polo inferior da tireoide ou logo abaixo dele[4] (Fig. 20.1).

Uma porcentagem significativa das glândulas paratireoides situa-se em localizações relativa ou francamente **ectópicas** no pescoço ou no mediastino. Há simetria em relação a marcos anatômicos fixos em 70% a 80%, de modo que comparações de um lado com o outro podem frequentemente ser feitas.[3,4] A glândula paratireoide superior ectópica geralmente situa-se posterior ao esôfago ou no sulco traqueoesofágico, no espaço retrofaríngeo, ou continua sua descida da parte posterior do pescoço para o mediastino posterossuperior.[5,6] As glândulas superiores são encontradas,

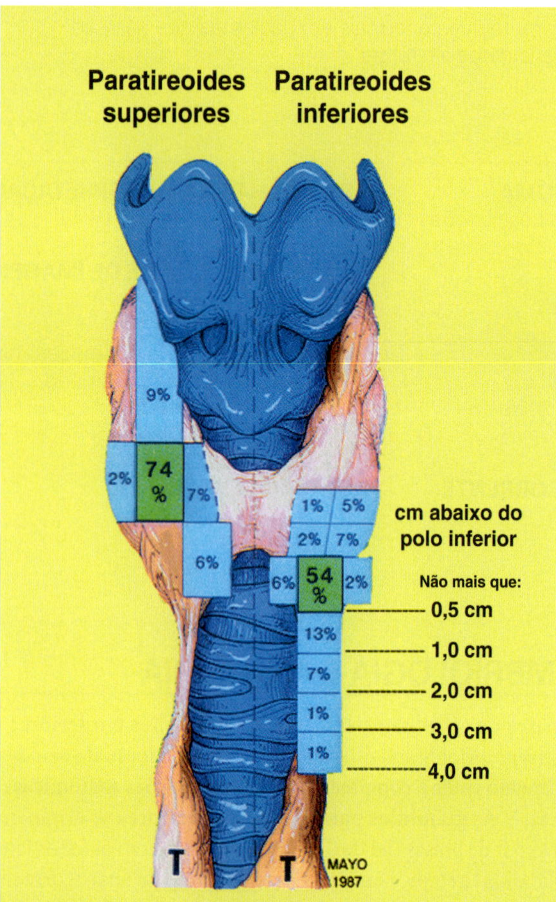

FIG. 20.1 Localização das glândulas paratireoides. Frequência da localização das glândulas paratireoides superiores e inferiores normais. Desenho anatômico de 527 autópsias. *T*, timo. (Adaptada com permissão de Gilmour JR. The gross anatomy of the parathyroid glands. J Pathol 1938;46:133-148.[1])

menos comumente, em posição alta no pescoço, próximo a margem superior da tireoide ou, raramente, circundadas por tecido tireóideo na cápsula da tireoide.[4] A glândula paratireoide inferior é mais frequentemente ectópica do que sua contraparte superior.[4,6] Cerca de 25% das glândulas inferiores não se dissociam completamente do timo e continuam a migrar em direção anterocaudal, sendo encontradas na parte inferior do pescoço junto ao ligamento tireotímico ou incorporadas ao adjacente ou timo na porção inferior do pescoço e no mediastino anterossuperior. Posições ectópicas menos comuns das glândulas paratireoides inferiores incluem uma posição na parte alta no pescoço, anterior à bifurcação carotídea, associada com um remanescente do timo, e uma posição inferior no pescoço, ao longo ou dentro da bainha carotídea.[7] Em outros casos raros, foram relatadas glândulas ectópicas no mediastino posterior ao esôfago ou à carina, na janela aortopulmonar, no pericárdio ou mesmo lateralmente no triângulo posterior do pescoço.

A maioria dos adultos apresenta quatro glândulas paratireoides (duas superiores e duas inferiores), cada uma medindo cerca de 5 × 3 × 1 mm e pesando em média 35 a 40 mg (variando de 10 a 78 mg).[3,8] **Glândulas supranumerárias** (> 4) podem ser encontradas e resultar da separação primórdio paratireóideo quando estas se afastam das estruturas de bolsa durante a complexa fase embriológica branquial.[9,10] Essas glândulas supranumerárias estão frequentemente associadas ao timo no mediastino anterior, sugerindo uma relação com as glândulas paratireoides inferiores durante seu desenvolvimento.[11] As glândulas supranumerárias têm sido reportadas em 13% da população em estudos de autópsia;[3,4] entretanto, muitas são pequenas, rudimentares ou divididas. Glândulas supranumerárias "propriamente ditas" (> 5 mg e localizadas longe das outras quatro glândulas) são encontradas em 5% dos casos. A existência de menos de quatro glândulas paratireoides é clinicamente rara, mas tem sido relatada em 3% das autópsias.

A coloração das glândulas paratireoides normais varia do amarelo ao marrom-avermelhado, dependendo do grau de vascularização, do conteúdo relativo de gordura amarela do parênquima e das células principais.[8] As células principais são a fonte primária de produção de **hormônio paratireóideo – paratormônio (PTH)**. O percentual de gordura glandular geralmente aumenta com a idade ou com a atrofia por desuso. Glândulas hiperfuncionantes devido a adenomas ou hiperplasia contêm relativamente pouca gordura e são vasculares, por isso mais avermelhadas. As glândulas geralmente têm formato oval ou de feijão, mas podem ser esféricas, alongadas, lobulares ou achatadas. Embora as glândulas paratireoides normais sejam ocasionalmente detectadas com o ultrassom de alta frequência,[12,13] tipicamente não são vistas, provavelmente devido ao seu pequeno tamanho, localização profunda e pouco destaque em relação ao maior conteúdo de gordura glandular. As glândulas paratireoides **eutópicas** tipicamente obtêm a maior parte do seu suprimento sanguíneo de ramos da artéria tireóidea inferior, com uma contribuição menor e variável para as glândulas superiores da artéria tireóidea superior.[3,7]

HIPERPARATIREOIDISMO PRIMÁRIO

Prevalência

O hiperparatireoidismo primário é uma doença endócrina comum, com prevalência nos Estados Unidos de 1 a 2 por 1.000 habitantes.[14] As mulheres são duas a três vezes mais frequentemente acometidas do que os homens, particularmente após a menopausa. Mais da metade dos pacientes com a doença tem mais de 50 anos de idade, sendo raros os casos de pacientes com menos de 20 anos de idade.

Diagnóstico

Em geral, suspeita-se do hiperparatireoidismo primário quando se detecta aumento dos níveis séricos de cálcio em exame bioquímico de rotina. Níveis séricos elevados de cálcio ionizado, **hipofosfatasia** e **hipercalciúria** são outros indícios bioquímicos da doença. Um nível sérico de PTH "inapropriadamente elevado" para os níveis séricos correspondentes de cálcio confirma o diagnóstico. Deve-se suspeitar do diagnóstico de hiperparatireoidismo primário, mesmo quando o nível de PTH estiver dentro dos limites superiores da faixa normal em um paciente hipercalcêmico, porque **hipercalcemia** de outras causas que não da paratireoide (incluindo malignidade) suprime a função glandular e diminuir o nível sérico de PTH. Devido à detecção precoce em exames laboratoriais de rotina cada vez mais frequente, os sinais tardios "clássicos" de hiperparatireoidismo, tais como "ossos dolorosos, cálculos renais, dor abdominal e fadiga", não costumam ocorrer. Muitos pacientes são atualmente diagnosticados antes das manifestações graves do hiperparatireoidismo, como **nefrolitíase**, **osteopenia**, **reabsorção subperiosteal** e **osteíte fibrosa cística**. Em geral, os pacientes raramente apresentam sintomas óbvios, a menos que seus níveis séricos de cálcio ultrapassem 12 mg/dL. No entanto, sinais/sintomas sutis e inespecíficos como fraqueza muscular, mal-estar, constipação intestinal, dispepsia, polidipsia e poliúria costumam ser relatados por esses pacientes, ditos assintomáticos, quando é feito um questionamento mais específico.

Histopatologia

O hiperparatireoidismo primário é causado por um **único adenoma** em 80% a 90% dos casos, por **aumento do volume de múltiplas glândulas** em 10% a 20% e por um **carcinoma** em menos de 1%.[6,15,16] Um adenoma solitário pode envolver qualquer uma das quatro glândulas. O aumento de volume multiglandular é mais comumente causado por hiperplasia paratireóidea primária e, menos comumente, por adenomas múltiplos. A hiperplasia geralmente envolve as quatro glândulas assimetricamente, enquanto adenomas múltiplos podem envolver duas ou, possivelmente, três glândulas. Adenoma e hiperplasia podem ser difíceis de se diferenciar histologicamente, e a amostra pode ser denominada tecido "paratireóideo hipercelular". Por causa deste padrão inconsistente de envolvimento glandular e pelo fato de a distinção entre hiperplasia e adenomas múltiplos ser difícil histopatologicamente, essas duas entidades são com frequência consideradas em conjunto na histologia como "doença glandular múltipla".[17]

Causas do Hiperparatireoidismo Primário

Tipo de Doença	Porcentagem
Adenoma único	80% a 90%
Doença de múltiplas glândulas	10% a 20%
Carcinoma	< 1%

A maioria dos casos de hiperparatireoidismo primário é esporádica. Entretanto, **irradiação externa prévia do pescoço** tem sido associada ao desenvolvimento de hiperparatireoidismo em uma pequena porcentagem de casos. Pacientes em **tratamento a longo prazo com lítio** também podem apresentar hiperparatireoidismo primário. Até 10% dos casos podem ter uma base hereditária, mais comumente causada pela **síndrome da neoplasia endócrina múltipla** do tipo I (**NEM I**). Esta é uma condição incomum que frequentemente segue um padrão de herança autossômica dominante com alta penetrância, que resulta em hiperplasia adenomatosa das paratireoides, assim como tumores das células das ilhotas pancreáticas e adenomas hipofisários. Aumento de volume de múltiplas glândulas paratireoides ocorre em mais de 90% dos pacientes com NEM I.[18,19] A maioria dos pacientes com NEM I apresenta hipercalcemia antes da terceira ou quarta década de vida. Embora nem todas as glândulas paratireoides possam apresentar aumento visível no período da primeira cirurgia, é provável que todas elas acabem sendo envolvidas por hiperplasia. Os pacientes com **síndrome NEM IIA** desenvolvem hiperplasia paratireóidea menos comumente. Outras síndromes familiares raras também podem estar associadas ao hiperparatireoidismo primário causado por hiperplasia, adenomas ou carcinoma. Um importante hiperparatireoidismo hereditário que precisa ser distinguido dos hiperparatireoidismo primário causado por hiperplasia ou adenoma é a **hipercalcemia hipocalciúrica familiar** (hipercalcemia familiar benigna). A maioria desses pacientes é assintomática, sem as complicações do hiperparatireoidismo primário. A paratireoidectomia não cura a hipercalcemia e, portanto, a cirurgia não é apropriada.

O **carcinoma da paratireoide** é uma causa rara de hiperparatireoidismo primário.[20-23] A diferenciação histológica do adenoma é difícil de estabelecer com certeza porque tanto os carcinomas quanto os adenomas atípicos podem mostrar atividade mitótica aumentada e atipia celular. Pacientes com carcinoma da paratireoide geralmente apresentam um nível sérico de cálcio muito elevado (> 14 mg/dL). O diagnóstico é frequentemente realizado na cirurgia, quando o cirurgião identifica uma glândula firme e aumentada, aderente aos tecidos adjacentes devido à invasão local. Uma cápsula fibrótica espessa é um achado frequente. O tratamento consiste na ressecção em bloco sem penetrar na cápsula para evitar a disseminação do tumor. Em muitos casos, a cura pode não ser possível por causa da natureza metastática e invasiva da doença. Em geral, a morte ocorre não em decorrência da disseminação tumoral, mas por complicações associadas ao hiperparatireoidismo refratário.

Tratamento

Não há tratamento clínico efetivo disponível para o hiperparatireoidismo primário. Medicamentos utilizados incluem agentes hipocalcemiantes de curta duração que incluem a calcitonina e os **calcimiméticos** (agonistas dos receptores sensíveis ao cálcio), como o cinacalcete. Os bifosfonatos ajudam na prevenção da perda da massa óssea. Análogos sintéticos da vitamina D, como o paricalcitol, são principalmente utilizados no tratamento de hiperparatireoidismo secundário.

A **cirurgia** é o único tratamento definitivo para o hiperparatireoidismo primário. Estudos demonstram que as taxas de cura cirúrgica por um cirurgião experiente são maiores que 95%, e as taxas de morbidade e mortalidade são extremamente baixas.[24,25] Portanto,

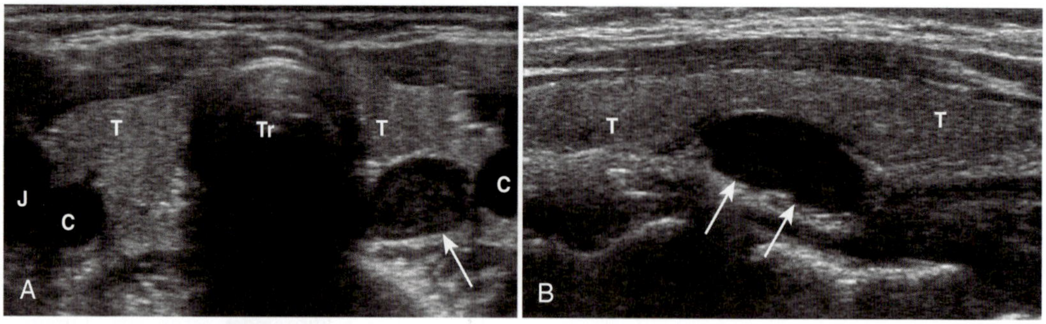

FIG. 20.2 Adenoma paratireóideo típico. Ultrassonografias **(A)** transversal e **(B)** longitudinal de um adenoma típico (*setas*), localizado adjacente à face posterior da tireoide (*T*). *C*, artéria carótida comum; *J*, veia jugular interna; *Tr*, traqueia.

em pacientes sintomáticos com hiperparatireoidismo primário, o tratamento de escolha é a ressecção cirúrgica da glândula ou das glândulas paratireoides comprometidas.

Entretanto, na prática atual, como muitos casos de hiperparatireoidismo primário são descobertos nos estágios iniciais da doença, há controvérsia se os pacientes assintomáticos com hipercalcemia mínima devem ser tratados cirurgicamente ou ser acompanhados clinicamente com avaliações frequentes da densidade óssea, dos níveis séricos de cálcio, da excreção urinária de cálcio e monitoramento de nefrolitíase.[26] Recomendações para o tratamento de hiperparatireoidismo primário assintomático foram descritas em vários artigos, muitos dos quais a partir de recomendações do International Workshop and National Institutes of Health (NIH) Consensus Conference e de atualizações subsequentes. No entanto, essa área continua a evoluir e as abordagens de tratamento podem variar entre as práticas clínicas.[24-31]

ASPECTO ULTRASSONOGRÁFICO

Forma

Os adenomas de paratireoide são comumente ovais ou em formato de feijão (Fig. 20.2). À medida que as glândulas paratireoides aumentam de tamanho, dissecam entre os planos de tecidos orientados longitudinalmente no pescoço e adquirem uma forma oblonga característica. Se este processo for exagerado, eles podem se tornar tubulares ou até mesmo achatados. Há frequentemente uma assimetria no aumento de tamanho, e a extremidade cefálica ou caudal pode ser mais bulbosa, gerando uma forma triangular, afilada, em formato de lágrima ou bilobada.[19,32-34]

Ecogenicidade e Arquitetura Interna

A ecogenicidade da maioria dos **adenomas da paratireoide** é substancialmente menor do que a do tecido tireóideo (Fig. 20.3). A característica aparência **hipoecoica** dos adenomas da paratireoide é causada pela hipercelularidade uniforme da glândula, com baixo conteúdo de gordura, que deixa poucas interfaces para a reflexão do som. Ocasionalmente, os adenomas têm aparência heterogênea, com áreas de ecogenicidade aumentadas ou diminuídas. Os **lipoadenomas de paratireoide** funcionantes são raros e mais ecogênicos do que o tecido da glândula tireoide adjacente devido ao seu alto conteúdo de gordura[35] (Fig. 20.3G). A maioria dos adenomas da paratireoide é **homogeneamente sólida**. Aproximadamente 2% têm componentes císticos internos devido à **degeneração cística** (mais frequentemente) ou a cistos simples verdadeiros (menos frequentemente)[36-38] (Fig. 20.3E e F, Vídeo 20.1). Adenomas raramente apresentam calcificação interna (Fig. 20.3H e I).

Vascularização

A ultrassonografia com Doppler colorido, espectral e *power* Doppler de uma glândula paratireoide aumentada pode demonstrar um padrão hipervascular com fluxo diastólico proeminentemente (Fig. 20.4). Uma **artéria extratireóidea** de calibre aumentado, frequentemente originando-se de ramos da **artéria tireóidea inferior**, pode ser identificada suprindo o adenoma, sendo sua inserção junto ao polo do eixo longo.[39-44] Um achado descrito nos adenomas da paratireoide é um **arco vascular**, que engloba entre 90 e 270 graus da massa. Este padrão de fluxo vascular pode aumentar a sensibilidade da detecção inicial dos adenomas da paratireoide e ajudar na confirmação do diagnóstico, permitindo a diferenciação de linfonodos, que apresentam um padrão hilar central de fluxo. Aumento assimétrico do fluxo vascular também pode ser observado na glândula tireoide adjacente a um adenoma de paratireoide.

Tamanho

A maioria dos adenomas da paratireoide apresenta comprimentos entre 0,8 e 1,5 cm e pesam de 500 a 1.000 mg. Os menores adenomas podem ser glândulas minimamente aumentadas que parecem virtualmente normais durante a cirurgia, mas demonstram ser hipercelulares ao exame patológico (Fig. 20.5; Vídeo 20.2). Grandes adenomas podem chegar a 5 cm ou mais de extensão e mais de 10 g. Os níveis séricos de cálcio pré-operatórios são geralmente mais elevados nos pacientes com adenomas maiores.[32]

Doença de Múltiplas Glândulas Paratireoides

A doença glandular múltipla pode ser causada por hiperplasia difusa ou por múltiplos adenomas. Individualmente, essas glândulas aumentadas podem apresentar os mesmos aspectos ultrassonográficos e macroscópicos que os outros adenomas da paratireoide (Fig. 20.6; Vídeos 20.3 e 20.4). Entretanto, as glândulas podem estar inconsistente e assimetricamente aumentadas e o diagnóstico de doença glandular múltipla pode ser difícil de ser feito ultrassonograficamente. Por exemplo, se uma glândula for muito maior do que as outras, o achado pode ser erroneamente interpretado como doença adenomatosa solitária. De outro modo, se múltiplas glândulas estiverem apenas minimamente aumentadas, o diagnóstico pode passar despercebido para todas.

Carcinoma

Carcinomas são geralmente maiores que os adenomas;[45-47] medem, frequentemente, mais de 2 cm, contra cerca de 1 cm dos adenomas (Fig. 20.7). Ao ultrassom, os carcinomas apresentam com frequência um contorno lobulado, arquitetura interna heterogênea e componentes císticos internos. Entretanto, grandes adenomas também podem

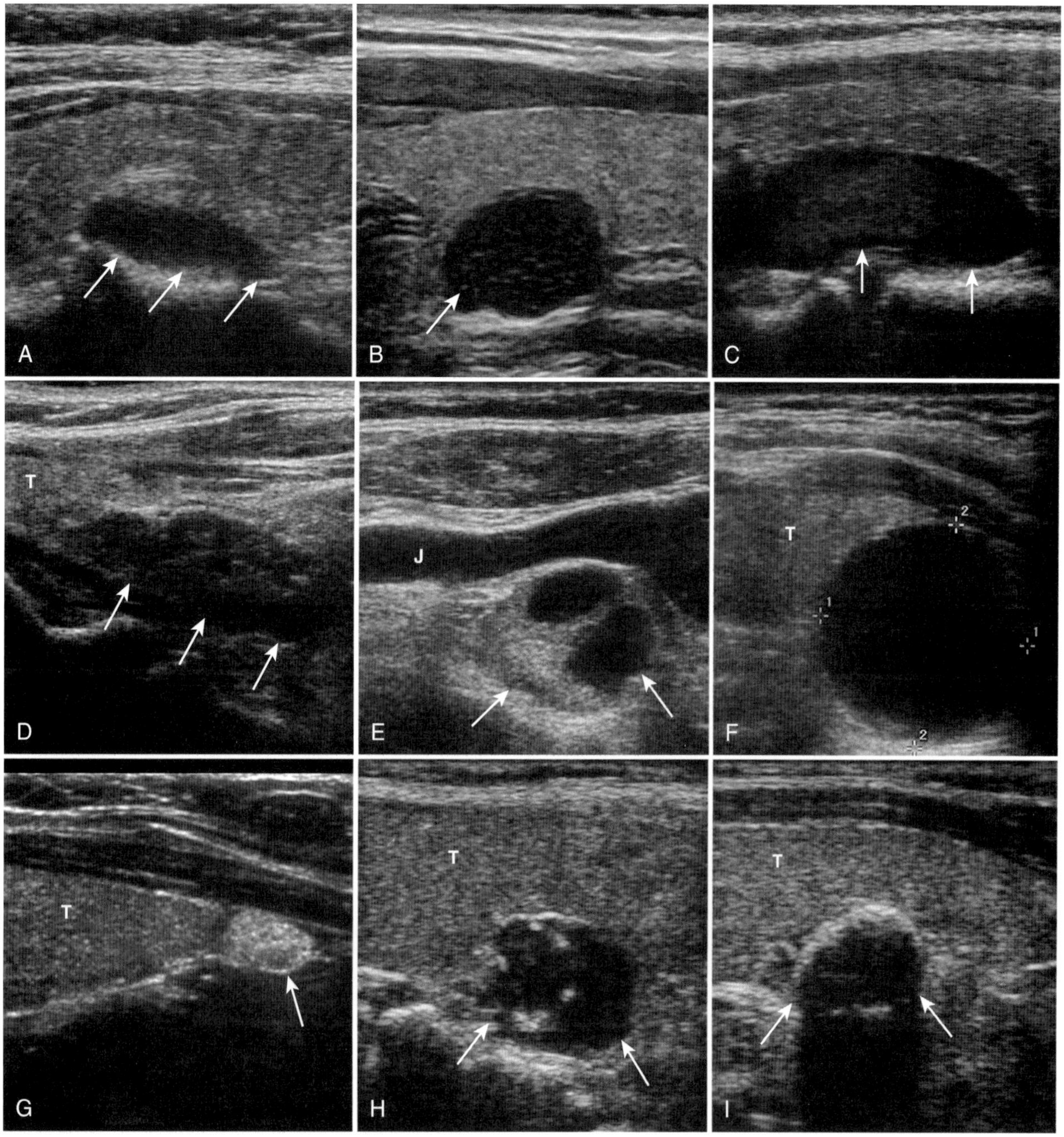

FIG. 20.3 Espectro de ecogenicidade e arquitetura interna dos adenomas da paratireoide e glândulas hiperplásicas aumentadas. Ultrassonografia longitudinal. **(A)** Aparência hipoecoica homogênea típica de um adenoma paratireóideo (*setas*) em relação ao tecido tireoidiano superposto. **(B) Adenoma** sólido altamente hipoecoico. **(C)** Ecogenicidade geográfica mista. O adenoma é hiperecoico em sua porção cranial e hipoecoico em sua porção caudal. **(D)** Adenoma com ecogenicidade difusamente heterogênea. **(E)** Alteração cística parcial. Um adenoma ectópico posterior à veia jugular (*J*) possui componentes sólidos e císticos. **(F)** Adenoma de 2 cm completamente cístico (*cursores*) próximo ao polo inferior da tireoide (*T*). Ver também Vídeo 20.1. **(G)** Um **lipoadenoma** é mais ecogênico do que o tecido adjacente do polo inferior da tireoide. **(H)** Glândula paratireoide aumentada com pequenas calcificações sem sombra no cenário do **hiperparatireoidismo secundário** relacionado à **insuficiência renal** crônica. **(I)** Glândula paratireoide aumentada, com calcificações periféricas que apresentam forte sombra posterior no cenário do hiperparatireoidismo secundário.

apresentar essas características. Na maioria dos casos, os carcinomas são indistinguíveis dos grandes adenomas benignos à ultrassonografia.[45] Alguns autores relataram que uma relação profundidade/largura maior ou igual a 1 é uma característica ultrassonográfica mais associada ao carcinoma do que ao adenoma, apresentando sensibilidade e especificidade de 94% e 95%, respectivamente.[47] Evidência macroscópica de invasão das estruturas adjacentes, como vasos ou músculos, é um critério ultrassonográfico pré-operatório confiável para o diagnóstico de malignidade, porém este é um achado incomum.

LOCALIZAÇÃO DO ADENOMA

Exame Ultrassonográfico e Localizações Típicas

O exame ultrassonográfico do pescoço para a localização de adenoma da paratireoide é realizado com o paciente na posição supina. O pescoço do paciente é hiperestendido colocando-se uma almofada sob as escápulas e, em geral, o examinador senta-se junto à cabeceira do paciente. São usados transdutores de alta frequência (6-15 MHz

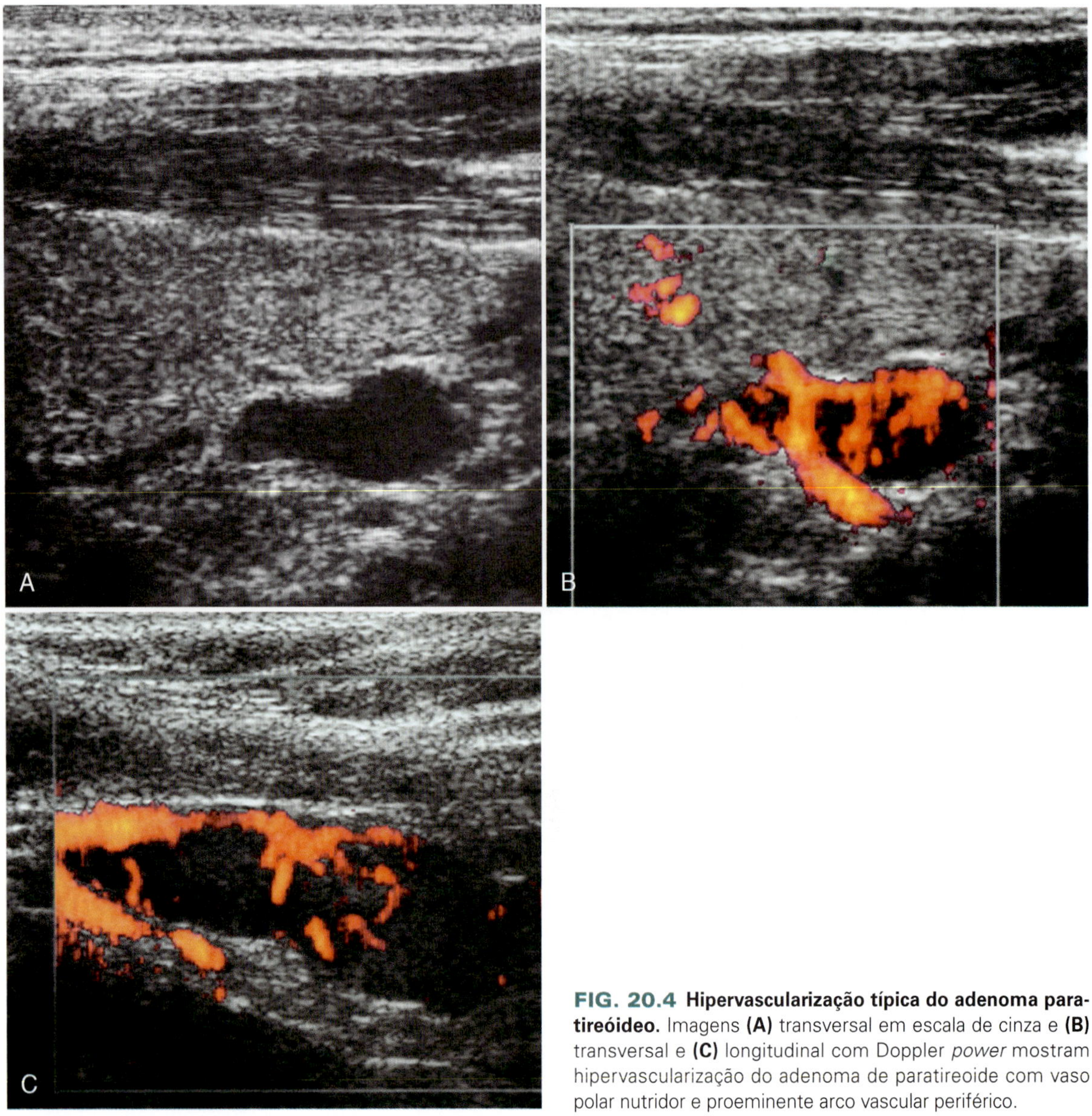

FIG. 20.4 Hipervascularização típica do adenoma paratireóideo. Imagens **(A)** transversal em escala de cinza e **(B)** transversal e **(C)** longitudinal com Doppler *power* mostram hipervascularização do adenoma de paratireoide com vaso polar nutridor e proeminente arco vascular periférico.

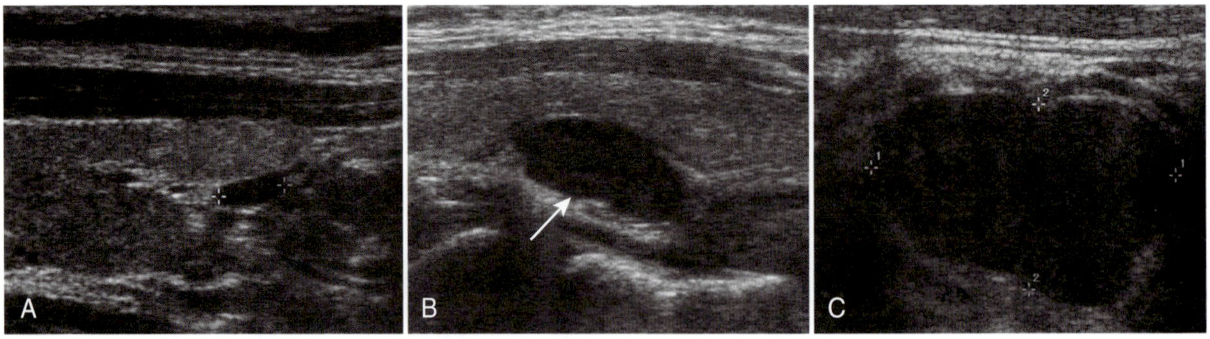

FIG. 20.5 Espectro do tamanho dos adenomas paratireóideos. Ultrassonografia longitudinal. **(A)** Adenoma paratireóideo (*cursores*) minimamente aumentado de volume, com 0,5 × 0,2 cm. Ver também Vídeo 20.2. **(B)** Adenoma (*seta*) de tamanho médio típico, com 1,5 × 0,6 cm, 400 mg. **(C)** Grande adenoma (*cursores*), com 3,5 × 2 cm, > 4.000 mg.

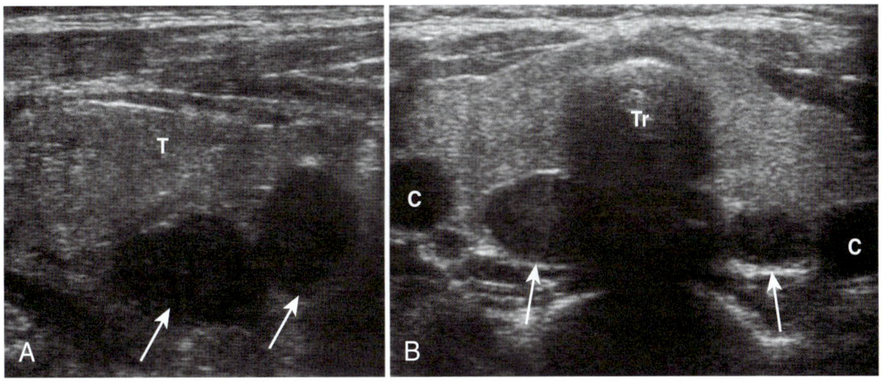

FIG. 20.6 Doença de múltiplas glândulas. (A) Ultrassonografia longitudinal da parte direita do pescoço mostra glândulas paratireoides superior e inferior aumentadas (*setas*) no contexto de hiperparatireoidismo secundário, o que pode ser difícil de distinguir de múltiplos adenomas. *T*, tireoide. **(B)** Ultrassonografia transversal em outro paciente demonstra aumento bilateral da glândula paratireoide superior (*setas*) no contexto do hiperparatireoidismo secundário. *Tr*, traqueia; *C*, artéria carótida comum. Veja também os Vídeos 20.3 e 20.4.

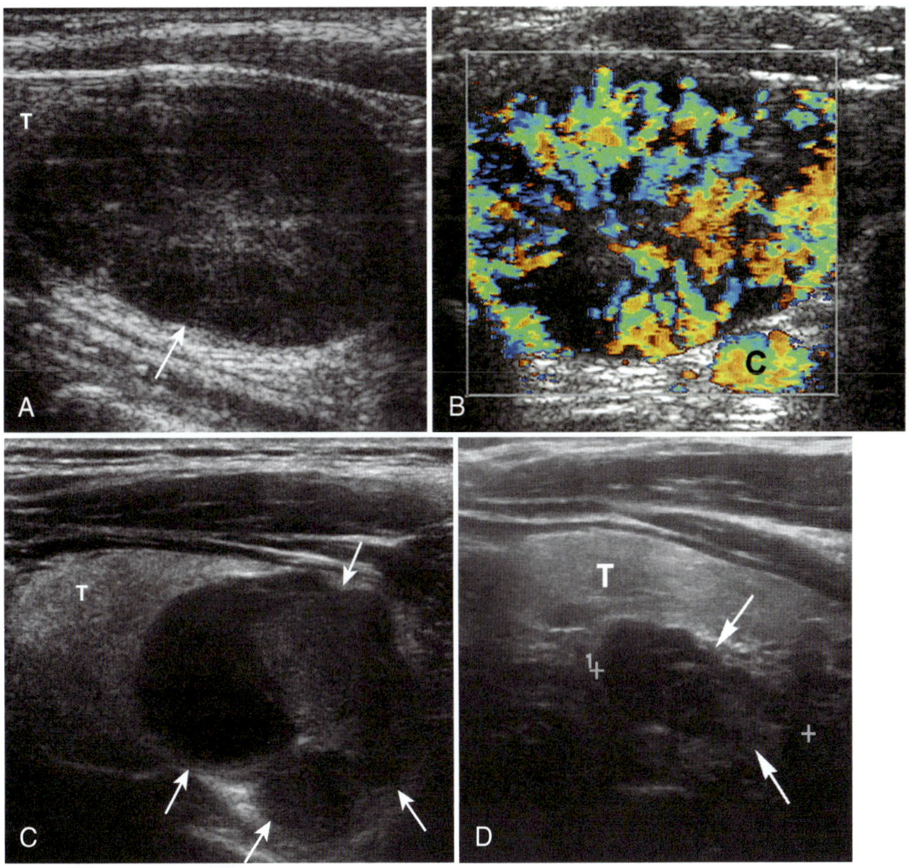

FIG. 20.7 Carcinoma paratireóideo. (A) Ultrassonografia longitudinal mostra um carcinoma da paratireoide heterogêneo, com 4 cm, localizado junto à extremidade do polo inferior do lobo esquerdo da tireoide (*T*). **(B)** Ultrassonografia transversal com Doppler colorido mostra a proeminente vascularização interna do carcinoma. *C*, artéria carótida comum. **(C)** Ultrassonografia transversal em outro paciente mostra um carcinoma da paratireoide (*setas*) lobulado, sólido e cístico, com 4 cm, adjacente ao polo inferior da tireoide. **(D)** Ultrassonografia longitudinal em outro paciente mostra um carcinoma da paratireoide heterogêneo, sólido e de baixo grau (*cursores*) com margens lobuladas irregulares (*setas*) situado posterior à tireoide.

e 8-18 MHz) para fornecer ótima resolução espacial e visualização ideal na maioria dos pacientes; deve ser utilizada a frequência mais alta possível que ainda permita a penetração no tecido para a visualização de estruturas mais profundas, como o músculo longo do pescoço. Nos pacientes obesos com pescoços grandes ou naqueles com glândulas tireoides aumentadas multinodulares, o uso de um transdutor de 5 a 8 MHz pode ser necessário para se obter adequada profundidade de penetração.

O padrão de investigação ultrassonográfico do pescoço para a localização de adenoma pode ser considerado em termos do padrão de dissecção e visualização que o cirurgião usa em uma exploração cuidadosa. O típico **adenoma paratireóideo superior** está geral-

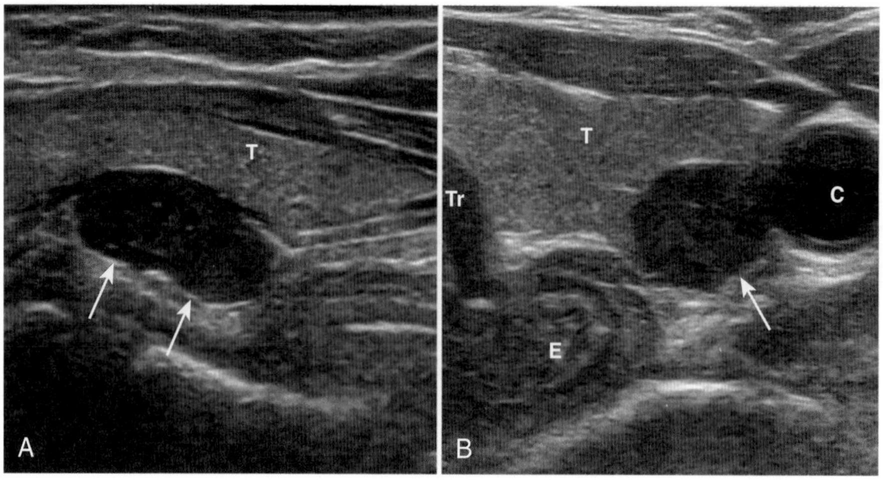

FIG. 20.8 Adenoma da paratireoide superior. Ultrassonografias **(A)** longitudinal e **(B)** transversal mostram um adenoma (*setas*) adjacente à face posterior do terço médio do lobo direito da tireoide (*T*). *C*, artéria carótida comum; *E*, esôfago; *J*, veia jugular interna; *Tr*, traqueia. Veja também Vídeos 20.5 e 20.6.

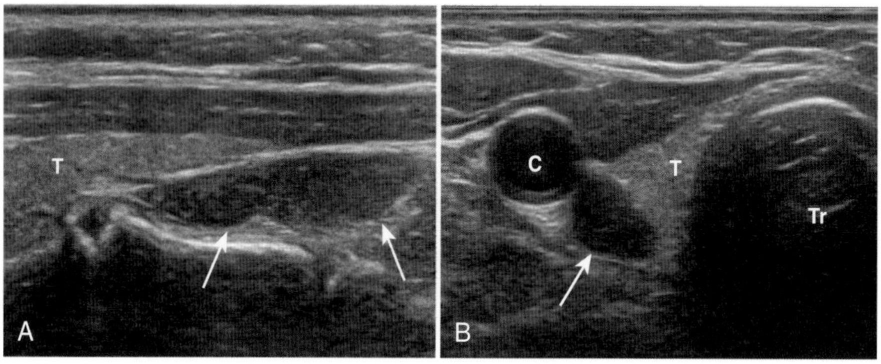

FIG. 20.9 Adenoma da paratireoide inferior. Ultrassonografias **(A)** longitudinal e **(B)** transversal mostram um adenoma (*setas*) adjacente ao polo inferior do lobo direito da tireoide (*T*). *C*, artéria carótida comum; *Tr*, traqueia. Ver também Vídeos 20.7 e 20.8.

mente adjacente à face posterior do terço médio da tireoide (Fig. 20.8; Vídeos 20.5 e 20.6). A localização do típico **adenoma paratireóideo inferior** é mais variável, porém geralmente fica próximo ao polo inferior da tireoide (Fig. 20.9; Vídeos 20.7 e 20.8). A maioria desses adenomas inferiores situa-se adjacente à face posterior do polo inferior da tireoide e os demais se localizam nos tecidos moles, 1 a 2 cm abaixo da tireoide. Portanto, o exame se inicia de um dos lados do pescoço, centralizado na região da glândula tireoide, com o foco posicionado profundamente à tireoide. São obtidas imagens de alta resolução em escala de cinza nos planos transversal (axial) e longitudinal (sagital). Qualquer imagem suspeita de adenoma da paratireoide detectado na varredura no plano transversal deve ser confirmada pelas imagens no plano longitudinal, para evitar que outras estruturas sejam confundidas com adenoma.

Alguns autores recomendam o uso de **compressão** dos tecidos superficiais para auxiliar na detecção do adenoma.[12,43,48] Isso tem sido descrito como compressão "gradual" com o transdutor para efetuar mínima deformidade dos tecidos subcutâneos superpostos e músculos infra-hióideos com a intenção de aumentar a conspicuidade de adenomas pequenos (< 1 cm) situados mais profundamente. A ultrassonografia com Doppler colorido e/ou *power* Doppler também é utilizada para avaliar a vascularização de qualquer adenoma potencial, melhorando a detecção e a diferenciação de outras estruturas.[40-44,48] A hipervascularização pode ser evidente com a inserção polar de uma artéria nutridora extratireoidiana proeminente e com arcos periféricos de fluxo sanguíneo. Depois que um dos lados do pescoço foi examinado, uma investigação similar é conduzida do lado oposto. Entretanto, 1% a 3% dos adenomas da paratireoide são francamente ectópicos e não serão encontrados nas localizações típicas adjacentes à tireoide. Portanto, o exame ultrassonográfico deve ser estendido lateralmente ao longo das bainhas carotídeas, superiormente ao nível da mandíbula e inferiormente até o nível da fúrcula esternal e clavículas. As quatro localizações ectópicas mais comuns serão consideradas separadamente a seguir.

Localizações Ectópicas

Adenoma Retrotraqueal/Retroesofágico

Os adenomas superiores tendem a aumentar de tamanho entre os planos teciduais que se estendem na direção do mediastino posterior; a localização mais comum de adenoma superior ectópico é profundamente no pescoço, posterior ou posterolateral à traqueia ou esôfago (Fig. 20.10; Vídeo 20.9). A sombra acústica do ar na traqueia pode dificultar a avaliação dessa área. O transdutor deve ser angulado medialmente para visualizar os tecidos posteriores à traqueia. Frequentemente, o adenoma faz uma leve protrusão por

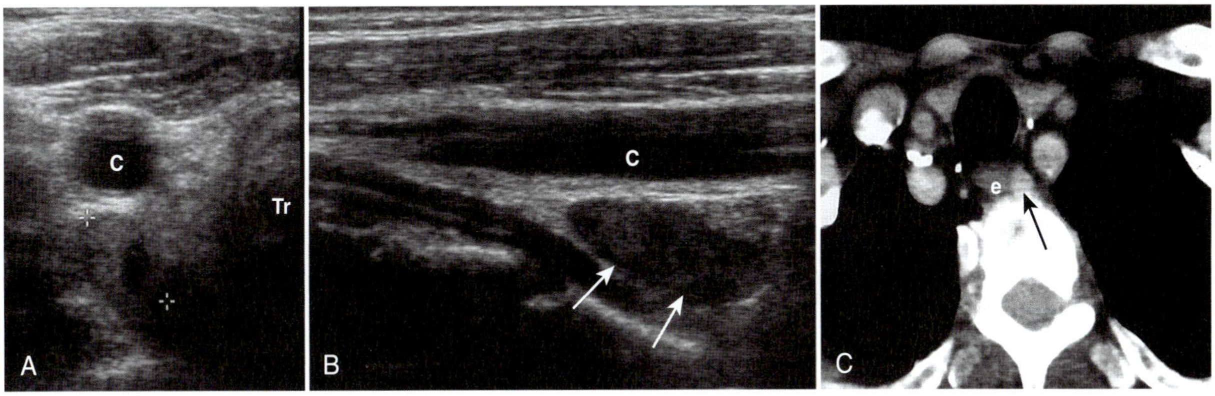

FIG. 20.10 Adenoma ectópico da paratireoide superior: sulco traqueoesofágico. (A) Ultrassonografia transversal revela um adenoma (*cursores*) localizado no sulco traqueoesofágico direito na parte posterior do pescoço. A cabeça do paciente está voltada para a esquerda, deslocando o adenoma lateralmente e melhorando sua visualização. *C*, artéria carótida comum; *Tr*, traqueia. **(B)** Ultrassom longitudinal correspondente mostrando o adenoma da paratireoide superior ectópico (*setas*) posterior na parte inferior do pescoço, adjacente à coluna cervical. *C*, artéria carótida comum. **(C)** Imagem de TC da parte inferior do pescoço/mediastino superior em outro paciente mostrando um adenoma ectópico (*seta*) no sulco traqueoesofágico esquerdo adjacente ao esôfago (*e*). Ver também Vídeo 20.9.

trás da traqueia e apenas uma porção da massa será visível. Girar a cabeça do paciente para o lado oposto acentuará a protrusão e permitirá acesso melhor à área retrotraqueal. Esse processo é então repetido no outro lado do pescoço para se visualizar a face contralateral da área retrotraqueal. Tal processo é análogo ao da manobra que o cirurgião usa para correr a ponta do dedo por trás da traqueia na tentativa de palpar um adenoma retrotraqueal. A rotação máxima da cabeça também faz frequentemente com que o esôfago se mova para o lado oposto da traqueia à medida que é comprimido entre a traqueia e a coluna cervical. Se o examinador vir o esôfago se mover completamente de um lado ao outro da traqueia durante a rotação máxima da cabeça, o esôfago efetivamente "invadiu" o espaço retrotraqueal e teria empurrado qualquer adenoma da paratireoide nesta localização para fora da parte posterior da traqueia.

Adenoma Mediastinal

A localização mais comum dos adenomas ectópicos da paratireoide inferior é na região inferior do pescoço ou no mediastino anterossuperior[4,6,49,50] (Fig. 20.11). Os adenomas da paratireoide são suficientemente hipoecoicos para serem visualizados como estruturas distintas separadas do timo e dos tecidos adjacentes. Para visualizar essa área de forma ideal, o pescoço do paciente deve ser hiperestendido ao máximo. Com essa técnica e com o transdutor angulado posterior e caudalmente às cabeças claviculares, a visualização ultrassonográfica é frequentemente possível até o nível das veias braquiocefálicas. Se o adenoma se situar caudalmente a este nível ou muito anterior, profundo ao esterno, ele não poderá ser visualizado ao ultrassom.

Os adenomas superiores ectópicos localizados no mediastino tendem a se situar em um plano mais posterior do que os adenomas inferiores ectópicos e não são vistos com frequência com a ultrassonografia tradicional. Eles costumam se situar profundamente na parte inferior do pescoço ou no mediastino posterossuperior, requerendo o uso de um transdutor de 5 MHz para a máxima penetração. Esses adenomas podem estar intimamente associados à face posterior da traqueia, e a manobra de rotação da cabeça descrita para os adenomas retrotraqueais no pescoço também pode ser aplicada aqui. Com o pescoço do paciente hiperestendido e o transdutor angulado caudalmente, o mediastino posterior pode às vezes ser visualizado até o nível do ápice do arco aórtico. Adenomas situados caudalmente a este nível não podem ser visualizados.

Adenoma Intratireóideo

Os adenomas da paratireoide intratireóideos são incomuns e têm sido descritos tanto como adenomas das glândulas superiores quanto das inferiores.[4,6,8] A maioria dos adenomas intratireóideos situa-se na metade posterior da parte média a inferior da tireoide, são completamente circundados por tecido tireóideo e seu maior diâmetro está orientado na direção cefalocaudal (Fig. 20.12; Vídeos 20.10 e 20.11). Os adenomas intratireóideos podem não ser percebidos no momento da cirurgia, pois, à palpação, são macios e similares ao tecido tireóideo circunjacente. A tireoidotomia ou lobectomia subtotal pode ser necessária para se localizar um adenoma intratireóideo. Ultrassonograficamente, entretanto, os adenomas paratireóideos são geralmente bem visualizados por serem hipoecoicos, ao contrário do parênquima tireóideo ecogênico, e um vaso polar nutridor está frequentemente presente no exame Doppler colorido e *power* Doppler.[51] A arquitetura interna e o aspecto desses adenomas são os mesmos que o dos adenomas em qualquer outro lugar no pescoço. Entretanto, ultrassonograficamente, os adenomas da paratireoide intratireóideos podem ter aparência semelhante aos nódulos tireóideos, e uma biópsia percutânea é frequentemente necessária para diferenciar essas entidades.

Alguns adenomas paratireóideos podem se situar sob a pseudocápsula ou bainha que recobre a glândula tireoide ou no sulco tireóideo; contudo, estes não são considerados adenomas intratireóideos verdadeiros. Tais adenomas podem ser de difícil visualização pelo cirurgião no momento da cirurgia, a menos que a bainha tireóidea seja aberta.[4,8] Ultrassonograficamente, podem apresentar a mesma aparência dos demais adenomas da paratireoide que se situam imediatamente adjacentes à tireoide, embora a típica interface capsular ecogênica fina – geralmente visualizada entre a tireoide e um adenoma paratireóideo – possa estar ausente.

Adenoma na Bainha Carotídea ou Não Descendente

Raramente, os adenomas ectópicos podem se situar em posição superior e lateral no pescoço, próximos à **bifurcação da carótida**,

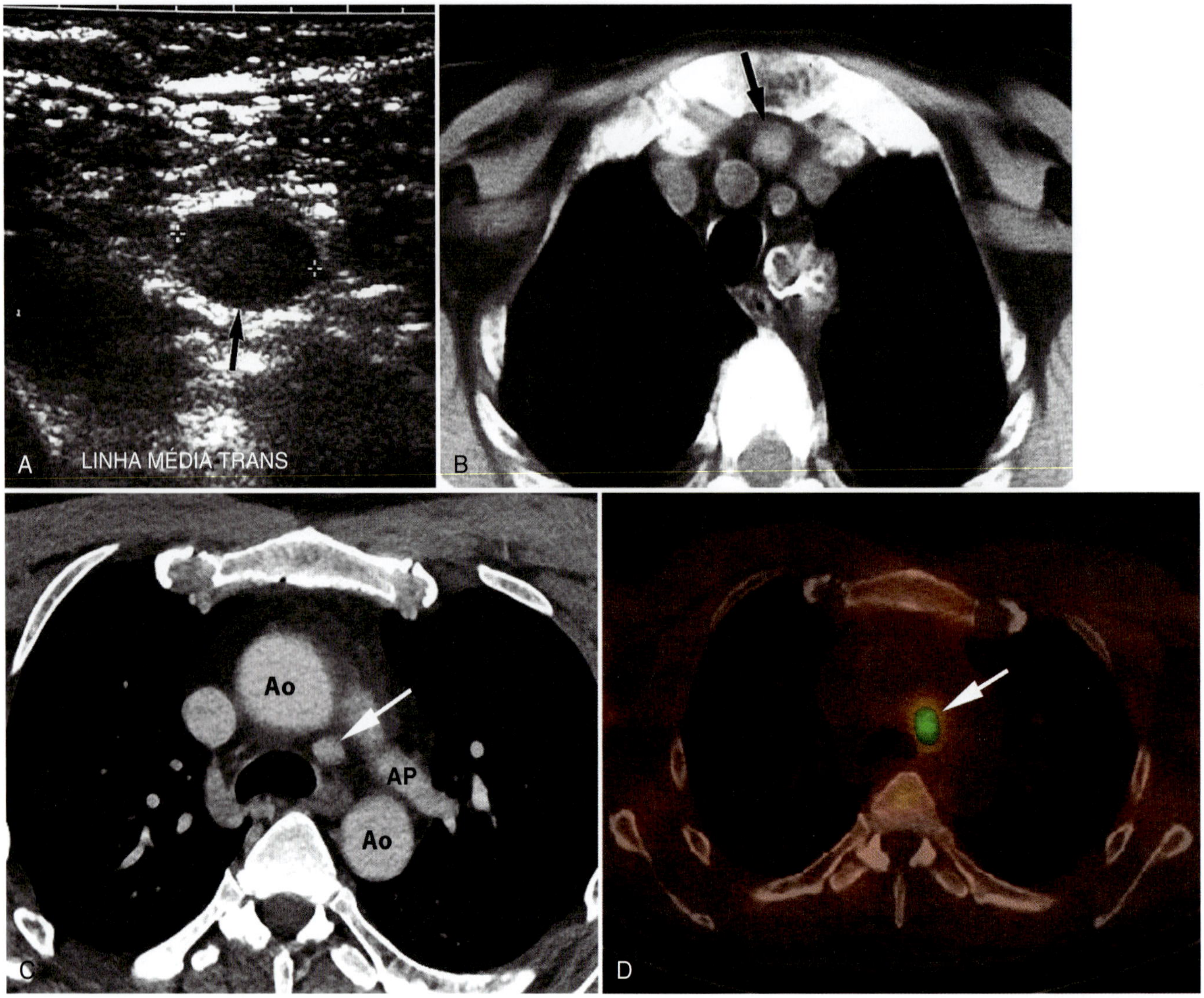

FIG. 20.11 Adenoma ectópico da paratireoide: Mediastino. (A) Ultrassonografia transversal angulada caudalmente às clavículas mostra um adenoma ectópico de paratireoide inferior, oval, de 1 cm (*seta*), nos tecidos moles do mediastino anterossuperior. **(B)** TC do mediastino superior mostra o adenoma ectópico (*seta*) no mediastino anterossuperior, profundo em relação ao manúbrio e adjacente aos grandes vasos. **(C)** TC axial com contraste realizada em outro paciente mostra um adenoma da paratireoide mediastinal médio ectópico com realce. *Ao*, aorta; *AP*, artéria pulmonar esquerda. **(D)** Cintilografia axial com ^{99m}Tc sestamibi com emissão de fóton único associada a tomografia computadorizada (SPECT)/TC demonstra o mesmo adenoma ectópico no mediastino médio.

ao nível do osso hioide ou adjacentes à glândula submandibular, ou em qualquer lugar dentro ou ao longo da bainha carotídea[4,7,19,52-54] (Fig. 20.13; Vídeo 20.12). Esses adenomas provavelmente se originam de glândulas inferiores embriologicamente não descendentes ou que descenderam parcialmente, vindo a se localizar no interior ou próximo à bainha carotídea que circunda a artéria carótida, veia jugular e **nervo vago**. Podem estar associados com uma pequena quantidade de **tecido tímico ectópico**. Tais adenomas frequentemente passam despercebidos durante a cirurgia, a menos que o cirurgião especificamente abra a bainha carotídea e disseque seu interior.[6,7] Ultrassonograficamente, essas massas podem ter aparência similar à de linfonodos discretamente aumentados da cadeia jugular; e correlação entre imagem e biópsia percutânea é frequentemente necessária para a confirmação antes da cirurgia. Adenomas ectópicos não descendentes da glândula superior podem estar presentes na parte alta do pescoço em uma localização parafaríngea; entretanto, frequentemente não são visualizados na ultrassonografia tradicional.

HIPERPARATIREOIDISMO PERSISTENTE OU RECORRENTE

Hiperparatireoidismo persistente é a persistência de hipercalcemia depois de uma cirurgia prévia da paratireoide malsucedida. Isso se deve frequentemente a um adenoma ectópico da paratireoide não descoberto ou à doença glandular múltipla não reconhecida, de forma que houve falha na ressecção de todo o tecido hiperfuncionante durante a cirurgia.[55-57] O **hiperparatireoidismo recorrente** é definido como hipercalcemia que ocorre após um intervalo de 6 meses de normocalcemia, resultando do desenvolvimento de novo tecido paratireóideo hiperfuncionante em glândulas previamente normais.[58] O hiperparatireoidismo recorrente é visto frequentemente em pacientes com síndromes NEM não reconhecidas.

Por causa do tecido cicatricial e da fibrose da cirurgia prévia, a taxa de cura para uma segunda cirurgia é inferior à da cirurgia inicial; o risco de lesão do nervo laríngeo recorrente e de hipocalcemia pós-operatória decorrente de hipoparatireoidismo também

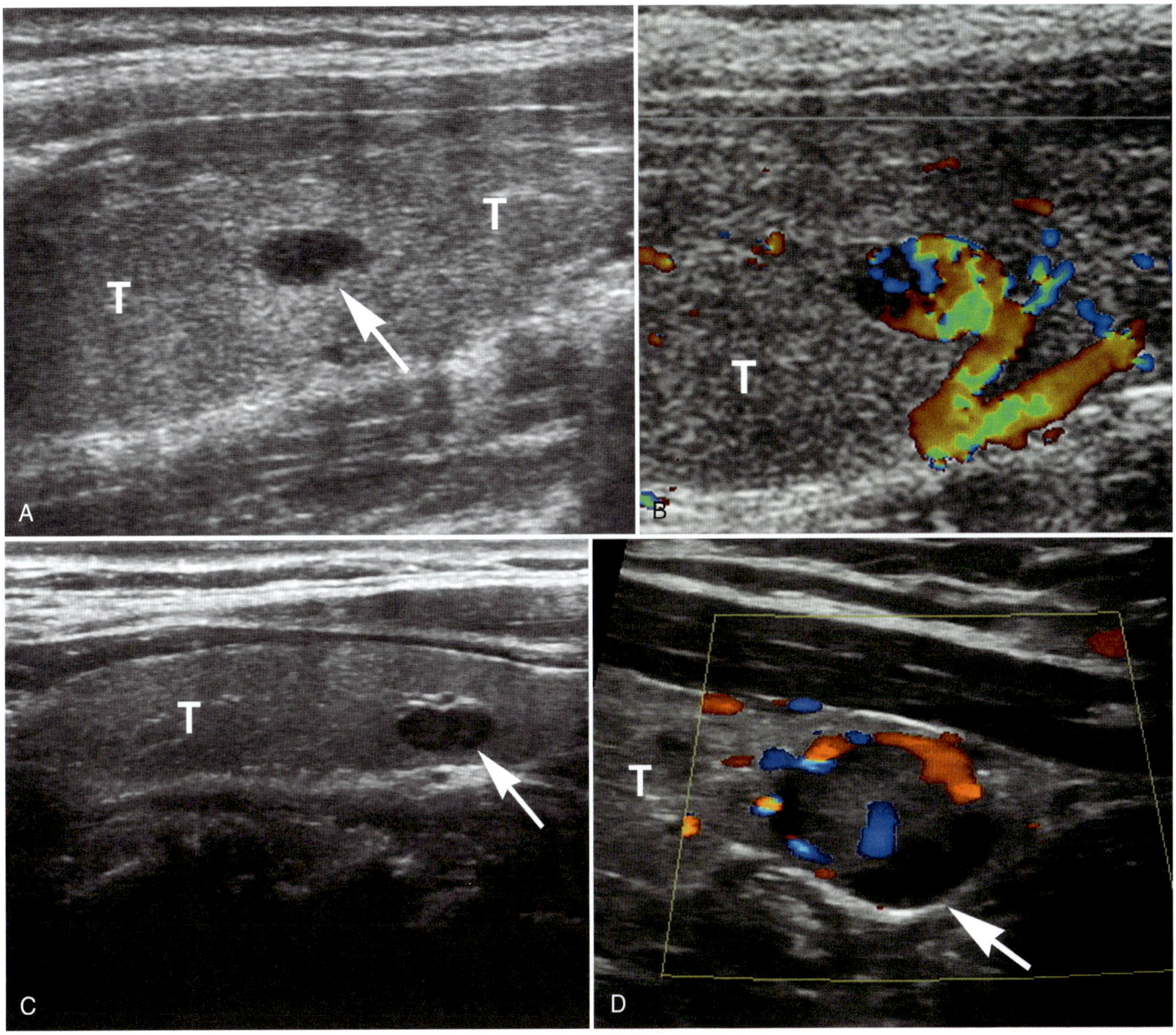

FIG. 20.12 Adenoma ectópico da paratireoide: Intratireóideo. (A) Ultrassonografia longitudinal mostra adenoma de glândula paratireoide intratireóideo com menos de 1 cm, hipoecoico, no terço médio do lobo, completamente circundado pelo tecido tireóideo. *T*, tireoide **(B)** Imagem correspondente com Doppler colorido demonstra hipervascularização típica, com inserção polar do vaso nutridor. **(C)** Ultrassonografia longitudinal de outro paciente, mostra um adenoma da paratireoide intratireóideo, subcentimétrico, hipoecoico, na região inferior da tireoide. **(D)** Ultrassonografia longitudinal com Doppler colorido em outro paciente mostra um adenoma da paratireoide intratireóideo parcialmente cístico com proeminente vascularidade periférica. Ver também Vídeo 20.10.

está aumentado.[59,60] A realização de exames de imagem antes da reoperação é particularmente benéfica.[57,60-64] A ultrassonografia é uma modalidade de imagem de primeira linha efetiva nas avaliações pré-operatória e reoperatória da doença paratireóidea, fornecendo a localização anatômica, com um método relativamente barato, não invasivo e que não faz uso de radiação ionizante.[43,44,63,64] Durante a avaliação ultrassonográfica dos pacientes reoperados, deve-se prestar atenção especial às localizações mais prováveis das paratireoides ectópicas – aquelas associadas a uma glândula que não foi descoberta na dissecção inicial do pescoço.

Um pequeno subgrupo de pacientes que desenvolve hiperparatireoidismo recorrente foi submetido a **autotransplante** prévio de tecido paratireóideo em conjunto com paratireoidectomia total prévia, geralmente devido a complicações de insuficiência renal crônica. O hiperparatireoidismo no cenário de um autotransplante de paratireoide é denominado **hiperparatireoidismo enxerto-dependente**. No autotransplante da paratireoide, a glândula é partida em fragmentos que são inseridos em bolsões intramusculares, preparados cirurgicamente no antebraço ou no músculo esternocleidomastóideo. Os enxertos de paratireoide autotransplantados de funcionamento normal são comumente muito pequenos e similares em ecotextura ao músculo circunjacente para serem adequadamente visualizados na ultrassonografia. No entanto, no hiperparatireoidismo recorrente enxerto-dependente os enxertos autotransplantados podem ser identificados ultrassonograficamente, apresentando-se como nódulos de formato oval, com margens bem-definidas, hipoecoicos, hipervasculares, medindo de 5 a 11 mm, com aspecto similar às glândulas paratireoides hiperfuncionantes ou aos adenomas que se originam no pescoço[65] (Fig. 20.14). Os fragmentos autotransplantados hiperfuncionantes geralmente podem ser encontrados pelo cirurgião enquanto o paciente está sob anestesia local, e uma porção do tecido enxertado pode ser removida para

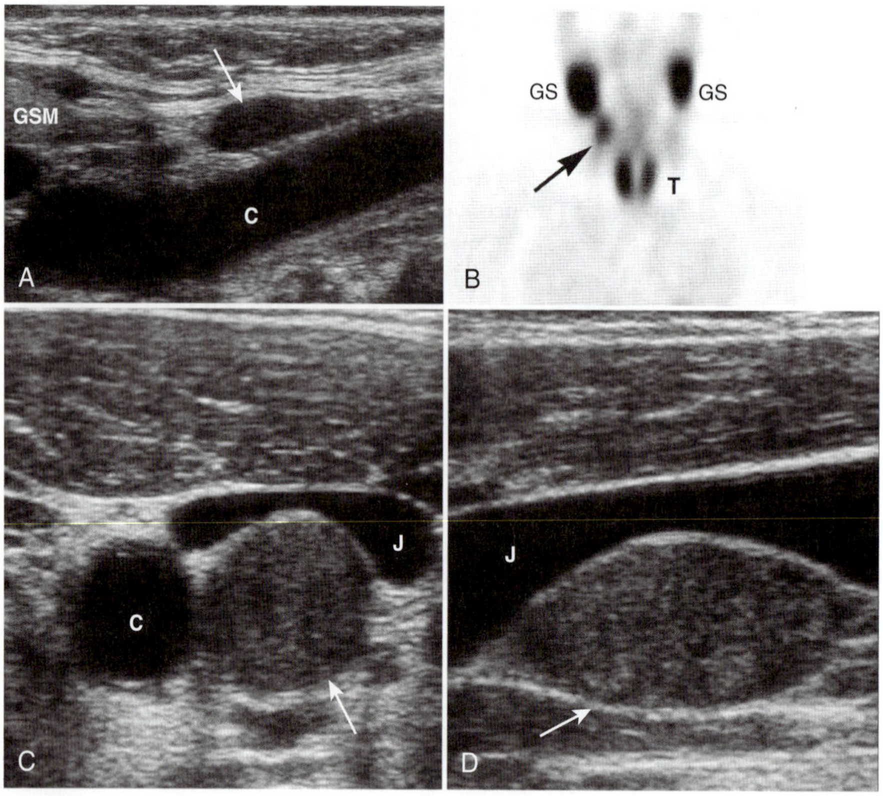

FIG. 20.13 Adenoma ectópico da paratireoide: próximo à bainha carotídea. (A) Ultrassonografia longitudinal do lado direito do pescoço mostra um adenoma de paratireoide ectópico (*seta*) não descendente, externo à bainha carotídea, anterior à artéria carótida comum (*C*). Biópsia guiada por ultrassonografia confirmou a presença de tecido paratireóideo antes da exploração cirúrgica. *GSM*, glândula submandibular. **(B)** Cintilografia usando ^{99m}Tc sestamibi e imagem coronal da SPECT mostra uma área focal de atividade aumentada na parte lateral direita do pescoço (*seta*), que corresponde ao adenoma ectópico. *GS*, glândula salivar; *T*, tireoide. Ultrassonografia transversal **(C)** e longitudinal **(D)** em outro paciente demonstrou um adenoma ectópico inferior à esquerda, localizado dentro da bainha carotídea, posteriormente à veia jugular interna (*J*). Biópsia guiada por ultrassonografia confirmou tecido paratireóideo antes da exploração cirúrgica. Na cirurgia, o adenoma estava aderente ao nervo vago. Ver também Vídeo 20.12.

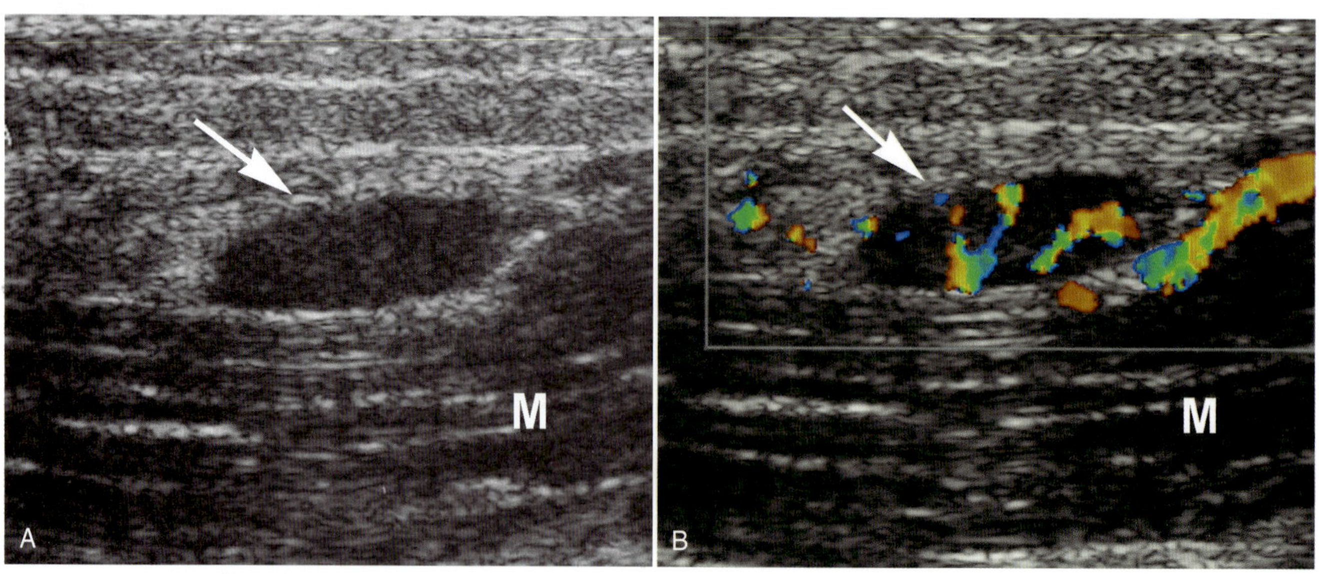

FIG. 20.14 Hiperparatireoidismo dependente de enxerto. (A) Ultrassonografia longitudinal do antebraço esquerdo mostra um nódulo hipoecoico oval de 2 cm (*seta*) causado pela hiperplasia de tecido paratireóideo autotransplantado. *M*, músculo. **(B)** Ultrassonografia com Doppler colorido correspondente demostra a hipervascularização do tecido paratireóideo hiperfuncionante neste paciente com hiperparatireoidismo recorrente dependente de enxerto.

curar a hipercalcemia. Ocasionalmente, para pacientes que não são candidatos à reoperação, a injeção percutânea de etanol guiada pelo ultrassom pode ser usada para ablação da doença adenomatosa recorrente no pescoço ou no local do enxerto (ver Ablação com Etanol mais adiante).

Uma causa rara de hiperparatireoidismo persistente ou recorrente é a **paratiromatose**, uma condição na qual múltiplos focos de tecido da paratireoide hiperfuncionante benignos estão presentes no pescoço e/ou mediatino.[66,67] A teoria da patogênese mais comum é a ruptura e a semeadura inadvertida de células da paratireoide durante sua excisão. Entretanto, também foram descritos casos raros de hiperplasia de remanescentes embriológicos preexistentes sob a influência de estímulos fisiológicos.[66-70] A condição é mais comumente observada em pacientes com uma história de cirurgia de paratireoide anterior e naqueles com hiperparatireoidismo secundário resultante de doença renal crônica.[71] O exame ultrassonográfico no cenário de hiperparatireoidismo recorrente após ressecção prévia da paratireoide pode demonstrar múltiplos nódulos no pescoço, hipoecoicos e isoecoicos, de tamanho variável, em localizações atípicas para doença da paratireoide que eventualmente houvesse sido perdida na avaliação inicial. Nódulos maiores podem exibir hipervascularização dependente de vasos locais[72] (Fig. 20.15, Vídeo 20.13).

HIPERPARATIREOIDISMO SECUNDÁRIO

O hiperparatireoidismo secundário é caracterizado por hiperfunção pronunciada da glândula paratireoide, proveniente da resistência do órgão-alvo ao PTH, sendo mais frequentemente

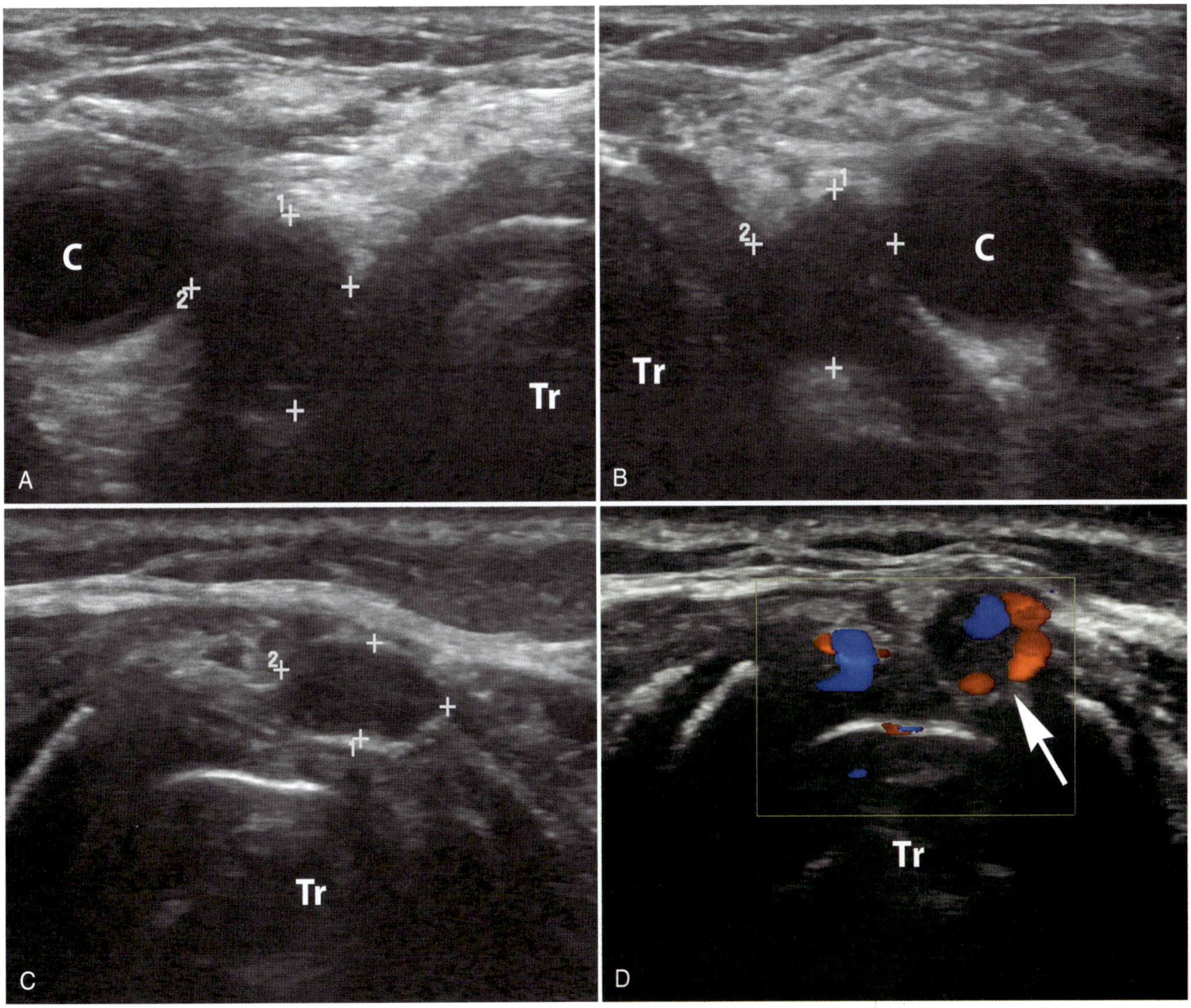

FIG. 20.15 Paratiromatose em hiperparatireoidismo primário persistente. (A) Ultrassonografia transversal do lado direito do pescoço em um paciente com hiperparatireoidismo primário persistente, apesar de múltiplas cirurgias para ressecção das paratireoides e tireoide, mostra um nódulo hipoecoico de 7 mm (*cursores*) representando tecido de paratireoide hiperfuncionante entre a traqueia (*Tr*) e a artéria carótida comum (*C*). **(B)** Ultrassonografia transversal do lado esquerdo do pescoço mostra um nódulo hipoecoico de 7 mm com aparência semelhante (*cursores*) representando tecido da paratireoide benigno hiperfuncionante entre a traqueia e a artéria carótida comum. **(C)** Ultrassonografia transversal da região superior da linha média do pescoço mostra um nódulo hipoecoico de 3 × 6 mm representando o tecido da paratireoide benigno hiperfuncionante. *T*, Traqueia. **(D)** Ultrassonografia com Doppler colorido correspondente mostra hipervascularização periférica "parasita" (*seta*). Ver também Vídeo 20.13.

encontrado em pacientes com insuficiência renal crônica. Nesses pacientes, a hipocalcemia crônica é o resultado de múltiplos fatores complexos, incluindo diminuição da síntese da forma ativa da vitamina D, pouca absorção de cálcio e de vitamina D, hiperfosfatemia persistente e resistência dos ossos às ações do PTH. Tais fatores contribuem para a hiperplasia da paratireoide. Se não tratado, o hiperparatireoidismo secundário pode resultar em desmineralização óssea, calcificação de tecidos moles e aceleração da calcificação vascular. O tratamento cirúrgico para o hiperparatireoidismo secundário é menos comum por causa do sucesso do transplante renal, da diálise e do tratamento clínico, incluindo os novos fármacos calciomiméticos. Entretanto, em pacientes sintomáticos refratários a essas terapias, a paratireoidectomia subtotal ou a paratireoidectomia total com autotransplante constituem opções cirúrgicas.[25,73-75]

Pacientes com hiperparatireoidismo secundário apresentam múltiplas glândulas aumentadas de volume. Individualmente, essas glândulas apresentam a mesma aparência ultrassonográfica que outros adenomas da paratireoide (Fig. 20.6; Vídeos 20.3 e 20.4). Entretanto, as glândulas podem ser assimetricamente aumentadas e mais lobuladas. Embora os exames de imagem não sejam geralmente necessários, a ultrassonografia pode ser usada para avaliar a gravidade da hiperplasia da paratireoide por meio da análise do aumento glandular.[76,77] Pacientes com glândulas aumentadas à ultrassonografia tendem a apresentar sintomas, valores de laboratório e sinais radiográficos de hiperparatireoidismo secundário piores que pacientes sem aumento glandular. A ultrassonografia pode também ser usada para ajudar na localização das glândulas paratireoides aumentadas antes da ressecção cirúrgica por causa do hiperparatireoidismo secundário. A injeção percutânea de etanol guiada por ultrassom é também uma opção de tratamento para ablação de glândulas paratireoides hiperplásicas em pacientes com hiperparatireoidismo secundário refratário que não são candidatos à cirurgia (ver "Ablação com Etanol").

ARMADILHAS NA INTERPRETAÇÃO

Exame Falso-positivo

Estruturas cervicais normais e patológicas como linfonodos, pequenas veias adjacentes à glândula tireoide, esôfago, músculo longo do pescoço e nódulos tireóideos podem simular adenomas da paratireoide, produzindo resultados falso-positivos durante a ultrassonografia do pescoço.

Adenoma da Paratireoide: Causas de Erros em Exame

RESULTADOS FALSO-POSITIVOS

Linfonodo cervical
Vaso sanguíneo proeminente
Esôfago
Músculo longo do pescoço
Nódulo tireóideo

RESULTADOS FALSO-NEGATIVOS

Adenoma/glândula com aumento mínimo de volume
Bócio multinodular da tireoide
Adenoma ectópico da paratireoide

Uma causa comum de estudos ultrassonográficos falso-positivos é confundir **linfonodos cervicais** com adenomas da paratireoide.[32] Linfonodos cervicais costumam ser visibilizados à ultrassonografia lateralmente no pescoço, adjacentes à veia jugular e distantes da tireoide. Entretanto, linfonodos encontrados adjacentes à artéria carótida podem ocasionalmente simular um adenoma ectópico. Linfonodos também podem ser visualizados dentro do compartimento central próximo ao polo inferior da tireoide, simulando um adenoma glandular inferior. Linfonodos cervicais aumentados podem ter aspecto oval e hipoecoico, semelhante aos adenomas de paratireoide, porém também apresentam frequentemente uma faixa ecogênica central ou hilo composto por gordura, vasos e tecido fibroso, que é uma característica que os distinguem dos adenomas da paratireoide.[78] Apesar disso, uma biópsia guiada por ultrassonografia pode ser necessária para distinguir um adenoma da paratireoide potencial de um linfonodo atípico, particularmente no contexto clínico do pós-operatório.

Muitas **pequenas veias** se situam imediatamente adjacentes às faces posterior e lateral de ambos os lobos da tireoide, e uma veia tortuosa ou com dilatação segmentar pode simular um pequeno adenoma da paratireoide. Manobras de varredura, as quais ajudam a estabelecer que a estrutura em questão é uma veia e não um adenoma, incluem (1) imagem em tempo real em múltiplos planos para mostrar a natureza tubular da veia; (2) uma manobra de Valsalva pelo paciente, que pode causar ingurgitamento transitório da veia; e (3) exame de imagem com Doppler espectral ou colorido para mostrar o fluxo no interior da veia.

O **esôfago** pode fazer uma protrusão parcial por trás da face posterolateral da traqueia e simular uma massa ou adenoma da paratireoide (Fig. 20.8B). Rodar a cabeça do paciente para o lado oposto vai acentuar a protrusão. Uma inspeção cuidadosa dessa estrutura no plano transversal mostra que ela tem o aspecto típico de anel concêntrico do intestino, com uma camada muscular hipoecoica periférica e a região central ecogênica devido à mucosa e ao conteúdo intraluminal. Realizar uma varredura no plano longitudinal ajuda a demonstrar a natureza tubular desta estrutura. A imagem em tempo real enquanto o paciente deglute causará uma corrente de muco e microbolhas brilhantemente ecogênicas que fluem através do lúmen, que confirma que a estrutura é o esôfago.

O **músculo longo do pescoço** se situa adjacente à face anterolateral da coluna cervical. Quando visualizado no plano transversal, ele aparece como uma massa triangular hipoecoica que pode simular um grande adenoma da paratireoide localizado posterior à glândula tireoide. Entretanto, a varredura no plano longitudinal mostrará que essa estrutura é longa e achatada e contém estrias longitudinais ecogênicas típicas de músculo esquelético. O exame em tempo real enquanto o paciente deglute pode ser útil porque a deglutição provocará a movimentação da glândula tireoide e das estruturas adjacentes, tal qual um adenoma da paratireoide, porém o músculo longo do pescoço, que está aderido à coluna, vai se manter parado. Finalmente, a comparação com o lado oposto do pescoço demonstrará achados similares simétricos, pois os músculos longos do pescoço são estruturas pareadas localizadas em ambos os lados da coluna cervical.

Os **nódulos tireóideos** são também causas potenciais de exames de ultrassonografia e cintilografia falso-positivos.[32,79] Se um nódulo da tireoide fizer protrusão na parte posterior da glândula, pode simular uma massa na localização de um adenoma da paratireoide (Fig. 20.16). Um sinal que pode ser útil nesta situação é uma fina

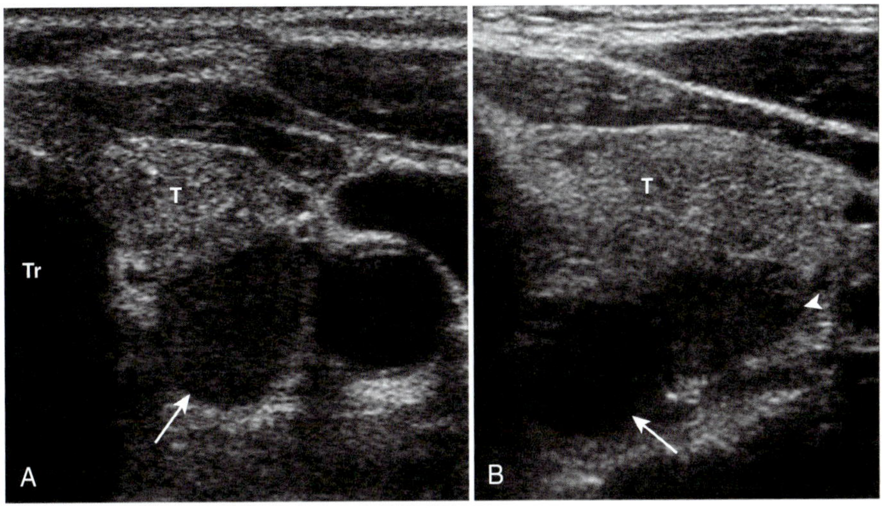

FIG. 20.16 Nódulos tireóideos podem simular um adenoma de paratireoide. (A) Ultrassonografia transversal mostra nódulo tireóideo hipoecoico (*seta*) originando-se da face posterior do lobo esquerdo da tireoide (*T*), podendo simular um adenoma da paratireoide. *Tr*, traqueia. **(B)** Ultrassonografia transversal em outro paciente mostra adenoma paratireóideo marcadamente hipoecoico (*seta*) posteriormente ao lobo esquerdo da tireoide. Um nódulo tireóideo (*ponta de seta*) ligeiramente hipoecoico adjacente também está presente e pode simular um adenoma da paratireoide.

linha ecogênica da interface capsular que separa o adenoma da paratireoide (que geralmente se origina fora da tireoide) da própria glândula tireoide (Vídeo 20.14). Os nódulos tireóideos, que têm origem dentro da glândula tireoide, tipicamente não mostram este plano tecidual de separação.[80] Morfologicamente, os nódulos da tireoide, ao contrário dos adenomas da paratireoide, são com frequência parcialmente císticos e alguns calcificados. Além disso, os nódulos tireóideos são frequentemente heterogêneos, de ecogenicidade mista, enquanto os adenomas da paratireoide apresentam ecogenicidade hipoecoica homogênea. Quando um adenoma da paratireoide não pode ser distinguido de um nódulo da tireoide por critérios de imagem, a biópsia percutânea guiada pelo ultrassom pode ser necessária.

Exame Falso-negativo

Adenomas com aumentos mínimos de volume, adenomas deslocados posteriormente e obscurecidos por um bócio da tireoide marcantemente volumoso e adenomas ectópicos podem causar resultados de imagem falso-negativos.

Os **adenomas com aumentos mínimos de volume** ou **glândulas hiperplásicas** são uma causa comum de erro por que essas pequenas massas podem ser difíceis de distinguir da tireoide e dos tecidos moles adjacentes[32,81] (Fig. 20.5, A e Vídeo 20.2). Uma glândula anormal, mas minimamente aumentada, pode ser encontrada nos adenomas únicos ou na doença multiglandular causada por hiperplasia. Os **bócios multinodulares da tireoide** interferem na detecção do adenoma da paratireoide de dois modos.[32,79,81] Primeiro: o aumento de volume da glândula tireoide desloca as estruturas adjacentes à parte posterior da tireoide para longe do transdutor. Isso pode tornar necessário o uso de transdutores de 5 MHz para obter a penetração necessária, em vez dos transdutores com maiores frequências, o que diminui a resolução espacial. Segundo: os bócios tireóideos apresentam um contorno multinodular e uma ecotextura irregular que podem lançar sombras refrativas, diminuir a conspicuidade e dificultar a detecção de uma glândula paratireoide aumentada adjacente (Vídeos 20.15 e 20.16). Alguns **adenomas ectópicos**, como os adenomas retrotraqueais ou os localizados profundamente no mediastino, não serão visíveis devido à sombra acústica do ar e do osso sobrejacentes.

ACURÁCIA DO EXAME DE IMAGEM

Ultrassonografia

A obtenção da imagem ultrassonográfica oferece um método econômico e não invasivo para localizar os adenomas da paratireoide no contexto pré-operatório do hiperparatireoidismo primário, sem necessidade de expor o paciente à radiação.[43,44,63,64,82-91] No entanto, o sucesso do exame ultrassonográfico da paratireoide depende do uso de tecnologia de alta frequência e alta resolução e aumenta com a experiência e diligência do operador. A sensibilidade da localização ultrassonográfica do adenoma da paratireoide no hiperparatireoidismo primário varia entre 74% e 89% e melhora com o uso da ultrassonografia de alta resolução e nas mãos de um examinador experiente.[42,43,63,85-88,92,93] A acurácia relatada do ultrassom na detecção de doença adenomatosa é de 74% a 94%, a especificidade é de 96% e o valor preditivo positivo é de 93% a 98%.[42,43,82,86,87,92,93] Contudo, a sensibilidade do ultrassom para detectar os adenomas ectópicos mediastinais é muito menor, como se poderia predizer, e a acurácia, a sensibilidade e a especificidade diminuem na presença de doença multiglandular.[42-44,82,84,88,92] Portanto, o sucesso da localização ultrassonográfica do adenoma paratireóideo também depende das características específicas da população de pacientes avaliada, incluindo a prevalência de doença multiglandular e de doença paratireóidea mediastinal ectópica. Entretanto, em um contexto geral, a localização bem-sucedida da doença da paratireoide isolada ou multiglandular no pescoço, por um examinador experiente, foi relatada como 78%.[92]

Como descrito mais adiante, a **biópsia de aspiração por agulha fina (AAF)** guiada pela ultrassonografia é um adjunto valioso ao exame ultrassonográfico e pode ser usada para melhorar acurácia, especificidade e sensibilidade do exame. Para qualquer suspeita de adenoma, amostras do aspirado devem ser enviadas para dosagem do PTH, bem como para análise citológica.[19,60,92,94-99] Outra vantagem do ultrassom é a sua capacidade de determinar a presença de doença tireoidiana concomitante durante a avaliação de doença paratireóidea, o que pode influenciar o planejamento cirúrgico.

No hiperparatireoidismo persistente ou recorrente, a sensibilidade da ultrassonografia na localização do adenoma varia bastante. Entretanto, a ultrassonografia tem demonstrado algumas das mais altas sensibilidades e acurácias de todas as modalidades para detecção de adenoma no cenário da reoperação, especialmente quando combinada com AAF guiada por ultrassonografia na suspeita de um adenoma de paratireoide.[57,59,60,62,64,100-103] O ultrassom em conjunto com a biópsia AAF e com a dosagem do PTH pode levar a uma especificidade de cerca de 100%, sensibilidade de 84% a 90% e acurácia de 82% a 84%.[60,103] É importante compreender que, na maioria das grandes séries de pacientes submetidos à reoperação para hiperparatireoidismo, a maior parte dos adenomas da paratireoide ainda é encontrada no pescoço ou acessível através de uma incisão no pescoço.[59,61,64] Portanto, um exame ultrassonográfico do pescoço é fundamental nesses pacientes candidatos à reoperação. Se o adenoma não for visível ultrassonograficamente, uma localização ectópica mediastinal deve ser considerada. Recomenda-se um baixo limiar para utilização de múltiplas modalidades de imagem, especialmente quando os achados da imagem inicial são ambíguos ou o risco cirúrgico é alto.[57,60,61,64] Essa abordagem aumenta significativamente a taxa de sucesso e diminui tempo e custos do procedimento em pacientes reoperados.[57,59,60]

Outras Modalidades

Outro método comumente usado para a localização do adenoma da paratireoide é a **cintilografia** com agentes marcados com tecnécio-99m (^{99m}Tc), que fornecem imagens funcionais e anatômicas combinadas no exame pré-operatório inicial de pacientes com doença da paratireoide.[44,81,85,88,104-111] A cintilografia com ^{99m}Tc sestamibi, utilizando isótopo único e imagens em duas fases (*washout* – lavagem) ou isótopo duplo e imagem em fase única ("subtração"), especialmente quando combinada com a tomografia computadorizada por emissão de fóton único (SPECT) ou SPECT/TC, tem sensibilidade similar ou superior a do ultrassom[44,62,81,85,104-109,111-116] (Fig. 20.17). A cintilografia pode demonstrar adenomas em áreas não acessíveis ao ultrassom, incluindo o mediastino e o espaço retrotraqueal. Entretanto, a cintilografia é mais cara que a ultrassonografia e requer o uso de radiação ionizante. Assim como o ultrassom, a cintilografia da paratireoide também parece ser menos sensível e precisa na doença multiglandular da paratireoide, nos adenomas menores e na presença de doença multinodular da tireoide.[92,93,111]

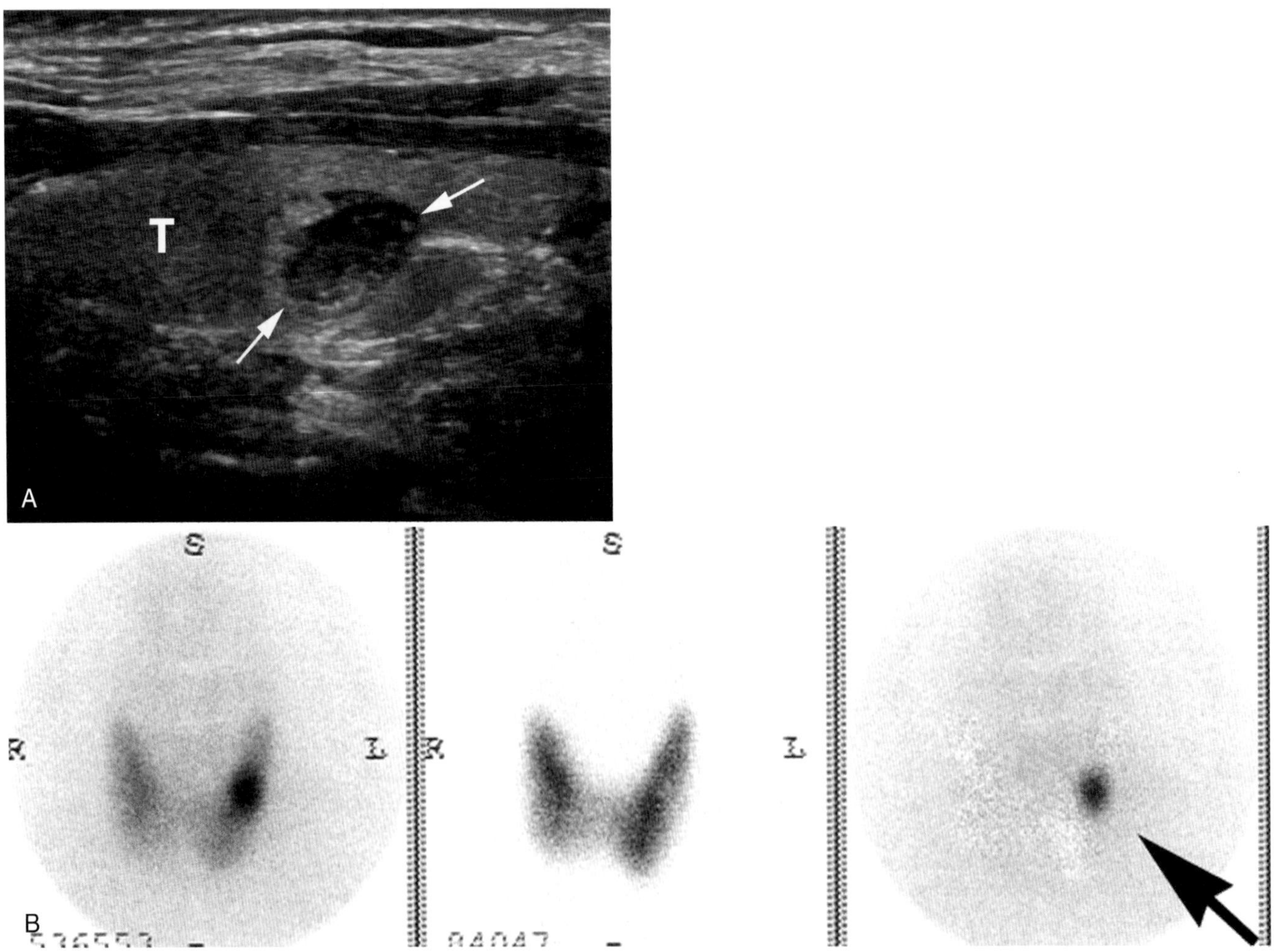

FIG. 20.17 Adenoma da paratireoide intratireóideo ectópico. Correlação da ultrassonografia e cintilografia. **(A)** Ultrassonografia longitudinal do lado esquerdo do pescoço em um paciente com hiperparatireoidismo persistente demonstra um heterogêneo adenoma da paratireoide intratireóideo ectópico (*setas*). *T*, Tireoide. **(B)** Projeção anterior correspondente utilizando imagens coronais de SPECT com ^{99m}Tc sestamibi (*imagem à esquerda*), iodo-123 (*imagem ao centro*) e subtração com duplo agente (*imagem à direita*) mostra uma concordante área focal de atividade aumentada (*setas*) no lobo da tireoide direita, que corresponde ao adenoma da paratireoide intratireóideo ectópico.

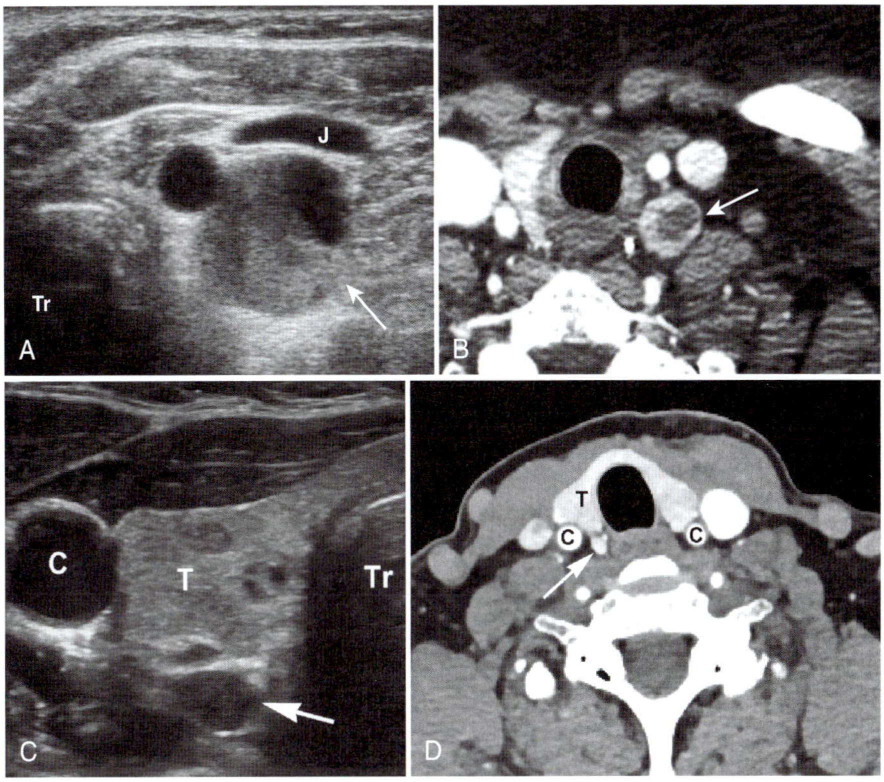

FIG. 20.18 Adenoma de paratireoide: correlação entre US e TC. (A) Ultrassonografia transversal mostrando um adenoma de paratireoide supranumerário ectópico parcialmente cístico (*setas*), posterior à veia jugular (*J*) interna esquerda, mas externo à bainha carotídea. As glândulas paratireoides superior e inferior à esquerda, além do lobo esquerdo da tireoide foram ressecadas anteriormente. *Tr*, traqueia. **(B)** Imagem de TC axial convencional com realce do pescoço mostrando o mesmo adenoma paratireóideo parcialmente cístico. **(C)** Ultrassonografia transversal em outro paciente mostra um adenoma da paratireoide com dimensão inferior a um centímetro posterior ao lobo direito da tireoide (*T*). *C*, artéria carótida comum. **(D)** TC axial com contraste do pescoço mostra um adenoma com realce pelo contraste situado posterior ao lobo direito da tireoide.

A **tomografia computadorizada** (**TC**) também é utilizada na avaliação da doença da paratireoide. Mais recentemente, a TC com multidetectores (TCMD), com aquisição de espessura fina e reconstrução, tem sido usada com técnica multifásica ("quadridimensional" [4D]), proporcionando informação diagnóstica de alta resolução e em multiplanos, usando como base as características de perfusão temporal do tecido da paratireoide[117-122] (Fig. 20.18). O exame bem-sucedido requer experiência na interpretação com atenção máxima para a técnica de exame; em tais estudos, a lateralização pré-operatória da doença glandular única da paratireoide apresenta acurácia relatada de 92% a 94%, sensibilidade de 88% a 92% e especificidade de 93%, com sensibilidade diminuindo para 43% no caso de doença multiglandular.[117-122] Entretanto, esses exames utilizam tipicamente técnicas multifásicas, com métodos de aquisição utilizando cortes de fina espessura, que levaram a preocupações em relação ao aumento da exposição à radiação para o paciente, apesar da redução da dose com modificações do protocolo. Além disso, dentre as possíveis desvantagens da técnica, estão os custos do exame e a necessidade de administrar o material de contraste iodado endovenoso. Portanto, não tem sido amplamente aceito na literatura como método de imagem pré-operatório inicial, de primeira linha, na detecção da doença da paratireoide.

A **ressonância magnética** (**RM**) é também uma modalidade não invasiva útil na avaliação de doença da paratireoide, mas não é amplamente utilizada nem muito aceita na literatura como exame de imagem de primeira linha na avaliação da paratireoide[44,111,123-127] (Fig. 20.19). Da mesma forma que a ultrassonografia, a RM é realizada sem expor o paciente à radiação, mas é mais cara que a ultrassonografia. A RM tem demonstrado particular utilidade na localização de **adenomas mediastinais** e na avaliação de pacientes reoperados, especialmente quando outros exames funcionais e axiais foram inconclusivos.

As modalidades descritas anteriormente substituíram amplamente a angiografia e a coleta de **amostra venosa** na avaliação por imagem da doença da paratireoide.[44,86,128] A coleta de amostra venosa seletiva é mais invasiva, cara e tecnicamente mais difícil do que as outras modalidades de imagem. Entretanto, pode ser uma técnica útil para lateralizar a doença da paratireoide, particularmente em um cenário de reoperação de alto risco ou quando métodos de imagem não invasivos prévios foram inconclusivos.[128]

A combinação de múltiplos estudos de imagem pré-operatórios demonstra maior sensibilidade em comparação com a avaliação de uma única modalidade. A combinação da ultrassonografia e da cintilografia com ^{99m}Tc sestamibi aumenta a sensibilidade de um diagnóstico pré-operatório de doença da paratireoide.[44,85,90,104,110-112] Quando múltiplos estudos são usados, a US é uma boa escolha como exame de imagem inicial para a análise pré-operatória porque não é invasiva e não há exposição à radiação; apresenta relativo baixo custo e alta resolução dos detalhes anatômicos, capacidade de avaliar doença da tireoide concomitante e sensibilidade e acurácia competitivas quando realizado por um profissional experiente.[92,103,110,111,113,115,116,129]

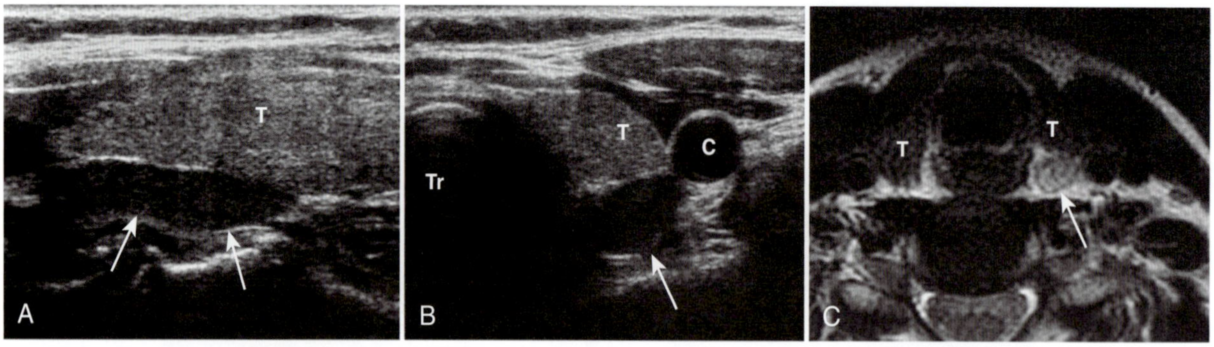

FIG. 20.19 Adenoma de paratireoide: correlação entre US e RM. Ultrassonografia **(A)** longitudinal e **(B)** transversal, mostrando um adenoma de paratireoide superior (*setas*) situado posteriormente à porção superior/média do lobo esquerdo da tireoide (*T*). *C*, artéria carótida comum; *Tr*, traqueia. **(C)** RM do pescoço, no plano axial, ponderada em T2 na sequência *fast spin-echo*, demonstrando o mesmo adenoma da paratireoide superior esquerda (*seta*), que se apresenta hiperintenso comparado à glândula tireoide.

Importância do Exame de Imagem no Hiperparatireoidismo Primário

O hiperparatireoidismo primário é, com frequência, reconhecido clinicamente e médicos e pacientes desejam o tratamento definitivo para ele. A cura definitiva do hiperparatireoidismo primário requer paratireoidectomia cirúrgica e pode ser alcançada com um altíssimo grau de sucesso e mínima morbidade quando é realizada por um experiente cirurgião.[24,25,27] Historicamente, o procedimento cirúrgico padrão envolvia dissecção bilateral do pescoço, com inspeção de cada glândula paratireoide, e exame de imagem na rotina pré-operatória não era considerado necessário.

Técnicas cirúrgicas minimamente invasivas, como a denominada **paratireoidectomia de acesso mínimo** (**PAM**), são preferidas como procedimento padrão na cirurgia inicial do hiperparatireoidismo primário.[24,27,130-133] Na PAM, remove-se a glândula anormal ou adenoma seletivamente através de uma pequena incisão unilateral no pescoço, potencialmente melhorando o resultado estético, reduzindo os riscos de complicação, diminuindo o tempo de cirurgia, de permanência no hospital e dos custos totais – frequentemente sem sacrificar a eficácia operatória quando realizada por um cirurgião experiente (Fig. 20.20). Além isso, a fibrose pós-cirúrgica é limitada a uma pequena área, facilitando, assim, a repetição da cirurgia no futuro. A realização bem-sucedida dessas técnicas minimamente invasivas é baseada na disponibilidade de (1) acuradas técnicas de imagem pré-operatórias para orientar uma abordagem cirúrgica dirigida e (2) **monitoramento intraoperatório do paratormônio**, feito de maneira confiável e rápida (10 a 15 min), facilitando a determinação da necessidade de estender a exploração cirúrgica. Com o monitoramento intraoperatório do PTH, o cirurgião pode rapidamente avaliar o sucesso da abordagem unilateral focalizada. Se os níveis intraoperatórios do PTH não se normalizarem nem diminuírem ou pelo menos 50%, deve-se suspeitar de doença multiglandular e o procedimento pode ser convertido em dissecção bilateral.

Muitos investigadores promovem o uso de ambas as modalidades de imagem, anatômica e funcional, como o ultrassom e a cintilografia com ^{99m}Tc sestamibi, para aumentar a segurança pré--operatória de doença unilateral e ajudar na exclusão de pacientes com doença multiglandular que não são candidatos a PAM.[19,62,82,84-86,103,104,110,112,113,116,129] Os proponentes do exame pré-operatório no hiperparatireoidismo primário também observam que alguns adenomas são encontrados inferiormente no pescoço ou mediastino e que a abordagem cirúrgica inicial deve ser modificada ou otimizada se o exame mostrar doença da paratireoide próxima do timo.[24,60,87,91]

Em pacientes com hiperparatireoidismo persistente ou recorrente, os estudos de localização devem ser usados com liberalidade por causa das menores taxas de sucesso cirúrgico e da maior morbidade das reoperações. Os estudos de localização pré-operatória no hiperparatireoidismo recorrente contribuem tanto para o sucesso quanto para a rapidez da cirurgia. Em pacientes submetidos à reexploração por causa de hiperparatireoidismo persistente ou recorrente, a taxa de cura cirúrgica foi de 88% a 89%, e acredita-se que os exames prospectivos de localização contribuíram para este alto índice de êxito e para o decréscimo de tempo da cirurgia.[57,59,60] Como a maioria dos adenomas de paratireoide persistentes e recorrentes é acessível no pescoço ou no mediastino superior através de uma incisão cervical, a ultrassonografia e a cintilografia com ^{99m}Tc sestamibi, especialmente com SPECT ou SPECT/TC, podem ser os exames de escolha iniciais para localização e, em pacientes selecionados, ajudar a direcionar uma abordagem cirúrgica focada de acesso mínimo[44,59,60,62,64,92,100,103,110,111,113,115,116,129] (Fig. 20.21). Entretanto, é aceito um baixo limiar para confirmação diagnóstica adicional com biópsia guiada pela ultrassonografia, TCMD 4D, e/ou RM[103,110,111,118,120] (Fig. 20.22).

ULTRASSONOGRAFIA INTRAOPERATÓRIA

A ultrassonografia (US) intraoperatória é, ocasionalmente, um exame adjuvante útil na detecção cirúrgica dos adenomas da paratireoide, particularmente no contexto da reoperação.[19,134,135] A varredura intraoperatória pode ser realizada com um pequeno transdutor convencional de alta frequência (8-18 MHz) envolvido em uma bainha de plástico estéril ou com um transdutor específico intraoperatório esterilizado. A US intraoperatória parece ser mais adequada para a localização das glândulas paratireoides inferiores anormais e glândulas paratireoides intratireóideas.[135] Correlacionada com a imagem pré-operatória, a US intraoperatória também pode ajudar a guiar uma ressecção cirúrgica dirigida, limitando o dano tecidual associado com a exploração no paciente reoperado; ela ainda permite a ressecção direta de adenomas ectópicos no mediastino, na tireoide e na bainha carotídea. Se uma glândula paratireoide anormal for detectada, o tempo de cirurgia pode ser encurtado.

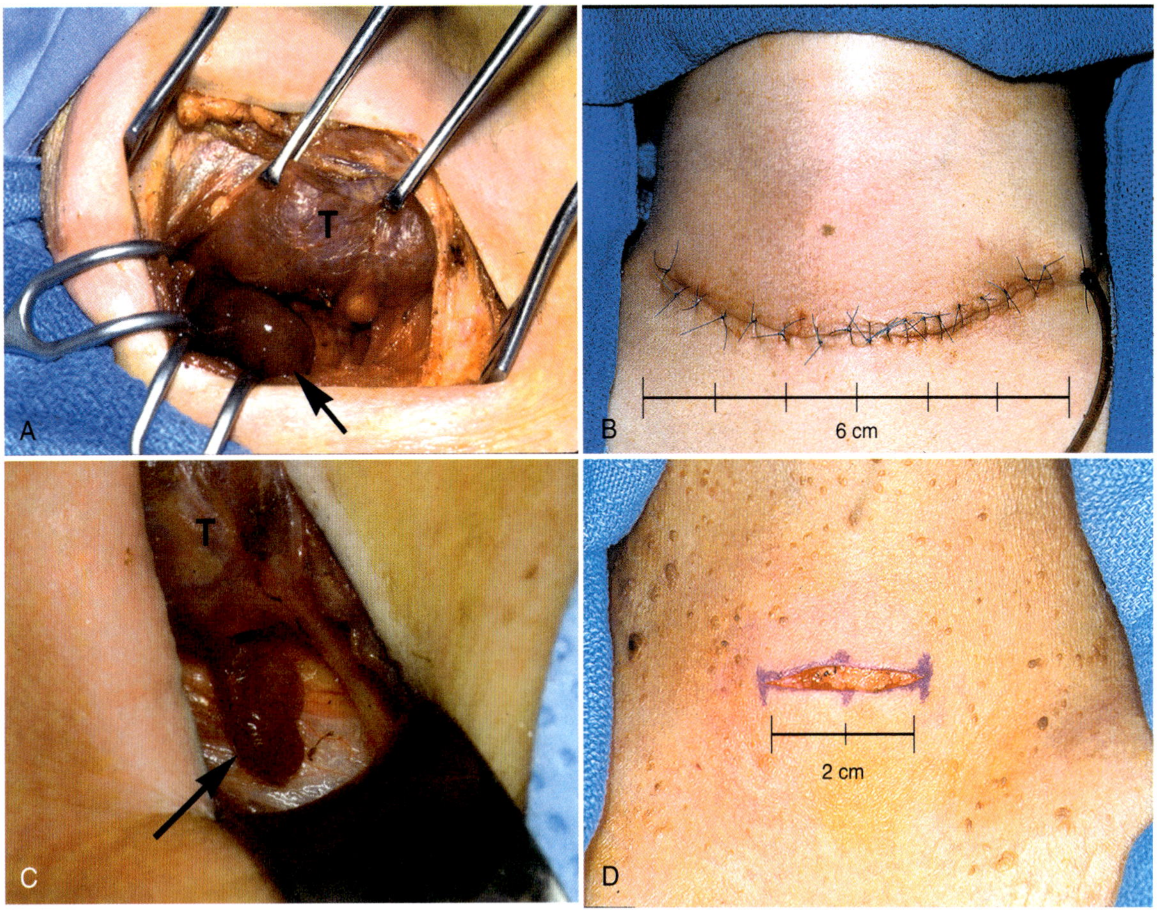

FIG. 20.20 Comparação de procedimentos operatórios para a remoção do adenoma da paratireoide. (A) Fotografia intraoperatória durante a dissecção bilateral do pescoço para a paratireoidectomia. A glândula tireoide (*T*) está retraída e um adenoma da paratireoide (*seta*) está exposto. **(B)** Incisão correspondente em "colarinho" de 6 cm, com um dreno cirúrgico. **(C)** Fotografia intraoperatória durante uma cirurgia minimamente invasiva usando uma incisão menor. O adenoma da paratireoide (*seta*) está exposto adjacente à tireoide (*T*). **(D)** Incisão cirúrgica minimamente invasiva, de aproximadamente 2 cm. (Cortesia de Geoffrey B. Thompson, MD; Mayo Clinic, Rochester, Minn.)

BIÓPSIA PERCUTÂNEA

A biópsia AAF guiada por ultrassonografia pode ser usada para a confirmação pré-operatória da suspeita de glândulas paratireoides anormais em casos selecionados, particularmente no paciente candidato à reoperação.[59,60,94,96-102,136] Essa técnica consegue diminuir a taxa de falso-positivos e aumentar a especificidade da ultrassonografia, ao permitir uma diferenciação confiável entre adenomas da paratireoide e outras estruturas patológicas, como nódulos da tireoide e linfonodos cervicais. Além de seu valor para o cirurgião, uma biópsia positiva pode trazer segurança para um paciente relutante quanto à reoperação. A AAF é também geralmente obtida para a confirmação diagnóstica antes da ablação com injeção percutânea de etanol em uma glândula com suspeita de ser anormal.

Se o adenoma paratireóideo sob suspeição estiver em uma localização profunda na glândula tireoide, a principal consideração diagnóstica diferencial é um linfonodo. A biópsia percutânea é realizada usando-se uma agulha de calibre 25 ou 27, não cortante, para obter um aspirado que mostre células das glândulas paratireoides ou linfócitos (Fig. 20.23; Vídeos 20.17 e 20.18). O aspirado também deve ser analisado em relação ao seu conteúdo de hormônio paratireóideo, porque níveis elevados indicam a existência de tecido paratireóideo, mesmo se os resultados citológicos forem inconclusivos.[19,96-99] Após o material aspirado ser montado em uma lâmina de vidro para revisão citológica, a amostra residual no canhão da agulha é lavada com um pouco de solução salina estéril, esvaziada em um tubo e colocada no gelo. Isso é repetido para cada aspiração, diluindo-se a amostra para o ensaio de PTH em um volume total de 1 a 1,5 mL. Alternativamente, três a quatro aspirados podem ser expelidos e lavados diretamente em um tubo contendo 1 a 1,5 mL de soro fisiológico, em seguida colocados em gelo. Quando realizados desta maneira, os estudos de aspirados positivos produzem níveis de PTH significativamente maiores do que os níveis séricos normais, e comumente muito superiores aos níveis de PTH anormalmente elevados no soro do próprio paciente. Se o adenoma paratireóideo sob suspeição se situar adjacente à tireoide, pode ser necessária uma biópsia AAF para diferenciar o tecido paratireóideo do tecido tireóideo. Esses aspirados também deverão ser analisados quanto a seu conteúdo de hormônio paratireóideo, pois os tecidos paratireóideo e tireóideo podem ser muito difíceis de ser diferenciados citologicamente.[19,96-99] Além disso, o tecido tireóideo às vezes precisa ser atravessado para se alcançar um adenoma paratireóideo, causando possível contaminação da amostra com células da tireoide.[19] Um espécime histológico obtido com uma agulha de corte de pequeno calibre (20 a 22) pode fornecer mais material celular para análise, mas isso geralmente é desnecessário se for realizada a dosa-

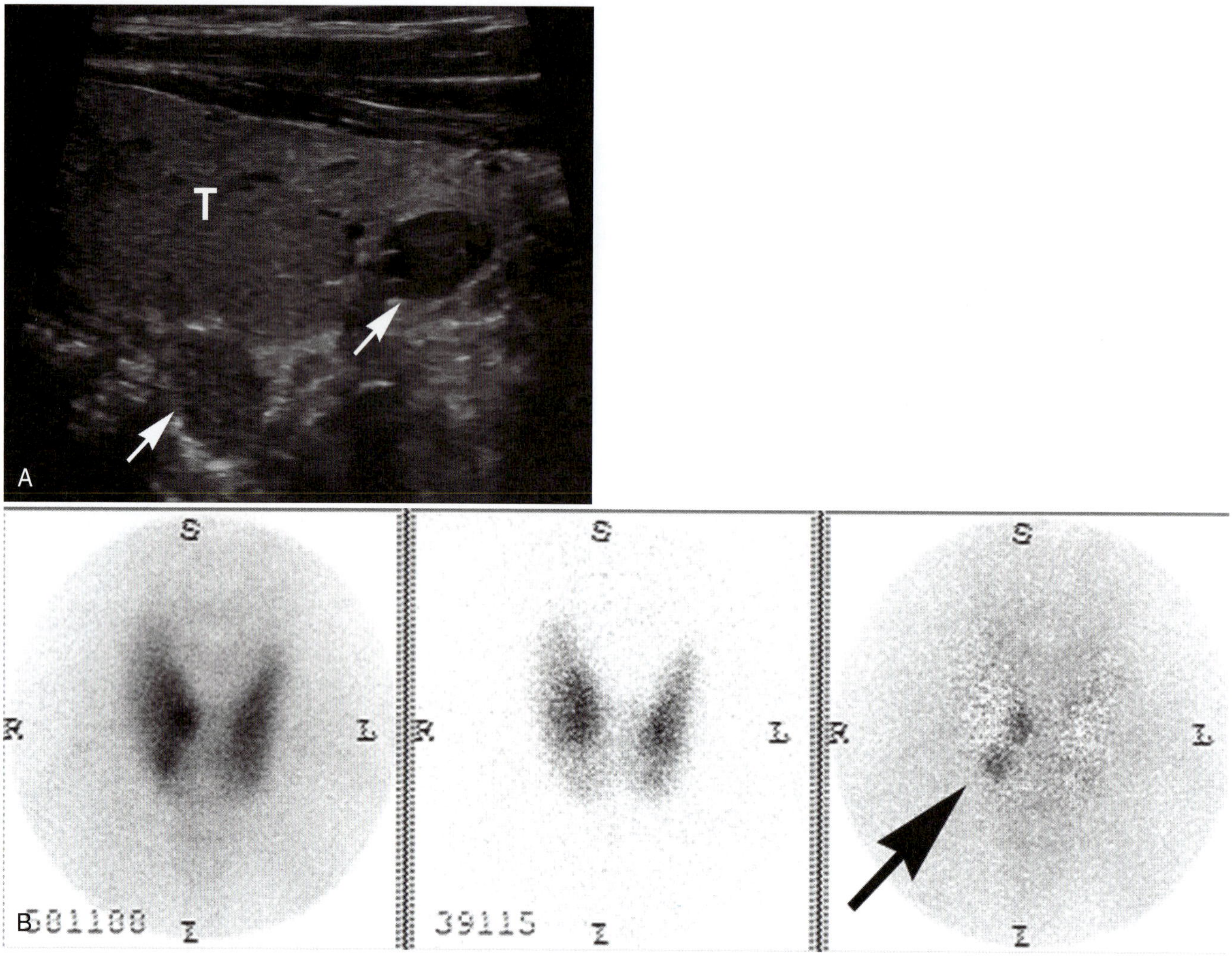

FIG. 20.21 Avaliação multimodalidade no hiperparatireoidismo recorrente. (A) Ultrassonografia longitudinal do pescoço à direita, em um paciente com hiperparatireoidismo recorrente, demonstra dois nódulos com dimensões inferiores a 1 cm (*setas*) situados ao longo da superfície posterior da tireoide (*T*), consistente com tecido hiperplásico de paratireoide no local de ressecção prévia por causa de doença de múltiplas glândulas paratireoides. **(B)** Projeção anterior correspondente, no plano coronal, de SPECT com ^{99m}Tc sestamibi (*imagem à esquerda*), iodo-123 (*imagem ao centro*) e subtração de agente duplo (*imagem à direita*) demonstra duas áreas focais concordantes de atividade aumentada (*seta*).

gem de PTH. Além disso, a possibilidade da ocorrência de **fibrose periglandular pós-biópsia** como complicação da cirurgia subsequente pode ser maior com a biópsia por agulha de corte. A biópsia AAF na suspeita de adenomas paratireóideos é bem tolerada, com poucas complicações relatadas.[103] Embora seja uma consideração teórica, a paratiromatose não parece ser uma complicação da AAF.[137]

ABLAÇÃO COM ETANOL

A ultrassonografia pode ser usada para guiar a injeção percutânea de etanol em glândulas paratireoides anormalmente aumentadas para (ablação química).[138-151] A ablação com álcool é mais comumente usada em pacientes já operados com hiperparatireoidismo persistente ou recorrente, que apresentam tecido paratireóideo hiperfuncional comprovado pela biópsia e visível na US, porém são candidatos ruins à cirurgia.[141,144,146] Alguns pacientes em diálise com hiperparatireoidismo secundário, ou com história de doença multiglandular com hiperparatireoidismo recorrente persistente depois de uma cirurgia subtotal prévia, podem também receber este tratamento.[141,146-151] A ablação com etanol mostrou ser muito útil em pacientes com NEM I que tenham realizado paratireoidectomia subtotal prévia e apresentem doença recorrente no tecido residual da meia glândula no pescoço.[141,152] Um segmento da glândula restante pode ser extirpado com etanol para controlar a hipercalcemia e evitar repetir a cirurgia, a qual apresenta alta taxa de complicação com hipoparatireoidismo pós-operatório nesses pacientes. Autoenxertos em pacientes com hiperparatireoidismo recorrente dependente de enxerto podem ser similarmente tratados[153] (Fig. 20.24, Vídeo 20.19). A hiperplasia adenomatosa com glândulas funcionando autonomamente (**hiperparatireoidismo terciário**) também pode ser tratada com injeção de etanol guiada pelo ultrassom para reduzir a massa glandular, mas com resultados imprevisíveis.[154,155]

A ablação com etanol geralmente é realizada com anestesia local, em geral depois que uma AAF confirmou a presença de tecido paratireóideo. Sob orientação ultrassonográfica em tempo real, uma agulha de calibre 25 conectada a uma seringa de tuberculina de 1 mL é inserida dentro da massa. Com a ponta da agulha sob constante visualização, etanol a 95% esterilizado é injetado em múltiplas regiões da massa, com um volume cerca de metade

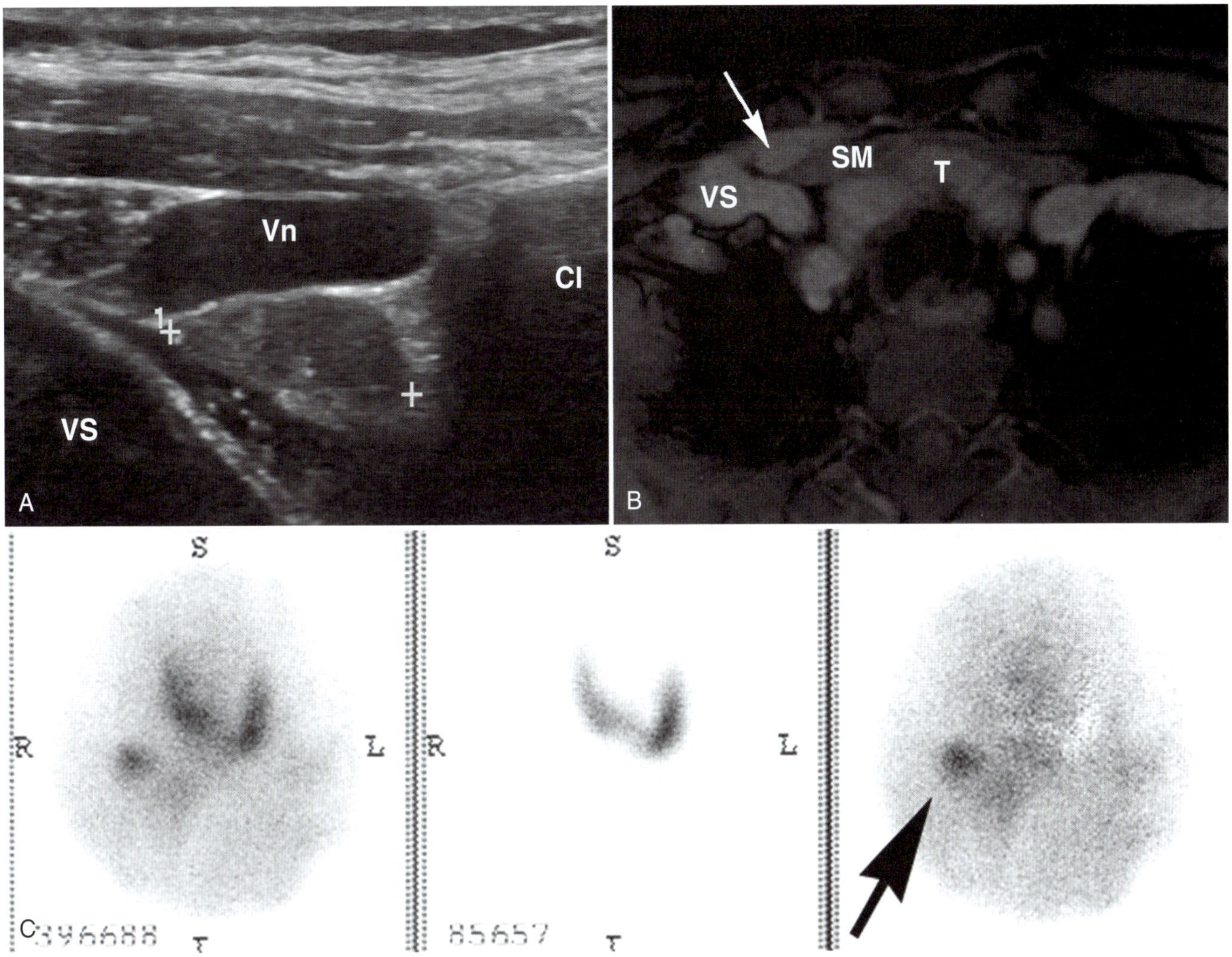

FIG. 20.22 Adenoma da paratireoide ectópico: avaliação por multimodalidade no hiperparatireoidismo persistente. (A) Ultrassonografia longitudinal demonstra um adenoma da paratireoide ectópico (*cursores*) adjacente à clavícula direita (*Cl*), sobrejacente à veia subclávia (*VS*) e profunda à veia (*Vn*) colateral proeminente. **(B)** Artefato devido a clavícula adjacente e ao *bolus* de contraste limitou a avaliação por TC (não mostrado); entretanto, a RM com contraste demonstra o adenoma da paratireoide ectópico realçado (*seta*) superficialmente à musculatura *infra-hióidea [SM]*) e à veia subclávia. T, tireoide. **(C)** Projeção direita oblíqua anterior correspondente utilizando imagens coronais de SPECT com 99mTc sestamibi (*imagem à esquerda*), iodo-123 (*imagem ao centro*) e subtração com agente duplo (*imagem à direita*) mostra uma área focal concordante de aumento de atividade periclavicular direita (*setas*) que corresponde ao adenoma ectópico da paratireoide.

daquele da massa, tipicamente 0,1 a 1,0 mL. O tecido se torna altamente ecogênico no momento da injeção; esta ecogenicidade desaparece lentamente em um período de aproximadamente 1 minuto. Há também marcante diminuição na vascularização de um adenoma da paratireoide depois da injeção de álcool, presumidamente secundária à trombose ou à oclusão dos vasos paratireóideos (Fig. 20.24D). As injeções são repetidas todo dia ou em dias alternados até que o nível sérico de cálcio alcance valores na faixa da normalidade. Na maioria dos pacientes, três a cinco injeções são necessárias. Todos os pacientes submetidos à ablação da paratireoide com etanol precisam de acompanhamento a longo prazo dos níveis séricos de cálcio para se detectar hipoparatireoidismo subsequente ou, mais comumente, hiperparatireoidismo recorrente.

Os efeitos adversos relatados da ablação com etanol dos adenomas paratireóideos têm se limitado à dor mandibular temporária durante o procedimento e à disfonia por paralisia da corda vocal. Esta última é causada por paralisia do nervo laríngeo recorrente, que é tipicamente transitória. Pacientes submetidos à cirurgia subtotal prévia da paratireoide correm, teoricamente, risco aumentado de hipoparatireoidismo pós-ablação, e uma ablação conservadora de apenas parte da glândula remanescente pode ser prudente.

A eficácia a longo prazo da ablação com o álcool não se aproxima daquela da cirurgia para os pacientes que apresentam hiperparatireoidismo primário.[139-142,144,146,152] Além disso, a fibrose periglandular pós-ablação torna frequentemente a cirurgia e a ablação futuras procedimentos muito mais difíceis. Portanto, a ablação com etanol como tratamento de hiperparatireoidismo primário é reservada para pacientes que não podem ou não irão se submeter à cirurgia. Estudos sobre os resultados de ablação com etanol no hiperparatireoidismo primário relatam que a maioria dos pacientes teve melhora bioquímica parcial ou completa, embora muitos deles irão apresentar doença recorrente.[141,142,146] Assim, é necessário cuidadoso acompanhamento clínico e bioquímico, podendo ser necessários tratamentos de repetição. As razões para o fracasso

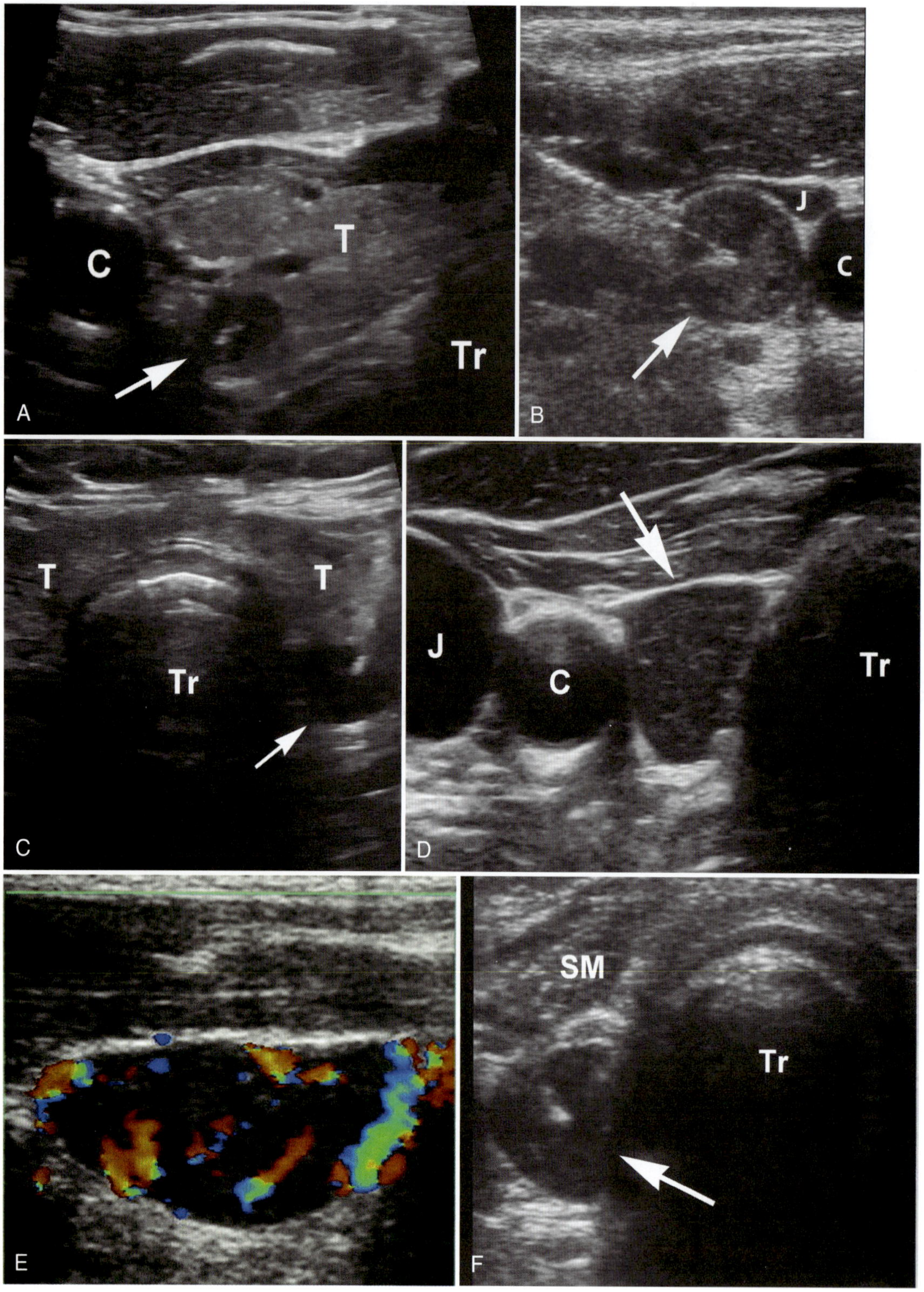

FIG. 20.23 Biópsia percutânea com agulha de adenoma da paratireoide anteriormente à re-operação. (A) Ultrassonografia transversal mostra ponta da agulha no interior de um adenoma da paratireoide ectópico, intratireóideo, hipoecoico, com dimensão inferior a 1 cm (*seta*), em um paciente com hiperparatireoidismo persistente. *C*, artéria carótida comum; *T*, tireoide; *Tr*, traqueia. **(B)** Ultrassonografia transversal em outro paciente com hiperparatireoidismo persistente mostra a biópsia com agulha de um adenoma ectópico inferior (*seta*) localizado na bainha da artéria carótida, posterior à veia jugular interna (*J*). **(C)** Ultrassonografia transversal em um paciente com hiperparatireoidismo recorrente mostra a biópsia de tecido da paratireoide hiperplásico recorrente (*seta*) no local de ressecção da paratireoide prévia da paratireoide por doença glandular múltipla. **(D)** Ultrassonografia transversal de um paciente com hiperparatireoidismo e tireoidectomia subtotal prévia demonstra tecido hipoecoico no leito da tireoide à direita (*seta*) entre a traqueia (*Tr*) e a artéria carótida comum (*C*) indeterminado para tireoide residual ou tecido da paratireoide. **(E)** Ultrassonografia longitudinal com Doppler colorido no mesmo paciente exibe tecido hipervascular indeterminado no leito da tireoide à direita. **(F)** Ultrassonografia transversal no mesmo paciente mostra a biópsia com agulha de tecido indeterminado no leito da tireoide à direita (*seta*) que confirmou adenoma da paratireoide em um cenário em que a avaliação por multimodalidade foi inconclusiva para tecido da tireoide ou de paratireoide. *SM*, músculo infra-hióideo. Ver também Vídeo 20.18.

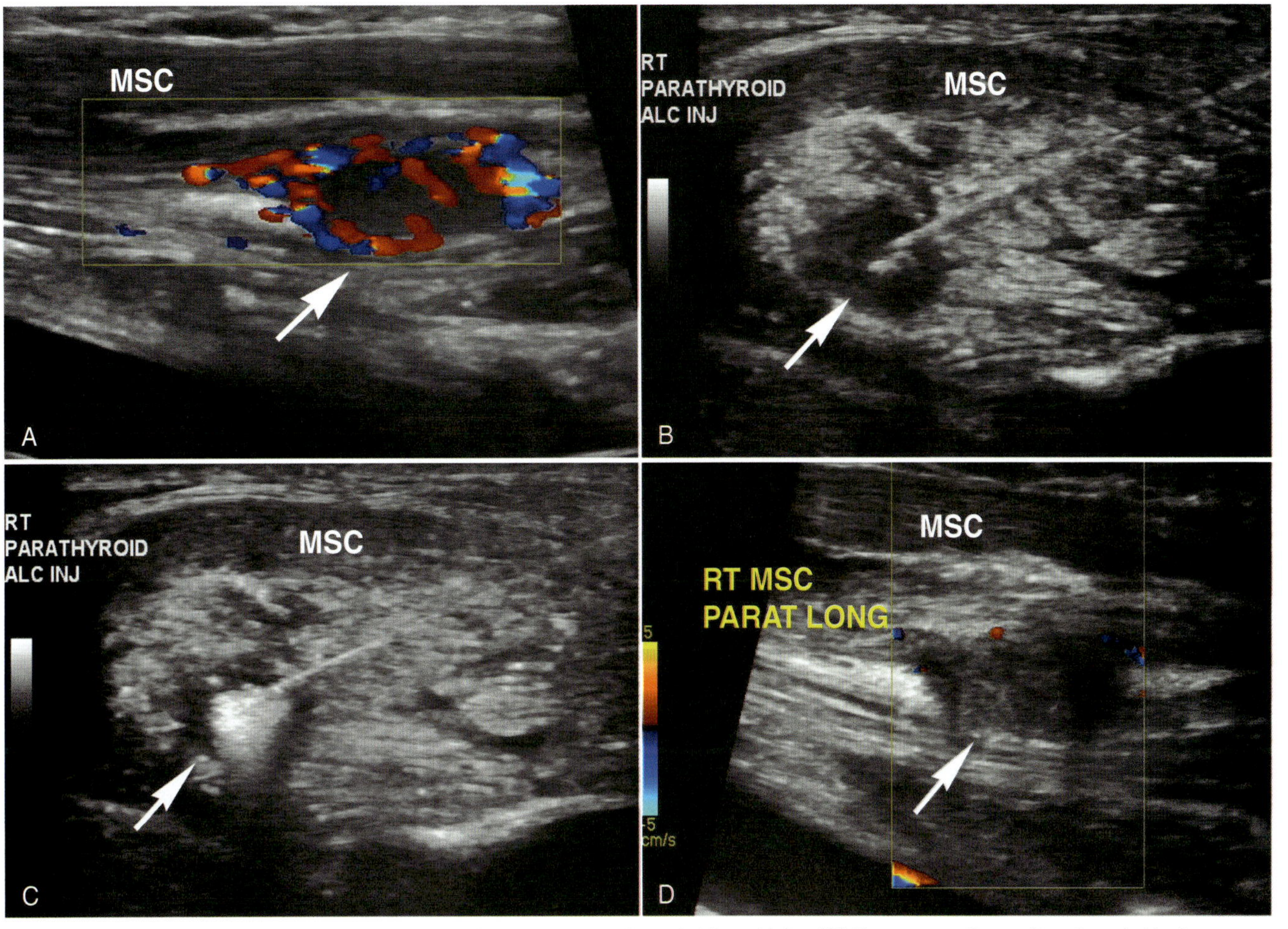

FIG. 20.24 Ablação com álcool de tecido paratireóideo autotransplantado hiperplásico. (A) Ultrassonografia com Doppler colorido do pescoço direito mostra um dominante nódulo vascular que representa tecido da paratireoide hiperfuncionante (*seta*) em um paciente com **hiperparatireoidismo recorrente enxertodependente**. *MSC*, músculo esternocleidomastóideo. **(B)** Ultrassonografia transversal demonstra que a ponta de agulha (*seta*) está posicionada dentro do nódulo. **(C)** Ultrassonografia transversal exibe etanol injetado nas porções do nódulo, o que faz com os tecidos adjacentes à ponta da agulha se tornem transitoriamente, brilhantemente hiperecogênicos (*seta*). **(D)** Após ablação de etanol, ultrassonografia longitudinal com Doppler colorido mostra diminuição da vascularidade no nódulo injetado (*seta*). Ver também Vídeo 20.19. RT PARATHYROID = paratireoide direita; ALC INJ, injeção de álcool; RT MSC = músculo esternocleidomastóideo direito; PRAT LONG = vista longitudinal da paratireoide.

incluem: (1) ablação incompleta do tecido hiperfuncional no adenoma tratado e (2) hiperfuncionamento residual de outras glândulas não tratadas no paciente com doença multiglandular não reconhecida.

Na teoria, os métodos de ablação térmica de tecidos como radioterapia, crioterapia e *laserterapia* que têm sido usados em tumores de outras partes do corpo, poderiam também ser aplicados no tratamento de doença paratireóidea no pescoço. Esses métodos são limitados atualmente pela falta de equipamentos de ablação que consigam tratar com precisão pequenos volumes de tecido. Em pacientes que não sejam considerados candidatos à cirurgia, há relatos iniciais de tratamento bem-sucedido de adenomas paratireóideos por meio de ablação percutânea a *laser* orientada por ultrassom.[156-158] No entanto, como no caso da ablação por etanol, a eficácia clínica é transitória e esses métodos de ablação não constituem tratamento definitivo da doença paratireóidea.

REFERÊNCIAS

1. Gilmour JR. The gross anatomy of the parathyroid glands. J Pathol. 1938;46:133-148.
2. Weller JGL. Development of the thyroid, parathyroid and thymus glands in man. Carnegie Institution of Washington. Contrib Embryol. 1933;24:93-139.
3. Mansberger AR Jr, Wei JP. Surgical embryology and anatomy of the thyroid and parathyroid glands. Surg Clin North Am. 1993;73(4):727-746.
4. Akerstrom G, Malmaeus J, Bergstrom R. Surgical anatomy of human parathyroid glands. Surgery. 1984;95(1):14-21.
5. Edis AJ. Surgical anatomy and technique of neck exploration for primary hyperparathyroidism. Surg Clin North Am. 1977;57(3):495-504.
6. Thompson NW, Eckhauser FE, Harness JK. The anatomy of primary hyperparathyroidism. Surgery. 1982;92(5):814-821.
7. Edis AJ, Purnell DC, van Heerden JA. The undescended "parathymus " An occasional cause of failed neck exploration for hyperparathyroidism. Ann Surg. 1979;190(1):64-68.
8. Wang C. The anatomic basis of parathyroid surgery. Ann Surg. 1976;183(3):271-275.
9. Norris EH. The parathyroid glands and the lateral thyroid in man: their morphogenesis, histogenesis, topographic anatomy and prenatal growth. Carnegie Institution of Washington. Contrib Embryol. 1937;26:247-294.
10. Castleman B, Roth SI. Tumors of the parathyroid glands. Atlas of tumor pathology. Washington, DC: Armed Forces Institute of Pathology; 1978.
11. Russell CF, Grant CS, van Heerden JA. Hyperfunctioning supernumerary parathyroid glands. An occasional cause of hyperparathyroidism. Mayo Clin Proc. 1982;57(2):121-124.
12. Kamaya A, Quon A, Jeffrey RB. Sonography of the abnormal parathyroid gland. Ultrasound Q. 2006;22(4):253-262.
13. Huppert BJ, Reading CC. Parathyroid sonography: imaging and intervention. J Clin Ultrasound. 2007;35(3):144-155.

14. Heath 3rd H, Hodgson SF, Kennedy MA. Primary hyperparathyroidism. Incidence, morbidity, and potential economic impact in a community. N Engl J Med. 1980;302(4):189-193.
15. van Heerden JA, Beahrs OH, Woolner LB. The pathology and surgical management of primary hyperparathyroidism. Surg Clin North Am. 1977;57(3):557-563.
16. Wang CA. Surgery of the parathyroid glands. Adv Surg. 1971;5:109-127.
17. Black 3rd WC, Utley JR. The differential diagnosis of parathyroid adenoma and chief cell hyperplasia. Am J Clin Pathol. 1968;49(6):761-775.
18. van Heerden JA, Kent 3rd RB, Sizemore GW, et al. Primary hyperparathyroidism in patients with multiple endocrine neoplasia syndromes. Surgical experience. Arch Surg. 1983;118(5):533-536.
19. Shawker TH. Ultrasound evaluation of primary hyperparathyroidism. Ultrasound Q. 2000;16:73-87.
20. Wynne AG, van Heerden J, Carney JA, Fitzpatrick LA. Parathyroid carcinoma: clinical and pathologic features in 43 patients. Medicine (Baltimore). 1992;71(4):197-205.
21. Vetto JT, Brennan MF, Woodruf J, Burt M. Parathyroid carcinoma: diagnosis and clinical history. Surgery. 1993;114(5):882-892.
22. DeLellis RA. Tumors of the parathyroid gland. Atlas of tumor pathology. Washington, DC: Armed Forces Institute of Pathology; 1993.
23. Shane E, Bilezikian JP. Parathyroid carcinoma: a review of 62 patients. Endocr Rev. 1982;3(2):218-226.
24. Grant CS, Thompson G, Farley D, van Heerden J. Primary hyperparathyroidism surgical management since the introduction of minimally invasive parathyroidectomy: Mayo Clinic experience. Arch Surg. 2005;140(5):472-478.
25. Kearns AE, Thompson GB. Medical and surgical management of hyperparathyroidism. Mayo Clin Proc. 2002;77(1):87-91.
26. Silverberg SJ, Bilezikian JP, Bone HG, et al. Therapeutic controversies in primary hyperparathyroidism. J Clin Endocrinol Metab. 1999;84(7):2275-2285.
27. van Heerden JA, Grant CS. Surgical treatment of primary hyperparathyroidism: An institutional perspective. World J Surg. 1991;15(6):688-692.
28. Bilezikian JP, Khan AA, Potts JT Jr. Guidelines for the management of asymptomatic primary hyperparathyroidism: summary statement from the Third International Workshop. J Clin Endocrinol Metab. 2009;94(2):335-339.
29. Bilezikian JP, Brandi ML, Eastell R, et al. Guidelines for the management of asymptomatic primary hyperparathyroidism: summary statement from the Fourth International Workshop. J Clin Endocrinol Metab. 2014;99(10):3561-3569.
30. Udelsman R, Akerstrom G, Biagini C, et al. The surgical management of asymptomatic primary hyperparathyroidism: proceedings of the Fourth International Workshop. J Clin Endocrinol Metab. 2014;99(10):3595-3606.
31. Marcocci C, Bollerslev J, Khan AA, Shoback DM. Medical management of primary hyperparathyroidism: proceedings of the fourth International Workshop on the Management of Asymptomatic Primary Hyperparathyroidism. J Clin Endocrinol Metab. 2014;99(10):3607-3618.
32. Reading CC, Charboneau JW, James EM, et al. High-resolution parathyroid sonography. AJR Am J Roentgenol. 1982;139(3):539-546.
33. Randel SB, Gooding GA, Clark OH, et al. Parathyroid variants: US evaluation. Radiology. 1987;165(1):191-194.
34. Graif M, Itzchak Y, Strauss S, et al. Parathyroid sonography: diagnostic accuracy related to shape, location, and texture of the gland. Br J Radiol. 1987;60(713):439-443.
35. Obara T, Fujimoto Y, Ito Y, et al. Functioning parathyroid lipoadenoma—report of four cases: clinicopathological and ultrasonographic features. Endocrinol Jpn. 1989;36(1):135-145.
36. Krudy AG, Doppman JL, Shawker TH, et al. Hyperfunctioning cystic parathyroid glands: CT and sonographic findings. AJR Am J Roentgenol. 1984;142(1):175-178.
37. Gooding GA, Duh QY. Primary hyperparathyroidism: functioning hemorrhagic parathyroid cyst. J Clin Ultrasound. 1997;25(2):82-84.
38. Johnson NA, Yip L, Tublin ME. Cystic parathyroid adenoma: sonographic features and correlation with 99mTc-sestamibi SPECT findings. AJR Am J Roentgenol. 2010;195(6):1385-1390.
39. Doppman JL, Brennan MF, Kahn CR, Marx SJ. Circumscribing or periadenomal vessel: a helpful angiographic finding in certain islet cell and parathyroid adenomas. AJR Am J Roentgenol. 1981;136(1):163-165.
40. Gooding GA, Clark OH. Use of color Doppler imaging in the distinction between thyroid and parathyroid lesions. Am J Surg. 1992;164(1):51-56.
41. Wolf RJ, Cronan JJ, Monchik JM. Color Doppler sonography: an adjunctive technique in assessment of parathyroid adenomas. J Ultrasound Med. 1994;13(4):303-308.
42. Lane MJ, Desser TS, Weigel RJ, Jeffrey RB Jr. Use of color and power Doppler sonography to identify feeding arteries associated with parathyroid adenomas. AJR Am J Roentgenol. 1998;171(3):819-823.
43. Reeder SB, Desser TS, Weigel RJ, Jeffrey RB. Sonography in primary hyperparathyroidism: review with emphasis on scanning technique. J Ultrasound Med. 2002;21(5):539-552.
44. Johnson NA, Tublin ME, Ogilvie JB. Parathyroid imaging: technique and role in the preoperative evaluation of primary hyperparathyroidism. AJR Am J Roentgenol. 2007;188(6):1706-1715.
45. Edmonson GR, Charboneau JW, James EM, et al. Parathyroid carcinoma: high-frequency sonographic features. Radiology. 1986;161(1):65-67.
46. Daly BD, Coffey SL, Behan M. Ultrasonographic appearances of parathyroid carcinoma. Br J Radiol. 1989;62(743):1017-1019.
47. Hara H, Igarashi A, Yano Y, et al. Ultrasonographic features of parathyroid carcinoma. Endocr J. 2001;48(2):213-217.
48. Devcic Z, Jeffrey RB, Kamaya A, Desser TS. The elusive parathyroid adenoma: techniques for detection. Ultrasound Q. 2013;29(3):179-187.
49. Clark OH. Mediastinal parathyroid tumors. Arch Surg. 1988;123(9):1096-1100.
50. Thompson NW, Vinik AI, editors. Endocrine surgery update. New York: Grune & Stratton; 1983.
51. Heller MT, Yip L, Tublin ME. Sonography of intrathyroid parathyroid adenomas: are there distinctive features that allow for preoperative identification? Eur J Radiol. 2013;82(1):e22-e27.
52. Fraker DL, Doppman JL, Shawker TH, et al. Undescended parathyroid adenoma: an important etiology for failed operations for primary hyperparathyroidism. World J Surg. 1990;14(3):342-348.
53. Doppman JL, Shawker TH, Krudy AG, et al. Parathymic parathyroid: CT, US, and angiographic findings. Radiology. 1985;157(2):419-423.
54. Doppman JL, Shawker TH, Fraker DL, et al. Parathyroid adenoma within the vagus nerve. AJR Am J Roentgenol. 1994;163(4):943-945.
55. Irvin 3rd GL, Prudhomme DL, Deriso GT, et al. A new approach to parathyroidectomy. Ann Surg. 1994;219(5):574-579.
56. Levin KE, Clark OH. The reasons for failure in parathyroid operations. Arch Surg. 1989;124(8):911-914.
57. Grant CS, van Heerden JA, Charboneau JW, et al. Clinical management of persistent and/or recurrent primary hyperparathyroidism. World J Surg. 1986;10(4):555-565.
58. Clark OH, Way LW, Hunt TK. Recurrent hyperparathyroidism. Ann Surg. 1976;184(4):391-402.
59. Richards ML, Thompson GB, Farley DR, Grant CS. Reoperative parathyroidectomy in 228 patients during the era of minimal-access surgery and intraoperative parathyroid hormone monitoring. Am J Surg. 2008;196(6):937-942.
60. Thompson GB, Grant CS, Perrier ND, et al. Reoperative parathyroid surgery in the era of sestamibi scanning and intraoperative parathyroid hormone monitoring. Arch Surg. 1999;134(7):699-704.
61. Rodriquez JM, Tezelman S, Siperstein AE, et al. Localization procedures in patients with persistent or recurrent hyperparathyroidism. Arch Surg. 1994;129(8):870-875.
62. Feingold DL, Alexander HR, Chen CC, et al. Ultrasound and sestamibi scan as the only preoperative imaging tests in reoperation for parathyroid adenomas. Surgery. 2000;128(6):1103-1109.
63. Koslin DB, Adams J, Andersen P, et al. Preoperative evaluation of patients with primary hyperparathyroidism: role of high-resolution ultrasound. Laryngoscope. 1997;107(9):1249-1253.
64. Ghaheri BA, Koslin DB, Wood AH, Cohen JI. Preoperative ultrasound is worthwhile for reoperative parathyroid surgery. Laryngoscope. 2004;114(12):2168-2171.

65. Winkelbauer F, Ammann ME, Langle F, Niederle B. Diagnosis of hyperparathyroidism with US after autotransplantation: results of a prospective study. Radiology. 1993;186(1):255-257.
66. Palmer JA, Brown WA, Kerr WH, et al. The surgical aspects of hyperparathyroidism. Arch Surg. 1975;110(8):1004-1007.
67. Reddick RL, Costa JC, Marx SJ. Parathyroid hyperplasia and parathyromatosis. Lancet. 1977;1(8010):549.
68. Rattner DW, Marrone GC, Kasdon E, Silen W. Recurrent hyperparathyroidism due to implantation of parathyroid tissue. Am J Surg. 1985;149(6):745-748.
69. Fitko R, Roth SI, Hines JR, et al. Parathyromatosis in hyperparathyroidism. Hum Pathol. 1990;21(2):234-237.
70. Kollmorgen CF, Aust MR, Ferreiro JA, et al. Parathyromatosis: a rare yet important cause of persistent or recurrent hyperparathyroidism. Surgery. 1994;116(1):111-115.
71. Hage MP, Salti I, El-Hajj Fuleihan G. Parathyromatosis: a rare yet problematic etiology of recurrent and persistent hyperparathyroidism. Metabolism. 2012;61(6):762-775.
72. Tublin ME, Yim JH, Carty SE. Recurrent hyperparathyroidism secondary to parathyromatosis: clinical and imaging findings. J Ultrasound Med. 2007;26(6):847-851.
73. Richards ML, Wormuth J, Bingener J, Sirinek K. Parathyroidectomy in secondary hyperparathyroidism: Is there an optimal operative management? Surgery. 2006;139(2):174-180.
74. Milas M, Weber CJ. Near-total parathyroidectomy is beneficial for patients with secondary and tertiary hyperparathyroidism. Surgery. 2004;136(6):1252-1260.
75. Leapman SB, Filo RS, Thomalla JV, King D. Secondary hyperparathyroidism. The role of surgery. Am Surg. 1989;55(6):359-365.
76. Takebayashi S, Matsui K, Onohara Y, Hidai H. Sonography for early diagnosis of enlarged parathyroid glands in patients with secondary hyperparathyroidism. AJR Am J Roentgenol. 1987;148(5):911-914.
77. Gladziwa U, Ittel TH, Dakshinamurty KV, et al. Secondary hyperparathyroidism and sonographic evaluation of parathyroid gland hyperplasia in dialysis patients. Clin Nephrol. 1992;38(3):162-166.
78. Sutton RT, Reading CC, Charboneau JW, et al. US-guided biopsy of neck masses in postoperative management of patients with thyroid cancer. Radiology. 1988;168(3):769-772.
79. Karstrup S, Hegedus L. Concomitant thyroid disease in hyperparathyroidism. Reasons for unsatisfactory ultrasonographical localization of parathyroid glands. Eur J Radiol. 1986;6(2):149-152.
80. Scheible W, Deutsch AL, Leopold GR. Parathyroid adenoma: accuracy of preoperative localization by high-resolution real-time sonography. J Clin Ultrasound. 1981;9(6):325-330.
81. Mazzeo S, Caramella D, Lencioni R, et al. Comparison among sonography, double-tracer subtraction scintigraphy, and double-phase scintigraphy in the detection of parathyroid lesions. AJR Am J Roentgenol. 1996;166(6):1465-1470.
82. Soon PS, Delbridge LW, Sywak MS, et al. Surgeon performed ultrasound facilitates minimally invasive parathyroidectomy by the focused lateral mini-incision approach. World J Surg. 2008;32(5):766-771.
83. Meilstrup JW. Ultrasound examination of the parathyroid glands. Otolaryngol Clin North Am. 2004;37(4):763-778, ix.
84. Yeh MW, Barraclough BM, Sidhu SB, et al. Two hundred consecutive parathyroid ultrasound studies by a single clinician: the impact of experience. Endocr Pract. 2006;12(3):257-263.
85. Lumachi F, Ermani M, Basso S, et al. Localization of parathyroid tumours in the minimally invasive era: which technique should be chosen? Population-based analysis of 253 patients undergoing para-thyroidectomy and factors affecting parathyroid gland detection. Endocr Relat Cancer. 2001;8:63-69.
86. van Dalen A, Smit CP, van Vroonhoven TJ, et al. Minimally invasive surgery for solitary parathyroid adenomas in patients with primary hyperparathyroidism: role of US with supplemental CT. Radiology. 2001;220(3):631-639.
87. Haber RS, Kim CK, Inabnet WB. Ultrasonography for preoperative localization of enlarged parathyroid glands in primary hyperparathyroidism: comparison with 99mtechnetium sestamibi scintigraphy. Clin Endocrinol (Oxf). 2002;57:241-249.
88. Ruda JM, Hollenbeak CS, Stack BC Jr. A systematic review of the diagnosis and treatment of primary hyperparathyroidism from 1995 to 2003. Otolaryngol Head Neck Surg. 2005;132(3):359-372.
89. Milas M, Stephen A, Berber E, et al. Ultrasonography for the endocrine surgeon: a valuable clinical tool that enhances diagnostic and therapeutic outcomes. Surgery. 2005;138(6):1193-1200.
90. Solorzano CC, Carneiro-Pla DM, Irvin 3rd GL. Surgeon-performed ultrasonography as the initial and only localizing study in sporadic primary hyperparathyroidism. J Am Coll Surg. 2006;202(1):18-24.
91. Van Husen R, Kim LT. Accuracy of surgeon-performed ultrasound in parathyroid localization. World J Surg. 2004;28(11):1122-1126.
92. Tublin ME, Pryma DA, Yim JH, et al. Localization of parathyroid adenomas by sonography and technetium tc 99m sestamibi single-photon emission computed tomography before minimally invasive parathyroidectomy: are both studies really needed? J Ultrasound Med. 2009;28(2):183-190.
93. Siperstein A, Berber E, Mackey R, et al. Prospective evaluation of sestamibi scan, ultrasonography, and rapid PTH to predict the success of limited exploration for sporadic primary hyperparathyroidism. Surgery. 2004;136(4):872-880.
94. Solbiati L, Montali G, Croce F, et al. Parathyroid tumors detected by fine-needle aspiration biopsy under ultrasonic guidance. Radiology. 1983;148(3):793-797.
95. Charboneau JW, Grant CS, James EM, et al. High-resolution ultrasound-guided percutaneous needle biopsy and intraoperative ultrasonography of a cervical parathyroid adenoma in a patient with persistent hyperparathyroidism. Mayo Clin Proc. 1983;58(8):497-500.
96. Glenthøj A, Karstrup S. Parathyroid identification by ultrasonically guided aspiration cytology. Is correct cytological identification possible? APMIS. 1989;97(6):497-502.
97. Karstrup S, Glenthøj A, Hainau B, et al. Ultrasound-guided, histological, fine-needle biopsy from suspect parathyroid tumours: success-rate and reliability of histological diagnosis. Br J Radiol. 1989;62(743):981-985.
98. Bergenfelz A, Forsberg L, Hederström E, Ahrén B. Preoperative localization of enlarged parathyroid glands with ultrasonically guided fine needle aspiration for parathyroid hormone assay. Acta Radiol. 1991;32(5):403-405.
99. Sacks BA, Pallotta JA, Cole A, Hurwitz J. Diagnosis of parathyroid adenomas: efficacy of measuring parathormone levels in needle aspirates of cervical masses. AJR Am J Roentgenol. 1994;163(5):1223-1226.
100. Reading CC, Charboneau JW, James EM, et al. Postoperative parathyroid high-frequency sonography: evaluation of persistent or recurrent hyperparathyroidism. AJR Am J Roentgenol. 1985;144(2):399-402.
101. Gooding GA, Clark OH, Stark DD, et al. Parathyroid aspiration biopsy under ultrasound guidance in the postoperative hyperparathyroid patient. Radiology. 1985;155(1):193-196.
102. MacFarlane MP, Fraker DL, Shawker TH, et al. Use of preoperative fine-needle aspiration in patients undergoing reoperation for primary hyperparathyroidism. Surgery. 1994;116(6):959-964.
103. Bancos I, Grant CS, Nadeem S, et al. Risks and benefits of parathyroid fine-needle aspiration with parathyroid hormone washout. Endocr Pract. 2012;18(4):441-449.
104. De Feo ML, Colagrande S, Biagini C, et al. Parathyroid glands: combination of (99m)Tc MIBI scintigraphy and US for demonstration of parathyroid glands and nodules. Radiology. 2000;214(2):393-402.
105. Mullan BP. Nuclear medicine imaging of the parathyroid. Otolaryngol Clin North Am. 2004;37(4):909-939, xi-xii.
106. Moka D, Voth E, Dietlein M, et al. Technetium 99m-MIBI-SPECT: a highly sensitive diagnostic tool for localization of parathyroid adenomas. Surgery. 2000;128(1):29-35.
107. Civelek AC, Ozalp E, Donovan P, Udelsman R. Prospective evaluation of delayed technetium-99m sestamibi SPECT scintigraphy for preoperative localization of primary hyperparathyroidism. Surgery. 2002;131(2):149-157.
108. Lorberboym M, Minski I, Macadziob S, et al. Incremental diagnostic value of preoperative 99mTc-MIBI SPECT in patients with a parathyroid adenoma. J Nucl Med. 2003;44(6):904-908.

109. Jones JM, Russell CF, Ferguson WR, Laird JD. Pre-operative sestamibi-technetium subtraction scintigraphy in primary hyperparathyroidism: experience with 156 consecutive patients. Clin Radiol. 2001;56(7):556-559.
110. Davis ML, Quayle FJ, Middleton WD, et al. Ultrasound facilitates minimally invasive parathyroidectomy in patients lacking definitive localization from preoperative sestamibi scan. Am J Surg. 2007;194(6):785-790.
111. Phillips CD, Shatzkes DR. Imaging of the parathyroid glands. Semin Ultrasound CT MR. 2012;33(2):123-129.
112. Lumachi F, Zucchetta P, Marzola MC, et al. Advantages of combined technetium-99m-sestamibi scintigraphy and high-resolution ultrasonography in parathyroid localization: comparative study in 91 patients with primary hyperparathyroidism. Eur J Endocrinol. 2000;143:755-760.
113. Mihai R, Simon D, Hellman P. Imaging for primary hyperparathyroidism—an evidence-based analysis. Langenbecks Arch Surg. 2009;394(5):765-784.
114. Eslamy HK, Ziessman HA. Parathyroid scintigraphy in patients with primary hyperparathyroidism: 99mTc sestamibi SPECT and SPECT/CT. Radiographics. 2008;28(5):1461-1476.
115. Patel CN, Salahudeen HM, Lansdown M, Scarsbrook AF. Clinical utility of ultrasound and 99mTc sestamibi SPECT/CT for preoperative localization of parathyroid adenoma in patients with primary hyperparathyroidism. Clin Radiol. 2010;65(4):278-287.
116. Leupe PK, Delaere PR, Vander Poorten VL, Debruyne F. Pre-operative imaging in primary hyperparathyroidism with ultrasonography and sestamibi scintigraphy. B-ENT. 2011;7(3):173-180.
117. Rodgers SE, Hunter GJ, Hamberg LM, et al. Improved preoperative planning for directed parathyroidectomy with 4-dimensional computed tomography. Surgery. 2006;140(6):932-940.
118. Mortenson MM, Evans DB, Lee JE, et al. Parathyroid exploration in the reoperative neck: improved preoperative localization with 4D-computed tomography. J Am Coll Surg. 2008;206(5):888-895.
119. Hunter GJ, Schellingerhout D, Vu TH, et al. Accuracy of four-dimensional CT for the localization of abnormal parathyroid glands in patients with primary hyperparathyroidism. Radiology. 2012;264(3):789-795.
120. Chazen JL, Gupta A, Dunning A, Phillips CD. Diagnostic accuracy of 4D-CT for parathyroid adenomas and hyperplasia. AJNR Am J Neuroradiol. 2012;33(3):429-433.
121. Beland MD, Mayo-Smith WW, Grand DJ, et al. Dynamic MDCT for localization of occult parathyroid adenomas in 26 patients with primary hyperparathyroidism. AJR Am J Roentgenol. 2011;196(1):61-65.
122. Randall GJ, Zald PB, Cohen JI, Hamilton BE. Contrast-enhanced MDCT characteristics of parathyroid adenomas. AJR Am J Roentgenol. 2009;193(2):W139-W143.
123. Kang YS, Rosen K, Clark OH, Higgins CB. Localization of abnormal parathyroid glands of the mediastinum with MR imaging. Radiology. 1993;189(1):137-141.
124. McDermott VG, Fernandez RJ, Meakem 3rd TJ, et al. Preoperative MR imaging in hyperparathyroidism: results and factors affecting parathyroid detection. AJR Am J Roentgenol. 1996;166(3):705-710.
125. Gotway MB, Higgins CB. MR imaging of the thyroid and parathyroid glands. Magn Reson Imaging Clin N Am. 2000;8(1):163-182, ix.
126. Gotway MB, Leung JW, Gooding GA, et al. Hyperfunctioning parathyroid tissue: spectrum of appearances on noninvasive imaging. AJR Am J Roentgenol. 2002;179(2):495-502.
127. Gotway MB, Reddy GP, Webb WR, et al. Comparison between MR imaging and 99mTc MIBI scintigraphy in the evaluation of recurrent of persistent hyperparathyroidism. Radiology. 2001;218(3):783-790.
128. Reidel MA, Schilling T, Graf S, et al. Localization of hyperfunctioning parathyroid glands by selective venous sampling in reoperation for primary or secondary hyperparathyroidism. Surgery. 2006;140(6):907-913.
129. Wang TS, Cheung K, Farrokhyar F, et al. Would scan, but which scan? A cost-utility analysis to optimize preoperative imaging for primary hyperparathyroidism. Surgery. 2011;150(6):1286-1294.
130. Russell CF, Laird JD, Ferguson WR. Scan-directed unilateral cervical exploration for parathyroid adenoma: a legitimate approach? World J Surg. 1990;14(3):406-409.
131. Lorenz K, Nguyen-Thanh P, Dralle H. Unilateral open and minimally invasive procedures for primary hyperparathyroidism: a review of selective approaches. Langenbecks Arch Surg. 2000;385(2):106-117.
132. Udelsman R. Six hundred fifty-six consecutive explorations for primary hyperparathyroidism. Ann Surg. 2002;235(5):665-670.
133. Palazzo FF, Delbridge LW. Minimal-access/minimally invasive parathyroidectomy for primary hyperparathyroidism. Surg Clin North Am. 2004;84(3):717-734.
134. Norton JA, Shawker TH, Jones BL, et al. Intraoperative ultrasound and reoperative parathyroid surgery: an initial evaluation. World J Surg. 1986;10(4):631-639.
135. Harris R, Ryu H, Vu T, et al. Modern approach to surgical intervention of the thyroid and parathyroid glands. Semin Ultrasound CT MR. 2012;33(2):115-122.
136. Charboneau JW, Grant CS, James EM, et al. High-resolution ultrasound-guided percutaneous needle biopsy and intraoperative ultra-sonography of a cervical parathyroid adenoma in a patient with persistent hyperparathyroidism. Mayo Clin Proc. 1983;58:497-500.
137. Kendrick ML, Charboneau JW, Curlee KJ, et al. Risk of parathyromatosis after fine-needle aspiration. Am Surg. 2001;67(3):290-293.
138. Charboneau JW, Hay ID, van Heerden JA. Persistent primary hyperparathyroidism: successful ultrasound-guided percutaneous ethanol ablation of an occult adenoma. Mayo Clin Proc. 1988;63(9):913-917.
139. Karstrup S, Holm HH, Glenthøj A, Hegedus L. Nonsurgical treatment of primary hyperparathyroidism with sonographically guided percutaneous injection of ethanol: results in a selected series of patients. AJR Am J Roentgenol. 1990;154(5):1087-1090.
140. Karstrup S, Hegedus L, Holm HH. Ultrasonically guided chemical parathyroidectomy in patients with primary hyperparathyroidism: a follow-up study. Clin Endocrinol (Oxf). 1993;38(5):523-530.
141. Harman CR, Grant CS, Hay ID, et al. Indications, technique, and efficacy of alcohol injection of enlarged parathyroid glands in patients with primary hyperparathyroidism. Surgery. 1998;124(6):1011-1019.
142. Cercueil JP, Jacob D, Verges B, et al. Percutaneous ethanol injection into parathyroid adenomas: mid- and long-term results. Eur Radiol. 1998;8(9):1565-1569.
143. Reading CC. Ultrasound-guided percutaneous ethanol ablation of solid and cystic masses of the liver, kidney, thyroid, and parathyroid. Ultrasound Q. 1994;12:67-68.
144. Bennedbaek FN, Karstrup S, Hegedus L. Percutaneous ethanol injection therapy in the treatment of thyroid and parathyroid diseases. Eur J Endocrinol. 1997;136(3):240-250.
145. Lewis BD, Charboneau JW, Reading CC. Ultrasound-guided biopsy and ablation in the neck. Ultrasound Q. 2002;18(1):3-12.
146. Veldman MW, Reading CC, Farrell MA, et al. Percutaneous parathyroid ethanol ablation in patients with multiple endocrine neoplasia type 1. AJR Am J Roentgenol. 2008;191(6):1740-1744.
147. Solbiati L, Giangrande A, De Pra L, et al. Percutaneous ethanol injection of parathyroid tumors under US guidance: treatment for secondary hyperparathyroidism. Radiology. 1985;155(3):607-610.
148. Kakuta T, Fukagawa M, Fujisaki T, et al. Prognosis of parathyroid function after successful percutaneous ethanol injection therapy guided by color Doppler flow mapping in chronic dialysis patients. Am J Kidney Dis. 1999;33(6):1091-1099.
149. Takeda S, Michigishi T, Takazakura E. Successful ultrasonically guided percutaneous ethanol injection for secondary hyperparathyroidism. Nephron. 1992;62(1):100-103.
150. Kitaoka M, Fukagawa M, Ogata E, Kurokawa K. Reduction of functioning parathyroid cell mass by ethanol injection in chronic dialysis patients. Kidney Int. 1994;46(4):1110-1117.
151. Giangrande A, Castiglioni A, Solbiati L, Allaria P. Ultrasound-guided percutaneous fine-needle ethanol injection into parathyroid glands in secondary hyperparathyroidism. Nephrol Dial Transplant. 1992;7(5):412-421.
152. Singh Ospina N, Thompson GB, Lee RA, et al. Safety and efficacy of percutaneous parathyroid ethanol ablation in patients with recurrent primary hyperparathyroidism and multiple endocrine neoplasia type 1. J Clin Endocrinol Metab. 2015;100(1):E87-E90.
153. Takeda S, Michigishi T, Takazakura E. Ultrasonically guided percutaneous ethanol injection to parathyroid autografts for recurrent hyperparathyroidism. Nephron. 1993;65(4):651-652.

154. Cintin C, Karstrup S, Ladefoged SD, Joffe P. Tertiary hyperparathyroidism treated by ultrasonically guided percutaneous fine-needle ethanol injection. Nephron. 1994;68(2):217-220.
155. Fletcher S, Kanagasundaram NS, Rayner HC, et al. Assessment of ultrasound guided percutaneous ethanol injection and parathyroidectomy in patients with tertiary hyperparathyroidism. Nephrol Dial Transplant. 1998;13(12):3111-3117.
156. Bennedbaek FN, Karstrup S, Hegedus L. Ultrasound guided laser ablation of a parathyroid adenoma. Br J Radiol. 2001;74(886):905-907.
157. Adda G, Scillitani A, Epaminonda P, et al. Ultrasound-guided laser thermal ablation for parathyroid adenomas: analysis of three cases with a three-year follow-up. Horm Res. 2006;65(5):231-234.
158. Andrioli M, Riganti F, Pacella CM, Valcavi R. Long-term effectiveness of ultrasound-guided laser ablation of hyperfunctioning parathyroid adenomas: present and future perspectives. AJR Am J Roentgenol. 2012;199(5):1164-1168.

CAPÍTULO 21

Mama

Jordan Phillips, Rashmi J. Mehta e A. Thomas Stavros

RESUMO DOS PONTOS-CHAVE

- A ultrassonografia da mama é fundamental no rastreamento complementar do câncer de mama, como exame diagnóstico e nos procedimentos intervencionistas na mama.
- Todas as imagens devem ser registradas da seguinte maneira: lateralidade (esquerda ou direita), posição no relógio, distância do mamilo em centímetros e orientação do transdutor. Todas as lesões devem ser examinadas e mensuradas em dois planos ortogonais para avaliação do tamanho, superfície, características internas e forma.
- A US da mama de rastreamento completa deve incluir um mínimo de cinco imagens de cada mama, incluindo uma imagem em um plano de cada quadrante da mama, tipicamente na mesma distância do mamilo e uma imagem da mama retroareolar.
- Quando a US é feita para fins diagnósticos, é necessário documentar que a área em questão tenha sido examinada mesmo se não houver anormalidades. Se a área for palpável, deve-se palpar a área e colocar o transdutor imediatamente sobre esta localização.
- O Breast Imaging Reporting and Data System (BI-RADS) é um léxico padronizado exigido para a descrição e a classificação dos achados e sua probabilidade de malignidade.
- Achados suspeitos incluem forma irregular; margens indistintas, espiculadas, anguladas ou microlobuladas; orientação não paralela; sombra acústica; ecotextura hipoecoica e calcificações.
- Para a correlação mamográfica-ultrassonográfica, é importante confirmar que tamanho, formato, localização e densidade do tecido circunjacente dos achados mamográficos e ultrassonográficos sejam os mesmos.
- Ferramentas que podem auxiliar no diagnóstico incluem US com Doppler e elastografia. US tridimensional e ultrassonografia com contraste estão sendo estudadas.

SUMÁRIO DO CAPÍTULO

APLICAÇÕES DA ULTRASSONOGRAFIA DA MAMA
ANATOMIA E FISIOLOGIA DA MAMA
EQUIPAMENTO ULTRASSONOGRÁFICO
TÉCNICA ULTRASSONOGRÁFICA
Posição da Paciente
Registro
Documentação das Lesões
Exame de Tela Dividida
Técnicas Especiais para a Mama
Ultrassonografia com Doppler
Elastografia
Ultrassonografia Tridimensional
Ultrassonografia com Agente de Contraste
RELATÓRIOS
ACHADOS ULTRASSONOGRÁFICOS
Tecidos Normais e Variações
Cistos e Nódulos Císticos
Cistos Simples
Cistos Complicados
Massas Císticas e Sólidas Complexas
Massas sólidas
Achados Suspeitos
Margens Indistintas
Espiculação ou Halo Ecogênico Espesso
Margens Anguladas
Microlobulações
Orientação Não Paralela (Altura Maior que a Largura)
Extensão Ductal
Sombra Acústica
Hipoecogenicidade
Calcificações
Achados Associados
Características Benignas
Tecido Hiperecoico
Orientação Paralela (Largura Maior que a Altura)
Cápsula Ecogênica Fina
INDICAÇÕES PARA ULTRASSONOGRAFIA DIAGNÓSTICA
Mama Sintomática
Dor na Mama
Anormalidade Palpável
Secreção Mamilar
Achados Mamográficos
Correlação de Tamanho
Correlação de Formato
Correlação de Localização ou Posição
Correlação de Densidade do Tecido Adjacente
Confirmação Ultrassonográfica-Mamográfica
APLICAÇÕES ESPECÍFICAS PARA A ULTRASSONOGRAFIA DA MAMA
Infecção
Implantes
Estadiamento do Câncer de Mama
Correlação Ultrassonografia-Ressonância Magnética
INTERVENÇÃO GUIADA POR ULTRASSONOGRAFIA

APLICAÇÕES DA ULTRASSONOGRAFIA DA MAMA

Existem quatro papéis principais para a ultrassonografia no exame da mama: (1) rastreamento primário; (2) rastreamento complementar (após mamografia); (3) diagnóstico – por exemplo, avaliação de massa palpável ou outros sintomas relacionados com a mama; e (4) procedimentos intervencionistas na mama. Outros usos incluem avaliação de problemas associados com os implantes de mama e planejamento de radioterapia.[1]

Atualmente, a ultrassonografia não tem valor comprovado no rastreamento primário de câncer de mama, mas tem aplicação relevante no **rastreamento complementar** (depois de uma mamografia, como estudo auxiliar), especialmente em mulheres com tecido mamário denso na mamografia, com expansão do seu uso nos últimos anos, crescendo cada vez mais. Diversos estudos[2-5] têm mostrado resultados promissores para a ultrassonografia como um complemento para a mamografia no rastreamento de mulheres com tecido mamário denso. Estudos iniciais avaliando a ultrassonografia manual bilateral, realizada tanto por radiologista como por tecnólogo, detectaram aproximadamente três carcinomas que foram perdidos na mamografia de rastreamento primário a cada 1.000 pacientes. Estes cânceres muitas vezes tinham menos que 1 cm de tamanho e ainda não havia envolvimento dos linfonodos axilares (denominados "linfonodos negativos"). Além disso, o rastreamento complementar com ultrassonografia completa das mamas aumentou significativamente a sensibilidade da mamografia em aproximadamente 20% a 30%.

O ensaio de rastreamento por ultrassonografia das mamas realizado pelo American College of Radiology Imaging Network (ACRIN 6666) foi projetado para avaliar o papel do rastreamento por ultrassonografia de toda mama bilateral em um grupo de pacientes com risco aumentado para câncer de mama e com tecido mamário denso na mamografia utilizando uma técnica padronizada. Cada paciente foi submetida a três ultrassonografias no período de 3 anos além da mamografia. Os resultados de prevalência da primeira ultrassonografia detectaram 4,2 cânceres em cada 1.000 pacientes, mais do que foi detectado pela mamografia, mas com um alto custo de biópsias benignas em comparação com a mamografia.[6] Avaliações posteriores em 2 e 3 anos demonstraram que 3,7 cânceres adicionais foram detectados com o rastreamento por ultrassom completo das mamas em cada 1.000 pacientes examinadas.[7] Infelizmente, a identificação de cânceres de mama adicionais está associada ao aumento na taxa de falso-positivos, com menores taxas de biópsias verdadeiramente positivas. Isso provavelmente irá diminuir ao longo do tempo, à medida que tecnólogos e radiologistas se tornem mais acostumados com a realização e a interpretação de exames de rastreamento por ultrassonografia completa das mamas. Uma vez que a probabilidade de malignidade é muito menor em uma população de rastreamento em comparação com uma população de diagnóstico, alguns achados que podem ser vistos como suspeitos em um exame diagnóstico de uma paciente com nódulo palpável ou anormalidade mamográfica suspeita podem eventualmente ser ignorados em um exame de rastreamento. Como os radiologistas aprendem isso com o tempo, a taxa de falso-positivos de ultrassonografia do rastreamento deve melhorar.

Os dados encorajadores com relação à ultrassonografia completa das mamas coincidem com a legislação de Connecticut 2009 que exige que os radiologistas informem às pacientes sobre sua densidade de tecido e benefícios potenciais do rastreamento adjuvante, possivelmente com exame por ultrassom ou ressonância magnética (RM) da mama. Como resultado, a ultrassonografia de rastreamento completo das mamas começou a ser implantada na prática clínica. Embora tenham sido encontrados três cânceres adicionais em 1.000 mulheres examinadas,[8,9] os desafios do rastreamento por ultrassonografia no cenário clínico começaram a surgir. Estes incluíam baixas taxas de conformidade e aumento do tempo necessário para a realização do exame. Entre aquelas para quem foi oferecido o suplementar rastreamento completo da mama, apenas 28% inicialmente aceitaram.[8] A expectativa é que esta taxa apresente melhora à medida que o fluxo de trabalho e a cultura para a ultrassonografia de rastreamento melhorem.

Para reduzir a duração do exame e o tempo do radiologista durante a aquisição de imagens, a **ultrassonografia automatizada completa da mama** (ABUS; do inglês, *automated whole-breast ultrasound*) foi introduzida. **ABUS** é um sistema no qual um transdutor ultrassonográfico se move através da mama da mulher e garante que todas as áreas da mama sejam examinadas. O tecnólogo ajuda a direcionar o transdutor, mas o movimento deste é amplamente automático. As imagens são, então, armazenadas para interpretação posterior. Ao contrário da ultrassonografia manual, na qual o tecnólogo adquire imagens representativas de cada mama para a análise do radiologista, o sistema ABUS permite que o radiologista analise toda a mama através de imagens. Embora o exame ultrassonográfico ainda seja longo, aproximadamente 15 minutos para cada mama, o principal benefício é que o radiologista não precisa estar presente no momento da aquisição da imagem, semelhante à mamografia de rastreamento. Isso fornece mais opções de como integrar o sistema ABUS no cenário do rastreamento.

Diversas máquinas automatizadas para ultrassonografia das mamas estão em desenvolvimento, sendo que a primeira foi aprovada pela US Food and Drug Administration (FDA) em 2012. Os dados de desempenho foram muito promissores. Semelhante ao rastreamento manual por ultrassonografia, estudo mostraram que a ABUS detecta um adicional de 2 a 3 cânceres por 1.000 mulheres examinadas. Há aumento na sensibilidade em comparação com a mamografia sozinha em 30% a 40%, e os cânceres identificados são, muitas vezes, invasivos e com linfonodos negativos.[10-13] Tal como acontece com estudos iniciais de ultrassonografia manual, tanto as taxas de reconvocações e de falso-positivos são mais elevadas do que com a mamografia sozinha. Novamente, é a expectativa de que tais taxas diminuiam com a experiência.

A indicação mais difundida da ultrassonografia de mama é o **diagnóstico**. Este é geralmente realizado de forma direcionada, em seguida à mamografia e ao exame clínico, para fornecer um diagnóstico mais específico do que o que pode ser obtido a partir da mamografia ou do exame clínico isoladamente. Nódulos palpáveis e anormalidades mamográficas constituem as indicações mais comuns para a ultrassonografia diagnóstica direcionada da mama. Os objetivos específicos da ultrassonografia diagnóstica orientada são os de evitar a realização de biópsias e de mamografias de controle em curtos intervalos nas lesões benignas, orientar intervenções de todos os tipos, propiciar um aprendizado que melhore as habilidades clínicas e de interpretação mamográfica e, ainda, encontrar lesões malignas não identificadas pela mamografia.

A ultrassonografia também desempenha importante papel nos **procedimentos intervencionistas da mama**. Em geral, os procedimentos realizados com ultrassonografia são relativamente mais rápidos, mais confortáveis para a paciente e de custo mais baixo do que os procedimentos realizados com estereotaxia ou orientação por RM.

ANATOMIA E FISIOLOGIA DA MAMA

A mama é uma glândula sudorípara modificada, composta por um número variável de 4 a 20 lobos[14] que não são bem delineados entre si; eles se sobrepõem e variam muito em tamanho e distribuição. Cada lobo consiste em elementos de parênquima (ducto lobar, ductos de ramos menores e lóbulos) e tecidos de sustentação estromal (tecido fibroso estromal interlobular compacto, tecido fibroso estromal intralobular e periductal frouxo, e gordura). Historicamente, acreditava-se que os ductos lobares convergiam na região subareolar para formar seios lactíferos que serviriam como reservatórios para armazenamento de leite durante a lactação. Entretanto, dados mais recentes sugerem que os seios lactíferos não existem.[14] À medida que os ductos lobares se prolongam profundamente na mama, eles se dividem em ductos segmentares e subsegmentares que conduzem aos ductos terminais e ácinos dos lóbulos. Cada lóbulo consiste em segmento intralobular do ducto terminal, pequenos ductos, ácinos e tecido fibroso estromal intralobular solto. Os ácinos são estruturas semelhantes a sacos que produzem leite durante a lactação. A unidade funcional da mama é a **unidade ductolobular terminal** (UDLT), que consiste em um lóbulo e seu ducto terminal extralobular.

UDLT são importantes, pois são o local de origem da maioria das patologias da mama e de **aberrações de desenvolvimento normal e involução** (ADNI). Acredita-se que a maioria dos carcinomas de mama se origine no ducto terminal próximo à junção dos segmentos intralobular e extralobular. A maior parte dos **carcinomas ductais invasivos** apresenta componentes do **carcinoma ductal *in situ*** (CDIS) que podem utilizar o sistema ductal como via para o crescimento para outras partes da mama. Ao contrário das UDLT, os ductos lobares dão origem a poucos processos patológicos. Eles são o principal local de origem para grandes **papilomas ductais** e o **complexo ectasia ductal-mastite periductal**.

Cada ducto lobar apresenta diversas fileiras de UDLT originadas a partir dele. As UDLT anteriores tendem a apresentar ductos terminais extralobulares longos, enquanto as posteriores tendem a apresentar ductos terminais extralobulares mais curtos. Algumas UDLT se situam na extremidade distal do sistema ductal e são orientadas horizontalmente. As UDLT anteriores são mais numerosas que as posteriores e as terminais e, com o passar do tempo, as UDLT posteriores tendem a regredir, deixando uma porcentagem progressivamente maior de UDLT anteriores. Como as UDLT anteriores ultrapassam muito em número as UDLT posteriores, a maior parte das patologias mamárias que surgem das UDLT ocorre na metade superficial da zona mamária, logo abaixo da fáscia mamária anterior.

A mama pode ser dividia em três zonas (Fig. 21.1). A zona mais superficial é a **zona pré-mamária**, ou **zona subcutânea**, que se encontra entre a pele e a fáscia mamária anterior. A zona pré--mamária é, na verdade, parte do tegumento, e os processos que surgem primariamente dentro da zona pré-mamária não são lesões verdadeiras da mama em geral. Em vez disso, trata-se de lesões da pele e/ou do tecido subcutâneo que são idênticas às lesões na pele e tecidos subcutâneos de qualquer outra localização do corpo (p. ex., **lipomas e cistos sebáceos**). A **zona mamária** está na zona média e fica entre a fáscia mamária anterior e a fáscia mamária posterior. Contém os ductos lobares, seus ramos, a maioria das UDLT e dos elementos fibrosos do estroma. A mais profunda das zonas é uma **zona retromamária**. Ela contém gordura, vasos sanguíneos e linfáticos e é, em geral, muito menos aparente em ultrassonografias do que em mamografias, porque a compressão da ultrassonografia achata a zona retromamária contra a parede torácica. Já na mamografia, a compressão mamográfica afasta a gordura retromamária da parede torácica e a expande na direção anteroposterior (AP). Como

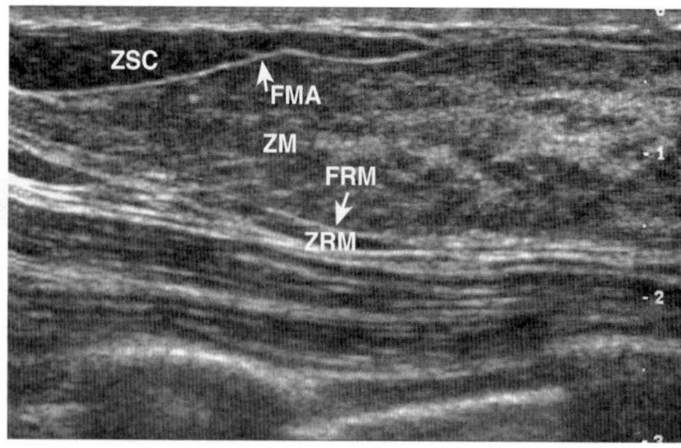

FIG. 21.1 Três zonas da mama. A zona pré-mamária ou **zona subcutânea** (*ZSC*), a **zona mamária** (*ZM*) e a **zona retromamária** (*ZRM*). A zona mamária é onde a maioria dos ductos e lóbulos da mama se localiza e dá origem a patologias mamárias. Ela é envolta por uma fáscia espessa e rígida. Anteriormente, é delineada a partir da gordura subcutânea pela fáscia pré-mamária ou fáscia mamária anterior (*FMA*) e, posteriormente, da gordura retromamária pela fáscia posterior ou retromamária (*FRM*). A fáscia mamária anterior é contígua com os **ligamentos de Cooper**, sendo que cada ligamento é formado por duas camadas da fáscia mamária anterior em aposição. A zona retromamária sofre compressão durante a ultrassonografia em tempo real na posição deitada e é relativamente pequena e inaparente em comparação com sua visualização na mamografia.

a maior parte das patologias mamárias cresce a partir das UDLT e, em menor extensão, a partir dos ductos mamários, e como a maioria dos ductos e lóbulos está dentro da zona mamária, a maior parte das patologias verdadeiras da mama se origina na zona mamária. Embora as lesões que surjam na zona pré-mamária ou na retromamária sejam geralmente lesões de pele, as lesões mamárias verdadeiras que surgem na zona mamária podem envolver, secundariamente, os tecidos pré-mamários e retromamários.

A **fáscia mamária** que envelopa a zona mamária é firme e relativamente mais resistente à invasão de processos malignos do que os tecidos fibrosos frouxos e estromais. A fáscia mamária anterior é contínua com os **ligamentos de Cooper**. Nos pontos em que ela é contínua com um ligamento, a fáscia mamária anterior segue superficial e obliquamente através da gordura subcutânea, prende-se à fáscia superficial e, então, volta através da gordura subcutânea, onde continua como fáscia mamária anterior. Cada ligamento de Cooper é formado por duas camadas justapostas da fáscia mamária anterior, com um espaço potencial inferiormente, em que as duas camadas se separam e se afastam entre si, configurando novamente fáscia mamária anterior (Fig. 21.2). Isso afeta o aspecto ultrassonográfico de doenças malignas invasivas e será discutido posteriormente.

As estruturas anatômicas normais da mama variam em um espectro de ecogenicidades que vai desde o cinza médio até intensamente hiperecoicas. As estruturas **hiperecoicas** normais incluem o tecido fibroso estromal interlobular compacto, a fáscia mamária anterior e posterior, os ligamentos de Cooper e a pele. As paredes ductais, quando visíveis, também aparecem com aspecto hiperecoico. As estruturas normais que apresentam ecogenicidade intermediária (**isoecoicas**) incluem gordura, tecidos epiteliais nos ductos e lóbulos, e tecido fibroso estromal frouxo, intralobular e periductal.

Tecidos com densidade de água na mamografia correspondem a diversos tecidos normais que podem ser demonstrados na ultrassonografia. Consequentemente, embora o tecido fibroso interlobular de estroma denso, o tecido periductal frouxo ou o tecido fibroso de

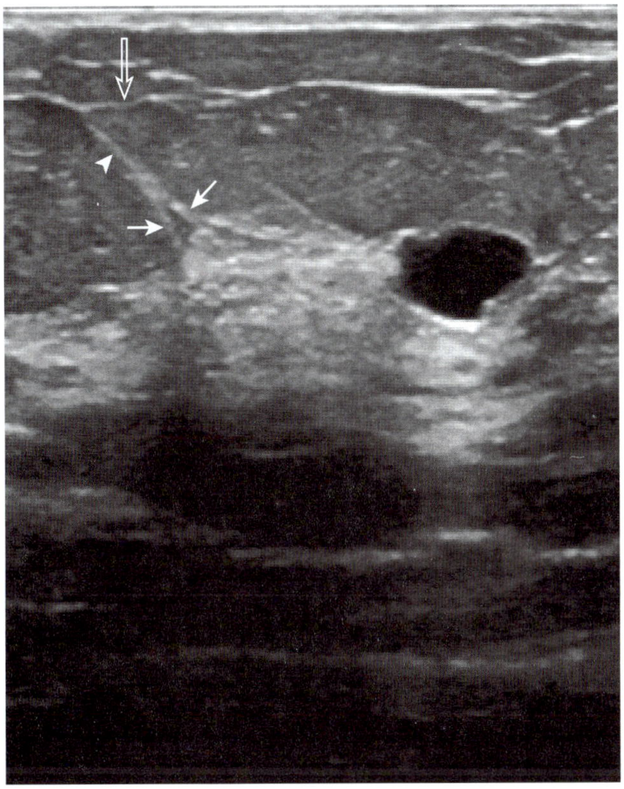

FIG. 21.2 Fáscia mamária e ligamentos de Cooper. Duas camadas da fáscia mamária anterior (*setas*) formam as bases do ligamento de Cooper (*ponta de seta branca*), que se insere na fáscia superficial (*seta vazada*). As malignidades invasivas frequentemente desenvolvem bordas anguladas à medida que invadem a base dos ligamentos de Cooper.

estroma intralobular e os elementos epiteliais nos ductos e lóbulos tenham aparências ultrassonográficas diferentes, todos aparecem com a densidade da água na mamografia. O **tecido mamograficamente denso** pode corresponder a tecidos puramente hiperecoicos, puramente isoecoicos ou uma mistura de tecidos hiperecoicos e isoecoicos na ultrassonografia (Fig. 21.3). A maioria contém um misto de elementos fibrosos e glandulares intercalados com quantidades variáveis de gordura (Fig. 21.4). Com o passar do tempo, a atrofia tende a ocorrer mais rapidamente nas áreas da zona mamária que ficam entre os ligamentos de Cooper, deixando, progressivamente, mais elementos fibroglandulares residuais dentro desses ligamentos (Fig. 21.5).

Os **ductos mamários normais** que não estão ectasiados podem aparecer de duas maneiras diferentes na ultrassonografia. Um ducto mamário pode ter aspecto puramente isoecoico quando a parede ductal hiperecoica de localização central não puder ser visualizada devido a um ângulo de incidência ruim ou à resolução do transdutor abaixo da ideal sendo apenas visível o tecido fibroso estromal periductal frouxo. Um ducto mamário também pode ser visto como um eco central brilhante, envolto por tecido fibroso estromal frouxo isoecoico, quando as paredes apostas do ducto central podem ser otimamente demonstradas (Fig. 21.6A). É comum que um único ducto apresente ambos os aspectos ultrassonográficos, dependendo do ângulo de incidência com as paredes ductais. Graus variáveis de **ectasia ductal** são comuns e se tornam cada vez mais frequentes com a idade, especialmente na região subareolar. Nos **ductos ectasiados**, líquido anecoico ou hipoecoico separa as duas paredes ductais e comprime os tecidos periductais frouxos em graus variáveis (Fig. 21.6B e C). A ectasia ductal ocorre comumente em mulheres com mais de 50 anos e, em geral, é assintomática.[15] No entanto, em algumas pacientes, a ectasia ductal está associada com secreção mamilar ou evolui para mastite periductal e suas complicações agudas e crônicas.

Os ductos no mamilo nas regiões subareolares imediatas são mal visualizados durante o exame anterior em ângulo reto porque, nestas localizações, seu trajeto é quase paralelo ao do feixe. No entanto, manobras especiais projetadas para melhorar o ângulo de incidência possibilitam demonstrar adequadamente o ducto mamário inteiro através da região subareolar e até mesmo no mamilo, quando necessário. Tais manobras incluem a **técnica da compressão periférica**, a **técnica da compressão bimanual** e a **técnica de rolamento do mamilo**. Elas são mais úteis na avaliação de pacientes com secreção mamilar (Fig. 21.7) e na avaliação de nódulos malignos para envolvimento intraductal extenso relacionado ao crescimento no ducto em direção ao mamilo. A técnica da compressão bimanual também é útil na avaliação da ginecomastia.

As UDLT individuais podem ser visíveis ultrassonograficamente – em condições ideais – como estruturas isoecoicas pequenas (Fig. 21.8). Em gestantes ou lactantes e nas pacientes com adenose, as UDLT não estão somente alargadas, mas também em número aumentado. Em alguns casos, as UDLT se tornam grandes e numerosas o bastante para formar camadas contínuas de tecido isoecoico. A proeminência variável das UDLT cria um espectro contínuo na aparência do tecido mamário das UDLT desde aqueles que não são visíveis até mamas que parecem ser totalmente isoecoicas (Fig. 21.9). Isso ocorre mais frequentemente na região anterior, na qual os lóbulos são mais numerosos, mas, em certos casos, podem ocupar e distender toda a zona mamária.

A direção da **drenagem linfática** da maior parte da mama é no sentido do tecido mais profundo para o superficial, para a rede linfática subdérmica, em seguida para o plexo periareolar (**plexo de Sappey**) e, finalmente, para a axila. A maioria da drenagem da mama é para os linfonodos axilares; entretanto, algumas das porções profundas da mama, especialmente medialmente, drenam preferencialmente ao longo da parede torácica para os **linfonodos mamários internos**. Como resultado, a maior parte das metástases linfáticas da mama é para as axilas, com a minoria ocorrendo nos linfonodos mamários internos. Os três níveis de linfonodos axilares são determinados pela sua localização em relação ao músculo peitoral menor. Os linfonodos localizados perifericamente à borda inferolateral do músculo peitoral menor são linfonodos do **nível 1**; os que se localizam profundos ao músculo peitoral menor são linfonodos do **nível 2**; e aqueles que ficam na região medial à borda superomedial do músculo peitoral menor são linfonodos do **nível 3** ou **linfonodos infraclaviculares**. A drenagem linfática para a axila geralmente passa pelos linfonodos do nível 1, depois nível 2 e, finalmente, pelos de nível 3 (Fig. 21.10). A partir dos linfonodos do nível 3, as metástases podem progredir para a jugular interna ou para os linfonodos supraclaviculares. Os **linfonodos de Rotter** se localizam entre os músculos peitoral maior e peitoral menor. É importante reconhecer metástases nos linfonodos de níveis 2 e 3 e de Rotter, pois metástases não detectadas e não tratadas para esses linfonodos são uma fonte frequente de recorrência.

Linfonodos da cadeia mamária interna se localizam em uma cadeia paralela à artéria e veia mamária interna ao longo do lado profundo da parede torácica, apenas lateral às bordas do esterno. As metástases, muitas vezes, envolvem os linfonodos mamários

O texto continua na p. 767.

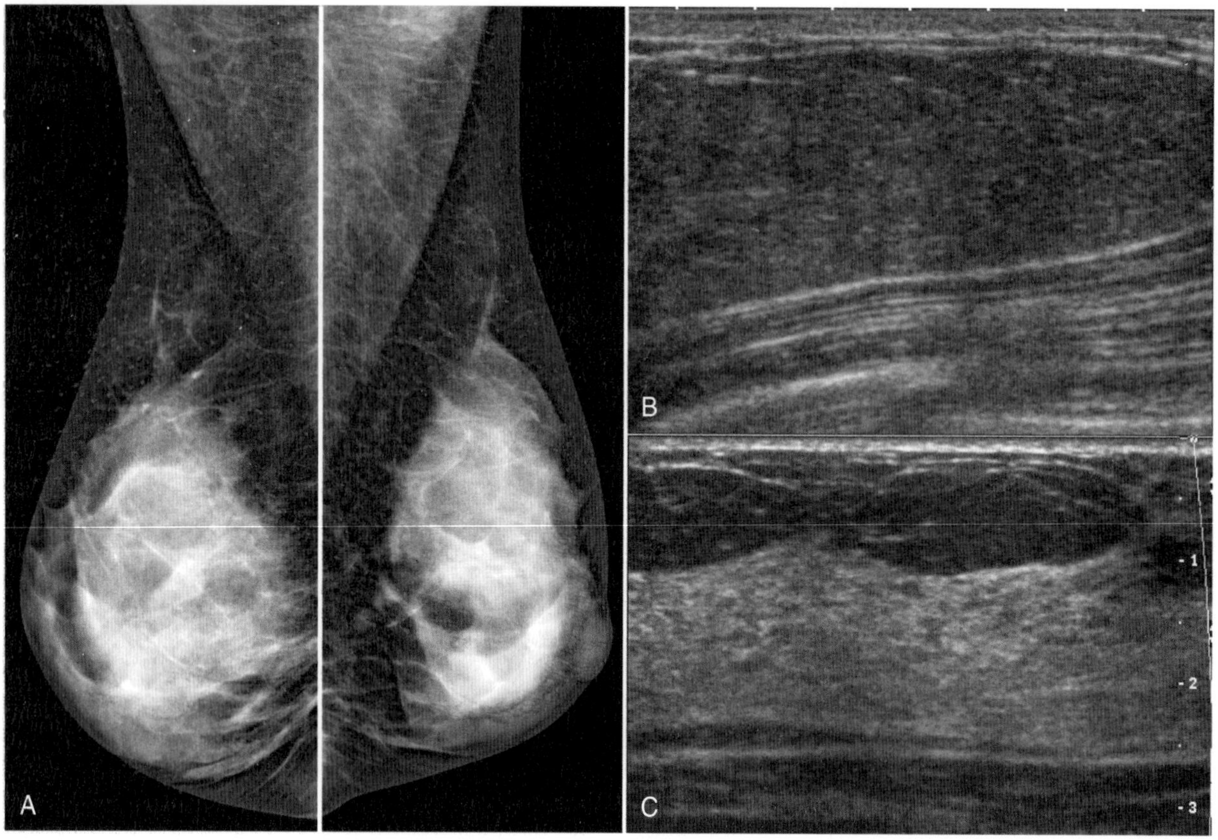

FIG. 21.3 Tecido mamário denso: correlação radiográfica-ultrassonográfica. Tecido radiograficamente denso (densidade de água) nas mamografias **(A)** pode corresponder a dois tipos diferentes de tecido na ultrassonografia: **(B)** tecido glandular praticamente isoecoico e **(C)** tecido fibroso estromal interlobular intensamente hiperecoico.

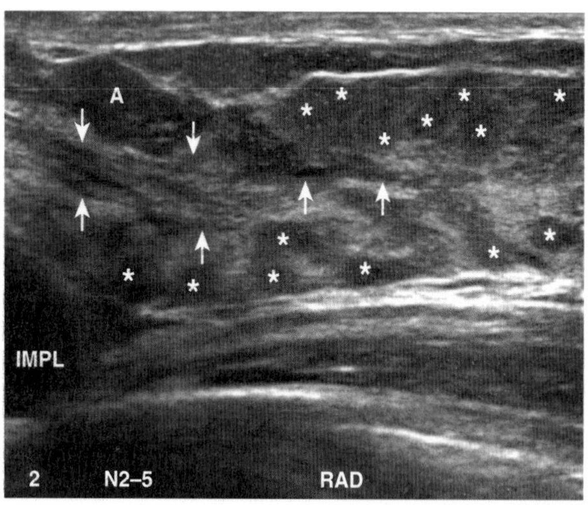

FIG. 21.4 Tecido mamário com densidade da água. A maior parte dos tecidos com densidade da água na mamografia não é tecido fibroso puro ou glandular puro, mas uma mistura de tecido fibroso estromal interlobular hiperecoica e tecido isoecoico glandular ou tecido periductal frouxo e tecido estromal intralobular. Observe que o ducto lobar se encontra levemente ectasiado (*setas*). Os elementos isoecoicos redondos ou com altura maior do que a largura (*) dentro dos segmentos periféricos da zona mamária representam tecidos epitelial e estromal frouxo dentro das unidades ductolobulares terminais (UDLT). Observe que as UDLT são mais numerosas e proeminentes anteriormente do que posteriormente.

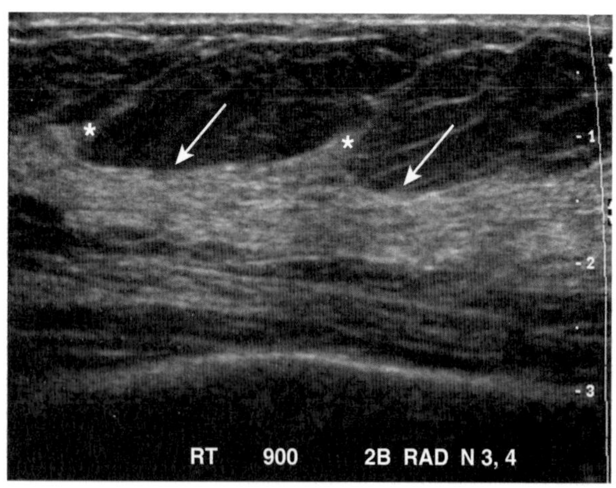

FIG. 21.5 Atrofia da mama. Com o avançar da idade, e particularmente após gestação de termo e amamentação, os elementos fibroglandulares da mama regridem mais rapidamente nas áreas da zona mamária (*setas*) que ficam entre os ligamentos de Cooper do que na área dentro dos ligamentos. Isso eventualmente pode deixar grande parte ou todo o tecido mamário residual preso no interior dos ligamentos de Cooper (*).

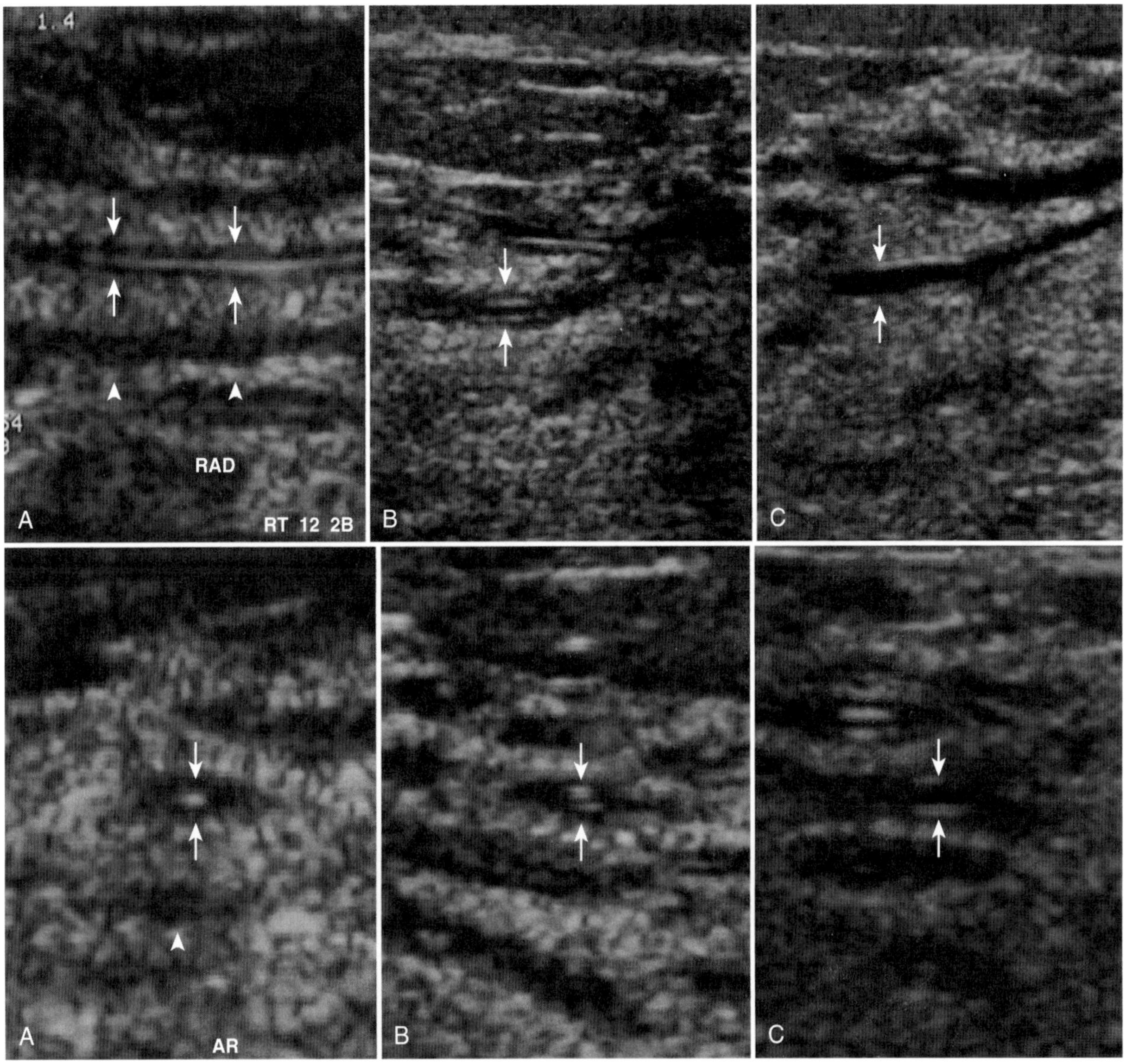

FIG. 21.6 **Ductos mamários: espectro de padrões normais. (A)** Com alta resolução espacial, um ângulo de incidência de 90 graus e uma centralização perfeita, o ducto parece ser formado por uma linha ecogênica central (*setas*) que consiste nas paredes em aposição do ducto mamário colapsado. O tecido isoecoico adjacente representa o tecido estromal periductal frouxo. Infelizmente, apenas uma minoria dos ductos visualizados tem essa aparência trilaminar no eixo longitudinal e aparência de alvo no eixo transversal. Os ductos que estão ligeiramente fora de foco, no trajeto oblíquo, ou que não estão perfeitamente centrados dentro do feixe sonoro têm aparência diferente. O ducto mais profundo (*pontas de seta*) é profundo demais para o comprimento focal do eixo transversal do transdutor. O eco central que representa as paredes em aposição do ducto colapsado não é visualizado. Apenas o tecido estromal frouxo periductal isoecoico pode ser identificado. **(B)** Este ducto levemente ectásico (*setas*) é mostrado no eixo longitudinal (*imagem superior*) e no eixo transversal (*imagem inferior*). O ducto é agora representado por duas linhas hiperecoicas que representam as paredes anterior e posterior do ducto, separadas por secreções dentro do lúmen ductal. **(C)** Este ducto acentuadamente ectásiado (*setas*) é mostrado no eixo longitudinal (*imagem superior*) e no eixo transversal (*imagem inferior*). À medida que o grau de ectasia ductal aumenta, as paredes do ducto se tornam mais separadas, e o tecido estromal periductal frouxo se torna mais comprimido e menos aparente. Na ectasia ductal grave, o tecido estromal periductal frouxo pode não ser mais visível.

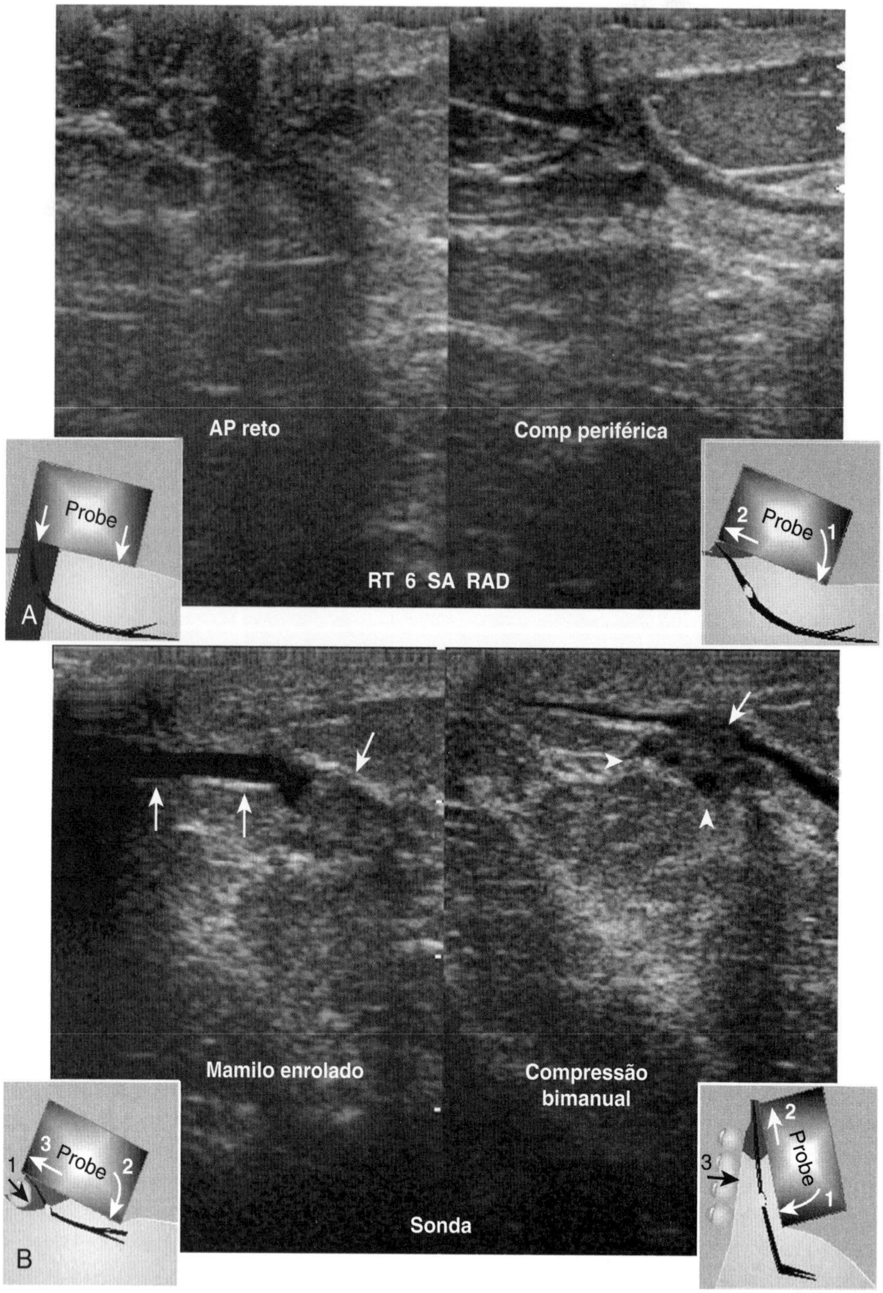

FIG. 21.7 Manobras para demonstrar os ductos mamários subareolares e intramamilares. (A) *Imagem à esquerda.* Os ductos subareolares são difíceis de avaliar a partir de uma abordagem anterior direta porque a formação de sombra acústica que ocorre na região do mamilo e da aréola e os planos teciduais do mamilo estão em paralelo ao feixe de ultrassom. *Imagem à direita,* Técnica de compressão periférica. Com uma vigorosa compressão na extremidade periférica do transdutor, e deslizando-o sobre o mamilo de modo a afastá-lo para o lado, é possível minimizar a formação de sombra acústica e melhorar o ângulo de incidência do feixe com os ductos subareolares. As lesões que ficam imediatamente posterior à região subareolar (*seta*) podem ser demonstradas com frequência. **(B)** *Imagem à esquerda.* A técnica de exame ao redor do mamilo (técnica do rolamento) é a melhor maneira de demonstrar os ductos no interior do mamilo e se houver uma lesão que se estenda para dentro do mamilo a partir dos ductos subareolares. *Imagem à direita.* Técnica de compressão bimanual melhora ainda mais o ângulo de incidência com os ductos subareolares a ajuda a avaliar a compressibilidade dos ductos. Isso pode ajudar a distinguir secreções ecogênicas e espessadas de lesões papilíferas intraductais e determinar se a lesão (*setas*) atravessou a parede ductal (*pontas de setas*). A técnica de exame ao redor (girando o transdutor ao redor) do mamilo mostra que este **papiloma intraductal maligno** não se estende para o segmento intramamilar do ducto, mas a manobra de compressão com as duas mãos mostra que ela se infiltrou através da parede posterior do ducto e está formando bordas anguladas dentro dos tecidos periductais.

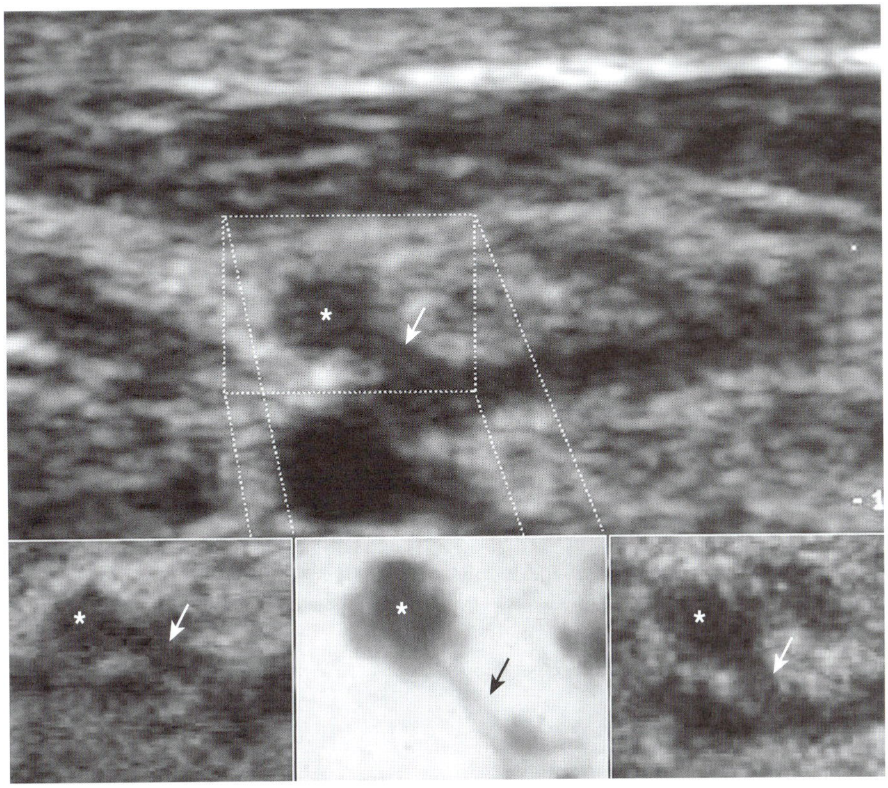

FIG. 21.8 Unidades ductolobulares terminais (UDLT). A UDLT compreende o ducto terminal extralobular e o lóbulo, que contém o ducto terminal intralobular, os dúctulos e o tecido estromal frouxo isoecoico intralobular. As UDLT se apresentam como uma estrutura isoecoica similar a uma raquete de tênis – a cabeça da raquete (*) representa o lóbulo, e o punho e o colo da raquete (*setas*) representam o ducto terminal extralobular. A imagem central inferior é de histologia tridimensional. (Cortesia de Hanne M. Jensen, MD.)

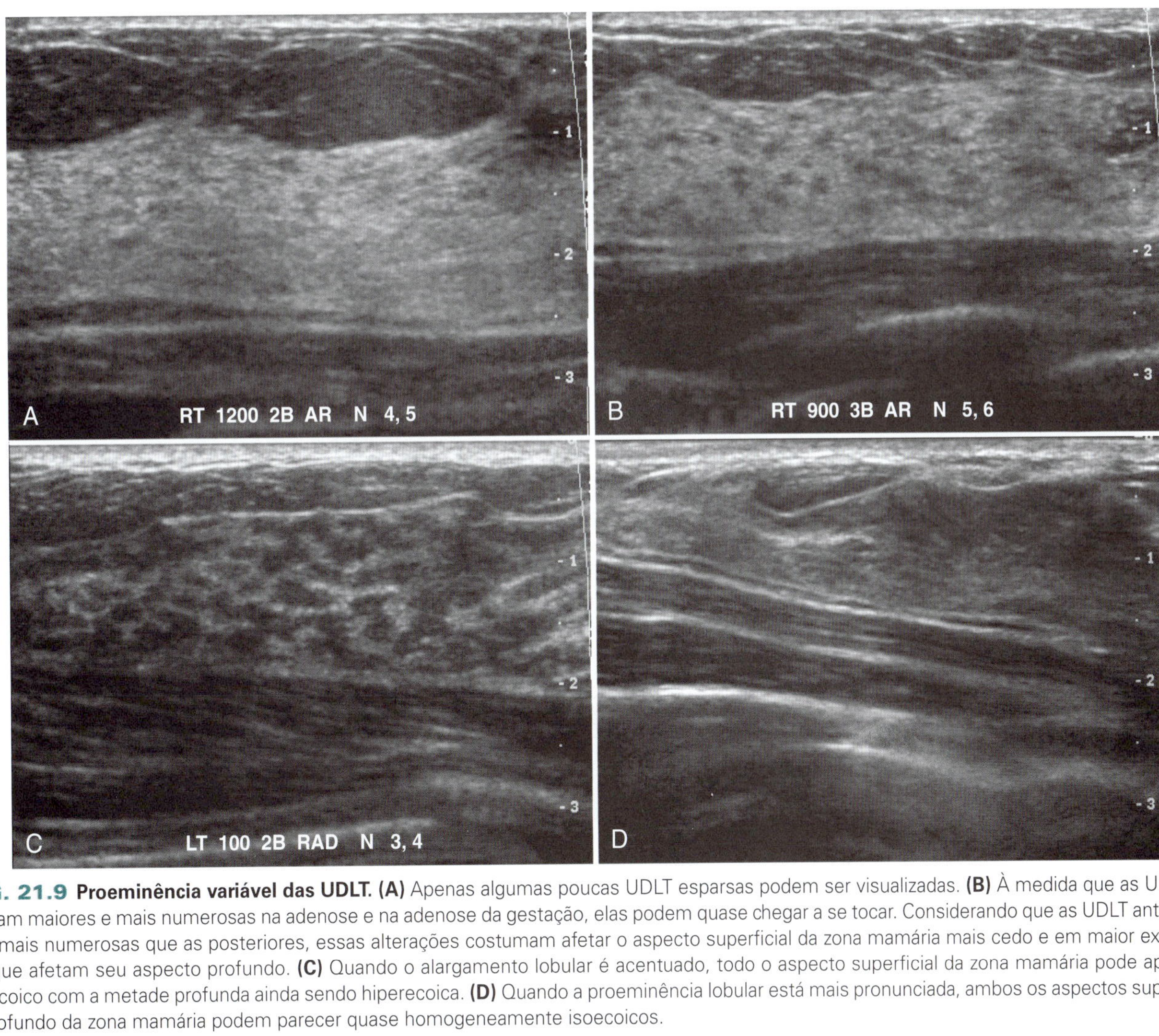

FIG. 21.9 Proeminência variável das UDLT. (A) Apenas algumas poucas UDLT esparsas podem ser visualizadas. **(B)** À medida que as UDLT se tornam maiores e mais numerosas na adenose e na adenose da gestação, elas podem quase chegar a se tocar. Considerando que as UDLT anteriores são mais numerosas que as posteriores, essas alterações costumam afetar o aspecto superficial da zona mamária mais cedo e em maior extensão do que afetam seu aspecto profundo. **(C)** Quando o alargamento lobular é acentuado, todo o aspecto superficial da zona mamária pode aparecer isoecoico com a metade profunda ainda sendo hiperecoica. **(D)** Quando a proeminência lobular está mais pronunciada, ambos os aspectos superficial e profundo da zona mamária podem parecer quase homogeneamente isoecoicos.

internos no segundo ou terceiro espaço intercostal. A utilização de ultrassonografia com Doppler colorido para identificar os vasos mamários internos pode ser útil para localizar achados anormais nos linfonodos mamários internos. Os linfonodos mamários internos normais podem ser identificados sob circunstâncias ideais, mas não em todas as pacientes.

Uma porcentagem significativa de pacientes pode apresentar linfonodos que se localizam dentro da mama e são chamados de **linfonodos intramamários**. Eles podem se situar em qualquer lugar no interior da mama, mas são mais comuns no segmento axilar logo abaixo da axila. Linfonodos intramamários normalmente se encontram a um centímetro da artéria mamária posterior, um ramo da artéria axilar que se estende da axila em direção ao mamilo. Eles também podem ser encontrados ocasionalmente na borda medial da mama superficialmente aos linfonodos mamários internos. Esses linfonodos mediais são observados muito menos frequentemente na mamografia do que na ultrassonografia porque a compressão da mamografia raramente pode afastá-los o suficiente da parede torácica para que fiquem visíveis. Os linfonodos intramamários mediais também podem ser difíceis de demonstrar na ultrassonografia sem o uso de um coxim acústico, devido à sua localização superficial, logo abaixo da pele.

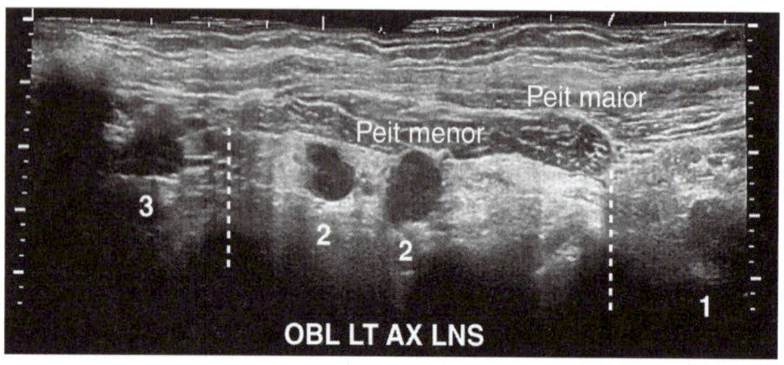

FIG. 21.10 Músculo peitoral menor e níveis de linfonodos auxiliares. Ultrassonografia com campo visual (FOV; do inglês, *field of view*) estendido, mostrando metástases para os três níveis de linfonodos axilares à esquerda. O nível dos linfonodos axilares é determinado pelo músculo peitoral menor. Os linfonodos localizados inferior e lateralmente à borda inferolateral do músculo peitoral menor são linfonodos nível 1; os que se situam profundamente ao músculo peitoral menor são linfonodos nível 2, e aqueles que se localizam acima e medialmente à borda superomedial dos músculos peitorais menores são linfonodos nível 3 (infraclaviculares).

As metástases do câncer de mama podem envolver os **linfonodos supraclaviculares**, mas estes são positivos apenas quando metástases de linfonodos são extensas. Metástases frequentemente envolvem linfonodos axilares dos níveis 1, 2 e 3 ou da cadeia mamária interna e linfonodos jugulares internos antes de atingir os linfonodos supraclaviculares.

O primeiro linfonodo para o qual a drenagem linfática flui e o primeiro comprometido por metástases é chamado de **linfonodo sentinela**. A localização do linfonodo sentinela varia segundo a localização do tumor primário dentro da mama. Em geral, o linfonodo sentinela é um linfonodo axilar do nível 1, mas, em alguns casos, pode ser um linfonodo intramamário ou até mesmo um do nível 2. Ocasionalmente, o linfonodo sentinela pode ser um linfonodo mamário interno.

EQUIPAMENTO ULTRASSONOGRÁFICO

A ultrassonografia da mama requer transdutores de alta frequência que são otimizados para imagens de campo próximo. Transdutores para ultrassonografia da mama devem ser de alta resolução, em tempo real, de arranjo linear, de largura de banda larga operando em uma frequência central de pelo menos 12 MHz e, de preferência, mais alta. Outros transdutores podem ser utilizados em circunstâncias especiais. Zonas focais devem ser eletronicamente reguláveis. Em geral, deve ser utilizada a frequência mais alta capaz de penetração adequada para a profundidade de interesse.[1] Ao avaliar lesões mais superficiais, como as que estão na pele ou aquelas que são palpáveis e "do tamanho de ervilha" ou menores, deve-se utilizar um afastamento acústico (Fig. 21.11). Isso pode ser um coxim acústico com essa função, como uma camada espessa de gel acústico que permita melhor caracterização dessas áreas superficiais. Em algumas pacientes, examinar simplesmente com uma compressão mais leve pode evitar a necessidade do coxim.

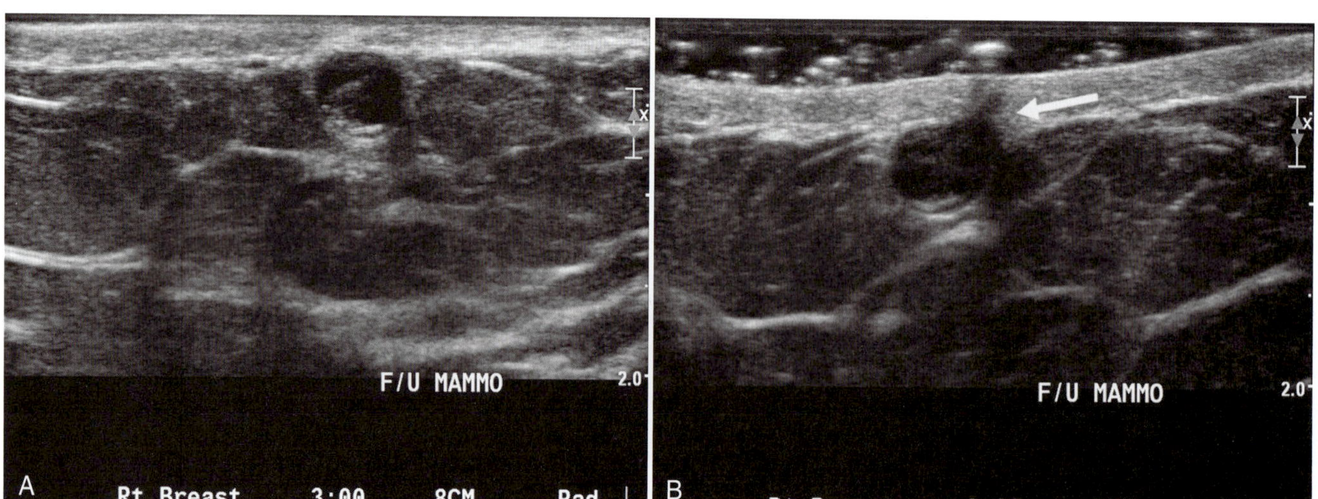

FIG. 21.11 Valor do coxim acústico. (A) Avaliação pela ultrassonografia de um **cisto de inclusão epidérmica** na pele sem coxim acústico não delineia o colo da glândula obstruída. **(B)** Uma camada espessa de gel foi utilizado e mostra claramente o colo da glândula obstruída se estendendo para a superfície da pele (*seta*).

TÉCNICA ULTRASSONOGRÁFICA

Para uma varredura ótima da mama, a paciente deve estar posicionada em decúbito dorsal, com o braço no lado de interesse relaxado ao lado da cabeça. As imagens devem ser adquiridas utilizando o transdutor de frequência mais alta que permita a penetração da área alvo. As imagens iniciais devem incluir o músculo peitoral, para garantir que toda profundidade da mama tenha sido examinada. O ganho deve ser ajustado, de modo que a gordura seja cinza de nível médio.

Posição da Paciente

A avaliação ultrassonográfica da mama depende muito de manobras **dinâmicas** e **posicionais** especiais realizadas durante o exame. Manobras dinâmicas incluem **compressão variável** para avaliar a compressibilidade e a mobilidade. Lesões que são compressíveis são benignas com alto grau de certeza e podem representar tanto lóbulo de gordura normal como um lipoma benigno. Trombose venosa superficial (**doença de Mondor**) apresenta ausência de fluxo na ultrassonografia com Doppler e pode ser incompressível.[16] A técnica de **ballottement** (alternância de compressão e liberação de compressão) pode ser útil para demonstrar a mobilidade dos ecos em ductos ectasiados ou cistos complexos. A compressão variável pode também minimizar os artefatos de sombra decorrentes da insonação em ângulo crítico nos planos de tecidos acentuadamente oblíquos. A **manobra *heel-toe* (basculamento) do transdutor** consegue minimizar o sombreamento do ângulo crítico a partir dos ligamentos de Cooper e mais bem demonstra a cápsula fina e ecogênica nas extremidades dos nódulos sólidos, um importante sinal de uma margem de lesão não invasiva. O basculamento do transdutor também consegue melhorar o ângulo de incidência com as paredes dos ductos, permitindo melhor demonstração da anatomia e da patologia ductais, especialmente nas porções subareolares dos ductos. A **avaliação pela ultrassonografia com Doppler** da mama depende muito do uso da menor pressão de compressão possível (Vídeos 21.1 e 21.2). O fluxo sanguíneo em uma lesão de mama pode ser facilmente diminuído ou mesmo completamente removido se a compressão for muito vigorosa.

Alterações posicionais são importantes na avaliação de cistos complexos. **Níveis de líquido-debris**, **leite de cálcio** e **níveis gordura-líquido** podem ser alterados ultrassonograficamente entre as posições supina, ereta ou em decúbito lateral. Algumas anormalidades palpáveis são clinicamente evidentes apenas na posição ortostática e, portanto, exigem que o exame seja realizado nessa posição. Até o exame de rotina completo da mama pode requerer alteração da posição da paciente durante o exame. Posições oblíquas posteriores contralaterais são melhores para avaliação da metade lateral da mama, enquanto o decúbito dorsal é melhor para a metade medial.

Registro

A localização de um plano de varredura na mama ou a localização de uma lesão na mama deve ser registrada em concordância com as regras do Breast Imaging Reporting and Data System (BI-RADS) em ultrassonografia do American College of Radiology (ACR).[17,18] É necessário registrar os lados (esquerdo e direito), a localização em horas, a distância do mamilo em centímetros e a orientação do transdutor. A distância do mamilo deve ser mensurada a partir do mamilo, pois a largura areolar é variável entre as pacientes. A marcação em centímetros à tinta no transdutor pode facilitar o registro da distância da papila em centímetros, mas a distância é geralmente estimada a partir dos comprimentos conhecidos dos transdutores lineares de alta frequência, de 38 mm ou 50 mm. A orientação do transdutor pode ser longitudinal, transversal, **radial** ou **antirradial**, que é ortogonal ao plano radial. A vantagem da imagem radial é que os ductos centrais são orientados no sentido radial em relação à papila. A varredura no plano paralelo ao eixo longo do ducto apresenta as maiores possibilidades de demonstrar componentes de um **CDIS** crescendo no sistema ductal da mama. A identificação dos componentes intraductais do tumor pode reduzir as chances de caracterizar de forma errada um nódulo sólido maligno como sendo benigno ou "provavelmente benigno" e facilita a demonstração da verdadeira extensão dos componentes de CDIS de lesões invasivas mistas e lesões malignas intraductais.

Assim, uma lesão na posição de 12 horas da mama direita localizada a 2 cm do mamilo quando examinada radialmente poderia ser anotada como "mama direita 12:00 2 cm Rad". Esse método de anotação permite a reprodutibilidade dentro e através dos serviços. Um ícone da mama direita ou esquerda com um marcador linear que demonstre a posição e orientação do transdutor é uma alternativa aceitável para o registro da localização examinada, e a maioria dos fabricantes de equipamentos de ultrassonografia fornece ícones de mama para isso.

Quanto maior a distância entre o mamilo e a lesão, menor a probabilidade de que o trajeto do ducto siga um plano verdadeiramente radial em relação ao mamilo devido à tortuosidade do ducto ou porque o ducto em questão é um ramo do ducto que não está orientado exatamente no sentido radial. Neste cenário, o ultrassonografista deve pensar em planos radial *interno* versus plano radial *externo* verdadeiro em relação ao mamilo. O plano radial interno é paralelo ao eixo longo dos ductos na região em questão. Se o plano do ducto de interesse não se enquadrar em uma categoria padrão longitudinal, transversal, radial ou antirradial, pode-se optar por registrar isso como uma visualização oblíqua.

Em adição aos léxicos do BI-RADS ACR,[17,18] alguns preferem registrar a profundidade de uma lesão em complemento aos parâmetros previamente discutidos. Uma opção é usar três zonas: **A** para o terço superficial, **B** para o terço médio e **C** para o terço profundo da mama.

Documentação das Lesões

Todas as lesões devem ser examinadas completamente em dois planos ortogonais para avaliar a superfície e as características internas, assim como sua forma. Esses planos ortogonais poderiam ser longitudinais e transversais, mas muitos profissionais preferem os planos radial e antirradial. Cada plano de imagem deve ser registrado com e sem cursores. É crucial documentar as dimensões máximas das lesões em ambos os planos, pois isso é um importante indicador prognóstico. Se o diâmetro máximo não ficar em um dos planos padronizados (longitudinal, transversal, radial ou antirradial), deve-se obter uma imagem oblíqua adicional paralela ao eixo longo da lesão, com e sem cursores. A documentação sem cursores é especialmente importante para as lesões pequenas, em que o cursor pode interferir na avaliação das características de superfície. É também recomendado documentar a vascularidade da lesão utilizando imagens com Doppler colorido ou *power* Doppler.

Ao realizar uma ultrassonografia completa da mama e quando não for identificado achado anormal, cinco imagens de cada

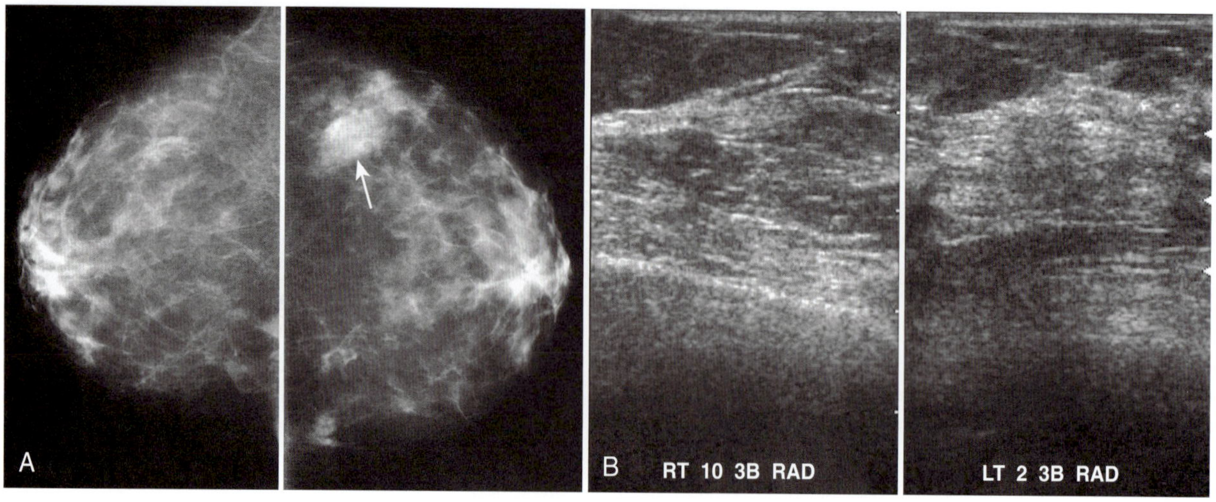

FIG. 21.12 Valor da tela dividia na imagem ultrassonográfica em espelho. (A) Mamografia de ambas as mamas mostra uma densidade focal assimétrica na mama esquerda, quadrante superior externo na visualização craniocaudal (CC) (*seta*). **(B)** Tela dividida com imagens em espelho mostra tecido fibroso focal no quadrante superior externo da mama esquerda significativamente assimétrico em relação ao tecido na localização da imagem em espelho no quadrante superior externo da mama direita. Esta coleção de **tecido fibroso assimétrico** é a causa da assimetria mamográfica.

mama devem ser adquiridas.[18] Estas incluem uma imagem no plano de cada quadrante da mama, tipicamente na mesma distância do mamilo, e uma imagem da mama retroareolar. A axila pode ser examinada, mas isso não é exigido.

Ao realizar uma ultrassonografia diagnóstica direcionada, é necessário documentar que a área em questão foi examinada. Se a área for palpável, é necessário ter certeza de ter avaliado primeiro o achado palpável e colocar o transdutor imediatamente sobre esta localização. Se um achado for observado, então, deve-se documentar como descrito anteriormente. Se não for observado achado anormal - por exemplo, no caso de uma assimetria mamográfica correspondendo ao tecido normal da mama -, a documentação da área mostrando o tecido normal da mama ainda é necessária.

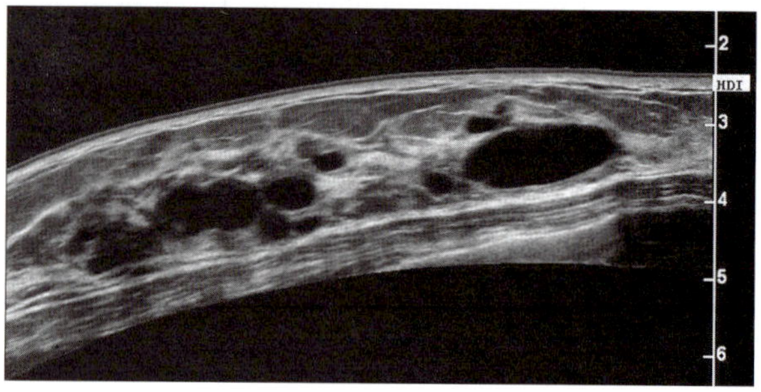

FIG. 21.13 Imagem com visualização de campo de visão estendido (FOV) mostra extensa **alteração fibrocística** com numerosos cistos de tamanhos variáveis na mama.

Exame de Tela Dividida

O recurso de exame em tela dividida é inestimável no exame da mama. As imagens em tela dividida são mais frequentemente utilizadas para comparar as localizações da imagem espelho nas mamas direita e esquerda, para documentar que o **tecido fibroglandular assimétrico** causa tanto uma assimetria mamográfica como um nódulo palpável (Fig. 21.12). O exame de tela dividida também é utilizado para documentar eventos dinâmicos, como a compressibilidade e a mobilidade, em uma única imagem congelada e em modo simultâneo, para mostrar a imagem em escala de cinza em um lado e imagem com Doppler colorido ou *power* Doppler em outro. Pode também ser utilizado para documentar um achado em ambas as visualizações ortogonais na mesma tela.

Lesões múltiplas ou lesões maiores do que a largura do transdutor exigem técnicas especiais para demonstração. Entre os diversos métodos para demonstrar campos de visão (FOV; do inglês, *fields of view*) maiores, pode-se usar imagens combinadas de tela dividida ou exame de FOV estendido. Imagens de FOV estendido podem ser úteis para demonstrar lesões muito grandes, lesões malignas multifocais e multicêntricas, níveis dos linfonodos, integridade do implante, ou, como na Figura 21.13, alterações fibrocísticas (AFC) extensas com numerosos cistos de tamanhos variáveis dentro da mama.

Técnicas Especiais para a Mama

Ultrassonografia com Doppler

Um dos principais objetivos da ultrassonografia com Doppler é ajudar a classificar os nódulos observados na ultrassonografia como benignos ou malignos. Uma vez que um tumor maligno da mama exceda 3 mm em tamanho, ele precisa estimular a neovascularização de modo a continuar seu crescimento. Para conseguir isso, tumores produzem uma variedade de fatores de angiogênese. Uma rede de neovasos periféricos se forma para nutrir a rápida proliferação da periferia do tumor. Estudos foram realizados para avaliação da presença ou ausência do fluxo, distribuição e padrão dos vasos, densidade dos vasos, velocidade de pico sistólico (VPS), índice de pulsatilidade e índice de resistência (IR), e foram encontrados resultados conflitantes, alguns demonstrando que essas mensurações poderiam prever malignidade, mas outros mostrando sobreposição substancial de achados.[19-23] Como resultado, o Doppler não pode ser utilizado de forma independente para classificar massas sólidas como benignas ou malignas, mas deve ser usado para complementar a avaliação de rotina da ultrassonografia.

Dito isso, a ultrassonografia com Doppler pode ser utilizada para diferenciar nódulos sólidos daqueles que são císticos. Alguns nódulos sólidos significativamente hipoecoicos podem apresentar

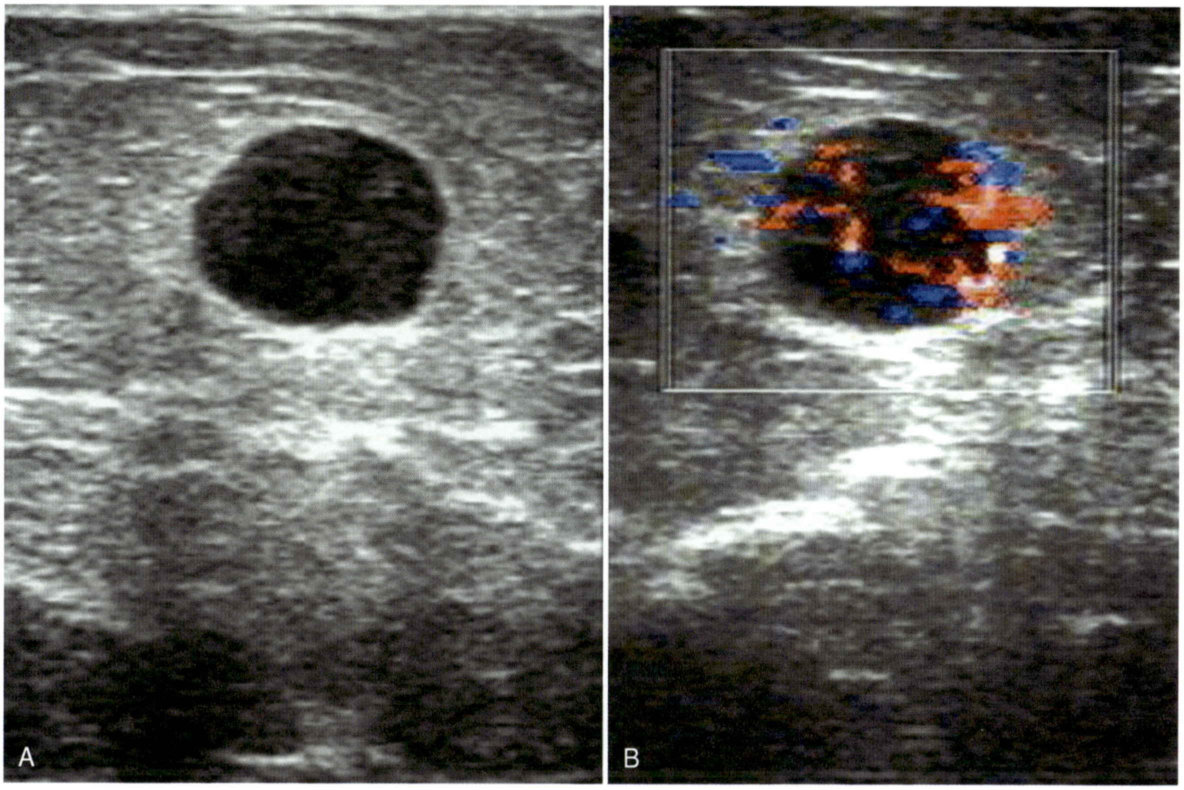

FIG. 21.14 Nódulo sólido pseudocístico *versus* cisto complicado. O ultrassom Doppler colorido pode ser útil na distinção entre os cistos complexos e os nódulos sólidos quando esta distinção não for segura apenas pelas imagens. **(A) Leiomiossarcoma metastático da mama** mostrando uma aparência de pseudocisto na ultrassonografia. **(B)** Doppler colorido exibindo fluxo interno abundante, indicando tratar-se de uma lesão sólida.

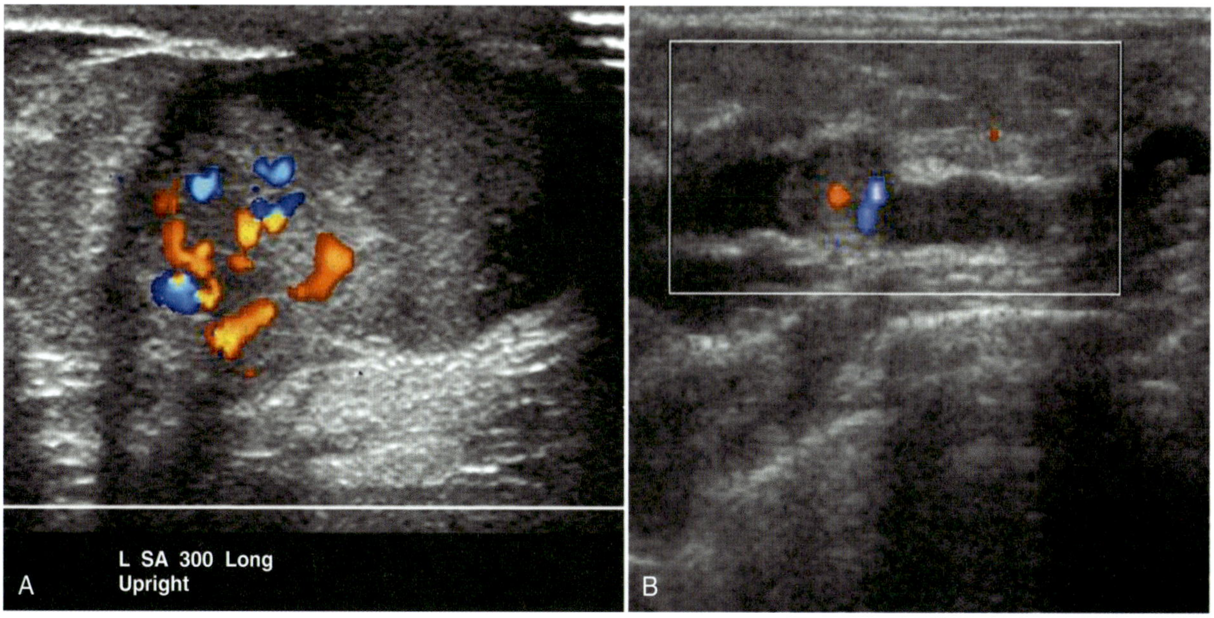

FIG. 21.15 Lesões papilíferas intracísticas e papilomas intraductais. (A) Lesão maligna alimentada por múltiplos vasos. **(B)** Papilomas intraductais benignos com um pequeno pedículo vascular demonstrável na ultrassonografia com Doppler colorido.

aparência pseudocística. A evidência de um vaso interno na ultrassonografia com Doppler indica que a lesão é sólida ou um cisto completamente preenchido por uma lesão papilar (Fig. 21.14). Da mesma forma, a ultrassonografia com Doppler pode ser útil na distinção entre uma camada lipídica ecogênica ou um resíduo tumefativo dentro de um cisto e uma verdadeira lesão papilar intracística. Lesões papilares intracísticas, sejam benignas ou malignas, estão dentre as lesões mais vasculares da mama e geralmente apresentam um pedículo vascular proeminente que é demonstrável com a ultrassonografia com Doppler colorido ou *power* Doppler (Fig. 21.15A). Papilomas intracísticos benignos tendem a apresentar um único grande vaso de alimentação dentro do pedículo vascular, enquanto as lesões papilares intracísticas malignas tendem a ser alimentadas por múltiplos vasos de alimentação.

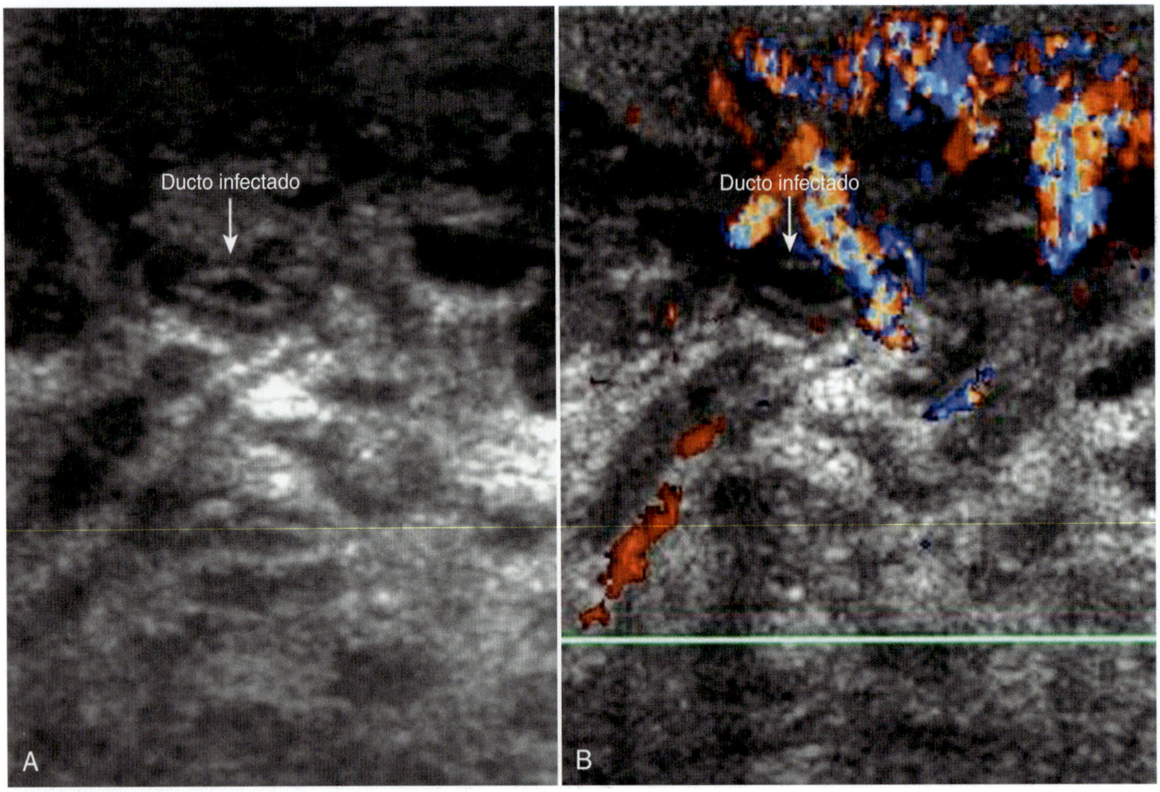

FIG. 21.16 Hiperemia da parede ductal em mastite periductal aguda. (A) Imagem em escala de cinza mostrando espessamento de parede isoecoico uniforme em um ducto inflamado ou infectado (*seta*). O ducto ectasiado não inflamado à direita apresenta parede normal, fina e ecogênica. **(B)** Ultrassom Doppler colorido mostrando forte hiperemia da parede e tecidos em torno do ducto inflamado. O vaso tem orientação paralela à parede.

Ductos ectasiados, como cistos, muitas vezes contêm secreções ecogênicas ou sangue que podem ser difíceis de distinguir de papilomas intraductais ou CDIS somente pela imagem em escala de cinza. A compressão e a descompressão do transdutor sobre os ductos ectasiados que contêm ecos difusos de baixo nível podem agitar os ecos dentro do ducto para a frente e para trás. Isso pode ser observado em imagens na escala de cinza em tempo real ou em clipes cinemáticos e também pode ser documentado na ultrassonografia com Doppler colorido. As secreções tendem a se mover posteriormente durante a compressão e anteriormente durante a liberação da compressão, criando sinais coloridos da cor oposta. A demonstração de tal "movimentação de cores" (*color swoosh*) registra que os ecos internos são causados por secreções ecogênicas espessas ou por sangue em vez de tumor. É importante que o sinal colorido preencha o ducto, pois o sangue ecogênico de uma lesão papilar intraductal pode levar a uma movimentação de cores (*color swoosh*), mas a lesão papilar subjacente poderá causar um defeito no sinal colorido. Como ocorre com as lesões papilares intracísticas, as lesões papilares intraductais são muitas vezes vasculares o suficiente para apresentar um pedículo vascular demonstrável na ultrassonografia com Doppler colorido (Fig. 21.15B). Isso auxilia a identificar lesões papilares intraductais e na sua distinção de lipídeos ecogênicos ou de camadas de debris dentro do ducto.

O Doppler também pode ser útil para avaliar dor aguda da mama auxiliando a revelar uma etiologia inflamatória aguda. **Cistos inflamados** agudamente e **mastite periductal** aguda são as causas mais comuns para esta dor. A parede normalmente fina e ecogênica dos cistos ou dos ductos inflamados se torna espessada, isoecoica e hiperemiada, o que pode ser facilmente demonstrado pela ultrassonografia com Doppler colorido ou *power* Doppler (Fig. 21.16). Em comparação, as paredes dos cistos e dos ductos não inflamados não apresentam um fluxo demonstrável na ultrassonografia com Doppler colorido. É interessante que a direção que os vasos assumem dentro das paredes dos cistos ou ductos inflamados é diferente da orientação dos vasos que nutrem as lesões papilíferas intracísticas ou intraductais. Os vasos nas paredes dos ductos inflamados ou dentro dos tecidos periductais seguem em *paralelo* à parede ductal porque estão nutrindo e drenando a parede do ducto e os tecidos periductais. Os vasos que nutrem as lesões papilíferas intraductais são orientados *perpendicularmente* ao eixo da parede ductal porque apenas atravessam a parede para nutrir uma lesão dentro do ducto. Os achados à ultrassonografia Doppler e à ultrassonografia convencional na inflamação ou infecção aguda de cápsulas peri-implante são semelhantes aos achados nos cistos ou ductos com inflamação aguda.

A ultrassonografia com Doppler pode ser útil na avaliação de **linfonodos** que não estão normais, mas que apresentam achados inespecíficos nas imagens que nos impede de determinar se o linfonodo se encontra meramente reativo a uma inflamação ou metastático. O comportamento histológico e biológico das metástases de linfonodos é, em geral, idêntico ao do tumor primário. Um tumor primário vascularizado tende a apresentar metástases linfonodais vascularizadas. Se as formas de onda espectrais obtidas no centro do tumor primário forem de alta impedância e apresentarem picos sistólicos elevados e pontiagudos, as morfologias de onda obtidas nas metástases linfonodais deste tumor primário vão apresentar aspecto semelhante. Ao contrário, os linfonodos inflamatórios ou reativos apresentam morfologias de onda com baixa impedância e picos sistólicos baixos e arredondados. O padrão dos vasos sanguíneos

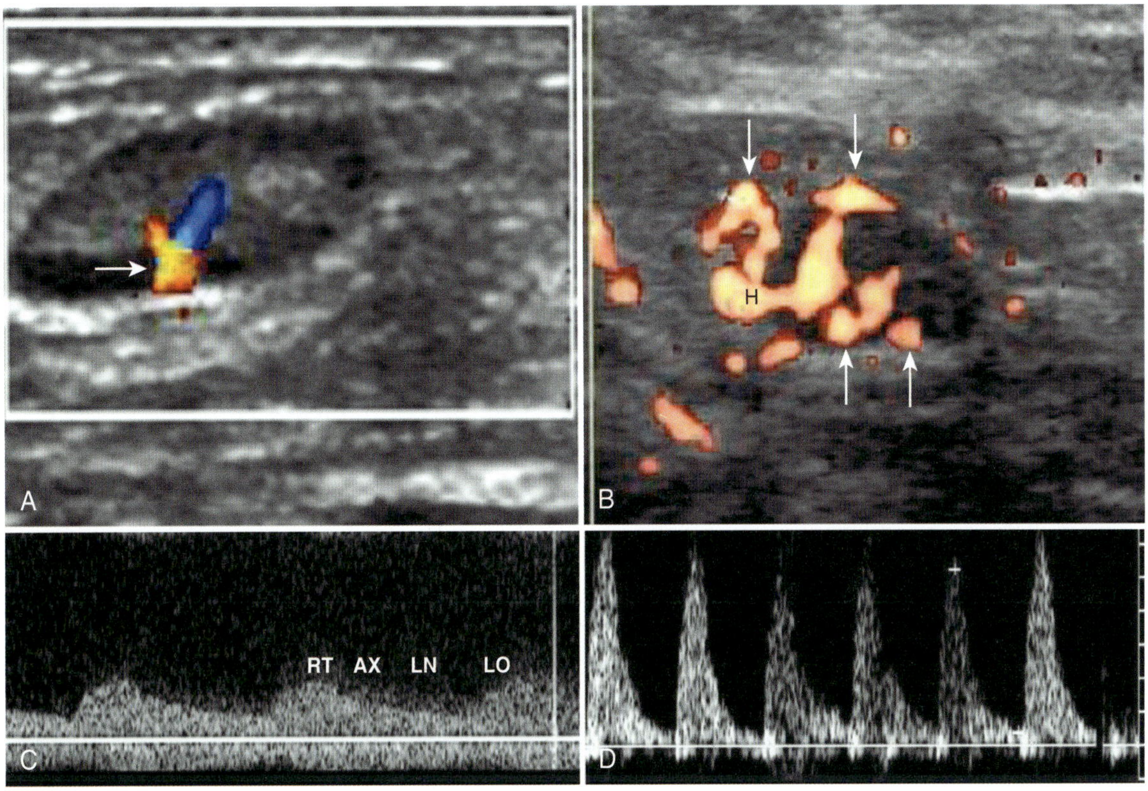

FIG. 21.17 O padrão de fluxo no Doppler colorido e os padrões espectrais podem ajudar a distinguir entre as etiologias metastáticas e inflamatórias de uma linfoadenopatia leve. (A) O linfonodo reativo benigno é, em geral, vascularizado por uma única artéria hilar (*seta*). **(B)** Linfonodos metastáticos frequentemente desenvolvem vasos nutridores transcapsulares (*setas*), além de terem a artéria hilar normal (*H*). **(C)** As ondas espectrais do Doppler pulsado, obtidas nos linfonodos reativos benignos, costumam apresentar baixo índice de resistência (IR) e baixas velocidades de pico sistólico (VPS), com picos sistólicos arredondados. **(D)** Ondas obtidas dos linfonodos metastáticos costumam apresentar IR elevados, altas VPS e picos sistólicos agudos.

dentro dos linfonodos também pode ser útil. Linfonodos inflamatórios ou reativos costumam ser nutridos por uma única artéria hilar que se ramifica em diversas extensões dentro do mediastino do linfonodo (Fig. 21.17A). Os linfomas bem diferenciados e de baixo grau costumam apresentar um padrão semelhante. As metástases para linfonodos podem estimular o desenvolvimento de neovascularização tumoral transcapsular (Fig. 21.17B).

A ultrassonografia com Doppler também pode ser útil para o diagnóstico de alterações vasculares como **malformações arteriovenosas, fístulas arteriovenosas, malformações venosas** e **trombose venosa superficial (doença de Mondor)**. Seguindo a mesma linha, o Doppler pode auxiliar na identificação de vasos sanguíneos que devem ser evitados durante procedimentos intervencionistas.

Ao avaliar o fluxo sanguíneo na mama, é crucial a aplicação de uma compressão extremamente leve. Os vasos tumorais não apresentam camada muscular ou elástica para mantê-los abertos e são muito compressíveis O transdutor é pesado, a parede torácica é firme, e até mesmo o peso do braço do examinador sobre o transdutor pode comprimir uma lesão entre o transdutor e a parede torácica o bastante para reduzir ou até eliminar completamente o fluxo para algumas lesões (Fig. 21.18; Vídeos 21.1 e 21.2). Como resultado, a US com Doppler deve ser realizada com uma pressão tão leve que o transdutor apenas estabeleça ligeiro em contato com a pele. Em alguns casos, é necessário usar um coxim de gel acústico de modo que o fluxo sanguíneo detectado pela US com Doppler não seja afetado.

Elastografia

A **elastografia** é uma técnica que usa a rigidez da lesão para informar a probabilidade de malignidade. Este fenômeno é capturado quantitativamente pelo módulo de Young, que mede a rigidez, no qual E (elasticidade) = estresse/tensão. Estresse é a força aplicada à massa durante a avaliação da imagem, e tensão é a quantidade de deslocamento do tecido que ocorre em resposta a esta força. Uma massa menos compressível apresenta um módulo de Young mais elevado e probabilidade maior de malignidade. Existem dois métodos para a realização da elastografia: tensão e onda de cisalhamento (*shear wave*). A **elastografia de tensão** requer que o operador forneça repetição da compressão gentil para o tecido mamário, seja através do movimento repetitivo ou utilizando a respiração ou batimento cardíaco da própria paciente. A tensão do tecido é mensurada através do deslocamento longitudinal do tecido antes e depois da compressão. Como a força empregada é variável, o módulo de Young não pode ser calculado. O resultado é predominantemente uma informação qualitativa. A tensão da massa e do tecido normal circundante pode ser comparado para criar uma relação de tensão (Fig. 21.19). A **elastografia *shear wave*** emprega uma força aplicada automaticamente pelo transdutor para a massa-alvo, tornando-se menos dependente do radiologista. Ondas de cisalhamento horizontais são, então, produzidas em velocidades variáveis com base na dureza da massa, e a elasticidade da massa pode ser calculada.[24,25]

A mensuração da rigidez, tanto da elastografia de tensão como da onda de cisalhamento, é normalmente codificada por cores

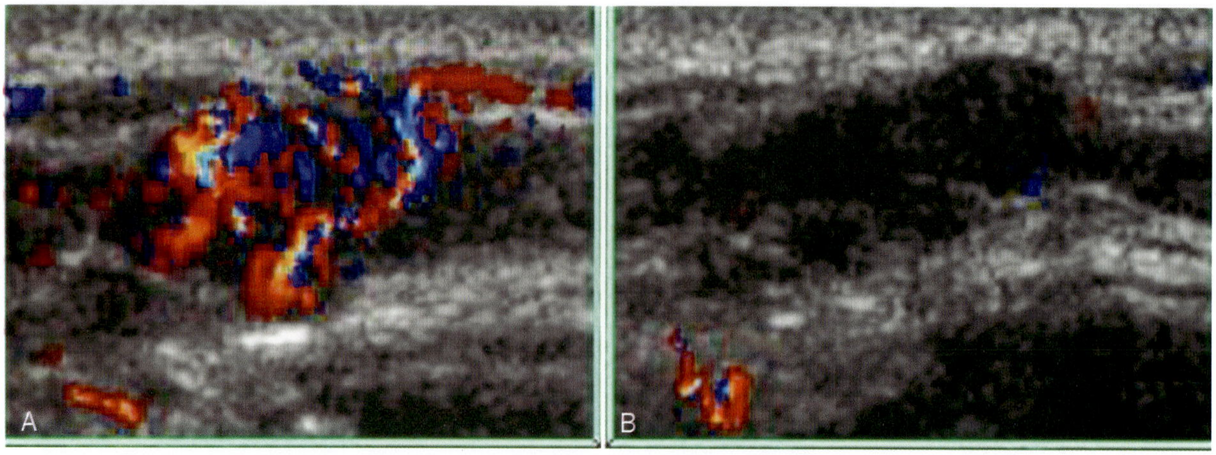

FIG. 21.18 Importância de uma pressão leve para a US com Doppler colorido. (A) Lesão do carcinoma ductal *in situ* micropapilar parece excessivamente hipervascular quando é aplicada pressão leve. **(B)** Lesão parece ser avascular quando apenas o peso do braço do radiologista é aplicado ao transdutor durante o procedimento.

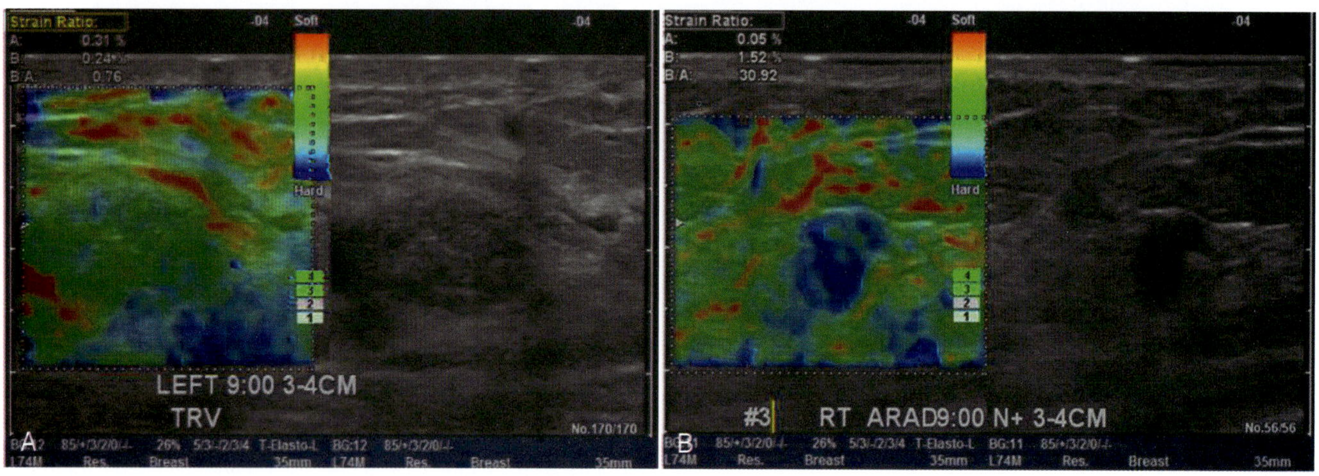

FIG. 21.19 Elastografia revela massas benignas e malignas. (A) Uma massa macrolobulada com aparência benigna apresenta um valor de deformação, que é semelhante ao valor de deformação do tecido circundante. A razão é, portanto, próxima a 1. **(B)** Uma massa irregular, espiculada, não paralela apresenta valor de deformação menor do que o tecido circundante, consistente com malignidade. (Cortesia de Sughra Raza, MD).

para rápida interpretação. Embora o vermelho geralmente indique aumento da rigidez e aumento da probabilidade de malignidade e o azul indique menos rigidez e diminuição da probabilidade de malignidade, essas convenções por cores não foram padronizadas. As características da elastografia incluindo formato, tamanho, heterogeneidade e rigidez complementam as características obtidas durante o exame de rotina de ultrassonografia diagnóstica. Valores quantitativos também foram propostos para melhorar a padronização. Estudos mostraram que a elastografia pode ser útil para aumentar a especificidade do exame diagnóstico e para identificar malignidades mais avançadas.[26-29]

As limitações da elastografia são principalmente relacionadas com a falta de padronização da técnica e a implantação através dos fornecedores. Há variação dos esquemas de classificação,[30,31] quantificação do sinal[28] e codificação das cores da lesão.[24,27] Além disso, essas técnicas são baseadas na compressão, que pode variar com o usuário e que, por sua vez, pode afetar as mensurações da elasticidade.

Ultrassonografia Tridimensional

A ultrassonografia tridimensional (3D) captura a informação volumétrica das lesões mamárias para que possam ser visualizadas nos planos sagital, coronal e transversal. Isso está sendo estudado com os métodos de ultrassonografia manual e automatizado para determinar seu valor de adição acima da ultrassonografia convencional. Inicialmente, a ultrassonografia 3D não se mostrou superior à ultrassonografia convencional;[32,33] entretanto, estudos mais recentes sugerem que a ultrassonografia 3D possa ajudar na identificação de câncer.[34]

Ultrassonografia com Agente de Contraste

Novas redes vasculares são criadas à medida que os tumores malignos crescem. A ultrassonografia com Doppler é atualmente utilizada para capturar áreas de neovascularidade. Entretanto, o Doppler não se mostra suficientemente preciso em sua capacidade de diferenciar massas malignas de benignas. Como resultado, o uso da ultrassonografia

TABELA 21.1 Categorias do Breast Imaging Reporting and Data System (BI-RADS)[43]

Categoria BI-RADS	Descrição e Exemplos	Risco de Malignidade	Acompanhamento Recomendado
0	Exame incompleto; exame adicional é necessário para avaliar o achado ou a área de preocupação clínica		
1	Tecidos normais ultrassonograficamente que causam anormalidades mamográficas ou clínicas	0%	Rastreamento de rotina[a]
2	Entidades benignas: inclui linfonodos intramamários, ductos ectasiados, todos os cistos simples e alguns complicados (leite de cálcio) e nódulos sólidos definitivamente benignos, como lipomas e hamartomas	0%	Rastreamento de rotina[a]
3	Cistos complicados "provavelmente benignos", algumas pequenas massas intraductais possivelmente representando debris ou papiloma e um subconjunto de fibroadenomas	≤ 2%	Recomendação de acompanhamento de curto prazo com mamografia e ultrassonografia a cada 6 meses[a]
4a	Levemente suspeita	> 2-10%	Amostragem histológica tanto com biópsia percutânea como por excisão cirúrgica
4b	Moderadamente suspeita	> 10% - ≤ 50%	
4c	Altamente suspeita	> 50% - < 95%	
5	Muito altamente suspeita	≥ 95%	
6	Malignidade conhecida		

[a]Na descrição acima do BI-RADS, se a paciente apresentar uma anormalidade palpável ou outro achado clínico e seja classificado como BI-RADS 1 ou 2, a paciente deve também ter um acompanhamento clínico em 6 semanas a 3 meses para garantir que o achado clínico não tenha mudado. Se a caracterização do BI-RADS 3 esteja associada a uma lesão estável no primeiro acompanhamento, então, um acompanhamento adicional de 6 meses é recomendado. Após 1 ano de estabilidade, um acompanhamento de 1 ano adicional, e possivelmente de 2 anos, de acompanhamento de imagem pode ser realizado.

com agentes de contraste aumentou para melhor identificar massas associadas à neovascularidade que mais provavelmente representam malignidade.[35-40] Estudos adicionais avaliaram se a ultrassonografia com agentes de contraste pode identificar linfonodo sentinela durante a avaliação pré-operatória[41] e a resposta do tumor à quimioterapia.[42]

RELATÓRIOS

O **Breast Imaging Reporting and Data System (BI-RADS)** do ACR foi incialmente desenvolvido para a mamografia, mas apresenta categorias e descritores semelhantes para a ultrassonografia[18] para padronizar relatórios e dados. O BI-RADS desenvolveu um léxico padronizado para descrever os achados observados na ultrassonografia além de um sistema para classificar esses achados e sua probabilidade de malignidade.[17] As categorias de avaliação do BI-RADS para a classificação dos achados varia desce BI-RADS 0 até BI-RADS 6 (Tabela 21.1).

ACHADOS ULTRASSONOGRÁFICOS

Durante a avaliação da mama pela ultrassonografia, é importante utilizar os descritores do BI-RADS de achados ultrassonográficos, pois ele fornece um léxico padrão para comunicar os resultados. Nesta seção, analisaremos os achados de imagem comuns e como descrevê-los de acordo com a edição mais recente do Atlas do BI-RADS do ACR.[18]

Os achados ultrassonográficos que se correlacionam com anormalidades mamográficas ou áreas de preocupação clínica podem ser classificados em diversas categorias diferentes: (1) ADNI, (2) cistos, (3) massas sólidas e (4) lesões indeterminadas (císticas *versus* sólidas).

Tecidos Normais e Variações

Os tecidos mamários normais e as variações dos tecidos normais que incluem ectasia ductal, AFC e processos proliferativos benignos podem causar tanto anormalidades mamográficas como ultrassonográficas. Essas alterações são chamadas de ADNI (aberrações do desenvolvimento normal e involução). As ADNI podem se apresentar à ultrassonografia não somente como tecidos normais, mas também sob a forma de cistos e nódulos sólidos, correspondendo a alguns resultados falso-positivos na biópsia. A maioria dos tecidos normais na ultrassonografia pode ser caracterizada como BI-RADS 1. Dito isso, as ADNI podem causar um espectro de anormalidades que podem ser caracterizadas como BI-RADS 2, 3 ou 4.[44]

Cistos e Nódulos Císticos

Cistos Simples

Cistos simples são anecoicos, redondados ou ovais e circundados completamente por uma parede fina e ecogênica ou por uma cápsula, com reforço acústico posterior e finas sombras das bordas (Fig. 21.20, Vídeo 21.3). Eles se formam a partir da dilatação dos ácinos na UDLT. Quando múltiplos ácinos dilatam, eles podem formar um grupo de microcistos pequenos. Eles podem, então, coalescer para formar um cisto solitário. Os cistos que cumprem critérios rigorosos para serem simples são "definitivamente benignos" e não exigem acompanhamento adicional. A aspiração dos cistos simples é geralmente reservada para aliviar a dor e a sensibilidade em cistos simples muito tensos.

Demonstrar que um cisto simples benigno causa uma nodulação palpável ou um nódulo mamográfico é, de longe, o achado mais valioso que podemos mostrar por ultrassonografia, porque o valor preditivo negativo de um cisto simples é de 100%.[45]

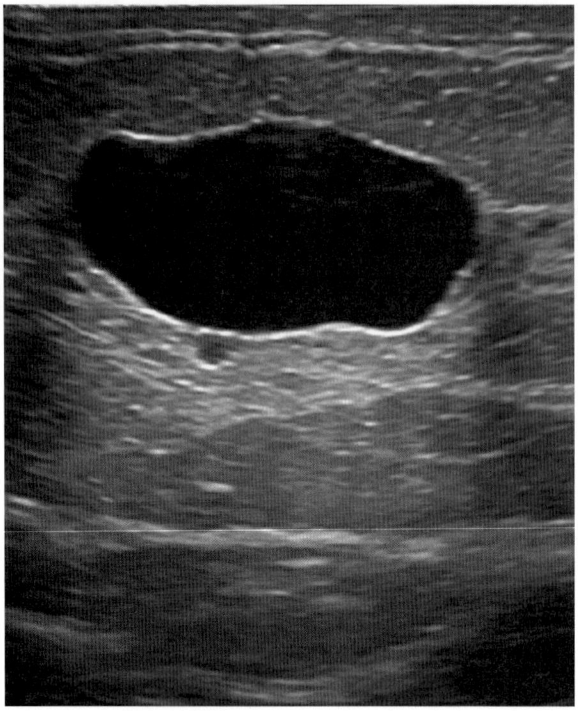

FIG. 21.20 Cistos simples. Os cistos simples são anecoicos e apresentam reforço acústico posterior, margens bem circunscritas, sombra discreta nas bordas laterais e paredes finas e ecogênicas. Eles são benignos (BI-RADS 2) e não precisam ser aspirados nem acompanhados. Ver também Vídeo 21.3.

Cistos Complicados

Cistos complicados são aqueles que contêm debris. Isso é manifestado como fluido ecogênico, níveis de fluido-debris ou níveis de gordura-líquido sem um componente vascular sólido. Detritos celulares, células epiteliais, sangue, material proteináceo e pus podem contribuir para a aparência de ecos de baixos níveis dentro de um cisto complicado. Os cistos complicados são geralmente benignos, como parte de um espectro amplo de **alteração fibrocística** benigna, mas apresentam um risco baixo de conter papilomas ou carcinomas[46] e, portanto, são classificados como BI-RADS 3, para o qual o acompanhamento é recomendado.

Existem alguns casos nos quais os cistos complicados podem ser caracterizados como BI-RADS 2. Este é o caso quando o cisto complicado pode ser seguramente caracterizado uma lesão benigna específica, como uma galactocele (que é um cisto que contém leite e, muitas vezes, demonstra um nível de gordura-fluido na ultrassonografia) ou um cisto de origem na pele, como um cisto de inclusão epidérmica.

Os cistos podem conter partículas suspensas no fluido, que são tão leves que podem ser mobilizados pela energia do feixe sonoro em modo-B ou pelo feixe de ultrassonografia com Doppler colorido ou *power* Doppler. Tais partículas são subcelulares em tamanho e são frequentemente observadas com AFC sem complicações. Em geral, configurações de alta potência de transmissão são necessárias para fazer tais partículas se movimentarem durante o exame em modo B em tempo real. Entretanto, a energia do feixe de ultrassonografia com Doppler colorido ou *power* Doppler é alta o suficiente para fazer essas partículas se movimentarem até mesmo com os ajustes-padrão de baixa potência, criando o que foi denominado "**estrias de cor**" (*color streaking*). Posteriormente, as partículas são forçadas pela energia do feixe de ultrassonografia com Doppler, criando estrias coloridas orientadas verticalmente dentro do cisto à medida que se movem (Fig. 21.21). As partículas que provocam as estrias coloridas correspondem a cristais de colesterol, que podem ser observados na avaliação citológica como cristais birrefringentes quando visualizados com luz polarizada.

Leite de cálcio é um achado mamográfico BI-RADS 2 diretamente aplicado à ultrassonografia. O leite de cálcio é uma coleção de pequenos cálculos dentro da luz de um cisto. Tais calcificações são extremamente comuns em AFC benignas e podem ser demonstradas definitivamente nos filmes mamográficos com feixe horizontal. A ultrassonografia pode provar a presença de leite de cálcio ao demonstrar a mobilização das calcificações dentro do cisto com a mudança de posição da paciente para decúbito lateral ou para a posição ereta (Fig. 21.22). Apesar de, em geral, a mamografia ser capaz de exibir calcificações menores e mais numerosas, a ultrassonografia apresenta uma vantagem sobre a mamografia para demonstrar o leite de cálcio. A mamografia requer a presença de dezenas de pequenas calcificações antes de ser possível demonstrar o aspecto clássico de "xícara de chá" nas imagens realizadas com feixe horizontal, enquanto a ultrassonografia pode definitivamente demonstrar a presença do leite de cálcio até mesmo quando só existe um único cálculo móvel dentro de um cisto (Fig. 21.23). Assim, embora menos sensível do que a mamografia para calcificações, a ultrassonografia pode ser mais específica que a mamografia para o leite de cálcio. Isso é particularmente verdadeiro nos casos em que a mamografia demonstra um conglomerado inespecífico de microcalcificações puntiformes que devem ser submetidas à biópsia, mas a ultrassonografia mostra um conglomerado de microcistos benignos, cada um contendo um ou mais cálculos pequenos (Fig. 21.24).

Níveis gordura-líquido dentro de cistos são achados mamográficos definitivamente benignos que foram diretamente aplicados à ultrassonografia. Os níveis gordura-líquido raramente são demonstrados na mamografia, em geral apenas dentro de **galactoceles** clássicas, mas são muito mais frequentemente demonstrados pela ultrassonografia. A camada de lipídeos aparece ecogênica em comparação ao líquido do cisto e flutua no líquido na porção não dependente do cisto. A camada lipídica se move dentro do cisto para uma nova posição na porção não dependente do cisto com a mudança de decúbito da paciente, de supina para decúbito lateral ou ereta (Fig. 21.25). Assim como a lama tumefeita, as camadas de lipídeos costumam se mobilizar muito lentamente dentro de um cisto quando se muda a posição da paciente, requerendo até 5 minutos para se documentar uma alteração do nível gordura-líquido. Durante a mudança de posição, a forma da interface entre as camadas lipídicas e líquidas se modifica e, em geral, se orienta no sentido oblíquo em relação à mesa e tem um formato sigmoide. A orientação oblíqua da interface associada à forma sigmoide é característica de um nível gordura-líquido no processo de se equilibrar em uma nova posição e pode ser um atalho para a espera de 5 minutos até que o nível gordura-líquido se modifique por completo. O artefato de **frêmito** detectado por *power* Doppler também pode ser utilizado para distinguir um nódulo mural de um nível gordura-líquido.[47] Como a camada de gordura não está presa à parede do cisto, o artefato de frêmito não passará através dela. Por outro lado, lesões papilares verdadeiras que estão presas à parede do cisto vibrarão e transmitirão o artefato de frêmito do *power* Doppler; para criar esse artefato, a paciente deve emitir um som com voz profunda e, então, um artefato alaranjado aparecerá no ultrassom *power* Doppler (Fig. 21.26).

Cistos lipídicos ou cistos oleosos são achados mamográficos definitivamente benignos. Infelizmente, os cistos oleosos aparecem, em geral, mais definitivamente benignos na mamografia do que na ultrassonografia. A maior parte dos cistos oleosos tem ausência de reforço acústico posterior e pode, na verdade, apresentar sombra acústica posterior devido às paredes calcificadas. A maioria apresenta algumas características suspeitas adicionais na ultrassonografia, tais como: (1) nódulos murais, (2) septos espessos, (3) paredes espessadas e (4) níveis líquidos com debris (Fig. 21.27). Isso não

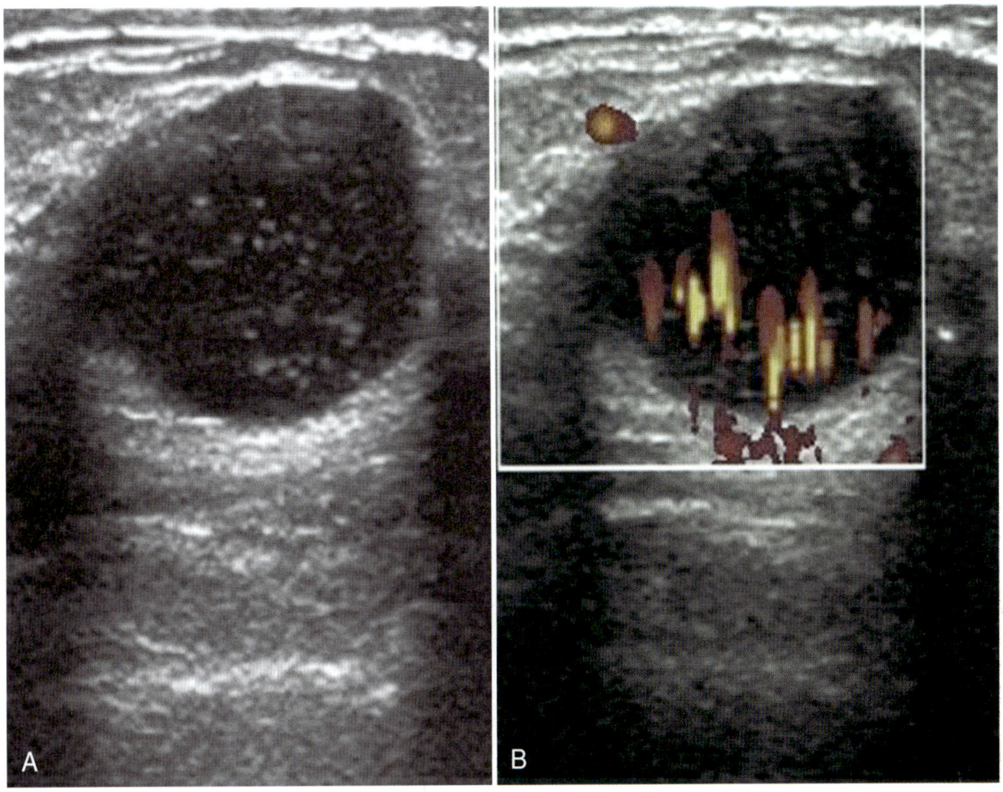

FIG. 21.21 Cisto com ecos brilhantes e artefato *color streaking*. **(A)** Este cisto complicado contém ecos puntiformes flutuantes que se movem posteriormente à medida que são examinados, criando uma aparência cintilante/brilhante na ultrassonografia em escala de cinza. **(B)** O *power* Doppler empurra os ecos posteriormente mais rápido e com mais energia do que o feixe de escala de cinza. Os ecos se movem suficientemente rápidos, de forma que a persistência das cores crie a aparência de "estrias coloridas" (*color streaking*), artefato que não deve ser confundido com fluxo sanguíneo.

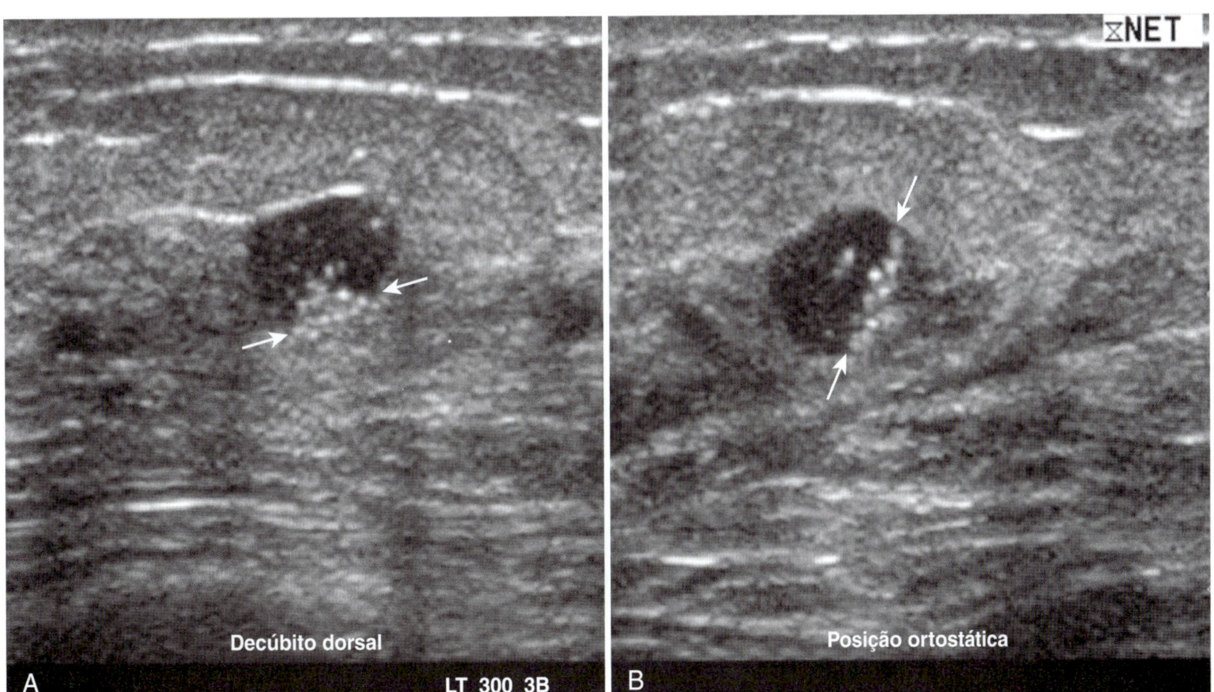

FIG. 21.22 Leite de cálcio. É, na verdade, uma camada de minúsculos cálculos (*entre setas*) livres na luz do cisto mamário que se move quando a paciente muda de posição. **(A)** Eles se localizam ao longo da parede posterior no decúbito dorsal. **(B)** Os cálculos mudam para a posição inferior do cisto quando a paciente está em posição ortostática e a varredura é feita no plano longitudinal.

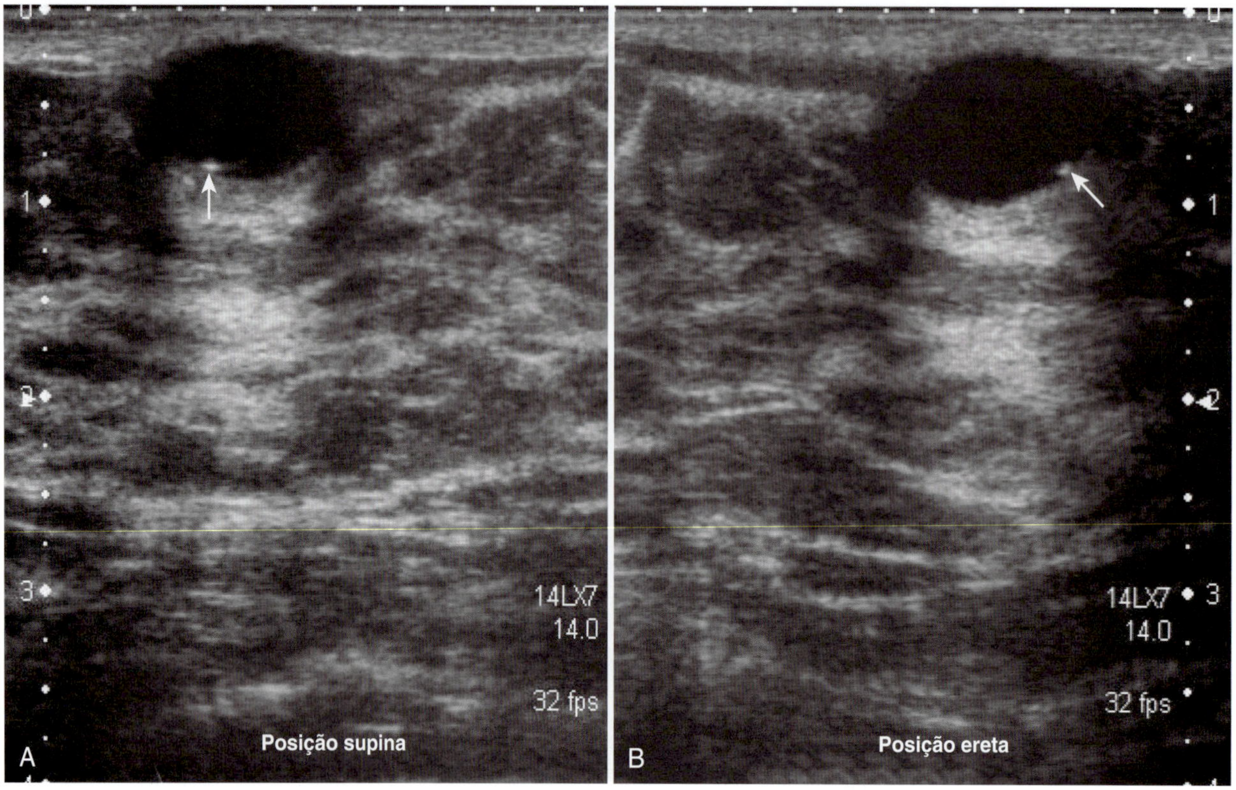

FIG. 21.23 Leite de cálcio se apresentando como cálculo único dentro do cisto. (A) Ultrassom mostrando uma única pedra (*seta*) situada na parede posterior do cisto, na posição supina. **(B)** A pedra cai para a parede inferior do cisto (*seta*) quando a paciente está ereta e o cisto é examinado no plano longitudinal.

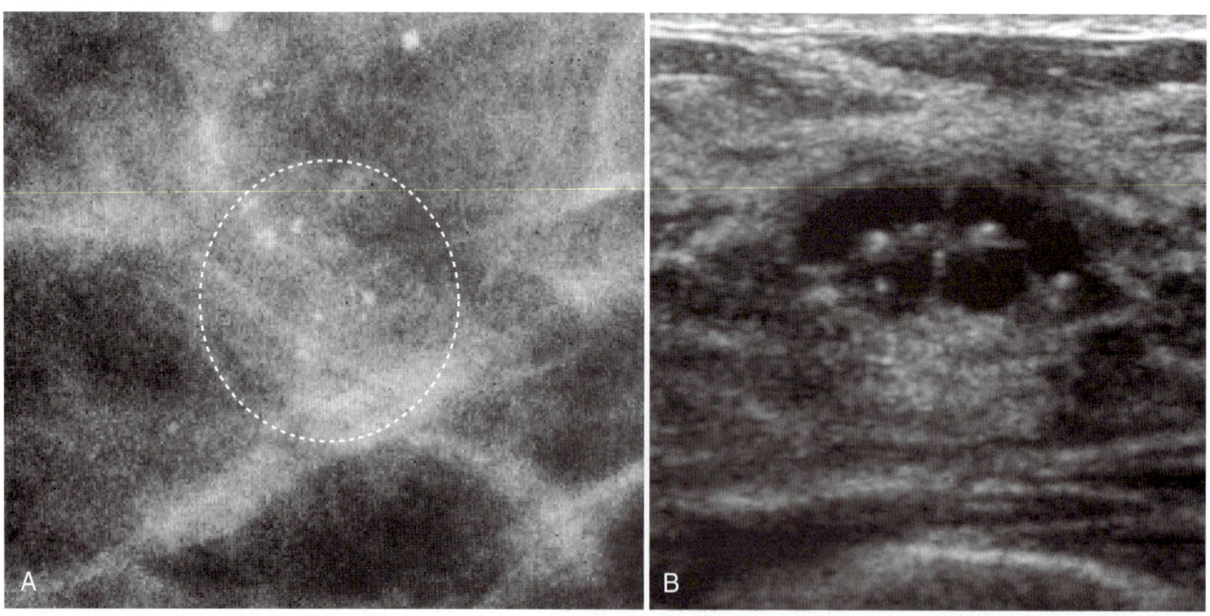

FIG. 21.24 Leite de cálcio dentro de conglomerado de microcistos. (A) Mamografia mostrando um aglomerado inespecífico de calcificações puntiformes e granulares, indicado pelo *círculo tracejado*. **(B)** Ultrassonografia mostrando aglomerado de microcistos (avasculares no Doppler colorido), muitos dos quais contendo cálculo dependente único, que é definitivamente benigno.

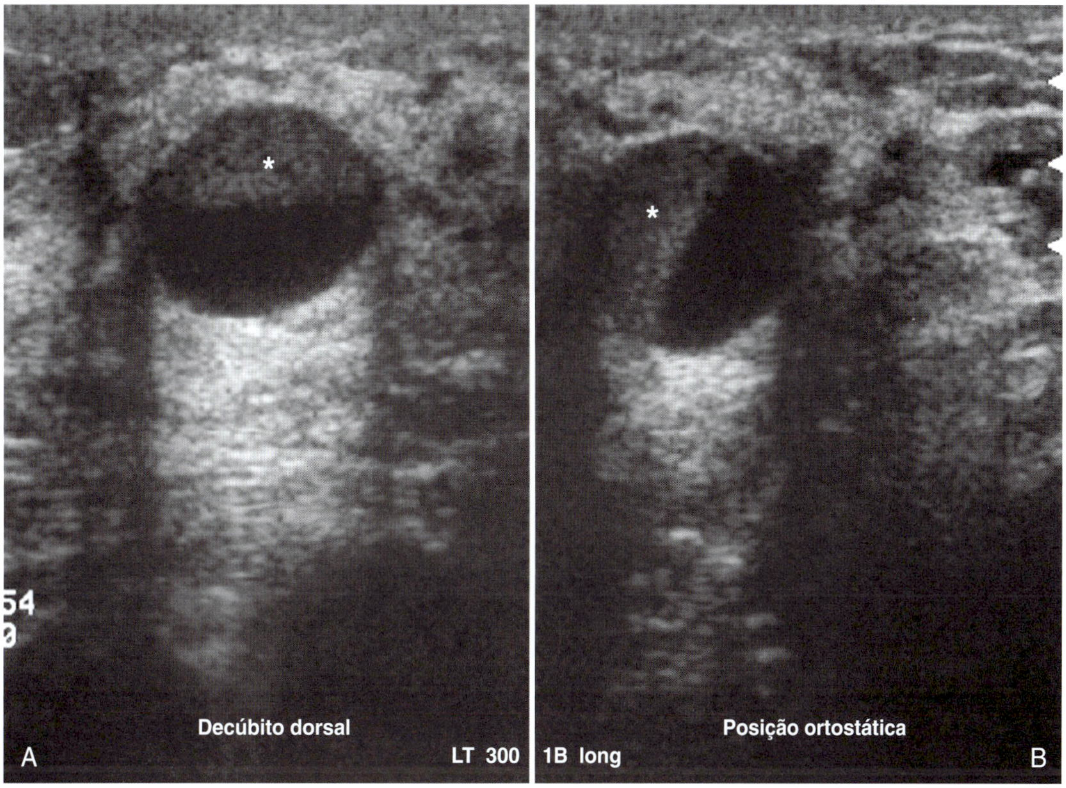

FIG. 21.25 Nível gordura-líquido. A camada lipídica é ecogênica em comparação com o líquido cístico e se move dentro do cisto quando a paciente muda de posição. **(A)** A camada lipídica ecogênica (*) flutua para a parede anterior do cisto e a interface é orientada horizontalmente quando o exame é realizado com a paciente em decúbito dorsal. **(B)** A camada lipídica ecogênica flutuante se moveu para a nova parede superior, e a interface ficou orientada verticalmente quando a paciente ficou em posição ortostática e o cisto foi examinado longitudinalmente.

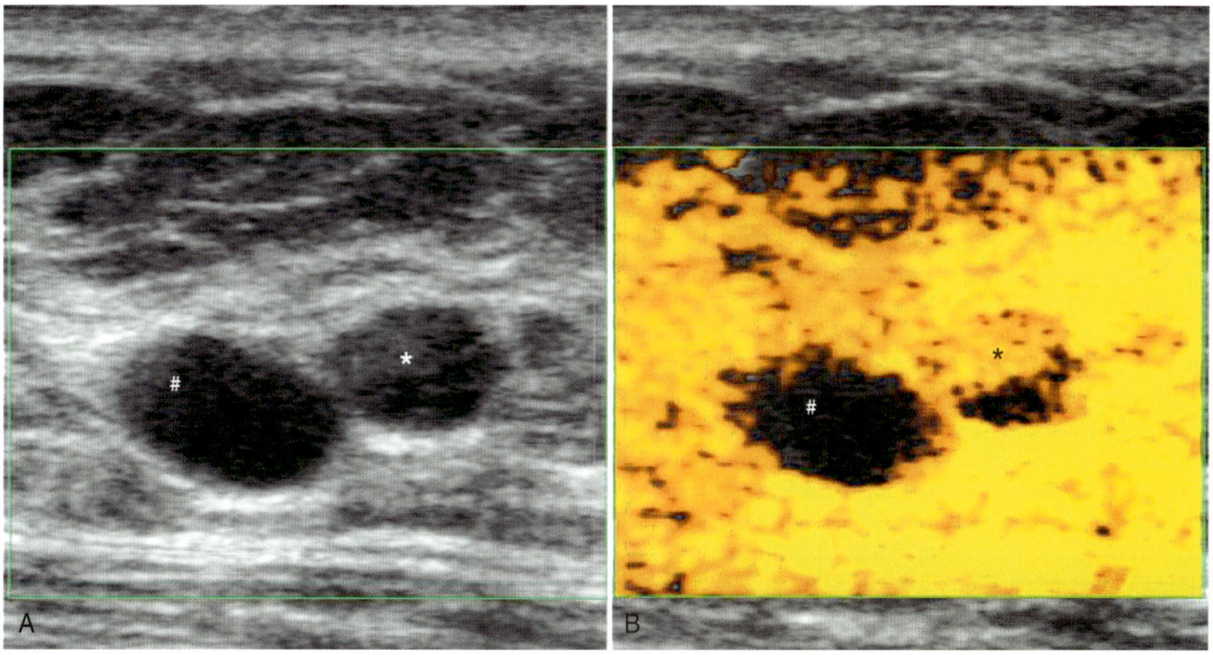

FIG. 21.26 Cistos com espessamento parietal excêntrico de dois tipos diferentes. (A) Ultrassonografia mostra dois cistos que apresentam espessamento ecogênico em crescente ao longo da parede anterior, lembrando uma casca de noz. O material ecogênico no cisto esquerdo (#) é o resíduo lipídico flutuante, enquanto o material ecogênico ao longo da parede anterior do cisto direito (*) é a **metaplasia apócrina papilífera** (MAP). Infelizmente, a distinção não pode ser feita a partir de uma única imagem obtida na posição supina. A alteração da posição pode ajudar, mas geralmente leva 5 minutos; com frêmito vocal de *power* Doppler, a distinção pode ser feita virtualmente instantaneamente. O zumbido da paciente em uma voz grave cria um artefato laranja no *power* Doppler nos tecidos da mama normal e dentro de qualquer nódulo ou septações espessadas que estão ligadas à parede do cisto, mas não dentro dos debris não ligados. **(B)** A imagem com *power* Doppler mostra que o artefato de frêmito vocal não preenche os ecos causados pelo nível de debris não ligados no cisto esquerdo (#), mas preenche a MAP ecogênica (*) ligada dentro do cisto direito.

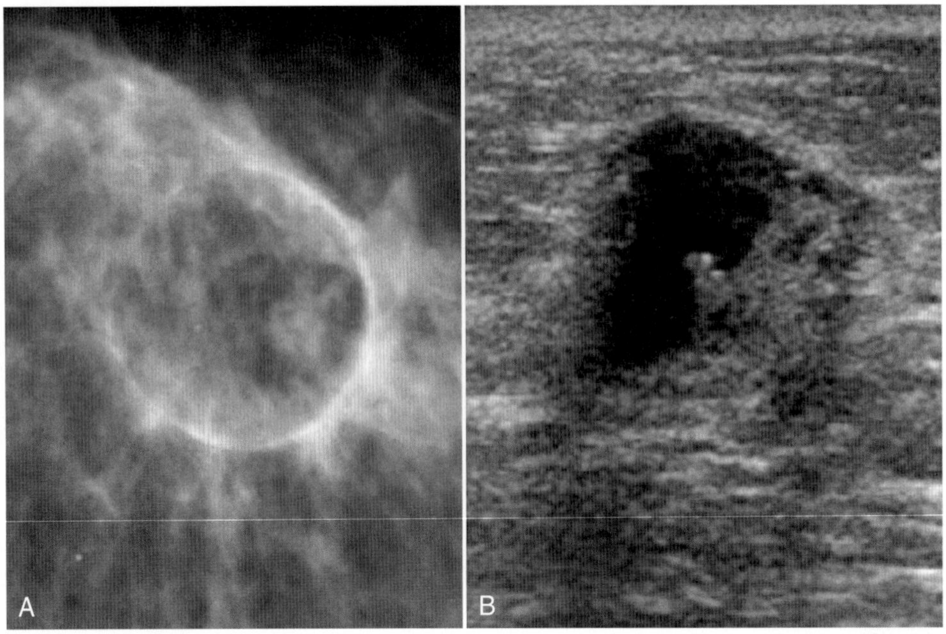

FIG. 21.27 Cisto oleoso. A visualização mamográfica por compressão localizada pode caracterizar com mais exatidão os cistos oleosos do que a ultrassonografia. Nas imagens ultrassonográficas, **(A)** as lesões que parecem ser cistos oleosos clássicos e benignos na mamografia apresentam caracteristicamente aspectos suspeitos como **(B)** paredes irregulares espessas, septações espessas isoecoicas e nódulos murais. Essas características ultrassonográficas suspeitas são típicas de hematomas crônicos a partir dos quais a maioria dos cistos oleosos deriva.

é surpreendente porque a maioria dos cistos oleosos se origina a partir de seromas/hematomas crônicos, que frequentemente manifestam tais achados. No entanto, os achados suspeitos na ultrassonografia dos cistos oleosos, ao contrário dos encontrados nos cistos que contêm lesões papilíferas verdadeiras, são avasculares. Ainda assim, os cistos oleosos frequentemente têm aparências mais preocupantes na ultrassonografia do que na compressão mamográfica localizada. Assim, quando os achados de ultrassonografia e da mamografia são discordantes, confiamos principalmente nos achados mamográficos neste subconjunto de pacientes, a menos que exista vascularização dentro da lesão demonstrada ao mapeamento Doppler colorido.

Calcificações em casca de ovo são achados mamográficos benignos que foram aplicados diretamente à ultrassonografia. Em geral, as calcificações em casca de ovo são tão definitivamente benignas na mamografia que não necessitam de avaliação ultrassonográfica (Fig. 21.28A-B). Ocasionalmente, serão observadas na ultrassonografia de uma paciente que não realizou mamografia ou cujas mamografias não estão disponíveis. As calcificações puntiformes que ocorrem dentro da parede do cisto fino e ecogênico normal podem ser consideradas calcificações em casca de ovo incompletas e, consequentemente, também podem ser consideradas achados ultrassonográficos BI-RADS 2 (Fig. 21.28C). Em tais casos, os achados ultrassonográficos são mais definitivamente benignos do que os achados mamográficos. As calcificações suspensas dentro da luz de um cisto não podem ser caracterizadas como BI-RADS 2. Na maioria dos casos, elas ocorrem com **metaplasia apócrina papilífera** (MAP), mas também ocorrem no CDIS (Fig. 21.28D).

Macrocistos agrupados são idênticos aos cistos com septos finos (Fig. 21.29). Os septos, na verdade, representam as paredes residuais de cada um dos dúctulos com dilatação cística dentro de uma UDLT individual. Cada dúctulo com dilatação cística pode ser considerado um cisto simples; um cisto com septação fina nada mais é do que um aglomerado de cistos simples, cada um apresentando características BI-RADS 2.

Cistos de origem cutânea são benignos e geralmente representam **cistos sebáceos** ou **cistos de inclusão epidérmica**. Existem três aspectos típicos de cistos sebáceos: (1) uma lesão complexa ou de padrão sólido que fica inteiramente dentro da pele (Fig. 21.30A); (2) um cisto complexo que fica principalmente dentro dos tecidos subcutâneos, mas apresenta em torno dele uma região de pele hiperecogênica, em formato "de garra (Fig. 21.30B); e (3) uma lesão que fica inteiramente dentro do tecido adiposo subcutâneo, mas que está associada a um colo glandular anormalmente espessado, hipoecoico e inflamado que atravessa a pele (Fig. 21.30C). O colo da glândula tem orientação oblíqua e frequentemente é mais bem demonstrado inclinando-se o transdutor, de modo a modificar o ângulo de incidência. Como os cistos de origem cutânea são de localização muito superficial, a melhor demonstração de um destes três padrões geralmente requer a utilização de um coxim acústico.

Os **cistos de conteúdo espesso** são cistos cujas luzes estão completamente repletas de ecos de baixo nível (Fig. 21.31A). Essas lesões receberam diversas denominações, incluindo: **cistos gelatinosos** e **cistos espessados**. De fato, o aspecto ultrassonográfico dos cistos de conteúdo espesso representa um espectro de lesões que vai desde lesões repletas de MAP até aquelas que só apresentam resíduos proteicos ecogênicos ou material lipídico.[48] Outras podem conter misturas de MAP e resíduos proteicos ou gordurosos. Tais lesões apresentam características ultrassonográficas que coincidem com as dos fibroadenomas e, em cerca de 3% dos casos, pode ou não ser possível determinar com certeza se a lesão é cística ou sólida. Nesse cenário, o clínico deve caracterizar a massa utilizando os descritores de BI-RADS e fazer uma recomendação com base no achado mais suspeito. Se as características ultrassonográficas sugerirem uma baixa probabilidade de malignidade, esta massa – se cística com ecos de baixo nível ou sólida – pode ser acompanhada e classificada como BI-RADS 3. Caso contrário, uma biópsia deve ser realizada. Pode-se tentar primeiro a aspiração e, no caso de seu fracasso, biópsia com agulha grossa. Quando os ecos internos são causados por MAP, a lesão não pode ser aspirada. Quando a lesão está preenchida por resíduos proteicos ou gordurosos, a aspiração é totalmente possível. Se estiver parcialmente repleta com MAP, a lesão só vai ser parcialmente aspirada. Nesse caso, é recomendada a biópsia por agulha grossa do material residual ou acompanhamento a curto prazo adicional.

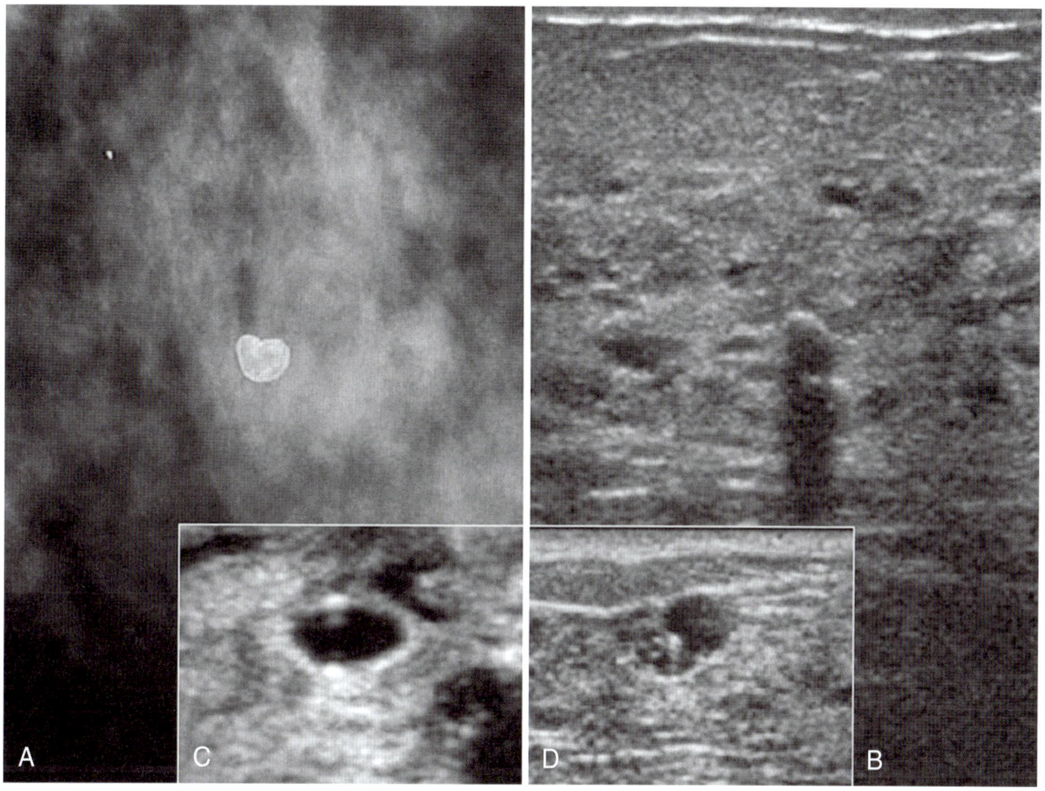

FIG. 21.28 Calcificação em casca de ovo. (A) As calcificações em casca de ovo são achados mamográficos definitivamente benignos. **(B)** Calcificações em casca de ovo densas causam sombra acústica na ultrassonografia. **(C)** Calcificações puntiformes restritas às finas paredes ecogênicas dos cistos podem ser vistas como calcificações em casca de ovo incompletas e, consequentemente, benignas. **(D)** Calcificações puntiformes fixas e não dependentes dentro do cisto são inespecíficas e podem estar associadas à MAP ou carcinoma ductal *in situ* (CDIS).

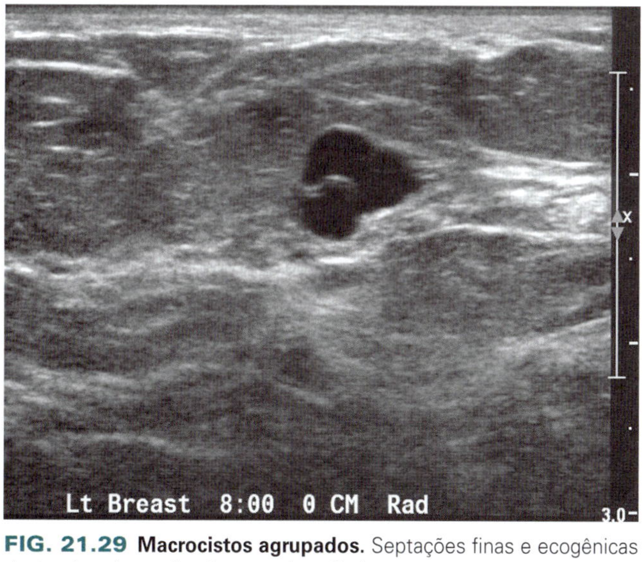

FIG. 21.29 Macrocistos agrupados. Septações finas e ecogênicas dentro dos cistos não são suspeitas. Cada septação representa paredes residuais do ácino dilatado cisticamente dentro de uma única unidade ductolobular terminal (UDLT) e pode ser vista como um aglomerado de cistos simples.

Os **cistos com espessamento parietal excêntrico** (em casca de noz) apresentam uma parede com espessamento excêntrico e em crescente causada por MAP que não ocupa completamente o cisto (Fig. 21.31B). Ao contrário do crescente ecogênico dentro de cistos que contêm níveis gordura-líquido, o crescente ecogênico causado pela MAP não se mobiliza dentro do cisto quando a paciente muda de posição (Fig. 21.31C e D), independentemente do tempo que se espere. Nesses casos, a parede externa fina e ecogênica normal do cisto está preservada ao longo de toda a parede espessada e não existe um pedículo vascular (Fig. 21.31E). É importante confirmar que nenhum dos componentes internos é vascular ou sólido, pois isso pode ser sugestivo de um nódulo complexo sólido-cístico em vez de um cisto com componente parietal espessado excêntrico (ver na próxima seção). Se existir qualquer dúvida quanto a ser um nódulo mural verdadeiro, a biópsia deve ser realizada. Se nenhuma característica suspeita for identificada, então pode ser acompanhado e classificado como BI-RADS 3.

O algoritmo utilizado para avaliação dos cistos não simples foi derivado dos algoritmos mamográficos e de nódulos sólidos. O léxico de BI-RADS deve ser utilizado para caracterizar a massa. A presença de até mesmo um único achado suspeito exige a exclusão da categoria BI-RADS 2 e, possivelmente, da categoria BI-RADS 3. Embora todos os esforços sejam feitos para caracterizar muitos cistos não simples como BI-RADS 2 quanto possível, eles devem cumprir critérios rigorosos antes que possam ser caracterizados como tal.

Massas Císticas e Sólidas Complexas

Massas císticas e sólidas complexas contêm componentes sólidos e císticos. Elas podem apresentar paredes espessas e irregulares, nódulos murais, septações espessas e fluxo sanguíneo interno (Fig. 21.32). Essas massas complexas estão em risco aumentado de conter papilomas e carcinomas, tais como CDIS, carcinoma papilífero ou carcinoma ductal invasivo, com ou sem necrose. Apesar de não ser fácil determinar se o material interno é sólido

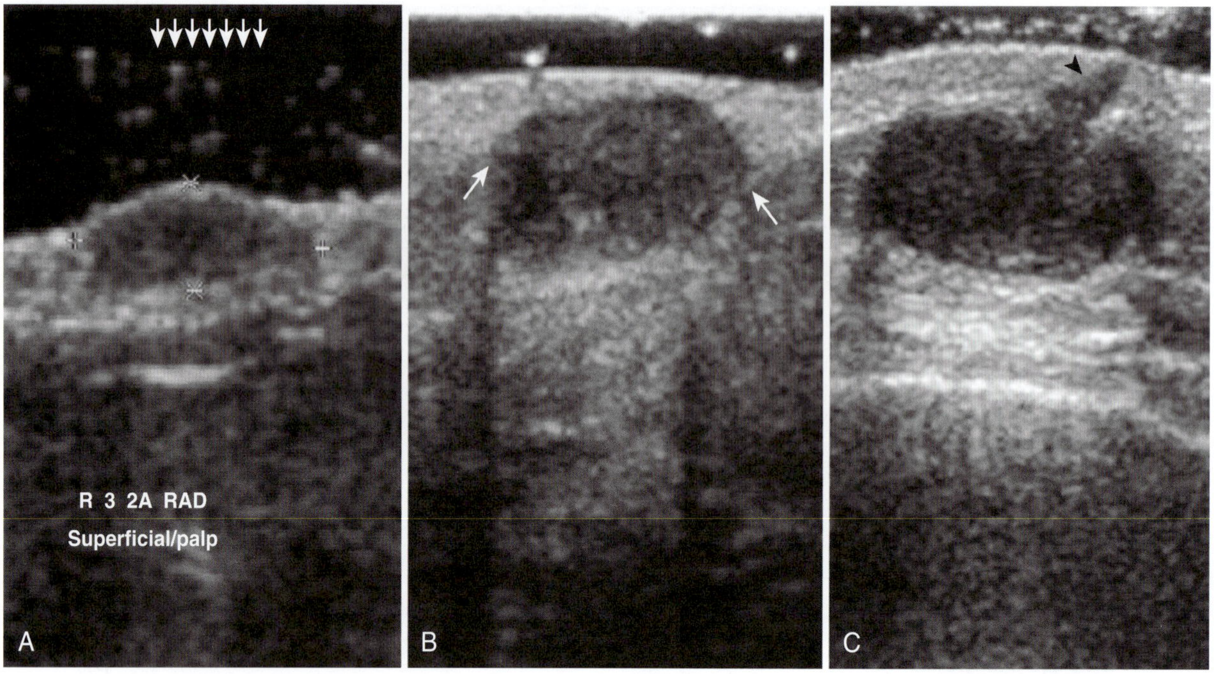

FIG. 21.30 Cistos sebáceos cutâneos benignos. (A) Um cisto sebáceo está inteiramente dentro da pele (cursores). Gel extra foi utilizado como um coxim acústico para o exame (*setas*). **(B)** O cisto está localizado primariamente no tecido adiposo subcutâneo, mas um fino "sinal da garra" ecogênico de pele (*setas*) pode ser mostrado ao redor do cisto, confirmando sua origem cutânea. **(C)** O cisto sebáceo fica completamente dentro do tecido adiposo subcutâneo, mas um colo dilatado e obstruído de glândula pode ser visto cursando obliquamente através da pele (*ponta de seta*). É necessário um coxim acústico de gel para visualizar estas lesões. Para mostrar o folículo piloso com orientação oblíqua, pode ser preciso realizar manobra de basculamento com o transdutor.

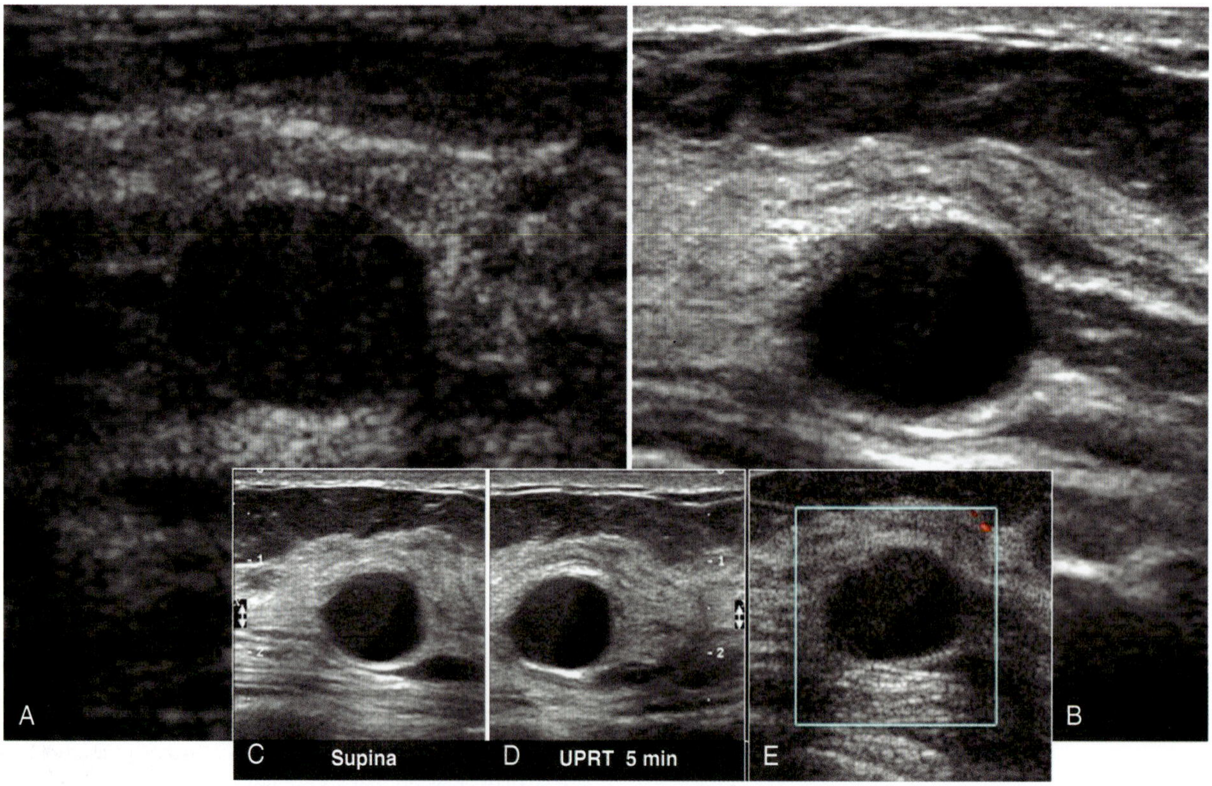

FIG. 21.31 Cistos de conteúdo espesso e cistos com espessamento parietal excêntrico (em noz de carvalho). (A) Cistos de conteúdo espesso são preenchidos com ecos difusos de baixa densidade e podem ser difíceis de ser distinguidos de nódulos sólidos. Os cistos de conteúdo espesso também têm sido denominados **cistos espessados**, **cistos gelatinosos** e **mucoceles**. **(B)** Cistos em noz de carvalho apresentam uma borda côncava ecogênica de **metaplasia apócrina papilífera** (MAP) que parece similar a uma casca de noz. Diferentemente de camadas de lipídeo de aparência semelhante dentro de cistos que tenham níveis gordura-líquido, a posição da MAP não muda com as alterações de posição, de decúbito dorsal (supina) **(C)** para ereta **(D)** ou decúbito lateral esquerdo. **(E)** Imagem de ultrassom Doppler colorido mostra que, ao contrário dos papilomas intracísticos ou carcinomas, MAP raramente tem uma haste vascular visível.

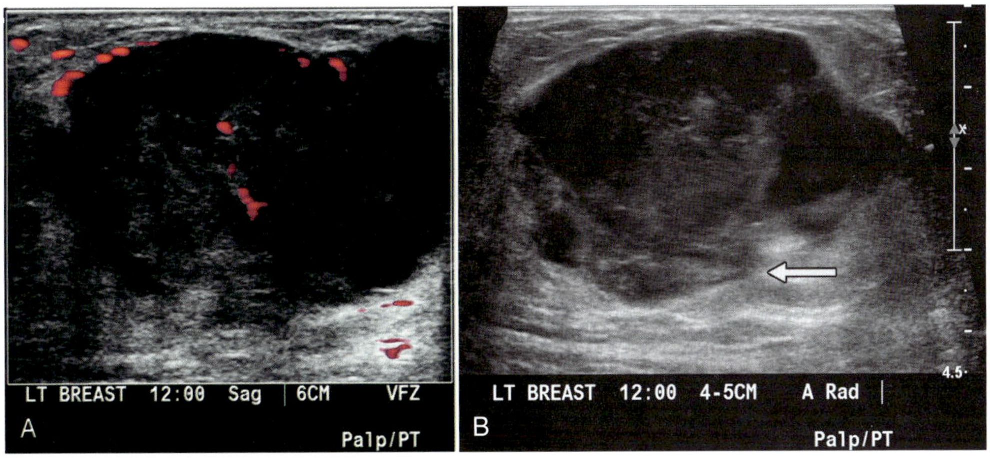

FIG. 21.32 Nódulos complexos sólido-císticos. (A) Esta massa apresenta componentes sólidos e císticos. O Doppler colorido demonstra que as espessas septações internas são altamente vasculares, sugerindo que elas representam material sólido em vez de debris internos, aumentando a probabilidade de malignidade. **(B)** Observe também a extensão do componente sólido além da margem da massa *(seta)*, mais consistente com um processo maligno.

ou fluido espesso, os diferenciais não malignos para as massas císticas e sólidas incluem hematoma, necrose gordurosa, abscesso e galactocele. Considerando a maior probabilidade para malignidade de nódulos complexos sólido-císticos, devem ser classificadas como lesões BI-RADS 4 ou BI-RADS 5 e a biópsia deve ser realizada. Quando a biópsia for realizada, deve-se dar atenção especial ao componente sólido.

Lesões papilíferas. Nódulos complexos sólido-císticos podem abranger lesões papilíferas intracísticas ou intraductais. A ultrassonografia não distingue massas intraductais ou intracísticas benignas de malignas tão efetivamente quanto os nódulos puramente sólidos, devido à direção da invasão. A invasão originada em nódulos sólidos se dirige *para fora do nódulo*, afetando muito a forma e a margem da lesão. No entanto, a invasão originada nas lesões intracísticas ou intraductais tem *direção para dentro* da lesão, estendendo-se para o pedículo fibrovascular da lesão. Assim, as características da margem e do formato da lesão não são afetadas, tornando mais desafiador o uso de descritores ultrassonográficos para identificar a anormalidade. Qualquer lesão papilífera intracística ou intraductal deve ser caracterizada como BI-RADS 4a ou maior grau e ser submetida a uma avaliação histológica.

Achados que são suspeitos pra lesões papilíferas intracística ou intraductal incluem septações isoecoicas espessas, nódulos murais, pedículo vascular demonstrável ao Doppler dentro de um septo espesso e aglomerados de microcistos complexos. Os septos espessos isoecoicos são suspeitos para **papiloma intracístico** ou **carcinoma intracístico** (Fig. 21.33A), ao passo que septações finas e ecogênicas representam apenas **alteração fibrocística** e as paredes intactas entre os diversos dúctulos com acentuada dilatação cística dentro de uma UDLT individual (Fig. 21.33B). A maioria dos **nódulos murais** é causada por MAP, que é parte do espectro das alterações fibrocísticas benignas, ou consiste em pseudonódulos causados por lama tumefacta ou camadas de lipídeo nos cistos, enquanto uma minoria é decorrente de papilomas ou carcinomas papilíferos intracísticos. Os nódulos murais suspeitos demonstram nos seus pontos de fixação perda da parede cística ecogênica externa, extensão além da forma ovoide ou circular do cisto para os ductos adjacentes (Fig. 21.34A) ou margens anguladas no ponto de fixação. Os nódulos murais causados por MAP continuam restritos ao formato circular ou arredondado do cisto em que eles surgem e não rompem a camada fina e ecogênica externa da parede do cisto (Fig. 21.34B). De qualquer maneira, a biópsia de todas essas massas deve ser realizada para garantir que não exista nenhuma malignidade presente.

Os papilomas e carcinomas intracísticos são geralmente vasculares e costumam desenvolver pedículos vasculares proeminentes e facilmente demonstráveis (Fig. 21.35A e Vídeo 21.4), enquanto os nódulos parietais e os septos internos espessos causados pela MAP florida raramente desenvolvem pedículos vasculares (Fig. 21.35B). Os papilomas e carcinomas intracísticos frequentemente sofrem um infarto hemorrágico capaz de obscurecer a vascularização. A maioria dos papilomas intracísticos benignos apresenta um único vaso nutridor, enquanto as lesões papilíferas intracísticas malignas costumam incitar a formação de múltiplos vasos nutridores.[49] **Microcistos agrupados** representam, na maioria das vezes, alteração fibrocística e **metaplasia apócrina**[50] (Fig. 21.36A), mas o CDIS micropapilífero de alto grau nuclear também pode aparecer como microcistos agrupados (Fig. 21.36B). As aparências em escala de cinza de microcistos causados pela metaplasia apócrina e CDIS micropapilíferos infelizmente são indistinguíveis. No entanto, os microcistos agrupados causados por CDIS micropapilíferos geralmente são vasculares na ultrassonografia com Doppler colorido, enquanto microcistos causados por metaplasia apócrina, assim como nódulos murais causados por metaplasia apócrina, costumam ser avasculares na avaliação por Doppler colorido (Fig. 21.36C). Se um desses achados suspeitos estiver presente, a lesão cística deve ser caracterizada como BI-RADS 4a ou mais grave e avaliada histologicamente.[46]

Inflamação e Infecção. Os cistos não simples podem ser causados por inflamação e/ou infecção. Os achados suspeitos para inflamação ou infecção aguda são: (1) espessamento isoecoico uniforme da parede cística, (2) níveis debris-líquidos (lama tumefeita ou pus em camadas) e (3) hiperemia inflamatória da parede do cisto e tecidos adjacentes. Em geral, todos os três achados coexistem (Fig. 21.37A). Um espessamento isoecoico uniforme é típico de inflamação, não de tumor, de modo que este achado não é preocupante com relação à malignidade. Os níveis de debris podem ser demonstrados com mudança da porção dependente do cisto complicado quando a paciente é posicionada em

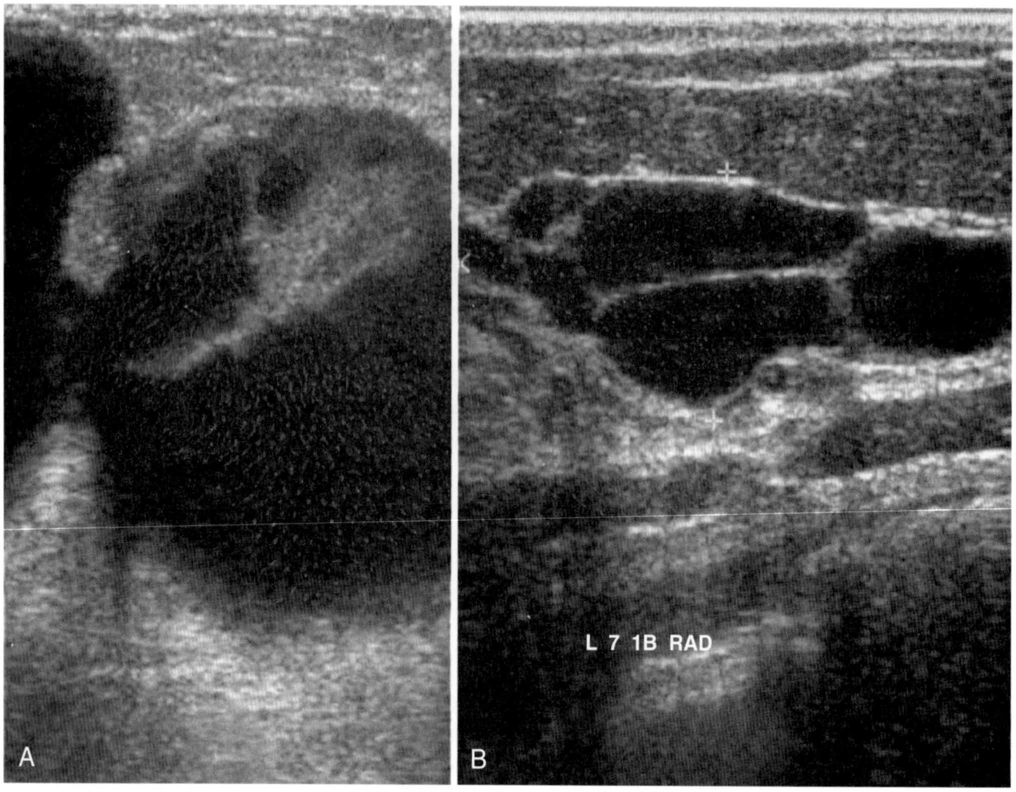

FIG. 21.33 Septações dentro de massas císticas. (A) Septações espessas e isoecoicas dentro de massas císticas e sólidas complexas são suspeitas para papiloma intracístico ou para carcinoma papilífero intracístico. **(B)** Septações finas e ecogênicas dentro de cistos complexos não são suspeitas. Tais septos representam paredes residuais de ácinos com dilatação cística dentro de uma única unidade ductolobular terminal (UDLT) e podem ser interpretados como conglomerados de cistos simples.

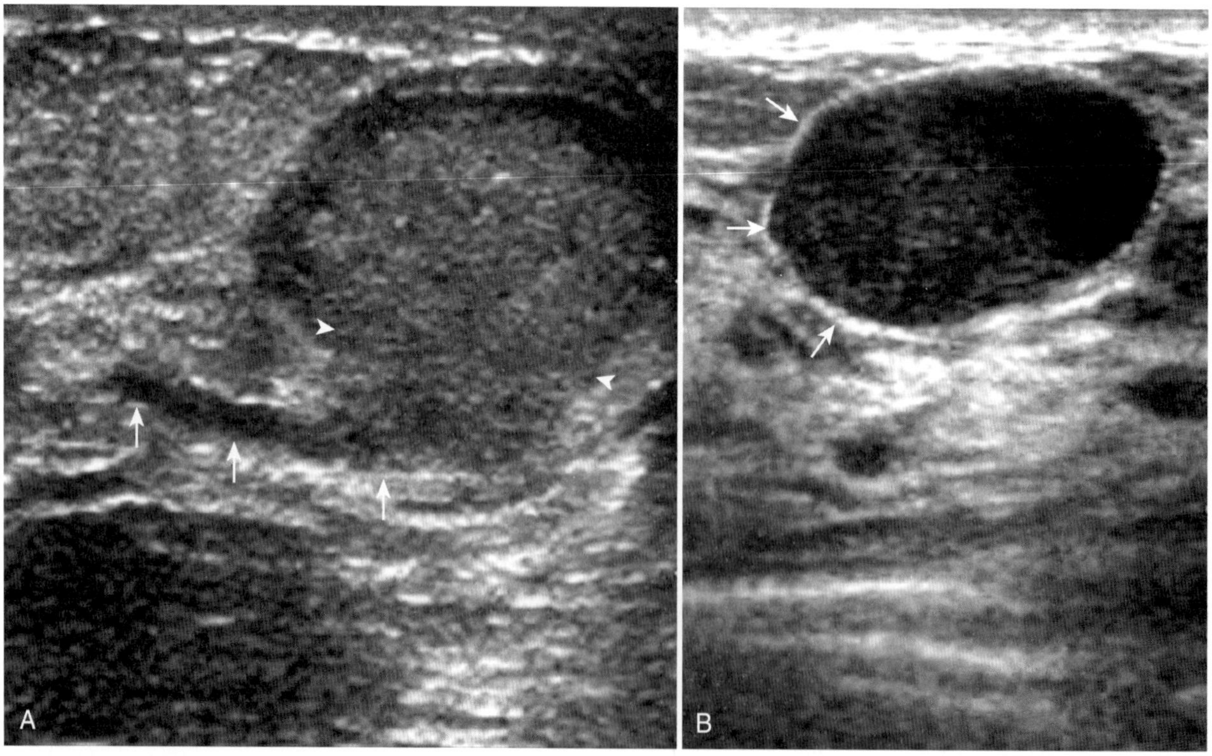

FIG. 21.34 Cistos complexos com nódulos parietais. (A) Nódulos parietais que se protruem não permanecendo de forma circular ou elíptica (*pontas de seta*), sem uma cápsula fina ecogênica no ponto de ligação com a parede cística, são angulares no ponto de união ou se estendem para os ductos adjacentes (*setas*), são suspeitos de papiloma intracístico ou de carcinoma papilífero intracístico. **(B)** Os nódulos parietais causados por metaplasia apócrina papilífera permanecem confinados no formato circular ou elíptico do cisto. A fina parede externa ecogênica do cisto está intacta ao longo de toda a superfície de ligação com o nódulo parietal (*setas*).

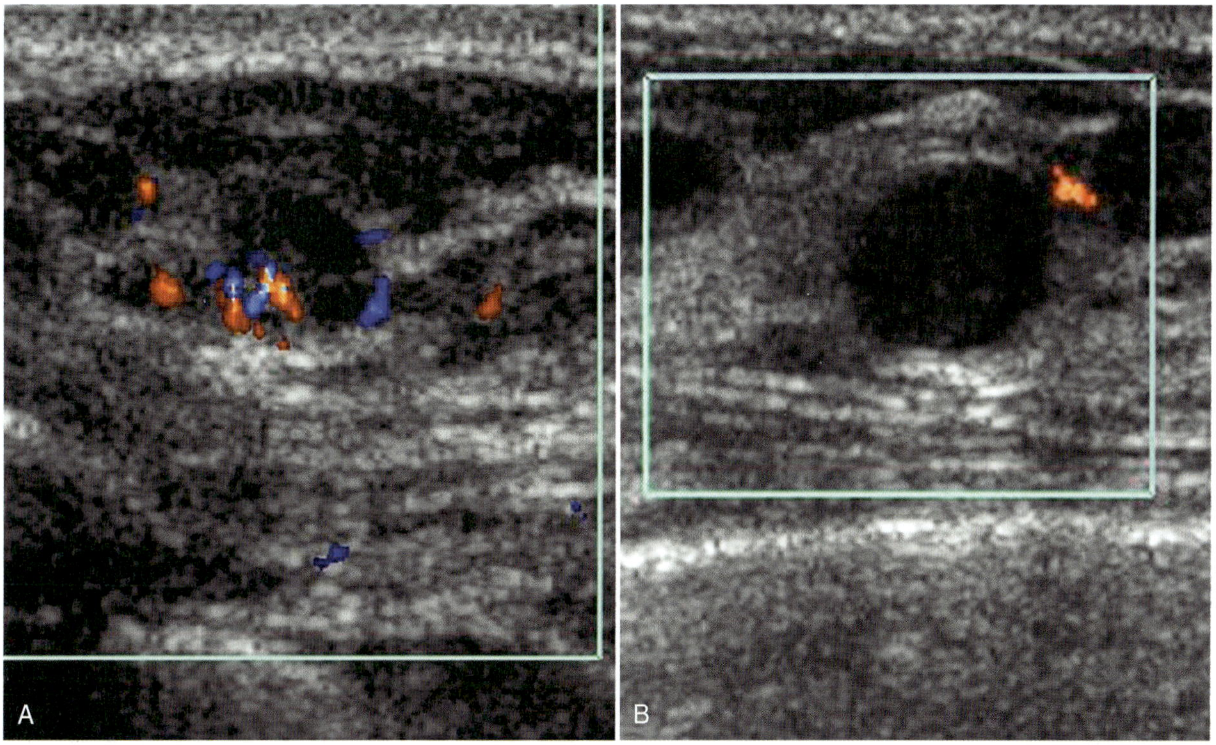

FIG. 21.35 Uso do Doppler colorido para nódulos parietais. (A) Os nódulos parietais causados por carcinoma intracístico tendem a ser alimentados por múltiplos vasos. **(B)** Os nódulos parietais causados por metaplasia apócrina papilífera (MAP) raramente desenvolvem pedículo fibrovascular com fluxo demonstrável no Doppler colorido.

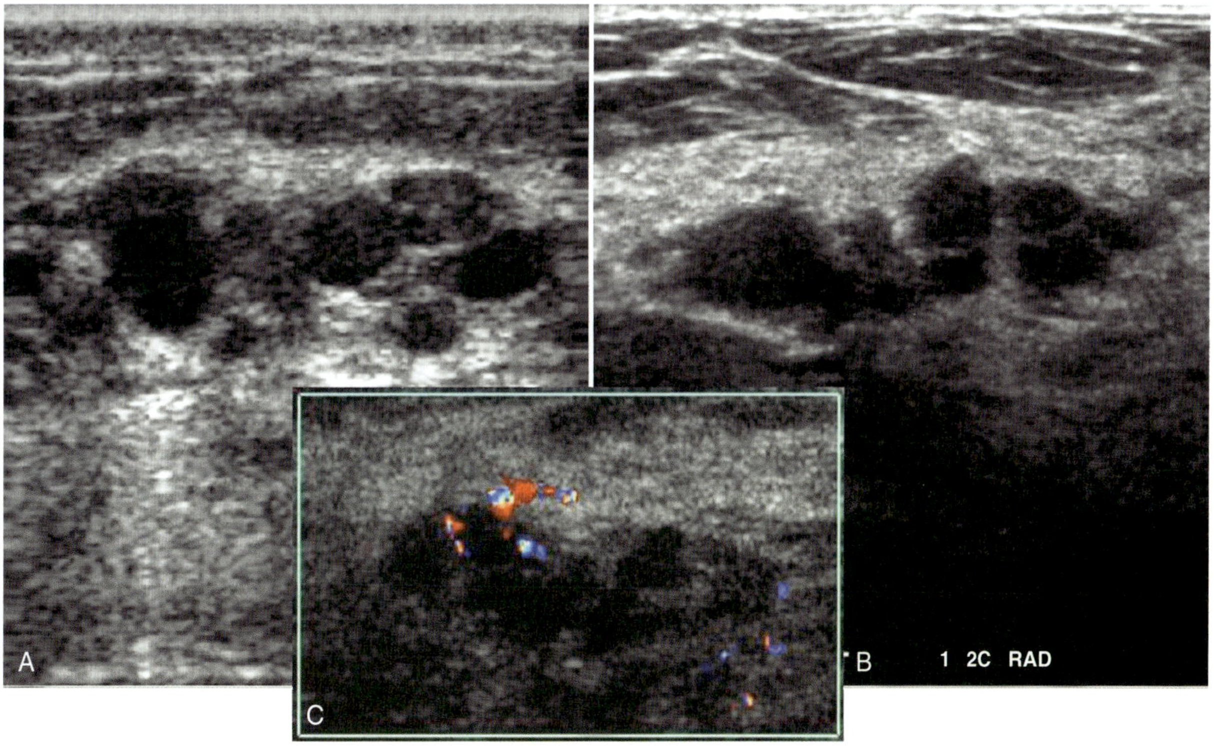

FIG. 21.36 Microcistos. Um agrupamento de microcistos pode representar **(A)** alteração fibrocística, na qual os microcistos são causados por metaplasia apócrina papilífera (MAP) ou **(B)** neoplasia, em que os microcistos representam ductos distendidos com secreções e carcinoma ductal *in situ* (CDIS) micropapilar. Infelizmente, imagens em escala de cinza da alteração fibrocística e do CDIS podem ser indistinguíveis. **(C)** Entretanto, o agrupamento de microcistos causados por CDIS micropapilar frequentemente exibe fluxo sanguíneo interno no Doppler colorido ou no *power* Doppler, enquanto um conglomerado de microcistos causados por PMA, assim como nódulos parietais causados por PMA, raramente demonstra fluxo interno.

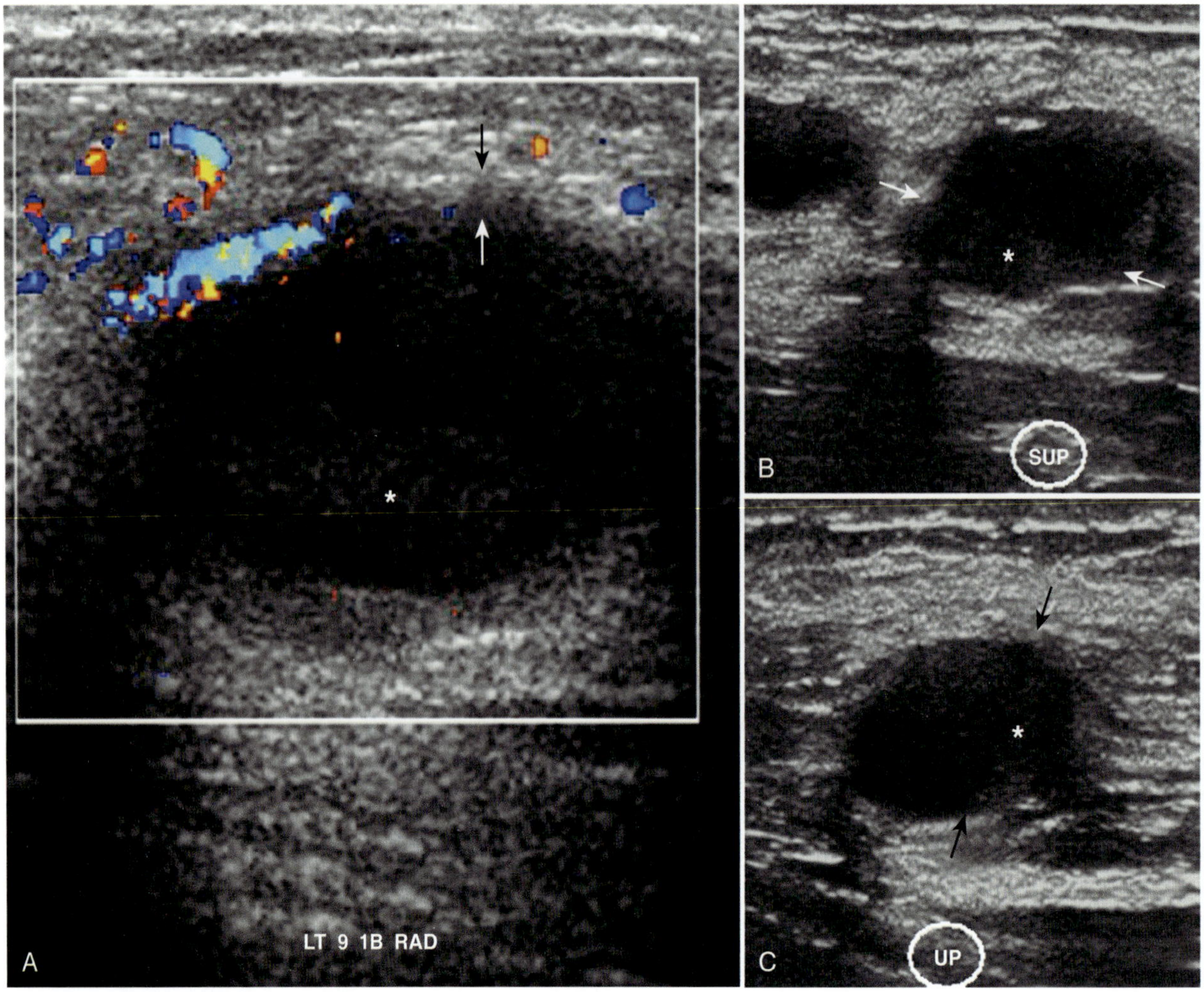

FIG. 21.37 Cisto inflamado ou infectado. (A) Cistos com inflamação ou infecção aguda exibem três achados: (1) espessamento uniforme, isoecoico, anormal da parede (*entre setas*), (2) debris móveis (*) e (3) hiperemia da parede espessada. **(B)** Imagens nas posições supina e **(C)** posição ereta mostram que os debris (*), como se fosse lama biliar dentro da vesícula, se desviam para determinada região do cisto quando a posição da paciente é modificada de supina para ereta ou para um decúbito lateral. Observe a mudança na posição da interface entre o fluido anecoico e os debris móveis ou pus (*setas*).

decúbito lateral ou na posição ereta (Fig. 21.37B-C). No entanto, a lama tumefeita pode ser tão viscosa, que são necessários 5 minutos ou mais para ocorrer a alteração em relação a uma nova posição. Os vasos hiperemiados na parede dos cistos inflamados seguem em uma direção paralela à parede do cisto, ao contrário dos vasos que nutrem as malignidades intracísticas, que costumam seguir em perpendicular à parede do cisto. Esses achados indicam inflamação aguda, que é comum na AFC, mas não indicam necessariamente uma infecção. Mesmo depois da aspiração do pus sob orientação ultrassonográfica, o clínico não pode determinar se o cisto está infectado ou meramente inflamado. Isso requer coloração para Gram e cultura. Muitas vezes, entretanto, a chave para a diferenciação entre a inflamação e a infecção está no exame clínico. Frequentemente, pacientes com infecção apresentam-se com dor, eritema e calor sobre a área de preocupação clínica.

Um espessamento uniforme da parede pode ser visto nos cistos com paredes fibróticas, mas, em tais casos, não existe sensibilidade nem hiperemia da parede espessada porque os cistos com paredes fibróticas representam a fase de cura de uma inflamação aguda. O conteúdo líquido e os resíduos dentro dos cistos com inflamação aguda, em geral, podem ser completamente aspirados, mas a parede cística espessada residual persistirá. Se o cisto não estava infectado, geralmente o conteúdo líquido e a camada de debris não se refazem, e a parede residual espessada desaparece gradualmente em poucos dias. Como os aspectos ultrassonográficos da inflamação aguda são muito característicos e não levantam suspeitas quanto à sua malignidade, não costumamos realizar avaliações citológicas do líquido aspirado do cisto. Caso haja dúvida com relação à infecção, coloração para Gram e cultura são recomendadas. Muitas pacientes receberão cobertura com terapia antibiótica empírica enquanto aguardamos os resultados da cultura.

Massas Sólidas

Inicialmente, os estudos ultrassonográficos relataram significativa superposição entre as características de massas sólidas benignos e malignos e não permitiam uma clara distinção entre os mesmos. Esses estudos foram realizados com aparelhos mais antigos, de frequências mais baixas e equipamentos de menor resolução e, em geral, avaliavam apenas um único achado ultrassonográfico. Desde então, a abordagem à caracterização dos nódulos sólidos melhorou substancialmente.

A chave para desenvolver um algoritmo bem-sucedido para a caracterização de nódulos sólidos é estabelecer um objetivo realista. O objetivo de distinguir todos os nódulos sólidos malignos dos benignos foi excessivamente ambicioso e inatingível. Um objetivo

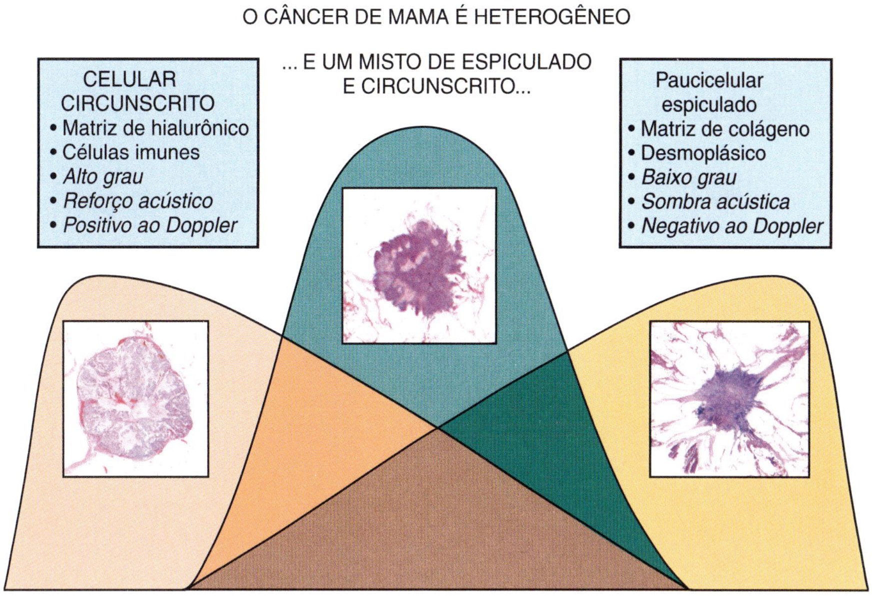

FIG. 21.38 Massas malignas: espectro de imagens. O aspecto do câncer de mama abrange desde lesões clássicas espiculadas até carcinomas circunscritos. Também há um misto de lesões espiculadas e circunscritas no meio do espectro. Achados ultrassonográficos para lesões circunscritas e espiculadas podem ser opostos uns dos outros. Somente utilizando a variedade de padrões capazes de caracterizar lesões em ambos os extremos do espectro é que poderemos identificar os carcinomas com a sensibilidade desejada, de 98% ou mais.

mais realista é identificar uma subpopulação de todos os nódulos sólidos que seja tão provavelmente benigna que a paciente tenha a opção de realizar controle em vez de biópsia. As lesões BI-RADS 3, como são atualmente definidas na literatura relativa à mamografia, devem apresentar um risco de 2% ou menos de malignidade.

Antes de examinar a aparência ultrassonográfica de vários nódulos sólidos, é importante obter uma compreensão de quais características patológicas contribuem para os achados observados na ultrassonografia. A Figura 21.38 ilustra a **heterogeneidade** do câncer de mama, que pode ter espectro que varia desde lesões espiculadas até lesões circunscritas. O câncer de mama não somente é heterogêneo de um nódulo para outro, mas também pode ser heterogêneo dentro de um mesmo nódulo, de modo que existe um pico de lesões mistas circunscritas-espiculadas no centro do espectro. Essas características devem ser consideradas na classificação de uma massa como provavelmente benigna (BI-RADS 3) ou na classificação de uma massa como suspeita e a recomendação de biópsia.

Cânceres espiculados e circunscritos são muito diferentes. Os padrões histológicos e morfológicos macroscópicos dos nódulos espiculados e circunscritos malignos, nas extremidades do espectro, diferem em celularidade, componentes da matriz extracelular, reação do hospedeiro ao tumor e conteúdo de água. Lesões malignas espiculadas ou estreladas tendem a ter grau histológico de baixo a intermediário, ao passo que as lesões circunscritas tendem a ser ou tumores do tipo especial (p. ex., carcinoma coloide ou medular) ou carcinoma ductal invasivo de alto grau. O **carcinoma de mama espiculado** clássico é formado por células tumorais, matriz extracelular colagenosa e resposta desmoplásica do hospedeiro à lesão. Os carcinomas espiculados usualmente de baixo grau são paucicelulares – uma pequena porcentagem do volume total da lesão é formada por células tumorais. A natureza paucicelular, a matriz colagenosa e a resposta desmoplásica do hospedeiro das lesões malignas espiculadas as torna relativamente pobres em água; portanto, elas frequentemente causam sombra acústica. **Carcinomas circunscritos**, geralmente carcinomas ductais invasivos de alto grau, por outro lado, são altamente celulares. Eles apresentam mais ácido hialurônico na matriz e manifestam principalmente uma resposta imune linfocitoplasmática. A alta celularidade, a matriz de ácido hialurônico hidrofílica e a resposta linfocitoplasmática nas lesões circunscritas as tornam ricas em água.[45] Assim, as lesões circunscritas geralmente manifestam transmissão sonora aumentada.

Como os tumores de mama apresentam variação histológica, características ultrassonográficas específicas não se aplicam universalmente a todas as malignidades. Por exemplo, a **sombra acústica** pode auxiliar os clínicos a detectar lesões espiculadas em uma das pontas do espectro e algumas das lesões mistas no meio desse espectro, mas ela é muito menos eficaz na extremidade circunscrita do espectro. Por outro lado, a ultrassonografia com **Doppler** é muito útil devido à alta celularidade tumoral dos carcinomas circunscritos e associada a fatores angiogênicos em abundância. Além disso, a **resposta imunoinflamatória linfocitoplasmática dos carcinomas circunscritos** causa vasodilatação nos vasos adjacentes. O Doppler não é tão útil para lesões espiculadas que apresentam relativamente poucas células tumorais que elaboram fatores de angiogênese. Essas massas também apresentam uma matriz colágena e desmoplasia que requerem pouco fluxo sanguíneo. Como resultado, as lesões espiculadas frequentemente não apresentam perceptível aumento de fluxo em comparação com as lesões benignas ou tecidos normais. A heterogeneidade do câncer de mama requer que múltiplas características ultrassonográficas diferentes sejam utilizadas para caracterizar massas para detecção de câncer com sensibilidade adequada.

O algoritmo que usamos para avaliar as lesões deve levar em conta a heterogeneidade interna pela avaliação da forma, orientação, margem, padrão do eco e características posteriores da lesão para achados totalmente suspeitos em dois planos ortogonais (de preferência, radial e antirradial). Em lesões que apresentam uma mistura de achados suspeitos e não suspeitos, é importante focar nos achados mais suspeitos.

TABELA 21.2 Comparação de Características Morfológica e Histopatológicas de Achados Ultrassonográficos Suspeitos

Características Morfológicas	Características Histopatológicas
CARACTERÍSTICAS DE SUPERFÍCIE E MARGENS	**ACHADOS MUITO SUGESTIVOS**
Espiculação	Espiculação
Margens angulares	Borda ecogênica
Margem indistinta	Margens angulares
Microlobulação	Sombra acústica
FORMAS	**ACHADOS MISTOS**
Irregular	Hipoecogenicidade
Não paralela	Não paralela
Extensão ductal	
CARACTERÍSTICAS INTERNAS	**ACHADOS POUCO SUGESTIVOS**
Calcificações	Microlobulação
Sombra acústica	Extensão do ducto
Hipoecogenicidade	Microcalcificações

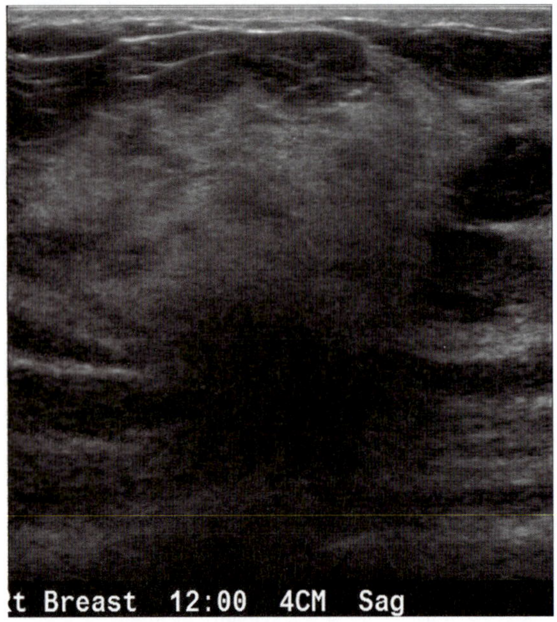

FIG. 21.39 Margens indistintas no carcinoma ductal invasivo, grau 3. Uma margem indistinta se refere à incapacidade de delineação da margem da lesão mamária. Tal característica, em combinação com outros aspectos suspeitos, incluindo aparência hipoecoica e não paralela, torna esta massa altamente suspeita para malignidade. Breast = mama.

Achados Suspeitos

As características ultrassonográficas suspeitas podem ser classificadas em três subgrupos de acordo com características morfológicas ou por características histopatológicas (Tabela 21.2).

A Tabela 21.2 mostra os achados suspeitos listados por suas características morfológicas: **formato** (irregular), **margens** (indistintas, espiculadas, margens anguladas e microlobuladas); **orientação** (denominada "não paralela" no léxico de ultrassonografia BI-RADS ACR[17]); alteração dos ductos; e **características internas** (sombra acústica, ecotextura hipoecoica e calcificações). As categorias histopatológicas incluem **achados muito sugestivos** de invasão dos tecidos adjacentes (margens anguladas, espiculação, halo ecogênico espesso e sombra acústica); **achados pouco sugestivos** que são componentes CDIS do tumor (microlobulações, calcificações e alterações dos ductos); e **achados mistos** que podem ser vistos em associação ou com componentes invasivos com componentes de CDIS do tumor (ecotextura hipoecoica e orientação não paralela).

Achados pouco sugestivos são úteis de três maneiras. Em primeiro lugar, podem ajudar os médicos a detectar um CDIS puro, que raramente apresenta alterações muito sugestivas e o carcinoma de mama mais comum geralmente contém componentes de CDIS. Em segundo lugar, a inclusão de achados pouco sugestivos pode ajudar a detectar e caracterizar o carcinoma ductal invasivo circunscrito que contém tanto componentes invasivos quanto componentes de CDIS. Nesses casos, a nova periferia da lesão consiste no local em que os componentes de CDIS estão localizados. Portanto, as características da superfície e formato da lesão são criadas pelos elementos de CDIS da lesão, e não pelos componentes invasivos localizados no centro. Finalmente, o uso de achados pouco sugestivos pode ajudar no estadiamento acurado de lesões malignas de mama na ultrassonografia, porque os componentes CDIS da lesão que invadem os tecidos circundantes em distâncias variadas podem ser identificados apenas pelos achados pouco sugestivos. Embora os achados pouco sugestivos realmente aumentem a sensibilidade do algoritmo ultrassonográfico para a detecção da doença maligna, eles também aumentam sua taxa de resultados falso-positivos, especialmente no caso de lesões que contêm apenas alterações pouco sugestivas. As lesões com alterações pouco sugestivas são mais provavelmente benignas e incluem papilomas, fibroadenomas e as AFC. No entanto, dado que o risco de malignidade para os nódulos sólidos que demonstram apenas achados pouco sugestivos é maior do que 2%, é importante que tais lesões sejam caracterizadas como levemente suspeitas (BI-RADS 4a) e biopsiadas.

Margens Indistintas

"Margens indistintas" se referem à incapacidade de diferenciar qualquer porção da margem da massa do tecido adjacente (Fig. 21.39). Isso também inclui massas que apresentam uma borda ecogênica, porque a área ecogênica adjacente impede a clara demarcação das margens da massa.

Espiculação ou Halo Ecogênico Espesso

A espiculação (espícula) é um achado ultrassonográfico grave que corresponde à invasão dos tecidos adjacentes e uma resposta desmoplásica do hospedeiro à lesão. A espiculação é uma subcategoria da categoria "margem não circunscrita" do BI-RADS do ACR e é um achado mamográfico que pode ser aplicado diretamente à ultrassonografia (Fig. 21.40A). Quando as espiculações são grosseiras, elas podem se manifestar como linhas hipoecoicas e hiperecoicas alternadas, dispostas radialmente e perpendiculares à superfície do nódulo; os componentes **hipoecoicos** representam prolongamentos de tumor invasivo ou componentes de CDIS do tumor com extensão para os tecidos adjacentes, e os elementos **hiperecoicos** representam as interfaces entre as espículas e o tecido mamário adjacente (Fig. 21.40B). Na maioria dos casos, entretanto, as espículas são finas e apresentam uma única ecogenicidade. Elas podem ser

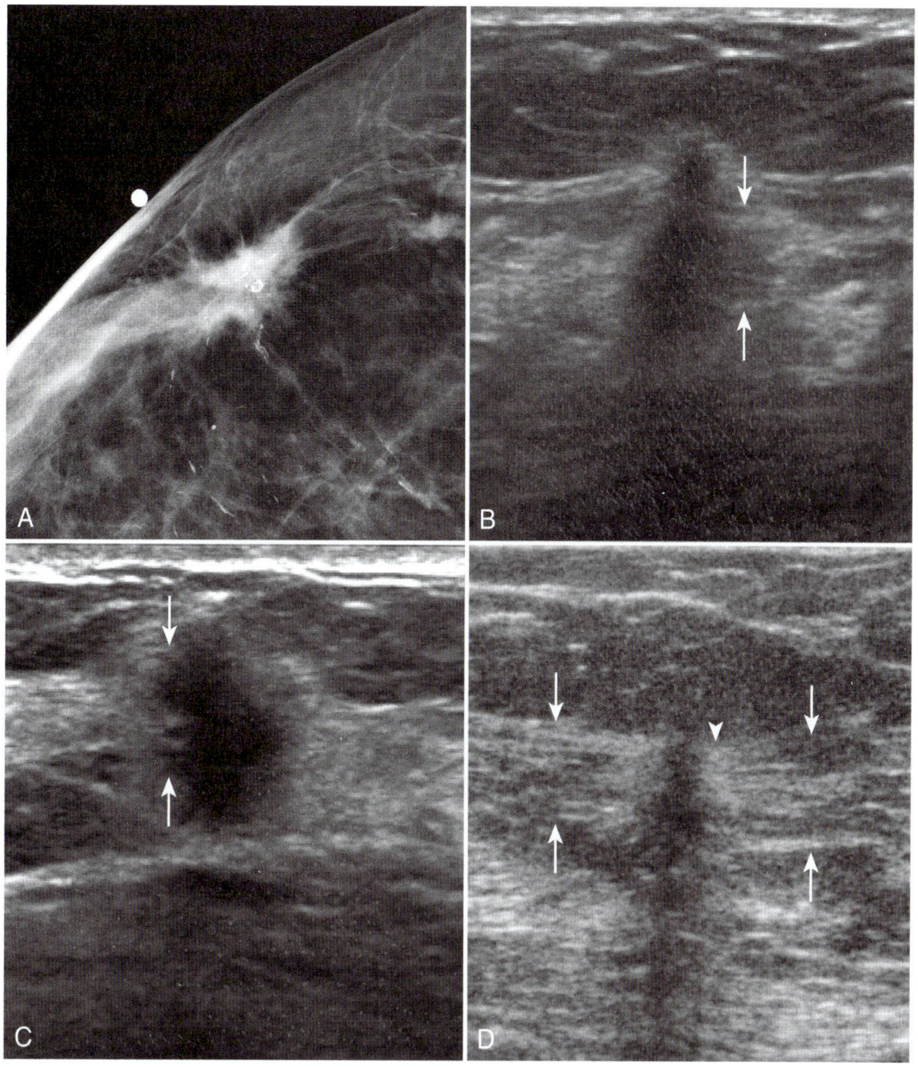

FIG. 21.40 Espiculação. **(A)** A espiculação é um achado mamográfico que indica invasão. **(B)** Ao ultrassom, espiculações grosseiras (*setas*) se apresentam como linhas alternadas hiperecoicas e linhas hipoecoicas se irradiando do nódulo. As partes hipoecoicas representam extensões de tumor invasivo ou carcinoma ductal *in situ*, e as linhas hiperecoicas representam a interface entre o tumor e o tecido adjacente. A maioria das espículas é extensões fina em vez de grosseira, apresentando-se apenas com uma única ecogenicidade oposta à dos tecidos de fundo. **(C)** As espiculações cercadas por tecidos fibrosos hiperecoicos são hipoecoicas (*setas*). **(D)** Espículas finas em lesões cercadas por gordura aparecem hiperecoicas (*setas*). Observe que as espiculações são mais proeminentes no plano coronal ao longo dos lados do nódulo.

tanto puramente hiperecoicas quanto hipoecoicas, dependendo da ecogenicidade do tecido em que a lesão está inserida. As espículas nos nódulos malignos circundados por tecido fibroso hiperecoico aparecem hipoecoicas (Fig. 21.40C), enquanto as espículas nos nódulos malignos circundados por tecido adiposo aparecem hiperecoicas (Fig. 21.40D).

O halo ecogênico espesso que envolve alguns nódulos sólidos malignos representa espiculações, que são pequenas demais para serem demonstradas pela ultrassonografia. Por este motivo, tanto espiculações evidentes como a presença de um halo ecogênico espesso devem ser consideradas como espiculações, que aproximadamente duplica a sensibilidade das espiculações para nódulos malignos, de 36% a 70%. O halo ecogênico espesso clássico aparece mais espesso ao longo das margens do nódulo do que nas suas superfícies anterior e posterior (Fig. 21.41). A presença de um halo ecogênico pode ser utilizada em conjunto com o descritor "indistinto" do BI-RADS quando se referir às margens.

As ultrassonografias tridimensionais são muito úteis na demonstração das espiculações. A maioria delas é orientada no plano coronal, portanto, o plano coronal reconstruído é especialmente útil. Halos espessos e ecogênicos nos planos padronizados podem geralmente ser explicados como verdadeiras espiculações no plano coronal. Essa afirmação vale para equipamentos de ultrassonografia mamária manual e automatizado (Figs. 21.42 e 21.43).

Margens Anguladas

As margens anguladas são uma subcategoria da "margem não circunscrita" do BI-RADS do ACR.[17] As margens anguladas representam um achado grave indicativo de invasão. Os ângulos das margens da lesão podem ser agudos, em ângulo reto ou obtusos. Os ângulos na superfície do nódulo ocorrem em regiões de baixa resistência à invasão. Nas lesões envoltas por gordura, as angulações podem ocorrer em qualquer superfície do nódulo (Fig. 21.44A). Nas lesões envoltas por fibrose, as margens angulares costumam ocorrer nas

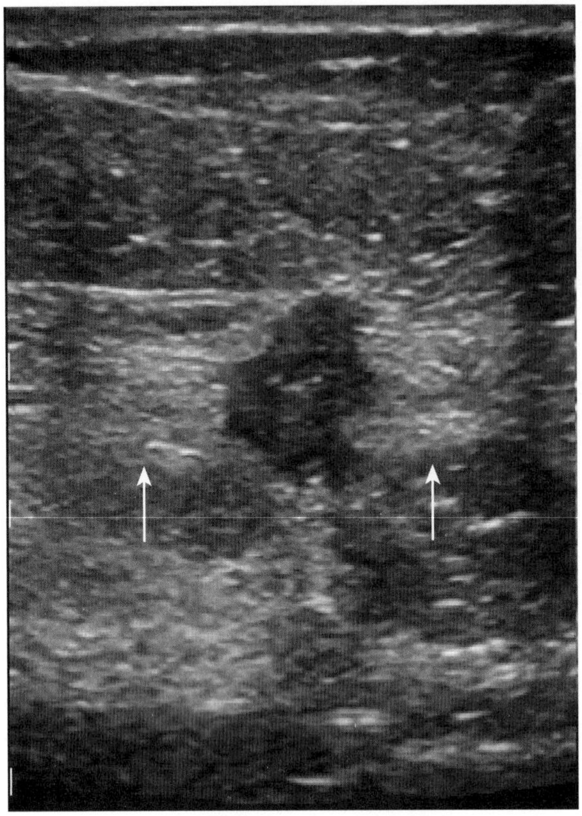

FIG. 21.41 Halo ecogênico com espículas hiperecoicas. O halo espesso ecogênico mal definido que pode ser observado em torno de algumas lesões malignas invasivas cercadas de gordura representa espículas hiperecoicas muito pequenas para serem observadas individualmente. O halo é mais frequentemente visualizado e é mais espesso nas regiões laterais do nódulo dentro do plano coronal (*setas*); isso ocorre porque as espículas são mais comuns no plano coronal e, neste plano, são perpendiculares ao feixe ultrassônico, tornando-se fortes refletoras especulares.

bordas da lesão, dentro de tecidos frouxos do estroma periductal e entre planos teciduais dentro do tecido fibroso (Fig. 21.44B-C). Um único ângulo, qualquer que seja o tipo, na superfície da lesão deve ser considerado suspeito. **A presença de margens anguladas apresenta a melhor sensibilidade individual e precisão geral de todas as características.**[45]

Microlobulações

As microlobulações são lobulações entre 1 a 2 mm que variam em número e distribuição ao longo da superfície e dentro de um nódulo. Microlobulações são uma subcategoria da categoria "margem não circunscrita" do BI-RADS do ACR.[17] Elas podem ocorrer sobre apenas uma pequena porcentagem da superfície do nódulo. A microlobulação é um achado misto que pode ser visto tanto nos tumores invasivos como nos componentes de CDIS do tumor, porém, mais frequentemente, representa componentes *in situ* do tumor. Quando as microlobulações são angulares e estão associadas a espiculações e a um halo ecogênico espesso, elas correspondem, em geral, a prolongamentos de um carcinoma invasivo[45] (Fig. 21.45A). Quando as microlobulações são redondas e associadas a uma cápsula fina, ecogênica, geralmente representam componentes de CDIS do tumor. Os componentes de CDIS podem criar microlobulações de duas maneiras diferentes: envolvendo lóbulos (Fig. 21.45B) ou dúctulos ou ductos distendidos com tumor e necrose (Fig. 21.45C-D).

Orientação Não Paralela (Altura Maior que a Largura)

As lesões cujas dimensões anteroposteriores são maiores do que qualquer dimensão horizontal são consideradas não paralelas e são suspeitas de malignidade. Nódulos redondos também são caracterizados como não paralelos em sua orientação. A orientação não paralela é exclusiva da ultrassonografia e não é observada na mamografia. É uma subcategoria da categoria de "orientação" do BI-RADS do ACR.[17] Este é um achado misto que pode ser visto tanto nas lesões invasivas como nos CDIS (Fig. 21.46). Essa orientação é primariamente uma característica de

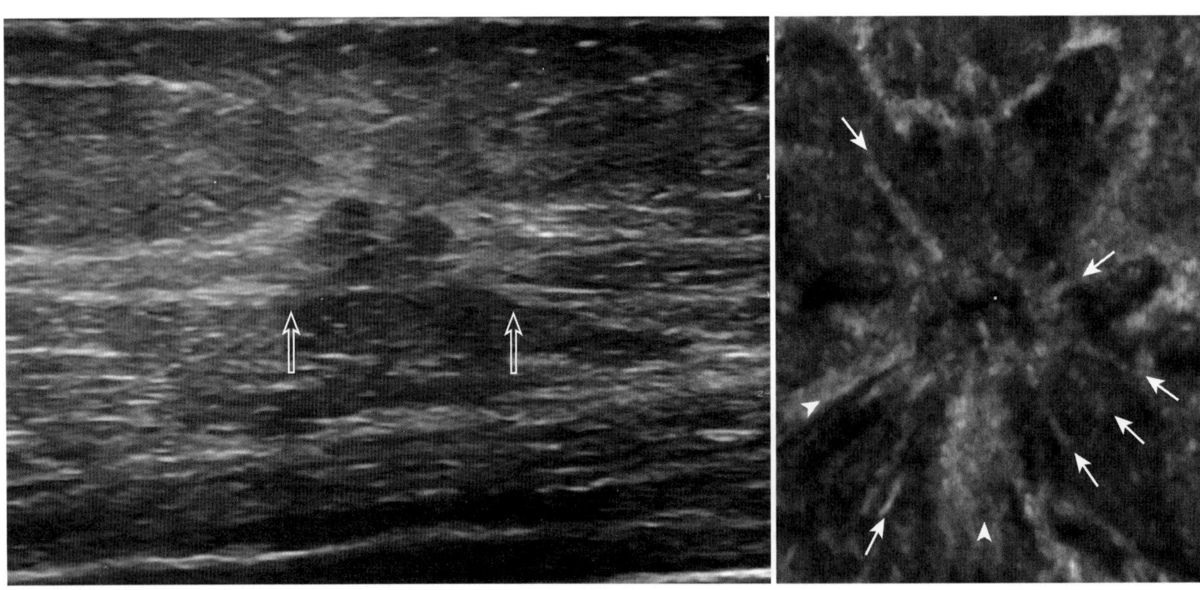

FIG. 21.42 Imagem tridimensional ou volumétrica com um transdutor manual. O plano coronal reconstruído pode ser útil principalmente na avaliação de espiculações. O que parece um halo mal definido, espesso e ecogênico nos planos radial ou antirradial (*setas, à esquerda*) pode geralmente ser observado como espículas hiperecoicas individuais no plano de reconstrução coronal (*setas, à direita*). O plano coronal também pode mostrar melhor outras distorções arquiteturais, como **ligamentos de Cooper espessados** (*pontas de seta, à direita*).

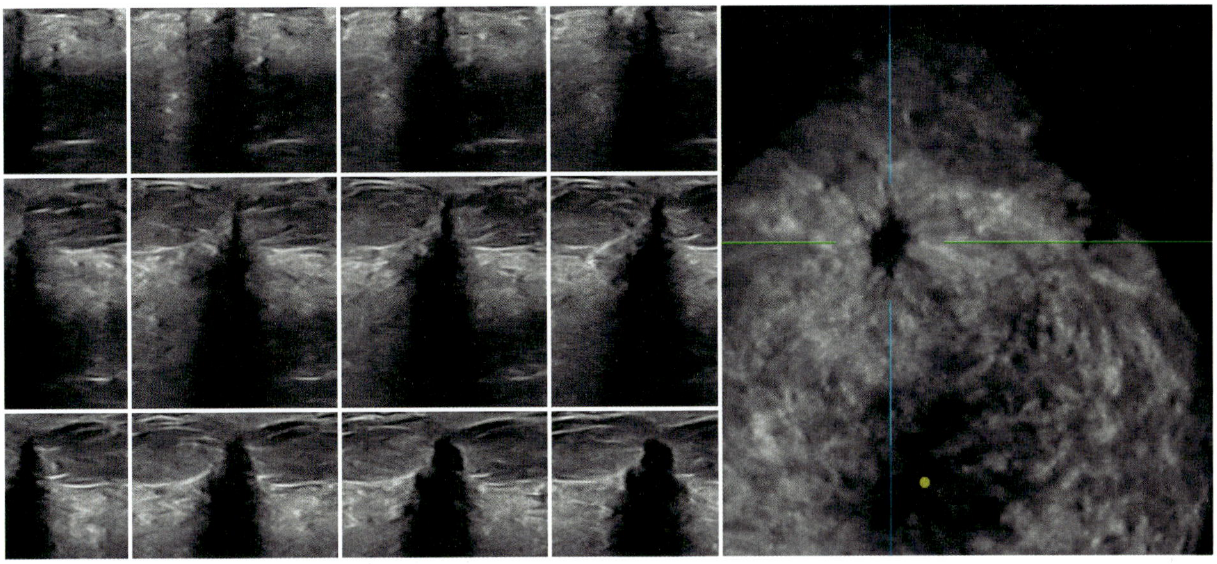

FIG. 21.43 Imagem tridimensional ou volumétrica com equipamento mamário automatizado. As espiculações são mais bem visualizadas no plano coronal reconstruído (*à direita*) do que nos planos de imagem de obtenção (originais) em série.

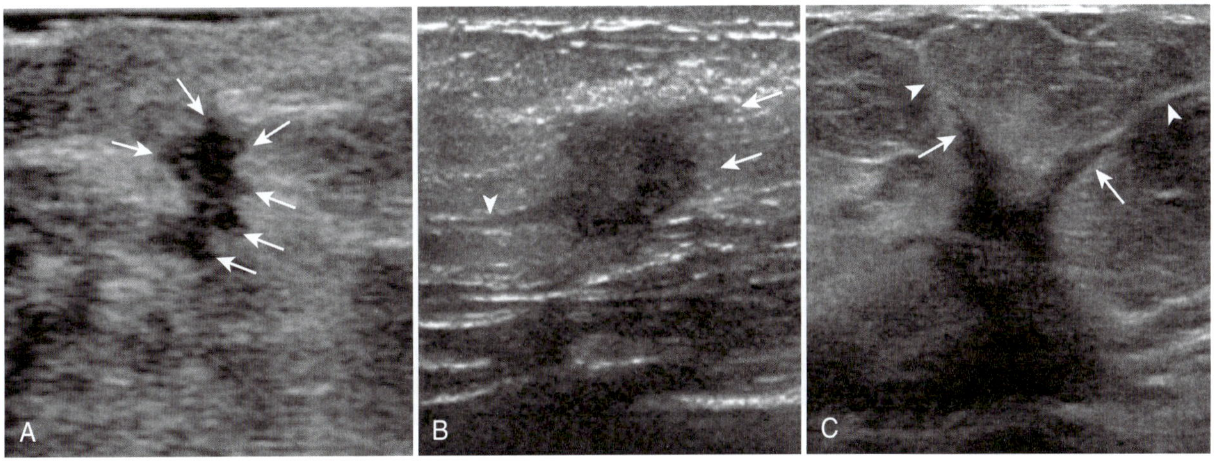

FIG. 21.44 Margens anguladas representam invasão de carcinoma em locais com baixa resistência à invasão. (A) A gordura oferece pouca resistência à invasão, de modo que nódulos malignos adjacentes à gordura podem desenvolver angulações em qualquer local da sua superfície (*setas*). **(B)** Nas lesões envoltas por tecidos fibrosos hiperecoicos, vias de baixa resistência se encontram junto aos tecidos periductais (*ponta de seta*) e horizontalmente junto aos planos teciduais dentro do tecido fibroso (*setas*). **(C)** Seguir os ligamentos de Cooper (*pontas de seta*) para baixo até sua base, em que ocorre sua interseção com a superfície do nódulo, é a melhor maneira de detectar as angulações (*setas*) na superfície de nódulos sólidos malignos.

nódulos sólidos malignos pequenos com um volume de 1 cm^3 (1 mL) ou menos. À medida que as lesões crescem, elas costumam se tornar paralelas (anteriormente denominadas "mais largas do que altas"). A melhor de várias explicações para este achado é que a orientação dos pequenos carcinomas reflete meramente o formato das UDLT em que o carcinoma teve origem. A maioria das UDLT fica na região anterior da zona mamária e está orientada em um eixo não paralelo. Como as lesões malignas se expandem no sistema ductal lobar, que é orientado no sentido horizontal dentro da mama, elas tendem rapidamente a se tornar paralelas (Fig. 21.47). Uma vez que alguns carcinomas podem apresentar orientação paralela, somente a orientação não deve ser uma característica de distinção entre benigno e maligno.

Extensão Ductal

A extensão ductal é um achado pouco sugestivo que se correlaciona com a existência de componentes CDIS do tumor. A extensão ductal é uma parte da subcategoria de "achados associados – alterações ductais" do BI-RADS do ACR.[17] Outras alterações que fazem parte desta subcategoria incluem a dilatação ductal, irregularidades no calibre e/ou ramificação e a presença de uma massa intraductal, trombo ou resíduo. A extensão ductal se correlaciona com os padrões mamográficos de calcificação que foram aplicados aos componentes de nódulos sólidos. A extensão ductal pode ser mais bem demonstrada quando o plano de varredura está orientado em paralelo ao eixo longo dos ductos mamários na região do nódulo. A extensão ductal geralmente se manifesta como uma projeção isolada do crescimento sólido em direção ao mamilo a partir do nódulo principal (Fig. 21.48). Projeções adicionais da massa sólida nos múltiplos pequenos ductos na periferia também podem ocorrer. Massas sólidas que apresentam longas extensões ductais tendem a apresentar extensos componentes intraductais de CDIS que aumenta a probabilidade de recorrência local.

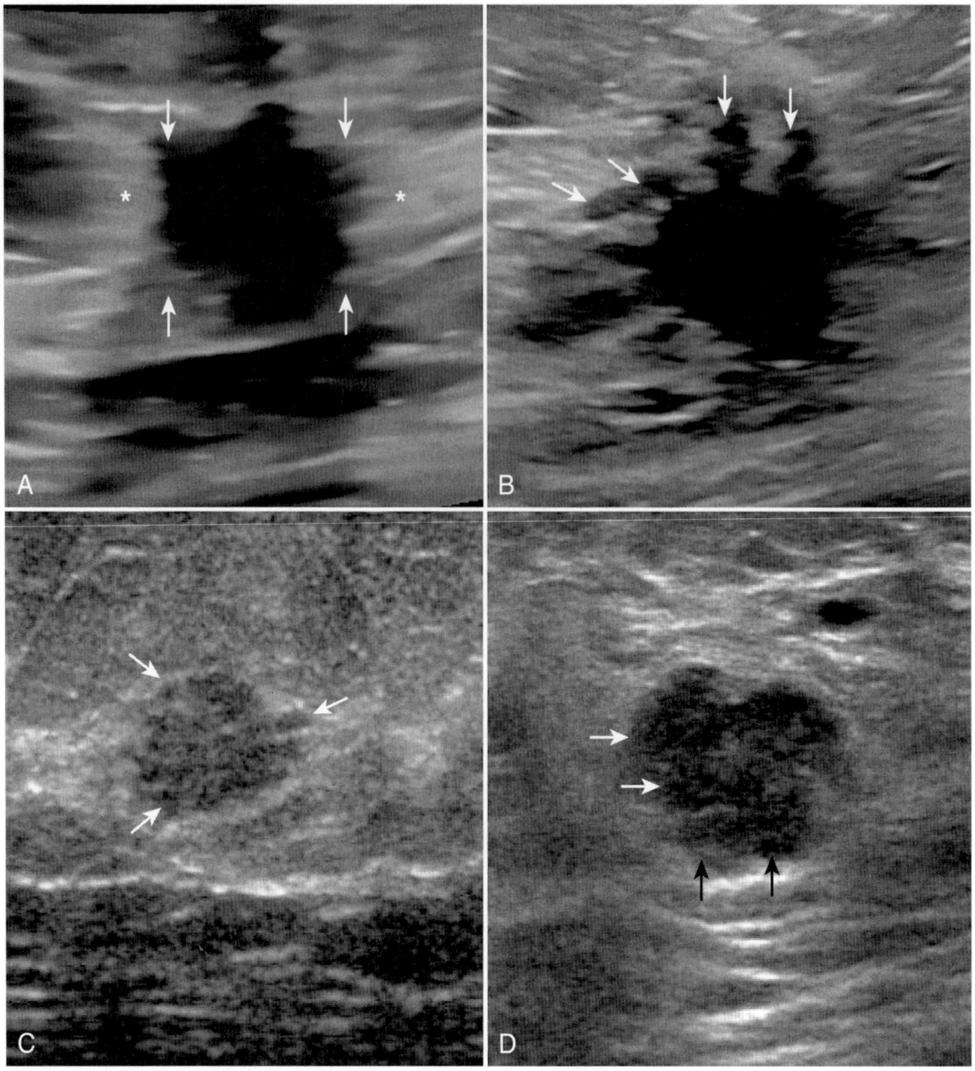

FIG. 21.45 Microlobulações. Elas podem representar tanto os ângulos de um tumor invasivo como componentes de carcinoma ductal *in situ* (CDIS) da lesão. **(A)** Quando as microlobulações são pontiagudas ou angulares (*setas*) e estão associadas a espiculações ou a um halo ecogênico espesso (*), elas representam extensões do tumor invasivo. **(B)** Quando as microlobulações aparecem como pequenas "raquetes de tênis" (*setas*) se projetando da superfície do nódulo, elas representam lóbulos adjacentes distendidos com CDIS ou lóbulos com câncer. Microlobulações arredondadas ou ovais com cápsulas ecogênicas finas representam ductos distendidos por tumor. A cápsula fina representa a parede do ducto intacta. **(C)** Pequenas microlobulações (*setas*) correspondem a ductos minimamente distendidos que são preenchidos com CDIS de baixo grau nuclear. **(D)** Grandes microlobulações (*setas*) correspondem a ductos grosseiramente distendidos que contêm CDIS de alto grau nuclear.

A presença da extensão ductal não é um sinal específico de malignidade, e sim sugestivo de um padrão de crescimento intraductal. As lesões intraductais benignas, tais como papiloma, mastite e fibrose periductais crônicas também podem apresentar uma extensão ductal. De modo geral, é importante identificar a extensão ductal por dois motivos: (1) para minimizar a caracterização falso-negativa do CDIS puro e (2) para identificar a extensão dos componentes intraductais do tumor.

Sombra Acústica

A sombra acústica é uma subcategoria da categoria "características acústicas posteriores" do BI-RADS do ACR.[17] É um achado característico interno suspeito "forte" que sugere a presença de malignidade invasiva. A sombra acústica costuma ocorrer nos nódulos sólidos que ficam na extremidade espiculada do espectro maligno e representa cerca de um terço do todos os nódulos malignos sólidos. Os componentes desmoplásicos da substância do tumor e as espiculações causam a sombra acústica (Fig. 21.49). Como os carcinomas de mama podem ser internamente heterogêneos, apenas uma parte de um nódulo sólido maligno pode dar origem à sombra acústica. Outras partes da lesão poderiam estar associadas a uma **transmissão sonora normal** ou **com reforço**. Carcinomas ductais invasivos de alto grau, os nódulos malignos circunscritos mais comuns, geralmente não causam sombra acústica. Na verdade, elas estão mais frequentemente associadas ao reforço acústico posterior (Fig. 21.50A). Até mesmo o CDIS puro, de alto grau nuclear, pode estar associado a um reforço acústico. Muitas lesões de grau intermediário apresentam transmissão sonora normal (Fig. 21.50B). Tipos especiais de tumores e carcinomas lobulares invasivos também tendem a causar sombra acústica ou transmissão sonora com reforço.

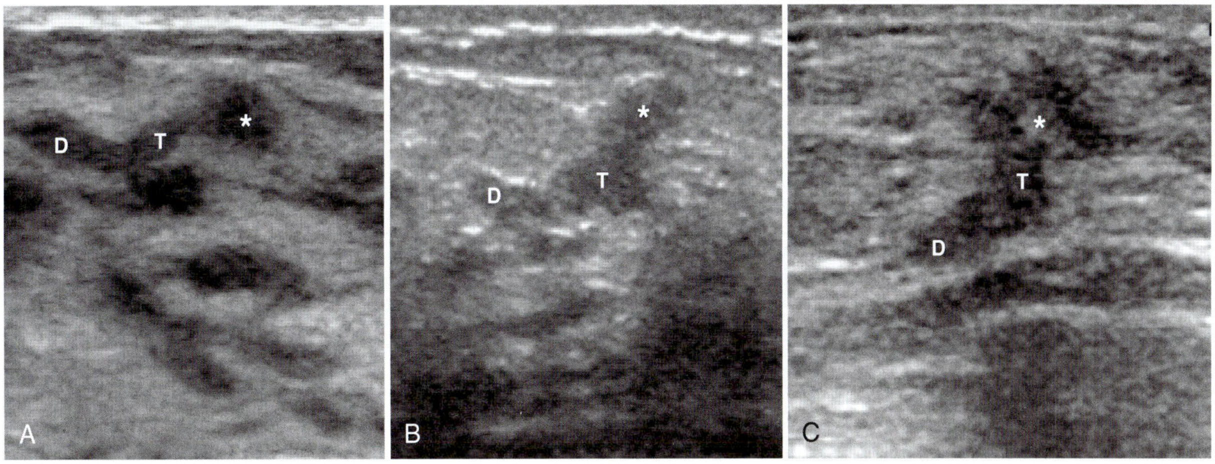

FIG. 21.46 Carcinoma da unidade ductolobular terminal (UDLT). A orientação "altura maior do que largura" corresponde a um pequeno carcinoma *in situ* ou invasivo envolvendo uma única UDLT. **(A)** Lóbulo normal (*), seu ducto terminal extralobular (*T*) e parte do segmento ductal (*D*). A orientação UDLT é mais alta do que larga. **(B)** Pequeno carcinoma ductal *in situ* (CDIS) de grau nuclear intermediário distende grosseiramente o lóbulo e seu ducto terminal extralobular, permanecendo orientado no eixo mais alto do que largo do lóbulo do qual ele se originou. **(C)** Pequeno carcinoma ductal invasivo de baixo grau nuclear distende e distorce mais grosseiramente o lóbulo e o ducto terminal extralobular de onde ele emergiu, mas permanece orientado no eixo mais alto do que largo. Observe que angulações das bordas indicam invasão para dentro dos tecidos adjacentes.

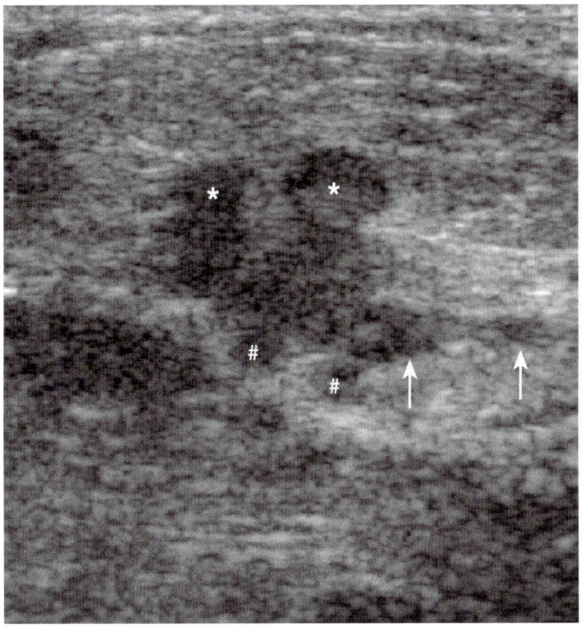

FIG. 21.47 Carcinoma ductal *in situ* (CDIS). Crescimento de CDIS muda a forma para "largura maior do que altura". À medida que os nódulos malignos aumentam, os componentes do CDIS crescem no ducto lobar em direção à papila e desenvolvem o câncer nos lóbulos adjacentes, mudando sua forma de "altura maior do que largura" para "largura maior do que a altura". Lóbulos anteriores distendidos por tumor (*); lóbulos posteriores distendidos pelo tumor, mas menores (#) e ducto lobar distendido por tumor (*setas*) são mostrados.

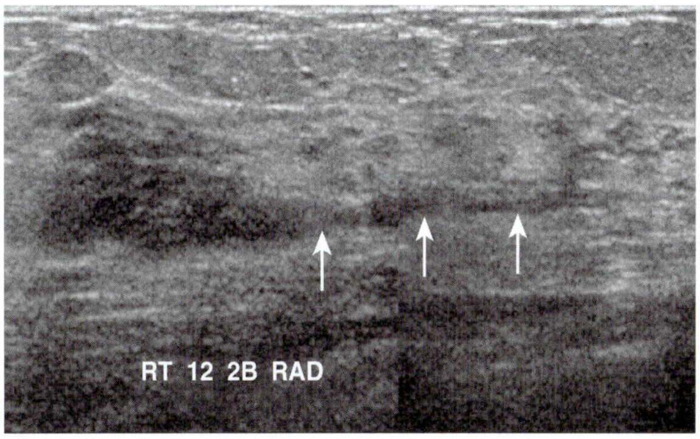

FIG. 21.48 Extensão ductal de carcinoma ductal *in situ* (CDIS). O CDIS cresce dentro do ducto lobar em direção à papila. A maioria dos carcinomas invasivos contém componentes de CDIS. Em alguns casos, a disseminação do CDIS em direção ao mamilo dentro do ducto lobar pode distendê-lo grosseiramente de tal forma, que a extensão ductal pode ser identificada pela ultrassonografia (*setas*). Se tais extensões ductais não forem identificadas na ultrassonografia, elas provavelmente serão transeccionadas na cirurgia, levando a margens positivas, recidiva local e necessidade de uma nova resseção cirúrgica.

O diagnóstico diferencial para os nódulos malignos que causam sombra acústica, por ordem de frequência, consiste em: (1) carcinoma ductal invasivo de baixo grau a intermediário, (2) carcinoma lobular invasivo, (3) carcinoma tubulolobular e (4) carcinoma tubular. O diagnóstico diferencial dos nódulos malignos associados a reforço acústico inclui malignidades de alto grau, carcinoma coloide, carcinoma medular e carcinoma papilar invasivo.[51-55]

Hipoecogenicidade

A hipoecogenicidade é uma subcategoria da categoria "padrão de eco" do BI-RADS do ACR.[17] Acentuada hipoecogenicidade da substância de um nódulo sólido (em comparação com a gordura) é uma característica ultrassonográfica interna com suspeita "mista" para malignidade. Pode ser o resultado de muitas características diferentes do tumor. Os carcinomas ductais invasivos de alto grau que são altamente celulares e contêm alto teor de ácido hialurônico dentro da matriz extracelular podem parecer hipoecoicos devido ao elevado teor de água. O CDIS puro pode parecer hipoecoico por causa de necrose ou secreção dentro da luz dos ductos distendidos por tumor. Carcinomas ductais invasivos de baixo grau podem

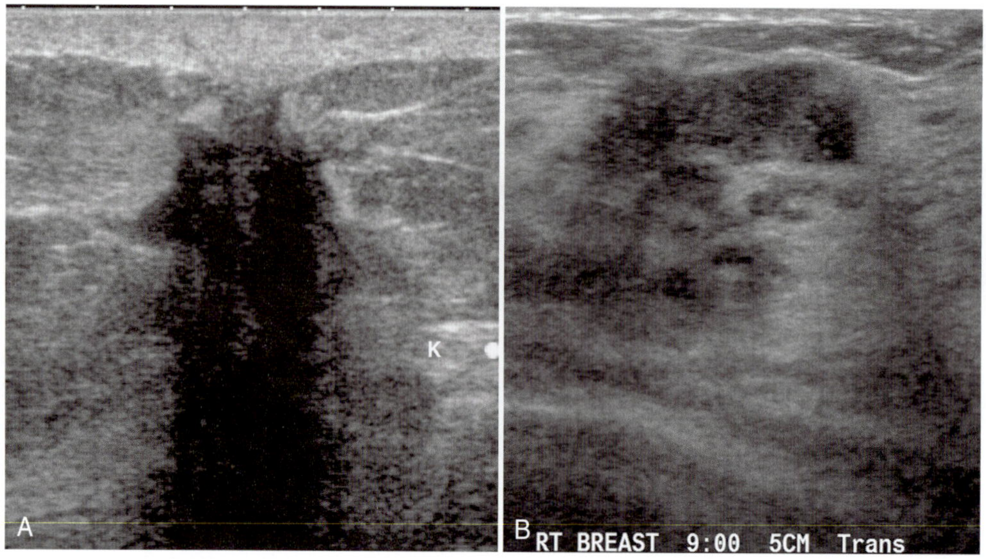

FIG. 21.49 Câncer causando sombra acústica. A sombra acústica é um achado muito sugestivo tumor invasivo desmoplásico. Qualquer sombra acústica deve ser considerada suspeita – seja **(A)** completa ou **(B)** parcial. Os tumores que estão se tornando progressivamente mais indiferenciados e que são policlonais ou que contêm misturas de componentes de baixo grau e de grau intermediário, ou de alto grau, tendem a criar sombras acústicas parciais. RT BREAST = mama direita.

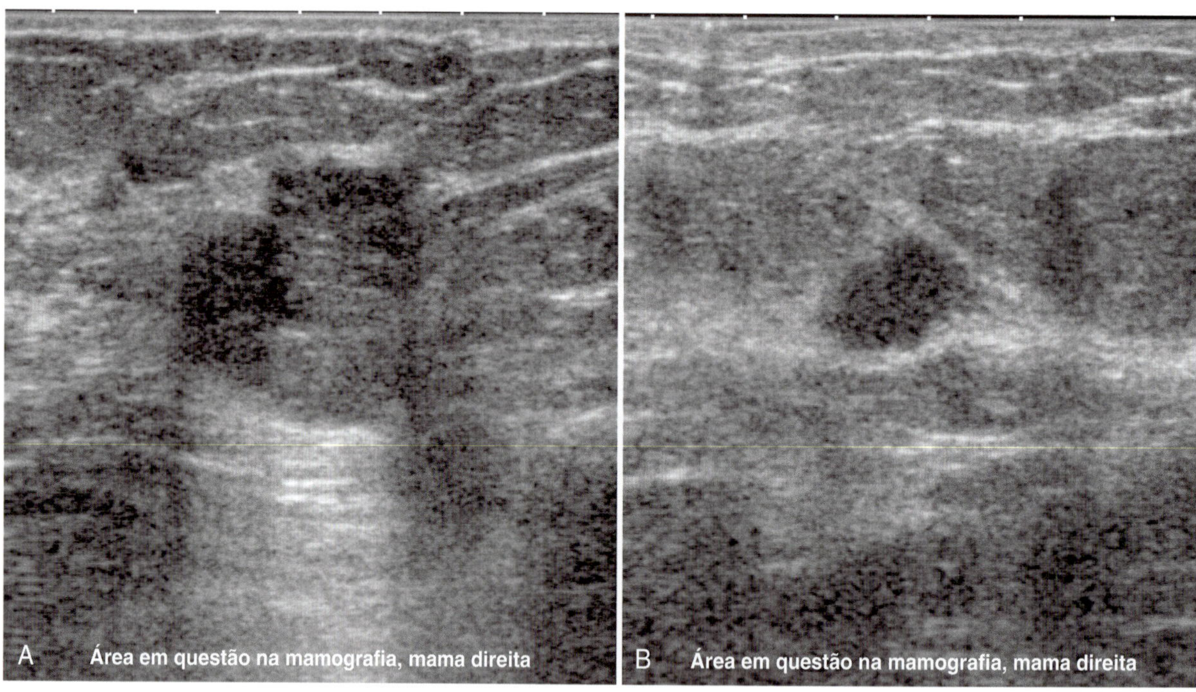

FIG. 21.50 Transmissão sonora variável no caso de carcinomas. (A) Os carcinomas ductais invasivos de alto grau tendem a estar associados a aumento da transmissão sonora. **(B)** Os carcinomas ductais invasivos de grau intermediário costumam estar associados à transmissão sonora normal ou mista.

parecer "acentuadamente hipoecoicos" por causa da sombra acústica (Fig. 21.51). A ultrassonografia harmônica digitalmente codificada pode fazer com que as massas sólidas pareçam acentuadamente hipoecoicas em comparação com a gordura adjacente (Fig. 21.52).

Calcificações

Calcificações em nódulos sólidos são achados ultrassonográficos sugestivos da existência de componentes CDIS. No léxico de ultrassonografia BI-RADS do ACR, as calcificações são classificadas de acordo com sua localização como intranodular, extranodular ou intraductal.[17] As calcificações podem se desenvolver em resíduos necróticos, no centro da luz dos dúctulos ou dos ductos distendidos por CDIS. Como as microlobulações e as extensões ductais representam componentes CDIS do tumor que distendem ductos, as calcificações malignas podem com frequência ser encontradas associadas aos outros achados pouco sugestivos que representam CDIS. Assim, muitas calcificações malignas podem ser encontradas no centro de microlobulações ou extensões ductais (Fig. 21.53).

As calcificações exibidas pela ultrassonografia são menores que a espessura do feixe e, consequentemente, passíveis de sofrer efeitos do artefato de volume parcial. Elas geralmente se situam na faixa de tamanho entre 200 e 500 mícrons. As calcificações mais estreitas do que a espessura

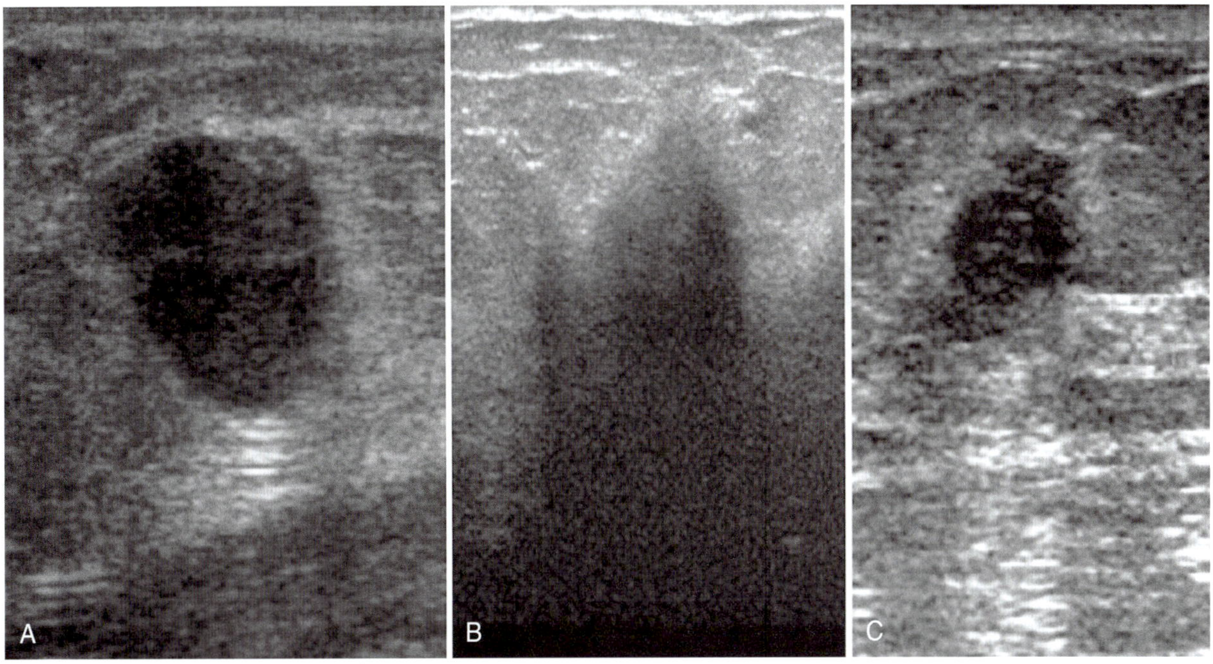

FIG. 21.51 Carcinomas hipoecoicos. Os nódulos malignos são com frequência acentuadamente hipoecoicos em comparação à gordura. A hipoecogenicidade pode ser o resultado de **(A)** elevada celularidade e alto teor de ácido hialurônico na matriz extracelular ou **(B)** de intensa sombra acústica associada aos carcinomas invasivos. **(C)** Necrose na luz dos dúctulos contendo tumor pode provocar hipoecogenicidade acentuada nas lesões formadas por carcinoma ductal *in situ* (CDIS) puro.

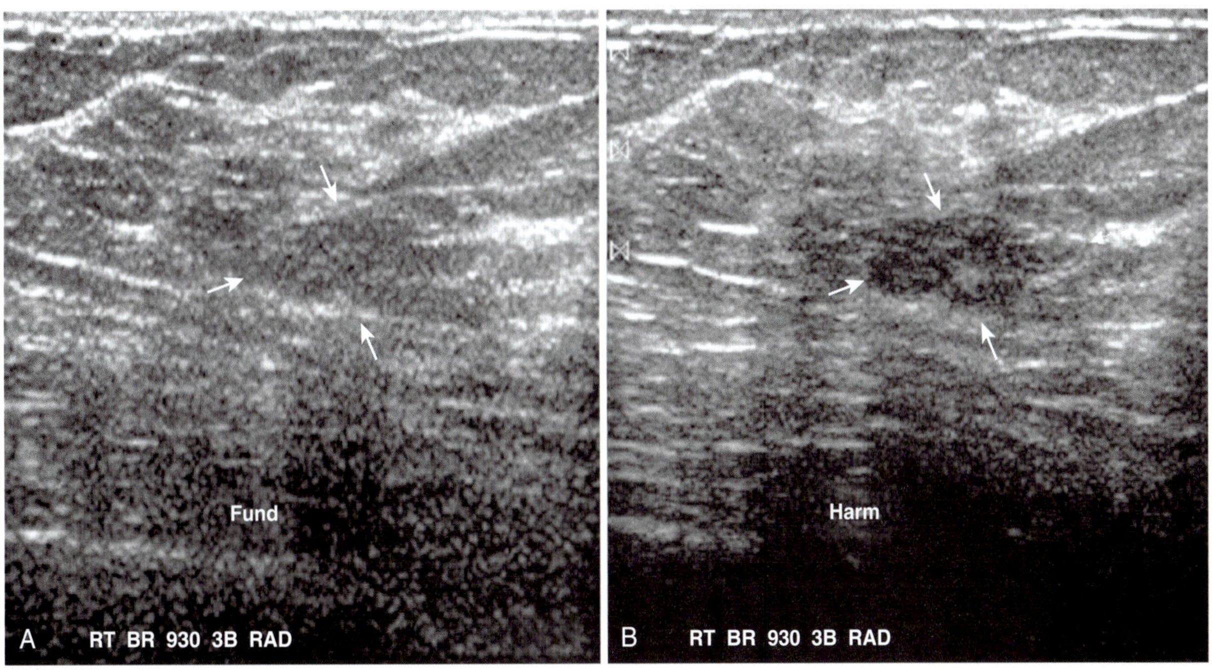

FIG. 21.52 Imagem harmônica aumenta a visibilidade do nódulo. (A) Os nódulos isoecoicos aos tecidos adjacentes e difíceis de identificar com a imagem fundamental (*setas*) frequentemente são **(B)** acentuadamente hipoecoicos e mais conspícuos (*setas*) na imagem com harmônica.

do feixe não geram sombra acústica, aparecem maiores do que seu tamanho real e menos ecogênicas do que sua ecogenicidade verdadeira. A maioria das **calcificações benignas** está inserida em um fundo de tecido razoavelmente ecogênico, de modo que, quando o efeito de volume parcial (das médias volumétricas) abrange os tecidos ecogênicos adjacentes, elas não são brilhantes o bastante para serem identificadas pela ultrassonografia. As **calcificações malignas** ficam em uma substância tumoral relativamente homogênea e hipoecoica e permanecem visíveis mesmo quando sujeitas ao volume parcial com os tecidos adjacentes. Consequentemente, a ultrassonografia, em geral, pode demonstrar uma porcentagem maior de microcalcificações malignas do que benignas.

Achados Associados

Outros achados que podem estar associados à malignidade, mas menos específicos que as características suspeitas listadas anteriormente, incluem distorção arquitetural, alterações cutâneas, edema e

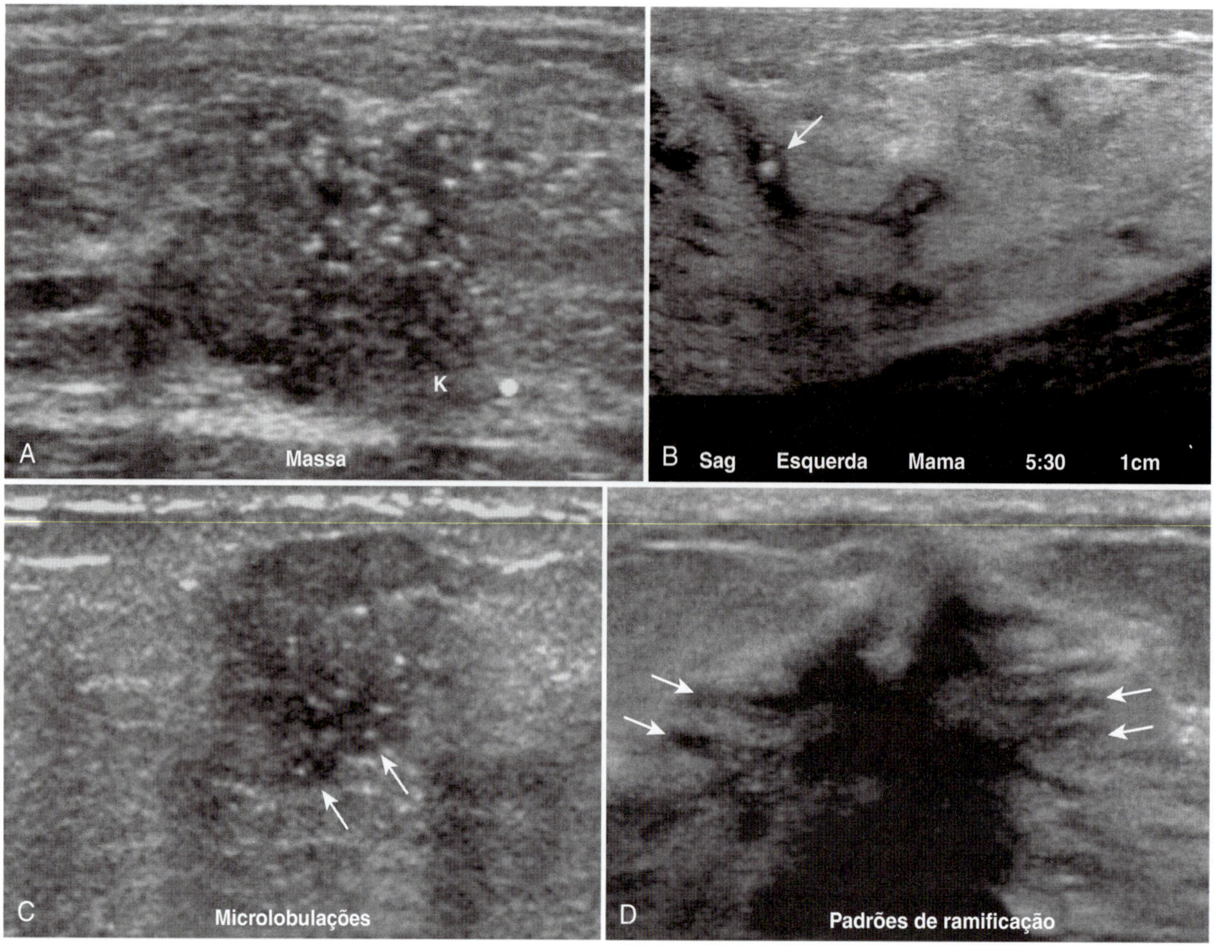

FIG. 21.53 Microcalcificações. Estas aparecem como ecos brilhantes pequenos demais para criar sombra acústica. Microcalcificações são achados sugestivos de elementos de carcinoma ductal *in situ* (CDIS). **(A)** Microcalcificações podem ocorrer de forma amorfa dentro de uma massa. **(B)** Entretanto, a maioria das calcificações mamárias malignas ocorre dentro dos debris necróticos no centro do lúmen dos ductos distendidos pelo tumor. **(C)** Calcificações podem ser encontradas em microlobulações (*setas*) ou **(D)** em padrões de ramificação (*setas*).

elasticidade. Estes termos são encontrados sob a categoria "achados associados" no léxico do BI-RADS, ACR.[17]

A distorção arquitetural associada à malignidade é causada pelo efeito expansivo sobre os tecidos adjacentes. Isso pode se manifestar como compressão dos tecidos adjacentes pelo nódulo, obliteração dos planos teciduais, alterações dos ligamentos de Cooper incluindo espessamento ou retificação e aberrações no padrão ductal. A distorção arquitetural também pode ser decorrente de alterações benignas, como cicatrizes radiais ou lesões esclerosantes complexas. Alteração pós-cirúrgica é uma importante causa iatrogênica da distorção arquitetural.

Alterações da pele incluem espessamento e retração da pele. O espessamento, como definido pelo sistema BI-RADS, ACR, é maior que 2 mm e pode ser focal ou difuso.[18] Uma importante observação é que a pele na área periareolar e nas dobras inframamárias pode ter até 4 mm. A retração da pele é definida como uma superfície de pele côncava ou uma superfície de pele que aparece mal definida e puxada para dentro. Embora as alterações da pele possam estar presentes em processos benignos como infecção ou inflamação, cirurgia ou biópsia anterior, ou radiação, as alterações cutâneas também podem ser um sinal de malignidade. O carcinoma inflamatório é uma forma agressiva de câncer de mama que envolve a pele por meio dos vasos linfáticos dérmicos e pode resultar em espessamente da pele. Carcinomas ductais também podem resultar em envolvimento da pele. Por exemplo, alguns carcinomas ductais se desenvolvem superficialmente na zona periférica e podem se estender para a pele.

O edema é sugerido por aumento de ecogenicidade do tecido mamário e linhas hipoecoicas interdigitantes que podem representar fluido intersticial ou linfáticos dilatados. O edema pode estar associado a carcinoma mamário inflamatório, mas também a causas benignas, como mastite e insuficiência cardíaca congestiva.

A avaliação da elasticidade define a rigidez das massas. Nódulos malignos são tipicamente rígidos ou duros, enquanto os nódulos benignos são mais compressíveis. Descritores para nódulos incluem macio, intermediário ou duro. Esta característica é muito menos importante do que os descritores morfológicos devido à significativa sobreposição na aparência para nódulos benignos e malignos.

Características Benignas

Os achados benignos devem ser procurados somente se não houver alterações suspeitas. Os achados benignos são (1) **hiperecogenicidade total e pura**, que representa tecido fibroso estromal interlobular ou gordura; (2) um **nódulo oval circunscrito com orientação paralela**, completamente envolto por uma cápsula ecogênica e fina; e (3) um **nódulo oval com margens discretamente**

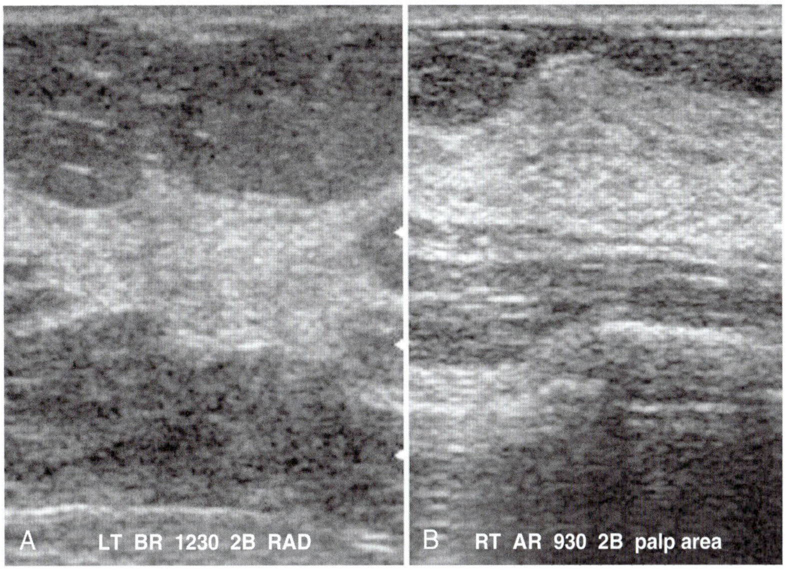

FIG. 21.54 Coleções de tecido fibroso hiperecoico. Coleções isoladas normais de tecido fibroso estromal interlobular hiperecoico podem causar **(A)** nódulos e massas mamográficas ou **(B)** cristas palpáveis. LT BR = mama esquerda; RT = direita; palp area = área palpável.

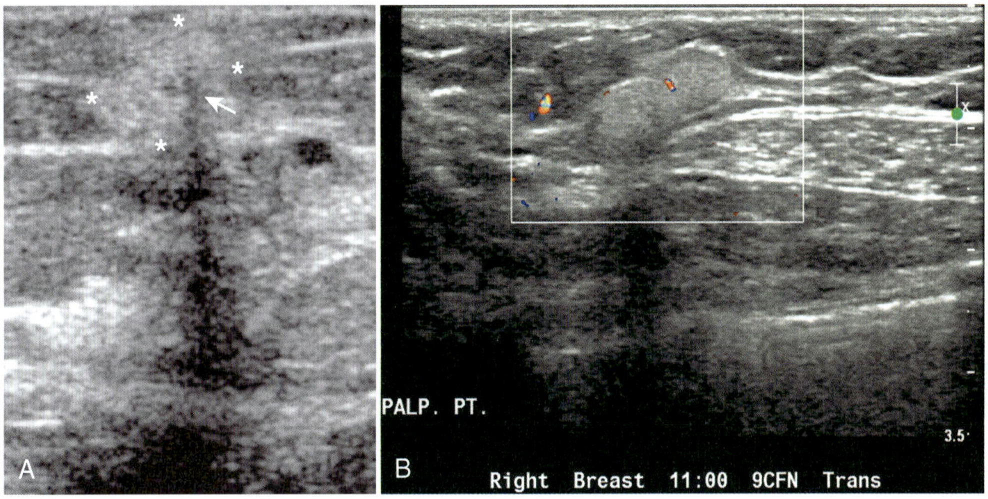

FIG. 21.55 Malignidades hiperecoicas. O valor preditivo negativo do tecido puro e intensamente hiperecoico é essencialmente 100%. No entanto, coleções de tecido hiperecoico não devem conter áreas hipoecoicas ou isoecoicas maiores do que ductos normais ou unidades ductolobulares terminais (UDLT). **(A)** Alguns pequenos carcinomas invasivos podem ocorrer com focos centrais hipoecoicos minúsculos (*seta*) envoltos por halos ecogênicos muito espessos (*). O efeito de volume parcial no campo próximo ou em imagens tangenciais através do halo ecogênico espesso de tais lesões pode fazer com que estas pareçam puramente hiperecoicas. **(B)** Além disso, massas hiperecoicas com vascularização interna podem também representar malignidade e devem ser biopsiadas.

lobuladas (com três ou menos lobulações) e **orientação paralela**, completamente envolto por uma cápsula ecogênica fina. Caso um nódulo se encaixe em uma destas três categorias, poderá ser caracterizado como BI-RADS 3, "provavelmente benigno".

Tecido Hiperecoico

O tecido puramente hiperecoico é frequentemente um tecido fibroso do estroma interlobular normal ou gordura, que pode causar tanto uma anormalidade palpável quanto mamográfica (Fig. 21.54). Para ser considerado benigno, um tecido hiperecoico pode conter ductos de tamanho normal ou UDLT, mas não deve apresentar estruturas iso ou hipoecoicas de tamanho maior do que os ductos ou lóbulos normais. Os carcinomas puramente hiperecoicos são extremamente raros, mas, ocasionalmente, um carcinoma pode apresentar um nicho central hipoecoico muito pequeno e um halo ecogênico muito espesso, e erros técnicos como volume parcial ou imagem tangencial através do halo podem fazer com que a lesão pareça equivocadamente hiperecoica por completo (Fig. 21.55A).

É importante correlacionar todos os nódulos hiperecoicos com os achados mamográficos. Os nódulos hiperecoicos que aparecem radiolúcidos na mamografia são nódulos benignos contendo gordura, como o lipoma, cistos oleosos ou necrose de gordura. Os nódulos hiperecoicos observados como um nódulo com densidade da água na mamografia, no contexto de um trauma, poderiam representar necrose gordurosa ou hematoma, e o acompanhamento é recomendado para garantir a resolução. A biópsia de qualquer nódulo hiperecoico que apresente qualquer característica mamográfica ou ultrassonográfica suspeita deve ser realizada. Da mesma forma, embora nódulos hiperecoicos benignos, como angiolipoma

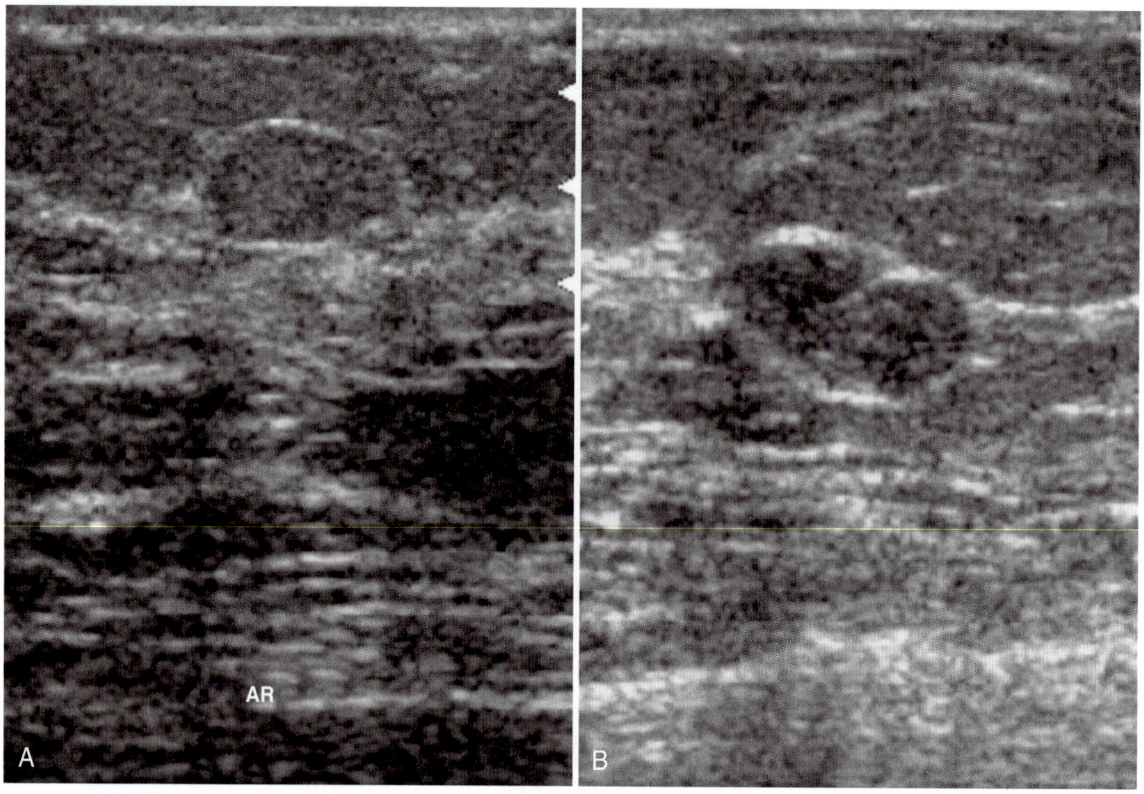

FIG. 21.56 Fibroadenoma. (A) A forma clássica dos fibroadenomas benignos é elíptica. Tais lesões têm largura maior do que a altura e estão completamente envoltas por uma fina cápsula ecogênica. **(B)** A segunda forma mais comum de fibroadenomas benignos é levemente lobulada. Os fibroadenomas lobulados clássicos apresentam três ou menos lobulações, têm largura maior do que a altura e estão completamente envoltos por uma fina cápsula ecogênica.

ou hiperplasia estromal pseudoangiomatosa possam ser vasculares, qualquer massa hiperecoica com aumento de fluxo sanguíneo deve ser biopsiada para excluir malignidades como o carcinoma ductal invasivo, linfoma ou angiossarcoma[56] (Fig. 21.55B).

Orientação Paralela (Largura Maior que a Altura)

Um nódulo oval com orientação paralela é a aparência clássica dos fibroadenomas (Fig. 21.56A). Um nódulo oval com margens ligeiramente lobuladas, contendo três ou menos lobulações, e com orientação paralela é o segundo formato mais comum para os fibroadenomas (Fig. 21.56B). Nódulos que parecem estar circunscritos na visualização ortogonal e levemente lobulados na visão ortogonal são comuns. O valor preditivo negativo da forma oval é de 97% e o valor preditivo negativo da forma levemente lobulada é de 99% em uma população de nódulos com 33% de nódulos malignos.[45] Apesar da alta probabilidade de benignidade, esses nódulos devem sempre ser acompanhados ou submetidos à biópsia para assegurar que nenhuma malignidade esteja presente.

Cápsula Ecogênica Fina

É importante associar margens circunscritas ou levemente lobuladas à presença de uma cápsula fina, completa e ecogênica, de modo a minimizar os resultados falso-negativos nos carcinomas circunscritos (envoltos por uma pseudocápsula ecogênica) e nos CDIS puros (que podem ser envoltos por uma parede ductal ecogênica), porque eles raramente têm forma oval ou ligeiramente lobulada. Além disso, a pseudocápsula fina e ecogênica que pode ser observada em torno dos carcinomas circunscritos está frequentemente ausente em parte da superfície do nódulo. O carcinoma e o CDIS também estão geralmente associados a outros achados suspeitos, como as margens angulares, orientação não paralela, microlobulações ou extensão ao ducto. Com a combinação da presença de uma **cápsula completa, fina e ecogênica com formato oval ou ligeiramente lobulado,** podemos aumentar o valor preditivo negativo para mais de 99%.[45]

Frequentemente, é necessário balançar o transdutor no seu eixo curto e inclinar o transdutor no eixo longo para demonstrar a presença de uma cápsula fina e ecogênica ao longo das bordas do nódulo. O uso de menor compressão muitas vezes ajuda a demonstrar a cápsula fina e ecogênica nos nódulos benignos que estão envoltos por tecido fibroso hiperecoico.

INDICAÇÕES PARA ULTRASSONOGRAFIA DIAGNÓSTICA

A maioria das ultrassonografias diagnósticas de mama é realizada de forma direcionada para avaliar um sintoma particular ou uma anormalidade mamográfica.

Mama Sintomática

Dor na Mama

A avaliação da dor mamária baseia-se no fato de a paciente apresentar dor focal ou dor não focal. Embora a dor focal sozinha indique uma baixa probabilidade de malignidade,[57] a ultrassonografia é frequentemente realizada para proporcionar tranquilidade à paciente ou para identificar uma causa benigna potencialmente tratável. A ultrassonografia não é recomendada para dor mamária difusa uni ou bilateral, que pode ou não ser de natureza cíclica.

Anormalidade Palpável

O objetivo específico da avaliação ultrassonográfica de nódulos palpáveis é (1) encontrar uma lesão maligna que possa estar obscurecida pelos tecidos densos adjacentes na mamografia ou (2) encontrar causas normais ou definitivamente benignas para a nodulação palpável que não exigem biópsia ou um intervalo curto de acompanhamento.

A ultrassonografia é muito útil na avaliação de nódulos palpáveis quando existe tecido denso na área do nódulo palpável na mamografia. Lesões que não contêm calcificações podem ficar obscurecidas por tecido densos adjacentes na mamografia. A ultrassonografia tem muito menos a acrescentar nos casos em que existe densidade de tecido adiposo ou predominantemente adiposo na área do nódulo palpável na mamografia. É improvável que a mamografia deixe de evidenciar algo significativo e o nódulo palpável quase certamente é formado ou por um lóbulo de gordura ou por um lipoma benigno em tais casos. A única e rara exceção a esta regra geral ocorre nos casos de nódulos palpáveis diminutos, com tamanho de uma ervilha ou menores, quando a linha cutânea está superpenetrada na mamografia, de modo que não pode ser avaliada. Tais pacientes podem apresentar uma pequena lesão superficial logo abaixo da pele, que não é adequadamente evidenciada na mamografia. Essa situação é ainda mais infrequente na mamografia digital com as atuais técnicas de equalização dos tecidos. Quando a área mamográfica do nódulo palpável tem densidade mista de gordura e água, uma avaliação ultrassonográfica minuciosa deve ser realizada, pois isso pode representar malignidade. Quando uma área palpável se correlaciona com uma massa suspeita na ultrassonografia, a avaliação ultrassonográfica pode ser utilizada para ajudar a demarcar a área em uma biópsia posterior.

Quando utilizada para confirmar que uma anormalidade palpável é benigna, a ultrassonografia pode auxiliar evitar a biópsia ou exames adicionais de acompanhamento. No caso de a mamografia revelar um achado na área de preocupação clínica, a ultrassonografia pode ser utilizada para demonstrar se o achado é benigno, como um cisto simples ou um cisto complicado. Se a mamografia for normal na área de preocupação clínica, a ultrassonografia direcionada para essa localização também deve ser realizada. Se apenas tecido normal for observado, então há alta probabilidade de que a área não seja maligna. Diversos estudos já demonstraram um valor preditivo negativo extremamente elevado (≥ 99%) para a associação de mamografia normal e achados ultrassonográficos normais ou benignos.[58,59] Assim, se uma paciente apresentar uma área palpável nova ou com aumento que seja clinicamente suspeito, os médicos podem realizar uma biópsia às cegas da área para confirmar a ausência de malignidade. Consequentemente, o registro para acompanhamento clínico é importante como parte das recomendações de conduta.

Para a ultrassonografia ser verdadeiramente eficaz na avaliação de uma anormalidade palpável, é essencial que a anormalidade seja simultaneamente palpada e examinada pelo ultrassom. A imagem deve ser registrada junto com a palavra "palpável". Uma imagem que documente a palpação do dedo na lesão pode ser obtida (Fig. 21.57). A simples exposição de que existem tecidos normais ou um cisto benigno no mesmo quadrante é prova insuficiente de que esta é a causa do nódulo palpável. Para lesões grandes em mamas compressíveis, o operador pode, durante a varredura, deslizar o dedo indicador da mão contralateral sob o transdutor. Para lesões pequenas e mamas mais firmes, ao tentar a mesma manobra, o dedo indicador pode erguer o transdutor e afastá-lo da pele, de forma que a lesão não possa ser avaliada com o dedo entre o transdutor e a pele. Em tais casos, pode ser útil prender a lesão entre os dedos indicador e médio e realizar a varredura enquanto a lesão está presa (Fig. 21.58). Em se tratando de lesões muito pequenas e superficiais, um clipe de papel aberto pode ser usado para palpar a lesão durante a varredura sem afastar as extremidades do transdutor da pele.

Secreção Mamilar

A avaliação da secreção mamilar se inicia com a avaliação dos sintomas. A secreção mamilar leitosa bilateral e não espontânea está mais frequentemente associada às alterações hormonais que são fisiológicas ou estão associadas ao tumor produtor de prolactina, e a avaliação da mama por exames de imagem não é necessária.

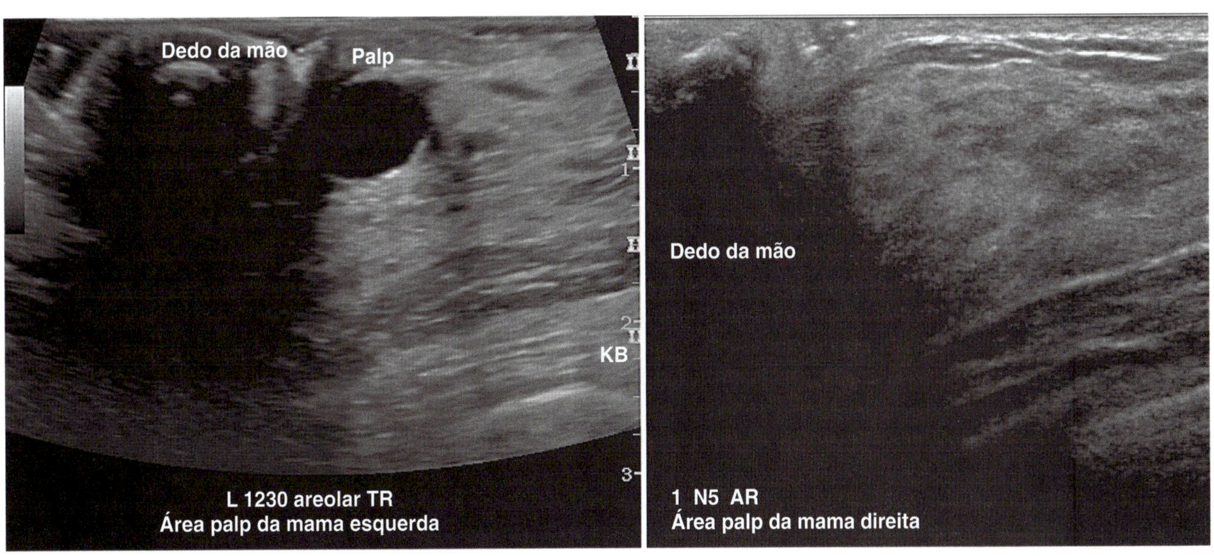

FIG. 21.57 A marcação das lesões palpáveis durante a ultrassonografia diagnóstica direcionada é fundamental. *À esquerda*, pequeno cisto simples é palpado com o dedo indicador da mão livre do radiologista. *À direita*, crista fibroductal é palpada durante o exame.

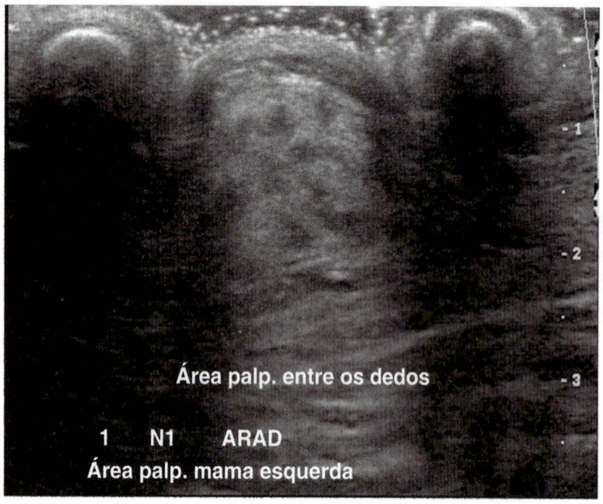

FIG. 21.58 Documentação de lesão mamária entre dedos da mão. Segurar a anormalidade palpável entre os dedos indicador e médio pode ajudar a documentar a causa do "nódulo".

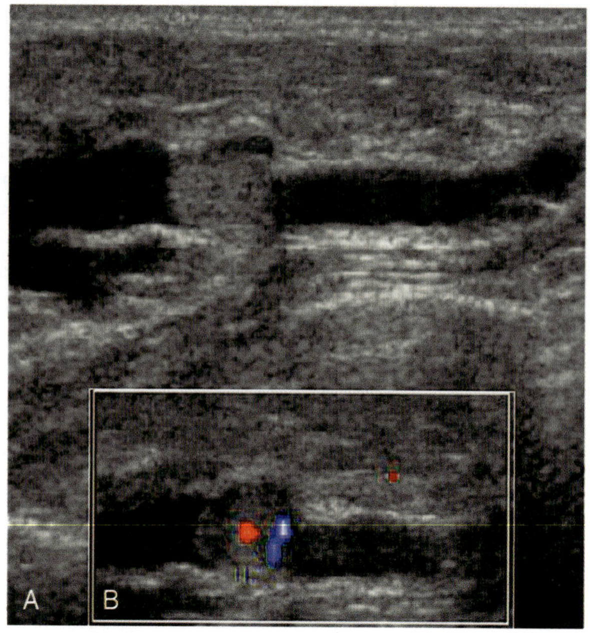

FIG. 21.59 Lesão papilífera intraductal. (A) Lesões papilares intraductais pequenas e ovoides que não expandem o ducto representam grandes papilomas ductais benignos em mais de 98% dos casos. **(B)** Mesmo pequenos papilomas intraductais tipicamente apresentam um pedículo vascular demonstrável.

A secreção mais preocupante para malignidade da mama é unilateral e espontânea. Ela pode ser sanguinolenta, serossanguinolenta ou clara, embora a avaliação isolada da coloração não deva rejeitar o sinal. A secreção mamilar unilateral é mais frequentemente causada por papilomas; entretanto, carcinoma precisa ser excluído. Outras causas incluem ectasia ductal, AFC benigna com cistos comunicantes ou uma causa idiopática. Historicamente, a avaliação da secreção mamilar unilateral era principalmente com **galactografia**; entretanto, outros exames, incluindo ultrassonografia, são agora mais comumente utilizadas. A ultrassonografia pode ser realizada durante a investigação diagnóstica inicial ou pode ser uma RM ou galactografia.[60-62] Como avaliação de primeira linha, a US retroareolar é realizada para identificar uma massa intraductal que pode estar causando a secreção. Como as **lesões papilíferas intraductais** que causam secreção mamilar frequentemente se encontram nos grandes ductos mamários sob ou próximos à aréola, esta é uma área que deve ser direcionada para a avaliação ultrassonográfica.[49] Temperatura ambiente agradável, gel acústico aquecido e manobras especiais, tais como a manobra de compressão bimanual e a técnica de rolamento do mamilo, ajudam a minimizar a sombra acústica que pode surgir no mamilo e na aréola.

Os **papilomas** parecem ser nódulos isoecoicos (menos ecogênicos do que a parede do ducto) em ductos ectasiados preenchidos por líquido (Fig. 21.59). A aparência dos papilomas varia com o grau e a distribuição da dilatação ductal, com o diâmetro e comprimento da lesão e com o envolvimento dos ramos ductais e UDLT. Além disso, as lesões papilares que afetam UDLT são, por definição, **papilomas periféricos**, apesar de sua distância da papila. Papilomas periféricos apresentam risco mais alto de malignidade do que os papilomas de grandes ductos (Fig. 21.60). Entretanto, como as características ultrassonográficas dos papilomas benignos *versus* malignos não foram bem estabelecidas, a biópsia é realizada na maioria dos nódulos intraductais e que são provavelmente papilomas.

Além dos papilomas dos grandes ductos, a ultrassonografia pode mostrar outras causas de secreção mamilar, tais como **carcinoma, ectasia ductal, cistos comunicantes** e **hiperprolactinemia** (Fig. 21.61).

Achados Mamográficos

A ultrassonografia é a melhor ferramenta diagnóstica para avaliação das anormalidades encontradas na mamografia sem calcificações suspeitas. Essas anormalidades mamográficas vão desde nódulos bem definidos até assimetrias caracterizadas em só uma incidência. É importante completar a avaliação mamográfica destes achados e determinar o nível de suspeita antes de iniciar a avaliação ultrassonográfica. Isso essencialmente se torna a probabilidade pré-teste para a identificação de uma malignidade e irá auxiliar a conduzir as recomendações. Apenas em uma pequena porcentagem de pacientes a ultrassonografia mostrará achados que são mais suspeitos do que aqueles sugeridos pela mamografia. Completar o exame mamográfico inicialmente é mais importante quando não é encontrada correlação ultrassonográfica e o manejo baseia-se obrigatoriamente na avaliação mamográfica.

Ao completar a avaliação ultrassonográfica, é importante ter certeza de que o achado ultrassonográfico realmente é capaz de explicar a alteração mamográfica, e que não há dois achados completamente diferentes – um achado mamográfico e um achado ultrassonográfico separado e incidental. Para garantir que só existe um *único* achado e que o achado ultrassonográfico é o mesmo que o encontrado na mamografia, o clínico deve rigorosamente assegurar que o tamanho, o formato, a localização e a densidade do tecido adjacente na mamografia e na ultrassonografia são os mesmos. A **correlação mamografia-ultrassonografia** entre tamanho, formato, localização e densidade do tecido adjacente pode ser mais bem estabelecida entre a incidência mamográfica craniocaudal (CC) e a incidência transversa da ultrassonografia, porque há pouca rotação e não há obliquidade do feixe de raio X na incidência mamográfica CC. Se uma lesão mamográfica só puder ser visualizada na incidência mediolateral oblíqua (MLO), em geral, é melhor obter uma imagem medioateral (ML) verda-

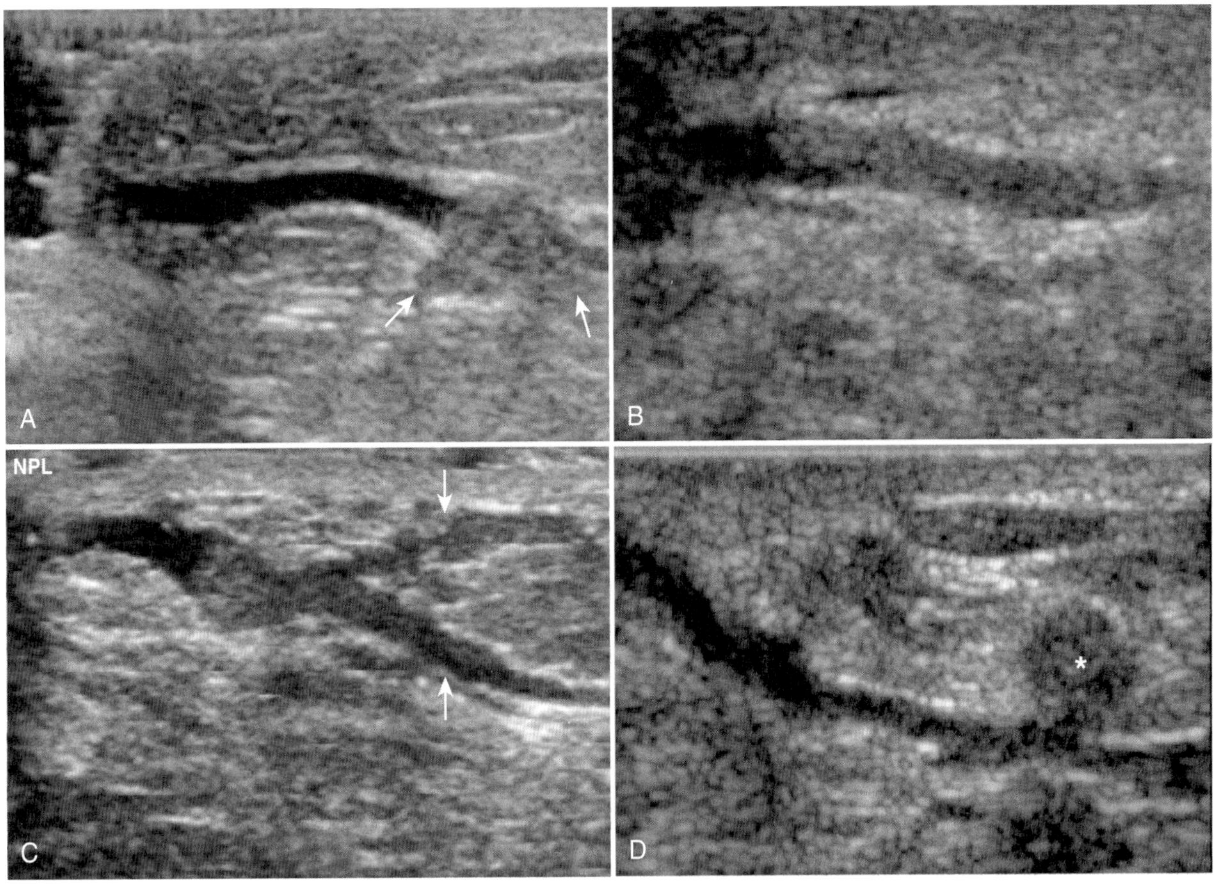

FIG. 21.60 Lesões papilíferas intraductais suspeitas. Lesões papilíferas intraductais que apresentam mais de 2% de risco de serem malignas devem ser caracterizadas como BI-RADS 4 e submetidas à biópsia. Elas incluem **(A)** lesões que expandem o ducto ou invadem suas paredes (*setas*); **(B)** lesões maiores do que 1,5 cm; **(C)** lesões que envolvem múltiplos ramos ductais periféricos (*setas*) ou **(D)** lesões que envolvem unidades ductolobulares terminais (UDLT; *) (**papilomas periféricos**).

deira, com cuidado para não girar a mama durante a compressão, e então realizar uma verdadeira imagem longitudinal ultrassonográfica para correlacionar com a incidência mamográfica ML.

Correlação de Tamanho

A correlação mamografia-ultrassonografia referente a tamanho deve levar em consideração tudo que tem densidade de água na mamografia. Logo, um nódulo de 3 cm, oval e circunscrito na mamografia, poderia se correlacionar com múltiplos tipos diferentes de massas na ultrassonografia, todas medindo 3 cm, tais como (1) um cisto, (2) um nódulo sólido com uma cápsula ecogênica fina, (3) um cisto contendo nódulo mural, (4) uma coleção de 3 cm de tecido fibroglandular, (5) um cisto menor ou (6) um nódulo sólido menor envolto por tecido fibroglandular (Fig. 21.62). Todas as seis estruturas ultrassonográficas apresentam uma perfeita combinação de tamanho na mamografia-ultrassonografia. As medidas ultrassonográficas devem ser efetuadas de um contorno externo ao outro, de modo a incluir a cápsula que envolve o cisto ou os nódulos sólidos, porque a cápsula tem densidade de água e será incluída na medida da lesão na mamografia. Idealmente, a correlação mamografia-ultrassonografia funciona melhor se a lesão for medida de modo idêntico em ambas as modalidades.

O **diâmetro máximo** é melhor ajustável para a correlação entre a mamografia e a ultrassonografia do que o diâmetro médio, porque muitas lesões mamográficas são parcialmente compressíveis. Lesões que parecem ser esféricas na mamografia são muitas vezes ovais na ultrassonografia (Fig. 21.63). O diâmetro médio de lesões parcialmente compressíveis parecerá maior na mamografia do que na ultrassonografia.

Correlação de Formato

A correlação de formato entre a ultrassonografia e a mamografia deve levar em conta dois fenômenos: **compressibilidade parcial** e **forças rotatórias** aplicadas durante a compressão. Isso pode ser demonstrado quando lesões parcialmente compressíveis com aspecto esférico na mamografia apresentam aspecto oval na ultrassonografia (Fig. 21.63). Quando a lesão é esférica e *não* compressível, o formato pode ser esférico na ultrassonografia.

A compressão mamográfica e a compressão ultrassonográfica aplicam diferentes forças rotatórias nas lesões que não têm formato esférico. A compressão mamográfica não somente afasta as lesões da parede torácica, mas tende a girar a lesão de modo que seu eixo longo fique perpendicular à parede torácica. A compressão ultrassonográfica vai levar as lesões para mais perto da parede torácica e costuma girar o eixo longo da lesão tornando-o paralelo à parede torácica. Existe caracteristicamente uma diferença de 90 graus na orientação do eixo longo das lesões entre a mamografia e a ultrassonografia (Fig. 21.64). Se esta rotação não for levada em conta, o examinador pode erroneamente concluir que o formato da lesão é diferente nas imagens mamográficas e ultrassonográficas.

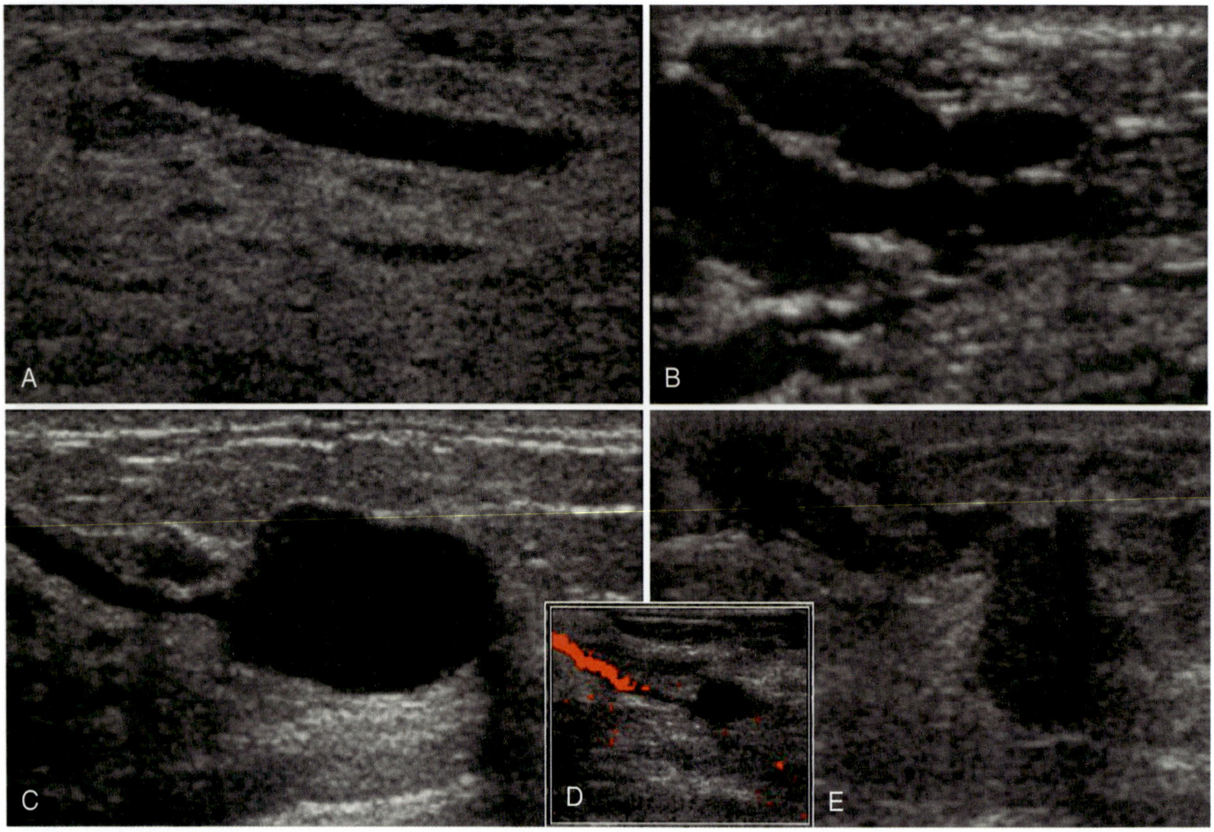

FIG. 21.61 Lesões além de papilomas que causam descarga papilar. A **ectasia ductal** geralmente envolve um sistema ductal lobar de cada vez. **(A)** No começo de sua evolução, apenas um único ducto pode estar envolvido. **(B)** Com o passar do tempo, outros ductos lobares podem se envolver, causando a dilatação de múltiplos ductos. Quando todos os ductos estão gravemente comprometidos, devemos considerar a hipótese de tratar-se de uma **hiperprolactinemia** como fator subjacente. **(C) Cistos comunicantes. (D)** É possível confirmar que o cisto realmente se comunica com o sistema ductal por meio da exibição de uma "turbulência de cores" (*color swoosh*) com o ducto comunicante quando o cisto é submetido à uma pressão com o transdutor. **(E)** Carcinoma ductal *in situ* (CDIS) puro e carcinomas ductais invasivos com componentes de CDIS também podem dar origem a uma descarga papilar.

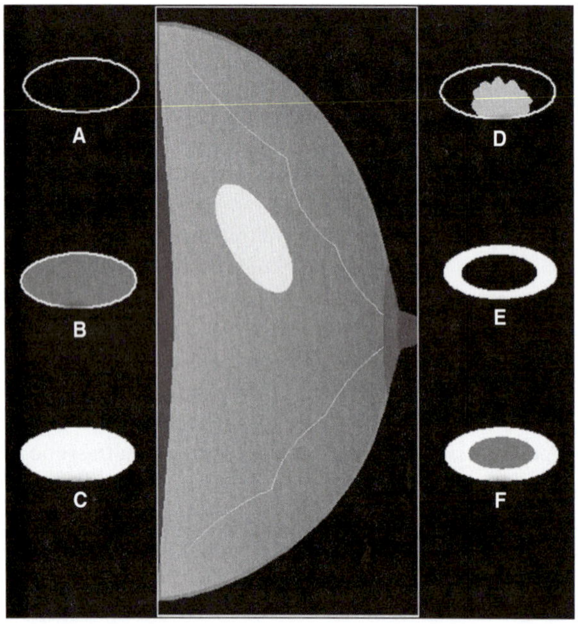

FIG. 21.62 Importância da correlação mamográfica e ultrassonográfica. Todas as estruturas com densidade de água poderiam contribuir com o tamanho da lesão mamográfica. Assim, uma massa mamográfica com 3 cm, ovoide, circunscrita, poderia representar **(A)** um cisto ou **(B)** um nódulo sólido envolto por uma cápsula ecogênica fina; **(C)** uma coleção de 3 cm de tecido fibroso estromal interlobular; **(D)** um cisto de 3 cm contendo um nódulo parietal ou **(E)** um cisto menor envolto por tecido fibroso ou glandular ou **(F)** um nódulo sólido menor envolto por tecido fibroso ou glandular.

Correlação de Localização ou Posição

Como a compressão mamográfica afasta uma lesão da parede torácica e a compressão ultrassonográfica empurra a lesão no sentido da parede torácica, as lesões geralmente parecem estar localizadas muito mais próximas da parede torácica na ultrassonografia do que na mamografia. As lesões que parecem ficar muitos centímetros distantes da parede torácica na mamografia podem parecer muito próximas da parede torácica na ultrassonografia, até mesmo indentando a musculatura da parede torácica. Se esta diferença "aparente" nas profundidades das lesões mamográficas e ultrassonográficas não for compreendida, o clínico pode concluir erroneamente que a lesão ultrassonográfica se encontra localizada muito profundamente para corresponder à lesão mamográfica.

Correlação de Densidade do Tecido Adjacente

A etapa final na correlação entre os achados mamográficos e ultrassonográficos é a avaliação da densidade dos tecidos adjacentes. Uma lesão que se prolonga para o tecido adiposo subcutâneo da zona mamária, e que está circundada por tecido adiposo superficialmente e por tecido com densidade de água e ao longo de suas margens profundas na mamografia, deve estar localizada na junção entre o tecido adiposo subcutâneo e a zona mamária na ultrassonografia. Ela deve estar envolta por tecido adiposo subcutâneo ao longo de sua margem superficial e por tecido fibroso hiperecoico ou tecido glandular isoecoico ao longo de sua margem profunda na ultrassonografia (Fig. 21.65).

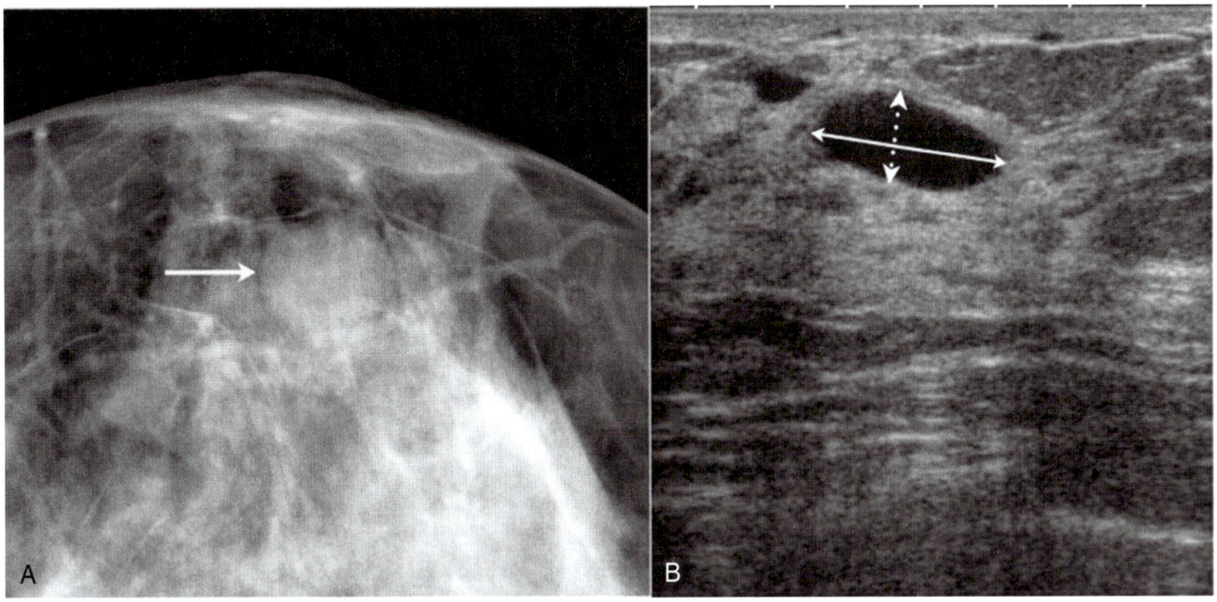

FIG. 21.63 Lesões que parecem esféricas na mamografia frequentemente parecem elípticas na ultrassonografia. (A) Os nódulos mamográficos isodensos circunscritos aparecem arredondados em ambas as imagens (esféricos) porque a mamografia só demonstra os eixos do cisto que ficam perpendiculares ao eixo de compressão e não o eixo sob compressão. A ultrassonografia, entretanto, mostra os eixos sob compressão. O diâmetro médio calculado a partir da mamografia inclui três grandes diâmetros que ficam todos em eixos perpendiculares ao eixo de compressão. **(B)** O diâmetro médio calculado a partir das imagens ultrassonográficas inclui dois grandes diâmetros perpendiculares ao eixo de compressão (*seta sólida*) e um diâmetro menor que é paralelo ao eixo de compressão (*seta pontilhada*). Para as lesões compressíveis, o diâmetro médio obtido a partir das ultrassonografias é frequentemente menor do que o diâmetro médio obtido pela mamografia, mas os diâmetros máximos serão semelhantes.

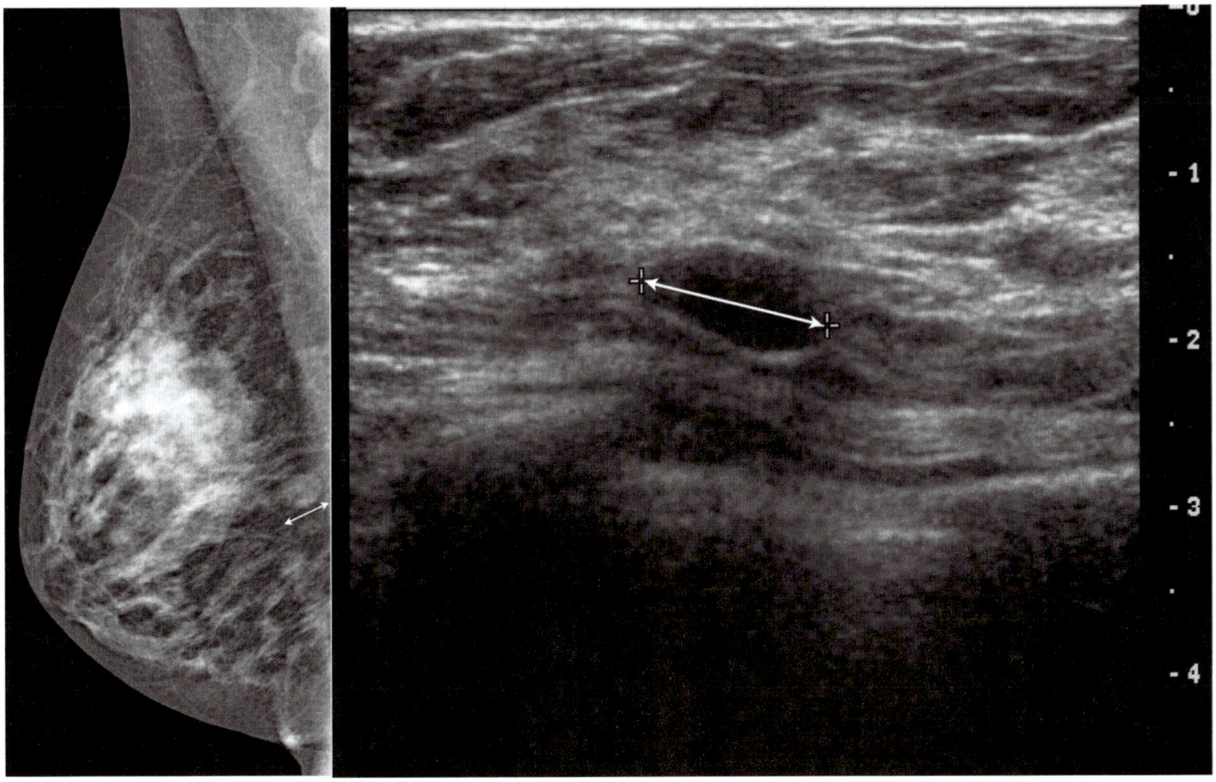

FIG. 21.64 Compressão mamográfica-ultrassonográfica e orientação da lesão. A compressão mamográfica (*esquerda*) costuma girar o eixo longo da lesão perpendicularmente à parede torácica, enquanto a compressão ultrassonográfica (*direita*) costuma girar o eixo longo paralelamente à parede torácica. Os eixos longos das lesões na mamografia e na ultrassonografia frequentemente diferem em cerca de 90 graus. A seta com duas pontas mostra o eixo longo das lesões.

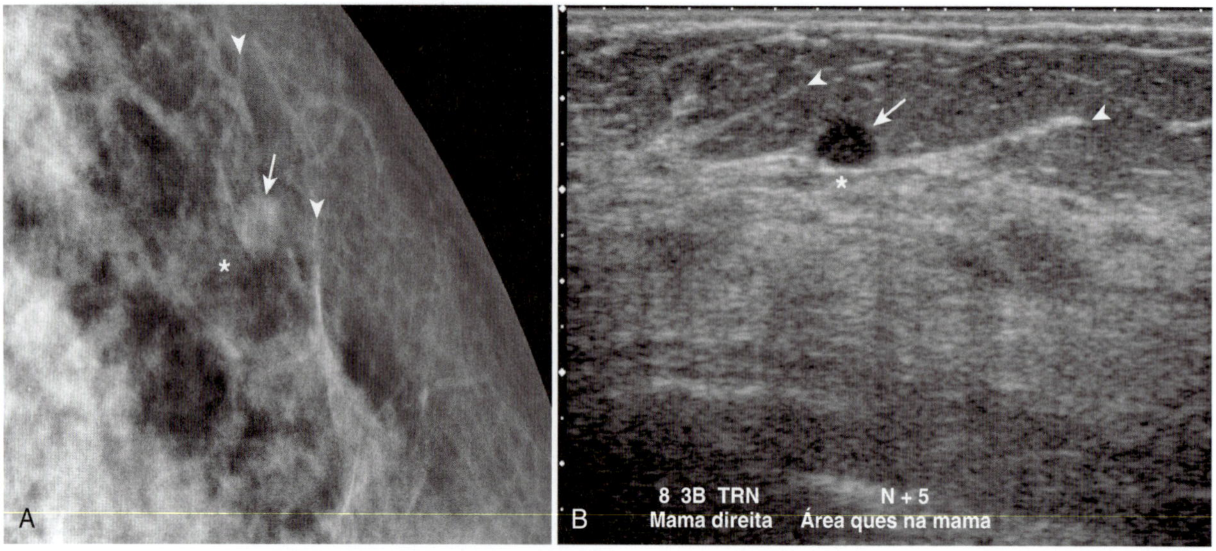

FIG. 21.65 Correlação mamográfica-ultrassonográfica da densidade dos tecidos adjacentes. (A) Mamografia mostra um nódulo projetando-se entre dois ligamentos de Cooper (*pontas de seta*) e invadindo anteriormente a gordura subcutânea (*seta*) a partir da zona mamária (*). **(B)** O ultrassom mostra que o nódulo mamográfico é um pequeno cisto que se projeta do tecido fibroso na zona mamária (*) para o interior da gordura subcutânea (*seta*). Ele se localiza entre dois ligamentos de Cooper (*pontas de seta*).

Confirmação Ultrassonográfica-Mamográfica

A correlação entre tamanho, formato, localização e densidade do tecido adjacente permite estabelecer definitivamente uma equivalência entre os achados mamográficos e ultrassonográficos, mas, em alguns casos, isso pode não acontecer. Se não for determinado com certeza absoluta que as lesões mamográficas e ultrassonográficas são, de fato, as mesmas, procedimentos ultrassonográficos minimamente invasivos podem ser realizados para confirmar a correlação. Caso não se tenha certeza absoluta de que a lesão evidenciada à mamografia corresponde a uma lesão cística identificada na ultrassonografia, pode-se realizar uma aspiração do cisto orientada pela ultrassonografia e repetir a mamografia para verificar se a lesão desapareceu. Se a ultrassonografia mostrar a lesão suspeita como sendo sólida, a colocação guiada pela ultrassonografia de uma agulha de pequeno calibre (p. ex., calibre 25) ou um fio metálico removível pode ser efetuada, e a mamografia é repetida com o fio ou com a agulha no local, para documentar se a lesão mamográfica e a ultrassonográfica são, de fato, a mesma. Alternativamente, uma biópsia por agulha grossa guiada por ultrassonografia pode ser realizada com a colocação de um marcador radiopaco de biópsia na área amostrada. A mamografia pós-procedimento subsequente pode confirmar se a lesão que foi submetida à biópsia e o achado observado inicialmente são os mesmos.

APLICAÇÕES ESPECÍFICAS PARA A ULTRASSONOGRAFIA DA MAMA

Infecção

A principal indicação da ultrassonografia nas pacientes que se apresentam com **mastite** é constatar se há um abscesso, determinar sua maturidade e se é ou não multiloculado, além de guiar a aspiração, ou colocação de um dreno no interior do abscesso nos casos em que está indicado. O aspecto do abscesso varia, dependendo se a mastite é puerperal ou não puerperal e se está localizado centralmente ou perifericamente.[49,63-65] Os **abscessos periféricos** na **mastite puerperal** surgem, em geral, a partir de galactoceles preexistentes (Fig. 21.66) e podem conter subprodutos do leite, ao passo que os abscessos periféricos na **mastite não puerperal frequentemente** se originam de cistos inflamados. Os **abscessos centrais** derivados ou não de mastite puerperal (Fig. 21.67) resultam, em geral, da ruptura de um ducto inflamado ou infectado e costumam ser alongados em um plano que é paralelo ao ducto inflamado. Inicialmente, os abscessos uniloculares podem ser tratados com aspirações orientadas pela ultrassonografia conforme a necessidade. Se eles continuam a recoletar, os abscessos infecciosos podem requerer a colocação de um dreno percutâneo ou uma drenagem cirúrgica. Entretanto, algumas coleções não infecciosas como aquelas observadas na **mastite granulomatosa** podem não se beneficiar das aspirações contínuas, pois isso pode resultar na formação de uma fístula. A biópsia pode ser necessária para confirmar este diagnóstico diferencial. Nesses cenários, o tratamento pode envolver antibióticos ou esteroides ou excisão cirúrgica. Em

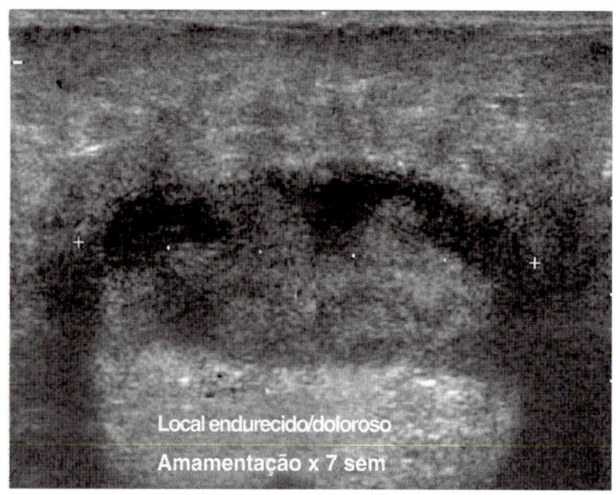

FIG. 21.66 Abscesso puerperal periférico. Frequentemente originados a partir de galactoceles preexistentes, os abscessos puerperais periféricos (cursores) apresentam paredes muito irregulares e misturas de debris ecogênicos e líquido.

alguns casos, a ultrassonografia pode ser utilizada para determinar se há um carcinoma inflamatório subjacente.

Implantes

A RM é considerada, em geral, o método de eleição na avaliação dos implantes mamários.[66] No entanto, a maioria das pacientes com do implante sob risco de **ruptura** está na coorte do rastreamento mamográfico. Pacientes com implantes de mama podem apresentar nódulos palpáveis e densidades mamográficas que necessitam de avaliação ultrassonográfica com frequência maior do que precisam de avaliação por RM de seus implantes. Assim, os ultrassonografistas precisam conhecer as amplas variações das aparências normais dos implantes mamários e ser capazes de identificar rupturas intra e extracapsulares, granulomas de silicone, herniação e infecção capsular.

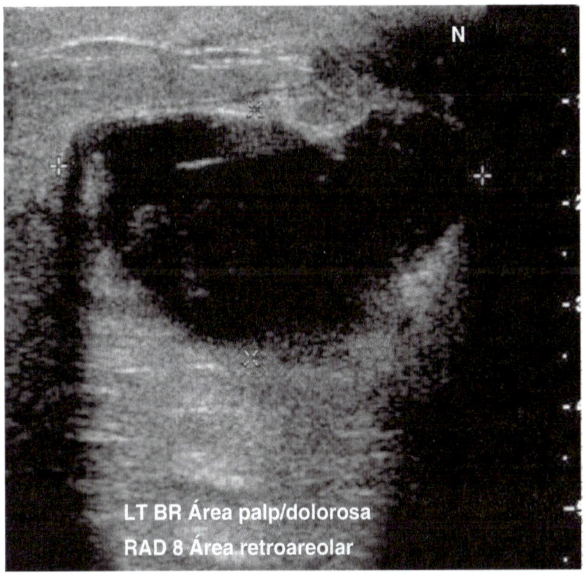

FIG. 21.67 Abscesso periareolar central. Os abscessos periareolares (cursores), puerperais ou não, geralmente surgem quando um ducto inflamado ou infectado se rompe, espalhando seu conteúdo nos tecidos periductais. *M*, mamilo. LT BR = mama esquerda.

A ultrassonografia permite identificar o tipo de implante, a sua localização e as muitas complicações associadas.[67-70] A **cápsula** que envolve o implante é fibrosa e é uma reação normal de corpo estranho. A cápsula é anormal apenas quando (1) se torna muito espessada e ocorre contratura capsular, (2) desenvolve uma laceração através da qual o implante consegue herniar, (3) se torna inflamada ou infectada ou (4) desenvolve uma massa associada que poderia ser maligna ou benigna. O implante é preenchido por solução salina ou gel de silicone e envolto por um envelope de elastômero de silicone. Este **envelope**, que é uma parte do implante, precisa ser diferenciado da cápsula, que é tecido vivo, formado pela paciente em resposta ao implante.

Implantes normais podem dar origem a anormalidades palpáveis em alguns casos. **Pregas radiais** podem ser palpadas quando a paciente se encontra em determinadas posições. É importante realizar o exame quando a paciente está na posição em que ela sente o nódulo, porque as pregas radiais são dinâmicas e frequentemente só podem ser visualizadas em algumas posições, em geral vertical (posição ortostática). Somente as pregas radiais localizadas anteriormente serão palpáveis (Fig. 21.68A). As pregas radiais na superfície posterior do implante quase nunca são palpáveis. Nas pacientes com implantes preenchidos com solução salina, a **válvula de enchimento** pode causar anormalidades palpáveis. Em geral, as válvulas de enchimento se localizam atrás do mamilo. Contudo, em alguns casos, a válvula pode não ter sido colocada diretamente atrás do mamilo, ou o implante pode ter girado após sua colocação. Em tais circunstâncias, a válvula pode ser palpável se houver pouco tecido mamário recobrindo-a. Em outros casos, as válvulas se tornam palpáveis anos depois da colocação do implante devido a eversão da válvula (Fig. 21.68B). A **eversão** ocorre mais provavelmente nos implantes sob pressão crônica resultante de contratura capsular.

Na **ruptura intracapsular**, o elastômero desenvolve uma laceração através da qual o gel de silicone extravasa para o espaço entre o envelope e a cápsula; a cápsula permanece intacta. Os achados clássicos de ruptura intracapsular são o **sinal do degrau de escada** (sinal de "linguini" na literatura de RM) e aumento anormal da ecogenicidade no gel extravasado que fica no espaço intracapsular externamente extraelastômero[67,71] (Fig. 21.69). Infelizmente, esses sinais apresentam baixa sensibilidade para ruptura intracapsular

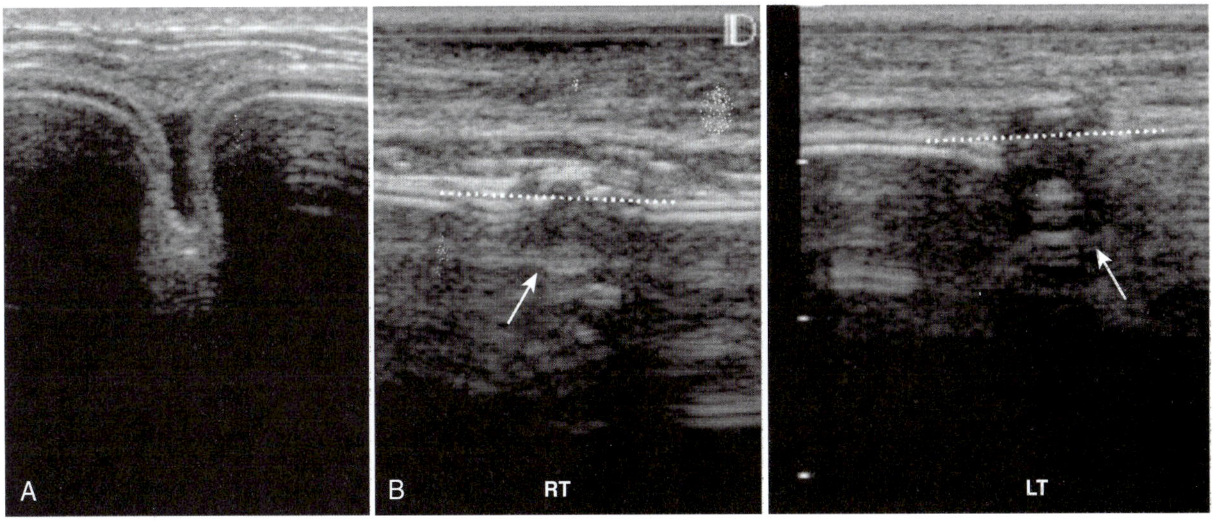

FIG. 21.68 Componentes palpáveis dos implantes. (A) Dobras radiais anteriores podem causar anormalidades palpáveis; essas dobras frequentemente são "enrugadas" à palpação. **(B)** Implantes preenchidos com solução salina de lúmen único contêm válvulas de enchimento. Em alguns casos, sobretudo quando há contratura capsular, o aumento da pressão dentro do implante pode fazer com que a válvula, normalmente no mesmo nível que a superfície externa da cápsula do implante (*RT, linha pontilhada*), everte e se torna palpável (*LT*).

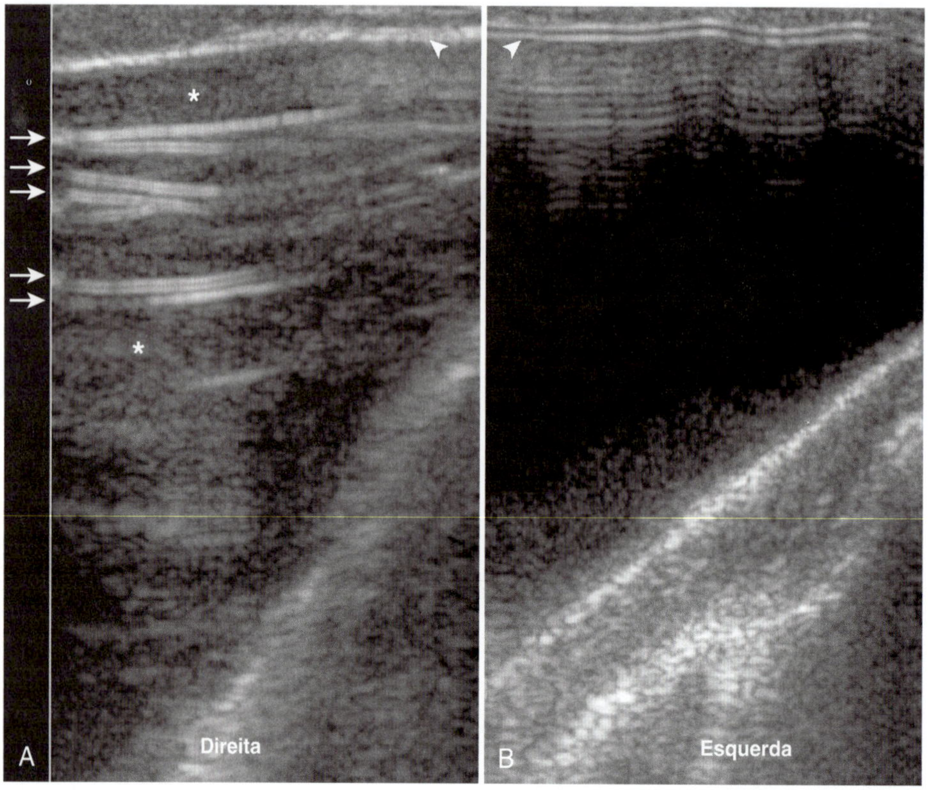

FIG. 21.69 Ruptura de implantes mamários. (A) Os achados clássicos de ruptura intracapsular de um implante de gel de silicone com lúmen único são o sinal "de degrau de escada" (*setas*). Diversos ecos lineares de orientação horizontal representam pregas no elastômero colapsado. Dentre estes, vários são linhas ecogênicas duplas que representam as superfícies interna e externa de cada dobra do elastômero (*setas*). O *asterisco* (*) indica o silicone extravasado fora do elastômero do implante, mas ainda dentro da cápsula. **(B)** Implante normal na mama esquerda. Note que o aspecto superficial do implante íntegro na mama esquerda exibe a linha de dupla ecogenicidade (*ponta de seta branca*) do elastômero na face anterior do gel de silicone.

porque eles só ocorrem quando quase todo gel de silicone já extravasou do elastômero e este já está totalmente colapsado. Graus menores de colapso apenas provocam separação anormal laminar do elastômero em relação à cápsul. Em geral, existe um espectro contínuo de colapso intracapsular, desde envolvimento de uma única prega radial até o colapso completo. As pregas radiais são bastante dinâmicas, formando-se quando a paciente está em uma posição e então desaparecendo quando a paciente muda de posição; o ápice das pregas radiais, por consequência, tende a sofrer fraturas por fadiga. Uma vez que as pregas radiais normalmente contêm efusão peri-implante anecoica, que é idêntica ao gel de silicone em ecogenicidade, para cada prega radial individual, é impossível saber se o líquido dentro da prega é efusão normal ou gel de silicone extravasado de uma fratura por fadiga no ápice da prega, a menos que o gel extravasado na prega se torne hiperecoico. As pregas radiais devem ser consideradas normais, exceto se apresentarem conteúdo hiperecoico (aspecto de "tempestade de neve").

Na **ruptura extracapsular**, existe ruptura tanto na cápsula como no envelope, e o gel de silicone extravasa para os tecidos mamários fora da cápsula. Por definição, todos os casos de ruptura extracapsular têm de ser precedidos por ruptura intracapsular, embora, em muitos casos, o componente intracapsular seja de difícil demonstração ultrassonográfica. O achado clássico é o **granuloma de silicone** com um aspecto de tempestade de neve. Tais granulomas são acentuadamente hiperecoicos e bem circunscritos na face anterior, mas apresentam uma sombra acústica "suja" e mal definida posteriormente. Os granulomas de silicone podem ocorrer superficialmente aos implantes (Fig. 21.70A), contudo, mais frequentemente, ocorrem nas suas bordas, onde o elastômero é mais fino e é mais provável que ocorram as fraturas por fadiga (Fig. 21.70B). Em alguns casos, o gel de silicone extravasado forma uma camada fina sobre a superfície externa da cápsula em vez de formar uma massa bem definida (Fig. 21.70C). Em outros casos, o silicone extravasado migra para longe da borda do implante em direção a axila, parede torácica, costas ou parede abdominal (Fig. 21.70D). O gel de silicone extravasado pode ser coletado e levado pelos vasos linfáticos até os linfonodos axilares, acumulando-se nos seios medulares localizados no hilo dos linfonodos. É difícil detectar o **acúmulo precoce do gel de silicone nos linfonodos**, embora o gel de silicone no hilo do linfonodo cause uma sutil sombra acústica "suja".[72] À medida que aumenta o acúmulo do gel de silicone no linfonodo, o diagnóstico se torna mais óbvio, e a sombra suja aparece em todo linfonodo (Fig. 21.70E).

Os granulomas de silicone apresentam um espectro de padrões. Nem todos apresentam o aspecto clássico de tempestade de neve. Grandes acúmulos agudos de gel de silicone extracapsular podem aparecer como imagens complexas e císticas (Fig. 21.71A). Com o passar do tempo, os acúmulos se tornam sólidos e isoecoicos (Fig. 21.71B). O aspecto clássico de tempestade de neve se desenvolve tardiamente, após a fase de aparência sólida e isoecoica. Nos casos de granuloma de silicone ainda mais tardios, a reação de corpo estranho de corpo estranho pode tornar a lesão hipoecoica, causando distorção arquitetural e desenvolvendo

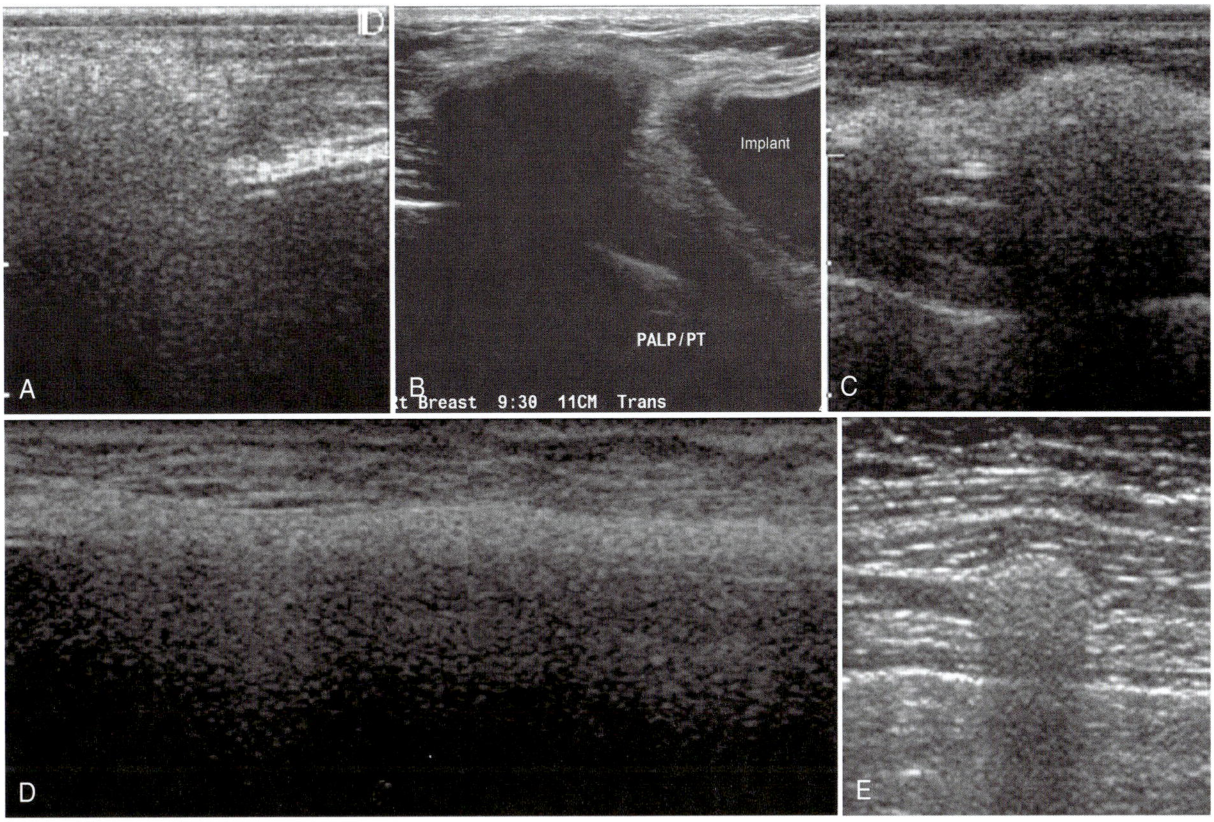

FIG. 21.70 Granulomas de silicone: ruptura extracapsular com típica aparência de "tempestade de neve". Granulomas de silicone que manifestam o sinal de "tempestade de neve" são hiperecoicos e apresentam uma borda superficial bem circunscrita e uma borda posterior obscurecida por sombra acústica "suja", mal definida. **(A)** Granulomas de silicone podem ocorrer na região anterior ao implante. **(B)** Entretanto, na maioria das vezes, ocorrem ao longo das bordas do implante onde o elastômero é mais fino. **(C)** Os granulomas de silicone podem se espalhar sobre a superfície do implante como uma lâmina fina em vez de formar uma massa bem-definida. **(D)** Eles podem migrar para além das bordas do implante e se depositarem sobre a parede torácica ou abdominal ou na axila. **(E)** O silicone extravasado pode ser levado pelos vasos linfáticos para os linfonodos regionais, que são preenchidos por um gel hiperecoico, dando um aspecto de "tempestade de neve" desde a medula do linfonodo em direção à região externa do mesmo, como neste linfonodo de Rotter entre os músculos peitorais maior e menor.

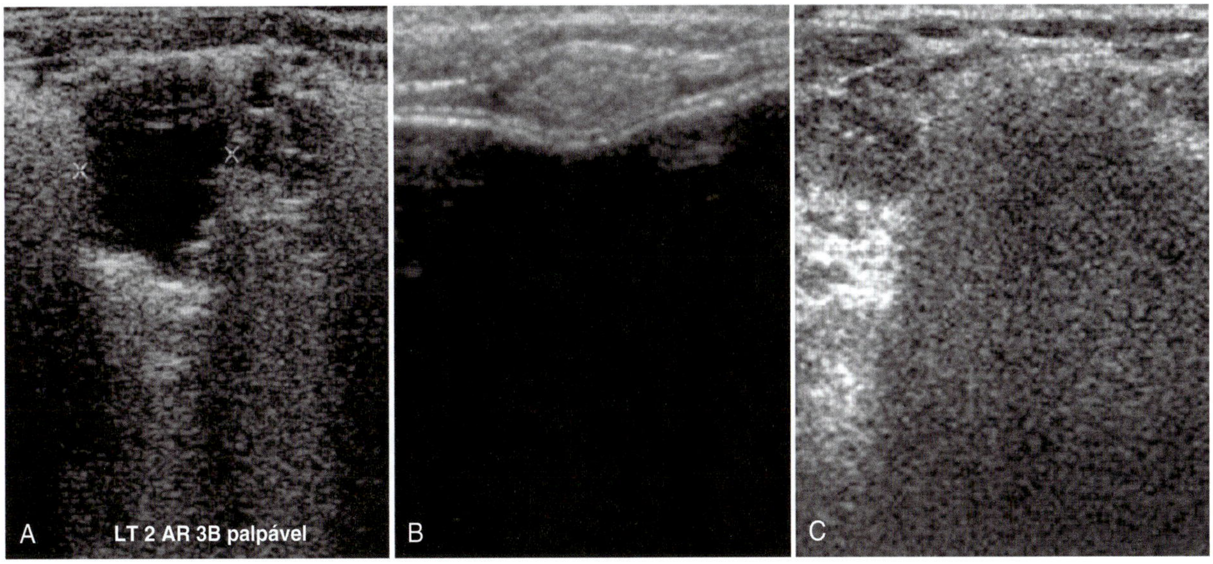

FIG. 21.71 Granulomas de silicone: aparências menos comuns de ruptura extracapsular. **(A)** Grandes coleções de gel de silicone extravasadas agudamente podem apresentar um aspecto de cisto complexo (*cursores*). **(B)** Granulomas de silicone que surgiram há algumas semanas até alguns meses podem parecer nódulos sólidos isoecoicos. Isso geralmente progride para um aspecto de "tempestade de neve" em questão de meses. **(C)** Granulomas de silicone com muitos anos podem provocar reações de corpo estranho tão significativas que se tornam massas com intensa sombra acústica simulando malignidade. Observe também que, apesar de a maioria dos granulomas resultar de ruptura extracapsular, em algumas pacientes, eles também podem se formar entre a cápsula e o elastômero, como na imagem **(B)**. LT = esquerda.

uma sombra acústica mais intensa – achados que simulam aqueles de lesões malignas da mama com aspecto estrelado (Fig. 21.71C). A sensibilidade da ultrassonografia na detecção de ruptura extracapsular vai aumentar se o o radiologista conseguir reconhecer o espectro total de seus aspectos ultrassonográficos.

A existência de implantes mamários não deve desencorajar a realização dos procedimentos necessários guiados por ultrassonografia. Sob orientação ultrassonográfica, pode-se usar um ângulo de abordagem quase paralelo à superfície do implante. É possível injetar uma dose grande de anestésico local entre a lesão e o implante para realizar uma "hidrodissecção" entre a lesão e o implante e criar um espaço de trabalho seguro.

É importante lembrar que as pacientes com implantes mamários dos mesmos processos patológicos que as pacientes sem implantes. A maioria delas está satisfeita com seus implantes e não relata problemas relacionados a essas próteses. O maior perigo dos implantes para o radiologista é a não detecção de uma eventual malignidade. Consequentemente, é importante avaliar os tecidos mamários *sobrejacentes* ao implante antes de voltar a atenção para ele.

Estadiamento do Câncer de Mama

Quando uma paciente é diagnosticada com câncer de mama, outros exames de imagem podem ser realizados para determinar a extensão da doença na mama envolvida, para verificar se há acometimento da mama contralateral e o estado do linfonodo ipsilaterais. O estudo de imagem mais sensível disponível é a RM da mama, que identifica locais adicionais de malignidade, não visíveis na mamografia de rotina na mama ipsilateral em aproximadamente 16% das pacientes e na mama contralateral em 3% a 4% das pacientes.[73] A ultrassonografia foi estudada para avaliação da extensão da doença e é capaz de identificar muitas dessas localizações adicionais, embora não tanto quanto a RM da mama.[74-76] Levando isso em consideração, algumas instituições preferem a ultrassonografia para o estadiamento do câncer de mama pelo fato de a amostragem histológica de anormalidades adicionais poder ocorrer quase simultaneamente com a avaliação diagnóstica.[77]

No entanto, a US *é* comumente utilizada na avaliação dos linfonodos. Até recentemente, se o câncer de mama invasivo fosse diagnosticado, a paciente seria submetida a uma biópsia de linfonodo sentinela da axila ipsilateral no momento da excisão cirúrgica para determinar o envolvimento do linfonodo. Se linfonodos positivos fossem descobertos, a paciente retornaria para dissecção axilar. Para ignorar esses dois estágios do processo, a ultrassonografia pré-operatória da axila era comumente realizada para identificar linfonodos potencialmente envolvidos. Se linfonodos anormais fossem identificados, amostragem histológica poderia ser realizada antes da cirurgia. Se os linfonodos fossem positivos, a paciente poderia ir direto para a dissecção axilar e evitar ter uma biópsia de linfonodo sentinela. Se os linfonodos não apresentassem alterações a paciente seria submetida a biópsia do linfonodo sentinela, porque a taxa de falso-negativo de amostragem de linfonodo axilar é aproximadamente 42%.[78]

Um recente ensaio clínico mudou essa rotina. O ensaio do American College of Surgeons Oncology Group Z0011 foi um estudo prospectivo randomizado que comparou taxas de sobrevida e recorrência locorregional após a biópsia de linfonodo sentinela *versus* dissecção axilar completa em mulheres com câncer de mama em estágio clínico T1 ou T2, N0, M0 que apresentavam um ou dois linfonodos sentinelas positivos no momento da nodulectomia.[79,80] O estudo não revelou diferença significativa entre os dois grupos. Por causa desses achados, o valor da avaliação ultrassonográfica pré-operatória da axila está mudando. A identificação de metástase dos linfonodos antes da cirurgia em pacientes que atendem aos critérios do Z0011 pode não ser mais necessária, porque elas não são submetidas à dissecção axilar. Consequentemente, algumas instituições deixaram de solicitar exames de imagem da axila, a menos que seja clinicamente relevante. Outras instituições ainda realizam exames de imagem da axila antes da cirurgia, mas reservam a coleta de amostras para exame histológico para aquelas pacientes que teriam seu manejo cirúrgico modificado por esses resultados. Alguns estudos sugerem que a coleta de amostras de linfonodo antes da cirurgia revelando envolvimento malignos está fortemente correlacionada com a carga tumoral e o número de linfonodos envolvidos.[81,82] Assim, algumas instituições continuam coletando amostras amostras de linfonodo antes da cirurgia e optam por proceder diretamente para dissecção axilar em pacientes com resultados positivos, mesmo se elas se qualificarem para Z0011.

É importante observar, entretanto, que os resultados do Z0011 não podem ser aplicados a pacientes com tumores no estágio 3, com mais de dois linfonodos sentinela positivos, ou linfonodos axilares clinicamente positivos ou pacientes submetidas à mastectomia, quimioterapia neoadjuvante ou radioterapia parcial da mama.[83] A US ainda é fundamental na avaliação da axila nessas pacientes.

A ultrassonografia consegue facilmente avaliar as cadeias linfonodais envolvidas nas metástases do câncer de mama incluindo a axilar, a mamária interna e a supraclavicular. Os linfonodos normais têm aparência ultrassonográfica similar a rins em miniatura. Apresentam formato oval no eixo longitudinal, formato de **C** no eixo transversal e achatado na dimensão AP (Fig. 21.72A). O **córtex** do linfonodo inclui o seio marginal, os folículos linfoides e o paracórtex e é hipoecoico na US, enquanto o **hilo** do linfonodo inclui múltiplos vasos sanguíneos, gordura e o seio central, que é hiperecoico na ultrassonografia.[84] À medida que as pacientes envelhecem, a infiltração gordurosa dos linfonodos torna o córtex hipoecoico muito fino e pouco visível (Fig. 21.72B). O fluxo de linfa passa por vasos linfáticos aferentes, que penetram no linfonodo a partir da periferia. A linfa então passa, na seguinte ordem, pelos sinusoides subcapsulares, sinusoides corticais, sinusoides medulares e pelos linfáticos eferentes, que saem através do hilo.

Muitos critérios de escala de cinza têm evoluído para a avaliação dos linfonodos, incluindo tamanho, formato e ecogenicidade. Diâmetros mínimos superiores a 1 cm são considerados anormais. No entanto, frequentemente, observamos linfonodos metastáticos morfologicamente anormais com diâmetro mínimo abaixo de 1 cm, e linfonodos atróficos normais com diâmetro mínimo muito superior a 1 cm. Portanto, o **tamanho** é um critério ruim para definição de metástase. Linfonodos metastáticos tendem a se tornar **anormalmente redondos** em formato, mas, infelizmente, isso constitui um achado tardio. O córtex em alguns linfonodos metastáticos (não em todos) se torna **anormalmente hipoecoico**. Este achado pode não ser detectado quando se utilizam harmônicas, porque as harmônicas rotineiramente tornam a aparência do córtex mais hipoecoica.

A avaliação morfológica do linfonodo é mais efetiva que a avaliação de seu tamanho, formato e ecogenicidade. Os linfonodos que demonstram **espessamento cortical excêntrico** devem ser considerados suspeitos para metástases. Uma vez que os linfáticos penetram no linfonodo pela periferia, as metástases inicialmente se implantam nos sinusoides subcapsulares e corticais, causando espessamento cortical focal. O padrão de espessamento depende de onde a

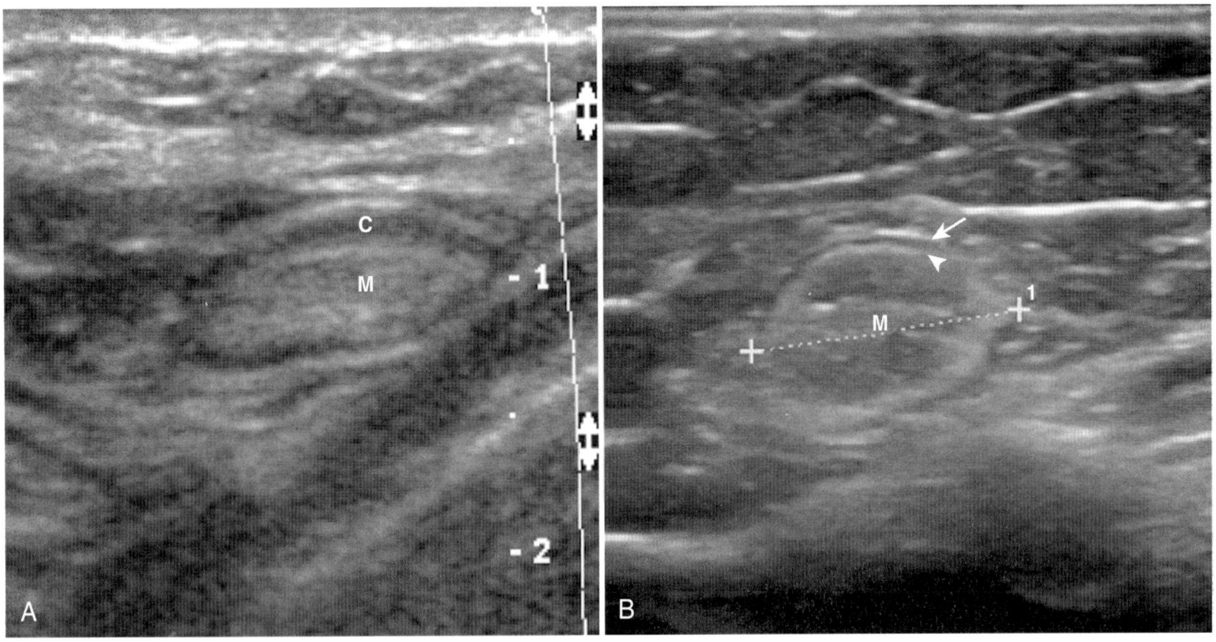

FIG. 21.72 Linfonodo: espectro de aparências normais. (A) Em pacientes jovens, o mediastino do linfonodo tende a ser uniformemente hiperecoico porque os cordões e os seios medulares preenchem todo o mediastino (*M*). *C* representa o córtex do linfonodo. **(B)** Em pacientes mais velhas, a infiltração gordurosa do linfonodo pode tornar o córtex hipoecoico muito fino e pouco visível (entre a *ponta da seta* e a *seta*).

metástase se implanta inicialmente no córtex. As metástases que se implantam perto do centro dos sinusoides corticais tendem a alargar o córtex de modo focal e igual para dentro e para fora (Fig. 21.73A). As metástases que se implantam nos sinusoides subcapsulares tendem a se projetar para fora, criando uma configuração de "orelha de camundongo" (Fig. 21.73B). As metástases que se implantam na direção do lado interno dos sinusoides corticais tendem a se projetar para o hilo do linfonodo, criando defeitos em "mordida de camundongo" no hilo (Fig. 21.73C). Quando a metástase preenche sinusoides corticais por todo o linfonodo, o espessamento cortical se torna uniforme e pode simular linfonodos reativos benignos (Fig. 21.73D). Metástases causam espessamento cortical suficientemente grave para obliterar o hilo muito mais frequentemente que os processos inflamatórios (Fig. 21.73E). Os linfonodos que contêm microcalcificações são metastáticos até que se prove o contrário, principalmente quando a lesão primária da mama apresenta microcalcificações (Fig. 21.73F). A coleta de amostras do linfonodo para exame histológico deve ser especificamente direcionada para a área do córtex que está focalmente espessada.

Linfonodos que apresentam espessamento cortical leve a moderado, simétrico, medindo 3 mm ou mais, têm valor preditivo positivo mais baixo para metástase do que aqueles com espessamento cortical excêntrico definido, porque podem ser reativos ou metastáticos. A comparação com linfonodos adjacentes é a melhor forma de determinar se o linfonodo com espessamento cortical simétrico é um linfonodo reativo benigno ou um linfonodo metastático. A menos que haja evidência óbvia de inflamação na mama ipsilateral ou no membro superior, os linfonodos reativos geralmente são reflexo de um estímulo sistêmico; assim, todos os linfonodos serão reativos (Fig. 21.74A). No entanto, se o linfonodo adjacente for ultrassonograficamente normal, o nódulo com espessamento cortical simétrico terá maior probabilidade de ser metastático (Fig. 21.74B). A avaliação de linfonodos adjacentes não é necessária quando o espessamento cortical é tão intenso que o hilo está completamente obliterado, porque isso ocorre muito mais frequentemente em linfonodos metastáticos do que em linfonodos reativos (Fig. 21.74C). Ainda que a US com Doppler também possa ser usada para ajudar a determinar se um linfonodo com espessamento cortical simétrico é reativo ou metastático, a US em escala de cinza dos linfonodos adjacentes geralmente torna esse exame desnecessário.

Embora diferenças na morfologia auxiliem a determinar se os linfonodos são anormais, critérios definidos para a classificação destas alterações ainda não foram bem estabelecidos. O espessamento cortical de 2,5 mm a 4 mm é utilizado para diferenciar normal de anormal. Outros usam a razão córtex-hilo; uma probabilidade aumentada para malignidade está associada à máxima espessura cortical maior que a espessura hilar.[85-88]

Linfonodos axilares anormais estão localizados mais comumente no nível 1 da axila, localizados lateralmente e abaixo à borda lateral do músculo peitoral menor. Estes são os primeiros linfonodos envolvidos nas metástases, exceto em raros casos em que o linfonodo-sentinela é um linfonodo do nível 2. Os linfonodos situados profundos ao músculo peitoral menor são de nível 2, e os que se situam acima e medialmente à borda medial do músculo peitoral são linfonodos de nível 3 ou infraclaviculares (Fig. 21.75). Os linfonodos de Rotter se situam entre os músculos peitoral maior e peitoral menor, localizados anteriormente e no mesmo nível que os linfonodos do nível 2 (Fig. 21.76). Se não forem detectados e tratados, podem originar invasão da parede torácica. Se linfonodos do nível 3 forem positivos, devem ser avaliados os linfonodos supraclaviculares e jugulares. Os linfonodos mamários internos devem ser avaliados em todos os casos, mas principalmente quando a lesão primária for medial e profunda e quando houver uma adenopatia axilar volumosa podendo provocar **represamento tumoral** e fluxo colateral medialmente (Fig. 21.77). A existência de metástase para os linfonodos mamários internos é importante principalmente para os radioterapeutas. Há controvérsia com relação a irradiação profilática dos linfonodos mamários internos quando os linfonodos axilares forem positivos para malignidade. Entretanto, se houver metástases nos

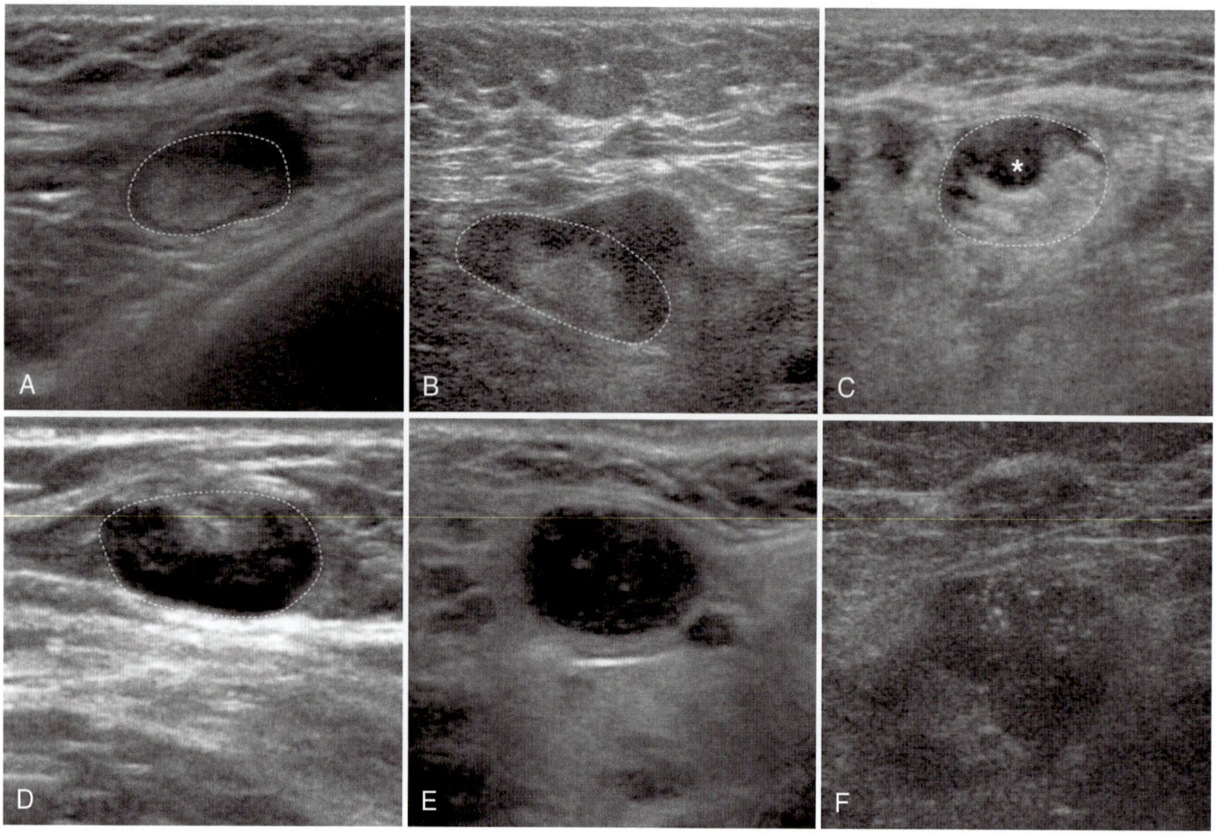

FIG. 21.73 Característica de metástase em linfonodos: espectro do espessamento cortical. Em **A-D**, o contorno esperado de um linfonodo normal é mostrado na linha pontilhada. **(A)** Metástases implantadas perto do centro dos sinusoides corticais tendem a espessar o córtex focalmente e de maneira igual nas direções interna e externa. **(B)** Metástases que se implantam nos sinusoides subcapsulares tendem a causar espessamento cortical focal, com protuberância para o exterior ("orelha de camundongo"). **(C)** Metástases que se implantam na direção da parte interna dos sinusoides corticais causam espessamentos corticais focais que se projetam para o interior do mediastino do linfonodo (defeito em "mordida de rato"). **(D)** Metástases que se implantam extensamente nos sinusoides corticais podem causar espessamento cortical simétrico indistinguível do espessamento cortical causado por inflamação. **(E)** Espessamento cortical tão grave que o hilo é geralmente causado por metástase e esse aspecto não é associado a linfonodo benigno e reativo. **(F)** Microcalcificações em um linfonodo, indicando metástase até que se prove o contrário, principalmente se a lesão mamária primária apresentar microcalcificações.

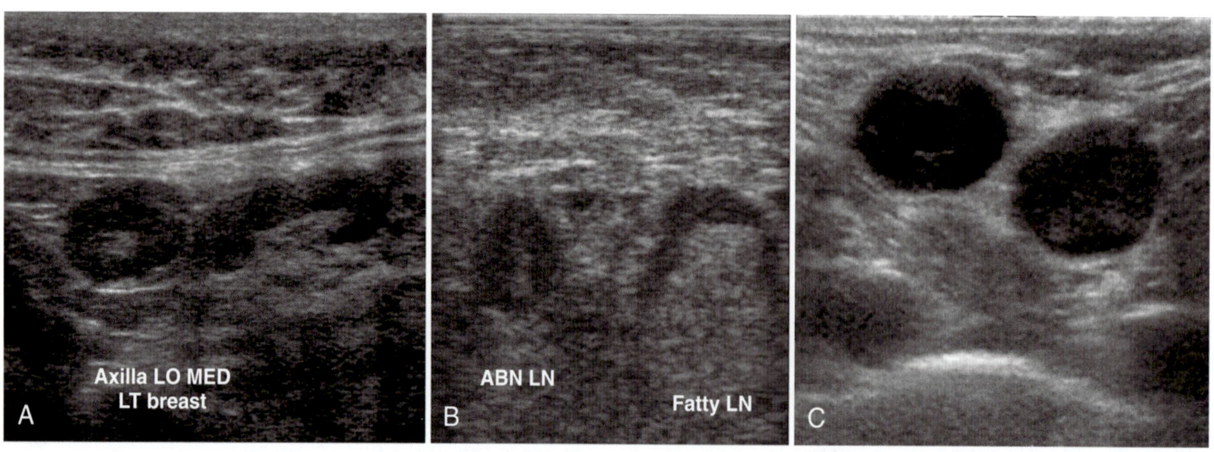

FIG. 21.74 Comparação com linfonodos adjacentes para avaliar a importância do espessamento cortical simétrico. (A) Quando linfonodos adjacentes na axila mostram graus semelhantes de espessamento cortical simétrico, é mais provável que sejam reativos do que metastáticos. Se os linfonodos axilares contralaterais mostrarem graus semelhantes de espessamento, o risco de metástase é ainda mais reduzido. **(B)** Se o linfonodo adjacente mostrar espessura cortical normal, o risco de metástase no linfonodo com espessamento cortical simétrico está aumentado. **(C)** Quando o espessamento cortical for tão grave que o mediastino do linfonodo está obliterado, deve-se presumir que a causa é metastática, mesmo quando os linfonodos adjacentes estiverem acometidos de modo semelhante. LT breast = mama esquerda; ABN LN = linfonodo anormal; Fatty LN = linfonodo adiposo

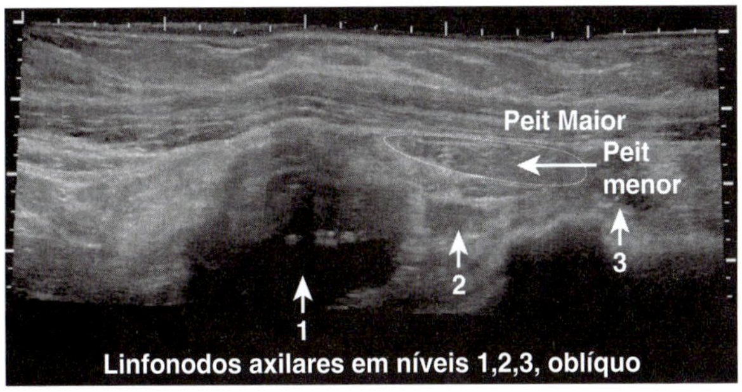

FIG. 21.75 Metástases para três níveis de linfonodos. US com campo de visão estendido, o transdutor está orientado obliquamente mostrando metástases para os três níveis de linfonodos axilares. Observam-se adenopatia maciça e microcalcificações em um linfonodo no nível 1 situado lateral e inferiormente ao músculo peitoral menor (*oval tracejada*). Um linfonodo de nível 2 levemente aumentado se situa posteriormente ao músculo peitoral. Um linfonodo de nível 3 moderadamente aumentado com microcalcificação se situa superior e medialmente ao músculo peitoral.

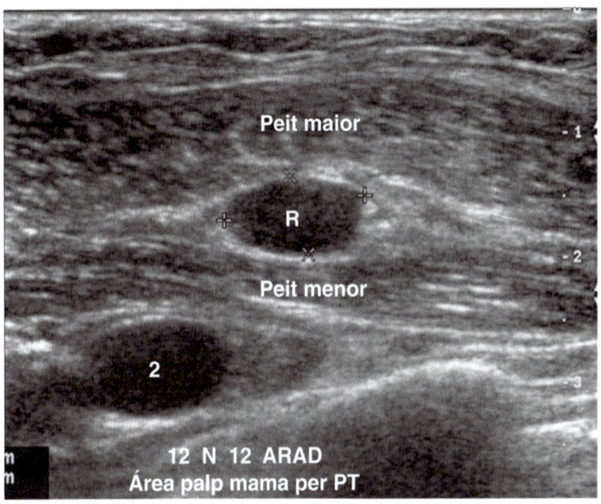

FIG. 21.76 Metástase para linfonodos nível 2 e de Rotter. Os linfonodos de Rotter (*R*) se situam entre os músculos peitoral menor e peitoral maior, no mesmo nível dos linfonodos nível 2 (*2*) e, se não forem detectados, podem ser uma fonte de invasão da parede torácica. Esta paciente tem metástase evidente que oblitera o mediastino dos linfonodos nível 2 e de Rotter. ARAD = antirradial.

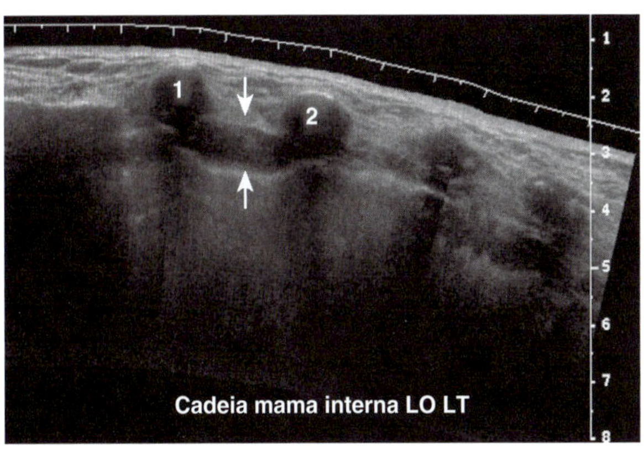

FIG. 21.77 Metástase para linfonodos mamários internos. Campo de visão estendido no eixo longitudinal mostrando metástase evidente em linfonodo mamário interno (*entre as setas*) situado entre a primeira (*1*) e a segunda (*2*) cartilagens costais. LO = oblíqua lateral; LT = esquerda.

linfonodos mamários internos, o radioterapeuta irá adicionar o campo mamário interno no tratamento. Metástases nos linfonodos mamários internos são mais comuns nos três primeiros espaços intercostais laterais ao esterno.

Correlação Ultrassonografia-Ressonância Magnética

O papel da RM com contraste no rastreamento e na avaliação diagnóstica do câncer de mama tem se expandido bastante nos últimos anos, juntamente com o papel da correlação ultrassonográfica após RM. Por causa da alta taxa de resultados falso-positivos da RM de mama com contraste, as decisões quanto ao tratamento requerem confirmação histológica da causa do realce anormal. Portanto, a biópsia orientada por exames de imagem de áreas de realce anormais é necessária. Entretanto, a biópsia orientada por RM pode ser de alto custo, com grande consumo de tempo, menos acessível e desconfortável para a paciente. Assim, as pacientes são frequentemente submetidas à ultrassonografia *second-look* da área-alvo para verificar se a biópsia pode ser realizada com ultrassonografia. A ultrassonografia *second-look* pode ser bastante efetiva para confirmar a presença de foco ipsilateral e contralateral adicional de câncer de mama invasivo identificado na RM e direcionando o achado para a biópsia (Fig. 21.78). Da mesma forma, se uma lesão provavelmente benigna observada na RM tiver uma correlação na ultrassonografia, esta lesão pode ser seguida por ultrassonografia em vez de RM.

O desafio das ultrassonografias *second-look* é a confirmação de que o achado observado na RM realmente se correlaciona com o achado ultrassonográfico. Aproximadamente 50% a 70% das lesões observadas na RM podem ser encontradas na ultrassonografia *second-look*.[89,90] Nódulos são mais facilmente identificados do que realces não nodular.[89,90] Embora pareça intuitivo que nódulos maiores sejam mais facilmente visualizados do que nódulos menores, isso não tem sido mostrado consistentemente nestes estudos. Como resultado, é possível realizar uma ultrassonografia *second-look* e não encontrar uma alteração correlata. Alternativamente, é também possível correlacionar erroneamente um achado ultrassonográfico incidental com a RM direcionada. Se a biópsia da área for, então, realizada com a ultrassonografia, existe a chance de não coletar amostras da alteração detectada na RM. Portanto, é válido hesitar antes da recomendação da ultrassonografia *second-look* para áreas menores e sutis de realce não nodular observadas na RM, especialmente se houver grande preocupação com relação à malignidade e acreditar que a biópsia é necessária. Pode ser que a biópsia da mama guiada por RM seja a abordagem preferida para tais pacientes.

Se uma ultrassonografia *second-look* for realizada por causa de um achado suspeito na RM e identificar uma alteração correlata, há grande chance de que este achado na RM seja maligno.[91] Portanto, vale a pena a coleta de amostras. Isso suscita a questão de probabilidade pré-teste para diferentes tipos de ultrassonografia. A US da mama envolve três diferentes grupos de pacientes, cada um com uma prevalência diferente de câncer de mama (probabilidade pré-teste): o grupo de rastreamento, o grupo de diagnóstico e o grupo de correlação com a RM. Conjuntos diferentes de regras são necessários para interpretar estudos nessas pacientes. No grupo de rastreamento, o risco de câncer será cerca de 3 a 6 por 1.000 pacientes (0,3% a 0,6%). No grupo diagnóstico, o risco será de cerca de 3% a 8% e, no grupo de correlação de RM, o risco é de 30% a 60%.[89,90,92] No grupo de rastreamento, é crucial não dar ênfase aos

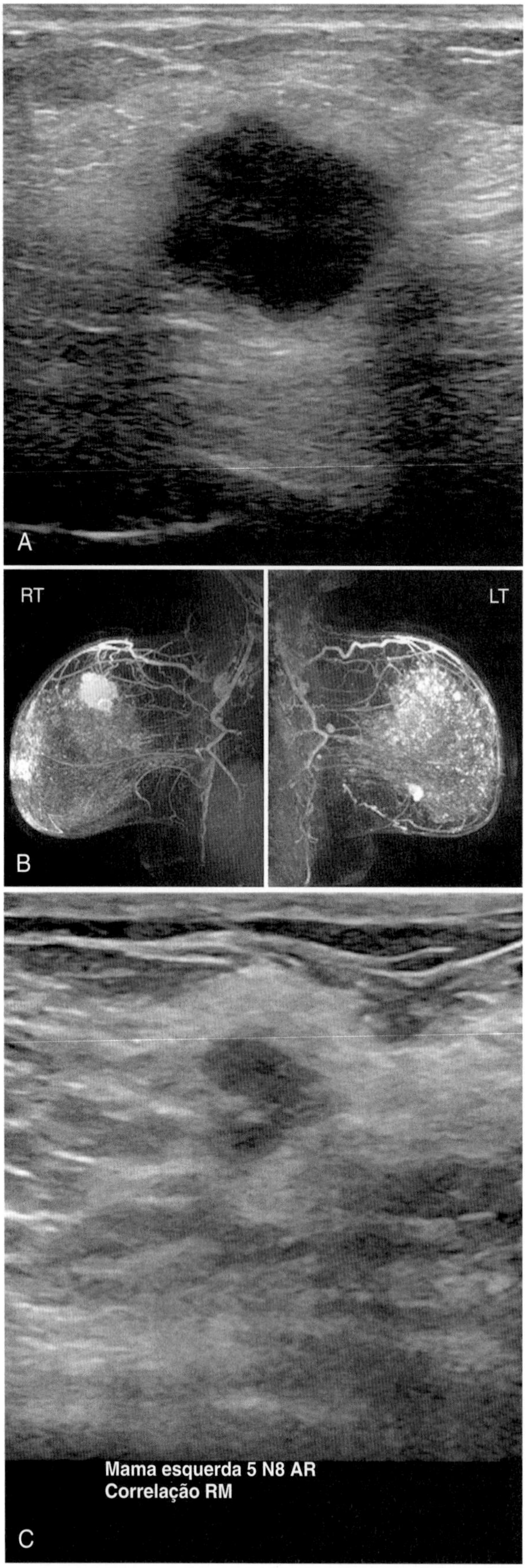

FIG. 21.78 Carcinoma contralateral invasivo detectado por ressonância magnética (RM) e verificado por meio de ultrassonografia *second-look* **(A)** US direcionada para um carcinoma invasivo de alto grau na parte superior da mama direita que se apresentou como um nódulo palpável. A biópsia guiada por US mostrou carcinoma invasivo de alto grau. **(B)** A RM de estadiamento mostrou o carcinoma da mama direita e um nódulo com realce inferiormente na mama esquerda contralateral. **(C)** Ultrassonografia *second-look* mostrou um nódulo irregular correspondente à lesão da mama esquerda na RM. A biópsia guiada por US mostrou carcinoma ductal invasivo de alto grau sincrônico.

achados sutis. No grupo diagnóstico, damos quase a mesma importância aos achados suspeitos e insuspeitos e, no grupo de correlação de RM, damos alta importância aos achados insuspeitos (Fig. 21.79).

INTERVENÇÃO GUIADA POR ULTRASSONOGRAFIA

O uso da ultrassonografia para orientar a realização de procedimentos intervencionistas é quase ilimitado. Qualquer tipo de procedimento intervencionista para uma lesão visível com a ultrassonografia pode ser orientado por esse método. A US pode ser utilizada para orientar aspiração de cistos (Fig. 21.80), localização da agulha para biópsia cirúrgica com US da peça cirúrgica. (Fig. 21.81), injeção no linfonodo sentinela, localização do linfonodo sentinela, drenagem de abscesso, ductografia percutânea, remoção de corpo estranho (localização de fios quebrados), remoção percutânea e biópsia utilizando agulha fina, agulhas acionadas por mola (Fig. 21.82) e assistida a vácuo (Fig. 21.83). A US pode ser utilizada para localizar e orientar a cavidade da nodulectomia para doses de reforço de radiação externa, orientar a colocação de agulhas de braquiterapia e para colocação de balões de irradiação parcial da mama. É também usada para orientar a ablação de lesão utilizando *laser*, radiofrequência e crioterapia. A orientação ultrassonográfica é mais rápida, mais precisa e menos onerosa do que a orientação mamográfica, estereotáxica ou por RM. A orientação ultrassonográfica é realmente um procedimento em tempo real, enquanto a orientação estereotáxica e por RM, não.

Quando se deseja coletar amostras de uma massa para exame histológico, a biópsia é a abordagem mais preferida, e um dispositivo de biópsia de calibre 14 é suficiente. Tipos diferentes de dispositivos de biópsia existem com mecanismos distintos de ação. Alguns funcionam com o dispositivo de biópsia para amostragem do tecido da mama sendo disparado na mama (Fig. 21.82; Vídeo 21.5). Tais dispositivos de biópsia estão associados a um avanço de aproximadamente 2 cm quando disparados. Outros permitem que o avanço de 2 cm ocorra fora da mama da paciente, e a amostragem de fato apenas quando inseridos no tecido mamário. Isso é útil para áreas profundas na mama, e existe a possibilidade de lesionar a parede torácica durante o disparo do dispositivo de biópsia. Isso também pode ser útil durante a amostragem de um linfonodo axilar utilizando o dispositivo de biópsia, porque existe a preocupação de lesionar vasos sanguíneos adjacentes e causar hematoma com um dispositivo que dispare dentro da mama. Outra forma de dispositivo de biópsia é a assistida a vácuo, em que não há disparo. O dispositivo de biópsia é colocado abaixo do alvo. O vácuo, então, aspira a área-alvo por uma abertura e a remove (Fig. 21.83). Esse tipo de dispositivo de biópsia não precisa ser removido da mama após cada amostragem e, portanto, existe menos risco de perda do alvo. Isso é mais útil

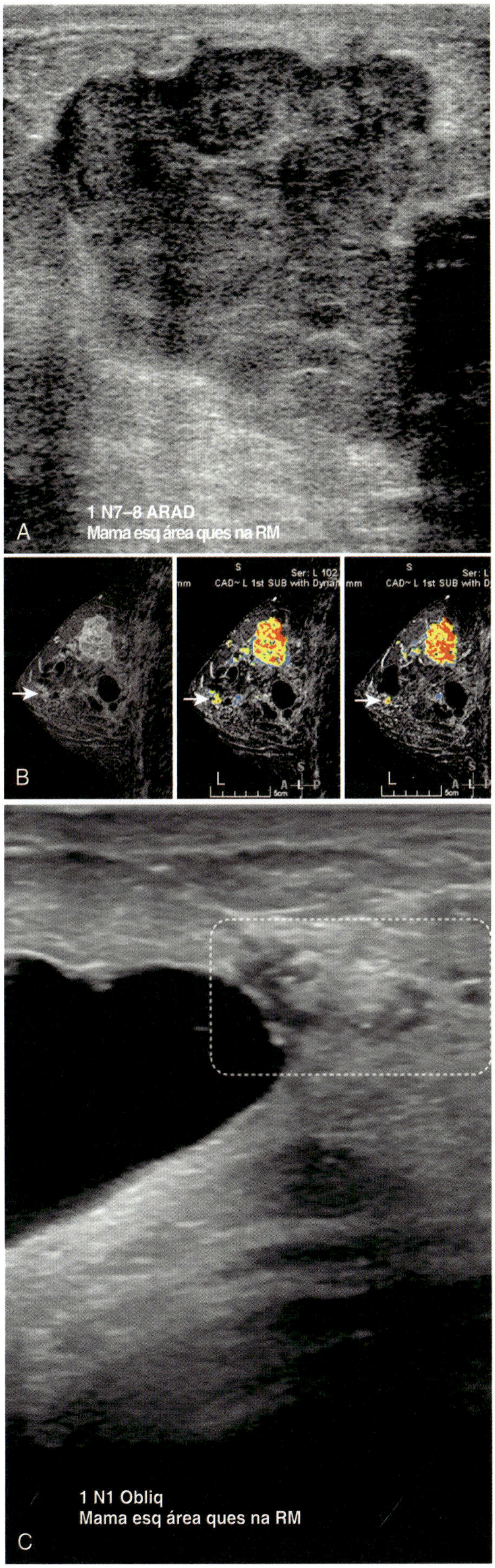

FIG. 21.79 Carcinoma ductal invasivo de alto grau com outra lesão *in situ* apresentando apenas achados insuspeitos. (A) US diagnóstica direcionada mostrando nódulo de formato irregular que se apresentou como nódulo palpável. A biópsia orientada por US mostrou carcinoma ductal invasivo de alto grau. **(B)** RM mostrando uma área não nodular ipsilateral (*seta*) com realce do tipo agrupado (*clumped*) mais inferiormente, situada logo abaixo de um grande cisto. **(C)** US *second-look* mostra ausência de nódulo. Apenas os achados menos suspeitos de invasão de ramificação ductal e as microcalcificações (*dentro do quadro pontilhado*) próximo a um grande cisto simples correspondem a realce agrupado (*clumped*) na RM. A biópsia a vácuo orientada pela ultrassonografia mostrou carcinoma *in situ* de grau nuclear intermediário.

para massas intraductais ou massas císticas, nas quais os componentes císticos provavelmente desaparecerão após a amostragem inicial, tornando o alvo menos visível com cada passo subsequente. A aspiração a vácuo também pode ser útil para massas contendo calcificações.

Um marcador deve ser colocado após cada biópsia orientada por ultrassonografia. A razão é que, se a biópsia revelar histologia maligna ou atípica, uma biópsia excisional com localização por fio-metálico frequentemente será necessária. Este marcador pode ser direcionado pelo fio de localização quando a área for excisada cirurgicamente. Além disso, se a lesão for maligna, a paciente pode receber quimioterapia antes da cirurgia. Após a quimioterapia, todas as evidências de imagem da lesão podem desaparecer, mas o marcador continuará a indicar a área do câncer anterior. Finalmente, os marcadores colocados em uma lesão benigna auxiliam muito na interpretação das mamografias de acompanhamento. Radiologistas, no futuro, irão saber que a área foi submetida a uma biópsia e era benigna.

Linfonodos axilares podem ser amostrados utilizando aspiração por agulha fina com agulhas de menor calibre, muitas vezes variando de 22 a 25 de calibre, ou com biópsia por agulha grossa. O método de amostragem é normalmente escolhido com base na preferência do radiologista e do patologista. A aspiração terapêutica e diagnóstica do cisto pode ser realizada por aspiração com agulha fina, geralmente com uma agulha de calibre maior de 16 a 18. Se o líquido for espesso, agulhas de calibre ainda maior podem ser utilizadas, incluindo introdutores coaxiais do dispositivo de biópsia. Se o material aspirado for benigno e de coloração preta, verde, amarela ou transparente, então, pode ser descartado. Se o material aspirado for sanguinolento, então ele deve ser enviado para o departamento de citologia para análise e um marcador deve ser colocado na mama. Se o material aspirado for considerado atípico ou maligno, o marcador orienta cirurgia futura.

A técnica recomendada para a maioria dos procedimentos, mas principalmente para biópsias com dispositivos que apresentam avanço, é a colocação da **agulha ao longo do eixo longitudinal do transdutor**, possibilitando que a agulha seja visualizada ao longo de todo o seu curso em tempo real durante todo o procedimento. Isso é muito importante para garantir que o dispositivo de biópsia não se estenda na musculatura da parede torácica durante a amostragem. A principal dificuldade encontrada durante a abordagem do eixo longitudinal é manter a agulha e o eixo longitudinal do transdutor exatamente paralelos um ao outro. A observação do monitor antes que a agulha tenha penetrado profundamente o bastante na mama para se encontrar dentro do feixe de ultrassom é a principal causa de erro. É melhor observar as próprias mãos, até que a agulha esteja bastante profunda dentro da mama para

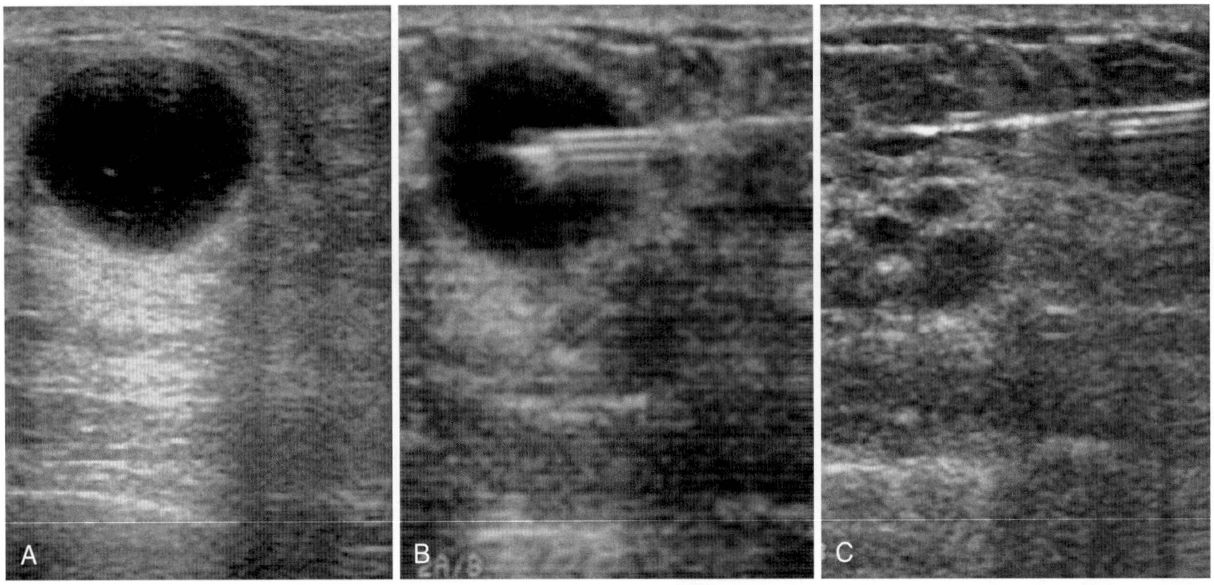

FIG. 21.80 Técnica da aspiração por agulha e biópsia. As imagens da ultrassonografia mostram um cisto simples doloroso à palpação **(A)** antes da aspiração, **(B)** durante a aspiração e **(C)** depois da aspiração. Os procedimentos intervencionistas orientados por ultrassonografia na mama são realizados com a agulha orientada paralelo ao eixo longo do transdutor, com angulação da agulha e aplicação adequada de inclinação e declinação no eixo longitudinal do transdutor para posicionar a agulha quase em paralelo com a face do transdutor e perpendicular ao feixe de ultrassom. Um ângulo mais acentuado pode ser utilizado para a aspiração, porque não existe avanço da agulha associado ao procedimento que possa lesionar as estruturas da parede torácica subjacente.

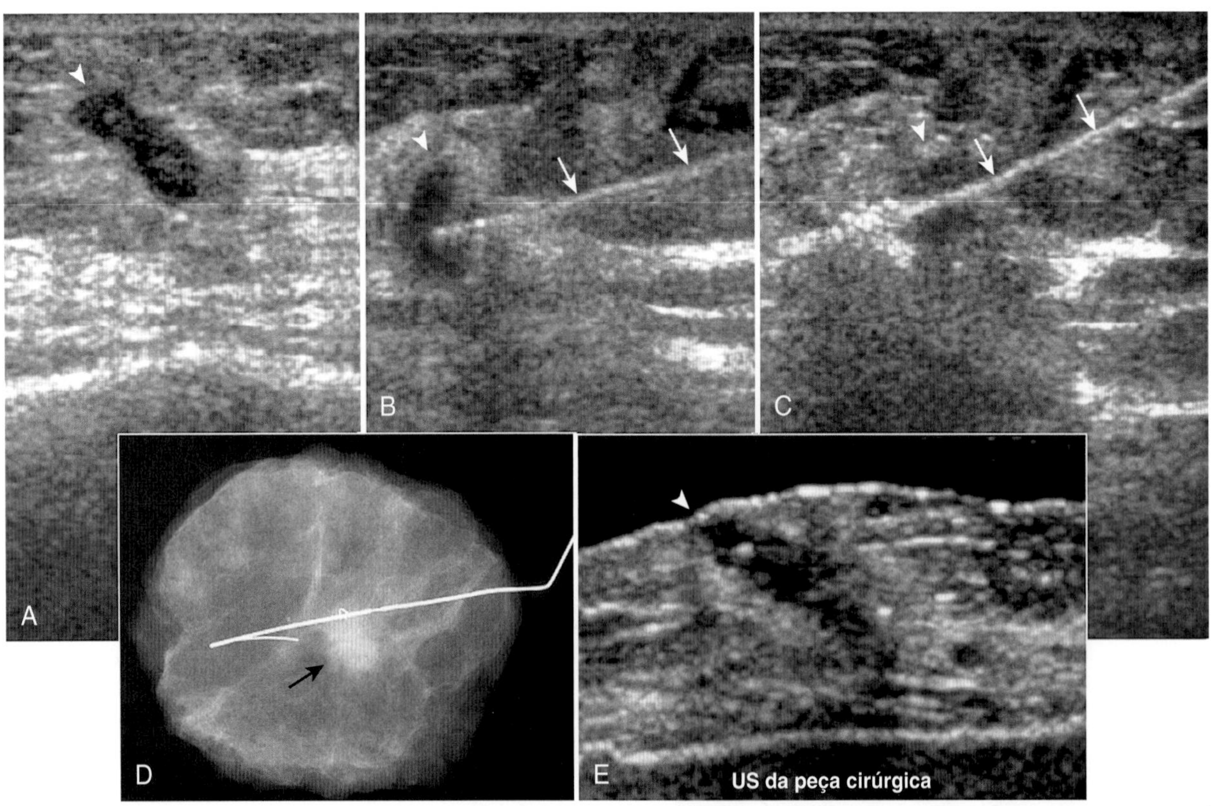

FIG. 21.81 Agulhamento orientado pelo ultrassom para uma biópsia excisional. (A) Nódulo (*ponta de seta*) antes do procedimento. **(B)** Nódulo (*ponta de seta*) com a agulha de localização em posição (*setas*). **(C)** Fio de localização (*setas*) em posição depois da remoção da agulha (nódulo, *ponta de seta*). **(D)** A radiografia da peça cirúrgica mostra o nódulo (*seta*) no centro da mesma. **(E)** A ultrassonografia da peça cirúrgica, entretanto, mostra o nódulo se estendendo para a margem superficial desta (*ponta de seta*).

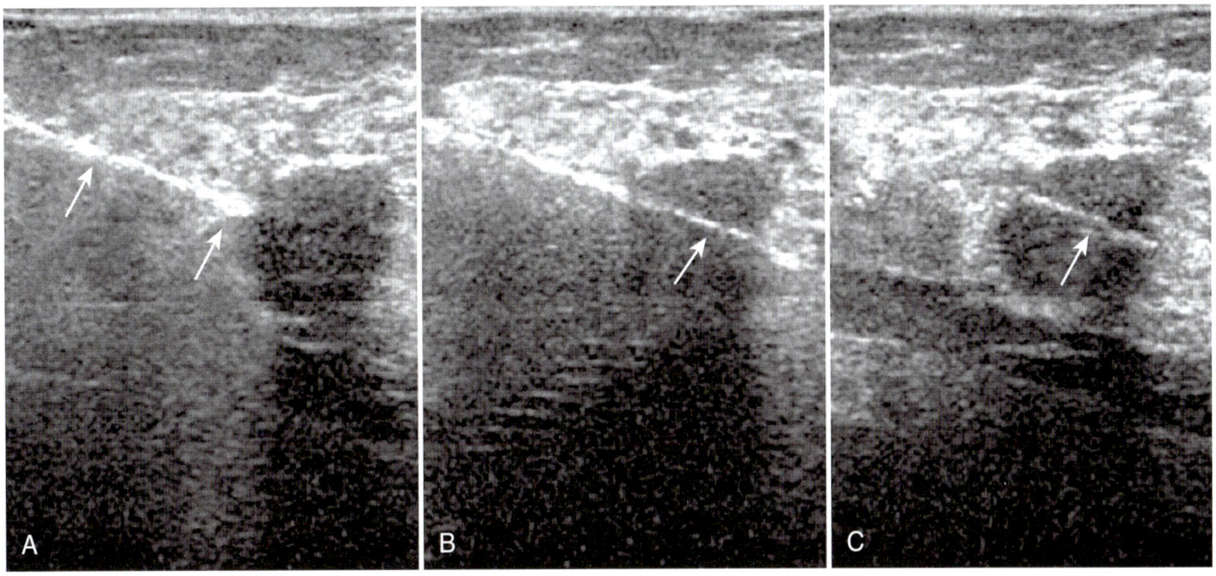

FIG. 21.82 Biópsia com agulha de calibre 14 G guiada por ultrassonografia. (A) A agulha (*setas*) foi introduzida até a borda do nódulo, na posição pré-disparo. **(B)** A agulha (*seta*) foi disparada através do nódulo e agora está na posição pós-disparo. **(C)** A agulha foi retirada, mas ainda é possível ver um rastro de microbolhas (*seta*) no trajeto da agulha, comprovando que a agulha atravessou o nódulo-alvo.

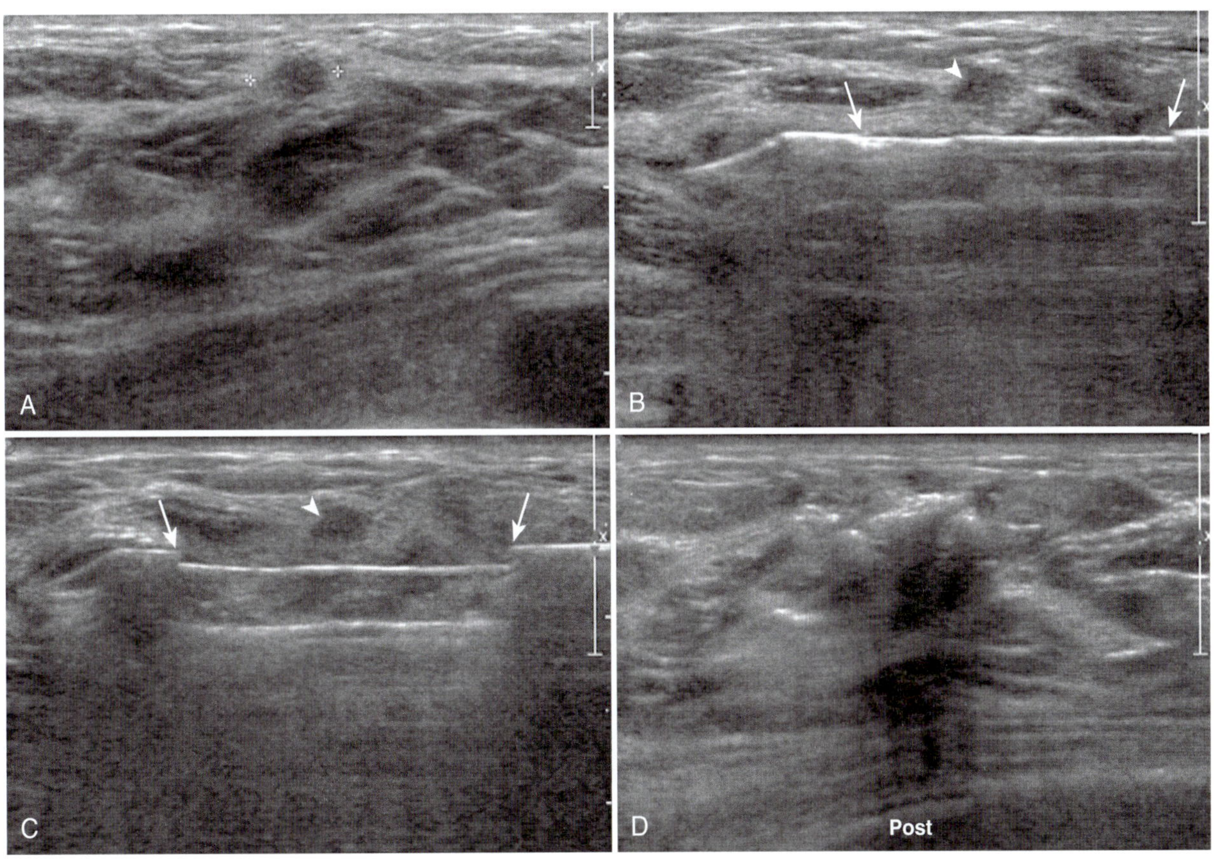

FIG. 21.83 Biópsia de mama direcionada, assistida a vácuo e orientada por ultrassonografia, com agulha de calibre 10 G. (A) Carcinoma ductal invasivo de alto grau, medindo 5 mm (cursores). **(B)** A agulha assistida a vácuo foi posicionada profundamente à lesão, com a gaveta de amostragem fechada (*setas*) imediatamente abaixo do nódulo (*ponta de seta*). **(C)** A gaveta de amostragem foi aberta (*setas*) e está sob a massa (*ponta de seta*). Há um artefato de reverberação (*ring-down*) posteriormente à gaveta aberta, criado pelos orifícios de vácuo. **(D)** A lesão foi removida e um marcador foi colocado, consistindo em pelotas impregnadas de ar, uma das quais contendo um clipe metálico.

estar dentro do feixe de ultrassom, antes de mover os olhos para o monitor. Assim que a agulha estiver dentro do feixe, é relativamente fácil mantê-la precisamente paralela a ele. Durante a aspiração de cistos e aspirações com agulhas finas de linfonodos, a agulha pode ser colocada em um ângulo mais agudo, pois não existe disparo envolvido e a agulha não ultrapassa o alvo. Como resultado, existe menor risco de lesão para as estruturas da parede torácica subjacente. Entretanto, um ângulo muito agudo tornará a visualização da agulha mais desafiadora.

REFERÊNCIAS

1. American College of Radiology (ACR). ACR practice parameter for the performance of a breast ultrasound examination. 2016. Accessed 8 October 2016. Available from: http://www.acr.org/~/media/ACR/Documents/PGTS/guidelines/US_Breast.pdf.
2. Kolb TM, Lichy J, Newhouse JH. Occult cancer in women with dense breasts: detection with screening US—diagnostic yield and tumor characteristics. Radiology. 1998;207(1):191-199.
3. Kolb TM, Lichy J, Newhouse JH. Comparison of the performance of screening mammography, physical examination, and breast US and evaluation of factors that influence them: an analysis of 27,825 patient evaluations. Radiology. 2002;225(1):165-175.
4. Kaplan SS. Clinical utility of bilateral whole-breast US in the evaluation of women with dense breast tissue. Radiology. 2001;221(3):641-649.
5. Buchberger W, DeKoekkoek-Doll P, Springer P, et al. Incidental findings on sonography of the breast: clinical significance and diagnostic workup. AJR Am J Roentgenol. 1999;173(4):921-927.
6. Berg WA, Blume JD, Cormack JB, et al. Combined screening with ultrasound and mammography vs mammography alone in women at elevated risk of breast cancer. JAMA. 2008;299(18):2151-2163.
7. Berg WA, Zhang Z, Lehrer D, et al. Detection of breast cancer with addition of annual screening ultrasound or a single screening MRI to mammography in women with elevated breast cancer risk. JAMA. 2012;307(13):1394-1404.
8. Weigert J, Steenbergen S. The Connecticut experiment: the role of ultrasound in the screening of women with dense breasts. Breast J. 2012;18(6):517-522.
9. Hooley RJ, Greenberg KL, Stackhouse RM, et al. Screening US in patients with mammographically dense breasts: initial experience with Connecticut Public Act 09-41. Radiology. 2012;265(1):59-69.
10. Kelly KM, Dean J, Comulada WS, Lee SJ. Breast cancer detection using automated whole breast ultrasound and mammography in radiographically dense breasts. Eur Radiol. 2010;20(3):734-742.
11. Kelly KM, Dean J, Lee SJ, Comulada WS. Breast cancer detection: radiologists' performance using mammography with and without automated whole-breast ultrasound. Eur Radiol. 2010;20(11):2557-2564.
12. Giger ML, Inciardi MF, Edwards A, et al. Automated breast ultrasound in breast cancer screening of women with dense breasts: reader study of mammography-negative and mammography-positive cancers. AJR Am J Roentgenol. 2016;206(6):1341-1350.
13. Brem RF, Tabar L, Duffy SW, et al. Assessing improvement in detection of breast cancer with three-dimensional automated breast US in women with dense breast tissue: the SomoInsight Study. Radiology. 2015;274(3):663-673.
14. Ramsay DT, Kent JC, Hartmann RA, Hartmann PE. Anatomy of the lactating human breast redefined with ultrasound imaging. J Anat. 2005;206(6):525-534.
15. Rahal RM, de Freitas-Junior R, Paulinelli RR. Risk factors for duct ectasia. Breast J. 2005;11(4):262-265.
16. Shetty MK, Watson AB. Mondor's disease of the breast: sonographic and mammographic findings. AJR Am J Roentgenol. 2001;177(4):893-896.
17. American College of Radiology (ACR). ACR BI-RADS-US lexicon classification form. Reston, VA: American College of Radiology; 2003. Available from: http://www.acr.org/~/media/acr/documents/pdf/qualitysafety/resources/birads/uslexiconclass.pdf. Accessed 9 October 2016.
18. Mendelson E, Böhm-Vélez M, Berg W, et al. ACR BI-RADS ultrasound. In: American College of Radiology, editor. ACR BI-RADS Atlas: breast imaging reporting and data system. 5th ed. Reston, VA: American College of Radiology; 2013.
19. Cosgrove DO, Kedar RP, Bamber JC, et al. Breast diseases: color Doppler US in differential diagnosis. Radiology. 1993;189(1):99-104.
20. Sehgal CM, Arger PH, Rowling SE, et al. Quantitative vascularity of breast masses by Doppler imaging: regional variations and diagnostic implications. J Ultrasound Med. 2000;19(7):427-440.
21. Davoudi Y, Borhani B, Rad M, Matin N. The role of Doppler sonography in distinguishing malignant from benign breast lesions. J Med Ultrasound. 2014;22(2):92-95.
22. Birdwell RL, Ikeda DM, Jeffrey SS, Jeffrey RB Jr. Preliminary experience with power Doppler imaging of solid breast masses. AJR Am J Roentgenol. 1997;169(3):703-707.
23. Chao TC, Lo YF, Chen SC, Chen MF. Color Doppler ultrasound in benign and malignant breast tumors. Breast Cancer Res Treat. 1999;57(2):193-199.
24. Lee SH, Chang JM, Cho N, et al. Practice guideline for the performance of breast ultrasound elastography. Ultrasonography. 2014;33(1):3-10.
25. Hooley RJ, Scoutt LM, Philpotts LE. Breast ultrasonography: state of the art. Radiology. 2013;268(3):642-659.
26. Berg WA, Cosgrove DO, Dore CJ, et al. Shear-wave elastography improves the specificity of breast US: the BE1 multinational study of 939 masses. Radiology. 2012;262(2):435-449.
27. Itoh A, Ueno E, Tohno E, et al. Breast disease: clinical application of US elastography for diagnosis. Radiology. 2006;239(2):341-350.
28. Athanasiou A, Tardivon A, Tanter M, et al. Breast lesions: quantitative elastography with supersonic shear imaging—preliminary results. Radiology. 2010;256(1):297-303.
29. Evans A, Whelehan P, Thomson K, et al. Invasive breast cancer: relationship between shear-wave elastographic findings and histologic prognostic factors. Radiology. 2012;263(3):673-677.
30. Tozaki M, Fukuma E. Pattern classification of ShearWave Elastography images for differential diagnosis between benign and malignant solid breast masses. Acta Radiol. 2011;52(10):1069-1075.
31. Fleury Ede F, Fleury JC, Piato S, Roveda D Jr. New elastographic classification of breast lesions during and after compression. Diagn Interv Radiol. 2009;15(2):96-103.
32. Kotsianos-Hermle D, Hiltawsky KM, Wirth S, et al. Analysis of 107 breast lesions with automated 3D ultrasound and comparison with mammography and manual ultrasound. Eur J Radiol. 2009;71(1):109-115.
33. Kotsianos-Hermle D, Wirth S, Fischer T, et al. First clinical use of a standardized three-dimensional ultrasound for breast imaging. Eur J Radiol. 2009;71(1):102-108.
34. Wilczek B, Wilczek HE, Rasouliyan L, Leifland K. Adding 3D automated breast ultrasound to mammography screening in women with heterogeneously and extremely dense breasts: report from a hospital-based, high-volume, single-center breast cancer screening program. Eur J Radiol. 2016;85(9):1554-1563.
35. Zhang XL, Guan J, Li MZ, et al. Adjunctive targeted contrast-enhanced ultrasonography for the work-up of Breast Imaging Reporting and Data System category 3 and 4 lesions. J Med Imaging Radiat Oncol. 2016;60(4):485-491.
36. Du J, Wang L, Wan CF, et al. Differentiating benign from malignant solid breast lesions: combined utility of conventional ultrasound and contrast-enhanced ultrasound in comparison with magnetic resonance imaging. Eur J Radiol. 2012;81(12):3890-3899.
37. Luo J, Chen JD, Chen Q, et al. Contrast-enhanced ultrasound improved performance of Breast Imaging Reporting and Data System evaluation of critical breast lesions. World J Radiol. 2016;8(6):610-617.
38. Xiao X, Dong L, Jiang Q, et al. Incorporating contrast-enhanced ultrasound into the BI-RADS scoring system improves accuracy in breast tumor diagnosis: a preliminary study in China. Ultrasound Med Biol. 2016;42(11):2630-2638.
39. Sridharan A, Eisenbrey JR, Dave JK, Forsberg F. Quantitative nonlinear contrast-enhanced ultrasound of the breast. AJR Am J Roentgenol. 2016;207(2):274-281.
40. Ma X, Liu R, Zhu C, et al. Diagnostic value of contrast-enhanced sonography for differentiation of breast lesions: a meta-analysis. J Ultrasound Med. 2016;35(10):2095-2102.

41. Sever AR, Mills P, Weeks J, et al. Preoperative needle biopsy of sentinel lymph nodes using intradermal microbubbles and contrast-enhanced ultrasound in patients with breast cancer. AJR Am J Roentgenol. 2012;199(2):465-470.
42. Zhou SC, Le J, Fan YW, et al. Study on breast cancer animal model of tumor-micro vessel variation before and after the chemotherapy by contrast enhanced ultrasound quantitative analysis. Pak J Pharm Sci. 2016;29(4 Suppl.):1407-1413.
43. D'Orsi C, Sickles E, Mendelson E, et al. ACR BI-RADS Atlas, breast imaging reporting and data system. Reston, VA: American College of Radiology; 2013.
44. Hughes LE, Mansel RE, Webster DJ. Aberrations of normal development and involution (ANDI): a new perspective on pathogenesis and nomenclature of benign breast disorders. Lancet. 1987;2(8571):1316-1319.
45. Stavros AT, Thickman D, Rapp CL, et al. Solid breast nodules: use of sonography to distinguish between benign and malignant lesions. Radiology. 1995;196(1):123-134.
46. Berg WA, Sechtin AG, Marques H, Zhang Z. Cystic breast masses and the ACRIN 6666 experience. Radiol Clin North Am. 2010;48(5):931-987.
47. Kim MJ, Kim EK, Youk JH, et al. Application of power Doppler vocal fremitus sonography in breast lesions. J Ultrasound Med. 2006;25(7):897-906.
48. Laforga JB, Aranda FI, Sevilla F. Adenomyoepithelioma of the breast: report of two cases with prominent cystic changes and intranuclear inclusions. Diagn Cytopathol. 1998;19(1):55-58.
49. Eiada R, Chong J, Kulkarni S, et al. Papillary lesions of the breast: MRI, ultrasound, and mammographic appearances. AJR Am J Roentgenol. 2012;198(2):264-271.
50. Berg WA, Campassi CI, Ioffe OB. Cystic lesions of the breast: sonographic-pathologic correlation. Radiology. 2003;227(1):183-191.
51. Irshad A, Leddy R, Pisano E, et al. Assessing the role of ultrasound in predicting the biological behavior of breast cancer. AJR Am J Roentgenol. 2013;200(2):284-290.
52. Zhang L, Li J, Xiao Y, et al. Identifying ultrasound and clinical features of breast cancer molecular subtypes by ensemble decision. Sci Rep. 2015;5:11085.
53. Lam WW, Chu WC, Tse GM, Ma TK. Sonographic appearance of mucinous carcinoma of the breast. AJR Am J Roentgenol. 2004;182(4):1069-1074.
54. Meyer JE, Amin E, Lindfors KK, et al. Medullary carcinoma of the breast: mammographic and US appearance. Radiology. 1989;170(1 Pt 1):79-82.
55. Alsharif S, Daghistani R, Kamberoglu EA, et al. Mammographic, sonographic and MR imaging features of invasive micropapillary breast cancer. Eur J Radiol. 2014;83(8):1375-1380.
56. Gao Y, Slanetz PJ, Eisenberg RL. Echogenic breast masses at US: to biopsy or not to biopsy? Radiographics. 2013;33(2):419-434.
57. Leung JW, Kornguth PJ, Gotway MB. Utility of targeted sonography in the evaluation of focal breast pain. J Ultrasound Med. 2002;21(5):521-526.
58. Soo MS, Rosen EL, Baker JA, et al. Negative predictive value of sonography with mammography in patients with palpable breast lesions. AJR Am J Roentgenol. 2001;177(5):1167-1170.
59. Lehman CD, Lee CI, Loving VA, et al. Accuracy and value of breast ultrasound for primary imaging evaluation of symptomatic women 30-39 years of age. AJR Am J Roentgenol. 2012;199(5):1169-1177.
60. Cilotti A, Marini C, Marinari A, et al. [Correlation of ultrasound and galactography in the diagnosis of nipple discharge. Preliminary results]. Radiol Med. 1999;98(4):248-254.
61. Patel BK, Falcon S, Drukteinis J. Management of nipple discharge and the associated imaging findings. Am J Med. 2015;128(4):353-360.
62. Rissanen T, Reinikainen H, Apaja-Sarkkinen M. Breast sonography in localizing the cause of nipple discharge: comparison with galactography in 52 patients. J Ultrasound Med. 2007;26(8):1031-1039.
63. Lequin MH, van Spengler J, van Pel R, et al. Mammographic and sonographic spectrum of non-peurperal mastitis. Eur J Radiol. 1995;138-142.
64. Crowe DJ, Helvie MA, Wilson TE. Breast infection. Mammographic and sonographic findings with clinical correlation. Invest Radiol. 1995;30(10):582-587.
65. Hayes R, Michell M, Nunnerley HB. Acute inflammation of the breast—the role of breast ultrasound in diagnosis and management. Clin Radiol. 1991;44(4):253-256.
66. Ahn CY, DeBruhl ND, Gorczyca DP, et al. Comparative silicone breast implant evaluation using mammography, sonography, and magnetic resonance imaging: experience with 59 implants. Plast Reconstr Surg. 1994;94(5):620-627.
67. Caskey CI, Berg WA, Anderson ND, et al. Breast implant rupture: diagnosis with US. Radiology. 1994;190(3):819-823.
68. Chung KC, Wilkins EG, Beil RJ Jr, et al. Diagnosis of silicone gel breast implant rupture by ultrasonography. Plast Reconstr Surg. 1996;97(1):104-109.
69. DeBruhl ND, Gorczyca DP, Ahn CY, et al. Silicone breast implants: US evaluation. Radiology. 1993;189(1):95-98.
70. Leibman AJ, Kruse B. Breast cancer: mammographic and sonographic findings after augmentation mammoplasty. Radiology. 1990;174(1):195-198.
71. Gorczyca DP, Sinha S, Ahn CY, et al. Silicone breast implants in vivo: MR imaging. Radiology. 1992;185(2):407-410.
72. Yang N, Muradali D. The augmented breast: a pictorial review of the abnormal and unusual. AJR Am J Roentgenol. 2011;196(4):W451-W460.
73. Brennan ME, Houssami N, Lord S, et al. Magnetic resonance imaging screening of the contralateral breast in women with newly diagnosed breast cancer: systematic review and meta-analysis of incremental cancer detection and impact on surgical management. J Clin Oncol. 2009;27(33):5640-5649.
74. Hlawatsch A, Teifke A, Schmidt M, Thelen M. Preoperative assessment of breast cancer: sonography versus MR imaging. AJR Am J Roentgenol. 2002;179(6):1493-1501.
75. Berg WA, Gutierrez L, NessAiver MS, et al. Diagnostic accuracy of mammography, clinical examination, US, and MR imaging in preoperative assessment of breast cancer. Radiology. 2004;233(3):830-849.
76. Moon WK, Noh DY, Im JG. Multifocal, multicentric, and contralateral breast cancers: bilateral whole-breast US in the preoperative evaluation of patients. Radiology. 2002;224(2):569-576.
77. Fornage BD. Local and regional staging of invasive breast cancer with sonography: 25 years of practice at MD Anderson Cancer Center. Oncologist. 2014;19(1):5-15.
78. Park SH, Kim EK, Park BW, et al. False negative results in axillary lymph nodes by ultrasonography and ultrasonography-guided fine-needle aspiration in patients with invasive ductal carcinoma. Ultraschall Med. 2013;34(6):559-567.
79. Giuliano AE, Ballman K, McCall L, et al. Locoregional recurrence after sentinel lymph node dissection with or without axillary dissection in patients with sentinel lymph node metastases: long-term follow-up from the American College of Surgeons Oncology Group (Alliance) ACOSOG Z0011 Randomized Trial. Ann Surg. 2016;264(3):413-420.
80. Giuliano AE, Hunt KK, Ballman KV, et al. Axillary dissection vs no axillary dissection in women with invasive breast cancer and sentinel node metastasis: a randomized clinical trial. JAMA. 2011;305(6):569-575.
81. Cools-Lartigue J, Meterissian S. Accuracy of axillary ultrasound in the diagnosis of nodal metastasis in invasive breast cancer: a review. World J Surg. 2012;36(1):46-54.
82. Cools-Lartigue J, Sinclair A, Trabulsi N, et al. Preoperative axillary ultrasound and fine-needle aspiration biopsy in the diagnosis of axillary metastases in patients with breast cancer: predictors of accuracy and future implications. Ann Surg Oncol. 2013;20(3):819-827.
83. American Society of Breast Surgeons. Consensus statement on management of the axilla in patients with invasive breast cancer. 2011. Available from: https://www.breastsurgeons.org/new_layout/about/statements/PDF_Statements/Axillary_Management.pdf. Accessed on 10/1/16.
84. Whitman G, Lua T, Adejolu M, et al. Lymph node sonography. Ultrasound Clin. 2011;6:369-380.
85. Cho N, Moon WK, Han W, et al. Preoperative sonographic classification of axillary lymph nodes in patients with breast cancer: node-to-node correlation with surgical histology and sentinel node biopsy results. AJR Am J Roentgenol. 2009;193(6):1731-1737.

86. Bedi DG, Krishnamurthy R, Krishnamurthy S, et al. Cortical morphologic features of axillary lymph nodes as a predictor of metastasis in breast cancer: in vitro sonographic study. AJR Am J Roentgenol. 2008;191(3):646-652.
87. Mainiero MB, Cinelli CM, Koelliker SL, et al. Axillary ultrasound and fine-needle aspiration in the preoperative evaluation of the breast cancer patient: an algorithm based on tumor size and lymph node appearance. AJR Am J Roentgenol. 2010;195(5):1261-1267.
88. Song SE, Seo BK, Lee SH, et al. Classification of metastatic versus non-metastatic axillary nodes in breast cancer patients: value of cortex-hilum area ratio with ultrasound. J Breast Cancer. 2012;15(1):65-70.
89. Abe H, Schmidt RA, Shah RN, et al. MR-directed ("second-look") ultrasound examination for breast lesions detected initially on MRI: MR and sonographic findings. AJR Am J Roentgenol. 2010;194(2):370-377.
90. Demartini WB, Eby PR, Peacock S, Lehman CD. Utility of targeted sonography for breast lesions that were suspicious on MRI. AJR Am J Roentgenol. 2009;192(4):1128-1134.
91. Shin JH, Han BK, Choe YH, et al. Targeted ultrasound for MR-detected lesions in breast cancer patients. Korean J Radiol. 2007;8(6):475-483.
92. Candelaria R, Fornage BD, Second-look US. examination of MR-detected breast lesions. J Clin Ultrasound. 2011;39(3):115-121.

CAPÍTULO 22

Escroto

Daniel Sommers e Thomas Winter

RESUMO DOS PONTOS-CHAVE

- A ultrassonografia é um método acurado de avaliação da maioria dos processos escrotais e pode complementar o exame físico.
- Lesões intratesticulares sólidas apresentam alta probabilidade de malignidade, enquanto lesões císticas intraescrotais extratesticulares são quase sempre benignas.
- Ultrassonografia com Doppler é a técnica mais útil e mais rápida para avaliar o paciente com dor escrotal aguda. A US consegue estabelecer o diagnóstico da isquemia testicular e auxiliar na distinção de torção de outras causas de dor aguda, como epididimite e orquiepididimite.
- No cenário de trauma escrotal agudo, a ultrassonografia é realizada basicamente para avaliar a continuidade da túnica albugínea e se ocorreu ruptura testicular, que requer intervenção cirúrgica precoce.
- Varicocele é a causa corrigível mais comum da infertilidade masculina e é diagnosticada à US pela visualização da dilatação das veias (> 2 a 3 mm e aumento do tamanho com a manobra de Valsalva ou em posição ortostática) do plexo pampiniforme localizado posterior aos testículos.

SUMÁRIO DO CAPÍTULO

TÉCNICA ULTRASSONOGRÁFICA
ANATOMIA NORMAL
MASSAS ESCROTAIS INTRATESTICULARES
Tumores Malignos
Tumores de Células Germinativas
Tumores de Células Não Germinativas
Metástases Testiculares
Linfoma e Leucemia
Mieloma Extramedular
Doença Metastática
Lesões Intratesticulares Benignas
Cistos
Ectasia Tubular da Rete Testis
Displasia Cística
Cistos Epidermoides
Abscesso
Infarto Segmentar
Restos Suprarrenais
Fusão Esplenogonadal
Calcificações
LESÕES PATOLÓGICAS EXTRATESTICULARES
Túnica Vaginal
Hidrocele, Hematocele e Piocele
Massas Paratesticulares
Hérnia
Cálculo
Varicocele
Pseudotumor Fibroso
Poliorquidismo
Lesões Epididimárias
Lesões Císticas
Tumores
Granuloma Espermático
Alterações Pós-vasectomia no Epidídimo
Epididimite Crônica
Sarcoidose
DOR ESCROTAL AGUDA
Torção
Epididimite e Orquiepididimite
Gangrena de Fournier
TRAUMA
CRIPTORQUIDIA

A ultrassonografia (US) diagnóstica é a técnica de imagem mais utilizada para complementar o exame físico do escroto e é um meio acurado de avaliar muitos processos escrotais. Avanços técnicos da US em alta resolução e em tempo real e a capacidade da US com Doppler colorido e *power* Doppler em avaliar a perfusão testicular apresentaram melhora e aumento nas aplicações clínicas da ultrassonografia escrotal incluindo (dentre outras indicações) avaliação de massas escrotais, dor escrotal aguda, trauma escrotal, varicoceles na investigação de infertilidade, tumores e doença metastática e criptorquidia.

TÉCNICA ULTRASSONOGRÁFICA

A US escrotal é realizada com o paciente em decúbito dorsal. O escroto é elevado com uma toalha dobrada sobre as coxas, e o pênis é colocado no abdome do paciente e coberto com uma toalha. Os melhores resultados são, tipicamente, obtidos com um transdutor linear de alta frequência (14-18 MHz). Se uma penetração maior for necessária por causa de edema escrotal, um transdutor de frequência mais baixa pode ser utilizado. Uma varredura de contato direto é realizada utilizando gel de acoplamento acústico.

Ultrassonografia Escrotal: Emprego Atual

Avaliação da localização e das características das massas escrotais
Avaliação de dor escrotal aguda
Avaliação de trauma escrotal, incluindo lesão cirúrgica ou iatrogênica
Detecção de varicoceles em homens inférteis
Avaliação de isquemia testicular por US com Doppler colorido e *power* Doppler
Acompanhamento de pacientes com neoplasias testiculares prévias, leucemia ou linfoma
Detecção de tumor oculto primário em pacientes com doença metastática conhecida
Localização de testículo que não migrou para o escroto

Imagens de ambos os testículos são obtidas nos planos transversal e sagital. O tamanho e a aparência de cada testículo e epidídimo devem ser observados e comparados com as estruturas contralaterais. Parâmetros do Doppler colorido e pulsado devem ser otimizados para avaliar as velocidades de baixo fluxo e para demonstrar o fluxo sanguíneo nos testículos e nas estruturas adjacentes. Imagens transversais, incluindo porções de ambos os testículos, devem ser adquiridas no modo de escala de cinza e com Doppler colorido para demonstrar a simetria. Estruturas escrotais devem ser examinadas em sua totalidade para avaliar massas ou processos extratesticulares. Técnicas adicionais, como posição ortostática do paciente ou realização da manobra de Valsalva, podem ser utilizadas para avaliar a vascularidade venosa a procura de varicocele ou de hérnia inguinal.

ANATOMIA NORMAL

A parede escrotal normal consiste em epiderme, músculo dartos superficial, fáscia do dartos, fáscia espermática externa, músculo cremaster, fáscia cremastérica e fáscia espermática interna. O escroto é um saco fibromuscular dividido por um rafe na linha média, formando os hemiescrotos direito e esquerdo. Cada hemiescroto contém um testículo, um epidídimo, um cordão espermático e as redes vascular e linfática (Fig. 22.1).

As duas camadas da **túnica vaginal** separam os testículos de grande parte da parede escrotal e formam um saco isolado revestido de mesotélio.[1,2] Durante o desenvolvimento embriológico, a túnica vaginal se origina do **processo vaginal**, uma evaginação do peritônio fetal que acompanha os testículos em seu descenso para o escroto. A porção superior do processo vaginal, que se estende do anel inguinal interno para o polo superior do testículo, está normalmente obliterada. A porção inferior, a túnica vaginal, permanece como uma bolsa fechada em cada hemiescroto, parcialmente dobrada em torno do testículo. Apenas o aspecto posterior do testículo, o local de ligação do testículo ao epidídimo, não está em continuidade com a túnica vaginal.

A camada interna ou visceral da túnica vaginal cobre o testículo, o epidídimo e a porção inferior do cordão espermático. A camada externa ou parietal da túnica vaginal recobre as paredes da bolsa escrotal e é ligada às coberturas fasciais do testículo. Uma pequena quantidade de fluido está normalmente presente entre essas duas camadas.[3]

A **túnica albugínea** fibrosa cobre e protege os testículos. Posteromedialmente, a túnica albugínea se projeta para dentro do tes-

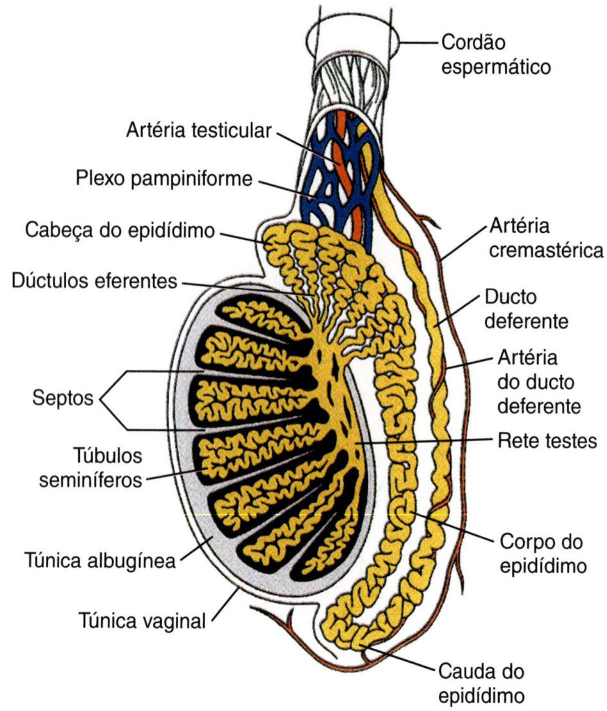

FIG. 22.1 Anatomia intraescrotal normal. (Com permissão de Sudakoff GS, Quiroz F, Kaarcaaltincaba M, Foley WD. Scrotal ultrasonography with emphasis on the extratesticular space: Anatomy, embryology and pathology. Ultrasound Quarterly 2002;18:255-273.[78])

tículo para formar o mediastino. Numerosas projeções fibrosas se projetam para o mediastino, dividindo o testículo em 250 a 400 lóbulos. Cada lóbulo consiste em um a três túbulos seminíferos suportando as células de Sertoli e os espermatócitos. As células de Leydig estão adjacentes aos túbulos, no tecido intersticial frouxo, e são responsáveis pela secreção de **testosterona.**

Os testículos adultos são glândulas ovoides com 3 a 5 cm de comprimento, 2 a 4 cm de largura e 3 cm de dimensão anteroposterior. O tamanho e o peso testiculares diminuem com a idade.[3,4] Na ultrassonografia, o **testículo normal** apresenta ecotextura granular, relativamente homogênea, de nível médio (Fig. 22.2A). Os testículos pré-púberes são tipicamente menos ecogênicos do que os testículos pós-púberes, secundários à maturação incompleta dos elementos das células germinativas e dos túbulos.[5] As túnicas (**túnica vaginal** e **túnica albugínea**) podem frequentemente ser observadas como um contorno ecogênico dos testículos. O local onde a túnica se invagina para formar o mediastino do testículo, este é algumas vezes observado como uma banda ecogênica linear se estendendo craniocaudalmente no testículo (Fig. 22.2C). Esta aparência varia de acordo com a quantidade de tecido fibroso e adiposo presente. O septo fibroso, ou **séptulos do testículo**, pode ser observado como uma estrutura linear ecogênica ou hipoecoica (Fig. 22.2B).

Os **túbulos seminíferos** convergem para formar **túbulos retos** maiores que se abrem para os espaços dilatados da rede do testículo **(rete testis).** A **rete testis** normal pode ser identificada em 20% dos pacientes como uma região hipoecoica próxima do mediastino do testículo.[6] A rete testis drena para a cabeça do epidídimo através de 15 a 20 dúctulos eferentes.

O **epidídimo** é uma estrutura curva com 6 a 7 cm de comprimento e fica posterolateralmente ao testículo. É composto por uma cabeça, um corpo e uma cauda. A **cabeça do epidídimo**

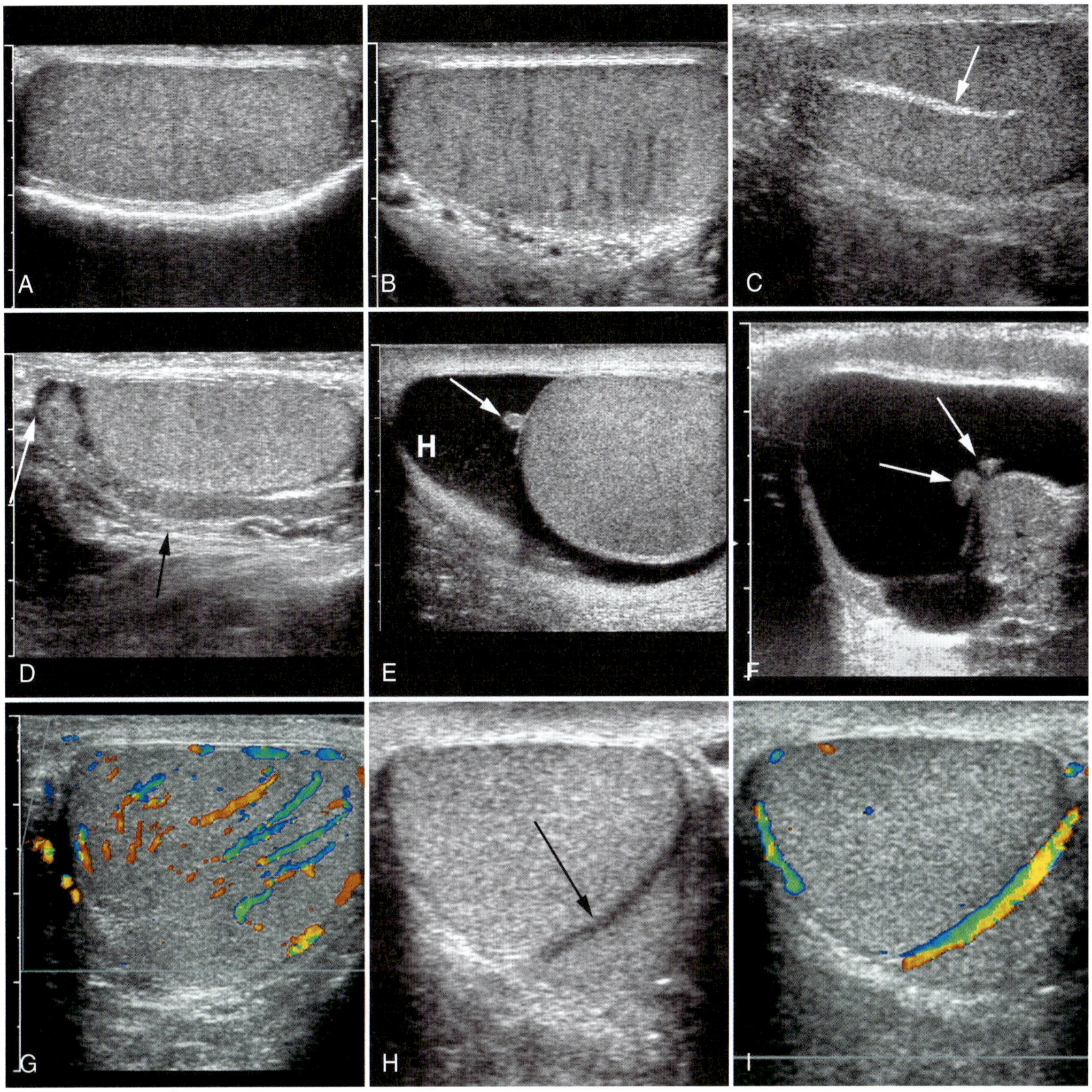

FIG. 22.2 Anatomia intraescrotal normal. Cortes longitudinais mostram **(A)** ecotextura homogênea normal do testículo; **(B)** aspecto estriado dos **séptulos do testículo**; **(C) mediastino do testículo** (*seta*) como uma banda linear ecogênica de tecido fibroadiposo; **(D)** cabeça (*seta branca*) e corpo (*seta preta*) do epidídimo; **(E) hidrocele** (*H*) e **apêndice do testículo** (*seta*); e **(F) apêndices do epidídimo** (*setas*). **(G)** Doppler colorido mostra artérias testiculares normais. **(H)** Corte transversal mostra faixa hipoecoica da **artéria transmediastinal** (*seta*). **(I)** Doppler colorido mostra artéria transmediastinal.

tem formato piramidal e está localizada na face superoposterior do testículo, com 5 a 12 mm de diâmetro (Fig. 22.2D). É formada pelos dúctulos eferentes da rede do testículo que se juntam para formar um único ducto convoluto, o **ducto do epidídimo**. Esse ducto forma o corpo e a maior parte da cauda do epidídimo; tem aproximadamente 6 m de comprimento e segue um curso muito convoluto da cabeça à cauda do epidídimo. O **corpo** do epidídimo fica adjacente à margem posterolateral do testículo. A **cauda** é frouxamente conectada ao polo inferior do testículo por tecido areolar. O ducto do epidídimo forma um ângulo agudo na face inferior da cauda do epidídimo e cursa cefalicamente como o **ducto deferente** para o cordão espermático. Na US, a cabeça do epidídimo é normalmente isoecoica ou levemente mais ecogênica que o testículo, e sua ecotextura pode ser mais grosseira. O corpo tende a ser isoecoico ou ligeiramente menos ecogênico do que a cabeça do epidídimo e o testículo. O corpo normal tem menos de 4 mm de diâmetro, com uma média de 1 a 2 mm.

O **apêndice do testículo**, um resquício da extremidade superior do ducto paramesonéfrico (mülleriano), é uma estrutura ovoide pequena localizada mais comumente no polo superior do testículo ou no sulco entre o testículo e a cabeça do epidídimo. O apêndice do testículo é identificado ultrassonograficamente em 80% dos testículos e é mais prontamente visível quando existe hidrocele[7] (Fig. 22.2E). O apêndice do testículo pode ser alongado e pedunculado, cístico ou até mesmo calcificado.[8] Os **apêndices do epidídimo** são túbulos em fundo-cego (**dúctulos aberrantes**) derivados do **ducto mesonéfrico (wolffiano)**; eles formam pequenos talos, que podem ser duplicados e se projetam do epidídimo[9] (Fig. 22.2F). Raramente, outros apêndices, o **paradídimo** (**órgão de Giraldés**) e os **dúctulos aberrantes superior** e **inferior de Haller** são vistos.[10] Os

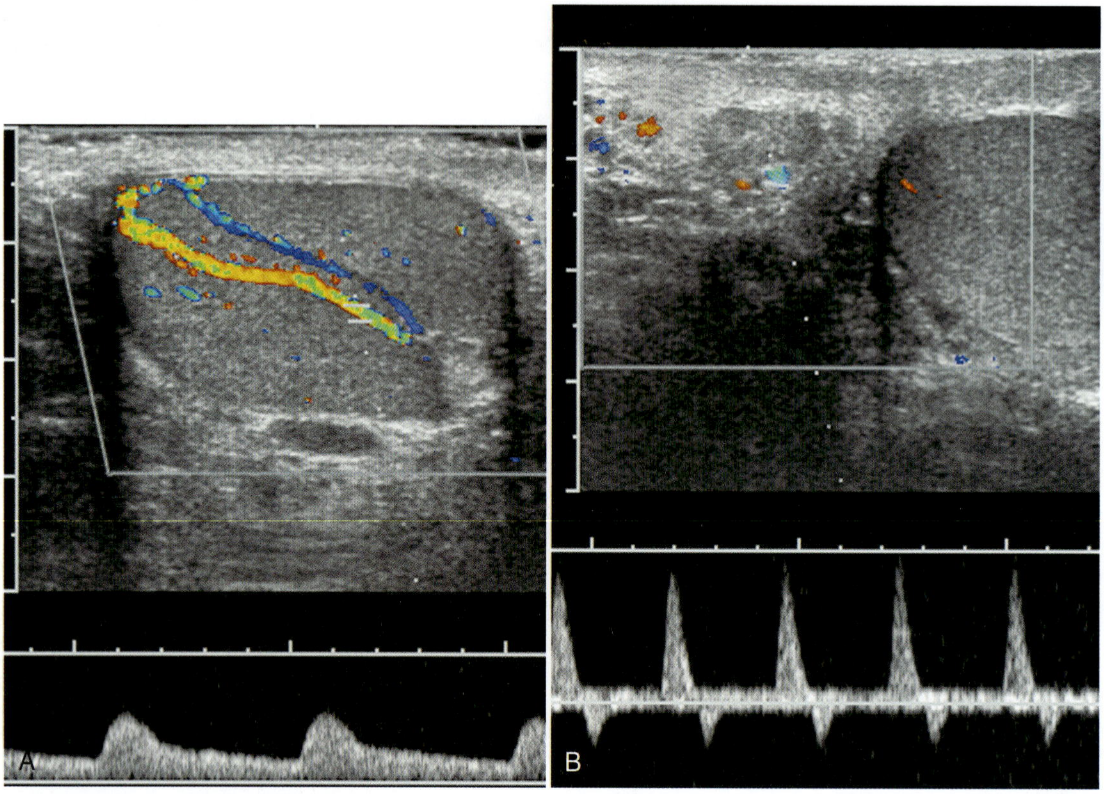

FIG. 22.3 Doppler espectral do fluxo arterial normal intratesticular e extratesticular. (A) Artéria intratesticular tem formato de onda de baixa impedância com substancial fluxo diastólico final. **(B)** Suprimento arterial extratesticular (artérias cremastérica e do ducto deferente) apresenta formato de onda de alta impedância com fluxo reverso na diástole.

apêndices do epidídimo são mais frequentemente identificados na ultrassonografia como estruturas separadas quando uma hidrocele está presente.

O conhecimento do suprimento arterial do testículo é importante para interpretação do fluxo no Doppler colorido do testículo. O fluxo sanguíneo testicular é suprido primariamente pelas **artérias do ducto deferente**, **cremastérica** (**espermática externa**) e **testicular**. As **artérias testiculares** se originam da face anterior da aorta imediatamente abaixo da origem das artérias renais. Cursam pelo canal inguinal junto com o cordão espermático até o aspecto posterossuperior do testículo. Ao chegar ao testículo, a artéria testicular se divide em ramos que perfuram a túnica albugínea, onde as **artérias capsulares** se formam e ramificam sobre a superfície do testículo em uma camada conhecida como **túnica vasculosa**, profundamente à túnica albugínea. Ramos centrípetos se originam dessas artérias capsulares; esses ramos cursam ao longo dos septos para convergir no mediastino do testículo. Do mediastino, tais ramos formam ramos recorrentes que cursam centrifugamente no interior do parênquima testicular, em que se ramificam em arteríolas e capilares[11] (Fig. 22.2G). Em aproximadamente 50% dos testículos normais uma **artéria transmediastinal** supre os testículos, entrando pelo mediastino e cursando em direção à periferia da glândula para suprir as artérias capsulares, e é acompanhada por uma grande veia, frequentemente observada como uma faixa hipoecoica no meio do testículo[11,12] (Figs. 22.2H e 22.2I). A artéria transmediastinal pode estar associada a sombra acústica obscurecendo o aspecto distal dos testículos e originando a aparência dos testículos em "dois tons".[13] A **artéria do ducto deferente** se origina da artéria vesical superior e cursa para a cauda do epidídimo, onde se divide e forma uma rede capilar. A **artéria cremastérica** se origina da artéria epigástrica inferior. Ela cursa com o restante das estruturas do cordão espermático através do anel inguinal, continuando até a superfície da túnica vaginal, onde se anastomosa com capilares das artérias testicular e do ducto deferente.

Os formatos de ondas da velocidade das **artérias capsular** e **intratesticular normais** mostram altos níveis de fluxo diastólico anterógrado por todo o ciclo cardíaco, refletindo a baixa resistência vascular do testículo (Fig. 22.3A). Os formatos de onda da artéria supratesticular variam de aspecto. Existem dois tipos principais de formato: onda de baixa resistência, como o encontrado nas artérias capsular e intratesticular, refletindo a artéria testicular; e onda de alta resistência com picos sistólicos estreitos, bem-definidos e pouco ou nenhum fluxo diastólico[14] (Fig. 22.3B). Acredita-se que a onda de alta resistência reflita a alta resistência vascular dos tecidos extratesticulares. As artérias do ducto deferente e cremastérica no **cordão espermático** irrigam primariamente o epidídimo e os tecidos extratesticulares, mas elas também irrigam o testículo por meio de anastomoses com a artéria testicular.

O cordão espermático consiste em ducto deferente; artérias cremastérica, do ducto deferente e testicular; plexo pampiniforme venoso; linfáticos; e nervos testiculares. Ele cursa superiormente em direção aos anéis inguinais superficial e profundo (também chamado de "interno"). Ultrassonograficamente, o cordão espermático normal fica logo abaixo da pele e é difícil diferenciá-lo das partes moles adjacentes do canal inguinal.[15] Distalmente, pode ser visualizado no escroto quando existe hidrocele ou quando é usada US com Doppler colorido.

MASSAS ESCROTAIS INTRATESTICULARES

Quando uma massa escrotal é palpada, a preocupação é em relação a uma neoplasia testicular. As massas intraescrotais podem ser detectadas na US com sensibilidade próximo a 100%.[16] A ultrassonografia é importante na avaliação de massas escrotais, porque a acurácia é de 98% a 100% na diferenciação de patologias intra e extratesticulares.[16-19] Em geral, massas intratesticulares são consideradas malignas.[19-20] Se a massa for extratesticular e cística, então esse processo é quase certamente benigno, com a prevalência geral aceita de malignidade de lesões extratesticulares sendo de 3% a 6%.[19,21-24]

As neoplasias testiculares representam 1% a 2% de todas as neoplasias malignas em homens e são a malignidade não hematológica mais comum em homens no grupo de 15 a 49 anos de idade.[25-27] A maioria (65% a 94%) dos pacientes com neoplasias testiculares apresenta massas testiculares unilaterais indolores ou aumento difuso testicular, e 4% a 14% com sintomas de doença metastática.[3,28,29] Aproximadamente 10% a 15% dos pacientes apresenta dor e inicialmente pode ser feito o diagnóstico incorreto de orquiepididimite.[30]

Os tumores testiculares são subdivididos em duas categorias principais: tumores de células germinativas e tumores estromais, com os tumores de células germinativas representando 90% a 95% de todos os tumores testiculares. **Tumores de células germinativas** se originam de células germinativas primitivas e são ainda divididos em **seminoma** e **tumores de células germinativas não seminomatosos** (TCGNS). Esses tumores são uniformemente malignos. Tumores primários de células não germinativas (**estroma do cordão sexual**) do testículo derivam dos cordões sexuais (**células de Sertoli**) e do estroma (**células de Leydig**) e são malignos em aproximadamente 10% dos casos.[3,29] Tumores não primários incluem linfoma, leucemia e metástases e podem se apresentar como massas testiculares. A US com Doppler colorido apresenta limitada capacidade de distinguir entre massas intratesticulares sólidas malignas e benignas.[31]

Classificação Amatomopatológica dos Tumores Testiculares[32]

TUMORES DE CÉLULAS GERMINATIVAS
- Seminoma
  - Clássico
  - Espermatocítico
- Tumores de células germinativas não seminomatosos
  - Células germinativas malignas mistas
  - Carcinoma de células embrionárias
  - Tumor do saco vitelínico (tumor do seio endodérmico)
  - Teratoma
  - Coriocarcinoma
  - Tumor trofoblástico de sítio placentário
  - Tumor trofoblástico, inespecífico
- Tumor regredido

TUMORES DO ESTROMA
- Células de Leydig (intersticial)
- Células de Sertoli
- Células granulosas
- Cordão sexual indiferenciado misto

TUMORES MISTOS DE CÉLULAS GERMINATIVAS-ESTROMA
- Gonadoblastoma
- Células germinativas-estroma do cordão classificado

NEOPLASIAS METASTÁTICAS
- Linfoma
- Leucemia
- Mieloma
- Carcinoma

OUTROS[A]
- Restos suprarrenais
- Cisto epidermoide
- Malacoplaquia
- Tumor carcinoide
- Tumor mesenquimal
- Doença granulomatosa

[a]Tumores raros e condições tumorais não neoplásicas.
Modificado de Moch H, Cubilla AL, Humphrey PA et al. The 2016 WHO classification of tumours of the urinary system and male genital organs – Part A: renal, penile, and testicular tumors. Eur Urol. 2016:70(10):93-105.[32]

Tumores Malignos

Tumores de Células Germinativas

Acredita-se que a neoplasia de célula germinativa intratubular seja a precursora da maioria dos tumores de células germinativas e que seja o equivalente ao carcinoma *in situ*. Considera-se que essas células anormais se desenvolvam ao longo de uma linhagem unipotente e formem o seminoma ou se desenvolvam ao longo de uma linhagem totipotente e formem tumores não seminomatosos.[33,34] Seminomas são tumores radiossensíveis, enquanto os TCGNS respondem melhor à cirurgia e à quimioterapia.[27]

Aproximadamente 95% das neoplasias testiculares primárias maiores que 1,6 cm de diâmetro mostram aumento da vascularidade na US com Doppler colorido. Entretanto, os achados do Doppler colorido não parecem importantes na avaliação dos tumores testiculares adultos.[35] O fluxo colorido pode auxiliar a identificar tumores que são relativamente isoecoicos com o parênquima testicular,[36] mas lesões inflamatórias difusas ou focais não podem ser distinguidas de neoplasias com base nos achados do Doppler de fluxo colorido ou no Doppler espectral. Tumores testiculares não palpáveis também podem ser identificados com a ultrassonografia em pacientes que apresentam desconforto escrotal ou infertilidade.[37-40] Lesões não palpáveis descobertas incidentalmente são frequentemente benignas, mas 20% a 30% são malignas.[38,39,41]

Os **marcadores tumorais** são importantes no diagnóstico, estadiamento, prognóstico e acompanhamento de vários tumores de células germinativas, com três marcadores apresentando uso clínico: **alfafetoproteína**, **gonadotrofina coriônica humana** e, menos, **lactato desidrogenase**. A alfafetoproteína é produzida pelo fígado fetal, pelo sistema digestório e pelo saco vitelino e está elevada em tumores do saco vitelino ou tumores de células germinativas mistos contendo elementos do saco vitelino. A gonadotrofina coriônica humana é uma glicoproteína produzida pelos sinciciotrofoblastos da placenta em desenvolvimento. Está elevada em tumores contendo sinciciotrofoblastos, incluindo coriocarcinoma e seminoma. A lactato desidrogenase, embora não específica, correlaciona-se com o volume da doença e é utilizada no estadiamento.[20]

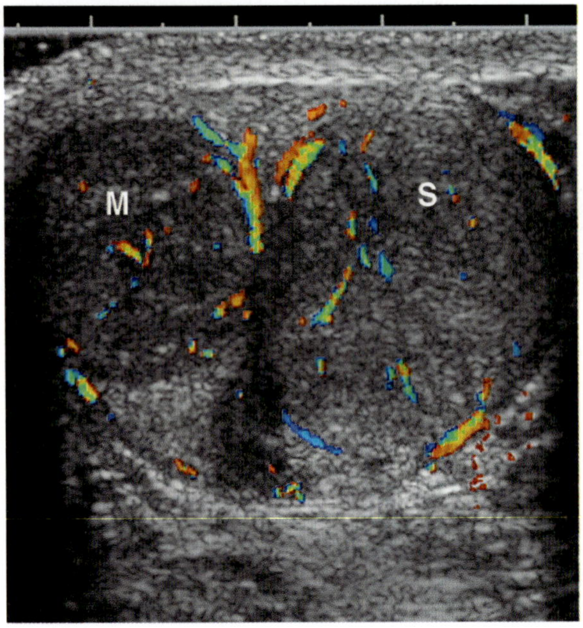

FIG. 22.4 Tumor misto. Corte transversal de uma massa coexistindo – um tumor misto de células germinativas (*M*) e um seminoma (*S*).

Seminoma. Seminoma é o mais comum tumor de célula germinativa do tipo de célula pura ou única, em adultos, responsável por 35% a 50% de todas as neoplasias de células germinativas.[20,30] É também um componente comum de tumores de células germinativas mistos, ocorrendo em 30% desses tumores. Seminomas tendem a ocorrer em pacientes mais velhos do que outras neoplasias testiculares, com pico de incidência na quarta ou quinta década, e eles raramente ocorrem antes da puberdade.[3,42,43] Em geral, estão confinados dentro da túnica albugínea na apresentação, com aproximadamente 25% dos pacientes apresentando metástases no diagnóstico. Como resultado da radiossensibilidade e da quimiossensibilidade do tumor primário e de suas metástases, os seminomas têm o prognóstico mais favorável entre os tumores testiculares malignos. Um **segundo tumor sincrônico primário ou tumor de células germinativas metacrônico** ocorre em 1% a 2,5% dos pacientes com seminomas (Fig. 22.4).

O seminoma é o tipo de tumor mais comum nos **testículos criptorquídicos**. Entre 8% e 30% dos pacientes com seminoma têm uma história de testículo que não desceu.[29,43] O risco de desenvolvimento de um seminoma é substancialmente aumentado em um testículo que não desceu, até mesmo depois de uma orquidopexia. Pacientes com um testículo normalmente localizado, mas atrófico, apresentam risco aumentado de seminoma (Vídeo 22.1). Há também risco aumentado de malignidade no testículo contralateral tópico. A ultrassonografia é frequentemente utilizada para rastrear um tumor oculto em ambos os testículos após orquidopexia.

Os seminomas variam de lesões pequenas, bem circunscritas, até grandes massas que substituem os testículos. Macroscopicamente, a morfologia celular se assemelha às das células germinativas primitivas, que são relativamente uniformes.[25] As características ultrassonográficas do seminoma puro se igualam a esta aparência macroscópica homogênea. Os seminomas puros, em geral, apresentam ecos predominantemente uniformes, de baixo nível, sem calcificações, e eles aparecem hipoecoicos em comparação com o parênquima testicular normal (Fig. 22.5).[44] Tumores maiores podem ter aparência mais heterogênea. Em casos raros, os seminomas se tornam necróticos e parecem parcialmente císticos na ultrassonografia (Fig. 22.5I).

Tumores de Células Germinativas Não Seminomatosos. TCGNS incluem os **carcinomas embrionários, teratomas, tumores do saco vitelínico (seio endodérmico), coriocarcinomas** e **tumores mistos de células germinativas**. Esses tumores, comparativamente aos seminomas, ocorrem mais frequentemente em pacientes mais jovens, com um pico de incidência durante a última parte da segunda década e a terceira. Eles são incomuns antes da puberdade e após os 50 anos. Aproximadamente 70% dos TCGNS produzem marcadores hormonais.[45] Até 60% dos tumores de células germinativas são tumores mistos de células germinativas, compostos de pelo menos dois tipos diferentes de células.[20,46] Os TCGNS puros são raros e ocorrem mais frequentemente na população pediátrica.[20] O aspecto na US dos TCGNS reflete as características histológicas e proporções relativas de cada componente, embora, como um grupo, esses tumores sejam mais heterogêneos do que o seminoma, demonstrando margens irregulares, focos ecogênicos e componentes sólidos e císticos (Fig. 22.6). Essas malignidades são mais agressivas que os seminomas, frequentemente invadindo a túnica albugínea e resultando em distorção do contorno testicular (Fig. 22.6). Aproximadamente 60% dos TCGNS apresentam envolvimento metastático na apresentação.[46]

Tumores mistos de células germinativas são os TCGNS mais comuns, constituindo até 60% de todos os tumores de células germinativas. Contêm elementos celulares germinativos não seminomatosos em várias combinações. Elementos seminomatosos podem também estar presentes, mas não influenciam o prognóstico ou tratamento.[47] O carcinoma embrionário é o componente mais comum, embora qualquer combinação de tipos de células possa ocorrer. Características das imagens são variáveis, refletindo a diversidade desse grupo de tumores. Tumores não seminomatosos não são radiossensíveis como os seminomas. O **carcinoma embrionário** é composto por células anaplásicas primitivas que se assemelham a células embrionárias iniciais. Está presente em 87% dos tumores mistos de células germinativas, mas é raro em sua forma pura, sendo responsável por apenas 2% a 3% das neoplasias de células germinativas testiculares (Fig. 22.6C).[48] Como com outros TCGNS, os tumores de células embrionárias ocorrem em pacientes mais jovens do que os seminomas, com um pico de incidência durante a parte tardia da segunda e terceira décadas de vida. As características ultrassonográficas do carcinoma puro de célula embrionária são inespecíficas, especialmente em crianças, nas quais o único achado pode ser um aumento testicular sem massa definida.[36,49]

Células germinativas totipotentes que se diferenciam nas membranas fetais extraembrionárias dão origem aos **tumores do saco vitelínico** ou **tumores do seio endodérmico**. Os tumores do saco vitelínico são os mais comuns tumores de células germinativas em crianças mais novas do que 2 anos, responsável por 80% das neoplasias testiculares na infância.[49] O tumor do saco vitelínico é raro em sua forma pura em adultos, embora esteja presente em até 40% dos casos adultos de tumor misto de célula germinativa (Fig. 22.6D).[20] O tumor do saco vitelínico está associado a nível elevados de alfafetoproteína em mais de 90% das crianças. Os **teratomas** constituem aproximadamente 5% a 10% das neoplasias testiculares primárias. Eles são definidos de acordo com a classificação da Organização Mundial da Saúde (OMS), com base na presença de derivados de diferentes camadas germinativas (endoderma, mesoderma e ectoderma). Histologicamente, os teratomas podem ser divididos em maduros e imaturos. O pico de incidência é nos lactantes e primeira infância,

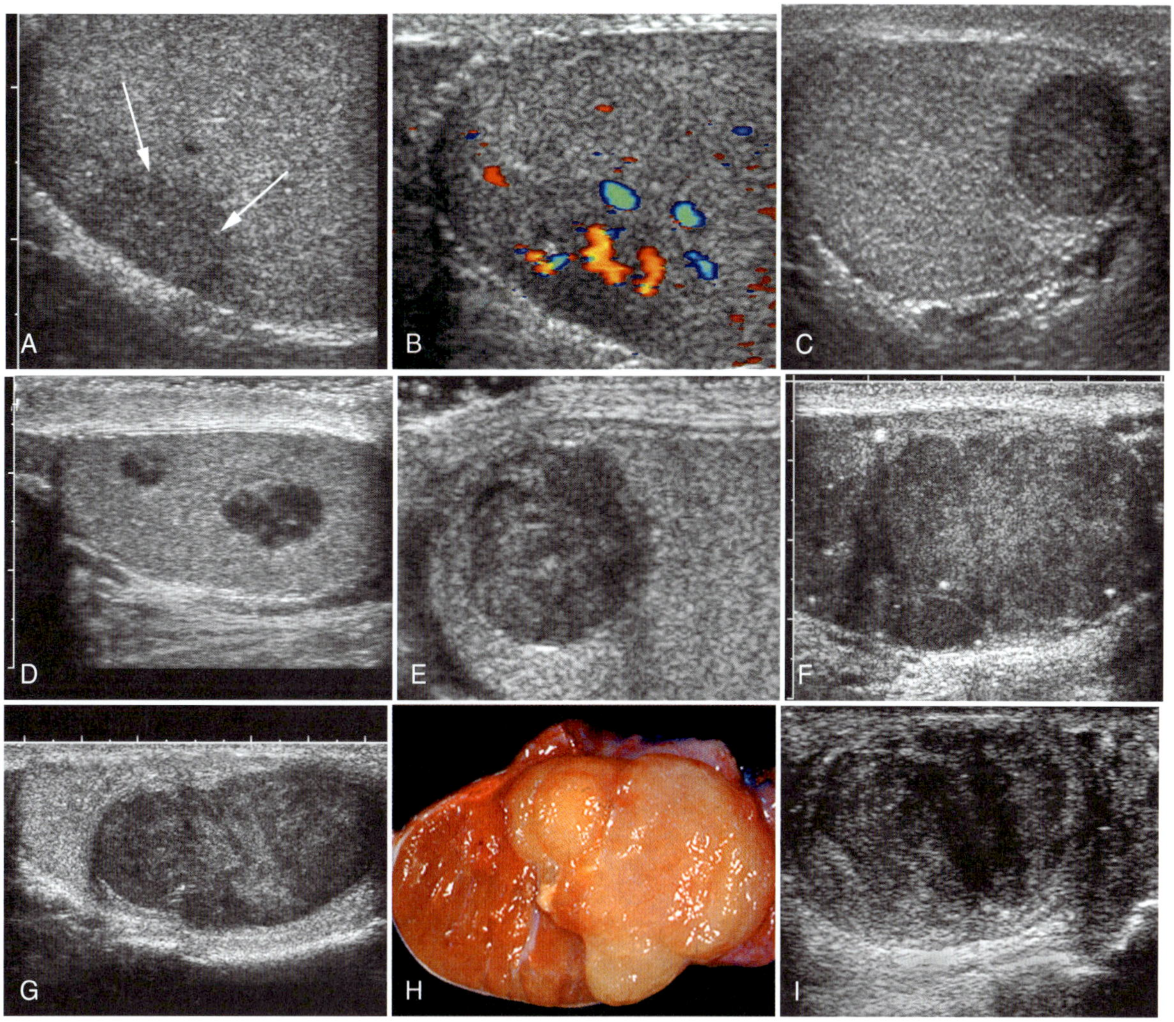

FIG. 22.5 Seminoma: espectro de apresentações. Cortes longitudinais. **(A)** e **(B)** Seminoma hipoecoico sutil (*setas*) com fluxo aumentado. **(C)** Seminoma tipicamente hipoecoico e homogêneo. **(D)** Dois pequenos focos de seminoma. **(E)** Seminoma levemente heterogêneo. **(F)** Seminoma associado a microlitíase e calcificações grosseiras. **(G)** Seminoma ocupando a maior parte do testículo. Aspecto ultrassonográfico hipoecoico homogêneo típico. **(H)** Exemplar macroscópico de seminoma em **G**. **(I)** Seminoma necrótico substituindo o testículo. Ver também o Vídeo 22.1.

com outro pico na terceira década de vida. Em lactantes e crianças jovens, os teratomas são o segundo tumor testicular mais comum, depois do tumor do saco vitelínico, e são considerados benignos, mesmo quando são histologicamente imaturos.[43,50,51] Após a puberdade, os teratomas testiculares são malignos e apresentam maior taxa metastática, aproximadamente 20%, do que sua contraparte ovariana.[52] Os teratomas em sua forma pura são raros em adultos, embora elementos teratomatosos ocorram em aproximadamente metade de todos os casos adultos de tumores mistos de células germinativas (Fig. 22.6B). Ambos os teratomas, maduro e imaturo, estão geralmente associados aos marcadores de tumores normais, embora níveis elevados de alfafetoproteína ou gonadotrofina coriônica humana possam ser encontrados.[47] Na US, o teratoma é comumente uma massa bem-definida, marcadamente heterogênea, contendo áreas sólidas e císticas de vários tamanhos, e se assemelha a outros TCGNS. Focos densos ecogênicos causando sombra acústica são comuns, resultantes de calcificações focais, cartilagem, osso imaturo, fibrose e cicatrizes não calcificadas (Fig. 22.6E).[44]

O **coriocarcinoma** é responsável por menos de 1% dos tumores testiculares primários malignos em sua forma pura, mas ocorre em 8% dos tumores mistos de células germinativas.[20,43,48,50] O pico de incidência é na segunda e na terceira décadas de vida. Esses tumores são altamente malignos e metastatizam cedo pelas vias hematogênica e linfática. O tumor primário e as metástases são frequentemente hemorrágicas, e os pacientes podem apresentar sintomas de metástases hemorrágicas incluindo hemoptise, hematêmese e sintomas relacionados ao sistema nervoso central (SNC). A necrose focal do tumor primário, secundária à hemorragia, é uma característica invariável, e a calcificação pode estar presente, resultando em uma aparência semelhante a outros TCGNS (Fig. 22.6F). Os níveis de gonadotrofinas coriônicas são elevados e causam ginecomastia em 10% dos casos.[20,53] O coriocarcinoma apresenta o pior prognóstico de todos os tumores de células germinativas.[50]

Tumor de Célula Germinativa que Regrediu. A ultrassonografia é uma importante ferramenta diagnóstica para pacientes que apresentam carcinoma testicular metastático disseminado (Fig. 22.7), mesmo quando se acredita que o tumor primário tenha regredido (Fig. 22.8); a ultrassonografia é um importante componente na pesquisa para a neoplasia testicular primária. Tumores extragonadais do sistema nervoso central e do mediastino podem frequentemente se apresentar como lesões primárias, embora os tumores de células germinativas retroperitoneais sejam mais prováveis de ter uma origem testicular.[54,55] O tumor testicular primário pode regredir, apesar do avanço disseminado da doença metastática, resultando

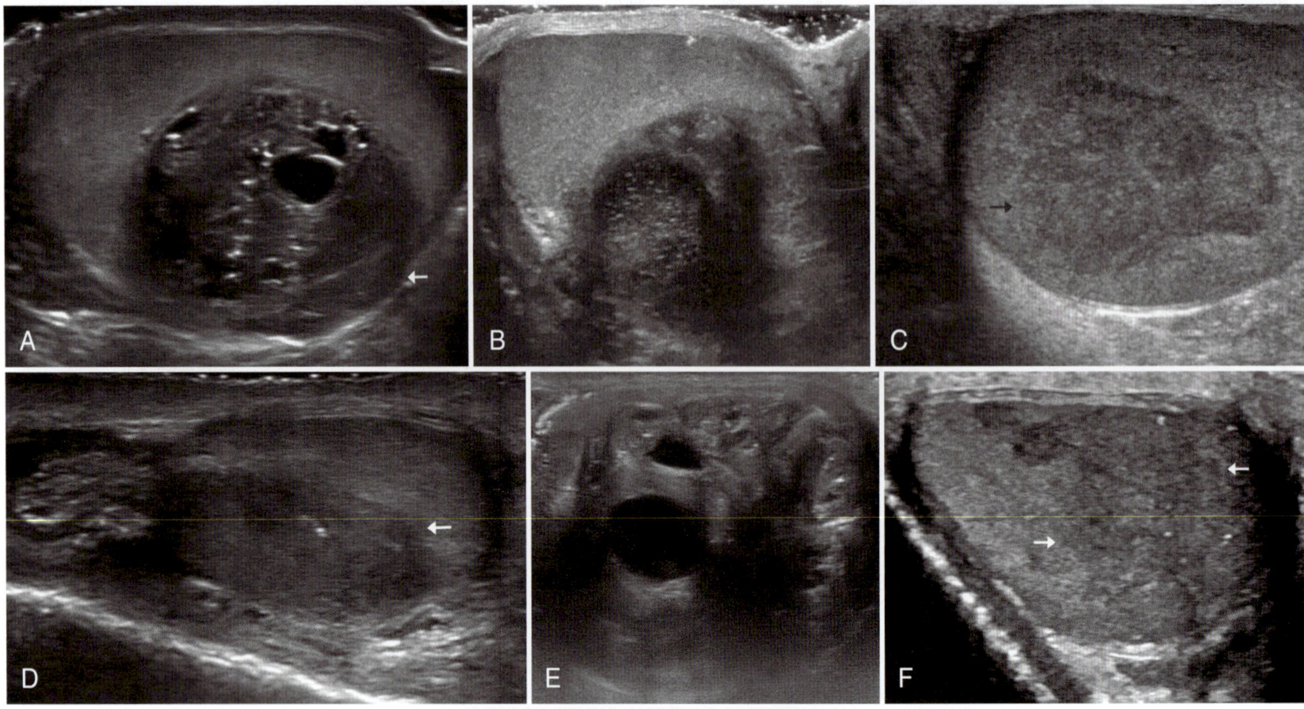

FIG. 22.6 Tumores de células germinativas não seminomatosos: espectro de apresentações. (A) e (B) Tumor misto de célula germinativa. (A) US longitudinal mostra um grande tumor com alterações císticas ocupando a maior parte dos testículos e invadindo a túnica (*seta*). **(B)** US transversal mostra um tumor misto de célula germinativa heterogêneo que apresenta 85% de elementos de teratoma. **(C) Carcinoma embrionário.** US longitudinal mostra tumor relativamente homogêneo (*seta*). **(D) Tumor do saco vitelínico ou do seio endodérmico.** US longitudinal mostra um tumor ligeiramente heterogêneo se estendendo para o mediastino (*seta*). **(E) Teratoma.** US longitudinal mostra uma grande massa heterogênea com foco cístico e calcificações espalhadas. **(F) Coriocarcinoma.** US longitudinal mostra um tumor relativamente homogêneo (*setas*).

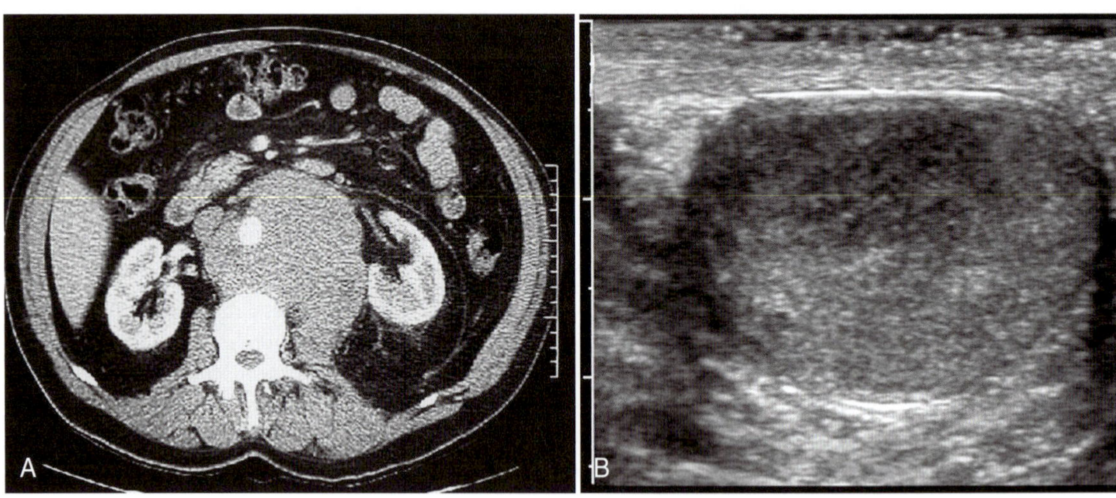

FIG. 22.7 Seminoma oculto testicular com metástases retroperitoneais. (A) TC contrastada mostrando adenopatia retroperitoneal extensa causada por seminoma. **(B)** US longitudinal mostra seminoma oculto hipoecoico e homogêneo. O exame físico do testículo foi normal (negativo).

em uma cicatriz fibrosa ecogênica ou possivelmente calcificada. A regressão pode ser causada por uma alta taxa metabólica de tumor e comprometimento vascular do tumor que ultrapasse seu suprimento sanguíneo. Os tumores são, em geral, ocultos clinicamente com o testículo afetado, normal ou pequeno na palpação. A análise histológica pode revelar nenhum tumor residual, embora células germinativas malignas intratubulares possam estar presentes.[25,28,54] Tais lesões, também conhecidas como "**tumores de Azzopardi**", apresentam aparência ultrassonográfica variável; eles podem ser hipoecoicos ou hiperecoicos ou observados como calcificações focais. Apesar de a aparência ultrassonográfica não ser específica para um tumor exaurido ou regredido, os achados são sugestivos no contexto de metástase testicular histologicamente comprovada.[56]

Tumores de Células Não Germinativas

Tumores do Estroma-Cordão Sexual. Tumores do estroma-cordão sexual são responsáveis por 3% a 6% de todas as neoplasias testiculares. A prevalência é maior na população pediátrica, em que

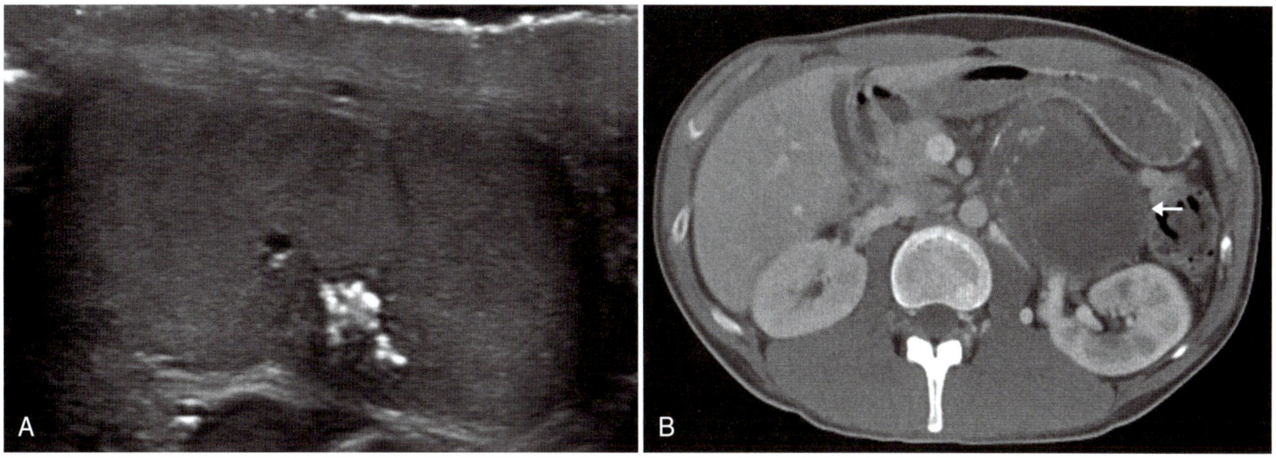

FIG. 22.8 Tumor de células germinativas que sofreu regressão. (A) US longitudinal mostra tumor de células germinativas não viável, parcialmente calcificado, em paciente com metástases retroperitoneais. Observe a massa hipoecoica ao redor do foco de calcificação. **(B)** TC contrastada no mesmo paciente mostra adenopatia retroperitoneal heterogênea esquerda (*seta*) do teratoma testicular primário que regrediu.

os tumores de células não germinativas respondem por 10% a 30% de todas as neoplasias testiculares. O termo *tumor do estroma-cordão sexual* se refere à neoplasia contendo células de Leydig, de Sertoli, da teca, granulosas, ou luteínicas e fibroblastos em vários graus de diferenciação. Esses tumores podem conter tipos de células único ou múltiplos, por causa da totipotencialidade do estroma gonadal.[29]

O tumor do estroma-cordão sexual mais comum é um **tumor de células de Leydig**, que representa 1% a 3% de todas as neoplasias testiculares e pode ocorrer em qualquer grupo de idade, embora predominantemente em pacientes com idade entre 20 e 50 anos.[42,43,53] Os pacientes mais comumente apresentam aumento testicular indolor ou uma massa palpável. Aproximadamente 30% dos pacientes apresentam endocrinopatia resultante da secreção de androgênios ou estrogênios pelo tumor, que podem se manifestar como disfunção erétil, perda da libido ou virilização precoce. O tumor é bilateral em 3% dos casos. De 10% a 15% dos tumores são malignos, tendo invadido a túnica na época do diagnóstico. Esses tumores gonadais são geralmente massas pequenas, sólidas e hipoecoicas na ultrassonografia, e podem apresentar fluxo preferencialmente periférico no mapeamento com Doppler colorido (Fig. 22.9A e B).[57] Focos de hemorragia e necrose ocorrem em 25% dos tumores[42,53] e, portanto, espaços císticos devido à hemorragia e/ou necrose são ocasionalmente observados em lesões maiores.

Os **tumores de células de Sertoli** são raros e respondem por menos de 1% de todos os tumores testiculares; eles ocorrem com igual frequência em todas as faixas etárias.[58] Eles podem ser de um dos três tipos histológicos: **tumor de célula de Sertoli não especificado, tumor de célula de Sertoli esclerosante** ou **tumor de célula de Sertoli calcificante de célula grande**. A apresentação mais comum é com massa testicular indolor. Esses tumores são menos prováveis que os tumores de célula de Leydig a serem ativos hormonamente, embora possa ocorrer a ginecomastia. Tumores de células de Sertoli podem ocorrer em **testículos que não desceram**, em pacientes com **feminilização testicular**, **síndrome de Klinefelter** e **síndrome de Peutz-Jeghers**.[59] Os tumores de células de Sertoli são tipicamente massas arredondadas a lobuladas, bem circunscritas e unilaterais. Ocasionalmente, ocorrem hemorragia e necrose, apresentando aparência mais heterogênea na ultrassonografia. O tumor de célula de Sertoli calcificante de célula grande é um subtipo com distintas características clínicas, histológicas e ultrassonográficas.[59] Esses tumores são frequentemente bilaterais e multifocais e podem estar quase completamente calcificados. **Complexo de Carney**, uma rara síndrome de neoplasia endócrina, múltipla, autossômica dominante, está muitas vezes associada aos tumores de células de Sertoli (Fig. 22.9C).

Além disso, tumores menos comuns nesta categoria incluem **tumores de células granulosas**, **tecomas-fibromas** e **tumores mistos de estroma-cordão sexual** (Fig. 22.9D). Tumores do estroma gonadal em conjunto com tumores de células germinativas são chamadas de **gonadoblastomas**. A maioria dos gonadoblastomas ocorre na situação de **disgenesia gonadal** e **síndromes intersexuais**.[43,60]

Metástases Testiculares

Linfoma e Leucemia

O **linfoma** responde por 5% de todos os tumores testiculares e é o tumor testicular mais comum em homens acima de 60 anos, em que pode ser responsável por até 50% das massas intratesticulares. No entanto, o envolvimento testicular ocorre em apenas 1% a 3% dos pacientes com linfoma.[29,61] O pico de idade para o diagnóstico de linfoma é entre 60 e 70 anos; 80% dos pacientes estão acima dos 50 anos no momento do diagnóstico. O linfoma maligno é o tumor testicular bilateral mais comum, ocorrendo em ambos os lados tanto sincronicamente quanto, mais comumente, de maneira metacrônica em 38% dos casos. Metade das neoplasias testiculares bilaterais é de linfomas malignos.[29,42] A maioria dos linfomas do testículo é linfoma de célula B, com linfoma difuso de célula grande sendo o mais comum. O linfoma de Hodgkin de testículo é extremamente raro.

Metástases Testiculares

LINFOMA
Maioria linfoma não Hodgkin

LEUCEMIA
Segunda mais comum
Leucemia aguda: 40% a 65%
Local "santuário"

METÁSTASES NÃO LINFOMATOSAS
Pulmão e próstata são as mais comuns
Rim, estômago, cólon, pâncreas, melanoma

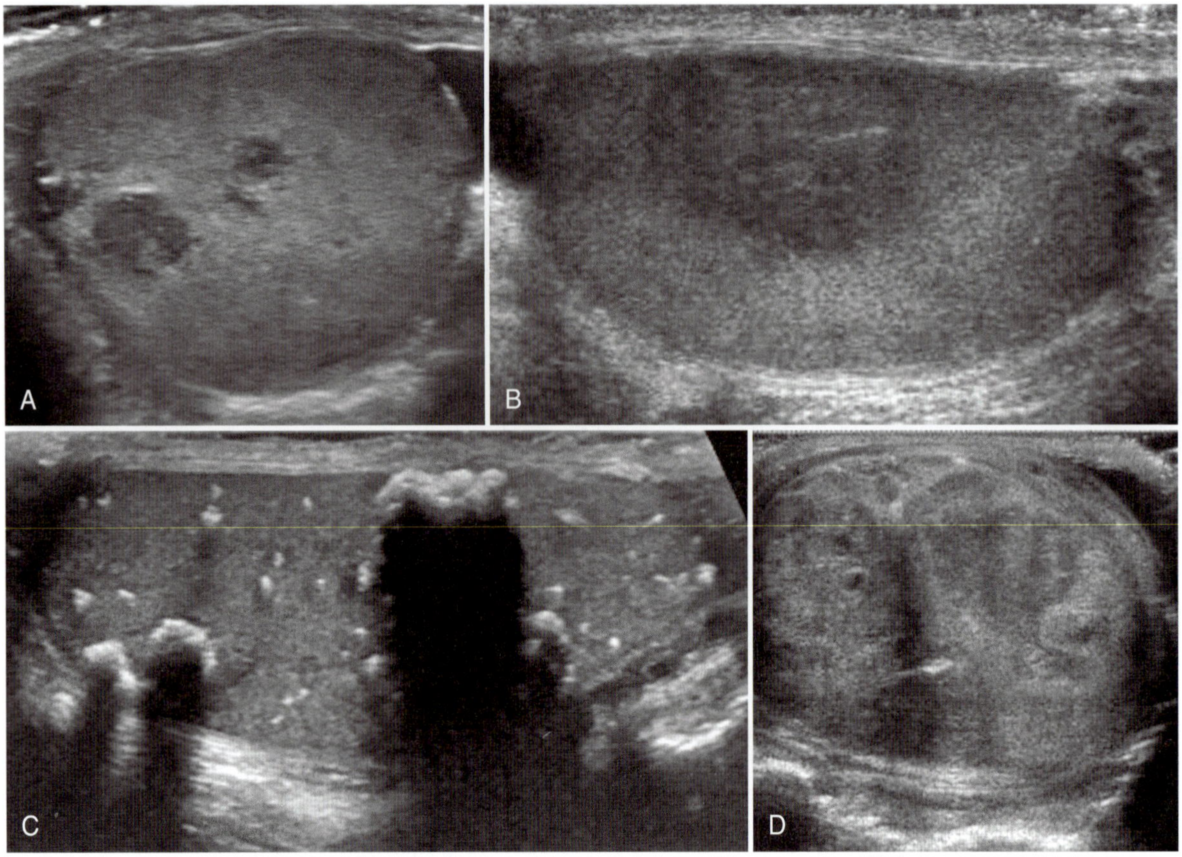

FIG. 22.9 Tumores estromais: espectro de aparências. (A) e (B) Tumor de célula de Leydig. (A) Corte transversal mostra diversas pequenas massas sólidas hipoecoicas no testículo médio consistente com hiperplasia de células de Leydig. **(B)** Corte longitudinal mostra uma massa sólida hipoecoica no testículo médio. O paciente apresentava tumores bilaterais de células de Leydig. **(C)** Corte longitudinal de um **tumor de célula de Sertoli** calcificante de célula grande multifocal. **(D) Tumor estromal.** US transversal demonstra um grande tumor heterogêneo (que era um tumor estromal, não específico) substituindo o testículo. (**C** cortesia de Theodora Potretzke, MD, Mayo Clinic).

O linfoma testicular ocorre mais comumente associado à doença disseminada ou como manifestação inicial de doença linfonodal oculta ou como um local de doença recorrente.[29] O linfoma primário verdadeiro do testículo não foi conclusivamente documentado.[47] Embora a maioria dos pacientes com linfoma do testículo se apresente com uma massa intratesticular indolor ou aumento testicular difuso, aproximadamente 25% dos pacientes têm sintomas sistêmicos de linfoma, como febre, fraqueza, anorexia ou perda de peso.

O linfoma testicular geralmente é grande no momento do diagnóstico. A túnica vaginal está frequentemente intacta, mas, diferentemente dos tumores de células germinativas, a extensão para o interior do epidídimo e cordão espermático é comum, ocorrendo em até 50% dos casos.[62] A pele escrotal está raramente envolvida. À macroscopia, o tumor não é encapsulado, mas comprime o parênquima em direção à periferia. O aspecto ultrassonográfico do linfoma é inespecífico, embora geralmente existam lesões homogêneas, hipoecoicas, que infiltram difusamente no testículo;[29] entretanto, lesões hipoecoicas focais podem ocorrer (Fig. 22.10). Hemorragia e necrose são raras.

O Doppler colorido mostra aumento da vascularização no linfoma testicular, com relação ao tamanho da lesão e à aparência, e pode se assemelhar a uma inflamação difusa[63] (Fig. 22.10C). Diferentemente de um processo inflamatório, o linfoma geralmente é indolor e os testículos não são sensíveis à palpação.

A **leucemia** é a segunda neoplasia testicular metastática mais comum. A leucemia testicular primária é rara, mas a infiltração leucêmica do testículo durante a remissão da medula óssea é comum em crianças.[29,64] O testículo parece atuar como um local de "santuário" para as células leucêmicas durante a quimioterapia por causa da **barreira hematotesticular** que inibe a concentração de agentes quimioterapêuticos.[64] A maior frequência de envolvimento testicular é encontrada na autópsia de pacientes com leucemia aguda (40% a 65%). Aproximadamente 20% a 30% dos pacientes com leucemia crônica têm envolvimento testicular.[65] A maioria dos casos de envolvimento testicular ocorre dentro de um ano da descontinuidade da quimioterapia de manutenção após remissão de longo prazo.

O aspecto ultrassonográfico da leucemia é inespecífico e semelhante ao linfoma. Os pacientes se apresentam de forma mais frequente com infiltração difusa, que produz testículos hipoecoicos e difusamente aumentados (Fig. 22.10E).[63] O diagnóstico diferencial inclui inflamação.

Mieloma Extramedular

O envolvimento testicular geralmente é uma manifestação do mieloma difuso, embora raramente o testículo possa ser o local de origem de um **mieloma focal** primário (**plasmocitoma**).[66] O testículo pode ter nódulo único ou múltiplos que aparecem como hipoecoicos e homogêneos no exame ultrassonográfico com significativa hipervascularidade.[67,68] Envolvimento bilateral ocorre em aproximadamente 20% dos casos.[47]

Doença Metastática

Metástases não linfomatosas para os testículos são incomuns, representando 0,02% a 5% de todas as neoplasias testiculares.[69] Os

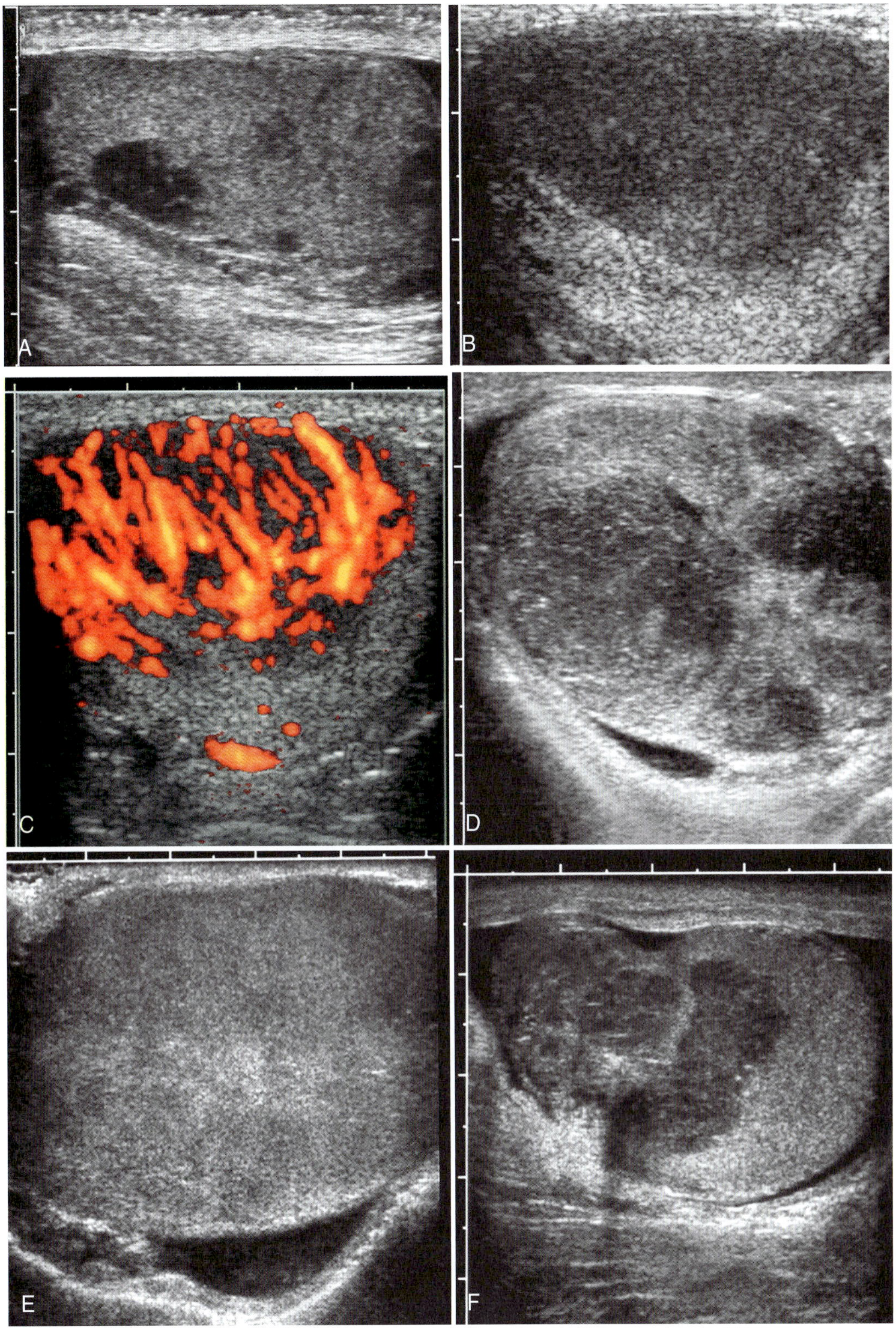

FIG. 22.10 Linfoma, leucemia e metástases. (A)-(D) Linfoma. (A) US longitudinal mostra dois focos hipoecoicos sutis de linfoma. Em outro paciente, imagens **(B)** US sagital em escala de cinza e **(C)** *power* Doppler mostram massa difusa, hipoecoica, hipervascular. **(D)** Envolvimento heterogêneo dos testículos no paciente com linfoma. **(E) Leucemia.** Corte longitudinal mostra envolvimento hipoecoico difuso. **(F) Metástase de melanoma.** Corte longitudinal mostra uma massa hipoecoica lobulada no polo superior do testículo e epidídimo.

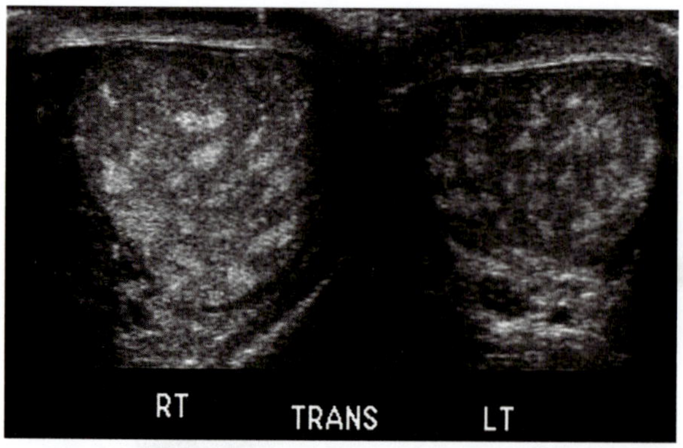

FIG. 22.11 Hamartomas testiculares múltiplos em doença de Cowden. Imagem transversal dupla mostra múltiplos pequenos hamartomas bilaterais ecogênicos. O paciente tinha doença de Cowden, um distúrbio herdado de forma autossômica dominante, que causa múltiplos hamartomas no sistema digestório. RT = direita; LT = esquerda.

sítios primários mais frequentes são **pulmão** e **próstata**.[42] Outros sítios primários frequentes para neoplasias metastáticas incluem melanoma, rins, cólon, estômago e pâncreas.[70] A maioria das metástases é clinicamente silenciosa, sendo descoberta incidentalmente na autópsia. Metástases testiculares são mais comuns durante a sexta e a sétima décadas de vida.[3] Elas são comumente múltiplas e bilaterais em 15% dos casos.[42] Visto que tumores primários de células germinativas também podem ser multicêntricos e bilaterais, essas características não são úteis na diferenciação entre neoplasias testiculares primárias ou metastáticas. Metástases sistêmicas disseminadas estão geralmente presentes em pacientes com metástases testiculares. Possíveis vias de metástases para os testículos incluem venosas retrógradas, hematogênicas, linfáticas retrógradas e invasão tumoral direta. Metástases de locais distantes dos testículos, como pulmão e pele, se disseminam por via hematogênica na maioria das vezes. Extensão venosa retrógrada pela veia espermática ocorre em carcinomas de células renais e pode também ocorrer em tumores prostáticos e da bexiga.[71] Neoplasias com metástases para linfonodos periaórticos podem envolver os testículos por extensão linfática retrógrada. As características ultrassonográficas das metástases testiculares não linfomatosas variam. O aspecto é frequentemente hipoecoico, mas pode ser ecogênico ou complexo[3] (Fig. 22.10F).

Outros tumores raros do testículo incluem hamartoma (Fig. 22.11), tumor dermoide, hemangioma, tumor adenomatoide intratesticular, tumor carcinoide, carcinoma do mediastino testicular, tumor neuroectodérmico, leiomioma, tumor de Brenner, fibroma, fibrossarcoma, osteossarcoma, condrossarcoma e sarcoma indiferenciado, entre outros.

Lesões Intratesticulares Benignas

Cistos

Cistos testiculares são descobertos incidentalmente pela ultrassonografia em 8% a 10% dos homens.[72] Os cistos testiculares benignos podem estar associados à túnica albugínea, túnica vaginal ou localizados dentro do parênquima. As lesões testiculares císticas não são sempre benignas, visto que os tumores testiculares (especialmente TCGNS) podem sofrer degeneração cística devido à hemorragia ou necrose. A distinção entre um cisto benigno e uma neoplasia cística é de grande importância clínica (Fig. 22.12). Cistos intratesticulares simples podem ser administrados de forma conservadora, sem a necessidade de intervenção cirúrgica.[73] De 34 massas císticas testiculares descobertas com ultrassonografia por Hamm et al.,[72] 16 eram neoplásicas e todas estas tinham características ultrassonográficas de cistos complexos. Tumores de células germinativas não seminomatosos, especialmente aqueles com elementos de teratoma, são os tumores mais comuns a conter componentes císticos e sólidos.

Lesões Císticas Testiculares

BENIGNAS
Cistos de túnica albugínea
Cistos de túnica vaginal
Cistos intratesticulares
Ectasia tubular da rete testis
Displasia cística
Cistos epidermoides
Abscessos

MALIGNAS
Tumor de células germinativas não seminomatoso
Necrose ou hemorragia intratumorais
Obstrução tubular por tumor

Cistos da túnica albugínea estão localizados na túnica que circunda o testículo. Eles variam em tamanho de 2 a 30 mm e são bem-definidos. São geralmente solitários e uniloculados, mas podem ser múltiplos ou multiloculados[72,74] (Fig. 22.12A). A idade média no momento da apresentação é de 40 anos, mas os pacientes também podem ter cistos na quinta e sexta décadas.[75] Os cistos podem ser assintomáticos, mas os pacientes frequentemente se apresentam com lesões que são clinicamente palpáveis como nódulos escrotais, firmes. Histologicamente, são cistos simples delineados por células cuboides ou cilíndricas baixas e preenchidas por líquido seroso.[76] Varredura cuidadosa em múltiplos planos permite a delineação dos cistos como sua origem a partir da túnica albugínea e esclarece sua natureza benigna. Cistos complexos da túnica albugínea podem simular uma neoplasia testicular.[77]

Cistos da túnica vaginal são raros e se originam das camadas visceral ou parietal da túnica vaginal. Podem ser únicos ou múltiplos. Ultrassonograficamente, geralmente aparecem anecoicos, mas podem ter septações ou conter ecos devido à hemorragia.[78]

Cistos intratesticulares são cistos simples preenchidos com líquido seroso claro; têm 2 a 18 mm.[79] Ultrassonograficamente, são cistos bem-definidos, anecoicos, com paredes finas e lisas e reforço acústico posterior. Hamm et al.[72] reportaram que, em todos os seus 13 casos, os cistos estavam localizados perto do mediastino do testículo, apoiando a teoria que assegura a origem dessas lesões a partir da rede do testículo (*rete testis*), possivelmente secundárias a formações estenóticas pós-traumáticas ou pós-inflamatórias (Fig. 22.12B).

Ectasia Tubular da Rete Testis

Ectasia tubular da *rete testis* é uma variante benigna normal, que pode ser confundida com uma neoplasia testicular.[80-83] Acredita-se que a dilatação da rete testis seja resultado da obstrução nos túbulos eferentes ou epidídimo, com obstrução epididimária causada por inflamação, trauma ou cirurgia. A aparência ultrassonográfica

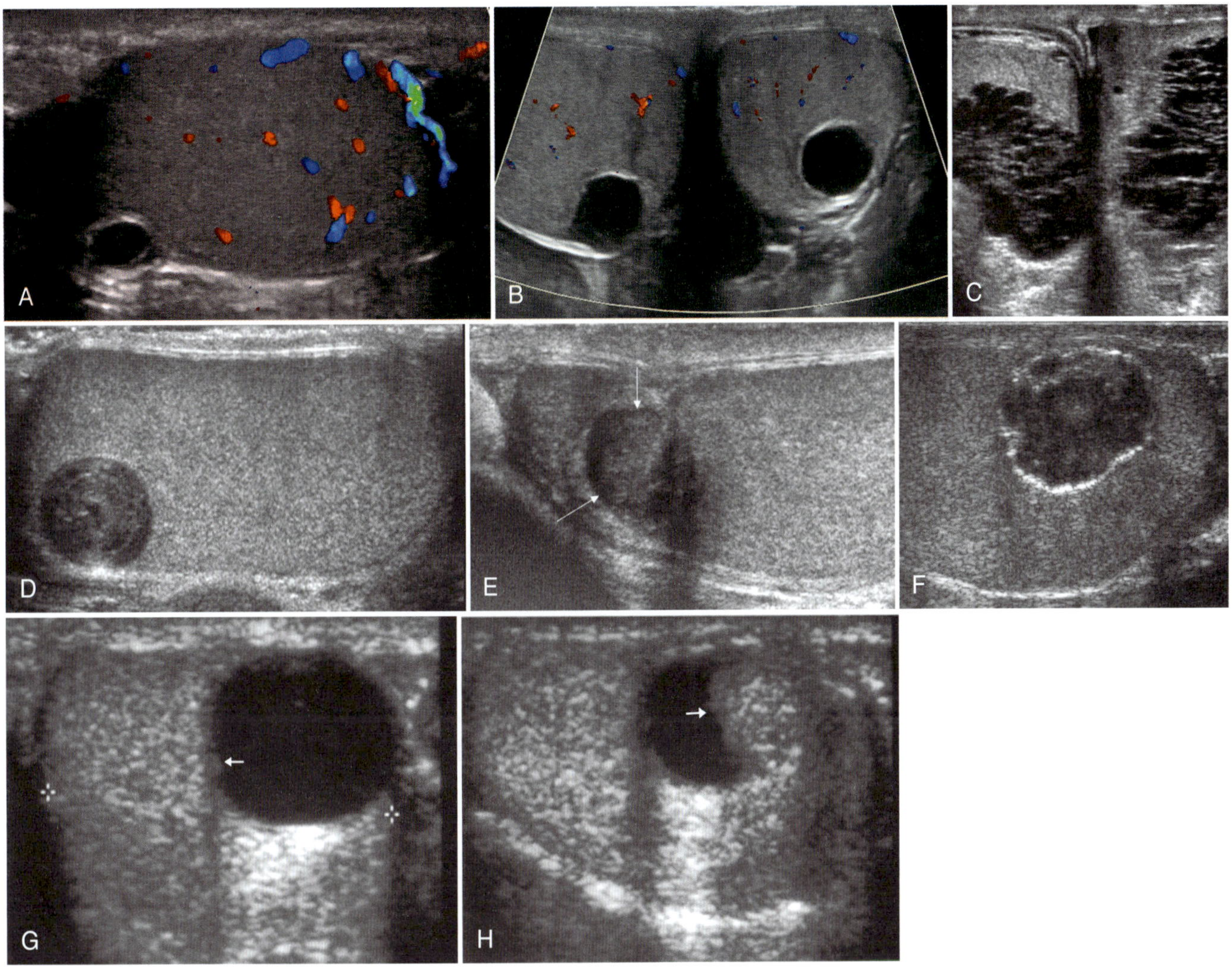

FIG. 22.12 Lesões císticas benignas do testículo. (A) Cistos da túnica albugínea. Corte longitudinal mostra um cisto se originando da túnica albugínea. Esses cistos geralmente são palpáveis. **(B) Cisto intratesticular.** Corte transversal mostra cisto intratesticular bilateral benigno. **(C) Dilatação cística da rede do testículo**. Corte transversal mostra túbulos dilatados da *rete testis* de ambos os testículos. **(D)-(F) Cisto epidermoide** (benigno). Ver também Vídeo 12.2. **(D)** Típica aparência em espiral; **(E)** lesão hipoecoica heterogênea (*setas*); **(F)** típicas calcificações periféricas. **(G)** Corte transversal mostra uma lesão cística intratesticular com mínima nodularidade mural (*seta*). **(H)** Corte transversal de acompanhamento (após 6 meses) mostra desenvolvimento no intervalo massa isoecoica, sólida (*seta*) parcialmente preenchendo a lesão cística, comprovada cirurgicamente como teratoma. (**G** e **H** cortesia de Shane Macauley, MD).

é de múltiplas estruturas tubulares preenchidas por fluido no ou adjacente ao mediastino do testículo sem anormalidade de tecido mole associada e sem fluxo no exame Doppler colorido (Fig. 22.12C). A dilatação da *rete testis* é frequentemente bilateral, assimétrica e está, muitas vezes, associada à espermatocele. A aparência ultrassonográfica característica e a localização devem permitir o reconhecimento como uma condição benigna, portanto, evitando orquiectomia. Achados característicos da *rete testis* dilatada na ressonância magnética (RM) incluem intensidade de sinal intratesticular semelhante àquela do fluido na região do mediastino do testículo.[80] Essa aparência está em contraste à aparência da RM dos tumores testiculares, que normalmente apresentam intensidade de baixo sinal em imagem ponderada em T2.

Displasia Cística

É uma malformação congênita muito rara, geralmente ocorrendo em lactentes e crianças pequenas, embora um caso tenha sido relatado em um homem de 30 anos.[84,85] Imagina-se que esta lesão resulte de um defeito embriológico que impede a conexão entre os túbulos da rede do testículo e os ductos eferentes. No exame histopatológico, essa lesão consiste em múltiplos cistos interconectados, de tamanhos e formatos variados, separados por septos fibrosos. Esta lesão começa na rede do testículo e se estende ao parênquima adjacente, resultando em atrofia por pressão do mesmo. Os cistos são revestidos por uma camada única de epitélio achatado ou cuboide. Ultrassonograficamente, o aspecto é semelhante à dilatação cística adquirida da rede do testículo. Agenesia ou displasia renal frequentemente coexistem com a displasia cística testicular.[85]

Cistos Epidermoides

O cisto epidermoide é um tumor benigno de células germinativas, geralmente bem circunscrito, representando aproximadamente 1% de todos os tumores testiculares. Esses tumores ocorrem em qualquer idade, mas são mais comuns entre a segunda e a quarta décadas.[42] Em geral, os pacientes apresentam nódulo testicular indolor; um terço dos tumores é descoberto incidentalmente durante exame físico. Aumento testicular difuso e indolor ocorre em 10% dos casos. No exame histopatológico, a parede tumoral é composta de tecido fibroso com uma camada interna de epitélio escamoso. O cisto é preenchido com queratina amolecida esbranquiçada e espessa. Embora a histogênese dos cistos epidermoides seja controversa, a opinião atual mais aceita é de que essas entidades representam teratomas que foram submetidos à diferenciação monodérmica. Entretanto, uma completa ausência de componentes monodérmicos ou ectodérmicos e a ausência de neoplasia intraepitelial, um precursor histológico dos tumores de células germinativas, trazem esta teoria na questão. Além disso, ao contrário dos tumores de células germinativas, os cistos epidermoides apresentam um curso invariavelmente benigno sem recorrência ou doença metastática após a ressecção.[86] A metaplasia escamosa do epitélio seminífero ou da rede do testículo é um diagnóstico alternativo.[87] Essas lesões benignas podem ser diferenciadas de teratomas pré-malignos apenas através do exame histológico.

Ultrassonograficamente, os cistos epidermoides geralmente são massas bem-definidas, arredondadas ou ovoides, avasculares, que podem ser múltiplas ou bilaterais.[86] Um aspecto em espiral ou laminado característico, como as camadas da casca de cebola, corresponde às camadas alternantes de queratina compacta e células escamosas descamativas vistas histologicamente[88-90] (Fig. 22.12D; Vídeo 22.2). Esta aparência, entretanto, não pode ser patognômica porque pode ser vista raramente em teratomas.[91] Outro aspecto típico do cisto epidermoide é de uma massa hipoecoica, bem-definida, com uma cápsula ecogênica que pode estar calcificada (Fig. 22.12F). Pode existir calcificação central dando um aspecto em formato de "olho de boi" ou alvo.[86] Cistos epidermoides também podem ter aspecto inespecífico de massa hipoecoica com ou sem calcificações e se assemelhar a tumores de células germinativas (Fig. 22.12E). A avascularidade é um indício diagnóstico.[89] Embora a aparência ultrassonográfica seja característica, ela não é patognomônica, e a confirmação histológica deve ser obtida por uma abordagem conservadora que poupa o testículo, com excisão local (enucleação).[92] A RM tem sido usada para apoiar o diagnóstico ultrassonográfico de cistos epidermoides, porque eles têm aspecto em alvo e cápsula com baixo sinal. As camadas de material queratinizado são ricas em água e lipídeos e podem parecer como áreas de intensidade de sinal alto nas imagens ponderadas em T1 e T2.[93,94]

Abscesso

Abscessos testiculares são, em geral, uma complicação de **orquiepididimite**; embora eles também possam resultar de **torção testicular** não diagnosticada, **infarto testicular**, **tumor gangrenoso ou infectado** ou **orquite piogênica** primária. Causas infecciosas comuns de formação de abscessos são: **caxumba**, **varíola**, **escarlatina**, ***influenza***, **febre tifoide**, **sinusite**, **osteomielite** e **apendicite**.[95] Um abscesso testicular pode romper o revestimento mesotelial da túnica vaginal resultando na formação de **piocele** ou uma fístula para pele escrotal.

Mais frequentemente, a ultrassonografia mostra um testículo aumentado contendo uma massa intratesticular com margens irregulares, predominantemente preenchida por líquido, com áreas hipoecoicas ou áreas ecogênicas mistas (Fig. 22.13). Abscessos testiculares não têm características ultrassonográficas diagnósticas, mas podem frequentemente ser distinguidos dos tumores com base nos sintomas clínicos e alterações em intervalos de curto prazo.

Em pacientes com **síndrome de imunodeficiência adquirida** (AIDS), a distinção entre um abscesso e processo neoplásico pode ser difícil ultrassonograficamente. Achados clínicos podem ser úteis;

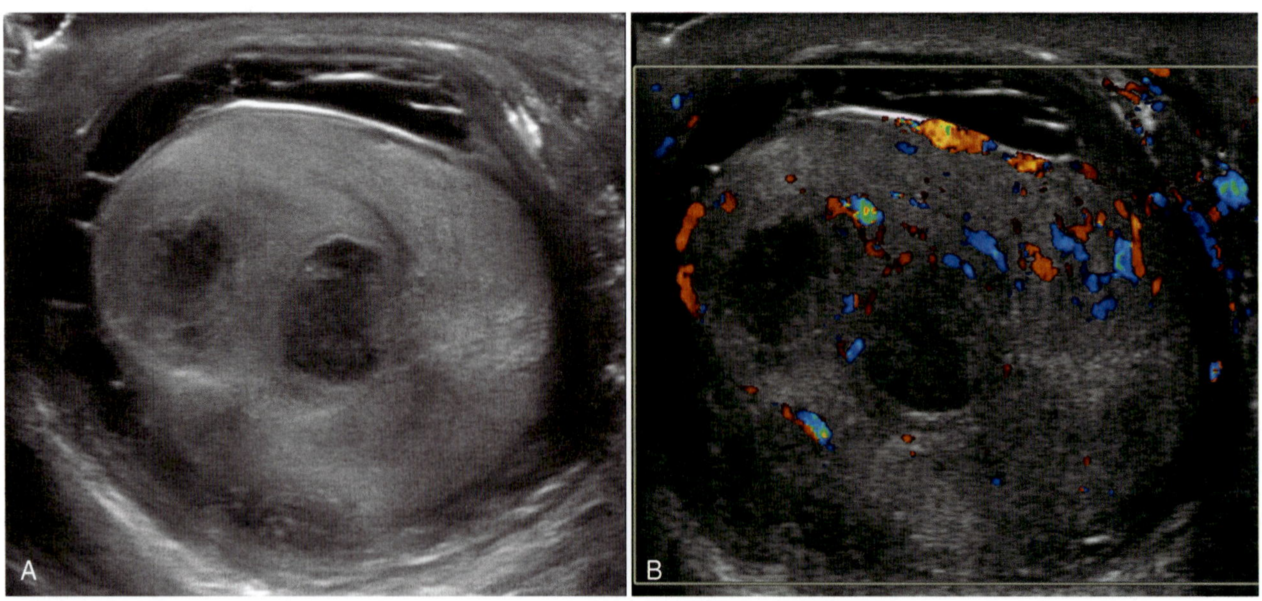

FIG. 22.13 Abscessos testiculares. (A) Imagem transversal em escala de cinza mostra abscesso intratesticular hipoecoico típico, que é indistinguível de tumor. No entanto, a heterogeneidade do parênquima, o espessamento da pele e o desenvolvimento de piocele sugerem que essas massas representam abscessos. **(B)** Corte transversal de Doppler colorido mostra áreas hipoecoicas e ecogênicas nos abscessos intratesticulares, com vascularização aumentada em torno dos abscessos.

no entanto, a orquiectomia é frequentemente necessária para se obter um diagnóstico histológico.[96,97]

Infarto Segmentar

O infarto segmentar do testículo pode ocorrer após **torção**, **trauma**, **endocardite bacteriana**, **vasculite**, **leucemia** e **estados de hipercoagulabilidade**.[98] O infarto testicular espontâneo é raro. O aspecto ultrassonográfico depende do tempo de infarto. Inicialmente, um típico infarto segmentar é visualizado como uma massa hipoecoica focal arredondada ou cuneiforme, com aproximadamente 80% ocorrendo no polo superior, provavelmente secundário ao suprimento vascular entre os polos superior e inferior.[99] A massa hipoecoica focal não pode ser diferenciada de uma neoplasia com base no seu aspecto ultrassonográfico em escala de cinza.[100,101] Essas lesões devem ter fluxo sanguíneo reduzido ou ausente, dependendo do tempo de infarto.[99] Caso uma massa bem circunscrita, impalpável, relativamente periférica e hipoecoica mostre completa ausência de vascularização no *power* Doppler ou após administração de meio de contraste ultrassonográfico, pode ser possível a distinção entre infartos benignos e neoplasias[102,103] (Fig. 22.14). Com o passar do tempo, a massa hipoecoica ou o testículo inteiro diminuem de tamanho e desenvolvem áreas de ecogenicidade aumentada por causa da fibrose ou calcificação distrófica.[104] O aspecto ultrassonográfico inicial pode ser difícil de distinguir de uma neoplasia testicular, mas infartos diminuem substancialmente de tamanho, enquanto tumores caracteristicamente aumentam com o passar do tempo.[3,104,105]

Restos Suprarrenais

Restos suprarrenais são uma causa rara de massas intertesticulares e podem ser observadas em pacientes com **hiperplasia suprarrenal congênita** (HSRC), e raramente com **síndrome de Cushing**. A HSRC é uma doença autossômica recessiva envolvendo um defeito enzimático da cortical suprarrenal. Tipicamente, essa doença se manifesta clinicamente em crianças pequenas e adultos jovens. Os pacientes frequentemente apresentam massa ou aumento testicular e **puberdade precoce**, associada ou não a síndrome de depleção de sal. Os restos suprarrenais se originam de células aberrantes da cortical suprarrenal que migram com tecidos gonadais no feto. Elas podem formar massas de aspecto tumoral em resposta a níveis elevados de hormônio adrenocorticotrófico circulante na HSRC e síndrome de Cushing. Essas lesões são tipicamente multifocais, bilaterais e excentricamente

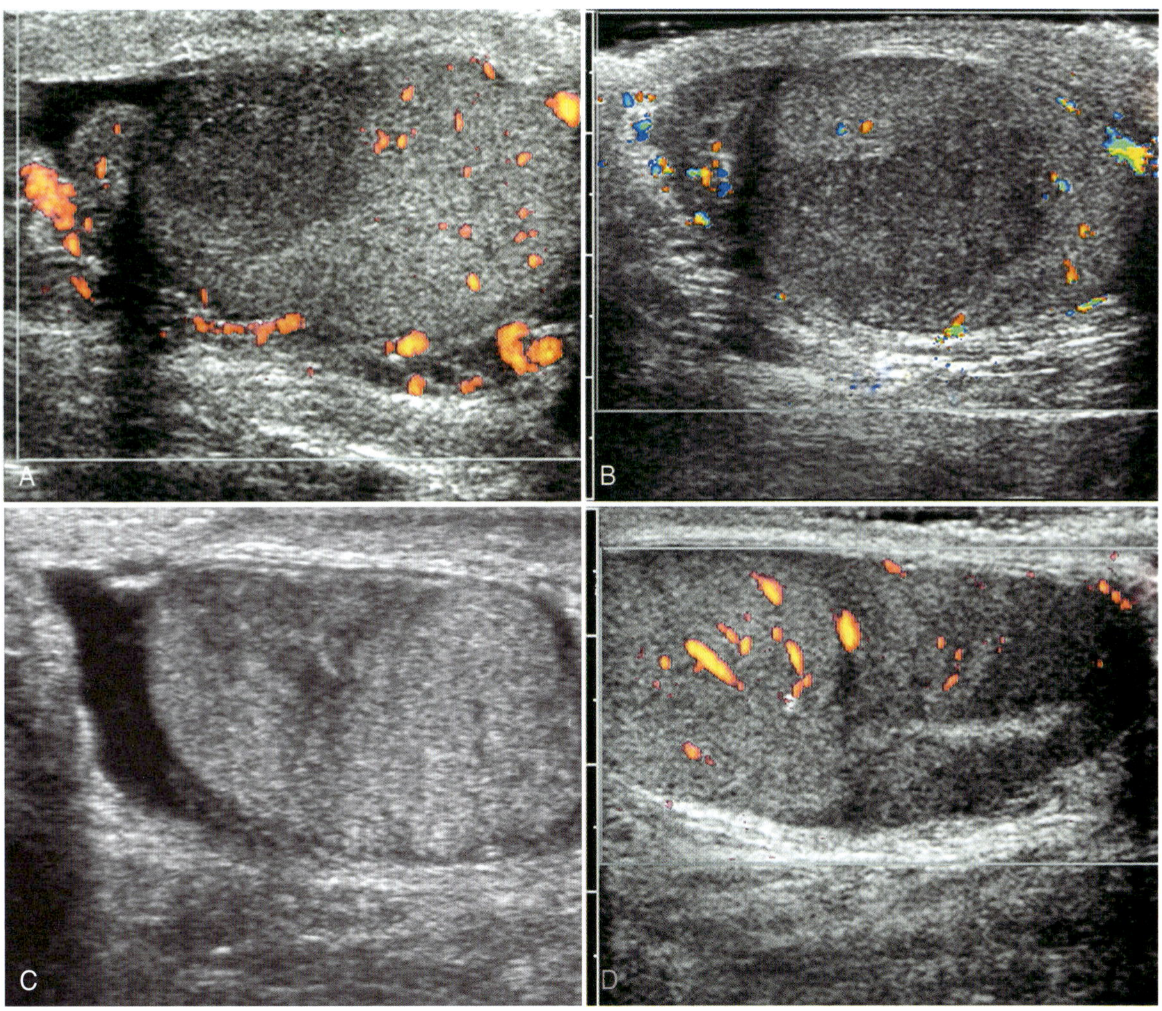

FIG. 22.14 Infartos testiculares: espectro de apresentações. (A) e (B) Infarto agudo. (A) US longitudinal com *power* Doppler mostra uma área avascular no polo superior resultante de uma **torção parcial**. **(B)** US longitudinal com Doppler colorido mostra uma área avascular na porção média do testículo causada por **vasculite**. **(C)** e **(D) Infarto crônico**. **(C)** US longitudinal mostra uma área hipoecoica periférica cuneiforme devido à infecção prévia por **vírus da caxumba**. **(D)** US longitudinal com *power* Doppler mostra ausência de vascularização no polo inferior.

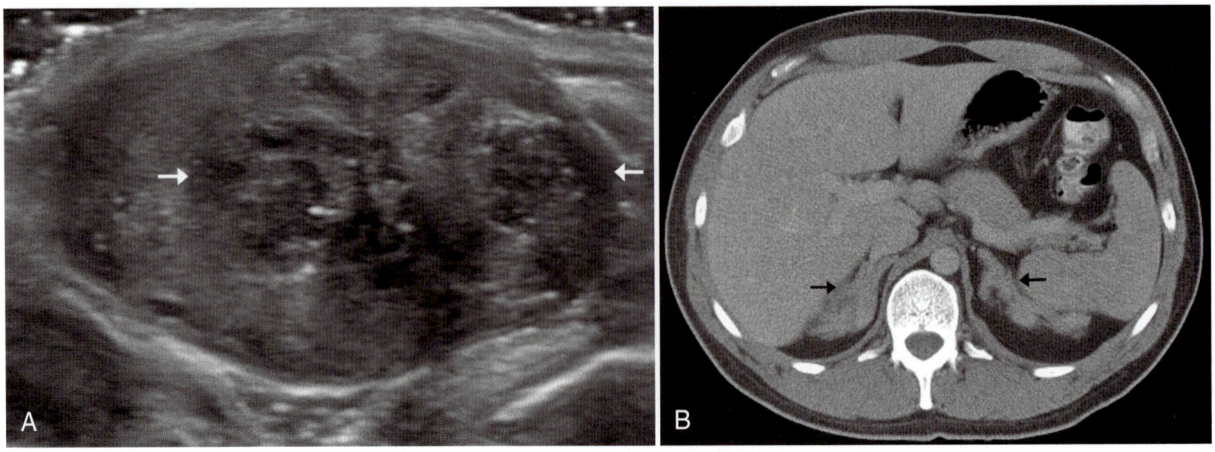

FIG. 22.15 Restos suprarrenais em paciente com hiperplasia suprarrenal congênita. (A) US longitudinal mostra massas hipoecoicas multifocais (*setas*) no testículo que não podem ser distinguidas de tumor. **(B)** TC no mesmo paciente mostra hiperplasia suprarrenal bilateral (*setas*).

localizadas. Na ultrassonografia, essas lesões têm aspecto variável tipicamente se apresentando como massas hipoecoicas, embora possam ser massas heterogêneas, hiperecoicas com sombra acústica posterior (Fig. 22.15). Muitos restos suprarrenais demonstram vascularização em raio de roda, com múltiplos vasos periféricos irradiando para um ponto central no interior da massa. Na maioria dos casos, se o paciente apresentar as anormalidades hormonais apropriadas associadas à HSRC e se a ultrassonografia mostrar os achados pertinentes, nenhuma investigação adicional é necessária.[106,107] Se for necessária confirmação do diagnóstico, uma biópsia guiada por ultrassonografia pode ser obtida durante a cirurgia quando o testículo estiver exposto. Além disso, amostra da veia testicular mostrará níveis elevados de cortisol em comparação com níveis sanguíneos periféricos.[108] O tratamento com glicocorticoide resulta na estabilização ou regressão das massas.[109]

Fusão Esplenogonadal

A fusão esplenogonadal é uma rara anomalia congênita em que ocorre fusão do baço e do testículo. Ocorre tipicamente do lado esquerdo, sendo mais frequentemente associada à criptorquidia.[110] Existem dois tipos de fusão esplenogonadal: contínua e descontínua. Na forma **contínua**, mais comum, o testículo está ligado ao baço por um cordão fibroso de tecido esplênico. Na forma **descontínua**, o tecido esplênico ectópico está aderido ao testículo. Raramente, tecido esplênico ectópico é encontrado no epidídimo ou no cordão espermático. A fusão esplenogonadal pode simular malignidade testicular. O diagnóstico pode ser estabelecido pela documentação da captação em uma cintilografia com coloide de enxofre marcado com tecnécio 99m.

Calcificações

Calcificações escrotais podem ser visualizadas no parênquima testicular ou no epidídimo, conectados à túnica ou localizados livremente no líquido entre as camadas da túnica vaginal. Calcificações grandes, lisas, curvilíneas, sem uma massa de partes moles associada, são muito características de um **tumor de células de Sertoli**[111] calcificante de célula grande (Fig. 22.9C). Calcificações esparsas podem ser encontradas em **tuberculose**, **filariose** e **cicatrizes** de **tumores de células germinativas regredidos** ou trauma passado.

Calcificações Escrotais

TESTICULAR
Solitária, granulomatosa pós-inflamatória, vascular
Microlitíase
Tumor de células germinativas regredido ou exaurido
Tumor de célula de Sertoli, variante células grandes, calcificante
Teratoma
Tumor misto de células germinativas
Sarcoide
Tuberculose
Infarto crônico
Pós-traumático

EXTRATESTICULAR
"Pérolas escrotais" da túnica vaginal
Torção dos apêndices
Epididimite crônica
Esquistossomose

Microlitíase testicular é uma condição em que há calcificações no interior dos túbulos seminíferos dos testículos tanto uni quanto bilateralmente. Postula-se que a microlitíase seja causada por fagocitose defeituosa de células tubulares degeneradas pelas células de Sertoli, que posteriormente calcificam no interior dos túbulos seminíferos.[112,113] A microlitíase tem sido classificada nas formas difusa e limitada.[114] Na forma **difusa**, inúmeros pequenos focos hiperecoicos estão espalhados difusamente por todo o parênquima testicular. Esses minúsculos focos (1 a 3 mm) raramente mostram uma sombra e ocasionalmente apresentam aspecto em cauda de cometa (Fig. 22.16). Na forma **limitada**, menos de cinco focos hiperecoicos são visualizados por imagem do testículo (Fig. 22.16B).

A microlitíase é visualizada em 1% a 2% dos pacientes encaminhados para ultrassonografia testicular e tem prevalência de 0,6% a 0,9% na população geral.[115] Ela tem sido associada a **criptorquidia, síndrome de Klinefelter, síndrome de Down, microlitíase alveolar pulmonar, AIDS, neurofibromatose, radioterapia prévia** e **subfertilidade.**[112,115-117] A microlitíase é geralmente um achado incidental na ultrassonografia escrotal e, se estiver associada a uma massa, o tratamento é direcionado para a massa intratesticular. Há

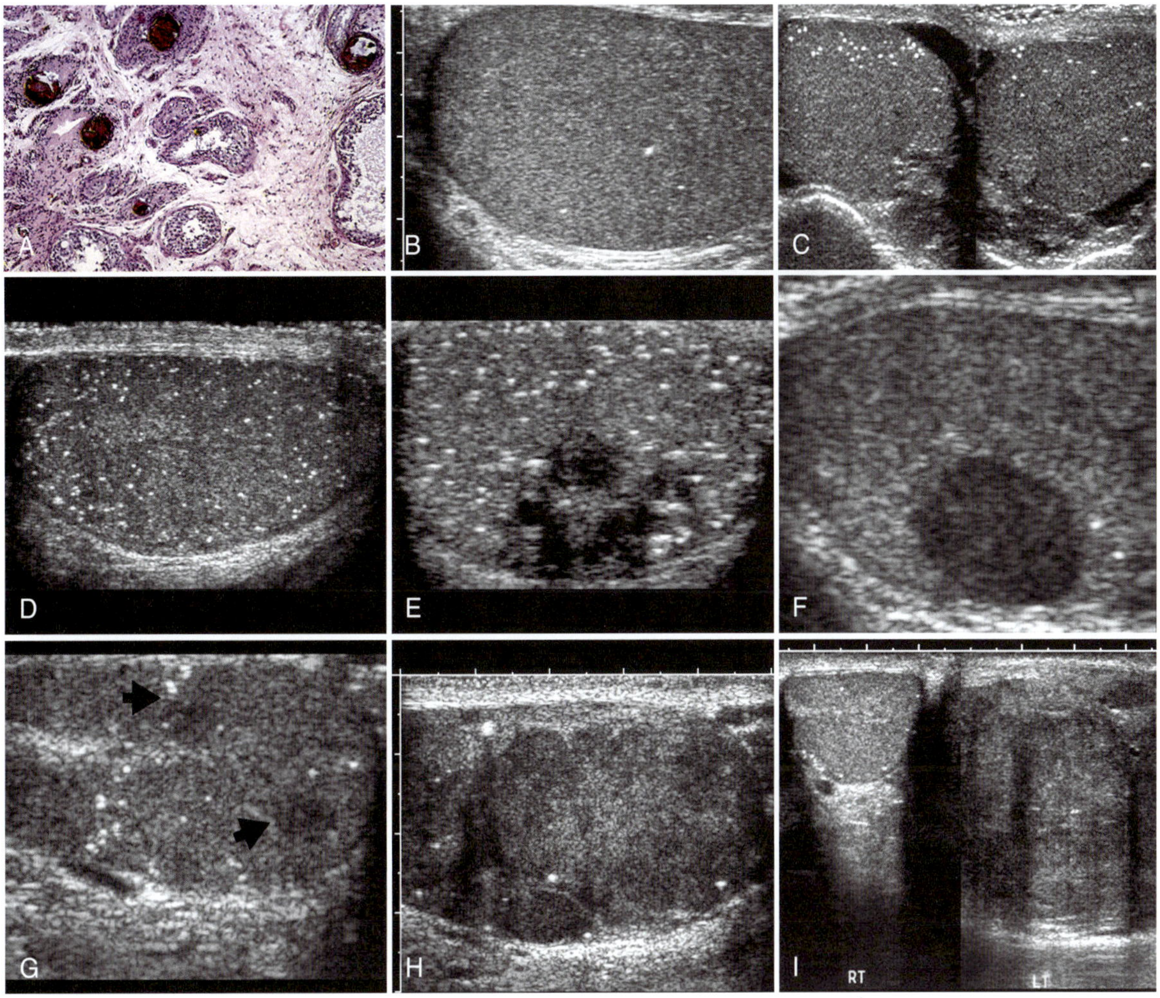

FIG. 22.16 Microlitíase e tumores testiculares associados: espectro de apresentações. (A) Exame de microscopia óptica mostra múltiplas calcificações intratubulares (*áreas escuras*) características de microlitíase. **(B)** Corte longitudinal mostra algumas calcificações minúsculas de microlitíase limitada. **(C)** e **(D)** Microlitíase difusa. **(E)** Corte transversal do testículo mostra microlitíase e massa parcialmente cística devido a **tumor misto de células germinativas**. **(F)** Microlitíase limitada com **seminoma**. Corte longitudinal mostra algumas pequenas calcificações e uma massa hipoecoica homogênea. **(G)** Corte longitudinal mostra microlitíase com duas massas homogêneas, hipoecoicas (*setas*) devido ao seminoma. **(H)** Corte longitudinal mostra grande massa hipoecoica com múltiplas e pequenas calcificações grosseiras. **(I)** Imagem transversal dupla mostra grande massa no testículo esquerdo hipoecoica e microcalcificações no testículo direito.

concordância geral de que existe uma correlação entre microlitíase e malignidade, embora a extensão do risco para subsequente desenvolvimento da neoplasia e a recomendada vigilância na ocorrência de microlitíase permaneçam controversas.[114,115,118] Exame físico anual e autoexame periódico foram sugeridos para aqueles que não apresentam fatores de risco adicionais.[114,115,119,120] A literatura recente sugere que não existe ligação causal e que o acompanhamento ultrassonográfico da microlitíase deve ser determinado por quaisquer fatores de risco adicionais e não pela própria microlitíase.[121]

LESÕES PATOLÓGICAS EXTRATESTICULARES

Túnica Vaginal

Hidrocele, Hematocele e Piocele

O escroto normal contém alguns mililitros de líquido seroso entre as camadas da túnica vaginal, e isso é geralmente visível no exame ultrassonográfico. Grandes volumes de líquido seroso, sangue, pus ou urina podem também se acumular no espaço entre as camadas parietal e visceral da túnica vaginal que reveste o escroto. Essas coleções líquidas estão confinadas às porções anterolaterais da bolsa escrotal por causa da conexão do testículo com o epidídimo e a parede escrotal posteriormente (a **área nua**)[9] (Fig. 22.17).

Hidrocele é um acúmulo anormal de líquido seroso entre as camadas da túnica vaginal. Hidrocele é a causa mais comum de aumento escrotal indolor[14] e pode ser congênita ou adquirida. O **tipo congênito** resulta de fechamento incompleto do **processo vaginal**, com persistência de comunicação entre o escroto e o peritônio, geralmente desaparece até os 18 meses de idade (Fig. 22.17D). **Hidroceles adquiridas** podem ser idiopáticas ou causadas por **epididimite**, **orquiepididimite**, **torção** e, raramente, tumores. Hidroceles associadas a tumores testiculares são geralmente pequenas.[3,122,123] A ultrassonografia é útil na detecção da causa potencial da hidrocele por permitir avaliar o testículo quando uma hidrocele volumosa prejudica a palpação. Hidroceles são caracteristicamente coleções anecoicas com boa transmissão sonora, que cercam os aspectos anterolaterais do testículo.

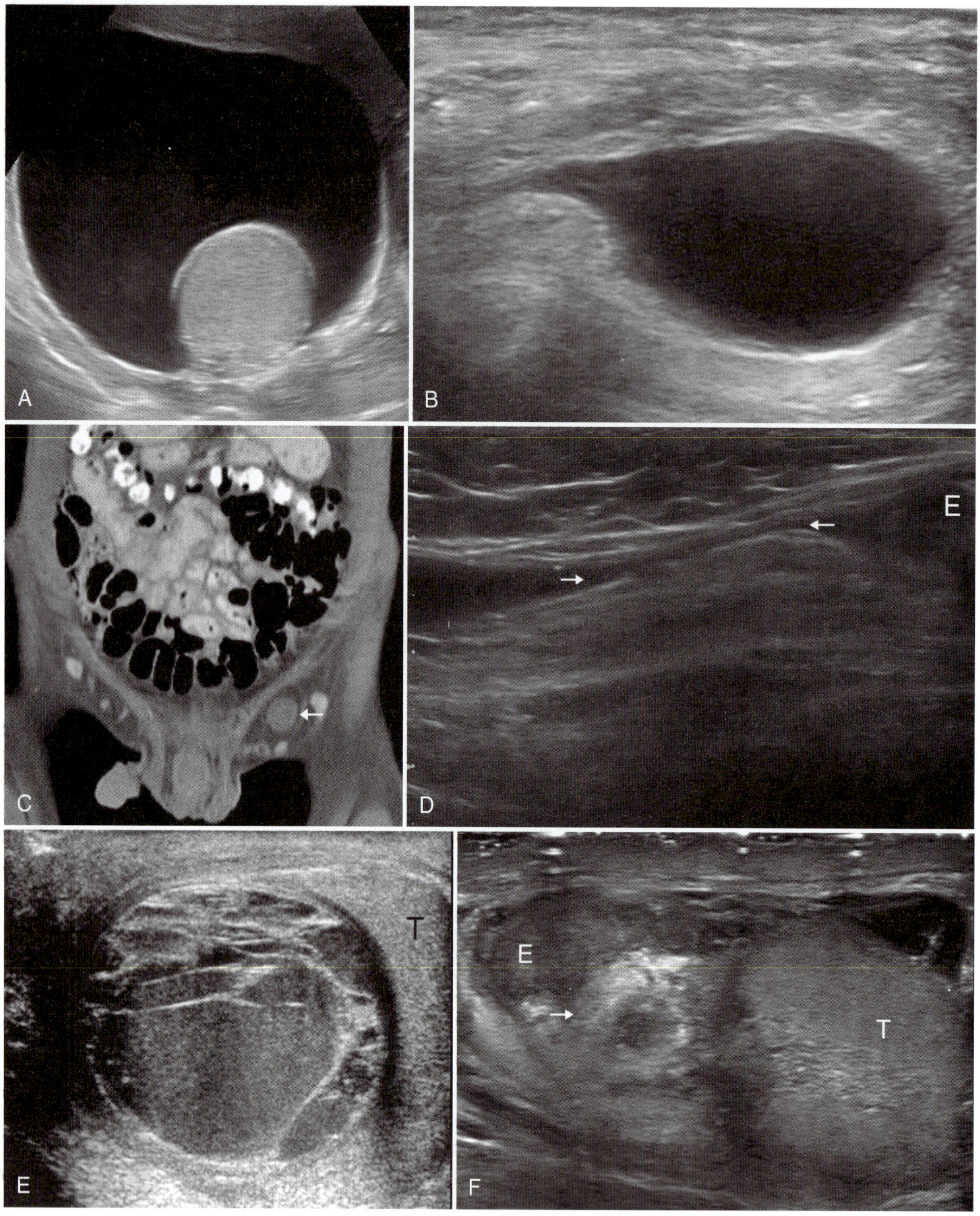

FIG. 22.17 Coleções de líquido escrotal: espectro de aparências. (A) Hidrocele. Corte transversal mostra uma grande hidrocele anterolateralmente ao testículo, parcialmente envolvida posteriormente pela túnica vaginal. **(B) Hidrocele encistada.** Corte longitudinal ao longo do cordão espermático mostra uma coleção de líquido no canal inguinal. **(C) Hidrocele encistada.** TC coronal do paciente em **B** mostra uma coleção de fluido bem circunscrita (*seta*) correspondendo à US. **(D) Processo vaginal pérvio.** Corte longitudinal da região inguinal mostra uma coleção de líquido alongada (*seta*) acima do nível dos testículos e do epidídimo (*E*) em paciente com hidrocele crônica. **(E) Hematocele.** Corte transversal mostra líquido com loculações com ecos e massa internos afetando os testículos (*T*). **(F) Piocele.** Corte longitudinal mostra uma coleção irregular, hipodensa centralmente, extratesticular (*T*, testículo) (*seta*) adjacente ao epidídimo (*E*) na vigência de **orquiepididimite**.

Ecos de baixa a média intensidade devido a partículas de fibrina ou cristais de colesterol podem ocasionalmente ser visualizados movendo-se livremente no interior de uma hidrocele.[124] Raramente, uma grande hidrocele impede a drenagem venosa testicular e interrompe o fluxo diastólico anterógrado arterial.[122] De forma incomum, uma hidrocele é loculada em torno do cordão espermático acima do testículo e epidídimo, representando uma hidrocele não comunicante, encapsulada; ou a coleção se comunica com o peritônio, mas não com o escroto, uma **hidrocele funicular**[125] (Fig. 22.17B e C).

Hematoceles e **pioceles** são menos comuns que hidroceles simples. Hematoceles (acúmulo de sangue na túnica vaginal) resultam de trauma, cirurgia, neoplasias ou torção.[126] Pioceles resultam de orquiepididimite não tratada ou ruptura de um abscesso intratesticular no espaço entre as camadas da túnica vaginal. Tanto as hematoceles quanto as pioceles aparecem como coleções de líquido complexo com septações internas e loculações (Fig. 22.17). Espessamento da pele escrotal e calcificações podem ser visualizadas em casos crônicos.

Massas Paratesticulares

A maioria das neoplasias extratesticulares em adultos é benigna, mas as neoplasias extratesticulares em crianças são frequentemente malignas.[127]

Tumores/Massas Extratesticulares

BENIGNOS
Hérnia
Tumor adenomatoide
Fibroma/pseudotumor fibroso
Lipoma
Hemangioma
Leiomioma
Neurofibroma
Granuloma de colesterol
Poliorquidismo
Cistoadenoma papilar
Resto suprarrenal

MALIGNOS
Fibrossarcoma
Lipossarcoma
Rabdossarcoma
Histiocitoma
Linfoma
Metástases

Hérnia

Hérnia inguinal é outra massa paratesticular comum.[128] Embora as hérnias escrotais sejam frequentemente diagnosticadas com base na história clínica e exame físico, a ultrassonografia é útil na avaliação de casos atípicos. As hérnias são classificadas como diretas e indiretas. Uma hérnia indireta sai da cavidade abdominal através do anel inguinal interno, pode atravessar o canal inguinal e se estender para dentro do escroto. As hérnias indiretas estão associadas a um processo vaginal patente. Uma hérnia direta representa uma protrusão através da parede abdominal no triângulo de Hesselbach, uma área de fraqueza limitada medialmente pela borda lateral da bainha do reto, lateralmente pela artéria epigástrica inferior, e inferiormente pelo ligamento inguinal.

A aparência ultrassonográfica de uma hérnia inguinal depende de seu conteúdo. O intestino frequentemente está preenchido com múltiplos ecos brilhantes internos. O gás intestinal pode causar sombra, um achado também observado com abscessos e, portanto, com potencialidade de confundir. A presença de alças intestinais no interior da hérnia pode ser confirmada pela visualização das válvulas coniventes ou haustrações e detecção de peristalse no exame em tempo real (Fig. 22.18A). O material altamente ecogênico no escroto pode ocorrer em função de uma hérnia contendo omento ou outras massas adiposas, como lipomas, embora os lipomas sejam tipicamente bem-definidos e o omento herniado pode ser acompanhado até o canal inguinal (Fig. 22.18B). O exame ultrassonográfico do canal inguinal no escroto é necessário para fazer o diagnóstico.[129] Discussões adicionais de hérnias podem ser encontradas no Capítulo 13.

Cálculos

Cálculos escrotais extratesticulares são calcificações dentro da túnica vaginal (Fig. 22.19). Estes corpos soltos fibrinoides foram chamados de **escrotolitos** ou "**pérolas escrotais**", em consequência de sua aparência macroscópica, que é geralmente arredondada, branca perolada e elástica. Histologicamente, eles consistem em material fibrinoide depositado ao redor de um núcleo central de hidroxiapatita.[130] Eles podem resultar de depósitos inflamatórios

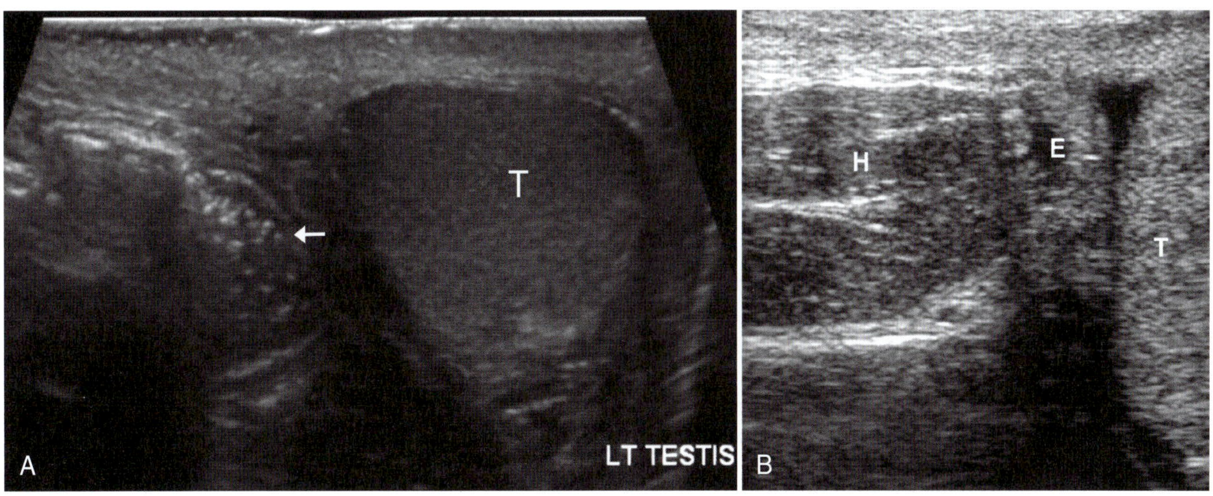

FIG. 22.18 Hérnias inguinais indiretas: espectro de aparências. (A) Intestino delgado herniado. Corte oblíquo mostra intestino delgado herniado (*seta*) superior e adjacente aos testículos (*T*). **(B) Gordura mesentérica herniada**. Corte longitudinal mostra gordura herniada (*H*) acima do testículo (*T*) e do epidídimo (*E*). LT TESTIS = testículo esquerdo.

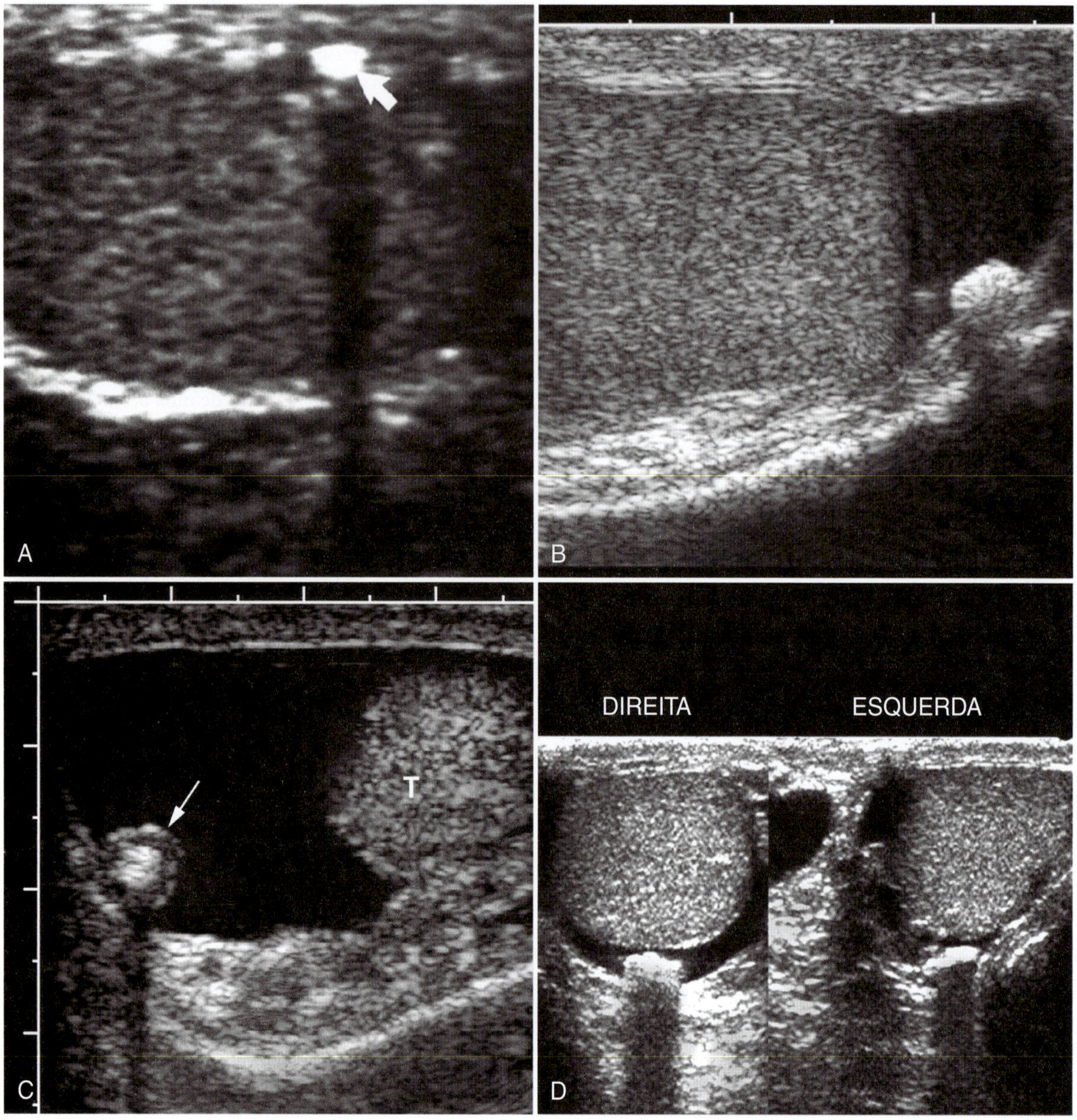

FIG. 22.19 Calcificações intraescrotais benignas. (A) Placa calcificada na túnica vaginal (*seta*). **(B)-(D)** "**Pérolas escrotais**". **(B)** Calcificação escrotal móvel no interior de uma pequena hidrocele. **(C)** Corte longitudinal mostra pérola escrotal (*seta*) parcialmente calcificada em uma hidrocele. *T*, testículos. **(D)** Pérolas escrotais bilaterais.

que se formam e, em seguida, se separam da túnica vaginal, ou da torção do apêndice testicular ou do apêndice do epidídimo. Na ultrassonografia, eles aparecem como cálculos livres, flutuantes, ecogênicos, com sombra acústica posterior; podem ser múltiplos; e variam de tamanho desde alguns milímetros até maiores do que 1 cm. As hidroceles facilitam o diagnóstico ultrassonográfico do cálculo escrotal.

Varicocele

A varicocele é uma dilatação anormal das veias pertencentes ao plexo pampiniforme, localizadas posteriormente ao testículo e adjacente ao epidídimo e acompanhando os ductos deferentes no interior do cordão espermático[14] (Fig. 22.20). A varicocele é a massa mais frequentemente encontrada do cordão espermático. As veias do plexo pampiniforme normalmente variam de 0,5 a 1,5 mm de diâmetro, com uma veia principal de drenagem de até 2 mm de diâmetro. O limite do normal varia, com alguns profissionais utilizando maiores de 2 mm como guia para o diagnóstico de uma varicocele e outros usando 3 mm.[131]

Existem dois tipos de varicocele: primária (idiopática) e secundária. A **varicocele idiopática** é causada por válvulas incompetentes na veia espermática interna, o que resulta em drenagem prejudicada do sangue da veia espermática e plexo pampiniforme com o paciente em uma posição ereta. A varicocele afeta cerca de 15% dos homens, mas ocorre em até 40% daqueles que procuram clínica de infertilidade.[132,133] Ela é a causa corrigível mais comum da infertilidade masculina.[134] As varicoceles idiopáticas ocorrem muito mais comumente no lado esquerdo e são mais comuns em homens entre 15 e 25 anos de idade. A predominância no lado esquerdo existe porque a veia testicular esquerda é mais longa, com drenagem venosa na veia

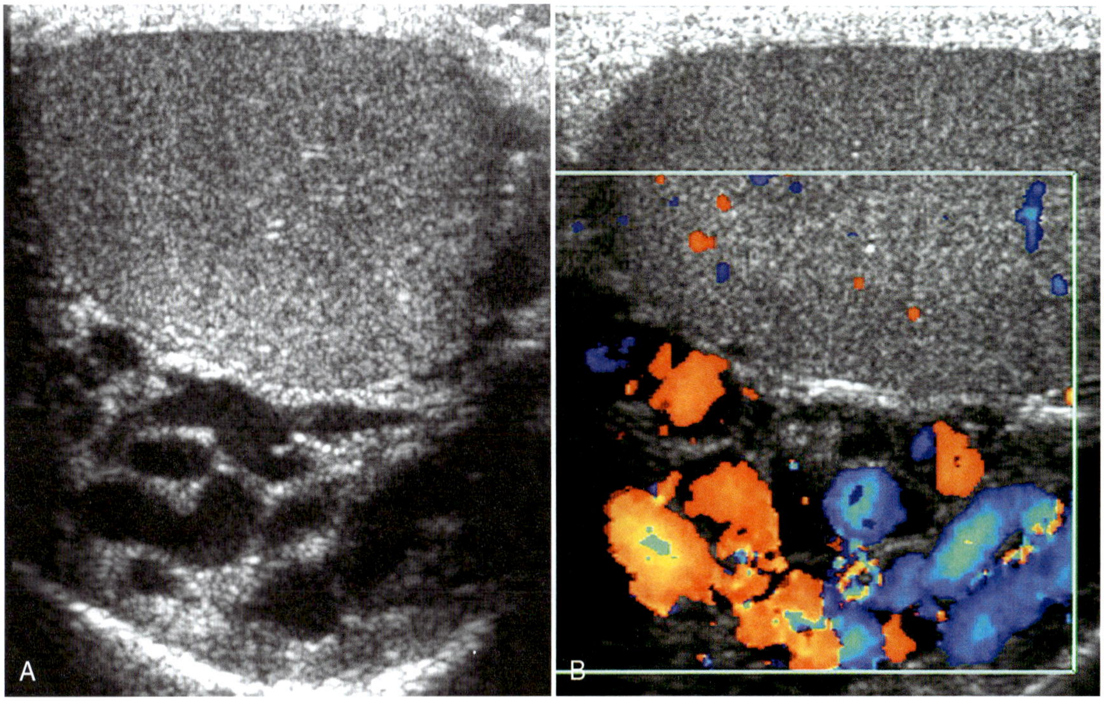

FIG. 22.20 Varicocele. (A) Imagens longitudinal e **(B)** com Doppler colorido mostram veias dilatadas hipoecoicas, serpingiformes, posteriores ao testículo. O fluxo sanguíneo em uma varicocele é lento e pode ser detectado apenas com configurações de Doppler de baixo fluxo ou com manobra de Valsalva. Ver também Vídeo 22.3.

renal esquerda entrando na veia renal em um ângulo reto, ao contrário da veia espermática direita, que drena diretamente na veia cava. As varizes idiopáticas normalmente se distendem quando o paciente está em pé ou realiza a manobra de Valsalva e se descomprimem no decúbito dorsal. As varicoceles primárias são bilaterais em até 50% dos casos.[135]

As **varicoceles secundárias** resultam da pressão aumentada nas veias espermáticas ou suas tributárias, determinada por hidronefrose acentuada, um fígado aumentado, neoplasias abdominais ou compressão venosa por uma massa retroperitoneal.[43] A varicocele secundária também pode ocorrer na "**síndrome de quebra-nozes**" (**fenômeno de quebra-nozes**), na qual a artéria mesentérica superior comprime a veia renal esquerda.[136] Uma busca por obstrução neoplásica do retorno venoso gonadal deve ser realizada nos casos de varicocele recentemente descoberta no lado direito, não descompressível, em um paciente com mais de 40 anos,[14] (Fig. 22.21). O aspecto das varicoceles secundárias não é afetado pela posição do paciente.

Nos homens inférteis, a ultrassonografia auxilia no diagnóstico de varicoceles clinicamente palpáveis e subclínicas. A ultrassonografia também é valiosa para avaliar o tamanho dos testículos antes e depois do tratamento, porque a varicocele pode estar associada com o decréscimo do volume testicular.[133] Há uma fraca correlação entre o tamanho da varicocele e o grau de dano ao tecido testicular levando à infertilidade e o reparo cirúrgico de varicoceles subclínicas para infertilidade são controversos.[137]

Ultrassonograficamente, a varicocele consiste em múltiplas estruturas anecoicas serpigiformes com mais de 2 mm de diâmetro, criando uma coleção multicística tortuosa localizada adjacente ou proximal ao polo superior do testículo e cabeça do epidídimo. Um transdutor de alta frequência em conjunto com padrões de baixo fluxo no Doppler deve ser utilizado para otimizar a detecção do fluxo lento nas varizes. Hemácias de movimentação lenta podem ser visualizadas com transdutores de alta frequência, mesmo quando o fluxo é pequeno demais para ser detectado ao Doppler. O fluxo venoso pode aumentar na posição ortostática ou durante manobra de Valsalva (Vídeo 22.3). Varicoceles seguem o trajeto do cordão espermático para o canal inguinal e são facilmente comprimidas pelo transdutor.[3] Raramente, as varicoceles são intratesticulares, tanto em uma localização subcapsular quanto em volta do mediastino testicular[138,139] (Fig. 22.22).

Pseudotumor Fibroso

Pseudotumor fibroso é uma massa rara, não neoplásica de tecido fibroso reativo que mais comumente envolve a túnica vaginal. Essas massas são conhecidas por diversos nomes, incluindo **fibroma**, **fibrose paratesticular** ou **pseudotumor inflamatório,** e podem se tornar muito grandes e imitar neoplasias. A maioria dos pacientes apresenta uma massa escrotal indolor, possivelmente com história anterior de infecção ou trauma. Histologicamente, as massas são compostas de tecido colágeno hialinizado ou de granulação e podem estar parcialmente calcificados. Na ultrassonografia, os pseudotumores fibrosos podem se apresentar como uma ou mais massas sólidas adjacentes ou fortemente aderidas à cápsula do testículo. Pode haver hidrocele associada. A ecogenicidade é variável e eles podem ser observados como uma massa paratesticular heterogênea, hipoecoica ou hiperecoica com sombra acústica posterior dependendo da extensão das calcificações.[140-142] (Fig. 22.23A e B)

Poliorquidismo

Poliorquidismo, ou **testículo supranumerário**, é uma entidade rara, que se acredita ser resultado da divisão anormal da crista genital na fase embrionária. Os testículos supranumerários são intraescrotais

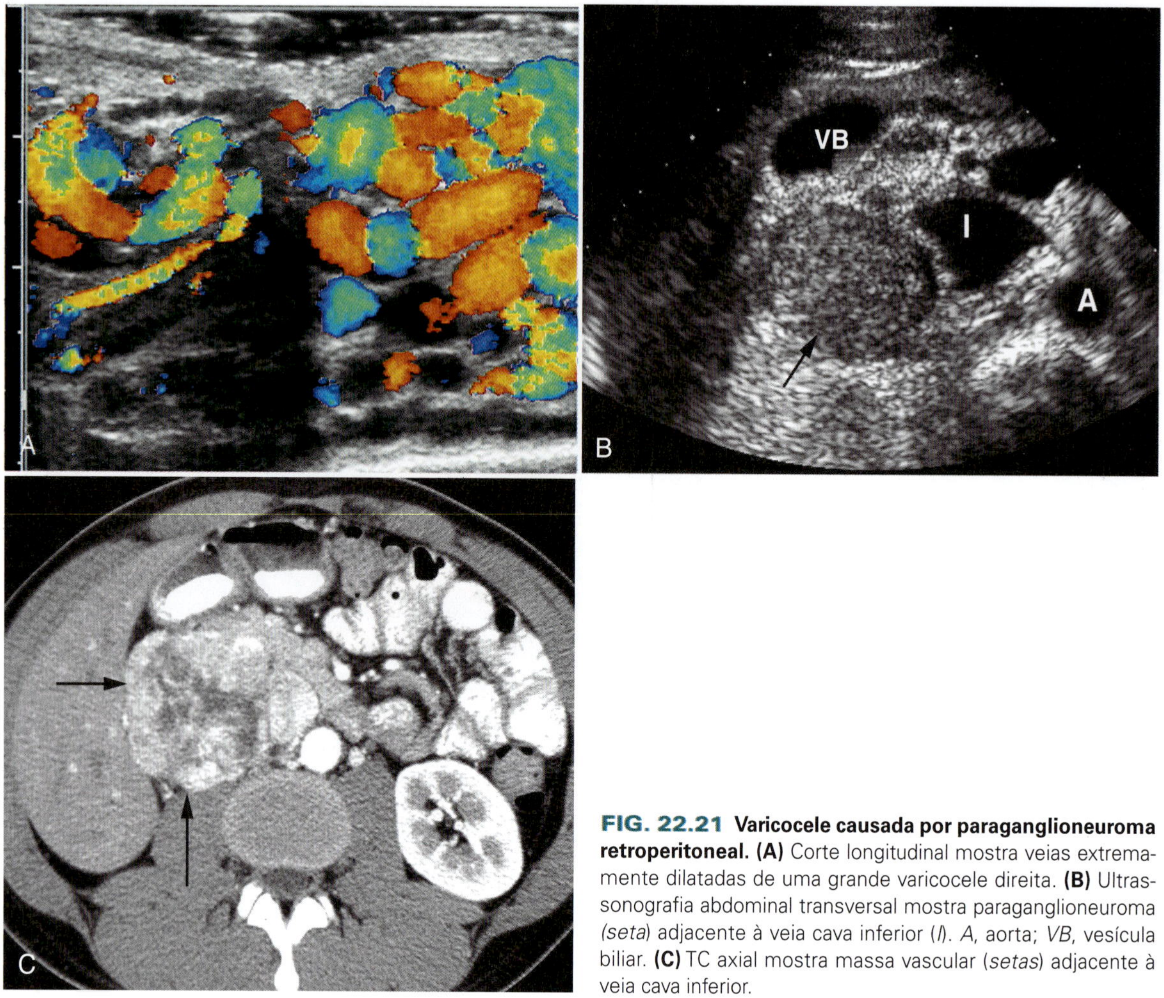

FIG. 22.21 Varicocele causada por paraganglioneuroma retroperitoneal. (A) Corte longitudinal mostra veias extremamente dilatadas de uma grande varicocele direita. **(B)** Ultrassonografia abdominal transversal mostra paraganglioneuroma (*seta*) adjacente à veia cava inferior (*I*). *A*, aorta; *VB*, vesícula biliar. **(C)** TC axial mostra massa vascular (*setas*) adjacente à veia cava inferior.

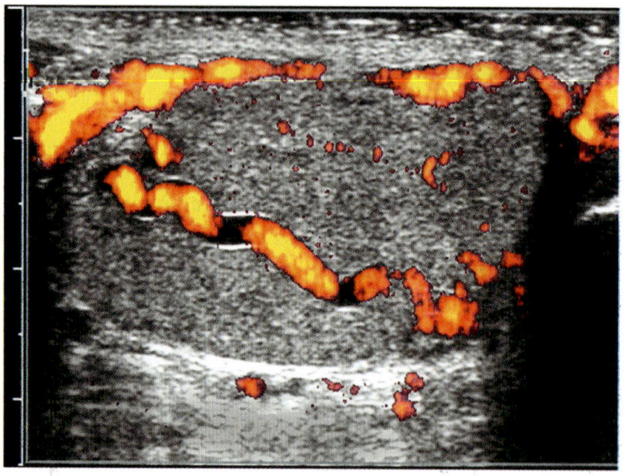

FIG. 22.22 Varicocele intratesticular. Corte longitudinal mostra as veias intratesticulares dilatadas.

em localização em aproximadamente 75% dos casos e se apresentam como uma massa escrotal indolor (Fig. 22.24). Vinte por cento dos testículos supranumerários são inguinais com o restante em localização retroperitoneal.[60] Eles apresentam imagens semelhantes características aos testículos normais, mas são mais móveis e, portanto, com risco aumentado de torção. Foi também relatado um aumento de risco para carcinoma.[131,135,137,143]

Lesões Epididimárias

Lesões Císticas

A massa epididimária mais comum é um cisto, que inclui **cistos epididimários** e **espermatoceles**. Ambos foram vistos em 20% a 40% de todos os pacientes assintomáticos estudados por Leung et al.,[144] e 30% eram cistos múltiplos. Acredita-se que os cistos do epidídimo quanto as espermatoceles são tidos como resultado da dilatação dos túbulos epididimários, mas o conteúdo dessas massas é diferente.[14] Os cistos contêm líquido seroso límpido, enquanto as espermatoceles são preenchidas com espermatozoides e sedimento com linfócitos, adipócitos e debris celulares, dando ao líquido um aspecto espesso e leitoso.[3] Ambas as lesões podem resultar de episódios de epididimite ou trauma prévios. Espermatoceles e cistos do epidídimo parecem idênticos na ultrassonografia: massas anecoicas, circunscritas com pouco ou nenhum eco interno. Loculações e septações são comumente vistas (Fig. 22.25). Em raros casos, uma espermatocele é hiperecoica.[9] A diferenciação entre uma espermatocele e um cisto do epidídimo raramente é clinicamente importante. Espermatoceles quase sempre ocorrem na cabeça do epidídimo e representam dilatação cística dos dúctulos eferentes, enquanto cistos surgem ao longo de todo o comprimento do epidídimo.

Tumores

A neoplasia do epidídimo mais comum é o **tumor adenomatoide benigno**, que representa aproximadamente 30% de todas as

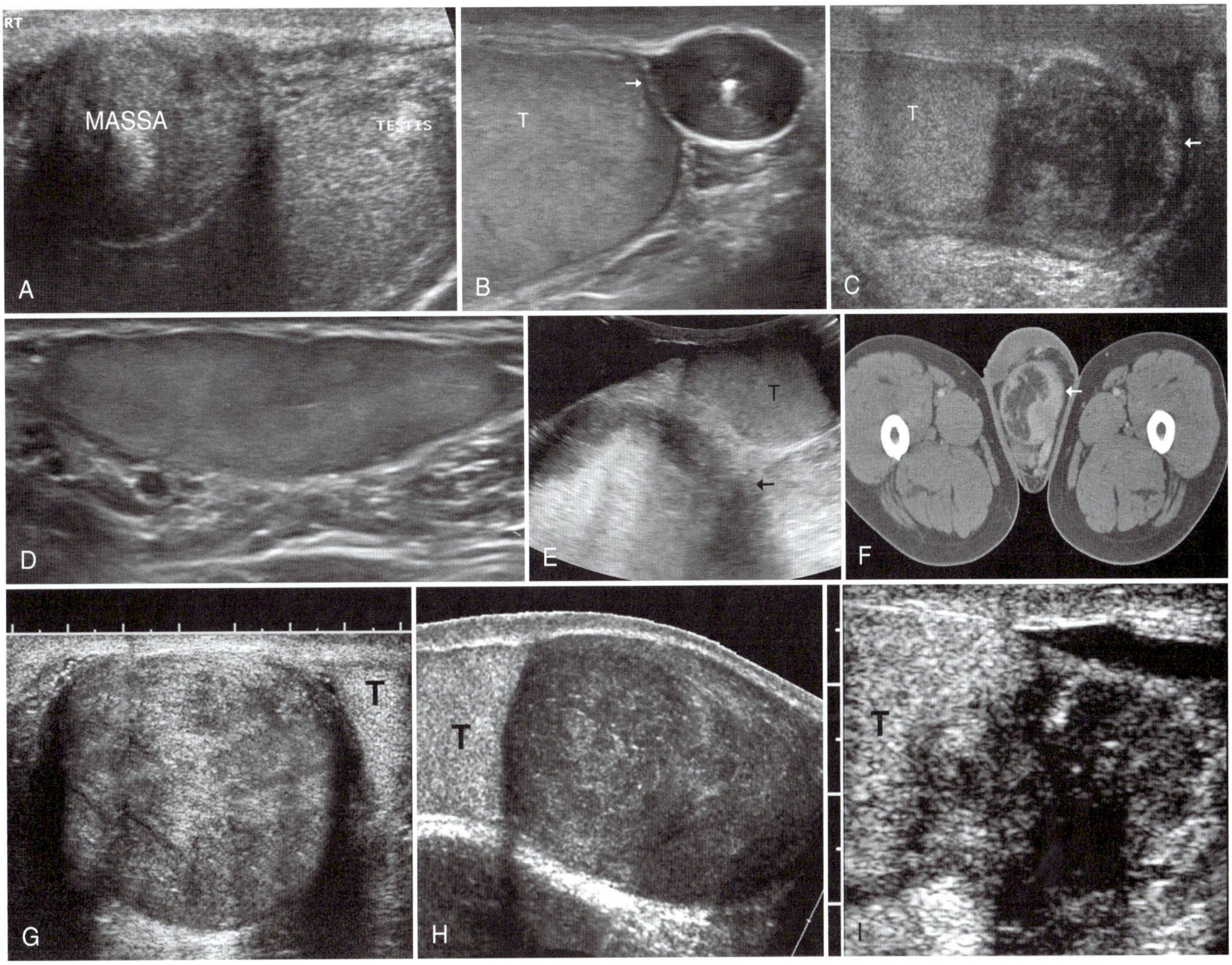

FIG. 22.23 Massas escrotais sólidas extratesticulares: espectro de apresentações. (A) Pseudotumor fibroso. Corte transversal mostra uma massa de ecogenicidade mista, situada lateralmente e separada dos testículos. **(B) Pseudotumor fibroso.** Corte longitudinal mostra uma massa lamelada extratesticular (*seta*) com um foco ecogênico central adjacente à túnica do testículo (*T*). **(C) Tumor adenomatoide benigno do epidídimo.** Corte longitudinal mostra uma massa hipoecoica (*seta*) na cauda do epidídimo separada dos testículos (*T*). **(D) Lipoma do cordão espermático.** Corte longitudinal mostra uma massa ecogênica superior ao epidídimo e aos testículos, ao longo do cordão espermático. **(E) Lipossarcoma.** Corte transversal mostra uma grande massa heterogênea (*seta*) profunda aos testículos (*T*) na parede escrotal ou cordão espermático. **(F) Lipossarcoma.** TC axial com realce de contraste mostra uma massa contendo gordura e componentes sólidos (*seta*) associada ao cordão espermático no paciente **E**, consistente com um lipossarcoma. **(G) Leiomioma do cordão.** Corte longitudinal mostra uma massa sólida superior aos testículos. **(H) Rabdomiossarcoma.** Corte de visualização longitudinal de campo estendido em um paciente de 12 anos de idade mostra uma grande massa paratesticular inferior aos testículos. **(I) Metástase do carcinoma de pulmão.** Corte longitudinal mostra uma grande massa com calcificações na cauda do epidídimo.

neoplasias paratesticulares, depois apenas do lipoma.[28] Embora mais frequentemente localizado na cauda (Fig. 22.23C), os tumores adenomatoide podem ocorrer em qualquer lugar no epidídimo e podem surgir no cordão espermático ou túnica albugínea, onde podem crescer intratesticularmente. Pode ocorrer em qualquer idade, mas é mais comumente encontrado em pacientes com idades entre 20 a 50 anos.[3,145] Tumores adenomatoides são geralmente unilaterais, solitários, bem-definidos, redondos ou ovais, raramente apresentando mais que 5 cm de diâmetro. Ocasionalmente, têm aspecto mal definido em placa. A ultrassonografia geralmente mostra uma massa sólida, bem circunscrita com ecogenicidade pelo menos tão alta quanto à do testículo,[3] embora elas possam também ser hipoecoicas.

Outros tumores extratesticulares benignos são raros e incluem **lipomas** (Fig. 22.23D), **leiomiomas** (Fig. 22.23G), **fibromas**, **hemangiomas, neurofibromas** e **granulomas de colesterol**. Restos suprarrenais também podem ser encontrados no cordão espermático, no testículo, no epidídimo, na rede do testículo e na túnica albugínea, geralmente na ocorrência de HSRC.

Cistoadenoma papilar do epidídimo é um tumor raro com forte associação à **doença de von Hippel-Lindau**. Até 40% dos cistoadenomas são bilaterais, um achado que é virtualmente patognomônico para a doença de von Hippel-Lindau. Esses tumores são tumores epiteliais benignos do epidídimo, ocorrendo nos dúctulos eferentes da cabeça epididimal. Eles geralmente se apresentam como uma massa dura e palpável, e na ultrassonografia têm aparência de uma massa sólida, ecogênica com pequenos espaços císticos distintos.

A maioria das massas do epidídimo sólidas é benigna. Entretanto, ocorrem neoplasias primárias escrotais extratesticulares, incluindo

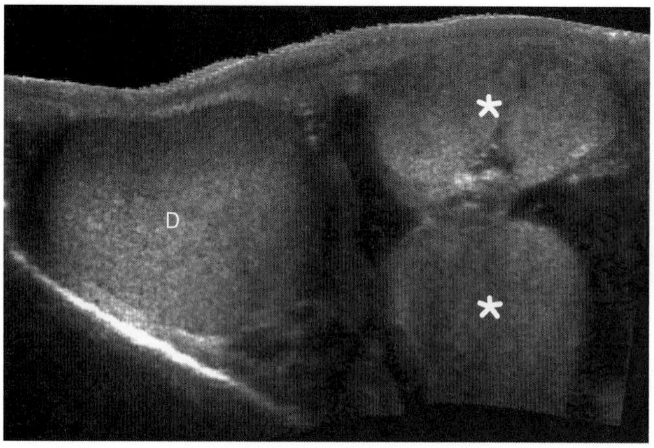

FIG. 22.24 Poliorquidismo. Imagem de visão transversal de campo estendido do hemiescroto direito mostra o testículo direito (*D*) e duas massas adicionais intraescrotais com imagens semelhantes características ao testículo direito (*) consistente com testículo supranumerário em um paciente assintomático com uma massa palpável.

o adenocarcinoma, **fibrossarcoma**, **lipossarcoma** (Fig. 22.23E e F), **histiocitoma** e **linfoma** em adultos e **rabdomiossarcoma** em crianças (Fig. 22.23H). Os tumores metastáticos para o epidídimo também são raros. Os locais primários mais comuns incluem testículo, estômago, rim, próstata, cólon e, menos frequente, pâncreas[146,147] (Fig. 22.23I). O tamanho da lesão e a existência de fluxo colorido podem ser úteis no diagnóstico de massas escrotais extratesticulares.[23,148] Massas maiores (> 1,5 cm) com fluxo colorido proeminente que se apresentam sem sintomas clínicos de inflamação têm maior probabilidade de ser malignas.[23,148]

Granuloma Espermático

Acredita-se que o **granuloma espermático** seja originário do extravasamento de espermatozoides para os tecidos moles que circundam o epidídimo, produzindo uma resposta granulomatosa necrotizante.[3] Essas lesões podem ser dolorosas ou assintomáticas e são encontradas mais frequentemente após vasectomia. Assume-se que a vasectomia produza aumento de pressão nos dúctulos do epidídimo, causando ruptura com subsequente formação de granulomas espermáticos, que também podem estar associados a infecção ou trauma prévio no epidídimo. O aspecto ultrassonográfico típico é o de massa sólida, hipoecoica ou heterogênea geralmente localizada no epidídimo ou adjacente a ele, mas pode simular uma lesão intratesticular (Fig. 22.26A). Granuloma espermático crônico pode conter calcificação.[149]

Alterações Pós-vasectomia no Epidídimo

Alterações ultrassonográficas no epidídimo são muito comuns após vasectomia.[150,151] Além da formação de granulomas espermáticos, estes achados incluem aumento do epidídimo com ectasia dos dúctulos envolvendo o epidídimo (Fig. 22.26B) e a rete testis, assim como o desenvolvimento de cistos (Vídeo 22.4). O ducto deferente dilatado pode ser visto em adição ao epidídimo dilatado. Uma imagem incomum, descrita como "**megaespermatozoide dançante**" é ocasionalmente visualizada em pacientes vasectomizados (Vídeo 22.5). Materiais altamente ecogênicos dentro do epidídimo dilatado parecem se mover independentemente, sendo constituídos histologicamente por agregados de espermatozoides e macrófagos.[152]

Epididimite Crônica

A epididimite crônica é mais comumente observada em condições associadas **às reações granulomatosas**, incluindo **tuberculose**, **brucelose**, **sífilis** e **infecções parasitárias** e **fúngicas**.[60] Infecções epididimárias por tuberculose são as mais comuns destas e acredita-se que seja resultado da doença renal se disseminando pelo sistema geniturinário inferior, com 25% dos pacientes apresentando envolvimento bilateral.[153] Pacientes com epididimite granulomatosa crônica devido à disseminação de tuberculose a partir do sistema geniturinário reclamam de uma massa escrotal dura e indolor.[14] A ultrassonografia mostra mais comumente uma túnica albugínea espessada e um epidídimo espessado e irregular com aparência variável (Fig. 22.27). Calcificações podem ser identificadas na túnica albugínea ou no epidídimo. Achados associados incluem hidroceles, espessamento da parede escrotal e fístulas.[153] A epididimite granulomatosa não tratada pode se propagar para os testículos, causando orquiepididimite, embora isso seja menos comum que a doença epididimária isolada. O envolvimento testicular focal tem aspecto ultrassonográfico variável e pode simular uma neoplasia testicular na ultrassonografia. Pacientes também pode desenvolver epididimite crônica após episódios de epididimite bacteriana aguda não curadas.

Sarcoidose

A sarcoidose é uma doença granulomatosa, não infecciosa, crônica, que pode envolver o sistema genital.[154-156] Em uma série de autópsias, aproximadamente 5% dos casos apresentaram envolvimento do sistema genital, com o epidídimo mais frequentemente envolvido.[60] A apresentação clínica é de epididimite recorrente ou aguda ou aumento indolor do testículo ou epidídimo. Ultrassonograficamente, lesões sarcoidosas são massas irregulares e hipoecoicas, no testículo ou epidídimo (Fig. 22.28). Ocasionalmente, focos hiperecoicos calcificados com sombra acústica são visualizados. É difícil a distinção entre sarcoidose e um processo inflamatório ou neoplasia apenas pela ultrassonografia. Ressecção ou orquiectomia podem ser necessárias para um diagnóstico definitivo. Como observado anteriormente, a tuberculose também pode causar reação granulomatosa crônica do sistema genital, tipicamente epididimite granulomatosa.

DOR ESCROTAL AGUDA

A dor escrotal aguda pode apresentar numerosas causas. Entre as mais comuns incluem **torção do cordão espermático e testículo, epididimite ou orquite, torção de um apêndice testicular, hidrocele aguda, hérnia estrangulada, edema escrotal idiopático, púrpura de Henoch-Schönlein, abscesso, hemorragia traumática, hemorragia em uma neoplasia testicular** e **necrose gordurosa escrotal**. A **torção do cordão espermático** e a **epididimite** ou **orquiepididimite aguda** são as causas mais comuns de dor escrotal aguda. Essas condições não podem ser distinguidas por exame físico de rotina ou testes de laboratório em até 50% dos pacientes.[157] No passado, a exploração cirúrgica imediata era recomendada para meninos e homens jovens com dor escrotal aguda, a menos que um diagnóstico definitivo de epididimite ou orquite fosse feito. Essa abordagem agressiva resultou em aumento da taxa de preservação do testículo por torção, mas também em aumento dos procedimentos cirúrgicos desnecessários. Cintilografia, RM e ultrassonografia em tempo real com Doppler do escroto têm

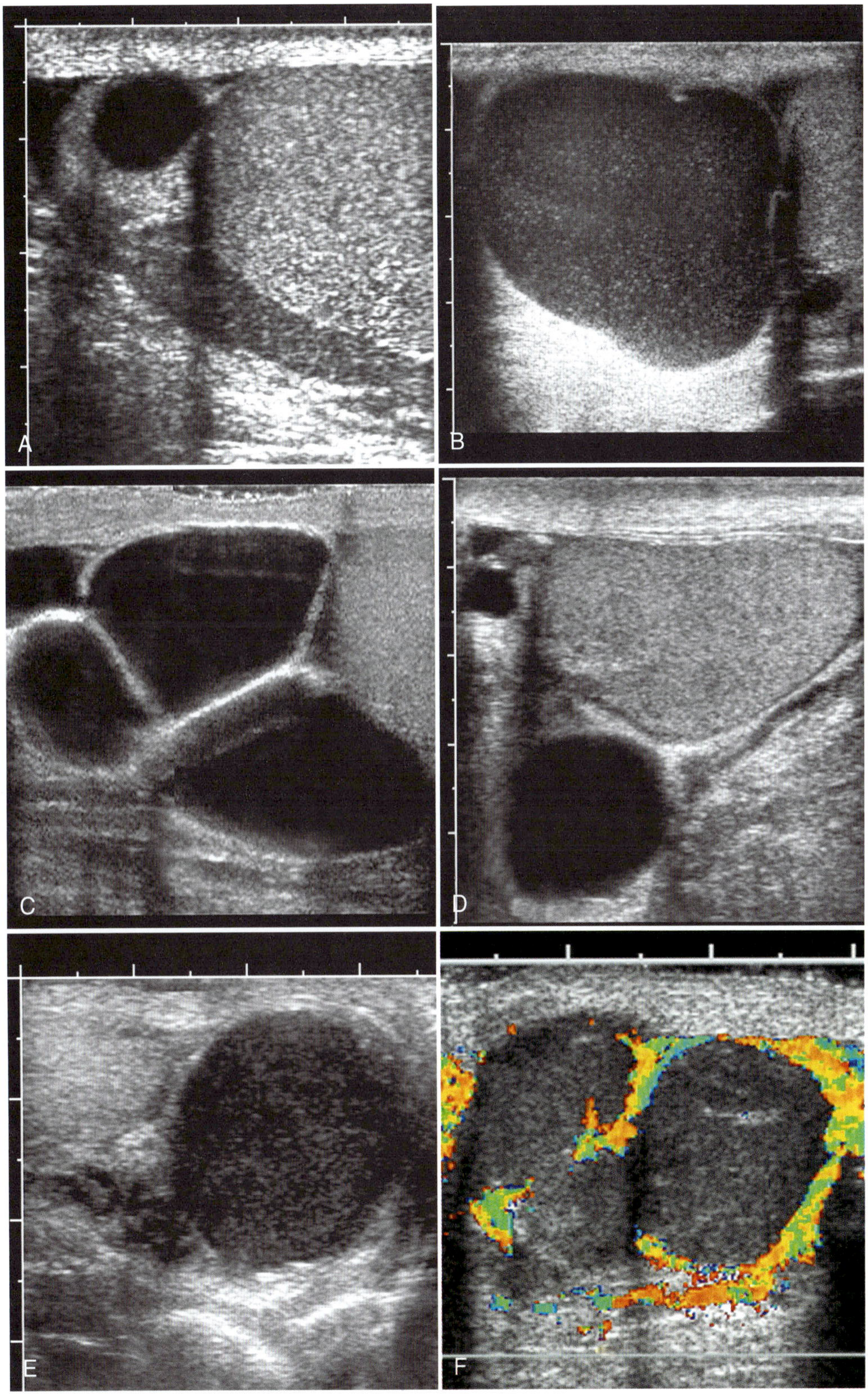

FIG. 22.25 Cistos escrotais extratesticulares: espectro de apresentações. (A) Espermatocele. Corte longitudinal mostra um cisto anecoico na cabeça do epidídimo. **(B) Espermatocele**. Corte longitudinal mostra um grande cisto contendo ecos internos na cabeça do epidídimo. **(C) Espermatocele septada**. Corte longitudinal mostra um cisto septado na cabeça do epidídimo. **(D) Cisto do epidídimo**. Corte longitudinal mostra um cisto no corpo do epidídimo. **(E) Cisto de remanescente de ducto deferente**. Corte longitudinal mostra um cisto com ecos internos inferior ao testículo (comprovado cirurgicamente). **(F) Cisto de inclusão epidermoide do epidídimo**. Corte longitudinal com Doppler colorido mostra massa cística bilobulada na cabeça do epidídimo, com vasos ao seu redor.

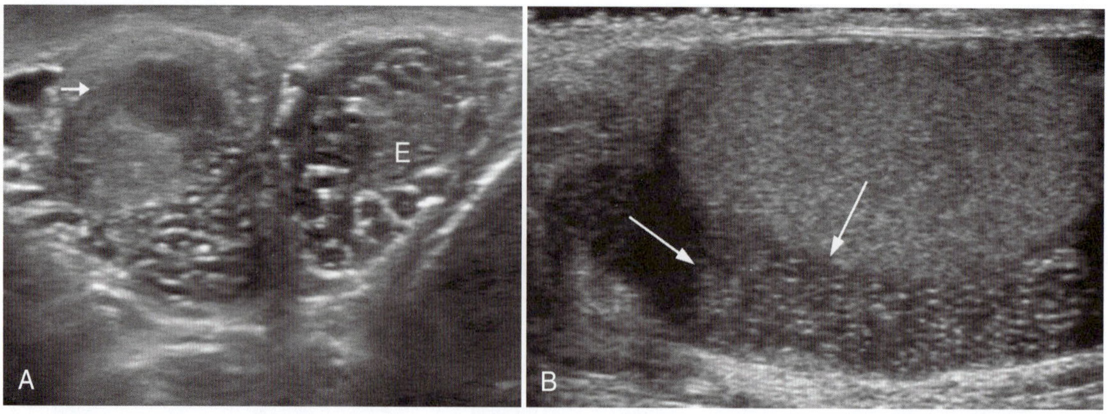

FIG. 22.26 Alterações pós-vasectomia. (A) Granuloma espermático. Corte transversal mostra uma massa heterogênea (*seta*) ao longo dos vasos deferentes e separada do epidídimo (*E*) em um paciente vasectomizado. **(B) Alterações pós-vasectomia no epidídimo.** Imagem longitudinal do escroto mostra ectasia dos dúctulos do epidídimo (*setas*) em um paciente vasectomizado. Ver também Vídeos 22.4 e 22.5.

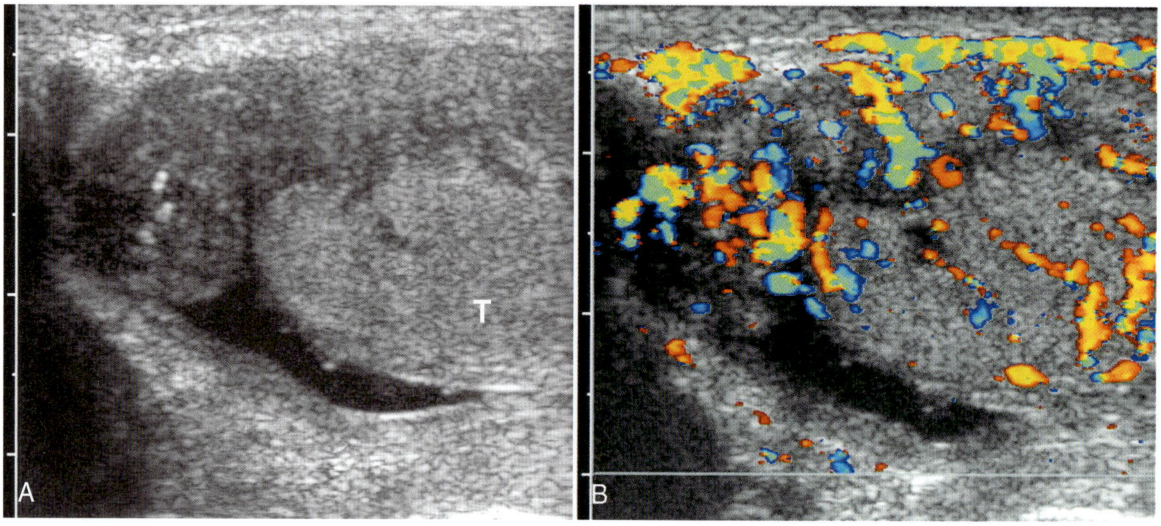

FIG. 22.27 Orquiepididimite tuberculosa. (A) Corte longitudinal mostra uma massa heterogênea com calcificação envolvendo a cabeça e o corpo do epidídimo e o testículo (*T*) adjacente. **(B)** Corte longitudinal com Doppler colorido mostra aumento da vascularização no epidídimo e no testículo adjacente.

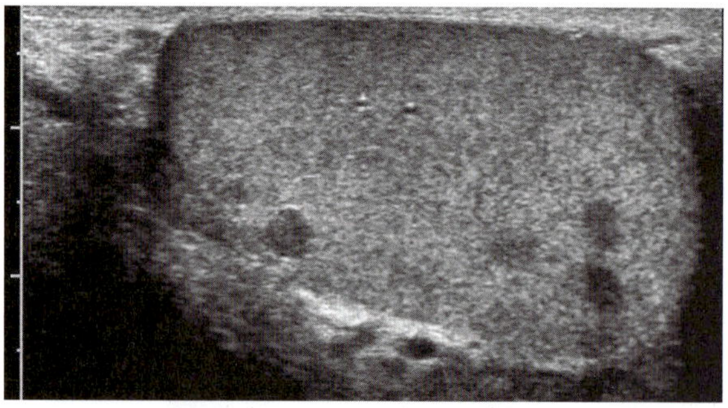

FIG. 22.28 Sarcoide testicular. A imagem longitudinal do testículo exibe múltiplas massas sólidas, pequenas e hipoecoicas resultantes de um sarcoide.

sido usadas para aumentar a acurácia da distinção entre infecção e torção.[158] Atualmente, ultrassonografia convencional usando fluxo colorido ou *power* Doppler é o método de imagem de escolha para diagnosticar a causa da dor escrotal aguda.

Causas da Dor Escrotal Aguda

- Torção do testículo
- Orquiepididimite
- Torção de apêndice testicular ou epididimário
- Hérnia estrangulada
- Trauma
- Edema escrotal idiopático
- Púrpura de Henoch-Schönlein

Torção

A torção é mais comum em adolescentes e representa apenas 20% dos fenômenos patológicos escrotais agudos em homens na fase pós-puberal.[3] Diagnóstico rápido é necessário porque a torção requer cirurgia imediata para preservar o testículo. A taxa de preservação do testículo é superior 80% se a cirurgia for realizada nas primeiras 5 a 6 horas após o início da dor, 70% se ocorrer em 6 a 12 horas e apenas 20% se for atrasada por mais de 12 horas.[159]

Existem dois tipos de torção testicular: intravaginal e extravaginal. A **torção extravaginal** ocorre mais comumente antes do nascimento e em recém-nascidos (até 30 dias de vida). A torção ocorre fora da túnica vaginal quando testículo, **gubernáculo** e túnica vaginal não estão fixados à parede escrotal, possibilitando a rotação dessas estruturas como uma unidade e causando a torção do cordão ao nível do anel externo. Se isso ocorrer *in utero*, o neonato afetado apresenta uma massa firme e indolor no escroto, associada a edema e alteração da coloração no lado afetado. O testículo está geralmente infartado e necrótico no nascimento. A torção testicular pós-natal é detectada no exame testicular.[160,161] **Torção intravaginal** é o tipo mais comum, originando-se na túnica vaginal e ocorrendo mais frequentemente na puberdade. Provém da suspensão anômala do testículo por um longo pedículo do mesentério do cordão espermático, resultando em envolvimento completo do cordão distal, testículo e epidídimo pela túnica vaginal. Isso permite que o testículo oscile e gire dentro da túnica vaginal como um badalo de sino, a assim chamada **deformidade em badalo de sino** (Fig. 22.29). A suspensão testicular anômala é bilateral em 50% a 80% dos pacientes; consequentemente, o testículo contralateral é geralmente fixado no momento da cirurgia também. Já é estabelecido que a ultrassonografia é considerada a primeira etapa na avaliação de dor escrotal aguda.[162-164] Os achados ultrassonográficos variam com a duração e o grau da rotação. As alterações na ultrassonografia em escala de cinza são inespecíficas na fase aguda da torção.[157,161,165] Um testículo torcido com ecogenicidade normal e homogênea na imagem em escala de cinza apresenta chance elevada de preservação bem-sucedida na cirurgia.[166] O aumento testicular e a diminuição da ecogenicidade são os achados mais comuns em 4 a 6 horas após o início da torção. Se a torção persistir, em 24 horas os testículos podem desenvolver ecotextura heterogênea secundária à congestão vascular, hemorragia e infarto[167-169] (Fig. 22.30). Ecogenicidade hipoecoica ou heterogênea pode indicar não viabilidade, embora isso não seja específico.[166]

A torção pode alterar a posição do eixo longo do testículo. Achados ultrassonográficos extratesticulares ocorrem comumente na torção e são importantes reconhecê-los. O cordão espermático imediatamente cranial ao testículo e epidídimo é torcido, causando um padrão característico de "**nó de torção**" ou "padrão de redemoinho" de camadas concêntricas vistas na ultrassonografia ou RM[161,170,171] (Fig. 22.30G e H). O epidídimo pode estar aumentado e heterogêneo devido à hemorragia ou isquemia, havendo dificuldade de separá-lo do nó de torção do cordão espermático. Esse complexo esférico epidídimo-cordão pode ser confundido com epididimite.[161] Hidrocele reativa e espessamento cutâneo escrotal são vistos geralmente na torção. Massas extratesticulares ecogênicas, grandes ou complexas, causadas por hemorragia na túnica vaginal ou no epidídimo podem ser vistas nos casos não diagnosticados de torção.[172] Os achados na ultrassonografia em escala de tons de cinza da torção aguda e subaguda não são específicos e podem ser vistos no infarto testicular causado por epididimite, orquiepididimite e ruptura testicular traumática ou infarto.

A ultrassonografia com Doppler colorido é a técnica mais útil e rápida para estabelecer o diagnóstico de torção testicular e ajudar a distinguir torção de orquiepididimite.[157,162,167] A ausência de fluxo sanguíneo intratesticular na ultrassonografia com Doppler colorido e *power* Doppler é considerada diagnóstica de isquemia (Doppler de amplitude e colorido parecem ter sensibilidade equivalente no diagnóstico de torção).[173-178] O exame meticuloso do parênquima testicular com o uso de configurações de Doppler para detecção de baixo fluxo (frequência de repetição de pulso baixa, baixo filtro de parede, alto ganho no Doppler, pequena caixa de amostragem de cor, menor configuração de limiar possível) é importante porque os vasos intratesticulares são pequenos e têm baixas velocidades de fluxo, especialmente na fase pré-puberal. A ultrassonografia com Doppler colorido é mais sensível para mostrar fluxo testicular diminuído na torção incompleta do que a cintilografia, que hoje em dia é raramente utilizada para diagnóstico de torção.[179] Na torção testicular, o Doppler colorido tem sensibilidade de 80% a 98%, especificidade de 97% a 100% e taxa de acurácia de 97%.[161,162,180] O uso de agentes de contraste intravasculares na ultrassonografia aumenta a sensibilidade e a especificidade de detecção de fluxo sanguíneo no escroto.[175,181] Em pacientes pediátricos, pode ser difícil documentar fluxo em um testículo normal.[182] Na prática, muitos cirurgiões preferem explorar cirurgicamente o testículo se os sinais e sintomas clínicos são sugestivos e os resultados da ultrassonografia forem inconclusivos.

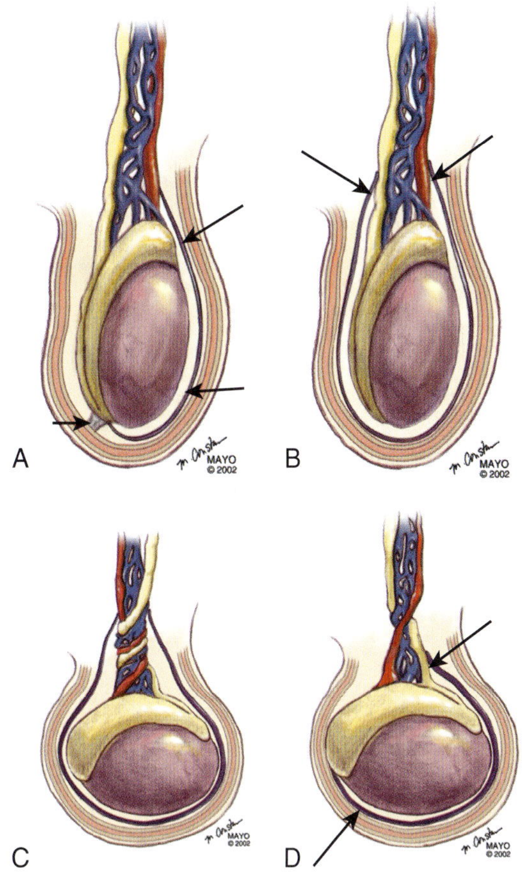

FIG. 22.29 Anomalia do "badalo do sino", torção intravaginal e torção extravaginal. (A) Anatomia normal. A túnica vaginal (*setas*) não envolve completamente o testículo e epidídimo, que estão conectados à parede posterior do escroto (*seta curta*). **(B) Anomalia do badalo do sino**. A túnica vaginal (*setas*) envolve completamente o testículo, o epidídimo e parte do cordão espermático, predispondo à torção. **(C) Torção intravaginal**. Anomalia do badalo do sino com torção completa do cordão espermático, comprometendo o suprimento sanguíneo para o testículo. **(D) Torção extravaginal em um recém-nascido**. A túnica vaginal (*setas*) está em posição normal, mas a mobilidade anormal possibilita a rotação do testículo, epidídimo e cordão espermático.

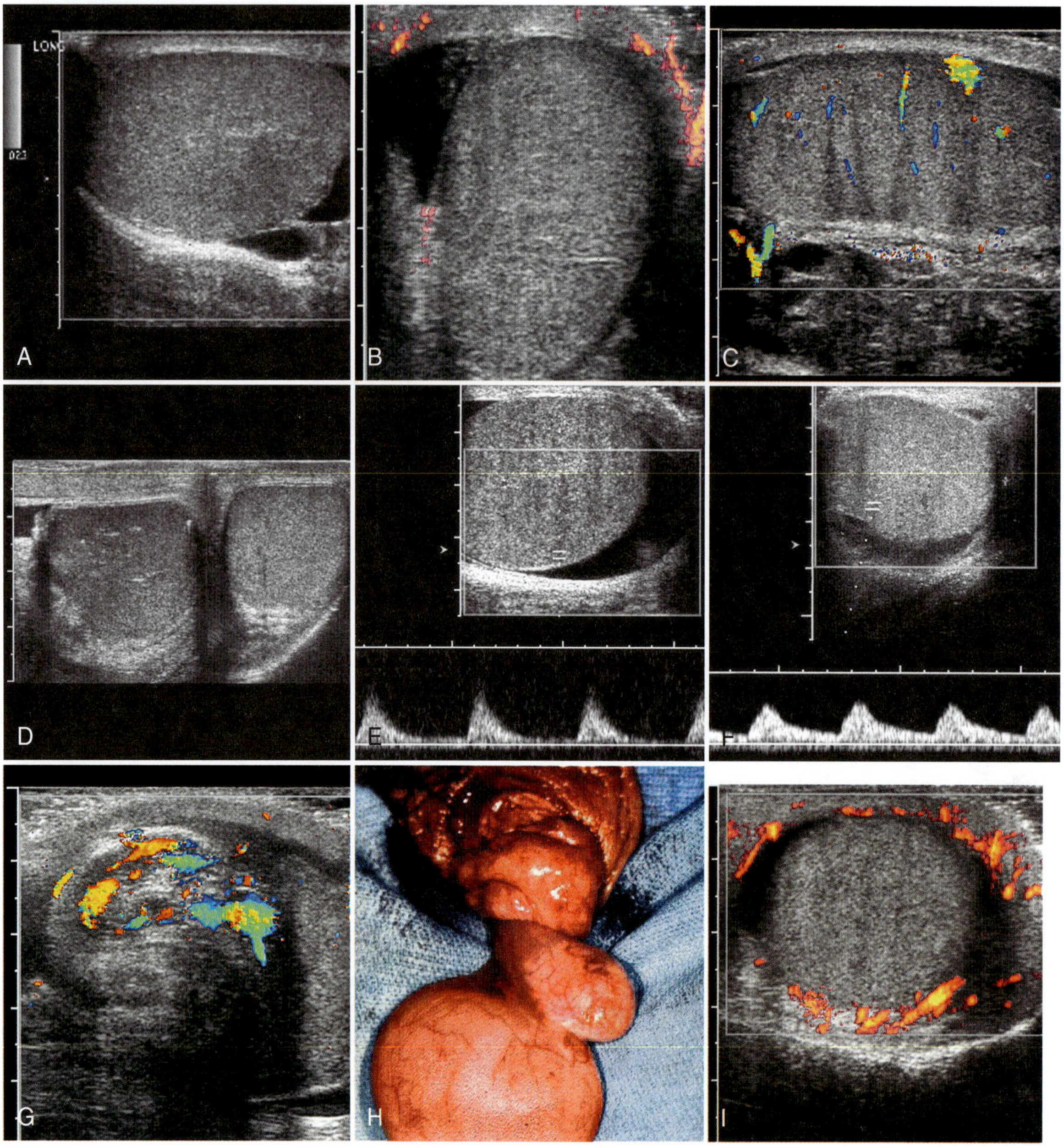

FIG. 22.30 Torção do cordão espermático e testículo: espectro de aparências. (A)-(D) Torção aguda. Corte longitudinal com *power* Doppler mostra **(A)** ausência de fluxo no testículo e **(B)** posição anormal, transversal e vertical do testículo, sem fluxo. **(C)** Após distorção manual do caso **B**, um corte longitudinal com Doppler colorido mostra a posição normal do testículo com fluxo sanguíneo. O testículo tem aspecto estriado devido à isquemia prévia. **(D)** Corte transversal duplo em escala de cinza mostra testículo direito aumentado hipoecoico devido à torção e espessamento cutâneo do hemiescroto direito. **(E) Torção parcial**. Corte longitudinal com Doppler espectral mostra um padrão de onda arterial testicular de alta resistência, com pequeno fluxo diastólico por causa da oclusão venosa; pequena hidrocele reacional foi encontrada. **(F)** Após distorção espontânea do caso **E**, corte longitudinal com Doppler espectral mostra o retorno do fluxo diastólico. **(G) Nó de torção**. Corte longitudinal com torção aguda do cordão espermático mostra o "nó de torção" do complexo do epidídimo e cordão espermático. **(H) Torção aguda**. Fotografia intra-operatória mostra o cordão espermático torcido que dá o aspecto de "nó de torção" na ultrassonografia. **(I) Torção subaguda** (3 dias de dor). Corte transversal com *power* Doppler mostra ausência de fluxo no interior do testículo com hiperemia circundante. (**H** com permissão de Winter TC. Ultrasonography of the scrotum. Appl Radiol 2002;31[3]:9-18[169]).

A torção não é um fenômeno "tudo ou nada". Equívocos potenciais no uso da ultrassonografia para o diagnóstico de torção são **torção parcial**, **torção/distorção** e **isquemia devido à orquite**. Torção de pelo menos 540 graus é necessária para oclusão arterial completa.[162,183] Na torção parcial de 360 graus, ou menos, o fluxo arterial ainda pode ocorrer, mas o retorno venoso está muitas vezes obstruído, causando fluxo diastólico arterial diminuído no Doppler espectral[184,185] (Fig. 22.30E). Se ocorrer distorção espontânea, o fluxo no interior do testículo afetado pode ser normal ou aumentado e simular orquite.[186] Distorção espontânea pode levar a sequelas incluindo infarto testicular segmentar.[102,103] Infarto testicular segmentar também pode acontecer na **púrpura de Henoch-Schönlein** ou na **orquite** (Fig. 22.14). Orquite também pode causar isquemia global do testículo e simular torção.[186]

Em casos de torção subaguda ou crônica, a US com Doppler colorido mostra a inexistência de fluxo no testículo e aumento do fluxo nos tecidos paratesticulares, incluindo o complexo epidídimo-cordão e fáscia dartos (Fig. 22.30I).

Torção do **apêndice testicular** ou **do apêndice do epidídimo** são causas de dor escrotal aguda e podem simular clinicamente torção testicular, embora não exista outros sintomas clínicos e o **reflexo cremastérico** ainda seja desencadeado. Os pacientes raramente são encaminhados para exame de imagem porque a dor geralmente não é intensa e o apêndice torcido é clinicamente evidenciado no exame clínico como um pequeno nódulo firme, palpável na face superior do testículo, com coloração azulada, ou sinal do "**ponto azul**".[187] Até 95% dos apêndices torcidos envolvem o apêndice do testículo e ocorrem mais frequentemente em meninos com 7 a 14 anos.[65] O aspecto ultrassonográfico do apêndice testicular torcido tem sido descrito como uma massa hiperecoica avascular com um foco hipoecoico central adjacente à cabeça de um testículo normalmente perfundido e circundada por uma área de perfusão aumentada no Doppler com fluxo colorido.[162,188] Estes casos são tratados conservadoramente com a dor tipicamente desaparecendo em 2 a 3 dias com a atrofia do apêndice torcido. O papel da ultrassonografia é descartar torção testicular ou orquiepididimite. O **edema escrotal idiopático** ocorre, tipicamente, antes da puberdade com início agudo de eritema escrotal indolor e edema subcutâneo. O edema escrotal idiopático desaparece, em casos típicos, espontaneamente em 1 a 3 dias sem sequelas.

Epididimite e Orquiepididimite

Epididimite é a causa mais comum de dor escrotal aguda após a puberdade. Ela pode ser aguda ou crônica, dependendo do microrganismo causal e da duração do processo. A epididimite aguda geralmente resulta de infecção do sistema urinário inferior, sendo as vias hematogênica ou traumática menos comuns. Os agentes etiológicos mais comuns são ***Escherichia coli***, ***Pseudomonas*** e ***Klebsiella***. Microrganismos transmitidos sexualmente levando à uretrite, como ***Neisseria gonorrhoeae*** e ***Chlamydia trachomatis***, são causas comuns de epididimite em homens mais jovens. Menos frequentemente, a epididimite pode ser causada por **tuberculose**, **vírus da caxumba** ou **orquite sifilítica**.[153,159] A idade de pico de incidência é 40 a 50 anos. Tipicamente, os pacientes apresentam início insidioso de dor, que aumenta após 1 a 2 dias. Febre, disúria e corrimento uretral também podem ocorrer.

Na **epididimite aguda**, a ultrassonografia caracteristicamente mostra espessamento e aumento do epidídimo, envolvendo inicialmente a cauda e frequentemente se disseminando até envolver todo o epidídimo[190] (Fig. 22.31A e B). A ecogenicidade do epidídimo geralmente está diminuída e sua ecotextura geralmente é grosseira e heterogênea, provavelmente devido a edema ou hemorragia, ou ambos. Ultrassonografia com Doppler colorido costuma mostrar aumento do fluxo sanguíneo no epidídimo ou testículo, ou em ambos, quando comparado ao lado assintomático.[191] A formação de hidrocele reativa é comum, e espessamento da parede escrotal pode estar associada.

Extensão direta da inflamação do epidídimo para o testículo, chamada **orquiepididimite**, ocorre em até 20% dos pacientes com epididimite aguda. Orquite isolada também pode ocorrer. Nesses casos, o fluxo sanguíneo aumentado é localizado no testículo (Fig. 22.31D e E; Vídeo 22.6). O envolvimento testicular pode ser focal ou difuso. Caracteristicamente, **orquite focal** produz uma área hipoecoica adjacente a porção aumentada do epidídimo. O Doppler colorido mostra aumento do fluxo na área hipoecoica do testículo; aumento do fluxo na túnica vascular pode ser visível como linhas de sinal colorido irradiando-se do mediastino testicular.[192] Essas linhas coloridas correspondem à acentuação septal vista como faixas ecogênicas na ultrassonografia em escala de cinza (Fig. 22.31H e I). O Doppler espectral mostra fluxo diastólico aumentado na orquite não complicada (Fig. 22.32A). Se não tratado, todo o testículo pode ser envolvido, aparecendo hipoecoico e aumentado. Enquanto a pressão no testículo aumenta por edema, pode ocorrer infarto venoso com hemorragia, aparecendo hiperecoico inicialmente e hipoecoico depois.[192] Isquemia e infarto subsequente podem ocorrer quando a vascularização do testículo estiver comprometida por oclusão venosa ou trombose venosa.[193] Quando o comprometimento vascular é importante, resultando em infarto testicular completo, as alterações são indistinguíveis das observadas na torção testicular. Ultrassonografia com Doppler colorido pode mostrar áreas focais de hiperemia reativa e fluxo sanguíneo aumentado associado a áreas relativamente avasculares de infarto, tanto no testículo quanto no epidídimo nos casos de orquiepididimite grave. Fluxo diastólico reverso nos padrões de onda arterial do testículo é um achado preocupante associado a infarto testicular nos casos de orquiepididimite grave[194] (Fig. 22.32B).

Além do infarto, outras complicações da orquiepididimite aguda incluem a formação de abscesso e desenvolvimento de piocele (Figs. 22.13 e 22.17F). Alterações crônicas podem ser vistas no epidídimo ou testículo após uma orquiepididimite clinicamente resolvida. O edema do epidídimo pode persistir e aparecer como uma massa heterogênea na ultrassonografia. O testículo pode ter aspecto estriado persistente devido à acentuação septal por fibrose (Figs. 22.33 e 22.34). Esse aspecto estriado do testículo não é específico e também pode ser visto após isquemia por torção ou durante reparo cirúrgico de hérnia.[192,195] Um aspecto heterogêneo similar no testículo pode ser visto em pacientes mais velhos por causa de **esclerose e atrofia dos túbulos seminíferos**.[196] Áreas focais de infarto no testículo podem persistir como áreas hipoecoicas cuneiformes ou cônicas ou podem aparecer como cicatrizes hiperecoicas.[192] Se tiver ocorrido infarto completo do testículo por causa de orquiepididimite, o testículo pode se tornar pequeno e com ecotextura hipoecoica ou heterogênea.

Gangrena de Fournier

A gangrena de Fournier é uma **fasciíte necrotizante do períneo**, da genitália externa e da área perianal que ocorre com mais frequência em homens entre 50 e 70 anos. A origem é geralmente uma doença da pele sobrejacente, do sistema urinário ou da área colorretal, muitas vezes devido a infecção polimicrobiana sinérgica.[197] Fatores predisponentes incluem imunossupressão sistêmica, diabetes melito, alcoolismo crônico e terapia com esteroides.[152] Em geral, estão envolvidos múltiplos microrganismos, incluindo *Klebsiella*, *Streptococcus*, *Proteus* e *Staphylococcus*. Geralmente é necessário desbridamento cirúrgico do tecido desvitalizado, e as taxas de morbidade e mortalidade são altas sem tratamento imediato. A US é útil no diagnóstico porque revela espessamento da parede escrotal contendo gás e sombra associada.

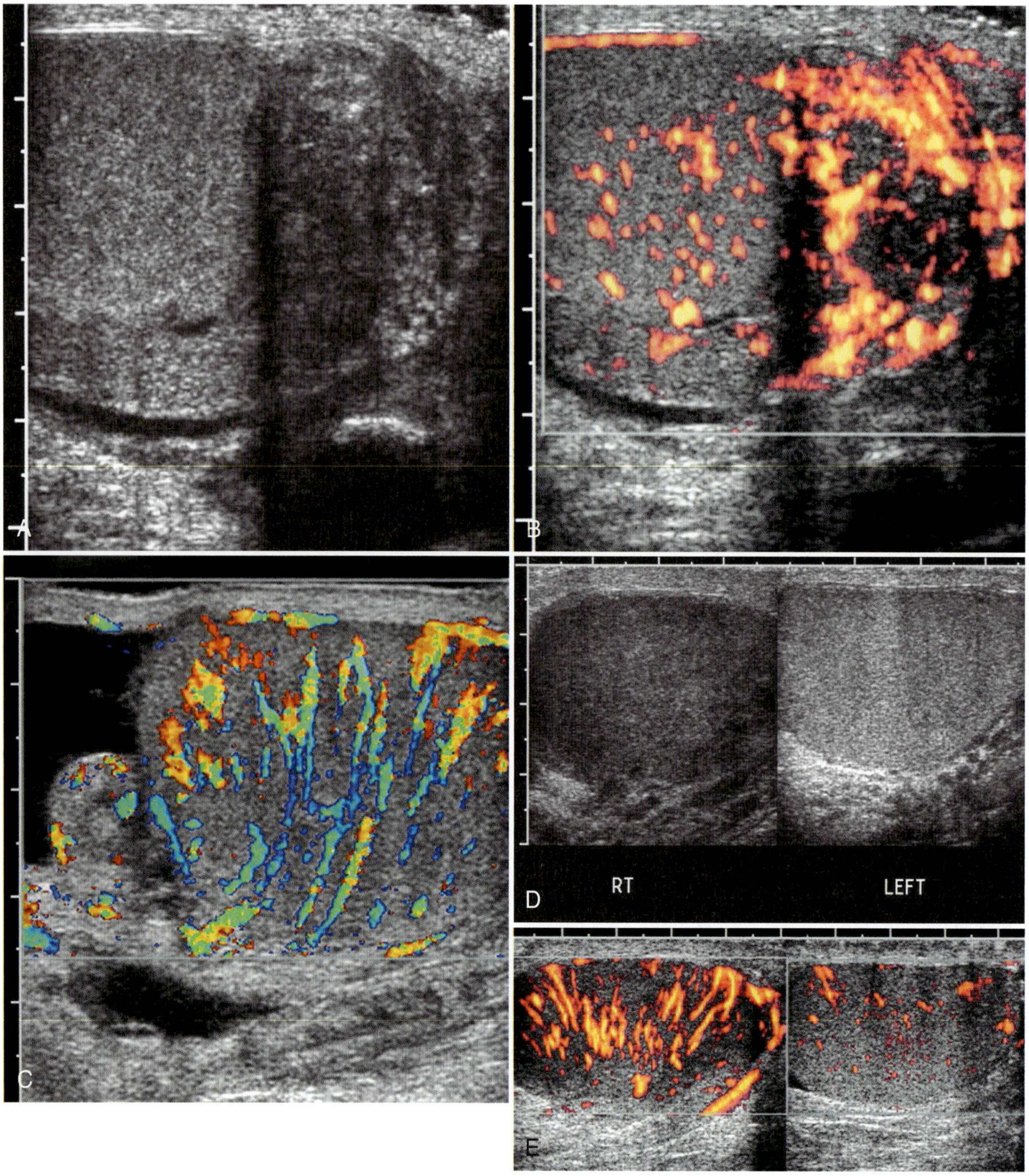

FIG. 22.31 Orquiepididimite, epididimite e orquite: espectro de apresentações. (A) e (B) Epididimite aguda. Imagens longitudinal em escala de cinza e com Doppler colorido mostram aumento e ecotextura heterogênea da cauda do epidídimo, com elevação considerável do fluxo na cauda do epidídimo e pequeno fluxo aumentado no testículo adjacente. **(C) Orquiepididimite aguda**. Corte longitudinal com Doppler colorido mostra fluxo aumentado no epidídimo e testículo. **(D)** e **(E) Orquite aguda**. Imagens longitudinais duplas em escala de cinza e com Doppler colorido mostram que o testículo direito é hipoecoico e tem considerável aumento do fluxo.

TRAUMA

Na avaliação da integridade testicular na situação de trauma agudo, o papel principal da ultrassonografia é avaliar a continuidade da túnica albugínea: isso determina o manejo clínico. A interrupção da túnica albugínea indica ruptura testicular. O diagnóstico imediato de ruptura testicular é de extrema importância por causa da relação direta entre intervenção cirúrgica precoce e preservação do testículo. Aproximadamente 90% dos testículos rompidos podem ser salvos se a cirurgia for realizada nas primeiras 72 horas, enquanto apenas 45% podem ser salvos após 72 horas.[198]

Os aspectos ultrassonográficos de testículos rompidos incluem áreas focais de ecogenicidade testicular alterada, correspondendo a áreas de hemorragia ou infarto e formação de hematocele em 33% dos pacientes. Um plano de fratura bem-definido raramente é identificado.

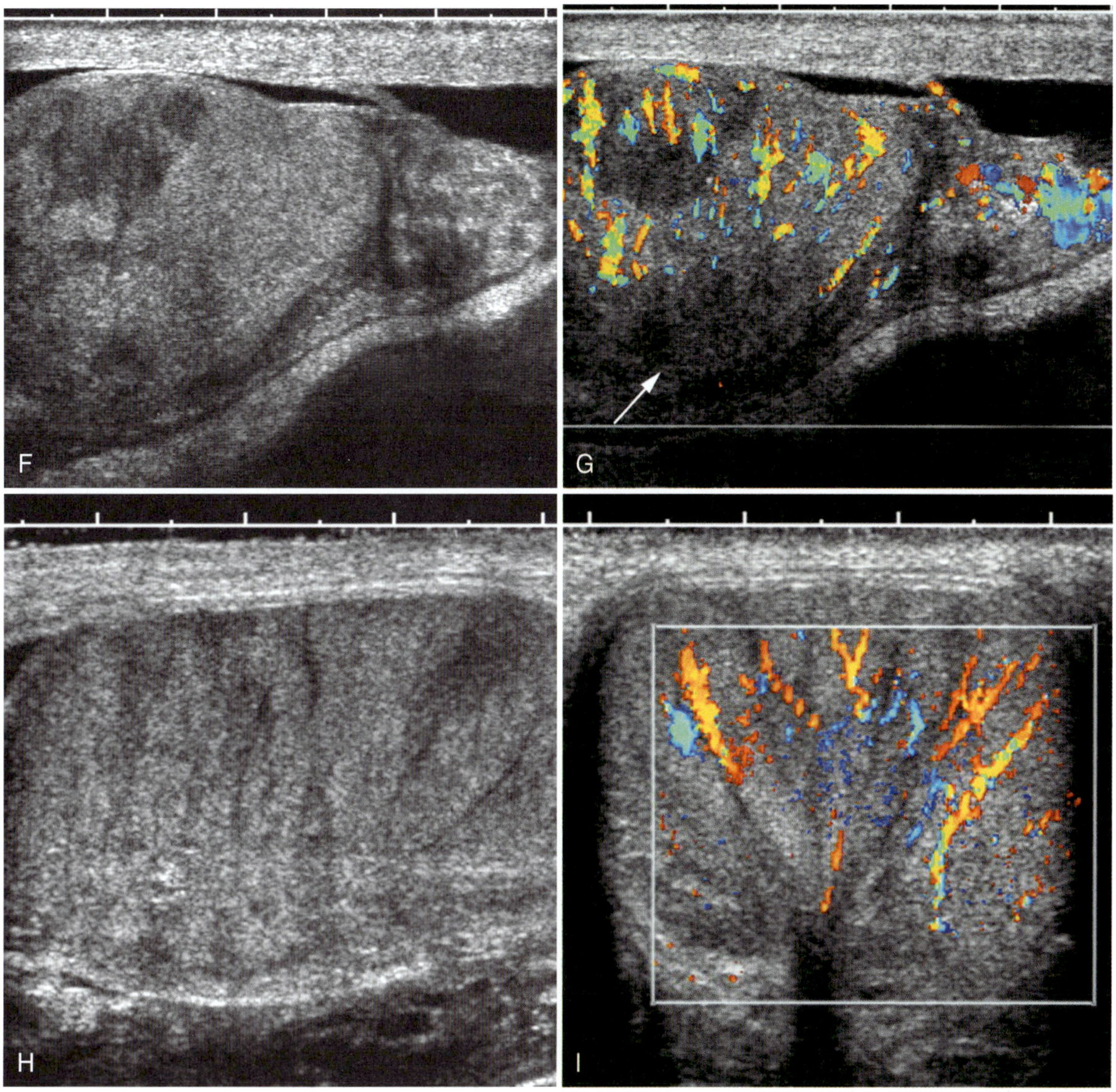

FIG. 22.31 ***(Cont.)*** **(F)** Corte longitudinal em escala de cinza com 3 semanas de orquiepididimite não resolvida com antibioticoterapia mostra áreas hipoecoicas no testículo e uma cauda do epidídimo aumentada e heterogênea. **(G)** US com Doppler colorido mostra fluxo aumentado no testículo e no epidídimo com uma área de fluxo diminuído devido à isquemia (*seta*). **(H)** e **(I)** **Orquite aguda**. Imagens longitudinais em escala de cinza e com Doppler colorido mostram faixas hipoecoicas devido à acentuação septal por edema e aumento da vascularização do testículo. Ver também Vídeo 22.6.

Uma túnica albugínea com ruptura associada com extrusão dos túbulos seminíferos é específica para ruptura (Fig. 22.35E; Vídeo 22.7). Todavia, a sensibilidade do diagnóstico da ruptura baseada na ruptura da túnica isoladamente é de apenas 50%. A heterogeneidade do testículo, associada à irregularidade do contorno testicular, pode ser útil para se obter o diagnóstico de ruptura.[110,199,200] A US com Doppler colorido pode ser útil porque a ruptura da túnica albugínea está quase sempre associada à ruptura da túnica vasculosa e à perda de suprimento sanguíneo de parte ou da totalidade do testículo.[110] Embora não sejam específicas para a ruptura testicular, essas características podem sugerir o diagnóstico, na configuração clínica apropriada, de imediata exploração cirúrgica.

O diagnóstico clínico muitas vezes é impossível em consequência da significativa dor e edema escrotal; assim, a US pode ser valiosa na avaliação da integridade da túnica albugínea e na extensão do hematoma testicular.[110,198-200] A túnica albugínea visualizada intacta deve excluir a ruptura, mas um hematoma intraescrotal complexo pode ser difícil de ser distinguido de ruptura testicular e pode obscurecer a túnica (Fig. 22.35A).[110,201] Pacientes apresentando grandes hematomas intraescrotais ou hematoceles frequentemente são submetidos à exploração cirúrgica, porque é difícil excluir a ruptura na US quando existe líquido complexo circundante.[110] Se um paciente com um presumido hematoma intratesticular não for explorado cirurgicamente, cabe ao médico acompanhar a anormalidade intratesticular até a resolução, porque um tumor testicular pode imitar um hematoma intratesticular e também predispor à ruptura após um trauma relativamente pequeno.

Fratura testicular se refere à descontinuidade do parênquima testicular normal, que pode ocorrer mesmo sem ruptura da túnica albugínea. Um hematoma ou hematocele intratesticular

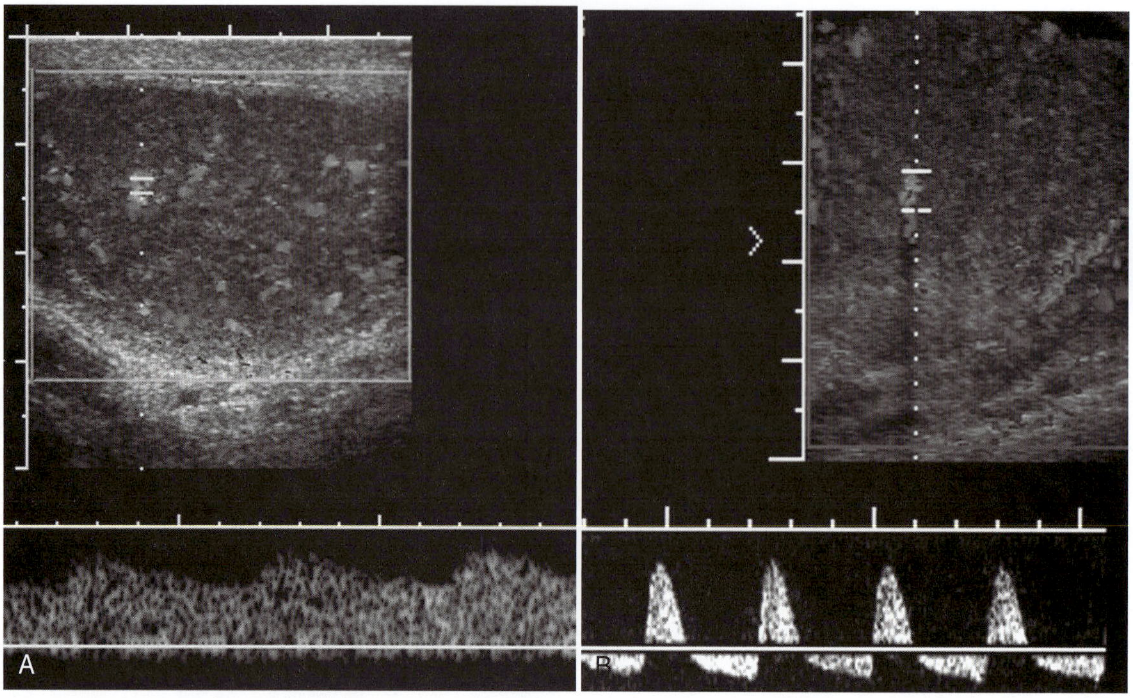

FIG. 22.32 Alterações do Doppler espectral na orquite. (A) Orquite não complicada. US longitudinal com Doppler espectral mostra fluxo diastólico aumentado no testículo. **(B) Orquite com comprometimento venoso**. US longitudinal com Doppler espectral em orquite mais grave mostra fluxo diastólico reverso devido a edema que impede o fluxo venoso.

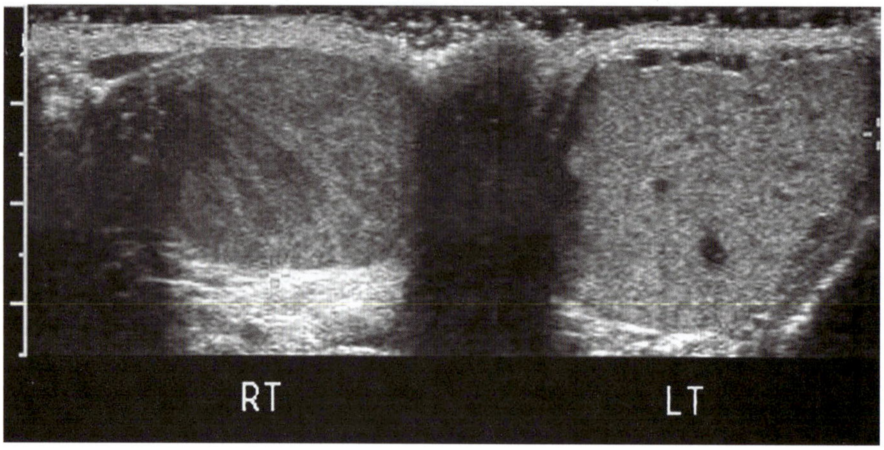

FIG. 22.33 Testículo "estriado" heterogêneo. Imagem duplo transversal mostra heterogeneidade no testículo direito com marcada acentuação septal devido à orquite prévia. Este aspecto também pode ser visto após isquemia. RT = direita; LT = esquerda.

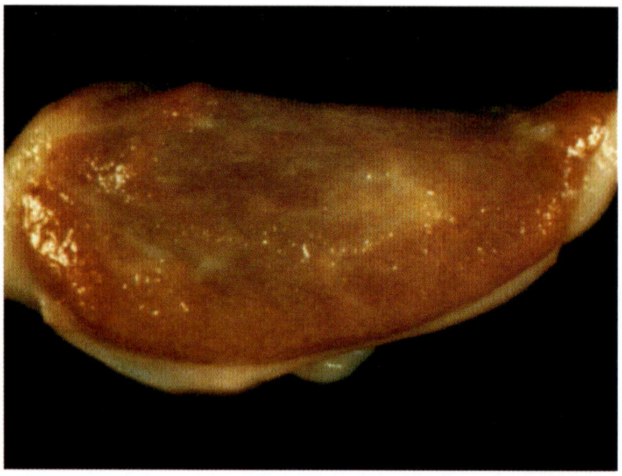

FIG. 22.34 Fibrose do testículo após orquite. Peça de anatomia patológica do testículo mostra faixas lineares de fibrose (*áreas brancas*) devido à orquite grave prévia. Um testículo "em estágio final" similar poderia ter este aspecto devido à isquemia.

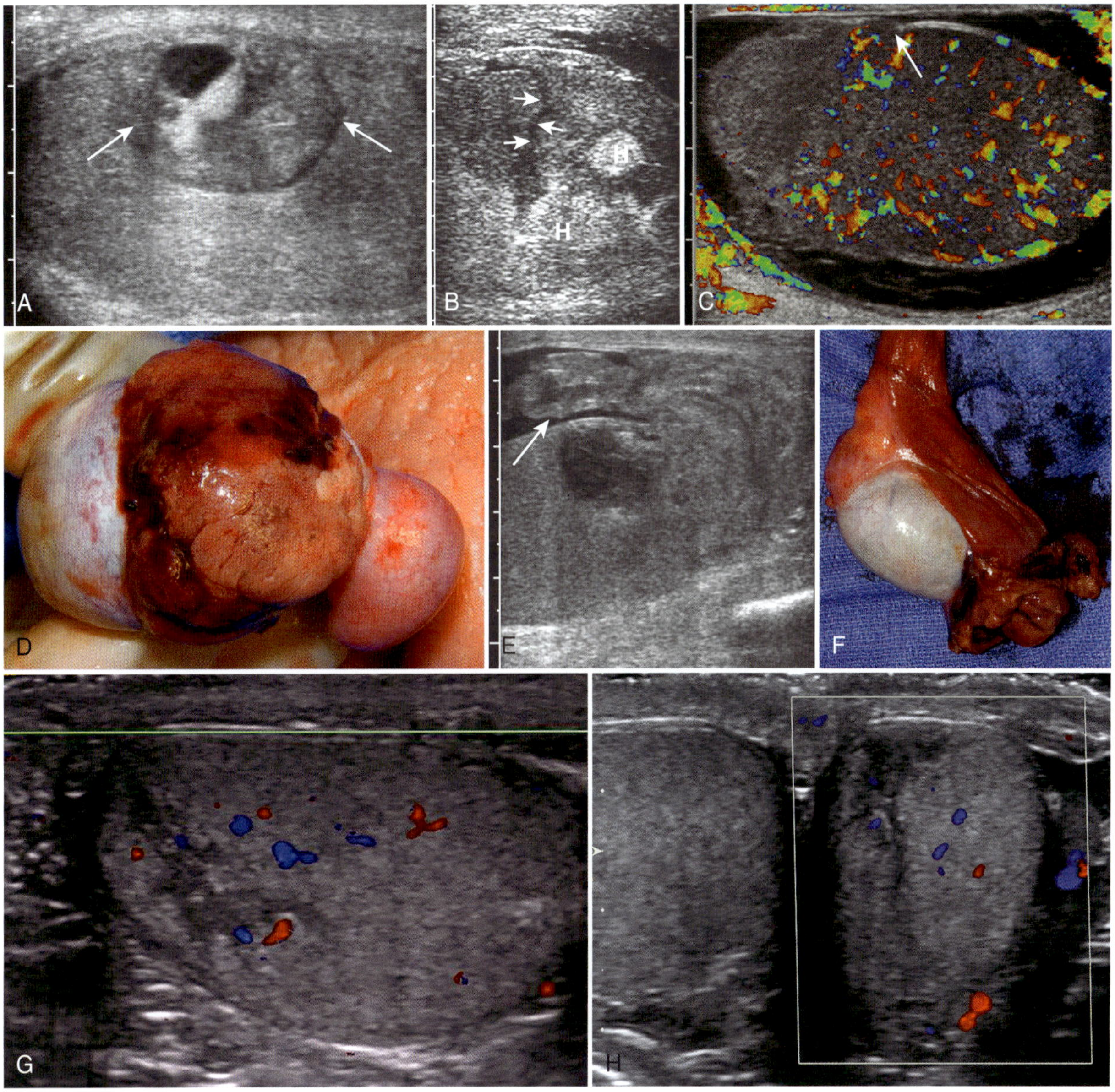

FIG. 22.35 Trauma testicular: espectro de aparências. (A) Hematoma. A imagem longitudinal mostra hematoma (*setas*) na superfície anterior do testículo. A túnica estava intacta na cirurgia. **(B) Fratura testicular**. A imagem transversal mostra um testículo heterogêneo com uma faixa linear (*setas*) indicando a fratura. *H*, Hematoma testicular. **(C) Ruptura da túnica**. Imagem longitudinal de Doppler colorido mostrando contorno irregular do testículo, com ruptura da túnica (*seta*). O parênquima testicular extruído não mostra fluxo colorido. **(D)** Mesmo caso de **C**. Fotografia obtida durante a cirurgia mostrando laceração da túnica no testículo direito exposto. **(E) Ruptura do testículo**. A imagem longitudinal mostra ruptura do testículo, com extrusão dos túbulos seminíferos (*seta*). **(F)** Mesmo caso que em **E**, fotografia durante a cirurgia mostra ruptura inferior na túnica, com extrusão dos túbulos seminíferos. **(G)** e **(H) Fratura do testículo.** Imagens longitudinal e transversal com Doppler colorido do testículo esquerdo mostra uma faixa linear irregular, hipoecoica, avascular, representando uma fratura testicular após trauma agudo não penetrante. A túnica albugínea estava intacta. Ver também Vídeo 22.7.

associado pode estar presente. Na ultrassonografia, a fratura aparece como uma faixa linear, hipoecoica, avascular, estendendo-se através do parênquima testicular (Fig. 22.35).

A US também pode ser feita para determinar a gravidade do trauma escrotal resultante de lesão escrotal penetrante. O ferimento por projetil de arma de fogo é a causa mais comum; outras causas incluem esfaqueamento, automutilação, mordidas por humanos ou animais e lesões por projéteis. As lesões bilaterais são mais comuns nos casos de trauma penetrante.[202] O trauma penetrante pode romper a túnica albugínea, assim como penetrar no parênquima, causando uma lesão semelhante a uma fratura. A US consegue avaliar o grau da lesão e detectar corpos estranhos ou ar, que indicam o trajeto da lesão penetrante.[203] A ultrassonografia com Doppler consegue avaliar a viabilidade dos testículos na ocorrência de trauma penetrante. Uma cuidadosa avaliação em escala de cinza e com Doppler colorido do epidídimo é realizada para todas as lesões traumáticas. A epididimite traumática é um achado isolado que não deve ser confundido com um processo infeccioso.[204]

CRIPTORQUIDIA

Os testículos permanecem próximos ao anel inguinal profundo até o sétimo mês de gestação, quando normalmente começam seu descenso através do canal inguinal para os escrotos.[1,2] O **gubernáculo testicular** é uma estrutura fibromuscular que se estende do polo inferior do testículo até o escroto e guia o testículo no seu descenso, um processo que normalmente já está completo ao nascimento. **Criptorquidia** é uma das anomalias geniturinárias mais comuns nos meninos. Ao nascimento, 3,5% dos meninos pesando mais de 2.500 g apresentam criptorquidia; 10% a 25% destes casos são bilaterais. Este percentual cai para 0,8% com a idade de 1 ano porque o testículo desce espontaneamente na maioria dos lactentes. A incidência de criptorquidia aumenta para 30% nos prematuros, chegando perto de 100% nos neonatos com peso inferior a 1 kg. O descenso completo é necessário para o amadurecimento total do testículo.[205,206]

Testículos mal posicionados podem estar localizados em qualquer lugar ao longo da via de descenso, desde o retroperitônio até o escroto. A maioria (80%) dos testículos ectópicos é palpável, situados distalmente ao anel inguinal externo. **Anorquia** ocorre em 4% dos pacientes remanescentes com testículos impalpáveis.[206]

A localização do testículo ectópico é importante para a prevenção de duas potenciais complicações do criptorquidismo: **infertilidade** e **câncer**. É mais provável que o testículo que não desceu para o escroto sofra alteração maligna que o testículo tópico.[3] A doença maligna mais comum é o **seminoma**. O risco de malignidade aumenta tanto no testículo que não desceu após orquidopexia quanto no testículo normal. Por isso, exames cuidadosos seriados de ambos os testículos são essenciais.

Na US, o **testículo ectópico** é, com frequência, menor e levemente menos ecogênico do que o testículo normal, contralateral (Fig. 22.36). A parte infravaginal, que é o segmento bulbar distal do gubernáculo testicular, pode ser confundida com o testículo. Após o descenso completo do testículo, a parte infravaginal e o gubernáculo normalmente atrofiam. Se o testículo não descer para o escroto, as duas estruturas persistem. A parte infravaginal se localiza distalmente ao testículo que não desceu, geralmente no escroto, mas pode ser encontrado no canal inguinal. Na US, a parte infravaginal é uma estrutura filamentosa, de ecogenicidade similar ao testículo, hipoecoica, com o gubernáculo apontando para ela.[207]

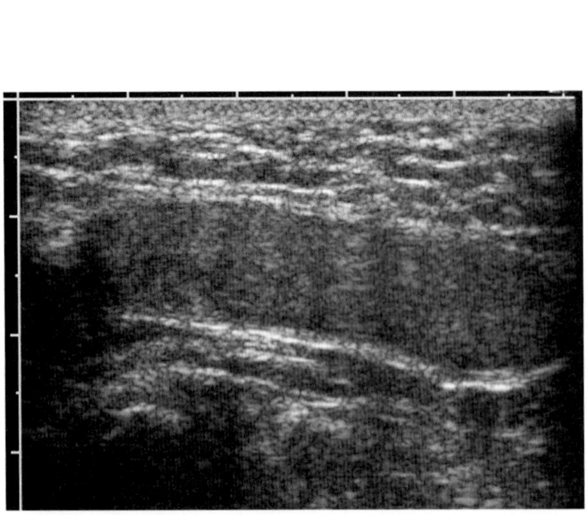

FIG. 22.36 Testículo no canal inguinal. Corte longitudinal mostra um testículo alongado, ovoide, que não está no escroto.

A US é, com frequência, realizada na avaliação inicial de criptorquidia, embora sua utilidade seja questionada porque é insensível em detectar testículos intra-abdominais altos.[208] A RM também é utilizada na criptorquidia, porque é mais sensível que a US na detecção de testículos ectópicos no retroperitôneo.[209,210] A não visualização de um testículo ectópico na ultrassonografia ou RM não descarta sua existência, portanto, uma laparoscopia ou exploração cirúrgica deve ser realizada se clinicamente indicada.

REFERÊNCIAS

1. Larsen WJ. Human embryology. New York: Churchill Livingstone; 1993. p. 235-280.
2. Moore KL, Persaud TVN. The developing human: clinically oriented embryology. 5th ed. Philadelphia: Saunders; 1993.
3. Krone KD, Carroll BA. Scrotal ultrasound. Radiol Clin North Am. 1985;23(1):121-139.
4. Trainer TD. Histology of the normal testis. Am J Surg Pathol. 1987;11(10):797-809.
5. Siegel MJ. The acute scrotum. Radiol Clin North Am. 1997;35(4):959-976.
6. Thomas RD, Dewbury KC. Ultrasound appearances of the rete testis. Clin Radiol. 1993;47(2):121-124.
7. Johnson KA, Dewbury KC. Ultrasound imaging of the appendix testis and appendix epididymis. Clin Radiol. 1996;51(5):335-337.
8. Sellars ME, Sidhu PS. Ultrasound appearances of the testicular appendages: pictorial review. Eur Radiol. 2003;13(1):127-135.
9. Black JA, Patel A. Sonography of the normal extratesticular space. AJR Am J Roentgenol. 1996;167(2):503-506.
10. Allen TD. Disorders of the male external genitalia. In: Kelalis PP, King LR, editors. Clinical pediatric urology. Philadelphia: Saunders; 1976. p. 636-668.
11. Middleton WD, Bell MW. Analysis of intratesticular arterial anatomy with emphasis on transmediastinal arteries. Radiology. 1993;189(1):157-160.
12. Fakhry J, Khoury A, Barakat K. The hypoechoic band: a normal finding on testicular sonography. AJR Am J Roentgenol. 1989;153(2):321-323.
13. Bushby LH, Sellars ME, Sidhu PS. The "two-tone" testis: spectrum of ultrasound appearances. Clin Radiol. 2007;62(11):1119-1123.
14. Middleton WD, Thorne DA, Melson GL. Color Doppler ultrasound of the normal testis. AJR Am J Roentgenol. 1989;152(2):293-297.
15. Gooding GA. Sonography of the spermatic cord. AJR Am J Roentgenol. 1988;151(4):721-724.
16. Benson CB, Doubilet PM, Richie JP. Sonography of the male genital tract. AJR Am J Roentgenol. 1989;153(4):705-713.
17. Rifkin MD, Kurtz AB, Pasto ME, Goldberg BB. Diagnostic capabilities of high-resolution scrotal ultrasonography: prospective evaluation. J Ultrasound Med. 1985;4(1):13-19.
18. Rifkin MD, Kurtz AB, Pasto ME, et al. The sonographic diagnosis of focal and diffuse infiltrating intrascrotal lesions. Urol Radiol. 1984;6(1):20-26.
19. Carroll BA, Gross DM. High-frequency scrotal sonography. AJR Am J Roentgenol. 1983;140(3):511-515.
20. Woodward PJ, Sohaey R, O'Donoghue MJ, Green DE. From the archives of the AFIP: tumors and tumorlike lesions of the testis: radiologic-pathologic correlation. Radiographics. 2002;22(1):189-216.
21. Beccia DJ, Krane RJ, Olsson CA. Clinical management of non-testicular intrascrotal tumors. J Urol. 1976;116(4):476-479.
22. Frates MC, Benson CB, DiSalvo DN, et al. Solid extratesticular masses evaluated with sonography: pathologic correlation. Radiology. 1997;204(1):43-46.
23. Alleman WG, Gorman B, King BF, et al. Benign and malignant epididymal masses evaluated with scrotal sonography: clinical and pathologic review of 85 patients. J Ultrasound Med. 2008;27(8):1195-1202.
24. Kenney PJ. Solid extratesticular masses. Radiology. 1998;206(1):290.
25. Grantham JG, Charboneau JW, James EM, et al. Testicular neoplasms: 29 tumors studied by high-resolution US. Radiology. 1985;157(3):775-780.
26. Siegel R, DeSantis C, Virgo K, et al. Cancer treatment and survivorship statistics 2012. CA Cancer J Clin. 2012;62(4):220-241.

27. Kreydin EI, Barrisford GW, Feldman AS, Preston MA. Testicular cancer: what the radiologist needs to know. AJR Am J Roentgenol. 2013;200(6):1215-1225.
28. Kirschling RJ, Kvols LK, Charboneau JW, et al. High-resolution ultrasonographic and pathologic abnormalities of germ cell tumors in patients with clinically normal testes. Mayo Clin Proc. 1983;58(10):648-653.
29. Javadpour N. Principles and management of testicular cancer. New York: Thieme; 1986.
30. Horwich A. Testicular cancer: investigation and management. 2nd ed. London: Chapman and Hall Medical; 1996.
31. Winter TC. There is a mass in the scrotum-what does it mean?: Evaluation of the scrotal mass. Ultrasound Q. 2009;25(4):195-205.
32. Moch H, Cubilla AL, Humphrey PA, et al. The 2016 WHO classification of tumours of the urinary system and male genital organs-Part A: renal, penile, and testicular tumors. Eur Urol. 2016;70(10):93-105.
33. Cotran RS, Kumar V, Collins T. Pathologic basis of disease. 6th ed. Philadelphia: Saunders; 1999. p. 1011-1034.
34. Heiken JP. Tumors of the testis and testicular adnexa. In: Pollack HM, McClennan BL, Dyer R, editors. Clinical urography. 2nd ed. Philadelphia: Saunders; 2000. p. 1716-1741.
35. Horstman WG, Melson GL, Middleton WD, Andriole GL. Testicular tumors: findings with color Doppler US. Radiology. 1992;185(3):733-737.
36. Luker GD, Siegel MJ. Pediatric testicular tumors: evaluation with gray-scale and color Doppler US. Radiology. 1994;191(2):561-564.
37. Hindley RG, Chandra A, Saunders A, O'Brien TS. Impalpable testis cancer. BJU Int. 2003;92(6):572-574.
38. Powell TM, Tarter TH. Management of nonpalpable incidental testicular masses. J Urol. 2006;176(1):96-98.
39. Carmignani L, Gadda F, Gazzano G, et al. High incidence of benign testicular neoplasms diagnosed by ultrasound. J Urol. 2003;170(5):1783-1786.
40. Carmignani L, Morabito A, Gadda F, et al. Prognostic parameters in adult impalpable ultrasonographic lesions of the testicle. J Urol. 2005;174(3):1035-1038.
41. Horstman WG, Haluszka MM, Burkhard TK. Management of testicular masses incidentally discovered by ultrasound. J Urol. 1994;151(5):1263-1265.
42. Talerman A, Roth LM. Pathology of the testis and its adnexa. In: Talerman A, Roth LM, editors. Germ cell tumors. New York: Churchill Livingstone; 1986.
43. Jacobsen GK, Talerman A. Atlas of germ cell tumors. J Pathol. 1989;160:86-87.
44. Schwerk WB, Schwerk WN, Rodeck G. Testicular tumors: prospective analysis of real-time US patterns and abdominal staging. Radiology. 1987;164(2):369-374.
45. Akin EA, Khati NJ, Hill MC. Ultrasound of the scrotum. Ultrasound Q. 2004;20(4):181-200.
46. Geraghty MJ, Lee FT Jr, Bernsten SA, et al. Sonography of testicular tumors and tumor-like conditions: a radiologic-pathologic correlation. Crit Rev Diagn Imaging. 1998;39(1):1-63.
47. Damjanov I. Tumors of the testis and epididymis. In: Murphy WM, editor. Urological pathology. 2nd ed. Philadelphia: Saunders; 1997. p. 342-400.
48. Ulbright TM. Germ cell neoplasms of the testis. Am J Surg Pathol. 1993;17(11):1075-1091.
49. Frush DP, Sheldon CA. Diagnostic imaging for pediatric scrotal disorders. Radiographics. 1998;18(4):969-985.
50. Mostofi FK, Price EB. Tumors of the male genital system. Atlas of tumor pathology. Washington, DC: Armed Forces Institute of Pathology; 1973.
51. Rushton HG, Belman AB, Sesterhenn I, et al. Testicular sparing surgery for prepubertal teratoma of the testis: a clinical and pathological study. J Urol. 1990;144(3):726-730.
52. Carver BS, Al-Ahmadie H, Sheinfeld J. Adult and pediatric testicular teratoma. Urol Clin North Am. 2007;34(2):245-251.
53. Emory TH, Charboneau JW, Randall RV, et al. Occult testicular interstitial-cell tumor in a patient with gynecomastia: ultrasonic detection. Radiology. 1984;151(2):474.
54. Tasu JP, Faye N, Eschwege P, et al. Imaging of burned-out testis tumor: five new cases and review of the literature. J Ultrasound Med. 2003;22(5):515-521.
55. Mindrup SR, Konety BR. Testicular recurrence from "primary" retroperitoneal germ cell tumor. Urology. 2004;64(5):1031.
56. Shawker TH, Javadpour N, O'Leary T, et al. Ultrasonographic detection of "burned-out" primary testicular germ cell tumors in clinically normal testes. J Ultrasound Med. 1983;2(10):477-479.
57. Maizlin ZV, Belenky A, Kunichezky M, et al. Leydig cell tumors of the testis: gray scale and color Doppler sonographic appearance. J Ultrasound Med. 2004;23(7):959-964.
58. Gabrilove JL, Freiberg EK, Leiter E, Nicolis GL. Feminizing and non-feminizing Sertoli cell tumors. J Urol. 1980;124(6):757-767.
59. Young S, Gooneratne S, Straus FH, 2nd, et al. Feminizing Sertoli cell tumors in boys with Peutz-Jeghers syndrome. Am J Surg Pathol. 1995;19(1):50-58.
60. Ulbright TM, Amin MB, Young RH. Tumors of the testis, adnexa, spermatic cord, and scrotum. In: Rosai J, Sobin LH, editors. Atlas of tumor pathology, fasc 25, ser 3. Washington, DC: Armed Forces Institute of Pathology; 1999. p. 1-366.
61. Duncan PR, Checa F, Gowing NF, et al. Extranodal non-Hodgkin's lymphoma presenting in the testicle: a clinical and pathologic study of 24 cases. Cancer. 1980;45(7):1578-1584.
62. Mostofi FK, Sobin LH. Histological typing of testis tumours. International histological classification of tumors of the testes. Geneva: World Health Organization; 1977.
63. Mazzu D, Jeffrey RB Jr, Ralls PW. Lymphoma and leukemia involving the testicles: findings on gray-scale and color Doppler sonography. AJR Am J Roentgenol. 1995;164(3):645-647.
64. Rayor RA, Scheible W, Brock WA, Leopold GR. High resolution ultrasonography in the diagnosis of testicular relapse in patients with acute lymphoblastic leukemia. J Urol. 1982;128(3):602-603.
65. Dogra VS, Gottlieb RH, Oka M, Rubens DJ. Sonography of the scrotum. Radiology. 2003;227(1):18-36.
66. Iizumi T, Shinohara S, Amemiya H, et al. Plasmacytoma of the testis. Urol Int. 1995;55(4):218-221.
67. Bude RO. Testicular plasmacytoma: appearance on gray-scale and power Doppler sonography. J Clin Ultrasound. 1999;27(6):345-346.
68. Avitable AM, Gansler TS, Tomaszewski JE, et al. Testicular plasmacytoma. Urology. 1989;34(1):51-54.
69. Grignon DJ, Shum DT, Hayman WP. Metastatic tumours of the testes. Can J Surg. 1986;29(5):359-361.
70. Werth V, Yu G, Marshall FF. Nonlymphomatous metastatic tumor to the testis. J Urol. 1982;127(1):142-144.
71. Hanash KA, Carney JA, Kelalis PP. Metastatic tumors to testicles: routes of metastasis. J Urol. 1969;102(4):465-468.
72. Hamm B, Fobbe F, Loy V. Testicular cysts: differentiation with US and clinical findings. Radiology. 1988;168(1):19-23.
73. Shergill IS, Thwaini A, Kapasi F, et al. Management of simple intratesticular cysts: a single-institution 11-year experience. Urology. 2006;67(6):1266-1268.
74. Martinez-Berganza MT, Sarria L, Cozcolluela R, et al. Cysts of the tunica albuginea: sonographic appearance. AJR Am J Roentgenol. 1998;170(1):183-185.
75. Dogra VS, Gottlieb RH, Rubens DJ, Liao L. Benign intratesticular cystic lesions: US features. Radiographics. 2001;21:S273-S281.
76. Warner KE, Noyes DT, Ross JS. Cysts of the tunica albuginea testis: a report of 3 cases with a review of the literature. J Urol. 1984;132(1):131-132.
77. Poster RB, Spirt BA, Tamsen A, Surya BV. Complex tunica albuginea cyst simulating an intratesticular lesion. Urol Radiol. 1991;13(2):129-132.
78. Sudakoff GS, Quiroz F, Karcaaltincaba M, Foley WD. Scrotal ultrasonography with emphasis on the extratesticular space: anatomy, embryology, and pathology. Ultrasound Q. 2002;18(4):255-273.
79. Takihara H, Valvo JR, Tokuhara M, Cockett AT. Intratesticular cysts. Urology. 1982;20(1):80-82.
80. Tartar VM, Trambert MA, Balsara ZN, Mattrey RF. Tubular ectasia of the testicle: sonographic and MR imaging appearance. AJR Am J Roentgenol. 1993;160(3):539-542.
81. Brown DL, Benson CB, Doherty FJ, et al. Cystic testicular mass caused by dilated rete testis: sonographic findings in 31 cases. AJR Am J Roentgenol. 1992;158(6):1257-1259.

82. Weingarten BJ, Kellman GM, Middleton WD, Gross ML. Tubular ectasia within the mediastinum testis. J Ultrasound Med. 1992;11(7):349-353.
83. Older RA, Watson LR. Tubular ectasia of the rete testis: a benign condition with a sonographic appearance that may be misinterpreted as malignant. J Urol. 1994;152(2 Pt 1):477-478.
84. Cho CS, Kosek J. Cystic dysplasia of the testis: sonographic and pathologic findings. Radiology. 1985;156(3):777-778.
85. Keetch DW, McAlister WH, Manley CB, Dehner LP. Cystic dysplasia of the testis. Sonographic features with pathologic correlation. Pediatr Radiol. 1991;21(7):501-503.
86. Atchley JT, Dewbury KC. Ultrasound appearances of testicular epidermoid cysts. Clin Radiol. 2000;55(7):493-502.
87. Bruni SG, Glanc P. Bilateral epidermoid cysts of the testes: a characteristic appearance on ultrasonography. Ultrasound Q. 2015;31(3):205-207.
88. Sanderson AJ, Birch BR, Dewbury KC. Case report: multiple epidermoid cysts of the testes—the ultrasound appearances. Clin Radiol. 1995;50(6):414-415.
89. Malvica RP. Epidermoid cyst of the testicle: an unusual sonographic finding. AJR Am J Roentgenol. 1993;160(5):1047-1048.
90. Stein MM, Stein MW, Cohen BC, et al. Unusual sonographic appearance of an epidermoid cyst of the testis. J Ultrasound Med. 1999;18(10):723-726.
91. Maizlin ZV, Belenky A, Baniel J, et al. Epidermoid cyst and teratoma of the testis: sonographic and histologic similarities. J Ultrasound Med. 2005;24(10):1403-1409.
92. Eisenmenger M, Lang S, Donner G, et al. Epidermoid cysts of the testis: organ-preserving surgery following diagnosis by ultrasonography. Br J Urol. 1993;72(6):955-957.
93. Cho JH, Chang JC, Park BH, et al. Sonographic and MR imaging findings of testicular epidermoid cysts. AJR Am J Roentgenol. 2002;178(3):743-748.
94. Langer JE, Ramchandani P, Siegelman ES, Banner MP. Epidermoid cysts of the testicle: sonographic and MR imaging features. AJR Am J Roentgenol. 1999;173(5):1295-1299.
95. Hermansen MC, Chusid MJ, Sty JR. Bacterial epididymo-orchitis in children and adolescents. Clin Pediatr (Phila). 1980;19(12):812-815.
96. Korn RL, Langer JE, Nisenbaum HL, et al. Non-Hodgkin's lymphoma mimicking a scrotal abscess in a patient with AIDS. J Ultrasound Med. 1994;13(9):715-718.
97. Smith FJ, Bilbey JH, Filipenko JD, Goldenberg SL. Testicular pseudotumor in the acquired immunodeficiency syndrome. Urology. 1995;45(3):535-537.
98. Wu VH, Dangman BC, Kaufman RP Jr. Sonographic appearance of acute testicular venous infarction in a patient with a hypercoagulable state. J Ultrasound Med. 1995;14(1):57-59.
99. Bilagi P, Sriprasad S, Clarke JL, et al. Clinical and ultrasound features of segmental testicular infarction: six-year experience from a single centre. Eur Radiol. 2007;17(11):2810-2818.
100. Flanagan JJ, Fowler RC. Testicular infarction mimicking tumour on scrotal ultrasound—a potential pitfall. Clin Radiol. 1995;50(1):49-50.
101. Einstein DM, Paushter DM, Singer AA, et al. Fibrotic lesions of the testicle: sonographic patterns mimicking malignancy. Urol Radiol. 1992;14(3):205-210.
102. Ledwidge ME, Lee DK, Winter 3rd TC, et al. Sonographic diagnosis of superior hemispheric testicular infarction. AJR Am J Roentgenol. 2002;179(3):775-776.
103. Sriprasad S, Kooiman GG, Muir GH, Sidhu PS. Acute segmental testicular infarction: differentiation from tumour using high frequency colour Doppler ultrasound. Br J Radiol. 2001;74(886):965-967.
104. Mevorach RA, Lerner RM, Dvoretsky PM, Rabinowitz R. Testicular abscess: diagnosis by ultrasonography. J Urol. 1986;136(6):1213-1216.
105. Thompson JP, Bhatt S, Rubens D. Identify before orchiectomy: segmental testicular infarct. Ultrasound Q. 2015;31(3):198-201.
106. Avila NA, Premkumar A, Shawker TH, et al. Testicular adrenal rest tissue in congenital adrenal hyperplasia: findings at gray-scale and color Doppler US. Radiology. 1996;198(1):99-104.
107. Vanzulli A, DelMaschio A, Paesano P, et al. Testicular masses in association with adrenogenital syndrome: US findings. Radiology. 1992;183(2):425-429.
108. Shawker TH, Doppman JL, Choyke PL, et al. Intratesticular masses associated with abnormally functioning adrenal glands. J Clin Ultrasound. 1992;20(1):51-58.
109. Seidenwurm D, Smathers RL, Kan P, Hoffman A. Intratesticular adrenal rests diagnosed by ultrasound. Radiology. 1985;155(2):479-481.
110. Bhatt S, Dogra VS. Role of US in testicular and scrotal trauma. Radiographics. 2008;28(6):1617-1629.
111. Gierke CL, King BF, Bostwick DG, et al. Large-cell calcifying Sertoli cell tumor of the testis: appearance at sonography. AJR Am J Roentgenol. 1994;163(2):373-375.
112. Vegni-Talluri M, Bigliardi E, Vanni MG, Tota G. Testicular microliths: their origin and structure. J Urol. 1980;124(1):105-107.
113. Bieger RC, Passarge E, McAdams AJ. Testicular intratubular bodies. J Clin Endocrinol Metab. 1965;25(10):1340-1346.
114. Middleton WD, Teefey SA, Santillan CS. Testicular microlithiasis: prospective analysis of prevalence and associated tumor. Radiology. 2002;224(2):425-428.
115. Kim B, Winter 3rd TC, Ryu JA. Testicular microlithiasis: clinical significance and review of the literature. Eur Radiol. 2003;13(12):2567-2576.
116. Nistal M, Paniagua R, Diez-Pardo JA. Testicular microlithiasis in 2 children with bilateral cryptorchidism. J Urol. 1979;121(4):535-537.
117. Janzen DL, Mathieson JR, Marsh JI, et al. Testicular microlithiasis: sonographic and clinical features. AJR Am J Roentgenol. 1992;158(5):1057-1060.
118. Backus ML, Mack LA, Middleton WD, et al. Testicular microlithiasis: imaging appearances and pathologic correlation. Radiology. 1994;192(3):781-785.
119. Dagash H, Mackinnon EA. Testicular microlithiasis: what does it mean clinically? BJU Int. 2007;99(1):157-160.
120. Lam DL, Gerscovich EO, Kuo MC, McGahan JP. Testicular microlithiasis: our experience of 10 years. J Ultrasound Med. 2007;26(7):867-873.
121. Winter TC, Kim B, Lowrance W, Middleton W. Testicular microlithiasis: what should you recommend? AJR Am J Roentgenol. 2016;206(6):1164-1169.
122. Nye PJ, Prati RC Jr. Idiopathic hydrocele and absent testicular diastolic flow. J Clin Ultrasound. 1997;25(1):43-46.
123. Worthy L, Miller EI, Chinn DH. Evaluation of extratesticular findings in scrotal neoplasms. J Ultrasound Med. 1986;5(5):261-263.
124. Gooding GA, Leonhardt WC, Marshall G, et al. Cholesterol crystals in hydroceles: sonographic detection and possible significance. AJR Am J Roentgenol. 1997;169(2):527-529.
125. Rathaus V, Konen O, Shapiro M, et al. Ultrasound features of spermatic cord hydrocele in children. Br J Radiol. 2001;74(885):818-820.
126. Cunningham JJ. Sonographic findings in clinically unsuspected acute and chronic scrotal hematoceles. AJR Am J Roentgenol. 1983;140(4):749-752.
127. Sung T, Riedlinger WF, Diamond DA, Chow JS. Solid extratesticular masses in children: radiographic and pathologic correlation. AJR Am J Roentgenol. 2006;186(2):483-490.
128. Fitzgibbons RJ Jr, Forse RA. Clinical practice. Groin hernias in adults. N Engl J Med. 2015;372(8):756-763.
129. Bhosale PR, Patnana M, Viswanathan C, Szklaruk J. The inguinal canal: anatomy and imaging features of common and uncommon masses. Radiographics. 2008;28(3):819-835.
130. Linkowski GD, Avellone A, Gooding GA. Scrotal calculi: sonographic detection. Radiology. 1985;156(2):484.
131. Kim ED, Lipshultz LI. Role of ultrasound in the assessment of male infertility. J Clin Ultrasound. 1996;24(8):437-453.
132. Beddy P, Geoghegan T, Browne RF, Torreggiani WC. Testicular varicoceles. Clin Radiol. 2005;60(12):1248-1255.
133. Zucchi A, Mearini L, Mearini E, et al. Varicocele and fertility: relationship between testicular volume and seminal parameters before and after treatment. J Androl. 2006;27(4):548-551.
134. Gonda RL Jr, Karo JJ, Forte RA, O'Donnell KT. Diagnosis of subclinical varicocele in infertility. AJR Am J Roentgenol. 1987;148(1):71-75.
135. Doherty FJ. Ultrasound of the nonacute scrotum. Semin Ultrasound CT MR. 1991;12(2):131-156.
136. Graif M, Hauser R, Hirshebein A, et al. Varicocele and the testicular-renal venous route: hemodynamic Doppler sonographic investigation. J Ultrasound Med. 2000;19(9):627-631.
137. Howards SS. Treatment of male infertility. N Engl J Med. 1995;332(5):312-317.

138. Tétreau R, Julian P, Lyonnet D, Rouvière O. Intratesticular varicocele: an easy diagnosis but unclear physiopathologic characteristics. J Ultrasound Med. 2007;26(12):1767-1773.
139. Atasoy C, Fitoz S. Gray-scale and color Doppler sonographic findings in intratesticular varicocele. J Clin Ultrasound. 2001;29(7):369-373.
140. Krainik A, Sarrazin JL, Camparo P, et al. Fibrous pseudotumor of the epididymis: imaging and pathologic correlation. Eur Radiol. 2000;10(10):1636-1638.
141. al-Otaibi L, Whitman GJ, Chew FS. Fibrous pseudotumor of the epididymis. AJR Am J Roentgenol. 1997;168(6):1586.
142. Oliva E, Young RH. Paratesticular tumor-like lesions. Semin Diagn Pathol. 2000;17(4):340-358.
143. Thum G. Polyorchidism: case report and review of literature. J Urol. 1991;145(2):370-372.
144. Leung ML, Gooding GA, Williams RD. High-resolution sonography of scrotal contents in asymptomatic subjects. AJR Am J Roentgenol. 1984;143(1):161-164.
145. Pavone-Macaluso M, Smith PH, Bagshaw MA, editors. Testicular cancer and other tumors of the genitourinary tract. New York: Plenum Press; 1985.
146. Smallman LA, Odedra JK. Primary carcinoma of sigmoid colon metastasizing to epididymis. Urology. 1984;23(6):598-599.
147. Wachtel TL, Mehan DJ. Metastatic tumors of the epididymis. J Urol. 1970;103(5):624-627.
148. Yang DM, Kim SH, Kim HN, et al. Differential diagnosis of focal epididymal lesions with gray scale sonographic, color Doppler sonographic, and clinical features. J Ultrasound Med. 2003;22(2):135-142.
149. Oh C, Nisenbaum HL, Langer J, et al. Sonographic demonstration, including color Doppler imaging, of recurrent sperm granuloma. J Ultrasound Med. 2000;19(5):333-335.
150. Reddy NM, Gerscovich EO, Jain KA, et al. Vasectomy-related changes on sonographic examination of the scrotum. J Clin Ultrasound. 2004;32(8):394-398.
151. Ishigami K, Abu-Yousef MM, El-Zein Y. Tubular ectasia of the epididymis: a sign of postvasectomy status. J Clin Ultrasound. 2005;33(9):447-451.
152. Stewart VR, Sidhu PS. The testis: the unusual, the rare and the bizarre. Clin Radiol. 2007;62(4):289-302.
153. Chung JJ, Kim MJ, Lee T, et al. Sonographic findings in tuberculous epididymitis and epididymo-orchitis. J Clin Ultrasound. 1997;25(7):390-394.
154. Carmody JP, Sharma OP. Intrascrotal sarcoidosis: case reports and review. Sarcoidosis Vasc Diffuse Lung Dis. 1996;13(2):129-134.
155. Winter 3rd TC, Keener TS, Mack LA. Sonographic appearance of testicular sarcoid. J Ultrasound Med. 1995;14(2):153-156.
156. Eraso CE, Vrachliotis TG, Cunningham JJ. Sonographic findings in testicular sarcoidosis simulating malignant nodule. J Clin Ultrasound. 1999;27(2):81-83.
157. Mueller DL, Amundson GM, Rubin SZ, Wesenberg RL. Acute scrotal abnormalities in children: diagnosis by combined sonography and scintigraphy. AJR Am J Roentgenol. 1988;150(3):643-646.
158. Watanabe Y, Dohke M, Ohkubo K, et al. Scrotal disorders: evaluation of testicular enhancement patterns at dynamic contrast-enhanced subtraction MR imaging. Radiology. 2000;217(1):219-227.
159. Hricak H, Lue T, Filly RA, et al. Experimental study of the sonographic diagnosis of testicular torsion. J Ultrasound Med. 1983;2(8):349-356.
160. Pillai SB, Besner GE. Pediatric testicular problems. Pediatr Clin North Am. 1998;45(4):813-830.
161. Prando D. Torsion of the spermatic cord: sonographic diagnosis. Ultrasound Q. 2002;18(1):41-57.
162. Lerner RM, Mevorach RA, Hulbert WC, Rabinowitz R. Color Doppler US in the evaluation of acute scrotal disease. Radiology. 1990;176(2):355-358.
163. Horstman WG, Middleton WD, Melson GL, Siegel BA. Color Doppler US of the scrotum. Radiographics. 1991;11(6):941-957.
164. Middleton WD, Siegel BA, Melson GL, et al. Acute scrotal disorders: prospective comparison of color Doppler US and testicular scintigraphy. Radiology. 1990;177(1):177-181.
165. Sidhu PS. Clinical and imaging features of testicular torsion: role of ultrasound. Clin Radiol. 1999;54(6):343-352.
166. Middleton WD, Middleton MA, Dierks M, et al. Sonographic prediction of viability in testicular torsion: preliminary observations. J Ultrasound Med. 1997;16(1):23-27.
167. Middleton WD, Melson GL. Testicular ischemia: color Doppler sonographic findings in five patients. AJR Am J Roentgenol. 1989;152(6):1237-1239.
168. Chinn DH, Miller EI. Generalized testicular hyperechogenicity in acute testicular torsion. J Ultrasound Med. 1985;4(9):495-496.
169. Winter TC. Ultrasonography of the scrotum. App Radiol. 2002;31:3.
170. Vijayaraghavan SB. Sonographic differential diagnosis of acute scrotum: real-time whirlpool sign, a key sign of torsion. J Ultrasound Med. 2006;25(5):563-574.
171. Trambert MA, Mattrey RF, Levine D, Berthoty DP. Subacute scrotal pain: evaluation of torsion versus epididymitis with MR imaging. Radiology. 1990;175(1):53-56.
172. Vick CW, Bird K, Rosenfield AT, et al. Extratesticular hemorrhage associated with torsion of the spermatic cord: sonographic demonstration. Radiology. 1986;158(2):401-404.
173. Barth RA, Shortliffe LD. Normal pediatric testis: comparison of power Doppler and color Doppler US in the detection of blood flow. Radiology. 1997;204(2):389-393.
174. Bader TR, Kammerhuber F, Herneth AM. Testicular blood flow in boys as assessed at color Doppler and power Doppler sonography. Radiology. 1997;202(2):559-564.
175. Coley BD, Frush DP, Babcock DS, et al. Acute testicular torsion: comparison of unenhanced and contrast-enhanced power Doppler US, color Doppler US, and radionuclide imaging. Radiology. 1996;199(2):441-446.
176. Luker GD, Siegel MJ. Scrotal US in pediatric patients: comparison of power and standard color Doppler US. Radiology. 1996;198(2):381-385.
177. Albrecht T, Lotzof K, Hussain HK, et al. Power Doppler US of the normal prepubertal testis: does it live up to its promises? Radiology. 1997;203(1):227-231.
178. Lee FT Jr, Winter DB, Madsen FA, et al. Conventional color Doppler velocity sonography versus color Doppler energy sonography for the diagnosis of acute experimental torsion of the spermatic cord. AJR Am J Roentgenol. 1996;167(3):785-790.
179. Fitzgerald SW, Erickson S, DeWire DM, et al. Color Doppler sonography in the evaluation of the adult acute scrotum. J Ultrasound Med. 1992;11(10):543-548.
180. Burks DD, Markey BJ, Burkhard TK, et al. Suspected testicular torsion and ischemia: evaluation with color Doppler sonography. Radiology. 1990;175(3):815-821.
181. Hedayati V, Sellars ME, Sharma DM, Sidhu PS. Contrast-enhanced ultrasound in testicular trauma: role in directing exploration, debridement and organ salvage. Br J Radiol. 2012;85(1011):e65-e68.
182. Atkinson GO Jr, Patrick LE, Ball TI Jr, et al. The normal and abnormal scrotum in children: evaluation with color Doppler sonography. AJR Am J Roentgenol. 1992;158(3):613-617.
183. Bude RO, Kennelly MJ, Adler RS, Rubin JM. Nonpulsatile arterial waveforms: observations during graded testicular torsion in rats. Acad Radiol. 1995;2(10):879-882.
184. Dogra VS, Rubens DJ, Gottlieb RH, Bhatt S. Torsion and beyond: new twists in spectral Doppler evaluation of the scrotum. J Ultrasound Med. 2004;23(8):1077-1085.
185. Sanelli PC, Burke BJ, Lee L. Color and spectral Doppler sonography of partial torsion of the spermatic cord. AJR Am J Roentgenol. 1999;172(1):49-51.
186. Alcantara AL, Sethi Y. Imaging of testicular torsion and epididymitis/orchitis: diagnosis and pitfalls. Emerg Radiol. 1998;5:394-402.
187. Dresner ML. Torsed appendage. Diagnosis and management: blue dot sign. Urology. 1973;1(1):63-66.
188. Hesser U, Rosenborg M, Gierup J, et al. Gray-scale sonography in torsion of the testicular appendages. Pediatr Radiol. 1993;23(7):529-532.
189. Basekim CC, Kizilkaya E, Pekkafali Z, et al. Mumps epididymo-orchitis: sonography and color Doppler sonographic findings. Abdom Imaging. 2000;25(3):322-325.
190. Gondos B, Wong TW. Non-neoplastic diseases of the testis and epididymis. In: Murphy WM, editor. Urological pathology. 2nd ed. Philadelphia: Saunders; 1997. p. 277-341.

191. Horstman WG, Middleton WD, Melson GL, Scrotal inflammatory disease, color Doppler US findings. Radiology. 1991;179(1):55-59.
192. Cook JL, Dewbury K. The changes seen on high-resolution ultrasound in orchitis. Clin Radiol. 2000;55(1):13-18.
193. Hourihane DO. Infected infarcts of the testis: a study of 18 cases preceded by pyogenic epididymoorchitis. J Clin Pathol. 1970;23(8):668-675.
194. Sanders LM, Haber S, Dembner A, Aquino A. Significance of reversal of diastolic flow in the acute scrotum. J Ultrasound Med. 1994;13(2):137-139.
195. Casalino DD, Kim R. Clinical importance of a unilateral striated pattern seen on sonography of the testicle. AJR Am J Roentgenol. 2002;178(4):927-930.
196. Harris RD, Chouteau C, Partrick M, Schned A. Prevalence and significance of heterogeneous testes revealed on sonography: ex vivo sonographic-pathologic correlation. AJR Am J Roentgenol. 2000;175(2):347-352.
197. Eke N. Fournier's gangrene: a review of 1726 cases. Br J Surg. 2000;87(6):718-728.
198. Jeffrey RB, Laing FC, Hricak H, McAninch JW. Sonography of testicular trauma. AJR Am J Roentgenol. 1983;141(5):993-995.
199. Kim SH, Park S, Choi SH, et al. Significant predictors for determination of testicular rupture on sonography: a prospective study. J Ultrasound Med. 2007;26(12):1649-1655.
200. Buckley JC, McAninch JW. Use of ultrasonography for the diagnosis of testicular injuries in blunt scrotal trauma. J Urol. 2006;175(1):175-178.
201. Cohen HL, Shapiro ML, Haller JO, Glassberg K. Sonography of intrascrotal hematomas simulating testicular rupture in adolescents. Pediatr Radiol. 1992;22(4):296-297.
202. Cass AS, Ferrara L, Wolpert J, Lee J. Bilateral testicular injury from external trauma. J Urol. 1988;140(6):1435-1436.
203. Learch TJ, Hansch LP, Ralls PW. Sonography in patients with gunshot wounds of the scrotum: imaging findings and their value. AJR Am J Roentgenol. 1995;165(4):879-883.
204. Gordon LM, Stein SM, Ralls PW. Traumatic epididymitis: evaluation with color Doppler sonography. AJR Am J Roentgenol. 1996;166(6):1323-1325.
205. Elder JS, Cryptorchidism:. isolated and associated with other genitourinary defects. Pediatr Clin North Am. 1987;34(4):1033-1053.
206. Harrison JH, Gittes RF, Stamey TA, et al. Campbell's urology. 4th ed. Philadelphia: Saunders; 1979.
207. Rosenfield AT, Blair DN, McCarthy S, et al. Society of Uroradiology Award paper. The pars infravaginalis gubernaculi: importance in the identification of the undescended testis. AJR Am J Roentgenol. 1989;153(4):775-778.
208. Friedland GW, Chang P. The role of imaging in the management of the impalpable undescended testis. AJR Am J Roentgenol. 1988;151(6):1107-1111.
209. Fritzsche PJ, Hricak H, Kogan BA, et al. Undescended testis: value of MR imaging. Radiology. 1987;164(1):169-173.
210. Kier R, McCarthy S, Rosenfield AT, et al. Nonpalpable testes in young boys: evaluation with MR imaging. Radiology. 1988;169(2):429-433.

CAPÍTULO 23

Visão Geral das Técnicas e Aplicações de Ultrassonografia Musculoesquelética

Colm McMahon e Corrie Yablon

RESUMO DOS PONTOS-CHAVE

- Uma ampla variedade de condições inflamatórias, degenerativas, traumáticas e neoplásicas pode ser visualizada com acurácia e de modo custo-efetivo pela ultrassonografia.
- Compreender as técnicas de imagem ótimas e reconhecer e evitar artefatos comuns são essenciais para a ultrassonografia musculoesquelética.
- A ultrassonografia pode proporcionar imagens de alta resolução dos nervos e tendões em comparação com a ressonância magnética.
- Avaliação dinâmica pode ser realizada com ultrassonografia, que pode auxiliar no diagnóstico de lesões tendíneas e ligamentares.

SUMÁRIO DO CAPÍTULO

CONSIDERAÇÕES GERAIS
US com Doppler
Elastografia
US com Campo de Visão Estendido
MÚSCULOS
TENDÕES
LIGAMENTOS
NERVOS
AVALIAÇÃO DAS ARTICULAÇÕES
MASSAS DE PARTES MOLES
CORPOS ESTRANHOS
INFECÇÃO NAS PARTES MOLES
CONCLUSÃO

CONSIDERAÇÕES GERAIS

A ultrassonografia está se tornando uma parte central da investigação diagnóstica de pacientes com queixas musculoesqueléticas. Em muitos casos, a ultrassonografia (US) é realizada como alternativa ou complemento para a ressonância magnética (RM). A US apresenta várias vantagens sobre a RM que foram descritas na literatura, sucintamente por Nazarian em um artigo perspectivo de 2008.[1] A US é bem tolerada pelos pacientes e pode ser realizada naqueles com contraindicações para RM, tais como dispositivos cardíacos implantados ou outros implantes incompatíveis com RM, pacientes de grande porte ou claustrofobia. A US frequentemente é menos demorada que a RM. A US adquire imagens de resolução mais elevada dos tendões e ligamentos do que a RM musculoesquelética de rotina. A ultrassonografia também proporciona a capacidade da avaliação dinâmica, que pode ser importante no diagnóstico de transtornos de impactos e subluxação dos nervos ou tendões. É excelente na caracterização da natureza de lesão sólida *versus* cística na avaliação de uma lesão de massa – este tipo de caracterização pode, por outro lado, exigir a administração de contraste intravenoso quando a RM for utilizada para distinguir uma massa sólida hiperintensa nas imagens ponderadas em T2 de um cisto simples. Em muitos casos, os pacientes podem receber os resultados no momento de seu exame.

Como regra geral, uma abordagem sistemática do exame musculoesquelético por ultrassonografia das articulações utilizando protocolos definidos é preferível a um estudo dirigido, quando o tempo permitir. Estudo focalizado de áreas sintomáticas referidas pelo paciente acrescenta informação diagnóstica adicional para o protocolo de rotina.[2] Na avaliação de um corpo estranho ou massa de tecido mole palpável, estudo dirigido pode ser realizado, com atenção para a relação com as estruturas anatômicas vizinhas, fundamental para o planejamento do tratamento. Tal como acontece na interpretação da RM, é imperativo que o radiologista tenha clara compreensão da anatomia musculoesquelética antes de realizar ou interpretar um exame ultrassonográfico, especialmente quando não houver estudos anteriores para comparação.

Transdutores lineares de alta frequência (12-15 MHz) de ultrassonografia são recomendados para imagens musculoesqueléticas. Transdutores de ultrassonografia com frequências mais altas (15-17 MHz) podem ser úteis para avaliar a anatomia superficial, por exemplo, ligamentos e tendões nos dedos das mãos. Transdutores de alta frequência do estilo de "bastão de hóquei" podem ser muito úteis para avaliação de estruturas delicadas, proporcionando imagens focadas de pequenos campos de imagens e possibilitando um bom contato com

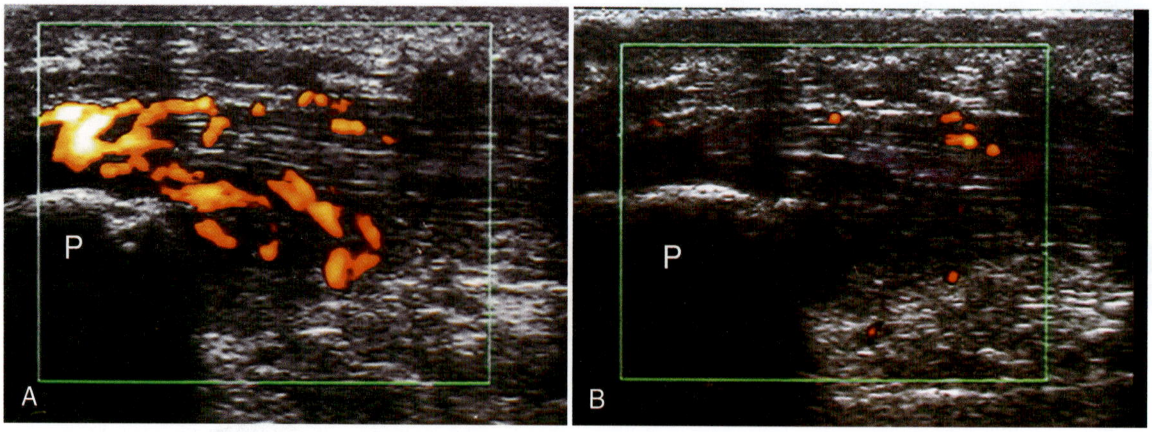

FIG. 23.1 Efeito da técnica de exame nos achados da US com *power* Doppler. (A) Ultrassonografia longitudinal obtida sem compressão do tendão mostra hipervascularização. **(B)** Ultrassonografia longitudinal obtida com pressão habitual no transdutor mostra o desaparecimento quase completo da hipervascularização. *P*, patela.

a pele nas extremidades periféricas. Transdutores lineares de frequência mais baixas (3-9 MHz) podem ser necessários para maior penetração no tecido para avaliação de estruturas mais profundas ou quando se tenta determinar as relações entre um processo patológico profundo e o osso e músculo subjacentes. Embora transdutores de frequências mais baixas proporcionem penetração mais profunda dos tecidos moles, existe uma relação direta com perda de resolução. Em alguns casos, um transdutor curvilíneo de baixa frequência pode ser necessário (2-5 MHz), por exemplo, na avaliação da região da coxa ou do quadril ou no exame de massas no plano profundo da coxa ou região glútea. Ao utilizar mais de um transdutor, o profissional pode obter informação complementar sobre o processo de doença. Como é o caso para todos os exames de ultrassonografia, a atenção cuidadosa à otimização da imagem com o posicionamento da zona focal na profundidade apropriada é importante. A transdução adequada de onda de ultrassonografia é facilitada pelo bom contato da pele com o transdutor e a utilização de gel de ultrassonografia. Um acoplador acústico *(standoff pad)* pode auxiliar muito a obtenção de imagens de estruturas superficiais.

US com Doppler

Entre as indicações da US musculoesquelética com Doppler está a caracterização de condições neoplásicas, inflamatórias e degenerativas.[3] A US com Doppler é útil na confirmação da vascularização de massas sólidas na distinção de lesões císticas avasculares. É também útil na caracterização de condições inflamatórias, incluindo sinovite, tenossinovite, miosite e infecção nas partes moles. Finalmente, a neovascularização do tendão é um sinal ocasionalmente observado na tendinose degenerativa. Como em outras áreas do corpo, a configuração apropriada do parâmetro de ganho do Doppler é importante, e a imagem com um pequeno volume de amostra minimizará os artefatos de movimento. Como muitas estruturas de interesse na imagem musculoesquelética são superficiais, deve-se ter cuidado para evitar pressão excessiva do transdutor durante o exame, pois isso pode limitar a detecção de fluxo em áreas de vascularização (Fig. 23.1).

Elastografia

Um avanço tecnológico recente consiste na aquisição de imagens e quantificação da elasticidade do tecido. Isso é definido pela deformabilidade do tecido e pode ser medida como um módulo de Young para um dado tecido expresso em *quilopascal* (kPa).[4] O intervalo do módulo de Young para tecido musculoesquelético varia de 1 a 10 kPa. Dependendo do *hardware* disponível, a elastografia ultrassonográfica pode ser realizada utilizando eletrografia *strain* ou eletrografia *shear wave*. No sistema musculoesquelético, a aplicação precoce da elastografia tem se mostrado promissora na avaliação de tendinose. Na tendinose, a desorganização colágena e a degeneração mucoide e lipoide resultam em amolecimento do tendão, que pode ser visualizado e quantificado com a sonoelastografia.[5] Outras aplicações emergentes incluem o diagnóstico de transtornos musculares, tais como miosite[6] e a caracterização de massas de partes moles.[7]

Imagem com Campo de Visão Estendido

Embora transdutores lineares de alta resolução sejam ótimos para aquisição de imagens de estruturas musculoesqueléticas relativamente superficiais com muitos detalhes anatômicos, o campo de visão geral durante a aquisição da imagem é limitado. Isso pode causar dificuldade na visualização da imagem após a aquisição, porque a escala, a posição e a orientação anatômica, que são intuitivas no exame em tempo real, podem ser difíceis de transmitir nas imagens estáticas registradas. Isso pode ser superado pela utilização de *cine-clips* e também com o uso de imagem com campo de visão estendido (panorâmica). Com esta técnica, uma imagem é adquirida enquanto o transdutor é movimentado na direção do seu eixo longo. A imagem adquirida é uma panorâmica composta da anatomia avaliada durante o movimento do transdutor. Os aparelhos equipados com essa tecnologia reconhecem o grau de movimento do transdutor pelo grau de mudança do quadro durante sua movimentação. Ao utilizar o conhecimento deste vetor de movimento, uma combinação de imagens adquiridas sucessivamente durante o deslocamento do transdutor pode ser formada.[8] Esta técnica pode ser extremamente útil em colocar um achado específico no contexto anatômico geral, mensurando uma lesão que é maior do que o campo de visualização do transdutor, e também pode fornecer alguns ganhos diagnósticos – por exemplo, na comparação da ecogenicidade e volume dos músculos do manguito rotator.[9]

MÚSCULOS

O **músculo normal** é composto por múltiplos fascículos, cada um envolto por perimísio, uma fina camada de tecido conjuntivo e

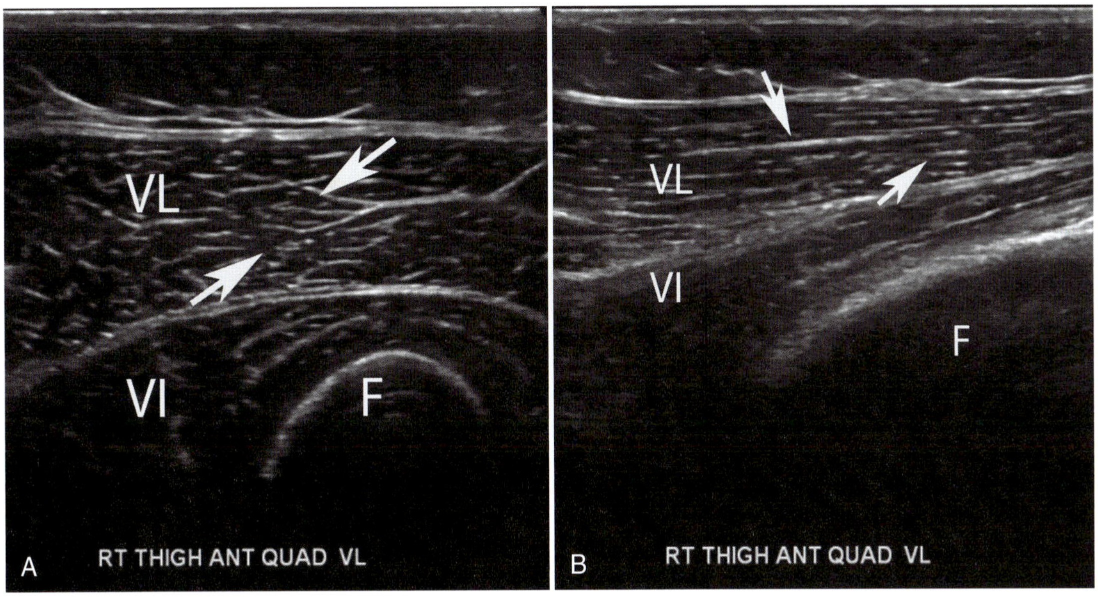

FIG. 23.2 Músculo normal. (A) Na visualização do eixo axial, o músculo vasto lateral *(VL)* normal demonstra aparência salpicado ou de "céu estrelado" *(setas)*. **(B)** Na visualização do eixo longitudinal, o músculo normal tem aspecto peniforme *(setas)*. *F*, fêmur; *VI*, vasto intermédio. RT THIGH = coxa direita; ANT QUAD = quadrante anterior.

gordura.[10] O padrão ultrassonográfico do músculo é tipicamente peniforme, com orientação das fibras geralmente direcionadas junto ao eixo longo do músculo. Na visualização do eixo axial, as fibras musculares demonstram aparência pontilhada (Fig. 23.2). Tipicamente, as fibras convergem para a junção miotendínea e o músculo afila em diâmetro neste ponto (Vídeos 23.1 e 23.2). Uma fina camada de fáscia envolve a unidade muscular, separando-a dos músculos adjacentes e da gordura subcutânea. O músculo é, de maneira geral, hipoecoico, com interfaces lineares internas mais ecogênicas geradas pelo perimísio.

Lesões musculares de diferentes graus podem ser identificadas com a ultrassonografia.[11] Uma lesão de grau I é um discreto estiramento e é detectada na US como apenas um mínimo alongamento da fibra e hipoecogenicidade, mas sem descontinuidade detectável. A US é menos sensível que RM para essas lesões de menores graus, que geralmente são tratadas de forma conservadora.[12] Uma lesão de grau II é uma ruptura parcial. Descontinuidade da fibra é observada, com espaço focal anecoico ou hipoecoico, geralmente preenchido por coleção mais ecogênica (hematoma). Pressão delicada do transdutor pode demonstrar fibras musculares flutuando livremente no líquido ou no hematoma, referido como sinal de "badalo de sino". A extremidade mais grave do espectro da lesão muscular é uma lesão de grau III, ou ruptura completa (Fig. 23.3). No caso de uma lesão de grau III, o músculo é completamente rompido com retração de suas extremidades e surgimento de um espaço interposto, que deve ser medido. Um grande hematoma é esperado em associação à ruptura completa.

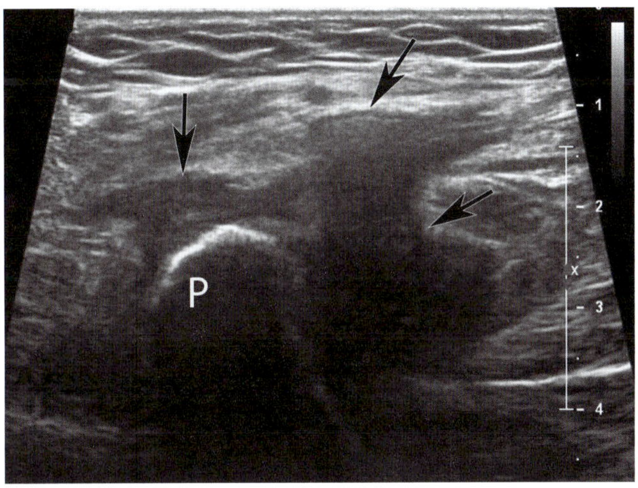

FIG. 23.3 Ruptura muscular. Imagem do eixo longitudinal da região da virilha medial demonstra líquido hipoecoico *(setas)* na sínfise púbica *(P)* na origem dos músculos adutores, consistente com ruptura muscular de grau III.

Uma forma distinta de lesão muscular que merece menção especial é a avulsão de um músculo de sua aponeurose, um padrão de lesão particularmente comum na panturrilha no espectro clínico do "*tennis leg*" (Fig. 23.4). Nesta lesão, o **músculo gastrocnêmio medial** se rompe da aponeurose com o músculo sóleo subjacente. Coleção líquida e hematoma podem dissecar ao longo do plano aponeurótico e pode haver alguma retração do gastrocnêmio medial. Isso geralmente ocorre durante flexão plantar forçada na prática de esporte, por exemplo, em um impulso vigoroso no jogo de tênis. Esta lesão pode ser acompanhada por uma ruptura do tendão plantar.

Defeitos miofasciais sintomáticos são bem avaliados por ultrassonografia. O defeito na fáscia muscular permite herniação das fibras musculares, resultando em uma massa palpável e, muitas vezes, dolorosa (Fig. 23.5). Em alguns casos, o paciente apresenta neuropatia associada resultante de compressão de nervos adjacentes.[13] Essa massa pode ser mais evidente para pacientes durante certos movimentos e atividades que levam à contração muscular, e esta pode ser reproduzida durante o exame para auxiliar no diagnóstico. Na US direcionada para a região de interesse há abaulamento focal das fibras musculares através da fáscia, que deveria estar lisa. Se isso for duvidoso ou o paciente relatar sintomas apenas em determinadas posições, como em pé, deve-se fazer o exame da área com o paciente reproduzindo a posição relevante, sempre que possível.

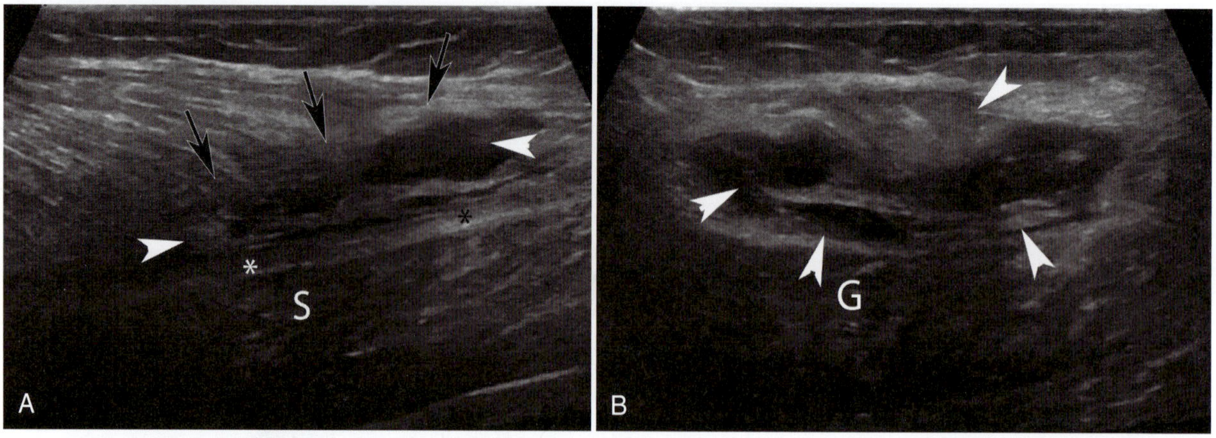

FIG. 23.4 Ruptura da cabeça medial do músculo gastrocnêmio em relação à aponeurose. (A) Imagem do eixo longitudinal mostra irregularidades e retração das fibras da cabeça medial do gastrocnêmio *(setas)* da aponeurose (*) com um hematoma associado *(pontas de setas)*. **(B)** Imagem do eixo axial mostra distorção da arquitetura do músculo gastrocnêmio *(G)* normal e um hematoma de ecogenicidade mista no local da ruptura da aponeurose *(pontas de setas)*. *S*, músculo sóleo.

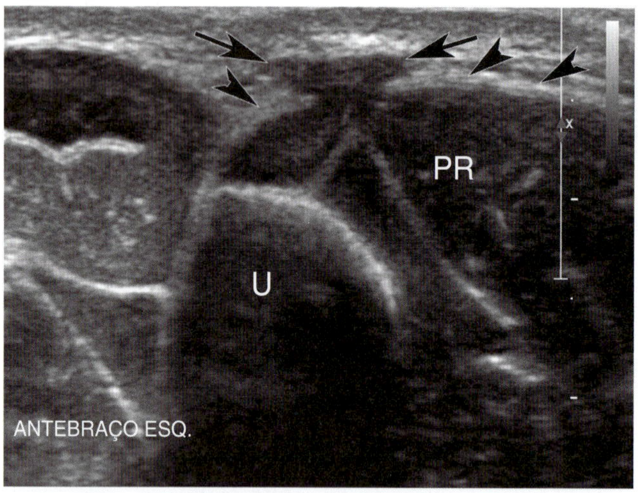

FIG. 23.5 Hérnia muscular no antebraço. No local da anormalidade palpável, existe hérnia focal do músculo **pronador redondo** *(PR)* *(setas)* através da fáscia muscular *(pontas de setas)*. Este paciente relatou abaulamento no antebraço durante levantamento de peso. *U*, ulna.

Atrofia muscular pode ocorrer em resposta à denervação ou lesão crônica, por exemplo, na situação da ruptura crônica completa do manguito rotador. A atrofia muscular é caracterizada, na ultrassonografia, como diminuição do feixe muscular e relativo aumento na ecogenicidade, refletindo substituição das fibras musculares por tecido adiposo (Fig. 23.6). A comparação com músculos adjacentes ou com o lado contralateral pode auxiliar em casos sutis. Como resultado do aumento da ecogenicidade, a visualização do tendão central na junção miotendínea é diminuída, e ocorre perda do padrão penado normal.[14]

TENDÕES

O sucesso da avaliação ultrassonográfica do sistema musculoesquelético se baseou na avaliação dos tendões, com os primeiros relatos da avaliação do tendão de Aquiles.[15] Muitos tendões são idealmente adequados para avaliação ultrassonográfica, porque são superficiais e exigem alta resolução que a ultrassonografia oferece.

Tendões normais são compostos de feixes de fibras de colágeno orientados longitudinalmente, que dão um padrão ultrassonográfico altamente organizado linear ecogênico fibrilar ou estriado quando visualizado no eixo longitudinal (Fig. 23.7). Na visualização do eixo axial, tendões normais são geralmente lisos com morfologia ovoide, e com uma aparência pontilhada homogênea, representando as fibras dos tendões visualizadas de frente. Alguns tendões, como os tendões flexores e extensores da mão e do punho, são envolvidos por bainha sinovial, enquanto outros, como o tendão de Aquiles, são envolvidos em uma camada de tecido areolar solto denominado ***paratendão.***

É extremamente importante compreender o conceito de **anisotropia** ao realizar a avaliação ultrassonográfica dos tendões (Fig. 23.8). **Feixes de colágeno**, devido à sua organização paralela lisa dentro dos tendões, atuam como refletores especulares, de modo que ondas sonoras são refletidas em uma única direção. Quando esses refletores especulares são avaliadas com ultrassonografia, se o ângulo de insonação não for perpendicular às fibras do tendão, as ondas sonoras serão refletidas para longe do transdutor, gerando artefatos hipoecogênicos no interior do tendão.[16] Isso pode ser resolvido com a correção do ângulo de insonação para 90 graus, quando uma área de hipoecogenicidade for observada. O achado de hipoecogenicidade focal persistente em um segundo plano corrobora a hipótese de uma região hipoecoica patológica.

Lesões do tendão são geralmente causadas por uso excessivo e variam de tendinose a ruptura completa. O termo **tendinose** se refere à degeneração intratendínea sem ruptura. Histologicamente, a tendinose consiste em espessamento do tendão e perda da demarcação clara dos feixes de colágeno, com aumento da substância amorfa mucoide entre os feixes de colágeno.[17] Há proliferação celular não inflamatória fibroblástica e miofibroblástica. Na ultrassonografia, a tendinose aparece como uma área de hipoecogenicidade, sem descontinuidade, frequentemente associada a graus variados de espessamento do tendão (Fig. 23.9). **Calcificação distrófica**, e até mesmo ossificação, pode ser observada nos tendões afetados. Um aspecto característico adicional é o desenvolvimento de neovascularização, que pode ser visualizado na ultrassonografia com Doppler na tendinose, mas não em tendões normais.[18]

A tendinose é comum no **tendão de Aquiles**, onde afeta mais frequentemente a porção média do tendão, ou "zona crítica", na qual

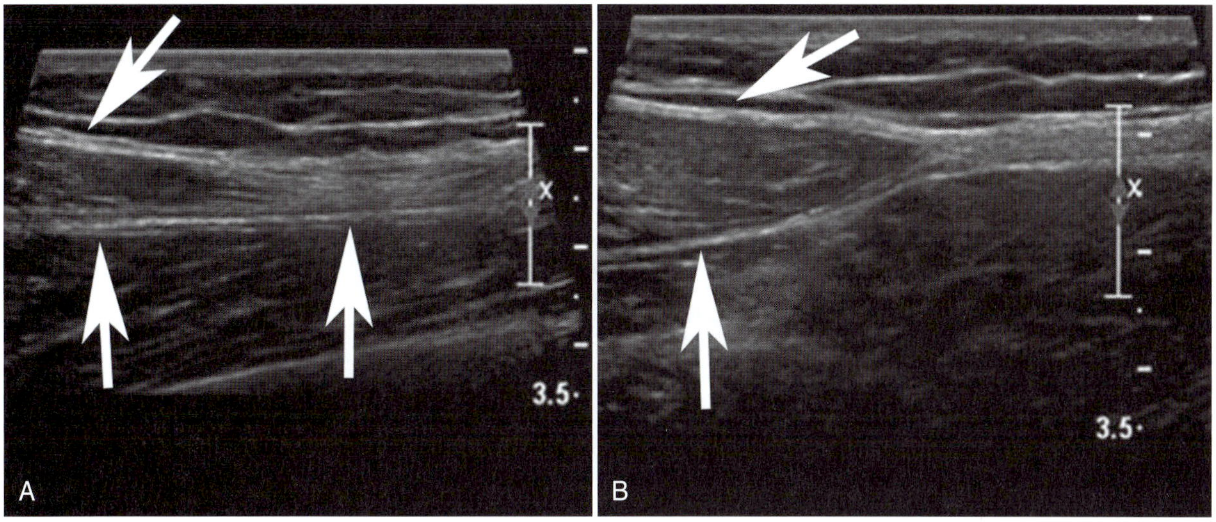

FIG. 23.6 Atrofia muscular. Paciente com história de lesão antiga no músculo quadríceps femoral apresenta perda de volume considerável na face anterior da coxa direita. **(A)** Ultrassonografia do lado direito anormal mostra perda significativa de volume no músculo reto femoral *(setas)* com infiltração de gordura ecogênica do músculo remanescente. **(B)** O lado esquerdo normal demonstra volume e ecotextura musculares normais *(setas)*.

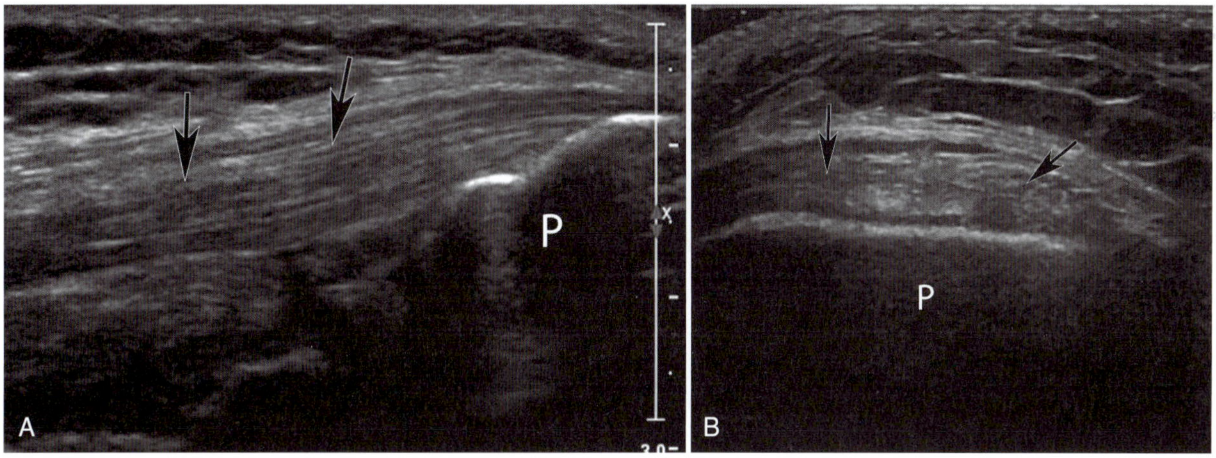

FIG. 23.7 Tendão normal do músculo quadríceps femoral. (A) No eixo longitudinal, o tendão normal demonstra aparência fibrilar *(setas)*. **(B)** No eixo axial, o tendão é ovoide e ecogênico com aspecto salpicado *(setas)*. *P*, patela.

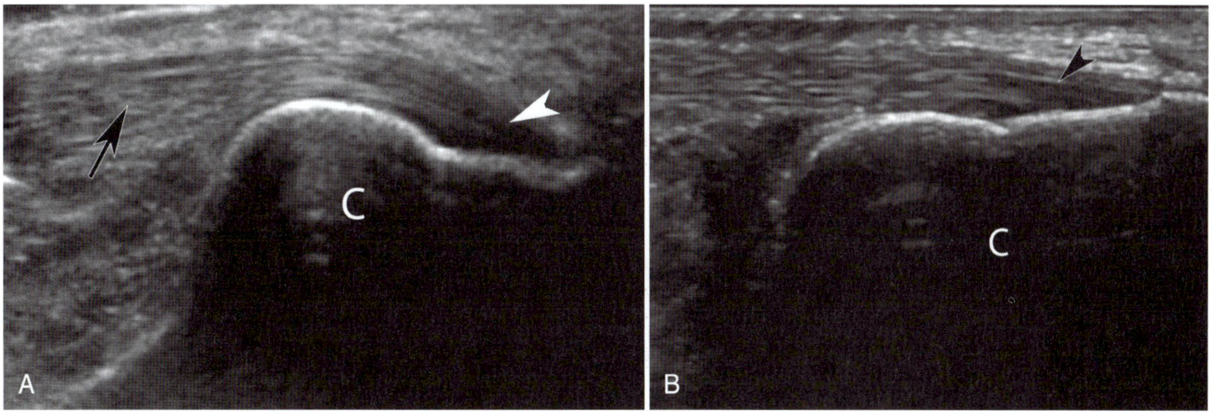

FIG. 23.8 Anisotropia. (A) Nesta US longitudinal da inserção do tendão de Aquiles no calcâneo, a porção proximal do tendão tem aspecto fibrilar normal *(seta)*, enquanto a inserção distal do tendão é hipoecoica *(ponta de seta)*. **(B)** Quando o transdutor é angulado 90 graus em relação à inserção distal, o tendão, então, torna-se fibrilar e seu aspecto é normal *(ponta de seta)*. *C*, calcâneo.

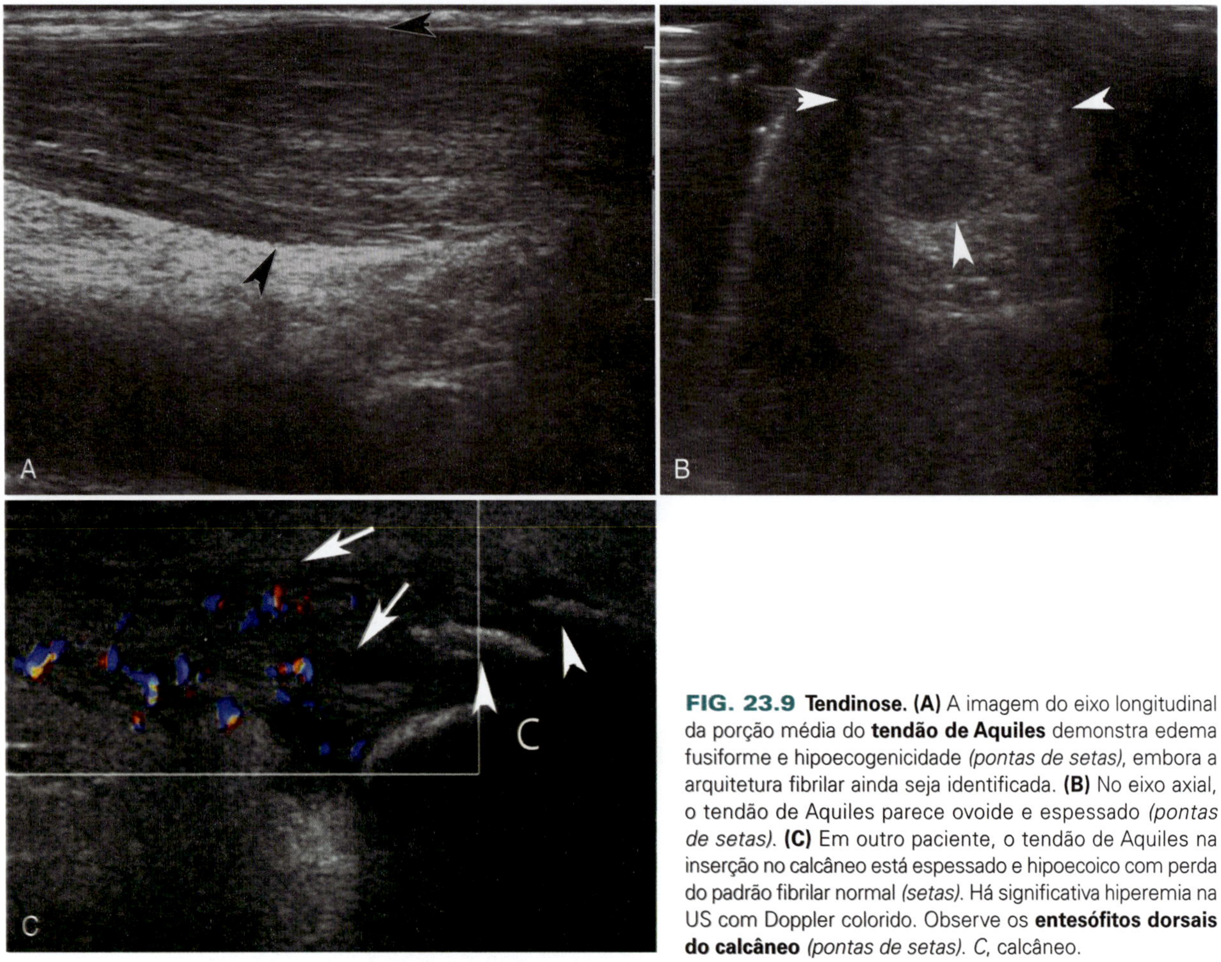

FIG. 23.9 Tendinose. (A) A imagem do eixo longitudinal da porção média do **tendão de Aquiles** demonstra edema fusiforme e hipoecogenicidade *(pontas de setas)*, embora a arquitetura fibrilar ainda seja identificada. **(B)** No eixo axial, o tendão de Aquiles parece ovoide e espessado *(pontas de setas)*. **(C)** Em outro paciente, o tendão de Aquiles na inserção no calcâneo está espessado e hipoecoico com perda do padrão fibrilar normal *(setas)*. Há significativa hiperemia na US com Doppler colorido. Observe os **entesófitos dorsais do calcâneo** *(pontas de setas)*. *C*, calcâneo.

há sobreposição de suprimento sanguíneo. A degeneração do tendão pode ocorrer na interface osso-tendão ou entese, observada no tendão de Aquiles como uma tendinose na sua inserção no calcâneo. A tendinose na interface tendão-osso é o padrão mais comum de degeneração observada na origem dos tendões comuns dos flexores e extensores nos epicôndilos umerais medial e lateral do cotovelo, formando parte do espectro clínico da **epicondilite**. Semelhante à tendinose em outro lugar, a tendinose insercional ou entesopatia é caracterizada pelo espessamento do tendão e hipoecogenicidade.[19,20] Entesite, ou inflamação na entese, pode ocorrer em pacientes com artrite reumatoide, artrite psoriática ou espondiloartropatia. As características imagens da entesite podem se sobrepor à tendinose, com espessamento do tendão e hipoecogenicidade, mas a neovascularização pode ser uma característica mais proeminente e também pode ocorrer erosão óssea.[21,22]

Pacientes com tendinose são mais propensos à **ruptura do tendão**. Ruptura do tendão pode ser parcial ou completa. Rupturas parciais podem ser orientadas transversalmente (paralelas ao eixo curto do tendão) ou orientadas longitudinalmente (paralelas ao eixo longo do tendão, também conhecida como "ruptura longitudinal"). Rupturas são manifestadas por fissuras anecoicas ou hipoecoicas, com descontinuidade focal das fibras do tendão[23] (Fig. 23.10). Quando ocorre ruptura completa, há descontinuidade integral das fibras do tendão e alguns graus de retração do tendão podem ocorrer devido à contração do músculo agora sem oposição (Fig. 23.11). A extensão da retração é importante para o planejamento cirúrgico e, portanto, deve ser mensurada. Em uma ruptura aguda, pode haver líquido heterogêneo e hematoma no local da ruptura e adjacências. Ao avaliar tendões dos músculos flexores e extensores da mão ou punho, movimentos passivos e ativos podem facilitar a identificação acurada do tendão de interesse e podem proporcionar correlação mecânica para a integridade de um tendão (Vídeo 23.3).

Sinais Ultrassonográficos de Rupturas Tendíneas

Descontinuidade das fibras (parcial ou completa) com hiato hipoecoico ou anecoico
Adelgaçamento focal do tendão
Hematoma (geralmente pequeno)
Fragmento ósseo (em casos de avulsão)
Não visualização do tendão retraído (na ruptura completa)

Em tendões envolvidos por bainhas, a inflamação da bainha tendínea (**tenossinovite**) pode ocorrer por uso excessivo ou como resultado de uma condição inflamatória, como na artrite reumatoide. A tenossinovite é manifestada na ultrassonografia aumento do volume de líquido na bainha em torno de um tendão (Fig. 23.12).

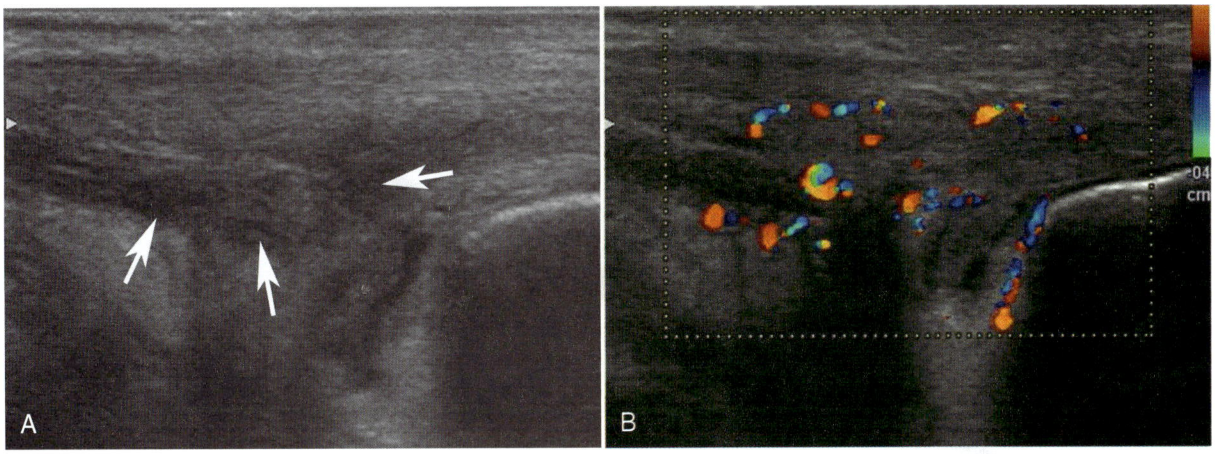

FIG. 23.10 Ruptura parcial da parte distal do tendão de Aquiles. (A) Existe separação anecoica focal das fibras anteriores da inserção distal do tendão de Aquiles *(setas)*, embora as fibras posteriores permaneçam intactas. **(B)** US com Doppler colorido no mesmo paciente demonstra significativa hiperemia no tendão lesionado.

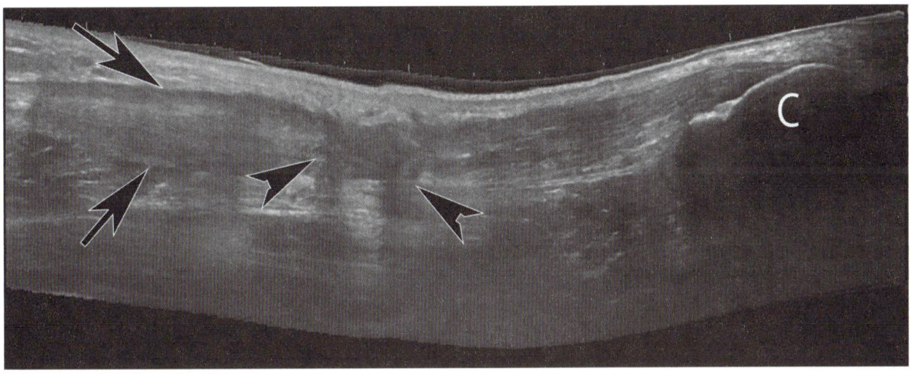

FIG. 23.11 Ruptura do tendão de Aquiles. Uma visão panorâmica do tendão de Aquiles demonstra ruptura completa na porção média do tendão. O aspecto proximal do tendão está cronicamente espessado e hipoecoico *(setas)*. Artefato de refração *(pontas das setas)* é causado pelas interfaces entre os cotos tendíneos e a hemorragia. *C*, calcâneo.

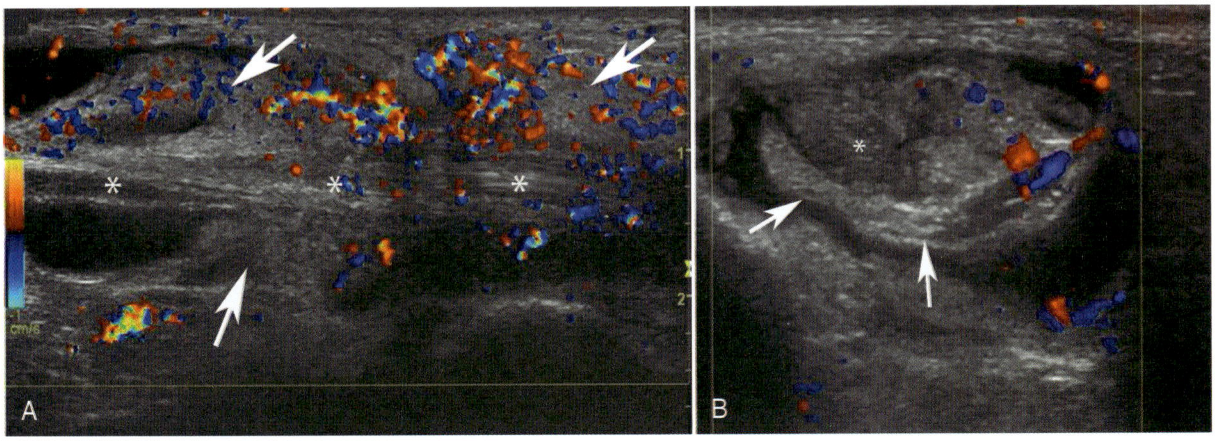

FIG. 23.12 Tenossinovite. Neste paciente com artrite reumatoide e dor no tornozelo, o tendão do músculo fibular curto (*) nas visualizações do eixo longitudinal **(A)** e do eixo axial **(B)** está espessado e heterogêneo. A bainha tendínea apresenta importante espessamento sinovial *(setas)*, líquido hipoecoico e hiperemia na US com Doppler colorido.

A própria bainha tendínea pode espessar e demonstrar hipervascularização na avaliação com Doppler.[24] Em pacientes com achados de imagem de tenossinovite e uma história de lesão penetrante ou corpo estranho, a tenossinovite séptica pode ser considerada.[25]

LIGAMENTOS

A ultrassonografia é uma excelente técnica para avaliação das **lesões ligamentares**, com algumas vantagens sobre a RM neste aspecto. A ultrassonografia permite imagens de alta resolução de pequenos ligamentos em planos que podem ser individualizados para a estrutura de interesse em qualquer paciente, superando algumas dificuldades intrínsecas dos protocolos de exames de RM. Além da imagem estática, a avaliação dinâmica pode proporcionar informação diagnóstica adicional. Ligamentos normais consistem em feixes de colágeno entrelaçados, estendendo-se entre os ossos, geralmente restringindo os movimentos das articulações para evitar movimentos patológicos.[26] Lesões ligamentares provocam dor e instabilidade. Ligamentos normais são estruturas lineares semelhantes a fitas e aparecem hiperecoicas e fibrilares[27] (Fig. 23.13). Lesões de baixo grau consistem em entorses leves, que geralmente apresentam um bom prognóstico com cuidados conservadores. Entorses leves são caracterizadas na ultrassonografia por edema, hipoecogenicidade e discreta perda do padrão fibrilar (Fig. 23.14). As rupturas podem ser parciais ou completas. No caso de rupturas completas, pode haver retração de cada um dos componentes do ligamento roto, um achado que pode ser melhor evidenciado pela imagem dinâmica com as manobras de estresse (Figs. 23.15 e 23.16). No entanto, a utilização de manobras de estresse é controversa, devido a preocupações de que uma ruptura parcial possa ser exacerbada

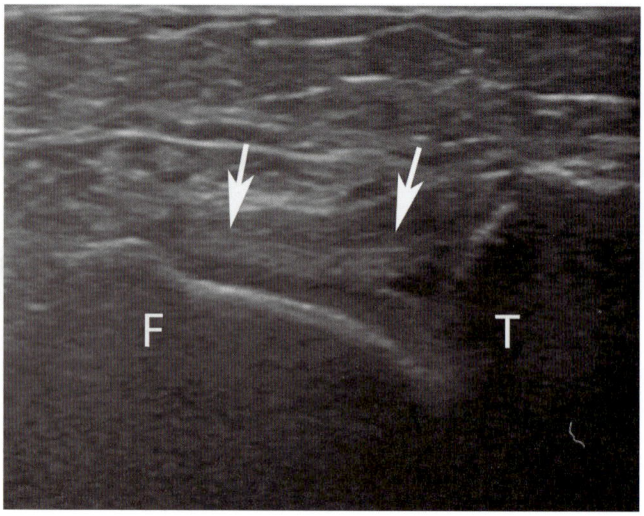

FIG. 23.13 Ligamento talofibular anterior normal. Observe que o ligamento *(setas)* tem aspecto fibrilar e que as fibras são mais densamente agrupadas do que aquelas observadas em um tendão normal. *F*, fíbula; *T*, tálus.

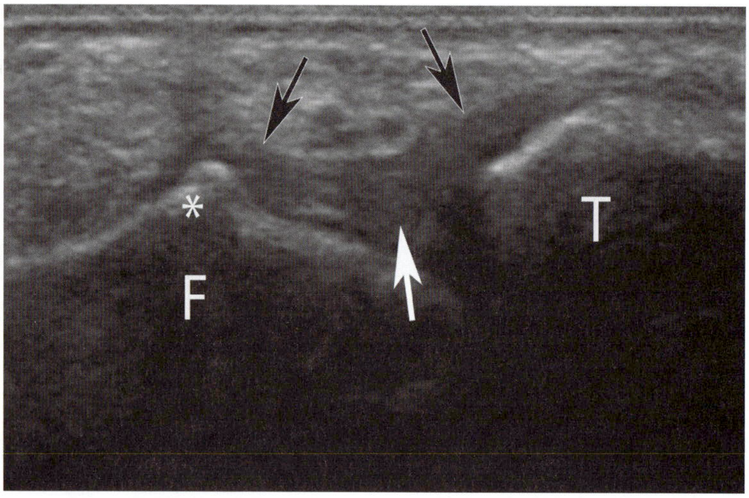

FIG. 23.14 Estiramento ligamentar. O ligamento talofibular anterior *(setas)* está difusamente espessado e hipoecoico, com fibras íntegras, consistente com estiramento. Observe a irregularidade cortical na face lateral da fíbula (*) consistente com avulsão pregressa. F, fíbula; T, tálus.

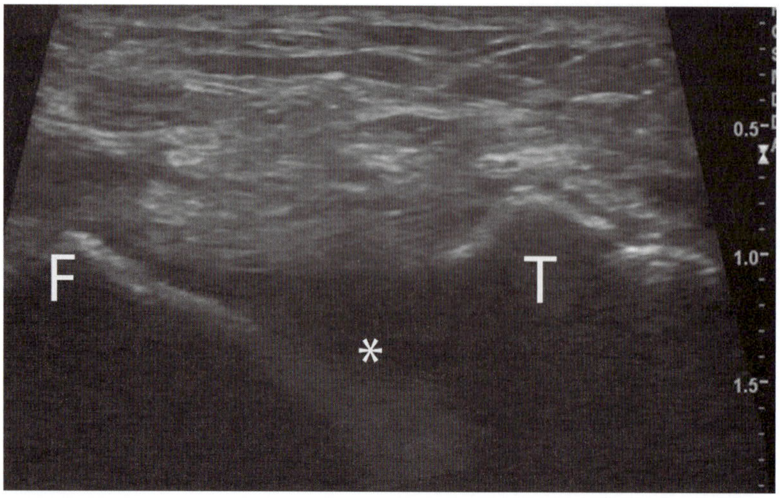

FIG. 23.15 Ruptura ligamentar crônica. Neste paciente com história de múltiplas entorses do tornozelo, não há ligamento talofibular anterior está ausente e a articulação é alargada na manobra de estresse dinâmico. Líquido hipoecoico (*) aparece no recesso lateral. *F*, fíbula; *T*, tálus.

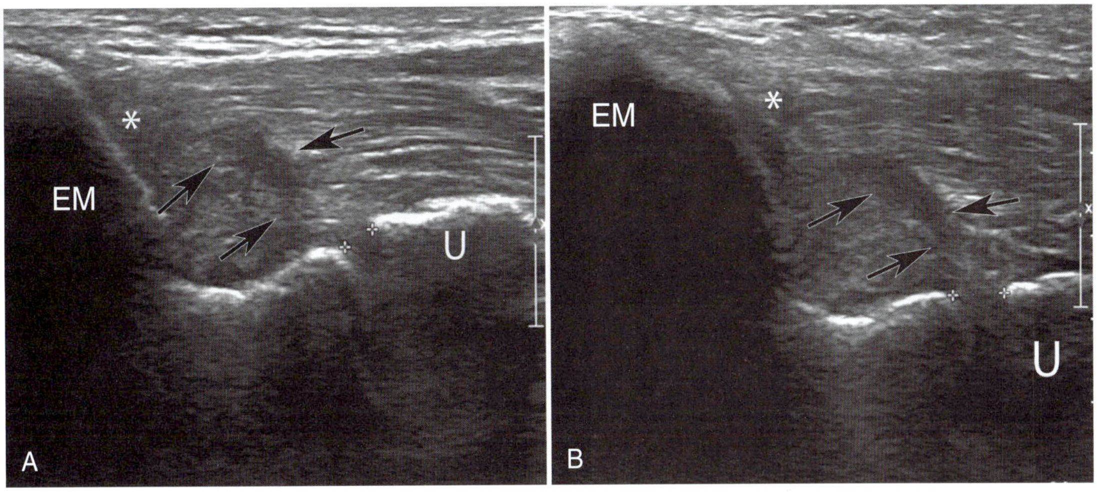

FIG. 23.16 Alargamento da articulação do cotovelo no estresse dinâmico em valgo. (A) O compartimento articular medial mede 2 mm *(cursores)* em repouso neste paciente com uma ruptura do ligamento colateral ulnar (LCU). Observar que o LCU está significativamente espessado na inserção proximal no úmero e uma fissura hipoecoica está presente dentro do ligamento consistente com uma ruptura *(setas)*. **(B)** Com o estresse em valgo, o compartimento articular medial aumenta para 4 mm, confirmando a existência de ruptura do UCL. O tendão comum dos músculos extensores sobreposto (*) está íntegro. *EM*, epicôndilo medial do úmero; *U*, ulna.

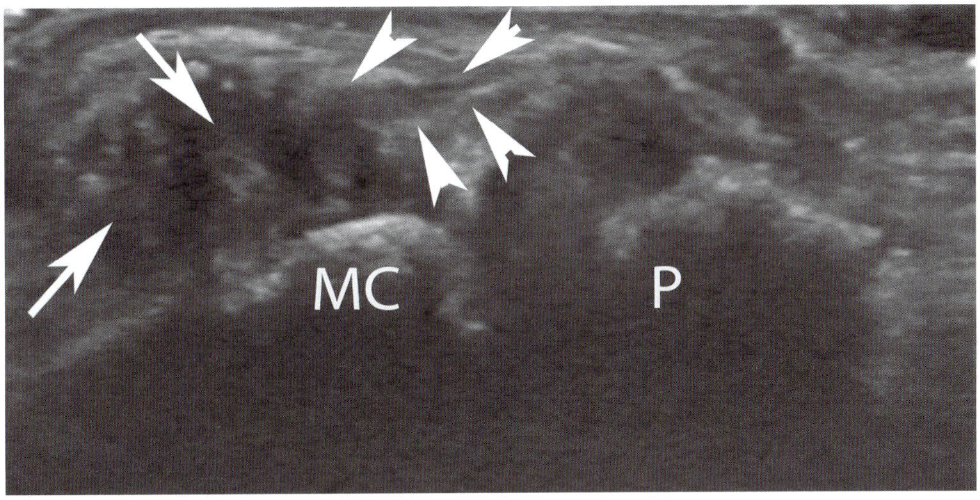

FIG. 23.17 Lesão de Stener. O ligamento colateral lateral ulnar *(setas)* do polegar está rompido e o coto está retraído proximalmente à articulação metacarpofalangeana e à aponeurose do do músculo adutor do hálux *(pontas das setas)*, que está espessada e hipoecoica. *MC*, metacarpo; *P*, falange proximal.

ou até mesmo convertida a ruptura completa pelo estresse adicional.[28,29]

A ultrassonografia tem sido efetivamente utilizada para diagnosticar lesões de ligamentos na mão e no punho, principalmente o ligamento colateral lateral ulnar da articulação metacarpofalangeana do polegar[28-30] e do ligamento escafolunar.[31] Outros ligamentos como o ligamento oblíquo anterior do polegar são identificados com a ultrassonografia, mas o papel da ultrassonografia no diagnóstico ainda necessita ser definido.[32,33] A ultrassonografia também pode ser usada para avaliar os ligamentos colaterais do cotovelo,[34-39] ligamentos do tornozelo[40] e os ligamentos colaterais do joelho.[41]

Ao avaliar lesão ligamentar, é importante avaliar estruturas vizinhas, como os tendões, que podem também ter sido lesionados (p. ex., lesão do tendão comum dos flexores do cotovelo em um contexto de lesão do ligamento colateral ulnar no cotovelo) ou que pode ser relevante para lesão ligamentar em si, como no caso de uma **lesão de Stener**. Uma lesão de Stener ocorre quando a ruptura do ligamento colateral lateral ulnar metacarpofalangeana do polegar aprisiona a aponeurose do adutor do polegar de modo que o ligamento se encontra superficial à aponeurose (Fig. 23.17). É importante reconhecer esta lesão, pois o tratamento é cirúrgico. A aparência de uma lesão de Stener na ultrassonografia é de retração de fibras ligamentares hipoecoicas deslocadas sobre a aponeurose linear, dando origem à aparência de um "**ioiô em uma corda**".[28]

NERVOS

Nervos periféricos normais são bem visualizados com ultrassonografia de alta resolução. Os nervos apresentam característica morfologia faveolada na ultrassonografia quando as imagens são adquiridas no eixo axial[42] (Fig. 23.18). Nervos são estruturas tubulares e, no eixo longitudinal, demonstram um padrão estriado interno,

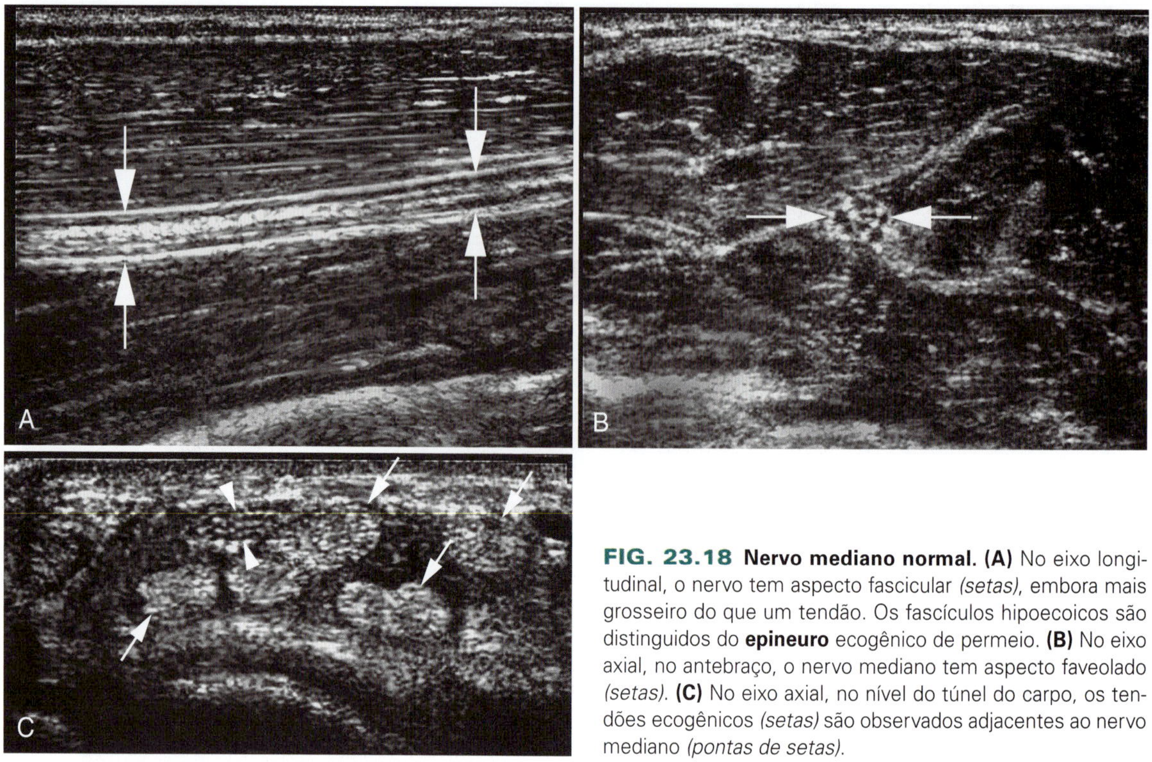

FIG. 23.18 Nervo mediano normal. (A) No eixo longitudinal, o nervo tem aspecto fascicular *(setas)*, embora mais grosseiro do que um tendão. Os fascículos hipoecoicos são distinguidos do **epineuro** ecogênico de permeio. **(B)** No eixo axial, no antebraço, o nervo mediano tem aspecto faveolado *(setas)*. **(C)** No eixo axial, no nível do túnel do carpo, os tendões ecogênicos *(setas)* são observados adjacentes ao nervo mediano *(pontas de setas)*.

de aspecto semelhante aos tendões, mas com padrão mais grosseiro conhecido como um "padrão fascicular".[43,44] Este padrão consiste em alternar componentes lineares internos hipoecoicos e hiperecoicos. Os componentes hipoecoicos representam os **fascículos** ou grupos de fascículos, enquanto as partes hiperecoicas correspondem ao **epineuro**.[44] O epineuro consiste em tecido conjuntivo que circunda os fascículos nervosos, composto de componentes colagenosos e adiposos, com pequenos vasos sanguíneos e linfáticos. Na visualização do eixo axial, os nervos periféricos aparecem ovoides ou arredondados e apresentam focos hipoecoicos internos pontilhados representando fascículos nervosos dentro do epineuro ecogênico. Manobras dinâmicas, incluindo flexão e extensão da região examinada, não deve mostrar movimentação significativa de um nervo periférico, diferentemente dos tendões.

A avaliação dos nervos periféricos utilizando ultrassonografia é realizada principalmente no plano do eixo axial. O nervo é avaliado em uma localização anatômica conhecida e, em seguida, próxima e distalmente, conforme a necessidade. A anisotropia é menos problemática para os nervos periféricos do que para os tendões.[23] A avaliação longitudinal é útil para fornecer uma visão geral e ilustrar relativas alterações do calibre dos nervos periféricos detectadas nas imagens transversais. Cuidados devem ser tomados na interpretação primária das imagens ultrassonográficas longitudinais dos nervos periféricos devido à avaliação potencial em um plano, que não é paralela ao nervo com as alterações artefatuais no calibre e ecogenicidade.

A disfunção do nervo pode resultar da compressão por massas originadas nos nervos ou adjacentes ao nervo, aprisionamentos dentro de túneis fibro-ósseos (como o **túnel do carpo** no caso de compressão do nervo mediano no punho), ou subluxação dos túneis fibro-ósseos. Massas incluem tumores neurogênicos, **neurofibromas** e **schwannomas**, discutidos posteriormente. **Massas saculares de partes moles**, que geralmente aparecem anecoicos na ultrassonografia, podem também causar compressão dos nervos.[45-47] Na situação de compressão nervosa por qualquer causa, os achados detectáveis na ultrassonografia se relacionam com alterações ecotexturais e de calibre. Compressão local provoca congestão venosa, que pode levar ao edema intraneural. Compressão crônica pode finalmente resultar em fibrose intraneural. Essas alterações na composição intraneural levam à perda da hiperecogenicidade normal do tecido epineural interfascicular, causando aparência hipoecoica difusa do nervo, além da má definição ou desaparecimento do padrão fascicular normal.[43]

Uma das formas clínicas mais comuns de neuropatia por aprisionamento é a **síndrome do túnel do carpo**. Nesta condição, a compressão e o achatamento do nervo ocorrem no túnel do carpo, na face palmar do punho, e o nervo está tipicamente edemaciado e expandido proximalmente ao túnel do carpo. O diagnóstico ultrassonográfico da síndrome do túnel do carpo é feito pela mensuração da área transversal do nervo mediano no nível do músculo pronador quadrado e comparando com a área transversal do nervo mediano no túnel do carpo no nível do pisiforme. Uma diferença de mais de 2 mm^2 entre as duas mensurações está altamente associada à síndrome do túnel do carpo[48] (Fig. 23.19). Valores de corte para o diagnóstico da síndrome do túnel do carpo com base em uma única mensuração transversal do nervo mediano no túnel do carpo foram relatados na literatura, na faixa de 9 a 11 mm^2.[49-51] Arqueamento e espessamento do **retináculo dos músculos flexores** sobrejacente também devem ser observados.[51]

Os sintomas também podem surgir da **subluxação** dinâmica nos túneis fibro-ósseos. Um exemplo disso é no **túnel ulnar**, no aspecto posteromedial do cotovelo. O **nervo ulnar** normalmente passa através deste túnel fibro-ósseo na face posterior do úmero e é estabilizado por um retináculo sobrejacente. Este retináculo normalmente passa entre o olécrano e o epicôndilo medial do úmero. Deficiência de desenvolvimento ou pós-traumática deste retináculo possibilita a ocorrência de subluxação dinâmica do nervo ulnar para fora do túnel ulnar durante a flexão do cotovelo, e esta subluxação

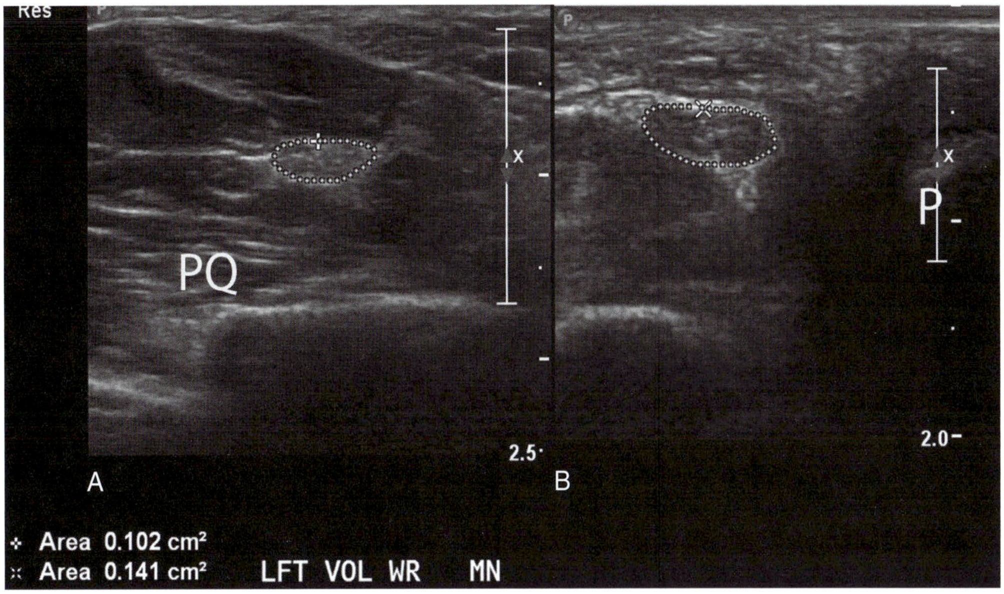

FIG. 23.19 Aprisionamento do nervo mediano no túnel do carpo. (A) Área transversal do eixo axial do nervo mediano obtida no nível do músculo pronador quadrado *(PQ)* no antebraço distal. **(B)** Área transversal obtida no túnel do carpo no nível do pisiforme *(P)*. A diferença de 4 mm^2 entre as duas imagens é consistente com a **síndrome do túnel do carpo**.

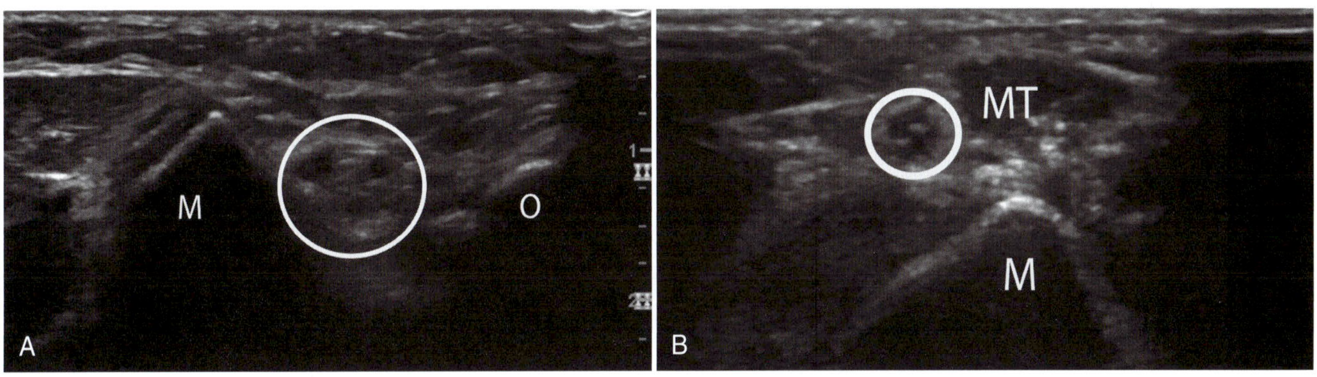

FIG. 23.20 Luxação do nervo ulnar no cotovelo. (A) Em repouso, com o cotovelo estendido e o transdutor posicionado entre o epicôndilo medial *(M)* e o olécrano ulnar *(O)*, o nervo ulnar *(circulado)* está posicionado posteriormente ao epicôndilo. Observe que o nervo ulnar está espessado nesta localização. **(B)** Em flexão, o nervo ulnar *(circulado)* se desloca anteriormente ao epicôndilo medial juntamente com a cabeça medial *(MT)* do músculo tríceps (conhecido como síndrome do "**ressalto do tríceps**"). A maioria dos pacientes com deslocamento ulnar não exibe luxação da cabeça medial do músculo tríceps. Ver também Vídeo 23.4.

pode ser capturada na imagem dinâmica (Vídeo 23.4). A técnica de exame é importante neste diagnóstico. O transdutor deve ser posicionado no plano transversal com relação ao aspecto posteromedial do cotovelo. O nervo deve ser normalmente visível no túnel ulnar com o cotovelo em uma posição estendida. O reparo ósseo do epicôndilo medial deve ser mantido no campo de visão enquanto o paciente flexiona lentamente o cotovelo. Pressão excessiva do transdutor deve ser evitada, porque isso pode limitar o movimento dinâmico do nervo. O nervo deve permanecer normalmente lateral ao epicôndilo medial. Subluxação, na qual o nervo se move medial e anteriormente em relação ao epicôndilo, ou luxação, em que o nervo é deslocado anteromedialmente ao epicôndilo medial, podem ocorrer na flexão[52,53] (Fig. 23.20). Pacientes com subluxação ou luxação do nervo ulnar podem apresentar dor ou parestesia transitória, mas essa instabilidade dinâmica pode também ocorrer em pacientes assintomáticos de grupos de controle saudáveis, e a associação com neuropatia é debatida.[54,55]

AVALIAÇÃO DAS ARTICULAÇÕES

A ultrassonografia pode ser útil no diagnóstico e acompanhamento de artropatias inflamatórias e não inflamatórias e pode orientar o diagnóstico e os procedimentos terapêuticos em pacientes com esses transtornos. Pacientes com **artropatia inflamatória**, como **artrite reumatoide**, apresentam dor articular, edema e rigidez. A ultrassonografia é um exame complementar à história clínica, exame físico, radiografias e testes sorológicos, como reagentes de fase aguda (p. ex., proteína C reativa, velocidade de hemossedimentação, fator reumatoide e anticorpo antinuclear). Nesta situação, quando utilizada sistematicamente, a ultrassonografia consegue aumentar substancialmente a certeza diagnóstica em pacientes com suspeita de artropatia inflamatória.[56] A US também é útil no acompanhamento desses pacientes, permitindo a detecção de reativação subclínica em pacientes com remissão clínica e previsão de recidiva e deterioração da articulação.[57]

Derrames articulares são comuns em pacientes com **artrite inflamatória**, mas são inespecíficos, porque também podem ocorrer em pacientes com osteoartrite, com infecção e no quadro de trauma ou desarranjo interno (Fig. 23.21). O diagnóstico de derrame se baseia na visualização do aumento de volume de líquido na articulação. Líquido articular é tipicamente anecoico, mas pode conter alguns discretos ecos móveis. Além disso, o **líquido articular** é móvel e compressível.[58] Articulações normais contêm pouco líquido, portanto, o aumento neste volume líquido constitui um **derrame articular**.

A **sinovite** é determinada pela presença de tecido de partes moles intra-articular hipoecoico ou hiperecoico não deslocável, que geralmente demonstra hiperemia na avaliação com Doppler colorido (Fig. 23.22). Na avaliação Doppler, o filtro de velocidade deve ser configurado para detectar baixas velocidades de fluxo, e as configurações de ganho devem ser ajustadas para pouco abaixo do nível em que o ruído é visualizado.[59] Tanto o Doppler colorido como o *power* Doppler podem ser mais sensíveis ao fluxo na avaliação da sinovite, dependendo de cada equipamento individual, de modo que a familiaridade com o *hardware* que está sendo utilizado é importante.[60] A quantidade de hiperemia sinovial pode ser classificada conforme descrita por Szkudlarek et al.[61]: hiperemia grau I (baixa) consiste na visualização de focos de hiperemia. Hiperemia grau II (moderada) é mostrada quando há sinais de vasos confluentes ocupando menos que a metade do tecido sinovial visualizado. Grau III (alta) representa sinais de vasos confluentes em mais que a metade da sinóvia. Ultrassonografia Doppler apresenta alto grau de sensibilidade e especificidade no diagnóstico da sinovite nas articulações metacarpofalangeanas em pacientes com artrite reumatoide, quando em comparação com RM dinâmica com injeção do meio de contraste.[61] Ultrassonografia também mostra ter alta confiabilidade intraobservador e interobservador na detecção da sinovite.[62]

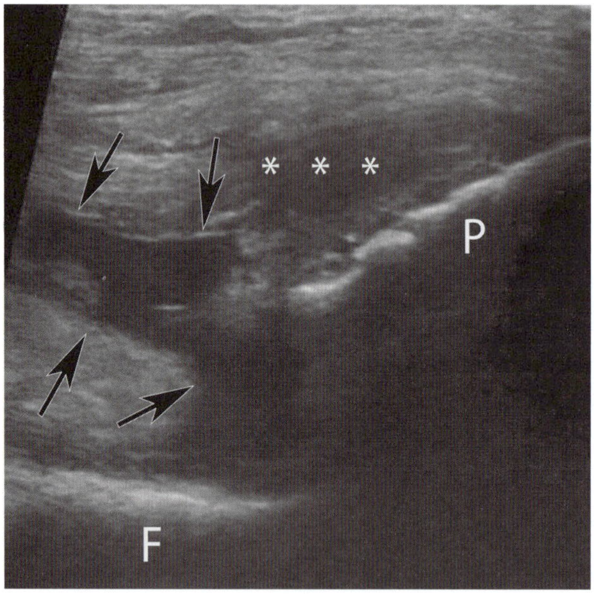

FIG. 23.21 Derrame simples da articulação do joelho. Líquido anecoico está presente dentro do recesso suprapatelar do joelho *(setas)*. Há concomitante tendinose do quadríceps (*). *F*, fêmur distal; *P*, patela.

A erosão óssea na **artrite inflamatória erosiva**, como na artrite reumatoide, pode ser retratada na ultrassonografia como um defeito cortical visível em dois planos perpendiculares[63] (Fig. 23.23). As erosões podem ser graduadas como pequenas (< 2 mm), moderadas (2 a 4 mm) ou grandes (> 4 mm).[64] A ultrassonografia é mais sensível que a radiografia simples na detecção de erosão óssea e, portanto, pode auxiliar no diagnóstico precoce da doença.[65] Além da descontinuidade cortical, pode haver reforço acústico na medula óssea subjacente à erosão óssea inflamatória.[65] Pacientes com artropatia inflamatória podem também apresentar **tenossinovite**, **entesite** e, em caso de artrite reumatoide, **nódulos periarticulares inflamatórios (nódulos reumatoides)**[66] (Fig. 23.24).

Gota é uma artrite inflamatória comum com uma predileção para o envolvimento da primeira articulação metatarsofalangeana, causada pela precipitação de cristais de ácido úrico dentro das articulações. Em pacientes com gota, pode haver **derrame articular**, **hipertrofia sinovial** e hiperemia, edema de partes moles e **erosões justa-articulares** que podem ser grandes.[67] Cristais intra-articulares podem ser evidenciados pela presença de uma linha hiperecoica irregular ao longo da superfície condral normalmente hipoecoica, denominada "**sinal do duplo contorno**"[68] (Fig. 23.25). Isso é dis-

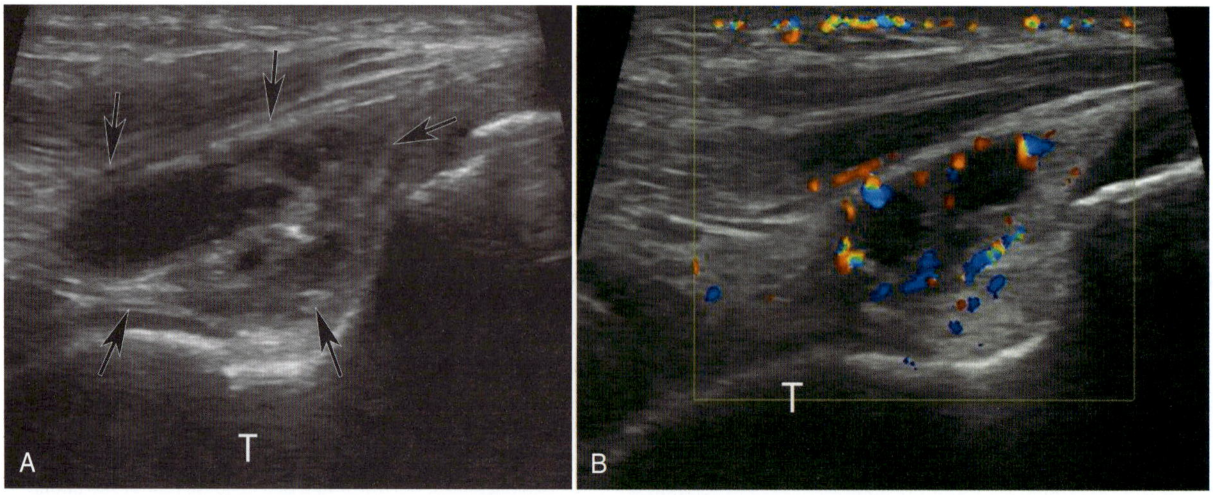

FIG. 23.22 Derrame articular heterogêneo do tornozelo em artrite reumatoide. (A) Imagem do eixo longitudinal da articulação tibiotalar demonstra um derrame articular heterogêneo *(setas)* com líquido anecoico associado a espessamento sinovial ecogênico consistente com sinovite. **(B)** Imagem de Doppler colorido da articulação tibiotalar demonstra significativa hiperemia dentro da sinóvia ecogênica. *T*, tálus.

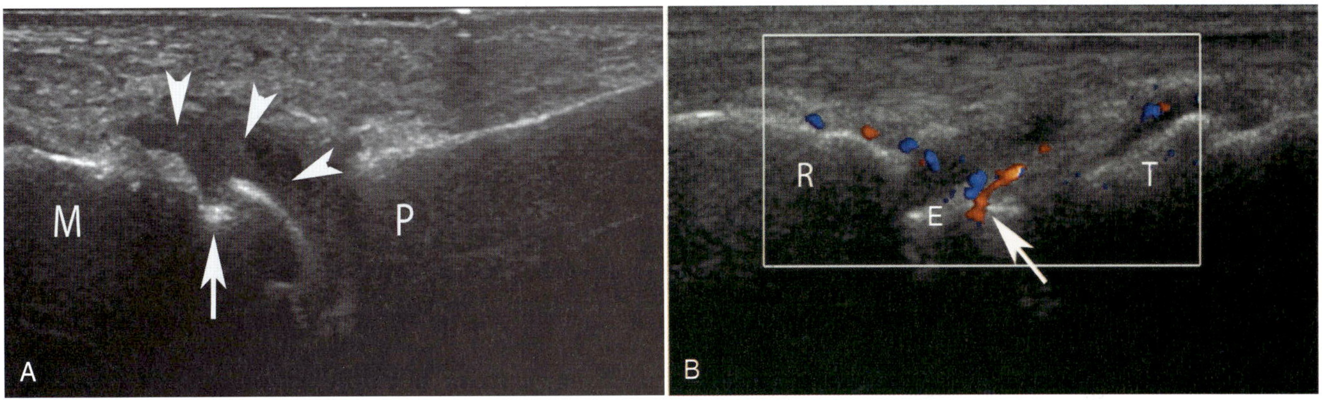

FIG. 23.23 Erosões ósseas em dois pacientes com artrite reumatoide. (A) Imagem em escala de cinza do eixo longitudinal na quinta articulação metatarsofalangeana demonstra erosão óssea na cabeça do quinto metatarso *(seta)* com irregularidade cortical associada e hipertrofia sinovial *(pontas de setas)*. *M*, metatarsiana; *P*, falange proximal. **(B)** Imagem de Doppler colorido da face dorsal do punho na visualização do eixo longitudinal demonstra hiperemia dentro da sinóvia e erosão *(seta)* do escafoide *(E)*. *R*, rádio distal; *T*, trapézio.

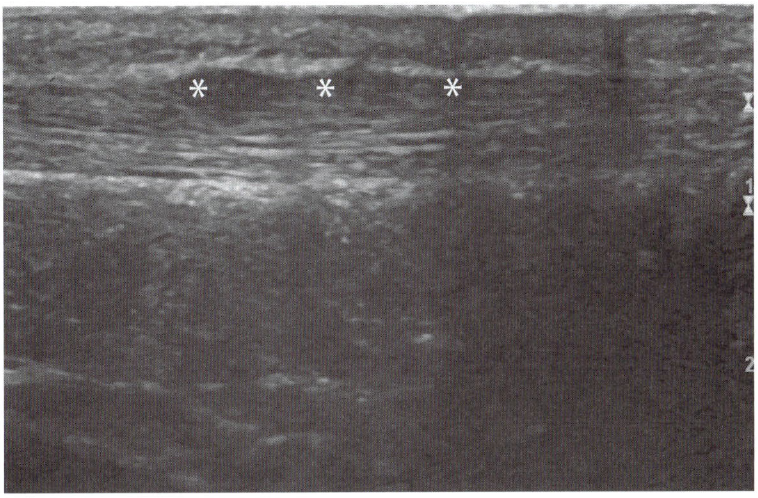

FIG. 23.24 Tendão de Aquiles com nódulos reumatoides. Imagem do eixo longitudinal do tendão de Aquiles demonstra espessamento nodular hipoecoico (*) da superfície posterior do tendão, consistente com nódulos reumatoides. Na˜o foi observado hiperemia na avaliação com Doppler colorido (não mostrada).

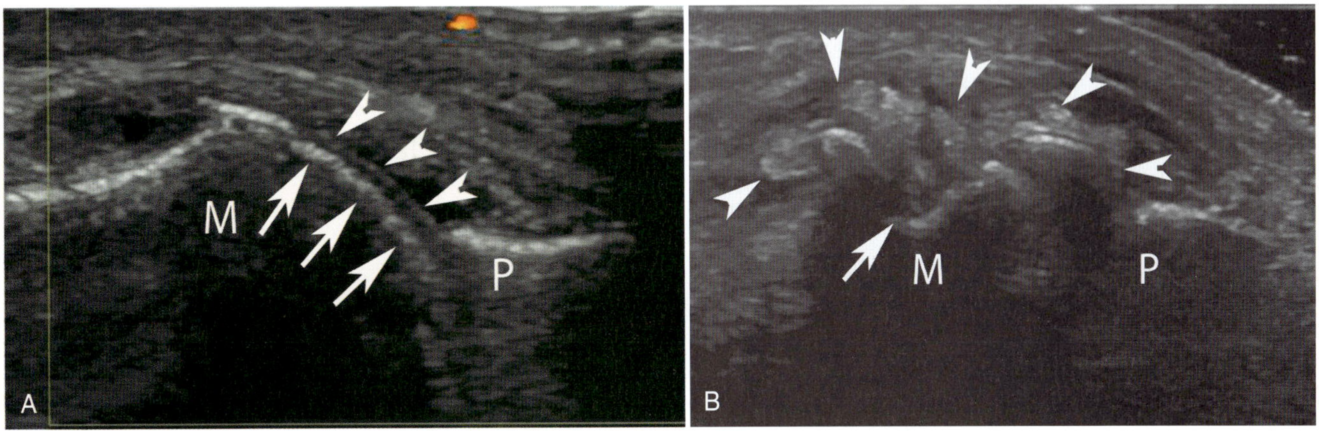

FIG. 23.25 Gota em dois diferentes pacientes. (A) Imagem em escala de cinza do eixo longitudinal da primeira articulação metatarsofalangeana demonstra a aparência de "**cobertura de açúcar**", em que cristais de urato ecogênicos são depositados ao longo do revestimento sinovial da articulação *(pontas de setas)*. O "**sinal do duplo contorno**" é formado pela ecogenicidade dos cristais de urato ("cobertura de açúcar") cobrindo a camada anecoica da cartilagem hialina com o córtex ecogênico subjacente *(setas)*. **(B)** Imagem em escala de cinza do eixo longitudinal da quinta articulação metatarsofalangeana mostra uma extensa erosão *(seta)* com um grande **tofo** amorfo *(pontas de setas)*, parte do qual se estende para a erosão. *M*, primeiro metatarso; *P*, primeira falange proximal.

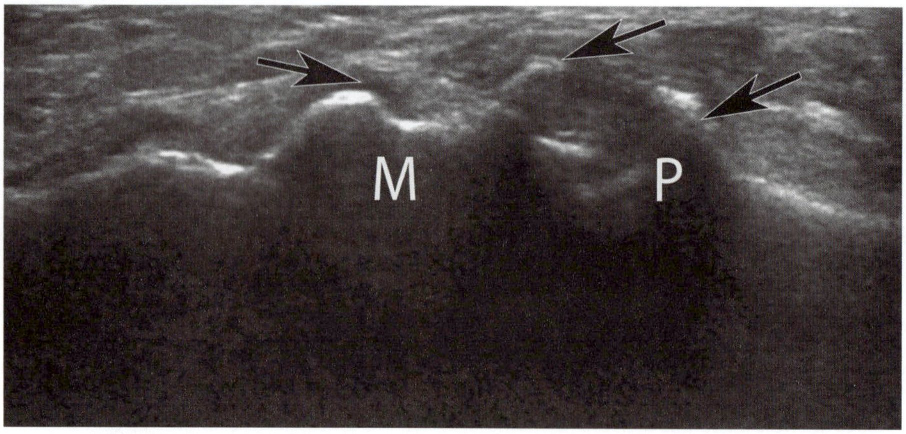

FIG. 23.26 Osteoartrite. Imagem em escala de cinza do eixo longitudinal da quinta articulação metatarsofalangeana demonstra formação de osteófitos *(setas)* em ambos os lados da articulação. *M*, metatarso; *P*, falange proximal.

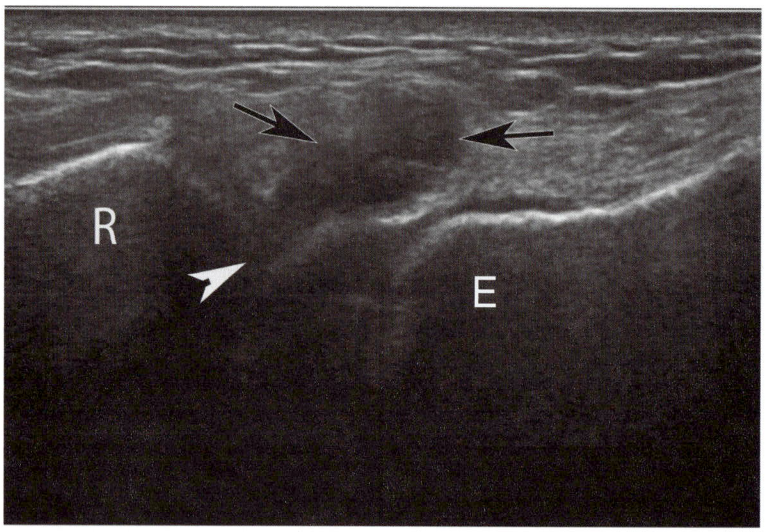

FIG. 23.27 Cisto sinovial. Imagem do eixo longitudinal da articulação radiocarpal na articulação radioescafoide demonstra um cisto sinovial lobulado e hipoecoico *(setas)* se originando da região do ligamento escafolunar. Observe o colo *(ponta de seta)* se originando na articulação. *R*, rádio; *E*, escafoide.

tinto da condrocalcinose, na qual a calcificação da cartilagem pode ser observada com uma linha intracartilaginosa ecogênica. Tofo consiste em acúmulos focais de cristais, que ocorrem em torno das articulações em alguns pacientes com gota, aparecendo como agrupamentos de material hiperecoico, que podem apresentar um halo hipoecoico, uma aparência que foi denominada "torrão de açúcar molhado".[68] Erosões ósseas podem ser observadas adjacentes a tais tofos.

Na **osteoartrite** (não erosiva), afinamento e irregularidade da cartilagem podem ser observados em adição a osteófitos e, tipicamente, discreta sinovite (Fig. 23.26). Os osteófitos aparecem como protrusões corticais na margem da superfície articular, com sombra acústica posterior.[69] A **sinovite** pode ser nodular ou difusa. **Derrames articulares** também podem ser demonstrados na osteoartrite e, embora possam ocorrer na ausência de sinovite, a existência e o volume dos derrames se correlacionam com sinovite e extensão do espessamento sinovial. O derrame articular e a sinovite também se correlacionam com a gravidade da doença clínica e radiográfica.[70]

MASSAS DE PARTES MOLES

Massas de partes moles palpáveis são muito comuns e representam um dilema diagnóstico para os médicos. Embora a grande maioria destas massas seja benigna, a diferenciação entre massas benignas e malignas não é clinicamente possível. A ultrassonografia é uma modalidade complementar para a RM investigação diagnóstica de massas de partes moles. Embora a RM tenha maior especificidade, várias massas de partes moles podem ser caracterizadas como benignas com a ultrassonografia.[71,72] Em casos indeterminados, a RM com contraste pode ser realizada, e essa estratégia em duas fases reduz os custos para o sistema de saúde, se implementada apropriadamente.

Cistos sinoviais são lesões preenchidas por mucina mais frequentemente encontradas no punho; em geral, estão intimamente relacionados com uma articulação ou bainha tendínea. Aproximadamente 10% dos cistos sinoviais são consequentes trauma.[73] A localização mais comum é adjacente à articulação escafolunar (Fig. 23.27). Um colo se estendendo da lesão para a articulação ou bainha tendínea subjacente deve ser procurado, mas muitas vezes não é identificável.[74]

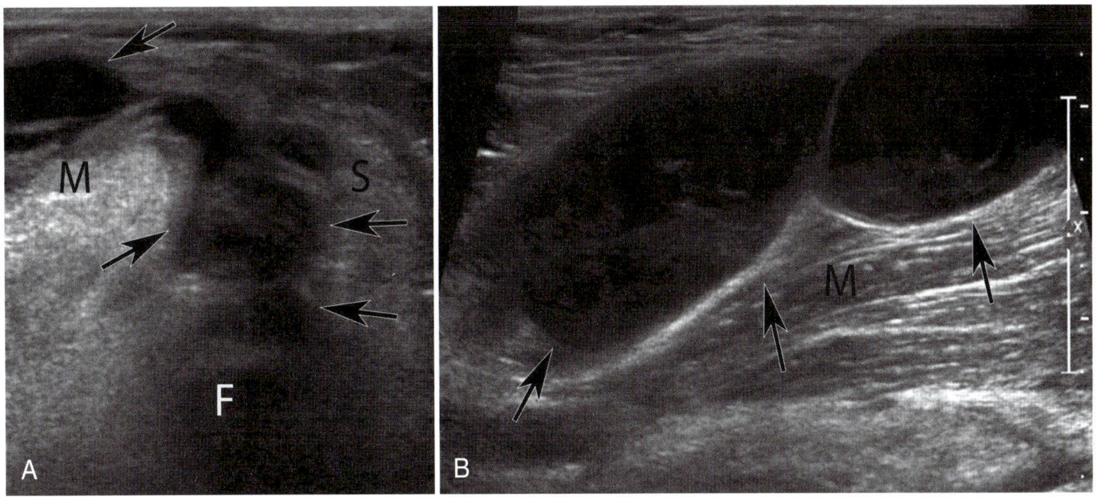

FIG. 23.28 Cisto de Baker. (A) Imagem do eixo axial da face posteromedial do joelho mostra um cisto de Baker lobulado, septado e hipoecoico *(setas)* se comunicando com a articulação entre o músculo gastrocnêmio medial *(M)* e o tendão do músculo semimembranoso *(S)*. *F*, côndilo femoral posteromedial. **(B)** Em outro paciente, imagem do eixo longitudinal do aspecto posteromedial do joelho demonstra um cisto de Baker complexo, ovoide, septado *(setas)* com debris internos, revestido com sinóvia ecogênica. Ver também Vídeo 23.5.

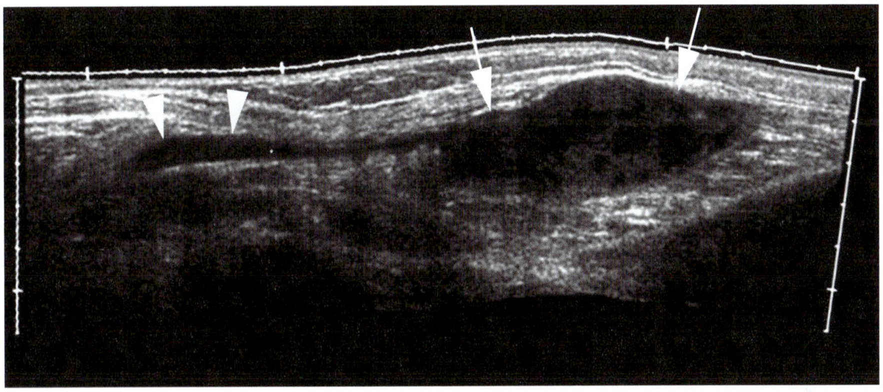

FIG. 23.29 Cisto de Baker roto. US longitudinal da panturrilha com campo de visão estendido mostra uma massa complexa (*setas*) que está conectada a um pequeno volume de líquido na fossa poplítea (*pontas de setas*), representando o cisto de Baker roto.

Essas lesões geralmente aparecem como massas císticas anecoicas ovais ou lobuladas, bem circunscritas, com reforço acústico posterior.[75] Cistos sinoviais podem demonstrar ecos internos e podem ser septados.[74] Cistos sinoviais são geralmente não compressíveis (em oposição às **bursas**, que são compressíveis). Os cistos sinoviais geralmente não apresentam fluxo interno na avaliação do Doppler colorido.[76]

Os **cistos de Baker**, que ocorrem na face medial da fossa poplítea, merecem menção especial, porque são extremamente comuns. Um cisto de Baker é causado pela distensão líquida da **bursa dos músculos gastrocnêmio e semimembranoso**, ocorrendo entre o tendão distal do músculo semimembranoso e a cabeça medial do músculo gastrocnêmio com um colo estreito originando da articulação do joelho subjacente (Fig. 23.28, Vídeo 23.5). Isso geralmente ocorre quando existe uma causa subjacente de derrame articular, incluindo osteoartrite, mas também na **ruptura do corno posterior do menisco medial, na artrite inflamatória** e em disfunções internas. Embora comuns, eles não são diagnosticados de forma confiável clinicamente.[77] Os cistos de Baker são geralmente anecoicos, quando não complicados, mas podem apresentar aparência variável, com líquido heterogêneo e hemorragia, septações e debris internos, além de espessamento sinovial ecogênico e hipervascularizado revestindo o cisto. O colo estreito pode atuar como uma válvula, e o acúmulo de líquido dentro do cisto pode levar à ruptura, resultando em dor aguda, edema e eritema retropatelares e na panturrilha proximal.[78] Quando isso ocorre, a margem do cisto é , com frequência, irregular caudalmente e existe edema subcutâneo na face medial da panturrilha, com extensão do líquido distalmente em torno da cabeça medial do músculo gastrocnêmio (Fig. 23.29). A apresentação clínica pode simular trombose venosa profunda ou celulite em desenvolvimento.[79]

Lipomas são as massas de partes moles palpáveis mais comuns (Tabela 23.1). Podem ocorrer nos tecidos subcutâneos, nos músculos ou nas partes moles profundas. Lipomas simples são geralmente homogeneamente isoecoicos, ou ligeiramente hiperecoicos em relação à gordura, com margens bem-definidas e septações internas onduladas imitando a gordura adjacente[80] (Fig. 23.30). Eles devem ser indolores, móveis e compressíveis com a pressão do transdutor.[81] Lipomas simples não devem demonstrar complexidade ou hipervascularização interna; entretanto, vasos podem ser observados passando através do lipoma. RM com contraste deve ser realizada para excluir lipossarcoma na avaliação de qualquer lipoma suspeito com as seguintes características atípicas: sombra acústica posterior, complexidade ou hipervascularização interna, tamanho maior que 5 cm, localização profunda ou intramuscular, dor ou história de aumento.

Uma armadilha no diagnóstico de lipoma é o fato de uma hérnia contendo gordura poder apresentar algumas aparências sobrepostas

TABELA 23.1 Lesões de Partes Moles Contendo Gordura

Diagnóstico	Achados na US	Acompanhamento
Lipoma simples	Ecogenicidade semelhante à da gordura subcutânea Móvel Consistência mole, compressível Indolor Poucos, pequenos vasos	Acompanhamento clínico suficiente se o aspecto na US for clássico
Lesão lipomatosa indeterminada	Ecogenicidade complexa Sombra acústica posterior Hipervascularização Tamanho > 5 cm Plano profundo ou intramuscular Dor História de aumento das dimensões	RM com contraste para avaliação adicional, com biópsia, se necessário
Hérnia contendo gordura	Alteração na aparência ao longo do tempo ou com manobra de Valsalva	

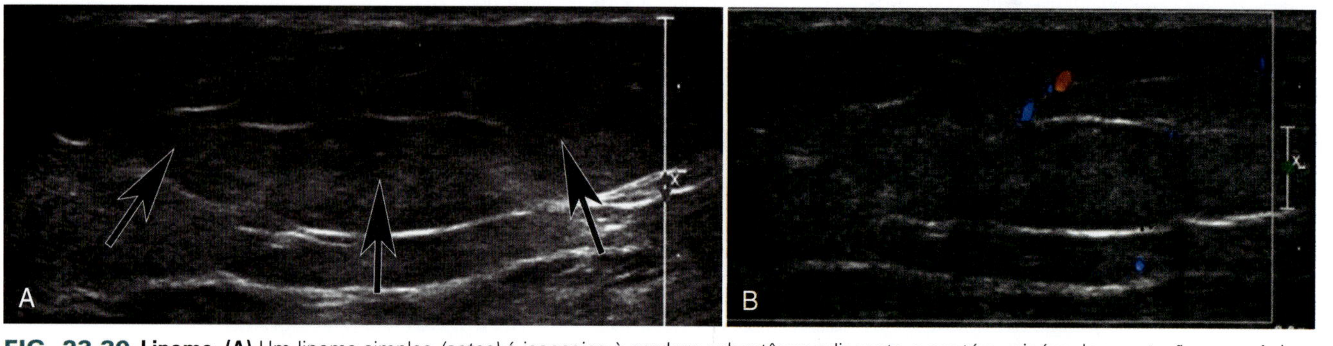

FIG. 23.30 Lipoma. (A) Um lipoma simples *(setas)* é isoecoico à gordura subcutânea adjacente e contém minúsculas septações ecogênicas paralelas à superfície da pele. **(B)** Imagem de Doppler colorido demonstra dois pequenos vasos que atravessam o lipoma. Não há hiperemia.

na ultrassonografia, incluindo ecogenicidade semelhante à gordura subcutânea e septações internas onduladas.[80] Localização anatômica, alteração dinâmica na aparência e movimento com a manobra de Valsalva podem auxiliar no diagnóstico de hérnia. Quando os achados são típicos de lipoma benigno, acompanhamento clínico periódico pode ser realizado em vez de outros exames de imagem ou biópsia.

Tumores de bainha neural são comuns, geralmente massas benignas, embora tumores malignos de bainha neural possam ocorrer. Os tumores de bainha neural são geralmente massas hipoecoicas sólidas, bem circunscritas, com morfologia ovoide ou fusiforme e apresentam leve reforço acústico posterior.[82] A contiguidade da lesão com um nervo de origem pode ser identificada, seja centralmente dentro da lesão, no caso de neurofibroma, perifericamente à lesão em um schwannoma (entretanto, esses achados não são absolutos) (Fig. 23.31). Uma cápsula ecogênica pode ser observada e, ocasionalmente, degenerações císticas ocorrem em um schwannoma. Um sinal de clivagem da gordura embora não inteiramente específico, é frequentemente observado em associação aos tumores benignos de bainha neural periféricos. Este sinal inclui um halo de gordura sobre a extremidade da lesão, representando a gordura normalmente presente em torno do feixe neurovascular onde as lesões se originam.[83] As alterações nas imagens dos tumores de bainha neural periféricos malignos e benignos se sobrepõem, mas as lesões malignas devem ser consideradas quando a lesão é mais mal definida (refletindo sua natureza infiltrativa), quando suas dimensões estão aumentando ou têm aspecto interno heterogêneo como resultado de necrose e/ou hemorragia interna.[84] Se lesões típicas de tumores benignos de bainha de neural não forem biopsiadas ou ressecadas, o acompanhamento clínico e com exames de imagem é recomendado.

Várias lesões benignas e malignas de partes moles não podem ser definitivamente diferenciadas somente pela ultrassonografia. Lesões que permanecem indeterminadas pela ultrassonografia podem, portanto, ser avaliadas com RM com contraste. Se depois disso, ainda houver suspeita de neoplasias maligna, tipicamente é realizada biópsia orientada por exame de imagem (mais frequentemente com orientação por ultrassonografia). **Sarcomas de partes moles** primários têm, tipicamente, aspecto sólido, com bordas irregulares, necrose interna variável e hemorragia (Fig. 23.32). Eles podem ser parcialmente calcificados (especialmente sarcomas sinoviais).[85] As lesões apresentam, em geral, vascularização interna e podem mostrar invasão local de tecidos adjacentes. Lesões secundárias (metástases) devem ser consideradas quando uma lesão sólida de partes moles vascularizada é encontrada em um paciente com malignidade primária conhecida. Uma armadilha importante no diagnóstico de sarcoma é a apresentação clínica com um tumor com degeneração hemorrágica, que pode ser incorretamente diagnosticado como um hematoma, potencialmente levando ao atraso no diagnóstico correto.[86] Para complicar ainda mais o diagnóstico, pacientes podem relatar trauma prévio. Um hematoma espontâneo na ausência de medicação anticoagulante deve ser considerado suspeito, assim como um hematoma aparente desproporcional ao trauma relatado pelo paciente.[73] Tais lesões devem ser avaliadas cuidadosamente a procura de componentes vascularizados, que devem

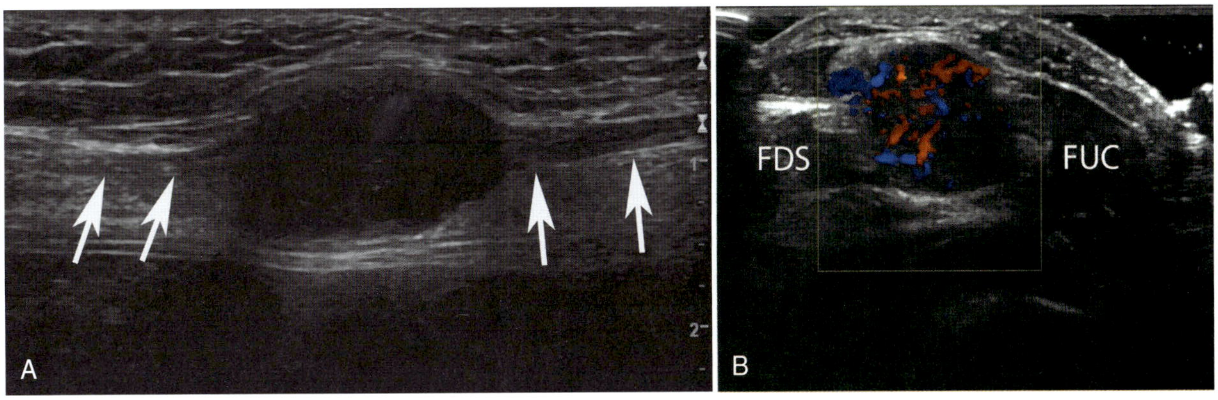

FIG. 23.31 Tumor de bainha de nervo periférico. (A) Imagem do eixo longitudinal obtida no local de uma massa palpável mostra uma massa ovoide, hipoecoica com bordas lisas, com origem no nervo ulnar. Observe que o nervo ulnar entra e sai da massa *(setas)*. **(B)** Imagem do eixo axial do antebraço demonstra a massa na topografia esperada do nervo ulnar. Doppler colorido mostra significativa hiperemia no interior da massa. *FUC*, flexor ulnar do carpo; *FDS*, flexor digital superficial e profundo.

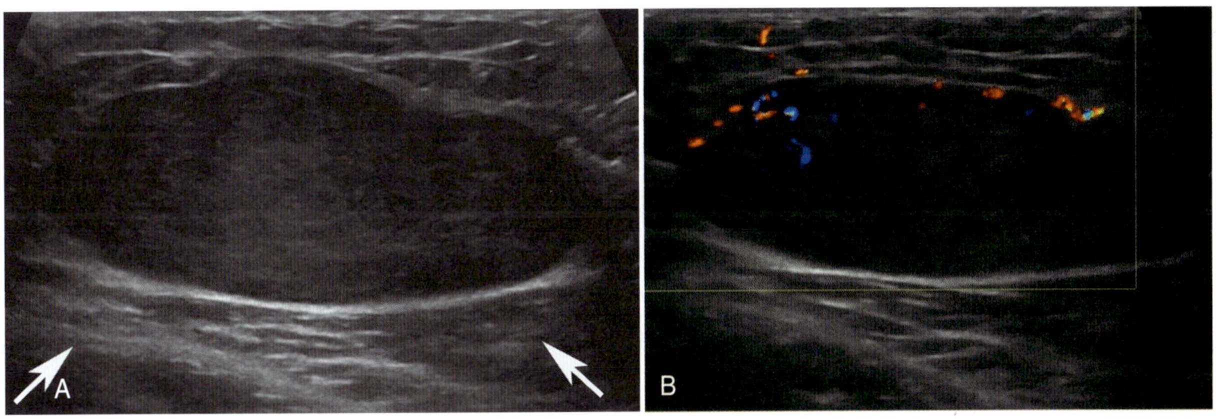

FIG. 23.32 Sarcoma. (A) Lipossarcoma mixoide demonstra leve reforço posterior *(setas)* devido ao conteúdo mixoide. Entretanto, a massa é sólida, com ecos internos. A borda superficial é microlobulada. **(B)** Imagem de Doppler colorido demonstra aumento do fluxo sanguíneo dentro da massa.

ser alvo de biópsia. Se não forem encontrados, então novo exame de imagem deve ser realizado após 6 semanas para documentar a resolução do hematoma. Após a ressecção cirúrgica do sarcoma de partes moles, a ultrassonografia tem mostrado precisão diagnóstica aceitável, mas pode perder um pequeno número de recorrências. A ultrassonografia poderia ser complementar à RM no acompanhamento desses casos.[87,88]

CORPOS ESTRANHOS

Corpos estranhos incorporados nas **partes moles** são uma condição comum em populações adulta e pediátrica. Considerando que alguns materiais, como metal e vidro, são radiopacos e podem ser observados nas radiografias simples, outros materiais, como madeira, não são detectados radiograficamente. Nesses casos, a ultrassonografia é um meio efetivo para estabelecer um diagnóstico. Corpos estranhos são, tipicamente, muito ecogênicos e apresentam sombra acústica posterior (Fig. 23.33). Eles podem ser circundados por um halo hipoecoico, representando uma reação inflamatória[89] ou hiperemia na US com Doppler colorido. Um grande volume de líquido associado é muito sugestivo de um abscesso secundário.

Do ponto de vista prático, o paciente consegue, geralmente, apontar para o radiologista a área de maior preocupação, e a observação dos locais de entrada e/ou saída na pele ajuda a focalizar a avaliação. O conhecimento da trajetória da entrada do corpo estranho é especialmente útil na avaliação de objetos lineares finos, como lascas de madeira, porque são frequentemente observadas em planos oblíquos não anatômicos. Avaliação meticulosa é necessária, porque pequenos corpos estranhos podem ser obscurecidos por ligamentos adjacentes, tendões, nervos e vasos.[90] Também é importante determinar a relação do objeto com essas estruturas anatômicas para determinar também se há lesões associadas. Além da visualização de corpos estranhos não radiopacos, a ultrassonografia auxilia o planejamento cirúrgico, proporcionando localização tridimensional acurada de objetos radiopacos e não radiopacos, e a pele sobrejacente pode ser marcada antes do procedimento como um auxílio. A US também pode ser utilizada para orientar diretamente a retirada de corpos estranhos por meio de aquisição de imagens em tempo real.[91,92]

INFECÇÃO NAS PARTES MOLES

Infecção da pele e dos tecidos moles subcutâneos, **celulite**, é uma condição clínica comum, que pode ser efetivamente tratada com antibióticos. Na ultrassonografia, a pele os tecidos subcutâneos estão espessados e hiperecoicos na fase inicial do processo. Posteriormente, pode haver interdigitação de cordões reticulares de hipoecogenicidade, representando exsudato inflamatório intersticial,[93] também conhecido como aspecto em "calçada de paralelepípedos" (Fig. 23.34).

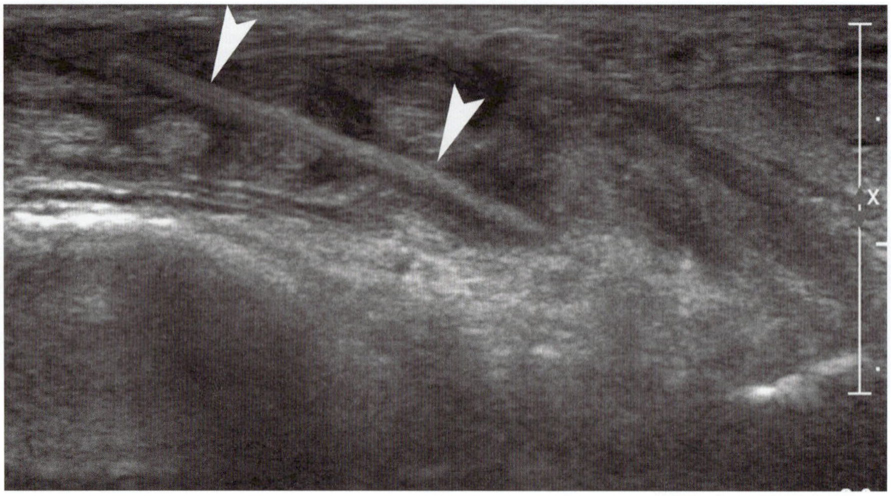

FIG. 23.33 Corpo estranho de madeira. Uma lasca de madeira está inserida nas partes moles da face dorsal da mão. A lasca *(pontas de setas)* aparece como uma estrutura linear, ecogênica.

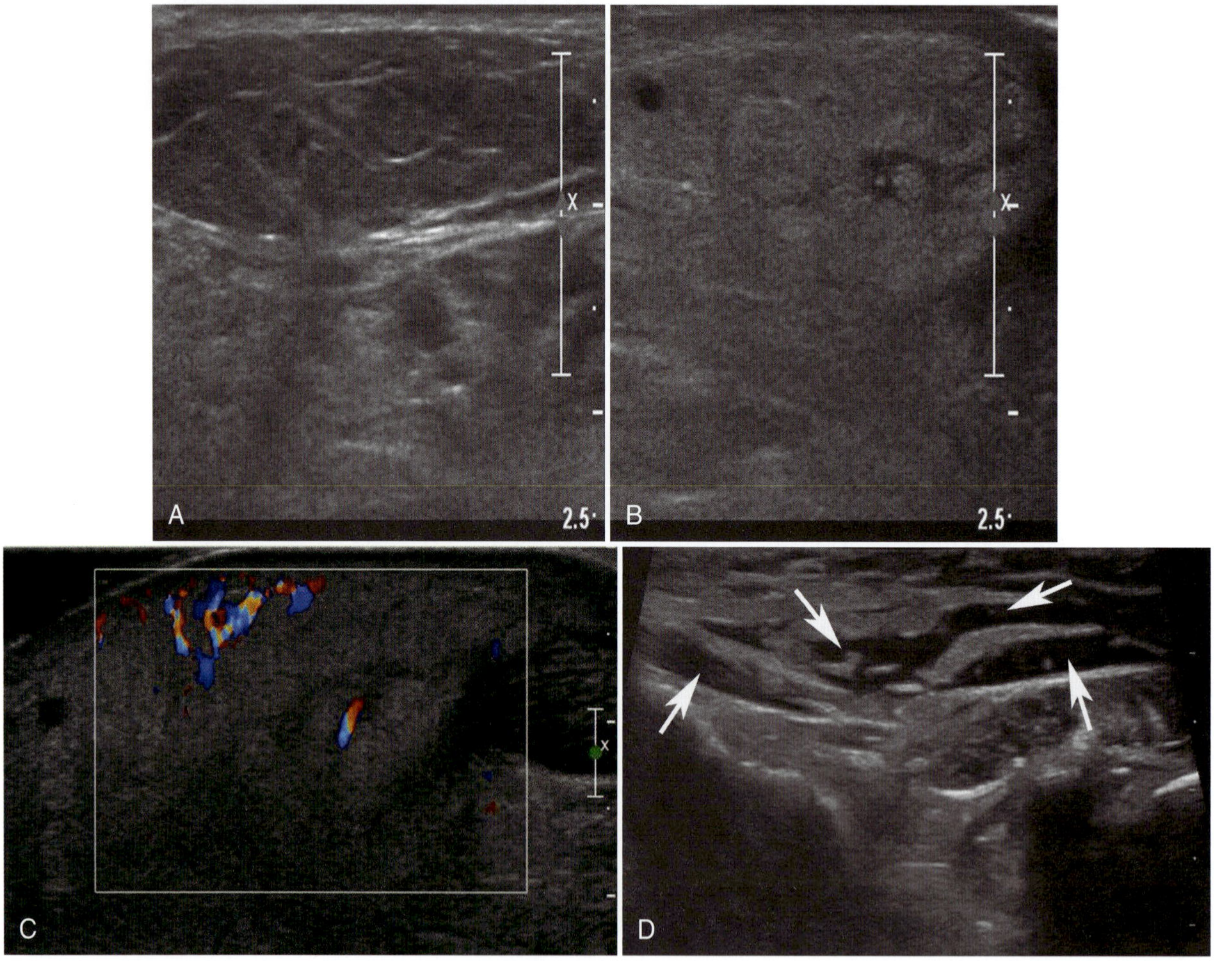

FIG. 23.34 Celulite. (A) Gordura subcutânea normal na face lateral do tornozelo não afetado é justaposta ao tornozelo contralateral anormal **(B)** no mesmo paciente com celulite. Observe a ecotextura hipoecogênica da gordura normal *(lado esquerdo da imagem) versus* gordura subcutânea edemaciada e ecogênica com apagamento das septações internas normais *(lado direito da imagem).* **(C)** Imagem de Doppler colorido demonstra aumento do fluxo sanguíneo na gordura subcutânea ecogênica e edemaciada. **(D)** Imagem em escala de cinza em outro paciente com celulite demonstra líquido anecoico *(setas)* de permeio ao tecido ecogênico da celulite.

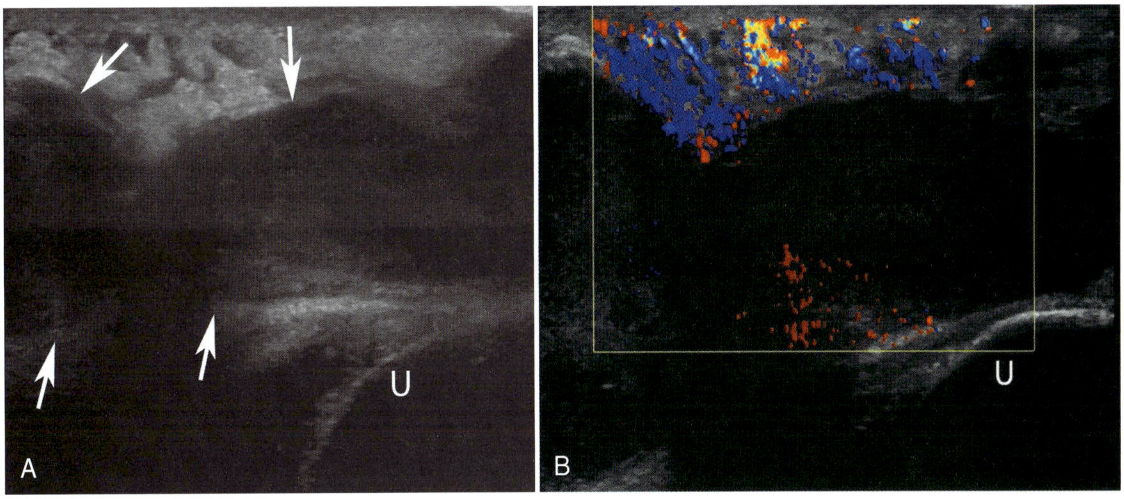

FIG. 23.35 Abscesso do antebraço. (A) Imagem do eixo axial de uma coleção líquida hipoecoica heterogênea *(setas)* com envoltório ecogênico de partes moles na periferia e reforço acústico posterior, consistente com um abscesso. **(B)** Imagem de Doppler colorido demonstra hiperemia das partes moles circundantes. *U*, ulna.

A celulite pode progredir para formação de **abscesso**. O desenvolvimento de um **abscesso** associado é um achado diagnóstico importante este tipicamente não responde a antibióticos, exigindo drenagem, seja cirúrgica ou orientada por exames de imagem. Abscessos podem apresentar aspecto variável na avaliação ultrassonográfica.[94] Os contornos do abscesso podem ser bem-definidos mal definidos e infiltrativos (Fig. 23.35). Pode haver um halo circundante de tecidos moles espessados e hiperemiados. O material liquefeito interno pode demonstrar aspecto anecoico, hipoecoico ou ecogênico complexo, com septações internos e ecos de baixo nível. Focos de gás ecogênico, com sombra mal definida associada, podem ser observados no abscesso. Com a compressão dinâmica, turbilhonamento debris ecogênicos pode ser observado dentro do abscesso.

Em casos de coleção líquida, várias outras entidades podem ser consideradas e diferenciadas do abscesso. Um seroma pode ser distinguido de um abscesso, porque o seroma aparece como uma simples coleção líquida anecoica ou hipoecoica sem hiperemia periférica, e pode haver reforço acústico posterior. Um hematoma pode aparecer como uma coleção líquida de ecogenicidade mista, mas não apresentará fluxo interno no Doppler colorido e haverá pouca hiperemia periférica. Um sarcoma de partes moles demonstrará componentes internos sólidos, hiperemiados, assim como sombra acústica posterior. Se o diagnóstico sonográfico da coleção líquida na US for indeterminado, a confirmação pode ser obtida com aspiração (orientada por US, se necessário) e avaliação microbiológica e histológica do aspirado.

CONCLUSÃO

A ultrassonografia é um método custo-efetivo para fornecer um diagnóstico acurado em muitas situações de patologia musculoesquelética, incluindo lesões tendíneas e ligamentares, artropatias e caracterização da infecção e algumas massas de partes moles. Além dos avanços técnicos contínuos, a formação dos médicos e a utilização apropriada e consistente de novas tecnologias são fundamentais para o uso da ultrassonografia na investigação diagnóstica.

REFERÊNCIAS

1. Nazarian LN. The top 10 reasons musculoskeletal sonography is an important complementary or alternative technique to MRI. AJR Am J Roentgenol. 2008;190(6):1621-1626.
2. Jamadar DA, Jacobson JA, Caoili EM, et al. Musculoskeletal sonography technique: focused versus comprehensive evaluation. AJR Am J Roentgenol. 2008;190(1):5-9.
3. Teh J. Applications of Doppler imaging in the musculoskeletal system. Curr Probl Diagn Radiol. 2006;35(1):22-34.
4. Klauser AS, Miyamoto H, Bellmann-Weiler R, et al. Sonoelastography: musculoskeletal applications. Radiology. 2014;272(3):622-633.
5. Ooi CC, Malliaras P, Schneider ME, Connell DA. Soft, hard, or just right?" Applications and limitations of axial-strain sonoelastography and shear-wave elastography in the assessment of tendon injuries. Skeletal Radiol. 2014;43(1):1-12.
6. Botar Jid C, Damian L, Dudea SM, et al. The contribution of ultrasonography and sonoelastography in assessment of myositis. Med Ultrason. 2010;12(2):120-126.
7. Magarelli N, Carducci C, Bucalo C, et al. Sonoelastography for qualitative and quantitative evaluation of superficial soft tissue lesions: a feasibility study. Eur Radiol. 2014;24(3):566-573.
8. Weng L, Tirumalai AP, Lowery CM, et al. US extended-field-of-view imaging technology. Radiology. 1997;203(3):877-880.
9. Kavanagh EC, Koulouris G, Parker L, et al. Does extended-field-of-view sonography improve interrater reliability for the detection of rotator cuff muscle atrophy? AJR Am J Roentgenol. 2008;190(1):27-31.
10. Harcke HT, Grissom LE, Finkelstein MS. Evaluation of the musculoskeletal system with sonography. AJR Am J Roentgenol. 1988;150(6):1253-1261.
11. Peetrons P. Ultrasound of muscles. Eur Radiol. 2002;12(1):35-43.
12. Draghi F, Zacchino M, Canepari M, et al. Muscle injuries: ultrasound evaluation in the acute phase. J Ultrasound. 2013;16(4):209-214.
13. Nguyen JT, Nguyen JL, Wheatley MJ, Nguyen TA. Muscle hernias of the leg: a case report and comprehensive review of the literature. Can J Plast Surg. 2013;21(4):243-247.
14. Strobel K, Hodler J, Meyer DC, et al. Fatty atrophy of supraspinatus and infraspinatus muscles: accuracy of US. Radiology. 2005;237(2):584-589.
15. Dillehay GL, Deschler T, Rogers LF, et al. The ultrasonographic characterization of tendons. Invest Radiol. 1984;19(4):338-341.
16. Crass JR, van de Vegte GL, Harkavy LA. Tendon echogenicity: ex vivo study. Radiology. 1988;167(2):499-501.
17. Khan KM, Bonar F, Desmond PM, et al. Patellar tendinosis (jumper's knee): findings at histopathologic examination, US, and MR imaging. Victorian Institute of Sport Tendon Study Group. Radiology. 1996;200(3):821-827.

18. Ohberg L, Lorentzon R, Alfredson H. Neovascularisation in Achilles tendons with painful tendinosis but not in normal tendons: an ultrasonographic investigation. Knee Surg Sports Traumatol Arthrosc. 2001;9(4):233-238.
19. Connell D, Burke F, Coombes P, et al. Sonographic examination of lateral epicondylitis. AJR Am J Roentgenol. 2001;176(3):777-782.
20. Dones 3rd VC, Grimmer K, Thoirs K, et al. The diagnostic validity of musculoskeletal ultrasound in lateral epicondylalgia: a systematic review. BMC Med Imaging. 2014;14:10.
21. Eder L, Barzilai M, Peled N, et al. The use of ultrasound for the assessment of enthesitis in patients with spondyloarthritis. Clin Radiol. 2013;68(3):219-223.
22. Frediani B, Falsetti P, Storri L, et al. Ultrasound and clinical evaluation of quadricipital tendon enthesitis in patients with psoriatic arthritis and rheumatoid arthritis. Clin Rheumatol. 2002;21(4):294-298.
23. Martinoli C, Bianchi S, Dahmane M, et al. Ultrasound of tendons and nerves. Eur Radiol. 2002;12(1):44-55.
24. Breidahl WH, Stafford Johnson DB, Newman JS, Adler RS. Power Doppler sonography in tenosynovitis: significance of the peritendinous hypoechoic rim. J Ultrasound Med. 1998;17(2):103-107.
25. Jeffrey RB Jr, Laing FC, Schechter WP, et al. Acute suppurative tenosynovitis of the hand: diagnosis with US. Radiology. 1987;162(3):741-742.
26. Hodgson RJ, O'Connor PJ, Grainger AJ. Tendon and ligament imaging. Br J Radiol. 2012;85(1016):1157-1172.
27. Zbojniewicz AM. US for diagnosis of musculoskeletal conditions in the young athlete: emphasis on dynamic assessment. Radiographics. 2014;34(5):1145-1162.
28. Ebrahim FS, De Maeseneer M, Jager T, et al. US diagnosis of UCL tears of the thumb and Stener lesions: technique, pattern-based approach, and differential diagnosis. Radiographics. 2006;26(4):1007-1020.
29. Noszian IM, Dinkhauser LM, Orthner E, et al. Ulnar collateral ligament: differentiation of displaced and nondisplaced tears with US. Radiology. 1995;194(1):61-63.
30. Melville DM, Jacobson JA, Fessell DP. Ultrasound of the thumb ulnar collateral ligament: technique and pathology. AJR Am J Roentgenol. 2014;202(2):W168.
31. Finlay K, Lee R, Friedman L. Ultrasound of intrinsic wrist ligament and triangular fibrocartilage injuries. Skeletal Radiol. 2004;33(2):85-90.
32. Gondim Teixeira PA, Omoumi P, Trudell DJ, et al. High-resolution ultrasound evaluation of the trapeziometacarpal joint with emphasis on the anterior oblique ligament (beak ligament). Skeletal Radiol. 2011;40(7):897-904.
33. Chiavaras MM, Harish S, Oomen G, et al. Sonography of the anterior oblique ligament of the trapeziometacarpal joint: a study of cadavers and asymptomatic volunteers. AJR Am J Roentgenol. 2010;195(6):W428-W434.
34. Ferreira FB, Fernandes ED, Silva FD, et al. A sonographic technique to evaluate the anterior bundle of the ulnar collateral ligament of the elbow: imaging features and anatomic correlation. J Ultrasound Med. 2015;34(3):377-384.
35. Bica D, Armen J, Kulas AS, et al. Reliability and precision of stress sonography of the ulnar collateral ligament. J Ultrasound Med. 2015;34(3):371-376.
36. Jacobson JA, Chiavaras MM, Lawton JM, et al. Radial collateral ligament of the elbow: sonographic characterization with cadaveric dissection correlation and magnetic resonance arthrography. J Ultrasound Med. 2014;33(6):1041-1048.
37. Nazarian LN, McShane JM, Ciccotti MG, et al. Dynamic US of the anterior band of the ulnar collateral ligament of the elbow in asymptomatic major league baseball pitchers. Radiology. 2003;227(1):149-154.
38. Jacobson JA, Propeck T, Jamadar DA, et al. US of the anterior bundle of the ulnar collateral ligament: findings in five cadaver elbows with MR arthrographic and anatomic comparison—initial observations. Radiology. 2003;227(2):561-566.
39. Sasaki J, Takahara M, Ogino T, et al. Ultrasonographic assessment of the ulnar collateral ligament and medial elbow laxity in college baseball players. J Bone Joint Surg Am. 2002;84-A(4):525-531.
40. Hua Y, Yang Y, Chen S, Cai Y. Ultrasound examination for the diagnosis of chronic anterior talofibular ligament injury. Acta Radiol. 2012;53(10):1142-1145.
41. De Maeseneer M, Vanderdood K, Marcelis S, et al. Sonography of the medial and lateral tendons and ligaments of the knee: the use of bony landmarks as an easy method for identification. AJR Am J Roentgenol. 2002;178(6):1437-1444.
42. Fornage BD. Peripheral nerves of the extremities: imaging with US. Radiology. 1988;167(1):179-182.
43. Bianchi S. Ultrasound of the peripheral nerves. Joint Bone Spine. 2008;75(6):643-649.
44. Silvestri E, Martinoli C, Derchi LE, et al. Echotexture of peripheral nerves: correlation between US and histologic findings and criteria to differentiate tendons. Radiology. 1995;197(1):291-296.
45. Sole JS, Pingree MJ, Spinner RJ, et al. Saphenous neuropathy secondary to extraneural ganglion cyst 15 years after reconstruction of the anterior cruciate ligament. PM R. 2014;6(5):451-455.
46. Rawal A, Ratnam KR, Yin Q, et al. Compression neuropathy of common peroneal nerve caused by an extraneural ganglion: a report of two cases. Microsurgery. 2004;24(1):63-66.
47. Elias DA, Lax MJ, Anastakis DJ. Musculoskeletal images. Ganglion cyst of Guyon's canal causing ulnar nerve compression. Can J Surg. 2001;44(5):331-332.
48. Klauser AS, Halpern EJ, De Zordo T, et al. Carpal tunnel syndrome assessment with US: value of additional cross-sectional area measurements of the median nerve in patients versus healthy volunteers. Radiology. 2009;250(1):171-177.
49. Wiesler ER, Chloros GD, Cartwright MS, et al. The use of diagnostic ultrasound in carpal tunnel syndrome. J Hand Surg Am. 2006;31(5):726-732.
50. Duncan I, Sullivan P, Lomas F. Sonography in the diagnosis of carpal tunnel syndrome. AJR Am J Roentgenol. 1999;173(3):681-684.
51. Roll SC, Evans KD, Li X, et al. Screening for carpal tunnel syndrome using sonography. J Ultrasound Med. 2011;30(12):1657-1667.
52. Ozturk E, Sonmez G, Colak A, et al. Sonographic appearances of the normal ulnar nerve in the cubital tunnel. J Clin Ultrasound. 2008;36(6):325-329.
53. Okamoto M, Abe M, Shirai H, Ueda N. Morphology and dynamics of the ulnar nerve in the cubital tunnel. Observation by ultrasonography. J Hand Surg [Br]. 2000;25(1):85-89.
54. Van Den Berg PJ, Pompe SM, Beekman R, Visser LH. Sonographic incidence of ulnar nerve (sub)luxation and its associated clinical and electrodiagnostic characteristics. Muscle Nerve. 2013;47(6):849-855.
55. Campbell WW. Ulnar nerve subluxation. Muscle Nerve. 2013;48(6):997-998.
56. Rezaei H, Torp-Pedersen S, af Klint E, et al. Diagnostic utility of musculoskeletal ultrasound in patients with suspected arthritis—a probabilistic approach. Arthritis Res Ther. 2014;16(5):448.
57. Ben Abdelghani K, Miladi S, Souabni L, et al. Role of ultrasound in assessing remission in rheumatoid arthritis. Diagn Interv Imaging. 2015;96(1):3-10.
58. Wakefield RJ, Balint PV, Szkudlarek M, et al. Musculoskeletal ultrasound including definitions for ultrasonographic pathology. J Rheumatol. 2005;32(12):2485-2487.
59. Szkudlarek M, Court-Payen M, Strandberg C, et al. Power Doppler ultrasonography for assessment of synovitis in the metacarpophalangeal joints of patients with rheumatoid arthritis: a comparison with dynamic magnetic resonance imaging. Arthritis Rheum. 2001;44(9):2018-2023.
60. Torp-Pedersen S, Christensen R, Szkudlarek M, et al. Power and color Doppler ultrasound settings for inflammatory flow: impact on scoring of disease activity in patients with rheumatoid arthritis. Arthritis Rheumatol. 2015;67(2):386-395.
61. Szkudlarek M, Court-Payen M, Strandberg C, et al. Contrast-enhanced power Doppler ultrasonography of the metacarpophalangeal joints in rheumatoid arthritis. Eur Radiol. 2003;13(1):163-168.
62. Cheung PP, Dougados M, Gossec L. Reliability of ultrasonography to detect synovitis in rheumatoid arthritis: a systematic literature review of 35 studies (1,415 patients). Arthritis Care Res (Hoboken). 2010;62(3):323-334.
63. McGonagle D, Gibbon W, O'Connor P, et al. A preliminary study of ultrasound aspiration of bone erosion in early rheumatoid arthritis. Rheumatology (Oxford). 1999;38(4):329-331.
64. Wright SA, Filippucci E, McVeigh C, et al. High-resolution ultrasonography of the first metatarsal phalangeal joint in gout: a controlled study. Ann Rheum Dis. 2007;66(7):859-864.

65. Weidekamm C, Koller M, Weber M, Kainberger F. Diagnostic value of high-resolution B-mode and Doppler sonography for imaging of hand and finger joints in rheumatoid arthritis. Arthritis Rheum. 2003;48(2):325-333.
66. Fornage BD. Soft-tissue changes in the hand in rheumatoid arthritis: evaluation with US. Radiology. 1989;173(3):735-737.
67. Kang MH, Moon KW, Jeon YH, Cho SW. Sonography of the first metatarsophalangeal joint and sonographically guided intraarticular injection of corticosteroid in acute gout attack. J Clin Ultrasound. 2015;43(3):179-186.
68. Thiele RG, Schlesinger N. Diagnosis of gout by ultrasound. Rheumatology (Oxford). 2007;46(7):1116-1121.
69. Iagnocco A. Imaging the joint in osteoarthritis: a place for ultrasound? Best Pract Res Clin Rheumatol. 2010;24(1):27-38.
70. D'Agostino MA, Conaghan P, Le Bars M, et al. EULAR report on the use of ultrasonography in painful knee osteoarthritis. Part 1: prevalence of inflammation in osteoarthritis. Ann Rheum Dis. 2005;64(12):1703-1709.
71. Lakkaraju A, Sinha R, Garikipati R, et al. Ultrasound for initial evaluation and triage of clinically suspicious soft-tissue masses. Clin Radiol. 2009;64(6):615-621.
72. Hung EH, Griffith JF, Ng AW, et al. Ultrasound of musculoskeletal soft-tissue tumors superficial to the investing fascia. AJR Am J Roentgenol. 2014;202(6):W532-W540.
73. Carra BJ, Bui-Mansfield LT, O'Brien SD, Chen DC. Sonography of musculoskeletal soft-tissue masses: techniques, pearls, and pitfalls. AJR Am J Roentgenol. 2014;202(6):1281-1290.
74. Teefey SA, Dahiya N, Middleton WD, et al. Ganglia of the hand and wrist: a sonographic analysis. AJR Am J Roentgenol. 2008;191(3):716-720.
75. Bianchi S, Abdelwahab IF, Zwass A, Giacomello P. Ultrasonographic evaluation of wrist ganglia. Skeletal Radiol. 1994;23(3):201-203.
76. Wang G, Jacobson JA, Feng FY, et al. Sonography of wrist ganglion cysts: variable and noncystic appearances. J Ultrasound Med. 2007;26(10):1323-1328.
77. Akgul O, Guldeste Z, Ozgocmen S. The reliability of the clinical examination for detecting Baker's cyst in asymptomatic fossa. Int J Rheum Dis. 2014;17(2):204-209.
78. Rudikoff JC, Lynch JJ, Phillips E, Clapp PR. Ultrasound diagnosis of Baker cyst. JAMA. 1976;235(10):1054-1055.
79. Cronan JJ, Dorfman GS, Grusmark J. Lower-extremity deep venous thrombosis: further experience with and refinements of US assessment. Radiology. 1988;168(1):101-107.
80. Wagner JM, Lee KS, Rosas H, Kliewer MA. Accuracy of sonographic diagnosis of superficial masses. J Ultrasound Med. 2013;32(8):1443-1450.
81. Jacobson JA. Fundamentals of musculoskeletal ultrasound: Expert Consult-Online. Philadelphia: Elsevier Health Sciences; 2012.
82. Beggs I. Sonographic appearances of nerve tumors. J Clin Ultrasound. 1999;27(7):363-368.
83. Abreu E, Aubert S, Wavreille G, et al. Peripheral tumor and tumor-like neurogenic lesions. Eur J Radiol. 2013;82(1):38-50.
84. Murphey MD, Smith WS, Smith SE, et al. From the archives of the AFIP. Imaging of musculoskeletal neurogenic tumors: radiologic-pathologic correlation. Radiographics. 1999;19(5):1253-1280.
85. Widmann G, Riedl A, Schoepf D, et al. State-of-the-art HR-US imaging findings of the most frequent musculoskeletal soft-tissue tumors. Skeletal Radiol. 2009;38(7):637-649.
86. Brouns F, Stas M, De Wever I. Delay in diagnosis of soft tissue sarcomas. Eur J Surg Oncol. 2003;29(5):440-445.
87. Tagliafico A, Truini M, Spina B, et al. Follow-up of recurrences of limb soft tissue sarcomas in patients with localized disease: performance of ultrasound. Eur Radiol. 2015;25(9):2764-2770.
88. Choi H, Varma DG, Fornage BD, et al. Soft-tissue sarcoma: MR imaging vs sonography for detection of local recurrence after surgery. AJR Am J Roentgenol. 1991;157(2):353-358.
89. Montechiarello S, Miozzi F, Martinelli M, Giovagnorio F. Ultrasound picture of a wooden splinter evolved in phlegmon of the hand. J Ultrasound. 2010;13(1):38-40.
90. Shiels WE 2nd, Babcock DS, Wilson JL, Burch RA. Localization and guided removal of soft-tissue foreign bodies with sonography. AJR Am J Roentgenol. 1990;155(6):1277-1281.
91. Bradley M, Kadzombe E, Simms P, Eyes B. Percutaneous ultrasound guided extraction of non-palpable soft tissue foreign bodies. Arch Emerg Med. 1992;9(2):181-184.
92. Callegari L, Leonardi A, Bini A, et al. Ultrasound-guided removal of foreign bodies: personal experience. Eur Radiol. 2009;19(5):1273-1279.
93. Bureau NJ, Chhem RK, Cardinal E. Musculoskeletal infections: US manifestations. Radiographics. 1999;19(6):1585-1592.
94. Loyer EM, DuBrow RA, David CL, et al. Imaging of superficial soft-tissue infections: sonographic findings in cases of cellulitis and abscess. AJR Am J Roentgenol. 1996;166(1):149-152.

CAPÍTULO 24

Ombro

Colm McMahon e Corrie Yablon

RESUMO DOS PONTOS-CHAVE

- No diagnóstico de rupturas transfixantes do manguito rotador, a ultrassonografia tem acurácia comparável à da ressonância magnética, embora seja menos acurada no diagnóstico de rupturas parciais.
- A chave para o exame do ombro é uma técnica meticulosa utilizando protocolo que avalia sistematicamente a totalidade do ombro.
- Compreensão do posicionamento ideal do paciente, da orientação do transdutor e da anatomia do ombro são fundamentais para a utilização da ultrassonografia do ombro como método efetivo de diagnóstico.
- A ultrassonografia possibilita avaliação dinâmica síndromes de pinçamento subacromial e subcoracoide, subluxação do tendão do músculo bíceps braquial e integridade do manguito rotador.

SUMÁRIO DO CAPÍTULO

PERSPECTIVA CLÍNICA
ANATOMIA DO OMBRO
TÉCNICA DE EXAME
Avaliação do Tendão do Músculo Bíceps Braquial
Avaliação do Tendão do Músculo Subescapular
Avaliação do Tendão do Músculo Supraespinal
Avaliação do Músculo Infraespinal, do Músculo Redondo Menor e da Região Posterior do Ombro
Avaliação da Musculatura do Manguito Rotador
DEGENERAÇÃO E RUPTURA DO MANGUITO ROTADOR
Contexto
Tendinose
Rupturas Transfixantes do Manguito Rotador
Rupturas Parciais do Manguito Rotador
Manguito Rotador Pós-Cirúrgico
Atrofia Muscular
Bursa Subacromial-Subdeltóidea
Tendinopatia Calcificada (Calcária)
PATOLOGIA DO TENDÃO DA CABEÇA LONGA DO MÚSCULO BÍCEPS BRAQUIAL
ARTROPATIA
Degenerativa
Inflamatória
ARMADILHAS NA INTERPRETAÇÃO DA ULTRASSONOGRAFIA DO OMBRO
CONCLUSÃO

PERSPECTIVA CLÍNICA

O **ombro** humano representa um complexo e equilibrado sistema anatômico capaz de exercer força em múltiplas direções, em várias diferentes posições, graças a várias estruturas estáticas e dinâmicas, que, quando funcionam bem, atendem bem às demandas por movimentação e estabilidade. O funcionamento adequado do ombro é fundamental para atividades que variam desde as mais básicas da vida diária até muitas atividades esportivas, incluindo a modalidade olímpica de lançamento de disco. O ombro é, entretanto, propenso a lesões relacionadas a fatores anatômicos, como **pinçamento subacromial**.[1,2] Dor e limitação de movimento do ombro são causas muito comuns de diminuição da qualidade de vida, utilização de recursos médicos e perda de produtividade laboral.[3-7] Na verdade, cerca de 50% dos adultos apresentam pelo menos um episódio de dor no ombro anualmente.[8] A apresentação clínica varia desde lesão aguda[9,10] até disfunção crônica, que é mais comum com o avanço da idade.[11]

Embora dor e disfunção no ombro sejam queixas clínicas comuns, a etiologia subjacente é variável, com causas incluindo **patologia do manguito rotador (degeneração, rupturas, tendinopatia calcificada)**, patologia na cabeça longa do músculo bíceps braquial, patologia da bursa subacromial-subdeltóidea, artropatia glenoumeral ou acromioclavicular (que pode ser de causa inflamatória ou degenerativa) ou doença óssea. Destas, a **bursite** subacromial-subdeltóidea e a patologia do manguito rotador são as causas mais comuns de doença sintomática no ombro.[12] Diagnósticos corretos são fundamentais para a decisão de tratamento, possibilitando adequado manejo com procedimentos cirúrgicos ou não cirúrgicos, que podem diminuir o efeito pessoal e social de problemas do ombro.[13,14] É claro que a anamnese e o exame físico são partes intrínsecas da avaliação do paciente, mas a acurácia do exame físico no diagnóstico da causa da dor no ombro é modesta e variável.[15-20]

Neste contexto clínico e socioeconômico, as vantagens da US como exame complementar são inúmeras, porque a US é acurada, custo-efetiva e bem tolerada pelos pacientes. No diagnóstico de ruptura transfixante do manguito rotador, a ultrassonografia tem acurácia comparável à da ressonância magnética (RM), embora seja menos acurada no diagnóstico de ruptura parcial.[21-30] A US também consegue detectar **atrofia muscular**, um importante parâmetro na previsão de desfecho cirúrgico bem-sucedido de reparo do manguito rotador.[31] A US é uma boa alternativa à RM para pacientes claustrofóbicos, de grande porte ou que tenham no corpo dispositivos metálicos ou eletrônicos incompatíveis. Pacientes com dor no ombro toleram a ultrassonografia melhor que a RM devido ao relativo conforto na realização do procedimento e diminuição do tempo de exame.[32]

A ultrassonografia proporciona vários benefícios com relação à RM. Ela oferece a possibilidade de avaliação dinâmica do manguito rotador, permitindo que o paciente seja examinado enquanto realiza a movimentação que causa dor ou clique. A US consegue avaliar **pinçamento subacromial, pinçamento subcoracoide** e **subluxação do tendão do músculo bíceps braquial** dinamicamente, em tempo real, e registros em vídeo podem ser obtidos. Se houver dúvida de patologia *versus* variante normal, a comparação com o lado contralateral pode ser feita facilmente. Compressão dinâmica da ruptura do manguito rotador pode auxiliar na avaliação da integridade do manguito. A ultrassonografia também é mais sensível que a RM para a detecção de depósitos de cálcio no tendão. Finalmente, pacientes recebem os resultados de seu exame instantaneamente, e isso aumenta muito a satisfação do paciente com o método.[33]

Deve-se notar que a ultrassonografia tem limitações. No contexto clínico de instabilidade, lesão ligamentar ou suspeita de lesão do lábio da cavidade glenoidal, RM ou artro-RM são indicadas. A ultrassonografia tem também valor limitado na avaliação de transtornos ósseos, e radiografias simples devem ser consideradas complementares na avaliação de pacientes com dor no ombro para diagnóstico adicional de fratura, lesões ósseas, esporão subacromial, osteófitos acromioclaviculares, estreitamento do intervalo acromioumeral, anormalidade do espaço e do alinhamento das articulações do ombro (glenoumeral) e acromioclavicular e calcificação de partes moles.

Assim, a ultrassonografia deve ser considerada a primeira linha de investigação em pacientes com dor aguda ou crônica no ombro, quando existe a suspeita de ruptura do manguito rotador. Algoritmos que detalham o papel da ultrassonografia do ombro como um recurso altamente útil foram publicados em um consenso estabelecido pela Society of Radiologists in Ultrasound.[34]

ANATOMIA DO OMBRO

O ombro consiste no cíngulo do membro superior (cintura escapular) ósseo com músculos e estruturas ligamentares associadas.[35] O conhecimento da anatomia da **escápula** é essencial para a compreensão da anatomia do ombro e da técnica de exame (Fig. 24.1). A escápula consiste em um osso plano triangular com superfícies anterior e posterior além da **cavidade glenoidal** lateralmente. A cavidade glenoidal é aprofundada pelo lábio fibrocartilaginoso e revestida por cartilagem hialina na **articulação do ombro (sinovial)**. O colo da cavidade glenoidal se afunila em direção ao corpo triangular e plano da escápula. Na face anterior (face costal) do corpo da escápula está a **fossa subescapular**, uma concavidade com bordas oblíquas que dão origem ao **músculo subescapular**. A face posterior da escápula é convexa posteriormente e dividida em partes superior e inferior pela espinha da escápula. Acima da espinha da escápula está a **fossa supraespinal**, que dá origem ao músculo **supraespinal.** Abaixo da espinha está da escápula a fossa **infraespinal**, com o **músculo infraespinal** se originando dos dois terços mediais, e o **músculo redondo menor** que se origina ao longo da borda medial. Estendendo-se superolateralmente a partir da espinha da escápula está o **acrômio**, uma estrutura achatada em formato de gancho que se curva posteroanteriormente, onde se articula com a **clavícula** na **articulação acromioclavicular**. O acrômio e a espinha da escápula dão origem ao **músculo deltoide**. O acrômio é importante funcionalmente e para o propósito da técnica de ultrassonografia porque se sobrepõe aos músculos supraespinal e infraespinal na posição neutra, impedindo visualização acurada, a menos que manobras específicas de posicionamento sejam realizadas. Além disso, esporões ósseos (**esporões subacromiais**) ao longo da superfície inferior do acrômio podem ser uma causa de **pinçamento subacromial**. Estes geralmente se formam na fixação do **ligamento coracoacromial**. Além disso, osteoartrite na articulação acromioclavicular pode resultar em formação de osteófitos, que, quando encontrados

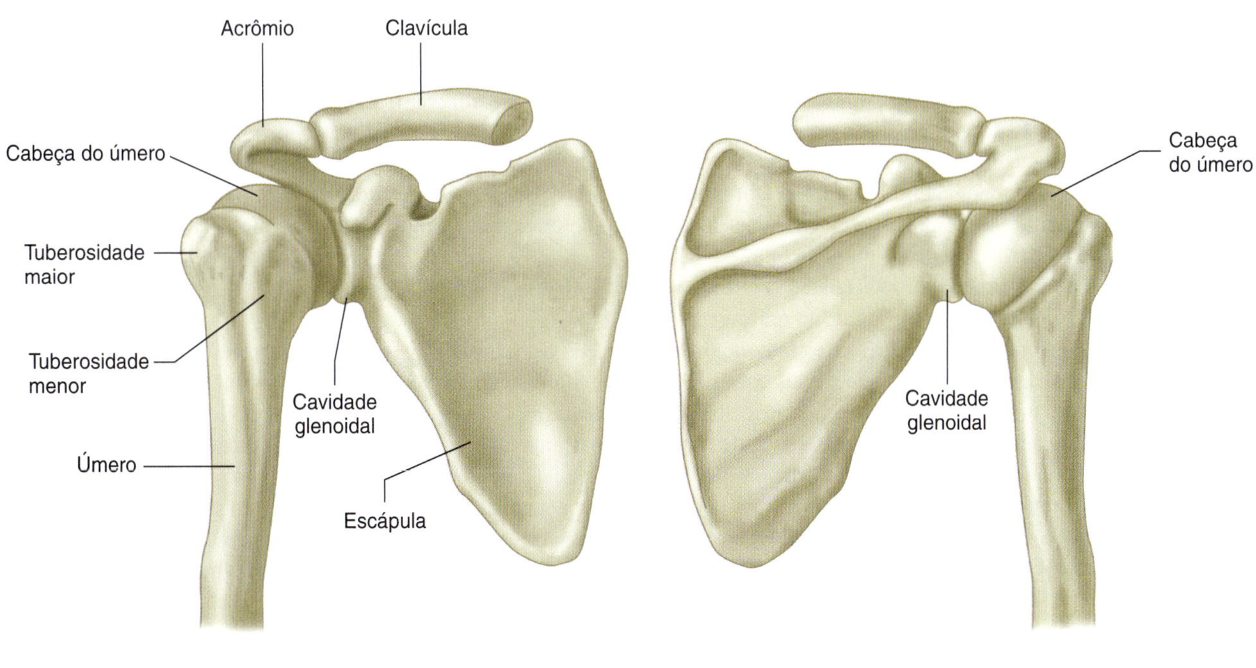

FIG. 24.1 Ilustração da escápula e acidentes ósseos.

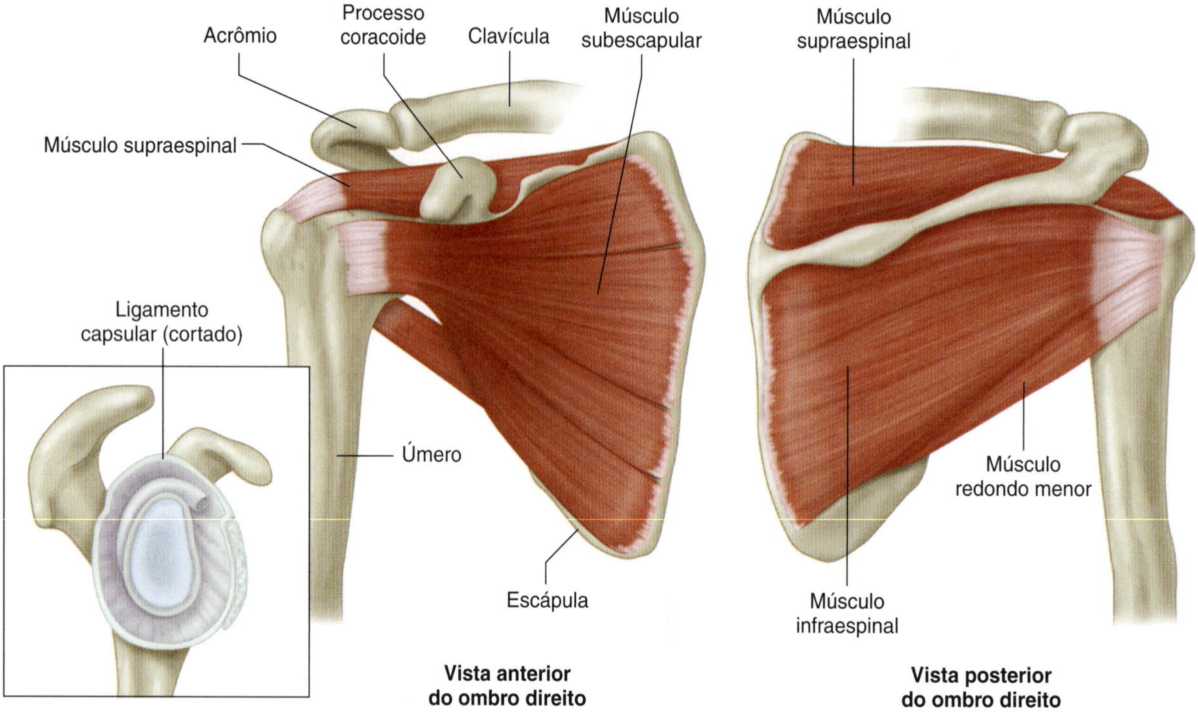

FIG. 24.2 Ilustração da anatomia do manguito rotador.

inferiormente, podem pinçar os tendões dos músculos do manguito rotador. O **processo coracoide** é curvo, digitiforme, que se estende anteriormente a partir do colo da escápula, dando fixação para a cabeça curta do **músculo bíceps braquial**, para o músculo **coracobraquial** e para o músculo **peitoral menor,** além do **ligamento coracoumeral** e também dos **ligamentos coracoclaviculares**, que ajudam a estabilizar a **articulação acromioclavicular.**

O **manguito rotador** consiste em quatro músculos: subescapular, supraespinal, infraespinal e redondo menor (Fig. 24.2). Estes se originam na escápula e se inserem na região proximal do úmero. Tendões normais do manguito rotador têm cerca de 4 a 6 mm de espessura,[36] afilando suavemente de medial para lateral ao longo do ponto de inserção na tuberosidade maior. O músculo **subescapular** é uma estrutura multipenada que se origina a partir da superfície anterior da escápula, que converge lateralmente em um tendão plano e se insere na tuberosidade menor do úmero. Observe que o terço inferior do músculo subescapular permanece muscular no nível da tuberosidade menor do úmero.[37] O músculo supraespinal se origina e ocupa a fossa supraespinal, com seu tendão se estendendo lateralmente à inserção na tuberosidade maior do úmero em sua face anterior. O tendão apresenta anteriormente um componente mais parecido com cordão e é mais achatado e mais quadrilátero no eixo axial em suas fibras médias e posteriores. O músculo **infraespinal** se origina na fossa infraespinal e cruza lateralmente para se inserir na face posterossuperior da tuberosidade maior. As fibras dos tendões dos músculos supraespinal e infraespinal se fundem em suas margens posteriores e anteriores, respectivamente, formando uma inserção conjunta. O músculo redondo menor se origina ao longo da margem lateral do corpo da escápula e se insere ao longo da face posterior da tuberosidade maior, inferiormente ao músculo infraespinal.

O **tendão da cabeça longa do músculo bíceps braquial** se origina de um tubérculo ósseo na face superior da cavidade glenoidal, o tubérculo supraglenoidal e do lábio superior. Ele passa inferolateralmente entre os tendões dos músculos subescapular e supraespinal, que formam os limites inferior e superior do **intervalo dos rotadores** (Fig. 24.3). No intervalo dos rotadores, o tendão é estabilizado por uma banda de ligamentos formada pelos ligamentos coracoumeral e glenoumeral superior. Passando inferolateralmente para fora do intervalo dos rotadores, o tendão da cabeça longa do músculo bíceps braquial se torna extra-articular e se estende inferiormente no sulco bicipital ou intertubercular, formado entre as tuberosidades maior e menor. O tendão do músculo bíceps braquial é estabilizado no sulco pelo ligamento transverso, formado por fibras tendíneas na inserção subesapular.[38]

A **bursa subacromial-subdeltóidea** é uma estrutura fina, achatada, revestida por sinóvia que se encontra entre os tendões do manguito rotador e o músculo deltoide e o acrômio sobrajacentes.[39] Ele serve para reduzir o atrito entre o manguito rotador e as estruturas sobrejacentes, permitindo movimentos suaves.

TÉCNICA DE EXAME

Para realização da ultrassonografia consistente e acurada do ombro, um protocolo padrão é sugerido com avaliação abrangente em todos os casos, em vez de um exame direcionado (Tabela 24.1).[40,41] O paciente deve estar sentado com o dorso retificado, quando possível, seja em um banco giratório ou na beira da cama. Uma cadeira com encosto não deve ser utilizada, pois isso poderia interferir no posicionamento do paciente. Do mesmo modo, o ultrassonografista deve também se sentar em um banco giratório, com a posição do assento um pouco mais elevada do que a do paciente, assim o braço pode ser mantido de forma natural em uma posição ergonômica. Se um paciente estiver em uma cadeira de rodas, é útil, quando possível, remover temporariamente o encosto. Se o paciente não puder sentar na posição vertical, uma avaliação mais limitada é possível

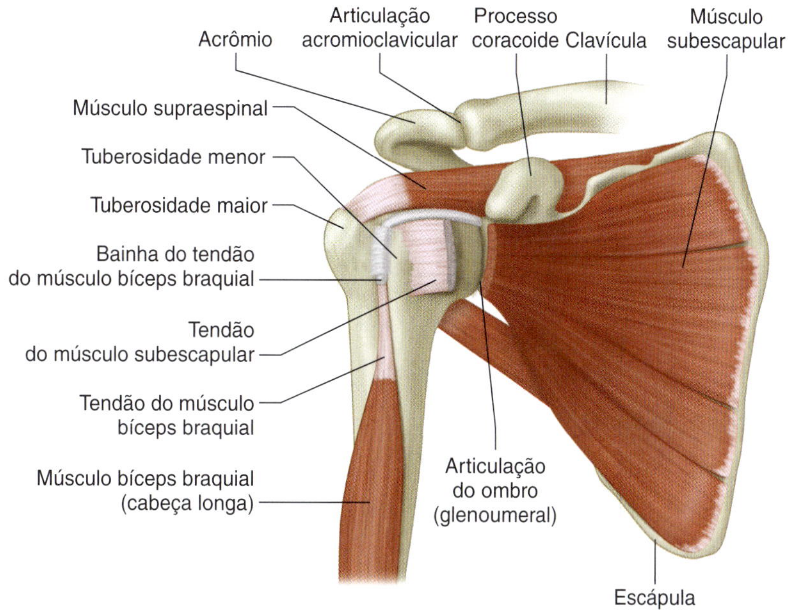

FIG. 24.3 **Ilustração do tendão da cabeça longa do músculo bíceps braquial no intervalo dos rotadores e no sulco intertubercular.**

TABELA 24.1 Protocolo de Rotina da Ultrassonografia do Ombro

Tendão da cabeça longa do músculo bíceps braquial	Imagens estáticas dos eixos longitudinal e axial
Tendão do músculo subescapular	Imagens estáticas dos eixos longitudinal e axial Avaliação dinâmica de pinçamento subcoracoide
Tendão do músculo supraespinal	Imagens estáticas dos eixos longitudinal e axial Avaliação dinâmica de pinçamento subacromial
Tendão do músculo infraespinal	Imagens estáticas dos eixos longitudinal e axial
Tendão do músculo redondo menor	Imagens estáticas dos eixos longitudinal e axial
Músculos supraespinal e infraespinal	Imagens sagitais – panorâmica, se possível
Região posterior do ombro	Imagem do plano axial
Articulação acromioclavicular	Imagem do plano coronal

com o paciente deitado em decúbito dorsal, com o ombro afetado na beira da cama. O transdutor de matriz linear com alta frequência de 12 a 15 MHz é utilizado para permitir avaliação de alta resolução. Ocasionalmente, em pacientes maiores, um transdutor de baixa frequência (9 MHz) pode ser necessário para alcançar a penetração do tecido na profundidade exigida, mas isso implica em redução da resolução.

Ao se fazer a avaliação de qualquer tendão, cuidados devem ser tomados para manter um ângulo próximo de 90 graus entre o transdutor e o tendão de interesse para evitar artefatos hipoecogênicos devido à **anisotropia**. Isso é discutido em mais detalhes posteriormente neste capítulo.

Avaliação do Tendão do Músculo Bíceps Braquial

A avaliação do tendão do músculo bíceps braquial é mais bem realizada com o braço em uma posição neutra, repousando o antebraço na coxa ipsilateral do paciente, com o cotovelo flexionado e a palma para cima (Fig. 24.4). Nesta posição, o tendão do músculo bíceps braquial é observado anteriormente.[45] O tendão pode ser examinado em seu eixo axial no sulco intertubercular mantendo o transdutor na posição transversal em relação à região superior do braço e seguindo inferiormente o trajeto do tendão, em que ele passa profundamente à inserção do tendão do músculo peitoral maior no úmero. No eixo axial, o tendão aparece como uma estrutura homogênea, ecogênica, arredondada ou ovoide, que pode estar acompanhada por um traço de líquido dentro de sua bainha tendínea. O múculo bíceps braquial normal tem 2 a 4 mm de espessura.[36] O tendão pode ser seguido superior e medialmente no intervalo dos rotadores, com angulação do transdutor mais obliquamente para permanecer ortogonal ao seu eixo axial. Finalmente, o transdutor pode ser girado 90 graus para visualizar o tendão em seu eixo longitudinal onde deve aparecer liso e fibrilar.

Avaliação do Tendão do Músculo Subescapular

A avaliação do tendão do músculo subescapular é realizada com o braço do paciente ao lado, em rotação externa com a palma da mão voltada para cima[44] (Fig. 24.5). O tendão deve ser avaliado em seu eixo longitudinal, com o transdutor alinhado com o tendão do músculo subescapular, e no eixo axial, com o transdutor mantido perpendicular ao tendão do músculo subescapular. O processo coracoide da escápula, medial ao músculo subescapular e papável em muitos pacientes, é um acidente anatômico útil para localização do tendão do músculo subescapular. As fibras do tendão podem ser observadas se originando do amplo ventre muscular multipenado. O músculo hipoecoico normal não deve ser confundido com líquido. Nesta posição, o braço do paciente pode ser deslocado da rotação externa para a posição neutra, enquanto se observa a passagem das fibras do tendão profundamente ao processo coracoide para avaliação de impacto subcoracoide (Vídeo 24.1). Essa manobra dinâmica

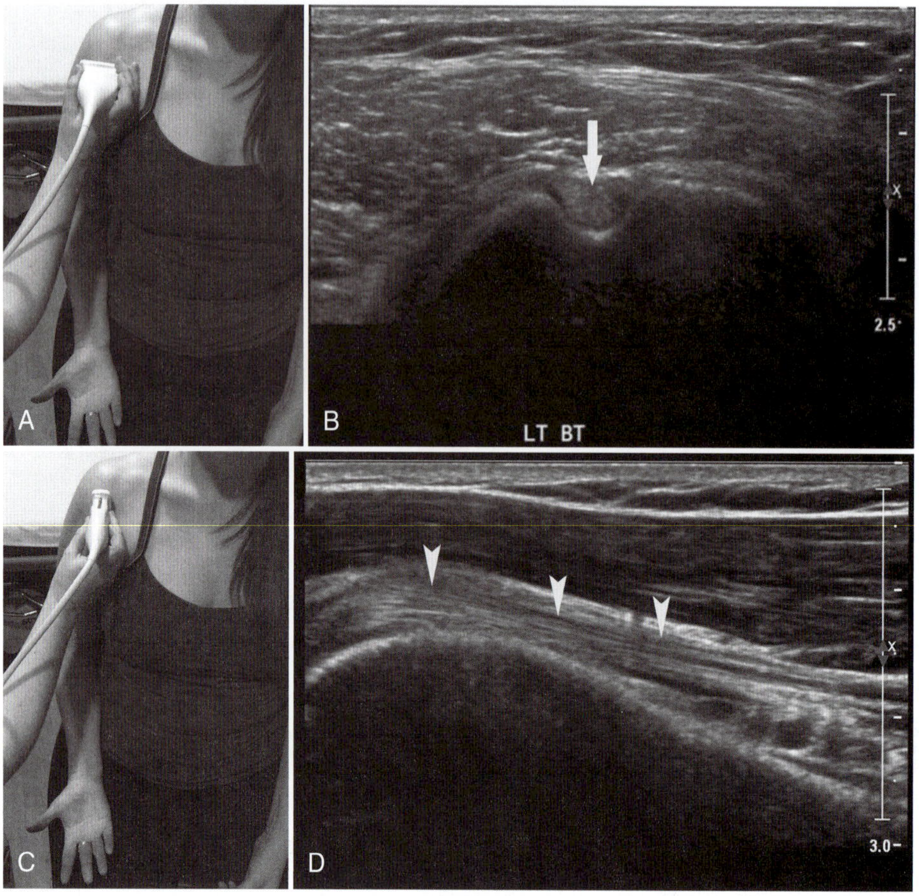

FIG. 24.4 Tendão da cabeça longa do músculo bíceps braquial (TCLB). (A) Fotografia da posição do transdutor para exame do TCLB no eixo axial. O ombro do paciente está em rotação externa, com o cotovelo flexionado e junto ao corpo, com a palma da mão para cima, repousando no colo do paciente. Esta posição expõe o TCLB anteriormente. **(B)** imagem do eixo axial do TCLB (*seta*). **(C)** Fotografia da posição do transdutor para exame do TCLB no eixo longitudinal. O transdutor é girado 90 graus em relação à posição inicial do eixo axial. A posição do paciente permanece a mesma da imagem para eixo axial. **(D)** Imagem do eixo longitudinal do TCLB (*pontas de setas*).

é também útil para avaliar a subluxação da cabeça longa do tendão do bíceps do sulco bicipital.

Avaliação do Tendão do Músculo Supraespinal

Em posição neutra, o tendão do músculo supraespinal tem sua visualização amplamente obscurecida pelo acrômio sobrejacente. Para realizar a exposição do tendão sob o acrômio, manobras específicas são necessárias. A posição, originalmente descrita por Crass[46] (Fig. 24.6), consiste em pedir ao paciente que coloque a mão atrás das costas, em direção ao bolso traseiro oposto com o dorso da mão. Isso resulta em flexão, rotação interna e adução do ombro. Nesta posição, a tuberosidade maior do úmero está localizada anteriormente, assim o tendão do músculo supraespinal está localizado anterolateralmente à sua inserção e é exposto de sua posição inicial sob o acrômio, permitindo a visualização. Pacientes com dor no ombro frequentemente encontram dificuldade para alcançar e manter essa posição, assim, uma posição alternativa é a "**posição de Crass modificada**" (Fig. 24.7), na qual o paciente coloca a palma da mão no quadril ipsilateral ou na região glútea, com o cotovelo flexionado e direcionado posteriormente. Nessa posição, a tuberosidade maior do úmero é posicionada como na **posição de Crass** original, mas a manobra é geralmente bem tolerada pelos pacientes. O tendão do músculo supraespinal, mais uma vez, ficará anterolateralmente à tuberosidade maior do úmero.

Para visualizar o músculo supraespinal no eixo longitudinal, o transdutor deve estar paralelo ao eixo longitudinal do tendão, resultando na posição do transdutor sagital oblíqua em relação ao paciente, com o transdutor orientado em direção à orelha do paciente (Fig. 24.7A). O tendão da cabeça longa do músculo bíceps braquial no eixo longitudinal com o paciente na **posição de Crass modificada** é um acidente anatômico útil para localização da porção mais anterior do tendão do músculo supraespinal (Fig. 24.8). Se o transdutor no eixo longitudinal for, então, movido posteriormente no mesmo plano, todo o músculo supraespinal será avaliado. Examinado corretamente, o músculo supraespinal normal deve parecer liso, ecogênico e fibrilar, afilando em sua inserção ou com aspecto de "bico de pássaro". Tendões normais dos músculos do do manguito rotador apresentam uma interface fibrocartilaginosa nas suas inserções ósseas que pode ser vista como uma fina banda hipoecoica paralela ao córtex insercional, com à ecogenicidade semelhante a da cartilagem hialina.[37] Isso não deve ser confundido com uma ruptura.

O transdutor é então girado 90 graus para a avaliação do tendão no eixo axial. Nesta posição, as fibras anteriores do tendão do músculo supraespinal, que são filamentosas, são observadas se fundindo fibras médias e posteriores de aspecto mais achatado e quadrado. Na visualização do tendão do músculo supraespinal no eixo axial, é importante mover o transdutor anteriormente para que o tendão da cabeça longa do músculo bíceps braquial seja examinado no eixo axial. Isso assegura que toda a margem anterior do músculo supraespinal seja avaliada. No eixo axial, o **intervalo dos rotadores** é bem observado anterior ao tendão, com o tendão do músculo bíceps

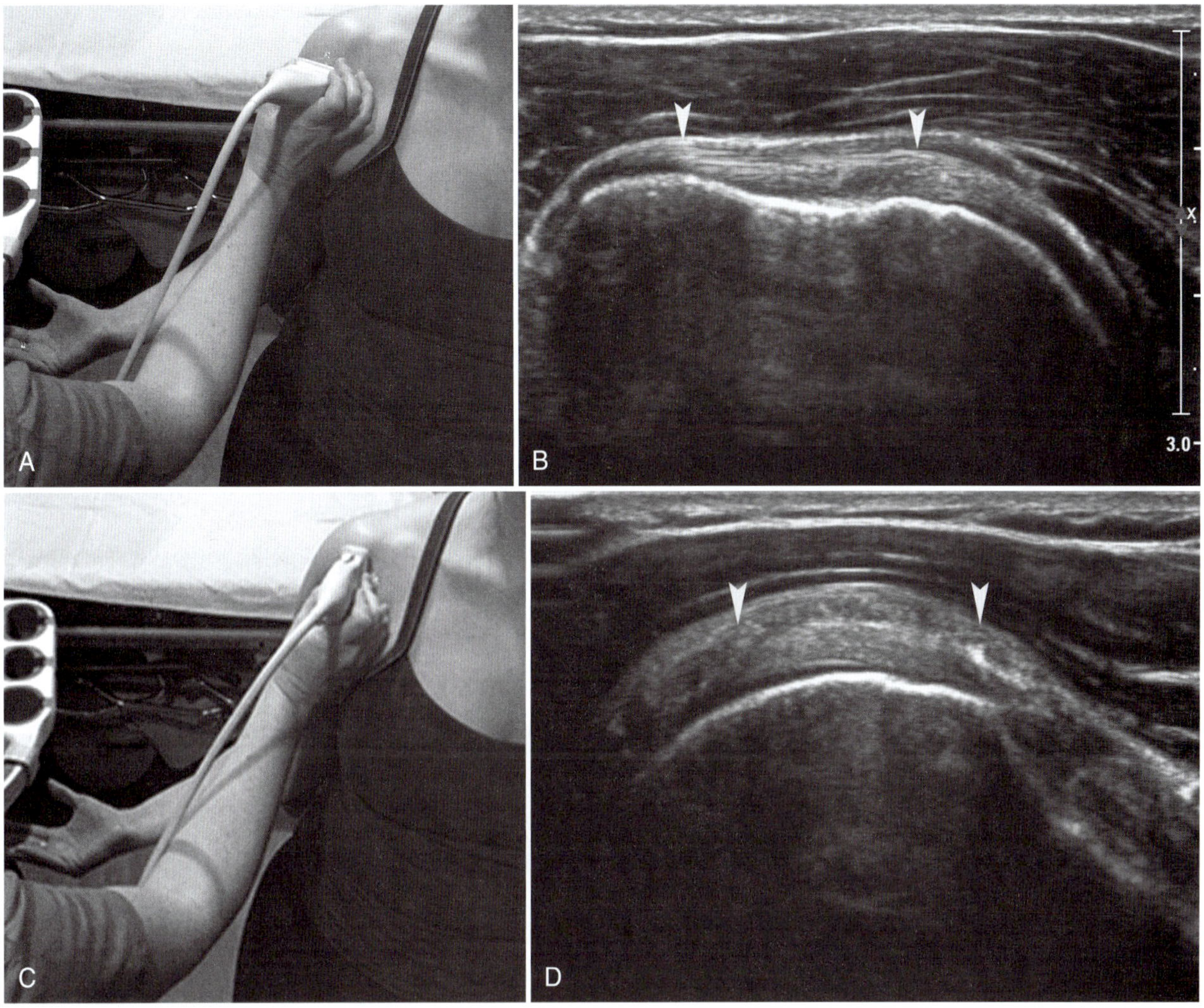

FIG. 24.5 Tendão do músculo subescapular. (A) Posição do transdutor no eixo longitudinal. Da posição inicial de avaliação do tendão da cabeça longa do bíceps (TCLB), o paciente agora realiza rotação externa do cotovelo, mantendo-o junto ao corpo com a palma para cima. Esta posição alonga o tendão do músculo subescapular e expõe o tendão (para fora do processo coracoide), permitindo a visualização. O transdutor é colocado adjacente ao processo coracoide. Observe que a posição do transdutor é semelhante para examinar o TCLB no eixo axial, mas a posição do paciente é diferente. **(B)** Imagem do eixo longitudinal do tendão do músculo subescapular (*pontas de setas*). **(C)** Posição do transdutor no eixo axial. Da posição inicial do eixo longitudinal, o transdutor é simplesmente girado 90 graus para avaliar o músculo subescapular no eixo axial, com o paciente permanecendo na mesma posição. Observe que a posição do transdutor é semelhante à posição do transdutor no eixo longitudinal do TCLB, mas a posição do paciente é diferente. **(D)** Imagem do eixo axial do tendão do músculo subescapular (*pontas de setas*). Ver também Vídeo 24.1.

braquial atravessando o intervalo também no eixo axial, estabilizado pelos **ligamentos coracoumeral** e **glenoumeral superior.**

Assim como em todos os tendões, o tendão do músculo supraespinal deve ser avaliado em sua totalidade de anterior para posterior no eixo longitudinal e de medial para lateral no eixo axial. Quando as fibras posteriores do tendão do músculo supraspinal são alcançadas, as fibras orientadas mais posteriormente do tendão do músculo infraespinal são geralmente encontradas; portanto, é um acidente anatômico útil para garantir que todo o tendão do músculo supraespinal foi estudado. É importante observar que à medida que o transdutor for movimentado posteriormente, a tuberosidade maior do úmero muda de formato, de uma projeção horizontal para achatado. Essa área de transição é o local onde as fibras anteriores do músculo infraespinal se sobrepõem às fibras posteriores do músculo supraspinal. Uma sobreposição discreta das fibras pode ser visualizada nesta junção (Fig. 24.9, Vídeo 24.2). Continuando posteriormente, a partir desta sobreposição, as fibras do músculo infraespinal podem ser avaliadas em sua totalidade, procurando o padrão fibrilar normal no eixo longitudinal, e a aparência ecogênica no eixo axial.

O **ligamento semicircular do úmero** é uma fina banda fibrosa contínua com o ligamento coracoumeral, que cruza ao longo da superfície profunda dos tendões dos músculos supraespinal e infraespinal.[47] Esta estrutura é orientada perpendicularmente ao eixo longitudinal do manguito rotador, correndo em sentido anteroposterior, e acredita-se que tenha papel biomecânico na distribuição da tensão, comparado com o cabo de uma ponte suspensa.[48] Pode ser visualizado consistentemente com a ultrassonografia, em seu eixo axial em que aparece elíptica, quando se faz a avaliação do eixo longitudinal dos músculos supraespinal e infraespinal (Fig. 24.10). Localiza-se a cerca de 1 cm (média de 9 mm, variando de 4 a 15 mm[47]) medial à inserção do manguito rotador na tuberosidade maior do úmero.

A avaliação dinâmica de **pinçamento subacromial** do músculo supraespinal pode ser realizada. O braço do paciente descansa na posição neutra ao seu lado, o transdutor é posicionado no plano coronal, com o acrômio no aspecto medial do campo de visualização, e a tuberosidade maior do úmero lateralmente. O paciente, então, realiza abdução lenta do braço, e o movimento do tendão do músculo

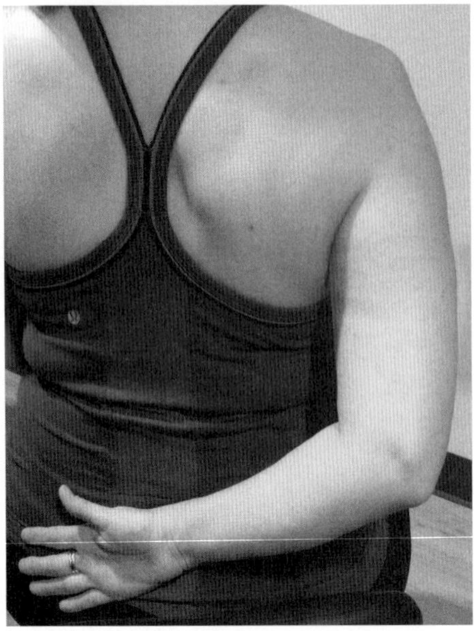

FIG. 24.6 Posição de Crass. O paciente coloca seu braço atrás das costas com o dorso da mão repousando no bolso traseiro contralateral. Esta posição expõe o tendão do músculo supraespinal que antes estava sob o acrômio.

supraespinal sob o acrômio é observado. O movimento deve ser lento e ininterrupto, sem deformação do tendão sob o acrômio, deformação da bursa ou acúmulo de líquido bursal (Vídeo 24.3).

Uma técnica alternativa útil para avaliar o supraspinal foi descrita por Turrin e Cappello.[49] Nesta técnica, o paciente se posiciona em decúbito dorsal com o ombro afetado na beira da cama, mas permitindo que o braço caia sobre o lado da cama, com o cotovelo estendido e o antebraço em pronação. Isso pode ser particularmente útil em pacientes que não conseguem sentar – por exemplo, após acidente vascular cerebral com hemiplegia, quando há dor no ombro associada, embora de outra etiologia (relacionada com **subluxação**, **espasticidade**, **capsulite adesiva** ou **ruptura do manguito rotador**) e o posicionamento padrão com o paciente sentado pode ser difícil.[50]

Avaliação do Músculo Infraespinal, do Músculo Redondo Menor e da Região Posterior do Ombro

Diversos métodos de avaliação do músculo infraespinal foram descritos. O paciente pode permanecer na posição de Crass modificada ou com o braço estendido ao lado, e a avaliação pode ser continuada posteriormente ao músculo supraespinal em ambos os eixos, longitudinal e axial.

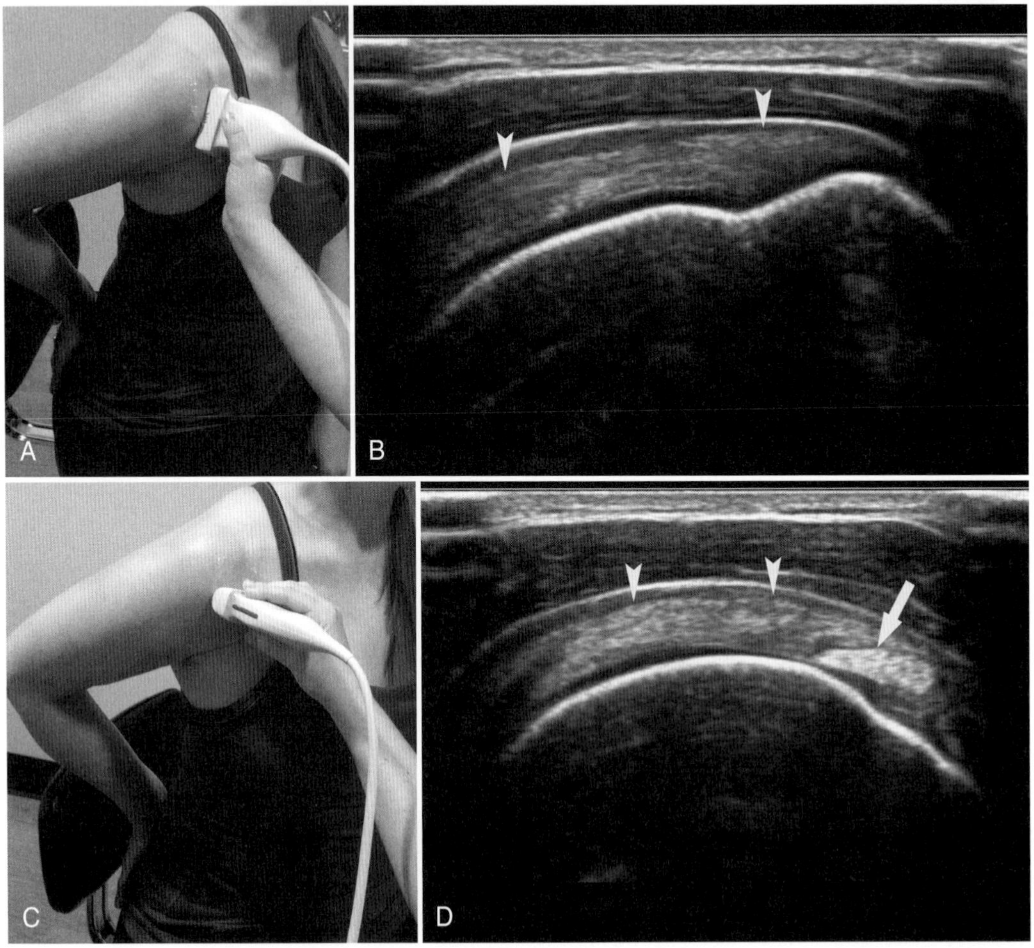

FIG. 24.7 Tendão do músculo supraespinal e posição de Crass modificada. Posição do transdutor para exame do músculo supraespinal no eixo longitudinal, com o paciente na posição de Crass modificada. O paciente coloca o braço atrás das costas, palma no bolso traseiro ipsilateral, com o cotovelo reto, mais próximo ao corpo quanto possível. Esta posição gira o músculo supraespinal de sua posição sob o acrômio; é geralmente mais bem tolerada pelos pacientes que apresentam ruptura do manguito rotador. **(A)** O transdutor é colocado em uma posição oblíqua, em direção à orelha do paciente. **(B)** Imagem do eixo longitudinal do tendão do músculo supraespinal (*pontas de setas*). **(C)** Posição do transdutor no eixo axial. O paciente permanece na posição de Crass modificada e o transdutor é girado 90 graus da posição inicial do eixo longitudinal. **(D)** Imagem do eixo axial do tendão do músculo supraespinal (*pontas de setas*). Observe que o tendão da cabeça longa do músculo bíceps braquial é visualizado anterior ao tendão do músculo supraespinal (*seta*).

Uma posição alternativa de exame do músculo infraespinal foi descrita, na qual pede-se para o paciente levar o braço para a frente na região peitoral, apoiando a mão no ombro contralateral.[44,51] Essa posição permite o exame do tendão e do músculo infraespinal. O transdutor é mantido em uma orientação transversal oblíqua, colocada no aspecto posterior do ombro paralelo ao eixo longitudinal do tendão do músculo infraespinal, utilizando a borda inferior da espinha da escápula como marco anatômico (Fig. 24.11). No eixo longitudinal, o tendão aparece semelhante ao músculo supraespinal em morfologia, embora tenha tenha aspecto mais afunilado na sua inserção, diferentemente do aspecto de "bico de pássaro", observado na insertação do músculo supraespinal. O transdutor é, então, girado 90 graus, para o eixo axial do músculo supraespinal, e o tendão e o músculo são avaliados. O músculo normal é hipoecoico e posicionado abaixo da espinha da escápula na fossa infraespinal.

O tendão do músculo redondo menor é também avaliado nesta posição e é observado se inserindo no aspecto posterior da tuberosidade maior, inferior à inserção do infraspinal. O músculo redondo menor pode ser observado se originando do aspecto posterolateral da escápula, inferior ao músculo infraspinal.

Também nesta posição, o aspecto posterior do ombro é observado, com a visualização de líquido da articulação glenoumeral e visualizações limitadas do lábio posterior e incisura espinoglenoidal. O exame do aspecto posterior do ombro com rotação externa pode auxiliar na visualização de um derrame glenoumeral.[52]

Avaliação da Musculatura do Manguito Rotador

Utilizando a espinha da escápula como um reparo anatômico, o músculo supraspinal na fossa supraspinal pode ser examinado com a colocação do transdutor perpendicular à espinha da escápula (Fig. 24.12). Isso demonstra o músculo em seu eixo axial. O músculo

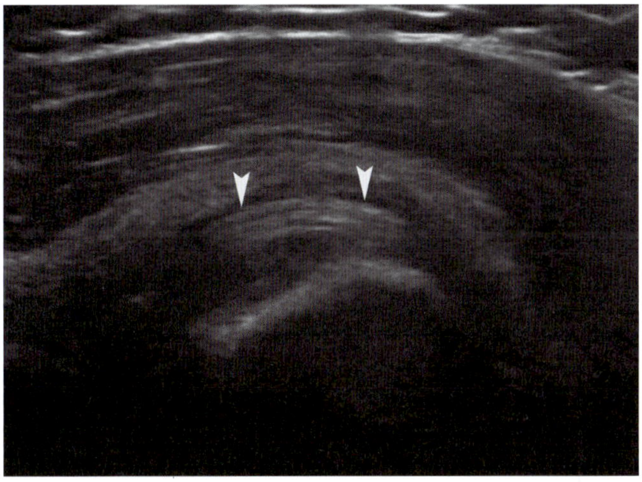

FIG. 24.8 Imagem do tendão da cabeça longa do músculo bíceps braquial, com o ombro na posição de Crass modificada. Este é um bom ponto de partida para examinar o tendão do músculo supraespinal no eixo longitudinal. Uma vez que o tendão da cabeça longa do músculo bíceps braquial é bem observado no eixo longitudinal (*pontas de setas*), o transdutor pode simplesmente ser movimentado posteriormente para examinar o tendão do músculo supraespinal.

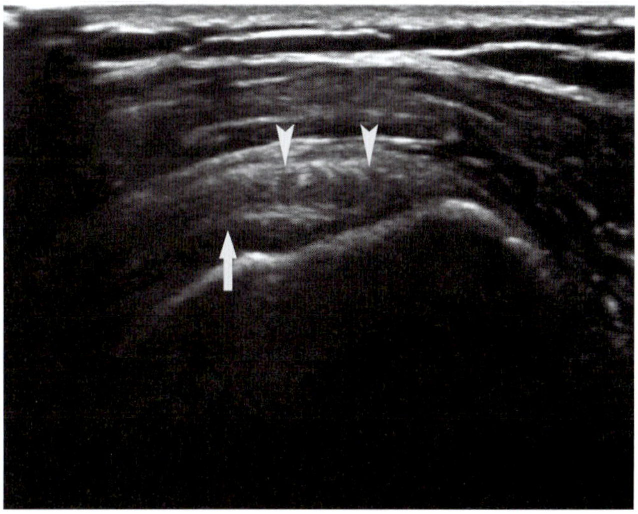

FIG. 24.9 Sobreposição das fibras posteriores do músculo supraespinal (*seta*) e das fibras anteriores do músculo infraespinal (*pontas de setas*) observada no eixo longitudinal. Ver também Vídeo 24.2.

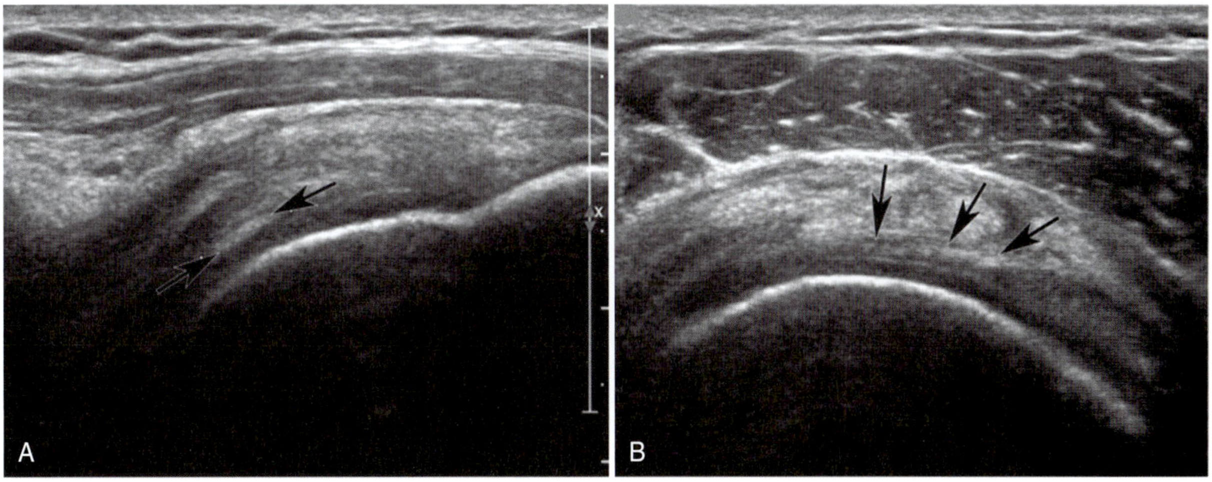

FIG. 24.10 Ligamento semicircular do úmero. (A) O ligamento semicirculador do úmero (*setas*) é visualizado no eixo axial ao longo da superfície articular do tendão do músculo supraespinal, quando este tendão é examinado no eixo longitudinal. **(B)** O ligamento semicircular do úmero (*setas*) é visualizado como uma estrutura linear em seu eixo axial (*setas*) ao longo da superfície articular do tendão do músculo supraespinal, quando este tendão é examinado no eixo axial. (Cortesia de Dr. Yoav Morag, Ann Arbor, MI).

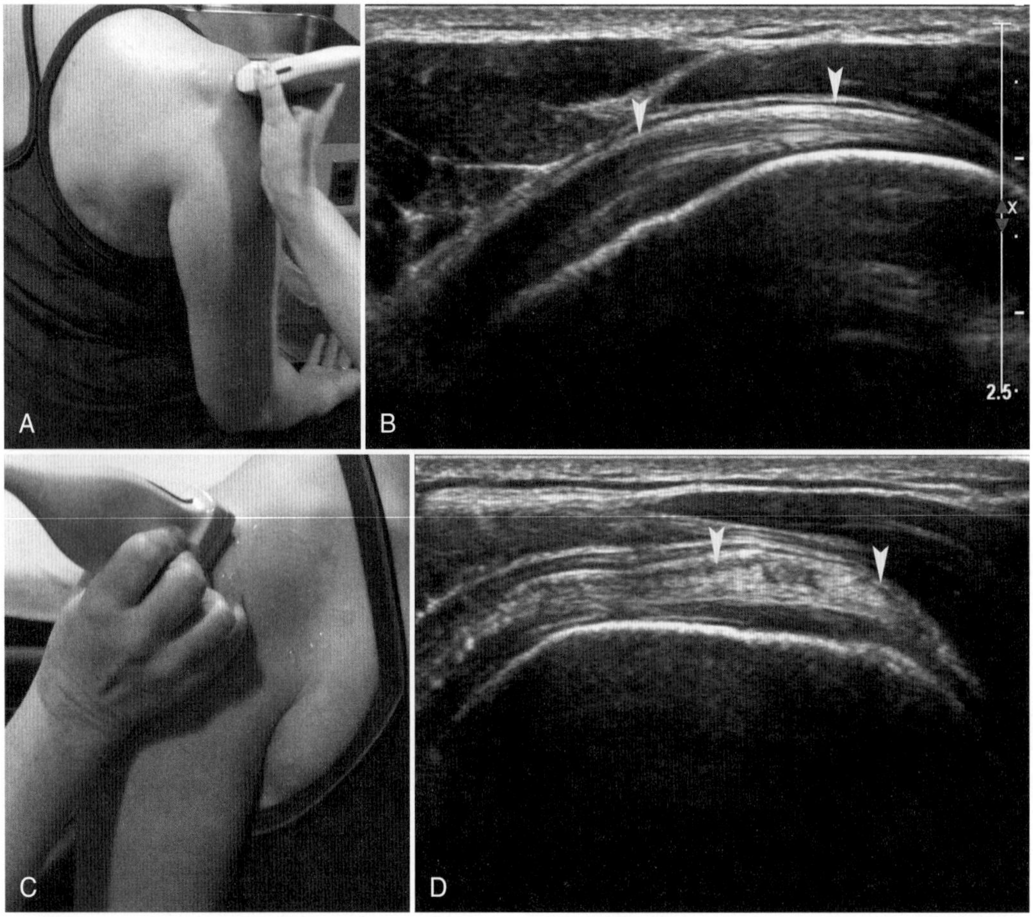

FIG. 24.11 Tendão do músculo infraespinal. (A) Posição do transdutor no eixo longitudinal. O paciente pode simplesmente descansar o braço ao lado do corpo, com a palma da mão virada para cima na coxa. O transdutor é colocado sob a espinha da escápula e movimentado lateralmente para observar a inserção distal na tuberosidade maior do úmero. **(B)** Imagem no eixo longitudinal do tendão do músculo infraespinal (*pontas de setas*). **(C)** Posição do transdutor no eixo axial. O transdutor é girado 90 graus para a posição inicial do eixo longitudinal do músculo infraespinal. **(D)** Imagem do eixo axial do tendão do músculo infraespinal (*pontas de setas*).

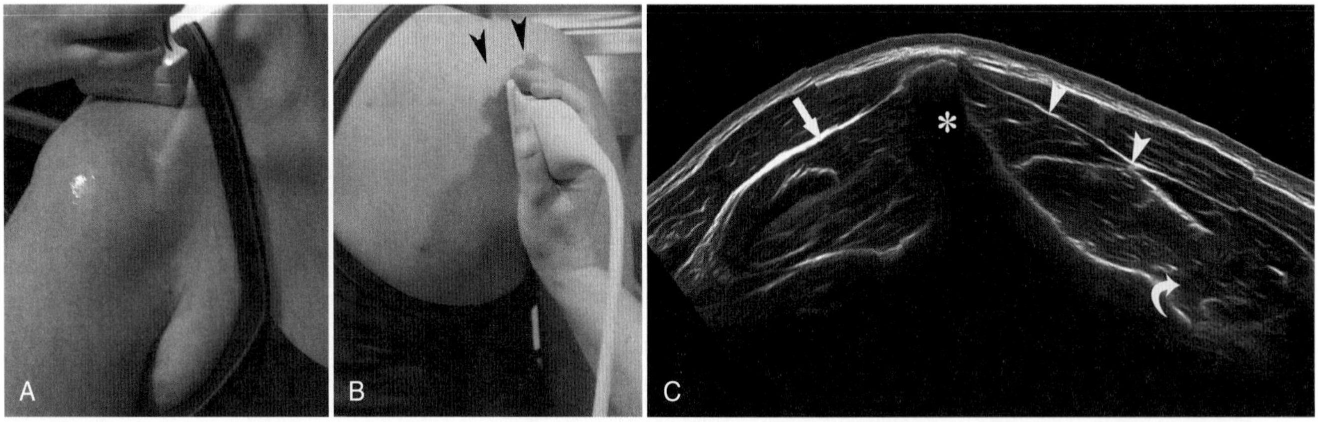

FIG. 24.12 Musculatura do manguito rotador. (A) Posição do transdutor para o músculo supraespinal. O transdutor é colocado no topo do ombro, medialmente à articulação acromioclavicular e posteriormente à clavícula. **(B)** Posição do transdutor para os músculos infraespinal e redondo menor. O transdutor é colocado 90 graus em relação à espinha da escápula, imediatamente inferior à espinha da escápula (*pontas de setas*). **(C)** Imagem de campo de visão estendido dos músculos supraespinal (*seta reta*), infraespinal (*pontas de setas*) e redondo menor (*seta curva*). Observar a espinha da escápula (*) separando os músculos supraespinal e infraespinal.

normal deve ser hipoecoico e convexo no contorno e deve preencher a fossa supraspinal. O tendão central deve ser visível no músculo.

Para examinar os músculos infraespinal e redondo menor, o transdutor é movido inferiormente em relação à espinha da escápula, permanecendo perpendicular à mesma. Uma comparação e avaliação relativa do volume e ecogenicidade do músculo podem facilmente ser feitas utilizando a técnica de campo de visão estendido.

DEGENERAÇÃO E RUPTURA DO MANGUITO ROTADOR

Contexto

A disfunção do manguito rotador, tanto devido à ruptura ou à degeneração do tendão, é a causa mais comum de encaminhamentos para avaliação do ombro.[53] Do mesmo modo, doença do manguito rotador é a causa mais frequente para encaminhamentos para ultrassonografia de ombro. O tendão do músculo supraespinal é mais comumente lesionado no manguito rotador.[54] A incidência de ruptura do manguito rotador aumenta à medida que os pacientes envelhecem. Até 22% dos pacientes com idade igual ou superior a 65 anos apresentam ruptura do manguito rotador.[55] É interessante observar que 70% dos pacientes examinados acima de 65 apresentam defeitos assintomáticos do manguito rotador.[56] Rupturas do manguito rotador em pacientes com menos de 40 anos de idade são incomuns, mas ocorrem em casos de trauma agudo ou lesões relacionadas com esportes. Rupturas do manguito rotador em pacientes acima dos 40 anos são geralmente secundárias à degeneração do tendão.

Tendinose

A tendinose do manguito rotador é um processo degenerativo que pode estar associada à dor no ombro. Histologicamente, não existe componente inflamatório (daí o termo "**tendinite**" não ser apropriado para esta condição), mas há **degeneração mucoide** e, frequentemente, **metaplasia condroide**. Na ultrassonografia, a tendinose parece heterogênea e hipoecoica, com espessamento do tendão e perda do padrão fibrilar normal[57] (Fig. 24.13). Embora defeitos ou rupturas discretas não sejam abrangidos por este diagnóstico, eles podem coexistir.

Rupturas Transfixantes do Manguito Rotador

A ultrassonografia é um método confiável para o diagnóstico de rupturas do manguito rotador, com sensibilidade e especificidade acima de 90%[21,26,28,29,58,59] para rupturas transfixantes, com baixa variabilidade interobservador.[60,61] Rupturas transfixantes são visualizadas como uma lacuna hipoecoica ou anecoica no manguito rotador (Fig. 24.14), que também podem apresentar um contorno convexo em sua superfície bursal.[30,62] Alternativamente, uma ruptura com grande retração pode resultar em não visualização do tendão do manguito rotador[62] (Fig. 24.15). Isso ocorre porque o tendão pode retrair para um aspecto profundo em relação ao acrômio, geralmente quando o grau de retração excede os 3 cm.[63] Quando há ruptura transfixante, o espaço entre a extremidade do tendão retraído e a tuberosidade maior do úmero ou o coto do tendão distal podem estar preenchidos com líquido hipoecoico ou debris ecogênicos (Fig. 24.16) e tecido de granulação. Por outro modo, a bursa subacromial-subdeltóidea (frequentemente espessada) e a superfície profunda do músculo deltoide podem ocupar o defeito criado pela ruptura.[29]

Pequenos focos de debris na ruptura podem dar a aparência de focos móveis ou "flutuantes".[59] Líquido nessa lacuna pode acentuar a visualização da cartilagem articular da cabeça umeral subjacente devido ao reforço acústico, denominado "**sinal de interface da cartilagem**"[64] (Fig. 24.17). Ocasionalmente, não se tem certeza se a ecotextura anormal na localização do manguito rotador representa ruptura parcial ou transfixante com tecido de granulação e debris interpostos. Compressão dinâmica da área anormal pode esclarecer essa confusão causada por líquido heterogêneo e debris se movendo em círculos na ruptura do manguito rotador.

Pode ser útil determinar se uma ruptura é mais provável de ser aguda ou crônica, pois rupturas agudas apresentam maior chance de desfecho cirúrgico bem-sucedido. A este respeito, os achados de derrame glenoumeral e distensão bursal são mais comuns em rupturas agudas. Além disso, rupturas na parte média da substância, mediais à junção osso-tendão, são mais prováveis de serem agudas; por outro lado, rupturas com grandes retrações são mais prováveis de serem crônicas.[65] Nas rupturas crônicas transfixantes, o espaço do tendão pode ser preenchido com debris ecogênicos complexos,

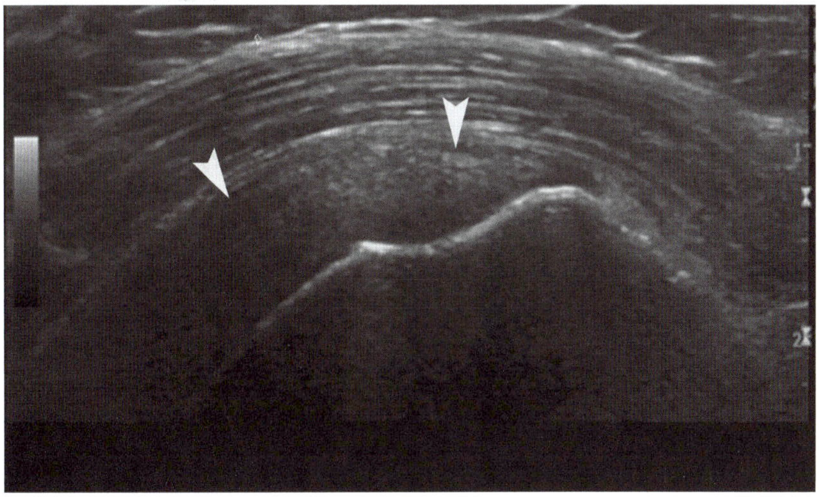

FIG. 24.13 Tendinose do músculo supraespinal. Imagem do eixo longitudinal do tendão do músculo supraespinal (*pontas de setas*) demonstra hipoecogenicidade e perda difusa da ecotextura fibrilar normal.

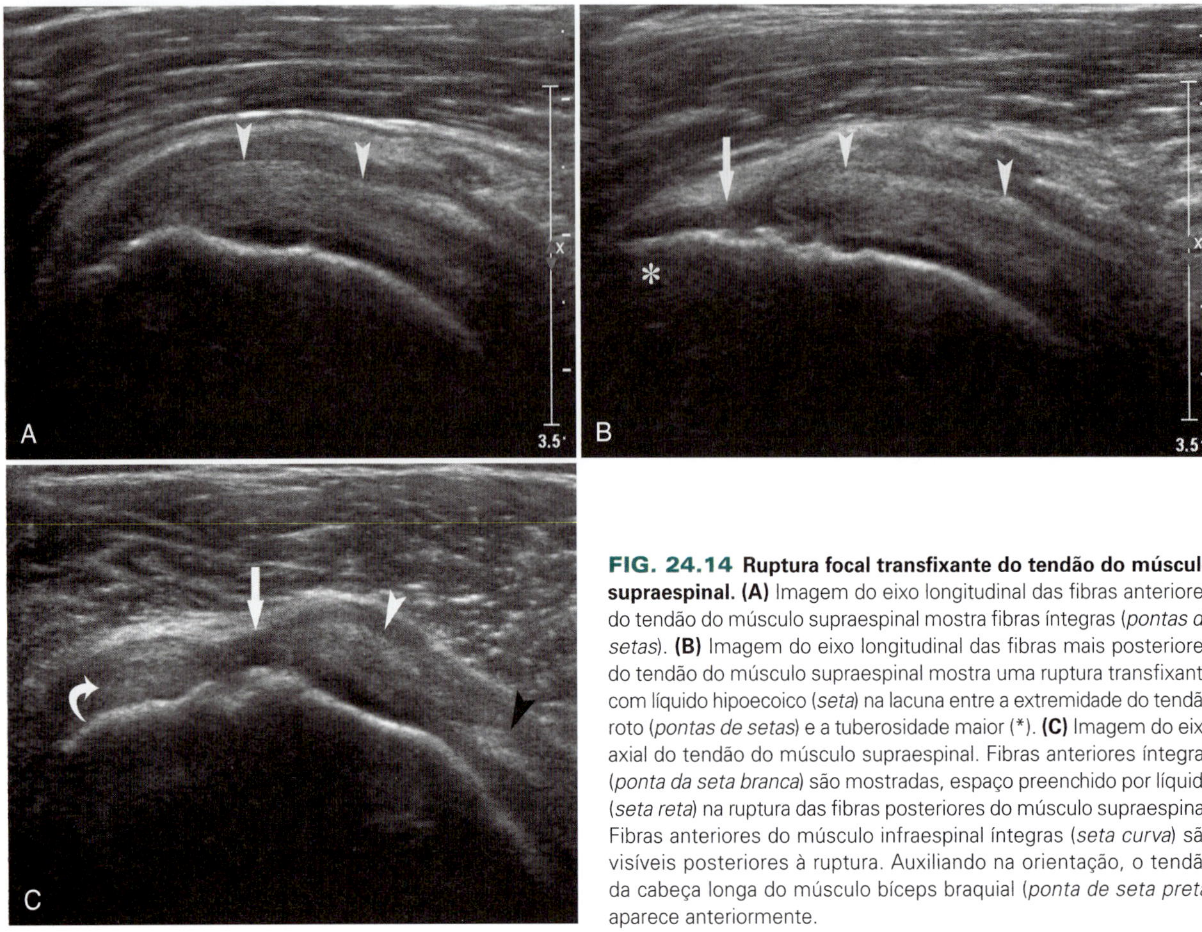

FIG. 24.14 Ruptura focal transfixante do tendão do músculo supraespinal. (A) Imagem do eixo longitudinal das fibras anteriores do tendão do músculo supraespinal mostra fibras íntegras (*pontas de setas*). **(B)** Imagem do eixo longitudinal das fibras mais posteriores do tendão do músculo supraespinal mostra uma ruptura transfixante com líquido hipoecoico (*seta*) na lacuna entre a extremidade do tendão roto (*pontas de setas*) e a tuberosidade maior (*). **(C)** Imagem do eixo axial do tendão do músculo supraespinal. Fibras anteriores íntegras (*ponta da seta branca*) são mostradas, espaço preenchido por líquido (*seta reta*) na ruptura das fibras posteriores do músculo supraespinal. Fibras anteriores do músculo infraespinal íntegras (*seta curva*) são visíveis posteriores à ruptura. Auxiliando na orientação, o tendão da cabeça longa do músculo bíceps braquial (*ponta de seta preta*) aparece anteriormente.

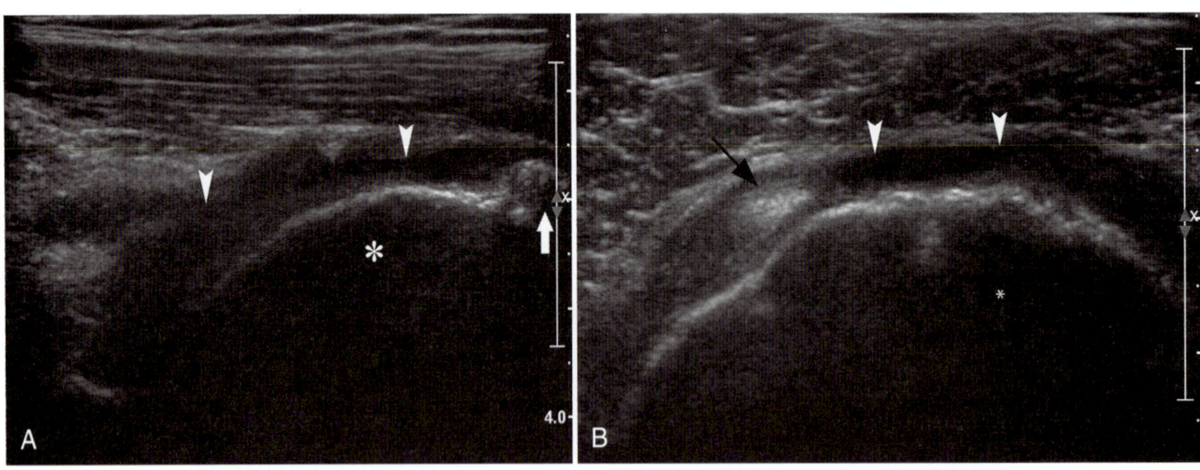

FIG. 24.15 Ruptura transfixante do tendão do músculo supraespinal com retração do tendão sob o acrômio. Imagem na localização esperada do tendão do músculo supraespinal nos eixos longitudinal **(A)** e axial **(B)** demonstra ausência de tendão acima da cabeça do úmero (*) e da tuberosidade maior do úmero (*seta branca*). Líquido e debris são observados no local de tendão normal (*pontas de setas*). Observe o tendão da cabeça longa do músculo bíceps braquial anteriormente (*seta preta*).

não compressíveis, e tecido de granulação que são contíguos com a bursa subacromial subdeltóidea, e isso pode dar a falsa impressão de volume do manguito rotador para radiologistas inexperientes.

Rupturas Parciais do Manguito Rotador

Assim como as rupturas transfixantes do manguito rotador, as rupturas parciais ocorrem em pacientes jovens e velhos. As rupturas parciais ocorrem mais comumente que as rupturas transfixantes em pacientes mais jovens, e são mais comuns em atletas jovens. Rupturas parciais das fibras articulares do supraspinal são o subtipo mais comum em atletas jovens.[66] Na população de pacientes mais velhos, rupturas parciais também ocorrem mais comumente no tendão supraspinal, mas a causa mais comum é a degeneração do tendão, com aumento da incidência conforme idade dos pacientes.

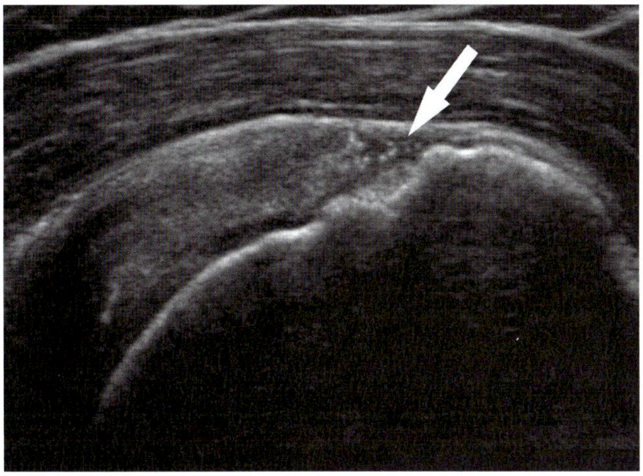

FIG. 24.16 Ruptura focal transfixante do tendão do músculo supraespinal. Nesta imagem do eixo longitudinal do tendão do músculo supraespinal, há uma ruptura transfixante focal, e a lacuna entre a extremidade do tendão retraída e a tuberosidade maior do úmero é preenchida com debris ecogênicos (*seta*) e líquido.

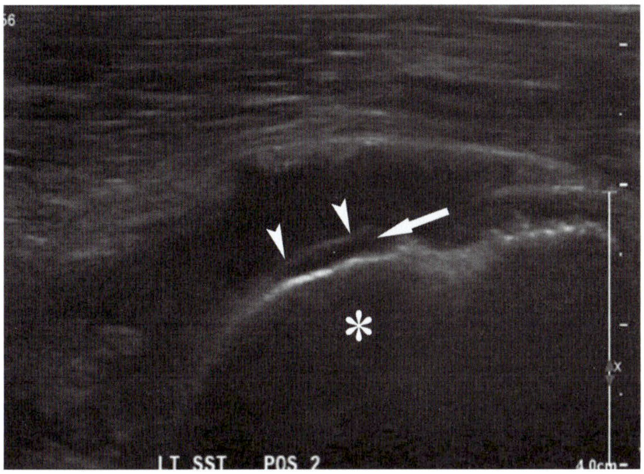

FIG. 24.17 Ruptura transfixante do tendão do músculo supraespinal com sinal de interface de cartilagem associado. Uma linha hiperecoica (*pontas de setas*) é observada ao longo da superfície da cartilagem hipoecoica normal (*seta*), ao longo da face superior da cabeça do úmero (*).

As rupturas parciais são caracterizadas por uma área focal de hipoecogenicidade ou ecogenicidade mista envolvendo um lado do tendão, mas que não se estende por toda a sua espessura.[58] Existem diversos subtipos de rupturas parciais do manguito rotador (Figs. 24.18 e 24.19). **Ruptura parcial da superfície bursal** (Fig. 24.19A e B) ocorre superficialmente, adjacente à **bursa subacromial-subdeltóidea. Ruptura parcial da superfície articular** (Figs. 24.19C e D) ocorre na superfície inferior do tendão em continuidade com o espaço articular. **Ruptura intrassubstancial** (Fig. 24.19E) pode ocorrer tanto na substância do tendão justainsercional, na entese, como longitudinalmente nas fibras do tendão. Essas roturas podem não ser identificadas na artroscopia, porque não se comunicam com as superfícies bursal ou articular do tendão.

Um tipo específico de ruptura parcial é a **ruptura "*rim-rent*"** (Fig. 24.19F), ocorrendo no lado articular do tendão do músculo supraespinal, estendendo-se à inserção do tendão na tuberosidade maior do úmero.[67,68] Esse tipo de ruptura é mais comumente observado em atletas que se envolvem em atividades que exigem lançamento por sobre a cabeça.

Rupturas parciais variam desde pequenas, rupturas de 1 a 2 mm, até aquelas que envolvem mais de 50% da espessura do tendão. Embora rupturas de 50% ou maiores sejam, tipicamente, encaminhadas para reparo, pacientes com rupturas envolvendo apenas 25% do tendão podem se beneficiar do debridamento artroscópico.[69,70] As decisões cirúrgicas, entretanto, são nas condições de cada paciente, nas limitações determinadas pela lesão, nas comorbidades e na preferência do paciente. Rupturas parciais ocorrem mais comumente ao longo da superfície articular do tendão em pacientes mais jovens.[70] Cuidados devem ser tomados para avaliar adequadamente as fibras da extremidade anterior do tendão do músculo supraespinal, em que essas rupturas podem frequentemente ocorrer.[71] Rupturas parciais da superfície bursal podem se manifestar como achatamento do contorno bursal do tendão em diferentes graus.[29] Isso pode levar a uma mudança do diâmetro em forma de ampulheta entre áreas do tendão normal e atenuado.[28]

Um sinal associado frequentemente observado nas rupturas parciais e transfixantes do manguito rotador é o achado de irregularidade da cortical da tuberosidade maior do úmero, um achado com 75% de valor preditivo positivo de ruptura de manguito rotador associada.[72] Isso é mais acentuado em rupturas transfixantes e representa remodelamento ósseo com irregularidade, depressões e erosão.[73] Um segundo sinal que pode ser observado em rupturas parciais e transfixantes é o **sinal de "interface da cartilagem"**, mencionado anteriormente.

Na análise das rupturas parciais e transfixantes, é importante quantificar a ruptura nos eixos longitudinal e axial (comprimento e largura da ruptura); por exemplo, no caso de ruptura do tendão do músculo supraespinal, uma medida do comprimento da ruptura de medial para lateral deve ser feita no eixo longitudinal, e uma medida da largura da ruptura de anterior para posterior deve ser feita no eixo axial.

Manguito Rotador Pós-cirúrgico

Após o reparo cirúrgico do manguito rotador, sua aparência e das partes moles circundantes é anormal, como esperado, com perda do padrão normal nas partes moles e e ecotextura anormal do tendão do manguito rotador. Devido à perda da interface normal com a bursa subacromial sobrejacente, avaliação dinâmica pode auxiliar na identificação e visualização do tendão supraspinal.[74] A irregularidade óssea no local de colocação da âncora é esperada, e material de sutura ecogênico no tendão pode contribuir para a aparência heterogênea no pós-operatório do tendão do manguito rotador (Fig. 24.20, Vídeo 24.4). Uma lacuna no tendão e a não visualização do tendão devido à retração são os sinais mais confiáveis de ruptura recorrente.[75,76] Um tendão adelgaçado ou com discreta alteração no contorno é considerado íntegro.

Atrofia Muscular

A ultrassonografia também pode ser utilizada para avaliar a atrofia dos músculos do manguito rotador, que pode ocorrer na situação de ruptura subaguda ou crônica. A atrofia é caracterizada pela diminuição do volume muscular e aumento da ecogenicidade do músculo (relacionada com o aumento da gordura interposta entre as fibras musculares)[77] (Fig. 24.21). As aparências na ultrassonografia também incluem falta de clareza do contorno muscular e do tendão central na junção miotendínea.[78] Imagens com campo de visão

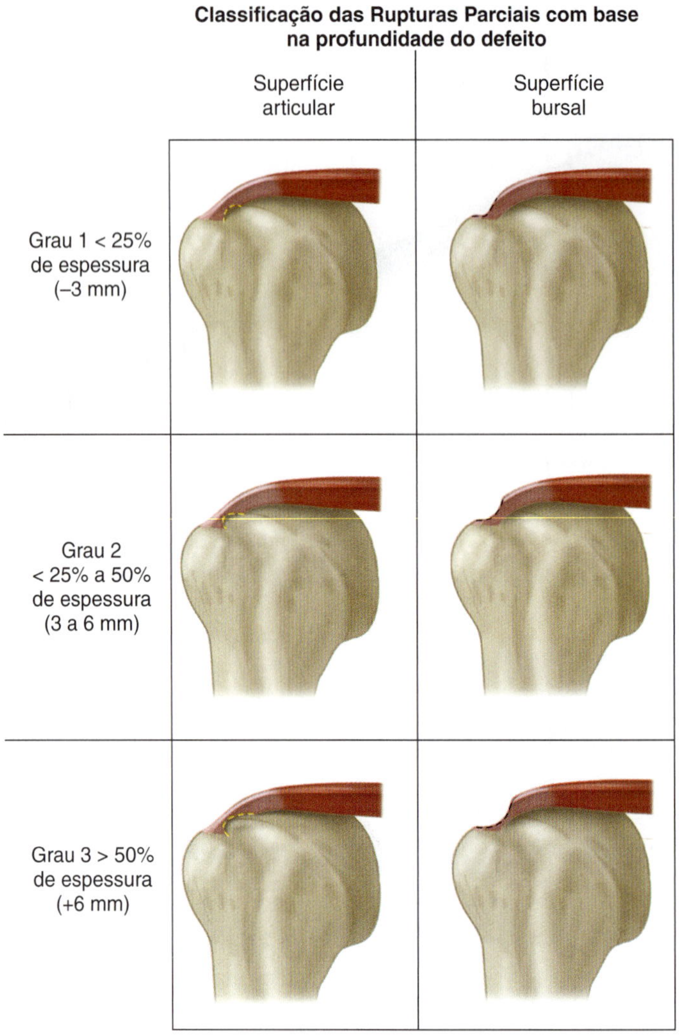

FIG. 24.18 Ilustração dos subtipos de rupturas parciais.

estendido, em que os músculos do manguito rotador são examinados no eixo axial lado a lado, podem ajudar na redução da variabilidade interobservador no diagnóstico ultrassonográfico da atrofia muscular, presumivelmente por proporcionar controle interno entre os músculos. O diagnóstico da atrofia muscular é importante no manejo clínico do paciente, porque é considerada um indicador de prognóstico negativo em relação à probabilidade de reparo cirúrgico bem-sucedido. Vale lembrar que a atrofia também pode ser consequente à desnervação.

A atrofia muscular pode ser qualitativamente graduada de 0 a 4, como descrita por Goutallier e colegas:[79] 0 = músculo normal, 1 = mínimas faixas de gordura, 2 = mais músculo do que gordura, 3 = quantidades iguais de músculo e gordura, 4 = há mais gordura do que músculo. Este sistema de graduação foi desenvolvido para interpretação de RM; assim, Strobel e colegas descreveram um sistema de graduação modificado para avaliação ultrassonográfica da atrofia muscular, na qual a morfologia e a ecogenicidade são avaliadas.[78] Neste sistema, alterações morfológicas de atrofia são graduadas de 0 a 2: grau 0 = normal, com contornos musculares, fibras musculares e tendão central claramente visíveis; grau 1 = parcial visualização de características musculares normais; grau 2 = estruturas normais já não visíveis. Enquanto isso, a ecogenicidade do músculo é graduada em comparação com o deltoide de 0 a 2: grau 0 = isoecoico ao deltoide; grau 1 = discretamente hiperecoico em relação ao músculo deltoide; grau 2 = significativamente hiperecoico em relação ao músculo deltoide. A graduação ultrassonográfica da atrofia gordurosa mostrou se correlacionar bem com a avaliação da RM.[31,80]

Bursa Subacromial-Subdeltóidea

A bursa subacromial-subdeltóidea é visualizada superficialmente aos tendões do manguito rotador, profundamente ao músculo deltoide e ao acrômio.[39] Na face inferolateral, estende-se além da margem lateral do manguito rotador, recobrindo superficialmente a extremidade proximal da haste umeral. Isso pode ser uma observação útil para distinguir esta estrutura de fibras superficiais do manguito rotador. Na ultrassonografia, a bursa subacromial-subdeltóidea normalmente consiste em uma fina banda hipoecoica medindo menos de 2 mm, em que o líquido sinovial se encontra dentro da bursa, e uma fina linha hiperecoica superficial e profunda a ela, representando a parede da bursa e a gordura peribursal (Fig. 24.22).

Anormalidades da bursa subacromial-subdeltóidea se manifestam como aumento do líquido e distensão da bursa, e/ou espessamento da parede bursal (Fig. 24.23). A anormalidade bursal detectada na

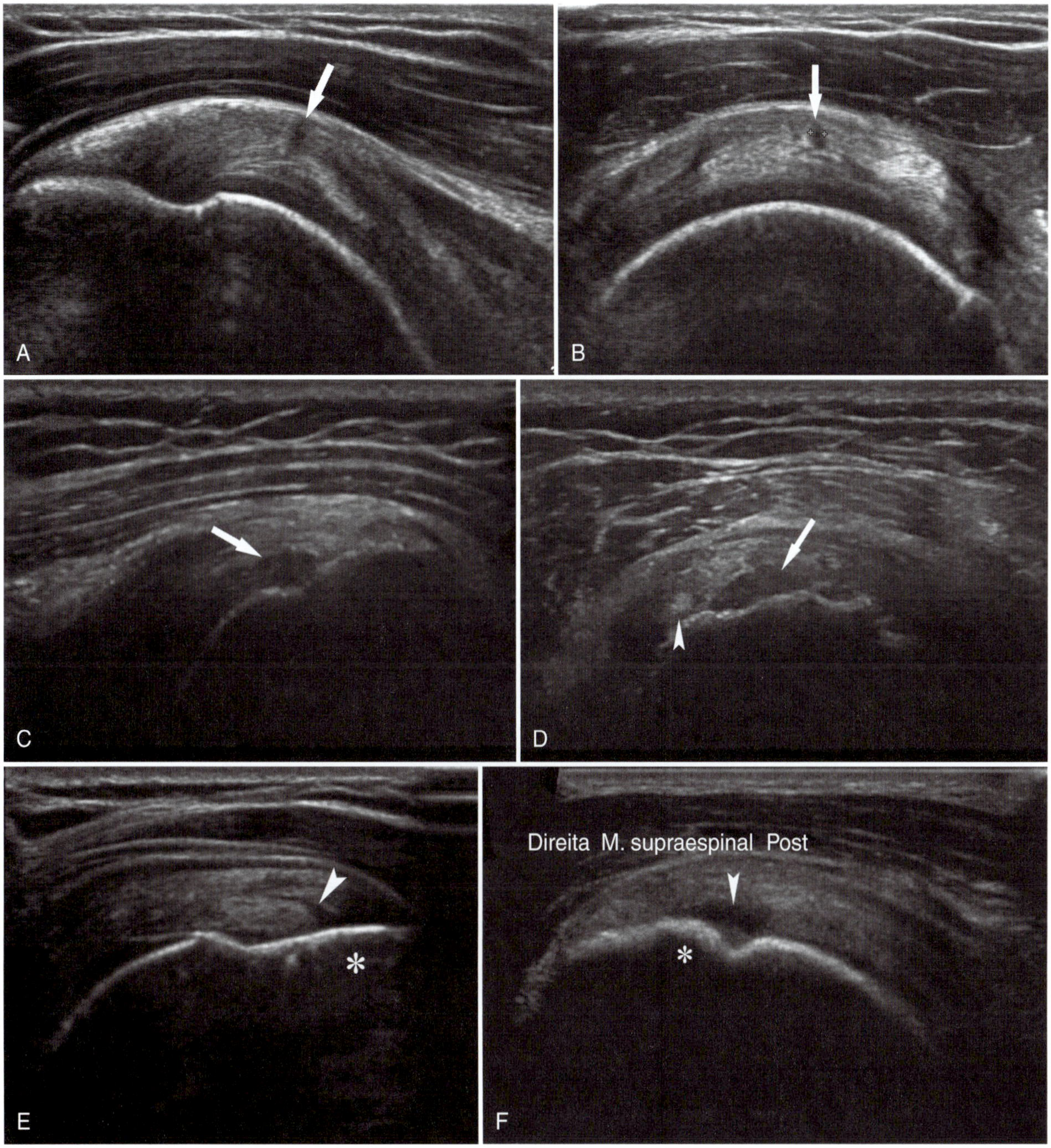

FIG. 24.19 Rupturas parciais do manguito rotador. (A) Ruptura da superfície bursal – imagem do eixo longitudinal. Uma área hipoecoica focal (*seta*) é mostrada se estendendo da superfície bursal do tendão do músculo supraespinal. **(B) Ruptura da superfície bursal** – imagem do eixo axial. Uma área hipoecoica focal (*seta*) é mostrada se estendendo da superfície bursal do tendão do músculo supraespinal. **(C) Ruptura da superfície articular** – uma ruptura hipoecoica focal é observada ao longo da superfície articular do músculo supraespinal, mostrada aqui no eixo longitudinal. **(D) Ruptura da superfície articular** – uma ruptura hipoecoica focal (*seta*) é mostrada ao longo da superfície articular do músculo supraespinal, observada aqui no eixo axial. Observe o tendão da cabeça longa do músculo bíceps braquial (TCLB) (*ponta de seta*) anteriormente. **(E) Ruptura intrassubstancial** – imagem do eixo longitudinal do tendão do músculo supraespinal mostra fissura hipoecoica linear (*ponta da seta*) no tendão, estendendo-se para a tuberosidade maior do úmero (*), mas que não se estende para as superfícies bursal ou articular do tendão. **(F) Ruptura *rim-rent*** – imagem do eixo longitudinal do tendão supraspinal mostra uma ruptura hipoecoica (*ponta de seta*) ao longo da superfície articular do tendão, na base insercional da tuberosidade maior do úmero (*).

ultrassonografia está altamente associada à dor no ombro.[81] A causa mais comum de distensão da bursa por líquido é ruptura subjacente do manguito rotador, que pode causar comunicação com o espaço da articulação glenoumeral. De forma incomum, o líquido pode também seguir através da articulação acromioclavicular adjacente para as partes moles superficiais à articulação acromioclavicular para formar um **cisto sinovial** (**"sinal de Geiser"**) (Fig. 24.24). Neste caso, pacientes apresentarão abaulamento sobre a articulação acromioclavicular, e frequentemente não o relacionam com a dor ou a imobilidade no ombro. Em tais casos, é indicado exame completo do ombro para verificar se existe ruptura transfixante do manguito rotador comunicante. Isso é importante, pois a história natural

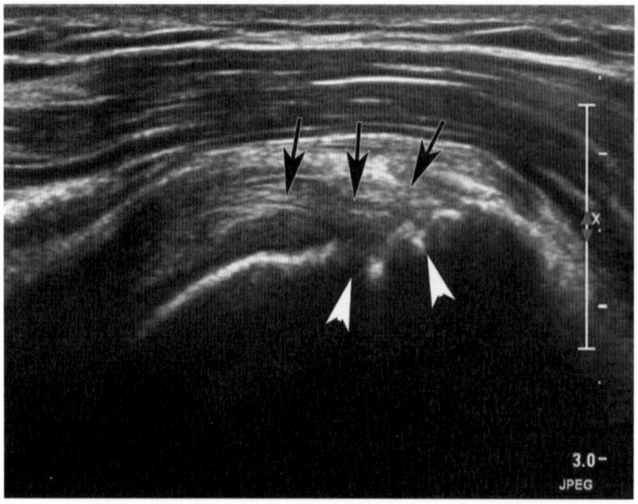

FIG. 24.20 Pós-operatório do tendão músculo supraespinal. Imagem do eixo longitudinal do músculo supraespinal mostra tendão heterogêneo (*setas*), mas íntegro, e irregularidade da tuberosidade maior do úmero (*pontas das setas*). Ver também Vídeo 24.4.

das rupturas do manguito rotador assintomáticas não tratadas é frequentemente o desenvolvimento de outros sintomas com a progressão da ruptura.[82]

O trauma direto no ombro pode também causar espessamento e distensão da bursa subacromial-subdeltóidea, algumas vezes com líquido mais ecogênico que representa sangue. A bursa pode estar cronicamente irritada por atrito relacionado a pinçamento subacromial, e pode piorar esta síndrome clínica. Causas inflamatórias adicionais de espessamento e distensão da bursa subacromial subdeltóidea incluem artrite reumatoide, polimialgia reumática e deposição de hidroxiapatita (**bursite calcária**). A infecção da bursa também pode ocorrer via inoculação direta ou via comunicação com a artrite séptica subjacente quando houver ruptura transfixante do manguito rotador concomitante.

Tendinopatia Calcificada (Calcária)

O **depósito de cristais de hidroxiapatita** nos tendões dos músculos do manguito rotador pode ser uma causa de dor intensa não relacionada a trauma. Tais depósitos ocorrem mais frequentemente

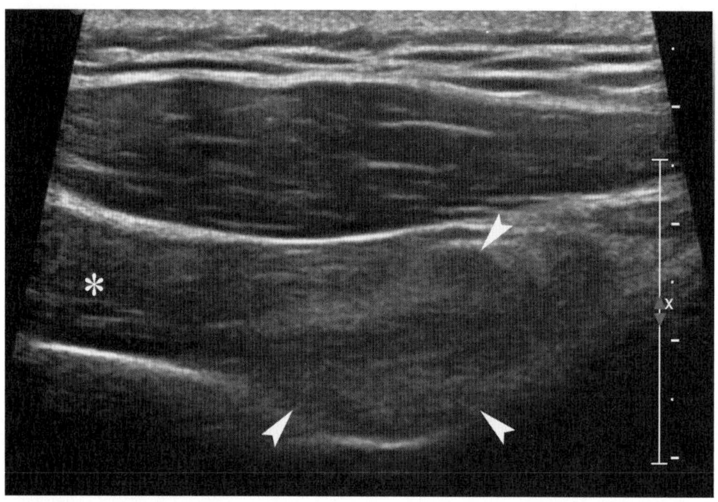

FIG. 24.21 Atrofia gordurosa do músculo infraespinal. Imagem obtida do eixo axial do tendão do músculo infraespinal mostra o ventre do músculo infraespinal (*pontas de setas*) hiperecoico, com redução volumétrica, em comparação com ecogenicidade normal do músculo redondo menor (*).

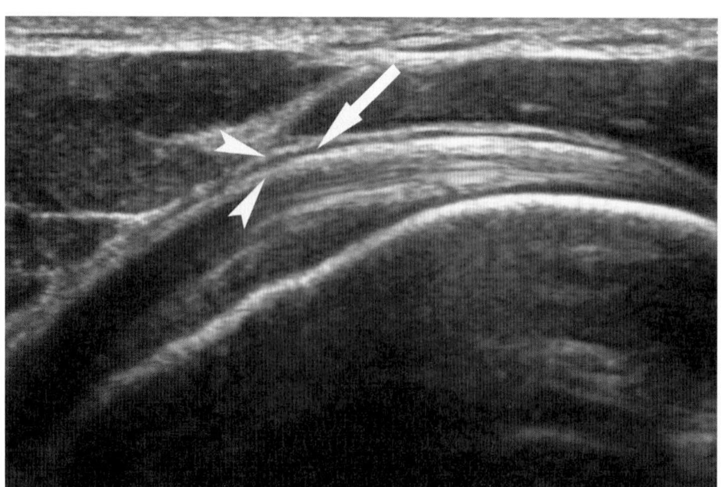

FIG. 24.22 Bursa subacromial-subdeltóidea normal. Acima do tendão do músculo infraespinal, no eixo longitudinal, a bursa subacromial-subdeltóidea é visualizada como uma fina linha hipoecoica (*seta*), com finas bordas hiperecoicas superficiais e profundas em relação à bursa (*pontas de setas*).

no tendão do músculo supraespinal, discretamente mais comum do que no tendão do músculo infraespinal, e de forma mais incomum nos tendões dos músculos redondo menor e subescapular.[83] Os depósitos de cálcio podem sofrer reabsorção, e é durante esta fase de reabsorção que é mais provável os pacientes se tornem sintomáticos. Os marcos desta fase na avaliação ultrassonográfica são depósitos ecogênicos fragmentados, nodulares ou císticos (Fig. 24.25), geralmente sem sombra acústica posterior, e podem estar associados à neovascularização na avaliação com Doppler colorido.[84] Osteólise associada na tuberosidade maior do úmero pode ocorrer e indica uma síndrome mais grave clinicamente, com dor mais prolongada e limitação funcional.[85] Depósitos ecogênicos calcificados mais densos, arciformes e com sombra acústica posterior evidente, são mais provavelmente assintomáticos ou menos sintomáticos. O tratamento guiado por ultrassonografia com barbotagem leva à melhora clínica a curto e longo prazos nesta condição.[86,87]

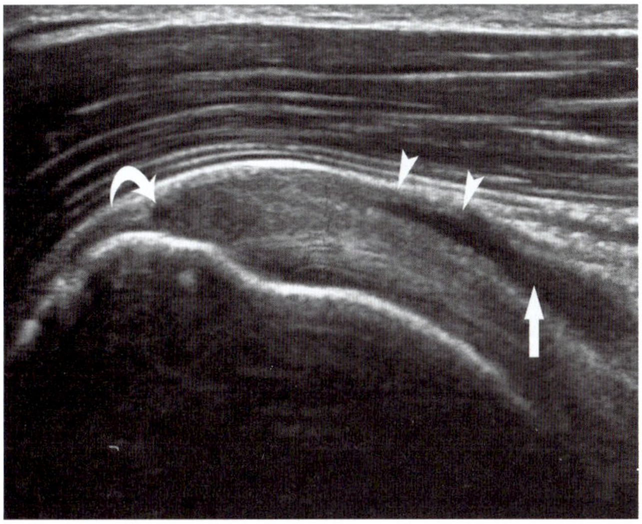

FIG. 24.23 Espessamento da bursa subacromial-subdeltóidea. Imagem mostra aumento de líquido na bursa subacromial (*seta reta*) e espessamento da parede da bursa subacromial (*pontas de setas*). Observe também uma pequena ruptura da superfície bursal do músculo supraespinal na sua inserção (*seta curva*).

PATOLOGIA DO TENDÃO DA CABEÇA LONGA DO MÚSCULO BÍCEPS BRAQUIAL

O tendão da cabeça longa do músculo bíceps braquial pode ser lesionado em casos de ruptura do manguito rotador associada, luxação do ombro ou esportes com movimentos sobre a cabeça. Muitos autores descreveram a associação entre as patologias do tendão da cabeça longa do músculos bíceps braquial e o tendão do músculo supraespinal, com lesões coexistentes dessas estruturas em 22% a 79% dos casos de lesões de qualquer umas das estruturas.[88]

O tendão da cabeça longa do músculo bíceps braquial é parcialmente intra-articular e é extrassinovial, com uma bainha tendínea no sulco intertubercular que se comunica com a articulação do ombro (glenoumeral). Por causa disso, líquido na bainha do tendão pode se relacionar com processos intra-articulares, particularmente se estiver associada a derrame glenoumeral. Entretanto, inflamação da bainha do tendão (**tenossinovite**) pode ser considerada se o tendão parecer anormal, se houver hiperemia na imagem com Doppler colorido, se não houver sinal de patologia ou derrame glenoumeral ou se houver sensibilidade localizada[89] (Fig. 24.26).

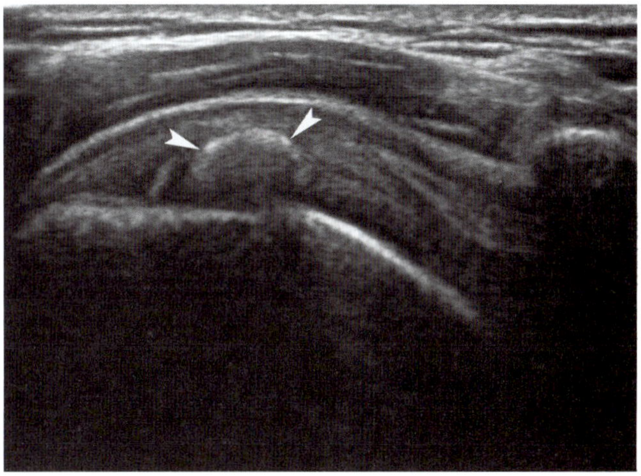

FIG. 24.25 Tendinopatia calcificada do tendão do músculo supraespinal. Imagem do eixo longitudinal do músculo supraespinal demonstra um foco hiperecoico de calcificação (*pontas de setas*) no tendão.

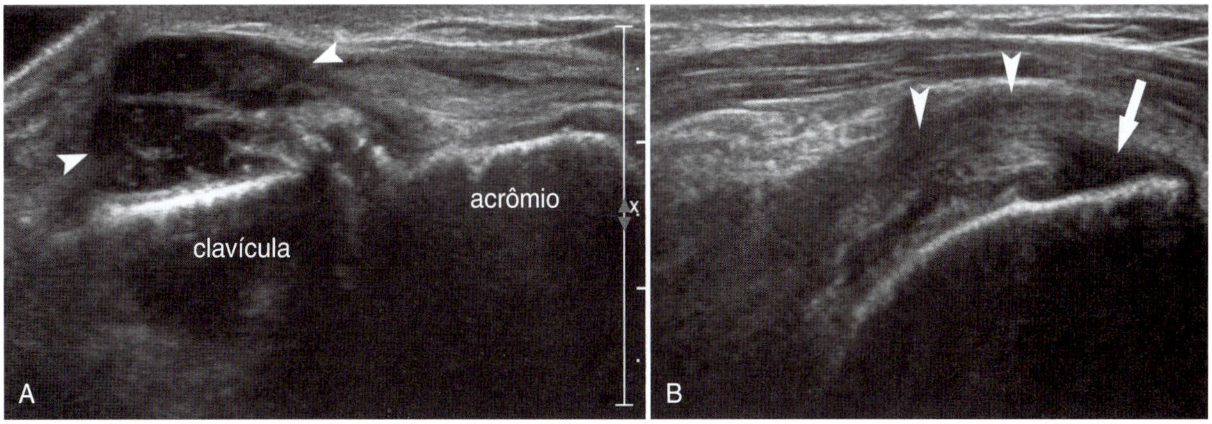

FIG. 24.24 Ruptura transfixante do tendão do músculo supraespinal com sinal de Geiser. (A) Imagem obtida da articulação acromioclavicular onde o paciente sentiu uma massa. A massa corresponde a uma lesão hipoecoica heterogênea (*pontas de setas*) com debris internos e septação compatível com um **cisto sinovial** complexo. **(B)** Imagem do eixo longitudinal do tendão do músculo supraespinal no mesmo paciente mostra uma ruptura transfixante do tendão do músculo supraespinal (*seta*) e espessamento da bursa subacromial.

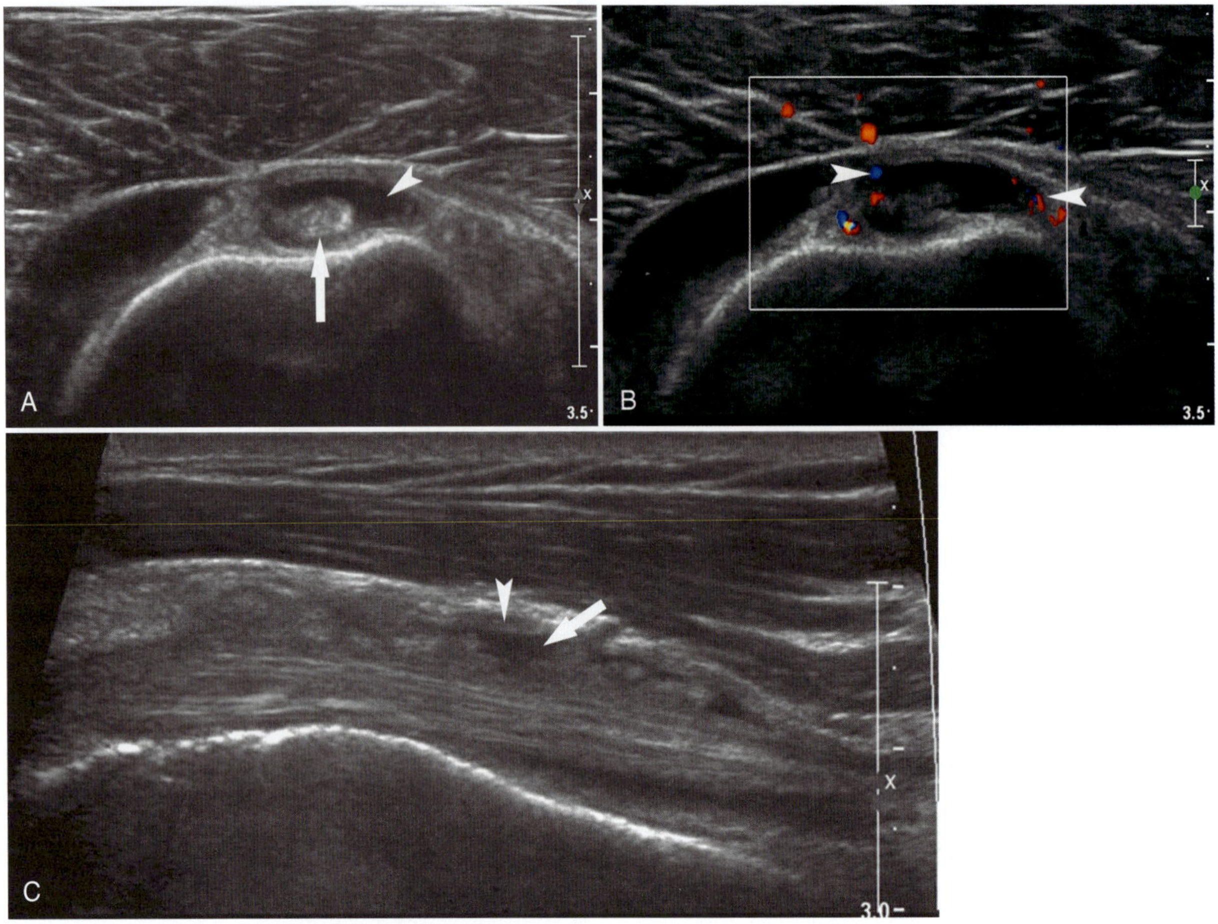

FIG. 24.26 Tenossinovite da cabeça longa do músculo bíceps braquial. (A) Imagem do eixo axial mostra aumento de líquido na bainha do tendão da cabeça longa do músculo bíceps braquial (*ponta de seta*), circundando o tendão (*seta*). **(B)** Imagem do eixo axial mostra hiperemia (*pontas de setas*) na bainha do tendão da cabeça longa do músculo bíceps braquial. **(C)** Em outro paciente, imagem do eixo axial do tendão da cabeça longa do músculo bíceps braquial mostra espessamento da parede (*ponta de seta*) da bainha do tendão e aumento de líquido (*seta*) na bainha.

A tendinose da cabeça longa do músculo bíceps braquial é caracterizada por perda do padrão fibrilar normal do tendão, hipoecogenicidade e, frequentemente, espessamento.[90] A ultrassonografia é uma maneira acurada de diagnosticar as rupturas completas do tendão do músculo bíceps braquial, com menor acurácia no diagnóstico de rupturas parciais.[90,91] Rupturas parciais são caracterizadas por fendas anecoicas no tendão, sem descontinuidade completa. Essas rupturas são, muitas vezes, orientadas longitudinalmente, paralelas ao eixo longitudinal do tendão, e podem resultar em divisão do tendão em dois componentes paralelos distintos, denominadas **ruptura longitudinal** (Fig. 24.27). Rupturas completas da cabeça longa do músculo bíceps braquial ocorrem, tipicamente, próximo à origem do tendão e podem se manifestar como deformidade aguda no contorno do músculo bíceps braquial. O tendão, em geral, retrai distalmente, muitas vezes distalmente à inserção do músculo peitoral maior, que se insere no úmero anterior ao curso do tendão da cabeça longa do músculo bíceps braquial no braço. Uma ruptura completa com retração é geralmente diagnosticada pela não visualização do tendão no sulco intertubercular,[45] mas deve-se tomar cuidado e investigar luxação medial do tendão como causa alternativa se o tendão não for observado no sulco intertubercular. O tendão do músculo bíceps femoral é normalmente estabilizado no sulco por um fino ligamento transverso. Medialmente, a resistência à luxação é feita pelo tendão subescapular. Se o tendão do músculo subescapular estiver rompido na sua inserção, isso possibilita luxação medial do tendão do músculo bíceps braquial, profundamente ao tendão do músculo subescapular.[92] Por outro lado, se o ligamento transverso estiver rompido, isso possibilita **luxação medial do tendão do músculo bíceps braquial**, que então se situa superficialmente ao tendão íntegro do músculo subescapular.

ARTROPATIA

Degenerativa

Osteoartrite é comum e caracterizada pela formação de esporões ósseos marginais – osteófitos – nas margens das superfícies articulares. Isso é particularmente comum na articulação acromioclavicular (Fig. 24.28). Podem haver pequenos derrames articulares associados, e podem ser observados corpos intra-articulares ecogênicos, que podem estar calcificados.

Inflamatória

O ombro pode estar envolvido em **artropatias inflamatórias**, incluindo **artrite reumatoide** e **espondilite anquilosante.**[93,94] O envolvimento do ombro na artrite reumatoide ocorre após a artrite periférica. Pacientes com artropatia inflamatória podem apresentar **derrame glenoumeral**. Isso é mais bem avaliado

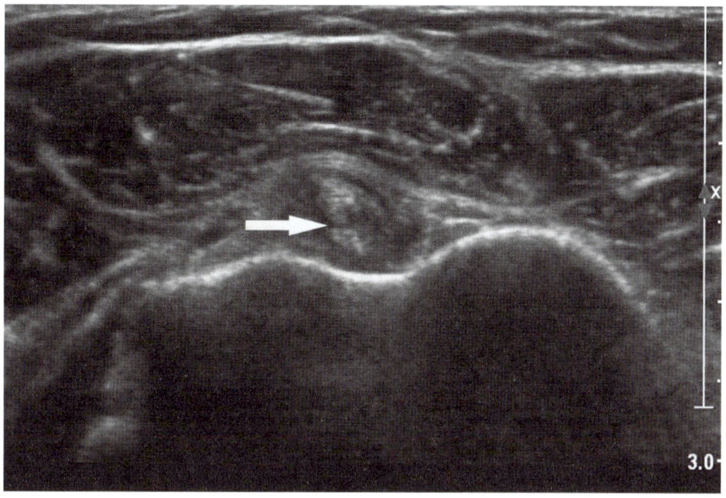

FIG. 24.27 Ruptura longitudinal do tendão da cabeça longa do músculo bíceps braquial. Imagem do eixo axial demonstra fissura hipoecoica (*seta*) através do tendão da cabeça longa do músculo bíceps braquial, dividindo-o em dois componentes.

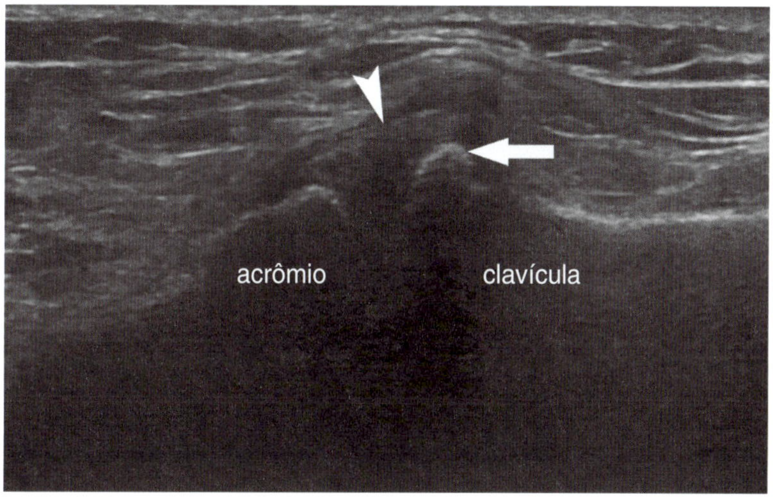

FIG. 24.28 Osteoartrite da articulação acromioclavicular. Imagem da articulação acromioclavicular demonstra formação de osteófitos na clavícula distal (*seta*) e espessamento e hipertrofia capsulares (*ponta e seta*).

posteriormente, e uma espessura de 3 mm ou mais entre a cabeça do úmero e a cápsula pode representar derrame ou espessamento sinovial[95] (Fig. 24.29). A ultrassonografia é particularmente sensível à detecção de líquido no recesso glenoumeral posterior quando os pacientes são examinados com o braço em rotação externa[52] (Vídeo 24.4). A utilização de Doppler colorido, especialmente de *power* Doppler,[96] é útil para detectar hiperemia sinovial e consegue diferenciar o espessamento sinovial de líquido intra-articular heterogêneo. Erosões ósseas também podem ser encontradas e se caracterizam por irregularidades da superfície cortical óssea arredondada ou deformações em degraus, frequentemente nas margens da cabeça umeral.[97,98] A ultrassonografia pode ser utilizada como uma técnica complementar às radiografias na investigação de erosões, porque consegue detectar erosões ocultas,[94] embora, em geral, a RM apresente maior sensibilidade e possa ser utilizada para resolução de dúvidas.[99] Na espondilite anquilosante, a sinovite acromioclavicular é comum. Pacientes com artrite inflamatória também podem apresentar bursite subacromial-subdeltóidea, além da ruptura do manguito rotador e do tendão do músculo bíceps braquial.

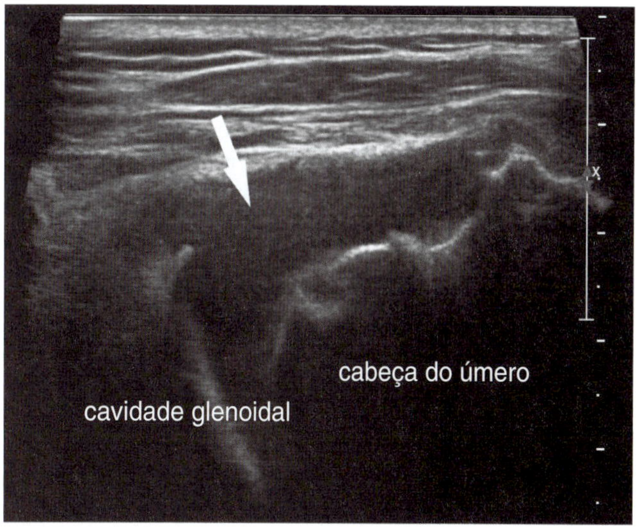

FIG. 24.29 Derrame na articulação do ombro (glenoumeral). Imagem da face posterior do ombro mostra aumento de líquido na articulação (*seta*) desse paciente com osteoartrite.

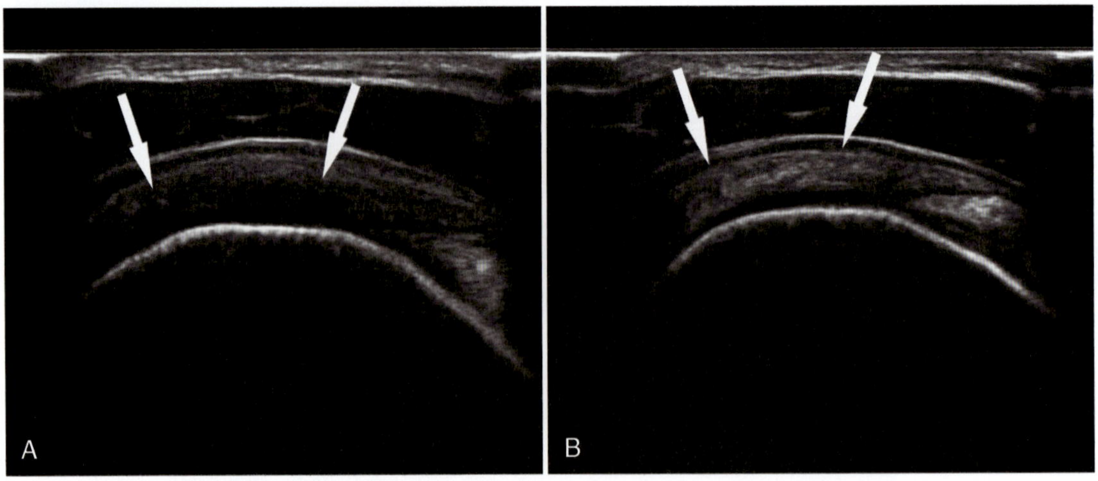

FIG. 24.30 Imagens do eixo axial do tendão do músculo supraespinal. (A) Artefatos hipoecogênicos no tendão do músculo supraespinal (*setas*) podem simular tendinose ou ruptura. **(B)** Correção do ângulo de insonação para ser perpendicular ao tendão possibilita visualização do tendão do músculo supraespinal íntegro normal (*setas*).

ARMADILHAS NA INTERPRETAÇÃO DA ULTRASSONOGRAFIA DO OMBRO

Anisotropia é comum na ultrassonografia do ombro com finalidade diagnóstica, mas felizmente pode ser facilmente corrigida; consiste em artefato hipoecogênico no tendão causada pela angulação subótima do transdutor em relação ao tendão. Como uma estrutura linear altamente organizada, o tendão reflete ondas de ultrassom, efetivamente originando uma aparência ecogênica normal, quando o ângulo de insonação for próximo de 90 graus. Entretanto, o desvio deste ângulo pode resultar em reflexão das ondas sonoras do transdutor, resultando em hipoecogenicidade, que pode ser erroneamente interpretada como tendinose ou ruptura.[37] Isso pode ser corrigido pela atenção ao ângulo de insonação do tendão em questão e pela tentativa de visualizar qualquer achado patológico em mais de um plano (Fig. 24.30, Vídeo 24.5).

Existem outras diversas armadilhas para radiologistas inexperientes. Rupturas das fibras mais anteriores do músculo supraespinal são facilmente perdidas se a avaliação não se estender anteriormente o suficiente. Uma maneira de superar essa armadilha é a utilização do tendão da cabeça longa do músculo bíceps braquial como referência anatômica e ponto de partida para a avaliação do tendão do músculo supraespinal, tanto no eixo longitudinal como no axial.

As rupturas transfixantes crônicas do manguito rotador com tecido de granulação ecogênico podem ser confundidas com tendão íntegro por radiologistas inexperientes. É necessário realizar avaliação cuidadosa com compressão dinâmica e diferenciação do tecido das bolsas tendíneas do tecido do manguito rotador. Além disso, radiologistas inexperientes podem confundir a junção das fibras posteriores do músculo supraespinal e fibras anteriores do músculo infraespinal, onde as fibras se sobrepõem, como uma patologia. Angulação cuidadosa do transdutor em relação ao eixo longitudinal das fibras e correlação direta com as imagens no eixo axial devem melhorar essa percepção errônea.

Se o tendão da cabeça longa do músculo bíceps braquial não for observado no sulco intertubercular, não se deve presumir automaticamente que se trata de uma ruptura tendínea. É importante garantir que o transdutor esteja perpendicular ao tendão, caso contrário, o tendão pode apresentar artefatos hipoecogênicos devido à anisotropia. O transdutor deve, então, ser movido medialmente para visualizar o processo coracoide, para procurar o tendão luxado medialmente. Por fim, a avaliação deve ser feita distalmente à junção do músculo peitoral para observar se o tendão apresenta rotura e retração distal.

Distorções nas partes moles por anormalidades ósseas podem causar confusão durante o exame e podem ser corrigidas com uma radiografia simultânea.[100] Isso se aplica sobretudo no caso de trauma recente, em que uma fratura subjacente pode causar considerável distorção, especialmente se a tuberosidade maior do úmero estiver envolvida.

Existe uma curva de aprendizado quando se realiza US do ombro. A acurácia é menor quando os profissionais não estão familiarizados com a técnica, mas o platô desta curva de aprendizado se situa entre 50 e 100 casos,[101] e isso deve ser lembrado quando a US é realizada pela primeira vez e no treinamento e orientação de outros radiologistas.

CONCLUSÃO

A US é uma técnica acurada e custo-efetiva para o diagnóstico de patologias de partes moles no ombro e é bem tolerada pelos pacientes. A US oferece muitas vantagens sobre a RM na avaliação do manguito rotador. Experiência adequada nesta técnica é importante, além da correlação com outras modalidades de exames, quando disponíveis.

REFERÊNCIAS

1. Chopp-Hurley JN, O'Neill JM, Dickerson CR. Distribution of bone and tissue morphological properties related to subacromial space geometry in a young, healthy male population. Surg Radiol Anat. 2016;38(1):135-146.
2. Craik JD, Mallina R, Ramasamy V, Little NJ. Human evolution and tears of the rotator cuff. Int Orthop. 2014;38(3):547-552.
3. Takura T, Ushida T, Kanchiku T, et al. The societal burden of chronic pain in japan: an Internet survey. J Orthop Sci. 2015;20(4):750-760.
4. White JJ, Titchener AG, Fakis A, et al. An epidemiological study of rotator cuff pathology using the health improvement network database. Bone Joint J. 2014;96-B(3):350-353.
5. Virta L, Joranger P, Brox JI, Eriksson R. Costs of shoulder pain and resource use in primary health care: a cost-of-illness study in Sweden. BMC Musculoskelet Disord. 2012;13:17.
6. Shanahan EM, Sladek R. Shoulder pain at the workplace. Best Pract Res Clin Rheumatol. 2011;25(1):59-68.

7. Bostrom M, Dellve L, Thomee S, Hagberg M. Risk factors for generally reduced productivity—a prospective cohort study of young adults with neck or upper-extremity musculoskeletal symptoms. Scand J Work Environ Health. 2008;34(2):120-132.
8. Brox JI. Regional musculoskeletal conditions: shoulder pain. Best Pract Res Clin Rheumatol. 2003;17(1):33-56.
9. Lazarides AL, Alentorn-Geli E, Choi JH, et al. Rotator cuff tears in young patients: a different disease than rotator cuff tears in elderly patients. J Shoulder Elbow Surg. 2015;24(11):1834-1843.
10. Valkering KP, Stokman RD, Bijlsma TS, et al. Prevalence of symptomatic rotator cuff ruptures after shoulder trauma: a prospective cohort study. Eur J Emerg Med. 2014;21(5):349-353.
11. Teunis T, Lubberts B, Reilly BT, Ring D. A systematic review and pooled analysis of the prevalence of rotator cuff disease with increasing age. J Shoulder Elbow Surg. 2014;23(12):1913-1921.
12. Micheroli R, Kyburz D, Ciurea A, et al. Correlation of findings in clinical and high resolution ultrasonography examinations of the painful shoulder. J Ultrason. 2015;15(60):29-44.
13. Moosmayer S, Lund G, Seljom US, et al. Tendon repair compared with physiotherapy in the treatment of rotator cuff tears: a randomized controlled study in 103 cases with a five-year follow-up. J Bone Joint Surg Am. 2014;96(18):1504-1514.
14. Mather 3rd RC, Koenig L, Acevedo D, et al. The societal and economic value of rotator cuff repair. J Bone Joint Surg Am. 2013;95(22):1993-2000.
15. Hughes PC, Taylor NF, Green RA. Most clinical tests cannot accurately diagnose rotator cuff pathology: a systematic review. Aust J Physiother. 2008;54(3):159-170.
16. Park HB, Yokota A, Gill HS, et al. Diagnostic accuracy of clinical tests for the different degrees of subacromial impingement syndrome. J Bone Joint Surg Am. 2005;87(7):1446-1455.
17. Malhi AM, Khan R. Correlation between clinical diagnosis and arthroscopic findings of the shoulder. Postgrad Med J. 2005;81(960):657-659.
18. Holtby R, Razmjou H. Accuracy of the Speed's and Yergason's tests in detecting biceps pathology and slap lesions: comparison with arthroscopic findings. Arthroscopy. 2004;20(3):231-236.
19. Palmer K, Walker-Bone K, Linaker C, et al. The Southampton examination schedule for the diagnosis of musculoskeletal disorders of the upper limb. Ann Rheum Dis. 2000;59(1):5-11.
20. Itoi E, Kido T, Sano A, et al. Which is more useful, the "full can test" or the "empty can test," in detecting the torn supraspinatus tendon? Am J Sports Med. 1999;27(1):65-68.
21. Roy JS, Braen C, Leblond J, et al. Diagnostic accuracy of ultrasonography, MRI and MR arthrography in the characterisation of rotator cuff disorders: a meta-analysis. Br J Sports Med. 2015;49(20):1316-1328.
22. Smith TO, Back T, Toms AP, Hing CB. Diagnostic accuracy of ultrasound for rotator cuff tears in adults: a systematic review and meta-analysis. Clin Radiol. 2011;66(11):1036-1048.
23. Vlychou M, Dailiana Z, Fotiadou A, et al. Symptomatic partial rotator cuff tears: diagnostic performance of ultrasound and magnetic resonance imaging with surgical correlation. Acta Radiol. 2009;50(1):101-105.
24. Naqvi GA, Jadaan M, Harrington P. Accuracy of ultrasonography and magnetic resonance imaging for detection of full thickness rotator cuff tears. Int J Shoulder Surg. 2009;3(4):94-97.
25. de Jesus JO, Parker L, Frangos AJ, Nazarian LN. Accuracy of MRI, MR arthrography, and ultrasound in the diagnosis of rotator cuff tears: a meta-analysis. AJR Am J Roentgenol. 2009;192(6):1701-1707.
26. Al-Shawi A, Badge R, Bunker T. The detection of full thickness rotator cuff tears using ultrasound. J Bone Joint Surg Br. 2008;90(7):889-892.
27. Milosavljevic J, Elvin A, Rahme H. Ultrasonography of the rotator cuff: a comparison with arthroscopy in one-hundred-and-ninety consecutive cases. Acta Radiol. 2005;46(8):858-865.
28. Zehetgruber H, Lang T, Wurnig C. Distinction between supraspinatus, infraspinatus and subscapularis tendon tears with ultrasound in 332 surgically confirmed cases. Ultrasound Med Biol. 2002;28(6):711-717.
29. Teefey SA, Hasan SA, Middleton WD, et al. Ultrasonography of the rotator cuff. A comparison of ultrasonographic and arthroscopic findings in one hundred consecutive cases. J Bone Joint Surg Am. 2000;82(4):498-504.
30. Crass JR, Craig EV, Feinberg SB. Ultrasonography of rotator cuff tears: a review of 500 diagnostic studies. J Clin Ultrasound. 1988;16(5):313-327.
31. Wall LB, Teefey SA, Middleton WD, et al. Diagnostic performance and reliability of ultrasonography for fatty degeneration of the rotator cuff muscles. J Bone Joint Surg Am. 2012;94(12):e83.
32. Middleton WD, Payne WT, Teefey SA, et al. Sonography and MRI of the shoulder: comparison of patient satisfaction. AJR Am J Roentgenol. 2004;183(5):1449-1452.
33. Nazarian LN. The top 10 reasons musculoskeletal sonography is an important complementary or alternative technique to MRI. AJR Am J Roentgenol. 2008;190(6):1621-1626.
34. Nazarian LN, Jacobson JA, Benson CB, et al. Imaging algorithms for evaluating suspected rotator cuff disease: Society of Radiologists in Ultrasound consensus conference statement. Radiology. 2013;267(2):589-595.
35. Gray H. Anatomy of the human body, 1918. 20th edition. Available from: http://www.bartleby.com/107/50.html. Accessed 6 September 2015.
36. Karthikeyan S, Rai SB, Parsons H, et al. Ultrasound dimensions of the rotator cuff in young healthy adults. J Shoulder Elbow Surg. 2014;23(8):1107-1112.
37. Seibold CJ, Mallisee TA, Erickson SJ, et al. Rotator cuff: evaluation with US and MR imaging. Radiographics. 1999;19(3):685-705.
38. MacDonald K, Bridger J, Cash C, Parkin I. Transverse humeral ligament: does it exist? Clin Anat. 2007;20(6):663-667.
39. van Holsbeeck M, Strouse PJ. Sonography of the shoulder: evaluation of the subacromial-subdeltoid bursa. AJR Am J Roentgenol. 1993;160(3):561-564.
40. Jacobson JA. Shoulder US. anatomy, technique, and scanning pitfalls. Radiology. 2011;260(1):6-16.
41. Corazza A, Orlandi D, Fabbro E, et al. Dynamic high-resolution ultrasound of the shoulder: how we do it. Eur J Radiol. 2015;84(2):266-277.
42. Beggs I. Shoulder ultrasound. Semin Ultrasound CT MR. 2011;32(2):101-113.
43. European Society of Musculoskeletal Radiology. European society of Musculoskeletal Radiology—musculoskeletal ultrasound technical guidelines. 1. Shoulder. 2015. Available from: http://www.essr.org/html/img/pool/shoulder.pdf. Accessed 6 September 2015.
44. Thain LM, Adler RS. Sonography of the rotator cuff and biceps tendon: technique, normal anatomy, and pathology. J Clin Ultrasound. 1999;27(8):446-458.
45. Farin PU. Sonography of the biceps tendon of the shoulder: normal and pathologic findings. J Clin Ultrasound. 1996;24(6):309-316.
46. Crass JR, Craig EV, Feinberg SB. The hyperextended internal rotation view in rotator cuff ultrasonography. J Clin Ultrasound. 1987;15(6):416-420.
47. Morag Y, Jamadar DA, Boon TA, et al. Ultrasound of the rotator cable: prevalence and morphology in asymptomatic shoulders. AJR Am J Roentgenol. 2012;198(1):W27-W30.
48. Gyftopoulos S, Bencardino J, Nevsky G, et al. Rotator cable: MRI study of its appearance in the intact rotator cuff with anatomic and histologic correlation. AJR Am J Roentgenol. 2013;200(5):1101-1105.
49. Turrin A, Cappello A. Sonographic anatomy of the supraspinatus tendon and adjacent structures. Skeletal Radiol. 1997;26(2):89-93.
50. Lee IS, Shin YB, Moon TY, et al. Sonography of patients with hemiplegic shoulder pain after stroke: correlation with motor recovery stage. AJR Am J Roentgenol. 2009;192(2):W40-W44.
51. Crass JR, Craig EV, Thompson RC, Feinberg SB. Ultrasonography of the rotator cuff: surgical correlation. J Clin Ultrasound. 1984;12(8):487-491.
52. Zubler V, Mamisch-Saupe N, Pfirrmann CW, et al. Detection and quantification of glenohumeral joint effusion: reliability of ultrasound. Eur Radiol. 2011;21(9):1858-1864.
53. Oh LS, Wolf BR, Hall MP, et al. Indications for rotator cuff repair: a systematic review. Clin Orthop Relat Res. 2007;455:52-63.
54. Millstein ES, Snyder SJ. Arthroscopic evaluation and management of rotator cuff tears. Orthop Clin North Am. 2003;34(4):507-520.
55. Fehringer EV, Sun J, VanOeveren LS, et al. Full-thickness rotator cuff tear prevalence and correlation with function and co-morbidities in patients sixty-five years and older. J Shoulder Elbow Surg. 2008;17(6):881-885.
56. Milgrom C, Schaffler M, Gilbert S, van Holsbeeck M. Rotator-cuff changes in asymptomatic adults. The effect of age, hand dominance and gender. J Bone Joint Surg Br. 1995;77(2):296-298.

57. Crass JR, Craig EV, Feinberg SB. Clinical significance of sonographic findings in the abnormal but intact rotator cuff: a preliminary report. J Clin Ultrasound. 1988;16(9):625-634.
58. van Holsbeeck MT, Kolowich PA, Eyler WR, et al. US depiction of partial-thickness tear of the rotator cuff. Radiology. 1995;197(2):443-446.
59. Yen CH, Chiou HJ, Chou YH, et al. Six surgery-correlated sonographic signs for rotator cuff tears: emphasis on partial-thickness tear. Clin Imaging. 2004;28(1):69-76.
60. Middleton WD, Teefey SA, Yamaguchi K. Sonography of the rotator cuff: analysis of interobserver variability. AJR Am J Roentgenol. 2004;183(5):1465-1468.
61. Rutten MJ, Jager GJ, Kiemeney LA. Ultrasound detection of rotator cuff tears: observer agreement related to increasing experience. AJR Am J Roentgenol. 2010;195(6):W440-W446.
62. Hodler J, Fretz CJ, Terrier F, Gerber C. Rotator cuff tears: correlation of sonographic and surgical findings. Radiology. 1988;169(3):791-794.
63. Kluger R, Mayrhofer R, Kroner A, et al. Sonographic versus magnetic resonance arthrographic evaluation of full-thickness rotator cuff tears in millimeters. J Shoulder Elbow Surg. 2003;12(2):110-116.
64. Moosikasuwan JB, Miller TT, Burke BJ. Rotator cuff tears: clinical, radiographic, and us findings. Radiographics. 2005;25(6):1591-1607.
65. Teefey SA, Middleton WD, Bauer GS, et al. Sonographic differences in the appearance of acute and chronic full-thickness rotator cuff tears. J Ultrasound Med. 2000;19(6):377-378.
66. Zbojniewicz AM, Maeder ME, Emery KH, Salisbury SR. Rotator cuff tears in children and adolescents: experience at a large pediatric hospital. Pediatr Radiol. 2014;44(6):729-737.
67. Tuite MJ, Turnbull JR, Orwin JF. Anterior versus posterior, and rim--rent rotator cuff tears: prevalence and MR sensitivity. Skeletal Radiol. 1998;27(5):237-243.
68. Schaeffeler C, Mueller D, Kirchhoff C, et al. Tears at the rotator cuff footprint: prevalence and imaging characteristics in 305 MR arthrograms of the shoulder. Eur Radiol. 2011;21(7):1477-1484.
69. Franceschi F, Papalia R, Del Buono A, et al. Repair of partial tears of the rotator cuff. Sports Med Arthrosc. 2011;19(4):401-408.
70. Payne LZ, Altchek DW, Craig EV, Warren RF. Arthroscopic treatment of partial rotator cuff tears in young athletes. A preliminary report. Am J Sports Med. 1997;25(3):299-305.
71. Cullen DM, Breidahl WH, Janes GC. Diagnostic accuracy of shoulder ultrasound performed by a single operator. Australas Radiol. 2007;51(3):22622-22629.
72. Wohlwend JR, van Holsbeeck M, Craig J, et al. The association between irregular greater tuberosities and rotator cuff tears: a sonographic study. AJR Am J Roentgenol. 1998;171(1):229-233.
73. Jiang Y, Zhao J, van Holsbeeck MT, et al. Trabecular microstructure and surface changes in the greater tuberosity in rotator cuff tears. Skeletal Radiol. 2002;31(9):522-528.
74. Mack LA, Nyberg DA, Matsen 3rd FR, et al. Sonography of the postoperative shoulder. AJR Am J Roentgenol. 1988;150(5):1089-1093.
75. Crass JR, Craig EV, Feinberg SB. Sonography of the postoperative rotator cuff. AJR Am J Roentgenol. 1986;146(3):561-564.
76. Prickett WD, Teefey SA, Galatz LM, et al. Accuracy of ultrasound imaging of the rotator cuff in shoulders that are painful postoperatively. J Bone Joint Surg Am. 2003;85-A(6):1084-1089.
77. Sofka CM, Haddad ZK, Adler RS. Detection of muscle atrophy on routine sonography of the shoulder. J Ultrasound Med. 2004;23(8):1031-1034.
78. Strobel K, Hodler J, Meyer DC, et al. Fatty atrophy of supraspinatus and infraspinatus muscles: accuracy of US. Radiology. 2005;237(2):584-589.
79. Goutallier D, Postel JM, Gleyze P, et al. Influence of cuff muscle fatty degeneration on anatomic and functional outcomes after simple suture of full-thickness tears. J Shoulder Elbow Surg. 2003;12(6):550-554.
80. Khoury V, Cardinal E, Brassard P. Atrophy and fatty infiltration of the supraspinatus muscle: sonography versus MRI. AJR Am J Roentgenol. 2008;190(4):1105-1111.
81. Draghi F, Scudeller L, Draghi AG, Bortolotto C. Prevalence of subacromial-subdeltoid bursitis in shoulder pain: an ultrasonographic study. J Ultrasound. 2015;18(2):151-158.
82. Moosmayer S, Tariq R, Stiris M, Smith HJ. The natural history of asymptomatic rotator cuff tears: a three-year follow-up of fifty cases. J Bone Joint Surg Am. 2013;95(14):1249-1255.
83. Sansone V, Consonni O, Maiorano E, et al. Calcific tendinopathy of the rotator cuff: the correlation between pain and imaging features in symptomatic and asymptomatic female shoulders. Skeletal Radiol. 2016;45(1):49-55.
84. Chiou HJ, Chou YH, Wu JJ, et al. Evaluation of calcific tendonitis of the rotator cuff: role of color Doppler ultrasonography. J Ultrasound Med. 2002;21(3):289-295.
85. Porcellini G, Paladini P, Campi F, Pegreffi F. Osteolytic lesion of greater tuberosity in calcific tendinitis of the shoulder. J Shoulder Elbow Surg. 2009;18(2):210-215.
86. Serafini G, Sconfienza LM, Lacelli F, et al. Rotator cuff calcific tendonitis: short-term and 10-year outcomes after two-needle US-guided percutaneous treatment—nonrandomized controlled trial. Radiology. 2009;252(1):157-164.
87. del Cura JL, Torre I, Zabala R, Legorburu A. Sonographically guided percutaneous needle lavage in calcific tendinitis of the shoulder: short- and long-term results. AJR Am J Roentgenol. 2007;189(3):W128-W134.
88. Redondo-Alonso L, Chamorro-Moriana G, Jimenez-Rejano JJ, et al. Relationship between chronic pathologies of the supraspinatus tendon and the long head of the biceps tendon: systematic review. BMC Musculoskelet Disord. 2014;15:377.
89. Ptasznik R, Hennessy O. Abnormalities of the biceps tendon of the shoulder: sonographic findings. AJR Am J Roentgenol. 1995;164(2):409-414.
90. Skendzel JG, Jacobson JA, Carpenter JE, Miller BS. Long head of biceps brachii tendon evaluation: accuracy of preoperative ultrasound. AJR Am J Roentgenol. 2011;197(4):942-948.
91. Armstrong A, Teefey SA, Wu T, et al. The efficacy of ultrasound in the diagnosis of long head of the biceps tendon pathology. J Shoulder Elbow Surg. 2006;15(1):7-11.
92. Chan TW, Dalinka MK, Kneeland JB, Chervrot A. Biceps tendon dislocation: evaluation with MR imaging. Radiology. 1991;179(3):649-652.
93. Ali Ou Alla S, Bahiri R, Amine H, et al. Ultrasound features of shoulder involvement in patients with ankylosing spondylitis: a case-control study. BMC Musculoskelet Disord. 2013;14:272.
94. Ottaviani S, Gill G, Palazzo E, et al. Ultrasonography of shoulders in spondyloarthritis and rheumatoid arthritis: a case-control study. Joint Bone Spine. 2014;81(3):247-249.
95. Alasaarela E, Leppilahti J, Hakala M. Ultrasound and operative evaluation of arthritic shoulder joints. Ann Rheum Dis. 1998;57(6):357-360.
96. Stegbauer J, Rump LC, Weiner SM. Sites of inflammation in painful rheumatoid shoulder assessed by musculoskeletal ultrasound and power Doppler sonography. Rheumatol Int. 2008;28(5):459-465.
97. Alasaarela E, Suramo I, Tervonen O, et al. Evaluation of humeral head erosions in rheumatoid arthritis: a comparison of ultrasonography, magnetic resonance imaging, computed tomography and plain radiography. Br J Rheumatol. 1998;37(11):1152-1156.
98. Amin MF, Ismail FM, El Shereef RR. The role of ultrasonography in early detection and monitoring of shoulder erosions, and disease activity in rheumatoid arthritis patients; comparison with MRI examination. Acad Radiol. 2012;19(6):693-700.
99. Hermann KG, Backhaus M, Schneider U, et al. Rheumatoid arthritis of the shoulder joint: comparison of conventional radiography, ultrasound, and dynamic contrast-enhanced magnetic resonance imaging. Arthritis Rheum. 2003;48(12):3338-3349.
100. Middleton WD, Reinus WR, Melson GL, et al. Pitfalls of rotator cuff sonography. AJR Am J Roentgenol. 1986;146(3):555-560.
101. Alavekios DA, Dionysian E, Sodl J, et al. Longitudinal analysis of effects of operator experience on accuracy for ultrasound detection of supraspinatus tears. J Shoulder Elbow Surg. 2013;22(3):375-380.

CAPÍTULO 25

Intervenções Musculoesqueléticas

Ronald S. Adler

RESUMO DOS PONTOS-CHAVE

- Escolher a geometria do transdutor e o local de entrada para visualizar a agulha como um refletor especular.
- Orientar o transdutor para maximizar a ecogenicidade do tendão (anisotropia).
- A suspensão de corticosteroide/anestésico injetada frequentemente gera um efeito de contraste, que pode auxiliar a localização da mistura injetada.
- Pacientes diabéticos devem ser advertidos que podem desenvolver hiperglicemia transitória que pode durar até 5 dias após a infiltração terapêutica.
- A maioria das articulações pequenas e bainhas dos tendões superficiais da mão e do pé pode ser infiltrada utilizando uma abordagem no eixo axial.
- Articulações do ombro e do joelho podem ser infiltradas utilizando uma abordagem do eixo longitudinal.
- O líquido de cistos sinovial e paralabial pode ser muito viscoso ou gelatinoso e pode exigir o uso de agulha de grande calibre.
- Escolher a trajetória da agulha para evitar estruturas neurovasculares.
- Infiltrações intratendíneas de plasma rico em plaquetas (PRP) devem ser combinadas com fenestração intratendínea para promover sangramento e iniciar resposta inflamatória. O paciente deve evitar anti-inflamatórios não esteroides (AINEs) durante 1 semana antes e 2 semanas depois do procedimento.
- Uso da técnica coaxial pode ter valor na realização da terapia ablativa e biópsias por agulha grossa (*core biopsy*) para minimizar dano extralesional de tecidos moles.

SUMÁRIO DO CAPÍTULO

CONSIDERAÇÕES TÉCNICAS
TÉCNICA DE INFILTRAÇÃO
MATERIAIS DE INFILTRAÇÃO
INFILTRAÇÕES ARTICULARES
INFILTRAÇÕES PERITENDÍNEAS E PERIARTICULARES SUPERFICIAIS
Pé e Tornozelo
Mão e Punho
INFILTRAÇÃO DE TENDÕES PROFUNDOS
Tendão do Músculo Bíceps Braquial
Tendão do Músculo Iliopsoas
Tendões dos Músculos Abdutor e Isquiotibial
INFILTRAÇÕES NA BURSA, EM CISTO SINOVIAL E NA ÁREA PARALABIAL
Tendinopatia Calcificada (Calcária)
INFILTRAÇÕES INTRATENDÍNEAS: TENOTOMIA PERCUTÂNEA
INFILTRAÇÕES PERINEURAIS
CONCLUSÃO

A ultrassonografia (US) é ideal para orientar vários tipos de procedimentos invasivos musculoesqueléticos em virtude da sua execução em tempo real.[1,10] A observação contínua da posição da agulha assegura uma colocação adequada e permite o monitoramento contínuo da distribuição do material injetado e aspirado. Os efeitos adversos da colocação inadequada da agulha durante administração de corticosteroides são bem documentados.[11-16] Também podem ser realizados esvaziamentos de coleções e fragmentação de depósitos calcificados.

A atual geração de transdutores de alta frequência para US de pequenas partes possibilita excelente detalhamento das partes moles e superfícies articulares, particularmente em mãos, punhos, pés e tornozelos.[17] Dessa forma, pode-se inserir a agulha em estruturas que não estão distendidas por líquido, tais como articulação, bainha tendínea ou bolsa. O material injetado também produz um efeito de **contraste**, o que consegue melhorar a delineação de estruturas adjacentes (p. ex., morfologia do lábio) e prover informação adicional acerca da distribuição do material.[18,19] A orientação por US é um grande recurso, porque não envolve a utilização de radiação ionizante; essa característica é particularmente vantajosa na população pediátrica e durante a gestação.

As infiltrações guiadas por US no sistema musculoesquelético incluem articulações, bainhas tendíneas, bursas e cistos sinoviais. Este capítulo enfatiza as infiltrações mais comuns realizadas em um hospital especializado em ortopedia e reumatologia. A indicação clínica mais comum para infiltrações guiadas por US geralmente é dor que não responde a outras medidas conservadoras, independentemente do local anatômico. A dor pode resultar de lesão por esforço repetitivo crônico no ambiente de trabalho, lesões desportivas ou disfunção inflamatória subjacente, como artrite reumatoide.

CONSIDERAÇÕES TÉCNICAS

Os exames complementares e, posteriormente, os procedimentos de intervencionistas são frequentemente realizados utilizando-se transdutores lineares ou curvilíneos, com base na profundidade e geometria local. A seleção da agulha é determinada por condições anatômicas específicas (*i. e.*, profundidade e tamanho da região de interesse). Utilizamos uma técnica "com as mãos livres", na qual o princípio básico é assegurar a visualização da agulha como um refletor especular.[7] Isso depende da orientação da agulha, de maneira que ela esteja perpendicular (ou quase) ao feixe de insonação (Fig. 25.1). Assim, a agulha torna-se um refletor especular, frequentemente associado a um forte artefato de reverberação posterior. Embora guias para agulha estejam disponíveis e possam ser úteis, uma técnica "com as mãos livres" permite maior flexibilidade no ajuste da posição da agulha durante um procedimento. Além disso, a visualização da agulha pode ser melhorada por meio de infiltração de UM PEQUENO VOLUME de anestésico e observação do deslocamento dos ecos correspondentes tanto na ultrassonografia em modo B como por dopplerfluxometria colorida.[1]

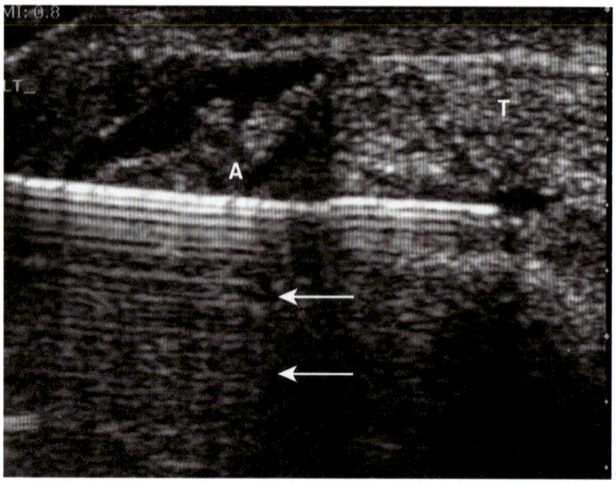

FIG. 25.1 Agulha como refletor especular com artefato de reverberação. Uma agulha (*A*) de calibre 25 foi posicionada no interior da bolsa retrocalcânea, profundamente ao tendão (*T*) do calcâneo. Observe que a agulha é um refletor especular com um artefato de reverberação característico (*setas*).

Inicialmente, deve-se avaliar o posicionamento do paciente a fim de assegurar conforto e visualização adequada da anatomia. É importante ter em mente que existe uma **anisotropia** inerente aos tendões; eles se apresentarão hipoecoicos se o transdutor não estiver paralelo ao tendão.[17] Portanto, a fim de evitar equívocos no reconhecimento dos tendões como líquido complexo ou sinóvia é preciso maximizar a ecogenicidade do tendão, pela correta orientação do transdutor. De forma a permitir uma orientação apropriada da agulha, pode ser necessária uma distância no ponto de entrada cutâneo da agulha em relação ao transdutor. Estruturas profundas como os tendões na região do quadril são, frequentemente, mais bem examinadas por um transdutor curvilíneo ou setorial, que opere a frequências centrais de 3,5 a 7,5 MHz. Estruturas superficiais e orientadas de forma linear, como punho ou tornozelo, são mais bem examinadas com um transdutor linear, com frequências centrais mais altas (> 10 MHz). Transdutores com pegada pequena são particularmente adequados para infiltrações superficiais. Tais fatores devem ser avaliados antes do preparo da pele.

A natureza imiscível das misturas de anestésico e esteroide pode, do mesmo modo, provocar efeito de contraste temporário (Fig. 25.2, Vídeo 25.1). Experimentos *in vitro* sugerem que essa propriedade é causada por alterações na impedância acústica, determinada pela difusão do material formado pela suspensão do esteroide em um ambiente aquoso; isso resulta em aumento da intensidade dos ecos em cerca de 20 dB.[19] Esse efeito de contraste tem a vantagem de aumentar a distinção do agente infiltrado em tempo real, o que permite ao operador definir melhor a sua distribuição durante a terapia guiada por ultrassonografia.

TÉCNICA DE INFILTRAÇÃO

Empregamos uma técnica estéril: a área em questão é limpa com solução iodada e coberta com um campo estéril. O transdutor é limpo com solução iodada ou à base de álcool e circundado por um campo estéril. Um campo também é posto sobre porções da

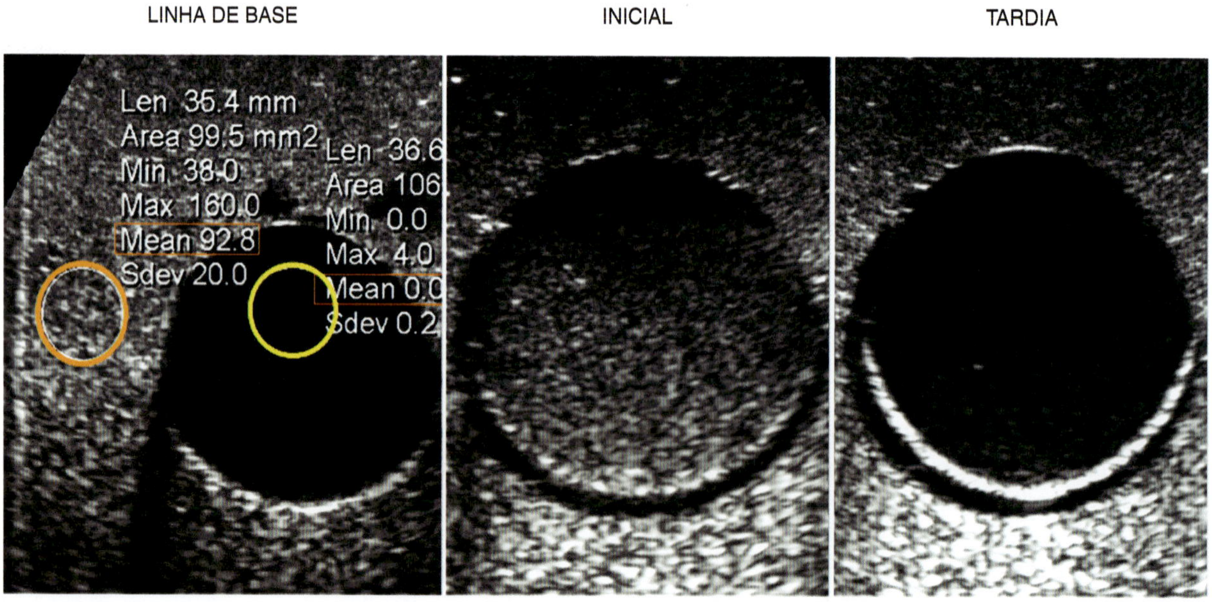

FIG. 25.2 Efeito de contraste. Uma suspensão de anestésico e triancinolona foi injetada em um cisto fantasma. *Linha de base*: antes da injeção, o "cisto" anecoico é mostrado com intensidades basais de *pixels*. *Inicial*: a fase de mistura inicial é obtida imediatamente após a injeção. Um efeito de contraste é evidente, no qual o cisto se torna quase isoecoico ao fundo. *Tardia*: 20 minutos após a injeção. Na fase tardia, o efeito gravitacional aparente resulta na deposição da suspensão nas partes mais inferiores do cisto fantasma e no desenvolvimento de um gradiente de contraste. Len = comprimento; mean = média; Sdev = desvio padrão.

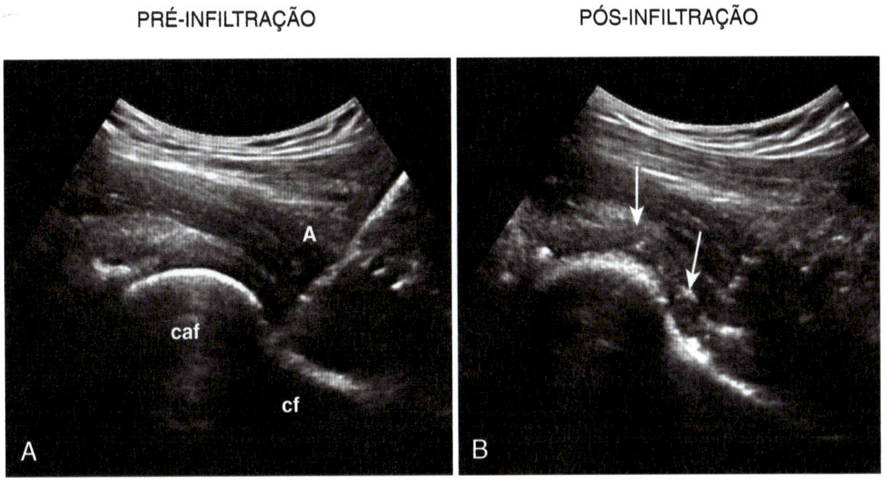

FIG. 25.3 Abordagem no eixo longitudinal: infiltração no quadril esquerdo. A abordagem no eixo longitudinal é adequada para infiltrações articulares profundas, como no quadril ou ombro. **(A)** Antes da infiltração, a agulha (*A*) de punção lombar de calibre 22 é posicionada na junção colo-cabeça do fêmur em uma mulher de 50 anos, com uma rotura do lábio do acetábulo demonstrada na RM (*não mostrada*); o objetivo era alívio após infiltração terapêutica. **(B)** Após a infiltração, confirmação da deposição intra-articular do material injetado é obtida pela evidenciação de microbolhas (*setas*) situadas profundamente na cápsula articular. *caf*, cabeça do fêmur; *cf*, colo do fêmur. Ver também Vídeo 25.1.

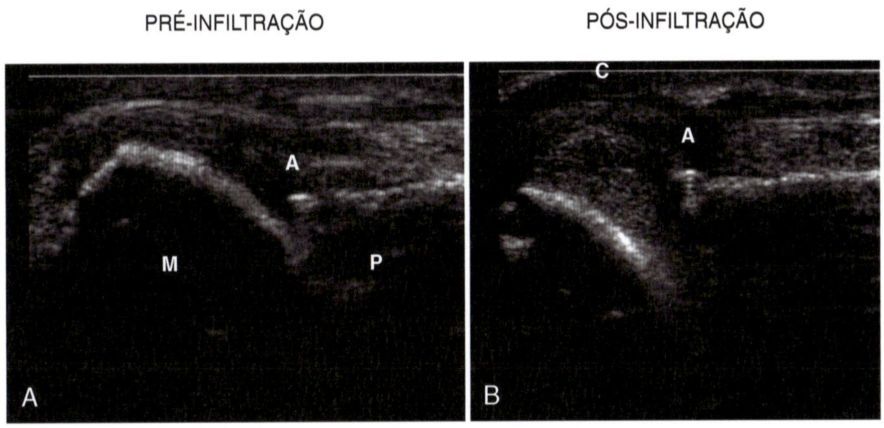

FIG. 25.4 Abordagem no eixo axial para infiltração na primeira articulação metatarsofalangeana (MTF). (A) Vista no eixo longitudinal mostra a agulha de calibre 25 posicionada na articulação metatarsofalangeana de uma mulher de 53 anos com lesão do ligamento plantar; a agulha (*A*) é observada no corte transversal. *M*, cabeça do metatarso; *P*, falange proximal. **(B)** enquanto se monitora a infiltração em tempo real, a cápsula articular se distende e se enche com material ecogênico. *C*, cápsula.

unidade de ultrassonografia. Um radiologista posiciona o transdutor; um radiologista posiciona a agulha e realiza o procedimento. Utilizamos lidocaína a 1% e bupivacaína (0,25%-0,75%) para anestesia local. Uma vez que a agulha esteja na posição, o procedimento é realizado enquanto se obtém as imagens em tempo real. Dependendo da localização anatômica, uma agulha de 38,1 mm ou espinal com estilete é utilizada para administrar a mistura de anestésico-corticosteroide, que, em geral, consiste em anestésico local de longa duração e um dos derivados de corticosteroides injetáveis padrão (p. ex., triancinolona).

As duas abordagens para realização de INFILTRAÇÕES são no eixo longitudinal e axial, o que relaciona a orientação da agulha às estruturas a serem INFILTRADAS.[9] A **abordagem no eixo longitudinal** se refere à inserção da agulha no plano paralelo à estrutura de interesse (Fig. 25.3). Por exemplo, a imagem longitudinal do quadril para mostrar um derrame poderia ser utilizada como o plano para direcionar a agulha de aspiração orientada por ultrassonografia. Alternativamente, a **abordagem no eixo axial** se refere à entrada da agulha no plano perpendicular ao eixo longitudinal da estrutura (Fig. 25.4). Por exemplo, a infiltração da bursa retrocalcânea ou articulação metatarsofalangeana (MTF) pode utilizar uma abordagem lateral. Em minha experiência, a abordagem no eixo axial é melhor quando se realizam infiltrações ou aspirações em pequenas articulações ou bainhas tendíneas da mão e do pé. A abordagem no eixo longitudinal parece ser melhor para infiltrações profundas articulares, como ocorre no quadril ou ombro. No entanto, é importante reconhecer que tais abordagens servem meramente como orientações, e nenhum método único se aplica, obrigatoriamente, a determinada infiltração.

MATERIAIS DE INFILTRAÇÃO

A maioria das infiltrações envolve o uso de corticosteroides em combinação com um anestésico local, em volumes relativamente pequenos. **Esteroides injetáveis** geralmente se apresentam na forma **cristalina**, associada a absorção lenta, ou em forma **solúvel**, de absorção rápida.[20-22] Agentes cristalinos incluem a triancinolona e o acetato de metilprednisolona. Um agente solúvel comum é um sal de betametasona rapidamente absorvível. Resposta inflamatória reativa ou hiperemia pode ocorrer com esteroides cristalinos, mas não com agentes solúveis.[13]

As complicações mais significativas associadas ao uso do esteroide injetável no sistema musculoesquelético se relacionam com **condrólise** (quando utilizado em articulações submetidas à carga), **despigmentação, necrose gordurosa** e **resposta cicatricial prejudicada** (quando utilizado em partes moles).[11-14] O comprometimento da cicatrização tem sido associada às roturas de tendão, ligamento e fáscia plantar. As misturas mais frequentemente utilizadas contêm partículas insolúveis. Assim, uma injeção sistêmica poderia, teoricamente, resultar em um "fenômeno embólico", o que tem sido correlacionado como mecanismo responsável por complicações neurológicas associadas às injeções epidurais transforaminais. Não observamos essa complicação em infiltrações no sistema esquelético apendicular.

Os **anestésicos** mais comuns são lidocaína bupivacaína.[22,23] Ambos são caracterizados como "anestésicos injetáveis locais", mas diferem quanto ao início do efeito e à duração. A lidocaína é caracterizada pelo início precoce (segundos) e curta duração (de 1 a 2 horas). A bupivacaína torna-se efetiva em 5 a 10 minutos e geralmente dura 4 a 6 horas. Além de reações alérgicas, outros efeitos adversos potenciais incluem neurotoxicidade e cardiotoxicidade; estes geralmente são raros quando pequenas doses são utilizadas com orientação por exame de imagem, devendo-se ter precauções quanto ao risco de injeções intravasculares. A bupivacaína também tem sido associada à condrólise quando utilizada para aplicações intra-articulares, mas apenas com infusões constantes durante artroscopia e *in vitro*.[24] A condrólise não é motivo de preocupação quando se utilizam os volumes pequenos e fixos de bupivacaína tipicamente, empregados em infiltrações no sistema musculoesquelético.

INFILTRAÇÕES ARTICULARES

Um transdutor linear de alta frequência é utilizado para injeções em mãos, punhos, pés e tornozelos. Uma abordagem no eixo axial é tecnicamente mais fácil para injeções em pequenas articulações. A agulha deve penetrar a pele paralelamente ao plano do espaço articular. Articulações superficiais geralmente se apresentam como espaços entre os ecos especulares contínuos, produzidos pelas superfícies corticais. Assim como ocorre em outras estruturas que contêm líquido, a presença de um derrame é uma característica auxiliar para visualização da agulha conforme entra na articulação, visto que ela propicia um distanciador líquido.

A abordagem no eixo axial inclui exame da articulação e a busca pela transição de uma superfície cortical para a outra, a marcação da pele (com um marcador cirúrgico) e, então, a introdução de uma agulha no interior da articulação por meio de orientação ultrassonográfica. Ao se examinar a articulação no eixo longitudinal, a agulha deve ser observada transversalmente (Fig. 25.5). A colocação da agulha é confirmada por meio da injeção de uma pequena quantidade de lidocaína a 1%, o que deve ocasionar distensão da cápsula articular e gerar ecos que preenchem o espaço articular. Pequenas injeções articulares geralmente requerem 0,5 a 1 mL de mistura terapêutica. Em minha experiência, essa abordagem se adéqua bem às articulações **metatarsofalangianas** (MTF) ou **metacarpofalangianas** (MCF) e **interfalangianas** (IF), dorso do pé, tornozelo e cotovelo. Ocasionalmente, uma abordagem no eixo longitudinal é eficaz, como na articulação radiocarpal e aspecto lateral do tornozelo. A orientação ultrassonográfica possibilita a detecção de osteófitos e corpos articulares. Também possibilita a identificação de recessos capsulares, o que permite uma abordagem

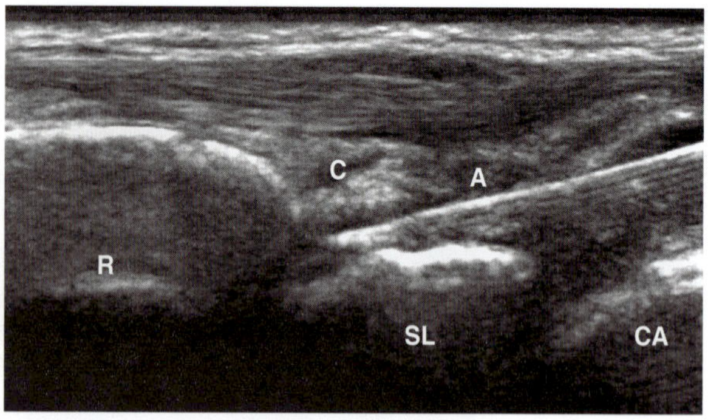

FIG. 25.5 Abordagem no eixo longitudinal para injeção terapêutica na articulação radiocarpal. Uma agulha (*A*) de calibre 25 foi inserida profundamente na cápsula (*C*) dorsal e acima do osso semilunar (*SL*) de uma paciente de 19 anos, com dor crônica no punho, para avaliar alívio. *R*, rádio; *CA*, capitato.

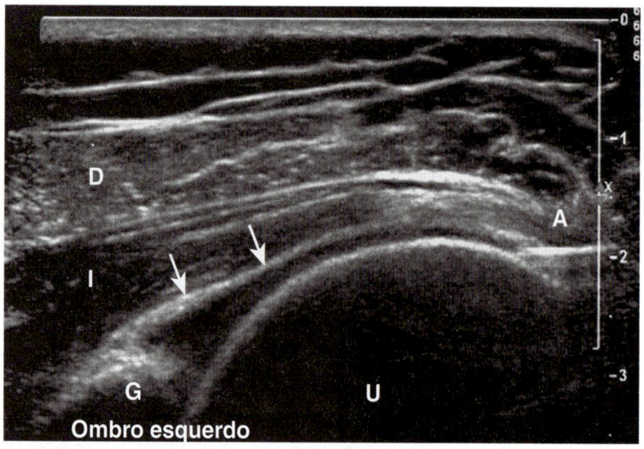

FIG. 25.6 Abordagem no eixo longitudinal para injeção na articulação do ombro (glenoumeral). Uma agulha (*A*) de calibre 22 foi inserida profundamente na região posterior da cápsula (*setas*) durante uma injeção na articulação glenoumeral de uma mulher de 42 anos, com capsulite adesiva. É evidente uma discreta distensão líquida do recesso posterior da articulação. *D*, músculo deltoide; *G*, cavidade glenoidal; *U*, cabeça do úmero; *I*, músculo infraespinal.

indireta e mais conveniente ao interior da articulação, em vez de deslizar a agulha para o interior de um espaço articular pequeno.

Uma abordagem no eixo longitudinal e uma agulha de punção lombar são utilizadas na realização de injeções em grandes articulações como as do ombro ou quadril (Fig. 25.6). Geralmente é injetado um volume maior, tipicamente 5 mL, de mistura esteroide-anestésico. No caso da capsulite adesiva, volumes significativamente maiores de anestésico local (5 a 10 mL) podem ser adicionados para provocar distensão articular. Costumamos abordar a articulação glenoumeral por via posterior, com o paciente em posição de decúbito e o braço colocado em adução cruzada. Um transdutor linear ou curvilíneo de frequência intermediária bastará na maioria dos casos. Um transdutor linear frequentemente oferece melhores detalhes anatômicos do que o curvilíneo. A interface da articulação glenoumeral e a cartilagem articular hipoecoica sobreposta à cabeça umeral são vistas com o paciente em posição de decúbito. Utilizamos uma abordagem no eixo longitudinal, com a agulha direcionada para a articulação ao longo da cartilagem articular e profundamente à cápsula posterior. Uma injeção-teste com lidocaína a 1% deve mostrar ecos brilhantes preenchendo o recesso posterior ou distribuídos ao longo da cartilagem articular.

De forma semelhante, o quadril é abordado no eixo longitudinal, com o transdutor colocado sobre a região anterior e proximal da coxa no nível da articulação[25] (Fig. 25.3, Vídeo 25.1). A abordagem

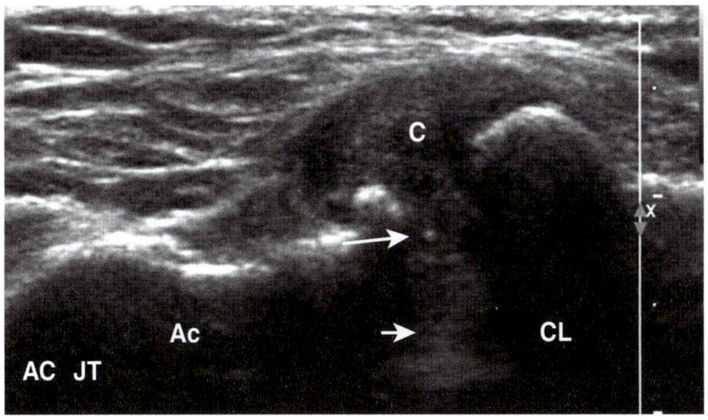

FIG. 25.7 Abordagem no eixo axial para injeção na articulação acromioclavicular (AC). Uma agulha de calibre 25 (*seta fina e longa*) é vista em corte transversal em uma articulação AC distendida e hipertrófica, durante injeção terapêutica em uma mulher de 73 anos com dor centrada sobre a articulação AC. A articulação parece alargada e contém material ecogênico causado pelo efeito de contraste (*seta grossa e pequena*) do agente terapêutico. *Ac*, acrômio; *C*, cápsula distendida; *CL*, clavícula.

é semelhante àquela utilizada na pesquisa de derrame articular. Idealmente, a cápsula anterior é examinada no nível da junção cabeça-colo do fêmur. Nessa abordagem, o plano de varredura é lateral ao feixe neurovascular. A agulha é direcionada para a articulação enquanto se mantém sua posição no plano de varredura do transdutor. A aplicação-teste de lidocaína a 1% confirma a posição intra-articular da agulha antes da infiltração terapêutica.

Articulações fibrosas como a **acromioclavicular** (AC) podem, igualmente, ser infiltradas sob orientação ultrassonográfica (Fig. 25.7). Uma técnica no eixo axial é empregada de forma semelhante àquela utilizada para o pé. A maioria dessas injeções pode ser aplicada utilizando-se uma agulha de 3,8 cm de comprimento com um pequeno volume (0,5 a 1,0 mL) de mistura terapêutica. Além da articulação AC, essa abordagem também é útil na articulação esternoclavicular e na sínfise púbica.

INJEÇÕES PERITENDÍNEAS E PERIARTICULARES SUPERFICIAIS

A injeção peritendínea de anestésico e corticosteroide de longa duração é um meio efetivo de tratar tenossinovite, bursite e cistos sinoviais em mãos, pés e tornozelos. Essas estruturas estão superficialmente localizadas e são bem delineadas por ultrassonografia. As injeções guiadas por US são meios efetivos de assegurar uma localização correta dos agentes terapêuticos.

Pé e Tornozelo

Na minha experiência, injeções peritendíneas no pé e tornozelo são mais frequentemente requisitadas para pacientes com **aquilodinia** crônica ou com dor na região medial ou lateral do tornozelo, causadas por tendinose ou tenossinovite tibial posterior ou fibular. Menos frequentemente, os pacientes são encaminhados para o diagnóstico diferencial entre quadros dolorosos por pinçamento posterior e tenossinovite estenosante do tendão do músculo flexor longo do hálux (FLH).[26] Essa distinção pode ser difícil, algumas vezes requerendo injeção diagnóstica e terapêutica da bainha tendínea correspondente. Os pacientes com dor causada por **fasciite plantar** e dor no antepé, resultante de neuromas dolorosos, também são frequentemente encaminhados para injeções guiadas por ultrassonografia.[27,28]

A maioria dos pacientes com aquilodinia refere dor relacionada a entese, bursite retrocalcânea associada e tendinose do calcâneo. **Entese** é o local de inserção do músculo ou ligamento ao osso onde as fibras colágenas são mineralizadas e integradas à estrutura óssea. Uma **injeção na bursa retrocalcânea** pode ajudar a aliviar a dor local e a inflamação (Fig. 25.8). Examinamos o paciente em pé, com o tornozelo em leve dorsiflexão, utilizando um transdutor linear de 10 MHz ou frequência maior. Uma agulha de 1,5 polegadas geralmente é suficiente nesses pacientes, e utiliza-se a abordagem no eixo axial para a sua inserção. A bursa retrocalcânea profunda geralmente é bem visualizada. Um pequeno volume de anestésico ajudará a confirmar a posição por distensão ativa da bursa em tempo real.

De forma semelhante, abordamos os tendões dos músculos **tibial** posterior ou **fibular** no eixo axial (Fig. 25.9). Os pacientes com dores nessas distribuições têm se beneficiado de injeções locais nas bainhas tendíneas. A preexistência de líquido na bainha tendínea facilita a localização da agulha. No entanto, uma varredura cuidadosa deve ser realizada antes do procedimento para avaliar a trajetória da agulha em relação às estruturas neurovasculares adjacentes. O uso do Doppler colorido ou *power* Doppler pode facilitar essa visualização. O nervo tibial posterior está intimamente relacionado com as estruturas vasculares adjacentes e geralmente é bem observado antes da bifurcação nos ramos plantares medial e lateral. Frequentemente, observamos líquido relacionado com o tendão do músculo tibial posterior na região inframaleolar. A localização do tendão do músculo fibular é menos previsível. O uso de *power* Doppler, em conjunto com a orientação em tempo real, pode ajudar a localizar áreas de inflamação passíveis de injeção guiada. Na **tenossinovite estenosante**, os tendões estão circundados apenas pelo retináculo espessado, por proliferação sinovial ou tecido cicatricial. Nesse caso, a injeção-teste de anestésico local pode ser muito útil para confirmar a distribuição em tempo real do agente terapêutico no interior da bainha tendínea.

O tendão do músculo **flexor longo do hálux** (FLH) impõe um problema mais desafiador em virtude da íntima relação com o feixe neurovascular da região posteromedial do tornozelo. As coleções tendem a se localizar no recesso posterior da articulação tibiotalar, e isso auxilia a injeção na bainha tendínea do FLH. O feixe neurovascular é facilmente evitado pela inserção da agulha lateralmente ao tendão do calcâneo, enquanto se faz a varredura medialmente (Fig. 25.10). Essa abordagem possibilita flexibilidade na colocação da agulha enquanto esta é mantida perpendicular ao feixe de insonação.

O diagnóstico ultrassonográfico da **fasciite plantar** inclui espessamento da banda medial da aponeurose plantar e edema do coxim adiposo. Uma opção de tratamento para os casos graves é a infiltração regional de corticosteroide, tipicamente realizada utilizando-se acidentes anatômicos como referência. Entretanto, infiltrações "às cegas" na região do calcâneo são associadas a roturas da aponeurose plantar e disfunções do arco plantar.[13] A ultrassonografia pode ser utilizada para guiar a agulha ao longo da margem plantar da aponeurose, evitando a injeção intrafascial direta.[26] A aponeurose plantar é examinada com o paciente em decúbito ventral e o pé em leve dorsiflexão, utilizando-se uma abordagem no eixo longitudinal. O transdutor é centralizado sobre a banda medial, local mais frequentemente comprometido nesses pacientes. Um marcador é posto sobre a face posterior do calcâneo e a agulha é avançada superficialmente à aponeurose plantar, próxima à borda do processo medial da tuberosidade do calcâneo (Fig. 25.11). Aplicamos infiltração periaponeurose utilizando

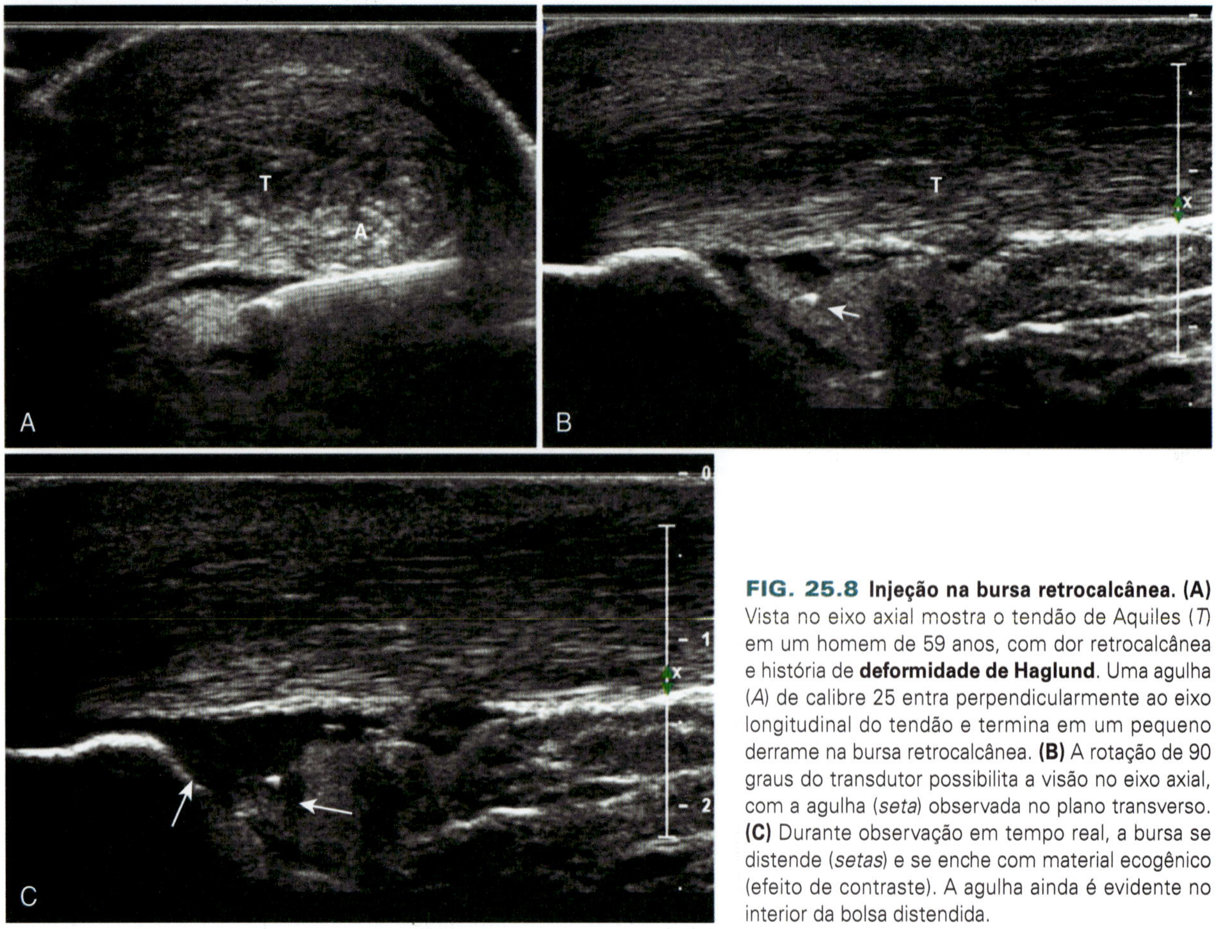

FIG. 25.8 Injeção na bursa retrocalcânea. (A) Vista no eixo axial mostra o tendão de Aquiles (*T*) em um homem de 59 anos, com dor retrocalcânea e história de **deformidade de Haglund**. Uma agulha (*A*) de calibre 25 entra perpendicularmente ao eixo longitudinal do tendão e termina em um pequeno derrame na bursa retrocalcânea. **(B)** A rotação de 90 graus do transdutor possibilita a visão no eixo axial, com a agulha (*seta*) observada no plano transverso. **(C)** Durante observação em tempo real, a bursa se distende (*setas*) e se enche com material ecogênico (efeito de contraste). A agulha ainda é evidente no interior da bolsa distendida.

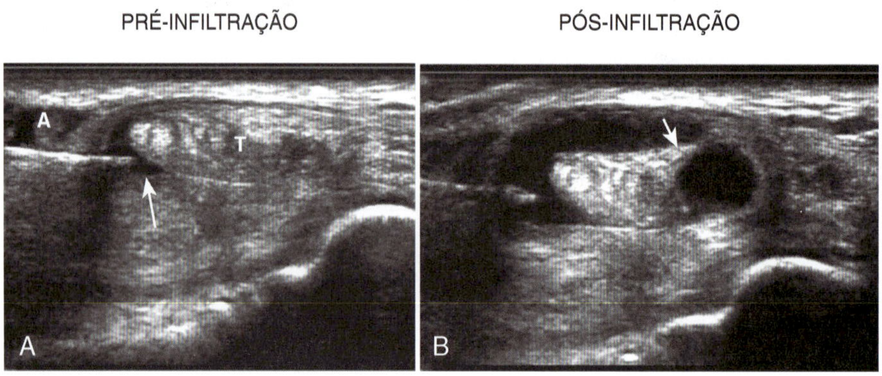

FIG. 25.9 Infiltração na bainha do tendão utilizando a abordagem no eixo axial. Uma paciente de 17 anos, com dor na região medial do tornozelo, foi encaminhada para infiltração na bainha do tendão do músculo tibial posterior, sob orientação da ultrassonografia. **(A)** Vista pré-infiltração mostra uma agulha (*A*) de calibre 25 no interior de um pequeno derrame na bainha do tendão (*T*) (*seta longa*) em sua porção inframaleolar. O tendão, que é heterogêneo, é observado em corte transversal. **(B)** Vista pós-infiltração mostra que a bainha do tendão está distendida, o que confirma a deposição apropriada do material injetado. Observe que as bordas do tendão são mais bem delineadas em virtude do efeito tenossonográfico do líquido injetado. O pedículo vascular (*seta curta*) do tendão é evidente.

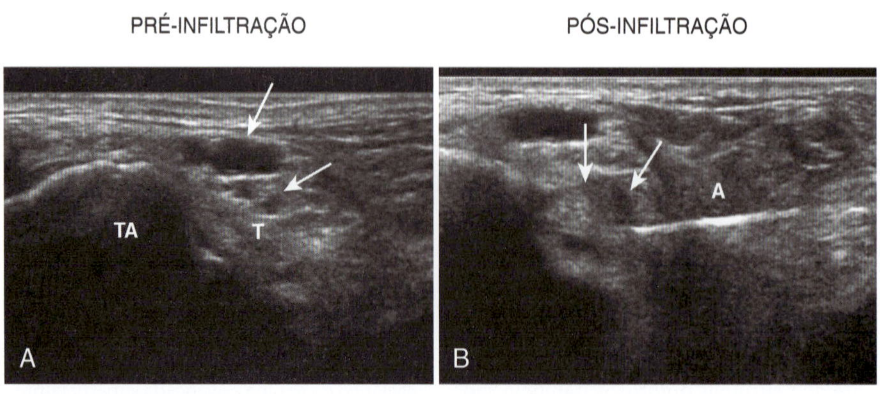

FIG. 25.10 Infiltração na bainha do tendão do músculo flexor longo do hálux (FLH). Abordagem no eixo axial, sob orientação ultrassonográfica, em um dançarino profissional de 31 anos, com dor no tornozelo posteromedial durante flexão plantar. **(A)** Imagem pré-infiltração mostra o tendão (*T*) no nível do sulco posterior do tálus (*TA*). As setas mostram a relação do tendão com as estruturas neurovasculares. **(B)** A imagem pós-infiltração mostra uma agulha (*A*) de calibre 25 na bainha tendínea distendida (*setas*), abaixo das estruturas neurovasculares.

essa abordagem e monitorando a distribuição do material inserido em tempo real.

Os **neuromas interdigitais (de Morton)**, causas comuns de dor no antepé especialmente em mulheres, têm sido descritos na ultrassonografia como massas hipoecoicas que substituem a gordura hiperecoica normal nos espaços interdigitais. Ocasionalmente, uma estrutura tubular hipoecoica dilatada está associada ao neuroma: é o nervo interdigital aumentado. O segundo e o terceiro espaços interdigitais são os mais frequentemente envolvidos. Em geral, infiltramos os neuromas de Morton utilizando uma abordagem dorsal enquanto se faz uma varredura no eixo longitudinal[28] (Fig. 25.12), o que é bem tolerado pela maioria dos pacientes. Algumas vezes, no entanto, uma abordagem plantar para infiltração do nódulo é preferida, quando há subluxação grave da articulação metatarsofalangeana. Em qualquer dos casos, a agulha é inserida diretamente no neuroma e na bursa intermetatársica adjacente (se existente); é injetado um pequeno volume de mistura terapêutica, de forma semelhante ao usado para pequenas articulações (0,5-0,75 mL).

Mão e Punho

Em mãos e punhos, a **tendinose de de Quervain** – uma condição comum que compromete os tendões dos músculos abdutor longo e extensor curto do polegar – responde à administração local de agentes anti-inflamatórios (Fig. 25.13). Também são administrados em pacientes com **artrite reumatoide** ou **psoriática.** Esses pacientes apresentam tenossinovite grave, o que pode levar à rotura secundária do tendão e deformidade. A abordagem, no eixo axial, é semelhante àquela usada para estruturas superficiais no pé e tornozelo, o que evita as estruturas neurovasculares ao redor.

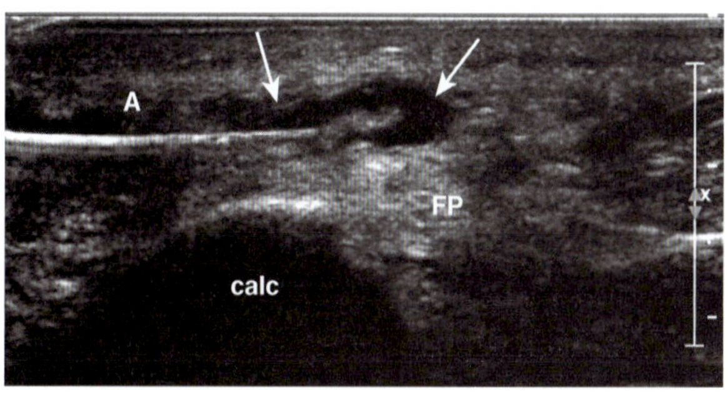

FIG. 25.11 Injeção na fáscia plantar. A banda proximal e medial da fáscia plantar (*FP*) está espessada e heterogênea em um homem de 36 anos, com dor no retropé. *calc*, calcâneo. Uma agulha (*A*) de calibre 25 foi posicionada superficialmente na fáscia plantar e realizada injeção perifascial. O material injetado (*setas*) se acumula ao longo da borda superficial da banda medial.

INFILTRAÇÃO DE TENDÕES PROFUNDOS

As infiltrações nos tendões profundos geralmente realizadas incluem: **bainha do tendão do músculo bíceps braquial,** tendão do músculo **iliopsoas, inserção do tendão do músculo glúteo no trocanter maior do fêmur** e origem dos **tendões dos músculos isquiotibiais.**

Tendão do Músculo Bíceps Braquial

A dor na região anterior do ombro irradiada para o braço pode ser secundária à tendinite ou tenossinovite bicipital.[29] O tendão do músculo bíceps braquial pode ser palpado, mas se não houver distensão da bainha, existirão menos de 2 mm de espaço para a inserção da agulha. Isso é agravado pela extensão caudal da bursa subacromial subdeltóidea, que pode estar sobreposta à bainha do tendão do músculo bíceps braquial. Portanto, um procedimento sem orientação por exame de imagem poderia resultar na injeção da solução em um espaço sinovial extratendíneo ou, possivelmente, em injeção intratendínea. Assim, a orientação ultrassonográfica possibilita a administração do agente terapêutico na bainha do tendão do músculo bíceps braquial.[10]

O paciente é posicionado em decúbito dorsal, com o antebraço supinado e o ombro levemente elevado. O sulco intertubercular está orientado anteriormente. Um transdutor linear, tipicamente de 7,5 MHz, é utilizado com abordagem lateral usando-se uma agulha de calibre 25 ou 22 (Fig. 25.14). A cabeça longa do músculo bíceps braquial é examinada no eixo axial. Quando houver distensão líquida da bainha do tendão, a extremidade da agulha é direcionada para o interior da coleção. Caso contrário, a agulha é posicionada ao longo da borda superficial do tendão, e o teste de injeção local do anestésico é utilizado para confirmar a distensão da bainha; em seguida, o corticosteroide de longa duração é administrado. A distensão líquida da bainha, associada a microbolhas localizadas superficialmente, ajuda a confirmar a injeção bem-sucedida. Uma técnica para evitar

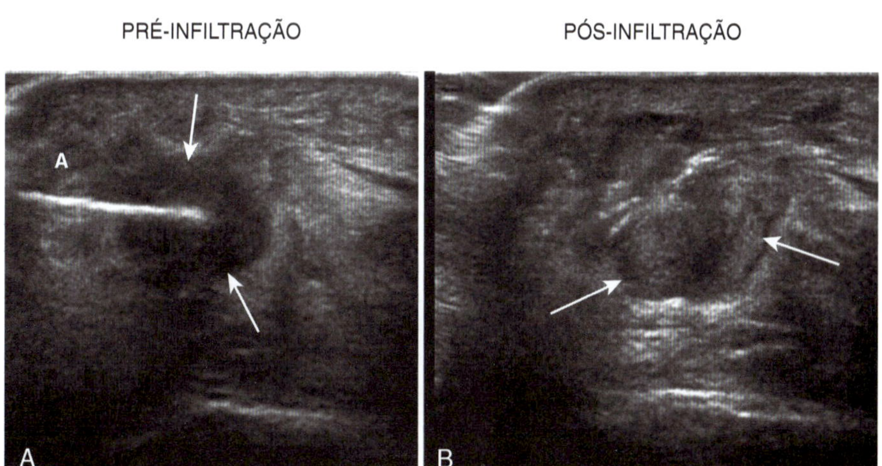

FIG. 25.12 Infiltração de neuroma de Morton. (A) Imagem pré-infiltração mostra uma agulha (*A*) de calibre 25 inserida em um neuroma do terceiro espaço interdigital, utilizando-se uma abordagem dorsal em uma mulher de 45 anos, com dor no antepé. O neuroma se apresenta como um nódulo hipoecoico e heterogêneo (*setas*) na gordura ecogênica normal. **(B)** Após injeção e remoção da agulha, o nódulo parece expandido e ecogênico (*setas*). O material injetado se descomprime, com frequência, para o interior da bursa adventícia adjacente que costuma acompanhar esses nódulos.

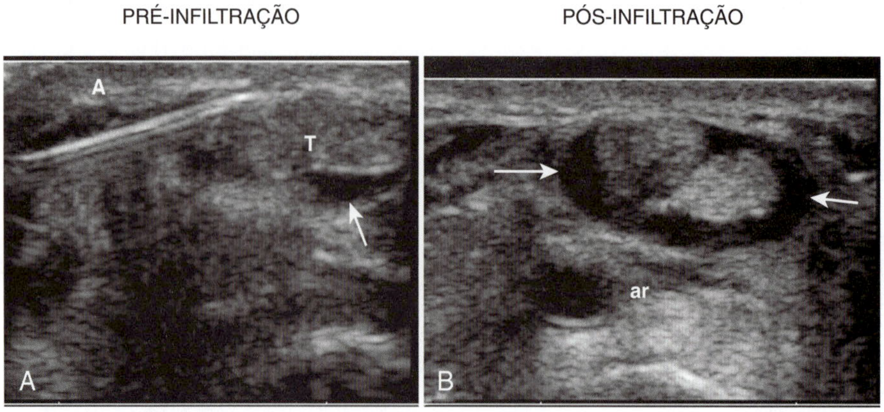

FIG. 25.13 Infiltração no primeiro compartimento dorsal do punho. Esta mulher de 70 anos, com **tendinose de de Quervain** apresentava dor no punho irradiada ao longo da superfície extensora da região do antebraço. **(A)** Imagem pré-infiltração mostra uma agulha (*A*) de calibre 25 posicionada na bainha do primeiro compartimento dorsal sob orientação ultrassonográfica. Os tendões (*T*) são heterogêneos, com um pequeno derrame evidente (*setas*) na porção inferior da bainha tendínea. **(B)** Após infiltração e remoção da agulha, o material injetado distende a bainha (*setas*), o que produz um efeito tenossonográfico; as anormalidades intrínsecas do tendão se tornam mais evidentes. *ar*, artéria radial.

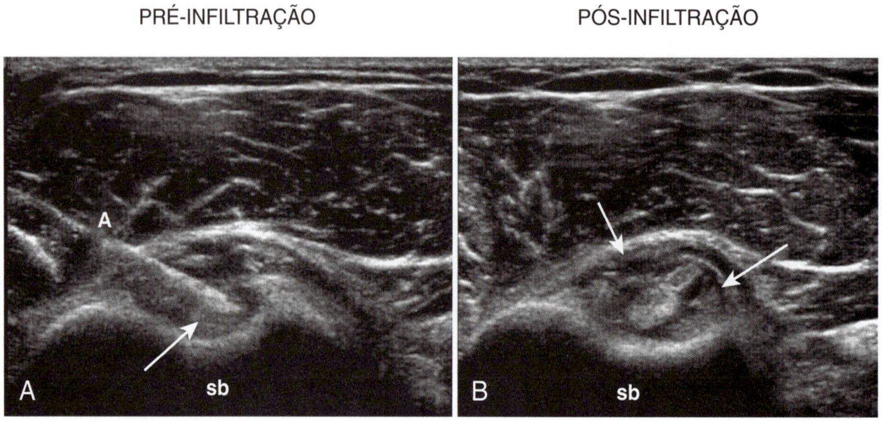

FIG. 25.14 Infiltração na bainha tendínea do músculo bíceps braquial. Há suspeita clínica de tendinose bicipital; uma injeção na bainha do tendão do músculo bíceps braquial é solicitada para este homem de 41 anos, com dor na região anterior do ombro, após cirurgia artroscópica de rotura do lábio glenoidal. **(A)** Imagem pré-infiltração mostra uma agulha (*A*) de calibre 25 colocada superficialmente ao tendão da cabeça longa do músculo bíceps braquial (*seta*). **(B)** Após infiltração e remoção da agulha, há distensão da bainha tendínea por músculo bíceps braquial (*setas*) que contém ecos de baixa intensidade causados pelo efeito de contraste. *sb*, sulco intertubercular.

a necessidade de abordar diretamente a bainha tendínea, que pode, algumas vezes, ser um desafio na ausência de efusão, implica no posicionamento direto da agulha no intervalo dos rotadores adjacente à porção intra-articular do tendão do músculo bíceps braquial e profundo ao mecanismo de polia do músculo bíceps braquial.[30] Stone e Adler relataram 100% de sucesso na distensão da bainha em suas séries.[30] Foi observada a distribuição da mistura terapêutica no intervalo dos rotadores (Fig. 25.15, Vídeo 25.2).

Tendão do Músculo Iliopsoas

O tendão do músculo iliopsoas situa-se superficialmente e ao longo da borda medial da cápsula anterior da articulação do quadril. O tendão está inserido no trocanter menor do fêmur. A bursa, que frequentemente se comunica com a articulação do quadril, é vista nessa localização e pode estar distendida em virtude de patologia articular ou bursite primária do iliopsoas. A tendinose do iliopsoas pode ocorrer na ausência de bursite preexistente, para a qual a infiltração peritendínea é necessária.[31] Uma abordagem lateral ao tendão demanda, com frequência, o uso de um transdutor de baixa frequência, com geometria linear curvilínea ou setorial. O feixe neurovascular situa-se medial e superficialmente ao tendão; é vantajoso iniciar-se o procedimento a partir da borda lateral do tendão e realizar um pequeno teste de injeção para confirmar a posição da agulha. Uma infiltração bem-sucedida mostrará o aspecto de líquido ou microbolhas distendendo uma bursa que acompanha o eixo longitudinal do tendão (Fig. 25.16).

Tendões dos Músculos Abdutores e Isquiotibiais

As infiltrações peritendíneas mais comumente solicitadas em minha experiência são sobre a origem da inserção dos tendões dos músculos abdutores e isquiotibiais. Nas primeiras duas dessas infiltrações, a agulha é direcionada para a bursa trocantérica maior. As infiltrações podem ser bastante diretas quando a bursa estiver distendida. Elas se tornam mais desafiadoras quando não existe distensão preexistente da bursa. É preciso empregar marcos anatômicos e injeções de teste com anestésico para localização (Figs. 25.17 e 25.18). Infiltrações na origem dos músculos isquiotibiais são geralmente peritendíneas, porque não existe uma bursa anatômica verdadeira. Uma bursa adventícia pode existir sobre o ísquio. Uma abordagem lateral durante o exame dos tendões no eixo axial é preferível para cada uma

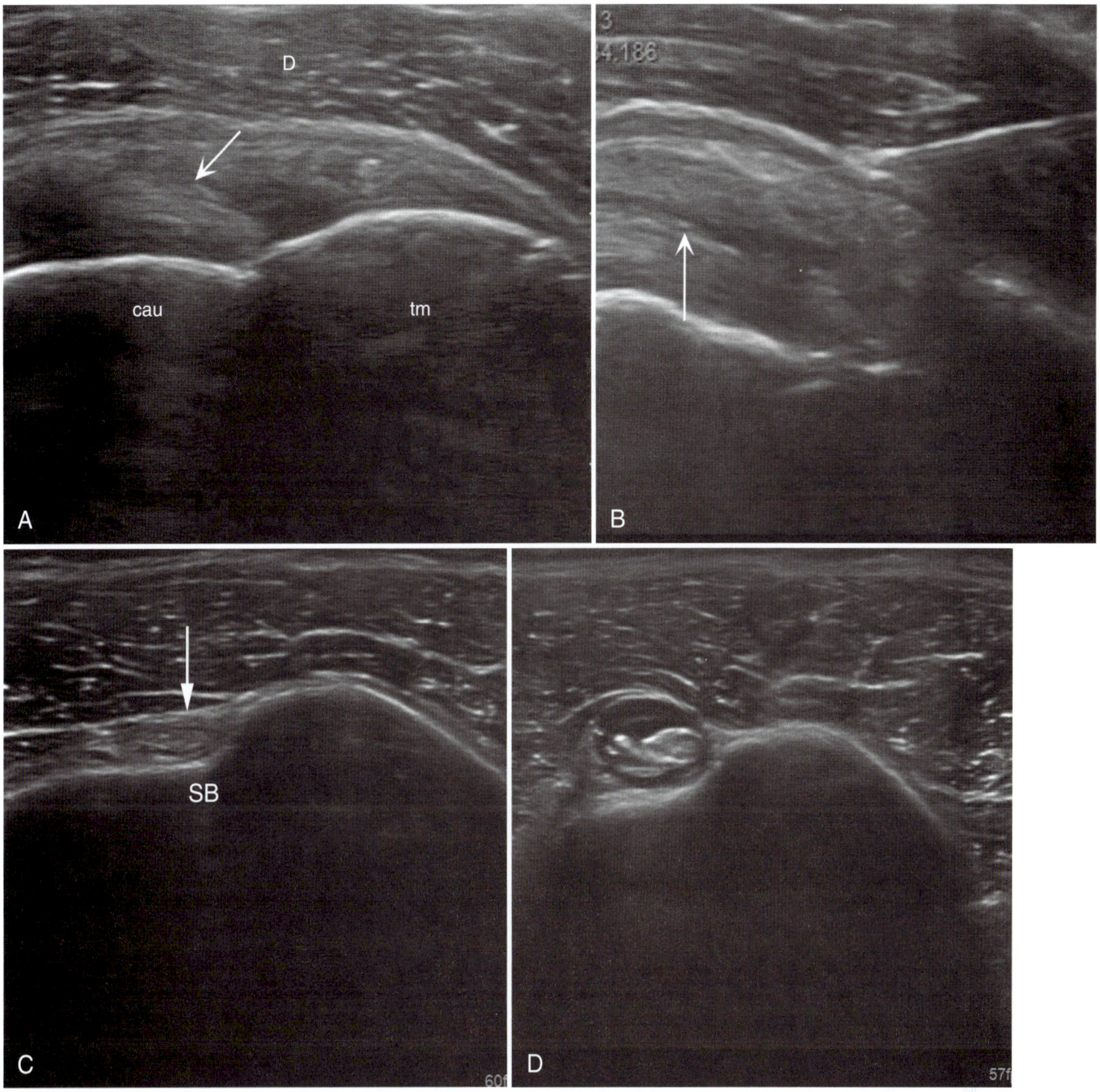

FIG. 25.15 **Infiltração na bainha tendínea do músculo bíceps braquial: abordagem do intervalo dos rotadores.** Mulher de 44 anos de idade com dor no ombro anterior. **(A)** Imagem ultrassonográfica em escala de cinza obtida ligeiramente oblíqua à parte intra-articular do tendão do músculo bíceps braquial. (*seta*). A tuberosidade maior do úmero (*tm*), a cabeça do úmero (*cau*) e o músculo deltoide (*D*) estão marcados. **(B)** Uma agulha de calibre 25 é posicionada utilizando uma abordagem lateral do eixo axial adjacente à margem do tendão do músculo bíceps braquial no intervalo dos rotadores. A ponta da agulha é indicada (*seta*). Uma injeção de teste com anestésico é realizada para assegurar posição apropriada da agulha. O líquido não deve se acumular na ponta da agulha e a sua posição deve ser ajustada em conformidade. **(C)** Vista do eixo axial do tendão do músculo bíceps braquial na bainha antes da colocação da agulha e injeção. O tendão (*seta*) e o sulco bicipital (*SB*) estão marcados. **(D)** Imagem pós-injeção aproximadamente no mesmo nível anatômico **(C)** mostrando na bainha tendínea distendida do tendão do músculo bíceps braquial. Ver também Vídeo 25.2.

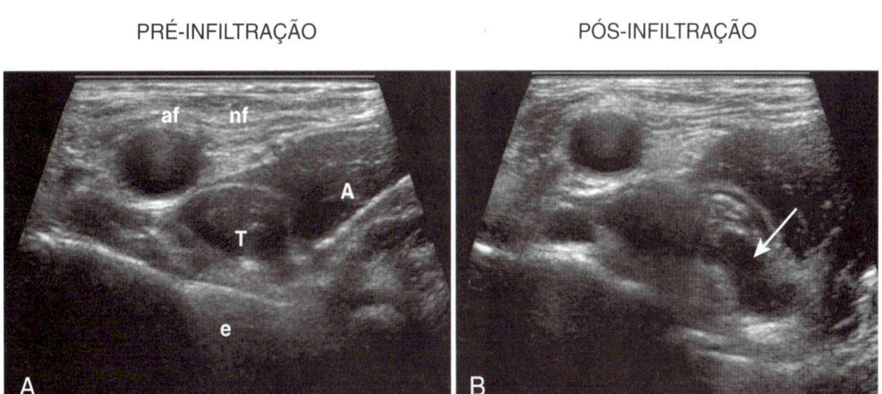

FIG. 25.16 **Infiltração na bursa do músculo iliopsoas, guiada por ultrassonografia, para alívio da dor.** Mulher de 66 anos com artroplastia total do quadril e dor durante movimentos de flexão. **(A)** Imagem pré-infiltração mostra uma agulha (*A*) de punção lombar de calibre 22 inserida profundamente no tendão (*T*), no nível da eminência (*e*) iliopectínea, utilizando-se a abordagem no eixo axial. *af*, artéria femoral; *nf*, nervo femoral. **(B)** Após infiltração e remoção da agulha, o líquido circunda o tendão no interior da bolsa distendida do músculo iliopsoas (*seta*).

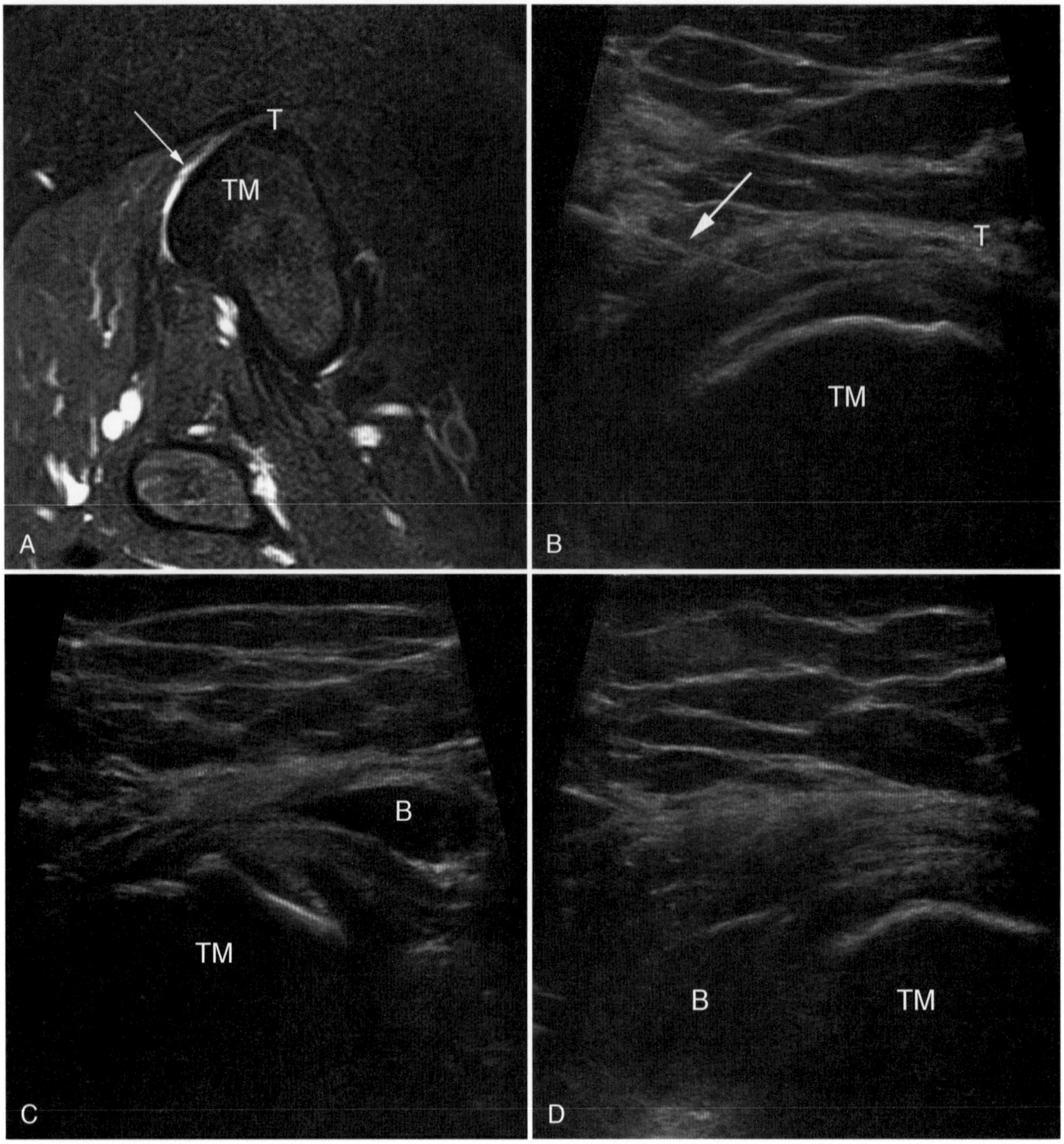

FIG. 25.17 Infiltração na bursa trocantérica maior guiada por ultrassonografia. Mulher de 53 anos de idade com dor na lateral do quadril direito. **(A)** Imagem axial ponderada em T2 com supressão de gordura revela o trocanter maior (*TM*) do fêmur e o complexo do tendão dos músculos adutores (*T*). A imagem é orientada de maneira semelhante àquela que seria visualizada durante uma injeção com o paciente em decúbito lateral. Um volume mínimo de líquido com hipersinal em T2 (*seta*) é observado na bursa. **(B)** Uma agulha de punção lombar de calibre 22 (*seta*) é posicionada próximo à margem posterior do trocanter maior, superficial ao tendão do músculo glúteo médio e profunda ao músculo glúteo máximo. Uma dose-teste de anestésico local auxilia a garantir a colocação apropriada da agulha, que é seguida por injeção da mistura terapêutica. **(C)** A imagem no eixo axial pós-infiltração no trocanter maior do fêmur mostra extensão anterior da bursa (*B*) trocantérica maior no nível da faceta anterior. **(D)** Imagem no eixo axial pós-infiltração centrada mais posteriormente sobre as facetas lateral e posterior revela a extensão posterior da bursa (*B*) adjacente à faceta posterior do trocanter maior do fêmur, também denominado "área nua". Eu geralmente injeto um grande volume (10 mL).

dessas infiltrações, direcionando a agulha para a faceta posterior do trocanter maior do fêmur, no caso de injeção na bursa trocantérica, ou adjacente à margem da origem isquiotibial, se uma infiltração peritendínea for solicitada.

INFILTRAÇÕES NA BURSA, EM CISTO SINOVIAL E NA REGIÃO PARALABIAL

Bursas distendidas ao redor de inserções tendíneas fornecem pontos de localização anatômica para agentes terapêuticos. A infiltração dessas áreas é necessária nos pacientes com **bursite** localizada e anormalidade do tendão adjacente. Exemplos incluem as bursas retrocalcânea, do iliopsoas, do trocanter maior e isquiática (Fig. 25.19). Por outro lado, bursite ou cisto sinovial distendido pode causar compressão mecânica dos tendões adjacentes. A descompressão desses cistos e subsequente administração de um agente terapêutico pode aliviar esses sintomas[32] (Fig. 25.20). Os **cistos sinoviais** contêm, tipicamente, material gelatinoso claro, mais frequentemente ocorrendo na mão, no punho, no pé e no tornozelo. Não raramente estão muito próximos de estruturas neurovasculares e podem se estender ao longo dos nervos como cistos perineurais. Isso ocorre mais frequentemente no

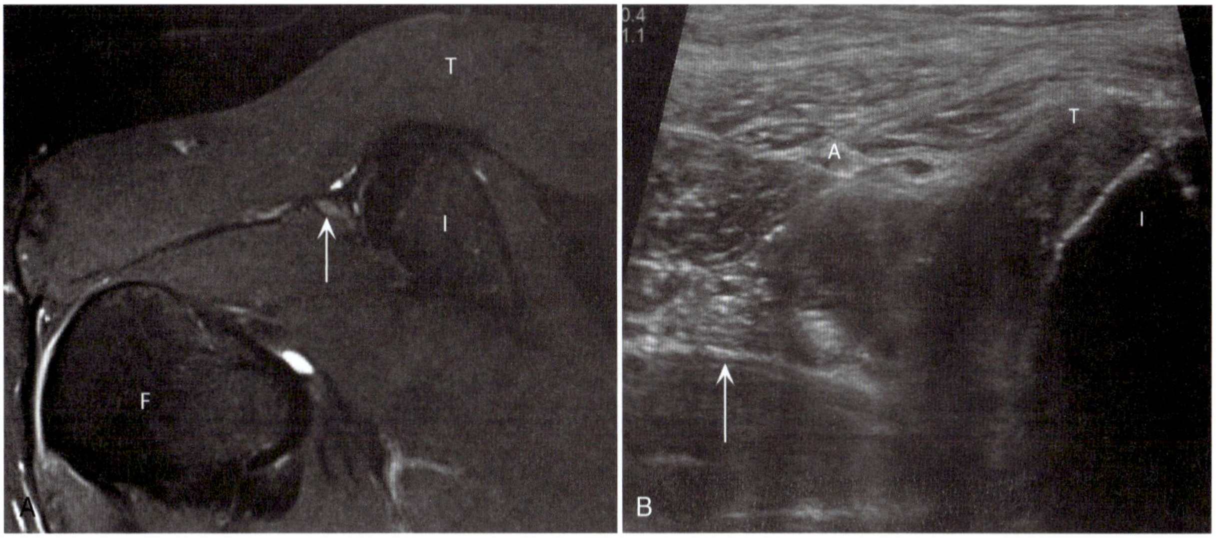

FIG. 25.18 Infiltração peritendínea isquiotibial guiada por ultrassonografia. Corredora de 50 anos de idade com dor na nádega esquerda. **(A)** RM axial ponderada em T2 com supressão de gordura, posicionada de forma semelhante àquela visualizada na US. A origem do músculo isquiotibial (*T*) e o ísquio (*I*) está marcada. O nervo ciático (*seta*) aparece como uma elipse ligeiramente hiperintensa lateral ao ísquio e superficial ao quadrado músculo femoral. *F*, fêmur. **(B)** Uma agulha (*A*) de punção lombar de calibre 22 é posicionada no eixo axial, utilizando a abordagem lateral, adjacente à margem da origem do tendão do músculo isquiotibial (*T*). O nervo ciático (*seta*) e o ísquio (*I*) estão marcados.

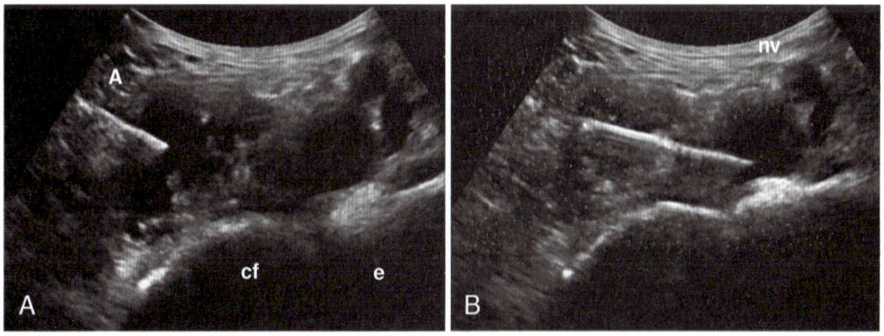

FIG. 25.19 Aspiração e injeção guiadas por ultrassonografia em uma bursa multiloculada do músculo iliopsoas. (A) Imagem que mostra uma agulha (*A*) de punção lombar de calibre 22 posicionada no componente lateral da bursa. A paciente tem 65 anos, com dor na região inguinal. *cf*, cabeça do fêmur *e*, eminência iliopectínea. **(B)** Após aspiração do componente lateral, a agulha foi deslocada para o interior do componente medial para aspiração e subsequente injeção, com mistura terapêutica. *nv*, estruturas neurovasculares.

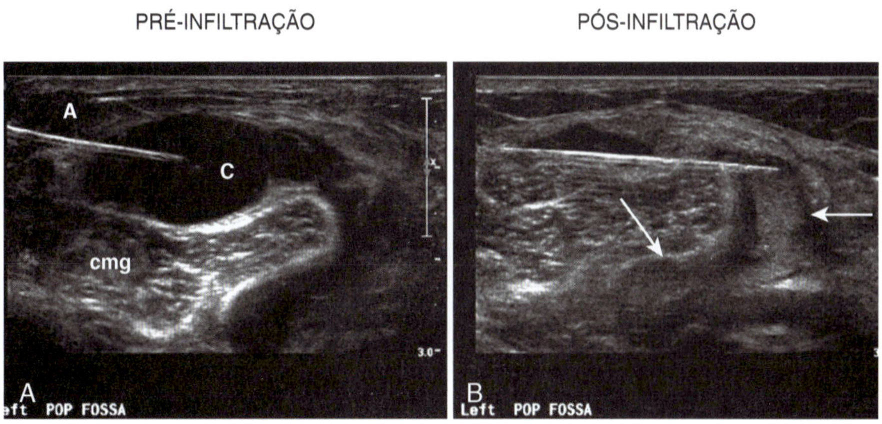

FIG. 25.20 Aspiração e injeção guiadas por ultrassonografia em um cisto de Baker clinicamente suspeito. (A) Imagem pré-infiltração mostra uma agulha (*A*) de calibre 22 inserida no cisto (*C*) sob orientação ultrassonográfica. A paciente tem 59 anos e apresenta dor e edema na região posterior do joelho; *cmg*, cabeça medial do músculo gastrocnêmio. **(B)** Após a aspiração do cisto e infiltração da mistura terapêutica, o líquido anecoico é substituído por líquido ecogênico resultante do efeito de contraste (*setas*). POP FOSSA = fossa poplítea.

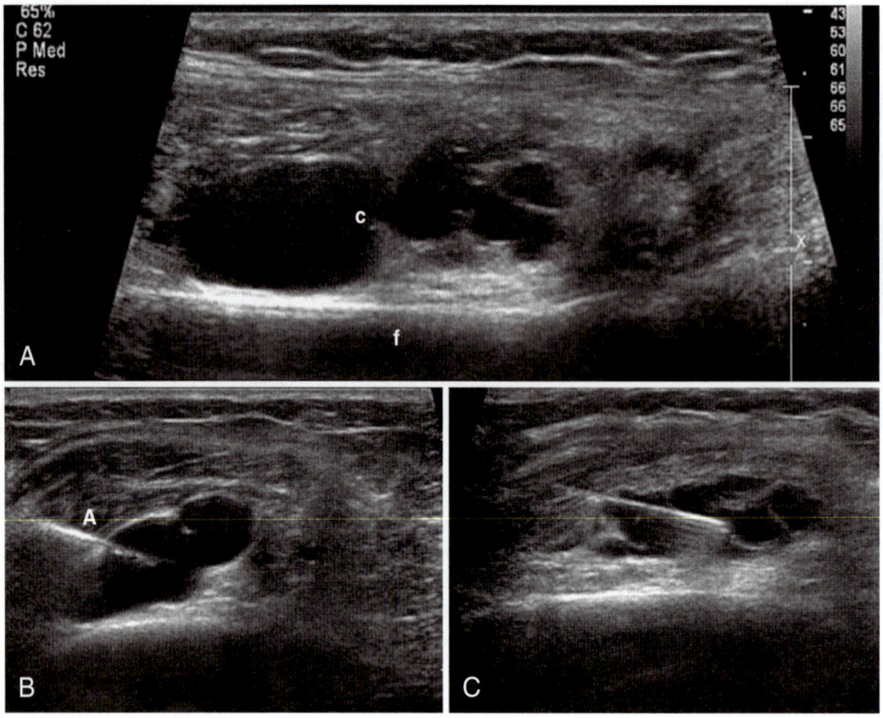

FIG. 25.21 Aspiração guiada por ultrassonografia e injeção em um cisto gangliônico multiloculado. (A) Ultrassonografia basal mostra um cisto (*c*) multiloculado no interior do músculo vasto lateral do joelho esquerdo e superficialmente à borda lateral do fêmur (*f*) de uma mulher de 41 anos. **(B)** Uma agulha (*A*) de punção lombar de calibre 20 foi inicialmente inserida no componente proximal do cisto. **(C)** Posteriormente, a agulha foi redirecionada para o componente distal. Múltiplas lavagens e aspirações possibilitaram descompressão completa do cisto (*não mostrada*).

joelho, na articulação tibiofibular.[33,34] A orientação por ultrassonografia previne infiltrações intratendíneas, assim como a injeção de estruturas neurovasculares adjacentes. Além disso, a agulha pode ser redirecionada, se necessário, no caso de um cisto multiloculado (Fig. 25.21). Consideramos que a realização da técnica da lavagem semelhante à empregada no tratamento de tendinose calcificada resulta em diluição progressiva do conteúdo do cisto, possibilitando sua aspiração completa. No membro superior, em que a aparência externa pode ser uma preocupação, a utilização de um corticosteroide de absorção rápida pode reduzir potenciais complicações, como despigmentação e atrofia local. Considerações semelhantes se aplicam na aspiração e na infiltração de **cistos parameniscal e paralabial**. Tais cistos ocorrem em locais de rupturas e/ou fibrocartilagem degenerada e são mais frequentes no joelho, quadril e ombro. Esses cistos são semelhantes a os cistos sinoviais na consistência, mas muitas vezes contêm debris ecogênicos adicionais. No ombro, os cistos paralabiais foram associados ao desenvolvimento de neuropatia compressiva, porque podem ocorrer em íntima proximidade com o nervo supraescapular.[35] A abordagem utilizada na aspiração desses cistos é variável, dependendo da localização e da orientação, assim como da localização das estruturas neurovasculares adjacentes (Figs. 25.22 e 25.23, Vídeo 25.3).

Tendinopatia Calcária

A calcificação intratendínea sintomática envolve a deposição de **hidroxiapatita de cálcio**. Com frequência manifesta-se como uma massa nodular hiperecoica no tendão, podendo ou não se associar à sombra acústica posterior.[36] Embora ocorra mais frequentemente no ombro, outros locais no sistema musculoesquelético também podem ser afetados. A fragmentação e a lavagem guiadas por ultrassonografia, também conhecida como **barbotagem**, foram descritas como um método excelente para fenestrar e reduzir o nível da calcificação e depositar agentes terapêuticos.[37-40] Foram descritas técnicas com uma ou duas agulhas, que parecem ter efetividade comparável. Atualmente, utilizamos a técnica de uma agulha, que se presta tanto para o influxo da solução salina estéril e anestésica como para o efluxo da solução de cálcio (Fig. 25.24). A elasticidade da pseudocápsula envolvendo a calcificação é suficiente para descomprimir a massa calcificada na maioria dos casos (Vídeo 25.4). Após múltiplas lavagens, a agulha é usada para injetar a mistura de anestésico e anti-inflamatório. Na maioria dos casos, a mistura injetada se distribui no interior da calcificação e na região adjacente da bursa subdeltóidea. Caso a calcificação seja muito pequena ou fragmentada, o que impediria a lavagem e a descompressão, a agulha única é usada para fenestrar o depósito calcificado; e a injeção terapêutica peritendínea tem se mostrado efetiva.

INFILTRAÇÕES INTRATENDÍNEAS: TENOTOMIA PERCUTÂNEA

A literatura recente sugere que a orientação por exame de imagem pode ser útil para a realização de tenotomia percutânea e a aplicação de infiltrações intratendíneas, tanto com sangue autólogo como com plasma rico em plaquetas (PRP).[41-45] Esses métodos estão associados à liberação secundária de fatores de crescimento local (como o fator de crescimento derivado de plaquetas) que, por sua vez, provocar uma resposta de regeneração direta.[44] Dados preliminares mostram-se promissores na promoção do reparo tendíneo guiado por ultrassonografia. Técnicas de "agulhamento a seco" têm sido

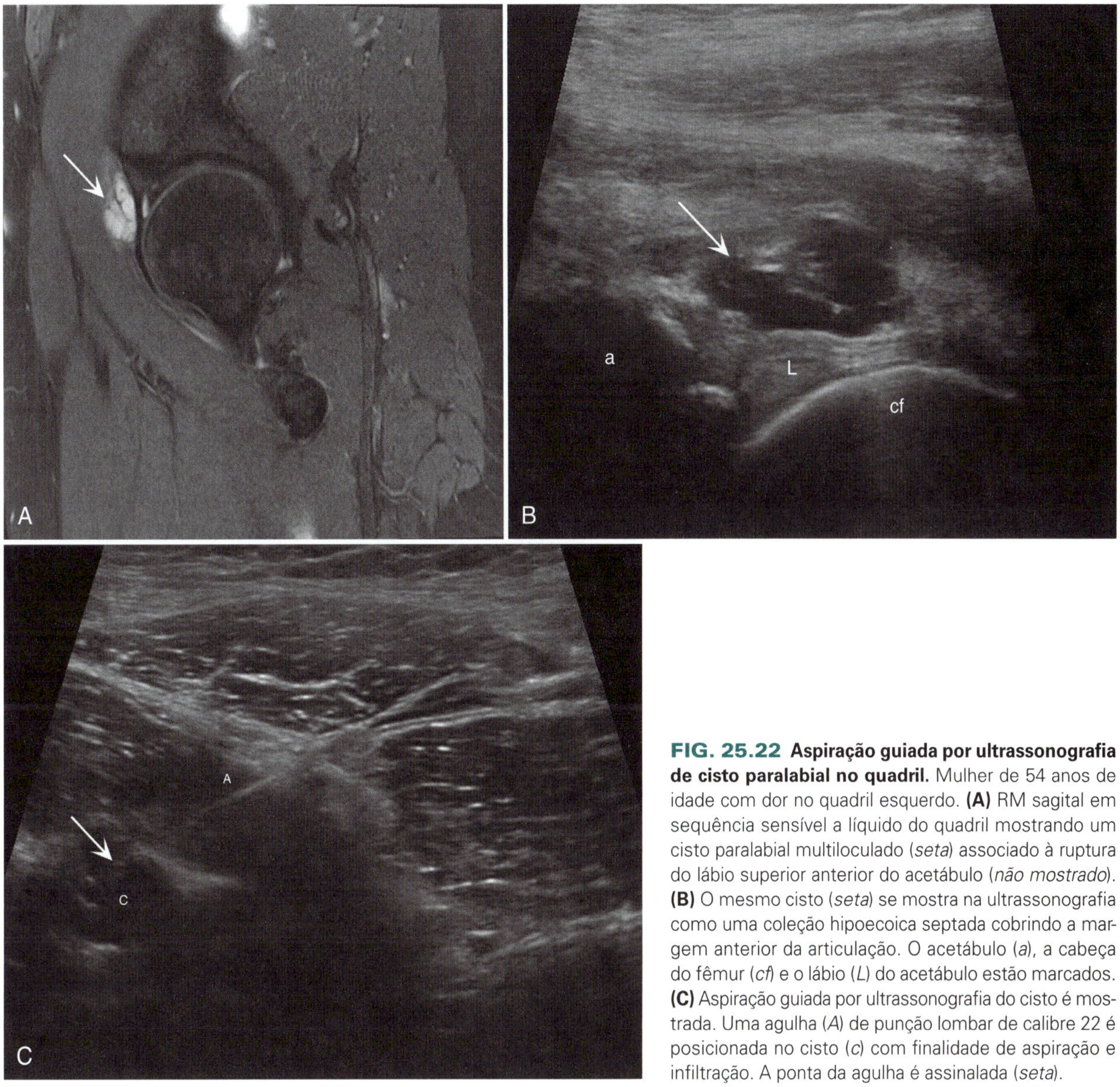

FIG. 25.22 Aspiração guiada por ultrassonografia de cisto paralabial no quadril. Mulher de 54 anos de idade com dor no quadril esquerdo. **(A)** RM sagital em sequência sensível a líquido do quadril mostrando um cisto paralabial multiloculado (*seta*) associado à ruptura do lábio superior anterior do acetábulo (*não mostrado*). **(B)** O mesmo cisto (*seta*) se mostra na ultrassonografia como uma coleção hipoecoica septada cobrindo a margem anterior da articulação. O acetábulo (*a*), a cabeça do fêmur (*cf*) e o lábio (*L*) do acetábulo estão marcados. **(C)** Aspiração guiada por ultrassonografia do cisto é mostrada. Uma agulha (*A*) de punção lombar de calibre 22 é posicionada no cisto (*c*) com finalidade de aspiração e infiltração. A ponta da agulha é assinalada (*seta*).

empregadas com sucesso em pacientes com epicondilite lateral refratária a outras medidas conservadoras.[41] Igualmente, injeções de sangue autólogo e PRP têm sido bem-sucedidas quando utilizadas no cotovelo e joelho[42-44] (Figs. 25.25 e 25.26; Vídeo 25.5). A vantagem da realização dessas injeções sob orientação ultrassonográfica torna-se evidente quando o médico quer expandir tais técnicas para incluir tendões próximos a estruturas neurovasculares, tais como a origem dos tendões isquiotibiais. A mais nova tecnologia agora disponível permite emulsão direta direcionada sonograficamente da tendinose focal, de calcificações e esporões entesopáticos, seguidos pela remoção durante o curso do procedimento.[46] A técnica utiliza um sistema coaxial com uma ponta oca mecanicamente ativa que desorganiza o tecido e está conectada à sucção a vácuo enquanto o tubo externo fornece água estéril para esfriar a ponta e remover debris como parte do material aspirado (Fig. 25.27, Vídeo 25.6). Esta técnica é relativamente nova, e não há ensaios definitivos a longo prazo para avaliar sua eficácia, mas resultados preliminares parecem promissores.

INFILTRAÇÕES PERINEURAIS

A ultrassonografia mostrou-se promissora na avaliação e no tratamento de pacientes com lesões dolorosas de nervos periféricos devido às neuropatias compressivas, como nas síndromes do túnel do carpo ou do túnel ulnar, ou em casos de neuromas pós-traumáticos ou pós-cirúrgicos.[35] Essas intervenções incluem bloqueios nervosos com anestésicos de ação prolongada, infiltrações terapêuticas de esteroides injetáveis ou terapia neurolítica com um agente que promove a morte celular, como o etanol absoluto.[47,48] Um esteroide injetável rapidamente absorvido, como a dexametasona, pode ser preferível para lesão superficial para minimizar potenciais complicações, como a despigmentação ou atrofia da gordura subcutânea.

Conhecimento profundo do espectro normal de imagens ultrassonográficas dos nervos e seu trajeto anatômico é um pré-requisito.[35,36] No caso de pequenos nervos sensitivos, que podem ser difíceis de visualizar, o conhecimento das relações anatômicas dos nervos com os compartimentos anatômicos adjacentes é fundamental. Os

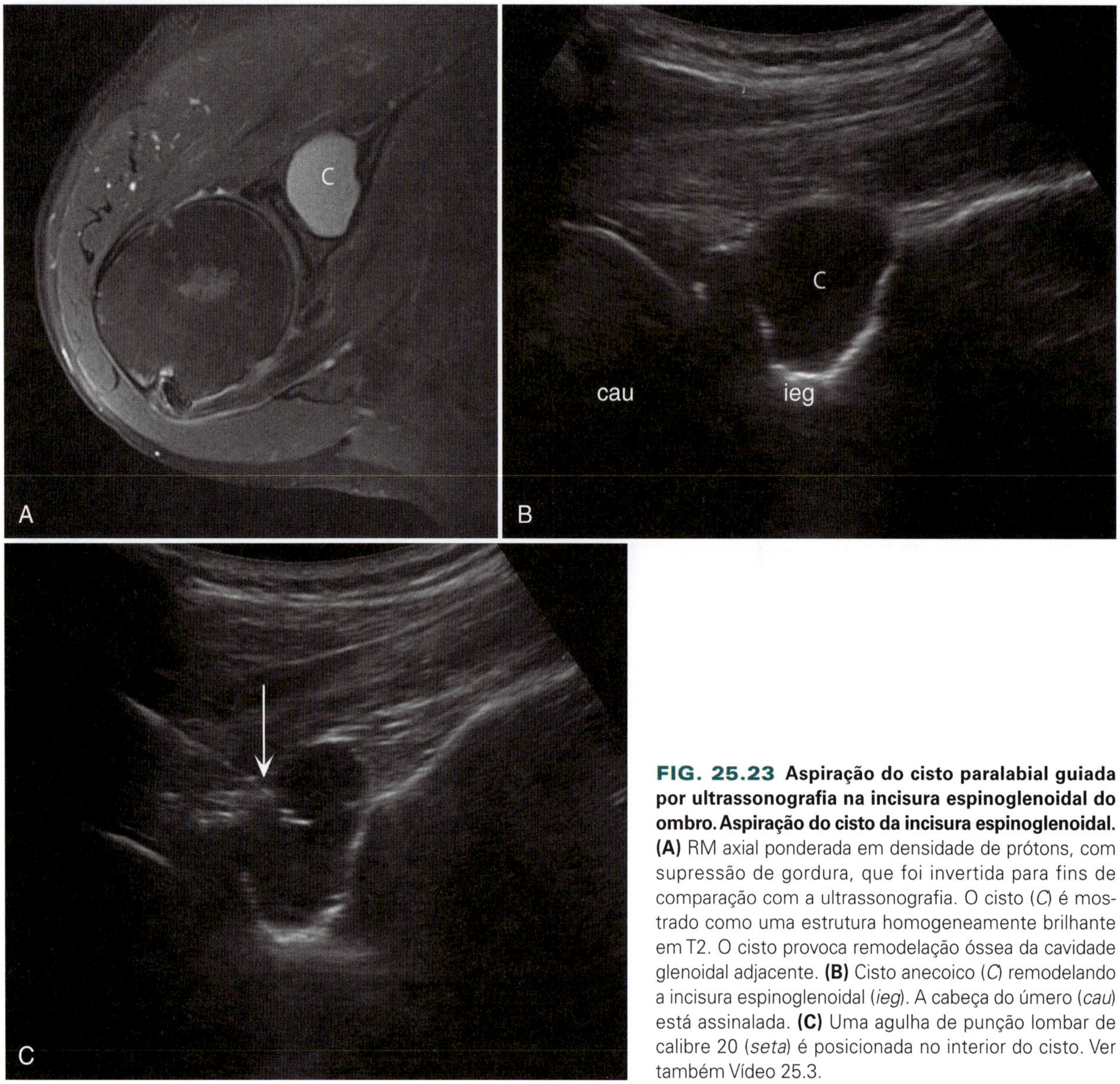

FIG. 25.23 Aspiração do cisto paralabial guiada por ultrassonografia na incisura espinoglenoidal do ombro. Aspiração do cisto da incisura espinoglenoidal. **(A)** RM axial ponderada em densidade de prótons, com supressão de gordura, que foi invertida para fins de comparação com a ultrassonografia. O cisto (*C*) é mostrado como uma estrutura homogeneamente brilhante em T2. O cisto provoca remodelação óssea da cavidade glenoidal adjacente. **(B)** Cisto anecoico (*C*) remodelando a incisura espinoglenoidal (*ieg*). A cabeça do úmero (*cau*) está assinalada. **(C)** Uma agulha de punção lombar de calibre 20 (*seta*) é posicionada no interior do cisto. Ver também Vídeo 25.3.

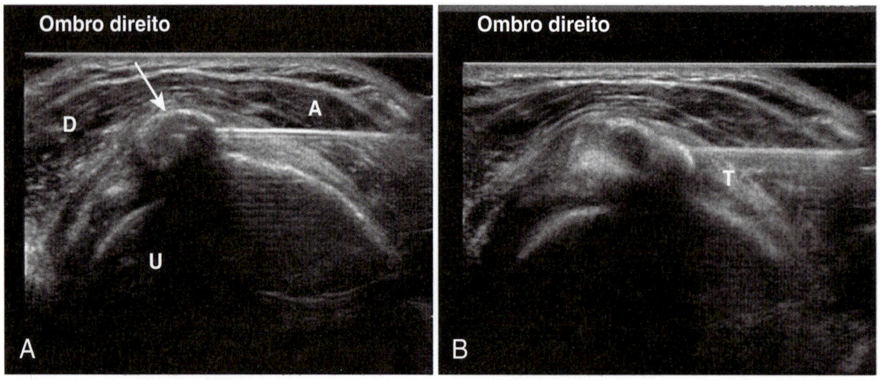

FIG. 25.24 Aspiração guiada por ultrassonografia e injeção para tendinose calcária. **(A)** A imagem mostra uma agulha (*A*) de punção lombar de calibre 20 posicionada no interior da calcificação (*seta*) sob orientação ultrassonográfica em um homem de 42 anos com dor no ombro. *D*, músculo deltoide; *U*, cabeça do úmero. **(B)** São realizadas lavagens repetidas em série e aspirações da calcificação que promovem a substituição desta por conteúdo líquido no interior da pseudocápsula circundante da massa calcificada. *T*, tendões do manguito rotador. Observe a intensidade diminuída da sombra acústica posterior. O centro da calcificação (*seta* em **A**) é parcialmente substituído por líquido. Após numerosas lavagens, a calcificação está, tipicamente, fenestrada e uma mistura terapêutica é injetada, o que frequentemente descomprime a bursa subdeltóidea (*não mostrado*).

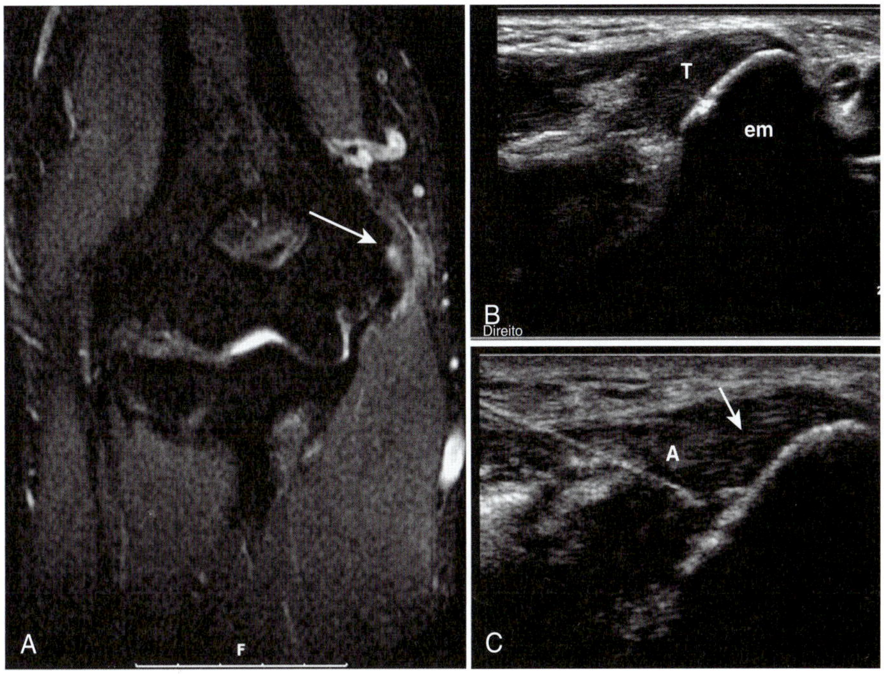

FIG. 25.25 Injeção de sangue autólogo, guiada por ultrassonografia para induzir resposta de cicatrização. (A) RM coronal STIR do cotovelo afetado em um homem de 43 anos, com epicondilite medial, mostra intensidade de sinal aumentada (*seta*) no tendão flexor comum e ligamento colateral adjacente. **(B)** US no eixo longitudinal do tendão (*T*) e do epicôndilo medial (*em*) adjacente indica que os tendões são predominantemente hipoecoicos, o que reflete a tendinose subjacente. **(C)** Uma agulha (*A*) de calibre 22 é inserida na massa do tendão flexor comum para fenestração mecânica e injeção de 5 mL de sangue autólogo, obtido da veia antecubital. A ecogenicidade do tendão (*seta pequena*) está aumentada pelas microbolhas no sangue injetado.

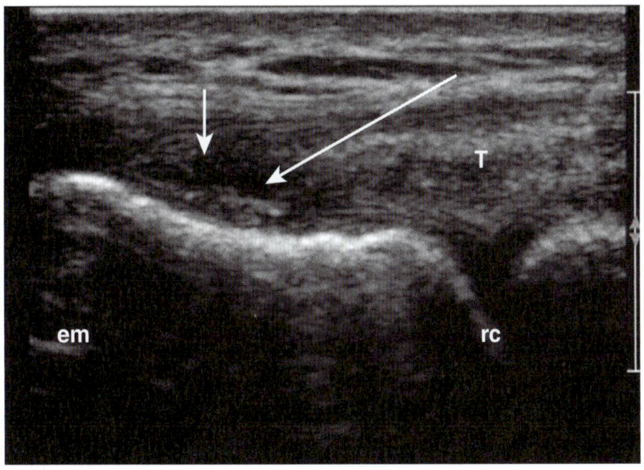

FIG. 25.26 Imagem basal antes da injeção do sangue autólogo. Massa do tendão (*T*) do músculo extensor comum em uma mulher de 50 anos, com rotura parcial da porção profunda do tendão (seta pequena, músculo extensor radial curto do carpo) que se insere no epicôndilo medial (*em*); *rc*, articulação entre o rádio e o capítulo; *seta longa*, plano de entrada da agulha para tenotomia percutânea e injeção de sangue autólogo. Ver também Vídeo 25.5.

nervos são mais bem visualizados no eixo axial como aglomerados de fascículos hipoecoicos com septações ecogênicas (epineuro interno), que apresentam uma bainha epineural ecogênica (epineuro externo). Um nervo hipoecoico alargado indicaria neurite, enquanto um nódulo hipoecoico focal observado em relação ao nervo pode representar um neuroma se o quadro clínico for compatível.

A ultrassonografia possibilita que a mistura infiltrada atinja os tecidos moles perineurais ou um neuroma (Fig. 25.28, Vídeo 25.7). O nervo é mais bem abordado no eixo axial, geralmente com agulha de 3,8 cm, calibre 25 ou, ocasionalmente, uma agulha espinal. No caso de injeção perineural, é útil posicionar a agulha bem próximo do nervo, injetando pequenos volumes de anestésico até que um plano de bem definido de líquido delineie o epineuro. Quando isso for alcançado, a mistura terapêutica pode ser instilada. O mesmo procedimento é utilizado na realização de terapia neurolítica guiada por US. Tipicamente, injetamos a mistura de anestésico de ação prolongada (0,75% de bupivacaína) com um total de 0,5 a 1 mL de etanol absoluto para lesões de nervos periféricos. Em nossa experiência, o etanol absoluto exige múltiplas injeções e pode provocar uma significativa resposta inflamatória pós-infiltração, que pode durar vários dias. O volume injetado é variável e, em geral, não excede 1 mL. A aplicação de múltiplas pequenas injeções é considerada eficaz para os neuromas de Morton (0,25-0,5 mL).

CONCLUSÃO

A ultrassonografia oferece vantagens diferenciadas em proporcionar orientação de intervenções terapêuticas. Mais importante que isso, a US possibilita a visualização da agulha e ajustes em tempo real, de forma que o medicamento seja utilizado no local apropriado. A atual geração de aparelhos de US exibe excelente resolução da anatomia musculoesquelética. A agulha tem aspecto ultrassonográfico único e pode ser monitorada em tempo real, assim como a mistura esteroide-anestésico. Dadas essas vantagens, a orientação ultrassonográfica deve se tornar o método de escolha para realização de uma ampla gama de intervenções musculoesqueléticas guiadas.

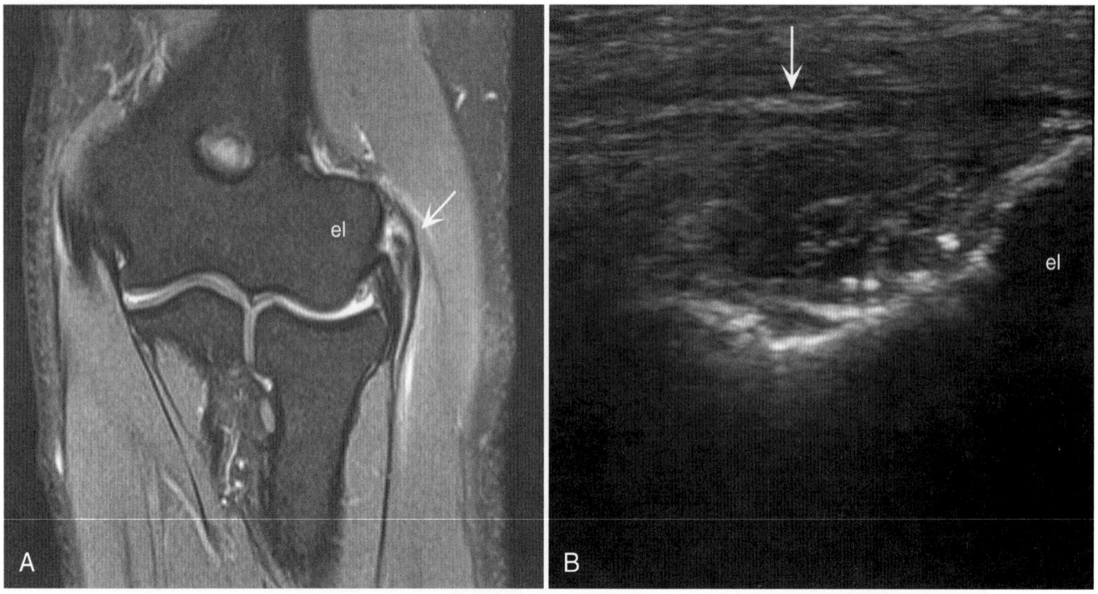

FIG. 25.27 Tenotomia percutânea utilizando dispositivo Tenex[(R)]. Homem de 47 anos de idade com epicondilite lateral. **(A)** Imagem coronal ponderada em densidade de prótons com supressão de gordura revela tendão do músculo extensor comum e ligamento colateral radial com ruptura parcial e degeneração (*seta*). O epicôndilo lateral (*el*) está marcado. **(B)** O mecanismo do extensor comum (*seta*) é mostrado no eixo longitudinal. Áreas hipoecoicas no tendão representam ruptura intersticial. Além disso, focos ecogênicos pontilhados na substância do tendão são característicos de calcificação distrófica. O epicôndilo lateral (*el*) está marcado. Ver também Vídeo 25.6.

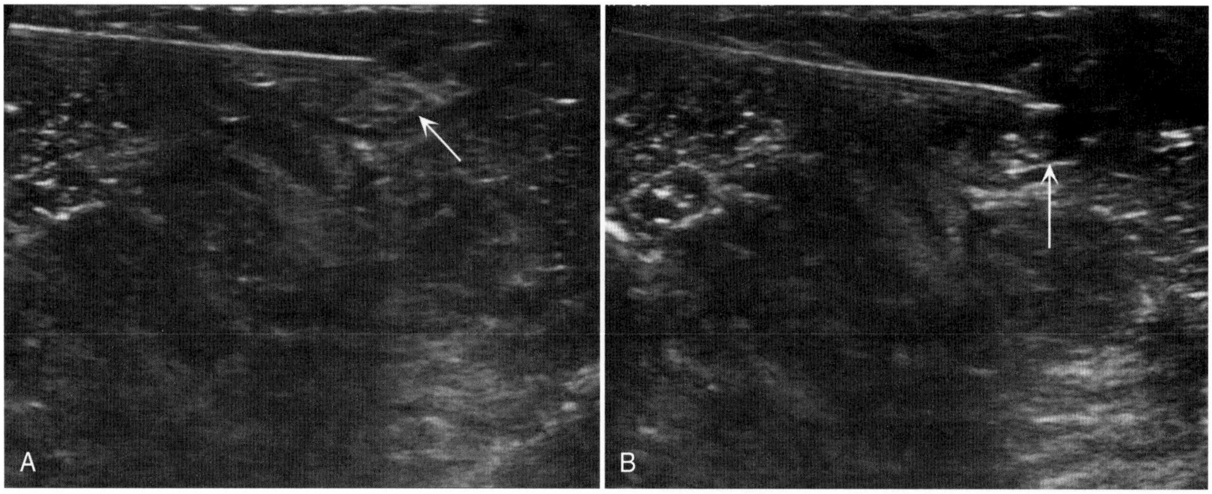

FIG. 25.28 Compressão do nervo sural e dor neuropática pós-operatória em mulher de 58 anos de idade. (A) Uma agulha de 3,8 cm e calibre 25 é posicionada adjacente ao epineuro externo do nervo sural (*seta*). **(B)** Líquido hipoecoico consistindo em anestésico e corticosteroide circunda o nervo. Idealmente a gordura epineural é afastada por líquido (hidrodissecação) dos tecidos moles perineurais adjacentes. Ver também Vídeo 25.7.

REFERÊNCIAS

1. Christensen RA, Van Sonnenberg E, Casola G, Wittich GR. Interventional ultrasound in the musculoskeletal system. Radiol Clin North Am. 1988;26(1):145-156.
2. Cunnane G, Brophy DP, Gibney RG, FitzGerald O. Diagnosis and treatment of heel pain in chronic inflammatory arthritis using ultrasound. Semin Arthritis Rheum. 1996;25(6):383-389.
3. Brophy DP, Cunnane G, Fitzgerald O, Gibney RG. Technical report: ultrasound guidance for injection of soft tissue lesions around the heel in chronic inflammatory arthritis. Clin Radiol. 1995;50(2):120-122.
4. Cardinal E, Chhem RK, Beauregard CG. Ultrasound-guided interventional procedures in the musculoskeletal system. Radiol Clin North Am. 1998;36(3):597-604.
5. Koski JM. Ultrasound guided injections in rheumatology. J Rheumatol. 2000;27(9):2131-2138.
6. Grassi W, Farina A, Filippucci E, Cervini C. Sonographically guided procedures in rheumatology. Semin Arthritis Rheum. 2001;30(5):347-353.
7. Sofka CM, Collins AJ, Adler RS. Use of ultrasonographic guidance in interventional musculoskeletal procedures: a review from a single institution. J Ultrasound Med. 2001;20(1):21-26.
8. Sofka CM, Adler RS. Ultrasound-guided interventions in the foot and ankle. Semin Musculoskelet Radiol. 2002;6(2):163-168.
9. Adler RS, Sofka CM. Percutaneous ultrasound-guided injections in the musculoskeletal system. Ultrasound Q. 2003;19(1):3-12.
10. Adler RS, Allen A. Percutaneous ultrasound-guided injections in the shoulder. Tech Shoulder Elbow Surg. 2004;5(2):122-133.

11. Unverferth LJ, Olix ML. The effect of local steroid injections on tendon. J Sports Med. 1973;1(4):31-37.
12. Ford LT, DeBender J. Tendon rupture after local steroid injection. South Med J. 1979;72(7):827-830.
13. Gottlieb NL, Riskin WG. Complications of local corticosteroid injections. JAMA. 1980;243(15):1547-1548.
14. Oxlund H, Manthorpe R. The biochemical properties of tendon and skin as influenced by long term glucocorticoid treatment and food restriction. Biorheology. 1982;19(5):631-646.
15. Stapczynski JS. Localized depigmentation after steroid injection of a ganglion cyst on the hand. Ann Emerg Med. 1991;20(7):807-809.
16. Shrier I, Matheson GO, Kohl 3rd HW. Achilles tendonitis: are corticosteroid injections useful or harmful? Clin J Sport Med. 1996;6(4):245-250.
17. Bouffard JA, Eyler WR, Introcaso JH, van Holsbeeck M. Sonography of tendons. Ultrasound Q. 1993;11:259-286.
18. Koski JM, Saarakkala SJ, Heikkinen JO, Hermunen HS. Use of air-steroid-saline mixture as contrast medium in greyscale ultrasound imaging: experimental study and practical applications in rheumatology. Clin Exp Rheumatol. 2005;23(3):373-378.
19. Luchs JS, Sofka CM, Adler RS. Sonographic contrast effect of combined steroid and anesthetic injections: in vitro analysis. J Ultrasound Med. 2007;26(2):227-231.
20. Curatolo M, Bogduk N. Pharmacologic pain treatment of musculoskeletal disorders: current perspectives and future prospects. Clin J Pain. 2001;17(1):25-32.
21. Caldwell JR. Intra-articular corticosteroids. Guide to selection and indications for use. Drugs. 1996;52(4):507-514.
22. Kannus P, Jarvinen M, Niittymaki S. Long- or short-acting anesthetic with corticosteroid in local injections of overuse injuries? A prospective, randomized, double-blind study. Int J Sports Med. 1990;11(5):397-400.
23. Cox B, Durieux ME, Marcus MA. Toxicity of local anaesthetics. Best Pract Res Clin Anaesthesiol. 2003;17(1):111-136.
24. Gomoll AH, Kang RW, Williams JM, et al. Chondrolysis after continuous intra-articular bupivacaine infusion: an experimental model investigating chondrotoxicity in the rabbit shoulder. Arthroscopy. 2006;22:813-819.
25. Sofka CM, Saboeiro G, Adler RS. Ultrasound-guided adult hip injections. J Vasc Interv Radiol. 2005;16(8):1121-1123.
26. Mehdizade A, Adler RS. Sonographically guided flexor hallucis longus tendon sheath injection. J Ultrasound Med. 2007;26(2):233-237.
27. Tsai WC, Wang CL, Tang FT, et al. Treatment of proximal plantar fasciitis with ultrasound-guided steroid injection. Arch Phys Med Rehabil. 2000;81(10):1416-1421.
28. Sofka CM, Adler RS, Ciavarra GA, Pavlov H. Ultrasound-guided interdigital neuroma injections: short-term clinical outcomes after a single percutaneous injection—preliminary results. HSS J. 2007;3:44-49.
29. Middleton WD, Reinus WR, Totty WG, et al. US of the biceps tendon apparatus. Radiology. 1985;157(1):211-215.
30. Stone TJ, Adler RS. Ultrasound-guided biceps peritendinous injections in the absence of a distended tendon sheath: a novel rotator interval approach. J Ultrasound Med. 2015;34(12):2287-2292.
31. Adler RS, Buly R, Ambrose R, Sculco T. Diagnostic and therapeutic use of sonography-guided iliopsoas peritendinous injections. Am J Roentgenol. 2005;185(4):940-943.
32. Breidahl WH, Adler RS. Ultrasound-guided injection of ganglia with corticosteroids. Skeletal Radiol. 1996;25(7):635-638.
33. Martinoli C, Bianchi S, Derchi LE. Tendon and nerve sonography. Radiol Clin North Am. 1999;37(4):691-711. viii.
34. Bianchi S. Ultrasound of the peripheral nerves. Joint Bone Spine. 2008;75(6):643-649.
35. Tung GA, Entzian D, Stern JB, Green A. MR imaging and MR arthrography of paraglenoid labral cysts. AJR Am J Roentgenol. 2000;174(6):1707-1715.
36. Farin PU, Jaroma H. Sonographic findings of rotator cuff calcifications. J Ultrasound Med. 1995;14(1):7-14.
37. Farin PU, Jaroma H, Soimakallio S. Rotator cuff calcifications: treatment with US-guided technique. Radiology. 1995;195(3):841-843.
38. Farin PU, Rasanen H, Jaroma H, Harju A. Rotator cuff calcifications: treatment with ultrasound-guided percutaneous needle aspiration and lavage. Skeletal Radiol. 1996;25(6):551-554.
39. Aina R, Cardinal E, Bureau NJ, et al. Calcific shoulder tendinitis: treatment with modified US-guided fine-needle technique. Radiology. 2001;221(2):455-461.
40. Lin JT, Adler RS, Bracilovic A, et al. Clinical outcomes of ultrasound-guided aspiration and lavage in calcific tendinosis of the shoulder. HSS J. 2007;3(1):99-105.
41. McShane JM, Nazarian LN, Harwood MI. Sonographically guided percutaneous needle tenotomy for treatment of common extensor tendinosis in the elbow. J Ultrasound Med. 2006;25(10):1281-1289.
42. James SL, Ali K, Pocock C, et al. Ultrasound guided dry needling and autologous blood injection for patellar tendinosis. Br J Sports Med. 2007;41(8):518-521.
43. Connell DA, Ali KE, Ahmad M, et al. Ultrasound-guided autologous blood injection for tennis elbow. Skeletal Radiol. 2006;35(6):371-377.
44. Mishra A, Pavelko T. Treatment of chronic elbow tendinosis with buffered platelet-rich plasma. Am J Sports Med. 2006;34(11):1774-1778.
45. Gamradt SC, Rodeo SC, Warren RF. Platelet-rich plasma in rotator cuff repair. Tech Orthop. 2007;22:26-33.
46. Barnes D. Ultrasonic energy in tendon treatment. Oper Tech Orthop. 2013;23(2):78-83.
47. Tagliafico A, Serafini G, Lacelli F, et al. Ultrasound-guided treatment of meralgia paresthetica (lateral femoral cutaneous neuropathy): technical description and results of treatment in 20 consecutive patients. J Ultrasound Med. 2011;30(10):1341-1346.
48. Lee J, Lee YS. Percutaneous chemical nerve block with ultrasound-guided intraneural injection. Eur Radiol. 2008;18(7):1506-1512.

CAPÍTULO 26

Vasos Cerebrais Extracranianos

Edward I. Bluth, Stephen I. Johnson e Laurie Troxclair

RESUMO DOS PONTOS-CHAVE

- A combinação de US com escala de cinza, US com Doppler de fluxo colorido e US com Doppler espectral é extremamente acurada na determinação da caracterização da placa e grau da estenose da carótida.
- O diagnóstico acurado da estenose da artéria carótida é fundamental para pacientes que se beneficiarão do tratamento cirúrgico e intervencionista.
- Os médicos conseguem acompanhar alterações não críticas da estenose ou da placa da carótida utilizando a ultrassonografia.
- A avaliação das artérias vertebrais é um componente integral do exame ultrassonográfico das artérias carótidas. Entretanto, não é possível avaliar com acurácia o grau de estenose das artérias vertebrais.
- A placa aterosclerótica com consequente estenose geralmente envolve a artéria carótida interna a 2 cm da bifurcação da artéria carótida comum.
- A placa homogênea, que é estável, apresenta padrão eco uniforme com uma superfície lisa. A sonolucência é inferior a 50%.
- A placa heterogênea, que pode ser instável, apresenta um padrão eco mais complexo com áreas sonolucentes superiores a 50%.
- Tanto o quadro de consenso da Society of Radiologists in Ultrasound como outros quadros e critérios de relatórios padrão podem ser utilizados para graduar a estenose da carótida desde que haja um *feedback* de resultados de qualidade para a precisão.

SUMÁRIO DO CAPÍTULO

INTRODUÇÃO: INDICAÇÕES PARA EXAME ULTRASSONOGRÁFICO CAROTÍDEO
ANATOMIA DA ARTÉRIA CARÓTIDA
EXAME ULTRASSONOGRÁFICO CAROTÍDEO
INTERPRETAÇÃO DO EXAME ULTRASSONOGRÁFICO CAROTÍDEO
Inspeção Visual das Imagens na Escala de Cinza
Espessura da Parede do Vaso e Espessamento das Camadas Média e Íntima
Caracterização da Placa
Sistema de Classificação Ultrassonográfico da Placa
Ulceração da Placa
Avaliação da Estenose na Escala de Cinza
Análise do Doppler Espectral
Exame Padrão
Alargamento Espectral
Armadilhas na Interpretação
Padrões de Fluxo Sanguíneo de Alta Velocidade
Ultrassonografia com Doppler Colorido
Configurações Ótimas para Avaliar Vasos de Baixo Fluxo
Vantagens e Armadilhas
Ultrassonografia com *Power* Doppler
Armadilhas e Ajustes na Interpretação
Oclusão da Artéria Carótida Interna
Acompanhamento da Estenose
Estratégias Pré-operatórias para Pacientes com Doença Carotídea
Ultrassonografia Pós-operatória
Stents e Revascularização da Artéria Carótida Interna
Graduação da Reestenose Intra-stent Carotídeo
DOENÇA CAROTÍDEA NÃO ATEROSCLERÓTICA
Massas Pulsáteis no Pescoço na Região Carotídea
ULTRASSONOGRAFIA COM DOPPLER TRANSCRANIANO
ARTÉRIA VERTEBRAL
Anatomia
Técnica Ultrassonográfica e Exame Normal
Roubo da Artéria Subclávia
Estenose e Oclusão
VEIAS JUGULARES INTERNAS
Técnica Ultrassonográfica
Trombose
Agradecimentos

INTRODUÇÃO: INDICAÇÕES PARA EXAME ULTRASSONOGRÁFICO CAROTÍDEO

O **acidente vascular cerebral** (AVC) secundário à doença aterosclerótica é a terceira causa de óbito nos Estados Unidos. Muitas vítimas de AVC sobrevivem ao evento catastrófico com algum grau de sequela neurológica, dependendo do fluxo colateral.[1,2] Anualmente, o AVC mata mais de 130 mil pessoas nos Estados Unidos com incidência de mais de 795 mil casos.[3,4] A isquemia devido à estenose grave, com limitação de fluxo causada pela doença aterosclerótica envolvendo as artérias carótidas extracranianas, está relacionada em 20% a 30% dos AVC, com diminuição da incidência devido ao aumento do controle da hipertensão e hiperlipidemia com medicamento.[3,5] Estima-se que

80% dos AVC tenham origem tromboembólica, em que o êmbolo é frequentemente originário de uma placa carotídea.[6] O **AVC cardioembólico** carreia maior risco de morte, AVC recorrente, reinternação hospitalar e incapacidade grave do que outros tipos de AVC.[6]

A placa aterosclerótica, com consequente estenose, geralmente envolve a **artéria carótida interna** (ACI) em até 2 cm da bifurcação da artéria carótida comum. Essa localização é acessível ao exame ultrassonográfico, assim como à intervenção cirúrgica. Inicialmente, de acordo com os relatos do **North American Symptomatic Carotid Endarterectomy Trial** (NASCET) e o **European Carotid Surgery Trial** (ECST),[7,8] a **endarterectomia carotídea** (EAC) mostrou-se mais benéfica do que o tratamento clínico em pacientes sintomáticos com mais de 70% de estenose da artéria carótida.

Resultados subsequentes ao estudo NASCET para estenoses moderadas demonstraram benefícios das intervenções cirúrgicas em pessoas com estreitamento carotídeo entre 50% e 69% do diâmetro do vaso. Observou-se redução de 15,7% na taxa de AVC ipsilateral em 5 anos nos pacientes tratados cirurgicamente *versus* 22,2% de redução na taxa de AVC naqueles submetidos a tratamento farmacológico. Esses resultados não são tão admiráveis quanto os dos graus mais avançados de estenose vistos no estudo inicial do NASCET. O benefício cirúrgico foi maior para homens, pacientes com AVC recente e aqueles com sintomas hemisféricos. Além disso, os estudos NASCET relativos a estenoses moderadas da artéria carótida exigiram maior habilidade cirúrgica, de modo que o risco de AVC debilitante ou morte não ultrapassasse 2% para atingir o benefício cirúrgico estatístico.[9] O **Asymptomatic Carotid Atherosclerosis Study** (ACAS), publicado em 1995, relatou redução no AVC ipsilateral em pacientes assintomáticos com mais de 60% de estenose da ACI que se submeteram à EAC.[3] No entanto, esses resultados foram menos evidentes que os dos estudos do NASCET. De acordo com Carotid Revascularization Endarterectomy Versus Stenting Trial (CREST), a colocação de *stent* na artéria carótida se mostrou comparável a EAC em relação à taxa de AVC ipsilateral e morte. Entretanto, há um aumento de efeitos adversos em mulheres e elevadas taxas de AVC e mortes em pacientes mais velhos.[10] Com a implementação de novos regimes de tratamento farmacológico - incluindo ácido acetilsalicílico, clopidogrel, estatinas, anti-hipertensivos, hipoglicemiantes, abandono do tabagismo e alterações no estilo de vida - estudos futuros podem alterar como a doença carotídea é tratada.[10]

O diagnóstico correto da estenose da artéria carótida é decisivo para identificar os pacientes que se beneficiariam do tratamento cirúrgico. Além disso, a ultrassonografia pode avaliar a morfologia da placa e determinar se ela é heterogênea ou homogênea - o que é um fator de risco independente para o AVC e o **ataque isquêmico transitório** (AIT).

A US carotídea é o principal método de rastreamento de suspeita de doença aterosclerótica carotídea extracraniana. US na escala de cinza e com US com Doppler colorido, *power* Doppler e US com Doppler pulsátil são usadas com frequência para avaliar pacientes com sintomas neurológicos e suspeita de doença carotídea extracraniana.[11,12] A ultrassonografia é um exame barato, não invasivo e muito acurado para diagnosticar estenose da artéria carótida. A **angiografia por ressonância magnética** (ARM) e angiografia por tomografia computadorizada (ATC) são ferramentas adicionais de rastreamento mais invasivas, para identificação da doença da bifurcação da artéria carótida, bem como para elucidar achados ultrassonográficos. Atualmente, a **angiografia** é reservada para aqueles pacientes em que ultrassonografia ou ARM foram inconclusivas ou inadequadas.

Outras aplicações da US da artéria carótida incluem avaliação de sopros carotídeos, monitoramento da progressão da doença aterosclerótica conhecida,[11,13,14] avaliação durante ou após EAC ou colocação de *stent*,[15] avaliação pré-operatória antes de cirurgia vascular de grande porte e avaliação após a detecção de embolia de colesterol na retina.[11] Além disso, **doenças carotídeas não ateroscleróticas** também podem ser avaliadas, incluindo acompanhamento de dissecção da artéria carótida,[16-21] artéria carótida pode ser aplicada da displasia fibromuscular ou arterite de Takayasu,[22-24] invasão da artéria carótida por neoplasia[25,26] e massas pulsáteis do pescoço e tumores do corpo carotídeo (paragangliomas).[27,29]

Indicações para a Ultrassonografia de Artéria Carótida

- Avaliação de pacientes com sintomas neurológicos hemisféricos, incluindo AVC, ataque isquêmico transitório e amaurose fugaz
- Avaliação de pacientes com sopro carotídeo
- Avaliação de massas pulsáteis do pescoço
- Avaliação pré-operatória de pacientes que se submeterão a procedimentos cardiovasculares de grande porte
- Avaliação de sintomas neurológicos não hemisféricos ou inexplicáveis
- Acompanhamento de pacientes com doença carotídea comprovada
- Avaliação de pacientes após revascularização carotídea, incluindo colocação de *stent*
- Monitoramento durante cirurgia vascular
- Avaliação de suspeita de síndrome do roubo da subclávia
- Avaliação de uma fonte potencial de êmbolos retinianos
- Acompanhamento de dissecção da artéria carótida
- Acompanhamento de radioterapia no pescoço, em pacientes selecionados

ANATOMIA DA ARTÉRIA CARÓTIDA

A artéria braquiocefálica (tronco braquiocefálico), que se divide em artéria subclávia direita e **artéria carótida comum** (ACC) direita, é o primeiro ramo principal do arco aórtico. O segundo ramo principal é a ACC esquerda, que geralmente é separada do terceiro ramo principal, a artéria subclávia esquerda (Fig. 26.1).

As ACC direita e esquerda sobem para o pescoço, posterolateralmente à glândula tireoide, encontrando-se profundamente em relação à veia jugular e ao músculo esternocleidomastóideo. As ACC apresentam configurações proximais diferentes, com a direita surgindo da bifurcação da artéria braquiocefálica em artéria carótida comum e artéria subclávia. A ACC esquerda geralmente parte diretamente do arco aórtico, podendo também se originar junto com o tronco braquiocefálico. Isso é conhecido como uma configuração em "**arco bovino**". A ACC geralmente não apresenta ramos na região cervical. No entanto, ocasionalmente, dá origem à artéria tireóidea superior, artéria vertebral, artéria faríngea ascendente e artéria occipital ou tireóidea inferior. Na bifurcação da artéria carótida, a ACC se divide em **artéria carótida externa** (ACE) e **artéria carótida interna** (ACI). A ACI geralmente não contém ramos no pescoço. A ACE, que irriga a musculatura facial, tem diversos ramos no pescoço. A ACI pode apresentar uma região ampular de dilatação leve, logo após a sua origem.

EXAME ULTRASSONOGRÁFICO CAROTÍDEO

Os exames ultrassonográficos da artéria carótida são realizados com o paciente em decúbito dorsal, com o pescoço ligeiramente estendido e a cabeça virada para o lado oposto. Alguns radiologistas preferem fazer o exame ao lado do paciente, enquanto outros preferem se sentar próximo à cabeça. A sequência do exame também varia de acordo com a preferência do radiologista. Essa sequência inclui o exame na escala de cinza, análise do Doppler espectral e mapeamento com o Doppler colorido. O *power* Doppler pode ou não ser utilizado.

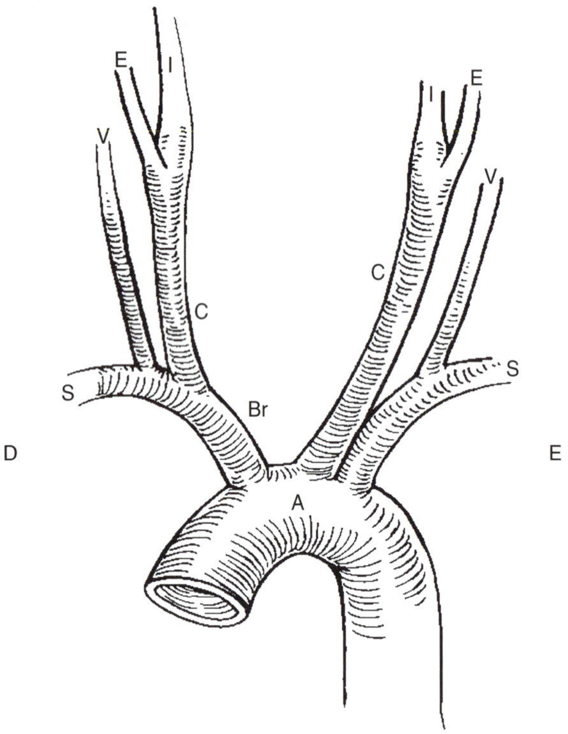

FIG. 26.1 Ramos do arco aórtico e artérias cerebrais extracranianas. *A*, arco aórtico; *C*, artéria carótida comum; *E*, artéria carótida externa; *I*, artéria carótida interna; *Br*, artéria braquiocefálica; *E*, lado esquerdo; *D*, lado direito; *S*, artéria subclávia; *V*, artéria vertebral.

Um transdutor de 5 a 12 MHz é usado para as imagens na escala de cinza, enquanto um de 3 a 7 MHz é usado para o estudo com ultrassonografia com Doppler; a escolha depende do biotipo do paciente e das características técnicas do equipamento de ultrassom. Os exames com Doppler colorido e o *power* Doppler podem ser realizados com transdutores de 5 a 10 MHz. Nos casos de estenose crítica, os parâmetros do Doppler devem ser otimizados para detectar fluxos extremamente lentos.

O exame ultrassonográfico em escala de cinza inicia-se na projeção transversal. São obtidas imagens ao longo de todo o trajeto cervical carotídeo, da fúrcula supraclavicular cefálica ao ângulo da mandíbula (Fig. 26.2). A origem da ACC é vista com a angulação inferior do transdutor na área supraclavicular. A ACC pode ser visibilizada com o transdutor colocado em ângulo na porção supraclavicular. A ACC esquerda tem origem mais profunda e mais difícil de ser observada do que a direita. O **bulbo carotídeo** é identificado como um discreto alargamento da ACC próximo de sua bifurcação. Imagens transversais da **bifurcação da artéria carótida** estabelecem a orientação das artérias carótidas externa e interna e ajudam a definir o melhor plano longitudinal para a realização da análise com o Doppler espectral (Vídeo 26.1). Quando as imagens ultrassonográficas transversais mostram doença aterosclerótica oclusiva, a percentagem do "diâmetro da estenose" ou "área de estenose" pode ser calculada diretamente usando-se um marcador eletrônico de medida e programas de algoritmos analíticos disponíveis na maioria dos equipamentos dúplex.

Após as imagens transversais, são obtidas imagens longitudinais das artérias carótidas. O plano de exame necessário para se obter ótimas imagens longitudinais é determinado pela trajetória do vaso mostrada pelo exame transversal. Em alguns pacientes, a orientação longitudinal ótima é quase coronal, enquanto, em outros, ela é quase sagital. Na maioria dos casos, o melhor plano para o exame é o oblíquo, entre sagital e coronal. Em aproximadamente 60% dos pacientes, pode-se obter imagens dos dois vasos acima da bifurcação carotídea e da ACC, no mesmo plano (Fig. 26.3); no restante, obtém-se a imagem de apenas um dos vasos no mesmo plano da ACC. São feitas imagens para demonstrar a relação de ambos os ramos da bifurcação carotídea e para visibilizar a doença da placa, medindo-se sua extensão cefalocaudal. Diversas características anatômicas diferenciam a ACI da ACE. Em alguns estudos anatômicos,

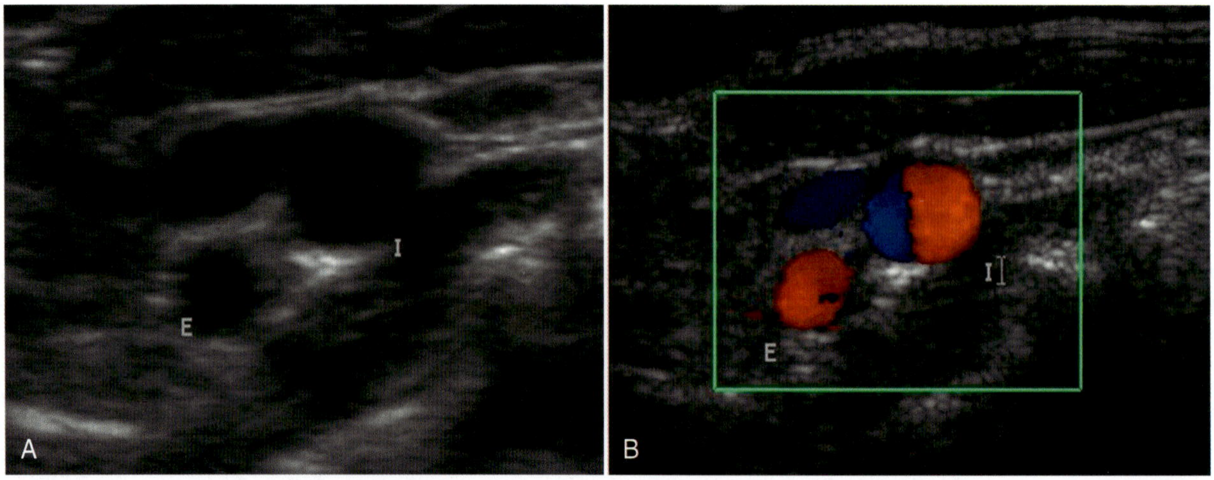

FIG. 26.2 Anatomia ultrassonográfica das carótidas. (A) Imagem transversal da artéria carótida interna (*I*) e da artéria carótida externa (*E*). A artéria carótida interna é maior e mais lateral em relação à artéria carótida externa. **(B)** Imagem de Doppler colorido da artéria carótida interna esquerda (*I*) e a artéria carótida externa (*E*). Observe a separação normal do fluxo colorido na artéria carótida interna.

aproximadamente em 95% dos pacientes, a ACI é posterior e lateral à ACE. Entretanto, isso pode variar e a ACI pode ser medial à ACE em 3% a 9% das pessoas.[15] A ACI frequentemente apresenta uma região de dilatação ampular imediatamente após a sua origem e geralmente é mais calibrosa que a ACE.

Uma característica confiável da ACE é a presença de **ramos vasculares** (Fig. 26.4A). Um método útil para identificar a ACE é a percussão da artéria temporal superficial ipsilateral na área pré--auricular, a **percussão temporal**. As pulsações são transmitidas de volta para a ACE, na qual elas causam aspecto **serrilhado**, na onda espectral (Fig. 26.4B). Embora a percussão auxilie na identificação da ACE, esta deflexão pode ser transmitida para a ACC e até mesmo para a ACI, em raros casos.

A **artéria tireóidea superior** é frequentemente o primeiro ramo da ACE visível depois da bifurcação da ACC. Ocasionalmente, um ramo da artéria tireóidea superior aberrante se origina da porção distal da ACC. A ACI geralmente não contém ramos no pescoço, apesar de raramente dar origem à artéria faríngea ascendente, occipital, facial, laríngea ou meníngea. Uma porção considerável da ACI é visível em alguns pacientes, mas, em outros, só a sua origem é acessível. Muito raramente, a bifurcação não é totalmente visível.[28] Raramente, a ACI pode ser hipoplásica ou congenitamente ausente.[30,31]

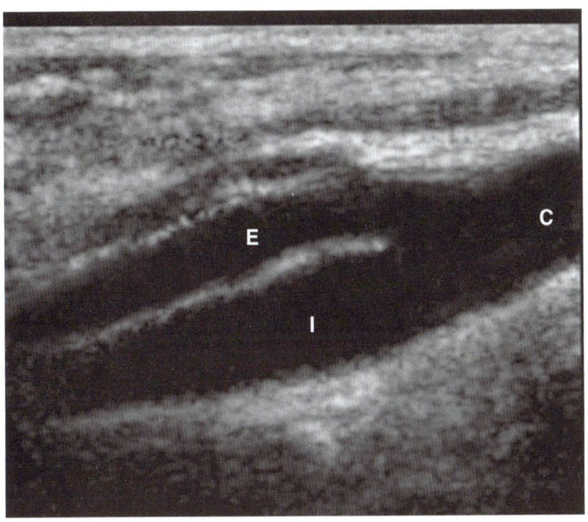

FIG. 26.3 Bifurcação carotídea. Imagem longitudinal mostrando a artéria carótida comum (*C*); a artéria carótida externa (*E*); e a artéria carótida interna, que é maior e posterior (*I*).

INTERPRETAÇÃO DO EXAME ULTRASSONOGRÁFICO CAROTÍDEO

Cada observação do exame ultrassonográfico carotídeo é valiosa na determinação final da presença e extensão de doença. Na maioria dos casos, as imagens e avaliações da ultrassonografia em escala de cinza, Doppler colorido e *power* Doppler mostrarão concordância. Entretanto, quando existem discrepâncias entre as imagens do ultrassom com Doppler e as medidas das velocidades, devem ser feitas todas as tentativas para descobrir o motivo dessa discordância. Quanto maior for o grau de concordância entre as imagens ultrassonográficas e o estudo com Doppler, maior a confiança no diagnóstico. Em geral, as imagens da ultrassonografia na escala de cinza e o Doppler colorido ou *power* Doppler são melhores para demonstrar e quantificar a presença de estenoses de baixo grau, enquanto a doença oclusiva de alto grau é melhor definida pela análise do Doppler espectral. Para a caracterização da **placa**, deve-se fazer a avaliação apenas na ultrassonografia na escala de cinza, sem o Doppler colorido ou *power* Doppler.

Inspeção Visual das Imagens na Escala de Cinza

Espessura da Parede do Vaso e Espessamento das camadas média e íntima

Cortes longitudinais das camadas dos segmentos carotídeos normais apresentam **duas linhas ecogênicas quase paralelas**, separadas por uma região hipoecoica a anecoica (Fig. 26.5). O primeiro eco, na divisa da luz do vaso, representa a interface luz-íntima; o segundo eco é causado pela interface média-adventícia. A camada média é a zona anecoica/hipoecoica entre as linhas ecogênicas. A distância entre essas linhas representa a espessura combinada da **média e íntima (complexo M-I)**. Mede-se a parede mais distal da ACC. Muitos estudiosos consideram que a **espessura das camadas média e íntima** (EMI) é um marcador de doença aterosclerótica em *todo* o sistema arterial,

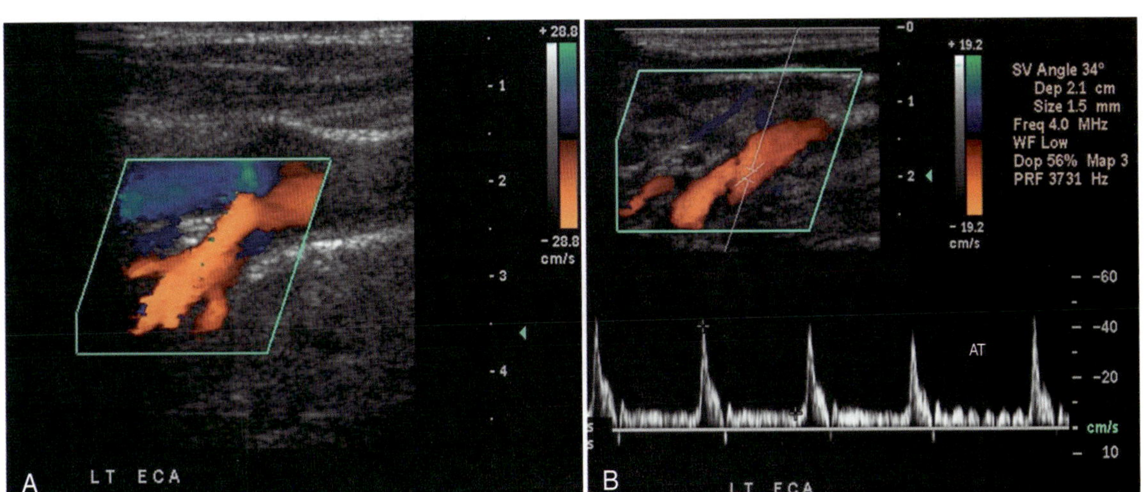

FIG. 26.4 Artéria carótida externa (ACE) normal. (A) Ultrassonografia com Doppler colorido da bifurcação demonstrando duas pequenas artérias se originando da ACE. **(B)** Doppler espectral da ACE mostrando o distúrbio de fluxo esperado (dente de serra) devido à percussão da artéria temporal (*AT*). LT ECA = artéria carótida externa esquerda.

e não apenas no sistema cerebrovascular.[32,33] Alguns acreditam que uma espessura do complexo M-I maior do que 0,8 mm é anormal e pode representar as primeiras alterações da doença aterosclerótica. Entretanto, como a espessura M-I aumenta com a idade, os valores absolutos da EMI em determinada pessoa podem não ser um indicador confiável de fator de risco aterosclerótico[34] (Fig. 26.6).

A EMI da artéria carótida é um indicador independente de novos eventos cardiovasculares em pessoas sem história pregressa de doença cardiovascular.[35] Diversos estudos suportam o relacionamento entre a EMI e um risco aumentado de infarto do miocárdio ou AVC em populações de pacientes assintomáticos.[19,36-43]

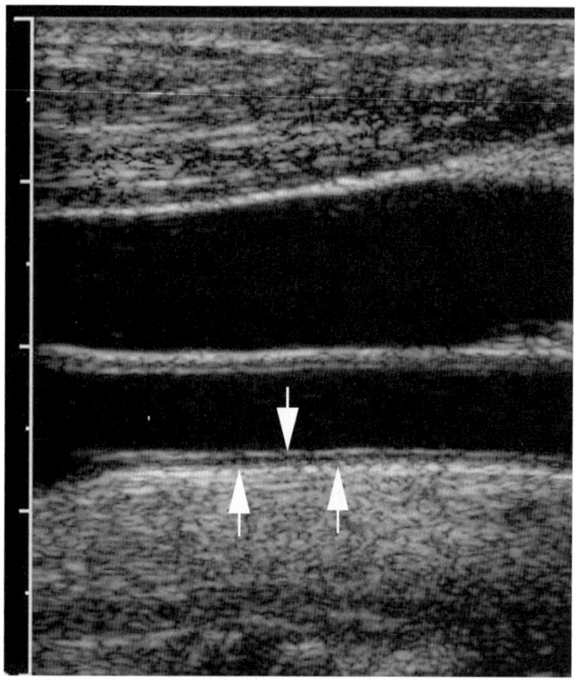

FIG. 26.5 Complexo média-íntima (M-I) normal da artéria carótida comum. O complexo M-I (*setas*) é observado na artéria carótida comum esquerda.

A avaliação da EMI tem sido indicada como uma maneira de avaliar a eficácia de intervenções clínicas para reduzir a progressão da espessura M-I ou até mesmo reverter a progressão do espessamento na parede carotídea. Contudo, por causa das preocupações quanto ao impacto mínimo na previsão de modelos e dificuldades na padronização de técnica de medição, o American College of Cardiology/American Heart Association (ACC/AHA) Guideline, de 2013, sobre a Avaliação do Risco Cardiovascular, não recomenda a determinação da EMI da artéria carótida.[44]

Caracterização da Placa

As **placas ateromatosas carotídeas** devem ser avaliadas cuidadosamente para determinar extensão, localização, contorno de sua superfície e textura, assim como avaliar o grau de estenose.[45] A placa deve ser mapeada e avaliada, tanto no plano sagital quanto no transversal.[46] O **embolismo**, e não a estenose que diminui o fluxo sanguíneo, é a causa mais comum de AIT; menos de metade dos pacientes com AIT confirmada tem estenose hemodinamicamente significativa. É importante identificar lesões ateroscleróticas de baixo grau de estenose que podem apresentar hemorragia ou ulceração e que podem servir como fonte de êmbolos que causam tanto a AIT quanto AVC.[1] Polak et al.[47] demonstraram que a placa é um fator de risco independente do AVC. Cerca de 50% a 70% dos pacientes com sintomas de AVC hemisférico apresentam placa hemorrágica ou ulcerada. A análise da placa de pacientes submetidos a EAC indicou que a hemorragia intraplaca é um fator importante no desenvolvimento de sintomas neurológicos.[48-55] No entanto, há controvérsias sobre a relação entre a morfologia ultrassonográfica da placa e o início dos sintomas.

Atualmente, existem lacunas substanciais no conhecimento dos mecanismos envolvidos na **ruptura da placa aterosclerótica** e isso é uma barreira crítica para o desenvolvimento de metodologias para a prevenção do infarto do miocárdio e do AVC. Infarto do miocárdio e AVC, complicações da aterosclerose, são as causas mais comuns de morte em países desenvolvidos e são causadas pela ruptura baseada na inflamação das placas ateroscleróticas. Placas estáveis são caracterizadas por um cerne necrótico recoberto por uma capa fibrosa composta por células de músculo liso vasculares em uma matriz rica

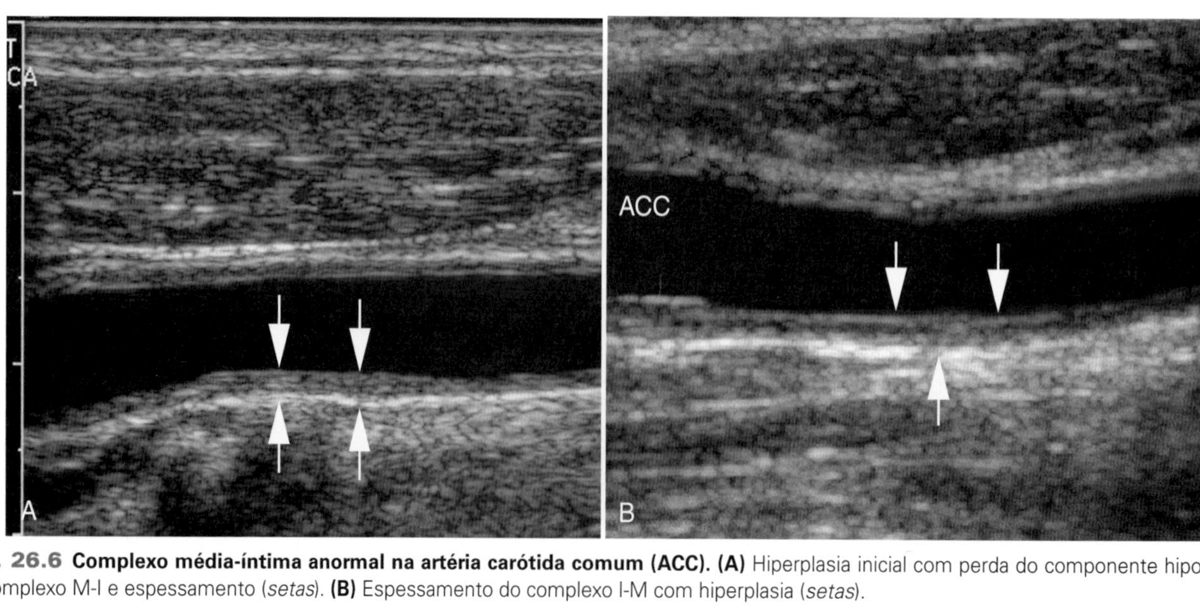

FIG. 26.6 Complexo média-íntima anormal na artéria carótida comum (ACC). (A) Hiperplasia inicial com perda do componente hipoecoico do complexo M-I e espessamento (*setas*). **(B)** Espessamento do complexo I-M com hiperplasia (*setas*).

em colágeno.[56,57] Em **placas vulneráveis/rompidas**, a capa fibrosa se apresenta adelgaçada, exibindo menos células de músculo liso vasculares, diminuição de colágeno e aumento de células inflamatórias.

A **placa heterogênea** foi sugerida como instável e vulnerável, em contraste com a placa homogênea. Já foi sugerido que fatores ambientais e toxinas causem padrões anormais de fluxo, prejudicando a estrutura interna dos vasos.[58] Isso pode levar à proliferação intimal e potencial isquemia da parede, e à degradação do *vasa vasorum*.[58] Como os *vasa vasorum* não têm camada média correm risco de ruptura, talvez levando, em parte, à hemorragia intraplaca.[58] Outros sugeriram que a etiologia por infecção bacteriana seria responsável pela angiogênese inflamatória.[58]

Recentemente, diversos grupos demonstraram que os microRNA desempenham papel fundamental no desenvolvimento e adelgaçamento da **capa fibrosa**.[59-69] Os **microRNA** são uma classe de RNA não codificantes (ncRNA), com aproximadamente 21 nucleotídeos no comprimento, e são efetores potentes da expressão gênica, atuando por meio de ligação ao RNA mensageiro e inibindo a tradução de proteína. Estão descobrindo o papel do ncRNA nas doenças cardiovasculares, incluindo os microRNA (miRNA) e sua inibição pelos RNA circulares (circRNA). O microRNA-221 e o microRNAs-222 (miR-221/miR-222) são pequenos ncRNA que inibem a expressão do inibidor de quinase dependente de ciclinap 27^{Kip1}, promovendo a proliferação de músculo liso vascular e espessamento intimal. Bazan et al. demonstraram recentemente um importante papel para a regulação negativa do miR-221/222 na região das placas carotídeas logo após a ruptura[70] através do aumento de $p27^{Kip1}$ e propuseram que o volume das células de músculo liso vascular é perdido, provocando o afinamento intimal.

Sistema de Classificação Ultrassonográfico da Placa

A textura da placa é geralmente classificada como homogênea ou heterogênea.[14,38,41,45,46,48-50,71-75] A avaliação precisa da placa só pode ser realizada utilizando a ultrassonografia em escala de cinza, sem

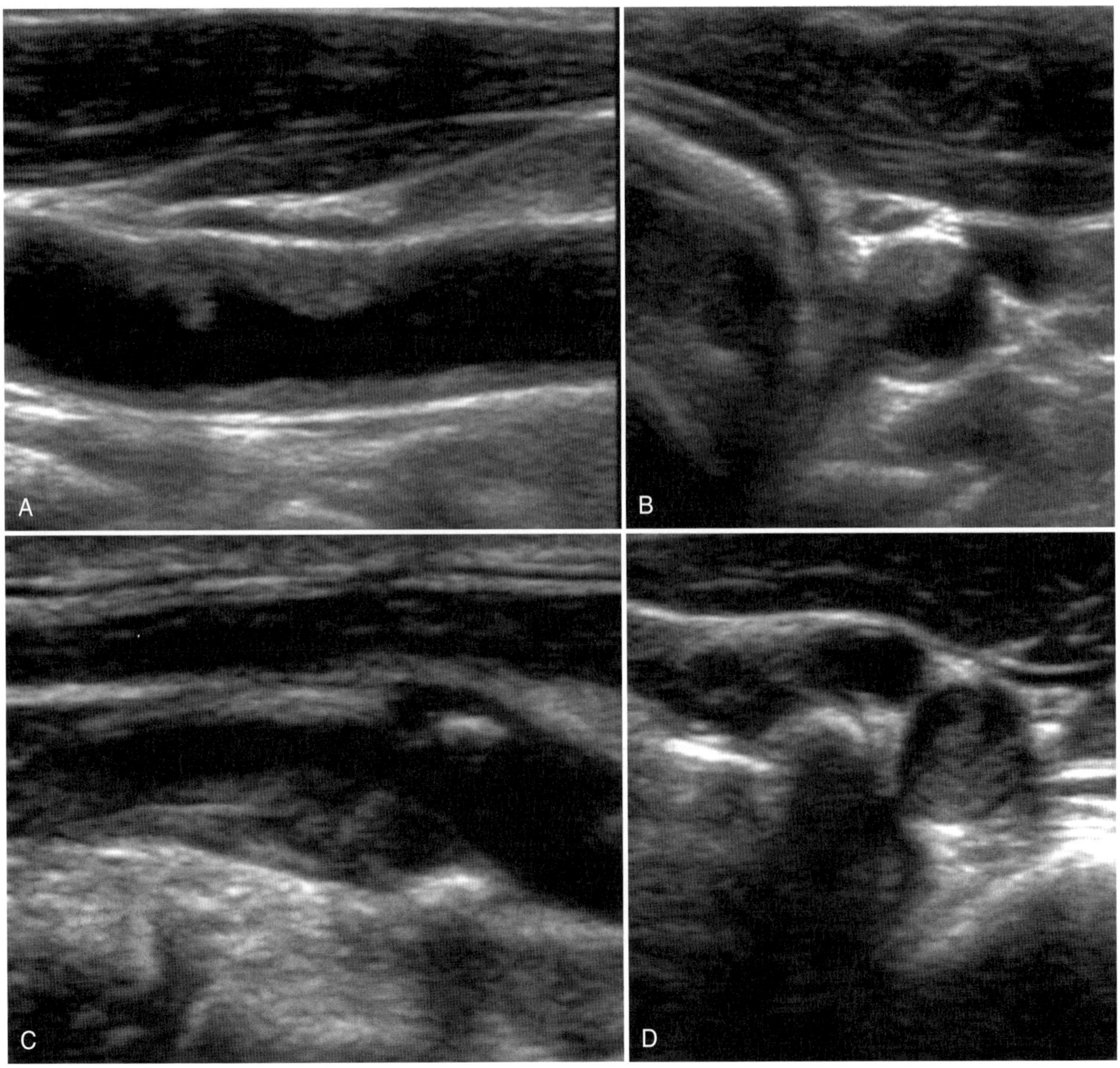

FIG. 26.7 Espectro dos padrões da placa homogênea. Imagens **(A)** sagital e **(B)** transversal mostrando uma placa homogênea na artéria carótida comum esquerda (tipo 4). Observe a uniformidade da ecotextura. Imagens **(C)** sagital e **(D)** transversal mostrando uma placa homogênea na porção proximal da artéria carótida interna esquerda (tipo 3). Observe a área hipoecoica focal na placa ocupando menos de 50% do seu volume.

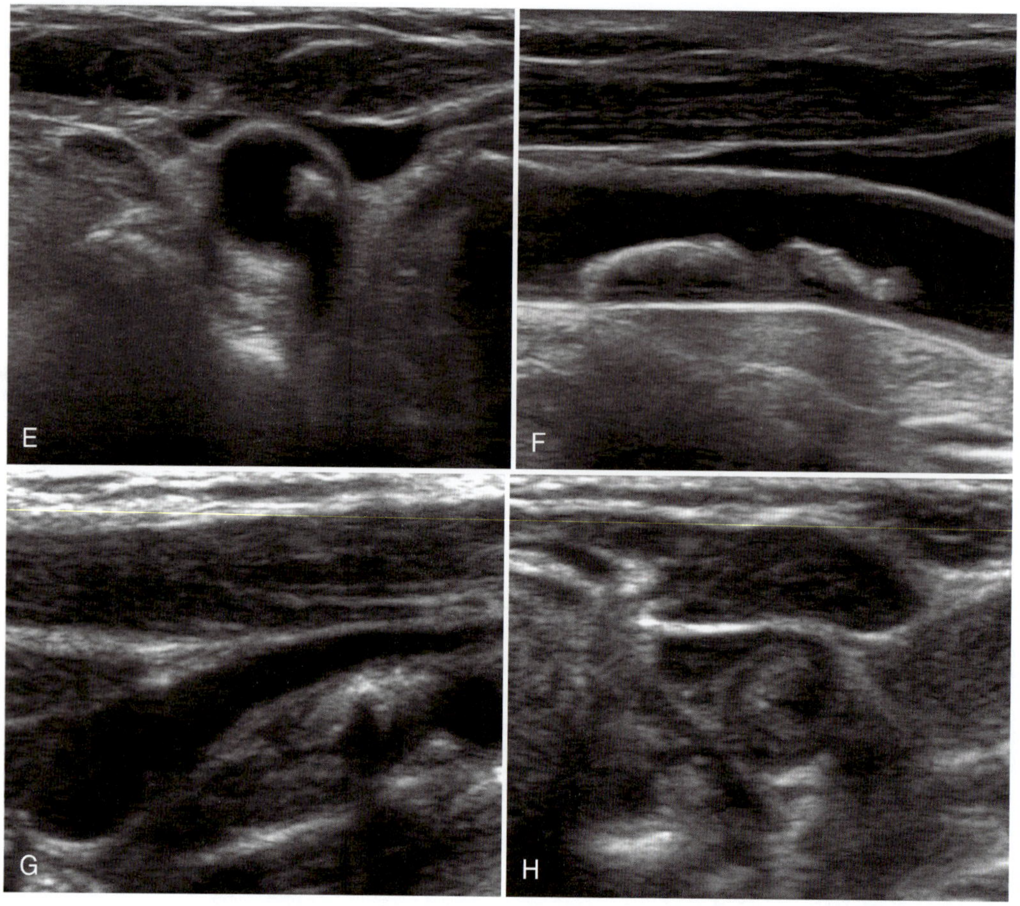

FIG. 26.7 *Cont.* **(E)** Imagens sagital e **(F)** transversal demonstram placa homogênea (tipo 3). Calcificações associadas observadas na imagem E obscurecem a uniformidade da placa. Imagens **(G)** sagital e **(H)** transversal demonstram placa homogênea (tipo 3) na bifurcação carotídea. As áreas sonolucentes são menores que 50% do volume da placa.

usar o Doppler colorido ou *power* Doppler. A placa deve ser avaliada tanto no plano sagital quanto no transversal.[46] Em geral, a **placa homogênea** apresenta um padrão ecogênico uniforme e uma superfície lisa (Fig. 26.7). Podem ser observadas áreas sonolucentes, mas elas representam menos de 50% do volume da placa. A textura acústica uniforme corresponde patologicamente a **tecido conjuntivo fibroso denso** (Vídeos 26.2 a 26.4). A **calcificação da placa** produz uma sombra acústica posterior, que é comum em indivíduos assintomáticos (Fig. 26.8, Vídeo 26.5). A placa **heterogênea** apresenta um padrão ecogênico mais complexo e contém uma ou mais áreas de sonolucência focal correspondendo a mais de 50% do volume da placa (Fig. 26.9, Vídeos 26.6 a 26.11). A placa heterogênea é caracterizada histopatologicamente por conter **hemorragia intraplaca** e depósitos de lipídeos, colesterol e material proteináceo.[15,73] A placa homogênea é mais frequentemente identificada do que a heterogênea, ocorrendo em 80% a 85% dos pacientes examinados.[47] A ultrassonografia determina de modo acurado se existe ou não hemorragia intraplaca (sensibilidade de 90% a 94%; especificidade de 75% a 88%).[48,54,73,76-80]

Algumas fontes sugerem a classificação da placa em quatro tipos. As placas dos **tipos 1 e 2**, equivalentes às placas heterogêneas e muito mais provavelmente associadas à hemorragia intraplaca e ulceração, são consideradas instáveis e sujeitas a aumentos súbitos em seu tamanho após hemorragia ou embolização.[14,46,74,81-84] As placas dos tipos 1 e 2 são encontradas, em geral, em pacientes sintomáticos com estenoses superiores a 70% de diâmetro. As placas dos **tipos 3 e 4** geralmente são compostas por tecido fibroso e calcificação. Esses tipos de placa são equivalentes às placas homogêneas. Elas geralmente são mais benignas e estáveis, tipicamente vistas em indivíduos assintomáticos (Fig. 26.8).

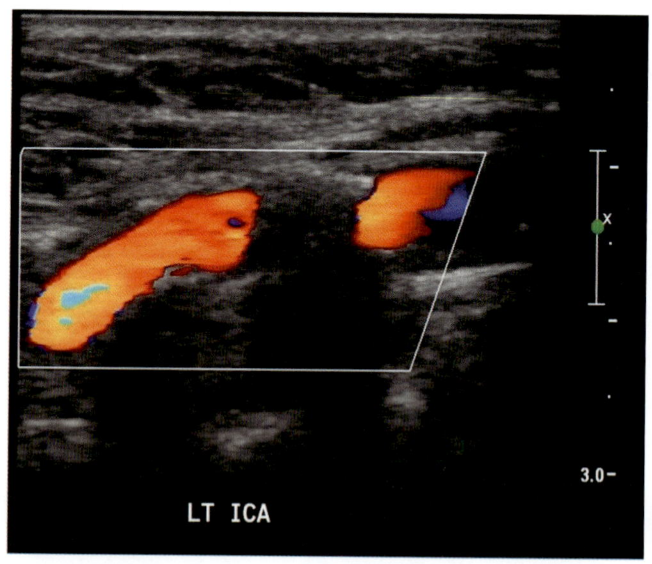

FIG. 26.8 Placa calcificada. Placa calcificada criando uma sombra que impede a caracterização da placa na artéria carótida interna esquerda.

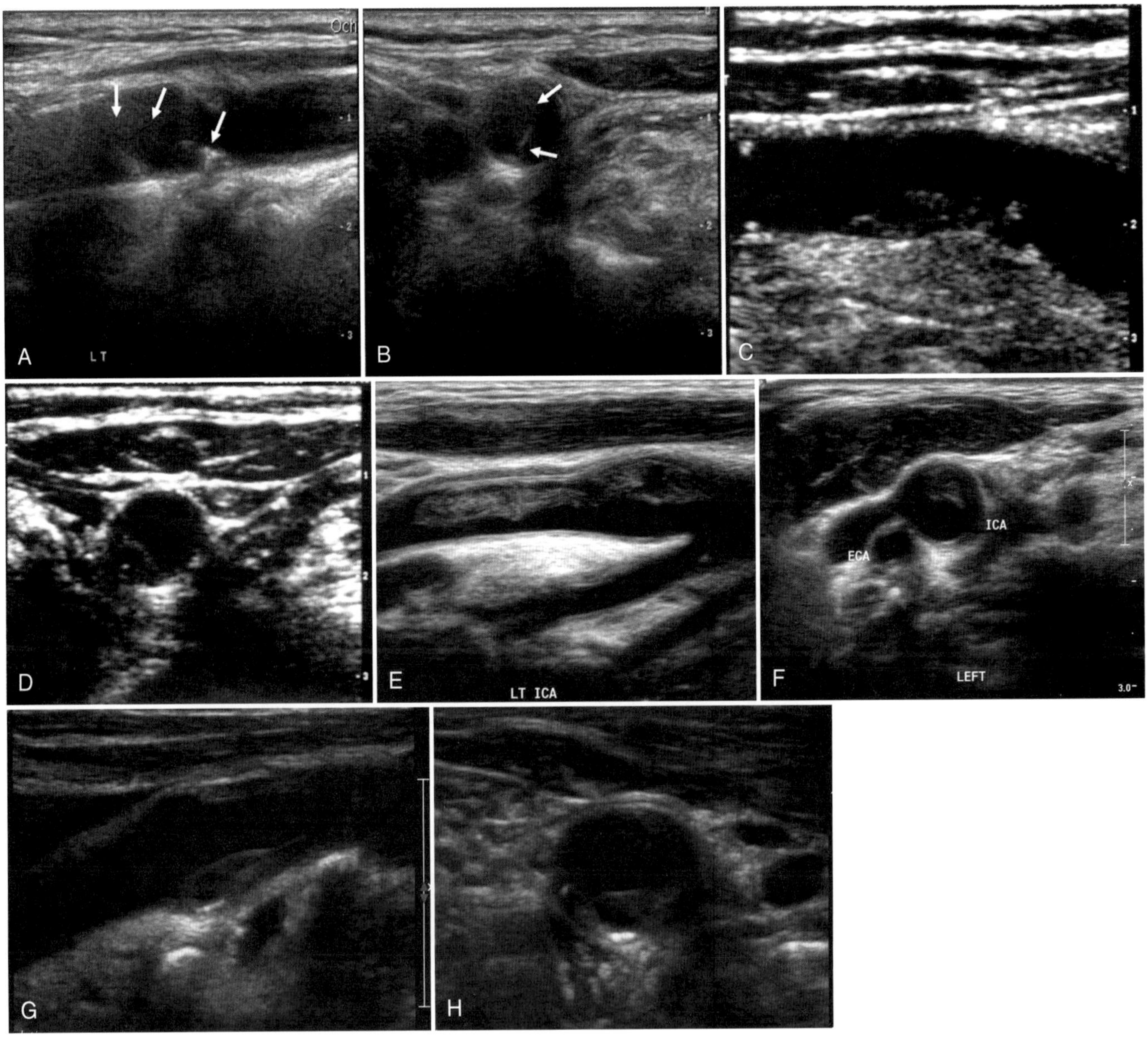

FIG. 26.9 Espectro dos padrões da placa heterogênea na artéria carótida interna (ACI). Imagens **(A)** sagital e **(B)** transversal mostrando placa (*setas*) completamente sonolucente, consistente com placa heterogênea (tipo 1). Observe a superfície regular da placa. Imagens **(C)** sagital e **(D)** transversal mostrando áreas focais sonolucentes na placa, ocupando mais de 50% do seu volume, correspondendo a uma placa heterogênea (tipo 2). Observe a superfície irregular da placa. **(E)** Imagem sagital demonstra placa heterogênea no bulbo da artéria carótida e placa homogênea na artéria carótida interna (tipo 2). **(F)** Imagem transversal demonstra placa heterogênea (tipo 2). Imagens **(G)** e **(H)** sagital e transversal demonstram sutis placas heterogêneas (tipo 2).

Tipos de Morfologia Ultrassonográfica das Placas

Tipo 1: Predominantemente ecolucente com uma fina camada ecogênica
Tipo 2: Substancialmente ecolucente com pequenas áreas de ecogenicidade (> 50% de sonolucência)
Tipo 3: Predominantemente ecogênica, com pequenas áreas de ecolucência (< 50% de sonolucência)
Tipo 4: Uniformemente ecogênica

Outros métodos estão sendo introduzidos para caracterizar as placas de uma maneira mais automática e reproduzível. Reiter et al.[85] desenvolveram um **nível mediano da escala de cinza** (MEC) para a ecolucência da placa após padronizarem e ajustarem as imagens no modo B. Eles obtiveram níveis MEC padronizados para pacientes assintomáticos com estenoses superiores a 30% e descobriram que a redução da ecolucência das placas carotídeas por um período de 6 a 9 meses é um fator preditivo de eventos cardiovasculares significativos, afetando as circulações coronariana, periférica e cerebrovascular. Entretanto, níveis absolutos de MEC não estavam associados a um risco específico.[85]

Ulceração da Placa

A ultrassonografia apresenta baixa sensibilidade (38%) e alta especificidade (92%) para avaliar ulceração da placa.[86] Entretanto, quando identificadas todas as placas ulceradas se encaixam no padrão heterogêneo.[46,81,87,88] Achados ultrassonográficos que sugerem **ulceração da placa** incluem depressão focal ou ruptura na superfície da placa, causando uma superfície irregular, ou uma área anecoica na placa que se estende para sua superfície sem um eco interveniente entre a luz do vaso e a região anecoica da placa. Estudos recentes sugerem que o Doppler colorido e o *power* Doppler) podem melhorar a identificação ultrassonográfica da ulceração da placa.[88] O Doppler colorido, o *power* Doppler e o B-*flow* (uma técnica patenteada de imagem de aquisição de imagens em tempo real não Doppler podem demonstrar lentos redemoinhos de cor em uma área anecoica na placa, sugestivos de ulceração[78,88] (Fig. 26.10). A demonstração desses vórtices de fluxo teve 94% de acurácia na previsão de placa ulcerada na cirurgia.[89] A ultrassonografia com contraste representa uma ferramenta promissora na caracterização da placa carotídea vulnerável com melhora na detecção de vascularização e ulceração intraplaca.[90-92]

Características Ultrassonográficas Sugestivas de Ulceração da Placa

Depressão focal ou ruptura na superfície da placa
Região anecoica intraplaca estendendo-se para a luz do vaso
Redemoinhos de cor intraplaca

Uma potencial armadilha no diagnóstico de ulceração da placa pode resultar de um artefato especular produzindo uma **pseudoulceração** na artéria carótida. Uma placa altamente reflexiva pode produzir um artefato de "fantasma" no Doppler colorido, simulando ulceração. Entretanto, a região colorida intraplaca pode ser reconhecida como sendo um artefato, visto que a forma da onda espectral e a sombra colorida na pseudoulceração são de amplitude mais baixa, mas em todos os outros aspectos, idênticas àquelas na luz carotídea verdadeira.[93] Por outro lado, o traçado do Doppler pulsado nas **crateras da úlcera** mostra ondas atenuadas de baixa amplitude (Fig. 26.11).

Apesar de o diagnóstico de ulceração ser controverso, a capacidade de prever a hemorragia intraplaca com fidedignidade e suas implicações clínicas associadas enfatiza a importância da caracterização ultrassonográfica da placa. A existência de placa heterogênea e irregular deve ser assinalada por causa da associação de placa heterogênea e hemorragia intraplaca, mesmo quando a estenose é inferior a 50%, justifica terapia farmacológica. Atualmente, muitos estudiosos consideram placas heterogêneas como "vulneráveis", formas instáveis de placas que devem ter tratamento diferente das placas homogêneas, mais estáveis.[94] A caracterização da placa deve ser levada em conta quando se determina o tipo de tratamento a ser utilizado na intervenção carotídea. Angioplastia e a colocação de um *stent* na artéria carótida poderiam ser mais seguras se feitas em pacientes com placas homogêneas do que naqueles com placas heterogêneas.[94]

Avaliação da Estenose na Escala de Cinza

As medições do diâmetro carotídeo e de sua área de estenose devem ser feitas no plano transversal, perpendicular ao eixo longitudinal do vaso, utilizando-se US em escala de cinza, B-*flow* ou *power* Doppler[45] (Fig. 26.12, Vídeos 26.12 e 26.13.) As medições feitas nas imagens longitudinais podem superestimar ou subestimar a gravidade da estenose devido ao "volume" parcial em uma placa excêntrica. A porcentagem do diâmetro da estenose e a porcentagem da área de estenose não apresentam sempre uma relação linear. As estenoses assimétricas são avaliadas, de forma mais adequada, com as medições da "porcentagem de estenose",[45] embora sejam frequentemente demoradas e tecnicamente difíceis. A extensão cefalocaudal e o comprimento devem ser anotados, assim como a existência de **placas sequenciais *(tandem)***. Recentemente, a US tridimensional foi utilizada para medir o volume da placa com boa variabilidade intraobservador e interobservador, assim como a caracterização da placa.[95,96]

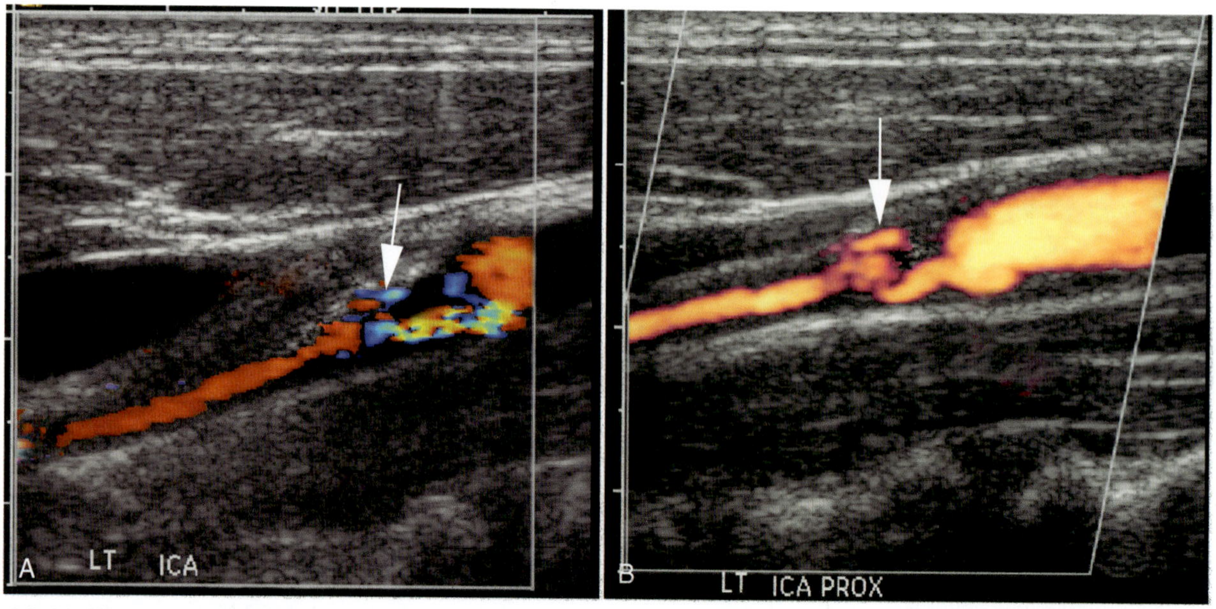

FIG. 26.10 Ulceração na placa. Imagens longitudinais no **(A)** Doppler colorido e **(B)** *power* Doppler mostram fluxo sanguíneo (*seta*) na placa hipoecoica ulcerada. LT ICA = artéria carótida interna esquerda.

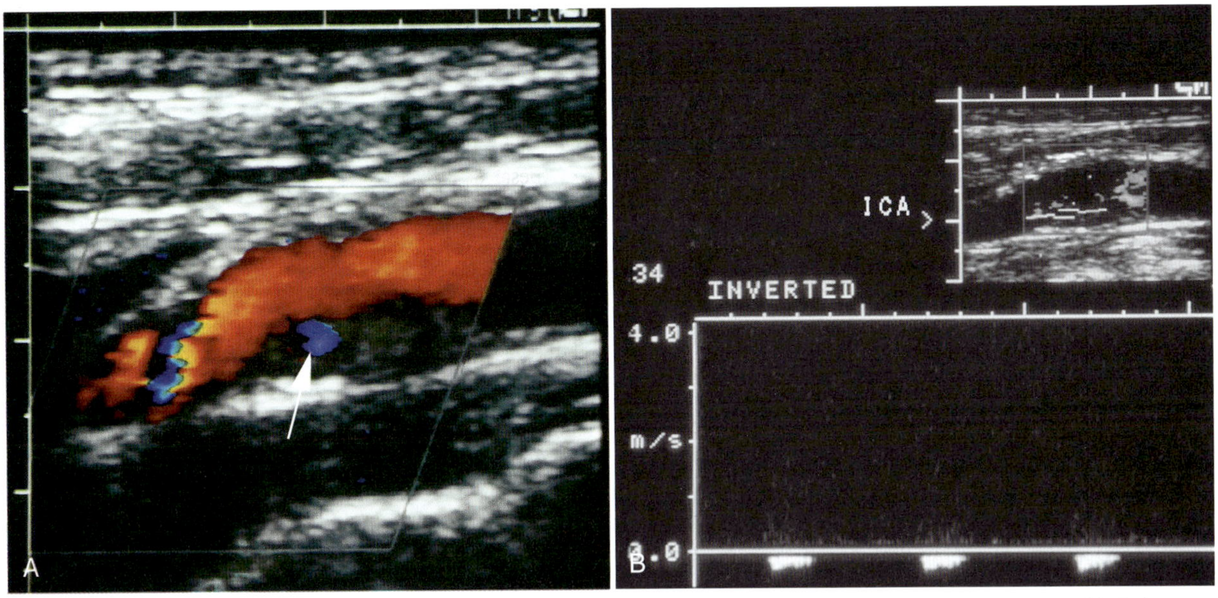

FIG. 26.11 Ulceração na placa e fluxo anormal. (A) Imagem longitudinal da porção proximal da artéria carótida interna (ACI) direita mostrando a presença de uma placa heterogênea com uma área associada de turbilhonamento de fluxo reverso de baixa velocidade em uma úlcera (*seta*). **(B)** Ondas do Doppler pulsado nesta cratera da úlcera demonstra fluxo reverso diminuído, de baixa velocidade, que não é característico na luz do vaso principal da ACI. ICA = artéria carótida interna; INVERTED = invertido.

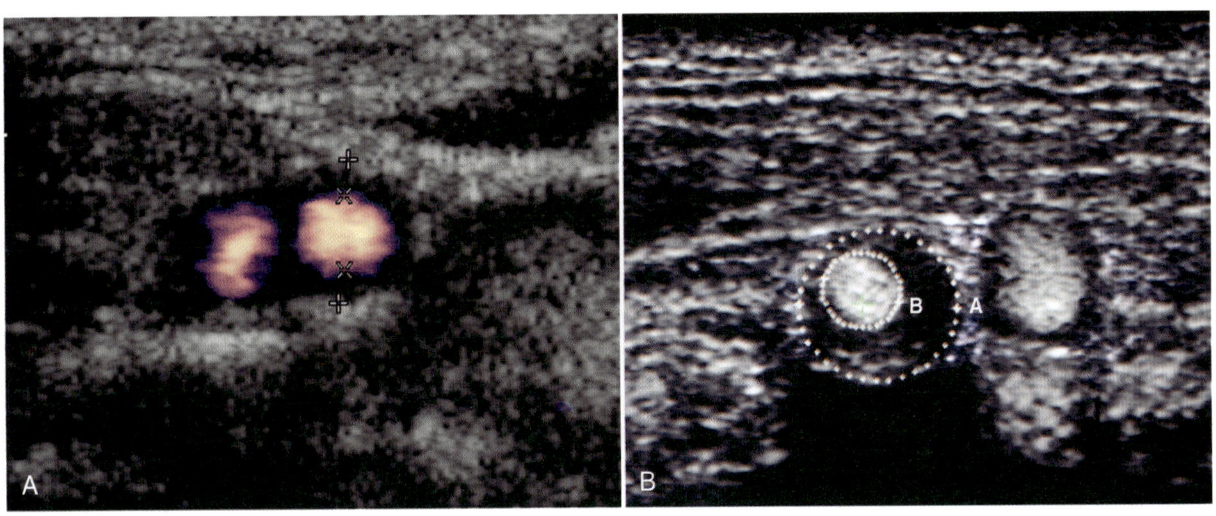

FIG. 26.12 Medição do diâmetro da artéria carótida. (A) Imagem transversal no *power* Doppler mostra uma estenose com menos de 50% de diâmetro (*cursores*). **(B)** Imagem transversal do fluxo em modo B da bifurcação carotídea direita mostra a medição da estenose (*B*) em uma área da artéria carótida interna (ACI). *A*, área externa da ACI.

Conforme a gravidade da estenose aumenta, a qualidade da imagem em tempo real diminui.[93,97] Diversos fatores não contribuem para uma avaliação bem-sucedida da estenose de alto grau. A calcificação e a irregularidade da placa produzem sombras que escondem a luz do vaso. A placa heterogênea geralmente apresenta propriedades acústicas semelhantes à do sangue, produzindo placas ou trombos anecoicos que são quase invisíveis nas imagens na escala de cinza. Nos casos mais extremos, os vasos podem não apresentar placas visíveis, apesar de estarem ocluídos (Fig. 26.9E e F). A ultrassonografia com Doppler colorido identifica prontamente esses fenômenos. Por esses motivos, a ultrassonografia na escala de cinza é mais indicada para a avaliação de lesões não limitantes e não para quantificar estenoses de alto grau, que são melhor avaliadas pela análise espectral.[98,99] Os achados da ultrassonografia na escala de cinza e a análise com Doppler espectral devem ser integrados e correlacionados para uma avaliação ultrassonográfica completa das artérias carótidas (Vídeo 26.14).

Provavelmente, é desnecessário realizar uma avaliação quantitativa da placa. Por outro lado, uma avaliação **qualitativa** de toda a placa deve ser feita e comparada aos achados do Doppler espectral para garantir a precisão da graduação da estenose. Um desacordo entre a avaliação qualitativa das partes da placa e os achados ao Doppler espectral deve alertar o examinador para um possível erro técnico. Se não puder ser resolvido, deve-se considerar uma avaliação com ATC ou ARM.

Análise do Doppler Espectral

O **Doppler espectral** é um gráfico quantitativo das velocidades e direções das hemácias em movimento presentes no volume de amostra do cursor. O Doppler espectral representa as velocidades no eixo *y* e o tempo no eixo *x*. Por convenção, o fluxo na direção do transdutor é representado acima da linha de base de velocidade zero, enquanto fluxo que se afasta do transdutor está representado abaixo. A fim de facilitar a interpretação, os espectros que se projetam abaixo da linha de base são geralmente invertidos e colocados acima da linha de base, mantendo-se em mente a verdadeira direção do fluxo no vaso sanguíneo. A amplitude de cada componente da velocidade (número de hemácias com cada componente de velocidade) é usada para modular o brilho dos traçados. Isso também é conhecido **como gráfico da velocidade na escala de cinza**. Em um segmento carotídeo normal, o espectro de frequência é estreito na sístole, e um pouco mais amplo na fase inicial e final da diástole (Vídeos 26.15 a 25.18). Em geral, existe uma zona preta entre a linha espectral e a linha de base chamada de **janela espectral**[100,101] (Fig. 26.13).

Os ramos da ACI e ACE da ACC apresentam ondas espectrais distintas (Fig. 26.14). A **artéria carótida externa** supre o leito vascular de alta resistência da musculatura da face e, portanto, seu fluxo se assemelha ao das outras artérias periféricas. A velocidade de fluxo aumenta rapidamente na sístole e cai rapidamente na diástole, aproximando-se de zero ou transitoriamente revertendo sua direção. A **artéria carótida interna** supre os vasos de baixa resistência da circulação cerebral, demonstrando fluxo semelhante ao dos vasos que suprem outros órgãos com alto fluxo sanguíneo, como fígado, rins e placenta. A característica comum entre todas ondas arteriais de baixa resistência é que uma grande quantidade do fluxo anterógrado continua durante a diástole (Vídeos 26.15 a 26.17). A onda de fluxo

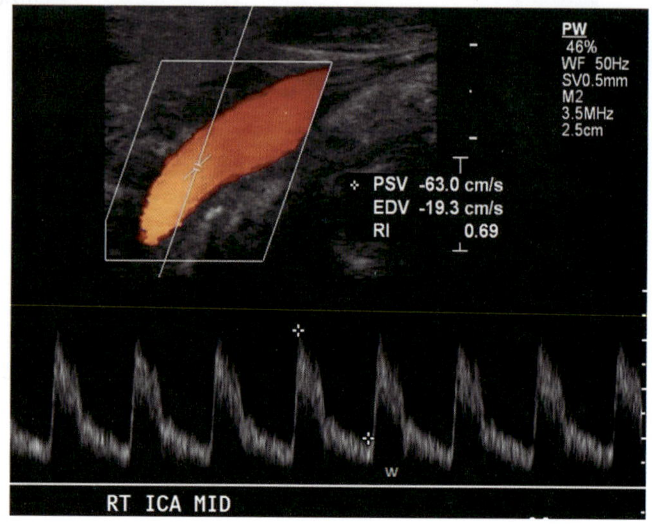

FIG. 26.13 Onda normal da artéria carótida interna (ACI). Onda de baixa resistência normal da ACI com janela espectral clara indicando a ausência de alargamento espectral.

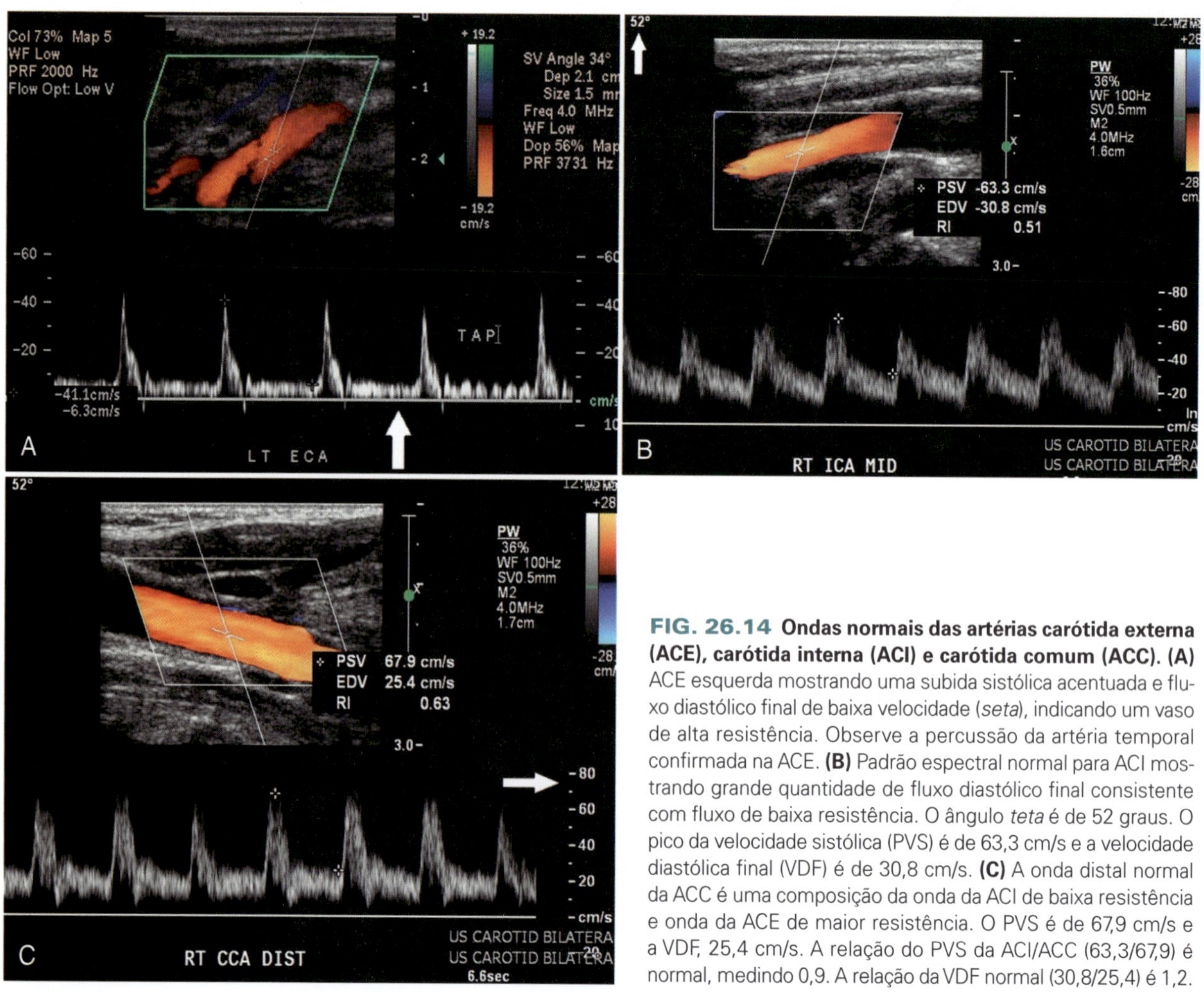

FIG. 26.14 Ondas normais das artérias carótida externa (ACE), carótida interna (ACI) e carótida comum (ACC). (A) ACE esquerda mostrando uma subida sistólica acentuada e fluxo diastólico final de baixa velocidade (*seta*), indicando um vaso de alta resistência. Observe a percussão da artéria temporal confirmada na ACE. **(B)** Padrão espectral normal para ACI mostrando grande quantidade de fluxo diastólico final consistente com fluxo de baixa resistência. O ângulo *teta* é de 52 graus. O pico da velocidade sistólica (PVS) é de 63,3 cm/s e a velocidade diastólica final (VDF) é de 30,8 cm/s. **(C)** A onda distal normal da ACC é uma composição da onda da ACI de baixa resistência e onda da ACE de maior resistência. O PVS é de 67,9 cm/s e a VDF, 25,4 cm/s. A relação do PVS da ACI/ACC (63,3/67,9) é normal, medindo 0,9. A relação da VDF normal (30,8/25,4) é 1,2.

da ACC é uma composição das ondas das carótidas interna e externa; mais frequentemente, o padrão de fluxo da ACC se assemelha mais com o da ACI e o fluxo diastólico é geralmente acima da linha de base (Vídeo 26.18). Aproximadamente 80% do sangue da ACC vão para a ACI em direção ao cérebro, enquanto 20% vão para a ACE em direção à musculatura da cabeça. Uma redução relativa do fluxo da ACE resulta em uma amplitude menor da onda na escala de cinza do que na ACI ou ACC.[15]

Exame-padrão

Atualmente, todos os aparelhos de ultrassom avançados oferecem Doppler colorido e *power* Doppler, assim como a escala de cinza e o Doppler pulsado para o exame do segmento cervical das artérias carótidas (Vídeo 26.19). Uma avaliação rápida com o Doppler colorido permite a detecção de padrões anormais de fluxo, permitindo que o volume de amostra do Doppler pulsátil seja colocado nessas áreas anormais, especialmente, as com **jatos de alta velocidade** (Vídeo 26.20). Estes estão localizados na região da estenose de alto grau e imediatamente distal a ela (Figs. 26.15 e 26.16). Nos casos em que as imagens da escala de cinza, Doppler colorido e *power* Doppler, de um segmento carotídeo, são normais, apenas os traçados espectrais representativos da ACC, ACI e ACE são necessários para completar o exame.

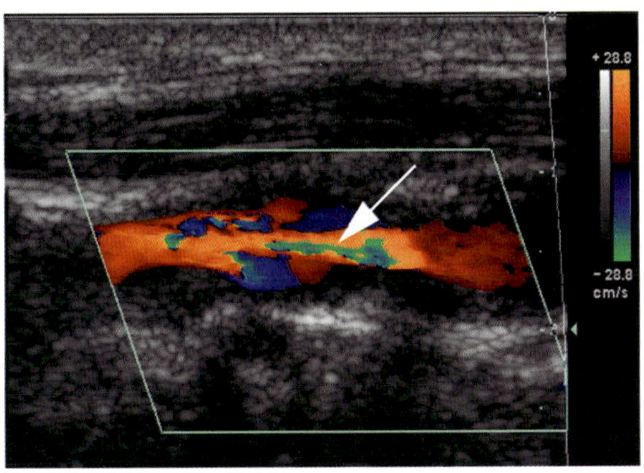

FIG. 26.15 Jato no Doppler colorido. Jato de alta velocidade (*seta*) ou *aliasing* de cor demonstrando a área de maior velocidade na região de estenose.

O exame de Doppler espectral-padrão consiste em traçados obtidos na ACC proximal e distal, no bulbo carotídeo e na ACE proximal; na ACI, devemos ter traçados nos segmentos proximal, médio e distal e um traçado representativo da artéria vertebral. As velocidades normais são maiores na ACC proximal e menores na porção distal desse vaso; as velocidades normais na ACI tendem a aumentar da porção proximal para a distal. Além disso, as velocidades do fluxo sanguíneo são obtidas imediatamente proximais a regiões visíveis de estenose máxima, nelas e imediatamente distal a elas, a intervalos de 1 cm distal à placa observada, o mais cefalicamente possível. Colocando-se o ângulo do cursor do Doppler paralelamente à parede do vaso, determina-se o ângulo *teta* utilizado para converter informações de frequência em valores de velocidade (Fig. 26.14B). O **ângulo *teta* do Doppler** é definido como o ângulo entre a linha do sinal do transdutor do Doppler e a direção do fluxo sanguíneo. O ângulo *teta* ideal é de 0 grau, já que o cosseno desse ângulo é igual a 1, resultando nas maiores mudanças de frequências detectáveis. Como esse ângulo é dificilmente alcançado na prática clínica, uma variação de ângulos que vai de 30 a 60 graus é considerada aceitável para a análise espectral carotídea.

Determinadas escolas de ultrassonografia usam uma técnica na qual o ângulo do Doppler é fixado em 60 graus e o transdutor é inclinado de um lado para o outro, mantendo-se paralelo ao vaso para a análise com o Doppler espectral. Em nossa experiência, geralmente não é possível otimizar a colocação do cursor na metade do vaso usando essa técnica em vasos tortuosos. Portanto, nossa técnica envolve a seleção do local para análise espectral que fique paralela à parede do vaso naquele ponto, nos certificando de que o ângulo do Doppler não exceda 60 graus. Apesar de se poder usar qualquer uma dessas técnicas, os resultados obtidos usando metodologias diferentes podem ter velocidades diferentes. Assim, se a primeira técnica for usada, deve-se esperar um conjunto diferente de velocidades em comparação com a segunda técnica. Esse é um dos fatores responsáveis pelos diferentes critérios de velocidade espectral utilizados em diferentes laboratórios (Fig. 26.16). Quando o ângulo *teta* exceder 60 a 70 graus, a exatidão da medição de velocidade diminui consideravelmente (Fig. 26.17), ao ponto de não se detectar velocidade no ângulo *teta* de 90 graus. Toda a extensão da ACC e da ACI deve ser avaliada, mantendo-se um **ângulo *teta* adequado** entre o transdutor e o vaso, durante todo

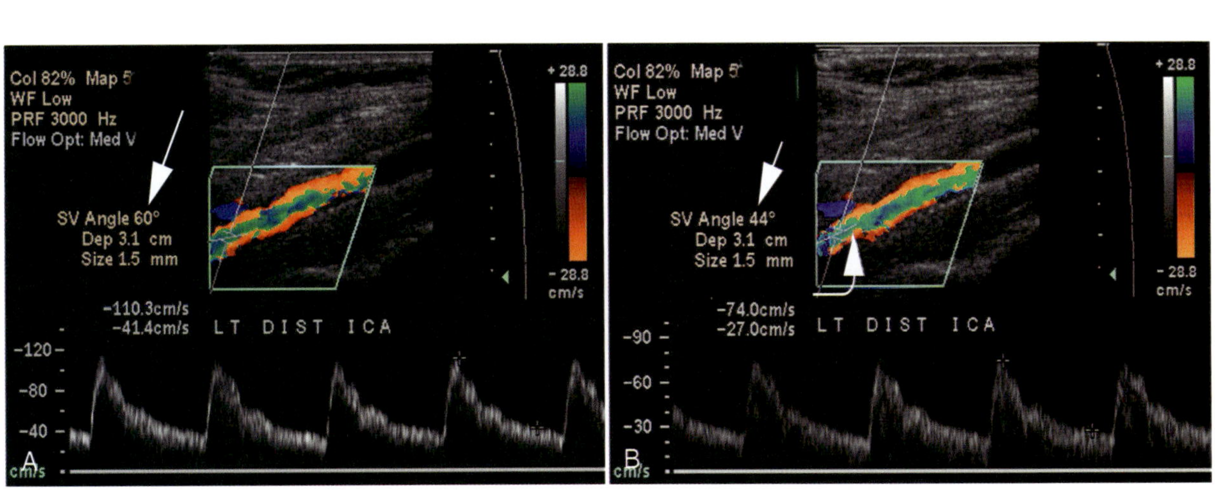

FIG. 26.16 Medição do ângulo *teta* do Doppler. (A) A velocidade obtida na porção distal da artéria carótida interna com um ângulo *teta* de 60 graus é maior que a obtida com um ângulo de 44 graus (*seta*). **(B)** Entretanto, o ângulo da amostra não é paralelo à parede do vaso a um ângulo de 60 graus. Repare no *aliasing* colorido central na região de maior velocidade (*seta curva*).

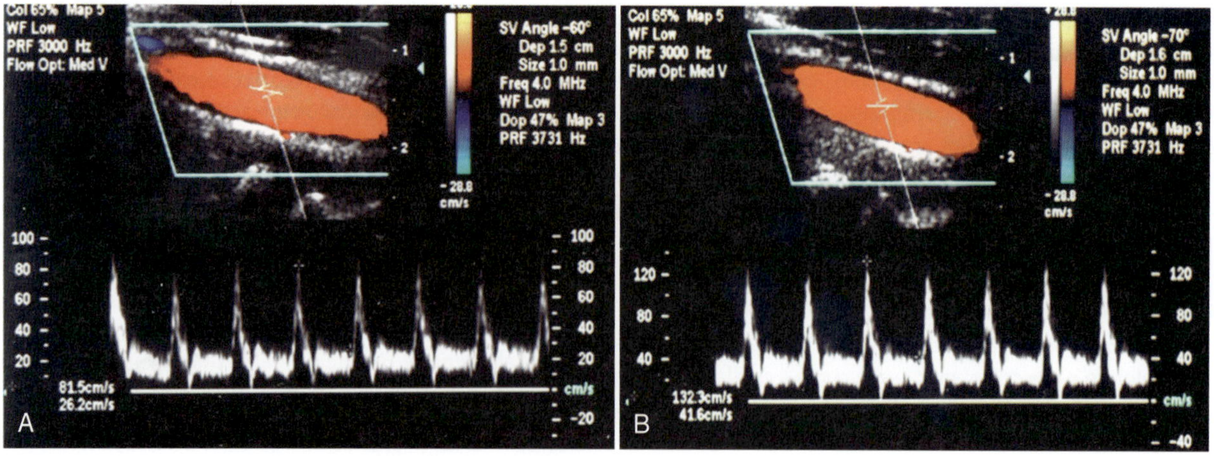

FIG. 26.17 Ângulo *teta* do Doppler incorreto. A velocidade obtida na artéria carótida interna (ACI) com um ângulo *teta* de 60 graus **(A)** é mais precisa que a velocidade obtida da mesma área da mesma ACI com um ângulo de 70 graus **(B)**.

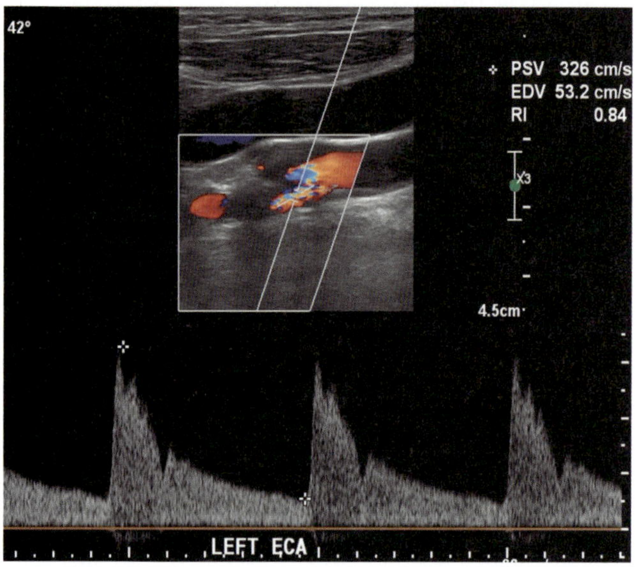

FIG. 26.18 Estenose de alto grau na artéria carótida externa (ACE). Velocidades elevadas e estreitamento visível. Presença de alargamento espectral. Também se pode ver o alargamento espectral no Doppler espectral colorido.

o exame, quando possível. Em geral, apenas a origem da ACE é avaliada porque a presença de placas oclusivas é menos comum nela do que na ACI, e poucas vezes clinicamente significativas. Deve-se registrar uma estenose da ACE porque ela pode ser responsável por um sopro preocupante na região cervical, quando a ACI estiver normal.[30]

Alargamento Espectral

Uma placa ateromatosa se projetando para a luz do vaso altera o fluxo suave, laminar e normal dos eritrócitos. As hemácias se movem com uma grande variedade de velocidade e, portanto, a linha espectral se torna mais larga, ocupando a janela espectral normalmente preta. Esse fenômeno, chamado de *alargamento espectral*, aumenta em proporção com a gravidade da estenose carotídea[102-104] (Fig. 26.18, Vídeo 26.21). Alguns aparelhos dúplex permitem que o radiologista meça a extensão da curva espectral entre as velocidades máxima e mínima (largura de banda) e, assim, quantifique o alargamento espectral. No entanto, a validade dessas medições ainda não foi determinada e mais estudos de correlação são necessários para documentar a relação entre os parâmetros de alargamento espectral quantitativo e um grau específico de estenose.[104] A maioria das tabelas não inclui mais a medida do alargamento espectral na avaliação da estenose carotídea. No entanto, um padrão visível de obliteração de uma porção da janela espectral, assim como a heterogeneidade do Doppler colorido (se não for quantitativo), é fator preditivo importante de gravidade da perturbação do fluxo.

Armadilhas na Interpretação

O **alargamento pseudoespectral** pode ser causado por fatores técnicos como, por exemplo, se for selecionado um padrão de ganho muito alto. Nesses casos, o pano de fundo em volta da onda espectral frequentemente contém ruídos. Sempre que se suspeitar de alargamento espectral, deve-se diminuir o ganho para ver se a janela espectral limpa. De maneira semelhante, o alargamento espectral causado pelo movimento da parede do vaso também pode ocorrer quando o volume da amostra do Doppler é muito grande ou este está posicionado muito próximo da parede do vaso. Diminuindo-se o volume da amostra e posicionando-o no centro do vaso, pode-se reduzir essa falha em potencial.

Padrões de alteração de fluxo podem ser normalmente encontrados em determinados locais do sistema carotídeo. Por exemplo, é normal encontrar alteração de fluxo nos locais de ramificação de vasos, como quando a ACC se divide em ACE e ACI.[105] Distúrbios de fluxo também ocorrem em locais com uma mudança súbita no diâmetro do vaso. Por exemplo, distúrbios de fluxo e ondas bizarras causados pela **alteração do fluxo** podem ser observados em um bulbo carotídeo normal, em que a ACC termina em uma área localizada de dilatação enquanto se divide em ACE e ACI[15] (Fig. 26.19).

A tendência para alargamento espectral aumenta em proporção direta à velocidade do fluxo de sangue. Por exemplo, pode-se observar alargamento espectral na ACE, em artérias vertebrais e nas ACC normais que suprem a circulação colateral de uma ACI contralateral ocluída. O aumento de velocidade também pode ser responsável pela alteração no fluxo, que algumas vezes é observado nas artérias carótidas intracranianas de atletas jovens com débito cardíaco normal ou em pacientes com débito cardíaco patologicamente aumentado. Ele também é observado nas artérias que suprem **fístulas e malformações arteriovenosas.**[15,106,107] Alargamento espectral pós-operatório pode persistir por meses após EAC, na ausência

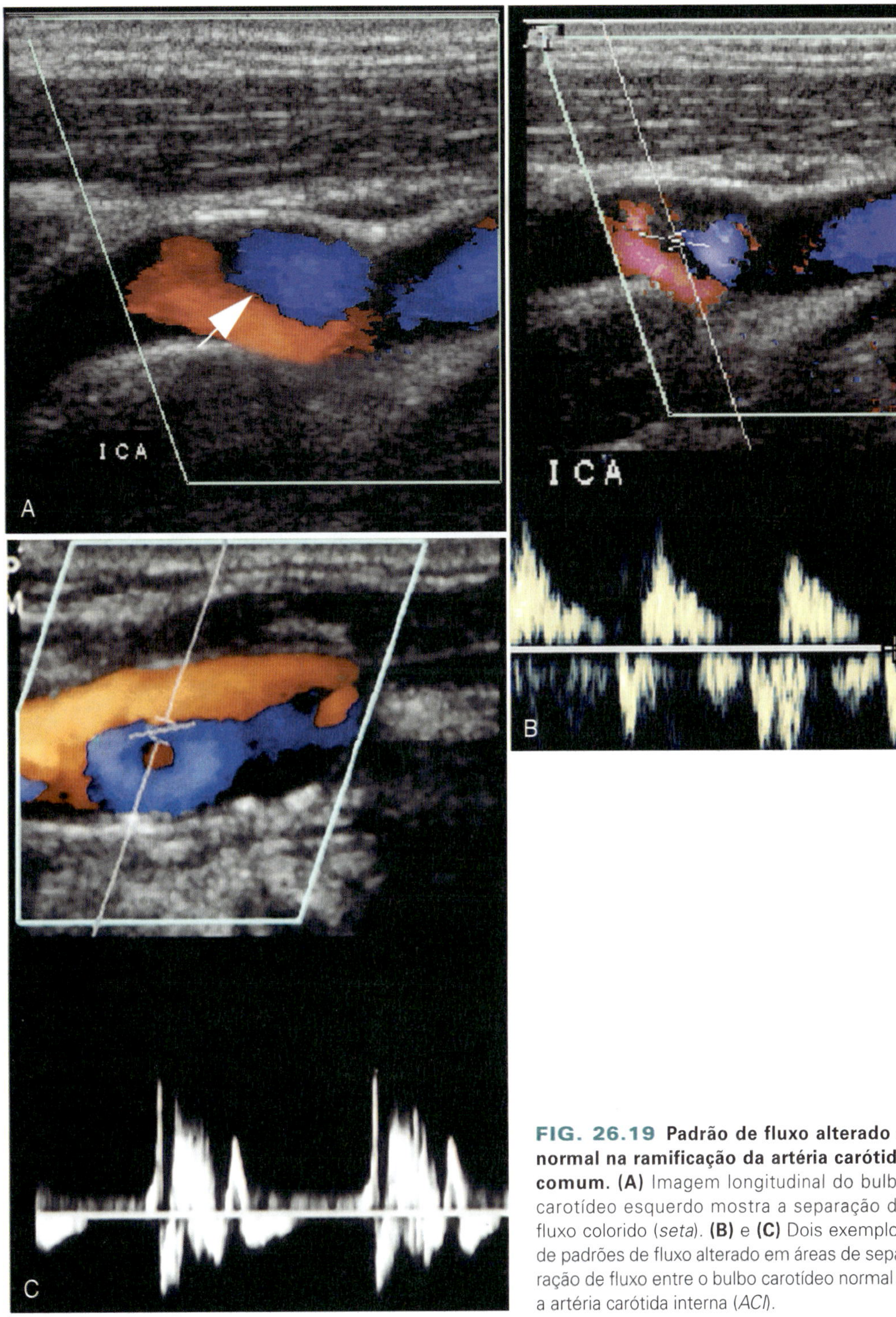

FIG. 26.19 Padrão de fluxo alterado é normal na ramificação da artéria carótida comum. (A) Imagem longitudinal do bulbo carotídeo esquerdo mostra a separação do fluxo colorido (*seta*). **(B)** e **(C)** Dois exemplos de padrões de fluxo alterado em áreas de separação de fluxo entre o bulbo carotídeo normal e a artéria carótida interna (*ACI*).

de doença residual ou recorrente, provavelmente devido a alterações na complacência da parede do vaso.

Vasos carotídeos tortuosos podem apresentar alargamento espectral e jatos de alta velocidade assimétricos na ausência de placas. Outras causas não ateromatosas de alteração no fluxo sanguíneo das artérias carótidas extracranianas incluem **aneurismas, dissecção da parede arterial** e **displasia fibromuscular**.

Padrões de Fluxo Sanguíneo de Alta Velocidade

Estenoses carotídeas geralmente começam a causar alterações na velocidade quando excedem 50% do diâmetro (área transversal de 70%)[1] (Fig. 26.20). Elevações de velocidade geralmente ocorrem conforme a estenose se torna mais grave. Nas **estenoses críticas** (> 95%), a velocidade normalmente diminui e a onda se torna reduzida.[99,108]

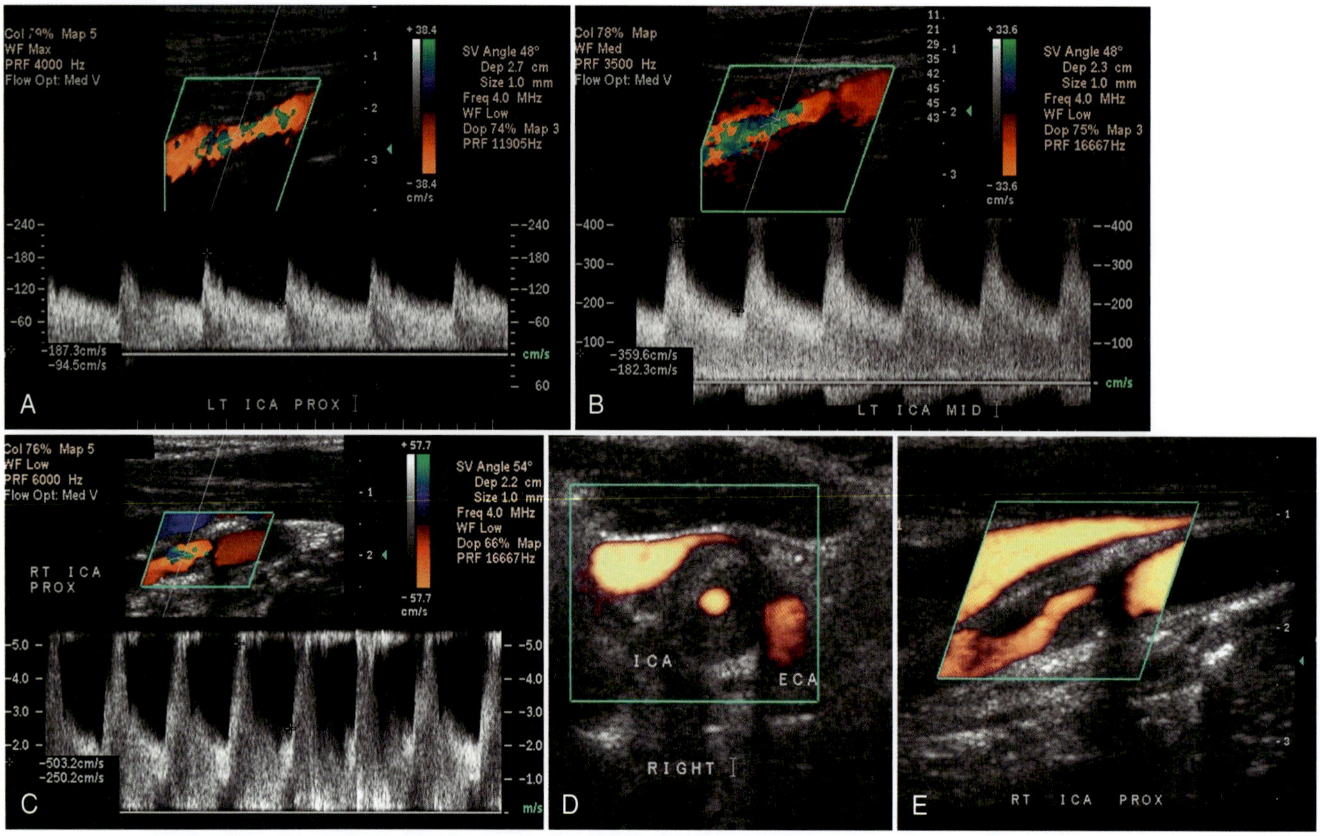

FIG. 26.20 Estenose da artéria carótida interna (ACI). (A) Uma estenose de 50% a 69% de diâmetro da ACI mostra uma velocidade de pico sistólico (VPS) de 187 cm/s. **(B)** ACI esquerda demonstra estenose de alto grau visível no Doppler colorido com velocidade diastólica final (VDF) maior do que 180 cm/s e PVS com *aliasing* a uma velocidade maior que 350 cm/s, o que é consistente com uma estenose de alto grau. **(C)** Bulbo carotídeo direito observado em uma projeção longitudinal com o Doppler colorido demonstra estreitamento de alto grau e alargamento espectral, com uma velocidade no pico sistólico de aproximadamente 500 cm/s e de 250 cm/s, na diástole final, consistente com uma estenose de 80% a 95%. **(D)** e **(E)** Imagens transversal e longitudinal no *power* Doppler demonstra estenose de alto grau da ACI.

Nesses casos, o exame de Doppler colorido ou *power* Doppler é essencial para diagnosticar corretamente a gravidade das estenoses. Aumentos de velocidade são focais e mais pronunciados na estenose e imediatamente distal a ela, enfatizando a importância de se examinar essas regiões diretamente. Conforme se distancia da estenose, o fluxo começa a se reconstituir e assumir um padrão mais próximo do normal, desde que não haja lesões múltiplas distalmente, ao local inicial de estenose. O alargamento espectral resulta dos jatos de fluxo de alta velocidade associados com a estenose carotídea; entretanto, a correlação com a ultrassonografia na escala de cinza e o Doppler colorido pode definir outras causas de alargamento espectral. Um conhecimento do espectro normal do fluxo, juntamente com as técnicas apropriadas de Doppler, pode evitar muitos potenciais erros de diagnóstico.

O grau de **estenose carotídea** considerado **clinicamente significativo** no paciente sintomático ou assintomático está mudando. Inicialmente, pensava-se que lesões que causassem 50% de estenose no diâmetro eram significativas; essa percepção mudou à medida que mais informações foram recolhidas de dois grandes estudos clínicos. Como mencionado anteriormente, o NASCET demonstrou que a EAC era mais benéfica que o tratamento clínico nos pacientes sintomáticos com estenoses de 70% a 99% na ACI.[7] O ECST demonstrou benefícios da EAC quando o grau de estenose era maior que 60%.[8] Vale a pena destacar que o método utilizado para graduar a estenose no estudo ECST foi significativamente diferente do usado no NASCET. O estudo do NASCET comparou a gravidade da estenose da ACI na arteriografia com a luz residual de uma ACI distal, presumivelmente mais próxima do normal. A metodologia do ECST requeria que a avaliação da estenose fosse feita com uma "estimativa menos grosseira" da luz da artéria carótida, no nível da estenose. A avaliação do ECST é mais comparável à avaliação visual do grau de estreitamento na ultrassonografia, enquanto as tabelas de velocidade utilizadas atualmente foram desenvolvidas para corresponder às determinações angiográficas de estenose do NASCET. O método de graduação da estenose carotídea do ECST tende a fornecer uma estimativa mais severa do estreitamento do que a técnica usada no NASCET (Fig. 26.21).

Os estudos iniciais do NASCET compararam retrospectivamente os dados sobre velocidades, obtidos pelo Doppler com o grau de estenose segundo a angiografia. Não foi utilizado um protocolo padronizado de ultrassonografia pelos inúmeros centros envolvidos no estudo. Apesar da falta de uniformização, eles obtiveram sensibilidade e especificidade moderadas, variando de 65% a 77% na estimativa da estenose da ACI usando medidas das velocidades do Doppler. Se a técnica de ultrassonografia fosse padronizada e os critérios validados em um determinado laboratório, **velocidade de pico sistólico** (VPS) e razões de picos sistólicos teriam provado ser um

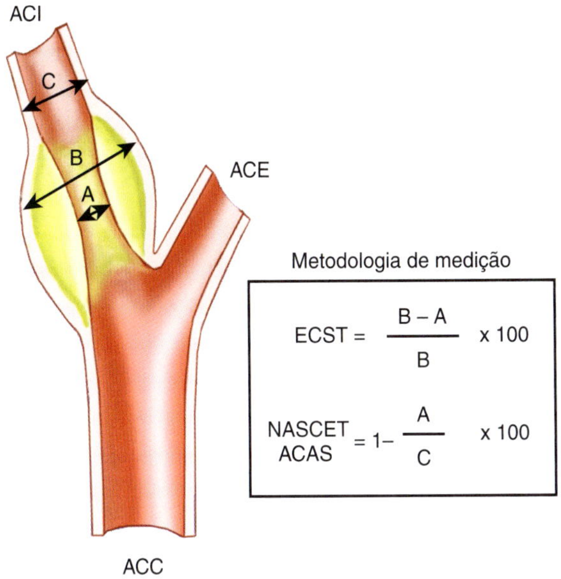

FIG. 26.21 Metodologia de medição comparativa. Metodologias diferentes para graduar a estenose da artéria carótida interna do North American Symptomatic Carotid Endarterectomy Trial (*NASCET*), Asymptomatic Carotid Atherosclerosis Study (*ACAS*) e European Carotid Surgery Trial (*ECST*). *ACC*, artéria carótida comum; *ACE*, artéria carótida externa, *ACI*, artéria carótida interna.

método confiável para determinar o grau de estenose carotídea.[109] O grupo do ECST comparou três técnicas diferentes de medições angiográficas: a da NASCET, ECST e uma técnica comparando as medições da ACC distal com os da estenose da ACI. Os investigadores concluíram que os prognósticos das técnicas do ECST e NASCET foram semelhantes, enquanto as medições da ACC/estenose foram as técnicas mais reproduzíveis entre as três. Eles também concluíram que o método da ACC, apesar de ser reproduzível, seria invalidado pela presença de doença na ACC.[110] De maneira geral, todos os pesquisadores recomendam o uso da técnica de mediação angiográfica do NASCET.

Os resultados desses estudos, assim como dos estudos mais recentes da ACAS e do NASCET, geraram reavaliações dos critérios de velocidade de fluxo, que definem com mais exatidão as estenoses de 70% ou maiores e, mais recentemente, estenoses maiores de 50%.[111] Foram feitas tentativas para determinar os parâmetros ou a combinação de parâmetros do Doppler que identificam uma determinada estenose com mais exatidão. A maioria das fontes concorda que o VPS na região de uma estenose na ACI é o melhor parâmetro.[108] O uso de diversos parâmetros pode aumentar a confiança no diagnóstico, especialmente quando combinados ao Doppler colorido ou *power* Doppler (Vídeo 26.19).

É melhor avaliar o grau de estenose usando-se os parâmetros da escala de cinza e Doppler pulsado, incluindo VPS na ACI, **velocidade diastólica final** (VDF) na ACI, VPS na ACC, VDF na ACC, **índice do pico sistólico na ACI/ACC** (RPS) e **índice de pico diastólico final na ACI/ACC** (PDF)[108,109,112] (Vídeos 26.21 e 26.22). Comprovou-se que o pico da velocidade sistólica é preciso para a quantificação de estenoses de alto grau.[98,109] A relação entre o VPS e o grau de estreitamento da luz do vaso foi comprovada, sendo facilmente medida.[113,114] Apesar de as velocidades de fluxo terem provado ser confiáveis no diagnóstico de estenoses de 70% ou maiores, Grant et al.[109] demonstraram resultados menos favoráveis para a classificação de subestenoses entre 50% e 69% usando o VPS e índice do VPS na ACI/ACC. Entretanto, em nossa experiência, usar os quatro parâmetros e determinar a categoria correta para o grau da estenose é a maneira mais eficaz de se assegurar a exatidão. A concordância de todos os quatro parâmetros para uma situação clínica é mais comum. Quando houver um parâmetro discordante, é necessário que se façam avaliações mais amplas, prestando atenção à técnica e aos detalhes. VDF e PDF são mais úteis para distinguir entre altos graus de estenose. Além disso, correlacionar com a estimativa visual do grau de estenose e os valores das velocidades ajuda a graduar a estenose corretamente, especialmente quando o grau da estenose é "próximo da oclusão" (Figs. 26.22 e 26.23; ver também Fig. 26.20D e E). Em raras ocasiões, pode ser necessário recomendar métodos alternativos de imagem (p. ex., ARM e ATC).

Não foram estabelecidos critérios para graduação da **e stenose na artéria carótida externa**. Em geral, se as velocidades da ACE não excederem 200 cm/s, não existe estenose significativa. Entretanto, em geral, nos baseamos em uma boa avaliação visual da existência de um grau de estreitamento associado às alterações de velocidade. A presença de placa oclusiva na ACE é menos comum do que na ACI, sendo poucas vezes clinicamente significativa.

Da mesma maneira, os critérios de velocidades usados para graduar as **estenoses na artéria carótida comum** ainda não foram estabelecidos.[115,116] Entretanto, se for possível visibilizar os 2 cm proximais e os 2 cm distais a uma estenose visível na ACC, um índice do VPS obtido 2 cm proximal à estenose (*vs.* na região de maior estenose visível) pode ser usado para graduar a "porcentagem do diâmetro da estenose" de maneira semelhante à utilizada nos estudos das artérias periféricas. A duplicação do VPS em uma lesão corresponderia a aproximadamente uma estenose de pelo menos 50%, enquanto um índice de velocidade maior que 3,5 corresponderia a uma estenose maior que 75%.

Um problema persistente com a avaliação pelo Doppler dúplex com ultrassonografia em escala de cinza das carótidas é que instituições diferentes usam VPS que varia de 130 cm/s[117] a 325 cm/s[111] para diagnosticar estenoses da ACI maiores de 70%.[118,119] Os fatores que criam essas discrepâncias incluem a técnica e o equipamento.[120] Embora exista um forte nível de correlação entre as técnicas e os critérios, a escolha dos critérios tem impacto significativo em quais pacientes irão para a cirurgia.[119] Essa grande variação de VPS reforça a necessidade de que os laboratórios de ultrassonografia determinem quais parâmetros do Doppler são mais confiáveis em sua instituição.[120] A correlação das variações de velocidade obtidas pela ultrassonografia com os resultados da angiografia e cirúrgicos é necessária para se conseguir exames precisos e reproduzíveis, em um determinado laboratório de ultrassonografia.[121]

Uma conferência de consenso da Society of Radiologists in Ultrasound, que representa diversas especialidades médicas e cirúrgicas, ocorreu em 2002 para considerar o Doppler carotídeo.[122] Além de diretrizes para a realização e interpretação das ultrassonografias carotídeas, os participantes determinaram um conjunto de critérios amplamente aplicáveis entre laboratórios vasculares (Tabela 26.1).[122] Apesar de a conferência não recomendar que todos os laboratórios com gráficos de velocidade validados internamente alterem suas práticas, eles sugeriram que os médicos que estabelecerem novos laboratórios considerassem o uso dos critérios de consenso; aqueles com gráficos preexistentes deveriam levar em conta comparar os seus critérios com aqueles fornecidos pela conferência de consenso. Os critérios de velocidades correspondentes a graus específicos de estenose estão

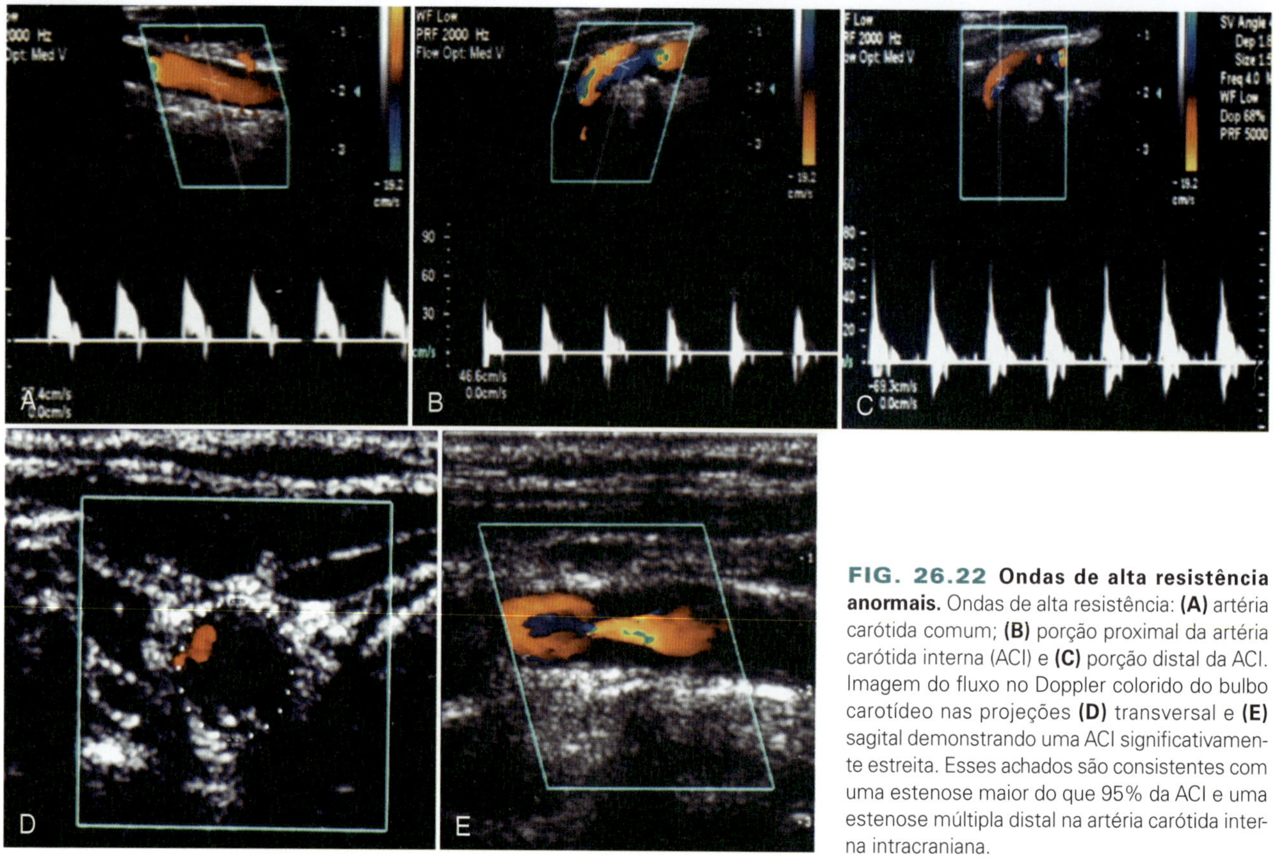

FIG. 26.22 Ondas de alta resistência anormais. Ondas de alta resistência: **(A)** artéria carótida comum; **(B)** porção proximal da artéria carótida interna (ACI) e **(C)** porção distal da ACI. Imagem do fluxo no Doppler colorido do bulbo carotídeo nas projeções **(D)** transversal e **(E)** sagital demonstrando uma ACI significativamente estreita. Esses achados são consistentes com uma estenose maior do que 95% da ACI e uma estenose múltipla distal na artéria carótida interna intracraniana.

TABELA 26.1 Critérios Diagnóstico para Exames Ultrassonográficos Carotídeos

	VPS ACI	Placa	Índice de VPS ACI/ACC	VDF ACI
Normal	< 125 cm/s	Nenhuma	< 2,0	< 40 cm/s
< 50%	< 125 cm/s	< 50% oclusão	< 2,0	< 40 cm/s
50%-69%	125-230 cm/s	≥ 50% oclusão	2,0-4,0	40-100 cm/s
≥ 70% a próximo da oclusão	> 230 cm/s	≥ 50% oclusão	> 4,0	> 100 cm/s
Próximo da oclusão	Pode ser baixo ou indetectável	Visível	Variável	Variável
Oclusão total	Indetectável	Visível, sem luz detectável	Não aplicável	Não aplicável

ACC, artéria carótida comum; *VDF*, velocidade diastólica final; *ACI*, artéria carótida interna; *PVS*, pico da velocidade sistólica.
Com permissão de Grant EG, Benson CB, Moneta GL et al. Carotid artery stenosis: gray-scale and Doppler US diagnosis–Society of Radiologists in Ultrasound Consensus Conference. Radiology. 2003;229(2):340-346.[122]

TABELA 26.2 Critérios Diagnósticos Alternativos para Estimativa da Doença Carotídea

Diâmetro da Estenose	Velocidade de Pico Sistólico (cm/s)	Velocidade de Pico Diastólico (cm/s)	Índice de Velocidade Sistólica (VACI/VACC)	Índice de Velocidade Diastólica (VACI/VACC)
0% (normal)	< 110	< 40	< 2,0	< 2,6
1%-39% (leve)	< 110	< 40	< 2,0	< 2,6
40%-59% (moderada)	< 170	< 40	< 2,0	< 2,6
60%-79% (grave)	> 170	> 40	> 2,0	> 2,6
80%-95% (crítica)	> 250	>100	> 3,7	> 5,5
96%-99%	Velocidades variáveis e podem ser baixas			
100% (oclusão)	Nenhum fluxo detectável			

VACC, velocidade da artéria carótida comum; *VACI*, velocidade da artéria carótida interna.
Baseado no European Carotid Surgery Trial's methodology of measuring residual lumen to outer vessel margin. Bluth EI, Stavros AT, Marich KW, et al. Carotid duplex sonography: a multicenter recommendation for standardized imaging and Doppler criteria. Radiographics. 1988;8(3):487-506[45]; Carpenter JP, Lexa FJ, Davis JT. Determination of sixty percent or greater carotid artery stenosis by duplex Doppler ultrasonography. J Vasc Surg. 1995;22(6):697-703.[123]

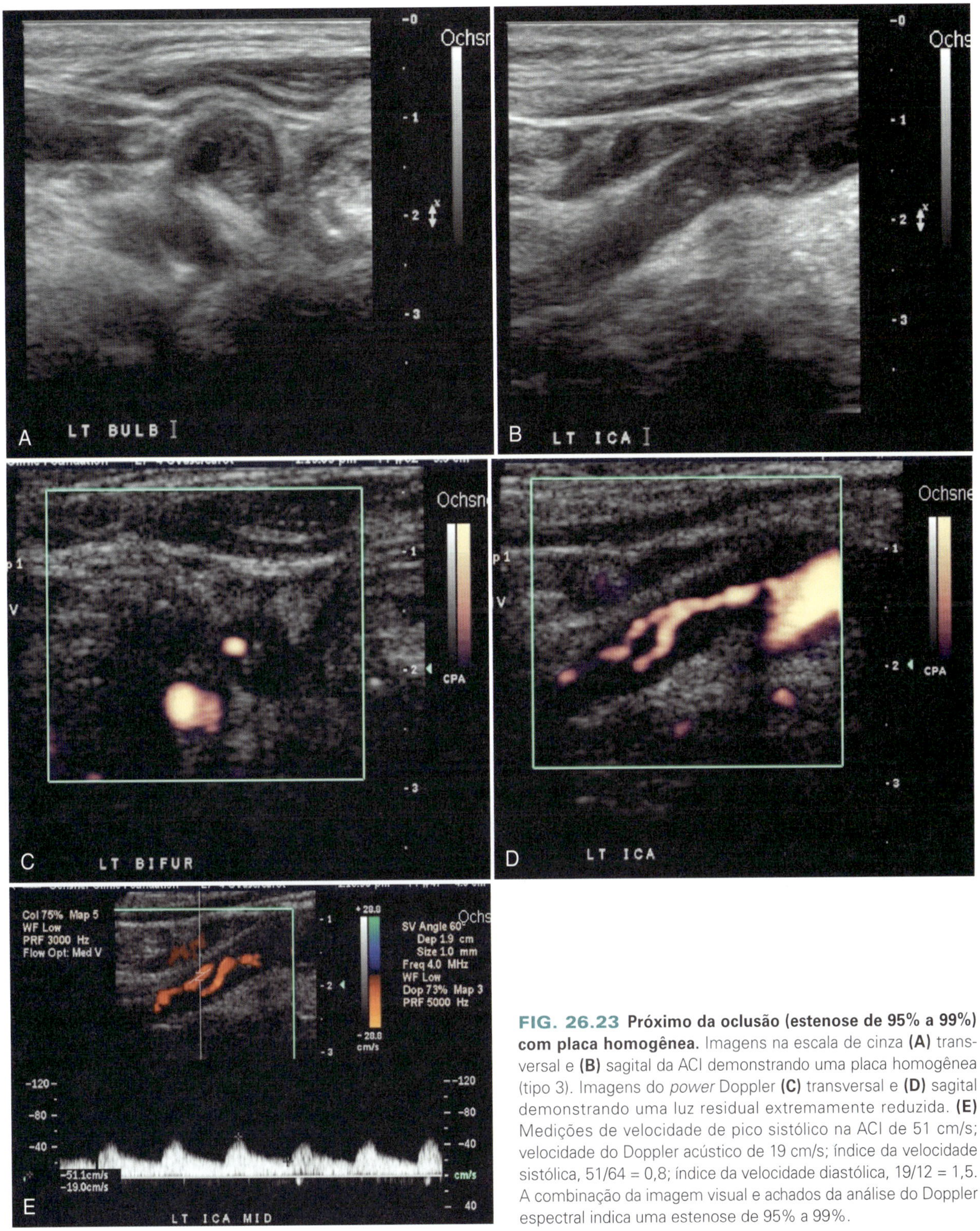

FIG. 26.23 Próximo da oclusão (estenose de 95% a 99%) com placa homogênea. Imagens na escala de cinza **(A)** transversal e **(B)** sagital da ACI demonstrando uma placa homogênea (tipo 3). Imagens do *power* Doppler **(C)** transversal e **(D)** sagital demonstrando uma luz residual extremamente reduzida. **(E)** Medições de velocidade de pico sistólico na ACI de 51 cm/s; velocidade do Doppler acústico de 19 cm/s; índice da velocidade sistólica, 51/64 = 0,8; índice da velocidade diastólica, 19/12 = 1,5. A combinação da imagem visual e achados da análise do Doppler espectral indica uma estenose de 95% a 99%.

listados em tabelas. Nossa instituição utiliza a Tabela 26.2, que possui uma categoria para estenose de 80% a 95%; nossos cirurgiões estão mais inclinados a considerar cirurgia para pacientes assintomáticos com estenose superior a 80% do que para aqueles com estenoses menos graves.[45,123]

Os valores na ACI devem ser obtidos no ponto de estenose máxima visível ou imediatamente distal a ele e no ponto de maior anomalia no Doppler colorido. Valores referentes à ACC devem ser obtidos 2 cm proximal ao alargamento na região do bulbo carotídeo. Como as velocidades normalmente decrescem na ACC proximal para distal e aumentam na ACI proximal para distal, é importante que sejam rotineiramente utilizados níveis padronizados para se obter o índice da velocidade ACI/ACC.

Ultrassonografia com Doppler Colorido

A ultrassonografia com Doppler colorido mostra informações sobre o fluxo sanguíneo em tempo real, em toda a imagem ou em uma área selecionada. Estruturas de tecidos moles estacionários, que não apresentam uma mudança de fase ou frequência detectável, recebem um valor de amplitude e são apresentados em um formato de escala de cinza com os vasos com sangue circulante superpostos em cor. As atribuições de cores dependem do sentido do fluxo sanguíneo em relação com o transdutor do Doppler. O fluxo em direção ao transdutor aparece em uma cor e o fluxo que se afasta do transdutor, aparece em outra cor. Essas distribuições de cores são arbitrárias. Os mostradores de saturação de cor indicam a velocidade variável do fluxo sanguíneo. As cores mais escuras geralmente indicam velocidades baixas centradas em torno da velocidade zero, próximas à linha de base. Conforme a velocidade aumenta, as tonalidades se tornam mais claras ou recebem uma coloração diferente. Alguns sistemas permitem que determinadas alterações de frequência sejam mostradas em cores contrastantes, como o verde. Essa **característica de marcação em verde** fornece uma estimativa, em tempo real, da presença de um fluxo de alta velocidade.

A determinação da escala de cor do Doppler também pode ser usada para criar um artefato, chamado de *aliasing*, correspondendo a um fluxo de maior velocidade no interior de um vaso (Figs. 26.16B; 26.18 e 26.21). Esses **jatos de alta velocidade** indicam as áreas para análise espectral. A determinação das cores é uma função da mudança média de frequência produzida pelo movimento das hemácias e o ângulo *teta* do Doppler. Se o vaso for tortuoso ou estiver aprofundado, o ângulo *teta*, entre o transdutor e o vaso, mudará ao longo do trajeto do vaso, resultando em **mudança de cor** não relacionada à mudança na velocidade das hemácias. As cores irão se reverter em vasos tortuosos conforme seu curso muda em relação ao transdutor do Doppler, apesar de a direção absoluta do fluxo permanecer inalterada. Em porções de um vaso que estejam **paralelas ao feixe sonoro** quando o ângulo *teta* for de 90°, pouca ou nenhuma alteração de frequência será detectada, não sendo visível cor alguma.

Otimização da Avaliação do Vaso de Baixo Fluxo por Doppler Colorido

Usar pulso de repetição de frequência baixo
Usar ângulo do Doppler menor ou igual a 60 graus
Aumentar as configurações de ganho
Aumentar as configurações de força
Diminuir o filtro de parede
Aumentar a persistência
Aumentar o tempo de espera

Configurações Ótimas para Avaliar Vasos de Baixo Fluxo

Os estudos de fluxo com Doppler colorido devem ser realizados com configurações ótimas de sensibilidade e ganho de fluxo. O fluxo colorido deve preencher toda a luz do vaso, mas não deve haver vazamento para os tecidos moles adjacentes. A **frequência de repetição de pulso** (FRP) e as taxas de enquadramento devem ser configuradas para permitir a visibilização de fenômenos de fluxo esperados em um vaso. As taxas de enquadramento vão variar em função da largura da área escolhida para a imagem do Doppler colorido e da profundidade da região de interesse. Quanto maior a área de imagem colorida, mais lenta será a taxa de enquadramento. Quanto mais profundo for o limite posterior da imagem colorida, mais lento será a FRP. A sensibilidade do Doppler colorido deve ser ajustada para detectar velocidades antecipadas, ou seja, ao procurar um fluxo lento em uma lesão pré-oclusiva carotídea, são empregadas configurações de baixo fluxo com redução das taxas de amostragem. Entretanto, o sistema cria *aliasing* em baixas velocidades, decorrente de uma redução na FRP. Além de alterações na FRP, a otimização do ângulo do Doppler, o aumento nas configurações do ganho e força, a redução no filtro de parede, o aumento na persistência e no tempo de conjunto ou de ciclagem podem ser usados para aperfeiçoar a detecção de baixo fluxo.

O fluxo sanguíneo se torna, então, seu próprio meio de contraste, com o Doppler colorido ou *power* Doppler delimitando a luz desobstruída do vaso. Isso permite a determinação do verdadeiro curso do vaso, facilitando o posicionamento do cursor do Doppler, fornecendo, assim, velocidades mais confiáveis. Além disso, o Doppler colorido facilita a análise com Doppler espectral, identificando rapidamente áreas de anormalidade de fluxo. As velocidades mais elevadas na área de estenose, ou imediatamente distal a ela, são vistas como ***aliasing*** com jatos coloridos de alta velocidade. A US com Doppler colorido facilita a colocação do volume de amostra do cursor na região de anormalidades mais acentuadas de cor, permitindo a análise com Doppler espectral pulsado. A presença de uma estenose pode ser determinada por alterações no Doppler colorido na luz do vaso, assim como pelo estreitamento visível da luz do vaso. Apesar de o Doppler colorido poder ser usado para determinar a presença de placas hipoecoicas, ele não pode ser utilizado na determinação ótima da área de luz pérvia na projeção transversal, porque o ângulo ótimo para medir a área ou diâmetro de estreitamento é de 90 graus com o eixo longitudinal do vaso, que é o pior ângulo para a aquisição de imagens por Doppler colorido. A avaliação na escala de cinza, *power* Doppler ou B-*flow* deve ser usada para analisar o diâmetro/área da luz pérvia da artéria carótida (Fig. 26.12). Se uma estenose produzir um **sopro** ou **frêmito**, as vibrações do tecido perivascular resultantes podem ser vistas como pontos transitórios de cor, que são mais proeminentes durante a sístole, nos tecidos moles adjacentes[124] (Fig. 26.24).

Comparações das técnicas de Doppler colorido com a técnica de amostragem do Doppler dúplex convencional e a angiografia demonstraram exatidão, sensibilidade e especificidade semelhantes.[125,126] Entretanto, o Doppler colorido oferece muitos benefícios, incluindo redução no tempo do exame por indicar áreas de anormalidades de fluxo para a análise com Doppler espectral.[126] Os ramos da ACE são prontamente detectados, facilitando sua diferenciação da ACI. As informações de fluxo em tempo real de uma ampla área no corte transversal fornecem visão geral das anormalidades de fluxo e permitem a pronta determinação do curso de um vaso. Além disso, o Doppler colorido melhora a confiança e a reprodutibilidade diagnóstica dos estudos ultrassonográficos, evitando, assim, muitas falhas diagnósticas potenciais.

O fluxo sanguíneo laminar é alterado na região da bifurcação da carótida, em que existe um **fluxo reverso transitório normal** oposto à origem da ACE (Fig. 26.19). O Doppler colorido mostra essa separação normal do fluxo como uma área de reversão de fluxo localizada ao longo da parede externa do bulbo carotídeo, que aparece na sístole inicial ou no pico da sístole e permanece por um período variável na parte diastólica do ciclo cardíaco.[127,128] Essa reversão do fluxo pode produzir ondas bizarras no Doppler pulsado; entretanto, a aparência no Doppler colorido distingue rapidamente a natureza dessas alterações. Além disso, a ausência dessa reversão de fluxo

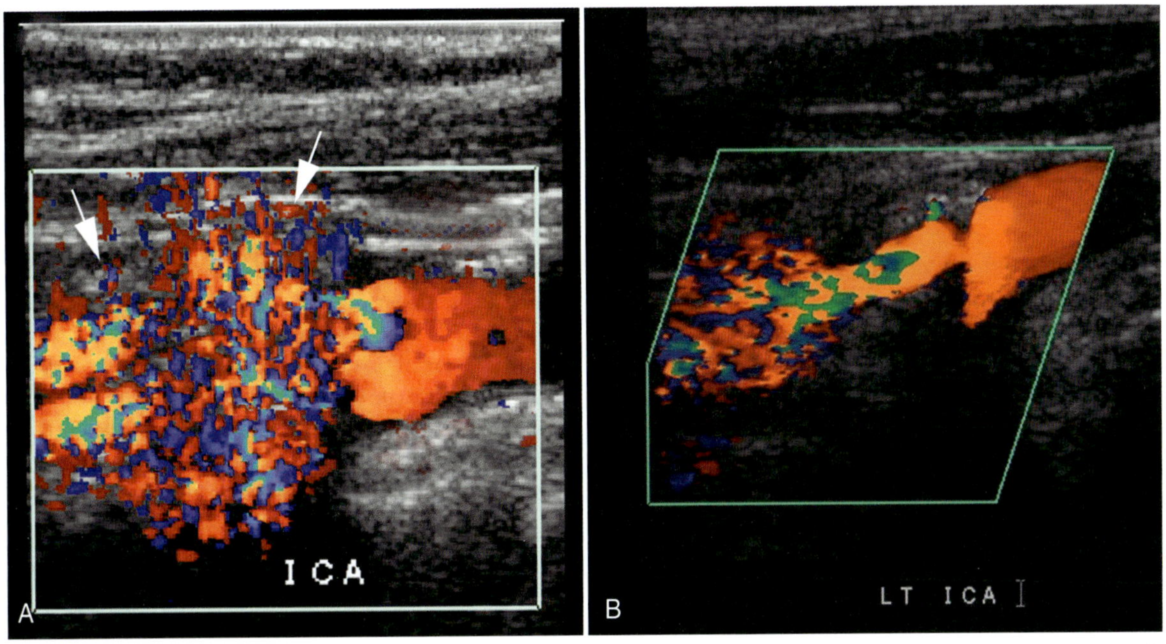

FIG. 26.24 Sopro no Doppler colorido. (A) Sopro extenso no tecido mole no Doppler colorido (*setas*) ao redor da bifurcação carotídea direita, com estenose de 90% na artéria carótida interna (*ACI*). **(B)** ACI demonstra um pequeno sopro, não tão significativo quanto na visibilização em A, mas, no entanto, um sopro que mostra a área apropriada para a colocação do cursor para avaliação do fluxo Doppler da significativa estenose.

pode ser anormal, representando, por vezes, uma das alterações mais precoces da aterosclerose.[127] A reversão de fluxo vista na região da bifurcação da carótida é claramente diferente daquela observada no *aliasing* do Doppler colorido. Áreas contíguas saturadas de vermelho e azul são vistas nessa separação do fluxo lento *versus* tonalidades muito diferentes representando cores mais acentuadas dos fluxos anterógrado e retrógrado.

O **fluxo helicoidal** na ACC pode ser uma indicação indireta de estenose arterial proximal, mas pode ocorrer como uma variante normal. A ultrassonografia com Doppler colorido mostra graficamente o fluxo espiralado excêntrico na ACC.

Vantagens e Armadilhas

A ultrassonografia com Doppler colorido pode ajudar a evitar potenciais falhas diagnósticas. Alterações na fisiologia cardiovascular, lesões múltiplas, doença carotídea contralateral, arritmias, alterações pós-operatórias e vasos tortuosos podem levar a uma subestimação ou superestimação do grau de estenose. Nesses casos, a ultrassonografia com Doppler colorido pode fornecer observação direta da luz pérvia de maneira análoga à angiografia.[129] De fato, como a angiografia mostra apenas a luz do vaso, e não a sua parede, o Doppler colorido e o *power* Doppler apresentam o potencial para avaliar as estenoses de maneira mais completa do que a angiografia. Como os padrões de fluxo são mostrados pelo Doppler colorido, as consequências hemodinâmicas locais da lesão são imediatamente identificadas. Parece que o Doppler colorido e o *power* Doppler são especialmente importantes na detecção de pequenos canais residuais de fluxo em áreas de estenose carotídea de alto grau[124,125,129-134] (Fig. 26.25). A ultrassonografia com *power* Doppler apresenta uma vantagem comparável e tem o potencial teórico para ser mais sensível na detecção de fluxo de amplitude e velocidade extremamente baixas. Finalmente, a ultrassonografia com Doppler colorido e o *power* Doppler têm o potencial de esclarecer discordâncias nas imagens do Doppler, aumentando a exatidão e a confiança do diagnóstico.

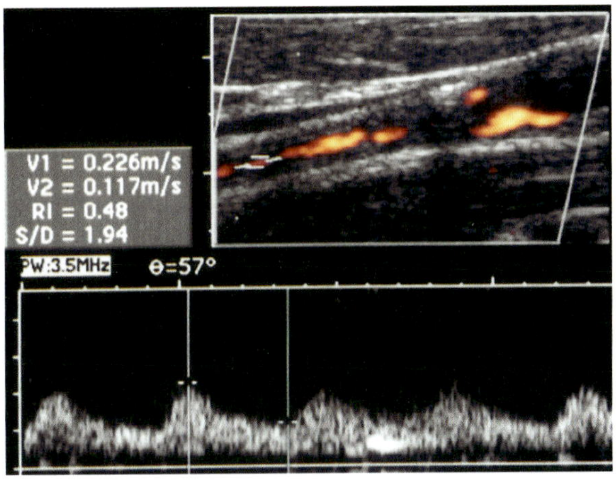

FIG. 26.25 "Sinal do barbante" indicativo de estenose de alto grau na artéria carótida interna. Onda *tardus-parvus* com baixa velocidade em um segmento longo.

Avaliação do Doppler Colorido na Estenose Carotídea

VANTAGENS

- Redução no tempo de duração do exame
- Identificação rápida de áreas de estenose/alta velocidade, o que facilita a análise espectral de artefatos
- Melhora da reprodutibilidade e confiança do diagnóstico
- Distingue oclusão do "sinal do barbante"
- Informações hemodinâmicas, anatômicas e sobre a direção do fluxo sanguíneo simultaneamente
- Melhora na exatidão da quantificação da estenose
- Esclarece as dúvidas sobre discordância Doppler/imagem

DESVANTAGENS

- Tendência a apresentar dependência do ângulo
- Resolução menor do que a escala de cinza
- Menos informação sobre o tempo de enquadramento
- Não consegue caracterizar a placa

Apesar de a ultrassonografia com Doppler colorido apresentar muitas vantagens, ele depende do ângulo e é propenso a artefatos, como o *aliasing*. A resolução espacial do Doppler colorido é menor do que as imagens do ultrassom em escala de cinza, e sua resolução é menor do que a análise com Doppler espectral pulsado. A saturação de cor não é sinônimo de velocidade.[120] A imagem colorida é corrigida apenas para um ângulo; assim, alterações na saturação de cores podem simplesmente refletir alterações no curso do vaso e o ângulo relativo do Doppler. Os sistemas de cores geralmente computam a velocidade média para produzir o *pixel* de cor na imagem. Entretanto, o examinador está geralmente interessado em determinar a velocidade máxima; portanto, a análise espectral com Doppler pulsado continua sendo necessária para uma quantificação precisa de uma estenose hemodinamicamente significativa.

Ultrassonografia com *Power* Doppler

O sinal colorido na ultrassonografia com *power* Doppler é geralmente originário de seu espectro integrado. A amplitude dos ecos refletidos determina o brilho e a tom da cor do sinal colorido. Essa amplitude depende da densidade do fluxo das hemácias que passam pelo volume de amostra. A ultrassonografia com *power* Doppler usa uma variação mais ampla da dinâmica com uma razão sinal-ruído melhor que a ultrassonografia com Doppler colorido. Como o *power* Doppler não avalia frequências, mas amplitude (ou força), artefatos como *aliasing* não ocorrem. Ao contrário da ultrassonografia com Doppler colorido, a sonografia com *power* Doppler não depende do ângulo. Essas características se combinam para tornar o *power* Doppler extremamente sensível na detecção de **fluxo residual** na região suspeita de apresentar uma oclusão carotídea.[130,135]

Imagina-se que o *power* Doppler tenha uma melhor definição de margem do que o Doppler colorido. A combinação de melhora na definição de margem e relativa imagem de fluxo independente do ângulo oferece um potencial para melhor avaliação visual do grau de estenose pelo *power* Doppler.[136] A melhor definição de margem também permite que o *power* Doppler defina as características da superfície da placa mais claramente[137] (Fig. 26.10B).

Apesar dos muitos benefícios em potencial da ultrassonografia com *power* Doppler, ele não fornece informações sobre a velocidade e direção do fluxo.[138] Ele também é muito sensível aos movimentos, que podem resultar em **pseudofluxo**. Se as vibrações de um tecido mole em uma interface ecogênica excederem o nível do filtro de ruídos, a informação de cor pode aparecer em áreas que não apresentam fluxo. Deve-se sempre fazer a avaliação pelo Doppler pulsado e com o Doppler colorido nesses locais para confirmar a presença de fluxo real.

A triagem pelo *power* Doppler pode constituir um método eficaz, em termos de custo, para os pacientes com risco de desenvolver doença carotídea.[139-141] Em um estudo, o uso do *power* Doppler independente da análise espectral foi eficaz em 89 de 100 pacientes.[139] A sensibilidade na detecção de estenoses de 40% ou mais, pelo *power* Doppler, foi de 91% com uma especificidade de 79%. Esses níveis são razoáveis para um teste de triagem, permitindo que os pacientes com estenoses de mais de 40% sejam submetidos à análise espectral, um exame mais complexo. Acredita-se que o uso de *power* Doppler para triagem poderia resultar em uma abordagem mais eficaz em termos de custo. Além disso, o *power* Doppler carotídeo, assim como o B-*flow*, é mais bem aplicado para o uso combinado de agentes de contraste vascular, que poderão estar amplamente disponíveis no futuro. No entanto, após avaliação da literatura, a US Preventative Task Force deu uma recomendação de Grau D e recomenda não rastrear a estenose da artéria carotídea assintomática na população adulta em geral.[142]

Avaliação da Estenose Carotídea por *Power* Doppler

VANTAGENS

Não produz *aliasing*
Potencialmente aumenta a exatidão da gradação das estenoses
Ajuda a distinguir lesões pré-oclusivas das oclusivas
Potencialmente fornece melhor demonstração da morfologia da superfície da placa
Sensibilidade elevada para detectar fluxo sanguíneo de baixa velocidade e amplitude
Independente do ângulo

DESVANTAGENS

Não fornece informações sobre a direção ou velocidade do fluxo
Muito sensível a movimentos (baixa resolução temporal)

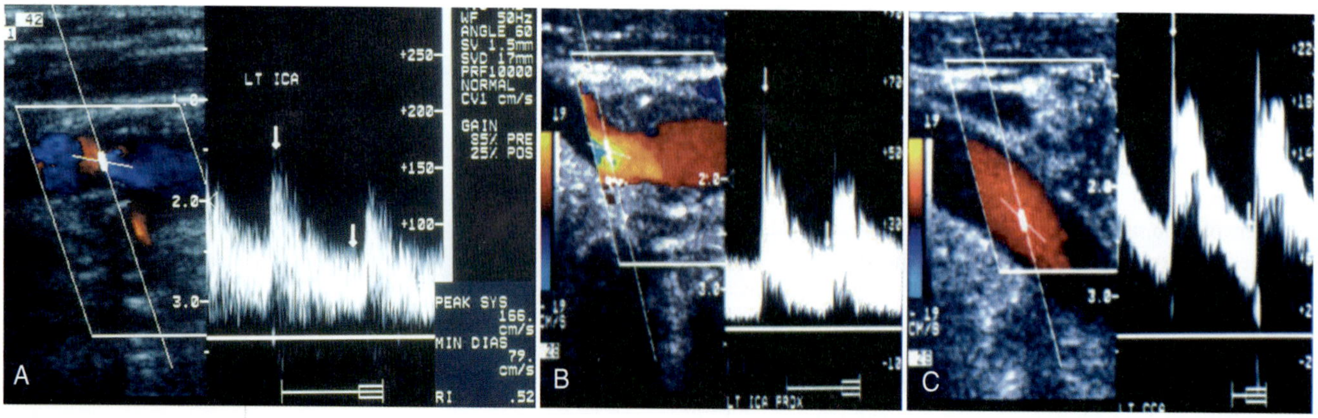

FIG. 26.26 Valor da razão ACI/ACC. (A) Velocidade aumentada na ACI e ACC em um paciente com hipertensão. A VPS na ACI é de 166 cm/s; VDF é de 79 cm/s. Velocidades na ACC: VPS = 96 cm/s; VDF = 36 cm/s. Razão da velocidade sistólica ACI/ACC é de 1,7 e razão da velocidade diastólica é de 2,2, correspondendo a um grau de estenose de menos de 50%. **(B)** Baixas velocidades na ACI esquerda: VPS = 67 cm/s, VDF = 23 cm/s. **(C)** Na ACC esquerda, VPS = 23 cm/s; VDF = 8 cm/s. A razão de velocidade sistólica é de 2,9 e a razão de velocidade diastólica é de 2,9, correspondendo a 50% a 69% de estenose em um paciente com miocardiopatia.

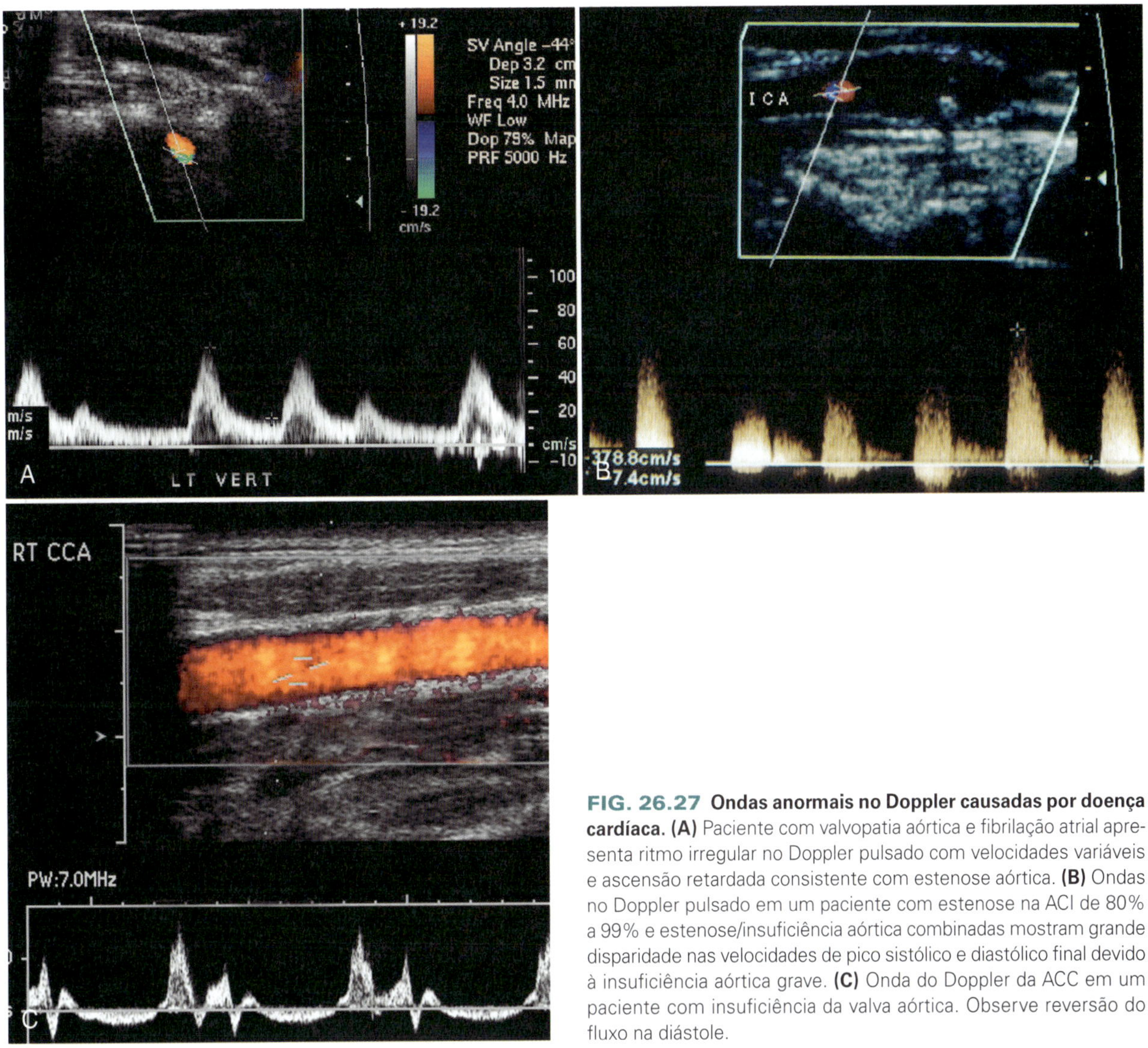

FIG. 26.27 Ondas anormais no Doppler causadas por doença cardíaca. (A) Paciente com valvopatia aórtica e fibrilação atrial apresenta ritmo irregular no Doppler pulsado com velocidades variáveis e ascensão retardada consistente com estenose aórtica. **(B)** Ondas no Doppler pulsado em um paciente com estenose na ACI de 80% a 99% e estenose/insuficiência aórtica combinadas mostram grande disparidade nas velocidades de pico sistólico e diastólico final devido à insuficiência aórtica grave. **(C)** Onda do Doppler da ACC em um paciente com insuficiência da valva aórtica. Observe reversão do fluxo na diástole.

Armadilhas e Ajustes na Interpretação

Apesar de a determinação da velocidade absoluta ser valiosa na avaliação do grau da estenose vascular, essas medições são menos confiáveis em determinados pacientes.[1] Variações na fisiologia cardiovascular podem afetar as medições de velocidade no segmento carotídeo.[143,144] Por exemplo, as velocidades produzidas pela estenose em um **paciente hipertenso** podem ser maiores do que em um indivíduo normotenso, com um mesmo grau de estenose, especialmente quando pressão de pulso de larga amplitude. Por outro lado, **redução no débito cardíaco** diminui as velocidades sistólica e diastólica (Fig. 26.26). **Arritmias cardíacas**, **lesões da valva aórtica** e **miocardiopatias graves** podem causar alterações significativas no formato da onda de fluxo carotídeo e alterar as velocidades sistólica e diastólica[146] (Fig. 26.27). O uso de **balão intra-aórtico** também pode alterar o espectro de velocidade do Doppler[147] (Fig. 26.28). Essas alterações podem invalidar o uso dos parâmetros-padrão do Doppler para quantificar estenoses. A **bradicardia**, por exemplo, aumenta o volume sistólico e, as velocidades sistólicas, enquanto um **fluxo anterógrado persistente** (***runoff*** **diastólico**) causa falsa redução dos valores diastólicos finais.[148] Pacientes com **estenose aórtica grave ou crítica** isolada podem

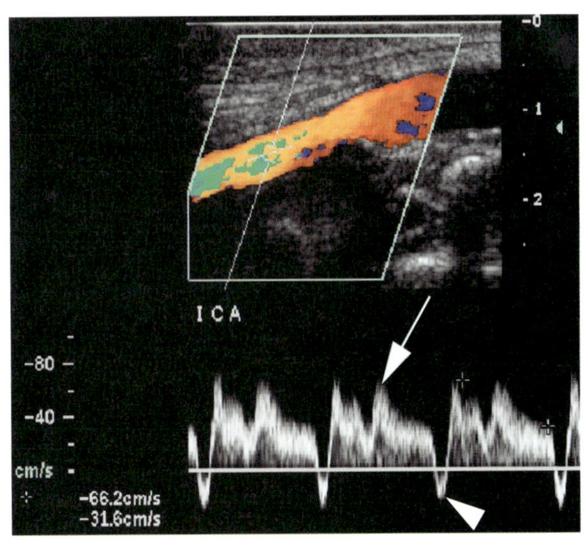

FIG. 26.28 Onda anormal no Doppler causada por bomba de balão aórtico. Traçado do Doppler pulsado da ACI mostra o efeito da bomba do balão aórtico nas ondas carotídeas. Ao insuflar o dispositivo na sístole (*seta*), há produção de um segundo pico sistólico, enquanto, ao esvaziar o balão, há reversão do fluxo (*ponta de seta*) na diástole final. ICA = artéria carótida interna.

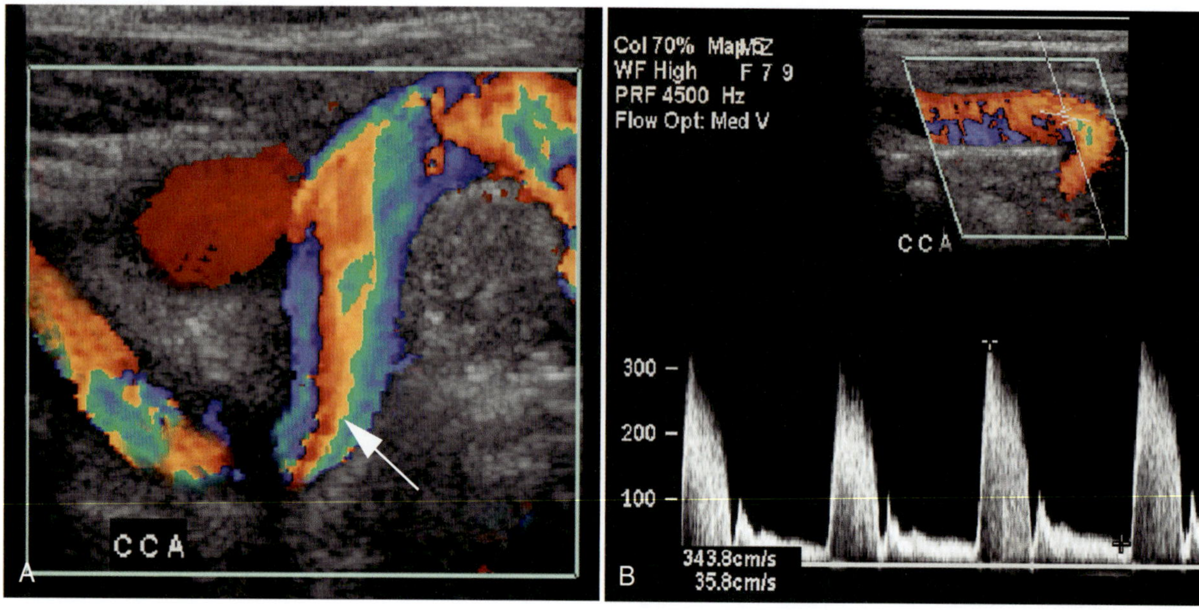

FIG. 26.29 Fluxo anormal no Doppler causado por um vaso tortuoso. (A) Artéria carótida comum (ACC) tortuosa mostra jatos excêntricos de fluxo no Doppler colorido (*seta*). **(B)** Velocidade falsamente elevada causada por um jato excêntrico em uma ACC esquerda proximal tortuosa sem estenoses visíveis.

apresentar anormalidades nas ondas do Doppler dúplex, incluindo tempo de aceleração prolongado, redução no pico da velocidade, demora na fase ascendente e ondas arredondadas.[149] Entretanto, a **estenose aórtica leve ou moderada** geralmente resulta em pouca ou nenhuma anormalidade ultrassonográfica. **Artérias carótidas tortuosas ou acotoveladas (*kinking*)** representam alterações congênitas ou adquiridas. A importância clínica dessas alterações é discutível; contudo, a **tortuosidade vascular** frequentemente resulta em jatos excêntricos de alta velocidade, que apresentam velocidades elevadas na ausência de estenose significativa[150-152] (Fig. 26.29). Por outro lado, se o bulbo carotídeo for largo, uma placa grande pode não causar aumentos de velocidade antecipadas. A diferença relativa na área entre a ACC distal e a luz pérvia residual de um bulbo largo não é suficiente para produzir uma alteração de velocidade maior que 50%. Alguns se referem a isso como **placa não estenótica (homogênea)** (Fig. 26.30). Frequentemente, uma **discordância imagem/Doppler** alerta o radiologista para potenciais erros.

Causas de Discordâncias entre a Imagem e o Doppler Colorido

Arritmia cardíaca
Valvopatia cardíaca; miocardiopatia
Estenose aórtica grave
Hipotensão ou hipertensão
Lesões múltiplas
Estenose carotídea contralateral
Placa não estenótica
Estenose concêntrica de alto grau em um segmento longo
Dissecção carotídea
Lesão pré-oclusiva
Vasos tortuosos
Placa calcificada; placa hipoecoica ou anecoica
Variantes anatômicas

O Doppler colorido pode ser usado para superar dilemas diagnósticos nessas situações, especialmente quando se dispõe de "*cine loop*" (exibição contínua de um conjunto de imagens). O *cine loop* possibilita que o computador armazene porções de registros do fluxo do Doppler colorido para reprodução em tempo real ou quadro a quadro. Isso torna possível que o médico avalie o enchimento de todas as partes da luz do vaso. **Lesões obstrutivas de um segmento carotídeo podem afetar as velocidades no vaso contralateral**. Por exemplo, estenose grave ou oclusão da ACI pode causar desvio do fluxo aumentado pelo sistema carotídeo contralateral. Esse fluxo aumentado acelera artificialmente as medições de velocidade no vaso contralateral, especialmente em áreas de estenose.[150,153-156] Por outro lado, estenose proximal da artéria carótida comum ou da artéria braquicefálica pode reduzir o fluxo, com consequente redução da velocidade em uma estenose distal ao ponto de obstrução (**lesão sequencial ou *tandem***) (Fig. 26.22).

As razões de velocidade, que comparam a velocidade na ACI à velocidade na ACC ipsilateral, podem ajudar a evitar alguns erros de interpretação.[99] A **razão de pico sistólico** (VPS na ACI *vs.* VPS na ACC)[104,157] e a **razão diastólica final** (RDF ACI/ACC)[112] são particularmente úteis. Grant et al. demonstraram que as razões de VPS ACI/ACC apresentam a mesma acurácia dos valores da VPS na determinação do grau de estenose da ACI.[109] Apesar de ter sido demonstrado que a velocidade de pico sistólico e o índice de velocidade de pico sistólico da ACI/ACC apresentem sensibilidades e especificidades comparáveis, às vezes, o índice de velocidade identificará com mais precisão o grau de estenose e a velocidade absoluta. As razões de velocidade devem sempre ser empregadas quando são detectadas velocidades raramente elevadas ou baixas na ACC ou assimetria significativa das velocidades da ACC. Estenoses longas de alto grau frequentemente não irão demonstrar o grau antecipado de elevação de velocidade na ACI. Nessas situações, o índice de velocidade, juntamente com a aparência da escala de cinza/Doppler colorido/*power* Doppler, pode fornecer indicações do grau de estreitamento. Conforme discutido no alargamento espectral, o Doppler colorido e *power* Doppler são muito úteis

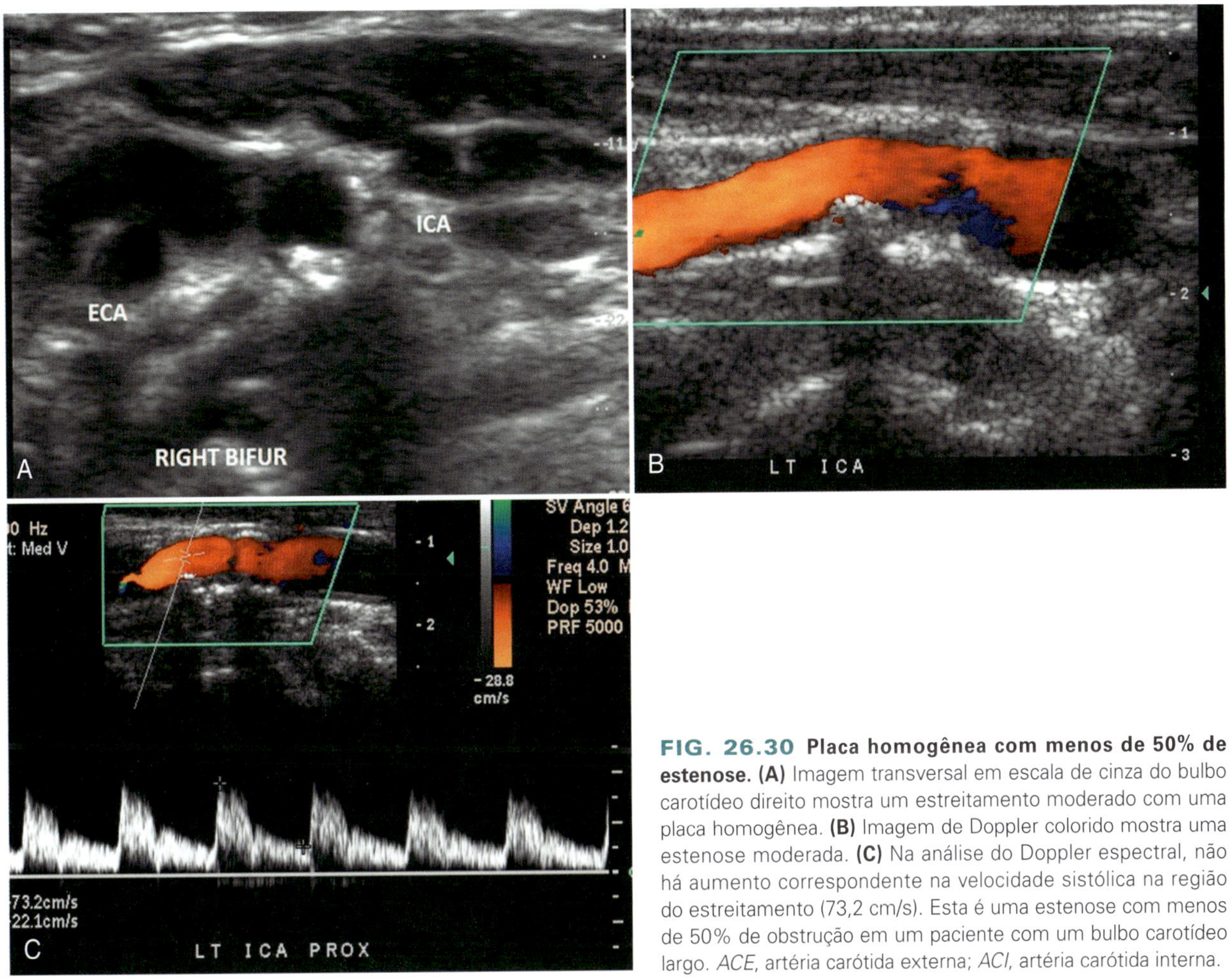

FIG. 26.30 Placa homogênea com menos de 50% de estenose. **(A)** Imagem transversal em escala de cinza do bulbo carotídeo direito mostra um estreitamento moderado com uma placa homogênea. **(B)** Imagem de Doppler colorido mostra uma estenose moderada. **(C)** Na análise do Doppler espectral, não há aumento correspondente na velocidade sistólica na região do estreitamento (73,2 cm/s). Esta é uma estenose com menos de 50% de obstrução em um paciente com um bulbo carotídeo largo. *ACE*, artéria carótida externa; *ACI*, artéria carótida interna.

para evitar armadilhas relacionadas a traçados espectrais falsos do Doppler.

Embora as estenoses de alto grau geralmente provoquem aumento da velocidade na região de uma placa e distal a ela, **lesões sequenciais *(tandem)*** oclusivas intra e extracranianas **podem reduzir alterações antecipadas de velocidade** e gerar uma onda atípica de alta resistência na ACI (Fig. 26.22). Os vasos devem ser examinados o mais cefalicamente possível para não deixar de detectar lesão sequencial distal. O fluxo imediatamente distal à estenose maior do que 95% frequentemente apresenta **ondas *tardus-parvus***, de velocidade muito baixa, em vez de altas velocidades comumente encontradas nas estenoses de alto grau (Fig. 26.25). **Estreitamentos vasculares de alto grau**, particularmente os de natureza circunferencial que afetam um longo segmento, também podem provocar ondas de amplitude diminuída sem velocidade elevada. Embora não haja elevações definidas de velocidade nesses estreitamentos longos e circunferenciais, alargamento espectral e alterações do fluxo distal a esse estreitamento são geralmente aparentes. Além disso, os estreitamentos fusiformes geralmente são detectados por Doppler colorido em tempo real. **Oclusões da artéria braquiocefálica** podem resultar em ondas *tardus-parvus*, assimétricas, razões elevadas de artéria carótida comum esquerda em relação à direita e até mesmo padrões de roubo carotídeo, semelhantes aos observados na artéria vertebral[134] (Fig. 26.31).

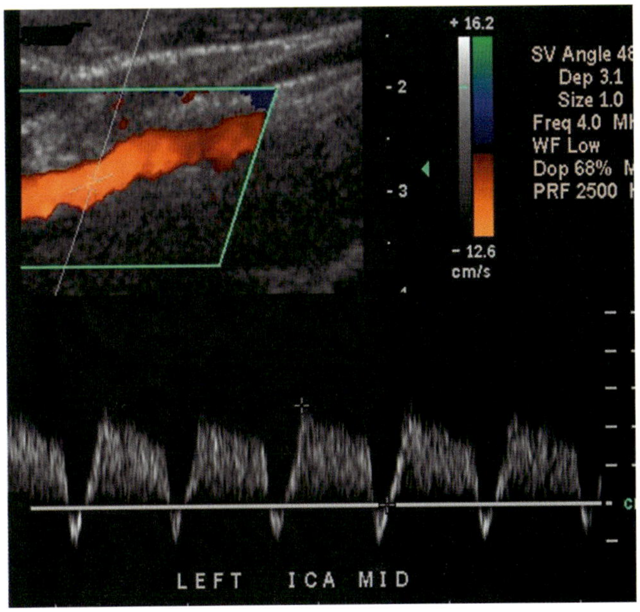

FIG. 26.31 Velocidade anormal na artéria carótida comum causada por uma estenose na artéria braquiocefálica. Velocidades baixas na ACC esquerda, com onda de pré-roubo distal a estenose grave na artéria braquiocefálica.

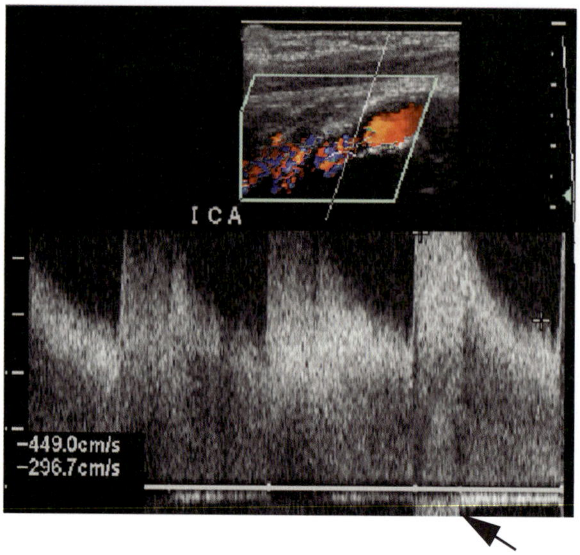

FIG. 26.32 ***Aliasing* de ondas do Doppler na região de uma estenose de alto grau (80%-95%).** Velocidades mais altas (*seta*) são mostradas abaixo da linha de base de velocidade zero. *ACI*, artéria carótida interna.

Outra fonte de erro no Doppler pulsátil é o ***aliasing***, causado pela incapacidade de detectar o verdadeiro pico de velocidade, pois a taxa de amostragem do Doppler, a FRP, é muito baixa. A máxima mudança de frequência detectável não pode ser maior que a metade da FRP. Com o *aliasing*, as pontas do espectro da velocidade em função do tempo (representando altas velocidades) são cortadas, aparecendo abaixo da linha de base (Fig. 26.32). Se o *aliasing* ocorrer, **sondas de onda contínua**, utilizadas juntamente com o Doppler pulsátil dúplex, podem demonstrar prontamente a verdadeira mudança do pico de velocidade. O *aliasing* também pode ser superado ou diminuído **aumentando-se o ângulo *teta***, o ângulo de insonação do Doppler, reduzindo, assim, a mudança detectada pelo Doppler, ou diminuindo-se a frequência do feixe de insonação. **Elevando-se a FRP**, a mudança de frequência detectável aumenta, mas o incremento da FRP é limitado pela profundidade do vaso, assim como pela frequência central do transdutor.[45,101,158] Também pode-**se mudar a linha de base zero** e determinar uma maior variação de velocidade para o fluxo anterógrado, superando o *aliasing*. Essa manobra também é válida para **adicionar valores de velocidade acima e abaixo da linha de base** para se obter um valor preciso da velocidade, desde que não ocorram muitos picos de velocidades cortados, como os vistos em velocidades extremamente altas. Às vezes, o *aliasing* mostra-se útil na interpretação da imagem do Doppler colorido, porque acentua a gravidade das alterações do fluxo, além de definir a luz pérvia do vaso.

Oclusão da Artéria Carótida Interna

Distinguir entre o **sinal do barbante** e uma **artéria carótida completamente ocluída** tem muitas implicações clínicas.[88] Grubb et al.[159] demonstraram que lesões pré-oclusivas não tratadas apresentam um risco anual de AVC de cerca de 5%. Assim, a intervenção é particularmente importante nessa população de pacientes.

A oclusão da artéria carótida é diagnosticada quando não existe fluxo visível ou detectável. Ocasionalmente, pulsações transmitidas em uma ACI ocluída mimetizam o fluxo anormal de um vaso pérvio. O cursor do Doppler pulsado deve ser bem posicionado na luz da ACI e o fluxo arterial pulsátil deve ser identificado. Deve-se prestar atenção para a direção do fluxo e para a natureza das pulsações. **Amostragem do centro do fluxo verdadeiro** deve ser documentada pelo exame transversal e o volume de amostra deve ser reduzido ao máximo possível. Pulsações externas são raramente transmitidas para o centro de um trombo.[102]

Conforme uma estenose de alto grau se aproxima da oclusão, o jato de alta velocidade é reduzido a um mero gotejamento. Pode ser difícil localizar o pequeno fio residual de fluxo sanguíneo em uma luz quase obstruída usando-se apenas a imagem em escala de cinza, especialmente se a placa ou o trombo adjacente for anecoico, tornando a luz residual invisível durante o exame em tempo real, ou se uma placa calcificada impedir a visibilização. Nas estenoses críticas (> 95%), configurações-padrão de sensibilidade do Doppler colorido podem não demonstrar um fio de fluxo residual. Assim, é sempre prudente empregar as **configurações de sensibilidade para baixo fluxo** para diferenciar entre as estenoses críticas e oclusões.[86,125,129] Alternativamente, o *power* Doppler (com sua sensibilidade aumentada para detectar sinais de baixa amplitude e velocidade) pode ser utilizado para visibilizar um **fio de fluxo residual** (Fig. 26.33). O Doppler colorido apresenta acurácia de 95% a 98% na distinção de estenose de alto grau, da oclusão completa na angiografia, quando os parâmetros técnicos adequados são empregados.[160-162]

Pode-se, frequentemente, inferir a presença de uma estenose de alto grau ou oclusão na ACI através da inspeção da onda do Doppler pulsado da ACC ipsilateral ou pelo Doppler Colorido/*power* Doppler (Fig. 26.31). As ondas do Doppler pulsátil da ACC ipsilateral e ACI proximal à lesão frequentemente demonstram um sinal de alta resistência assimétrico com fluxo diastólico diminuído, ausente ou revertido, exceto quando há **colaterais da ACE para a circulação intracraniana** (Fig. 26.34). Existe uma principal via colateral intracraniana/extracraniana através das artérias orbital e oftálmica. Outras vias colaterais incluem o ramo occipital da ACE para a artéria vertebral e ramos cervicais saindo do arco da artéria vertebral. O Doppler colorido ou o *power* Doppler podem demonstrar um *flash* de cor na sístole, mas redução ou ausência de cor na diástole, que é assimétrica, se comparada com o lado contralateral. O diagnóstico de oclusão da artéria carótida *versus* o sinal do barbante é feito com mais precisão com o Doppler colorido ou *power* Doppler, do que com o exame em escala de cinza dúplex, e pode evitar a necessidade de angiografia para confirmar uma oclusão da ACI diagnosticada pela técnica de ultrassom; entretanto, se a ambiguidade persistir, ARM, ATC ou angiografia podem ser úteis.[88,160,161]

Oclusão da Artéria Carótida Interna

- "Internalização" da onda da artéria carótida externa ipsilateral
- Ausência de fluxo na ACI, Doppler colorido, *power* Doppler ou Doppler pulsado
- Reversão do fluxo em um segmento da ACI ou ACC proximal ao segmento ocluído
- Um trombo ou uma placa preenchendo completamente a luz da ACI na escala de cinza,
- Doppler colorido ou *power* Doppler
- Atenuação da onda de alta resistência na ACC ipsilateral ou ACI proximal
- ACC contralateral pode demonstrar velocidades significativamente maiores do que a ACC ipsilateral

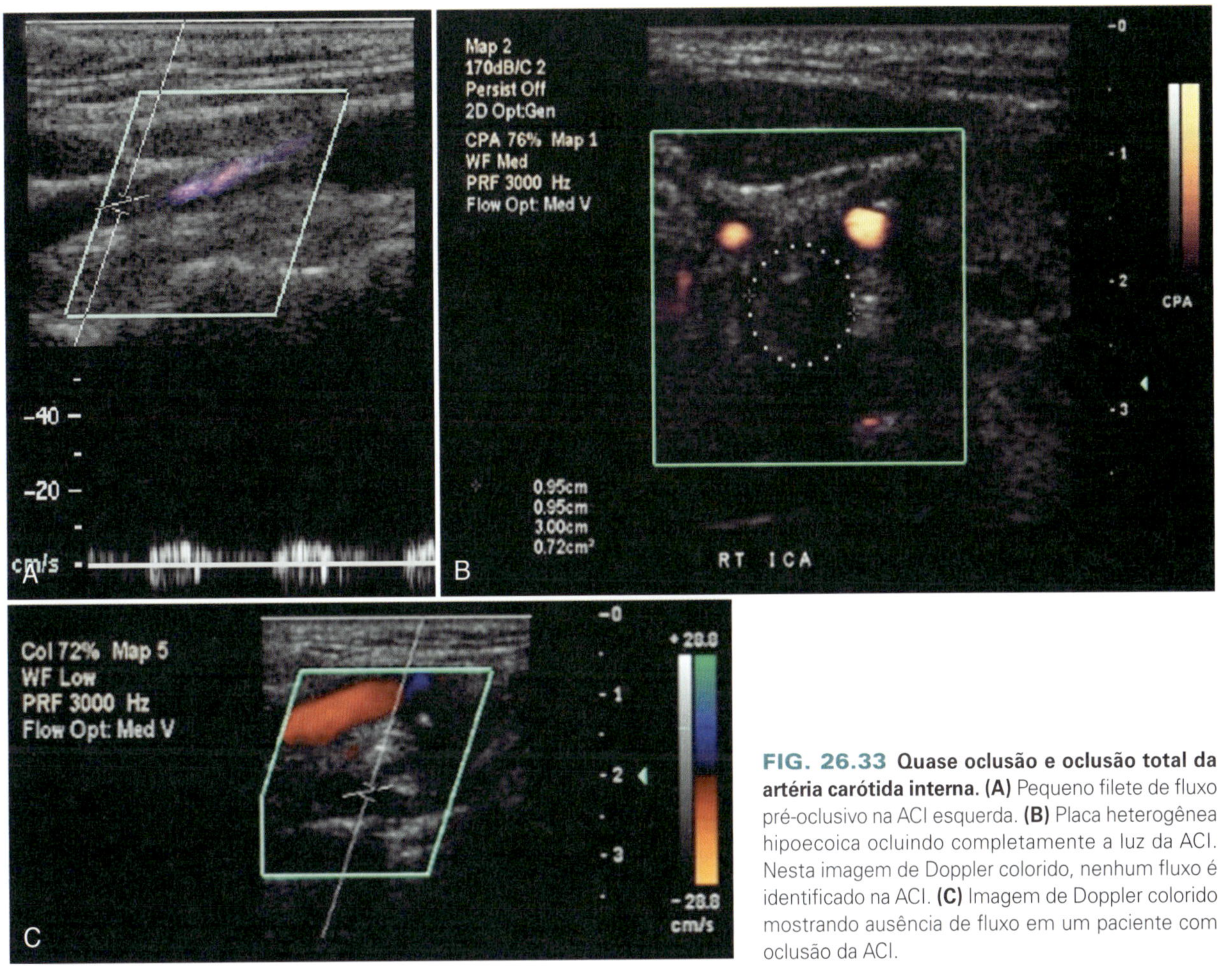

FIG. 26.33 Quase oclusão e oclusão total da artéria carótida interna. (A) Pequeno filete de fluxo pré-oclusivo na ACI esquerda. **(B)** Placa heterogênea hipoecoica ocluindo completamente a luz da ACI. Nesta imagem de Doppler colorido, nenhum fluxo é identificado na ACI. **(C)** Imagem de Doppler colorido mostrando ausência de fluxo em um paciente com oclusão da ACI.

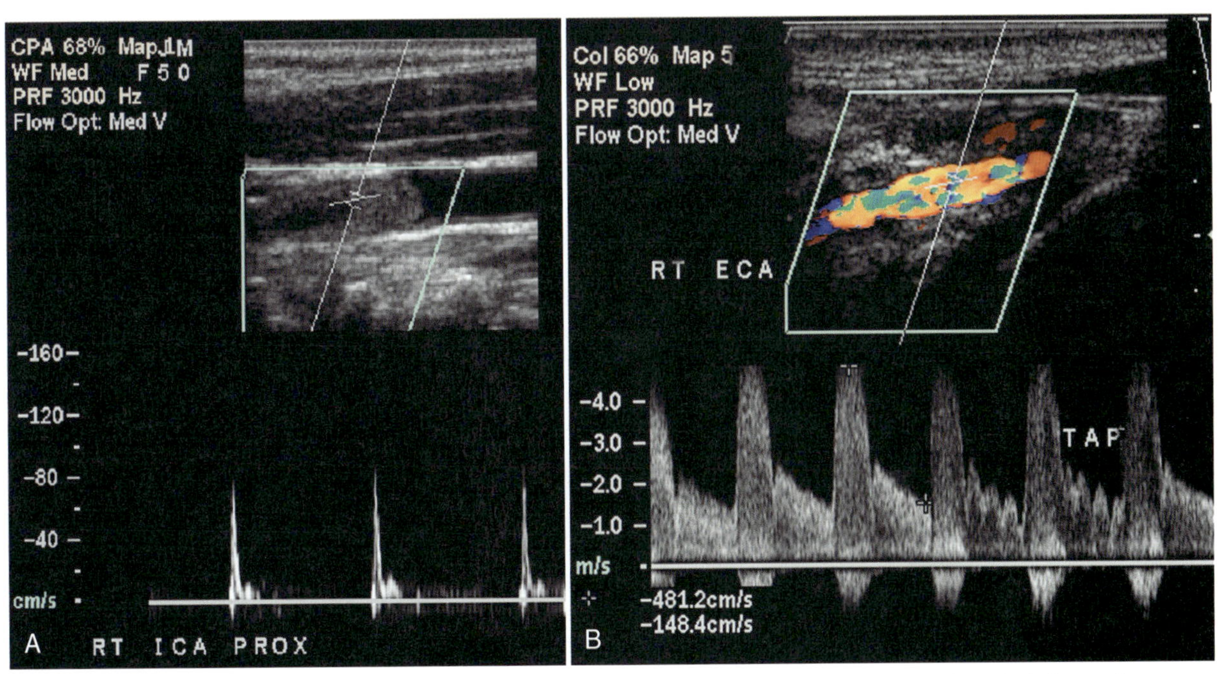

FIG. 26.34 Oclusão da artéria carótida interna. (A) Oclusão completa da ACI direita apresentando uma onda espiculada, consistente com uma oclusão. **(B)** Traçado da porção proximal da ACE direita mostrando uma onda de baixa resistência consistente com a presença de vasos colaterais para a circulação intracraniana, assim como aumento da velocidade causada por uma estenose. *PAT*, percussão da artéria temporal.

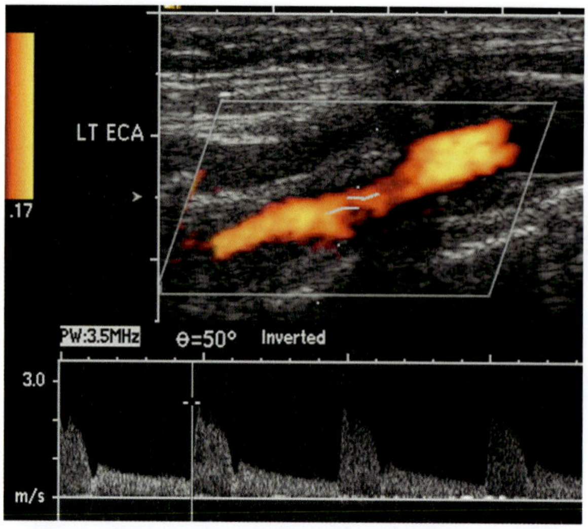

FIG. 26.35 Internalização da onda da ACE em associação com oclusão da ACI. Oclusão crônica da ACI de longa data resultando em uma onda de baixa resistência na ACE. LT ECA = artéria carótida externa esquerda; inverted = invertida.

Outra armadilha no diagnóstico de uma ACI completamente obstruída é **confundir uma ACE pérvia** (ou um dos seus ramos) **com a ACI**. A situação é especialmente confusa quando os ramos colaterais entre a ACE e a ACI abrem em resposta à doença de longa duração na ACI, fazendo com que a ACE adquira uma onda de baixa resistência (internalização) (Fig. 26.35). O mapeamento na origem do vaso enquanto se percute simultaneamente a artéria temporal superficial é uma técnica que pode auxiliar na identificação da ACE. A percussão da artéria temporal superficial geralmente resulta em uma distorção em aspecto de dentes de serra na fase diastólica da onda do Doppler da ACE (80% das ACE percutidas em um estudo[162]) (Fig. 26.4B). Entretanto, esta manobra deve ser interpretada com cuidado, pois a batida temporal também pode ser observada em ACC e ACI, apesar de ser menos frequente (54% e 33%, respectivamente) do que na ACE.[163] A presença de ramos arteriais é uma característica única da ACE e que também pode ser utilizada para diferenciar este vaso da ACI. O Doppler colorido pode facilitar a identificação desses ramos (Fig. 26.4A). Em geral, a combinação do tamanho do vaso, da posição, do formato da onda, da presença de ramos e da resposta à percussão temporal pode identificar a ACE corretamente.

Apesar de a propagação distal do trombo ocorrer quase invariavelmente após a oclusão da ACI, as oclusões da ACC são geralmente localizadas. O fluxo pode ser mantido na ACE e ACI, mas deve ser reverso em um dos dois vasos. A técnica de ultrassom com Doppler é o método preferido para avaliar a manutenção do fluxo em torno da bifurcação carotídea após uma oclusão proximal da ACC. Mais frequentemente, o fluxo retrógrado na ACE suprirá o fluxo anterógrado via ACI ipsilateral. Ocasionalmente, o padrão de fluxo oposto será observado[102,164,165] (Fig. 26.36).

Acompanhamento da Estenose

Embora haja uma quantidade considerável de literatura publicada em relação aos critérios de corte para determinar o grau de estenose, bem como para intervenções, pouco tem sido escrito sobre o acompanhamento apropriado para a estenose que não exige intervenção. Não há consenso nacional ou internacional aceito quanto aos intervalos de vigilância para o monitoramento de estenose inferior a 60%.[58] Como resultado desta falta de consenso nacional e internacional, nós, na Ochsner Clinic Foundation, após discussões com Cardiology and Vascular Surgery Departments, elaboramos nosso próprio consenso interno para o acompanhamento de pacientes com graus diferentes de estenose, diferenças em relação à sintomatologia e diferentes tipos de placas (Tabela 26.3). Para pacientes com placas heterogêneas e aqueles que são sintomáticos, são recomendados intervalos mais curtos de estudos de acompanhamento para observar progressos mais rápidos em comparação com outros com o mesmo grau de estenose.

Estratégias Pré-operatórias para Pacientes com Doença Carotídea

O trabalho pré-operatório na estenose carotídea está evoluindo em resposta aos resultados de NASCET, ECST e ACAS.[7,8,166] Os números a serem usados em uma ultrassonografia carotídea dependem da intenção do exame. Por que estamos fazendo o exame? Como usaremos os resultados? Se o exame é uma triagem, estamos avaliando todos os pacientes ou apenas os sintomáticos? Se nossa intenção é selecionar pacientes para cirurgia com base apenas na ultrassonografia, então é provável que um conjunto diferente de variáveis produza os resultados esperados. O propósito de um exame carotídeo e a população de pacientes que será submetida à triagem irão determinar a seleção de velocidades limiares. Por exemplo, a triagem de pacientes assintomáticos de alto risco pode ser melhor realizada com limiares de alta velocidade com aumento da especificidade, enquanto pacientes sintomáticos que mais provavelmente serão submetidos ao tratamento cirúrgico adequado ditarão limiares mais baixos com aumento da sensibilidade.

Apesar de muitos considerarem a angiografia como o exame-padrão, seus críticos citam uma variabilidade intraobservador significativa e a frequente subestimação do grau de estenose.[167,168] Comparações de estimativas angiográficas e ultrassonográficas de estenose carotídea revelam uma correlação cirúrgica mais próxima com as medições ultrassonográficas.[1] Comprovou-se que a ultrassonografia carotídea é altamente precisa na detecção de estenoses de alto grau, assim como na diferenciação entre estenoses críticas e a oclusão.

A ARM está, atualmente, demonstrando precisão comparável à da ultrassonografia e à da angiografia para a detecção e quantificação da estenose carotídea. Nos últimos 15 anos, a ressonância magnética (RM) também se mostrou útil na caracterização e estratificação do risco da doença carotídea. A RM pode identificar com precisão hemorragia intraplaca, núcleo necrótico rico em lipídeos e afinamento e ruptura da capa fibrosa, que estão associados ao aumento de risco do futuro AVC ou AIT.[169-172] A ARM também pode avaliar a circulação intracraniana; entretanto, custo, tempo e disponibilidade limitam a ARM como escolha de primeira linha para avaliação da doença carotídea.[173] Ela pode ser útil em situações em que uma placa calcificada impede a visibilização da luz da carótida. A ATC é uma modalidade rápida e difundida, podendo detectar com precisão ulceração e calcificação, mas não consegue diferenciar hemorragia intraplaca e núcleo necrótico rico em lipídeos.[173] A taxa de concordância geral entre ultrassonografia com Doppler, ARM com realce de contraste e ATC é muito semelhante para avaliação da estenose carotídea.[174,175]

Atualmente, pesquisadores sugerem a substituição da angiografia pré-operatória por uma combinação de ultrassonografia e ARM

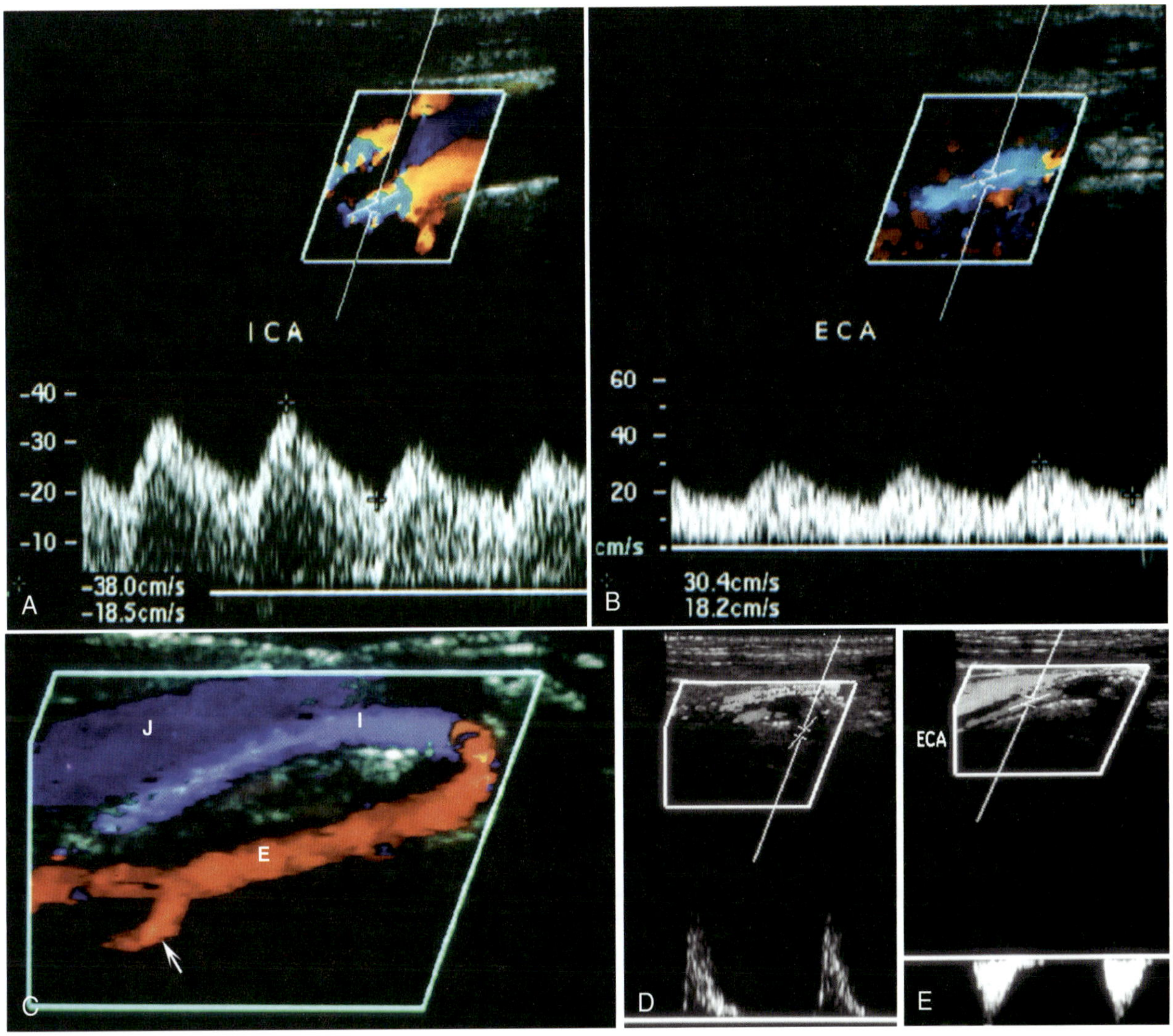

FIG. 26.36 Oclusão da ACC causa onda anormal na ACI. (A) Onda *tardus-parvus* anterógrada é vista na ACI distal a uma oclusão na ACC. **(B)** Fluxo retrógrado na ACE com onda *tardus-parvus* causada pelo fluxo colateral da ACE contralateral para suprir a ACI ipsilateral distalmente à oclusão da ACC. **(C)** Imagem do Doppler colorido mostrando fluxo anterógrado na ACE (*E*) com um ramo da ACE (*seta*) e fluxo retrógrado na ACI (*I*). *J*, veia jugular interna. **(D)** Imagem do Doppler espectral mostrando fluxo retrógrado de alta resistência na ACI direita. **(E)** Fluxo anterógrado de alta resistência na ACE direita distal a uma oclusão da ACC.

carotídea. Eles defendem o uso da angiografia apenas nos casos em que a ARM e o ultrassom da carótida apresentam resultados discordantes ou são inadequados.[176-180] Outros estudos apoiam o uso do ultrassom carotídeo antes da endarterectomia.[177,178,181-185] Numerosos estudos demonstraram que se pode fazer a triagem adequada de 90% dos candidatos à cirurgia utilizando-se apenas a avaliação clínica e o ultrassom. Entretanto, na suspeita da doença arterial proximal ao arco aórtico ou em casos de suspeita de oclusão completa, alguns investigadores pregam o uso da angiografia pré--operatória.

Ultrassonografia Pós-operatória

A artéria carótida pós-endarterectomia (**pós-EAC**) demonstra muitas alterações características[186,187] (Fig. 26.37). Uma discreta cunha entre o complexo I-M normal e a superfície submetida à endarterectomia é frequentemente vista, assim como suturas ecogênicas espaçadas periodicamente. Também se demonstrou que o complexo I-M ausente pode crescer novamente. Apesar de a vigilância pós-endarterectomia não ser defendida para pacientes assintomáticos, um estudo demonstrou que aproximadamente 6% dos pacientes de EAC apresentavam *flaps* carotídeos, estenose residual de moderada a moderadamente grave ou ACE ocluídas.[188] Dois desses pacientes com anormalidades pós-operatória na ultrassonografia tiveram AVC pós-operatório. Pacientes sem defeitos na ultrassonografia pós-operatória não apresentaram sequelas perioperatórias ou necessidade de repetir procedimentos. Pacientes com estenoses pré-operatórias maiores que 75% apresentam maior risco de estenoses residuais. A ultrassonografia parece ser útil no pós-operatório da população de pacientes sintomáticos, mas seu papel na população de pacientes assintomáticos é controverso.[189] É recomendado o acompanhamento de rotina com ultrassonografia a cada 6 meses após EAC por 2 anos, ou pode ser recomendado realizar apenas uma vez, 12 meses após EAC; entretanto, mais pesquisas precisam ser realizadas.[190,191]

TABELA 26.3 Recomendações para Acompanhamento Baseadas na Avaliação Ultrassonográfica

	ASSINTOMÁTICO		SINTOMÁTICO	
	Placa Heterogênea	**Placa Homogênea**	**Placa Heterogênea**	**Placa Homogênea**
1%-39%[b] (1%-50%)[c]	3 meses ×2 Depois 6 meses Depois anualmente Prescrição médica (Rx)[a]	2-5 anos, dependendo do grau da placa e de outros fatores de risco	3 meses ×2 Depois 6 meses Depois anualmente Terapia medicamentosa[a]	1-3 anos dependendo do grau da placa e de outros fatores de risco Encaminhar para avaliação por outras origens, como doença embólica ou origens neurovasculares dos sintomas
40%-59%[b]	3 meses ×2 Depois a cada 6 meses até convertida em homogênea ou aumento do grau de estenose Rx médico[a]	Anualmente Rx médico[a]	3 meses ×2 Depois a cada 6 meses até convertida em homogênea ou aumento do grau de estenose Rx médico[a]	6 meses ×2 Depois anualmente Rx médico[a]
60%-79%[b] (50%-70%)[c]	Encaminhar para especialista vascular[d] Rx médico[a] (alternativamente, se sem intervenção, acompanhamento a cada 3 meses para avaliar estabilidade)	Acompanhamento de 6 meses ×2 para estabilidade, depois anualmente Rx médico[a]	Encaminhar para especialista vascular[d] Rx médico[a] (alternativamente, se sem intervenção, acompanhamento a cada 3 meses para avaliar estabilidade)	Encaminhar para especialista vascular[d] Rx médico[a]
80%-90%[b] (> 70%)[c]	Encaminhar para especialista vascular[b] Rx médico[a]			

[a]Rx médico inclui prescrição antiplaquetária, prescrição de estatina, cessação do tabagismo e bom controle da pressão arterial.
[b]Critérios de Bluth et al.[45]
[c]Critério da Society of Radiologists in Ultrasound (SRU).[122]
[d]Especialista vascular pode ser um cirurgião vascular, cardiologista intervencionista ou neurorradiologista ou neurocirurgião intervencionista, dependendo das habilidades do profissional em qualquer área. O tratamento recomendado por esses especialistas pode ser *stent* endovascular, endarterectomia ou Rx médico intensivo.

Stents e Revascularização da Artéria Carótida Interna

A angioplastia transluminal percutânea com implante de ***stent* na artéria carótida** (ATPS) tem se tornado cada vez mais popular como um meio comum de revascularização carotídea. Entre 1998 e 2004, a incidência de EAC diminui 17%, enquanto a incidência da ATPS aumentou 149%.[192] Enquanto a ATPS surgiu como um tratamento menos invasivo que a EAC, vários ensaios clínicos randomizados e a Society of Vascular Surgery mostram que a ATPS estava associada a uma menor morbidade peri-operatória, particularmente infarto do miocárdio, mas com incidência aumentada de AVC.[193-195] A seleção cuidadosa é indispensável se o pretendido for a obtenção dos potenciais benefícios da revascularização carotídea.[193,194] O ultrassom pode ser útil para (1) avaliar a presença e a gravidade da estenose, (2) caracterizar a bifurcação da carótida e (3) avaliar as variações anatômicas, a tortuosidade do vaso e a calcificação da placa antes da colocação do *stent* (Fig. 26.38).

O papel do ultrassom na seleção dos pacientes também permanece controverso. Certamente, a precisão da ultrassonografia dúplex em determinar o grau da estenose está bem estabelecida, com sensibilidade de 94% e especificidade de 92%, sendo aceita universalmente como um critério de seleção de pacientes.[193,194,196] Entretanto, apesar de o papel da caracterização da placa na seleção dos pacientes permanecer controverso, está se tornando cada vez mais importante a caracterização da **placa vulnerável** como uma etiologia de AVC. A placa vulnerável parece se correlacionar com a placa heterogênea ou ecolucente dos tipos 1 e 2. Esse tipo de placa está associado à hemorragia intraplaca e imagina-se que tenha um potencial embólico muito forte. Por meio da **ultrassonografia intravascular**, Dietrich et al.[197] demonstraram uma forte correlação entre a caracterização da placa por ultrassonografia intravascular e o exame histológico da placa após a endarterectomia. Considerando-se a precisão da caracterização pela ultrassonografia, quando se identifica hemorragia intraplaca ou placa vulnerável, a EAC, e não a ATPS, pode ser o método preferível para a revascularização, a fim de reduzir o risco de complicações embólicas. Entretanto, Reiter et al.[85] foram incapazes de usar a ecolucência da placa como um critério para identificar os pacientes com risco aumentado de eventos neurológicos após a ATPS e, portanto, não recomendaram esse tipo de estratificação de risco. O uso da caracterização da placa para determinar o tipo de intervenção terapêutica ainda precisa de mais estudos para ser padronizado.

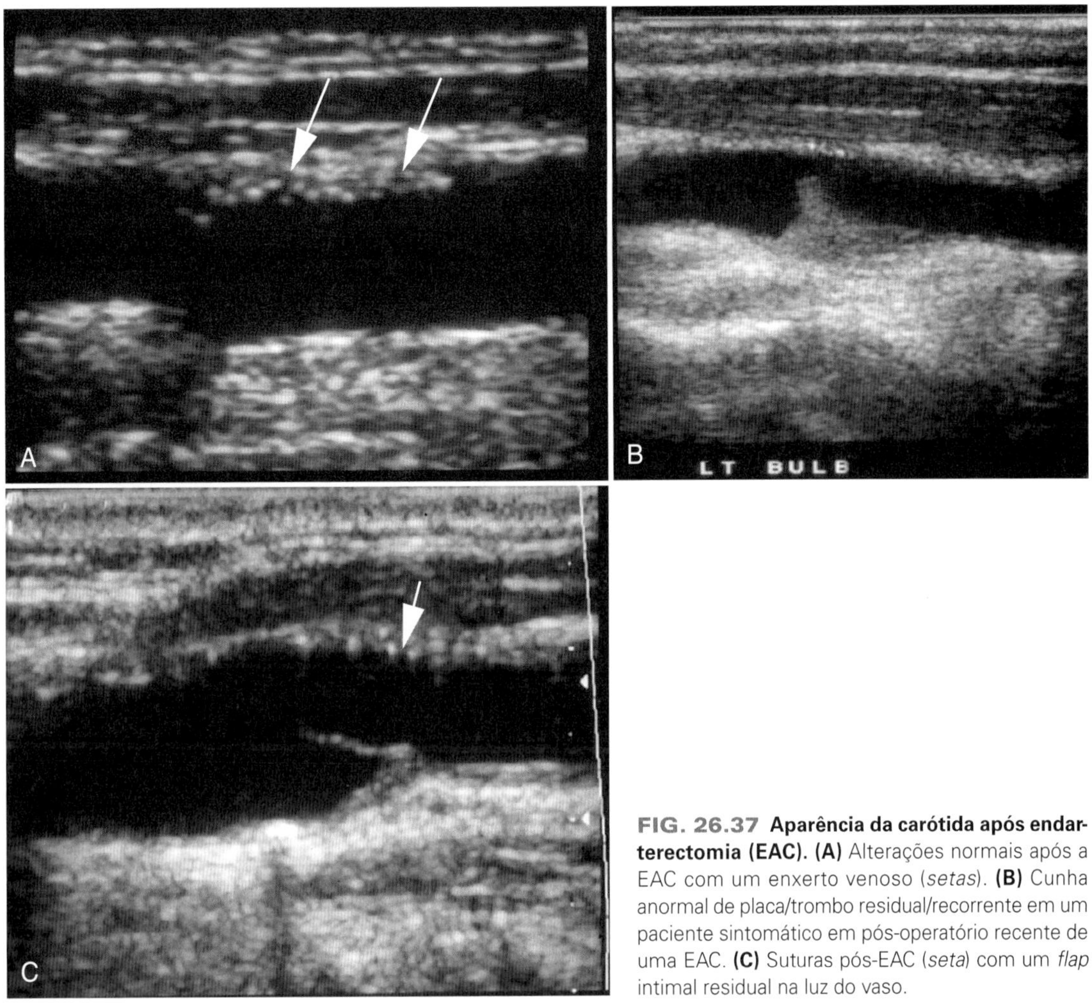

FIG. 26.37 Aparência da carótida após endarterectomia (EAC). (A) Alterações normais após a EAC com um enxerto venoso (*setas*). **(B)** Cunha anormal de placa/trombo residual/recorrente em um paciente sintomático em pós-operatório recente de uma EAC. **(C)** Suturas pós-EAC (*seta*) com um *flap* intimal residual na luz do vaso.

Graduação da Reestenose Intra-stent Carotídeo

A ultrassonografia permite a avaliação precisa da localização do *stent* dentro das artérias carótidas.[198] Os ***stents*** carotídeos são facilmente identificados com a ultrassonografia, permitindo a avaliação da doença antes, ao longo e distal ao *stent*. Relatou-se uma taxa de reestenose pós-ATPS entre 1,9% e 16%.[198-203] Os critérios de velocidade para graduar as estenoses em *stents* podem não ser os mesmos dos utilizados para graduar a estenose carotídea primitiva.[204,205] Alguns pesquisadores demonstraram que as velocidades ao longo dos *stents* são maiores que as observadas em vasos sem *stents*. Elevações de velocidade na faixa de 125 a 140 cm/s são comuns em *stents* permeáveis e sem estenoses. Além disso, em geral, observa-se aumento na velocidade na ACI distal ao *stent*. Atualmente, pequenos aumentos de velocidade em um *stent* que aparenta estar francamente desobstruído no *power* Doppler ou Doppler colorido não indicam estreitamento significativo nem justificam investigação adicional ou intervenção.

Fleming et al.[198] e Chahwan et al.[206] demonstraram que a ultrassonografia com Doppler normal identifica, de modo confiável, artérias carótidas arteriograficamente normais após a ATPS. Eles também relataram que as velocidades na artéria carótida pós-ATPS nem sempre se correlacionam com as avaliações pré-*stent* de estenoses limitantes de fluxo e que as velocidades parecem desproporcionalmente elevadas em vasos com reestenoses médias a moderadas. A elevação desproporcional da velocidade ao longo do *stent* pode ser causada por diversos fatores, incluindo alterações na complacência da parede e escoamento do fluxo sanguíneo pela ACE. Além disso, a técnica usada em muitos estudos de *stents*, que requerem estritamente a técnica do ângulo *teta* de 60 graus do Doppler, pode resultar em aumentos sistemáticos na velocidade. Assim, verificou-se a necessidade de se estabelecer e validar novas tabelas para o seguimento dos pacientes após ATPS. Diversas propostas para a gradação dos parâmetros pós-ATPS já foram sugeridas[207-211] (Tabela 26.4).

DOENÇA CAROTÍDEA NÃO ATEROSCLERÓTICA

A doença carotídea não aterosclerótica é muito menos comum que a aterosclerótica. A **displasia fibromuscular** (DFM), um processo não inflamatório com hipertrofia muscular e paredes arteriais fibrosas, separadas por zonas de fragmentação anormais, envolve a ACI média e distal mais frequentemente do que outros segmentos carotídeos. Descreveu-se uma aparência característica de um "rosário" na angiografia. Apenas alguns relatos descrevem

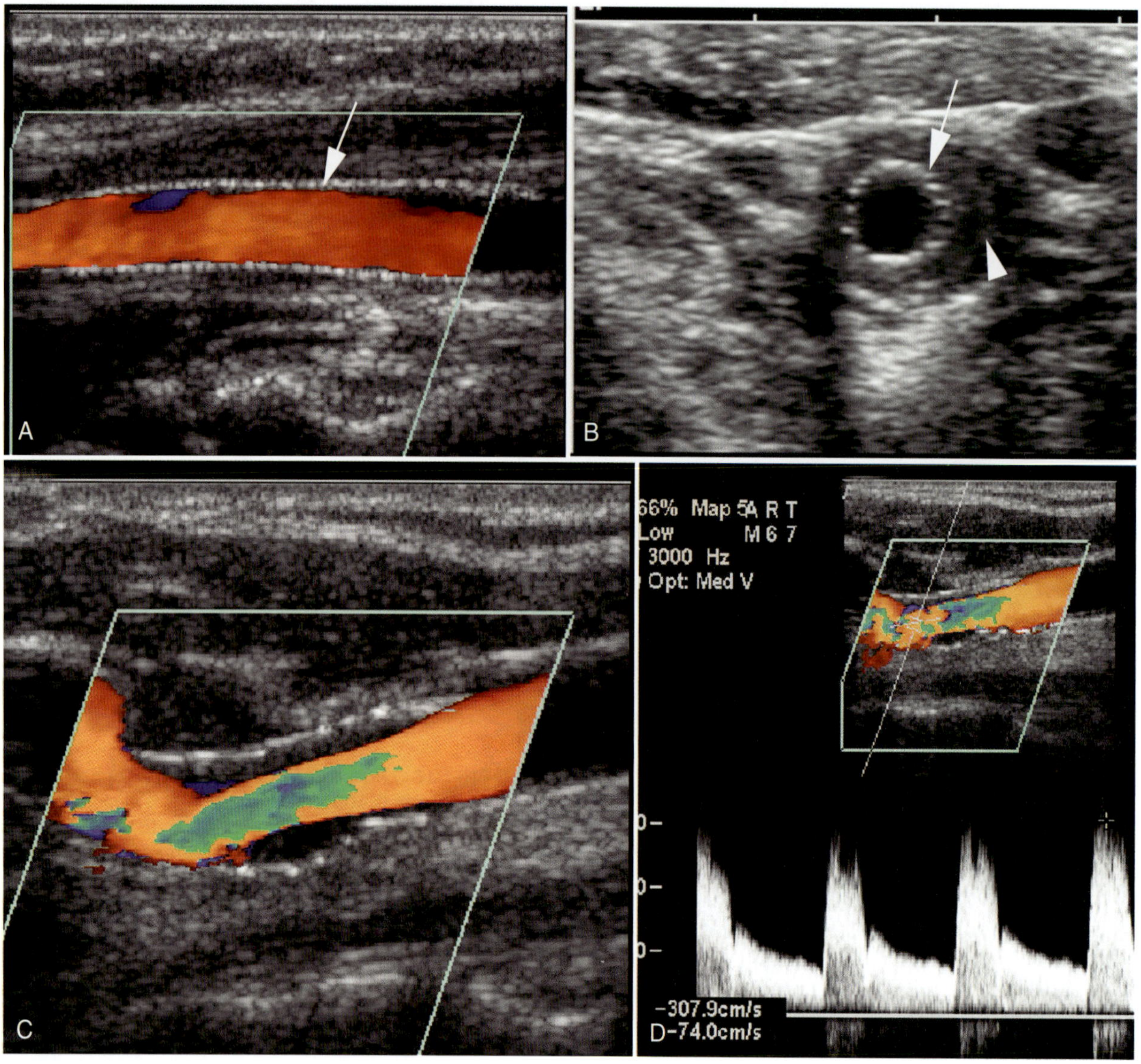

FIG. 26.38 ***Stent* carotídeo. (A)** *Stent* carotídeo direito sem anormalidades (*seta*) mostrando preenchimento completo no exame de Doppler colorido. **(B)** Imagem transversal de um *stent* carotídeo (*seta*) no bulbo carotídeo mostrando uma placa residual na luz do vaso (*ponta de seta*). **(C)** e **(D)** *Stent* carotídeo esquerdo mostrando estreitamento visível no Doppler colorido **(C)** e velocidades elevadas **(D)** consistentes com uma estenose maior que 70% utilizando-se critérios de velocidade-padrão carotídeo.

TABELA 26.4 Graduação da Estenose da Artéria Carótida após *Stent*

Estudo	Grau de Estenose	VPS (cm/s)	VDF (cm/s)	Índice de VPS ACI/ACC
Setacci et al.[207]	< 30%	≤ 104		
	30%-50%	105-174		
	50%-70%	175-299		
	≥ 70%	≥ 300	≥ 140	≥ 3,8
Zhou et al.[208]	> 70%	> 300	> 90	≥ 4
Lal et al.[209]	≥ 20%	≥ 150	> 2,15	
	≥ 50%	≥ 220	≥ 2,7	
	≥ 80%	≥ 340	≥ 4,15	
Armstrong et al.[210]	> 50%	>150	> 2	
	> 75%	> 300	> 125	> 4
Chi et al.[211]	≥ 50%	240	2,45	
	≥ 70%	450	4,3	

ACC, artéria carótida comum; *VDF*, velocidade diastólica final; *ACI*, artéria carótida interna; *VPS*, velocidade do pico sistólico.
Modificada de Chahwan S, Miller MT, Pigott JP, et al. Carotid artery velocity characteristics after carotid artery angioplasty and stenting. J Vasc Surg. 2007;45(3):523-526[206]; Fleming SE, Bluth EI, Milburn J. Role of sonography in the evaluation of carotid artery stents. J Clin Ultrasound. 2005;33(7):321-328.[198]

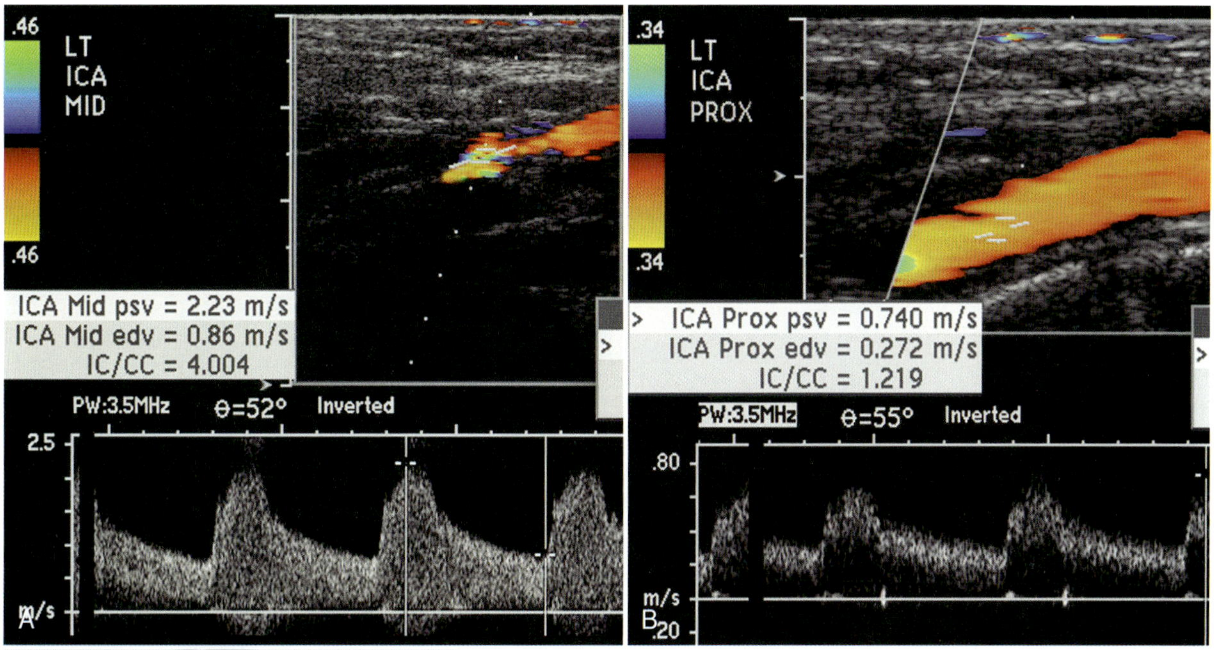

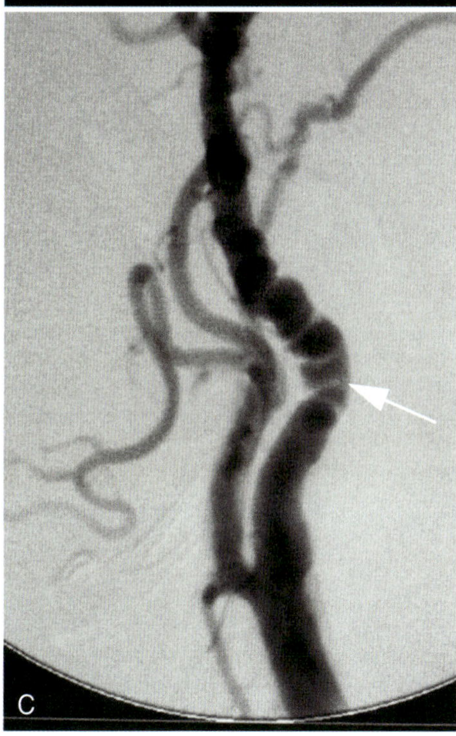

FIG. 26.39 Displasia fibromuscular. (A) Imagem longitudinal de Doppler colorido da porção média a distal da ACI mostrando aumento da velocidade e estenose significativa. **(B)** Porção proximal da ACI sem estenose do mesmo paciente. **(C)** Angiografia mostrando aparência típica de displasia fibromuscular nas porções média e distal da ACI. Observe a aparência perolada resultante de bandas focais (*seta*) de tecido espesso que diminui o calibre da luz.

as características ultrassonográficas da DFM.[212-214] Muitos pacientes com DFM demonstram anormalidades não específicas ou ausência de anormalidades na ultrassonografia; entretanto, alguns podem apresentar redundância da ACI causando uma curva em formato de S.[215] A DFM pode ser assintomática ou resultar em dissecção da carótida ou subsequentes eventos tromboembólicos (Fig. 26.39). **Arterites** resultantes de processos autoimunes (p. ex., arterite de Takayasu, arterite temporal) ou alterações causadas pela radiação podem produzir espessamento concêntrico difuso da parede carotídea, envolvendo mais frequentemente a ACC[23,216,217] (Fig. 26.40).

Trauma cervical pode causar dissecção ou aneurismas da carótida. A **dissecção da artéria carótida** resulta de um rompimento da íntima, permitindo que o sangue disseque a parede arterial, produzindo uma luz falsa. Esta pode terminar em fundo cego ou reentrar na luz verdadeira. Ela pode ocluir ou reduzir o calibre da luz verdadeira, produzindo sintomas semelhantes aos da aterosclerose. As dissecções podem surgir espontaneamente, ser secundárias ao trauma ou doença intrínseca com degeneração do tecido elástico (p. ex., **síndrome de Marfan**) ou relacionadas à doença aterosclerótica.[20] O exame ultrassonográfico da dissecção carotídea pode revelar um ***flap* ecogênico na íntima**, móvel

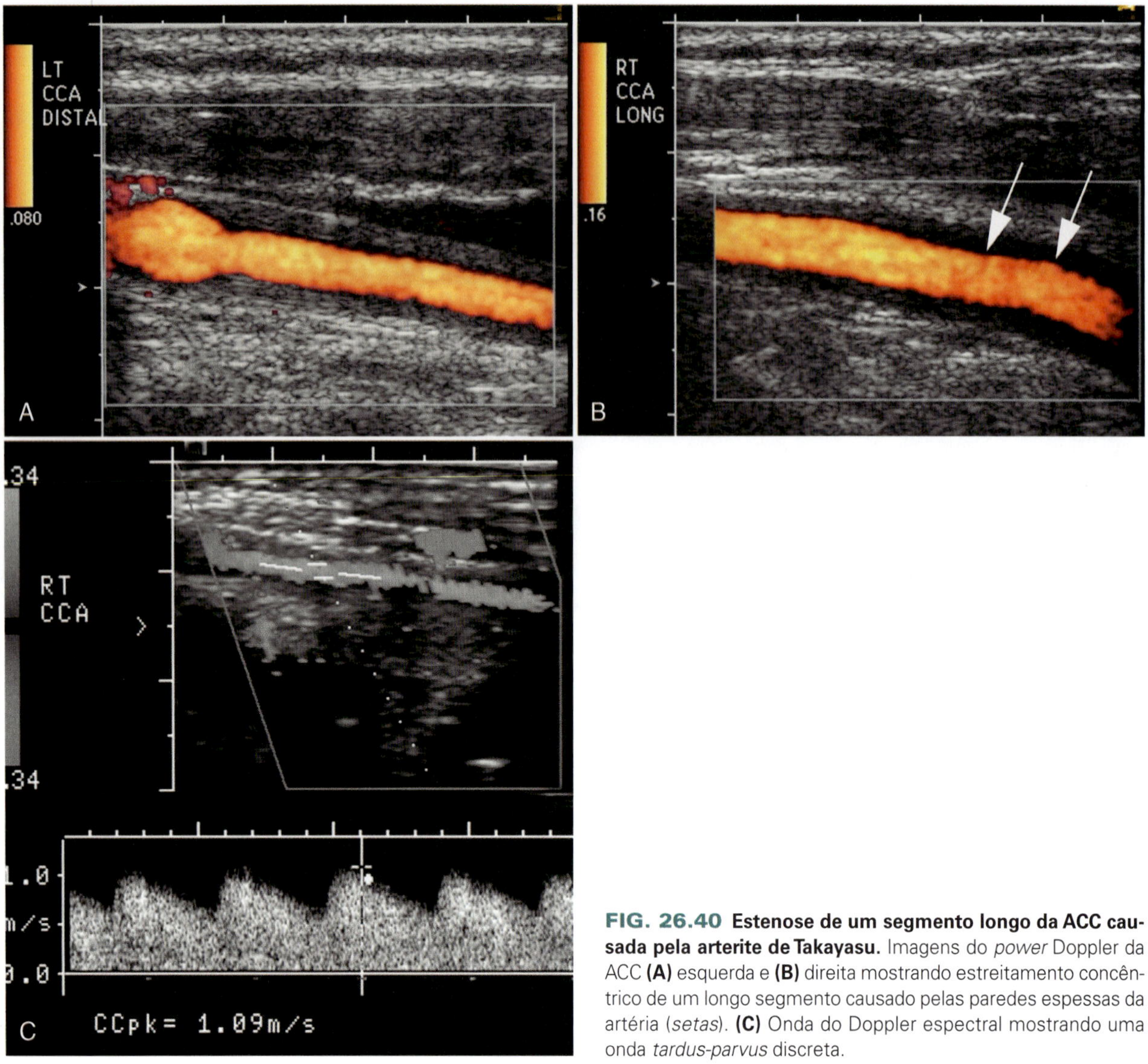

FIG. 26.40 Estenose de um segmento longo da ACC causada pela arterite de Takayasu. Imagens do *power* Doppler da ACC **(A)** esquerda e **(B)** direita mostrando estreitamento concêntrico de um longo segmento causado pelas paredes espessas da artéria (*setas*). **(C)** Onda do Doppler espectral mostrando uma onda *tardus-parvus* discreta.

Dissecção da Artéria Carótida Interna: Espectro dos Achados

ARTÉRIA CARÓTIDA INTERNA
Ausência de fluxo ou oclusão
Flap ecogênico na íntima, com ou sem trombo
Trombo hipoecoico, com ou sem estreitamento da luz
Aparência normal

ARTÉRIA CARÓTIDA COMUM
Onda de alta resistência
Fluxo reduzido
Aparência normal

ou fixo, com ou sem a formação de trombo.[218] Frequentemente, existe um desencontro marcante entre a imagem do ultrassom/ Doppler, com uma pobreza de anormalidades na escala de cinza observadas em associação com anormalidades acentuadas no fluxo (Fig. 26.41).

A ultrassonografia com Doppler colorido ou *power* Doppler pode esclarecer prontamente a fonte desse desencontro, demonstrando diminuição abrupta da luz arterial até o ponto da oclusão da ACI. Quando a ACI estiver ocluída, a ACC ipsilateral proximal irá apresentar uma onda de alta resistência. Quando a ACI estiver gravemente estreitada (secundária à hemorragia ou ao trombo na área de luz falsa), o fluxo na ACI pode apresentar altas velocidades. Nos casos de ACI não ocluída, o fluxo das ondas de velocidade na ACC pode ser normal. Embora a angiografia convencional, a ARM ou ATC possam ser utilizadas inicialmente para diagnosticar uma dissecção, a ultrassonografia pode ser usada para acompanhar os pacientes, para avaliar a resposta terapêutica à anticoagulação. A repetição da avaliação ultrassonográfica dos pacientes com dissecção da ACI após terapia anticoagulante revela a recanalização da artéria em até 70% dos casos.[219-221] É importante considerar o diagnóstico de dissecção como uma causa de sintomas neurológicos, especialmente quando apresentação clínica, idade e história do paciente são atípicas para doença aterosclerótica ou AVC hemorrágico.

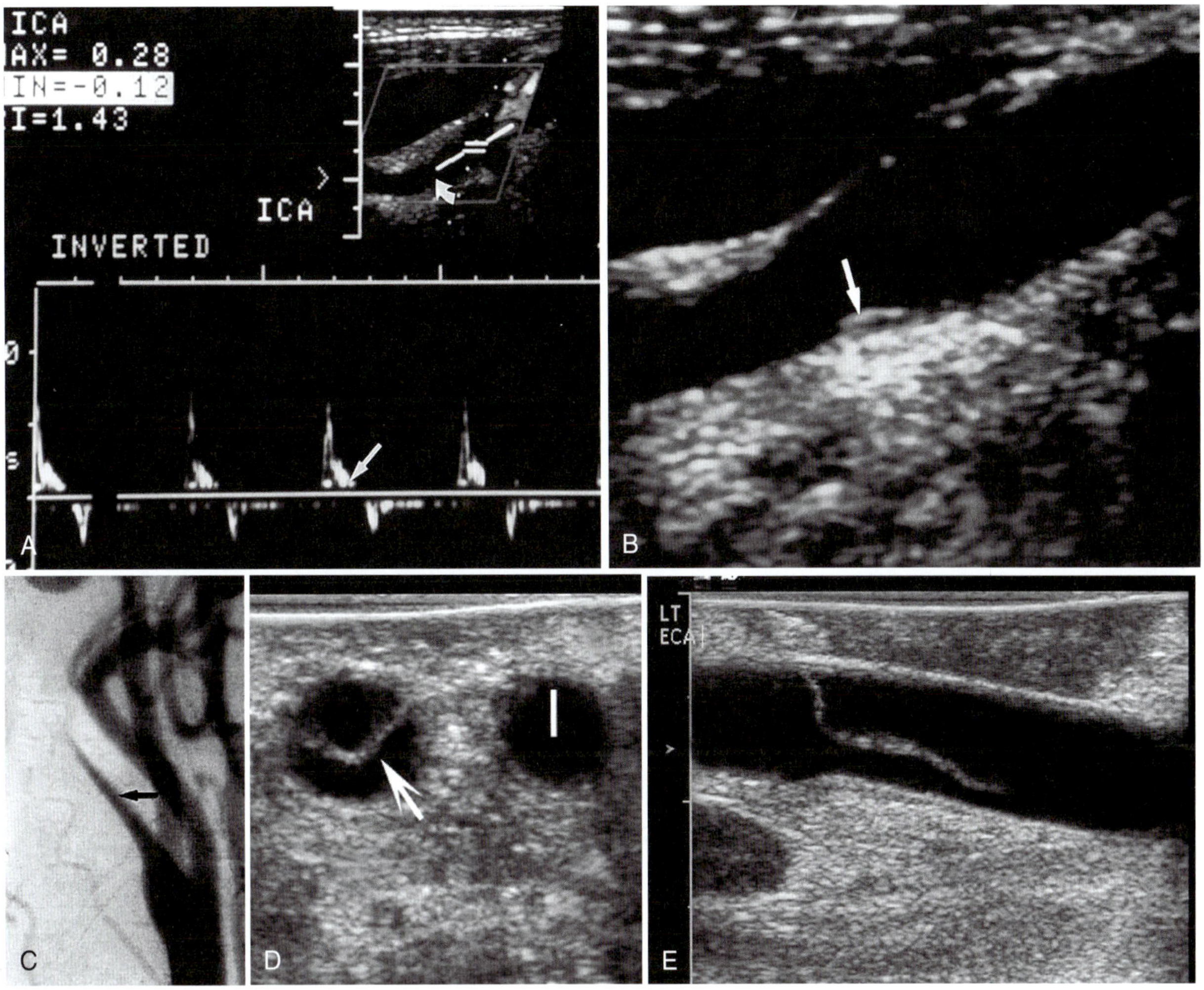

FIG. 26.41 Dissecção da artéria carótida. (A) Ondas anormais de alta resistência (*seta*) na origem da ACI direita sem evidência de fluxo distal para esse ponto (*seta curva*). **(B)** Avaliação na escala de cinza do vaso, na área de oclusão, demonstrando apenas uma estrutura ecogênica pequena e linear (*seta*) sem evidência de estreitamento aterosclerótico significativo. **(C)** Angiografia subsequente demonstrando o estreitamento característico até o ponto de oclusão (*seta*), associado à dissecção e oclusão trombótica da artéria carótida. Imagens **(D)** transversal e **(E)** longitudinal de outro paciente mostrando um *flap* na íntima (*seta*) em uma ACE. *I*, artéria carótida interna.

Massas Pulsáteis no Pescoço na Região Carotídea

O mais comum **aneurisma na ACC** ocorre na região da bifurcação carotídea. Esses aneurismas podem resultar de aterosclerose, infecção, trauma, cirurgia ou ter origem infecciosa, como a **sífilis**. A ACC normal geralmente mede em torno de 1 cm de diâmetro. **Tumores do corpo carotídeo**, um dos vários **paragangliomas** que afetam a cabeça e o pescoço, geralmente são massas benignas, bem encapsuladas e localizadas na bifurcação carotídea.[29] Eles podem ser bilaterais, particularmente na variação familiar, e são bastante vascularizados, frequentemente produzindo um sopro audível.[29] Alguns desses tumores produzem catecolaminas, provocando alterações súbitas na pressão arterial durante ou após a cirurgia. A US com Doppler colorido mostra uma massa de tecido mole extremamente vascularizada na bifurcação carotídea[29] (Fig. 26.42). A ultrassonografia com Doppler colorido também pode ser utilizada para monitorar embolização ou ressecção cirúrgica de paragangliomas. Um clássico diagnóstico diferencial é **ectasia de ACC proximal/artéria braquiocefálica,** frequentemente ocorrendo como uma massa supraclavicular pulsátil em mulheres mais velhas. O pedido para descartar aneurisma carotídeo quase sempre mostra características normais desses vasos tortuosos (Fig. 26.43).

Massas extravasculares (p. ex., massas de linfonodos [Fig. 26.44], hematomas, abscessos) que comprimem ou deslocam as artérias carótidas podem ser facilmente diferenciadas de massas vasculares primárias, tais como aneurismas ou pseudoaneurismas. **Pseudoaneurismas pós-traumáticos** geralmente podem ser diferenciados de um aneurisma verdadeiro, demonstrando as ondas de vaivém características, no colo do pseudoaneurisma, assim como variabilidade característica do fluxo interno (*yin-yang*) de um pseudoaneurisma (Fig. 26.45).

ULTRASSONOGRAFIA COM DOPPLER TRANSCRANIANO

Na US com Doppler transcraniano (DTC) usa-se um transdutor de baixa frequência com 2 MHz para avaliar o fluxo sanguíneo na artéria carótida intracraniana, no sistema vertebrobasilar e no círculo de

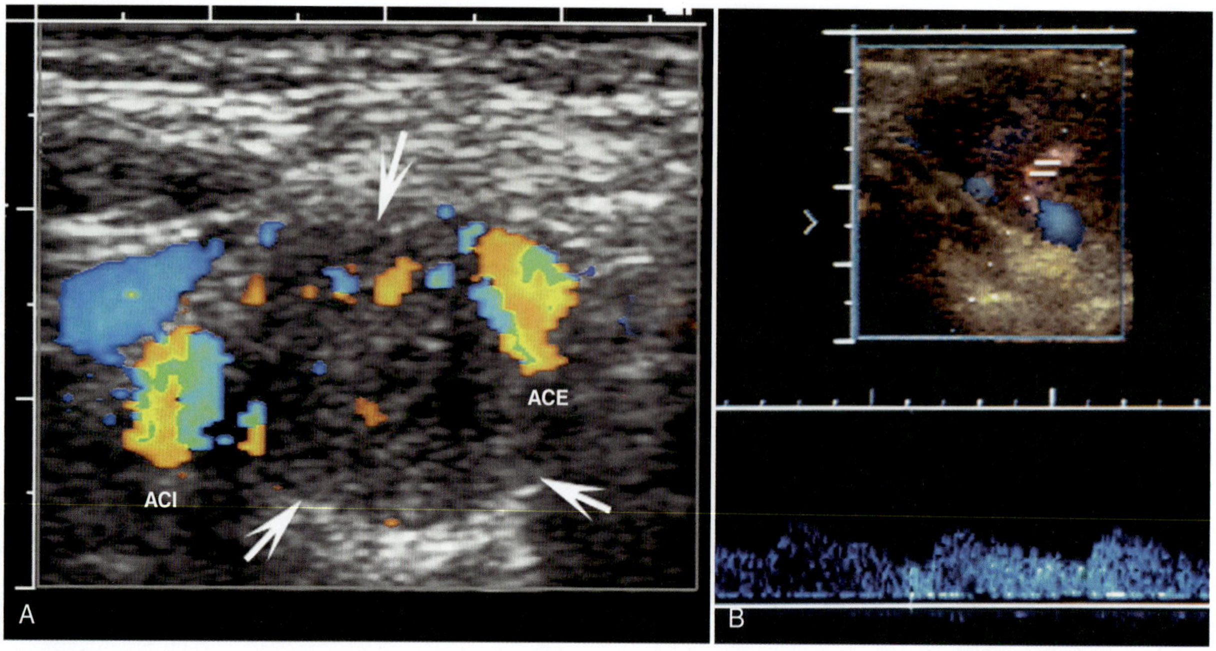

FIG. 26.42 Tumor do corpo carotídeo. (A) Imagem transversal da bifurcação da carótida mostrando uma massa (*setas*) espalhada pelas artérias carótida interna (ACI) e carótida externa (ACE). **(B)** Traçados do Doppler pulsado do tumor do corpo carotídeo mostrando uma onda de *shunt* arteriovenoso típico (baixa resistência).

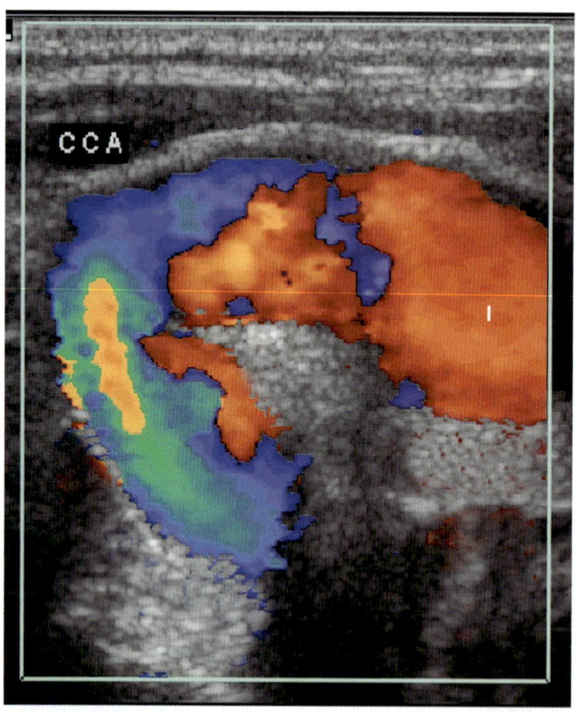

FIG. 26.43 Ectasia da ACC. Doppler colorido mostrando ectasia da porção proximal da ACC surgindo da artéria braquiocefálica (*I*), responsável por uma massa pulsátil supraclavicular direita. CCA = artéria carótida comum.

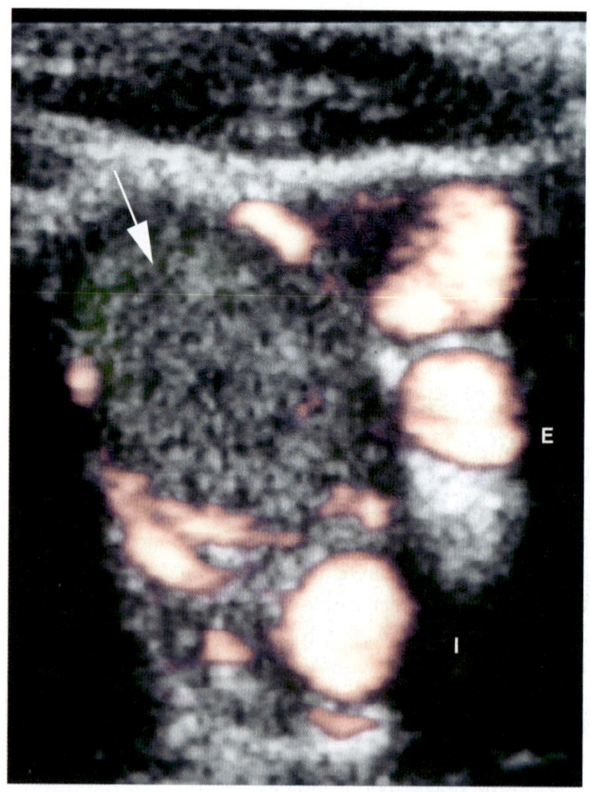

FIG. 26.44 Linfonodo patológico próximo à bifurcação carotídea. Imagem do *power* Doppler mostrando um linfonodo maligno (*seta*), lateral à bifurcação carotídea. *E*, artéria carótida externa; *I*, artéria carótida interna.

Willis. O acesso é feito através da órbita, do forame magno ou, mais frequentemente, da região de afinamento temporal do crânio (**janela transtemporal**).[222,223] Entretanto, em muitos pacientes (até 55% em uma série[224]), é impossível conseguir um DTC interpretável. Mulheres, especialmente as afro-americanas, apresentam um osso temporal espesso, tornando difícil insonar as artérias cerebrais.[224,225] Essa dificuldade limita a confiabilidade do DTC como parte da rotina do exame cerebrovascular não invasivo.[223,224]

Usando-se a análise espectral, determinam-se diversos parâmetros, incluindo velocidade média, VPS, VDF e índices de pulsatilidade e resistência dos vasos sanguíneos. O Doppler colorido ou o *power* Doppler podem melhorar a determinação da velocidade, fornecendo um melhor ângulo *teta* e localizando o trajeto dos vasos.[222] As aplicações do DTC incluem (1) avaliação de estenoses e circulação colateral intracranianas, (2) detecção e seguimento de vasoconstrição secundária à hemorragia subaracnóidea, (3) determinação de morte cerebral, (4) avaliação de pacientes com anemia falciforme e (5) identificação de malformação arteriovenosa.[219-223,226,227] O DTC é mais confiável para o diagnóstico de estenoses da artéria cerebral média (ACM), tendo-se relatado sensibilidades de até 91%. O DTC é menos confiável para detectar estenoses do sistema vertebrobasilar intracraniano, artérias cerebrais anteriores e posteriores e ACI terminal. Entretanto, o DTC é útil na avaliação da artéria vertebral desobstruída e direção do fluxo quando não se detecta fluxo na artéria vertebral extracraniana (Fig. 26.46). O diagnóstico de estenose intracraniana baseia-se em um aumento na velocidade média do fluxo sanguíneo no vaso afetado, em comparação com o vaso contralateral na mesma localização.[223-225]

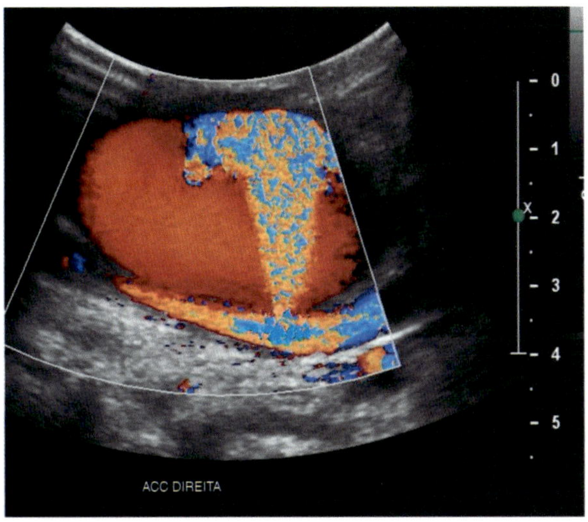

FIG. 26.45 Pseudoaneurisma da artéria carótida comum (ACC). Imagem transversal da porção distal da ACC direita demonstrando um jato de fluxo para um pseudoaneurisma, que resultou de uma tentativa de colocação de cateter venoso central.

As vantagens da ultrassonografia com DTC também incluem sua disponibilidade para monitorar possíveis complicações cerebrovasculares em pacientes na sala de cirurgia ou de angiografia para potenciais complicações cerebrovasculares.[225] O monitoramento intraoperatório com o DTC pode ser feito com o transdutor fixado na janela transtemporal, possibilitando a avaliação do fluxo sanguíneo na ACM durante a EAC. A adequação da perfusão cerebral pode ser avaliada enquanto a artéria carótida é clampeada.[225,228] O DTC também consegue detectar **microembolização intraoperatória,** que produz picos de alta amplitude (sinais transitórios de alta intensidade ["HITS"; do inglês, *high-intensity transiente signals*]) no espectro do Doppler.[223,224,227,229-231] A técnica pode ser utilizada para a avaliação seriada de **vasoespasmos**. Esse diagnóstico é geralmente baseado em exames seriados, pelo aumento relativo da velocidade do fluxo sanguíneo e alterações do índice de resistividade resultantes de redução na luz do vaso causada por

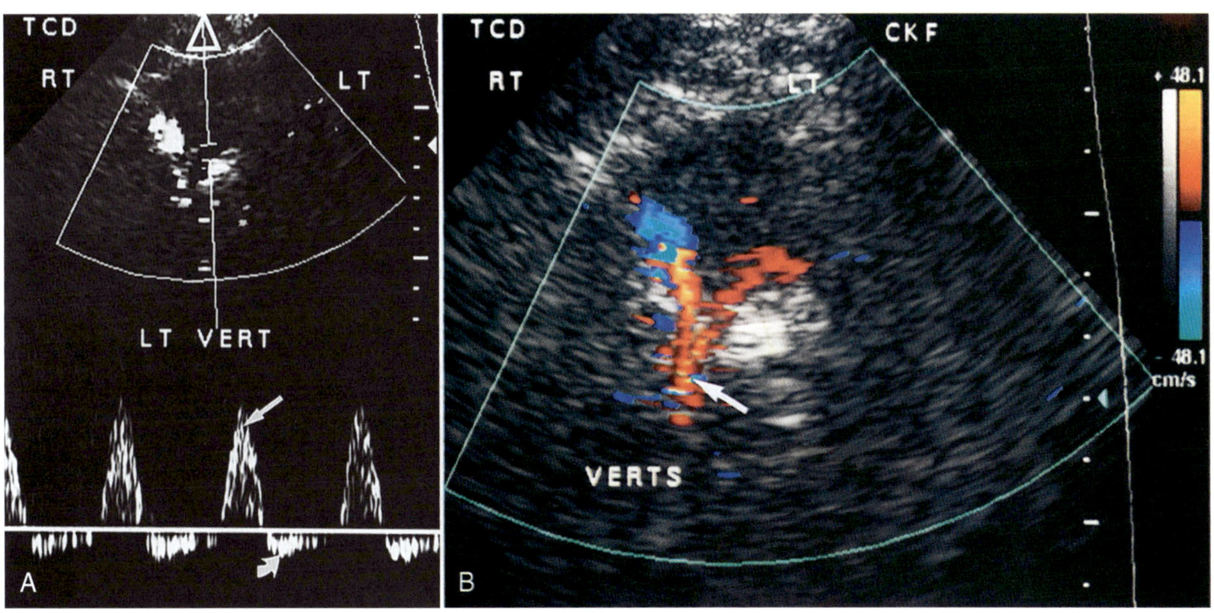

FIG. 26.46 Doppler transcraniano. (A) US dúplex transcraniana da fossa posterior em um paciente com síndrome de roubo incompleto da artéria subclávia esquerda demonstrando fluxo sistólico retrógrado (*seta*) e fluxo diastólico anterógrado (*seta curva*). O exame foi feito em uma projeção transversal da região do forame magno (*ponta de seta aberta*). **(B)** Imagem de Doppler colorido do mesmo paciente demonstrando fluxo retrógrado não apenas para a artéria vertebral esquerda, mas também para a artéria basilar (*seta*). TCD = Doppler transcraniano; RT = direita; LT = esquerda; CKF = cubatur Kalman filter.

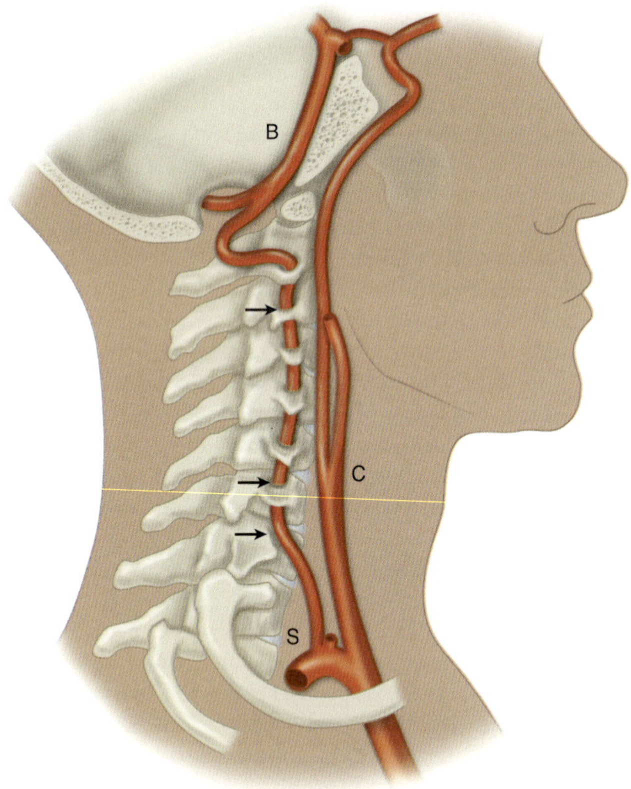

FIG. 26.47 Trajeto da artéria vertebral. Diagrama lateral da artéria vertebral (*setas*) mostrando seu trajeto através dos forames transversais da coluna cervical a caminho da união da artéria vertebral contralateral para formar a artéria basilar (*B*). C, artéria carótida; S, artéria subclávia.

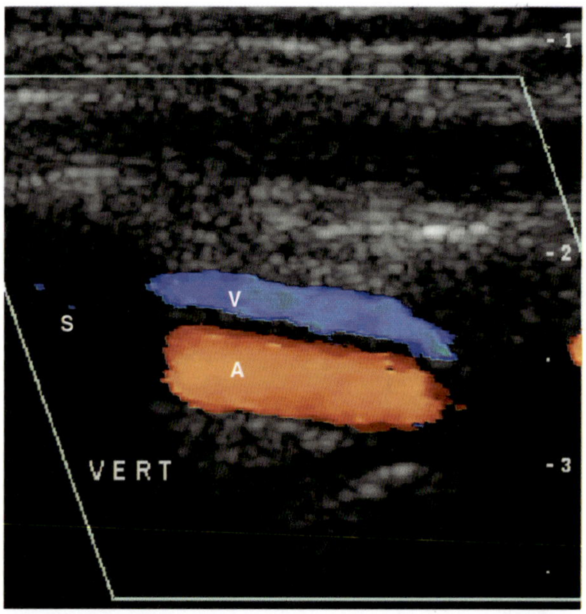

FIG. 26.48 Artéria e veia vertebrais normais. Imagem longitudinal do Doppler colorido mostrando artéria (*A*) e veia (*V*) vertebrais normais passando entre os dois processos transversos da segunda à sexta vértebras cervicais (C2-C6), que são identificadas por seu sombreamento acústico periódico (*S*).

vasoespasmo.[225] Descrição mais detalhada do Doppler transcraniano é feita no Capítulo 47.

ARTÉRIA VERTEBRAL

As artérias vertebrais suprem a maior parte da circulação posterior do cérebro. Graças ao círculo de Willis, as artérias vertebrais também fornecem circulação colateral a outras partes do cérebro nos pacientes com doença carotídea oclusiva. A avaliação da artéria vertebral extracraniana parece ser uma extensão natural da US dúplex e da US com Doppler colorido das artérias carótidas.[232,233] Entretanto, historicamente, essas artérias não foram estudadas tão intensamente quanto as artérias carótidas. Os sintomas da **insuficiência vertebrobasilar** também tendem a ser vagos e pouco definidos, se comparados com os relacionados à circulação carotídea. Com frequência, é difícil fazer uma associação segura entre uma lesão e os sintomas. Além disso, o interesse na correção cirúrgica de lesões vertebrais tem sido limitado. Variabilidade anatômica, pequeno tamanho, trajeto profundo e visibilidade limitada resultantes da superposição óssea, dos processos transversos, tornam a artéria vertebral mais difícil de ser examinada de modo acurado pela ultrassonografia.[232,234-236] A utilidade clínica da ultrassonografia dúplex da artéria vertebral no diagnóstico do roubo da subclávia e fenômeno pré-roubo está bem estabelecida.[237-239] O uso de US dúplex na avaliação de estenose, dissecção ou aneurisma da artéria vertebral é menos difundido.[240]

Anatomia

Em geral, a artéria vertebral é o primeiro ramo da artéria subclávia (Fig. 26.47). Entretanto, variações na origem das artérias vertebrais são comuns. Em 6% a 8% das pessoas, a artéria vertebral esquerda deriva diretamente do arco aórtico proximal em vez da artéria subclávia esquerda.[234,241] Em 90% dos casos, a artéria vertebral proximal ascende superomedialmente, passando anteriormente ao processo transverso da sétima vértebra cervical (C7) e entrando no forame transverso no nível de C6. O restante das artérias vertebrais entra no forame transverso no nível de C5 ou C7 e, raramente, em C4. O tamanho das artérias vertebrais é variável, com a esquerda sendo maior que a direita em 42% dos casos; as duas artérias vertebrais são aproximadamente do mesmo tamanho em 26%, e a direita é maior que a esquerda em 32% dos casos.[242] Uma artéria vertebral pode até ser congenitamente ausente. Em geral, as artérias vertebrais se unem para formar a **artéria basilar**. Raramente, a artéria vertebral termina em uma artéria cerebelar posteroinferior.

Técnica Ultrassonográfica e Exame Normal

A visibilização da artéria vertebral pela análise de fluxo com Doppler pode ser obtida em 92% a 98% dos vasos[232,243] (Fig. 26.48). A US dúplex da artéria vertebral é feita, inicialmente, pela identificação da ACC no plano longitudinal. Determina-se, então, o sentido do fluxo na ACC e na veia jugular. Uma varredura gradual com o transdutor lateralmente mostra a artéria e a veia vertebrais passando juntas entre os processos transversos de C2 a C6, que são

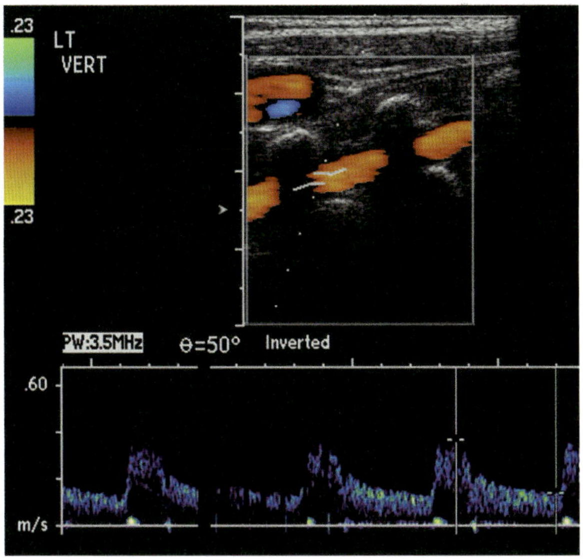

FIG. 26.49 Onda normal da artéria vertebral. Onda normal de baixa resistência da artéria vertebral com preenchimento da janela espectral. LT = esquerda; Inverted = invertido.

identificados pelo seu sombreado acústico periódico. Inclinar o transdutor caudalmente permite a visibilização da origem da artéria vertebral em 60% a 70%; em 80% no lado direito; e 50% no lado esquerdo. Essa discrepância pode estar relacionada com a origem mais profunda e diretamente do arco aórtico da artéria vertebral esquerda em 6% a 8% dos casos.[234,241]

A existência e o sentido do fluxo devem ser estabelecidos. Placas visíveis devem ser avaliadas. A artéria vertebral geralmente apresenta um padrão de fluxo de baixa resistência, semelhante ao da ACC, com fluxo contínuo na sístole e na diástole; entretanto, notou-se grande variabilidade no formato das ondas em vasos angiograficamente normais.[244] Como esse vaso é pequeno, o fluxo tende a demonstrar espectro mais amplo. A clara janela espectral vista no sistema carotídeo normal encontra-se, com frequência, preenchida na artéria vertebral[102] (Fig. 26.49).

A **veia vertebral** (geralmente um plexo de veias) corre paralela e adjacente à artéria vertebral. Deve-se tomar cuidado para não confundir seu fluxo com o da artéria adjacente, especialmente se o fluxo venoso for pulsátil. A comparação com o fluxo venoso jugular durante a respiração ajuda a distinguir prontamente entre a artéria e a veia vertebral. Às vezes, o ramo cervical ascendente do tronco tireocervical pode ser confundido com a artéria vertebral. Isso pode ser evitado procurando-se pelos processos transversos que acompanham a artéria vertebral e prestando-se bastante atenção à onda do vaso visibilizado. O ramo cervical ascendente apresenta um padrão de onda de alta impedância, semelhante ao da ACE.[237]

O Doppler transcraniano do sistema da artéria vertebrobasilar pode ser usado como um adjuvante à avaliação extracraniana. O exame é feito com um transdutor de 2 MHz com o paciente sentado, usando-se a abordagem da linha média suboccipital na nuca, ou com o paciente em decúbito dorsal, usando-se uma abordagem retromastoidiana. O Doppler colorido ou *power* Doppler facilita o DTC do sistema vertebrobasilar.[245]

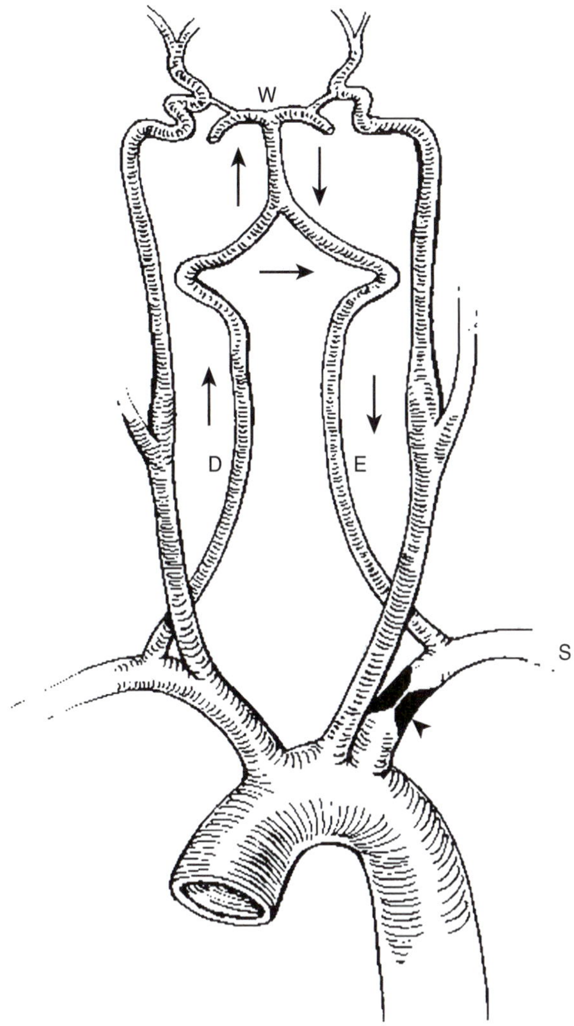

FIG. 26.50 Padrão hemodinâmico na síndrome do roubo da artéria subclávia. Oclusão da porção proximal da artéria subclávia esquerda (*ponta de seta*) que diminui o fluxo para o segmento distal da arteira subclávia (*S*). Isso produz fluxo retrógrado (*seta maior*) pela artéria vertebral esquerda (*E*), "roubando" da artéria vertebral direita (*D*) e de outros vasos intracranianos via círculo de Willis (*W*).

Roubo da Artéria Subclávia

O **fenômeno do roubo da artéria subclávia** ocorre quando existe uma estenose de alto grau ou oclusão da artéria subclávia ou braquiocefálica proximal com artérias vertebrais pérvias, bilateralmente. A artéria do membro superior isquêmico "rouba" sangue da circulação vertebrobasilar via fluxo retrógrado da artéria vertebral, o qual pode resultar em sintomas de insuficiência vertebrobasilar (Fig. 26.50). Os sintomas são, geralmente, mais pronunciados durante exercícios do membro superior, mas podem ser provocados por mudanças de posição da cabeça. Entretanto, não existe uma boa correlação entre os sintomas vertebrobasilares e o fenômeno do roubo da artéria subclávia. Em geral, o fluxo na artéria basilar não é afetado, a não ser que exista estenose grave da artéria vertebral que supre o roubo.[245] Além disso, a restauração do fluxo, por via cirúrgica ou angioplastia, pode não resultar em alívio dos sintomas.[246] O fenômeno do roubo da artéria subclávia é mais frequentemente

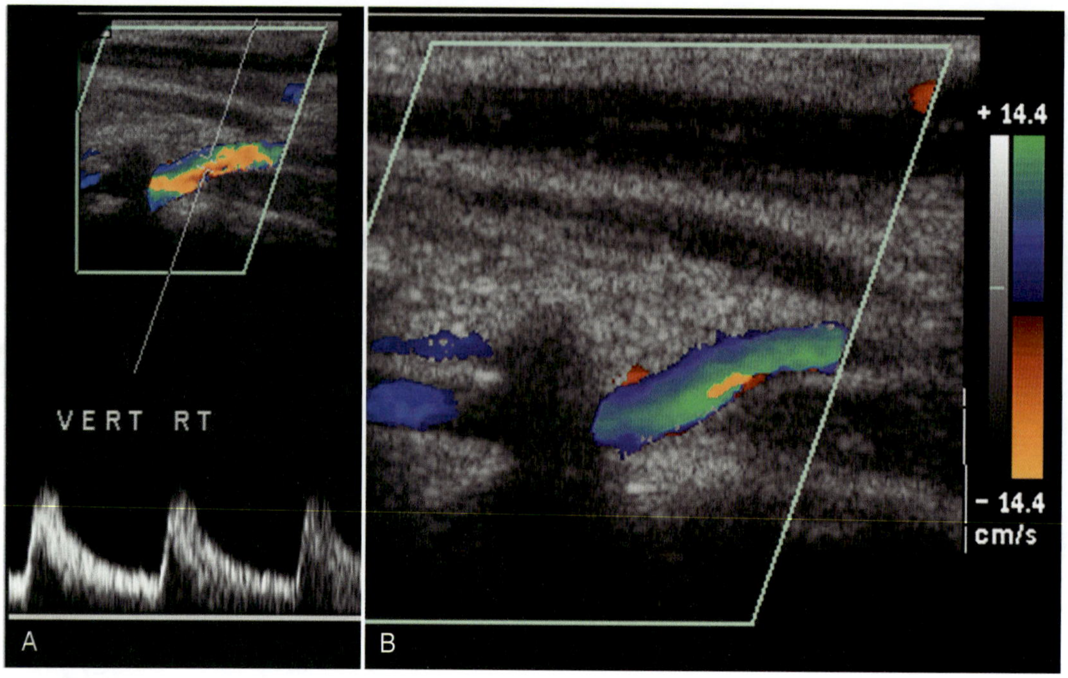

FIG. 26.51 Reversão do fluxo na artéria vertebral no roubo da subclávia. Roubo da artéria subclávia causa reversão do fluxo na artéria vertebral. Doppler espectral **(A)** demonstra a reversão total do fluxo na artéria vertebral devido a oclusão na artéria subclávia direita. O fluxo do Doppler colorido **(B)** demonstra fluxo em direção ao transdutor. rt = DIREITA.

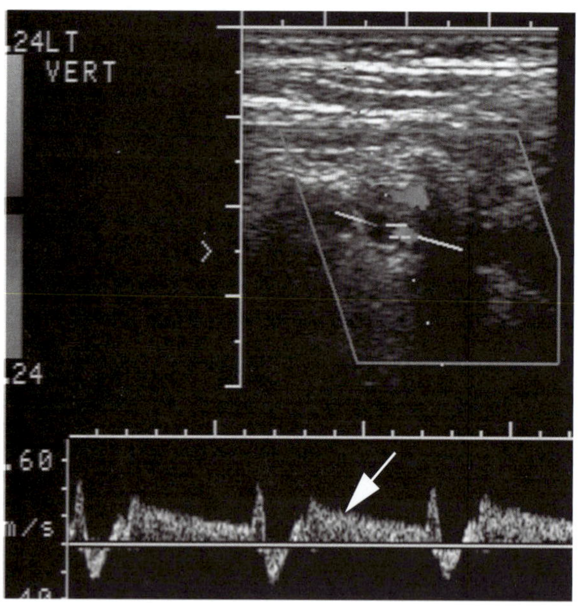

FIG. 26.52 Roubo incompleto da artéria subclávia. O fluxo na sístole inicial é anterógrado; o fluxo no pico da sístole é retrógrado e o fluxo na fase tardia da sístole e da diástole (*seta*) é novamente anterógrado.

Ondas Anormais da Artéria Vertebral

ROUBO COMPLETO DA ARTÉRIA SUBCLÁVIA
Reversão do fluxo na artéria vertebral ipsilateral em direção à artéria subclávia ou braquiocefálica estenótica ou ocluída

ROUBO INCOMPLETO OU PARCIAL DA ARTÉRIA SUBCLÁVIA
Reversão transitória do fluxo na artéria vertebral durante a sístole
Pode ser convertido em roubo completo usando-se manobras provocativas
Sugere lesão estenótica e não oclusiva

FENÔMENO PRÉ-ROUBO
Ondas no formato de "orelha de coelho": desaceleração sistólica do fluxo menor que a diastólica
Pode ser convertido em roubo parcial usando-se manobras provocativas
Observado na estenose proximal da artéria subclávia

ONDA *TARDUS-PARVUS* OU AMORTECIDA
Observada na estenose da artéria vertebral

causado pela doença aterosclerótica, apesar de fatores traumáticos, embólicos, cirúrgicos, congênitos e neoplásticos também terem sido implicados. Embora o exame ultrassonográfico da estenose ou oclusão proximais da artéria subclávia possa ser difícil de realizar, especialmente à esquerda, as anormalidades da onda da artéria vertebral se correlacionam com a gravidade da doença da artéria subclávia.

A avaliação com Doppler da artéria vertebral revela quatro tipos distintos de ondas anormais, que se correlacionam com patologia da artéria subclávia ou vertebral na angiografia. Esses incluem roubo completo da artéria subclávia, roubo parcial ou incompleto, fenômeno pré-roubo e ONDA *tardus-parvus* da artéria vertebral.[239,244] No **roubo completo da artéria subclávia**, o fluxo na artéria vertebral é totalmente reverso (Fig. 26.51). No **roubo incompleto ou parcial**, verifica-se um fluxo reverso transitório durante a sístole[239,245] (Fig. 26.52). O roubo incompleto sugere

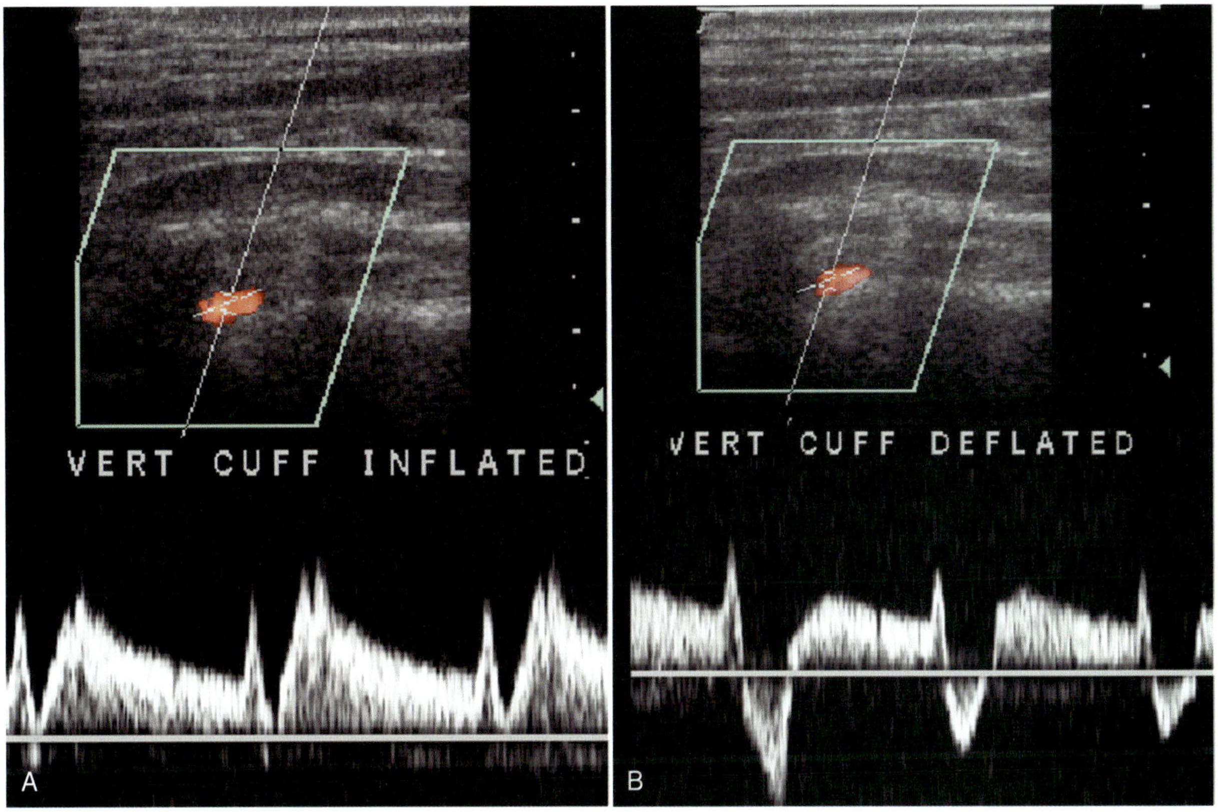

FIG. 26.53 Roubo incompleto das artérias subclávias e manobras provocativas. (A) Onda pré-roubo na artéria vertebral esquerda. O fluxo desacelera no pico da sístole, mas não ocorre reversão. **(B)** Após manobras provocativas, ocorre a reversão do fluxo no pico da sístole em resposta a uma redução na pressão arterial periférica. CUFF INFLATED = balonete inflado; CUFF DEFLATED = balonete esvaziado.

estenose de alto grau nas artérias subclávia ou braquiocefálica, em vez da oclusão. Manobras provocativas, como 5 minutos de exercícios com o braço ou 5 minutos de isquemia com uma braçadeira de esfigmomanômetro insuflada no braço, induzem a uma hiperemia reativa no lado em que as artérias subclávia ou braquiocefálica apresentam a lesão, podendo realçar os achados ultrassonográficos e converter um roubo incompleto em um roubo completo.[155,185]

A **onda pré-roubo** ("orelha de coelho") mostra fluxo anterógrado, mas com desaceleração acentuada da velocidade no pico sistólico em um nível abaixo do VDF. Isso é visto em pacientes com estenose proximal da artéria subclávia, a qual geralmente é menos grave do que naqueles com ondas de roubo parcial.[239] A onda em orelha de coelho pode ser convertida em onda de roubo parcial ou completo através de manobras de provocação (Fig. 26.53). Uma **onda *tardus-parvus*** (também chamada como onda atenuada) pode ser vista em pacientes com estenose proximal de alto grau na artéria vertebral.[238,239]

Nos casos de roubo da artéria subclávia, o Doppler colorido pode mostrar dois vasos com cores semelhantes, entre os processos transversos, representando artéria e veia vertebrais.[129] As imagens transversais da artéria vertebral com o Doppler colorido mostram reversão do fluxo quando comparado ao da ACC. Uma análise com Doppler espectral deve ser feita em tais casos, para evitar confundir a reversão do fluxo na artéria com o fluxo em uma veia vertebral pulsátil.[129,237]

Estenose e Oclusão

O diagnóstico de **estenose na artéria vertebral** é mais difícil que o diagnóstico de reversão do fluxo. A maioria das estenoses hemodinamicamente significativas ocorre na origem da artéria vertebral, situada profundamente na região superior do tórax, sendo vista em apenas 60% a 70% dos pacientes.[234,243,241] Mesmo que a origem da artéria vertebral seja visibilizada, o ajuste do ângulo ideal do Doppler para medições corretas de velocidade pode ser difícil devido à sua localização profunda e à sua tortuosidade. Não existem critérios reproduzíveis para avaliar a estenose na artéria vertebral. Como o fluxo na artéria vertebral é normalmente turbulento, o alargamento espectral não pode ser utilizado como um indicador de estenose. As medições de velocidade não representam critérios confiáveis para estenose devido à ampla variação normal no diâmetro da artéria vertebral. Apesar de velocidades maiores que 100 cm/s geralmente indicarem estenose, elas podem ocorrer em vasos angiograficamente normais. Por exemplo, fluxo de alta velocidade pode ocorrer em uma artéria vertebral que está servindo de via colateral principal para a circulação cerebral em casos de oclusão carotídea.[34,188,247] (Fig. 26.54). Assim, apenas um **aumento focal na velocidade de pelo menos 50%, estenose visível na US em escala de cinza ou Doppler colorido ou, ainda, uma onda *tardus-parvus* acentuada na artéria vertebral** são, provavelmente, indicativos de estenose vertebral significativa. A variabilidade dos índices de resistência nas

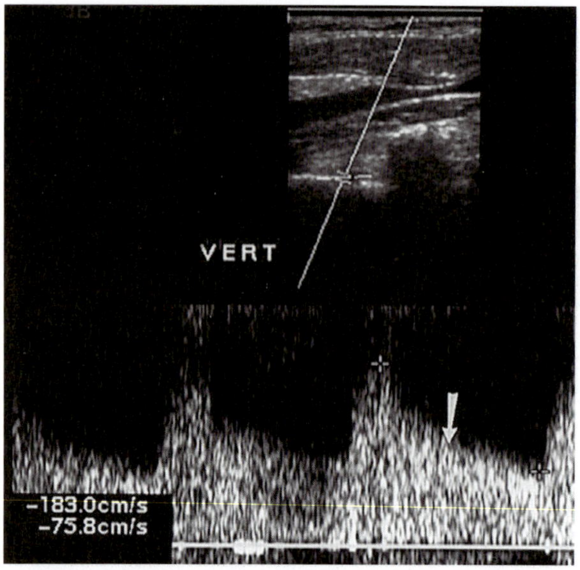

FIG. 26.54 Aumento da velocidade de fluxo na artéria vertebral. O traçado do Doppler espectral pulsado da artéria vertebral esquerda mostra velocidades extremamente elevadas e alteração do fluxo (*seta*). Apesar de esse grau de elevação da velocidade e da alteração do fluxo poderem estar associados com estenose focal, neste caso, havia aumento da velocidade em toda a artéria vertebral secundário à oclusão bilateral da artéria carótida interna e aumento do fluxo colateral na artéria vertebral.

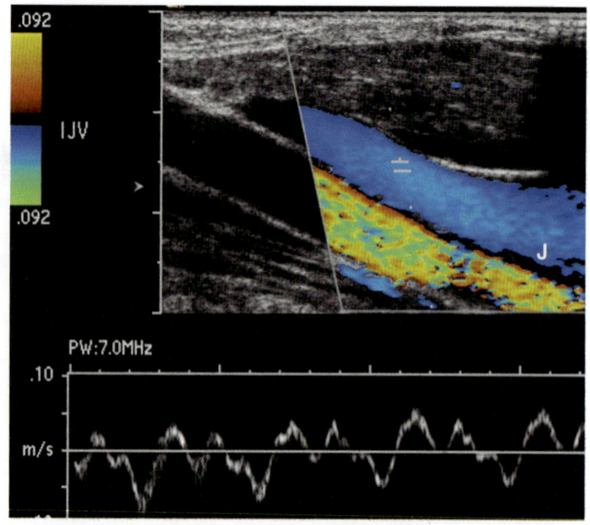

FIG. 26.55 Veia jugular interna normal. Pulsações venosas complexas em uma veia jugular interna normal (*J*) refletem o ciclo de eventos no átrio direito. IJV = veia jugular interna.

artérias vertebrais normais e anormais exclui o uso desse parâmetro como indicador de doença na artéria vertebral.[244]

O diagnóstico de **oclusão da artéria vertebral** também é difícil. Frequentemente, a incapacidade de detectar o fluxo arterial resulta de uma artéria vertebral pequena ou congenitamente ausente ou um exame tecnicamente difícil. Pelas mesmas razões, é trabalhoso diferenciar estenose de oclusão. Uma velocidade de fluxo extremamente diminuída em estenoses de alto grau e um número reduzido de hemácias atravessando a área avaliada podem resultar em um Doppler com sinal muito baixo para ser detectado.[235] O *power* Doppler (Doppler de amplitude) pode ser útil nessas situações. A visibilização de apenas uma veia vertebral indicaria oclusão ou ausência congênita da artéria vertebral.

VEIAS JUGULARES INTERNAS

As veias jugulares internas são os principais vasos responsáveis pelo retorno venoso do cérebro. A indicação clínica mais comum para o Doppler dúplex e Doppler colorido da veia jugular interna é a avaliação de suspeita de **trombose da veia jugular**.[248-256] A formação de um trombo pode estar relacionada com a colocação de um cateter venoso central. Outras indicações incluem o diagnóstico de ectasia da veia jugular[254,255,257,258] e como guia para passagem de cateter na veia jugular interna ou na veia subclávia,[259-265] especialmente em situações difíceis em que a anatomia vascular está distorcida.

Técnica Ultrassonográfica

A veia jugular interna (VJI) normal é facilmente visibilizada. A veia é mapeada com o pescoço estendido e a cabeça virada para o lado oposto. São feitas abordagens longitudinais e transversais aplicando-se leve pressão no transdutor para evitar o colabamento da veia. A imagem coronal a partir da fossa supraclavicular é usada para visibilizar o segmento inferior da VJI e o segmento medial da veia subclávia, conforme elas se unem para formar a veia braquiocefálica.

A VJI encontra-se lateral e anteriormente à ACC, lateral à glândula tireoide e profundamente ao músculo esternocleidomastóideo. O vaso possui paredes finas e ecogênicas e uma luz hipoecoica ou anecoica. Normalmente, uma válvula pode ser visibilizada em sua porção distal.[251,260,266] A VJI direita é geralmente mais larga que a esquerda.[259]

A ultrassonografia em tempo real demonstra **pulsações venosas relacionadas com as contrações do lado direito do coração**, assim como alterações em seu diâmetro, que podem variar com as alterações da pressão intratorácica. O Doppler demonstra graficamente esses padrões de fluxo (Fig. 26.55). Na inspiração, a pressão intratorácica negativa faz com que o fluxo se direcione para o coração e a veia jugular diminui de calibre. Durante a expiração e manobra de Valsalva, o aumento da pressão intratorácica causa redução no retorno venoso e a veia aumenta de diâmetro, com um fluxo mínimo ou inexistente. As paredes da veia jugular interna normal colapsam completamente quando se aplica pressão moderada com o transdutor. Uma fungadela súbita do paciente reduz a pressão intratorácica, causando colapso temporário da veia no ultrassom em tempo real, acompanhado por um aumento temporário do fluxo sanguíneo para o coração, como observado no Doppler.[250,252,254]

Trombose

As manifestações clínicas da trombose da veia jugular interna incluem uma dolorosa massa ou inchaço no pescoço, não específica, pouco definida. O diagnóstico correto pode não ser imediatamente óbvio.[251] A trombose da veia jugular interna pode ser completamente assintomática devido ao seu posicionamento profundo e à presença de circulação colateral abundante.[254] A trombose da veia jugular interna resulta, mais frequentemente,

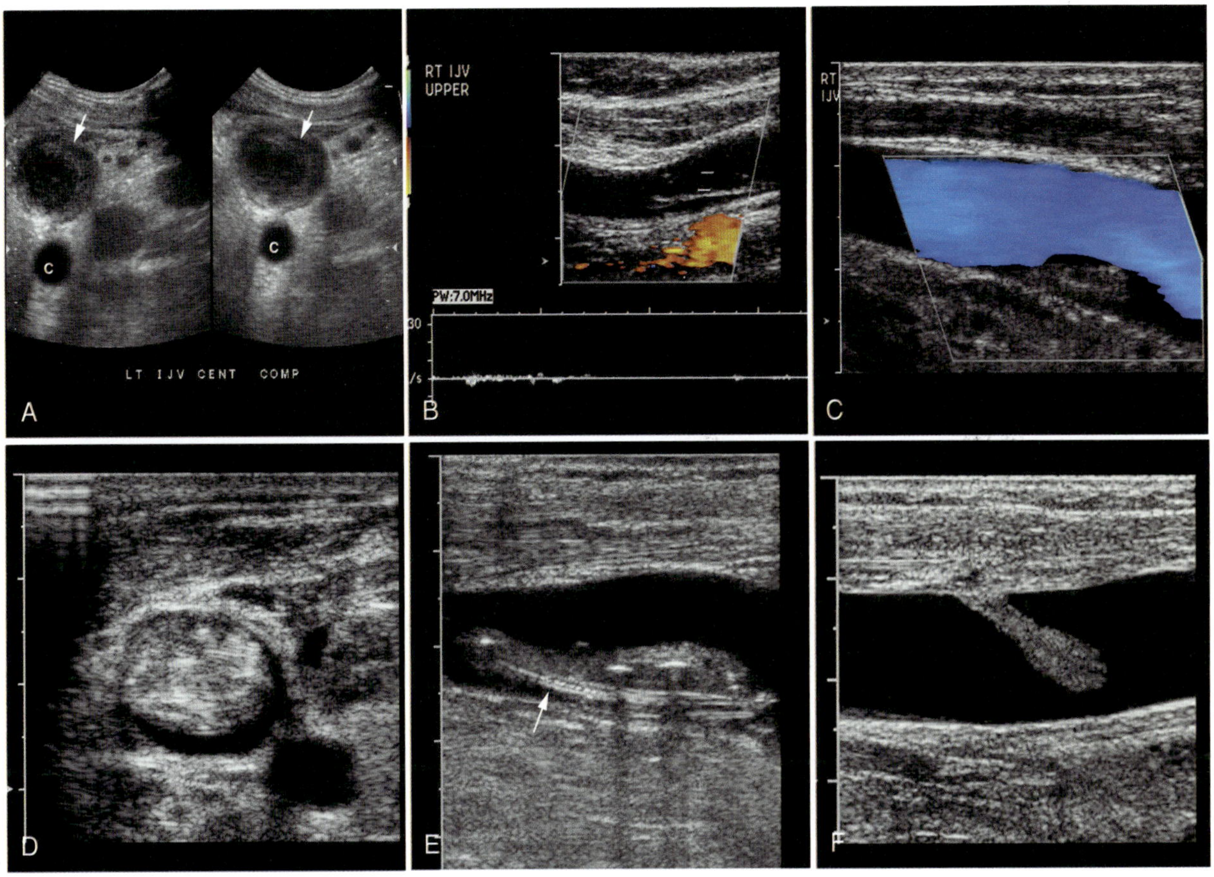

FIG. 26.56 Trombose da veia jugular interna (VJI): espectro das aparências. (A) Imagem transversal de um trombo agudo na veia jugular interna esquerda (*seta*). A veia está distendida e não compressível. *C*, artéria carótida comum. **(B)** Imagem longitudinal de outro paciente demonstrando um trombo hipoecoico e ausência de sinal no Doppler. **(C)** Imagem longitudinal no Doppler colorido mostrando um pequeno trombo originando na parede posterior da VJI. **(D)** Imagem transversal mostrando um trombo ecogênico, indicando trombose crônica da VJI. **(E)** Imagem longitudinal demonstrando um trombo (*seta*) em torno de um cateter na veia jugular. **(F)** Imagem longitudinal mostrando um trombo surgindo na parede anterior. Esse trombo provavelmente resulta de um cateter previamente inserido nessa região. LT IJV = veia jugular interna esquerda; RT IJV = veia jugular interna direita; UPPER = superior.

de complicações da **cateterização venosa central**.[249,253,254] Outras causas incluem uso de drogas intravenosas, tumor do mediastino, estados de hipercoagulação, cirurgia no pescoço e inflamação ou adenopatia local.[251] Alguns casos são idiopáticos ou espontâneos.[168] Possíveis complicação da trombose da veia jugular interna incluem tromboflebite supurativa, propagação do coágulo e embolia pulmonar.[251,255]

O exame em tempo real revela uma veia alargada, não compressível, e que pode conter um trombo ecogênico visível em sua luz. Um **trombo agudo** pode ser anecoico e difícil de ser distinguido do fluxo sanguíneo; entretanto, a ausência da característica compressibilidade e de fluxo no Doppler ou Doppler colorido na região de um trombo leva rapidamente ao diagnóstico correto. Além disso, existe perda visível da resposta venosa às manobras respiratórias e pulsação venosa. O Doppler espectral e o Doppler colorido revelam a ausência de fluxo (Fig. 26.56). Veias colaterais podem ser identificadas, particularmente no caso de trombose crônica da veia jugular interna. Liquefação central ou outra heterogeneidade no trombo também sugerem sua cronicidade. **Trombos crônicos** podem ser complicados de visibilizar, porque tendem a se organizar, sendo difíceis de serem separados do tecido adiposo perivascular ecogênico.[260] A ausência de plasticidade cardiorrespiratória em uma veia jugular interna ou subclávia pérvia pode indicar a existência de um trombo mais central não oclusivo (Fig. 26.57). A confirmação do desaparecimento bilateral de pulsações venosas é muito sugestiva de um trombo mais central, o qual pode ser documentado por venografia ou angiografia por ressonância magnética.

Um trombo relacionado com a inserção de um cateter é frequentemente demonstrado na ponta do cateter, apesar de poder ser visto em qualquer parte do trajeto da veia. O cateter pode ser visibilizado como duas linhas paralelas ecogênicas separadas por uma região anecoica. Em geral, não é demonstrado fluxo mesmo que o cateter seja pérvio.

A ultrassonografia é uma maneira confiável de diagnosticar trombose das veias jugular interna e subclávia. A US tem acesso limitado e não consegue mostrar todas as porções das veias jugular interna e subclávia, especialmente aquelas localizadas por trás da mandíbula ou abaixo da clavícula, apesar de o conhecimento sobre a extensão total de um trombo não ser, tipicamente, um fator crítico para o planejamento do tratamento.[251,255] Ultrassonografias seriadas podem ser feitas para avaliar a resposta ao tratamento, após a avaliação inicial, de maneira segura e barata. A US também consegue documentar a existência de um vaso desobstruído antes da colocação de um cateter, tornando mais segura e mais bem sucedida a inserção do mesmo.

Agradecimentos

Gostaríamos de agradecer a Kathleen McFadden e Barbara Siede por sua assistência no preparo do manuscrito.

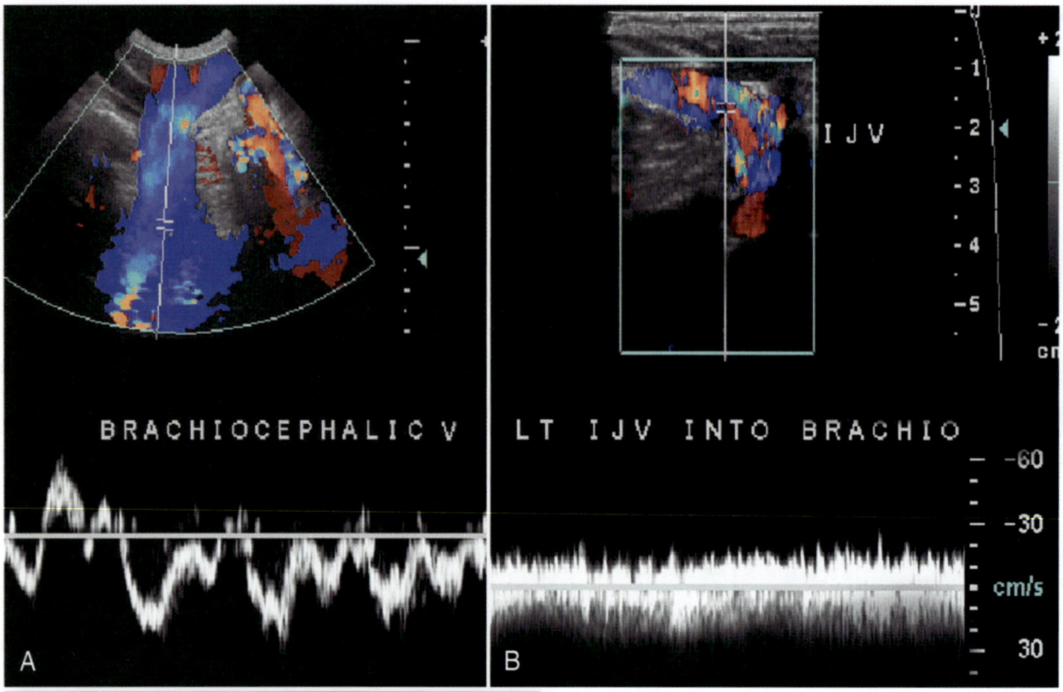

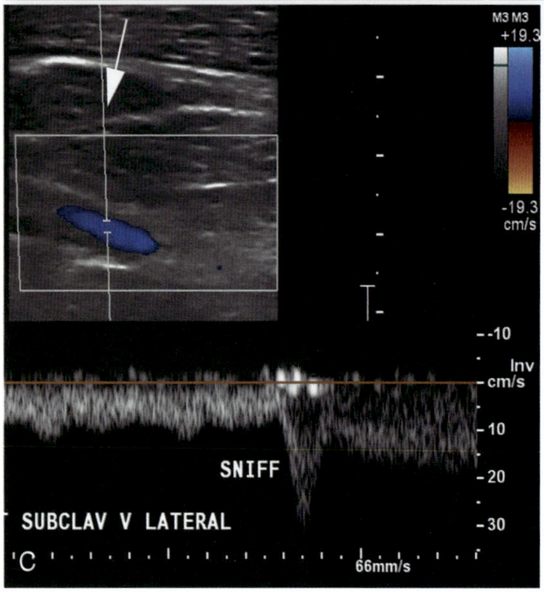

FIG. 26.57 Ondas venosas normais e anormais em três pacientes. (A) As ondas da veia braquiocefálica apresentam alteração cardiorrespiratória normal, indicando uma veia cava superior patente. **(B)** Estenose próxima da oclusão da veia braquiocefálica central esquerda causada por um prévio cateter venoso central. A onda do Doppler pulsado mostra fluxo reverso não pulsátil na veia jugular interna (VJI). **(C)** Veia subclávia esquerda mostrando fluxo **monofásico** com fasicidade respiratória à fungadela. BRACHIOCEPHALIC V = veia braquiocefálica; LT IJV INTO BRACHIO = VJI esquerda para veia braquiocefálica; SNIFF = fungadela; SUBCLAV V LATERAL = veia subclávia, latreal.

REFERÊNCIAS

1. Carroll BA. Carotid sonography. Radiology. 1991;178(2):303-313.
2. Menon BK, Campbell BC, Levi C, Goyal M. Role of imaging in current acute ischemic stroke workflow for endovascular therapy. Stroke. 2015;46(6):1453-1461.
3. Executive Committee for the Asymptomatic Carotid Atherosclerosis Study. Endarterectomy for asymptomatic carotid artery stenosis. Executive Committee for the Asymptomatic Carotid Atherosclerosis Study. JAMA. 1995;273(18):1421-1428.
4. National Center for Chronic Disease Prevention and Health Promotion, Division for Heart Disease and Stroke Prevention. Centers for Disease Control and Prevention. Stroke facts. 2015. Available from: http://www.cdc.gov/stroke/facts.htm.
5. Bogiatzi C, Hackam DG, McLeod AI, Spence JD. Secular trends in ischemic stroke subtypes and stroke risk factors. Stroke. 2014;45(11):3208-3213.
6. Fontenelle LJ, Simper SC, Hanson TL. Carotid duplex scan versus angiography in evaluation of carotid artery disease. Am Surg. 1994;60(11):864-868.
7. North American Symptomatic Carotid Endarterectomy Trial C. Beneficial effect of carotid endarterectomy in symptomatic patients with high-grade carotid stenosis. N Engl J Med. 1991;325(7):445-453.
8. European Carotid Surgery Trialists' Collaborative Group. MRC European Carotid Surgery Trial: interim results for symptomatic patients with severe (70-99%) or with mild (0-29%) carotid stenosis. Lancet. 1991;337(8752):1235-1543.
9. Barnett HJ, Taylor DW, Eliasziw M, et al. Benefit of carotid endarterectomy in patients with symptomatic moderate or severe stenosis. North American Symptomatic Carotid Endarterectomy Trial Collaborators. N Engl J Med. 1998;339(20):1415-1425.
10. Bae C, Szuchmacher M, Chang JB. Comparative review of the treatment methodologies of carotid stenosis. Int J Angiol. 2015;24(3):215-222.
11. Bluth EI, Bertino RE, Grant EG, et al. ACR guideline for the performance of an ultrasound examination of the extracranial cerebrovascular system. Am Coll Radiol. 2007;1037-1040.
12. ACR Guidelines and Standards Committee of the ACR Commission on Ultrasound in collaboration with the AIUM and the SRU. ACR–AIUM–SRU

practice parameter for the performance of an ultrasound examination of the extracranial cerebrovascular system. 2015.
13. Derdeyn CP, Powers WJ, Moran CJ, et al. Role of Doppler US in screening for carotid atherosclerotic disease. Radiology. 1995;197(3):635-643.
14. Merritt CR, Bluth EI. The future of carotid sonography. Am J Roentgenol. 1992;158(1):37-39.
15. Taylor KJW. Clinical applications of carotid Doppler ultrasound. In: Taylor KJW, Burns PN, Wells PNT, editors. Clinical applications of Doppler ultrasound. New York: Raven Press; 1988. p. 120-161.
16. Bluth EI, Shyn PB, Sullivan MA, Merritt CR. Doppler color flow imaging of carotid artery dissection. J Ultrasound Med. 1989;8(3):149-153.
17. Hennerici M, Steinke W, Rautenberg W. High-resistance Doppler flow pattern in extracranial carotid dissection. Arch Neurol. 1989;46(6):670-672.
18. Rothrock JF, Lim V, Press G, Gosink B. Serial magnetic resonance and carotid duplex examinations in the management of carotid dissection. Neurology. 1989;39(5):686-692.
19. O'Leary DH, Polak JF, Kronmal RA, et al. Carotid-artery intima and media thickness as a risk factor for myocardial infarction and stroke in older adults. Cardiovascular Health Study Collaborative Research Group. N Engl J Med. 1999;340(1):14-22.
20. Sidhu PS, Jonker ND, Khaw KT, et al. Spontaneous dissections of the internal carotid artery: appearances on colour Doppler ultrasound. Br J Radiol. 1997;70:50-57.
21. Katoh H, Nozue T, Nagamine H, et al. A case of carotid artery dissection after surgical repair of aortic dissection successfully treated with endovascular therapy using intravascular ultrasound. Cardiovasc Interv Ther. 2014;29(3):237-242.
22. Perren F, Urbano L, Rossetti AO, et al. Ultrasound image of a single symptomatic carotid stenosis disclosed as fibromuscular dysplasia. Neurology. 2004;62(6):1023-1024.
23. Schmidt WA. Ultrasound in vasculitis. Clin Exp Rheumatol. 2014;32(1 Suppl. 80):S71-S77.
24. Schmidt WA. Role of ultrasound in the understanding and management of vasculitis. Ther Adv Musculoskelet Dis. 2014;6(2):39-47.
25. Gritzmann N, Grasl MC, Helmer M, Steiner E. Invasion of the carotid artery and jugular vein by lymph node metastases: detection with sonography. Am J Roentgenol. 1990;154(2):411-414.
26. Gooding GA, Langman AW, Dillon WP, Kaplan MJ. Malignant carotid artery invasion: sonographic detection. Radiology. 1989;171(2):435-438.
27. Steinke W, Hennerici M, Aulich A. Doppler color flow imaging of carotid body tumors. Stroke. 1989;20(11):1574-1577.
28. Grant EG, Wong W, Tessler F, Perrella R. Cerebrovascular ultrasound imaging. Radiol Clin North Am. 1988;26(5):1111-1130.
29. Dematte S, Di Sarra D, Schiavi F, et al. Role of ultrasound and color Doppler imaging in the detection of carotid paragangliomas. J Ultrasound. 2012;15(3):158-163.
30. Ide C, De Coene B, Mailleux P, et al. Hypoplasia of the internal carotid artery: a noninvasive diagnosis. Eur Radiol. 2000;10(12):1865-1870.
31. Tasar M, Yetiser S, Tasar A, et al. Congenital absence or hypoplasia of the carotid artery: radioclinical issues. Am J Otolaryngol. 2004;25(5):339-349.
32. Naqvi TZ, Lee MS. Carotid intima-media thickness and plaque in cardiovascular risk assessment. JACC Cardiovasc Imaging. 2014;7(10):1025-1038.
33. van den Oord SC, Sijbrands EJ, ten Kate GL, et al. Carotid intima-media thickness for cardiovascular risk assessment: systematic review and meta-analysis. Atherosclerosis. 2013;228(1):1-11.
34. Polak JF, O'Leary DH, Kronmal RA, et al. Sonographic evaluation of carotid artery atherosclerosis in the elderly: relationship of disease severity to stroke and transient ischemic attack. Radiology. 1993;188(2):363-370.
35. Stein JH. Carotid intima-media thickness and cardiovascular events. N Engl J Med. 2011;365(17):1640. author reply 1-2.
36. Veller MG, Fisher CM, Nicolaides AN, et al. Measurement of the ultrasonic intima-media complex thickness in normal subjects. J Vasc Surg. 1993;17(4):719-725.
37. Bots ML, Mulder PG, Hofman A, et al. Reproducibility of carotid vessel wall thickness measurements. The Rotterdam Study. J Clin Epidemiol. 1994;47(8):921-930.
38. Csányi A, Egervári A. Simple clinical method of average intima-media thickness measurement in the common carotid artery. Vasa. 1996;25(3):242-248.
39. Bots ML, Hoes AW, Koudstaal PJ, et al. Common carotid intima-media thickness and risk of stroke and myocardial infarction: the Rotterdam Study. Circulation. 1997;96(5):1432-1437.
40. Kanters SD, Algra A, van Leeuwen MS, Banga JD. Reproducibility of in vivo carotid intima-media thickness measurements: a review. Stroke. 1997;28(3):665-671.
41. Dwyer JH, Sun P, Kwong-Fu H, et al. Automated intima-media thickness: the Los Angeles Atherosclerosis Study. Ultrasound Med Biol. 1998;24(7):981-987.
42. Aminbakhsh A, Frohlich J, Mancini GB. Detection of early atherosclerosis with B mode carotid ultrasonography: assessment of a new quantitative approach. Clin Invest Med. 1999;22(6):265-274.
43. Greenland P, Abrams J, Aurigemma GP, et al. Prevention Conference V: Beyond secondary prevention: identifying the high-risk patient for primary prevention: noninvasive tests of atherosclerotic burden: Writing Group III. Circulation. 2000;101(1):E16-E22.
44. Goff DC Jr, Lloyd-Jones DM, Bennett G, et al. 2013 ACC/AHA guideline on the assessment of cardiovascular risk: a report of the American College of Cardiology/American Heart Association Task Force on Practice Guidelines. J Am Coll Cardiol. 2014;63(25 Pt B):2935-2959.
45. Bluth EI, Stavros AT, Marich KW, et al. Carotid duplex sonography: a multicenter recommendation for standardized imaging and Doppler criteria. Radiographics. 1988;8(3):487-506.
46. Bluth EI. Evaluation and characterization of carotid plaque. Semin Ultrasound CT MR. 1997;18(1):57-65.
47. Polak JF, Shemanski L, O'Leary DH, et al. Hypoechoic plaque at US of the carotid artery: an independent risk factor for incident stroke in adults aged 65 years or older. Cardiovascular Health Study. Radiology. 1998;208(3):649-654.
48. Langsfeld M, Gray-Weale AC, Lusby RJ. The role of plaque morphology and diameter reduction in the development of new symptoms in asymptomatic carotid arteries. J Vasc Surg. 1989;9(4):548-557.
49. Leahy AL, McCollum PT, Feeley TM, et al. Duplex ultrasonography and selection of patients for carotid endarterectomy: plaque morphology or luminal narrowing? J Vasc Surg. 1988;8(5):558-562.
50. Reilly LM, Lusby RJ, Hughes L, et al. Carotid plaque histology using real-time ultrasonography. Clinical and therapeutic implications. Am J Surg. 1983;146(2):188-193.
51. Persson AV, Robichaux WT, Silverman M. The natural history of carotid plaque development. Arch Surg. 1983;118(9):1048-1052.
52. Lusby RJ, Ferrell LD, Ehrenfeld WK, et al. Carotid plaque hemorrhage. Its role in production of cerebral ischemia. Arch Surg. 1982;117(11):1479-1488.
53. Edwards JH, Kricheff II, Gorstein F, et al. Atherosclerotic subintimal hematoma of the carotid artery. Radiology. 1979;133(1):123-129.
54. Imparato AM, Riles TS, Gorstein F. The carotid bifurcation plaque: pathologic findings associated with cerebral ischemia. Stroke. 1979;10(3):238-245.
55. Zavodni AE, Wasserman BA, McClelland RL, et al. Carotid artery plaque morphology and composition in relation to incident cardiovascular events: the Multi-Ethnic Study of Atherosclerosis (MESA). Radiology. 2014;271(2):381-389.
56. Ross R, Wight TN, Strandness E, Thiele B. Human atherosclerosis. I. Cell constitution and characteristics of advanced lesions of the superficial femoral artery. Am J Pathol. 1984;114(1):79-93.
57. Libby P. Mechanisms of acute coronary syndromes and their implications for therapy. N Engl J Med. 2013;368(21):2004-2013.
58. Pellerito J, Polak J. Introduction to vascular ultrasonography: Expert Consult. 6th ed. Philadelphia: Saunders; 2012.
59. Cheng Y, Liu X, Yang J, et al. MicroRNA-145, a novel smooth muscle cell phenotypic marker and modulator, controls vascular neointimal lesion formation. Circ Res. 2009;105(2):158-166.
60. Fan P, Chen Z, Tian P, et al. miRNA biogenesis enzyme Drosha is required for vascular smooth muscle cell survival. PLoS ONE. 2013;8(4):e60888.
61. Jin W, Reddy MA, Chen Z, et al. Small RNA sequencing reveals microRNAs that modulate angiotensin II effects in vascular smooth muscle cells. J Biol Chem. 2012;287(19):15672-15683.
62. Li P, Liu Y, Yi B, et al. MicroRNA-638 is highly expressed in human vascular smooth muscle cells and inhibits PDGF-BB-induced cell proliferation and migration through targeting orphan nuclear receptor NOR1. Cardiovasc Res. 2013;99(1):185-193.

63. Liu X, Cheng Y, Chen X, et al. MicroRNA-31 regulated by the extracellular regulated kinase is involved in vascular smooth muscle cell growth via large tumor suppressor homolog 2. J Biol Chem. 2011;286(49):42371-42380.
64. Liu X, Cheng Y, Yang J, et al. Cell-specific effects of miR-221/222 in vessels: molecular mechanism and therapeutic application. J Mol Cell Cardiol. 2012;52(1):245-255.
65. Merlet E, Atassi F, Motiani RK, et al. miR-424/322 regulates vascular smooth muscle cell phenotype and neointimal formation in the rat. Cardiovasc Res. 2013;98(3):458-468.
66. Norata GD, Pinna C, Zappella F, et al. MicroRNA 143-145 deficiency impairs vascular function. Int J Immunopathol Pharmacol. 2012;25(2):467-474.
67. Song L, Duan P, Guo P, et al. Downregulation of miR-223 and miR-153 mediates mechanical stretch-stimulated proliferation of venous smooth muscle cells via activation of the insulin-like growth factor-1 receptor. Arch Biochem Biophys. 2012;528(2):204-211.
68. Bazan H, Coleman C, Smith T, et al. The pro-proliferative and anti-apoptotic micro-RNA 221 is decreased in vulnerable carotid atherosclerotic plaques. J Vasc Surg. 2012;55(Suppl. 6):75S-76S.
69. Coleman CB, Lightell DJ Jr, Moss SC, et al. Elevation of miR-221 and -222 in the internal mammary arteries of diabetic subjects and normalization with metformin. Mol Cell Endocrinol. 2013;374(1-2):125-129.
70. Bazan HA, Hatfield SA, O'Malley CB, et al. Acute loss of miR-221 and miR-222 in the atherosclerotic plaque shoulder accompanies plaque rupture. Stroke. 2015;46(11):3285-3287.
71. Geroulakos G, Ramaswami G, Nicolaides A, et al. Characterization of symptomatic and asymptomatic carotid plaques using high-resolution real-time ultrasonography. Br J Surg. 1993;80(10):1274-1277.
72. Holdsworth RJ, McCollum PT, Bryce JS, Harrison DK. Symptoms, stenosis and carotid plaque morphology. Is plaque morphology relevant? Eur J Vasc Endovasc Surg. 1995;9(1):80-85.
73. Bluth EI, Kay D, Merritt CR, et al. Sonographic characterization of carotid plaque: detection of hemorrhage. Am J Roentgenol. 1986;146(5):1061-1065.
74. Merritt CRB, Bluth EI. Ultrasonographic characterization of carotid plaque. In: Labs KH, editor. Diagnostic vascular ultrasound. London: Hodder & Stoughton; 1991.
75. Bluth EI. B-mode evaluation and characterization of carotid plaque. In: Tegler CH, Babikian VL, Gomez CR, editors. Neurosonology. St Louis: Mosby-Year Book; 1991. p. 62-67.
76. Sterpetti AV, Schultz RD, Feldhaus RJ, et al. Ultrasonographic features of carotid plaque and the risk of subsequent neurologic deficits. Surgery. 1988;104(4):652-660.
77. Weinberger J, Marks SJ, Gaul JJ, et al. Atherosclerotic plaque at the carotid artery bifurcation. Correlation of ultrasonographic imaging with morphology. J Ultrasound Med. 1987;6(7):363-366.
78. Stahl JA, Middleton WD. Pseudoulceration of the carotid artery. J Ultrasound Med. 1992;11(7):355-358.
79. Michel JB, Virmani R, Arbustini E, Pasterkamp G. Intraplaque haemorrhages as the trigger of plaque vulnerability. Eur Heart J. 2011;32(16):1977-1985. 1985a-1985c.
80. Picano E, Paterni M. Ultrasound tissue characterization of vulnerable atherosclerotic plaque. Int J Mol Sci. 2015;16(5):10121-10133.
81. Bluth EI. Extracranial carotid arteries: intraplaque hemorrhage and surface ulceration. Minerva Cardioangiol. 1998;46(3):81-85.
82. Bluth EI. Plaque morphology as a risk factor for stroke. JAMA. 2000;284(2):177.
83. Brinjikji W, Huston 3rd J, Rabinstein AA, et al. Contemporary carotid imaging: from degree of stenosis to plaque vulnerability. J Neurosurg. 2016;124(1):27-42.
84. AbuRahma AF, Wulu JT Jr, Crotty B. Carotid plaque ultrasonic heterogeneity and severity of stenosis. Stroke. 2002;33(7):1772-1775.
85. Reiter M, Effenberger I, Sabeti S, et al. Increasing carotid plaque echolucency is predictive of cardiovascular events in high-risk patients. Radiology. 2008;248(3):1050-1055.
86. Saba L, Caddeo G, Sanfilippo R, et al. CT and ultrasound in the study of ulcerated carotid plaque compared with surgical results: potentialities and advantages of multidetector row CT angiography. AJNR Am J Neuroradiol. 2007;28(6):1061-1066.
87. Bluth EI, McVay 3rd LV, Merritt CR, Sullivan MA. The identification of ulcerative plaque with high resolution duplex carotid scanning. J Ultrasound Med. 1988;7(2):73-76.
88. Tahmasebpour HR, Buckley AR, Cooperberg PL, Fix CH. Sonographic examination of the carotid arteries. Radiographics. 2005;25(6):1561-1575.
89. Ballard JL, Deiparine MK, Bergan JJ, et al. Cost-effective evaluation and treatment for carotid disease. Arch Surg. 1997;132(3):268-271.
90. Furst H, Hartl WH, Jansen I, et al. Color-flow Doppler sonography in the identification of ulcerative plaques in patients with high-grade carotid artery stenosis. AJNR Am J Neuroradiol. 1992;13(6):1581-1587.
91. Schinkel AF, Kaspar M, Staub D. Contrast-enhanced ultrasound: clinical applications in patients with atherosclerosis. Int J Cardiovasc Imaging. 2016;32(1):35-48.
92. Varetto G, Gibello L, Castagno C, et al. Use of contrast-enhanced ultrasound in carotid atherosclerotic disease: limits and perspectives. Biomed Res Int. 2015;2015:293163.
93. Abildgaard A, Egge TS, Klow NE, Jakobsen JA. Use of sonicated albumin (Infoson) to enhance arterial spectral and color Doppler imaging. Cardiovasc Intervent Radiol. 1996;19(4):265-271.
94. Bluth EI. Value of US in selecting patients for carotid angioplasty and stent placement. Radiology. 2005;237(1):374-375. author reply 5.
95. Lee W. General principles of carotid Doppler ultrasonography. Ultrasonography. 2014;33(1):11-17.
96. Spence JD, Parraga G. Three-dimensional ultrasound of carotid plaque. Neuroimaging Clin N Am. 2016;26(1):69-80.
97. Comerota AJ, Cranley JJ, Cook SE. Real-time B-mode carotid imaging in diagnosis of cerebrovascular disease. Surgery. 1981;89(6):718-729.
98. Zwiebel WJ, Austin CW, Sackett JF, Strother CM. Correlation of high-resolution, B-mode and continuous-wave Doppler sonography with arteriography in the diagnosis of carotid stenosis. Radiology. 1983;149(2):523-532.
99. Jacobs NM, Grant EG, Schellinger D, et al. Duplex carotid sonography: criteria for stenosis, accuracy, and pitfalls. Radiology. 1985;154(2):385-391.
100. Taylor KJ, Holland S. Doppler US, Part I. Basic principles, instrumentation, and pitfalls. Radiology. 1990;174(2):297-307.
101. Carroll BA, von Ramm OT. Fundamental of current Doppler technology. Ultrasound Q. 1988;6:275-298.
102. Kassam M, Johnston KW, Cobbold RS. Quantitative estimation of spectral broadening for the diagnosis of carotid arterial disease: method and in vitro results. Ultrasound Med Biol. 1985;11(3):425-433.
103. Douville Y, Johnston KW, Kassam M. Determination of the hemodynamic factors which influence the carotid Doppler spectral broadening. Ultrasound Med Biol. 1985;11(3):417-423.
104. Garth KE, Carroll BA, Sommer FG, Oppenheimer DA. Duplex ultrasound scanning of the carotid arteries with velocity spectrum analysis. Radiology. 1983;147(3):823-827.
105. Phillips DJ, Greene FM Jr, Langlois Y, et al. Flow velocity patterns in the carotid bifurcations of young, presumed normal subjects. Ultrasound Med Biol. 1983;9(1):39-49.
106. Lichtman JB, Kibble MB. Detection of intracranial arteriovenous malformation by Doppler ultrasound of the extracranial carotid circulation. J Ultrasound Med. 1987;6(10):609-612.
107. Rothoerl RD, Schebesch KM, Woertgen C, Brawanski A. Ultrasonic blood flow volume assessment in the extracranial internal carotid artery in arteriovenous malformations. Neurol Res. 2005;27(2):209-211.
108. Robinson ML, Sacks D, Perlmutter GS, Marinelli DL. Diagnostic criteria for carotid duplex sonography. Am J Roentgenol. 1988;151(5):1045-1049.
109. Grant EG, Duerinckx AJ, El Saden SM, et al. Ability to use duplex US to quantify internal carotid arterial stenoses: fact or fiction? Radiology. 2000;214(1):247-252.
110. Rothwell PM, Gibson RJ, Slattery J, Warlow CP. Prognostic value and reproducibility of measurements of carotid stenosis. A comparison of three methods on 1001 angiograms. European Carotid Surgery Trialists' Collaborative Group. Stroke. 1994;25(12):2440-2444.
111. Moneta GL, Edwards JM, Chitwood RW, et al. Correlation of North American Symptomatic Carotid Endarterectomy Trial (NASCET) angiographic definition of 70% to 99% internal carotid artery stenosis with duplex scanning. J Vasc Surg. 1993;17:152-157.

112. Friedman SG, Hainline B, Feinberg AW, et al. Use of diastolic velocity ratios to predict significant carotid artery stenosis. Stroke. 1988;19(7):910-912.
113. Kohler TR, Langlois Y, Roederer GO, et al. Variability in measurement of specific parameters for carotid duplex examination. Ultrasound Med Biol. 1987;13(10):637-642.
114. Hunink MG, Polak JF, Barlan MM, O'Leary DH. Detection and quantification of carotid artery stenosis: efficacy of various Doppler velocity parameters. Am J Roentgenol. 1993;160(3):619-625.
115. Slovut DP, Romero JM, Hannon KM, et al. Detection of common carotid artery stenosis using duplex ultrasonography: a validation study with computed tomographic angiography. J Vasc Surg. 2010;51(1):65-70.
116. Pisimisis GT, Katsavelis D, Mandviwala T, et al. Common carotid artery peak systolic velocity ratio predicts high-grade common carotid stenosis. J Vasc Surg. 2015;62(4):951-957.
117. Faught WE, Mattos MA, van Bemmelen PS, et al. Color-flow duplex scanning of carotid arteries: new velocity criteria based on receiver operator characteristic analysis for threshold stenoses used in the symptomatic and asymptomatic carotid trials. J Vasc Surg. 1994;19:818-827.
118. Jogestrand T, Fredén-Lindqvist J, Lindqvist M, et al. Discrepancies in recommended criteria for grading of carotid stenosis with ultrasound. Clin Physiol Funct Imaging. 2016;36(4):326-329.
119. Gray C, Murray SA, Connolly M, et al. The implications of different criteria for grading carotid artery stenosis by duplex ultrasound. J Clin Ultrasound. 2015;43(9):563-566.
120. Kuntz KM, Polak JF, Whittemore AD, et al. Duplex ultrasound criteria for the identification of carotid stenosis should be laboratory specific. Stroke. 1997;28(3):597-602.
121. Alexandrov AV, Vital D, Brodie DS, et al. Grading carotid stenosis with ultrasound. An interlaboratory comparison. Stroke. 1997;28(6):1208-1210.
122. Grant EG, Benson CB, Moneta GL, et al. Carotid artery stenosis: gray-scale and Doppler US diagnosis—Society of Radiologists in Ultrasound Consensus Conference. Radiology. 2003;229(2):340-346.
123. Carpenter JP, Lexa FJ, Davis JT. Determination of sixty percent or greater carotid artery stenosis by duplex Doppler ultrasonography. J Vasc Surg. 1995;22(6):697-703.
124. Middleton WD, Erickson S, Melson GL. Perivascular color artifact: pathologic significance and appearance on color Doppler US images. Radiology. 1989;171(3):647-652.
125. Erickson SJ, Mewissen MW, Foley WD, et al. Stenosis of the internal carotid artery: assessment using color Doppler imaging compared with angiography. Am J Roentgenol. 1989;152(6):1299-1305.
126. Adla T, Adlova R. Multimodality imaging of carotid stenosis. Int J Angiol. 2015;24(3):179-184.
127. Middleton WD, Foley WD, Lawson TL. Flow reversal in the normal carotid bifurcation: color Doppler flow imaging analysis. Radiology. 1988;167(1):207-210.
128. Zierler RE, Phillips DJ, Beach KW, et al. Noninvasive assessment of normal carotid bifurcation hemodynamics with color-flow ultrasound imaging. Ultrasound Med Biol. 1987;13(8):471-476.
129. Erickson SJ, Mewissen MW, Foley WD, et al. Color Doppler evaluation of arterial stenoses and occlusions involving the neck and thoracic inlet. Radiographics. 1989;9(3):389-406.
130. Middleton WD, Foley WD, Lawson TL. Color-flow Doppler imaging of carotid artery abnormalities. Am J Roentgenol. 1988;150(2):419-425.
131. Branas CC, Weingarten MS, Czeredarczuk M, Schafer PF. Examination of carotid arteries with quantitative color Doppler flow imaging. J Ultrasound Med. 1994;13(2):121-127.
132. Grant EG, El-Saden SM, Madrazo BL, et al. Innominate artery occlusive disease: sonographic findings. Am J Roentgenol. 2006;186(2):394-400.
133. Gaitini D, Soudack M. Diagnosing carotid stenosis by Doppler sonography: state of the art. J Ultrasound Med. 2005;24(8):1127-1136.
134. Grant EG, Benson CB, Moneta GL, et al. Carotid artery stenosis: grayscale and Doppler ultrasound diagnosis—Society of Radiologists in Ultrasound consensus conference. Ultrasound Q. 2003;19(4):190-198.
135. Jung EM, Kubale R, Ritter G, et al. Diagnostics and characterisation of preocclusive stenoses and occlusions of the internal carotid artery with B-flow. Eur Radiol. 2007;17(2):439-447.
136. Steinke W, Ries S, Artemis N, et al. Power Doppler imaging of carotid artery stenosis. Comparison with color Doppler flow imaging and angiography. Stroke. 1997;28(10):1981-1987.
137. Bluth EI, Althans LE, Sullivan M, et al. Comparison of plaque characterization with grayscale imaging and 3-D power Doppler imaging: can more be learned about intraplaque hemorrhage? J Echocardiol Med Ultrasons. 1999;20:11-15.
138. Griewing B, Morgenstern C, Driesner F, et al. Cerebrovascular disease assessed by color-flow and power Doppler ultrasonography. Comparison with digital subtraction angiography in internal carotid artery stenosis. Stroke. 1996;27(1):95-100.
139. Bluth EI, Sunshine JH, Lyons JB, et al. Power Doppler imaging: initial evaluation as a screening examination for carotid artery stenosis. Radiology. 2000;215(3):791-800.
140. Bluth EI. Screening test for carotid disease. Semin Ultrasound CT MR. 2003;24(1):55-61.
141. Bluth EI. Power Doppler imaging to evaluate flow-limiting stenoses. Radiology. 2001;221(2):557-558.
142. Weyer GW, Davis AM. Screening for asymptomatic carotid artery stenosis. JAMA. 2015;313(2):192-193.
143. Zbornikova V, Lassvik C. Duplex scanning in presumably normal persons of different ages. Ultrasound Med Biol. 1986;12(5):371-378.
144. Spencer EB, Sheafor DH, Hertzberg BS, et al. Nonstenotic internal carotid arteries: effects of age and blood pressure at the time of scanning on Doppler US velocity measurements. Radiology. 2001;220(1):174-178.
145. Okura T, Watanabe S, Miyoshi K, et al. Intrarenal and carotid hemodynamics in patients with essential hypertension. Am J Hypertens. 2004;17(3):240-244.
146. Kaproth-Joslin KA, Bhatt S, Scoutt LM, Rubens DJ. The essentials of extracranial carotid ultrasonographic imaging. Radiol Clin North Am. 2014;52(6):1325-1342.
147. Applebaum RM, Wun HH, Katz ES, et al. Effects of intraaortic balloon counterpulsation on carotid artery blood flow. Am Heart J. 1998;135(5 Pt 1):850-854.
148. Ratchford EV, Salameh MJ, Morrissey NJ. Underestimation of carotid stenosis in bradycardia. Vascular. 2009;17(1):51-54.
149. O'Boyle MK, Vibhakar NI, Chung J, et al. Duplex sonography of the carotid arteries in patients with isolated aortic stenosis: imaging findings and relation to severity of stenosis. Am J Roentgenol. 1996;166(1):197-202.
150. Macchi C, Gulisano M, Giannelli F, et al. Kinking of the human internal carotid artery: a statistical study in 100 healthy subjects by echocolor Doppler. J Cardiovasc Surg (Torino). 1997;38(6):629-637.
151. Mumoli N, Cei M. Asymptomatic carotid kinking. Circ J. 2008;72(4):682-683.
152. Matteo Ciccone M, K Sharma R, Scicchitano P, et al. Dolichocarotids: echo-color Doppler evaluation and clinical role. J Atheroscler Thromb. 2014;21(1):56-63.
153. Busuttil SJ, Franklin DP, Youkey JR, Elmore JR. Carotid duplex overestimation of stenosis due to severe contralateral disease. Am J Surg. 1996;172(2):144-147.
154. AbuRahma AF, Richmond BK, Robinson PA, et al. Effect of contralateral severe stenosis or carotid occlusion on duplex criteria of ipsilateral stenoses: comparative study of various duplex parameters. J Vasc Surg. 1995;22(6):751-761.
155. van Everdingen KJ, van der Grond J, Kappelle LJ. Overestimation of a stenosis in the internal carotid artery by duplex sonography caused by an increase in volume flow. J Vasc Surg. 1998;27(3):479-485.
156. Preiss JE, Itum DS, Reeves JG, et al. Carotid duplex criteria for patients with contralateral occlusion. J Surg Res. 2015;193(1):28-32.
157. Blackshear WM, Phillips DJ, Chikos PM, et al. Carotid artery velocity patterns in normal and stenotic vessels. Stroke. 1980;11(1):67-71.
158. Rubens DJ, Bhatt S, Nedelka S, Cullinan J. Doppler artifacts and pitfalls. Radiol Clin North Am. 2006;44(6):805-835.
159. Grubb RL Jr, Derdeyn CP, Fritsch SM, et al. Importance of hemodynamic factors in the prognosis of symptomatic carotid occlusion. JAMA. 1998;280(12):1055-1060.
160. Berman SS, Devine JJ, Erdoes LS, Hunter GC. Distinguishing carotid artery pseudo-occlusion with color-flow Doppler. Stroke. 1995;26(3):434-438.

161. Gortler M, Niethammer R, Widder B. Differentiating subtotal carotid artery stenoses from occlusions by colour-coded duplex sonography. J Neurol. 1994;241(5):301-305.
162. AbuRahma AF, Pollack JA, Robinson PA, Mullins D. The reliability of color duplex ultrasound in diagnosing total carotid artery occlusion. Am J Surg. 1997;174(2):185-187.
163. Kliewer MA, Freed KS, Hertzberg BS, et al. Temporal artery tap: usefulness and limitations in carotid sonography. Radiology. 1996;201(2):481-484.
164. Bebry AJ, Hines GL. Total occlusion of the common carotid artery with a patent internal carotid artery; identification by duplex ultrasonography: report of a case. J Vasc Surg. 1989;10(4):469-470.
165. Blackshear WM Jr, Phillips DJ, Bodily KC, Strandness DE Jr. Ultrasonic demonstration of external and internal carotid patency with common carotid occlusion: a preliminary report. Stroke. 1980;11(3):249-252.
166. Lee DH, Gao FQ, Rankin RN, et al. Duplex and color Doppler flow sonography of occlusion and near occlusion of the carotid artery. AJNR Am J Neuroradiol. 1996;17(7):1267-1274.
167. Alexandrov AV, Bladin CF, Maggisano R, Norris JW. Measuring carotid stenosis. Time for a reappraisal. Stroke. 1993;24(9):1292-1296.
168. Beach KW, Leotta DF, Zierler RE. Carotid Doppler velocity measurements and anatomic stenosis: correlation is futile. Vasc Endovascular Surg. 2012;46(6):466-474.
169. Gupta A, Baradaran H, Schweitzer AD, et al. Carotid plaque MRI and stroke risk: a systematic review and meta-analysis. Stroke. 2013;44(11):3071-3077.
170. Saam T, Hetterich H, Hoffmann V, et al. Meta-analysis and systematic review of the predictive value of carotid plaque hemorrhage on cerebrovascular events by magnetic resonance imaging. J Am Coll Cardiol. 2013;62(12):1081-1091.
171. McLaughlin MS, Hinckley PJ, Treiman SM, et al. Optimal prediction of carotid intraplaque hemorrhage using clinical and lumen imaging markers. AJNR Am J Neuroradiol. 2015;36(12):2360-2366.
172. Yuan C, Parker DL. Three-dimensional carotid plaque MR imaging. Neuroimaging Clin N Am. 2016;26(1):1-12.
173. Brinjikji W, Rabinstein AA, Lanzino G, et al. Ultrasound characteristics of symptomatic carotid plaques: a systematic review and meta-analysis. Cerebrovasc Dis. 2015;40(3–4):165-174.
174. Randoux B, Marro B, Koskas F, et al. Carotid artery stenosis: prospective comparison of CT, three-dimensional gadolinium-enhanced MR, and conventional angiography. Radiology. 2001;220(1):179-185.
175. Nonent M, Serfaty JM, Nighoghossian N, et al. Concordance rate differences of 3 noninvasive imaging techniques to measure carotid stenosis in clinical routine practice: results of the CARMEDAS multicenter study. Stroke. 2004;35(3):682-686.
176. Polak JF, Kalina P, Donaldson MC, et al. Carotid endarterectomy: preoperative evaluation of candidates with combined Doppler sonography and MR angiography. Work in progress. Radiology. 1993;186(2):333-338.
177. Johnston DC, Goldstein LB. Clinical carotid endarterectomy decision making: noninvasive vascular imaging versus angiography. Neurology. 2001;56(8):1009-1015.
178. Kuntz KM, Skillman JJ, Whittemore AD, Kent KC. Carotid endarterectomy in asymptomatic patients—is contrast angiography necessary? A morbidity analysis. J Vasc Surg. 1995;22(6):706-714.
179. DeMarco JK, Spence JD. Plaque assessment in the management of patients with asymptomatic carotid stenosis. Neuroimaging Clin N Am. 2016;26(1):111-127.
180. Spence JD. Management of asymptomatic carotid stenosis. Neurol Clin. 2015;33(2):443-457.
181. Mattos MA, Hodgson KJ, Faught WE, et al. Carotid endarterectomy without angiography: is color-flow duplex scanning sufficient? Surgery. 1994;116(4):776-782.
182. Cartier R, Cartier P, Fontaine A. Carotid endarterectomy without angiography: The reliability of Doppler ultrasonography and duplex scanning in preoperative assessment. Can J Surg. 1993;36(5):411-416.
183. Thusay MM, Khoury M, Greene K. Carotid endarterectomy based on duplex ultrasound in patients with and without hemispheric symptoms. Am Surg. 2001;67(1):1-6.
184. Welch HJ, Murphy MC, Raftery KB, Jewell ER. Carotid duplex with contralateral disease: the influence of vertebral artery blood flow. Ann Vasc Surg. 2000;14(1):82-88.
185. Chen JC, Salvian AJ, Taylor DC, et al. Can duplex ultrasonography select appropriate patients for carotid endarterectomy? Eur J Vasc Endovasc Surg. 1997;14(6):451-456.
186. Johnson BL, Gupta AK, Bandyk DF, et al. Anatomic patterns of carotid endarterectomy healing. Am J Surg. 1996;172(2):188-190.
187. Kagawa R, Okada Y, Shima T, et al. B-mode ultrasonographic investigations of morphological changes in endarterectomized carotid artery. Surg Neurol. 2001;55(1):50-56.
188. Jackson MR, D'Addio VJ, Gillespie DL, O'Donnell SD. The fate of residual defects following carotid endarterectomy detected by early postoperative duplex ultrasound. Am J Surg. 1996;172(2):184-187.
189. Ricotta JJ, DeWeese JA. Is routine carotid ultrasound surveillance after carotid endarterectomy worthwhile? Am J Surg. 1996;172(2):140-142.
190. Lal BK. Recurrent carotid stenosis after CEA and CAS: diagnosis and management. Semin Vasc Surg. 2007;20(4):259-266.
191. Kallmayer M, Tsantilas P, Zieger C, et al. Ultrasound surveillance after CAS and CEA: what's the evidence? J Cardiovasc Surg (Torino). 2014;55(2 Suppl. 1):33-41.
192. Goodney PP, Lucas FL, Travis LL, et al. Changes in the use of carotid revascularization among the Medicare population. Arch Surg. 2008;143(2):170-173.
193. Murad MH, Shahrour A, Shah ND, et al. A systematic review and meta-analysis of randomized trials of carotid endarterectomy vs stenting. J Vasc Surg. 2011;53(3):792-797.
194. Ricotta JJ, Aburahma A, Ascher E, et al. Updated Society for Vascular Surgery guidelines for management of extracranial carotid disease: executive summary. J Vasc Surg. 2011;54(3):832-836.
195. Chaer RA, Derubertis BG, Trocciola SM, et al. Safety and efficacy of carotid angioplasty and stenting in high-risk patients. Am Surg. 2006;72(8):694-698.
196. Wolff T, Guirguis-Blake J, Miller T, et al. Screening for carotid artery stenosis: an update of the evidence for the U.S. Preventive Services Task Force. Ann Intern Med. 2007;147(12):860-870.
197. Diethrich EB, Pauliina Margolis M, Reid DB, et al. Virtual histology intravascular ultrasound assessment of carotid artery disease: the Carotid Artery Plaque Virtual Histology Evaluation (CAPITAL) study. J Endovasc Ther. 2007;14(5):676-686.
198. Fleming SE, Bluth EI, Milburn J. Role of sonography in the evaluation of carotid artery stents. J Clin Ultrasound. 2005;33(7):321-328.
199. Peterson BG, Longo GM, Kibbe MR, et al. Duplex ultrasound remains a reliable test even after carotid stenting. Ann Vasc Surg. 2005;19(6):793-797.
200. Roffi M, Greutmann M, Eberli FR, et al. Starting a carotid artery stenting program is safe. Catheter Cardiovasc Interv. 2008;71(4):469-473.
201. Zhou W, Lin PH, Bush RL, et al. Management of in-sent restenosis after carotid artery stenting in high-risk patients. J Vasc Surg. 2006;43(2):305-312.
202. Daou B, Chalouhi N, Starke RM, et al. Predictors of restenosis after carotid artery stenting in 241 cases. J Neurointerv Surg. 2016;8(7):677-679.
203. Miyazaki Y, Mori T, Iwata T, et al. Continuous daily use of cilostazol prevents in-stent restenosis following carotid artery stenting: serial angiographic investigation of 229 lesions. J Neurointerv Surg. 2016;8(5):471-475.
204. Robbin ML, Lockhart ME, Weber TM, et al. Carotid artery stents: early and intermediate follow-up with Doppler US. Radiology. 1997;205(3):749-756.
205. Barros P, Felgueiras H, Pinheiro D, et al. Restenosis after carotid artery stenting using a specific designed ultrasonographic protocol. J Stroke Cerebrovasc Dis. 2014;23(6):1416-1420.
206. Chahwan S, Miller MT, Pigott JP, et al. Carotid artery velocity characteristics after carotid artery angioplasty and stenting. J Vasc Surg. 2007;45(3):523-526.
207. Setacci C, Chisci E, Setacci F, et al. Grading carotid intrastent restenosis: a 6-year follow-up study. Stroke. 2008;39(4):1189-1196.
208. Zhou W, Felkai DD, Evans M, et al. Ultrasound criteria for severe in-stent restenosis following carotid artery stenting. J Vasc Surg. 2008;47(1):74-80.
209. Lal BK, Hobson RW 2nd, Tofighi B, et al. Duplex ultrasound velocity criteria for the stented carotid artery. J Vasc Surg. 2008;47(1):63-73.

210. Armstrong PA, Bandyk DF, Johnson BL, et al. Duplex scan surveillance after carotid angioplasty and stenting: a rational definition of stent stenosis. J Vasc Surg. 2007;46(3):460-465.
211. Chi YW, White CJ, Woods TC, Goldman CK. Ultrasound velocity criteria for carotid in-stent restenosis. Catheter Cardiovasc Interv. 2007;69(3):349-354.
212. Furie DM, Tien RD. Fibromuscular dysplasia of arteries of the head and neck: imaging findings. Am J Roentgenol. 1994;162(5):1205-1209.
213. Kliewer MA, Carroll BA. Ultrasound case of the day. Internal carotid artery web (atypical fibromuscular dysplasia). Radiographics. 1991;11(3):504-505.
214. Arning C, Grzyska U. Color Doppler imaging of cervicocephalic fibromuscular dysplasia. Cardiovasc Ultrasound. 2004;2:7.
215. Sethi SS, Lau JF, Godbold J, et al. The S curve: a novel morphological finding in the internal carotid artery in patients with fibromuscular dysplasia. Vasc Med. 2014;19(5):356-362.
216. Maeda H, Handa N, Matsumoto M, et al. Carotid lesions detected by B-mode ultrasonography in Takayasu's arteritis: "macaroni sign" as an indicator of the disease. Ultrasound Med Biol. 1991;17(7):695-701.
217. Ralls PW. Takayasu arteritis. Ultrasound Q. 2010;26(3):133-134.
218. Sallustio F, Di Legge S, Rossi C, Stanzione P. Ultrasound evaluation of early changes in arterial dissection. J Stroke Cerebrovasc Dis. 2010;19(2):167-168.
219. Sturzenegger M. Spontaneous internal carotid artery dissection: early diagnosis and management in 44 patients. J Neurol. 1995;242(4):231-238.
220. Sturzenegger M, Mattle HP, Rivoir A, Baumgartner RW. Ultrasound findings in carotid artery dissection: analysis of 43 patients. Neurology. 1995;45(4):691-698.
221. Steinke W, Rautenberg W, Schwartz A, Hennerici M. Noninvasive monitoring of internal carotid artery dissection. Stroke. 1994;25(5):998-1005.
222. Lupetin AR, Davis DA, Beckman I, Dash N. Transcranial Doppler sonography. Part 1. Principles, technique, and normal appearances. Radiographics. 1995;15(1):179-191.
223. LaRovere KL, O'Brien NF. Transcranial Doppler sonography in pediatric neurocritical care: a review of clinical applications and case illustrations in the pediatric intensive care unit. J Ultrasound Med. 2015;34(12):2121-2132.
224. Comerota AJ, Katz ML, Hosking JD, et al. Is transcranial Doppler a worthwhile addition to screening tests for cerebrovascular disease? J Vasc Surg. 1995;21(1):90-95.
225. Rorick MB, Nichols FT, Adams RJ. Transcranial Doppler correlation with angiography in detection of intracranial stenosis. Stroke. 1994;25(10):1931-1934.
226. Kwiatkowski J. Ultrasound screening helps prevent stroke in children with sickle cell disease. Science Centric. 2008;7.
227. Kalanuria A, Nyquist PA, Armonda RA, Razumovsky A. Use of transcranial Doppler (TCD) ultrasound in the neurocritical care unit. Neurosurg Clin N Am. 2013;24(3):441-456.
228. Lupetin AR, Davis DA, Beckman I, Dash N. Transcranial Doppler sonography. Part 2. Evaluation of intracranial and extracranial abnormalities and procedural monitoring. Radiographics. 1995;15(1):193-209.
229. Lin SK, Ryu SJ, Chu NS. Carotid duplex and transcranial color-coded sonography in evaluation of carotid-cavernous sinus fistulas. J Ultrasound Med. 1994;13(7):557-564.
230. Mast H, Mohr JP, Thompson JL, et al. Transcranial Doppler ultrasonography in cerebral arteriovenous malformations: diagnostic sensitivity and association of flow velocity with spontaneous hemorrhage and focal neurological deficit. Stroke. 1995;26:1024-1027.
231. Gaunt ME, Martin PJ, Smith JL, et al. Clinical relevance of intraoperative embolization detected by transcranial Doppler ultrasonography during carotid endarterectomy: a prospective study of 100 patients. Br J Surg. 1994;81(10):1435-1439.
232. Bendick PJ, Glover JL. Hemodynamic evaluation of vertebral arteries by duplex ultrasound. Surg Clin North Am. 1990;70(1):235-244.
233. Lewis BD, James EM, Welch TJ. Current applications of duplex and color Doppler ultrasound imaging: carotid and peripheral vascular system. Mayo Clin Proc. 1989;64(9):1147-1157.
234. Visona A, Lusiani L, Castellani V, et al. The echo-Doppler (duplex) system for the detection of vertebral artery occlusive disease: comparison with angiography. J Ultrasound Med. 1986;5(5):247-250.
235. Davis PC, Nilsen B, Braun IF, Hoffman JC Jr. A prospective comparison of duplex sonography vs angiography of the vertebral arteries. AJNR Am J Neuroradiol. 1986;7(6):1059-1064.
236. Yurdakul M, Tola M. Doppler criteria for identifying proximal vertebral artery stenosis of 50% or more. J Ultrasound Med. 2011;30(2):163-168.
237. Bluth EI, Merritt CR, Sullivan MA, et al. Usefulness of duplex ultrasound in evaluating vertebral arteries. J Ultrasound Med. 1989;8(5):229-235.
238. Walker DW, Acker JD, Cole CA. Subclavian steal syndrome detected with duplex pulsed Doppler sonography. AJNR Am J Neuroradiol. 1982;3(6):615-618.
239. Kliewer MA, Hertzberg BS, Kim DH, et al. Vertebral artery Doppler waveform changes indicating subclavian steal physiology. Am J Roentgenol. 2000;174(3):815-819.
240. Gottesman RF, Sharma P, Robinson KA, et al. Imaging characteristics of symptomatic vertebral artery dissection: a systematic review. Neurologist. 2012;18(5):255-260.
241. Ackerstaff RG, Grosveld WJ, Eikelboom BC, Ludwig JW. Ultrasonic duplex scanning of the prevertebral segment of the vertebral artery in patients with cerebral atherosclerosis. Eur J Vasc Surg. 1988;2(6):387-393.
242. Elias DA, Weinberg PE. Angiography of the posterior fossa. In: Taverask JM, Ferrucci JT, editors. Radiology: diagnosis-imaging-intervention. Philadelphia: Lippincott; 1989.
243. Bendick PJ, Jackson VP. Evaluation of the vertebral arteries with duplex sonography. J Vasc Surg. 1986;3(3):523-530.
244. Carroll BA, Holder CA. Vertebral artery duplex sonography (abstract). J Ultrasound Med. 1990;9:S27-S28.
245. de Bray JM, Zenglein JP, Laroche JP, et al. Effect of subclavian syndrome on the basilar artery. Acta Neurol Scand. 1994;90(3):174-178.
246. Thomassen L, Aarli JA. Subclavian steal phenomenon. Clinical and hemodynamic aspects. Acta Neurol Scand. 1994;90(4):241-244.
247. Nicolau C, Gilabert R, Garcia A, et al. Effect of internal carotid artery occlusion on vertebral artery blood flow: a duplex ultrasonographic evaluation. J Ultrasound Med. 2001;20(2):105-111.
248. Williams CE, Lamb GH, Roberts D, Davies J. Venous thrombosis in the neck. The role of real time ultrasound. Eur J Radiol. 1989;9(1):32-36.
249. Hubsch PJ, Stiglbauer RL, Schwaighofer BW, et al. Internal jugular and subclavian vein thrombosis caused by central venous catheters. Evaluation using Doppler blood flow imaging. J Ultrasound Med. 1988;7(11):629-636.
250. Gaitini D, Kaftori JK, Pery M, Engel A. High-resolution real-time ultrasonography. Diagnosis and follow-up of jugular and subclavian vein thrombosis. J Ultrasound Med. 1988;7(11):621-627.
251. Albertyn LE, Alcock MK. Diagnosis of internal jugular vein thrombosis. Radiology. 1987;162(2):505-508.
252. Falk RL, Smith DF. Thrombosis of upper extremity thoracic inlet veins: diagnosis with duplex Doppler sonography. Am J Roentgenol. 1987;149(4):677-682.
253. Weissleder R, Elizondo G, Stark DD. Sonographic diagnosis of subclavian and internal jugular vein thrombosis. J Ultrasound Med. 1987;6(10):577-587.
254. de Witte BR, Lameris JS. Real-time ultrasound diagnosis of internal jugular vein thrombosis. J Clin Ultrasound. 1986;14(9):712-717.
255. Wing V, Scheible W. Sonography of jugular vein thrombosis. Am J Roentgenol. 1983;140(2):333-336.
256. Chin EE, Zimmerman PT, Grant EG. Sonographic evaluation of upper extremity deep venous thrombosis. J Ultrasound Med. 2005;24(6):829-838.
257. Gribbin C, Raghavendra BN, Ginsburg HB. Ultrasound diagnosis of jugular venous ectasia. N Y State J Med. 1989;89(9):532-533.
258. Hughes PL, Qureshi SA, Galloway RW. Jugular venous aneurysm in children. Br J Radiol. 1988;61(731):1082-1084.
259. Jasinski RW, Rubin JM. CT and ultrasonographic findings in jugular vein ectasia. J Ultrasound Med. 1984;3(9):417-420.
260. Stevens RK, Fried AM, Hood TR Jr. Ultrasonic diagnosis of jugular venous aneurysm. J Clin Ultrasound. 1982;10(2):85-87.

261. Lee W, Leduc L, Cotton DB. Ultrasonographic guidance for central venous access during pregnancy. Am J Obstet Gynecol. 1989;161(4):1012-1013.
262. Bond DM, Champion LK, Nolan R. Real-time ultrasound imaging aids jugular venipuncture. Anesth Analg. 1989;68(5):700-701.
263. Machi J, Takeda J, Kakegawa T. Safe jugular and subclavian venipuncture under ultrasonographic guidance. Am J Surg. 1987;153(3):321-323.
264. Oh C, Lee S, Seo JM, Lee SK. Ultrasound guided percutaneous internal jugular vein access in neonatal intensive care unit patients. J Pediatr Surg. 2016;51(4):570-572.
265. Vezzani A, Manca T, Vercelli A, et al. Ultrasonography as a guide during vascular access procedures and in the diagnosis of complications. J Ultrasound. 2013;16(4):161-170.
266. Dresser LP, McKinney WM. Anatomic and pathophysiologic studies of the human internal jugular valve. Am J Surg. 1987;154(2):220-224.

CAPÍTULO 27

Vasos Periféricos

Mark E. Lockhart, Heidi R. Umphrey, Therese M. Weber e Michelle L. Robbin

RESUMO DOS PONTOS-CHAVE

- Elementos cruciais da US com Doppler vascular incluem conhecimento da anatomia e da morfologia da onda, técnica de varredura e atenção aos detalhes.
- Critérios de velocidade do Doppler espectral conseguem caracterizar a estenose detectada pela US em escala de cinza (modo B) e pelo Doppler colorido.
- Investigação com Doppler de doença arterial periférica pode proporcionar informação diagnóstica e possibilitar planejamento e avaliação de enxertos (revascularização).
- Aneurisma e pseudoaneurisma dos membros apresentam típicos achados no Doppler semelhantes a outras áreas do sistema arterial.
- Avaliação do sistema venoso dos membros superiores e inferiores é principalmente realizada com ultrassonografia.
- Diferenciação da trombose venosa profunda (TVP) aguda da residual ou crônica com exames de imagem e parâmetros clínicos é frequentemente difícil.
- Questões controversas incluem os critérios clínicos para o tratamento da TVP, na recomendação de exames de acompanhamento, avaliação das veias da panturrilha e abordagem de exame de dois pontos ou focada.
- Mapeamento ultrassonográfico pré-operatório do membro superior e de vasos da coxa auxiliam o planejamento cirúrgico para colocação de fístula arteriovenosa (FAV) e enxertos para hemodiálise.
- Avaliação pós-operatória da FAV e enxertos para hemodiálise com ultrassonografia auxilia a avaliação da maturação da FAV, assim como na avaliação para acesso da estenose, roubo, trombos e complicações focais.

SUMÁRIO DO CAPÍTULO

ARTÉRIAS PERIFÉRICAS
Técnica de Exame Ultrassonográfico
Avaliação da Estenose
Artérias do Membro Inferior
Anatomia Normal
Ultrassonografia e Protocolo de Exame
Oclusão Arterial Periférica
Estenose Arterial Periférica
Aneurisma
Pseudoaneurisma
Fístula Arteriovenosa
Enxertos para revascularização
Artérias do Membro Superior
Anatomia Normal
Ultrassonografia e Protocolo de Exame
Oclusão, Aneurisma e Pseudoaneurisma Arteriais
Estenose Arterial
Estenose da Artéria Subclávia
Síndrome do Desfiladeiro Torácico
Avaliação da Artéria Radial para Revascularização Miocárdica
VEIAS PERIFÉRICAS
Técnica de Exame Ultrassonográfico
Veias do Membro Inferior
Anatomia Normal
Ultrassonografia e Protocolo de Exame
Trombose Venosa Profunda Aguda
Trombose Venosa Profunda Residual (Crônica)
Potenciais Armadilhas na Interpretação
Doppler Venoso Completo Versus Exames Mais Limitados
Recomendações para Acompanhamento de Trombose Venosa Profunda
Insuficiência Venosa
Mapeamento Venoso
Veias do Membro Superior
Anatomia Normal
Ultrassonografia e Protocolo de Exame
Trombose Venosa Profunda Aguda em Membro Superior
Diferenciação da Trombose Venosa Aguda da Residual ou Crônica
Potenciais Armadilhas na Interpretação
HEMODIÁLISE
Técnica de Exame Ultrassonográfico
Mapeamento Vascular antes do Acesso para Hemodiálise
Membro Superior
Ultrassonografia e Protocolo de Exame
Fístula Arteriovenosa e Enxerto
Fístula Arteriovenosa
Enxerto
Massas Focais Palpáveis Próximas à Fístula e ao Enxerto Arteriovenoso
Avaliação da Maturação de Fístula Arteriovenosa
Estenose da Fístula Arteriovenosa e Enxerto
Roubo Arterial
Edema de MMSS e MMII com Fístula Arteriovenosa ou Enxerto
Oclusão de Fístula Arteriovenosa e Enxerto
CONCLUSÃO

Os capítulos anteriores descreveram os detalhes da física da US com Doppler e a utilização da US na avaliação do sistema vascular que supre a cabeça e o pescoço. Neste capítulo, descreveremos a avaliação das artérias e veias periféricas, assim como a fístula arteriovenosa (FAV) e os enxertos. Em geral, essas áreas são prontamente avaliadas pela ultrassonografia com Doppler. Como estão, em geral, localizados em profundidades de 6 cm ou menos, os vasos dos membros são mais consistentemente examinados do que aqueles no abdome ou tórax. A disponibilidade de janelas de imagens suficientes possibilita que o transdutor seja colocado sobre a área vascular de interesse sobrepondo os tecidos contendo osso ou gás. Os transdutores com frequência superiores a 5 MHz podem tipicamente ser utilizados.

A US em escala de cinza é útil para investigar a existência de placa aterosclerótica ou para confirmar massas extravasculares. A US com Doppler de fluxo colorido possibilita rápida pesquisa da área de interesse e, portanto, o Doppler espectral pode ser usado para caracterizar os padrões de onda do fluxo sanguíneo.

Protocolos padronizados, como os do American College of Radiology (ACR), do American Institute of Ultrasound in Medicine e da Society of Radiologists in Ultrasound devem ser seguidos.[1,2] A ultrassonografia pode ser utilizada para diagnosticar definitivamente muitas anormalidades vasculares periféricas e evitar a necessidade da radiação ionizante ou de exames com contraste intravenoso.

ARTÉRIAS PERIFÉRICAS

Inúmeros sintomas e sinais podem ser avaliados pela ultrassonografia arterial. O exame ultrassonográfico é relativamente rápido e apresenta benefícios sobre outras modalidades, como a técnica em tempo real, ausência de radiação ionizante e custo relativamente baixo. Nos últimos 2 anos, o número de indicações de US das artérias periféricas expandiu-se. O mais recente parâmetro do ACR lista indicações para exame, que incluem claudicação e/ou dor de repouso nos membros inferiores, para avaliar estenose ou oclusão arterial.[2] Pacientes com dor, alteração da coloração ou formação de úlceras nos membros (mais comumente inferiores) podem apresentar isquemia tecidual ou necrose a partir da estenose ou oclusão arterial. Sintomas adicionais de dormência ou frio podem ser relatados. Entretanto, a sintomatologia pode variar, dependendo da rapidez do início e desenvolvimento da circulação colateral, reduzindo os efeitos da estenose nos tecidos. Em alguns pacientes, as anormalidades vasculares podem ser subclínicas e encontradas incidentalmente no exame para outras indicações. Após a identificação da anormalidade, a US consegue monitorar a progressão da doença, determinar sucesso ou fracasso após a intervenção e identificar vasos apropriados para realização de uma revascularização (*bypass*.)

Outras anormalidades dos membros podem ser avaliadas por US. Massas focais podem ser avaliadas para excluir causas vasculares, como aneurisma ou fístula com dilatação venosa. Quando existem sintomas posicionais crônicos em membro superior, a ultrassonografia pode ser usada para investigar síndrome do desfiladeiro torácico. Mais perifericamente, o Doppler consegue documentar a permeabilidade do arco palmar no planejamento cirúrgico de revascularização, podendo avaliar a artéria radial, antes e depois do acesso vascular.

No contexto agudo, as lesões traumáticas podem ser avaliadas para determinar a permeabilidade arterial adjacente. Pseudoaneurismas e dissecções são visíveis na ultrassonografia desses pacientes. Também podem ser descritos níveis específicos de doença embólica.

Técnica de Exame Ultrassonográfico

A avaliação pela escala de cinza das artérias periféricas é importante para quantificar doença aterosclerótica ou trombo existente. Os transdutores de frequência mais alta, que possibilitam boa penetração e visibilização, devem ser aplicados – geralmente um transdutor de matriz linear de 5 a 12 MHz, em que a maior frequência deve ser utilizada em áreas nas quais as artérias são mais superficiais. Ocasionalmente, um transdutor de matriz setorial ou curvilíneo de 3 a 5 MHz pode ser necessário em pacientes obesos ou naqueles com edema substancial.

Às vezes, a placa aterosclerótica ou trombo é hipoecoico, e o Doppler colorido é extremamente útil para avaliar o lúmen residual, com o ganho ajustado, de modo que a cor não se sobreponha no tecido adjacente. O cursor do Doppler espectral é ajustado no lúmen da artéria para permitir adequado sinal. A escala e o ganho devem ser otimizados para mostrar sinais de fluxos intensos, que utilizam a maior parte da escala para exibir o formato da onda. Normalmente, um filtro de parede médio ou alto é usado na avaliação arterial. Se houver fluxo lento, um filtro de parede lento pode ser utilizado para melhorar a detecção. Em geral, para detecção de pequenos locais de fluxo lento, em áreas de quase oclusão, o *power* Doppler pode ser mais sensível que o Doppler colorido.[4] Entretanto, nos últimos anos, os avanços no Doppler colorido diminuíram esta diferença.

Os componentes da avaliação ultrassonográfica diferem com base na indicação. Por exemplo, exame para suspeita de estenose ou oclusão arterial é muito diferente da avaliação de uma massa focal ou aneurisma. Os componentes técnicos do exame foram recentemente descritos nos parâmetros práticos do ACR.

Avaliação da Estenose

As imagens de Doppler colorido e Doppler espectral são fundamentais para a avaliação da **estenose**, utilizando uma combinação de morfologia da onda e das velocidades características. Na imagem em escala de cinza, uma estone focal ou oclusão pode ser visível, mas isso deve ser confirmado pelo Doppler. A circulação colateral também deve ser avaliada com atenção adicional ao Doppler. Qualquer área de estreitamento visível ou de sinal turbulento ao Doppler colorido também deve ser avaliada com Doppler espectral. Uma alteração na morfologia do formato da onda espectral, de um segmento arterial para outro, também deve ser mais bem avaliada com Doppler colorido ou espectral, para localizar o ponto de transição desta mudança (Fig. 27.1). O Doppler espectral deve ser realizado no plano longitudinal e com o ângulo corrigido de 60% ou menos em relação ao feixe sonoro. Ao se detectar o jato na estenose, a correção do ângulo deve seguir paralelamente à orientação do jato para determinação mais acurada da velocidade do pico sistólico (VPS). Utilizando essa técnica, a morfologia da onda e a velocidade de pico devem ser avaliadas em qualquer área

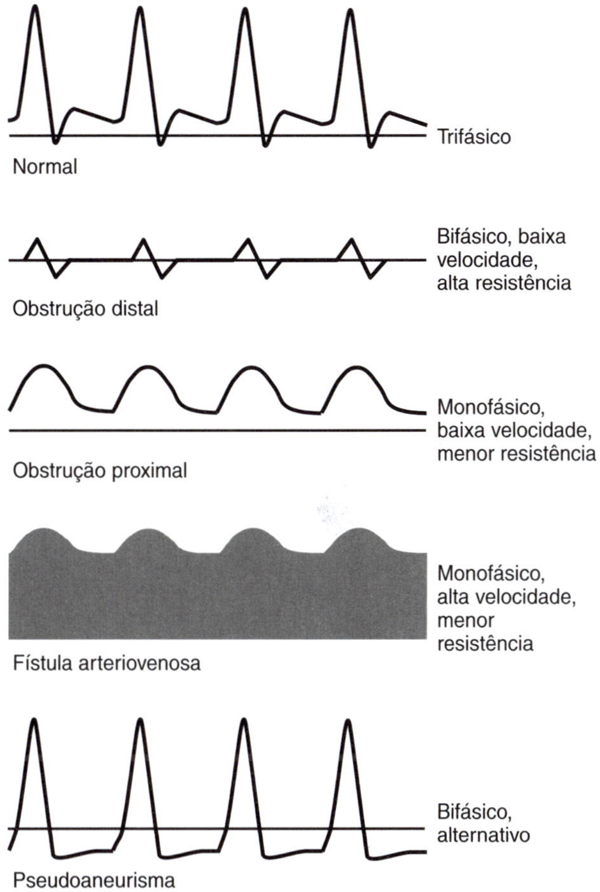

FIG. 27.1 Diagramas dos padrões de fluxo no Doppler em cenários normais e anormais. O **espectro do Doppler** normal do fluxo sanguíneo nas artérias dos **membros inferiores** costuma apresentar um **padrão trifásico**: (1) fluxo anterógrado no decurso da sístole, (2) curto período de fluxo reverso no início da diástole e (3) fluxo de baixa velocidade durante a diástole remanescente. Os sinais do Doppler arterial são alterados dependendo da alteração patológica. Os outros quatro padrões são exemplos de patologias arteriais comuns: obstrução distal, obstrução proximal, fístula arteriovenosa e pseudoaneurisma.

suspeita de estenose, assim como o vaso de alimentação em 4 cm a montante, e a artéria que drena em 4 cm a jusante. A velocidade proximal deve ser utilizada como referência para avaliar o aumento da velocidade de pico na estenose, e a localização a jusante é avaliada para analisar a queda de velocidade de pico, diminuição da resistência e morfologia do ***tardus parvus***. Os mesmos conceitos são aplicados no enxerto arterial (*bypass*), quando se procura por estenose ou oclusão, com avaliação adicional nas anastomoses, que são locais comuns de anormalidades. A ultrassonografia é o exame primário para avaliar anormalidades de um *bypass*, mas pode ser um estudo demorado se for utilizada para cobrir todas as áreas de preocupação em um paciente com doença aterosclerótica difusa. Se a doença aterosclerótica difusa for suspeita, outras técnicas de imagens como tomografia computadorizada (TC) ou angiografia por ressonância magnética (ARM) podem ser capazes de pesquisar grandes áreas mais efetivamente.

Artérias do Membro Inferior

Anatomia Normal

Os membros inferiores são irrigados principalmente pela **artéria femoral comum**, que se origina na **artéria ilíaca externa** no nível do ligamento inguinal e se estende caudalmente por alguns centímetros até se dividir em **artéria femoral superficial** (AFS) e **artéria femoral profunda**. A artéria femoral profunda perfunde a cabeça do fêmur e os músculos profundos da coxa por meio de ramos perfurantes, e das artérias circunflexas medial e lateral. A **AFS** continua ao longo da coxa medial para o canal adutor, em paralelo com a veia femoral (VF). Abaixo do canal adutor, ela continua como **artéria poplítea**, que cursa posterior ao joelho e supre os ramos da panturrilha.

A artéria poplítea se ramifica em **artéria tibial anterior** e **tronco tibiofibular.** A artéria tibial anterior cursa lateralmente, perfurando a membrana interóssea entre a tíbia e a fíbula, no compartimento anterior da região superior da perna. A artéria tibial anterior continua, na maioria das vezes, como **artéria pediosa**, no dorso do tornozelo e ao longo do primeiro espaço intertarsal do pé. O tronco tibiofibular se divide após aproximadamente 3 a 4 cm em **artéria tibial posterior** e **artéria fibular**. A artéria tibial posterior cursa posterior ao maléolo medial do tornozelo. A artéria fibular cursa através da membrana interóssea acima do tornozelo e, assim, supre os ramos do tornozelo lateral e do pé.

Ultrassonografia e Protocolo de Exame

O fluxo arterial do membro inferior da artéria ilíaca externa é avaliado pela insonação da virilha na posição supina e, da mesma forma, cada vaso principal na coxa e perna é avaliado diretamente em todo seu trajeto. **Artérias normais** apresentam paredes finas e lisas com lúmens anecoicos e ausência de placas ateroscleróticas ou estenoses nas imagens em escala de cinza (Fig. 27.2). Após avaliação em escala de cinza, longos segmentos arteriais podem ser examinados rapidamente com o Doppler colorido para procurar áreas com suspeita de estenose. O Doppler colorido é configurado para preencher apenas o lúmen em uma área normal da artéria. O *aliasing* colorido pode alertar o radiologista para áreas de estreitamento luminal que necessitam ser mais bem avaliadas com o Doppler espectral, para determinar a importância deste achado. Para a avaliação de anormalidades focais além da estenose, o exame ser deve ser estendido a toda região de preocupação.

Os parâmetros práticos do ACR-AUIM-SRU para a realização de ultrassonografia arterial periférica sugerem que o exame do membro inferior deve incluir a artéria femoral comum; a AFS proximal, média e distal; e a artéria poplítea acima e abaixo do joelho.[2] Outras artérias são examinadas conforme clinicamente apropriado. O parâmetro prático determina que a artéria ilíaca, a artéria femoral profunda, o tronco tibiofibular, a artéria tibial anterior, a artéria tibial posterior, a artéria fibular e a artéria pediosa sejam examinados. A diretriz sugere ainda que o Doppler longitudinal com ângulo corrigido e/ou imagens em escala de cinza devem ser documentados em cada segmento normal e anormal. Doppler espectral com ângulo corrigido é recomendado em toda a região da estenose suspeita, o que inclui as regiões proximal e distal ao local do estreitamento.[2] A posição supina do paciente é aceitável para os vasos da coxa, mas a posição em decúbito ventral pode auxiliar na avaliação da artéria poplítea. Dependendo dos sintomas e achados nessas artérias, o exame do sistema arterial ilíaco pode ser feito para investigar doença proximal, assim como o exame das artérias da panturrilha pode ser indicado para complementação.

Os diâmetros externos médios, considerados normais, que são encontrados na artéria femoral comum, artéria femoral superficial, artéria poplítea, artéria tibial posterior e artéria tibial anterior são

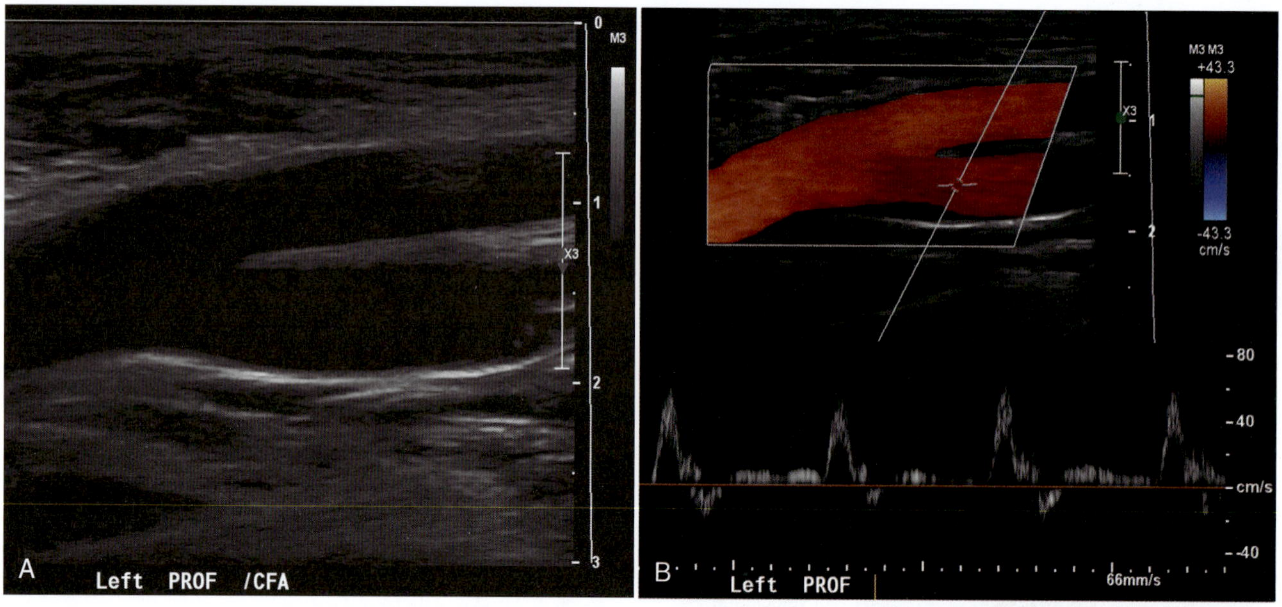

FIG. 27.2 Bifurcação normal da artéria femoral comum. (A) Imagem em escala de cinza mostra a aparência normal da parede arterial e ausência de placa. **(B)** Doppler colorido e espectral com formato de onda normal, trifásico na artéria femoral profunda. Left PROF CFA = artéria femoral comum profunda esquerda.

8,1 mm, 6,1 mm, 2,1 mm e 2,0 mm, respectivamente, e estes vasos são ligeiramente mais largos em homens.[5] A artéria femoral comum, a artéria femoral superficial e a artéria poplítea se tornam ligeiramente maiores com a idade, enquanto as artérias da panturrilha se tornam menores.[5] Existe **fluxo laminar**, sem turbulência ou *aliasing*, no Doppler colorido. O **formato de onda trifásico** de alta resistência com movimento ascendente e reversão do fluxo transitório é, tipicamente, encontrado no Doppler espectral das artérias normais dos membros inferiores. Uma morfologia de onda monofásica que não retorna à linha de base pode ocorrer após exercício em pacientes normais, mas pode ser também observada na doença aterosclerótica dos membros inferiores. A VPS diminui no membro isquêmico de um paciente com doença arterial periférica após exercício, mas aumenta em um paciente com sistema arterial saudável.

Para avaliação da panturrilha, uma abordagem medial e posterior é utilizada para a artéria tibial posterior na região média da panturrilha com o Doppler longitudinal e, em seguida, a artéria pode ser seguida proximal e distalmente. Também é possível encontrá-la no maléolo medial do tornozelo e seguida cranialmente. A colocação do transdutor na porção anterior da perna é aplicada para a artéria tibial anterior com o paciente em decúbito dorsal. A artéria tibial anterior é bem observada ao longo da membrana interóssea, próxima da fíbula. A artéria fibular pode também ser observada a partir da colocação do transdutor anteriormente; está mais profundamente localizada e posterior à membrana interóssea. Uma abordagem lateral posterior pode também ser utilizada para localizar a artéria fibular.

Oclusão Arterial Periférica

A **oclusão arterial** aguda é uma situação de emergência que pode gerar sintomatologia grave e requer atenção imediata. De modo geral, ocorre em pessoas com doença aterosclerótica, embora dissecção traumática ou doença embólica também possa ocorrer (Fig. 27.3, Vídeo 27.1). A US com Doppler possibilita a demonstração da ausência de fluxo, com sensibilidade e especificidade, e consegue diferenciar a oclusão da estenose, no membro inferior, com 98% de acurácia.[6] Em outro estudo, as sensibilidades para oclusões da artéria femoral superficial e da artéria poplítea foram 97% e 83%, respectivamente.[7] Na perna, o Doppler apresenta melhor desempenho no estudo das artérias tibiais anterior e posterior do que na avaliação da artéria fibular. A sensibilidade do Doppler para avaliar a perviedade das artérias tibiais foi de 93%, em um estudo recente, mas com muitos falso-positivos, quando comparado com a angiografia.[8]

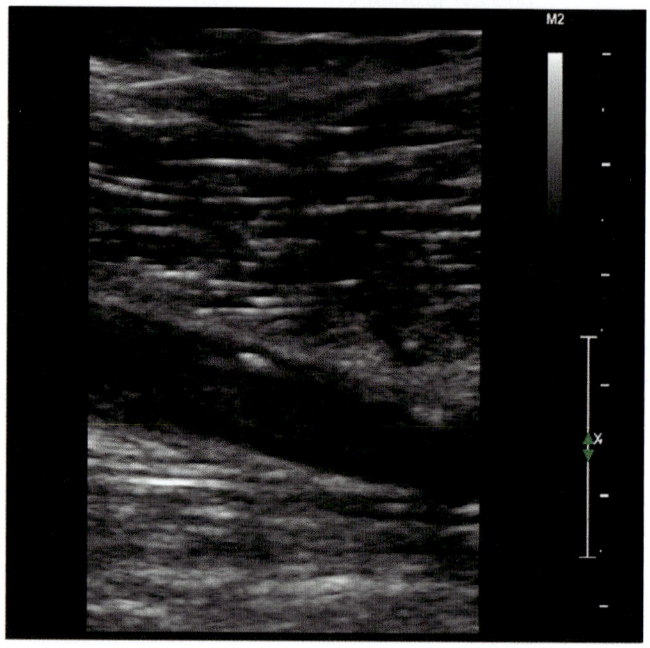

FIG. 27.3 Trombo agudo na artéria femoral superficial. Observe o material ecogênico no lúmen arterial. Ver também Vídeo 27.1, que mostra o trombo ligeiramente móvel.

Na imagem em escala de cinza, o lúmen anecoico é tipicamente preenchido com trombo de ecogenicidade média. Utilizando uma técnica semelhante a geralmente realizada para detecção de trombo venoso profundo, a artéria pode ser comprimida

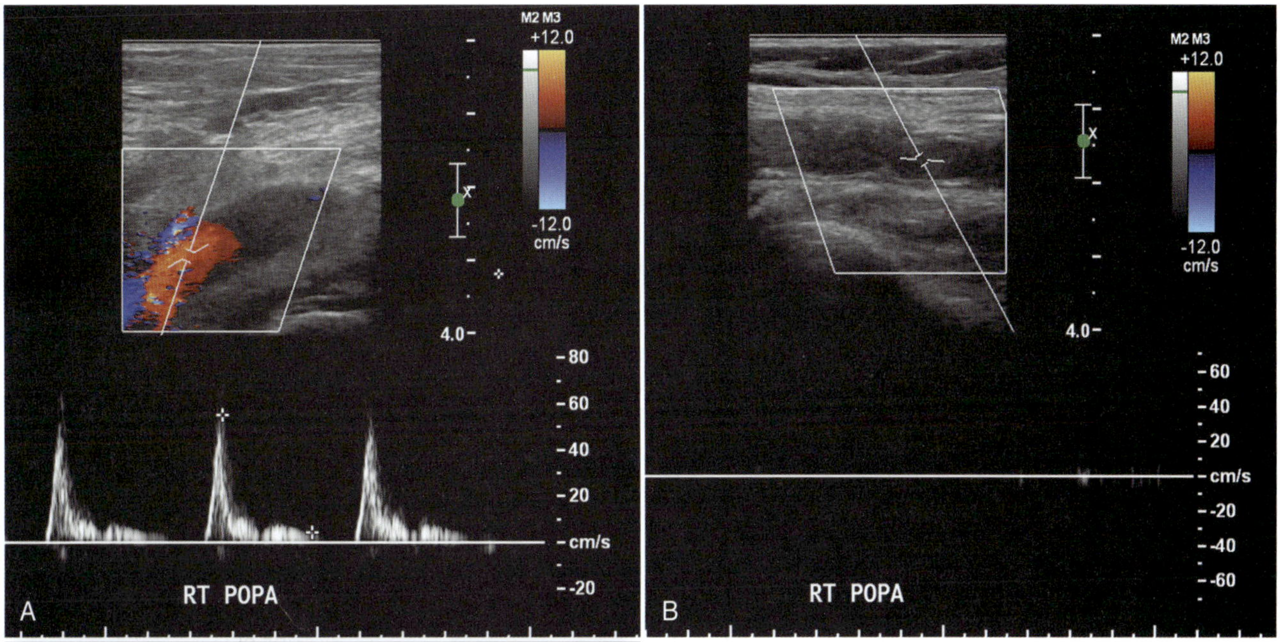

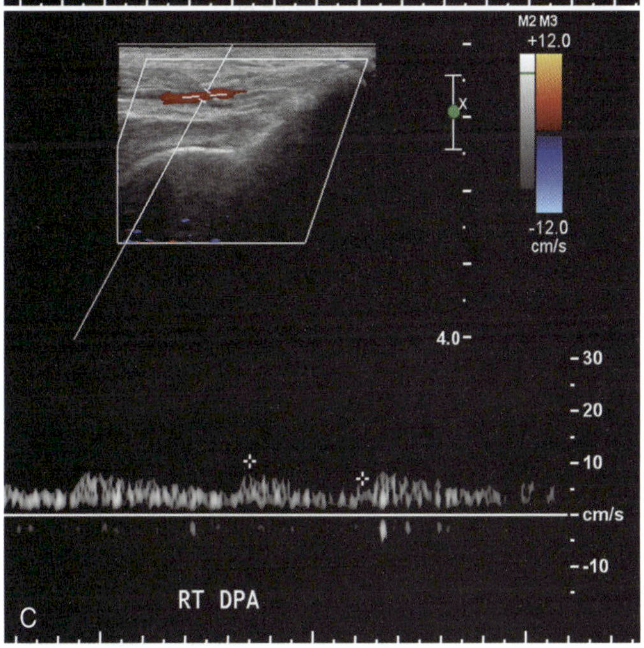

FIG. 27.4 Artéria poplítea ocluída. (A) Doppler espectral mostra padrão de fluxo de alta resistência a montante à oclusão. **(B)** Porção ocluída da artéria poplítea sem fluxo no Doppler espectral. **(C)** Padrão ***tardus parvus*** distal, na artéria dorsal do pé devido à artéria poplítea ocluída, indicando reenchimento do fluxo por vasos colaterais. RT POPA = artéria poplítea direita; RT DPA = artéria dorsal do pé direita.

externamente pelo transdutor para mostrar trombo focal, que não é compressível. Entretanto, se as paredes das artérias estiverem completamente coaptadas, então, provavelmente, os achados são artefactuais. No Doppler colorido e espectral de uma artéria ocluída, nenhum fluxo deve ser detectável (Fig. 27.4). A existência de circulação colateral sugere oclusão crônica, mas pode haver um componente de agudização sobreposto (Fig. 27.5, Vídeo 27.2).

Estenose Arterial Periférica

A detecção da **estenose** em pacientes com **doença aterosclerótica** é importante porque é precursora de oclusão. A US é a principal ferramenta de triagem para a detecção da estenose, utilizando uma combinação de escala de cinza e Doppler espectral e colorido. A US dúplex com Doppler deve ser realizada nesses pacientes por causa de seu desempenho superior em comparação com os índices pressóricos.[9] Em um estudo de 151 membros inferiores, a US dúplex com Doppler demonstrou 78% a 95% de sensibilidade e 97% a 100% de especificidade para estenose arterial de alto grau em membro inferior. O alargamento espectral pode ser observado em estenoses não significantes, inferiores a 50%, com formato de onda normal (Fig. 27.6). Como as medidas regionais são feitas nas artérias dos membros inferiores, é observada alteração na morfologia arterial trifásica normal para um formato de onda monofásica, mas pulsátil, que não retorna para a linha de base ou demonstra reversão transitória (Fig. 27.7). Quando essa transição for encontrada, a artéria entre estas duas medições deve ser avaliada de forma mais detalhada pelo Doppler colorido ou espectral, para localizar elevação de velocidade focal, associada a estreitamento visível da artéria. A US com escala de cinza consegue caracterizar toda a extensão da placa, mas as calcificações podem limitar a penetração do feixe sonoro no lúmen da artéria (Fig. 27.8, Vídeo 27.3).

Em um paciente com doença aterosclerótica difusa e calcificações generalizadas, podem existir várias estenoses moderadas que apresentam um efeito combinado para reduzir as pressões de fluxo na perna, sem uma estenose dominante. A US na escala de cinza é limitada em sua capacidade para medir o estreitamento do vaso, e os critérios de velocidade e formato da onda são mais amplamente aplicados. O Doppler colorido melhora o exame porque mostra rapidamente áreas de fluxo turbulento ou de alta velocidade, que pode ser estudadas pelo Doppler espectral para caracterização da velocidade.

Os principais critérios para caracterização da estenose arterial são morfologia do formato da onda, VPS e velocidade diastólica final (VDF). Para os critérios de velocidade, os valores absolutos e a razão da velocidade de pico (definida como a velocidade de pico no jato a jusante dividida pela velocidade de pico da artéria 2 cm a montante) foram efetivamente utilizados. Em um estudo de 338 segmentos arteriais, o aumento focal na razão da VPS, na estenose em comparação à artéria não estenótica adjacente, excedendo 2,0, é consistente com estenose de pelo menos 50% do diâmetro luminal, quando combinada com alargamento espectral e perda de reversão de fluxo na artéria[10] (Fig. 27.9). O formato da onda na artéria distal será anormal, com formatos de ondas *tardus-parvus* na configuração de estenose superior a 50% (Fig. 27.10), mas é tipicamente normal se houver grau menor de estenose.[10] Medições diretas das limiares de VPS também podem ser realizadas. Para a região femoropoplítea, uma combinação de VPS superiores a 200 cm/s e razão superior a 2:1 foi sugerida como critérios de estenose superior a 70%, com sensibilidade de 79% e especificidade de 99%[11] (Fig. 27.11).

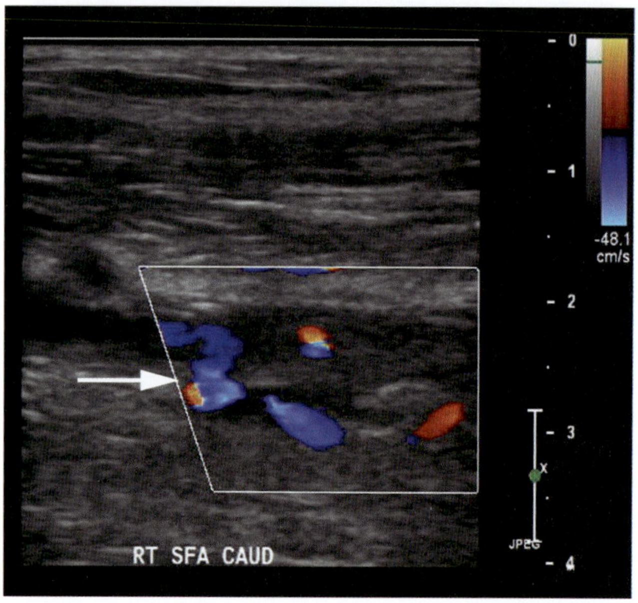

FIG. 27.5 Oclusão da artéria femoral superficial com grande colateral saindo proximal à oclusão (*seta*). O vaso colateral sugere oclusão crônica. Ver também Vídeo 27.2. RT SFA CAUD = artéria femoral superficial direita, caudal.

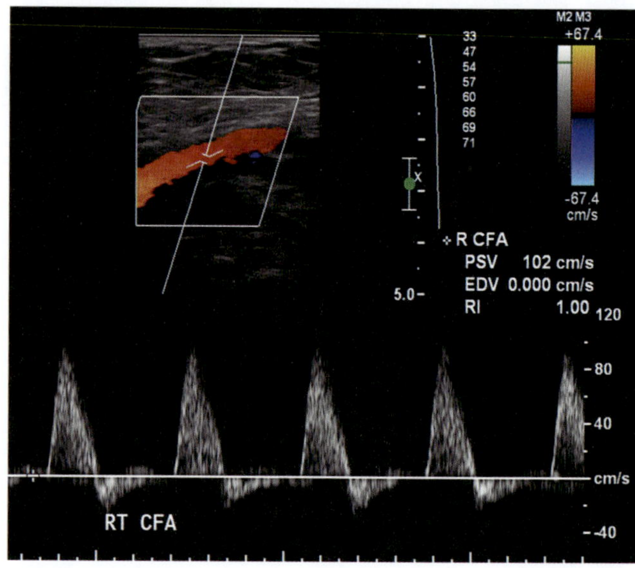

FIG. 27.6 Estenose da artéria femoral comum. Doppler colorido e espectral mostra formato de onda bifásica normal, com preenchimento DO ENVOLTÓRIO ESPECTRAL, indicando algum grau de estenose, mas inferior a 50%. rt cfa = ARTÉRIA FEMORAL COMUM DIREITA.

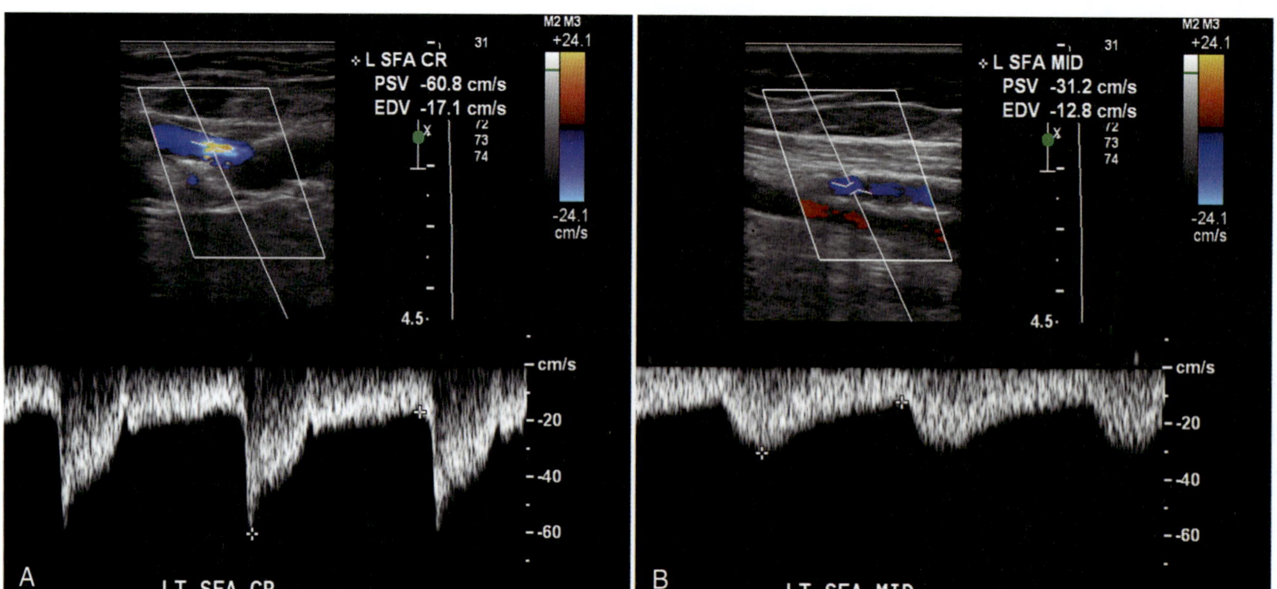

FIG. 27.7 Estenose focal de alto grau na artéria femoral superficial (AFS) proximal. (A) Elevada velocidade de pico sistólico em estenose focal de alto grau na AFS proximal. **(B)** Padrão *tardus-parvus* a jusante. LT SFA = artéria femoral superficial esquerda.

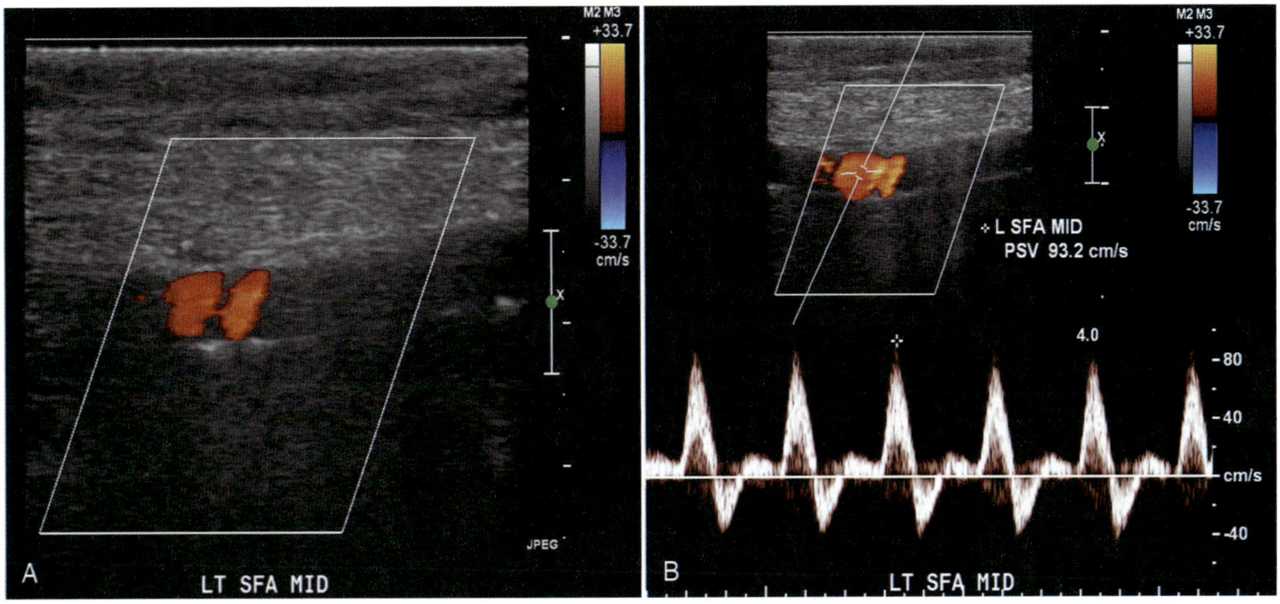

FIG. 27.8 Calcificação da artéria femoral superficial (AFS). (A) Calcificação importante da AFS limita a capacidade de observação do lúmen da artéria pela US em escala de cinza. Doppler colorido é útil para localizar onde o Doppler espectral pode ser usado. **(B)** Doppler espectral da artéria apresenta leve alargamento espectral, mas com formato de onda trifásico, normal, sem estenose significativa nesta localização. Ver também Vídeo 27.3. LT SFA = artéria femoral superficial esquerda.

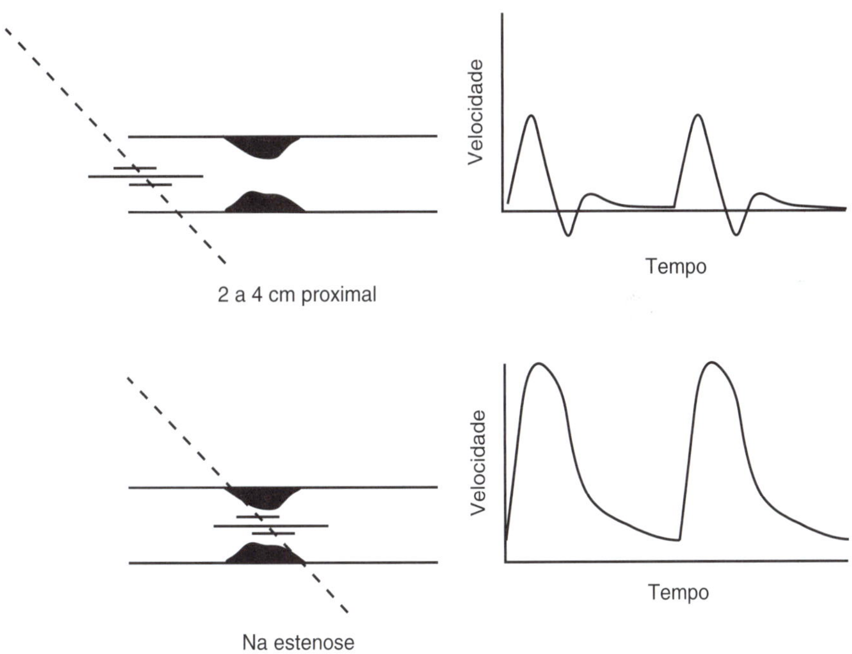

FIG. 27.9 Alterações da velocidade do fluxo sanguíneo ocorrem com estenose de pelo menos 50%. Proximal à lesão, o padrão do fluxo é normal. Na estenose, a velocidade do pico sistólico aumenta proporcionalmente ao grau da estenose. Alterações na porção diastólica do formato de onda do Doppler detectadas na lesão dependem do estado das artérias distais e da gravidade e da geometria da lesão; fluxo diastólico pode aumentar de forma intensa ou pode estar quase ausente.

A ultrassonografia pode direcionar a intervenção nesses pacientes. Pacientes com condições não agudas podem se beneficiar da US para diferenciar a oclusão subaguda ou doença embólica da doença isquêmica crônica, auxiliando o cirurgião a decidir entre condutas, como a trombectomia ou procedimentos de revascularização (*bypass*).[12,13] O mapeamento com Doppler antes do *bypass* é muito útil. Lesões são caracterizadas pela gravidade utilizando as diretrizes do Trans-Atlantic Inter-Society Consensus (TASC).[14] Lesões isoladas ou curtas da categoria A e B são , tipicamente, submetidas a reparo endovascular, enquanto lesões mais complexas e maiores, C e D, geralmente necessitam de *bypass*. Em um estudo de 622 lesões, TASC C e D, o mapeamento do Doppler identificou com sucesso lesões para intervenção, com sensibilidade de 97% e especificidade de 99%.[15] Semelhantes resultados foram obtidos em outros estudos também.[16,17]

O Doppler também pode prever quais lesões são adequadas para a angioplastia transluminal percutânea com boa taxa de sucesso.[18,19] Entretanto, a avaliação dúplex pode subestimar o comprimento da **estenose**. As lesões tratadas com angioplastia são

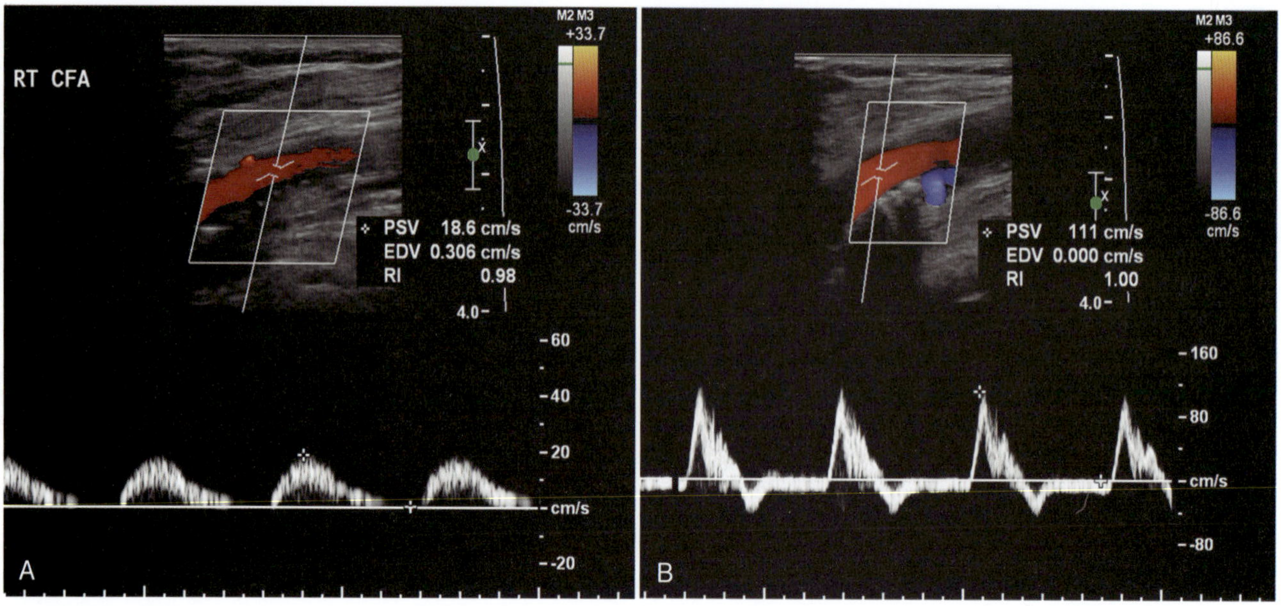

FIG. 27.10 Estenose da artéria ilíaca com formato de onda *tardus parvus*. (A) **Formato de onda *tardus parvus*** na artéria femoral comum direita indica grave estenose a montante ou oclusão. **(B)** Formato de onda bifásico, velocidade normal da artéria femoral comum esquerda contralateral indica doença aterosclerótica na artéria ilíaca comum ou na artéria ilíaca externa, à direita e não na aorta (formato de onda anormal, unilateral).

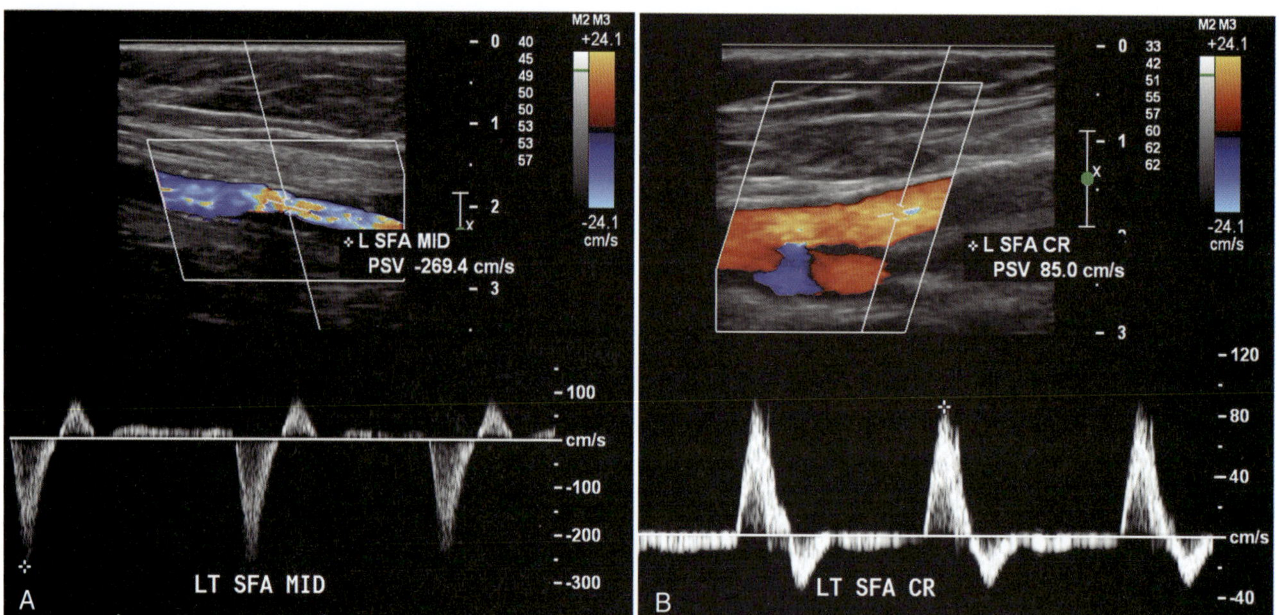

FIG. 27.11 Artéria femoral superficial (AFS) com estenose > 70%. (A) Estenose moderadamente grave na AFS, com velocidade de pico sistólico (VPS) de 269 cm/s. **(B)** A 4 cm a montante da estenose, a VPS é de 85,0 cm/s, com razão superior a 3:1, indicativa de estenose superior a 70%. LT SFA = artéria femoral superficial esquerda.

geralmente curtas e isoladas e apresentam redução do diâmetro superior a 50%. Em pacientes com intervenção endovascular e *stent*, o Doppler pode monitorar o sucesso do procedimento e pesquisar a recorrência da estenose no acompanhamento. Em pacientes tratados de uma isquemia crítica dos membros inferiores, o acompanhamento com Doppler deve ocorrer a cada 3 meses, durante o primeiro ano.[20] Formatos de ondas trifásicas normais no tornozelo podem ajudar a excluir estenose, mas o Doppler espectral é ainda realizado mesmo na ausência de sintomas. Para avaliação da estenose na artéria com *stent*, o melhor critério Doppler para caracterizar a estenose maior ou igual a 80% da artéria femoral superficial inclui uma combinação de VPS acima de 275 cm/s e razão de VPS acima de 3,5 (a razão da VPS mais alta no *stent* para a VPS no segmento arterial livre de doença 3 cm acima da área com *stent*).[21] Em pacientes submetidos à angioplastia com *stent* da AFS, a angiotomografia e o Doppler têm grande concordância.[22]

Aneurisma

Um **aneurisma** ocorre quando o enfraquecimento das camadas arteriais permite a expansão do calibre arterial além dos limites normais. Os aneurismas das artérias periféricas são incomuns, mas muitas vezes são encontrados nas regiões poplíteas.[23] Mais raramente, os aneurismas são encontrados na artéria femoral superficial. Em

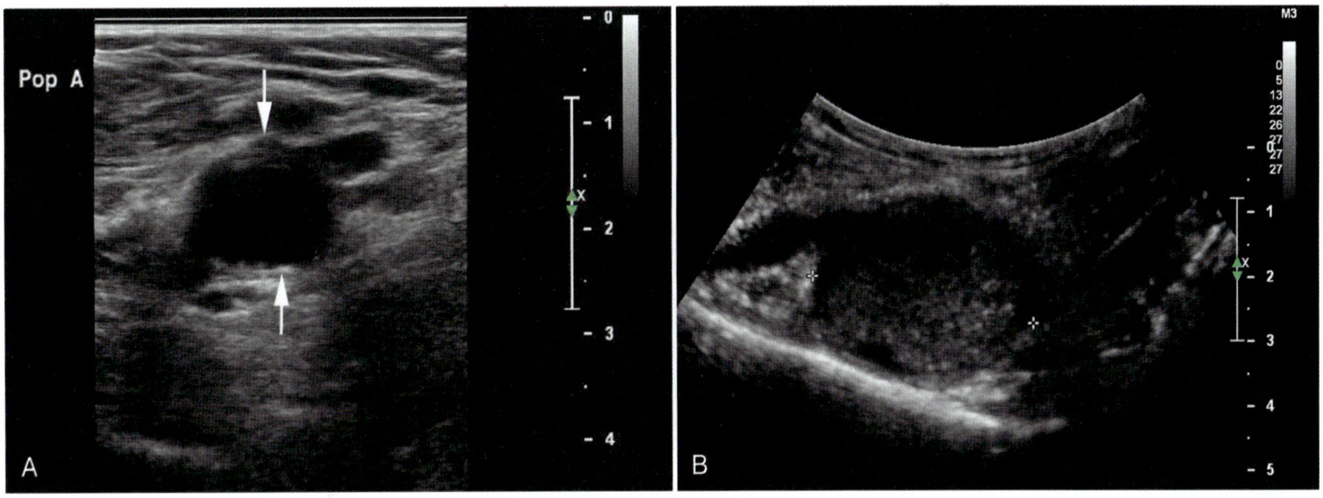

FIG. 27.12 Aneurisma da artéria poplítea. (A) Aneurisma da artéria poplítea com 1,2 cm de diâmetro (*setas*). **(B)** Em outro paciente, um aneurisma da artéria poplítea com 3,7 cm contém ecos de baixo nível e está parcialmente trombosado (*cursores*).

mais da metade dos pacientes com aneurisma da artéria poplítea, eles são bilaterais. Há uma associação entre os aneurismas da artéria poplítea e o aneurisma da aorta abdominal e, portanto, se for encontrado aneurisma da artéria poplítea, a aorta abdominal deve ser avaliada. Existe também uma associação entre aneurisma da artéria periférica com tabagismo e hipertensão arterial. Aneurismas da artéria periférica podem conter coágulos, que podem resultar em embolia distal com ou sem isquemia dos tecidos moles e infarto. Nesses casos, a intervenção é necessária independentemente do tamanho do aneurisma. As paredes de um aneurisma podem calcificar, e a presença de calcificações pode ter alguns efeitos protetores contra a ruptura.

Na ultrassonografia em escala de cinza, o aneurisma pode aparecer como uma massa fusiforme, anecoica ou hipoecoica ao longo do trajeto de uma artéria. Os sinais do Doppler dependem da quantidade do trombo, do tamanho do colo do aneurisma e da presença de calcificação. Aneurismas podem ser saculares e geralmente ocorrem nas emergências de ramos. A artéria poplítea normal mede 4 a 6 mm de diâmetro.[24] Uma protuberância ou alargamento focal de 20% do diâmetro do vaso constitui uma simples definição funcional de um aneurisma (Fig. 27.12). Empiricamente, linha de corte de 2 cm foi utilizada para determinar a necessidade de intervenção.[25] Para aneurisma da artéria poplítea, a exclusão cirúrgica (ligadura do aneurisma) é o tratamento tradicional e apresenta altas taxas de sucesso.[26] Entretanto, uma recente metanálise mostrou que o reparo endovascular tem sucesso semelhante.[27] A US com Doppler pode ser utilizada para monitorar o sucesso da intervenção.[28] A exclusão do aneurisma com endopróteses é a terapia cada vez mais utilizada no lugar da intervenção cirúrgica. A ultrassonografia com Doppler pode ser utilizada para monitorar a perviedade da endoprótese e para confirmar a exclusão do aneurisma da circulação.[29,30]

Pseudoaneurisma

O **pseudoaneurisma** consiste em ruptura da parede arterial, com fluxo em um espaço além da parede do vaso. Ele pode surgir em qualquer estrutura arterial e ocorrer por trauma direto, tumor ou erosão inflamatória. Pseudoaneurismas são encontrados em menos de 1% dos exames diagnósticos angiográficos e mais comumente após angiografia coronária.[31] No exame histopatológico, a parede arterial se encontra pelo menos parcialmente rompida. Outras camadas arteriais, tecidos perivasculares, coágulos ou fibrose reativa contêm o pseudoaneurisma.[32] O mecanismo da formação do pseudoaneurisma foi bem caracterizado. Um hematoma se forma adjacente à artéria, no ponto de lesão. A lise posterior do coágulo resulta no pseudoaneurisma.

Um pseudoaneurisma é diferente de um aneurisma, pois, nele, pelo menos uma camada da parede é rompida. É diferente do extravasamento ativo porque o sangue no pseudoaneurisma flui de volta para a artéria nutrícia, através de uma abertura estreita, em vez de penetrar nos tecidos adjacentes. A comunicação arteriovenosa, quando existente, é utilizada para orientar a terapia apropriada. Em pacientes com comunicação arteriovenosa, o reparo com trombina é contraindicado devido ao potencial de embolização da trombina para o sistema venoso, resultando em outras regiões não intencionais de trombose.

Tipicamente o primeiro exame para identificar a anormalidade é a US em escala de cinza. O pseudoaneurisma pode se apresentar como uma estrutura anecoica, arredondada ou oval, com ou sem trombos associados. Quando existente, o trombo é isoecoico ou hipoecoico; pode estar localizado ao longo da borda do lúmen do pseudoaneurisma. Atenção deve ser direcionada para essas áreas de hematoma extraluminal ou quaisquer coleções anecoicas, se houver áreas de fluxo no Doppler colorido. Caso seja detectado fluxo, Doppler espectral deve ser realizado em seguida para caracterizar fluxo arterial ou venoso e para excluir FAV sobreposta. Na porção pérvia de um pseudoaneurisma, pode haver fluxo intra-aneurismático turbulento e desorganizado, em padrão "*yin-yang*". A comunicação do saco com a artéria adjacente ocorre através do colo, com um típico fluxo de padrão bifásico, vaivém, no Doppler espectral[33] (Fig. 27.13, Vídeo 27.4). As medidas do comprimento e do diâmetro do colo devem ser realizadas como parte da avaliação antes da injeção de trombina. Um colo com diâmetro maior tem implicações clínicas, porque a taxa de sucesso da injeção de trombina guiada pela ultrassonorafia é menor. Se o pseudoaneurisma estiver trombosado, o colo pode ser a única parte desobstruída do pseudoaneurisma. Pelo menos um terço dos pseudoaneurismas necessita de tratamento, mas o fechamento espontâneo é comum em pseudoaneurismas menores que 1,8 cm de diâmetro.[34] Se o pseudoaneurisma estiver pérvio, comumente é realizada injeção de trombina guiada pela ultrassonografia para promover trombose, com taxa de

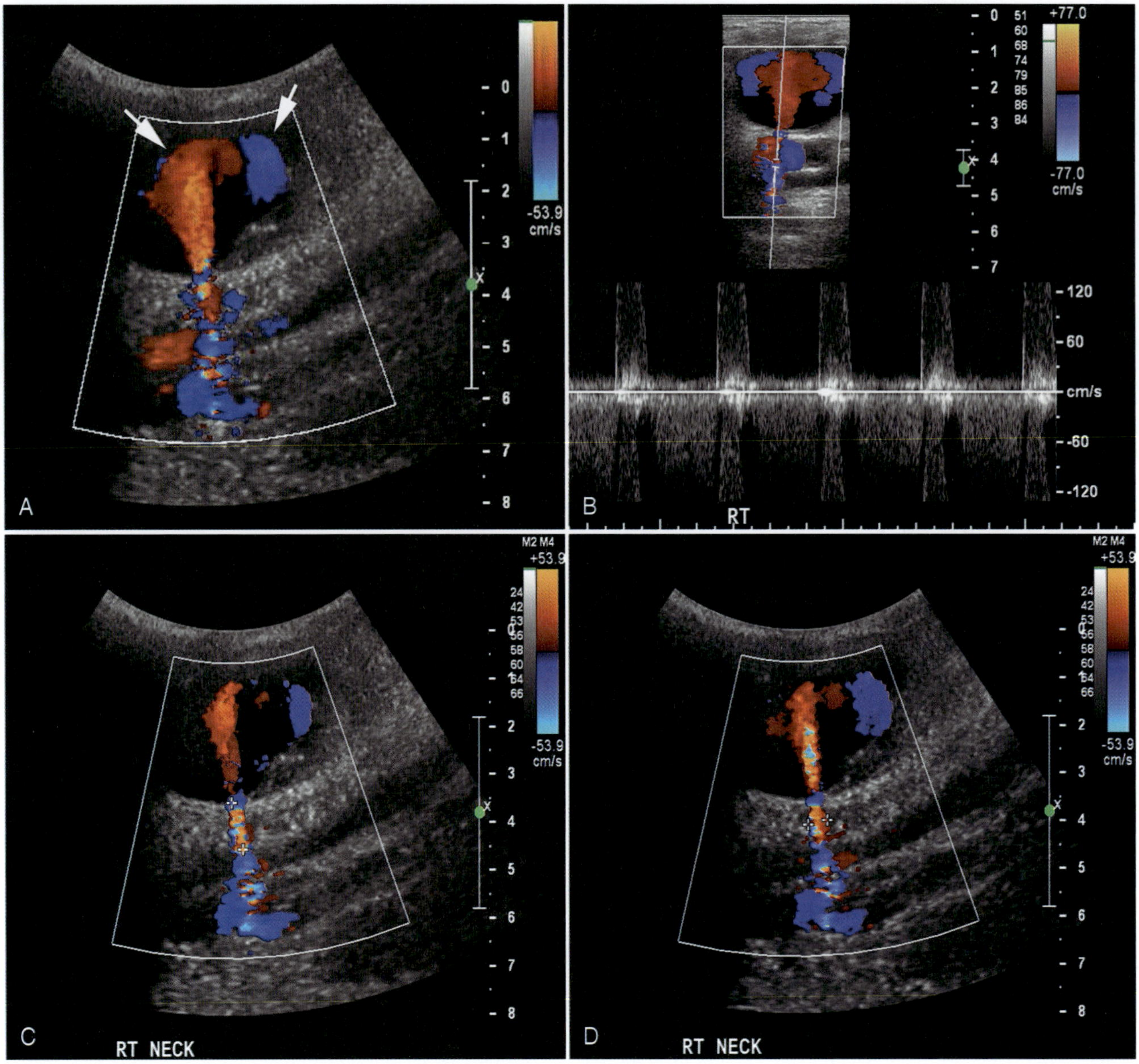

FIG. 27.13 Pseudoaneurisma da artéria femoral comum. (A) Pseudoaneurisma da artéria femoral comum com padrão de fluxo colorido "*yin-yang*" no pseudoaneurisma (*setas*). **(B)** Doppler espectral do colo do pseudoaneurisma mostra um padrão vaivém de alta velocidade. **(C)** Mensuração do comprimento do colo a partir da artéria femoral comum em direção ao pseudoaneurisma (cursores). **(D)** Mensuração do calibre do colo (*cursores*) fora da artéria femoral comum indica tamanho do orifício na artéria; um "rasgo" na artéria é menos propício para tratamento com injeção de trombina. É preferível medir o diâmetro em escala de cinza, porque a cor pode superestimar o diâmetro, mas, às vezes, o colo não pode ser observado sem o colorido (como neste caso). Ver também Vídeo 27.4. RT NECK = colo, direita.

sucesso de 94% a 97%, sem intervenção cirúrgica.[35-37] O tratamento com compressão direta guiada por US foi utilizado no passado, mas é menos bem-sucedido (até 85% de trombose do pseudoaneurisma).[38]

Fístula Arteriovenosa

O termo "**fístula**" descreve uma comunicação anormal entre as circulações arterial e venosa. Há ruptura através de todas as camadas da parede arterial, assim como ruptura focal de uma estrutura venosa próxima, possibilitando comunicação da alta pressão arterial para veias de baixa pressão. Esta comunicação ultrapassa o leito capilar. Ela pode ser congênita, adquirida ou raramente espontânea. As fístulas podem ser observadas após enxerto de veias autólogas[39] e parecem não afetar a perviedade do enxerto.[40] Na ausência de enxerto, a maioria é adquirida e geralmente associada a traumatismo.[41] Uma **fístula arteriovenosa traumática** pode cursar de uma artéria normal para uma veia normal na situação de trauma, mas as **malformações arteriovenosas** (MAV) congênitas podem ocorrer em estruturas vasculares anormais. Muitas são assintomáticas. Entretanto, FAV sintomáticas tipicamente não desaparecem de modo espontâneo e frequentemente exigem cirurgia.[42]

A US em escala de cinza pode mostrar muito pouco a anormalidade arterial em uma fístula traumática, mas o conjunto de estruturas dilatadas de uma MAV pode ser identificado. Na forma traumática e na forma congênita pode haver dilatação venosa. A ultrassonografia com Doppler colorido é a melhor modalidade de imagem não invasiva para avaliar FAV ou MAV e pode mostrar um grande

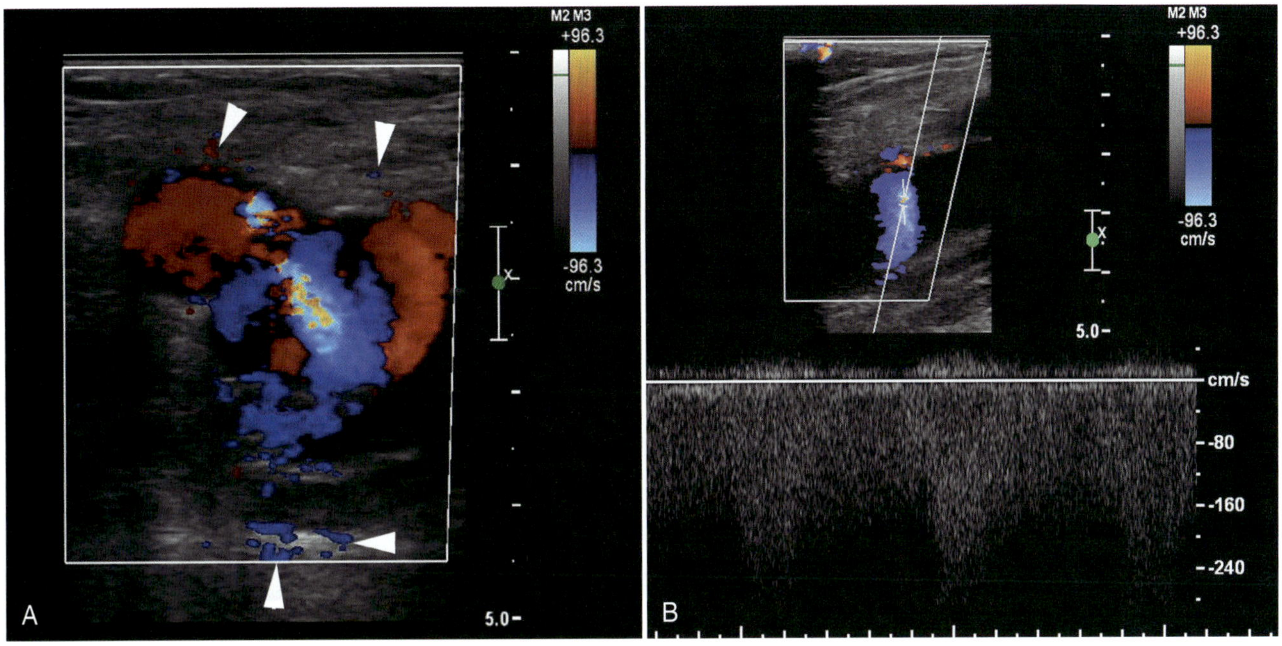

FIG. 27.14 Fístula arteriovenosa da artéria femoral comum para a veia femoral comum (FAV). (A) Doppler colorido mostra FAV da artéria femoral comum para a veia femoral comum. Observar o artefato de vibração do tecido adjacente (*pontas de setas*). **(B)** Fluxo turbulento arterializado é observado na veia imediatamente a jusante da FAV. Ver também Vídeo 27.5.

agrupamento de vasos tortuosos com fluxo hiperêmico (hipercinético) anormal. Os formatos de ondas do Doppler espectral das artérias proximais, que alimentam a FAV, podem mostrar fluxo de baixa resistência, pois elas ultrapassam o leito capilar. O Doppler pode mostrar formatos de ondas arterializados nas estruturas venosas próximas da FAV. O **artefato de vibração do tecido** é normalmente observado com FAV, consistindo em *pixels* erroneamente colocados no tecido mole adjacente pelo *scanner* do ultrassom, devido à turbulência significativa da FAV. Se o artefato da vibração do tecido for observado, uma pesquisa deve ser feita para uma procura de FAV. O formato de onda arterializado pode ser melhor observado durante a manobra de Valsalva, pois, com o aumento da pressão torácica, o fluxo venoso anterógrado normal é diminuído (Fig. 27.14, Vídeo 27.5).

Enxertos de Bypass com Veia no Membro Inferior

Enxertos podem utilizar segmentos arteriais ou veias para revascularização arterial. Como condutos de *bypass* em outras porções do corpo, estes apresentam potenciais complicações que podem limitar sua funcionalidade. Falhas logo após a cirurgia podem resultar de erro na escolha do conduto para utilização no *bypass*, fatores técnicos cirúrgicos (falha técnica), assim como inadequada seleção dos locais para as anastomoses. Além disso, as válvulas de uma veia autóloga podem não estar completamente destruídas durante o preparo cirúrgico. Embora o exame de conclusão seja normalmente realizado no momento da cirurgia, um estudo recente não mostrou melhora na sobrevida do enxerto em pacientes com angiografia ou ultrassonografia de conclusão intraoperatória.[43,44] A longo prazo, fibrose pode ocorrer no local de uma válvula venosa, ou pode haver hiperplasia da íntima em uma região de anastomose. Se o *bypass* sobreviver o suficiente, a doença aterosclerótica subjacente pode afetar o *bypass* e o deságue dos vasos pode limitar a função. Para enxertos sintéticos, a caracterização da oclusão é semelhante aos enxertos venosos, com ausência de fluxo no Doppler colorido e espectral. Trombos ecogênicos podem ser identificados dentro do enxerto na técnica de escala de cinza.

A ultrassonografia é uma boa técnica para identificar lesões que provavelmente são resultado da falha de um enxerto com veia. A US com Doppler é a principal modalidade para acompanhamento do enxerto arterial; a vigilância com Doppler para revisões, quando necessária, é custo-efetiva.[45] O diagnóstico depende da identificação visível da **estenose** na imagem em escala de cinza em combinação com a caracterização pelo Doppler colorido e espectral. Formatos de onda trifásico ou bifásico normais nas artérias distais ao enxerto sugerem sua perviedade. Velocidades de fluxo reduzidas ou monofásicas em um enxerto exigem mais pesquisas para encontrar a causa desta situação. A ultrassonografia com Doppler colorido pode ser utilizada para procurar áreas de *aliasing* e, a seguir, avaliar com Doppler espectral para encontrar as alterações de velocidades. Quando a estenose for detectada em um vaso não ramificado, a razão da velocidade pode ser aplicada para avaliar a significância. A razão da VPS é calculada pela divisão da VPS no local estenótico, pela velocidade de pico no enxerto 2 cm a montante. A razão da VPS de pelo menos 2,0 corresponde a uma estenose de pelo menos 50%.[46,47] Da mesma forma, a VPS acima de 180 cm/s foi associada à estenose superior a 50%[47] em enxertos com veias dos membros inferiores (Fig. 27.15, Vídeo 27.6).

Diversos parâmetros de ultrassonografia, incluindo razão de VPS, estão associadas à futura **disfunção** do *bypass*. Uma vez que a razão de VPS for de pelo menos, 3,5 a 4,0, indicará estenose grave, e o tratamento deverá ser considerado mesmo em pacientes assintomáticos.[46,47] Um recente estudo com Doppler e TC mostrou que pacientes com razão de VPS acima de 3,5 corriam alto risco de falha do enxerto, enquanto estenose de alto grau na TC não se correlacionava com a falha do enxerto.[48] Os critérios de velocidade para estenose grave, do enxerto com veia, utilizados por Wixon et al., sugeriam que a VPS acima de 300 cm/s e a razão da VPS acima

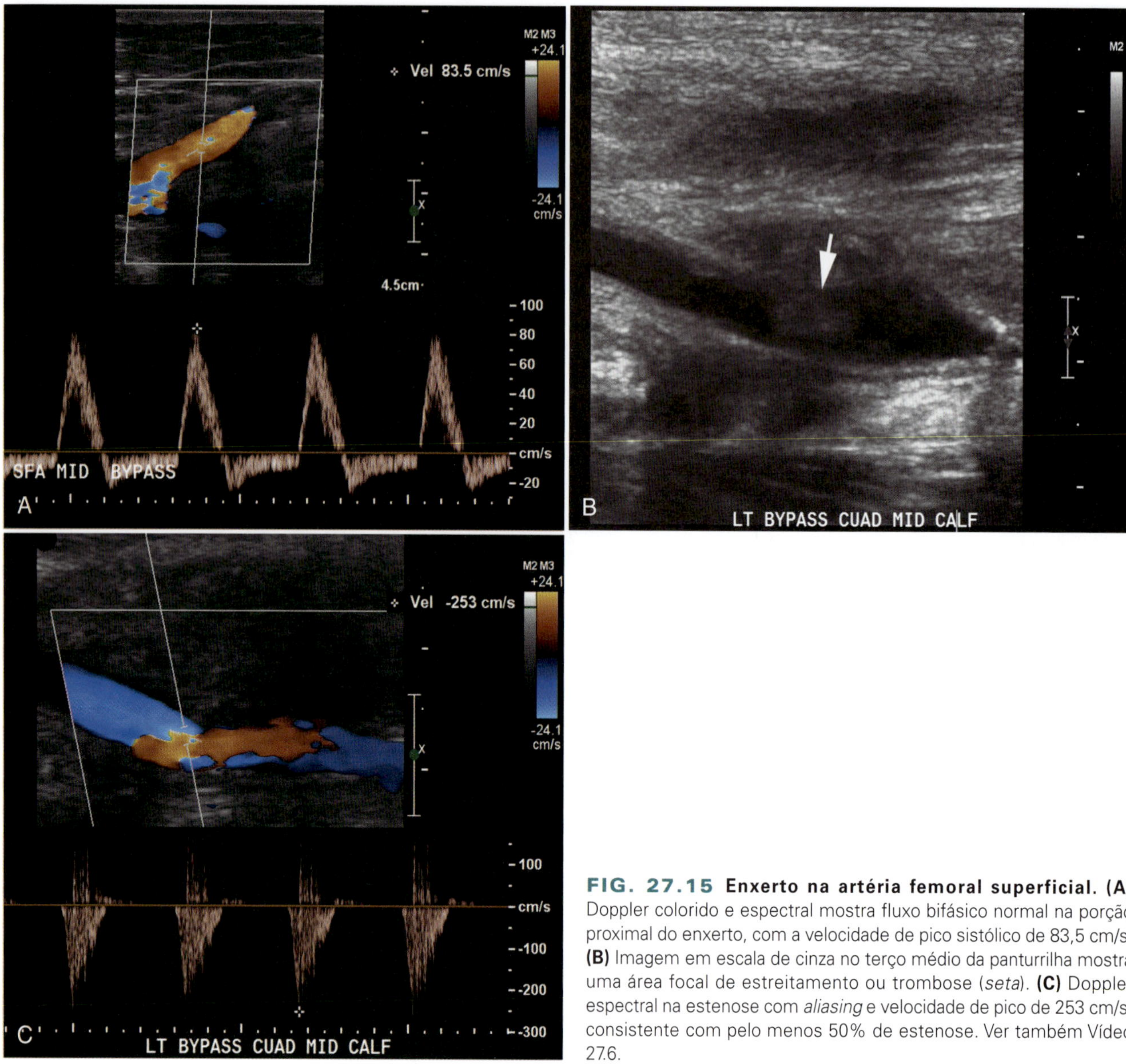

FIG. 27.15 Enxerto na artéria femoral superficial. (A) Doppler colorido e espectral mostra fluxo bifásico normal na porção proximal do enxerto, com a velocidade de pico sistólico de 83,5 cm/s. **(B)** Imagem em escala de cinza no terço médio da panturrilha mostra uma área focal de estreitamento ou trombose (*seta*). **(C)** Doppler espectral na estenose com *aliasing* e velocidade de pico de 253 cm/s, consistente com pelo menos 50% de estenose. Ver também Vídeo 27.6.

de 3,5 deveriam direcionar o paciente para intervenção e possível correção da estenose. Em pacientes que atendem a esses critérios, a intervenção deve ser imediata se a velocidade de fluxo no enxerto for inferior a 45 cm/s.[45] A diminuição da velocidade de fluxo, em relação a um estudo anterior, também é um achado preocupante. Na vigilância com Doppler de um enxerto com veia, associado com a intervenção das lesões estonóticas, há aumento da sobrevida da perviedade do enxerto. Em pacientes com estenose superior a 70%, há 100% de falha do enxerto quando não se faz a revisão. Por outro lado, apenas 10% dos enxertos falham é feita detecção com US e subsequente revisão.[49]

Pacientes com enxertos com veias formam, raramente, pseudoaneurismas ou aneurismas verdadeiros. Quando existentes, eles ocorrem mais frequentemente nas regiões de anastomoses. Em um estudo de enxertos de veia safena, apenas 10 de 260 (4%) desenvolveram aneurisma arterial verdadeiro,[50] com incidência mais alta em pacientes com predisposição para doença aneurismática e principalmente em homens. O tempo médio para o diagnóstico foi de 7 anos após a colocação do enxerto.[51]

Artérias do Membro Superior

Anatomia Normal

Os membros superiores são irrigados pela **artéria braquiocefálica** (direita) e pela **artéria subclávia** (esquerda) em pacientes sem variações anatômicas. A artéria é anterior à veia quando insonada pela fossa supraclavicular. A artéria subclávia cursa lateralmente e continua como **artéria axilar** a partir do momento que ultrapassa a margem lateral da primeira costela. O trajeto da artéria axilar é medial sobre a cabeça umeral proximal e vai em direção à margem inferior do músculo peitoral, onde continua como **artéria braquial**. A artéria braquial, em geral, cursa ao longo da face medial do braço até a fossa antecubital e se divide nas artérias radial, ulnar e pequena interóssea.

Ocasionalmente, é encontrada uma bifurcação alta da artéria braquial, acima da fossa antecubital[52] (Fig. 27.16). Independentemente do nível da bifurcação, os ramos radial e ulnar se estendem até o punho. Na US com escala de cinza, as artérias normais dos membros superiores apresentam paredes lisas com lúmens anecoicos

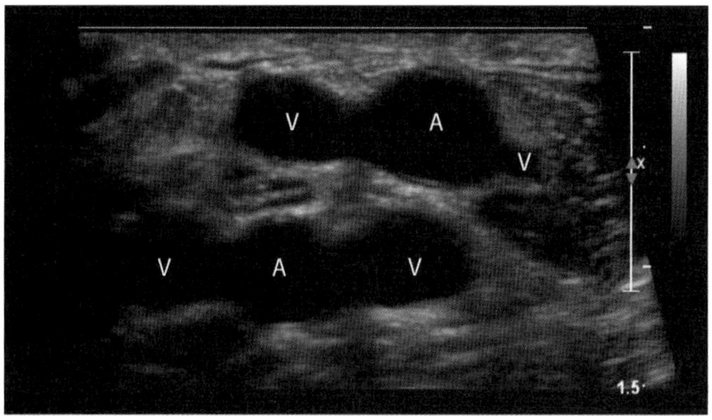

FIG. 27.16 **Bifurcação da artéria braquial.** Bifurcação alta da artéria braquial com duas artérias (*A*) (radial e ulnar) e suas veias acompanhantes pareadas (*V*), acima da fossa antecubital.

e ausência de placas ateroscleróticas e estenoses, semelhantes às artérias dos membros inferiores. Existe fluxo laminar sem turbulência ou *aliasing* no Doppler colorido. Um formato de onda trifásico de alta resistência com ascensão rápida e reversão transitória do fluxo é, tipicamente, encontrado nas artérias do membro superior no Doppler espectral.

Ultrassonografia e Protocolo de Exame

O exame com transdutor de frequência mais alta é geralmente necessário devido ao menor tamanho do braço em relação à perna. As artérias subclávia, axilar e braquial são avaliadas até o nível do cotovelo. Os dois membros superiores devem, em geral, ser insonados, de modo que o lado sintomático possa ser comparado com o lado assintomático. A artéria braquiocefálica ipsilateral deve ser avaliada para determinar se existe influxo anormal quando o formato de onda da artéria subclávia for anormal. No antebraço, o exame das artérias radial e ulnar é fundamental para a maioria dos diagnósticos.

Os parâmetros práticos do ACR-AIUM-SRU, para realização da ultrassonografia arterial periférica dos membros superiores, sugerem o exame das artérias subclávia, axilar e braquial.[2] Outras artérias serão examinadas quando considerado clinicamente apropriado, podendo incluir o estudo das artérias braquiocefálica, radial e ulnar e o arco palmar. Diretrizes adicionais sugerem que os exames sejam documentados com Doppler longitudinal com ângulo corrigido e/ou em escala de cinza, em cada segmento normal e em qualquer segmento anormal. O Doppler espectral com ângulo corrigido é recomendado se houver suspeita de estenose, com medidas das velocidades, pré, intra e pós estenose.[2]

Oclusão, Aneurisma e Pseudoaneurisma Arteriais

A **oclusão** arterial no membro superior resulta, em geral, de trauma, frequentemente iatrogênico. A taxa de oclusão da artéria radial após punção da mesma para angiografia coronariana pode ser de até 30,5%, embora taxas mais baixas também sejam relatadas na literatura.[53] Para o planejamento da revascularização cirúrgica, a documentação da perviedade do **arco palmar** é um componente adicional. Para a detecção e caracterização do aneurisma arterial, os diâmetros externos máximos do aneurisma devem ser medidos no corte transversal, com a técnica de escala de cinza. O Doppler pode diferenciar o componente desobstruído de um trombo mural. Na caracterização do **pseudoaneurisma**, o tamanho e o componente do Doppler também são mensurados, mas o colo do pseudoaneurisma também deve ser avaliado com o Doppler espectral, conforme detalhado anteriormente na seção das artérias dos membros inferiores (Fig. 27.17, Vídeos 27.7 e 27.8). Se houver suspeita de FAV, tanto o fluxo arterial proximal como o retorno venoso devem ser caracterizados pelo Doppler dúplex dentro de vários centímetros, nas proximidades do pseudoaneurisma, porque o formato arterializado da onda, no segmento venoso a jusante, pode ser compensado mais longe da fístula. O fluxo turbulento através da fístula pode afetar os tecidos circundantes causando um artefato de reverberação do tecido, que pode ser o primeiro indício de FAV.

Estenose Arterial

Doença aterosclerótica pode causar **estenose** no membro superior, mas é menos comum no braço do que nos membros inferiores. Achados na escala de cinza são semelhantes aos dos membros inferiores e incluem placa na íntima e/ou irregularidade visível do lúmen do vaso. O Doppler colorido pode mostrar *aliasing* com fluxo turbulento semelhante aos achados observados na estenose arterial do membro inferior. No Doppler espectral, os critérios de velocidade não são bem-definidos para as artérias do membro superior. Entretanto, para uma estenose na maioria das artérias não ramificadas, uma razão de VPS maior que 2:1 da estenose, em relação à artéria a montante dentro de 2 a 4 cm, é consistente com pelo menos 50% de estenose. Dependendo da cronologia e se os ramos colaterais se formaram, este grau de estenose pode ou não ser sintomático ou clinicamente significativo (Fig. 27.18).

Estenose da Artéria Subclávia

Estenose da artéria subclávia ocorre muito comumente na porção proximal à origem da artéria vertebral esquerda. Em alguns pacientes, o fluxo para o braço pode ser fornecido pelo enchimento via artéria vertebral de maneira retrógrada. Se essa reversão de fluxo for significativa, pode haver um fenômeno de roubo ("**síndrome do roubo da subclávia**") do cérebro, provocando tonturas com certos movimentos dos braços à medida que o fluxo adicional é desviado para o braço. Nesses pacientes, o formato da onda da artéria vertebral deve ser avaliado e documentado (Fig. 27.19, Vídeo 27.9). Desaceleração sistólica inicial transitória, com resultante ausência transitória do fluxo anterógrado ou reversão transitória do fluxo (Fig. 27.20), está correlacionada com estenose do diâmetro médio da artéria subclávia de 72% e 78%, respectivamente.[54] Estenose semelhante pode ocorrer na artéria subclávia direita, mas menos frequentemente. Se esse formato de onda anormal da artéria vertebral for observado, deve-se tentar visibilizar diretamente a estenose pela escala de cinza ou pelo Doppler dúplex, na própria artéria subclávia.

Síndrome do Desfiladeiro Torácico

Quando há sintomas isquêmicos na parte distal do membro superior, devem ser consideradas lesão embólica ou traumática, sendo esta última comumente iatrogênica. Se fenômenos embólicos forem observados, deve ser investigada **síndrome do desfiladeiro torácico**. Em pacientes com sintomas provocados por posicionamento específico do braço, a síndrome do desfiladeiro torácico é um tipo de estenose arterial que deve ser aventado.. Ela ocorre pela compressão externa da artéria pelos músculos adjacentes durante a abdução do braço, e esse estreitamento pode afetar a morfologia do formato da onda das artérias a jusante.[55] Anomalias ósseas e das costelas frequentemente contribuem para essa patologia.[56] As

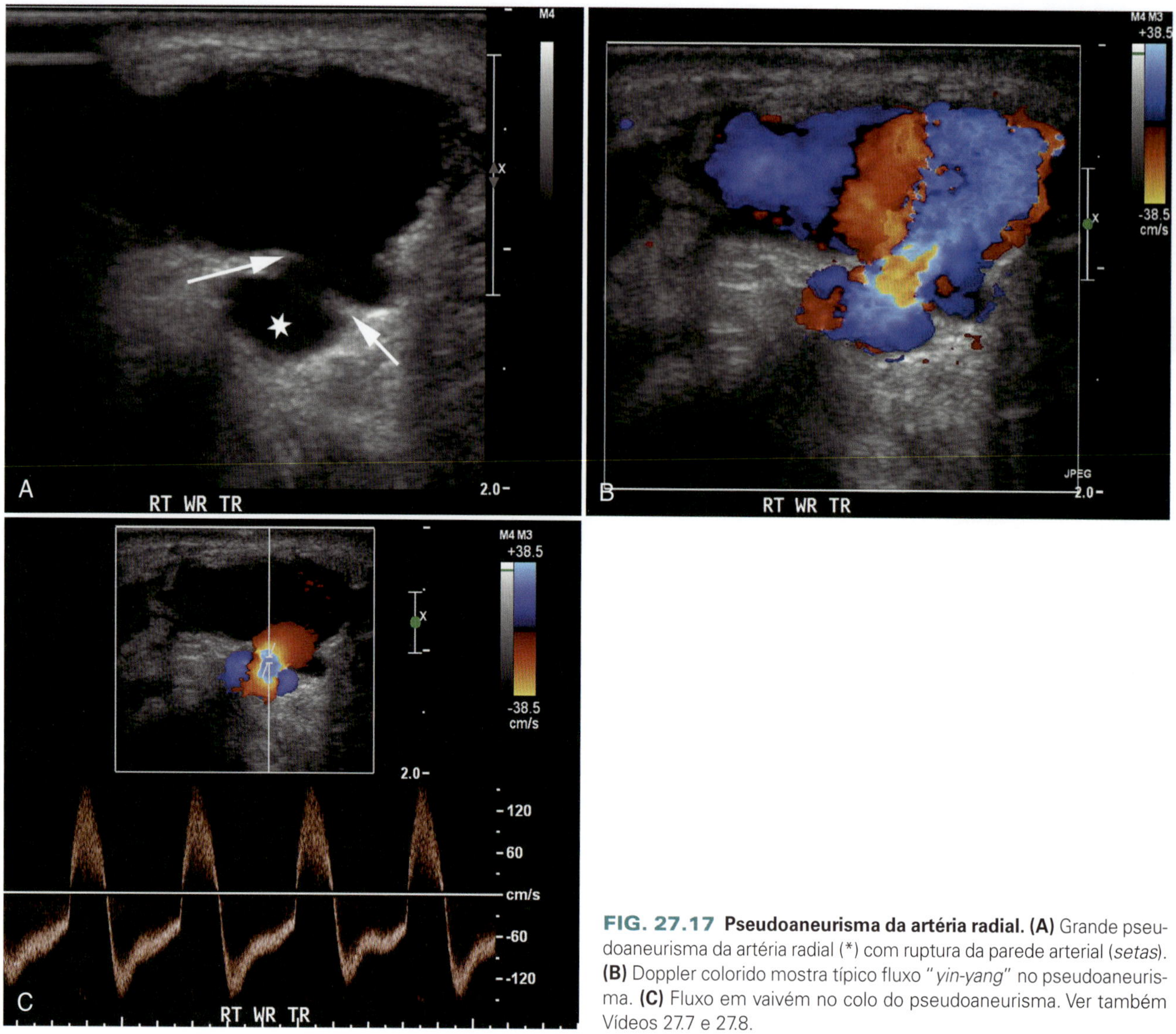

FIG. 27.17 Pseudoaneurisma da artéria radial. (A) Grande pseudoaneurisma da artéria radial (*) com ruptura da parede arterial (*setas*). **(B)** Doppler colorido mostra típico fluxo "*yin-yang*" no pseudoaneurisma. **(C)** Fluxo em vaivém no colo do pseudoaneurisma. Ver também Vídeos 27.7 e 27.8.

velocidades na artéria devem ser avaliadas durante a adução ou posição neutra, em comparação com velocidades e formatos de onda, na abdução. Ao longo do tempo, a artéria pode ser lesionada, o que pode levar à oclusão ou a uma fonte de êmbolos, que podem também ser visíveis sonograficamente. Tais êmbolos podem, então, migrar distalmente no membro superior, causando dor em regiões como as mãos. Para a avaliação ultrassonográfica da síndrome do desfiladeiro torácico em pacientes com quadro clínico compatível, é importante começar pela insonação das artérias com o braço em posição neutra para a caracterização do formato da onda. Esses espectros de ondas são adquiridos das artérias do antebraço, com o paciente sentado confortavelmente. Após definir o formato basal, o braço é movimentado para uma posição de provocação, geralmente com abdução e elevação do braço, com rotação externa. Uma combinação de inspiração, retenção da respiração, extensão e rotação do pescoço para o lado afetado, conhecida como **manobra de Adson**, pode provocar um achado positivo no Doppler.[57] O formato de onda é monitorado conforme o braço é movimentado para várias posições, para provocar sintomas. Se os formatos de ondas anormais não forem prontamente aparentes, várias posições devem ser testada a (Fig. 27.21). Se positiva, um formato de onda diminuído deve ser aparente nas artérias do antebraço. Uma vez identificado, pode ser útil a repetição das manobras e resultados positivos podem mostrar a reprodutibilidade dos achados. Um achado adicional para o diagnóstico inclui a identificação de estreitamento visível na artéria subclávia ou aneurisma nesta região, se encontrado.[58] Os pseudoaneurismas são frequentemente encontrados em pacientes com síndrome do desfiladeiro torácico e podem levar a eventos embólicos. É necessário cuidado porque a hiperextensão do braço pode provocar anormalidade do fluxo arterial em até 20% dos voluntários normais.[59]

Avaliação da Artéria Radial para Revascularização Miocárdica

Outra utilidade do Doppler é determinar a adequação da **artéria radial** para **enxerto na artéria coronária**. Em geral, a artéria ulnar é a fonte dominante para o suprimento do fluxo sanguíneo para as mãos. A artéria ulnar supre o **arco palmar**

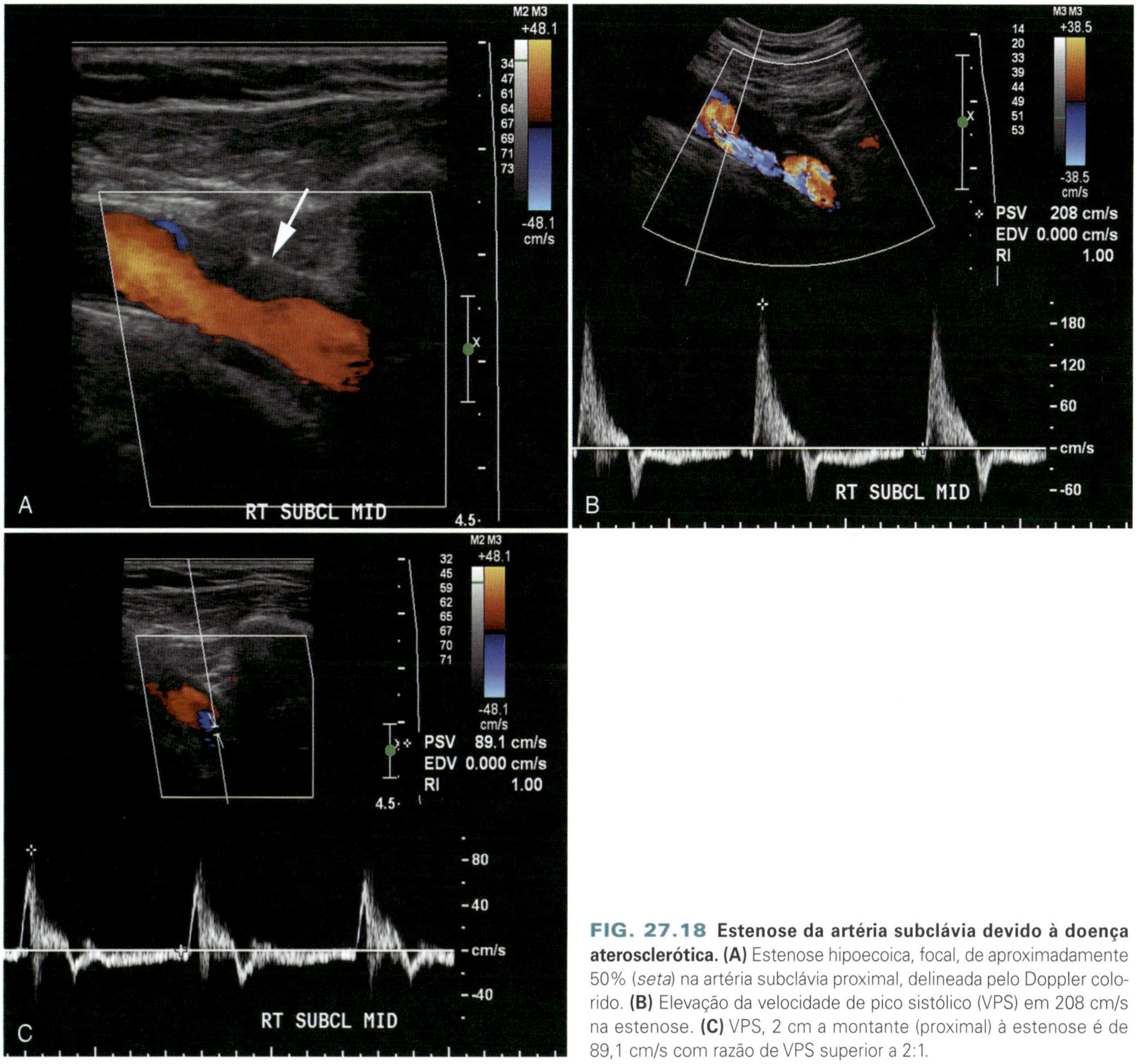

FIG. 27.18 Estenose da artéria subclávia devido à doença aterosclerótica. (A) Estenose hipoecoica, focal, de aproximadamente 50% (*seta*) na artéria subclávia proximal, delineada pelo Doppler colorido. **(B)** Elevação da velocidade de pico sistólico (VPS) em 208 cm/s na estenose. **(C)** VPS, 2 cm a montante (proximal) à estenose é de 89,1 cm/s com razão de VPS superior a 2:1.

superficial, que é frequentemente incompleto. A artéria radial supre o arco palmar profundo, que é normalmente completo, em comunicação com a artéria ulnar. Se o arco palmar superficial na mão for permeável, permitindo, assim, o fluxo de toda mão através da artéria ulnar, então, a artéria radial é coletada. Portanto, a avaliação da permeabilidade do arco palmar é necessária antes da coleta. Avaliação com Doppler da permeabilidade é mais precisa que o teste de Allen modificado no exame físico, pois apenas 5 de 43 (12%) dos pacientes com teste de Allen modificado anormal irão apresentar achados anormais no Doppler.[60]

Um transdutor com pegada pequena de matriz linear de 12 a 15 MHz deve ser utilizado inicialmente para determinar o fluxo anterógrado da artéria ulnar e da radial no punho. Com o Doppler dúplex, o fluxo arterial para a mão, no arco palmar superficial na eminência tenar, próxima do vinco da base do polegar, é caracterizado primeiro com o fluxo da artéria radial distal normal. Subsequentemente, a artéria radial é temporariamente ocluída pela sua compressão direta no punho, e o formato de onda resultante no Doppler espectral pode ser avaliado. Deve se tomar o cuidado de não hiperestender a mão em relação ao punho durante o exame, pois um achado falso-negativo pode sugerir incorretamente falta de permeabilidade do arco. Em pacientes com permeabilidade do arco palmar superficial, deve haver reversão de fluxo da artéria radial na mão, medido na eminência tenar ou na região da tabaqueira entre o primeiro metacarpo e o segundo osso do carpo.[61,62] Se não houver fluxo nem reversão do fluxo, então, a artéria radial desse membro superior não é adequada para ser retirada, devido ao arco incompleto (Fig. 27.22). O aumento do fluxo na artéria ulnar pode também ocorrer durante a compressão da artéria radial, quando o arco for permeável.[63]

VEIAS PERIFÉRICAS

A avaliação do sistema venoso dos membros superiores e inferiores é realizada principalmente com a ultrassonografia. Entre as aplicações úteis estão a avaliação para trombose, localização para

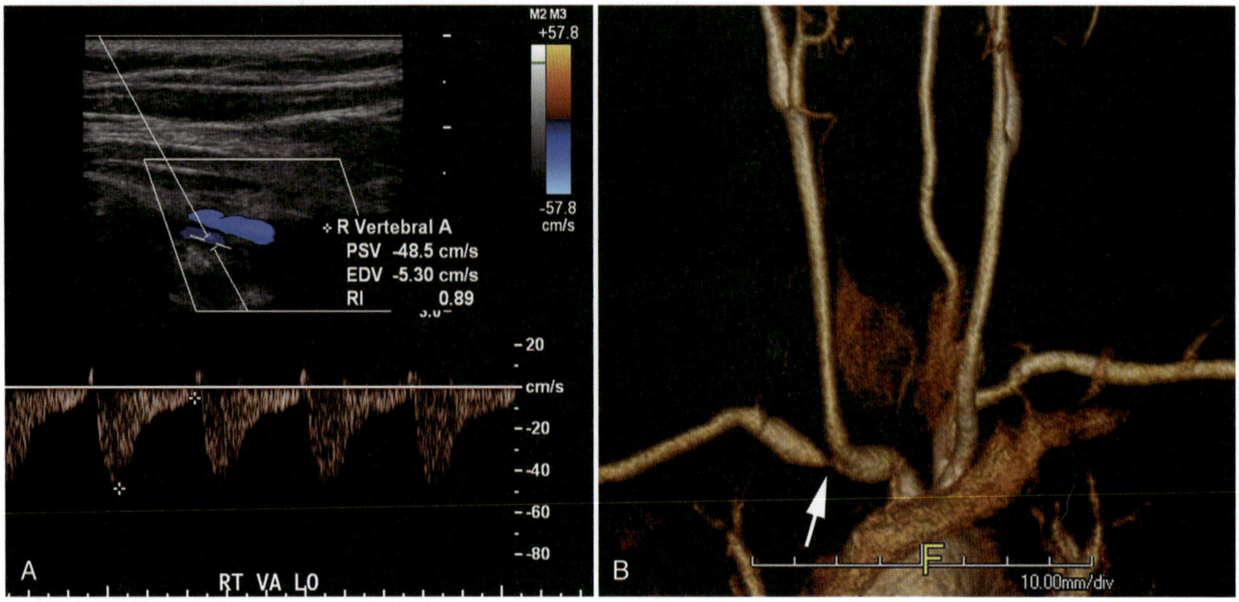

FIG. 27.19 Fenômeno do roubo da subclávia. (A) Fluxo reverso na artéria vertebral direita. Observe que a artéria e a veia são da mesma cor, indicando direção de fluxo anormal em um dos vasos. **(B)** Ressonância magnética confirma a significativa estenose na artéria subclávia imediatamente distal à artéria vertebral (*seta*). Ver também Vídeo 27.9.

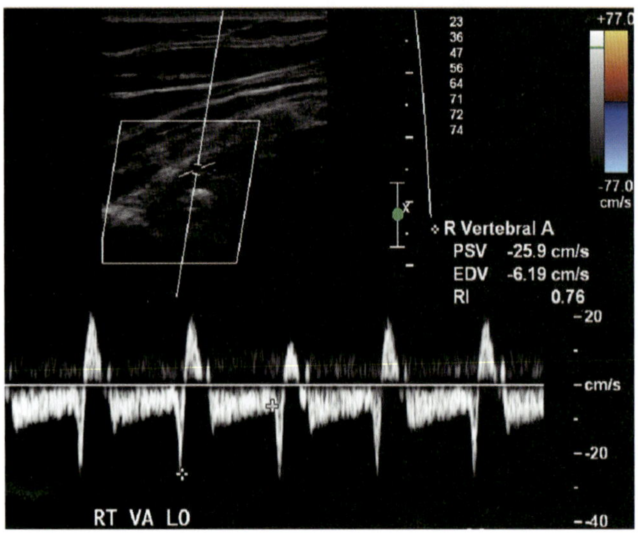

FIG. 27.20 Roubo da subclávia com reversão transitória de fluxo na artéria vertebral.

procedimentos de acesso venoso, mapeamento venoso pré-operatório da FAV para hemodiálise e colocação de enxerto e hemodiálise pós-operatória da FAV e avaliação de enxerto. Aspectos principais do exame do Doppler venoso incluem conhecimento da anatomia, técnica de varredura e atenção aos detalhes.

A indicação mais comum para a ultrassonografia venosa com Doppler é para identificar trombose venosa profunda (TVP). TVP não diagnosticada e não tratada pode resultar em embolia pulmonar (EP) fatal. A morte súbita é o primeiro sintoma em cerca de 25% dos indivíduos que apresentam EP[64] (Fig. 27.23). A avaliação clínica do sistema venoso periférico é frequentemente difícil, não específica e, muitas vezes, imprecisa. As decisões clínicas para melhorar a probabilidade de pré-teste são recomendadas pelo American College of Physicians e pela American Academy of Family Physicians.[65-67]

Os critérios de Wells geram uma pontuação para certos achados de exame físico e história clínica pertinente.[68] Fatores clínicos associados ao aumento da probabilidade de TVP incluem câncer ativo, imobilização, sensibilidade localizada ao longo do trajeto do sistema venoso profundo, edema do membro, edema com "*cacifo*" localizado no membro sintomático, veias superficiais dilatadas e TVP documentada anteriormente.

Uma modificação do **escore de Wells** cria dois grupos: TVP improvável e TVP provável.[69] Diretrizes atuais recomendam um teste de dímero-D para aqueles com baixo risco.[70,71] O teste dímero-D mede o produto de degradação da fibrina e apresenta alto valor preditivo negativo, sendo sensível, mas não específico para TVP.[72] Se o resultado do teste do dímero-D for positivo, o paciente deve ser avaliado com o Doppler venoso. Então, como em pacientes sem câncer, a combinação de probabilidade baixa e resultado do dímero-D negativo pode excluir a TVP em pacientes com câncer.[73,74] Na prática, muitos pacientes não são submetidos a este exame.[75] Indo diretamente para a ultrassonografia, os resultados dos exames são mais rápidos e podem oferecer um diagnóstico musculoesquelético alternativo, como o cisto da fossa poplítea. Além disso, se a avaliação ultrassonográfica do sistema venoso profundo for limitada tecnicamente, como nos casos das veias ilíacas e da veia cava inferior (VCI), a venografia por RM ou TC pode ser mais sensível.[76]

Técnica de Exame Ultrassonográfico

A localização superficial do sistema venoso dos membros superiores e inferiores permite o uso de transdutores lineares de alta frequência. O transdutor linear de frequência mais alta, que fornece penetração adequada, deve ser utilizado para melhorar a resolução espacial. Em geral, o exame é melhor realizado utilizando transdutor de matriz linear de 5 a 10 MHz, com aplicação da faixa de frequência mais alta na região superior do braço, antebraço, panturrilha e veias mais superficiais. Uma sonda de matriz curva ou setorial na faixa de 3 a 5 MHz pode ser necessária em pacientes

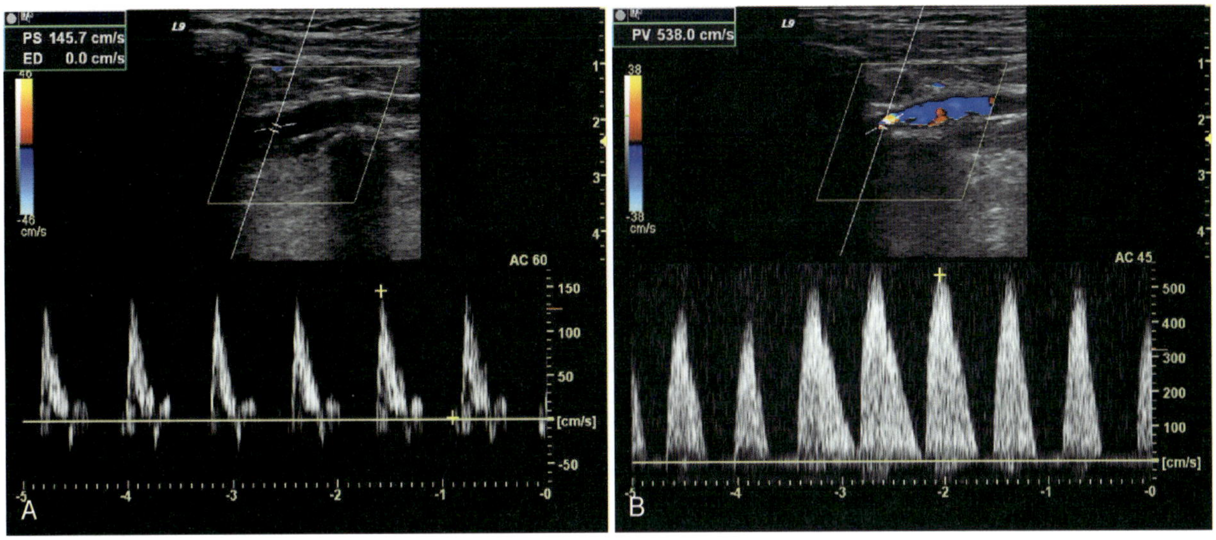

FIG. 27.21 Síndrome do desfiladeiro torácico. (A) Linha de base normal do formato de onda da artéria subclávia. **(B)** Formato de onda alterado durante hiperextensão, com compressão contra a clavícula, causando estenose.

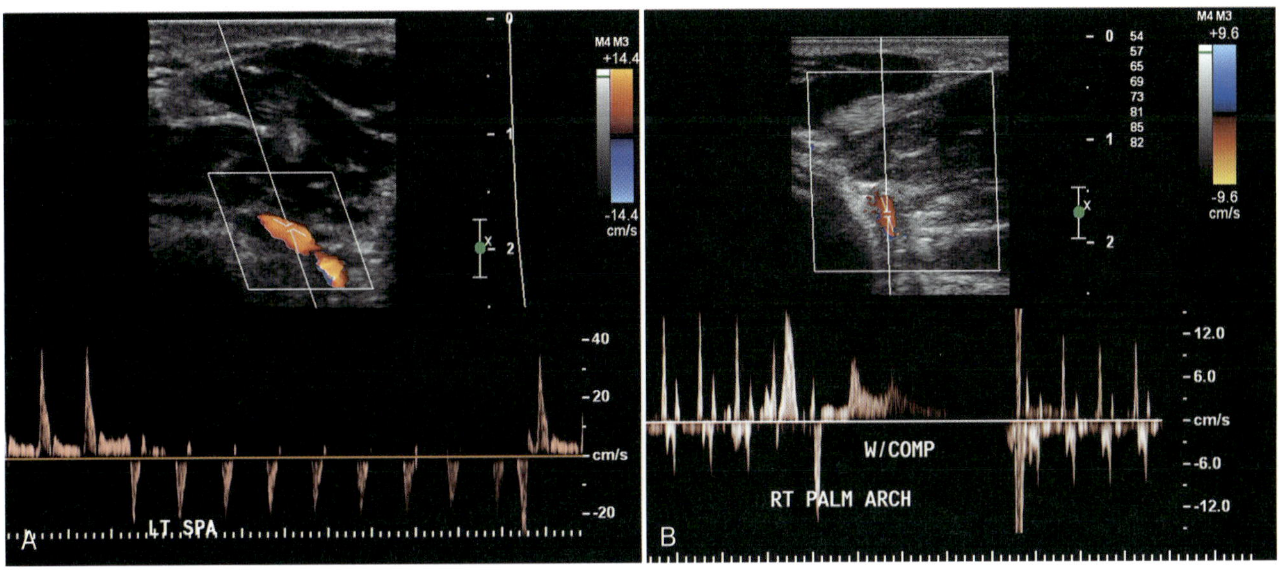

FIG. 27.22 Avaliação da artéria radial para revascularização miocárdica. (A) Arco palmar permeável, com reversão de fluxo no arco palmar superficial na compressão da artéria radial, no punho. **(B) Arco palmar incompleto**, com ausência de fluxo no arco palmar superficial, na compressão da artéria radial no punho.

muito grandes ou naqueles com edema substancial no membro. A US em modo B deve incluir compressão e deve ser realizada no plano transversal.

Análises do fluxo colorido ou espectral são as aplicações mais comuns da ultrassonografia com Doppler, com uso ocasional do *power* Doppler. Ambas as técnicas avaliam o processo mórbido nas veias periféricas e fornecem informações adicionais com relação à hemodinâmica venosa alterada. Detalhes anatômicos e funcionais fazem da ultrassonografia uma valiosa ferramenta. A US com Doppler colorido pode ser utilizada para avaliar segmentos venosos que não podem ser diretamente avaliados pela compressão, como as veias subclávias. O *power* Doppler proporciona melhor detecção dos fluxos muito lentos, especialmente em pequenas veias. Todos os traçados do Doppler espectral devem ser obtidos no plano longitudinal.

Veias do Membro Inferior

Anatomia Normal

Sistema Venoso Profundo. A anatomia venosa do membro inferior é ilustrada na Figura 27.24. A **veia femoral comum** (VFC) começa no nível do ligamento inguinal como continuação da veia ilíaca externa e se estende caudalmente para a bifurcação em **veia femoral** (VF) e a **veia femoral profunda**, que se situam mediais às artérias adjacentes. A VF cursa medialmente à artéria adjacente através do canal adutor na região caudal da coxa. O termo "veia femoral", anteriormente "veia femoral superficial", deve ser utilizado para evitar confusão clínica (sistema venoso profundo *versus* superficial).[77] A **veia poplítea** (VP) representa a continuação da VF após ela sair do canal adutor, na região posterior e caudal da coxa. A VP está localizada superficial à artéria e atravessa espaço poplíteo em direção à região proximal da panturrilha. A duplicação da VF

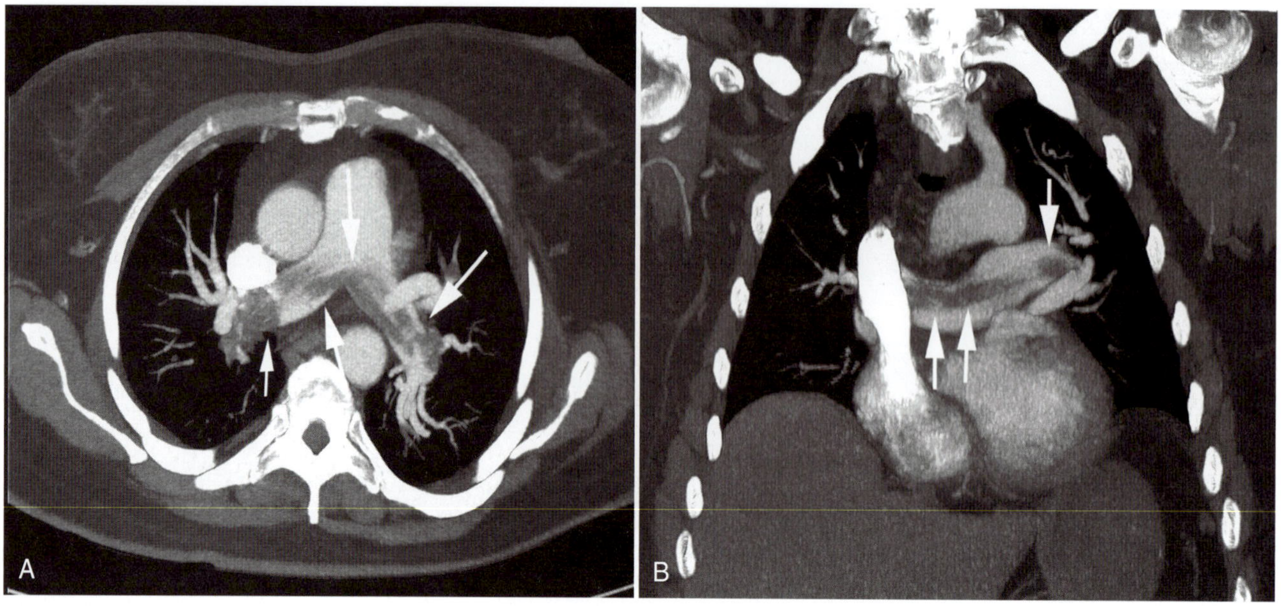

FIG. 27.23 Embolia pulmonar. (A) TC axial com contraste mostra um grande êmbolo pulmonar em sela, se estendendo nas artérias pulmonares direita e esquerda (*setas*). **(B)** TC de projeção coronal de máxima intensidade com contraste, no mesmo paciente, mostra extensa embolia pulmonar bilateral (*setas*).

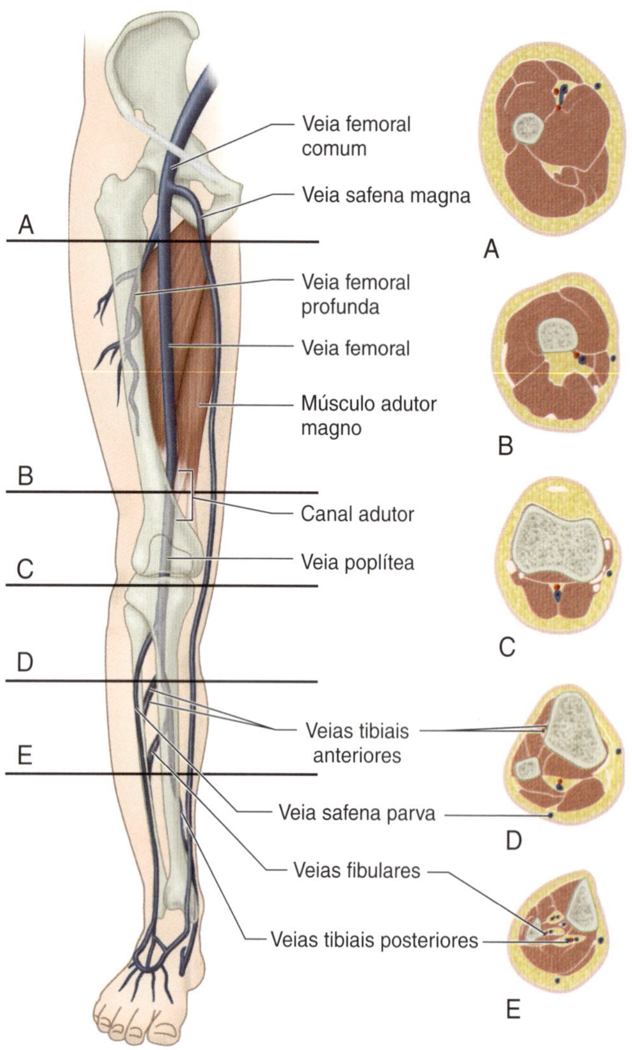

FIG. 27.24 Anatomia venosa do membro inferior.

pode ser observada em cerca de 30% dos pacientes.[78] A duplicação da VF pode ser segmentar. Foi demonstrado que essas variantes anatômicas estão associadas ao aumento da incidência da TVP.[79,80] Cerca de 40% dos pacientes com vasos múltiplos no interior da fossa poplítea correspondem a altas confluências das veias tibiais posteriores e veias fibulares, em vez de duplicação verdadeira da VP.[78] A descrição dessas variantes anatômicas auxilia a evitar a falta de diagnóstico nos exames de acompanhamento.

As **veias tibiais anteriores** pareadas confluem para a VP e cursam lateralmente ao longo da região anterior da panturrilha e ao longo do dorso do pé. O **tronco tibiofibular** conflui para a VP ligeiramente caudal às veias tibiais anteriores e se origina da bifurcação das **veias tibiais posteriores** e **veias fibulares**. As veias fibulares cursam medialmente na face posterior da fíbula, enquanto as veias tibiais posteriores cursam através dos músculos posteriores da panturrilha, posteriores à tíbia e ao longo do maléolo medial. As veias profundas nos músculos da panturrilha, gastrocnêmio e sóleo, não apresentam uma artéria adjacente e são um local comum de trombo venoso agudo da panturrilha, no pós-operatório e em pacientes de alto risco.[81]

Sistema Venoso Superficial. A terminologia anatômica para o sistema venoso superficial do membro inferior foi padronizada em 2002. As veias safenas magna e parva e seus ramos compreendem o sistema venoso superficial dos membros inferiores.[82] A **veia safena magna (VSM)** conflui na face medial da VFC, na região proximal da coxa, acima da sua confluência. A VSM cursa ao longo da região medial da coxa e da perna. A VSM normal geralmente apresenta de 1 a 3 mm de diâmetro, no nível do tornozelo e da perna e de 3 a 5 mm de diâmetro, na coxa e junção safenofemoral. Essas medições são importantes na realização do mapeamento da veia safena magna para a coleta de enxerto autólogo com a veia. A **veia safena parva** apresenta uma inserção variável na face posterior da VP e cursa ao longo da panturrilha desde o tornozelo. As medições para a veia safena parva são tipicamente de 1 a 2 mm de diâmetro inferiormente e 2 a 4 mm na junção safenopoplítea. Em casos de **insuficiência venosa superficial**, ambas as veias safenas, magna e parva, podem se tornar anormalmente aumentadas e tortuosas.

Exame Ultrassonográfico e Protocolo de Exame

A escolha do transdutor depende da constituição corporal do paciente e da profundidade do vaso a ser estudado. Em geral, um transdutor de matriz linear de alta resolução de 5 a 7,5 MHz pode ser utilizado. Para pacientes maiores, um transdutor convexo de frequência mais baixa (2,5 ou 3,5 MHz) pode ser necessário. São necessárias configurações de ganho apropriadas para garantir que os vasos não mostrem artefatos e que os trombos não sejam confundidos com ecos causados pelo fluxo sanguíneo lento. As configurações das imagens do Doppler colorido devem ser adaptadas para sensibilidade de fluxo lento e baixo volume.

O sistema venoso profundo do membro inferior deve ser avaliado desde o segmento logo acima do ligamento inguinal até a porção inferior da VP, na região superior da panturrilha, incluindo a realização de compressão, da ultrassonografia com Doppler colorido e espectral, com avaliação da fasicidade respiratória. As porções superiores da veia femoral profunda e da VSM também devem ser examinadas. A avaliação ultrassonográfica das **veias ilíacas externas e da VCI** é útil para determinar a extensão da TVP quando a parte superior do trombo não puder ser observada na VFC.

O paciente deve ser examinado na posição supina com a perna em abdução e externamente rotacionada, com ligeira flexão do joelho. A parte mais importante do exame é a compressão venosa na escala de cinza. As veias do sistema venoso profundo são comprimidas no plano transversal e avaliadas de forma escalonada a cada 1 a 2 cm através dos seus trajetos (Fig. 27.25, Vídeo 27.10). O transdutor deve aplicar pressão na pele para colapsar a veia. Se a artéria adjacente deformar, significa que a aplicação da pressão na pele está adequada. O Doppler colorido é, em seguida, realizado em segmentos selecionados para avaliar a perviedade e detectar qualquer trombo não oclusivo ou hipoecoico não observado nas imagens em escala de cinza. O formato da onda do Doppler espectral obtido avalia a fasicidade respiratória e a pulsatilidade cardíaca. A VP é melhor avaliada com a perna do paciente dobrada em uma posição de "perna de sapo". Com a aplicação de uma pressão manual na panturrilha, cria-se um aumento simulado do fluxo venoso, ajudando a visibilização de veias, que estão difíceis de avaliar, em consequência do fluxo lento, profundidade aumentada ou edema significativo.[83]

A avaliação por ultrassonografia das **veias da panturrilha** permanece controversa devido ao valor clínico incerto e ao custo-benefício. As diretrizes práticas do ACR não exigem avaliação das veias da panturrilha. No mínimo, todas as áreas sintomáticas devem ser avaliadas, incluindo a panturrilha, para determinar a origem dos sintomas, tais como varicosidades superficiais e tromboflebites. Algumas instituições que avaliam rotineiramente as veias da panturrilha começam na VP e seguem as veias tibiais anteriores, veias tibiais posteriores e as veias fibulares, até o tornozelo. Exame da panturrilha tem se tornado mais comum e é necessário para a acreditação pelo Intersocietal Accreditation Commission,[84] mas não existe um protocolo de estudo padrão.[85] As diretrizes do American College of Chest Physicians para terapia antitrombótica não leva em conta o Doppler venoso das veias da panturrilha.[65] A história natural mais benigna da trombose venosa da panturrilha favorece o acompanhamento com exame ultrassonográfico seriado, com tratamento apenas quando a TVP for demonstrada. Se a trombose venosa da panturrilha for detectada, uma diretriz geral pode incluir: "Se esta trombose venosa da panturrilha não for tratada, um acompanhamento em 1 semana é recomendado para avaliar sua progressão".[85]

Protocolo de Exame. O protocolo do exame venoso do membro inferior deve incluir as seguintes imagens para cada segmento venoso profundo:

1. Imagem transversal em escala de cinza em repouso e com compressão, ou *cine clip* da manobra de compressão, da junção safenofemoral, da VFC, da VF (no mínimo proximal e distal) e da VP.
2. Doppler colorido longitudinal com análise do formato de onda espectral.

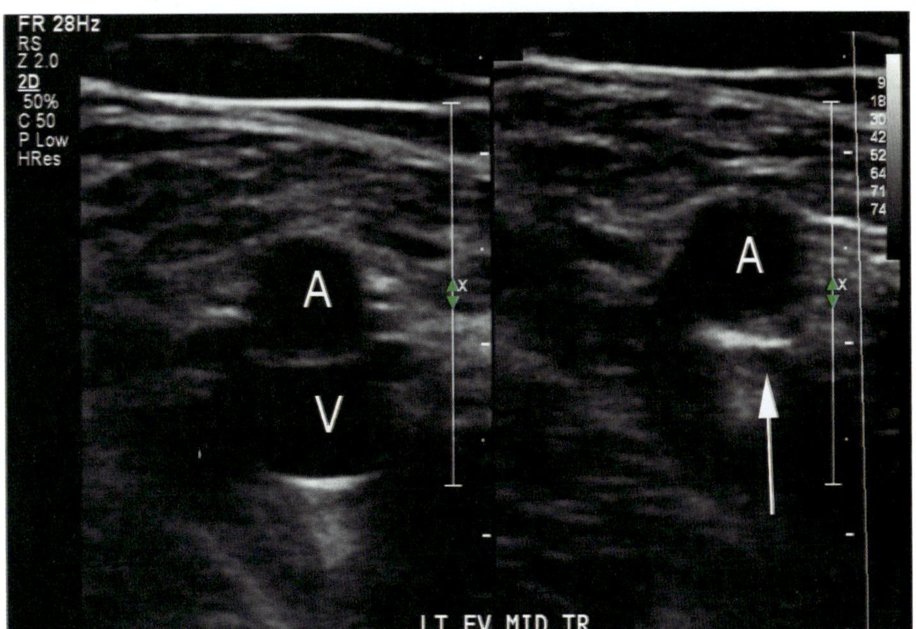

FIG. 27.25 Compressão da veia femoral (VF) normal. Duas imagens transversais mostrando VF não comprimida (*esquerda*) e comprimida (*direita*). (VF está completamente comprimida na imagem à direita e, portanto, não observada; localização marcada pela seta). Vídeo 27.10 correspondente mostra a manobra de compressão. *A*, artéria femoral superficial; *V*, veia femoral.

a. VFC no nível da junção safenofemoral e sua porção mais inferior. Se apenas um exame unilateral for necessário, a VFC contralateral também deve ser avaliada.
b. VP, no mínimo. Também considerar registros da VF.
c. Uma imagem separada de compressão da veia femoral profunda na confluência com a VF não é tipicamente obtida, mas a perviedade é avaliada no Doppler colorido longitudinal e no Doppler espectral da confluência da VFC, na porção superior da VF e da veia femoral profunda.
d. Se um trombo for observado na VFC, a extensão mais proximal do trombo deve ser demonstrada com inclusão das veias ilíacas externas e da VCI na avaliação.
e. Documentar achados musculoesqueléticos adicionais (como cisto poplíteo, derrame na articulação do joelho ou hematoma, caso existentes na região avaliada).

Trombose Venosa Profunda Aguda

Existem quatro achados na trombose venosa aguda: (1) material intraluminal que é deformável durante a compressão, (2) dilatação da veia, (3) material intraluminal macio e (4) cauda livre flutuante proximalmente da fixação do coágulo na parede da veia.[85] Os clássicos achados na escala de cinza da TVP aguda são a não compressibilidade do vaso com a visibilização direta do trombo. Com a trombose venosa aguda completa, a veia normalmente aumenta. O trombo pode ocluir completamente ou parcialmente o lúmen, pode ser aderente à parede ou flutuar livremente (Fig. 27.26, Vídeo 27.11). O ultrassom de compressão para TVP mostrou ter 95% de acurácia com 98% de especificidade.[86]

O trombo na VSM proximal pode ser tratado como TVP se estiver a alguns centímetros da inserção da VSM, ou se tiver mais de 5 cm de comprimento, segundo a preferência dos médicos.[65] Se o trombo na VSM se estender para a VFC, deve ser tratado como

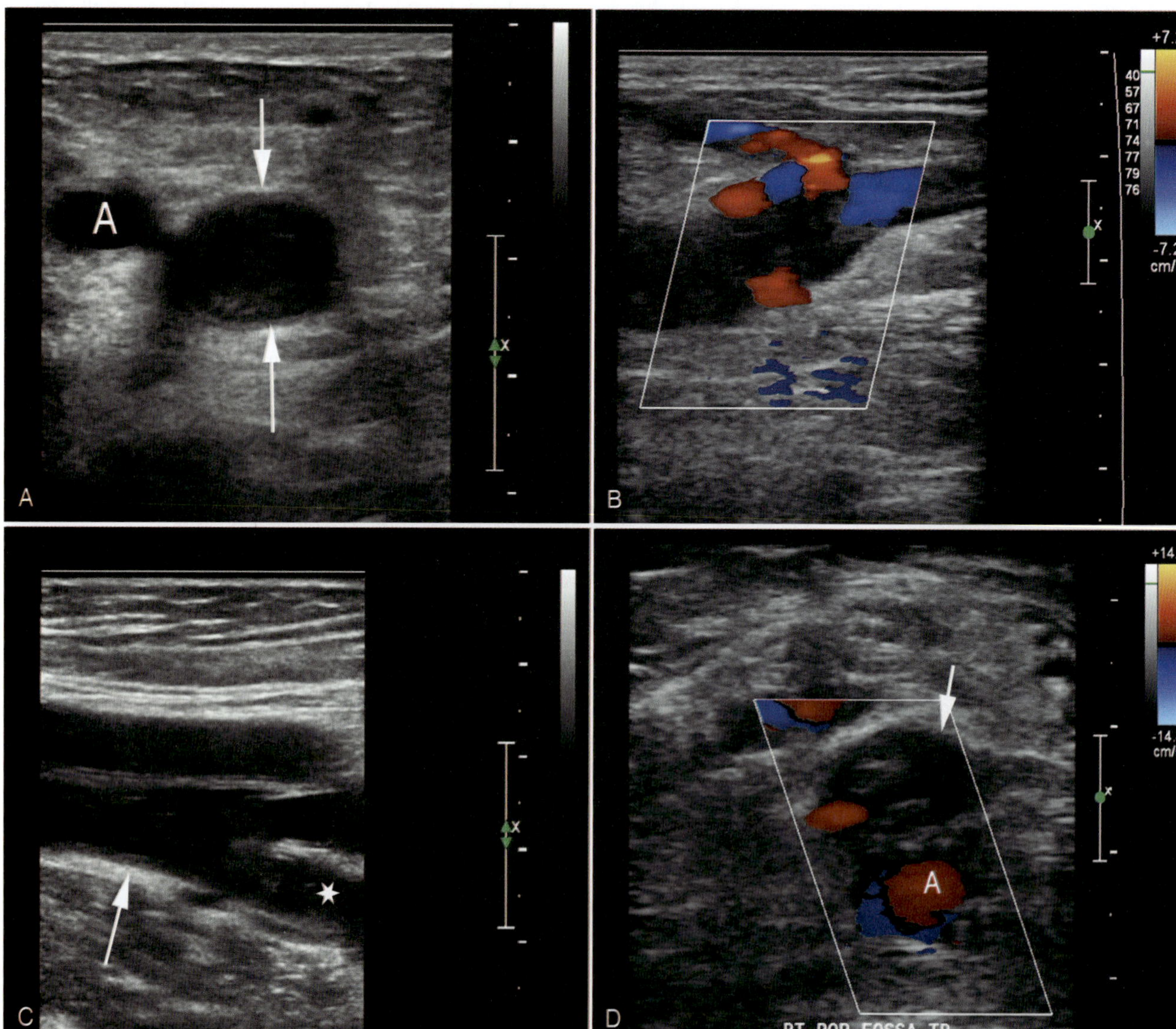

FIG. 27.26 Trombose venosa profunda (TVP) aguda. (A) Trombo agudo na veia femoral comum (VFC). Imagem de compressão no plano transversal mostra trombo agudo na VFC. Observe que a veia (*setas*) é maior que a artéria adjacente (*A*). **(B)** Doppler colorido longitudinal no mesmo paciente mostra trombo agudo na veia femoral comum, quase oclusivo com pouco fluxo. Ver também Vídeo 27.11. **(C)** Imagem longitudinal da TVP aguda na veia femoral profunda (*), com extensão não oclusiva na VFC (*seta*), e uma pequena quantidade de trombos na veia femoral também. **(D)** Imagem transversal colorida da TVP aguda da veia poplítea, com expansão da veia (*seta*) em relação à artéria poplítea (*A*).

TVP (Fig. 27.27, Vídeo 27.12). Se a parte superior do trombo não for observada na VFC ou na veia ilíaca externa, um exame da VCI e da veia ilíaca deve ser considerado para avaliar se o trombo se encontra em posição mais central (Fig. 27.28, Vídeo 27.13).

Trombose Venosa Profunda Residual (Crônica)

A diferenciação da TVP aguda TVP da residual ou crônica com exame de imagem e parâmetros clínicos é frequentemente difícil. Com a ultrassonografia de compressão, tanto a TVP aguda como a crônica podem mostrar a não compressibilidade do vaso. Espessamento da parede ou menor calibre da veia sugerem TVP residual ou crônica (Fig. 27.29). Como a não compressibilidade da veia pode ser observada em ambas as TVP, aguda e crônica, uma tentativa para diferenciar as duas é importante para a decisão terapêutica apropriada. À medida que o trombo evolui, há perda de massa e a veia pode retornar ao tamanho normal ou se tornar menor no calibre, devido à cicatrização (Fig. 27.30, Vídeo 27.14). Trombos residuais são mais aderentes à parede da veia. Achados crônicos adicionais que podem auxiliar na diferenciação da TVP aguda da crônica são defeitos de preenchimento ecogênico da veia (traves hiperecogênicas devido à recanalização) (Fig. 27.31), vasos colaterais (Fig. 27.32, Vídeo 27.15) e danos valvulares com refluxo e subsequente levando à insuficiência venosa profunda crônica.[23] A diferenciação entre trombo agudo *versus* residual ou crônico não pode ser realizada somente pela ecogenicidade do trombo; no entanto, se houver calcificações, há pelo menos um elemento de trombo crônico presente (Fig. 27.33). Se o trombo for pequeno (vários centímetros ou menos), a medição pode ser útil para auxiliar o médico na determinação da importância clínica, especialmente após a remoção de cateter.

Potenciais Armadilhas na Interpretação

Potenciais armadilhas do membro inferior a serem evitadas incluem as seguintes:

1. Sangue fluindo muito lentamente pode imitar a aparência de coágulo (Fig. 27.34, Vídeos 27.16 e 27.17); entretanto, a compressão será normal.
2. Pequenos trombos não oclusivos na veia femoral profunda podem ser perdidos se a avaliação não for cuidadosa. É importante lembrar que a TVP pode ser inicialmente demonstrada apenas na veia femoral profunda.

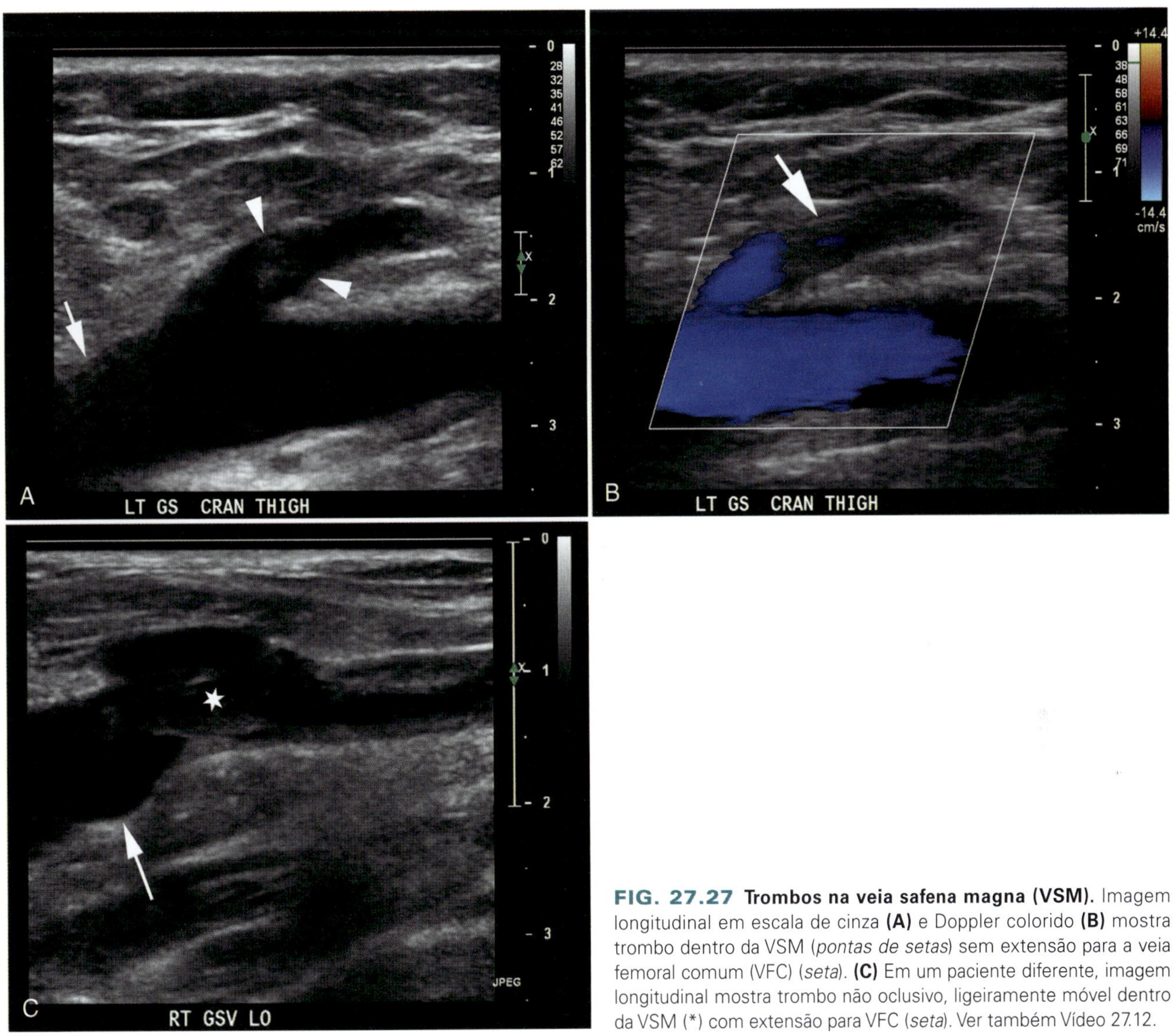

FIG. 27.27 Trombos na veia safena magna (VSM). Imagem longitudinal em escala de cinza **(A)** e Doppler colorido **(B)** mostra trombo dentro da VSM (*pontas de setas*) sem extensão para a veia femoral comum (VFC) (*seta*). **(C)** Em um paciente diferente, imagem longitudinal mostra trombo não oclusivo, ligeiramente móvel dentro da VSM (*) com extensão para VFC (*seta*). Ver também Vídeo 27.12.

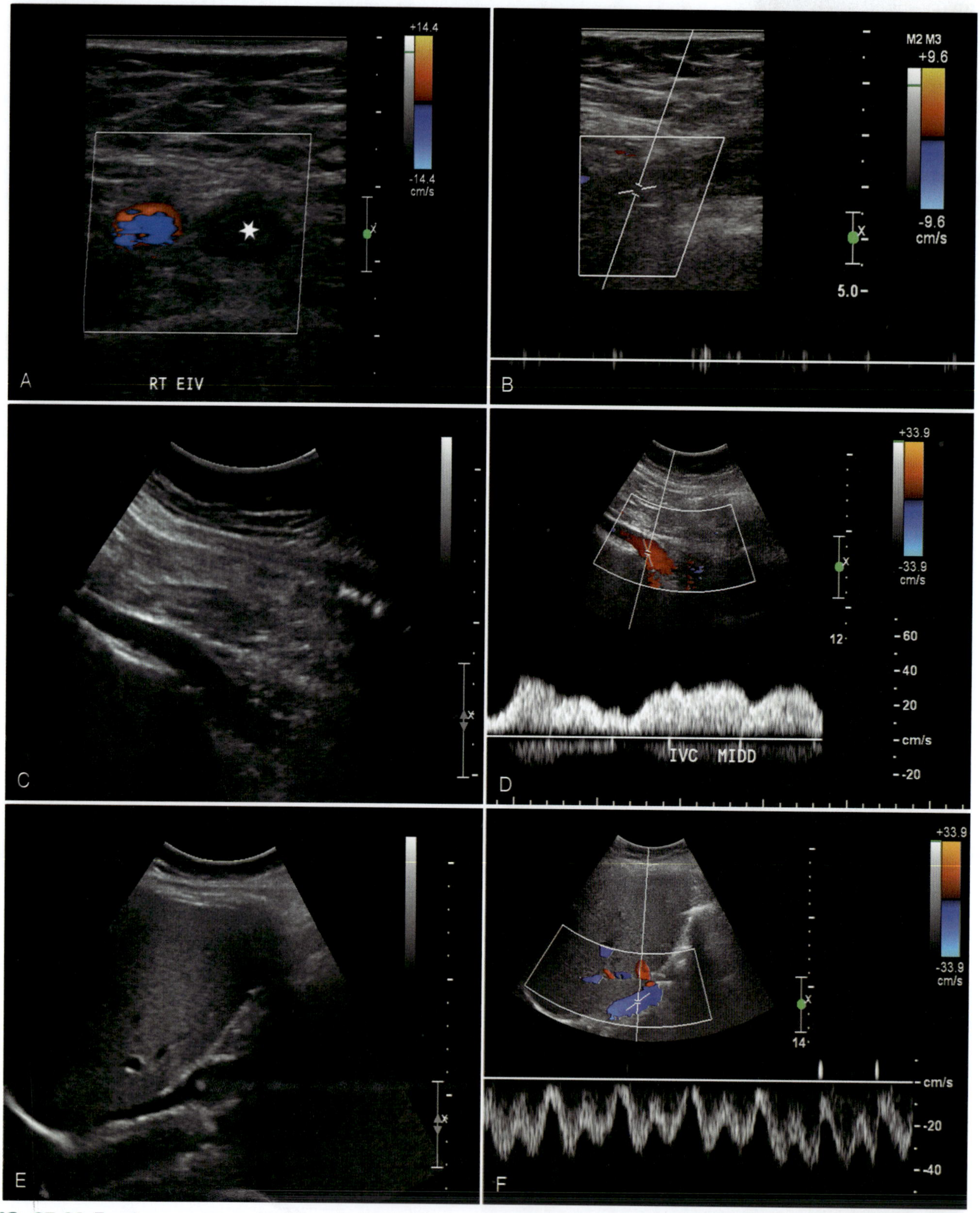

FIG. 27.28 Trombose venosa profunda aguda (TVP). (A) Imagem transversal de Doppler dúplex mostra veia ilíaca externa sem fluxo venoso demonstrável (*). A parte superior do trombo não é observada, portanto, a avaliação ultrassonográfica continua para a veia ilíaca comum e veia cava inferior (VCI). **(B)** Imagem longitudinal da veia ilíaca externa ocluída mostra grande quantidade de ecos de baixo nível dentro da veia, sem fluxo no Doppler espectral e colorido. **(C)** Imagem longitudinal da VCI caudal não mostra eco definido na imagem em escala de cinza, confirmado pelo Doppler dúplex (*não mostrado*). **(D)** Imagem longitudinal do Doppler dúplex da VCI média mostra ausência de trombo. **(E)** Imagem longitudinal em escala de cinza da VCI intra-hepática mostra ausência de trombo. **(F)** Imagem longitudinal do Doppler dúplex da VCI intra-hepática sem trombo, com formato de onda normal do Doppler espectral. Como o formato de onda espectral na veia femoral comum esquerda era normal (*não mostrado*), o trombo neste paciente se estendia tanto da veia ilíaca direita externa como na veia ilíaca comum, mas não na VCI. Ver também Vídeo 27.13.

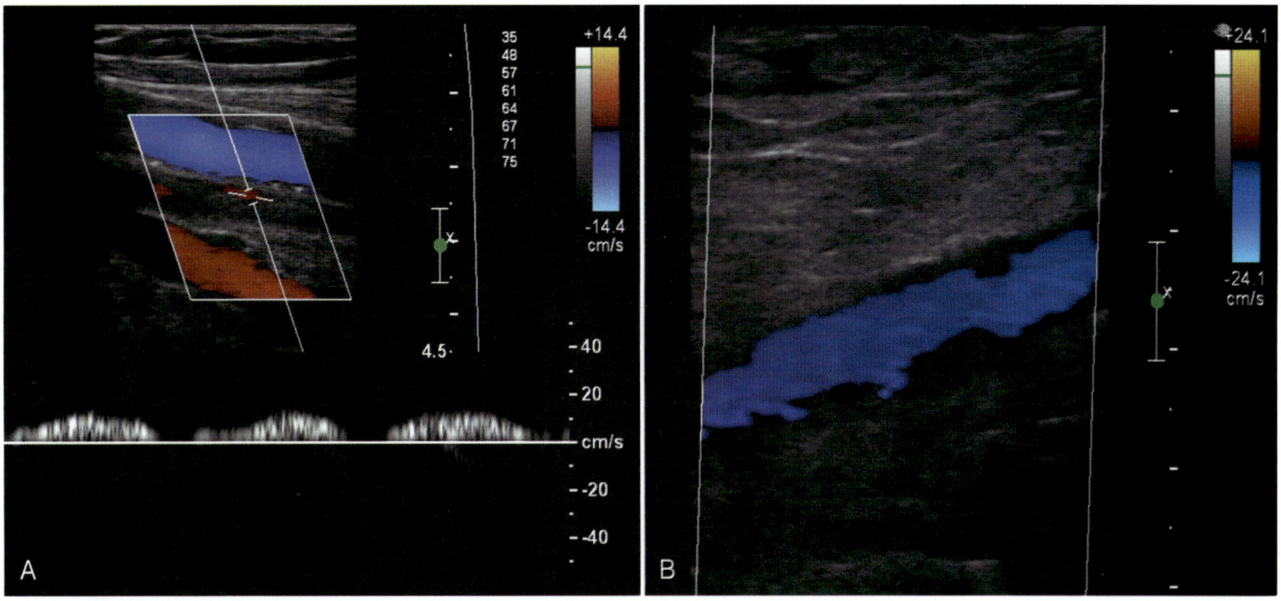

FIG. 27.29 Trombose venosa profunda (TVP) crônica. (A) Imagem longitudinal de US dúplex com Doppler de TVP crônica da veia femoral, com pequena veia e fluxo periférico não oclusivo. **(B)** Imagem longitudinal do US dúplex com Doppler de TVP crônica e fibrose em uma veia poplítea pérvia, com trombo residual irregular.

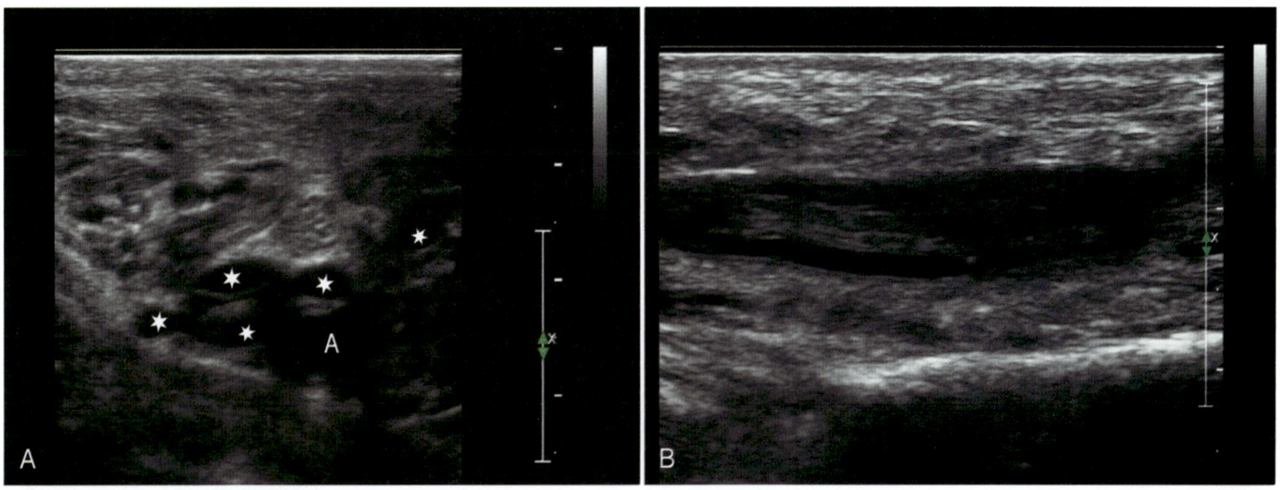

FIG. 27.30 Oclusão crônica da veia com colaterais. (A) Imagem transversal da fossa poplítea mostra múltiplas pequenas veias colaterais (*) na região da veia poplítea, adjacente à artéria poplítea (*A*) na configuração de trombose venosa profunda (TVP) crônica da veia poplítea e cicatrização. **(B)** Imagem longitudinal da TVP crônica e cicatrização na veia poplítea mostra trombos não oclusivos ligeiramente compressíveis com algumas porções aderindo à parede, em uma pequena veia. Ver também Vídeo 27.14.

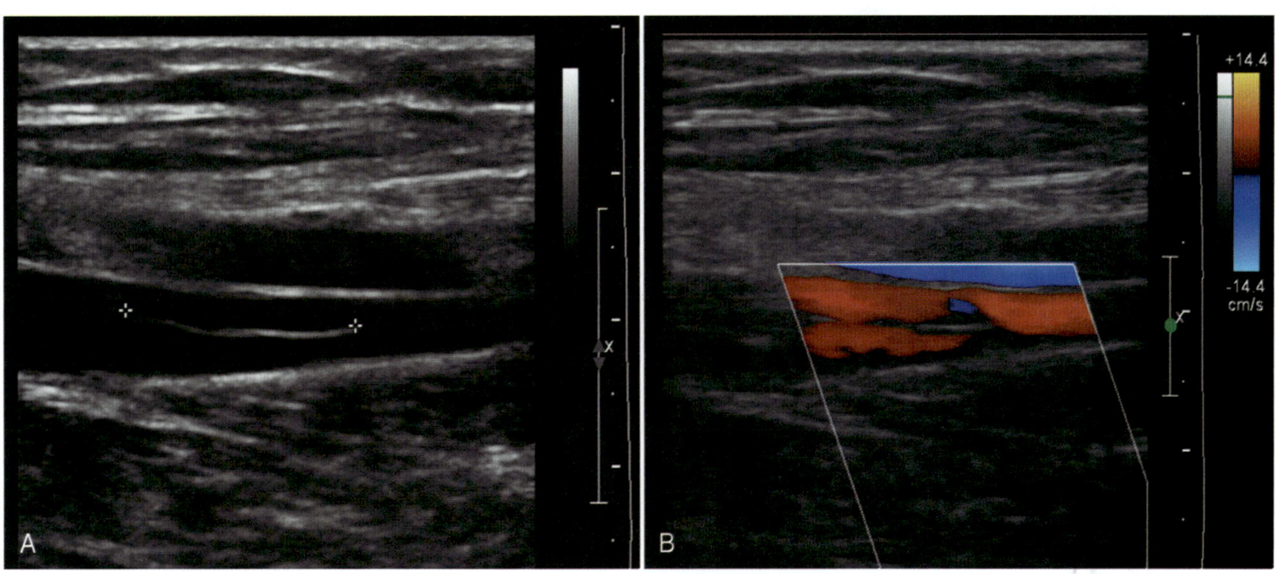

FIG. 27.31 Trombose venosa profunda (TVP) crônica com reticulado venoso. Imagens longitudinais em escala de cinza **(A)** e Doppler colorido **(B)** mostram TVP crônica, linear, reticulada (*cursores*) com canais pérvios, circundando a rede.

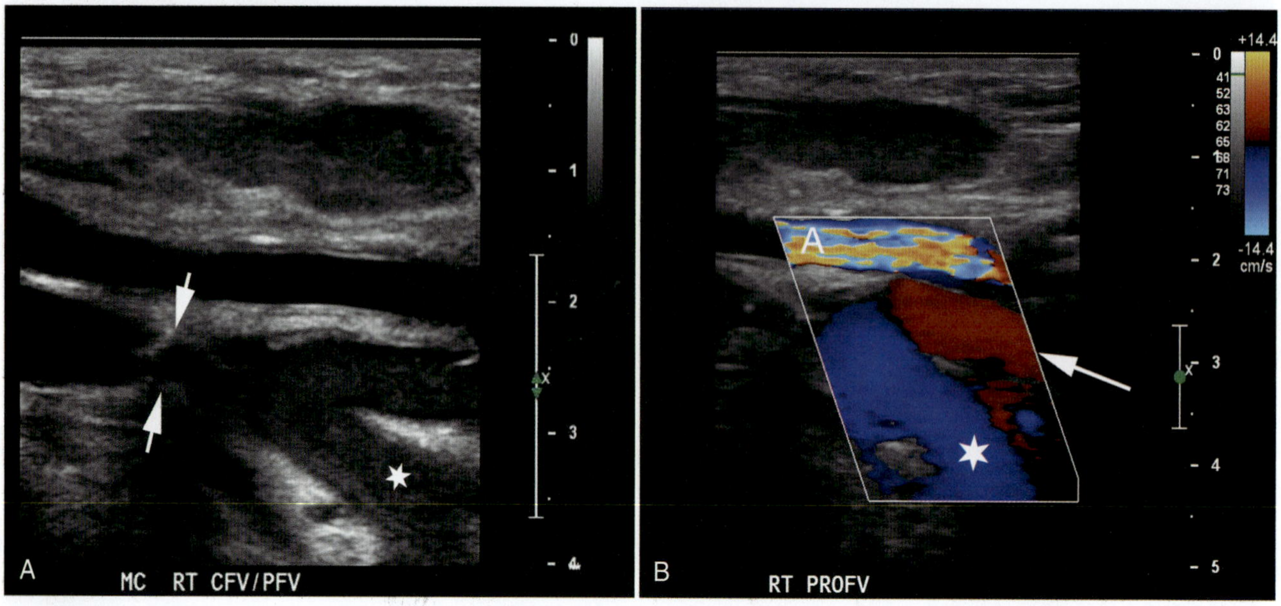

FIG. 27.32 Oclusão crônica da veia femoral comum (VFC) com reversão de fluxo na veia femoral profunda (VFP). Imagens longitudinais em escala de cinza **(A)** e Doppler colorido **(B)** mostram oclusão da VFC crônica (*setas*) e reversão de fluxo na VFP (*). A artéria (*A*) está localizada anteriormente. Ver também Vídeo 27.15.

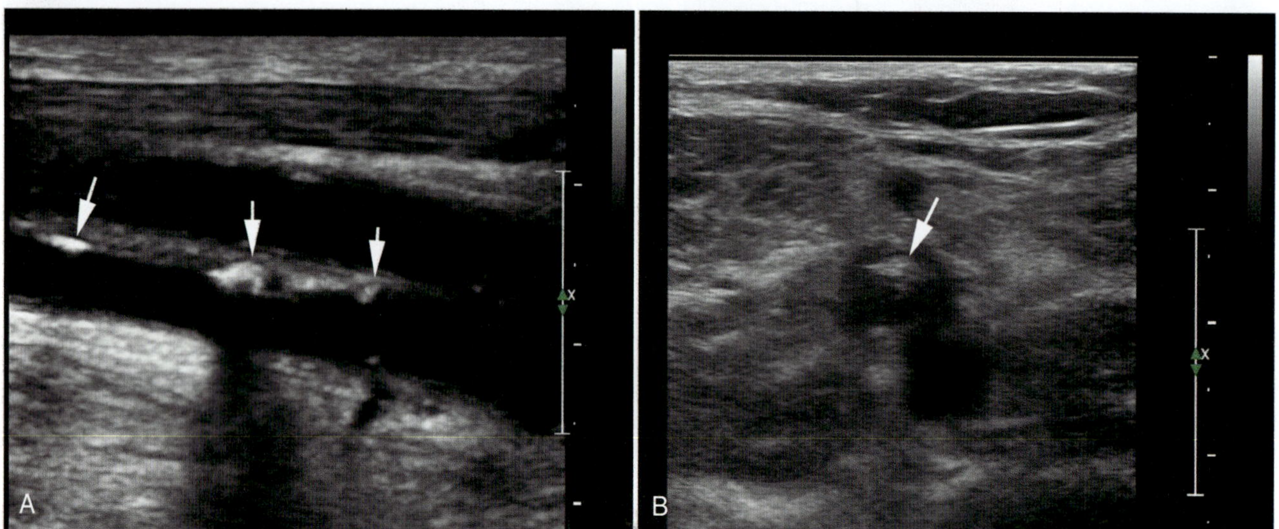

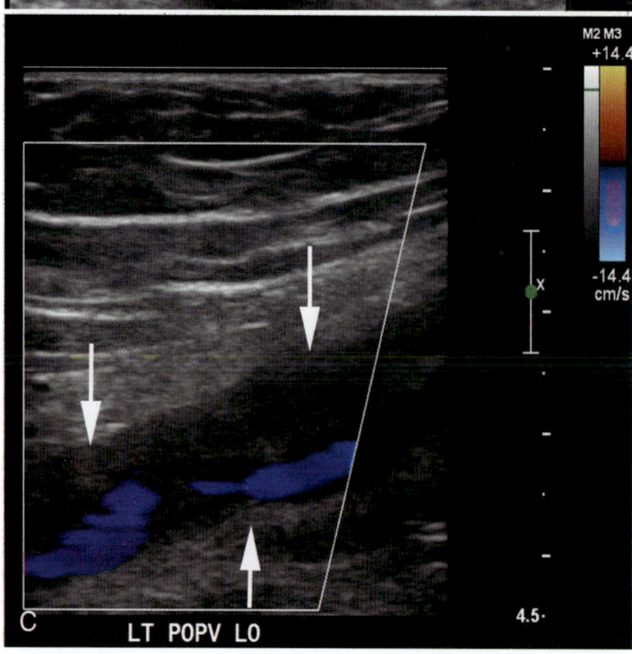

FIG. 27.33 Calcificações indicando trombos crônicos. (A) Imagem longitudinal da veia femoral mostra múltiplos sombreamentos de calcificações (*setas*). **(B)** Imagem transversal em outro paciente mostra calcificação na veia poplítea (*seta*). **(C)** Mesmo paciente como em **(B)** apresenta novos trombos hipoecoicos aumentando a veia poplítea (*setas*) – trombose venosa profunda (TVP) aguda em transformação para a forma crônica.

3. Trombose de uma VF duplicada pode ser desafiadora para detectar. É útil registrar a presença desta variante anatômica comum no relatório para comparação em um estudo subsequente, quando apenas uma das VF estiverem trombosadas (Fig. 27.35, Vídeo 27.18).
4. Trombose da veia ilíaca proximal pode ser difícil de demonstrar devido à sobreposição do gás intestinal. A perda da fasicidade respiratória deve ser reconhecida como um sinal secundário sugerindo trombose mais proximal ou compressão obstrutiva pelas massas ou coleções de fluidos (Fig. 27.36). Resultado falso-negativo pode ocorrer ao utilizar a manobra de Valsalva enquanto as veias pélvicas são avaliadas em pacientes com trombos não oclusivos nas veias ilíacas, que apresentam colaterais venosos pélvicos bem desenvolvidos.
5. Ocasionalmnte, apenas o colabamento da parede do vaso é observado no local durante a compressão, o assim chamado "piscar" do vaso. A VF pode às vezes ser difícil de visibilizar em toda sua extensão. Entretanto, o trombo da VF isolado é relativamente incomum, relatado para ocorrer em menos de 1% a 4% dos pacientes.[83]

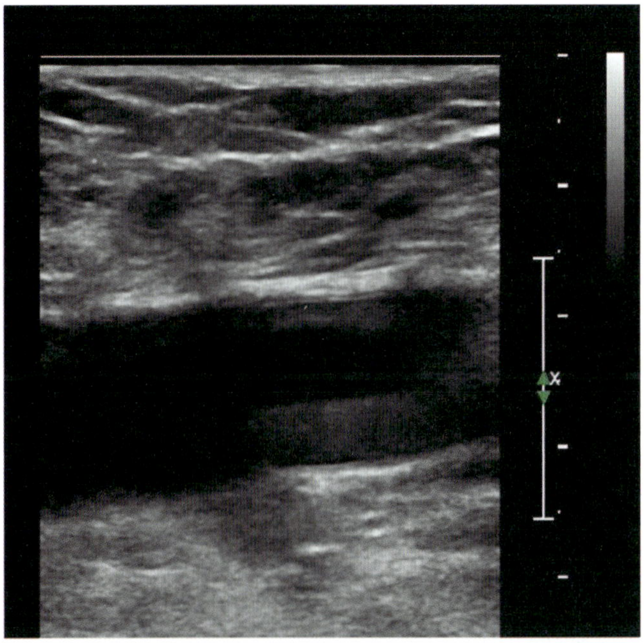

FIG. 27.34 Fluxo lento em paciente, veia compressível sem trombose venosa profunda (TVP). Vídeos 27.16 e 27.17 correspondentes mostram fluxo lento no plano longitudinal e nenhuma TVP com compressão.

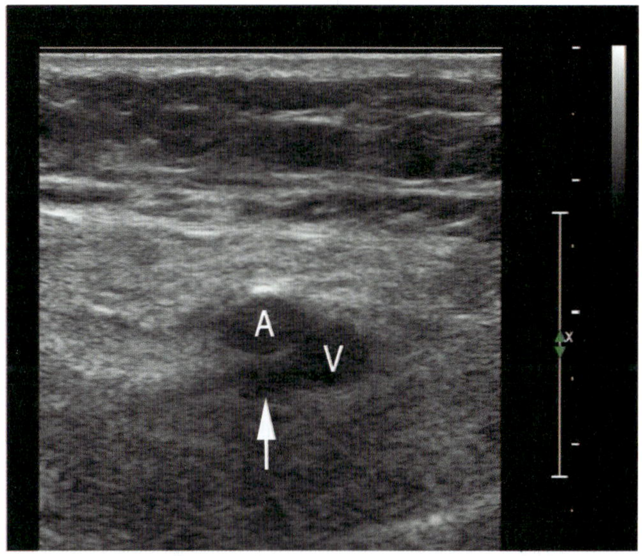

FIG. 27.35 Trombo em uma das veias femorais, duplicada. Imagem transversal das veias femorais pareadas comprimidas mostra que uma das veias não comprimiu em consequência da trombose venosa profunda (TVP). A seta mostra a posição de uma veia femoral, que está completamente comprimida e, portanto, não observada. Ver também Vídeo 27.18. *A*, Artéria femoral superficial; *V*, trombo em outra veia femoral (pareada).

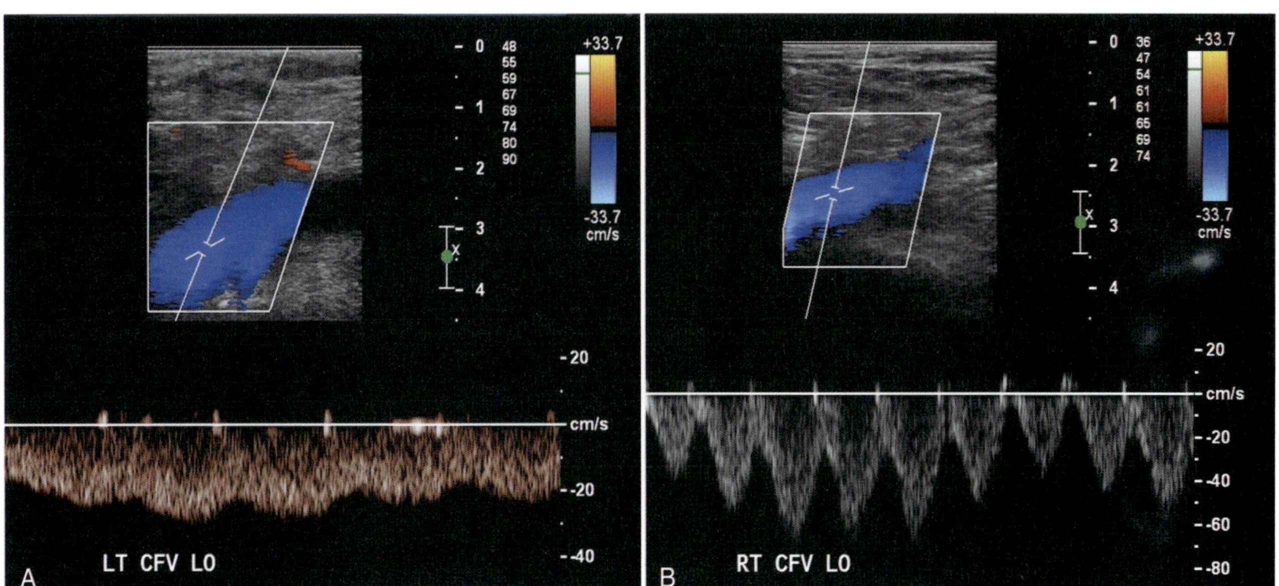

FIG. 27.36 (A) Paciente com grande massa pélvica comprimindo a veia ilíaca externa esquerda (*não mostrado*). Fluxo monofásico na veia femoral comum (VFC) esquerda. **(B)** Fluxo fásico normal na VFC direita.

Doppler Venoso Completo Versus Exames Mais Limitados

Em análises recentes, o Doppler venoso de compressão completa desde a região inguinal até a área poplítea se mostrou acurado, com menos de 1% de doença tromboembólica, no acompanhamento de 3 meses.[88,89] Exames limitados, menos detalhados, foram recentemente propostos. Muitos especialistas está realizando esse tipo de exame em seus consultórios, UTI e departamentos de emergência. O exame de ultrassonografia de dois pontos da VFC e da VP utilizando a técnica de compressão mostrou que a maioria (mas não todas) das TVP proximais é detectada.[90,91] Entretanto, tal abordagem requer exame repetido em 1 semana após a propagação detectada do trombo da panturrilha na TVP proximal. Dois resultados negativos do estudo, separados por 1 semana, mostraram baixa probabilidade de TVP nos meses seguintes dos testes.[89] A técnica de dois pontos apresentou uma chance de 2% a 5,7% de detectar a TVP em uma repetição de exame em 2 semanas.[89,90] A ultrassonografia venosa completa da coxa, realizada cuidadosamente, como detalhado anteriormente, permanece o padrão adequado.

Recomendações para Acompanhamento da Trombose Venosa Profunda

Se a condição clínica do paciente piorar, o acompanhamento com Doppler venoso é necessário. Em pacientes com TVP documentada durante a terapia, um Doppler venoso dificilmente é necessário. O Doppler deve ser solicitado a menos que haja alteração clínica.[85,92] Em geral, a TVP sofre um processo de lise ou fibrose entre 6 a 18 meses. A reavaliação próxima ao final da anticoagulação deve ser realizada para estabelecer uma nova linha de base para pacientes que retornam com novos sintomas, sugerindo trombo recorrente, especialmente aqueles com alto risco de TVP recorrente.[85]

Em pacientes com TVP isolada da panturrilha, o exame de acompanhamento com Doppler em 1 semana é necessário se o paciente não for tratado. Em pacientes com cicatrizes, gestantes, com exames tecnicamente limitados ou com dor na panturrilha em que a TVP não é identificada, pode ser prudente sugerir acompanhamento em 1 semana. Foi estabelecido que a utilização de dois exames limitados, separados por 1 semana, é uma estratégia segura.[90] Em um relatório normal, pode ser prudente, como um lembrete útil, a declaração: "Se permanecer a suspeita de TVP ou piora da condição clínica, um acompanhamento deve ser considerado".[85]

Insuficiência Venosa

A causa da insuficiência venosa profunda em muitos pacientes é o dano valvular venoso após TVP, que ocorre em cerca de 50% dos pacientes com TVP aguda.[93] A fisiologia da insuficiência venosa implica na transmissão direta da pressão hidrostática da coluna vertical do líquido no sistema venoso para o membro inferior caudal. Manifestações clínicas incluem edema do membro inferior, alterações crônicas da pele e de pigmentação, dermatofibrose e, por fim, ulcerações de estase venosa não cicatrizadas.

A insuficiência venosa superficial apresenta prognóstico muito melhor do que a profunda e está associada a varicosidades extensas. As veias perfurantes comunicam o sistema superficial com o profundo e podem também se tornar incompetentes devido à insuficiência venosa profunda crônica.

Para avaliar a insuficiência venosa, o paciente é colocado em uma posição vertical ou semivertical, com o peso do corpo suportado pelo membro inferior contralateral. Este posicionamento produz a pressão hidrostática necessária para reproduzir a insuficiência venosa. Análise espectral é obtida em diversos níveis do sistema venoso profundo e superficial durante a manobra de Valsalva e outras manobras provocativas na VFC, na porção superior da VSM (junção safenofemoral) e na junção safenopoplítea. A realização da manobra de compressão distal ao transdutor para aumentar a resposta no sinal do Doppler colorido é mais fácil quando realizada por um único examinador.[94]

Veias normais após compressão distal ao trandutor mostrarão fluxo anterógrado com um período muito curto de reversão de fluxo, pois o sangue retornando fecha a primeira válvula venosa competente (Fig. 27.37, Vídeo 27.19). A compressão distal pode ser realizada manualmente, ou com melhor efeito, por meio de dispositivos automatizados que inflam a cada 5 a 10 segundos. Veias insuficientes mostram grau maior de fluxo reverso por uma duração de tempo maior (Fig. 27.38). É importante que cada laboratório vascular valide seu protocolo e esquemas de quantificação.

Mapeamento Venoso

O **mapeamento venoso** das veias superficiais da perna ou do braço é realizado para determinar permeabilidade, tamanho, condição e trajeto das veias superficiais para serem usados em enxertos venosos. O mapeamento ultrassonográfico é também útil quando uma veia é coletada como material de enxerto autólogo para um enxerto de *bypass* arterial periférico. Qualquer veia superficial pode ser utilizada, mas a VSM é mais apropriada para fins de enxerto. O exame é realizado com o paciente na posição supina ou na de Trendelenburg invertido. A VSM é identificada a partir do nível da junção safenofemoral até o limite mais inferior possível. Em geral, para ser um material apropriado para enxerto, a veia superficial necessita ser maior que 3 mm de diâmetro, mas não varicosa.[95] A veia safena parva e as veias cefálica e basílica são escolhas secundárias e podem ser usadas quando a VSM já tiver sido coletada ou for inadequada.

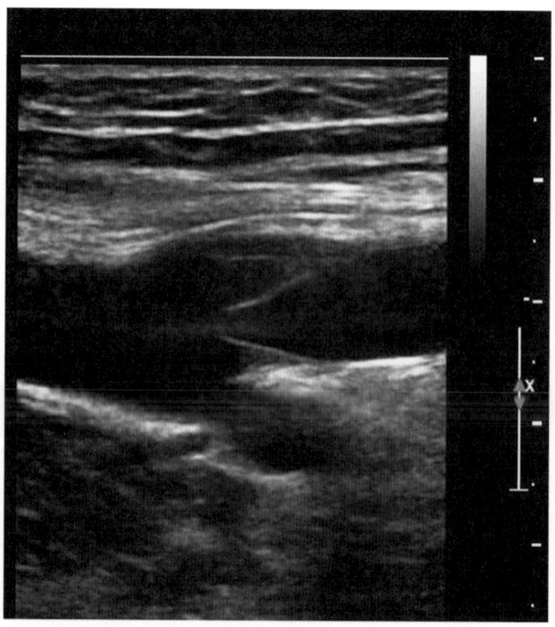

FIG. 27.37 Válvula da veia femoral normal. Vídeo 27.19 correspondente mostra fechamento normal da válvula, que previne fluxo retrógrado.

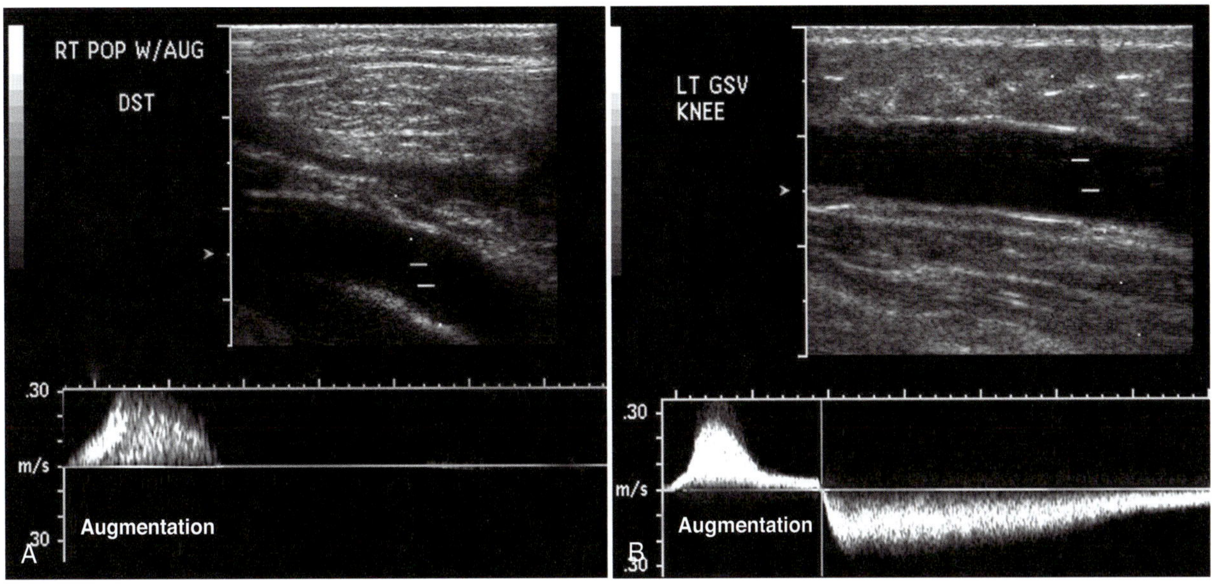

FIG. 27.38 Insuficiência venosa. (A) Análise espectral dúplex da veia poplítea mostra formato de onda normal com aumento do fluxo após compressão distal. Observe ausência de reversão de fluxo após compressão distal. **(B)** Análise espectral dúplex da veia safena magna mostra **refluxo prolongado** após compressão distal, consistente com insuficiência venosa superficial grave.

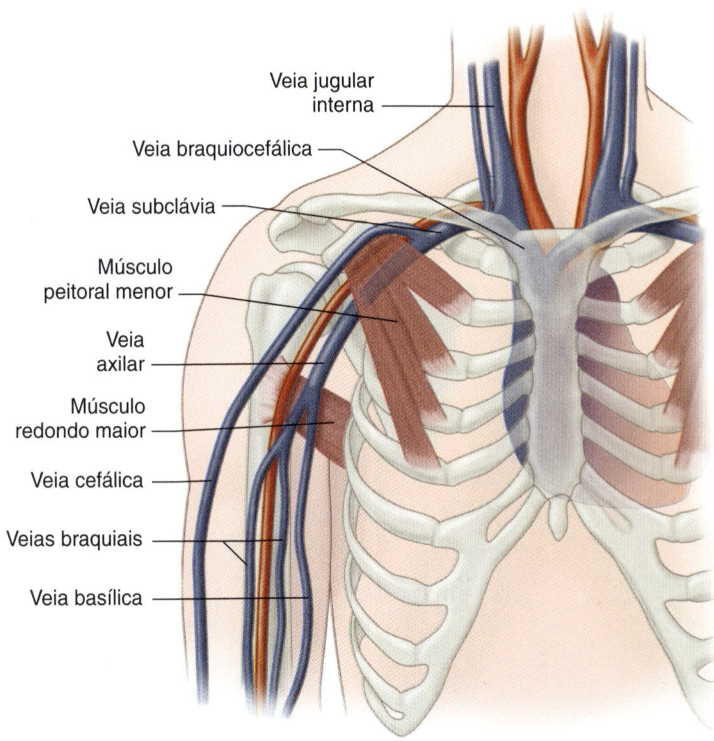

FIG. 27.39 Anatomia venosa das veias do membro superior.

Veias do Membro Superior

Anatomia Normal

A anatomia venosa do pescoço e do braço é ilustrada na Figura 27.39. O sistema venoso profundo inclui as **veias** pareadas **radiais e lunares,** no antebraço, que se unem distal no nível do cotovelo para formar as **veias braquiais**. As veias braquiais do braço se juntam com a **veia basílica,** em uma localização variável, tipicamente no nível do músculo redondo maior. A confluência das veias braquial e basílica continua como **veia axilar**, que atravessa a axila a partir do músculo redondo maior até a primeira costela. À medida que a veia axilar cruza a primeira costela, ela se torna a porção lateral da **veia subclávia**. A porção medial da veia subclávia recebe a veia jugular externa, menos calibrosa, e a **veia jugular interna** (VJI), mais calibrosa, para formar a **veia braquiocefálica**.

A maioria dos laboratórios de ultrassonografia define as veias centrais como as veias braquiocefálicas e veia cava superior, que frequentemente são difíceis de visibilizar com a ultrassonografia. Como alguns profissionais incluem a veia subclávia para descrever as veias centrais, é importante ser muito específico sobre o segmento da veia examinada na descrição dos achados ultrassonográficos. A existência ou não de estenose ou trombose clinicamente importante pode ser inferida pela avaliação da pulsatilidade cardíaca transmitida e pela fasicidade respiratória na veia subclávia e porção inferior da VJI.[96]

As veias cefálica e basílica são as mais importantes veias superficiais do membro superior. Veias cefálicas localizadas mais lateralmente atravessam os tecidos moles superficiais do ombro para drenar na veia axilar, na lateral do tórax. A veia basílica está localizada mais medialmente, e tipicamente se une a uma veia braquial para formar a veia axilar.

Ultrassonografia e Protocolo de Exame

A US dúplex do membro superior inclui compressão na escala de cinza e avaliação com Doppler colorido e espectral de todas as porções visibilizadas das veias VJI e subclávia, axilar e inominada, como também a ultrassonografia de compressão em escala de cinza das veias braquial, basílica e cefálica no braço até o cotovelo. Um pequeno transdutor, em formato de bota, de alta frequência pode ser aplicado na fúrcula esternal para melhor demonstrar a junção braquiocefálica e a VCS, frequentemente difícil de serem observadas pela sobreposição do esterno e pulmão. A compressão venosa é aplicada em veias acessíveis no plano transversal com pressão adequada na pele, a fim de obliterar completamente o lúmen da veia normal.

A avaliação do paciente é realizada na posição supina com o braço examinado afastado do tórax, com a cabeça virada ligeiramente do braço examinado. Em geral, um transdutor de matriz linear de 5 a 10 MHz será utilizado, com um transdutor de maior frequência escolhido para veias mais superficiais. Transdutor de matriz curvilínea ou setorial pode ser mais efetivo em pacientes maiores, especialmente na área axilar, devido ao aumento da profundidade da penetração e campo maior de visibilização. Todas as veias são examinadas com compressão a cada 1 a 2 cm no plano transversal. Imagens transversais em escala de cinza com e sem compressão ou *cine clips* durante a compressão são obtidas da porção superior da VJI no pescoço até a abertura torácica na porção inferior (Fig. 27.40, Vídeo 27.20). São obtidas imagens longitudinais coloridas e espectrais.

A veia subclávia é avaliada a partir da sua porção medial para lateral com imagens longitudinais coloridas e espectrais, avaliando a variabilidade respiratória transmitida, pulsatilidade cardíaca e preenchimento de cor. Para demonstrar a veia braquiocefálica superior e a porção medial da veia subclávia, é necessária uma abordagem supraclavicular, angulada inferiormente com Doppler colorido. Uma sonda setorial pequena, em formato de bota, dentro ou próximo da fúrcula esternal pode melhorar a visibilização das veias braquiocefálicas e da porção superior da veia cava superior (Fig. 27.41). A porção média da veia subclávia, localizada profunda à clavícula, é incompletamente examinada com frequência. Uma abordagem infraclavicular, angulada superiormente, pode ser utilizada para demonstrar a porção lateral da veia subclávia. Em muitos casos, a veia subclávia pode estar comprimida.

Avaliação acurada do formato de onda espectral é fundamental para este exame. A documentação do fluxo normal da veia subclávia medial confirma a permeabilidade da veia braquiocefálica e da veia cava superior, que não pode ser examinada diretamente. Cada imagem espectral obtida no plano longitudinal do vaso com o ângulo de insonação mantido em menos de 60 graus deve avaliar o fluxo espontâneo, a fasicidade e a pulsatilidade é necessária a demonstração da pulsatilidade cardíaca e da fasicidade respiratória na análise espectral da porção inferior da VJI e da veia subclávia medial. Um traçado espectral normal deve retornar à linha de base. Ausência de

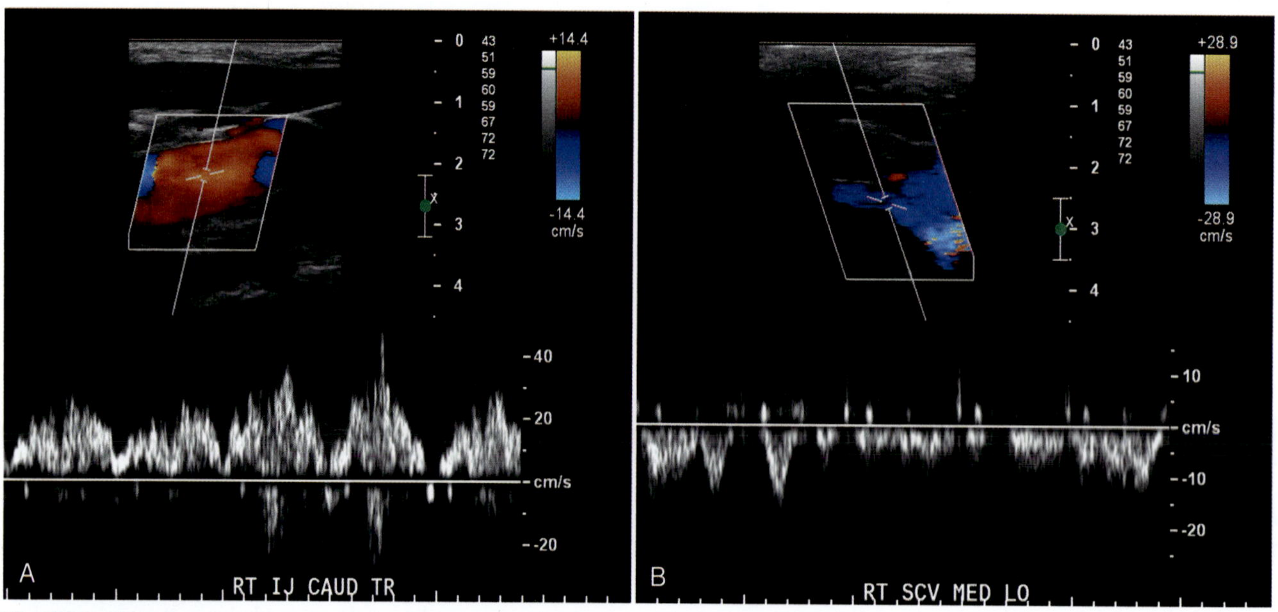

FIG. 27.40 Formatos de onda normais no Doppler espectral da veia jugular interna (VJI) e da veia subclávia (VSC). (A) Formato de onda normal no Doppler espectral da VJI, com pulsatilidade cardíaca transmitida e fasicidade respiratória, com formato de onda espectral indo para a linha de base. Vídeo 27.20 correspondente mostra compressão normal da VJI. **(B)** Doppler espectral normal da VSC medial, com pulsatilidade cardíaca transmitida e fasicidade respiratória e formato de onda espectral indo para a linha de base.

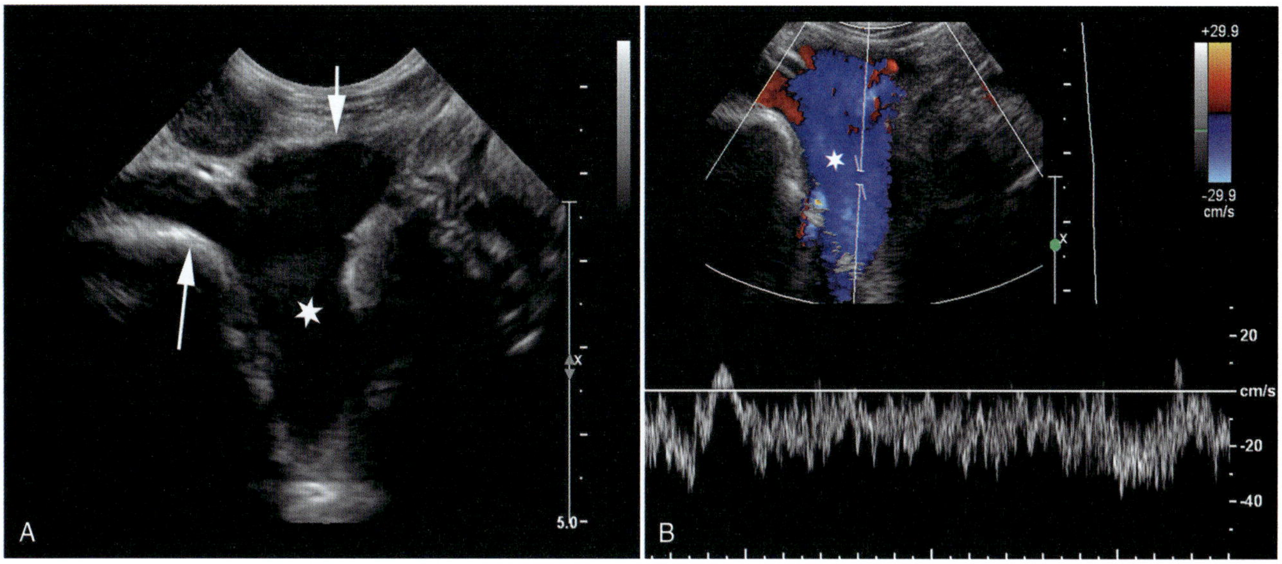

FIG. 27.41 Veias braquiocefálicas normais. Escala de cinza **(A)** e Doppler colorido e espectral **(B)** das veias braquiocefálicas direita e esquerda (*setas*) e veia cava superior cranial (VCS; *).

pulsatilidade pode ser causada por estenose ou obstrução venosa mais central (Fig. 27.42).[97]

Traçados espectrais da veia subclávia medial devem ser comparados com traçados da veia subclávia lateral. Uma alteração entre esses dois traçados sugere estenose da veia subclávia no seu terço médio. Respostas à respiração acelerada ou à manobra da Valsalva devem ajudar na avaliação da permeabilidade venosa. Durante a inspiração, a VJI ou a veia subclávia normal geralmente diminuem de diâmetro ou colapsam completamente. A manobra da Valsalva aumentará o diâmetro da veia, demonstrando resposta ao aumento da pressão torácica e registrando comunicação com os vasos centrais. Pacientes com significativa estenose ou obstrução da veia braquiocefálica ou da veia cava superior perderão tal resposta.[97]

O **protocolo de exame** venoso do membro superior inclui as seguintes imagens para cada segmento venoso profundo:

1. Imagem em escala de cinza transversal em repouso e com compressão, ou *cine clip* da manobra de compressão das veias braquial, axilar e subclávia e VJI proximal e distal. As veias cefálica e basílica são avaliadas no braço (acima do cotovelo).
2. Doppler colorido longitudinal com análise do formato de onda espectral é realizado da VJI, das porções proximal e distal, assim como da veia subclávia, tanto medial como lateralmente, e da veia axilar. Se for solicitada US de apenas um membro superior, a veia subclávia contralateral é também avaliada.
3. Avaliação de áreas sintomáticas focais, se existentes, incluindo o antebraço.

Trombose Venosa Profunda Aguda do Membro Superior

A literatura atual mostra a sensibilidade e a especificidade da ultrassonografia com Doppler venoso para TVP do membro superior, variando de 78% a 100% e 82% a 100%, respectivamente.[96,98-102] O achado clássico da ultrassonografia na TVP aguda do membro superior é aumento do calibre venoso, preenchido com trombos mostrando variável ecogenicidade e ausência de fluxo no Doppler colorido (Fig. 27.43, Vídeo 27.21). Trombos não oclusivos podem mostrar o esboço do fluxo, com aparência variável dependendo se o trombo não oclusivo for agudo ou crônico. O trombo não oclusivo geralmente não resulta em aumento da veia (Fig. 27.44). Quando a obstrução for incompleta, fluxo não fásico é demonstrado quando o estreitamento luminal for significativo o suficiente para afetar a pulsatilidade cardíaca e a fasicidade respiratória do tórax. Atenção aos detalhes é importantes nas veias braquiais pareadas normalmente para evitar descartar o trombo em uma das veias (Fig. 27.45, Vídeo 27.22).

A avaliação do trombo central depende da análise espectral. A presença de um formato de onda não pulsátil (semelhante ao fluxo venoso portal) que não atravessa intensamente a linha de base sugere trombose venosa central, estenose ou compressão extrínseca a partir de uma massa adjacente.[96] Um formato de onda suspeito deve sempre ser comparado com o lado contralateral para avaliar um processo unilateral *versus* bilateral. Patel et al.[103] encontraram que pulsatilidade cardíaca ausente ou reduzida era um parâmetro mais sensível em pacientes que apresentavam trombose venosa unilateral, mesmo que a fasicidade respiratória frequentemente fosse assimétrica. Em casos de oclusão da veia subclávia bilateral ou veia cava superior, deve-se redobrar a atenção para a suspeita de trombo ou estenose central. Um detalhe importante é que, em consequência do fluxo de alto volume, pode haver ausência de fasicidade sem estenose nas veias centrais se houver enxerto para hemodiálise ou FAV no braço.

Ao contrário do membro inferior, muitos casos de TVP do membro superior estão relacionados com cateter venoso central ou fios de eletrodos de um dispositivo cardíaco implantado. Aproximadamente entre 35% a 75% dos pacientes com cateteres venosos no membro superior desenvolvem trombose, e aproximadamente 75% são assintomáticos[104-106] (Fig. 27.46, Vídeos 27.23 e 27.24).

Frequentemente, uma bainha de fibrina é encontrada adjacente ao cateter e pode ser notada após a remoção deste. É importante observar cuidadosamente as válvulas e procurar trombos aderidos. Se o local de acesso do cateter for a veia subclávia ou a VJI, a taxa de complicação normalmente é significativa. Trerotola

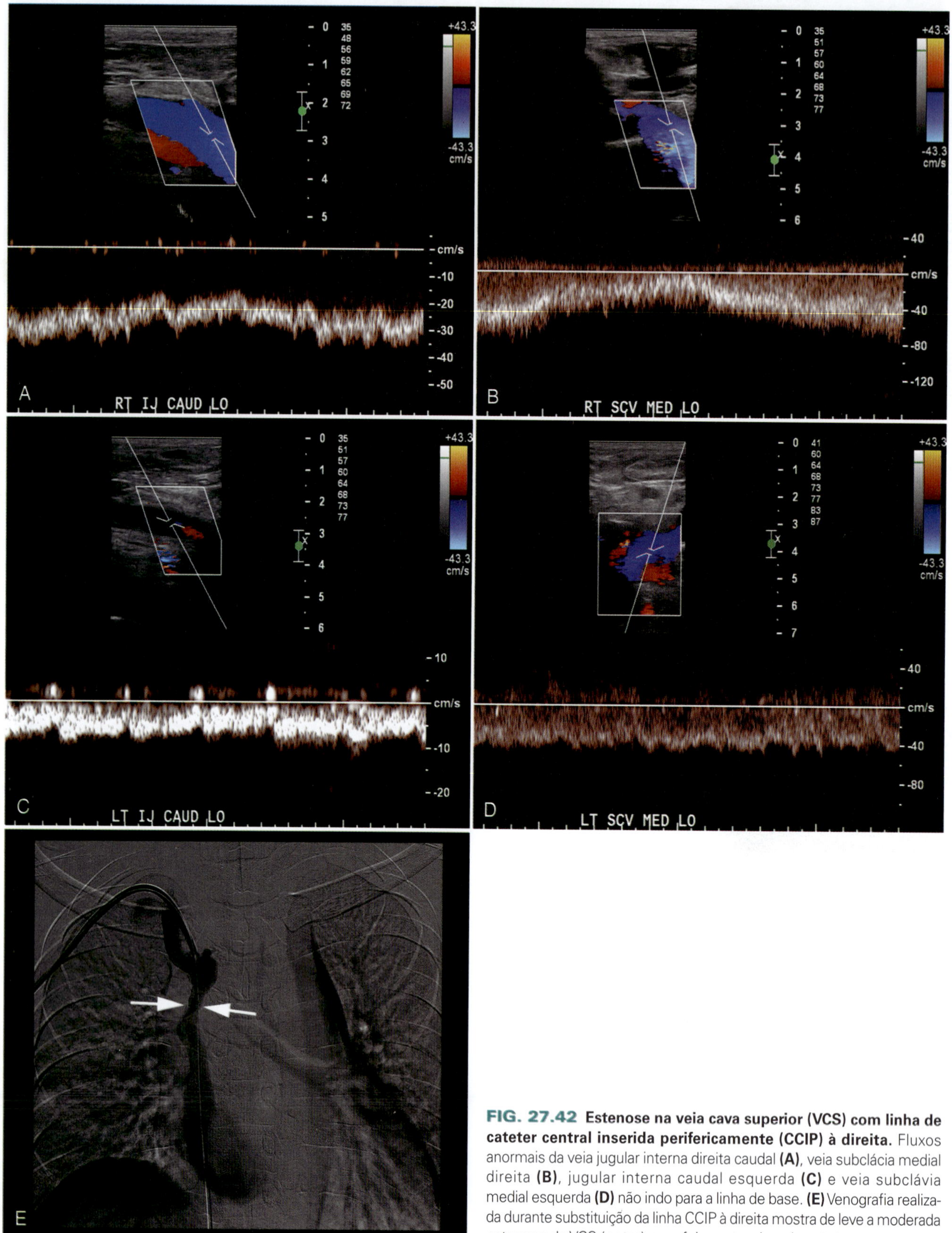

FIG. 27.42 Estenose na veia cava superior (VCS) com linha de cateter central inserida perifericamente (CCIP) à direita. Fluxos anormais da veia jugular interna direita caudal **(A)**, veia subclácia medial direita **(B)**, jugular interna caudal esquerda **(C)** e veia subclávia medial esquerda **(D)** não indo para a linha de base. **(E)** Venografia realizada durante substituição da linha CCIP à direita mostra de leve a moderada estenose da VCS (*setas*), que foi acentuada pelo cateter permanente.

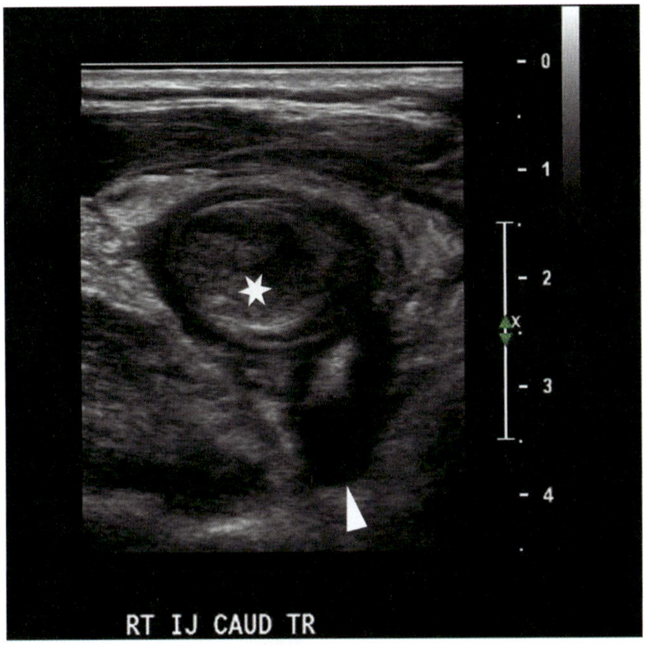

FIG. 27.43 Trombo agudo na jugular interna. Imagem transversal de uma veia jugular não compressível preenchida com trombo (*). *Pontas das setas* mostram artéria carótida. Ver também Vídeo 27.21.

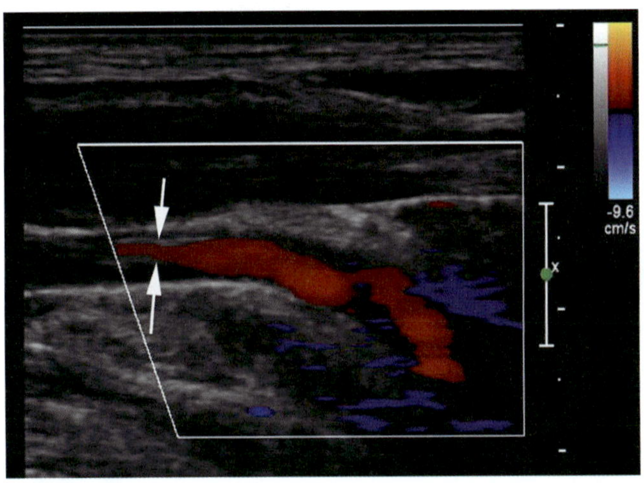

FIG. 27.44 Trombo não oclusivo, crônico na jugular interna. Imagem longitudinal do Doppler colorido de uma veia jugular interna no seu terço inferior, de pequeno calibre, com trombo irregular adjacente à parede e com válvulas espessadas (*setas*).

et al.[107] examinaram apenas pacientes que apresentavam TVP sintomática do membro superior e encontraram maior incidência de TVP em pacientes com acesso na veia subclávia do que aqueles com acesso na veia jugular interna. A colocação de cateteres calibrosos na veia subclávia deve ser evitada, especialmente em pacientes que apresentam estágio final da doença renal (EFDR) e estão em programa de início da diálise. O desenvolvimento subsequente da estenose ou trombose da veia subclávia limita as possibilidades do acesso para diálise no membro superior.

Apenas 12% a 16% dos pacientes que apresentam TVP do membro superior desenvolvem EP.[108,109] Em comparação, 44% dos pacientes que desenvolvem TVP do membro inferior proximal, detectada pela ultrassonografia, apresentaram EP

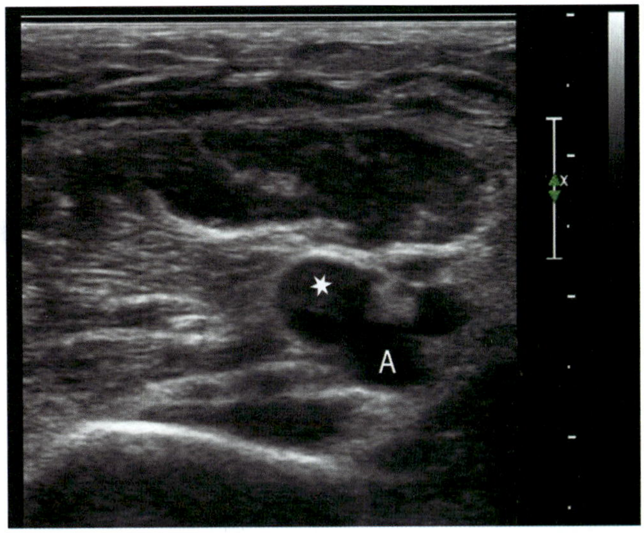

FIG. 27.45 Trombo não oclusivo na veia braquial. Imagem transversal de trombo não oclusivo (*) em uma veia braquial, duplicada. *A*, artéria braquial. Ver também Vídeo 27.22.

subsequente diagnosticada clinicamente.[110] Embolia pulmonar aguda em pacientes com TVP do membro superior tende a ocorrer em pacientes não tratados.[111,112] Como esperado, há maior risco de EP em TVP de membro superior relacionada com cateter, do que TVP de membro superior por outras causas.[113] A estase e a insuficiência venosa causada pela trombose venosa, mais comumente observada nos estágios mais tardios da TVP, são menos comuns e menos graves no membro superior. O sistema venoso profundo no braço apresenta menos exposição ao mecanismo de bomba de alta pressão hidrostática fisiológica do que é observada no membro inferior.[114,115] O desenvolvimento de extensas redes venosas colaterais no braço e no tórax, após trombose ou obstrução venosa, contribui para essas diferenças e pode causar maior desafio técnico na realização de exame venoso com Doppler no membro superior, quando comparado ao exame do membro inferior.

Diferenciação da Trombose Venosa Aguda da Residual ou Crônica

Achados sugerindo TVP residual ou crônica no membro superior incluem folhetos fixos de válvulas, sinéquia, bainhas de fibrina, veias de pequeno calibre com paredes não compressíveis e espessadas e múltiplas veias tortuosas não paralelas às artérias (Fig. 27.47). Em alguns casos de trombose residual ou crônica, a veia pode não ser observada em localização esperada devido à fibrose ou cicatrização. Um excelente exemplo é a demonstração de apenas uma veia braquial devido à cicatrização crônica de TVP anterior das veias braquiais pareadas[116] (Fig. 27.48).

Potenciais Armadilhas na Interpretação

As armadilhas que devem ser evitadas no exame do membro superior incluem o seguinte:[117-119]

1. Veia axilar *versus* cefálica: a veia axilar do sistema venoso profundo drena para a veia subclávia. A veia cefálica do sistema venoso superficial drena para a veia axilar e não apresentará uma artéria adjacente ao longo do seu trajeto. O acesso à axilar é, em geral, melhorado dobrando o cotovelo do paciente e colocando a mão perto da cabeça do paciente, com o braço

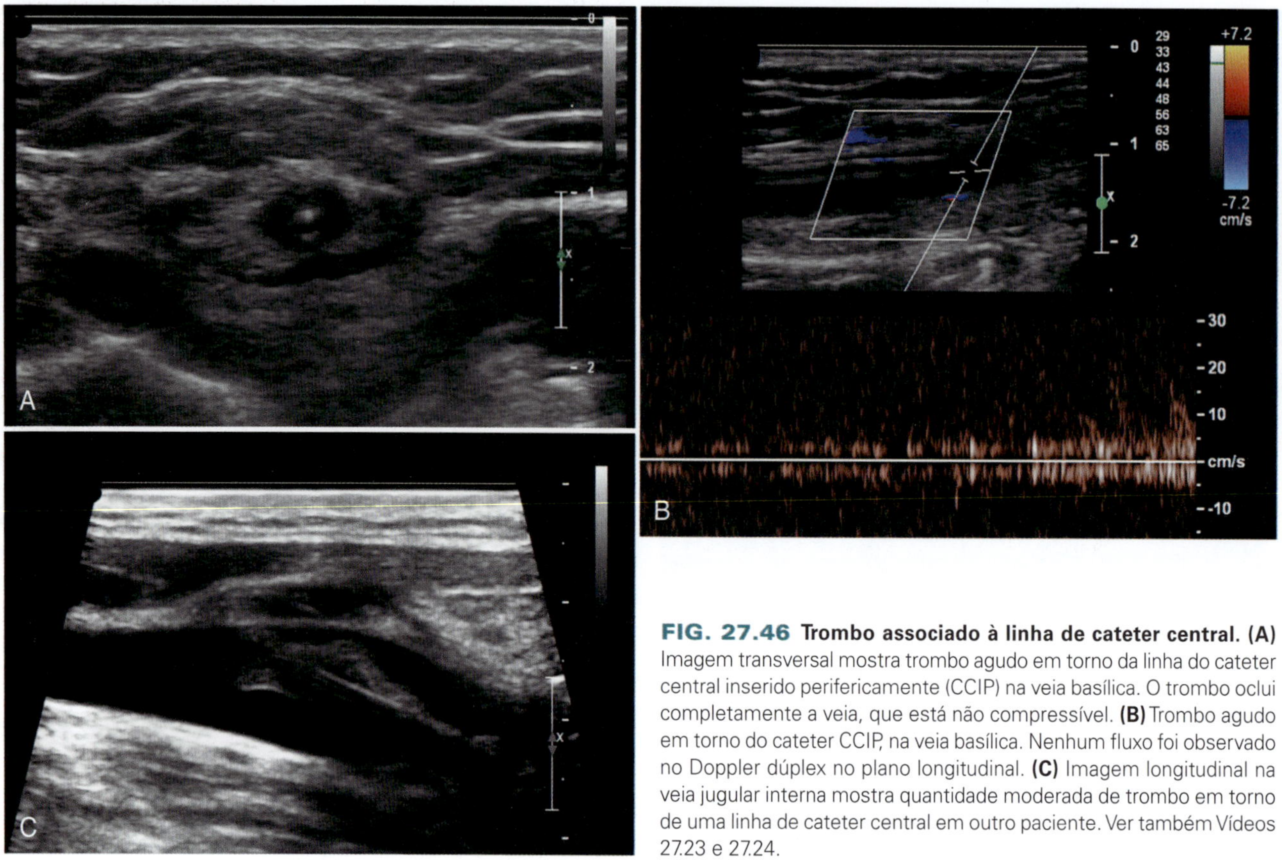

FIG. 27.46 Trombo associado à linha de cateter central. (A) Imagem transversal mostra trombo agudo em torno da linha do cateter central inserido perifericamente (CCIP) na veia basílica. O trombo oclui completamente a veia, que está não compressível. **(B)** Trombo agudo em torno do cateter CCIP, na veia basílica. Nenhum fluxo foi observado no Doppler dúplex no plano longitudinal. **(C)** Imagem longitudinal na veia jugular interna mostra quantidade moderada de trombo em torno de uma linha de cateter central em outro paciente. Ver também Vídeos 27.23 e 27.24.

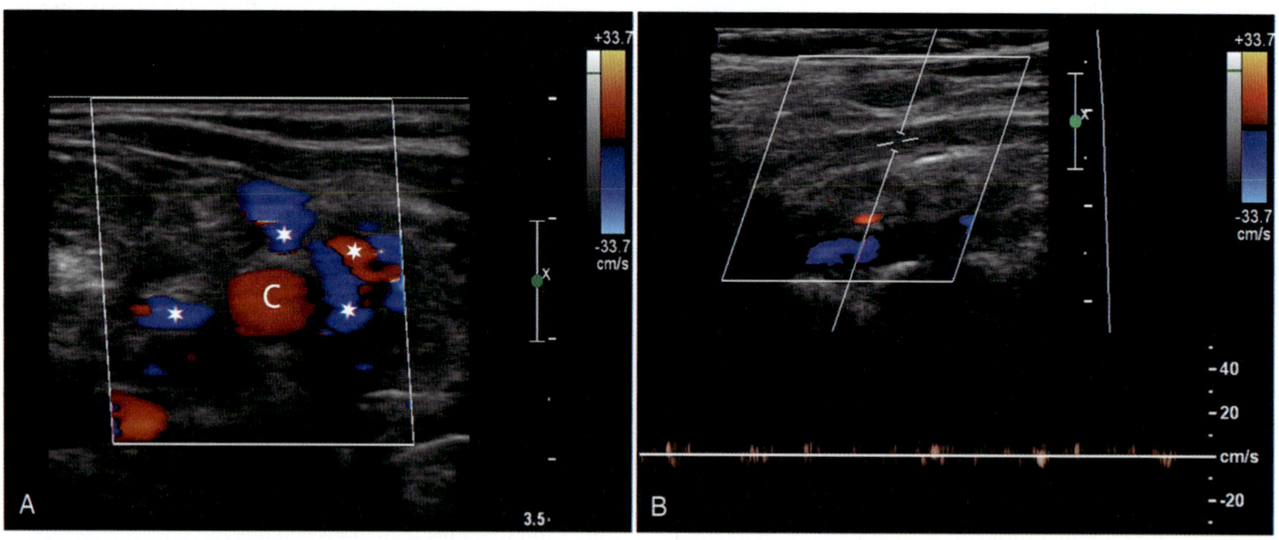

FIG. 27.47 Formação de veias colaterais no membro superior após trombose venosa profunda (TVP). (A) Imagem transversal de muitas veias tortuosas (*) na região do terço inferior da veia jugular interna, cronicamente ocluída, próxima à base do pescoço. *C*, carótida. **(B)** Imagem longitudinal com Doppler dúplex mostra ausência de fluxo espectral no terço inferior de pequena veia jugular interna ocluída.

estendido. A abdução excessiva pode alterar o formato da onda venosa, sugerindo, de maneira errônea, estenose ou obstrução venosa mais central; entretanto, isso será resolvido com a alteração da posição.

2. Oclusão da porção inferior da VJI: a porção inferior da VJI deve ser visibilizada fluindo na junção com a veia subclávia medial, na área da veia braquiocefálica. Se a veia que está sendo insonada estiver localizada mais do que poucos milímetros fora da trajetória paralela com a artéria carótida, provavelmente representa um vaso colateral em vez da VJI. Vasos colaterais bem desenvolvidos podem demonstrar fasicidade respiratória normal, o que representa uma armadilha adicional. Vasos colaterais tendem a ser múltiplos e tortuosos e acompanhar a veia ocluída.

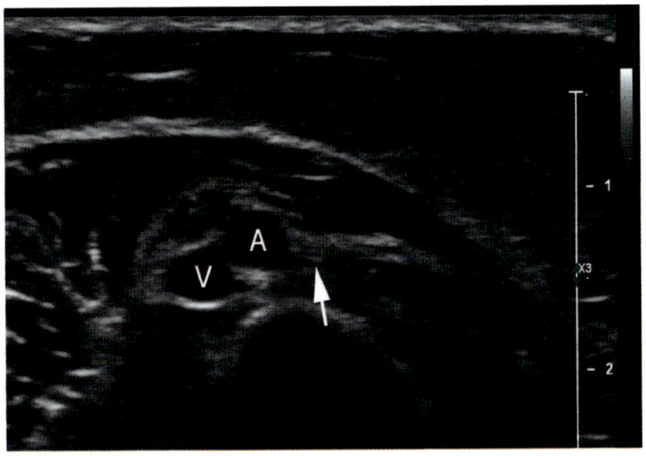

FIG. 27.48 Coágulo crônico na veia braquial. Uma das veias braquiais duplicada, com calibre reduzido e cronicamente ocluída (*seta*). *A*, artéria braquial; *V*, outra, veia braquial normal.

HEMODIÁLISE

Havia 667.648 pacientes sendo tratados para EFDR no final de 2013 nos Estados Unidos, com 117.162 novos casos neste ano.[1] Aproximadamente 64% desses pacientes foram submetidos à hemodiálise.[120] A principal causa de morbidade entre os pacientes em EFDR está relacionada com os procedimentos de acesso vascular e associada a complicações que aumentam os custos de cuidados na saúde, em pacientes submetidos à hemodiálise.[121] Existem duas opções para a colocação de acesso permanente para pacientes em EFDR, necessitando de hemodiálise – uma **fístula arteriovenosa** (FAV) ou um **enxerto arteriovenoso sintético**. FAV maduras são o acesso preferido quando apropriado, devido às menores taxas de infecção e trombose, do que nos acessos por enxerto ou cateteres.[122-124]

Diversos estudos mostraram que a avaliação **pré-operatória com ultrassonografia** das veias e artérias do membro superior pode aumentar o número de FAV realizadas com sucesso através da otimização do planejamento cirúrgico,[125-127] bem como antes da colocação do enxerto na coxa.[128] Embora a avaliação ultrassonográfica pós-operatória do acesso da hemodiálise possa ser benéfica na avaliação da maturação da FAV,[129-131] ainda está sendo estudado o papel da avaliação **ultrassonográfica pós-operatória** para a detecção da patologia do acesso e intervenção precoce para melhorar a longevidade do acesso.[132-139]

A ultrassonografia é útil para avaliar as massas palpáveis adjacentes ao acesso vascular para diferenciar um hematoma de um pseudoaneurisma. É também utilizada na avaliação de edema de membro superior em um paciente com FAV ou enxerto, ou de membro no membro inferior em um paciente com enxerto na coxa, a procura de estenose da veia ou TVP. A ultrassonografia também é utilizada na avaliação de pacientes com dor no braço ou na mão após colocação do acesso, a fim de avaliar o roubo sintomático causado pela FAV.

A confecção cirúrgica de uma FAV é preferida sobre a colocação de um enxerto quando houver condições clínica e cirúrgica. A colocação do acesso no membro superior não dominante é preferível para permitir a continuidade das atividades diárias na vida do paciente enquanto o local de acesso se recupera; entretanto, uma FAV no braço dominante é preferível para o enxerto na maioria dos pacientes. Possíveis locais de acesso para hemodiálise, em ordem de preferência, são os seguintes: (1) FAV do antebraço (FAV radiocefálica ou FAV da veia basílica do antebraço transposta na artéria radial); (2) FAV braquiocefálica do braço; (3) FAV braquiobasílica transposta; (4) enxerto em alça no antebraço; (5) enxerto direto do braço (artéria braquial para veia basílica ou axilar superior); (6) artéria axilar do braço para veia axilar com enxerto em alça; e (7) enxerto da coxa (Fig. 27.49). A utilização da veia cefálica é preferida sobre a veia basílica para a confecção da fístula, pois os procedimentos com a veia cefálica envolvem menos dissecção e manipulação venosa. Além disso, configurações de acesso menos comuns podem também ser colocadas com base na experiência cirúrgica.[140]

Técnica de Exame Ultrassonográfico

As técnicas de ultrassonografia em escala de cinza e Doppler colorido devem ser otimizadas para o exame arterial e venoso, como discutido anteriormente neste capítulo. Um transdutor de matriz linear de alta frequência de 12 a 15 MHz proporciona ótima resolução espacial e penetração de profundidade adequada para avaliação bem-sucedida das estruturas vasculares superficiais. Um transdutor mais leve e mais curto, com área de superfície de contato menor com configuração em bastão de hóquei pode aumentar a facilidade e a velocidade do exame. Um transdutor de matriz linear de frequência mais baixa de 9 a 12 MHz pode ser necessário para penetração adequada em pacientes maiores. Um transdutor de matriz curvilínea com menor área de contato pode ser útil na avaliação da veia braquiocefálica e VCS.

É importante aplicar leve pressão e utilizar bastante gel, de modo a não deformar a forma circular dos vasos durante o exame de mapeamento para obter um diâmetro confiável dos vasos. Todas as medidas dos diâmetros devem ser do lúmen interno, anteroposterior e no corte transversal. Avaliação com Doppler colorido e espectral é realizada no plano longitudinal, com correção de ângulo de 60 graus ou menos. As medidas do volume de fluxo sanguíneo devem ser realizadas no plano longitudinal em uma área reta, e não curvilínea. Na medida do volume de fluxo sanguíneo, o volume de amostra do Doppler deve ser aumentado em tamanho para abranger todo o diâmetro do vaso, e o ângulo é corrigido para 60 graus ou menos, paralelo à parede posterior do vaso. Três de cinco formatos de onda do Doppler espectral devem ser analisados, utilizando o cálculo automático do volume de fluxo sanguíneo, disponível na maioria dos equipamentos de ultrassonografia, usando a fórmula da velocidade média multiplicada pelo diâmetro interno do vaso. Três medidas na mesma localização devem ser realizadas, sendo tirada uma média para garantir a confiabilidade da medição.

Mapeamento Vascular Antes do Acesso para Hemodiálise

Membro Superior

Atenção aos detalhes técnicos é necessária para uma ótima avaliação ultrassonográfica no planejamento do acesso para hemodiálise.[126,130,141-143] Em geral, é mais fácil mapear todas as artérias e veias do membro superior no mesmo lado em um mesmo setor, para que o cirurgião tenha informações adequadas sobre as características dos vasos para realizar a cirurgia ou planejar outro local de acesso. Se o local não for adequado para a criação da FAV em um braço, o outro deve ser avaliado. Para melhor avaliação das artérias e veias do membro superior, o paciente deve estar sentado de frente para o examinador, com o antebraço repousando confortavelmente

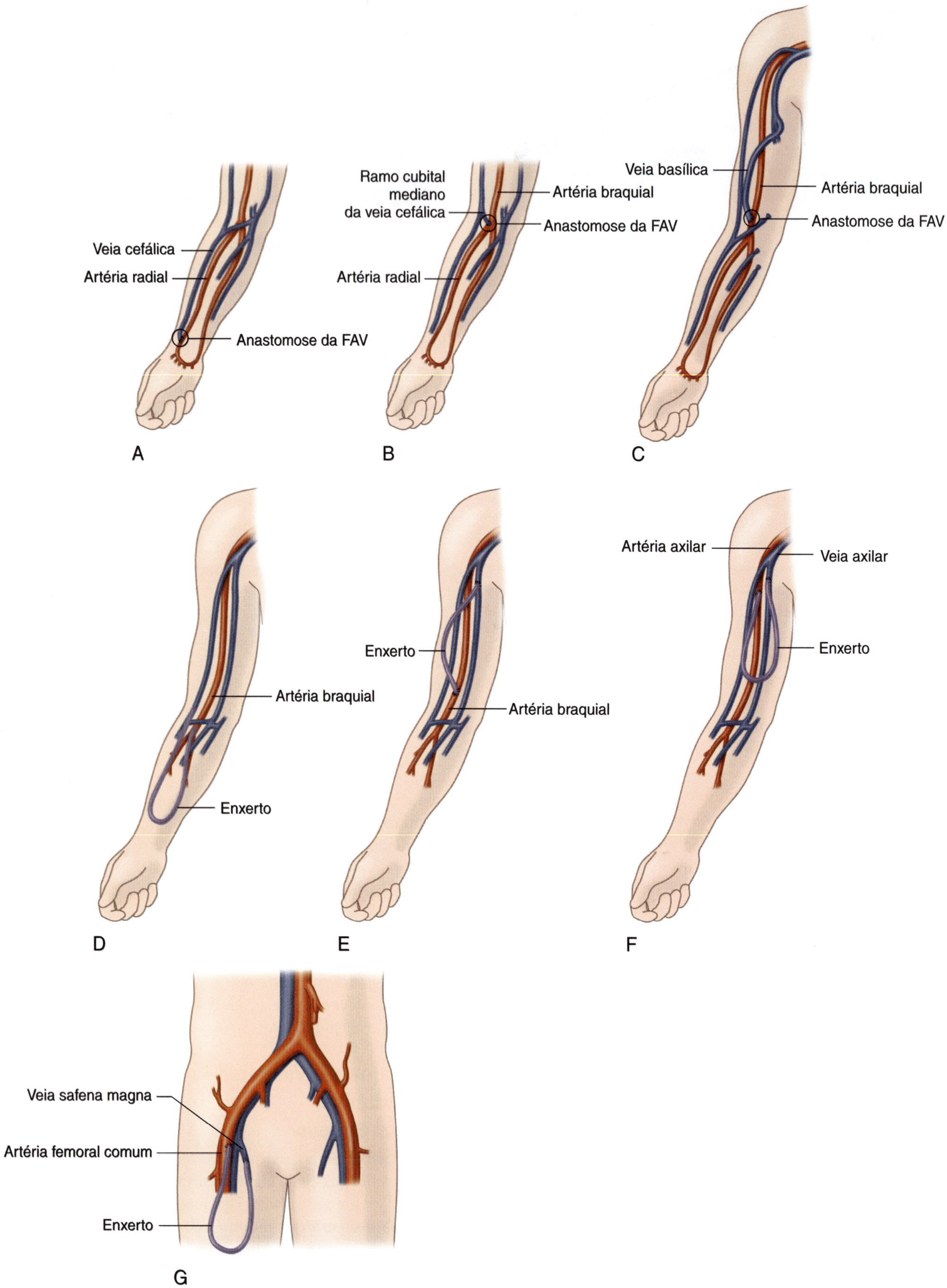

FIG. 27.49 Colocações mais comuns de fístula arteriovenosa (*FAV*) e enxertos. (A) FAV no antebraço com veia cefálica-artéria radial. **(B)** FAV na porção superior de braço com veia cefálica-artéria braquial, utilizando o ramo cubital mediano da veia cefálica para anastomose. **(C)** FAV na porção superior do braço com veia basílica-artéria braquial. **(D)** Enxerto em alça no antebraço. **(E)** Enxerto linear na porção superior do braço. **(F)** Enxerto em alça, na porção superior do braço. **(G)** Enxerto em alça na coxa. (Reproduzido com permissão de Robbin ML, Lockhart ME. Ultrasound evaluation before and after hemodialysis access. In: Zweibel WJ, Pellerito JS, editors. Introduction to vascular ultrasonography. 5th ed. Philadelphia: Elsevier; 2005. p. 325-340.[158])

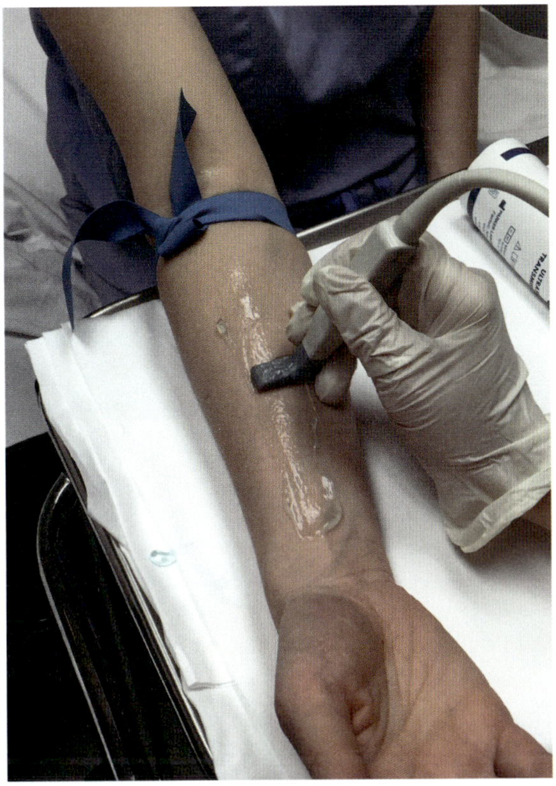

FIG. 27.50 Avaliação ultrassonográfica das veias do antebraço com o braço do paciente descansando confortavelmente em um suporte cirúrgico.

em uma mesa ou em um descanso para antebraço. Um torniquete deve ser colocado após o estudo arterial para avaliar o calibre e a distensão da veia[144] (Fig. 27.50). Na avaliação venosa central que inclui o estudo da veia jugular interna e da veia subclávia, o paciente deve estar em decúbito dorsal para avaliação do formato de onda de maneira mais precisa.

A avaliação ultrassonográfica da parede arterial deve quantificar a calcificação e o grau de estenose ou oclusão, se existentes. As paredes das veias devem ser descritas com o maior número de detalhes para avaliação do espessamento da parede e trombos que podem limitar a futura distensão venosa. A literatura sugere que os critérios pré-operatórios incluam um mínimo de diâmetro intraluminal arterial de 2,0 mm e um mínimo de diâmetro intraluminal venoso de 2,5 mm para permitir a realização da FAV bem-sucedida, e um mínimo de diâmetro intraluminal venoso de 4,0 mm e um mínimo de diâmetro arterial de 2,0 mm para enxertos.[145,146]

Pelo menos o terço distal da artéria braquial e toda artéria radial são avaliados para detectar espessamento parietal, calcificação, estenose ou oclusão, com avaliação mais extensa da artéria braquial e da artéria ulnar quando justificado, assim como da artéria axilar. A gravidade da calcificação arterial deve ser caracterizada, servindo de alerta ao cirurgião, porque é difícil suturar uma artéria densamente calcificada, além de aumentar o risco de embolia na cirurgia[123] (Fig. 27.51). O formato da onda arterial deve ser avaliado, podendo ser encontrado um padrão de fluxo trifásico ou bifásico normal de alta resistência e a VPS deve ser medida nessas regiões (Fig. 27.52). A bifurcação alta da artéria braquial é uma variante anatômica comum que se caracteriza quando duas artérias são acompanhadas por veias pareadas na porção superior do braço[52]

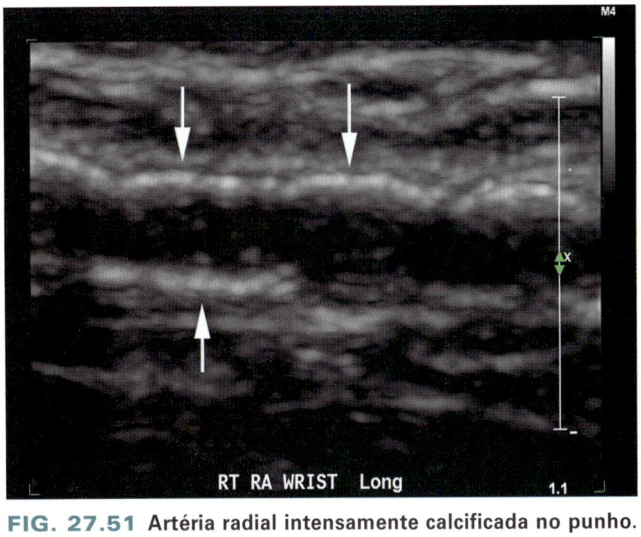

FIG. 27.51 Artéria radial intensamente calcificada no punho. Imagem longitudinal mostra calcificação intensa da parede arterial (*setas*).

(Fig. 27.53). As duas artérias devem ser seguidas no antebraço até a região do punho para confirmar a presença de uma bifurcação alta da artéria braquial e para excluir, menos comumente observado, um ramo arterial proeminente suprindo o cotovelo.

Para avaliação das veias, a posição sentada de frente ao examinador garante distensão venosa devido à pressão hidrostática. Para a melhor distensão venosa, o torniquete deve ser colocado no braço, cranial à área estudada, de modo que as veias estejam distendidas. Cada veia deve ser inspecionada, realizando compressão ao longo de todo o seu comprimento para excluir trombos (Fig. 27.54). O torniquete deve ser colocado em primeiro lugar, no terço médio do antebraço. A região da veia cefálica, no punho, deve ser percutida por cerca de 2 minutos para distensão venosa máxima, e o diâmetro interno da veia cefálica deve ser medido em múltiplos pontos no antebraço (Fig. 27.55, Vídeo 27.25). A seguir, o torniquete é colocado na fossa antecubital e, em seguida, na região proximal do braço, realizando a medida segmentar do diâmetro venoso. A distância entre a parede anterior da veia cefálica e a pele pode ser medida, pois se a veia cefálica for muito profunda para a sua canulação no momento da hemodiálise, talvez seja necessária a sua superficialização no ato cirúrgico (Fig. 27.56). Não é necessária a medição da distância entre a veia basílica e a pele, pois esta veia normalmente deve ser transposta para facilitar o seu acesso. A veia antecubital mediana normalmente conecta a veia cefálica com a veia basílica e é frequentemente parte da via de drenagem da FAV. A veia antecubital mediana também pode ser utilizada na criação de FAV com a veia basílica ou veia cefálica no braço e, portanto, é comumente avaliada no procedimento ultrassonográfico de mapeamento. As veias axilar, subclávia e a veia jugular interna devem ser avaliadas em sua compressibilidade (quando possível) e formatos de ondas (Fig. 27.40).

Ultrassonografia e Protocolo de Exame

Membro Superior. Após avaliação das artérias braquial e radial, são medidos os diâmetros luminais internos da artéria braquial, 2 cm proximal à fossa antecubital da artéria radial na região do punho e da artéria axilar. Utilizando a colocação sequencial do torniquete e após a percussão no trajeto da veia cefálica, o diâmetro interno dessa veia deve ser avaliado no punho, no terço médio do antebraço e no terço proximal do antebraço (aproximadamente 4 cm

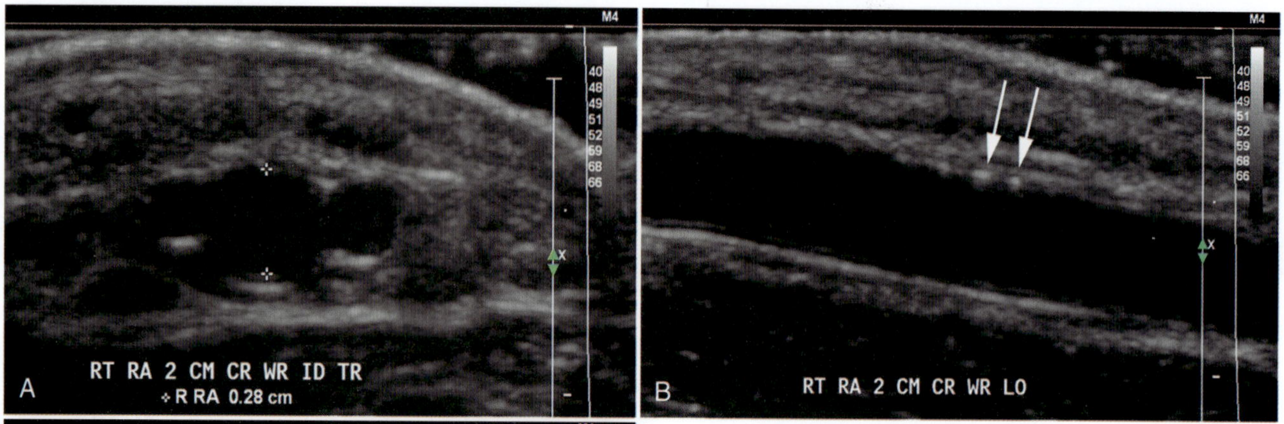

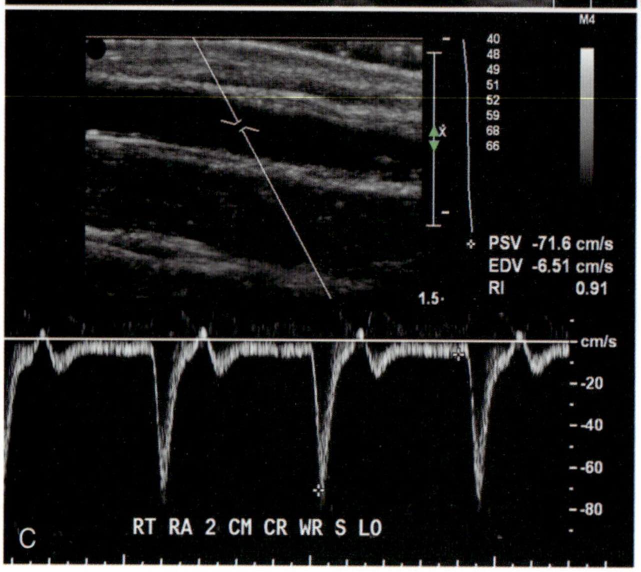

FIG. 27.52 Critérios que atendem a ultrassonografia pré-operatória de mapeamento para colocação da fístula arteriovenosa (FAV). (A) Avaliação arterial: diâmetro da artéria radial de 0,28 cm (*cursores*). **(B)** Calcificação medial leve na parede arterial (*setas*) não impede a colocação de FAV. **(C)** Formato de onda espectral trifásico normal da artéria radial.

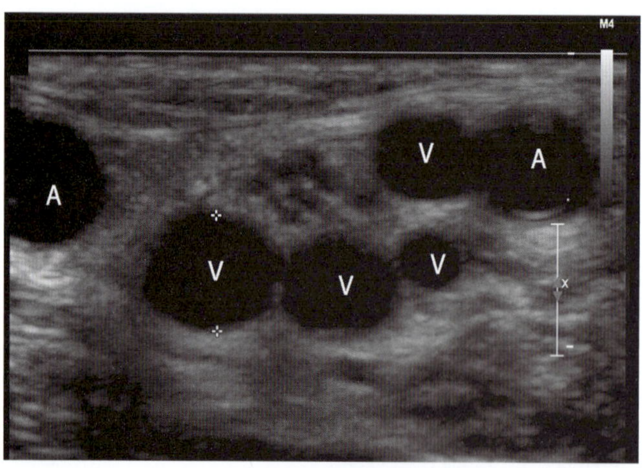

FIG. 27.53 Bifurcação alta da artéria braquial. Artérias (*A*) radial e ulnar e veias (*V*) duplicadas acompanhando.

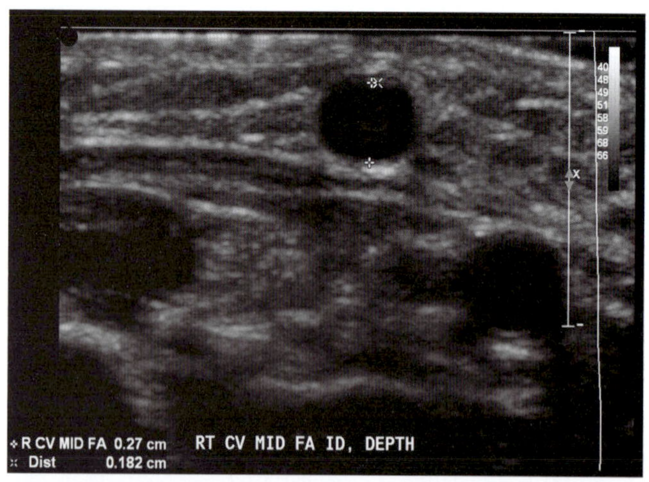

FIG. 27.54 Critérios que atendem a ultrassonografia pré-operatória de mapeamento para colocação de fístula arteriovenosa (FAV). Avaliação venosa: veia cefálica no médio antebraço é 0,27 cm (+ *cursores*). Parede anterior da veia distante 0,18 cm a partir da pele (*X cursor*).

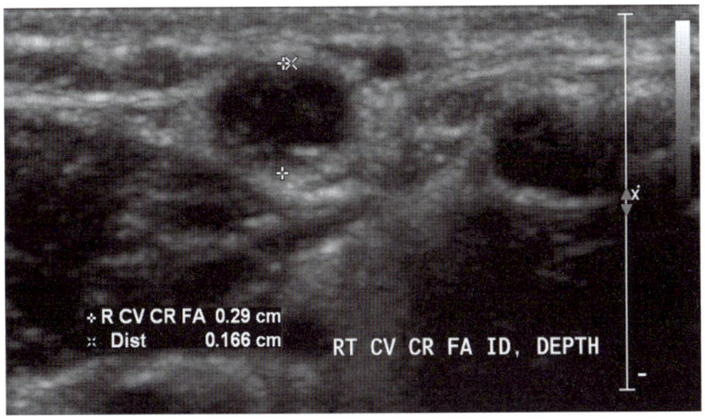

FIG. 27.55 Veia cefálica com parede espessa e com trombo crônico. Esta veia não dilata normalmente após colocação da fístula arteriovenosa (FAV) e não deve ser escolhida como potencial veia de drenagem de FAV. Ver Vídeo 27.25 correspondente.

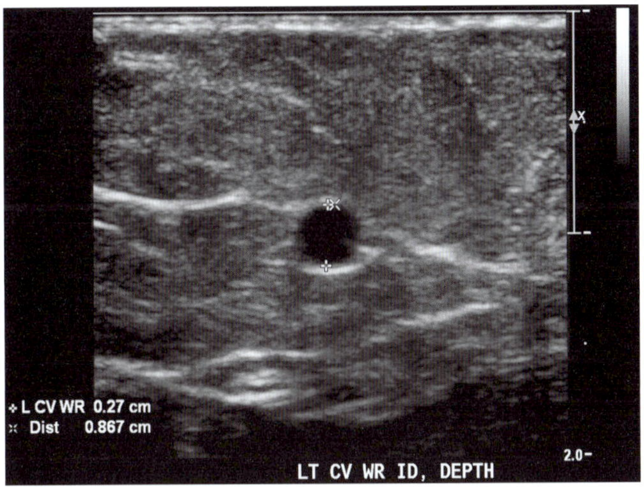

FIG. 27.56 Veia cefálica é um tanto profunda a partir da superfície da pele (0,9 cm; *X cursor*) e pode necessitar ser superficializada após criação de fístula arteriovenosa.

da fossa antecubital). A medida no terço proximal do antebraço é utilizada para avaliar o comprimento da veia disponível para mover cirurgicamente do antebraço até a artéria braquial na porção superior do braço para a confecção da FAV.

Os diâmetros das veias cefálica e basílica são medidos na fossa antecubital e nos terços superior e médio do braço. É necessário medir a distância da parede anterior da veia cefálica até a superfície da pele, assim como o diâmetro da veia axilar. A veia subclávia e a veia jugular interna devem ser avaliadas no plano longitudinal com o uso do Doppler colorido e espectral, para detectar estenoses ou oclusões, e no plano transversal, com a compressão da veia jugular interna, avaliando a presença de trombos. No estudo das ondas do Doppler espectral das veias subclávia e jugular interna, é necessário avaliar fasicidade respiratória e pulsatilidade cardíaca transmitida.

Coxa. Quando acabam as opções para colocar FAV e enxertos no membro superior, o enxerto na coxa se torna uma opção viável. Os enxertos na coxa são semelhantes aos enxertos em membro superior em termos da duração, com aumento da tendência da perda em consequência de infecção.[147] Os enxertos na coxa são superiores para a realização de diálise via cateter.[148] Se for encontrada na ultrassonografia uma densa calcificação tanto da artéria femoral comum quanto da femoral superficial, a TC pélvica pode ser útil para determinar o grau e a extensão da doença aterosclerótica existente. A avaliação ultrassonográfica cuidadosa da calcificação aterosclerótica e da estenose pode limitar a colocação cirúrgica do enxerto, devido à possível falha imediata do procedimento.[128] A colocação do enxerto na coxa tem sido realizada normalmente na artéria e veia femoral comum (Fig. 27.57). Um lugar alternativo para anastomose venosa do enxerto é na veia safena magna, para preservação da veia femoral comum quando a revisão do enxerto for necessária. Entretanto, para preservar os vasos proximais para revisão do enxerto e devido a reduzidas complicações infecciosas, os enxertos agora estão sendo colocados, cada vez mais, no meio da artéria femoral superficial e da veia femoral.[149]

Considerações técnicas para o mapeamento das artérias e veias da coxa para colocação de enxertos para hemodiálise são semelhantes ao mapeamento do membro superior, conforme descritos anteriormente, embora um transdutor linear de frequência mais baixa possa ser necessário devido ao maior tamanho da coxa. A avaliação do grau de calcificação arterial e de trombos deve ser cuidadosamente realizada na coxa. Estenose ou obstrução mais central deve ser avaliada pelo Doppler espectral da veia femoral comum e da artéria femoral comum. A distância da veia para a pele não é mensurada, porque tipicamente apenas enxertos com prótese são realizados na coxa. O uso de torniquete não é necessário no mapeamento ultrassonográfico do enxerto da coxa.

Os diâmetros internos da artéria e da veia femoral comum são mensurados, assim como avaliados para o grau de calcificação aterosclerótica. Avaliação com Doppler colorido e espectral da artéria e da veia femorais comuns é realizada para analisar a estenose e a obstrução mais proximal. Formatos de onda da artéria femoral superficial são também avaliadas normalmente. O comprimento da veia safena magna, que tem pelo menos 0,4 cm de diâmetro interno, é medida a partir de sua inserção na veia femoral comum, em direção ao terço distal da coxa. São também realizadas medidas dos diâmetros internos da artéria femoral superficial e da veia femoral, nos terços superior e médio da coxa. Também são realizadas avaliações da compressibilidade das veias, para detectar trombos e espessamento da parede venosa.[128]

Fístula Arteriovenosa e Enxerto

Um acesso para hemodiálise criado cirurgicamente pode apresentar uma variedade de complicações e a maioria delas pode ser avaliada com sucesso por ultrassonografia. Anotações cirúrgicas e dados pertinentes da história do paciente devem ser revisados antes da avaliação ultrassonográfica do acesso para hemodiálise. Um exame ultrassonográfico ampliado é realizado inicialmente para obter uma visão geral da anatomia e anastomoses do acesso. Quando sua estrutura geral é visibilizada, a avaliação ultrassonográfica é realizada com Doppler dúplex, geralmente com paciente sentado e o braço repousando confortavelmente na mesa. O terço distal da artéria que alimenta a FAV deve ser avaliado quanto à possível estenose, e o diâmetro intraluminal deve ser medido no plano transversal utilizando a escala de cinza. A artéria nutrícia é ainda avaliada com Doppler colorido e espectral no plano longitudinal para documentar o fluxo normal de baixa resistência (Fig. 27.58). Medidas da VPS e da VDF podem ser obtidas na artéria nutrícia e na anastomose. Podem existir múltiplas anastomoses no caso de um enxerto. A veia de drenagem da FAV ou enxerto deve ser inspecionada quanto ao espessamento da parede, estenose e trombose ao longo de todo seu comprimento.[143]

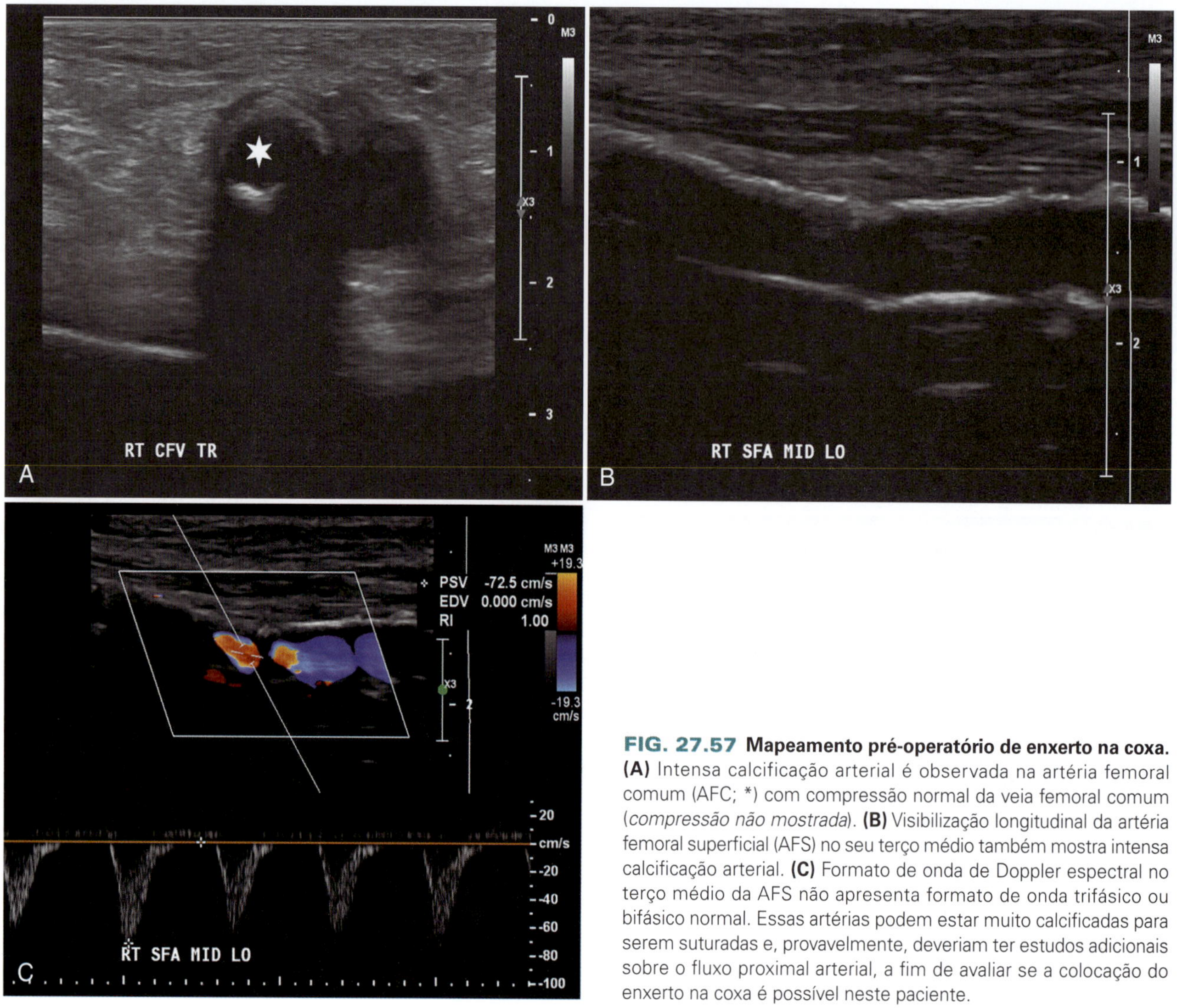

FIG. 27.57 Mapeamento pré-operatório de enxerto na coxa. **(A)** Intensa calcificação arterial é observada na artéria femoral comum (AFC; *) com compressão normal da veia femoral comum (*compressão não mostrada*). **(B)** Visibilização longitudinal da artéria femoral superficial (AFS) no seu terço médio também mostra intensa calcificação arterial. **(C)** Formato de onda de Doppler espectral no terço médio da AFS não apresenta formato de onda trifásico ou bifásico normal. Essas artérias podem estar muito calcificadas para serem suturadas e, provavelmente, deveriam ter estudos adicionais sobre o fluxo proximal arterial, a fim de avaliar se a colocação do enxerto na coxa é possível neste paciente.

Se uma estenose for observada, a VPS mais alta, tanto dentro da estenose como no jato pós-estenótico, deve ser medida utilizando a correção do ângulo, paralela ao jato, se diferente do ângulo com a parede vascular posterior, mantendo o ângulo de 60 graus ou menor. A VPS 2 cm a montante da estenose deve ser medida, e a razão da VPS (VPS na estenose dividida pela VPS acima da estenose) deve ser calculada. Uma imagem longitudinal em escala de cinza deve ser obtida para documentar qualquer trombo intraluminal identificado dentro de uma veia de drenagem ou do enxerto. Doppler colorido deve ser realizado para confirmar a ausência de fluxo e, eventualmente, pode ser necessário o uso de *power* Doppler, mais sensível. A descrição da localização da artéria e da veia em relação à FAV e ao enxerto pode ser difícil. A terminologia a jusante e a montante para determinar a localização cranial e caudal relacionada com uma anastomose, em particular, pode ser mais útil que a terminologia convencional proximal e distal.

Fístula Arteriovenosa

O diâmetro luminal da artéria nutrícia deve ser medido. Avaliações com Doppler espectral e colorido da artéria nutrícia devem ser realizadas para detectar estenose ou oclusão arterial. A anastomose deve ser avaliada para detectar estreitamento visível com subsequente avaliação com Doppler espectral e colorido. O diâmetro da veia de drenagem da FAV deve ser avaliado em vários níveis a partir da anastomose até 15 cm cranial a ela. O diâmetro intraluminal da veia de drenagem e a profundidade desta veia em relação à pele devem ser medidos em diversos pontos craniais à anastomose arteriovenosa. Acessos mais complicados podem resultar em profundidades maiores que 5 a 6 mm e, nestes casos, necessitam de superficialização.[131,150] A veia de drenagem deve ser avaliada com relação aos seus ramos acessórios (Fig. 27.59). O diâmetro intraluminal e a distância da anastomose devem ser registrados para cada veia acessória identificada dentro de 10 a 15 cm do local da anastomose. As medidas de volume do fluxo devem ser obtidas na porção média da veia de drenagem da FAV, geralmente a 10 cm cranial à anastomose. A melhor medida do volume de fluxo deve ser obtida em uma área com paredes de vãos paralelos, mínimas tortuosidades dos vasos e nenhuma estenose (Fig. 27.60).

Enxerto

As avaliações ultrassonográficas dos enxertos no antebraço e na coxa são semelhantes àquelas realizadas na FAV com veia. Um enxerto normal é observado como duas linhas ecogênicas que representam uma forte reflexão especular do material de politetrafluoroetileno.

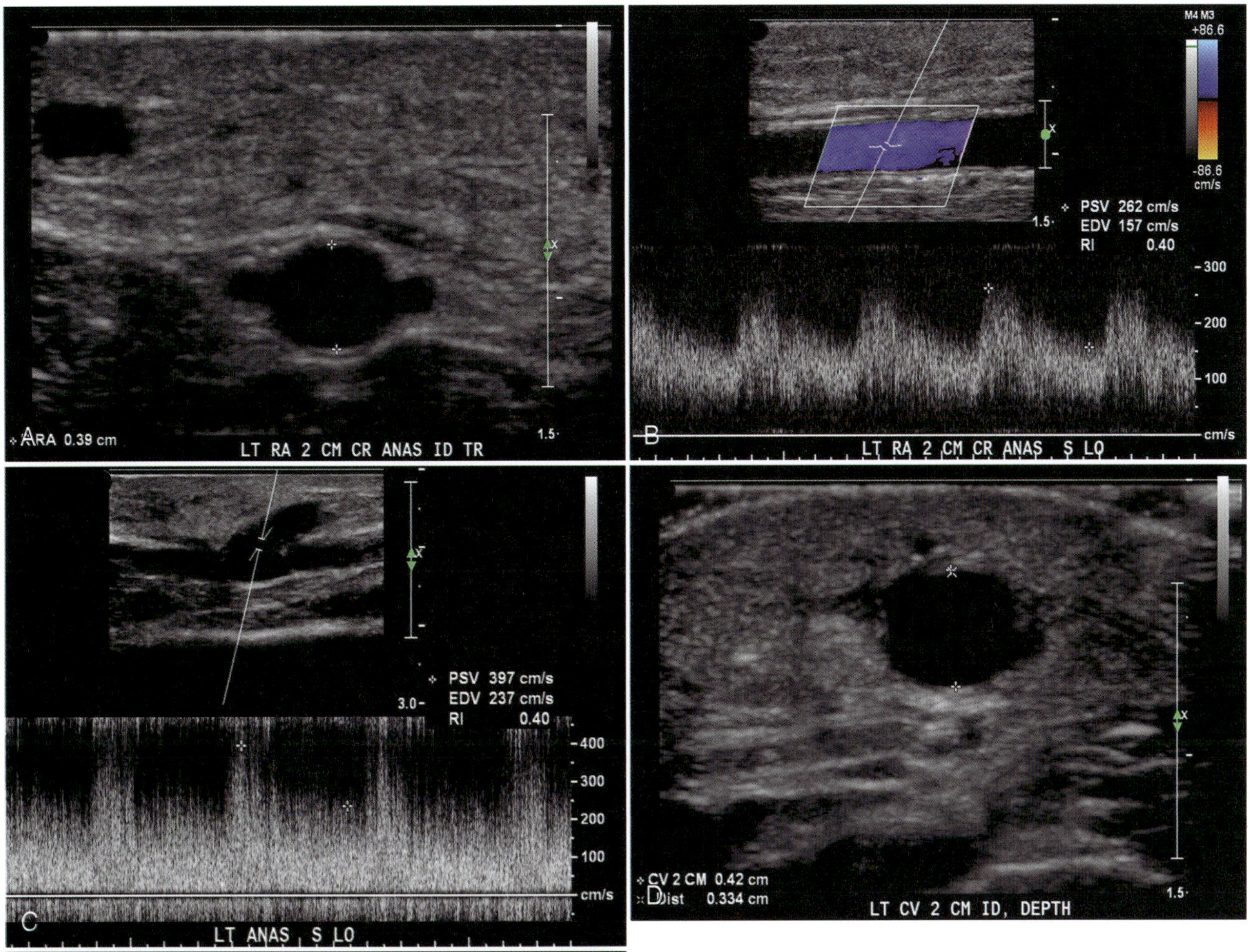

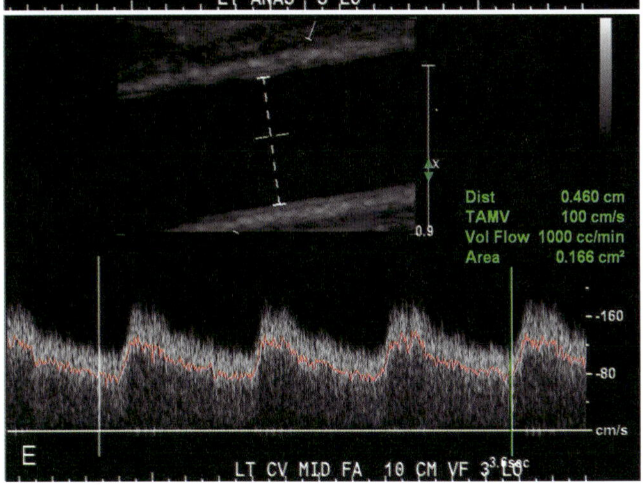

FIG. 27.58 Avaliação ultrassonográfica da fístula arteriovenosa (FAV) madura e normal (artéria radial no punho com a veia cefálica). (A) Diâmetro interno normal da artéria nutrícia (*cursores*). **(B)** Doppler colorido e espectral 2 cm a montante da anastomose com velocidade de 2,62 m/s. **(C)** Velocidade de pico sistólico (VPS) de 3,97 m/s para uma razão de VPS na anastomose inferior a 3:1, normal. Avaliação visual da anastomose também é normal, sem estenose. **(D)** Veia cefálica normal cranial à anastomose (cursores mostram mensuração do diâmetro interno). **(E)** O volume de fluxo da veia de drenagem da FAV no seu terço médio (no meio do antebraço) é 1.000 mL/min.

Um fluxo de baixa resistência (fluxo arterializado) deve ser observado dentro de um enxerto. Deve ser feita a avaliação com Doppler colorido e espectral da artéria nutrícia (incluindo diâmetro luminal), anastomose enxerto-arterial, enxerto (lado arterial e lado venoso quando o enxerto é em formato de alça) e anastomoses. Deve ser também avaliada a veia central de drenagem. O volume de fluxo deve ser avaliado no meio do enxerto (Fig. 27.61) e na artéria e veia quando o enxerto for em formato de alça. Eventuais pontos de estreitamentos visíveis devem ser avaliados com Doppler espectral e colorido.

Massas Focais Palpáveis Próximas à Fístula e ao Enxerto Arteriovenoso

Hematoma. Lesões hipoecoicas, avasculares adjacentes à FAV ou ao enxerto frequentemente representam hematomas pós-acesso ou pós-procedimento (Fig. 27.62, Vídeo 27.26). Essas coleções devem ser inspecionadas a procura de focos ecogênicos ou gás. Coleções de fluidos com focos ecogênicos associadas a sombreamento suspeito de gás podem representar abscessos em certas situações clínicas.

Aneurisma e Pseudoaneurisma. Dilatação aneurismática focal ou difusa da veia de drenagem da FAV pode ocorrer como

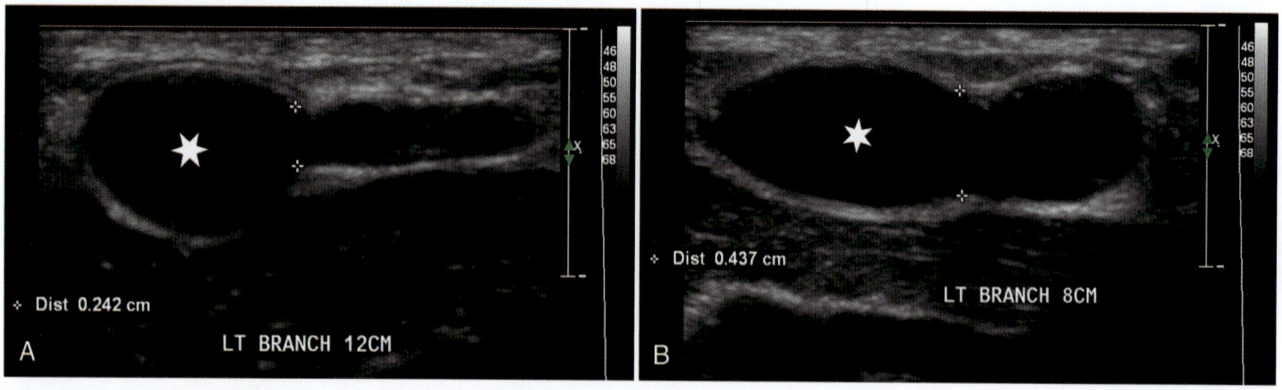

FIG. 27.59 Mensuração do ramo acessório da fístula arteriovenosa (FAV). (A) Imagem transversal da veia de drenagem da FAV (*) mostra um ramo de 0,24 cm (*cursores*). **(B)** Maior ramo acessório da FAV (*cursores*) de 0,44 cm pode ser grande o suficiente para desviar o sangue para longe da veia de drenagem da FAV (*).

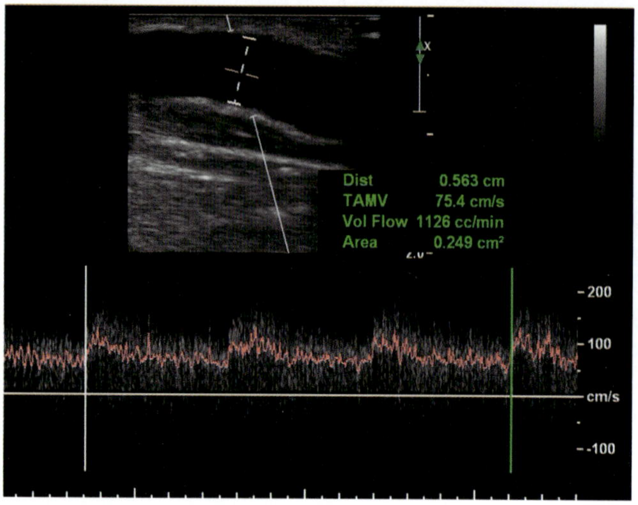

FIG. 27.60 Volume de fluxo em uma área bastante linear de uma veia de drenagem da fístula arteriovenosa (FAV).

resultado de punções repetidas (Fig. 27.63). Os pseudoaneurismas podem se desenvolver dentro de uma fístula ou enxerto e frequentemente estão relacionados com a compressão insuficiente após a canulação. O Doppler colorido de um **pseudoaneurisma** revela um padrão circular de fluxo denominado "*yin-yang*" (Fig. 27.64, Vídeo 27.27). Pode ser que fluxo vaivém seja identificado no colo do pseudoaneurisma. A determinação da profundidade da parede anterior do pseudoaneurisma em relação à superfície da pele é importante para avaliar aqueles pseudoaneurismas com perigo de ruptura iminente. Uma única complicação dos enxertos é a degeneração do material sintético. Irregularidade da parede do enxerto é encontrada, muitas vezes associada a pseudoaneurismas difusos ou focais ao longo do comprimento da parede do enxerto (Fig. 27.65, Vídeo 27.28).

Avaliação da Maturação da Fístula Arteriovenosa

Uma ultrassonografia pós-operatória de 6 semanas da FAV é feita em alguns centros clínicos como avaliação de rotina da FAV para determinar seu desenvolvimento com relação ao seu uso.[130] Uma FAV é funcional quando apresenta volume de fluxo de pelo menos 300 a 800 mL/min.[129,151] Robin et al. demonstraram que 70% das FAV eram de boa qualidade para uso na hemodiálise quando apresentavam uma veia de drenagem com calibre maior ou igual a 4 mm ou quando tinham volume de fluxo sanguíneo maior ou igual a 500 mL/min. A probabilidade de maturação da fístula foi de 95% quando ambos os critérios foram atendidos. Se nenhum dos critérios tinha sido atendido, apenas 33% das fístulas seriam utilizadas na hemodiálise.[129] Critérios ultrassonográficos publicados pela National Kidney Foundation Kidney Disease Outcomes Quality Initiative, sugestivos de maturação, incluíram uma veia de drenagem maior que 6 mm de diâmetro, volume de fluxo sanguíneo maior que 600 mL/min e menos de 6 mm de profundidade da pele. Esses critérios podem excluir muitas fístulas que poderiam subsequentemente fornecer acesso à hemodiálise. Mais investigações estão em andamento, com estudos multicêntricos maiores para testar tais critérios. Por meio da ultrassonografia, é possível identificar as principais causas de falha para amadurecer, como estenose na anastomose arteriovenosa ou no trajeto da veia de drenagem da FAV, drenagem por uma grande veia acessória ou estenose do leito arterial proximal. Assim, podemos realizar uma triagem das FAV que necessitam de correção.[131]

Estenose da Fístula Arteriovenosa e Enxerto

FAV. Estenoses associadas às FAV são encontradas mais frequentemente na região justa-anastomótica, seguidas em frequência pela veia de drenagem da FAV e com estenose venosa central e da artéria nutrícia, estas menos comuns, mas não infrequentes. A estenose pode ser clinicamente relevante devido à diminuição do volume de fluxo resultante e também pode estar associada à trombose subsequente. Os potenciais locais para estenose da FAV incluem artéria nutrícia, região justa-anastomótica, veia de drenagem e veias centrais. Após a confecção, a estenose justa-anastomótica é a mais comum. Posteriormente, estenoses da veia de drenagem e da veia central são as mais comuns, incluindo a estenose "do arco cefálico", local em que a veia cefálica entra na veia subclávia. Uma cuidadosa pesquisa direcionada para essas áreas comuns de estenose é importante durante o exame ultrassonográfico, pois a estenose pode ser pequena e, portanto, negligenciada.

A estenose da fístula é caracterizada por dois critérios: (1) estreitamento visual superior a 50%, avaliado em escala de cinza, e (2) razão de VPS elevada (VPS na ou imediatamente distal à estenose em comparação com a VPS medida 2 cm a montante do local da estenose). Uma estenose é justa-anastomótica quando se localiza no espaço de 2 cm da anastomose, abrangendo tanto a artéria nutrícia quanto a veia de drenagem.[152,153] A estenose justa-anastomótica

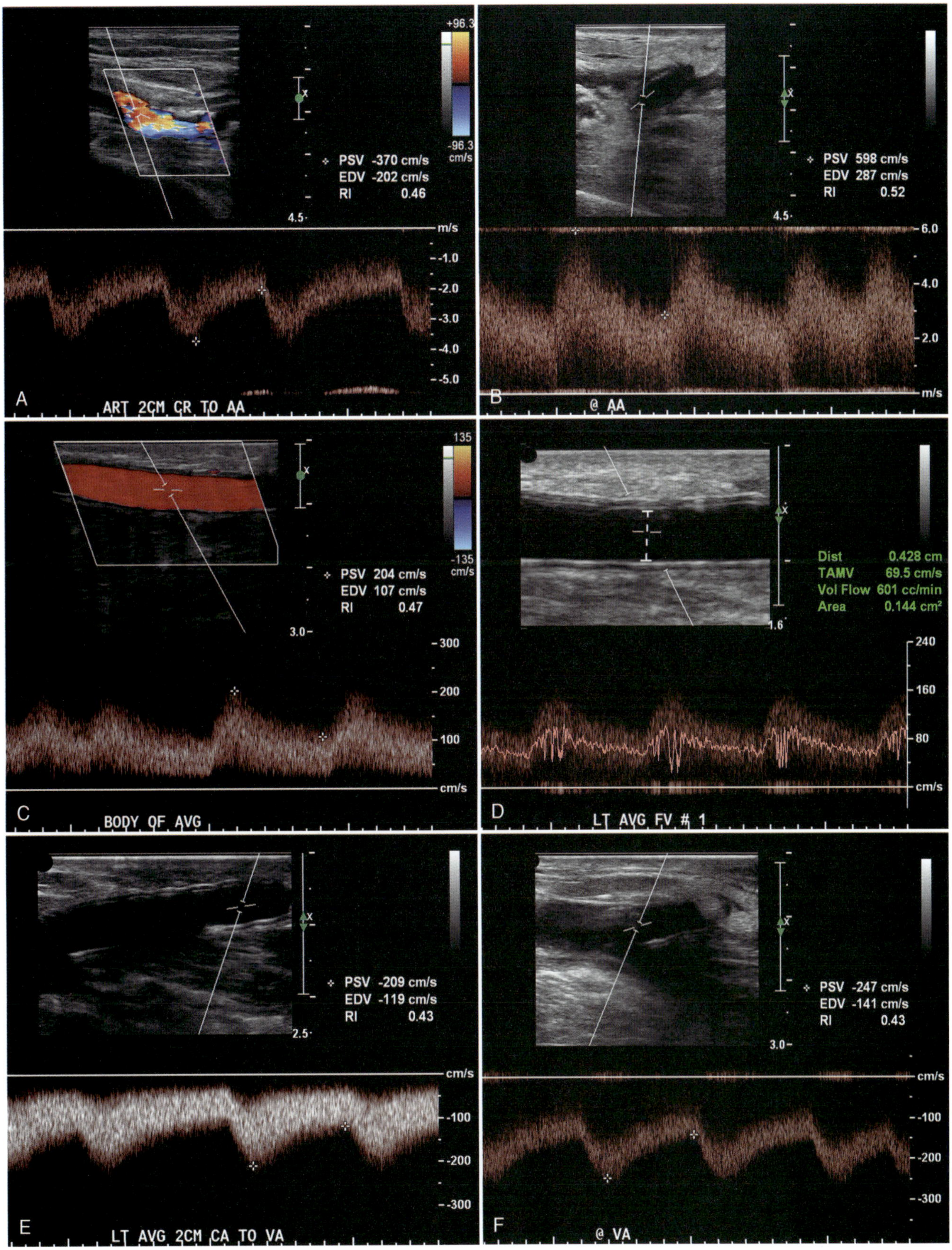

FIG. 27.61 Avaliação do enxerto da porção superior do braço (enxerto entre a artéria braquial e a veia axilar) com mensuração da velocidade de pico sistólico (VPS). (A) Imagens de Doppler colorido e espectral normal mostram artéria que irriga o enxerto 2 cm acima da anastomose arterial; VPS é 3,7 m/s. **(B)** Anastomose arterial: VPS é 5,98 m/s. Razão de VPS < 3:1, normal, congruente com ausência de estenose visual. **(C)** Corpo do terço médio do enxerto. Nenhuma área de estenose é observada. **(D)** Mensuração da taxa de volume do fluxo de 601 mL/min no terço médio do enxerto. **(E)** Dentro do enxerto, 2 cm a montante da anastomose venosa, VPS é de 2,09 m/s. **(F)** Na anastomose venosa, VPS mede 2,47 m/s. Razão de VPS é < 2:1, normal, corroborando com nenhuma estenose anastomótica visual.

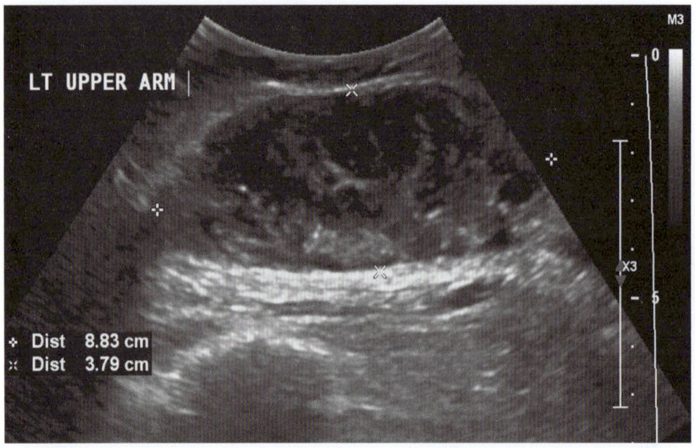

FIG. 27.62 Grande hematoma adjacente à fístula arteriovenosa (FAV). Imagem em escala de cinza mostra hematoma (*cursores*). Nenhum fluxo foi observado no Doppler colorido ou espectral (*não mostrado*). Ver também Vídeo 27.26 para FAV pérvia adjacente. LT UPPER ARM = braço esquerdo.

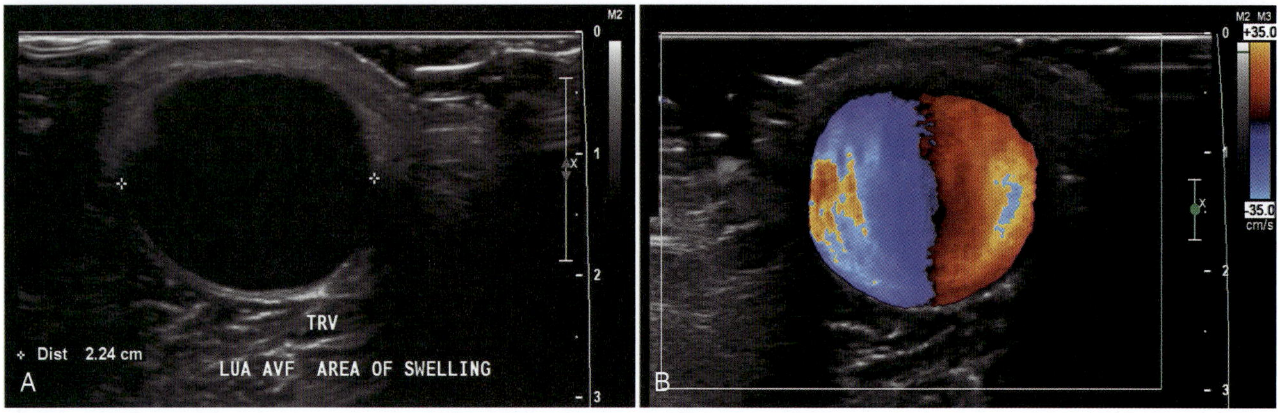

FIG. 27.63 Fluxo helicoidal na dilatação aneurismática da fístula arteriovenosa (FAV). (A) Dilatação aneurismática da veia de drenagem da FAV na área de edema palpável. Nenhum pseudoaneurisma foi observado. **(B)** Padrão de fluxo "*yin-yang*" no Doppler colorido devido ao turbilhonamento do sangue.

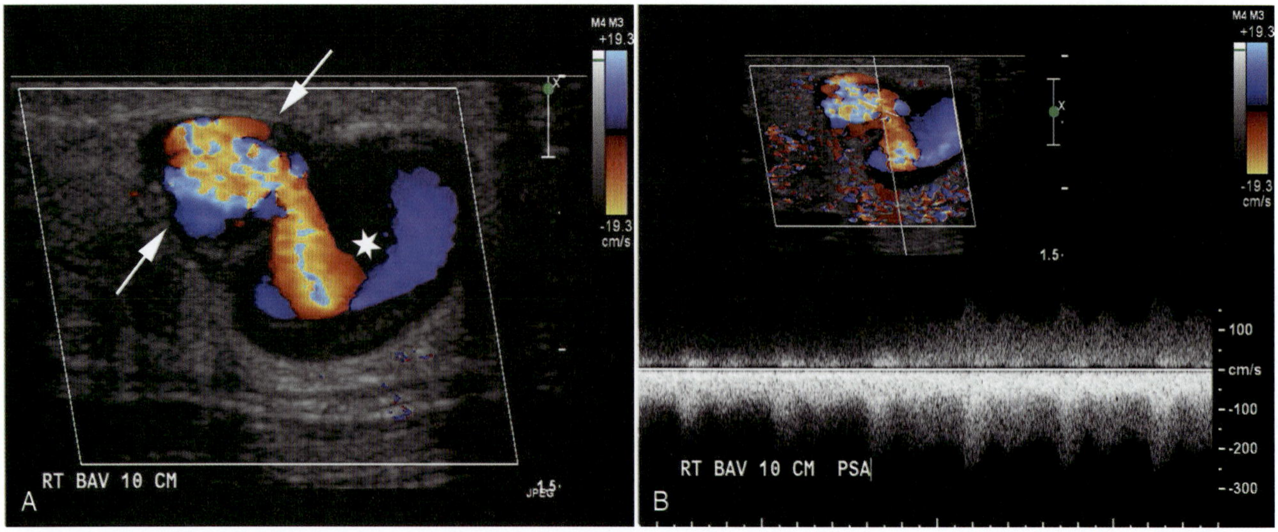

FIG. 27.64 Pequeno pseudoaneurisma na veia basílica. (A) Fístula arteriovenosa na veia basílica (*) com pseudoaneurisma (*setas*). **(B)** Doppler espectral no colo do pseudoaneurisma mostra típico padrão em vaivém. Ver também Vídeo 27.27.

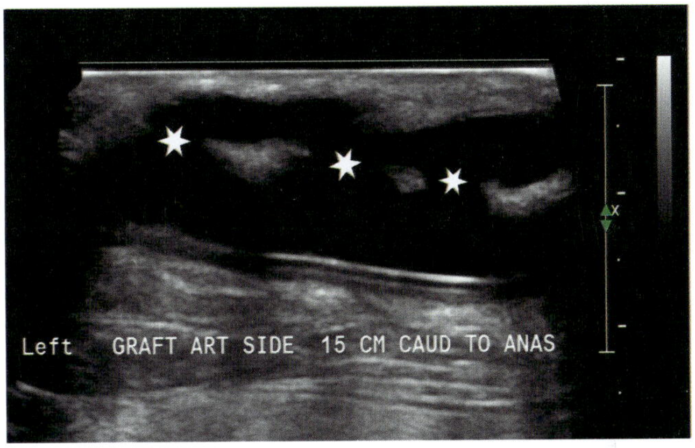

FIG. 27.65 Irregularidade na parede do enxerto e degeneração após repetidas punções. Observe as paredes paralelas lineares brilhantes nos enxertos de hemodiálise, de politetrafluoroetileno. Estrelas indicam áreas de degeneração. Ver também Vídeo 27.28. Left GRAFT ART SIDE 15 CM CAUD TO ANAS = enxerto em artéria esquerda 15 cm caudalmente à anastomose.

mostrará estreitamento visível e uma razão de VPS maior ou igual a 3:1 (Fig. 27.66). A estenose da veia de drenagem é definida pelo estreitamento visível e pela razão de VPS de 2:1 identificada na veia de drenagem, 2 cm acima da anastomose[141] (Fig. 27.67). Estenose da artéria nutrícia 2 cm acima da anastomose é incomum; estas são caracterizadas por uma razão de VPS de 2:1 com estreitamento visível. O formato da onda pós-estenótica mostrando retardo da ascensão da curva sistólica pode sugerir estenose arterial proximal e, neste caso, deve ser feita uma pronta avaliação adicional da artéria nutrícia mais cranial.

Enxerto. Anormalidades encontradas no enxerto são semelhantes àquelas descritas anteriormente para FAV, com diferentes limiares de diagnóstico e critérios. Diversos estudos indicaram que enxertos com fluxo sanguíneo diminuído tem risco aumentado para trombose.[141,154,155] Os quatro critérios ultrassonográficos utilizados para caracterizar estenose no enxerto são (1) estreitamento luminal no exame em escala de cinza, (2) jato de alta velocidade no Doppler colorido, (3) razão de VPS superior a 2:1 para anastomose venosa ou veia de drenagem e (4) razão de VPS superior a 3:1 para a anastomose arterial. O local mais comum de estenose no enxerto é a anastomose venosa. Outros locais menos frequentes são a veia de drenagem, região intraenxerto, anastomose arterial e veias centrais (Fig. 27.68, Vídeo 27.29).

Roubo Arterial

Roubo arterial é definido como reversão de fluxo na artéria nativa caudal à anastomose, podendo ser assintomática ou associada a achados clínicos, como dor na mão e parestesias, que podem piorar durante a hemodiálise.[156] Em casos graves, isquemia e necrose tecidual podem ocorrer nos dedos A avaliação ultrassonográfica pode mostrar reversão do fluxo na artéria distal e raramente mostrar oclusão arterial (Fig. 27.69). Uma breve compressão manual do enxerto pode demonstrar inversão no fluxo arterial reverso, produzindo um padrão de fluxo anterógrado de alta resistência em direção às mãos.[157]

É importante notar que a reversão do fluxo assintomática na artéria a jusante, a partir da anastomose arterial, é frequentemente observada na FAV. Em casos graves de roubo arterial, uma revisão cirúrgica pode ser necessária.

Edema de MMSS e MMII com Fístula Arteriovenosa ou Enxerto

Quando há edema de membro superior associado a uma FAV ou enxerto, as veias axilar, subclávia e jugular interna ipsolaterais devem ser incluídas na avaliação ultrassonográfica pós-operatória. Ocasionalmente, TVP da veia braquial, da veia axilar ou da veia subclávia é a causa do edema do membro superior em um paciente com FAV ou enxerto. Se não for encontrada TVP no membro superior, US com Doppler espectral da veia jugular interna e veia subclávia pode fornecer avaliação indireta das veias braquiocefálicas.

Como discutido anteriormente neste capítulo, formatos de onda monofásicos da veia subclávia e da veia jugular interna sugerem estenose ou oclusão venosa central (Fig. 27.70). A ausência de fasicidade nas veias centrais é menos específica para oclusão venosa central em pacientes com enxerto do que em pacientes com FAV, devido ao maior volume de fluxo sanguíneo nos enxertos. Achados sugestivos de estenose ou oclusão central são estreitamento visível, turbulência focal, velocidade focalmente elevada e circulação colateral. Se houver suspeita de estenose ou oclusão central, uma avaliação da veia central com ressonância magnética (RM) ou venografia pode ser útil, visto que a estenose central grave pode ser suficiente para causar edema de membro superior apesar de fluxo adequado ou alto na FAV.

Oclusão de Fístula Arteriovenosa e Enxerto

A oclusão do acesso pode ser diagnosticada pelo exame físico. Entretanto, no caso de edema significativo do braço ou de um examinador inexperiente, a avaliação ultrassonográfica pode ser útil. O trombo pode ser observado no lúmen do vaso, no exame em escala de cinza (Fig. 27.71) e confirmada pela falta de fluxo no Doppler colorido ou espectral, na porção afetada da FAV, do enxerto ou da veia de drenagem. Fluxo lento pode ser identificado com *power* Doppler quando houver trombo não oclusivo. O fluxo arterial proximal, em geral, será de alta resistência na FAV ou no enxerto ocluído.

CONCLUSÃO

A ultrassonografia é importante na avaliação da circulação periférica. Embora a ultrassonografia arterial periférica seja comumente considerada por seus usos na doença aterosclerótica arterial periférica, a técnica pode ser aplicada em numerosos cenários clínicos. Para avaliação da estenose em artérias nativas ou em revascularizações, os conceitos são semelhantes, embora valores limiares possam ser diferentes. Para avaliação de aneurisma, pseudoaneurisma ou FAV, o exame pode ser mais localizado em seu objetivo, determinando o tamanho da anormalidade pela escala de cinza. Nestes casos, o Doppler colorido e espectral será utilizado para avaliar o fluxo proximal e o fluxo distal.

Para o sistema venoso profundo dos membros superior e inferior, a ultrassonografia é a modalidade de escolha inicial. No caso ocasional em que os achados ultrassonográficos são duvidosos ou de difícil diagnóstico, especialmente quando há suspeita de trombose venosa central, a correlação com RM, TC ou flebografia por cateterismo pode ser útil. A US é um exame de rastreamento acurado, rápido, portátil, de baixo custo e não invasivo, mapeando e controlando o sistema venoso dos membros superior e inferior.

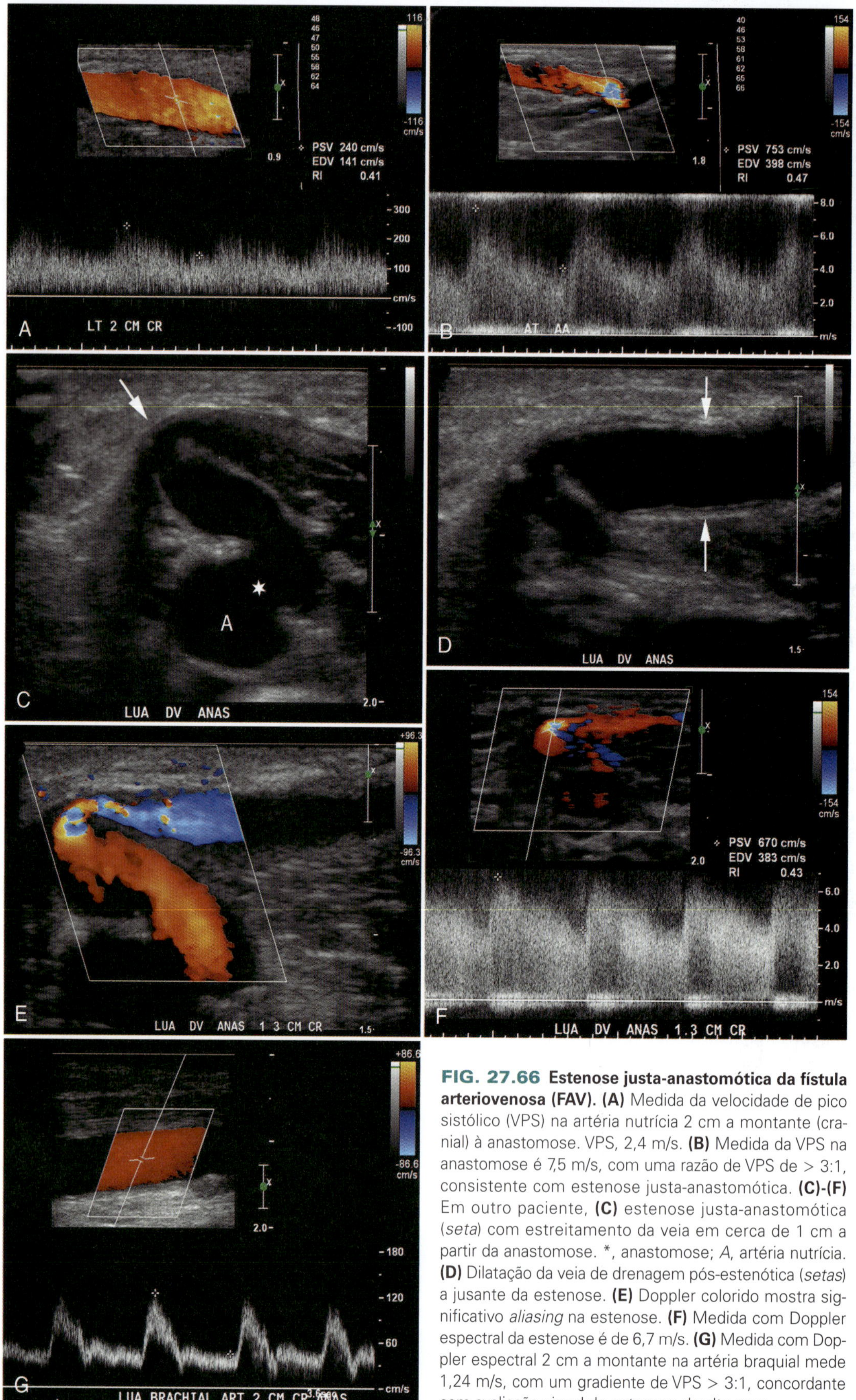

FIG. 27.66 Estenose justa-anastomótica da fístula arteriovenosa (FAV). (A) Medida da velocidade de pico sistólico (VPS) na artéria nutrícia 2 cm a montante (cranial) à anastomose. VPS, 2,4 m/s. **(B)** Medida da VPS na anastomose é 7,5 m/s, com uma razão de VPS de > 3:1, consistente com estenose justa-anastomótica. **(C)-(F)** Em outro paciente, **(C)** estenose justa-anastomótica (*seta*) com estreitamento da veia em cerca de 1 cm a partir da anastomose. *, anastomose; *A*, artéria nutrícia. **(D)** Dilatação da veia de drenagem pós-estenótica (*setas*) a jusante da estenose. **(E)** Doppler colorido mostra significativo *aliasing* na estenose. **(F)** Medida com Doppler espectral da estenose é de 6,7 m/s. **(G)** Medida com Doppler espectral 2 cm a montante na artéria braquial mede 1,24 m/s, com um gradiente de VPS > 3:1, concordante com avaliação visual de estenose de alto grau.

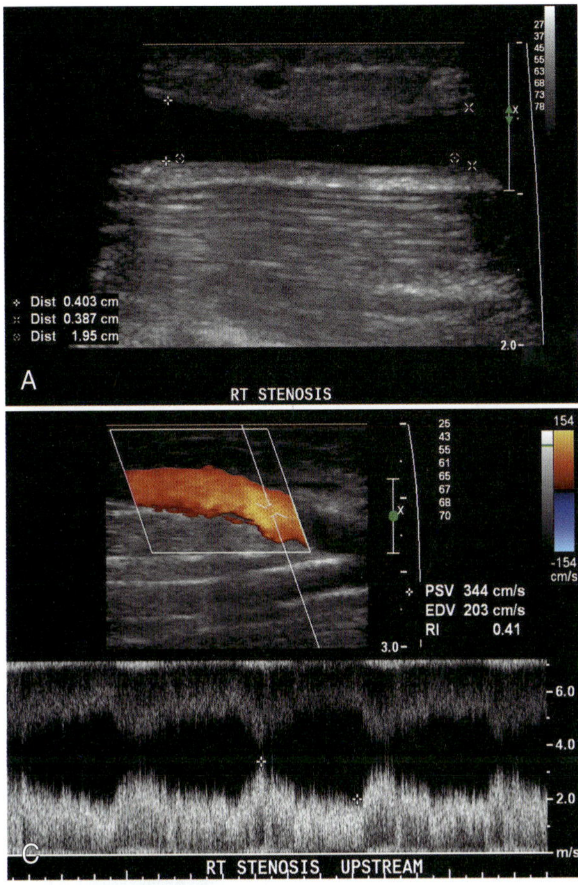

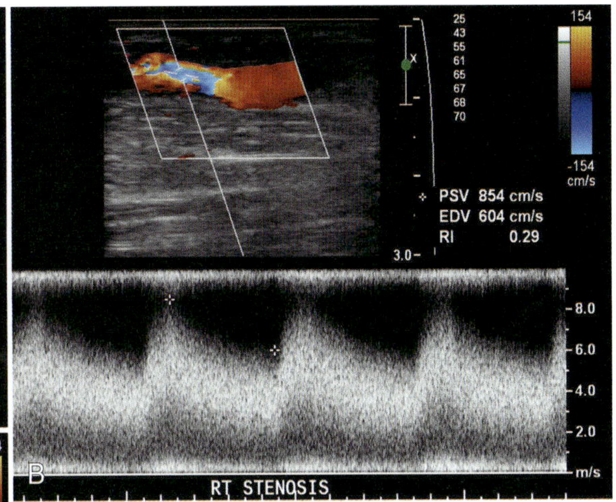

FIG. 27.67 Avaliação da estenose do enxerto ou na veia de drenagem da fístula arteriovenosa (FAV) utilizando Doppler colorido ou espectral com medida da velocidade de pico sistólico (VPS). (A) Estreitamento visual na veia de drenagem maior que 2 cm a jusante a partir da estenose anastomótica (portanto, estenose da veia de drenagem e não da estenose justa-anastomótica). **(B)** A medida da VPS da área de maior estreitamento é de 8,5 m/s. **(C)** VPS 2 cm a montante da estenose da veia de drenagem é de 3,4 m/s com um gradiente de VPS de > 2:1, com estreitamento visual consistente com pelo menos 50% de estenose.

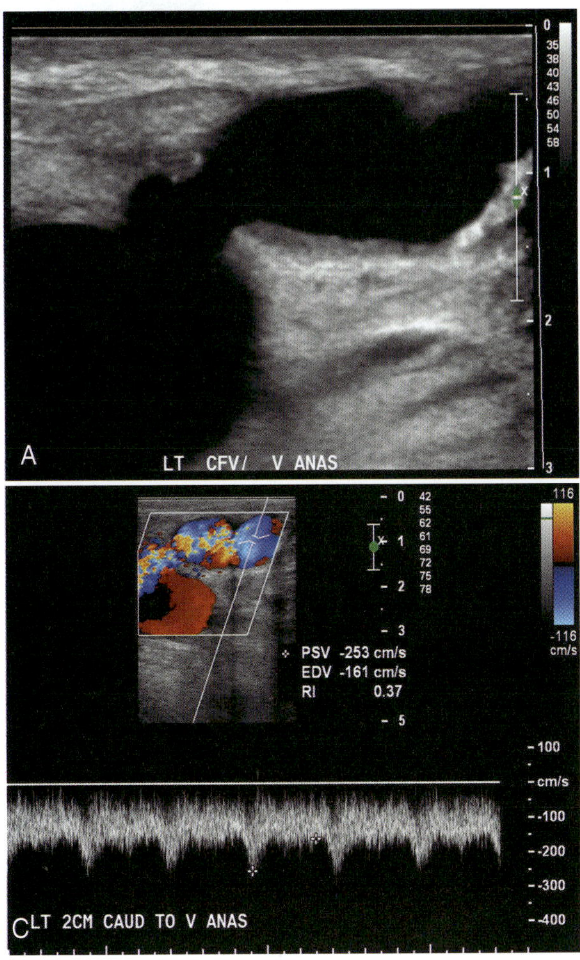

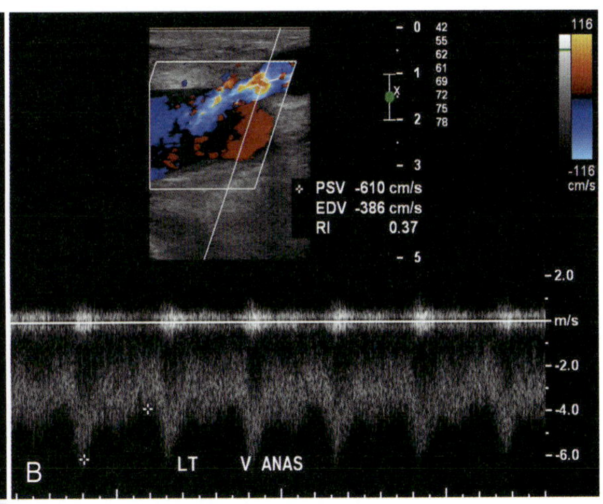

FIG. 27.68 Estenose da anastomose venosa do enxerto. (A) Imagem em escala de cinza mostra significativo estreitamento na anastomose na veia femoral comum (na coxa). **(B)** Velocidade de pico sistólico (VPS) na anastomose venosa é de 6,1 m/s no maior jato. **(C)** VPS no enxerto, 2 cm a montante da anastomose venosa, é de 2,53 m/s com uma razão de VPS > 2:1, e concordante com o estreitamento visual, consistente com pelo menos 50% de estenose. Ver também Vídeo 27.29. LT CFV/V ANAS = veia femoral comum esquerda/anastomose venosa; LT V ANAS = esquerda, anastomose venosa; LT 2CM CAUD TO V ANAS = esquerda, 2 cm caudal à anastomose venosa.

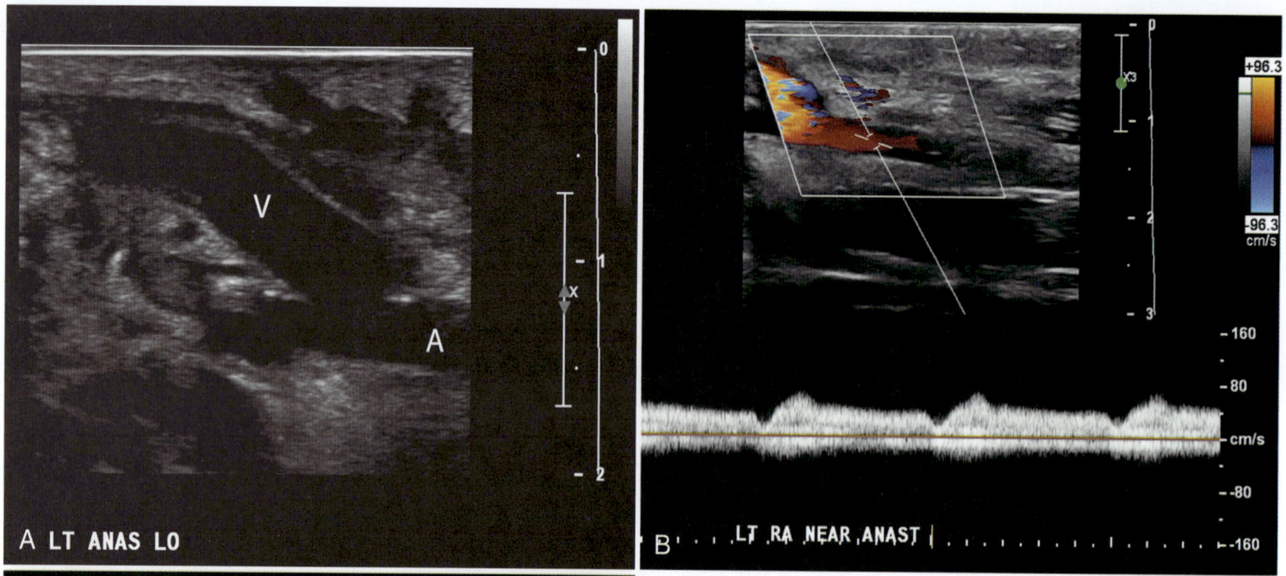

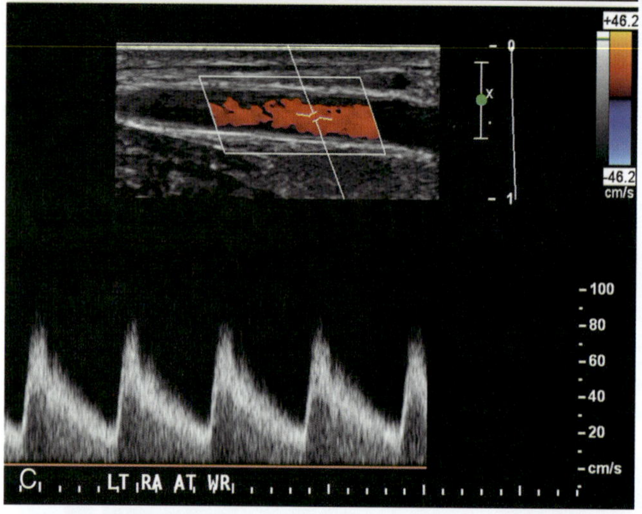

FIG. 27.69 Roubo arterial em uma artéria radial pela fístula arteriovenosa (FAV) da artéria radial com a veia cefálica, na parte proximal do antebraço. (A) Imagem em escala de cinza da anastomose mostra ausência de estenose. *A*, artéria nutrícia; *V*, veia de drenagem da FAV. **(B)** Reversão do sentido do fluxo é observada na artéria radial caudal (distal à anastomose da FAV) na artéria radial – roubo arterial. **(C)** Reversão do fluxo na artéria radial distal no punho confirma o roubo arterial. LT ANAS LO = esquerda, anastomose, oblíqua lateral; LT RA NEAR ANAST = artéria radial esquerda próximo a anastomose; LT RA AT WR = artéria radial esquerda no punho.

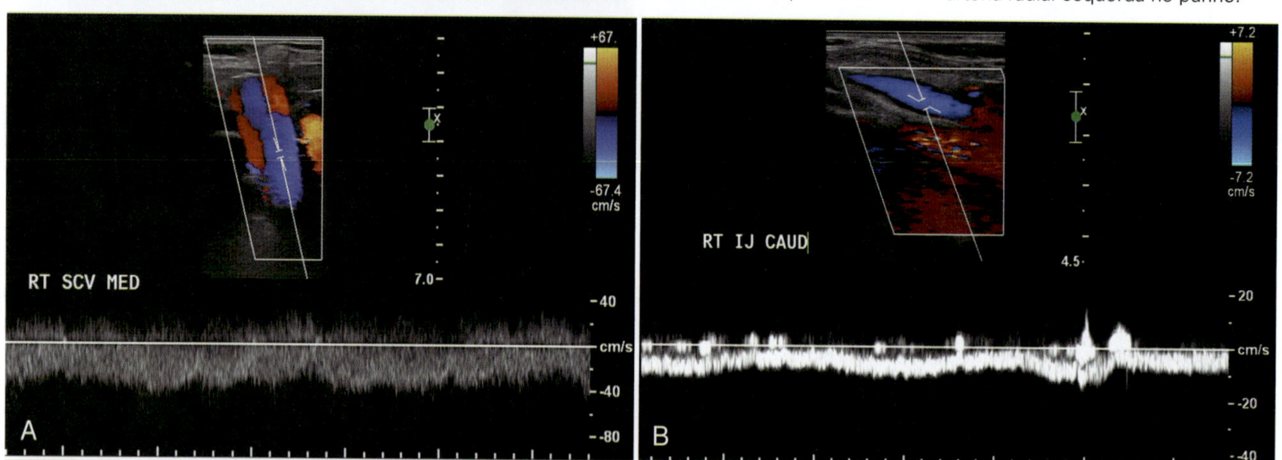

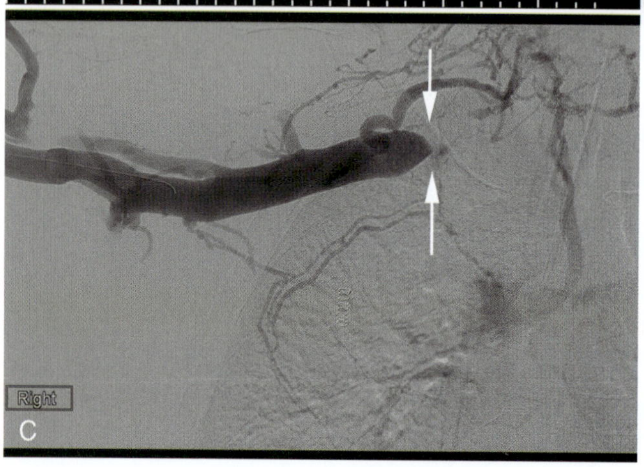

FIG. 27.70 Grave estenose da veia subclávia. (A) Fluxo monofásico na veia subclávia medial não retorna à linha de base. **(B)** Fluxo monofásico na parte caudal da veia jugular interna não retorna à linha de base. **(C)** Estenose importante na parte proximal da veia subclávia, confirmada pela venografia antes da angioplastia. RT SCV MED = veia subclávia direita, medial; RT IJ CAUD = veia jugular interna direita, caudal; Right = direita.

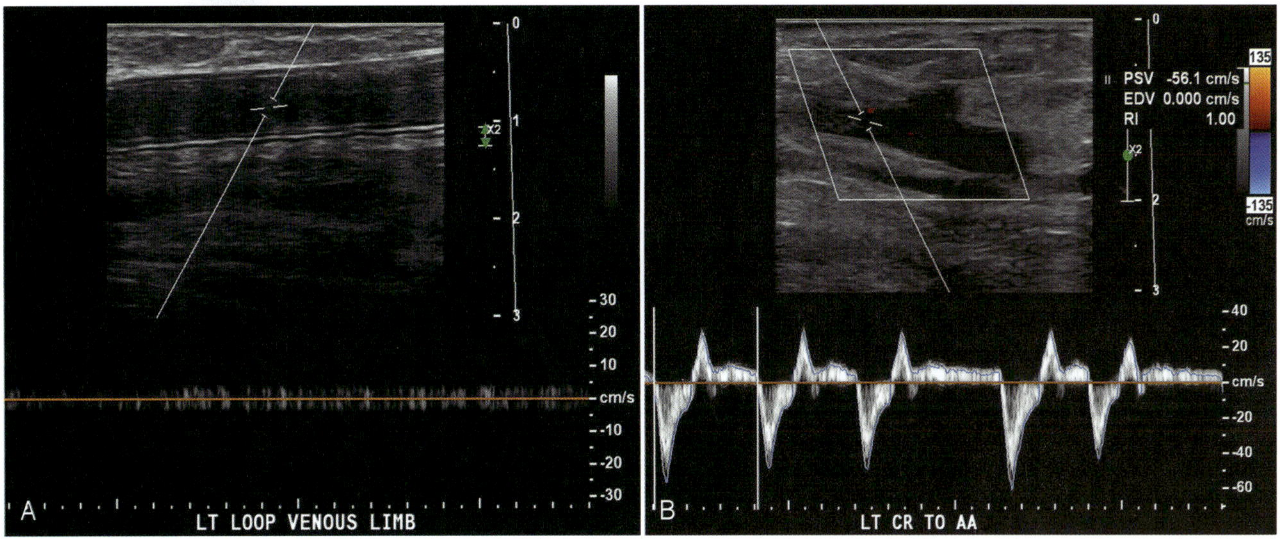

FIG. 27.71 Enxerto para hemodiálise trombosado. (A) Nenhum fluxo foi observado no Doppler espectral (ausência de fluxo no Doppler colorido; *não mostrado*). **(B)** Doppler colorido e espectral da artéria a montante (cranial) ao enxerto ocluído mostra formatos de onda de alta resistência esperados na trombose do enxerto. LT LOOP VENOUS LIMB = ramo venoso a esquerda; LT CR TO AA =cranial esquerda a arco aórtico.

Avaliação pré-operatória com ultrassonografia das veias e artérias antes da colocação de acesso para hemodiálise no membro superior e na coxa pode diminuir as complicações relacionadas com os procedimentos de acesso e melhorar a sua utilização geral. Após a colocação do acesso, a US é útil na avaliação das complicações incluindo estenose, pseudoaneurisma, roubo e não maturação adequada da FAV.

REFERÊNCIAS

1. American College of Radiology (ACR), American Institute of Ultrasound in Medicine (AIUM), Society of Pediatric Radiology (SPR), Society of Radiologists in Ultrasound (SRU). ACR-AIUM-SPR-SRU Practice parameter for the performance of peripheral venous ultrasound examinations 2015. Available from: http://www.acr.org/~/media/ACR/Documents/PGTS/guidelines/US_Peripheral_Venous.pdf.
2. American College of Radiology (ACR), American Institute of Ultrasound in Medicine (AIUM), Society of Radiologists in Ultrasound (SRU). Practice parameter for the performance of peripheral arterial ultrasound using color and spectral Doppler. Peripheral arterial US. 2014. Available from: https://www.acr.org/~/media/ACR/Documents/PGTS/guidelines/US_Peripheral_Arterial.pdf.
3. Sanyal R, Kraft B, Alexander LF, et al. Scanner-based protocol-driven ultrasound: an effective method to improve efficiency in an ultrasound department. AJR Am J Roentgenol. 2016;1-5.
4. AbuRahma AF, Jarrett K, Hayes DJ. Clinical implications of power Doppler three-dimensional ultrasonography. Vascular. 2004;12(5):293-300.
5. Czyzewska D, Ustymowicz A, Krysiuk K, et al. Ultrasound assessment of the caliber of the arteries in the lower extremities in healthy persons—the dependency on age, sex and morphological parameters of the subjects. J Ultrason. 2012;12(51):420-427.
6. Moneta GL, Yeager RA, Antonovic R, et al. Accuracy of lower extremity arterial duplex mapping. J Vasc Surg. 1992;15(2):275-283.
7. Hatsukami TS, Primozich JF, Zierler RE, et al. Color Doppler imaging of infrainguinal arterial occlusive disease. J Vasc Surg. 1992;16(4):527-531.
8. Mustapha JA, Saab F, Diaz-Sandoval L, et al. Comparison between angiographic and arterial duplex ultrasound assessment of tibial arteries in patients with peripheral arterial disease: on behalf of the Joint Endovascular and Non-Invasive Assessment of LImb Perfusion (JENALI) Group. J Invasive Cardiol. 2013;25(11):606-611.
9. Moneta GL, Yeager RA, Lee RW, Porter JM. Noninvasive localization of arterial occlusive disease: a comparison of segmental Doppler pressures and arterial duplex mapping. J Vasc Surg. 1993;17(3):578-582.
10. Jager KA, Phillips DJ, Martin RL, et al. Noninvasive mapping of lower limb arterial lesions. Ultrasound Med Biol. 1985;11(3):515-521.
11. Khan SZ, Khan MA, Bradley B, et al. Utility of duplex ultrasound in detecting and grading de novo femoropopliteal lesions. J Vasc Surg. 2011;54(4):1067-1073.
12. Elbadawy A, Aly H, Ibrahim M, Bakr H. Impact of duplex arterial mapping on decision making in non-acute ischemic limb patients. Int Angiol. 2015;34(6):538-544.
13. Fontcuberta J, Flores A, Orgaz A, et al. Reliability of preoperative duplex scanning in designing a therapeutic strategy for chronic lower limb ischemia. Ann Vasc Surg. 2009;23(5):577-582.
14. Norgren L, Hiatt WR, Dormandy JA, et al. Inter-Society Consensus for the Management of Peripheral Arterial Disease (TASC II). J Vasc Surg. 2007;45(Suppl.S):S5-S67.
15. Sultan S, Tawfick W, Hynes N. Ten-year technical and clinical outcomes in Trans-Atlantic Inter-Society Consensus II infrainguinal C/D lesions using duplex ultrasound arterial mapping as the sole imaging modality for critical lower limb ischemia. J Vasc Surg. 2013;57(4):1038-1045.
16. Davies AH, Willcox JH, Magee TR, et al. Colour duplex in assessing the infrainguinal arteries in patients with claudication. Cardiovasc Surg. 1995;3(2):211-212.
17. Legemate DA, Teeuwen C, Hoeneveld H, et al. The potential of duplex scanning to replace aorto-iliac and femoro-popliteal angiography. Eur J Vasc Surg. 1989;3(1):49-54.
18. Edwards JM, Coldwell DM, Goldman ML, Strandness DE Jr. The role of duplex scanning in the selection of patients for transluminal angioplasty. J Vasc Surg. 1991;13(1):69-74.
19. Lai DT, Huber D, Glasson R, et al. Colour-coded duplex ultrasonography in selection of patients for transluminal angioplasty. Australas Radiol. 1995;39(3):243-245.
20. Hodgkiss-Harlow KD, Bandyk DF. Interpretation of arterial duplex testing of lower-extremity arteries and interventions. Semin Vasc Surg. 2013;26(2–3):95-104.
21. Baril DT, Rhee RY, Kim J, et al. Duplex criteria for determination of in-stent stenosis after angioplasty and stenting of the superficial femoral artery. J Vasc Surg. 2009;49(1):133-138.
22. Langenberger H, Schillinger M, Plank C, et al. Agreement of duplex ultrasonography vs. computed tomography angiography for evaluation of native and in-stent SFA re-stenosis—findings from a randomized controlled trial. Eur J Radiol. 2012;81(9):2265-2269.

23. Hamper UM, DeJong MR, Scoutt LM. Ultrasound evaluation of the lower extremity veins. Radiol Clin North Am. 2007;45(3):525-547, ix.
24. Stiegler H, Brandl R. Importance of ultrasound for diagnosing peripheral arterial disease. Ultraschall Med. 2009;30(4):334-374.
25. Shortell CK, DeWeese JA, Ouriel K, Green RM. Popliteal artery aneurysms: a 25-year surgical experience. J Vasc Surg. 1991;14(6):771-776.
26. Dorigo W, Pulli R, Alessi Innocenti A, et al. A 33-year experience with surgical management of popliteal artery aneurysms. J Vasc Surg. 2015;62(5):1176-1182.
27. von Stumm M, Teufelsbauer H, Reichenspurner H, Debus ES. Two decades of endovascular repair of popliteal artery aneurysm—a meta-analysis. Eur J Vasc Endovasc Surg. 2015;50(3):351-359.
28. Mehta M, Champagne B, Darling 3rd RC, et al. Outcome of popliteal artery aneurysms after exclusion and bypass: significance of residual patent branches mimicking type II endoleaks. J Vasc Surg. 2004;40(5):886-890.
29. Rajasinghe HA, Tzilinis A, Keller T, et al. Endovascular exclusion of popliteal artery aneurysms with expanded polytetrafluoroethylene stent-grafts: early results. Vasc Endovascular Surg. 2006;40(6):460-466.
30. Antonello M, Frigatti P, Battocchio P, et al. Endovascular treatment of asymptomatic popliteal aneurysms: 8-year concurrent comparison with open repair. J Cardiovasc Surg (Torino). 2007;48(3):267-274.
31. Lumsden AB, Miller JM, Kosinski AS, et al. A prospective evaluation of surgically treated groin complications following percutaneous cardiac procedures. Am Surg. 1994;60(2):132-137.
32. Schoen FJ. Blood vessels. In: Kumar V, Abbas AK, Fausto N, editors. Robbins and cotran pathologic basis of disease. 7th ed. Philadelphia, PA: Elsevier Saunders; 2005. p. 511-554.
33. Middleton WD, Dasyam A, Teefey SA. Diagnosis and treatment of iatrogenic femoral artery pseudoaneurysms. Ultrasound Q. 2005;21(1):3-17.
34. Kent KC, McArdle CR, Kennedy B, et al. A prospective study of the clinical outcome of femoral pseudoaneurysms and arteriovenous fistulas induced by arterial puncture. J Vasc Surg. 1993;17(1):125-131.
35. La Perna L, Olin JW, Goines D, et al. Ultrasound-guided thrombin injection for the treatment of postcatheterization pseudoaneurysms. Circulation. 2000;102(19):2391-2395.
36. Shah KJ, Halaharvi DR, Franz RW, Jenkins Ii J. Treatment of iatrogenic pseudoaneurysms using ultrasound-guided thrombin injection over a 5-year period. Int J Angiol. 2011;20(4):235-242.
37. Paulson EK, Nelson RC, Mayes CE, et al. Sonographically guided thrombin injection of iatrogenic femoral pseudoaneurysms: further experience of a single institution. AJR Am J Roentgenol. 2001;177(2):309-316.
38. Franklin JA, Brigham D, Bogey WM, Powell CS. Treatment of iatrogenic false aneurysms. J Am Coll Surg. 2003;197(2):293-301.
39. Wolodiger F, Dardik H, Johnson F, Ibrahim IM. Rupture of arteriovenous fistula after in situ saphenous vein bypass. J Vasc Surg. 1991;13(4):503-505.
40. Lundell A, Nyborg K. Do residual arteriovenous fistulae after in situ saphenous vein bypass grafting influence patency? J Vasc Surg. 1999;30(1):99-110.
41. Davidovic L, Lotina S, Vojnovic B, et al. Post-traumatic AV fistulas and pseudoaneurysms. J Cardiovasc Surg (Torino). 1997;38(6):645-651.
42. Straton CS, Tisnado J. Spontaneous arteriovenous fistulas of the lower extremities: angiographic demonstration in five patients with peripheral vascular disease. Cardiovasc Intervent Radiol. 2000;23(4):318-321.
43. Woo K, Palmer OP, Weaver FA, et al. I. Outcomes of completion imaging for lower extremity bypass in the Vascular Quality Initiative. J Vasc Surg. 2015;62(2):412-416.
44. Tan TW, Rybin D, Kalish JA, et al. Routine use of completion imaging after infrainguinal bypass is not associated with higher bypass graft patency. J Vasc Surg. 2014;60(3):678-685 e2.
45. Wixon CL, Mills JL, Westerband A, et al. An economic appraisal of lower extremity bypass graft maintenance. J Vasc Surg. 2000;32(1):1-12.
46. Mills JL Sr, Wixon CL, James DC, et al. The natural history of intermediate and critical vein graft stenosis: recommendations for continued surveillance or repair. J Vasc Surg. 2001;33(2):273-278.
47. Gonsalves C, Bandyk DF, Avino AJ, Johnson BL. Duplex features of vein graft stenosis and the success of percutaneous transluminal angioplasty. J Endovasc Surg. 1999;6(1):66-72.
48. Rehfuss J, Scali S, He Y, et al. The correlation between computed tomography and duplex evaluation of autogenous vein bypass grafts and their relationship to failure. J Vasc Surg. 2015;62(6):1546-1554 e1.
49. Idu MM, Blankenstein JD, de Gier P, et al. Impact of a color-flow duplex surveillance program on infrainguinal vein graft patency: a five-year experience. J Vasc Surg. 1993;17(1):42-52.
50. Szilagyi DE, Elliott JP, Hageman JH, et al. Biologic fate of autogenous vein implants as arterial substitutes: clinical, angiographic and histopathologic observations in femoro-popliteal operations for atherosclerosis. Ann Surg. 1973;178(3):232-246.
51. Cassina PC, Hailemariam S, Schmid RA, Hauser M. Infrainguinal aneurysm formation in arterialized autologous saphenous vein grafts. J Vasc Surg. 1998;28(5):944-948.
52. McCormack LJ, Cauldwell EW, Anson BJ. Brachial and antebrachial arterial patterns; a study of 750 extremities. Surg Gynecol Obstet. 1953;96(1):43-54.
53. Uhlemann M, Mobius-Winkler S, Mende M, et al. The Leipzig prospective vascular ultrasound registry in radial artery catheterization: impact of sheath size on vascular complications. JACC Cardiovasc Interv. 2012;5(1):36-43.
54. Kliewer MA, Hertzberg BS, Kim DH, et al. Vertebral artery Doppler waveform changes indicating subclavian steal physiology. AJR Am J Roentgenol. 2000;174(3):815-819.
55. Longley DG, Yedlicka JW, Molina EJ, et al. Thoracic outlet syndrome: evaluation of the subclavian vessels by color duplex sonography. AJR Am J Roentgenol. 1992;158(3):623-630.
56. Wadhwani R, Chaubal N, Sukthankar R, et al. Color Doppler and duplex sonography in 5 patients with thoracic outlet syndrome. J Ultrasound Med. 2001;20(7):795-801.
57. Lee AD, Agarwal S, Sadhu D. Doppler Adson's test: predictor of outcome of surgery in non-specific thoracic outlet syndrome. World J Surg. 2006;30(3):291-292.
58. Criado E, Berguer R, Greenfield L. The spectrum of arterial compression at the thoracic outlet. J Vasc Surg. 2010;52(2):406-411.
59. Chen H, Doornbos N, Williams K, Criado E. Physiologic variations in venous and arterial hemodynamics in response to postural changes at the thoracic outlet in normal volunteers. Ann Vasc Surg. 2014;28(7):1583-1588.
60. Abu-Omar Y, Mussa S, Anastasiadis K, et al. Duplex ultrasonography predicts safety of radial artery harvest in the presence of an abnormal Allen test. Ann Thorac Surg. 2004;77(1):116-119.
61. Habib J, Baetz L, Satiani B. Assessment of collateral circulation to the hand prior to radial artery harvest. Vasc Med. 2012;17(5):352-361.
62. Kochi K, Sueda T, Orihashi K, Matsuura Y. New noninvasive test alternative to Allen's test: snuff-box technique. J Thorac Cardiovasc Surg. 1999;118(4):756-758.
63. Pola P, Serricchio M, Flore R, et al. Safe removal of the radial artery for myocardial revascularization: a Doppler study to prevent ischemic complications to the hand. J Thorac Cardiovasc Surg. 1996;112(3):737-744.
64. Lucena J, Rico A, Vazquez R, et al. Pulmonary embolism and sudden-unexpected death: prospective study on 2477 forensic autopsies performed at the Institute of Legal Medicine in Seville. J Forensic Leg Med. 2009;16(4):196-201.
65. Bates SM, Jaeschke R, Stevens SM, et al. Diagnosis of DVT: antithrombotic therapy and prevention of thrombosis, 9th ed: American College of Chest Physicians evidence-based clinical practice guidelines. Chest. 2012;141(2 Suppl.):e351S-e418S.
66. Ageno W, Squizzato A, Wells PS, et al. The diagnosis of symptomatic recurrent pulmonary embolism and deep vein thrombosis: guidance from the SSC of the ISTH. J Thromb Haemost. 2013;11(8):1597-1602.
67. Wilbur J, Shian B. Diagnosis of deep venous thrombosis and pulmonary embolism. Am Fam Physician. 2012;86(10):913-919.
68. Wells PS. Integrated strategies for the diagnosis of venous thromboembolism. J Thromb Haemost. 2007;5(Suppl. 1):41-50.
69. Le Gal G, Carrier M, Rodger M. Clinical decision rules in venous thromboembolism. Best Pract Res Clin Haematol. 2012;25(3):303-317.
70. Qaseem A, Snow V, Barry P, et al. Current diagnosis of venous thromboembolism in primary care: a clinical practice guideline from the American Academy of Family Physicians and the American College of Physicians. Ann Fam Med. 2007;5(1):57-62.

71. Segal JB, Eng J, Tamariz LJ, Bass EB. Review of the evidence on diagnosis of deep venous thrombosis and pulmonary embolism. Ann Fam Med. 2007;5(1):63-73.
72. Wells PS, Anderson DR, Rodger M, et al. Evaluation of D-dimer in the diagnosis of suspected deep-vein thrombosis. N Engl J Med. 2003;349(13):1227-1235.
73. Carrier M, Lee AY, Bates SM, et al. Accuracy and usefulness of a clinical prediction rule and D-dimer testing in excluding deep vein thrombosis in cancer patients. Thromb Res. 2008;123(1):177-183.
74. Geersing GJ, Zuithoff NP, Kearon C, et al. Exclusion of deep vein thrombosis using the Wells rule in clinically important subgroups: individual patient data meta-analysis. BMJ. 2014;348:g1340.
75. Squizzato A, Micieli E, Galli M, et al. Diagnosis and management of venous thromboembolism: results of a survey on current clinical practice. Thromb Res. 2010;125(2):134-136.
76. Spritzer CE. Progress in MR imaging of the venous system. Perspect Vasc Surg Endovasc Ther. 2009;21(2):105-116.
77. Bundens WP, Bergan JJ, Halasz NA, et al. The superficial femoral vein. A potentially lethal misnomer. JAMA. 1995;274(16):1296-1298.
78. Quinlan DJ, Alikhan R, Gishen P, Sidhu PS. Variations in lower limb venous anatomy: implications for US diagnosis of deep vein thrombosis. Radiology. 2003;228(2):443-448.
79. Simpson WL, Krakowsi DM. Prevalence of lower extremity venous duplication. Indian J Radiol Imaging. 2010;20(3):230-234.
80. Dona E, Fletcher JP, Hughes TM, et al. Duplicated popliteal and superficial femoral veins: incidence and potential significance. Aust N Z J Surg. 2000;70(6):438-440.
81. Lautz TB, Abbas F, Walsh SJ, et al. Isolated gastrocnemius and soleal vein thrombosis: should these patients receive therapeutic anticoagulation? Ann Surg. 2010;251(4):735-742.
82. Caggiati A, Bergan JJ, Gloviczki P, et al. Nomenclature of the veins of the lower limbs: an international interdisciplinary consensus statement. J Vasc Surg. 2002;36(2):416-422.
83. Lockhart MF, Sheldon HI, Robbin ML. Augmentation in lower extremity sonography for the detection of deep venous thrombosis. AJR Am J Roentgenol. 2005;184(2):419-422.
84. Intersocietal Accreditation Commission (IAC). IAC standards and guidelines for vascular testing accreditation. IAC. Available from: http://www.intersocietal.org/vascular/standards/IACVascularTestingStandards2016.pdf.
85. Needleman L. Update on the lower extremity venous ultrasonography examination. Radiol Clin North Am. 2014;52(6):1359-1374.
86. Cronan JJ. Venous thromboembolic disease: the role of US. Radiology. 1993;186(3):619-630.
87. Rubin JM, Xie H, Kim K, et al. Sonographic elasticity imaging of acute and chronic deep venous thrombosis in humans. J Ultrasound Med. 2006;25(9):1179-1186.
88. Johnson SA, Stevens SM, Woller SC, et al. Risk of deep vein thrombosis following a single negative whole-leg compression ultrasound: a systematic review and meta-analysis. JAMA. 2010;303(5):438-445.
89. Guanella R, Righini M. Serial limited versus single complete compression ultrasonography for the diagnosis of lower extremity deep vein thrombosis. Semin Respir Crit Care Med. 2012;33(2):144-150.
90. Birdwell BG, Raskob GE, Whitsett TL, et al. The clinical validity of normal compression ultrasonography in outpatients suspected of having deep venous thrombosis. Ann Intern Med. 1998;128(1):1-7.
91. Bernardi E, Camporese G, Buller HR, et al. Serial 2-point ultrasonography plus D-dimer vs whole-leg color-coded Doppler ultrasonography for diagnosing suspected symptomatic deep vein thrombosis: a randomized controlled trial. JAMA. 2008;300(14):1653-1659.
92. Society for Vascular Medicine. Five things physicians and patients should question. Choosing Wisely. 2014:1-2. Available from: http://www.choosingwisely.org/doctor-patient-lists/society-for-vascularmedicine/.
93. van Haarst EP, Liasis N, van Ramshorst B, Moll FL. The development of valvular incompetence after deep vein thrombosis: a 7 year follow-up study with duplex scanning. Eur J Vasc Endovasc Surg. 1996;12(3):295-299.
94. Thorisson HM, Pollak JS, Scoutt L. The role of ultrasound in the diagnosis and treatment of chronic venous insufficiency. Ultrasound Q. 2007;23(2):137-150.
95. Human P, Franz T, Scherman J, et al. Dimensional analysis of human saphenous vein grafts: implications for external mesh support. J Thorac Cardiovasc Surg. 2009;137(5):1101-1108.
96. Chin EE, Zimmerman PT, Grant EG. Sonographic evaluation of upper extremity deep venous thrombosis. J Ultrasound Med. 2005;24(6):829-838.
97. Gooding GA, Hightower DR, Moore EH, et al. Obstruction of the superior vena cava or subclavian veins: sonographic diagnosis. Radiology. 1986;159(3):663-665.
98. Baarslag HJ, van Beek EJ, Koopman MM, Reekers JA. Prospective study of color duplex ultrasonography compared with contrast venography in patients suspected of having deep venous thrombosis of the upper extremities. Ann Intern Med. 2002;136(12):865-872.
99. Knudson GJ, Wiedmeyer DA, Erickson SJ, et al. Color Doppler sonographic imaging in the assessment of upper-extremity deep venous thrombosis. AJR Am J Roentgenol. 1990;154(2):399-403.
100. Baxter GM, Kincaid W, Jeffrey RF, et al. Comparison of colour Doppler ultrasound with venography in the diagnosis of axillary and subclavian vein thrombosis. Br J Radiol. 1991;64(765):777-781.
101. Bernardi E, Piccioli A, Marchiori A, et al. Upper extremity deep vein thrombosis: risk factors, diagnosis, and management. Semin Vasc Med. 2001;1(1):105-110.
102. Fraser JD, Anderson DR. Venous protocols, techniques, and interpretations of the upper and lower extremities. Radiol Clin North Am. 2004;42(2):279-296.
103. Patel MC, Berman LH, Moss HA, McPherson SJ. Subclavian and internal jugular veins at Doppler US: abnormal cardiac pulsatility and respiratory phasicity as a predictor of complete central occlusion. Radiology. 1999;211(2):579-583.
104. Bonnet F, Loriferne JF, Texier JP, et al. Evaluation of Doppler examination for diagnosis of catheter-related deep vein thrombosis. Intensive Care Med. 1989;15(4):238-240.
105. McDonough JJ, Altemeier WA. Subclavian venous thrombosis secondary to indwelling cathers. Surg Gynecol Obstet. 1971;133(3):397-400.
106. Luciani A, Clement O, Halimi P, et al. Catheter-related upper extremity deep venous thrombosis in cancer patients: a prospective study based on Doppler US. Radiology. 2001;220(3):655-660.
107. Trerotola SO, Kuhn-Fulton J, Johnson MS, et al. Tunneled infusion catheters: increased incidence of symptomatic venous thrombosis after subclavian versus internal jugular venous access. Radiology. 2000;217(1):89-93.
108. Monreal M, Lafoz E, Ruiz J, et al. Upper-extremity deep venous thrombosis and pulmonary embolism. A prospective study. Chest. 1991;99(2):280-283.
109. Becker DM, Philbrick JT, Walker FB. Axillary and subclavian venous thrombosis. Prognosis and treatment. Arch Intern Med. 1991;151(10):1934-1943.
110. Kearon C. Natural history of venous thromboembolism. Circulation. 2003;107(23 Suppl. 1):I22-I30.
111. Horattas MC, Wright DJ, Fenton AH, et al. Changing concepts of deep venous thrombosis of the upper extremity—report of a series and review of the literature. Surgery. 1988;104(3):561-567.
112. Mustafa S, Stein PD, Patel KC, et al. Upper extremity deep venous thrombosis. Chest. 2003;123(6):1953-1956.
113. Kooij JD, van der Zant FM, van Beek EJ, Reekers JA. Pulmonary embolism in deep venous thrombosis of the upper extremity: more often in catheter-related thrombosis. Neth J Med. 1997;50(6):238-242.
114. Meissner MH, Moneta G, Burnand K, et al. The hemodynamics and diagnosis of venous disease. J Vasc Surg. 2007;46(Suppl.S):4S-24S.
115. Recek C. Calf pump activity influencing venous hemodynamics in the lower extremity. Int J Angiol. 2013;22(1):23-30.
116. Weber TM, Lockhart ME, Robbin ML. Upper extremity venous Doppler ultrasound. Radiol Clin North Am. 2007;45(3):513-524, viii-ix.
117. Kremkau FW, Taylor KJ. Artifacts in ultrasound imaging. J Ultrasound Med. 1986;5(4):227-237.
118. Reading CC, Charboneau JW, Allison JW, Cooperberg PL. Color and spectral Doppler mirror-image artifact of the subclavian artery. Radiology. 1990;174(1):41-42.
119. Pozniak MA, Zagzebski JA, Scanlan KA. Spectral and color Doppler artifacts. Radiographics. 1992;12(1):35-44.

120. U.S. Renal Data System (USRDS). 2015 USRDS annual data report: epidemiology of kidney disease in the United States. Bethesda, MD: National Institutes of Health; 2015.
121. Feldman HI, Kobrin S, Wasserstein A. Hemodialysis vascular access morbidity. J Am Soc Nephrol. 1996;7(4):523-535.
122. Vascular Access Work Group. Clinical practice guidelines for vascular access, pt 1. Am J Kidney Dis. 2006;48(Suppl. 1):S176-S247.
123. Hodges TC, Fillinger MF, Zwolak RM, et al. Longitudinal comparison of dialysis access methods: risk factors for failure. J Vasc Surg. 1997;26(6):1009-1019.
124. Allon M, Robbin ML. Increasing arteriovenous fistulas in hemodialysis patients: problems and solutions. Kidney Int. 2002;62(4):1109-1124.
125. Allon M, Lockhart ME, Lilly RZ, et al. Effect of preoperative sonographic mapping on vascular access outcomes in hemodialysis patients. Kidney Int. 2001;60(5):2013-2020.
126. Robbin ML, Gallichio MH, Deierhoi MH, et al. US vascular mapping before hemodialysis access placement. Radiology. 2000;217(1):83-88.
127. Gibson KD, Caps MT, Kohler TR, et al. Assessment of a policy to reduce placement of prosthetic hemodialysis access. Kidney Int. 2001;59(6):2335-2345.
128. Little MD, Allon M, McNamara MM, et al. Risk evaluation of immediate surgical failure during thigh hemodialysis graft placement by sonographic screening. J Ultrasound Med. 2015;34(9):1613-1619.
129. Robbin ML, Chamberlain NE, Lockhart ME, et al. Hemodialysis arteriovenous fistula maturity: US evaluation. Radiology. 2002;225(1):59-64.
130. Robbin ML, Greene T, Cheung AK, et al. Arteriovenous fistula development in the first 6 weeks after creation. Radiology. 2015;150385.
131. Singh P, Robbin ML, Lockhart ME, Allon M. Clinically immature arteriovenous hemodialysis fistulas: effect of US on salvage. Radiology. 2008;246(1):299-305.
132. Allon M, Bailey R, Ballard R, et al. A multidisciplinary approach to hemodialysis access: prospective evaluation. Kidney Int. 1998;53(2):473-479.
133. Robbin ML, Oser RF, Lee JY, et al. Randomized comparison of ultrasound surveillance and clinical monitoring on arteriovenous graft outcomes. Kidney Int. 2006;69(4):730-735.
134. Lumsden AB, MacDonald MJ, Kikeri D, et al. Prophylactic balloon angioplasty fails to prolong the patency of expanded polytetrafluoroethylene arteriovenous grafts: results of a prospective randomized study. J Vasc Surg. 1997;26(3):382-390.
135. Ram SJ, Work J, Caldito GC, et al. A randomized controlled trial of blood flow and stenosis surveillance of hemodialysis grafts. Kidney Int. 2003;64(1):272-280.
136. Malik J, Slavikova M, Svobodova J, Tuka V. Regular ultrasonographic screening significantly prolongs patency of PTFE grafts. Kidney Int. 2005;67(4):1554-1558.
137. Dember LM, Holmberg EF, Kaufman JS. Randomized controlled trial of prophylactic repair of hemodialysis arteriovenous graft stenosis. Kidney Int. 2004;66(1):390-398.
138. Tonelli M, James M, Wiebe N, et al. Ultrasound monitoring to detect access stenosis in hemodialysis patients: a systematic review. Am J Kidney Dis. 2008;51(4):630-640.
139. Allon M, Robbin ML. Hemodialysis vascular access monitoring: current concepts. Hemodial Int. 2009;13(2):153-162.
140. Jennings WC, Sideman MJ, Taubman KE, Broughan TA. Brachial vein transposition arteriovenous fistulas for hemodialysis access. J Vasc Surg. 2009;50(5):1121-1126.
141. Robbin ML, Oser RF, Allon M, et al. Hemodialysis access graft stenosis: US detection. Radiology. 1998;208(3):655-661.
142. Lockhart ME, Robbin ML. Hemodialysis access ultrasound. Ultrasound Q. 2001;17(3):157-167.
143. Umphrey HR, Abts CA, Robbin ML. Dialysis grafts and fistulae: planning and assessment. Ultrasound Clin. 2011;6(4):477-490.
144. Lockhart ME, Robbin ML, Fineberg NS, et al. Cephalic vein measurement before forearm fistula creation: does use of a tourniquet to meet the venous diameter threshold increase the number of usable fistulas? J Ultrasound Med. 2006;25(12):1541-1545.
145. Glass CJM, DiGragio W, Illig KA. A meta-analysis of preoperative duplex ultrasound vessel diameters for successful radiocephalic fistula placement. J Vasc Ultrasound. 2009;. 65-68(4).
146. Sidawy AN, Spergel LM, Besarab A, et al. The Society for Vascular Surgery: clinical practice guidelines for the surgical placement and maintenance of arteriovenous hemodialysis access. J Vasc Surg. 2008;48(5 Suppl.):2S-25S.
147. Miller CD, Robbin ML, Barker J, Allon M. Comparison of arteriovenous grafts in the thigh and upper extremities in hemodialysis patients. J Am Soc Nephrol. 2003;14(11):2942-2947.
148. Ong S, Barker-Finkel J, Allon M. Long-term outcomes of arteriovenous thigh grafts in hemodialysis patients: a comparison with tunneled dialysis catheters. Clin J Am Soc Nephrol. 2013;8(5):804-809.
149. Scott JD, Cull DL, Kalbaugh CA, et al. The mid-thigh loop arteriovenous graft: patient selection, technique, and results. Am Surg. 2006;72(9):825-828.
150. National Kidney Foundation. KDOQI clinical practice guidelines and clinical practice recommendations for vascular access 2006. Am J Kidney Dis. 2006;48(Suppl. 1):S176-S322.
151. Falk A. Maintenance and salvage of arteriovenous fistulas. J Vasc Interv Radiol. 2006;17(5):807-813.
152. Clark TW, Hirsch DA, Jindal KJ, et al. Outcome and prognostic factors of restenosis after percutaneous treatment of native hemodialysis fistulas. J Vasc Interv Radiol. 2002;13(1):51-59.
153. Beathard GA, Arnold P, Jackson J, et al. Aggressive treatment of early fistula failure. Kidney Int. 2003;64(4):1487-1494.
154. May RE, Himmelfarb J, Yenicesu M, et al. Predictive measures of vascular access thrombosis: a prospective study. Kidney Int. 1997;52(6):1656-1662.
155. Shackleton CR, Taylor DC, Buckley AR, et al. Predicting failure in polytetrafluoroethylene vascular access grafts for hemodialysis: a pilot study. Can J Surg. 1987;30(6):442-444.
156. Leake AE, Winger DG, Leers SA, et al. Management and outcomes of dialysis access-associated steal syndrome. J Vasc Surg. 2015;61(3):754-760.
157. Valji K, Hye RJ, Roberts AC, et al. Hand ischemia in patients with hemodialysis access grafts: angiographic diagnosis and treatment. Radiology. 1995;196(3):697-701.
158. Robbin ML, Lockhart ME. Ultrasound evaluation before and after hemodialysis access. In: Zweibel WJ, Pellerito JS, editors. Introduction to vascular ultrasonography. 5th ed. Philadelphia: Elsevier; 2005. p. 325-340.

2021/1

TRATADO DE ULTRASSONOGRAFIA DIAGNÓSTICA

VOLUME 2

TRATADO DE ULTRASSONOGRAFIA DIAGNÓSTICA

VOLUME 2

CAROL M. RUMACK, MD, FACR

Vice Chair of Education and Professional Development
Professor of Radiology and Pediatrics
Associate Dean for GME
University of Colorado School of Medicine
Denver, Colorado

DEBORAH LEVINE, MD, FACR

Co-Chief of Ultrasound
Director of OB/Gyn Ultrasound
Vice Chair of Academic Affairs
Department of Radiology
Beth Israel Deaconess Medical Center
Professor of Radiology
Harvard Medical School
Boston, Massachusetts

5ª EDIÇÃO

gen
GUANABARA KOOGAN

- As autoras deste livro e a editora empenharam seus melhores esforços para assegurar que as informações e os procedimentos apresentados no texto estejam em acordo com os padrões aceitos à época da publicação, *e todos os dados foram atualizados pelas autoras até a data do fechamento do livro*. Entretanto, tendo em conta a evolução das ciências, as atualizações legislativas, as mudanças regulamentares governamentais e o constante fluxo de novas informações sobre os temas que constam do livro, recomendamos enfaticamente que os leitores consultem sempre outras fontes fidedignas, de modo a se certificarem de que as informações contidas no texto estão corretas e de que não houve alterações nas recomendações ou na legislação regulamentadora.

- Data do fechamento do livro: 30/10/2020

- As autoras e a editora se empenharam para citar adequadamente e dar o devido crédito a todos os detentores de direitos autorais de qualquer material utilizado neste livro, dispondo-se a possíveis acertos posteriores caso, inadvertida e involuntariamente, a identificação de algum deles tenha sido omitida.

- **Atendimento ao cliente: (11) 5080-0751 | faleconosco@grupogen.com.br**

- Traduzido de:
  DIAGNOSTIC ULTRASOUND, FIFTH EDITION

  This edition *Diagnostic Ultrasound, 5th edition,* by Carol M. Rumack and Deborah Levine is published by arrangement with Elsevier Inc.
  ISBN: 978-0-323-40171-5
  Esta edição de *Diagnostic Ultrasound, 5ª edição,* de Carol M. Rumack e Deborah Levine, é publicada por acordo com a Elsevier Inc.

  Publicado pelo selo Editora Guanabara Koogan Ltda.
  Travessa do Ouvidor, 11
  Rio de Janeiro – RJ – 20040-040
  www.grupogen.com.br

- Capa: Creamcrackers

- Editoração eletrônica: Thomson Digital

Nota

Este livro foi produzido pelo GEN | Grupo Editorial Nacional, sob sua exclusiva responsabilidade. Profissionais da área da Saúde devem fundamentar-se em sua própria experiência e em seu conhecimento para avaliar quaisquer informações, métodos, substâncias ou experimentos descritos nesta publicação antes de empregá-los. O rápido avanço nas Ciências da Saúde requer que diagnósticos e posologias de fármacos, em especial, sejam confirmados em outras fontes confiáveis. Para todos os efeitos legais, a Elsevier, os autores, os editores ou colaboradores relacionados a esta obra não podem ser responsabilizados por qualquer dano ou prejuízo causado a pessoas físicas ou jurídicas em decorrência de produtos, recomendações, instruções ou aplicações de métodos, procedimentos ou ideias contidos neste livro.

- Ficha catalográfica

CIP-BRASIL. CATALOGAÇÃO NA PUBLICAÇÃO
SINDICATO NACIONAL DOS EDITORES DE LIVROS, RJ.

R889t
5. ed.

Rumack, Carol M.
Tratado de ultrassonografia diagnóstica, volume 2 / Carol M. Rumack, Deborah Levine ; tradução Débora dos Santos Tavares, Miriam Yoshie Tamaoki, Tatiana Robaina ; coordenação da revisão científica Giovanni Guido Cerri, Maria Cristina Chammas, Julia Diva Zavariz ; revisão científica Adriana Paiva Marques Lima Torres ... [et al.]. - 5. ed. - Rio de Janeiro : GEN | Grupo Editorial Nacional S.A. Publicado pelo selo Editora Guanabara Koogan Ltda., 2021.

Tradução de: Diagnostic ultrasound, fifth edition
Apêndice
Inclui bibliografia
ISBN 978-85-9515-115-4

1. Diagnóstico por ultrassom. 2. Ultrassonografia. I. Levine, Deborah. II. Tavares, Débora dos Santos. III. Tamaoki, Miriam Yoshie. IV. Robaina, Tatiana. V. Cerri, Giovanni Guido. VI. Chammas, Maria Cristina. VII. Zavariz, Julia Diva. VIII. Torres, Adriana Paiva Marques Lima. IX. Título.

19-57230 CDD: 616.07543
CDU: 616-073

Leandra Felix da Cruz - Bibliotecária - CRB-7/6135

TRADUÇÃO E REVISÃO CIENTÍFICA

TRADUÇÃO

Débora dos Santos Tavares
Doutora em Ciências e Engenharia dos Materiais (Biomateriais) pela Universidade Federal do Rio de Janeiro (UFRJ)
Mestre em Patologia pela Universidade Federal Fluminense (UFF)

Miriam Yoshie Tamaoki
Odontóloga formada pela Faculdade de Odontologia da Universidade São Paulo (USP)

Tatiana Robaina
Professora de Anatomia e Neuroanatomia da Unigran Capital
Doutora em Ciências (Microbiologia) pela Universidade Federal do Rio de Janeiro (UFRJ)
Mestre em Patologia pela Universidade Federal Fluminense (UFF)
Especialista em Estomatologia pela UFRJ
Cirurgiã-Dentista pela Universidade Federal de Pelotas (UFPel)

COORDENAÇÃO DA REVISÃO CIENTÍFICA

Giovanni Guido Cerri
Professor Titular do Departamento de Radiologia da Faculdade de Medicina da Universidade de São Paulo (FMUSP)

Maria Cristina Chammas
Doutora em Medicina
Diretora do Serviço de Ultrassonografia – Instituto de Radiologia do Hospital das Clínicas da Faculdade de Medicina da Universidade de São Paulo (FMUSP)
Professora do Programa de Pós-Graduação da Disciplina de Radiologia da FMUSP

Julia Diva Zavariz
Assistente de Direção do Serviço de Ultrassonografia do Instituto de Radiologia do Hospital das Clínicas da Faculdade de Medicina da Universidade de São Paulo (HC-FMUSP)
Coordenadora do Grupo de Estudos em Ultrassonografia da Sociedade Paulista de Radiologia e Diagnóstico por Imagem (SPR)
Membro Titular do Colégio Brasileiro de Radiologia (CBR)
Médica e Radiologista pela Faculdade de Medicina do ABC (FMABC)

REVISORES CIENTÍFICOS

Adriana Paiva Marques Lima Torres
Médica Assistente do Serviço de Ultrassonografia do Instituto de Radiologia do Hospital das Clínicas da Faculdade de Medicina da Universidade de São Paulo (FMUSP)
Especialista em Ultrassonografia pelo Colégio Brasileiro de Radiologia (CBR)

Andrea Cavalanti Gomes
Médica Assistente do Serviço de Ultrassonografia do Instituto de Radiologia do Hospital das Clínicas da Faculdade de Medicina da Universidade de São Paulo (FMUSP)
Membro Titular do Colégio Brasileiro de Radiologia (CBR)

Felipe Carneiro
Médico Assistente do Serviço de Ultrassonografia do Instituto de Radiologia do Hospital das Clínicas da Faculdade de Medicina da Universidade de São Paulo (FMUSP)

Fernando Linhares Pereira
Médico Assistente do Serviço de Ultrassonografia do Instituto de Radiologia do Hospital das Clínicas da Faculdade de Medicina da Universidade de São Paulo (FMUSP)
Coordenador do Grupo de Estudos em Ultrassonografia da Sociedade Paulista de Radiologia e Diagnóstico por Imagem (SPR)
Membro Titular do Colégio Brasileiro de Radiologia (CBR)

Ilka Regina Souza De Oliveira
Professora Sênior do Departamento de Radiologia e Oncologia da Faculdade de Medicina da Universidade de São Paulo (FMUSP)

Ingrid Rocha E Silva
Médica Assistente do Serviço de Ultrassonografia do Instituto de Radiologia do Hospital das Clínicas da Faculdade de Medicina da Universidade de São Paulo (FMUSP)

Joseph Benabou
Médico Assistente do Serviço de Ultrassonografia do Instituto de Radiologia do Hospital das Clínicas da Faculdade de Medicina da Universidade de São Paulo (FMUSP)
Doutor em Medicina pela Universidade de São Paulo (USP)

Julia Diva Zavariz
Assistente de Direção do Serviço de Ultrassonografia do Instituto de Radiologia do Hospital das Clínicas da Faculdade de Medicina da Universidade de São Paulo (HC-FMUSP)
Coordenadora do Grupo de Estudos em Ultrassonografia da Sociedade Paulista de Radiologia e Diagnóstico por Imagem (SPR)
Membro Titular do Colégio Brasileiro de Radiologia (CBR)
Médica e Radiologista pela Faculdade de Medicina do ABC (FMABC)

Lisa Suzuki
Médica Coordenadora do Serviço de Imagem do Instituto da Criança do Hospital das Clínicas da Faculdade de Medicina da Universidade de São Paulo (FMUSP)
Doutor em Radiologia pela Faculdade de Medicina da Universidade de São Paulo (FMUSP)

Marcelo Straus
Médico Assistente do Serviço de Imagem do Instituto da Criança do Hospital das Clínicas da Faculdade de Medicina da Universidade de São Paulo (FMUSP)

Marcos Cohen Schwartz
Coordenador da Residência Médica e Preceptor do Fidi-Complexo Hospitalar do Mandaqui
Especialista em Radiologia Musculoesquelética pela Santa Casa de São Paulo
Especialista em Radiologia e Diagnóstico por Imagem pelo Colégio Brasileiro de Radiologia (CBR)

Maria Cristina Chammas
Doutora em Medicina
Diretora do Serviço de Ultrassonografia – Instituto de Radiologia do Hospital das Clínicas da Faculdade de Medicina da Universidade de São Paulo (FMUSP)
Professora do Programa de Pós-Graduação da Disciplina de Radiologia da FMUSP

Pedro Henrique Marques
Médico Assistente do Serviço de Ultrassonografia do Instituto de Radiologia do Hospital das Clínicas da Faculdade de Medicina da Universidade de São Paulo (FMUSP)

Peter Celio Françolin
Médico Assistente do Serviço de Ultrassonografia do Instituto de Radiologia do Hospital das Clínicas da Faculdade de Medicina da Universidade de São Paulo (FMUSP)
Medico Radiologista do grupo DASA
Membro da Comissão Nacional de Ultrassonografia do Colégio Brasileiro de Radiologia (CBR)

Rosa Sigrist
Médica Assistente do Serviço de Ultrassonografia do Instituto de Radiologia do Hospital das Clínicas da Faculdade de Medicina da Universidade de São Paulo (FMUSP)
Especialista em Radiologia e Diagnóstico por Imagem pelo Colégio Brasileiro de Radiologia (CBR)

Sandra Monica Tochetto
Médica Radiologista do Hospital das Clínicas da Universidade Federal do Paraná (UFPR)
Médica Pesquisadora do Instituto de Radiologia do Hospital das Clínicas da Universidade de São Paulo (FMUSP)
Membro Titular do Colégio Brasileiro de Radiologia e Diagnóstico por Imagem (CBR)

Sergio Kobayashi
Especialista em Medicina Fetal pela Federação Brasileira das Associações de Ginecologia e Obstetrícia (FEBRASGO)
Mestrado em Obstetrícia pela Universidade Federal de São Paulo (UNIFESP-EPM)
Doutorado em Radiologia pelo Instituto de Radiologia do Hospital das Clínicas da Universidade de São Paulo (INRAD-HC-FMUSP)
Médico Assistente do INRAD-HC-FMUSP
Médico Chefe da Equipe do Pronto Socorro de Ginecologia e Obstetrícia do Hospital São Paulo da UNIFESP-EPM
Coordenador do Grupo de Estudos de Ultrassonografia (GEUS) da Sociedade Paulista de Radiologia (SPR)
Membro da Comissão Nacional de Ultrassonografia do CBR
Coordenador do Setor de Medicina Fetal do Hospital Sírio-Libanês
Professor Visitante da Facultad de Ciencias Médicas da Universidad Nacional de Caaguazú –
Sede Coronel Oviedo – Paraguay

Tulio Augusto Alves Macedo
Professor de Radiologia e Diagnóstico por Imagem na Universidade Federal de Uberlândia (UFU)
Doutor em Radiologia pela Universidade de São Paulo (USP)
Especialista em Radiologia e Diagnóstico por Imagem pelo Colégio Brasileiro de Radiologia (CBR)

Vitor Zanetta
Especialista em Radiologia Mamária pelo Hospital das Clínicas da Faculdade de Medicina da Universidade de São Paulo (FMUSP)
Radiologista colaborador do Instituto do Câncer do Estado de São Paulo (ICESP)

SOBRE AS EDITORAS

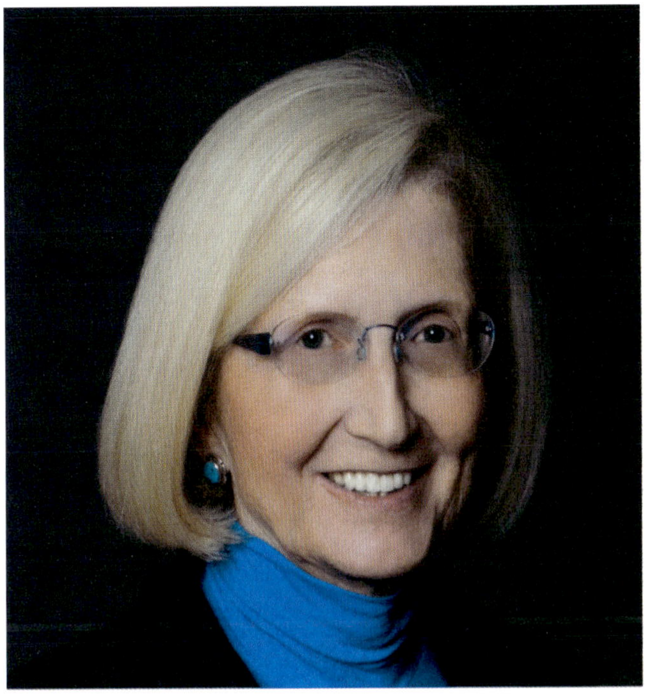

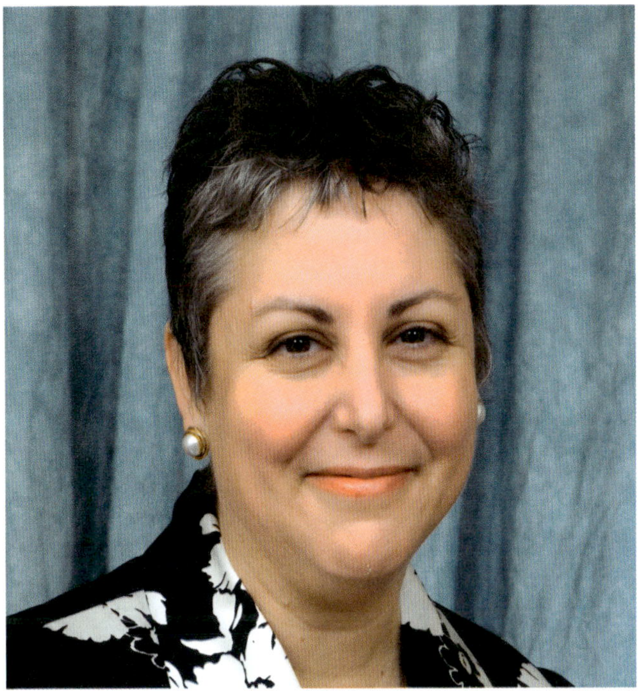

Carol M. Rumack, MD, FACR é professora de Radiologia e Pediatria na University of Colorado Denver School of Medicine em Denver, Colorado. Sua prática clínica está concentrada no University of Colorado Hospital. Sua linha de pesquisa principal tem sido a ultrassonografia neonatal e de lactentes de alto risco, especialmente do cérebro, sobre a qual realizou muitas publicações e ministra aulas. É membro e ex-presidente da Ultrasound Commission e já foi presidente do American College of Radiology e do American Association for Women Radiologists. Também é membro do American Institute of Ultrasound in Medicine e da Society of Radiologists in Ultrasound. Ela e seu marido, Barry, têm dois filhos, Becky e Marc, e cinco netos.

Deborah Levine, MD, FACR é professora de Radiologia no Beth Israel Deaconess Medical Center, Boston, e na Harvard Medical School. Na primeira instituição, é vice-presidente de Assuntos Acadêmicos do Departamento de Radiologia, cochefe do Serviço de Ultrassonografia e Diretora do Serviço de Ultrassonografia Obstétrica/Ginecológica. Suas principais áreas de pesquisa e especialidade clínica são ultrassonografia obstétrica e ginecológica. Dra. Levine é membro e ex-vice-presidente do American College of Radiology e membro (e presidente entre 2016 e 2017) da Society of Radiologists in Ultrasound. Ela e seu marido, Alex, têm duas filhas, Becky e Julie.

COLABORADORES

Jacques S. Abramowicz, MD, FACOG, FAIUM
Professor and Director
Ultrasound Services Department of Obstetrics and Gynecology University of Chicago
Chicago, Illinois
United States

Ronald S. Adler, MD, PhD
Professor of Radiology
New York University School of Medicine
Department of Radiology
NYU Langone Medical Center
New York, New York
United States

Allison Aguado, MD
Assistant Professor
Department of Radiology
Cincinnati Children's Hospital Medical Center
Cincinnati, Ohio
United States

Rochelle Filker Andreotti, MD
Professor of Clinical Radiology
Associate Professor of Clinical Obstetrics and Gynecology
Department of Radiology and Radiological Sciences
Vanderbilt University
Nashville, Tennessee
United States

Elizabeth Asch, MD
Instructor in Radiology
Harvard Medical School
Brigham and Women's Hospital
Boston, Massachusetts
United States

Thomas D. Atwell, MD
Professor of Radiology
Department of Radiology
Mayo Clinic
Rochester, Minnesota
United States

Amanda K. Auckland, BS, RT(R), RDMS, RVT, RDCS
Diagnostic Medical Sonographer
Division of Ultrasound/Prenatal Diagnosis and Genetics
University of Colorado Hospital
Aurora, Colorado
United States

Diane S. Babcock, MD
Professor Emeritus of Radiology and Pediatrics
University of Cincinnati College of Medicine
Cincinnati Children's Hospital Medical Center
Cincinnati, Ohio
United States

Beryl Benacerraf, MD
Clinical Professor of Obstetrics and Gynecology and Radiology
Brigham and Women's Hospital
Clinical Professor of Obstetrics and Gynecology
Massachusetts General Hospital
Harvard Medical School
Boston, Massachusetts
United States

Carol B. Benson, MD
Professor of Radiology
Harvard Medical School
Director of Ultrasound and Co-Director of High Risk Obstetrical Ultrasound
Department of Radiology
Brigham and Women's Hospital
Boston, Massachusetts
United States

Raymond E. Bertino, MD, FACR, FSRU
Medical Director of Vascular and General Ultrasound
OSF Saint Francis Medical Center
Clinical Professor of Radiology and Surgery
University of Illinois College of Medicine
Peoria, Illinois
United States

Edward I. Bluth, MD, FACR, FSRU
Chairman Emeritus
Ochsner Clinic Foundation
Professor
Ochsner Clinical School
University of Queensland, School of Medicine
New Orleans, Louisiana
United States

Bryann Bromley, MD
Professor of Obstetrics, Gynecology and Reproductive Biology, part time
Harvard Medical School
Department of Obstetrics and Gynecology
Massachusetts General Hospital
Brigham and Women's Hospital
Boston, Massachusetts
United States

Olga R. Brook, MD
Assistant Professor
Harvard Medical School
Associate Director of CT
Department of Radiology
Beth Israel Deaconess Medical Center
Boston, Massachusetts
United States

Douglas Brown, MD
Professor of Radiology
Department of Radiology
Mayo Clinic College of Medicine and Science
Rochester, Minnesota
United States

Dorothy Bulas, MD
Professor of Pediatrics and Radiology
George Washington University Medical Center
Pediatric Radiologist
Children's National Health Systems
Washington DC
United States

Peter N. Burns, PhD
Professor and Chairman
Department of Medical Biophysics
University of Toronto
Senior Scientist, Imaging Research
Sunnybrook Research Institute
Toronto, Ontario
Canada

Vito Cantisani, MD, PhD
Department of Radiologic, Oncologic and Pathologic Sciences
Policlinic Umberto I
Sapienza University
Rome
Italy

Ilse Castro-Aragon, MD
Assistant Professor of Radiology
Boston University School of Medicine
Section Head, Pediatric Radiology
Boston Medical Center
Boston, Massachusetts
United States

J. William Charboneau, MD
Emeritus Professor of Radiology
Department of Radiology
Mayo Clinic
Rochester, Minnesota
United States

Humaira Chaudhry, MD
Section Chief, Abdominal Imaging
Assistant Professor
Department of Radiology
Rutgers-New Jersey Medical School
Newark, NJ
United States

Tanya Punita Chawla, MBBS, FRCR, MRCP, FRCPC
Assistant Professor and Staff Radiologist

Joint Department of Medical Imaging
University of Toronto
Toronto, Ontario
Canada

Christina Marie Chingkoe, MD
Department of Radiology
Beth Israel Deaconess Medical Center
Boston, Massachusetts
United States

David Chitayat, MD
Professor
Department of Pediatrics, Obstetrics and Gynecology, Molecular Genetics and Laboratory Medicine and Pathobiology
Medical Director
The MSc program in Genetic Counselling, Department of Molecular Genetics
University of Toronto
Head
The Prenatal Diagnosis and Medical Genetics Program
Mount Sinai Hospital
Staff
Pediatrics, Division of Clinical and Metabolic Genetics
Hospital for Sickkids
Toronto, Ontario
Canada

Peter L. Cooperberg, OBC, MDCM, FRCP(C), FACR
Professor Emeritus
Department of Radiology
University of British Columbia
Vancouver, British Columbia
Canada

Lori A. Deitte, MD, FACR
Vice Chair of Education and Professor
Department of Radiology and Radiological Sciences
Vanderbilt University
Nashville, Tennessee
United States

Peter M. Doubilet, MD, PhD
Professor of Radiology
Harvard Medical School
Senior Vice Chair
Department of Radiology
Brigham and Women's Hospital
Boston, Massachusetts
United States

Julia A. Drose, RDMS, RDCS, RVT
Associate Professor
Department of Radiology
University of Colorado Hospital
Aurora, Colorado
United States

Alexia Egloff, MD
Diagnostic Imaging and Radiology
Children's National Health Systems
Washington DC
United States

Judy A. Estroff, MD
Instructor
Boston University School of Medicine
Department of Radiology
Boston Children's Hospital
Boston, Massachusetts
United States

Katherine W. Fong, MBBS, FRCPC
Associate Professor
Medical Imaging and Obstetrics and Gynecology
University of Toronto
Co-director, Centre of Excellence in Obstetric Ultrasound
Mount Sinai Hospital
Toronto, Ontario
Canada

J. Brian Fowlkes, PhD
Professor
Department of Radiology
University of Michigan
Ann Arbor, Michigan
United States

Mary C. Frates, MD
Associate Professor of Radiology
Department of Radiology
Harvard Medical School
Brigham and Women's Hospital
Boston, Massachusetts
United States

Hournaz Ghandehari, MD, FRCPC
Department of Medical Imaging
Abdominal Division
University of Toronto
Sunnybrook Health Sciences Centre
Toronto, Ontario
Canada

Phyllis Glanc, MDCM
Associate Professor
University of Toronto
Department Medical Imaging, Obstetric & Gynecology
Sunnybrook Health Sciences Centre
Toronto, Ontario
Canada

S. Bruce Greenberg, MD
Professor of Radiology and Pediatrics
Department of Radiology
University of Arkansas for Medical Sciences
Little Rock, Arkansas
United States

Leslie E. Grissom, MD
Clinical Professor of Radiology and Pediatrics
Department of Radiology
Sidney Kimmel Medical College at Thomas Jefferson University
Philadelphia, Pennsylvania
Attending Radiologist
Department of Medical Imaging
Nemours Alfred I. duPont Hospital for Children
Wilmington, Delaware
United States

Anthony E. Hanbidge, MB, BCh, FRCPC
Associate Professor
Department of Medical Imaging
University of Toronto
Site Director, Abdominal Imaging
Toronto Western Hospital
Joint Department of Medical Imaging
University Health Network, Mount Sinai Hospital and Women's College Hospital
Toronto, Ontario
Canada

H. Theodore Harcke, MD, FACR, FAIUM
Sidney Kimmel Medical College at Thomas Jefferson University
Chairman, Emeritus
Department of Medical Imaging
Nemours/A I duPont Hospital for Children
Wilmington, Delaware
United States

Christy K. Holland, PhD
Scientific Director of the Heart, Lung, and Vascular Institute
Professor
Department of Internal Medicine
Division of Cardiovascular Health and Disease
University of Cincinnati
Cincinnati, Ohio
United States

Thierry A.G.M. Huisman, MD
Professor of Radiology, Pediatrics, Neurology, and Neurosurgery
Director Pediatric Radiology and Pediatric Neuroradiology
Russell H. Morgan Department of Radiology and Radiological Science
The Johns Hopkins University School of Medicine
Baltimore, Maryland
United States

Bonnie J. Huppert, MD
Assistant Professor of Radiology
Consultant in Radiology
Department of Radiology
Mayo Clinic
Rochester, Minnesota
United States

Alexander Jesurum, PhD
Weston, Massachusetts
United States

Susan D. John, MD
Professor and Chair
Department of Diagnostic and Interventional Imaging
University of Texas Medical School Houston
Houston, Texas
United States

Neil Johnson, MBBS, FRANZCR, MMed
Professor
Department of Radiology and Pediatrics
Cincinnati Children's Hospital Medical Center
Cincinnati, Ohio
United States

Stephen I. Johnson, MD
Staff Radiologist
Department of Radiology
Ochsner Clinic Foundation
New Orleans, Louisiana
United States

Anne Kennedy, MB, BCh
Vice Chair Clinical Operations
Department of Radiology
University of Utah
Salt Lake City, Utah
United States

Julia Eva Kfouri, BSc, MD, FRCSC-MFM
Clinical Associate
Division of Maternal Fetal Medicine
Department of Obstetrics and Gynecology
Mount Sinai Hospital
Toronto, Ontario
Canada

Korosh Khalili, MD, FRCPC
Associate Professor
Department of Medical Imaging
University of Toronto
University Health Network
Princess Margaret Hospital
Toronto, Ontario
Canada

Beth M. Kline-Fath, MD
Professor of Radiology
Department of Radiology
Cincinnati Children's Hospital Medical Center
Cincinnati, Ohio
United States

Elizabeth Lazarus, MD
Associate Professor
Department of Diagnostic Imaging
Warren Alpert Medical School of Brown University
Providence, Rhode Island
United States

Deborah Levine, MD, FACR
Co-Chief of Ultrasound
Director of OB/Gyn Ultrasound
Vice Chair of Academic Affairs
Department of Radiology
Beth Israel Deaconess Medical Center
Professor of Radiology
Harvard Medical School
Boston, Massachusetts
United States

Mark E. Lockhart, MD, MPH
Professor of Radiology and Chief, Body Imaging
Department of Radiology
University of Alabama at Birmingham
Birmingham, Alabama
United States

Ana P. Lourenco, MD
Associate Professor of Diagnostic Imaging
Diagnostic Imaging
Alpert Medical School of Brown University
Providence, Rhode Island
United States

Martha Mappus Munden, MD
Associate Professor of Radiology
Department of Pediatric Radiology
Texas Children's Hospital
Houston, Texas
United States

John R. Mathieson, MD
Clinical Associate Professor
University of British Columbia
Vancouver, British Columbia
Medical Director and Department Head
Vancouver Island Health Authority
Victoria, British Columbia
Canada

Giovanni Mauri, MD
Division of Interventional Radiology
European Institute of Oncology
Milan
Italy

Colm McMahon, MB, BAO, BCh, MRCPI, FFR(RCSI)
Assistant Professor
Department of Radiology
Harvard Medical School
Beth Israel Deaconess Medical Center
Brookline, Massachusetts
United States

Rashmi J. Mehta, MD, MBA
Clinical Radiology Fellow
Department of Radiology
Beth Israel Deaconess Medical Center
Boston, Massachusetts
United States

Nir Melamed, MD, MSc
Associate Professor
Department of Obstetrics and Gynecology
University of Toronto
Sunnybrook Health Sciences Center
Toronto, Ontario
Canada

Christopher R.B. Merritt, MD
New Orleans, Louisiana
United States

Derek Muradali, MD, FRCPC
Associate Professor and Staff Radiologist
Department of Medical Imaging
St Michaels Hospital
University of Toronto
Toronto, Ontario
Canada

Elton Mustafaraj, DO
Resident, Department of Radiology
University of Illinois College of Medicine
Peoria, Illinois
United States

Lisa Napolitano, RDMS
Department of Radiology
Beth Israel Deaconess Medical Center
Boston, Massachusetts
United States

Sara M. O'Hara, MD
Professor of Radiology & Pediatrics
Department of Radiology
Cincinnati Children's Hospital
Cincinnati, Ohio
United States

Harriet J. Paltiel, MDCM
Associate Professor of Radiology
Harvard Medical School
Department of Radiology
Boston Children's Hospital
Boston, Massachusetts
United States

Jordana Phillips, MD
Department of Radiology
Beth Israel Deaconess Medical Center
Boston, Massachusetts
United States

Andrea Poretti, MD
Assistant Professor of Radiology
Section of Pediatric Neuroradiology
Division of Pediatric Radiology
Russell H. Morgan Department of Radiology and Radiological Science
The Johns Hopkins University School of Medicine
Baltimore, Maryland
United States

Theodora A. Potretzke, MD
Assistant Professor
Department of Radiology
Mayo Clinic
Rochester, Minnesota
United States

Rupa Radhakrishnan, MBBS
Assistant Professor
Department of Radiology
Cincinnati Children's Hospital Medical Center
Cincinnati, Ohio
United States

Carl Reading, MD
Professor of Radiology
Department of Radiology
Mayo Clinic
Rochester, Minnesota
United States

Michelle L. Robbin, MD, MS
Professor of Radiology and Biomedical Engineering
Department of Radiology
University of Alabama at Birmingham
Birmingham, Alabama
United States

Henrietta Kotlus Rosenberg, MD
Radiologist-in-Chief
Kravis Children's Hospital at Mount Sinai
Director of Pediatric Radiology
Department of Radiology
Mount Sinai Hospital
Professor of Radiology and Pediatrics
Icahn School of Medicine at Mount Sinai
New York, New York
United States

Carol M. Rumack, MD, FACR
Vice Chair of Education and Professional Development
Professor of Radiology and Pediatrics
Associate Dean for GME
University of Colorado School of Medicine
Denver, Colorado
United States

Eric Sauerbrei, BSc, MSc, MD, FRCPC
Professor of Radiology
Diagnostic Imaging
Queens University
Kingston, Ontario
Canada

Chetan Chandulal Shah, MD, MBA
Faculty, Department of Radiology
Mayo Clinic
Pediatric Radiologist
Department of Pediatric Radiology
Nemours
Wolfson Children's Hospital
Jacksonville, Florida
United States

Thomas D. Shipp, MD
Associate Professor of Obstetrics, Gynecology & Reproductive Biology
Harvard Medical School
Department of Obstetrics & Gynecology
Brigham & Women's Hospital
Boston, Massachusetts
United States

William L. Simpson, Jr., MD
Associate Professor
Department of Radiology
Icahn School of Medicine at Mount Sinai
New York, New York
United States

Luigi Solbiati, MD
Professor of Radiology
Department of Radiology
Humanitas University and Research Hospital
Rozzano (Milan)
Italy

Daniel Sommers, MD
Associate Professor
Department of Radiology
University of Utah
Salt Lake City, Utah
United States

Elizabeth R. Stamm, MD
Associate Professor
Department of Radiology
University of Colorado Hospital
Aurora, Colorado
United States

A. Thomas Stavros, MD, FACR
Medical Director
Ultrasound Invision
Sally Jobe Breast Center
Englewood, Colorado
United States

Maryellen R.M. Sun, MD
Department of Radiology
Lowell General Hospital
Lowell, Massachusetts
United States

Wendy Thurston, MD
Assistant Professor
Department of Medical Imaging
University of Toronto
Chief, Diagnostic Imaging
Department of Diagnostic Imaging
St. Joseph's Health Centre
Courtesy Staff
Department of Medical Imaging
University Health Network
Toronto, Ontario
Canada

Ants Toi, MD, FRCPC, FAIUM
Professor of Radiology and of Obstetrics and Gynecology
University of Toronto
Radiologist
Medical Imaging
Mt. Sinai Hospital
Toronto, Ontario
Canada

Laurie Troxclair, BS, RDMS, RVT
Ochsner Clinic Foundation
New Orleans, Louisiana
United States

Mitchell Tublin, MD
Professor and Vice Chair
Department of Radiology
University of Pittsburgh School of Medicine
Pittsburgh, Pennsylvania
United States

Heidi R. Umphrey, MD, MS
Associate Professor of Radiology
Department of Radiology
University of Alabama at Birmingham
Birmingham, Alabama
United States

Sheila Unger, MD
University of Lausanne
Lausanne
Switzerland

Patrick M. Vos, MD
Clinical Assistant Professor
Department of Radiology
University of British Columbia
Vancouver, British Columbia
Canada

Therese M. Weber, MD, MS
Professor of Radiology
Department of Radiology
University of Alabama at Birmingham
Birmingham, Alabama
United States

Kirsten L. Weind Matthews, PhD, MBBS, FRCPC
Lecturer, Medical Imaging
University of Toronto
Department of Medical Imaging
Mount Sinai Hospital
Toronto, Ontario
Canada

Stephanie R. Wilson, MD
Clinical Professor
Department of Radiology
Department of Medicine, Division of Gastroenterology
University of Calgary
Calgary, Alberta
Canada

Thomas Winter, MD
Professor and Chief of Abdominal Imaging
Department of Radiology
University of Utah
Salt Lake City, Utah
United States

Cynthia E. Withers, MD
Radiologist (retired)
Sansum Clinic and Santa Barbara Cottage Hospital
Santa Barbara, California
United States

Corrie Yablon, MD
Assistant Professor
Department of Radiology
University of Michigan
Ann Arbor, Michigan
United States

Hojun Yu, MD
Radiologist
Department of Diagnostic Imaging
Queen Elizabeth II Hospital
Grande Prairie, Alberta
Canada

Em memória de meus pais, Drs. Ruth e Raymond Masters, que me encorajaram a apreciar o desafio intelectual da Medicina e o amor em fazer a diferença na vida dos pacientes.
Carol M. Rumack

Para Alex, Becky e Julie – seu amor e apoio tornaram possível a realização deste trabalho.
Debbie Levine

PREFÁCIO

A 5ª edição de *Tratado de Ultrassonografia Diagnóstica* é uma grande revisão. As edições anteriores, bem aceitas como livros de referência, foram o parâmetro mais utilizado em educação e práticas de ultrassonografia em todo o mundo. O texto e as referências foram atualizados, e agora temos o prazer de fornecer mais de 2.500 imagens novas/revisadas (com mais de 5.800 imagens no total) e mais de 380 novos vídeos (em um total de 495, disponíveis *online*). O uso de exames de ultrassonografia em tempo real ajudou a capturar as anormalidades que requerem uma varredura completa da patologia para apropriada avaliação da lesão. Diariamente, observamos que filmes ou videoclipes mostram áreas importantes entre imagens estáticas que ajudam a garantir um diagnóstico ou uma relação entre lesões. Agora raramente precisamos reavaliar uma lesão com novo exame, tornando mais eficientes os exames de imagem do paciente. Outra novidade deste livro é o apêndice sobre artefatos na ultrassonografia, também disponível *online*.

Esta 5ª edição foi uma grande mudança para a nossa equipe editorial, pois carinhosamente nos despedimos de Stephanie Wilson e Bill Charboneau. Seus conhecimentos ainda podem ser apreciados nesta edição, pois contribuíram com capítulos sobre ultrassonografia gastrintestinal (fígado, vesícula biliar e tubo gastrointestinal, que são parte das paixões de Stephanie) e ultrassonografia da tireoide e intervencionista (apenas algumas das especialidades de Bill).

Quase 100 autores, entre novos e remanescentes, contribuíram para esta edição e todos são especialistas reconhecidos no campo da ultrassonografia. Assim como em edições anteriores, enfatizamos o uso de imagens para mostrar muitos exemplos de anatomias e patologias semelhantes. Essas imagens refletem o espectro das mudanças ultrassonográficas que podem ocorrer em uma doença, em vez de apenas a manifestação mais comum.

No projeto gráfico do livro foram acrescentados pontos-chave, além da listagem de temas no início de cada capítulo. Quadros coloridos novamente foram usados para destacar as características importantes ou críticas dos diagnósticos ultrassonográficos. Os termos e conceitos principais estão enfatizados em negrito. As abrangentes listas de referências também foram fornecidas para direcionar os leitores para outras pesquisas e literatura de interesse.

Tratado de Ultrassonografia Diagnóstica é novamente dividido em dois volumes. O Volume 1 consiste em Partes I a III. A Parte I contém capítulos sobre física e efeitos biológicos do ultrassom e inclui descrições de elastografia e agentes de contraste. A Parte II abrange a ultrassonografia abdominal e inclui dois capítulos completamente revisados sobre ecografia pélvica, bem como capítulos sobre procedimentos intervencionistas (incluindo os de tórax) e transplante de órgãos. A Parte III apresenta imagens de pequenas regiões, como tireoide, mama, escroto e carótida, um capítulo completamente revisado sobre imagens dos vasos extracranianos, dois capítulos de imagem musculoesquelética totalmente revisados, bem como um capítulo atualizado sobre intervenção musculoesquelética.

O Volume 2 inicia com a Parte IV, em ultrassonografia obstétrica, que apresenta atualizações importantes na análise e triagem no primeiro trimestre para a aneuploidia, incluindo DNA da célula fetal livre. A Parte V abrange amplamente a ultrassonografia pediátrica, incluindo a ultrassonografia intervencionista pediátrica. Os capítulos totalmente atualizados sobre o canal da coluna vertebral pediátrica e o rim pediátrico estão repletos de novas imagens e técnicas de varredura.

Tratado de Ultrassonografia Diagnóstica é indicado para médicos, residentes, estudantes de Medicina, ultrassonografistas e outros interessados em compreender as vastas aplicações da ultrassonografia diagnóstica no atendimento ao paciente. Nosso objetivo é que a obra continue sendo a referência sobre ultrassonografia mais abrangente disponível na literatura, com um texto altamente compreensível e imagens extraordinárias.

Carol M. Rumack, MD, FACR
Deborah Levine, MD, FACR

AGRADECIMENTOS

Desejamos expressar nosso profundo apreço e sinceros agradecimentos:

Para todos os nossos excepcionais autores, que contribuíram com textos, imagens e vídeos de forma extensa, atualizada e com autoridade. Não temos como agradecer o suficiente pelos seus esforços neste projeto.

Para Alexander Jesurum, PhD, cujos esforços impressionantes mantiveram as referências atualizadas para todos os nossos autores, e nos ajudou no contato e na comunicação com os autores.

Para Lisa Napolitano, RDMS, que passou horas procurando e editando vídeos para complementar esta edição.

Para Robin Carter, Estrategista de Conteúdo Executivo da Elsevier, que trabalhou em estreita colaboração conosco neste projeto, desde o início desta edição.

Para Taylor Ball e Dan Fitzgerald da Elsevier, que nos mantiveram no caminho certo para o processo de atualização e revisão do texto.

Foi um ano intenso para todos, e estamos muito orgulhosos desta excelente edição do *Tratado de Ultrassonografia Diagnóstica*.

MATERIAL SUPLEMENTAR

Este livro conta com o seguinte material suplementar:

- Vídeos ultrassonográficos
- Apêndice: Artefatos na Ultrassonografia.

O acesso ao material suplementar é gratuito. Basta que o leitor se cadastre e faça seu login em nosso *site* (www.grupogen.com.br), clique no menu superior do lado direito e, após, em GEN-IO. Em seguida, clique no menu retrátil e insira o código (PIN) de acesso localizado na primeira capa interna deste livro.

O acesso ao material suplementar online fica disponível até seis meses após a edição do livro ser retirada do mercado.

Caso haja alguma mudança no sistema ou dificuldade de acesso, entre em contato conosco (gendigital@grupogen.com.br).

SUMÁRIO

VOLUME 1

PARTE I Física

1 **Física do Ultrassom,** 1
Christopher R.B. Merritt

2 **Efeitos Biológicos e Biossegurança,** 34
J. Brian Fowlkes e Christy K. Holland

3 **Agentes de Contraste para Ultrassom,** 53
Peter N. Burns

PARTE II Ultrassonografia Abdominal e Pélvica

4 **Fígado,** 74
Stephanie R. Wilson e Cynthia E. Withers

5 **Baço,** 133
Patrick M. VOS, John R. Mathieson e Peter L. Cooperberg

6 **Árvore Biliar e Vesícula Biliar,** 159
Korosh Khalili e Stephanie R. Wilson

7 **Pâncreas,** 204
Thomas Winter e Maryellen R.M. Sun

8 **Trato Gastrintestinal,** 250
Stephanie R. Wilson

9 **Rim e Sistema Urinário,** 298
Mitchell Tublin, Deborah Levine, Wendy Thurston e Stephanie R. Wilson

10 **Próstata e Ultrassonografia Transretal,** 369
Ants Toi

11 **Glândulas Suprarrenais,** 403
Christina Marie Chingkoe, Olga R. Brook e Deborah Levine

12 **Retroperitônio,** 419
Raymond E. Bertino e Elton Mustafaraj

13 **Ultrassonografia Dinâmica de Hérnias Inguinais e da Parede Anterior do Abdome,** 457
Deborah Levine, Lisa Napolitano e A. Thomas Stavros

14 **Peritônio,** 491
Anthony E. Hanbidge, Korosh Khalili e Stephanie R. Wilson

15 **Útero,** 515
Douglas Brown e Deborah Levine

16 **Anexos,** 551
Rochelle Filker Andreotti e Lori A. Deitte

17 **Biópsia Guiada por Ultrassonografia do Tórax, Abdome e Pelve,** 584
Theodora A. Potretzke, Thomas D. Atwell, J. William Charboneau e Carl Reading

18 **Transplante de Órgãos,** 610
Derek Muradali e Tanya Punita Chawla

PARTE III Ultrassonografia de Pequenas Partes, Artéria Carótida e Vasos Periféricos

19 **Glândula Tireoide,** 678
Luigi Solbiati, J. William Charboneau, Vito Cantisani, Carl Reading e Giovanni Mauri

20 **Glândulas Paratireoides,** 719
Bonnie J. Huppert e Carl Reading

21 **Mama,** 746
Jordan Phillips, Rashmi J. Mehta e A. Thomas Stavros

22 **Escroto,** 805
Daniel Sommers e Thomas Winter

23 **Visão Geral das Técnicas e Aplicações de Ultrassonografia Musculoesquelética,** 843
Colm McMahon e Corrie Yablon

24 **Ombro,** 864
Colm McMahon e Corrie Yablon

25 **Intervenções Musculoesqueléticas,** 885
Ronald S. Adler

26 **Vasos Cerebrais Extracranianos,** 902
Edward I. Bluth, Stephen I. Johnson e Laurie Troxclair

27 **Vasos Periféricos,** 951
Mark E. Lockhart, Heidi R. Umphrey, Therese M. Weber e Michelle L. Robbin

VOLUME 2

PARTE IV Ultrassonografia Obstétrica e Fetal

28 Revisão de Exames de Imagem Obstétricos, 1001
Deborah Levine

29 Efeitos Biológicos e Segurança da Ultrassonografia em Obstetrícia, 1020
Jacques S. Abramowicz

30 Primeiro Trimestre, 1034
Elizabeth Lazarus e Deborah Levine

31 Anormalidades Cromossômicas, 1074
Bryann Bromley e Beryl Benacerraf

32 Gestação Multifetal, 1101
Mary C. Frates

33 Face e Pescoço Fetais, 1119
Ana P. Lourenco e Judy A. Estroff

34 Cérebro Fetal, 1152
Ants Toi e Deborah Levine

35 Coluna Vertebral Fetal, 1201
Elizabeth Asch e Eric Sauerbrei

36 Tórax Fetal, 1228
Dorothy Bulas

37 Coração Fetal, 1255
Elizabeth R. Stamm e Julia A. Drose

38 Sistema Digestório e Parede Abdominal do Feto, 1289
Nir Melamed, Anne Kennedy e Phyllis Glanc

39 Sistema Urogenital Fetal, 1319
Katherine W. Fong, Julia Eva Kfouri e Kirsten L. Weind Matthews

40 Sistema Musculoesquelético Fetal, 1359
Phyllis Glanc, David Chitayat e Sheila Unger

41 Hidropisia Fetal, 1395
Deborah Levine

42 Medidas Fetais: Crescimento Fetal Normal e Anormal e Avaliação do Bem-Estar Fetal, 1425
Carol B. Benson e Peter M. Doubilet

43 Avaliação Ultrassonográfica da Placenta, 1447
Thomas D. Shipp

44 Ultrassonografia do Colo do Útero e Parto Prematuro, 1477
Hournaz Ghandehari e Phyllis Glanc

PARTE V Ultrassonografia Pediátrica

45 Exame Cerebral do Neonato e do Lactente, 1493
Carol M. Rumack e Amanda K. Auckland

46 Ultrassonografia Dúplex do Cérebro do Neonato e do Lactente, 1554
Thierry A.G.M. Huisman e Andrea Poretti

47 Ultrassonografia com Doppler do Cérebro em Crianças, 1572
Dorothy Bulas e Alexia Egloff

48 Cabeça e Pescoço Pediátricos, 1609
Rupa Radhakrishnan e Beth M. Kline-Fath

49 Canal Vertebral Pediátrico, 1653
Ilse Castro-Aragon, Deborah Levine e Carol M. Rumack

50 Tórax Pediátrico, 1682
Chetan Chandulal Shah e S. Bruce Greenberg

51 Fígado e Baço Pediátricos, 1711
Sara M. O'Hara

52 Sistema Urinário e Glândulas Suprarrenais Pediátricas, 1756
Harriet J. Patiel e Diane S. Babcock

53 Sistema Digestório Pediátrico, 1814
Susan D. John e Martha Mappus Munden

54 Ultrassonografia Pélvica Pediátrica, 1851
William L. Simpson, Jr., Humaira Chaudhry e Henrietta Kotlus Rosenberg

55 Quadril Pediátrico e Outras Aplicações da Ultrassonografia Musculoesquelética, 1901
Leslie E. Grissom e H. Theodore Harcke

56 Ultrassonografia Intervencionista Pediátrica, 1923
Neil D. Johnson e Allison Aguado

Índice Alfabético, 1951

TRATADO DE ULTRASSONOGRAFIA DIAGNÓSTICA

VOLUME 2

CAPÍTULO 28

Revisão de Exames de Imagem Obstétricos

Deborah Levine

SUMÁRIO DOS PONTOS-CHAVE

- A ultrassonografia possibilita a previsão acurada da idade gestacional.
- Treinamento e capacitação apropriados são necessários para realizar com segurança e interpretar com acurácia a ultrassonografia obstétrica.
- Existem muitas opções para rastreamento de gestantes, a maioria delas inclui a ultrassonografia.
- A ultrassonografia obstétrica de rotina tem incidências recomendadas específicas que possibilitam a detecção de muitas anomalias fetais, mas não todas.
- A ultrassonografia tridimensional, a US com Doppler fetal e a ressonância magnética fetal podem ser utilizadas quando for necessária informação adicional além daquela obtida pela US em modo B (escala de cinza).

SUMÁRIO DO CAPÍTULO

TREINAMENTO, EQUIPE E EQUIPAMENTO
DIRETRIZES PARA ULTRASSONOGRAFIA
Primeiro Trimestre
Segundo e Terceiro Trimestres
ULTRASSONOGRAFIA DE RASTREAMENTO
Estimativa da Idade Gestacional
Identificação de Gestações Gemelares/Múltiplas
Rastreamento e Desfechos Perinatais
Malformações Fetais: Acurácia Diagnóstica
Ultrassonografia Tridimensional
Utilização Prudente da Ultrassonografia
RESSONÂNCIA MAGNÉTICA
CONCLUSÃO

No ano de 2013, houve mais de 3,9 milhões de nascidos vivos nos Estados Unidos.[1] Estima-se que a ultrassonografia obstétrica tenha sido a modalidade de imagem mais utilizada para a avaliação das gestações. Com o cuidado de manter a exposição ao ultrassom limitada às informações necessárias para avaliação clínica e a aquisição de imagens nas configurações de energia apropriadas, a US é segura para uso durante gravidez.

Indicações para realização da US durante o **primeiro trimestre** incluem estimativa da idade gestacional, avaliação de mulheres com hemorragia ou dor e avaliação da translucência nucal para rastreamento de aneuploidia. No **segundo trimestre**, a US é utilizada para determinação da idade gestacional, avaliação do intervalo de crescimento, avaliação de pacientes com dor ou sangramento anormais, avaliação de discrepâncias tamanho/idade gestacional, avaliação de rotina da anatomia fetal, avaliação das complicações maternas relacionadas à idade, uso de drogas ou histórico prévio de anormalidades.

Nos casos de gestações múltiplas, a US é usada para avaliar o crescimento e as complicações de gestações gemelares. Em mulheres com histórico de incompetência cervical, é utilizada para o rastreamento em busca de mudanças no colo do útero que possam colocar a paciente sob risco de parto prematuro. No **terceiro trimestre**, a ultrassonografia é predominantemente utilizada para avaliar o crescimento e o bem-estar fetal. Também está sendo muito usada em procedimentos intervencionistas fetais, tais como teste para aneuploidia, drenagem fetal, além de servir como guia para cirurgia fetal. A ultrassonografia é bastante reconhecida como a modalidade de rastreamento de escolha; entretanto, pode ser necessária uma informação adicional além daquela disponível por meio da ultrassonografia. Em muitos desses casos, especialmente naqueles em que existem anormalidades do sistema nervoso central fetal, a ressonância magnética (RM) fetal pode ajudar a esclarecer o diagnóstico.

A Parte IV deste livro enfoca a ultrassonografia obstétrica e revisa a anatomia e patologia específicas dos sistemas de órgãos fetais, incluindo capítulos também sobre segurança da ultrassonografia na gestação, avaliação de gêmeos e crescimento. As imagens de RM fetal e as imagens de ultrassonografias tridimensionais (3D) foram adicionadas para ilustrar o benefício dessas técnicas em casos selecionados.

TREINAMENTO, EQUIPE E EQUIPAMENTO

O diagnóstico ultrassonográfico obstétrico das doenças e condições obstétricas depende, de modo crucial, do treinamento e da experiência do examinador.[2,3] Os médicos que realizam exames ultrassonográficos devem ter o treinamento apropriado, ser credenciados e ter feito residência. A acreditação das clínicas de ultrassonografia melhora em conformidade com os padrões e as diretrizes publicados.[4] Os profissionais devem conhecer os princípios físicos básicos do ultrassom e do equipamento em geral, o registro correto de informações, as indicações e a segurança na utilização da ultrassonografia na gestação. Estudos devem

Indicações para Ultrassonografia no Primeiro Trimestre

Confirmação de gestação intrauterina
Suspeita de gestação ectópica
Sangramento vaginal
Dor pélvica
Estimativa da idade gestacional
Diagnóstico ou avaliação de gestações múltiplas
Confirmação de atividade cardíaca
Auxílio na amostragem da vilosidade coriônica, transferência de embrião e localização e remoção de dispositivo intrauterino
Avaliação de certas anomalias fetais como, por exemplo, anencefalia em pacientes de alto risco
Mensuração da translucência nucal quando for parte de programa de rastreamento de aneuploidia fetal
Suspeita de mola hidatiforme
Massas pélvicas e/ou anormalidades uterinas maternas

Modificado de Collaborative Subcommittee. ACR–ACOG–AIUM–SRU practice parameter for the performance of obstetrical ultrasound. American College of Radiology; 2014.[5]

ser conduzidos com aparelhos de ultrassonografia em tempo real, utilizando abordagem transabdominal e/ou transvaginal, dependendo da idade gestacional e da região de interesse. A escolha da frequência do transdutor consiste em um equilíbrio entre penetração do feixe e resolução. Em geral, um transdutor com frequência de 3 a 5 MHz consegue proporcionar resolução suficiente com penetração adequada em todos as pacientes, exceto nas extremamente obesas. Durante a fase inicial da gestação, um transdutor abdominal de 4 a 7 MHz ou um transdutor vaginal de 5 a 10 MHz consegue proporcionar resolução superior e ainda permitir penetração adequada. Transdutores de frequências mais altas são mais úteis para se obter imagens de alta resolução de estruturas anatômicas próximas, enquanto transdutores de baixa frequência são úteis quando há necessidade de maior penetração do feixe de som e quando é necessário um campo de visão maior. O uso da ultrassonografia com Doppler e da US tridimensional (3D) depende da indicação específica. Como em todos os estudos de imagem, a documentação completa das imagens e a interpretação formal por escrito em um laudo são essenciais para garantir qualidade, credibilidade e solução de questões médico-legais.

DIRETRIZES PARA ULTRASSONOGRAFIA

Primeiro Trimestre

As diretrizes atuais do American College of Radiology (ACR) e do American Institute of Ultrasound in Medicine (AIUM) para a realização do exame ultrassonográfico obstétrico no primeiro trimestre incluem documentação da localização da gestação (intrauterina *vs.* extrauterina), documentação da aparência do útero e ovários maternos (Fig. 28.1) e avaliação da **idade gestacional,** tanto pela mensuração do diâmetro médio do saco (antes da visualização do polo embrionário; Fig. 28.2) quanto pelo comprimento cabeça-nádega embrionário/fetal[5] (Fig. 28.3). Outra estrutura importante que deve ser avaliada é a **saco vitelino**. Uma imagem da frequência cardíaca é realizada utilizando-se a ultrassonografia em modo M. É importante utilizar o modo M em vez da US com Doppler espectral no embrião, com o objetivo de limitar a deposição de energia por unidade de volume. Mais adiante no primeiro trimestre, a determinação da idade pode ser realizada pela mensuração do diâmetro biparietal e pela circunferência da cabeça, em vez do comprimento cabeça-nádega.

Os Vídeos 28.1 e 28.2 mostram achados normais do primeiro trimestre de um embrião com atividade cardíaca (Vídeo 28.1) e achados normais de rombencéfalo (Vídeo 28.2).

No primeiro trimestre, é importante não só estabelecer a localização da gravidez (intrauterina *vs.* extrauterina), mas, quando intrauterina, determinar cuidadosamente se é potencialmente viável ou se é inviável.[6-9] Devido a variedade de profissionais médicos que realizam

Indicações para Ultrassonografia no Segundo e Terceiro Trimestres

Estimativa da idade gestacional
Avaliação do crescimento fetal
Avaliação da anatomia e bem-estar fetais
Sangramento vaginal
Dor abdominal ou pélvica
Insuficiência do colo do útero
Determinação da apresentação fetal
Suspeita de gestação múltipla
Auxílio na amniocentese ou outro procedimento
Discrepância significativa entre o tamanho uterino (como a atura do fundo de útero) e a data da última menstruação
Massa pélvica
Suspeita de mola hidatiforme
Auxílio à cerclagem uterina
Suspeita de gestação ectópica
Suspeita de morte fetal
Suspeita de anormalidade uterina
Suspeita de anormalidades do líquido amniótico
Suspeita de descolamento placentário
Auxílio na versão cefálica externa
Ruptura prematura das membranas e/ou trabalho de parto prematuro
Exames de rastreamento anormais prévios
Acompanhamento da localização placentária na suspeita de placenta prévia
Anomalia congênita prévia
Rastreamento ou acompanhamento de anomalias fetais

Modificado de Collaborative Subcommittee. ACR–ACOG–AIUM–SRU practice parameter for the performance of obstetrical ultrasound. American College of Radiology; 2014.[5]

Diretrizes de Avaliação Geral para Ultrassonografia no Primeiro Trimestre

Saco gestacional
  Localização da gestação: intrauterina ou extrauterina
Idade gestacional (quando apropriado)
  Diâmetro médio do saco gestacional
  Comprimento do polo embrionário ou cabeça-nádega
Saco vitelino
Atividade cardíaca na ultrassonografia em modo M
Número de embriões/fetos (amnionicidade/corionicidade)
Anatomia materna: útero e anexos

Modificado de Collaborative Subcommittee. ACR–ACOG–AIUM–SRU practice parameter for the performance of obstetrical ultrasound. American College of Radiology; 2014.[5]

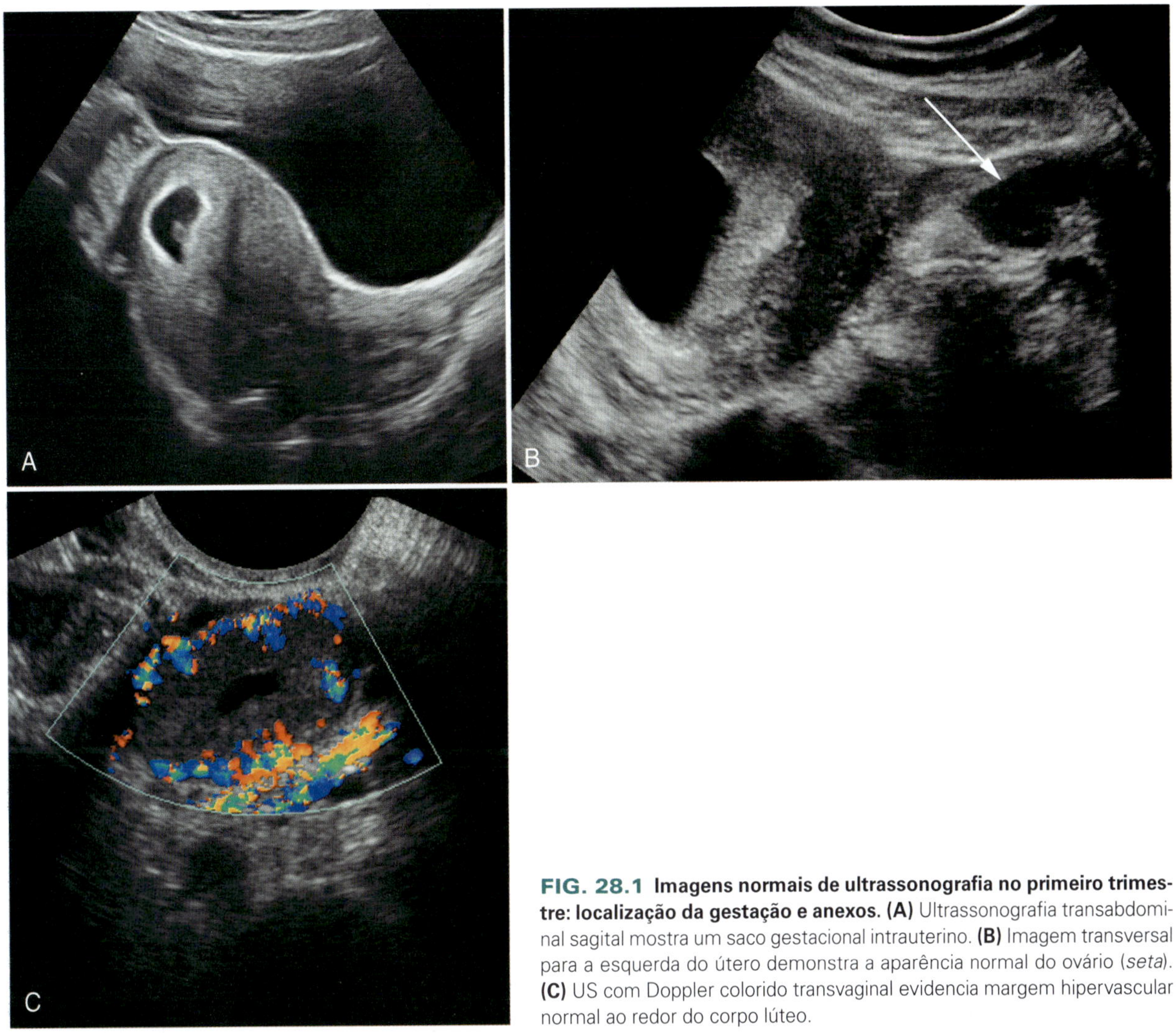

FIG. 28.1 Imagens normais de ultrassonografia no primeiro trimestre: localização da gestação e anexos. (A) Ultrassonografia transabdominal sagital mostra um saco gestacional intrauterino. **(B)** Imagem transversal para a esquerda do útero demonstra a aparência normal do ovário (*seta*). **(C)** US com Doppler colorido transvaginal evidencia margem hipervascular normal ao redor do corpo lúteo.

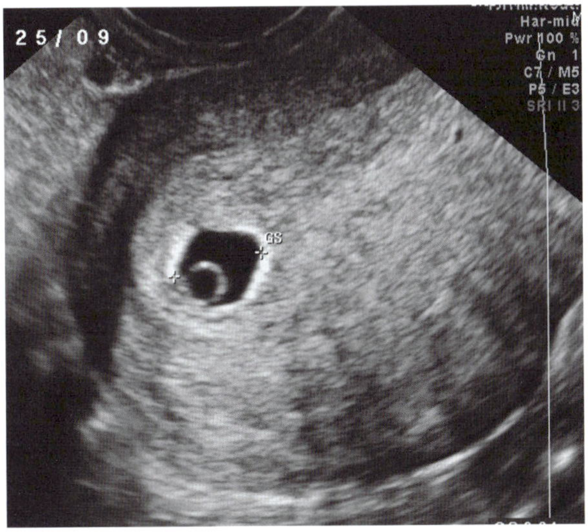

FIG. 28.2 Imagens normais de ultrassonografia no primeiro trimestre: diâmetro médio do saco. Imagem transvaginal sagital mostrando a mensuração sagital do diâmetro do saco (cursores). As mensurações em três planos ortogonais são utilizadas para calcular a média do diâmetro do saco. Observe o saco vitelino no interior do saco gestacional.

e interpretam a ultrassonografia em diversas situações clínicas, os limiares para o diagnóstico de gravidez inviável foram melhorados para não haver confusão com uma gravidez potencialmente viável. Essas questões são discutidas em detalhes no Capítulo 30.

Em casos de gestação múltipla, as US realizadas no primeiro trimestre devem documentar o número de fetos, bem como a amnionicidade e a corionicidade (Fig. 28.4). O Capítulo 32 discute a avaliação das gestações multifetais.

Além disso, o American College of Obstetricians and Gynecologists (ACOG) recomenda que a pesquisa pré-natal de aneuploidia seja oferecida a todas as gestantes.[10] Os médicos devem conhecer as opções de rastreamento atuais (e suas vantagens e desvantagens), incluindo análises sorológicas tradicionais (associadas ou não a US para determinação da translucência nucal) ou DNA fetal livre no sangue das gestantes para que possam discutir essas opções adequadamente com a paciente. A pesquisa do DNA fetal livre usa DNA da placenta para avaliar o risco de o feto apresentar uma anormalidade cromossômica; não avalia o risco de anomalias fetais, como defeitos do tubo neural ou da parede anterior. As decisões de tratamento, incluindo a interrupção da gravidez, não devem se basear apenas nos resultados dessa pesquisa de DNA fetal livre no plasma das gestantes.[10] As pacientes devem

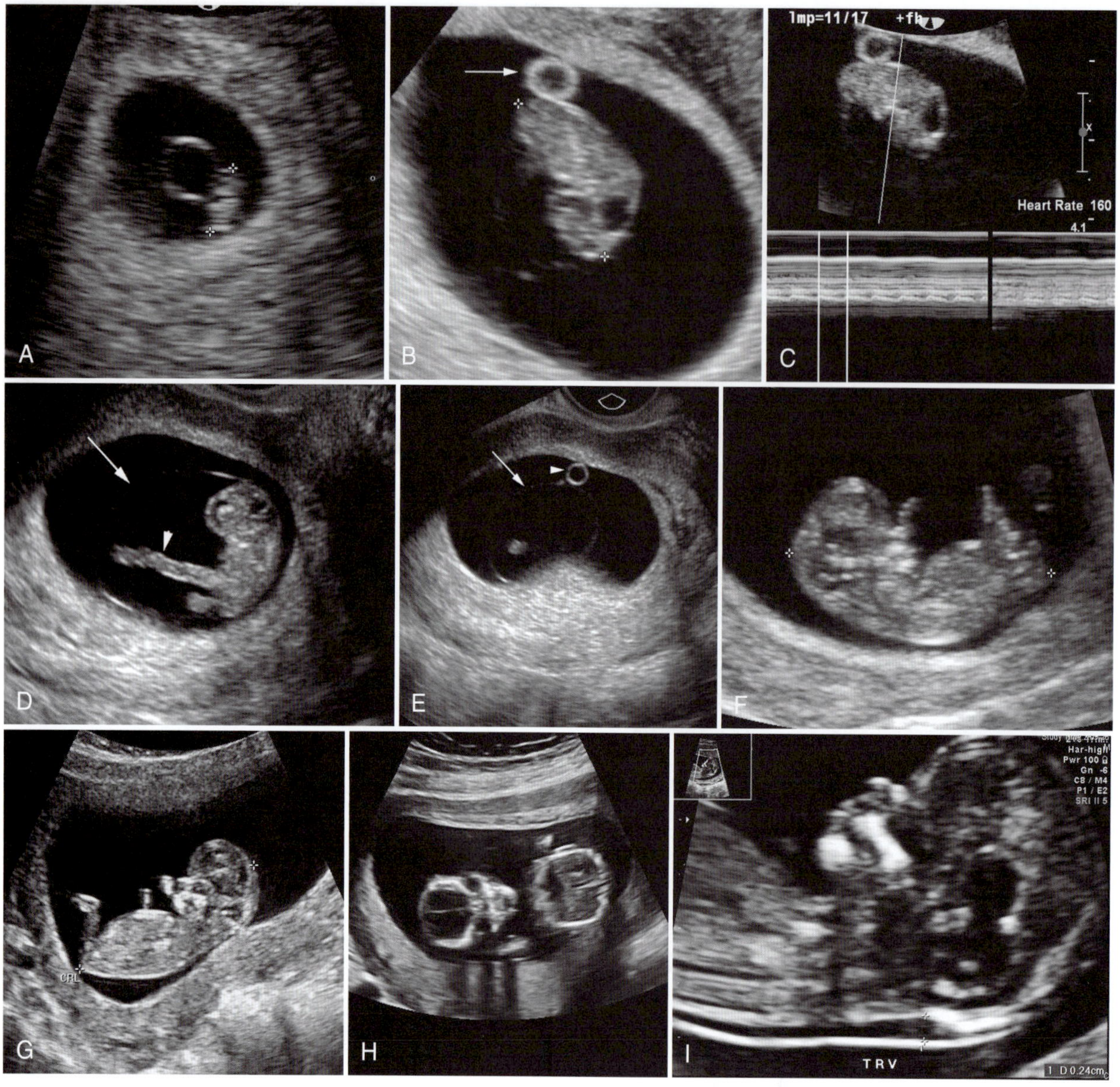

FIG. 28.3 Imagens de ultrassonografia no primeiro trimestre: embrião e feto. (A) Embrião normal para uma gestação de 6,5 semanas. Observe o polo embrionário (*cursores*) adjacente ao saco vitelino. **(B)** Embrião normal para uma gestação de 8 semanas. Observe o embrião (*cursores*) e a vesícula vitelínica adjacente (*seta*). **(C)** Ultrassonografia em modo M do mesmo embrião em **B**. Observe a frequência cardíaca normal de 160 bpm. **(D)** Embrião normal para uma gestação de 9 semanas. Observe o embrião no interior do âmnio (*seta*) e cordão umbilical (*ponta de seta*). **(E)** Exatamente lateral à imagem em **D,** note que o saco vitelino (*ponta de seta*) está localizado fora do âmnio (*seta*). **(F)** Ultrassonografia sagital de uma gestação de 10,5 semanas. **(G)** Ultrassonografia sagital de uma gestação de 11,5 semanas. **(H)** Vista coronal da face para uma gestação de 13 semanas. **(I)** Ultrassonografia sagital para determinação da translucência nucal (*cursores*) em uma gestação de 13 semanas. Ver também Vídeos 28.1 e 28.2. Heart rate = frequência cardíaca.

ser avisadas de que um resultado negativo desse exame não garante que não ocorrerá intercorrências na gravidez. De acordo com a opinião do comitê do ACOG em 2015, "dado o desempenho de métodos de rastreamento convencionais, as limitações do desempenho da pesquisa de DNA fetal livre no plasma das gestantes e os dados limitados sobre a custo-efetividade na população obstétrica de baixo risco, os métodos de rastreamento convencionais ainda são escolha mais apropriada para rastreamento de primeira linha para a maioria das gestantes".[10]

Apesar do aumento da pesquisa de DNA fetal livre no plasma das gestantes, o rastreamento pela ultrassonografia ainda é feito por meio da medição da **translucência nucal** entre 11 e 14 semanas de gestação (Fig. 28.3I). A medição, em conjunto com idade materna e a sorologia, pode ser usada para determinar um risco individualizado de aneuploidia fetal (Cap. 31). O aumento do rastreamento sérico materno, bem como a ultrassonografia no primeiro e no segundo trimestres, reduziu o número de procedimentos intervencionistas para detectar aneuploidia, aumentando o número de diagnósticos pré-natais de aneuploidia.[11] Considerando o grande aumento do número de exames ultrassonográficos realizados tardiamente no primeiro trimestre, também é cada vez mais comum fazer uma avaliação morfológica limitada no final do primeiro trimestre. Anomalias que devem ser detectadas tão precocemente incluem **anencefalia** (Fig. 28.5) e **onfalocele** (Fig. 28.6). Apesar de informações substanciais possam ser obtidas nesse momento, é improvável que a primeira avaliação morfológica substitua a US morfológica do segundo trimestre, uma vez que muitas estruturas são difíceis

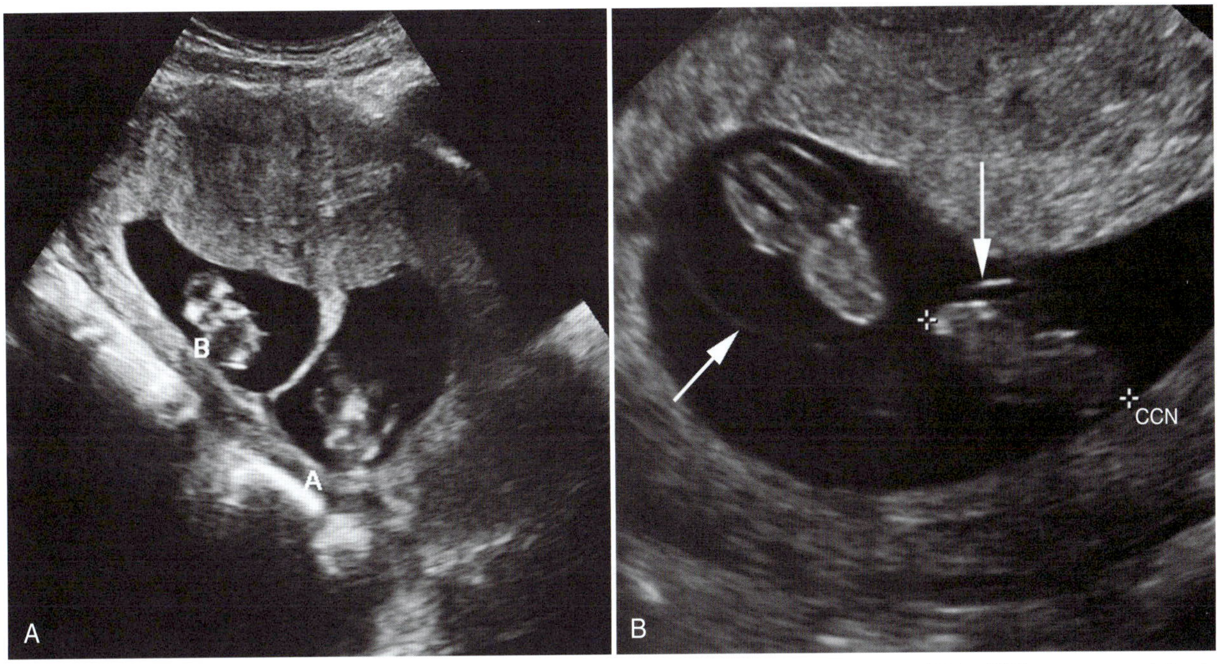

FIG. 28.4 Gestações múltiplas. Todo o saco gestacional deve ser examinado para identificar gestações múltiplas. **(A)** Imagem transabdominal dos **gêmeos diamnióticos dicoriônicos**. Observe a membrana espessa que separa o gêmeo A (*A*) do gêmeo B (*B*). **(B)** Imagem transvaginal de **gêmeos diamnióticos monocoriônicos** em uma gestação de 8 semanas (os *cursores* denotam comprimento cabeça-nádega [CCN]) com duas membranas finas (*setas*, âmnio) ainda próximas dos polos embrionários.

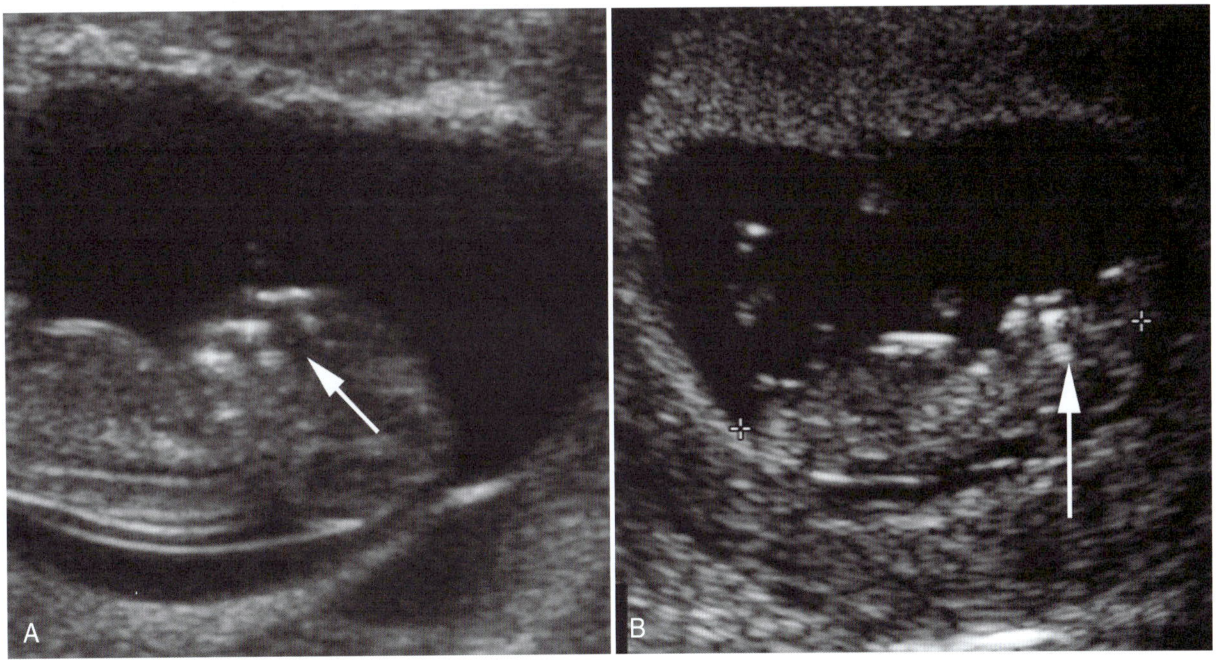

FIG. 28.5 Anencefalia. (A) Ultrassonografia sagital de uma gestação de 10 semanas. **(B)** Ultrassonografia sagital em outro feto (gestação de 12 semanas). Observe as órbitas (*seta*) sem crânio ossificado acima deste nível, contendo estroma angiomatoso. Os *cursores* assinalam a estimativa do comprimento cabeça-nádega, dificultada pelo estroma angiomatoso acima das órbitas.

de visualizar completamente no início do segundo trimestre, sobretudo coração, as vias de efluxo cardíaco, a fossa posterior e a parte dista da coluna vertebral.

Segundo e Terceiro Trimestres

As diretrizes atuais do ACR/AIUM para a realização de ultrassonografia obstétrica no segundo e no terceiro trimestres descrevem o **exame ultrassonográfico padrão.**[5] É importante entender que as diretrizes foram escritas para maximizar a detecção de muitas anormalidades fetais, mas não se espera que consigam detectar todas as anormalidades estruturais.

Os termos exames de **nível I** e de **nível II** descrevem ultrassonografia obstétrica "padrão" ou "rotineira" (nível I), e de "alto risco", "especializada" ou "detalhada" (nível II). O conceito desses

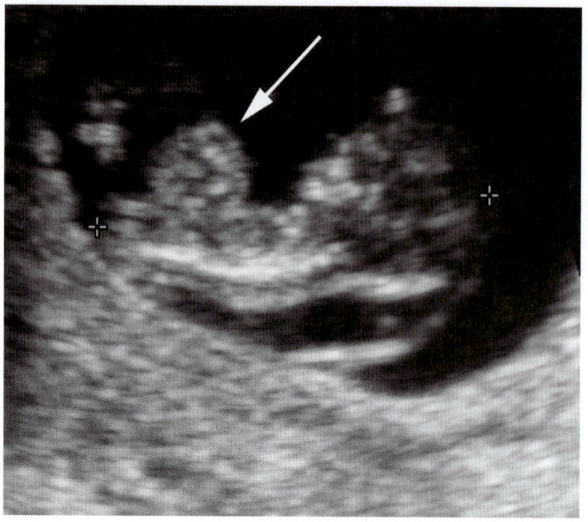

FIG. 28.6 Onfalocele em uma gestação de 11 semanas. Corte sagital do feto (*cursores*) evidencia um grande defeito de parede abdominal (*seta*).

dois níveis de exame ultrassonográfico expõe que o exame padrão, básico ou rotineiro (nível I) é realizado rotineiramente em (Figs. 28.7 a 28.15, Vídeos 28.3 a 28.9). Os métodos para obter todas as imagens necessárias são descritos em detalhes nos capítulos subsequentes. Este capítulo proporciona uma colagem de figuras com o intuito de servir como um guia para a avaliação anatômica, além de visualizações adicionais comuns obtidas durante uma análise fetal.

Em geral, a " morfológica fetal padrão" se refere à **ultrassonografia no segundo trimestre**, tipicamente realizada entre 16 e 22 semanas de gestação. Quando avaliações anatômicas são realizadas entre 20 e 22 semanas de idade gestacional, há menor necessidade de repetir os exames ultrassonográficos para documentar a anatomia normal comparada a estudos realizados antes na gestação.[12] No entanto, existem considerações práticas na determinação do momento ideal para os estudos. Em gestações bem datadas de mulheres que provavelmente não irão solicitar amniocentese, uma US entre 20 e 22 semanas de gestação é o ideal. Contudo, se a gestação não for bem datada, uma US mais precoce pode ser necessária para datar de modo acurado essa gestação e para avaliar a anatomia. Alguns centros oferecem o exame ultrassonográfico com 16 semanas de gestação, para coincidir com a realização da amniocentese genética e/ou exames de sangue (alfafetoproteína, hCG, estriol e inibina A) do segundo trimestre.

O exame de nível I consiste na investigação do útero e dos ovários maternos, do colo do útero e da placenta (Fig. 28.7; Vídeo 28.3), assim como uma revisão sistemática da anatomia fetal. **Cistos anexiais** são comuns em gestantes. No início da gestação, um cisto é mais provavelmente o corpo lúteo. Se um cisto parece atípico ou aumenta após a metade do segundo trimestre, ele deve ser avaliado de modo mais detalhado. É necessário documentar a posição e o tamanho do leiomioma. Se o miométrio parecer fino no segmento uterino inferior (p. ex., < 3 mm em mulheres com cesariana prévia), o miométrio deve ser mensurado por ultrassonografia transvaginal e deve ser acompanhado até mais adiante, porque coloca a mulher sob risco de **deiscência** e/ou **ruptura uterina**. É útil iniciar o exame com um corte sagital da linha média para avaliar o colo do útero. Caso o colo do útero apareça anormalmente curto, ou se existir suspeita de placenta prévia, uma US vaginal pode então ser realizada.

Diretrizes para Análise Ultrassonográfica no Segundo e no Terceiro Trimestres

AVALIAÇÃO GERAL

Atividade cardíaca: documentar com modo M
Apresentação: cefálica, pélvica, transversa, variável
Número de fetos: no caso múltiplos, amnionicidade/corionicidade, concordância de tamanho, líquido amniótico
Anatomia materna: útero, anexos e colo do útero
Avaliação da idade gestacional e do peso fetal
- Diâmetro biparietal
- Circunferência da cabeça
- Circunferência abdominal
- Comprimento do fêmur

Líquido amniótico
- Estimar se é normal
- Se for anormal, qualificar se está aumentado ou diminuído

Placenta: posição

MORFOLOGIA FETAL

Cabeça, Face e Pescoço
Cerebelo
Plexo coroide
Cisterna magna
Ventrículos cerebrais laterais
Foice cerebral
Cavidade do septo pelúcido
Lábio superior

Tórax
Plano das quatro câmaras
Vias de saída

Abdome
Estômago (existência, tamanho e localização)
Rins, bexiga urinária
Localização do local de inserção do cordão umbilical no abdome do feto
Número de vasos do cordão umbilical

Coluna
Cervical, torácica, lombar e sacral

Membros
Inferiores e superiores

Genitália (Sexo)
Em gestações múltiplas e quando houver indicação clínica

Modificado de Collaborative Subcommittee. ACR–ACOG–AIUM–SRU practice parameter for the performance of obstetrical ultrasound. American College of Radiology; 2014.[5]

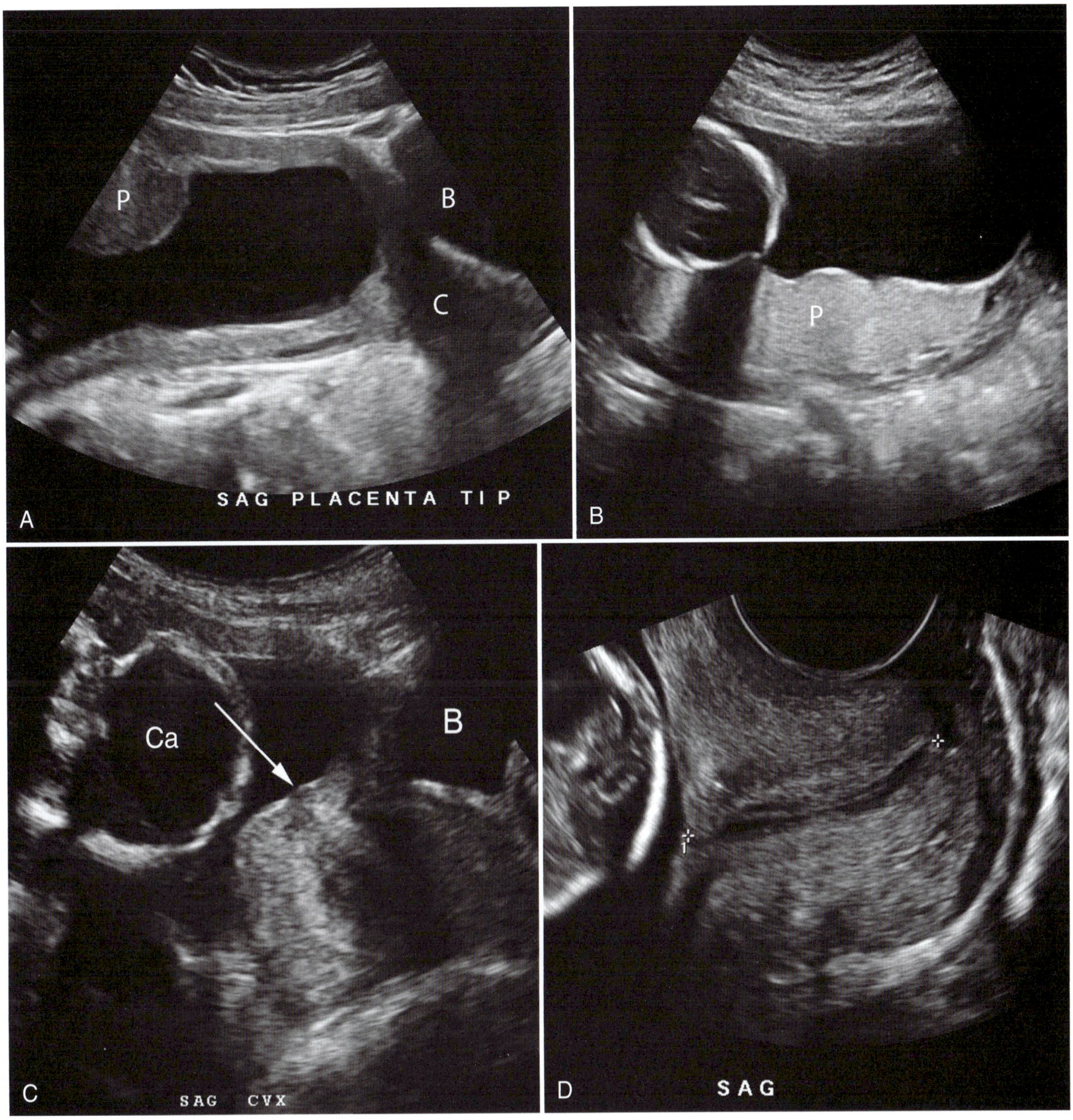

FIG. 28.7 Visão geral do útero, do colo do útero e da posição fetal. (A) Ultrassonografia sagital do útero mostra um colo (*C*) do útero de aparência normal e uma placenta (*P*) anterior, com a extremidade da placenta longe do óstio interno do útero. *B*, bexiga. **(B)** Ultrassonografia transversal da placenta (*P*) posterior. **(C)** Imagem transabdominal do colo do útero de aparência normal (*seta* no óstio interno). Observe a bexiga (*B*) urinária e a cabeça (*Ca*) fetal. Com a cabeça como parte de apresentação, o feto se encontra na posição cefálica. **(D)** Ultrassonografia transvaginal de um colo do útero de aparência normal (*cursores*). Ver também Vídeo 28.3. PLACENTA TIP = extremidade da placenta; CVX = colo do útero.

Ultrassonografias transversal e longitudinal de toda a cavidade uterina são então realizadas para a avaliação da **atividade cardíaca fetal**, do volume do líquido amniótico, da localização da placenta e para determinação da **apresentação** e da **posição fetais** (Fig. 28.8). O conhecimento do plano de corte ao longo do abdome materno, combinado à posição da coluna fetal e das estruturas localizadas do lado direito e esquerdo do corpo do feto, permite a determinação precisa da posição fetal e a identificação da anatomia normal e patológica. Algumas anomalias congênitas como, por exemplo, a dextrocardia, serão reconhecidas apenas se uma estrutura for identificada como "anormal", baseando-se na sua posição atípica relacionada à posição e apresentação do feto.

A **biometria** é realizada tanto para estimar a idade gestacional como para estimar o peso fetal (Fig. 28.9). A avaliação da idade gestacional no segundo e no terceiro trimestres é detalhada no Capítulo 42. Vistas adicionais na ultrassonografia obstétrica de rotina incluem cabeça e a face (Fig. 28.10, Vídeo 28.4), coração (Fig. 28.11, Vídeos 28.5 e 28.6), abdome e pelve (Fig. 28.12, Vídeo 28.7), coluna (Fig. 28.13, Vídeo 28.8), membros (Fig. 28.14) e cordão umbilical (Fig. 28.15, Vídeo 28.9).

Outros exames especializados incluem ultrassonografia com Doppler fetal, perfil biofísico, ecocardiografia fetal e mensurações biométricas adicionais.

O exame de alto risco, direcionado, detalhado ou de nível II deve ter uma indicação específica e deve ser realizado por um profissional com experiência em US obstétrica.[13,14] Esta US de alto risco é realizada quando suspeita-se de uma anomalia devido

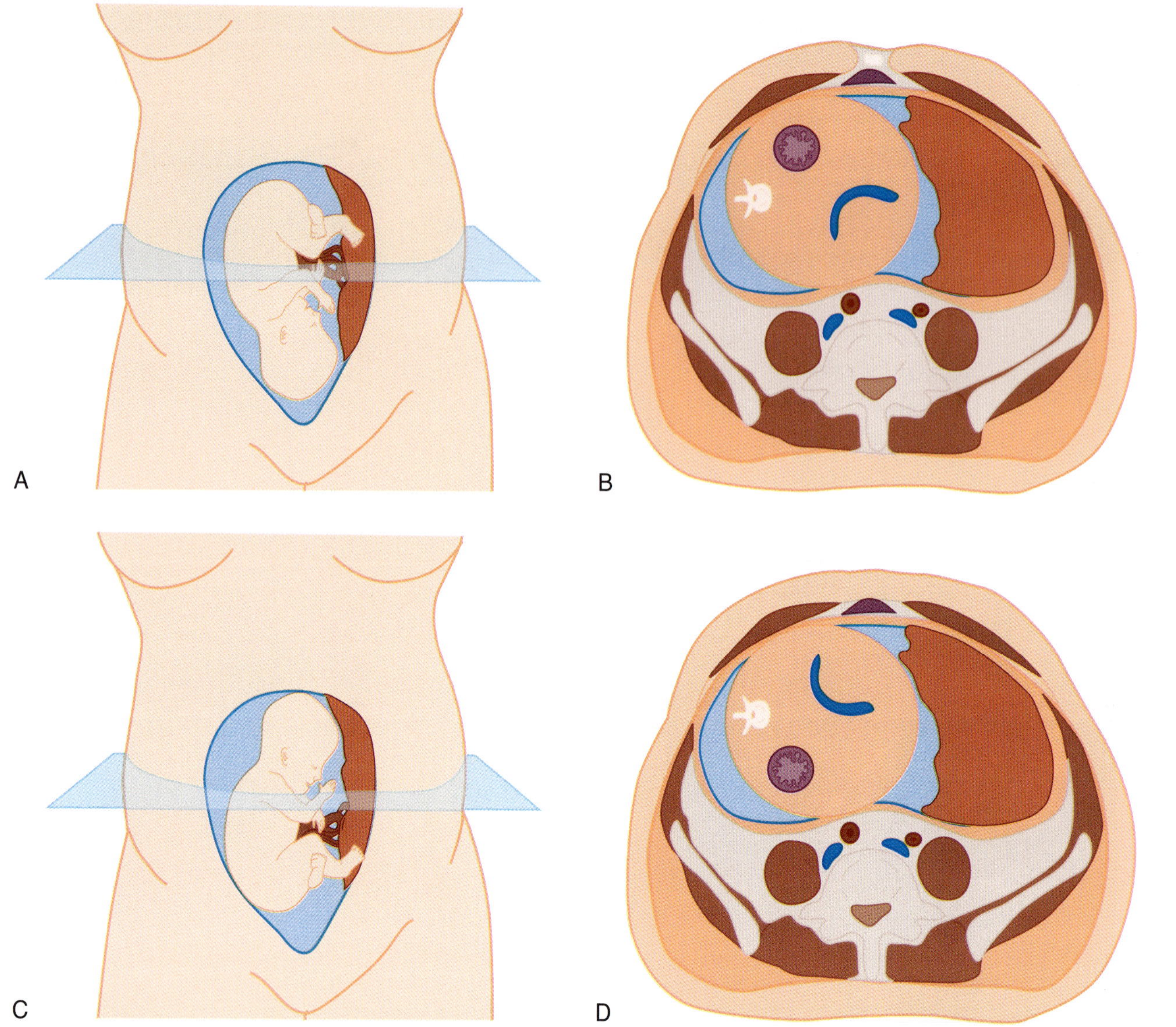

FIG. 28.8 Determinação da posição. (A) Plano do corte e **(B)** diagrama do corte transversal. Com o feto em posição cefálica e sua coluna vertebral no lado direito materno, o estômago do lado esquerdo está "para cima", no lado mais próximo do transdutor. **(C)** Plano de corte e **(D)** com o feto em posição de nádegas e a coluna vertebral no lado direito materno, o estômago do lado esquerdo está "para baixo" no lado mais distante do transdutor.

à história patológica pregressa ou familiar materna, ou pela suspeita em virtude de resultados anormais na US de rotina. Essas US de alto risco incluem cortes detalhados da anatomia fetal além daquelas obtidas no exame de rotina. Wax et al.[14] fornecem uma descrição mais completa dessas anomalias.

ULTRASSONOGRAFIA DE RASTREAMENTO

Estimativa da Idade Gestacional

A determinação da **data provável do parto** (DPP) é especialmente importante na prática obstétrica, PORQUE é utilizada como parâmetro para intervenção quando há gestações consideradas com "restrição de crescimento" e em gestações pós-termo. Múltiplos estudos demonstraram que o uso de rotina da ultrassonografia resulta em uma avaliação mais acurada da DPP, quando comparada à estimativa pela data da última menstruação (DUM) ou exame físico, mesmo em mulheres com data menstrual regular e exata.[15-18] A **estimativa da idade gestacional (datação da gravidez)** é realizada com mais precisão na primeira metade da gestação. O **crescimento fetal** deve ser avaliado por meio da comparação com exames ultrassonográficos anteriores durante a gestação. Em uma revisão Cochrane de nove estudos de ultrassonografia de rotina durante a fase inicial de gestação, o uso rotineiro de US precoce e o subsequente ajuste da DPP levou a uma significante redução da gestação pós-termo.[19]

Uma regra básica que, no primeiro trimestre, a estimativa de idade pela DUM deve ser mantida, a menos que a ultrassonografia forneça uma DPP com mais de 7 dias de diferença; no segundo trimestre, a ultrassonografia deve ser utilizada para modificar a DPP se esta revelar uma diferença de mais de 2 semanas (e o acompanhamento é então necessário para garantir crescimento apropriado); no terceiro trimestre, uma discrepância de 3 semanas entre a DUM e a estimativa de idade pela ultrassonografia é permitida, mas é necessário que o contexto clínico seja levado em conta,

Texto continua na p. 1029

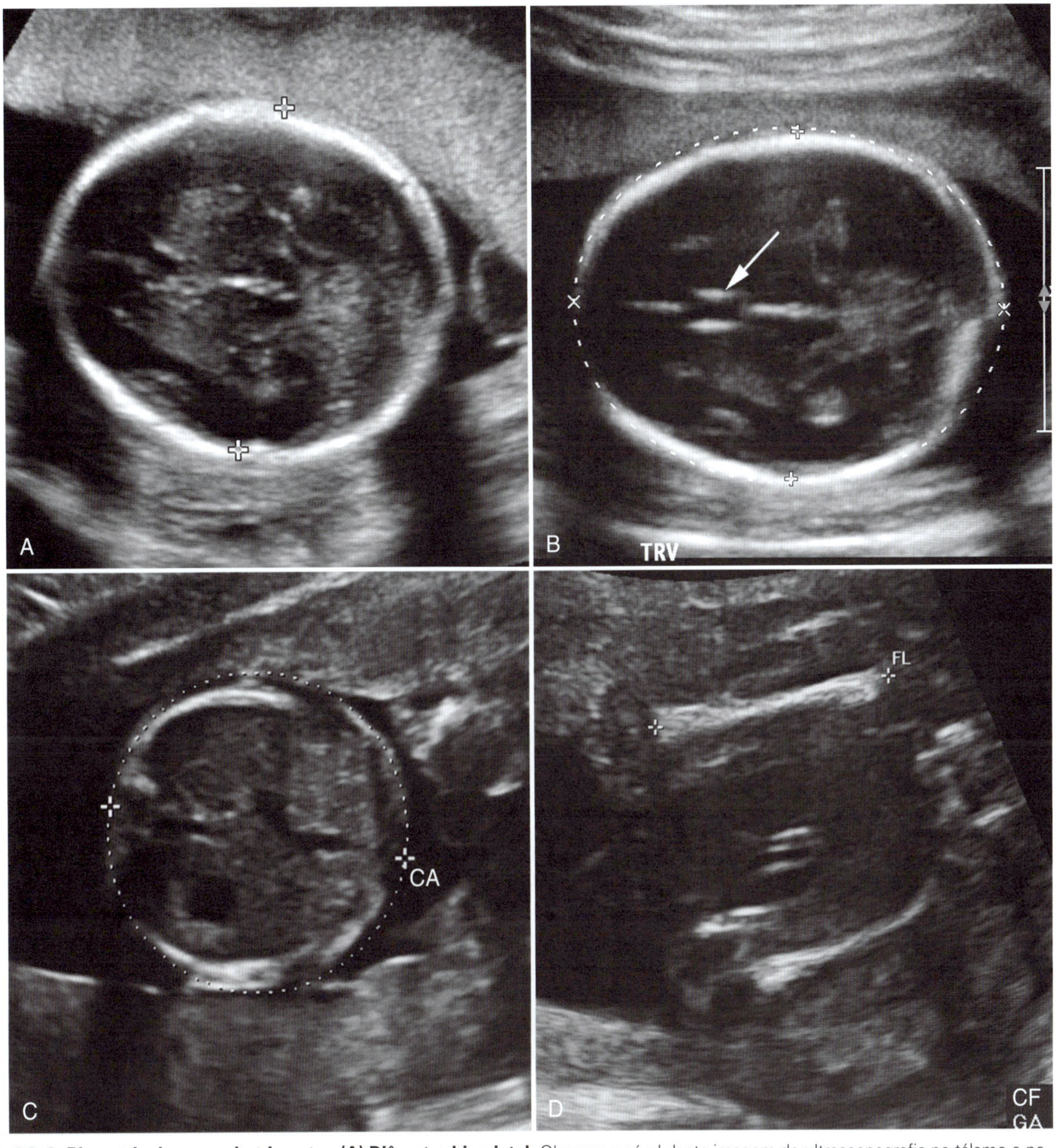

FIG. 28.9 Biometria do segundo trimestre. (A) Diâmetro biparietal. Observe o nível desta imagem de ultrassonografia no tálamo e no terceiro ventrículo. Os cursores estão colocados a partir da parte externa do crânio no campo proximal até a parte interna do crânio no campo distal. **(B) Circunferência da cabeça.** Observe como a circunferência é mensurada ao redor da parte externa do crânio. A *seta* evidencia a cavidade do septo pelúcido. **(C) Circunferência abdominal** *(CA).* Observe a curva da veia porta e estômago nesta imagem transversa, com a circunferência desenhada ao redor da parte externa da pele. **(D) Comprimento do fêmur** *(CF).* Observe que a "parte superior" do fêmur deve ser mensurada, com o corpo do osso o mais perpendicular possível do plano de corte, excluindo a epífise distal do fêmur.

Indicações para o Exame Anatômico Fetal Detalhado

- Feto ou criança anterior com uma anomalia congênita, genética ou cromossômica
- Anomalia fetal conhecida ou suspeita ou transtorno de crescimento conhecido na gravidez atual
- Feto com risco aumentado de anomalia congênita, como diabetes melito materno, gravidez concebida via tecnologia de reprodução assistida, alto índice de massa corporal materna ($\geq$ 35 kg/m^2), gestação múltipla, resultados de rastreamento anormais, exposição ao teratógeno
- Feto com risco aumentado de anormalidade genética ou cromossômica, como genitor portador de anormalidade cromossômica ou genética, idade materna de 35 anos ou mais no parto, resultados anormais de rastreamento
- Outras condições que afetam o feto, incluindo infecções congênitas, mãe dependente de isoimunização, anormalidades do líquido amniótico

Modificado de Wax J, Minkoff H, Johnson A, et al. Consensus report on the detailed fetal anatomic ultrasound examination: indications, components, and qualifications. J Ultrasound Med. 2014;33(2):189-195.[14]

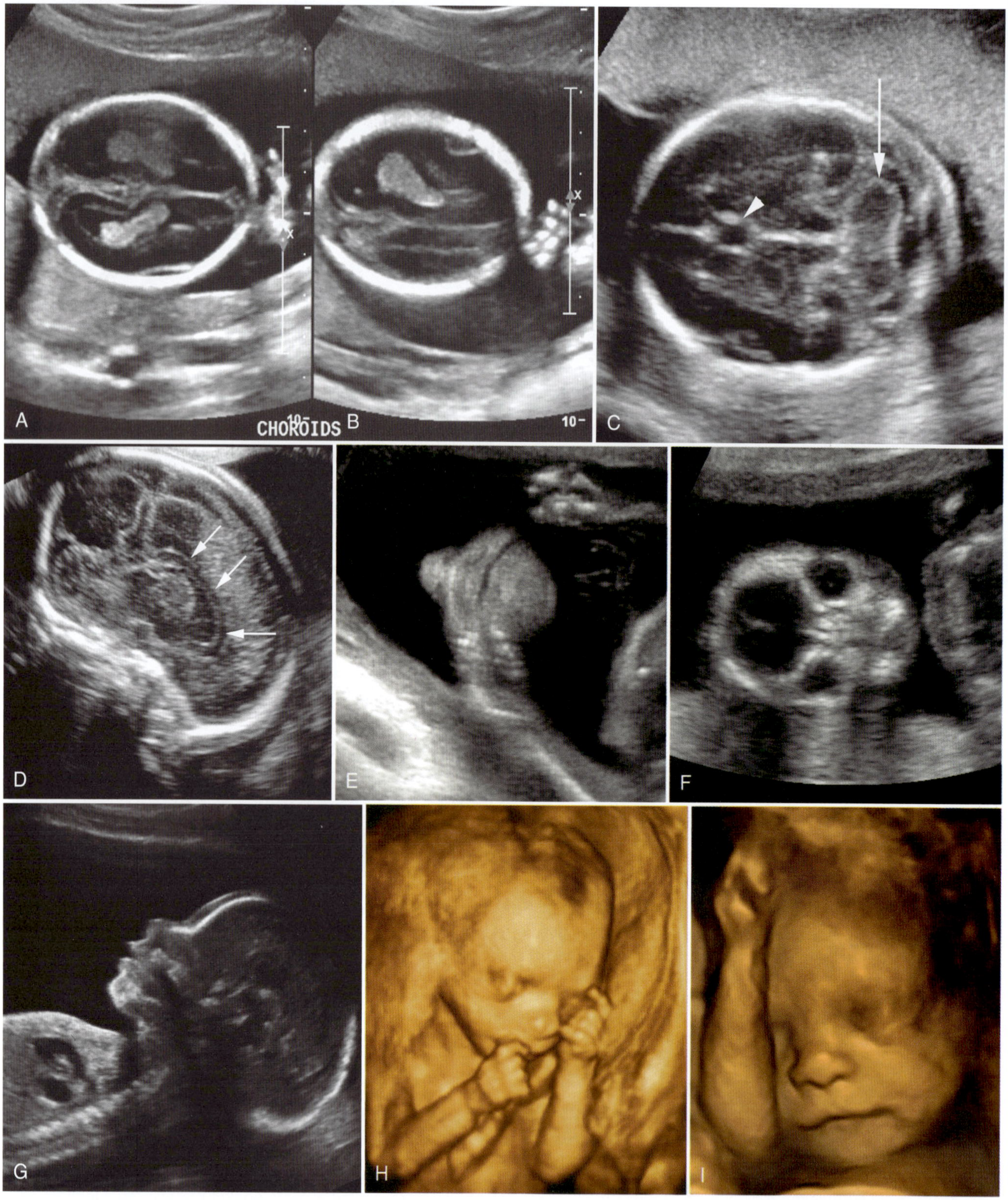

FIG. 28.10 Vistas ultrassonográficas de rotina da cabeça e face do feto. Além do diâmetro biparietal e da circunferência da cabeça, vistas da cabeça necessárias incluem imagens dos **ventrículos cerebrais, cerebelo, cavidade do septo pelúcido, foice cerebral, nariz e lábios.** Também podem ser obtida vistas anguladas para demonstrar os dois lados do plexo coroide e vistas através da fontanela anterior ou suturas da linha média para demonstrar o corpus caloso, bem como vistas das órbitas e perfil. **(A)** Imagens axial **(B)** e oblíqua mostrando os ventrículos cerebrais preenchidos pelo **plexo coroide**. **(C)** Imagem axial mostra o cerebelo (*seta*) e a cavidade do corpo pelúcido (*ponta de seta*). **(D)** Vista sagital transvaginal do corpo caloso (*setas*). A visão necessária da face é a do nariz e dos lábios. Outras vistas incluem órbitas e perfil. **(E)** Vista coronal do nariz e dos lábios. **(F)** Vista coronal das órbitas. **(G)** Corte sagital do perfil facial. **(H)** e **(I)** Imagens tridimensionais do rosto fetal. Ver também Vídeo 28.4. (**A** e **B**, cortesia do Dr. A. Toi.)

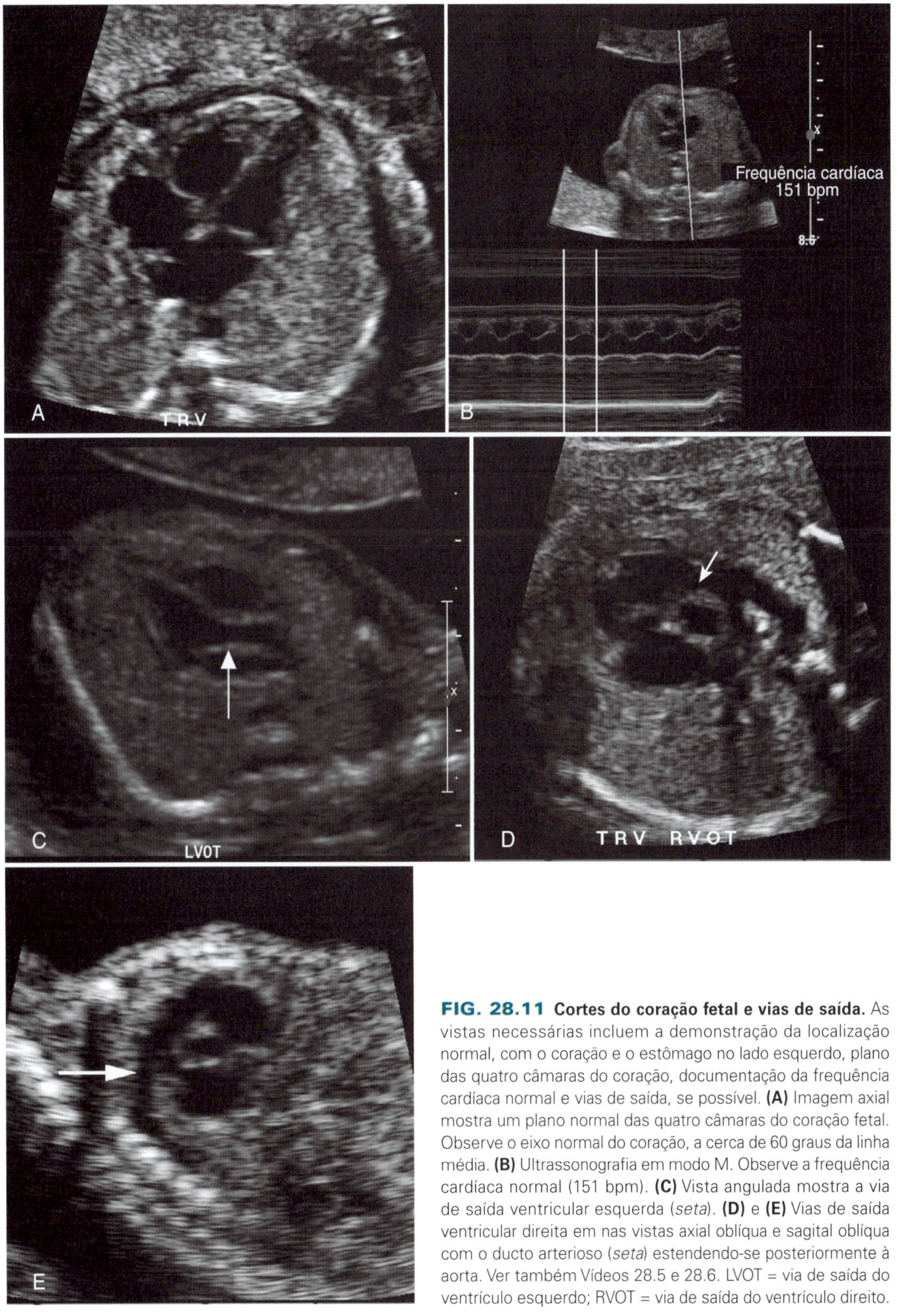

FIG. 28.11 Cortes do coração fetal e vias de saída. As vistas necessárias incluem a demonstração da localização normal, com o coração e o estômago no lado esquerdo, plano das quatro câmaras do coração, documentação da frequência cardíaca normal e vias de saída, se possível. **(A)** Imagem axial mostra um plano normal das quatro câmaras do coração fetal. Observe o eixo normal do coração, a cerca de 60 graus da linha média. **(B)** Ultrassonografia em modo M. Observe a frequência cardíaca normal (151 bpm). **(C)** Vista angulada mostra a via de saída ventricular esquerda (*seta*). **(D)** e **(E)** Vias de saída ventricular direita em nas vistas axial oblíqua e sagital oblíqua com o ducto arterioso (*seta*) estendendo-se posteriormente à aorta. Ver também Vídeos 28.5 e 28.6. LVOT = via de saída do ventrículo esquerdo; RVOT = via de saída do ventrículo direito.

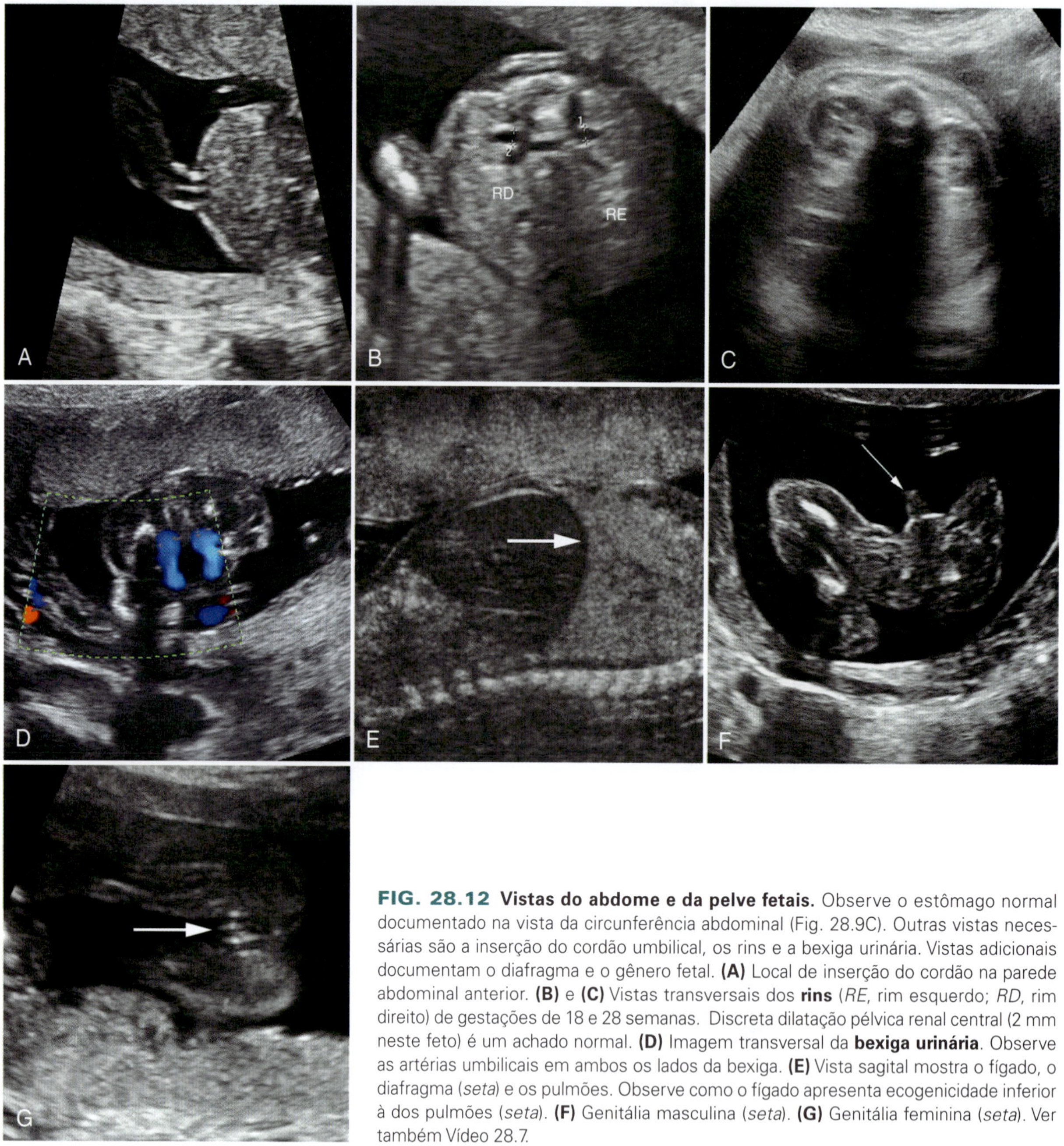

FIG. 28.12 Vistas do abdome e da pelve fetais. Observe o estômago normal documentado na vista da circunferência abdominal (Fig. 28.9C). Outras vistas necessárias são a inserção do cordão umbilical, os rins e a bexiga urinária. Vistas adicionais documentam o diafragma e o gênero fetal. **(A)** Local de inserção do cordão na parede abdominal anterior. **(B)** e **(C)** Vistas transversais dos **rins** (*RE*, rim esquerdo; *RD*, rim direito) de gestações de 18 e 28 semanas. Discreta dilatação pélvica renal central (2 mm neste feto) é um achado normal. **(D)** Imagem transversal da **bexiga urinária**. Observe as artérias umbilicais em ambos os lados da bexiga. **(E)** Vista sagital mostra o fígado, o diafragma (*seta*) e os pulmões. Observe como o fígado apresenta ecogenicidade inferior à dos pulmões (*seta*). **(F)** Genitália masculina (*seta*). **(G)** Genitália feminina (*seta*). Ver também Vídeo 28.7.

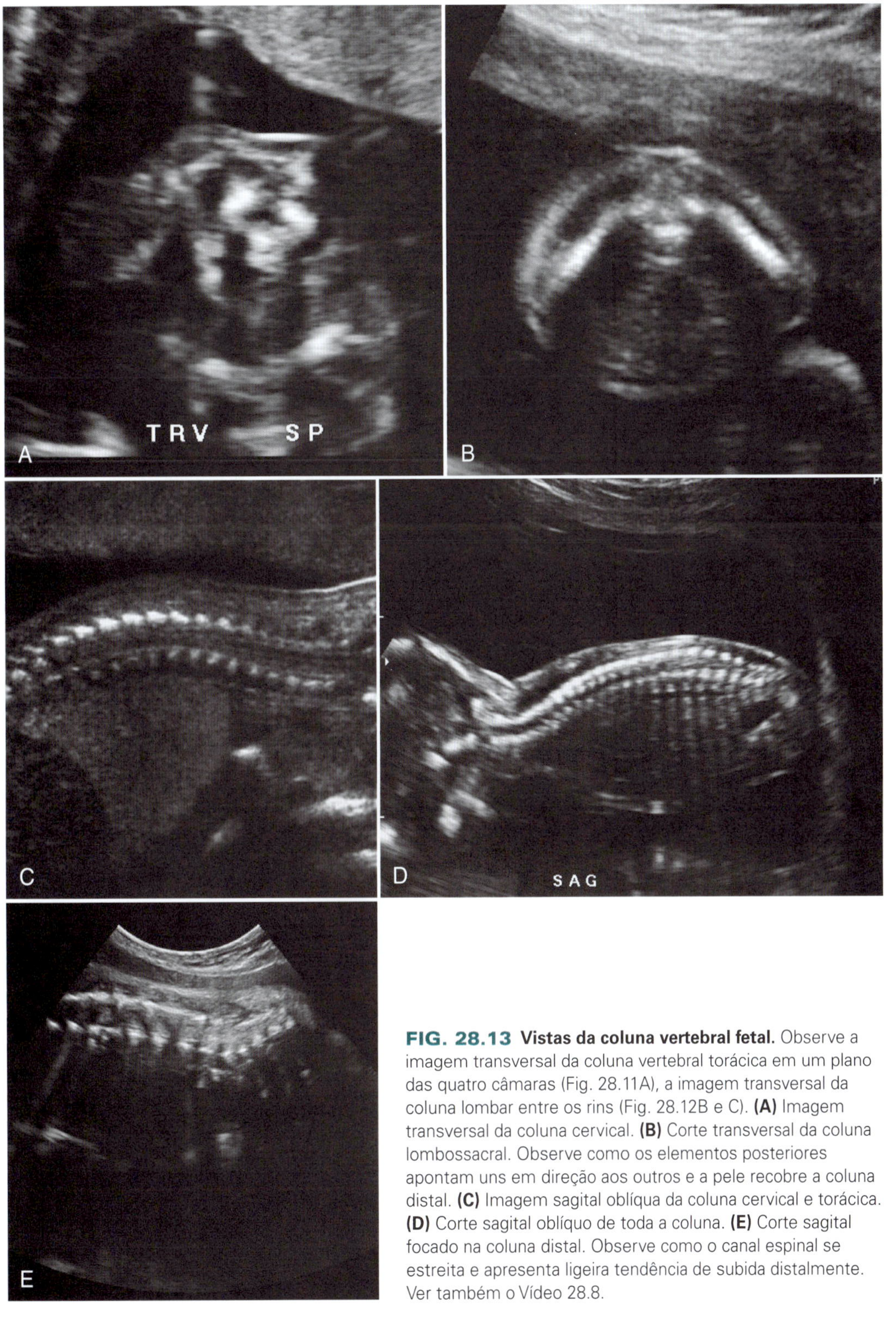

FIG. 28.13 Vistas da coluna vertebral fetal. Observe a imagem transversal da coluna vertebral torácica em um plano das quatro câmaras (Fig. 28.11A), a imagem transversal da coluna lombar entre os rins (Fig. 28.12B e C). **(A)** Imagem transversal da coluna cervical. **(B)** Corte transversal da coluna lombossacral. Observe como os elementos posteriores apontam uns em direção aos outros e a pele recobre a coluna distal. **(C)** Imagem sagital oblíqua da coluna cervical e torácica. **(D)** Corte sagital oblíquo de toda a coluna. **(E)** Corte sagital focado na coluna distal. Observe como o canal espinal se estreita e apresenta ligeira tendência de subida distalmente. Ver também o Vídeo 28.8.

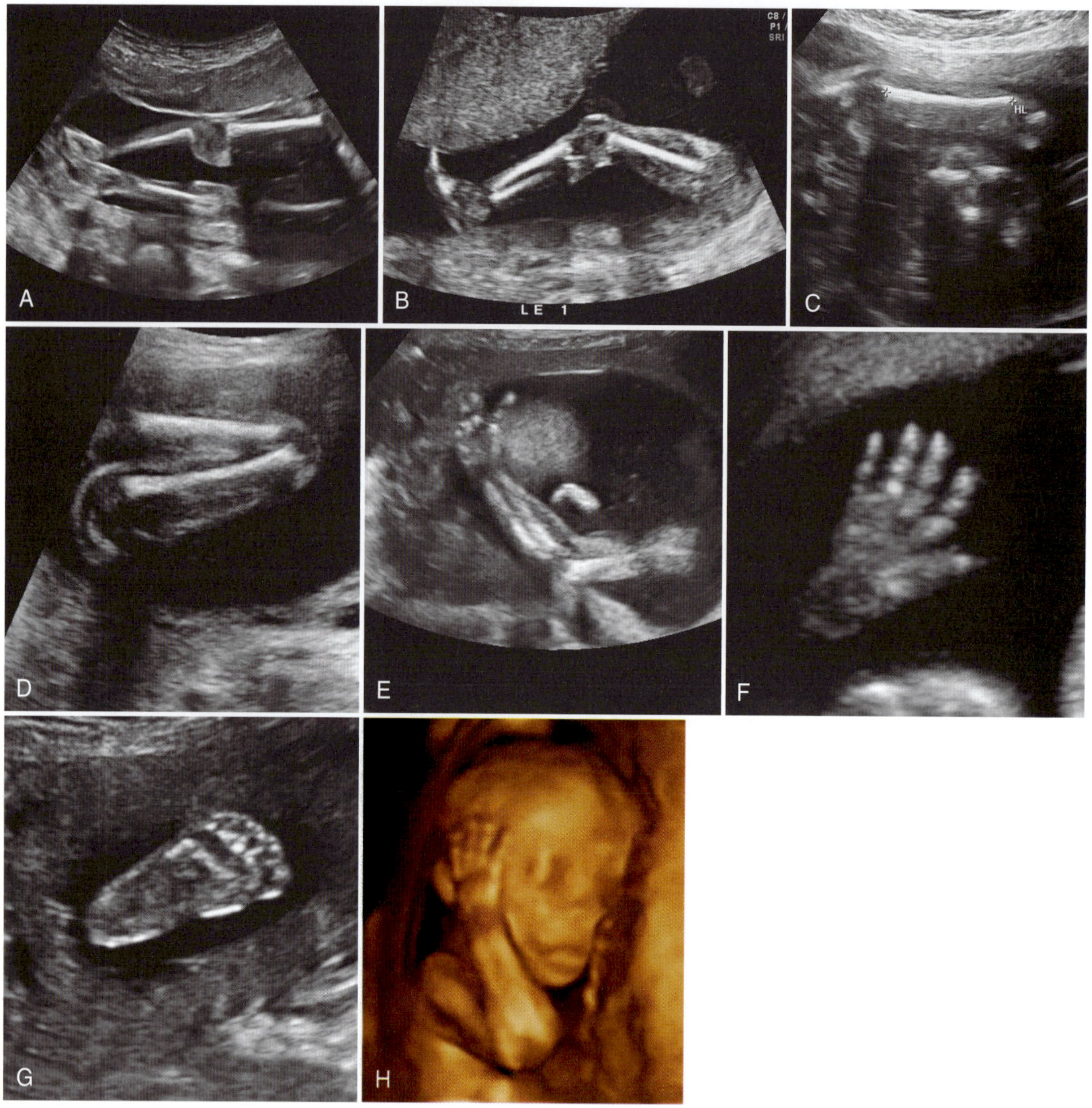

FIG. 28.14 Vista dos membros fetais. As vistas necessárias incluem documentação dos quatro membros. Vistas adicionais incluem a mensuração de todos os ossos longos e a demonstração dos dedos das mãos e pés. **(A)** e **(B)** Membros inferiores. **(C)-(E)** Membros superiores. **(F)** Mão. Observe quatro dedos, com o polegar parcialmente fora do campo de visão. **(G)** Pé. **(H)** Vista tridimensional do membro superior. (Ver também Fig. 28.10H para visualização 3D).

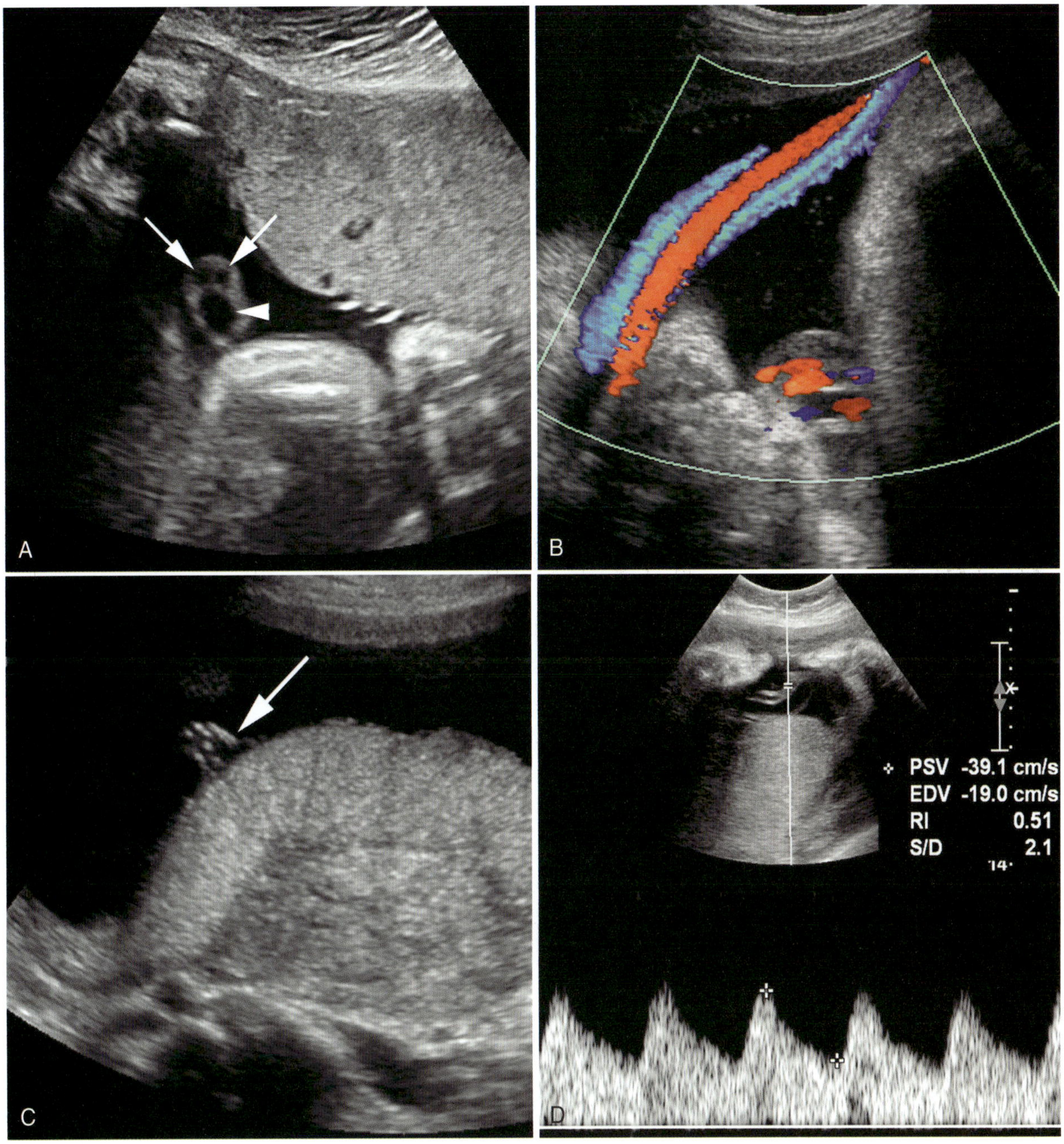

FIG. 28.15 Vistas do cordão umbilical. Vistas necessárias incluem o local de inserção do cordão na parede abdominal anterior (ver Fig. 28.12A) e documentação do número de vasos no cordão umbilical. Vistas adicionais incluem o local de inserção do cordão na placenta e US com Doppler do cordão. **(A)** Imagem transversal do **cordão umbilical contendo três vasos**. Observe duas artérias (*setas*) que são menores que a única veia (*ponta de seta*). Ver também Vídeo 28.9 e Fig. 28.12D. **(B)** Imagem longitudinal de Doppler colorido do cordão contendo os três vasos. **(C) Local de inserção do cordão** (*seta*) na placenta. **(D)** Imagem de Doppler espectral documenta a razão sistólica/diastólica na artéria umbilical normal em um feto no terceiro trimestre.

com avaliação da restrição de crescimento ou macrossomia, se apropriado. É importante reconhecer que se uma gestação for confirmada após o primeiro trimestre, o acompanhamento é necessário para avaliar o intervalo de crescimento apropriado (Cap. 42).

Identificação de Gestações Gemelares/ Múltiplas

O grande benefício da ultrassonografia de rotina para rastreamento é a identificação precoce de gestações múltiplas.[3,16,20-22] Estudos clínicos randomizados, comparando a US de rotina do segundo trimestre com a US realizada por causa de indicações clínicas, mostraram que um número substancial de gestações gemelares não é reconhecido até o terceiro trimestre ou até o parto em mulheres que não são submetidas à ultrassonografia de rotina. A melhora do diagnóstico de gêmeos leva a um melhor desfecho perinatal, devido à redução na incidência de baixo peso ao nascimento, de fetos pequenos para idade gestacional, de prematuridade, de escores Apgar reduzidos e de natimortos.[20]

Rastreamento e Resultados Perinatais

O valor da US de rotina no segundo trimestre de gestações aparentemente normais, com intuito de identificar aquelas sob alto risco de problemas não suspeitados, é controverso. Muitos países realizam uma, duas ou até mesmo três ultrassonografias como parte do atendimento obstétrico de rotina.[21,23,24]

Benefícios da Ultrassonografia de Rotina para Rastreamento no Segundo e no Terceiro Trimestres

- Idade gestacional mais acurada
- Detecção pré-natal de malformações importantes
- Detecção precoce de gestações múltiplas
- Redução de baixo peso em recém-nascidos únicos
- Menor incidência de indução para gestação pós-termo
- Detecção precoce de placenta prévia
- Confirmação de gestação normal

Pode ser difícil interpretar os resultados dos estudos designados para avaliar o impacto do rastreamento de rotina.[3,16,21] Não apenas as anomalias precisam ser detectadas pela ultrassonografia; para demonstrar o benefício da ultrassonografia, deve haver uma diferença documentada no desfecho, inclusive na terminação de gestações (potencialmente levando a redução da mortalidade perinatal pela perda de fetos anômalos) ou melhora no cuidado perinatal. Em virtude de esses estudos não necessariamente controlarem tais resultados, os benefícios do rastreamento – em particular a importância do entendimento parental das anomalias fetais quando gestações com anomalias fetais são continuadas – são difíceis de demonstrar.

O estudo Helsinki Ultrasound Trial relatou uma redução significativa na mortalidade perinatal entre o grupo rastreado por ultrassonografia, de 9 para 4,6 por cada 1.000.[21] Isso foi atribuído à taxa relativamente alta de detecção de anomalias fetais nesse estudo (58% das principais malformações foram detectadas antes de 24 semanas) com subsequente terminação dos fetos com anomalias.

No estudo Routine Antenatal Diagnostic Imaging with Ultrasound (RADIUS), os pesquisadores não encontraram uma diferença significativa no "desfecho perinatal adverso", definido como sendo morte fetal, morte neonatal ou morbidade neonatal, nos grupos rastreados *versus* controle. A explicação para a falta de melhora do desfecho foi a sensibilidade limitada da ultrassonografia de rotina na detecção de anormalidades congênitas (16,6% antes de 24 semanas e 34,8% antes de 40 semanas), junto a uma baixa taxa de interrupção da gestação após o diagnóstico.[3] Uma subsequente metanálise, com base em quatro estudos clínicos randomizados com dados de 15.935 mulheres (7.992 foram alocadas para ultrassonografia de rotina *vs.* 7.943 para ultrassonografia seletiva), encontrou uma taxa de mortalidade perinatal significativamente menor em pacientes alocadas para ultrassonografia de rotina, mais uma vez devido à detecção precoce de anormalidades fetais que levaram a abortos induzidos.[25] Os autores concluíram que a ultrassonografia de rotina é efetiva e útil para rastreamento de malformações.

Malformações Fetais: Acurácia Diagnóstica

A incidência das principais anormalidades congênitas ao nascimento na população em geral é de 2% a 3%, e ainda assim essas anormalidades são responsáveis por 20% a 25% das mortes perinatais e uma percentagem ainda maior de morbidade perinatal. A detecção pré-natal de uma anomalia aumenta as opções para o manejo da gestação e, em casos selecionados, a disfunção pode ser responsiva ao tratamento intrauterino. Por tais motivos, a realização da ultrassonografia de rotina para rastreamento para anormalidades congênitas é um conceito atraente. Entretanto, a acurácia da ultrassonografia para rastreamento na detecção de anormalidades na população de baixo risco é variável, com sensibilidade e especificidade variando de 14% a 85% e de 93% a 99%, respectivamente.[3,24,26-32] A grande margem em sensibilidade pode ser parcialmente explicada pelo que os autores utilizaram como definição de uma "anomalia", incluindo a experiência dos indivíduos realizando e interpretando os estudos.[24,31] Outro fator é o tipo de anomalia. No Eurofetus Study,[33] as anormalidades mais bem detectadas foram do sistema urinário (88,5%) e do sistema nervoso central (88,3%). Anormalidades cardíacas não foram bem detectadas, sendo estas maiores (38,8%) ou menores (20,8%), e as menores taxas de detecção foram de anormalidades menores do sistema musculoesquelético (18% *vs.* 73,6% para defeitos maiores) e fissura labiopalatal (18%).[33] Outra questão importante é a idade gestacional sobre a qual o estudo foi realizado. No Eurofetus Study, por exemplo, 38,5% das anomalias foram diagnosticadas após 29 semanas de gestação. Outros fatores que influenciaram a sensibilidade da ultrassonografia pré-natal incluem a qualidade do equipamento, a prevalência de um defeito específico, o biotipo materno e o protocolo de exame.[24,33,34]

Muitos dos benefícios da ultrassonografia não são quantificáveis. A possibilidade de haver tempo para se ajustar no período pré-natal à informação sobre uma anomalia pode melhorar tanto a abordagem do médico como a dos pais à gestação e ao nascimento, assim como suas capacidades de tomar decisões sobre os tratamentos pré-natal e pós-natal.[35] É importante para os médicos e suas pacientes a compreensão das limitações da ultrassonografia. Nem todas as anormalidades podem ser detectadas. A acurácia da ultrassonografia pré-natal é variável e com frequência depende de onde é realizada e do profissional que realiza o exame.

Ultrassonografia Tridimensional

Além das imagens bidimensionais (2D), a ultrassonografia 3D possibilita a aquisição de imagens reconstruídas em planos que não estavam disponíveis previamente. Isso possibilita melhor visualização de anomalias faciais[36] e anomalias de mãos, pés e coluna vertebral.[37] Além disso, imagens 3D podem ser mais bem compreendidas pela paciente, possibilitando melhor entendimento da anormalidade.[36,37] A imagem 4D permite apenas visualizar as imagens 3D ao longo do tempo e raramente tem valor diagnóstico adicional. Acredita-se que a avaliação cervical seja mais completa com uma imagem de volume.[38] A **imagem de volume** pode ser útil para avaliar os pulmões,[39,40] sendo usada inclusive em fetos com suspeita de hipoplasia pulmonar. Imagens reconstruídas podem ser importantes para examinar porções do cérebro.[41] Os capítulos subsequentes apresentam imagens 3D quando apropriado.

Utilização Prudente da Ultrassonografia

As diretrizes colaborativas do AIUM, ACR e ACOG afirmam que a "ultrassonografia fetal deve ser realizada apenas quando houver indicação clínica válida, e as menores configurações de exposição ao ultrassom possíveis devem ser utilizadas para obter a informação diagnóstica necessária".[5] Apesar de não haver evidência confiável de dano físico aos fetos humanos a partir do uso da tecnologia atual para imagem ultrassonográfica diagnóstica, especialistas em saúde pública, médicos e representantes de indústrias concordam que o uso casual da ultrassonografia, especialmente durante a gestação, deve ser evitado. A Food and Drug Administration (FDA) não aprova a promoção, a venda ou o empréstimo de equipamento ultrassonográfico para confecção de vídeos fetais.[42] A ultrassonografia obstétrica realizada com indicação clínica pode gerar com facilidade as imagens principais, devidamente registradas, para os pais que desejam uma visão precoce de seu feto.

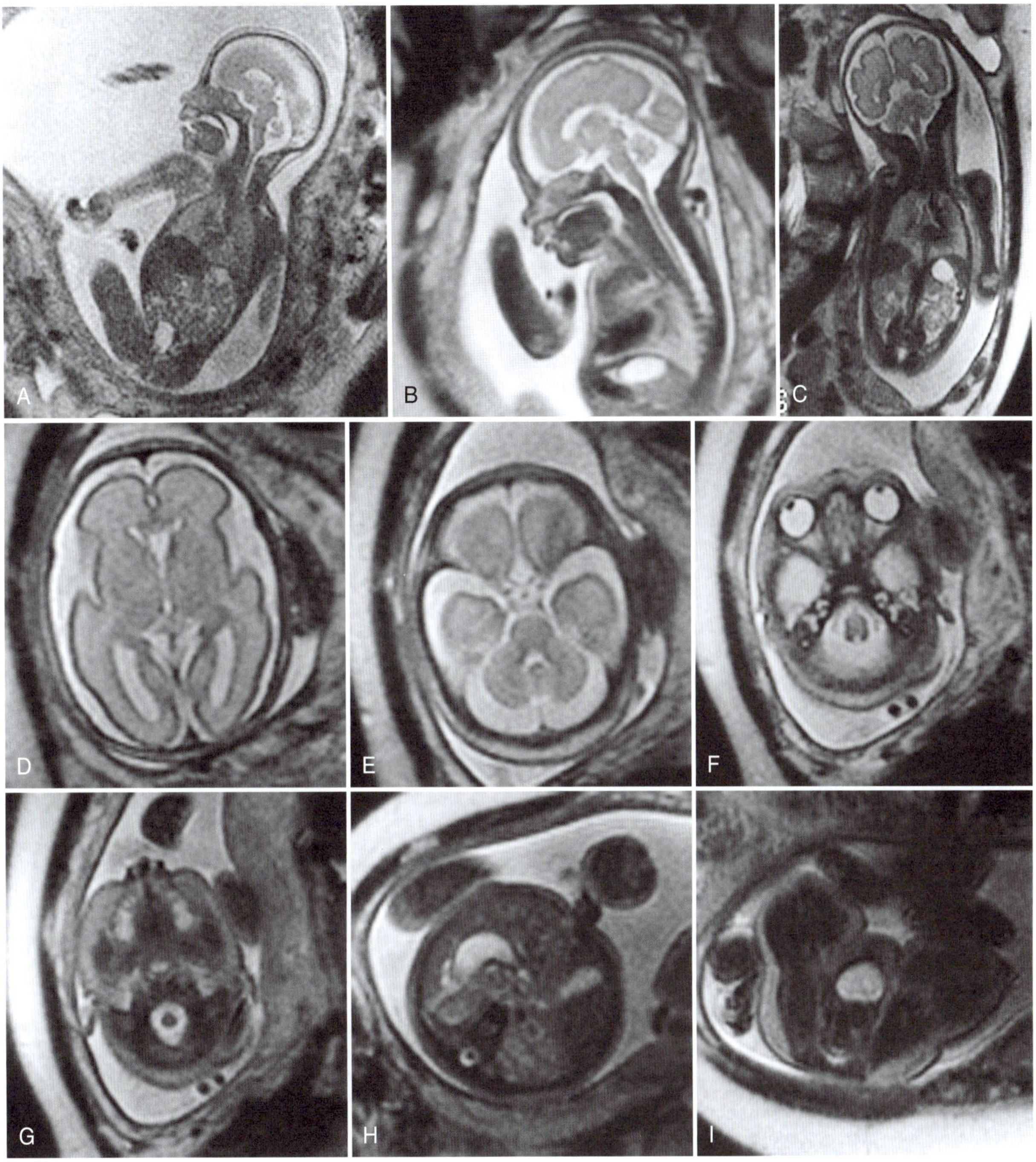

FIG. 28.16 RM fetal normal: imagens representativas ponderadas em T2. (A) Corte sagital da cabeça fetal com o corpo fetal no plano coronal. **(B)** Corte sagital da cabeça fetal. Observe a aparência normal do corpo caloso e do palato mole, com líquido delimitando o palato mole acima da língua. **(C)** Corte coronal do cérebro, tórax e abdome. Note a aparência normal dos pulmões, diafragma, estômago e rins. **(D)** Corte axial do cérebro com os ventrículos laterais de aparência normal. **(E)** Corte axial oblíquo do cérebro evidencia hemisférios e verme cerebelares normais. **(F)** Corte axial ao nível dos globos. Note as lentes escuras em cada globo. **(G)** Corte axial ao nível do palato. Observe que a maior parte da crista dentária alveolar está bem retratada. **(H)** Corte axial ao nível do estômago e vesícula biliar. Observe a medula espinal delimitada por líquido no saco tecal. **(I)** Corte axial ao nível da bexiga urinária.

RESSONÂNCIA MAGNÉTICA

A ultrassonografia é a modalidade de rastreamento preferido para o diagnóstico por imagem fetal. No entanto, quando se torna necessária a obtenção de informação adicional acerca da anatomia ou patologia fetal, o diagnóstico rápido por RM vem sendo cada vez mais utilizado para casos específicos (Fig. 28.16). A RM é útil nesses casos porque não apresenta radiação ionizante, proporciona excelente contraste do tecido mole, contém múltiplos planos para reconstrução e até um campo maior de visão, possibilitando melhor descrição de muitas anormalidades fetais complexas.

É importante adaptar o exame para responder questões específicas levantadas tanto pelo histórico da paciente como por exames ultrassonográficos anteriores. Na última década, o avanço da tecnologia em programas e equipamento possibilitou que as imagens fetais de RM fossem obtidas em cerca de 400 milissegundos. Isso permite que o diagnóstico por imagem fetal seja realizado sem a sedação materna ou fetal. A facilidade na realização desses exames, somada à excelente resolução de contraste proporcionada pela RM ponderada em T2, popularizou o uso desse exame para melhorar o diagnóstico pré-natal.

Não existem riscos biológicos conhecidos para a RM. Não se acredita que o procedimento seja perigoso para o feto.[43-55] Nenhuma sequela tardia devido ao exame por RM foi encontrada e acredita-se que o risco potencial de sequela tardia seja extremamente pequeno ou não existente.

No entanto, a maioria dos estudos sobre risco fetal foi realizada em 1,5 Tesla. O aquecimento foi mostrado em estudos com animais com 3,0 Tesla.[56] Portanto, quando possível, estudos fetais devem ser feitos em 1,5T.

O gadolínio é o agente de contraste tipicamente utilizado para RM, mas não está recomendado para utilização no exame fetal. O gadolínio atravessa a placenta e aparece no interior da bexiga fetal logo após administração intravenosa. O agente de contraste é excretado da bexiga fetal para o líquido amniótico, onde é então deglutido e potencialmente reabsorvido a partir do sistema digestório. Devido a essa reabsorção, a meia-vida do gadolínio na circulação fetal não é conhecida.[57] O gadolínio exerce comprovadamente efeitos adversos no feto de modelos animais. Foi demonstrado que o **gadopentetato de dimeglumina** prejudica levemente o desenvolvimento em ratos (em uma dose 2,5 vezes maior do que a dose humana, 0,1 mmol/kg), bem como em coelhos (em uma dose 7,5 vezes maior do que a dose humana).[58,59] Trata-se de uma substância considerada **categoria C de gestação**, o que significa que deve ser administrada apenas se o benefício potencial se sobrepor ao risco; estudos em animais revelaram efeitos adversos, mas nenhum estudo controlado foi realizado em humanos.[58] Portanto, não utilizamos agentes de contraste para exames fetais em nossa instituição.

CONCLUSÃO

A ultrassonografia é um meio prontamente disponível, não invasivo e seguro de avaliar a saúde fetal, determinar a idade gestacional e analisar o ambiente intrauterino. Trata-se de uma ferramenta indispensável para a prática da obstetrícia. A ultrassonografia também é um exame de rastreamento, fornecendo resultados que precisam ser interpretados e integrados de maneira sábia. Assim como o exame físico, a US é mais útil quando realizada de modo consistente e reproduzível, documentando com cuidado os achados positivos e negativos importantes na tomada de decisões clínicas. A informação obtida da ultrassonografia obstétrica de rotina pode proporcionar, guiar o tratamento ou identificar uma condição patológica que merece investigação mais detalhada.

REFERÊNCIAS

1. Martin J, Hamilton B, Osterman M. Births in the United States, 2013. Hyattsville, MD: National Center for Health Statistics; 2014.
2. Levi S. Ultrasound in prenatal diagnosis: polemics around routine ultrasound screening for second trimester fetal malformations. Prenat Diagn. 2002;22(4):285-295.
3. Ewigman BG, Crane JP, Frigoletto FD, et al. Effect of prenatal ultrasound screening on perinatal outcome. RADIUS Study Group. N Engl J Med. 1993;329(12):821-827.
4. Abuhamad AZ, Benacerraf BR, Woletz P, Burke BL. The accreditation of ultrasound practices: impact on compliance with minimum performance guidelines. J Ultrasound Med. 2004;23(8):1023-1029.
5. Collaborative Subcommittee. ACR–ACOG–AIUM–SRU practice parameter for the performance of obstetrical ultrasound. American College of Radiology; 2014.
6. Barnhart K, van Mello NM, Bourne T, et al. Pregnancy of unknown location: a consensus statement of nomenclature, definitions, and outcome. Fertil Steril. 2011;95(3):857-866.
7. Chambers SE, Muir BB, Haddad NG. Ultrasound evaluation of ectopic pregnancy including correlation with human chorionic gonadotrophin levels. Br J Radiol. 1990;63(748):246-250.
8. Jeve Y, Rana R, Bhide A, Thangaratinam S. Accuracy of first-trimester ultrasound in the diagnosis of early embryonic demise: a systematic review. Ultrasound Obstet Gynecol. 2011;38(5):489-496.
9. Thilaganathan B. The evidence base for miscarriage diagnosis: better late than never. Ultrasound Obstet Gynecol. 2011;38(5):487-488.
10. American College of Obstetricians and Gynecologists. Cell-free DNA screening for fetal aneuploidy. Practice Bulletin. 2015;No. 640.
11. Benn PA, Egan JF, Fang M, Smith-Bindman R. Changes in the utilization of prenatal diagnosis. Obstet Gynecol. 2004;103(6):1255-1260.
12. Schwarzler P, Senat MV, Holden D, et al. Feasibility of the second-trimester fetal ultrasound examination in an unselected population at 18, 20 or 22 weeks of pregnancy: a randomized trial. Ultrasound Obstet Gynecol. 1999;14(2):92-97.
13. Filly RA. Level 1, level 2, level 3 obstetric sonography: I'll see your level and raise you one. Radiology. 1989;172(2):312.
14. Wax J, Minkoff H, Johnson A, et al. Consensus report on the detailed fetal anatomic ultrasound examination: indications, components, and qualifications. J Ultrasound Med. 2014;33(2):189-195.
15. Mongelli M, Wilcox M, Gardosi J. Estimating the date of confinement: ultrasonographic biometry versus certain menstrual dates. Am J Obstet Gynecol. 1996;174(1 Pt 1):278-281.
16. Eik-Nes SH, Salvesen KA, Okland O, Vatten LJ. Routine ultrasound fetal examination in pregnancy: the 'Alesund' randomized controlled trial. Ultrasound Obstet Gynecol. 2000;15(6):473-478.
17. Bennett MJ, Little G, Dewhurst J, Chamberlain G. Predictive value of ultrasound measurement in early pregnancy: a randomized controlled trial. Br J Obstet Gynaecol. 1982;89(5):338-341.
18. Waldenstrom U, Axelsson O, Nilsson S, et al. Effects of routine one-stage ultrasound screening in pregnancy: a randomised controlled trial. Lancet. 1988;2(8611):585-588.
19. Neilson JP. Ultrasound for fetal assessment in early pregnancy. Cochrane Database Syst Rev. 2000;(2):CD000182.
20. Hughey MJ, Olive DL. Routine ultrasound scanning for the detection and management of twin pregnancies. J Reprod Med. 1985;30(5):427-430.
21. Saari-Kemppainen A, Karjalainen O, Ylostalo P, Heinonen OP. Ultrasound screening and perinatal mortality: controlled trial of systematic one-stage screening in pregnancy. The Helsinki Ultrasound Trial. Lancet. 1990;336(8712):387-391.
22. Bakketeig LS, Eik-Nes SH, Jacobsen G, et al. Randomised controlled trial of ultrasonographic screening in pregnancy. Lancet. 1984;2(8396):207-211.
23. Blondel B, Ringa V, Breart G. The use of ultrasound examinations, intrapartum fetal heart rate monitoring and beta-mimetic drugs in France. Br J Obstet Gynaecol. 1989;96(1):44-51.
24. Levi S, Hyjazi Y, Schaapst JP, et al. Sensitivity and specificity of routine antenatal screening for congenital anomalies by ultrasound: the Belgian Multicentric Study. Ultrasound Obstet Gynecol. 1991;1(2):102-110.
25. Bucher HC, Schmidt JG. Does routine ultrasound scanning improve outcome in pregnancy? Meta-analysis of various outcome measures. BMJ. 1993;307(6895):13-17.
26. Lys F, De Wals P, Borlee-Grimee I, et al. Evaluation of routine ultrasound examination for the prenatal diagnosis of malformation. Eur J Obstet Gynecol Reprod Biol. 1989;30(2):101-109.
27. Rosendahl H, Kivenen S. Antenatal detection of congenital malformations by routine ultrasonography. Obstet Gynecol. 1989;73(6):947-951.
28. Shirley IM, Bottomley F, Robinson VP. Routine radiographer screening for fetal abnormalities by ultrasound in an unselected low risk population. Br J Radiol. 1992;65(775):564-569.

29. Luck CA. Value of routine ultrasound scanning at 19 weeks: a four year study of 8849 deliveries. BMJ. 1992;304(6840):1474-1478.
30. Chitty LS, Hunt GH, Moore J, Lobb MO. Effectiveness of routine ultrasonography in detecting fetal structural abnormalities in a low risk population. BMJ. 1991;303(6811):1165-1169.
31. Levi S, Montenegro NA. Eurofetus: an evaluation of routine ultrasound screening for the detection of fetal defects. Aims and method. Ann N Y Acad Sci. 1998;847:103-117.
32. Fadda GM, Capobianco G, Balata A, et al. Routine second trimester ultrasound screening for prenatal detection of fetal malformations in Sassari University Hospital, Italy: 23 years of experience in 42,256 pregnancies. Eur J Obstet Gynecol Reprod Biol. 2009;144(2):110-114.
33. Grandjean H, Larroque D, Levi S. The performance of routine ultrasonographic screening of pregnancies in the Eurofetus Study. Am J Obstet Gynecol. 1999;181(2):446-454.
34. Crane JP, LeFevre ML, Winborn RC, et al. A randomized trial of prenatal ultrasonographic screening: impact on the detection, management, and outcome of anomalous fetuses. The RADIUS Study Group. Am J Obstet Gynecol. 1994;171(2):392-399.
35. Berwick DM, Weinstein MC. What do patients value? Willingness to pay for ultrasound in normal pregnancy. Med Care. 1985;23(7):881-893.
36. Johnson DD, Pretorius DH, Budorick NE, et al. Fetal lip and primary palate: three-dimensional versus two-dimensional US. Radiology. 2000;217(1):236-239.
37. Dyson RL, Pretorius DH, Budorick NE, et al. Three-dimensional ultrasound in the evaluation of fetal anomalies. Ultrasound Obstet Gynecol. 2000;16(4):321-328.
38. Bega G, Lev-Toaff A, Kuhlman K, et al. Three-dimensional multiplanar transvaginal ultrasound of the cervix in pregnancy. Ultrasound Obstet Gynecol. 2000;16(4):351-358.
39. Gerards FA, Engels MA, Twisk JW, van Vugt JM. Normal fetal lung volume measured with three-dimensional ultrasound. Ultrasound Obstet Gynecol. 2006;27(2):134-144.
40. Jani J, Cannie M, Sonigo P, et al. Value of prenatal magnetic resonance imaging in the prediction of postnatal outcome in fetuses with diaphragmatic hernia. Ultrasound Obstet Gynecol. 2008;32(6):793-799.
41. Zalel Y, Yagel S, Achiron R, et al. Three-dimensional ultrasonography of the fetal vermis at 18 to 26 weeks' gestation: time of appearance of the primary fissure. J Ultrasound Med. 2009;28(1):1-8.
42. U.S. Food and Drug Administration. Fetal keepsake videos. Washington DC. Updated 2015. Available from: www.fda.gov/MedicalDevices/Safety/AlertsandNotices/PatientAlerts/ucm064756.htm. Accessed 1 July 2017.
43. Wolff S, Crooks LE, Brown P, et al. Tests for DNA and chromosomal damage induced by nuclear magnetic resonance imaging. Radiology. 1980;136(3):707-710.
44. Kanal E, Gillen J, Evans JA, et al. Survey of reproductive health among female MR workers. Radiology. 1993;187(2):395-399.
45. Baker PN, Johnson IR, Harvey PR, et al. A three-year follow-up of children imaged in utero with echo-planar magnetic resonance. Am J Obstet Gynecol. 1994;170(1 Pt 1):32-33.
46. Chew S, Ahmadi A, Goh PS, Foong LC. The effects of 1.5T magnetic resonance imaging on early murine in-vitro embryo development. J Magn Reson Imaging. 2001;13(3):417-420.
47. Clements H, Duncan KR, Fielding K, et al. Infants exposed to MRI in utero have a normal paediatric assessment at 9 months of age. Br J Radiol. 2000;73(866):190-194.
48. Glover P, Hykin J, Gowland P, et al. An assessment of the intrauterine sound intensity level during obstetric echo-planar magnetic resonance imaging. Br J Radiol. 1995;68(814):1090-1094.
49. Kok RD, de Vries MM, Heerschap A, van den Berg PP. Absence of harmful effects of magnetic resonance exposure at 1.5 T in utero during the third trimester of pregnancy: a follow-up study. Magn Reson Imaging. 2004;22(6):851-854.
50. Levine D, Zuo C, Faro CB, Chen Q. Potential heating effect in the gravid uterus during MR HASTE imaging. J Magn Reson Imaging. 2001;13(6):856-861.
51. Merkle EM, Dale BM, Paulson EK. Abdominal MR imaging at 3T. Magn Reson Imaging Clin N Am. 2006;14(1):17-26.
52. Myers C, Duncan KR, Gowland PA, et al. Failure to detect intrauterine growth restriction following in utero exposure to MRI. Br J Radiol. 1998;71(845):549-551.
53. Schwartz JL, Crooks LE. NMR imaging produces no observable mutations or cytotoxicity in mammalian cells. AJR Am J Roentgenol. 1982;139(3):583-585.
54. Shellock FG, Crues JV. MR procedures: biologic effects, safety, and patient care. Radiology. 2004;232(3):635-652.
55. U.S. Food and Drug Administration. Guidance for content and review of a magnetic resonance diagnostic device 510 (k) application. Washington, DC: FDA; 1988.
56. Cannie M, De Keyser F, Van Laere S, et al. Potential heating effect in the gravid uterus by using 3T MR imaging protocols: experimental study in miniature pigs. Radiology. 2016;754-761.
57. Shellock FG, Kanal E. Bioeffects and safety of MR procedures. In: Edelman RR, Hesselink JR, Zlatkin MB, editors. Clinical magnetic resonance imaging. 2nd ed. Philadelphia: Saunders; 1996. p. 429.
58. Laboratories B. Magnevist product information. Wayne, NJ: Berlex Laboratories; 1994.
59. Runge VM. Safety of approved MR contrast media for intravenous injection. J Magn Reson Imaging. 2000;12(2):205-213.

CAPÍTULO 29

Efeitos Biológicos e Segurança da Ultrassonografia em Obstetrícia

Jacques S. Abramowicz

RESUMO DOS PONTOS-CHAVE

- A ultrassonografia obstétrica só deve ser realizada com uma indicação clínica bem-definida, com aparelhos calibrados e por profissionais experientes.
- Conhecer o aparelho específico que está sendo usado (o que causa aumento na potência de saída).
- Realizar o exame o mais breve possível e usar a potência de saída mais baixa possível, mas compatível com o diagnóstico correto (como preconizado pelo princípio ALARA [do inglês, *as low as reasonably achievable principle*]).
- Acompanhar o índice térmico (IT) na tela e o índice mecânico (IM).
- Manter o IT abaixo de 1.
- Manter o IM abaixo de 1.
- Iniciar o exame com baixa potência de saída e aumentá-la somente se necessário.
- É preferível usar compensação de ganho do que aumentar a potência de saída.
- Ser muito cauteloso ao usar o Doppler no primeiro trimestre ou na vizinhança imediata dos ossos.

SUMÁRIO DO CAPÍTULO

POTÊNCIAS DE SAÍDA DOS APARELHOS DE ULTRASSOM
Modo de Escaneamento
Configuração do Sistema
Tempo de Pausa
EFEITOS TÉRMICOS
EFEITOS MECÂNICOS
EFEITOS BIOLÓGICOS DA ULTRASSONOGRAFIA
Pesquisa com Modelos Animais
Estudos em Seres Humanos
Peso ao Nascimento
Retardo de Fala
Dislexia
Modificação da Lateralidade
Desenvolvimento Neurológico e Alterações Comportamentais
Malformações Congênitas
Doenças Malignas da Infância
DOPPLER É DIFERENTE?
DIRETRIZES DE SEGURANÇA
CONCLUSÃO

Mais de meio século de uso extensivo na prática clínica obstétrica e radiológica mostrou que a ultrassonografia (US) não provoca anomalias importantes em fetos. A US, no entanto, é uma forma de energia e é preciso considerar a possibilidade de ocorrência de efeitos sutis quando essa energia penetra em tecidos vivos. Embora alguns efeitos tenham sido descritos em animais, nenhuma correlação humana imediata pôde ser estabelecida. Por outro lado, "nenhum efeito detectado até o momento" não significa necessariamente "nenhum efeito". Apenas estudos epidemiológicos de grande porte podem resolver tal questão. Nos Estados Unidos, a maioria das mulheres que recebe cuidados pré-natais faz pelo menos uma ultrassonografia; em muitos países, quase 100% dessas mulheres são expostas a ultrassom. Na endocrinologia reprodutiva, são realizadas numerosas varreduras nos ovários (e nos folículos) e no embrião ou no feto em desenvolvimento.[1] De modo geral, múltiplos exames são realizados com ou sem indicações claras. Devido a esta exposição quase universal de gestantes e seus embriões/fetos, dado o seu enorme valor diagnóstico,[2] as questões de possíveis efeitos e segurança precisam ser abordadas. O ponto é saber quais efeitos adversos, a curto ou a longo prazo, para o feto podem resultar da exposição ao ultrassom desde o início do uso clínico desta modalidade.[3,4]

É bem estabelecido que, em determinadas condições, a ultrassonografia pode ter efeitos adversos indesejáveis. Isso e as questões relacionadas à segurança têm sido extensivamente discutidos na literatura.[3,5-24] Dois pontos conflitantes precisam ser esclarecidos: (1) até o momento, não há evidências de efeitos danosos da ultrassonografia nos níveis de exposição clínica em humanos, mas (2) todos os dados epidemiológicos publicados são anteriores ao ano de 1992. Desde então, a saída acústica dos sistemas diagnósticos para uso em fetos foi aumentada em aproximadamente 8 vezes – de 94 mW/cm^2 a 720 mW/cm^2 – e, na verdade, a um fator igual a 16 vezes (de 46 mW/cm^2) com base em regulagens anteriores.[25] Outras questões a serem consideradas são:

- Um número cada vez maior de fetos no primeiro trimestre (período de suscetibilidade máxima a agravos externos) é exposto, principalmente à US com Doppler espectral.[26]

- A ultrassonografia para obtenção de fotografias ou vídeos do feto ("de lembrança") sem indicação clínica, foi popularizada[27] apesar dos apelos para se evitar a exposição desnecessária.[10,28,29]
- Usuários clínicos de ultrassonografia obstétrica parecem ter conhecimento e conscientização limitados sobre seus efeitos biológicos e segurança.[30]

Assim, os principais objetivos deste capítulo são:

1. Resumir a literatura acerca de efeitos biológicos em condições experimentais, bem como o atual conhecimento destes sobre o feto humano.
2. Analisar as alterações ocorridas durante um dado período nos níveis energéticos de equipamentos de ultrassonografia e as normas envolvidas.
3. Descrever como a manipulação de muitos controles do aparelho altera a energia acústica e, assim, a exposição.
4. Orientar os radiologistas sobre a melhor maneira de minimizar a exposição fetal, sem sacrificar a qualidade diagnóstica.

CONFIGURAÇÕES DOS APARELHOS DE ULTRASSOM

Com o passar dos anos, a potência de saída dos aparelhos de ultrassonografia aumentou.[31,32] Além disso, muitos controles conseguem modificar a potência do aparelho e vários aparelhos se comportam de forma diferente quando manipulados com controles semelhantes. Por exemplo, ter em mente que o grau de elevação de temperatura é proporcional ao produto da amplitude da onda sonora pelo comprimento do pulso e sua frequência de repetição faz com que seja imediatamente evidente o motivo de qualquer alteração (elevação) dessas características poder aumentar o risco de elevação de temperatura, um mecanismo potencial de desenvolvimento de efeitos biológicos. Três importantes parâmetros sob controle do usuário final são (1) o modo de escaneamento/operação (incluindo a escolha do transdutor), (2) os ajustes do aparelho e o controle da potência de saída e (3) o tempo de pausa.

Modo de Escaneamento

Quando comparamos os modos, a intensidade temporal máxima média (ISPTA; do inglês, *spatial peak temporal average intensity*) aumenta desde o modo B (34 mW/cm^2, em média) até o modo M ao Doppler colorido e no Doppler espectral (1.180 mW/cm^2, em média).[33] Os valores médios de ISPTA são de 1 W/cm^2 no modo Doppler, mas podem chegar a 10 W/cm^2. Recomenda-se, portanto, cautela durante a aplicação desse modo. O Doppler colorido apresenta intensidades maiores que o modo B, mas ainda muito inferiores às do Doppler espectral, e isso se deve principalmente ao modo de operação: sequências de pulsos através da área de interesse (boxe). Altas frequências de repetição de pulso são usadas nas técnicas de Doppler pulsado, gerando maiores intensidades temporais e potências médias do que nos modos B ou M e, assim, maior potencial de aquecimento. Além disso, como o feixe precisa ser mantido em posição relativamente constante sobre o vaso de interesse no Doppler espectral, a intensidade temporal média pode aumentar ainda mais. Isso é preocupante principalmente em aplicações realizadas durante o primeiro trimestre da gestação. A **escolha do transdutor** também é fundamental porque determina a frequência, a penetração, a resolução e o campo de visão.

Configuração do Sistema

A **potência de saída inicial ou predefinida** das informações obtidas é outro importante parâmetro ultrassonográfico. Alguns fabricantes "iniciam" seus aparelhos com alta potência, o que supostamente produz melhores imagens, e o radiologista precisa reduzir essa potência. Outros sistemas são iniciados em baixa potência e, apenas se considerado necessário, o radiologista a elevará. Por exemplo, na Figura 29.1A, o sinal de Doppler foi obtido com alta potência, como observado por IT elevado de 2,9, enquanto na Figura 29.1B a potência foi bastante reduzida (IT = 0,6) e a imagem ainda é diagnóstica. Além disso, o examinador faz ajustes finos para otimizar a imagem, influenciando a potência de saída, mas sem efeito visível, à exceção da alteração do **índice térmico** (IT) e do **índice mecânico** (IM), como discutido no Capítulo 2.

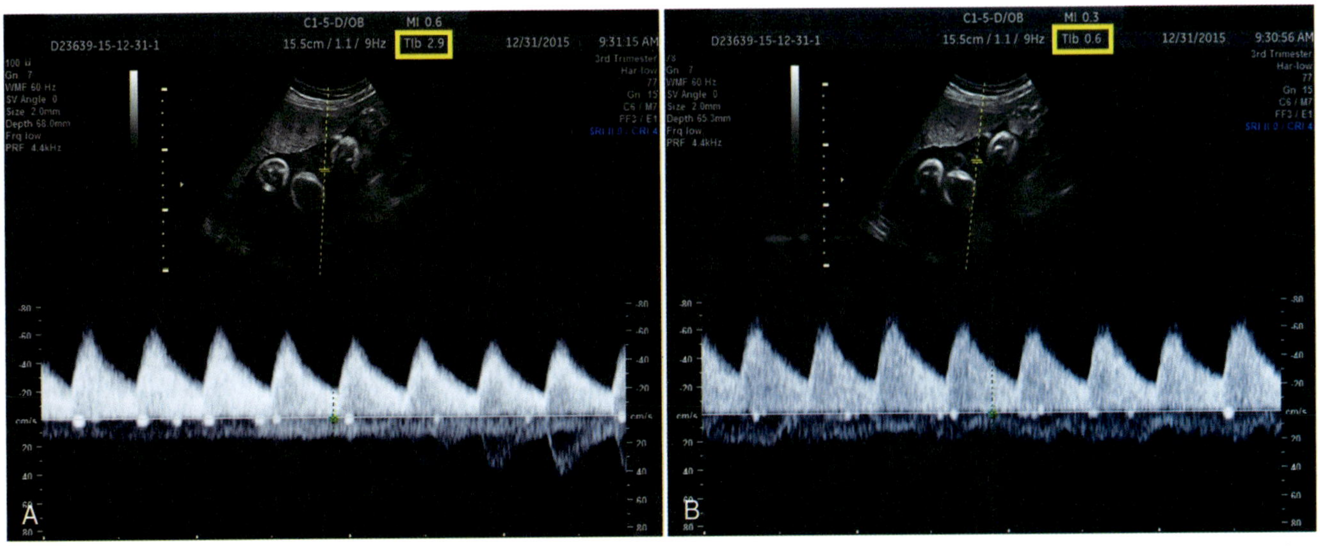

FIG. 29.1 Efeito da alteração da potência sobre o índice térmico ósseo (ITO) durante mensurações da velocidade do fluxo da artéria umbilical durante Doppler espectral. (A) A potência de saída é elevada e o índice térmico (IT) é de 2,9 (boxe *amarelo*). **(B)** A potência foi reduzida; o IT é agora de 0,6 e o traçado ainda é diagnóstico. TIB = índice térmico ósseo.

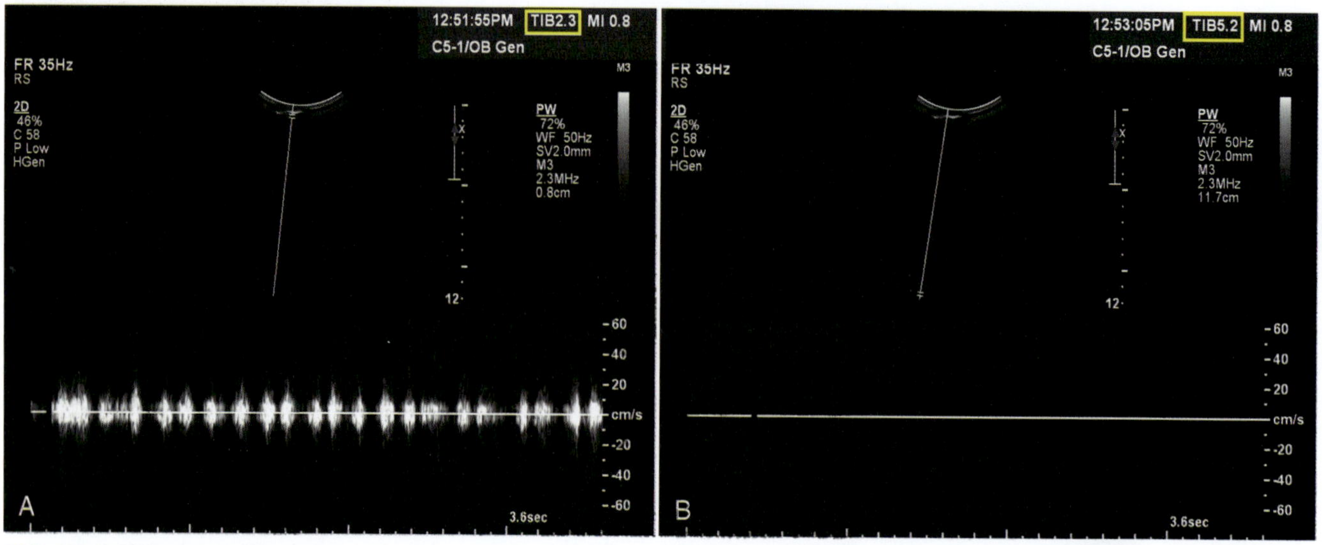

FIG. 29.2 Efeito da modificação da área focal no índice térmico ósseo (ITO) durante a US com Doppler espectral (pulsado). A alteração da área focal de **(A)** do campo próximo para **(B)** campo distante altera o índice térmico (boxe *amarelo*) de 2,3 para 5,2. TIB = índice térmico ósseo.

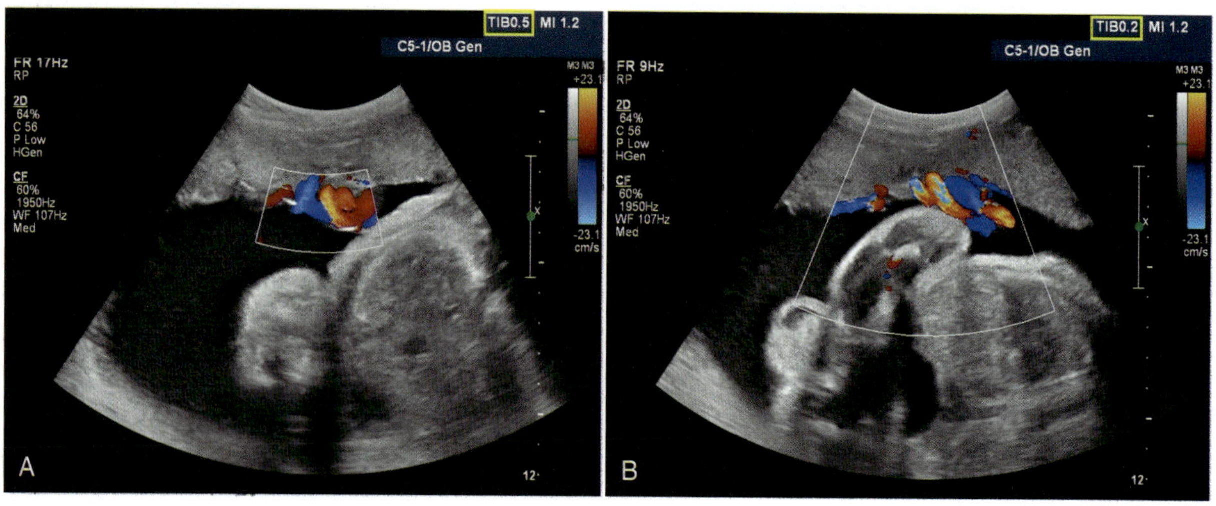

FIG. 29.3 Efeito da alteração das dimensões do boxe colorido sobre o índice térmico do osso (ITO) durante a US com Doppler colorido do cordão umbilical. A alteração das dimensões do boxe de **(A)** grande para **(B)** pequeno altera o índice térmico (*boxe amarelo*) de 0,2 para 0,5.

Os controles que regulam a potência de saída incluem a **profundidade focal**, geralmente com maior potência em focos mais profundos (Fig. 29.2), mas ocasionalmente com potência mais alta no campo próximo; o **aumento da velocidade de obtenção de imagens** (*frame rate*) e a **limitação do campo de visão**, por ampliação em alta resolução ou certos *zooms*. No modo Doppler, a alteração do **volume de amostra** e a **variação de velocidade** (para otimizar sinais recebidos) altera o formato das informações obtidas. Na Figura 29.3, apenas o tamanho do boxe colorido é menor, o que eleva o IT da potência de saída. Deve-se lembrar que esse **ganho do receptor** frequentemente apresenta efeitos similares a esses controles na imagem registrada (pós-processamento), mas nenhum efeito sobre a potência do feixe de saída (pré-processamento) e, portanto, sua manipulação é completamente segura. Na Figura 29.4A, a potência de saída é alta. Na Figura 29.4B, a potência de saída foi bastante reduzida (refletida por um IT muito baixo) e a imagem é muito menos diagnóstica. Na Figura 29.4C, o ganho do receptor aumentou bastante, resultando em uma imagem que parece idêntica à da Figura 29.4A, mas não houve alterações na potência acústica, conforme refletido por IT e IM ou percentual de potência. Em outras palavras, o ganho do receptor deve ser maximizado antes de a potência de saída ser aumentada, o que raramente, ou nunca, será necessário.

Tempo de Pausa

O tempo de pausa é o **tempo real de escaneamento** e está sob controle direto do examinador. O tempo de pausa não é considerado no cálculo dos índices de segurança e, de modo geral, não é descrito nos estudos clínicos ou experimentais. No entanto, apenas um pulso é necessário para induzir cavitação e cerca de um minuto para elevar a temperatura até seu máximo. A **experiência do examinador** está diretamente correlacionada ao tempo de pausa, ou seja, conhecimento de anatomia, efeitos biológicos, controles do aparelho e técnicas de varredura.

EFEITOS TÉRMICOS

Já foi demonstrado em vários animais que a US diagnóstica consegue induzir alterações térmicas.[34] Além disso, já foi bem demonstrado que hipertermia é teratológica em muitas espécies.[35-43] A temperatura

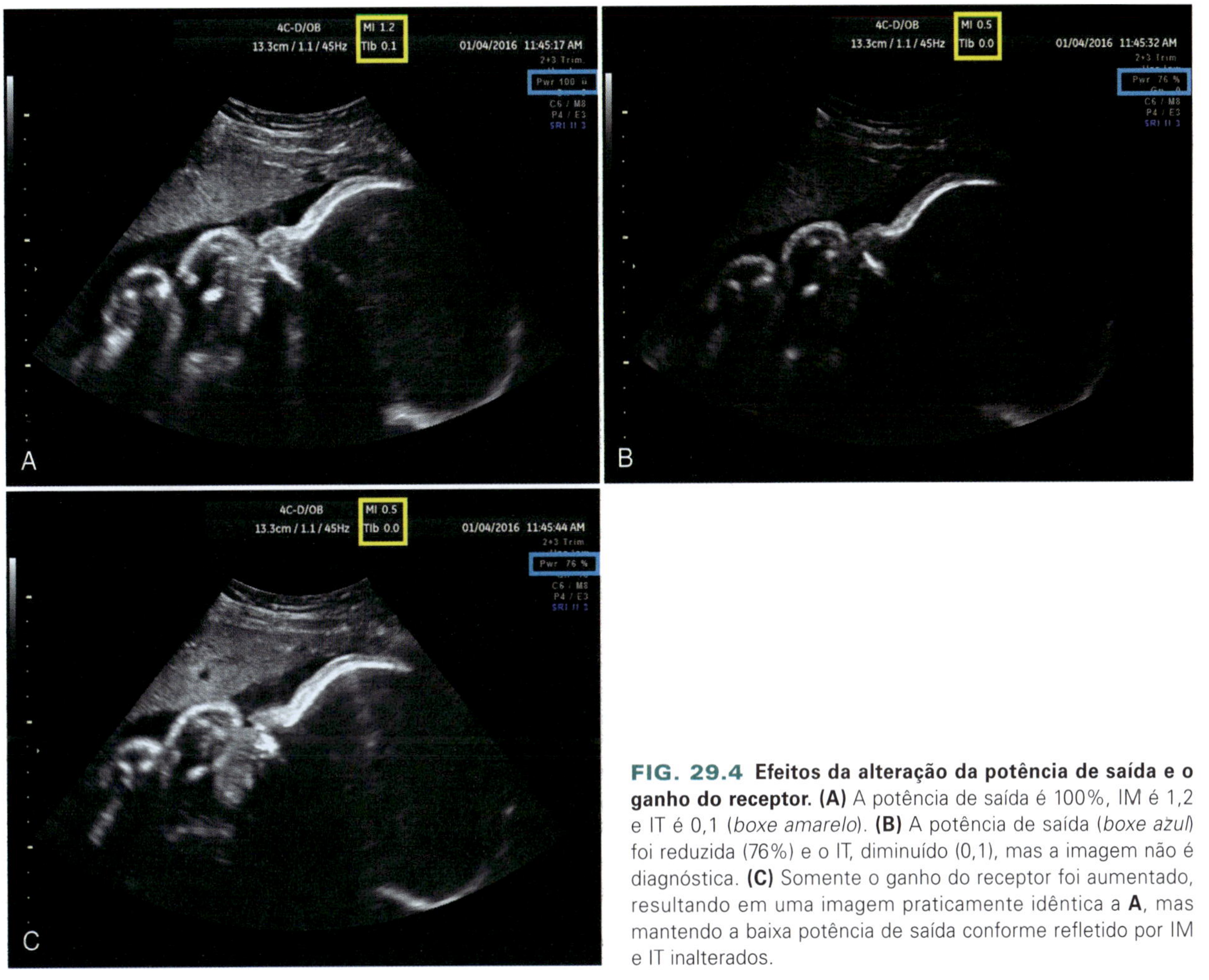

FIG. 29.4 Efeitos da alteração da potência de saída e o ganho do receptor. (A) A potência de saída é 100%, IM é 1,2 e IT é 0,1 (*boxe amarelo*). **(B)** A potência de saída (*boxe azul*) foi reduzida (76%) e o IT, diminuído (0,1), mas a imagem não é diagnóstica. **(C)** Somente o ganho do receptor foi aumentado, resultando em uma imagem praticamente idêntica a **A**, mas mantendo a baixa potência de saída conforme refletido por IM e IT inalterados.

materna elevada – causada por doença ou exposição ao calor – pode produzir efeitos teratogênicos.[20,37,38,41-56] Acredita-se que um aumento inferior a 2 °C seja seguro,[57] embora qualquer aumento de temperatura por qualquer período de tempo possa ter algum efeito,[4658] e uma elevação de 2,5 °C seja considerada significativa.[59] Uma questão importante é a possibilidade de a ultrassonografia diagnóstica induzir elevação da temperatura fetal que poderia atingir níveis perigosos.[13,57,60] A elevação da temperatura no feto humano não pode ser mensurada com exatidão, mas é possível estimá-la de modo relativamente acurado.[61,62] Em exposições ultrassonográficas prolongadas, elevações de temperatura de até 5 °C foram observadas.[57] Assim, *qualquer* incremento de temperatura, *por qualquer* período de tempo, exerce *algum* efeito; quanto maior o diferencial térmico ou mais prolongado for o incremento de temperatura, maior a probabilidade de indução de algum efeito. Embora essas suposições não possam ser demonstradas na ultrassonografia diagnóstica e não existam dados humanos, os examinadores devem ter esses fatos em mente ao realizar a ultrassonografia obstétrica. Essas suposições também compõem parte da argumentação contra a realização de US sem indicação clínica.

Como qualquer influência externa, a **idade gestacional** é um fator vital. Exposições mais **brandas** (em tempo ou intensidade) durante o período pré-implantação (bem no início da gestação) poderiam ter consequências similares ou piores do que exposições **mais intensas** durante o desenvolvimento fetal e embrionário, e poderiam levar a aborto e à ocorrência de defeitos estruturais ou funcionais. Tal análise da dose não está disponível. Como na exposição a muitos outros **agentes teratogênicos**, o sistema nervoso central (SNC) é o mais suscetível, dada à falta de crescimento compensatório pelos neuroblastos não danificados. Em experimentos com animais, os defeitos mais comumente associados ao aumento de temperatura são os do tubo neural (**anencefalia, microcefalia**) e oculares (**microftalmia, catarata**). Distúrbios funcionais e comportamentais são associados a defeitos no SNC.[45] Outros defeitos sistêmicos secundários à hipertermia incluem defeitos do desenvolvimento craniofacial (p. ex., fendas) e anomalias do esqueleto axial e apendicular,[63] da parede corpórea, de dentes e do coração.

Ao considerarmos a dispersão de calor, a idade gestacional é crítica. Na metade da gestação, não há diferenças significativas quando o cérebro de um feto de cobaias é exposto, vivo (perfundido) ou pós-morte (não perfundido), na região focal do feixe ultrassonográfico. No entanto, um efeito de resfriamento significativo da perfusão vascular foi observado quando os fetos atingiram o estágio final da gestação, próximo ao termo, quando os vasos cerebrais estão bem desenvolvidos.[64] No início da gestação humana, com menos de 6 semanas, a perfusão fetal mínima pode reduzir a dispersão de calor.[65] A maior sensibilidade dos dispositivos de Doppler sugere a existência de fluxo sanguíneo nas vesículas embrionárias após a formação do coração, com o desenvolvimento simultâneo de uma via circulatória uterina na placenta em desenvolvimento. Esse fluxo é frequentemente denominado "não pulsátil" ou "percolado"[66,67] em velocidades quase mínimas medidas pelo

Doppler, em oposição ao observado em fases mais tardias da gestação. Aproximadamente na 12ª semana de gestação, os tampões das artérias espirais são "afrouxados", possibilitando circulação sanguínea mais livre.[68,69]

Assim, o estado de perfusão está longe de se aproximar dos níveis teciduais normais (como pressuposto no algoritmo IT) durante grande parte do primeiro trimestre. Apenas mais tarde, quando a "circulação livre" é estabelecida (entre a 11ª e a 12ª semanas de gestação), é que o tecido passa a apresentar perfusão normal, quando a circulação embrionária é realmente conectada à circulação materna.[69] Essa ausência de perfusão pode levar à subestimação da temperatura realmente induzida por ultrassonografia no início da gestação. Está justificada, então, extrema cautela na realização de US no primeiro trimestre da gestação, principalmente com o recente aumento na utilização do Doppler nesse período.[70-73]

Além disso, caso o escaneamento seja feito por via endovaginal, a questão do **aquecimento do transdutor** pode ser bastante relevante no primeiro trimestre da gestação.[72,74] Um fator atenuante é a movimentação (mesmo muito pequena) da mão do examinador, bem como a gerada pela respiração e pelos movimentos corpóreos da paciente (na ultrassonografia obstétrica, tanto da mãe quanto do feto), que tende a se disseminar pela região que está sendo aquecida. Nos exames com Doppler espectral (pulsado), contudo, é necessário manter o transdutor o mais imóvel possível. Como a intensidade e a potência acústica da US com Doppler são as mais elevadas dentre todas as categorias de uso geral, o tempo de escaneamento é crucial. Ziskin[75] relatou que a duração média de 15.973 ultrassonografias com Doppler foi de 27 minutos (a maior foi de 4 horas!). É claro que aumentos de temperaturas de 1 °C são facilmente atingidos em escaneamentos de rotina.[76] Elevações de até 1,5 °C são observadas no primeiro trimestre e de até 4 °C no segundo e no terceiro trimestres, principalmente durante o uso do Doppler pulsado.[77] Em muitos equipamentos clínicos, IT com valores de 5 ou 6 podem ser obtidos no modo Doppler.

EFEITOS MECÂNICOS

Embora tenham sido descritos efeitos em animais (neonatos ou adultos), devido à ausência de bolhas de gás no pulmão ou no intestino do feto, pressupõe-se que o risco de ocorrência de efeitos mecânicos secundários à cavitação seja minimo.[78] Diversos outros efeitos mecânicos não parecem envolver a cavitação, como a **sensação tátil** da onda de ultrassom, a **resposta auditiva**, a **agregação celular** e a **alteração da membrana celular**. **Hemólise** também foi relatada,[79] embora alguns núcleos de cavitação precisem existir para que ela ocorra. Tais microbolhas seriam formadas pela introdução de **agentes de contraste** na área examinada pela US. Atualmente, no entanto, não há indicações clínicas claras para a utilização desses agentes na ultrassonografia fetal.[80,81] Além disso, a estimulação fetal provocada pela ultrassonografia pulsada foi descrita sem relação aparente à cavitação.[82] Esse efeito pode ser secundário a forças de radiação associadas à exposição ultrassonográfica. Efeitos danosos da ultrassonografia diagnóstica secundários a mecanismos não térmicos não foram descritos em fetos humanos. Contudo, em função desses conhecidos efeitos mecânicos da ultrassonografia em tecidos vivos e ao fato de que, na propagação Doppler, as pressões são muito mais altas do que no modo B, recomenda-se maior cautela na utilização da US, principalmente durante o primeiro trimestre de gestação.[83]

EFEITOS BIOLÓGICOS DA ULTRASSONOGRAFIA

Pesquisa com Modelos Animais

Diversos estudos mostraram os efeitos da ultrassonografia em diversas espécies.[84-87] Os estudos acerca de efeitos macroscópicos sobre o cérebro e o fígado de gatos mostraram lesões bem-definidas, desmielinização no cérebro[88] e dano tecidual hepático[89] resultantes da exposição ultrassonográfica, por poucos segundos, a 1 e 3 MHz, respectivamente. Dentre os demais efeitos observados, são incluídas paralisia de membros, resultante da lesão da medula espinal em ratos,[90,91] bem como lesões hepáticas, renais e testiculares em coelhos.[92] Alterações na fertilidade foram observadas em camundongos machos após a exposição ultrassonográfica dos testículos *in utero*.[93] Embora alguns efeitos sejam provavelmente causados por processos mecânicos, grandes elevações de temperatura (muito maiores que as associadas à ultrassonografia diagnóstica) podem estar mais diretamente relacionadas ao dano tecidual. Pressões acústicas geradas por litotripsia foram necessárias para a obtenção de efeitos em músculos,[94] bem como hemorragia no intestino[95] e nos pulmões.[96] Essas intensidades são muito mais altas que as observadas na ultrassonografia diagnóstica, mas ajudam a compreender os mecanismos envolvidos nos possíveis efeitos biológicos da ultrassonografia.

Diversos *endpoints* clínicos importantes dos efeitos biológicos em modelos animais poderiam ter relevância direta sobre estudos conduzidos com humanos, incluindo o crescimento fetal e o peso ao nascimento, os efeitos sobre a função cerebral e do SNC e as alterações na função hematológica. Exposições de alto nível foram associadas à redução do peso corporal ao nascimento em macacos expostos quando comparados aos controles; todos esses animais, porém, alcançaram o peso dos controles quando examinados aos 3 meses de idade.[97] O menor peso ao nascimento após a exposição pré-natal à ultrassonografia também foi descrito em camundongos,[98,99] mas não de modo convincente em ratos.[100] Parecem existir, portanto, claras diferenças entre as espécies animais,[101] dificultando a extrapolação para os seres humanos. Em um trabalho conduzido com 30 gestações em macacos, metade foi exposta à ultrassonografia.[97] Os fetos submetidos à varredura apresentaram menor peso ao nascimento e eram menores que os animais do grupo controle. Não foram observadas diferenças significativas na taxa de ocorrência de abortos, malformações graves ou natimortalidade. Além disso, todos os animais do grupo experimental apresentaram recuperação do crescimento quando examinados aos 3 meses de idade. As intensidades *in situ* eram maiores que as rotineiramente empregadas na obtenção de imagens obstétricas em seres humanos. Estudos em camundongos mostraram aumento da mortalidade e diminuição do peso corpóreo após a exposição *in utero* à ultrassonografia diagnóstica.[102,103] Lesões macroscópicas foram descritas no sistema nervoso central[104] e na coluna vertebral[91] de mamíferos.

Achados neurológicos ou comportamentais podem ser marcadores sensíveis do efeito teratogênico.[84,105] Fêmeas prenhas de camundongos albinos (linhagem Swiss) foram expostas à ultrassonografia diagnóstica por 10, 20 ou 30 minutos no dia 14,5 de gestação (período fetal) e comparadas a controles.[106] Nos grupos expostos, alterações comportamentais significativas incluíram redução da atividade locomotora e exploratória, além de mais tentativas para a aprendizagem. Não foram observadas alterações nos reflexos fisiológicos ou na sobrevida pós-natal. Os autores concluíram que a exposição ultrassonográfica durante o início do período fetal pode prejudicar a função cerebral de camundongos adultos.[106] Em outro estudo, os mesmos autores observaram maior atividade ansiolítica e latência de aprendizado em animais submetidos à ultrassonografia.[107] Fêmeas prenhas de camundongos albinos (linhagem Swiss) foram expostas a níveis ultrassonográficos similares aos diagnósticos por 10 minutos nos dias 11,5 ou 14,5 de gestação. Testes comportamentais realizados aos 3 e 6 meses após o parto mostraram efeitos mais pronunciados no grupo submetido ao procedimento no dia 14,5 do que no grupo experimental (dia 11,5). Os autores concluíram que, em camundongos, a exposição à ultrassonografia diagnóstica durante o final do período de organogênese ou no início do período fetal pode provocar alterações no comportamento pós-natal.[107]

Um artigo muito intrigante foi publicado acerca de alterações de memória em pintinhos após a exposição, no ovo, à ultrassonografia com Doppler de diversos níveis.[108] A exposição foi de 5 ou 10 minutos em modo B ou de 1, 2, 3, 4 ou 5 minutos à ultrassonografia com Doppler pulsado. Duas horas após o nascimento, os pintinhos foram treinados para reconhecer certas cores em relação a determinados procedimentos de alimentação. A exposição em modo B, no 19° dia (de uma gestação de 21 dias) não afetou a memória. No entanto, uma redução significativa da memória foi observada após 4 e 5 minutos de exposição ao Doppler pulsado, expressa pela incapacidade de diferenciar as cores. A memória de curto, intermediário e longo prazos foi igualmente prejudicada, sugerindo incapacidade de aprendizado. Os pintinhos ainda foram incapazes de aprender após uma segunda sessão de treinamento. Embora existam grandes diferenças relacionadas à duração de gestação, à "energia recebida" e a outras questões técnicas em comparação à exposição do feto humano, esses achados levantam importantes questões acerca dos possíveis efeitos da exposição *in utero* ao Doppler pulsado sobre a função cognitiva.

Como já foi mencionado, a ultrassonografia induz alterações térmicas em diversos animais e a hipertermia é claramente teratogênica em muitas espécies.[35-43,64,109] Em porquinhos-da-índia, aumento médio de temperatura de 4,9 °C nas proximidades do osso parietal e de 1,2 °C no mesencéfalo foi registrado após exposição ultrassonográfica de 2 minutos, embora em condições de exposição mais elevadas do que as geralmente empregadas em exames clínicos.[64] Após apenas 2 minutos de exposição, a ISPTA de 2,9 W/cm^2 (cerca de quatro vezes maior do que a atualmente permitida pela U.S. Food and Drug Administration para uso diagnóstico), a média dos aumentos máximos de temperatura variou de 1,2 °C, em 30 dias, a 5,2 °C, em 60 dias. É importante mencionar que 80% da média dos aumentos máximos de temperatura foram observados aos 40 segundos. Essa rápida taxa de aquecimento é relevante à segurança dos exames clínicos em que o tempo de pausa pode ser um fator importante. Como o aumento máximo de temperatura induzida pela ultrassonografia ocorre no cérebro fetal, próximo ao osso, o pior caso de aquecimento é observado ao final da gestação, quando o feixe ultrassonográfico atinge o tecido ósseo; no início da gestação, quando o osso é menos mineralizado, o aquecimento é menor. Essa é uma das justificativas de utilização do **índice térmico ósseo** (ITO) ao final da gestação e do **índice térmico de tecidos moles** (ITTM) em fases anteriores.

Em 2006, Ang et al.[110] avaliaram o efeito da exposição à ultrassonografia em fêmeas prenhas de camundongos sobre a posição neuronal no córtex cerebral fetal. Os neurônios gerados no 16° dia embrionário, que normalmente migram para as camadas corticais superficiais, foram quimicamente marcados. Um número pequeno, mas estatisticamente significativo, desses neurônios ficou disperso em camadas corticais inadequadas e na substância branca subjacente, não atingindo seu posicionamento adequado quando expostos à ultrassonografia por um total de 30 minutos ou mais durante a migração. No entanto, há diversas diferenças importantes entre essa configuração experimental e a ultrassonografia clínica em humanos,[111] sendo a mais notável a duração de exposição (até 7 horas). Nenhuma explicação real do mecanismo foi dada para esses achados, não houve um efeito dose-resposta verdadeiro e as varreduras foram realizadas por um período curto, de vários dias. A configuração experimental foi tal que o cérebro dos embriões foi totalmente exposto ao feixe, o que é raro em humanos (embora seja possível no início da gestação), e o pequeno cérebro dos camundongos se desenvolve por um período de dias. Assim, embora o estudo mereça ser repetido, sua aplicabilidade à embriologia humana é questionável.[111]

Esses estudos animais sugerem que se deve ter cautela no uso da ultrassonografia obstétrica. No entanto, os estudos animais até hoje não implicaram a ultrassonografia usada em níveis diários de exposição clínica a efeitos adversos fetais graves.

Estudos em Seres Humanos

Diversos estudos epidemiológicos sobre a exposição relacionada à ultrassonografia obstétrica foram publicados,[14,49,112-115] embora alguns apresentem sérias limitações, como a ausência de uma hipótese passível de verificação quanto à causa do efeito estudado, amostras pequenas, controles mal pareados e, com maior frequência, ausência de informação sobre a saída acústica e a quantificação exata da exposição (número de episódios, duração de exposição e inabilidade de calcular a "dose"). Essas limitações são um problema grave durante a análise de resultados publicados,[116] particularmente com as novas modalidades de diagnóstico por imagem, que podem apresentar altos níveis de energia e das novas aplicações de modalidades existentes. Exemplos clássicos são a análise por Doppler espectral da atresia tricúspide, da 11ª à 14ª semana de gestação para diagnóstico da síndrome de Down[26] e os estudos da anatomia e da função do coração fetal durante o primeiro trimestre.[71,117-120] Não existem informações epidemiológicas ou de outra natureza sobre os níveis de exposição ou possíveis efeitos nessas idades gestacionais precoces e bastante suscetíveis. Diversos relatos "epidemiológicos" são, na verdade, estudos de casos controlados e devem ser interpretados com cautela. Os efeitos sendo estudados (p. ex., baixo peso fetal estimado) podem ser as próprias indicações clínicas para realização do exame ultrassonográfico ("suspeita de retardo de crescimento intrauterino"). Assim, pode existir associação entre a ultrassonografia e o retardo de crescimento, mas não uma relação causal.

Outro fator crucial e que suscita confusão é a ocorrência de anomalias congênitas graves em 3% a 5% da população humana em geral. Aumento de 1% a 2% sobre essa incidência "inicial" seria um efeito clínico expressivo, mas pode não ser detectado como achado individual na prática clínica, e o seria apenas após a observação prolongada de populações grandes. Ocorrem ainda algumas subnotificações; por exemplo, certo número de nascimentos com defeitos é esperado em qualquer estudo ultrassonográfico em populações relativamente grandes (> 1.000). Frequentemente, no entanto, esses estudos não descrevem anomalias no grupo experimental ou na população controle; em uma pesquisa realizada com mais de 121 mil pacientes e 68 examinadores, combinando 292 anos de experiência institucional, a observação de 3.000 a 5.000 anomalias seria esperada como taxa inicial, mas nenhuma foi relatada.[121]

De fato, estudos epidemiológicos rigorosos em relação aos efeitos biológicos adversos da ultrassonografia são escassos. Diversos *endpoints* biológicos foram analisados em fetos ou neonatos humanos para determinar se a exposição pré-natal à ultrassonografia diagnóstica exercia efeitos passíveis de observação: restrição ao crescimento intrauterino e baixo peso ao nascimento,[122] retardo de fala,[123] alterações de visão e audição,[124] dislexia,[125] desenvolvimento mental e neurológico ou alterações comportamentais,[126,127] tumores malignos[128] e modificação da lateralidade (de destro para sinistro ou ambidestro).[129,130] Muitos dos achados nunca foram duplicados, e a maioria dos estudos nega a existência de qualquer associação com a possível exceção do baixo peso ao nascimento.

Não existem estudos epidemiológicos relacionados aos padrões de exibição do potencial de saída (índices térmicos e mecânicos) e prognósticos clínicos. Somente alguns estudos clínicos descrevem escaneamentos de rotina,[131] exames no primeiro trimestre,[132] principalmente a **translucência nucal**,[133] bem como Doppler[132] e ultrassonografia 3D/4D.[134] Além disso, embora alguns estudos discutam a questão da repetição dos exames,[135,136] não analisaram possíveis efeitos cumulativos, para os quais não há informação disponível.

Peso ao Nascimento

Em um estudo frequentemente citado, conduzido com mais de 2.000 recém-nascidos, foi observada uma redução discreta (116 g a termo), mas estatisticamente significativa, do peso médio ao nascimento na metade do grupo exposto à ultrassonografia em comparação ao grupo não exposto.[137] No entanto, a informação foi coletada vários anos após a exposição, sem indicações conhecidas e nenhuma informação de exposição disponível. Além disso, em um estudo posterior, os autores concluíram que a relação da exposição ultrassonográfica ao menor peso ao nascimento pode ser provocada por fatores de risco comuns e compartilhados, que levam à exposição e à redução do peso ao nascimento,[138] configurando uma associação, mas não uma relação causal.

Um risco duas vezes maior de baixo peso ao nascimento foi relatado em outro estudo retrospectivo, após quatro ou mais exposições à ultrassonografia diagnóstica.[14] Esses resultados não foram reproduzidos em outro estudo retrospectivo, conduzido com uma população significativa, originalmente de 10 mil gestações expostas à ultrassonografia pareadas a 500 controles, com período de acompanhamento de 6 anos.[139] Neste último estudo, não foi observado aumento da incidência de malformações congênitas, anomalias cromossômicas, neoplasias infantis, comprometimento da fala ou audição ou, ainda, comprometimento do desenvolvimento.

Em um ensaio controlado randômico com mais de 2.800 gestantes, cerca de metade das mulheres foi submetida a cinco exames ultrassonográficos e estudos de fluxo com Doppler nas semanas 18, 24, 28, 34 e 38 de gestação, e a outra metade foi submetida a uma única ultrassonografia na 18ª semana.[122] Maior risco de restrição de crescimento intrauterino foi detectado no grupo exposto a frequentes exames ultrassonográficos com Doppler, possivelmente por efeitos sobre o crescimento ósseo. No entanto, ao examinar as crianças com 1 ano de idade, não foram observadas diferenças entre os grupos experimental e controle. Além disso, após examinar os pacientes passados 8 anos, os investigadores não encontraram evidências de desfechos neurológicos adversos.[136] Da mesma maneira, outros estudos randomizados não encontraram efeitos danosos relacionados a um ou dois escaneamentos pré-natais sobre o crescimento.[140,141] Curiosamente, em alguns estudos, o peso ao nascimento era ligeiramente maior no grupo submetido à US, mas não de forma significativa, à exceção de um grupo de neonatos expostos à ultrassonografia *in utero* cujo peso era, em média, 42 g (75 g em fumantes) maior do que o do grupo controle.[141] Embora extensivamente analisada, a exposição ultrassonográfica *in utero* não parece ser associada ao menor peso ao nascimento, embora a exposição ao Doppler possa ter alguns riscos.[114]

Retardo de Fala

Para determinar a existência de uma associação entre a exposição ultrassonográfica pré-natal e o retardo de fala em crianças, Campbell et al.[123] estudaram 72 crianças com retardo de fala e descobriram que sua taxa de exposição ultrassonográfica *in utero,* foi maior que a dos 144 indivíduos-controle. Esse estudo retrospectivo, no entanto, empregou registros de mais de 5 anos, sem efeito dose-resposta ou qualquer relação ao tempo de exposição. Em um estudo muito maior, com mais de 1.100 crianças expostas *in utero* e 1.000 controles, não foram observadas diferenças significativas quanto à presença de retardo de fala, limitação de vocabulário ou gagueira.[142]

Dislexia

A dislexia foi extensivamente estudada. Stark et al.[125] compararam mais de 4.000 crianças (com idades de 7 a 12 anos) expostas à ultrassonografia *in utero* a controles pareados, analisando medidas ao nascimento (notas de Apgar, idade gestacional, circunferência da cabeça, peso ao nascimento, comprimento, anomalias congênitas, infecções neonatais/congênitas) ou no início da infância (audição, acuidade visual/visão colorida, função cognitiva, comportamento). Diferenças expressivas não foram observadas, à exceção de uma proporção significativamente maior de dislexia nas crianças expostas à ultrassonografia. Diante da configuração experimental e da presença de diversos possíveis fatores de confusão, os autores indicaram que a dislexia poderia ser incidental.

Subsequentemente, foram realizados estudos de acompanhamento a longo prazo, com mais de 600 crianças submetidas a diversos testes para diagnóstico de dislexia (p. ex., soletração, leitura).[143-147] Os *endpoints* incluíram pesquisa de dislexia e modificação da lateralidade (de destro para sinistro), que se acredita ser associada à dislexia. Não foram encontradas diferenças estatisticamente significativas entre crianças expostas à ultrassonografia e seus controles quanto a leitura, soletração, aritmética ou desempenho geral, conforme relato dos professores. Exames específicos para diagnóstico da dislexia mostraram taxas similares de incidência nas crianças submetidas à US e os controles em relação à leitura, à soletração e os quocientes de inteligência, sem discrepâncias entre a inteligência e a leitura ou a soletração. O achado original de dislexia, portanto, não foi confirmado em estudos controlados randomizados subsequentes. Considera-se improvável que a ultrassonografia de rotina possa causar dislexia.

Modificação da Lateralidade

Uma possível associação entre a exposição pré-natal à ultrassonografia e a subsequente modificação da lateralidade (de destro para sinistro) aos 8 a 9 anos de idade em crianças submetidas ao procedimento *in utero* foi primeiramente relatada em 1993, na Noruega.[146] De acordo com os autores, no entanto, a diferença foi "pouco significativa, em nível de 5%" e restrita a meninos.[148] Um segundo grupo de pesquisadores (incluindo Salvesen, o autor principal do primeiro estudo) analisou novas populações de mais de 3.000 crianças da Suécia, relatando achados similares de uma associação estatisticamente significativa entre a exposição ultrassonográfica *in utero* e a modificação da lateralidade nos meninos.[129] Um recente estudo intrigante mostrou que os fetos tocavam seus rostos mais com a mão esquerda do que com a direita, como observado por ultrassonografia, em correlação aos níveis de estresse da mãe.[149] Além disso, a lateralidade é, em grande parte, determinada geneticamente,[150] mas poderia, obviamente, ser modificada por fatores externos. As evidências são insuficientes para inferir a existência de um efeito direto sobre a estrutura ou a função cerebral, ou mesmo que a modificação da lateralidade seja um efeito adverso.

Desenvolvimento Neurológico e Alterações Comportamentais

Os neurônios do neocórtex cerebral de mamíferos, incluindo seres humanos, são gerados durante a vida fetal nas zonas proliferativas do cérebro e, então, migram para seu destino final em uma sequência de dentro para fora. Essa migração neuronal ocorre no cérebro fetal humano principalmente entre a 6ª e a 11ª semanas de gestação,[151] mas continua até a 32ª semana. Por muito tempo, acreditou-se que fatores externos como a ultrassonografia poderiam, teoricamente, afetar esse processo.[152] Em outro estudo, observou-se que apenas 2 dentre 123 variáveis eram alteradas ao nascimento, mas não no primeiro ano de idade, nas crianças expostas *in utero*: o **reflexo de preensão** e o **reflexo tônico cervical**.[153] A importância desse achado não foi discutido e existem algumas dúvidas em relação à validade estatística. Stark et al.[125] descreveram que as pontuações da visão e a inteligência eram idênticas nos 425 lactentes expostos e 381 controles. Em um relato de grande porte, não foi observada associação entre a exposição pré-natal à ultrassonografia e o desempenho escolar (déficit de atenção, controle motor, percepção, visão e audição).[154] Em mais de 4.900 adolescentes com idades de 15 a 16 anos não foram encontradas diferenças no desempenho escolar entre indivíduos expostos ou não à ultrassonografia, à exceção de uma menor pontuação observada em meninos submetidos ao procedimento em educação física.[155]

As **alterações comportamentais** podem ser marcadores mais sensíveis de danos cerebrais sutis do que alterações estruturais óbvias.[156] Tais alterações foram descritas em animais,[87,105] embora geralmente sejam transitórias.[97] Conforme detalhado anteriormente, pode haver preponderância masculina de modificação da lateralidade após exposição *in utero* à ultrassonografia. Além disso, existe maior prevalência de autismo nos homens e há relatos de modificação da lateralidade (de destro para sinistro) nessa população. Fêmeas prenhas de camundongo foram expostas a 30 minutos de ultrassonografia diagnóstica no 14,5° dia embrionário. O comportamento social de seus filhotes machos foi analisado 3 semanas após o nascimento. Os filhotes expostos ao ultrassom apresentaram-se significativamente ($P < 0,01$) menos interessados na interação social do que os filhotes não expostos, e demonstraram significativamente ($P < 0,05$) mais atividade em relação aos filhotes expostos a uma falsa ultrassonografia (somente na presença de um camundongo desconhecido). Esses resultados sugerem que o comportamento social em camundongos jovens foi alterado pela exposição *in utero* à ultrassonografia diagnóstica. Os autores concluíram que isso pode ser relevante para o autismo, mas que diferenças importantes entre a exposição ultrassonográfica diagnóstica de camundongos e seres humanos impedem conclusões quanto à exposição humana e são necessários estudos adicionais. De fato, não foram relatadas tais alterações em seres humanos. Em particular, esquizofrenia e outras psicoses não foram associadas à exposição pré-natal à ultrassonografia.[158] Uma questão foi levantada sobre o aumento da taxa de autismo observado nos últimos anos e sua relação com o maior uso da ultrassonografia na obstetrícia. Embora tenha ocorrido um grande aumento de ambos, não há causa e efeito demonstrável entre os dois.[159]

Malformações Congênitas

Diferentemente do observado em animais, não foi demonstrado que a ultrassonografia pré-natal eleve a incidência de anomalias congênitas nos seres humanos.

Doenças Malignas da Infância

Não foi encontrada associação entre a exposição ultrassonográfica *in utero* e o desenvolvimento posterior de leucemia[160,161] ou tumores sólidos em crianças.[128,162-166]

Mais uma vez, embora alguns desses estudos tenham sido publicados em 2007 ou 2008, as populações estudadas foram expostas à ultrassonografia *in utero* 20 a 30 anos atrás, ou seja, empregando aparelhos com produtos de saída menores e com poucas informações (ou nenhuma) sobre as condições de exposição.

DOPPLER É DIFERENTE?

A US com Doppler espectral (pulsado) usa frequências elevadas de repetição de pulso, gerando maiores intensidades e potências médias temporais do que o modo B ou M e, portanto, maior potencial de aquecimento (ver "Efeitos Térmicos").[75] Informações diagnósticas adequadas podem ser obtidas com baixos níveis de saída (conforme documentado por valores e IT), conforme demonstrado na Figura 29.1. Isso foi descrito na literatura, especificamente para o Doppler, o modo com a maior potência de saída tanto no início da gestação quanto mais tardiamente.[167,168] Na verdade, sob a pressão relacionada aos efeitos biológicos e comitês de segurança de várias organizações profissionais (American Institute of Ultrasound in Medicine [AIUM], European Federation of Societies of Ultrasound in Medicine and Biology [EFSUMB], International Society for Ultrasound in Obstetrics and Gynecology [ISUOG] e World Federation for Ultrasound in Medicine and Biology [WFUMB]), vários fabricantes alteraram suas configurações-padrão, especificamente para o Doppler pulsado utilizado no modo fetal, de muito alto (como era originalmente, presumivelmente na tentativa de obter imagens melhores) para muito baixo, com o usuário final capaz de aumentar a potência de saída, se desejado. Como a potência de saída é alta no Doppler, recomenda-se precaução especial, particularmente no início da gestação.[169]

DIRETRIZES DE SEGURANÇA

É difícil emitir recomendações de segurança precisas dado o grande número de aparelhos de ultrassonografia, cada um apresentando uma seleção de transdutores e sendo usados em diversas aplicações. As características do paciente complicam ainda mais essa tarefa.[170] As diretrizes de segurança são muito importantes dado o nível muito baixo de conhecimento sobre os efeitos biológicos e a segurança na ultrassonografia entre os usuários finais clínicos. Em um questionário distribuído aos usuários finais da ultrassonografia (dos quais 82% eram obstetras), apenas 17,7% indicaram a resposta correta de definição de IT. Aproximadamente 96% não conheciam a definição adequada de IM. Quase 80% dos entrevistados não conheciam a resposta correta à questão de múltipla escolha de onde encontrar os índices acústicos; as opções de resposta foram: manuais do aparelho, livro didático, cálculo complicado ou em tempo real no monitor do aparelho ultrassonográfico (a resposta correta).[171] Resultados semelhantes foram registrados em pesquisas no exterior, realizadas na Europa, Ásia ou Oriente Médio,[172-174] indicando que os clínicos em todo o mundo demostram pouco conhecimentos nas questões sobre segurança na ultrassonografia durante a gestação. Mais recentemente, observou-se que o conhecimento entre os residentes em obstetrícia e ginecologia também era extremamente grave.[175] Resultados semelhantes foram obtidos em uma pesquisa com ultrassonografistas, casos em que anos de experiência não fizeram diferença.[176]

Em outro estudo, foi avaliada a conformidade ao princípio **ALARA** (do inglês, *as low as reasonably achievable* [tão baixo como razoavelmente viável]) pelos profissionais que buscavam o credenciamento da medição de translucência nucal (TN) entre a 11ª e a 14ª semanas de gestação. Apenas 5% dos profissionais utilizaram o tipo de IT correto (ITO) inferior a 0,5 para todas as imagens submetidas, 6% menos de 0,7 e 12% menor ou igual a 1,0. Um IT (ITO ou ITTM) superior a 1,0 foi utilizado por quase 20% dos profissionais. A proficiência na medição de TN a capacitação do radiologista não influenciaram a conformidade com o ALARA. Os autores concluíram que os profissionais que buscam o credenciamento para TN não demonstram conformidade com o uso recomendado do IT no monitoramento de potência de saída acústica.[177] Uma maneira fácil de reduzir a exposição é reduzir o IT e o IM, usando os controles apropriados, e/ou reduzir o tempo de pausa. A declaração de 1999 da British Medical Ultrasound Society, reconfirmada em 2009, declara:[178]

> *Quando o equipamento apresenta índices de segurança em toda a sua gama de valores, o IT deve ser sempre inferior a 0,5 e o IM deve ser sempre menor que 0,3. Quando os índices de segurança não são exibidos, $T_{máx}$ deve ser inferior a 1 °C e o $IM_{máx}$ deve ser inferior a 0,3. A exposição frequente do mesmo indivíduo deve ser evitada.*

A British Medical Ultrasound Society apresenta recomendações rigorosas relacionadas ao tempo de exposição máximo permitido ($T_{máx}$), dependendo do IT (Tabela 29.1).

Miller e Ziskin[57] mostraram uma relação logarítmica entre a duração da exposição e a elevação de temperatura na produção de efeitos biológicos danosos em fetos de animais. Em temperaturas inferiores a 43 °C, o tempo de exposição necessário para cada aumento de 1 °C era diminuído por um fator igual a 4. A utilização do tempo de exposição máximo "seguro" de 4 minutos para uma elevação de temperatura de 4 °C, com base nesses cálculos, fornece os seguintes tempos máximos de exposição, que são permitidos sem riscos óbvios: 128 minutos a 1 °C, 64 minutos a 2 °C, 16 minutos a 3 °C e somente 4 minutos a 4 °C. As precauções são, naturalmente, de particular importância na gestação precoce[179,180] e na exposição ao Doppler.[181]

As recomendações gerais de importantes organizações estão descritas adiante. É altamente recomendável consultar várias diretrizes de segurança publicadas nos sites dessas organizações.[182-192]

1. A exposição ultrassonográfica diagnóstica que produz elevação máxima da temperatura *in situ*, não superior a 1,5 °C acima dos níveis fisiológicos normais (37 °C), pode ser clinicamente empregada, sem reservas quanto a aspectos térmicos.[193]
2. A exposição ultrassonográfica diagnóstica que eleva a temperatura embrionária e fetal *in situ* acima de 41 °C (4 °C acima da temperatura normal) por 5 minutos ou mais deve ser considerada potencialmente perigosa.[193,194] Neste caso, é necessário considerar a elevação da temperatura materna (p. ex, causada por doenças virais), visto que a temperatura corpórea do feto será aumentada acima do normal.[48]
3. O risco de ocorrência de efeitos adversos é aumentado conforme a duração da exposição (tempo de permanência).[195]
4. Com base nas informações existentes, não há razão para não realizar a US em modo B com indicação clínica. O risco de dano térmico secundário ao aquecimento parece ser negligenciável.[193]
5. A ultrassonografia em modo M parece ser segura e não provocar dano térmico (Fig. 29.5).[48]
6. A ultrassonografia com Doppler espectral pode produzir altas intensidades energéticas, e a realização de Doppler de rotina durante o período embrionário raramente está indicada.[196]
7. As ultrassonografias tridimensional (3D) e quadridimensional (4D) baseiam-se em imagens de modo B bidimensional (2D) com múltiplos planos 2D obtidos e reunidos (reconstruídos) em um volume. Assim, a exposição é realmente ao modo B e, portanto, provavelmente segura. O tempo de exposição deve ser observado para evitar longos períodos de varredura para obter o volume 3D "ideal" (Fig. 29.6).
8. A formação dos ultrassonografistas é crucial; a responsabilidade pelo uso seguro dos aparelhos de ultrassonografia é compartilhada entre os usuários e os fabricantes, que devem garantir a acurácia das informações obtidas.[196]
9. O AIUM defende o uso responsável da ultrassonografia diagnóstica e desencoraja veemente o emprego não clínico da técnica. O uso da ultrassonografia sem indicação clínica para ver o feto, fotografá-lo ou determinar seu sexo é inadequado e contrário à prática médica responsável. A ultrassonografia deve ser empregada por profissionais de saúde qualificados para proporcionar benefícios clínicos.[28]
10. Os exames devem ser os mais breves possíveis e com os menores IM e IT possíveis, sem sacrificar a acurácia diagnóstica. O princípio ALARA (***as low as reasonably achievable***, ou seja, o menor possível) deve ser seguido.[197]

TABELA 29.1 Duração da Ultrassonografia Obstétrica em Função do Índice Térmico

Índice Térmico (IT)	Limite Máximo Recomendado
0,7	60 min
1	30 min
1,5	15 min
2	4 min
2,5	1 min

Modificado de British Medical Ultrasound Society (BMUS) Safety Group. Guidelines for the safe use of diagnostic ultrasound equipment. Ultrasound. 2010;18:52-59.[178]

CONCLUSÃO

A ultrassonografia diagnóstica é usada na medicina geral, na obstetrícia e na ginecologia há mais de meio século. Nenhum efeito biológico confirmado foi descrito em pacientes como resultado da exposição à ultrassonografia diagnóstica. Tais efeitos, no entanto, já foram descritos em animais, frequentemente em níveis de exposição mais elevados, mas também ocasionalmente equivalentes aos empregados na prática clínica. As informações epidemiológicas existentes são provenientes de estudos realizados em aparelhos com *potência de saída acústica* muito menor do que o proporcionado pelos aparelhos mais recentes. Com frequência, os resultados da exposição são insuficientes e o número de indivíduos é muito pequeno. Além disso, "ausência de efeitos relatados" não significa "ausência de efeitos", e efeitos biológicos podem ser identificados no futuro. Portanto, recomenda-se o uso prudente da ultrassonografia fetal, seguindo o princípio ALARA. Com base nos mecanismos conhecidos, não há contraindicações ao uso da ultrassonografia em modo B, modo M, 3D/4D e com Doppler colorido quando a realização dessas técnicas é clinicamente indicada. No entanto, precauções especiais são necessárias durante a utilização do Doppler pulsado, principalmente no primeiro trimestre de gestação.

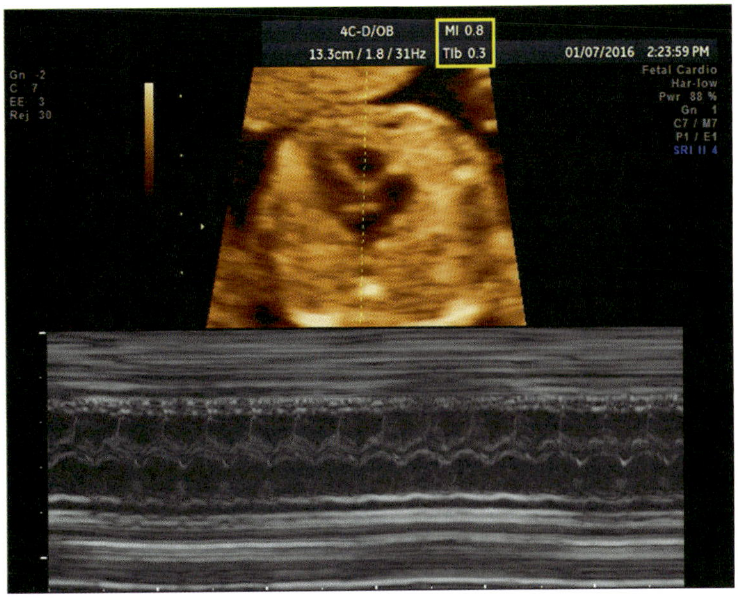

FIG. 29.5 Traçado em modo M, obtido com IT baixo (0,3) e IM (0,8).

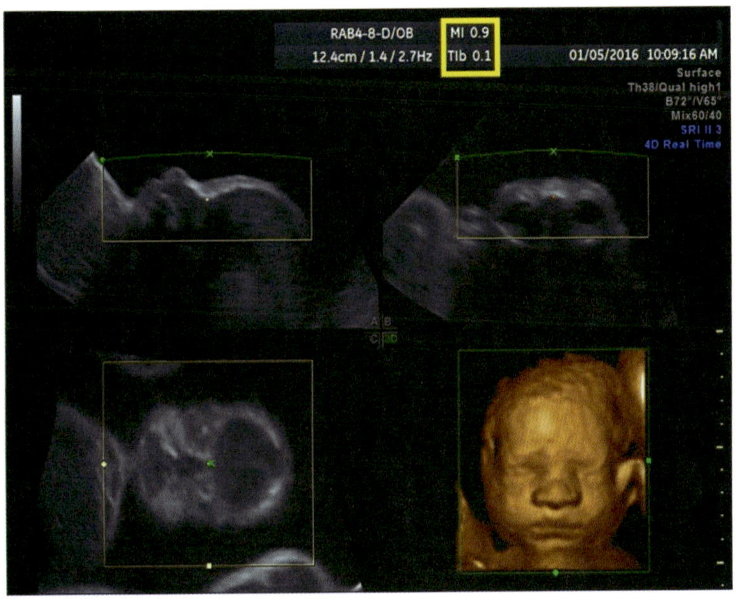

FIG. 29.6 Imagens multiplanares e volume reconstruído tridimensional com baixo IT (0,1) e IM (0,9).

REFERÊNCIAS

1. Abramowicz JS. Ultrasound in reproductive medicine: is it safe? In: Stadtmauer LA, Tur-Kaspa I, editors. Ultrasound imaging in reproductive medicine. New York: Springer; 2014. p. 3-16.
2. Abramowicz JS. Benefits and risks of ultrasound in pregnancy. Semin Perinatol. 2013;37(5):295-300.
3. Dewhurst CJ. The safety of ultrasound. Proc R Soc Med. 1971;64(9):996-997.
4. Donald I. The safety of using sonar. Dev Med Child Neurol. 1974;16(1):90-92.
5. Hellman LM, Duffus GM, Donald I, Sunden B. Safety of diagnostic ultrasound in obstetrics. Lancet. 1970;1(7657):1133-1134.
6. Lele PP. Safety and potential hazards in the current applications of ultrasound in obstetrics and gynecology. Ultrasound Med Biol. 1979;5(4):307-320.
7. Meyer RA. Diagnostic ultrasound: hazardous or safe? Appl Radiol. 1982;11(5):71-74.
8. Kremkau FW. Biological effects and possible hazards. Clin Obstet Gynaecol. 1983;10(3):395-405.
9. Brown BS. How safe is diagnostic ultrasonography? Can Med Assoc J. 1984;131(4):307-311.
10. Wells PN. The prudent use of diagnostic ultrasound. British Institute of Radiology presidential address 1986. Br J Radiol. 1986;59(708):1143-1151.
11. Reece EA, Assimakopoulos E, Zheng XZ, et al. The safety of obstetric ultrasonography: concern for the fetus. Obstet Gynecol. 1990;76(1):139-146.
12. Salvesen KA, Eik-Nes SH. Is ultrasound unsound? A review of epidemiological studies of human exposure to ultrasound. Ultrasound Obstet Gynecol. 1995;6(4):293-298.
13. Abramowicz JS. Ultrasound in obstetrics and gynecology: is this hot technology too hot? J Ultrasound Med. 2002;21(12):1327-1333.
14. Marinac-Dabic D, Krulewitch CJ, Moore RM Jr. The safety of prenatal ultrasound exposure in human studies. Epidemiology. 2002;13(Suppl. 3):S19-S22.
15. Church CC, Miller MW. Quantification of risk from fetal exposure to diagnostic ultrasound. Prog Biophys Mol Biol. 2007;93(1-3):331-353.
16. Toms DA. Safety issues in fetal ultrasound. Jan 2007. Available from: http://www.fetalultrasoundsafety.net/Downloads/fetalultrasoundsafety.pdf. Accessed 26 December 2015.

17. ter Haar G. Ultrasound bio-effects and safety considerations. Front Neurol Neurosci. 2015;36:23-30.
18. Nyborg WL. Safety of ultrasound diagnosis. Science. 1974;186(4169):1074.
19. Stratmeyer ME, Christman CL. Biological effects of ultrasound. Women Health. 1982;7(3–4):65-81.
20. Barnett SB, Rott HD, ter Haar GR, et al. The sensitivity of biological tissue to ultrasound. Ultrasound Med Biol. 1997;23(6):805-812.
21. Miller MW, Brayman AA. Biological effects of ultrasound. The perceived safety of diagnostic ultrasound within the context of ultrasound biophysics: a personal perspective. Echocardiography. 1997;14(6 Pt 1):615-628.
22. Kieler H, Cnattingius S, Haglund B, et al. Ultrasound and adverse effects. Ultrasound Obstet Gynecol. 2002;20(1):102-103.
23. Bly S, Van den Hof MC. Obstetric ultrasound biological effects and safety. J Obstet Gynaecol Can. 2005;27(6):572-580.
24. Duck FA. Hazards, risks and safety of diagnostic ultrasound. Med Eng Phys. 2008;30(10):1338-1348.
25. Miller MW, Brayman AA, Abramowicz JS. Obstetric ultrasonography: a biophysical consideration of patient safety—the "rules" have changed. Am J Obstet Gynecol. 1998;179(1):241-254.
26. Ndumbe FM, Navti O, Chilaka VN, Konje JC. Prenatal diagnosis in the first trimester of pregnancy. Obstet Gynecol Surv. 2008;63(5):317-328.
27. Simonsen SE, Branch DW, Rose NC. The complexity of fetal imaging: reconciling clinical care with patient entertainment. Obstet Gynecol. 2008;112(6):1351-1354.
28. American Institute of Ultrasound in Medicine. AIUM official statement: prudent use in obstetrics. 2007.
29. Ziskin MC. The prudent use of diagnostic ultrasound. J Ultrasound Med. 1987;6(8):415-416.
30. Sheiner E, Abramowicz JS. Clinical end users worldwide show poor knowledge regarding safety issues of ultrasound during pregnancy. J Ultrasound Med. 2008;27(4):499-501.
31. Duck FA, Martin K. Trends in diagnostic ultrasound exposure. Phys Med Biol. 1991;36(11):1423-1432.
32. Cibull SL, Harris GR, Nell DM. Trends in diagnostic ultrasound acoustic output from data reported to the US Food and Drug Administration for device indications that include fetal applications. J Ultrasound Med. 2013;32(11):1921-1932.
33. Duck FA, Henderson J. Acoustic output of modern instruments: is it increasing? In: Barnett SB, Kossoff G, editors. Safety of diagnostic ultrasound. New York: Parthenon; 1998. p. 147.
34. Abramowicz JS, Barnett SB, Duck FA, et al. Fetal thermal effects of diagnostic ultrasound. J Ultrasound Med. 2008;27(4):541-559.
35. Chance PF, Smith DW. Hyperthermia and meningomyelocele and anencephaly. Lancet. 1978;1(8067):769-770.
36. Edwards MJ. Congenital defects in guinea pigs. Following induced hyperthermia during gestation. Arch Pathol. 1967;84(1):42-48.
37. Halperin LR, Wilroy RS Jr. Maternal hyperthermia and neural-tube defects. Lancet. 1978;2(8082):212-213.
38. Shiota K. Induction of neural tube defects and skeletal malformations in mice following brief hyperthermia in utero. Biol Neonate. 1988;53(2):86-97.
39. Graham JM Jr, Edwards MJ, Edwards MJ. Teratogen update: gestational effects of maternal hyperthermia due to febrile illnesses and resultant patterns of defects in humans. Teratology. 1998;58(5):209-221.
40. Li Z, Ren A, Liu J, et al. Maternal flu or fever, medication use, and neural tube defects: a population-based case-control study in Northern China. Birth Defects Res A Clin Mol Teratol. 2007;79(4):295-300.
41. Lipson AH, Edwards MJ. Maternal sauna and hyperthermia during pregnancy and cardiovascular and other malformations in offspring. Eur J Epidemiol. 1993;9(6):676-678.
42. Little BB, Ghali FE, Snell LM, et al. Is hyperthermia teratogenic in the human? Am J Perinatol. 1991;8(3):185-189.
43. Shaw GM, Todoroff K, Velie EM, Lammer EJ. Maternal illness, including fever and medication use as risk factors for neural tube defects. Teratology. 1998;57(1):1-7.
44. Dombrowski SC, Martin RP, Huttunen MO. Association between maternal fever and psychological/behavior outcomes: a hypothesis. Birth Defects Res A Clin Mol Teratol. 2003;67(11):905-910.
45. Edwards MJ, Saunders RD, Shiota K. Effects of heat on embryos and foetuses. Int J Hyperthermia. 2003;19(3):295-324.
46. Miller MW, Nyborg WL, Dewey WC, et al. Hyperthermic teratogenicity, thermal dose and diagnostic ultrasound during pregnancy: implications of new standards on tissue heating. Int J Hyperthermia. 2002;18(5):361-384.
47. Moretti ME, Bar-Oz B, Fried S, Koren G. Maternal hyperthermia and the risk for neural tube defects in offspring: systematic review and meta-analysis. Epidemiology. 2005;16(2):216-219.
48. European Committee for Medical Ultrasound Safety (ECMUS). Thermal teratology. Eur J Ultrasound. 1999;9(3):281-283.
49. National Council on Radiation Protection and Measurements. Exposure criteria for medical diagnostic ultrasound. II. Criteria based on all known mechanisms. NCRP Report No. 140. Bethesda, Md: NCRP; 2002.
50. Acs N, Banhidy F, Puho E, Czeizel AE. Maternal influenza during pregnancy and risk of congenital abnormalities in offspring. Birth Defects Res A Clin Mol Teratol. 2005;73(12):989-996.
51. Cleves MA, Malik S, Yang S, et al. Maternal urinary tract infections and selected cardiovascular malformations. Birth Defects Res A Clin Mol Teratol. 2008;82(6):464-473.
52. Miller MW, Church CC, Miller RK, Edwards MJ. Fetal thermal dose considerations during the obstetrician's watch: implications for the pediatrician's observations. Birth Defects Res C Embryo Today. 2007;81(3):135-143.
53. Peterka M, Tvrdek M, Likovsky Z, et al. Maternal hyperthermia and infection as one of possible causes of orofacial clefts. Acta Chir Plast. 1994;36(4):114-118.
54. Superneau DW, Wertelecki W. Similarity of effects—experimental hyperthermia as a teratogen and maternal febrile illness associated with oromandibular and limb defects. Am J Med Genet. 1985;21(3):575-580.
55. Dreier JW, Andersen AM, Berg-Beckhoff G. Systematic review and meta-analyses: fever in pregnancy and health impacts in the offspring. Pediatrics. 2014;133(3):e674-e688.
56. Luteijn JM, Brown MJ, Dolk H. Influenza and congenital anomalies: a systematic review and meta-analysis. Hum Reprod. 2014;29(4):809-823.
57. Miller MW, Ziskin MC. Biological consequences of hyperthermia. Ultrasound Med Biol. 1989;15(8):707-722.
58. Miller MW, Miller HE, Church CC. A new perspective on hyperthermia-induced birth defects: the role of activation energy and its relation to obstetric ultrasound. J Therm Biol. 2005;30:400-409.
59. Brent RL. Is hyperthermia a direct or indirect teratogen? Teratology. 1986;33(3):373-374.
60. Barnett SB. Can diagnostic ultrasound heat tissue and cause biological effects? In: Barnett SB, Kossoff G, editors. Safety of diagnostic ultrasound. New York: Parthenon; 1998. p. 30.
61. Nyborg WL, Steele RB. Temperature elevation in a beam of ultrasound. Ultrasound Med Biol. 1983;9(6):611-620.
62. Nyborg WL, O'Brien WD Jr. An alternative simple formula for temperature estimates. J Ultrasound Med. 1989;8(11):653-654.
63. Martínez-Frías ML, García Mazario MJ, Caldas CF, et al. High maternal fever during gestation and severe congenital limb disruptions. Am J Med Genet. 2001;98(2):201-203.
64. Horder MM, Barnett SB, Vella GJ, et al. Ultrasound-induced temperature increase in guinea-pig fetal brain in utero: third-trimester gestation. Ultrasound Med Biol. 1998;24(9):1501-1510.
65. Jauniaux E, Gulbis B, Burton GJ. The human first trimester gestational sac limits rather than facilitates oxygen transfer to the foetus—a review. Placenta. 2003;24(Suppl. A):S86-S93.
66. Carbillon L, Perrot N, Uzan M, Uzan S. Doppler ultrasonography and implantation: a critical review. Fetal Diagn Ther. 2001;16(6):327-332.
67. Kurjak A, Kupesic S. Doppler proof of the presence of intervillous circulation. Ultrasound Obstet Gynecol. 1996;7(6):463-464.
68. Jauniaux E. Intervillous circulation in the first trimester: the phantom of the color Doppler obstetric opera. Ultrasound Obstet Gynecol. 1996;8(2):73-76.
69. Makikallio K, Tekay A, Jouppila P. Uteroplacental hemodynamics during early human pregnancy: a longitudinal study. Gynecol Obstet Invest. 2004;58(1):49-54.
70. Wloch A, Rozmus-Warcholinska W, Czuba B, et al. Doppler study of the embryonic heart in normal pregnant women. J Matern Fetal Neonatal Med. 2007;20(7):533-539.
71. Russell NE, McAuliffe FM. First-trimester fetal cardiac function. J Ultrasound Med. 2008;27(3):379-383.
72. Duck FA. Is it safe to use diagnostic ultrasound during the first trimester? Ultrasound Obstet Gynecol. 1999;13(6):385-388.

73. Smythe GE, MacRae DJ. Letter: doppler ultrasound and fetal hazard. Lancet. 1975;2(7925):134.
74. Calvert J, Duck F, Clift S, Azaime H. Surface heating by transvaginal transducers. Ultrasound Obstet Gynecol. 2007;29(4):427-432.
75. Ziskin MC. Intrauterine effects of ultrasound: human epidemiology. Teratology. 1999;59(4):252-260.
76. O'Brien WD, Siddiqi TA. Obstetric sonography: the output display standard and ultrasound bioeffects. In: Fleischer AC, Manning FA, Jeanty P, Romero R, editors. Sonography in obstetrics and gynecology: principles and practice. 6th ed. New York: McGraw-Hill; 2001. p. 29-48.
77. Bly SH, Vlahovich S, Mabee PR, Hussey RG. Computed estimates of maximum temperature elevations in fetal tissues during transabdominal pulsed Doppler examinations. Ultrasound Med Biol. 1992;18(4):389-397.
78. Carstensen EL, Gates AH. The effects of pulsed ultrasound on the fetus. J Ultrasound Med. 1984;3(4):145-147.
79. Dalecki D, Raeman CH, Child SZ, et al. Hemolysis in vivo from exposure to pulsed ultrasound. Ultrasound Med Biol. 1997;23(2):307-313.
80. Abramowicz JS. Ultrasonographic contrast media: has the time come in obstetrics and gynecology? J Ultrasound Med. 2005;24(4):517-531.
81. Miller MW, Brayman AA, Sherman TA, et al. Comparative sensitivity of human fetal and adult erythrocytes to hemolysis by pulsed 1 MHz ultrasound. Ultrasound Med Biol. 2001;27(3):419-425.
82. Fatemi M, Ogburn PL Jr, Greenleaf JF. Fetal stimulation by pulsed diagnostic ultrasound. J Ultrasound Med. 2001;20(8):883-889.
83. Duck FA. Acoustic streaming and radiation pressure in diagnostic applications: what are the implications? In: Barnett SB, Kossoff G, editors. Safety of diagnostic ultrasound. New York: Parthenon; 1998. p. 87-98.
84. Jensh RP, Brent RL. Intrauterine effects of ultrasound: animal studies. Teratology. 1999;59(4):240-251.
85. Harvey EN, Loomis AL. High-frequency sound waves of small intensity and their biological effects. Nature. 1928;121:622-624.
86. Sikov MR. Effect of ultrasound on development. Part 1: introduction and studies in inframammalian species. Report of the Bioeffects Committee of the American Institute of Ultrasound in Medicine. J Ultrasound Med. 1986;5(10):577-583.
87. Sikov MR. Effect of ultrasound on development. Part 2: studies in mammalian species and overview. J Ultrasound Med. 1986;5(11):651-661.
88. Fry FJ, Kossoff G, Eggleton RC, Dunn F. Threshold ultrasonic dosages for structural changes in the mammalian brain. J Acoust Soc Am. 1970;48(6):1413. Suppl 2.
89. Frizzell LA, Carstensen EL, Davis JD. Ultrasonic absorption in liver tissue. J Acoust Soc Am. 1979;65(5):1309-1312.
90. Frizzell LA, Lee CS, Aschenbach PD, et al. Involvement of ultrasonically induced cavitation in the production of hind limb paralysis of the mouse neonate. J Acoust Soc Am. 1983;74(3):1062-1065.
91. Borrelli MJ, Frizzell LA, Dunn F. Ultrasonically induced morphological changes in the mammalian neonatal spinal cord. Ultrasound Med Biol. 1986;12(4):285-295.
92. Frizzell LA, Linke CA, Carstensen EL, Fridd CW. Thresholds for focal ultrasonic lesions in rabbit kidney, liver, and testicle. IEEE Trans Biomed Eng. 1977;24(4):393-396.
93. Carnes KI, Hess RA, Dunn F. The effect of ultrasound exposure in utero on the development of the fetal mouse testis: adult consequences. Ultrasound Med Biol. 1995;21(9):1247-1257.
94. Hynynen K. The threshold for thermally significant cavitation in dog's thigh muscle in vivo. Ultrasound Med Biol. 1991;17(2):157-169.
95. Dalecki D, Raeman CH, Child SZ, Carstensen EL. Intestinal hemorrhage from exposure to pulsed ultrasound. Ultrasound Med Biol. 1995;21(8): 1067-1072.
96. Dalecki D, Child SZ, Raeman CH, et al. Ultrasonically induced lung hemorrhage in young swine. Ultrasound Med Biol. 1997;23(5):777-781.
97. Tarantal AF, Hendrickx AG. Evaluation of the bioeffects of prenatal ultrasound exposure in the cynomolgus macaque (Macaca fascicularis): II. Growth and behavior during the first year. Teratology. 1989;39(2):149-162.
98. Hande MP, Devi PU. Effect of in utero exposure to diagnostic ultrasound on the postnatal survival and growth of mouse. Teratology. 1993;48(5):405-411.
99. O'Brien WD. Dose-dependent effects of ultrasound on fetal weight in mice. J Ultrasound Med. 1983;2:1-8.
100. Vorhees CV, Acuff-Smith KD, Schilling MA, et al. Behavioral teratologic effects of prenatal exposure to continuous-wave ultrasound in unanesthetized rats. Teratology. 1994;50(3):238-249.
101. O'Brien WD Jr, Januzik SJ, Dunn F. Ultrasound biologic effects: a suggestion of strain specificity. J Ultrasound Med. 1982;1(9):367-370.
102. Hande MP, Devi PU. Effect of prenatal exposure to diagnostic ultrasound on the development of mice. Radiat Res. 1992;130(1):125-128.
103. Rao S, Ovchinnikov N, McRae A. Gestational stage sensitivity to ultrasound effect on postnatal growth and development of mice. Birth Defects Res A Clin Mol Teratol. 2006;76(8):602-608.
104. Borrelli MJ, Bailey KI, Dunn F. Early ultrasonic effects upon mammalian CNS structures (chemical synapses). J Acoust Soc Am. 1981;69(5):1514-1516.
105. Norton S, Kimler BF, Cytacki EP, Rosenthal SJ. Prenatal and postnatal consequences in the brain and behavior of rats exposed to ultrasound in utero. J Ultrasound Med. 1991;10(2):69-75.
106. Devi PU, Suresh R, Hande MP. Effect of fetal exposure to ultrasound on the behavior of the adult mouse. Radiat Res. 1995;141(3):314-317.
107. Hande MP, Devi PU, Karanth KS. Effect of prenatal ultrasound exposure on adult behavior in mice. Neurotoxicol Teratol. 1993;15(6):433-438.
108. Schneider-Kolsky ME, Ayobi Z, Lombardo P, et al. Ultrasound exposure of the foetal chick brain: effects on learning and memory. Int J Dev Neurosci. 2009;27(7):677-683.
109. Milunsky A, Ulcickas M, Rothman KJ, et al. Maternal heat exposure and neural tube defects. JAMA. 1992;268(7):882-885.
110. Ang ES Jr, Gluncic V, Duque A, et al. Prenatal exposure to ultrasound waves impacts neuronal migration in mice. Proc Natl Acad Sci USA. 2006;103(34):12903-12910.
111. Abramowicz JS. Prenatal exposure to ultrasound waves: is there a risk? Ultrasound Obstet Gynecol. 2007;29(4):363-367.
112. Kieler H. Epidemiological studies on adverse effects of prenatal ultrasound—which are the challenges? Prog Biophys Mol Biol. 2007;93(1-3):301-308.
113. Newman PG. Studies of ultrasound safety in humans: clinical benefit vs. risk. In: Barnett SB, Kossoff G, editors. Safety of diagnostic ultrasound. New York: Parthenon; 1998.
114. Salvesen KA. Epidemiological prenatal ultrasound studies. Prog Biophys Mol Biol. 2007;93(1-3):295-300.
115. Ziskin MC, Petitti DB. Epidemiology of human exposure to ultrasound: a critical review. Ultrasound Med Biol. 1988;14(2):91-96.
116. Edmonds PD, Abramowicz JS, Carson PL, et al. Guidelines for Journal of Ultrasound in Medicine authors and reviewers on measurement and reporting of acoustic output and exposure. J Ultrasound Med. 2005;24:1171-1179.
117. Carvalho JS. Fetal heart scanning in the first trimester. Prenat Diagn. 2004;24(13):1060-1067.
118. Makikallio K, Jouppila P, Rasanen J. Human fetal cardiac function during the first trimester of pregnancy. Heart. 2005;91(3):334-338.
119. Becker R, Wegner RD. Detailed screening for fetal anomalies and cardiac defects at the 11-13-week scan. Ultrasound Obstet Gynecol. 2006;27(6):613-618.
120. Vinals F, Ascenzo R, Naveas R, et al. Fetal echocardiography at 11 + 0 to 13 + 6 weeks using four-dimensional spatiotemporal image correlation telemedicine via an Internet link: a pilot study. Ultrasound Obstet Gynecol. 2008;31(6):633-638.
121. Ziskin MC. Survey of patients exposed to diagnostic ultrasound. In , Reid, J.M., Sikov, M.R., editors. Interactions of ultrasound and biological tissues. Proceedings of a workshop, Battelle Seattle Research Center, Seattle, 1971. Rockville, Md: Bureau of Radiological Health, U.S. Department of Health, Education and Welfare; 1973. 203-206.
122. Newnham JP, Evans SF, Michael CA, et al. Effects of frequent ultrasound during pregnancy: a randomised controlled trial. Lancet. 1993;342(8876):887-891.
123. Campbell JD, Elford RW, Brant RF. Case-control study of prenatal ultrasonography exposure in children with delayed speech. CMAJ. 1993;149(10):1435-1440.
124. Kieler H, Haglund B, Waldenstrom U, Axelsson O. Routine ultrasound screening in pregnancy and the children's subsequent growth, vision and hearing. Br J Obstet Gynaecol. 1997;104(11):1267-1272.
125. Stark CR, Orleans M, Haverkamp AD, Murphy J. Short- and long-term risks after exposure to diagnostic ultrasound in utero. Obstet Gynecol. 1984;63(2):194-200.

126. Bricker L, Neilson JP, Dowswell T. Routine ultrasound in late pregnancy (after 24 weeks' gestation). Cochrane Database Syst Rev. 2008;(4). CD001451.
127. Kieler H, Haglund B, Cnattingius S, et al. Does prenatal sonography affect intellectual performance? Epidemiology. 2005;16(3):304-310.
128. Cartwright RA, McKinney PA, Hopton PA, et al. Ultrasound examinations in pregnancy and childhood cancer. Lancet. 1984;2(8410):999-1000.
129. Kieler H, Axelsson O, Haglund B, et al. Routine ultrasound screening in pregnancy and the children's subsequent handedness. Early Hum Dev. 1998;50(2):233-245.
130. Salvesen KA. Ultrasound and left-handedness: a sinister association? Ultrasound Obstet Gynecol. 2002;19(3):217-221.
131. Sheiner E, Freeman J, Abramowicz JS. Acoustic output as measured by mechanical and thermal indices during routine obstetric ultrasound examinations. J Ultrasound Med. 2005;24(12):1665-1670.
132. Sheiner E, Shoham-Vardi I, Pombar X, et al. An increased thermal index can be achieved when performing Doppler studies in obstetric sonography. J Ultrasound Med. 2007;26(1):71-76.
133. Sheiner E, Abramowicz JS. Acoustic output as measured by thermal and mechanical indices during fetal nuchal translucency ultrasound examinations. Fetal Diagn Ther. 2009;25(1):8-10.
134. Sheiner E, Hackmon R, Shoham-Vardi I, et al. A comparison between acoustic output indices in 2D and 3D/4D ultrasound in obstetrics. Ultrasound Obstet Gynecol. 2007;29(3):326-328.
135. Bellieni CV, Buonocore G, Bagnoli F, et al. Is an excessive number of prenatal echographies a risk for fetal growth? Early Hum Dev. 2005;81(8):689-693.
136. Newnham JP, Doherty DA, Kendall GE, et al. Effects of repeated prenatal ultrasound examinations on childhood outcome up to 8 years of age: follow-up of a randomised controlled trial. Lancet. 2004;364(9450):2038-2044.
137. Moore RM Jr, Barrick MK, Hamilton TM. Effect of sonic radiation on growth and development. Am J Epidemiol. 1982;116:571.
138. Moore RM Jr, Diamond EL, Cavalieri RL. The relationship of birth weight and intrauterine diagnostic ultrasound exposure. Obstet Gynecol. 1988;71(4):513-517.
139. Lyons EA, Dyke C, Toms M, Cheang M. In utero exposure to diagnostic ultrasound: a 6-year follow-up. Radiology. 1988;166(3):687-690.
140. Saari-Kemppainen A, Karjalainen O, Ylostalo P, Heinonen OP. Ultrasound screening and perinatal mortality: controlled trial of systematic one-stage screening in pregnancy. The Helsinki Ultrasound Trial. Lancet. 1990;336(8712):387-391.
141. Waldenstrom U, Axelsson O, Nilsson S, et al. Effects of routine one-stage ultrasound screening in pregnancy: a randomised controlled trial. Lancet. 1988;2(8611):585-588.
142. Salvesen KA, Vatten LJ, Bakketeig LS, Eik-Nes SH. Routine ultrasonography in utero and speech development. Ultrasound Obstet Gynecol. 1994;4(2):101-103.
143. Bakketeig LS, Eik-Nes SH, Jacobsen G, et al. Randomised controlled trial of ultrasonographic screening in pregnancy. Lancet. 1984;2(8396):207-211.
144. Eik-Nes SH, Okland O, Aure JC, Ulstein M. Ultrasound screening in pregnancy: a randomised controlled trial. Lancet. 1984;1(8390):1347.
145. Salvesen KA, Bakketeig LS, Eik-nes SH, et al. Routine ultrasonography in utero and school performance at age 8-9 years. Lancet. 1992;339(8785):85-89.
146. Salvesen KA, Vatten LJ, Eik-Nes SH, et al. Routine ultrasonography in utero and subsequent handedness and neurological development. BMJ. 1993;307(6897):159-164.
147. Salvesen KA, Vatten LJ, Jacobsen G, et al. Routine ultrasonography in utero and subsequent vision and hearing at primary school age. Ultrasound Obstet Gynecol. 1992;2(4):243-244. 245-247.
148. Salvesen KA, Eik-Ness SH, Vatten LJ, et al. Routine ultrasound scanning in pregnancy [authors' reply]. BMJ. 1993;307:1562.
149. Reissland N, Aydin E, Francis B, Exley K. Laterality of foetal self-touch in relation to maternal stress. Laterality. 2015;20(1):82-94.
150. Hepper PG. The developmental origins of laterality: fetal handedness. Dev Psychobiol. 2013;55(6):588-595.
151. Sidman RL, Rakic P. Neuronal migration, with special reference to developing human brain: a review. Brain Res. 1973;62(1):1-35.
152. Mole R. Possible hazards of imaging and Doppler ultrasound in obstetrics. Birth. 1986;13(Suppl). 23-33 suppl.
153. Scheidt PC, Stanley F, Bryla DA. One-year follow-up of infants exposed to ultrasound in utero. Am J Obstet Gynecol. 1978;131(7):743-748.
154. Salvesen K. Routine ultrasonography in utero and development in childhood. In: Tejani N, editor. Obstetrical events and developmental sequelae. 2nd ed. Boca Raton, Fla: CRC Press; 1994.
155. Stalberg K. Prenatal ultrasound and x-ray-potentially adverse effects on the CNS. Upsalla, Sweden: Upsalla Universitet; 2008.
156. Coyle I, Wayner MJ, Singer G. Behavioral teratogenesis: a critical evaluation. Pharmacol Biochem Behav. 1976;4(2):191-200.
157. McClintic AM, King BH, Webb SJ, Mourad PD. Mice exposed to diagnostic ultrasound in utero are less social and more active in social situations relative to controls. Autism Res. 2014;7(3):295-304.
158. Stalberg K, Haglund B, Axelsson O, et al. Prenatal ultrasound scanning and the risk of schizophrenia and other psychoses. Epidemiology. 2007;18(5):577-582.
159. Abramowicz JS. Ultrasound and autism: association, link, or coincidence? J Ultrasound Med. 2012;31(8):1261-1269.
160. Shu XO, Potter JD, Linet MS, et al. Diagnostic X-rays and ultrasound exposure and risk of childhood acute lymphoblastic leukemia by immunophenotype. Cancer Epidemiol Biomarkers Prev. 2002;11(2):177-185.
161. Naumburg E, Bellocco R, Cnattingius S, et al. Prenatal ultrasound examinations and risk of childhood leukaemia: case-control study. BMJ. 2000;320(7230):282-283.
162. Kinnier Wilson LM, Waterhouse JA. Obstetric ultrasound and childhood malignancies. Lancet. 1984;2(8410):997-999.
163. Bunin GR, Buckley JD, Boesel CP, et al. Risk factors for astrocytic glioma and primitive neuroectodermal tumor of the brain in young children: a report from the Children's Cancer Group. Cancer Epidemiol Biomarkers Prev. 1994;3(3):197-204.
164. Sorahan T, Lancashire R, Stewart A, Peck I. Pregnancy ultrasound and childhood cancer: a second report from the Oxford Survey of Childhood Cancers. Br J Obstet Gynaecol. 1995;102(10):831-832.
165. Salvesen KA, Eik-Nes SH. Ultrasound during pregnancy and birthweight, childhood malignancies and neurological development. Ultrasound Med Biol. 1999;25(7):1025-1031.
166. Stalberg K, Haglund B, Axelsson O, et al. Prenatal ultrasound and the risk of childhood brain tumour and its subtypes. Br J Cancer. 2008;98(7):1285-1287.
167. Sande RK, Matre K, Eide GE, Kiserud T. Ultrasound safety in early pregnancy: reduced energy setting does not compromise obstetric Doppler measurements. Ultrasound Obstet Gynecol. 2012;39(4):438-443.
168. Sande RK, Matre K, Eide GE, Kiserud T. The effects of reducing the thermal index for bone from 1.0 to 0. 5 and 0. 1 on common obstetric pulsed wave Doppler measurements in the second half of pregnancy. Acta Obstet Gynecol Scand. 2013;92(7):790-796.
169. ter Haar GR, Abramowicz JS, Akiyama I, et al. Do we need to restrict the use of Doppler ultrasound in the first trimester of pregnancy? Ultrasound Med Biol. 2013;39(3):374-380.
170. Kossoff G, Griffiths KA, Garrett WJ, et al. Thickness of tissues intervening between the transducer and fetus and models for fetal exposure calculations in transvaginal sonography. Ultrasound Med Biol. 1993;19(1):59-65.
171. Sheiner E, Shoham-Vardi I, Abramowicz JS. What do clinical users know regarding safety of ultrasound during pregnancy? J Ultrasound Med. 2007;26(3):319-325.
172. Marsal K. The output display standard: has it missed its target? Ultrasound Obstet Gynecol. 2005;25(3):211-214.
173. Piscaglia F, Tewelde AG, Righini R, et al. Knowledge of the bio-effects of ultrasound among physicians performing clinical ultrasonography: results of a survey conducted by the Italian Society for Ultrasound in Medicine and Biology (SIUMB). J Ultrasound. 2009;12:6-11.
174. Akhtar W, Arain MA, Ali A, et al. Ultrasound biosafety during pregnancy: what do operators know in the developing world? National survey findings from Pakistan. J Ultrasound Med. 2011;30(7):981-985.
175. Houston LE, Allsworth J, Macones GA. Ultrasound is safe... right? Resident and maternal-fetal medicine fellow knowledge regarding obstetric ultrasound safety. J Ultrasound Med. 2011;30(1):21-27.
176. Bagley J, Thomas K, DiGiacinto D. Safety practices of sonographers and their knowledge of the biologic effects of sonography. J Diag Med Sonography. 2011;27:252-261.

177. Bromley B, Spitz J, Fuchs K, Thornburg LL. Do clinical practitioners seeking credentialing for nuchal translucency measurement demonstrate compliance with biosafety recommendations? Experience of the Nuchal Translucency Quality Review Program. J Ultrasound Med. 2014;33(7):1209-1214.
178. British Medical Ultrasound Society (BMUS) Safety Group. Guidelines for the safe use of diagnostic ultrasound equipment. Ultrasound. 2010;18:52-59.
179. Lees C, Abramowicz JS, Brezinka C, et al. Ultrasound from conception to 10 + 0 weeks of gestation. London: Royal College of Obstetricians and Gynaecologists; 2015. Scientific Impact Paper No. 49.
180. Abramowicz JS. Ultrasound in the first trimester and earlier: how to keep it safe. In: Abramowicz JS, editor. First trimester ultrasound: a comprehensive guide. Cham. Switzerland: Springer; 2015. p. 1-19.
181. Abramowicz JS. Fetal Doppler: how to keep it safe? Clin Obstet Gynecol. 2010;53(4):842-850.
182. American Institute of Ultrasound in Medicine. AIUM official statement: Prudent use in pregnancy. 2012. Available from: http://www.aium.org/officialStatements/33. Accessed 26 December 2015.
183. American Institute of Ultrasound in Medicine. AIUM official statement: Keepsake fetal imaging. 2012. Available from: http://www.aium.org/officialStatements/31. Accessed 26 December 2015.
184. American Institute of Ultrasound in Medicine. AIUM official statement: As low as reasonably achievable (ALARA) principle. 2014. Available from: http://www.aium.org/officialStatements/39. Accessed 26 December 2015.
185. American Institute of Ultrasound in Medicine. AIUM Statement on mammalian biological effects of heat. 2015. Available from: http://www.aium.org/officialStatements/17. Accessed 26 December 2015.
186. British Medical Ultrasound Society. BMUS Statement on the safe use and potential hazards of diagnostic ultrasound. 2000, reconfirmed 2012. Available from: https://www.bmus.org/static/uploads/resources/statement_on_the_safe_use_and_potential_hazards_of_diagnostic_ultrasound.pdf. Accessed 26 December 2015.
187. BMUS. Guidelines for the safe use of diagnostic ultrasound equipment. Ultrasound. 2010;18:52-59.
188. British Medical Ultrasound Society Safety Group. BMUS Statement for the general public on the safety of medical ultrasound imaging. 2012. Available from: https://www.bmus.org/static/uploads/resources/Statement_for_the_General_Public_on_the_Safety_of_Medical_Ultrasound_Imaging.pdf. Accessed 26 December 2015.
189. European Committee for Medical Ultrasound Safety of the European Federation of Societies for Ultrasound in Medicine and Biology. ECMUS Statement on the use of diagnostic ultrasound for producing souvenir images or recordings in pregnancy. 2012. Available from: https://www.bmus.org/static/uploads/resources/ECMUS_Souvenir_Scanning.pdf. Accessed 26 December 2015.
190. European Committee for Medical Ultrasound Safety of the European Federation of Societies for Ultrasound in Medicine and Biology. ECMUS Guidelines for the safe use of Doppler ultrasound for clinical application. 2013. Available from: http://www.efsumb-portal.org/ep/article.php?id=50. Accessed 26 December 2015.
191. International Society for Ultrasound in Obstetrics and Gynecology. ISUOG safety statements, 2000-2015. Available from: http://www.isuog.org/StandardsAndGuidelines/Statements+and+Guidelines/Safety+Statements/. Accessed 26 December 2015.
192. World Federation of Ultrasound in Medicine and Biology. WFUMB/ISUOG Statement on the safe use of Doppler ultrasound during 11-14 week scans (or earlier in pregnancy). 2011, reaffirmed 2015. Available from: http://www.wfumb.org/safety-statements/. Accessed 26 December 2015.
193. World Federation for Ultrasound in Medicine and Biology. WFUMB Symposium on Safety and Standardisation in Medical Ultrasound. Issues and recommendations regarding thermal mechanisms for biological effects of ultrasound. Hornbaek, Denmark, 30 August-1 September 1991. Ultrasound Med Biol. 1992;18(9):731-810.
194. Barnett SB. WFUMB Symposium on Safety of Ultrasound in Medicine. Conclusions and recommendations on thermal and non-thermal mechanisms for biological effects of ultrasound. Kloster-Banz, Germany, 14-19 April 1996. World Federation for Ultrasound in Medicine and Biology. Ultrasound Med Biol. 1998;24(Suppl. 1):i-xvi, S1-S58.
195. Health Canada. Guidelines for the safe use of diagnostic ultrasound: Canada Minister of Public Works and Government Services; 2001.
196. Abramowicz JS, Kossoff G, Marsal K, Ter Haar G. Safety statement, 2000 (reconfirmed 2003). International Society of Ultrasound in Obstetrics and Gynecology (ISUOG). Ultrasound Obstet Gynecol. 2003;21(1):100.
197. Barnett SB, Ter Haar GR, Ziskin MC, et al. International recommendations and guidelines for the safe use of diagnostic ultrasound in medicine. Ultrasound Med Biol. 2000;26(3):355-366.

CAPÍTULO 30

Primeiro Trimestre

Elizabeth Lazarus e Deborah Levine

SUMÁRIO DOS PONTOS-CHAVES

- O desenvolvimento no primeiro trimestre segue um padrão previsível na ultrassonografia do primeiro trimestre.
- Alguns achados ultrassonográficos são definitivos de perda gestacional precoce, enquanto outros são sugestivos e exigem acompanhamento.
- A ultrassonografia é essencial no diagnóstico da gravidez ectópica em localizações típicas e atípicas.
- A doença trofoblástica gestacional é composta por quatro entidades, e a ultrassonografia é útil para diagnóstico e manejo.

SUMÁRIO DO CAPÍTULO

FISIOLOGIA MATERNA E EMBRIOLOGIA
ASPECTOS ULTRASSONOGRÁFICOS DA GESTAÇÃO INTRAUTERINA NORMAL
Saco Gestacional
β-hCG e Ultrassonografia no Início da Gestação
Saco Vitelino
Embrião e Âmnio
Atividade Cardíaca Embrionária
Cordão Umbilical e Cisto do Cordão
ESTIMATIVA DA IDADE GESTACIONAL
Tamanho do Saco Gestacional
Comprimento Cabeça-Nádega
PERDA GESTACIONAL PRECOCE
Achados Diagnósticos de Perda Gestacional Precoce
Comprimento Cabeça-Nádega de 7 mm ou Maior e Ausência de Batimentos Cardíacos
Diâmetro Médio do Saco Gestacional de 25 mm ou Maior e sem Embrião
Achados Sugestivos de Perda Gestacional Precoce
Embriões com Comprimento Cabeça-Nádega Menor que 7 mm e Ausência de Batimentos Cardíacos
Saco Gestacional com Diâmetro Médio de 16 a 24 mm e sem Embrião
Aparência do Saco Gestacional
Diâmetro Médio Pequeno do Saco Gestacional em Relação ao Comprimento Cabeça-Nádega
Âmnio Anormalmente Grande em Relação ao Tamanho do Embrião
Tamanho e Forma do Saco Vitelino
Bradicardia Embrionária
Hemorragia Subcoriônica
GESTAÇÃO ECTÓPICA
Apresentação Clínica
Diagnóstico Ultrassonográfico
Gestação Heterotópica
Níveis Séricos de β-hCG
Achados Ultrassonográficos Específicos
Achados Ultrassonográficos Inespecíficos
Massas Anexiais
Líquido Livre
Endométrio
Locais de Implantação
Gestação em Localização Desconhecida
Manejo
AVALIAÇÃO DO EMBRIÃO
Achados Embriológicos Normais Simulando Patologia
Rombencéfalo
Herniação Fisiológica da Parede Abdominal Anterior
Embriões Anormais
DOENÇA TROFOBLÁSTICA GESTACIONAL
Gestação Molar Hidatiforme
Gestação Molar Completa
Gestação Molar Parcial
Coexistência de Mola Hidatiforme e Feto Normal
Neoplasia Trofoblástica Persistente
Mola Invasiva
Coriocarcinoma
Tumor Trofoblástico Placentário
Características Ultrassonográficas de Neoplasia Trofoblástica Persistente
Diagnóstico e Tratamento
CONCLUSÃO

O primeiro trimestre da gestação é um período de alterações rápidas que abrange a fertilização, a formação do blastocisto, a implantação, a gastrulação, a neurulação, o período embrionário (6ª a 10ª semana) e o início da vida fetal.[1] O diagnóstico ultrassonográfico no primeiro trimestre tradicionalmente está focado na avaliação do crescimento por exames seriados para diferenciar as gestações normais das anormais. Isso mudou desde o advento da ultrassonografia transvaginal (UTV), que apresenta melhor resolução que a ultrassonografia transabdominal (USTA), com visualização precoce do saco gestacional e seu conteúdo,[2] identificação precoce da atividade cardíaca embrionária[3] e melhor visualização das estruturas embrionárias e fetais.

Apesar dessas melhorias tecnológicas, é importante estabelecer metas clinicamente relevantes e realistas para o diagnóstico ultrassonográfico no primeiro trimestre. A maioria dos exames é solicitada porque a paciente apresenta sangramento vaginal ou dor, ou uma massa palpável foi identificada no exame físico. A US no primeiro trimestre frequentemente é solicitada para diagnosticar perda gestacional precoce ou gravidez ectópica.

Os objetivos da ultrassonografia do primeiro trimestre incluem (1) visualização e localização do saco gestacional (gestação intrauterina ou ectópica) e (2) identificação precoce de perda embrionária e outras formas de gestações inviáveis. Procura identificar, também, as gestações que apresentam maior risco de falência. A ultrassonografia no primeiro trimestre data com precisão a idade menstrual/gestacional e auxilia no diagnóstico precoce de anomalias, incluindo a identificação de embriões com maior probabilidade de serem anormais, com base em critérios secundários (p. ex., saco vitelino anormal). Nas gestações multifetais, a ultrassonografia no primeiro trimestre pode ser usada para determinar o número de embriões e a corionicidade e amnionicidade.

As tendências atuais da ultrassonografia no final do primeiro trimestre se concentram na triagem de **translucência nucal** combinada com a idade materna e a triagem sérica materna para determinação do risco de anomalias cromossômicas e estruturais. Associada ao aumento na ênfase da ultrassonografia do final do primeiro trimestre e rastreamento de primeiro trimestre, há oportunidade de se visualizarem alterações fetais mais precocemente do que na ocasião do exame tradicional entre a 18ª e a 20ª semana. O diagnóstico de anomalias específicas no primeiro trimestre é discutido nos capítulos que abordam os sistemas de cada órgão.

À medida que a experiência com a ultrassonografia no primeiro trimestre evolui, indicadores ultrassonográficos confiáveis de gestação ectópica e óbito embrionário foram estabelecidos.[4-6] A precisão de alguns sinais ultrassonográficos utilizados como indicadores da presença de um embrião vivo ou de óbito embrionário depende do uso de equipamentos de ultrassonografia modernos e de alta resolução e da experiência do operador. Os valores publicados na literatura com base em dados que utilizam transdutores de alta frequência não podem ser aplicados a transdutores de 5,0 MHz de baixa resolução.[7,8] Os sinais da UTV listados neste capítulo pressupõem o uso de equipamentos modernos com uma frequência de transdutor de pelo menos 7 a 8 MHz, com meticulosa técnica de varredura. Transdutores com frequências de 10 MHz ou mais podem fornecer melhor resolução espacial, identificando características anormais e normais em momentos mais precoces da gestação.[9] Nyberg e Filly[6] enfatizam que os médicos experientes que interpretam a ultrassonografia raramente se baseiam em um único parâmetro e, simultaneamente, consideram múltiplas variáveis para criar uma impressão diagnóstica.

FISIOLOGIA MATERNA E EMBRIOLOGIA

Todas as datas apresentadas neste capítulo correspondem à **idade menstrual** ou **gestacional**, de acordo com a literatura radiológica e obstétrica, em vez da idade embriológica, como fazem os embriologistas. Essa idade pode ser calculada da seguinte maneira:

Idade gestacional = Idade conceptual + 2 semanas

No início do ciclo menstrual, a glândula hipófise secreta níveis crescentes de hormônio foliculoestimulante (FSH) e hormônio luteinizante (LH), que causam a transformação de 4 a 12 folículos primordiais em **folículos ovarianos primários**[10] (Fig. 30.1). Quando uma cavidade ou antro preenchido com líquido se forma no folículo, ele é denominado **folículo secundário**. O oócito primário está confinado em um lado do folículo e circundado por células foliculares ou ***cumulus oophorus***. Um folículo passa a ser dominante, produz saliência na superfície do ovário e se torna "folículo maduro" ou **folículo de Graaf**. Ele continua a aumentar até a ovulação, com atrofia dos folículos restantes. O desenvolvimento de folículos produz estrogênio. O nível de estrogênio permanece relativamente baixo até 4 dias antes da ovulação, quando o folículo dominante ou ativo produz pico de estrogênio, depois do qual há pico de LH e prostaglandina, resultando na ovulação. A ovulação segue o pico de LH em 12 a 24 horas. A expulsão real do oócito do folículo maduro é auxiliada por vários fatores, incluindo pressão intrafolicular, possível contração de tênue músculo na **teca externa** estimulada por prostaglandinas e digestão enzimática da parede folicular.[11]

A **ovulação** ocorre aproximadamente no 14º dia do ciclo menstrual, com expulsão do oócito secundário pela superfície do ovário. Em mulheres com ciclo menstrual superior a 28 dias, essa ovulação ocorre mais tarde, de forma que a fase secretora do ciclo menstrual permanece cerca de 14 dias. Após a ovulação, o folículo se colapsa para formar o **corpo lúteo**, que secreta progesterona e, em menor grau, estrogênio. Se não ocorrer uma gravidez, o corpo lúteo involui. Na gestação, a involução do corpo lúteo é impedida pela **gonadotrofina coriônica humana** (hCG), que é produzida pelas células da camada externa do saco gestacional ou coriônico (**sinciciotrofoblasto**).

Antes da ovulação, a **proliferação endometrial** ocorre em resposta à secreção de estrogênio (Fig. 30.1). Após a ovulação, o endométrio se torna espessado, liso e edematoso, sob a influência da progesterona.[12] O epitélio glandular secreta um líquido rico em glicogênio. Se ocorrer a gravidez, a produção continuada de progesterona resulta em marcadas alterações hipertróficas nas células e glândulas endometriais para fornecer nutrição ao **blastocisto**. Essas alterações hipertróficas são denominadas **reação decidual** e ocorrem como resposta hormonal sem levar em conta o local de implantação, intrauterino ou ectópico.

O **transporte do oócito** para a extremidade fimbriada da tuba uterina (trompa de Falópio) ocorre na ovulação quando o oócito secundário é expelido junto com o líquido folicular e é "captado" pelas fímbrias. O movimento de varredura das fímbrias, as correntes produzidas pela ação dos cílios das células mucosas e as suaves ondas peristálticas produzidas pelas contrações da musculatura tubária levam o oócito para dentro da tuba.[13]

O mecanismo de **transporte dos espermatozoides** é regulado para maximizar a chance de fertilização e garantir que o espermatozoide mais apto esteja disponível.[14] Entre 200 e 600 milhões de espermatozoides do líquido ejaculado são depositados no fórnice vaginal durante a relação sexual. O espermatozoide precisa se deslocar pelo canal cervical e através de seu tampão mucoso até a cavidade endometrial e para baixo até a tuba uterina para encontrar o oócito no interior do terço distal ou na porção ampular da tuba. Acreditava-se que os espermatozoides se moviam primariamente usando suas caudas, entretanto, eles viajam a cerca de 2 a 3 mm por minuto, velocidade na qual levariam cerca de 50 minutos para percorrer os 20 cm até o seu destino. Settlage et al.[13] encontraram motilidade no espermatozoide no interior da ampola entre 5 e 10 minutos após o depósito próximo ao orifício cervical externo. Se forem colocadas partículas inertes, como macroagregados radioativos ou partículas de carbono próximo ao orifício cervical externo, eles serão captados e transportados para o útero e para as tubas. As contrações da camada interna do miométrio provavelmente criam pressão negativa forte o suficiente para sugar as partículas e movê-las para o canal endometrial. Foi demonstrado que essas contrações

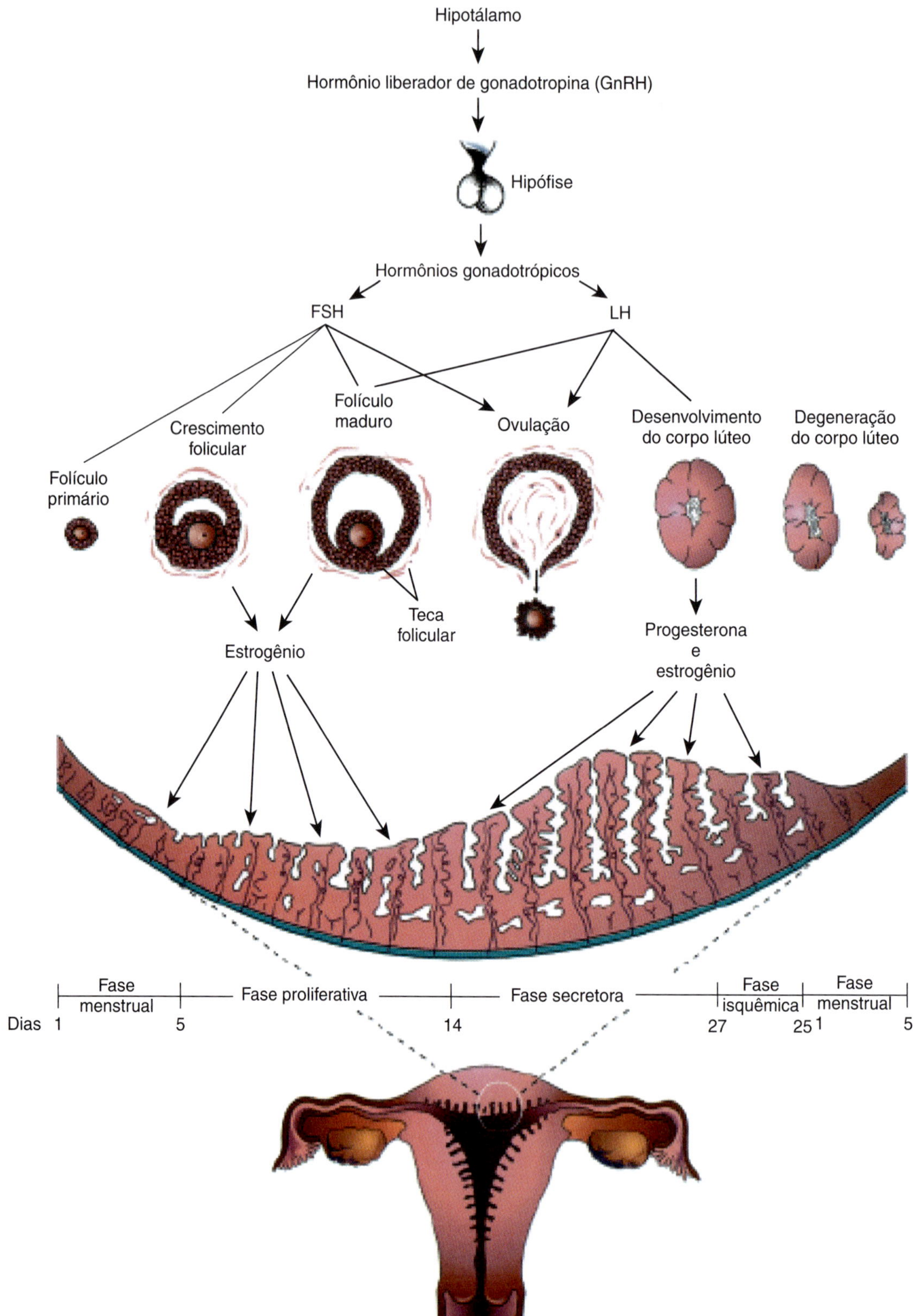

FIG. 30.1 Desenho esquemático das inter-relações do hipotálamo, da hipófise, dos ovários e do endométrio. *FSH*, hormônio foliculoestimulante; *LH*, hormônio luteinizante. (Com permissão de Moore KL. The developing human: clinically oriented embryology. 10th ed. Philadelphia: Elsevier; 2016.[1])

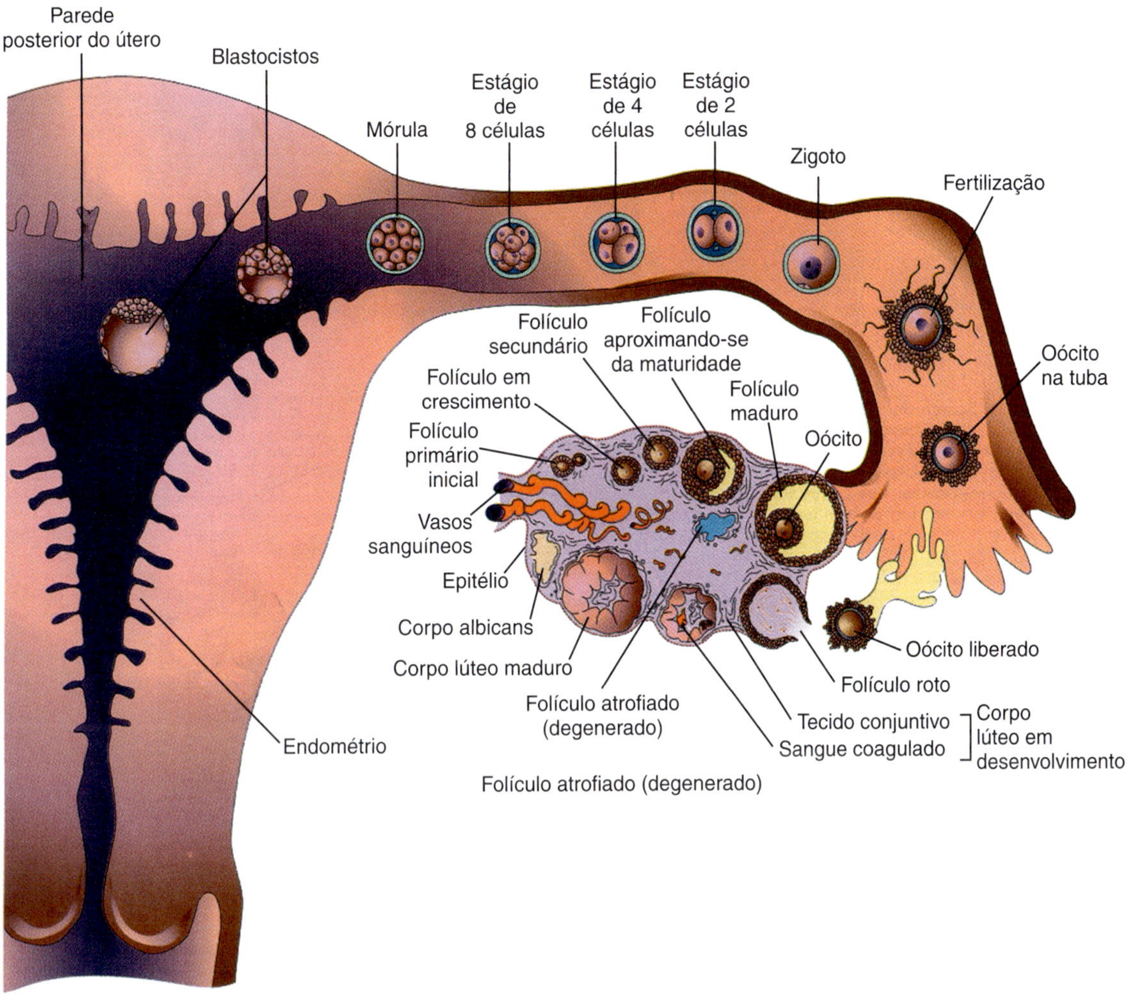

FIG. 30.2 Diagrama do ciclo ovariano, da fertilização e do desenvolvimento humano até o estágio de blastocisto. (Com permissão de Moore KL. The developing human: clinically oriented embryology. 10th ed. Philadelphia: Elsevier; 2016.[1])

existem em mulheres não grávidas e que elas aumentam em força e frequência até um pico de 3,5 contrações por minuto na ovulação.[15]

A **fertilização** ocorre em torno do 14° dia, quando o ovo maduro e o espermatozoide se unem para formar o zigoto no terço externo da tuba uterina (Fig. 30.2). A divisão celular do zigoto ocorre durante o caminho através da tuba. Quando o concepto entra no útero, aproximadamente no 17° dia, ele está no estágio de 12 a 15 células (**mórula**). No 20° dia, o concepto amadureceu para o **estágio de blastocisto**. O blastocisto é um cisto preenchido por líquido delineado por células trofoblásticas que contêm um aglomerado de células em um dos lados chamado **massa celular interna**. No 20° dia, o blastocisto no local da massa celular interna penetra através da membrana endometrial para o endométrio hiperplásico e começa a implantação[16] (Fig. 30.3A).

A **implantação** se completa em torno do 23° dia, quando a membrana endometrial emite prolongamentos sobre o blastocisto (Fig. 30.3B). Durante a implantação, a **cavidade amniótica** se forma na massa celular interna. Um disco embrionário bilaminar separa a cavidade amniótica da cavidade exocelômica. O **saco vitelino primário (primitivo)** se forma aproximadamente aos 23 dias da idade menstrual, quando a cavidade do blastocisto é delineada pela membrana exocelômica e pelo hipoblasto. À medida que o celoma extraembrionário se forma, o saco vitelino primário é pinçado para fora e extruído, resultando na formação do **saco vitelino secundário** (Fig. 30.4). Estudos de embriologia indicam que o saco vitelino secundário se forma aproximadamente no 27° ou 28° dia de idade menstrual, quando o diâmetro médio do saco gestacional é de aproximadamente 3 mm. É o saco vitelino secundário, em vez do saco vitelino primário, que é visualizado na ultrassonografia. Para o restante deste capítulo, o termo **saco vitelino** é usado para se referir ao saco vitelino *secundário*. O celoma extraembrionário torna-se a **cavidade coriônica**.

Posteriormente, devido ao crescimento diferencial, o saco vitelino fica entre o âmnio e o cório. Durante a 4ª semana, há rápida proliferação e diferenciação do **sinciciotrofoblasto**, formando as **vilosidades coriônicas** primárias. Tradicionalmente, acreditava-se que as células do sinciciotrofoblasto invadiam os vasos endometriais maternos trazendo sangue materno para banhar o anel trofoblástico, mas isso foi contestado. Hustin[16] comparou a UTV e a histeroscopia da placenta, amostras de vilosidades coriônicas e espécimes de histerectomia em gestação tópica inicial. Antes de 12 semanas, o espaço interviloso não contém sangue, apenas líquido límpido e, no exame

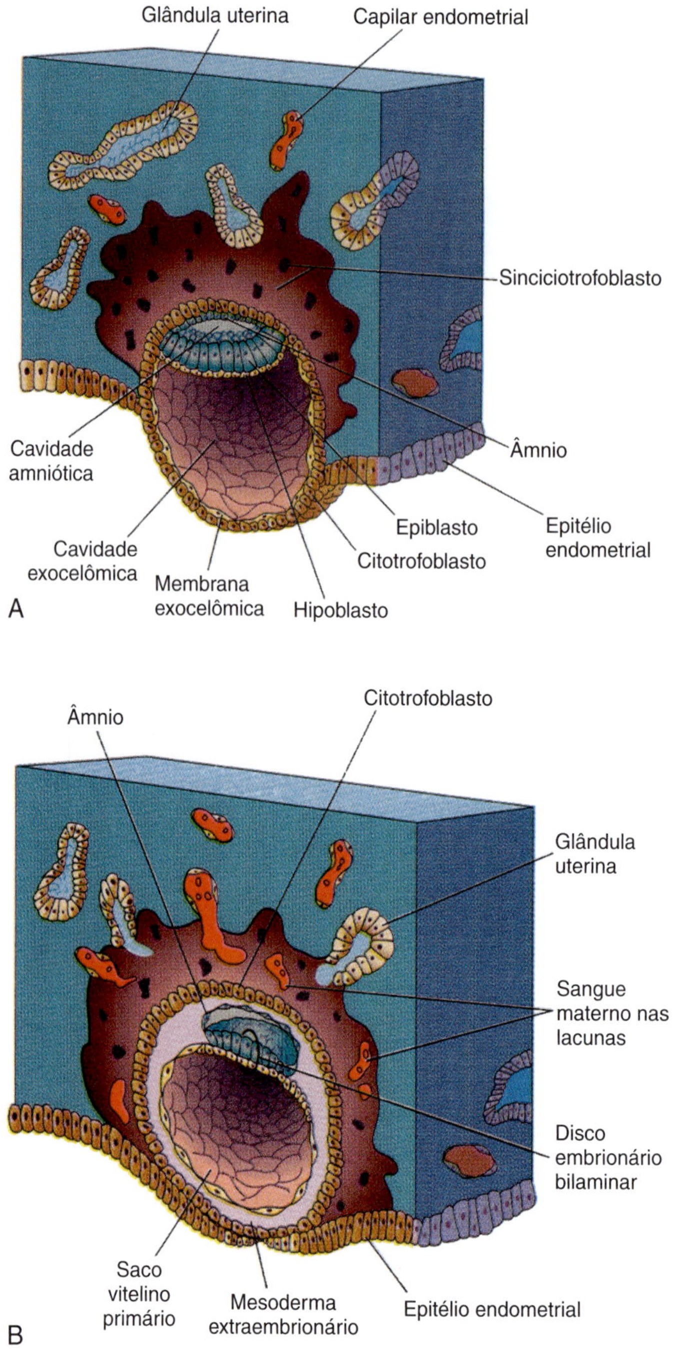

FIG. 30.3 Implantação do blastocisto no endométrio. O concepto inteiro tem cerca de 0,1 mm neste estágio. **(A)** Blastocisto parcialmente implantado com aproximadamente 22 dias de idade. **(B)** Blastocisto quase completamente implantado com aproximadamente 23 dias de idade. (Com permissão de Moore KL. The developing human: clinically oriented embryology. 10th ed. Philadelphia: Elsevier; 2016.[1])

histológico, o tecido viloso estava separado da circulação materna por camada contínua de células trofoblásticas. Apenas após o terceiro mês a cápsula trofoblástica se rompe e a circulação materna se torna contínua com o espaço interviloso. Depois, na 8ª e 9ª semana de gestação, a cápsula trofoblástica forma ligações com as artérias espirais, permitindo apenas que plasma filtrado permeie a placenta.[17] Em dois terços das gestações anormais, a cápsula trofoblástica era mais fina e fragmentada e a invasão trofoblástica das artérias espirais estava reduzida ou ausente.[18]

A **vascularização** da placenta ocorre no início da 5ª semana. Oh et al.[19] mostraram aumentos progressivos significativos no tamanho do saco a partir de 5 semanas em **gestação intrauterina** (GIU) normal *versus* perda gestacional. A justificativa para vascularização da placenta foi fundamentada em um trabalho recente de Folkman,[20] que mostrou que tumores podem crescer a um tamanho de 3 mm, sendo nutridos apenas por difusão. Para exceder esse tamanho, as células devem recrutar vasos sanguíneos do hospedeiro ou as células centrais não receberão nutrição adequada. Similarmente, o

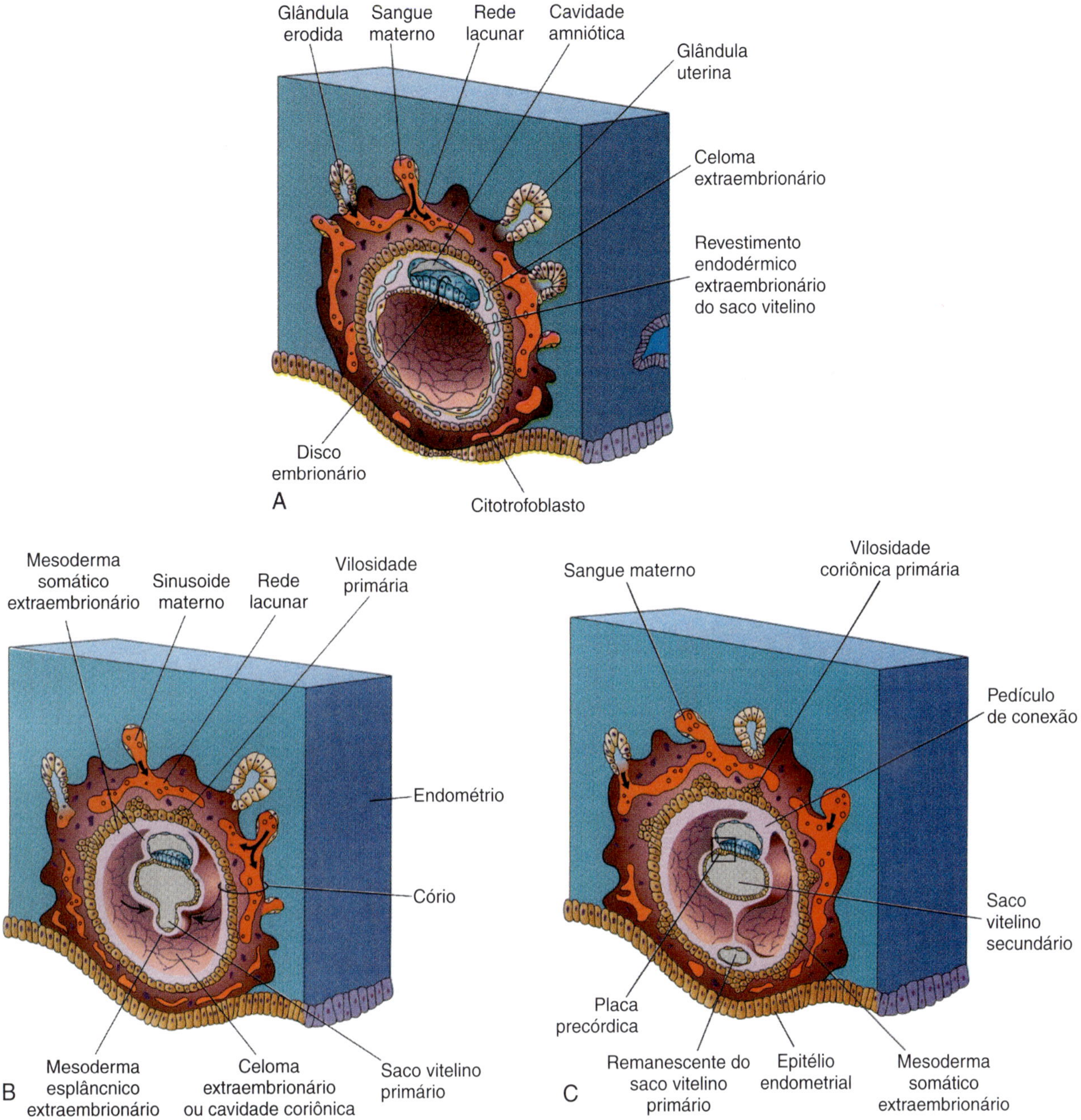

FIG. 30.4 Formação do saco vitelino secundário. (A) Aproximadamente 26 dias: formação de cavidades no mesoderma extraembrionário. Essas cavidades crescem e formam o celoma extraembrionário. **(B)** Cerca de 27 dias e **(C)** 28 dias: formação de saco vitelino secundário com extrusão do saco vitelino primário. O celoma extraembrionário vai se tornar a cavidade coriônica. (Com permissão de Moore KL. The developing human: clinically oriented embryology. 10th ed. Philadelphia: Elsevier; 2016.[1])

crescimento rápido do implante embrionário deve ser vascularizado no estágio de 3 mm que ocorre na 5ª semana de gestação.

Durante a 5ª semana, o embrião é convertido pelo processo de **gastrulação** de um disco bilaminar a um disco trilaminar com as três camadas de células germinativas primárias: ectoderma, mesoderma e endoderma. Durante a gastrulação, formam-se a linha primitiva e a notocorda. A linha primitiva dá origem ao **mesênquima**, que forma o tecido conjuntivo do embrião e componentes de estroma de todas as glândulas.

O processo de formação da placa neural e seu fechamento para formar o tubo neural é conhecido como **neurulação**. Esse processo inicia-se na 5ª semana na região torácica e se estende caudal e cranialmente, resultando em fechamento completo no final da 6ª semana (42° dia). Falha no fechamento do tubo neural resulta em defeitos do tubo neural.

Durante a 5ª semana, dois tubos cardíacos (o coração primitivo) se desenvolvem a partir de células do mesoderma esplâncnico. No final da 5ª semana, esses tubos começam a bombear para um sistema vascular primitivo. No final da 5ª semana, desenvolve-se uma trama vascular nas vilosidades coriônicas que se conectam via artérias e veia umbilicais à trama vascular embrionária primitiva.

Essencialmente, todas as estruturas internas e externas aparecem em sua forma adulta durante o **período embrionário**, que se encerra na 10ª semana após a última menstruação. No final da 6ª semana, o fluxo sanguíneo é unidirecional e, no final da 8ª semana, o coração apresenta sua forma definitiva. O sistema vascular periférico se desenvolve um pouco mais tarde e se completa até o final da 10ª semana. O intestino primitivo se forma durante a 6ª semana. O intestino médio hernia-se para dentro do cordão umbilical da 8ª semana até o final da 12ª semana. O reto se separa do seio urogenital no final da 8ª semana, e a membrana anal perfura até o final da 10ª semana. Os **metanefros**, ou rins primitivos, ascendem a partir da pelve, começando aproximadamente na 8ª semana, mas não alcançam sua posição de adulto até a 11ª semana. Os membros inferiores se formam, com separação dos dedos das mãos e dos pés. Quase todas as malformações congênitas, exceto as anormalidades da genitália, se originam antes ou durante o período embrionário. As genitálias externas estão ainda em um estágio indefinido no final da 10ª semana e não alcançam a forma fetal madura até o fim da 14ª semana.

No início do **período fetal**, o crescimento do corpo é rápido e o crescimento da cabeça é relativamente mais demorado, com o **comprimento cabeça-nádega (CCN)** dobrando entre a 11ª e a 14ª semanas.

ASPECTOS ULTRASSONOGRÁFICOS NA GESTAÇÃO INTRAUTERINA NORMAL

Saco Gestacional

A implantação geralmente ocorre na região fúndica do útero entre o 20° e o 23° dias.[21] Em um estudo dos locais de implantação inicial em 21 pacientes foi constatado que a implantação ocorre mais frequentemente na parede uterina ipsilateral ao ovário que ovulou e menos frequentemente na parede contralateral.[21] Além disso, em um estudo de posições de dormir predominantes no período peri-implantação, Magann et al.[18] consideraram que 33% das mulheres que dormiam em decúbito ventral eram mais propensas a ter implantação alta ou no fundo do que as mulheres que dormiam em decúbito dorsal ou lateral. Estes dois últimos grupos tinham, predominantemente, implantações correspondendo às suas posturas de repouso.

No 23° dia, o concepto tem cerca de 0,1 mm de diâmetro, não podendo ser visualizado na USTA ou UTV. O sinal ultrassonográfico mais precoce em uma GIU foi descrito por Yeh et al.,[23] que identificaram uma zona ecogênica focal de espessamento decidual no local da implantação entre a 3,5ª e a 4ª semanas de idade gestacional. Esse sinal é inespecífico e tem limitado valor diagnóstico.

A primeira evidência confiável de GIU na US em escala de cinza é a visualização do **saco gestacional** (coleção de líquido de 1 a 2 mm circundada por uma borda ecogênica) dentro da decídua espessada. Yeh et al.[23] originalmente identificaram esse sinal, conhecido como **sinal intradecidual**, que é observado por volta de 4,5 semanas gestacionais. Um saco gestacional intradecidual deve estar localizado excentricamente no endométrio não é encontrado. É importante assegurar que o saco esteja junto ao canal endometrial para diferenciar saco gestacional intrauterino de **cisto decidual**.

O sinal intradecidual foi originalmente descrito na USTA,[23] apresentando sensibilidade de 92%, especificidade de 100% e acurária geral de 93% para distinguir entre GIU inicial e gravidez ectópica. Chiang et al.[24] analisaram esse sinal usando a UTV e encontraram sensibilidade geral de 60% a 68%, especificidade de 97% a 100% e acurácia geral de 67% a 73%, indicando que o sinal, quando presente, é útil para diagnosticar uma GIU. Quando ausente, não exclui de forma confiável GIU. Geralmente é possível demonstrar GIU inicial como um pequeno saco intradecidual entre 4,5 e 5 semanas de gestação usando UTV (Figs. 30.5 e 30.6). Usando a UTV de alta frequência (7,5 a 10 MHz), Oh et al.[19] conseguiram identificar o saco gestacional em todos as 67 pacientes examinadas entre o 28° e o 42° dias de idade gestacional (o **diâmetro médio do saco** [DMS] entre o 28° e o 35° dias foi de 2,6 mm).

O **sinal decidual duplo** (também chamado de sinal do saco decidual duplo) foi descrito por Bradley et al.[25] e Nyberg et al.[26] como um método para distinguir entre uma GIU inicial e uma coleção de líquido endometrial de outra origem, como o pseudossaco de uma gravidez ectópica. Um sinal decidual duplo bem-definido é um preditor acurado GIU. Um sinal decidual duplo vago ou ausente deve ser considerado não diagnóstico, pois não exclui de forma confiável uma GIU.[27]

O endométrio no estado gestacional é chamado de **decídua capsular**, **decídua verdadeira** e **decídua basal**. O sinal decidual duplo baseia-se na visualização do saco gestacional como um anel ecogênico formado pela decídua capsular e o cório excentricamente localizado na decídua verdadeira (Fig. 30.6), formando dois anéis ecogênicos. O anel externo é formado pelo endométrio ecogênico do revestimento do útero. A **decídua basal-cório frondoso** (futura placenta) também pode ser visualizada como uma área de espessamento ecogênico excêntrico. O sinal decidual duplo foi inicialmente descrito e considerado mais útil na USTA. Em geral, pode ser identificado por volta da 5,5ª a 6ª semana gestacional e pode identificar uma gestação intrauterina antes da capacidade de a USTA detectar o saco vitelino. É quase sempre resolvível no momento em que o saco gestacional atinge 10 mm, ponto em que o saco vitelino é tipicamente visível pela UTV, diminuindo assim a utilidade desse achado.[28]

Parvey et al.[29] encontraram sinal decidual duplo em apenas 53% das gestações iniciais sem saco vitelino ou embrião. Eles também avaliaram a visualização do halo coriônico ecogênico sozinho como sinal de gestação intrauterina e o encontraram em 64% dos casos. O sinal era mais bem definido em gestações tardias com um alto nível de β-hCG alta (média de 16.082 mUI/mL) e fino, menos nitidamente definido ou mesmo ausente nas gestações iniciais. Usando transdutor transvaginal de maior frequência de 10 MHz, no exame de pacientes que apresentavam teste de gravidez positivo e apenas pequena (< 1 cm) "coleção de líquido", intrauterina visualizada com um transdutor de 6 a 7 MHz, Benacerraf et al.[9] foram capazes de melhorar sua confiança no diagnóstico em oito pacientes com gestação intrauterina. Isso demonstra a necessidade da UTV com transdutor de alta frequência quando uma gravidez inicial está em questão. Mesmo com o uso de equipamentos modernos de UTV, o sinal decidual duplo não é encontrado em pelo menos 35% dos sacos gestacionais intrauterinos.[30]

O **saco gestacional normal** é arredondado nos estágios muito iniciais e se implanta imediatamente abaixo da fina linha ecogênica endometrial (Fig. 30.5). À medida que cresce, o saco gestacional frequentemente passa a ter uma forma ovalada devido à pressão exercida pelas paredes musculares do útero (Fig. 30.7). Pode ficar distorcido durante o exame intravaginal por compressão do útero pela sonda vaginal. O saco gestacional (ou coriônico) é preenchido com líquido extracelômico ou **líquido do saco coriônico**, que

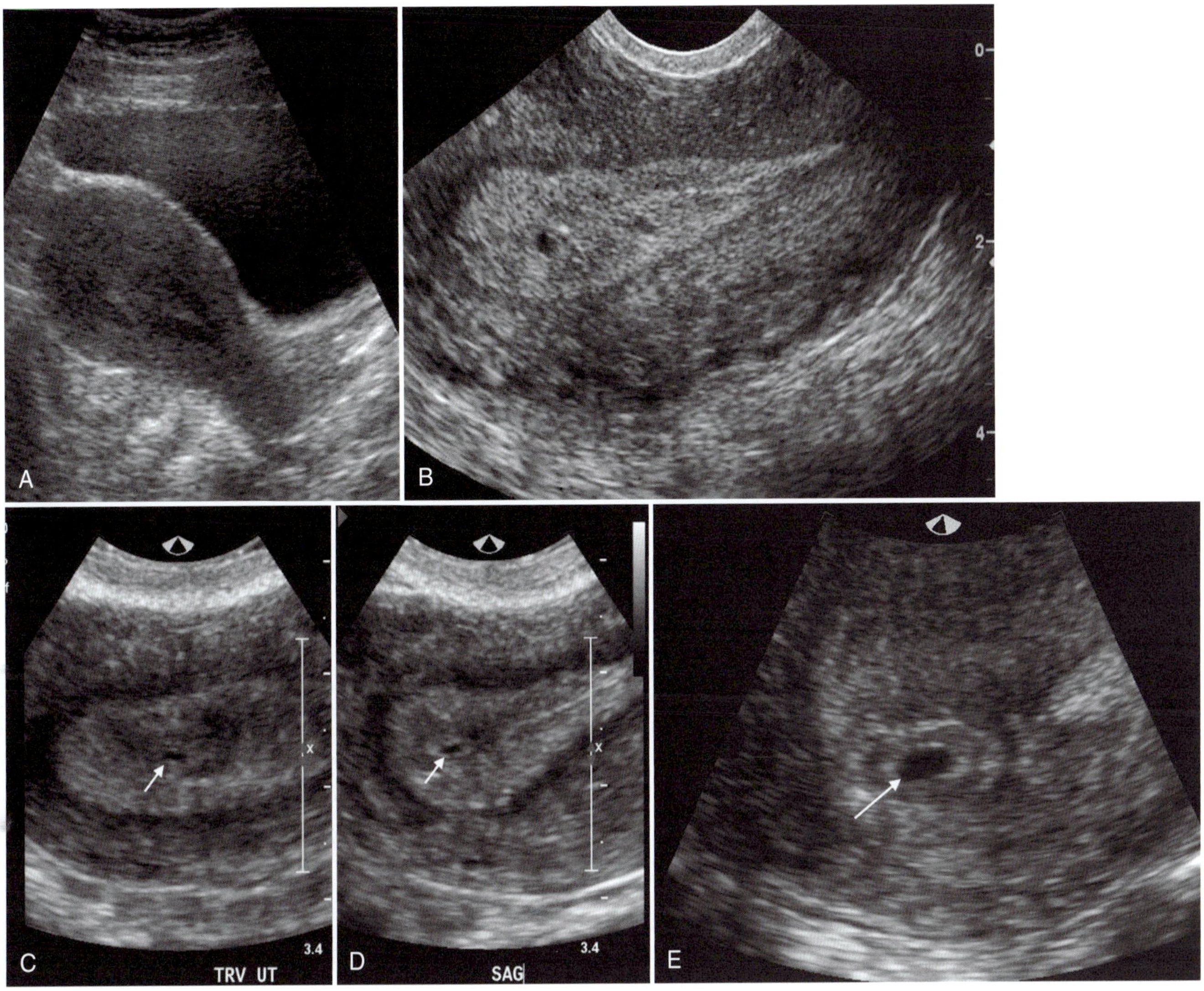

FIG. 30.5 Sinal do saco intradecidual com 32 dias. (A) USTA não mostra o saco gestacional. **(B)** UTV mostra o anel ecogênico do saco implantado logo abaixo da faixa endometrial. Em outra mulher, as imagens **(C)** transversal e **(D)** sagital da UTV mostram um saco gestacional precoce *(seta)*. O saco *(seta)* desloca ligeiramente a faixa endometrial posteriormente e apresenta uma borda levemente ecogênica, mais bem visualizada em imagem de alta resolução **(E)**.

normalmente é fracamente refletido e mais ecogênico que o líquido amniótico. Essa diferença é mais bem observada se for aumentado o sistema de ganho do aparelho. Os ecos de baixo nível no interior do líquido coriônico são acentuados, enquanto o líquido amniótico permanece livre de ecos[31] (Fig. 30.8). Os ecos de baixo nível provavelmente são causados pelo material proteico relativamente espesso no líquido coriônico.[32]

Alguns pesquisadores investigaram o uso da **ultrassonografia com Doppler colorido** para ajudar a identificar uma GIU inicial. Emerson et al.[33] descobriram que a detecção de fluxo peritrofoblástico de alta velocidade e baixa impedância aumentou a sensibilidade de detecção de GIU de 90% para 99%. Parvey et al.[29] encontraram este padrão de fluxo em apenas 15% das GIU sem um saco vitelino ou embrião visível. Eles consideraram que a combinação dos achados do Doppler com a identificação ultrassonográfica da borda coriônica interna produziria alta sensibilidade e especificidade de mais de 90%. No entanto, isso expõe a **GIU** inicial ao aumento da deposição de força do Doppler (Cap. 29). Portanto, o Doppler não deve ser realizado rotineiramente para avaliação de GIU inicial.[34]

No entanto, no exame na região anexial, o uso do Doppler e da deposição de força associada não é preocupante, porque a gestação no primeiro trimestre (se ectópica) é inviável (e porque qualquer GIU estaria fora do campo de insonação).

β-hCG e Ultrassonografia no Início da Gestação

Os níveis séricos de hCG têm papel complementar importante à ultrassonografia na avaliação da gravidez inicial. A determinação do nível da subunidade beta da gonadotrofina coriônica humana (**β-hCG**) sérica pode ajudar o manejo a condução na prática clínica.

O nível sérico negativo de β-hCG exclui a gravidez em uma mulher jovem com dor ou sangramento. O teste sérico de β-hCG produz resultados positivos em aproximadamente 23 dias de idade gestacional,[35] antes que um saco gestacional intrauterino normal possa ser visualizado na UTV. O nível de β-hCG desproporcionalmente menor que o esperado é um indicador de mau prognóstico.[36] A Organização Mundial da Saúde (OMS) emitiu vários conjuntos de padrões para β-hCG, calibrados em Unidades Internacionais (UI). Ao longo dos anos, os níveis de β-hCG foram medidos por meio do First International Reference Preparation (IRP), Second International Standard (IS), Third IS e o Fourth IS. O Second IS elaborou valores que são aproximadamente metade dos valores do First IRP e Third e Fourth IS. A OMS recomenda que o Third e o Fourth IS devem ser usados para calibração de imunoensaios.[37]

Em uma revisão de literatura, Nyberg e Filly[6] notaram a importância do uso adequado de um nível limite e um nível discriminatório de β-hCG para o aparecimento do saco gestacional. O **nível limiar** identifica o momento mais inicial em que se pode esperar a visualização de um saco, e o **nível discriminatório** identifica quando obrigatoriamente se deve ver o saco. Embora a história menstrual forneça informações úteis no início do atendimento obstétrico, devido à variabilidade no momento da ovulação e à falta de confiabilidade da história menstrual, os níveis discriminatórios com base na história são de uso clínico limitado.

O saco gestacional pode, muitas vezes, ser visualizado ultrassonograficamente quando os níveis séricos de β-hCG são baixos. Como

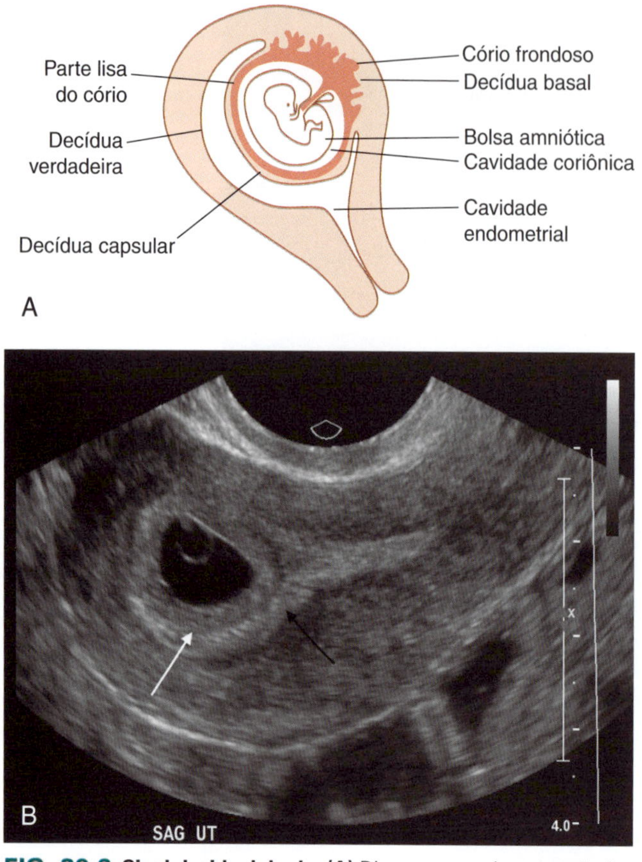

FIG. 30.6 Sinal decidual duplo. (A) Diagrama com base anatômica mostrando três camadas da decídua e cavidade endometrial. **(B)** UTV sagital em 5 semanas e 6 dias mostra a decídua capsular ao redor do saco gestacional (*seta branca*) e a decídua verdadeira materna (*seta preta*) como bandas ecogênicas separadas.

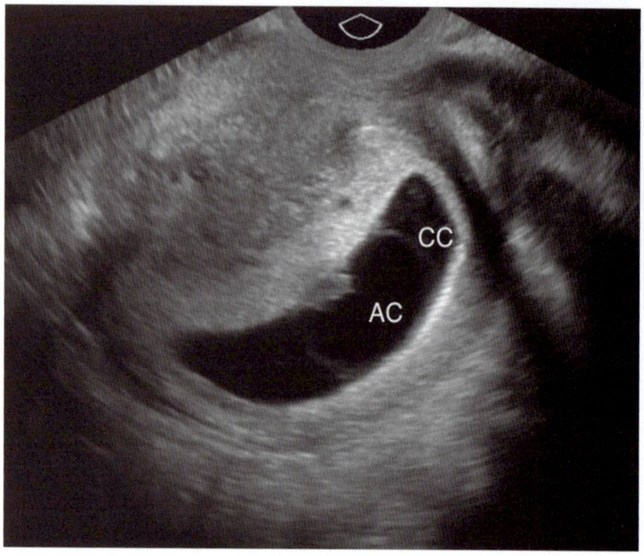

FIG. 30.8 Ecogenicidade dos líquidos. UTV de um saco de 9 semanas relativamente sem ecos na cavidade amniótica *(CA)* e ecogenicidade discreta na cavidade coriônica *(CC)*.

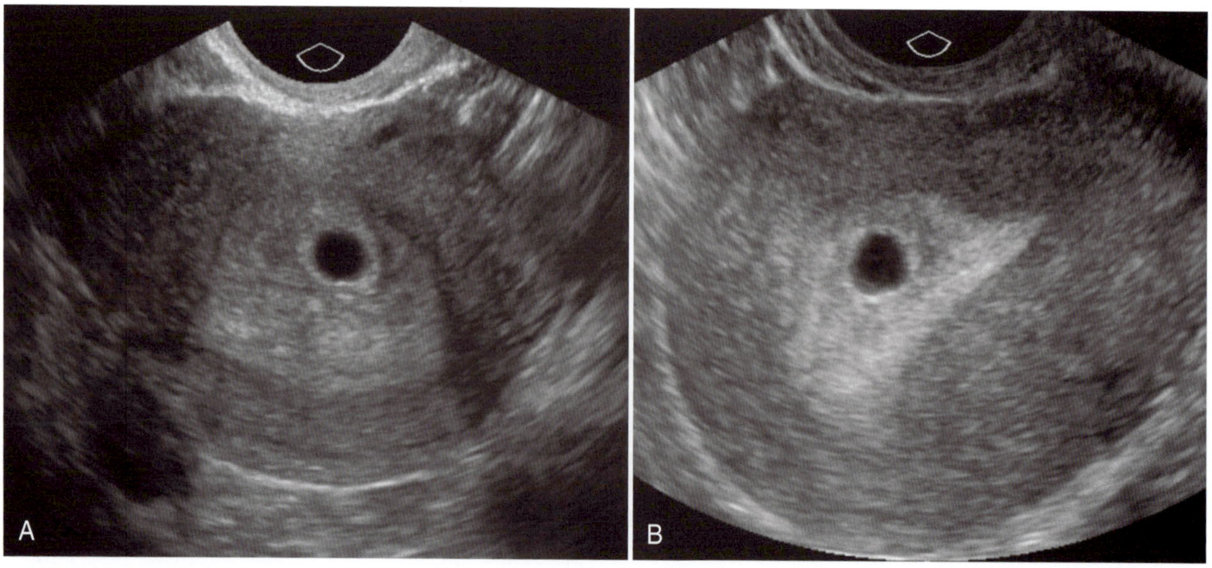

FIG. 30.7 Saco gestacional inicial. (A) UTV transversal e **(B)** sagital em 5 semanas e 1 dia. O saco gestacional é visualizado como uma coleção de líquido lisa, arredondada, circundada por um cório delgado, ecogênico e bem-definido.

a UTV foi aperfeiçoada, os valores limiares caíram para tão baixo quanto 390 mUI/mL.[38] Esforços extensivos têm sido realizados para identificar um nível discriminatório para o β-hCG sérico, definido como nível de β-hCG sérico acima do qual os ultrassonografistas devem sempre visualizar o saco intrauterino na ultrassonografia para ser considerado normal. O trabalho de Barnhart indicou que este nível, usando UTV, deveria ser estabelecido entre 1.000 a 2.000 mUI/mL.[38-40] Entretanto, estudos adicionais mostraram que um único valor de β-hCG apresenta valor limitado. Mehta et al.[41] descreveram que, embora a ausência de um saco visível com nível de β-hCG de 2.000 mUI/mL seja sugestiva de um desfecho anormal, não é diagnóstico, pois 33% (17 de 51 em seu estudo) das gestações iniciais passaram a ter resultados normais.

Níveis discriminatórios podem ser usados para orientar o manejo, mas não podem ser usados como indicadores absolutos de que a ausência de um saco gestacional na US é anormal. As medições séricas de β-hCG geralmente são mais úteis do que uma única medida na identificação de gestação anormal da normal, e a US consegue documentar importantes características diagnósticas, independentemente do valor exato do β-hCG.[5]

Barreiras para Uso de Limiares Estritos de β-hCG na Determinação de Gravidez

- Resolução do equipamento de ultrassonografia
- Biotipo da paciente
- Posição do útero
- Tipo de ensaio hormonal
- Experiência do ultrassonografista
- Massas como miomas
- Gestação múltipla

Saco Vitelino

Na 4ª semana menstrual, o saco vitelino primário começa a regredir e o saco vitelino secundário se desenvolve. Em geral, o saco vitelino secundário é a primeira estrutura a ser visualizada dentro do saco gestacional. Por meio de USTA, é frequentemente observado quando o DMS é de aproximadamente 10 a 15 mm e tipicamente deve ser sempre visualizado com DMS de 20 mm.[42] A UTV possibilita visualização mais precoce e detalhada do saco vitelino (Figs. 30.6 e 30.9), que geralmente pode ser observado com DMS de 8 mm.[28] No entanto, a visualização de um saco vitelino sem um polo embrionário ocorre apenas por um breve período de tempo. Em pacientes examinadas para confirmação gestacional de viabilidade desconhecida, o DMS de 25 mm é usado como limiar, com necessidade de visualizar um embrião neste momento.

A demonstração de um saco vitelino pode ser crítica na diferenciação de um saco gestacional intrauterino inicial de um pseudossaco.[28] Embora o sinal decidual duplo não seja 100% específico para GIU, a identificação de um saco vitelino dentro do saco gestacional inicial é diagnóstica de GIU. O saco vitelino desempenha papel importante no desenvolvimento embrionário humano.[10] Enquanto a circulação placentária está se desenvolvendo, o saco vitelino atua na **transferência de nutrientes** para o embrião em desenvolvimento na 3ª e na 4ª semanas. A **angiogênese** ocorre na parede do saco vitelino na 5ª semana. As células mesenquimais ou angioblastos se agregam para formar "ilhotas de sangue"; forma-se uma cavidade nessas ilhotas, que se fundem com outras para formar redes de canais endoteliais. Os vasos se estendem para áreas adjacentes por brotamento endotelial e fusão com outros vasos. Essa rede vascular na parede do saco vitelino acaba se unindo à circulação embrionária por meio das **artérias e veias vitelinas** pareadas em um pedúnculo chamado ducto vitelino. A **hematopoese** ocorre primeiro no mesoderma extraembrionário bem vascularizado, cobrindo a parede do saco vitelino na 5ª semana, no fígado na 8ª semana e, posteriormente, no baço, na medula óssea e nos linfonodos. A parte dorsal do saco vitelino é incorporada ao embrião como **intestino primitivo** (intestino anterior, intestino médio e intestino posterior) na 6ª semana. O saco vitelino permanece conectado ao intestino médio pelo ducto vitelino (Fig. 30.10).

Lindsay et al.[43] descreveram que o saco vitelino cresce a uma velocidade de 0,1 mm por milímetro de crescimento do DMS quando o DMS é inferior a 15 mm, depois desacelera para 0,03 mm. O limite superior de normalidade para o diâmetro do saco vitelino entre 5 e 10 semanas de idade gestacional é de 5,6 mm.

O número de sacos vitelinos existentes pode ser útil para determinar a **amnionicidade** de uma gravidez multifetal (Fig. 30.11). Em geral, o número de sacos vitelinos e o número de sacos amnióticos são iguais. Em uma gestação gemelar **monoamniótica monocoriônica** (MAMC), haverá dois embriões, um saco coriônico, um saco amniótico e um saco vitelino. Levi et al.[44] examinaram quatro gestações gemelares MAMC, todas com um único saco vitelino. Uma era de gêmeos unidos e outra tinha gêmeo ectópico, e as duas gestações foram interrompidas. As outras duas gestações ocorreram normalmente até a 34ª semana. Dos quatro casos, dois apresentavam um saco vitelino maior que o normal (> 5,6 mm) e um saco vitelino apresentava contorno irregular. Portanto, nos gêmeos MAMC, um saco vitelino único, grande ou de tamanho normal com dois embriões vivos pode resultar em parto normal de gêmeos.

Embrião e Âmnio

A visualização do âmnio na ausência de embrião geralmente ocorre no óbito fetal intrauterino como resultado da reabsorção do embrião[45] (Fig. 30.12).

O líquido amniótico é inicialmente um transudato incolor da derme fetal; a medida que a pele se queratiniza e os rins passam a funcionar, por volta da 11ª semana, ele se torna amarelo-claro. O âmnio se torna visível quando o embrião apresenta CCN de 2 mm com 6 semanas. A cavidade se torna quase esférica com cerca de 7 semanas, provavelmente devido ao aumento mais rápido de volume do líquido em relação ao crescimento da membrana do saco para acomodá-lo. A velocidade real de aumento de líquido é maior após 9 semanas (Fig. 30.13), quando a urina passa a ser produzida. O líquido se acumula (cerca de 5 mL por dia) com 12 semanas. A cavidade amniótica se expande para preencher a cavidade coriônica completamente até a 16ª semana. É, portanto, normal identificar o âmnio como uma membrana ou saco separado na cavidade coriônica antes da 16ª semana (Fig. 30.14). Ocasionalmente, o âmnio e as membranas coriônicas não se justapõem na 16ª semana (o chamado **âmnio não fusionado**) e a separação dessas membranas pode persistir por curto tempo.[46]

A ruptura iatrogênica ou espontânea da membrana amniótica no primeiro trimestre é uma ocorrência rara e, ainda mais raramente, resulta em **sequência da banda amniótica**. Essa ruptura pode resultar na retração parcial ou total do âmnio, até a base do cordão umbilical, onde as duas membranas se aderem. Mais frequentemente, as membranas amnióticas flutuantes não aderem ao feto e não ocorrem anomalias fetais.

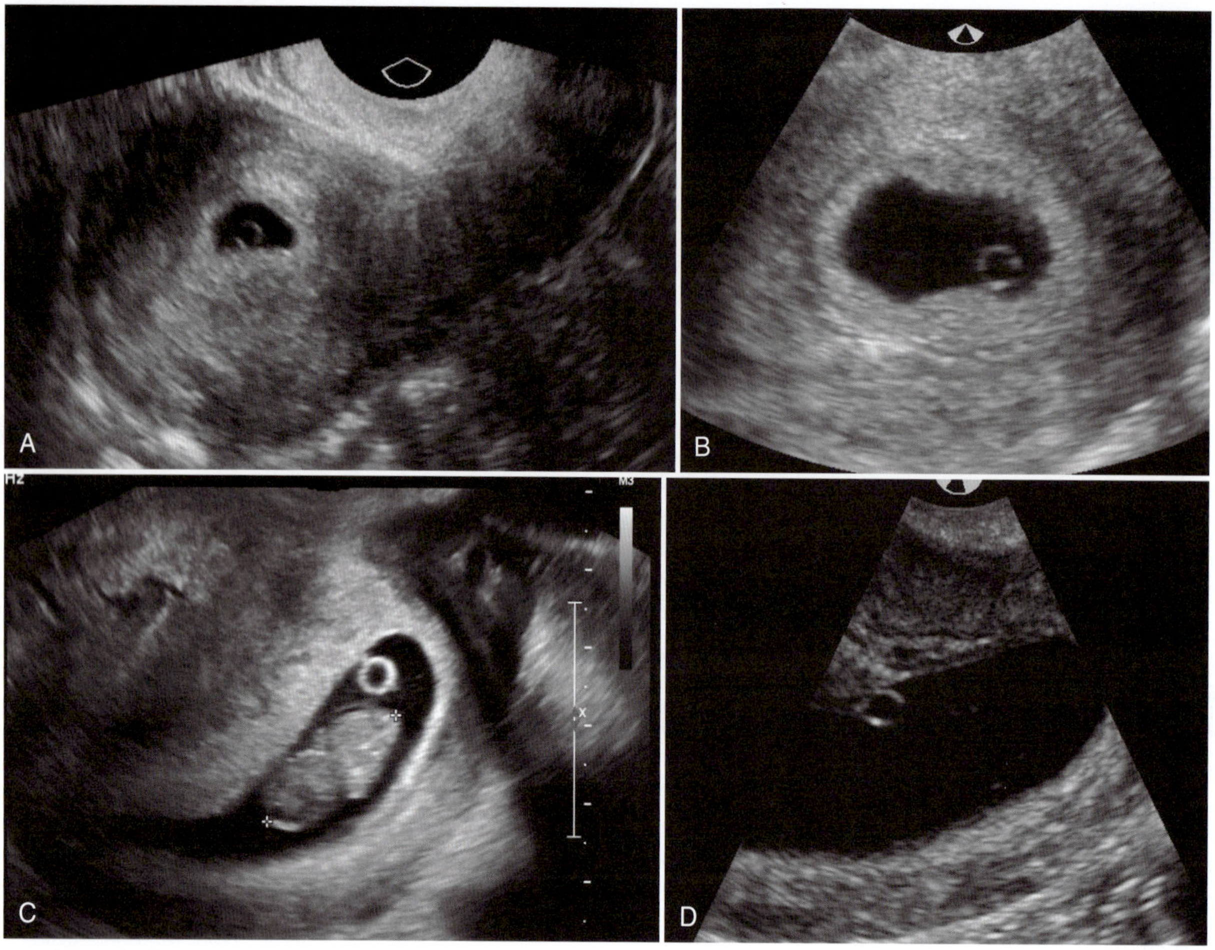

FIG. 30.9 Saco gestacional normal. (A) UTV sagital e **(B)** transversal de GIU inicial mostrando o saco vitelino em 5 semanas e 5 dias. **(C)** O saco vitelino é visualizado separado do embrião (*cursores*) com 9 semanas. **(D)** Com 11 semanas, o saco vitelino encontra-se na borda do saco coriônico fora do âmnio inicial.

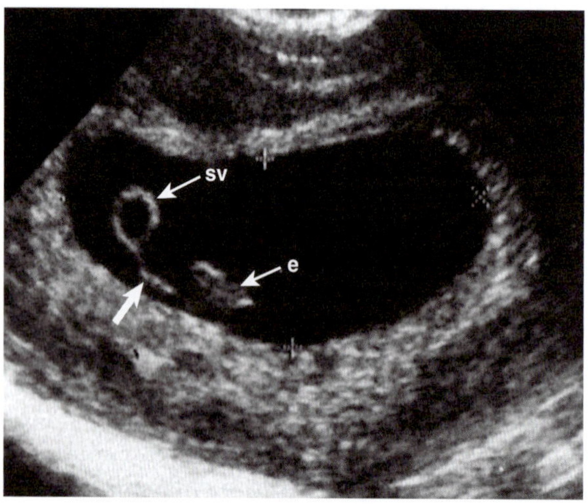

FIG. 30.10 Embrião normal com 8 semanas. UTV mostra ducto vitelino *(seta espessa)*, saco vitelino *(sv)* e embrião *(e)*.

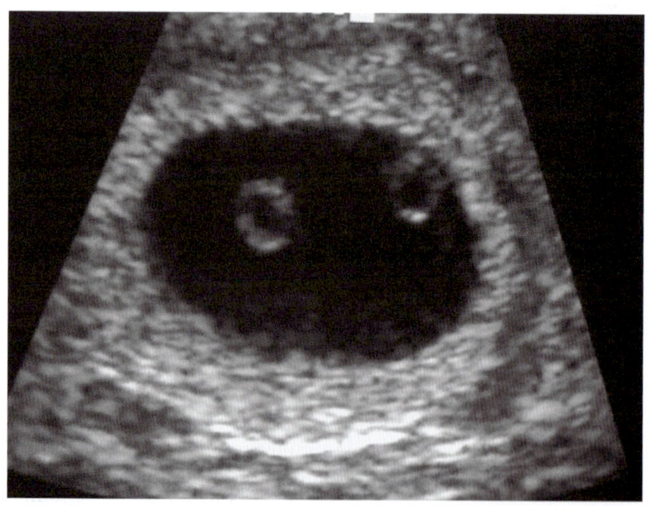

FIG. 30.11 Gêmeos diamnióticos monocoriônicos em fase inicial Dois sacos vitelinos separados são visualizados dentro de um único cório com 5 semanas e 5 dias. Ainda é cedo para visualizar os dois âmnios.

Atividade Cardíaca Embrionária

Por meio da UTV, um embrião com CCN de apenas 1 a 2 mm pode ser identificado imediatamente adjacente ao saco vitelino (Fig. 30.15). Em uma gestação normal, o embrião pode ser identificado em um saco gestacional de 10 mm e deve ser sempre identificado quando o DMS for igual ou maior que 25 mm com parâmetros ideais de varredura e UTV de alta resolução.[4,5]

Dados embriológicos sugerem que o coração tubular começa a bater com 36 a 37 dias de idade gestacional.[10] Cadkin e McAlpin[47] descreveram atividade cardíaca adjacente ao saco vitelino antes de

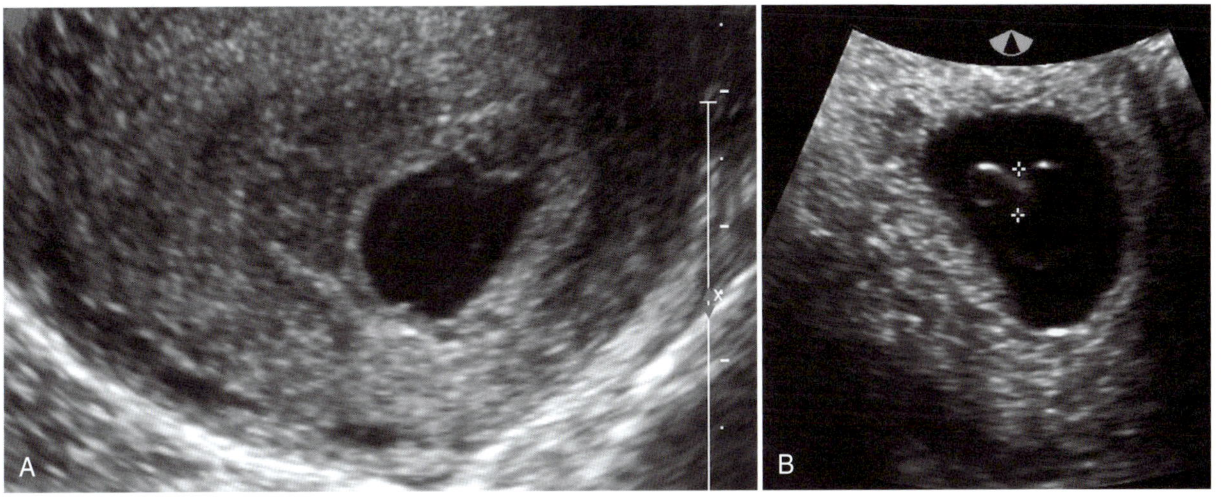

FIG. 30.12 Âmnio anormal. (A) UTV de 9 semanas demonstra um **âmnio vazio** dentro do saco gestacional. Esta gravidez evoluiu para aborto espontâneo. **(B) Âmnio expandido** com 7 semanas. Observe como o âmnio é muito maior do que seria esperado para um embrião (*cursores*) deste tamanho. Esta gestação não progrediu.

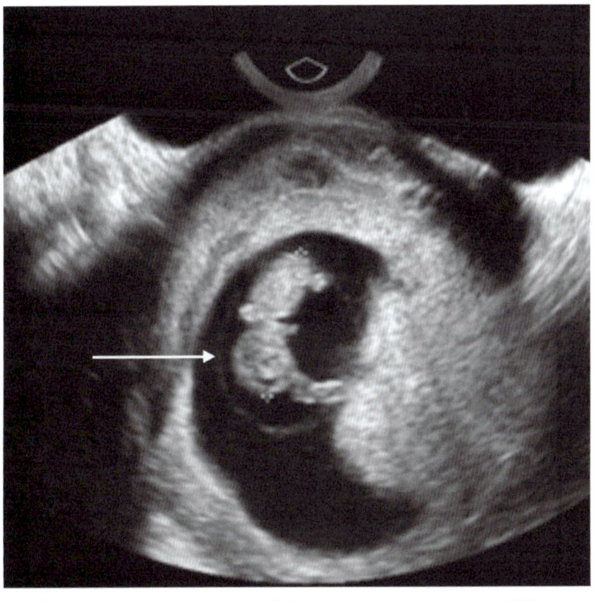

FIG. 30.13 Gestação normal de 9 semanas e 4 dias. UTV mostra o embrião (*cursores*) e o âmnio (*seta*) separados do cório circunvizinho.

o embrião poder ser completamente visualizado no final da 5ª semana. Ragavendra et al.[48] inseriram um transdutor cateter endoluminal de 12,5 MHz no canal endometrial adjacente ao saco gestacional. Eles identificaram atividade cardíaca em um embrião com CCN de 1,5 mm e resolução das duas paredes do coração, visto apenas como um tubo. Utilizando-se UTV, a atividade cardíaca geralmente é observada quando o embrião atinge 2 mm em tamanho, e quase sempre é identificada quando atinge CCN de 5 mm. No entanto, para um diagnóstico rigoroso de gestação não viável, o limite é fixado em CCN de 7 mm.[4,5] A atividade cardíaca embrionária normal é superior a 100 batimentos por minuto (bpm) (Vídeo 30.1) quando o embrião apresenta menos de 6,3 semanas e 120 bpm quando apresenta 6,3 semanas ou mais.[49] Quando a atividade cardíaca embrionária é visualizada e uma frequência menor que 100 bpm é identificada, devemos realizar um acompanhamento. Temos identificado gestações com pequenos embriões de 1 a 2 mm de tamanho com frequências cardíacas de 80 a 99 bpm com acompanhamento normal (Fig. 30.15).

Cordão Umbilical e Cisto do Cordão

O cordão umbilical é formado no final da 6ª semana (CCN = 4,0 mm) à medida que o âmnio expande e envolve o pedículo de ligação, o pedículo vitelino e a vesícula alantoide. O cordão contém duas artérias umbilicais, uma veia umbilical, a vesícula alantoide e o pedículo vitelino (também chamado de **ducto onfalomesentérico** ou **ducto vitelino**), todos embebidos na **geleia de Wharton**. As **artérias umbilicais** se originam das artérias ilíacas internas fetais e, no recém-nascido, se tornam as artérias vesicais superiores e ligamentos umbilicais mediais. As **veias umbilicais** levam sangue oxigenado da placenta para o feto. O sangue oxigenado é desviado pelo ducto venoso para a veia cava inferior e o coração. A única veia umbilical esquerda no recém-nascido se torna o ligamento redondo, que se conecta ao ramo esquerdo da veia porta. O ducto venoso torna-se o ligamento venoso.

O **alantoide** está associado ao desenvolvimento da bexiga urinária e torna-se o úraco e o ligamento umbilical mediano. Estende-se para a porção proximal do cordão umbilical. O **pedículo vitelino** conecta o intestino primitivo ao saco vitelino. As **artérias e veias vitelinas pareadas** acompanham o pedículo para fornecer suprimento sanguíneo à vesícula vitelina. As artérias se originam da aorta dorsal para suprir, inicialmente, o saco vitelino, depois o intestino primitivo. As artérias permanecem como o tronco celíaco, artérias mesentéricas superior e inferior suprindo o tubo digestivo superior, médio e inferior, respectivamente. As veias vitelinas drenam diretamente para os seios venosos do coração. A veia direita é posteriormente incorporada à veia hepática direita. A veia porta é também formada por rede anastomótica de veias vitelinas.

O comprimento do cordão umbilical apresenta relação quase linear com a idade gestacional nas gestações normais. Hill et al.[50] descobriram que podiam medir com confiança o comprimento do cordão de 53 embriões de 6 a 11 semanas de idade gestacional. Também descobriram que o comprimento dos cordões em 60% dos fetos mortos era mais que dois desvios padrões (2 DP) abaixo do valor para a idade gestacional esperada.

A espessura do cordão umbilical também foi medida ultrassonograficamente e Ghezzi et al.[51] encontraram aumento constante da 8ª a 15ª semana. Havia uma correlação significativa entre o diâmetro do cordão e a idade gestacional ($r = 0{,}78$; $P < 0{,}001$), CCN

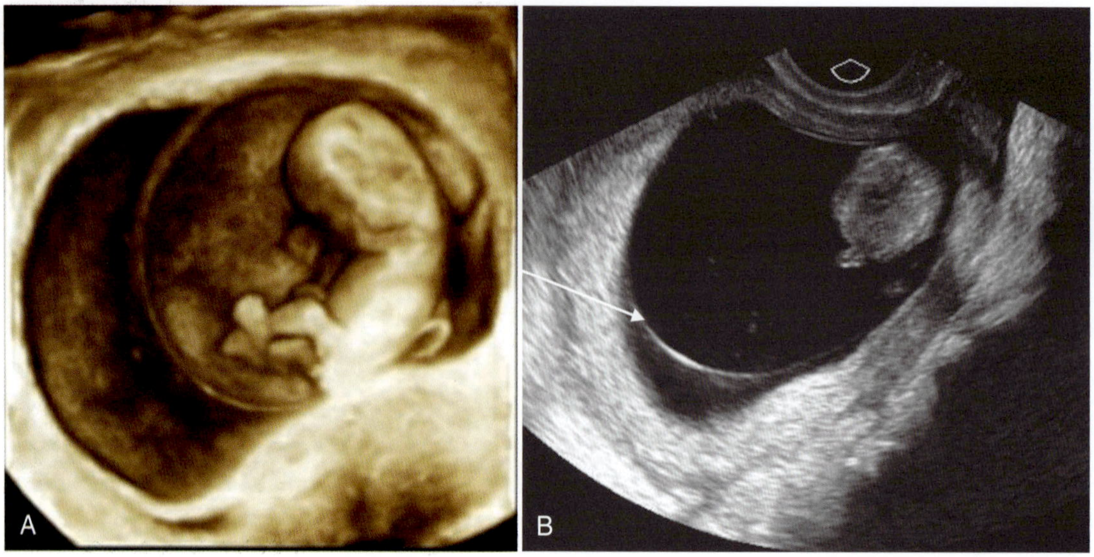

FIG. 30.14 Gestação normal de 12 semanas. (A) A imagem renderizada da superfície pela UTV tridimensional mostra o embrião dentro do âmnio. **(B)** UTV bidimensional mostra o âmnio (*seta*) se aproximando, mas não fundido, do saco coriônico.

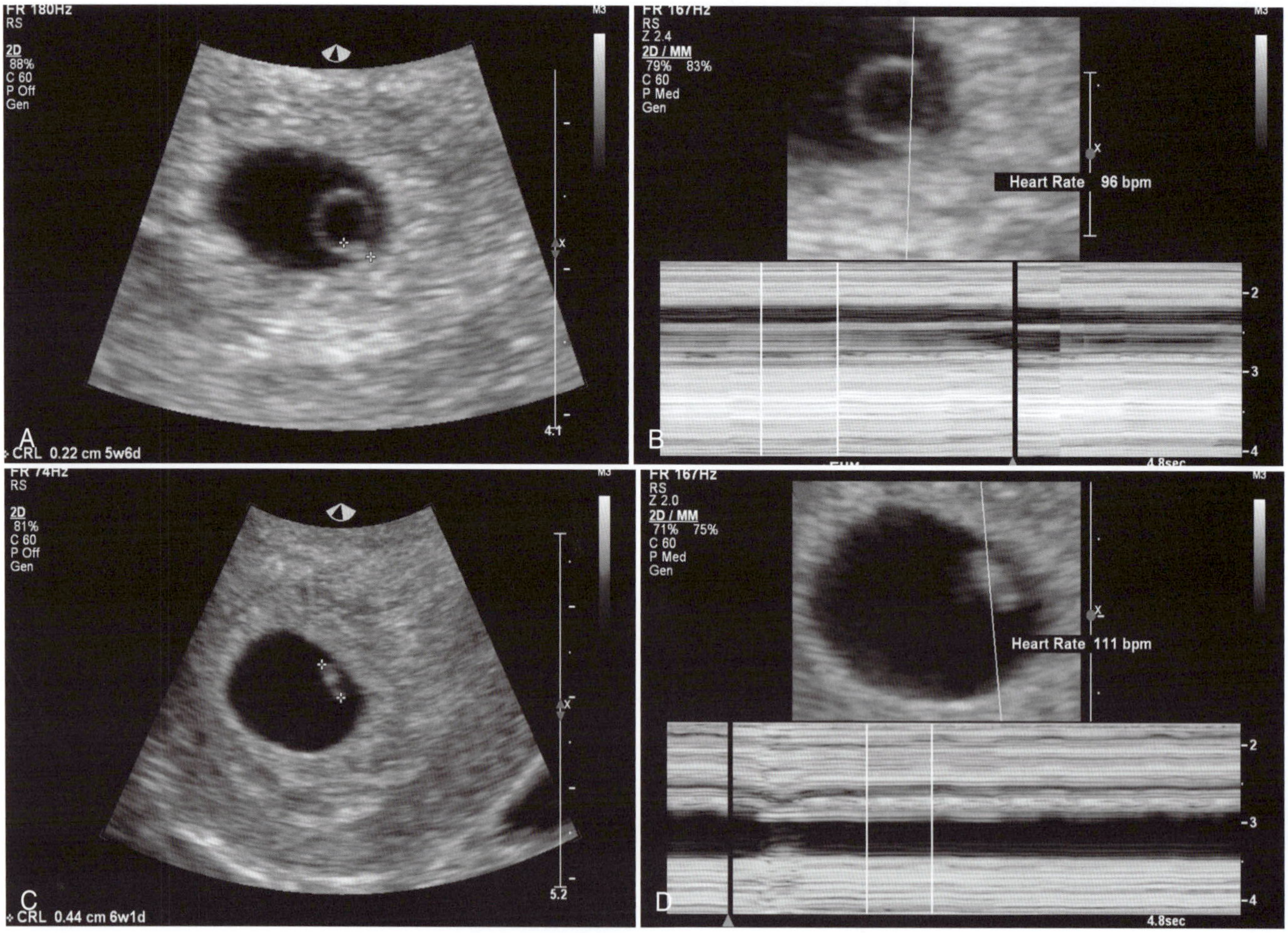

FIG. 30.15 Embrião normal com atividade cardíaca inicial. (A) A imagem mostra o embrião de 5 semanas (*cursores*) e 6 dias adjacente ao saco vitelino. **(B)** Ultrassonografia do modo M mostra frequência cardíaca de 96 bpm/min. **(C)** Dois dias depois, o polo embrionário (*cursores*) cresceu e **(D)** a frequência cardíaca aumentou para 111 bpm. Ver também Vídeo 30.1. Heart rate = frequência cardíaca.

(r = 0,75; $P < 0,001$) e o diâmetro biparietal (r = 0,81; $P < 0,001$) mas nenhuma correlação entre o peso ao nascimento ou o peso da placenta. O diâmetro do cordão era significativamente menor em pelo menos 2 DP em pacientes que desenvolveram pré-eclâmpsia ou sofreram abortamento

Cistos e pseudocistos no interior do cordão foram descritos no primeiro trimestre.[52] Cistos geralmente são visualizados na 8ª semana e se resolvem por volta da 12ª semana. Eles são únicos, mais próximos do embrião/feto do que da placenta, com tamanho médio de 5,2 mm (Fig. 30.16). Os cistos podem se originar de remanescentes do alantoide ou do ducto onfalomesentérico e caracteristicamente uma camada epitelial.[53] Há a hipótese de que o **cisto de inclusão amniótico** ocorra provavelmente quando o âmnio estava englobando o cordão umbilical. Em um estudo com 1.159 pacientes examinadas consecutivamente entre a 7ª e a 14ª semana gestacional, Ghezzi et al.[54] descreveram 24 cistos de cordão com prevalência de 2,1%. Cistos únicos no primeiro trimestre foram associados a parto normal e à criança saudável, enquanto cistos múltiplos ou complexos tiveram risco aumentado de abortamento ou aneuploidia. Assim, embora os cistos do cordão umbilical tenham sido associados a anormalidades cromossômicas, se observados no segundo e terceiro trimestres, aqueles observados no primeiro trimestre geralmente se resolvem e não estão associados a um desfecho desfavorável.

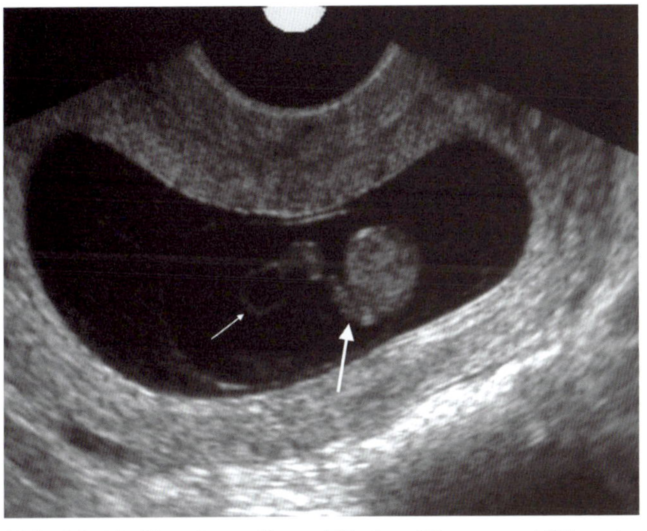

FIG. 30.16 Cisto do cordão umbilical na 10ª semana. UTV mostra um cisto (*seta pequena*) originando-se a partir do cordão (*seta grande*). No exame subsequente (não mostrado), o cisto não foi mais visualizado.

ESTIMATIVA DA IDADE GESTACIONAL

Durante o primeiro trimestre, a idade gestacional pode ser estimada ultrassonograficamente com maior precisão do que em qualquer outro estágio da gestação. À medida que a gestação progride, a variação biológica resulta em variação mais ampla acerca da média para todos os parâmetros ultrassonográficos em dada idade gestacional.

Tamanho do Saco Gestacional

O DMS proporciona uma oportunidade para datar uma gestação precoce antes que o embrião possa ser visualizado. O DMS é uma média dos diâmetros do saco gestacional, obtido pela adição dos diâmetros anteroposterior e craniocaudal no corte sagital do útero e o diâmetro transversal obtido no corte transversal e dividido por três (Fig. 30.17). A idade gestacional pode ser prevista pelo DMS usando a seguinte fórmula: idade menstrual em dias = DMS em mm + 30.[55] O DMS aumenta em tamanho a uma velocidade de 1,1 mm por dia.[56] Se o DMS for muito pequeno, cerca de 2 mm, a idade gestacional é de 4 a 4,5 semanas, o DMS de cerca de 5 mm é de 5 semanas. Por volta de 5,5ª semana, o saco gestacional aparece (Fig. 30.9A e B). Na 6ª semana, o embrião aparece primeiro ao lado do saco vitelino (Fig. 30.15A). Quando o embrião é visualizado pela primeira vez, a atividade cardíaca é observada como uma cintilação consistente[40] (Fig. 30.15B e Vídeo 30.1).

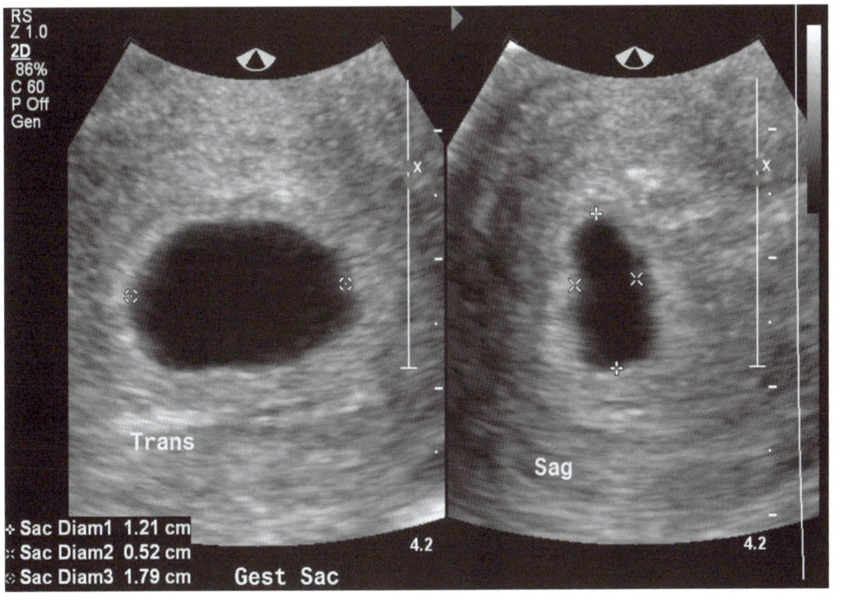

FIG. 30.17 Idade gestacional estabelecida pelo diâmetro médio do saco (DMS). A idade gestacional pode ser estimada por meio da medida do saco em três dimensões. A média de três medidas é usada para correlacionar com a idade gestacional antes da visualização do polo embrionário. DMS de 12 mm é consistente com a idade gestacional de 6 semanas e 0 dia. No entanto, esses dados não são usados para estabelecer formalmente a data da gestação. A datação ultrassonográfica gestacional é realizada pelo comprimento cabeça-nádega quando há presença de atividade cardíaca.

Comprimento Cabeça-Nádega

Uma vez visualizado o polo embrionário (pouco antes de 6 semanas), a medição do CCN do embrião é considerada o método mais preciso para datar a gestação.[57,58,]

PERDA GESTACIONAL PRECOCE

Uma das funções mais importantes da ultrassonografia no primeiro trimestre é identificar gestações iniciais que falharam ou que apresentam maior probabilidade de falhar. Estudos demonstraram uma taxa de 20% a 31% de perda gestacional precoce após a implantação em voluntárias saudáveis normais.[59,60] Muitas gestações são abortadas antes que a gravidez seja confirmada por ultrassonografia ou por um teste de gravidez. Aproximadamente 50% dos abortos espontâneos são causados por anormalidades cromossômicas.[61] Estudos de patologia precoce de Hertig e Rock[60] também mostraram alta frequência de anormalidades morfológicas em embriões pré-implantados. As taxas de perda se elevam conforme há aumento da idade materna e histórico de perda gestacional precoce.[62]

A etiologia das perdas gestacionais no primeiro trimestre ainda não foi completamente compreendida, havendo multiplicidade de causas conhecidas e suspeitas. Em um estudo de 232 pacientes no primeiro trimestre (mulheres normais com boa nutrição e bons cuidados médicos/pré-natais, teste urinário de gravidez positivo e sem sangramento vaginal) com um exame transvaginal na primeira consulta, Goldstein[57] determinou a incidência de perda gestacional subsequente acompanhando todas elas até o parto ou abortamento espontâneo. Este grupo apresentou uma taxa geral de perda gestacional de 11,5% no período embrionário (ou seja, < 70 dias do último período menstrual. A taxa de perda diminuía à medida que a gestação progredia. A taxa de perda foi de 8,5% quando o saco vitelino era visualizado, 7,2% com um embrião com CCN menor que 5 mm, 3,3% com CCN de 6 a 10 mm e 0,5% com CCN maior que 10 mm. A taxa de perda caiu para 2% entre 14 e 20 semanas. Portanto, sob as melhores circunstâncias, a taxa de perda será de 11,5% no total, a partir de 5 semanas. Uma vez que se tenha um embrião com CCN de 10 mm, há cerca de 98% de chance de sucesso. Westin et al. confirmaram que após 12 semanas de idade menstrual, a taxa de abortamento diminuía para 0,5% nas mulheres de baixo risco.[63]

Uma paciente que está em processo de aborto espontâneo frequentemente apresenta sangramento escuro, diminuição dos sintomas de gravidez (sensibilidade nos seios, náuseas) e, no exame, o útero apresenta-se menor que o esperado. O último sinal é subjetivo e não confiável no início da gestação. O sangramento é uma complicação comum no início da gravidez, afetando aproximadamente 25% das mulheres com gestações confirmadas.[42] As mulheres que apresentam sangramento têm incidência muito maior de perda gestacional. Nas mulheres que apresentam orifício cervical fechado e sangramento uterino no primeiro trimestre, 50% acabarão por apresentar aborto. Usando a UTV, Falco et al.[64] estudaram 270 pacientes com sangramento no primeiro trimestre entre 5 e 12 semanas de gestação; 45% foram diagnosticados inicialmente como gravidez não viável ou um saco gestacional vazio. Das gestações unifetais restantes com atividade cardíaca fetal demonstrável, 15% (23/149) foram abortadas subsequentemente. Em um estudo prospectivo posterior de 50 pacientes com DMS de 16 mm ou menos, sem embrião e sangramento no primeiro trimestre, Falco et al.[65] descobriram que 64% acabaram por abortar; 13/18 (72%) das que continuaram até o parto apresentaram saco vitelino; e 13/32 (40%) tiveram perda gestacional, apesar de um saco vitelino estar presente. Idade materna avançada (> 35) e baixo nível sérico de β-hCG (< 1.200 mUI/mL IRP) foram associados a maior risco de perda gestacional.

A Tabela 30.1 resume a taxa de aborto espontâneo em mulheres com e sem sangramento no início da gravidez.[57,64,66,67]

Uma causa teorizada de perda gestacional precoce é a anomalia cromossômica no embrião. Sorokin et al.[68] realizaram amostragem de vilosidades coriônicas em 795 gestações no primeiro trimestre e constataram que 35 apresentaram gravidez não viável antes do procedimento; 19 das 35 mulheres apresentaram amostragem vilosa coriônica subsequente e todas eram aneuploides. Dez casos apresentavam anormalidades cromossômicas, quase sempre letais no período embrionário, e nove apresentavam defeitos com moderado potencial de viabilidade. Gestações com baixo potencial de viabilidade apresentaram maior discrepância (23,4 ± 8,3 dias) na estimativa da idade gestacional mínima observada, significativamente maior do que a das gestações com potencial moderado de viabilidade (8,9 ± 4,3 dias; $P < 0,001$). A ausência do polo embrionário foi mais comum no primeiro grupo. Isso demonstra que quanto mais grave é a anomalia, mais provável será a ocorrência de morte prematura embrionária ou **restrição de crescimento intrauterino**.

Outra causa de perda gestacional precoce é o **defeito da fase lútea**, considerado uma falha do corpo lúteo para proporcionar suporte adequado ao concepto, uma vez ocorrida a implantação. Isso pode resultar de uma fase lútea encurtada em casos de indução de ovulação e fertilização *in vitro* (FIV) ou da disfunção lútea, mais comumente vista em mulheres obesas ou com mais de 37 anos de idade.[69] O defeito da fase lútea tem sido definido como retardo de mais de 2 dias no desenvolvimento histológico do endométrio em relação ao dia do ciclo. A causa subjacente pode ser diminuição na produção de hormônio pelo corpo lúteo, níveis baixos de FSH ou LH, ou padrões anormais de secreção, ou resposta diminuída do endométrio à progesterona.

TABELA 30.1 Taxa de Aborto Espontâneo na Gestação Precoce

Estudo	Idade (Semana)	Número	Indicação	Taxa de Aborto (%)
Goldstein[57]	5-10	232	Rotina	11,5
Pandya et al.[66]	10-13	17.870	Rotina	2,8
Stabile et al.[67]	5-16	624	Sangramento	45
Falco et al.[64]	5-12	270	Sangramento	51,5
Falco et al.[64]	5-12	149	Sangramento + embrião/feto vivo	15
Pandya et al.[66]	10-13	17.870	Sangramento	15,6

A angiogênese do corpo lúteo pode ser necessária para a regulação da produção de progesterona. Kupesic et al.[70] concluíram que o índice de resistência (IR) nas artérias intraovarianas em mulheres não gestantes normais caía para menos de 0,47 na fase lútea, em comparação ao grupo com defeito da fase lútea que apresentava alta resistência durante o ciclo menstrual com IR sempre acima de 0,50. Eles sugeriram que a ultrassonografia Doppler poderia predizer a capacidade funcional do corpo lúteo pelo menos em um estágio de não gravídico. Blumenfeld e Ruach[69] foram bem-sucedidos no tratamento do defeito da fase lútea em um grupo submetido à indução da ovulação e em pacientes com abortamentos prévios, usando administração de hCG 2 vezes por semana na 6ª e 10ª semanas. Isso reduziu a taxa de abortamento de 49% para 17,8% ($P < 0{,}01$).

Atualmente, como o manejo clínico de perda gestacional precoce inclui intervenção com misoprostol, que pode prejudicar uma gravidez potencialmente viável, um diagnóstico falso-positivo de perda gestacional precoce pode ter consequências negativas. Isso levou a uma filosofia defendida pela Society of Radiologists in Ultrasound de utilizar critérios conservadores na ultrassonografia para perda gestacional precoce, o que eliminaria um resultado falso-positivo.[5,27] A perda gestacional precoce nem sempre pode ser diagnosticada ou excluída com base em uma única ultrassonografia e estudos de acompanhamento podem ser necessários para o diagnóstico conclusivo.

Achados Diagnósticos de Perda Gestacional Precoce

Achados Diagnósticos de Perda Gestacional Precoce

CCN de 7 mm sem batimentos cardíacos
DMS de 25 mm sem polo embrionário

Comprimento Cabeça-Nádega de 7 mm ou Maior e Ausência de Batimentos Cardíacos

Em pacientes com embrião ultrassonograficamente evidente, a ausência de atividade cardíaca é um dos fatores mais importantes na previsão do desfecho da gestação. No entanto, a ausência de atividade cardíaca não indica necessariamente morte do embrião, porque a UTV consegue identificar um embrião normal, muito precoce, sem atividade cardíaca.

Muitos estudos demonstraram que a atividade cardíaca é esperada quando o CCN é maior que 5 mm. Levi et al.[3] revisaram uma série de 96 pacientes com CCN menor que 5 mm para avaliar o valor preditivo da detecção ou não de atividade cardíaca por meio da UTV. Das 71 pacientes disponíveis para acompanhamento, 46 embriões apresentaram atividade cardíaca, 35 evoluíram até pelo menos o segundo trimestre, e 11 terminaram como morte no primeiro trimestre. Dos 25 embriões sem atividade cardíaca evidenciável, 5 (20%) eram normais e 20 (80%) terminaram como óbitos embrionários no primeiro trimestre. Dos cinco embriões normais sem atividade cardíaca demonstrável na UTV inicial, três apresentaram CCN inicial inferior a 1,9 mm. Os livros de embriologia indicam que o coração embrionário começa a bater no início da 6ª semana, quando o CCN é de 1,5 a 3 mm. Assim, não é surpreendente que a atividade cardíaca possa ou não ser identificada em embriões normais com CCN menor que 2 mm. No estudo de Levi et al., a avaliação inicial por UTV falhou em identificar a atividade cardíaca em 2 dos 25 embriões normais com o CCN de 2 a 4 mm. A UTV permitiu a identificação correta da atividade cardíaca em 100% dos embriões normais com CCN de 4 a 4,9 mm.[3] Pennell et al.[71] descobriram que 16 dos 18 embriões com CCN menor que 5 mm não apresentavam atividade cardíaca na avaliação inicial por UTV, mas demonstraram atividade cardíaca na UTV de acompanhamento. O batimento cardíaco foi observado na UTV em todas as gestações com CCN maior que 5 mm.

A combinação de sangramento vaginal e atividade cardíaca ausente em embriões com CCN menor que 5 mm na UTV está associada a um prognóstico muito ruim. Aziz et al.[72] revisaram os desfechos em embriões de CCN de 5 mm ou menos com atividade cardíaca ausente na UTV em mulheres com sangramento vaginal; todos resultaram em perda gestacional.

Antes de realizar o diagnóstico de óbito embrionário, é fundamental garantir que o exame seja de alta qualidade, realizado com equipamentos modernos e uma frequência de transdutor apropriada e que todo o embrião foi visualizado. Uma alta taxa de quadros deve ser usada e o modo de cálculo de quadros deve ser desativado. Se houver alguma dúvida no diagnóstico, deve ser realizado o exame de acompanhamento. Existe variabilidade interobservador na medição, mesmo entre ultrassonografistas experientes. Em um estudo transversal prospectivo com 1.060 mulheres, Abdullah et al. descreveram que a alteração do ponto de corte do CCN para mais de 7 mm minimizaria o risco de um diagnóstico falso-positivo de aborto espontâneo. Um corte generoso garante que uma gestação desejada não seja erroneamente interrompida pela administração de medicação para abortamentos químicos, ou dilatação e curetagem para remover produtos da concepção[4,5] (Fig. 30.18, Vídeo 30.2). Também é imperativo que as pulsações maternas transmitidas não sejam confundidas com pulsações cardíacas embrionárias, especialmente quando se avalia uma imagem estática do modo M para verificar a atividade cardíaca embrionária. (Figs. 30.18B e 30.19).

Diâmetro Médio do Saco Gestacional de 25 mm ou Maior e sem Embrião

Em muitas pacientes, o embrião não é visualizado na ultrassonografia inicial e o diagnóstico de perda gestacional não pode ser realizado com base na ausência de atividade cardíaca. Nessas pacientes, o diagnóstico de perda gestacional pode ser realizado com base nas características do saco gestacional. O indicador mais confiável de desfecho anormal com base nas características do saco gestacional é o **tamanho anormal**.[2,42]

Usando UTV, um DMS de 8 mm ou mais sem saco vitelino demonstrável ou 16 mm sem embrião demonstrável não são típicos e são sugestivos de perda gestacional.[5,43] No entanto, estudos recentes documentaram bolsas gestacionais de até 21 mm, inicialmente sem embriões visíveis, que se tornaram gestações viáveis.[4] A maioria dos autores permite alguns milímetros de margem de manobra nas medidas do DMS como margem de erro, e muitos não usam o saco vitelino ausente como sinal de falha na gravidez. Isso é em parte devido à variabilidade interobservador nas medições. Dadas essas variáveis, a Society of Radiologists in Ultrasound defendeu recentemente o diagnóstico de perda gestacional precoce pelo tamanho do saco gestacional apenas para sacos com DMS de 25 mm ou maior sem embrião[5] (Fig. 30.20).

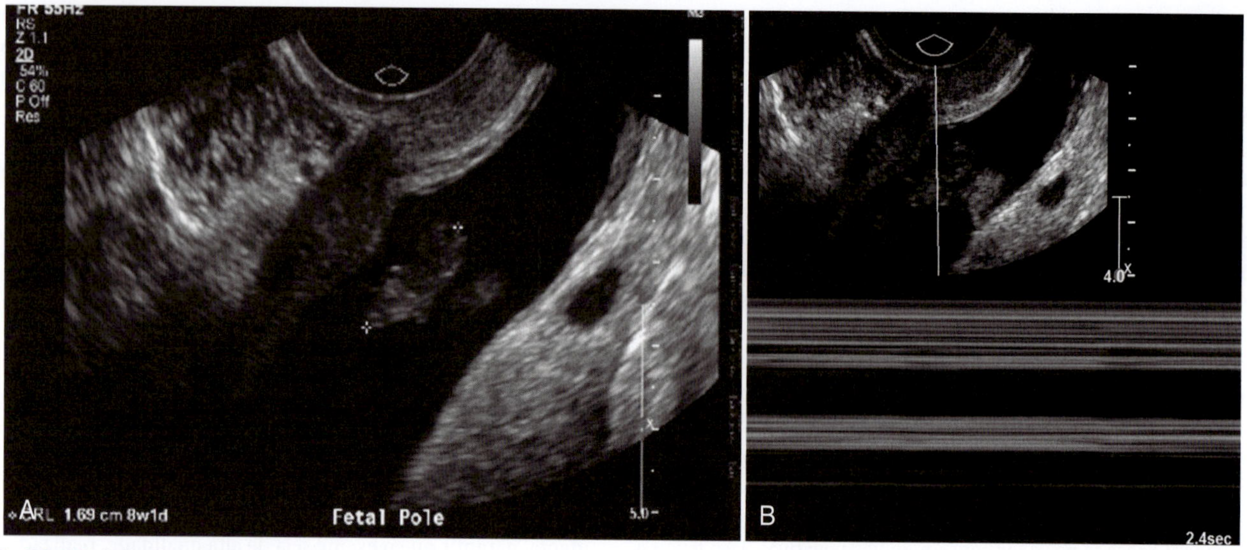

FIG. 30.18 Achados ultrassonográficos diagnóstico de perda gestacional precoce. (A) UTV mostra um embrião *(cursores)* medindo mais de 7 mm sem atividade cardíaca. **(B)** Ultrassonografia em modo M confirma a ausência de atividade cardíaca. Ver também Vídeo 30.2. Fetal pole = polo fetal; 8w1d = 8 semanas e 1 dia.

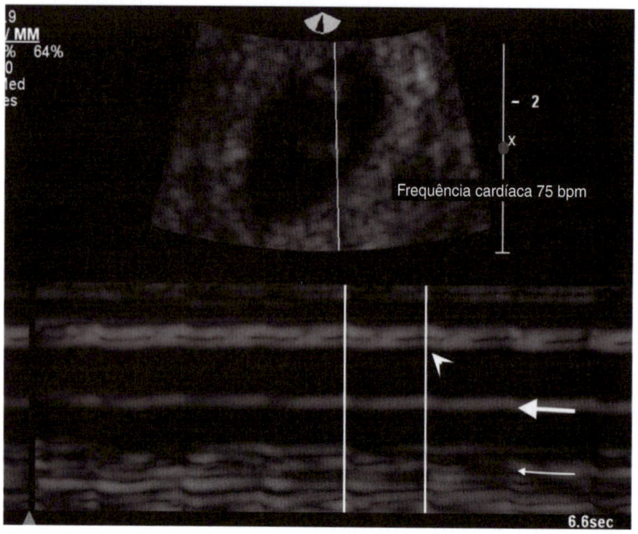

FIG. 30.19 Documentação em modo M da transmissão das pulsações arteriais uterinas maternas confundidas com pulsações cardíacas fetais. As pulsações uterinas maternas (*seta pequena*) são transmitidas para a porção inferior do saco vitelino (*seta grande*) e embrião (*ponta de seta*) e equivocadamente medidas como atividade cardíaca embrionária lenta a 75 bpm. A chave para a pulsação transmitida é observar a mesma frequêcia ao longo das diferentes profundidades do tecido.

Além disso, esses parâmetros só se aplicam à UTV de alta resolução e não podem ser usados para exames realizados com uma sonda de UTV de 5 MHz. Rowling et al.[73] estudaram gestações iniciais com sondas de UTV de baixa frequência (5 MHz), bem como sondas de maior frequência (9-5 MHz). O saco gestacional foi visualizado pela primeira vez com 6,4 mm de tamanho com a sonda de menor frequência, mas com 4,6 mm com frequências mais altas. O saco vitelino sempre foi observado nas gestações normais com um saco gestacional maior que 5 mm, e o embrião sempre foi visualizado com um saco de 13 mm, usando frequências acima de 5 MHz.

Achados Sugestivos de Perda Gestacional

Características ultrassonográficas adicionais podem sugerir um desfecho anormal, mas não apresentam especificidade isoladamente para diagnosticar a perda gestacional precoce. Estes incluem achados que envolvem o saco gestacional, o saco vitelino, o âmnio, o saco vitelino e o embrião (Tabela 30.2).

Embrião com Comprimento Cabeça-Nádega Menor que 7 mm e Ausência de Batimentos Cardíacos

Se na imagem inicial um embrião for visualizado com tamanho menor que 7 mm e ausência de atividade cardíaca, os resultados são preocupantes, mas não totalmente diagnósticos de perda gestacional precoce. Como afirmado anteriormente, os achados ultrassonográficos seguem um padrão típico com um embrião com batimento cardíaco demonstrável na 6ª semana.[40] Pequenos embriões geralmente demonstram atividade cardíaca mensurável, mas a ausência de batimentos cardíacos em um embrião pequeno, com menos de 7 mm, ainda pode resultar em uma gestação normal. A ultrassonografia de acompanhamento deve ser realizada nestes casos. Dado o padrão confiável de crescimento, a perda gestacional precoce também pode ser verificada na ultrassonografia pela falta de visualização de um embrião com atividade cardíaca no exames de acompanhamento. A atividade cardíaca embrionária deve ser documentada em 11 dias após um exame demonstrando um saco gestacional com um saco vitelino ou em 14 dias após o exame que demonstra um saco gestacional sem um saco vitelino. Se a gestação não atender a esses critérios neste intervalo de tempo, a perda gestacional pode ser diagnosticada de maneira confiável.[5]

Saco Gestacional com Diâmetro Médio de 16 a 24 mm e sem Embrião

Como mencionado anteriormente, o uso de achados da UTV de DMS de 8 mm ou mais sem um saco vitelino demonstrável, ou 16 mm sem embrião demonstrável, não é típico e é sugestivo de falha gestacional. O crescimento normal do saco gestacional é de

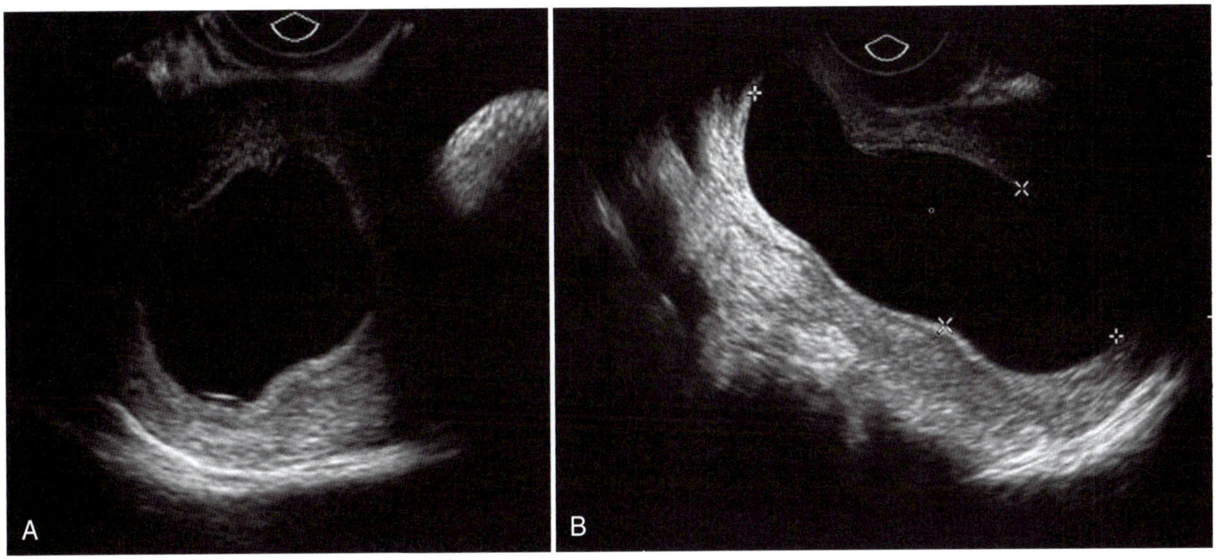

FIG. 30.20 Achados na UTV diagnósticos de perda gestacional precoce com saco grande e vazio. Imagens **(A)** transversal e **(B)** sagital de um saco gestacional vazio com DMS (*cursores*) maior que 25 mm. Nenhum saco vitelino ou polo embrionário é visualizado.

TABELA 30.2 Achados Preocupantes Relacionados à Perda Gestacional Precoce

Achado	Comentários
Embrião com CCN < 7 mm e sem batimentos cardíacos	Embrião com 2 a 6 mm sem atividade cardíaca é um achado preocupante. O acompanhamento é necessário para avaliar a atividade cardíaca após 1 semana para garantir 100% de especificidade no diagnóstico de aborto espontâneo.
Saco gestacional com DMS 16-24 mm e sem embrião	O embrião é tipicamente visualizado quando o DMS é de 16 mm. O acompanhamento em 10 a 14 dias é necessário para garantir 100% de especificidade no diagnóstico de aborto espontâneo.
Aparência do saco gestacional	Formato irregular do saco, baixa posição do saco e reação decidual fraca estão associadas ao aborto espontâneo, mas o tamanho do embrião e a existência ou não de atividade cardíaca orientam o diagnóstico de aborto espontâneo.
Pequeno DMS em relação ao CCN	Redução do líquido está associado a desfecho ruim. Se DMS-CCN < 5, o acompanhamento é recomendado.
Tamanho anormal do âmnio	Âmnio expandido ou âmnio vazio de acordo com a avaliação de um ultrassonografista experiente é diagnóstico de aborto espontâneo. Se alguma dúvida persistir, deve ser realizado exame de acompanhamento.
Saco vitelino > 6 mm Saco vitelino calcificado	Os achados estão associados ao aborto espontâneo, mas o tamanho do embrião e a existência ou não de atividade cardíaca orientam o diagnóstico.
Bradicardia embrionária	Frequência cardíaca (FC) < 100 pode ser observada em embriões de 1 a 2 mm e constituir um achado normal. Em geral, quando a FC é < 100, recomenda-se acompanhamento.
Grande hemorragia subcoriônica	Grande hemorragia está associada a aborto espontâneo, mas o tamanho do embrião e a presença ou ausência de atividade cardíaca orientam o diagnóstico de aborto espontâneo.

1,1 mm/dia. Nyberg et al.[56] descreveram que pacientes com perda gestacional precoce apresentavam taxas de crescimento de DMS inferiores a 0,7 mm/dia. Essa taxa de crescimento é uma informação útil na avaliação do desenvolvimento normal nos exames seriados. Com uma taxa de crescimento esperada de 1,1 mm/dia, deve-se observar o aumento adequado no tamanho do saco e, se normal, o aparecimento do saco vitelino ou do embrião. Se o crescimento for menor que o esperado, torna-se mais sugestiva a perda gestacional. No exame de imagem de acompanhamento, permanece suspeita a ausência de embrião com um batimento cardíaco 7 a 13 dias após um exame mostrando o saco gestacional sem saco vitelino ou 7 a 10 dias após um exame que exibiu um saco gestacional com um saco vitelino. Dada a pequena chance de que essas gestações ainda possam progredir, intervalos de tempo mais longos entre os exames são necessários para o diagnóstico confiável.[5]

Aparência do Saco Gestacional

Os seguintes critérios do saco gestacional não são confiáveis isoladamente, mas indicam risco aumentado de perda gestacional precoce: **formato** do saco gestacional distorcido, **reação trofoblástica** delgada (< 2 mm), **trofoblasto** fracamente ecogênico e **posição anormalmente baixa** do saco gestacional na cavidade endometrial[42] (Fig. 30.21).

Uma "**saliência coriônica**", uma convexidade focal irregular ou protuberância na reação coriodecidual circundante do saco gestacional, está associada a um prognóstico reservado, com taxa de

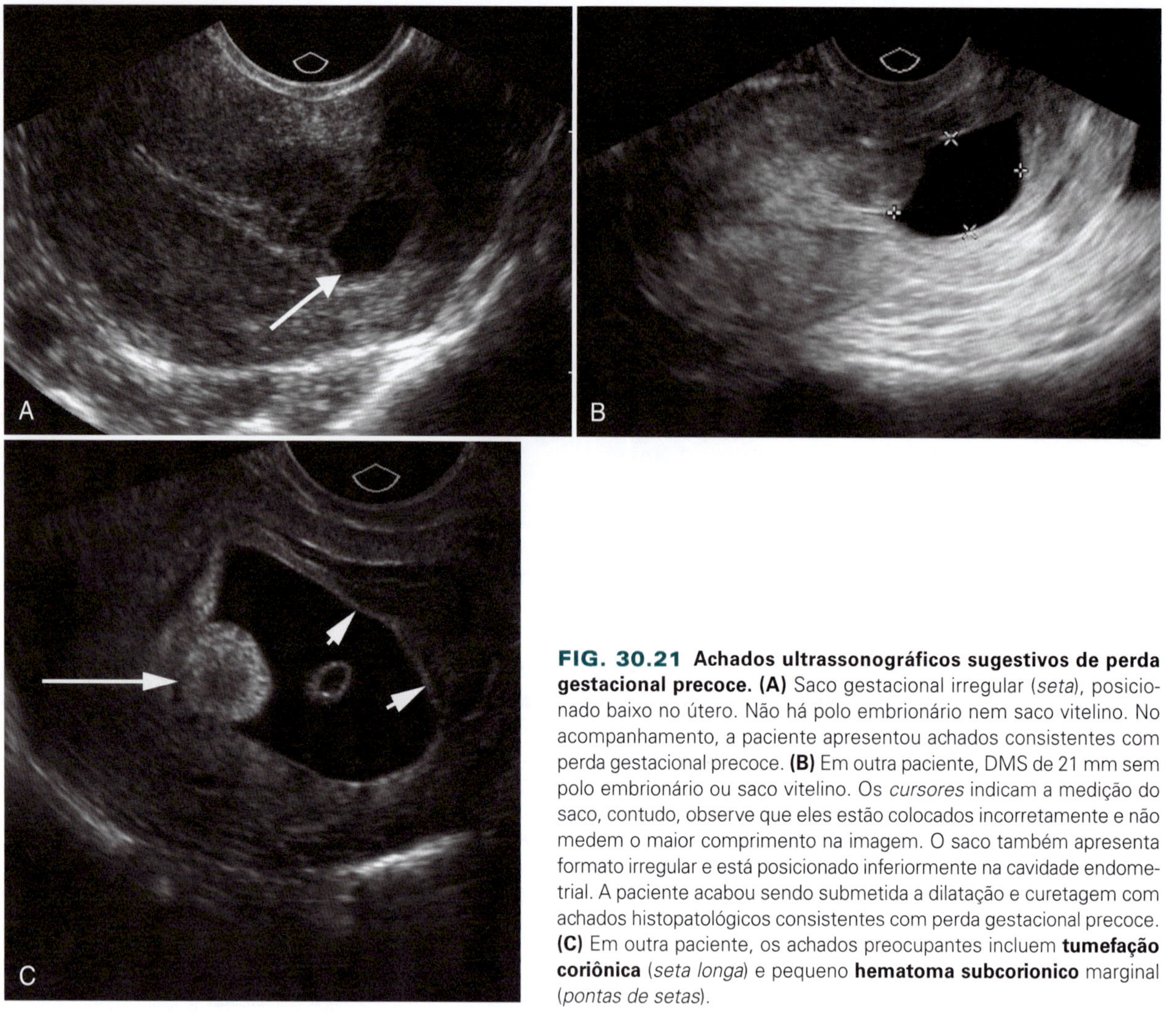

FIG. 30.21 Achados ultrassonográficos sugestivos de perda gestacional precoce. (A) Saco gestacional irregular (*seta*), posicionado baixo no útero. Não há polo embrionário nem saco vitelino. No acompanhamento, a paciente apresentou achados consistentes com perda gestacional precoce. **(B)** Em outra paciente, DMS de 21 mm sem polo embrionário ou saco vitelino. Os *cursores* indicam a medição do saco, contudo, observe que eles estão colocados incorretamente e não medem o maior comprimento na imagem. O saco também apresenta formato irregular e está posicionado inferiormente na cavidade endometrial. A paciente acabou sendo submetida a dilatação e curetagem com achados histopatológicos consistentes com perda gestacional precoce. **(C)** Em outra paciente, os achados preocupantes incluem **tumefação coriônica** (*seta longa*) e pequeno **hematoma subcorionico** marginal (*pontas de setas*).

nascidos vivos para essas gestações de menos de 50%. A protuberância provavelmente representa um pequeno hematoma.[74]

Diâmetro Médio do Saco Gestacional em Relação ao Comprimento Cabeça-Nádega

Uma característica adicional que prediz maior probabilidade de perda gestacional precoce é o tamanho pequeno do saco em relação ao CCN. Bromley et al.[75] observaram que em 16 pacientes com 5,5 a 9 semanas de idade gestacional com o DMS menor que 5 mm maior que o CCN (isto é, DMS - CCN = < 5 mm), às vezes denominado **oligoidrâmnio precoce**, 15 pacientes (94%) apresentaram aborto espontâneo no primeiro trimestre apesar da atividade cardíaca normal para a idade (Fig. 30.22). Como observado por Giacomello, isso não é um "oligoidrâmnio" verdadeiro, pois o tamanho pequeno do saco deve-se à redução do líquido coriônico, fora do âmnio.[76] Um estudo posterior de Rowling demonstrou que esse achado pode não ser tão ameaçador quanto se acreditava inicialmente, com pelo menos 35% desses casos progredindo para o segundo trimestre ou para o parto normal.[73]

Âmnio Anormalmente Grande em Relação ao Tamanho do Embrião

O âmnio geralmente é visualizado após o embrião, por isso não deve ser visualizado na ausência de um embrião.[45] Em gestações normais, o âmnio geralmente não é visível até que o CCN do embrião esteja maior que aproximadamente 7 mm.[77,78] Um grande saco amniótico visível em comparação com o CCN é sugestivo de desfecho anormal.[45,79] Horrow[77] descreveu que a diferença entre o CCN e o diâmetro do saco amniótico é 1,1 ± 2,0 mm em embriões normais, mas 8,6 ± 3,8 mm em gestações anormais. Em gestações anormais iniciais, a cavidade coriônica permaneceu de tamanho adequado em relação ao CCN do embrião, indicando que a diferença aumentada do CCN em comparação ao diâmetro do âmnio é causada pelo aumento do âmnio em vez de um pequeno embrião. Esse achado é especialmente útil em embriões precoces antes da visualização da atividade cardíaca. Tal como acontece com outros preditores de desfechos anormais, as pacientes com aparência anormal do âmnio, seja "âmnio vazio"[45] (Fig. 30.23) ou "âmnio expandido"[78,79] (Fig. 30.24, Vídeo 30.3), em que o âmnio é muito grande para um embrião de um determinado tamanho, deve-se considerar como gestação não viável. No entanto, a experiência do ultrassonografista que interpreta o exame é importante. Se alguma questão duvidosa permanecer sobre a viabilidade da gravidez, é prudente recomendar um exame ultrassonográfico de acompanhamento.[78] Algumas vezes, o médico observa dois sacos dentro do saco gestacional. Embora possa ser uma gravidez diamniótica monocoriônica (Fig. 30.11), também pode ser perda gestacional com âmnio vazio (ou embrião muito pequeno em relação ao tamanho do âmnio) e um saco vitelino (Figs. 30.12B e 30.25).

Tamanho e Forma do Saco Vitelino

Estudos tentaram caracterizar a aparência ultrassonográfica normal do saco vitelino e identificar características morfológicas anormais que podem predizer resultados fetais insatisfatórios.[80] Em geral, o diâmetro do saco vitelino maior que 5,6 mm entre a 5ª e 10ª semana está associado a um resultado anormal em gestações unifetais.[43] No entanto, um saco vitelino maior que 5,6 mm pode ser observado normalmente em gêmeos MCMA.[44] Kucuk et al.[80] descobriram que a forma do saco vitelino isoladamente apresentava sensibilidade de 29% e especificidade de 95% na previsão de um resultado anormal. O **saco vitelino** anormalmente **grande** frequentemente é o primeiro indicador ultrassonográfico de distúrbio e está associado à morte embrionária subsequente. Mesmo que a gestação progrida no primeiro trimestre, o feto ainda pode ser anormal. Embora o número de casos seja pequeno, os grandes sacos vitelinos têm sido associados a anormalidades como trissomia do 21, gravidez molar parcial[81] e onfalocele; assim, são recomendadas pesquisas anatômicas de acompanhamento para o achado de um saco vitelino com aparência anormal.

O **saco vitelino calcificado** aparece como uma massa ecogênica com sombra acústica na ausência de qualquer outro saco vitelino identificável. Um saco vitelino calcificado geralmente será visualizado contendo um embrião morto e pode calcificar dentro de 36 horas após o óbito (Fig. 30.26, Vídeo 30.4).

O saco vitelino pode estar preenchido com **material ecogênico** e não é o mesmo que calcificação. Isso pode ser visto em gestações viáveis. Szabo et al.[82] acompanharam esses casos isoladamente e em conjunto com **translucência nucal** em 3.620 gestações no primeiro trimestre. Eles encontraram 39 casos (1,0%) de sacos vitelinos ecogênicos de 1,8 a 4,0 mm de diâmetro em gestações com 9 a 11 semanas de idade menstrual; 19 dos 39 (49%) tinham tanto a translucência nucal maior que 3 mm quanto um saco vitelino ecogênico, sendo

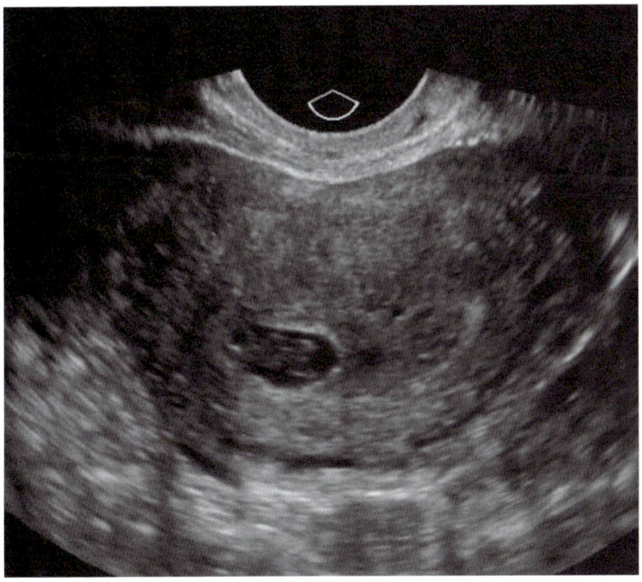

FIG. 30.22 Tamanho pequeno do saco em relação ao embrião (DMS – CCN = < 5 mm). O saco gestacional apresenta saco vitelino e polo embrionário menor que o esperado. Esta gestação acabou em perda.

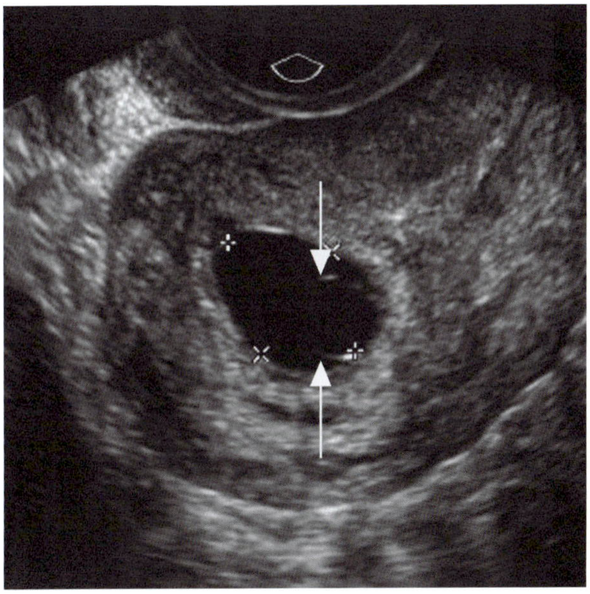

FIG. 30.23 Âmnio vazio. UTV com 6 semanas mostra o saco gestacional (*cursores*) com âmnio vazio anormalmente grande (*setas*). Perda gestacional precoce foi confirmada posteriormente.

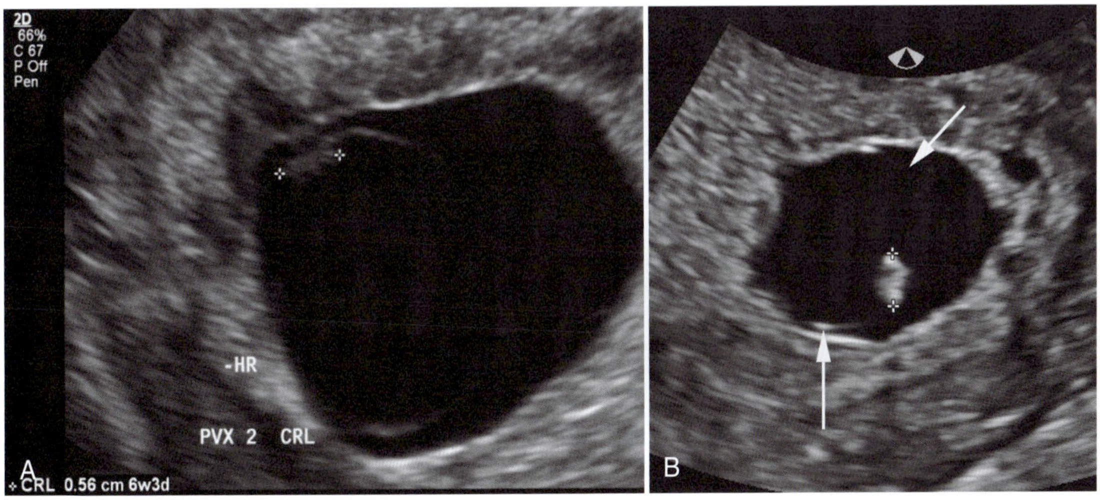

FIG. 30.24 Âmnio expandido em gestação não viável. Dois exemplos diferentes **(A)** e **(B)** mostram um pequeno embrião (*cursores*) com âmnio (*setas* na Figura **B**) que é muito grande para um embrião dessa idade. Não foi documentada atividade cardíaca em nenhum dos embriões. Ver também Vídeo 30.3.

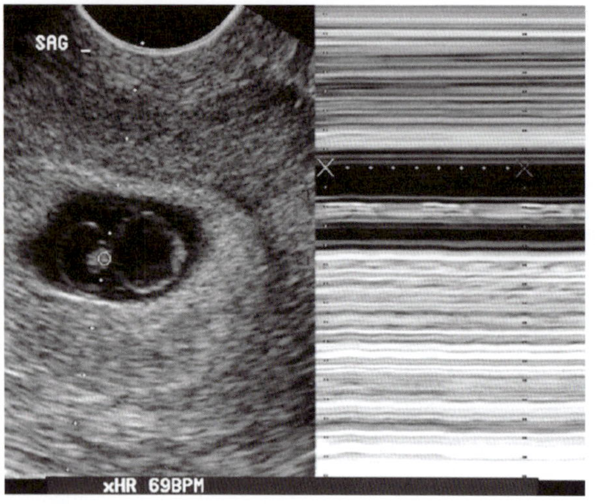

FIG. 30.25 Bradicardia embrionária. Pequeno embrião em uma gestação de 10 semanas por datas com frequência cardíaca de 69 bpm. Descobriu-se que este embrião não apresentava atividade cardíaca. Um saco amniótico arredondado é visualizado à esquerda e um saco vitelino grande é observado à direita do embrião.

todos os 19 cromossomicamente anormais, e os outros 20 (51%) apresentavam um saco vitelino ecogênico como o único achado incomum, e todos eles estavam normais no parto.

Bradicardia Embrionária

Embora a atividade cardíaca embrionária indique que o embrião está vivo no momento do exame, batimento cardíaco anormalmente lento pode predizer óbito iminente. A frequência cardíaca embrionária aumenta entre a 6ª e 9ª semanas de gestação. Com mais ou menos 6 semanas, a frequência cardíaca embrionária média varia entre 90 e 133 bpm e, na 9ª semana de gestação, varia entre 144 e 170 bpm. Quanto menor a frequência cardíaca, maior a chance de aborto espontâneo. Doubilet e Benson[49] concluíram que uma frequência cardíaca menor que 80 bpm em embriões com CCN menor que 5 mm foi universalmente associada a óbito embrionário subsequente. Frequência de 80 a 90, 90 a 99 e 100 bpm foram associadas ao risco de óbito de 64%, 32% e 11%, respectivamente. Frequência cardíaca abaixo de 100 bpm antes de 6,3 semanas de gestação e abaixo de 120 bpm entre 6,3 e 7 semanas de gestação estão associadas a um alto risco de aborto espontâneo.[49,83] Além disso,

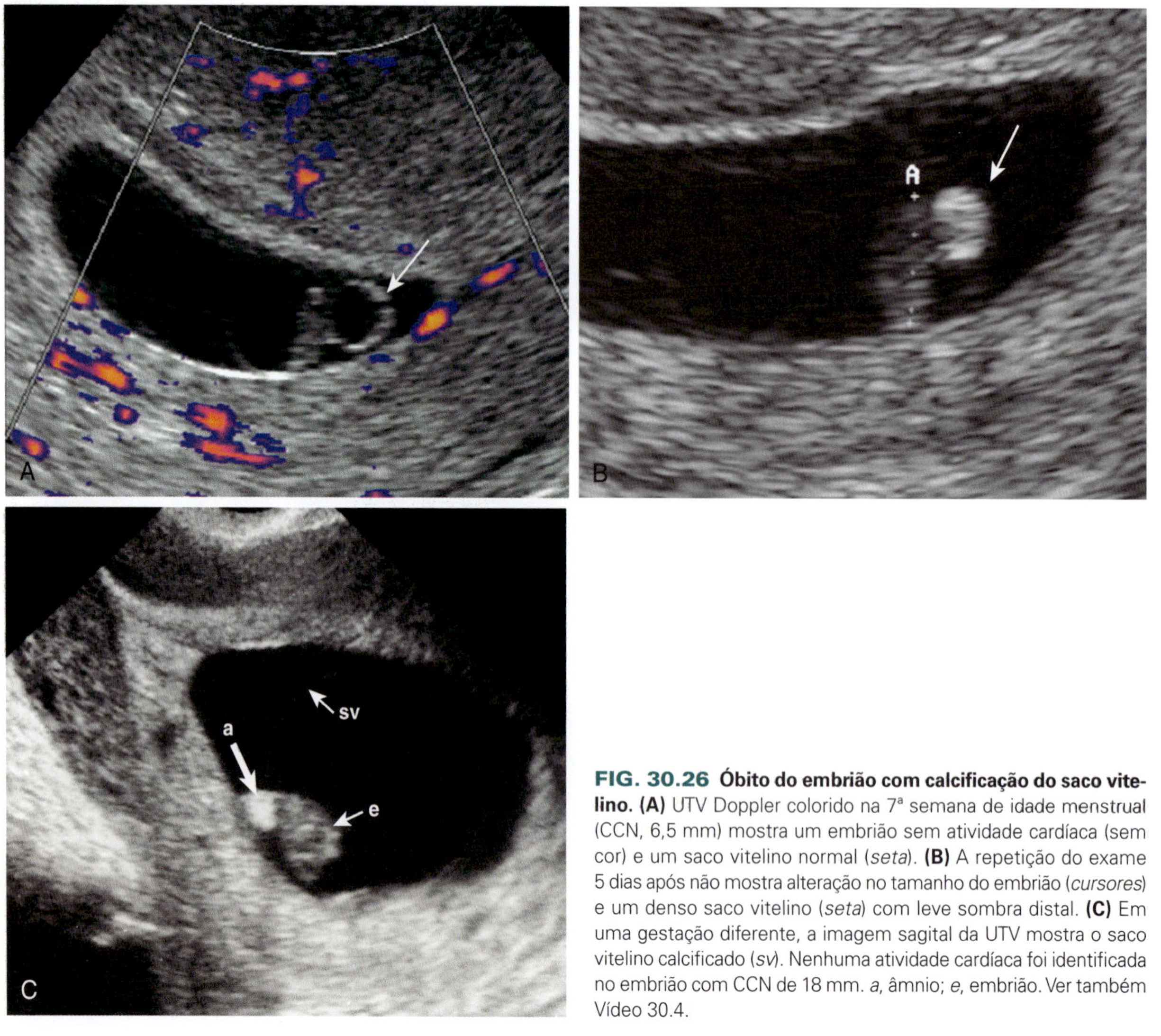

FIG. 30.26 Óbito do embrião com calcificação do saco vitelino. (A) UTV Doppler colorido na 7ª semana de idade menstrual (CCN, 6,5 mm) mostra um embrião sem atividade cardíaca (sem cor) e um saco vitelino normal (*seta*). **(B)** A repetição do exame 5 dias após não mostra alteração no tamanho do embrião (*cursores*) e um denso saco vitelino (*seta*) com leve sombra distal. **(C)** Em uma gestação diferente, a imagem sagital da UTV mostra o saco vitelino calcificado (*sv*). Nenhuma atividade cardíaca foi identificada no embrião com CCN de 18 mm. *a*, âmnio; *e*, embrião. Ver também Vídeo 30.4.

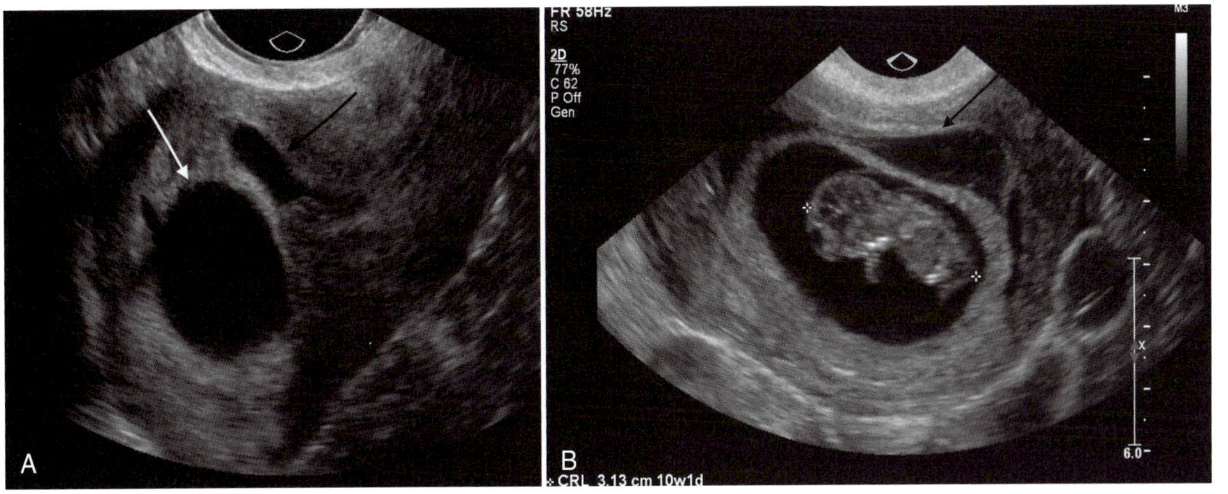

FIG. 30.27 Hematoma subcoriônico. (A) UTV sagital na 7ª semana gestacional mostra uma pequena coleção hipoecoica (*seta preta*) adjacente ao saco gestacional (*seta branca*). O embrião vivo não estava no campo de visão. O sangramento foi resolvido e a gravidez continuou sem intercorrências. **(B)** Em outra paciente, a UTV sagital transversal na gestação de 10 semanas mostra uma grande hemorragia subaguda (*seta preta*) com aspecto reticulado até o coágulo. Um embrião vivo (*cursores*) é observado. Ver também Vídeo 30.5.

mesmo com a evidenciação da atividade cardíaca normal em exame de acompanhamento após 8 semanas, a taxa de morte no primeiro trimestre subsequente permanecerá elevada se a frequência cardíaca embrionária lenta for detectada na 6ª a 7ª semanas. A frequência cardíaca baixa documentada em embriões antes de 7 semanas de gestação também pode estar associada ao aumento de anomalias cardíacas, cromossômicas e outras anomalias estruturais. [84]

A **arritmia** é também um indicador de perda no primeiro trimestre.[85] Em um grupo de 950 pacientes, Vaccaro et al.[85] encontraram quatro pacientes com arritmias e três com bradicardia ventricular, e todos os embriões morreram no exame de acompanhamento em 2 semanas.

Embriões com frequência cardíaca anormalmente alta, acima de 135 bpm antes de 6,3 semanas ou pelo menos 155 bpm em 6,3 a 7,0 semanas, apresentam bom prognóstico, com alta probabilidade de desfecho normal.[86]

Hemorragia Subcoriônica

Hemorragia subcoriônica ou hematoma resultante da elevação da margem placentária ou ruptura do seio marginal,[87] causa elevação da membrana coriônica (Fig. 30.27, Vídeo 30.5). A **hemorragia aguda** geralmente é hiperecoica ou isoecoica em relação à placenta. A hemorragia torna-se gradualmente anecoica (sonolúcida) em 1 a 2 semanas.

Esse achado pode estar associado ao sangramento vaginal. A incidência de hematomas subcoriônicos no início da gestação varia de 1,3% a 18%.[88] A associação de hematomas subcoriônicos com falha precoce da gestação é variável, mas a maioria dos estudos sustenta que desfechos piores são observados em hematomas "grandes" que se estendem por 50%, ou mais, da circunferência do saco gestacional, bem como em hematomas diagnosticados no início do primeiro trimestre. (Fig. 30.27B).

Pedersen e Mantoni[89] estudaram 342 gestantes entre 9ª a 20ª semanas de gestação com sangramento vaginal e encontraram hematomas subcoriônicos em 18% delas, com um volume médio de 20 mL (em uma faixa de 2 a 150). Este estudo não encontrou diferença na taxa de aborto (10%) ou parto prematuro (11%) entre as pacientes com e sem hematomas subcoriônicos.

Em um estudo retrospectivo de 516 pacientes com sangramento no primeiro trimestre, Bennett et al.[90] encontraram uma taxa geral de perda gestacional de 9,3%. A perda gestacional aumentou conforme houve aumento da idade materna e conforme a diminuição da idade gestacional. Nas mulheres com mais de 35 anos, a taxa foi de 13,8% (*versus* 7,3 para as mulheres com menos de 35 anos), e aquelas que apresentavam até 8 semanas, foi de 13,7% (*versus* apenas 5,9% nas gestações posteriores). O preditor mais importante da perda gestacional foi grande hemorragia subcoriônica.[90] A hemorragia pequena ou média (ou seja, ≤ 50% da circunferência do saco) apresentou uma taxa de aborto espontâneo de 9%, *versus* 18,8% na hemorragia subcoriônica maior. Em um estudo envolvendo pacientes entre 5ª a 14ª semanas de gestação, Leite et al. descobriram que as pacientes que apresentavam hematomas muito grandes estavam associadas a desfechos adversos em 46% das gestações. Em seu estudo, o sangramento vaginal não foi associado a um mau prognóstico, mas o diagnóstico de idade gestacional precoce foi associado a desfecho pior.[91]

GESTAÇÃO ECTÓPICA

A gestação ectópica continua sendo uma das principais causas de morte materna nos Estados Unidos. Presente em 1,4% de todas as gestações, a gestação ectópica responde por aproximadamente 15% das mortes maternas. Embora a incidência da gestação ectópica esteja crescendo, a mortalidade declinou de abaixo de 1 em 1.000 casos, comparada a 3,5 em 1.000 casos em 1970.[92,93] O aumento da incidência provavelmente é causado pela maior prevalência de fatores de risco, além de diagnósticos mais precoces, ao passo que o aumento da conscientização e a melhora na capacidade diagnóstica têm diminuído a mortalidade.

Apresentação Clínica

A tríade clínica clássica de dor, sangramento vaginal anormal e massa anexial palpável está presente em apenas 45% das pacientes com gestação ectópica.[94] Além disso, o valor preditivo positivo dessa tríade é de apenas 14%. Outros sinais e sintomas incluem qualquer combinação da tríade clássica, assim como amenorreia, desconforto anexial e dor à mobilização do colo do útero. Schwartz e Di Pietro[94] concluíram que apenas 9% das pacientes com suspeita clínica de gestação ectópica realmente tiveram gestação ectópica; 17% tiveram cistos ovarianos sintomáticos; 13%, doença inflamatória pélvica; 8%, sangramento uterino disfuncional e 7% tiveram abortamentos espontâneos. A apresentação clínica é, portanto, inespecífica. Além disso, mesmo em retrospecto, 8,7% das gestações ectópicas comprovadas eram ultrassonograficamente normais no momento da avaliação inicial.[95]

A **prevalência** de gestação ectópica varia de acordo com a população de pacientes e seus fatores de risco inerentes. No entanto, todas as pacientes no grupo de idade reprodutiva estão em risco. Os fatores de **risco** da gestação ectópica incluem anormalidade tubária, evitando a passagem do zigoto, o que ocasiona retardo de trânsito; gestação tubária prévia,[96,97] cesariana ou cirurgia de reconstrução tubária; doença inflamatória pélvica; salpingite por clamídia;[98] dispositivos contraceptivos intrauterinos; e idade avançada ou alta paridade.

Há uma forte associação entre **infertilidade** e gestação ectópica, provavelmente em razão de anormalidades tubárias compartilhadas em ambas as condições. Os fatores de risco para gestação ectópica, portanto, estão presentes em pacientes que realizam indução da ovulação ou FIV e transferência do embrião. A incidência aumentada de gestações múltiplas com indução da ovulação e FIV aumenta ainda mais o risco de gestação ectópica e **heterotópica** (ectópica e intrauterina coexistentes). As forças hidrostáticas geradas durante a **transferência do embrião** também podem contribuir para o risco aumentado.[99] A frequência de gestação heterotópica foi originalmente estimada em uma base teórica de 1 para 30 mil gestações. Dados mais recentes indicam que a taxa é de aproximadamente 1 em 7.000 gestações.[100,101]

Risco de Gestação Ectópica

Qualquer anormalidade tubária que possa impedir a passagem do zigoto ou resultar em trânsito atrasado
Gestação tubária prévia
História de reconstrução tubária cirúrgica
Doença inflamatória pélvica
Dispositivo contraceptivo intrauterino
Idade materna elevada
Paridade aumentada
Cesariana anterior

Diagnóstico Ultrassonográfico

Como qualquer mulher em idade fértil apresenta risco de uma gestação ectópica, a determinação por ultrassonografia pélvica da localização da gravidez é necessária para qualquer mulher grávida. O diagnóstico diferencial de dor pélvica no início da gestação é vasto e engloba gestação ectópica, perda gestacional precoce, torção tubo-ovariana, miomas degenerados e cistos ovarianos.

A USTA direcionada é recomendada para todos os casos de suspeita de gestação ectópica nos quais a UTV não proporciona um diagnóstico claro, procurando por resultados que possam estar fora do alcance da sonda transvaginal. Embora a bexiga cheia seja recomendada, em um quadro de emergência as pacientes não devem ser obrigadas a encher a bexiga urinária antes do exame de imagem.[102] O exame de USTA deve incluir vistas do útero e dos anexos nas orientações sagital e transversal. Ao notar fluido na pelve, é útil observar a porção mais superior do abdome para verificar a extensão do fluido a fim de fornecer uma noção do grau de perda de sangue. Na presença de grande volume de perda de sangue, a paciente pode descompensar rapidamente. A visualização de líquido na parte superior do abdome superior deve conferir maior urgência ao quadro clínico (Figs. 30.28 e 30.29).

A avaliação por UTV das regiões do útero, dos ovários e dos anexos deve ser quase sempre realizada, pois é uma técnica superior a USTA para avaliação do conteúdo endometrial e dos anexos, fornecendo um diagnóstico mais frequente e precoce. A visualização do útero no plano sagital e transversal deve ser realizada para avaliar um pequeno saco gestacional. Os anexos devem ser visualizados com documentação dos ovários, bem como o espaço entre os ovários e o útero, pois esta é a localização mais comum de uma massa anexial ectópica.[103] Durante a UTV, pode ser útil realizar um exame bimanual leve com a sonda e uma das mãos fornecendo uma pressão suave para mover uma massa questionável do ovário. Se a massa se move separadamente do ovário (Vídeo 30.6), é mais provável que seja uma massa ectópica, em vez de uma massa ovariana, mais comumente um cisto do corpo lúteo. A suspeita de massa ectópica deve ser analisada durante a UTV com avaliação de dor local. A sonda é usada para aplicar uma leve pressão na massa. Essa pressão quase sempre provoca dor semelhante à sensação que levou a paciente ao hospital

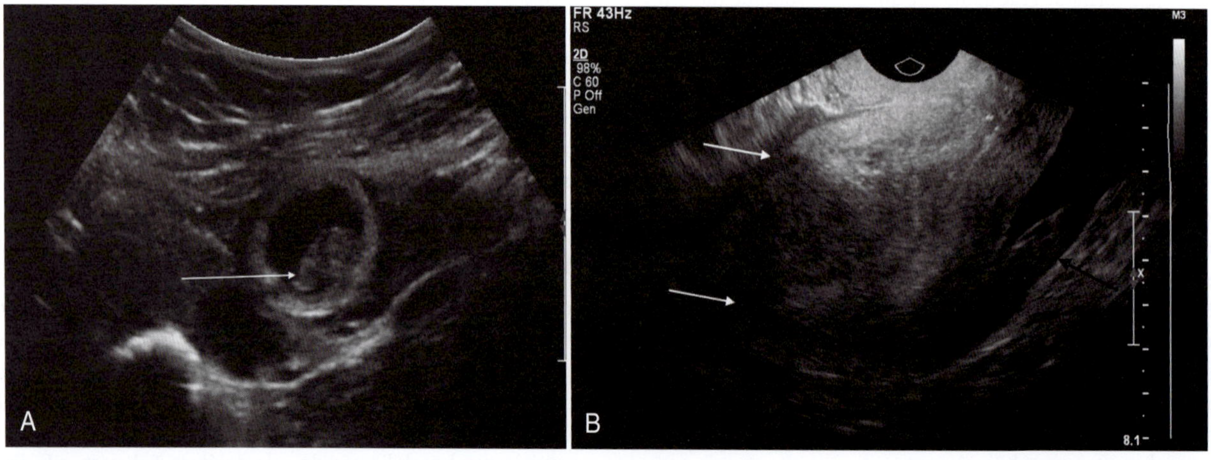

FIG. 30.28 Gestação ectópica viva. Mulher de 33 anos de idade com dor no quadrante esquerdo, com 9 semanas de gestação. **(A)** USTA transversal do anexo direito mostra um saco gestacional com embrião. A atividade cardíaca foi observada em imagens em tempo real. **(B)** UTV mostra o útero (*setas brancas*) e algum coágulo no recesso retouterino (fundo de saco) sem saída (*seta preta*). No entanto, a gestação ectópica só foi observada na USTA.

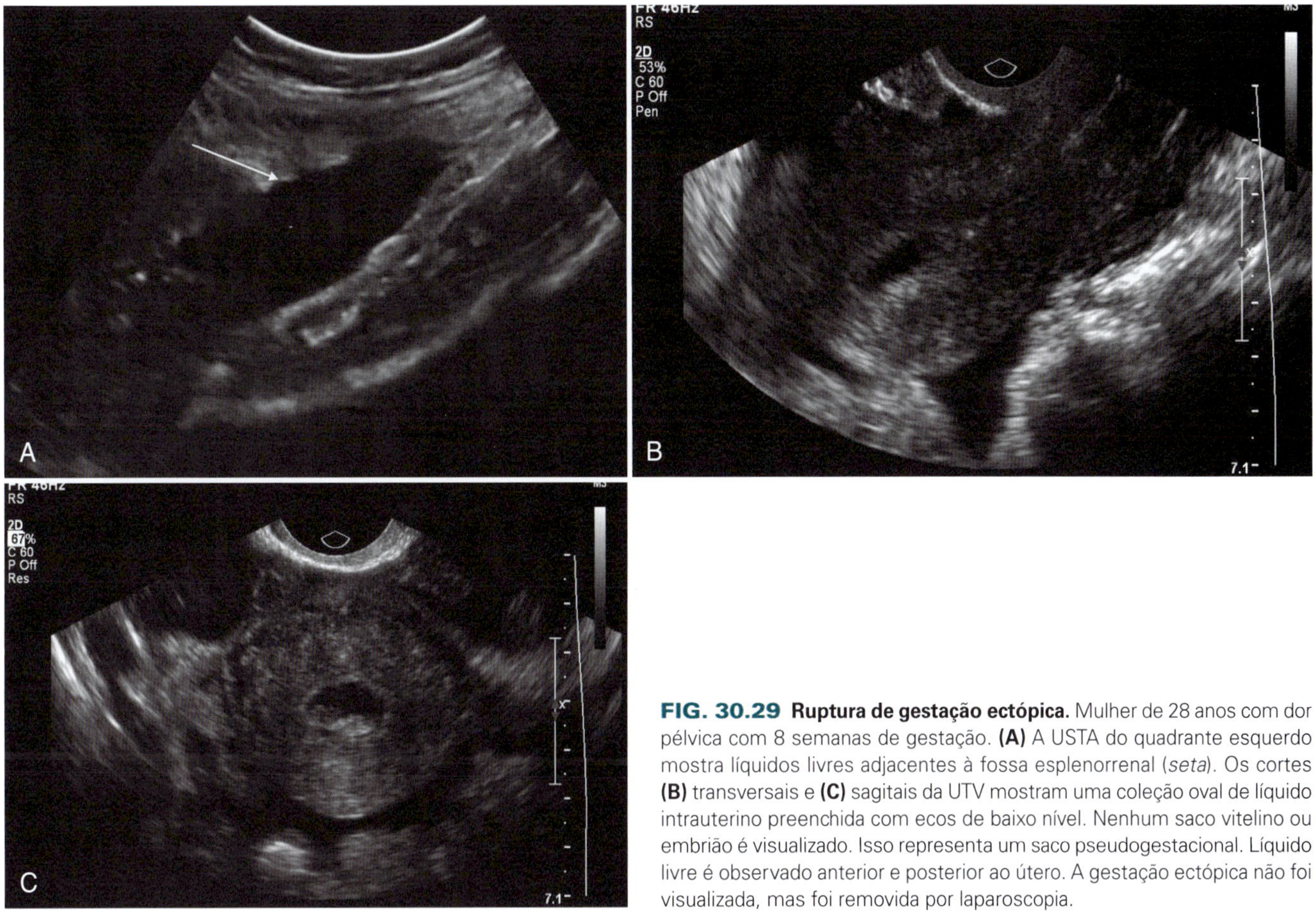

FIG. 30.29 Ruptura de gestação ectópica. Mulher de 28 anos com dor pélvica com 8 semanas de gestação. **(A)** A USTA do quadrante esquerdo mostra líquidos livres adjacentes à fossa esplenorrenal (*seta*). Os cortes **(B)** transversais e **(C)** sagitais da UTV mostram uma coleção oval de líquido intrauterino preenchida com ecos de baixo nível. Nenhum saco vitelino ou embrião é visualizado. Isso representa um saco pseudogestacional. Líquido livre é observado anterior e posterior ao útero. A gestação ectópica não foi visualizada, mas foi removida por laparoscopia.

inicialmente. A dor também pode ser sentida na presença de outras massas inflamatórias ou em expansão, como o corpo lúteo hemorrágico. É necessário examinar a pelve e o fundo de saco (recesso retouterino) para detecção de fluidos.

A UTV pode não detectar uma gravidez ectópica localizada no alto do campo de visão da sonda ou quando uma massa pélvica, como um mioma ou gás intestinal, está localizada entre a vagina e o anexo.[104-106] Em 5% dos casos, podem estar presentes achados que somente a USTA é capaz de identificar[107] (Fig. 30.28).

Gestação Heterotópica

Se a GIU normal for identificada, a probabilidade de gestação ectópica é drasticamente reduzida. Na presença de GIU, o risco de gestação ectópica coexistente (**gestação heterotópica**) fica entre 1 em 4.000 e 1 em 7.000.[100,108] No entanto, mesmo na presença de GIU, a avaliação dos anexos deve ser realizada para triagem de uma possível gravidez ectópica coexistente, especialmente em mulheres que apresentam dor anexial e mulheres com histórico de técnicas de reprodução assistida, como a FIV.[109] O risco de gestação heterotópica pode ser tão alto quanto 1% a 3% em mulheres submetidas à indução de ovulação[110] (Fig. 30.30).

Níveis Séricos de β-hCG

Os níveis séricos de β-hCG constituem uma importante ferramenta auxiliar no diagnóstico de uma gestação ectópica. Um nível de β-hCG negativo exclui a possibilidade de gestação viável em uma mulher que apresenta dor, ao passo que uma ultrassonografia negativa, não. Como afirmado anteriormente, a OMS recomenda que o Third IS e o Fourth IS devem ser usados para calibração de imunoensaios.[37] Em geral, esperamos visualizar um saco gestacional quando o nível de β-hCG for maior que 2.000 mUI/mL (IRP). Níveis discriminatórios como esse podem ser usados para orientar o manejo, mas não como indicadores absolutos de que a ausência de um saco gestacional ultrassonograficamente demonstrável com esse nível de β-hCG seja anormal. Um estudo de 2013 realizado por Connolly encontrou 366 pacientes com dor e sangramento no primeiro trimestre, cujas gestações, por fim, mostraram-se viáveis, e um nível de hCG de 3.510 mUI/mL foi necessário para que um saco gestacional fosse visto em 99% do tempo.[111] As medições seriadas de β-hCG geralmente são mais úteis do que uma única medição na identificação de uma gestação anormal e normal, e a ultrassonografia pode documentar importantes características de diagnóstico, independentemente do valor de β-hCG.[5] O nível de β-hCG em uma gestação normal apresenta um tempo de duplicação de aproximadamente 2 dias, enquanto pacientes com problema ou perda gestacional apresentam um nível de β-hCG decrescente. Pacientes com gestação ectópica geralmente apresentam aumento mais lento nos níveis de β-hCG, embora ocasionalmente exibam padrões semelhantes a uma gestação normal ou aborto espontâneo.

Achados Ultrassonográficos Específicos

O sinal ultrassonográfico mais específico da gestação ectópica é a documentação de um embrião vivo em uma localização extrauterina

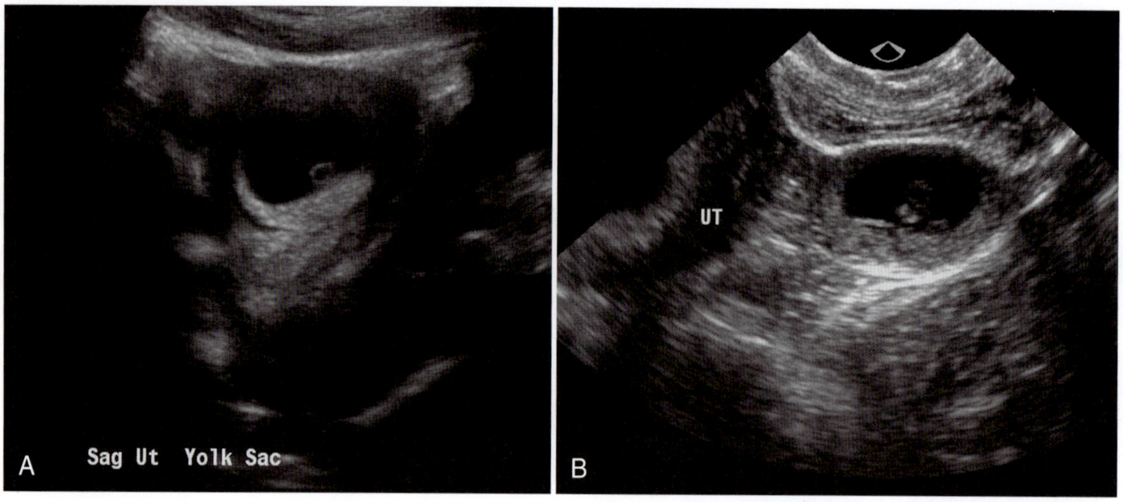

FIG. 30.30 Gestação heterotópica na 6ª semana. (A) USTA sagital demonstra um saco gestacional intrauterino contendo um saco vitelino. **(B)** UTV transversal mostra um saco gestacional extrauterino no lado esquerdo. A gestação ectópica esquerda foi tratada cirurgicamente e a paciente passou a apresentar uma gestação sem intercorrências. *UT*, útero.

(Fig. 30.30). Este achado é 100% específico, mas apresenta baixa sensibilidade de 15% a 20%.[104,112]

Achados Ultrassonográficos Inespecíficos

Massas Anexiais

A localização mais comum da gestação ectópica é na tuba uterina, ocorrendo 75% a 80% na porção ampular, 10% na infundibular, 5% na fímbria e 2% a 4% no segmento intersticial. Gestações ectópicas em uma localização tubária geralmente produzem uma massa nos anexos, que é o achado ultrassonográfico mais comum.[107,113] A massa pode ser sólida ou heterogênea e é composta principalmente por derivados sanguíneos devido ao sangramento na parede e no lúmen da tuba uterina. Massas anexiais contendo um anel tubário com ou sem características centrais de identificação, como saco vitelino ou embrião, aumentam a especificidade do achado.[103]

Usando UTV, Fleischer et al.[114] descreveram o **anel tubário ectópico** em 49% das pacientes com gestação ectópica e em 68% das gestações unilaterais tubárias. O anel tubário geralmente pode ser diferenciado de um cisto do corpo lúteo porque o cisto está localizado excentricamente com uma borda de tecido ovariano ao redor. Um anel tubário é uma estrutura anelar concêntrica criada pelo trofoblasto da gestação ectópica em torno do saco coriônico. Este anel geralmente está dentro de um hematoma que pode estar confinado à tuba uterina ou que pode se estender para fora dela (Fig. 30.31). Frates et al.[115] descobriram que o anel tubário ectópico era mais ecogênico que o parênquima ovariano, em contraste com o corpo lúteo, que é normalmente ecogênico ou menos ecogênico que o parênquima ovariano. A parede do corpo lúteo geralmente é menos ecogênica que o endométrio, e Stein et al.[116] verificaram que o anel tubário de uma gestação ectópica era mais ecogênico que o endométrio em 32% dos casos, um achado que pode ser útil para distinguir entre um anel tubário e um cisto do corpo lúteo.

O anel tubário ectópico pode estar obscurecido ou substituído por uma massa que é frequentemente ecogênica (Fig. 30.31), mas pode apresentar ecogenicidade mista. Facilmente ignorada ou confundida com gordura ou com o intestino, essas massas serão encontradas apenas com um alto índice de suspeita e UTV cuidadosa dos anexos, procurando o anel tubário ou massa que seja focalmente sensível. O Doppler colorido pode ser útil para encontrar a massa, que pode apresentar-se hiperêmica (Fig. 30.31B). No entanto, o corpo lúteo também é hiperêmico e é muito mais comum que a gestação ectópica; portanto, apenas ver um "anel de fogo" ao redor de uma lesão anexial não é suficiente para o diagnóstico de gestação ectópica. Outras entidades podem causar uma massa anexial, como cisto hemorrágico do corpo lúteo, endometriose e abscesso e, portanto, não são diagnósticas.[114]

Líquido Livre

A UTV é extremamente sensível à detecção de líquido pélvico livre. Pequenas quantidades de líquido livre podem ser visualizadas nas gestações ectópicas e intrauterinas. A presença de líquido livre ecogênico (Figs. 30.28B e 30.31B, Vídeo 30.7) ou de coágulos sanguíneos no fundo de saco posterior em pacientes grávidas, sem evidência ultrassonográfica de GIU e especialmente quando encontrada em grandes quantidades ou em associação com massa anexial, indica alto risco de gestação ectópica, mas também pode ser observada em casos de ruptura do cisto do corpo lúteo. O líquido ecogênico se correlaciona ao hemoperitônio durante a cirurgia.[117] Assim, se houver grande quantidade de sangue na pelve e uma gestação ectópica não for visualizada, o diagnóstico de ruptura de gestação ectópica ou cisto ovariano roto não é tão importante quanto a estabilidade hemodinâmica da paciente. Pacientes instáveis são tratadas cirurgicamente em qualquer diagnóstico.

Endométrio

Não há aparência endometrial específica ou espessura que possa ser usada para distinguir uma paciente com gestação ectópica daquela com uma GIU inicial.[118] A aparência mais comum do endométrio na gestação ectópica é de normalidade ou de aumento generalizado da ecogenicidade devido à reação decidual. Pseudossacos gestacionais são coleções de líquido endometrial circundadas por endométrio ecogênico devido a uma reação decidual. Essas coleções líquidas estão presentes em 5% a 10% das gestações ectópicas. Tendem a ser de forma lenticular (Fig. 30.29B) com ecos internos devido ao

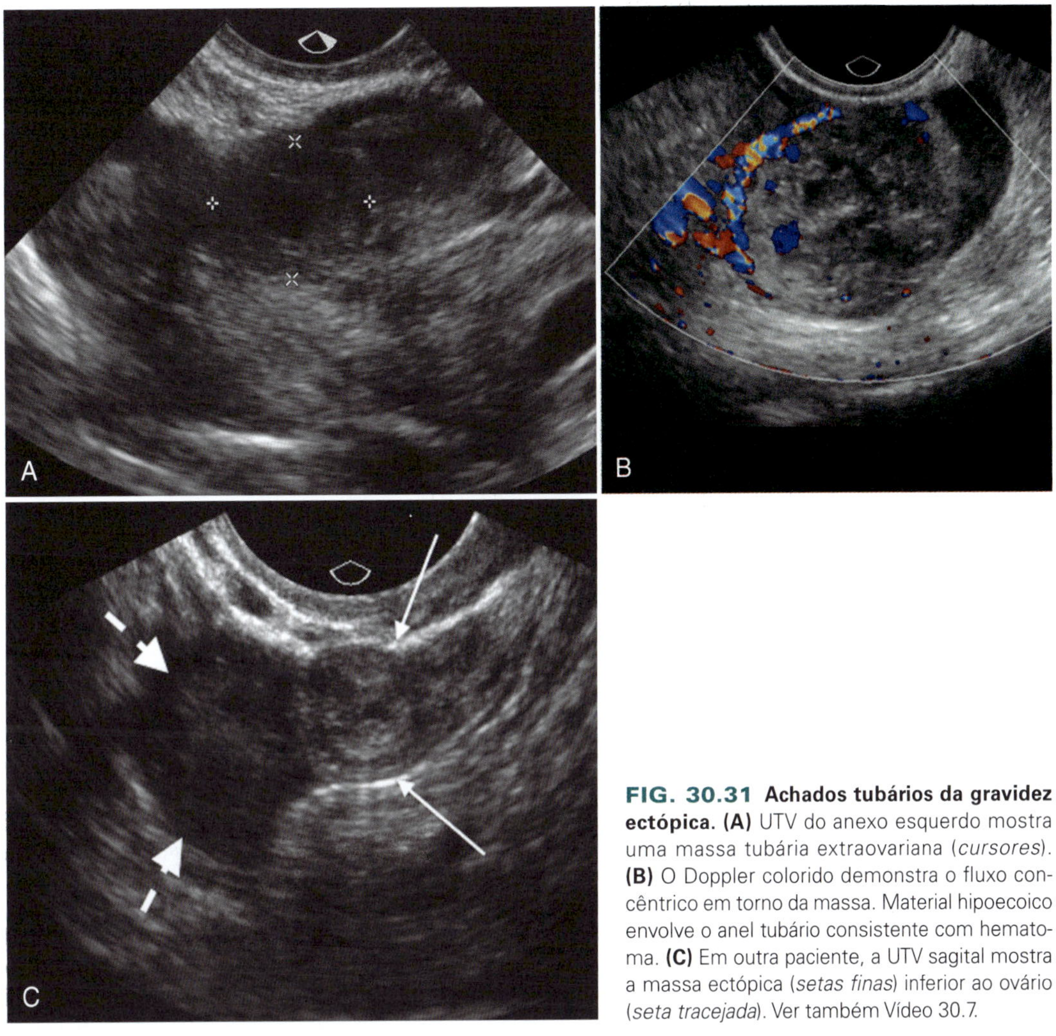

FIG. 30.31 Achados tubários da gravidez ectópica. (A) UTV do anexo esquerdo mostra uma massa tubária extraovariana (*cursores*). **(B)** O Doppler colorido demonstra o fluxo concêntrico em torno da massa. Material hipoecoico envolve o anel tubário consistente com hematoma. **(C)** Em outra paciente, a UTV sagital mostra a massa ectópica (*setas finas*) inferior ao ovário (*seta tracejada*). Ver também Vídeo 30.7.

sangue, mas podem ser lisas e arredondadas com detritos que poderiam ser confundidos com produtos da concepção.[104,109]

Locais de Implantação

A gestação ectópica pode ocorrer em diversos locais. Aproximadamente 95% das gestações ectópicas ocorrem nas porções ampulares ou ístmicas da tuba uterina. O segundo local mais comum, cerca de 2% a 4% de todas as gestações ectópicas, está associado com gravidez intersticial ocorrendo na porção intramural da trompa em que o saco atravessa a parede uterina para entrar no canal endometrial[103] (Fig. 30.32).

A implantação na porção lateral superior do canal endometrial, mas não no interior da porção intramural da trompa, é normal e não é considerada gestação ectópica. Isso muitas vezes é confundido com uma gestação ectópica, mas o endométrio ecogênico pode ser observado ao redor do saco (sinal decidual duplo) e, se for acompanhado por até 1 semana, o saco cresce e alcança aparência mais típica no canal endometrial. A ultrassonografia tridimensional pode adicionar confiabilidade ao diagnóstico de gestação intrauterina intersticial ectópica e excêntrica.[119]

Devido à distensibilidade desta porção da tuba uterina, **gestações ectópicas intersticiais** podem se apresentar e se romper mais tarde do que outras gestações tubárias, muitas vezes causando hemorragia maciça intraperitoneal das artérias e veias arqueadas dilatadas, que ficam no terço externo do miométrio entre o miométrio externo fino e camada intermediária espessa.[119] A mortalidade da gestação intersticial é o dobro de outras gestações ectópicas. Ackerman et al.[120] constataram que os dois sinais ultrassonográficos utilizados atualmente de adelgaçamento miometrial e excentricidade do saco não são confiáveis e descreveram o **sinal da linha intersticial** como sendo mais útil. A linha intersticial é uma linha fina e ecogênica que se estende do canal endometrial até o centro do saco intersticial ou massa hemorrágica. Foi observada em 92% das gestações ectópicas intersticiais. A linha é o canal endometrial vazio não distendido. A gestação ectópica intersticial geralmente é circundada pelo trofoblasto, mas não deve apresentar um sinal decidual duplo. Historicamente, o tratamento era cirúrgico com ressecção cornual, mas, atualmente, uma terapia menos invasiva com injeção local de cloreto de potássio ou com injeção local ou intramuscular de metotrexato é realizada para evitar a cirurgia uterina. Ocasionalmente, esse tipo de gestação ectópica é erroneamente chamado de "**gravidez cornual**". No entanto, este termo deve ser reservado para um saco gestacional no interior de um corno rudimentar ou dentro de um corno de um útero bicorno.[119]

As **gestações ectópicas cervicais** resultam do implante no canal endocervical (Fig. 30.33). São raras, representando menos de 1% de

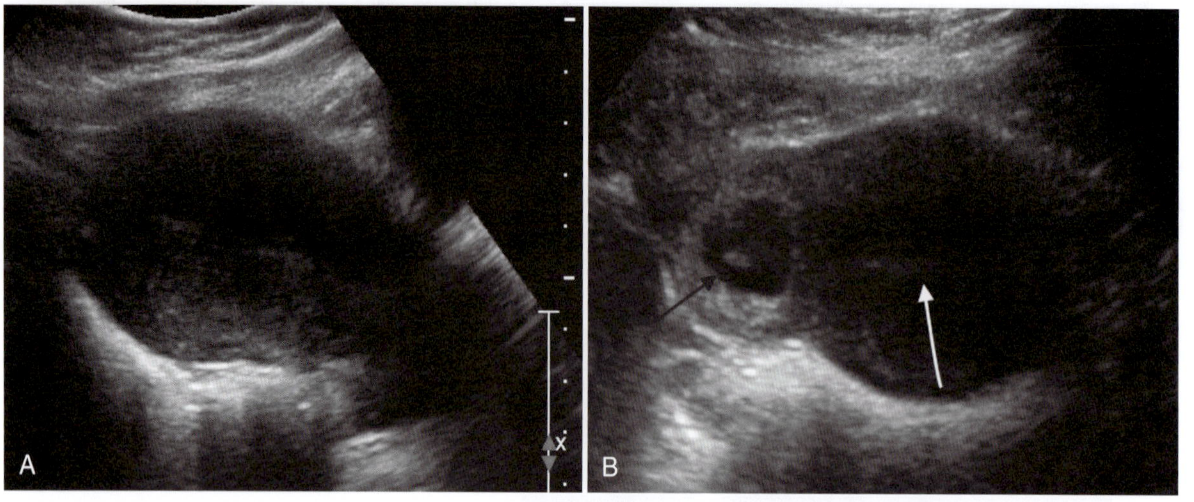

FIG. 30.32 Gestação ectópica intersticial. (A) USTA sagital demonstra uma faixa endometrial normal. **(B)** USTA transversal mostra um saco gestacional contendo um embrião (*seta preta*) posicionado excentricamente dentro do útero, separado da faixa endometrial (*seta branca*). A gestação foi finalizada com injeção direta de metotrexato dentro do saco gestacional, evitando a cirurgia uterina.

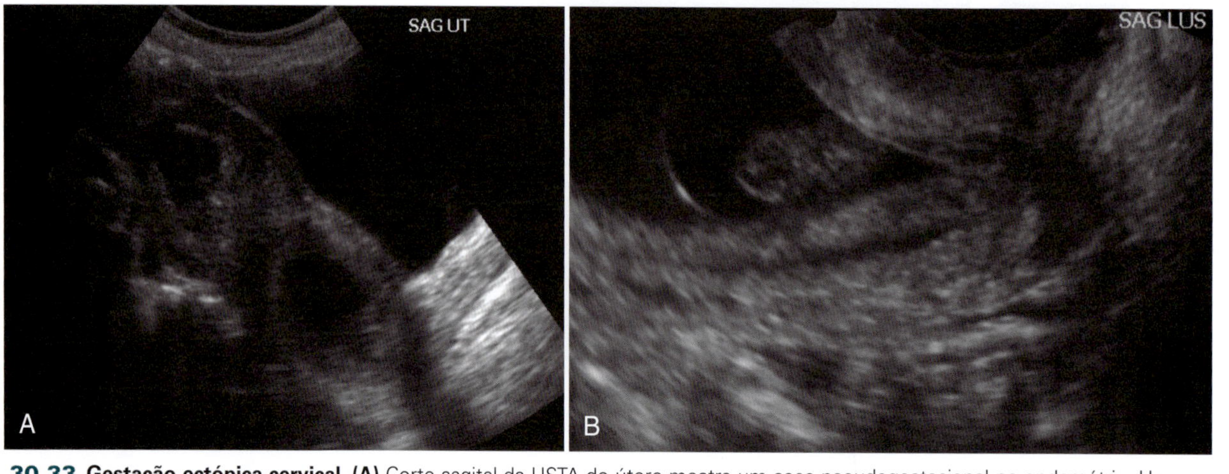

FIG. 30.33 Gestação ectópica cervical. (A) Corte sagital da USTA do útero mostra um saco pseudogestacional no endométrio. Uma segunda coleção fluida é visualizada no colo do útero, secundária ao saco gestacional. **(B)** Corte sagital da UTV do colo do útero mostra um saco gestacional contendo um embrião.

todas as gestações ectópicas, e podem ser confundidas com aborto em andamento. A ultrassonografia pode ajudar a diferenciar uma gravidez ectópica intracervical documentando um embrião com um atividade cardíaca ou fluxo peritrofoblástico identificado por Doppler colorido. Lembre-se de que um saco gestacional abortivo pode se apresentar no segmento uterino inferior e no colo do útero. Ultrassonograficamente, em uma gestação abortiva, a bolsa será oblonga, o embrião (se presente) não apresentará atividade cardíaca e não haverá vascularização trofoblástica, porque se soltou da parede uterina. Clinicamente, ambas as situações estão associadas a sangramento vaginal, mas o aborto provavelmente produzirá também cólicas dolorosas. Ocasionalmente, um aborto em andamento continuará a exibir fluxo ao ser examinado, mas as imagens de acompanhamento mostrarão ausência de fluxo. Portanto, antes que qualquer procedimento de intervenção para uma ectopia cervical seja realizado, sempre verificamos se a atividade cardíaca ainda está presente.

A **implantação em cicatriz de cesariana** parece estar aumentando, com mais casos sendo descritos na literatura.[121] A paciente pode apresentar sangramento vaginal indolor e história de uma ou mais cesarianas. A ultrassonografia inicial mostrará um saco implantado no segmento uterino inferior, com afinamento local do miométrio (Fig. 30.34, Vídeo 30.8). Em geral, existe vascularização proeminente no local da implantação. Pode haver hemorragia catastrófica levando à necessidade de histerectomia completa. O tratamento da implantação na cicatriz frequentemente é demorado. Um procedimento de dilatação e curetagem raramente é recomendado, porque o segmento inferior fino pode estar perfurado. A terapia médica é mais comum, com metotrexato administrado sistemicamente e muitas vezes injetado localmente também. A presença de um embrião vivo pode exigir uma injeção cuidadosa de cloreto de potássio no embrião para interromper a atividade cardíaca.

Gestações abdominais também são raras. Tais gestações geralmente são resultantes da ruptura uterina de uma gestação ectópica intersticial (Fig. 30.35), mas também podem ocorrer mais raramente por implantação direta. Quando diagnosticadas no primeiro trimestre, essas gestações são tipicamente tratadas de maneira semelhante às gestações ectópicas tubárias. Quando diagnosticada no terceiro trimestre, a gravidez abdominal pode resultar em um recém-nascido viável.

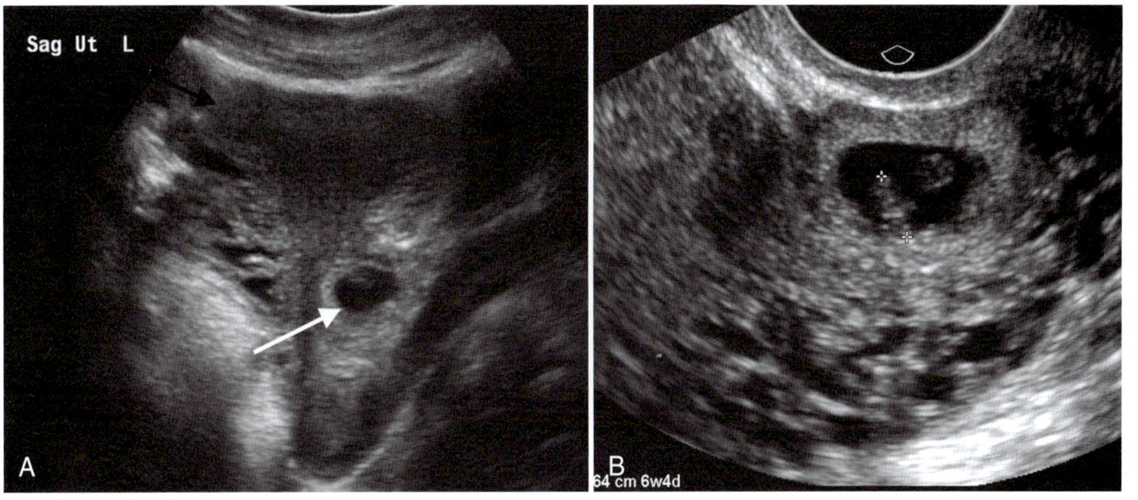

FIG. 30.34 Implantação na cicatriz de cesariana. (A) USTA com 7 semanas de gestação mostra um saco (*seta branca*) no segmento uterino inferior anterior, longe do fundo do útero (*seta preta*). **(B)** UTV mostra o saco na região da cicatriz da cesariana com um embrião (*cursores*) e saco vitelino. Nenhum miométrio é visualizado anteriormente ao saco. Ver também Vídeo 30.8.

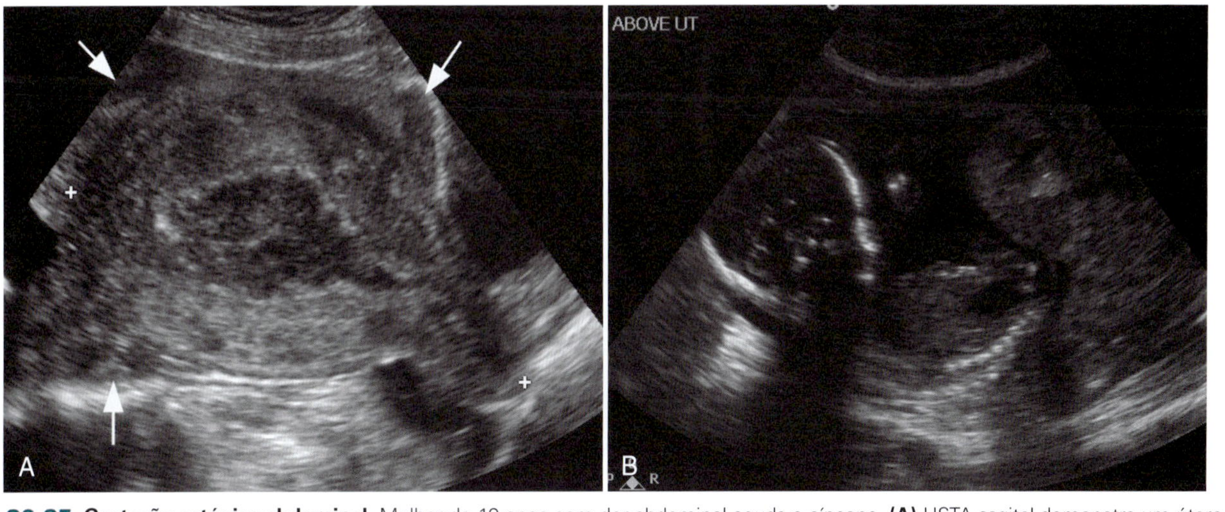

FIG. 30.35 Gestação ectópica abdominal. Mulher de 19 anos com dor abdominal aguda e síncope. **(A)** USTA sagital demonstra um útero discretamente aumentado com cavidade endometrial distendida com sangue. Sangue também é observado em torno do útero (*setas*). **(B)** USTA superior ao fundo do útero mostra a gestação ectópica abdominal de 15 semanas. O tratamento cirúrgico confirmou a ectopia abdominal secundária à ruptura uterina causada por gestação ectópica intersticial.

Gestação em Localização Desconhecida

Nas pacientes do primeiro trimestre, a UTV inicial identifica corretamente o local em mais de 90% das pacientes.[106] Na ausência de GIU bem-definida ou de gestação ectópica, outros achados podem sugerir a localização de implantação, mas são inespecíficos e podem resultar em erro diagnóstico. Recentemente, mulheres com teste de gravidez positivo que não apresentam evidência de GIU ou gestação ectópica na UTV foram classificadas como tendo uma **gravidez de localização desconhecida** (GLD).[122,123] O diagnóstico diferencial para GLD inclui GIU muito precoce, GIU anormal, aborto espontâneo e gravidez ectópica.[124] A proporção de pacientes classificadas como GLD depende da idade gestacional no momento do exame (e, claro, da qualidade do exame e do conhecimento do examinador).

Em um estudo com 5.318 mulheres não selecionadas no primeiro trimestre, 456 (8,7%) foram classificadas como GLD.[106] Das 456 pacientes classificadas como GLD, 31 (6,8%) apresentavam gestação ectópica. O grupo de mulheres com GLD se beneficia com um acompanhamento rigoroso devido à alta incidência de gestação ectópica. Kirk et al.[106] mostraram que um único exame por UTV diagnosticou corretamente a gestação ectópica em 96,1% das pacientes submetidas a tratamento cirúrgico. Portanto, 3,9% das pacientes diagnosticadas com gestação ectópica e tratadas não cirurgicamente poderiam apresentar GIU normais ou anormais. Assim, é importante considerar a história clínica e a apresentação antes de usar parâmetros inespecíficos no manejo de pacientes com gestação ectópica.

Manejo

O manejo convencional da gestação ectópica tem sido cirúrgico, com ressecção da tuba doente. Com a capacidade de diagnóstico melhorada, incluindo a UTV, há a possibilidade de realização de diagnósticos mais precoces e potencial para uma abordagem mais conservadora

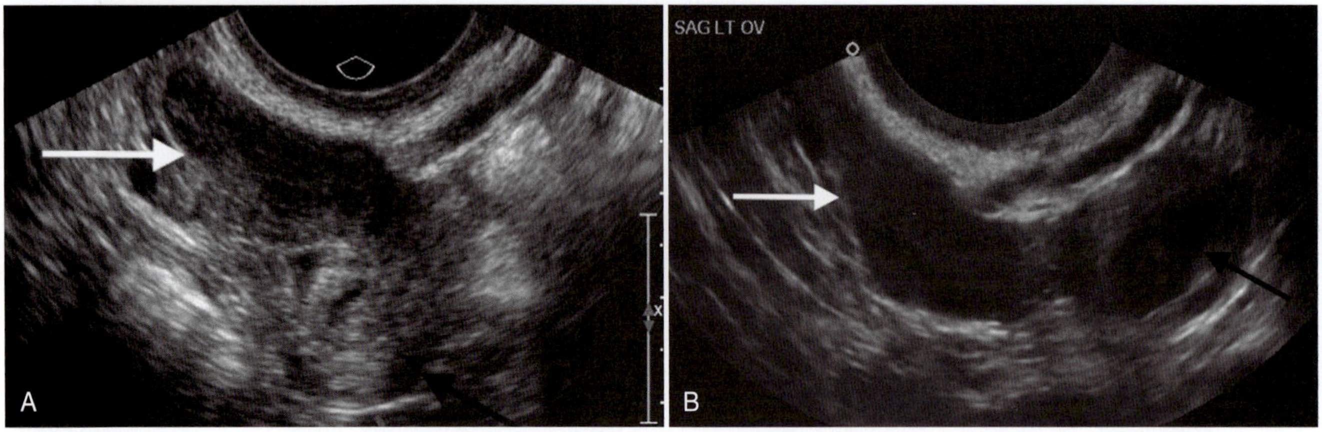

FIG. 30.36 Gestação ectópica. Mulher de 38 anos com dor e sangramento de gestação ectópica esquerda tratada com metotrexato. **(A)** No diagnóstico inicial, a massa ectópica extraovariana (*seta preta*) foi encontrada adjacente à esquerda (*setas brancas*). Os níveis de HCG continuaram a subir. **(B)** A repetição do exame 2 semanas mais tarde mostra crescimento da massa anexial contendo agora um saco gestacional com polo embrionário. A gestação ectópica foi então tratada com sucesso com salpingectomia.

ao tratamento. O objetivo final é diagnosticar a gestação ectópica antes da ruptura das tubas e tratá-la de modo a minimizar as cicatrizes tubárias, mantendo a sua permeabilidade.

A **laparoscopia** é frequentemente utilizada para o diagnóstico definitivo de gestação ectópica e para os procedimentos cirúrgicos mais conservadores, como a salpingotomia.[125] A tuba doente é incisada e utiliza-se uma microdissecação para remover o saco gestacional. A incisão é então deixada para cicatrizar por segunda intenção. A taxa de GIU subsequente nessas pacientes cirúrgicas é de 61,4%, com taxa de 15% de gestação ectópica recorrente.[126]

A **conduta clínica** também tem sido bem-sucedida nos casos de gestação ectópica recente. Inibidores de crescimento celular, como metotrexato, são administrados (via intravenosa, intramuscular ou oral) e os níveis de β-hCG sérica são acompanhados de perto. O metotrexato destrói as células trofoblásticas, que se dividem rapidamente, resultando em uma queda dos níveis de β-hCG e, idealmente, na preservação da luz tubária.[127] As taxas de sucesso variam de 61% a 93% para injeção local[128] e de 65% a 94% para tratamento intramuscular.[129] A taxa de efeitos adversos é de 21% com administração parenteral e 2% com injeção local sob orientação ultrassonográfica.

O tratamento médico é mais bem-sucedido em gestações tubárias (*vs.* gestação ectópica intersticial ou gestação ectópica cervical), nos casos com massas ectópicas menores, menos líquidos livres na cavidade abdominal e naqueles sem atividade cardíaca embrionária.

Barnhart et al.[130] revisaram estudos de regimes de dose única e múltipla de metotrexato e encontraram uma taxa de sucesso global de 85% (1.181 de 1.327 mulheres). A dose única foi mais comumente utilizada, mas foi associada a uma chance significativamente maior de falha do que a terapia com multidose, porém apresentou menos efeitos adversos. Hajenius et al.[128] compararam as opções de tratamento incluindo laparoscopia, laparotomia, metotrexato (local *vs.* sistêmico e dose única *vs.* múltipla) e conduta conservadora (as pacientes são monitoradas sem tratamento). Doses múltiplas via intramuscular de metotrexato apresentaram um custo efetivo maior que a salpingotomia laparoscópica em pacientes com nível sérico baixo de β-hCG. Em todos os casos, ambas as terapias apresentaram resultados semelhantes à laparoscopia, com alto custo e estadia hospitalar mais prolongada.

Nazac et al.[129] estudaram recentemente 137 mulheres com gestação ectópica não rota e hematossalpinge identificada pela UTV. Eles descobriram que nos casos com níveis de hCG menores que 1.000 mUI/mL, a injeção local de metotrexato (1 mg/kg) diretamente no interior do saco após aspirar-se primeiramente o conteúdo teve uma taxa de sucesso de 92,5%, comparada com 67% daquela resultante da administração intramuscular. A injeção local foi realizada por via vaginal usando-se a mesma técnica de aspiração folicular durante a retirada do oócito na FIV.

Uma complicação comum da terapia por metotrexato é a ruptura da gestação ectópica, com aumento da dor e sensibilidade pélvica e aparência de massa hemorrágica. Em geral, estas serão curadas com tratamento conservador, mas ocasionalmente podem requerer intervenção cirúrgica. Mesmo com o sucesso do tratamento de uma gestação ectópica, uma massa anexial pode aumentar de tamanho como resultado de edema e hemorragia. Entretanto, qualquer evidência de continuidade de crescimento da gestação ectópica é evidência de falha no tratamento (Fig. 30.36).

O **manejo conservador** está se tornando mais comum para a paciente estável com níveis baixos ou decrescentes de β-hCG. Taxas de sucesso de até 69,2% foram descritas.[126]

AVALIAÇÃO DO EMBRIÃO

O diagnóstico de anomalias fetais específicas no primeiro trimestre é discutido nos capítulos que se referem aos órgãos envolvidos. A triagem por translucência nucal é discutida no Capítulo 31. Esta discussão está limitada aos princípios gerais de avaliação do embrião no primeiro trimestre. As tendências atuais no diagnóstico no primeiro trimestre – incluindo ampla aceitação da UTV, triagem da translucência nucal, marcadores séricos maternos e teste de DNA livre na circulação materna, combinados com a melhor resolução ultrassonográfica – resultaram no diagnóstico potencial de uma ampla gama de defeitos no primeiro trimestre. À medida que a resolução do equipamento de ultrassonografia melhora, a visualização de estruturas embriológicas torna-se possível. É fundamental que decisões incorretas não sejam tomadas com base na compreensão incompleta da anatomia embrionária e fetal normal e anormal no primeiro trimestre. Portanto, se alguma dúvida envolver os achados em um

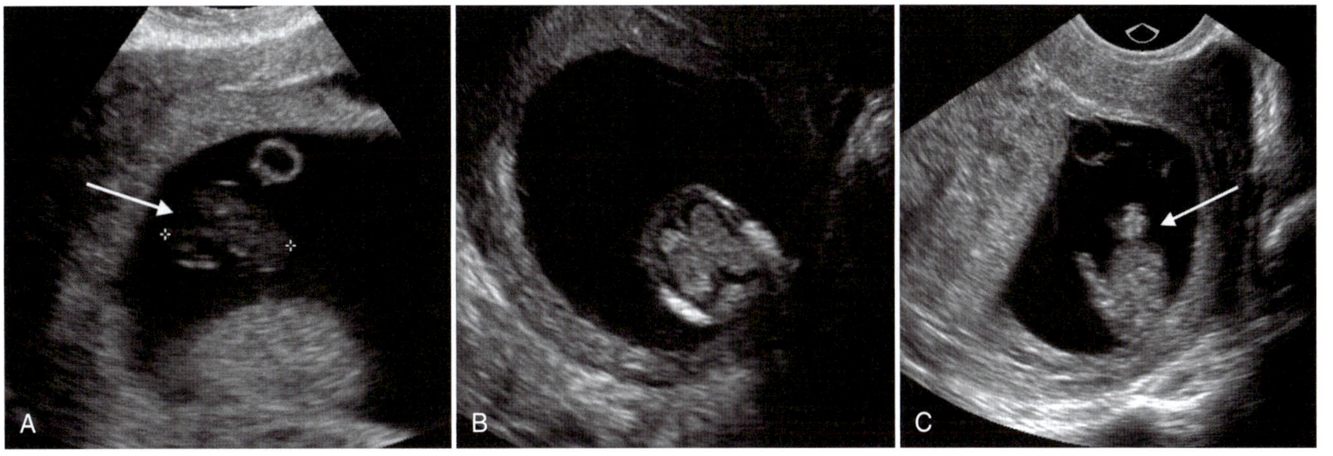

FIG. 30.37 Anatomia normal do primeiro trimestre. (A) Embrião (*cursores*) com 7 semanas e 6 dias exibe aparência cística na região craniana (*seta*) representando o **rombencéfalo** normal. Ver também Vídeo 30.9. **(B)** US transversal de um feto de 12 semanas mostra **ventrículos laterais normais com plexo coroide** preenchendo a maior parte deles. **(C)** O embrião de 10 semanas apresenta intestino ecogênico típico herniado na base do cordão umbilical (*setas*) devido à **herniação fisiológica do intestino médio**.

exame inicial, um exame ultrassonográfico de acompanhamento pode ser indicado para avaliação das características morfológicas fetais no segundo trimestre.

Três pontos principais devem ser considerados: (1) desenvolvimento embriológico/fetal normal pode assemelhar-se a um distúrbio patológico, (2) embriões/fetos anormais podem parecer normais no início da gestação e (3) discrepâncias entre as datas e o tamanho do embrião podem ser a única manifestação visível de distúrbio em alguns exames do primeiro trimestre.

Achados Embriológicos Normais Simulando Patologia

O desenvolvimento embriológico normal no primeiro trimestre pode simular alterações patológicas mais frequentemente visualizadas no segundo e terceiro trimestres.

Rombencéfalo

Durante a 6ª semana, três vesículas cerebrais primárias se formam: o **prosencéfalo** (cérebro anterior ou região anterior), o **mesencéfalo** (cérebro medial ou região mediana) e o **rombencéfalo** (cérebro posterior ou região posterior).[10] Pequenas estruturas císticas podem ser normalmente vistas na porção posterior da cabeça embrionária. A estrutura cística mais precoce, observada entre a 6ª e a 8ª semana de gestação, representa o rombencéfalo, que posteriormente forma o quarto ventrículo e não deve ser confundido com cisto de fossa posterior de importância patológica[131] (Fig. 30.37A, Vídeo 30.9). O prosencéfalo divide-se em uma porção anterior conhecida como **telencéfalo** e outra posterior, o **diencéfalo**. As vesículas telencefálicas posteriormente formarão os ventrículos laterais, e o diencéfalo (e em menor grau o telencéfalo) forma o terceiro ventrículo. Após aproximadamente 9 semanas, os ventrículos laterais podem ser identificados ultrassonograficamente como dois pequenos espaços císticos na cabeça embrionária com 11 semanas e de forma mais evidente com o plexo coroide quase preenchendo o interior com 13 semanas (Fig. 30.37B). Com 12 semanas, os ventrículos laterais se estendem para perto da tábua interna do crânio e, na ultrassonografia, apenas uma pequena borda do córtex cerebral pode ser demonstrada ao redor. O plexo coroide é ecogênico e preenche os ventrículos laterais completamente, exceto os cornos frontais.

Herniação Fisiológica da Parede Abdominal Anterior

Durante a embriogênese, o intestino intermediário normalmente hernia para o interior do cordão umbilical no início da 8ª semana de gestação. O intestino intermediário roda 90 graus no sentido anti-horário e, então, retorna para o abdome durante a 12ª semana. Ao retornar para o abdome, ocorre outra rotação, completando o ciclo rotacional normal do intestino intermediário.

Schmidt et al.[132] descreveram o aspecto normal da região anterior da parede abdominal durante esse período. O intestino herniado aparece como pequena massa ecogênica (6 a 9 mm) protruindo para o interior do cordão com aproximadamente 8 semanas de idade menstrual (CCN de cerca de 17 a 20 mm). A massa ecogênica diminui para tamanho menor que 5 a 6 mm com 9 semanas (CCN de 23 a 26 mm). O tamanho da massa de intestino herniado variou consideravelmente de um embrião para outro. Exames de acompanhamento revelaram redução da hérnia entre 10 e 12 semanas. Em até 20% das gestações normais, o intestino herniado ainda pode ser encontrado fora do abdome fetal com 12 semanas (Fig. 30.37C).

Embriões Anormais

Muitas anormalidades embrionárias podem não ser visíveis ultrassonograficamente no primeiro trimestre. No primeiro trimestre, embriões anormais podem parecer normais. A ultrassonografia no primeiro trimestre é melhor para a detecção de anormalidades do sistema neurológico, como a anencefalia; defeitos da parede abdominal, como onfalocele; e anormalidades graves do sistema urológico, como megacistos. Estas são ilustradas no capítulo sobre anomalias cromossômicas (Fig. 31.6), em que está descrita a triagem de anormalidades cromossômicas no primeiro trimestre. Anomalias individuais no primeiro trimestre são discutidas nos capítulos sobre seus sistemas de órgãos específicos.

DOENÇA TROFOBLÁSTICA GESTACIONAL

A doença trofoblástica gestacional é um espectro de proliferação celular decorrente do trofoblasto das vilosidades placentárias, que engloba quatro tipos principais: mola hidatiforme (completa e parcial), mola invasiva, coriocarcinoma e tumor trofoblástico da placenta.[133]

Gestação Molar Hidatiforme

Gestação molar hidatiforme é a forma mais comum e benigna de doença trofoblástica gestacional, com incidência de 1 em 1.000 gestações na América do Norte.[134] A incidência é muito maior na população asiática. Há aumento de risco em adolescentes, em mulheres com mais de 35 anos de idade e em mulheres com uma gestação molar prévia. O risco também aumenta com o número de abortos espontâneos anteriores.[135] A gestação molar é caracterizada histopatologicamente por degeneração cística (hidatiforme) das vilosidades coriônicas, com vascularização ausente ou inadequada e proliferação trofoblástica anormal. Embriões ou fetos estão ausentes ou anormais.

O sintoma mais frequente é o **sangramento vaginal**, que ocorre em mais de 90% dos casos. A passagem das vesículas (vilosidades hidrópicas) através da vagina ocorre com frequência e é considerada específica para o diagnóstico de gestação molar.[136] O útero pode apresentar aumento de tamanho para a idade gestacional e também pode haver aumento rápido do útero. As complicações médicas incluem hipertensão induzida pela gestação, hiperêmese gravídica, pré-eclâmpsia e hipertireoidismo. O uso rotineiro da ultrassonografia para qualquer mulher com sangramento na gestação permite o diagnóstico precoce, e poucas mulheres na prática atual mostram as características clássicas da hiperêmese e da pré-eclâmpsia.[137]

Os níveis séricos de β-hCG na gestação molar apresentam-se anormalmente elevados, geralmente maior que 100.000 mUI/mL. Os ovários podem estar grandemente aumentados na gestação molar completa por múltiplos cistos tecaluteínicos. Estes são grandes, geralmente multiloculares, e podem sofrer hemorragia ou torção e constituir uma fonte de dor pélvica. Os cistos tecaluteínicos são mais marcantes quando a proliferação trofoblástica é grave e quando o hCG está elevado. Eles são observados com muito menos frequência no primeiro trimestre.[138,139]

A gestação molar é tratada por evacuação uterina, que é adequada para a maioria das pacientes. Aproximadamente 80% dos sinais completos e 95% dos sinais parciais prosseguirão por uma evolução benigna.[136,140] Entretanto, diagnóstico preciso e classificação da gravidez molar são importantes em função do risco de neoplasia trofoblástica persistente (NTP). Atualmente, o American College of Obstetrics and Gynecology recomenda o teste de acompanhamento do hCG por 6 meses após os níveis se tornarem indetectáveis.[141]

A gestação molar hidatiforme é classificada como gestação molar completa ou gestação molar parcial com base em características citogenéticas e patológicas.

Gestação Molar Completa

A gestação molar completa é caracterizada por um **cariótipo diploide** de 46,XX em 80% a 90% dos casos, sendo o DNA cromossômico exclusivamente de origem paterna.[142] Isso ocorre quando um óvulo com cromossomos maternos ausentes ou inativos é fertilizado por um esperma haploide normal. Ocasionalmente, a fertilização de um óvulo vazio por dois espermatozoides haploides resulta em um padrão 46,XY.[135] Como o embrião morre em um estágio inicial, nenhuma parte fetal é visualizada.[142] A placenta é inteiramente substituída por vilosidades coriônicas hidrópicas anormais com proliferação trofoblástica excessiva.

As características ultrassonográficas clássicas da gestação molar completa incluem o útero aumentado com uma massa ecogênica heterogênea central que expande a cavidade endometrial. A massa contém múltiplos espaços císticos de tamanho variável, representando as vilosidades hidrópicas (Fig. 30.38). Estes espaços císticos podem variar em tamanho de alguns milímetros a 2 a 3 cm. No segundo trimestre, o diagnóstico por USTA é altamente preciso. As características do segundo trimestre normalmente se apresentam como uma massa ecogênica contendo múltiplos cistos minúsculos devido às vilosidades hidrópicas em um padrão que costumava ser denominado "tempestade de neve". No entanto, atualmente, com o uso de frequências mais altas, a "tempestade de neve" se tornou um "cacho de uvas".

No primeiro trimestre, as gestações molares apresentam aspecto variável na ultrassonografia, às vezes aparecendo como uma massa predominantemente sólida, ecogênica ou mesmo como uma coleção de fluido intrauterino, porque vilosidades hidrópicas minúsculas podem não ser adequadamente definidas (Fig. 30.39). Nesses casos, uma gestação molar pode não ser capaz de ser diferenciada de um aborto espontâneo.

Gestação Molar Parcial

A **gravidez molar parcial** apresenta um **cariótipo triploide** de 69,XXX, 69,XXY ou 69,XYY e também é denominada "triploidia." A maioria das molas parciais apresenta um conjunto de cromossomos maternos e dois conjuntos de cromossomos paternos, resultantes da fertilização de um óvulo normal por dois espermatozoides haploides. Triploidia de origem materna não está associada à doença trofoblástica gestacional.[143] Patologicamente, a gestação molar parcial tem tecidos fetais bem desenvolvidos, mas geralmente **anômalos (triploides)**. A **degeneração hidrópica das vilosidades placentárias** é focal, intercalada com vilosidades placentárias normais (Fig. 30.40).

Triploidia é discutida em mais detalhes no Capítulo 31.

A degeneração hidrópica placentária (não relacionada à neoplasia trofoblástica) também pode apresentar características ultrassonográficas semelhantes. A degeneração hidrópica ocorre com frequência no aborto por qualquer causa no primeiro trimestre. Os espaços císticos associados podem ser difíceis ou impossíveis de serem diferenciados de uma mola inicial. Portanto, em casos com características ultrassonográficas equivocadas, os produtos da concepção devem ser cuidadosamente avaliados para evitar a perda do diagnóstico de uma mola hidatiforme.

Estudos recentes mostraram que a **ultrassonografia é muito mais precisa no diagnóstico de gestação molar completa do que a gestação molar parcial.** Kirk et al.[144] avaliaram a ultrassonografia no primeiro trimestre e encontraram uma precisão de 95% no diagnóstico de mola completa e 20% para mola parcial, apresentando uma precisão geral para mola hidatiforme de 44%. Em 859 molas hidatiformes patologicamente diagnosticadas, Fowler et al.[145] descreveram que a ultrassonografia realizada no primeiro trimestre e no início do segundo trimestre apresentou uma precisão geral de 44% e uma precisão de 79% e 29% para as molas completa e parcial, respectivamente. Além disso, a taxa de detecção ultrassonográfica melhorou após 14 semanas de gestação.

Coexistência de Mola Hidatiforme e Feto Normal

Nas molas completas, o embrião ou feto está ausente, exceto no caso raro de uma gestação gemelar coexistente. Essas gestações gemelares com um feto aparentemente normal e existência de mola hidatiforme são pouco frequentes, apresentando incidência estimada de 1 em

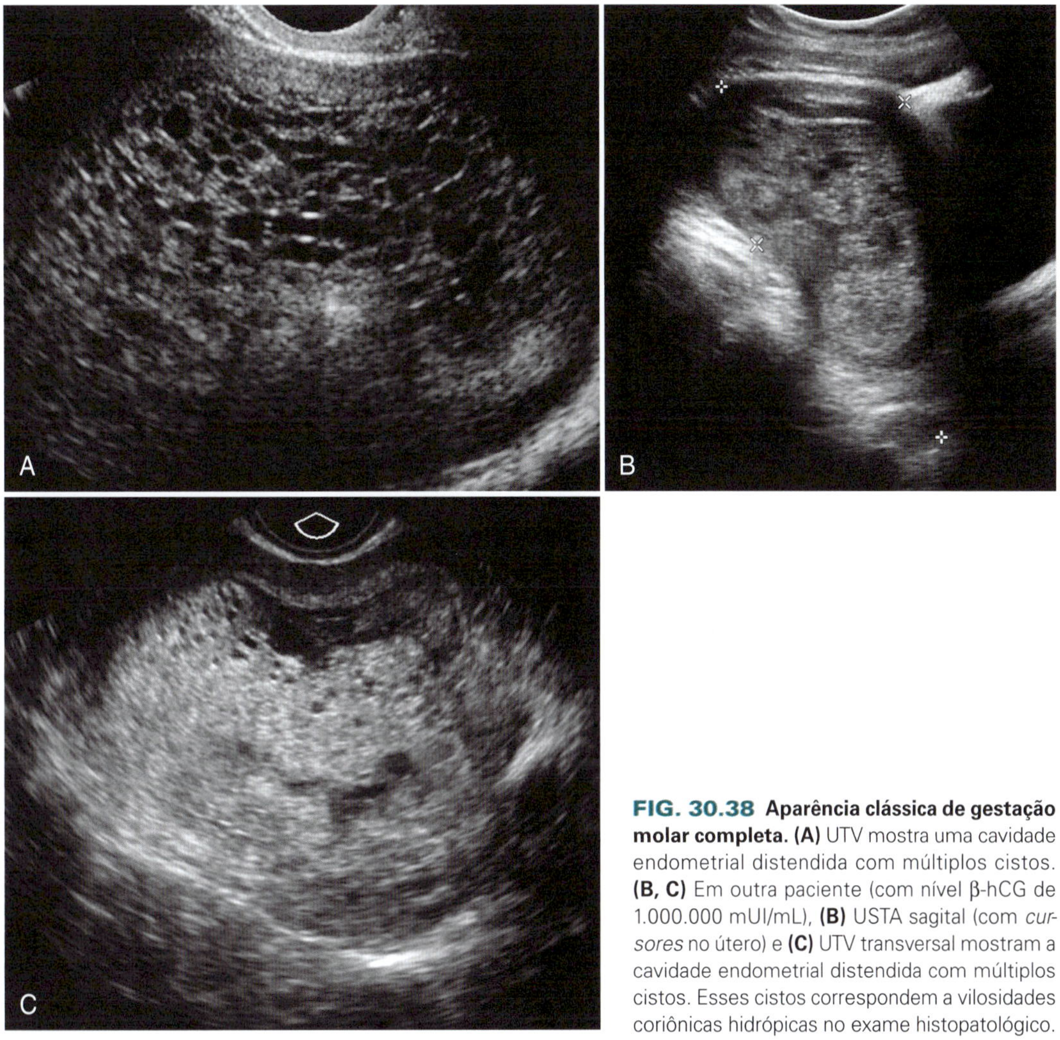

FIG. 30.38 Aparência clássica de gestação molar completa. (A) UTV mostra uma cavidade endometrial distendida com múltiplos cistos. **(B, C)** Em outra paciente (com nível β-hCG de 1.000.000 mUI/mL), **(B)** USTA sagital (com *cursores* no útero) e **(C)** UTV transversal mostram a cavidade endometrial distendida com múltiplos cistos. Esses cistos correspondem a vilosidades coriônicas hidrópicas no exame histopatológico.

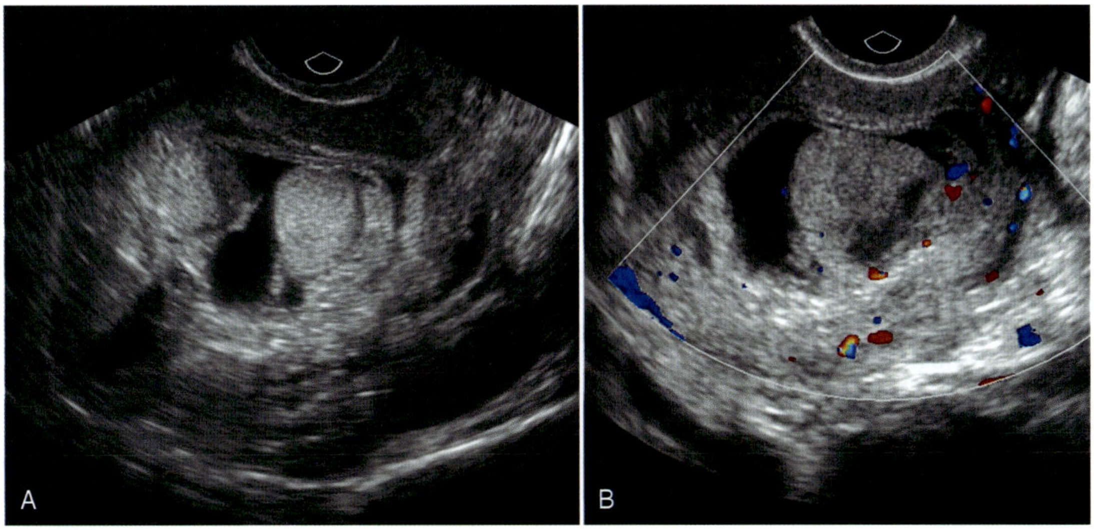

FIG. 30.39 Aparência atípica de gestação molar completa. Paciente de 33 anos de idade, com 8 semanas de gestação, com nível de β-hCG de 73.000 mUI/mL. UTV sagital **(A)** sem e **(B)** com Doppler colorido demonstram massas de tecido mole irregulares projetando-se no saco gestacional.

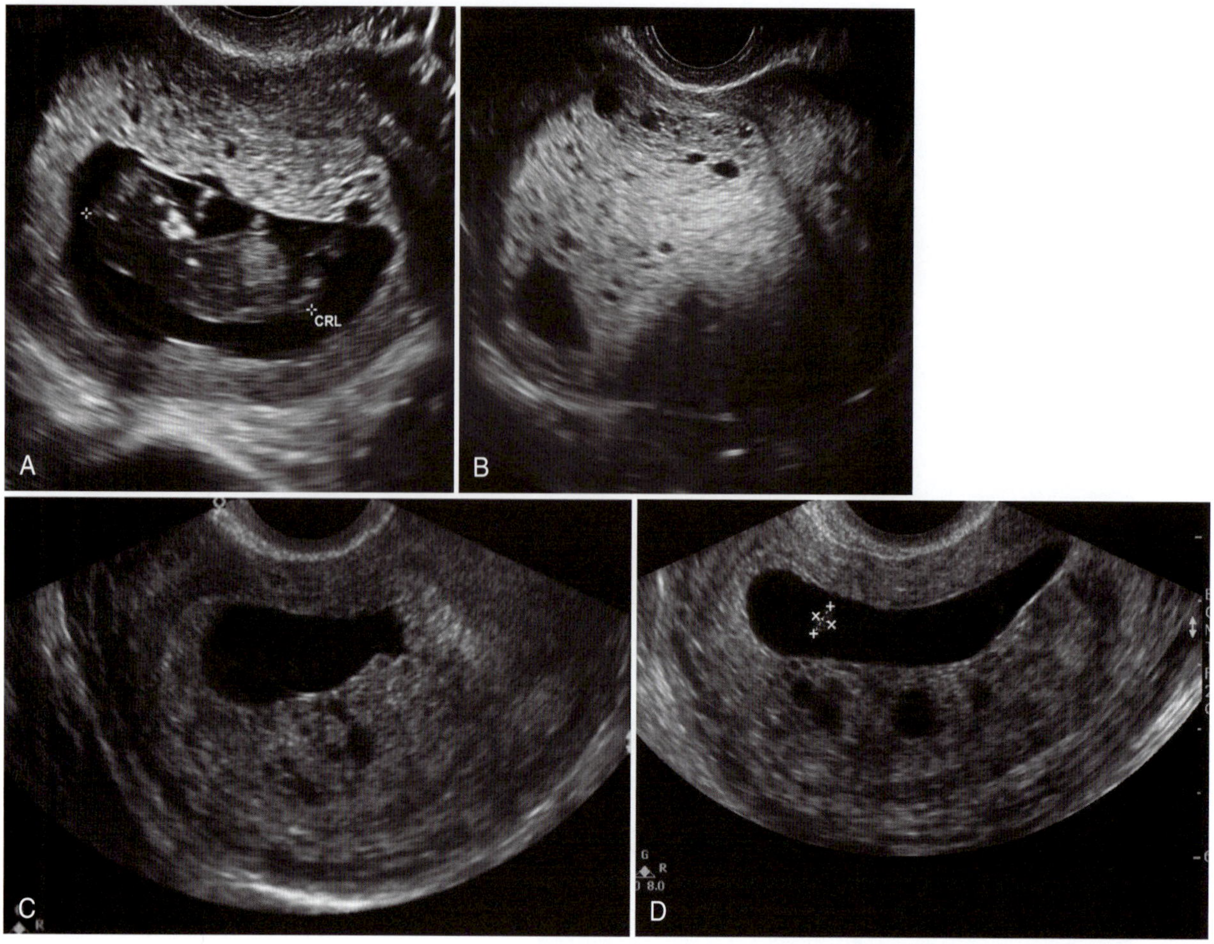

FIG. 30.40 Gestação molar parcial. (A) e **(B)** Imagens de UTV mostram um feto com placenta cística grande e espessa. *CCN*, comprimento cabeça-nádega. Em outra paciente com 14 semanas de idade menstrual (história de sangramento e β-hCG de 32.117 mUI/mL), **(C)** UTV transversal e **(D)** sagital demonstram um saco gestacional intrauterino contendo um polo embrionário menor que o esperado (*cursores*) sem batimentos cardíacos. Múltiplos pequenos espaços císticos são visualizados na placenta.

20 mil a 100 mil gestações.[146,147] É diferenciada de uma gestação molar parcial pela identificação de um feto de aparência normal com placenta normal correspondente adjacente a uma massa de tecido placentário que exibe alterações molares (Fig. 30.41). Estudos iniciais sugeriram que essas pacientes apresentavam alto risco de desenvolver NTP.[146] No entanto, um estudo maior, com 77 casos, mostrou que o risco de NTP era semelhante ao de uma única mola completa e não era aumentado pela continuidade gestacional.[147] As 53 mulheres que decidiram continuar a gravidez corriam maior risco de complicações gestacionais, mas 20 (38%) deram à luz a recém-nascidos vivos, geralmente após 32 semanas.

Neoplasia Trofoblástica Persistente

NTP é uma complicação da gestação que ameaça a vida, que inclui a mola invasiva, o coriocarcinoma e o extremamente raro tumor trofoblástico placentário. NTP ocorre mais frequentemente após a gestação molar (Figs. 30.42 e 30.43, Vídeo 30.10); mais de 20% das molas completas desenvolvem doença persistente que exigem tratamento adicional.[134,136] Molas completas de alto grau de proliferação trofoblástica apresentam o maior risco, tendo a doença persistente se desenvolvendo em 50% ou mais dessas pacientes.[140] O risco também aumenta em pacientes com mais de 40 anos de idade e em mulheres que tiveram gestações múltiplas molares.[142] O risco de doença persistente após gestação molar parcial é muito menor, ocorrendo em aproximadamente 5%.[136,142] Menos frequentemente, a NTP se desenvolve após parto a termo normal, aborto espontâneo ou, em casos raros, gestação ectópica.[134]

Mola Invasiva

A mola invasiva é a **forma mais comum de NTP**, responsável por 80% a 95% dos casos.[148] As pacientes geralmente apresentam sangramento vaginal e elevação persistente da hCG sérica 1 a 3 meses após a evacuação molar.[149] Histologicamente, a mola invasiva é caracterizada por vilosidades coriônicas formadas e proliferação trofoblástica profunda no miométrio (Fig. 30.42). É considerada biologicamente benigna e geralmente permanece confinada ao útero; em casos raros, o tecido molar penetra toda a espessura do miométrio, causando perfuração uterina, que pode desencadear hemorragia grave.[150] As lesões podem invadir, além do útero, os paramétrios, órgãos adjacentes e vasos sanguíneos. Raramente, as vilosidades molares invasivas embolizam para locais distantes, incluindo os pulmões e o cérebro.

Coriocarcinoma

O coriocarcinoma é uma neoplasia maligna extremamente rara, com incidência de 1 em 30 mil gestações. Embora possa ocorrer após qualquer gestação, o fator de risco mais importante para o

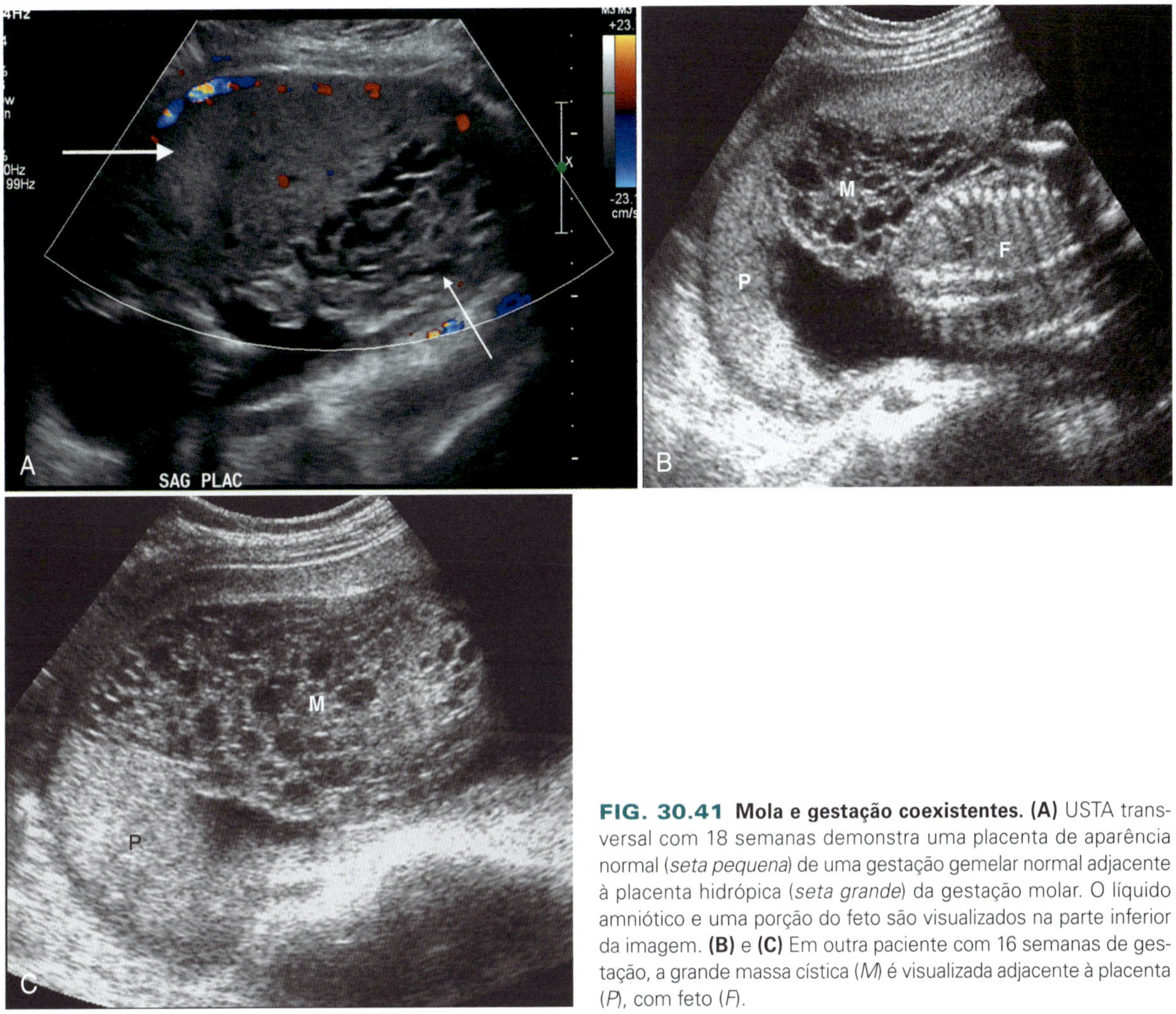

FIG. 30.41 Mola e gestação coexistentes. (A) USTA transversal com 18 semanas demonstra uma placenta de aparência normal (*seta pequena*) de uma gestação gemelar normal adjacente à placenta hidrópica (*seta grande*) da gestação molar. O líquido amniótico e uma porção do feto são visualizados na parte inferior da imagem. **(B)** e **(C)** Em outra paciente com 16 semanas de gestação, a grande massa cística (*M*) é visualizada adjacente à placenta (*P*), com feto (*F*).

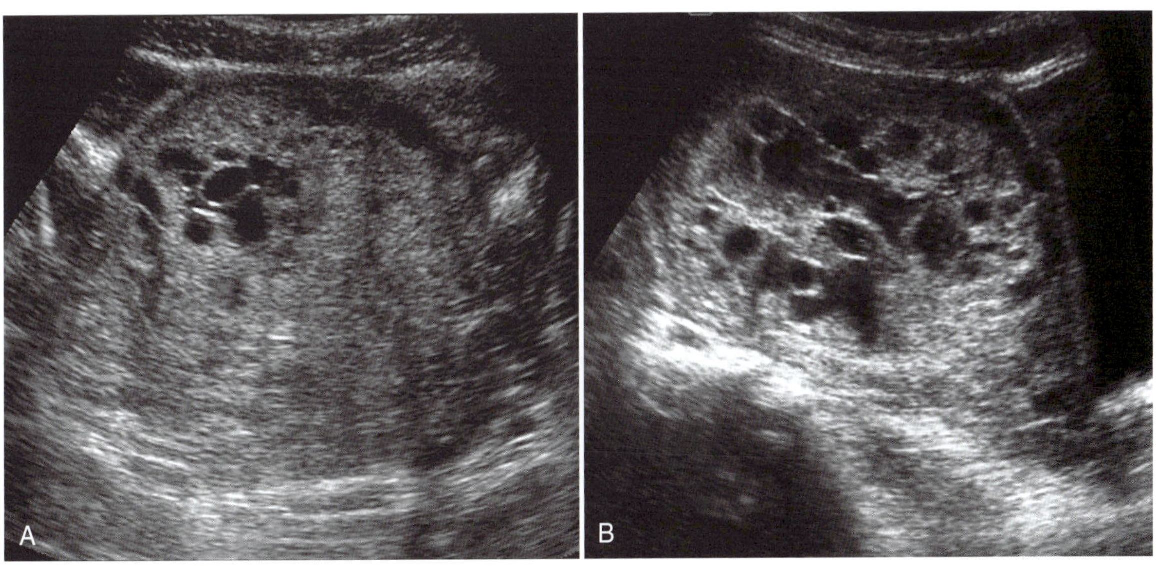

FIG. 30.42 Mola invasiva 6 semanas após evacuação de mola completa. Imagens **(A)** transversal e **(B)** sagital da USTA mostram grande massa preenchida com múltiplos espaços císticos estendendo-se profundamente para o miométrio do lado direito.

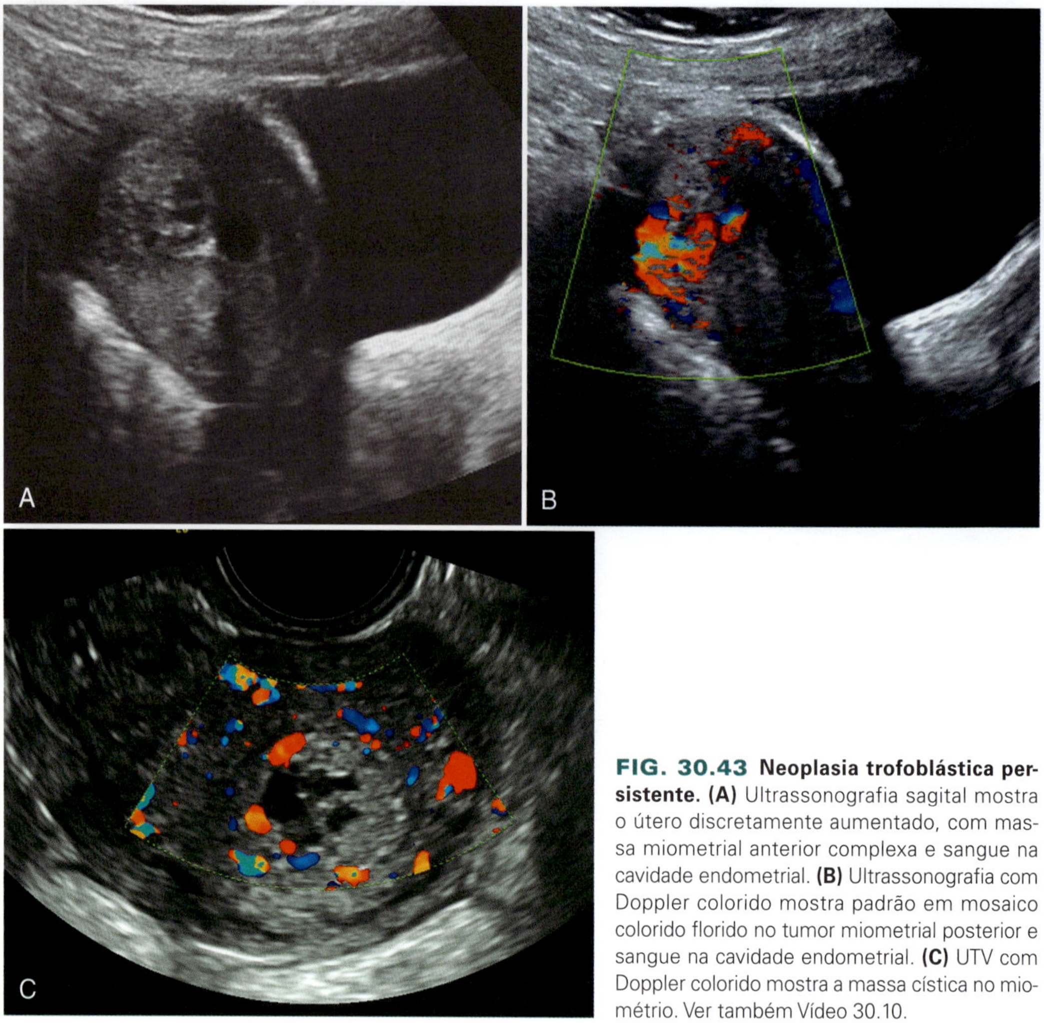

FIG. 30.43 Neoplasia trofoblástica persistente. (A) Ultrassonografia sagital mostra o útero discretamente aumentado, com massa miometrial anterior complexa e sangue na cavidade endometrial. **(B)** Ultrassonografia com Doppler colorido mostra padrão em mosaico colorido florido no tumor miometrial posterior e sangue na cavidade endometrial. **(C)** UTV com Doppler colorido mostra a massa cística no miométrio. Ver também Vídeo 30.10.

coriocarcinoma é a gestação molar (Fig. 30.44, Vídeo 30.11). As gestações molares precedem 50% a 80% dos casos, e 1 em 40 gestações molares origina um coriocarcinoma. O coriocarcinoma é uma lesão puramente celular caracterizada histopatologicamente pela invasão do miométrio por trofoblastos anormais em proliferação e pela ausência de vilosidades formadas. Hemorragia e necrose são características proeminentes.[135] A invasão vascular precoce é comum, resultando em metástases a distância, afetando mais frequentemente os pulmões, seguidos pelo fígado, cérebro, sistema digestório e rim. A apresentação inicial pode ser o comprometimento respiratório.[151] Invasão venosa e metástases retrógradas na vagina e nas estruturas pélvicas também são comuns.[151]

Tumor Trofoblástico Placentário

O tumor trofoblástico placentário (TTP) é a **forma mais rara e mais fatal de NTP.**[152] Assim como o coriocarcinoma e a mola invasiva, o TTP pode acontecer após qualquer tipo de gestação, no entanto, em mais de 90% dos casos se desenvolve após um parto a termo normal.[150] O tumor pode ocorrer desde 1 semana até muitos anos após a gestação. O sangramento vaginal é a manifestação mais comum, embora algumas mulheres possam apresentar amenorreia. Histopatologicamente, o TTP é diferente de outras formas de neoplasia trofoblástica. Origina-se do trofoblasto "intermediário" não viloso que infiltra a decídua, as artérias espirais e o miométrio no leito placentário. O TTP pode estar confinado ao útero, pode ser localmente invasivo na pelve ou metastatizar para os pulmões, linfonodos, peritônio, fígado, pâncreas ou cérebro. A hCG sérica não é um marcador confiável para TTP; geralmente é negativa ou está apenas discretamente elevada. A coloração histoquímica do trofoblasto intermediário para hCG é fraca ou ausente, enquanto a coloração para o lactogênio placentário humano é fortemente positiva. Infelizmente, o lactogênio placentário humano sérico não é um preditor confiável para o comportamento tumoral.[152] Recomenda-se cirurgia porque essas lesões tendem a resistir à quimioterapia e apresentam alto risco de metástase.

Características Ultrassonográficas de Neoplasia Trofoblástica Persistente

A ultrassonografia é importante na detecção e no estadiamento da NTP e no monitoramento da resposta ao tratamento. As pequenas lesões miometriais típicas dessa condição podem não ser aparentes na USTA.[153] Mola invasiva, coriocarcinoma e TTP podem assemelhar-se ultrassonograficamente.[154,155] A anormalidade ultrassonográfica mais frequentemente descrita na NTP é um nódulo miometrial focal e ecogênico.[151,153-155] A lesão geralmente situa-se próximo à cavidade endometrial, mas pode ser observada profundamente no miométrio. As lesões podem parecer sólidas e uniformemente ecogênicas, hipoecoicas, complexas e multicísticas, semelhantes ao tecido molar. Podem ser observadas áreas anecoicas irregulares de paredes espessas, resultantes de necrose e hemorragia tecidual.[153-155]

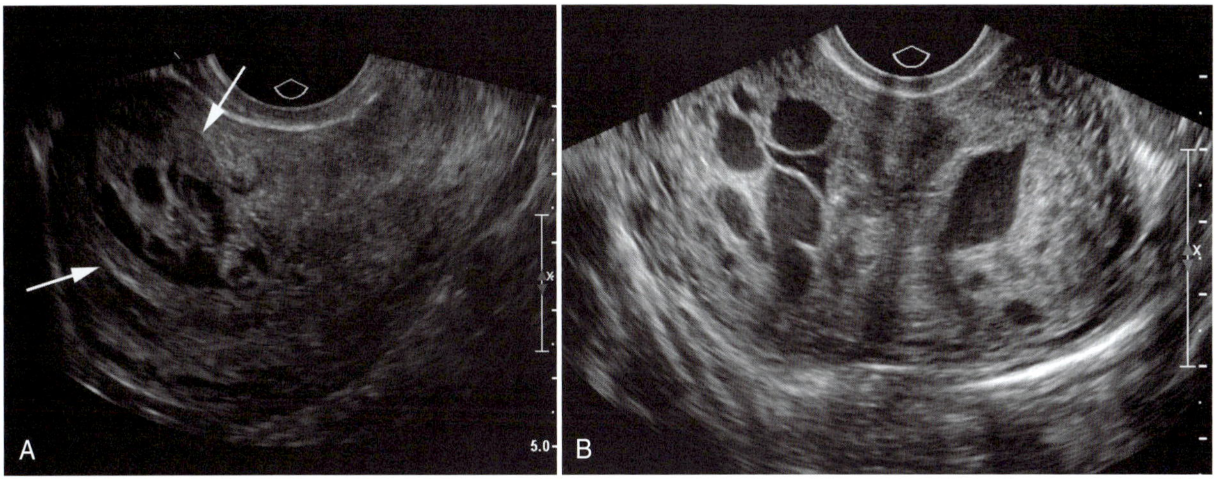

FIG. 30.44 Coriocarcinoma após gestação normal. UTV **(A)** sagital e **(B)** transversal mostram o endométrio mal definido (*setas*) com múltiplos e grandes espaços císticos. Ver também Vídeo 30.11.

Em outros casos, áreas anecoicas dentro das lesões representam espaços vasculares. Quando o tumor substitui todo o miométrio, o útero apresenta-se aumentado e o miométrio aparece heterogêneo e lobulado. O tumor pode se estender, além do útero, até o paramétrio, a parede lateral da pelve e os órgãos adjacentes. Em casos extremos, a NTP aparece como uma grande massa pélvica indiferenciada. A ultrassonografia pode ser diagnóstica na configuração correta (p. ex., gestação molar recente, hCG sérica crescente, ultrassonografia normal documentada anteriormente).

Após terapia efetiva, as lesões ultrassonográficas tornam-se progressivamente mais hipoecoicas e de tamanho menor. Eventualmente, nenhuma anormalidade residual é aparente em muitos casos. No entanto, até 50% das pacientes apresentarão anormalidades persistentes após o tratamento, que podem ser difíceis, ultrassonograficamente, de distinguir das lesões ativas.

Os **achados na ultrassonografia com Doppler dúplex e colorido** na NTP refletem a acentuada hipervascularização do trofoblasto invasivo. As artérias espirais uterinas nutrem diretamente os espaços vasculares proeminentes, que se comunicam com as veias de drenagem. Esses ***shunts* arteriovenosos funcionais** produzem hipervascularização uterina anormal e fluxo sanguíneo de alta velocidade e baixa impedância no exame com dúplex.[156] O **fluxo sanguíneo trofoblástico** apresenta alto PVS e baixo IR característicos. Em geral, o PVS é superior a 50 cm/s e com frequência superior a 100 cm/s. Em geral, IR apresenta-se menor que 0,5 e geralmente bem abaixo de 0,4. Em contraste, o fluxo sanguíneo miometrial normal geralmente tem PVS menor que 50 cm/s e um IR na faixa de 0,7. As características ultrassonográficas com Doppler colorido típicas da NTP incluem amplo *aliasing* de cores, mistura de sinais coloridos, perda de definição dos vasos e arranjos vasculares caóticos. Regiões de anormalidade na US com Doppler colorido frequentemente parecem maiores que anormalidades ultrassonográficas correspondentes.

Sinais trofoblásticos na ultrassonografia com Doppler espectral não são exclusivos de NTP. Eles são observados em todas as condições com trofoblasto funcional, incluindo perda gestacional, produtos retidos da concepção e gestação ectópica. Essas armadilhas potenciais são distinguidas da NTP pelos achados clínicos, pelos achados histopatológicos. morfologia ultrassonográfica e pelos achados histopatológicos. No entanto, o TTP deve permanecer em consideração, mesmo com nível normal de hCG. Na maioria das pacientes, o diagnóstico de NTP é bastante simples, e informações adicionais fornecidas pela ultrassonografia com Doppler são de suporte, mas não essenciais. No entanto, quando a NTP não é clinicamente suspeitada, a US com Doppler colorido e dúplex pode fornecer a primeira indicação de doença trofoblástica ao revelar, hipervascularização acentuada e fluxo sanguíneo trofoblástico típico dentro das lesões. A US com Doppler também melhora a especificidade diagnóstica, exibindo formatos de onda uterinas normais quando não existe NTP e a ultrassonografia é anormal, como quando outras lesões uterinas se assemelham a NTP, ou há anormalidades inespecíficas persistentes após terapia efetiva.[157]

Diagnóstico e Tratamento

Como a NTP surge mais frequentemente após uma gestação molar, o diagnóstico costuma se basear na regressão anormal da hCG após o esvaziamento uterino. Um diagnóstico histológico não é considerado obrigatório porque a curetagem apresenta risco de perfuração uterina e não altera significativamente o manejo ou o desfecho.[151,158] As pacientes são tratadas com base no estadiamento clínico que inclui tomografia computadorizada do cérebro, do tórax, do abdome e da pelve.

Com exceção do TTP, o nível de hCG é um marcador sensível e específico para detecção e monitoramento de NTP. O tempo médio normal de desaparecimento da hCG em molas benignas varia de 7 a 14 semanas (em média, 11 semanas), mas pode durar até 1 ano. Recomenda-se contracepção por 6 meses após a normalização da hCG, a fim de distinguir uma hCG crescente resultante da doença persistente ou decorrente da gestação.[133]

NTP é, de forma geral, classificada como **metastática** ou **não metastática** com base no estadiamento da tomografia computadorizada do cérebro, do tórax, do abdome e da pelve.[151,158] A NTP não metastática apresenta excelente prognóstico. A terapia de agente único com metotrexato alcança remissão sustentada em praticamente 100% dos casos.[158] A NTP metastática é subdividida em grupos de baixo risco e alto risco. Praticamente todas as pacientes com doença metastática de baixo risco ficam curadas com quimioterapia simples.[151] Por outro lado, as pacientes com doença de alto risco apresentam prognóstico substancialmente pior e alta probabilidade de fracasso com monoterapia. A doença de alto risco e prognóstico ruim é indicada pela duração há mais de 4 meses, níveis pré-tratamento de hCG maiores que 40.000 mUI/mL, existência de metástases cerebrais ou hepáticas, gestação pré-termo e história prévia de fracasso da quimioterapia. Essas pacientes são tratadas agressivamente com poliquimioterapia, radioterapia adjuvante e cirurgia. Ajustando a terapia desta forma, mesmo as pacientes de alto risco apresentam taxas de cura de 80% a 90%.[151,159]

CONCLUSÃO

A ultrassonografia no primeiro trimestre é importante no estabelecimento da localização da gestação e na determinação de gestação potencialmente viável (detecção de atividade cardíaca). O conhecimento dos pontos de referência relativos à aparência do saco gestacional, do saco vitelino e do embrião é importante para o rastreamento apropriado das pacientes que apresentam dor e sangramento no primeiro trimestre.

REFERÊNCIAS

1. Moore KL. The developing human: clinically oriented embryology. 10th ed. Philadelphia: Elsevier; 2016.
2. Levi CS, Lyons EA, Lindsay DJ. Early diagnosis of nonviable pregnancy with endovaginal US. Radiology. 1988;167(2):383-385.
3. Levi CS, Lyons EA, Zheng XH, et al. Endovaginal US: demonstration of cardiac activity in embryos of less than 5.0 mm in crown-rump length. Radiology. 1990;176(1):71-74.
4. Abdallah Y, Daemen A, Kirk E, et al. Limitations of current definitions of miscarriage using mean gestational sac diameter and crown-rump length measurements: a multicenter observational study. Ultrasound Obstet Gynecol. 2011;38(5):497-502.
5. Doubilet PM, Benson CB, Bourne T, et al. Diagnostic criteria for nonviable pregnancy early in the first trimester. N Engl J Med. 2013;369(15): 1443-1451.
6. Nyberg DA, Filly RA. Predicting pregnancy failure in 'empty' gestational sacs. Ultrasound Obstet Gynecol. 2003;21(1):9-12.
7. Levi CS. Prediction of early pregnancy failure on the basis of mean gestational sac size and absence of a sonographically demonstrable yolk sac. Radiology. 1995;195(3):873.
8. Rowling SE, Langer JE, Coleman BG, et al. Sonography during early pregnancy: dependence of threshold and discriminatory values on transvaginal transducer frequency. AJR Am J Roentgenol. 1999;172(4):983-988.
9. Benacerraf BR, Shipp TD, Bromley B. Does the 10-MHz transvaginal transducer improve the diagnostic certainty that an intrauterine fluid collection is a true gestational sac? J Clin Ultrasound. 1999;27(7):374-377.
10. Moore KL, Persaud TVN, editors. The developing human: clinically oriented embryology. 6th ed. Philadelphia: Saunders; 1998.
11. Oehninger S, Hodgen GD. Hypothalamic-pituitary-ovarian uterine axis. In: Copeland LJ, editor. Textbook of gynecology. Philadelphia: Saunders; 1993.
12. Jones GS, Jones HW. Cyclical cytology and histology. In: Jones GS, Jones HW, editors. Gynecology. 3rd ed. Baltimore: Williams & Wilkins; 1982. p. 46-68.
13. Settlage DS, Motoshima M, Tredway DR. Sperm transport from the external cervical os to the fallopian tubes in women: a time and quantitation study. Fertil Steril. 1973;24(9):655-661.
14. Suarez SS, Pacey AA. Sperm transport in the female reproductive tract. Hum Reprod Update. 2006;12(1):23-37.
15. Lyons EA, Taylor PJ, Zheng XH, et al. Characterization of subendometrial myometrial contractions throughout the menstrual cycle in normal fertile women. Fertil Steril. 1991;55(4):771-774.
16. Hustin J. Vascular physiology and pathophysiology of early pregnancy. In: Bourne T, Jauniaux E, Jurkovic D, editors. Transvaginal color Doppler. Heidelberg: Springer-Verlag; 1995. p. 47-56.
17. Jauniaux E. Intervillous circulation in the first trimester: the phantom of the color Doppler obstetric opera. Ultrasound Obstet Gynecol. 1996;8(2):73-76.
18. Hustin J, Jauniaux E, Schaaps JP. Histological study of the materno-embryonic interface in spontaneous abortion. Placenta. 1990;11(6):477-486.
19. Oh JS, Wright G, Coulam CB. Gestational sac diameter in very early pregnancy as a predictor of fetal outcome. Ultrasound Obstet Gynecol. 2002;20(3):267-269.
20. Folkman J. Tumor angiogenesis: therapeutic implications. N Engl J Med. 1971;285(21):1182-1186.
21. Kawakami Y, Andoh K, Mizunuma H, et al. Assessment of the implantation site by transvaginal ultrasonography. Fertil Steril. 1993;59(5):1003-1006.
22. Magann EF, Roberts WE, McCurley S, et al. Dominant maternal sleep position influences site of placental implantation. Mil Med. 2002;167(1): 67-69.
23. Yeh HC, Goodman JD, Carr L, Rabinowitz JG. Intradecidual sign: a US criterion of early intrauterine pregnancy. Radiology. 1986;161(2): 463-467.
24. Chiang G, Levine D, Swire M, et al. The intradecidual sign: is it reliable for diagnosis of early intrauterine pregnancy? AJR Am J Roentgenol. 2004;183(3):725-731.
25. Bradley WG, Fiske CE, Filly RA. The double sac sign of early intrauterine pregnancy: use in exclusion of ectopic pregnancy. Radiology. 1982;143(1):223-226.
26. Nyberg DA, Laing FC, Filly RA, et al. Ultrasonographic differentiation of the gestational sac of early intrauterine pregnancy from the pseudogestational sac of ectopic pregnancy. Radiology. 1983;146(3):755-759.
27. Doubilet PM, Benson CB. First, do no harm... To early pregnancies. J Ultrasound Med. 2010;29(5):685-689.
28. Nyberg DA, Mack LA, Harvey D, Wang K. Value of the yolk sac in evaluating early pregnancies. J Ultrasound Med. 1988;7(3):129-135.
29. Parvey HR, Dubinsky TJ, Johnston DA, Maklad NF. The chorionic rim and low-impedance intrauterine arterial flow in the diagnosis of early intrauterine pregnancy: evaluation of efficacy. AJR Am J Roentgenol. 1996;167(6):1479-1485.
30. Doubilet PM, Benson CB. Double sac sign and intradecidual sign in early pregnancy: interobserver reliability and frequency of occurrence. J Ultrasound Med. 2013;32(7):1207-1214.
31. Birnholz JC, Madanes AE. Amniotic fluid accumulation in the first trimester. J Ultrasound Med. 1995;14(8):597-602.
32. Campbell J, Wathen N, Macintosh M, et al. Biochemical composition of amniotic fluid and extraembryonic coelomic fluid in the first trimester of pregnancy. Br J Obstet Gynaecol. 1992;99(7):563-565.
33. Emerson DS, Cartier MS, Altieri LA, et al. Diagnostic efficacy of endovaginal color Doppler flow imaging in an ectopic pregnancy screening program. Radiology. 1992;183(2):413-420.
34. Laing FC, Brown DL, Price JF. Intradecidual sign: is it effective in diagnosis of an early intrauterine pregnancy? Radiology. 1997;204(3):655-660.
35. Golstein DP, Koaca TS. The subunit radioimmunoassay for hCG: clinical application. In: Taymar M, Green TH, editors. Progress in gynecology. New York: Grune & Stratton; 1975. p. 145-184.
36. Nyberg DA, Filly RA, Filho DL, et al. Abnormal pregnancy: early diagnosis by US and serum chorionic gonadotropin levels. Radiology. 1986;158(2): 393-396.
37. Stenman UH, Tiitinen A, Alfthan H, Valmu L. The classification, functions, and clinical use of different isoforms of HCG. Hum Reprod Update. 2006;12(6):769-784.
38. Connolly A, Ryan DH, Stuebe AM, Wolfe HM. Reevaluation of discriminatory and threshold levels of serum β-hCG in early pregnancy. Obstet Gynecol. 2013;121(1):65-70.
39. Barnhart K, Mennuti MT, Benjamin I, et al. Prompt diagnosis of ectopic pregnancy in an emergency department setting. Obstet Gynecol. 1994;84(6):1010-1015.
40. Bree RL, Edwards M, Bohm-Velez M, et al. Transvaginal sonography in the evaluation of normal early pregnancy: correlation with HCG level. AJR Am J Roentgenol. 1989;153(1):75-79.
41. Mehta TS, Levine D, Beckwith B. Treatment of ectopic pregnancy: is a human chorionic gonadotropin level of 2,000 mIU/mL a reasonable threshold? Radiology. 1997;205(2):569-573.
42. Nyberg DA, Laing FC, Filly RA. Threatened abortion: sonographic distinction of normal and abnormal gestation sacs. Radiology. 1986;158(2): 397-400.

43. Lindsay DJ, Lovett IS, Lyons EA, et al. Yolk sac diameter and shape at endovaginal US: predictors of pregnancy outcome in the first trimester. Radiology. 1992;183(1):115-118.
44. Levi CS, Lyons EA, Dashefsky SM, et al. Yolk sac number, size and morphologic features in monochorionic monoamniotic twin pregnancy. Can Assoc Radiol J. 1996;47(2):98-100.
45. McKenna KM, Feldstein VA, Goldstein RB, Filly RA. The empty amnion: a sign of early pregnancy failure. J Ultrasound Med. 1995;14(2):117-121.
46. Kaufman AJ, Fleischer AC, Thieme GA, et al. Separated chorioamnion and elevated chorion: sonographic features and clinical significance. J Ultrasound Med. 1985;4(3):119-125.
47. Cadkin AV, McAlpin J. Detection of fetal cardiac activity between 41 and 43 days of gestation. J Ultrasound Med. 1984;3(11):499-503.
48. Ragavendra N, McMahon JT, Perrella RR, et al. Endoluminal catheter-assisted transcervical US of the human embryo. Work in progress. Radiology. 1991;181(3):779-783.
49. Doubilet PM, Benson CB. Embryonic heart rate in the early first trimester: what rate is normal? J Ultrasound Med. 1995;14(6):431-434.
50. Hill LM, DiNofrio DM, Guzick D. Sonographic determination of first trimester umbilical cord length. J Clin Ultrasound. 1994;22(7):435-438.
51. Ghezzi F, Raio L, Di Naro E, et al. First-trimester sonographic umbilical cord diameter and the growth of the human embryo. Ultrasound Obstet Gynecol. 2001;18(4):348-351.
52. Skibo LK, Lyons EA, Levi CS. First-trimester umbilical cord cysts. Radiology. 1992;182(3):719-722.
53. Sepulveda W. Beware of the umbilical cord 'cyst. Ultrasound Obstet Gynecol. 2003;21(3):213-214.
54. Ghezzi F, Raio L, Di Naro E, et al. Single and multiple umbilical cord cysts in early gestation: two different entities. Ultrasound Obstet Gynecol. 2003;21(3):215-219.
55. Nyberg DA, Filly RA, Mahony BS, et al. Early gestation: correlation of HCG levels and sonographic identification. AJR Am J Roentgenol. 1985;144(5):951-954.
56. Nyberg DA, Mack LA, Laing FC, Patten RM. Distinguishing normal from abnormal gestational sac growth in early pregnancy. J Ultrasound Med. 1987;6(1):23-27.
57. Goldstein SR. Embryonic death in early pregnancy: a new look at the first trimester. Obstet Gynecol. 1994;84(2):294-297.
58. American Institute of Ultrasound in Medicine. AIUM practice guideline for the performance of obstetric ultrasound examinations. J Ultrasound Med. 2013;32(6):1083-1101.
59. Wilcox AJ, Weinberg CR, O'Connor JF, et al. Incidence of early loss of pregnancy. N Engl J Med. 1988;319(4):189-194.
60. Hertig AT, Rock J. A series of potentially abortive ova recovered from fertile women prior to the first missed menstrual period. Am J Obstet Gynecol. 1949;58(5):968-993.
61. Stephenson MD, Awartani KA, Robinson WP. Cytogenetic analysis of miscarriages from couples with recurrent miscarriage: a case-control study. Hum Reprod. 2002;17(2):446-451.
62. Practice Committee of the American Society for Reproductive Medicine. Evaluation and treatment of recurrent pregnancy loss: a committee opinion. Fertil Steril. 2012;98(5):1103-1111.
63. Westin M, Kälén K, Saltvedt S, et al. Miscarriage after a normal scan at 12-14 gestational weeks in women at low risk of carrying a fetus with chromosomal anomaly according to nuchal translucency screening. Ultrasound Obstet Gynecol. 2007;30(5):728-736.
64. Falco P, Milano V, Pilu G, et al. Sonography of pregnancies with first-trimester bleeding and a viable embryo: a study of prognostic indicators by logistic regression analysis. Ultrasound Obstet Gynecol. 1996;7(3):165-169.
65. Falco P, Zagonari S, Gabrielli S, et al. Sonography of pregnancies with first-trimester bleeding and a small intrauterine gestational sac without a demonstrable embryo. Ultrasound Obstet Gynecol. 2003;21(1):62-65.
66. Pandya PP, Snijders RJ, Psara N, et al. The prevalence of non-viable pregnancy at 10-13 weeks of gestation. Ultrasound Obstet Gynecol. 1996;7(3):170-173.
67. Stabile I, Campbell S, Grudzinskas JG. Ultrasonic assessment of complications during first trimester of pregnancy. Lancet. 1987;2(8570):1237-1240.
68. Sorokin Y, Johnson MP, Uhlmann WR, et al. Postmortem chorionic villus sampling: correlation of cytogenetic and ultrasound findings. Am J Med Genet. 1991;39(3):314-316.
69. Blumenfeld Z, Ruach M. Early pregnancy wastage: the role of repetitive human chorionic gonadotropin supplementation during the first 8 weeks of gestation. Fertil Steril. 1992;58(1):19-23.
70. Kupesic S, Kurjak A, Vujisic S, Petrovic Z. Luteal phase defect: comparison between Doppler velocimetry, histological and hormonal markers. Ultrasound Obstet Gynecol. 1997;9(2):105-112.
71. Pennell RG, Needleman L, Pajak T, et al. Prospective comparison of vaginal and abdominal sonography in normal early pregnancy. J Ultrasound Med. 1991;10(2):63-67.
72. Aziz S, Cho RC, Baker DB, et al. Five-millimeter and smaller embryos without embryonic cardiac activity: outcomes in women with vaginal bleeding. J Ultrasound Med. 2008;27(11):1559-1561.
73. Rowling SE, Coleman BG, Langer JE, et al. First-trimester US parameters of failed pregnancy. Radiology. 1997;203(1):211-217.
74. Harris RD, Couto C, Karpovsky C, et al. The chorionic bump: a first-trimester pregnancy sonographic finding associated with a guarded prognosis. J Ultrasound Med. 2006;25(6):757-763.
75. Bromley B, Harlow BL, Laboda LA, Benacerraf BR. Small sac size in the first trimester: a predictor of poor fetal outcome. Radiology. 1991;178(2):375-377.
76. Giacomello F. Small size as a predictor of poor fetal outcome [letter]. Radiology. 1992;184(2):578.
77. Horrow MM. Enlarged amniotic cavity: a new sonographic sign of early embryonic death. AJR Am J Roentgenol. 1992;158(2):359-362.
78. Yegul NT, Filly RA. The expanded amnion sign: evidence of early embryonic death. J Ultrasound Med. 2009;28(10):1331-1335.
79. Filly RA. The expanded amnion sign: evidence of early embryonic death [author response]. J Ultrasound Med. 2010;29(2):323-324.
80. Kucuk T, Duru NK, Yenen MC, et al. Yolk sac size and shape as predictors of poor pregnancy outcome. J Perinat Med. 1999;27(4):316-320.
81. Gürel SA, Gürel H. A large yolk sac may be important in the early diagnosis of gestational trophoblastic disease: a case report. Eur J Obstet Gynecol Reprod Biol. 2000;91(1):91-93.
82. Szabo J, Gellen J, Szemere G, Farago M. Significance of hyper-echogenic yolk sac in first-trimester screening for chromosome aneuploidy. Orv Hetil. 1996;137(42):2313-2315.
83. Doubilet P, Benson C. Outcome of first-trimester pregnancies with slow embryonic heart rate at 6-7 weeks gestation and normal heart rate by 8 weeks at US. Radiology. 2005;2005(236):643-646.
84. Doubilet PM, Benson CB, Chow JS. Long-term prognosis of pregnancies complicated by slow embryonic heart rates in the early first trimester. J Ultrasound Med. 1999;18(8):537-541.
85. Vaccaro H, Amor F, Leyton M, Sepulveda W. Arrhythmia in early pregnancy: a predictor of first-trimester pregnancy loss. Ultrasound Obstet Gynecol. 1998;12(4):248-251.
86. Doubilet PM, Benson CB, Chow JS. Outcome of pregnancies with rapid embryonic heart rates in the early first trimester. AJR Am J Roentgenol. 2000;175(1):67-69.
87. Sauerbrei EE, Pham DH. Placental abruption and subchorionic hemorrhage in the first half of pregnancy: US appearance and clinical outcome. Radiology. 1986;160(1):109-112.
88. Ball RH, Ade CM, Schoenborn JA, Crane JP. The clinical significance of ultrasonographically detected subchorionic hemorrhages. Am J Obstet Gynecol. 1996;174(3):996-1002.
89. Pedersen JF, Mantoni M. Prevalence and significance of subchorionic hemorrhage in threatened abortion: a sonographic study. AJR Am J Roentgenol. 1990;154(3):535-537.
90. Bennett GL, Bromley B, Lieberman E, Benacerraf BR. Subchorionic hemorrhage in first-trimester pregnancies: prediction of pregnancy outcome with sonography. Radiology. 1996;200(3):803-806.
91. Leite J, Ross P, Rossi AC, Jeanty P. Prognosis of very large first-trimester hematomas. J Ultrasound Med. 2006;25:1441-1445.
92. Atrash HK, Friede A, Hogue CJ. Ectopic pregnancy mortality in the United States, 1970-1983. Obstet Gynecol. 1987;70(6):817-822.
93. Lawson HW, Atrash HK, Saftlas AF, et al. Ectopic pregnancy surveillance, United States, 1970-1985. MMWR CDC Surveill Summ. 1988;37(5):9-18.

94. Schwartz RO, Di Pietro DL. beta-hCG as a diagnostic aid for suspected ectopic pregnancy. Obstet Gynecol. 1980;56(2):197-203.
95. Ackerman TE, Levi CS, Lyons EA, et al. Decidual cyst: endovaginal sonographic sign of ectopic pregnancy. Radiology. 1993;189(3):727-731.
96. Nagamani M, London S, Amand PS. Factors influencing fertility after ectopic pregnancy. Am J Obstet Gynecol. 1984;149(5):533-535.
97. Schoen JA, Nowak RJ. Repeat ectopic pregnancy: a 16-year clinical survey. Obstet Gynecol. 1975;45(5):542-546.
98. Coupet E. Ectopic pregnancy: the surgical epidemic. J Natl Med Assoc. 1989;81(5):567-572.
99. Rein MS, Di Salvo DN, Friedman AJ. Heterotopic pregnancy associated with in vitro fertilization and embryo transfer: a possible role for routine vaginal ultrasound. Fertil Steril. 1989;51(6):1057-1058.
100. Hann LE, Bachman DM, McArdle CR. Coexistent intrauterine and ectopic pregnancy: a re-evaluation. Radiology. 1984;152(1):151-154.
101. Wong WS, Mao K. Combined intrauterine and tubal ectopic pregnancy. Aust N Z J Obstet Gynaecol. 1989;29(1):76-77.
102. Herztberg BS, Kliewer MA, Bowie JD. Sonographic evaluation for ectopic pregnancy: transabdominal scanning of patients with nondistended urinary bladders as a complement to transvaginal sonography. AJR Am J Roentgenol. 1999;173(3):773-775.
103. Levine D. Ectopic pregnancy. Radiology. 2007;245(2):385-397.
104. Thorsen MK, Lawson TL, Aiman EJ, et al. Diagnosis of ectopic pregnancy: endovaginal vs transabdominal sonography. AJR Am J Roentgenol. 1990;155(2):307-310.
105. Zinn HL, Cohen HL, Zinn DL. Ultrasonographic diagnosis of ectopic pregnancy: importance of transabdominal imaging. J Ultrasound Med. 1997;16(9):603-607.
106. Kirk E, Papageorghiou AT, Condous G, et al. The diagnostic effectiveness of an initial transvaginal scan in detecting ectopic pregnancy. Hum Reprod. 2007;22(11):2824-2828.
107. Brown DL, Doubilet PM. Transvaginal sonography for diagnosing ectopic pregnancy. J Ultrasound Med. 1994;13:259-266.
108. Rizk B, Tan SL, Morcos S, et al. Heterotopic pregnancies after in vitro fertilization and embryo transfer. Am J Obstet Gynecol. 1991;164(1 Pt 1): 161-164.
109. Frates MC, Laing FC. Sonographic evaluation of ectopic pregnancy: an update. AJR Am J Roentgenol. 1995;165(2):251-259.
110. Fernandez H, Gervaise A. Ectopic pregnancies after infertility treatment: modern diagnosis and therapeutic strategy. Hum Reprod Update. 2004;10(6):503-513.
111. Connolly A, Ryan DH, Stuebe AM, Wolfe HM. Reevaluation of discriminatory and threshold levels for serum beta-hCG in early pregnancy. Obstet Gynecol. 2013;121(1):65-70.
112. Cacciatore B, Stenman UH, Ylostalo P. Comparison of abdominal and vaginal sonography in suspected ectopic pregnancy. Obstet Gynecol. 1989;73(5 Pt 1):770-774.
113. Nyberg DA, Filly RA, Laing FC, et al. Ectopic pregnancy. Diagnosis by sonography correlated with quantitative HCG levels. J Ultrasound Med. 1987;6(3):145-150.
114. Fleischer AC, Pennell RG, McKee MS, et al. Ectopic pregnancy: features at transvaginal sonography. Radiology. 1990;174(2):375-378.
115. Frates MC, Visweswaran A, Laing FC. Comparison of tubal ring and corpus luteum echogenicities: a useful differentiating characteristic. J Ultrasound Med. 2001;20(1):27-31.
116. Stein MW, Ricci ZJ, Novak L, et al. Sonographic comparison of the tubal ring of ectopic pregnancy with the corpus luteum. J Ultrasound Med. 2004;23(1):57-62.
117. Chen PC, Sickler GK, Dubinsky TJ, et al. Sonographic detection of echogenic fluid and correlation with culdocentesis in the evaluation of ectopic pregnancy. AJR Am J Roentgenol. 1998;170(5):1299-1302.
118. Mehta TS, Levine D, McArdle CR. Lack of sensitivity of endometrial thickness in predicting presence of an ectopic pregnancy. J Ultrasound Med. 1999;18(2):117-122.
119. Malinowski A, Bates SK. Semantics and pitfalls in the diagnosis of cornual/interstitial pregnancy. Fertil Steril. 2006;86(6):1764.e11-1764.e14.
120. Ackerman TE, Levi CS, Dashefsky SM, et al. Interstitial line: sonographic finding in interstitial (cornual) ectopic pregnancy. Radiology. 1993;189(1): 83-87.
121. Wang W, Long W, Yu Q. Complication of cesarean section: pregnancy on the cicatrix of a previous cesarean section. Chin Med J. 2002;115(2):242-246.
122. Barnhart K, van Mello NM, Bourne T, et al. Pregnancy of unknown location: a consensus statement of nomenclature, definitions and outcome. Fertil Steril. 2011;95(3):857-866.
123. Bottomley C, Van Belle V, Mukri F, et al. The optimal timing of an ultrasound scan to assess the location and viability of an early pregnancy. Hum Reprod. 2009;24(8):1811-1817.
124. Moschos E, Twickler DM. Endometrial thickness predicts intrauterine pregnancy in patients with pregnancy of unknown location. Ultrasound Obstet Gynecol. 2008;32(7):929-934.
125. Stangel JJ. Recent techniques for the conservative management of tubal pregnancy. Surgery, laparoscopy and medicine. J Reprod Med. 1986;31(2):98-101.
126. Yao M, Tulandi T. Current status of surgical and nonsurgical management of ectopic pregnancy. Fertil Steril. 1997;67(3):421-433.
127. Ory SJ, Villanueva AL, Sand PK, Tamura RK. Conservative treatment of ectopic pregnancy with methotrexate. Am J Obstet Gynecol. 1986;154(6): 1299-1306.
128. Hajenius PJ, Mol BW, Bossuyt PM, et al. Interventions for tubal ectopic pregnancy. Cochrane Database Syst Rev. 2000;(2)2000;(2):CD000324.
129. Nazac A, Gervaise A, Bouyer J, et al. Predictors of success in methotrexate treatment of women with unruptured tubal pregnancies. Ultrasound Obstet Gynecol. 2003;21(2):181-185.
130. Barnhart KT, Gosman G, Ashby R, Sammel M. The medical management of ectopic pregnancy: a meta-analysis comparing "single dose" and "multidose" regimens. Obstet Gynecol. 2003;101(4):778-784.
131. Cyr DR, Mack LA, Nyberg DA, et al. Fetal rhombencephalon: normal US findings. Radiology. 1988;166(3):691-692.
132. Schmidt W, Yarkoni S, Crelin ES, Hobbins JC. Sonographic visualization of physiologic anterior abdominal wall hernia in the first trimester. Obstet Gynecol. 1987;69(6):911-915.
133. Lurain JR. Gestational trophoblastic disease 1: epidemiology, pathology, clinical presentation and diagnosis of gestational trophoblastic disease, and management of hydatidiform mole. Am J Obstet Gynecol. 2010;203(6): 531-539.
134. Semer DA, Macfee MS. Gestational trophoblastic disease: epidemiology. Semin Oncol. 1995;22(2):109-112.
135. Wagner BJ, Woodward PJ, Dickey GE. From the archives of the AFIP. Gestational trophoblastic disease: radiologic-pathologic correlation. Radiographics. 1996;16(1):131-148.
136. Rose PG. Hydatidiform mole: diagnosis and management. Semin Oncol. 1995;22(2):149-156.
137. Sebire NJ, Rees H, Paradinas F, et al. The diagnostic implications of routine ultrasound examination in histologically confirmed early molar pregnancies. Ultrasound Obstet Gynecol. 2001;18(6):662-665.
138. Lazarus E, Hulka C, Siewert B, Levine D. Sonographic appearance of early complete molar pregnancies. J Ultrasound Med. 1999;18(9):589-594.
139. Benson CB, Genest DR, Bernstein MR, et al. Sonographic appearance of first trimester complete hydatidiform moles. Ultrasound Obstet Gynecol. 2000;16(2):188-191.
140. Goldstein DP, Berkowitz RS. Current management of complete and partial molar pregnancy. J Reprod Med. 1994;39(3):139-146.
141. Berkowitz RS, Goldstein DP. Clinical practice. Molar pregnancy. N Engl J Med. 2009;360(16):1639-1645.
142. Berkowitz RS, Goldstein DP. Chorionic tumors. N Engl J Med. 1996;335(23):1740-1748.
143. Green CL, Angtuaco TL, Shah HR, Parmley TH. Gestational trophoblastic disease: a spectrum of radiologic diagnosis. Radiographics. 1996;16(6): 1371-1384.
144. Kirk E, Papageorghiou AT, Condous G, et al. The accuracy of first trimester ultrasound in the diagnosis of hydatidiform mole. Ultrasound Obstet Gynecol. 2007;29(1):70-75.
145. Fowler DJ, Lindsay I, Seckl MJ, Sebire NJ. Routine pre-evacuation ultrasound diagnosis of hydatidiform mole: experience of more than 1000 cases from a regional referral center. Ultrasound Obstet Gynecol. 2006;27(1): 56-60.
146. Steller MA, Genest DR, Bernstein MR, et al. Natural history of twin pregnancy with complete hydatidiform mole and coexisting fetus. Obstet Gynecol. 1994;83(1):35-42.

147. Sebire NJ, Foskett M, Paradinas FJ, et al. Outcome of twin pregnancies with complete hydatidiform mole and healthy co-twin. Lancet. 2002;359(9324):2165-2166.
148. Greenfield AW. Gestational trophoblastic disease: prognostic variables and staging. Semin Oncol. 1995;22(2):142-148.
149. Jain KA. Gestational trophoblastic disease: pictorial review. Ultrasound Q. 2005;21(4):245-253.
150. Jauniaux E. Ultrasound diagnosis and follow-up of gestational trophoblastic disease. Ultrasound Obstet Gynecol. 1998;11(5):367-377.
151. Soper JT. Identification and management of high-risk gestational trophoblastic disease. Semin Oncol. 1995;22(2):172-184.
152. Finkler NJ. Placental site trophoblastic tumor. Diagnosis, clinical behavior and treatment. J Reprod Med. 1991;36(1):27-30.
153. Mangili G, Spagnolo D, Valsecchi L, Maggi R. Transvaginal ultrasonography in persistent trophoblastic tumor. Am J Obstet Gynecol. 1993;169(5):1218-1223.
154. Caspi B, Elchalal U, Dgani R, et al. Invasive mole and placental site trophoblastic tumor. Two entities of gestational trophoblastic disease with a common ultrasonographic appearance. J Ultrasound Med. 1991;10(9):517-519.
155. Sakamoto C, Oikawa K, Kashimura M, Egashira K. Sonographic appearance of placental site trophoblastic tumor. J Ultrasound Med. 1990;9(9):533-535.
156. Desai RK, Desberg AL. Diagnosis of gestational trophoblastic disease: value of endovaginal color flow Doppler sonography. AJR Am J Roentgenol. 1991;157(4):787-788.
157. Chan FY, Chau MT, Pun TC, et al. A comparison of colour Doppler sonography and the pelvic arteriogram in assessment of patients with gestational trophoblastic disease. Br J Obstet Gynaecol. 1995;102(9):720-725.
158. Kennedy AW. Persistent nonmetastatic gestational trophoblastic disease. Semin Oncol. 1995;22(2):161-165.
159. Lurain JR. High-risk metastatic gestational trophoblastic tumors. Current management. J Reprod Med. 1994;39(3):217-222.

CAPÍTULO 31

Anormalidades Cromossômicas

Bryann Bromley e Beryl Benacerraf

RESUMO DOS PONTOS-CHAVE

- O rastreamento de aneuploidia por meio da medição da translucência nucal (TN) deve ser realizada por um examinador credenciado que participa de um programa de monitoramento de qualidade.
- Nos fetos cromossomicamente normais que apresentam aumento da TN, anatomia normal e sem síndromes genéticas identificáveis, não parece haver maior risco de atraso no desenvolvimento do que na população em geral.
- A identificação de um "marcador" durante a ultrassonografia do segundo trimestre deve levar ao encaminhamento para avaliação detalhada do feto e correlação com as estimativas de risco presuntivo para aneuploidia.
- A diversidade dos achados ultrassonográficos no segundo trimestre pode levar os médicos a suspeitar de uma anormalidade cromossômica específica.
- A pesquisa de DNA fetal livre com resultados reportáveis apresenta desempenho superior ao rastreamento tradicional na detecção de aneuploidias específicas; no entanto, ocorrem resultados falso-positivos e falso-negativos. Os resultados positivos devem ser confirmados por um teste complementar. Resultados negativos não garantem um desfecho normal.

SUMÁRIO DO CAPÍTULO

RASTREAMENTO DE ANEUPLOIDAS NO PRIMEIRO TRIMESTRE
Translucência Nucal e Trissomia do 21
Marcadores Bioquímicos Séricos
Rastreamento Combinado
Rastreamento Integrado e Sequencial
Padronização da Técnica de Medição da Translucência Nucal
Translucência Nucal e Outras Aneuploidias
Higroma Cístico
Osso Nasal
Outros Marcadores de Aneuploidia
Fluxo Reverso no Ducto Venoso
Regurgitação Tricúspide
Translucência Nucal Espessada com Cariótipo Normal
RASTREAMENTO DE TRISSOMIA DO 21 NO SEGUNDO TRIMESTRE
Prega Nucal
Perfil Facial (Osso Nasal)
Comprimento Femoral
Comprimento Umeral
Dilatação do Sistema Urinário
Intestino Ecogênico
Foco Ecogênico Intracardíaco
Anomalias Estruturais
Características Complementares da Trissomia do 21
Marcadores Combinados
TRISSOMIA DO 18 (SÍNDROME DE EDWARDS)
Cistos do Plexo Coroide
TRISSOMIA DO 13 (SÍNDROME DE PATAU)
TRIPLOIDIA
MONOSSOMIA DO X (SÍNDROME DE TURNER)
RASTREAMENTO PRÉ-NATAL DE ANEUPLOIDIA POR DNA FETAL LIVRE
EXAMES COMPLEMENTARES
CONCLUSÃO

O atual padrão de cuidados obstétricos nos Estados Unidos consiste em fazer rastreamento pré-natal de aneuploidia para todas as mulheres que procurem atendimento antes da 20ª semana de gestação.[1] Se a gestante optar por avaliação de risco pré-natal para aneuploidia, múltiplos marcadores ultrassonográficos e parâmetros bioquímicos estão disponíveis tanto no primeiro quanto no segundo trimestre. Recentemente, o paradigma para rastreamento pré-natal incluiu a avaliação do **DNA fetal livre** no plasma materno e os exames complementares se expandiram além do cariótipo básico para incluir a análise de microarranjos que pode detectar pequenas deleções e duplicações no genoma, conhecidas como "variantes do número de cópias" (VNC).[2,3] As escolhas disponíveis dependem da idade gestacional do feto por ocasião da consulta pré-natal e da disponibilidade de recursos na área demográfica local. Os algoritmos de rastreamento estão se tornando progressivamente mais diversificados.[4] Recomenda-se o aconselhamento de um médico experiente.[5]

O risco potencial de **aneuploidia** (desvio do múltiplo exato do número haploide de cromossomos) depende da idade materna, da idade fetal, da história familiar e de gravidez previamente afetada. Enquanto a frequência das trissomias do 21, do 18 e do 13 aumenta à medida que a idade materna aumenta, a frequência da monossomia do X e da triploidia se mantém constante[6] (Fig. 31.1).

A **trissomia do 21** (síndrome de Down) é a aneuploidia que mais comumente resulta em nascimento com vida, sendo a causa genética mais frequentemente identificável de retardo mental. A prevalência estimada aumentou ao longo dos últimos 20 anos por causa da tendência de avanço da idade materna, sendo estimada em 1 a cada 504 nascimentos com vida.[7] As trissomias do 18 e do 13 são mais raras, com prevalência de 1:5.000 e de 1:10.000, respectivamente.[8] A

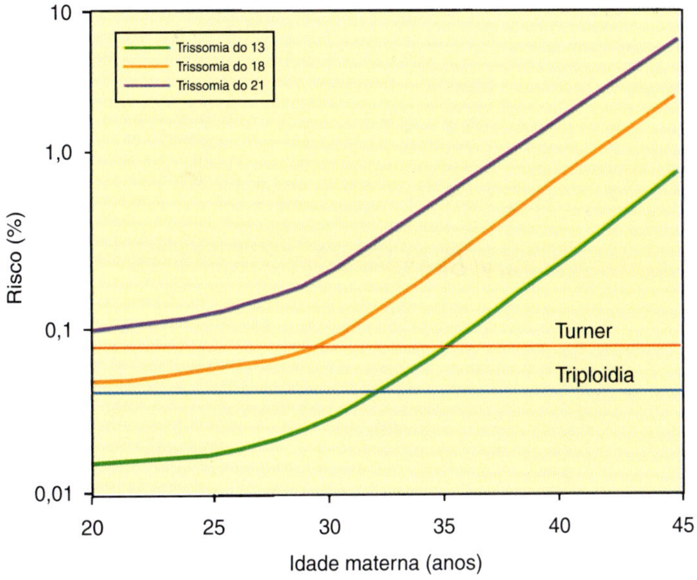

FIG. 31.1 Risco de anomalias cromossômicas relacionado à idade materna.

frequência de aneuploidia é maior no início da gestação. O óbito de fetos com trissomia do 21 entre o primeiro ou o segundo trimestre de gravidez e por ocasião do parto é de 30% e 20%, respectivamente. O óbito fetal entre o primeiro trimestre de gravidez e o parto nas trissomias do 18 e do 13 é de aproximadamente 80%.[6,9]

RASTREAMENTO DE ANEUPLOIDIA NO PRIMEIRO TRIMESTRE

O rastreamento de aneuploidia no primeiro trimestre da gravidez que incorpora a ultrassonografia proporciona a uma estimativa de risco numérico específica para trissomia do 21, 18 e 13. Também pode ser uma pista para outras anormalidades cromossômicas.[10] A maior parte das gestações é normal, de modo que a maioria das mulheres pode ser tranquilizada no início na gestação. Outras podem descobrir que o risco estimado para aneuploidia é alto o suficiente para que elas decidam se submeter a rastreamento secundário por pesquisa de DNA fetal livre ou outros exames complementares (biópsia de vilosidades coriônicas) para a obtenção de um cariótipo ou análise de microarranjos. Se os resultados forem anormais, a paciente terá algum tempo para tomar a decisão sobre continuar ou interromper a gestação*. Colocar nota de revisão dizendo que no Brasil o aborto induzido só é permitido em caso de risco de vida para a mãe, estupro e anencefalia. A decisão de interromper a gestação pode ser realizada com privacidade e em um momento da gravidez em que métodos mais seguros de interrupção da gestação estão disponíveis.[11]

Translucência Nucal e Trissomia do 21

Em 1866, Langdon Down relatou a classificação dos indivíduos com retardo do desenvolvimento que apresentavam características físicas semelhantes. Ele descreveu a pele como "deficiente em elasticidade, conferindo a aparência de ser maior que o corpo".[12] Os fetos com trissomia do 21 e outras anomalias cromossômicas frequentemente apresentam excesso de líquido no tecido subcutâneo na porção posterior do pescoço fetal (Fig. 31.2A, Vídeo 31.1) Na ultrassonografia, surge como coleção líquida ecolucente entre o tecido mole que recobre a coluna cervical e uma linha ecogênica representando o bordo cutâneo. Este espaço líquido é denominado **translucência nucal** (TN)[13] (Fig. 31.2B). Acredita-se que a translucência represente o edema mesenquimal, frequentemente associado à distensão de linfáticos jugulares (Fig. 31. 2C). A teoria prevalente sugere alteração na linfangiogênese e no retardo do desenvolvimento linfático. Outras possíveis causas incluem insuficiência cardíaca e matriz extracelular anormal, mas estas não explicam a natureza localizada e transitória da TN. É mais provável que a etiologia seja uma complexa interação de fatores.[14] A TN normalmente aumenta com o avanço da idade gestacional e, portanto, a medida é comparada ao **comprimento cabeça-nádega** (CCN, Fig. 31.2D). Uma TN fina é observada na maior parte dos fetos normais. TN maior que 95% em relação ao CCN é considerada espessada. TN maior que 99% não se altera significantemente com o CCN, sendo de aproximadamente 3,5 mm[15] (Fig. 31.2E).

Em 1992, Nicolaides et al.[13] relataram que TN de 3 mm ou maior no primeiro trimestre estava associada a risco de 35% de anomalia cromossômica. A associação entre anomalias cromossômicas e TN espessada foi subsequentemente confirmada em um grande estudo, prospectivo e multicêntrico, envolvendo 20.804 gestações. Nas gestações normais, a TN aumentava com o avanço da idade gestacional. O risco de trissomia do 21 pode ser calculado pela multiplicação do risco presuntivo pela **razão de verossimilhança (RV)** obtida a partir do grau de desvio da TN a partir da TN esperada. Essa metodolo gia, em conjunto com valor de corte do risco de 1:300, resultou na identificação de 80% de fetos com trissomia do 21, com **taxa de falso-positivo** (TFP) de 5%.[16] Posteriormente, Snijders et al.[17] avaliaram o emprego da TN e da idade materna para detectar a trissomia do 21 em estudo multicêntrico que incluiu 22 locais diferentes e 306 ultrassonografistas treinados. Com o uso de um limiar de 1 em 300, a sensibilidade para detecção da trissomia do 21 foi de 82% para TFP de 8%. Se a TFP fosse ajustada em 5%, a sensibilidade para a detecção da trissomia do 21 seria de 77%.

*No Brasil o aborto induzido só é permitido em caso de risco de vida para a mãe, estupro e anencefalia.

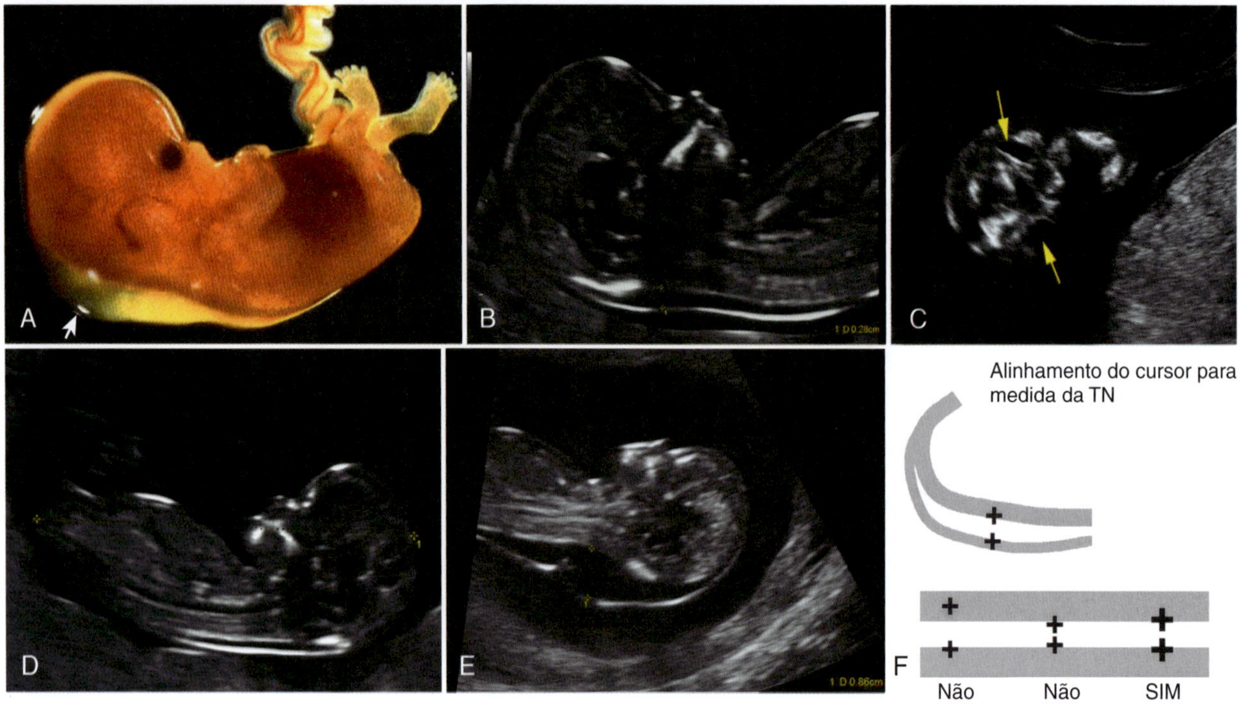

FIG. 31.2 Translucência nucal. (A) Imagem macroscópica de um feto com trissomia do 21 mostra coleção líquida na região posterior do pescoço conhecida como translucência nucal (TN; *seta*). (Cortesia de Dr. Eva Pajkrt, University of Amsterdam.) **(B)** Imagem sagital média de um feto euploide mostrando o método correto de mensuração da TN. A TN está na faixa da normalidade. Ver também Vídeo 31.1. **(C)** Vista axial através do pescoço fetal mostrando sacos linfáticos jugulares distendidos (*setas*). **(D)** Imagem sagital média de um feto no primeiro trimestre mostrando o método correto de medir o comprimento cabeça-nádega. **(E)** Corte sagital médio de um feto no primeiro trimestre que mostra TN espessada (8,6 mm). **(F)** Esquema ilustrando o método correto de posicionamento do cursor. (Cortesia de Dr. Bernard Benoit, Princess Grace Hospital, Monaco.)

Marcadores Bioquímicos Séricos

Uma diversidade de marcadores bioquímicos séricos apresenta concentrações diferentes em gestações com trissomia do 21, se comparados às gestações euploides. O soro de gestantes com fetos portadores da trissomia do 21 apresenta concentração mais elevada de **beta gonadotrofina coriônica humana livre** (β-hCG livre) e concentração mais baixa da **proteína plasmática A associada à gravidez** (PAPP-A), se comparado ao soro de gestantes com fetos euploides. O uso de marcadores séricos, em conjunto com a idade materna, resulta na identificação de 62% dos fetos com trissomia do 21 com TFP de 5%.[18]

Rastreamento Combinado

Não existe associação entre a medida da TN e os níveis séricos de β-hCG ou PAPP-A em fetos euploides ou naqueles com trissomia do 21. Esta independência possibilita a combinação TN e exames séricos (bioquímica), resultando em método mais efetivo de avaliação de risco do que qualquer um dos métodos individualmente.[19,20] Wald et al.[21] demonstraram que a combinação da medida da TN com as de PAPP-A e de β-hCG livre, conhecida como **rastreamento combinado para o primeiro trimestre**, resulta na detecção de 85% dos fetos com trissomia do 21 com TFP de 5%.

O rastreamento primeiro trimestre com o emprego da medida da TN e bioquímica sérica foi validado adicionalmente por quatro estudos de grande porte. O estudo de rastreamento One-Stop Clinic to Assess Risk (OSCAR) no Reino Unido estudou 12.339 gestantes com fetos únicos entre 10 e 14 semanas de gestação. O rastreamento no primeiro trimestre foi aceito por 97,5% das mulheres e, se os resultados fossem positivos (risco ≥ 1:300), 77% seriam submetidas a exames complementares invasivos. Ocorreram 25 casos de trissomia do 21, dos quais 23 (92%) foram detectados, com TFP de 5%. As taxas de detecção de trissomia tanto do 13 quanto do 18 foram de 100%.[22]

Um estudo multicêntrico na América do Norte (estudo BUN) avaliou de modo semelhante 8.514 gestantes com feto único entre 74 e 97 dias de gestação. O resultado do rastreamento seria considerado positivo se o risco de trissomia do 21 fosse de 1 em 270 ou mais, ou o risco de trissomia do 18 fosse de 1 em 150 ou mais alto. Houve 61 casos de trissomia do 21; a taxa de detecção foi de 79% com TFP de 5%. A taxa de detecção da trissomia do 18 foi de 90% com TFP de 2%.[23]

O estudo de triagem sérico, urina e ultrassonografia (SURUSS – Serum, Urine and Ultrasound Screening Study) avaliou a eficácia, a segurança e a relação custo-benefício das triagens do primeiro e segundo trimestres para a trissomia do 21. Este estudo prospectivo foi conduzido sobretudo no Reino Unido em 47.053 gestações entre 6 e 13 semanas de gravidez. No primeiro trimestre, o teste combinado apresentou sensibilidade de 85% para a detecção da trissomia do 21 com TFP de 6%.[24]

O First and Second Trimester Evaluation of Risk (FASTER) foi o maior estudo realizado nos Estados Unidos, concebido para determinar a melhor maneira de rastrear gestantes a procura de trissomia do 21. Esse estudo multicêntrico incluiu 36.120 pacientes com dados completos do primeiro trimestre, nas quais 92 fetos apresentavam trissomia do 21. O estudo incluiu medidas da TN bem como resultados de testes bioquímicos séricos tanto no primeiro como no segundo trimestre, revelando os resultados da paciente no segundo trimestre apenas após dois perfis séricos. A taxa de detecção da trissomia do 21 foi de 87%, 85% e 82% na 11ª, 12ª e 13ª semanas de gestação, respectivamente, com TFP de 5%. Para uma taxa de detecção de 85%, a TN isolada (sem dados bioquímicos) apresentou TFP inaceitavelmente alta de 20%. Se a TFP fosse ajustada para um nível mais aceitável de 5%, a sensibilidade para a detecção da trissomia do 21 cairia para 68%.[25]

O rastreamento de aneuploidia em gestações gemelares é menos robusta do que nas gestações unifetais e é dificultado pelas nuances da placentação. A determinação da amnionicidade e da corionicidade é crucial. Sebire et al.[26] estudaram uma série de 448 gestações gemelares e identificaram 88% dos fetos com trissomia do 21 (TFP de 7%) utilizando TN maior que 95%. A prevalência de TN aumentada foi mais alta em gêmeos monocoriônicos euploides do que em gêmeos dicoriônicos euploides, o que pode estar relacionado a estrutura placentária ou anomalias fetais. A discordância das aferições da TN em gêmeos monocoriônicos pode ser preditiva de síndrome de transfusão feto-fetal.[27,28] Além disso, a contribuição dos marcadores bioquímicos aumenta a complexidade da avaliação do risco em gestações gemelares porque a concentração de marcadores relaciona-se à gravidez (em oposição ao feto único). Spencer e Nicolaides [29] identificaram 75% dos fetos com trissomia do 21 (TFP de 7%) utilizando marcadores bioquímicos e a medida da TN. Wald e Rish[30] relataram que em uma TFP definida de 5%, a taxa estimada de detecção de trissomia do 21 foi de 84% em gêmeos monocoriônicos e 70% em gêmeos dicoriônicos. Isso é comparável a uma taxa de detecção estimada de 85% em gestações unifetais. Recentemente, foi relatado que o risco de trissomia do 21 em gêmeos pode não ser tão alto como se acreditava anteriormente, especialmente nos gêmeos monozigóticos; esses dados aumentam a complexidade da avaliação de risco. Em um grande estudo de população na Europa examinando a prevalência da síndrome de Down entre gêmeos monozigóticos e dizigóticos, a proporção de risco (PR) ajustada da síndrome de Down foi 0,58 (IC 95%, 0,53-0,62) para gêmeos em comparação a um feto. Este foi mais pronunciado em gêmeos monozigóticos, em que a PR ajustada foi de 0,34 (IC 95%, 0,25-0,44). Em gêmeos dizigóticos, a PR ajustada foi de 1,34 (IC 95%, 1,23-1,46).[31]

Uma questão importante é se existe um valor de TN acima do qual não haja benefício em rastreamento bioquímico adicional. Os resultados do estudo FASTER foram avaliados dando atenção específica a essa questão. TN de 4 mm ou mais foi identificada em 32 pacientes (0,09%). Nesse grupo, a avaliação combinada de risco mais baixa para trissomia do 21 em fetos euploides foi de 1:8 e para fetos com trissomia do 21 foi de 7:8. Houve 128 pacientes com TN de 3 mm ou mais. O risco mais baixo de trissomia do 21 em fetos euploides com o emprego de rastreamento combinado foi de 1:1.479 e o risco mais baixo entre aqueles com trissomia do 21 foi de 1:2. Somente 10 pacientes (8%) tiveram o risco reduzido para menos de 1:200 e todos apresentaram desfecho normal. Estes autores concluíram que há benefício mínimo na espera pelo rastreamento combinado em fetos com TN de 3 mm ou mais e nenhum benefício para aqueles com TN de 4 mm ou mais.[32]

Rastreamento Integrado e Sequencial

Wald et al.[33] introduziram o conceito de **rastreamento integrado**, no qual as avaliações do primeiro e do segundo trimestre são usadas para fornecer uma estimativa de risco *única* para a trissomia do 21.

O estudo FASTER comparou as estratégias de triagem ao longo do primeiro e do segundo trimestres. Houve 33.546 pacientes com dados disponíveis completos do primeiro e do segundo trimestres, incluindo 87 fetos com trissomia do 21. O rastreamento plenamente integrado que incluía a medida da TN do primeiro trimestre, juntamente com a PAPP-A e triagem quádrupla para o segundo trimestre, resultou na detecção de 95% dos fetos com trissomia do 21, com TFP de 5%, ou de 87% se a TFP fosse ajustada para 1%.[25] A desvantagem do rastreamento integrado é que a paciente não recebe nenhum resultado do mesmo no primeiro trimestre e os fetos com risco elevado para trissomia do 21 não são identificados até o segundo trimestre.[34] Some-se a isso o fato de que até 20% das pacientes podem não concordar com o rastreamento no segundo trimestre.[24,35]

Duas abordagens alternativas foram propostas em resposta à crítica à notificação tardia das pacientes com "alto risco" de aneuploidia. Cada um desses protocolos revela os resultados do primeiro trimestre a pacientes acima de um determinado limiar de alto risco.[35,36] Gestantes com resultados acima do valor limiar e, portanto, consideradas de maior risco podem ser encaminhadas para aconselhamento genético e investigação diagnóstica precocemente. No *protocolo sequencial*, aquelas que não foram identificadas no grupo de alto risco são submetidas a rastreamento bioquímico no segundo trimestre. No *protocolo contingente*, apenas aquelas mulheres que apresentam risco intermediário (≥ 1:50 e < 1:1.500) fazem o rastreamento bioquímico no segundo trimestre, enquanto as de baixo risco (< 1:1.500) não fazem rastreamento adicional. Em cada protocolo, os resultados do rastreamento no primeiro e no segundo trimestres são **integrados** e relatados como um único número, porque se fossem interpretados de forma independente, a TFP é inaceitavelmente alta.[1,37] Aquelas que apresentam risco de 1 em 270 ou superior são encaminhadas para aconselhamento genético e realização de exames complementares.

No estudo de Cuckle et al.,[35] os riscos do segundo trimestre para trissomia do 21 foram calculados retrospectivamente a partir dos dados do estudo FASTER. As pacientes foram classificadas como de "alto risco" (> 1:30), "risco limítrofe (*borderline*)" (1:30-1:1.500) e "baixo risco" (< 1:1.500) com base nos resultados da avaliação do primeiro trimestre. Somente as pacientes na categoria *boderline* foram submetidas a novo cálculo de risco com base em um segundo rastreamento bioquímico. A detecção inicial da trissomia do 21 (> 1:30) após a triagem do primeiro trimestre foi de 60% com TFP de 1,2%. Do restante da população, 23% apresentava risco *boderline* e calculado por triagem adicional. A triagem contingente identificou 91% dos fetos com trissomia do 21, com TFP de 4,5%. O rastreamento sequencial, na qual todas as mulheres (com exceção daquelas com risco mais alto) tiveram os exames do primeiro e segundo trimestre calculados, apresentou taxa de detecção de 92% com TFP de 5,1%. A triagem integrada, na qual todas as mulheres realizaram os exames do primeiro e do segundo trimestres, apresentou taxa de detecção de 88% com TFP de 4,9%. Esse estudo demonstrou que a **triagem contingente**, na qual apenas 23% da população foi submetida à triagem sérica do segundo trimestre, obteve taxa de detecção semelhante da trissomia do 21 aos protocolos nos quais a maioria das pacientes, se não todas, teve novo cálculo de risco com a bioquímica do segundo trimestre.

Padronização da Técnica de Medição da Translucência Nucal

Para que a triagem da translucência nucal seja precisa, a padronização da técnica, o treinamento e o monitoramento continuado são cruciais. O aprendizado, a validação e garantia de qualidade contínua foram apoiados por duas organizações: o programa Nuchal Translucency Quality Review com sede nos Estados Unidos e a Fetal Medicine Foundation, com sede no Reino Unido. Os critérios e a colocação dos marcadores para medir a TN estão ilustrados na Figura 31.2 (ver também Vídeo 31.1 para triagem em tempo real sem medição). Os detalhes específicos para credenciamento podem ser encontrados em www.ntqr.org ou www.fetalmedicine.org.

O CCN deve ser entre 45 e 84 mm, embora existam variações entre algumas clínicas que realizam o componente bioquímico. A precisão da medida da TN e do CCN é fundamental, visto que a aferição da TN é convertida em múltiplos da mediana (MoM) com base no CCN. A imagem ultrassonográfica adequada para medir o CCN exige que o feto ocupe a maior parte do espaço da imagem e esteja em posição neutra. A linha reta mais longa entre a cabeça fetal e a nádega é medida pelo menos três vezes e a média das três medidas boas é usada.

Haddow et al.[38] demonstraram que a precisão é fundamental na obtenção da medida da TN. Eles estudaram 4.412 mulheres que foram submetidas à triagem no primeiro trimestre por testes bioquímicos e medição da TN, para a qual nenhum treinamento específico foi realizado, embora haja um protocolo estabelecido. A medição da TN variou consideravelmente entre os centros, não podendo ser confiavelmente incorporada aos cálculos de risco. Além disso, o centro com maior taxa de sucesso na obtenção de uma medida da TN (100%) apresentou a sensibilidade mais baixa (0%) na detecção da trissomia do 21. Os resultados do estudo BUN revelaram que depois do treinamento as aferições foram inicialmente menores que o esperado, se comparadas aos valores normativos desenvolvidos pela Fetal Medicine Foundation. Com o aumento da experiência, as mensurações do estudo BUN se encontravam em concordância com as normas publicadas.[23,39]

Critérios para Acurácia da Medição do Comprimento Cabeça-Nádega

ALARA: índice térmico ÓSSEO < 0,7[40]

AMPLIAÇÃO
O feto preenche a maior parte do espaço disponível na imagem

VISTA MEDIOSSAGITAL
Coluna vertebral fetal mediossagital
Perfil, coluna vertebral e nádega são visíveis

POSIÇÃO NEUTRA
A coluna vertebral está alinhada com a cabeça
Líquido é visível entre o mento e o tórax fetal

MEDIÇÃO
Ângulo de insonação perpendicular ao feto
Feto horizontal na imagem
Cursores são posicionados na borda externa da pele da cabeça e nádega

Técnica de Medição da Translucência Nucal (TN) Fetal

ALARA: índice térmico ÓSSEO < 0,7[40]

MARGENS DA TN NÍTIDAS
Linha da TN delgada
Ângulo de insonação perpendicular ao espaço TN
Feto horizontal na imagem
Sugestões para imagem ideal:

1. Otimizar a zona focal
2. Reduzir a variação dinâmica
3. Reduzir o ganho
4. Revisar a harmônica. Possível realce da borda otimizado com harmônica desativada
5. Evitar *zoom* pós-congelamento
6. Estreitar o setorial

FETO NO PLANO MEDIOSSAGITAL
Coluna vertebral fetal no plano mediossagital na região torácica e cervical
Ponta do nariz em perfil
Terceiro e quarto ventrículos cerebrais demonstrados

FETO OCUPA MAIOR PARTE DA IMAGEM
Cabeça, pescoço e terço superior do tórax preenchem a imagem
O feto ocupa mais de 50% do espaço da imagem; um segundo feto do mesmo tamanho não preenche o espaço da imagem

CABEÇA ESTÁ EM UMA POSIÇÃO NEUTRA
Cabeça alinhada com a coluna vertebral, ângulo entre o pescoço e o tórax é menor do que 90 graus
O bolsão de líquido deve ser visível entre o queixo e o pescoço

ÂMNIO VISTO SEPARADAMENTE DA LINHA TN
Feto é visto separado da parede do útero e do âmnio

MEDIÇÃO
Cursores devem ser + (*plus*/positivo)
Barra cruzada dos cursores na linha TN na borda interna adjacente à lucência
Medição é perpendicular ao longo eixo do feto
Medição é realizada da parte mais larga da lucência (se houver cordão nucal, mede-se acima e abaixo do cordão e obtém-se a média)

Uma aferição malfeita da TN apresenta impacto negativo sobre a detecção da aneuploidia e uma imprecisão de 0,5 mm reduz a sensibilidade em 18%.[41] O treinamento de um examinador inexperiente para obtenção das mensurações da TN confiáveis reproduzíveis exige de 80 a 100 exames.[42]

A triagem com a utilização de medição da TN nem sempre é possível devido à disponibilidade limitada dessa ultrassonografia especializada em certas áreas e à diversidade de condições maternas, incluindo grandes miomas e índice materno elevado de massa corporal, que pode comprometer a capacidade de obtenção de mensuração confiável. Estudos iniciais sugerem que o valor da TN é obtido em 99% dos casos, mas os estudos clínicos relatam taxa de sucesso inicial de 80%.[43,44]

Se uma medição confiável da TN não for possível, uma versão exclusivamente sérica do exame integrado pode ser realizada. Nesse caso, o desempenho do exame sérico integrado sem o componente ultrassonográfico é de aproximadamente 85% de taxa de detecção para síndrome de Down com TFP de 5%.[22,25,33]

Translucência Nucal e Outras Aneuploidias

O espessamento da TN tem sido usado para detectar fetos com trissomia do 18. Esses fetos apresentam padrão bioquímico anormal com β-hCG muito baixa e PAPP-A igualmente muito baixo. O estudo BUN com 8.514 gestações triadas, utilizando valor corte de risco de 1 em 150, identificou 91% dos fetos com trissomia do 18 com TFP de 2%. Adicionalmente, quatro em cinco fetos com trissomia do 13 foram identificados.[23] Essas trissomias resultam em fetos que apresentam múltiplas malformações congênitas e raramente sobrevivem além do primeiro ano de vida. A taxa de detecção do estudo FASTER relatou taxa de detecção de 78% de todas as aneuploidias diferentes da trissomia do 21, com TFP de 6% quando do rastreamento no primeiro trimestre para higroma cístico ou do rastreamento combinado.[45] Spencer e Nicolaides[46] desenvolveram um algoritmo para detecção das trissomias do 18 e do 13 que incluía idade materna, TN, β-hCG livre e PAPP-A. Empregando valor de corte de risco de 1 em 150, eles previram uma taxa de detecção de 95% para esses defeitos cromossômicos com TFP de 0,3%. Em um estudo populacional de 452.901 mulheres com gestações unifetais, as taxas de detecção de aneuploidia com base no primeiro trimestre e no rastreamento sequencial foram de 81,6% em uma TFP de 4,5%. As taxas de detecção de trissomias do 21, 18 e 13 foram 92,9%, 93,2% e 80,4%, respectivamente. A detecção da monossomia X e triploidia foi de 80,1% e 91,0%.[47] Em um recente estudo de validação prospectivo, o rastreamento combinado no primeiro trimestre detectou 90%, 97% e 92% das trissomias do 21, 18 e 13, respectivamente, bem como > 90% dos casos de monossomia X, > 85% de triploidias e > 30% de outras anormalidades cromossômicas, com TFP de 4%.[48]

Higroma Cístico

A distinção entre higroma cístico e TN espessada no primeiro trimestre é controversa. Historicamente, o higroma cístico tem sido diagnosticado quando o espaço hipoecoico atrás do pescoço se estende inferiormente para o dorso fetal e contém septações (Fig. 31.3; Vídeo 31.2). Malone et al.[49] descreveram 134 casos de higroma cístico identificados no experimento FASTER entre 38.167 gestações triadas. Anomalias cromossômicas estavam presentes em 51% desses pacientes e anomalias estruturais importantes foram identificadas em 34% daqueles sem anomalia do cariótipo. A sobrevida com desfecho normal foi confirmada em 17% dos casos. Esses pesquisadores relataram aumento do risco de aneuploidia, malformações cardíacas e óbito fetal em fetos com higroma cístico, se comparados àqueles que apresentavam TN simplesmente espessada.[49] Outros pesquisadores relataram que as septações são observadas em todas as TN espessadas, se examinadas no plano suboccipitobregmático, e que a incidência de desfechos adversos está relacionada à espessura da TN *versus* seu aspecto.[50,51]

Osso Nasal

Dr. Down, em seu ensaio original descrevendo as características físicas de indivíduos com retardo do desenvolvimento, identificou que o nariz era pequeno.[12] Não surpreendentemente, os fetos com trissomia do 21 apresentam osso nasal pequeno ou ausente. O osso nasal fetal pode ser observado pela ultrassonografia a partir de 11 semanas de gestação. A avaliação do osso nasal no primeiro trimestre é tecnicamente difícil e a competência para tal avaliação, de acordo com as informações disponíveis, exige uma média de 80 varreduras.[52] Os critérios para avaliação do osso nasal estão demonstrados na Figura 31.4 e no Vídeo 31.3. Os estudos iniciais de rastreamento no primeiro trimestre descrevem que o osso nasal está ausente em 73% dos fetos com trissomia do 21 e em 0,5% dos fetos euploides.[53] Cicero et al.[54] estudaram 5.918 fetos entre 11 e 14 semanas e obtiveram um perfil fetal em 99%. A ausência do osso nasal em fetos euploides variou em função da etnia. O osso nasal não foi identificado em 2,2% dos fetos caucasianos, em 9% dos fetos afro-caribenhos e em 5% dos fetos asiáticos. Os fetos mais jovens também apresentam incidência mais elevada de não visualização do osso nasal. A ausência de osso nasal foi observada em 4,7%, 3,4%, 1,4% e 1% dos fetos euploides com CCN de 45 a 54 mm, 55 a 64 mm, 65 a 74 mm e 75 a 84 mm, respectivamente.

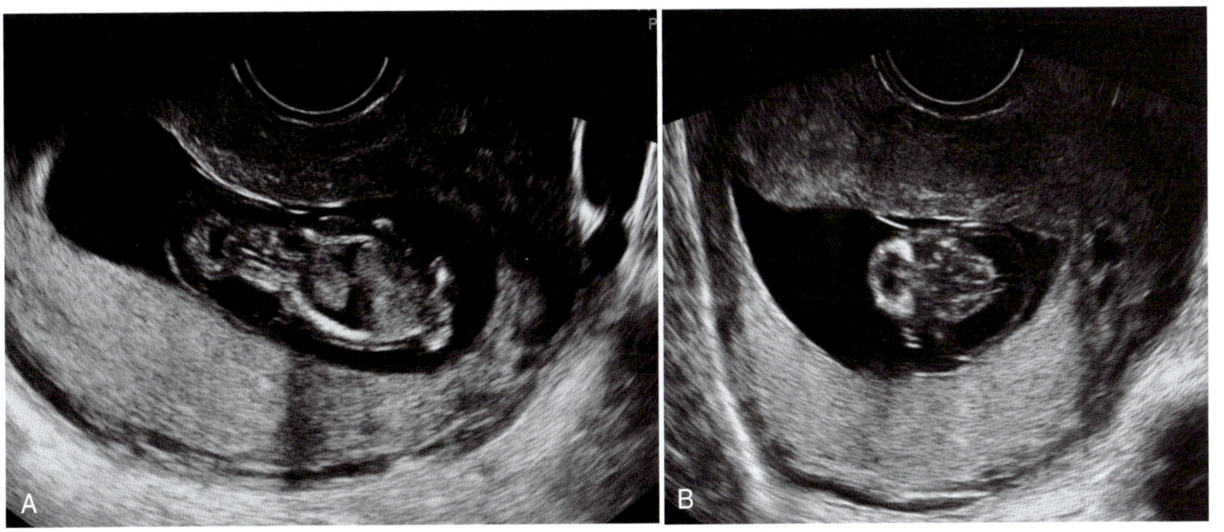

FIG. 31.3 Higroma cístico. (A) Feto no primeiro trimestre com espessamento cutâneo que se estende ao redor de todo o seu corpo, compatível com higroma cístico e bolsas linfáticas jugulares bilateralmente distendidas. Observe os **derrames pleurais** bilaterais, indicando **hidropisia**. **(B)** Corte axial através da cabeça do mesmo feto exibindo septações no interior do espessamento nucal. Ver também Vídeo 31.2.

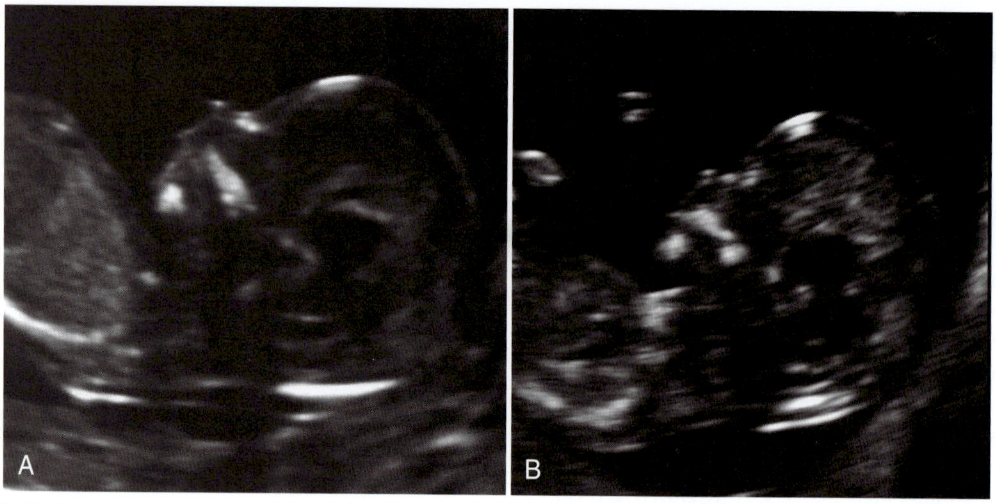

FIG. 31.4 Avaliação do osso nasal no primeiro trimestre. (A) Perfil médio sagital de um feto mostrando o método correto de avaliação do osso nasal. Observe que o osso nasal é mais ecogênico que a pele sobrejacente e eles formam sinal de igual (=). **(B)** Perfil sagital médio do feto com trissomia do 21 mostrando a pele de revestimento ecogênica, mas com **ausência do osso nasal**. Ver também Vídeo 31.3.

Critérios para Avaliação do Osso Nasal (ON)

ALARA: índice térmico ÓSSEO < 0,7[40]
Margens da anatomia fetal nítidas sem ambiguidade na anatomia nasal
Feto no plano mediossagital
- Coluna vertebral fetal no plano mediossagital na região torácica e cervical
- Ponta do nariz nítida visualizada em perfil e a borda da pele que cobre a ponte nasal é identificada
- Deve-se ter cuidado para demonstrar a borda da pele separadamente do ON, de modo que um sinal igual (=) seja aparente
- Terceiro e quarto ventrículos são identificados no cérebro

Feto ocupa a maioria da imagem
- Cabeça, pescoço e tórax preenchem toda a imagem
- Feto ocupa mais de 50% da largura e comprimento da imagem

Ângulo de insonação de 45 graus ao perfil fetal, perpendicular ao ON
A ecogenicidade do ON é comparável a outras estruturas ósseas e semelhante ou mais brilhante do que a pele sobrejacente.

A não visualização do osso nasal aumenta com o espessamento da TN. Em fetos com TN abaixo do 95° percentil, 1,6% não teve o osso nasal visualizado, em comparação com 2,7% para TN acima do 95° percentil de 3,4 mm, 5,4% para TN de 3,5 a 4,4 mm, 6% para TN de 4,5 a 5,4 mm e 15% para TN de 5,5 mm ou maior. Nesse mesmo estudo, o osso nasal ausente foi observado em 69% dos fetos com trissomia do 21 e em 32% dos fetos com outros defeitos cromossômicos.[54]

Nenhuma associação significativa existe entre os marcadores bioquímicos β-hCG e PAPP-A e o osso nasal fetal; no entanto, esses marcadores podem ser combinados para refinar a avaliação de risco do primeiro trimestre para trissomia do 21.[55] Cicero et al.[56] avaliaram prospectivamente 20.418 fetos únicos entre 11 e 14 semanas. O osso nasal fetal estava ausente em 238 (1,2%), presente em 19.937 (97,6%) e não pôde ser avaliado em 243 (1,2%). O osso fetal estava ausente em 113 dos 20.165 (0,6%) fetos cromossomicamente normais e em 87 dos 140 (62,1%) fetos com trissomia do 21. A combinação de TN e marcadores bioquímicos no primeiro trimestre (rastreamento combinado no primeiro trimestre) resultou na identificação de 90% dos fetos com trissomia do 21, com TFP de 5%. A inclusão do osso nasal resultou na mesma taxa de detecção de trissomia do 21, mas com redução da TFP para 2,5%. Esses dados estatísticos permanecem válidos se todos os fetos forem submetidos ao rastreamento com avaliação do osso nasal, bem como à abordagem em duas etapas, na qual somente aqueles em risco intermediário com base na TN e bioquímica sejam submetidos à avaliação do osso nasal. Orlandi et al.[57] usaram um método simplificado para avaliar a presença ou ausência do osso nasal, no qual o osso nasal era considerado ausente somente se não identificasse linha abaixo da ponte nasal. Eles descobriram que o uso desta estratégia resultou em menos casos sendo classificados como ausentes, mantendo uma alta taxa de detecção de aneuploidia.

Nem todos os pesquisadores foram bem-sucedidos utilizando o osso nasal fetal para avaliar aneuploidia. Sepulveda et al.[58] relataram uma série de 1.287 fetos consecutivos sendo avaliados para TN e para a presença ou ausência do osso nasal. No geral, 110 fetos (8,5%) apresentaram TN maior ou igual a 95% e 25 (1,9%) apresentaram ausência do osso nasal. Dos 31 fetos com trissomia do 21, 28 apresentaram TN acima de 95% e 13 exibiam ausência do osso nasal. A taxa de detecção de trissomia do 21 foi de 90,3% com a utilização da TN e de 41,9% com o emprego da ausência do osso nasal. Todos os fetos com ausência do osso nasal, com uma exceção, apresentavam espessamento da TN e somente dois dos fetos normais exibiam ausência do osso nasal. Esses autores concluíram que, embora a ausência do osso nasal seja altamente preditiva de trissomia do 21, ela é menos útil como marcador ultrassonográfico do que a TN. Malone et al.[59] relataram que a avaliação do osso nasal não se mostrou um exame útil para rastreamento populacional.

É evidente que as questões envolvendo a pesquisa do osso nasal no primeiro trimestre são complexas. A identificação do osso nasal como presente ou ausente constitui uma habilidade especializada que é obtida com a experiência, mesmo para profissionais

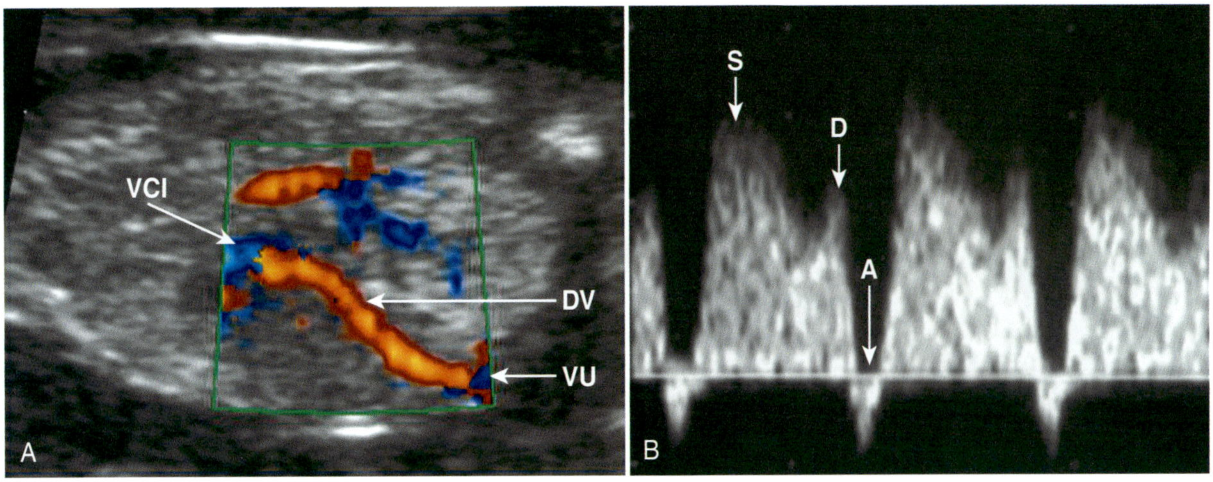

FIG. 31.5 Fluxo invertido no ducto venoso. (A) Anatomia no Doppler colorido dos vasos no plano sagital oblíquo do tronco fetal. *DV*, ducto venoso; *VCI*, veia cava inferior; *VU*, veia umbilical. **(B)** Ultrassonografia do ducto venoso mostra **onda *a* reversa**. Ausência ou reversão do fluxo de onda a pode ocorrer na insuficiência cardíaca, com ou sem defeitos cardíacos, e em fetos cromossomicamente anormais. *D*, diástole; *S*, sístole.

imaginologistas competentes. Foi recomendado que o osso nasal seja considerado marcador contingente em pacientes cujo risco para o primeiro trimestre, com base na TN e na bioquímica, é considerado intermediário, ou seja, entre 1 em 101 e 1 em 1.000.[56,60,61]

Outros Marcadores para Aneuploidia

Fluxo Reverso no Ducto Venoso

O ducto venoso direciona o sangue bem oxigenado da veia umbilical para a circulação coronária e cerebral. O fluxo sanguíneo anormal, demonstrado como onda *a* reversa no ducto venoso, é observado em 80% dos fetos com trissomia do 21 e em 5% dos fetos euploides[9,62] (Fig. 31.5).

Regurgitação Tricúspide

A regurgitação tricúspide também foi proposta como método de avaliação de risco. Falcon et al.[63] compararam 77 fetos com trissomia do 21 e 232 fetos cromossomicamente normais de gestações únicas na 11ª a 14ª semana de gestação. A regurgitação tricúspide foi identificada em 57 (74%) dos fetos com trissomia do 21 e em 16 (7%) dos fetos euploides. Nenhuma relação entre a regurgitação tricúspide e os níveis séricos maternos de β-hCG livre e PAPP-A foi identificada. Os autores concluíram que a integração de US e bioquímica sérica consegue identificar cerca de 90% dos fetos com trissomia do 21 com TFP de 2% a 3%.

O rastreamento por US no primeiro trimestre com determinação da TN e da idade materna (sem bioquímica) é reforçado pelo uso de marcadores ultrassonográficos adicionais de osso nasal, e fluxo no ducto venoso e através da valva tricúspide. As taxas de detecção de síndrome de Down de 80%, 87% e 94% são relatadas ao usar um, dois ou três marcadores ultrassonográficos, mantendo a TFP a 3%.[64]

Translucência Nucal Espessada com Cariótipo Normal

TN espessada está associada a aumento do risco de anomalias estruturais fetais incluindo **defeitos cardíacos congênitos** (DCC). Em um estudo de 29.154 fetos euploides entre a 10ª e a 14ª semanas de gestação, Hyett et al.[65] identificaram 50 com DCC; 56% dos fetos eram de um grupo de 1.822 com uma espessura de TN superior a 95%. Em uma metanálise que avaliou o desempenho do rastreamento por medição da TN no primeiro trimestre para detecção dos principais DCC, foram revisados oito estudos independentes com 58.492 pacientes. Se TN superior a 99% teve sensibilidade de 30% para detecção de DCC. Se TN superior a 99% for usada como indicação para realização de ecocardiograma fetal, 1 em 16 casos referidos teriam DCC. Se o limiar for reduzido para fetos com TN maior que 95%, 1 em 33 casos referidos teria DCC.[66] Os dados do estudo FASTER confirmaram que a incidência de DCC maiores ocorreu com o aumento da TN, embora a sensibilidade para detecção de DCC fosse de apenas 9,6%. Esses pesquisadores concluíram que a TN carecia das qualidades de um bom teste de avaliação para doenças cardíacas; no entanto, uma TN de 2,5 MoM (99%) ou superior é considerada indicação para ecocardiografia fetal.[67] Um estudo populacional que avaliou o desempenho da TN espessada no primeiro trimestre em relação à detecção de DCC críticos em recém-nascidos euploides demonstrou que TN superior a 99% apresentava 5 vezes maior risco enquanto a TN de 3,5 mm ou maior teve um risco 12 vezes maior em comparação aos fetos cuja TN mediu menos de 90% para CCN.[68]

Fetos com TN espessa correm maior risco de apresentar diversas anormalidades congênitas principais, além de DCC (Fig. 31.6). Em dados combinados de 28 estudos com 6.153 fetos euploides que apresentavam espessamento da TN, a prevalência de anomalias principais foi de 7,3% (intervalo, 3%-50%). A prevalência de grandes anomalias aumentou de 1,6% naqueles com TN menor que 95% a 2,5% naqueles com TN 95% a 99%, 10% naqueles com TN de 3,5 a 4,4 mm e aumentando dramaticamente até 46% naqueles com TN superior a 6,5 mm.[15] As anomalias demonstradas incluíram fissuras faciais, hérnia diafragmática, defeitos da parede abdominal, bem como uma infinidade de outras anormalidades estruturais. Timmerman et al. demonstraram o aumento do risco para fissura facial oral em fetos cromossomicamente normais com espessamento da TN.[69] Em um grande estudo populacional de bebês euploides examinados em relação ao aumento da TN e defeitos estruturais maiores não cardíacos, a medida da TN de 95% ou maior ou TN de 3,5 mm ou maior estava associada a maior risco em comparação com

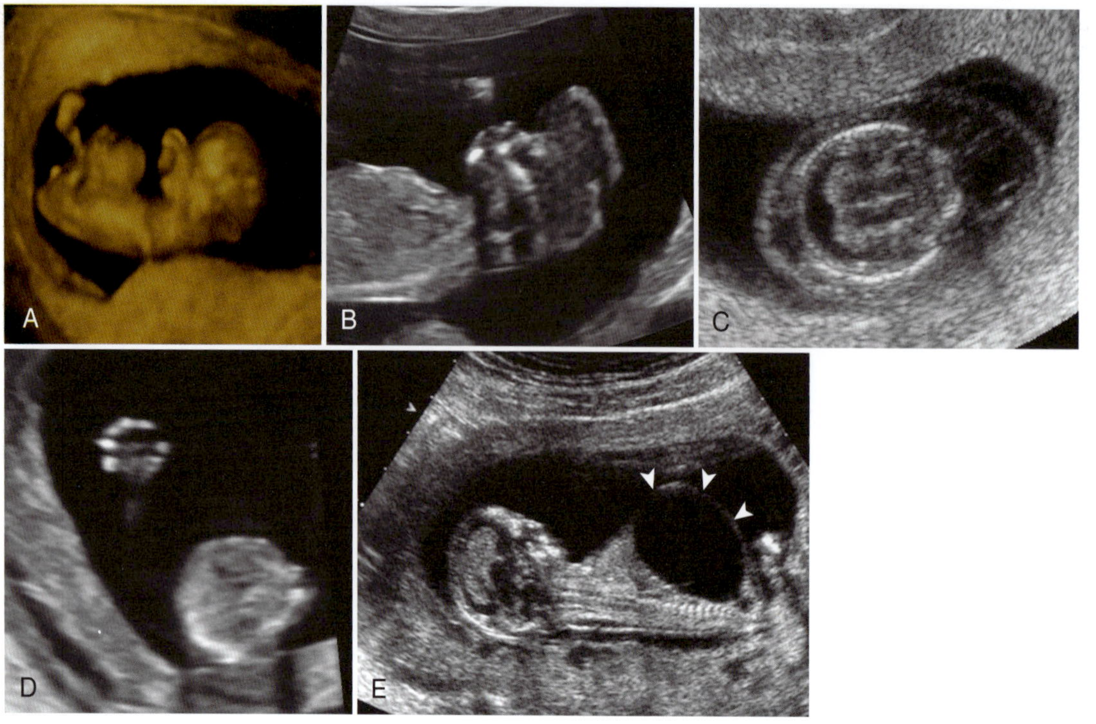

FIG. 31.6 Anormalidades estruturais observadas na ultrassonografia da 11ª a 14ª semana gestacional em sequências realizadas para avaliação da TN. (A) Imagem tridimensional do feto demonstrando **onfalocele**. **(B)** Corte sagital de um feto demonstrando contorno cefálico irregular característico de **anencefalia**. **(C)** Corte transversal da cabeça fetal demonstrando monoventrículo de **holoprosencefalia alobar**. Observe o **higroma cístico** septado. **(D)** Visão da mão fetal demonstrando polidactilia. **(E)** Corte sagital de um feto com uma grande estrutura cística (*cabeça das setas*) na pelve fetal característica de **megabexiga**. Observe que o volume de líquido amniótico ainda está normal em função da idade gestacional.

aqueles que tinham TN menor que 90% para o CCN. As anomalias mais comumente identificadas foram hidrocefalia, agenesia/hipoplasia/disgenesia do pulmão, atresia ou estenose do intestino delgado, osteodistrofia e anomalias diafragmáticas. Neste estudo, a associação com fissuras orofaciais descritas por Timmerman não foi observada; no entanto, as populações estudadas eram bastante diferentes.[47] Um feto com TN espessada deve ser avaliado para outras anormalidades estruturais tão amplamente quanto possível no momento do exame do primeiro trimestre.[70-72] Na gravidez continuada, é justificada uma avaliação estrutural detalhada com atenção meticulosa à imagem cardíaca fetal no segundo trimestre.

Nos fetos cromossomicamente normais, o risco de morte intrauterina aumenta à medida que há aumento da TN. Em um estudo de 6.650 gestações submetidas determinação da espessura da TN, a prevalência de aborto espontâneo, morte fetal ou interrupção por uma anomalia foi de 1,5% em fetos euploides com TN abaixo 95%, em comparação com 18% naqueles com TN acima do percentil 99.[73] Westin et al.[74] relataram 16.260 fetos euploides em uma população não selecionada para determinar quão bem as medidas da TN são preditivas de desfecho adversos. A taxa global de desfecho adverso foi de 2,7%. O risco de desfecho adverso aumentou conforme maiores medidas de TN. Uma TN de 3 mm ou mais foi associada a um aumento de 6 vezes de desfecho adverso, 3,5 mm ou maior, com risco aumentado de 15 vezes, e 4,5 mm ou maior com risco aumentado em 30 vezes. Esses autores concluíram que as razões de verossimilhança poderiam ser usadas para calcular o risco de desfecho adverso de um indivíduo, mas não podiam distinguir de forma confiável o desfecho normal e o adverso.

Nem todos os fetos com espessamento da TN têm desfecho anormal. Em 2001, Souka et al.[75] descreveram 1.320 gestações unifetais euploides com TN de 3,5 mm ou superior. Esses fetos foram submetidos à avaliação ultrassonográfica na 14ª a 16ª semana e 20ª a 22ª semana. A chance de um nascimento vivo sem defeito foi de 86% no grupo com TN de 3,5 a 4,4 mm, 77% para TN de 4,5 a 5,4 mm e 67% para TN de 5,5 a 6,4 mm. Nos fetos com TN de 6,5 mm ou mais, a chance de desfecho normal foi de 31%. No total, houve 200 fetos (15,5%) com anormalidades, 80% dos quais foram diagnosticados no período pré-natal. Havia 1.080 (82%) sobreviventes, 60 (6%) tinham anormalidades que exigiam cuidados clínicos ou cirúrgicos ou apresentavam atraso no desenvolvimento. Em um grupo de 82 fetos com espessamento nucal persistente, mas com exame ultrassonográfico normal, 19% apresentaram desfecho adverso. No grupo de 980 fetos euploides com exame ultrassonográfico normal do segundo trimestre, houve 22 (2%) com desfecho adverso. O atraso grave no desenvolvimento foi observado em 1 em 82 (1%) com espessamento nucal persistente isolado, em comparação a 4 em 980 (0,4%) com exame normal.[75]

Bilardo et al.[76] analisaram o resultado de 675 gestações com TN aumentada, cariótipo conhecido e evolução conhecida da gestação. Do grupo de estudo, 451 (67%) apresentaram um cariótipo normal e 19% dessas gestações euploides apresentaram resultado adverso. A gama de resultados anormais variou de acordo com o grau de espessamento da TN, de 8% com TN entre 95% e 3,4 mm para 80% com TN de 6,5 mm ou superior. A ultrassonografia do segundo trimestre foi realizada em 425 fetos euploides, e uma anormalidade foi identificada em 50 fetos (12%). Entre os fetos com exame suspeito ou anormal, 86% apresentaram um desfecho adverso. A ultrassonografia do segundo trimestre normal foi realizada em 375 (88%) fetos, e 96% deles estavam vivos e bem. Dos fetos com TN espessada no primeiro trimestre, cariótipo normal e exame normal do segundo trimestre, 4% apresentaram um resultado adverso, que incluiu óbito intrauterino, defeitos estruturais e síndromes genéticas. As anomalias mais frequentemente não identificadas na ultrassonografia foram defeitos cardíacos, o que ressalta a necessidade de ecocardiografia fetal detalhada em fetos com TN espessada.

Senat et al.[77] avaliaram prospectivamente resultados de longo prazo de crianças com cariótipo normal e TN de 99% ou superior. A população do estudo consistiu em 179 fetos que foram examinados por ultrassonografia do segundo trimestre, bem como ecocardiografia fetal. Houve 17 perdas fetais, incluindo 10 malformações, 5 óbitos intrauterinos, 1 aborto espontâneo e 1 interrupção. Aos 2 anos de idade, 89% (de 162 nascidos vivos avaliados) das crianças não apresentaram malformações, com testes de desenvolvimento normais. Onze por cento das crianças apresentaram uma anormalidade estrutural observada após o nascimento. Duas crianças (1,2%) apresentaram atraso neurológico. Em uma criança, o atraso foi isolado e, na outra, foi associado a uma síndrome não identificada. Esses autores concluíram que quando o cariótipo está normal e a ultrassonografia está normal com a resolução da TN, o resultado não era adversamente afetado aos 2 anos de idade. Isso foi apoiado por Miltoft et al. em um estudo prospectivo de fetos cromossomicamente normais com TN de pelo menos 99% e achados ultrassonográficos normais que foram avaliados pelo Ages and Stages Questionnaire e não encontrou risco aumentado de atraso de desenvolvimento aos 2 anos quando comparado com um grupo controle.[78] Sotiriadis et al., em uma revisão da literatura, concluíram que não parece haver maior risco de atraso no desenvolvimento do que a população geral de fetos cromossomicamente normais com TN aumentada, anatomia normal e sem síndromes genéticas identificáveis.[79]

Achado de espessamento da TN deve induzir uma conversa abrangente sobre associações genéticas por um especialista experiente. Os avanços nos testes diagnósticos incluem análise de microarranjos cromossômicos (MAC), que pode detectar anormalidades cromossômicas que são muito pequenas para serem detectadas pelo cariótipo padrão. O benefício do MAC em fetos com TN espessada é controverso. Schou et al. não detectaram aberração cromossômica de importância clínica em 100 fetos com TN de percentil 99 ou maior.[80] Da mesma forma, Huang et al. não encontraram VNC patogênicas adicionais em fetos com TN entre 3 e 4 mm sem outras anormalidades detectáveis.[81] Leung et al. relataram que 8,3% dos fetos com TN maior que 3,5 mm e cariótipo normal apresentavam uma anormalidade cromossômica submicroscópica patológica. Nesses fetos com achados ultrassonográficos adicionais, as VNC patogênicas foram identificadas em 20% em comparação com 5,3% naquelas sem achados ultrassonográficos adicionais.[82] Em uma série prospectiva de pacientes com TN de pelo menos 3,5 mm e reação em cadeia de fluorescência-polimerase quantitativa normal para aneuploidia, o MAC identificou VNC patogênicas em 12,8% de fetos e variantes de significância incerta em 3,2%.[83] Em uma metanálise recente, Grande et al. relataram que o microarranjo genômico fornece rendimento incremental em 5% dos fetos com aumento da TN e cariótipo normal. A prevalência combinada de variantes de significância incerta foi de 1%.[84] A TN espessada tem sido associada a inúmeras doenças genéticas, sendo a síndrome de Noonan a mais comum.[9,15,85]

RASTREAMENTO DE TRISSOMIA DO 21 NO SEGUNDO TRIMESTRE

Embora a avaliação de risco para o primeiro trimestre permita à paciente o benefício do tempo na utilização da informação para a tomada de decisões relativas à gestação, nem todas as mulheres se apresentam em tempo para os cuidados pré-natais na gestação para poderem tirar vantagem desse benefício.

A ultrassonografia constitui parte integrante da avaliação de risco para aneuploidia no segundo trimestre.[86-94] Aproximadamente 25% dos fetos com trissomia do 21 apresentam uma grande anomalia congênita, como defeito cardíaco ou atresia duodenal[90,91] (Fig. 31.7). O fundamento para a identificação de fetos com trissomia do 21 tem sido o reconhecimento de "**marcadores**" ultrassonográficos, que são variações na anatomia que geralmente estão associadas a desfechos normais, mas trazem risco estatisticamente maior para aneuploidia. Alguns desses marcadores são entidades físicas bem conhecidas que foram primeiramente descritas por Dr. Down em 1866, como a prega nucal espessada e o osso nasal pequeno.[12] Outros são achados específicos da ultrassonografia pré-natal, como foco ecogênico intracardíaco, dilatação do sistema urinário e comprimento femoral ou umeral curto e intestino ecogênico. A identificação de um marcador deve induzir um exame ultrassonográfico fetal abrangente a procura de outros marcadores e anormalidades estruturais. A presença ou ausência de um marcador e a importância clínica associada precisam ser interpretadas no contexto de risco presuntivo da paciente para aneuploidia (Figs. 31.8 a 31.10 e Tabelas 31.1 a 31.3).

Prega Nucal

Estudos iniciais demonstraram que o achado de prega nucal espessada identificou 40% dos fetos com trissomia do 21 com TFP de 0,1%.[95-98] Essa medida é obtida com o emprego de uma imagem axial da cabeça fetal, através do tálamo e angulada posteriormente para

TABELA 31.1 Razões de Verossimilhança (RV) de Marcadores Isolados de Trissomia do 21

Marcador	RV[90]	RV[91]	RV[94]	RV[109a]
Prega nucal	11,0	—	17	3,79
Úmero curto	5,1	5,8	7,5	0,78
Fêmur curto	1,5	1,2	2,7	0,61
Intestino ecogênico	6,7	—	6,1	1,65
Foco ecogênico intracardíaco	1,8	1,4	2,8	0,95
Dilatação do sistema urinário	1,5	1,5	1,9	1,08
Ventriculomegalia	—	—	—	3,81
Ausência ou hipoplasia do osso nasal	—	—	—	6,58
Artéria subclávia aberrante	—	—	—	3,94
Anomalia estrutural	—	3,3	—	—

[a]Derivado pela multiplicação de RV positiva para o marcador dado pela RV negativa para cada um dos outros marcadores, excluindo o úmero curto, mas incluindo o osso nasal ausente ou hipoplásico, a ventriculomegalia moderada e a artéria subclávia direita aberrante.

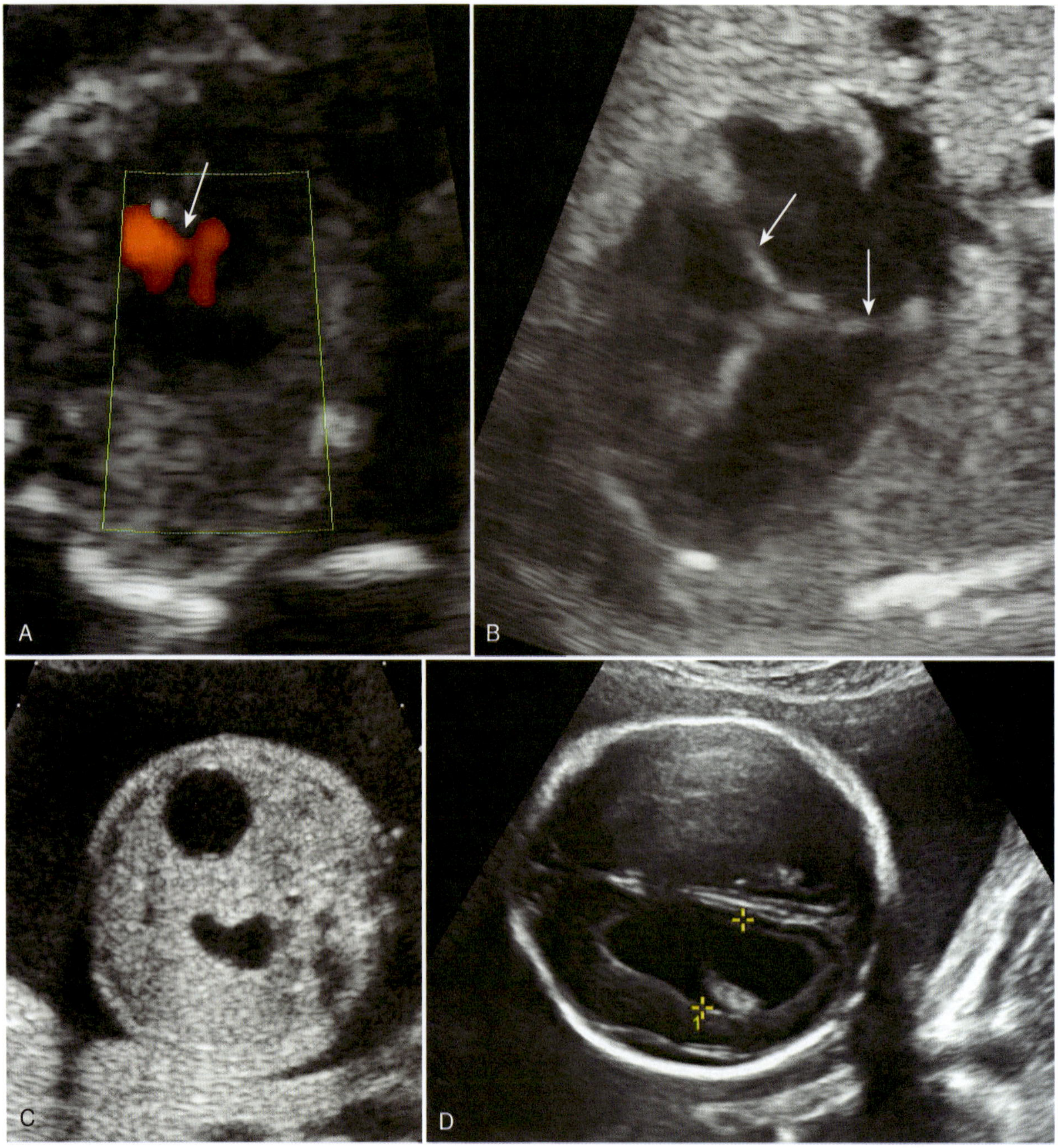

FIG. 31.7 Anomalias congênitas principais na trissomia do 21 detectadas no segundo trimestre. (A) Defeito do septo interventricular. Vista das quatro câmaras cardíacas com defeito do septo (*seta*) demonstrada no Doppler colorido. **(B) Canal atrioventricular (A-V).** A visão de quatro câmaras do coração fetal demonstra um **canal A-V** completo. Observe o "achatamento" anormal das valvas mitral e tricúspide em uma **valva comum A-V** (*setas*). **(C) Atresia duodenal.** A varredura axial através do abdome fetal mostra uma bolha dupla. **(D) Ventriculomegalia.** A US axial através do crânio de um feto com trissomia do 21 mostra plexo coroide pendente no feto com ventriculomegalia. Observe que os cursores foram colocados nos ventrículos durante o exame, mas não estão no local apropriado ou no plano de varredura para medir os ventrículos.

TABELA 31.2 Trissomia do 21: Razões de Verossimilhança (RV) do Agrupamento de Marcadores

Marcadores	RV[90]	RV[91]
0	0,36	0,2
1	2	1,9
2	9,7	6,2
3	115,2	80

incluir os pedúnculos cerebrais, os hemisférios cerebelares e a cisterna magna, assim como o osso occipital. A aferição é feita da superfície do osso occipital até a superfície da borda cutânea (Fig. 31.8). Deve-se tomar cuidado em não angular abaixo do occipital porque isso levará à produção de imagens falsamente grandes. Inicialmente, uma medida de 6 mm ou maior era considerada anormal; no entanto, foi posteriormente determinado que 5 mm constituíam um limiar mais sensível, com pouca alteração na especificidade.[99] A variabilidade entre os observadores para essa medida é pequena (1 mm), o que estabelece a prega nucal como uma medida altamente reproduzível.[100] Mais recentemente, foi sugerido que, uma vez que a medida da prega nucal se ajusta a um logaritmo de distribuição gaussiana, ela deveria ser avaliada como uma variável contínua e interpretada no contexto de normas específicas para a gestação, a fim de permitir um método mais refinado de análise de risco.[101,102] Numerosos investigadores confirmaram que a prega da pele nucal espessada é um marcador importante para a detecção de trissomia do 21, e, por mais de 30 anos, continua sendo um dos mais importantes marcadores do segundo trimestre.[103-109]

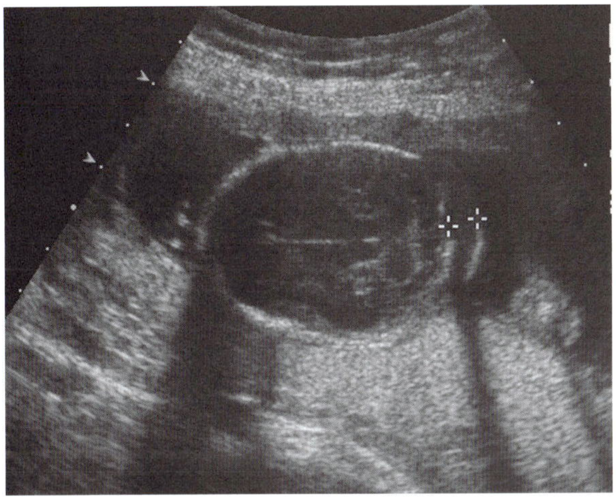

FIG. 31.8 Prega nucal. Corte axial através da cabeça fetal de um feto no segundo trimestre demonstrando uma prega nucal espessada (*cursor*), medindo 6 mm.

Trissomia do 21: Marcadores Ultrassonográficos Comuns do Segundo Trimestre

Prega Nucal
Ausência ou hipoplasia do osso nasal
Fêmur curto
Úmero curto
Intestino ecogênico
Foco ecogênico intracardíaco
Dilatação do sistema urinário
Ventriculomegalia leve

Perfil Facial (Osso Nasal)

A aparência do osso nasal fetal é um marcador ultrassonográfico importante utilizado para identificação de fetos com maior risco para trissomia do 21[110] (Fig. 31.9). O osso nasal fetal é avaliado por meio do corte mediossagital do perfil fetal. O ângulo de insonação deve ser de 90 graus em relação ao eixo longitudinal do osso nasal embora um ângulo levemente oblíquo (45 ou 135 graus) possa ajudar a definir as bordas do osso nasal com mais nitidez. Se o osso nasal for observado nas suas extremidades (0 a 180 graus), ele parecerá erroneamente ausente.[111] Em 239 fetos encaminhados para amniocentese devido a risco de trissomia do 21 de 1 em 270 ou mais, Bromley et al.[112] relataram que 6 em 16 (37%) dos fetos com trissomia do 21 não apresentavam osso nasal detectável. Dos fetos com osso nasal detectável, o comprimento médio apresentou-se mais curto naqueles com trissomia do 21 do que nos fetos euploides. Uma curva característica

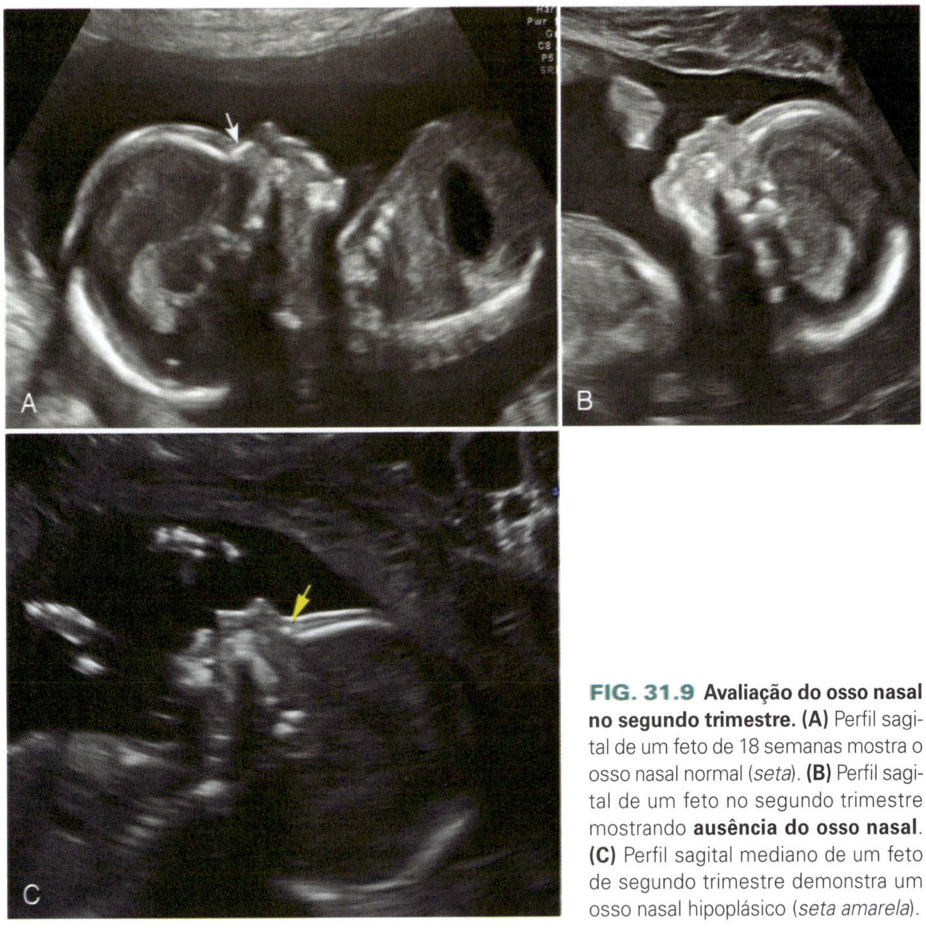

FIG. 31.9 Avaliação do osso nasal no segundo trimestre. (A) Perfil sagital de um feto de 18 semanas mostra o osso nasal normal (*seta*). **(B)** Perfil sagital de um feto no segundo trimestre mostrando **ausência do osso nasal**. **(C)** Perfil sagital mediano de um feto de segundo trimestre demonstra um osso nasal hipoplásico (*seta amarela*).

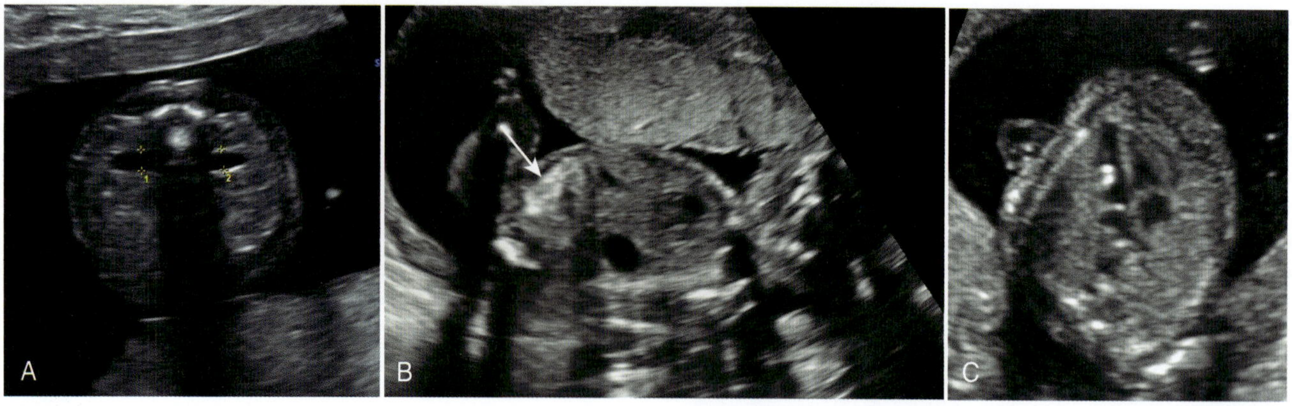

FIG. 31.10 Marcadores de segundo trimestre para trissomia do 21. (A) Dilatação do sistema urinário. Corte transversal através do abdome fetal na 18ª semana gestacional mostra dilatação do sistema urinário. O diâmetro máximo da pelve renal intrarrenal é de 4 mm (*cursores*). As medições são realizadas de maneira ideal com a coluna fetal às 12 ou 6 horas. **(B) Intestino ecogênico.** Corte sagital através do abdome fetal no segundo trimestre revela foco de intestino ecogênico (*seta*). Observe que o intestino se apresenta tão brilhante quanto o osso. Ver também Vídeo 31.4. **(C) Foco intracardíaco ecogênico** (FIE). Varredura axial através do tórax fetal mostrando a visão de quatro câmaras do coração com um FIE "duplo" no ventrículo esquerdo.

TABELA 31.3 Estimativa Agrupada de Taxas de Detecção (TD), Taxa de Falso-Positivos (TFP) e Razões de Verossimilhança Positiva e Negativa (RV+ e RV–)

Marcador	TD	TFP	RV+	RV–
Prega nucal	26,0	1,0	23,30	0,80
Fêmur curto	27,7	6,4	3,72	0,80
Úmero curto	30,3	4,6	4,81	0,74
Intestino ecogênico	16,7	1,1	11,44	0,90
Foco ecogênico intracardíaco	24,4	3,9	5,83	0,80
Dilatação do sistema urinário	13,9	1,7	7,63	0,92
Ventriculomegalia	7,5	0,2	27,52	0,94
Ausência ou hipoplasia do osso nasal	59,8	2,8	23,27	0,46
Artéria subclávia aberrante	30,7	1,5	21,48	0,71

Modificado de Agathokleous M, Chaveeva P, Poon LC et al. Meta-analysis of second-trimester markers for trisomy 21. Ultrasound Obstet Gynecol. 2013;41(3):247-261.[109]

receptor-operador (ROC) para a previsão de trissomia do 21 baseada no diâmetro biparietal (DBP)/comprimento do osso nasal (CON) revela que um valor de corte de 11 ou mais identifica 69% dos fetos com trissomia do 21 com TFP de 5%. Outros especialistas recomendaram medida inferior ao 5º percentil ou medida absoluta inferior a 2,5 mm como limiares de previsão de aneuploidia.[113-116]

Vintzileos et al.[117] avaliaram retrospectivamente a importância da ossificação do osso nasal em fetos encaminhados para ultrassonografia genética; 29 fetos com trissomia do 21 foram comparados a 102 fetos euploides. A ausência do osso nasal foi observada em 41% dos fetos com trissomia do 21 e em nenhum dos fetos euploides. A ausência do osso nasal é um marcador de trissomia do 21 tão importante quanto o espessamento da prega nucal.[118]

Odibo et al.[119] sugeriram que a avaliação do CON em múltiplos da mediana é o método ideal para utilizar este marcador. Os autores avaliaram 3.634 mulheres com aumento do risco de aneuploidia e a avaliação do osso nasal foi possível em 3.197 mulheres (88%), das quais 23 apresentavam fetos com trissomia do 21. O CON de menos de 0,75 MoM ofereceu a melhor definição de hipoplasia do osso nasal, apresentando sensibilidade e especificidade de 49% e de 92%, respectivamente, comparados a 61% e 84% para CCN/CON maior que 11. Esses pesquisadores são favoráveis à incorporação da ausência do osso nasal como importante marcador de trissomia do 21 no rastreamento genético por US no segundo trimestre, devido à sua facilidade de identificação e à melhor especificidade em comparação aos MoM de menos de 0,75.

Existe variação na prevalência do osso nasal hipoplásico ou ausente dependente da etnia. Cicero et al.[115] relataram que 8,8% dos pacientes com ascendência afro-caribenha apresentavam osso nasal ausente ou hipoplásico, se comparados a 0,5% dos fetos caucasianos, limitando, assim, a utilidade desse marcador em pacientes com herança afro-caribenha.

A ultrassonografia tridimensional (3D) foi usada para avaliar a presença ou ausência do osso nasal fetal. Em 20 fetos com trissomia do 21, Benoit e Chaoui[120] descobriram que 9 apresentavam osso nasal hipoplásico ou ausente na ultrassonografia bidimensional. A avaliação tridimensional demonstrou a ausência bilateral do osso nasal em seis fetos e a ausência unilateral do osso nasal em três. A espessura pré-nasal (EPN) foi recentemente descrita como um marcador útil para a detecção de trissomia do 21 no segundo e no terceiro trimestres. Em uma avaliação retrospectiva de 159 fetos com trissomia do 21, Vos et al. descreveram sobre o CON e a EPN, bem como razões CON/EPN e razões do espaço pré-frontal para identificar fetos com trissomia do 21.[121] Essas razões não foram relacionadas à idade gestacional e pelo menos um desses quatro achados foi identificado em 95,3% dos fetos com trissomia do 21. Essas razões CON/PN e espaço pré-frontal identificaram individualmente 86% e 80% dos fetos com trissomia do 21. Se o cariótipo e o exame de imagem detalhado forem normais, o desfecho para um osso nasal ausente isolado é favorável.[122]

Comprimento do Fêmur

O fêmur curto constituiu uma das características mais precocemente identificadas na detecção somática da trissomia do 21.[123] O comprimento femoral esperado (CF = –9,645 + 0,9338 × DBP) representa 94% de variação no comprimento normal.[124] Com base no DBP, a razão entre o comprimento femoral medido e o esperado de

0,91 ou menos identifica 40% dos fetos com trissomia do 21, com TFP de 5%.[125] Embora todos concordem que os fetos com trissomia do 21 possuam fêmur mais curto do que os fetos euploides, a diferença é bem pequena e a utilidade clínica desse achado permanece controvertida.[126] Além disso, o comprimento femoral varia entre os fetos de diferentes etnias. Os fetos asiáticos tendem a apresentar fêmur mais curto e os fetos negros, fêmur mais longo, em comparação a fetos caucasianos.[127] Essas diferenças podem ser suficientes para questionar a utilidade do fêmur como marcador em muitas populações.

Comprimento do Úmero

O comprimento do úmero constitui marcador mais sensível e específico para a trissomia do 21 do que o comprimento femoral.[128] Benecerraf et al.[129] descobriram que o comprimento umeral medido era mais curto do que o comprimento umeral esperado nos fetos com trissomia do 21, com uma proporção entre os comprimentos medido/esperado menor do que 0,90 do critério ótimo para a detecção de fetos afetados (comprimento umeral esperado = –7,9404 + 0,8492 × DBP). O emprego dessa razão identificou 50% dos fetos com trissomia do 21, com TFP de 6,2%.[129]

Dilatação do Sistema Urinário

No segundo trimestre, uma dilatação leve do sistema urinário é considerada presente se o diâmetro anteroposterior da pelve renal for de 4 mm ou maior[130] (Fig. 31.10A). Entre os fetos com trissomia do 21, 17% a 25% apresentam dilatação do sistema urinário, se comparados a 2% a 3% dos fetos euploides.[130,131]

Intestino Ecogênico

O intestino ecogênico é observado em 0,2% a 0,8% dos fetos no segundo trimestre.[132-134] Para ser considerado ecogênico, o intestino deve aparecer como área homogênea e bem delineada tão brilhante quanto o osso adjacente quando utilizado transdutor com frequência de 5 MHz ou menos (Fig. 31.10B; Vídeo 31.4). A incidência de anomalias cromossômicas na hipótese de intestino ecogênico varia de 3% a 27%.[132-137] A etiologia do intestino ecogênico observado em associação da aneuploidia pode estar relacionada a déficit da motilidade intestinal e à redução do conteúdo hídrico do mecônio.[137] Além da aneuploidia, o intestino ecogênico está associado com fibrose cística, etiologias infecciosas como o citomegalovírus, anomalias intestinais primárias e restrição grave do crescimento. Ele também foi associado com ingestão fetal de sangue e com óbito fetal iminente.[132-137]

Foco Ecogênico Intracardíaco

Foco ecogênico intracardíaco (FEI) é um discreto ponto branco brilhante, observado na região do músculo papilar cardíaco (Fig. 31.10C). Os FEI geralmente estão localizados no ventrículo esquerdo, mas podem ser visualizados em ambos os lados do coração. A maior parte é observada como foco único, mas eles podem ocorrer como focos múltiplos. Esse achado ultrassonográfico é provocado pela mineralização da musculatura papilar, sendo observado em 16% dos fetos com trissomia do 21, bem como em até 5% dos fetos euploides.[138,139]

Um FEI é o marcador mais comum para ocorrer como uma entidade isolada, tanto em fetos com trissomia do 21 quanto em fetos euploides.[90,91] O FEI representa um aumento de 2 a 4 vezes do risco de trissomia do 21.[90,91,94,139,140] Este marcador não pode ser usado de forma confiável em pacientes de ascendência asiática devido à alta prevalência do FEI na população euploide asiática.[141]

A identificação de um FEI é confundida por questões técnicas como posição cardíaca.[142] Quando o septo interventricular está apontando diretamente ou para longe do feixe do transdutor em uma imagem apical ou basal, o FEI é detectado mais frequentemente do que quando o septo é visualizado perpendicular ao feixe do transdutor em uma visão lateral. Para que haja o convencimento da presença de FEI, ele deverá ser tão brilhante quanto o osso e ser observado em vários planos. Outros refletores normais no coração fetal, como a banda moderadora no ventrículo direito, podem ser confundidos com FEI. Winn et al.[143] avaliaram 200 pacientes submetidos à varredura entre 18 e 22 semanas de gestação. A taxa de focos ecogênicos intracardíacos "verdadeiros" foi de 11 em 200 (5,5%). A taxa de focos ecogênicos "falsos" foi de 34 em 200 (17%). As localizações mais comuns para FEI falso foram a banda septomarginal, o coxim endocárdico e o anel da valva tricúspide.

Recentemente, uma artéria subclávia direita aberrante foi relatada como um marcador ultrassonográfico pré-natal útil para a detecção de trissomia do 21.[144] Uma metanálise recente relatou que a prevalência de artéria subclávia direita aberrante em fetos com trissomia do 21 é de 23,6% em comparação com 1,02% em fetos euploides. A identificação da artéria subclávia direita aberrante deve levar à recomendação de ultrassonografia genética, incluindo ecocardiografia fetal e correlação com estimativas de risco presuntivo.[145]

Anomalias Estruturais

Aproximadamente 25% dos fetos com trissomia do 21 são identificados como portadores de anomalia estrutural, incluindo defeitos cardíacos, atresia duodenal, ventriculomegalia e hidropisia[90,91,132,146] (Fig. 31.7). Os defeitos cardíacos são observados em aproximadamente 50% dos neonatos com trissomia do 21 e incluem defeitos septais atrioventriculares e defeitos do septo interventricular. Com técnica meticulosa, eles podem ser encontrados no pré-natal em 80% a 90% dos fetos com trissomia do 21.[147]

Características Complementares da Trissomia do 21

As manifestações que também são observadas ocasionalmente em fetos com trissomia do 21, mas não são constantes o suficiente para ajustar o risco de aneuploidia, incluem as mensurações do ângulo ilíaco, comprimento da orelha, clinodactilia, hipoplasia da falange média do 5°, hálux varo dedo e distância frontotalâmica. Muitas dessas características são difíceis de padronizar, havendo substancial superposição em pessoas com e sem trissomia do 21. A identificação de uma manifestação adjuvante deve levar a recomendação de uma ultrassonografia genética, na qual marcadores com razões de verossimilhança bem estabelecidas são avaliados e correlacionados com estimativas de risco presuntivo.[148-154]

Foram descritos casos de trissomia do 21 em fetos com cistos de plexo coroide.[155] No entanto, acredita-se que isso seja resultado da incidência populacional de cistos de plexo coroide e não da trissomia do 21.[156]

Marcadores Combinados

O achado de marcadores ultrassonográficos individuais pode ser usado para estimar o risco de aneuploidia.[156-163] Nos primeiros anos da ultrassonografia genética, utilizou-se um índice de pontuação que avaliava os marcadores como "maior" (pontuação de 2 para dobra nula espessada ou anomalia importante) e "menor" (pontuação de 1 para cada achado, como fêmur curto, úmero curto, dilatação do sistema urinário, intestino ecogênico e FEI).[157,158] Um índice cumulativo de 2 ou mais identificava 73% dos fetos com trissomia do 21, com TFP de 4%. Nyberg et al.[90,162] sugeriram a integração desses marcadores na avaliação de risco usando o teorema de Bayes e razões de verossimilhança. Posteriormente, mostraram que as razões de verossimilhança podem ser calculadas para cada marcador isoladadamente e, em seguida, aplicados ao risco presuntivo do paciente usando o teorema de Bayes. Isso resultou em um risco revisado de aneuploidia com base na presença ou ausência de marcadores específicos. A Tabela 31.1 mostra uma comparação de quatro estudos que calcularam as razões de verossimilhança para a trissomia do 21 usando marcadores isolados.

Os agrupamentos de marcadores, mesmo os menores, conferem maior risco do que os marcadores individuais sozinhos[90,91] (Tabela 31.2). Winter et al.[89] demonstraram que o índice de pontuação da ultrassonografia genética e o método de avaliação do risco ultrassonográfico usando razões de verossimilhança foram essencialmente equivalentes na taxa de detecção de trissomia do 21. A vantagem de usar razões de verossimilhança é que o risco específico de aneuploidia de um paciente pode ser calculado e ponderado em relação ao risco de perda gestacional associada a um procedimento invasivo. Mesmo nos maiores estudos, o número de fetos com um marcador isolado é pequeno, levando alguns especialistas a recomendar que uma estimativa de risco revisada para a aneuploidia seja estatisticamente mais robusta se a razão de verossimilhança global for calculada pelo produto das razões de verossimilhança positiva e negativa de cada marcador.[109,164]

Trissomia do 21: Cálculos da Razão de Risco Revisada

Risco revisado = risco presuntivo × razão de verossimilhança

EXEMPLO 1: MÉTODO UTILIZANDO RV ISOLADA

Uma mulher de 25 anos de idade com um risco presuntivo de trissomia do 21 de 1:500 com base no rastreamento quádruplo.

A ultrassonografia detalhada mostra foco ecogênico intracardíaco (FEI) isolado (TP ≈ 2)

Risco revisado = 1:500 × 2 = 1:250

EXEMPLO 2: MÉTODO UTILIZANDO RV DE "GRUPOS DE MARCADORES"

Uma mulher de 39 anos de idade com um risco presuntivo de trissomia do 21 1:1.000 com base no rastreamento combinado.

A ultrassonografia detalhada mostra FEI e dilatação do sistema urinário (RV ≈ 6 devido aos dois marcadores).

Risco revisado = 1:1.000 × 6 = 1:166

EXEMPLO 3: MÉTODO UTILIZANDO RV NEGATIVA E POSITIVA PARA CADA MARCADOR

Úmero curto não utilizado no cálculo

Uma mulher de 28 anos com risco presuntivo de trissomia do 21 de 1: 1000 com base no rastreamento combinado.

A ultrassonografia detalhada mostra FEI e fêmur curto. Negativo para dobra nucal, dilatação do sistema urinário, intestino ecogênico, osso nasal e ventriculomegalia.

Risco revisado: 1: 1.000 × RV para combinação de positivo/negativo = 4,41 (5,83 × 3,72 × 0,92 × 0,90 × 0,80 × 0,46 × 0,94) = 1/226

Razão de verossimilhança nos exemplos 1 e 2 com permissão de Bromley B, Lieberman E, Shipp TD, Benacerraf BR. The genetic sonogram: a method of risk assessment for Down syndrome in the second trimester. J Ultrasound Med. 2002;21(10):1087-1096.[91]
Razão de verossimilhança no exemplo 3 com permissão de Agathokleous M, Chaveeva P, Poon LC, et al. Meta-analysis of second-trimester markers for trisomy 21. Ultrasound Obstet Gynecol. 2013; 41(3):247-261.[109]

Agathokleous et al. realizaram uma metanálise de marcadores do segundo trimestre para síndrome de Down usando dados publicados a partir de 1995. Foram calculadas estimativas independentes ponderadas de taxas de detecção, TFP e razões de verossimilhança positiva e negativa para cada marcador.[109]

A **ultrassonografia genética** é mais bem utilizada em conjunto com estimativas de risco presuntivo com base em um protocolo de rastreamento estabelecido.[163,165-169] Souter et al.[167] demonstraram que marcadores bioquímicos séricos analisados e a ultrassonografia são independentes e, portanto, podem ser usados em conjunto para modificar o risco de aneuploidia. Vários pesquisadores demonstraram que os pacientes com idade materna avançada que apresentaram ultrassonografia genética normal e triagem sérica tranquilizadora apresentam menor risco de trissomia do 21.[90,91,166,169] A ausência de marcadores mostrou reduzir o risco de trissomia do 21 (60%-90%).[90,91,109,164] Isso pode ser ainda mais dramático, pois muitos estudos foram publicados antes de o osso nasal ser reconhecido como um marcador importante na avaliação do risco no segundo trimestre. Em uma metanálise recente, a ausência de marcadores conferiu uma redução de 7,7 vezes no risco de síndrome de Down[109] (Tabela 31.3).

A maioria dos estudos com ultrassonografia genética foi realizada no período anterior ao uso da avaliação de risco do primeiro trimestre, seja por triagem combinada ou triagem integrada. A utilidade clínica da ultrassonografia genética após a avaliação do risco do primeiro trimestre para a síndrome de Down é controversa. Rozenberg et al.[170] realizaram um estudo intervencionista multicêntrico em uma população não selecionada para avaliar o desempenho da triagem combinada no primeiro trimestre, seguida por ultrassonografia no segundo trimestre. A triagem combinada do primeiro trimestre identificou 80% dos fetos com trissomia do 21 a uma taxa positiva de 2,7%. A utilização da prega nucal espessada ou a presença de uma grande anomalia na ultrassonografia do segundo trimestre aumentou a taxa de detecção para 90%, com uma taxa positiva de 4,2%.

Krantz et al.[171] realizaram um estudo de simulação para avaliar a ultrassonografia genética como triagem sequencial para a avaliação do risco de trissomia do 21 no primeiro trimestre. A triagem combinada do primeiro trimestre resultou em uma taxa de detecção de 88,5% com TFP de 4,2%. Um acompanhamento com ultrassonografia genética utilizando razões de verossimilhança de marcadores individuais para modificar o risco do primeiro trimestre para pacientes com triagem negativa detectou um adicional de 6,1% de casos de trissomia do 21 para um adicional de 1,2% de TFP, resultando em taxa de detecção total de 94,6% e em TFP total de 5,4%. Se um protocolo contingente fosse adotado, no qual apenas os pacientes com risco para o primeiro trimestre entre 1:300 e 1:2.500 fossem avaliados, a taxa adicional de detecção seria de 4,8% com TFP de 0,7%, resultando em taxa de detecção total de 93% e em TFP de 4,9%. Esses autores concluíram que a ultrassonografia genética do segundo trimestre, se usada corretamente, pode ser um rastreamento sequencial efetivo após a avaliação de risco no primeiro trimestre.

A utilidade clínica da ultrassonografia genética após a triagem prévia da síndrome de Down foi estudada em 7.842 gestações, incluindo 59 com síndrome de Down, que participaram do estudo FASTER.[164] Com TFP de 5%, a adição da ultrassonografia genética à triagem combinada ou integrada aumentou a taxa de detecção de síndrome de Down de 81% a 90% e 93% a 98%, respectivamente. Um menor aumento na taxa de detecção foi observado para os protocolos passo a passo ou contingentes, de 97% a 98% e 95% a 97%, respectivamente. Outros estudos sugeriram que a ultrassonografia genética após a triagem combinada ou a triagem sequencial pode diminuir a TFP sem alteração significativa na taxa de detecção da síndrome de Down.[172,173] Foi advertido que o uso de ultrassonografia genética na avaliação do risco do primeiro trimestre pode resultar em aumento da ansiedade do paciente sem aumentar a taxa de detecção de trissomia ou falsa sensação de segurança.[173,174] Enquanto, historicamente, o achado de um marcador isolado poderia resultar em um exame complementar invasivo que está associado ao risco de perda fetal, a incorporação recente do DNA fetal livre fornece um nível secundário de rastreamento que não traz risco de perda gestacional. Uma análise negativa para o DNA fetal livre torna a identificação de um marcador de improvável importância clínica em relação à triagem de aneuploidia.[175] Certos marcadores, como fêmur curto, intestino ecogênico ou dilatação do sistema urinário, podem estar associados a outros quadros clínicos preocupantes.

TRISSOMIA DO 18 (SÍNDROME DE EDWARDS)

A trissomia do 18 é a segunda trissomia autossômica mais comum com incidência de 4,8 por 10 mil nascimentos.[176] Com a melhora do diagnóstico pré-natal e as altas taxas de interrupção associadas, a prevalência do nascimento vivo diminuiu para 0,1 em 1.000.[177] Os indivíduos com esse distúrbio apresentam limitada capacidade de sobrevivência, com 44% para aqueles identificados *in utero* evoluindo para o óbito antes do parto.[178] Cerca de 50% dos neonatos afetados falecem dentro da primeira semana e somente cerca de 5% a 10% sobrevivem além do primeiro ano de vida. Aqueles que sobrevivem apresentam-se gravemente incapacitados, física e mentalmente.[179]

Fetos com trissomia do 18 apresentam pletora de anomalias. Ultrassonograficamente, 77% a 97% dos fetos com trissomia do 18 podem ser identificados graças a essas malformações estruturais.[180-184] As anomalias estruturais mais comuns nos fetos com trissomia do 18 incluem **defeitos cardíacos congênitos, defeitos do tubo neural, hidrocefalia, hérnia diafragmática, onfalocele** (70% deles apresenta apenas um intestino) e **mãos cerradas** (com com dedos indicadores superpostos)[180-184] (Fig. 31.11). Em nossa experiência, os casos de trissomia do 18 não identificados na ultrassonografia pré-natal foram examinados na ultrassonografia no início do segundo trimestre, quando uma inspeção estrutural completa não era viável, ou quando outros fatores, como cicatrizes cirúrgicas ou o biotipo materno impossibilitavam a visualização ideal do feto.[157,158]

Trissomia do 18: Anomalias Ultrassonográficas Comuns

- Cisto do plexo coroide
- Crânio em forma de morango
- Cerebelo, cisterna magna anormal
- Defeitos do tubo neural
- Defeitos cardíacos
- Onfalocele
- Atresia esofágica
- Hérnia diafragmática
- Mãos cerradas, dedos sobrepostos
- Anomalias em raio radial, defeitos da redução de membros
- Pé torto, pé em "mata-borrão" (talo vertical congênito)
- Restrição do crescimento intrauterino (especialmente com polidrâmnio)

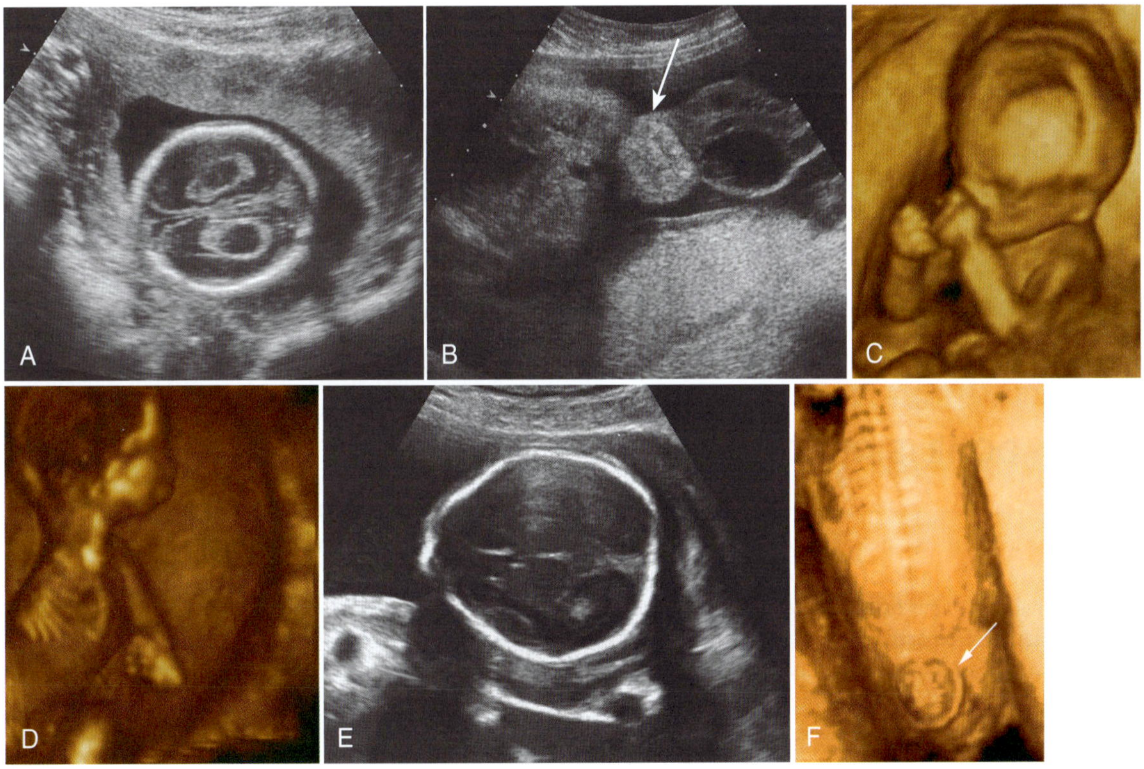

FIG. 31.11 Achados ultrassonográficos do segundo trimestre na trissomia do cromossomo 18. (A) Cisto do plexo coroide. Exame através da cabeça fetal na 18ª semana gestacional mostra cistos bilaterais do plexo coroide. **(B) Onfalocele.** Exame da parte inferior do abdome do feto mostra uma onfalocele contendo o intestino (*seta*), bem como um cisto do cordão umbilical. **(C) Punhos cerrados.** Exame tridimensional de um feto no meio do trimestre mostra um aperto característico das mãos e dedos sobrepostos. **(D) Anomalia do raio radial.** Exame tridimensional demonstrando a anomalia no raio radial. Observe a **micrognatia** também. **(E) Crânio em forma de morango. (F)** Exame tridimensional da coluna fetal na 18ª semana gestacional demonstrando um **defeito no tubo neural** (*seta*).

Os achados ultrassonográficos observados nos fetos com trissomia do 18 variam conforme a idade gestacional. Conforme o esperado, anomalias como os higromas císticos são mais comumente observadas no início do segundo trimestre, enquanto os defeitos cardíacos e a restrição do crescimento tendem a constituir achados tardios. Em uma revisão de 47 fetos com trissomia do 18, Nyberg et al.[183] identificaram defeitos cardíacos em 14% antes de 24 semanas de gestação e em 78% examinados após 24 semanas. A **restrição do crescimento intrauterino** (RCIU) foi observada em 28% dos fetos afetados examinados na ultrassonografia com menos de 24 semanas e em 89% dos avaliados no terceiro trimestre. A RCIU, em combinação com **polidrâmios**, é uma observação sinistra altamente preditiva de trissomia do 18.[183,185] Além dos mencionados anteriormente, foram descritos outros achados, tais como defeitos de raios radiais, pés em mata-borrão, pés tortos (*clubfeet*), crânio em forma de morango (achatamento do occipital com ossos frontais destacados) e o cerebelo cisterna magna aparente anormal.[179-190]

Cistos do Plexo Coroide

Os cistos do plexo coroide (CPC) são ecolucências discretas no interior do plexo coroide que resultam de dobras do neuroepitélio, do aprisionamento de produtos secretórios e de células descamadas[191] (Fig. 31.11A). Os CPC são observados em 1% a 2% dos fetos normais, sendo mais comuns no segundo trimestre, normalmente se resolvendo por volta da 28ª semana de gestação.[180-182] Cerca de 30% dos fetos com trissomia do 18 apresentam CPC.[182,183] A maioria dos fetos com trissomia do 18 também apresenta outras anomalias estruturais que sugerem aneuploidia.[180-183] O número dos cistos, seu tamanho e lateralidade não são úteis na distinção entre os fetos afetados e os normais.[192-194] Além disso, a resolução dos CPC não necessariamente reflete cariótipo normal.[195]

O valor preditivo dos CPC isolados para aneuploidia é baixo quando nenhuma outra anomalia é observada.[155,182] Portanto, após CPC ser observado, deve ser realizada avaliação ultrassonográfica detalhada. Na configuração de um CPC isolado, recomenda-se a correlação com o risco presuntivo de trissomia do 18 com base em um protocolo de triagem aceito.[155,196] Cheng et al.[167] relataram a importância de CPC isolados em uma população previamente rastreada com TN, e descobriram que a razão de verossimilhança para trissomia do 18 não estava aumentada naqueles com medidas normais da TN. O rastreamento pré-natal não invasivo com DNA fetal livre pode ser considerado. O teste invasivo não está justificado no contexto de CPC isolado.[185,193,194,198-202]

TRISSOMIA DO 13 (SÍNDROME DE PATAU)

A trissomia do 13 é a terceira trissomia autossômica mais comum, com prevalência de 1,9 em 10 mil nascimentos.[176] Com a melhora do diagnóstico pré-natal e as altas taxas de interrupção associadas, a prevalência de nascidos vivos diminuiu para 0,03 em 1.000.[177] Os indivíduos com trissomia do 13 apresentam numerosas anomalias estruturais e são gravemente malformados e intelectualmente incompetentes. As anomalias frequentemente observadas incluem defeitos do prosencéfalo, malformações oculares, fissuras faciais e defeitos cardíacos, assim como extremidades anormais. Nas gestações que não são interrompidas, a taxa de mortalidade fetal intrauterina é de 46% e a taxa de mortalidade neonatal precoce é de 93%.[203] Raramente, a sobrevivência é maior.[204] A detecção ultrassonográfica de fetos com trissomia do 13 é de 90% a 100% (Fig. 31.12).[157,158,205-209]

Trissomia do 13: Achados Ultrassonográficos Comuns

Holoprosencefalia
Microcefalia
Defeitos do tubo neural
Fissuras faciais, anomalias oculares
Defeitos cardíacos
Foco ecogênico intracardíaco
Hérnia diafragmática congênita
Onfalocele
Rins ecogênicos
Polidactilia pós-axial
Restrição ao crescimento intrauterino

Os defeitos cardíacos e do sistema nervoso central são as anomalias mais frequentemente identificadas. As malformações mais comuns do SNC identificadas na trissomia do 13 são **holoprosencefalia, ventriculomegalia, microcefalia** e malformação da fossa posterior. A **holoprosencefalia alobar** frequentemente está associada com defeitos graves da linha média facial, incluindo **hipertelorismo, microftalmia, ciclopia** e **probóscide**. Além disso, os fetos com trissomia do 13 frequentemente apresentam **polidactilia** pós-axial, configuração anormal da mão, **rins ecogênicos**, calcificações atípicas e **RCIU**.[205-209]

TRIPLOIDIA

Triploidia é o resultado de um completo conjunto extra de cromossomos (69 cromossomos) e não está relacionada à idade materna.[210] O conjunto extra de cromossomos pode apresentar origem paterna (diândrica) e, em geral, decorre de fertilização dupla ou origem materna (diginica) a partir da fertilização de um óvulo diploide.[211] A frequência da origem paterna tem sido amplamente díspare com os casos diândricos em 20% a 85%.[212] A triploidia ocorre em 1% a 3% das concepções, e a maioria é abortada espontaneamente.[213,214] A prevalência de triploidia na 11ª a 14ª semanas é de 1 em 6.614 e a sobrevivência de um feto com triploidia além da 20ª semana é incomum.[48,210] A origem triploide paterna frequentemente está associada a uma grande placenta preenchida com espaços císticos e restrição de crescimento moderada. A triploidia com base no complemento cromossômico materno extra geralmente está associada a placenta pequena e RCIU.[211,213] Os fetos com triploidia apresentam múltiplas malformações estruturais, a maioria delas envolvendo o sistema nervoso central, o coração e as mãos[214,215] (Fig. 31.13).

Triploidia: Achados Ultrassonográficos Comuns

Defeitos do tubo neural
Ventriculomegalia
Anomalias da fossa posterior
Micrognatia
Anomalias cardíacas
Onfalocele
Anomalias renais
Pé torto congênito
Sindactilia dos dedos 3 e 4
Restrição de crescimento assimétrica
Placenta anormal (alterações hidrópicas ou pequena)
Oligoidrâmnio

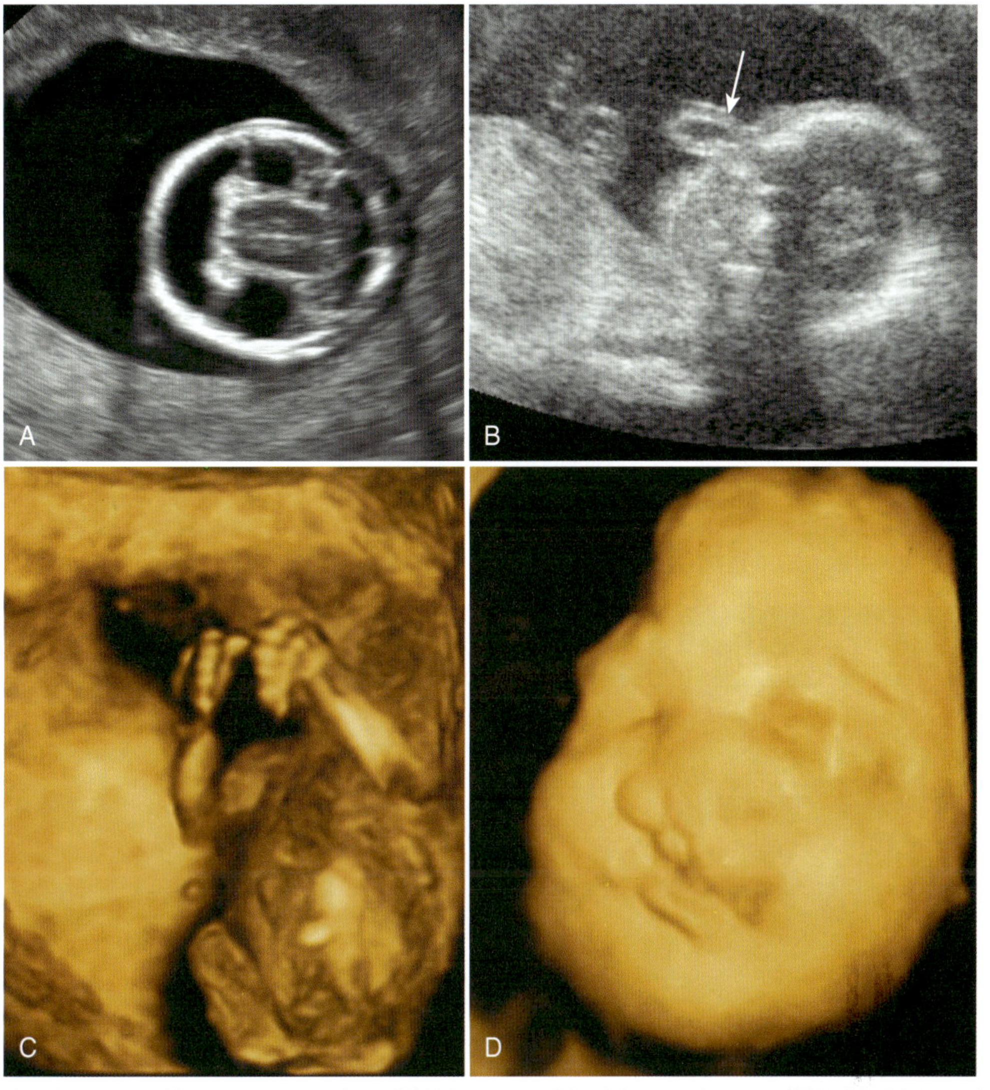

FIG. 31.12 **Achados ultrassonográficos na trissomia do 13. (A) Holoprosencefalia alobar** na 11ª semana. **(B) Probóscide** (*seta*). **(C) Polidactilia** pós--axial na imagem tridimensional na 14ª semana. **(D)** O exame tridimensional de um feto no terceiro trimestre mostra uma grande **fissura facial** na linha média.

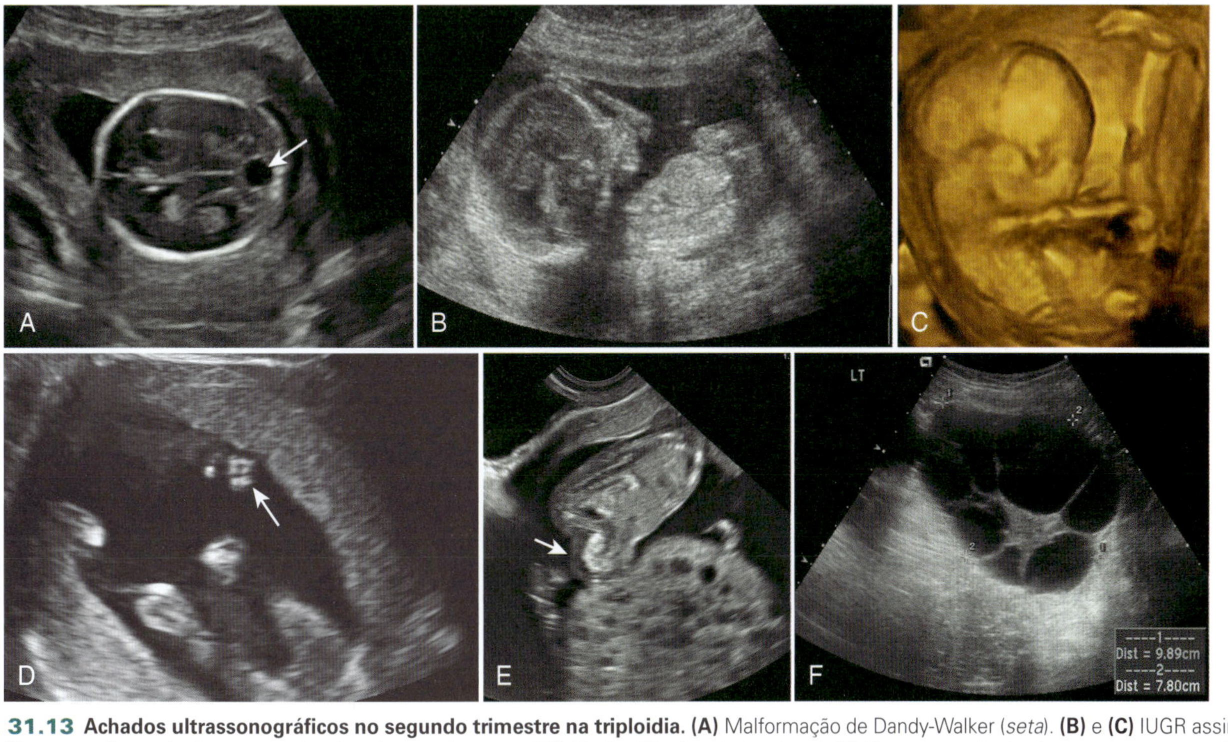

FIG. 31.13 **Achados ultrassonográficos no segundo trimestre na triploidia. (A)** Malformação de Dandy-Walker (*seta*). **(B)** e **(C)** IUGR assimétrico. Observe a discrepância no tamanho da cabeça e do corpo. **(D) Sindactilia** dos dedos (*seta*). **(E)** Exame através da placenta mostrando várias lucências, bem como uma onfalocele (*seta*). **(F)** Ovários maternos com múltiplos cistos característicos de cistos tecaluteínicos.

A triploidia pode estar associada a complicações maternas, incluindo pré-eclâmpsia de início precoce, ovários multicísticos bilaterais, hiperêmese gravídica e doença tropoblástica persistente.[216,217]

Jauniaux et al.[214] descreveram 70 casos de triploidia que foram examinados por ultrassonografia entre a 13ª e a 29ª semana de gestação. Os defeitos anatômicos foram encontrados em 93% dos casos, com as anomalias das mãos (predominantemente a sindactilia do 3° e 4° dedos) constituindo o achado mais frequente (52%). A ventriculomegalia cerebral foi identificada em 37% dos fetos. Os defeitos cardíacos foram detectados em 34% dos fetos, sobretudo defeitos septais atrioventriculares. A micrognatia afetou 26% dos fetos. Alterações molares placentárias foram observadas em 29% e o volume do líquido amniótico estava reduzido em 44%. A restrição assimétrica do crescimento foi observada em 72% dos casos e cada um desses fetos apresentava placenta de aspecto normal na ultrassonografia.[214]

MONOSSOMIA DO X (SÍNDROME DE TURNER)

A síndrome de Turner é resultado de um complemento cromossômico 45,X, geralmente causado pela perda do cromossomo X paterno e não está relacionada à idade materna. Cerca de 95% dos conceptos são espontaneamente abortados. A síndrome de Turner ocorre em 1:2.000 a 1:5.000 nascimentos com vida.[218-221] O tipo letal da síndrome de Turner observado no segundo trimestre de gravidez geralmente se apresenta com grandes higromas císticos septados, **linfedema** corporal generalizado, **derrames pleurais**, **ascite** e defeitos cardíacos[218,219] (Fig. 31.14).

Higromas císticos são malformações do sistema linfático que aparecem como coleções líquidas septadas, mais frequentemente envolvendo a parte posterior da cabeça e do pescoço fetal.

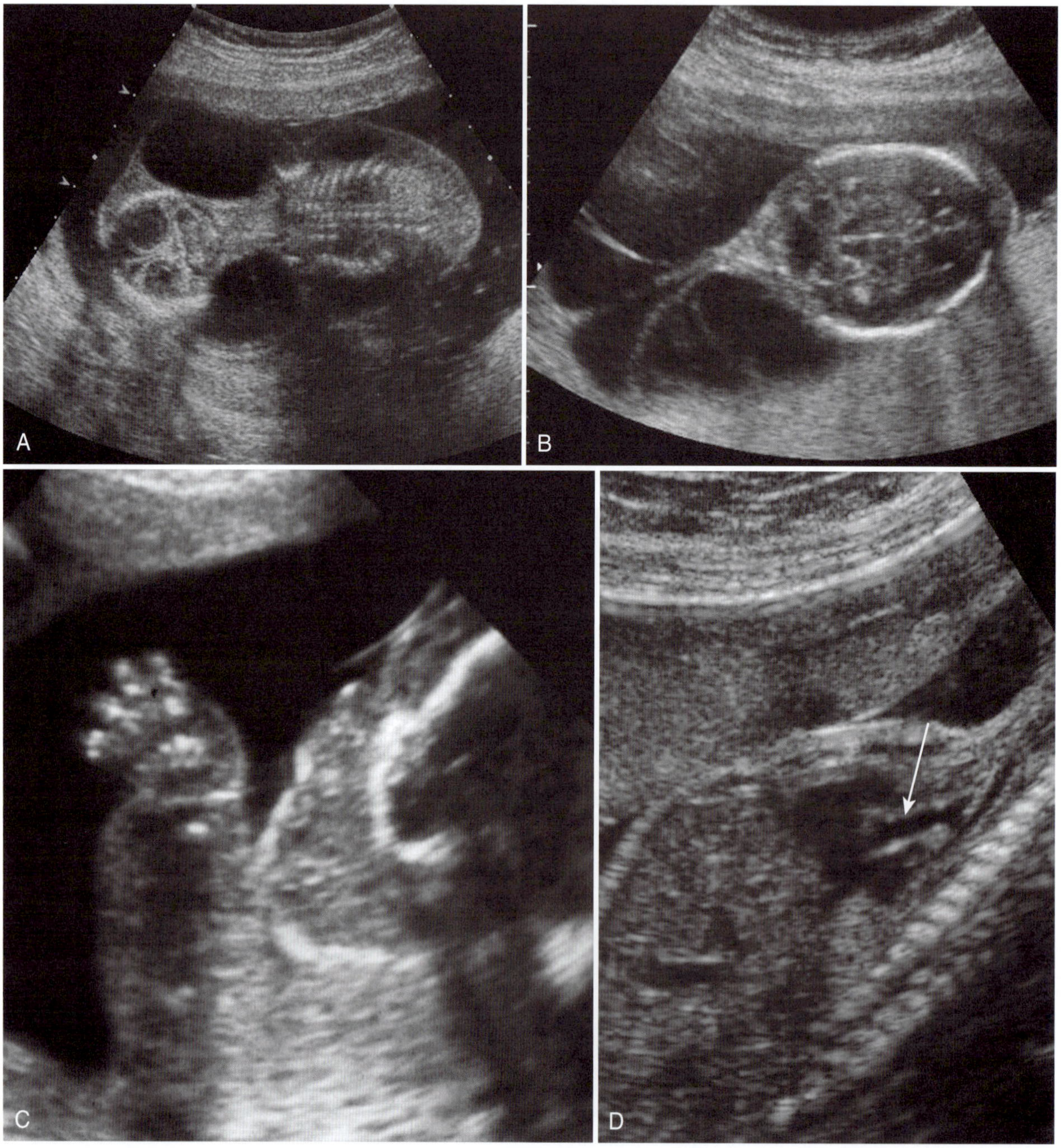

FIG. 31.14 Achados ultrassonográficos do segundo trimestre na monossomia X (síndrome de Turner). (A) e **(B)** Grandes higromas císticos septados. **(C)** Braço hidrópico em feto com linfangiectasia grave. **(D)** Aorta pequena (*seta*) no feto com **arco aórtico interrompido**.

Azar et al.[220] descreveram que 75% dos fetos com higromas císticos cervicais nucais septados dorsais bilaterais apresentavam anomalias cromossômicas, sendo a mais comum a síndrome de Turner (94%). Embora muitos fetos no segundo trimestre com higromas císticos apresentem síndrome de Turner, outras anomalias do cariótipo, incluindo as trissomias do 21, do 18 e do 13, assim como triploidia, também foram descritas. Em geral, os higromas císticos em fetos com a síndrome de Turner são maiores que os observados em outras anomalias do cariótipo, e os fetos com síndrome de Turner podem apresentar também linfedema generalizado se estendendo inferiormente para o tronco e os membros.

As anomalias cardíacas, mais frequentemente defeitos do lado esquerdo, como a coarctação da aorta, podem ser identificadas em 10% a 48% dos fetos com síndrome de Turner. No entanto, esse número pode estar subestimado porque muitos fetos são identificados tardiamente no primeiro trimestre ou no início do segundo trimestre, quando avaliação cardíaca ótima não é provável.[218-221] Baena et al.[218] descreveram 125 casos de síndrome de Turner de uma população não selecionada e observaram que 67% foram identificados no pré-natal. Os achados ultrassonográficos mais comuns foram os higromas císticos (59%) e a hidropisia (19%).

RASTREAMENTO DE TRISSOMIA DO 21 NO SEGUNDO TRIMESTRE

Recentemente, a incorporação de análises de **DNA fetal livre** na triagem para aneuploidia revolucionou o paradigma da avaliação de risco. A opção para triagem de aneuploidia por DNA fetal livre foi apoiada pelo American College of Obstetricians and Gynecologists (ACOG) para mulheres que apresentam maior risco desta condição.[222] O DNA fetal livre de origem placentária compõe 10% a 15% do DNA fetal livre circulando no plasma materno e é usado para pesquisar trissomia do 21, 18 e 13 no início na 10ª semana de gestação. A análise do cromossomo sexual pode ser necessária. A proporção relativa do DNA circulante livre de origem fetal e materna é denominada fração fetal e é essencial para um resultado acurado. Foram descritos três diferentes métodos de análise de DNA fetal livre: sequenciamento *shotgun* paralelo, sequenciamento seletivo de cromossomos e análise baseada em polimorfismo de nucleotídeo único – cada um com alta sensibilidade e especificidade para trissomia do 21 e do 18.[223-225] Sensibilidade para trissomia do 13 e monossomia X é um pouco menor, embora a especificidade permaneça alta. Gil et al., em uma metanálise recente, relataram taxas de detecção de *pool* ponderadas e TFP de 99,2% e 0,09% para trissomia do 21, 96,3 e 0,13% para trissomia do 18 e 91% e 0,13% para trissomia do 13.[226] Para monossomia X, a taxa de detecção ponderada foi de 90,3% com TFP de 0,23%. A acurácia para a determinação do sexo geralmente excede 98%.[222] Embora o DNA fetal livre com resultados reportáveis tenha excelentes métricas de desempenho para a detecção de trissomias cromossômicas comuns, ainda é um exame de rastreamento. Resultados falso-positivos podem ocorrer como resultado de mosaicismo placentário confinado, mosaicismo fetal verdadeiro, anormalidade cromossômica materna, um segundo gêmeo morto ou malignidade materna.[222,227] Podem ocorrer resultados falso-negativos com mosaicismo fetal de baixo nível, fração fetal baixa de DNA circulante livre, profundidade insuficiente de sequenciamento ou erro de amostra. É digno de nota que entre 1% e 8% da população pode apresentar achados não reportáveis. Esta situação é mais provável quando há uma menor fração fetal de DNA livre ou resultados que estão "muito próximos".[228,229] A baixa fração fetal está associada à idade gestacional inicial, aneuploidia e alto índice de massa corporal materna.[229,230] As pacientes com resultados não reportáveis devem ser encaminhados para aconselhamento genético e avaliação detalhada por ultrassonografia e exames complementares.[222] O desempenho do rastreamento com DNA livre em gestações gemelares vivas é razoável, mas dados iniciais sugerem que a taxa de detecção de trissomia do 21 e 18 é ligeiramente inferior, e essa falha de teste é maior em comparação às apresentadas nas gestações unifetais.[231] Recomendações para o uso do teste de DNA livre são atualizadas regularmente, e atualmente não é recomendado pelo ACOG para mulheres com gestações gemelares e múltiplas.[222]

As métricas de desempenho na população geral são excelentes, embora o valor preditivo positivo do teste seja menor do que em uma população de alto risco. Não há argumento quando um resultado é relatado de que o rastreamento com DNA livre apresente maior sensibilidade e especificidade, menor TFP e maior VPP para a detecção de trissomia do 21 e 18 do que o rastreamento combinado, mas não detecta outras condições que são importantes para a saúde e o bem-estar do feto.[228,232] Deve-se ter em mente que, embora a pesquisa de DNA fetal livre seja um excelente para rastreamento de anormalidades cromossômicas direcionadas, tanto o aconselhamento pré-teste apropriado quanto a confirmação de resultados positivos antes de qualquer decisão irreversível sobre a gestação são fundamentais.[222] As pacientes devem ser avisadas de que um resultado negativo não garante uma gestação não afetada, porque existe um risco residual de uma trissomia segmentada, bem como outras anormalidades cromossômicas ou condições genéticas. O rastreamento por DNA fetal livre não detecta 16,9% a 23,4% das anormalidades cromossômicas que podem ser identificadas por algoritmos de rastreamento tradicionais.[233,234] O rastreamento por DNA fetal livre tem utilidade limitada em pacientes com anormalidades ultrassonográficas e essas devem realizar exames complementares. Benachi et al. relatam que, em mulheres com anormalidades fetais detectadas ultrassonograficamente, a taxa de anormalidades cromossômicas patogênicas não detectadas pelo DNA fetal livre é de pelo menos 8%.[235] Shani et al., em um estudo de coorte retrospectivo de 3.140 procedimentos diagnósticos invasivos unifetais, relataram anormalidades cromossômicas clinicamente significativas em 220 (7%).[236] Com base nas taxas de detecção publicadas atualmente da pesquisa de DNA fetal livre, incluindo resultados "não reportáveis", esses autores calcularam que esse exame não teria detectado 99 em 220 (45%) das anormalidades cromossômicas.

EXAMES COMPLEMENTARES

Os **exames complementares** consistem em amostragem (biopsia) de vilosidades coriônicas no fim primeiro trimestre ou por amniocentese no segundo trimestre. As opções de exames complementares estão se expandindo rapidamente além do cariótipo convencional e podem incluir análises de microarranjos cromossômicos (MAC), que identifica microalterações conhecidas como variantes do número de cópias (VNC) em uma escala genômica. Essas VNC podem ser patogênicas, benignas ou de importância desconhecida.[237] Em 4% a 10% dos fetos com anomalia estrutural e cariótipo normal, o MAC pode detectar VNC anormais.[237,238] O sequenciamento completo do exoma pode fornecer mais informações diagnósticas pré-natais.[239]

A **biopsia das vilosidades coriônicas** é realizada entre a 10ª e 13ª semana de gestação. As vilosidades placentárias são obtidas por via transabdominal ou transvaginal sob orientação ultrassonográfica,

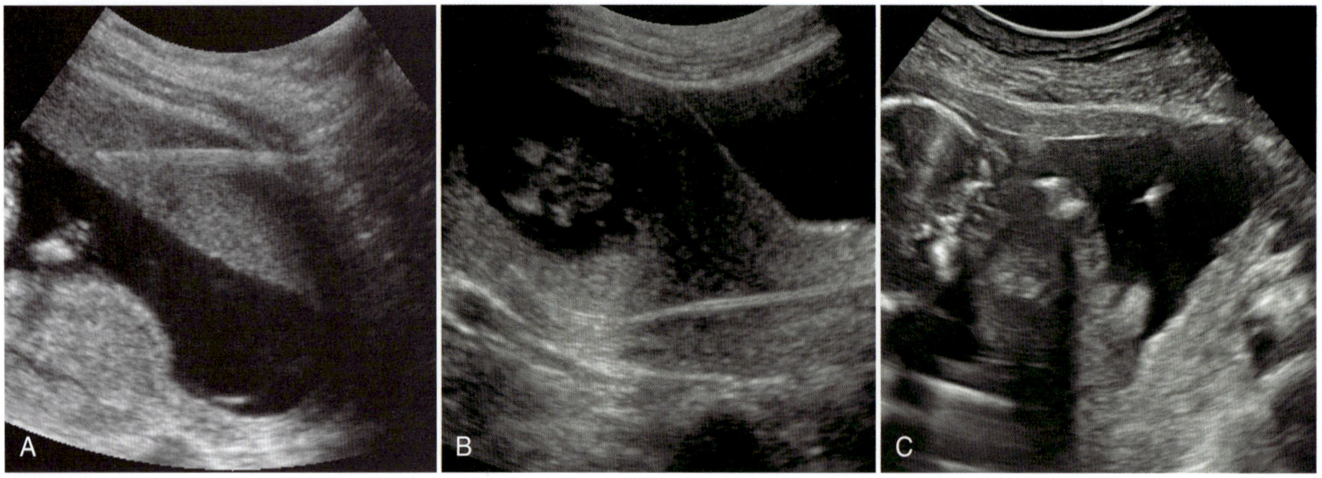

FIG. 31.15 Procedimentos diagnósticos. (A) Amostragem transabdominal **das vilosidades coriônicas**. Imagem transversal da agulha que entra na placenta. **(B)** Amostragem transcervical das vilosidades coriônicas. A imagem sagital mostra um cateter passando através do colo do útero e para dentro da placenta. Observe a bexiga cheia e a cavidade amniótica. **(C) Amniocentese**. Imagem da ultrassonografia transversal mostra a agulha entrando no líquido amniótico. Ver também Vídeo 31.5.

dependendo da localização da placenta. Para a abordagem transabdominal, uma agulha de calibre 18 ou 20 é inserida na placenta e o estilete é removido (Fig. 31.15A). Uma seringa de 20 mL com cerca de 2 mL de meio de transporte celular está conectada à agulha. A agulha é então guiada para a frente e para trás através da placenta, enquanto uma sucção é aplicada de forma intermitente na seringa. A agulha é removida e o meio de transporte celular é retirado através da agulha para limpar as vilosidades restantes. O espécime é examinado sob um microscópio de dissecação para adequação. Para amostragem de vilos coriônicos transcervical (Fig. 31.15B), uma cânula de amostragem flexível de 5,7-Fr com um introdutor de metal rígido é guiada até o colo do útero sob visualização direta e, em seguida, para a placenta sob orientação ultrassonográfica (Fig. 31.15B). O introdutor é retirado e uma seringa de 20 mL com cerca de 2 mL de meio de transporte é conectada à cânula. A sucção é intermitentemente aplicada à cânula, e é lentamente retirada da placenta. Como em todos os procedimentos fetais, a frequência cardíaca fetal é documentada após o procedimento. As mulheres que são Rh negativo e que têm parceiro Rh positivo recebem imunoglobulina anti-D.

O espécime de amostra das vilosidades coriônicas pode então ser testado com hibridação fluorescente *in situ* (FISH; do inglês, *fluorescent in situ hybridization*), análise citogenética direta ou as vilosidades são cultivadas para inúmeras condições.[240,241] Uma preocupação relacionada a amostragem de vilosidades coriônicas é que há uma discrepância entre o diagnóstico citogenético pré-natal da fonte placentária e o cariótipo fetal. O U.S. Collaborative Study sobre amostragem de vilos coriônicos e outros grandes registros descobriu que um diagnóstico genético bem-sucedido pode ser obtido em 99,7% dos casos, com TFP de 11 em 10.000 gestações.[242,243] Não houve erros diagnósticos envolvendo trissomia do 13, do 18 ou do 21 nesses estudos.[242] A contaminação por células maternas ocorre em 0,8% a 2,2% dos casos.[242,244] Aproximadamente 0,5% das amostras de vilos coriônicos apresentarão um achado ambíguo que precisará de confirmação por amniocentese.[245] O **mosaicismo placentário confinado** é observado em 0,7% a 1,6% dos casos[242-244] e pode ser causado por erros meióticos com subsequente "resgate da trissomia" ou por erros mitóticos na mórula em desenvolvimento.[246] O mosaicismo placentário confinado também pode causar um resultado falso-positivo de DNA fetal livre e, em alguns casos, o teste diagnóstico por amniocentese é sugerido.[247]

Uma metanálise recente relata perda relacionada ao procedimento com menos de 24 semanas pela amostragem das vilosidades coriônicas de 0,22% (IC 95%, −0,71%-1,16%).[248] O grupo Canadian Collaborative CVS Amniocentesis Clinical Trial recrutou mulheres com menos de 12 semanas de gestação e as randomizou para amostragem de vilosidades no primeiro trimestre ou para amniocentese com 15 a 17 semanas de idade gestacional. Nenhuma diferença significativa foi observada nas taxas de perda fetal.[249] Caughey et al.[250] compararam a amostragem das vilosidades coriônicas, amniocentese e grupos de controle de mulheres com idade gestacional semelhantes que declinaram da intervenção e não encontraram diferenças significativas nas taxas de perda ajustadas entre os grupos de amostragem das vilosidades coriônicas e amniocentese no último período de estudo relatado. Preocupações iniciais sobre aumento do risco de síndrome de hipogenesia membro-oromandibular[251] não foram confirmadas.[252] Um relatório da Organização Mundial da Saúde sobre a segurança da amostragem de vilos coriônicos descobriu que o risco de defeitos de redução de membros era comparável ao da população em geral, exceto na idade de 8 semanas, quando foi elevado na amostragem das vilosidades coriônicas.[253]

A **amniocentese genética** geralmente é realizada entre a 15ª e 20ª semana de gestação (Fig. 31.15C). A orientação ultrassonográfica é usada para a localização de um bolsão de líquido amniótico. Na maioria das vezes, é usada uma agulha espinal de calibre 22 e calibre 3,5 polegadas (Fig. 31.15C, Vídeo 31.5). Para pacientes maiores, pode ser necessária uma agulha mais longa. A placenta é evitada, se possível, mas a realização do procedimento através da placenta é considerada segura. Em geral, 15 a 20 mL de fluido são retirados (com uma regra geral de 1 mL por semana de gestação). Quando a amniocentese é realizada em gestações múltiplas, é preciso tomar cuidado para abordar cada saco separadamente. A taxa de perda relacionada ao procedimento relatada antes da 24ª semana de gestação em uma metanálise recente foi de 0,11% (IC 95%, −0,04%-0,26%).[248] A heterogeneidade dos estudos sobre testes de diagnóstico limita uma estimativa precisa da perda relacionada ao procedimento de amostragem das vilosidades coriônicas ou amniocentese; no entanto, o risco relacionado ao procedimento é bastante baixo (0,2% e 0,1%).[254] A taxa de perda relacionada ao procedimento é comumente citada como "menos de 1 em 300 a 500 procedimentos".[254] A perda de líquido amniótico pode ocorrer após uma amniocentese genética, embora os resultados favoráveis da gravidez sejam observados em mais de 90% das mulheres com tratamento expectante.[255,256] A amniocentese entre a 11ª e a 13ª semanas foi associada ao aumento das taxas de perda gestacional, ruptura da membrana e pé torto congênito, além de maiores falhas na cultura do líquido amniótico e, portanto, não é recomendada.[254] Tal como acontece com todos os procedimentos fetais, a frequência cardíaca fetal deve ser monitorada e documentada após o procedimento. As mulheres que são Rh negativo e têm parceiro Rh positivo recebem imunoglobulina anti-D.

CONCLUSÃO

Ao longo das últimas três décadas, a avaliação de risco para aneuploidia foi refinada até um ponto em que a idade materna isoladamente ou espessura da TN sozinha não é mais considerada adequada na determinação do risco de uma cromossomopatia. A ultrassonografia obstétrica, em conjunto com as análises séricas, se tornou uma ferramenta poderosa na avaliação de risco para aneuploidia, tanto no primeiro quanto no segundo trimestre. No segundo trimestre, diversos padrões ultrassonográficos observados nas diferentes aneuploidias permitem aos médicos orientar as pacientes em relação a um diagnóstico presuntivo. Recentes avanços na análise de DNA fetal livre proporcionam desempenho de rastreamento excepcional direcionado especificamente para as trissomias do 21 e do 18 e, em um grau um pouco menor, para a trissomia do 13; entretanto, outras anormalidades cromossômicas que são potencialmente detectadas pelo rastreamento combinado ou por exames complementares não são identificadas. O cariótipo tem sido o padrão para fetos com anomalias estruturais; entretanto, a análise de microarranjos para determinar as anormalidades de variantes cromossômicas aumentará a detecção de distúrbios clinicamente significativos, principalmente em fetos com anormalidades estruturais. Ao considerar todos os problemas cromossômicos detectáveis, o rastreamento de múltiplos marcadores, incluindo TN, com a opção de investigação adicional no caso de resultados positivos no rastreamento, é a estratégia ideal para a maioria das mulheres. Para gestantes com 40 anos ou mais, o DNA fetal livre como ferramenta de rastreamento primário é o ideal.[4]

REFERÊNCIAS

1. ACOG Committee on Practice Bulletins. ACOG Practice Bulletin No. 77: Screening for fetal chromosomal abnormalities. Obstet Gynecol. 2007;109(1):217-227.
2. Martin CL, Kirkpatrick BE, Ledbetter DH. Copy number variants, aneuploidies, and human disease. Clin Perinatol. 2015;42(2):227-242, vii.
3. American College of Obstetricians and Gynecologists. The use of chromosomal microarray analysis in prenatal diagnosis. Practice Bulletin. 2013; No. 581.
4. Kaimal AJ, Norton ME, Kuppermann M. Prenatal testing in the genomic age: clinical outcomes, quality of life, and costs. Obstet Gynecol. 2015;126(4):737-746.
5. Sachs A, Blanchard L, Buchanan A, et al. Recommended pre-test counseling points for noninvasive prenatal testing using cell-free DNA: a 2015 perspective. Prenat Diagn. 2015;35(10):968-971.
6. Snijders RJ, Sebire NJ, Nicolaides KH. Maternal age and gestational age-specific risk for chromosomal defects. Fetal Diagn Ther. 1995;10(6): 356-367.
7. Egan JF, Benn P, Borgida AF, et al. Efficacy of screening for fetal Down syndrome in the United States from 1974 to 1997. Obstet Gynecol. 2000;96(6):979-985.
8. Schreinemachers DM, Cross PK, Hook EB. Rates of trisomies 21, 18, 13 and other chromosome abnormalities in about 20,000 prenatal studies compared with estimated rates in live births. Hum Genet. 1982;61(4):318-324.
9. Nicolaides KH. Nuchal translucency and other first-trimester sonographic markers of chromosomal abnormalities. Am J Obstet Gynecol. 2004;191(1):45-67.
10. Baer RJ, Norton ME, Shaw GM, et al. Risk of selected structural abnormalities in infants after increased nuchal translucency measurement. Am J Obstet Gynecol. 2014;211(6):675e1-675e19.
11. Hume H, Chasen ST. Trends in timing of prenatal diagnosis and abortion for fetal chromosomal abnormalities. Am J Obstet Gynecol. 2015;213(4):545 e1-545e4.
12. Down JLH. Observations on an ethnic classification of idiots. Clinical Lecture Reports. 3. London: London Hospital; 1866. p. 259-262.
13. Nicolaides KH, Azar G, Byrne D, et al. Fetal nuchal translucency: ultrasound screening for chromosomal defects in first trimester of pregnancy. BMJ. 1992;304(6831):867-869.
14. Bekker MN, Haak MC, Rekoert-Hollander M, et al. Increased nuchal translucency and distended jugular lymphatic sacs on first-trimester ultrasound. Ultrasound Obstet Gynecol. 2005;25(3):239-245.
15. Souka AP, Von Kaisenberg CS, Hyett JA, et al. Increased nuchal translucency with normal karyotype. Am J Obstet Gynecol. 2005;192(4):1005-1021.
16. Pandya PP, Snijders RJ, Johnson SP, et al. Screening for fetal trisomies by maternal age and fetal nuchal translucency thickness at 10 to 14 weeks of gestation. Br J Obstet Gynaecol. 1995;102(12):957-962.
17. Snijders RJ, Noble P, Sebire N, et al. UK multicentre project on assessment of risk of trisomy 21 by maternal age and fetal nuchal-translucency thickness at 10-14 weeks of gestation. Fetal Medicine Foundation First Trimester Screening Group. Lancet. 1998;352(9125):343-346.
18. Wald NJ, Kennard A, Hackshaw AK. First trimester serum screening for Down's syndrome. Prenat Diagn. 1995;15(13):1227-1240.
19. Brizot ML, Snijders RJ, Bersinger NA, et al. Maternal serum pregnancy-associated plasma protein A and fetal nuchal translucency thickness for the prediction of fetal trisomies in early pregnancy. Obstet Gynecol. 1994;84(6):918-922.
20. Brizot ML, Snijders RJ, Butler J, et al. Maternal serum hCG and fetal nuchal translucency thickness for the prediction of fetal trisomies in the first trimester of pregnancy. Br J Obstet Gynaecol. 1995;102(2):127-132.
21. Wald NJ, Kennard A, Hackshaw A, McGuire A. Antenatal screening for Down's syndrome. J Med Screen. 1997;4(4):181-246.
22. Spencer K, Spencer CE, Power M, et al. Screening for chromosomal abnormalities in the first trimester using ultrasound and maternal serum biochemistry in a one-stop clinic: a review of three years prospective experience. BJOG. 2003;110(3):281-286.
23. Wapner R, Thom E, Simpson JL, et al. First-trimester screening for trisomies 21 and 18. N Engl J Med. 2003;349(15):1405-1413.
24. Wald NJ, Rodeck C, Hackshaw AK, et al. First and second trimester antenatal screening for Down's syndrome: the results of the Serum, Urine and Ultrasound Screening Study (SURUSS). J Med Screen. 2003;10(2):56-104.
25. Malone FD, Canick JA, Ball RH, et al. First-trimester or second-trimester screening, or both, for Down's syndrome. N Engl J Med. 2005;353(19):2001-2011.
26. Sebire NJ, Snijders RJ, Hughes K, et al. Screening for trisomy 21 in twin pregnancies by maternal age and fetal nuchal translucency thickness at 10-14 weeks of gestation. Br J Obstet Gynaecol. 1996;103(10):999-1003.
27. Kagan KO, Gazzoni A, Sepulveda-Gonzalez G, et al. Discordance in nuchal translucency thickness in the prediction of severe twin-to-twin transfusion syndrome. Ultrasound Obstet Gynecol. 2007;29(5):527-532.
28. Monni G, Iuculano A, Zoppi MA. Screening and invasive testing in twins. J Clin Med. 2014;3(3):865-882.
29. Spencer K, Nicolaides KH. Screening for trisomy 21 in twins using first trimester ultrasound and maternal serum biochemistry in a one-stop clinic: a review of three years experience. BJOG. 2003;110(3):276-280.
30. Wald NJ, Rish S. Prenatal screening for Down syndrome and neural tube defects in twin pregnancies. Prenat Diagn. 2005;25(9):740-745.

31. Boyle B, Morris JK, McConkey R, et al. Prevalence and risk of Down syndrome in monozygotic and dizygotic multiple pregnancies in Europe: implications for prenatal screening. BJOG. 2014;121(7):809-819.
32. Comstock CH, Malone FD, Ball RH, et al. Is there a nuchal translucency millimeter measurement above which there is no added benefit from first trimester serum screening? Am J Obstet Gynecol. 2006;195(3):843-847.
33. Wald NJ, Watt HC, Hackshaw AK. Integrated screening for Down's syndrome on the basis of tests performed during the first and second trimesters. N Engl J Med. 1999;341(7):461-467.
34. Palomaki GE, Steinort K, Knight GJ, Haddow JE. Comparing three screening strategies for combining first- and second-trimester Down syndrome markers. Obstet Gynecol. 2006;107(2 Pt 1):367-375.
35. Cuckle HS, Malone FD, Wright D, et al. Contingent screening for Down syndrome—results from the FaSTER trial. Prenat Diagn. 2008;28(2):89-94.
36. Ball RH, Caughey AB, Malone FD, et al. First- and second-trimester evaluation of risk for Down syndrome. Obstet Gynecol. 2007;110(1):10-17.
37. Platt LD, Greene N, Johnson A, et al. Sequential pathways of testing after first-trimester screening for trisomy 21. Obstet Gynecol. 2004;104(4):661-666.
38. Haddow JE, Palomaki GE, Knight GJ, et al. Screening of maternal serum for fetal Down's syndrome in the first trimester. N Engl J Med. 1998;338(14):955-961.
39. Snijders RJ, Thom EA, Zachary JM, et al. First-trimester trisomy screening: nuchal translucency measurement training and quality assurance to correct and unify technique. Ultrasound Obstet Gynecol. 2002;19(4):353-359.
40. Safety Group of the British Medical Ultrasound Society. Guidelines for the safe use of diagnostic ultrasound equipment 2009. Available from: https://www.bmus.org/static/uploads/resources/BMUS-Safety-Guidelines-2009--revision-FINAL-Nov-2009.pdf. Accessed 18 January 2016.
41. Evans MI, Van Decruyes H, Nicolaides KH. Nuchal translucency measurements for first-trimester screening: the 'price' of inaccuracy. Fetal Diagn Ther. 2007;22(6):401-404.
42. Braithwaite JM, Kadir RA, Pepera TA, et al. Nuchal translucency measurement: training of potential examiners. Ultrasound Obstet Gynecol. 1996;8(3):192-195.
43. Nicolaides KH. The 11-13+6 weeks scan. London: Fetal Medicine Foundation; 2004.
44. Wax JR, Pinette MG, Cartin A, Blackstone J. The value of repeated evaluation after initial failed nuchal translucency measurement. J Ultrasound Med. 2007;26(6):825-828.
45. Breathnach FM, Malone FD, Lambert-Messerlian G, et al. First- and second-trimester screening: detection of aneuploidies other than Down syndrome. Obstet Gynecol. 2007;110(3):651-657.
46. Spencer K, Nicolaides KH. A first trimester trisomy 13/trisomy 18 risk algorithm combining fetal nuchal translucency thickness, maternal serum free beta-hCG and PAPP-A. Prenat Diagn. 2002;22(10):877-879.
47. Baer RJ, Flessel MC, Jelliffe-Pawlowski LL, et al. Detection rates for aneuploidy by first-trimester and sequential screening. Obstet Gynecol. 2015;126(4):753-759.
48. Santorum M, Wright D, Syngelaki A, et al. Accuracy of first trimester combined test in screening for trisomies 21, 18 and 13. Ultrasound Obstet Gynecol. 2016;. Aug 23. [Epub ahead of print.].
49. Malone FD, Ball RH, Nyberg DA, et al. First-trimester septated cystic hygroma: prevalence, natural history, and pediatric outcome. Obstet Gynecol. 2005;106(2):288-294.
50. Molina FS, Avgidou K, Kagan KO, et al. Cystic hygromas, nuchal edema, and nuchal translucency at 11-14 weeks of gestation. Obstet Gynecol. 2006;107(3):678-683.
51. Sonek J, Croom C, McKenna D, Neiger R. First-trimester septated cystic hygroma: prevalence, natural history, and pediatric outcome. Obstet Gynecol. 2006;107(2 Pt 1):424.
52. Cicero S, Dezerega V, Andrade E, et al. Learning curve for sonographic examination of the fetal nasal bone at 11-14 weeks. Ultrasound Obstet Gynecol. 2003;22(2):135-137.
53. Cicero S, Curcio P, Papageorghiou A, et al. Absence of nasal bone in fetuses with trisomy 21 at 11-14 weeks of gestation: an observational study. Lancet. 2001;358(9294):1665-1667.
54. Cicero S, Rembouskos G, Vandecruys H, et al. Likelihood ratio for trisomy 21 in fetuses with absent nasal bone at the 11-14-week scan. Ultrasound Obstet Gynecol. 2004;23(3):218-223.
55. Cicero S, Bindra R, Rembouskos G, et al. Integrated ultrasound and biochemical screening for trisomy 21 using fetal nuchal translucency, absent fetal nasal bone, free beta-hCG and PAPP-A at 11 to 14 weeks. Prenat Diagn. 2003;23(4):306-310.
56. Cicero S, Avgidou K, Rembouskos G, et al. Nasal bone in first-trimester screening for trisomy 21. Am J Obstet Gynecol. 2006;195(1):109-114.
57. Orlandi F, Rossi C, Orlandi E, et al. First-trimester screening for trisomy-21 using a simplified method to assess the presence or absence of the fetal nasal bone. Am J Obstet Gynecol. 2005;192(4):1107-1111.
58. Sepulveda W, Wong AE, Dezerega V. First-trimester ultrasonographic screening for trisomy 21 using fetal nuchal translucency and nasal bone. Obstet Gynecol. 2007;109(5):1040-1045.
59. Malone FD, Ball RH, Nyberg DA, et al. First-trimester nasal bone evaluation for aneuploidy in the general population. Obstet Gynecol. 2004;104(6):1222-1228.
60. Rosen T, D'Alton ME, Platt LD, Wapner R. First-trimester ultrasound assessment of the nasal bone to screen for aneuploidy. Obstet Gynecol. 2007;110(2 Pt 1):399-404.
61. Ville Y. What is the role of fetal nasal bone examination in the assessment of risk for trisomy 21 in clinical practice? Am J Obstet Gynecol. 2006;195(1):1-3.
62. Borrell A, Gonce A, Martinez JM, et al. First-trimester screening for Down syndrome with ductus venosus Doppler studies in addition to nuchal translucency and serum markers. Prenat Diagn. 2005;25(10):901-905.
63. Falcon O, Auer M, Gerovassili A, et al. Screening for trisomy 21 by fetal tricuspid regurgitation, nuchal translucency and maternal serum free beta-hCG and PAPP-A at 11 + 0 to 13 + 6 weeks. Ultrasound Obstet Gynecol. 2006;27(2):151-155.
64. Abele H, Wagner P, Sonek J, et al. First trimester ultrasound screening for Down syndrome based on maternal age, fetal nuchal translucency and different combinations of the additional markers nasal bone, tricuspid and ductus venosus flow. Prenat Diagn. 2015;35(12):1182-1186.
65. Hyett J, Perdu M, Sharland G, et al. Using fetal nuchal translucency to screen for major congenital cardiac defects at 10-14 weeks of gestation: population based cohort study. BMJ. 1999;318(7176):81-85.
66. Makrydimas G, Sotiriadis A, Ioannidis JP. Screening performance of first-trimester nuchal translucency for major cardiac defects: a meta-analysis. Am J Obstet Gynecol. 2003;189(5):1330-1335.
67. Simpson LL, Malone FD, Bianchi DW, et al. Nuchal translucency and the risk of congenital heart disease. Obstet Gynecol. 2007;109(2 Pt 1):376-383.
68. Jelliffe-Pawlowski LL, Norton ME, Shaw GM, et al. Risk of critical congenital heart defects by nuchal translucency norms. Am J Obstet Gynecol. 2015;212(4):518e1-518e10.
69. Timmerman E, Pajkrt E, Maas SM, Bilardo CM. Enlarged nuchal translucency in chromosomally normal fetuses: strong association with orofacial clefts. Ultrasound Obstet Gynecol. 2010;36(4):427-432.
70. Salomon LJ, Alfirevic Z, Bilardo CM, et al. ISUOG practice guidelines: performance of first-trimester fetal ultrasound scan. Ultrasound Obstet Gynecol. 2013;41(1):102-113.
71. Bromley B, Shipp TD, Lyons J, et al. Detection of fetal structural anomalies in a basic first-trimester screening program for aneuploidy. J Ultrasound Med. 2014;33(10):1737-1745.
72. Wagner P, Sonek J, Hoopmann M, et al. First-trimester screening for trisomy 18, 13, triploidy and Turner syndrome by a detailed early anomaly scan. Ultrasound Obstet Gynecol. 2016;48(4):446-451.
73. Michailidis GD, Economides DL. Nuchal translucency measurement and pregnancy outcome in karyotypically normal fetuses. Ultrasound Obstet Gynecol. 2001;17(2):102-105.
74. Westin M, Saltvedt S, Almstrom H, et al. By how much does increased nuchal translucency increase the risk of adverse pregnancy outcome in chromosomally normal fetuses? A study of 16,260 fetuses derived from an unselected pregnant population. Ultrasound Obstet Gynecol. 2007;29(2):150-158.
75. Souka AP, Krampl E, Bakalis S, et al. Outcome of pregnancy in chromosomally normal fetuses with increased nuchal translucency in the first trimester. Ultrasound Obstet Gynecol. 2001;18(1):9-17.

76. Bilardo CM, Muller MA, Pajkrt E, et al. Increased nuchal translucency thickness and normal karyotype: time for parental reassurance. Ultrasound Obstet Gynecol. 2007;30(1):11-18.
77. Senat MV, Bussieres L, Couderc S, et al. Long-term outcome of children born after a first-trimester measurement of nuchal translucency at the 99th percentile or greater with normal karyotype: a prospective study. Am J Obstet Gynecol. 2007;196(1):53e1-53e6.
78. Miltoft CB, Ekelund CK, Hansen BM, et al. Increased nuchal translucency, normal karyotype and infant development. Ultrasound Obstet Gynecol. 2012;39(1):28-33.
79. Sotiriadis A, Papatheodorou S, Makrydimas G. Neurodevelopmental outcome of fetuses with increased nuchal translucency and apparently normal prenatal and/or postnatal assessment: a systematic review. Ultrasound Obstet Gynecol. 2012;39(1):10-19.
80. Schou KV, Kirchhoff M, Nygaard U, et al. Increased nuchal translucency with normal karyotype: a follow-up study of 100 cases supplemented with CGH and MLPA analyses. Ultrasound Obstet Gynecol. 2009;34(6):618-622.
81. Huang J, Poon LC, Akolekar R, et al. Is high fetal nuchal translucency associated with submicroscopic chromosomal abnormalities on array CGH? Ultrasound Obstet Gynecol. 2014;43(6):620-624.
82. Leung TY, Vogel I, Lau TK, et al. Identification of submicroscopic chromosomal aberrations in fetuses with increased nuchal translucency and apparently normal karyotype. Ultrasound Obstet Gynecol. 2011;38(3):314-319.
83. Lund IC, Christensen R, Petersen OB, et al. Chromosomal microarray in fetuses with increased nuchal translucency. Ultrasound Obstet Gynecol. 2015;45(1):95-100.
84. Grande M, Jansen FA, Blumenfeld YJ, et al. Genomic microarray in fetuses with increased nuchal translucency and normal karyotype: a systematic review and meta-analysis. Ultrasound Obstet Gynecol. 2015;46(6):650-658.
85. Pergament E, Alamillo C, Sak K, Fiddler M. Genetic assessment following increased nuchal translucency and normal karyotype. Prenat Diagn. 2011;31(3):307-310.
86. Vintzileos AM, Egan JF. Adjusting the risk for trisomy 21 on the basis of second-trimester ultrasonography. Am J Obstet Gynecol. 1995;172(3):837-844.
87. Bromley B, Lieberman E, Benacerraf BR. The incorporation of maternal age into the sonographic scoring index for the detection at 14-20 weeks of fetuses with Down's syndrome. Ultrasound Obstet Gynecol. 1997;10(5):321-324.
88. Bromley B, Shipp T, Benacerraf BR. Genetic sonogram scoring index: accuracy and clinical utility. J Ultrasound Med. 1999;18(8):523-528.
89. Winter TC, Uhrich SB, Souter VL, Nyberg DA. The "genetic sonogram": comparison of the index scoring system with the age-adjusted US risk assessment. Radiology. 2000;215(3):775-782.
90. Nyberg DA, Souter VL, El-Bastawissi A, et al. Isolated sonographic markers for detection of fetal Down syndrome in the second trimester of pregnancy. J Ultrasound Med. 2001;20(10):1053-1063.
91. Bromley B, Lieberman E, Shipp TD, Benacerraf BR. The genetic sonogram: a method of risk assessment for Down syndrome in the second trimester. J Ultrasound Med. 2002;21(10):1087-1096.
92. Vintzileos AM, Guzman ER, Smulian JC, et al. Second-trimester genetic sonography in patients with advanced maternal age and normal triple screen. Obstet Gynecol. 2002;99(6):993-995.
93. Hobbins JC, Lezotte DC, Persutte WH, et al. An 8-center study to evaluate the utility of mid-term genetic sonograms among high-risk pregnancies. J Ultrasound Med. 2003;22(1):33-38.
94. Smith-Bindman R, Hosmer W, Feldstein VA, et al. Second-trimester ultrasound to detect fetuses with Down syndrome: a meta-analysis. JAMA. 2001;285(8):1044-1055.
95. Benacerraf BR, Barss VA, Laboda LA. A sonographic sign for the detection in the second trimester of the fetus with Down's syndrome. Am J Obstet Gynecol. 1985;151(8):1078-1079.
96. Benacerraf BR, Frigoletto FD Jr. Soft tissue nuchal fold in the second-trimester fetus: standards for normal measurements compared with those in Down syndrome. Am J Obstet Gynecol. 1987;157(5):1146-1149.
97. Benacerraf BR, Laboda LA, Frigoletto FD. Thickened nuchal fold in fetuses not at risk for aneuploidy. Radiology. 1992;184:239-242.
98. Benacerraf BR, Frigoletto FD Jr, Cramer DW. Down syndrome: sonographic sign for diagnosis in the second-trimester fetus. Radiology. 1987;163(3):811-813.
99. Crane JP, Gray DL. Sonographically measured nuchal skinfold thickness as a screening tool for Down syndrome: results of a prospective clinical trial. Obstet Gynecol. 1991;77(4):533-536.
100. Donnenfeld AE, Meister D, Allison J, et al. Interobserver variability of sonographically determined second-trimester nuchal skinfold thickness measurements. Ultrasound Obstet Gynecol. 1995;5(2):119-122.
101. Borrell A, Costa D, Martinez JM, et al. Criteria for fetal nuchal thickness cut-off: a re-evaluation. Prenat Diagn. 1997;17(1):23-29.
102. Wapner RJ. Nuchal fold and nasal bone: how should we use them in Down syndrome screening? Am J Obstet Gynecol. 2008;199(3):213-214.
103. Gray DL, Crane JP. Optimal nuchal skin-fold thresholds based on gestational age for prenatal detection of Down syndrome. Am J Obstet Gynecol. 1994;171(5):1282-1286.
104. Grandjean H, Sarramon MF. Sonographic measurement of nuchal skinfold thickness for detection of Down syndrome in the second-trimester fetus: a multicenter prospective study. The AFDPHE Study Group. Association Française pour le Dépistage et la Prévention des Handicaps de l'Enfant. Obstet Gynecol. 1995;85(1):103-106.
105. Watson WJ, Miller RC, Menard MK, et al. Ultrasonographic measurement of fetal nuchal skin to screen for chromosomal abnormalities. Am J Obstet Gynecol. 1994;170(2):583-586.
106. Landwehr JB Jr, Johnson MP, Hume RF, et al. Abnormal nuchal findings on screening ultrasonography: aneuploidy stratification on the basis of ultrasonographic anomaly and gestational age at detection. Am J Obstet Gynecol. 1996;175(4 Pt 1):995-999.
107. Lynch L, Berkowitz GS, Chitkara U, et al. Ultrasound detection of Down syndrome: is it really possible? Obstet Gynecol. 1989;73(2):267-270.
108. Smith-Bindman R, Chu P, Goldberg JD. Second trimester prenatal ultrasound for the detection of pregnancies at increased risk of Down syndrome. Prenat Diagn. 2007;27(6):535-544.
109. Agathokleous M, Chaveeva P, Poon LC, et al. Meta-analysis of second-trimester markers for trisomy 21. Ultrasound Obstet Gynecol. 2013;41(3):247-261.
110. Sonek JD, Nicolaides KH. Prenatal ultrasonographic diagnosis of nasal bone abnormalities in three fetuses with Down syndrome. Am J Obstet Gynecol. 2002;186(1):139-141.
111. Sonek JD, Cicero S, Neiger R, Nicolaides KH. Nasal bone assessment in prenatal screening for trisomy 21. Am J Obstet Gynecol. 2006;195(5):1219-1230.
112. Bromley B, Lieberman E, Shipp TD, Benacerraf BR. Fetal nose bone length: a marker for Down syndrome in the second trimester. J Ultrasound Med. 2002;21(12):1387-1394.
113. Odibo AO, Sehdev HM, Dunn L, et al. The association between fetal nasal bone hypoplasia and aneuploidy. Obstet Gynecol. 2004;104(6):1229-1233.
114. Bunduki V, Ruano R, Miguelez J, et al. Fetal nasal bone length: reference range and clinical application in ultrasound screening for trisomy 21. Ultrasound Obstet Gynecol. 2003;21(2):156-160.
115. Cicero S, Sonek JD, McKenna DS, et al. Nasal bone hypoplasia in trisomy 21 at 15-22 weeks' gestation. Ultrasound Obstet Gynecol. 2003;21(1):15-18.
116. Cusick W, Provenzano J, Sullivan CA, et al. Fetal nasal bone length in euploid and aneuploid fetuses between 11 and 20 weeks' gestation: a prospective study. J Ultrasound Med. 2004;23(10):1327-1333.
117. Vintzileos A, Walters C, Yeo L. Absent nasal bone in the prenatal detection of fetuses with trisomy 21 in a high-risk population. Obstet Gynecol. 2003;101(5 Pt 1):905-908.
118. Odibo AO, Sehdev HM, Gerkowicz S, et al. Comparison of the efficiency of second-trimester nasal bone hypoplasia and increased nuchal fold in Down syndrome screening. Am J Obstet Gynecol. 2008;199(3):281e1-281e5.
119. Odibo AO, Sehdev HM, Stamilio DM, et al. Defining nasal bone hypoplasia in second-trimester Down syndrome screening: does the use of multiples of the median improve screening efficacy? Am J Obstet Gynecol. 2007;197(4):361e1-361e4.
120. Benoit B, Chaoui R. Three-dimensional ultrasound with maximal mode rendering: a novel technique for the diagnosis of bilateral or unilateral absence or hypoplasia of nasal bones in second-trimester screening for Down syndrome. Ultrasound Obstet Gynecol. 2005;25(1):19-24.

121. Vos FI, De Jong-Pleij EA, Bakker M, et al. Nasal bone length, prenasal thickness, prenasal thickness-to-nasal bone length ratio and prefrontal space ratio in second- and third-trimester fetuses with Down syndrome. Ultrasound Obstet Gynecol. 2015;45(2):211-216.
122. Dukhovny S, Wilkins-Haug L, Shipp TD, et al. Absent fetal nasal bone: what does it mean for the euploid fetus? J Ultrasound Med. 2013;32(12):2131-2134.
123. Lockwood C, Benacerraf B, Krinsky A, et al. A sonographic screening method for Down syndrome. Am J Obstet Gynecol. 1987;157(4 Pt 1):803-808.
124. Benacerraf BR, Gelman R, Frigoletto FD Jr. Sonographic identification of second-trimester fetuses with Down's syndrome. N Engl J Med. 1987;317(22):1371-1376.
125. Benacerraf BR, Cnann A, Gelman R, et al. Can sonographers reliably identify anatomic features associated with Down syndrome in fetuses? Radiology. 1989;173(2):377-380.
126. Nyberg DA, Resta RG, Hickok DE, et al. Femur length shortening in the detection of Down syndrome: is prenatal screening feasible? Am J Obstet Gynecol. 1990;162(5):1247-1252.
127. Shipp TD, Bromley B, Mascola M, Benacerraf B. Variation in fetal femur length with respect to maternal race. J Ultrasound Med. 2001;20(2):141-144.
128. FitzSimmons J, Droste S, Shepard TH, et al. Long-bone growth in fetuses with Down syndrome. Am J Obstet Gynecol. 1989;161(5):1174-1177.
129. Benacerraf BR, Neuberg D, Frigoletto FD Jr. Humeral shortening in second-trimester fetuses with Down syndrome. Obstet Gynecol. 1991;77(2):223-227.
130. Benacerraf BR, Mandell J, Estroff JA, et al. Fetal pyelectasis: a possible association with Down syndrome. Obstet Gynecol. 1990;76(1):58-60.
131. Corteville JE, Dicke JM, Crane JP. Fetal pyelectasis and Down syndrome: is genetic amniocentesis warranted? Obstet Gynecol. 1992;79(5 Pt 1):770-772.
132. Nyberg DA, Resta RG, Luthy DA, et al. Prenatal sonographic findings of Down syndrome: review of 94 cases. Obstet Gynecol. 1990;76(3 Pt 1):370-377.
133. Bromley B, Doubilet P, Frigoletto FD Jr, et al. Is fetal hyperechoic bowel on second-trimester sonogram an indication for amniocentesis? Obstet Gynecol. 1994;83(5 Pt 1):647-651.
134. Dicke JM, Crane JP. Sonographically detected hyperechoic fetal bowel: significance and implications for pregnancy management. Obstet Gynecol. 1992;80(5):778-782.
135. Nyberg DA, Resta RG, Mahony BS, et al. Fetal hyperechogenic bowel and Down's syndrome. Ultrasound Obstet Gynecol. 1993;3(5):330-333.
136. Scioscia AL, Pretorius DH, Budorick NE, et al. Second-trimester echogenic bowel and chromosomal abnormalities. Am J Obstet Gynecol. 1992;167(4 Pt 1):889-894.
137. Sepulveda W, Sebire NJ. Fetal echogenic bowel: a complex scenario. Ultrasound Obstet Gynecol. 2000;16(6):510-514.
138. Roberts DJ, Genest D. Cardiac histologic pathology characteristic of trisomies 13 and 21. Hum Pathol. 1992;23(10):1130-1140.
139. Bromley B, Lieberman E, Laboda L, Benacerraf BR. Echogenic intracardiac focus: a sonographic sign for fetal Down syndrome. Obstet Gynecol. 1995;86(6):998-1001.
140. Winter TC, Anderson AM, Cheng EY, et al. Echogenic intracardiac focus in 2nd-trimester fetuses with trisomy 21: usefulness as a US marker. Radiology. 2000;216(2):450-456.
141. Shipp TD, Bromley B, Lieberman E, Benacerraf BR. The frequency of the detection of fetal echogenic intracardiac foci with respect to maternal race. Ultrasound Obstet Gynecol. 2000;15(6):460-462.
142. Levine D, Mehta TS, Min KK, et al. Technical factors influencing sonographic visualization of fetal echogenic intracardiac foci. J Clin Ultrasound. 2000;28(9):479-484.
143. Winn VD, Sonson J, Filly RA. Echogenic intracardiac focus: potential for misdiagnosis. J Ultrasound Med. 2003;22(11):1207-1214.
144. Paladini D, Sglavo G, Pastore G, et al. Aberrant right subclavian artery: incidence and correlation with other markers of Down syndrome in second-trimester fetuses. Ultrasound Obstet Gynecol. 2012;39(2):191-195.
145. Scala C, Leone Roberti Maggiore U, Candiani M, et al. Aberrant right subclavian artery in fetuses with Down syndrome: a systematic review and meta-analysis. Ultrasound Obstet Gynecol. 2015;46(3):266-276.
146. Rotmensch S, Liberati M, Bronshtein M, et al. Prenatal sonographic findings in 187 fetuses with Down syndrome. Prenat Diagn. 1997;17(11):1001-1009.
147. DeVore GR, Alfi O. The use of color Doppler ultrasound to identify fetuses at increased risk for trisomy 21: an alternative for high-risk patients who decline genetic amniocentesis. Obstet Gynecol. 1995;85(3):378-386.
148. Abuhamad AZ, Kolm P, Mari G, et al. Ultrasonographic fetal iliac length measurement in the screening for Down syndrome. Am J Obstet Gynecol. 1994;171(4):1063-1067.
149. Shipp TD, Bromley B, Lieberman E, Benacerraf BR. The iliac angle as a sonographic marker for Down syndrome in second-trimester fetuses. Obstet Gynecol. 1997;89(3):446-450.
150. Bahado-Singh RO, Wyse L, Dorr MA, et al. Fetuses with Down syndrome have disproportionately shortened frontal lobe dimensions on ultrasonographic examination. Am J Obstet Gynecol. 1992;167(4 Pt 1):1009-1014.
151. Benacerraf BR, Harlow BL, Frigoletto FD Jr. Hypoplasia of the middle phalanx of the fifth digit. A feature of the second trimester fetus with Down's syndrome. J Ultrasound Med. 1990;9(7):389-394.
152. Shimizu T, Salvador L, Hughes-Benzie R, et al. The role of reduced ear size in the prenatal detection of chromosomal abnormalities. Prenat Diagn. 1997;17(6):545-549.
153. Lettieri L, Rodis JF, Vintzileos AM, et al. Ear length in second-trimester aneuploid fetuses. Obstet Gynecol. 1993;81(1):57-60.
154. Gill P, Vanhook J, Fitzsimmons J, et al. Fetal ear measurements in the prenatal detection of trisomy 21. Prenat Diagn. 1994;14(8):739-743.
155. Gupta JK, Cave M, Lilford RJ, et al. Clinical significance of fetal choroid plexus cysts. Lancet. 1995;346(8977):724-729.
156. Bromley B, Lieberman R, Benacerraf BR. Choroid plexus cysts: not associated with Down syndrome. Ultrasound Obstet Gynecol. 1996;8(4):232-235.
157. Benacerraf BR, Neuberg D, Bromley B, Frigoletto FD Jr. Sonographic scoring index for prenatal detection of chromosomal abnormalities. J Ultrasound Med. 1992;11(9):449-458.
158. Benacerraf BR, Nadel A, Bromley B. Identification of second-trimester fetuses with autosomal trisomy by use of a sonographic scoring index. Radiology. 1994;193(1):135-140.
159. Vintzileos AM, Campbell WA, Guzman ER, et al. Second-trimester ultrasound markers for detection of trisomy 21: which markers are best? Obstet Gynecol. 1997;89(6):941-944.
160. Bahado-Singh RO, Oz AU, Kovanci E, et al. New Down syndrome screening algorithm: ultrasonographic biometry and multiple serum markers combined with maternal age. Am J Obstet Gynecol. 1998;179(6 Pt 1):1627-1631.
161. Bahado-Singh RO, Deren O, Tan A, et al. Ultrasonographically adjusted midtrimester risk of trisomy 21 and significant chromosomal defects in advanced maternal age. Am J Obstet Gynecol. 1996;175(6):1563-1568.
162. Nyberg DA, Luthy DA, Resta RG, et al. Age-adjusted ultrasound risk assessment for fetal Down's syndrome during the second trimester: description of the method and analysis of 142 cases. Ultrasound Obstet Gynecol. 1998;12(1):8-14.
163. Vintzileos AM, Campbell WA, Rodis JF, et al. The use of second-trimester genetic sonogram in guiding clinical management of patients at increased risk for fetal trisomy 21. Obstet Gynecol. 1996;87(6):948-952.
164. Aagaard-Tillery KM, Malone FD, Nyberg DA, et al. Role of second-trimester genetic sonography after Down syndrome screening. Obstet Gynecol. 2009;114(6):1189-1196.
165. Nyberg DA, Luthy DA, Cheng EY, et al. Role of prenatal ultrasonography in women with positive screen for Down syndrome on the basis of maternal serum markers. Am J Obstet Gynecol. 1995;173(4):1030-1035.
166. Vintzileos AM, Guzman ER, Smulian JC, et al. Choice of second-trimester genetic sonogram for detection of trisomy 21. Obstet Gynecol. 1997;90(2):187-190.
167. Souter VL, Nyberg DA, Benn PA, et al. Correlation of second-trimester sonographic and biochemical markers. J Ultrasound Med. 2004;23(4):505-511.
168. Pinette MG, Egan JF, Wax JR, et al. Combined sonographic and biochemical markers for Down syndrome screening. J Ultrasound Med. 2003;22(11):1185-1190.

169. DeVore GR, Romero R. Genetic sonography: an option for women of advanced maternal age with negative triple-marker maternal serum screening results. J Ultrasound Med. 2003;22(11):1191-1199.
170. Rozenberg P, Bussieres L, Chevret S, et al. Screening for Down syndrome using first-trimester combined screening followed by second-trimester ultrasound examination in an unselected population. Am J Obstet Gynecol. 2006;195(5):1379-1387.
171. Krantz DA, Hallahan TW, Macri VJ, Macri JN. Genetic sonography after first-trimester Down syndrome screening. Ultrasound Obstet Gynecol. 2007;29(6):666-670.
172. Sood M, Rochelson B, Krantz D, et al. Are second-trimester minor sonographic markers for Down syndrome useful in patients who have undergone first-trimester combined screening? Am J Obstet Gynecol. 2010;203(4). 408 e1-408 e4.
173. Shamshirsaz AA, Ravangard SF, Turner G, et al. Efficacy of the genetic sonogram in a stepwise sequential protocol for down syndrome screening. J Ultrasound Med. 2013;32(9):1607-1613.
174. Caughey AB, Lyell DJ, Washington AE, et al. Ultrasound screening of fetuses at increased risk for Down syndrome: how many missed diagnoses? Prenat Diagn. 2006;26(1):22-27.
175. Reddy UM, Abuhamad AZ, Levine D, et al. Fetal imaging: executive summary of a joint Eunice Kennedy Shriver National Institute of Child Health and Human Development, Society for Maternal-Fetal Medicine, American Institute of Ultrasound in Medicine, American College of Obstetricians and Gynecologists, American College of Radiology, Society for Pediatric Radiology, and Society of Radiologists in Ultrasound Fetal Imaging Workshop. J Ultrasound Med. 2014;33(5):745-757.
176. Springett A, Wellesley D, Greenlees R, et al. Congenital anomalies associated with trisomy 18 or trisomy 13: a registry-based study in 16 European countries, 2000-2011. Am J Med Genet A. 2015;167A(12):3062-3069.
177. Irving C, Richmond S, Wren C, et al. Changes in fetal prevalence and outcome for trisomies 13 and 18: a population-based study over 23 years. J Matern Fetal Neonatal Med. 2011;24(1):137-141.
178. Yamanaka M, Setoyama T, Igarashi Y, et al. Pregnancy outcome of fetuses with trisomy 18 identified by prenatal sonography and chromosomal analysis in a perinatal center. Am J Med Genet A. 2006;140(11):1177-1182.
179. Jones KL, Smith DW. Smith's recognizable patterns of human malformation. 5th ed. Philadelphia: Saunders; 1997.
180. Papp C, Ban Z, Szigeti Z, et al. Role of second trimester sonography in detecting trisomy 18: a review of 70 cases. J Clin Ultrasound. 2007;35(2):68-72.
181. Watson WJ, Miller RC, Wax JR, et al. Sonographic findings of trisomy 18 in the second trimester of pregnancy. J Ultrasound Med. 2008;27(7):1033-1038.
182. Benacerraf BR, Harlow B, Frigoletto FD Jr. Are choroid plexus cysts an indication for second-trimester amniocentesis? Am J Obstet Gynecol. 1990;162(4):1001-1006.
183. Nyberg DA, Kramer D, Resta RG, et al. Prenatal sonographic findings of trisomy 18: review of 47 cases. J Ultrasound Med. 1993;12(2):103-113.
184. Goetzinger KR, Stamilio DM, Dicke JM, et al. Evaluating the incidence and likelihood ratios for chromosomal abnormalities in fetuses with common central nervous system malformations. Am J Obstet Gynecol. 2008;199(3):285.e1-285.e6.
185. Carlson DE, Platt LD, Medearis AL. The ultrasound triad of fetal hydramnios, abnormal hand posturing, and any other anomaly predicts autosomal trisomy. Obstet Gynecol. 1992;79(5 Pt 1):731-734.
186. Benacerraf BR, Saltzman DH, Estroff JA, Frigoletto FD Jr. Abnormal karyotype of fetuses with omphalocele: prediction based on omphalocele contents. Obstet Gynecol. 1990;75(3 Pt 1):317-319.
187. Nicolaides KH, Salvesen DR, Snijders RJ, Gosden CM. Strawberry-shaped skull in fetal trisomy 18. Fetal Diagn Ther. 1992;7(2):132-137.
188. Nyberg DA, Mahony BS, Hegge FN, et al. Enlarged cisterna magna and the Dandy-Walker malformation: factors associated with chromosome abnormalities. Obstet Gynecol. 1991;77(3):436-442.
189. Hill LM, Marchese S, Peterson C, Fries J. The effect of trisomy 18 on transverse cerebellar diameter. Am J Obstet Gynecol. 1991;165(1):72-75.
190. Thurmond AS, Nelson DW, Lowensohn RI, et al. Enlarged cisterna magna in trisomy 18: prenatal ultrasonographic diagnosis. Am J Obstet Gynecol. 1989;161(1):83-85.
191. Shuangshoti S, Roberts MP, Netsky MG. Neuroepithelial (colloid) cysts: Pathogenesis and relation to choroid plexus and ependyma. Arch Pathol. 1965;80:214-224.
192. Achiron R, Barkai G, Katznelson MB, Mashiach S. Fetal lateral ventricle choroid plexus cysts: the dilemma of amniocentesis. Obstet Gynecol. 1991;78(5 Pt 1):815-818.
193. Benacerraf BR, Laboda LA. Cyst of the fetal choroid plexus: a normal variant? Am J Obstet Gynecol. 1989;160(2):319-321.
194. Nadel AS, Bromley BS, Frigoletto FD Jr, et al. Isolated choroid plexus cysts in the second-trimester fetus: is amniocentesis really indicated? Radiology. 1992;185(2):545-548.
195. Platt LD, Carlson DE, Medearis AL, Walla CA. Fetal choroid plexus cysts in the second trimester of pregnancy: a cause for concern. Am J Obstet Gynecol. 1991;164(6 Pt 1):1652-1655.
196. Leonardi MR, Wolfe HM, Lanouette JM, et al. The apparently isolated choroid plexus cyst: importance of minor abnormalities in predicting the risk for aneuploidy. Fetal Diagn Ther. 1998;13(1):49-52.
197. Cheng PJ, Shaw SW, Soong YK. Association of fetal choroid plexus cysts with trisomy 18 in a population previously screened by nuchal translucency thickness measurement. J Soc Gynecol Investig. 2006;13(4):280-284.
198. Reinsch RC. Choroid plexus cysts—association with trisomy: prospective review of 16,059 patients. Am J Obstet Gynecol. 1997;176(6):1381-1383.
199. Coco C, Jeanty P. Karyotyping of fetuses with isolated choroid plexus cysts is not justified in an unselected population. J Ultrasound Med. 2004;23(7):899-906.
200. Bronsteen R, Lee W, Vettraino IM, et al. Second-trimester sonography and trisomy 18: the significance of isolated choroid plexus cysts after an examination that includes the fetal hands. J Ultrasound Med. 2004;23(2):241-245.
201. Bethune M. Time to reconsider our approach to echogenic intracardiac focus and choroid plexus cysts. Aust N Z J Obstet Gynaecol. 2008;48(2):137-141.
202. Ouzounian JG, Ludington C, Chan S. Isolated choroid plexus cyst or echogenic cardiac focus on prenatal ultrasound: is genetic amniocentesis indicated? Am J Obstet Gynecol. 2007;196(6):595e1-595e3.
203. Barry SC, Walsh CA, Burke AL, et al. Natural history of fetal trisomy 13 after prenatal diagnosis. Am J Med Genet A. 2015;167A(1):147-150.
204. Redheendran R, Neu RL, Bannerman RM. Long survival in trisomy-13-syndrome: 21 cases including prolonged survival in two patients 11 and 19 years old. Am J Med Genet. 1981;8(2):167-172.
205. Benacerraf BR, Frigoletto FD Jr, Greene MF. Abnormal facial features and extremities in human trisomy syndromes: prenatal US appearance. Radiology. 1986;159(1):243-246.
206. Benacerraf BR, Miller WA, Frigoletto FD Jr. Sonographic detection of fetuses with trisomies 13 and 18: accuracy and limitations. Am J Obstet Gynecol. 1988;158(2):404-409.
207. Watson WJ, Miller RC, Wax JR, et al. Sonographic detection of trisomy 13 in the first and second trimesters of pregnancy. J Ultrasound Med. 2007;26(9):1209-1214.
208. Papp C, Beke A, Ban Z, et al. Prenatal diagnosis of trisomy 13: analysis of 28 cases. J Ultrasound Med. 2006;25(4):429-435.
209. Lehman CD, Nyberg DA, Winter TC 3rd, et al. Trisomy 13 syndrome: prenatal US findings in a review of 33 cases. Radiology. 1995;194(1):217-222.
210. Ferguson-Smith MA, Yates JR. Maternal age specific rates for chromosome aberrations and factors influencing them: report of a collaborative European study on 52,965 amniocenteses. Prenat Diagn. 1984;4(Spec No):5-44.
211. Jacobs PA, Szulman AE, Funkhouser J, et al. Human triploidy: relationship between parental origin of the additional haploid complement and development of partial hydatidiform mole. Ann Hum Genet. 1982;46(Pt 3):223-231.
212. Joergensen MW, Niemann I, Rasmussen AA, et al. Triploid pregnancies: genetic and clinical features of 158 cases. Am J Obstet Gynecol. 2014;211(4). 370 e1-370 e19.
213. McFadden DE, Robinson WP. Phenotype of triploid embryos. J Med Genet. 2006;43(7):609-612.
214. Jauniaux E, Brown R, Rodeck C, Nicolaides KH. Prenatal diagnosis of triploidy during the second trimester of pregnancy. Obstet Gynecol. 1996;88(6):983-989.
215. Jauniaux E, Brown R, Snijders RJ, et al. Early prenatal diagnosis of triploidy. Am J Obstet Gynecol. 1997;176(3):550-554.

216. Rijhsinghani A, Yankowitz J, Strauss RA, et al. Risk of preeclampsia in second-trimester triploid pregnancies. Obstet Gynecol. 1997;90(6):884-888.
217. Goldstein DP, Berkowitz RS. Current management of complete and partial molar pregnancy. J Reprod Med. 1994;39(3):139-146.
218. Baena N, De Vigan C, Cariati E, et al. Turner syndrome: evaluation of prenatal diagnosis in 19 European registries. Am J Med Genet A. 2004;129A(1):16-20.
219. Wax JR, Blakemore KJ, Baser I, Stetten G. Isolated fetal ascites detected by sonography: an unusual presentation of Turner syndrome. Obstet Gynecol. 1992;79(5 Pt 2):862-863.
220. Azar GB, Snijders RJ, Gosden C, Nicolaides KH. Fetal nuchal cystic hygromata: associated malformations and chromosomal defects. Fetal Diagn Ther. 1991;6(1–2):46-57.
221. Papp C, Beke A, Mezei G, et al. Prenatal diagnosis of Turner syndrome: report on 69 cases. J Ultrasound Med. 2006;25(6):711-717.
222. American College of Obstetricians and Gynecologists. Cell-free DNA screening for fetal aneuploidy. Practice Bulletin. 2015; No. 640.
223. Bianchi DW, Platt LD, Goldberg JD, et al. Genome-wide fetal aneuploidy detection by maternal plasma DNA sequencing. Obstet Gynecol. 2012;119(5):890-901.
224. Zimmermann B, Hill M, Gemelos G, et al. Noninvasive prenatal aneuploidy testing of chromosomes 13, 18, 21, X, and Y, using targeted sequencing of polymorphic loci. Prenat Diagn. 2012;32(13):1233-1241.
225. Sparks AB, Struble CA, Wang ET, et al. Noninvasive prenatal detection and selective analysis of cell-free DNA obtained from maternal blood: evaluation for trisomy 21 and trisomy 18. Am J Obstet Gynecol. 2012;206(4):319e1-31 9e9.
226. Gil MM, Quezada MS, Revello R, et al. Analysis of cell-free DNA in maternal blood in screening for fetal aneuploidies: updated meta-analysis. Ultrasound Obstet Gynecol. 2015;45(3):249-266.
227. Cuckle H, Benn P, Pergament E. Cell-free DNA screening for fetal aneuploidy as a clinical service. Clin Biochem. 2015;48(15):932-941.
228. Bianchi DW, Parker RL, Wentworth J, et al. DNA sequencing versus standard prenatal aneuploidy screening. N Engl J Med. 2014;370(9):799-808.
229. Pergament E, Cuckle H, Zimmermann B, et al. Single-nucleotide polymorphism-based noninvasive prenatal screening in a high-risk and low-risk cohort. Obstet Gynecol. 2014;124(2 Pt 1):210-218.
230. Ashoor G, Syngelaki A, Poon LC, et al. Fetal fraction in maternal plasma cell-free DNA at 11-13 weeks' gestation: relation to maternal and fetal characteristics. Ultrasound Obstet Gynecol. 2013;41(1):26-32.
231. Bevilacqua E, Gil MM, Nicolaides KH, et al. Performance of screening for aneuploidies by cell-free DNA analysis of maternal blood in twin pregnancies. Ultrasound Obstet Gynecol. 2015;45(1):61-66.
232. Norton ME, Jacobsson B, Swamy GK, et al. Cell-free DNA analysis for noninvasive examination of trisomy. N Engl J Med. 2015;372(17):1589-1597.
233. Petersen OB, Vogel I, Ekelund C, et al. Potential diagnostic consequences of applying non-invasive prenatal testing: population-based study from a country with existing first-trimester screening. Ultrasound Obstet Gynecol. 2014;43(3):265-271.
234. Norton ME, Jelliffe-Pawlowski LL, Currier RJ. Chromosome abnormalities detected by current prenatal screening and noninvasive prenatal testing. Obstet Gynecol. 2014;124(5):979-986.
235. Benachi A, Letourneau A, Kleinfinger P, et al. Cell-free DNA analysis in maternal plasma in cases of fetal abnormalities detected on ultrasound examination. Obstet Gynecol. 2015;125(6):1330-1337.
236. Shani H, Goldwaser T, Keating J, Klugman S. Chromosomal abnormalities not currently detected by cell-free fetal DNA: a retrospective analysis at a single center. Am J Obstet Gynecol. 2016;214(6):729e1-3729e11.
237. Hillman SC, McMullan DJ, Hall G, et al. Use of prenatal chromosomal microarray: prospective cohort study and systematic review and meta-analysis. Ultrasound Obstet Gynecol. 2013;41(6):610-620.
238. Wapner RJ, Martin CL, Levy B, et al. Chromosomal microarray versus karyotyping for prenatal diagnosis. N Engl J Med. 2012;367(23):2175-2184.
239. Drury S, Williams H, Trump N, et al. Exome sequencing for prenatal diagnosis of fetuses with sonographic abnormalities. Prenat Diagn. 2015;35(10):1010-1017.
240. van den Berg C, Van Opstal D, Brandenburg H, et al. Accuracy of abnormal karyotypes after the analysis of both short- and long-term culture of chorionic villi. Prenat Diagn. 2000;20(12):956-969.
241. Aina-Mumuney A, Wood ED, Corson VL, et al. Clinical consequences of an increasing trend of preferential use of cultured villi for molecular diagnosis by CVS. Prenat Diagn. 2008;28(4):332-334.
242. Ledbetter DH, Zachary JM, Simpson JL, et al. Cytogenetic results from the U.S. Collaborative Study on CVS. Prenat Diagn. 1992;12(5):317-345.
243. Hahnemann JM, Vejerslev LO. Accuracy of cytogenetic findings on chorionic villus sampling (CVS)—diagnostic consequences of CVS mosaicism and non-mosaic discrepancy in centres contributing to EUCROMIC 1986-1992. Prenat Diagn. 1997;17(9):801-820.
244. Brun JL, Mangione R, Gangbo F, et al. Feasibility, accuracy and safety of chorionic villus sampling: a report of 10741 cases. Prenat Diagn. 2003;23(4):295-301.
245. Evans MI, Andriole S, Evans SM. Genetics: update on prenatal screening and diagnosis. Obstet Gynecol Clin North Am. 2015;42(2):193-208.
246. Wolstenholme J. Confined placental mosaicism for trisomies 2, 3, 7, 8, 9, 16, and 22: their incidence, likely origins, and mechanisms for cell lineage compartmentalization. Prenat Diagn. 1996;16(6):511-524.
247. Grati FR, Bajaj K, Malvestiti F, et al. The type of feto-placental aneuploidy detected by cfDNA testing may influence the choice of confirmatory diagnostic procedure. Prenat Diagn. 2015;35(10):994-998.
248. Akolekar R, Beta J, Picciarelli G, et al. Procedure-related risk of miscarriage following amniocentesis and chorionic villus sampling: a systematic review and meta-analysis. Ultrasound Obstet Gynecol. 2015;45(1):16-26.
249. Lippman A, Tomkins DJ, Shime J, Hamerton JL. Canadian multicentre randomized clinical trial of chorion villus sampling and amniocentesis. Final report. Prenat Diagn. 1992;12(5):385-408.
250. Caughey AB, Hopkins LM, Norton ME. Chorionic villus sampling compared with amniocentesis and the difference in the rate of pregnancy loss. Obstet Gynecol. 2006;108(3 Pt 1):612-616.
251. Firth HV, Boyd PA, Chamberlain P, et al. Severe limb abnormalities after chorion villus sampling at 56-66 days' gestation. Lancet. 1991;337(8744):762-763.
252. Froster UG, Jackson L. Limb defects and chorionic villus sampling: results from an international registry, 1992-94. Lancet. 1996;347(9000):489-494.
253. World Health Organization WHO/PAHO consultation on CVS. Evaluation of chorionic villus sampling safety. Prenat Diagn. 1999;19(2):97-99.
254. American College of Obstetricians and Gynecologists. ACOG Practice Bulletin No. 88, December 2007. Invasive prenatal testing for aneuploidy. Obstet Gynecol. 2007;110(6):1459-1467.
255. Borgida AF, Mills AA, Feldman DM, et al. Outcome of pregnancies complicated by ruptured membranes after genetic amniocentesis. Am J Obstet Gynecol. 2000;183(4):937-939.
256. Devlieger R, Millar LK, Bryant-Greenwood G, et al. Fetal membrane healing after spontaneous and iatrogenic membrane rupture: a review of current evidence. Am J Obstet Gynecol. 2006;195(6):1512-1520.

CAPÍTULO 32

Gestação Multifetal

Mary C. Frates

SUMÁRIO DOS PONTOS-CHAVE

- As gestações multifetais apresentam taxas mais altas de morbidade e mortalidade perinatal do que as gestações unifetais.
- A corionicidade é a principal característica determinante para as complicações exclusivas inerentes às gestações multifetais.
- Diferenças de crescimento fetal e malformações congênitas são mais frequentes em todos os tipos de gestações multifetais.
- Em gêmeos monocoriônicos com morte de um feto, existe alto risco de lesões cerebrais e outras lesões graves no gêmeo sobrevivente.
- A ultrassonografia possibilita diagnóstico de síndromes únicas aos gêmeos monocoriônicos, incluindo síndrome de transfusão feto-fetal, sequência de policitemia anemia gemelar, sequência de perfusão arterial reversa gemelar e gêmeos coligados.

SUMÁRIO DO CAPÍTULO

ZIGOSIDADE/CORIONICIDADE
DETERMINAÇÃO DA CORIONICIDADE
QUESTÕES GERAIS
MORTE DE UM GÊMEO
COMPLICAÇÕES DA MONOCORIONICIDADE
Síndrome da Transfusão Feto-Fetal
Sequência Anemia-Policitemia Gemelar
Sequência de Perfusão Arterial Reversa Gemelar
GÊMEOS MONOAMNIÓTICOS
GÊMEOS COLIGADOS

As gestações com mais de um feto tornaram-se uma ocorrência obstétrica cada vez mais comum, principalmente como resultado das tecnologias de reprodução assistida. A maioria das **gestações multifetais** é composta por **gêmeos**, mas múltiplos de maior número também são possíveis. A taxa de gêmeos que ocorrem naturalmente é de 1 em 80 partos,[1] mas a taxa de incidência de nascimentos de gêmeos continua a aumentar. De acordo com o Center for Disease Control Vital Statistics,[2] enquanto o número de nascimentos gerais nos Estados Unidos permaneceu estável com uma ligeira diminuição em 2013 em comparação com 2012, a taxa de gêmeos atingiu um novo pico de 33,7 em 1.000 nascimentos. A taxa de ocorrência de trigêmeos ou nascimentos com maior número de neonatos tem diminuído desde 1998, a uma taxa em 2013 de 119,5 a cada 100 mil nascimentos. As modificações das técnicas de reprodução assistida são, em parte, responsáveis pela diminuição da ocorrência de trigêmeos e gestações multifetais de ordem superior desde o pico em 1998.[3] As gestações multifetais estão sujeitas às mesmas considerações de uma gestação unifetal, mas também apresentam risco especial de parto prematuro e restrição de crescimento. Em 2013, mais de um a cada dois gêmeos e mais de 9 a cada 10 trigêmeos nasceu pré-termo ou com baixo peso.[2] Além disso, existem problemas únicos que surgem nas gestações multifetais, e é fundamental que os ultrassonografistas tenham conhecimento completo dessas possíveis complicações.

ZIGOSIDADE/CORIONICIDADE

Os gêmeos são **dizigóticos** (fraternos) ou **monozigóticos** (idênticos). Entre os gêmeos espontâneos, aproximadamente dois terços são dizigóticos e um terço, monozigóticos. Os gêmeos dizigóticos ocorrem quando dois óvulos diferentes são fertilizados por dois espermatozoides diferentes. A taxa de gêmeos dizigóticos varia conforme a idade materna (sendo mais alta nas mães com idade mais avançada), etnia e história familiar. Os gêmeos monozigóticos ocorrem quando um único óvulo é fertilizado por um único espermatozoide e o embrião então divide-se entre 2 a 14 dias após a fertilização. O momento da divisão determinará o tipo de gêmeo. A ocorrência de gêmeos monozigóticos espontâneos apresenta-se uniforme por todo o mundo (3,5/1.000), e historicamente não é afetada pela idade materna, etnia ou outro fator conhecido.[1] No entanto, atualmente, há aumento da incidência de gêmeos monozigóticos de 2 a 12 vezes a taxa esperada após fertilização *in vitro*.[4-6] Foi relatado que em pacientes submetidas à reprodução assistida, o tempo de transferência de um único embrião pode afetar a taxa de incidência de gêmeos monozigóticos, havendo incidência mais alta após a transferência realizada entre 5 e 6 dias do que na transferência realizada entre 2 e 3 dias, bem como uma taxa maior nas pacientes submetidas à incubação assistida.[7,8] As gestações múltiplas de ordem superior podem apresentar qualquer combinação de zigosidade.

Para o manejo de uma gravidez gemelar, o tipo de gêmeo é caracterizado pela corionicidade em vez de zigosidade. A corionicidade é a principal característica determinante para as complicações exclusivas inerentes enfrentadas nas gestações multifetais, sendo a gravidez monocoriônica a de maior risco.[9] Portanto, a determinação acurada da corionicidade é fundamental para garantir o manejo obstétrico adequado de uma gestação gemelar.[10]

Os gêmeos dizigóticos são sempre **diamnióticos dicoriônicos**, o que significa que cada gêmeo tem placenta (cório), âmnio e líquido amniótico separados. Cada gêmeo existe em um ambiente

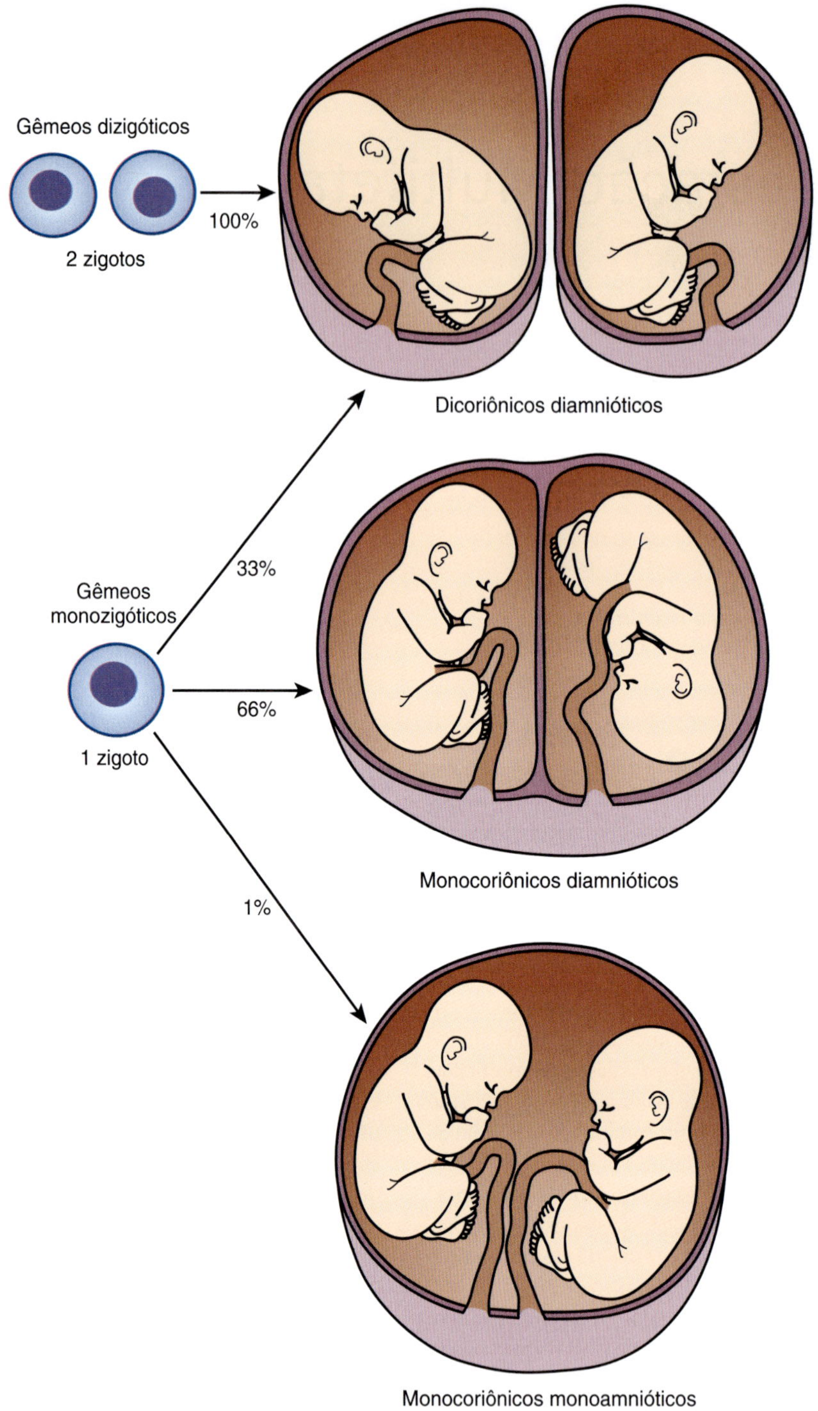

FIG. 32.1 Diagrama ilustrando a zigosidade e a placentação em gêmeos. Em gestações gemelares, dois terços são dizigóticos e um terço, monozigóticos. Todos os gêmeos dizigóticos resultam em gestações dicoriônicas diamnióticas. Os gêmeos monozigóticos podem ser dicoriônicos (33%), monocoriônicos diamnióticos (66%) ou monocoriônicos monoamnióticos (aproximadamente 1%).

intrauterino separado e os gêmeos são geneticamente diferentes. De forma diferente, existem três variações possíveis de corionicidade para gêmeos monozigóticos, que são geneticamente idênticos. Os gêmeos provenientes de um único zigoto dividido nos primeiros 4 dias após a fertilização têm sua própria placenta (cório), âmnio e líquido amniótico (diamniótico dicoriônico, observado em um terço dos casos). Os gêmeos monozigóticos provenientes de uma divisão posterior compartilham uma placenta (cório), mas cada um tem seu próprio âmnio (**diamniótico monocoriônico**, encontrado em dois terços dos casos). Quando a divisão ocorre entre os dias 7 e 14, os gêmeos compartilharão uma placenta (cório), âmnio e líquido amniótico (**monocoriônico, monoamniótico**, observado em aproximadamente 1%) (Fig. 32.1). Qualquer momento posterior da divisão resultará em gêmeos unidos (coligados).[11] O aumento dos riscos associados às gestações multifetais está relacionado à corionicidade e não à zigosidade, e a ultrassonografia é crucial na determinação do tipo de gestação gemelar. A corionicidade é mais fácil e precisamente determinada pela ultrassonografia no primeiro trimestre. Tanto a corionicidade quanto a amnionicidade devem ser estabelecidas para cada embrião.

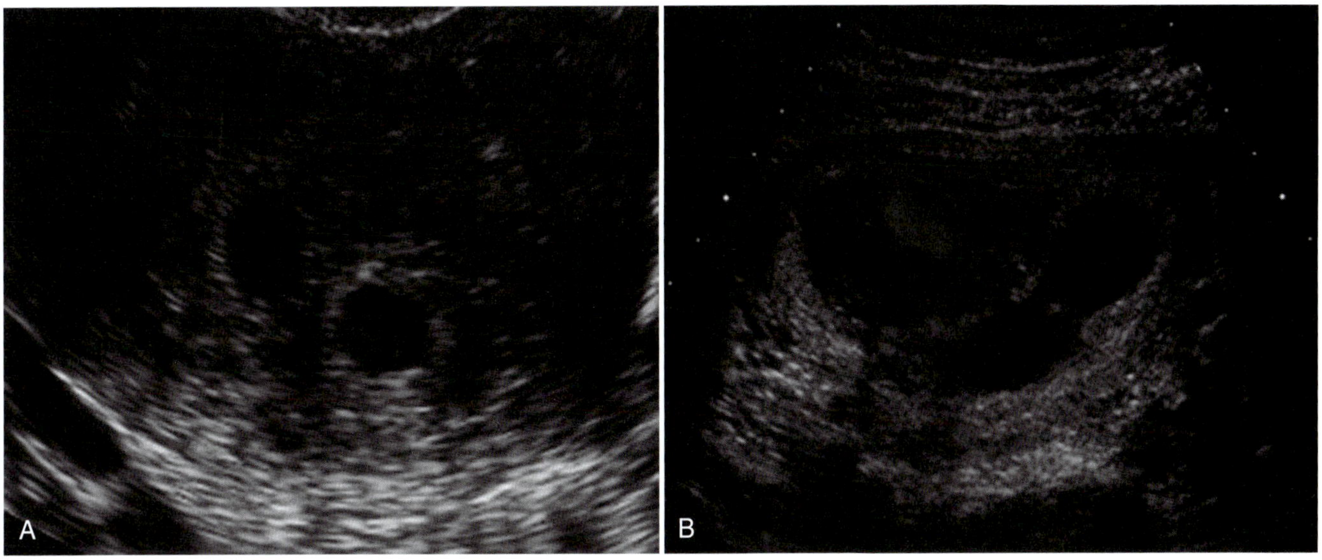

FIG. 32.2 Número de sacos gestacionais correspondente à corionicidade. (A) Gêmeos dicoriônicos iniciais. Dois sacos gestacionais separados são observados. **(B)** Quíntuplos após reprodução assistida. São visíveis cinco sacos gestacionais separados, com um único embrião vivo dentro de cada saco. Ver também Vídeo 32.1.

DETERMINAÇÃO DA CORIONICIDADE

A ultrassonografia é crucial na avaliação de gestações multifetais, começando pelo estudo do primeiro trimestre. É neste exame que a possibilidade de uma gestação gemelar ou de ordem superior será levantada. A abordagem transvaginal é padrão para o início da gestação (< 8 semanas de idade gestacional) e pode ser útil mais adiante no primeiro trimestre se a imagem transabdominal não for definitiva.[12] A determinação da corionicidade é mais bem realizada no início da gestação, quando o tamanho do saco gestacional é pequeno e o número de sacos distintos pode ser claramente estabelecido. O número de sacos determinará o número de córios (Fig. 32.2, Vídeo 32.1). Cada saco deve ser avaliado em relação ao saco vitelino, ao embrião e a atividade cardíaca. Para identificar com sucesso gêmeos monocoriônicos ou múltiplos de ordem superior, deve ser realizada uma avaliação cuidadosa do conteúdo de cada saco a procura de mais de um saco vitelino ou embrião. Além de determinar com precisão a corionicidade, a ultrassonografia do primeiro trimestre também é altamente precisa na determinação da idade gestacional,[13] o que é particularmente importante nas gestações múltiplas. O laudo ultrassonográfico inicial deve definir claramente o tipo de gestação, incluindo a corionicidade de cada embrião, e deve fornecer uma única idade gestacional, pois a primeira ultrassonografia será usada para datar e orientar o manejo da gestação. Em pacientes que conceberam através de fertilização *in vitro*, a data de transferência do embrião deve ser usada para estabelecer a idade gestacional. Para múltiplos espontâneos, se o tamanho dos embriões for similar, uma média de comprimentos de cabeça-nádega proporcionará a idade gestacional precisa. Se os embriões apresentarem um tamanho significativamente diferente, a gestação deve ser datada com base no comprimento cabeça-nádega do maior embrião, uma vez que qualquer discrepância de tamanho no primeiro trimestre provavelmente está relacionada a uma anormalidade do embrião menor.

Uma potencial armadilha na avaliação inicial da gestação múltipla é o "gêmeo aparente". Em idades gestacionais muito iniciais (< 7 semanas), o número de sacos gestacionais no útero pode ser subestimado e o conteúdo de cada saco, indeterminado.[14] Um segundo ou terceiro saco gestacional pode aparecer, ou um segundo embrião pode ser visualizado dentro de um único saco. Em contraste, devido à alta taxa de perda no primeiro trimestre, os gêmeos também podem "desaparecer".[15,16] A perda de um gêmeo antes de 8 semanas de idade tem efeito mínimo, se houver, no gêmeo sobrevivente, independentemente da cororicidade.[17,18]

Dois sacos gestacionais distintos dentro da cavidade endometrial indicam gêmeos dicoriônicos. Um único saco gestacional contendo dois sacos vitelinos indica uma gravidez monocoriônica, e a amnionicidade precisa ser determinada. Acreditava-se que número de sacos vitelinos dentro de um saco previa com acurácia o número de âmnios;[19] ou seja, dois sacos vitelinos em um único saco gestacional corresponderiam a gêmeos monocoriônicos diamnióticos, enquanto um saco vitelino com dois embriões indicaria gêmeos monocoriônicos monoamnióticos. No entanto, mais recentemente, foram descritos dois sacos vitelinos que levaram a dois embriões dentro de um único âmnio, bem como um único saco vitelino que levou a dois embriões e dois sacos amnióticos separados.[20,21] É claro que gestações inicias de múltiplos requerem acompanhamento próximo antes da atribuição da amnionicidade. O âmnio pode ser visualizado inicialmente em torno do embrião apenas por volta da 7ª semana de gestação; no entanto, pode ser muito sutil, e o exame realizado na 8ª ou 9ª semana de gestação ou mais tarde pode ser mais direto. A ultrassonografia mostrou-se altamente acurada na atribuição de corionicidade durante o primeiro trimestre,[22] em particular com a alta resolução fornecida com um transdutor transvaginal (Fig. 32.3, Vídeo 32.2). Em um grande estudo multicêntrico, a atribuição de corionicidade por ultrassonografia foi correta em 93,6% das gestações gemelares quando realizada antes de 20 semanas, sendo que a determinação mais precisa ocorreu nas gestações com menos de 14 semanas.[10] Nesta coorte, a probabilidade de classificação equivocada aumentou conforme o avanço de cada semana de gestação.

À medida que os sacos gestacionais começam a crescer e preencher a cavidade endometrial, os sacos começam a pressionar uns aos outros e pode ficar menos óbvia a existência de dois sacos separados. Neste momento, no final do primeiro trimestre e mais adiante, outros métodos podem ser usados para determinar a corionicidade por ultrassonografia[23] (Tabela 32.1).

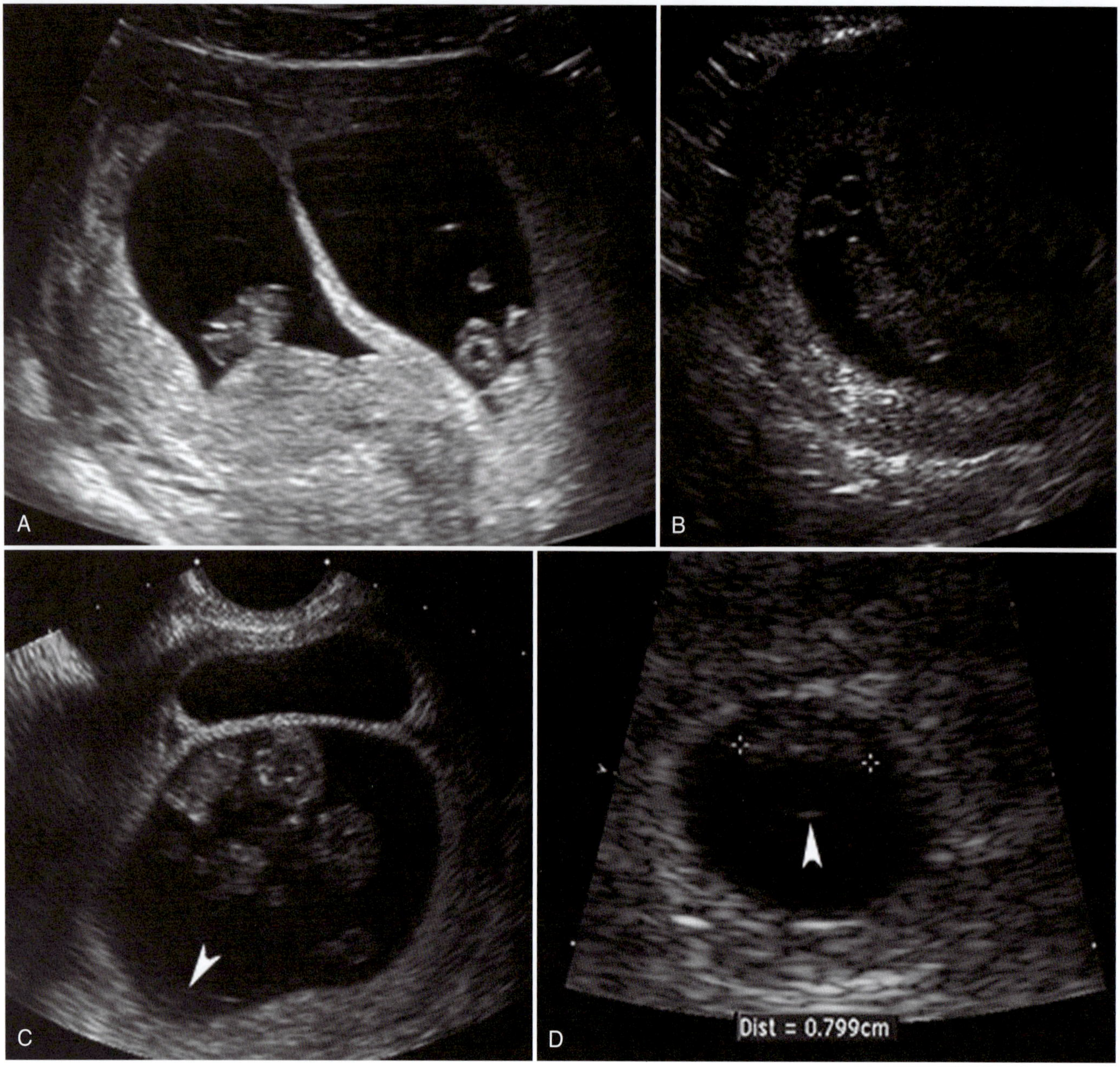

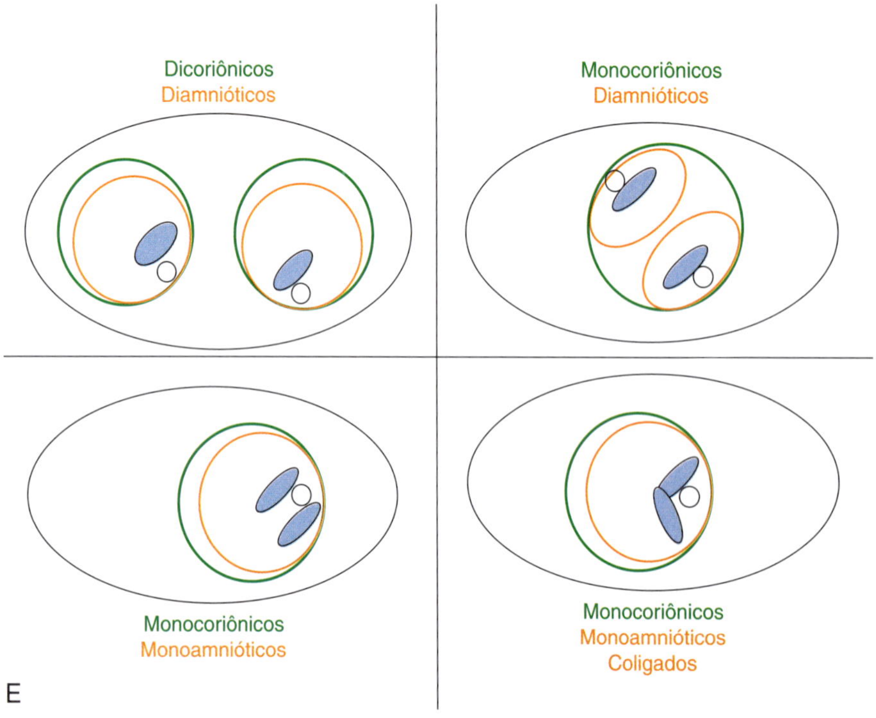

FIG. 32.3 Gêmeos no primeiro trimestre. **(A)** Gêmeos dicoriônicos diamnióticos. Dois sacos gestacionais separados, cada um com um embrião e saco vitelino. Observe o âmnio fino separado do cório em cada saco. **(B)** Gêmeos monocoriônicos diamnióticos. Único saco gestacional com dois sacos vitelinos e dois embriões (apenas um é mostrado). **(C)** Gêmeos monocoriônicos monoamnióticos. Único saco gestacional com dois embriões separados e um único âmnio circundante (*ponta de seta branca*). **(D) Gêmeos coligados** monocoriônicos monoamnióticos. Único saco gestacional com um único âmnio (*ponta de seta branca*) e um único embrião grande que contém dois batimentos cardíacos. Ver também o Vídeo 32.2. **(E)** Diagrama em linhas correspondente às gestações no primeiro trimestre. *Azul*, embrião; *marrom*, âmnio; *verde*, cório; pequeno saco vitelino *em preto*.

TABELA 32.1 Achados Ultrassonográficos Utilizados para Atribuir Corionicidade e Amnionicidade no Segundo e Terceiro Trimestres

Dicoriônico	Monocoriônicos Diamnióticos	Monocoriônicos Monoamnióticos
Duas placentas separadas, ou podem estar mescladas e aparecer como uma única placenta	Placenta única	Placenta única
Sinal do delta	Sinal T	—
Sexo diferente ou igual	Mesmo sexo	Mesmo sexo
Membrana espessa	Membrana fina	Nenhuma membrana
—	—	Cordões enovelados

Como primeiro passo, as localizações das placentas devem ser determinadas. Duas placentas separadas indicam uma gravidez dicoriônica.[1] No entanto, aproximadamente 50% das placentas dicoriônicas podem parecer fundidas na ultrassonografia.[24] Se apenas uma única placenta for visualizada, a superfície fetal da placenta deve ser examinada à procura do sinal do delta,[25-27] o que indica uma gestação dicoriônica. Este sinal é uma extensão triangular da placenta na membrana intergemelar. Duas camadas de âmnio e duas camadas de cório formam a membrana intergemelar de uma gestação dicoriônica, e o cório em proliferação frequentemente se estende entre as duas membranas coriônicas e separa os âmnios, formando assim o triângulo (Fig. 32.4). Esta aparência não é contínua em toda a membrana, mas ocorre em "placas" que podem ser difíceis de identificar à medida que a idade gestacional aumenta.

Em uma gestação monocoriônica, a membrana separadora é composta apenas por duas camadas de âmnios, sem cório. A membrana de dois âmnios atende a placenta/cório simples de uma forma em T (Fig. 32.5). Por causa das quatro camadas (em gêmeos dicoriônicos com os dois córios mais espessos e dois âmnios finos) em vez de duas camadas de membranas (em gêmeos monocoriônicos com dois âmnios finos) entre os sacos, a membrana é subjetivamente mais espessa nas gestações dicoriônicas do que nas gestações monocoriônicas, mas esse método é menos confiável para a determinação da corionicidade do que os outros descritos anteriormente. Quando os fetos estão grandes o suficiente para a avaliação anatômica, os sexos fetais podem auxiliar na diferenciação do tipo gemelar. Dois sexos diferentes são obviamente dicoriônicos, enquanto gêmeos do mesmo sexo podem ser dicoriônicos ou monocoriônicos. Os gêmeos monoamnióticos podem ser identificados com acurácia quando há enovelamento de partes fetais ou do cordão umbilical (Fig. 32.6, Vídeo 32.3). Para múltiplos de ordem superior, qualquer combinação de corionicidade e amnionicidade é possível e pode ser necessário mais de um método para determinar o tipo de gestação (Fig. 32.7, Vídeo 32.4).

QUESTÕES GERAIS

Gestações múltiplas necessitam de uma avaliação ultrassonográfica tão completa como para uma gestação unifetal, mas existem problemas adicionais singulares. Um papel importante da ultrassonografia é estabelecer individualmente cada feto, de forma a permitir a identificação contínua de cada um deles até o parto. Essa determinação é realizada na primeira ultrassonografia no segundo trimestre ou no final do primeiro trimestre no momento da medição de translucência nucal. O feto cuja parte anatômica está em apresentação (ou seja, está mais próximo do colo do útero) é denominado feto 1 (ou A). Este feto deve continuar sendo o feto 1 no restante da gravidez, mesmo que se afaste da posição de apresentação em algum momento. Embora seja improvável que uma alteração de posição ocorra, se a determinação inicial estiver correta, pode ocorrer algumas vezes, particularmente quando a membrana intergemelar está inserida próximo ao colo do útero. O feto não "apresentante" é denominado gêmeo 2 (ou B). Em múltiplos de ordem maior, a localização no útero é utilizada como uma característica de identificação; o trigêmeo 2 está no canto superior direito, o trigêmeo 3 está na parte superior esquerda ou vice-versa. Não existe um método padrão de rotular nascimentos de ordem superior além do feto em apresentação como o número 1. Qualquer método escolhido deve ser claramente descrito e reproduzido para todos os exames de acompanhamento. Além da proximidade com o colo do útero, outras pistas para identificar cada feto é a localização da placenta, o sexo, o crescimento discordante e qualquer anomalia potencial. Para múltiplos de ordem superior, a placentação/corionicidade deve ser descrita em todos os exames, o que ajudará a identificação pelo ultrassonografista – por exemplo, gestação tripla dicoriônica triamniótica: o trigêmeo 1 apresenta-se com uma placenta anterior, o trigêmeo 2 (parte superior direita) e o trigêmeo 3 (parte superior esquerda) compartilham uma placenta posterior.

Uma boa visualização da membrana intergemelar é essencial e pode ser desafiadora em idades gestacionais mais adiantadas e em gestações monocoriônicas. A maioria das gestações monocoriônicas é diamniótica, e a falta de visualização da membrana geralmente deve-se ao oligoidrâmnio ou a partes fetais sobrepostas. A avaliação do volume do líquido amniótico é realizada para cada feto individualmente. O volume de líquido é avaliado subjetivamente por um examinador experiente ou usando o maior bolsão vertical (Cap. 42). Valores de corte superiores a 8 cm e menos de 2 cm dentro de um saco são geralmente aceitos para definir polidrâmnio e oligoidrâmnio, respectivamente.[28] Ocasionalmente, a separação da membrana intergemelar pode ser observada, com varredura do líquido amniótico entre as membranas. Esta aparência não mostrou estar associada a desfecho adverso.[29]

O cordão umbilical de cada feto deve ser avaliado quanto à presença de três vasos, uma vez que as gestações monocoriônicas e dicoriônicas apresentam maior incidência de artéria umbilical única do que as gestações unifetais.[30] Em gestações múltiplas, 17% a 22% delas apresentam inserção placentária anormal do cordão com seus desfechos adversos associados, em comparação a 8% das gestações unifetais.[31,32] As inserções anormais do cordão incluem inserção **marginal** (11% dos gêmeos) e **velamentosa** (6%),[31] e a inserção placentária do cordão placentário de cada feto deve ser documentada (Fig. 32.8, Vídeo 32.5). Uma inserção velamentosa do cordão em um ou ambos os gêmeos é mais comum em gestações concebidas por tecnologia de reprodução assistida, bem como em gêmeos com restrição de crescimento intrauterino.[33-35]

Gestações gemelares são conhecidas por taxas mais altas de morbidade e mortalidade perinatal do que as gestações unifetais,[36-38] e o risco está intimamente relacionado à corionicidade.[39,40] As gestações multifetais de ordem maior apresentam riscos ainda mais elevados. As complicações primárias são: parto prematuro, restrição do crescimento intrauterino e morte intrauterina de um ou

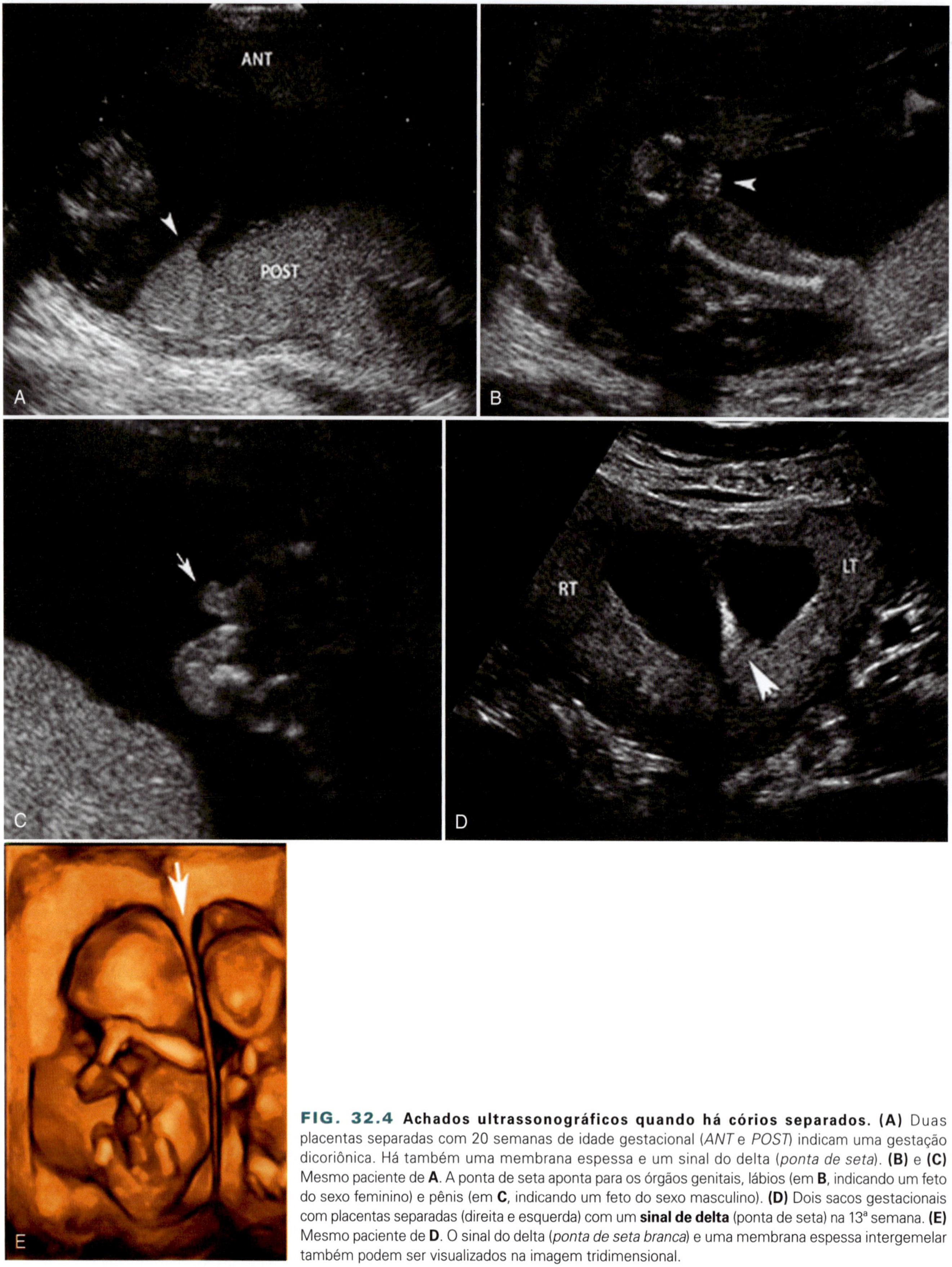

FIG. 32.4 Achados ultrassonográficos quando há córios separados. (A) Duas placentas separadas com 20 semanas de idade gestacional (*ANT* e *POST*) indicam uma gestação dicoriônica. Há também uma membrana espessa e um sinal do delta (*ponta de seta*). **(B)** e **(C)** Mesmo paciente de **A**. A ponta de seta aponta para os órgãos genitais, lábios (em **B**, indicando um feto do sexo feminino) e pênis (em **C**, indicando um feto do sexo masculino). **(D)** Dois sacos gestacionais com placentas separadas (direita e esquerda) com um **sinal de delta** (ponta de seta) na 13ª semana. **(E)** Mesmo paciente de **D**. O sinal do delta (*ponta de seta branca*) e uma membrana espessa intergemelar também podem ser visualizados na imagem tridimensional.

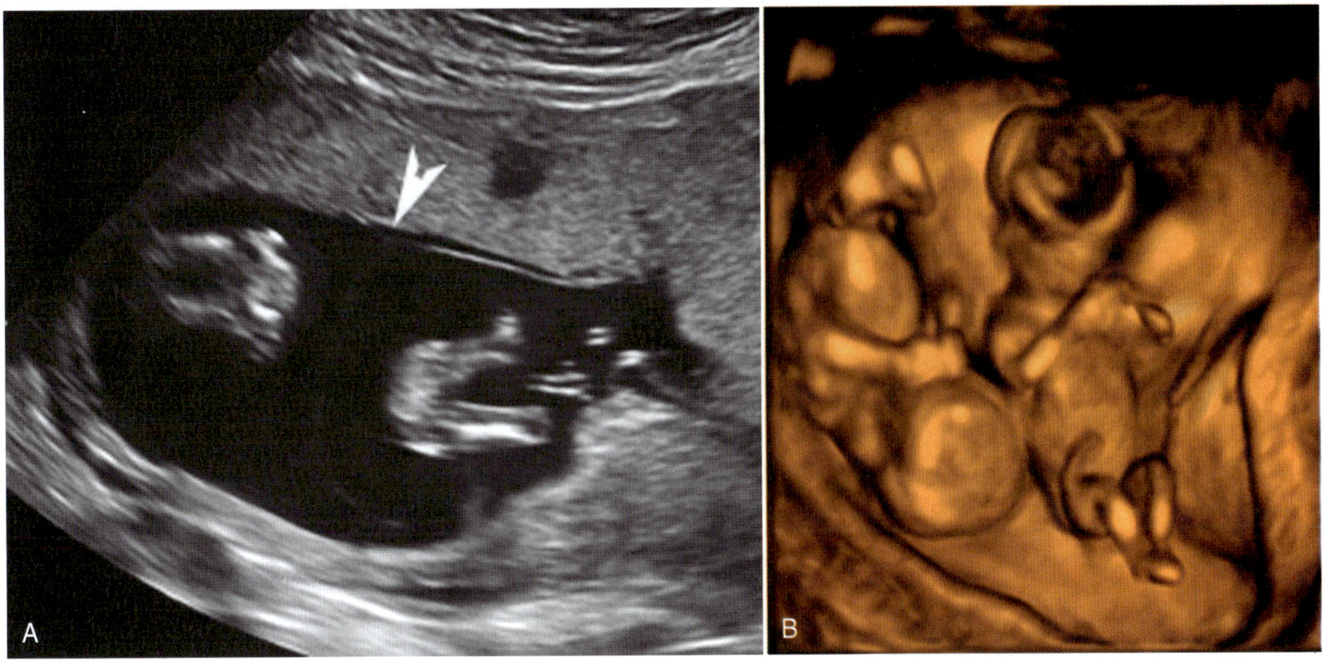

FIG. 32.5 Achados ultrassonográficos visualizados em gêmeos monocoriônicos. (A) Gestação gemelar monocoriônica diamniótica na idade de 12,5 semanas. Há um âmnio visível ao redor de cada feto, que se encontra com a placenta anterior em uma configuração de T (*ponta de seta branca*). **(B)** Mesmo paciente de **A**. A membrana fina não é visível na imagem tridimensional dos gêmeos.

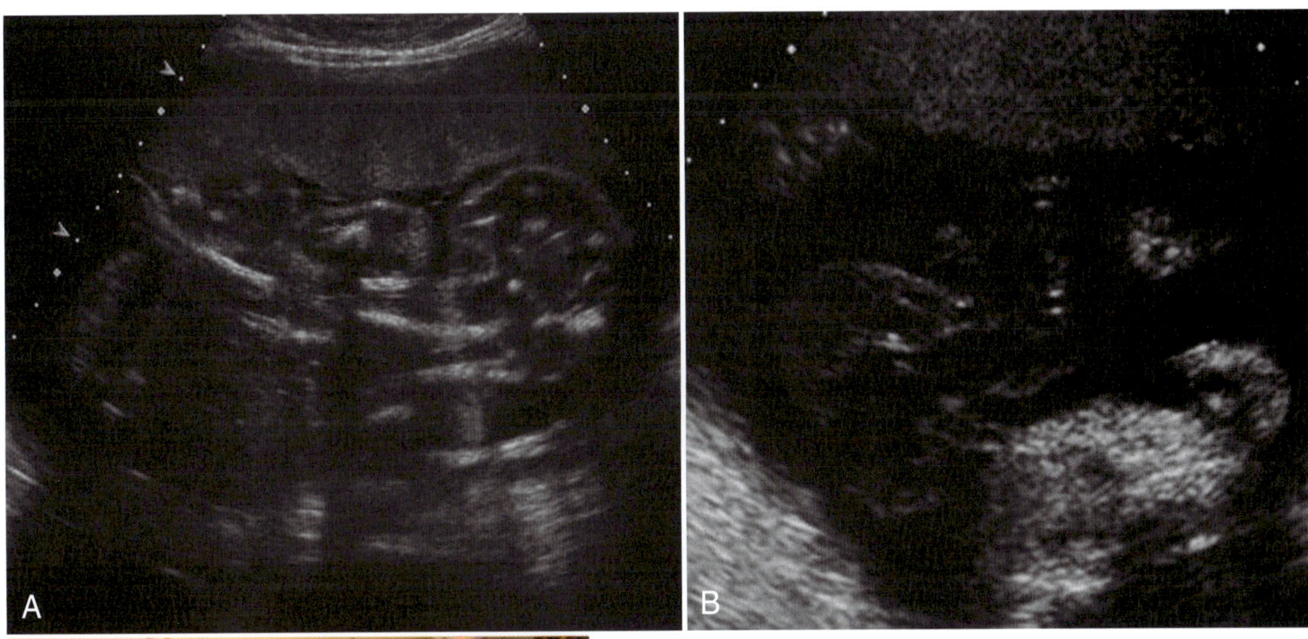

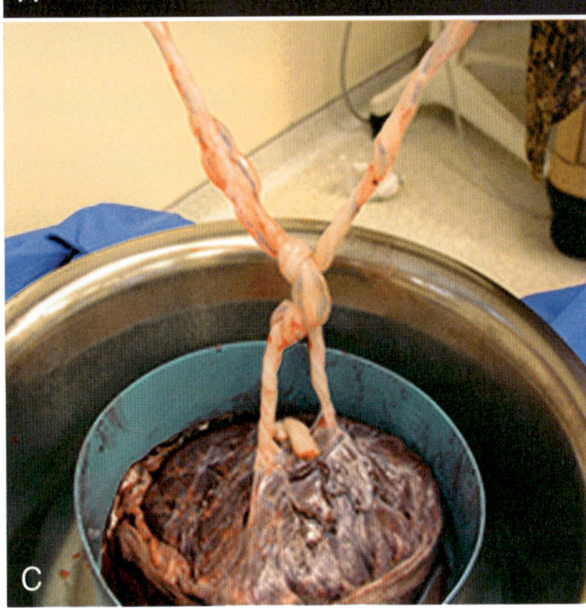

FIG. 32.6 Achados ultrassonográficos visualizados em gêmeos monocoriônicos monoamnióticos com 26 semanas. (A) Pernas do gêmeo do lado esquerdo em volta do corpo do gêmeo do lado direito. Ver também Vídeo 32.3. **(B)** Cordões emaranhados em um par monoamniótico às 22 semanas de idade gestacional. **(C)** Mesmo paciente de **B**. Parto na 30ª semana, os dois cordões estão enovelados juntos.

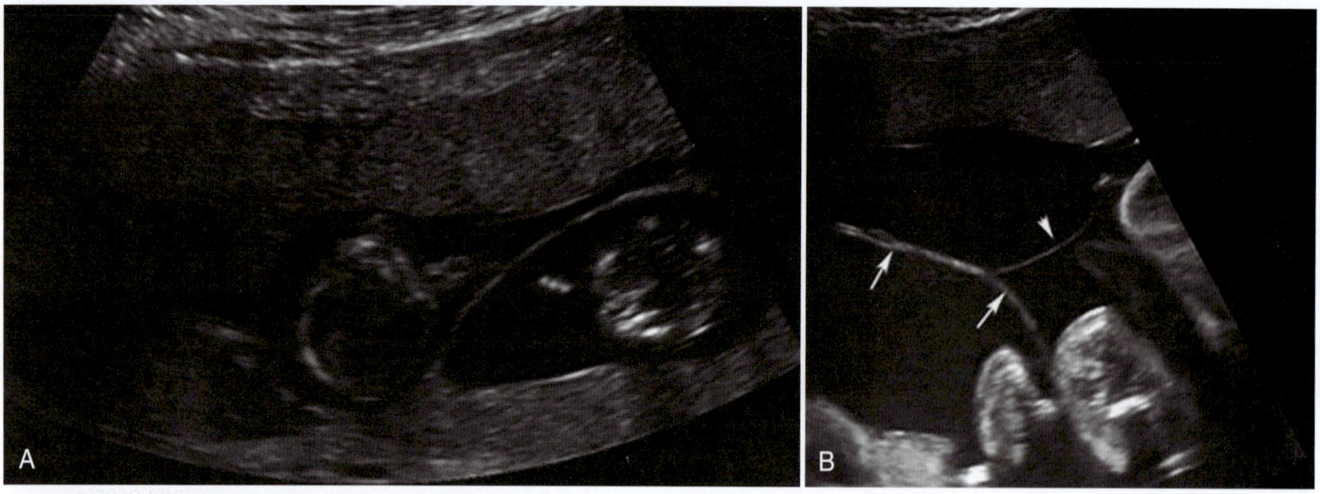

FIG. 32.7 Classificação de gestação tripla. Cada trigêmeo precisa ter sua amnionicidade e sua corionicidade determinada com acurácia. A análise de mais de uma característica pode ser necessária. **(A)** Três placentas separadas em uma gravidez tripla tricoriônica na 13ª semana. Há uma placenta posterior à esquerda. As duas placentas anteriores aparecem mescladas, mas é observado o **sinal do delta.** Ver também Vídeo 32.4. **(B) Gravidez tripla** na 26ª semana gestacional. Há uma membrana fina (*ponta de seta branca*) e uma membrana espessa (*setas brancas*), consistentes com gêmeos dicoriônicos triamnióticos.

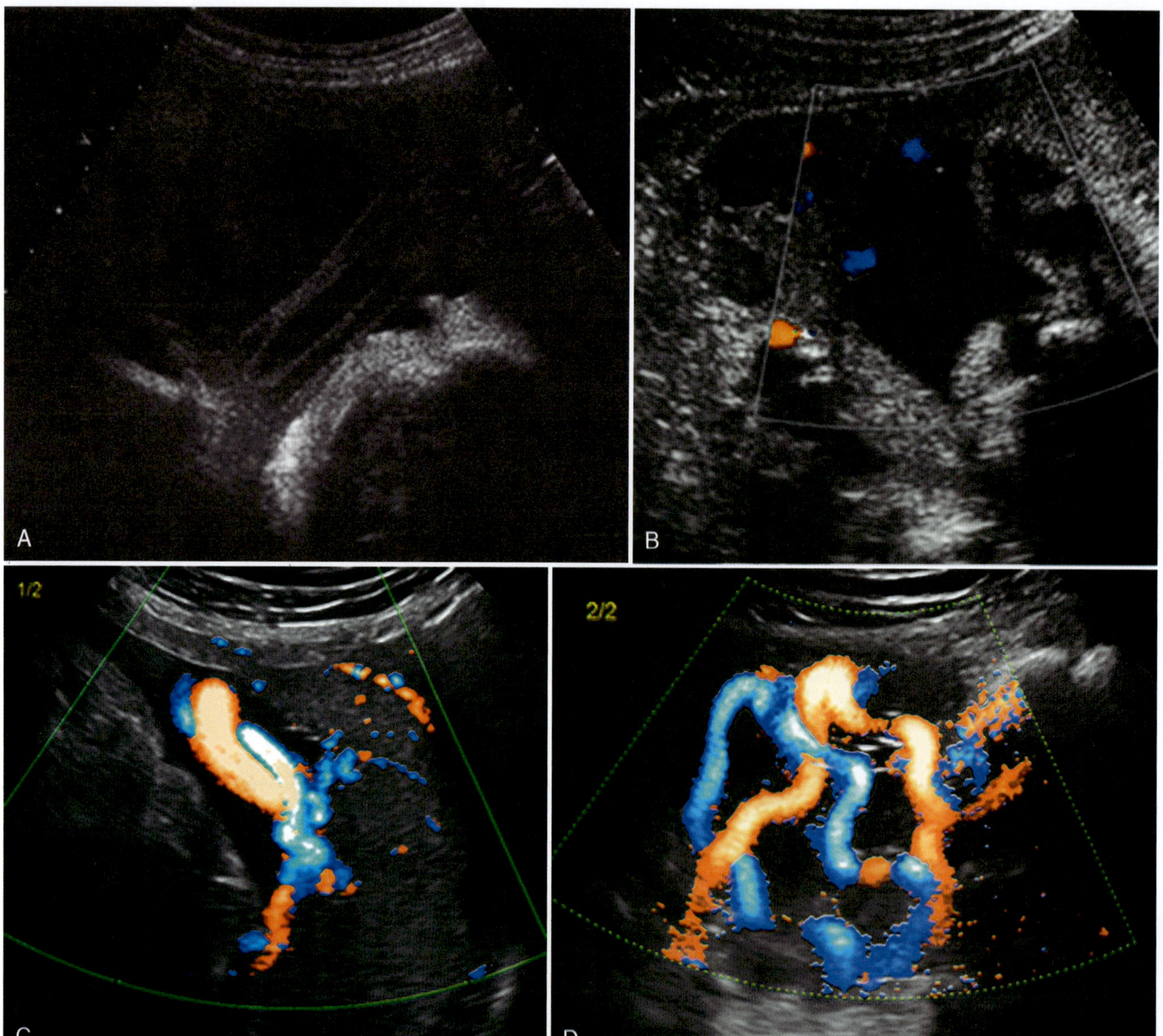

FIG. 32.8 Inserção velamentosa umbilical. Até um quarto das gestações gemelares apresenta uma inserção anormal do cordão. **(A)** Observam-se vasos retos separados que se aproximam da placenta em um gêmeo de 34 semanas. Ver também Vídeo 32.5. **(B)** Mesmo paciente de **A**. Os vasos separados (*azul*) podem ser visualizados na superfície da placenta com Doppler colorido. **(C)** Imagem com *power* Doppler da inserção normal do cordão umbilical no gêmeo 1 em uma gestação monocoriônica na 29ª semana gestacional. **(D)** Mesmo paciente de **C**. Imagem com *power* Doppler da inserção velamentosa do cordão em 2 gêmeos.

mais fetos. Em um estudo de mais de 3.600 gestações gemelares, os 2 neonatos vivos ocorreram em 96% das gestações dicoriônicas, 86% dos gêmeos monocoriônicos diamnióticos e 67% de gêmeos monocoriônicos monoamnióticos. Antes da 22ª semana de gestação, o risco de perda espontânea de ambos os fetos foi significativamente maior em gêmeos monocoriônicos do que em gêmeos dicoriônicos, e em gêmeos monocoriônicos monoamnióticos do que em gêmeos monocoriônicos diamnióticos.[39,41,42] É interessante notar que outro grande estudo de gestações multifetais descobriu que, quando os fetos anômalos e as perdas intrauterinas eram excluídos, o desfecho neonatal de gestações multifetais era semelhante ao das gestações unifetais quando o nascimento ocorria em idades gestacionais semelhantes.[43] É claro que o parto prematuro é um fator de influência importante sobre os desfechos ruins das gestações multifetais.

As diferenças de crescimento fetal em gestações multifetais são bem reconhecidas. Os fetos gêmeos são menores do que os fetos únicos, e os gêmeos monocoriônicos são mais afetados.[44] As diferenças de crescimento são mais profundas após a 30ª semana de gestação. Os padrões de crescimento alterados em gêmeos monocoriônicos estão relacionados à partilha desigual da placenta, enquanto uma discrepância no crescimento gemelar dicoriônica pode acontecer potencialmente devido a um local de implantação uterina mais ou menos favorável[33] (Fig. 32.9, Vídeo 32.6). A estimativa ultrassonográfica do peso fetal em gêmeos e triplos mostrou-se precisa e é um meio importante de monitorar gestações multifetais, pois há um risco aumentado de perda fetal com pesos discordantes dos fetos.[45-48] Os pesos fetais são considerados discordantes quando há uma diferença de 15% a 25%, conforme determinado pela seguinte fórmula: (peso estimado do gêmeo maior − peso estimado do gêmeo menor)/peso estimado do gêmeo maior × 100.[49,50] A North American Fetal Therapy Network recomenda medidas ultrassonográficas para avaliar o crescimento fetal a cada 4 semanas.[51] Outros concordam com um intervalo de 4 semanas para gêmeos dicoriônicos, mas sugerem um intervalo de 2 semanas para gêmeos monocoriônicos desde a 16ª semana até a parto, por causa do maior risco intrínseco associado à monocoricidade.[13,52,53] Há evidências que sugerem que o acompanhamento ultrassonográfico, incluindo as medições a cada 2 semanas, está indicado para gêmeos monocoriônicos e dicoriônicos,[54] e um monitoramento mais frequente está indicado em qualquer gestação múltipla quando há discordância de peso ou outra complicação.[13,51] Em geral, o Doppler da artéria umbilical não é recomendado sem uma indicação, como restrição de crescimento, oligoidrâmnio inexplicado ou hipertensão materna.[13] Quando os exames com Doppler são realizados sem uma indicação definida, resultados anormais podem levar a intervenções desnecessárias, como hospitalização pré-natal e aumento do acompanhamento, que não melhoram o desfecho.[55,56]

Todos os tipos de gêmeos correm risco aumentado de malformação congênita.[57-59] Uma anomalia congênita ocorre em gestações unifetais a uma taxa de 2% a 3%, e essa taxa apresenta-se duplicada em todos os tipos de gestações gemelares, sendo que nas gestações gemelares monocoriônicas são duas vezes mais prováveis para apresentar uma anomalia do que nas gestações gemelares dicoriônicas.[60] Este risco está aumentado para todos os tipos de anomalias congênitas, exceto as anormalidades cromossômicas. Por conseguinte, recomenda-se pesquisa anatômica fetal completa para todas as gestações gemelares de idade gestacional entre 18 a 22 semanas.[13,61] Os gêmeos monocoriônicos correm risco aumentado particularmente para doença cardíaca congênita, com uma taxa tão alta quanto 7,5%,[62-64] e a taxa é maior nos gêmeos afetados pela síndrome da transfusão feto-fetal. Uma gestação monocoriônica é considerada uma indicação para ecocardiografia fetal.[51,65]

PERDA DE UM GÊMEO

A morte fetal intrauterina única (MFIU) ocorre em aproximadamente 4% a 7% das gestações gêmeas.[17,42] Em um recente estudo extenso de desfechos de gestações gemelares com dois fetos vivos por volta da 12ª semana de gestação, a taxa de morte fetal intrauterina de um dos gêmeos por volta da 22ª semana foi duas vezes maior nas gestações monocoriônicas diamnióticas do que em gestações dicoriônicas.[39] Perdas mais elevadas também são observadas

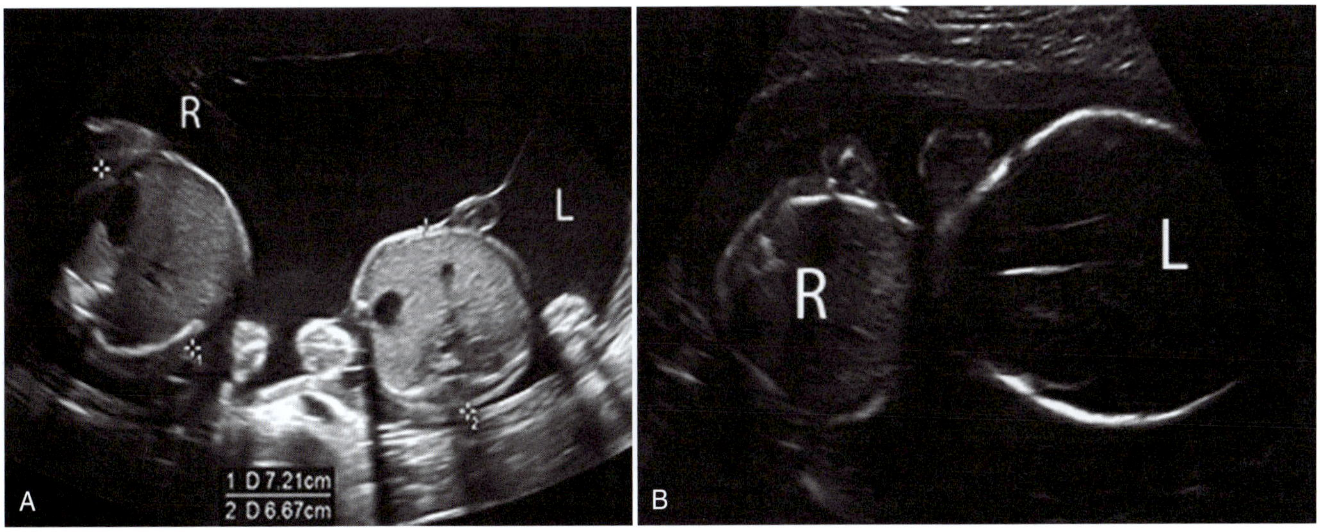

FIG. 32.9 Discrepância de crescimento em gêmeos. (A) Gêmeos monocoriônicos diamnióticos na 28ª semana gestacional. O gêmeo à direita materna (*R, right*) está maior e com mais líquido amniótico. O gêmeo à esquerda (*L, left*) é menor e tem menos líquido amniótico. **(B)** Gêmeos dicoriônicos diamnióticos na 24ª semana. O abdome do gêmeo à direita (*R*) está acentuadamente menor em comparação com a cabeça do gêmeo à esquerda (*L*), e há oligoidrâmnio. O gêmeo do lado direito mede aproximadamente 19 semanas; o gêmeo do lado esquerdo cresceu normalmente. Ver também Vídeo 32.6.

entre as gestações com fetos com maior discordância de peso.[66] A perda de um único gêmeo não é incomum e geralmente ocorre no terceiro trimestre. Em um pequeno número dessas gestações, há subsequente óbito do segundo gêmeo,[42,67,68] o que também é de ocorrência mais provável em gestações monocoriônicas, e o risco é particularmente maior nas gestações monoamnióticas.[39] Após a perda de um dos gêmeos, o gêmeo sobrevivente apresenta maior risco de um desfecho adverso, e o risco está novamente associado à corionicidade, como resultado das anastomoses vasculares em uma placenta compartilhada.

Em uma gestação dicoriônica com uma única MFIU, não há risco significativo de lesão no feto sobrevivente, mas há taxa maior de parto prematuro.[67] No entanto, em gêmeos monocoriônicos com uma única morte, o risco de lesão cerebral grave no sobrevivente pode chegar a 25% a 34%.[68,69] Nesses casos, a hemorragia feto-fetal é considerada o fator responsável. Quando o primeiro feto morre, há uma queda súbita na resistência vascular através das anastomoses placentárias e o sangue é desviado do sobrevivente, com subsequente anemia, hipotensão e hipoperfusão de órgãos vitais. Este mecanismo foi confirmado com documentação *in utero* de anemia em fetos sobreviventes.[17,70,71] O desenvolvimento do sistema nervoso tem risco mais elevado de lesão significativa, e as consequências da lesão podem não ser evidentes imediatamente. As manifestações ultrassonográficas de isquemia cerebral são semelhantes às observadas em crianças prematuras, ou seja, hemorragia intracraniana, infarto da artéria cerebral média e lesão da substância branca periventricular com leucomalácia subsequente (Fig. 32.10). A lesão renal pode resultar em necrose cortical, e lesões de redução

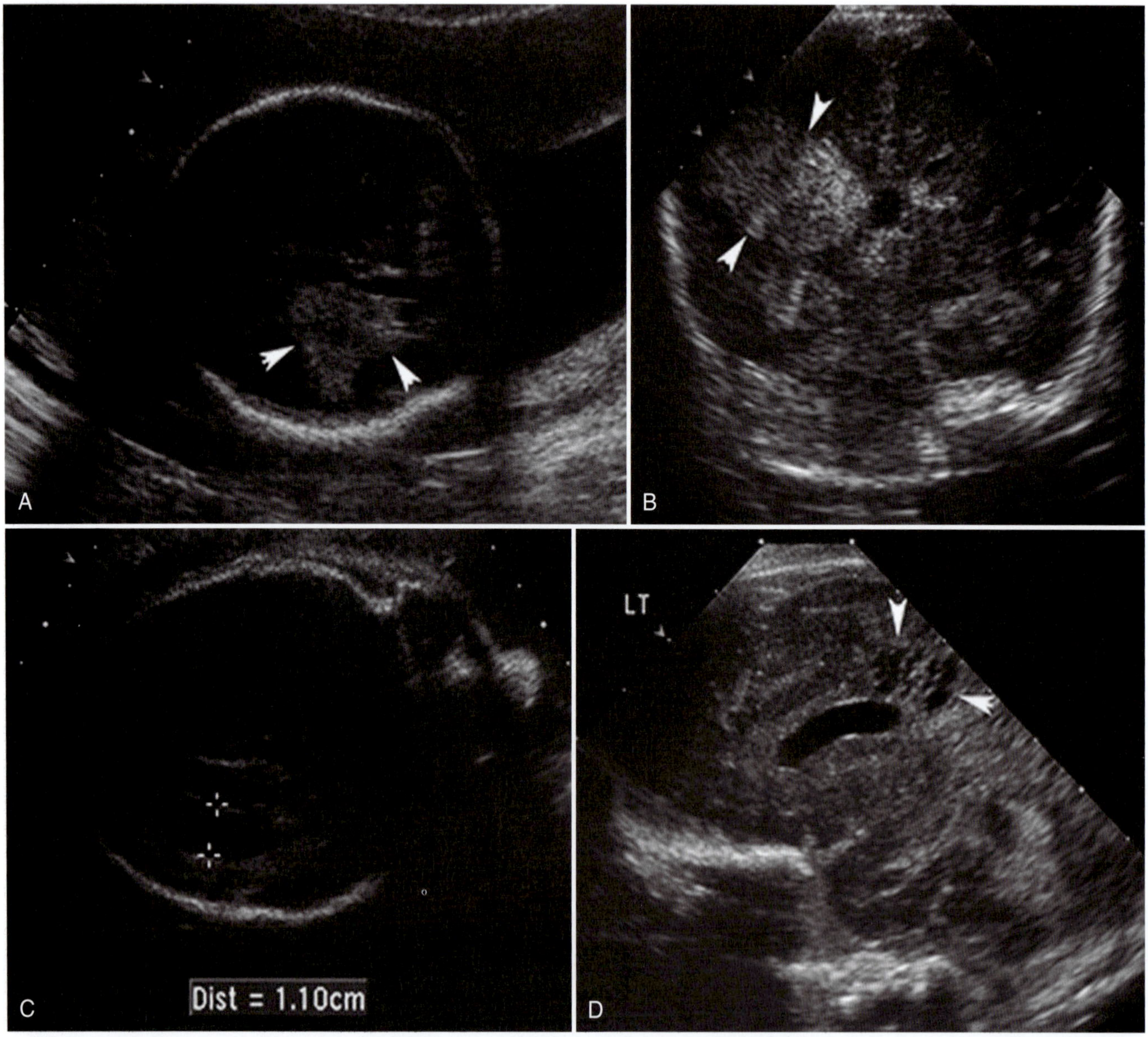

FIG. 32.10 Sequelas de óbito fetal intrauterino em gestações gemelares monocoriônicas. (A) Imagem axial da cabeça fetal 24 horas após **amniorredução** de 1.800 mL do saco gestacional deste feto. Existe uma lesão ecogênica inseparável do ventrículo lateral consistente com hemorragia intraparenquimatosa (*pontas de setas*). **(B)** Mesmo paciente de **A**. Ultrassonografia pós-natal do mesmo gêmeo, dia de vida 1, 48 horas após a amniorredução. Existe uma grande **hemorragia intraparenquimatosa** à direita (*pontas de setas*). **(C)** Gêmeos monocoriônicos com idade de 30 semanas de gestação, após MFIU do seu gêmeo há 3 semanas. Existe uma nova **ventriculomegalia** do sobrevivente. **(D)** Mesmo paciente de **C**, 1 semana depois. A ultrassonografia da cabeça no 3° dia de vida pós-natal mostra alterações císticas (*pontas de setas*) em uma localização periventricular parietal consistente com **leucomalácia periventricular**, resultado do óbito fetal intrauterino 4 semanas antes.

dos membros são possíveis.[69] A combinação de síndrome de transfusão feto-fetal e MFIU única coloca o sobrevivente sob maior risco de lesão cerebral.[69]

COMPLICAÇÕES DA MONOCORIONICIDADE

Aumento dos riscos de crescimento anormal, prematuridade e morte intrauterina observada em gestações monocoriônicas estão relacionados à massa placentária única que é compartilhada entre os dois fetos. A maioria das placentas monocoriônicas apresenta conexões vasculares que cruzam entre as duas circulações placentárias fetais, possibilitando trocas mínimas de sangue entre os gêmeos. As anastomoses podem ser superficiais ou profundas, e existem três tipos distintos: arterioarterial (AA), arteriovenosa (AV,) e venovenosa (VV)[33] (Fig. 32.11). As anastomoses AA geralmente são bidirecionais e pequenas e são encontradas em 87% das placentas. As anastomoses AV são unidirecionais, profundas e encontradas em 94% das placentas monocoriônicas. As anastomoses VV são bidirecionais, superficiais e encontradas em uma minoria de placentas.[33,72,73] Em uma placenta monocoriônica, o grau e o sentido do fluxo através de uma combinação dos três tipos de anastomoses são responsáveis pelas complicações únicas da monocorionicidade descritas nesta seção, bem como nas questões gerais sobre crescimento e sobrevivência.[74,75]

Síndrome da Transfusão Feto-Fetal

Esta complicação comum (Tabela 32.2) afeta entre 10% e 23% de gêmeos monocoriônicos. É definido por oligoidrâmnio (maior bolsão vertical < 2 cm) com uma bexiga pequena ou vazia no doador e polidrâmnio (maior bolsão vertical > 8 cm) com uma bexiga distendida no receptor em uma gravidez monocoriônica.[52,57,72,76] Inicialmente, acreditava-se que a síndrome transfusional feto-fetal (STFF) incluía líquido amniótico e hematócrito fetal diferentes. No entanto, atualmente, sabe-se que nenhuma transfusão *in utero* ocorre nessa síndrome, pois os hematócritos são semelhantes em ambos os fetos[77] e o processo pode ser denominado "síndrome de oligoidrâmnio/polidrâmnio gemelar".

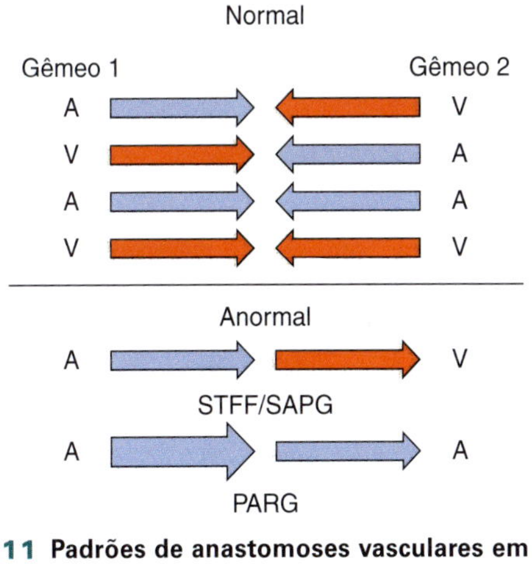

FIG. 32.11 Padrões de anastomoses vasculares em placentas monocoriônicas. As placentas monocoriônicas contêm anastomoses arterioarterial (AA), arteriovenosa (AV), e veno-venosas (VV). O fluxo desigual pode causar complicações únicas de STFF, SAPG e PARG. *Azul*, fluxo arterial desoxigenado; *vermelho*, fluxo venoso oxigenado.

Os fetos com STFF, assim como os fetos sem STFF, apresentam o mesmo número de AV, porém mais anastomoses VV; no entanto, é a presença de mais anastomoses AA que parece ser um fator protetor.[74,78,79] As anastomoses desiguais permitem a transferência de volume de uma circulação fetal para a outra, criando um volume sobrecarregado para um dos fetos (o receptor) e um feto hipovolêmico com fraca perfusão renal e diminuição da produção de urina (o doador).[80]

A síndrome geralmente é identificada entre a 16ª e a 26ª semanas de gestação (Fig. 32.12, Vídeo 32.7). Ultrassonografias seriadas em todas as gestações monocoriônicas são recomendadas para monitorar o desenvolvimento de STFF, com verificações do líquido amniótico e bexiga a cada 2 semanas.[52,53,81] Um sistema de estadiamento útil proposto em 1999 (Tabela 32.3) pode ajudar a diagnosticar a síndrome no início da sua apresentação.[76]

A síndrome começa com volumes desiguais de líquido amniótico e bexiga e pode avançar para oligoidrâmnio grave (gêmeo acolado), hidropisia de ambos os gêmeos e óbito fetal em potencial. Um gêmeo acolado é encontrado quando há um volume tão pequeno de líquido amniótico em torno do feto doador que a membrana intergemelar não pode ser identificada porque está bem justaposta ao feto. O feto no saco com pouco líquido tem movimento restrito e fica aderido à parede do útero, o que confere à aparência de estar "suspenso" ou "acolado" em comparação com os movimentos livres do outro gêmeo no seu polidrâmnio circundante (Fig. 32.13). Além das discrepâncias de volume de líquido, os achados podem incluir

TABELA 32.2 Complicações da Síndrome de Transfusão Feto-Fetal

Doador	Receptor
Oligoidramnia, pode estar "acolado"	Polidramnia
RCIU, tamanho pequeno	Possível hidropisia
Bexiga urinária pequena/ não visualizada	Bexiga urinária dilatada ± pelve renal dilatada
	Tamanho grande
	Cardiomegalia
Se nascido-vivo, tem melhor desfecho	Apresenta problemas após o parto

RCIU, restrição do crescimento intrauterino.

TABELA 32-3 Estadiamento de Quintero da Síndrome Transfusional Feto-Fetal

Estágio	Achados
I	Volume de líquido amniótico diferente (oligoidramnia no doador, polidramnia no receptor)
II	Bexiga urinária fetal não visualizada no doador
III	Ausência ou reversão do fluxo diastólico da artéria umbilical
IV	Hidropisia no outro feto
V	Morte intrauterina de um feto

Modificado de Quintero R, Morales W, Allen M, et al. Staging of twin-twin transfusion syndrome. J Perinatol. 1999;19(8):550-555.[76]

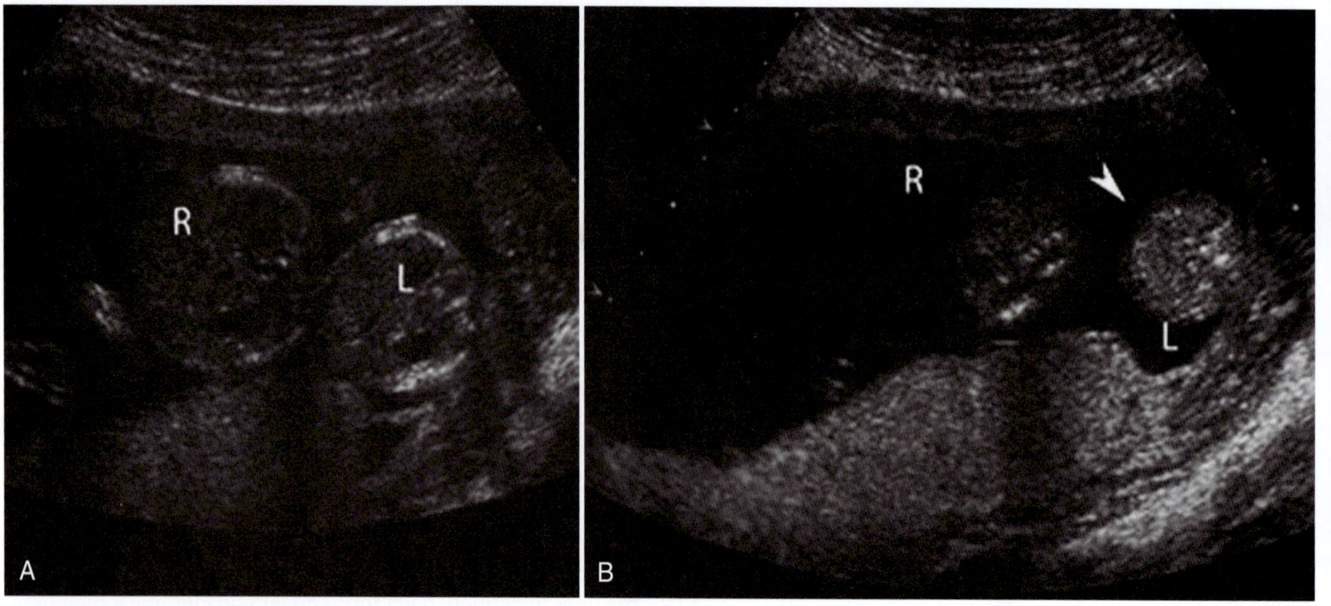

FIG. 32.12 Síndrome transfusional feto-fetal; fase I. (A) e **(B)** Gêmeos monocoriônicos na 16ª semana gestacional. Uma discrepância nos diâmetros abdominais é aparente. O gêmeo menor à esquerda materna (*L, left*) apresenta muito menos líquido amniótico do que o gêmeo maior à direita materna (*R, right*). O âmnio de separação muito fino é visível entre os gêmeos (*ponta de seta*). Ver também o Vídeo 32.7.

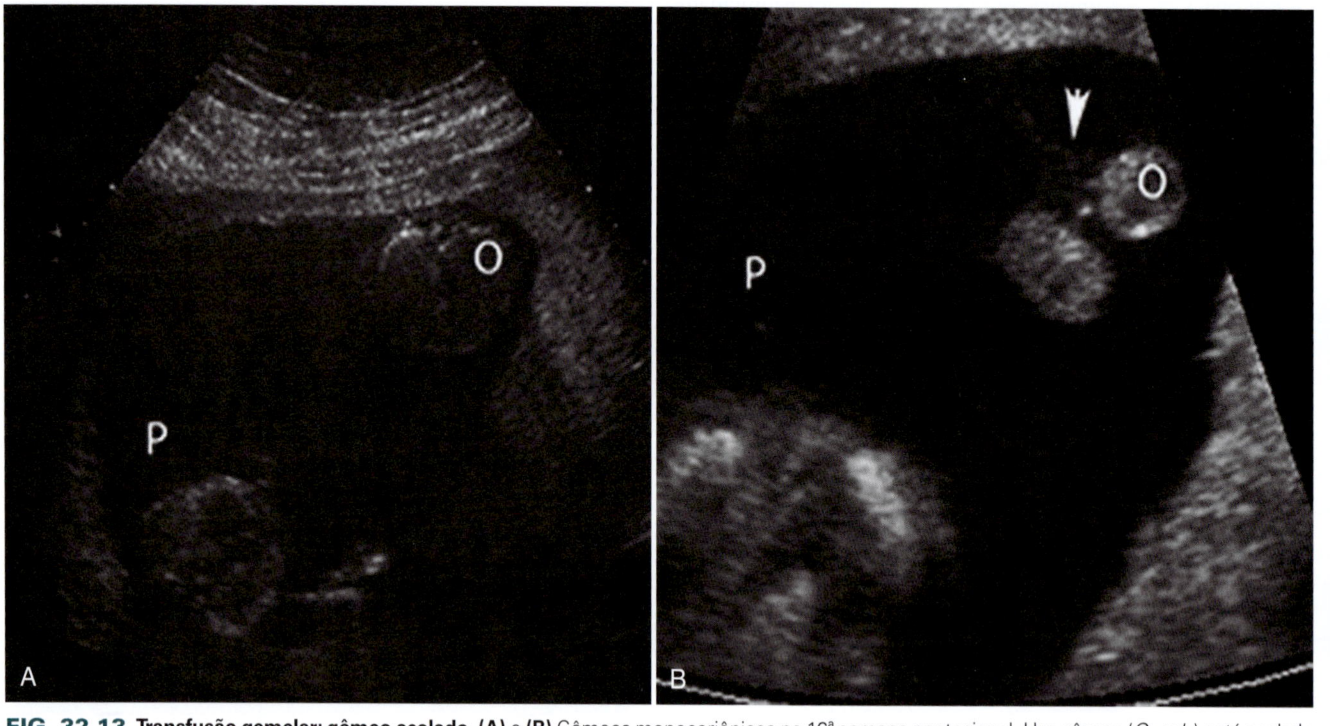

FIG. 32.13 Transfusão gemelar; gêmeo acolado. (A) e **(B)** Gêmeos monocoriônicos na 16ª semana gestacional. Um gêmeo (*O, only*) está acolado à parede anterior do útero como resultado de oligoidrâmnio grave. O gêmeo (*P*) está em uma posição bem posterior, movendo-se livremente em um grande volume de líquido amniótico. A membrana (*ponta de seta*) é pouco visível em torno de um volume minúsculo de líquido amniótico ecogênico entre as pernas do gêmeo "preso".

discordância de crescimento (> 20% de diferença no peso fetal estimado, sendo o doador menor do que o receptor), restrição de crescimento do doador e cardiomegalia causada por sobrecarga de volume no receptor.[80] Não tratados, aproximadamente três quartos dos fetos do estágio I permanecem estáveis ou regridem, enquanto a taxa de perda perinatal no estágio III ou superior está entre 70% e 100%.[52] Uma opção de tratamento para STFF é a cirurgia fetoscópica a *laser* realizada em centros especializados em todo o mundo; uma alternativa menos invasiva é a amniocentese seriada para equalizar os volumes de líquido e diminuir o risco de parto prematuro.[82,83]

Sequência Anemia-Policitemia em Gêmeos

A sequência anemia-policitemia em gêmeos (SAPG) foi descrita pela primeira vez em 2007 por Lopriore et al., que apresentaram dois casos de STFF presumido sem discordância de líquido amniótico associado.[84] SAPG ocorre quando existe uma

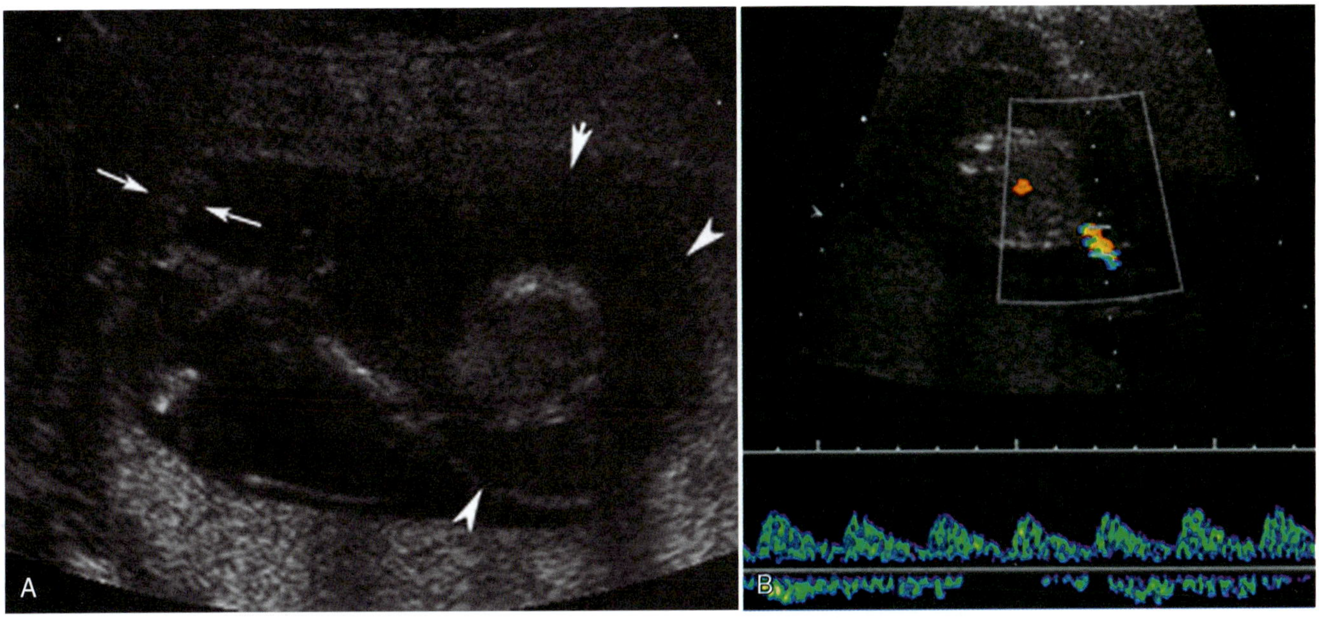

FIG. 32.14 Sequência de perfusão arterial reversa gemelar. (A) Gêmeo acardíaco na 16ª semana gestacional. Há edema pronunciado dos tecidos moles em torno do tronco do gêmeo (*pontas de seta*) e um pé torto (*setas*). Apesar da ausência do coração ou da parte superior do corpo, há movimento ativo do feto. Ver também o Vídeo 32.8. **(B)** Mesmo paciente de **A**. Fluxo invertido na artéria umbilical do gêmeo acardíaco, com fluxo arterial pulsátil entrando no umbigo.

passagem desigual de eritrócitos através das anastomoses placentárias, de forma que um gêmeo se torna anêmico (o doador) e o outro torna-se policitêmico (o receptor). A transfusão ocorre de forma extremamente lenta através de pequenas anastomoses AV unidirecionais, durante um longo período de tempo.[33,72] SAPG ocorre em aproximadamente 5% dos gêmeos monocoriônicos,[85] embora esta taxa seja maior após o tratamento a *laser* para STFF quando todas as anastomoses não sofreram ablação.[86] Embora a discordância do líquido amniótico seja frequentemente encontrada como parte da sequência SAPG, a discordância não é tão grande quanto a STFF. O diagnóstico de SAPG é realizado no período pré-natal por US com Doppler da artéria cerebral média de cada feto. A US com Doppler da artéria cerebral média mostrou ser um método não invasivo acurado para determinar anemia *in utero*, praticamente substituindo a amostragem percutânea de sangue umbilical em muitos centros. [87] A realização da técnica de forma ideal é essencial porque a técnica incorreta pode levar a diagnósticos falso-positivos de anemia. O feto anêmico demonstrará velocidade sistólica de pico elevada na artéria cerebral média (> 1,5 múltiplos da mediana), enquanto o feto policitêmico demonstra velocidades diminuídas (< 1,0 múltiplos da mediana)[72,89] (Cap. 41, Tabela 41.2). Um achado ultrassonográfico adicional ocasionalmente observado na SAPG consiste em duas ecogenicidades placentárias diferentes, cada região correspondendo a uma circulação fetal diferente.[90,91] Como SAPG ocorre tipicamente em uma idade gestacional posterior a da STFF, as taxas de morbidade e mortalidade são muito inferiores às da STFF. No entanto, a SAPG de início tardio pode ser associada à discordância do crescimento e até mesmo à morte intrauterina, e as avaliações das velocidades da artéria cerebral média são recomendadas a cada 2 semanas a partir do terceiro trimestre das gestações de gêmeos monocorônicos.[72,90]

Sequência de Perfusão Arterial Reversa Gemelar

A sequência de perfusão arterial reversa gemelar (PARG) é uma condição rara que ocorre quando um gêmeo apresenta ausência cardíaca ou disfunção cardíaca grave e há uma grande anastomose AA desequilibrada em uma placenta monocoriônica.[72] O fluxo sanguíneo direciona-se da artéria umbilical de um gêmeo (gêmeo bombeador com coração normal) através da placenta e em direção à artéria umbilical no segundo gêmeo, revertendo assim o fluxo naquela artéria umbilical. O fluxo então direciona-se inferiormente às artérias ilíacas para os membros inferiores do segundo feto, e depois para a veia umbilical em uma direção invertida, de volta à placenta. As anastomoses VV permitem que o sangue volte ao gêmeo bombeador. O fluxo no gêmeo receptor apresenta-se desoxigenado e a circulação existe apenas abaixo do diafragma. O receptor geralmente apresenta malformações supradiafragmáticas flagrantes, com ausência ou malformações do coração, da cabeça e dos membros superiores, mas pode apresentar-se notavelmente intacto abaixo do diafragma, sendo denominado "gêmeo acardíaco". Esse feto mantém a capacidade de se mover independentemente, uma vez que a medula espinal e os membros inferiores podem estar normalmente desenvolvidos (Fig. 32.14, Vídeo 32.8). O mecanismo exato que cria o processo PARG não foi esclarecido, mas pode estar relacionado à morte do gêmeo receptor com contínuo crescimento e desenvolvimento na ausência de coração funcional em função da circulação invertida. Alternativamente, o feto receptor pode ser anômalo desde a concepção. A sequência PARG pode ser perdida na ultrassonografia do primeiro trimestre ou início do segundo trimestre quando é confundida com um desaparecimento fetal devido à falta de atividade cardíaca. A US com Doppler colorido e pulsado identificará a inversão do fluxo nas

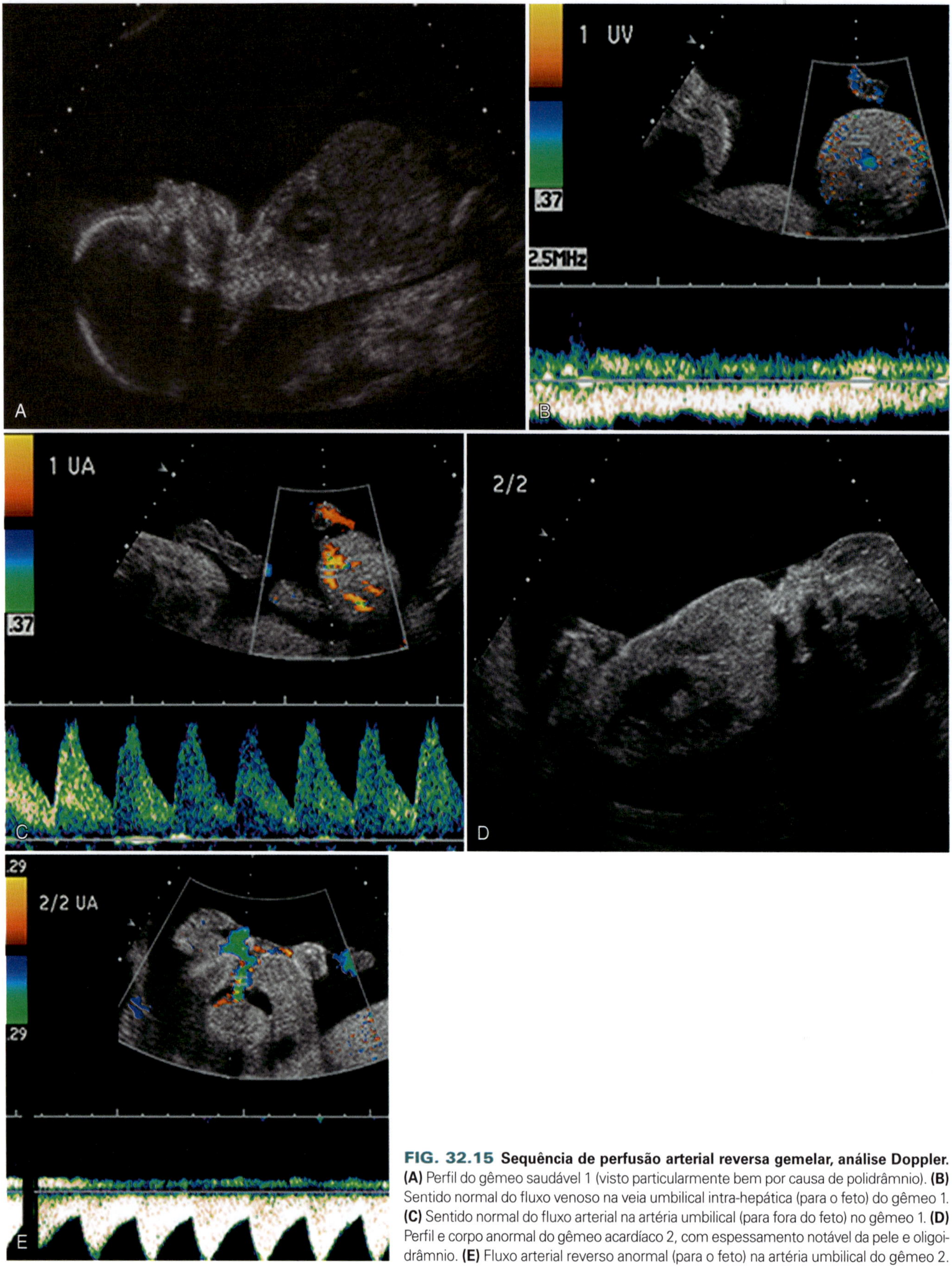

FIG. 32.15 Sequência de perfusão arterial reversa gemelar, análise Doppler. **(A)** Perfil do gêmeo saudável 1 (visto particularmente bem por causa de polidrâmnio). **(B)** Sentido normal do fluxo venoso na veia umbilical intra-hepática (para o feto) do gêmeo 1. **(C)** Sentido normal do fluxo arterial na artéria umbilical (para fora do feto) no gêmeo 1. **(D)** Perfil e corpo anormal do gêmeo acardíaco 2, com espessamento notável da pele e oligoidrâmnio. **(E)** Fluxo arterial reverso anormal (para o feto) na artéria umbilical do gêmeo 2.

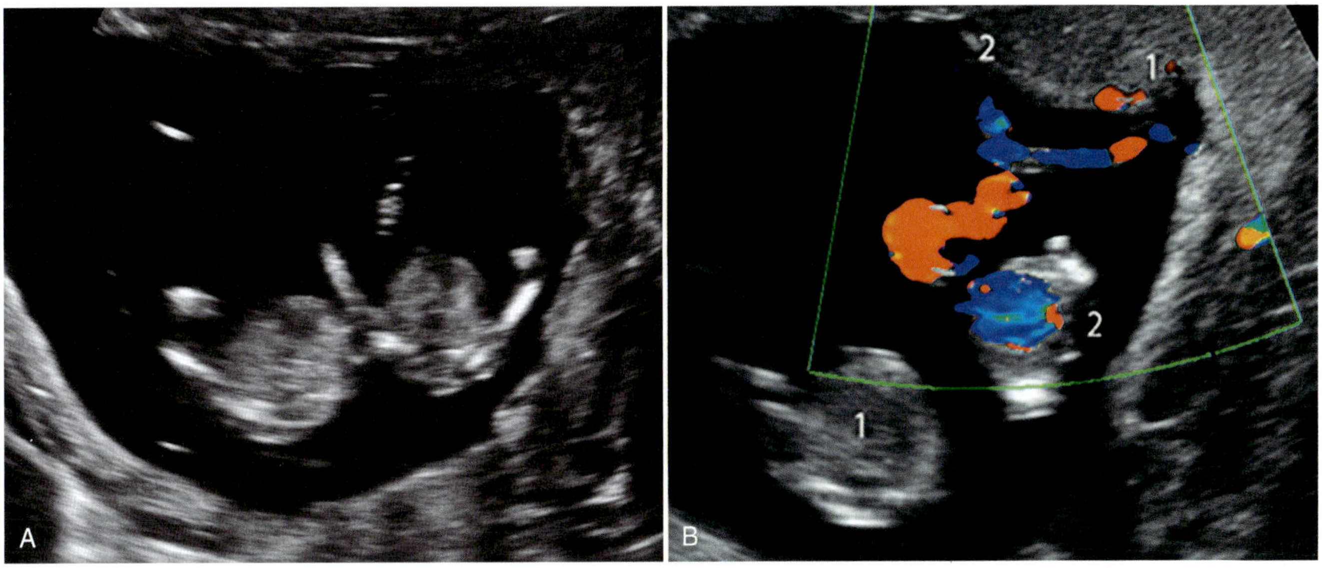

FIG. 32.16 Gêmeos monocoriônicos monoamnióticos, idade gestacional de 12 semanas. (A) Imagem transversal dos tórax fetais em um único saco gestacional. Os cordões umbilicais estão enovelados anteriormente. **(B)** Imagem com Doppler colorido correspondente demonstrando que os cordões se contorciam e depois se separavam para se inserir na placenta anterior. Ver também Vídeo 32.9.

artérias umbilicais e na veia do gêmeo acardíaco (Fig. 32.15). Existe um alto risco de MFIU do gêmeo doador relacionado devido à insuficiência cardíaca de alto fluxo e polidrâmnio,[93] especialmente se o peso do gêmeo acardíaco for mais de 70% o peso do gêmeo doador. Nessa situação, a intervenção para interromper a circulação anormal para o gêmeo acardíaco pode ser benéfica.[94-96]

GÊMEOS MONOAMNIÓTICOS

Na gestação monoamniótica, ambos os fetos estão localizados dentro de um único âmnio e, portanto, um único cório. Este tipo raro de gemelaridade apresenta as taxas mais altas de morbidade e mortalidade de qualquer outro tipo de gestação gemelar.[33] Deve-se suspeitar de gêmeos monoamnióticos quando nenhuma membrana intergemelar é identificada entre a 10ª e a 12ª semanas, e pode ser confirmada em qualquer idade quando os cordões umbilicais são visualizados emaranhados ou torcidos (Figs. 32.16 e 32.17, Vídeos 32.9 e 32.10). No final do primeiro trimestre, a imagem transvaginal pode proporcionar melhor resolução para confirmar a ausência da membrana. A placenta monoamniótica possui os mesmos três tipos de anastomoses vasculares encontradas nos gêmeos diamnióticos; no entanto, há mais anastomoses AA, menos anastomoses AV e um número semelhante de anastomoses VV em gêmeos monoamnióticos quando comparados aos gêmeos monocoriônicos diamnióticos. Além de todas as complicações potenciais de uma gestação monocoriônica, os gêmeos monoamnióticos correm o risco de apresentar enovelamento do cordão em qualquer idade gestacional, embora a importância clínica do emaranhamento do cordão não seja clara, já que vários estudos não mostraram melhora do desfecho após ultrassonografia diagnóstica de um cordão emaranhado.[97,98] As anomalias fetais discordantes podem afetar até 20% das gestações monoamnióticas.[99] Os gêmeos monoamnióticos apresentam alto risco de morte súbita e, em geral, morte intrauterina dupla, que se acredita estar relacionada à hemorragia feto-fetal via grandes anastomoses AA após a compressão do cordão.[72,100] A sobrevivência de gêmeos monoamnióticos pode atingir 80% com acompanhamento intensivo e parto precoce.[101,102]

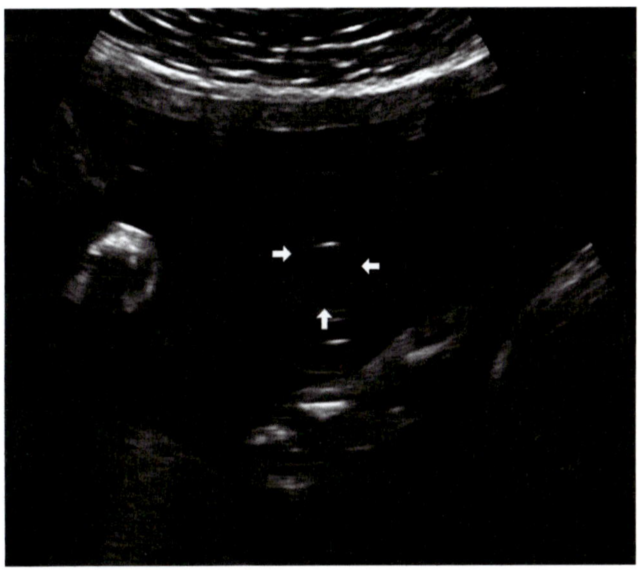

FIG. 32.17 Gêmeos monocoriônicos monoamnióticos, idade gestacional de 28 semanas. O cordão umbilical de um feto enovela-se frouxamente em torno de um corte transversal do outro cordão umbilical (*setas*). Ver também Vídeo 32.10.

GÊMEOS COLIGADOS

Os gêmeos coligados são um tipo raro de gêmeos monoamnióticos que ocorrem após a divisão tardia do embrião. Os gêmeos podem estar unidos em qualquer local da pele e são diagnosticados pela evidenciação do revestimento cutâneo contíguo entre dois fetos. Estima-se que a taxa *in utero* de gêmeos coligados seja de 1 em 50 mil gestações, com uma taxa de MFIU de 60% e uma taxa adicional de morte elevada após o nascimento.[103] Os gêmeos coligados geralmente são classificados pelo local de fusão,[104] embora a anatomia de cada um seja singular. A avaliação ultrassonográfica cuidadosa de cada feto é imperativa para uma avaliação completa do grau de compartilhamento que existe, o que ajudará a estabelecer um prognóstico acurado na separação cirúrgica.[105,106] Gêmeos coligados podem ser

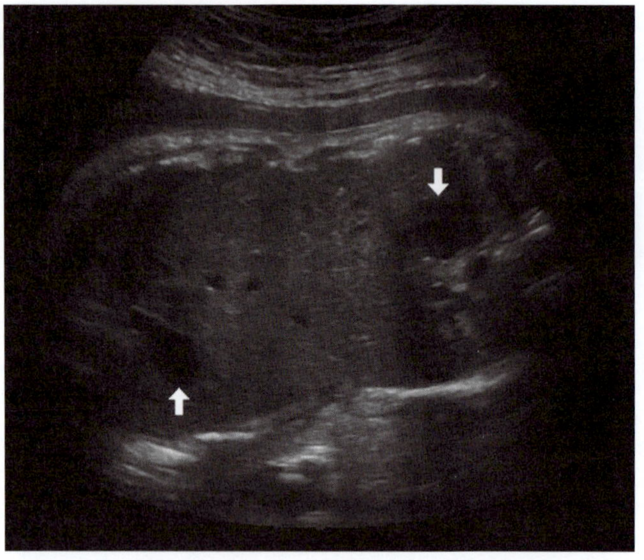

FIG. 32.18 Gêmeos coligados monocoriônicos monoamnióticos, idade gestacional de 35 semanas. Os gêmeos compartilham um fígado (as setas marcam o estômago de cada gêmeo) e os corações são mesclados. Ver também Vídeo 32.11.

diagnosticados no fim do primeiro trimestre (Fig. 32.3D); no entanto, um exame minucioso é necessário por volta da 18ª a 20ª semanas de gestação para a avaliação mais acurada do grau de compartilhamento visceral e vascular (Fig. 32.18, Vídeo 32.11). O cordão umbilical também pode estar fundido, com mais de três vasos visualizados em um único cordão.[106] A ecocardiografia fetal é indicada porque anomalias cardíacas apresentam correlação elevada com o desfecho.[106]

REFERÊNCIAS

1. Benirschke K, Kim C. Multiple pregnancy. NEJM. 1973;288(24):1276-1284.
2. Martin JA, Hamilton BE, Osterman MJ, et al. Births: final data for 2013. Natl Vital Stat Rep. 2015;64(1):1-65.
3. The Practice Committee of the American Society for Reproductive Medicine and the Practice Committee of the Society for Assisted Reproductive Technology. Criteria for number of embryos to transfer: a committee opinion. Fertil Steril. 2013;99(1):44-46.
4. Rao A, Sairam S, Shehata H. Obstetric complications of twin pregnancies. Best Pract Res Clin Obstet Gynaecol. 2004;18(4):557-576.
5. Aston KI, Peterson CM, Carrell DT. Monozygotic twinning associated with assisted reproductive technologies: a review. Reproduction. 2008;136(4):377-386.
6. Vitthala S, Gelbaya TA, Brison DR, et al. The risk of monozygotic twins after assisted reproductive technology: a systematic review and meta-analysis. Hum Reprod Update. 2008;15(1):45-55.
7. Kanter JR, Boulet SL, Kawwass JF, et al. Trends and correlates of monozygotic twinning after single embryo transfer. Obstet Gynecol. 2015;125(1):111-117.
8. Chow JS, Benson CB, Racowsky C, et al. Frequency of a monochorionic pair in multiple gestations: relationship to mode of conception. J Ultrasound Med. 2001;20(7):757-760.
9. Lopes Perdigao J, Straub H, Zhou Y, et al. Perinatal and obstetric outcomes of dichorionic vs trichorionic triplet pregnancies. Am J Obstet Gynecol. 2016;214(5):659e1-659e5.
10. Blumenfeld YJ, Momirova V, Rouse DJ, et al. Accuracy of sonographic chorionicity classification in twin gestations. J Ultrasound Med. 2014;33(12):2187-2192.
11. Fox H, Elston CW. Pathology of the placenta. Major Probl Pathol. 1978;7:1-491.
12. American Institute of Ultrasound in Medicine. AIUM practice guideline for the performance of obstetric ultrasound examinations. J Ultrasound Med. 2013;32(6):1083-1101.
13. Reddy UM, Abuhamad AZ, Levine D, et al. Fetal imaging: executive summary of a joint Eunice Kennedy Shriver National Institute of Child Health and Human Development, Society for Maternal-Fetal Medicine, American Institute of Ultrasound in Medicine, American College of Obstetricians and Gynecologists, American College of Radiology, Society for Pediatric Radiology, and Society of Radiologists in Ultrasound Fetal Imaging workshop. Obstet Gynecol. 2014;123(5):1070-1082.
14. Doubilet PM, Benson CB. "Appearing twin": undercounting of multiple gestations on early first trimester sonograms. J Ultrasound Med. 1998;17(4):199-203.
15. Landy H, Weiner S, Corson S, et al. The "vanishing twin": ultrasonographic assessment of fetal disappearance in the first trimester. Am J Obstet Gynecol. 1986;155(1):14-19.
16. Benson CB, Doubilet PM, Laks MP. Outcome of twin gestations following sonographic demonstration of two heart beats in the first trimester. Ultrasound Obstet Gynecol. 1993;3(5):343-345.
17. Blickstein I, Perlman S. Single fetal death in twin gestations. J Perinat Med. 2013;41(1):65-69.
18. Pinborg A. Consequences of vanishing twins in IVF/ICSI pregnancies. Hum Reprod. 2005;20(10):2821-2829.
19. Bromley B, Benacerraf B. Using the number of yolk sacs to determine amnionicity in early first trimester monochorionic twins. J Ultrasound Med. 1995;14(6):415-419.
20. Corbett SL, Shmorgun D. Yolk sac number does not predict reliably amnionicity in monochorionic twin pregnancies: a case of a monochorionic monoamniotic twin pregnancy with two distinct yolk sacs on early first-trimester ultrasound. Ultrasound Obstet Gynecol. 2012;39(5):607-608.
21. Shen O, Samueloff A, Beller U, Rabinowitz R. Number of yolk sacs does not predict amnionicity in early first-trimester monochorionic multiple gestations. Ultrasound Obstet Gynecol. 2005;27(1):53-55.
22. Stenhouse E, Hardwick C, Maharaj S, et al. Chorionicity determination in twin pregnancies: how accurate are we? Ultrasound Obstet Gynecol. 2002;19(4):350-352.
23. Wan J, Schrimmer D, Taché V, et al. Current practices in determining amnionicity and chorionicity in multiple gestations. Prenat Diagn. 2011;31(1):125-130.
24. Filly RA, Goldstein RB, Callen PW. Monochorionic twinning: sonographic assessment. AJR Am J Roentgenol. 1990;154(3):459-469.
25. Bessis R, Papiernik E. Echographic imagery of amniotic membranes in twin pregnancies. Prog Clin Biol Res. 1981;69A:183-187.
26. Finberg HJ. The "twin peak" sign: reliable evidence of dichorionic twinning. J Ultrasound Med. 1992;11(11):571-577.
27. Sepulveda W, Sebire NJ, Hughes K, et al. The lambda sign at 10-14 weeks of gestation as a predictor of chorionicity in twin pregnancies. Ultrasound Obstet Gynecol. 1996;7(6):421-423.
28. Magann E, Doherty D, Ennen C, et al. The ultrasound estimation of amniotic fluid volume in diamniotic twin pregnancies and prediction of peripartum outcomes. Am J Obstet Gynecol. 2007;196(6):570.e1-570.e6.
29. Bibbo C, Clapp M, Rosenthal E, et al. The relationship between intertwin membrane separation and pregnancy outcome. Obstet Gynecol. 2015;126(5):994-998.
30. Klatt J, Kuhn A, Baumann M, Raio L. Single umbilical artery in twin pregnancies. Ultrasound Obstet Gynecol. 2012;39(5):505-509.
31. Ebbing C, Kiserud T, Johnsen S, et al. Prevalence, risk factors and outcomes of velamentous and marginal cord insertions: a population-based study of 634,741 pregnancies. PLoS ONE. 2013;8(7):e70380.
32. Yonetani N, Ishii K, Kawamura H, et al. Significance of velamentous cord insertion for twin-twin transfusion syndrome. Fetal Diagn Ther. 2015;38(4):276-281.
33. Hubinont C, Lewi L, Bernard P, et al. Anomalies of the placenta and umbilical cord in twin gestations. Am J Obstet Gynecol. 2015;213(4):S91-S102.
34. Jauniaux E, Ben-Ami I, Maymon R. Do assisted-reproduction twin pregnancies require additional antenatal care? Reprod Biomed Online. 2013;26(2):107-119.
35. De Paepe ME, Shapiro S, Hanley LC, et al. Correlation between cord insertion type and superficial choriovasculature in diamniotic-monochorionic twin placentas. Placenta. 2011;32(11):901-905.

36. Gezer A, Rashidova M, Güralp O, Öçer F. Perinatal mortality and morbidity in twin pregnancies: the relation between chorionicity and gestational age at birth. Arch Gynecol Obstet. 2011;285(2):353-360.
37. Smith N, Wilkins-Haug L, Santolaya-Forgas J, et al. Contemporary management of monochorionic diamniotic twins: outcomes and delivery recommendations revisited. Am J Obstet Gynecol. 2010;203(2):133e1-133e6.
38. Roqué H, Gillen-Goldstein J, Funai E, et al. Perinatal outcomes in monoamniotic gestations. J Matern Fetal Neonatal Med. 2003;13(6):414-421.
39. Kristiansen MK, Joensen BS, Ekelund CK, et al. Perinatal outcome after first-trimester risk assessment in monochorionic and dichorionic twin pregnancies: a population-based register study. BJOG. 2015;122(10):1362-1369.
40. Glinianaia SV, Obeysekera MA, Sturgiss S, Bell R. Stillbirth and neonatal mortality in monochorionic and dichorionic twins: a population-based study. Hum Reprod. 2011;26(9):2549-2557.
41. D'Antonio F, Khalil A, Dias T, Thilaganathan B. Early fetal loss in monochorionic and dichorionic twin pregnancies: analysis of the Southwest Thames Obstetric Research Collaborative (STORK) multiple pregnancy cohort. Ultrasound Obstet Gynecol. 2013;41(6):632-636.
42. McPherson J, Odibo A, Shanks A, et al. Impact of chorionicity on risk and timing of intrauterine fetal demise in twin pregnancies. Am J Obstet Gynecol. 2012;207(3):190e1-190e6.
43. Garite T, Clark R, Elliott J, Thorp J. Twins and triplets: the effect of plurality and growth on neonatal outcome compared with singleton infants. Am J Obstet Gynecol. 2004;191(3):700-707.
44. Stirrup OT, Khalil A, D'Antonio F, Thilaganathan B. Fetal growth reference ranges in twin pregnancy: analysis of the Southwest Thames Obstetric Research Collaborative (STORK) multiple pregnancy cohort. Ultrasound Obstet Gynecol. 2014;45(3):301-307.
45. Weissman A, Matanes E, Drugan A. Accuracy of ultrasound in estimating fetal weight and growth discordancy in triplet pregnancies. J Perinat Med. 2016;44(2):223-227.
46. Harper L, Weis M, Odibo A, et al. Significance of growth discordance in appropriately grown twins. Am J Obstet Gynecol. 2013;208(5):393.e1-393.e5.
47. Khalil A, Khan N, Bowe S, et al. Discordance in fetal biometry and Doppler are independent predictors of the risk of perinatal loss in twin pregnancies. Am J Obstet Gynecol. 2015;213(2):222e1-222e10.
48. Blickstein I, Kalish R. Birthweight discordance in multiple pregnancy. Twin Res. 2003;6(06):526-531.
49. American College of Obstetricians and Gynecologists and Society for Maternal-Fetal Medicine. ACOG Practice Bulletin No. 144: Multifetal gestations: twin, triplet, and higher-order multifetal pregnancies. Obstet Gynecol. 2014;123(5):1118-1132.
50. Morin L, Lim K. Ultrasound in twin pregnancies. J Obstet Gynaecol Can. 2011;33(6):643-656.
51. Emery S, Bahtiyar M, Dashe J, et al. The North American Fetal Therapy Network consensus statement. Obstet Gynecol. 2015;125(5):1236-1243.
52. Society for Maternal-Fetal Medicine, Simpson LL. Twin-twin transfusion syndrome. Am J Obstet Gynecol. 2013;208(1):3-18.
53. Thorson H, Ramaeker D, Emery S. Optimal interval for ultrasound surveillance in monochorionic twin gestations. Obstet Gynecol. 2011;117(1):131-135.
54. Corcoran S, Breathnach F, Burke G, et al. Dichorionic twin ultrasound surveillance: sonography every 4 weeks significantly underperforms sonography every 2 weeks: results of the Prospective Multicenter ESPRiT Study. Am J Obstet Gynecol. 2015;213(4):551e1-551e5.
55. Pessel C, Merriam A, Vani K, et al. Do Doppler studies enhance surveillance of uncomplicated monochorionic diamniotic twins? J Ultrasound Med. 2015;34(4):569-575.
56. DeJesus Allison S, Javitt M, et al. ACR Appropriateness Criteria® Multiple gestations. Ultrasound Q. 2012;28(2):149-155.
57. Sperling L, Kiil C, Larsen LU, et al. Detection of chromosomal abnormalities, congenital abnormalities and transfusion syndrome in twins. Ultrasound Obstet Gynecol. 2007;29(5):517-526.
58. Rustico MA, Baietti MG, Coviello D, et al. Managing twins discordant for fetal anomaly. Prenat Diagn. 2005;25(9):766-771.
59. Chauhan S, Scardo J, Hayes E, et al. Twins: prevalence, problems, and preterm births. Am J Obstet Gynecol. 2010;203(4):305-315.
60. Glinianaia SV, Rankin J, Wright C. Congenital anomalies in twins: a register-based study. Hum Reprod. 2008;23(6):1306-1311.
61. Vink J, Wapner R, D'Alton ME. Prenatal diagnosis in twin gestations. Semin Perinatol. 2012;36(3):169-174.
62. Pettit KE, Merchant M, Machin GA, et al. Congenital heart defects in a large, unselected cohort of monochorionic twins. J Perinatol. 2012;33(6):457-461.
63. Campbell KH, Copel JA, Ozan Bahtiyar M. Congenital heart defects in twin gestations. Minerva Ginecol. 2009;61(3):239-244.
64. Bahtiyar MO, Dulay AT, Weeks BP, et al. Prevalence of congenital heart defects in monochorionic/diamniotic twin gestations: a systematic literature review. J Ultrasound Med. 2007;26(11):1491-1498.
65. American Institute of Ultrasound in Medicine. AIUM practice guideline for the performance of fetal echocardiography. J Ultrasound Med. 2013;32(6):1067-1082.
66. D'Antonio F, Khalil A, Morlando M, Thilaganathan B. Accuracy of predicting fetal loss in twin pregnancies using gestational age-dependent weight discordance cut-offs: analysis of the STORK multiple pregnancy cohort. Fetal Diagn Ther. 2015;38(1):22-28.
67. Ong SSC, Zamora J, Khan KS, Kilby MD. Prognosis for the co-twin following single-twin death: a systematic review. BJOG. 2006;113(9):992-998.
68. Hillman S, Morris R, Kilby M. Co-twin prognosis after single fetal death. Obstet Gynecol. 2011;118(4):928-940.
69. van Klink JM, van Steenis A, Steggerda SJ, et al. Single fetal demise in monochorionic pregnancies: incidence and patterns of cerebral injury. Ultrasound Obstet Gynecol. 2015;45(3):294-300.
70. Nicolini U, Pisoni M, Cela E, Roberts A. Fetal blood sampling immediately before and within 24 hours of death in monochorionic twin pregnancies complicated by single intrauterine death. Am J Obstet Gynecol. 1998;179(3):800-803.
71. Okamura K, Murotsuki J, Tanigawara S, et al. Funipuncture for evaluation of hematologic and coagulation indices in the surviving twin following co--twin's death. Obstet Gynecol. 1994;83(6):975-978.
72. Lewi L, Deprest J, Hecher K. The vascular anastomoses in monochorionic twin pregnancies and their clinical consequences. Am J Obstet Gynecol. 2013;208(1):19-30.
73. Lewi L, Cannie M, Blickstein I, et al. Placental sharing, birthweight discordance, and vascular anastomoses in monochorionic diamniotic twin placentas. Am J Obstet Gynecol. 2007;197(6):587e1-587e8.
74. Denbow M, Cox P, Taylor M, et al. Placental angioarchitecture in monochorionic twin pregnancies: relationship to fetal growth, fetofetal transfusion syndrome, and pregnancy outcome. Am J Obstet Gynecol. 2000;182(2):417-426.
75. Fick A, Feldstein V, Norton M, et al. Unequal placental sharing and birth weight discordance in monochorionic diamniotic twins. Am J Obstet Gynecol. 2006;195(1):178-183.
76. Quintero R, Morales W, Allen M, et al. Staging of twin-twin transfusion syndrome. J Perinatol. 1999;19(8):550-555.
77. Saunders NJ, Snijders RJM, Nicolaides KH. Twin-twin transfusion syndrome during the 2nd trimester is associated with small intertwin hemoglobin differences. Fetal Diagn Ther. 1991;6(1-2):34-36.
78. de Villiers SF, Zhao DP, Cohen D, et al. Correlation between veno-venous anastomoses, TTTS and perinatal mortality in monochorionic twin pregnancies. Placenta. 2015;36(5):603-606.
79. de Villiers SF, Slaghekke F, Middeldorp JM, et al. Arterio-arterial vascular anastomoses in monochorionic placentas with and without twin-twin transfusion syndrome. Placenta. 2012;33(8):652-654.
80. Mosquera C, Miller R, Simpson L. Twin-twin transfusion syndrome. Semin Perinatol. 2012;36(3):182-189.
81. Carver A, Haeri S, Moldenhauer J, et al. Monochorionic diamniotic twin pregnancy: timing and duration of sonographic surveillance for detection of twin-twin transfusion syndrome. J Ultrasound Med. 2011;30(3):297-301.
82. Senat M-V, Deprest J, Boulvain M, et al. Endoscopic laser surgery versus serial amnioreduction for severe twin-to-twin transfusion syndrome. N Engl J Med. 2004;351(2):136-144.
83. Gebb J, Dar P, Rosner M, Evans M. Long-term neurologic outcomes after common fetal interventions. Am J Obstet Gynecol. 2015;212(4). e1-527.e9.
84. Lopriore E, Middeldorp JM, Oepkes D, et al. Twin anemia-polycythemia sequence in two monochorionic twin pairs without oligo-polyhydramnios sequence. Placenta. 2007;28(1):47-51.

85. Lewi L, Jani J, Blickstein I, et al. The outcome of monochorionic diamniotic twin gestations in the era of invasive fetal therapy: a prospective cohort study. Am J Obstet Gynecol. 2008;199(5):514e1-514e8.
86. Robyr R, Lewi L, Salomon L, et al. Prevalence and management of late fetal complications following successful selective laser coagulation of chorionic plate anastomoses in twin-to-twin transfusion syndrome. Am J Obstet Gynecol. 2006;194(3):796-803.
87. Mari G, Deter RL, Carpenter RL, et al. Noninvasive diagnosis by Doppler ultrasonography of fetal anemia due to maternal red-cell alloimmunization. Collaborative Group for Doppler Assessment of the Blood Velocity in Anemic Fetuses. N Engl J Med. 2000;342(1):9-14.
88. Mari G. Middle cerebral artery peak systolic velocity for the diagnosis of fetal anemia: the untold story. Ultrasound Obstet Gynecol. 2005;25(4):323-330.
89. Slaghekke F, Pasman S, Veujoz M, et al. Middle cerebral artery peak systolic velocity to predict fetal hemoglobin levels in twin anemia-polycythemia sequence. Ultrasound Obstet Gynecol. 2015;46(4):432-436.
90. Slaghekke F, Kist WJ, Oepkes D, et al. Twin anemia-polycythemia sequence: diagnostic criteria, classification, perinatal management and outcome. Fetal Diagn Ther. 2010;27(4):181-190.
91. Stritzke A, Thomas S, Somerset D. Placental dichotomy: a hint in twin anemia polycythemia sequence. J Obstet Gynaecol Can. 2014;36(12):1097-1100.
92. Rossi AC, Prefumo F. Perinatal outcomes of twin anemia-polycythemia sequence: a systematic review. J Obstet Gynaecol Can. 2014;36(8):701-707.
93. Moore T, Gale S, Benirschke K. Perinatal outcome of forty-nine pregnancies complicated by acardiac twinning. Am J Obstet Gynecol. 1990;163(3):907-912.
94. Peeters S, Devlieger R, Middeldorp J, et al. Fetal surgery in complicated monoamniotic pregnancies: case series and systematic review of the literature. Prenat Diagn. 2014;34(6):586-591.
95. Tan TYT, Sepulveda W. Acardiac twin: a systematic review of minimally invasive treatment modalities. Ultrasound Obstet Gynecol. 2003;22(4):409-419.
96. Rodeck C, Deans A, Jauniaux E. Thermocoagulation for the early treatment of pregnancy with an acardiac twin. N Engl J Med. 1998;339(18):1293-1295.
97. Rossi AC, Prefumo F. Impact of cord entanglement on perinatal outcome of monoamniotic twins: a systematic review of the literature. Ultrasound Obstet Gynecol. 2013;41(2):131-135.
98. Aurioles-Garibay A, Hernandez-Andrade E, Romero R, et al. Presence of an umbilical artery notch in monochorionic/monoamniotic twins. Fetal Diagn Ther. 2014;36(4):305-311.
99. Baxi L, Walsh C. Monoamniotic twins in contemporary practice: a single-center study of perinatal outcomes. J Matern Fetal Neonatal Med. 2010;23(6):506-510.
100. Hack K, Derks J, Schaap A, et al. Perinatal outcome of monoamniotic twin pregnancies. Obstet Gynecol. 2009;113(2 Pt 1):353-360.
101. Heyborne K, Porreco R, Garite T, et al. Improved perinatal survival of monoamniotic twins with intensive inpatient monitoring. Am J Obstet Gynecol. 2005;192(1):96-101.
102. Van Mieghem T, De Heus R, Lewi L, et al. Prenatal management of monoamniotic twin pregnancies. Obstet Gynecol. 2014;124(3):498-506.
103. Spitz L. Conjoined twins. Prenat Diagn. 2005;25(9):814-819.
104. Spencer R. Anatomic description of conjoined twins: a plea for standardized terminology. J Pediatr Surg. 1996;31(7):941-944.
105. Winkler N, Kennedy A, Byrne J, Woodward P. The imaging spectrum of conjoined twins. Ultrasound Q. 2008;24(4):249-255.
106. Kingston C, McHugh K, Kumaradevan J, et al. Imaging in the preoperative assessment of conjoined twins. Radiographics. 2001;21(5):1187-1208.

CAPÍTULO 33

Face e Pescoço Fetais

Ana P. Lourenco e Judy A. Estroff

RESUMO DOS PONTOS-CHAVE

- Anomalias das orelhas e dos olhos frequentemente acompanham anormalidades do crânio e da face.
- Anormalidades do tamanho e formato da cabeça do feto podem estar associadas a várias síndromes e anomalias cromossômicas.
- Hipoplasia ou inexistência do osso nasal pode ocorrer em fetos com trissomia do 21.
- A fenda labial pode estar associada à fenda palatina, e a descrição detalhada da fenda é importante para aconselhar os pais de forma adequada, prever o desfecho pós-natal e antecipar o tipo de tratamento.
- A fenda palatina isolada raramente é diagnosticada na ultrassonografia pré-natal e frequentemente está associada ao micrognatismo e a várias síndromes.
- O micrognatismo é mais bem avaliado nas projeções sagitais da linha média e pode estar associado a diversas síndromes, podendo causar dificuldades na alimentação e no manejo das vias respiratórias.
- Massas cervicais fetais são incomuns e incluem malformações linfáticas, teratomas, hemangiomas e tireomegalia. A avaliação das vias respiratórias em relação à massa é essencial para o planejamento do parto.

SUMÁRIO DO CAPÍTULO

EMBRIOLOGIA E DESENVOLVIMENTO
Face
Pescoço
ULTRASSONOGRAFIA DA FACE FETAL NORMAL
ANORMALIDADES DA CABEÇA
Tamanho Anormal
Formato Anormal
Craniossinostose
Ossos Intrassuturais
Anormalidades da Testa (Fronte)
Encefaloceles
ANORMALIDADES DA ÓRBITA
Hipotelorismo
Hipertelorismo
Microftalmia e Anoftalmia
Coloboma
Dacriocistocele
Cataratas Congênitas
ANORMALIDADES DA ORELHA
ANORMALIDADES DA REGIÃO MÉDIA DA FACE
Hipoplasia
Ausência do Osso Nasal
Outras Anormalidades Nasais
Fenda Labial e Fenda Palatina
Fenda Labial ou Palatina Unilateral
Fenda Labial ou Palatina Bilateral
Fenda Labial ou Palatina Mediana
Fendas Faciais Incomuns (de Tessier)
Fenda Isolada do Palato Secundário
ANORMALIDADES DA REGIÃO INFERIOR DA FACE
Macroglossia e Massas Orais
Micrognatia e Retrognatia
TUMORES DE TECIDOS MOLES
ANORMALIDADES DO PESCOÇO
Translucência e Espessamento Nucal
Malformação Linfática (Higroma Cístico)
Teratoma Cervical
Tireomegalia e Bócio
CONCLUSÃO
Agradecimentos

Com os avanços técnicos nas imagens em escala de cinza e nas tridimensionais (3D), a avaliação ultrassonográfica da face e do pescoço fetais tem se tornado rotina no exame anatômico fetal no segundo trimestre.[1] Além disso, um número crescente de anomalias se tornou detectável no primeiro trimestre. As anormalidades da face fetal são particularmente importantes, visto que podem ser os indicadores para síndromes e anomalias cromossômicas. Este capítulo revisa a embriologia e o desenvolvimento normal da face e do pescoço fetais, além de descrever as anomalias que podem ser detectadas ultrassonograficamente.

EMBRIOLOGIA E DESENVOLVIMENTO

Face

O desenvolvimento da face fetal se inicia, aproximadamente, na quarta semana de gestação e progride rapidamente, com a conclusão dos eventos principais até a oitava semana de gestação (Fig. 33.1). Nesse complexo processo, o ectoderma, o mesoderma, o endoderma e as células da crista neural interagem para desenvolver as clássicas características faciais humanas. O ectoderma circunda o **estomodeu** (boca primitiva). Os pares de arcos faríngeos, ou **arcos branquiais**,

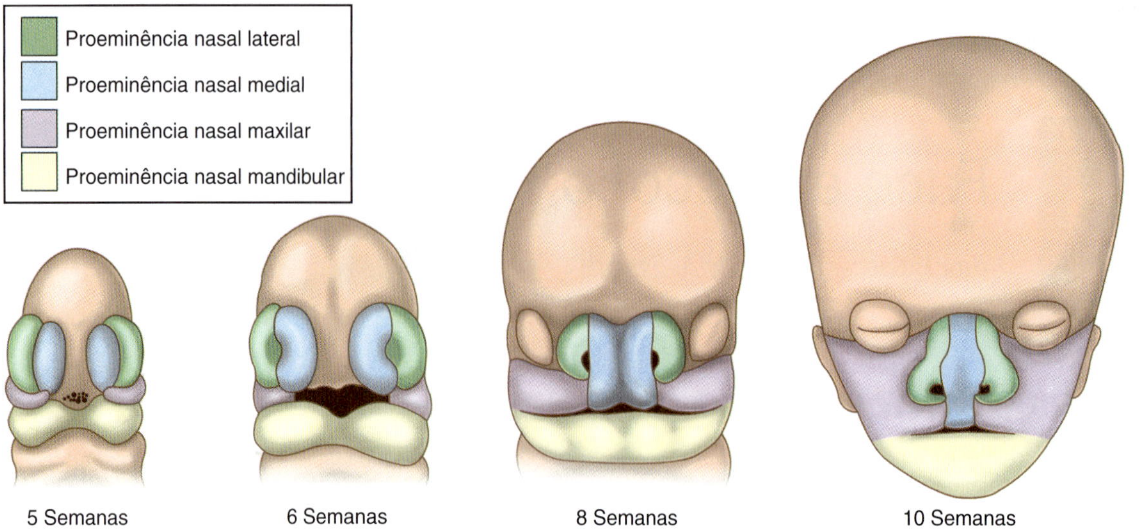

FIG. 33.1 Embriologia da face fetal entre a 5ª e a 10ª semanas gestacionais. (Cortesia de Andrew S. Phelps, MD.)

compostos pelo mesênquima centralmente e ectoderma no revestimento externo e endoderma no revestimento interno, progridem para se fundir na linha média. As **células da crista neural** originarão os tecidos conjuntivos da face (tecido cartilagíneo, tecido ósseo e ligamentos).

Cinco brotamentos teciduais principais (chamados de **proeminências**) se formam na face fetal. A proeminência (ou eminência) **frontonasal** forma a testa, o dorso e o ápice do nariz; as proeminências **nasais laterais** formam as asas do nariz; as proeminências **nasais mediais** formam o septo nasal; as proeminências (ou processos) **maxilares** formam a parte superior das bochechas e a maior parte do lábio superior; as proeminências (ou processos) **mandibulares** formam a parte inferior das bochechas, lábio inferior e queixo. Os processos maxilares e mandibulares são derivados do primeiro arco branquial. Os demais arcos branquiais seguem para formar a orofaringe.

Durante a quarta semana de gestação, a proeminência frontal se forma na extremidade cefálica do embrião. Os dois **placódios** nasais são encontrados na proeminência frontonasal e os discos ópticos, posterolateralmente. No estomodeu, a membrana bucofaríngea se torna fenestrada.

Na quinta semana acontece o desenvolvimento das fossetas nasais nos placódios nasais e a diferenciação das proeminências nasais mediais e laterais. As vesículas da lente se invaginam para os discos ópticos, e a extremidade caudal das proeminências nasais mediais começa a se fundir com as proeminências maxilares.

Durante a sexta semana, seis **tubérculos auriculares** (projeções mesenquimais) se formam e se tornarão as orelhas externas. Fossetas auriculares podem se originar quando não ocorre a fusão completa desses nódulos. As proeminências nasais mediais e laterais se fundem, e as proeminências maxilares começam a formar o maxilar superior. O septo nasal se forma à medida que as proeminências nasais mediais se unem na linha média. As bordas das fendas ópticas se fundem, e os vasos hialoides estão presentes no centro do pedículo óptico. Esses vasos finalmente formarão a artéria e a veia retinianas

Na sétima semana, a ponta do nariz fica visível de perfil, e as orelhas externas estão formadas. O eixo central do nariz e o filtro do lábio são formados à medida que a fusão das proeminências nasais mediais termina. As pálpebras se tornam proeminentes.[2-5] Até o final da oitava semana, o olho em desenvolvimento apresenta até 2 mm de diâmetro.[6]

Pescoço

O desenvolvimento do pescoço fetal é similarmente complexo, com substanciais eventos embriológicos que contribuem para o desenvolvimento dos sistemas vascular, neurológico, musculoesquelético, linfático e endócrino. O sulco laringotraqueal se forma durante a quarta semana de gestação ao longo do assoalho da boca primitiva. Após a evaginação desse sulco, forma-se o divertículo laringotraqueal. A extremidade distal forma o brotamento pulmonar. O endoderma desse divertículo forma o epitélio da laringe e da traqueia. O epitélio da laringe prolifera e oclui temporariamente seu lúmen. A recanalização ocorre até a 10ª semana de gestação, com formação do ventrículo laríngeo, das pregas vocais e das pregas vestibulares. O quarto e o sexto arcos faríngeos formam as cartilagens e os músculos circunjacentes.[2-4]

Entre a quarta e a sexta semanas de gestação, os sacos linfáticos jugulares direito e esquerdo se desenvolvem como divertículos das veias subclávias. Os capilares linfáticos permeiam o corpo e drenam para esses sacos. Considera-se que conexões anormais entre os sacos linfáticos e o sistema venoso contribuam para malformações linfáticas e para a translucência nucal (TN) espessada no primeiro trimestre, e para prega nucal espessada no segundo trimestre.[7]

ULTRASSONOGRAFIA DA FACE FETAL NORMAL

A avaliação ultrassonográfica da face fetal é parte do exame anatômico de rotina na fase intermediária da gestação, mas são poucas as necessidades, de fato. De acordo com as diretrizes do American Institute of Ultrasound in Medicine de 2013, apenas a visualização do lábio superior fetal é obrigatória durante a inspeção anatômica.[1] Embora não requisitadas, é possível obter excelentes imagens multiplanares bidimensionais (2D), 3D e quadridimensionais (4D) da face fetal com equipamentos de última geração.[8] Vistas em

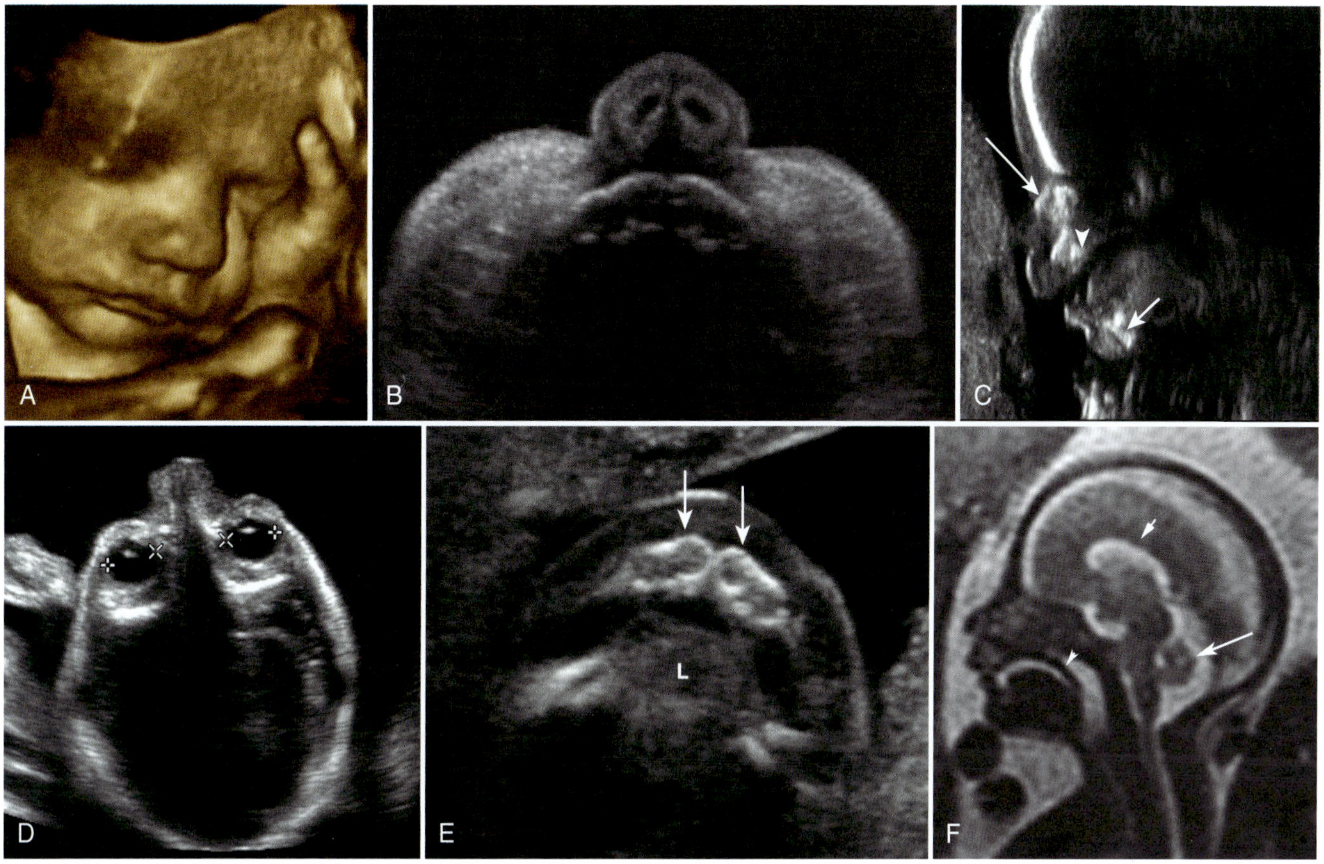

FIG. 33.2 Face fetal normal. (A) Ultrassonografia tridimensional (3D) de um feto normal de 30 semanas. **(B)** Nariz e lábios. Ultrassonografia coronal das narinas normais e dentes superiores de um feto diferente com 33 semanas de gestação. **(C)** O perfil da face de um feto de 17 semanas mostra o osso nasal normal (*seta longa*), maxila (*ponta de seta*) e mandíbula (*seta curta*). **(D)** Órbitas normais na vista axial (*cursores*: +, distância orbital externa; x, distância orbital interna). **(E)** Maxila normal. Vista axial da parte anterior da maxila em um feto de 17 semanas mostra a língua (*L*) e os germes dentários nos alvéolos (*setas*). **(F)** RM sagital, ponderada em T2, da face fetal normal na 27ª semana gestacional mostra estruturas normais da linha média, como corpo caloso (*seta curta*), verme cerebelar (*seta longa*) e palato secundário (*ponta de seta*).

perfil e em 3D[9] são úteis, particularmente quando uma verdadeira vista coronal não pode ser obtida em decorrência da posição fetal. Volumes sagitais em 3D da face fetal podem ser obtidos frequentemente nessas situações, e a imagem pode ser girada para mostrar claramente o lábio superior e o palato. Vistas coronais (Fig. 33.2B) e axiais do nariz e dos lábios fetais são obrigatórias no rastreamento de fenda labial fetal.

A vista em **perfil** facial sagital é adquirida sempre que possível e deve demonstrar a existência e a configuração normal do osso nasal, dos lábios, do mento e da testa (Fig. 33.2C). Volumes tridimensionais[10-13] podem frequentemente ser obtidos e são úteis para a caracterização de anormalidades. Vistas axiais das órbitas podem ser obtidas para verificar a existência dos globos oculares, se apresentam tamanho normal e se a separação deles é normal (Fig. 33.2D). As imagens axiais da maxila e da crista alveolar podem ser obtidas para determinar se há fenda no palato primário (Fig. 33.2E). O palato separa a cavidade nasal da cavidade oral. O **palato secundário** é difícil de visualizar à ultrassonografia 2D, mas pode ser avaliado com vistas especiais na US 3D.[14-16] O palato secundário é facilmente visualizado nas vistas coronal e mediosagital da RM (ver Fig. 33.2F).

Imagens do **pescoço fetal** são obtidas em planos sagital, axial e coronal para avaliar a coluna cervical, as vias respiratórias e a presença de massas (Fig. 33.3). O pescoço deve também ser avaliado com relação a posicionamentos anormais, como hiperextensão, que pode ocorrer quando existem massas cervicais anteriores, tais como tireoide de tamanho aumentado ou teratoma cervical. O espessamento da prega nucal deve ser avaliado no exame do segundo trimestre e é medido no plano bregmático suboccipital, no qual parâmetros inportantes incluem a cavidade do septo pelúcido, os pedúnculos cerebrais, os hemisférios cerebelares e a cisterna magna.

ANORMALIDADES DA CABEÇA

Tamanho Anormal

A cabeça fetal costuma apresentar configuração oval e, nesse caso, medições do diâmetro biparietal (DBP) e a circunferência da cabeça fornecerão estimativas similares da idade gestacional. Se medições ultrassonográficas da cabeça estiverem em três desvios padrões (DP) abaixo da média, microcefalia é diagnosticada.[17] Se as medições forem maiores que três DP acima da média, sugere-se macrocefalia.[5] As anormalidades do tamanho da cabeça são importantes. A **microcefalia** pode estar associada a anormalidades do desenvolvimento do encéfalo e frequentemente resulta em

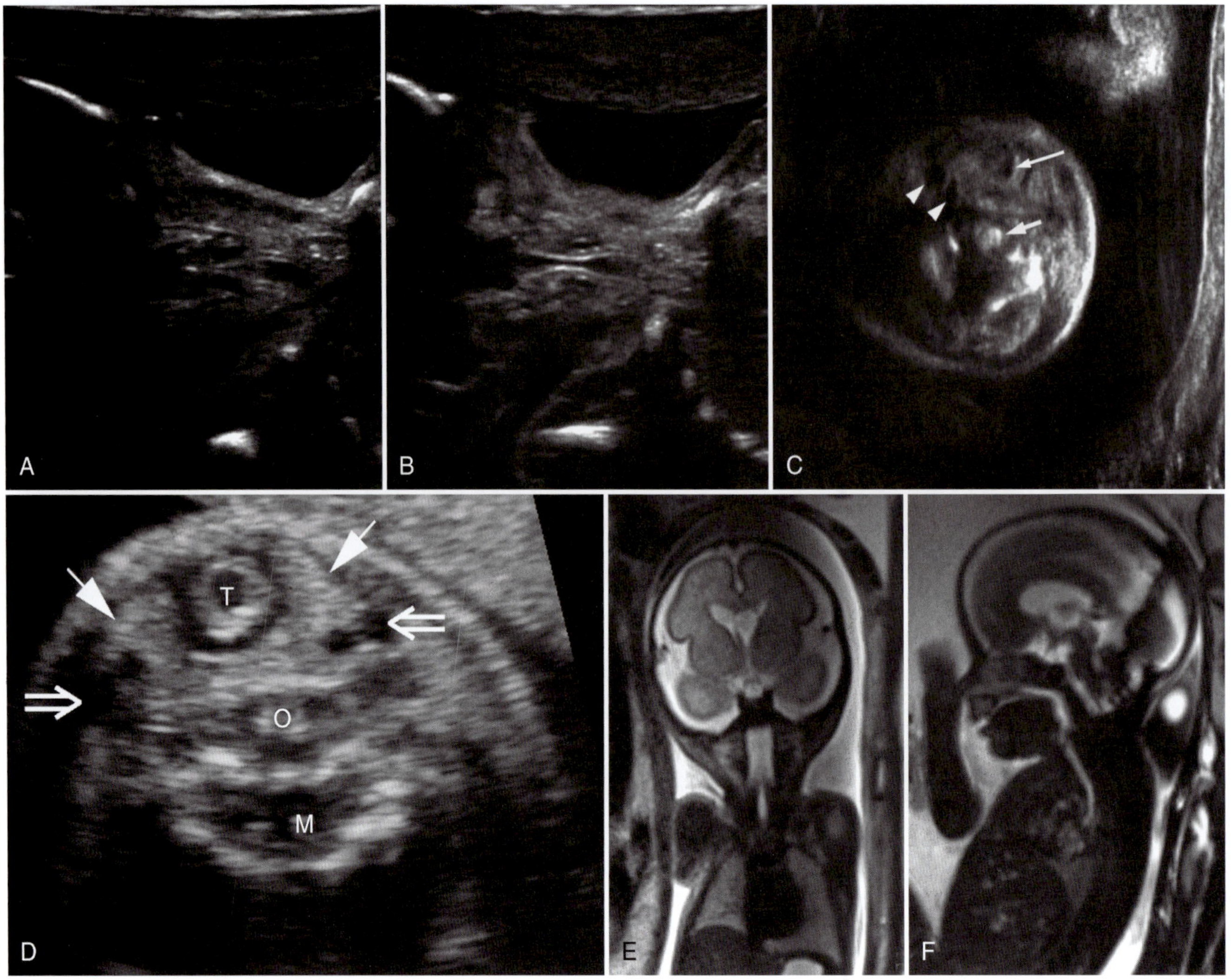

FIG. 33.3 Pescoço normal. (A) Ultrassonografia coronal de feto com 21 semanas mostrando seios piriformes, glote fechada e traqueia subglótica. **(B)** Vista coronal mostrando glote aberta. **(C)** Vista axial do pescoço mostrando vasos carotídeos e jugulares (*pontas de setas*), traqueia (*seta longa*) e corpo vertebral (*seta curta*). **(D)** A vista axial do pescoço mostra a tireoide (*setas*). As artérias carótidas medialmente e as veias jugulares lateralmente (*setas abertas*) localizam-se posteriores à tireoide. A traqueia (*T*) está na linha média e atrás dela um corpo vertebral com pequeno centro de ossificação central (*O*). A medula espinal (*M*) está no arco vertebral. **(E)** e **(F)** Vistas coronal **(E)** e sagital **(F)** de RM da glote normal, cordas vocais e traqueia subglótica em um feto diferente com 27 semanas.

prognóstico neurológico ruim. A **macrocefalia** pode ter causa benigna, tal como história familiar de macrocrania, ou causas patológicas, como desenvolvimento anormal do encéfalo, lesões prévias ou, raramente, lesão expansiva. Se a cabeça fetal for grande o suficiente, uma desproporção cefalopélvica pode ocorrer no parto, comprometendo o trabalho de parto e exigindo a realização de cesariana.

Formato Anormal

O formato anormal da cabeça é variável. O crânio anormalmente longo e estreito (oblongo) é descrito como **dolicocefalia** e é mais usual nos fetos em apresentação pélvica e no contexto de oligoidrâmnio. Uma cabeça anormalmente arredondada é denominada **braquicefalia**, que pode ser causada pela fusão prematura das suturas coronais. **Crânio em formato de limão**, com indentação dos ossos frontais, muitas vezes é observado em associação com defeitos do tubo neural aberto e na malformação de Chiari II do rombencéfalo, mas também pode ser visto em fetos normais[18,19] (Fig. 33.4). **Crânio em formato de morango**, que se apresenta como um achatamento do occipício e estreitamento da porção bifrontal do crânio, pode ser observado associado à trissomia do 18.[20] Crânio **em formato de trevo** é encontrado em alguns anões, especialmente na **displasia tanatofórica**, e em alguns fetos com craniossinostose.

Craniossinostose

Craniossinostose descreve um grupo heterogêneo de doenças, no qual existe fusão prematura de uma ou várias das suturas do crânio. Embora o formato anormal da cabeça possa ser diagnosticado *in utero*, geralmente o diagnóstico não se torna evidente até após o nascimento. Ele ocorre em cerca de 1 em 2.500 nascimentos. Pesquisas recentes sugerem que a fisiopatologia da craniossinostose está relacionada à sinalização molecular anormal por fatores de crescimento de fibroblastos,[21-23] o que leva ao fechamento prematuro

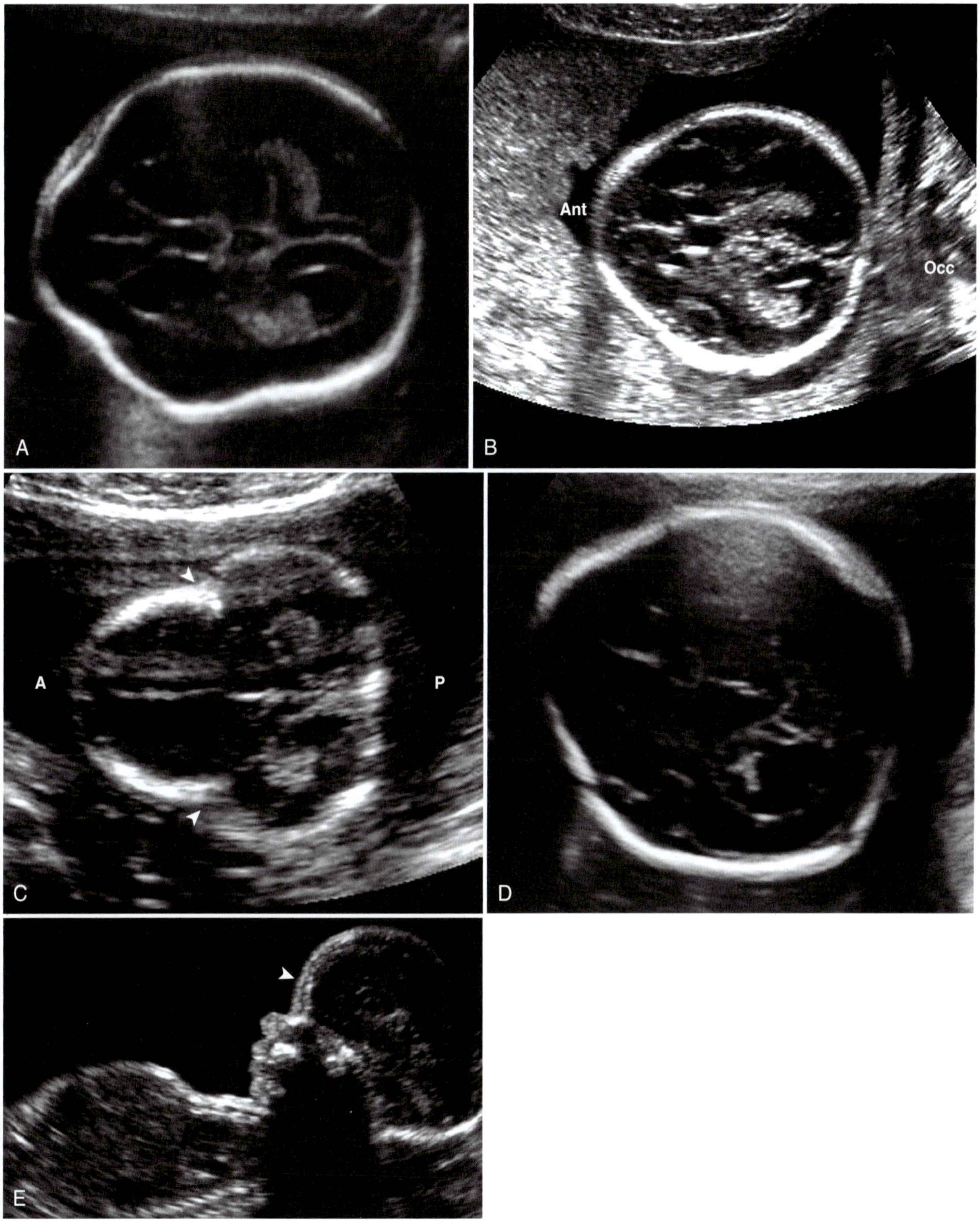

FIG. 33.4 Diversos formatos anormais da cabeça. (A) Crânio em formato de limão associado a defeito do tubo neural. Ultrassonografia axial mostra deformidade côncava do osso frontal e ventriculomegalia na 23ª semana de gestação. **(B) Braquicefalia e formato de morango** (apontando anteriormente, achatamento do occipício) no feto de 20 semanas com trissomia do cromossomo 18. O índice cefálico é de 96% (normal, 80%). *Ant*, testa; *Occ*, occipício. **(C) Craniossinostose com crânio de trevo.** Observe o formato trilobado com craniossinostose coronal (*pontas de setas*) e de outras suturas, exceto a escamosa neste feto com **displasia tanatofórica**. *A*, anterior; *P*, posterior. **(D) Craniossinostose metópica.** Ultrassonografia axial de um feto de 27 semanas com um crânio anterior pontiagudo secundário à sinostose metópica. **(E) Bossa frontal** (*ponta de seta*) em um feto com hipocondroplasia. Observe também um "nariz em sela", com o osso nasal encontrando o osso frontal em um ângulo anormal de 90 graus. Um pequeno tórax e abdome protuberante são observados. (**B** e **C**, cortesia de Ants Toi, MD.)

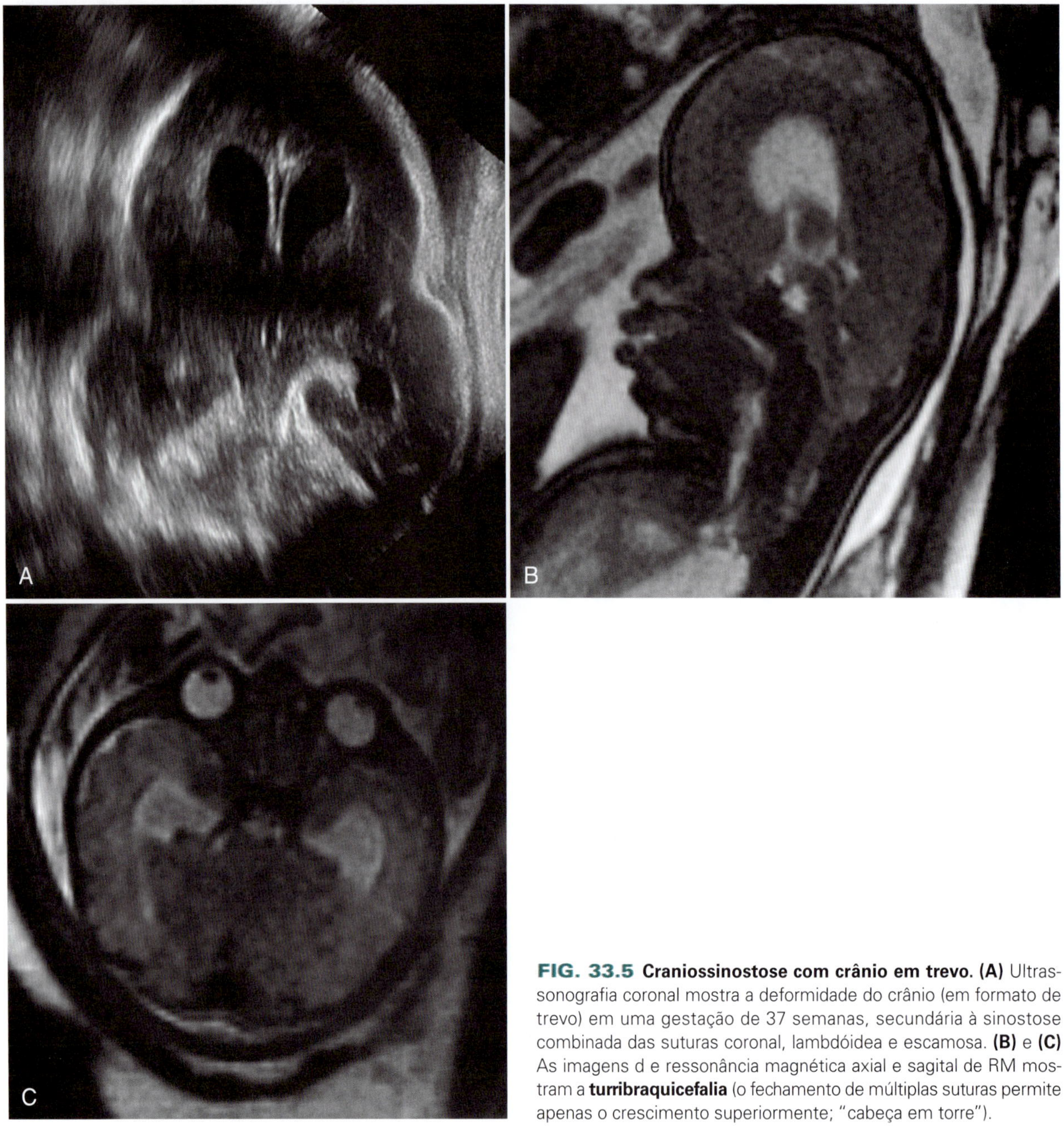

FIG. 33.5 Craniossinostose com crânio em trevo. (A) Ultrassonografia coronal mostra a deformidade do crânio (em formato de trevo) em uma gestação de 37 semanas, secundária à sinostose combinada das suturas coronal, lambdóidea e escamosa. **(B)** e **(C)** As imagens d e ressonância magnética axial e sagital de RM mostram a **turribraquicefalia** (o fechamento de múltiplas suturas permite apenas o crescimento superiormente; "cabeça em torre").

das suturas cranianas (Fig. 33.5). Aproximadamente 85% dos casos são isolados e cerca de 15% são sindrômicos. A craniossinostose está associada a múltiplas síndromes, incluindo as **síndromes de Apert, Crouzon, Pfeiffer, Antley-Bixler, Beare-Stevenson, Fetter** e **Carpenter**, bem como **displasia tanatofórica**. Os formatos anormais da cabeça resultantes da craniossinostose podem causar anormalidades faciais, incluindo **hipertelorismo, hipotelorismo, exorbitismo** e **hipoplasia da região intermediária da face**. A dolicocefalia (**cabeça oblonga**) é a craniossinostose mais comum e resulta da fusão prematura da sutura sagital. Cabeças assimétricas são denominadas **plagiocefálicas**.[24]

Quando a posição fetal é favorável, as suturas podem ser localizadas pela ultrassonografia e sua perviedade pode ser avaliada com transdutores lineares de alta frequência.

Classificação das Deformidades Cranianas com Base nas Suturas Envolvidas

- Dolicocefalia/escafocefalia: sutura sagital; sinostose mais comum
- Plagiocefalia anterior: uma sutura coronal
- Plagiocefalia posterior: uma sutura lambdóidea
- Braquicefalia: sutura coronal bilateral; segunda sinostose mais comum
- Trigonocefalia: sutura metópica
- Oxicefalia/turricefalia: todas as suturas do crânio e as suturas na base do crânio
- Crânio em trevo: todas as suturas, exceto a sutura escamosa

O diagnóstico pré-natal pode ser difícil; os fetos podem parecer normais no segundo trimestre, mas apresentam alterações na gestação mais tarde, quando a modelagem fisiológica normal pode ser um fator de confusão. Em casos de risco, as alterações do formato da cabeça podem ser vistas já com 12 semanas. As suturas fundidas podem ser detectadas como ausência do espaço sonolucenteque é observado normalmente entre os ossos do crânio. O desaparecimento do aspecto hipoecoico das suturas ocorre 4 a 16 semanas após as alterações de formato. Reconstruções multiplanares tridimensionais e técnicas de superfície renderizada são úteis. Anomalias associadas possibilitam a diferenciação entre os tipos.[25-27]

Condições adicionais podem surgir da deformidade craniana, incluindo hipertensão intracraniana, apneia obstrutiva, proptose, perda visual, má oclusão dentária e comprometimento intelectual. Distúrbios do aprendizado foram observados em 47% das crianças em idade escolar.[26]

Fetos suspeitos de apresentar craniossinostose no período pré--natal devem ser submetidos à detalhada ultrassonografia neurológica e anatômica. A RM pode ser útil. Na vida pós-natal, a tomografia computadorizada (TC) com renderização de superfície ajuda a confirmar o diagnóstico e é necessária para o planejamento do tratamento cirúrgico. A história familiar e a análise molecular para mutações em *FGFR* e *TWIST* podem ajudar. O aconselhamento multidisciplinar, incluindo especialistas em malformações craniofaciais e em neurocirurgia, é importante, visto que a terapia pode envolver capacetes de modelagem e cirurgia.[26,28,29]

Ossos Intrassuturais

Os ossos intrassuturais (vormianos) são ossículos localizados nas suturas ou fontículos e podem estar associados a múltiplas doenças, tais como **picnodisostose, osteogênese imperfeita, displasia cleidocraniana, hipotireoidismo** e **trissomia do 21.** Vistas tridimensionais são particularmente úteis na avaliação desses ossos supranumerários (Fig. 33.6)

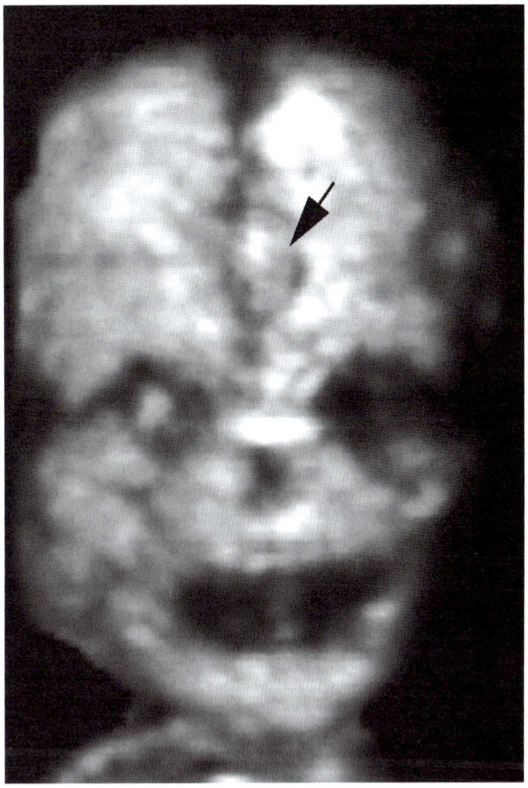

FIG. 33.6 Osso intrassutural. Um centro de ossificação extra (*seta*) é identificado entre os ossos frontais de um feto com trissomia do 18.

Diagnóstico Diferencial dos Ossos Intrassuturais

Displasia cleidocraniana
Hipotireoidismo congênito
Hipofosfatasia
Osteogênese imperfeita
Trissomia do 21
Síndrome de Menkes
Progeria
Picnodisostose

Diagnóstico Diferencial da Bossa Frontal

Acondroplasia
Acromegalia
Nevo basocelular
Disostose cleidocraniana
Sífilis congênita
Síndrome de Crouzon
Trimetadiona fetal
Síndrome de Pfeiffer
Síndrome de Russell-Silver
Displasia tanatofórica

Anormalidades da Testa (Fronte)

A testa é mais bem avaliada na vista de perfil sagital, na qual o ângulo entre os ossos frontal e nasal podem ser avaliados. A **bossa frontal** é a proeminência anormal dos ossos frontais, considerada um achado raro na ultrassonografia fetal. Entretanto, tem sido relatada em diversas displasias e síndromes ósseas, incluindo acondroplasia e displasia tanatofórica, e em síndromes com craniossinostose associada.

A **síndrome de Wolf-Hirschhorn (4p$^-$)** apresenta testa alta com glabela proeminente, a "fácies do guerreiro grego" (Fig. 33.7). A testa também pode ser anormalmente alta e de conformação alterada em casos de **microcefalia** e **encefalocele**, nas quais o prosencéfalo está subdesenvolvido (Fig. 33.8).

Encefaloceles

Encefalocele ou **cefalocele** é uma protrusão anormal do encéfalo e/ou das meninges através de um defeito no crânio, considerada como tipo de **disrafismo espinal**. Nos Estados Unidos e na Europa Ocidental, o occipício é a localização mais comum das encefaloceles. Encefaloceles frontoetmoidais são mais frequentemente encontradas no Sudeste Asiático. Muitas encefaloceles são diagnosticadas na ultrassonografia fetal, na qual se apresentam como defeitos da calota craniana, com herniação do tecido encefálico ou das meninges. A RM fetal é excelente para a avaliação dos conteúdos da encefalocele e do aspecto do parênquima encefálico. Encefaloceles frontais podem

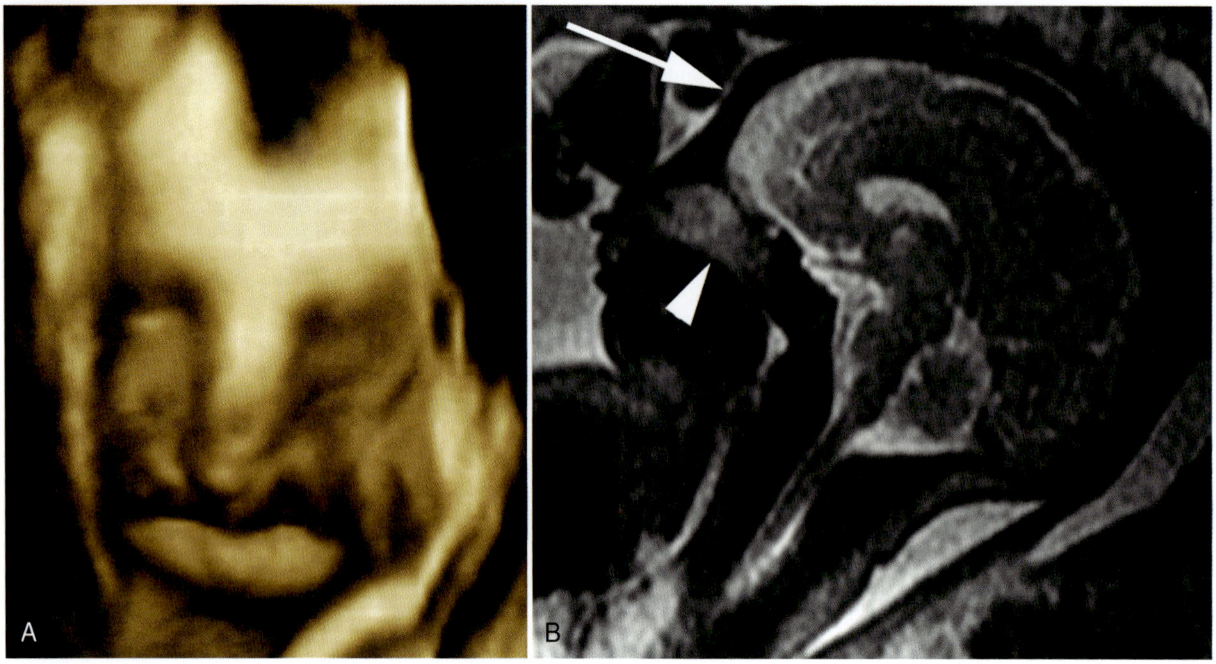

FIG. 33.7 Testa alta com glabela proeminente em feto com síndrome de Wolf-Hirschhorn e fenda palatina. Imagens **(A)** coronal 3D e **(B)** sagital de RM mostram ponte nasal alargada e achatada e testa na 34ª semana de gestação, a chamada fácies em "capacete de guerreiro grego". Observe a testa alta com glabela proeminente (*seta* em **[B]**) e a ausência do palato secundário (*ponta de seta* em **[B]** mostrando a nasofaringe se comunicando com a orofaringe.

se apresentar durante a avaliação ultrassonográfica da face fetal e são com frequência associadas a hipertelorismo e a fendas faciais na linha média[30] (Cap. 34).

ANORMALIDADES DA ÓRBITA

A avaliação ultrassonográfica das órbitas fetais é realizada idealmente por meio das projeções axiais ou coronais, em que se pode confirmar a presença de ambas as órbitas, avaliar tamanhos, formatos e distância entre elas. O corte sagital pode ajudar a avaliar o deslocamento anterior anormal dos globos oculares (**proptose** ou **exorbitismo**). As órbitas devem apresentar tamanho simétrico e as distâncias interorbitais externa e interna devem estar dentro de uma variação normal. Nomogramas detalhados estão disponíveis para referências[31,32] (Tabela 33.1).

Hipotelorismo

O hipotelorismo é definido como distância anormalmente pequena entre as órbitas, associado com frequência a outras anomalias[33,34] (Fig. 33.9). A **holoprosencefalia** (Fig. 33.10) pode estar associada à ciclopia (olho único na linha média, com desenvolvimento aberrante do nariz, com ou sem probóscide [Fig. 33.11]), **etmocefalia** (hipotelorismo com comprometimento do desenvolvimento do nariz e probóscide) ou **cebocefalia** (hipotelorismo e nariz pouco desenvolvido com narina única).

Hipertelorismo

O hipertelorismo é definido como olhos muito afastados (Figs. 33.12 e 33.13). Tendo em vista o desenvolvimento embriológico dos olhos e sua migração da posição lateral para a linha média, o hipertelorismo pode resultar de anormalidades que interferem nessa migração. Grandes órbitas podem resultar em medidas orbitais anormais; a Tabela 33.1 fornece o diâmetro normal dos globos oculares.[35]

Condições Associadas ao Hipotelorismo

- Anormalidades do encéfalo
  - Holoprosencefalia
  - Microcefalia
- Anormalidades cromossômicas
  - Trissomias do 13, do 18 e do 21
  - Deleção do cromossoma 5p
- Anormalidades do formato da cabeça
  - Trigonocefalia
- Síndromes
  - Síndrome de Langer-Giedion
  - Displasia oculodentodigital
  - Disostose maxilar nasal (síndrome de Binder)
  - Distrofia miotônica
  - Síndrome de Meckel-Gruber
  - Síndrome de Williams

Microftalmia e Anoftalmia

Órbitas anormalmente pequenas (microftalmia) ou ausentes (anoftalmia) são raramente diagnosticadas à ultrassonografia fetal, porém, quando detectadas, estão frequentemente associadas a anormalidades cromossômicas ou a síndromes[36,37] (Fig. 33.14). A análise do cariótipo fetal deve ser considerada, e uma busca cuidadosa por anormalidades fetais adicionais precisa ser realizada.

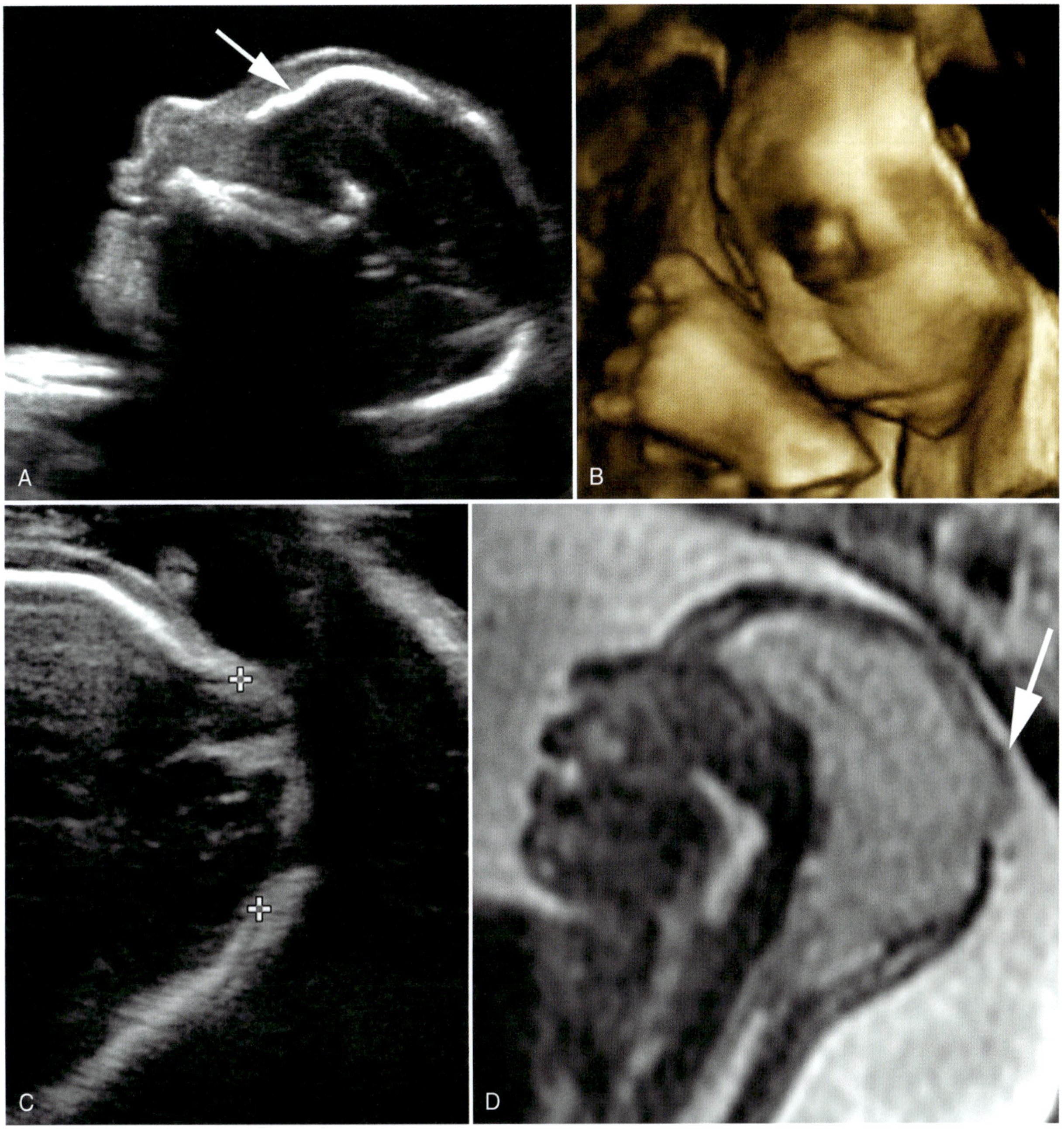

FIG. 33.8 Testa anormalmente alta com glabela proeminente em feto com encefalocele posterior. (A) e **(B)** Perfis ultrassonográficos 2D e 3D de feto de 28 semanas com microcefalia e pequena encefalocele posterior. A testa anormalmente alta (*seta*) é causada por ausência do desenvolvimento do prosencéfalo. **(C)** US axial mostra defeito occipital alto (*cursores*), através do qual há protrusão de pequeno volume de encéfalo displásico. **(D)** RM sagital mostra microcefalia e defeito occipital alto no crânio (*seta*).

Condições Associadas ao Hipertelorismo

- Anormalidades cromossômicas
  - Trissomia do 9p
  - 45,X0
- Doenças de genes isolados
  - Síndrome de Apert
  - Síndrome de Crouzon
  - Síndrome de Noonan
- Anormalidades do desenvolvimento
  - Craniossinostose
  - Encefalocele anterior
  - Fenda facial mediana
  - Megalencefalia
  - Agenesia do corpo caloso
  - Teratoma orbital
  - Fenda labial
- Teratógenos
  - Fenitoína
  - Valproato

TABELA 33.1 Diâmetros Normais das Órbitas no Feto

Idade gestacional (semanas)	DIÂMETROS INTERNOS (mm)			DIÂMETROS EXTERNOS (mm)		
	5° percentil	50° percentil	95° percentil	5° percentil	50° percentil	95° percentil
13	4	7	10	12	16	20
14	5	8	11	14	18	22
15	5	8	11	17	21	25
16	6	9	12	19	23	27
16	6	9	12	19	23	27
17	7	10	13	21	25	29
18	8	11	14	24	27	31
19	8	11	14	26	30	34
20	9	12	15	28	32	36
21	10	13	16	30	34	38
22	10	13	16	32	36	40
23	11	14	17	33	37	41
24	12	14	17	35	39	43
25	12	15	18	37	41	45
26	13	16	19	39	43	47
27	13	16	19	40	44	48
28	14	17	20	42	46	50
29	14	17	20	43	47	51
30	15	18	21	45	49	52
31	15	18	21	46	50	54
32	16	19	22	47	51	55
33	17	20	23	48	52	56
34	17	20	23	49	53	57
35	18	21	24	50	54	58

Tabela gerada a partir de dados brutos usando dois modelos de regressão quadráticas separados:
Diâmetro Externo = −2,17 + 3,36 (Idade) – 0,03 ($Idade^2$)
$R^2 = 0,96$, $p < 0,001$
Diâmetro Interno = −4,14 + 0,94 (Idade) – 0,007 ($Idade^2$)
$R^2 = 0,84$; $p < 0,001$
Com permissão de Trout T, Budorick NE, Pretorius DH, McGahan JP. Significance of orbital measurements in the fetus. J Ultrasound Med. 1994;13(12):937-943.[32]

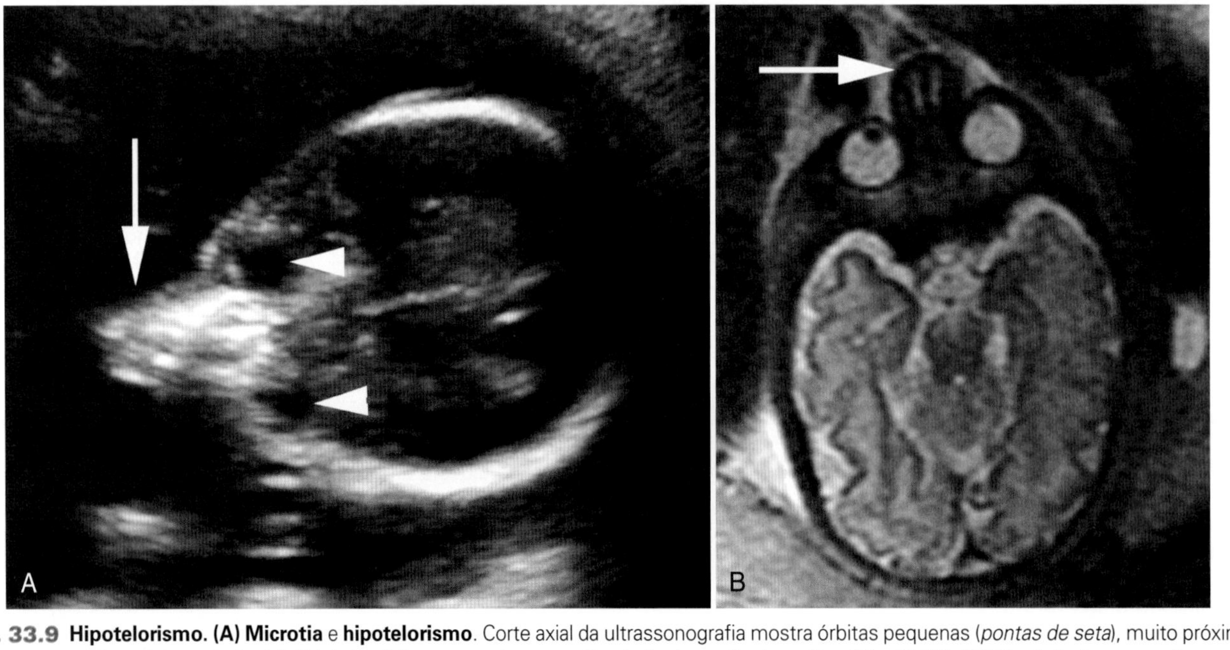

FIG. 33.9 Hipotelorismo. (A) Microtia e **hipotelorismo**. Corte axial da ultrassonografia mostra órbitas pequenas (*pontas de seta*), muito próximas na face, e a maxila protuberante (*seta*). O feto também apresentava agnatia e baixa inserção de orelhas (Fig. 33.29). **(B) Hipotelorismo** e nariz anormal (*seta*) em feto de 35 semanas de gestação. A imagem axial da RM axial de um feto de 35 semanas mostra a distância intraorbital relativamente pequena e nariz anormal. O feto se encontrava em posição pronada, com o vértice para baixo, e a face não pôde ser visualizada na ultrassonografia fetal antes da ressonância magnética. Esse feto foi diagnosticado no período pós-natal com uma fenda complexa de Tessier.

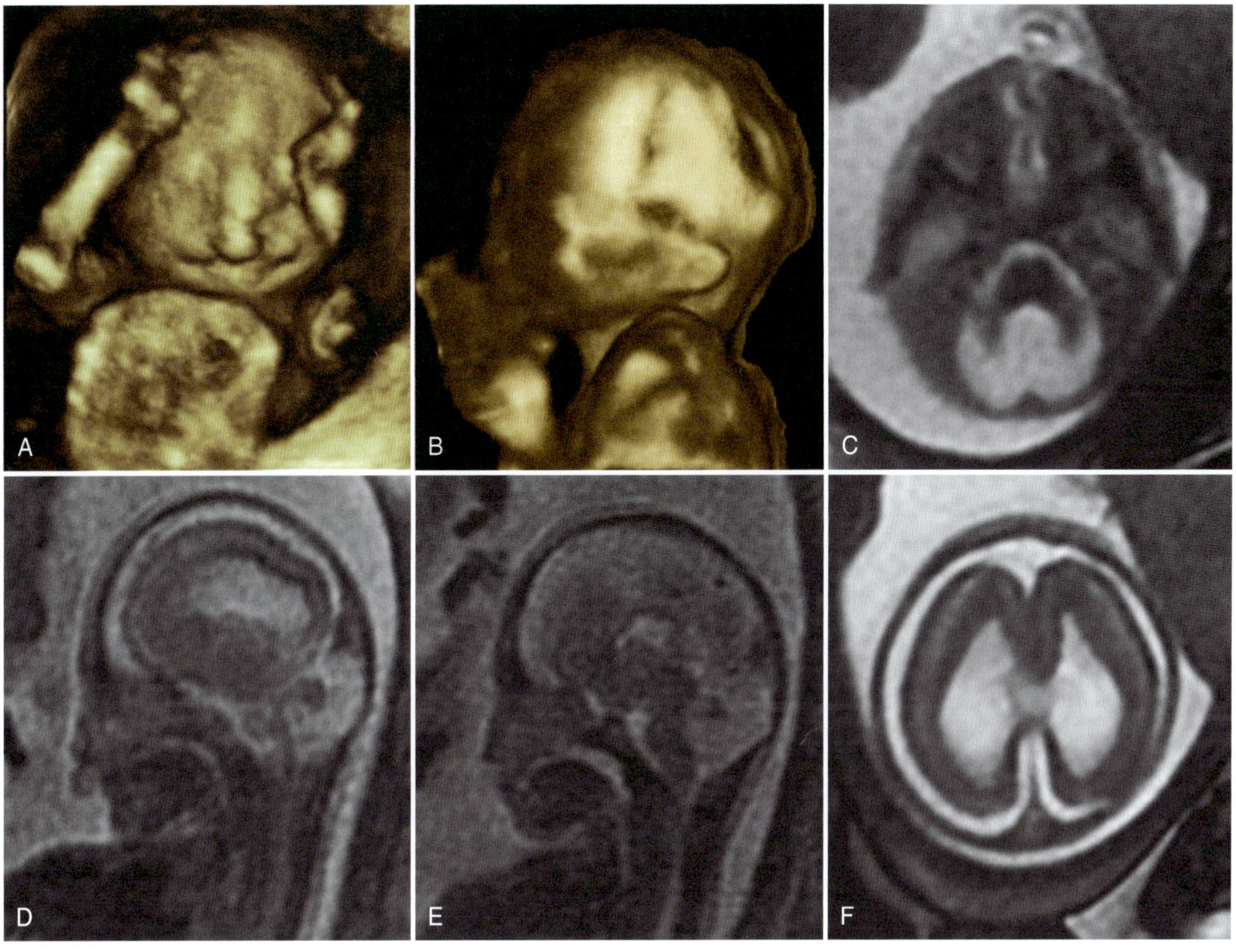

FIG. 33.10 Holoprosencefalia. Feto de 19 semanas com trissomia do 13 incluindo múltiplas anomalias. **(A)** Fenda labial e palatina bilateral. **(B)** Orelhas de implantação baixa. **(C)** e **(D)** Probóscide e hipoplasia inferior do verme do cerebelo. **(E)** e **(F)** Holoprosencefalia semilobar.

Coloboma

O coloboma resulta de fechamento incompleto da fenda óptica e, em geral, afeta a **íris** inferiormente[6] (Fig. 33.15). No entanto, pode afetar qualquer estrutura, desde a pálpebra até o nervo óptico ou retina. A visão pode ou não estar afetada, dependendo das estruturas comprometidas e da gravidade da anormalidade. O diagnóstico *in utero* depende da visualização de abaulamento focal na face posterior do globo ocular. Quando os ossos causam artefatos nessa região e a avaliação é crucial, ultrassonografia 3D[34] ou RM[39] pode ser útil. O coloboma é um raro diagnóstico (0,2 em 1.000)[40] e pode estar associado a outras anomalias e síndromes, como a **síndrome CHARGE** (*c*oloboma, defeitos cardíacos [*heart defects*], *a*tresia dos cóanos, *r*estrição do crescimento e do desenvolvimento, e anomalias *g*enitais e da orelha [*ear*]).

Dacriocistocele

As dacriocistoceles resultam da obstrução dos ductos **nasolacrimais** (Fig. 33.16). Elas se apresentam como massas císticas que podem conter ecos internos de baixo nível, localizados em posição inferomedial à órbita, na localização esperada do ducto nasolacrimal. De modo geral, não existe efeito expansivo sobre o globo ocular, e não há aumento do fluxo vascular dentro ou ao redor dessas massas. O diagnóstico costuma ser feito após 30 semanas de gestação; os ductos nasolacrimais não completam a canalização até o terceiro trimestre.[41] A aparência e a localização características das dacriocistoceles devem permitir a diferenciação de outras massas faciais, como **teratomas** (frequentemente sólidos, ou mistos de porções sólida e cística, podendo conter calcificações) ou **hemangiomas** (aparência ultrassonográfica sólida, ecogênica, com fluxo vascular aumentado). A história natural das dacriocistoceles é variável, com algumas desaparecendo *in utero*, ou na vida pós-natal com medidas conservadoras, tais como massagens e aplicação de compressas quentes, e outras que necessitam de sondagem ou intervenção cirúrgica após o nascimento.[42]

Cataratas Congênitas

Cataratas congênitas podem ser diagnosticadas à ultrassonografia pré-natal, que mostrará massa ecogênica arredondada na porção anterior do globo ocular. As causas das cataratas congênitas incluem doenças genéticas, infecção, síndromes e microftalmia.[5] Alguns casos apresentam transmissão autossômica dominante ou autossômica recessiva. Trata-se de uma disfunção rara, com incidência relatada de aproximadamente 3 em 10 mil nascimentos.[43]

O texto continua na p. 1148.

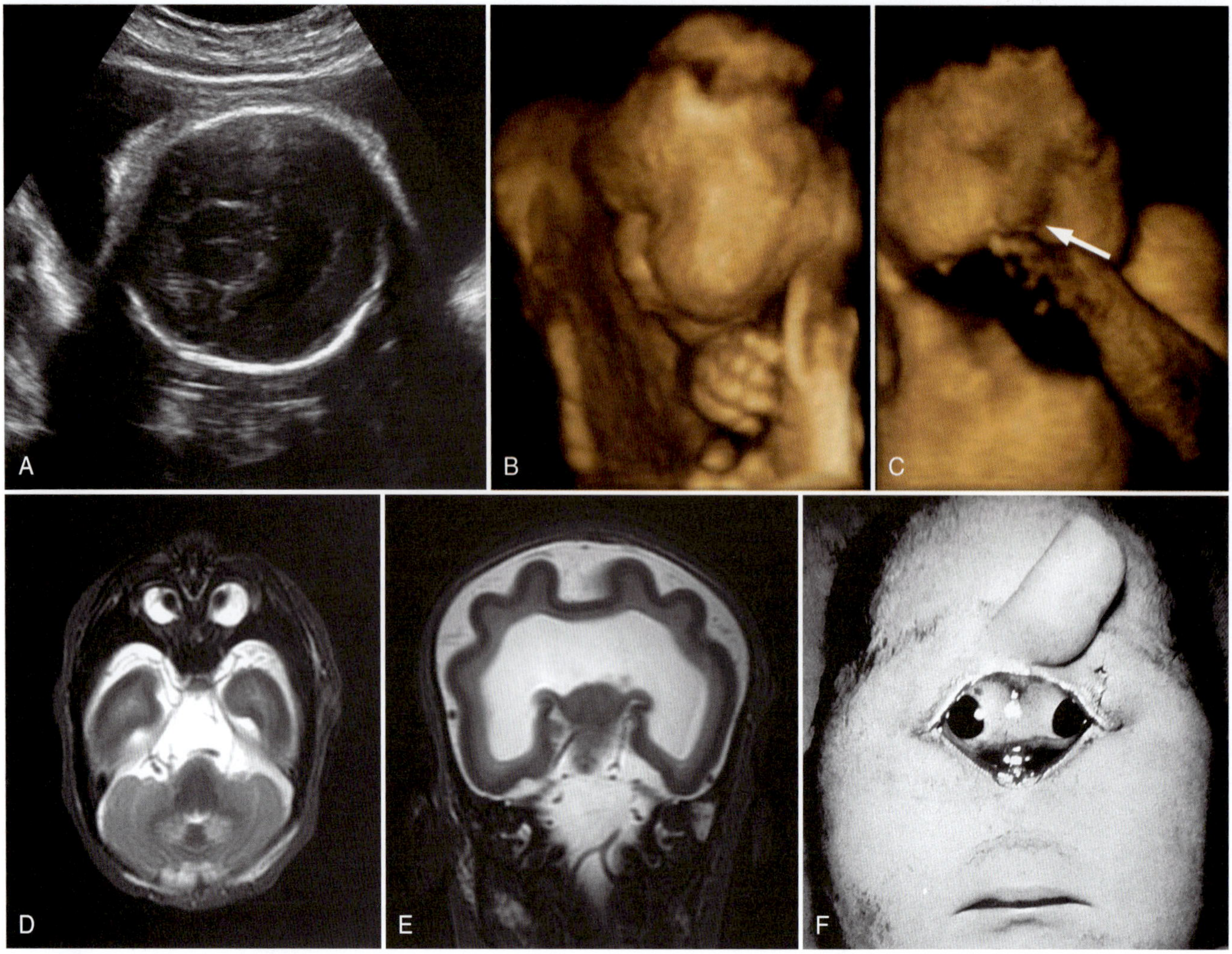

FIG. 33.11 Hipotelorismo. Ultrassonografia fetal em 33 semanas mostrando tálamos fundidos e holoprosencefalia na ultrassonografia bidimensional **(A)** e hipotelorismo, achatamento do terço médio da face e narina única (*seta*) na ultrassonografia tridimensional (**B** e **C**). **(D)** e **(E)** A ressonância magnética pós-natal mostra ciclopia **(D)** e holoprosencefalia alobar **(E)**. **(F)** Fotografia de outro recém-nascido apresentando ciclopia com globos fundidos, probóscide supraorbital e nariz ausente. (**A-C,** cortesia de Diana Rodrigues, MD, Boston Maternal Fetal Medicine. **F,** cortesia de Margot Van Allan, MD, Hospital for Sick Children, Toronto.)

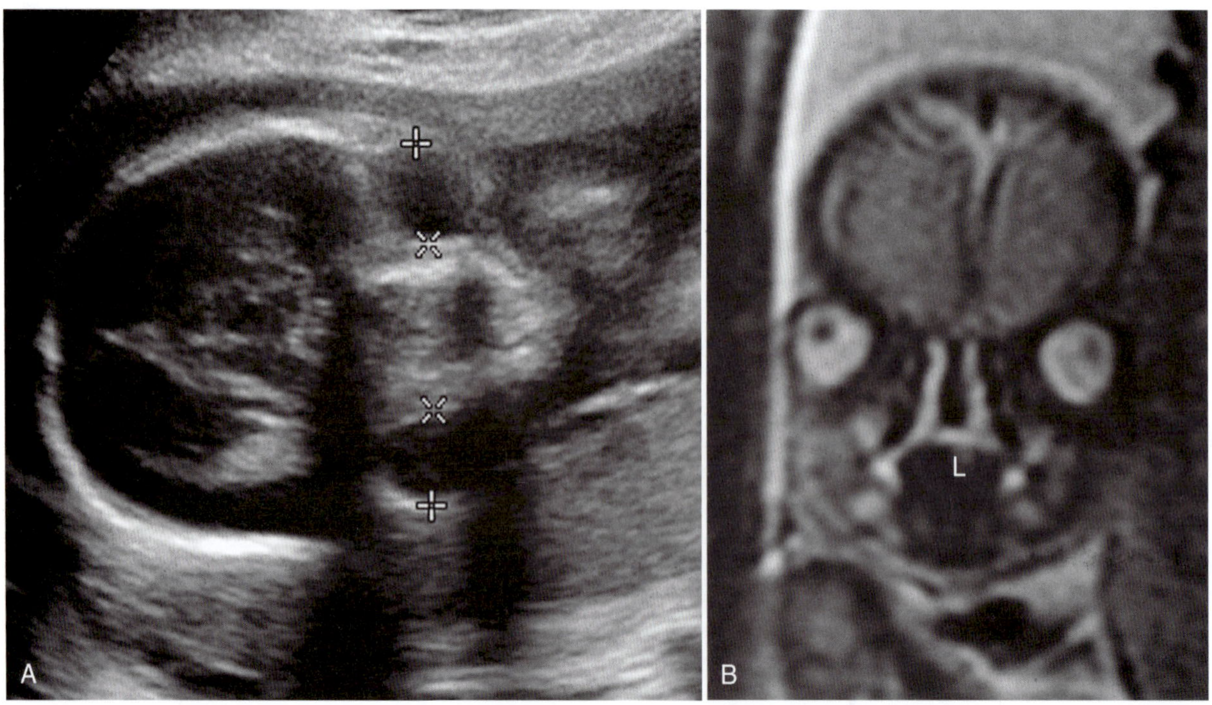

FIG. 33.12 Hipertelorismo em feto de 25 semanas com fenda labial e palatina bilateral. (A) Ultrassonografia, corte axial, mostra hipertelorismo (*cursores*: +, diâmetro orbital externo; ×, diâmetro orbital interno). **(B)** RM coronal mostra hipertelorismo e ausência bilateral das prateleiras palatinas. Observe o palato secundário ausente acima da língua (*L*) com comunicação do líquido amniótico entre a orofaringe e a nasofaringe.

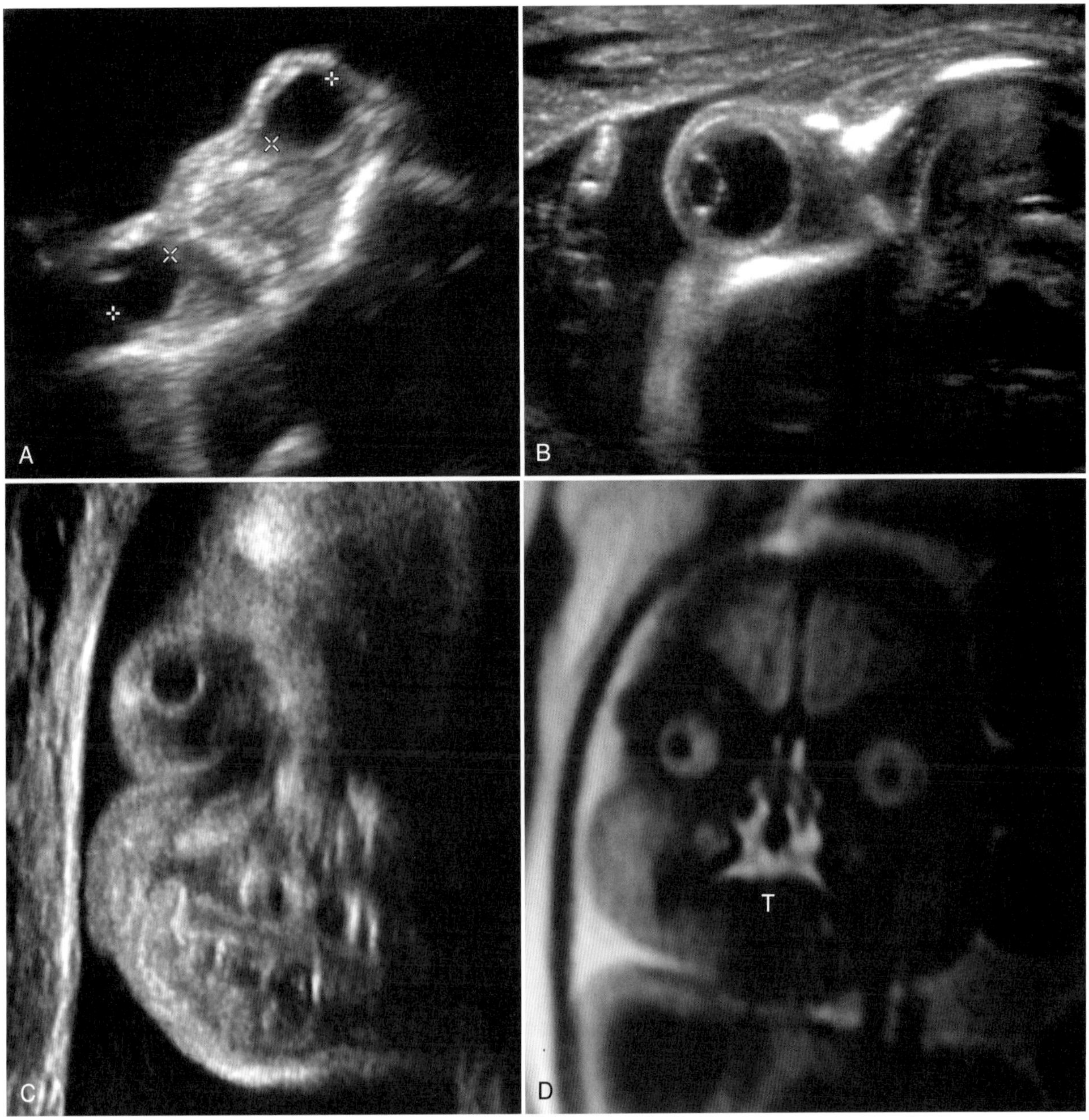

FIG. 33.13 Hipertelorismo com exorbitismo no feto com síndrome de Pfeiffer. (A) Ultrassonografia, corte axial, mostra hipertelorismo (*cursores*: +, diâmetro orbital externo; ×, diâmetro orbital interno) na 22ª semana de gestação. O diâmetro orbital externo foi consistente com 25 semanas e 3 dias (3 semanas a mais do que a datação da gravidez). **(B)** e **(C)** Ultrassonografias, cortes axial e coronal, mostram globo anormalmente protuberante (exorbitismo). **(D)** RM coronal mostra hipertelorismo e fenda palatina bilateral. Observe a comunicação da orofaringe com a nasofaringe, causada por defeito no palato acima da língua (*L*).

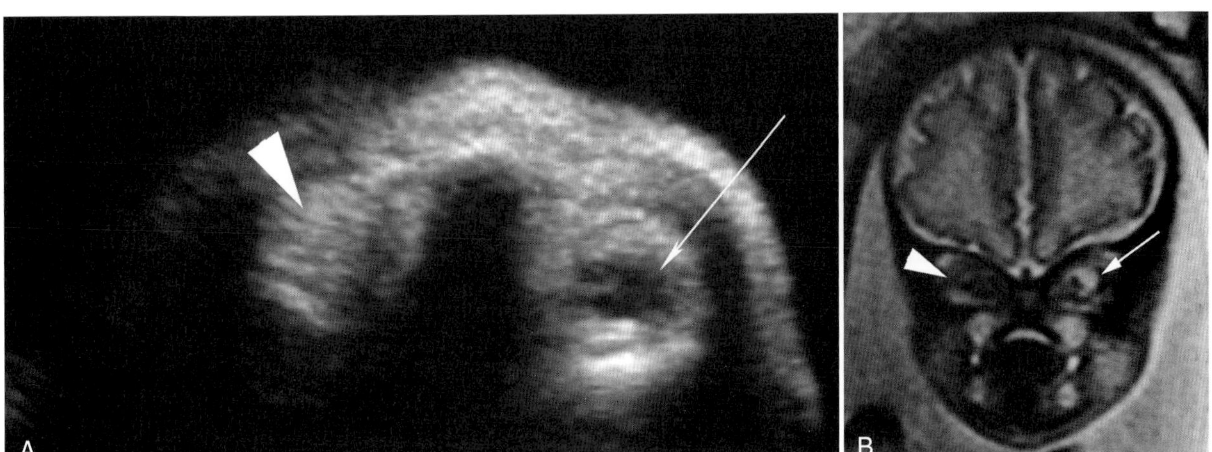

FIG. 33.14 Microftalmia e anoftalmia na gestação de 34 semanas. (A) Ultrassonografia, corte axial, e (**B**) RM coronal mostram anoftalmia direita (*ponta de seta*) e microftalmia esquerda (*seta*).

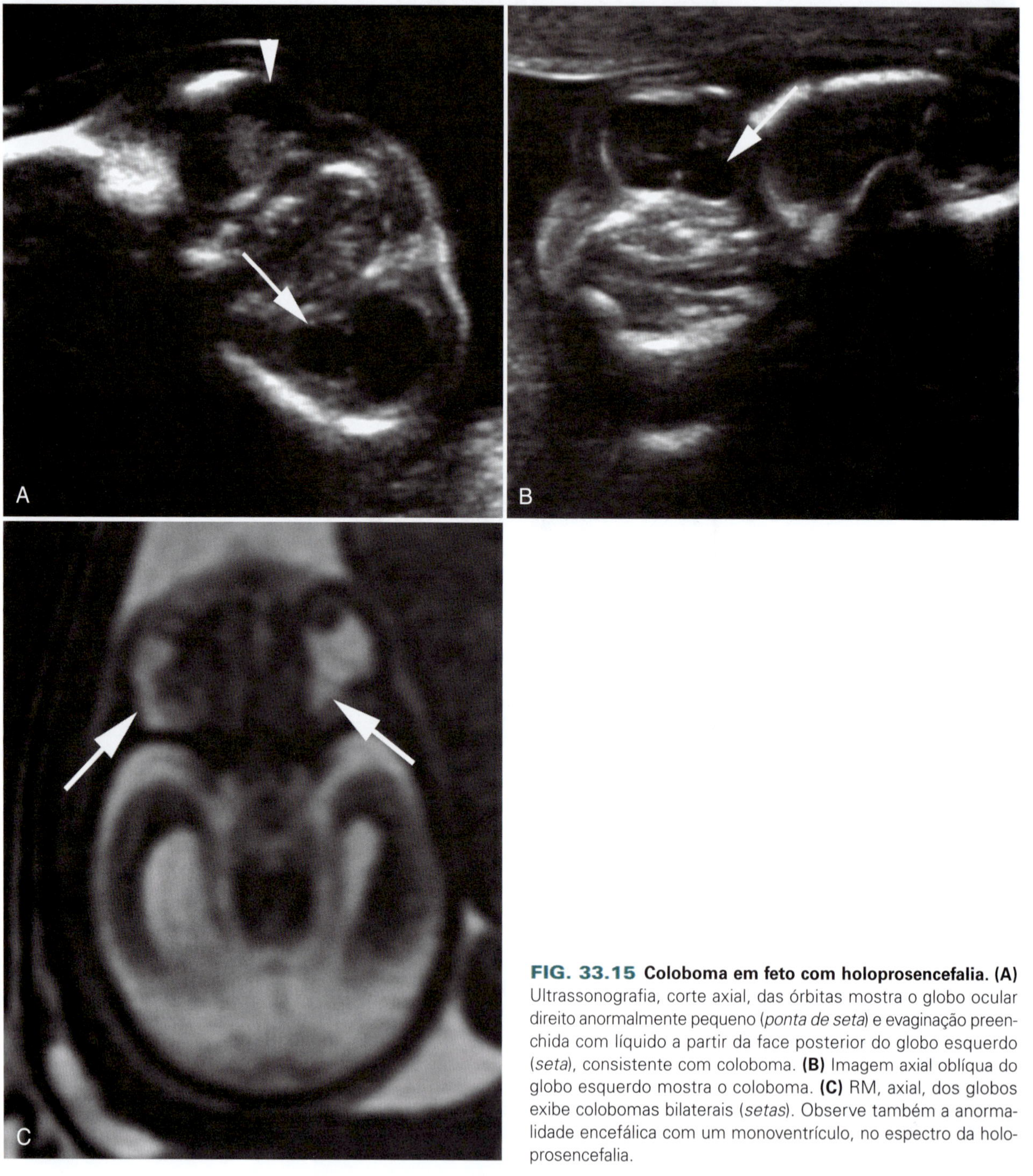

FIG. 33.15 Coloboma em feto com holoprosencefalia. (A) Ultrassonografia, corte axial, das órbitas mostra o globo ocular direito anormalmente pequeno (*ponta de seta*) e evaginação preenchida com líquido a partir da face posterior do globo esquerdo (*seta*), consistente com coloboma. **(B)** Imagem axial oblíqua do globo esquerdo mostra o coloboma. **(C)** RM, axial, dos globos exibe colobomas bilaterais (*setas*). Observe também a anormalidade encefálica com um monoventrículo, no espectro da holoprosencefalia.

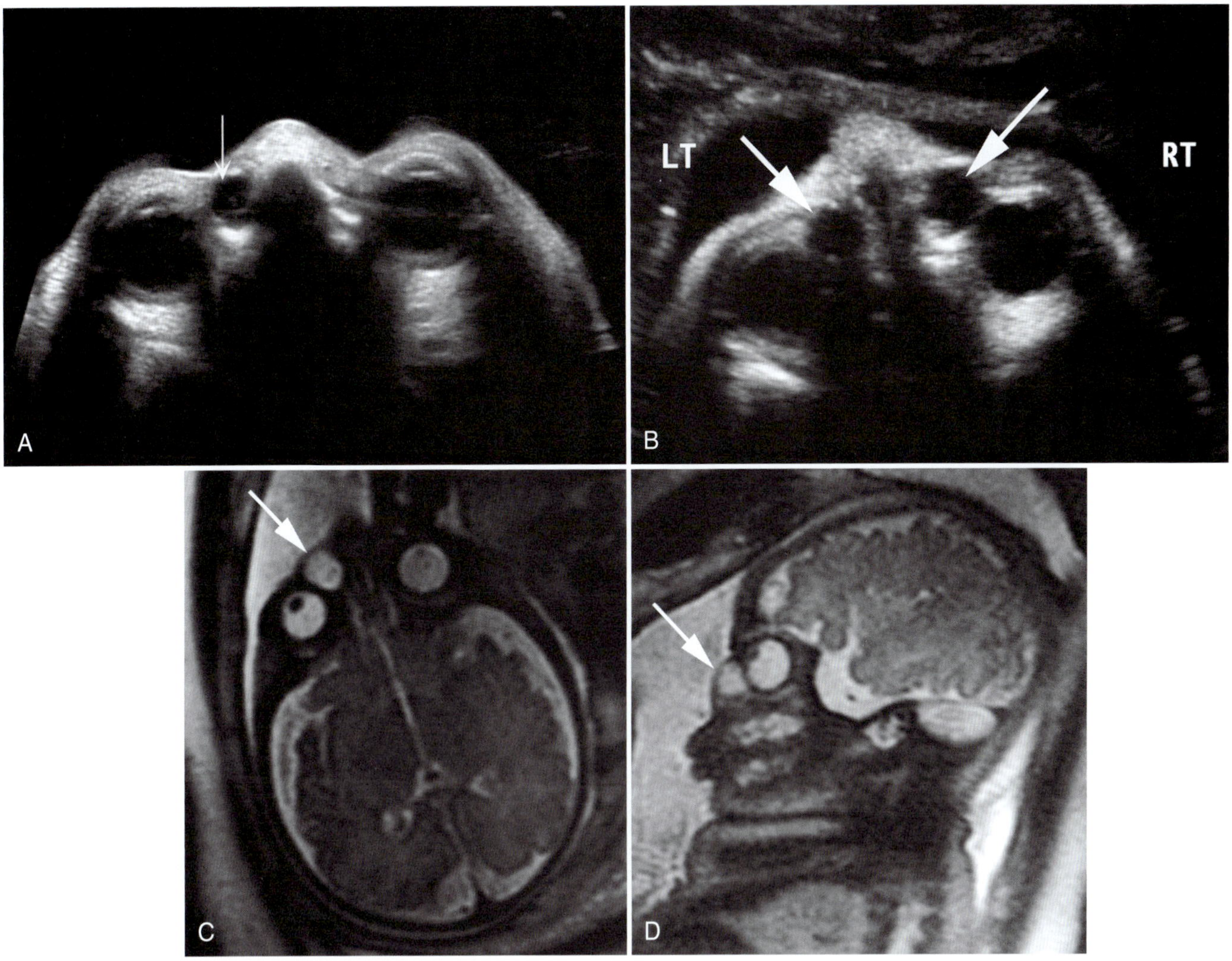

FIG. 33.16 Dacriocistocele. (A) Ultrassonografia na 33ª semana mostra dacriocistocele unilateral (*seta*). **(B)** Ultrassonografia, corte axial, na 35ª semana mostra coleções líquidas anteromediais à cada órbita, consistentes com dacriocistoceles bilaterais (*setas*). **(C)** e **(D)** RM, axial e sagital, de um feto de 35 semanas diferente com dacriocistocele à direita (*seta*).

Associações com Microftalmia

- Doenças monogênicas
  - Síndrome de Walker-Warburg
  - Síndrome de Fraser (criptoftalmia)
  - Síndrome de Meckel-Gruber
- Anormalidades cromossômicas
  - Trissomia do 13
  - Trissomia do 18
- Substâncias químicas ou radiação
  - Radiação ionizante (4 a 11 semanas)
  - Etanol
  - Talidomida
  - Isotretinoína (ácido retinoico)
- Doença materna
  - Diabetes melito
  - Citomegalovírus
  - Rubéola
  - Toxoplasmose
- Outras
  - Encefalocele
  - Tumores da órbita
  - Síndrome CHARGE
  - Associação VATER

CHARGE, coloboma, defeitos cardíacos [*heart defects*], atresia de cóanos, restrição do crescimento/desenvolvimento, anomalias genitais e de orelhas [*ears*]; *VATER*, defeito vertebral, ânus imperfurado, fístula traqueoesofágica, displasias renal e radial.

Diagnóstico Diferencial das Cataratas Congênitas

- Artrogripose
- Condrodisplasia puntata
- Aniridia congênita
- Ictiose congênita
- Anormalidades cromossômicas (21, 18, 13)
- Deficiência de G6PD
- Homocistinúria
- Hipocondroplasia
- Microftalmia
- Infecção
  - Rubéola
  - Toxoplasmose
- Síndromes
  - Síndrome de Marfan
  - Síndrome de Neu-Laxova
  - Síndrome de Smith-Lemli-Opitz
  - Síndrome de Walker-Warburg
- Catarata ligada ao X (huteritas)

G6PD, glicose-6-fosfato-desidrogenase. Huteritas são um grupo religioso.

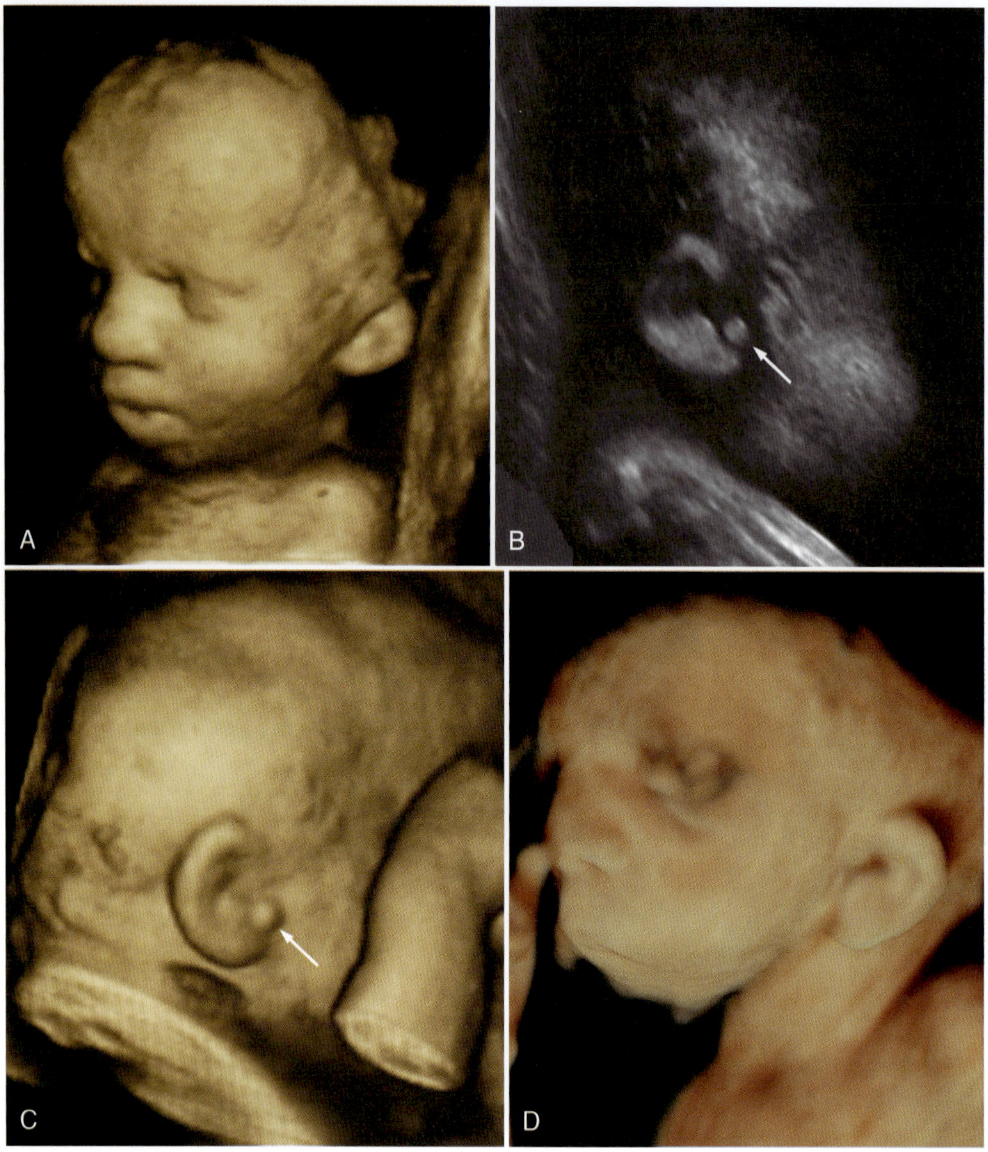

FIG. 33.17 Orelhas anormais. (A) Ultrassonografia fetal na 28ª semana mostrando orelhas de implantação baixa e acrocórdons (*setas*) nas imagens bidimensional **(B)** e tridimensional **(C)**. **(D)** Um feto diferente de 27 semanas com agnatia, microstomia e orelhas de implantação baixa e anormalmente viradas.

ANORMALIDADES DA ORELHA

Anormalidades das orelhas podem ser muito difíceis de diagnosticar à ultrassonografia fetal, mas **orelhas com implantação baixa** estão associadas a múltiplas síndromes, incluindo a **síndrome de Noonan** e certas trissomias. Orelhas de implantação baixa são descritas como a união da hélice ao crânio em um nível abaixo do estabelecido por um plano horizontal traçado através das comissuras palpebrais internas dos olhos. As anomalias das orelhas podem ser mais facilmente detectadas na ultrassonografia 3D do que na US 2D[44,45] (Fig. 33.17).

Microtia, ou orelhas pequenas, é uma rara anomalia com incidência de aproximadamente 1 em 10 mil nascimentos vivos[46] e geralmente relaciona-se a síndromes e à aneuploidia. De 96 fetos aneuploides, Yeo et al.[47] relataram que 66% apresentavam orelhas pequenas (< 10° percentil) na ultrassonografia.

Otocefalia é uma doença com a união das orelhas à frente do pescoço, causada pela não ascensão dos pavilhões auriculares durante o desenvolvimento embriológico. Em geral, é uma anomalia fatal, muitas vezes associada à agnatia ou micrognatia, além de holoprosencefalia. O tipo mais grave de otocefalia pode estar associado à ausência dos olhos, do prosencéfalo e da boca.

ANORMALIDADES DA REGIÃO MÉDIA DA FACE

Hipoplasia

O terço médio da face é a área entre o lábio superior e a testa. A hipoplasia da região média da face pode ocorrer por diversas causas, incluindo síndromes como **Apert, Crouzon, Treacher Collins,**[48] **Wolf-Hirschhorn,**[49] **Pfeiffer** (Fig. 33.13), **Turner** e **trissomia do 21.** A hipoplasia do terço médio da face também pode ser resultante de fendas faciais, craniossinostose e displasias esqueléticas. A hipoplasia do terço médio da face é mais bem demonstrada nas vistas mediossagitais da face, nas quais se evidencia a concavidade anormal da região, entre a margem inferior das órbitas e a maxila (Figs. 33.18 e 33.19).

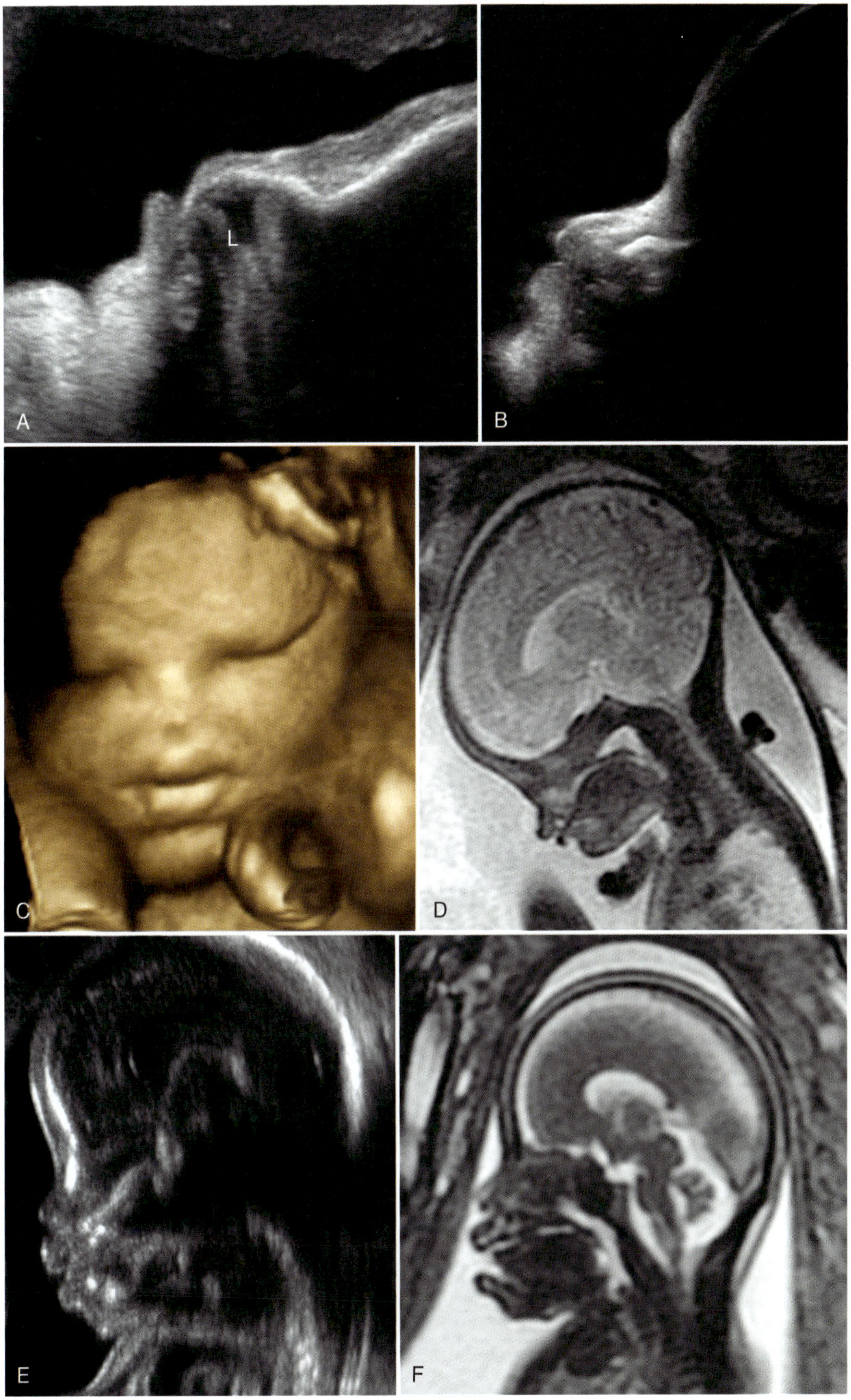

FIG. 33.18 Hipoplasia do terço médio da face. (A) Hipoplasia do terço médio da face associada à **fenda labial e palatina**. A vista sagital da face mostra a retrusão (recuo) da região do terço médio da face em um feto de 34 semanas, com fenda labial e palatina completa unilateral esquerda. Observe que não há palato acima da língua (*L*). **(B)-(D)** Hipoplasia da região do terço médio da face em associação com **microftalmia** vista na ultrassonografia sagital, ultrassonografia 3D e RM, respectivamente. **(E)** e **(F)** Hipoplasia da região do terço médio da face em feto com **hipertelorismo** (visto no mesmo feto da Fig. 33.13). **(E)** Ultrassonografia sagital e **(F)** RM mostram crânio de formato anormal e hipoplasia da região média da face.

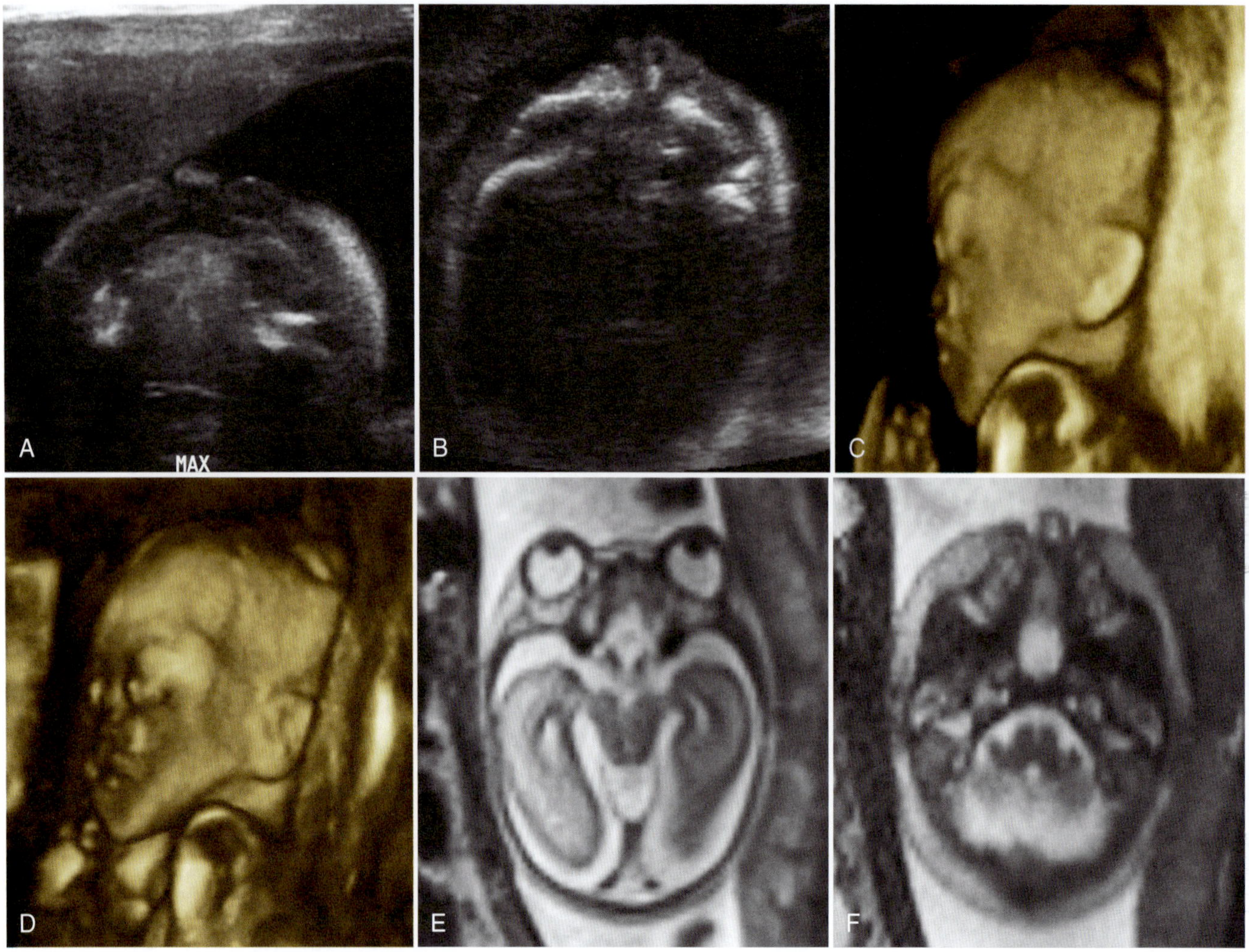

FIG. 33.19 Hipoplasia do terço médio da face. Ultrassonografia fetal de 21 semanas **(A-D)** e imagens de ressonância magnética (**E** e **F**) mostram fenda labial bilateral e incisivo na linha média. O perfil retificado do feto pode ser bem observado nas vistas tridimensionais (**C** e **D**). A proptose é evidente em **(D)** e **(E)**.

Ausência do Osso Nasal

A hipoplasia ou ausência do osso nasal apresenta incidência aumentada em fetos com **trissomia do 21**, podendo ser analisada ultrassonograficamente no primeiro trimestre como parte da avaliação inicial de risco. O osso nasal fetal é mais bem analisado em plano sagital mediano à ultrassonografia (Fig. 33.20). Alguns pesquisadores constataram que dados combinados sobre a existência ou não do osso nasal fetal, e medições de translucência nucal melhoram a acurácia da detecção da trissomia do 21 na triagem do primeiro trimestre.[50] O estudo inicial de Cícero, na avaliação do osso nasal em exames de primeiro trimestre, descobriu que 73% dos fetos com trissomia do 21 apresentavam ausência de osso nasal.[50] Outros estudos relataram a ausência do osso nasal em 50% a 67% dos fetos com trissomia do 21.[51,52] A ausência de osso nasal à ultrassonografia no segundo trimestre, ou medições de osso nasal anormalmente curto em combinação com outros indicadores de aneuploidia, aumenta a detecção de aneuploidia.[53,54]

Entretanto, é importante mencionar que a avaliação ultrassonográfica acurada do osso nasal no feto pode ser tecnicamente desafiadora. Existem diretrizes específicas para as imagens do osso nasal.[55] Estudos mostraram que mesmo ultrassonografistas experientes necessitam realizar pelo menos 80 exames supervisionados que

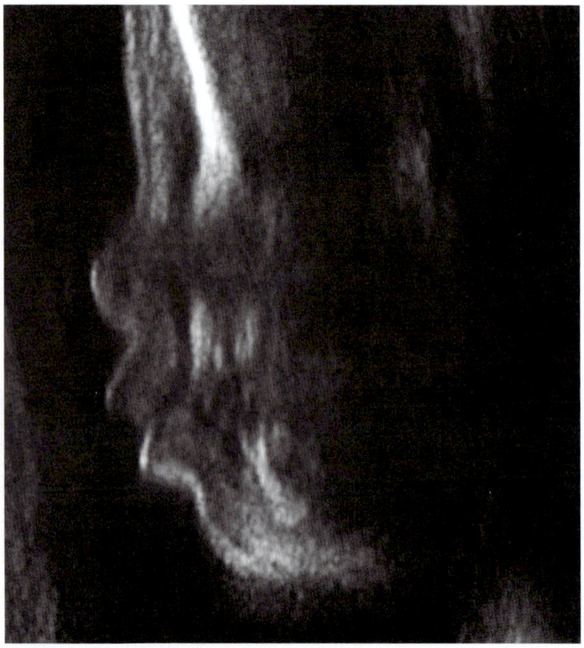

FIG. 33.20 Ausência de osso nasal. Perfil de feto no terceiro trimestre de gravidez com trissomia do 13 e ausência de osso nasal.

venham a se adequar aos padrões específicos antes que eles sejam proficientes na avaliação ultrassonográfica do osso nasal.[56]

Outras Anormalidades Nasais

As massas nasais fetais são raras, mas podem ser identificadas por ultrassonografia. Os diagnósticos diferenciais a serem incluídos são: glioma, dermoide, hemangioma e encefalocele. A RM fetal é muito útil para avaliação da extensão intracraniana, que é observada na encefalocele e pode existir nos gliomas nasais. Os gliomas nasais são compostos por tecido neuroglial heterotópico, geralmente localizado na ponte ou lateral do nariz, e podem ser extranasais (60%), intranasais (30%) ou ambos (10%).[57-60] Os gliomas nasais, ao contrário dos hemangiomas, geralmente não demonstram fluxo sanguíneo vascular significativo no Doppler. Dermoides são, frequentemente, massas sólidas e císticas heterogêneas. Os hemangiomas são, frequentemente, ecogênicos e exibem fluxo vascular no Doppler. As encefaloceles podem conter apenas meninges e líquido cerebrospinal e, então, parecer císticas, ou podem conter tecido cerebral e parecer heterogêneas.

A displasia frontonasal é uma anomalia rara[61,62] que envolve anormalidades dos olhos, da testa e do nariz e é definida pelo achado de duas ou mais das seguintes manifestações: hipertelorismo, lacuna recoberta por pele nos ossos da testa (crânio bífido anterior oculto), raiz nasal alargada, fenda facial mediana, fenda na asa do nariz, ausência de formação da ponta do nariz e linha frontal de implantação do cabelo em V (bico de viúva).[63]

Fenda Labial e Fenda Palatina

A incidência da fenda labial em todo o mundo, com ou sem fenda palatina associada, é de aproximadamente 1 em 700 nascidos vivos,[64] com incidência nos caucasianos de aproximadamente 1 em 1.000 nascidos vivos. A incidência de formação de fendas faciais é mais baixa na população afro-americana (0,3 em 1.000), mais alta em asiáticos (2 em 1.000) e muito alta em americanos nativos (3,6 em 1.000 nascidos vivos). De modo geral, é mais comum em homens do que em mulheres.[65] Essas anormalidades costumam resultar da falha de fusão das proeminências nasais mediais e das proeminências maxilares. Embora as fendas faciais possam ocorrer como achado isolado, sua frequência é maior nas anomalias cromossômicas, incluindo as **trissomias do 13 e do 18**, e em outras anomalias estruturais, especialmente aquelas que envolvem o coração e o sistema nervoso central.[66-68] Os relatos variam, com taxas de aneuploidia entre 5% e 30% em associação a fendas faciais.[69-71] Desse modo, a identificação de uma fenda facial deve promover avaliação detalhada e completa do feto a procura de anomalias adicionais. Algumas fendas faciais isoladas são de caráter familiar, com o risco de recorrência dependente do número de pais e irmãos afetados.[72]

A acurácia relatada na detecção ultrassonográfica da fenda labial/palatina fetal varia de 16% a 93%.[73-78] Robinson et al.[77] descobriram que a ultrassonografia realizada após 20 semanas de gestação apresentava taxa de detecção de fenda labial significativamente mais alta do que os estudos realizados antes de 20 semanas (Vídeos 33.1, 33.2 e 33.3). Com o uso de equipamento de última geração transdutores de alta frequência e ultrassonografia endovaginal, a detecção é possível em idades gestacionais mais precoces. Alguns questionam a eficiência e a utilidade da ultrassonografia 3D na avaliação das fendas,[79] mas muitos consideraram as aplicações 3D extremamente úteis.[8,80,81] Estudos recentes descreveram técnicas 3D para avaliar os palatos primário e secundário durante o primeiro trimestre.[82-84] Sommerlad et al.,[85] descreveram que a US 3D (vista de face reversa) poderia ser realizada em 90% das pacientes entre 20 a 34 semanas de gestação, classificando corretamente fendas labiais, alveolares e palatinas em quase 90% das pacientes. Entretanto, a avaliação do palato secundário permanece desafiadora, mesmo com técnicas de face invertida 3D[86] e modificações[87] dessa técnica, obtendo visualização adequada em pouco mais de um terço das pacientes visualizadas.

Diagnóstico Diferencial de Fenda Labial e de Fenda Palatina

- Teratógenos
  - Difenil-hidantoína (fenitoína)
  - Ácido valproico
  - Ácido retinoico
  - Carbamazepina
  - Diazepam
- Síndrome da banda amniótica
- Holoprosencefalia
- Displasia ectodérmica
- Displasia frontonasal
- Síndrome de Robert
- Síndrome de Miller
- Trissomias do 13, do 18 e do 21
- Triploidia

Fendas faciais fetais devem ser descritas da forma mais completa possível, usando terminologia craniofacial padronizada e incluindo descrição acurada classificação da fenda em relação ao lábio, à narina, ao alvéolo (arco que abriga os dentes superiores) e ao palato secundário (Fig. 33.21). O palato secundário é constituído por um segmento anterior ósseo e um segmento posterior de tecido mole. Tanto a fenda labial como a fenda palatina podem ser unilateral ou bilateral.

Informações importantes para os cirurgiões para aconselhamento acurado dos pais, planejamento de reparo pós-natal e prognóstico incluem se a fenda é unilateral ou bilateral, completa ou incompleta (Fig. 33.22). **Fenda labial completa** é definida como a que divide todo o lábio e estende-se através da base da asa do nariz, geralmente associada à fenda do alvéolo dentário subjacente. **Fenda labial incompleta** envolve parte do lábio, mas pelo menos uma faixa de tecido mole recobre a fenda. A fenda labial incompleta não envolve o alvéolo dentário subjacente ipsilateral (Fig. 33.23).

Sinais ultrassonográficos associados de uma fenda palatina incluem posição anormalmente alta da língua fetal, hipertelorismo, desvio do **vômer** (um osso triangular no septo nasal que forma a porção posterior e inferior do septo) e micrognatia.[71,88,89] Para descrever o tipo de fenda, duas estruturas embrionárias são consideradas: (1) o palato primário, formado pelo pró-lábio, pré-maxila e columela, que inclui o lábio, as narinas e os alvéolos; e (2) o palato secundário, que começa no forame incisivo e é formado pela porção horizontal da maxila, dos ossos palatinos e pelo palato mole.

A fenda palatina pode interferir na deglutição fetal e resultar em polidrâmnio. Recém-nascidos/lactentes com fenda palatina apresentam dificuldade de se alimentar, correm risco aumentado de desenvolver otite média, bem como dificuldade na audição e na fala.[65]

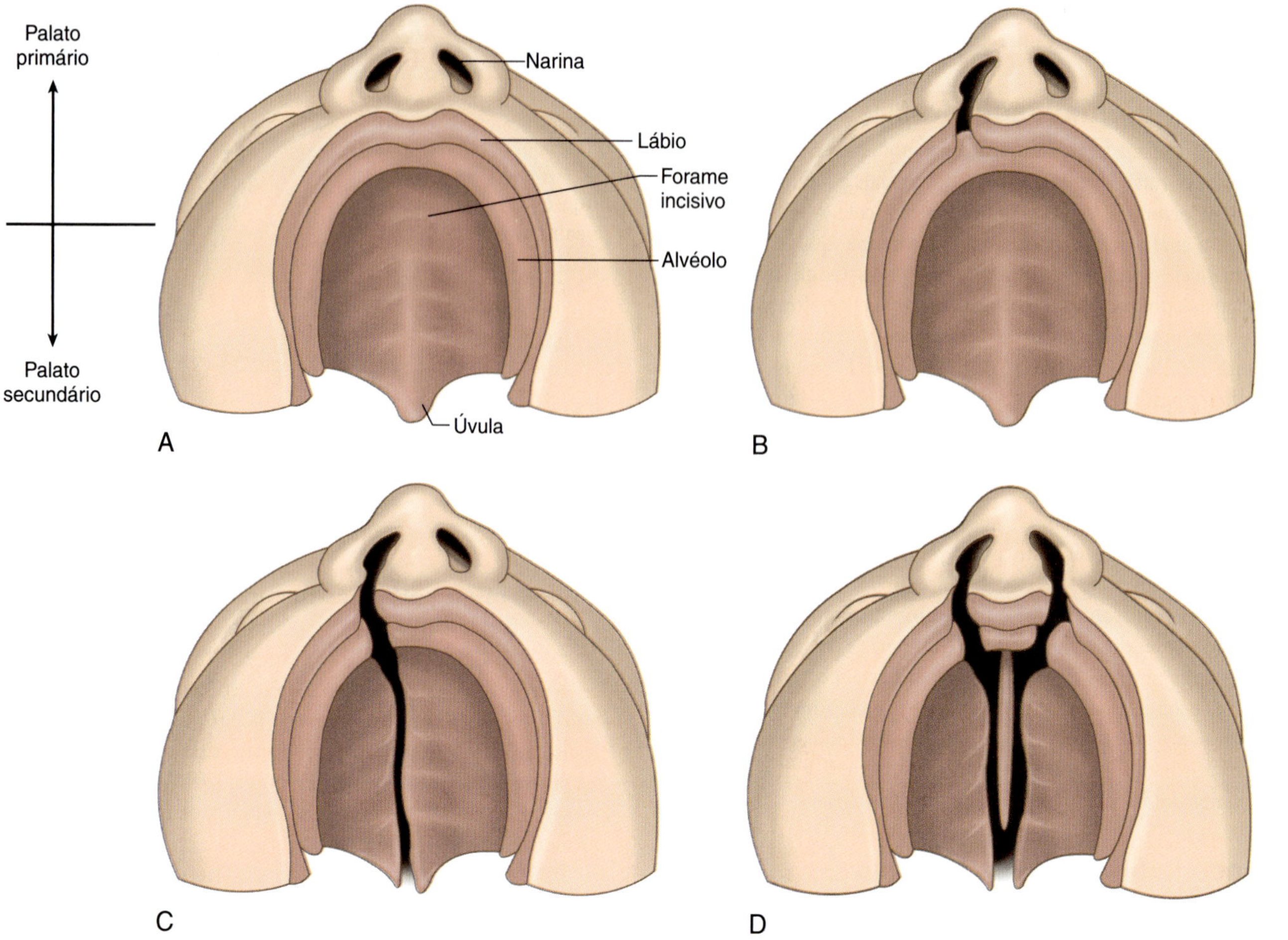

FIG. 33.21 Padrões de fendas labiais e palatinas. (A) Anatomia normal do lábio, do palato primário e do palato secundário. O palato primário engloba características anteriores à linha horizontal e o palato secundário é posterior. **(B)** Fenda labial unilateral isolada envolvendo lábio e nariz. **(C)** Fenda labial e palatina unilateral completa. A fenda labial se estende através do palato primário, do forame incisivo e do palato secundário. **(D)** Fenda labial e palatina bilateral. Esta fenda se estende de ambos os lados através do nariz, do lábio e dos palatos primário e secundário. (Cortesia de Andrew S. Phelps, MD.)

Sinais Associados da Fenda Palatina com Fenda Labial

VISTAS AXIAL E CORONAL

Lábios: fenda
Narinas: achatadas ou deformadas
Vômer: desviado para fora do lado da fenda; frequentemente linha média se houver fenda labial e fenda palatina bilateral
Maxila: alvéolo interrompido, abertura alargada
Órbitas: hipertelorismo

VISTAS SAGITAIS

Perfil: retrusão do terço médio da face
Língua: alta posição na orofaringe

Fenda Labial Unilateral ou Palatina

Fendas unilaterais ocorrem mais frequentemente no lado esquerdo. Na fenda labial ou palatina unilateral, na maioria das vezes, há compensação entre os dois lados da fenda, que são descritos como "segmento maior" no lado oposto da fenda e "segmento menor" no lado da fenda (Fig. 33.24).

Fenda Labial ou Palatina Bilateral

Apenas cerca de 10% das fendas faciais são bilaterais. Na fenda labial ou palatina bilateral, a vista mediossagital revela com frequência protrusão anormal pré-maxilar de tecido mole anterior e acima da posição normal do lábio superior (Fig. 33.25). A fenda labial ou palatina bilateral pode ser simétrica ou assimétrica (Fig. 33.26).

Fenda Labial ou Palatina Mediana

Fenda labial mediana é um achado clássico na **holoprosencefalia alobar.** Nesses casos, o tamanho da cabeça é pequeno para a data menstrual e há hipotelorismo.[90] Entretanto, fenda labial e fenda palatina medianas também podem ser encontradas sem holoprosencefalia. Nesses casos, o tamanho da cabeça e os diâmetros oculares são normais.[90]

Fendas Faciais Incomuns (de Tessier)

Fendas assimétricas em localizações incomuns podem ser resultado da **síndrome da banda amniótica** ou pertencer à categoria de **fendas de Tessier** (Fig. 33.22). As fendas de Tessier são raras, ocorrendo entre 1 e 5 em cada 100 mil nascidos vivos.[91] São classificadas pela relação da fenda com a boca, o nariz e as órbitas, e são numeradas

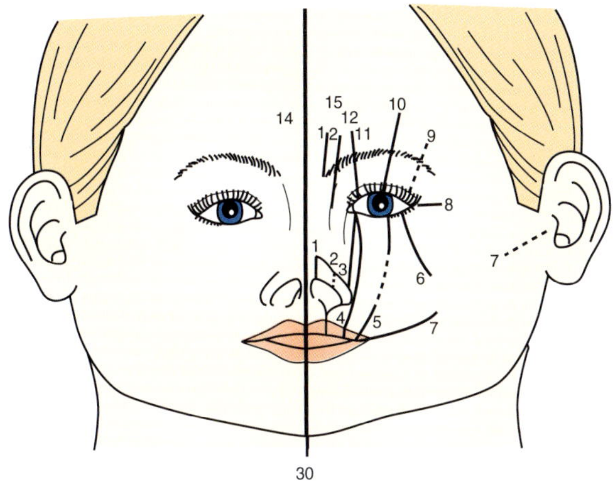

Fendas de tecidos moles da face

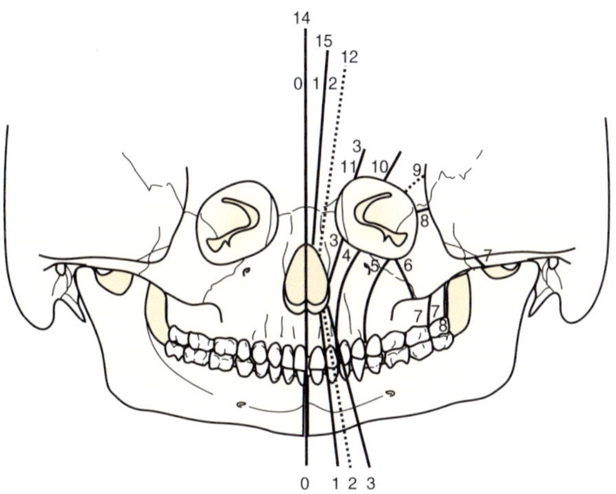

Fendas ósseas da face

FIG. 33.22 Classificação das fendas de Tessier. Essas fendas são classificadas de acordo com a relação da fenda com a boca, o nariz e as órbitas e são numeradas de 1 a 14, sendo a linha média designada como 0. O conhecimento desses tipos de fendas é importante para a aquisição de imagens pré-natais, de modo que, ao visualizar fendas incomuns, seja possível reconhecê-las como parte desse espectro. (Modificado de Tessier P. Anatomical classification: facial, cranio-facial and latero-facial clefts. J Maxillofac Surg 1976;4:69-92.[92])

de 1 a 14, sendo a linha média designada como 0. Fendas de Tessier podem envolver os tecidos moles (p. ex., linha de implantação do cabelo, sobrancelhas, pálpebras, narinas, lábios, orelhas) ou o esqueleto.[92] Em alguns casos, a ultrassonografia 3D identificou fendas faciais não detectadas nas imagens 2D.[93]

Fenda Isolada do Palato Secundário

Fendas isoladas do palato secundário são embriologicamente distintas da fenda labial/palatina e são menos comuns, ocorrendo em aproximadamente 1 em 2.500 nascidos vivos.[64] É rara a identificação dessa anormalidade[94] na ultrassonografia pré-natal por causa do sombreamento das estruturas ósseas sobrejacentes. O diagnóstico ultrassonográfico é fundamentado em sinais secundários, tais como fluxo orofaríngeo anormal de líquido na US com Doppler colorido[71] e posição alta da língua.[74,76,95] A fenda do palato mole sem fenda labial está mais fortemente associada a síndromes e anomalias cromossômicas do que a fenda palatina em conjunto com a fenda labial.[76]

As síndromes associadas a fendas do palato secundário (sem fenda labial) incluem **síndrome de Goldenhar**, **sequência de Pierre-Robin**, **síndrome de Treacher-Collins**, **síndrome de Stickler** e **síndrome velocardiofacial**. A ultrassonografia tridimensional frequentemente é útil na avaliação do palato secundário, em razão da posição fetal favorável, idade gestacional e volume adequado de líquido amniótico.[14-16,96-99] RM fetal sagital é importante no delineamento dos tecidos moles normais do palato e na caracterização acurada da fenda palatina, mesmo quando isolada na região posterior do palato secundário (palato mole).[88,89,100]

ANORMALIDADE DA REGIÃO INFERIOR DA FACE

Macroglossia e Massas Orais

A macroglossia, língua anormalmente aumentada, tem várias causas e pode, às vezes, ser identificada na ultrassonografia fetal, visualizada quando se projeta para fora da cavidade oral, tipicamente em vistas sagitais ou axiais (Fig. 33.27). As etiologias da macroglossia incluem síndrome de Beckwith-Wiedemann, trissomia do 21 e malformações vasculares, tais como malformação linfática ou hemangioma.[101] Se macroglossia for identificada, deve ser feita pesquisa cuidadosa de achados associados da **síndrome de Beckwith-Wiedemann** e marcadores da **trissomia do 21**.

Condições Associadas à Macroglossia

Síndrome de Beckwith-Wiedemann
Trissomia do 21
Hipotireoidismo congênito
Linfangioma
Hemangioma
Erros inatos do metabolismo
Traço autossômico dominante isolado
Tireoide lingual
Neurofibroma
Epignatia

Micrognatia e Retrognatia

Micrognatia consiste em mento (queixo) pequeno, enquanto na retrognatia (ou retrognatismo) o mento (queixo) está deslocado posteriormente. Estas são anormalidades distintas que costumam ocorrer juntas. A **sequência de Pierre-Robin** é a tríade clínica de micrognatia, glossoptose (deslocamento para baixo da língua) e subsequente obstrução das vias respiratórias, frequentemente associada a fenda de palato mole (Fig. 33.28). Tal achado está associado a síndromes (p. ex., síndromes de Stickler, velocardiofacial, Miller-Diecker, Beckwith-Wiedemann, Treacher-Collins, Pfeiffer, femorofacial), anomalias cromossômicas (tipicamente as trissomias do 18 ou do 13) displasias esqueléticas (p. ex., diastrófica, espondiloepifisária, congênita, camptomélica). Se a anormalidade for grave o bastante para interferir na deglutição fetal, pode resultar em polidrâmnio. A micrognatia pode provocar dificuldades substanciais de alimentação de manejo das vias respiratórias após o nascimento. O diagnóstico pré-natal é, portanto, essencial para o planejamento do parto.

A micrognatia é mais bem visualizada em vistas sagitais da face fetal e identificada pela avaliação subjetiva pelo ultrassonografista

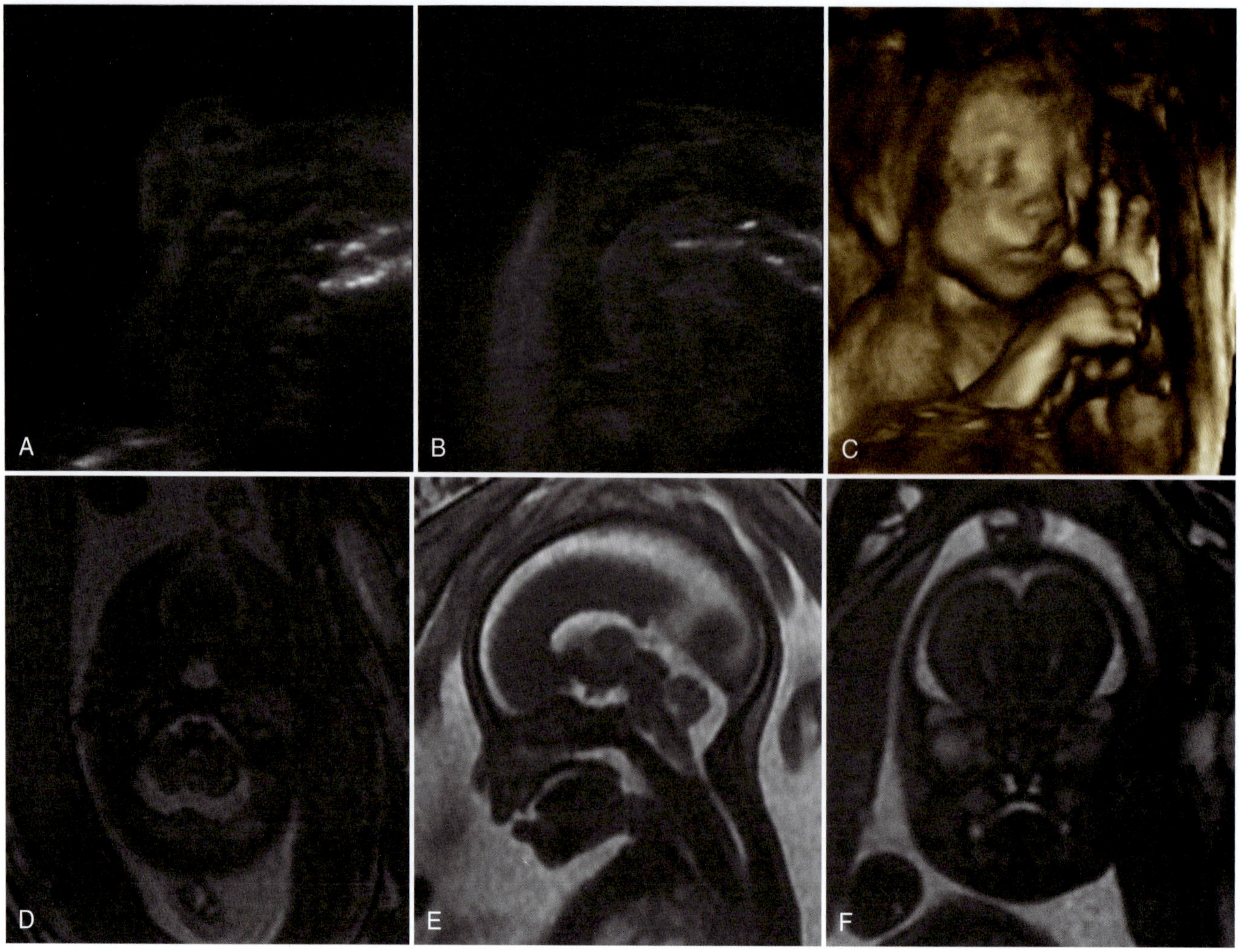

FIG. 33.23 Fenda labial incompleta. Ultrassonografias bidimensional (**A** e **B**) e tridimensional **(C)** de um feto de 22 semanas com fenda labial esquerda unilateral incompleta. **(D)-(F)** Imagens de ressonância magnética fetal mostrando alvéolo intacto **(D)** e palato secundário intacto (**E** e **F**).

(Vídeo 33.4). Apesar das tentativas de padronizar as medidas da mandíbula fetal[102-104] para identificar a micrognatia mais objetivamente, não há consenso sobre a metodologia. A ultrassonografia tridimensional é um método adicional para a avaliação da micrognatia, porque dados em 2D podem ser manipulados para obter verdadeira vista sagital da face fetal, o que, por outro lado, poderia não ser possível.[105] Muitos fetos com micrognatia apresentam anormalidades adicionais,[106-108] de forma que o médico deve procurar cuidadosamente por anomalias associadas, e a realização de cariotipagem é recomendada. A RM fetal também pode ser útil. Um estudo recente[107] mostrou que quase todos os fetos com micrognatia moderada ou grave na RM pré-natal apresentavam sequência de Robin. Embora a micrognatia seja geralmente diagnosticada no segundo trimestre e além, alguns estudos[82] descreveram achados de micrognatia identificados no primeiro trimestre.

A **agnatia** é a ausência total ou parcial da mandíbula e, em geral, está relacionada à holoprosencefalia (Fig. 33.29). A **microstomia** é uma boca pequena, frequentemente associada à agnatia e à otocefalia.[5]

TUMORES DE TECIDOS MOLES

Os tumores de tecidos moles ou ósseos podem causar alterações no tamanho ou no formato da cabeça. Uma lesão de tecidos moles relativamente comum que envolve a face é o **hemangioma** (Fig. 33.30). Anomalias vasculares como hemangiomas são os tumores mais comuns do primeiro ano de vida, e a maioria é insignificante sob o ponto de vista clínico. Na ultrassonografia fetal, os hemangiomas são, com frequência, massas ecogênicas, predominantemente sólidas. Essas massas podem conter canais vasculares detectáveis com fluxo à avaliação da ultrassonografia com Doppler. Na maioria das vezes, os hemangiomas aumentam de tamanho durante a vida fetal e podem ser infiltrativos, afetando grandes áreas. Classicamente, os hemangiomas não infiltram estruturas ósseas. Eles podem ocorrer em qualquer local e envolver a face[109] ou o pescoço fetais. Quando as lesões são maiores, o risco de insuficiência cardíaca de alto débito aumenta devido ao *shunt* vascular na lesão. Também pode haver aprisionamento plaquetário no hemangioma, levando à trombocitopenia (também conhecida como "síndrome de Kasabach-Merritt"). O crânio adjacente pode ser mais delgado e associado a anomalias encefálicas, como na **síndrome de Sturge-Weber**.[110-113]

ANORMALIDADES DO PESCOÇO

Translucência e Espessamento Nucal

A **translucência nucal** (TN) é a coleção de líquido que se forma posteriormente ao pescoço fetal durante a fase inicial do desenvolvimento. Estudos mostraram que medições que apresentavam espessamento

O texto continua na p. 1159.

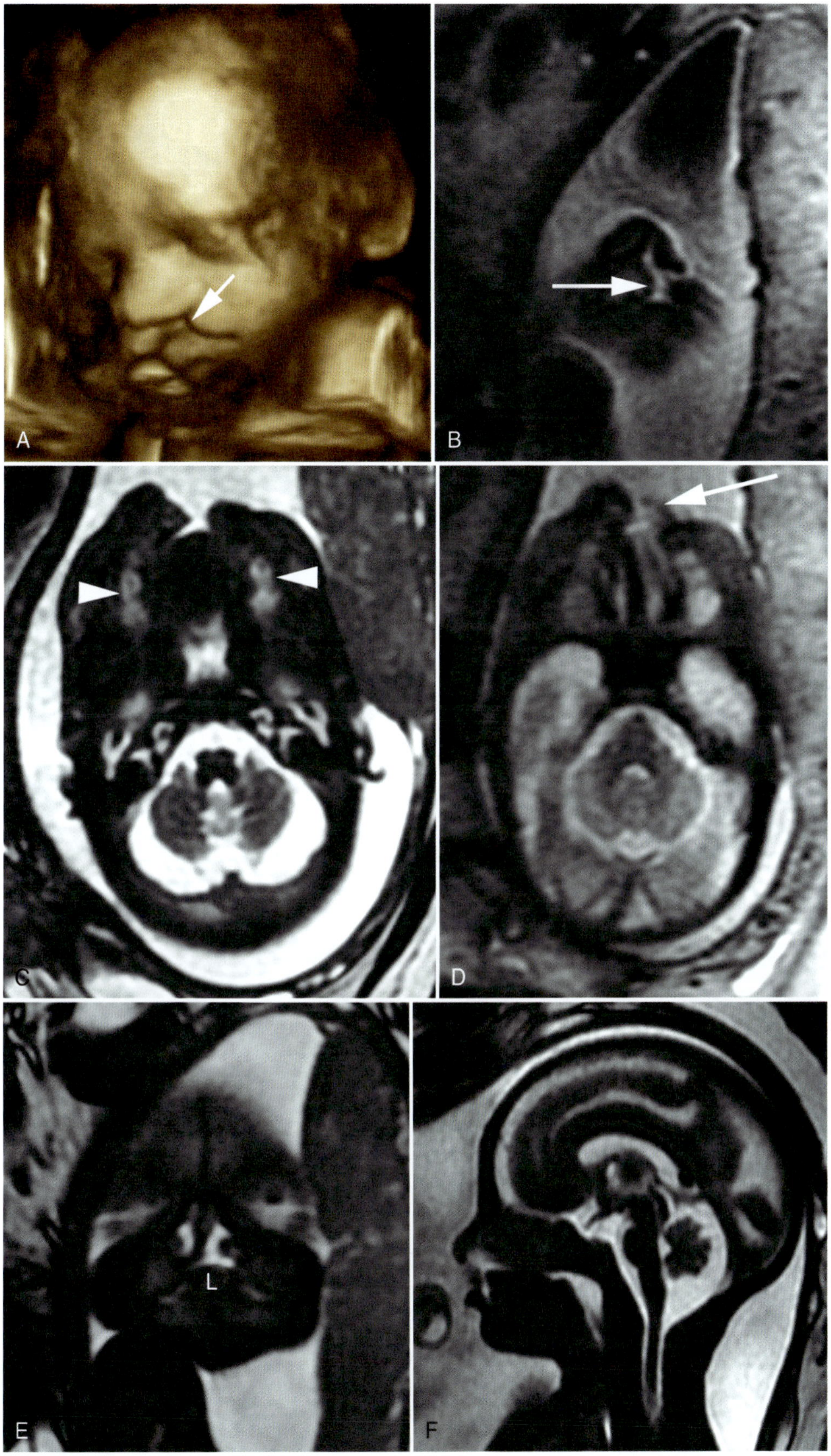

FIG. 33.24 Fendas labial e palatina unilaterais completas. (A) Ultrassonografia coronal tridimensional do lábio e do nariz fetais mostra narina direita e lábio normais, fenda labial esquerda (*seta*) e narina esquerda inclinada para baixo em feto de 29 semanas de gestação. **(B)** Imagem coronal (RM) mostra fenda labial esquerda completa, com deformação da narina esquerda (*seta*). **(C)** Imagem axial da RM mostra fenda labial e alveolar do lado esquerdo (as pontas de seta indicam as margens laterais do alvéolo dentário), com o segmento maior à direita e o segmento menor à esquerda. **(D)** Imagem axial em RM mostra o desvio da ponta do septo nasal ósseo (vômer) para longe do lado da fenda (*seta*). **(E)** Imagem coronal em RM mostra prateleira palatina horizontal direita intacta e a ausência da concha palatina esquerda acima da língua (*L*). Observe como o pequeno volume de líquido amniótico na cavidade bucal é útil para essa determinação. **(F)** Imagem sagital de RM mostra posição anormalmente alta da língua, junto à fenda labial e palatina esquerdas completas. Ver também Vídeos 33.1, 33.2 e 33.3.

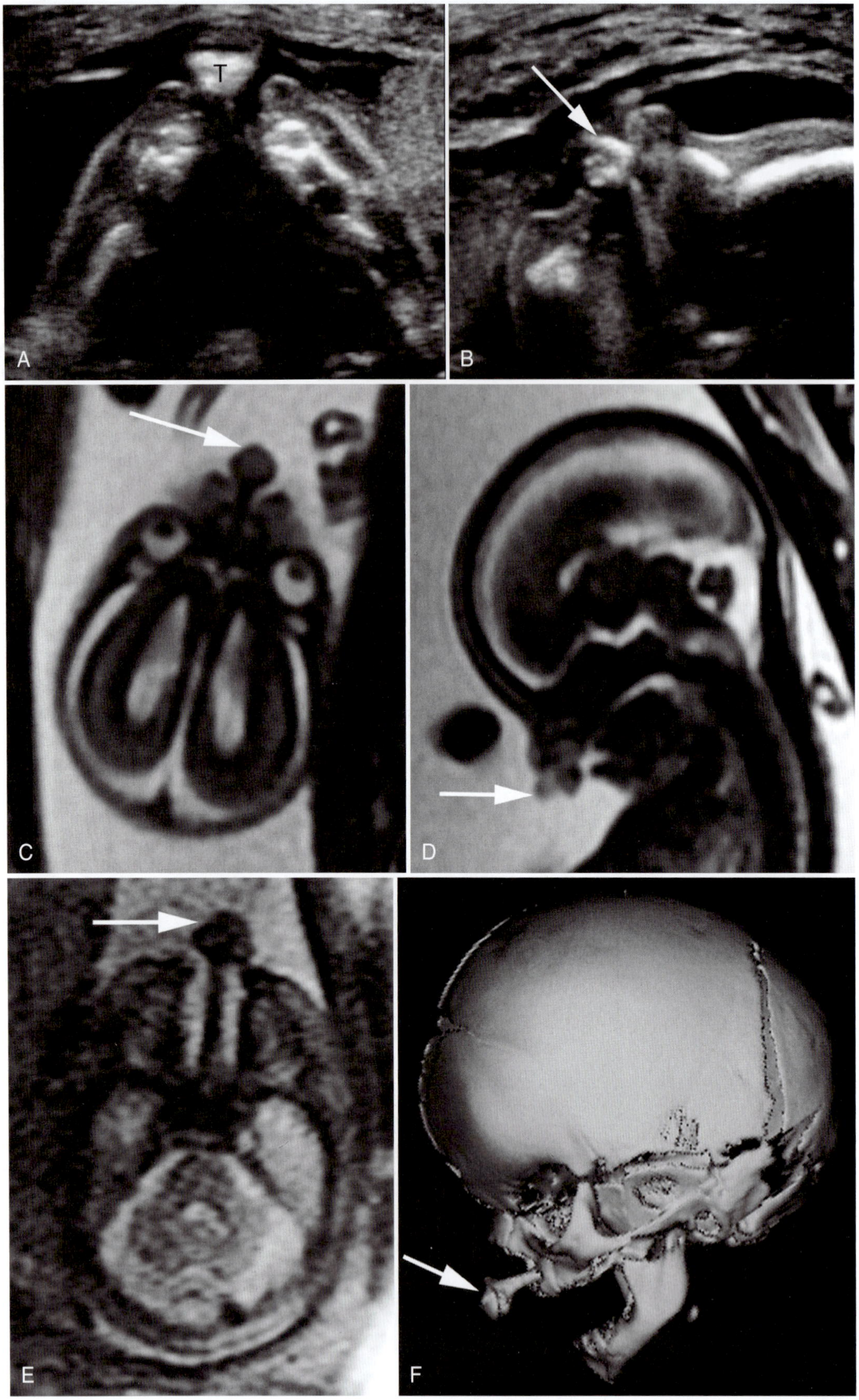

FIG.33.25 Fenda labial e palatina bilateral completa. (A) Ultrassonografia axial de feto de 18 semanas, com fenda labial/palatina bilateral completa, mostra as fendas bilaterais no alvéolo dentário da maxila, com dois germes dentários (*D*) deslocados anteriormente no segmento intermaxilar. **(B)** Ultrassonografia sagital mostra protrusão do segmento intermaxilar da maxila (*seta*) **(C)** e **(D)** Imagens coronal e sagital de RM mostram fenda labial bilateral e o segmento intermaxilar da maxila deslocado anteriormente (*seta*). **(E)** Em um diferente feto de 22 semanas com **síndrome de Pfeiffer**, a RM axial mostra fenda palatina bilateral com o segmento intermaxilar da maxila deslocado (*seta*) (ver também Fig. 33.13). **(F)** A reconstrução da TC 3D pós-natal mostra craniossinostose coronal e marcante posição anterior do segmento intermaxilar (*seta*).

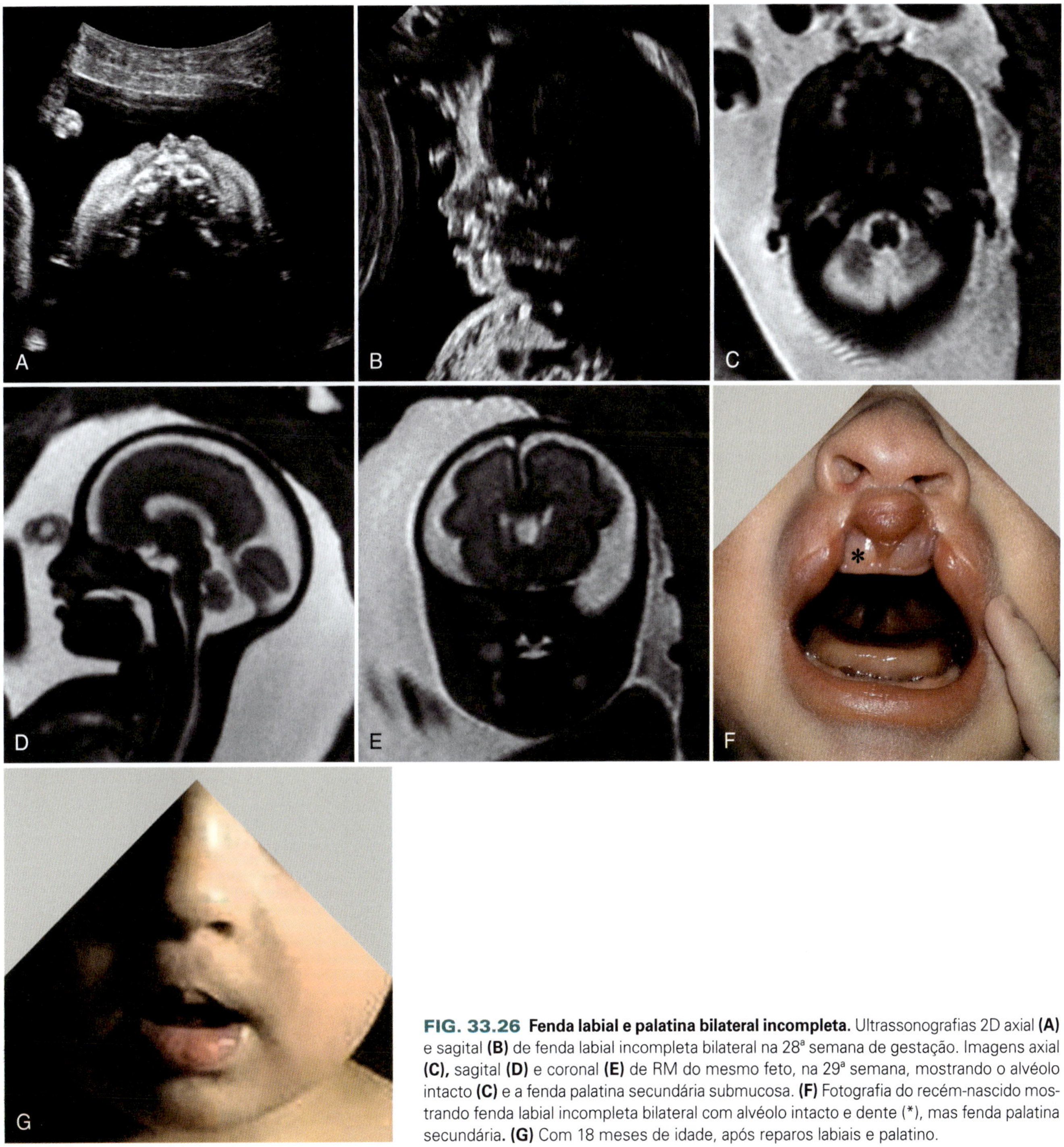

FIG. 33.26 Fenda labial e palatina bilateral incompleta. Ultrassonografias 2D axial **(A)** e sagital **(B)** de fenda labial incompleta bilateral na 28ª semana de gestação. Imagens axial **(C)**, sagital **(D)** e coronal **(E)** de RM do mesmo feto, na 29ª semana, mostrando o alvéolo intacto **(C)** e a fenda palatina secundária submucosa. **(F)** Fotografia do recém-nascido mostrando fenda labial incompleta bilateral com alvéolo intacto e dente (*), mas fenda palatina secundária. **(G)** Com 18 meses de idade, após reparos labiais e palatino.

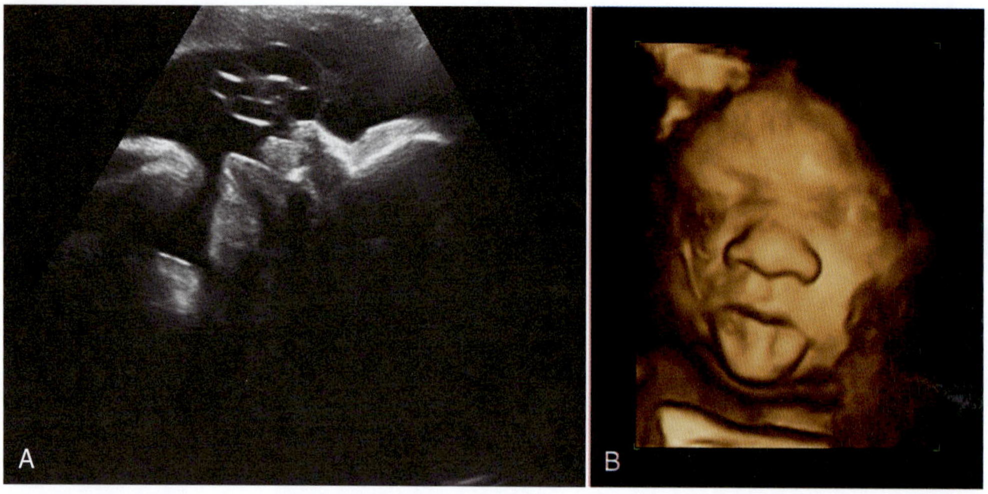

FIG. 33.27 Língua anormal. (A) Ultrassonografia sagital e **(B)** ultrassonografia 3D mostrando macroglossia em feto de 33 semanas com síndrome de Beckwith-Wiedemann.

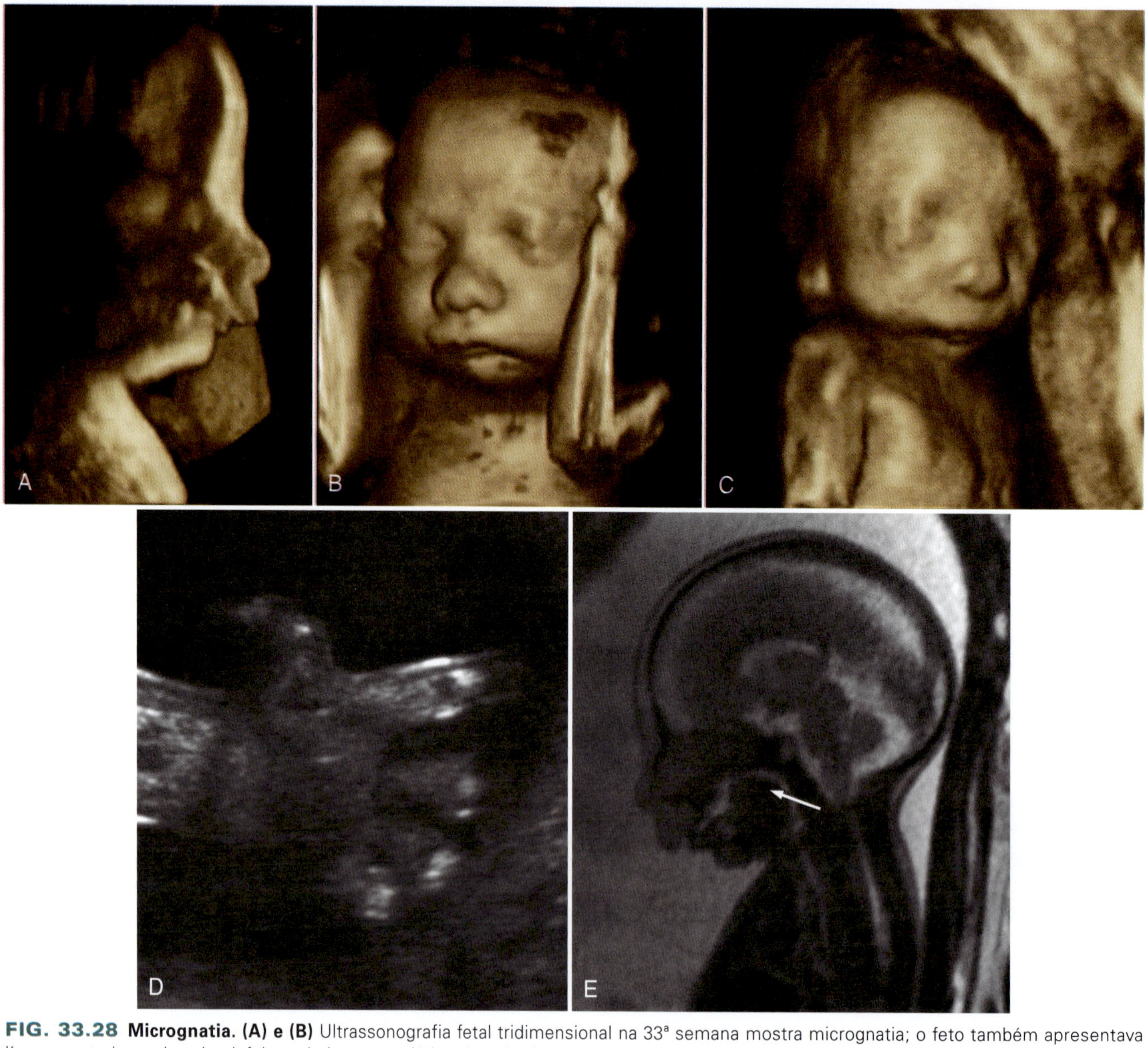

FIG. 33.28 Micrognatia. (A) e (B) Ultrassonografia fetal tridimensional na 33ª semana mostra micrognatia; o feto também apresentava língua posterior e elevada, defeito palatino secundário, cisto do ducto nasolacrimal esquerdo e ventriculomegalia. **(C)-(E)** Feto diferente na 24ª semana. **(C)** Ultrassonografia tridimensional mostra micrognatia. **(D)** Ultrassonografia bidimensional mostra hiperextensão do polegar e **(E)** a ressonância magnética mostra micrognatia e fenda palatina secundária. Observe a posição alta da língua (*seta*). Ver também Vídeo 33.4.

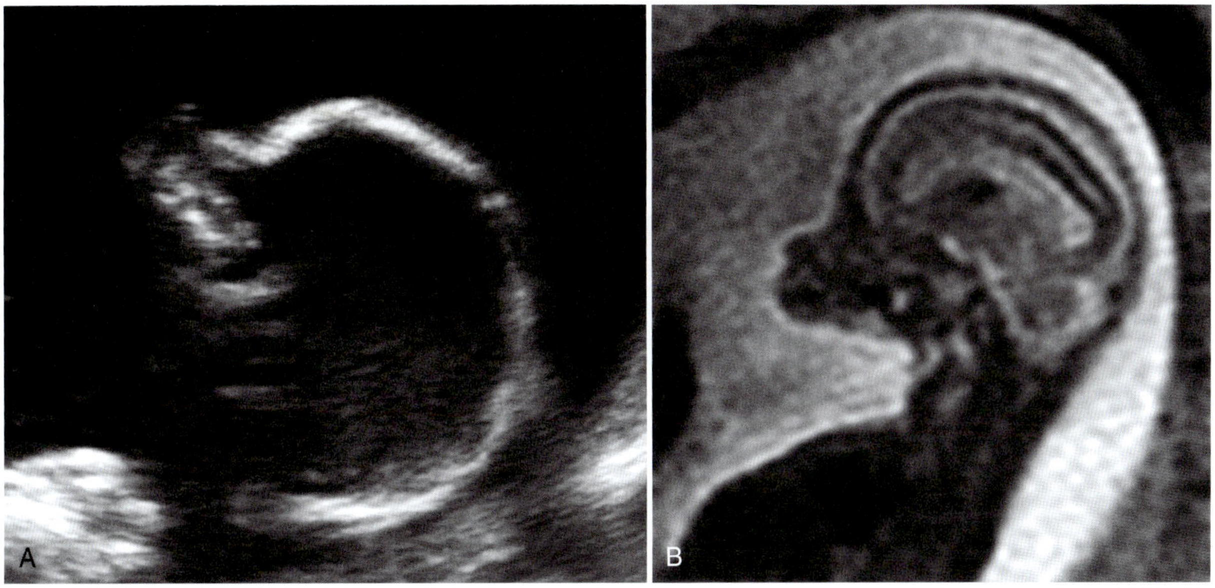

FIG. 33.29 Agnatia e microstomia. (A) Ultrassonografia sagital e **(B)** ressonância magnética mostram a ausência da mandíbula.

da TN no primeiro trimestre estão associadas à aneuploidia fetal, defeitos cardíacos, outras malformações maiores e desfecho adverso da gestação.[114-118] Imagens devem ser obtidas no plano mediossagital[119] por ultrassonografistas experientes e as medições devem ser combinadas com a idade do paciente, a idade gestacional e testes séricos para avaliar risco de aneuploidia (Cap. 31). No segundo trimestre, a **espessura da prega nucal** é medida no plano bregmático suboccipital. Uma medida de 6 mm ou maior a partir de 15 a 22 semanas está associada a risco aumentado de trissomia do 21.[120,121] A medida é obtida na linha média a partir da borda externa do osso occipital até a margem externa da pele.

Malformação Linfática (Higroma Cístico)

A malformação linfática, conhecida historicamente como "higroma cístico", é uma coleção de líquido septada na região cervical do feto, atribuída a desenvolvimento precoce anormal do sistema linfático. Essa anormalidade encontra-se altamente associada à **síndrome de Turner** (X0), a outras anomalias cromossômicas e a anormalidades estruturais cardíacas. Quando associada à hidropisia, a taxa de mortalidade fetal é muito alta. Assim como a TN aumentada, se uma malformação linfática for diagnosticada e os cromossomos analisados forem normais, o feto ainda deve ser cuidadosamente investigado a procura de anormalidades cardíacas.

As malformações linfáticas podem ocorrer em qualquer lugar na cabeça e no pescoço, revelando-se microcísticas ou macrocísticas. Presume-se que sejam resultantes de sacos linfáticos obstruídos, que não se comunicam com os principais canais linfáticos. Embora benignas, a morbidade está associada ao efeito expansivo sobre as vias respiratórias fetais quando tais massas se originam na face e no pescoço (Fig. 33.31). Nesse contexto, a realização da RM fetal frequentemente é útil para a avaliação das vias respiratórias fetais e para o planejamento do parto. Malformações linfáticas preenchidas com líquido, mesmo quando grandes, são muito mais maleáveis que os teratomas sólidos da cabeça e do pescoço, além de apresentarem menor probabilidade de comprometer as vias respiratórias. Quando essas malformações envolvem a língua, os higromas císticos podem interferir na deglutição e na amamentação após o nascimento.

Teratoma Cervical

O teratoma é o tumor mais comum em neonatos, estando a maioria localizada no sacro e no cóccix. Aproximadamente 5% dos teratomas originam-se no pescoço ou na orofaringe. Os teratomas cervicais ocorrem do mesmo modo em homens e mulheres.[122] Ultrassonograficamente, em geral, os teratomas são massas complexas compostas por elementos tanto císticos como sólidos; em geral, associados a regiões de calcificação. Geralmente há fluxo vascular nas porções sólidas da massa. No pescoço, os teratomas se encontram em posição anterolateral e podem se tornar muito grandes, frequentemente envolvendo a glândula tireoide. Quando os teratomas se originam no pescoço, podem comprimir as vias respiratórias, interferir na deglutição fetal e resultar em polidrâmnio. A avaliação das vias respiratórias fetais é particularmente importante para o planejamento do parto e, muitas vezes, é mais bem acompanhada com RM fetal (Fig. 33.32).

Quando os teratomas se originam no pescoço, é possível que haja hiperextensão do pescoço fetal, evidente mais bem observada em vistas sagitais. Teratomas da orofaringe (**epignatia**) frequentemente se projetam a partir da boca. Embora a maioria dos teratomas seja histologicamente benigna, o prognóstico depende do grau de efeito expansivo na traqueia e da capacidade de garantir, no parto, a perviedade das vias respiratórias do feto. Se houver substancial efeito expansivo na vias respiratórias, pode ser necessário **tratamento intraparto ex utero** (**EXIT**, *ex utero intrapartum treatment*). Esse procedimento complexo requer uma equipe de especialistas para a mãe e para o feto, e envolve o parto por cesariana, com preservação da circulação materno-fetal através da placenta, até que as vias respiratórias do recém-nascido estejam seguras.[123-127]

Tireomegalia e Bócio

O bócio fetal é raro (1 em 30 mil a 50 mil nascidos vivos)[128] e frequentemente relacionado à doença da tireoide materna, tais como **doença de Graves**[129] ou **tireoidite de Hashimoto**, com anticorpos que atravessam a placenta e causam disfunção da tireoide fetal. O uso materno de **agentes bloqueadores da tireoide**

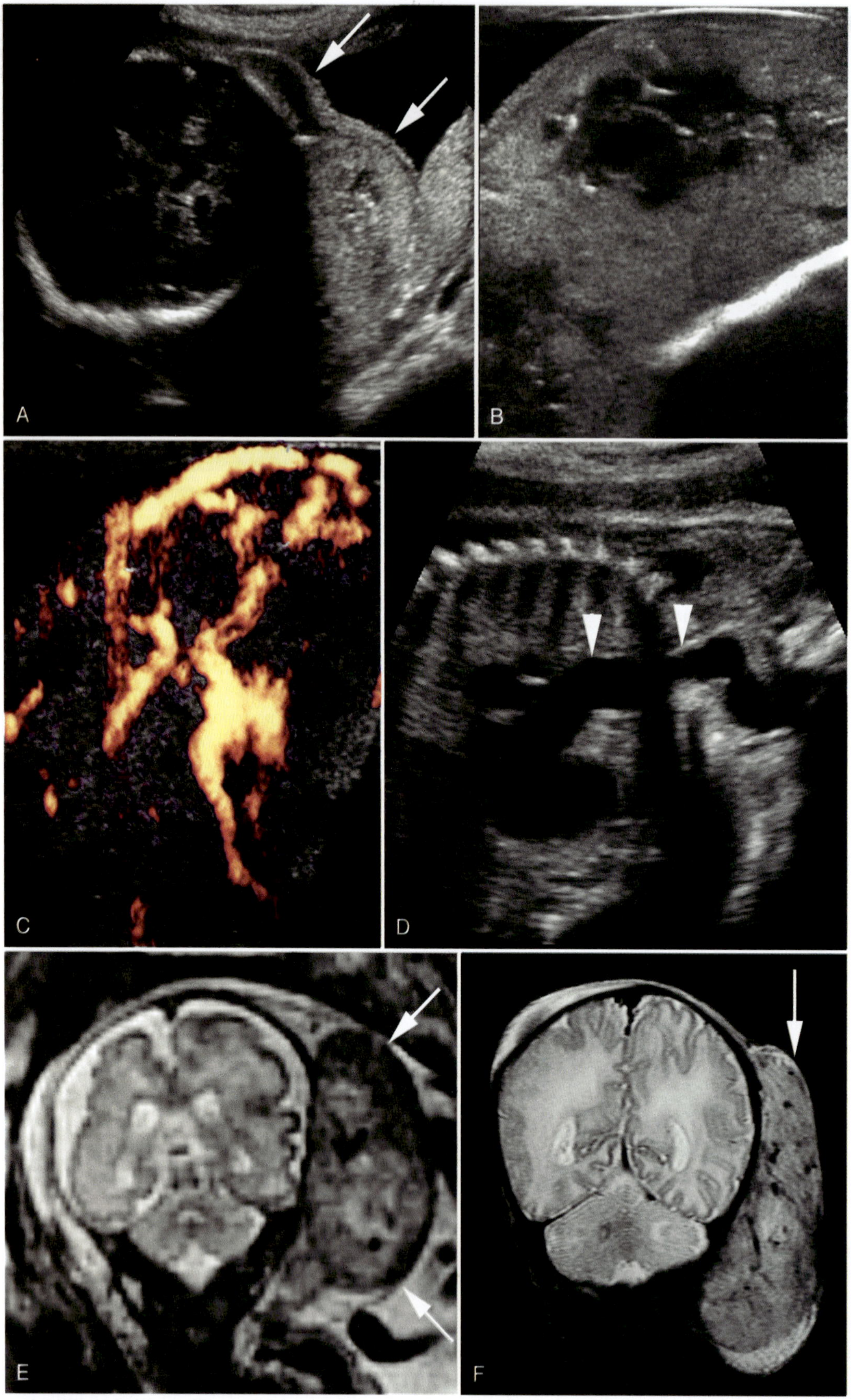

FIG. 33.30 Hemangioma em 30 semanas de gestação. (A) Ultrassonografia axial mostra grande massa de tecidos moles, lateral e posterior no couro cabeludo (*setas*). **(B)** A vista com colimação de alta frequência ilustra a ecogenicidade heterogênea da massa. **(C)** *Power* Doppler demonstra a vascularização da massa. **(D)** Ultrassonografia oblíqua do tórax e do pescoço do feto mostra a veia cava superior muito dilatada (*pontas de setas*). O coração também estava aumentado e o feto manifestava insuficiência cardíaca devido ao volume de sangue que circulava pela massa do couro cabeludo. **(E)** Imagens de RM pré-natal coronal e **(F)** pós-natal mostram a massa do lado esquerdo no couro cabeludo (*setas*).

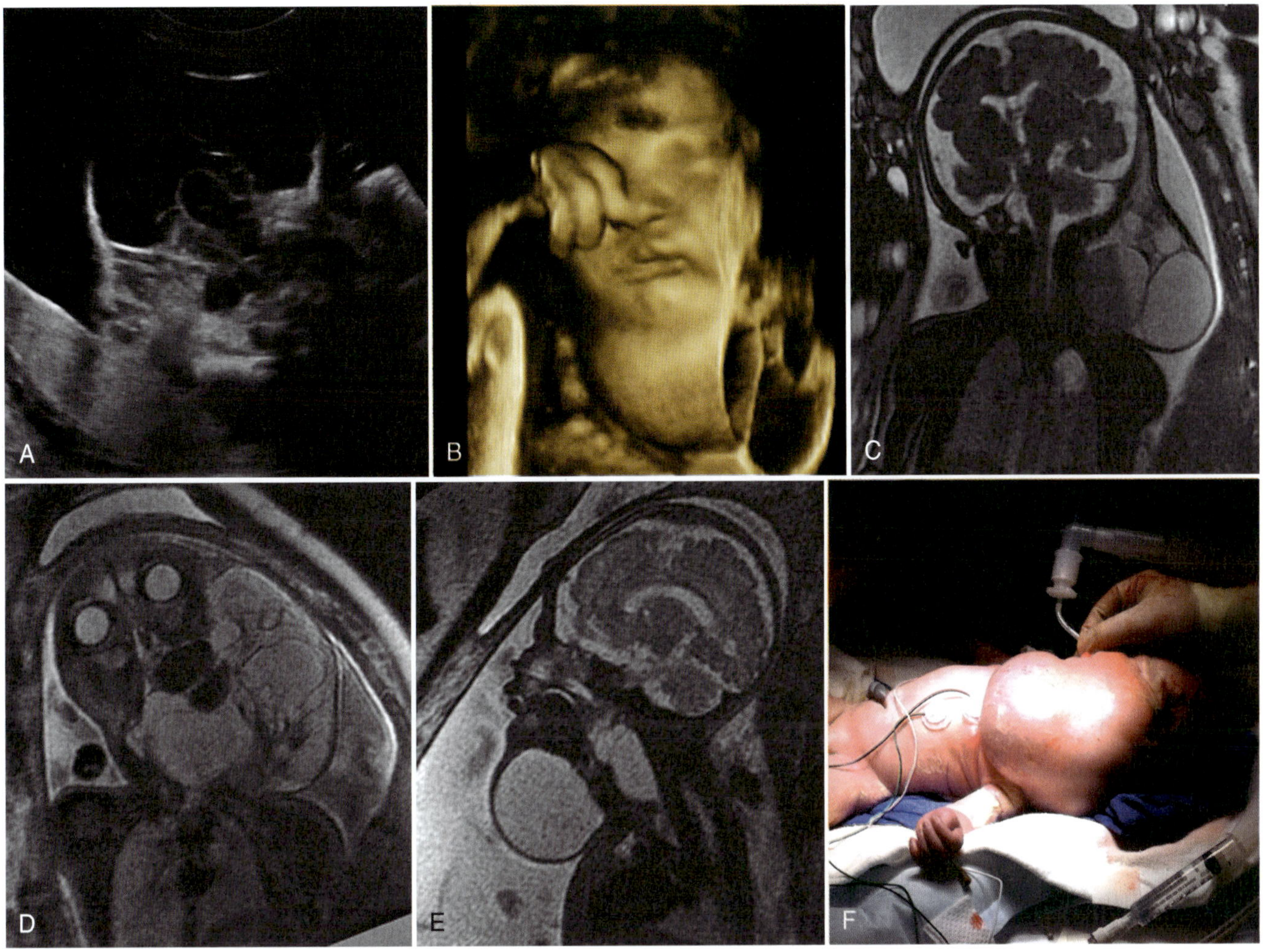

FIG. 33.31 Malformação linfática. (A) Ultrassonografia bidimensional de massa cervical esquerda na 35ª semana com aspecto complexo (cístico e sólido). **(B)** Ultrassonografia tridimensional mostrando massa do lado esquerdo. Imagens de ressonância magnética coronal (**C** e **D**) e sagital **(E)** mostram a massa complexa, potencialmente bloqueando as vias respiratórias. **(F)** O recém-nascido, com grande massa cervical esquerda, foi intubado com sucesso durante o parto por EXIT (*ex utero intrapartum treatment*).

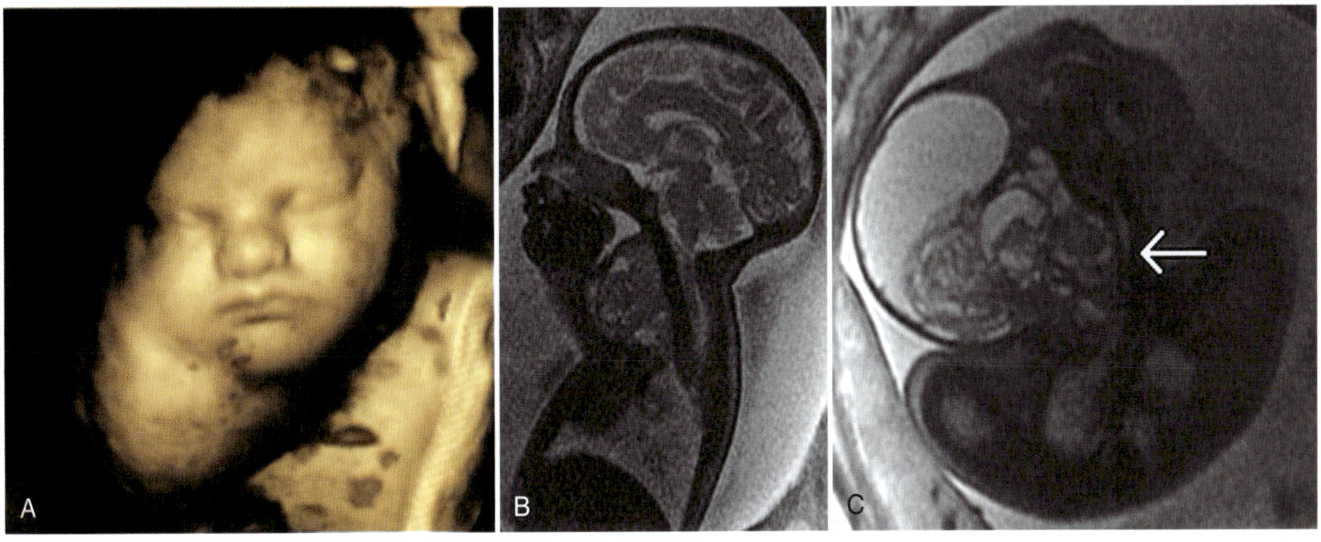

FIG. 33.32 Teratoma. (A) Ultrassonografia tridimensional na 34ª semana mostra um teratoma cervical à direita. Imagens de ressonância magnética fetal ponderada em T2 sagital **(B)** e axial **(C)**. Observe a visualização da traqueia (*seta*), sugerindo que as vias respiratórias provavelmente estarão desobstruídas no nascimento.

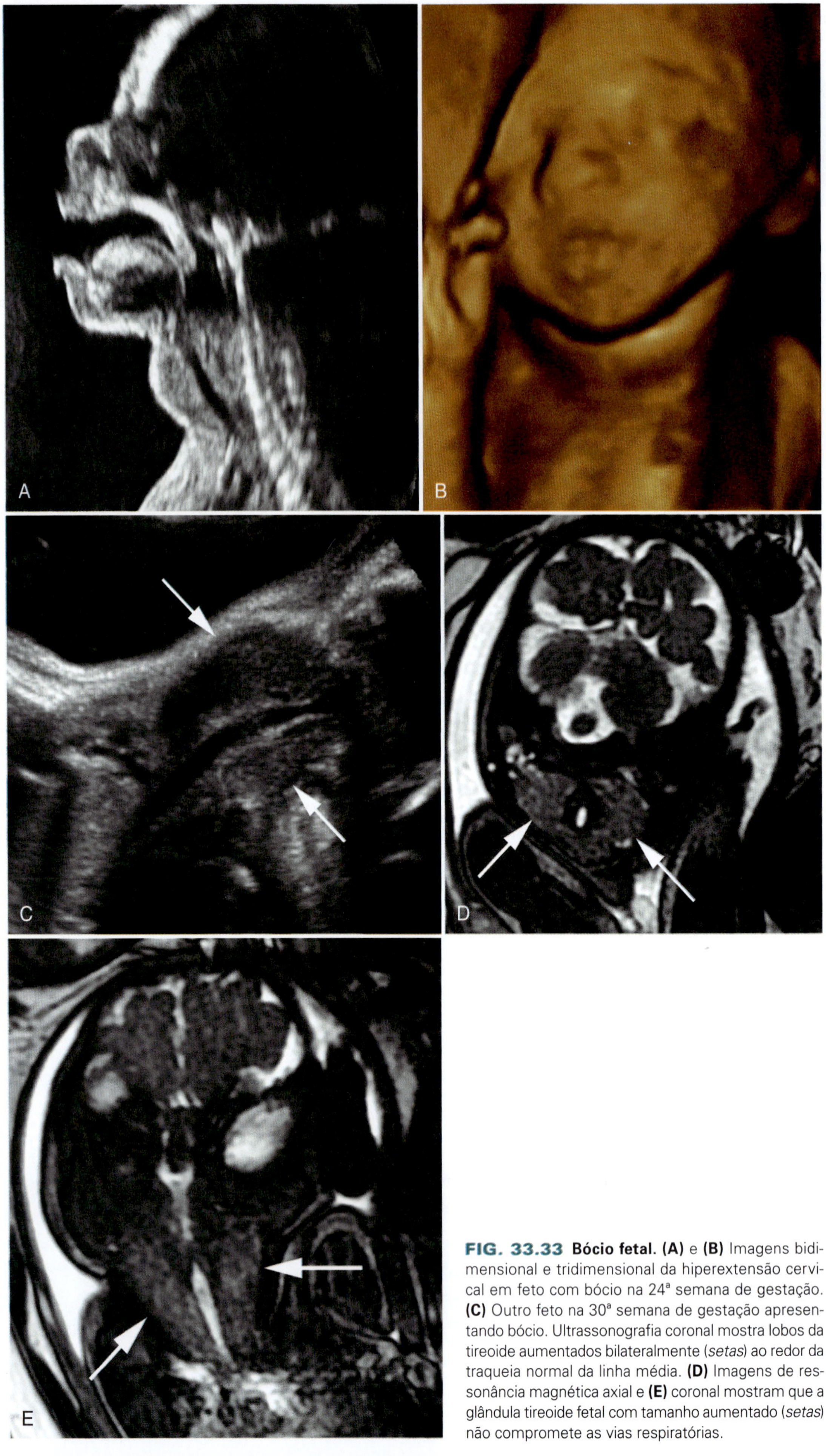

FIG. 33.33 Bócio fetal. (A) e **(B)** Imagens bidimensional e tridimensional da hiperextensão cervical em feto com bócio na 24ª semana de gestação. **(C)** Outro feto na 30ª semana de gestação apresentando bócio. Ultrassonografia coronal mostra lobos da tireoide aumentados bilateralmente (*setas*) ao redor da traqueia normal da linha média. **(D)** Imagens de ressonância magnética axial e **(E)** coronal mostram que a glândula tireoide fetal com tamanho aumentado (*setas*) não compromete as vias respiratórias.

(p. ex., propiltiouracila) também pode causar bócio fetal. A disfunção primária da tireoide fetal também pode, causar bócio.

O bócio fetal se apresenta como massa sólida homogênea na linha média, na região anterior do pescoço, circundando a traqueia (Fig. 33.33). Pode haver fluxo sanguíneo aumentado no bócio. Quando grandes, os bócios fetais são volumosos causam hiperextensão do pescoço, comprometendo a deglutição fetal e resultando em polidrâmnio. A hiperextensão do pescoço pode provocar má apresentação fetal e causar dificuldades no parto. A cordocentese talvez seja necessária para determinar se há hipotireoidismo ou hipertireoidismo fetal. No quadro de **hipotireoidismo**, o tratamento com hormônio tireoidiano intra-amniótico normalmente levará à diminuição do tamanho do bócio fetal.[130] Após o tratamento com tiroxina intrauterina, o bócio fetal pode diminuir de tamanho, e a hiperextensão do pescoço pode se resolver. Em casos de **hipertireoidismo** fetal, é importante investigar se existe taquicardia fetal e insuficiência cardíaca de alto débito.

CONCLUSÃO

A avaliação ultrassonográfica pré-natal da face e do pescoço fetais oferece oportunidade de identificar muitas anormalidades. Essas observações são, com frequência, essenciais para o aconselhamento pré-natal e para o estabelecimento do prognóstico, por causa da associação de muitas dessas anormalidades com síndromes e anomalias cromossômicas. O diagnóstico apropriado das anormalidades permite o planejamento do parto e do tratamento apropriado, quando as vias respiratórias fetais estão potencialmente comprometidas.

Agradecimentos

Gostaríamos de agradecer a assistência fornecida pelos bibliotecários Alison Clapp e Miriam Geller e a assistência administrativa de Susan Ivey, Departmento de Radiologia, no Children's Hospital Boston. Agradecimentos especiais também a Ants Toi, MD, pela discussão sobre craniossinostose.

REFERÊNCIAS

1. American Institute of Ultrasound in Medicine. AIUM practice guidelines for the performance of obstetric ultrasound examinations 2013 [updated 2013]. Available from: www.aium.org/resources/guidelines/obstetric.pdf.
2. Moore KL, Persaud TVN, Torchia MG. The developing human: clinically oriented embryology. 10th ed. Philadelphia: Saunders; 2015.
3. Van de Water TR, Staecker H. Otolaryngology: basic science and clinical review. New York: Thieme; 2006.
4. Brookes M, Zietman A. Clinical embryology: a color atlas and text. Boca Raton, FL: CRC Press; 1998.
5. Nyberg DA, McGahan JP, Pretorius DH, Pilu G. Diagnostic imaging of fetal anomalies. Philadelphia: Lippincott Williams & Williams; 2002.
6. Forrester JV, Dick AD, McMenamin PG, et al. The eye: basic sciences in practice. 4th ed. New York: Saunders; 2015.
7. Haak MC, Bartelings MM, Jackson DG, et al. Increased nuchal translucency is associated with jugular lymphatic distension. Hum Reprod. 2002;17(4):1086-1092.
8. Kurjak A, Azumendi G, Andonotopo W, Salihagic-Kadic A. Three- and four-dimensional ultrasonography for the structural and functional evaluation of the fetal face. Am J Obstet Gynecol. 2007;196(1):16-28.
9. Johnson DD, Pretorius DH, Budorick NE, et al. Fetal lip and primary palate: three-dimensional versus two-dimensional US. Radiology. 2000;217(1):236-239.
10. De Jong-Pleij EA, Ribbert LS, Tromp E, Bilardo CM. Three-dimensional multiplanar ultrasound is a valuable tool in the study of the fetal profile in the second trimester of pregnancy. Ultrasound Obstet Gynecol. 2010;35(2):195-200.
11. Ocal DF, Nas T, Guler I. The place of four-dimensional ultrasound in evaluating fetal anomalies. Ir J Med Sci. 2015;184(3):607-612.
12. Tonni G, Martins WP, Guimaraes Filho H, Araujo Junior E. Role of 3-D ultrasound in clinical obstetric practice: evolution over 20 years. Ultrasound Med Biol. 2015;41(5):1180-1211.
13. Merz E, Abramovicz J, Baba K, et al. 3D imaging of the fetal face—recommendations from the International 3D Focus Group. Ultraschall Med. 2012;33(2):175-182.
14. Campbell S, Lees C, Moscoso G, Hall P. Ultrasound antenatal diagnosis of cleft palate by a new technique: the 3D "reverse face" view. Ultrasound Obstet Gynecol. 2005;25(1):12-18.
15. Chen ML, Chang CH, Yu CH, et al. Prenatal diagnosis of cleft palate by three-dimensional ultrasound. Ultrasound Med Biol. 2001;27(8):1017-1023.
16. Lee W, Kirk JS, Shaheen KW, et al. Fetal cleft lip and palate detection by three-dimensional ultrasonography. Ultrasound Obstet Gynecol. 2000;16(4):314-320.
17. Chervenak FA, Jeanty P, Cantraine F, et al. The diagnosis of fetal microcephaly. Am J Obstet Gynecol. 1984;149(5):512-517.
18. Thomas M. The lemon sign. Radiology. 2003;228(1):206-207.
19. Nyberg DA, Mack LA, Hirsch J, Mahony BS. Abnormalities of fetal cranial contour in sonographic detection of spina bifida: evaluation of the "lemon" sign. Radiology. 1988;167(2):387-392.
20. Nicolaides KH, Salvesen DR, Snijders RJ, Gosden CM. Strawberry-shaped skull in fetal trisomy 18. Fetal Diagn Ther. 1992;7(2):132-137.
21. Slater BJ, Lenton KA, Kwan MD, et al. Cranial sutures: a brief review. Plast Reconstr Surg. 2008;121(4):170e-178e.
22. Hajihosseini MK. Fibroblast growth factor signaling in cranial suture development and pathogenesis. Front Oral Biol. 2008;12:160-177.
23. Rawlins JT, Opperman LA. TGF-beta regulation of suture morphogenesis and growth. Front Oral Biol. 2008;12:178-196.
24. Hukki J, Saarinen P, Kangasniemi M. Single suture craniosynostosis: diagnosis and imaging. Front Oral Biol. 2008;12:79-90.
25. Delahaye S, Bernard JP, Renier D, Ville Y. Prenatal ultrasound diagnosis of fetal craniosynostosis. Ultrasound Obstet Gynecol. 2003;21(4):347-353.
26. Flores-Sarnat L. New insights into craniosynostosis. Semin Pediatr Neurol. 2002;9(4):274-291.
27. Gorincour G, Rypens F, Grignon A, et al. Prenatal diagnosis of cloverleaf skull: watch the hands! Fetal Diagn Ther. 2005;20(4):296-300.
28. Dover MS. Abnormal skull shape: clinical management. Pediatr Radiol. 2008;38(Suppl. 3):S484-S487.
29. Renier D, Lajeunie E, Arnaud E, Marchac D. Management of craniosynostoses. Childs Nerv Syst. 2000;16(10-11):645-658.
30. Brunelle F, Baraton J, Renier D, et al. Intracranial venous anomalies associated with atretic cephalocoeles. Pediatr Radiol. 2000;30(11):743-747.
31. Robinson AJ, Blaser S, Toi A, et al. MRI of the fetal eyes: morphologic and biometric assessment for abnormal development with ultrasonographic and clinicopathologic correlation. Pediatr Radiol. 2008;38(9):971-981.
32. Trout T, Budorick NE, Pretorius DH, McGahan JP. Significance of orbital measurements in the fetus. J Ultrasound Med. 1994;13(12):937-943.
33. Tan ST, Mulliken JB. Hypertelorism: nosologic analysis of 90 patients. Plast Reconstr Surg. 1997;99(2):317-327.
34. Bianchi D, Crombleholme T, D'Alton M, Malone F. Fetology: diagnosis and management of the fetal patient. 2nd ed. New York: McGraw-Hill Professional; 2010.
35. Dilmen G, Koktener A, Turhan NO, Tez S. Growth of the fetal lens and orbit. Int J Gynaecol Obstet. 2002;76(3):267-271.
36. Verma AS, Fitzpatrick DR. Anophthalmia and microphthalmia. Orphanet J Rare Dis. 2007;2:47.
37. Warburg M. Classification of microphthalmos and coloboma. J Med Genet. 1993;30(8):664-669.
38. Bault JP, Quarello E. Retinal coloboma: prenatal diagnosis using a new technique, the 'virtual fetal eyeground'. Ultrasound Obstet Gynecol. 2009;33(4):495-496.
39. Righini A, Avagliano L, Doneda C, et al. Prenatal magnetic resonance imaging of optic nerve head coloboma. Prenat Diagn. 2008;28(3):242-246.
40. Bateman JB. Microphthalmos. Int Ophthalmol Clin. 1984;24(1):87-107.
41. Cohen AJ, Mercandetti M, Brazzo BG. The lacrimal system: diagnosis, management and surgery. 2nd ed. New York: Springer; 2015.

42. Wong HS, Tait J, Pringle KC. Viewing of the soft and the hard palate on routine 3-D ultrasound sweep of the fetal face—a feasibility study. Fetal Diagn Ther. 2008;24(2):146-154.
43. Rahi JS, Dezateux C. Measuring and interpreting the incidence of congenital ocular anomalies: lessons from a national study of congenital cataract in the UK. Invest Ophthalmol Vis Sci. 2001;42(7):1444-1448.
44. Shih JC, Shyu MK, Lee CN, et al. Antenatal depiction of the fetal ear with three-dimensional ultrasonography. Obstet Gynecol. 1998;91(4):500-505.
45. Ginsberg NA, Cohen L, Dungan JS, et al. 3-D ultrasound of the fetal ear and fetal autosomal trisomies: a pilot study of a new screening protocol. Prenat Diagn. 2011;31(3):311-314.
46. Eavey RD. Microtia and significant auricular malformation. Ninety-two pediatric patients. Arch Otolaryngol Head Neck Surg. 1995;121(1):57-62.
47. Yeo L, Guzman ER, Ananth CV, et al. Prenatal detection of fetal aneuploidy by sonographic ear length. J Ultrasound Med. 2003;22(6):565-576.
48. Lowe LH, Booth TN, Joglar JM, Rollins NK. Midface anomalies in children. Radiographics. 2000;20(4):907-922.
49. Dietze I, Fritz B, Huhle D, et al. Clinical, cytogenetic and molecular investigation in a fetus with Wolf-Hirschhorn syndrome with paternally derived 4p deletion. Case report and review of the literature. Fetal Diagn Ther. 2004;19(3):251-260.
50. Cicero S, Curcio P, Papageorghiou A, et al. Absence of nasal bone in fetuses with trisomy 21 at 11-14 weeks of gestation: an observational study. Lancet. 2001;358(9294):1665-1667.
51. Orlandi F, Bilardo CM, Campogrande M, et al. Measurement of nasal bone length at 11-14 weeks of pregnancy and its potential role in Down syndrome risk assessment. Ultrasound Obstet Gynecol. 2003;22(1):36-39.
52. Otano L, Aiello H, Igarzabal L, et al. Association between first trimester absence of fetal nasal bone on ultrasound and Down syndrome. Prenat Diagn. 2002;22(10):930-932.
53. Vintzileos A, Walters C, Yeo L. Absent nasal bone in the prenatal detection of fetuses with trisomy 21 in a high-risk population. Obstet Gynecol. 2003;101(5 Pt 1):905-908.
54. Cusick W, Provenzano J, Sullivan CA, et al. Fetal nasal bone length in euploid and aneuploid fetuses between 11 and 20 weeks' gestation: a prospective study. J Ultrasound Med. 2004;23(10):1327-1333.
55. Rosen T, D'Alton ME, Platt LD, Wapner R. First-trimester ultrasound assessment of the nasal bone to screen for aneuploidy. Obstet Gynecol. 2007;110(2 Pt 1):399-404.
56. Cicero S, Dezerega V, Andrade E, et al. Learning curve for sonographic examination of the fetal nasal bone at 11-14 weeks. Ultrasound Obstet Gynecol. 2003;22(2):135-137.
57. Okumura M, Francisco RP, Lucato LT, et al. Prenatal detection and postnatal management of an intranasal glioma. J Pediatr Surg. 2012;47(10):1951-1954.
58. Chmait RH, Pretorius DH, Hull AD. Nasal glioma. Ultrasound Obstet Gynecol. 2002;20(4):417-418.
59. Huisman MA, Timmer A, Zeinstra M, et al. Matrix-metalloproteinase activity in first trimester placental bed biopsies in further complicated and uncomplicated pregnancies. Placenta. 2004;25(4):253-258.
60. Tonni G, Lituania M, Bonasoni MP, De Felice C. Prenatal ultrasound and histological diagnosis of fetal nasal glioma (heterotopic central nervous system tissue): report of a new case and review of the literature. Arch Gynecol Obstet. 2011;283(Suppl. 1):55-59.
61. Recio-Rodriguez M, Fernandez-Mayoralas DM, Fernandez-Jaen A, et al. Prenatal diagnosis of frontonasal dysplasia associated with bilateral periventricular nodular heterotopia. J Child Neurol. 2014;29(10):NP122-NP126.
62. Esmer AC, Kalelioglu I, Kayserili H, et al. Prenatal diagnosis of frontonasal dysplasia with anterior encephalocele. J Turk Ger Gynecol Assoc. 2013;14(1):50-52.
63. Wu E, Vargevik K, Slavotinek AM. Subtypes of frontonasal dysplasia are useful in determining clinical prognosis. Am J Med Genet A. 2007;143A(24):3069-3078.
64. Sadler TW. Langman's medical embryology. 14th ed. Philadelphia: Lippincott Williams & Wilkins; 2014.
65. Kirschner RE, LaRossa D. Cleft lip and palate. Otolaryngol Clin North Am. 2000;33(6):1191-1215, v-vi.
66. Berge SJ, Plath H, van de Vondel PT, et al. Fetal cleft lip and palate: sonographic diagnosis, chromosomal abnormalities, associated anomalies and postnatal outcome in 70 fetuses. Ultrasound Obstet Gynecol. 2001;18:422-431.
67. Chmait R, Pretorius D, Moore T, et al. Prenatal detection of associated anomalies in fetuses diagnosed with cleft lip with or without cleft palate in utero. Ultrasound Obstet Gynecol. 2006;27(2):173-176.
68. Calzolari E, Pierini A, Astolfi G, et al. Associated anomalies in multi-malformed infants with cleft lip and palate: an epidemiologic study of nearly 6 million births in 23 EUROCAT registries. Am J Med Genet A. 2007;143(a6):528-537.
69. Nyberg DA, Sickler GK, Hegge FN, et al. Fetal cleft lip with and without cleft palate: US classification and correlation with outcome. Radiology. 1995;195(3):677-684.
70. Walker SJ, Ball RH, Babcook CJ, Feldkamp MM. Prevalence of aneuploidy and additional anatomic abnormalities in fetuses and neonates with cleft lip with or without cleft palate: a population-based study in Utah. J Ultrasound Med. 2001;20(11):1175-1180.
71. Perrotin F, de Poncheville LM, Marret H, et al. Chromosomal defects and associated malformations in fetal cleft lip with or without cleft palate. Eur J Obstet Gynecol Reprod Biol. 2001;99:19-24.
72. Benacerraf BR. Ultrasound of fetal syndromes. 2nd ed. St. Louis: Elsevier Health Sciences; 2007.
73. Stoll C, Clementi M. Prenatal diagnosis of dysmorphic syndromes by routine fetal ultrasound examination across Europe. Ultrasound Obstet Gynecol. 2003;21(6):543-551.
74. Shaikh D, Mercer NS, Sohan K, et al. Prenatal diagnosis of cleft lip and palate. Br J Plast Surg. 2001;54(4):288-289.
75. Cash C, Set P, Coleman N. The accuracy of antenatal ultrasound in the detection of facial clefts in a low-risk screening population. Ultrasound Obstet Gynecol. 2001;18(5):432-436.
76. Clementi M, Tenconi R, Bianchi F, Stoll C. Evaluation of prenatal diagnosis of cleft lip with or without cleft palate and cleft palate by ultrasound: experience from 20 European registries. EUROSCAN study group. Prenat Diagn. 2000;20(11):870-875.
77. Robinson JN, McElrath TF, Benson CB, et al. Prenatal ultrasonography and the diagnosis of fetal cleft lip. J Ultrasound Med. 2001;20(11):1165-1170.
78. Hanikeri M, Savundra J, Gillett D, et al. Antenatal transabdominal ultrasound detection of cleft lip and palate in Western Australia from 1996 to 2003. Cleft Palate Craniofac J. 2006;43(1):61-66.
79. Ghi T, Perolo A, Banzi C, et al. Two-dimensional ultrasound is accurate in the diagnosis of fetal craniofacial malformation. Ultrasound Obstet Gynecol. 2002;19(6):543-551.
80. Wang LM, Leung KY, Tang M. Prenatal evaluation of facial clefts by three-dimensional extended imaging. Prenat Diagn. 2007;27(8):722-729.
81. McGahan MC, Ramos GA, Landry C, et al. Multislice display of the fetal face using 3-dimensional ultrasonography. J Ultrasound Med. 2008;27(11):1573-1581.
82. Sepulveda W, Cafici D, Bartholomew J, et al. First-trimester assessment of the fetal palate: a novel application of the Volume NT algorithm. J Ultrasound Med. 2012;31(9):1443-1448.
83. Martinez-Ten P, Adiego B, Illescas T, et al. First-trimester diagnosis of cleft lip and palate using three-dimensional ultrasound. Ultrasound Obstet Gynecol. 2012;40(1):40-46.
84. Zajicek M, Achiron R, Weisz B, et al. Sonographic assessment of fetal secondary palate between 12 and 16 weeks of gestation using three-dimensional ultrasound. Prenat Diagn. 2013;33(13):1256-1259.
85. Sommerlad M, Patel N, Vijayalakshmi B, et al. Detection of lip, alveolar ridge and hard palate abnormalities using two-dimensional ultrasound enhanced with the three-dimensional reverse-face view. Ultrasound Obstet Gynecol. 2010;36(5):596-600.
86. Sepulveda W, Wong AE, Castro F, et al. Feasibility of 3-dimensional sonographic examination of the fetal secondary palate during the second-trimester anatomy scan. J Ultrasound Med. 2011;30(12):1619-1624.
87. Ramos GA, Romine LE, Gindes L, et al. Evaluation of the fetal secondary palate by 3-dimensional ultrasonography. J Ultrasound Med. 2010;29(3):357-364.

88. Ghi T, Tani G, Savelli L, et al. Prenatal imaging of facial clefts by magnetic resonance imaging with emphasis on the posterior palate. Prenat Diagn. 2003;23(12):970-975.
89. Stroustrup Smith A, Estroff JA, Barnewolt CE, et al. Prenatal diagnosis of cleft lip and cleft palate using MRI. AJR Am J Roentgenol. 2004;183(1):229-235.
90. Cohen MM Jr. Holoprosencephaly: clinical, anatomic, and molecular dimensions. Birth Defects Res A Clin Mol Teratol. 2006;76(9):658-673.
91. Longaker MT, Lipshutz GS, Kawamoto HK Jr. Reconstruction of Tessier no. 4 clefts revisited. Plast Reconstr Surg. 1997;99(6):1501-1507.
92. Tessier P. Anatomical classification facial, cranio-facial and latero-facial clefts. J Maxillofac Surg. 1976;4(2):69-92.
93. Chang YL, Lien R, Chang SD, Chao AS. Prenatal 3D sonographic diagnosis of an isolated lateral facial cleft. J Clin Ultrasound. 2012;40(4):219-221.
94. Maarse W, Pistorius LR, Van Eeten WK, et al. Prenatal ultrasound screening for orofacial clefts. Ultrasound Obstet Gynecol. 2011;38(4):434-439.
95. Benacerraf BR, Sadow PM, Barnewolt CE, et al. Cleft of the secondary palate without cleft lip diagnosed with three-dimensional ultrasound and magnetic resonance imaging in a fetus with Fryns' syndrome. Ultrasound Obstet Gynecol. 2006;27(5):566-570.
96. Pilu G, Segata M. A novel technique for visualization of the normal and cleft fetal secondary palate: angled insonation and three-dimensional ultrasound. Ultrasound Obstet Gynecol. 2007;29(2):166-169.
97. Faure JM, Baumler M, Boulot P, et al. Prenatal assessment of the normal fetal soft palate by three-dimensional ultrasound examination: is there an objective technique? Ultrasound Obstet Gynecol. 2008;31(6):652-656.
98. Faure JM, Captier G, Baumler M, Boulot P. Sonographic assessment of normal fetal palate using three-dimensional imaging: a new technique. Ultrasound Obstet Gynecol. 2007;29(2):159-165.
99. Wong RK, VanderVeen DK. Presentation and management of congenital dacryocystocele. Pediatrics. 2008;122(5):e1108-e1112.
100. Levine D, Cavazos C, Kazan-Tannus JF, et al. Evaluation of real-time single-shot fast spin-echo MRI for visualization of the fetal midline corpus callosum and secondary palate. AJR Am J Roentgenol. 2006;187(6):1505-1511.
101. Neville BW, Damm DD, Allen CM, Chi AC. Oral and maxillofacial pathology. 4th ed. St. Louis, MO: Saunders; 2015 May 2015.
102. Otto C, Platt LD. The fetal mandible measurement: an objective determination of fetal jaw size. Ultrasound Obstet Gynecol. 1991;1(1):12-17.
103. Chitty LS, Campbell S, Altman DG. Measurement of the fetal mandible—feasibility and construction of a centile chart. Prenat Diagn. 1993;13(8):749-756.
104. Paladini D, Morra T, Teodoro A, et al. Objective diagnosis of micrognathia in the fetus: the jaw index. Obstet Gynecol. 1999;93(3):382-386.
105. Lee W, McNie B, Chaiworapongsa T, et al. Three-dimensional ultrasonographic presentation of micrognathia. J Ultrasound Med. 2002;21(7):775-781.
106. Vettraino IM, Lee W, Bronsteen RA, et al. Clinical outcome of fetuses with sonographic diagnosis of isolated micrognathia. Obstet Gynecol. 2003;102(4):801-805.
107. Rogers-Vizena CR, Mulliken JB, Daniels KM, Estroff JA. Prenatal features predictive of Robin sequence identified by fetal magnetic resonance imaging. Plast Reconstr Surg. 2016;137(6):999e-1006e.
108. Lind K, Aubry MC, Belarbi N, et al. Prenatal diagnosis of Pierre Robin sequence: accuracy and ability to predict phenotype and functional severity. Prenat Diagn. 2015;35(9):853-858.
109. Ocaranza M, Rompel SM, Gutierrez J, Sepulveda W. Forehead hemangioma: a rare location for a large vascular tumor in a fetus. J Ultrasound Med. 2011;30(8):1158-1161.
110. Mulliken JB, Glowacki J. Hemangiomas and vascular malformations in infants and children: a classification based on endothelial characteristics. Plast Reconstr Surg. 1982;69(3):412-422.
111. Enjolras O, Mulliken JB. Vascular tumors and vascular malformations (new issues). Adv Dermatol. 1997;13:375-423.
112. Mulliken JB, Anupindi S, Ezekowitz RA, Mihm MC Jr. Case records of the Massachusetts General Hospital. Weekly clinicopathological exercises. Case 13-2004. A newborn girl with a large cutaneous lesion, thrombocytopenia, and anemia. N Engl J Med. 2004;350(17):1764-1775.
113. Legiehn GM, Heran MK. Venous malformations: classification, development, diagnosis, and interventional radiologic management. Radiol Clin North Am. 2008;46(3):545-597. vi.
114. Hyett J, Perdu M, Sharland G, et al. Using fetal nuchal translucency to screen for major congenital cardiac defects at 10-14 weeks of gestation: population based cohort study. BMJ. 1999;318(7176):81-85.
115. Souka AP, Krampl E, Bakalis S, et al. Outcome of pregnancy in chromosomally normal fetuses with increased nuchal translucency in the first trimester. Ultrasound Obstet Gynecol. 2001;18(1):9-17.
116. Michailidis GD, Economides DL. Nuchal translucency measurement and pregnancy outcome in karyotypically normal fetuses. Ultrasound Obstet Gynecol. 2001;17(2):102-105.
117. Makrydimas G, Sotiriadis A, Ioannidis JP. Screening performance of first-trimester nuchal translucency for major cardiac defects: a meta-analysis. Am J Obstet Gynecol. 2003;189(5):1330-1335.
118. Tanriverdi HA, Ertan AK, Hendrik HJ, et al. Outcome of cystic hygroma in fetuses with normal karyotypes depends on associated findings. Eur J Obstet Gynecol Reprod Biol. 2005;118(1):40-46.
119. Luchi C, Persico N, Rembouskos G, Nicolaides KH. Practical approach to obtain the mid-sagittal plane of the fetal face at 11-13 weeks' gestation by two-dimensional ultrasound. Ultrasound Obstet Gynecol. 2014;44(5):617-618.
120. Benacerraf BR, Frigoletto FD Jr. Soft tissue nuchal fold in the second-trimester fetus: standards for normal measurements compared with those in Down syndrome. Am J Obstet Gynecol. 1987;157(5):1146-1149.
121. Benacerraf BR, Gelman R, Frigoletto FD Jr. Sonographic identification of second-trimester fetuses with Down's syndrome. N Engl J Med. 1987;317(22):1371-1376.
122. Woodward PJ, Sohaey R, Kennedy A, Koeller KK. From the archives of the AFIP: a comprehensive review of fetal tumors with pathologic correlation. Radiographics. 2005;25(1):215-242.
123. Hirose S, Farmer DL, Lee H, et al. The ex utero intrapartum treatment procedure: looking back at the EXIT. J Pediatr Surg. 2004;39(3):375-380.
124. Otteson TD, Hackam DJ, Mandell DL. The ex utero intrapartum treatment (EXIT) procedure: new challenges. Arch Otolaryngol Head Neck Surg. 2006;132(6):686-689.
125. Bouchard S, Johnson MP, Flake AW, et al. The EXIT procedure: experience and outcome in 31 cases. J Pediatr Surg. 2002;37(3):418-426.
126. Wagner W, Harrison MR. Fetal operations in the head and neck area: current state. Head Neck. 2002;24(5):482-490.
127. Leva E, Pansini L, Fava G, et al. The role of the surgeon in the case of a giant neck mass in the EXIT procedure. J Pediatr Surg. 2005;40(4):748-750.
128. Fisher DA, Klein AH. Thyroid development and disorders of thyroid function in the newborn. N Engl J Med. 1981;304(12):702-712.
129. Bisschop PH, van Trotsenburg AS. Images in clinical medicine. Neonatal thyrotoxicosis. N Engl J Med. 2014;370(13):1237.
130. Morine M, Takeda T, Minekawa R, et al. Antenatal diagnosis and treatment of a case of fetal goitrous hypothyroidism associated with high-output cardiac failure. Ultrasound Obstet Gynecol. 2002;19(5):506-509.

CAPÍTULO 34

Cérebro Fetal

Ants Toi e Deborah Levine

RESUMO DOS PONTOS-CHAVES

- A ultrassossonografia baseada em um protocolo cuidadosamente realizado por um profissional experiente proficiente, segundo diretrizes estabelecidas, é muito sensível para a avaliação do sistema nervoso central (SNC).
- A ventriculomegalia pode ser causada por muitas condições subjacentes, incluindo obstrução, destruição e dismorfismo, ou uma combinação deles.
- Em casos de anormalidades cerebrais, nas quais informações morfológicas ou funcionais adicionais são necessárias, além na ultrassonografia, a ressonância magnética pode ser útil.
- Os melhores resultados de avaliação de anormalidades complexas do SNC são obtidos quando há interação multidisciplinar e colaboração entre especialistas em exames de imagem, genética e cuidados pré-natais e pós-natais.

SUMÁRIO DO CAPÍTULO

ANATOMIA DO DESENVOLVIMENTO
Embriologia
Anatomia Ultrassonográfica
Variantes (Geralmente Normais)
Cistos do Plexo Coroide
Cisto da Bolsa de Blake
Cavum Veli Interpositi
VENTRICULOMEGALIA E HIDROCEFALIA
Patogênese da Ventriculomegalia
Avaliação Ultrassonográfica da Ventriculomegalia
ANOMALIAS ESPECÍFICAS
ERROS DE INDUÇÃO DORSAL
Anencefalia e Exencefalia
Cefalocele e Encefalocele
Ciliopatias
Síndrome de Joubert
Síndrome de Meckel-Gruber
Alterações Cranianas na Espinha Bífida
ERROS DE INDUÇÃO VENTRAL
Holoprosencefalia
Fossa Posterior e Cerebelo
Malformação de Dandy-Walker
Hipoplasia ou Displasia do Verme do Cerebelo
Megacisterna Magna
Rombencefalossinapse
Outras Anomalias da Fossa Posterior
Cistos Aracnoides
Malformações do Desenvolvimento Cortical
Microcefalia
Macrocefalia e Megalencefalia
Hemimegalencefalia
Lissencefalia
Alterações Corticais Focais
Outras Malformações do Desenvolvimento Cortical
Esclerose Tuberosa
Agenesia/Disgenesia do Corpo Caloso
Ausência do Septo Pelúcido e Displasia Septo-Óptica
CALCIFICAÇÕES INTRACRANIANAS
INFECÇÕES
MALFORMAÇÕES VASCULARES
Trombose dos Seios da Dura-máter
Lesões Hemorrágicas
Hidranencefalia
TUMORES
CONCLUSÃO
Agradecimentos

Anomalias do sistema nervoso central (SNC) são a causa mais comum de encaminhamento para diagnóstico pré-natal e provocam grande ansiedade nos pais. As anomalias do SNC ocorrem com frequência de cerca de 1,4 a 1,6 por 1.000 nascimentos vivos, mas são observadas em cerca de 3% a 6% dos natimortos.[1] O rastreamento por meio da determinação da concentração sérica materna de alfafetoproteína (MS-AFP; do inglês, *maternal serum alphafetoprotein*) e a triagem da translucência nucal (TN) resultou no aumento do número de gestações encaminhadas para avaliação suspeitas de anomalias sistêmicas e do SNC. Felizmente, US baseada em protocolo e cuidadosamente realizada por examinadores especializados e experientes, seguindo diretrizes estabelecidas, é muito sensível na avaliação do SNC.[2-6] Atualmente, o rastreamento de rotina é recomendada entre a 18ª e a 20ª semana de gestação. Embora muitas anomalias cerebrais sejam detectáveis no primeiro trimestre e no início do segundo trimestre, outras se desenvolvem ou somente se tornam evidentes ao final da gestação.[7-11]

A ressonância magnética (RM) se tornou um suplemento importante após avaliação inicial por US. Atualmente, a RM multiparamétrica, utilizando sequências especiais, possibilita a avaliação de áreas de difícil análise por ultrassonografia, e pode ser usada para avaliar propriedades teciduais além da morfologia e fornece novos *insights* sobre isquemia, características tumorais, sangramento, metabolismo cerebral e tratos neurais, o que possibilita esclarecimentos sem precedentes de doenças suspeitas.[12-15] Ainda há debate sobre o valor da US e da RM na investigação do SNC fetal.[16,17] Acreditamos que a ultrassonografia continuará a ser a modalidade inicial de rastreamento e que a RM será cada vez mais usada para esclarecer os achados. As questões importantes para o examinador são a familiaridade com os pontos fortes e as limitações de todas as modalidades de aquisição de imagens, a proficiência no seu uso e a colaboração com outros especialistas.[15,18-20]

ANATOMIA DO DESENVOLVIMENTO

Embriologia

O conhecimento da idade gestacional é importante, principalmente durante a avaliação anatômica, no início da gestação. Neste capítulo, usamos os termos **idade menstrual** e **idade gestacional** com o significado de "tempo transcorrido desde a última menstruação" ou "semanas pós-menstruação", como são tipicamente usados na prática clínica e nos estudos ultrassonográficos. Para fins de consistência, será convertida a "idade de fertilização" ou "idade de concepção" usada em publicações para idade menstrual pela adição de 2 semanas.

O desenvolvimento do SNC é controlado por numerosos genes com funções não apenas no SNC, mas também no restante do corpo, e a compreensão da base molecular do desenvolvimento e das malformações está ocorrendo a uma velocidade impressionante.[21] As alterações morfológicas iniciam-se por volta da quinta semana menstrual, quando as células destinadas a formar a notocorda infiltram o disco embrionário e induzem o tecido embrionário sobrejacente a espessar, dobrar e fundir-se como o tubo neural. A fusão (como se fosse um zíper) começa na porção média do embrião e depois se estende para as extremidades cranial e caudal (Tabela 34.1). O fechamento final anterior, no **neuróporo rostral**, ocorre por volta da 5 1/2 semana menstrual e, alguns dias depois, no **neuróporo caudal**. Na sexta semana, a extremidade cefálica cresce e se flexiona, formando o cérebro.[22,23] A ultrassonografia transvaginal e a RM *in vitro* conseguem evidenciar muitos desses estágios.[8,9,24] Até a 12ª a 15ª semana menstrual, quase todos os processos e estruturas estão em sua forma final, exceto o **corpo caloso**, o **verme do cerebelo**, a **migração neuronal** (a partir da matriz germinativa periventricular), o desenvolvimento de **sulcos** e **giros** e a **mielinização**. Estas últimas estruturas e processos começam a se desenvolvem a partir da 15ª semana. O corpo caloso inicia o seu desenvolvimento em torno da 12ª semana. À medida que se desenvolve, o corpo caloso induz a formação dos dois septos pelúcidos e do espaço interveniente, a **cavidade do septo pelúcido** (CSP) ou **cavidade de Verga** (em homenagem a Andrea Verga em 1851).[8,25]

TABELA 34.1 Diferenciação das Regiões Cerebrais a Partir das Vesículas Primárias

Vesícula Primária	Vesícula Secundária	Estrutura Madura
Prosencéfalo	Telencéfalo	Hemisférios cerebrais
		Núcleos da base
		Sistema olfatório
	Diencéfalo	Tálamo
		Hipotálamo
Mesencéfalo	Mesencéfalo	Mesencéfalo
Rombencéfalo	Metencéfalo	Ponte
		Cerebelo
	Mielencéfalo	Bulbo (medula oblonga)

Modificado de Moore K. Essentials of human embryology. Toronto, Ontario: BC Decker; 1988.[26]

A face dorsal do tubo neural no **rombencéfalo** é muito delgada e membranosa (**área membranácea** ou **área membranosa**). No primeiro trimestre, o canal neural central fechado, a cavidade rombencefálica, é muito grande e forma uma cavidade cística conspícua que não deve ser confundida com uma anormalidade.[8] Este espaço acaba se tornando o quarto ventrículo. A membrana é dividida em uma área rostral anterior (área membranosa anterior ou área membranosa rostral) e área caudal posterior (área membranosa posterior ou área membranosa caudal) por uma dobra, a prega coroide, que se tornará a coroide do quarto ventrículo. O **cerebelo** e o **verme do cerebelo** se desenvolvem como proliferações laterais e rostrais na área membranácea. A área membranácea posterior torna-se fenestrada e forma os forames de Magendie e Luschka. A área membranácea posterior pode se projetar para a cisterna magna em uma extensão variável, formando a **bolsa de Blake**. Utilizando equipamentos de alta resolução, a bolsa de Blake pode ser observada na maioria dos fetos, casos em que geralmente é confundida com faixas aracnoides.[27-29] O cerebelo e o verme do cerebelo são formados, essencialmente, na 22ª semana. É preciso ter cuidado para não confundir o verme do cerebelo incompletamente desenvolvido com displasia vermicular ou hipoplasia antes da 22ª semana gestacional.[30]

O desenvolvimento do córtex e dos neurônios inicia por volta da 5ª semana e termina na 28ª semana. Existem três estágios complexos e sobrepostos: proliferação, migração e organização. Os neurônios proliferam e se desenvolvem a partir de células-tronco gliais na superfície dos ventrículos e eminência ganglionar. A migração ocorre por meio de duas vias, projecional e tangencial. Na migração projecional, os neurônios seguem uma estrutura glial orientada radialmente em direção à superfície cortical, com neurônios formados mais tarde atravessando as camadas anteriores para a superfície pial. Da 17ª a 34ª semana, essa migração pode ser vista como bandas ou laminações que são observadas na RM e na ultrassonografia, como zona ventricular, zona intermediária, zona subplaca e placa cortical. Esse padrão regular é perturbado por distúrbios migratórios, malformações e infecções, como citomegalovírus (CMV).[31-33] Na migração tangencial, células GABAérgicas da eminência ganglionar seguem uma via tangencial através do córtex e fornecem neurônios com funções de controle. A eminência ganglionar sobrejacente ao tálamo é mais evidente na RM do que na ultrassonografia.[34,35] O córtex sofre dobramento em giros para acomodar as células extras. Por fim, os neurônios do córtex organizam conexões locais e enviam axônios remotamente como grandes tratos, como o corpo caloso, para conectar os hemisférios. O desenvolvimento exige genes que funcionem normalmente e é facilmente interrompido por agravos intrínsecos e extrínsecos, como distúrbios metabólicos fetais e maternos, hipóxia, infecções e teratógenos. Observe que, no caso dos teratógenos, a aparência morfológica final reflete a idade gestacional e o estágio em que ocorreu a ruptura, em vez do agente específico.[21,36]

Anatomia Ultrassonográfica

O embrião jovem é mais bem examinado por via transvaginal. A extremidade cefálica é passível de identificação aproximadamente na 8ª semana. Entre a 10ª e a 11ª semanas, os ossos da calvária apresentam mineralização. Nessa idade, o córtex cerebral é muito delgado. Os ventrículos são grandes e preenchidos com plexo corióideo, que fornece nutrição para o cérebro em desenvolvimento.[37] Um grande espaço anecoico posterior representa a **cavidade romboencefálica**, que diminui de tamanho conforme o cerebelo começa a se formar e se tor-

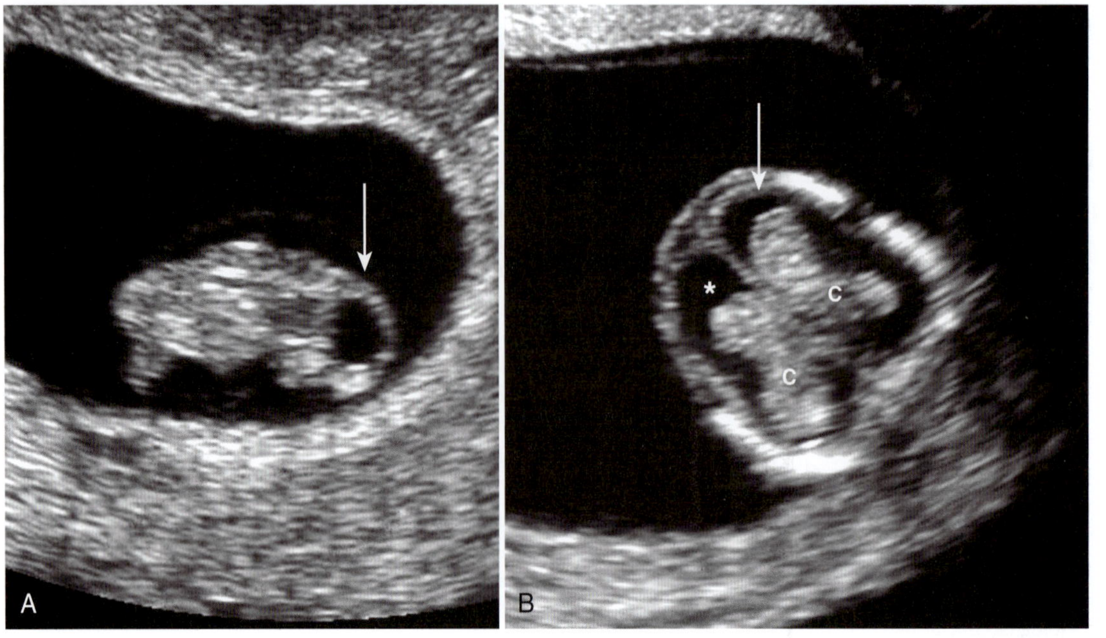

FIG. 34.1 Imagens da cabeça normal de um feto obtidas com transdutor transvaginal, no início da gestação. (A) Na 8ª semana após a menstruação, a cabeça é claramente diferenciada do tronco e dos botões dos membros. A estrutura cística intracraniana é a cavidade rombencefálica fetal (*seta*), um espaço normal que se tornará o quarto ventrículo. **(B) Exame na 12ª semana e meia**. Observe que o córtex cerebral é muito delgado (*na ponta de seta*). Os plexos corióideos (*C*) são muito grandes e preenchem os ventrículos (*) de lado a lado. A ossificação dos ossos do crânio já é visível.

nará o quarto ventrículo. Esse espaço anecoico normal parece especialmente grande e proeminente em exames realizados no primeiro trimestre e não deve ser confundido com anomalias[8,38] (Fig. 34.1A).

Após 13 ou 14 semanas, a maioria das estruturas cerebrais pode ser identificada ultrassonograficamente (Fig. 34.1B). No segundo trimestre, três planos ou vistas transaxiais-padrão (talâmico, ventricular e cerebelar) de US conseguem detectar mais de 95% de anomalias cerebrais ultrassonograficamente detectáveis.[2,3,5,39] Essas três vistas talâmica, ventricular e cerebelar) formam o ponto de partida para o exame de rotina. Se houver suspeita de anormalidade, vistas adicionais, incluindo US transvaginal e vista da linha média para avaliar o corpo caloso e o verme do cerebelo, são úteis para esclarecer dúvidas[5,20,40] (Fig. 34.2 e Vídeos 34.1, 34.2 e 34.3).

Estruturas Cranianas a Serem Observadas na US Morfológica

Mensuração do diâmetro biparietal e da circunferência da cabeça
Formato da cabeça
Densidade óssea
Foice e fissura inter-hemisférica
Dimensões e aspecto do ventrículo
Cavidade do septo pelúcido (CSP)
Tálamo
Cerebelo e verme do cerebelo
Cisterna magna
Prega nucal
(Vista mediana para corpo caloso e verme do cerebelo – não faz parte da varredura de rotina, mas está sendo realizada cada vez mais)

A **vista talâmica** mostra o **tálamo**, o **terceiro ventrículo**, os **fórnices**, os **núcleos da base**, a **ínsula** e a **cisterna** e é usada na mensuração do diâmetro biparietal (DBP) e do diâmetro occipitofrontal (DOF), bem como a circunferência da cabeça (CC) (Fig. 34.2A). A fissura inter-hemisférica lisa é visualizada na vista ventricular. Se a fissura parecer irregular, então anormalidades do corpo caloso e de outras estruturas cerebrais devem ser suspeitadas.[41,42] A **vista ventricular** é ligeiramente mais alta que a vista talâmica e mostra os corpos e, principalmente, o **átrio do ventrículo lateral**, bem como a **fissura inter-hemisférica** (fissura longitudinal do cérebro) (Fig. 34.2B).

A largura do átrio (largura do corno occipital) é a medida mais útil e aceita do tamanho ventricular.[3,5,6] O átrio dos ventrículos laterais é o local de confluência dos corpos, cornos occipitais e cornos temporais. Por sorte, nas anormalidades, esta é a parte do ventrículo que o aumento mais precoce e mais significativo. A medição ventricular é um elemento obrigatória nos exames de rotina e é facilmente realizada durante a US obstétrico rotineiro. Habitualmente, apenas o ventrículo distal é medido, porque o ventrículo proximal aparece obscurecido por artefato; presume-se que os ventrículos sejam simétricos, mas uma assimetria leve é comum (Fig. 34.3). As medições devem ser realizadas de maneira muito padronizada nos cortes axiais verdadeiros. Os compassos dos cursores devem ser colocados tocando as paredes internas dos ventrículos opostos à parte mais profunda da fissura parieto-occipital; o valor normal é considerado abaixo de 10 mm.[39] A anormalidade ventricular, especialmente o aumento de tamanho, é um achado importante na detecção inicial de anormalidades do SNC, sendo possível observar em cerca de 88% dos fetos com anormalidades cerebrais.[39,43]

A **vista cerebelar** é obtida por meio da rotação do transdutor em um plano suboccipitobregmático, centrado no tálamo, para mostrar os **hemisférios cerebelares**. Essa vista mostra

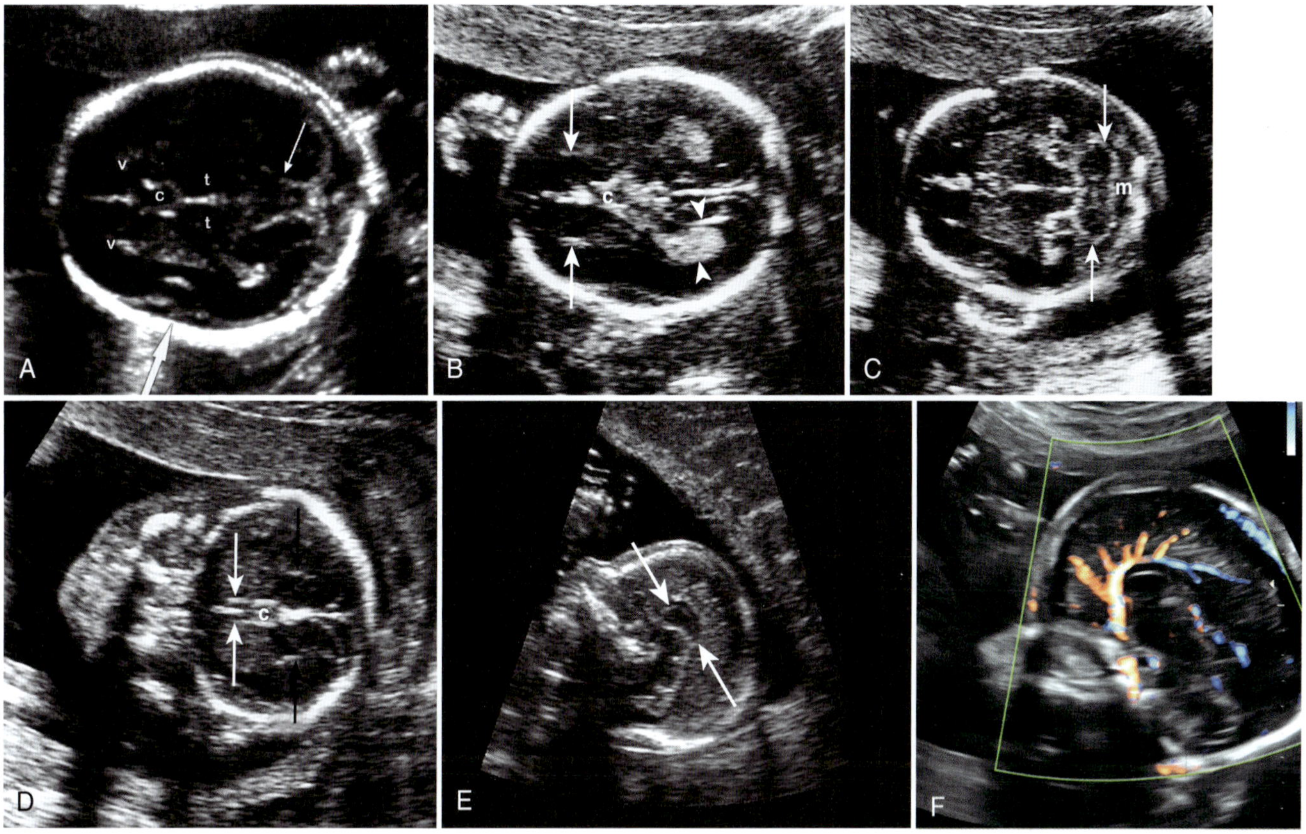

FIG. 34.2 Planos- padrão e adicionais para observação de estruturas cerebrais. (A) Vista talâmica na 20ª semana após a menstruação. Esta vista transversal, no nível do complexo tálamo-hipotálamo (*t*), em formato de diamante, contém o terceiro ventrículo (na linha média). A área triangular ecogênica atrás do tálamo e entre os lobos occipitais é a cisterna ambiente (*seta*), que contém líquido cerebrospinal (LCS), mas é renderizada como ecogênica devido aos filamentos de meninges que sustentam as estruturas cerebrais. A ínsula é uma linha ecogênica curta e brilhante (*seta grossa*), contendo ramos pulsáteis da artéria cerebral média. É cercada pela substância branca normal, que é muito hipoecoica e não deve ser confundida com líquido. A banda ecogênica entre o tálamo e a ínsula consiste em núcleos da base. Anteriormente, estão as pontas dos cornos anteriores frontais dos ventrículos (*v*) laterais e, entre elas, a cavidade (*c*) do septo pelúcido em formato de caixa **(B) Vista ventricular na 18ª semana**. O átrio do corno occipital é preenchido pelo coroide ecogênico; a realização da mensuração do ventrículo é indicada (*pontas de seta*). Observe que a coroide preenche mais de 60% da largura do átrio. A medida entre a parede ventricular medial e a coroide é inferior a 3 mm. As pontas dos cornos anteriores frontais são visíveis (*setas*); *c*, cavidade do septo pelúcido. **(C) Vista cerebelar na 18ª semana** obtida pela rotação do transdutor a partir da vista talâmica, de modo que os hemisférios cerebelares (*setas*) na fossa posterior passam a ser visualizados, conectados na linha média pelo verme do cerebelo, ligeiramente mais ecogênico. A cisterna magna (*m*) é visível entre o cerebelo e o osso occipital. Nesta vista, são também observados o tálamo, o terceiro ventrículo, os cornos anteriores e a cavidade do septo pelúcido. **(D) Vista coronal na 19ª semana através da sutura** mostrando os cornos anteriores frontais (*setas pretas*) e grandes troncos nervosos; os fórnices (*setas brancas*) são claramente visíveis abaixo da cavidade do septo pelúcido (*c*). **(E) Vista sagital mediana através da sutura metópica na 19ª semana** mostra o corpo caloso normal (*setas*) e a cavidade do septo pelúcido no arco abaixo da estrutura. O verme cerebelar ecogênico é visível posteriormente. **(F) A imagem do Doppler colorido sagital mostra a artéria pericalosa.** Vistas coronal e mediana, como **(E)** e **(F)** são de valor inestimável quando existem preocupações relacionadas às estruturas da linha média.

o cerebelo, a cisterna magna, a **cavidade do septo pelúcido** (CSP) e, frequentemente, os cornos anteriores dos ventrículos laterais. Até cerca de 24 semanas, o diâmetro transverso do cerebelo corresponde às semanas gestacionais. A **cisterna magna** (cisterna cerebelobulbar posterior) é o espaço preenchido pelo líquido cerebrospinal (LCR) atrás do cerebelo e é medida entre o verme do cerebelo e a face interna do osso occipital em um plano axial que inclui a extremidade anterior do CSP e o plano médio do cerebelo. Em geral, mede entre 2 a 10 mm[5,44] (Fig. 34.2C). A obliteração da cisterna magna sugere **malformação de Chiari II** e espinha bífida. O alargamento excessivo pode ser observado com **megacisterna magna, cisto da bolsa de Blake, displasia vermicular, síndrome de Dandy-Walker e cistos aracnoides.**[45-47]

Vistas ultrassonográficas adicionais usando as janelas proporcionadas pelas fontanelas e suturas podem ajudar a esclarecer a anatomia e o desenvolvimento do cérebro. A **vista mediana (mediossagital)** através da sutura metópica–fontanela anterior–sutura sagital mostra estruturas da linha média, como o corpo caloso e, ocasionalmente, o verme do cerebelo e o tronco encefálico[5] (Fig. 34.2E-F). As fontanelas mastóideas posterolaterais podem fornecer acesso ao cerebelo e aos lobos e ventrículos occipitais.

os **sulcos** e os **giros** apresentam padrões de desenvolvimento previsíveis, que podem ser avaliados a partir da 18ª semana. Vistas especiais para otimizar a visualização do desenvolvimento de sulcos podem auxiliar a detecção de anomalias, como a lissencefalia.[48-50]

A aquisição de imagens 3D multiplanares pode ser usada para reconstruir na reconstrução de vistas axiais e medianas para a avaliação do cérebro a partir de qualquer perspectiva. Reconstruções mediossagitais são especialmente usadas na avaliação de anomalias do corpo caloso e do cerebelo.[40,51-53] O formato da cabeça e a sua ossificação devem ser observados em todas essas vistas (Cap. 33). Embora a ultrassonografia seja o pilar de um exame pré-natal, a RM é uma técnica

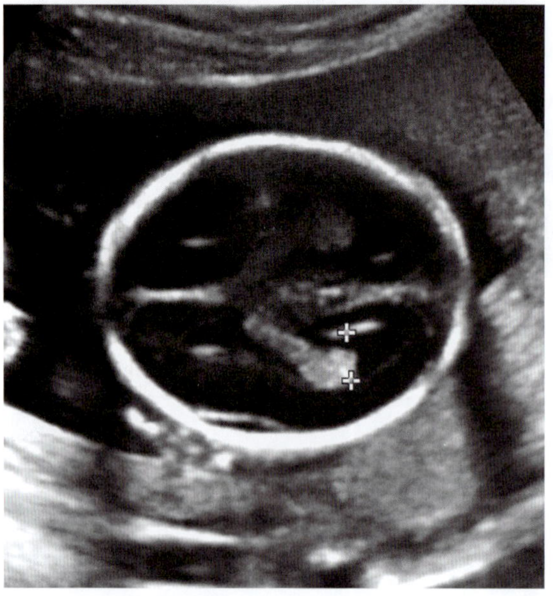

FIG. 34.3 Medição ventricular. Imagem da 20ª semana mostrando o posicionamento adequado dos *cursores* para medir o ventrículo lateral.

útil para resolução de problemas se ainda existirem questões após o escaneamento ultrassonográfico. Atualmente, a RM fornece excelentes imagens anatômicas após cerca de 22 semanas de gestação e é superior na avaliação do caráter do tecido cerebral e da periferia do cérebro, em que a visibilidade da ultrassonografia é limitada (Fig. 34.4). No entanto, a RM apresenta limitações para a observação de calcificações cerebrais e pequenos cistos.[18,54,55]

Variantes (Geralmente Normais)

Cistos do Plexo Coroide

Os **cistos do plexo coroide** (CPC) são espaços semelhantes a cistos localizados no plexo coroide e são causados pelo aprisionamento de LCS em um dobramento de neuroepitélio (Fig. 34.5, Vídeo 34.4). Muitos sugerem que apenas os CPC com mais de 3 mm devem ser considerados substanciais a ponto de receberem a denominação "cistos do plexo coroide". São comuns e observados em 1% a 6% dos fetos entre a 14ª e a 24ª semana de gestação. Muitos são pequenos e desaparecem sem consequências por volta da 28ª semana. Raramente, cistos grandes podem dilatar transitoriamente os ventrículos laterais. Eles não afetam o desenvolvimento neurológico.[56]

A maioria dos CPC é encontrada incidentalmente em fetos normais, mas podem estar associados à trissomia do cromossomo 18. Cerca de 50% dos fetos com trissomia do 18 apresentam CPC e eles constituem o único achado inicial óbvio em cerca de 10% dos casos de trissomia do 18. As razões de probabilidade da trissomia do cromossomo 18 com CPC isolado são cerca de 7 (variação de 4 a 12) vezes o risco original da mãe. Tamanho e bilateralidade dos cistos não afetam a incidência de aneuploidia. Os fetos com trissomia do cromossomo 18 quase sempre apresentam outras anormalidades detectáveis. Quando os CPC são encontrados, deve haver uma busca detalhada por características da trissomia do 18, especialmente nas mãos, coração e SNC. Outros testes de risco de aneuploidia devem ser revisados, incluindo idade materna, triagem sérica e teste de DNA fetal livre de células (teste não invasivo de pré-natal [NIPT]) para garantir baixo risco de aneuploidia. Muitos acham que os pacientes com CPC isolado e com baixo risco de aneuploidia, especialmente com achados normais no NIPT, não necessitam de mais aconselhamento ou exames.[20,57,58]

Cisto da Bolsa de Blake

Cisto da bolsa de Blake, descrito por Robert Blake mais de 100 anos atrás, é uma estrutura cística, de paredes delgadas, normalmente observada na linha média da fossa posterior atrás da porção inferior do verme cerebelar e tronco encefálico. Como contém LCS, esse cisto é anecoico, diferentemente do fluido subaracnoide adjacente, que é ligeiramente ecogênico devido às finas faixas existentes no espaço subaracnoide (Fig. 34.6). Nota-se que esta diferença na aparência do fluido e nas paredes do cisto da bolsa de Blake não é visível na RM. Com uma varredura cuidadosa, descobrimos que o cisto da bolsa de Blake é visível em quase todos os fetos e variam em tamanho, de pequeno a grande e conspícuo. Uma grande bolsa Blake pode ser associada à rotação vermicular de 40 a 50 graus e verme intacto. Alguns acham que esta rotação é resultante da fenestração tardia dos forames de Magendie e Luschka e da dilatação cística secundária da área membranosa inferior, que é a bolsa e eleva o verme. Se isolada, a rotação tipicamente diminui na gestação tardia e o resultado é bom.[28,59] Quando isolado, não deve ser confundido com anormalidade. A ultrassonografia tridimensional com reconstrução da linha média é especialmente útil nesse aspecto e pode confirmar a normalidade do verme, assim como a RM. Concordamos com aqueles que consideram que a megacisterna magna (MCM) seja simplesmente um grande cisto da bolsa de Blake, possivelmente resultante da fenestração tardia do forame; no entanto, alguns com MCM isolado podem mostrar atraso no desenvolvimento.[27,29,60]

Cavum Veli Interpositi

Cavum veli interpositi (CVI) é uma pequena coleção cística na linha média, geralmente observada abaixo do esplênio do corpo caloso, atrás da parte superior do tronco encefálico e acima da região da hipófise (Fig. 34.7). Representa o líquido no espaço potencial da tela coróidea, acima do terceiro ventrículo. A maior parte das CVI é observada abaixo do esplênio, mas pode se estender anteriormente, acima do terceiro ventrículo, até o forame de Monroe. Vista coronal, vista mediossagital e US 3D podem auxiliar a confirmação do diagnóstico, e RM e Doppler colorido excluem anormalidade vascular, como aneurisma da veia de Galeno[61] (Fig. 34.7C). Embora sejam raramente descritos na literatura de ultrassonografia pré-natal, encontramos pequenos CVI com diâmetro máximo menor que 8 mm, que são muito comuns em exames axiais entre 18 a 20 semanas. A literatura pediátrica relata incidência de CVI de 5% a 34%.[62] A maioria dos CVI não apresenta consequências clínicas e muitos retrocedem espontaneamente, apresentando resultado neurológico normal a longo prazo.[62-65] Ocasionalmente, no entanto, cistos grandes podem distorcer o tronco encefálico e o cérebro adjacente, causando hidrocefalia (HC) obstrutiva, sendo necessário o tratamento por meio do descolamento.

Os cistos fisiológicos do CVI tendem a ser isolados, uniloculares e pequenos (< 10 mm) e permanecem estáveis ou desaparecem com o tempo. Não há associação genética conhecida. O diagnóstico diferencial inclui cistos e condições semelhantes a cistos que ocorrem na linha média, como **dilatação do *cavum vergae*, cistos glioependimais, cistos aracnoides, tumores císticos** (principalmente teratomas císticos), **aneurisma da veia de Galeno, cisto hipofisário** e **hemorragia**. As coleções císticas patológicas geralmente são maiores, aumentam com o tempo e apresentam anormalidades associadas, como disgenesia do corpo caloso, ventriculomegalia (VM) ou massas sólidas.[61,62,64,65]

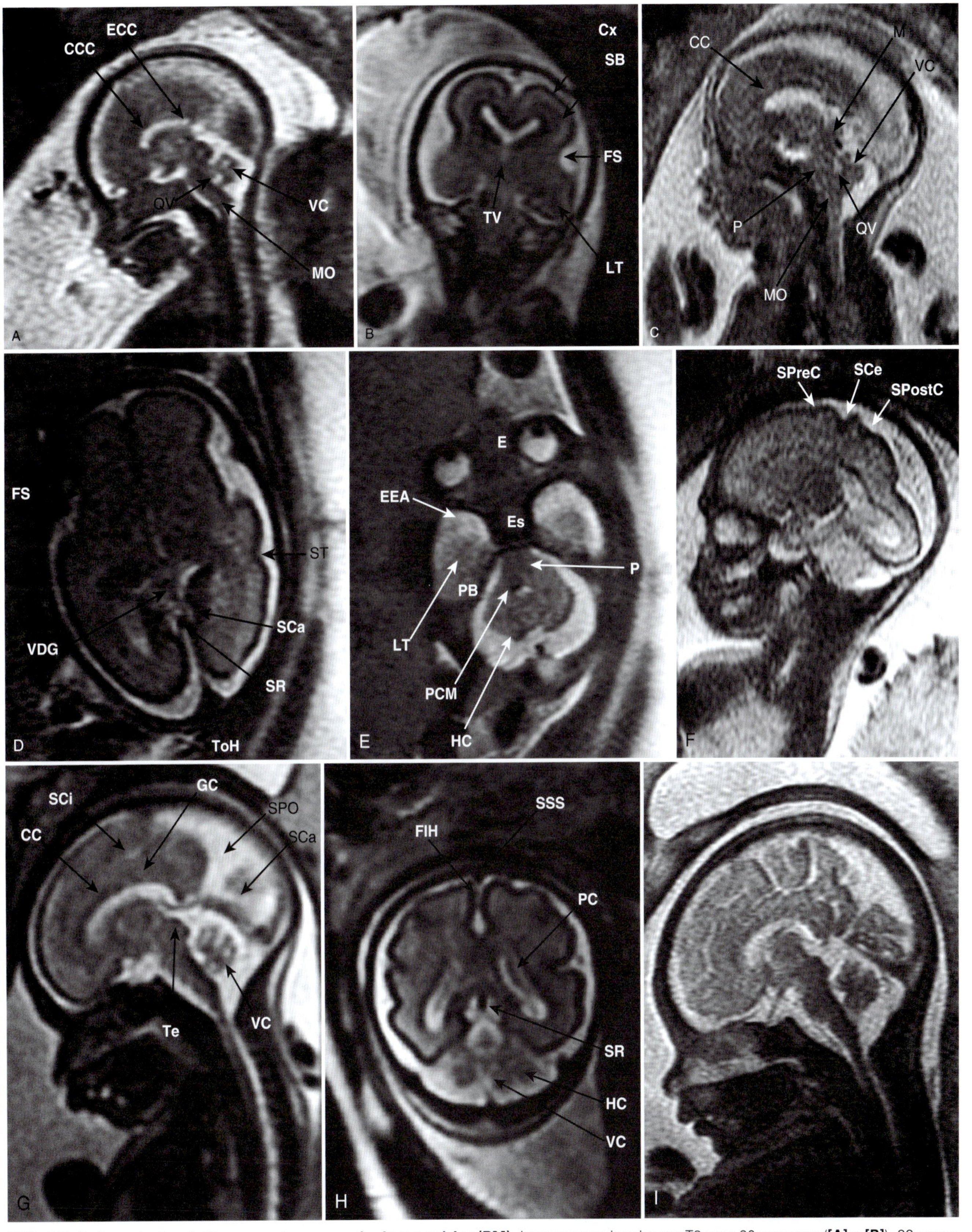

FIG. 34.4 Aspecto do cérebro normal na ressonância magnética (RM). Imagens ponderadas em T2 com 20 semanas (**[A]** e **[B]**), 22 semanas **(C)**, 26 semanas (**[D]** e **[E]**), 27 semanas (**[F]**-**[H]**) e 34 semanas **(I)**; planos sagital mediano (**[A]**, **[C]**, **[G]**, **[I]**), parassagital **(F)**, coronal (**[B]** e **[H]**), e axial (**[D]** e **[E]**). *CC*, corpo caloso; *CCC*, desenvolvimento do corpo do corpo caloso; *Cx*, córtex cerebral; *E*, osso etmoide; *ECC*, esplênio do corpo caloso; *EEA*, espaço extra-axial; *Es*, osso esfenoide; *FIH*, fissura inter-hemisférica; *FS*, fissura sylviana; *GC*, giro do cíngulo; *HC*, hemisférios cerebelares; *LT*, lobo temporal; *M*, mesencéfalo; *MO*, medula oblonga; *P*, ponte; *PC*, plexo coroide; *PCM*, pedúnculo cerebelar médio; *QV*, quarto ventrículo; *SB*, substância branca; *SCa*, sulco calcarino; *SCe*, sulco central; *SCi*, sulco do cíngulo; *SPO*, sulco parieto-occipital; *SPostC*, sulco pós-central; *SPreC*, sulco pré-central; *SR*, seio reto; *SSS*, seio sagital superior; *ST*, sulco temporal; *Te*, teto; *ToH*, *torcular Herophili*; *TV*, terceiro ventrículo; *VC*, verme cerebelar; *VDG*, veia de Galeno. (Com permissão de Levine D, Robson C. MR imaging of normal brain in the second and third trimesters. In: Levine D, editor. Atlas of fetal MRI. Bristol, PA: Taylor & Francis; 2005.[256])

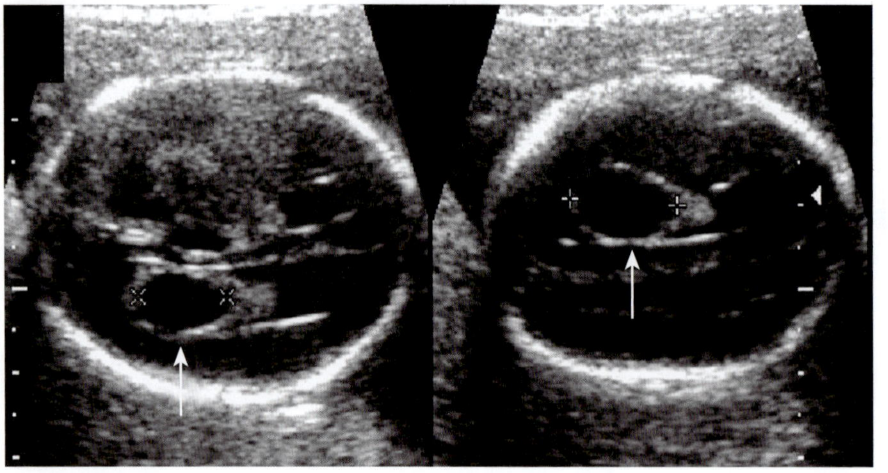

FIG. 34.5 Cistos bilaterais no plexo coroide (*setas*). Oserve que, à direita, um plano de varredura oblíquo foi usado para visualizar o hemisfério superior através da sutura do quadramo. Ver também Vídeo 34.4.

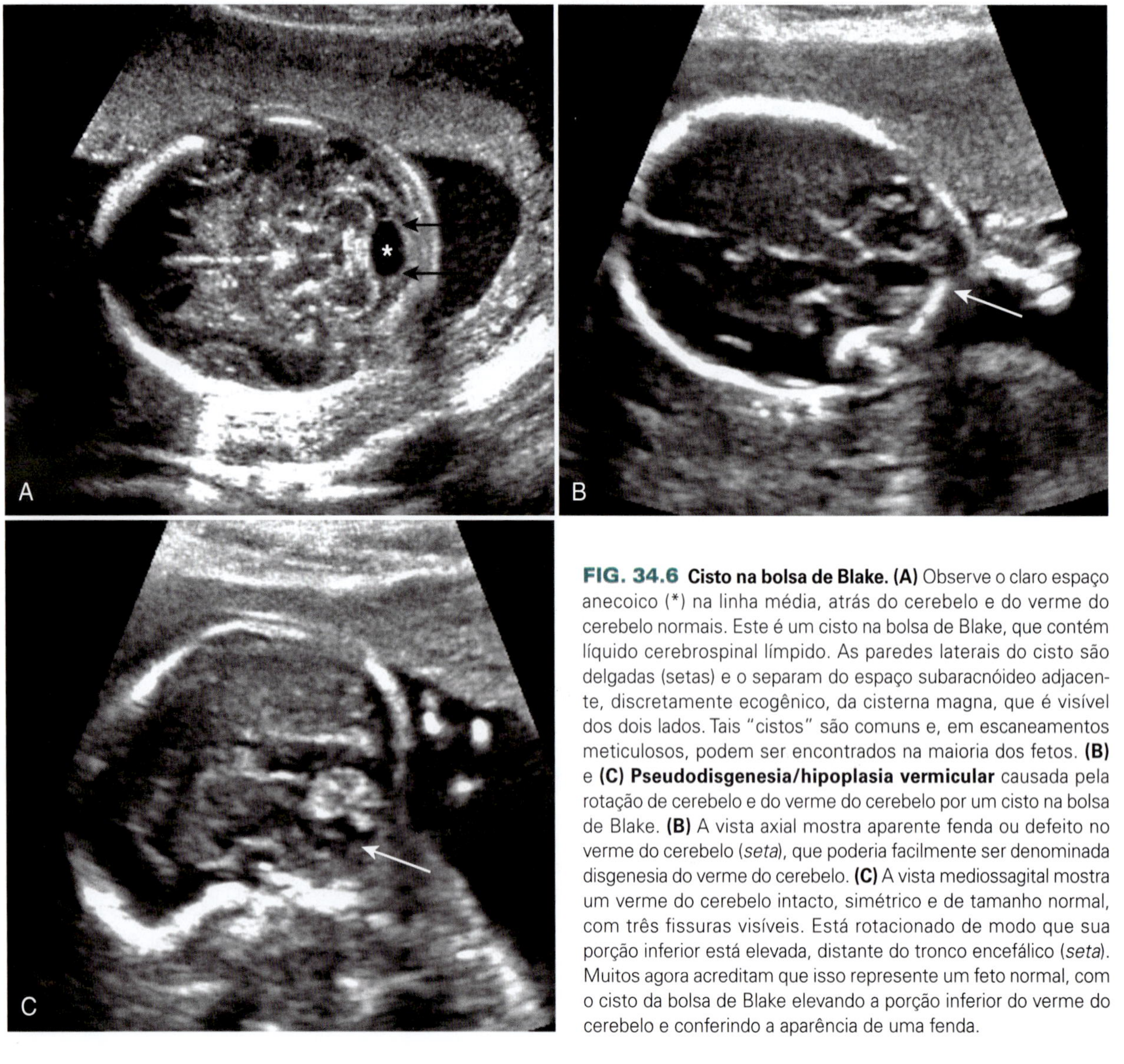

FIG. 34.6 Cisto na bolsa de Blake. (A) Observe o claro espaço anecoico (*) na linha média, atrás do cerebelo e do verme do cerebelo normais. Este é um cisto na bolsa de Blake, que contém líquido cerebrospinal límpido. As paredes laterais do cisto são delgadas (setas) e o separam do espaço subaracnóideo adjacente, discretamente ecogênico, da cisterna magna, que é visível dos dois lados. Tais "cistos" são comuns e, em escaneamentos meticulosos, podem ser encontrados na maioria dos fetos. **(B)** e **(C) Pseudodisgenesia/hipoplasia vermicular** causada pela rotação de cerebelo e do verme do cerebelo por um cisto na bolsa de Blake. **(B)** A vista axial mostra aparente fenda ou defeito no verme do cerebelo (*seta*), que poderia facilmente ser denominada disgenesia do verme do cerebelo. **(C)** A vista mediossagital mostra um verme do cerebelo intacto, simétrico e de tamanho normal, com três fissuras visíveis. Está rotacionado de modo que sua porção inferior está elevada, distante do tronco encefálico (*seta*). Muitos agora acreditam que isso represente um feto normal, com o cisto da bolsa de Blake elevando a porção inferior do verme do cerebelo e conferindo a aparência de uma fenda.

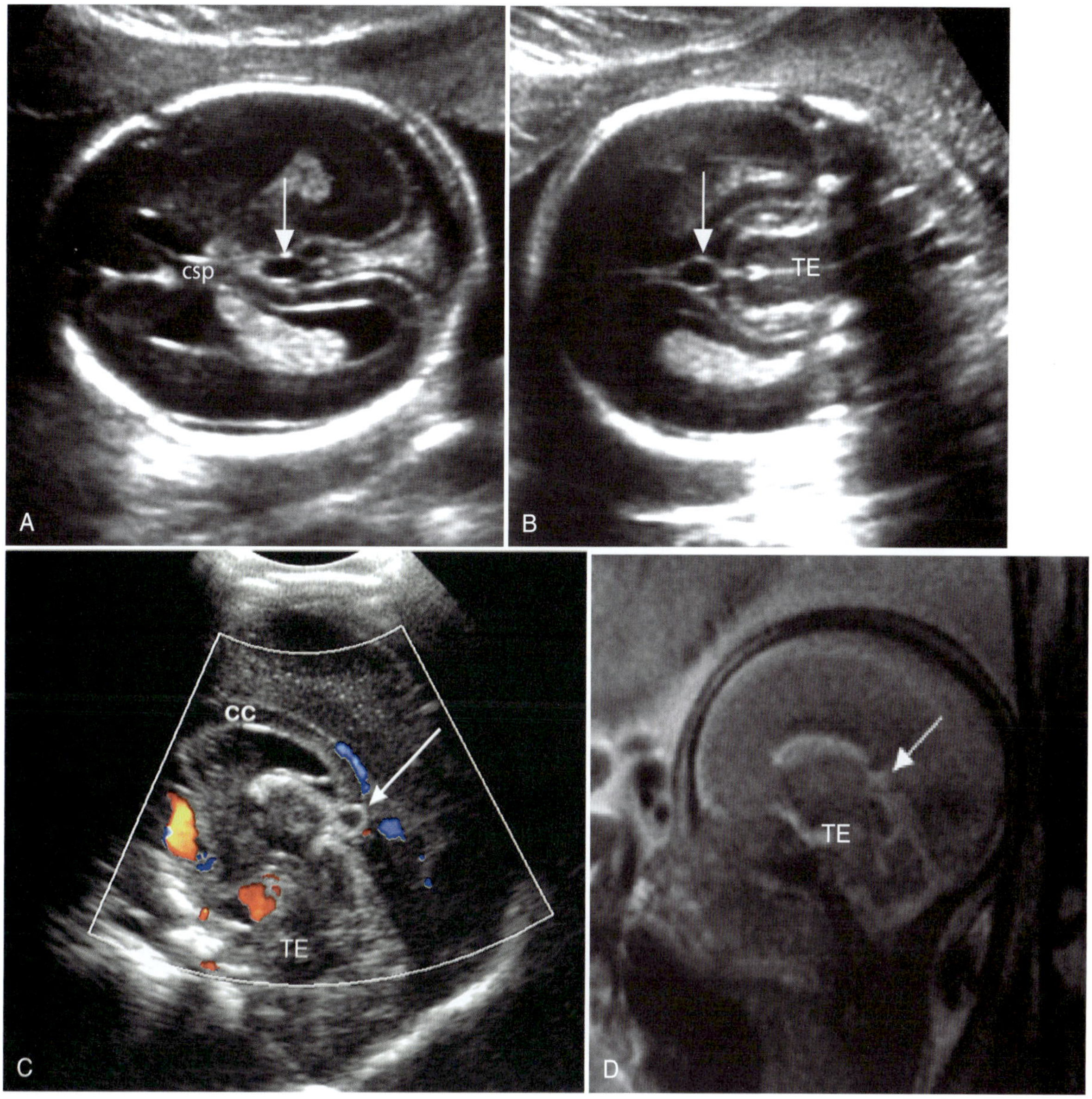

FIG. 34.7 ***Cavum veli interpositi* (CVI).** **(A)** CVI na projeção axial na 19ª semana (*seta*). *csp*, cavidade do septo pelúcido. CVI deste tamanho são frequentes, mas são comumente negligenciados. **(B)** CVI na vista coronal (*seta*). *TE*, tronco encefálico. **(C)** CVI no Doppler colorido na projeção sagital (*seta*) repousando logo abaixo do esplênio do corpo caloso (*cc*). *TE*, Tronco encefálico. Não há fluxo no Doppler colorido. **(D)** RM, imagem ponderada em T2, de feto com 21 semanas mostrando CVI (*seta*).

Os fetos com suspeita de cistos de CVI devem ser submetidos à neurossonografia detalhada e exame anatômico, inclusive com Doppler, para excluir aneurisma da veia de Galeno. (veia cerebral magna). Se houver qualquer característica atípica ou achados associados, a RM pode ser útil para futuras investigações. Não monitoramos mais os cistos isolados pequenos (< 8 mm) descobertos acidentalmente, mas realizamos exames de acompanhamento se os cistos forem especialmente evidentes ou se houver preocupação dos pais.

VENTRICULOMEGALIA E HIDROCEFALIA

O termo **ventriculomegalia** (VM) descreve ventrículos de 10 mm ou maiores no átrio. Deve-se ter cuidado para medir os ventrículos no plano adequado; um plano oblíquo levará a um ventrículo aparentemente aumentado se o trígono for medido. A cabeça em si pode estar normal, grande ou até menor que o esperado para a idade menstrual. "Hidrocefalia" refere-se ao aumento de volume dos ventrículos associado à maior pressão intracraniana e, portanto, geralmente está associada a aumento da cabeça.[66] A anormalidade ventricular, especialmente seu aumento, é a anormalidade craniana mais comumente encontrada na ultrassonografia pré-natal, com incidência pré-natal de 10 a 80 por 10 mil gestações. Muitas vezes, é o principal achado na detecção inicial de anormalidades do SNC e é encontrada em cerca de 88% dos fetos com anormalidades cerebrais[39,43,67,68] (Fig. 34.9).

A técnica de medição do ventrículo é importante e os detalhes devem ser lembrados. Com a cabeça no corte axial verdadeiro, as medidas geralmente são tomadas apenas da parte distal do porque a parte proximal do ventrículo ventrículo está obscurecida pelo artefato do osso do crânio e presume-se que os ventrículos sejam simétricos. Os cursores são colocados na parte mais larga do

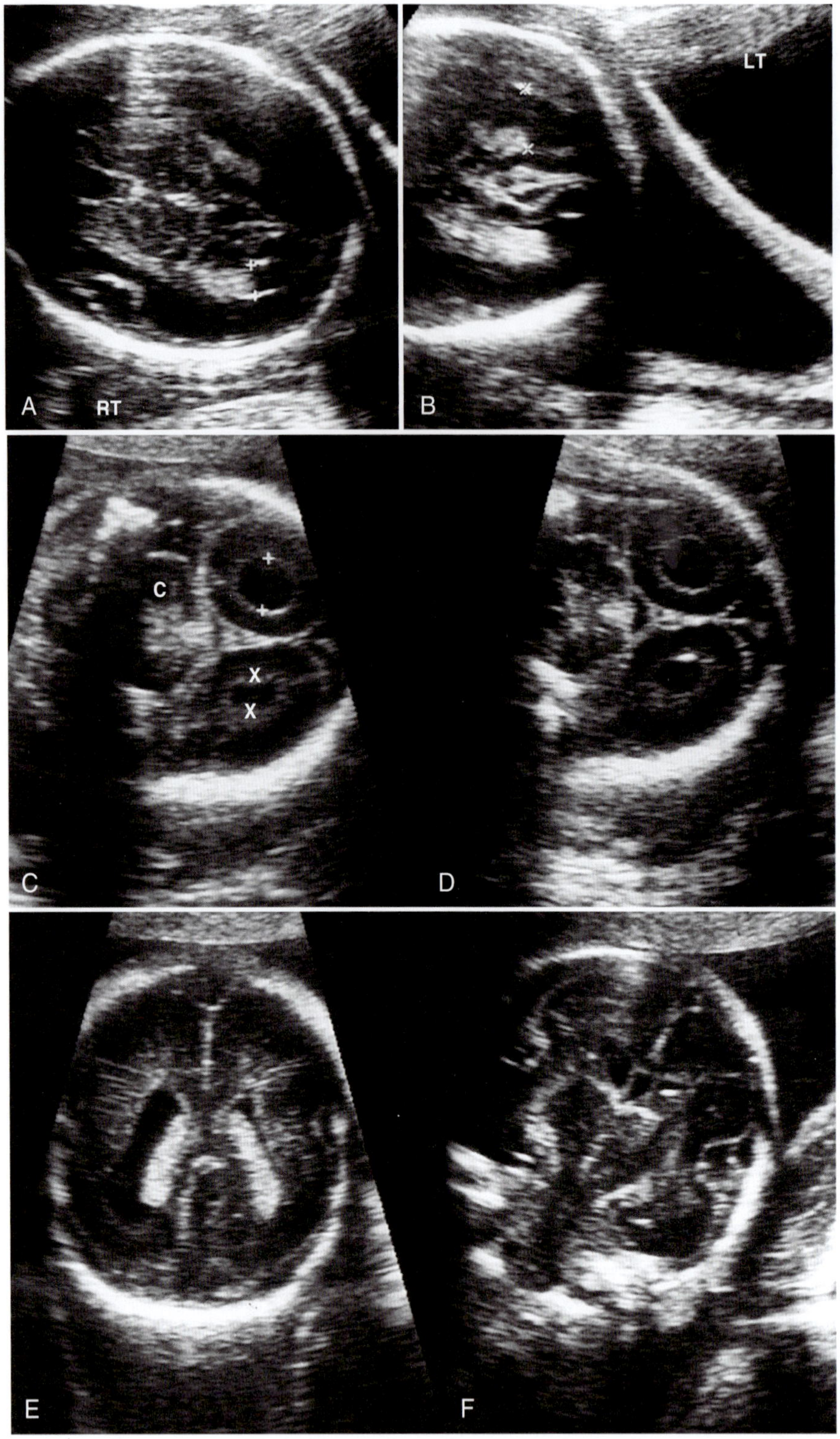

FIG. 34.8 Avaliação de ventrículos na 23ª semana mostrando assimetria discreta normal. (A) Vista axial mostra o ventrículo inferior geralmente medido (*cursores*). **(B)** Observando através da sutura posterior, pode-se visualizar o ventrículo superior no plano axial oblíquo (*cursores*). Planos de imagem oblíqua podem aumentar a medida ventricular; assim, é importante obter uma vista axial verdadeira que mostre os dois ventrículos para medição se o ventrículo superior aparecer aumentado. **(C)** e **(D)** Vista coronal em "olhos de coruja" através da sutura lambdóidea, mostrando a assimetria dos cornos occipitais *(cursores)*. A assimetria discreta, de menos de 2 a 3 mm, é comum e normal; *c*, cerebelo. **(E)** e **(F)** As vistas obtidas através da fontanela anterior, análoga à ultrassonografia neonatal da cabeça, constituem uma abordagem alternativa para avaliar os dois ventrículos. **(E)** mostra os cornos occipitais e **(F)** mostra os cornos anteriores e confirma a assimetria ventricular discreta.

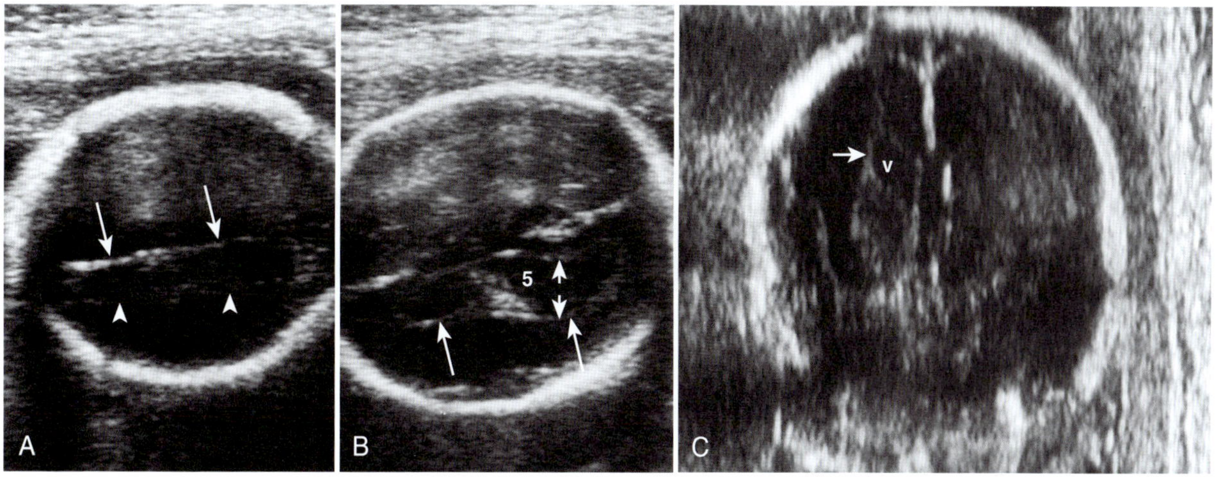

FIG. 34.9 Ecos venosos marginais supraventriculares com 26 semanas menstruais em comparação com paredes ventriculares. (A) A vista transversal acima do nível dos ventrículos mostra ecos das veias marginais, que formam uma linha pontilhada (*pontas de seta*) paralela à fissura inter-hemisférica (*setas longas*), que não deve ser confundida com as margens ventriculares. **(B)** A vista transversal no plano ventricular mostra leve aumento ventricular, com o corno occipital do ventrículo lateral medindo mais de 10 mm (*setas curtas*) o plexo corióideo separado da parede medial do corno occipital por 5 mm (*5*). A margem do ventrículo lateral (*setas longas*) é curva e diverge da linha média, ao contrário da "linha" venosa, que é reta e paralela à linha média. **(C)** Vista coronal através da região do tálamo. O eco da parede do ventrículo lateral (*seta*) é lateral ao eco venoso supraventricular, que vai do topo do ventrículo (*v*) até a superfície do hemisfério.

espaço fluido, tocando a parede interna do ventrículo, perpendicular ao eixo do ventrículo.[6] Para medidas consistentes, devem ser tomadas em frente à fissura parieto-occipital.[69] É possível, no entanto, medir diretamente o ventrículo próximo, aguardando que a cabeça gire ou explorando o acesso fornecido pelas suturas escamosas e lambdoides e as fontanelas posterolaterais (mastoide) e nas reconstruções multiplanares tridimensionais e até nos cortes coronais usando a visão de "olhos de coruja". No entanto, é importante assegurar que todas as medições sejam realizadas no verdadeiro plano axial[5,39] (Figs. 34.3 e 34.8). A visualização do ventrículo e hemisfério próximos deve ser realizada sempre que houver suspeita de VM.

Existem armadilhas para a medição ventricular. Erros surgem se o plano da vista for diferente do axial ou se houver uma escolha inadequada do limite do ventrículo.[70] A ínsula, a cápsula extrema dos núcleos da base, as veias supraventriculares, a parede medial do lobo occipital (Fig. 34.2AB e Fig. 34.9) e os ecos de reverberação do crânio proximal podem aparecer como linhas, que não devem ser confundidas com paredes ventriculares.

Entre a 14ª e a 38ª semanas, a medida atrial transversal é relatada como constante, com 7,5 mm (desvio padrão [DP], 0,7 mm).[2] Medidas de 10 mm ou mais sugerem ventriculomegalia, com baixa taxa de resultados falso-positivos. Um achado de 10 mm não é um critério claro de anormalidade, mas geralmente aceita-se um ventrículo com 10 mm ou mais é suficientemente diferente para justificar atenção e investigação adicionais.[6,43,71-73] Observe que o limite de 10 mm foi inicialmente proposto pelo Dr. Filly como o limite superior não porque ele distinguia, definitivamente, normal de anormal, mas porque era um número fácil de lembrar em todas as idades gestacionais e identificou a maioria dos fetos com achados diferentes o suficiente para justificar aconselhamento e mais exames. Observou-se que alguns fetos com ventrículos maiores que 10 mm podem ser inteiramente normais.[43,73]

Em geral, 10 a 12 mm descreve ventriculomegalia **leve ou limítrofe**; 12 a 15 mm, **moderada** (embora alguns autores considerem até 15 mm na faixa leve) e maior que 15 mm, **grave**.[66,71] Embora 10,0 mm tenham sido considerados o limite superior da normalidade, há relatos de desfechos normais de fetos com ventrículos maiores que 10 mm,[72] e alguns sugeriram elevar o limite superior de normalidade para 11 ou 12 mm. Dez milímetros já estão em torno de 4 DP acima da média, e concordamos com aqueles que descrevem que 10 mm devem permanecer como critério acima do qual deve haver aconselhamento e investigação[5,43,72] (Fig. 34.10).

Como abordagem alternativa para detecção de VM leve, Mahony et al. sugeriram o uso da separação do plexo corióideo da parede do ventrículo medial e relataram que normalmente essa distância é de 1 a 2 mm após 15 semanas. Medidas de 3 mm ou mais foram associadas a anormalidades quando combinadas a outras anormalidades fetais, mesmo se a medida do ventrículo estiver normal.[74] Hertzberg et al. descobriram que 20% desses fetos tiveram desfechos anormais.[75] No entanto, muitos profissionais acreditam que essa abordagem é sensível demais e provoca desnecessariamente ansiedade nos pais.

O aumento ventricular é denominado **ventriculomegalia isolada** (VMI) se não houver achados cerebrais ou somáticos associados e o cariótipo for normal. No momento do diagnóstico da VM, cerca de 60% apresentarão anormalidades adicionais e 40%, não. Infelizmente, ao nascimento, mesmo após ultrassonografia detalhada e RM pré-natal, cerca de 7% a 16% dos neonatos com VM aparente apresentam anormalidades adicionais.[71,76,77]

O alargamento dos ventrículos laterais do cérebro não é o principal problema. Embora a VM possa ser um achado isolado, muitas vezes, é o achado ultrassonograficamente visível de numerosos distúrbios e síndromes.[43,78,79] As alterações subjacentes no cérebro são clinicamente importantes, não apenas o tamanho e a aparência dos ventrículos. As alterações funcionais cerebrais são apenas variavelmente preditas pelo tamanho ventricular,

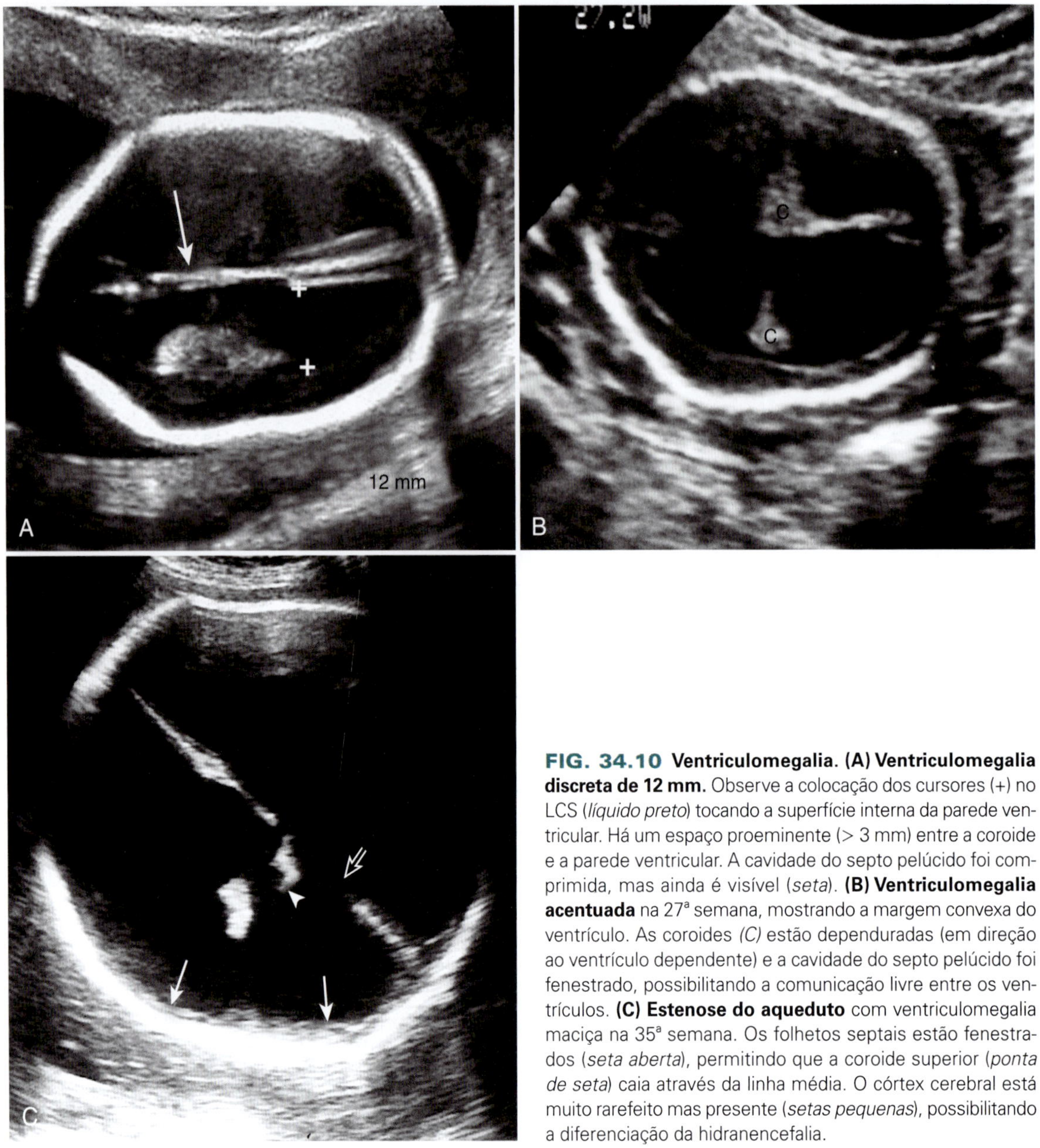

FIG. 34.10 Ventriculomegalia. (A) Ventriculomegalia discreta de 12 mm. Observe a colocação dos cursores (+) no LCS (*líquido preto*) tocando a superfície interna da parede ventricular. Há um espaço proeminente (> 3 mm) entre a coroide e a parede ventricular. A cavidade do septo pelúcido foi comprimida, mas ainda é visível (*seta*). **(B) Ventriculomegalia acentuada** na 27ª semana, mostrando a margem convexa do ventrículo. As coroides *(C)* estão dependuradas (em direção ao ventrículo dependente) e a cavidade do septo pelúcido foi fenestrado, possibilitando a comunicação livre entre os ventrículos. **(C) Estenose do aqueduto** com ventriculomegalia maciça na 35ª semana. Os folhetos septais estão fenestrados (*seta aberta*), permitindo que a coroide superior (*ponta de seta*) caia através da linha média. O córtex cerebral está muito rarefeito mas presente (*setas pequenas*), possibilitando a diferenciação da hidranencefalia.

afinamento cortical e aparência.[66] Um estudo em uma instituição de 29 mil gestações encontrou VM em 0,38% dos fetos (1 em 265). Destas, 57% não constituíam achado isolado e havia outras anormalidades. Nos 43% que tinham VMI, a VM apresentou-se leve em 40% (10 a 15 mm) e marcante em 60% (> 15 mm). O neurodesenvolvimento anormal foi pior nos casos de VM não isolada (91%) e VMI grave (68%), mas foi observado em apenas 19% dos casos leves de VM.[77]

As frequências aproximadas de anormalidades cerebrais observadas na VM são **estenose do aqueduto**, 30% a 40%; **malformação de Chiari II** com espinha bífida, 25% a 30%; **complexo de Dandy-Walker**, 7% a 10%; e condições menos comuns, **incluindo agenesia do corpo caloso**. Em geral, malformações do SNC e somáticas são comuns. Anormalidades cromossômicas e genéticas são mais comuns na VM não isolada (25% a 36%) do que na VM isoladas (3% a 6%) e incluem as **trissomias** e **hidrocefalia ligada ao cromossomo X** nos homens e muitas outras condições.[67,71,78,79]

Patogênese da Ventriculomegalia

O LCS é secretado pelo plexo coroide dos ventrículos laterais e dos terceiro e quarto ventrículos, bem como pelos capilares cerebrais.[80] O LCS flui dos ventrículos laterais por meio do auxílio da atividade ciliar das células ependimais através do forame de Monro, terceiro ventrículo, aqueduto de Sylvius, e quarto ventrículo e **forame de Magendie e Luschka**, até o espaço subaracnoide da fossa posterior, de onde segue pela superfície do cérebro até para ser absorvido pelas **granulações paquionianas** ou **aracnoides** e linfáticos.[66,81]

O aumento ventricular geralmente ocorre em um de quatro cenários. No primeiro e mais comum, há obstrução do fluxo do LCR no cérebro, geralmente no aqueduto (**hidrocefalia obstrutiva intraven-**

tricular). Alternativamente, o local do bloqueio pode estar fora do sistema ventricular, ou pode haver falha de absorção (**hidrocefalia obstrutiva extraventricular** ou **hidrocefalia comunicante**). Em segundo lugar e com menor frequência, a VM resulta do excesso de secreção do LCR com **papilomas do plexo corióideo**. A VM pode seguir a destruição cerebral e o encolhimento do cérebro como resultado do desenvolvimento cerebral anormal ou diversos agravos (**hidrocefalia *ex vacuo***). Em quarto lugar, pode ser uma característica da malformação cerebral generalizada. Além dos efeitos do distúrbio subjacente básico, o grau de lesão cerebral na hidrocefalia varia com a idade de início e magnitude e duração da dilatação, que afetam axônios periventriculares, mielina e microvasculatura, resultando em lesão cerebrovascular, gliose e inflamação e compensação pela neuroplasticidade.[66,82]

Exemplos de Condições Associadas à Ventriculomegalia

Hidrocefalia obstrutiva
Estenose do aqueduto (idiopático, infecções, sangramento, ligado ao X, massas obstrutivas)
Espinha bífida com malformação de Chiari II
Grande cisto do plexo coroide
Excesso de produção de líquido cerebrospinal (LCS)
Papilomas do plexo corióideo
Processos destrutivos (encefaloclasia)
Lesão vascular
Infecção
Isquemia
Esquizencefalia
Hidranencefalia
Malformações cerebrais
Aneuploidia (trissomia do 21, do 18, do 13)
Agenesia do corpo caloso
Disgenesia vermicular e malformação de Dandy-Walker
Holoprosencefalia
Anormalidades da migração neuronal (lissencefalia, esquizencefalia)
Microcefalia

Avaliação Ultrassonográfica da Ventriculomegalia

A detecção da VM geralmente é simples, mas a determinação de sua etiologia pode ser difícil. Várias abordagens para medir o tamanho ventricular têm sido descritas: largura atrial, separação do plexo corióideo, razão ventrículo-hemisfério, largura do corno anterior combinada e aparência anatômica visual. Destes, o método universalmente aceito é a **medida transversal do átrio do corno occipital** (Figs. 34.3, 34.8A e 34.10A). A varredura metodológica pode frequentemente determinar causas específicas.[39] O tamanho da cabeça não é útil na detecção de VM, e frequentemente o DBP permanece normal mesmo na presença de um aumento grave do ventrículo. Nomogramas de outras partes dos ventrículos estão disponíveis, mas não são de uso comum.[83]

No primeiro trimestre, o plexo coroide deve preencher o ventrículo lateral de aparência proeminente, à exceção do corno frontal anterior conspícuo dessa estrutura, o que não deve ser confundido com uma anomalia (Fig. 34.1B). A VM se manifesta como um plexo coroide de aparência pequena com excesso de fluido ao redor.[8]

Aparências qualitativas que sugerem aumento ventricular incluem convexidade (protuberância para fora) para a parede lateral do ventrículo lateral e posição assimétrica das coroides esquerda e direita, que caem com gravidade quando não suportadas pelas paredes ventriculares porque os plexos corióideos são mais densos que o LCS (pendente) (Fig. 34.10B, Vídeo 34.5). Com o aumento ventricular maciço, as estruturas inter-hemisféricas, particularmente o septo pelúcido, ondulam com movimentos e impulsos maternos e podem romper-se (fenestrado), permitindo que os ventrículos laterais esquerdo e direito se comuniquem. O plexo corióideo superior pode cair através da linha média através deste orifício para o ventrículo inferior (Fig. 34.10C).

Uma vez suspeitado o aumento ventricular, a atenção se volta para a etiologia e para uma busca detalhada de anormalidades cerebrais e somáticas associadas que podem sugerir causas específicas ou síndromes. Tanto o ventrículo direito quanto o esquerdo devem ser medidos e ambos os hemisférios, avaliados.[5,39,67,68] As anormalidades cerebrais associadas podem ser sutis e não reconhecidas imediatamente na vista axial padrão. Vistas coronais e sagitais tanto transabdominalmente como transvaginalmente e o uso de exames 3D multiplanares podem ser especialmente úteis para detectar anormalidades do verme cerebelar e do corpo caloso.[5,79] A RM acrescenta informações adicionais em 5% a 50% dos casos, especialmente no que diz respeito à lesão do parênquima, distúrbios migratórios, isquemia, hemorragia e anormalidades do tronco encefálico.[17,71,76,84-86]

Os fetos com suspeita de VM devem ser avaliados por uma equipe com a experiência na investigação, aconselhamento, manejo e acompanhamento das anormalidades descobertas no período pré-natal. Testes adicionais podem ser recomendados, incluindo cariótipo e análise molecular, testes de infecção (especialmente CMV, toxoplasma e rubéola), anticorpos plaquetários e exames de acompanhamento do crescimento do ventrículo e para detectar achados tardios adicionais que possam estar relacionados ao prognóstico (porencefalia, malformação do desenvolvimento cortical, hemorragia). A avaliação pós-parto é importante para avaliar anormalidades adicionais não suspeitadas no período pré-natal e para planejar o tratamento.[39,66,68,71,82]

O prognóstico está associado ao grau da VM, progressão da VM e, principalmente, à anormalidades associadas. Nos casos de VM associada a anormalidades cromossômicas ou outras alterações somáticas e do SNC, o prognóstico e o risco de recorrência estão relacionados a condições subjacentes.[71,87] Quando a VM é verdadeiramente isolada, o resultado do neurodesenvolvimento está relacionado ao grau de ampliação. Resultados funcionalmente normais são descritos em cerca de 85% a 96% dos casos leves (10 a 12 mm), 76% dos moderados (12 a 15 mm) e 28% dos graves (> 15 mm). O resultado é melhor se a VM for estável ou diminuir, e pior quando há aumento dos ventrículos. Casos unilaterais se comportam de maneira semelhante.[71,78,88,89]

O aconselhamento dos pais continua a ser difícil, e os resultados de longo prazo permanecem reservados. Laskin et al.[88] relataram que, inicialmente, 85% das crianças apresentaram desfecho favorável, mas isso diminuiu para 79% em 20 meses. Lembre-se também de que 2% a 3% ou mais dos fetos e crianças com aparência totalmente normal também podem apresentar incapacidade de desenvolvimento, e não está claro como essa taxa se compara aos casos com VMI.[71,76]

ANOMALIAS ESPECÍFICAS

Em geral, anomalias congênitas do SNC refletem a *época* do agravo na vida pré-natal, e não causas específicas. Cada vez mais, as anomalias do SNC são associadas a anomalias genéticas no âmbito molecular. Os genes controlam o desenvolvimento cortical e a migração de neurônios, e os mesmos genes também desempenham papéis no desenvolvimento somático. A compreensão desses mecanismos moleculares complexos e inter-relacionados de doenças e subdesenvolvimento está mudando rapidamente. Cada vez mais, as malformações começam a ser classificadas com base em suas anormalidades genéticas e moleculares subjacentes, e não nas aparências morfológicas.[21,90-92] Mesmo que os genes sejam normais, suas funções podem ser variavelmente comprometidas por influências externas, como anoxia, infecções e teratógenos, e os desfechos refletirão, tipicamente a época e a intensidade dos agravos mais do que sua natureza específica.[36]

Para alcançar um diagnóstico acurado e ajudar na investigação, aconselhamento e tratamento, a avaliação deve incluir não apenas alterações do SNC, mas também achados sutis cerebrais e somáticos adicionais. Indícios adicionais podem ser encontradas na história gestacional, história familiar, evolução da gestação atual (incluindo condições maternas, como diabetes melito), medicamentos, doenças, ocupações e exposições e avaliação de pais e parentes próximos. Se houver um risco conhecido de condições específicas, recursos on-line, como Online Mendelian Inheritance in Man (OMIM, http://www.ncbi.nlm.nih.gov/omim) e consultas com especialistas podem ser úteis proporcionando uma lista de achados a serem examinados na ultrassonografia e na RM.

ERROS DE INDUÇÃO DORSAL

O desenvolvimento do SNC inicia-se com o desenvolvimento da notocorda, que subsequentemente induz o desenvolvimento dorsal da placa neural, que se fecha para formar o tubo neural, que se torna a medula espinal e parte do cérebro. Erros de **indução dorsal** podem resultar de muitos fatores genéticos e teratogênicos diferentes e afetam o desenvolvimento da placa neural dorsal e o fechamento do canal neural (**neurulação**).[93,94]

Anencefalia e Exencefalia

Anencefalia ocorre após uma falha do fechamento do neuróporo rostral, levando a um problema de desenvolvimento na abóbada craniana e tecido cerebral exposto desprotegido (**exencefalia**), a destruição subsequente que deixa uma massa neural vascular achatada amorfa (área cerebrovasculosa) característica de anencefalia (Fig. 34.11). Estruturas faciais e órbitas estão presentes. Anormalidades espinal e não associadas ao SNC e polidrâmnio são comuns. Ocasionalmente, a anormalidade disráfica envolve a cabeça e toda a coluna vertebral (**craniorraquisquise**).[95,96] **Acrania**, às vezes, é definida como um cérebro normal com crânio ausente e, portanto, este termo não deve ser usado tipicamente em casos de anencefalia ou exencefalia, mesmo que a abóbada craniana esteja ausente.

A prevalência de anencefalia é de cerca de 1 por 1.000 nascimentos. O risco aumenta em famílias com casos de defeitos do tubo neural (DTN), mães jovens ou idosas ou com diabetes e com uso de fármacos antiepilépticos. O folato parece ser um agente protetor. A anormalidade cromossômica é observada em 2%, e anormalidades adicionais são comuns, incluindo fenda linfática, defeitos cardíacos, pés tortos e defeitos da parede abdominal.[96,97]

A detecção de anencefalia antes da 14ª semana pode ser difícil, porque uma estrutura cerebral com aparência relativamente normal pode estar presente, mas o diagnóstico foi sugerido o mais cedo possível, como 10,5 semanas.[10,38] O diagnóstico pode não ser realizado, a menos que o examinador procure especificamente ossos cranianos ossificados. Na ultrassonografia, a ossificação visível dos ossos frontais pode não ser aparente até 10 semanas, e a anencefalia não deve ser diagnosticada antes desta idade gestacional. Comumente, no entanto, a massa cerebral apresenta-se deformada, muitas vezes parecendo "orelhas do Mickey Mouse". Uma pista adicional para o diagnóstico é a identificação do líquido amniótico mais ecogênico do que o líquido subcoriônico extra-amniótico devido a detritos intra-amnióticos lançados a partir do cérebro descoberto.[98] A introdução do exame da TN e a crescente familiaridade com os aspectos no primeiro trimestre mostrou que a maioria dos fetos anencefálicos pode ser detectada no final do primeiro trimestre.[10,99]

O diagnóstico diferencial inclui outras condições nas quais os ossos cranianos estão ausentes ou não apresentam mineralização, como a **sequência da banda amniótica, encefalocele, osteogênese imperfeita** e **hipofosfatasia**. Na sequência da banda amniótica (**sequência de ruptura precoce do âmnio**), os fetos geralmente apresentam um defeito assimétrico acompanhado por defeitos da parede corporal e/ou amputação de partes do corpo e oligoidrâmnio ocasionais, e as membranas podem ser visíveis no líquido amniótico, ou o feto pode ficar preso ao lado do útero ou da placenta. Ao contrário da anencefalia e da espinha bífida aberta, a sequência inicial de ruptura do âmnio é esporádica e sem aumento do risco de recorrência. Em geral, as encefaloceles grandes têm mais desenvolvimento da calvária do que as observadas na anencefalia, mas ocasionalmente as duas podem se assemelhar. Em ambos os casos, o prognóstico permanece sem esperança.[96,100]

O resultado da anencefalia é invariavelmente fatal, e a interrupção da gestação é oferecida em qualquer idade gestacional.

Cefalocele e Encefalocele

A **cefalocele** é uma herniação de estruturas intracranianas através de um defeito no crânio. O termo **meningocele craniana** é usado quando contém apenas meninges e LCR e **encefalocele** quando contém tecido cerebral. Entre os nascidos vivos, a incidência é de cerca de 1 a 5 por 10 mil, mas isso subestima a verdadeira incidência, porque muitos morrem antes ou ao nascimento.[101,102] A maioria das encefaloceles ocorre na linha média, na região occipital (75%) ou frontal (13%) ou parietal (12%) (Fig. 34.12). Anteriormente, podem se estender para as áreas da boca, nariz e esfenoide, em que sua identificação pode ser difícil.[103-106] Lesões fora da linha média estão comumente associadas à síndrome da banda amniótica.[101] As cefaloceles podem ocorrer como lesões isoladas, mas a maioria (20% a 60%) está associada a outras anomalias ou síndromes envolvendo cabeça, coluna, face, esqueleto ou rins. Anomalia cromossômica é observada em 14% a 60%, especialmente trissomias do 18 e 13.[97,102] Curiosamente, no mundo Ocidental, a localização occipital é mais comum, enquanto, na Ásia, predomina a localização frontonasal.[102,105,106]

Embora, à primeira vista, as cefaloceles assemelhem-se à espinha bífida, existem algumas diferenças. A espinha bífida é uma falha do fechamento primário (neurulação), enquanto muitas cefaloceles são recobertas por pele e provavelmente constituem uma anormalidade

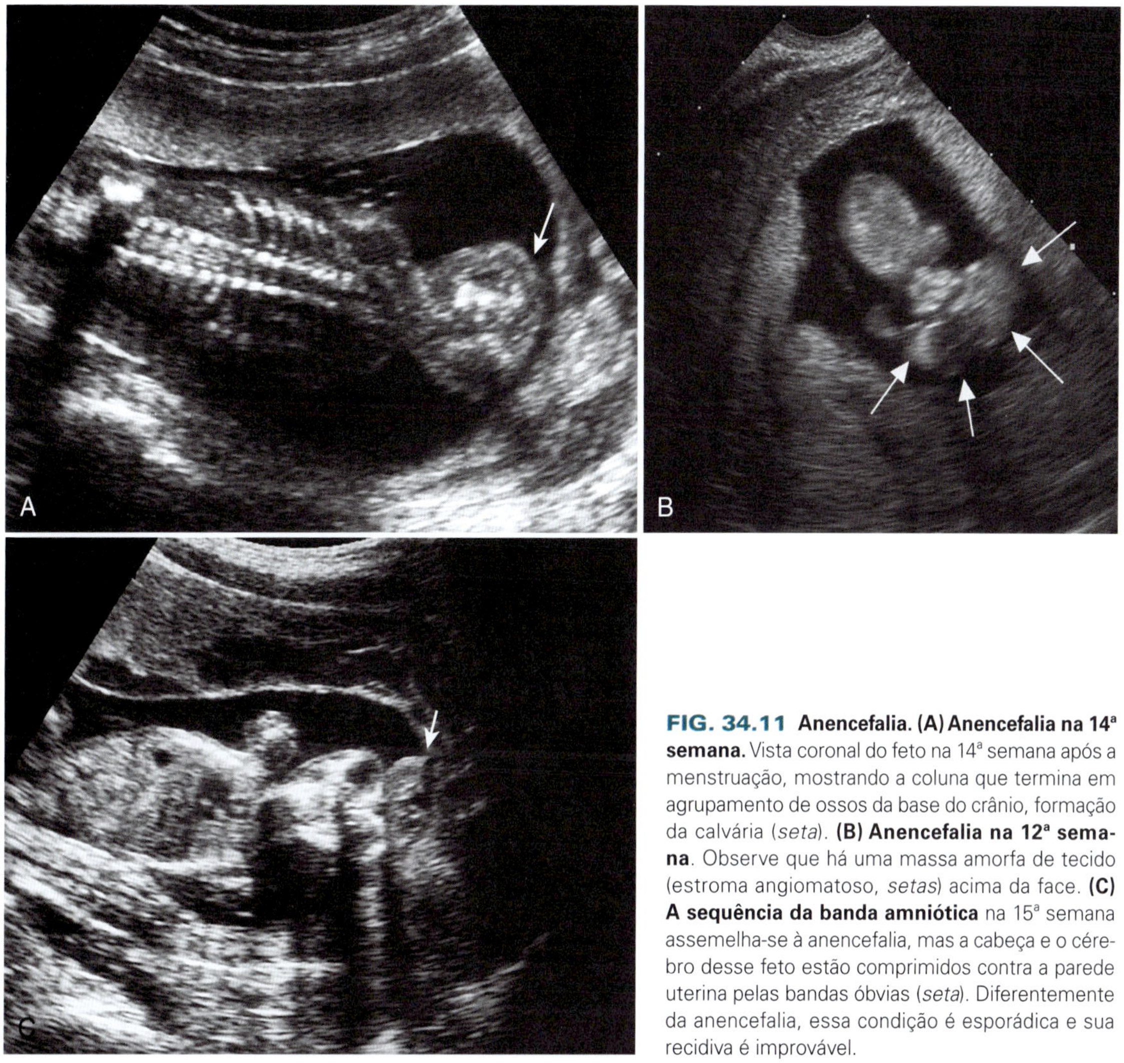

FIG. 34.11 Anencefalia. (A) Anencefalia na 14ª semana. Vista coronal do feto na 14ª semana após a menstruação, mostrando a coluna que termina em agrupamento de ossos da base do crânio, formação da calvária (*seta*). **(B) Anencefalia na 12ª semana**. Observe que há uma massa amorfa de tecido (estroma angiomatoso, *setas*) acima da face. **(C) A sequência da banda amniótica** na 15ª semana assemelha-se à anencefalia, mas a cabeça e o cérebro desse feto estão comprimidos contra a parede uterina pelas bandas óbvias (*seta*). Diferentemente da anencefalia, essa condição é esporádica e sua recidiva é improvável.

secundária após a neurulação, possivelmente representando uma anormalidade da migração mesenquimal ou, no caso de cefaloceles frontonasais, uma falha no fechamento da diverticulação normal. Como muitas são recobertas de pele, a MS-AFP é elevada em apenas 33% em comparação com a espinha bífida (62%) e a anencefalia (92%). Isso faz da US o exame diagnóstico primário. As cefaloceles são mais propensas à associação com anormalidades e síndromes adicionais, cerebrais e somáticas. As anormalidades cerebrais associadas mais comuns envolvem as estruturas da linha média, como o corpo caloso, o cerebelo e o tronco encefálico, e incluem anormalidades venosas, holoprosencefalia (HPE), HC e fissura facial (Tabela 34.2). Mais de 30 síndromes apresentam cefaloceles; muitas estão relacionadas às disfunções gênicas que afetam tanto o SNC quanto o desenvolvimento somático. Essas anormalidades adicionais afetam fortemente o prognóstico, portanto, sempre que uma cefalocele for encontrada, deve haver uma busca detalhada de outras anomalias, e a RM e a avaliação genética devem ser consideradas.[102-105,107,108]

Ultrassonograficamente, uma encefalocele se manifesta como uma massa cística na superfície do crânio, tipicamente na linha média (Fig. 34.12). Cérebro contido com um defeito ósseo visível confirma o diagnóstico, mas pode ser difícil visualizar o tecido cerebral contido, muitas vezes anormal, bem como o defeito ósseo pode ser pequeno e difícil de ser detectado. As encefaloceles podem ser visualizadas durante a ultrassonografia do primeiro trimestre e são frequentemente precedidas por uma cavidade rombencefálica aumentada.[99] A RM é útil para confirmar o diagnóstico e, mais importante, para procurar achados adicionais que possam afetar o prognóstico e o aconselhamento.[18,101,102]

Outras lesões que devem ser consideradas no diagnóstico diferencial quando uma lesão do couro cabeludo é observada incluem higroma cístico, hemangioma, edema ou cefalo-hematoma no couro cabeludo, cisto do couro cabeludo epidérmico, fissura branquial, cisto dermoide, dacriocistocele, epignatia e teratoma cervical.[104,110,111]

A **cefalocele atrésica** é uma variante que raramente é reconhecida no período pré-natal, manifestando-se como uma coleção subcutânea pequena e em forma de bolha na pele na linha média próxima ao vértice na superfície de um crânio aparentemente intacto (Fig. 34.12E). Pistas diagnósticas constituem as anormalidades do seio sagital superior, que podem apresentar múltiplos canais, e a persistência da **veia prosencefálica de Markowski**, que percorre a foice (seio falciforme) da região do início da veia de Galeno até o seio sagital subjacente à encefalocele. Assim como em outras cefaloceles, pode haver outras anormalidades cerebrais, especialmente envolvendo a linha média, o que pode afetar os resultados. No entanto, se a cefalocele for isolada, as crianças geralmente apresentam bom prognóstico.[104,110,111]

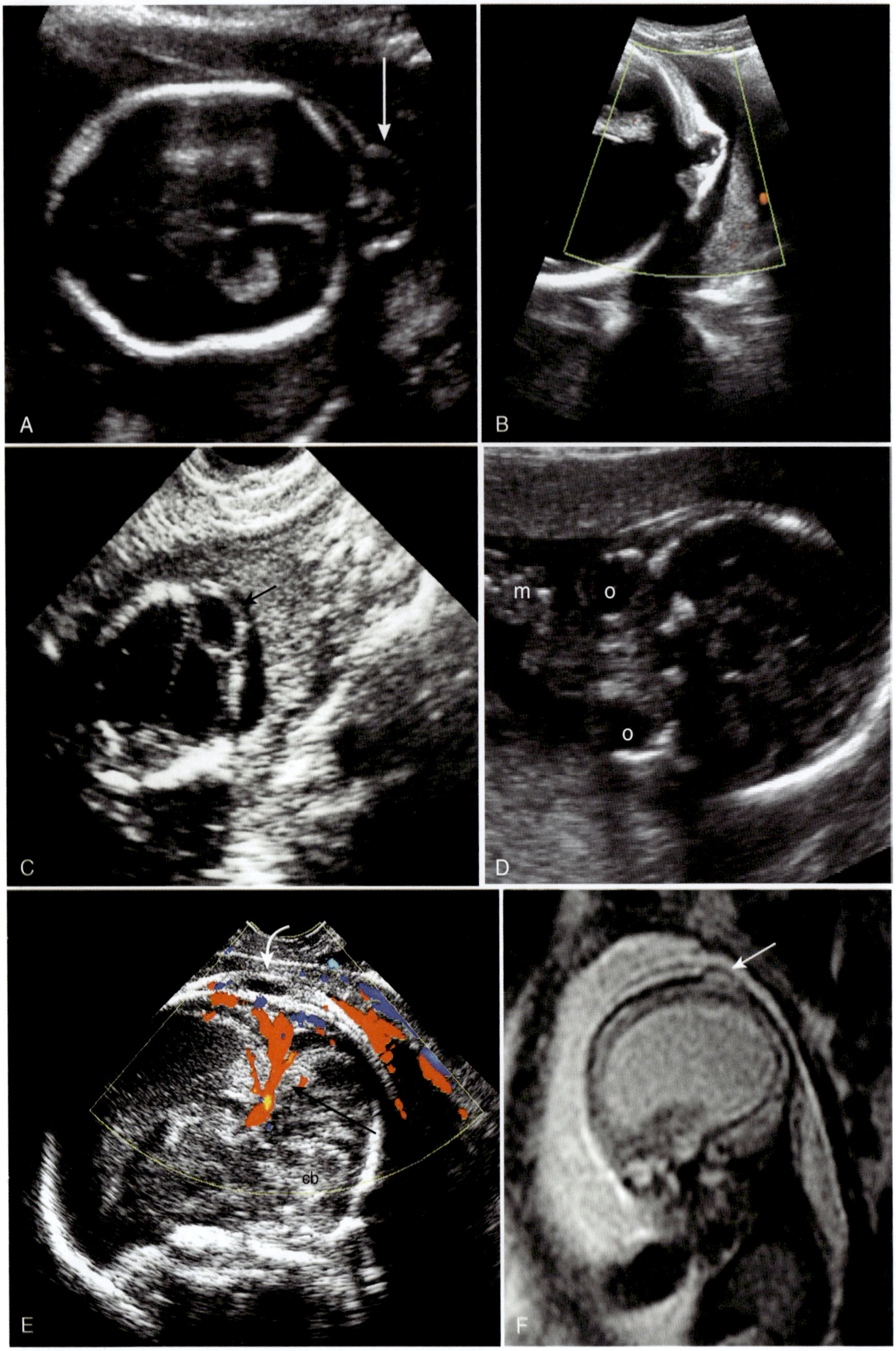

FIG. 34.12 Encefalocele. (A) Encefalocele occipital na vista axial na 22ª semana após menstruação mostra tecido cerebral (*seta*) herniando através do defeito ósseo occipital. **(B)** Em outro feto, um pequeno defeito craniano é observado somente nas meninges e não no tecido cerebral neste feto com ventriculomegalia e **meningocele**. **(C) Encefalocele parietal assimétrica** *(seta)*. Vista coronal na 21ª semana menstrual mostra encefalocele assimétrica. **(D) Encefalocele anterior** *(seta)* na 18ª semana contendo cérebro herniado através do defeito entre as órbitas em que aparece como uma massa na área esperada do nariz. Também há presença de hipertelorismo leve. *o*, olhos; *m*, mão. **(E) Encefalocele atrética** observada como uma pequena bolha (*seta curva*) no couro cabeludo, ao Doppler colorido mediossagital. Em geral, essas lesões não contêm tecido cerebral, mas são associadas a anomalias no seio venoso de Markowski (*seta*), que segue da veia cerebral ao seio sagital superior. A veia de Galeno pode estar ausente. *cb*, cerebelo. **(F)** Pequena encefalocele (*seta*) associada à grave ventriculomegalia exibida na imagem da ressonância magnética.

TABELA 34.2 Características de Algumas Síndromes Recessivas Autossômicas Associadas à Encefalocele[a]

Meckel-Gruber	Displasia renal cística, polidactilia, outras anormalidades do sistema nervoso central, microftalmia, fissura labiopalatina, micrognatia, ciliopatia
Walker-Warburg	Hidrocefalia, agiria (lissencefalia do tipo 2), displasia da retina, hipoplasia do verme, tronco encefálico retorcido, distrofia muscular
Joubert e disfunções relacionadas	Hipoplasia do verme do cerebelo, fossa interpeduncular profunda (sinal do dente molar), hidrocefalia, ciliopatia
Hidroletálus	Hidrocefalia, anormalidade cerebral, polidrâmnio, micrognatia, polidactilia, defeitos cardíacos
Fraser	Criptoftalmo, sindactilia, anormalidade genital, anormalidade renal, estenose laríngea
Robert	Focomelia (pseudotalidomida), fenda labial e palatina, restrição do crescimento intrauterino

[a]Observe que todas apresentam muitos outros achados adicionais.[109]

O prognóstico das cefaloceles depende da localização da lesão, do volume de hérnia cerebral, da formação do encéfalo subjacente, das anomalias associadas e das anormalidades genéticas. As taxas de mortalidade pré-natal e perinatal são altas e o comprometimento intelectual é comum. Se for descoberta antes da viabilidade, a interrupção da gestação é considerada. Mais tarde na gravidez, o tratamento depende do tamanho e da localização da encefalocele e das anomalias associadas.[102,112,113]

Ciliopatias

Ciliopatias são um grupo de distúrbios resultantes da estrutura ou função anormal dos cílios da superfície celular devido a mutações em genes ciliares. Cílios são encontrados na superfície de quase todas as células dos vertebrados, e suas funções são muito mais complexas do que proporcionar um simples transporte, como encontrado nos brônquios e vários ductos anatômicos. O funcionamento normal dos cílios é necessário para o desenvolvimento normal e a função de locais aparentemente não relacionados, incluindo cérebro, rins, olhos, fígado e esqueleto. No cérebro, os cílios da superfície celular estão envolvidos no padrão cerebral e na migração neuronal e ajudam a direcionar o fluxo do LCR. A função ciliar anormal pode resultar em HC e outras malformações cerebrais, incluindo encefaloceles.[114] Mais de 40 mutações de genes ciliares foram encontradas, resultando em mais de 1.000 anormalidades polipeptídicas. Como resultado, a expressão da mutação do gene ciliar é variável. Uma mutação de único gene pode causar diferentes fenótipos, e mutações de genes diferentes podem resultar no mesmo fenótipo. Ciliopatias comumente encontradas apresentam características sobrepostas, como encefaloceles, e incluem **síndrome de Meckel-Gruber**, **síndrome de Joubert**, **síndrome orofaciodigital**, **síndrome de Bardet-Biedl**, **rins policísticos autossômicos recessivos**, **rins policísticos autossômicos dominantes**, **distrofia torácica de Jeune asfixiante**, **síndrome de Ellis-van Creveld** e outras.[115]

Síndrome de Joubert

A **síndrome de Joubert** e distúrbios correlatos (JSRD; do inglês, *Joubert syndrome and related disorders*) têm como característica-chave do "sinal do dente molar" visível na RM. A aparência do dente molar é resultante da hipoplasia do verme do cerebelo, pedúnculos cerebrais alongados horizontais espessos e fossa interpeduncular profunda na ponte superior; na RM axial do tronco encefálico, essas características parecem um **dente molar**. Este sinal é usado como teste de diagnóstico em crianças. A JSRD é clinicamente caracterizada por hipotonia, ataxia, retardo psicomotor, respiração irregular e movimentos oculares anormais, apresentando uma incidência de cerca de 1 por 80 mil gestações. Diferentes combinações de mutações do gene ciliar podem resultar na síndrome de Joubert primária, e os distúrbios relacionados apresentam anormalidades variáveis relacionadas com neurônios, olho, túbulos renais e ductos biliares e polidactilia.[116]

Na ultrassonografia, os achados do sinal do dente molar de hipoplasia do verme do cerebelo, pedúnculos cerebrais espessados e incisura interpeduncular podem ser visíveis por volta de 20 semanas e confirmados por RM, se necessário.[117] Os achados adicionais de imagem cerebral podem incluir anormalidades do corpo caloso e anormalidades migratórias neuronais, malformação de Dandy-Walker (MDW) e encefalocele, bem como anormalidades em estruturas somáticas. Se a mutação for conhecida (cerca de 50%), o diagnóstico precoce é possível por meio de amostragem das vilosidades coriônicas (CVS; do inglês, *chorionic villus sampling*).

O prognóstico, em geral, é ruim e está relacionado à extensão dos problemas respiratórios e alimentares em curto prazo e às complicações renais e hepáticas de longo prazo.

Síndrome de Meckel-Gruber

A síndrome de Meckel-Gruber provavelmente é a anormalidade sindrômica mais comum do SNC e é caracterizada por encefalocele occipital, rins displásicos aumentados, proliferação do ducto hepático, polidactilia, anormalidades da fossa posterior e defeitos craniofaciais e cardíacos, apresentando características que se sobrepõem à SRS. A incidência é de 1 em 13 mil a 140 mil nascidos vivos. É um distúrbio autossômico recessivo letal associado a mutações em vários genes ciliares. A detecção de sua tríade clássica – rins ecogênicos grandes, encefalocele e polidactilia pós-axial – pode permitir o diagnóstico até a 14ª semana, mas o oligoidrâmnio mais adiante na gestação pode impedir a detecção de algumas dessas características. A doença policística recessiva autossômica e a trissomia do cromossomo 13 devem ser consideradas no diagnóstico diferencial. Testes genéticos podem ser possíveis em famílias que apresentam risco.[118]

Sequência de Banda Amniótica/Complexo Membro – Parede Corporal

A **sequência da banda amniótica/complexo membro – parede corporal** descreve uma coleção variável de anormalidades disruptivas e está associada à aderência do feto a bandas no âmnio.

Os casos são esporádicos, ocorrendo em cerca de 1 a 10 em 10 mil gestações, e normalmente apresentam cariótipo normal. Os fetos com essas condições têm uma gama muito variável de anormalidades complexas, geralmente assimétricas, que variam de pequenas a grandes interrupções. As manifestações cranianas podem inicialmente ser semelhantes a anencefalia, encefalocele e outras anormalidades cerebrais, e frequentemente estão associadas a alterações faciais assimétricas. A literatura sobre a etiologia e a patogênese dessas condições esporádicas é confusa e controversa e inclui ruptura amniótica, ruptura vascular e desenvolvimento anormal de dobras embrionárias. Há um tema comum de combinações de anormalidades amnióticas e alterações fetais assimétricas. Bandas podem ser vistas ligadas a partes anormais do corpo, ou o feto pode se apresentar parcialmente fixado à parede do útero. A terminologia **complexo membro–parede corporal** é empregada caso haja malformação mais grave, composta por encefalocele com fissuras faciais, toraco/abdominosquisia e defeitos em membros. Muitas vezes, há anormalidades internas que não podem ser explicadas por bandas amnióticas, como cardiopatias congênitas, agenesia renal e atresias intestinais. Variantes menores podem ter apenas **bandas amnióticas constritivas**, resultando em constrições anulares ou malformações focais das partes do membro.

Os achados à ultrassonografia variam conforme as áreas acometidas. As pistas para o diagnóstico são anormalidades assimétricas e bandas amnióticas ligadas ao feto ou partes fetais que estão inseridas à parede uterina (como no complexo membro-parede corporal). As bandas podem ser difíceis de ser visualizadas, e a técnica precisa ser otimizada e melhorada para demonstrá-las. Em alguns casos, a anatomia fetal está tão alterada que as partes se tornam irreconhecíveis e essa alteração maciça é a chave para o diagnóstico. A condição pode mimetizar anencefalia ou encefalocele, e muitas vezes anormalidades intracranianas estão presentes (Fig. 34.11C).

As principais alterações são letais. A ultrassonografia tridimensional e a RM podem ser úteis para esclarecer a extensão das lesões. O prognóstico, o aconselhamento e o manejo dependem da natureza e do grau das alterações. Felizmente, essas anomalias são esporádicas, com risco insignificante de recorrência.[96,119-121]

Alterações Cranianas na Espinha Bífida

Espinha bífida ou **defeito do tubo neural** (DTN) é o segundo defeito congênito mais comum após cardiopatia congênita. Dois grupos gerais são reconhecidos: aberto (não revestido por pele) e fechado (revestido por pele). Ambos são resultantes de anormalidades associadas ao fechamento do tubo neural. As lesões abertas ocorrem por falha do fechamento do tubo neural, deixando um defeito que vaza o LCR e expõe o tecido neural aos efeitos prejudiciais do líquido amniótico. Cerca de 80% a 90% são defeitos abertos, aparecendo como cisto dorsal (mielocele ou meningomielocele dependendo do conteúdo neural) ou raquisquise (defeito aberto não coberto). As lesões abertas comumente estão associadas à MS-AFP elevada, acima de 2,50 múltiplos da mediana (MoM; do inglês, *multiplex of the median*). Os 10% a 20% restantes constituem lesões fechadas (ocultas) com revestimento da pele e que não permitem o extravasamento de alfafetoproteína (AFP), estando os níveis de MS-AFP normais. Os defeitos fechados ocorrem por falha na separação do tubo neural da pele e desenvolvimento anormal do tecido mesenquimal adjacente. Elas causam lesões espinais, vertebrais e cutâneas variáveis, incluindo lipoma, lipomeningocele, hipertricose, fossas, fossas dorsais e outras.[122]

A incidência é de cerca de 0,2 a 10 em 1.000 gestações e diminuiu cerca de 70% após a introdução da suplementação com folato. A etiologia é multifatorial e inclui síndromes, anormalidades genéticas e fatores maternos e fetais, como diabetes e agentes teratogênicos, como anticonvulsivantes.[108,123,124]

A espinha bífida aberta, virtualmente, está sempre associada à **malformação de Chiari do tipo II**, que é uma deformidade complexa envolvendo a calvária, a dura-máter, o cérebro e o rombencéfalo. Na malformação de Chiari do tipo II, as anormalidades marcantes são evidentes na pequena fossa posterior e incluem herniações do verme, da ponte e da medula; **torção do tronco encefálico**; **quarto ventrículo pequeno**; **estenose do aqueduto**; e **alteração tectal**. Há, no entanto, alterações pancranianas adicionais que envolvem os ossos cranianos (aparência de prata batida ou **Lükenschädel**), pequena fossa posterior, afoiçamento (interdigitação de sulcos, tentório de inserção baixa e seios transversos), grande massa intermédia, hemisférios cerebrais (hidrocefalia, disgenesia do corpo caloso, heterotopias, malformações do desenvolvimento cortical e distorção do sistema límbico).[125-127] Acredita-se que o vazamento de líquido cerebrospinal através do defeito espinal desencadeia uma cascata de eventos, resultando em uma pequena fossa posterior subdesenvolvida, seguida de compressão do rombencéfalo e obstrução ao fluxo do líquido cerebrospinal, causando anormalidades cerebrais e calvárias adicionais.[126] Alguns acreditam que a falha do fechamento do tubo neural não é apenas um único evento, mas faz parte de um espectro de anormalidades do desenvolvimento ainda não totalmente definidas, mas que resultam em múltiplas anormalidades cerebrais e somáticas adicionais.[125]

Entre neonatos com DTN espinal, verificou-se que 80% apresentavam DTN isolados. Os 20% restantes apresentavam anomalias adicionais, incluindo anormalidades cromossômicas ou anormalidades esporádicas envolvendo praticamente todos os sistemas.[123,128] Um estudo de autópsia revelou que em 68% dos casos de espinha bífida havia anomalias não relacionadas ao SNC, sendo mais comumente esqueléticas (pés tortos), mas também envolvendo rins, trato gastrointestinal, parede abdominal e outras estruturas.[129] Um recente estudo ultrassonográfico pré-natal multicêntrico encontrou anormalidades cromossômicas em 6,2% dos casos (mais comumente, trissomia do cromossomo 18 e triploidia) e anormalidades estruturais em 4,6% (mais comumente, defeitos cardíacos).[130]

A anormalidade espinal real do DTN aberto pode ser muito difícil de ser observada na triagem ultrassonográfica, mas o defeito vaza LCS contendo AFP, que pode se tornar detectável no soro materno (MS-AFP). Esta foi a base da triagem de AFP sérica para defeitos abertos. Níveis séricos maternos superiores a 2,5 MoM entre a 16ª e a 18ª semana detectaram 88% dos fetos anencefálicos e 79% dos fetos com DTN abertos, mas também foram encontrados em 3% de fetos normais. No entanto, todos os DTN fechados e cobertos por pele não foram encontrados na MS-AFP.[131]

Nos anos 1980, foi descrito que os DTN abertos eram, virtualmente, sempre associados a alterações ultrassonográficas cranianas imediatamente detectadas da **malformação de Chiari II** no segundo trimestre (Fig. 34.14, Vídeo 34.6). Isso é diferente da espinha bífida fechada, na qual o cérebro e a fossa posterior apresentam-se normais e a anormalidade da coluna vertebral só pode ser detectada por meio de um exame direto e cuidadoso da coluna. (Fig. 34.14).[132] Atualmente, a evolução, a padronização e o uso desses sinais cerebrais permitem a detecção de espinha bífida aberta no segundo trimestre em 88% a 96% dos casos, e até 100% quando o exame é realizado por profissionais experientes. Muitos acreditam que a ultrassonografia do segundo trimestre substituiu a triagem por MS-AFP para lesões abertas (anencefalia, encefalocele, espinha bífida aberta).[130]

Muitos sinais cranianos de espinha bífida no segundo trimestre foram sugeridos (Tabela 34.3). Os mais comumente usados são a

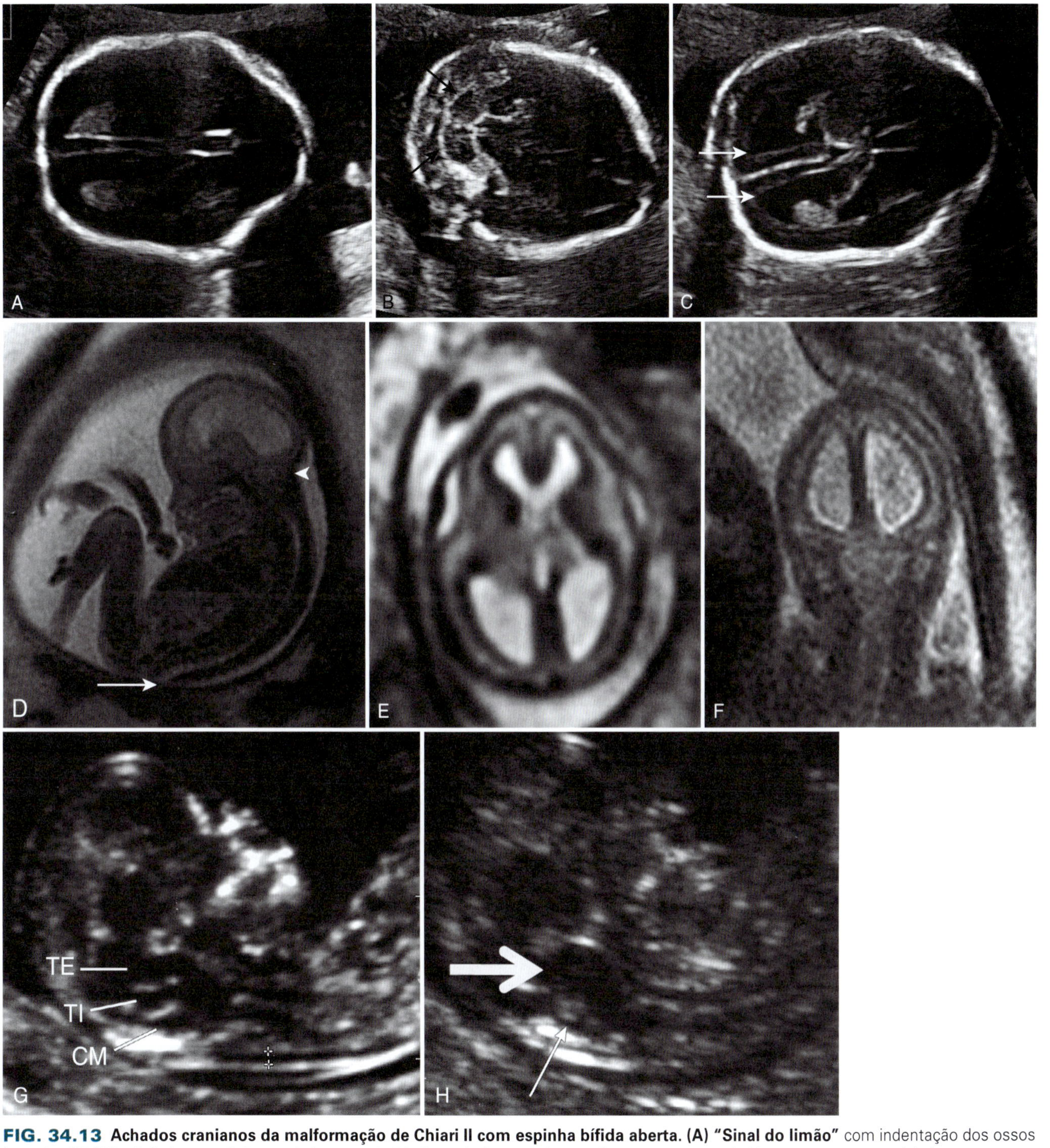

FIG. 34.13 Achados cranianos da malformação de Chiari II com espinha bífida aberta. (A) "Sinal do limão" com indentação dos ossos frontais. **(B) "Sinal de banana"** de cerebelo comprimido (*setas*). O cerebelo está fortemente comprimido contra o osso occipital e se curva ao redor do tronco encefálico, e não há fluido na cisterna magna (apagamento da cisterna magna). **(C)** A ultrassonografia axial mostra a aparência pontiaguda das pontas posteriores dos ventrículos (*setas*). **(D)** Imagem de ressonância magnética ponderada em T2 sagital mostra deslocamento inferior do cerebelo típico da malformação de Chiari II (*ponta de seta*) e, inferiormente, defeito da coluna vertebral (*seta*). **(E)** Imagem de ressonância magnética axial mostra a aparência pontiaguda dos ventrículos. **(F)** Imagem de ressonância magnética coronária mostra ventriculomegalia e obliteração da cisterna magna. **(G) Translucência intracraniana normal** (*TI*) na 12ª semana. Observe três faixas escuras e quatro linhas brancas. A translucência intracraniana é, na verdade, o quarto ventrículo em formação. *TE*, tronco encefálico; *CM*, cisterna magna. **(H) TI anormal com espinha bífida.** O tronco encefálico (*seta grossa*) está espessado. TI e CM estão ausentes (não contêm fluido) (*seta pequena*). (Cortesia de Dr. K. Fong, Mt. Sinai Hospital, Toronto, Ontario.)

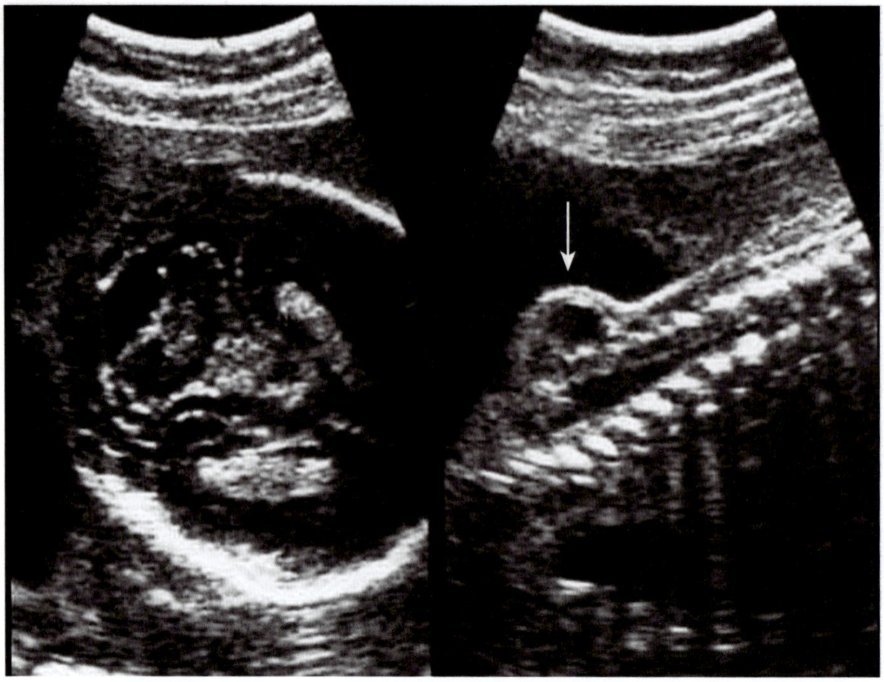

FIG. 34.14 Espinha bífida fechada, recoberta por pele, na 21ª semana. A imagem à direita mostra óbvia meningomielocele (*seta*). Na imagem à esquerda, note os ventrículos, o cerebelo e a cisterna magna normais. Fetos com espinha bífida fechada, recoberta por pele, não apresentam a malformação de Chiari do tipo II e, assim, há ausência dos clássicos sinais intracranianos. A concentração sérica materna de alfafetoproteína (MS-AFP) é normal, visto que a pele recobre o defeito.

TABELA 34.3 Sinais Cranianos do Segundo Trimestre Associados à Espinha Bífida Aberta[122,130,133,135]

Achado	Frequência	Comentários
Supressão da cisterna magna	95% a 100%	Cerca de 14 semanas depois
Indentação bifrontal ("sinal do limão")	53% a 100%	14 a 24 semanas, desaparece depois Também observado em 1% dos fetos normais e em outras condições, como displasia esquelética
Sinal "da banana" no cerebelo	62% a 97%	Cerebelo envolvido ao redor do tronco encefálico
Ventriculomegalia > 10 mm	46% a 86%	Mais comum após 24 semanas
DBP pequeno < 5° percentil	26% a 70%	
Circunferência craniana pequena < 5%	26% a 70%	
Cerebelo pequeno < 10%	96%	
Afunilamento da fossa posterior	96%	Ângulo clivossupraoccipital < 72 graus
Cornos occipitais dilatados pontiagudos	70%	Observados na vista axial

obliteração ou apagamento da cisterna magna, o "**sinal do limão**" (indentação bifrontal), o "**sinal da banana**" (cerebelo envolvendo o tronco encefálico) e VM excedendo 10 mm. Sinais do segundo trimestre menos usados incluem DBP e circunferência craniana pequenos (mesmo quando há VM), afunilamento da fossa posterior de acordo com a medida por um ângulo clivossupraoccipital pequeno e apontando para o corno occipital. Algumas ressalvas a esses sinais chamam a atenção. O nível ou extensão da espinha bífida não se relaciona com os sinais cranianos. O sinal do limão é visualizado mais comumente antes de 24ª semana (5% a 100%), mas em apenas 13% após a 24ª semana. É menos evidente em fetos com cromossomos anormais e também pode ser encontrado em cerca de 1% dos fetos normais.[133-135] Sinal da banana e VM podem ser exacerbados ao longo da gestação.

Há cada vez mais esforços empregados no rastreamento da espinha bífida por meio da ultrassonografia no momento da varredura da TN.[99,136-145] O defeito da coluna vertebral foi detectado como anomalia dorsal tão cedo quanto 9 semanas, antes de as alterações na cabeça se tornarem aparentes.[38,137] Após cerca de 12 semanas, as alterações cranianas podem começar a ser observadas (Fig. 34.13G-H, Tabela 34.4). Estes incluem diminuição no tamanho da cabeça, alteração no formato da cabeça e alterações na fossa posterior, incluindo deslocamento posterior do mesencéfalo e pedúnculos cerebrais, espessamento do tronco encefálico e perda de espaços fluidos na cisterna magna e no quarto ventrículo. Um recente estudo prospectivo sobre marcadores no primeiro trimestre por ultrassonografistas altamente treinados usando TI e cisterna magna encontrou achados positivos ou suspeitos em 11 de 11 casos (100%).[140] O manejo em casos diagnosticados no primeiro

TABELA 34.4 Sinais de Espinha Bífida Aberta no Primeiro Trimestre

Sinal	Sensibilidade	Comentários
SINAL DIRETO		
Anormalidade vertebral (meningocele, cifoescoliose)[38,140]	50% a 60%	9 semanas depois Massa dorsal ou irregularidade aparente antes das alterações cranianas
SINAIS INDIRETOS		
DBP mais biomarcadores[131,136]	70%	DBP pequeno, AFP elevada
Proporção DBP/diâmetro abdominal ≤ 1[145]	69%	
DBP abaixo de 5° percentil[145]	50% a 56%	
Ângulo frontomaxilar abaixo de 5% para CCN[144]	90%	Testa alta com glabela proeminente
"Sinal do limão" ou "sinal da bolota"[146]	?	Similar ao "sinal de limão" no terceiro trimestre
Razão tronco encefálico/osso occipital[143]	87% a 100%	Reduzida na espinha bífida
Diâmetro do tronco encefálico acima do percentil 95[143]	96,7%	Diâmetro do tronco encefálico aumentado
Visualização de quatro linhas[142]	67%	As quatro linhas normais demarcando o tronco cerebral anterior e posterior, quarto ventrículo e osso occipital não são visualizadas
Pedúnculos cerebrais paralelos ou posição posterior do tronco encefálico[137,138]	?	Visualizado na vista axial abaixo do nível do DBP
TI ausente[140]	18%	
Cisterna magna ausente[140]	64%	Líquido não é visualizado na cisterna magna
Estudos prospectivos usando TI, vista de quatro linhas, DBP, razão TI/CM, diâmetro do tronco encefálico, TEOO[140]	50% a 100%	

AFP, alfafetoproteína; *CCN*, comprimento cabeça-nádega; *CM*, cisterna magna; DBP, diâmetro biparietal; *TEOO*, razão tronco encefálico/osso occipital; *TI*, translucência intracraniana. Referências 38, 99, 131, 136-138, 140-142, 144-146.

trimestre difere do manejo durante o segundo trimestre, porque os achados cranianos indiretos são apenas sugestivos, e a confirmação direta do defeito da coluna vertebral no primeiro trimestre é difícil. A sensibilidade, a especificidade e a taxa de falso-positivos destes sinais não foram estabelecidas. É prudente reavaliar os casos suspeitos entre a 15ª e a 16ª semanas, quando as anormalidades da coluna vertebral e os achados cranianos mais específicos se tornam mais detectáveis de forma mais confiável.[99]

A investigação de fetos suspeitos de serem portadores de anormalidades da coluna vertebral inclui uma avaliação detalhada das anomalias cranianas e somáticas associadas. A determinação do nível da coluna vertebral do defeito é importante para o prognóstico funcional quanto à função intestinal e da bexiga urinária. A RM pode ajudar a evidenciar as anormalidades cerebrais adicionais, incluindo hipoplasia cerebral e anormalidades migratórias e calosas. O teste cariotípico deve ser realizado porque 7% a 16% apresentam anormalidades cromossômicas, mesmo em casos de DTN aparentemente isolados.[97,147]

O prognóstico varia e depende das anormalidades associadas. A sobrevida global é de cerca de 66% aos 20 anos. A cirurgia pré-natal em determinados casos está associada a riscos maternos e de prematuridade relacionados ao procedimento. No entanto, os fetos submetidos à cirurgia reduziram a herniação do cérebro posterior, reduziram a necessidade de desvio ventricular (40% *vs.* 82%) e melhoraram as funções neuromotoras, como andar (42% *vs.* 21%), mas não houve melhora da função urinária.[148] O prognóstico e a qualidade de vida de crianças com DTN abertos relacionam-se às manifestações da malformação de Chiari II, incluindo apneia, deglutição, função do nervo craniano inferior e impactação do forame magno. Outras questões incluem deformidades da coluna vertebral, medula presa e problemas ortopédicos progressivos. Cerca de 70% apresentam QI acima de 80, metade pode viver de forma independente e 25% a 38% são capazes de trabalhar ativamente.[124]

ERROS DE INDUÇÃO VENTRAL

Erros de **indução ventral** ocorrem na extremidade rostral do embrião e resultam em anomalias do prosencéfalo, do mesencéfalo e do rombencéfalo e também costumam afetar o desenvolvimento facial.[93] O prosencéfalo é estimulado a se desenvolver por meio de um processo de indução ventral que consiste em formação, clivagem e desenvolvimento de estruturas da linha média e estruturas faciais. Várias anormalidades de desenvolvimento podem ocorrer. Ausência de formação prosencefálica é rara e inclui **aprosencefalia** (ausência do prosencéfalo) e **atelencefalia** (ausência do telencéfalo). Mais comumente ocorre falha na padronização e da clivagem prosencefálica e facial adjacente, que resulta em separação incompleta do prosencéfalo em dois hemisférios distintos associada a anormalidades das estruturas faciais e da linha média que se manifestam como os diferentes graus de HPE.[149,150]

Holoprosencefalia

Holoprosencefalia (HPE) é uma complexa malformação cerebral resultante da separação incompleta do divertículo prosencefálico em hemisférios cerebrais direito e esquerdo. Frequentemente, está associada a anormalidades faciais. É a anormalidade mais comum do desenvolvimento do cérebro e é observada em cerca de 1 em 250 conceptos, mas apenas 1 em 16 mil nascidos vivos, porque apenas 3% sobrevivem até o parto.[149,151-153]

O desenvolvimento do hemisfério cerebral começa por volta da 5ª semana com a migração do mesoderma precordal para a área anterior à notocorda, onde, sob controle genético, induz o desenvolvimento do terço médio da face e do prosencéfalo. Em geral, a apoptose das áreas da linha média resulta na separação das estruturas faciais e prosencefálicas em lados esquerdo e direito na 5ª semana. A falha na separação por apoptose resulta nos aspectos cerebrais e faciais fusionados da HPE. A gravidade do dismorfismo facial correlaciona-se com anormalidades cerebrais em cerca de 80% dos casos. Não surpreendentemente, anormalidades adicionais envolvendo qualquer parte do cérebro e do corpo são encontradas em cerca de 50% a 65% dos casos.[149-153]

A etiologia e o fenótipo da HPE são heterogêneos e são desencadeados por múltiplos *impactos* genéticos e ambientais durante o processo de desenvolvimento. A HPE faz parte de diferentes síndromes e em cerca de 40% dos casos há anormalidades cromossômicas, mas muitos casos são esporádicos e sem explicação etiológica.[150-152,154]

Fatores Associados a Holoprosencefalia[149-151,153]

Teratógenos ambientais: álcool etílico, tabagismo, ácido retinoico, salicilatos, medicações anticonvulsivantes
Metabólicos: diabetes melito insulinodependente (1% de risco)
Infecções: citomegalovírus, toxoplasmose, rubéola
Síndromes com cariótipo normal (cerca de 25% de holoprosencefalia)
- Smith-Lemli-Opitz
- Pallister-Hall
- Velocardiofacial
- Meckle

Anomalias cromossômicas
- Trissomia do 13 (70% apresentam holoprosencefalia)
- Trissomia do 18
- Triploidia

Mutações genéticas
- *SHH* (Sonic Hedgehog; expresso na notocorda e no assoalho do tubo neural)
- *ZIC2* (atua na neurulação da linha média dorsal)
- Inexplicada/esporádica (50% a 65%)

HPE isolada pode ter herança autossômica dominante, com penetrância incompleta e expressão variável. Pais de crianças afetadas devem ser examinados a procura de manifestações discretas, como um único incisivo central e ausência de cartilagem nasal.[153-155]

HPE é uma malformação contínua, classicamente dividida por DeMyer[156] em três tipos fenotípicos sobrepostos dependendo da gravidade: **alobar** (75% dos casos, monoventricular, face tipicamente anormal), **semilobar** (10% dos casos, falha de separação dos hemisférios anteriores, mas há dois lobos posteriores) e **lobar** (10% dos casos, dois hemisférios, mas o prosencéfalo anterior está incompletamente separado). Cerca de 5% são formas atípicas que incluem uma **forma inter-hemisférica na linha média** (**sintelencefalia**). Os casos graves apresentam, com frequência, um cisto dorsal, o recesso suprapineal dilatado do terceiro ventrículo secundário à obstrução do fluxo do líquido cerebrospinal pela fusão talâmica[149,151-154] (Fig. 34.15, Vídeo 34.7). A gama de anormalidades é muito maior do que sugerem essas classificações simplificadas, envolvendo não apenas o telencéfalo, mas também os núcleos da base e outras áreas inferiores. Além disso, há **microformas de HPE** com manifestações leves, como dente incisivo único na linha média, hipotelorismo ou ausência de lobos olfativos.[149,151-154]

Classificação Anatômica Geral da Holoprosencefalia[151,153]

ALOBAR
Único ventrículo prosencefálico
Ausência de divisão inter-hemisférica
Ausência de tratos olfatórios
Ausência de corpo caloso
Não separação (fusão) de núcleos de substância cinzenta profundos
Cisto dorsal
Anormalidade facial é comum

SEMILOBAR
Lobos cerebrais rudimentares
Divisão anterior incompleta do hemisfério
Ausência/tamanho reduzido dos tratos olfatórios
Ausência de corpo caloso (parte posterior pode se desenvolver)
Não separação variável de núcleos de substância cinzenta profundos

LOBAR
Lobos cerebrais completamente desenvolvidos
Divisão inter-hemisférica distinta
Neocórtex frontal contínuo na linha média
Corpo caloso ausente, hipoplásico ou normal
Separação de núcleos de substância cinzenta profundos
Fusão de fórnices
Trajeto tortuoso (ázigo) da artéria cerebral anterior

FORMA INTER-HEMISFÉRICA NA LINHA MÉDIA (SINTELENCEFALIA)
Falha de separação dos hemisférios parietais
Fissura vertical sylviana parece se conectar através da linha média no vértice
Formação de corpo caloso anterior e posterior
Corpo caloso central ausente/anormal
Separação normal do hipotálamo e dos núcleos lentiformes
Heterotopia da substância cinzenta

O diagnóstico pré-natal baseia-se principalmente nos achados de imagem.[149,154] HPE já foi diagnosticada na 9ª semana por meio da demonstração de um único ventrículo, órbita única e probóscide.[152,153] Nesses casos precoces, é importante não confundir a cavidade rombencefálica normal com HPE.

Na gestação tardia, tipicamente há ausência do CSP, ausência variável da foice do cérebro e aparência fusionada das estruturas da linha média. A **holoprosencefalia alobar** apresenta três variantes – em "panqueca" (*pancake*), "taça" (*cup*) e "bola" (*ball*) – dependendo do tamanho e da configuração do cisto dorsal. No tipo ***pancake*** há uma placa pequena e achatada de telencéfalo anteriormente, com um grande cisto dorsal posteriormente. No tipo ***cup*** há mais telencéfalo anterior, formando um córtex anterior parecido com uma taça e um cisto dorsal. O tipo ***ball*** apresenta um monoventrículo amorfo r, circundado por uma camada de ventrículo de espessura variável. Na **holoprosencefalia semilobar** há uma tentativa rudimentar de clivagem dos cornos occipitais (Fig. 34.15D). Como a **holoprosencefalia lobar** forma os hemisférios cerebrais, pode ser difícil, se não impossível, o seu diagnóstico no período pré-natal. Características que

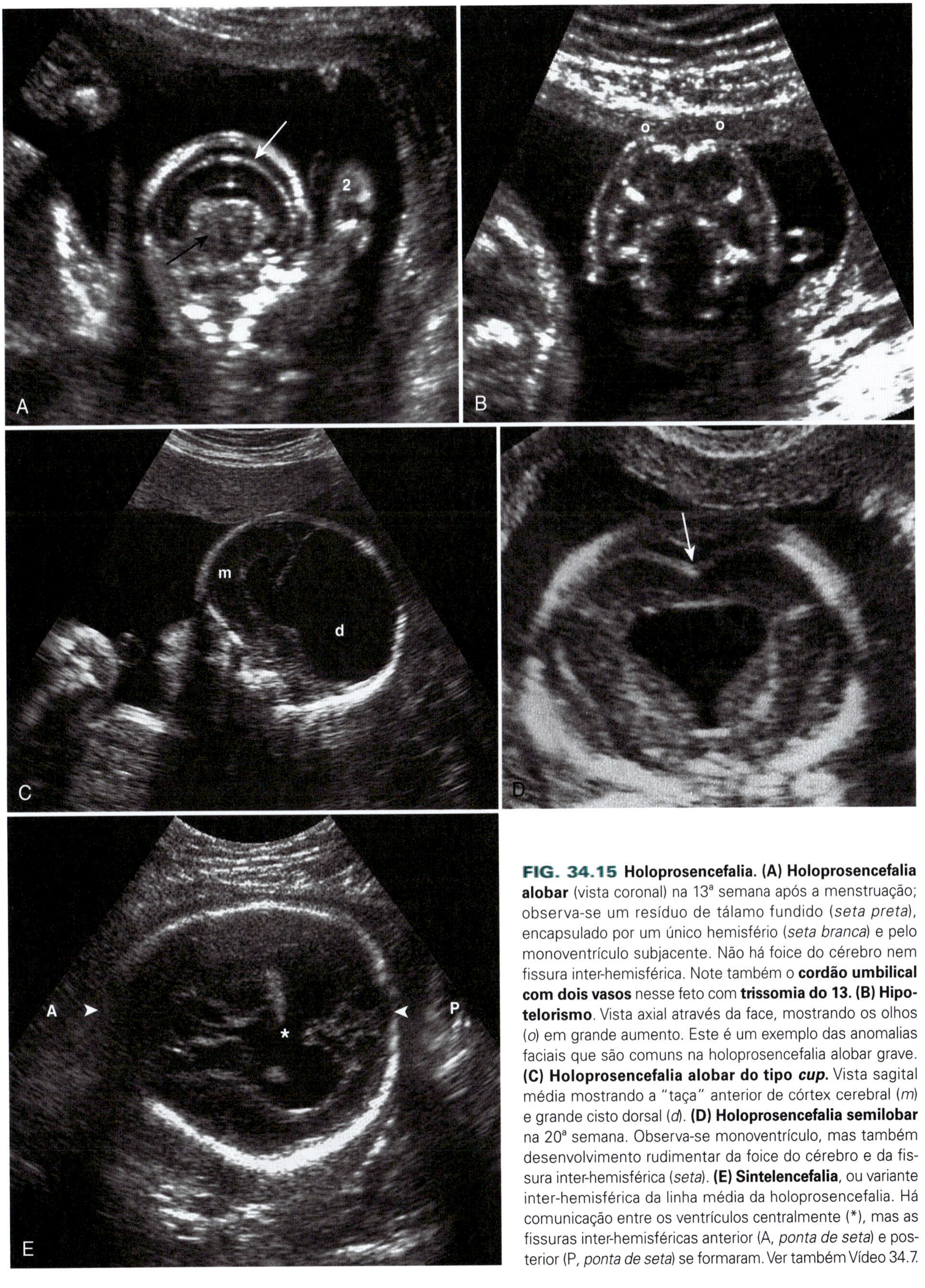

FIG. 34.15 Holoprosencefalia. (A) Holoprosencefalia alobar (vista coronal) na 13ª semana após a menstruação; observa-se um resíduo de tálamo fundido (*seta preta*), encapsulado por um único hemisfério (*seta branca*) e pelo monoventrículo subjacente. Não há foice do cérebro nem fissura inter-hemisférica. Note também o **cordão umbilical com dois vasos** nesse feto com **trissomia do 13. (B) Hipotelorismo**. Vista axial através da face, mostrando os olhos (*o*) em grande aumento. Este é um exemplo das anomalias faciais que são comuns na holoprosencefalia alobar grave. **(C) Holoprosencefalia alobar do tipo *cup*.** Vista sagital média mostrando a "taça" anterior de córtex cerebral (*m*) e grande cisto dorsal (*d*). **(D) Holoprosencefalia semilobar** na 20ª semana. Observa-se monoventrículo, mas também desenvolvimento rudimentar da foice do cérebro e da fissura inter-hemisférica (*seta*). **(E) Sintelencefalia**, ou variante inter-hemisférica da linha média da holoprosencefalia. Há comunicação entre os ventrículos centralmente (*), mas as fissuras inter-hemisféricas anterior (A, *ponta de seta*) e posterior (P, *ponta de seta*) se formaram. Ver também Vídeo 34.7.

sugerem HPE lobar incluem ausência de septos pelúcidos, fusão e formato quadrado dos cornos frontais e aparência anormal de dois grandes troncos nervosos, os **fórnices**, que são rudimentares e parecem fundidos em um único trato acima do terceiro ventrículo. Na ultrassonografia com Doppler colorido, a artéria cerebral anterior pode apresentar trajeto ázigo (tortuoso), "rastejando" sob o crânio. A fusão dos fórnices na HPE pode auxiliar a diferenciar a HPE da **displasia septo-óptica** (DSO).[157]

Muitos autores enfatizam a detecção de anormalidades faciais associadas ao diagnóstico de HPE (Fig. 34.15B). As alterações faciais são encontradas com maior frequência na HPE mais grave e foram categorizadas em quatro grupos principais, com gravidade aproximando-se do grau de anormalidade cerebral.[151-155]

Alterações Faciais Associadas a Holoprosencefalia[155]

Ciclopia com único olho, com ou sem probóscide
Etmocefalia (hipotelorismo e probóscide entre os olhos)
Cebocefalia (hipotelorismo, nariz com única narina)
Fissura labial/palatina mediana e hipotelorismo
Incisivo central único

O diagnóstico diferencial inclui **hidrocefalia grave, displasia septo-óptica** (DSO), **ausência de septos pelúcidos, esquizencefalia, hidranencefalia e porencefalia**.[153,158] Formas mais leves podem ser difíceis de diagnosticar mesmo após o parto e pode haver necessidade de consulta neurorradiológica especializada e um profissional experiente. Para fins de aconselhamento, é importante determinar o grau de malformação cerebral e se é isolada ou constitui parte de uma síndrome ou se está associada a anormalidades adicionais. Podem ser úteis a RM e a análise cromossômica e genética.[151,154]

O prognóstico é variável e depende da gravidade da HPE, anormalidades associadas e complicações médicas e neurológicas. Os fetos gravemente afetados sobrevivem por pouco tempo ou morrem no útero. Crianças levemente afetadas podem apresentar poucos sintomas e levar uma vida normal. Cerca de 75% precisam de *shunting*.[151] Em geral, a gravidade dos problemas clínicos e da disfunção neurológica correlaciona-se ao grau de alteração da separação hemisférica e hipotalâmica e pode incluir endocrinopatia (especialmente diabetes insípido), desregulação da temperatura, anormalidades motoras e do movimento e atraso no desenvolvimento.[154,159] A interrupção da gestação geralmente é considerada após o diagnóstico pré-natal. Sobreviventes são tratados sintomaticamente.

A quarta variante da HPE, a **forma inter-hemisférica média**, também denominada **sintelencefalia**, apresenta uma separação das partes anterior e posterior dos hemisférios, mas a fusão está presente na região central do cérebro entre os hemisférios parietais, e a face é tipicamente normal. Em geral, os casos envolvem VM leve, ausência de partes do septo pelúcido, anormalidade da parte média do corpo caloso e cistos dorsais. A condição pode assemelhar-se a VM leve com fenestração septal. A vista coronal pode mostrar a fusão das partes centrais do hemisfério. A RM ajuda a confirmar essa aparência e mostra , tipicamente, fissuras sylvianas conectando-se anormalmente na linha média[153,154,158,160] (Fig. 34.15E).

A forma intermediária inter-hemisférica tende a apresentar melhores resultados, com incapacidades funcionais semelhantes àquelas da HPE lobar, mas com funções endócrinas normais porque o hipotálamo tende a ser poupado.

Fossa Posterior e Cerebelo

O desenvolvimento cerebelar começa por volta da 6ª a 7ª semana de gestação e sua forma macroscópica final é atingida aproximadamente entre a 18ª e a 20ª semana. O cerebelo se desenvolve como espessamentos dos lábios rômbicos laterais, que aumentam de volume posteriormente e são unidos, na linha média, pelo verme cerebelar, que se desenvolve a partir da face rostral. Esses espessamentos crescem pela fina e membranosa face dorsal do tubo neural, a **área membranácea**, que é o "cisto" rombencefálico proeminente no início da gestação e, mais adiante, passa a ser o quarto ventrículo, que é fenestrado, formando o forame de Magendie e Luschka.[27,29] Há uma rápida aceleração do crescimento a partir da 24ª semana, momento em que a regra "diâmetro do cerebelo = semanas de gestação" não se sustenta mais. Os componentes do cerebelo continuam a se desenvolver até cerca de 7 meses após o nascimento, e a organização neuronal final continua até cerca de 20 meses após o parto. À medida que a fossa posterior se desenvolve, o tronco encefálico inicialmente é flexionado ou dobrado (flexuras mesencefálica, pontina e cervical), mas, novamente, se endireita por volta da 14ª a 16ª semana, com a expansão do cordão espinal de acordo com o desenvolvimento dos tratos nervosos espinais.[161] Existem muitos mecanismos genéticos e moleculares envolvidos no desenvolvimento do cerebelo, e estes desempenham funções adicionais no desenvolvimento do SNC e somático. Consequentemente, o desenvolvimento cerebelar anormal frequentemente está acompanhado por alterações funcionais e de desenvolvimento no córtex cerebral e em outras partes do corpo. Malformações específicas podem sugerir síndromes genéticas, mas qualquer malformação também pode resultar de processos disruptivos, incluindo infecções ou agravos teratogênicos, metabólicos ou traumáticos.[162,163] Funcionalmente, o cerebelo não apenas controla os movimentos voluntários, mas também está envolvido em funções não motoras e cognitivas. Muitas crianças acometidas por malformações cerebelares são atendidas por apresentarem alterações de desenvolvimento e de comportamento.[162,164-166]

O cerebelo é examinado habitualmente por meio de vistas axiais padronizadas, observando o diâmetro transverso, a integridade e o tamanho do verme do cerebelo, e a profundidade da cisterna magna, que deve ter menos de 10 mm.[5] Em caso de suspeita de anomalia, vistas mediossagitais são importantes na avaliação da integridade, do tamanho, da rotação e das fissuras do verme do cerebelo, bem como da aparência do quarto ventrículo e do tronco encefálico. A US transvaginal, a US 3D e a RM, incluindo vistas sagitais são especialmente úteis (Fig. 34.16). Cuidados devem ser tomados antes de 18 semanas para não confundir o verme do cerebelo incompletamente formado com um defeito.[30,86,167-171]

Com uma técnica cuidadosa, como discutido anteriormente, uma pequena **bolsa** fisiológica **de Blake** é visível em mais de 80% dos fetos, como um pequeno cisto na linha média logo abaixo das valéculas na borda inferior do cerebelo que não afeta o cerebelo na linha média (Fig. 34.6A). Quando esta estrutura aumenta, pode girar o verme do cerebelo ou pode se expandir atrás do cerebelo como uma **megacisterna magna**.[29]

Características anatômicas adicionais do verme do cerebelo são visíveis nas vistas mediossagitais (Fig. 34.16). O quarto ventrículo é um

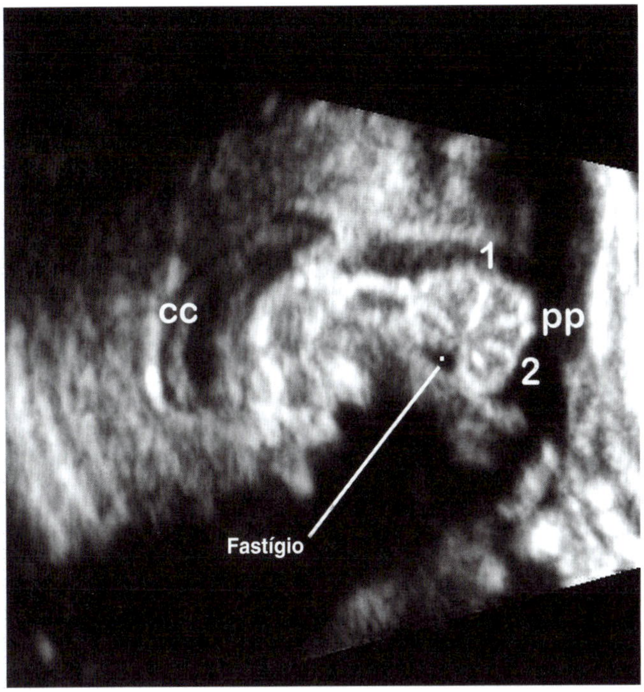

FIG. 34.16 Visão tridimensional (3D) sagital do cérebro normal. Vista sagital tridimensional do cérebro normal na 21ª semana, utilizando imagem por contraste de volume (ICV). Esta é basicamente uma varredura de cortes espessos que aumenta o contraste e reduz o ruído. Observe a forma triangular do verme cerebelar atrás do tronco encefálico. Esta é a melhor visão para avaliar corpo caloso (*cc*) e verme cerebelar. A linha indica o ápice do quarto ventrículo e ponto fastigial. Normalmente, como aqui, as partes superior e inferior do cerebelo tocam o tronco. Uma linha que liga o pico ao declive (a parte mais saliente do verme) normalmente divide o verme em partes superior e inferior aproximadamente iguais. Após cerca de 20 semanas, três fissuras vermiculares podem geralmente ser identificadas como septos brancos invaginando no cerebelo mais escuro. Consistem nas fissuras primária (*1*), pré-piramidal (*pp*) e secundária (*2*). Mais fissuras se tornam visíveis com o avançar da idade, como pode ser observado neste feto.

pequeno espaço triangular que normalmente contém um ápice pontiagudo, o **ponto fastigial**. As partes superior e inferior geralmente tocam o tronco encefálico, mas a parte inferior pode girar para o exterior (**ângulo tegmento-vermiano**) em cerca de 10 graus. Uma linha traçada entre o ponto fastigial e a parte mais posterior do verme corta o verme em metades aproximadamente iguais. Nomogramas estão disponíveis para dimensões do verme cerebelar. Fissuras vermianas tornam-se visíveis após cerca de 18 semanas e podem ser usadas para ajudar a determinar o desenvolvimento normal do verme cerebelar. A fissura primária entre *culmen* e declive é visualizada em torno da posição das 2 horas na 24ª semana, e a secundária, entre a pirâmide e a úvula na posição das 5 horas na 30ª semana. Comumente, uma terceira fissura é visível horizontalmente entre esses duas.

Na prática, é mais fácil abordar anatomicamente as anormalidades da fossa posterior e considerar três elementos, como sugerido por Guibaud: espaço fluido na fossa posterior, tamanho cerebelar e morfologia cerebelar.[169,170] Anormalidades suspeitas devem ser avaliadas com exame detalhado do cérebro e do corpo, incluindo vistas mediossagitais e ultrassonografia 3D, juntamente com RM para avaliar o tronco encefálico e o verme cerebelar.[30,59,169-171]

O aumento da elevação de fluidos e torculares sugere **malformação de Dandy-Walker**, enquanto a posição torcular e morfologia cerebelar normal normalmente localizadas sugerem **megacisterna magna, cisto de bolsa de Blake** ou **cisto da aracnoide.** Se o cerebelo está globalmente pequeno, então o tronco encefálico deve ser avaliado. O tronco encefálico normal sugere **hipoplasia cerebelar** e um tronco encefálico pequeno sugere **hipoplasia pontocerebelar**. Reduções focais sugerem isquemia ou hemorragia. Reduções globais sugerem síndromes, aneuploidia e infecções. Se houver anormalidade anatômica, as considerações incluem agenesia vermicular, como na **síndrome de Joubert** e espinha bífida com **Chiari II**.

O aconselhamento sobre anormalidades da fossa posterior é difícil porque fetos com diferentes condições são agrupados.[172,173] Infelizmente, as aparências pré-natais frequentemente não se correlacionam com os achados patológicos.[174] Anormalidades genéticas têm sido descritas associadas a muitos distúrbios da fossa posterior, e muitas apresentam herança autossômica recessiva.[162,175] Se houver suspeita de anormalidades posteriores, é necessário considerar a opinião de um especialista em imagens e a realização de consultas interdisciplinares.[30]

Malformação de Dandy-Walker

A MDW clássica é uma tríade de agenesia vermicular parcial ou completa, aumento cístico do quarto ventrículo e à elevação do tentório e da tórcula (Fig. 34.17). Ocorre em cerca de 1 em 30 mil gestações e parece resultar do desenvolvimento anormal do teto membranoso do quarto ventrículo entre 7 e 10 semanas. A imagem mediossagital é importante porque o prognóstico está associado ao grau de anormalidade vermicular e à presença de anormalidades associadas. Anomalias adicionais do SNC são comuns, especialmente **hidrocefalia** (70% a 90%), **disgenesia do corpo caloso** (30%), **encefalocele** (16%), **disfunções de migração**, **disgenesia do tronco encefálico** e **espinha bífida**. As anormalidades somáticas ocorrem em 20% a 30%, incluindo rins císticos, cardiopatia congênita e fissuras faciais. A MDW apresenta etiologia multifatorial e a maioria dos casos é encontrada em associação com síndromes genéticas e não genéticas. No exame entre a 11ª a 14ª semanas, uma grande fossa posterior pode ser o primeiro sinal de MDW, mas também pode ser observada na presença de anormalidades cromossômicas e outras malformações, e deve ser reavaliada mais adiante na gestação.[99,176]

O diagnóstico diferencial inclui **displasia vermicular**, **cisto da bolsa de Blake** e **cistos subaracnóideos da fossa posterior**. As investigações incluem RM fetal, avaliação da infecção materna para TORCH, análise cromossômica, análise de microarranjos e consideração de formas sindrômicas, incluindo a **síndrome de Walker-Warburg**.

O prognóstico da MDW depende de anormalidades associadas. Os fetos com MDW isolada e verme relativamente normal apresentam prognóstico melhor; no entanto, para aqueles com alterações no SNC ou anormalidades somáticas associadas, o prognóstico é pior. A mortalidade neonatal varia de 12% a 55%. Nas crianças nascidas vivas, a inteligência apresenta-se normal em cerca de 40%, limítrofe em 20% e subnormal em 40%.[170,177]

Hipoplasia ou Displasia Vermicular

Hipoplasia ou displasia do verme descreve uma fenda conspícua que separa as porções inferiores dos hemisférios cerebelares, devido à deficiência ou ausência da porção inferior do verme cerebelar. Essa aparência é cercada por controvérsias, já foi denominada

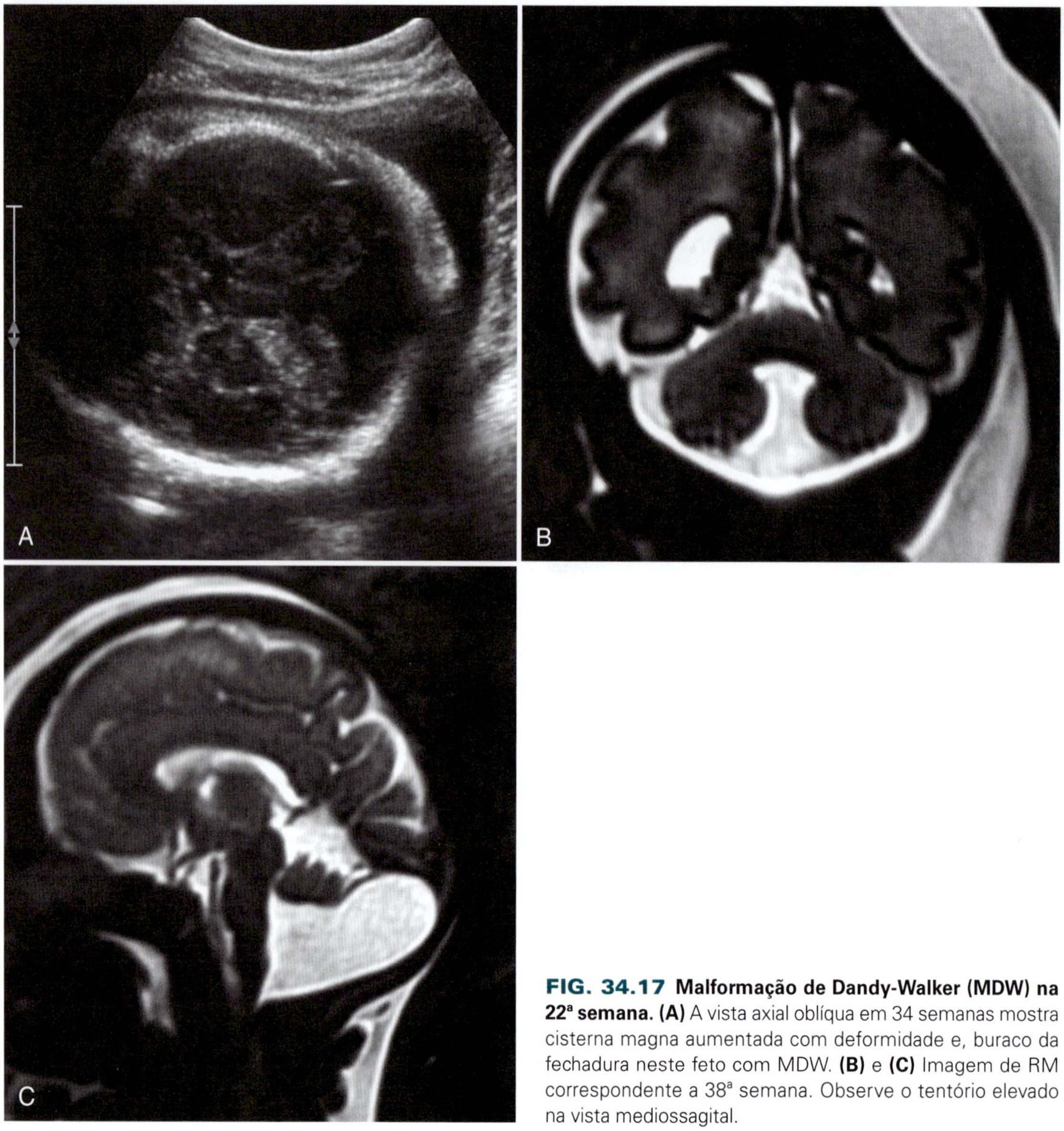

FIG. 34.17 Malformação de Dandy-Walker (MDW) na 22ª semana. (A) A vista axial oblíqua em 34 semanas mostra cisterna magna aumentada com deformidade e, buraco da fechadura neste feto com MDW. **(B)** e **(C)** Imagem de RM correspondente a 38ª semana. Observe o tentório elevado na vista mediossagital.

variante de Dandy-Walker; ***continuum*** **de Dandy-Walker; hipoplasia, disgenesia ou agenesia do verme do cerebelo;** e **cisto da bolsa de Blake.**[30] O termo atualmente aceito é **hipoplasia ou displasia do verme do cerebelo.** Os problemas surgiram porque nas vistas cerebelares axiais padrão da bolsa a Blake pode ter aspecto semelhante.[28]

O verme do cerebelo se desenvolve da porção superior para a inferior. A hipoplasia ou interrupção do desenvolvimento resulta em déficits de tamanho variável da porção inferior, deixando um defeito relativamente quadrado que se comunica com o quarto ventrículo e separa os hemisférios cerebelares inferiores. Em geral, a fossa posterior não apresenta aumento de volume. Varreduras mediossagitais, US 3D e RM são importantes para avaliar o tamanho e a forma do verme do cerebelo e do quarto ventrículo e determinar o desenvolvimento de fissuras precoces.[30,59,169,171]

Há diversos desafios diagnósticos. Hipoplasia ou displasia não deve ser diagnosticada antes da 18ª semana, antes do término do desenvolvimento vermicular. Nas varreduras axiais de rotina, um ângulo de varredura excessivamente íngreme pode conferir a aparência de uma fenda proeminente entre as porções inferiores dos hemisférios cerebelares que simulam hipoplasia do verme do cerebelo[30,178] (Fig. 34.6B-C).

Casos verdadeiros de hipoplasia do verme do cerebelo costumam estar associados a anormalidades adicionais semelhantes àquelas observadas na MDW, o que auxilia a confirmação do diagnóstico (Fig. 34.18). A hipoplasia do verme do cerebelo pode estar associada a várias síndromes, incluindo **síndrome de Joubert e disfunções relacionadas, síndrome de Walker-Warburg, síndrome cérebro-oculomuscular e síndrome pontocerebelar.**[30,175]

O aconselhamento é difícil. Em um estudo, até 50% dos fetos com achados ulltrassonográficos característicos da displasia do verme do cerebelo apresentaram-se funcionalmente normais após o parto.[179] É mais provável que os achados ultrassonográficos preditivos de anomalia verdadeira sejam o **defeito trapezoide do verme do cerebelo**, a cisterna magna maior que 10 mm e a aplasia completa do verme do cerebelo. Por outro lado, casos normais tendiam a apresentar **defeito em formato de buraco de fechadura.**[174] RM pré-natal ajuda o diagnóstico, mas também tem limitações. Em um estudo do Children's

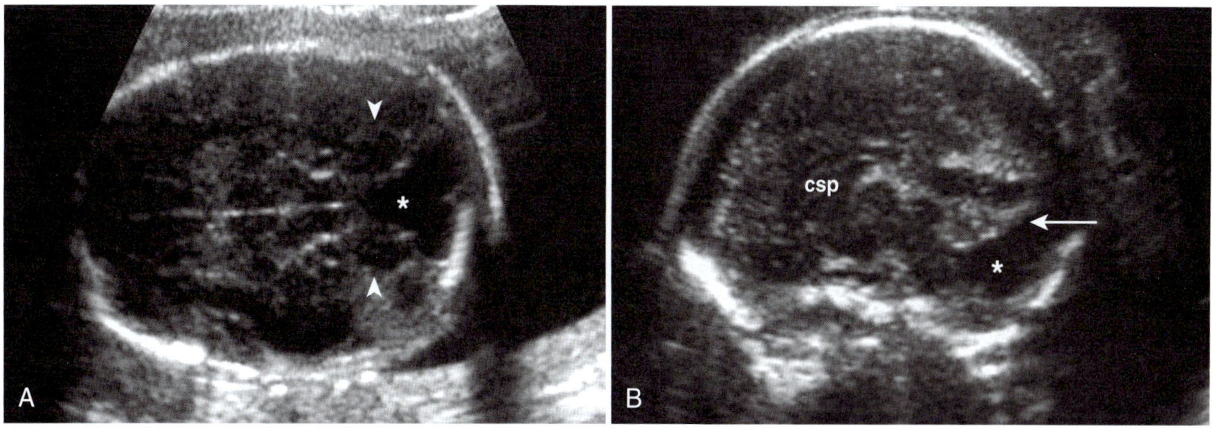

FIG. 34.18 Displasia ou hipoplasia do verme do cerebelo. (A) Vista axial mostrando o feto na 20ª semana, com fenda (*) separando os hemisférios cerebelares (*pontas de seta*). **(B)** A vista sagital mostra que o verme do cerebelo apresenta alteração na sua porção inferior (*seta*), com um espaço líquido nesse local (*). *csp*, corpo caloso e *cavidade do septo pelúcido.*

Hospital in Boston, a RM pós-natal não confirmou os achados pré-natais em 6 de 42 casos (5 de hipoplasia vermicular, 1 de megacisterna magna), mas encontrou outras anomalias, principalmente cerebrais, em 10 de 42 casos (heterotopias, hipoplasia do tronco encefálico, lissencefalia, hemorragia).[164,180] Em função das incertezas diagnósticas, sempre que uma anomalia vermicular for suspeita, outras alterações devem ser pesquisadas. A investigação adicional inclui histórico e a presença de infecções TORCH materna, além de RM, análises cromossômicas e moleculares do DNA fetal se os cromossomos estiverem normais.[30]

Megacisterna Magna

Megacisterna magna (MCM) refere-se ao aumento de volume da cisterna magna além de 10 mm na presença de verme cerebelar intacto (Fig. 34.19). Na varredura cuidadosa, pode-se observar que o fluido contido é anecoico e as paredes do cisto podem ser visualizadas na periferia distante, semelhante a um grande cisto de Blake. Muitos acreditam que a MCM é apenas o alargamento de um cisto de Blake atrás do cerebelo e sem a rotação do verme. Quando a condição é isolada, a maioria das crianças apresenta-se normal. No entanto, se não isolada, apenas 11% das crianças se desenvolvem de forma normal. Na maioria dos casos não isolados, observa-se VM, infecção congênita ou anormalidades cariotípicas, especialmente trissomia do cromossomo 18. O diagnóstico diferencial inclui cisto aracnoide que comprime a fossa posterior e MDW. Os cistos aracnoides deslocam o cerebelo normalmente formado e frequentemente situam-se atrás ou acima do cerebelo, podem ser assimétricos e não se comunicam com o quarto ventrículo.[46,177]

Rombencefalossinapse

A rombencefalossinapse é uma rara hipoplasia do cerebelo caracterizada por ausência completa ou parcial do verme do cerebelo e fusão dos hemisférios cerebelares e núcleos dentados. A maioria dos casos é esporádica, embora casos familiares já tenham sido descritos.

A rombencefalossinapse pode se manifestar com VM a partir da 14ª semana. Os achados cerebelares podem não ser óbvios nas vistas axiais comuns. Os achados definitivos à ultrassonografia consistem em pequeno cerebelo em formato de feijão, que não apresenta o clássico estreitamento ecogênico na região média do verme do cerebelo e nas fissuras hemisféricas cerebelares, que são contínuas de lado a lado, sem interrupção na linha média. Vistas mediossagitais mostram ausência das típicas fissuras vermiculares e podem mostrar o quarto ventrículo de formato anormal. Esses achados são mais facilmente observados à RM.[181,182]

Anormalidades cerebrais e somáticas adicionas são comuns. Os achados cerebrais envolvem, principalmente, as estruturas medianas, incluindo estenose do aqueduto, agenesia do corpo caloso, ausência de septo pelúcido e displasia septo-óptica. Entre as anormalidades somáticas estão incluídos erros de segmentação da coluna, defeitos de raios falangianos e radiais e defeitos ocasionais do trato cardiovascular, respiratório e urinário.

O prognóstico não é bom e a maioria das crianças morre na infância, mas algumas podem sobreviver até a idade adulta. A maior parte dos sobreviventes é neurologicamente atrasada e tem distúrbios do movimento.[182]

Outras Anomalias da Fossa Posterior

O verme cerebelar é um alvo desproporcional de discussão, visto que anomalias vermiculares são observadas de modo relativamente fácil em ultrassonografias de rotina no segundo trimestre. Diversas outras anormalidades, de detecção difícil ou aparecimento tardio, também acometem a fossa posterior. Entre elas, estão: hipoplasia, fendas, alterações relacionadas à isquemia, sangramentos e infartos, doenças de migração cortical (lissencefalia do tipo II), doenças metabólicas e várias doenças neurodegenerativas.

Quando há suspeita de anormalidades do cerebelo e da fossa posterior, a neurossonografia detalhada e a ultrassonografia somática devem ser realizadas, sendo necessário levar em consideração outros tipos de exames, incluindo RM e cariótipo, avaliação de infecções e aconselhamento especializado.[30,166,172,175,183]

Cistos Aracnoides

Cistos aracnoides são coleções benignas de fluidos, não comunicantes, nas membranas aracnoides. Muitos parecem estáveis e não requerem tratamento cirúrgico. Esses cistos podem ser intracranianos ou estar localizados no canal medular. Em ordem de frequência, os locais acometidos são a fissura sylviana ou a fossa temporal, a fossa posterior, sobre a convexidade cerebral e a linha média supratentorial, incluindo a área suprasselar (Fig. 34.20). Mesmo quando são muito grandes, raramente os cistos aracnoides provocam sintomas. Ocasionalmente, esses cistos interferem na circulação de LCS, requerendo descompressão. Os

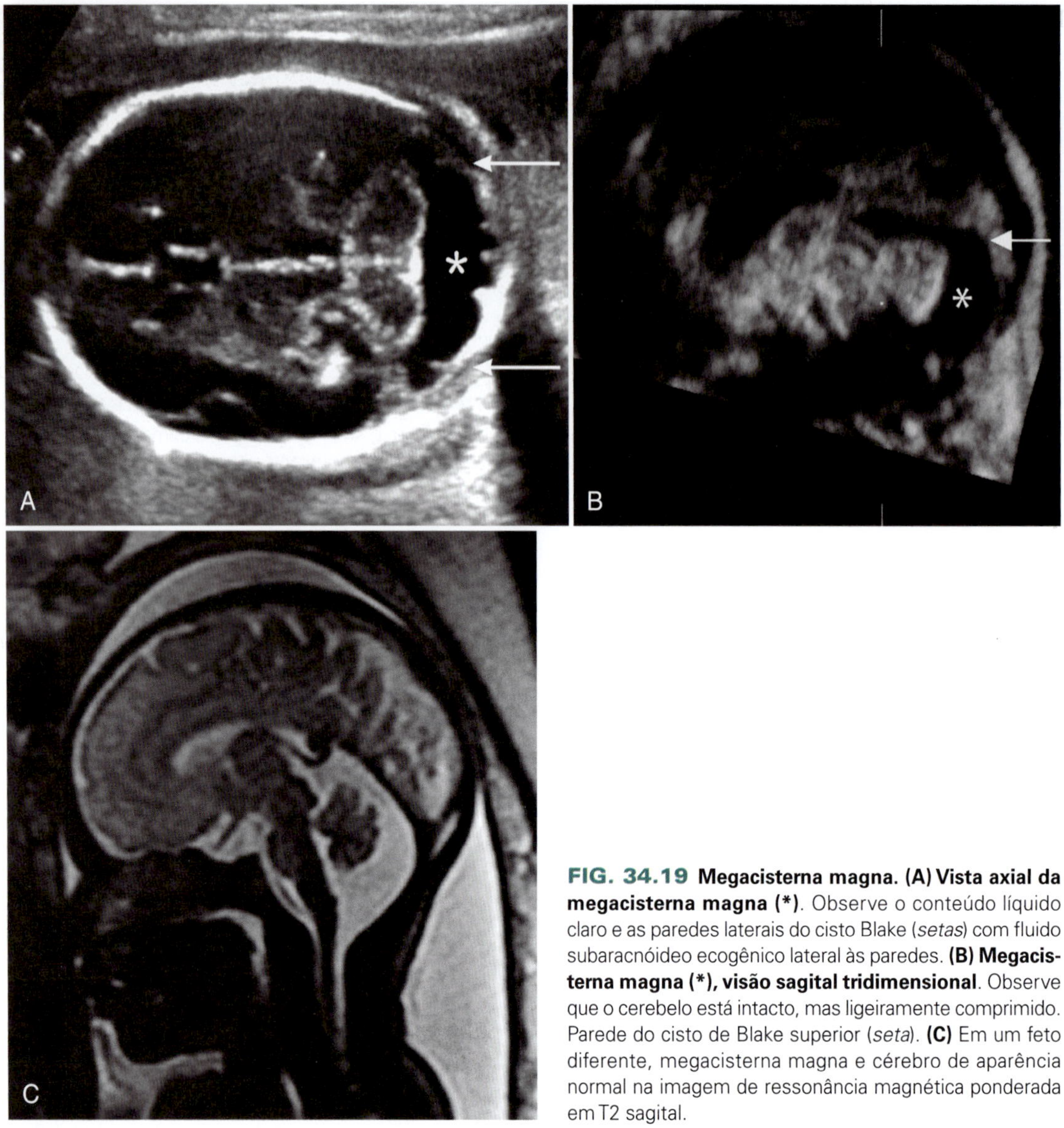

FIG. 34.19 Megacisterna magna. (A) Vista axial da megacisterna magna (*). Observe o conteúdo líquido claro e as paredes laterais do cisto Blake (*setas*) com fluido subaracnóideo ecogênico lateral às paredes. **(B) Megacisterna magna (*), visão sagital tridimensional**. Observe que o cerebelo está intacto, mas ligeiramente comprimido. Parede do cisto de Blake superior (*seta*). **(C)** Em um feto diferente, megacisterna magna e cérebro de aparência normal na imagem de ressonância magnética ponderada em T2 sagital.

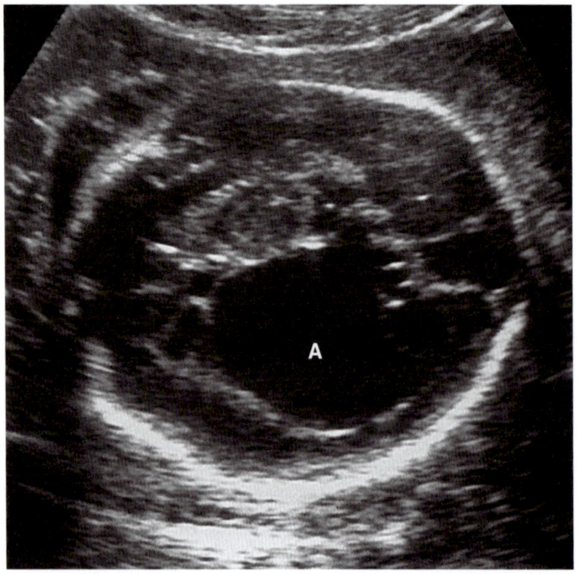

FIG. 34.20 Cisto aracnoide. Cisto aracnoide *(A)* em posição inter-hemisférica supratentorial na 25ª semana.

cistos da linha média podem acompanhar a disgenesia do corpo caloso; portanto, quando um cisto supratentorial é encontrado, é importante avaliar todo o corpo caloso. Na região suprasselar, esses cistos podem estar associados à disfunção hipofisária. O diagnóstico diferencial depende de sua localização. Cistos aracnoides na fossa posterior podem ser confundidos com **MDW**, **hipoplasia vermicular inferior, megacisterna magna** e **cistos na bolsa de Blake**. O diagnóstico diferencial de cistos supratentoriais inclui ***cavum veli interpositi*** (CVI), **aneurisma da veia de Galeno**, **hemorragia** e **tumores cistoides**. A opinião de um neurocirurgião pediátrico é importante na avaliação e aconselhamento desses pacientes, muitos dos quais não requerem tratamento.[27,65,184,185]

Malformações do Desenvolvimento Cortical

Malformações do desenvolvimento cortical compreendem uma coleção ampla e heterogênea de condições resultantes de distúrbios nas principais etapas do desenvolvimento cortical, incluindo proliferação neuronal na zona germinativa e apoptose, migração e organização cortical. Alterações corticais podem ser focais ou globais e podem ser causadas por fatores intrínsecos, como mutações em genes que controlam o desenvolvimento cerebral, ou fatores extrínsecos, incluindo síndromes, doenças maternas (fenilcetonúria), agentes teratogênicos (anoxia, drogas/fármacos, raios X), anormalidades metabólicas e infecções fetais. No entanto, muitas vezes, uma causa não é encontrada. Mudanças frequentemente refletem o tempo de ação do agente lesivo em vez de sua natureza específica.[91,186-188] Em geral, os genes responsáveis atuam em muitos estágios de desenvolvimento e em muitas estruturas diferentes do corpo, além do cérebro. Mutações diferentes do mesmo gene podem resultar em síndromes diferentes. Anormalidades podem ser encontradas em órgãos aparentemente não relacionados, como na **displasia esquelética tanatofórica**, em que a função anormal do gene *FGFR3* causa malformações cerebrais corticais e anormalidades esqueléticas.[189]

Alterações cerebrais com malformações do desenvolvimento cortical são heterogêneas. A VM é comum. Essas malformações geralmente compartilham graus variáveis de espessamento e desorganização das camadas neuronais corticais e alterações nos padrões de sulcos e giros, e da substância branca e no corpo caloso anormal ou fossa posterior. Anormalidades corticais podem ser difíceis de detectar até que o desenvolvimento do sulco se torne visível por volta da 24ª semana. Algumas podem não ser detectáveis no útero e podem se tornar evidentes apenas quando os sintomas (e anormalidades) se desenvolvem mais tarde na vida. A classificação detalhada desses distúrbios é complexa e baseia-se variavelmente nas vias genéticas e biológicas, características de neuroimagem e estágio de desenvolvimento afetado pela primeira vez. Os últimos anos mostraram aumento substancial na compreensão das bases genéticas e moleculares dessas malformações. Reconhece-se que a classificação atual não é perfeita e nem completa e está sujeita à atualização de acordo com as novas descobertas genéticas. Na prática, elas são descritas pelos padrões conspícuos gerais que apresentam, incluindo **microcefalia, macrocefalia, lissencefalia, polimicrogiria** (PMG), **heterotopia nodular periventricular e esquizencefalia**.[91,190-192]

Para todas essas condições, a investigação requer exame detalhado, incluindo RM, que pode auxiliar o direcionamento para demais exames específicos. A consulta multidisciplinar é importante para a avaliação e aconselhamento pré-natal. Investigações adicionais dependem de situações individuais e podem incluir história detalhada da família e da gestação, triagem de infecção, amniocentese para cariótipo e hibridização genômica comparativa (HGC) de arranjo, comumente chamada de microarranjos, testes adicionais para mutações genéticas específicas e outros testes específicos conforme observações clínicas e de imagem. O prognóstico varia de acordo com a gravidade da condição e das anormalidades associadas, e a epilepsia e o atraso no desenvolvimento são comuns.[193-195]

Classificação das Malformações do Desenvolvimento Cortical

PROLIFERAÇÃO NEURONAL ANORMAL OU APOPTOSE
Tamanho Anormal do Cérebro
Microcefalia
Megalencefalia (macrocefalia)
Hemimegalencefalia

Proliferação Anormal
Não neoplásica ou neoplásica

MIGRAÇÃO NEURONAL ANORMAL
Lissencefalia clássica e heterotopia das bandas subcorticais
Lissencefalia pavimentar (tipo Cobblestone) e distrofia muscular complexa ou congênita
Heterotopia

ORGANIZAÇÃO CORTICAL ANORMAL
Polimicrogiria
Esquizencefalia

NÃO CLASSIFICADAS
Secundárias a erros inatos do metabolismo (mitocondrial, piruvato)
Disfunções dos peroxissomos

Modificado de Raybaud[191] e Barkovich.[196]

Microcefalia

Microcefalia descreve presença de cabeça fetal desproporcionalmente pequena para a idade e o tamanho do corpo. A definição diagnóstica precisa é difícil, mas, em geral, a microcefalia é diagnosticada quando a circunferência da cabeça se apresenta inferior a 3 DP abaixo da média para a idade e foi excluída restrição de crescimeto intrauterino (RCIU). Alguns sugerem o uso de 2 DP, mas isso incluiria muitos indivíduos normais. Ao nascimento, a incidência varia de 1 em 1.360 a 10 mil. O diagnóstico indica deficiência do desenvolvimento cerebral (**microencefalia**). A etiologia é heterogênea e pode estar relacionada a inúmeras causas pré-natais, incluindo fatores genéticos, problemas ambientais, asfixia, infecções (**vírus Zika**),[197] condições maternas (**fenilcetonúria**), uso de drogas (p. ex., **síndrome alcoólica fetal**), diversas síndromes (p. ex., **de Smith-Lemli-Opitz, Cornelia de Lange**) e **exposição à radiação**. No exame patológico, o cérebro pode estar diminuído, mas com aparência normal, ou apresentar diversas alterações, incluindo anormalidades dos giros, porencefalia, ausência de corpo caloso e VM. A presença de anomalias associadas ou não ao SNC é comum.[91,188,198]

Microcefalia deve ser suspeitada se o tamanho da cabeça for menor que o esperado. Medições sozinhas têm apenas capacidade limitada para diagnosticar microcefalia. Em um estudo, apenas 4 dos 24 fetos com pequenas medidas tiveram o diagnóstico confirmado no parto. Outros achados incluem anormalidade cerebral, taxa anormal de circunferência da cabeça e do abdome, testa inclinada e pequeno tamanho do lobo frontal (Fig. 34.21).

Microcefalia geralmente não é evidente até o final da gestação, quando o tamanho da cabeça não cresce normalmente, mas já foi observado na 15ª semana. Quando a cabeça do feto apresenta-se menor que o esperado, deve-se realizar uma busca cuidadosa de anomalias cerebrais e outras que possam ajudar a confirmar a importância clínica. A ultrassonografia do cérebro pode ser difícil porque os ossos cranianos são muito próximos, reduzindo a visibilidade. A RM é útil na avaliação do parênquima cerebral e anormalidades associadas.[7,199] O tamanho pequeno da cabeça pode estar associado a problemas de desenvolvimento mental; quanto menor a circunferência da cabeça, menor o nível de desempenho. O prognóstico varia de acordo com as anormalidades do SNC e outras associadas.

Macrocefalia e Megalencefalia

Macrocefalia implica uma cabeça grande com circunferência de 2 DP ou maior ou no 98° percentil para a idade gestacional. Exclui condições com aumento de cabeça relativo, como RCIU assimétrico,

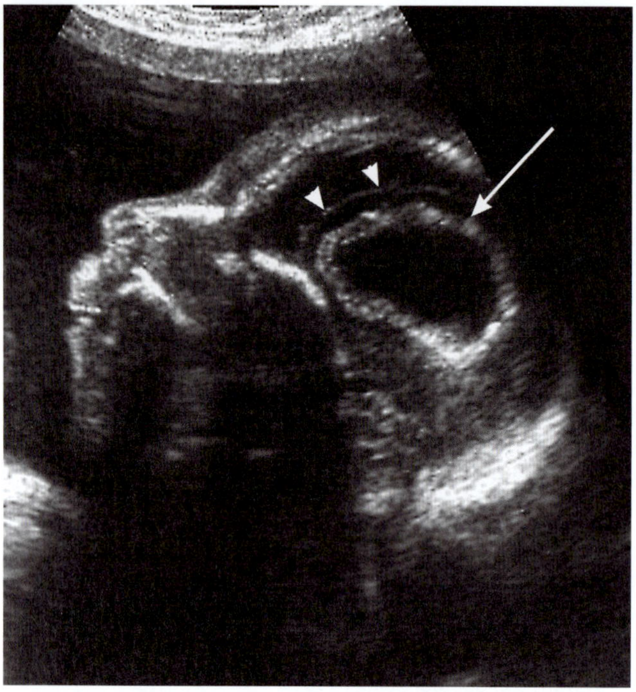

FIG. 34.21 Microcefalia e micrencefalia na 25ª semana com **calcificação periventricular** *(seta)* no feto com **pseudo-TORCH**. Observe o parênquima cerebral subdesenvolvido (*pontas de setas*).

HC, tumores e triploidia. **Megalencefalia** se refere ao gigantismo cerebral (ou seja, aumento de volume do cérebro). É tipicamente categorizada como genética (não sindrômica ou sindrômica) ou não genética (HC após hemorragia ou infecção, cistos pós-traumáticos, aracnoides). O tipo não sindrômico envolve o aumento da cabeça ou do cérebro isolados sem outra anormalidade significativa. O tipo sindrômico envolve associação com outras anormalidades ou síndromes, como síndromes de supercrescimento (**Beckwith-Wiedemann, Sotos, Weaver**), displasias esqueléticas (**displasia tanatofórica, acondroplasia**), síndromes neurocutâneas (**neurofibromatose tipo 1**) e condições metabólicas, como leucodistrofia e acidúria orgânica. O aumento da cabeça pode aparecer cedo, na 20ª semana, mas normalmente não se manifesta até o terceiro trimestre ou a primeira infância.[200-203]

A **macrocefalia benigna familiar** (HC externa) é responsável por cerca de 50% dos casos de macrocefalia. É uma doença autossômica dominante, com maior quantidade de líquido subaracnoide. Em geral, se manifesta ao final da gestação ou até mesmo após o parto, mas já foi observada na 18ª semana quando o histórico familiar é positivo. A maioria das crianças apresenta-se funcionalmente normal.[201,202]

Quando as medidas da cabeça são maiores que o esperado (macrocefalia), a presença de anomalias intracranianas e não associadas ao SNC deve ser cuidadosamente pesquisada. A história familiar pode ajudar. Aconselhamento e tratamento multidisciplinar são importantes. O prognóstico pode variar de favorável a ruim, dependendo da etiologia.

Hemimegalencefalia

Hemimegalencefalia é uma malformação de desenvolvimento cortical com aumento de volume hamartomatoso de um hemisfério com defeitos em todos os aspectos relacionados à migração neuronal. A maioria dos casos é esporádica e de etiologia desconhecida. Normalmente há macrocefalia no nascimento. Pode estar isolada ou associada a síndromes de hemi-hipertrofia neurocutânea e somática, incluindo **neurofibromatose, esclerose tuberosa** (TSC; do inglês, *tuberous sclerosis*), **síndrome do nevo epidérmico, síndrome de Proteus, síndrome de Klippel-Trénaunay-Weber** e outras. No lado afetado, o hemisfério e o ventrículo estão aumentados e o cérebro apresenta textura e sulcação anormais. O hemisfério não afetado geralmente é normal, mas pode estar distorcido devido à compressão e também pode apresentar anormalidades migratórias menos graves. Deficiência funcional e convulsões são comuns, sendo que a última ocasionalmente requer hemisferectomia.[204-207]

Lissencefalia

Lissencefalia descreve a superfície cerebral regular, com ausência dos sulcos e giros normais. É decorrente de distúrbio global da migração neuronal. Manifestação mais grave é o córtex completamente liso, com ausência de giros (**agiria**), mas, em alguns casos, os giros são grandes e malformados (**paquigiria**). Há dois tipos de lissencefalia causados por mecanismos de desenvolvimento fundamentalmente diferentes. Na **lissencefalia do tipo 1** (**lissencefalia clássica**), os neurônios não migram para o córtex. Na **lissencefalia do tipo 2** (**lissencefalia *cobblestone*** ou pavimentar), os neurônios migram, mas não param na superfície cortical e se dirigem para as membranas subaracnóideas, perpassando os vasos da superfície, resultando em "córtex *cobblestone*" (ou em paralelepípedo). Ambos os tipos são etiologicamente heterogêneos e relacionados a muitas mutações genéticas, e são comumente associados a outras anomalias do SNC e somáticas.[21,91,192,208] Anteriormente, acreditava-se que o diagnóstico não fosse possível antes da 28ª semana, mas a familiaridade com os estágios do desenvolvimento de sulcos permitiu o diagnóstico da lissencefalia de tipo 1 (**síndrome de Miller-Dieker**) na 23ª semana,[48] e tipo 2 (**síndrome de Walker-Warburg**) na 14ª semana.[209]

A lissencefalia do tipo 1, ou **lissencefalia clássica**, se manifesta como córtex regular e cérebro em forma de vidro de relógio, com discreta VM, ínsula primitiva e retardo ou ausência de sulcação, poupando o verme cerebelar, e vascularização cortical anormal (Fig. 34.22). Há diversas variantes. A síndrome de Miller-Dieker, mais comum, é causada por anomalia gênica em 17p13.3 (*LIS1*) e geralmente está associada a **cardiopatias congênitas, onfalocele, anomalias geniturinárias, RCIU** e **distrofia facial**. Meninas com lissencefalia do tipo 1 **ligada ao X** podem viver normalmente, apesar das alterações cerebrais de "duplo córtex" que podem ser observadas na RM, mas os meninos, não.[48]

A lissencefalia do tipo 2, ou ***cobblestone*** **(lissencefalia pavimentar)**, está associada a mau funcionamento de genes que também atuam no desenvolvimento muscular (p. ex., *POMT1/2, FKRP, FKTN*). Tais doenças são agrupadas com a **distrofia muscular congênita**. Os neonatos geralmente apresentam outras anomalias do SNC e anormalidades somáticas, além de ausência de tônus muscular ao nascimento (bebê frouxo). O fenótipo mais grave, **síndrome de Walker-Warburg**, é também chamada de **HARD-E** para ***h*idrocefalia, *a*giria, *d*isplasia de *r*etina** (*retinal dysplasia*) **e/ ou *e*ncefalocele** e inclui o **tronco encefálico retorcido**. Fenótipos de menor gravidade incluem a **síndrome de Fukuyama** e **doença músculo-oculocerebral**. As alterações ultrassonográficas podem ser evidentes na 20ª semana e incluem VM e ausência, retardo ou anomalia do desenvolvimento de sulcos; displasia do verme cerebelar; anomalias oculares; pequena encefalocele; e anomalias do tronco encefálico (Fig. 34.23).[48,208,209]

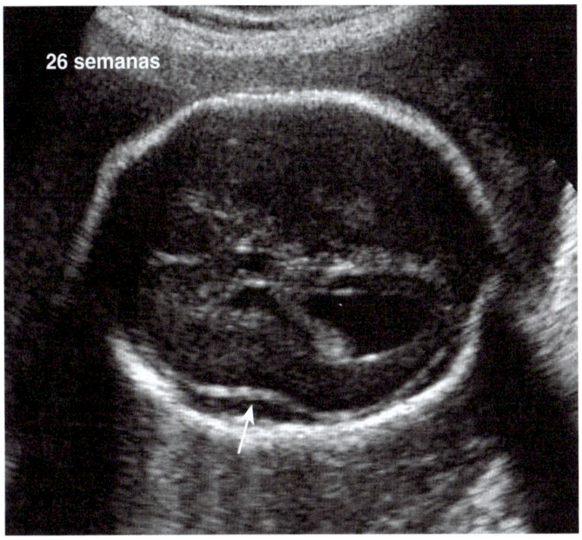

FIG. 34.22 Lissencefalia tipo 1 (síndrome de Miller-Dieker) no feto de 26 semanas. Observe a discreta ventriculomegalia e a ausência de formação de sulcos. A ínsula é muito lisa e rasa (*seta*) e não tem a aparência de platô angular esperada nesta idade. Cérebro mostra aumento da ecogenicidade associada a distúrbios migratórios.

RM fetal e a análise de mutações genéticas podem auxiliar na confirmação do diagnóstico. O prognóstico pós-natal é ruim e varia de acordo com as anormalidades.[192,208]

Alterações Corticais Focais

Polimicrogiria (PMG) é provavelmente a malformação mais comum do desenvolvimento cortical. É uma malformação heterogênea caracterizada por um número excessivo de pequenos giros anormais rasos e irregularidades na interface córtex/substância branca. A distribuição pode ser focal ou global. A PMG pode estar isolada ou associada a muitas condições genéticas e adquiridas; no entanto, na maioria dos casos, a causa não pode ser encontrada. Foram descritas mutações em mais de 30 genes, incluindo a família da tubulina, e incluem condições metabólicas, como **disfunções peroxissômicas** e **síndrome de DiGeorge** (22q11.2). Condições não genéticas incluem infecção por **CMV** e hipóxia e isquemia.

As alterações focais corticais geralmente se manifestam no meio do último trimestre de gestação e são difíceis de serem detectadas na ultrassonografia, onde o contorno cortical pode ter uma aparência de **dente de serra**. Elas são tipicamente encontradas na RM em fetos encaminhados para avaliação de outras anormalidades inicialmente detectadas na ultrassonografia. A PMG é a malformação cortical mais comum em crianças com epilepsia e pode se manifestar com atraso no desenvolvimento. A heterogeneidade de causas e manifestações dificulta o aconselhamento[192,195,205,210] (Fig. 34.24).

Heterotopia descreve a presença de grupamentos localizados de neurônios desorganizados, em localizações anormais, em qualquer área do cérebro. Na RM são descritos três tipos: **heterotopia nodular periventricular**, **heterotopia subcortical focal** e **heterotopia da banda**. Apenas os nódulos periventriculares são prontamente detectáveis na ultrassonografia pré-natal e visíveis como revestimento irregular da superfície ventricular (Fig. 34.25). Os nódulos são mais evidentes na RM, que também pode mostrar os nódulos intraparenquimatosos e corticais, que são difíceis de reconhecer pela ultrassonografia. A etiologia é heterogênea. Os casos podem ser isolados, mas outras anormalidades do SNC e somáticas são comuns, especialmente envolvendo o corpo caloso. O diagnóstico diferencial inclui irregularidade ventricular associada ao **CMV**, **hemorragia** e **esclerose tuberosa**. O prognóstico varia de acordo com síndromes subjacentes e anormalidades associadas e varia de essencialmente normal a déficits variáveis e epilepsia, que são comuns; em alguns, o distúrbio é letal.[192,195,205,211]

A **esquizencefalia** (cérebro dividido) é uma malformação estrutural rara do cérebro caracterizada por fendas ou defeitos congênitos que se estendem pelo hemisfério do ventrículo ao córtex externo. As fendas geralmente são simétricas e envolvem as regiões parietal ou temporal. As fendas são recobertas pela substância cinzenta cortical, muitas vezes com PMG, ao contrário de lesão clástica, resultando em porencefalia, em que a substância branca reveste as fendas. Os tratos podem estar abertos (**lábio aberto**), possibilitando a passagem do LCR entre o ventrículo e o espaço subaracnoide, ou sólido (**lábio fechado**, compostos por trato anormal e sólido de substância cinzenta entre o ventrículo e a superfície cerebral). A etiologia pode ser destrutiva (**encefaloclástica**) ou relacionada ao desenvolvimento. Etiologias destrutivas incluem **lesão vascular**, **isquemia**, exposição a teratógeno (p. ex., **cocaína**), infecções (especialmente por **CMV**) e trauma, e aparência pode ser similar à observada na **porencefalia** ou na **hidranencefalia**. Considera-se que os casos associados ao desenvolvimento estão relacionados com PMG e são decorrentes da migração e organização neuronal desordenada. A maioria dos casos é encontrada no final da gestação, durante a investigação de VM, mas foram observados no meio do trimestre. O diagnóstico baseia-se na detecção das fendas cerebrais ou da substância cinzenta anormal que passa do ventrículo ao córtex (Fig. 34.26). Pode haver defeitos na linha média associados, incluindo DSO, disgenesia do corpo caloso, ausência de septos pelúcidos, outras malformações do desenvolvimento cortical e anormalidades do nervo óptico. A RM fetal permite uma caracterização superior das alterações corticais e da massa cinzenta.

Atraso no neurodesenvolvimento e convulsões são comuns. Casos suspeitos se beneficiam de consulta e aconselhamento multidisciplinar. O prognóstico está relacionado ao tamanho do defeito e anormalidades associadas.[19,195,205,212,213]

Outras Malformações do Desenvolvimento Cortical

Malformações corticais podem acompanhar infecções, erros inatos do metabolismo (p. ex., **doenças peroxissômicas**), **doenças mitocondriais** e etiologia desconhecida.[91,188] Os distúrbios **metabólicos** e **neurodegenerativos** podem estar associados a desenvolvimento anormal do cérebro, mas geralmente não são detectáveis no período pré-natal por meio de ultrassonografia. No entanto, alguns distúrbios estão associados a diversas alterações, como RCIU, microcefalia ou macrocefalia, anormalidade do corpo caloso, anormalidade migratória e cerebelar, calcificações cerebrais, cistos cerebrais, alterações renais e hepáticas, cardiopatia congênita e hidropisia.[214,215] A mais comum é a **síndrome de Zellweger** (**cérebro-hepatorrenal**), um distúrbio peroxissômico letal. Os fetos afetados podem apresentar espessamento da TN no primeiro trimestre e, posteriormente, exibir VM, cistos germinolíticos subependimários, anormalidade migratória, hepatomegalia, cistos renais corticais e **condrodisplasia punctata**. O diagnóstico pode ser confirmado por análises de DNA e testes bioquímicos de células fetais obtidas de amostras das vilosidades coriônicas.[214-216]

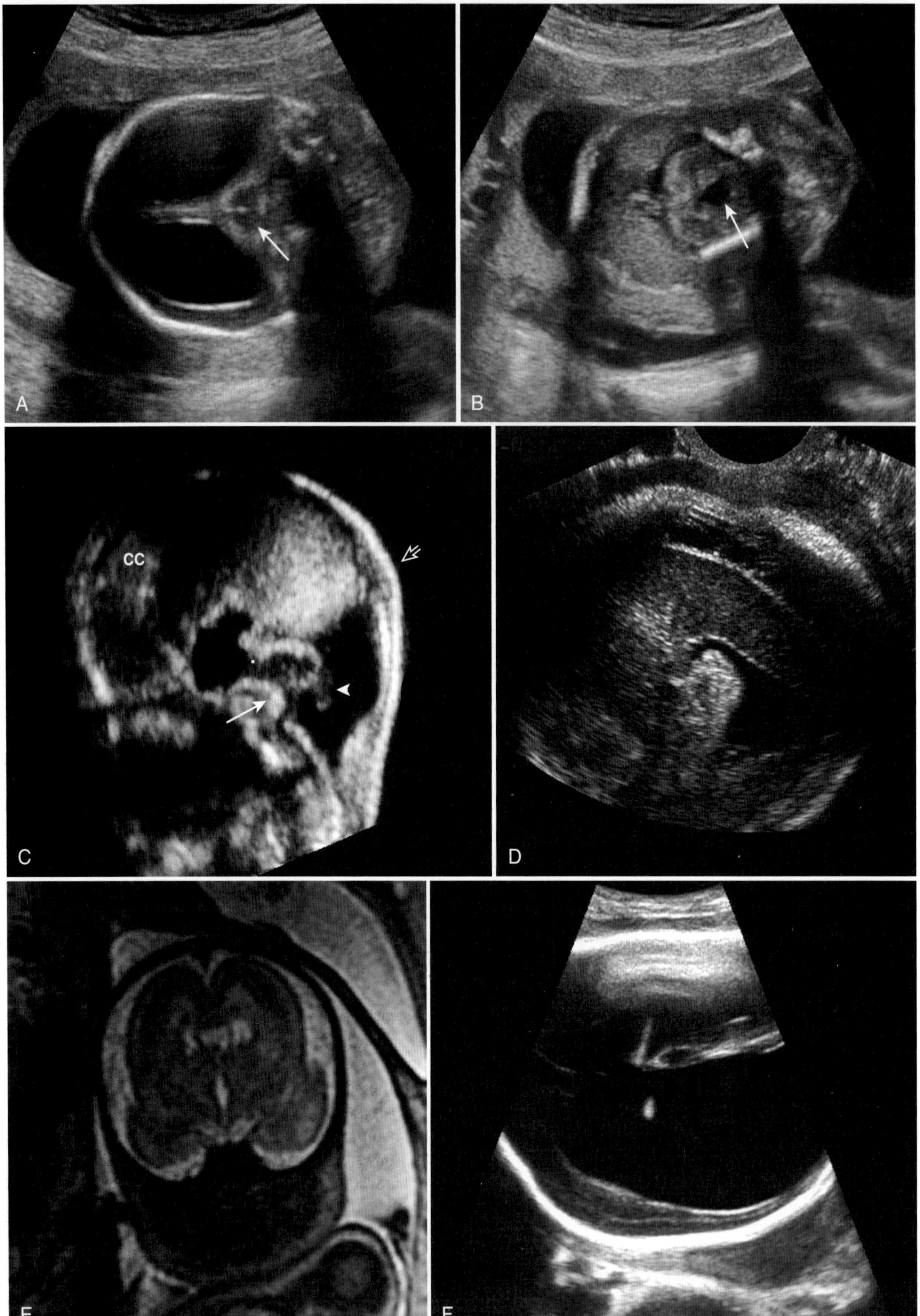

FIG. 34.23 Lissencefalia do tipo 2 (córtex em paralelepípedo [*cobblestone*], fenótipo Walker-Warburg) na 21ª semana. (A) Vista coronal mostrando os grandes ventrículos lisos e o diminuto tronco encefálico (*seta*). **(B)** Defeito no verme do cerebelo (hipoplasia, *seta*). **(C)** Vista mediossagital mostrando o dobramento em "Z" do tronco encefálico (*seta*), que representa a não retificação da estrutura e a ausência de perda das flexuras embriológicas iniciais, o que normalmente ocorreria após a 12ª e a 13ª semanas. Além disso, o verme do cerebelo é muito pequeno (*ponta de seta*). O terceiro ventrículo é malformado. O corpo caloso (*cc*) é malformado e extremamente elevado. Há diminuta encefalocele occipital (*ponta de seta aberta*). Esse feto também apresentava anomalias oculares. **(D)** Em outro feto, na 36ª semana, o escaneamento transvaginal mostra córtex liso, anormal para essa idade gestacional. **(E)** RM coronal, imagem ponderada em T2, mostra o córtex liso e bandas anormais de alto sinal no parênquima. Observe os espaços proeminentes de LCS extra-axiais. **(F)** Outro feto com ventriculomegalia grave e lissencefalia causada pela síndrome de Walker-Warburg. Note que este é o mesmo feto mostrado na Figura 34.13B, com uma pequena cefalocele.

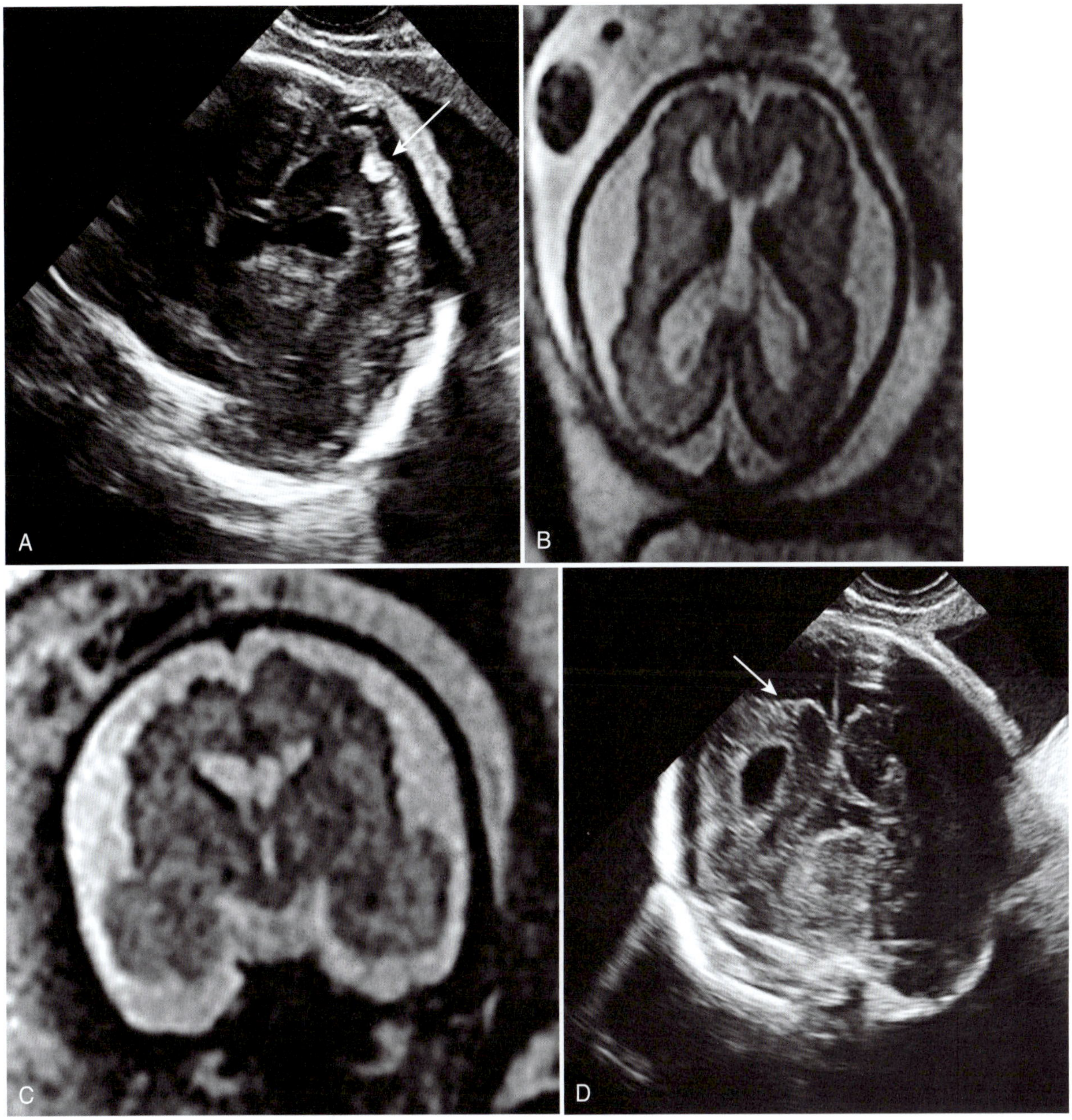

FIG. 34.24 Polimicrogiria. (A) Aparência irregular do córtex e calcificação cortical (*seta*) à ultrassonografia transvaginal coronal realizada na 25ª semana. Imagem da ressonância magnética **(B)** e **(C)** Axial **(B)** e coronal **(C)** imagem de ressonância magnética (RM) ponderada em T2 mostrando a aparência **serrilhada** do córtex na 25ª semana. Observe como as calcificações foram mais bem visualizadas na ultrassonografia do que na RM. **(D)** Polimicrogiria na 30ª semana gestacional. Observe a ventriculomegalia e o líquido cerebrospinal (LCS) extra-axial proeminente. O cérebro encolhido caiu do crânio, deixando um amplo espaço subaracnóideo preenchido com LCS (**hidrocefalia *ex vacuo***). Observe também a nodularidade fina da superfície do cérebro (*seta*).

Esclerose Tuberosa

A **esclerose tuberosa** (TSC) é uma condição multissistêmica, hamartomatosa, envolvendo anormalidades do cérebro, pele, coração, olhos e rins. É autossômica dominante relacionada aos genes anormais *TSC1* e *TSC2*; no entanto, cerca de 70% dos casos constituem uma mutação nova. O diagnóstico clínico é realizado usando uma combinação de achados maiores e menores, que incluem características cranianas dos tubérculos corticais e linhas de migração da substância branca, nódulos subependimários, astrocitomas subependimários de células gigantes, rabdomiomas cardíacos, angiomiolipomas renais e lesões de pele.[217,218]

O diagnóstico pré-natal geralmente é realizado no final da gestação após a descoberta de rabdomiomas cardíacos ecogênicos e evidenciação de nódulos subependimários ou tubérculos corticais na neurossonografia ou RM (Fig. 34.27). A RM mostra lesões já na 21ª semana em fetos examinados por apresentarem risco.[219] Se a anomalia genética for identificada, o diagnóstico pré-natal é possível usando CVS ou amniocentese, bem como neurossonografia e RM fetal. O diagnóstico em outros casos suspeitos pode ser auxiliado pela pesquisa de manifestações sutis da TSC nos pais. Epilepsia e comprometimento neurológico são comuns. A morbidade e a mortalidade relacionam-se predominantemente às alterações do SNC e à doença renal.[218]

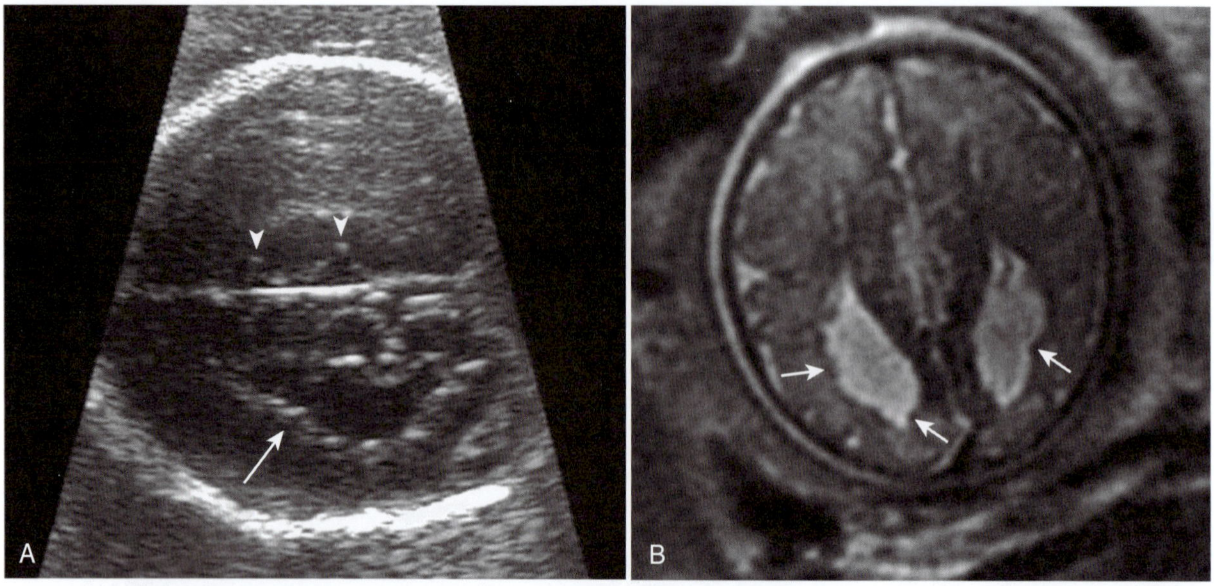

FIG. 34.25 Heterotopia periventricular nodular e agenesia do corpo caloso (ACC). (A) No feto com ACC, na 31ª semana, note o revestimento muito nodular da parede ventricular (*seta*). Essa nodularidade representa acúmulos de neurônios que não migraram para o córtex. Observe a separação dos hemisférios e o alinhamento anormal dos sulcos inter-hemisféricos (*pontas de seta*). **(B)** Imagem de ressonância magnética transversa ponderada em T2 de outro feto na 35ª semana, mostrando ACC e heterotopias nodulares (*setas*).

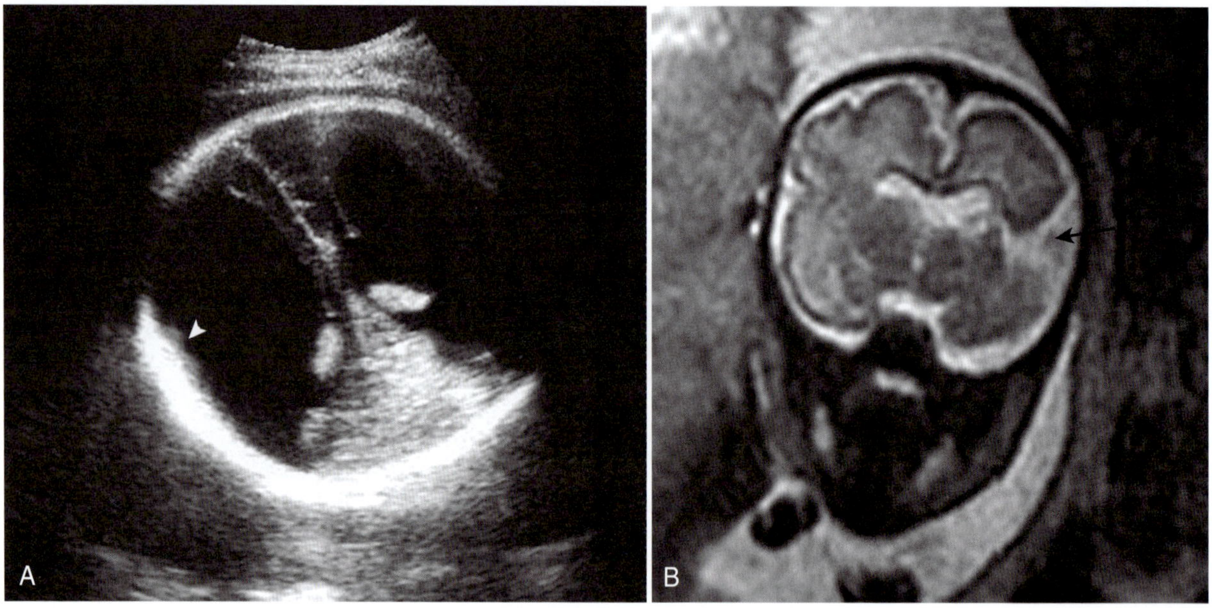

FIG. 34.26 Esquizencefalia em lábio aberto. (A) Observam-se grandes fendas nas regiões parietais, com ausência de tecido cerebral na periferia (*ponta de seta*). As regiões frontais e occipitais são parcialmente poupadas. **(B)** Imagem de ressonância magnética coronal ponderada em T2 de outro feto, com ausência de cúspides septais (ausência de septo pelúcido), mostrando a região de esquizencefalia (*seta*).

Agenesia/Disgenesia do Corpo Caloso

A **agenesia do corpo caloso** (ACC) é falha do desenvolvimento normal do corpo caloso e outras comissuras que conectam o hemisfério esquerdo e direito. A prevalência de ACC em recém-nascidos é de cerca de 1,4 em 10 mil nascidos vivos, mas é mais alta em pessoas com deficiência de desenvolvimento. Isso provavelmente é uma subestimativa da incidência pré-natal, porque muitos fetos afetados morrem no útero, e nem todos os casos são diagnosticados no período pós-natal.[154,220]

O corpo caloso é a maior das três comissuras que conectam e permitem a comunicação entre os hemisférios cerebrais, sendo as outras duas a comissura anterior e a comissura posterior do hipocampo. Qualquer uma dessas três comissuras pode estar ausente isoladamente ou de forma combinada. O desenvolvimento do corpo caloso começa por volta da 12ª semana a partir da lâmina terminal próxima à extremidade anterior do terceiro ventrículo; ele se torna detectável na 15ª semana e o desenvolvimento é concluído na 20ª semana. O desenvolvimento ocorre

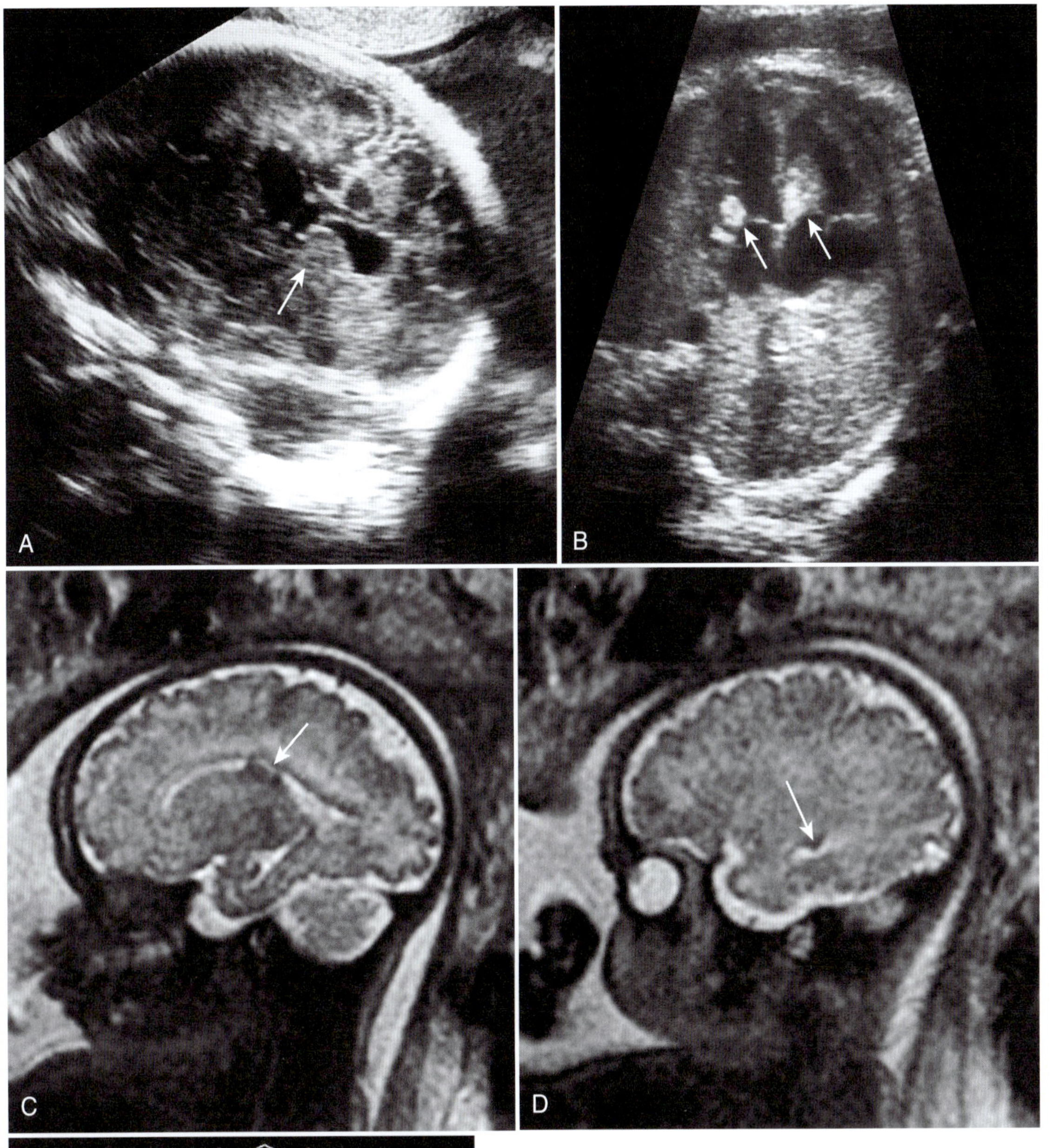

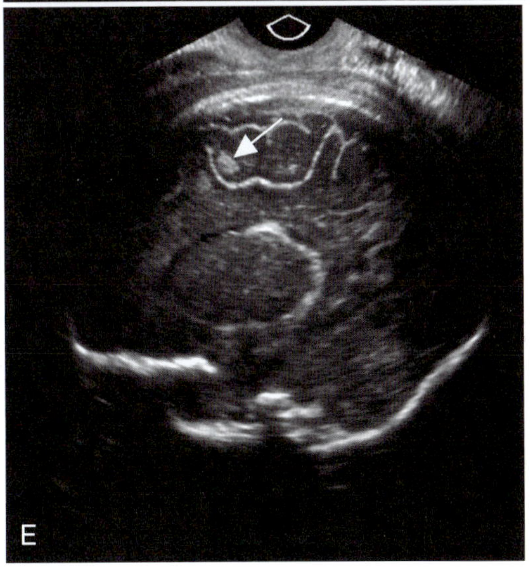

FIG. 34.27 Esclerose tuberosa na 30ª semana, observada na ressonância magnética. (A) Hamartoma clássico, ou **tumor de células gigantes**, visível no forame de Monro, indentando o corno frontal anterior do ventrículo lateral (*seta*). Ambos os ventrículos estão dilatados. **(B) Rabdomiomas** envolvendo o coração são visíveis como massas cardíacas ecogênicas nos ventrículos esquerdo e direito (*setas*). **(C)** e **(D)** Hamartomas subependimais em outro feto, acometido por rabdomiomas cardíacos. As vistas sagitais mostram lesões com sinal de baixa intensidade se projetando até o corpo e o corno temporal dos ventrículos laterais. Essas tuberosidades subependimais não foram identificadas na US. **(E)** US transvaginal sagital de feto diferente mostra tubérculo cortical (*seta*). (**C** e **D**, reproduzidos com permissão de Levine D. MR imaging of fetal brain and spine. In: Atlas SW, editor. Magnetic resonance imaging of the brain and spine. Philadelphia: Lippincott; 2008.[257])

de maneira anteroposterior, iniciando-se anteriormente com o joelho anterior, então o corpo e o esplênio posteriormente e, finalmente, a ponta anterior, o rostro.[8,25,154] O corpo caloso mede 4 mm na 16ª semana e cresce até 45 mm a termo. Não há diferença de gênero em comprimento, mas é mais espesso nas meninas.[221] O desenvolvimento caloso está associado ao desenvolvimento dos folhetos septais e do septo pelúcido. Quando os folhetos septais estão presentes, pelo menos a porção anterior do corpo caloso é formada.[25,40]

A ACC pode ser completa ou parcial, relacionada ao desenvolvimento ou adquirida. ACC apresenta alta incidência de malformações associadas, sugerindo que é parte de um distúrbio generalizado do desenvolvimento. Anormalidades adicionais no SNC são relatadas em 45% a 80% dos fetos, especialmente envolvendo a fossa posterior, incluindo **MDW**, **hipoplasia da parte inferior do verme do cerebelo**, **Chiari II** e **migração neuronal anormal**. Anormalidades somáticas e metabólicas são observadas em até 60% e incluem anormalidades faciais, cardiopatias congênitas e anormalidades esqueléticas e geniturinárias. A ACC faz parte de numerosas síndromes, incluindo **síndrome de Aicardi** e **Joubert** e condições adquiridas, como síndrome alcoólica fetal e infecções.[25,154,220]

Distúrbios do desenvolvimento surgidos após o início da formação do corpo caloso geralmente interrompem a constituição de porções mais posteriores da estrutura, mas agravos que ocorrem após o término desse desenvolvimento podem gerar a atrofia secundária das porções centrais já desenvolvidas. Como o desenvolvimento caloso não está completo até a 20ª semana, o diagnóstico precoce de ACC pode ser difícil.[154,222] O diagnóstico de anormalidades do corpo caloso exige que o mesmo seja escaneado diretamente no plano mediossagital; essa vista não está incluída atualmente naquelas recomendadas para o exame da anatomia de rotina (Figs. 34.2E e 34.16), mas deve ser usada na neurossonografia detalhada sempre que uma anormalidade morfológica fetal for detectada.

No exame de rotina, a triagem para anormalidades do corpo caloso e outras anormalidades da linha média é descrita nos achados indiretos das vistas padronizadas, especialmente a PSC, que deve ser procurada em todas as varreduras axiais após 16 a 17 semanas. Esses achados indiretos incluem CSP ausente ou deformado, VM com colpocefalia (ventrículos em formato de lágrima), ventrículos paralelos à linha média, alargamento inter-hemisférico e, ocasionalmente, achados associados, como cistos e lipomas inter-hemisféricos (Fig. 34.28; ver também Fig. 34.25; Vídeos 34.8 a 34.11). Se o CSP não for visualizado com certeza nos exames-padrão, então vistas coronais e sagitais adicionais devem ser tomadas para sua avaliação e, mais importante, para o corpo caloso e para avaliar outras condições da linha média, como HPE.[2,25,223,224] A menos que sejam tomados cuidados, é possível ignorar a anormalidade do CSP, pois, com a ACC parcial, pode estar presente pequeno CSP e, com a ACC completa, pode haver um terceiro ventrículo de condução elevada ou um cisto inter-hemisférico que imite CSP. Infelizmente, os sinais indiretos como VM, colpocefalia e separação hemisférica nem sempre estão presentes.[222]

Uma vez suspeitado o diagnóstico, as vistas coronal e mediana, especialmente na US transvaginal e na US 3D, ajudam a confirmar o diagnóstico. O diagnóstico é realizado nas vistas mediossagitais que mostram que o corpo caloso está ausente ou deficiente e pode mostrar achados que corroboram. Nas incidências coronais, o terceiro ventrículo pode estar elevado e os tratos transversos do corpo caloso, ausentes. As paredes mediais dos cornos anteriores dos ventrículos laterais apresentam-se comumente indentadas na face superomedial pelos **feixes de Probst** (acúmulo de fibras calosas que não atravessam a linha média) e alteram a configuração ventricular de V para a U (aspecto de chifre de capacete de **Viking** ou **chifre de boi**). O Doppler colorido pode ser usado para documentar a evolução anormal das artérias pericalosas e cinguladas, que normalmente seguem o contorno do sulco calosomarginal, mas, na ACC, apresentam trajeto mais radial. Essa alteração vascular já pode ser visualizada no primeiro trimestre.[99] Ocasionalmente, fetos com anormalidades calosas desenvolvem **cistos inter-hemisféricos** ou um **lipoma da linha média**. Os cistos podem constituir hérnias do terceiro ventrículo ou separados dos ventrículos quando comumente estão associados à anormalidade migratória. No terceiro trimestre, os sulcos hemisféricos mediais assumem orientação "solar" irradiando a partir do tálamo em vez do arco normal do sulco cingulado. Nas vistas axiais, isso confere aparência de uma "linha média cabeluda" com sulcos irradiando da fissura inter-hemisférica.[154] A RM é útil para confirmar o diagnóstico e, especialmente, para procurar anormalidades sutis adicionais, como distúrbios migratórios.[154,220]

Armadilhas na interpretação ultrassonográfica incluem confundir a posição elevada do terceiro ventrículo, outros espaços fluidos e os fórnices com CSP. Nos exames 3D, deve-se tomar cuidado para não confundir o sulco pericálsico com o corpo caloso.[225,226] Outras condições também podem mostrar anormalidade do CSP, incluindo HC com fenestrações septais, DSO, HPE e esquizencefalia. HC marcada pode fenestrar os folhetos septais, levantando a suspeita de ACC, mas o exame sagital pode mostrar o corpo caloso deslocado da sua localização esperada.

A investigação de casos suspeitos inclui ultrassonografias detalhadas do SNC e somático, cariótipo (anormalidades cromossômicas ocorrem em cerca de 18%), microarranjos, triagem para infecções TORCH e RM. Se a gestação continuar, os exames de acompanhamento podem detectar anormalidades tardias. O prognóstico refere-se às anomalias associadas, mas, infelizmente, cerca de 15% dos problemas associados não são evidentes no período pré-natal. O prognóstico da ACC verdadeiramente isolada pode ser bom em 65% a 75% dos casos, mas com cautela, porque, infelizmente, em alguns casos, os déficits funcionais não se tornam aparentes até uma idade mais avançada.[220]

Ausência do Septo Pelúcido e Displasia Septo-Óptica

Ausência do septo pelúcido é rara e observada em cerca de 2 a 3 em 100 mil gestações. Pode ser primária, resultante de distúrbios do desenvolvimento, incluindo HPE, DSO, esquizencefalia, ACC e malformações do desenvolvimento cortical, ou secundária após a ruptura, como com HC ou porencefalia.[25,154] A ausência está virtualmente sempre associada a outras anormalidades, e a ausência do CSP justifica uma avaliação detalhada por neurossonografia. Raramente pode ser isolada com bom resultado.

A **displasia septo-óptica** (DSO, **síndrome de De Morisier**) manifesta-se como tríade heterogênea de ausência do septo pelúcido e CSP, hipoplasia de nervos ópticos e quiasma e disfunção hipofisária (Fig. 34.29, Vídeo 34.12). É heterogênea em etiologia e aparência. A maioria dos casos é esporádica, mas alguns são casos familiares. Na ultrassonografia, há ausência do septo pelú-

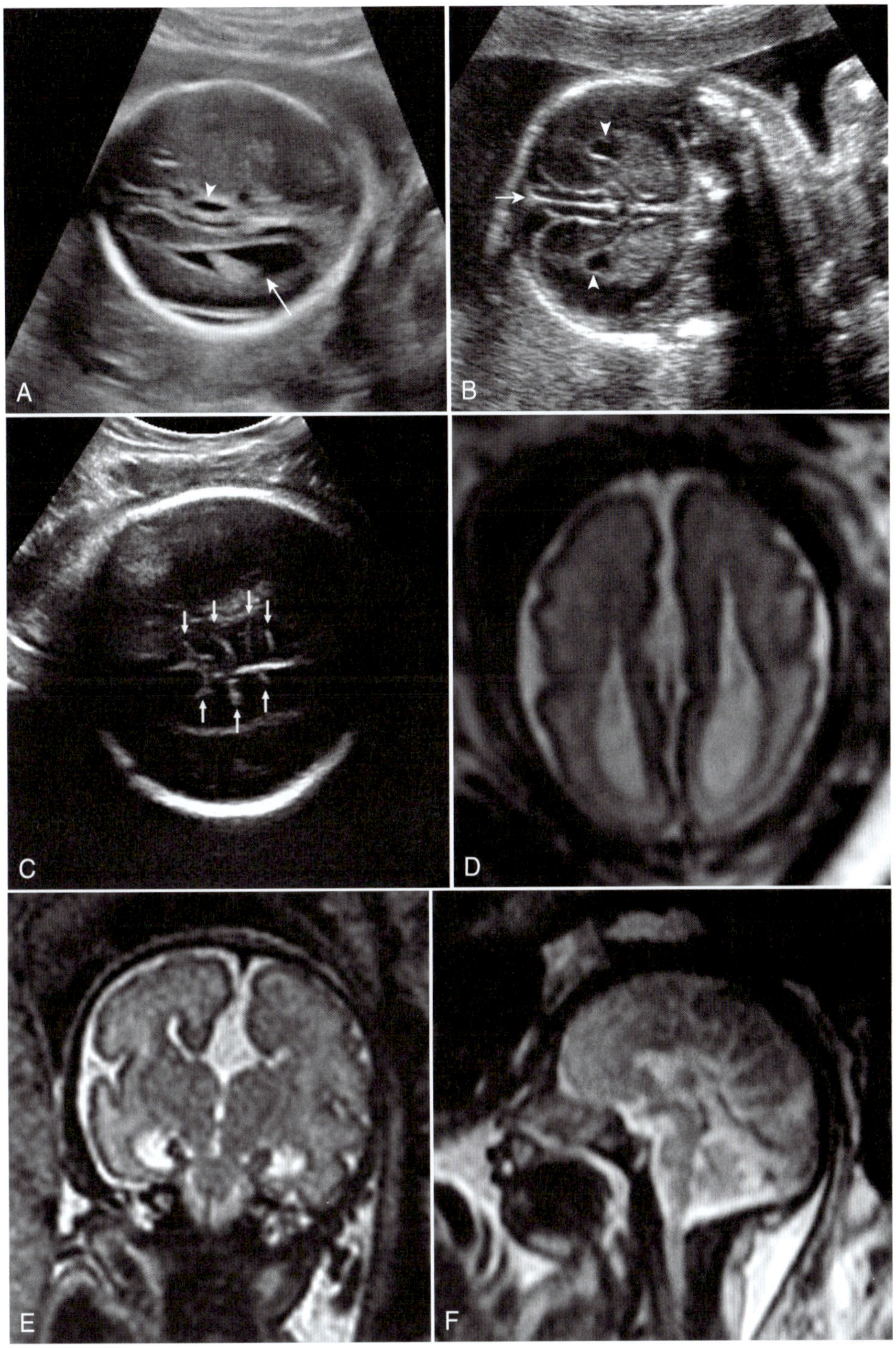

FIG. 34.28 Agenesia do corpo caloso (ACC). (A) Vista ventricular na 21ª semana após a menstruação, mostrando a dilatação limítrofe característica do ventrículo occipital (*seta*) e cornos anteriores pontudos e ligeiramente dispersos. Esse ventrículo de configuração "em lágrima" é chamado **colpocefalia**. O espaço de líquido da linha média (*ponta de seta*) é o terceiro ventrículo elevado e dilatado, que não deve ser confundido com a cavidade do septo pelúcido, que deve ser mais retangular e está ausente em fetos com ACC. **(B)** Vista coronal, pelos ventrículos anteriores (*pontas de seta*), mostrando que os cornos frontais apresentam configuração em U ou em "chifre de capacete de Viking", em vez da orientação normal em V. Os hemisférios são muito separados da foice (*seta*) não há folhetos septais nem CSP. **(C)** A vista supraventricular axial na 38ª semana mostra a "**linha média pilosa**" com muitos sulcos perpendiculares à fissura inter-hemisférica (*setas*), o correlato axial do sinal "*sunburst*" (explosão solar) causado pela orientação radial anormal dos sulcos inter-hemisféricos. **(D)** RM transversal, imagem ponderada em T2, na 29ª semana mostra colpocefalia com ventrículos em formato de lágrima, orientação paralela dos cornos frontais e separação hemisférica. **(E)** Imagem de ressonância magnética coronal em um feto diferente na 30ª semana mostra a orientação vertical dos cornos frontais e a falta de fibras cruzadas do corpo caloso. **(F)** A vista sagital do feto com 31 semanas com **ACC parcial** mostra a orientação radial de "explosão solar" posteriormente, em que os sulcos inter-hemisféricos se estendem mais abaixo do que o normal devido à ausência do corpo caloso. Ver também Vídeos 34.8 a 34.10.

Achados Ultrassonográficos da Agenesia ou Disgenesia do Corpo Caloso

SEGUNDO TRIMESTRE

Vistas Axiais

A *cavidade do septo pelúcido* (CSP) está ausente ou parece atípico (considere também holoprosencefalia, displasia septo-óptica, hidrocefalia, esquizencefalia)

Ventriculomegalia leve com cornos anteriores pontiagudos (formato de gota = colpocefalia)

Ventrículos são paralelos

Alargamento do espaço inter-hemisférico (a linha única normal torna-se 3 linhas = foice do cérebro + superfície medial de cada hemisfério)

Vistas Coronais

Cornos anteriores apresentam configuração em U (aspecto de chifre de capacete de Viking ou chifre de boi)

CSP não é visível acima dos fórnices

Possível terceiro ventrículo em posição alta em 50% a 60% (que pode simular o CSP)

Vistas Sagitais Medianas

Corpo caloso ausente, curto ou deformado

Alça circular da artéria pericalosa não é observada

TERCEIRO TRIMESTRE

Na vista axial, muitos sulcos perpendiculares à fissura inter-hemisférica (linha média "pilosa")

A vista sagital mostra a orientação radial dos sulcos do tálamo (*sunburst*)

OUTROS

Cisto inter-hemisféricos ou lipoma

Anomalias adicionais, especialmente estruturas da linha média e da fossa posterior

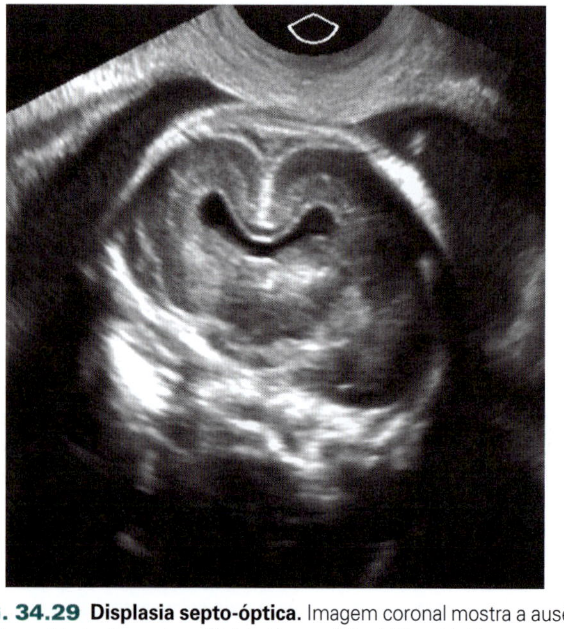

FIG. 34.29 Displasia septo-óptica. Imagem coronal mostra a ausência da *cavidade do septo pelúcido.* Ver também Vídeo 34.11.

cido. Na vista coronal, os cornos frontais assumem formato quadrado, apontando para baixo, sobre os fórnices. A fissura inter-hemisférica e as artérias cerebrais anteriores apresentam-se normais. Diferenciação de graus leves da HPE pode ser difícil, e alguns acreditam que a DSO é uma variante leve da HPE lobar. A RM é útil para avaliar o cérebro para outras anormalidades, como distúrbios migratórios e também para avaliar os nervos ópticos e o quiasma. Testes de urina e sangue materno e sangue fetal podem ser úteis para avaliar as deficiências endócrinas fetais associadas. O aconselhamento é difícil porque o prognóstico é variável e inclui problemas de visão e insuficiência hipotalâmico-hipofisária, incluindo déficit de crescimento e diabetes insípido.[154,223]

CALCIFICAÇÕES INTRACRANIANAS

Calcificações cerebrais podem ser encontradas em qualquer parte do cérebro, incluindo a substância branca, regiões periventriculares, superfície do cérebro e vasos. Os padrões de calcificação podem sugerir etiologia subjacente. Elas geralmente ocorrem no final da gestação (Figs. 34.21, 34.30 e 34.31). Existem numerosas condições associadas, incluindo **microcefalia**, infecções intrauterinas (**CMV**, **toxoplasmose**, **herpes**, **parvovírus**, **HIV**, **Zika**), condições hemorrágicas e hipóxicas ou isquêmicas, incluindo **transfusão feto-fetal**, tumores (**teratoma**), síndromes neurocutâneas (**esclerose tuberosa**, **neurofibromatose**, **síndrome de Sturge-Weber**), outras síndromes (**Aicardi**, **pseudo-TORCH**), **aneuploidia** (especialmente a trissomia do 13 e 21) e anormalidades vasculares (**trombose venosa, malformações arteriovenosas**). Quando calcificações são encontradas, são recomendados exames detalhados e consultas multidisciplinares. O prognóstico depende da condição subjacente.[227-229]

A **vasculopatia lenticuloestriada** (também chamada **vasculopatia talamoestriada**) é observada como densidades lineares ramificadas nos núcleos da base e do tálamo causadas pela mineralização ao redor dos vasos nos núcleos da base (Fig. 34.30). A vasculopatia lenticuloestriada ocorre por causa da deposição perivascular de ferro, em vez de cálcio. A sua etiologia é indeterminada. Pode ser encontrada em fetos normais com bom desfecho, mas também ocorre associada a diversas condições, incluindo infecção (CMV, rubéola, varicela, sífilis, HIV, Zika), aneuploidia (principalmente trissomia do 13 e do 21), síndrome alcoólica fetal, asfixia, transfusão feto-fetal, dismorfismo e distúrbios congênitos. As calcificações parenquimatosas são mais propensas a estar associadas à infecção do que a vasculopatia lenticuloestriada isolada. Quando associadas a outras condições, o prognóstico depende da condição subjacente.[230,231]

INFECÇÕES

Várias infecções que envolvem o SNC fetal causadas por vírus, bactérias ou parasitas são transmitidas verticalmente da mãe para o feto ou para o recém-nascido durante a gravidez ou parto. Estes estão incluídos no complexo TORCH, um acrônimo que está mudando com o tempo. **Infecções TORCH** incluem ***t*oxoplasmose**, *o*utras, ***r*ubéola**, ***C*MV** e ***h*erpes-vírus simples**. O grupo denominado como "outros" inclui patógenos variáveis, como **vírus Coxsackie, vírus varicela-zóster (catapora), HIV, vírus linfotrópico T humano, parvovírus, vírus da hepatite, sífilis** e vírus **Zika.** Eles têm efeitos diferentes dependendo do patógeno e do tempo de infecção materna. Protocolos de imuni-

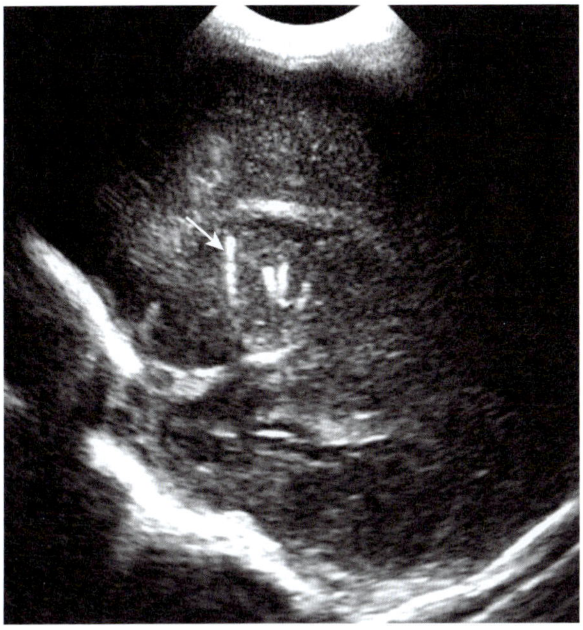

FIG. 34.30 Vasos talamoestriados mineralizados ecogênicos (*seta*). Esses vasos formam um padrão arborizado ecogênico (ramificado) no tálamo, que pode ser observado em fetos normais, mas pode estar associado a muitas condições fetais.

zação, triagem pré-natal e manejo de casos foram propostos.[232] A infecção pelo Zika vírus (particularmente no primeiro trimestre) tende a ser muito grave, causando micrencefalia, microcefalia, anormalidades corticais, disgenesia do corpo caloso e calcificações, que estão frequentemente na junção branco-acinzentada.[197]

Na América do Norte, o **CMV** é a infecção intrauterina mais comum, afetando cerca de 0,2% a 2,0% dos nascidos vivos, e é uma causa comum de retardo mental e perda auditiva neurossensorial. As outras infecções mais comuns na América do Norte são **toxoplasmose** e **herpes simples**. A gravidade da lesão, em geral, está mais relacionada à idade em que a infecção ocorreu e ao desenvolvimento cerebral afetado do que a microrganismos específicos. Os achados ultrassonográficos cerebrais e não cerebrais, como observado adiante, para o CMV são compartilhados por muitas das infecções, portanto, a detecção de qualquer um desses achados deve incluir uma avaliação geral das infecções. Infelizmente, vários achados podem aparecer ou evoluir no final da gravidez, então o acompanhamento ultrassonográfico deve continuar durante a gestação, com a RM empregada quando apropriado.[11,233-235]

A maioria das mães adquire a infecção primária por CMV pelo contato com pessoas infectadas, mas a reinfecção também pode ocorrer. O CMV afeta 1% a 2% das gestações e a transmissão vertical para o feto ocorre em 30% a 40%. Cerca de 10% a 15% deles apresentam sintomas ao nascimento e, destes, em torno de 20% a 30% morrem e 90% dos sobreviventes apresentam problemas no desenvolvimento neurológico. Entre os 85% a 90% dos neonatos que parecem normais ao nascimento, 5% a 15% desenvolverão complicações tardias, incluindo perda auditiva ou atrasos no desenvolvimento.

O diagnóstico da infecção fetal pode ser realizado por meio de amniocentese. Ultrassonografia e ressonância magnética são usadas para auxiliar a determinar o prognóstico, mas não são úteis para a previsão de resultados. O *odds ratio* de desfecho ruim com anormalidade não cerebrais é de 7,2, e com anormalidade cerebral é de 25,5; embora a ausência de achados seja reconfortante, não garante um bom resultado. Os achados cerebrais e da fossa posterior incluem VM, aumento da ecogenicidade periventricular, calcificações, sinéquia ventricular, microcefalia, pseudocistos periventriculares ou outros cistos, malformações do desenvolvimento cortical e anormalidade cerebelar (Fig. 34.31). Os achados não cerebrais incluem **intestino ecogênico, hepatomegalia, RCIU, oligoidrâmnio** ou **polidrâmnio, ascite** ou **derrame pleural, calcificações hepáticas** e **aumento placentário.**[233-237]

A **toxoplasmose** congênita é causada pela passagem transplacentária do parasita *Toxoplasma gondii* da mãe infectada que geralmente é assintomática e adquire infecção pelo contato com carne crua ou mal cozida, excremento de gatos ou exposição à água ou solo infectado (jardinagem). Nos Estados Unidos, 15% das mulheres em idade fértil estão infectadas e a incidência de toxoplasmose congênita é de cerca de 400 a 4.000 por ano. Curiosamente, a transmissão para o feto aumenta conforme a idade gestacional e estima-se que seja de cerca de apenas 6% a 15% no primeiro trimestre, mas aumenta para 60% a 81% no terceiro trimestre. Se não tratada, cerca de 20% a 50% desenvolvem a infecção. A gravidade da doença fetal, no entanto, diminui conforme a idade e é maior no primeiro trimestre. Os achados cerebrais pré-natais podem aparecer tardiamente, após a 24ª semana, sugerem um mau prognóstico e podem incluir **VM, calcificações cerebrais, nódulos parenquimatosos ecogênicos, ecogenicidade difusa periventricular, disgenesia calosa, microcefalia, RCIU** e **hidropisia**. A maioria dos fetos (70% a 90%) é infectada no final da gestação e é assintomática ao nascimento, mas alguns manifestam a tríade diagnóstica (**coriorretinite, hidrocefalia, calcificações intracranianas**) e **hepatoesplenomegalia**. As crianças assintomáticas apresentam alto risco de desenvolver coriorretinite tardia e déficits neurológicos. O teste sérico materno e a amniocentese podem confirmar a infecção. Tratamento pré-natal e pós-natal pode melhorar os resultados.[232,238-240]

MALFORMAÇÕES VASCULARES

Diversas malformações vasculares são descritas no pré-natal, incluindo **aneurisma da veia de Galeno**, **malformações durais** e **malformação arteriovenosa pial**.[241] A mais comum é a malformação aneurismática da veia de Galeno, que é uma anomalia congênita dos vasos coroides e murais da linha média que drenam e dilatam o precursor embrionário da veia de Galeno, a **veia prosencefálica mediana de Markowski**, que, por sua vez, drena através de um trajeto aberrante, que pode ser confundido com a veia de Galeno. Em geral, esta anomalia torna-se detectável no terceiro trimestre como um espaço semelhante a um cisto da linha média por trás do tálamo com fluxo turbulento no Doppler. (Fig. 34.32). Nos casos pré-natais, 81% estão associados a outras anormalidades que predizem um resultado ruim, incluindo insuficiência cardíaca e anormalidades cerebrais, como VM, malformações do desenvolvimento cortical e alterações isquêmicas e hemorrágicas. Não está associado a anormalidades cromossômicas. O tratamento pós-natal é feito com atraso de aproximadamente 6 meses, a menos que haja insuficiência cardíaca. O resultado pode ser bom nos poucos neonatos que apresentam lesões isoladas e sem insuficiência cardíaca.[11,241-243]

Malformações arteriovenosas piais constituem comunicações arteriovenosas superficiais anormais, geralmente supratentoriais, que eventualmente drenam e dilatam a veia de Galeno. Podem resultar

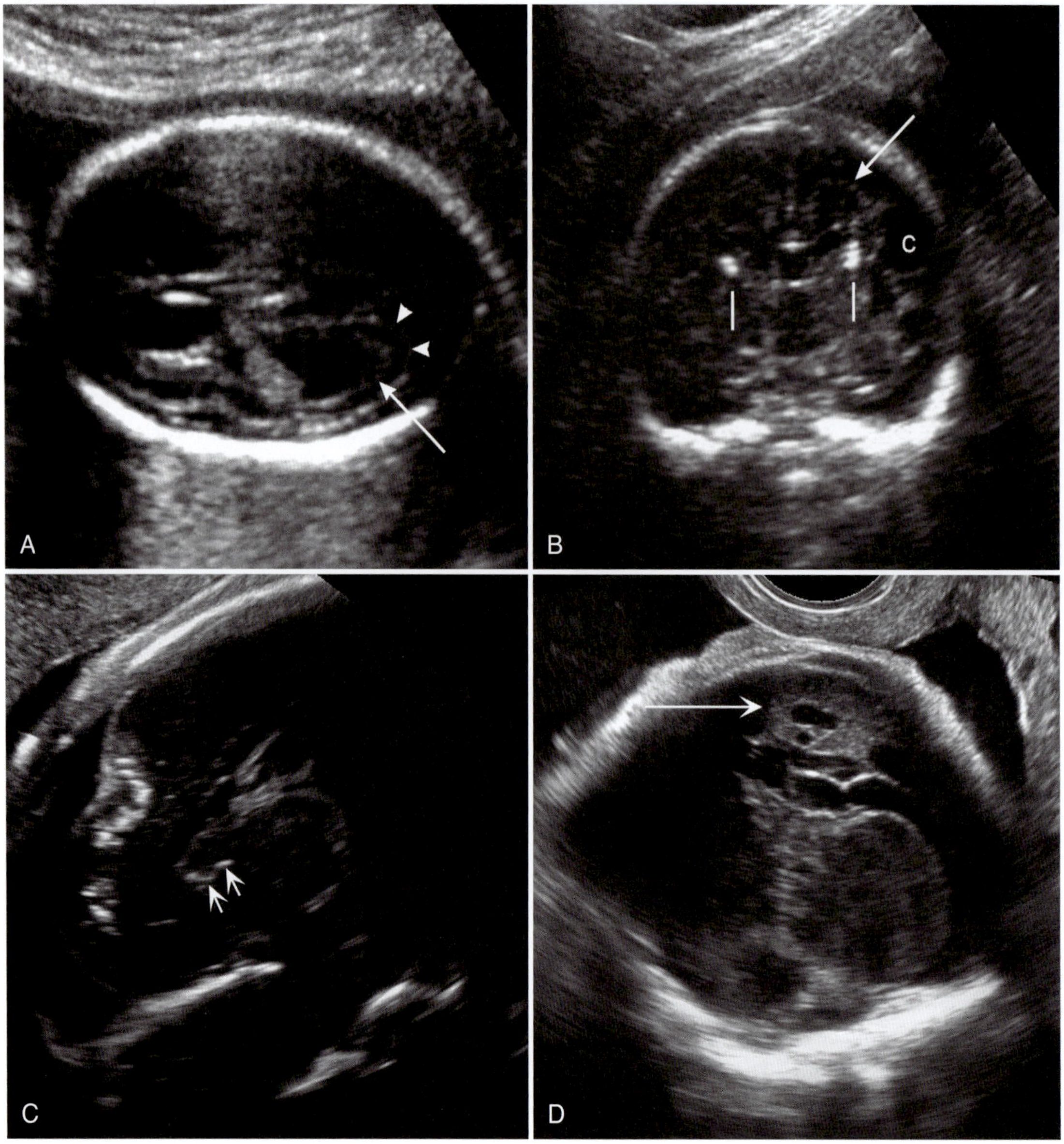

FIG. 34.31 Infecção fetal. (A) e **(B) Infecção por CMV** mostra ventrículos aumentados com acentuada ecogenicidade periventricular (*seta*) e pequeno cérebro liso (lissencefalia) (*pontas de setas*). **(B)** Observe a calcificação nos núcleos da base (*linhas*), cérebro pequeno e liso (*seta*) e cisto cortical (*c*). **(C)** e **(D)** Infecção por vírus Zika. **(C)** A vista transvaginal parassagital do cérebro fetal mostra calcificações na interface das substâncias branca e cinzenta e nos núcleos da base (*setas*). **(D)** Vista oblíqua coronal mostra sangue (*seta*) posterior ao cerebelo na região da confluência dos seios. (**A** e **B**, cortesia de Dr. K. Fong, Mt. Sinai Hospital, Toronto, Ontario. **C** e **D** Reproduzidos com permissão de Soares de Oliveira-Szejnfeld P, Levine D, Melo AS et al. Congenital brain abnormalities and Zika virus: what the radiologist can expect to see prenatally and postnally. Radiology. 2016;281[1]:203-218.[197])

em insuficiência cardíaca. O tratamento é a embolização precoce após o parto.[241]

As **malformações dos seios da dura-máter** são malformações vasculares congênitas, caracterizadas por dilatação maciça de um ou mais seios da dura-máter, que geralmente aparecem no período pós-natal, mas podem ocorrer no período pré-natal, já na 19ª semana. Pode haver um trombo ou fístula arteriovenosa associados. A ultrassonografia com Doppler colorido pode ser útil, mas, em algumas malformações, o fluxo é muito lento para criar um sinal. Essas malformações podem regredir no período pré-natal ou progredir para causar danos cerebrais, hemorragia ou insuficiência cardíaca. A avaliação inclui ultrassonografia detalhada e RM. O tratamento é a embolização, mas apenas 10% têm desfechos normais.[241,242,244]

Trombose dos Seios da Dura-máter

Trombose dos seios durais pode ser idiopática (40%), mas casos podem ser observados em estados de hipercoagulabilidade, como trauma, infecção, policitemia e deficiência de anticoagulantes fisiológicos (p. ex., **proteína C antitrombina, proteína S, fator V de Leiden**). A ultrassonografia geralmente revela massa ecogênica (o trombo) cercada por área hipoecogênica na região dos seios venosos, nas proximidades da torcular de Herófilo (confluência dos seios da dura-máter) e associação à ausência de fluxo (Fig. 34.33). Os seios mais proximais podem estar dilatados e o cérebro, comprimido. Muitas tromboses durais são, a princípio, erroneamente diagnosticadas como tumores ou sangramentos subdurais. A maioria

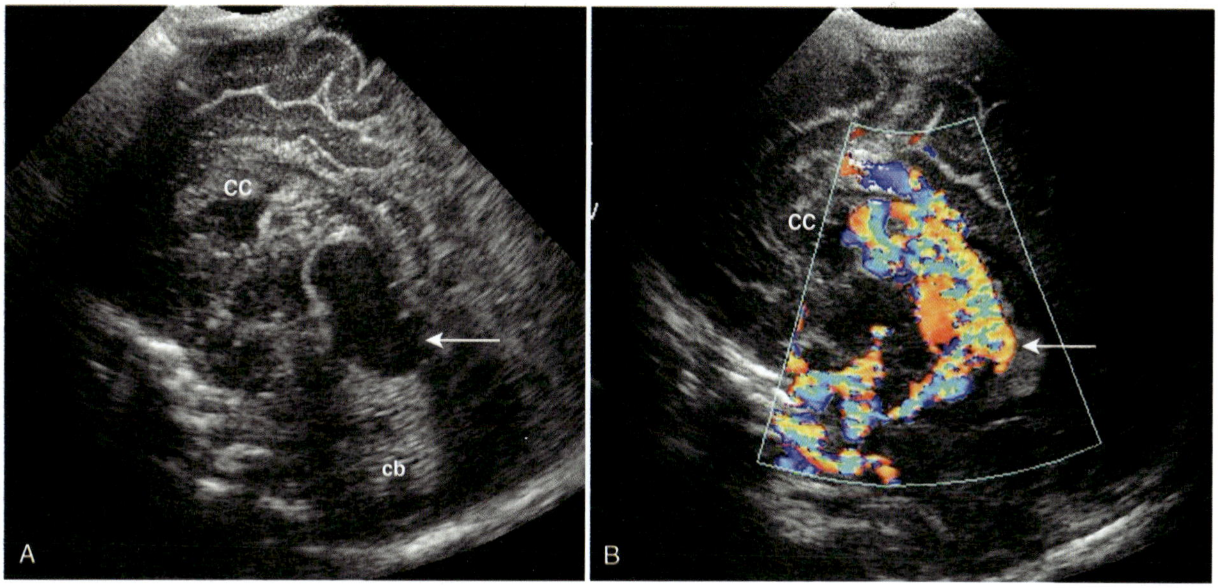

FIG. 34.32 Aneurisma da veia de Galeno. (A) A vista sagital mostra um "cisto" hipoecoico (*seta*) atrás do tronco encefálico e sob o esplênio do corpo caloso (*cc*). *cb*, cerebelo. À primeira vista, pode ser confundido com um grande *cavum veli interpositi*. **(B)** O exame com Doppler colorido mostra a vascularização proeminente característica dessa malformação.

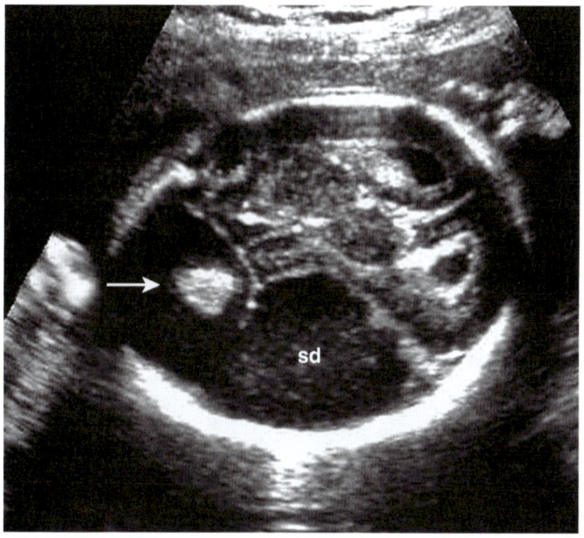

FIG. 34.33 Trombose do seio sagital. Há uma massa ecogênica (*seta*) em um espaço semelhante a um fluido na linha média anterior. Isso representa trombo em um seio sagital dilatado. Há também uma coleção subdural (*sd*). (Cortesia de Dr. K. Fong, Hospital Mt. Sinai, Toronto, Ontario).

dos casos é encontrada no segundo e no terceiro trimestres, e pode ser confirmada à RM, o que também ajuda a avaliar o cérebro para outras anormalidades e áreas de hemorragia. O diagnóstico diferencial inclui tumores, sangramento intracraniano e malformações do seio da dura. Uma proporção substancial resolve-se espontaneamente ao longo da 3ª a 11ª semanas. O prognóstico parece bom se nenhuma outra anormalidade for encontrada e o cérebro parecer normal.[11,245]

Lesões Hemorrágicas

Hemorragia intracraniana descreve o sangramento no cérebro e suas adjacências. Sua incidência é de cerca de 1 em 10 mil nascimentos vivos.[246] Os locais mais comumente acometidos são similares aos observados em neonatos prematuros. Em um estudo de 109 sangramentos intracranianos antenatal, 89 eram intracerebrais (79 intraventriculares, 10 infratentoriais) e 20 eram subdurais.[247] Como em neonatos, os sangramentos cerebrais são graduados de 1 a 4 e podem ser decorrentes de **ventriculite química** (revestimento ventricular ecogênico espesso), **hidrocefalia, cistos porencefálicos, lesões na substância branca** e **leucomalácia periventricular**. Cerca de metade é idiopática. Fatores predisponentes incluem hipóxia, doenças fetais da coagulação (incluindo **trombocitopenia aloimune** e anticoagulação materna), **morte de cogêmeo monocoriônico**, convulsões, **infecções** virais ou bacterianas, doenças febris, uso de drogas (**cocaína**), **hemorragia materno-fetal** e trauma.[11,246-248]

Na ultrassonografia, o sangramento aparece como uma coleção ecogênica nos ventrículos e no cérebro ao redor (Fig. 34.34). Posteriormente, essa hemorragia se organiza e se condensa em coágulos e pode estar associada à VM e ao espessamento ecogênico das paredes ventriculares (ventriculite química). Os achados podem se resolver espontaneamente ou progredir para HC, porencefalia, fendas cerebrais e malformações corticais. Aqueles que apresentam isquemia também podem desenvolver leucomalácia cística. Hemorragias subdurais aparecem como uma coleção ecogênica subjacente ao crânio e comprimindo o cérebro adjacente.[246,247]

O prognóstico varia muito e depende, em grande parte, de idade fetal, extensão da lesão e fatores subjacentes. Cerca de 50% morrem no útero ou logo após o nascimento, e cerca de metade dos sobreviventes apresenta deficiências. Como esperado, alguns com alterações leves podem se resolver completamente, mas alterações mais graves (graus 3-4) e alterações cerebrais predizem um resultado ruim. A ultrassonografia pode diagnosticar com precisão os sangramentos, mas a RM pode definir com mais precisão a extensão da lesão e pode demonstrar alterações isquêmicas adicionais na substância branca[246,247] (Fig. 34.34). A investigação de casos suspeitos inclui história de traumas e uso de drogas, bem como a triagem materna de anticorpos antiplaquetários e trombofilia.[246,248]

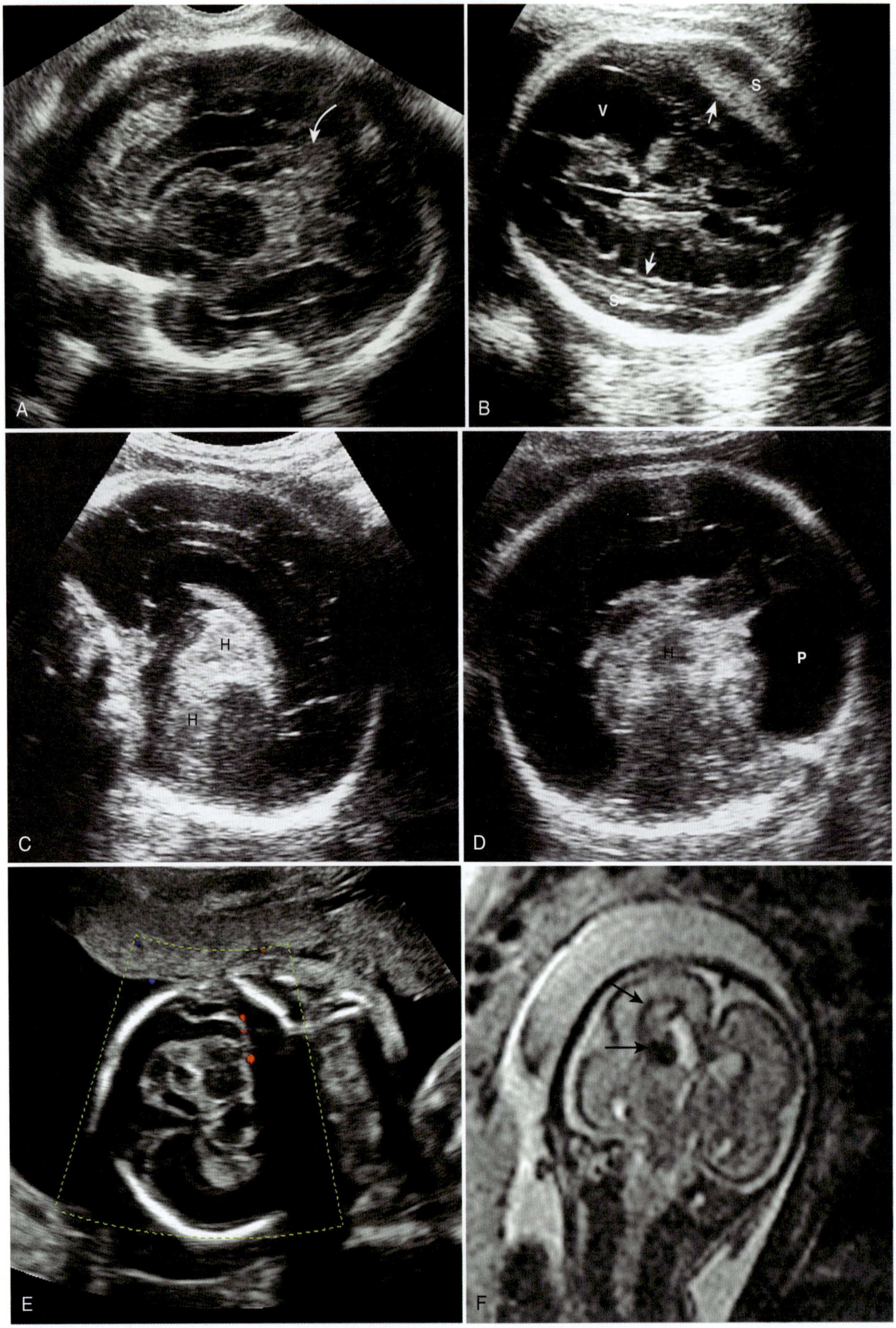

FIG. 34.34 **Hemorragia intracraniana. (A) Hemorragia intracerebral grau 4** com coágulo (*seta*) estendendo-se para o córtex occipital na vista parassagital. **(B) Hemorragias subdurais bilaterais** *(S)* comprimindo o cérebro (*setas*) e associadas a discreto alargamento ventricular assimétrico (*V*). Essas hemorragias desapareceram espontaneamente nesse caso, e a criança apresentou bom prognóstico. Nenhuma causa foi encontrada. A maioria das crianças com este achado apresenta evolução ruim. **(C)** Vistas parassagital e **(D)** coronal de **hemorragia** *(H)* **no tálamo e no tronco encefálico** na 38° semana. O cisto porencefálico pós-hemorrágico *(P)* auxilia na diferrenciação de um tumor como o teratoma. A hipóxia foi a causa provável. Este feto morreu logo após o exame. **(E)** Vista coronal na 23ª semana mostra hemorragia grau 4 com coágulo estendendo-se para o parênquima. **(F)** RM, imagem ponderada em T2, mostra baixa intensidade de sinal de produtos de degradação do sangue no parênquima (*setas*). A intensidade de sinal relativamente alta no parênquima circundante sugere edema e infarto venoso.

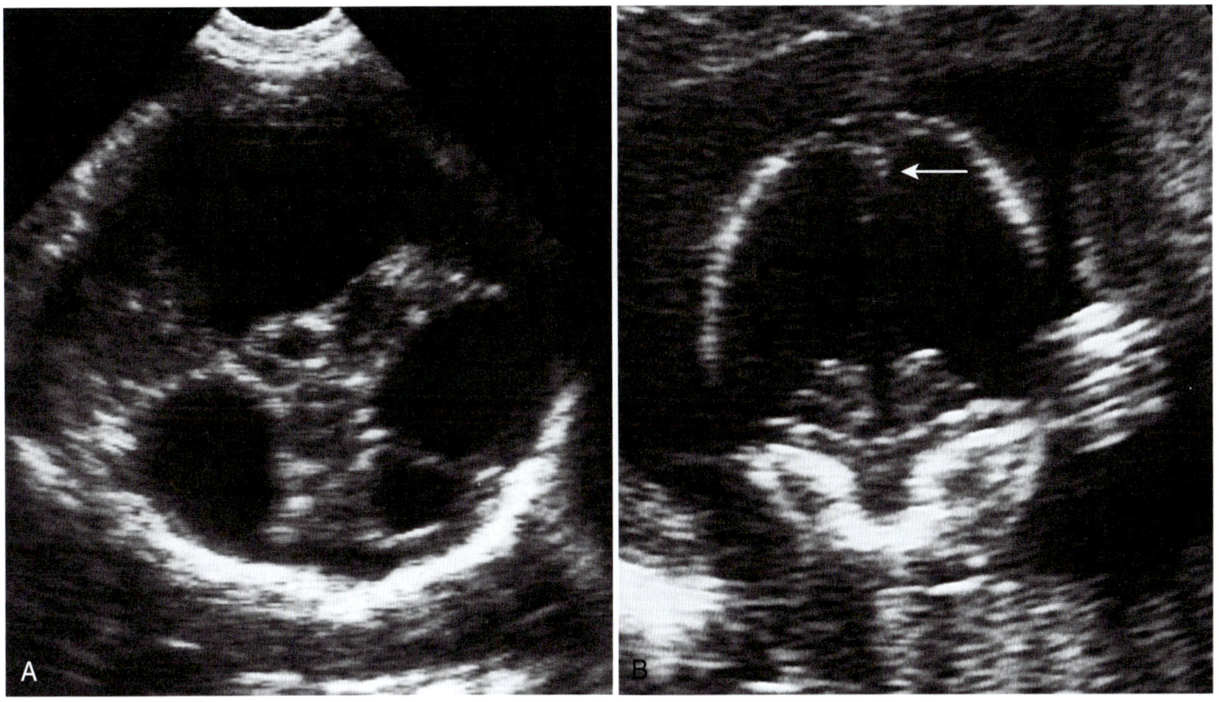

FIG. 34.35 Hidranencefalia. (A) A vista talâmica transversal na 38ª semana mostra destruição cerebral assimétrica com fissura inter-hemisférica preservada. **(B)** A hidranencefalia na 17ª semana mostra o crânio cheio de líquido. A princípio, isso sugere holoprosencefalia alobar, mas a presença da foice do cérebro (*seta*) e a falta de fusão talâmica, como indicado pelo grande terceiro ventrículo, ajudam a confirmar a hidranencefalia.

Hidranencefalia

Hidranencefalia é uma doença rara em que há ausência quase total dos hemisférios cerebrais na distribuição aproximada da artéria cerebral média em seu trajeto supraclinoide; os hemisférios são substituídos por LCS e debris recobertos por um delgado saco membranoso. Comumente há preservação parcial na distribuição das artérias cerebrais anterior e posterior, incluindo porções dos lobos frontal, temporal e occipital. Os núcleos da base e os tálamos são hipoplásicos, mas o tronco encefálico e o cerebelo estão intactos. Os casos são esporádicos, com incidência de cerca de 1 em 5.000 gestações. Muitos consideram a hidranencefalia a forma mais grave de porencefalia, decorrente da oclusão da artéria carótida interna ou da artéria cerebral média. Pode estar associada a infecções, toxinas, condições hipóxicas e trauma e pode ser uma complicação da síndrome de transfusão feto-fetal.

À ultrassonografia, não há córtex cerebral e o telencéfalo é substituído inicialmente por líquido levemente ecogênico que se torna claro com o passar do tempo (Fig. 34.35). A foice do cérebro é observada, mas pode apresentar-se hipoplásica. Estruturas da fossa posterior parecem normais. A maioria dos casos é encontrada no final da gestação, mas há casos descritos até mesmo na 11ª semana. Os achados começam com ecogenicidade cerebral, atribuída à isquemia ou hemorragia, seguida por substituição do telencéfalo por líquido. O diagnóstico diferencial inclui outras condições que causam grandes espaços cranianos cheios de líquido, como **hidrocefalia grave, holoprosencefalia alobar,** coleções subdurais bilaterais, **esquizencefalia** e **atelencefalia**. Na **hidrocefalia**, há VM geralmente uniforme e um córtex cerebral fino periférico, e o Doppler colorido pode mostrar o fluxo nas artérias cerebrais médias. Na **holoprosencefalia**, observa-se fusão talâmica e ausência de foice. **Coleções subdurais** comprimem o encéfalo em direção à linha média. Grandes **fendas esquizencefálicas** podem ter aparência similar à hidranencefalia, mas, na esquizencefalia, os lábios das fendas são revestidos por substância cinzenta, que pode ser passível de identificação à RM.

Os fetos mais afetados morrem no útero. No nascimento, o diagnóstico pode ser realizado clinicamente por meio de transiluminação cerebral. A maioria morre ainda no primeiro ano, mas já foi descrita sobrevida em estado vegetativo até 32 anos.[96,249,250]

TUMORES

Tumores sólidos intracranianos pré-natais são raros, sendo observados em cerca de 1,4 a 3,6 em 100 mil gestações e são responsáveis por cerca de 10% de todos os tumores pré-natais. Cerca de 45% é composta por **teratomas**, seguidos por **tumores neuroepiteliais (astrocitomas, meduloblastoma, papiloma do plexo corióideo, gliomas)** (43%), **craniofaringioma** (7%), **tumores mesenquimais (meningioma, sarcoma)** (5%) e **hemangioblastoma** (0,4%). A maioria é de ocorrência esporádica. Alguns são associados a síndromes familiares de anomalias genéticas, como **neurofibromatose, esclerose tuberosa, síndrome de von Hippel-Lindau** e **síndrome de Li-Fraumeni**. Tumores cerebrais fetais tendem a apresentar localização supratentorial, diferentemente dos tumores que acometem crianças mais velhas, que tendem a envolver estruturas da fossa posterior.[251-253]

Os achados ultrassonográficos pré-natais constituem uma complexa massa intracraniana, ocasionalmente acompanhada por calcificações, macrocefalia e hidrocefalia (Fig. 34.36). Os tumores crescem rapidamente e podem erodir na órbita, cavidade bucal ou

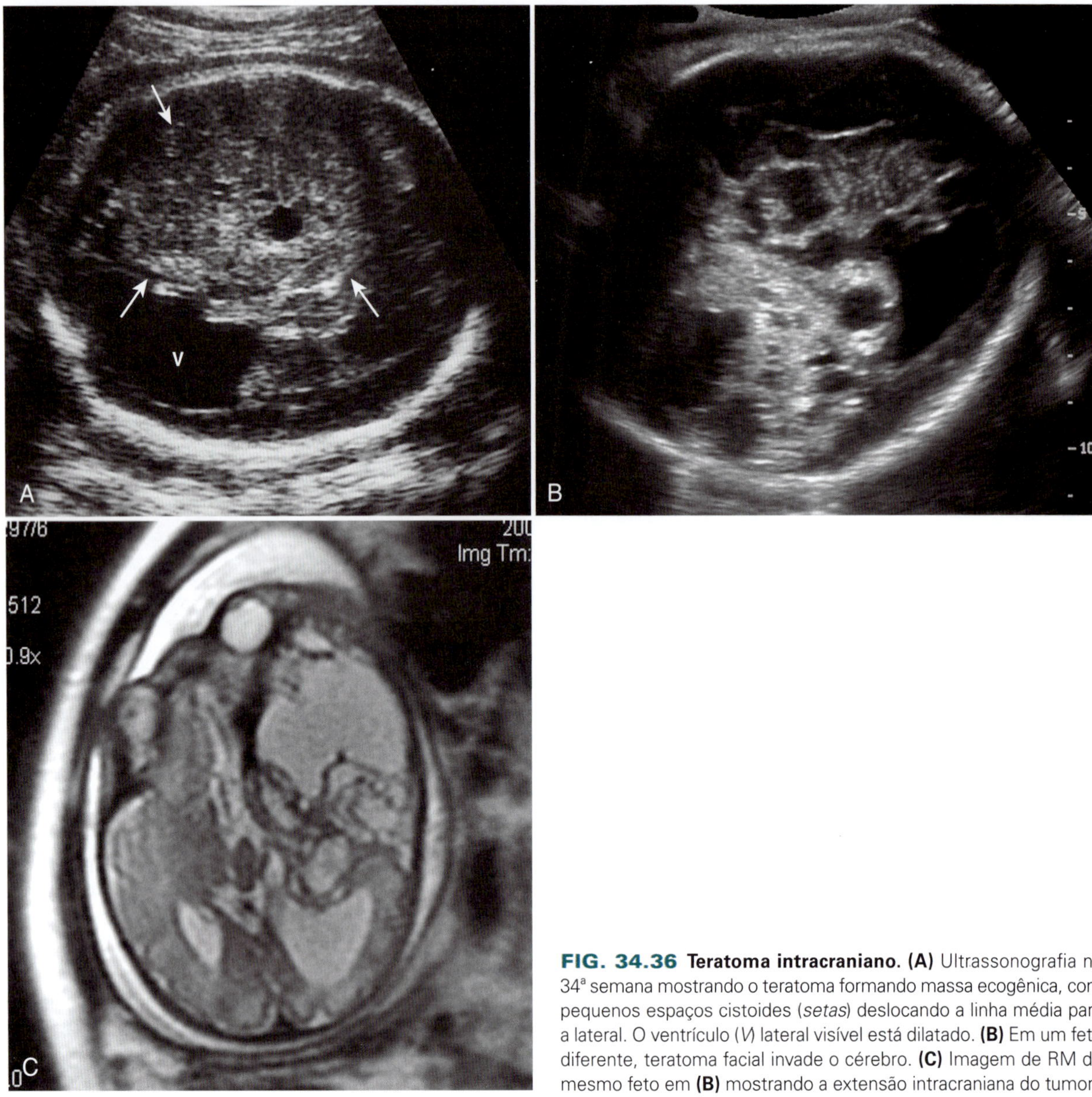

FIG. 34.36 Teratoma intracraniano. (A) Ultrassonografia na 34ª semana mostrando o teratoma formando massa ecogênica, com pequenos espaços cistoides (*setas*) deslocando a linha média para a lateral. O ventrículo (*V*) lateral visível está dilatado. **(B)** Em um feto diferente, teratoma facial invade o cérebro. **(C)** Imagem de RM do mesmo feto em **(B)** mostrando a extensão intracraniana do tumor.

pescoço. Achados associados incluem polidrâmnio e hemorragia intracraniana. O diagnóstico é realizado tipicamente no terceiro trimestre na ultrassonografia, desencadeado pelo crescimento uterino excessivo devido a polidrâmnio, embora os teratomas tenham sido descobertos em 17 semanas. Os fetos com suspeita de tumores cerebrais devem ser submetidos a exames ultrassonográficos detalhados para procurar anormalidades associadas, que podem ocorrer em cerca de 12% dos casos, principalmente na face. A maioria apresenta cariótipo normal. A RM é útil na caracterização da massa, na avaliação da extensão do tumor e na diferenciação de tumores de outras condições, tais como hemorragia, trombose sinusal e malformações vasculares.[251,252]

Os resultados são ruins, especialmente se os tumores aparecem precocemente. A sobrevida global é de cerca de 28% e refere-se a tamanho e localização do tumor, sua histologia, ressecabilidade cirúrgica, resposta à quimioterapia e condição do feto no momento do diagnóstico. O tamanho grande da cabeça pode interferir no parto e exigir cefalocentese para viabilizar o parto vaginal. Dos poucos sobreviventes, quase todos apresentam deficiências neurológicas de longo prazo. Sobrevida ligeiramente melhor é observada no papiloma do plexo coroide (73%) e nos tumores meníngeos (36%).[251-253]

Papilomas do plexo coroides são massas grandes, finamente nodulares, que crescem no ventrículo lateral e produzem LCR excessivo, resultando em grave dilatação de todo o sistema ventricular e macrocefalia. A maioria é esporádica, mas alguns estão associados à **síndrome de Aicardi** e a **nevos gigantes pigmentados**. A ressecção cirúrgica pode ser curativa, mas é tecnicamente difícil, porque a natureza vascular dos papilomas do plexo coroide pode resultar em hemorragia fatal. A sobrevida global é de cerca de 73%.[251]

Lipomas intracranianos não são "neoplasmas", mas uma malformação do desenvolvimento da meninge primitiva. Em vez de ser reabsorvida entre a 8ª e a 10ª semana, a meninge persiste e se diferencia em uma massa de tecido adiposo maduro. A incidência é de 4 a 40 por 100 mil autópsias. A maioria localiza-se próxima ao corpo caloso, mas eles podem surgir em qualquer cisterna. Eles podem interferir no desenvolvimento caloso e a disgene-

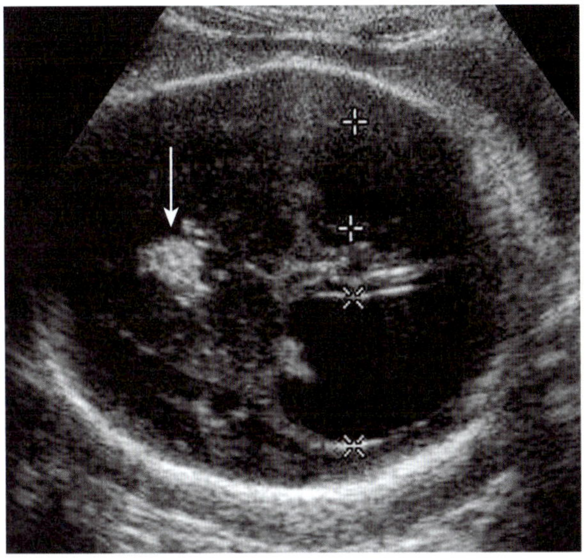

FIG. 34.37 Lipoma. O lipoma na linha média forma massa ecogênica próxima ao forame de Monro, na extremidade anterior esperada do corpo caloso (*seta*). Essas lesões não são neoplasias e representam a diferenciação anormal das meninges em tecido adiposo. Os lipomas de linha média são geralmente associados à disgenesia de corpo caloso, como nesse feto, em que há ausência da cavidade do septo pelúcido e dilatação dos ventrículos (*cursores*).

sia associada ao corpo caloso é comum. Associações adicionais incluem aneurismas e outras malformações cerebrais e faciais da linha média. Na ultrassonografia, os lipomas intracranianos são visualizados tão cedo quanto 23 semanas como uma massa ou placa ecogênica na linha média na região do corpo caloso, com ocasional calcificação e até ossificação. (Fig. 34.37). A RM é útil para confirmar a natureza adiposa da massa e para avaliar melhor as alterações no corpo caloso e no cérebro remanescente. A maioria não aumenta de tamanho. Muitos pacientes são assintomáticos, mas as anormalidades associadas podem causar sintomas, incluindo convulsões e atrasos no desenvolvimento. O tratamento cirúrgico do lipoma geralmente não é indicado e pode ser perigoso devido à forte ligação do lipoma às estruturas vizinhas e aos nervos e vasos dentro da massa.[254,255]

CONCLUSÃO

A avaliação do SNC fetal, mais do que qualquer outro sistema de órgãos, foi melhorada pela adição da RM fetal. A combinação de ultrassonografia e RM permite que muitos outros especialistas sejam incluídos na investigação, diagnóstico e tratamento das condições fetais, incluindo neurorradiologistas pediátricos, neurologistas, neurocirurgiões, geneticistas, patologistas e outros especialistas. A compreensão da base genética, fisiopatologia, história natural e prognóstico de muitos distúrbios e síndromes está aumentando explosivamente como resultado desse cruzamento e colaboração entre especialidades. Os pacientes que realizam ultrassonografia estão descobrindo as complexidades e o amplo espectro de doenças neonatais. Aqueles que trabalham em Pediatria estão descobrindo que as doenças que acometem o feto geralmente são muito diferentes das doenças que afetam os neonatos que sobrevivem à gestação e nascem vivos. Os melhores resultados são obtidos quando há consulta e colaboração multidisciplinar.

Agradecimentos

Reconhecemos e agradecemos o aconselhamento e o apoio dos colegas Drs. Susan Blaser, David Chitayat, Katherine Fong, Charles Raybaud e Patrick Shannon.

REFERÊNCIAS

1. Chitty LS, Pilu G. The challenge of imaging the fetal central nervous system: an aid to prenatal diagnosis, management and prognosis. Prenat Diagn. 2009;29(4):301-302.
2. Filly RA, Cardoza JD, Goldstein RB, Barkovich AJ. Detection of fetal central nervous system anomalies: a practical level of effort for a routine sonogram. Radiology. 1989;172(2):403-408.
3. American Institute of Ultrasound in Medicine (AIUM). AIUM practice guideline for the performance of obstetric ultrasound examinations. J Ultrasound Med. 2013;32(6):1083-1101.
4. Grandjean H, Larroque D, Levi S. The performance of routine ultrasonographic screening of pregnancies in the Eurofetus Study. Am J Obstet Gynecol. 1999;181(2):446-454.
5. Malinger G, Monteagudo A, Pilu G, et al. Sonographic examination of the fetal central nervous system: guidelines for performing the 'basic examination' and the 'fetal neurosonogram. Ultrasound Obstet Gynecol. 2007;29(1):109-116.
6. Salomon LJ, Alfirevic Z, Berghella V, et al. Practice guidelines for performance of the routine mid-trimester fetal ultrasound scan. Ultrasound Obstet Gynecol. 2011;37(1):116-126.
7. Malinger G, Lerman-Sagie T, Watemberg N, et al. A normal second-trimester ultrasound does not exclude intracranial structural pathology. Ultrasound Obstet Gynecol. 2002;20(1):51-56.
8. Blaas HG, Eik-Nes SH. Sonoembryology and early prenatal diagnosis of neural anomalies. Prenat Diagn. 2009;29(4):312-325.
9. Pooh RK, Kurjak A. 3D/4D sonography moved prenatal diagnosis of fetal anomalies from the second to the first trimester of pregnancy. J Matern Fetal Neonatal Med. 2012;25(5):433-455.
10. Saltvedt S, Almstrom H, Kublickas M, et al. Detection of malformations in chromosomally normal fetuses by routine ultrasound at 12 or 18 weeks of gestation—a randomised controlled trial in 39,572 pregnancies. BJOG. 2006;113(6):664-674.
11. Carletti A, Colleoni GG, Perolo A, et al. Prenatal diagnosis of cerebral lesions acquired in utero and with a late appearance. Prenat Diagn. 2009;29(4):389-395.
12. Jakab A, Pogledic I, Schwartz E, Fetal cerebral magnetic resonance imaging beyond morphology, Semin Ultrasound CT. et al. . MR. 2015;36(6):465-475.
13. Lyons K, Cassady C, Jones J, et al. Current role of fetal magnetic resonance imaging in neurologic anomalies. Semin Ultrasound CT MR. 2015;36(4):298-309.
14. Plunk MR, Chapman T. The fundamentals of fetal MR imaging: Part 1. Curr Probl Diagn Radiol. 2014;43(6):331-346.
15. Pistorius LR, Hellmann PM, Visser GH, et al. Fetal neuroimaging: ultrasound, MRI, or both? Obstet Gynecol Surv. 2008;63(11):733-745.
16. Malinger G, Lerman-Sagie T. Re: additional value of fetal magnetic resonance imaging in the prenatal diagnosis of central nervous system anomalies: a systematic review of the literature. Ultrasound Obstet Gynecol. 2015;45(2):236-237.
17. Rossi AC, Prefumo F. Additional value of fetal magnetic resonance imaging in the prenatal diagnosis of central nervous system anomalies: a systematic review of the literature. Ultrasound Obstet Gynecol. 2014;44(4):388-393.
18. Guibaud L. Contribution of fetal cerebral MRI for diagnosis of structural anomalies. Prenat Diagn. 2009;29(4):420-433.
19. Hagmann CF, Robertson NJ, Leung WC, et al. Foetal brain imaging: ultrasound or MRI. A comparison between magnetic resonance imaging and a dedicated multidisciplinary neurosonographic opinion. Acta Paediatr. 2008;97(4):414-419.
20. Reddy UM, Abuhamad AZ, Levine D, et al. Fetal imaging: executive summary of a joint Eunice Kennedy Shriver National Institute of Child Health and Human Development, Society for Maternal-Fetal Medicine, American Institute of Ultrasound in Medicine, American College of Obstetricians and Gynecologists, American College of Radiology, Society for Pediatric

Radiology, and Society of Radiologists in Ultrasound Fetal imaging workshop. J Ultrasound Med. 2014;33(5):745-757.
21. Dyment DA, Sawyer SL, Chardon JW, Boycott KM. Recent advances in the genetic etiology of brain malformations. Curr Neurol Neurosci Rep. 2013;13(8):364.
22. Greene ND, Copp AJ. Development of the vertebrate central nervous system: formation of the neural tube. Prenat Diagn. 2009;29(4):303-311.
23. O'Rahilly R, Müller R, editors. Human embryology and teratology. 2nd ed. New York: Wiley-Liss; 1996.
24. Hansen PE, Ballesteros MC, Soila K, et al. MR imaging of the developing human brain. Part 1. Prenatal development. Radiographics. 1993;13(1):21-36.
25. Sundarakumar DK, Farley SA, Smith CM, et al. Absent cavum septum pellucidum: a review with emphasis on associated commissural abnormalities. Pediatr Radiol. 2015;45(7):950-964.
26. Moore K. Essentials of human embryology. Toronto, Ontario: BC Decker; 1988.
27. Nelson MD Jr, Maher K, Gilles FH. A different approach to cysts of the posterior fossa. Pediatr Radiol. 2004;34(9):720-732.
28. Paladini D, Quarantelli M, Pastore G, et al. Abnormal or delayed development of the posterior membranous area of the brain: anatomy, ultrasound diagnosis, natural history and outcome of Blake's pouch cyst in the fetus. Ultrasound Obstet Gynecol. 2012;39(3):279-287.
29. Robinson AJ, Goldstein R. The cisterna magna septa: vestigial remnants of Blake's pouch and a potential new marker for normal development of the rhombencephalon. J Ultrasound Med. 2007;26(1):83-95.
30. Malinger G, Lev D, Lerman-Sagie T. The fetal cerebellum. Pitfalls in diagnosis and management. Prenat Diagn. 2009;29(4):372-380.
31. Kostovic I, Judas M, Rados M, Hrabac P. Laminar organization of the human fetal cerebrum revealed by histochemical markers and magnetic resonance imaging. Cereb Cortex. 2002;12(5):536-544.
32. Pugash D, Hendson G, Dunham CP, et al. Sonographic assessment of normal and abnormal patterns of fetal cerebral lamination. Ultrasound Obstet Gynecol. 2012;40(6):642-651.
33. Rados M, Judas M, Kostovic I. In vitro MRI of brain development. Eur J Radiol. 2006;57(2):187-198.
34. Boitor-Borza D, Kovacs T, Stamatian F. Ganglionic eminence within the early developing brain visualized by 3D transvaginal ultrasound. Med Ultrason. 2015;17(3):289-294.
35. Righini A, Cesaretti C, Conte G, et al. Expanding the spectrum of human ganglionic eminence region anomalies on fetal magnetic resonance imaging. Neuroradiology. 2016;58(3):293-300.
36. Itabashi HH. Forensic neuropathology a practical review of the fundamentals. Boston: Elsevier Academic Press; 2007.
37. Crade M, Patel J, McQuown D. Sonographic imaging of the glycogen stage of the fetal choroid plexus. AJR Am J Roentgenol. 1981;137(3):489-491.
38. Blaas HG. Detection of structural abnormalities in the first trimester using ultrasound. Best Pract Res Clin Obstet Gynaecol. 2014;28(3):341-353.
39. Guibaud L, Lacalm A. Etiological diagnostic tools to elucidate 'isolated' ventriculomegaly. Ultrasound Obstet Gynecol. 2015;46(1):1-11.
40. Monteagudo A, Timor-Tritsch IE. Normal sonographic development of the central nervous system from the second trimester onwards using 2D, 3D and transvaginal sonography. Prenat Diagn. 2009;29(4):326-339.
41. Vinals F, Correa F, Goncalves-Pereira PM. Anterior and posterior complexes: a step towards improving neurosonographic screening of midline and cortical anomalies. Ultrasound Obstet Gynecol. 2015;46(5):585-594.
42. Vinurel N, Van Nieuwenhuyse A, Cagneaux M, et al. Distortion of the anterior part of the interhemispheric fissure: significance and implications for prenatal diagnosis. Ultrasound Obstet Gynecol. 2014;43(3):346-352.
43. Filly RA, Goldstein RB, Callen PW. Fetal ventricle: importance in routine obstetric sonography. Radiology. 1991;181(1):1-7.
44. Araujo Júnior E, Martins WP, Rolo LC, et al. Normative data for fetal cisterna magna length measurement between 18 and 24 weeks of pregnancy. Childs Nerv Syst. 2014;30(1):9-12.
45. Zimmer EZ, Lowenstein L, Bronshtein M, et al. Clinical significance of isolated mega cisterna magna. Arch Gynecol Obstet. 2007;276(5):487-490.
46. Dror R, Malinger G, Ben-Sira L, et al. Developmental outcome of children with enlargement of the cisterna magna identified in utero. J Child Neurol. 2009;24(12):1486-1492.
47. Haimovici JA, Doubilet PM, Benson CB, Frates MC. Clinical significance of isolated enlargement of the cisterna magna (>10 mm) on prenatal sonography. J Ultrasound Med. 1997;16(11):731-734.
48. Ghai S, Fong KW, Toi A, Prenatal US. et al. and MR imaging findings of lissencephaly: review of fetal cerebral sulcal development. Radiographics. 2006;26(2):389-405.
49. Quarello E, Stirnemann J, Ville Y, Guibaud L. Assessment of fetal sylvian fissure operculization between 22 and 32 weeks: a subjective approach. Ultrasound Obstet Gynecol. 2008;32(1):44-49.
50. Toi A, Lister WS, Fong KW. How early are fetal cerebral sulci visible at prenatal ultrasound and what is the normal pattern of early fetal sulcal development? Ultrasound Obstet Gynecol. 2004;24(7):706-715.
51. Pashaj S, Merz E, Wellek S. Biometry of the fetal corpus callosum by three-dimensional ultrasound. Ultrasound Obstet Gynecol. 2013;42(6):691-698.
52. Rizzo G, Capponi A, Pietrolucci ME, et al. An algorithm based on OmniView technology to reconstruct sagittal and coronal planes of the fetal brain from volume datasets acquired by three-dimensional ultrasound. Ultrasound Obstet Gynecol. 2011;38(2):158-164.
53. Tonni G, Grisolia G, Sepulveda W. Second trimester fetal neurosonography: reconstructing cerebral midline anatomy and anomalies using a novel three-dimensional ultrasound technique. Prenat Diagn. 2014;34(1):75-83.
54. Levine D, Barnes PD, Madsen JR, et al. Central nervous system abnormalities assessed with prenatal magnetic resonance imaging. Obstet Gynecol. 1999;94(6):1011-1019.
55. Pooh RK, Nagao Y, Pooh K. Fetal neuroimaging by transvaginal 3D ultrasound and MRI. Ultrasound Rev Obstet Gynecol. 2006;6:123-134.
56. Fong K, Chong K, Toi A, et al. Fetal ventriculomegaly secondary to isolated large choroid plexus cysts: prenatal findings and postnatal outcome. Prenat Diagn. 2011;31(4):395-400.
57. Van den Hof MC, Wilson RD. Fetal soft markers in obstetric ultrasound. J Obstet Gynaecol Can. 2005;27(6):592-636.
58. Ebrashy A, Kurjak A, Adra A, et al. Controversial ultrasound findings in mid trimester pregnancy. Evidence based approach. J Perinat Med. 2016;44(2):131-137.
59. Chapman T, Mahalingam S, Ishak GE, et al. Diagnostic imaging of posterior fossa anomalies in the fetus and neonate: part 1, normal anatomy and classification of anomalies. Clin Imaging. 2015;39(1):1-8.
60. Gandolfi Colleoni G, Contro E, et al. Prenatal diagnosis and outcome of fetal posterior fossa fluid collections. Ultrasound Obstet Gynecol. 2012;39(6):625-631.
61. Chen CY, Chen FH, Lee CC, et al. Sonographic characteristics of the cavum velum interpositum. AJNR Am J Neuroradiol. 1998;19(9):1631-1635.
62. Shah PS, Blaser S, Toi A, et al. Cavum veli interpositi: prenatal diagnosis and postnatal outcome. Prenat Diagn. 2005;25(7):539-542.
63. Eisenberg VH, Zalel Y, Hoffmann C, et al. Prenatal diagnosis of cavum velum interpositum cysts: significance and outcome. Prenat Diagn. 2003;23(10):779-783.
64. Saba L, Anzidei M, Raz E, et al. MR and CT of brain's cava. J Neuroimaging. 2013;23(3):326-335.
65. Vergani P, Locatelli A, Piccoli MG, et al. Ultrasonographic differential diagnosis of fetal intracranial interhemispheric cysts. Am J Obstet Gynecol. 1999;180(2 Pt 1):423-428.
66. Gaglioti P, Oberto M, Todros T. The significance of fetal ventriculomegaly: etiology, short- and long-term outcomes. Prenat Diagn. 2009;29(4):381-388.
67. Tully HM, Dobyns WB. Infantile hydrocephalus: a review of epidemiology, classification and causes. Eur J Med Genet. 2014;57(8):359-368.
68. Verhagen JM, Schrander-Stumpel CT, Krapels IP, et al. Congenital hydrocephalus in clinical practice: a genetic diagnostic approach. Eur J Med Genet. 2011;54(6):e542-e547.
69. Guibaud L. Fetal cerebral ventricular measurement and ventriculomegaly: time for procedure standardization. Ultrasound Obstet Gynecol. 2009;34(2):127-130.

70. Heiserman J, Filly RA, Goldstein RB. Effect of measurement errors on sonographic evaluation of ventriculomegaly. J Ultrasound Med. 1991;10(3):121-124.
71. Melchiorre K, Bhide A, Gika AD, et al. Counseling in isolated mild fetal ventriculomegaly. Ultrasound Obstet Gynecol. 2009;34(2):212-224.
72. Farrell TA, Hertzberg BS, Kliewer MA, et al. Fetal lateral ventricles: reassessment of normal values for atrial diameter at US. Radiology. 1994;193(2):409-411.
73. Filly RA, Goldstein RB. The fetal ventricular atrium: fourth down and 10 mm to go. Radiology. 1994;193(2):315-317.
74. Mahony BS, Nyberg DA, Hirsch JH, et al. Mild idiopathic lateral cerebral ventricular dilatation in utero: sonographic evaluation. Radiology. 1988;169(3):715-721.
75. Hertzberg BS, Lile R, Foosaner DE, et al. Choroid plexus–ventricular wall separation in fetuses with normal-sized cerebral ventricles at sonography: postnatal outcome. AJR Am J Roentgenol. 1994;163(2):405-410.
76. Pagani G, Thilaganathan B, Prefumo F. Neurodevelopmental outcome in isolated mild fetal ventriculomegaly: systematic review and meta-analysis. Ultrasound Obstet Gynecol. 2014;44(3):254-260.
77. Weichert J, Hartge D, Krapp M, et al. Prevalence, characteristics and perinatal outcome of fetal ventriculomegaly in 29,000 pregnancies followed at a single institution. Fetal Diagn Ther. 2010;27(3):142-148.
78. Gaglioti P, Danelon D, Bontempo S, et al. Fetal cerebral ventriculomegaly: outcome in 176 cases. Ultrasound Obstet Gynecol. 2005;25(4):372-377.
79. D'Addario V, Pinto V, Di Cagno L, Pintucci A. Sonographic diagnosis of fetal cerebral ventriculomegaly: an update. J Matern Fetal Neonatal Med. 2007;20(1):7-14.
80. Vintzileos AM, Ingardia CJ, Nochimson DJ. Congenital hydrocephalus: a review and protocol for perinatal management. Obstet Gynecol. 1983;62(5):539-549.
81. Lee JE, Gleeson JG. Cilia in the nervous system: linking cilia function and neurodevelopmental disorders. Curr Opin Neurol. 2011;24(2):98-105.
82. McAllister JP 2nd. Pathophysiology of congenital and neonatal hydrocephalus. Semin Fetal Neonatal Med. 2012;17(5):285-294.
83. Monteagudo A, Timor-Tritsch IE, Moomjy M. Nomograms of the fetal lateral ventricles using transvaginal sonography. J Ultrasound Med. 1993;12(5):265-269.
84. Garel C, Fetal MRI. what is the future? Ultrasound Obstet Gynecol. 2008;31(2):123-128.
85. Morris JE, Rickard S, Paley MN, et al. The value of in-utero magnetic resonance imaging in ultrasound diagnosed foetal isolated cerebral ventriculomegaly. Clin Radiol. 2007;62(2):140-144.
86. Stroustrup Smith A, Levine D, et al. Magnetic resonance imaging of the kinked fetal brain stem: a sign of severe dysgenesis. J Ultrasound Med. 2005;24(12):1697-1709.
87. Baffero GM, Crovetto F, Fabietti I, et al. Prenatal ultrasound predictors of postnatal major cerebral abnormalities in fetuses with apparently isolated mild ventriculomegaly. Prenat Diagn. 2015;35(8):783-788.
88. Laskin MD, Kingdom J, Toi A, et al. Perinatal and neurodevelopmental outcome with isolated fetal ventriculomegaly: a systematic review. J Matern Fetal Neonatal Med. 2005;18(5):289-298.
89. Sadan S, Malinger G, Schweiger A, et al. Neuropsychological outcome of children with asymmetric ventricles or unilateral mild ventriculomegaly identified in utero. BJOG. 2007;114(5):596-602.
90. Uher BF, Golden JA. Neuronal migration defects of the cerebral cortex: a destination debacle. Clin Genet. 2000;58(1):16-24.
91. Barkovich AJ, Guerrini R, Kuzniecky RI, et al. A developmental and genetic classification for malformations of cortical development: update 2012. Brain. 2012;135(Pt 5):1348-1369.
92. Sarnat HB, Flores-Sarnat L. Integrative classification of morphology and molecular genetics in central nervous system malformations. Am J Med Genet A. 2004;126(a4):386-392.
93. van der Knaap MS, Valk J. Classification of congenital abnormalities of the CNS. AJNR Am J Neuroradiol. 1988;9(2):315-326.
94. Greene ND, Copp AJ. Neural tube defects. Annu Rev Neurosci. 2014;37:221-242.
95. Goldstein RB, Filly RA. Prenatal diagnosis of anencephaly: spectrum of sonographic appearances and distinction from the amniotic band syndromex. AJR Am J Roentgenol. 1988;151:547-550.
96. Naidich TP, Griffiths PD, Rosenbloom L. Central nervous system injury in utero: selected entities. Pediatr Radiol. 2015;45(Suppl. 3):S454-S462.
97. Sepulveda W, Corral E, Ayala C, et al. Chromosomal abnormalities in fetuses with open neural tube defects: prenatal identification with ultrasound. Ultrasound Obstet Gynecol. 2004;23(4):352-356.
98. Cafici D, Sepulveda W. First-trimester echogenic amniotic fluid in the acrania-anencephaly sequence. J Ultrasound Med. 2003;22(10):1075-1079.
99. Engels AC, Joyeux L, Brantner C, et al. Sonographic detection of central nervous system defects in the first trimester of pregnancy. Prenat Diagn. 2016;36(3):266-273.
100. Chen CP, Chang TY, Lin YH, Wang W. Prenatal sonographic diagnosis of acrania associated with amniotic bands. J Clin Ultrasound. 2004;32(5):256-260.
101. Goldstein RB, LaPidus AS, Filly RA. Fetal cephaloceles: diagnosis with US. Radiology. 1991;180(3):803-808.
102. Kasprian GJ, Paldino MJ, Mehollin-Ray AR, et al. Prenatal imaging of occipital encephaloceles. Fetal Diagn Ther. 2015;37(3):241-248.
103. Hoving EW. Nasal encephaloceles. Childs Nerv Syst. 2000;16(10–11):702-706.
104. Moron FE, Morriss MC, Jones JJ, Hunter JV. Lumps and bumps on the head in children: use of CT and MR imaging in solving the clinical diagnostic dilemma. Radiographics. 2004;24(6):1655-1674.
105. Hunt JA, Hobar PC. Common craniofacial anomalies: facial clefts and encephaloceles. Plast Reconstr Surg. 2003;112(2):606-615.
106. Tirumandas M, Sharma A, Gbenimacho I, et al. Nasal encephaloceles: a review of etiology, pathophysiology, clinical presentations, diagnosis, treatment, and complications. Childs Nerv Syst. 2013;29(5):739-744.
107. Chen CP. Syndromes, disorders and maternal risk factors associated with neural tube defects (I). Taiwan J Obstet Gynecol. 2008;47(1):1-9.
108. Copp AJ, Stanier P, Greene ND. Neural tube defects: recent advances, unsolved questions, and controversies. Lancet Neurol. 2013;12(8):799-810.
109. Chen CP. Syndromes, disorders and maternal risk factors associated with neural tube defects (V). Taiwan J Obstet Gynecol. 2008;47(3):259-266.
110. Brunelle F, Baraton J, Renier D, et al. Intracranial venous anomalies associated with atretic cephalocoeles. Pediatr Radiol. 2000;30(11):743-747.
111. Siverino RO, Guarrera V, Attina G, et al. Parietal atretic cephalocele: associated cerebral anomalies identified by CT and MR imaging. Neuroradiol J. 2015;28(2):217-221.
112. Bannister CM, Russell SA, Rimmer S, et al. Can prognostic indicators be identified in a fetus with an encephalocele? Eur J Pediatr Surg. 2000;10(Suppl. 1):20-23.
113. Bui CJ, Tubbs RS, Shannon CN, et al. Institutional experience with cranial vault encephaloceles. J Neurosurg. 2007;107(1 Suppl.):22-25.
114. Tissir F, Qu Y, Montcouquiol M, et al. Lack of cadherins Celsr2 and Celsr3 impairs ependymal ciliogenesis, leading to fatal hydrocephalus. Nat Neurosci. 2010;13(6):700-707.
115. Waters AM, Beales PL. Ciliopathies: an expanding disease spectrum. Pediatr Nephrol. 2011;26(7):1039-1056.
116. Brancati F, Dallapiccola B, Valente EM. Joubert syndrome and related disorders. Orphanet J Rare Dis. 2010;5:20.
117. Pugash D, Oh T, Godwin K, et al. Sonographic 'molar tooth' sign in the diagnosis of Joubert syndrome. Ultrasound Obstet Gynecol. 2011;38(5):598-602.
118. Chen CP. Meckel syndrome: genetics, perinatal findings, and differential diagnosis. Taiwan J Obstet Gynecol. 2007;46(1):9-14.
119. Aguirre-Pascual E, Epelman M, Johnson AM, et al. Prenatal MRI evaluation of limb-body wall complex. Pediatr Radiol. 2014;44(11):1412-1420.
120. Daltro P, Fricke BL, Kline-Fath BM, et al. Prenatal MRI of congenital abdominal and chest wall defects. AJR Am J Roentgenol. 2005;184(3):1010-1016.
121. Iqbal CW, Derderian SC, Cheng Y, et al. Amniotic band syndrome: a single-institutional experience. Fetal Diagn Ther. 2015;37(1):1-5.
122. D'Addario V, Rossi AC, Pinto V, et al. Comparison of six sonographic signs in the prenatal diagnosis of spina bifida. J Perinat Med. 2008;36(4):330-334.

123. Chen CP. Syndromes, disorders and maternal risk factors associated with neural tube defects (III). Taiwan J Obstet Gynecol. 2008;47(2):131-140.
124. Thompson DN. Postnatal management and outcome for neural tube defects including spina bifida and encephalocoeles. Prenat Diagn. 2009;29(4):412-419.
125. Kawamura T, Morioka T, Nishio S, et al. Cerebral abnormalities in lumbosacral neural tube closure defect: MR imaging evaluation. Childs Nerv Syst. 2001;17(7):405-410.
126. McLone DG, Dias MS. The Chiari II malformation: cause and impact. Childs Nerv Syst. 2003;19(7–8):540-550.
127. Miller E, Widjaja E, Blaser S, et al. The old and the new: supratentorial MR findings in Chiari II malformation. Childs Nerv Syst. 2008;24(5):563-575.
128. Stoll C, Dott B, Alembik Y, Roth MP. Associated malformations among infants with neural tube defects. Am J Med Genet A. 2011;155A(3):565-568.
129. Nielsen LA, Maroun LL, Broholm H, et al. Neural tube defects and associated anomalies in a fetal and perinatal autopsy series. APMIS. 2006;114(4):239-246.
130. Bahlmann F, Reinhard I, Schramm T, et al. Cranial and cerebral signs in the diagnosis of spina bifida between 18 and 22 weeks of gestation: a German multicentre study. Prenat Diagn. 2015;35(3):228-235.
131. Bredaki FE, Poon LC, Birdir C, et al. First-trimester screening for neural tube defects using alpha-fetoprotein. Fetal Diagn Ther. 2012;31(2):109-114.
132. Campbell J, Gilbert WM, Nicolaides KH, Campbell S. Ultrasound screening for spina bifida: cranial and cerebellar signs in a high-risk population. Obstet Gynecol. 1987;70(2):247-250.
133. Ball RH, Filly RA, Goldstein RB, Callen PW. The lemon sign: not a specific indicator of meningomyelocele. J Ultrasound Med. 1993;12(3):131-134.
134. Barkovich AJ, Gressens P, Evrard P. Formation, maturation, and disorders of brain neocortex. AJNR Am J Neuroradiol. 1992;13(2):423-446.
135. Callen AL, Filly RA. Supratentorial abnormalities in the Chiari II malformation, I: the ventricular "point. ". J Ultrasound Med. 2008;27(1):33-38.
136. Bernard JP, Cuckle HS, Stirnemann JJ, et al. Screening for fetal spina bifida by ultrasound examination in the first trimester of pregnancy using fetal biparietal diameter. Am J Obstet Gynecol. 2012;207(4). 306 e1-306 e5..
137. Buisson O, De Keersmaecker B, Senat MV, et al. Sonographic diagnosis of spina bifida at 12 weeks: heading towards indirect signs. Ultrasound Obstet Gynecol. 2002;19(3):290-292.
138. Chaoui R, Benoit B, Heling KS, et al. Prospective detection of open spina bifida at 11-13 weeks by assessing intracranial translucency and posterior brain. Ultrasound Obstet Gynecol. 2011;38(6):722-726.
139. Chaoui R, Nicolaides KH. From nuchal translucency to intracranial translucency: towards the early detection of spina bifida. Ultrasound Obstet Gynecol. 2010;35(2):133-138.
140. Chen FC, Gerhardt J, Entezami M, et al. Detection of spina bifida by first trimester screening—results of the prospective multicenter Berlin IT-Study. Ultraschall Med. 2017;38(2):151-157.
141. Finn M, Sutton D, Atkinson S, et al. The aqueduct of Sylvius: a sonographic landmark for neural tube defects in the first trimester. Ultrasound Obstet Gynecol. 2011;38(6):640-645.
142. Kappou D, Papastefanou I, Pilalis A, et al. Towards detecting open spina bifida in the first trimester: the examination of the posterior brain. Fetal Diagn Ther. 2015;37(4):294-300.
143. Lachmann R, Chaoui R, Moratalla J, et al. Posterior brain in fetuses with open spina bifida at 11 to 13 weeks. Prenat Diagn. 2011;31(1):103-106.
144. Lachmann R, Picciarelli G, Moratalla J, et al. Frontomaxillary facial angle in fetuses with spina bifida at 11-13 weeks' gestation. Ultrasound Obstet Gynecol. 2010;36(3):268-271.
145. Simon EG, Arthuis CJ, Haddad G, et al. Biparietal/transverse abdominal diameter ratio </= 1: potential marker for open spina bifida at 11-13-week scan. Ultrasound Obstet Gynecol. 2015;45(3):267-272.
146. Sebire NJ, Noble PL, Thorpe-Beeston JG, et al. Presence of the 'lemon' sign in fetuses with spina bifida at the 10-14-week scan. Ultrasound Obstet Gynecol. 1997;10(6):403-405.
147. Kennedy D, Chitayat D, Winsor EJ, et al. Prenatally diagnosed neural tube defects: ultrasound, chromosome, and autopsy or postnatal findings in 212 cases. Am J Med Genet. 1998;77(4):317-321.
148. Danzer E, Johnson MP. Fetal surgery for neural tube defects. Semin Fetal Neonatal Med. 2014;19(1):2-8.
149. Winter TC, Kennedy AM, Woodward PJ. Holoprosencephaly: a survey of the entity, with embryology and fetal imaging. Radiographics. 2015;35(1):275-290.
150. Fernandes M, Hebert JM. The ups and downs of holoprosencephaly: dorsal versus ventral patterning forces. Clin Genet. 2008;73(5):413-423.
151. Dubourg C, Bendavid C, Pasquier L, et al. Holoprosencephaly. Orphanet J Rare Dis. 2007;2:8.
152. Blaas HG, Eriksson AG, Salvesen KA, et al. Brains and faces in holoprosencephaly: pre- and postnatal description of 30 cases. Ultrasound Obstet Gynecol. 2002;19(1):24-38.
153. Hahn JS, Barnes PD. Neuroimaging advances in holoprosencephaly: refining the spectrum of the midline malformation. Am J Med Genet C Semin Med Genet. 2010;154C(1):120-132.
154. Volpe P, Campobasso G, De Robertis V, Rembouskos G. Disorders of prosencephalic development. Prenat Diagn. 2009;29(4):340-354.
155. Ming JE, Muenke M. Holoprosencephaly: from Homer to Hedgehog. Clin Genet. 1998;53(3):155-163.
156. Demyer W, Zeman W, Palmer CD. Familial alobar holoprosencephaly (arhinencephaly) with median cleft lip and palate. Report of patient with 46 chromosomes. Neurology. 1963;13:913-918.
157. Bernard JP, Drummond CL, Zaarour P, et al. A new clue to the prenatal diagnosis of lobar holoprosencephaly: the abnormal pathway of the anterior cerebral artery crawling under the skull. Ultrasound Obstet Gynecol. 2002;19(6):605-607.
158. Malinger G, Lev D, Kidron D, et al. Differential diagnosis in fetuses with absent septum pellucidum. Ultrasound Obstet Gynecol. 2005;25(1):42-49.
159. Plawner LL, Delgado MR, Miller VS, et al. Neuroanatomy of holoprosencephaly as predictor of function: beyond the face predicting the brain. Neurology. 2002;59(7):1058-1066.
160. Lewis AJ, Simon EM, Barkovich AJ, et al. Middle interhemispheric variant of holoprosencephaly: a distinct cliniconeuroradiologic subtype. Neurology. 2002;59(12):1860-1865.
161. Nakayama T, Yamada R. MR imaging of the posterior fossa structures of human embryos and fetuses. Radiat Med. 1999;17(2):105-114.
162. Doherty D, Millen KJ, Barkovich AJ. Midbrain and hindbrain malformations: advances in clinical diagnosis, imaging, and genetics. Lancet Neurol. 2013;12(4):381-393.
163. Jissendi-Tchofo P, Severino M, Nguema-Edzang B, et al. Update on neuroimaging phenotypes of mid-hindbrain malformations. Neuroradiology. 2015;57(2):113-138.
164. Limperopoulos C, Robertson RL, Estroff JA, et al. Diagnosis of inferior vermian hypoplasia by fetal magnetic resonance imaging: potential pitfalls and neurodevelopmental outcome. Am J Obstet Gynecol. 2006;194(4):1070-1076.
165. Aletebi FA, Fung KF. Neurodevelopmental outcome after antenatal diagnosis of posterior fossa abnormalities. J Ultrasound Med. 1999;18(10):683-689.
166. Boltshauser E. Cerebellar imaging—an important signpost in paediatric neurology. Childs Nerv Syst. 2001;17(4–5):211-216.
167. Paladini D, Volpe P. Posterior fossa and vermian morphometry in the characterization of fetal cerebellar abnormalities: a prospective three-dimensional ultrasound study. Ultrasound Obstet Gynecol. 2006;27(5):482-489.
168. Vinals F, Munoz M, Naveas R, et al. The fetal cerebellar vermis: anatomy and biometric assessment using volume contrast imaging in the C-plane (VCI-C). Ultrasound Obstet Gynecol. 2005;26(6):622-627.
169. Guibaud L. Practical approach to prenatal posterior fossa abnormalities using MRI. Pediatr Radiol. 2004;34(9):700-711.
170. Guibaud L, des Portes V. Plea for an anatomical approach to abnormalities of the posterior fossa in prenatal diagnosis. Ultrasound Obstet Gynecol. 2006;27(5):477-481.
171. Robinson AJ, Blaser S, Toi A, et al. The fetal cerebellar vermis: assessment for abnormal development by ultrasonography and magnetic resonance imaging. Ultrasound Q. 2007;23(3):211-223.
172. Adamsbaum C, Moutard ML, Andre C, et al. MRI of the fetal posterior fossa. Pediatr Radiol. 2005;35(2):124-140.
173. Patel S, Barkovich AJ. Analysis and classification of cerebellar malformations. AJNR Am J Neuroradiol. 2002;23(7):1074-1087.
174. Phillips JJ, Mahony BS, Siebert JR, et al. Dandy-Walker malformation complex: correlation between ultrasonographic diagnosis and postmortem neuropathology. Obstet Gynecol. 2006;107(3):685-693.

175. Parisi MA, Dobyns WB. Human malformations of the midbrain and hindbrain: review and proposed classification scheme. Mol Genet Metab. 2003;80(1-2):36-53.
176. Volpe P, Muto B, Passamonti U, et al. Abnormal sonographic appearance of posterior brain at 11-14 weeks and fetal outcome. Prenat Diagn. 2015;35(7):717-723.
177. Chapman T, Mahalingam S, Ishak GE, et al. Diagnostic imaging of posterior fossa anomalies in the fetus and neonate: part 2, Posterior fossa disorders. Clin Imaging. 2015;39(2):167-175.
178. Babcook CJ, Chong BW, Salamat MS, et al. Sonographic anatomy of the developing cerebellum: normal embryology can resemble pathology. AJR Am J Roentgenol. 1996;166(2):427-433.
179. Pilu G, Hobbins JC. Sonography of fetal cerebrospinal anomalies. Prenat Diagn. 2002;22(4):321-330.
180. Limperopoulos C, Robertson RL Jr, Khwaja OS, et al. How accurately does current fetal imaging identify posterior fossa anomalies? AJR Am J Roentgenol. 2008;190(6):1637-1643.
181. Malinger G, Ginath S, Lerman-Sagie T, et al. The fetal cerebellar vermis: normal development as shown by transvaginal ultrasound. Prenat Diagn. 2001;21(8):6876-6892.
182. Pasquier L, Marcorelles P, Loget P, et al. Rhombencephalosynapsis and related anomalies: a neuropathological study of 40 fetal cases. Acta Neuropathol. 2009;117(2):185-200.
183. Poretti A, Leventer RJ, Cowan FM, et al. Cerebellar cleft: a form of prenatal cerebellar disruption. Neuropediatrics. 2008;39(2):106-112.
184. Boltshauser E, Martin F, Altermatt S. Outcome in children with space-occupying posterior fossa arachnoid cysts. Neuropediatrics. 2002;33(3):118-121.
185. Hayward R. Postnatal management and outcome for fetal-diagnosed intra-cerebral cystic masses and tumours. Prenat Diagn. 2009;29(4):396-401.
186. de Wit MC, Lequin MH, de Coo IF, et al. Cortical brain malformations: effect of clinical, neuroradiological, and modern genetic classification. Arch Neurol. 2008;65(3):358-366.
187. Montenegro MA, Guerreiro MM, Lopes-Cendes I, et al. Interrelationship of genetics and prenatal injury in the genesis of malformations of cortical development. Arch Neurol. 2002;59(7):1147-1153.
188. Toi A, Chitayat D, Blaser S. Abnormalities of the foetal cerebral cortex. Prenat Diagn. 2009;29(4):355-371.
189. Wang DC, Shannon P, Toi A, et al. Temporal lobe dysplasia: a characteristic sonographic finding in thanatophoric dysplasia. Ultrasound Obstet Gynecol. 2014;44(5):588-594.
190. Mirzaa GM, Paciorkowski AR. Introduction: brain malformations. Am J Med Genet C Semin Med Genet. 2014;166C(2):117-123.
191. Raybaud C, Widjaja E. Development and dysgenesis of the cerebral cortex: malformations of cortical development. Neuroimaging Clin N Am. 2011;21(3):483-543. vii.
192. Malinger G, Kidron D, Schreiber L, et al. Prenatal diagnosis of malformations of cortical development by dedicated neurosonography. Ultrasound Obstet Gynecol. 2007;29(2):178-191.
193. Malinger G, Lev D, Lerman-Sagie T. Assessment of fetal intracranial pathologies first demonstrated late in pregnancy: cell proliferation disorders. Reprod Biol Endocrinol. 2003;1:110.
194. De Catte L, De Keersmaeker B, Claus F. Prenatal neurologic anomalies: sonographic diagnosis and treatment. Paediatr Drugs. 2012;14(3):143-155.
195. Guerrini R, Dobyns WB. Malformations of cortical development: clinical features and genetic causes. Lancet Neurol. 2014;13(7):710-726.
196. Barkovich AJ, Kuzniecky RI, Jackson GD, et al. A developmental and genetic classification for malformations of cortical development. Neurology. 2005;65(12):1873-1887.
197. Soares de Olivera-Szejnfeld P, Levine D, Melo AS, et al. Congenital brain abnormalities and Zika virus: what the radiologist can expect to see prenatally and postnatally. Radiology. 2016;281(1):203-218.
198. Abuelo D. Microcephaly syndromes. Semin Pediatr Neurol. 2007;14(3):118-127.
199. Schwarzler P, Homfray T, Bernard JP, et al. Late onset microcephaly: failure of prenatal diagnosis. Ultrasound Obstet Gynecol. 2003;22(6):640-642.
200. Almgren M, Schalling M, Lavebratt C. Idiopathic megalencephaly—possible cause and treatment opportunities: from patient to lab. Eur J Paediatr Neurol. 2008;12(6):438-445.
201. Malinger G, Lev D, Ben-Sira L, et al. Can syndromic macrocephaly be diagnosed in utero? Ultrasound Obstet Gynecol. 2011;37(1):72-81.
202. Williams CA, Dagli A, Battaglia A. Genetic disorders associated with macrocephaly. Am J Med Genet A. 2008;146A(15):2023-2037.
203. Olney AH. Macrocephaly syndromes. Semin Pediatr Neurol. 2007;14(3):128-135.
204. Flores-Sarnat L. Hemimegalencephaly: part 1. Genetic, clinical, and imaging aspects. J Child Neurol. 2002;17(5):373-384.
205. Andrade CS, Leite Cda C. Malformations of cortical development: current concepts and advanced neuroimaging review. Arq Neuropsiquiatr. 2011;69(1):130-138.
206. Flores-Sarnat L. Hemimegalencephaly syndrome. Handb Clin Neurol. 2008;87:153-176.
207. Tinkle BT, Schorry EK, Franz DN, et al. Epidemiology of hemimegalencephaly: a case series and review. Am J Med Genet A. 2005;139(3):204-211.
208. Fry AE, Cushion TD, Pilz DT. The genetics of lissencephaly. Am J Med Genet C Semin Med Genet. 2014;166C(2):198-210.
209. Lacalm A, Nadaud B, Massoud M, et al. Prenatal diagnosis of cobblestone lissencephaly associated with Walker-Warburg syndrome based on a specific sonographic pattern. Ultrasound Obstet Gynecol. 2016;47(1):117-122.
210. Stutterd CA, Leventer RJ. Polymicrogyria: a common and heterogeneous malformation of cortical development. Am J Med Genet C Semin Med Genet. 2014;166C(2):227-239.
211. Blondiaux E, Sileo C, Nahama-Allouche C, et al. Periventricular nodular heterotopia on prenatal ultrasound and magnetic resonance imaging. Ultrasound Obstet Gynecol. 2013;42(2):149-155.
212. Denis D, Chateil JF, Brun M, et al. Schizencephaly: clinical and imaging features in 30 infantile cases. Brain Dev. 2000;22(8):475-483.
213. Denis D, Maugey-Laulom B, Carles D, et al. Prenatal diagnosis of schizencephaly by fetal magnetic resonance imaging. Fetal Diagn Ther. 2001;16(6):354-359.
214. Nissenkorn A, Michelson M, Ben-Zeev B, Lerman-Sagie T. Inborn errors of metabolism: a cause of abnormal brain development. Neurology. 2001;56(10):1265-1272.
215. Spronsen FJ, Smit GP, Erwich JJ. Inherited metabolic diseases and pregnancy. BJOG. 2005;112(1):2-11.
216. Strenge S, Froster UG, Wanders RJ, et al. First-trimester increased nuchal translucency as a prenatal sign of Zellweger syndrome. Prenat Diagn. 2004;24(2):151-153.
217. Wortmann SB, Reimer A, Creemers JW, Mullaart RA. Prenatal diagnosis of cerebral lesions in tuberous sclerosis complex (TSC). Case report and review of the literature. Eur J Paediatr Neurol. 2008;12(2):123-126.
218. Northrup H, Koening M, Pearson D, Au K. Tuberous sclerosis complex. GeneReviews. 2015. Available from: http://www.ncbi.nlm.nih.gov/books/NBK1220/. Updated Sept. 3, 2015; accessed Feb. 13, 2016.
219. Levine D, Barnes P, Korf B, Edelman R. Tuberous sclerosis in the fetus: second-trimester diagnosis of subependymal tubers with ultrafast MR imaging. AJR Am J Roentgenol. 2000;175(4):1067-1069.
220. Santo S, D'Antonio F, Homfray T, et al. Counseling in fetal medicine: agenesis of the corpus callosum. Ultrasound Obstet Gynecol. 2012;40(5):513-521.
221. Achiron R, Lipitz S, Achiron A. Sex-related differences in the development of the human fetal corpus callosum: in utero ultrasonographic study. Prenat Diagn. 2001;21(2):116-120.
222. Paladini D, Pastore G, Cavallaro A, et al. Agenesis of the fetal corpus callosum: sonographic signs change with advancing gestational age. Ultrasound Obstet Gynecol. 2013;42(6):687-690.
223. Winter TC, Kennedy AM, Byrne J, Woodward PJ. The cavum septi pellucidi: why is it important? J Ultrasound Med. 2010;29(3):427-444.
224. Hosseinzadeh K, Luo J, Borhani A, Hill L. Non-visualisation of cavum septi pellucidi: implication in prenatal diagnosis? Insights Imaging. 2013;4(3):357-367.
225. Malinger G, Lerman-Sagie T, Vinals F. Three-dimensional sagittal reconstruction of the corpus callosum: fact or artifact? Ultrasound Obstet Gynecol. 2006;28(5):742-743.
226. Malinger G, Lev D, Lerman-Sagie T. The fetal corpus callosum. 'The truth is out there'. Ultrasound Obstet Gynecol. 2007;30(2):140-141.
227. Livingston JH, Stivaros S, Warren D, Crow YJ. Intracranial calcification in childhood: a review of aetiologies and recognizable phenotypes. Dev Med Child Neurol. 2014;56(7):612-626.

228. McCartney E, Squier W. Patterns and pathways of calcification in the developing brain. Dev Med Child Neurol. 2014;56(10):1009-1015.
229. Melo AS, Malinger G, Ximenes R, et al. Zika virus intrauterine infection causes abnormality and microcephaly: tip of the iceberg? Ultrasound Obstet Gynecol. 2016;47:6-7.
230. Mittendorf R, Covert R, Pryde PG, et al. Association between lenticulostriate vasculopathy (LSV) and neonatal intraventricular hemorrhage (IVH). J Perinatol. 2004;24(11):700-705.
231. El Ayoubi M, de Bethmann O, Monset-Couchard M. Lenticulostriate echogenic vessels: clinical and sonographic study of 70 neonatal cases. Pediatr Radiol. 2003;33(10):697-703.
232. Neu N, Duchon J, Zachariah P. TORCH infections. Clin Perinatol. 2015;42(1):77-103, viii.
233. Malinger G, Lev D, Lerman-Sagie T. Imaging of fetal cytomegalovirus infection. Fetal Diagn Ther. 2011;29(2):117-126.
234. Benoist G, Salomon LJ, Mohlo M, et al. Cytomegalovirus-related fetal brain lesions: comparison between targeted ultrasound examination and magnetic resonance imaging. Ultrasound Obstet Gynecol. 2008;32(7):900-905.
235. Yinon Y, Farine D, Yudin MH. Screening, diagnosis, and management of cytomegalovirus infection in pregnancy. Obstet Gynecol Surv. 2010;65(11):736-743.
236. Benoist G, Salomon LJ, Jacquemard F, et al. The prognostic value of ultrasound abnormalities and biological parameters in blood of fetuses infected with cytomegalovirus. BJOG. 2008;115(7):823-829.
237. Farkas N, Hoffmann C, Ben-Sira L, et al. Does normal fetal brain ultrasound predict normal neurodevelopmental outcome in congenital cytomegalovirus infection? Prenat Diagn. 2011;31(4):360-366.
238. Kieffer F, Wallon M. Congenital toxoplasmosis. Handb Clin Neurol. 2013;112:1099-1101.
239. Malinger G, Werner H, Rodriguez Leonel JC, et al. Prenatal brain imaging in congenital toxoplasmosis. Prenat Diagn. 2011;31(9):881-886.
240. Paquet C, Yudin MH. Society of Obstetricians and Gynaecologists of Canada. Toxoplasmosis in pregnancy: prevention, screening, and treatment. J Obstet Gynaecol Can. 2013;35(1):78-81.
241. Garel C, Azarian M, Lasjaunias P, Luton D. Pial arteriovenous fistulas: dilemmas in prenatal diagnosis, counseling and postnatal treatment. Report of three cases. Ultrasound Obstet Gynecol. 2005;26(3):293-296.
242. Toulgoat F, Lasjaunias P. Vascular malformations of the brain. Handb Clin Neurol. 2013;112:1043-1051.
243. Deloison B, Chaloughi G, Sonigo P, et al. Hidden mortality of prenatally diagnosed vein of Galen aneurysmal malformation: retrospective study and review of the literature. Ultrasound Obstet Gynecol. 2012;40:652-658.
244. McInnes M, Fong K, Grin A, et al. Malformations of the fetal dural sinuses. Can J Neurol Sci. 2009;36(1):72-77.
245. Corral E, Stecher X, Malinger G, et al. Thrombosis of the torcular Herophili in the fetus: a series of eight cases. Prenat Diagn. 2014;34(12):1176-1181.
246. Elchalal U, Yagel S, Gomori JM, et al. Fetal intracranial hemorrhage (fetal stroke): does grade matter? Ultrasound Obstet Gynecol. 2005;26(3):233-243.
247. Ghi T, Simonazzi G, Perolo A, et al. Outcome of antenatally diagnosed intracranial hemorrhage: case series and review of the literature. Ultrasound Obstet Gynecol. 2003;22(2):121-130.
248. Kutuk MS, Yikilmaz A, Ozgun MT, et al. Prenatal diagnosis and postnatal outcome of fetal intracranial hemorrhage. Childs Nerv Syst. 2014;30(3):411-418.
249. Pavone P, Pratico AD, Vitaliti G, et al. Hydranencephaly: cerebral spinal fluid instead of cerebral mantles. Ital J Pediatr. 2014;40:79.
250. Sepulveda W, Cortes-Yepes H, Wong AE, et al. Prenatal sonography in hydranencephaly: findings during the early stages of disease. J Ultrasound Med. 2012;31(5):799-804.
251. Isaacs H Jr. II. Perinatal brain tumors: a review of 250 cases. Pediatr Neurol. 2002;27(5):333-342.
252. Cassart M, Bosson N, Garel C, et al. Fetal intracranial tumors: a review of 27 cases. Eur Radiol. 2008;18(10):2060-2066.
253. Isaacs H Jr. I. Perinatal brain tumors: a review of 250 cases. Pediatr Neurol. 2002;27(4):249-261.
254. Yildiz H, Hakyemez B, Koroglu M, et al. Intracranial lipomas: importance of localization. Neuroradiology. 2006;48(1):1-7.
255. Ickowitz V, Eurin D, Rypens F, et al. Prenatal diagnosis and postnatal follow-up of pericallosal lipoma: report of seven new cases. AJNR Am J Neuroradiol. 2001;22(4):767-772.
256. Levine D, Robson C. MR imaging of normal brain in the second and third trimesters. In: Levine D, editor. Atlas of fetal MRI. Briston, PA: Taylor & Francis; 2005.
257. Levine D. MR imaging of fetal brain and spine. In: Atlas SW, editor. Magnetic resonance imaging of the brain and spine. Philadelphia: Lippincott; 2008.

CAPÍTULO 35

Coluna Vertebral Fetal

Elizabeth Asch e Eric Sauerbrei

RESUMO DOS PONTOS-CHAVE

- Os defeitos do tubo neural (DTN) constituem uma anomalia congênita comum com taxas de morbidade e mortalidade associadas clinicamente importantes.
- A maioria dos DTN abertos apresenta associação com anormalidades intracranianas, mais comumente a malformação de Chiari II, detectada pela ultrassonografia.
- Embora muito menos comum, os DTN fechados são menos propensos a apresentar associação com anormalidades intracranianas e exigem exame cuidadoso da coluna vertebral para detecção.
- Outras anormalidades da coluna vertebral, como escoliose, agenesia sacral, regressão caudal, sirenomelia e teratoma sacrococcígeo, têm aspectos ultrassonográficos distintos, o que auxilia na realização do diagnóstico pré-natal.

SUMÁRIO DO CAPÍTULO

ANATOMIA DO DESENVOLVIMENTO
Embriologia da Coluna Vertebral
Ossificação da Coluna Vertebral Fetal
Posição Normal da Medula Espinal
TÉCNICAS DE EXAME
Ultrassonografia Tridimensional
ESPINHA BÍFIDA
Suplementação de Ácido Fólico
Patogênese e Patologia
Rastreamento com Alfafetoproteína e Ultrassonografia
Achados Ultrassonográficos na Coluna Vertebral
Anormalidades Cranianas Associadas
Anormalidades Não Cranianas Associadas
Prognóstico
Cirurgia Fetal para Meningomielocele
MIELOCISTOCELE
DIASTEMATOMIELIA
ESCOLIOSE E CIFOSE
AGENESIA SACRAL
REGRESSÃO CAUDAL
SIRENOMELIA
TERATOMA SACROCOCCÍGEO
MASSA FETAL PRÉ-SACRAL

As anormalidades da coluna vertebral são algumas das malformações congênitas mais comuns. Nos Estados Unidos, a incidência global de defeitos do tubo neural (DTN) era de aproximadamente 1 a 2 em 1.000 nascimentos[1] antes do ano 2000, mas, em 2007, passou para 0,5 em 1.000 gestações, principalmente como resultado do uso disseminado de ácido fólico antes da concepção[2,3] e a adição de ácido fólico a produtos à base de grãos.[4] Desde a instituição da suplementação de ácido fólico, estima-se que 1.300 casos de DTN foram evitados todos os anos nos Estados Unidos.[5] Atualmente, pelo menos 42 países têm leis que obrigam a suplementação de ácido fólico para combater DTN.[6-10]

Os DTN associam-se a taxas de morbidade e mortalidade significativas. Muitos sobreviventes apresentam morbidade grave por longo tempo, o que provoca profundo impacto sobre a família, tanto emocional como física e financeiramente. Felizmente, a incidência de espinha bífida e de anencefalia ao nascimento está diminuindo em muitas áreas do mundo como resultado da existência de programas de triagem materna (testes séricos maternos e ultrassonografia como parte do pré-natal) e, mais recentemente, a administração de ácido fólico a mulheres em idade fértil.

A **ultrassonografia tridimensional** (3D) e **a ressonância magnética** (RM) constituem técnicas com impacto positivo no rastreamento pré-natal, especialmente para a localização precisa de espinha bífida e delineamento completo das anormalidades associadas. Essas informações precisas são úteis para o prognóstico e possivelmente para a cirurgia pré-natal. A cirurgia pré-natal para fechamento de meningomieloceles é um procedimento relativamente novo e praticado somente em alguns centros no momento.

ANATOMIA DO DESENVOLVIMENTO

Embriologia da Coluna Vertebral

Os precursores da medula espinal e da coluna vertebral que a circunda se desenvolvem na terceira e na quarta semanas após a concepção (quinta e sexta semanas menstruais). Durante a terceira semana após a concepção, o disco germinativo bilaminar evolui para disco germinativo trilaminar, que consiste em **ectoderma** (parte da cavidade amniótica), **mesoderma** e **endoderma** (parte da cavidade do saco vitelínico) (Fig. 35.1A). O mesoderma forma um tubo central na linha média, o **processo notocordal**, que corre ao longo do eixo longitudinal do disco embrionário. O mesoderma lateral ao processo notocordal apresenta três componentes: o mesoderma paraxial, o mesoderma intermediário e o mesoderma da placa lateral. No 21° dia após a concepção, o tubo oco chamado processo notocordal já evoluiu para um cordão sólido chamado **notocorda**, e o mesoder-

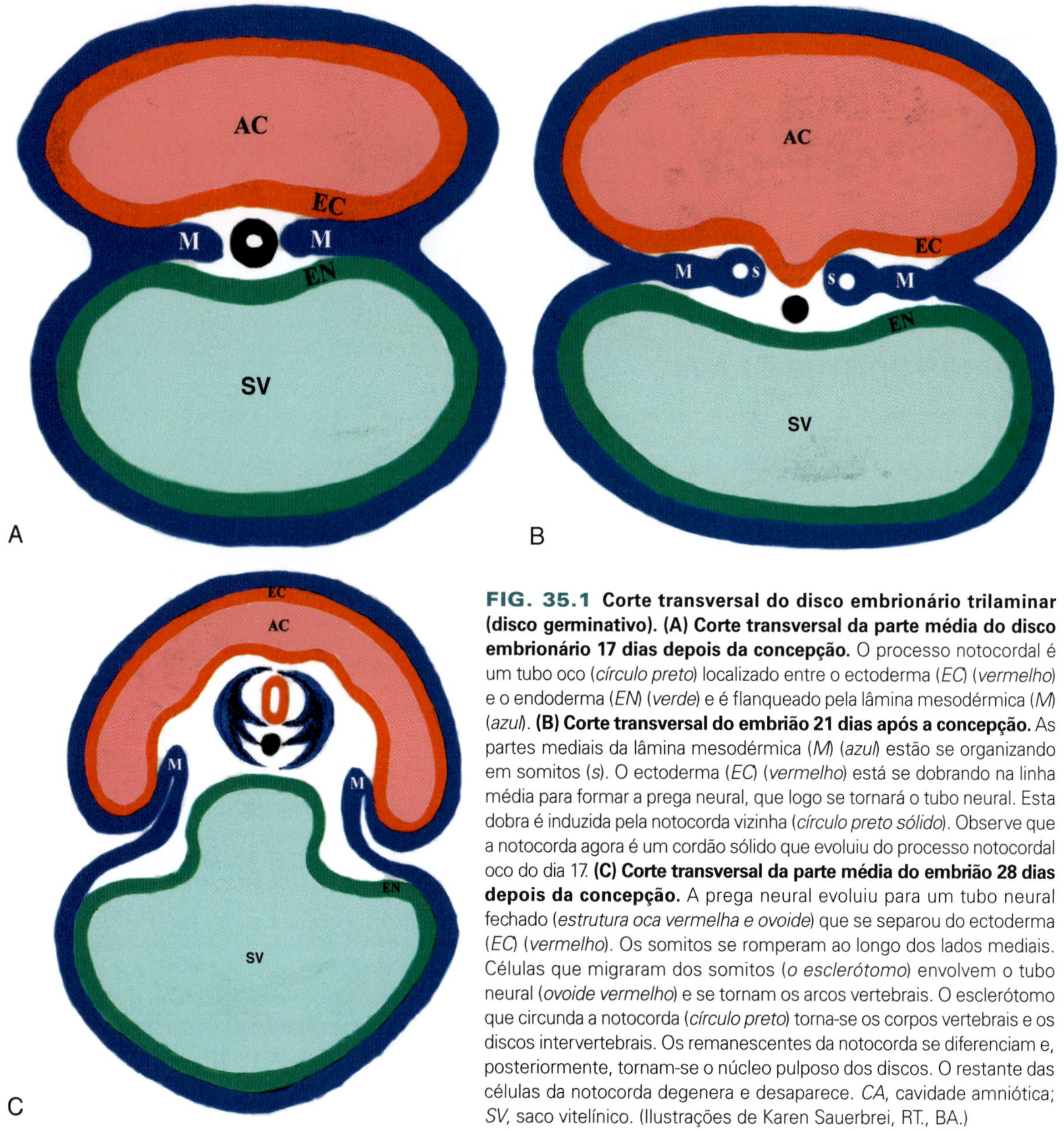

FIG. 35.1 Corte transversal do disco embrionário trilaminar (disco germinativo). (A) Corte transversal da parte média do disco embrionário 17 dias depois da concepção. O processo notocordal é um tubo oco (*círculo preto*) localizado entre o ectoderma (*EC*) (*vermelho*) e o endoderma (*EN*) (*verde*) e é flanqueado pela lâmina mesodérmica (*M*) (*azul*). **(B) Corte transversal do embrião 21 dias após a concepção.** As partes mediais da lâmina mesodérmica (*M*) (*azul*) estão se organizando em somitos (*s*). O ectoderma (*EC*) (*vermelho*) está se dobrando na linha média para formar a prega neural, que logo se tornará o tubo neural. Esta dobra é induzida pela notocorda vizinha (*círculo preto sólido*). Observe que a notocorda agora é um cordão sólido que evoluiu do processo notocordal oco do dia 17. **(C) Corte transversal da parte média do embrião 28 dias depois da concepção.** A prega neural evoluiu para um tubo neural fechado (*estrutura oca vermelha e ovoide*) que se separou do ectoderma (*EC*) (*vermelho*). Os somitos se romperam ao longo dos lados mediais. Células que migraram dos somitos (*o esclerótomo*) envolvem o tubo neural (*ovoide vermelho*) e se tornam os arcos vertebrais. O esclerótomo que circunda a notocorda (*círculo preto*) torna-se os corpos vertebrais e os discos intervertebrais. Os remanescentes da notocorda se diferenciam e, posteriormente, tornam-se o núcleo pulposo dos discos. O restante das células da notocorda degenera e desaparece. *CA*, cavidade amniótica; *SV*, saco vitelínico. (Ilustrações de Karen Sauerbrei, RT., BA.)

ma paraxial desenvolveu múltiplas protuberâncias bem definidas chamadas **somitos**, dos quais há 37 pares quando totalmente desenvolvidos (Fig. 35.1B).

A notocorda e o restante do mesoderma intraembrionário induzem o desenvolvimento da **placa neural** no ectoderma (lado da cavidade amniótica do disco germinativo), iniciando no 18° dia conceptual. A placa neural cresce em comprimento e em largura até o dia conceptual 21, quando começa a neurulação. A **neurulação** é o processo de dobra da placa neural para formar o **tubo neural**, provavelmente induzido pela notocorda adjacente. As bordas laterais das dobras neurais começam a se fundir dorsalmente em um tubo neural fechado na região occipitocervical, deixando uma abertura na extremidade craniana (**neuróporo craniano**) e na extremidade caudal (**neuróporo caudal**). O centro oco do tubo neural é chamado **canal neural**, o qual se transformará no canal central da medula espinal e no sistema ventricular do cérebro. No 24° dia conceptual, o neuróporo craniano se fecha e, no 25° dia, o neuróporo caudal se fecha (Tabela 35.1).

A extremidade craniana do tubo neural se torna o cérebro, e a extremidade caudal se torna a medula espinal. Na quarta semana depois da concepção, depois que o tubo neural está formado, os 37 pares de somitos adjacentes no mesoderma intraembrionário dão origem aos corpos vertebrais e aos arcos vertebrais, os quais circundarão a medula espinal. Um grupo de células, denominada **esclerótomo**, migra dos somitos e circunda o tubo neural e a notocorda adjacentes. A parte ventral do esclerótomo circunda a notocorda e forma o rudimento do corpo vertebral. A parte dorsal do esclerótomo circunda o tubo neural e forma os precursores do arco vertebral (Fig. 35.1C). No feto, o **remanescente da notocorda** corresponde ao núcleo pulposo dos discos intervertebrais.[11]

Anormalidades do fechamento do tubo neural não afetam somente a medula espinal e o encéfalo, mas também interferem

TABELA 35.1 Embriologia Vertebral durante a Terceira e a Quarta Semanas após Concepção

Idade menstrual (dias)	Idade conceptual (dias)	Comprimento do Embrião (mm)	Diâmetro do Saco (mm)	Pontos de Referência
31	17	0,5	2	Disco trilaminar Processo notocordal Mesoderma paraxial (Fig. 35.1A)
35	21	2	4	Notocorda Placa neural Somitos (Fig. 35.1B)
42	28	5	10	Tubo neural Notocorda Esclerótomo (Fig. 35.1C)

no desenvolvimento normal dos arcos vertebrais ao redor porque são derivados de somitos mesodérmicos adjacentes. Distúrbios de fechamento do tubo neural são subjacentes à **espinha bífida** e **anencefalia**.

Defeitos da regressão caudal podem estar relacionados ao desenvolvimento anormal do mesoderma na terceira semana após a concepção durante a transformação do disco germinativo de bilaminar para trilaminar. Vários graus de desenvolvimento anormal do mesoderma são responsáveis pelo amplo espectro de anormalidades encontradas na regressão caudal.

Uma falha do fechamento de parte do tubo neural, o chamado **disrafismo espinal**, interrompe o desenvolvimento do sistema nervoso e a indução dos arcos vertebrais sobrejacentes. O canal vertebral aberto resultante é chamado **espinha bífida**. Se a dura e a aracnoide fizerem protrusão no canal vertebral, o resultado será uma **meningocele**. Se o tecido neural e as meninges fizerem protrusão, o resultado será uma **meningomielocele**. Nos DTN mais graves, o tubo deixa de se formar e não se separa do ectoderma sobrejacente. Na coluna vertebral, a condição é chamada **raquísquise** ou **mielosquise**; a medula espinal aberta fica exposta ao longo da superfície dorsal do feto. Se o defeito envolver o tubo neural craniano, o cérebro será representado por uma massa dorsal exposta de tecido neural indiferenciado, condição conhecida como **exencefalia**, **anencefalia** ou **craniorraquisquise**. Cérebro e meninges diferenciados podem se projetar a partir de um espaço não ossificado no crânio (**meningoencefalocele**), mas isso não se relaciona à falha de fechamento do tubo neural.

Nos animais, determinados teratógenos induzem DTN: **ácido retinoico**, **insulina** e **níveis plasmáticos elevados de glicose**. Nos seres humanos, os fatores implicados incluem: **ácido valproico** (antiepiléptico), **diabetes materna** e **hipertermia**. O ácido valproico interfere no metabolismo do folato.

Ossificação da Coluna Vertebral Fetal

A ultrassonografia pré-natal demonstra imediatamente as porções ossificadas da coluna vertebral fetal, enquanto a cartilagem não ossificada é mais difícil de ser delineada. É, portanto, importante que os ultrassonografistas compreendam os padrões de ossificação temporais e espaciais durante o desenvolvimento fetal, a fim de otimizar a avaliação da coluna vertebral.

Cada vértebra desenvolve três centros de ossificação: o centro, o processo neural direito e o processo neural esquerdo.[12] O **centro** forma a parte central do corpo vertebral, e o **processo neural** forma as partes posterolaterais do corpo vertebral e os pedículos, os processos transversos, as lâminas e os processos articulares.

A ossificação inicia-se na parte inferior da coluna fetal torácica aproximadamente com 10 semanas de gestação (idade menstrual).[13] A ossificação dos **centros** progride nas direções cranial e caudal simultaneamente. A ossificação do **arco neural** ocorre em direção caudal a partir da coluna torácica inferior (T) até a coluna lombar (L). Ela prossegue de L1 até L5 e, em seguida, segue para a coluna sacral (S). Com 13 semanas de idade menstrual, há centros de ossificação nas vértebras C1 a L3[14] (Fig. 35.2). A ossificação dos arcos neurais inicia como um pequeno foco na base do processo transverso e se estende simultaneamente para o pedículo anteriormente e para a lâmina posteriormente (Fig. 35.3).

A avaliação ultrassonográfica a procura de espinha bífida geralmente ocorre entre a 16ª e a 22ª semanas de gestação. Com 16 semanas de gestação, há ossificação suficiente nos arcos neurais para avaliar espinha bífida até o nível de L5,[15] com 19 semanas, até o nível S1, e, com 22 semanas, até o nível S2 (Figs. 35.4 e 35.5). Em alguns fetos, pode haver ossificação suficiente dos arcos neurais para pesquisar espinha bífida antes dessas idades gestacionais. Braithwaite et al.[16] avaliaram a anatomia fetal com 12 a 13 semanas de gestação por uma combinação de US transabdominal e transvaginal e relataram exame bem-sucedido das vértebras e pele sobrejacente nos planos transverso e coronal em todos os casos. Outros relataram diagnóstico pré-natal bem-sucedido de espinha bífida com 12 a 14 semanas com base em achados cranianos anormais.[17-19] Eles advertem que, embora os achados cranianos característicos possam existir com 11 a 14 semanas, a prevalência desses achados no primeiro trimestre ainda precisa ser determinada (Tabela 35.2). Além disso, os DTN fechados apresentam menor probabilidade de estarem associados a achados cranianos anormais e, portanto, são mais difíceis de ser detectados no primeiro trimestre.

Posição Normal da Medula Espinal

Nos fetos entre a 19ª e a 33ª semanas de gestação, o **cone medular** normalmente está situado no nível L2-L3 ou acima (Fig. 35.6). O nível L3 é considerado *indeterminado* e o nível L3-L4 ou inferior,

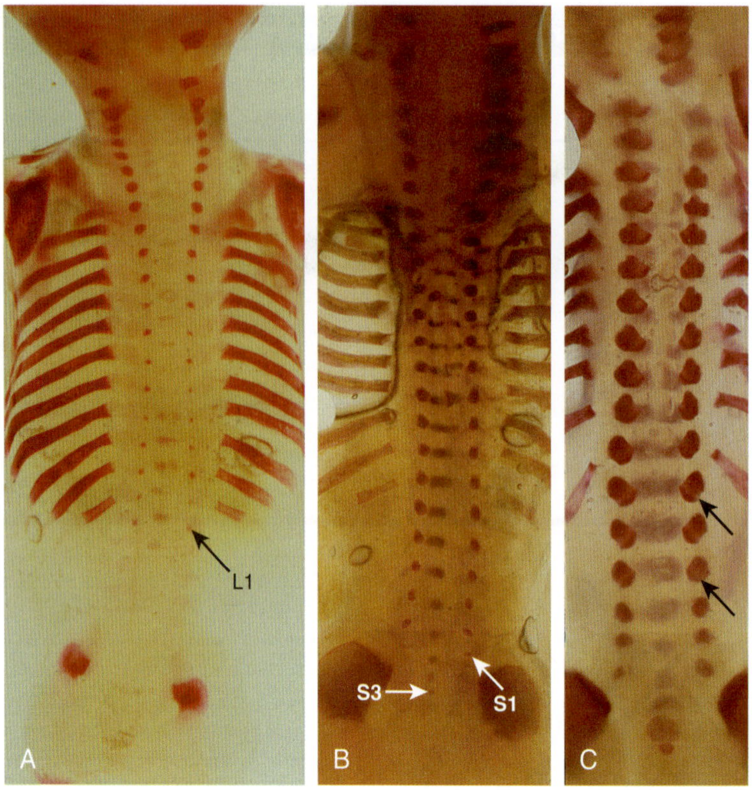

FIG. 35.2 Ossificação da coluna com 11 semanas + 4 dias de idade menstrual. (A) A ossificação dos processos neurais se estende de C1 a L1 (*seta*). A ossificação do processo neural inicia-se na base do processo transverso, que se situa na junção do pedículo e da lâmina. **(B) Ossificação da coluna com 13 semanas de idade menstrual.** A ossificação se estende ao nível do processo neural S1 (*seta S1*) e corpo vertebral S3 (*seta S3*). **(C) Ossificação da coluna com 15 semanas + 2 dias de idade menstrual.** A ossificação agora se estende às lâminas dos arcos vertebrais na coluna torácica e lombar. As setas demonstram ossificação das lâminas nos níveis L1 e L3. Há mínima ossificação das lâminas em S1.

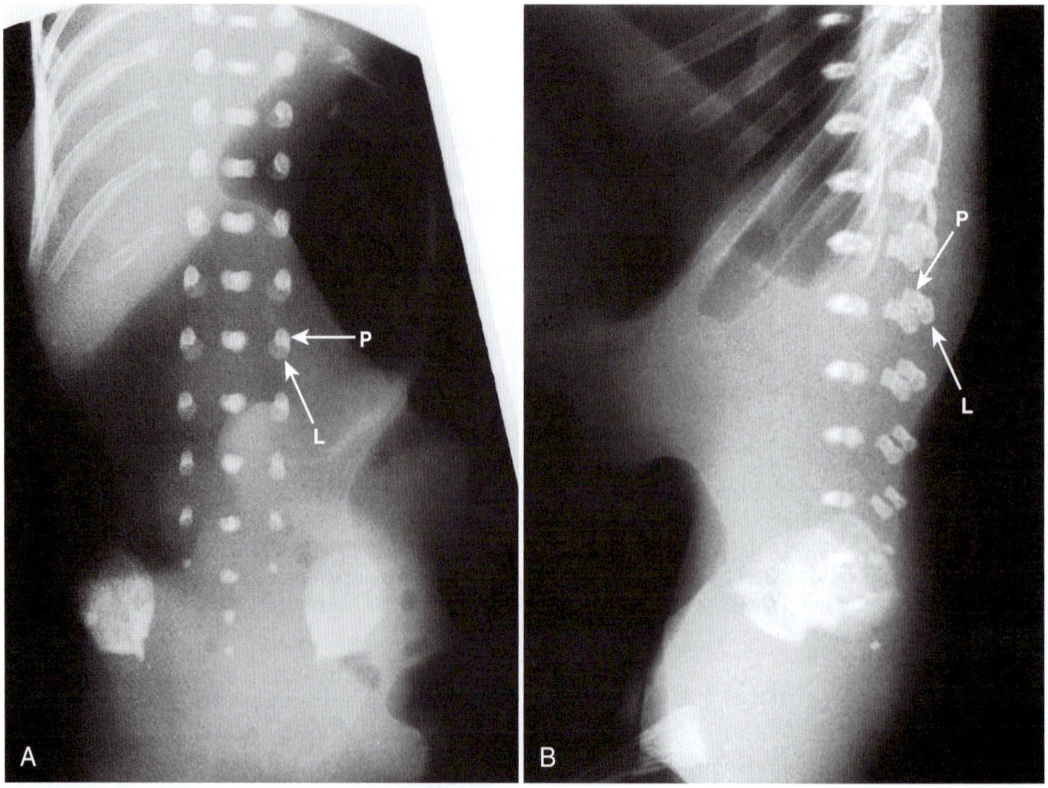

FIG. 35.3 Ossificação da coluna vertebral em radiografias com 14 semanas de gestação. Radiografias **(A)** anteroposterior e **(B)** lateral. Ossificação bem desenvolvida nos centros agora se estende até o nível S3. A ossificação nos processos neurais lombares se estende à lâmina (*L*) e aos pedículos (*P*). A ossificação dos processos neurais começa a se assemelhar ao formato do processo neural cartilaginoso em vez de ossificação em pontinhos focais, com 13 semanas de gestação.

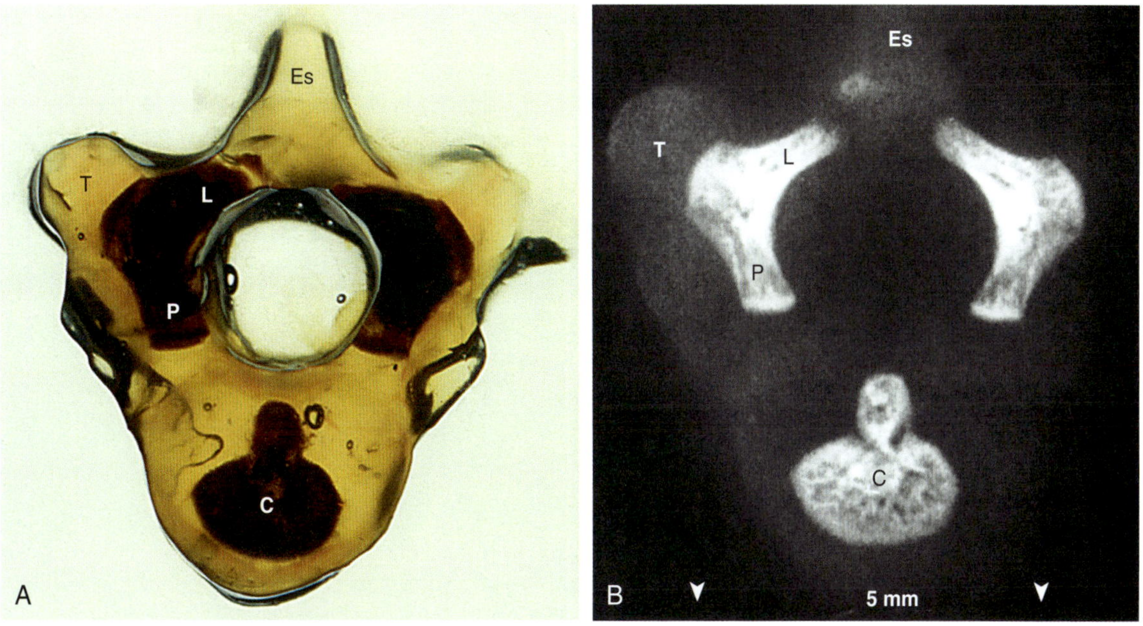

FIG. 35.4 Ossificação vertebral de T9 com 16 semanas de gestação. (A) Espécime. **(B)** Radiografia. A ossificação já se estende além dos pedículos (*P*) e lâminas (*L*). Observe a ossificação inicial na base dos processos transversos (*T*). A largura da vértebra é de cerca de 5 mm. Ossificação no centro (*C*). *Es*, processo espinhoso (cartilagem); *T*, processo transverso (cartilagem). A distância entre as *pontas das setas* é de 5 mm.

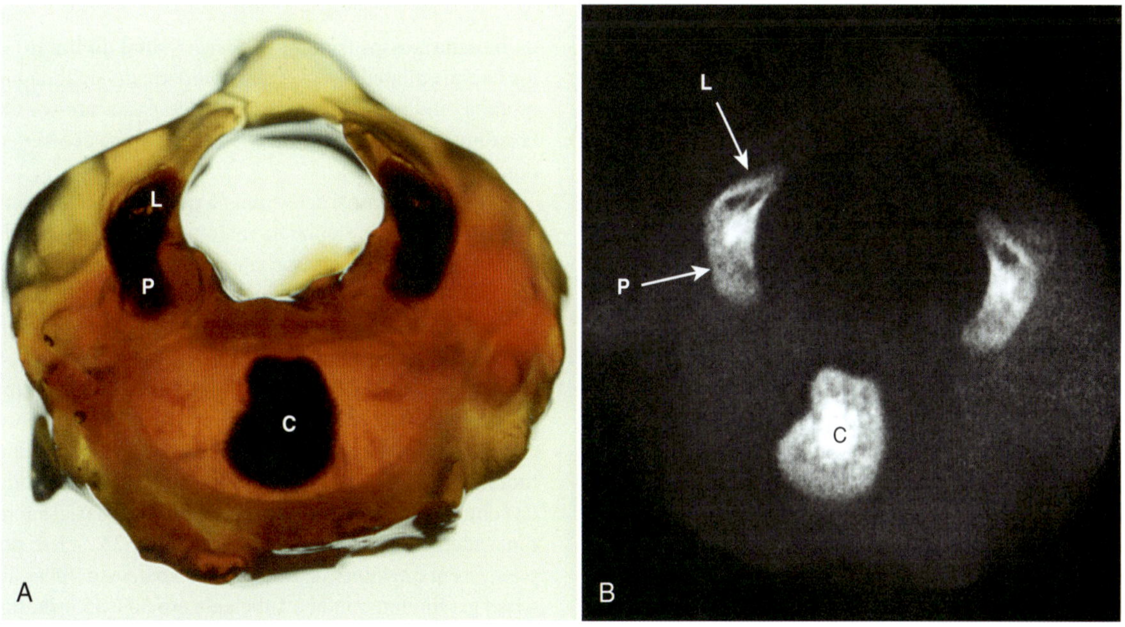

FIG. 35.5 Ossificação vertebral de L5 com 17 semanas de gestação. (A) Espécime. **(B)** Radiografia. Geralmente há ossificação suficiente nessa gestação nos pedículos (*P*) e lâminas (*L*), para determinar a verdadeira evolução dessas estruturas nas radiografias e ultrassonografias. A largura da vértebra é de cerca de 5 mm. Existe ossificação no centro (*C*).

TABELA 35.2 Tempo e Padrão de Ossificação da Coluna Vertebral Fetal (da 10ª a 22ª semanas de Idade Menstrual/Gestacional)

Idade (semana)	Ocorrências
10	A ossificação aparece nos corpos vertebrais da coluna torácica inferior.
13	Existe alguma ossificação nos corpos e arcos vertebrais de C1 a L5.
13 a 22	A ossificação do arco neural se estende, ao mesmo tempo, anteriormente para os pedículos e posteriormente para as lâminas
16	Aparece suficiente ossificação do arco neural para investigar espinha bífida até o nível L5
19	Aparece suficiente ossificação do arco neural para investigar espinha bífida até o nível S1.
22	Aparece suficiente ossificação do arco neural para investigar espinha bífida até o nível S2.

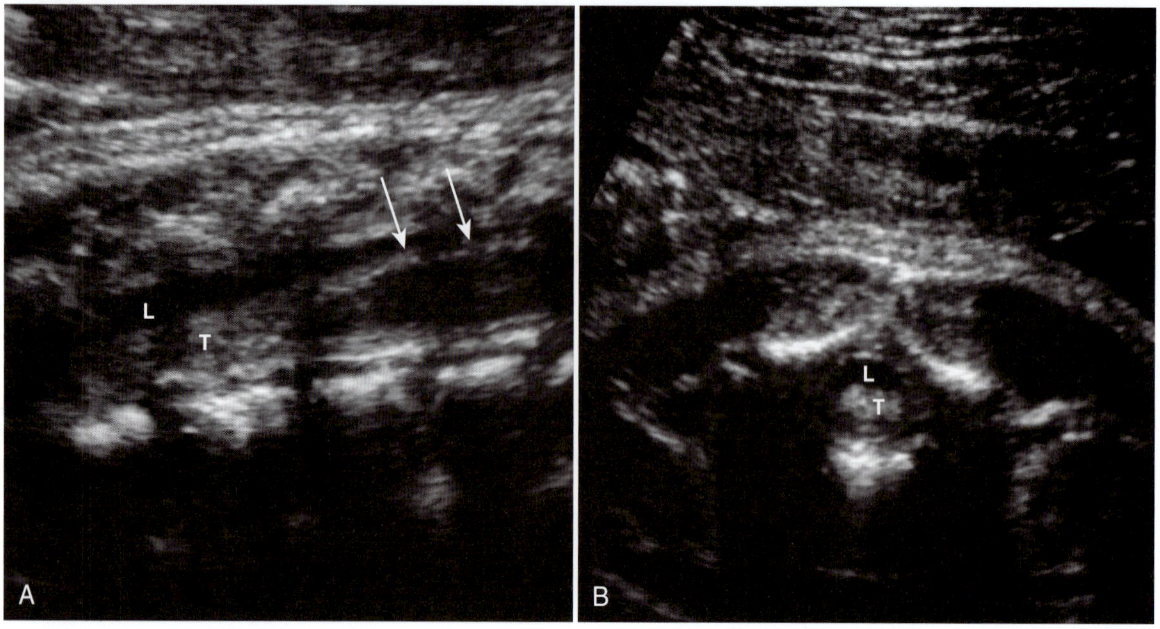

FIG. 35.6 Medula espinal normal. (A) Ultrassonografias longitudinal posterior e **(B)** transaxial (transversal) de medula espinal normal. Observe a posição normal da medula (*setas*) e o filo terminal (*T*) na porção independente do canal espinal. Existe líquido cerebrospinal (*L*) entre a face anterior da medula e a parede anterior do canal vertebral.

anormal.[20] Nos fetos com medula espinal presa, a posição do cone medular geralmente é mais inferior que o normal. Para uma gestação mais inicial (13 a 18 semanas gestacionais), o cone medular pode estar normalmente situado no nível L4. No fim da gestação, o cone normalmente está acima de L2.[21]

TÉCNICAS DE EXAME

Na prática clínica, os planos de exame mais úteis para avaliar os arcos neurais posteriores são o transaxial posterior (Fig. 35.7), o transaxial lateral (Fig. 35.8), o longitudinal lateral (coronal) (Fig. 35.9), o longitudinal posterior (sagital) (Fig. 35.10) e o exame transaxial angulado posterior (Fig. 35.11). O plano transaxial angulado posterior é útil para visualizar os pedículos e as lâminas simultaneamente. Como as lâminas apresentam um trajeto caudal no plano transaxial, que contém o centro e os pedículos, somente o plano de exame angulado pode retratar os pedículos e as lâminas simultaneamente em sua totalidade.

O índice de detecção de espinha bífida entre a 18ª e a 20ª semanas de gestação pode ser de 80% ou menos durante ultrassom de rastreamento de rotina,[22] porque a precisão da ultrassonografia depende da habilidade e experiência do operador. A precisão dos centros de referência que realizam exames detalhados de imagem direcionados para suspeita de DTN ou **nível elevado de alfafetoproteína no soro materno** (MS-AFP; do inglês, *maternal serum alpha-fetoprotein*) é próximo a 100%.

Pode ser solicitada ultrassonografia detalhada da coluna vertebral fetal por várias razões: ultrassonografia prévia suspeita; história familiar de DTN; e elevação da alfafetoproteína no soro e/ou líquido amniótico. Para melhorar a detecção de espinha bífida, um protocolo detalhado deve ser seguido consistentemente. A primeira etapa da pesquisa de espinha bífida é examinar a cabeça, porque a maioria dos fetos com espinha bífida apresentam sinais de **malformação de Chiari II** no cérebro entre 16 e 22 semanas de gestação. Esses sinais incluem cisterna magna obliterada (**sinal da banana**), ossos frontais côncavos (**sinal do limão**) e ventrículos laterais dilatados.[23,24] A sensibilidade do sinal da banana para espinha bífida aberta fica perto de 99% e são raros os diagnósticos falso-positivos, embora o sinal do limão possa ocorrer em 1% a 2% dos fetos normais.

O próximo passo é determinar a posição da coluna fetal. O plano de exame é perpendicular ao maior eixo da coluna fetal, seja transaxial posterior ou transaxial lateral (Figs. 35.7 e 35.8). O ultrassonografista deve examinar de uma extremidade da coluna à outra enquanto mantém o plano de exame perpendicular à coluna (Vídeo 35.1). Isso é repetido várias vezes. No processo, adquire-se uma impressão das estruturas tridimensionais da coluna. O plano de exame deve, então, ser reposicionado paralelamente ao maior eixo da coluna fetal para se obterem imagens longitudinais e longitudinais laterais. O ultrassonografista, então, examina todos os níveis da coluna em planos transaxial posterior, transaxial lateral, longitudinal lateral e longitudinal posterior (Vídeo 35.2). Isso pode não ser possível em um intervalo de tempo curto devido à posição fetal, mas a isso geralmente muda o suficiente em 30 a 45 minutos com 16 a 22 semanas para serem obtidos todos os planos de exame. Se a coluna não puder ser visualizada de maneira adequada, o exame deverá ser repetido com uma a idade gestacional maior. Nos planos de exame axial e longitudinal, é importante visualizar a pele que cobre o dorso fetal, garantindo que o líquido amniótico esteja interposto entre o feto e a parede do útero.

Ultrassonografia Tridimensional

A ultrassonografia tridimensional tem se mostrado promissora para avaliar estruturas fetais normais e para fornecer informações adicionais sobre anormalidades da coluna, mão, pé e face.[25-34] As estruturas ósseas podem ser visualizadas com métodos de máxima projeção de intensidade (Fig. 35.9D). Na avaliação de anormalidades vertebrais, a ultrassonografia 3D é mais útil para localizar precisamente defeitos espinais por meio do uso de imagens multiplanares simultâneas e por referências à imagem transformada

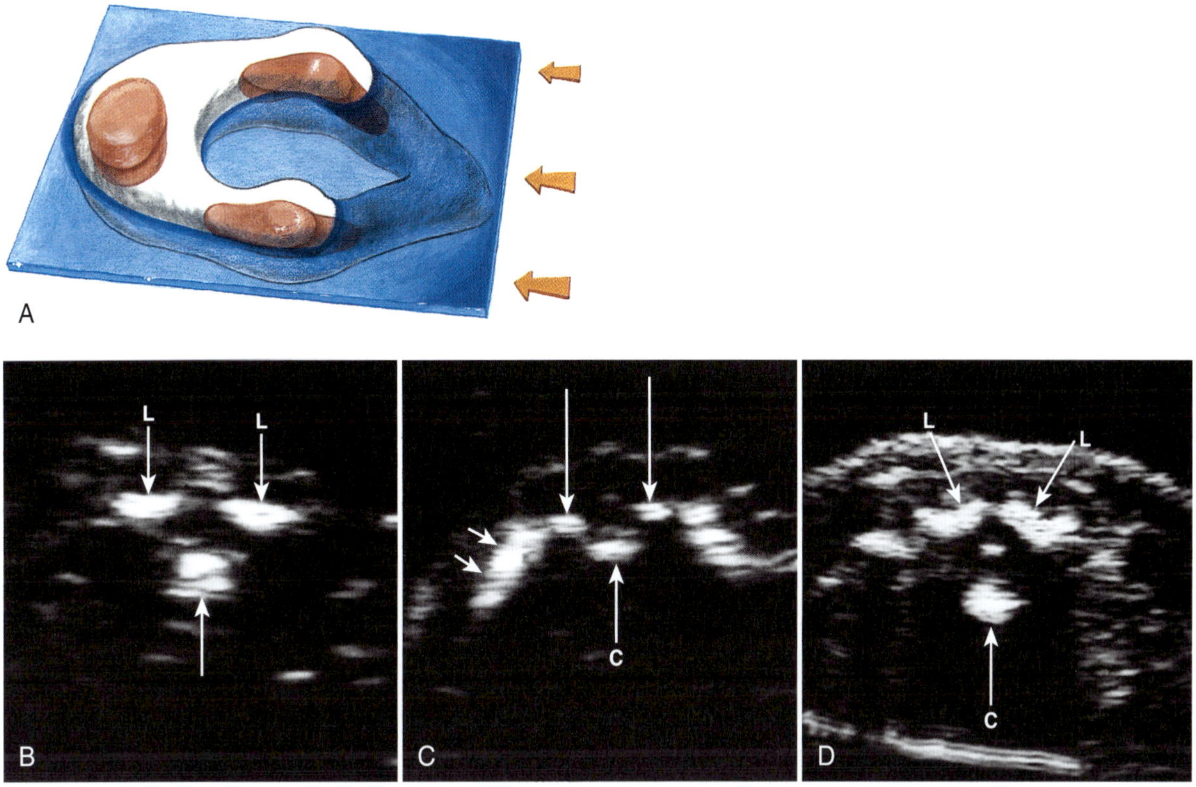

FIG. 35.7 Plano de exame transaxial posterior. (A) O diagrama mostra o feixe sonoro incidente (*setas*) refletindo das superfícies posteriores das lâminas, demonstrando claramente as **lâminas** e o **centro**, mas não os pedículos. As estruturas vermelhas representam as partes ossificadas da vértebra. **(B)** A vértebra L3 com 17 semanas de gestação demonstra lâminas (*L*) ossificadas e o centro ossificado (*seta abaixo*), mas não os pedículos. **(C)** O exame da vértebra S1 com 17 semanas de gestação mostra início de ossificação na junção da lâmina-pedículo a cada lado (*setas longas e finas*). Com este grau de ossificação, não é possível determinar a evolução das lâminas e, deste modo, é difícil descartar espinha bífida desta vértebra. *C*, centro ossificado; *setas curtas*, asa do ilíaco. **(D)** O exame da vértebra T10 na 24ª semana de gestação mostra ossificação avançada nas lâminas (*L*, *setas*) quase chegando à linha média. Apesar da ossificação avançada nos pedículos, estes não são visualizados neste plano de exame. *C*, centro ossificado.

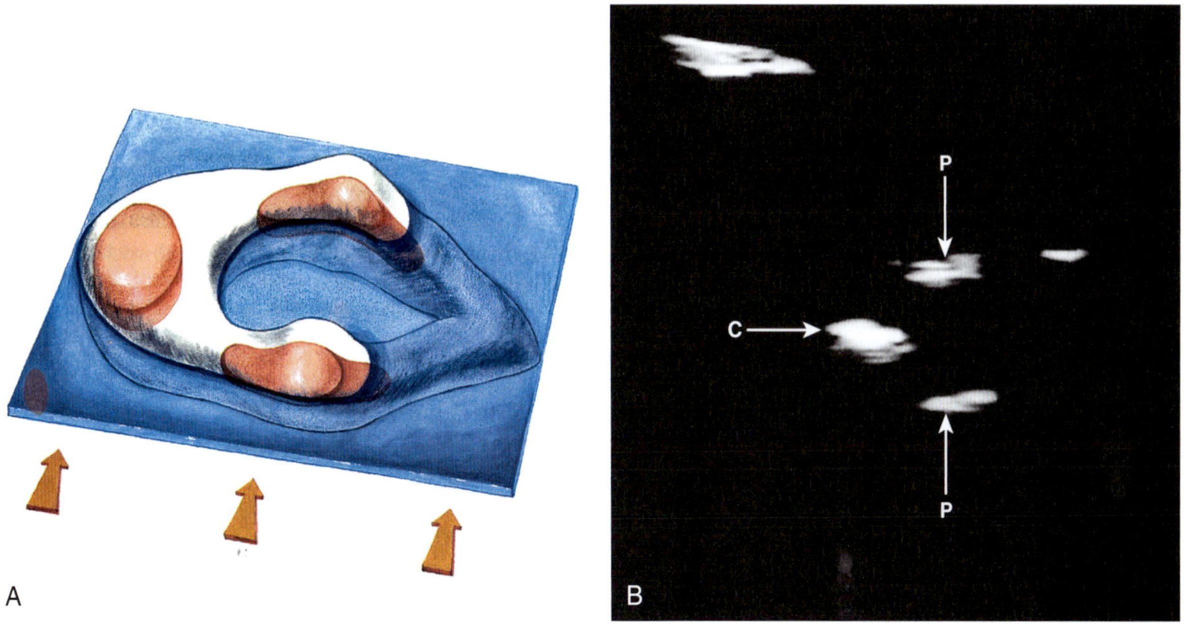

FIG. 35.8 Plano de exame transaxial (transverso) lateral. (A) O diagrama mostra o feixe sonoro incidente (*setas*) refletindo das superfícies laterais do centro e o pedículo próximo e da superfície medial do pedículo distante, mostrando o **centro** e os **pedículos**, mas não as lâminas. As lâminas cursam em direção à linha média (por isso, o feixe sonoro não é perpendicular à superfície da lâmina) e em direção caudal (por isso, está fora do plano do feixe sonoro). As estruturas vermelhas são partes ossificadas da vértebra. **(B)** Exame de vértebra L3 na 17ª semana de gestação mostra os pedículos (*P*) ossificados e o centro (C) ossificado, mas não as lâminas.

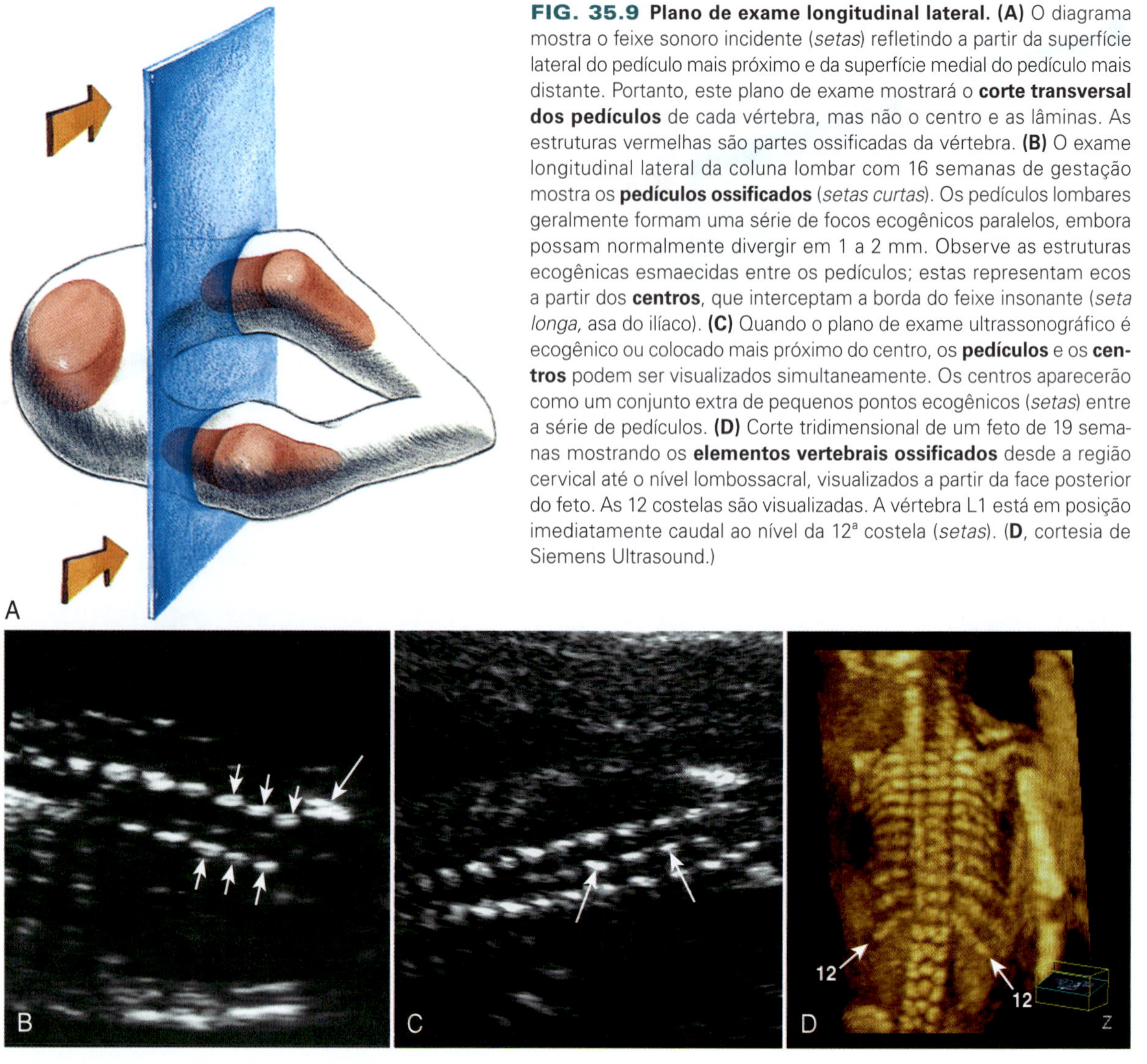

FIG. 35.9 Plano de exame longitudinal lateral. (A) O diagrama mostra o feixe sonoro incidente (*setas*) refletindo a partir da superfície lateral do pedículo mais próximo e da superfície medial do pedículo mais distante. Portanto, este plano de exame mostrará o **corte transversal dos pedículos** de cada vértebra, mas não o centro e as lâminas. As estruturas vermelhas são partes ossificadas da vértebra. **(B)** O exame longitudinal lateral da coluna lombar com 16 semanas de gestação mostra os **pedículos ossificados** (*setas curtas*). Os pedículos lombares geralmente formam uma série de focos ecogênicos paralelos, embora possam normalmente divergir em 1 a 2 mm. Observe as estruturas ecogênicas esmaecidas entre os pedículos; estas representam ecos a partir dos **centros**, que interceptam a borda do feixe insonante (*seta longa*, asa do ilíaco). **(C)** Quando o plano de exame ultrassonográfico é ecogênico ou colocado mais próximo do centro, os **pedículos** e os **centros** podem ser visualizados simultaneamente. Os centros aparecerão como um conjunto extra de pequenos pontos ecogênicos (*setas*) entre a série de pedículos. **(D)** Corte tridimensional de um feto de 19 semanas mostrando os **elementos vertebrais ossificados** desde a região cervical até o nível lombossacral, visualizados a partir da face posterior do feto. As 12 costelas são visualizadas. A vértebra L1 está em posição imediatamente caudal ao nível da 12ª costela (*setas*). (**D**, cortesia de Siemens Ultrasound.)

em volume.[25,28] Para a determinação do nível vertebral, toma-se T12 como a vértebra mais caudal com uma costela correspondente. A ultrassonografia tridimensional também pode mostrar deformidades concomitantes da costela associadas ao quadro de anormalidades da coluna vertebral e é útil para o aconselhamento de pais, fornecendo uma demonstração visual mais compreensível da anormalidade esquelética.

ESPINHA BÍFIDA

A espinha bífida implica um defeito físico na estrutura do canal vertebral que pode resultar em protrusão do seu conteúdo (meninges, líquido cerebrospinal e tecido neural) (Tabela 35.3). Esses defeitos geralmente ocorrem ao longo da linha média dorsal (com mais frequência na área lombossacral), e muito pouco anteriormente.

Ocorrem DTN abertos em 0,5 a cada 1.000 nascidos na América do Norte e com frequências mais altas em outras áreas geográficas. Mulheres hispânicas nos Estados Unidos apresentam alta incidência de nascimentos de fetos afetados por DTN, possivelmente por causa da prevalência mais alta de uma mutação no gene da deficiência da metilenotetra-hidrofolato redutase.[35] Em uma área da China, a prevalência global de DTN em 2003 foi de 13,9 em 1.000 nascimentos.[36] Nos anos mais recentes, contudo, houve um declínio na incidência de DTN. Parte deste declínio pode ser atribuída aos programas de triagem, que incluem a medição da MS-AFP e o desempenho da US de segundo trimestre.[37,38]

Protocolo para Avaliar Espinha Bífida com Dados de Volume em 3D

Os dados de volume são adquiridos de varreduras sagitais e transversas através da coluna vertebral.
Os dados de volume são reformatados para exibir imagens multiplanares padronizadas da coluna vertebral fetal.
A reconstrução 3D da coluna vertebral fetal (com filtro de projeção de intensidade máxima) visualiza os elementos vertebrados ossificados.
Para determinar o nível vertebral, toma-se T12 como a vértebra mais caudal com uma costela correspondente.

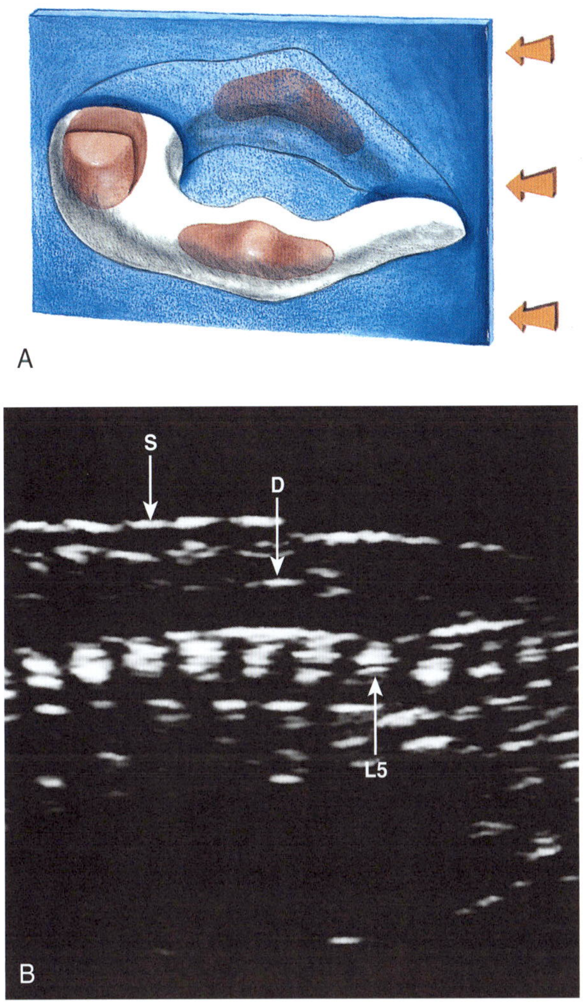

FIG. 35.10 Plano de exame longitudinal posterior. (A) O diagrama mostra o feixe sonoro incidente (*setas*) refletindo da superfície posterior do **centro**. Se não houver ossificação na lâmina perto da linha média, as lâminas não ficarão visíveis no exame; somente os centros serão visualizados. Se houver ossificação laminar próximo à linha média, os centros e as lâminas serão observados como focos ecogênicos. As estruturas vermelhas são partes ossificadas da vértebra. **(B)** O exame longitudinal posterior da coluna lombossacral na 15ª semana de gestação mostra **ossificação nos centros** da coluna torácica inferior, lombar e sacral (*L5,* centro da vértebra). Neste exame da linha média, não há ossificação posterior à superfície posterior do saco dural (*D*). *S,* superfície da pele.

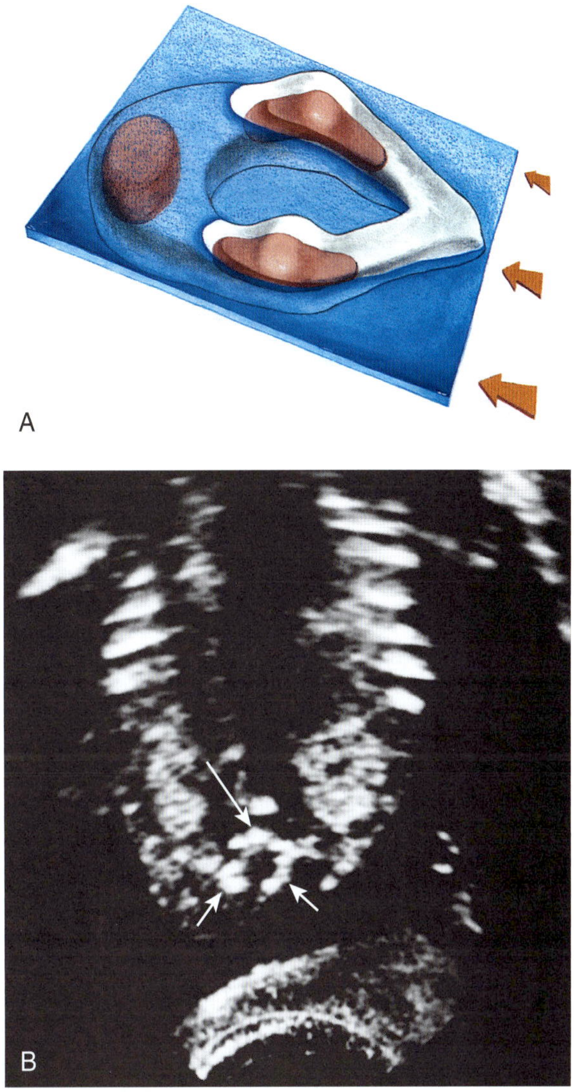

FIG. 35.11 Plano de exame transaxial (transverso) angulado posterior. (A) O diagrama mostra o feixe sonoro incidente (*setas*) refletindo a partir das faces posteriores das **lâminas** e porções dos **pedículos**. O feixe também pode refletir a partir do centro ossificado. Este plano de exame consegue mostrar o **anel de ossificação inteiro** do canal vertebral. As estruturas vermelhas constituem partes ossificadas da vértebra. **(B)** O exame endovaginal na 18ª semana mostra a estrutura curvilínea de cada arco neural (*setas curtas,* lâmina mais pedículo) e o centro ossificado (*seta longa*). Em conjunto, essas estruturas formam o **anel ossificado do canal vertebral**.

Suplementação de Ácido Fólico

Outro fator importante no declínio da incidência de DTN é o uso de ácido fólico para prevenir DTN. Vários ensaios clínicos têm demonstrado a diminuição do risco de DTN graças a suplementos de ácido fólico antes e durante a gravidez em pelo menos 60%.[39-43] A redução ocorre em mulheres com gestações previamente afetadas e nas mães sem este risco. Em 1992, o U.S. Department of Health and Human Services[44] e o Expert Advisory Group in the United Kingdom[45] recomendaram suplementação de 0,4 mg de ácido fólico para mulheres na população em geral enquanto tentam engravidar. As mulheres com alto risco devido a um feto previamente acometido devem ingerir 4 mg de ácido fólico ao dia.[1] A suplementação rotineira com ácido fólico próximo à época da concepção ocasiona uma queda de 72% a 87% na probabilidade de DTN.[3,40] No entanto, esse conhecimento e essas recomendações não se traduziram em redução da incidência de DTN na população geral,[46,47] basicamente porque apenas uma minoria faz uso de ácido fólico rotineiramente nos anos férteis e, aquelas que o fazem, a suplementação não é ingerida na ocasião apropriada. Estudos realizados nos anos 1990 demonstraram que menos de 45% das gestantes ingeriu ácido fólico antes da concepção.[48-50] Em 2007, 40% das mulheres norte-americanas em idade fértil (15 a 45 anos) tomaram suplementos diários de ácido fólico. Esses suplementos diários podem consistir em uma porção, no café da manhã, de cereal enriquecido com 100% do valor diário recomendado de ácido fólico, ou em um suplemento de 0,4 mg de ácido fólico por dia.[4]

Outra estratégia para aumentar os níveis de ácido fólico é o enriquecimento sistemático de gêneros alimentícios. Em março de 1996, a Food and Drug Administration (FDA) dos Estados Unidos

TABELA 35.3 Definições de Termos para Anormalidades Espinais

Termo	Definição	Comentário
Disrafismo espinal (defeito do tubo neural)	Falha de fechamento de parte do tubo neural.	Interrompe a diferenciação do sistema nervoso central e a indução dos arcos vertebrais.
Espinha bífida	Defeito na linha média posterior do arco neural.	Os arcos deixam de se fundir ao longo da linha média dorsal e impedem o fechamento do canal vertebral.
Espinha bífida oculta	Os arcos vertebrais de uma única vértebra deixam de se fundir.	O tubo neural subjacente se diferencia normalmente e não faz protrusão do canal vertebral.
Meningocele	A dura e a aracnoide fazem protrusão do canal vertebral através do defeito da espinha bífida nos arcos neurais da linha média posterior.	
Meningomielocele	A dura, a aracnoide e o tecido neural fazem protrusão do canal vertebral através do defeito da espinha bífida nos arcos neurais da linha média posterior.	
Raquísquise (p. ex., mielosquise)	As pregas neurais correspondentes ao futuro cérebro deixam de se fundir e deixam de se diferenciar (mielosquise), invaginar (exencefalia, anencefalia) e separar do ectoderma da superfície.	A medula espinal pouco desenvolvida e deformada é exposta dorsalmente. Esta é a forma mais grave de anomalia do tubo neural espinal.
Craniósquise (p. ex., exencefalia, anencefalia)	As pregas neurais correspondentes ao futuro cérebro deixam de se fundir e deixam de se diferenciar, invaginar (encefalia, anencefalia) e separar do ectoderma da superfície.	O cérebro é representado por massa dorsal exposta de tecido neural indiferenciado.
Inionsquise	Falha do tubo neural em se diferenciar apropriadamente e fechar na região occipital e superior da coluna vertebral.	

determinou que fosse iniciada o enriquecimento com folato de todos os produtos de grãos no máximo até 1° de janeiro de 1998 (0,14 mg por 100 g de grão). Honein et al.[51] demonstraram uma redução de 19% de DTN nos Estados Unidos como efeito do enriquecimento dos grãos com ácido fólico. Esse estudo não levou em consideração a grande porcentagem de DTN que é diagnosticada no pré-natal e interrompida eletivamente. Um estudo na Nova Scotia (Canadá) demonstrou diminuição da incidência anual de DTN em 54% depois da implementação do enriquecimento com ácido fólico de 2,58 por 1.000 nascidos de 1991 a 1997 para 1,17 por 1.000 nascidos de 1998 a 2000.[52] Este estudo incluiu gestações interrompidas, o que foi importante porque mais de 50% de todas as gestações afetadas por DTN em Nova Scotia resultam em interrupção eletiva. Uma falha em incluir essas gestações interrompidas pode subestimar o benefício do enriquecimento dos grãos com ácido fólico. No Canadá, o enriquecimento de produtos à base de grãos com ácido fólico foi regulamentado para ter início em novembro de 1998, em níveis similares aos praticados nos Estados Unidos. Desde então, a prevalência de DTN em todo o país diminuiu de 1,58 em 1.000 nascimentos antes do enriquecimento para 0,86 em 1.000 nascimentos durante o período de enriquecimento total, correspondendo a uma redução de 46%.[7] As diferenças geográficas quase desapareceram após o início do enriquecimento. O índice de redução observado foi maior para espinha bífida (53%) do que para anencefalia e encefalocele (38% e 31%, respectivamente).

A **lipomeningomielocele** (LMMC) é um tipo de DTN similar à meningomielocele, com prevalência em torno de 0,5 em 10 mil nascimentos. Todavia, estudos realizados no Havaí e no Canadá mostraram que os índices de LMMC não são afetados pelo enriquecimento por ácido fólico, ao contrário da significativa redução no índice de meningomielocele. A LMMC parece ser patogeneticamente distinta da meningomielocele.[53,54]

O risco de DTN sobe para 20 a 30 em 1.000 nascidos vivos para mulheres que já deram à luz um feto com DTN. Isso constitui um aumento de cerca de dez vezes no risco para toda a população.[55] Uma metanálise de ensaios randomizados de ácido fólico para prevenção de recorrência de DTN demonstrou redução de 87% no DTN em mulheres que tomaram suplementos antes do início da gestação.[3] Outros fatores que aumentam o risco de DTN incluem terapia anticonvulsivante com ácido valproico ou carbamazepina (10-20:1.000), varfarina e uso de vitamina A, diabetes melito pré-gestacional, obesidade, pai ou mãe com espinha bífida (11:1.000) e irmão ou irmã do feto com defeitos vertebrais múltiplos e escoliose (15-30:1.000).[56] Nível materno de vitamina B12 baixo também pode ser um fator de risco para DTN. Em Ontário, Ray et al.[57] descreveram risco triplicado de DTN no caso de nível materno baixo de vitamina B12, medido através da holotranscobalamina sérica entre a 15ª e a 20ª semanas de gestação.

Fatores de Risco para Defeito do Tubo Neural (DTN)

- Deficiência de ácido fólico
- Irmão ou irmã mais velho com DTN
- Uso materno de anticonvulsivantes
  - Ácido valproico
  - Carbamazepina
- Administração de varfarina à mãe
- Administração de vitamina A à mãe
- Diabetes melito pré-gestacional
- Obesidade
- Pai ou mãe com espinha bífida
- Baixo nível materno de vitamina B12

Patogênese e Patologia

A maioria dos casos de espinha bífida resulta de falha no fechamento do tubo neural, embora alguns casos sejam causados por ruptura do tubo neural após o fechamento primário. A maioria dos DTN ocorre como malformações isoladas em indivíduos cromossomicamente normais, embora 9% a 17% dos fetos com espinha bífida apresentem anomalias cromossômicas (principalmente trissomia do 18 e trissomia do 13).[58,59] Tipicamente, fetos cromossomicamente anormais apresentam outras anormalidades ultrassonográficas detectadas além da anomalia vertebral. Alguns DTN são partes de uma condição genética. As condições autossômicas dominantes incluem a **síndrome de Lehman**. As condições autossômicas recessivas incluem a **síndrome de Meckel-Gruber** e a **síndrome de VATER** (defeito vertebral, ânus imperfurado, fístula traqueoesofágica, displasia radial e renal). Duas condições ligadas ao cromossomo X são a **sequência de lateralidade de Mathias** e **defeitos do tubo neural ligados ao cromossomo X**.[2]

Alguns estudos verificaram que a incidência de DTN é cerca de 10 vezes mais alta em gestações espontaneamente abortadas do que nos nascidos a termo, indicando uma seleção *in utero* contra embriões que apresentam tais defeitos.[60]

Na forma mais grave de DTN, o tubo neural embriológico (o precursor da medula espinal) continua aberto, bem como as estruturas mesodérmicas sobre ele, o que inclui o arco neural, os músculos e a pele. A patologia resultante é a **mielosquise**: a medula espinal aberta e achatada fica exposta posteriormente através de um defeito amplo no arco neural posterior e na musculatura e pele associadas.

Em casos menos graves de DTN, o defeito anatômico principal está nas estruturas derivadas de tecidos mesodérmicos sobre o tubo neural embriológico. Embora a medula espinal costume estar anatomicamente intacta, o tubo neural embriológico deixa de induzir o fechamento dos arcos neurais, músculos e pele sobrejacentes. O resultado é a **meningomielocele**, que é uma massa cística que faz protrusão do canal espinal. A parede da massa cística é composta por uma fina membrana aracnoide sem pele de revestimento e o conteúdo é formado por líquido cerebrospinal eelementos neurais. Ocasionalmente, uma meningomielocele recoberta por pele é considerada um **defeito fechado**, e uma meningomielocele não coberta por pele é considerada um **defeito aberto**. Este permite que a AFP escape para o líquido amniótico ao redor, enquanto um defeito fechado, não. Deste modo, um defeito fechado ou coberto por pele geralmente não se associa a níveis elevados de AFP no líquido amniótico ou no soro materno. De forma menos comum, a massa cística protrusa contém apenas líquido cerebrospinal e nenhum elemento neural, a **meningocele**.

A **espinha bífida oculta** está restrita ao envolvimento de mesoderma do arco vertebral posterior e raramente exibe mau desenvolvimento intrínseco da medula espinal. Isso pode resultar de uma agressão que ocorre no final da quarta semana embriológica (sexta semana menstrual), causando falha da formação completa das estruturas da linha média posterior. A prevalência da espinha bífida oculta, excluindo casos que desapareçam mais tarde (ou seja, ossificação mais tardia na cartilagem intacta preexistente), é de aproximadamente 17%.[61] A coluna lombossacral é a mais comumente envolvida. Cerca de 66% dos casos de espinha bífida oculta apresentam manifestações na pele: nevos, lipomas lombossacrais, seio dérmico, hipertricose (tufo de pelos ou "cauda de cavalo ou cauda de gazela") ou área fibrótica. Uma depressão sacral frequentemente não se correlaciona com espinha bífida oculta. Embora geralmente não se associe a outras anormalidades, a espinha bífida oculta pode se associar à disfunção urológica e à síndrome da medula presa, deformidade nos pés, aumento da incidência de espondilolistese e herniação de disco intervertebral. A espinha bífida oculta é difícil de ser detectada na ultrassonografia pré-natal, a menos que se associe a **lipoma**, **meningocele** simples ou **medula presa**. Não se sabe se uma história de espinha bífida familiar constitui risco para DTN aberto.[2]

Rastreamento com Alfafetoproteína e Ultrassonografia

Como a maioria dos DTN ocorre em famílias sem história de tais anormalidades, a detecção pré-natal depende de medidas de triagem de rotina, inclusive ultrassonografia e MS-AFP.

A alfafetoproteína é uma glicoproteína (peso molecular de 70.000) produzida pelo fígado fetal. Uma parte dela entra no líquido amniótico via fetal, e uma pequena quantidade atravessa a placenta até o soro materno. Os níveis normais de AFP no líquido amniótico e no soro materno variam de acordo com a idade gestacional. A MS-AFP e a AFP no líquido amniótico se elevam em DTN que não sejam cobertos por pele. Se o limite superior da normalidade da MS-AFP for tomado como 2,5 múltiplos da mediana (MoM) para uma dada idade gestacional, então a MS-AFP estará elevada em aproximadamente 90% dos DTN abertos. Cerca de 2% das gestações normais apresentarão MS-AFP elevada, isto é, de todos os resultados de testes elevados para MS-AFP, a maioria dos fetos será normal (Fig. 35.12). Neste estágio, é necessário um exame detalhado por ultrassonografia para determinar quais fetos realmente apresentam DTN.

Causas para Nível Sérico Materno Elevado de Alfafetoproteína

- Gravidez multifetal
- Óbito fetal
- Transfusão fetomaterna
- Onfalocele e gastrosquise
- Nefrose congênita
- Atresia esofagiana ou duodenal
- Doença renal policística
- Agenesia renal
- Obstrução urinária
- Epidermólise bolhosa
- Teratoma sacrococcígeo
- Higroma cístico
- Osteogênese imperfeita
- Extrofia cloacal
- Ciclopia
- Normal (2% de gestações)

Norem et al.[62] relataram que o teste da MS-AFP foi normal em 25% dos DTN (25 de 102 casos). Estes incluíram 15 dos 40 (38%) casos de espinha bífida rastreados, 6 de 9 (67%) casos de encefalocele rastreados e 4 de 53 (8%) casos de anencefalia rastreados. Dentre os 186 casos de DTN diagnosticados pré-natalmente, 115 (62%) foram inicialmente detectados por ultrassom de rotina durante o segundo trimestre, sem conhecimento dos valores de MS-AFP. Sessenta e nove (37%) foram diagnosticados por ultrassom direcionado após o rastreamento por MS-AFP ter indicado um risco maior de DTN. Dois (1%) foram diagnosticados por exame patológico pós-aborto.

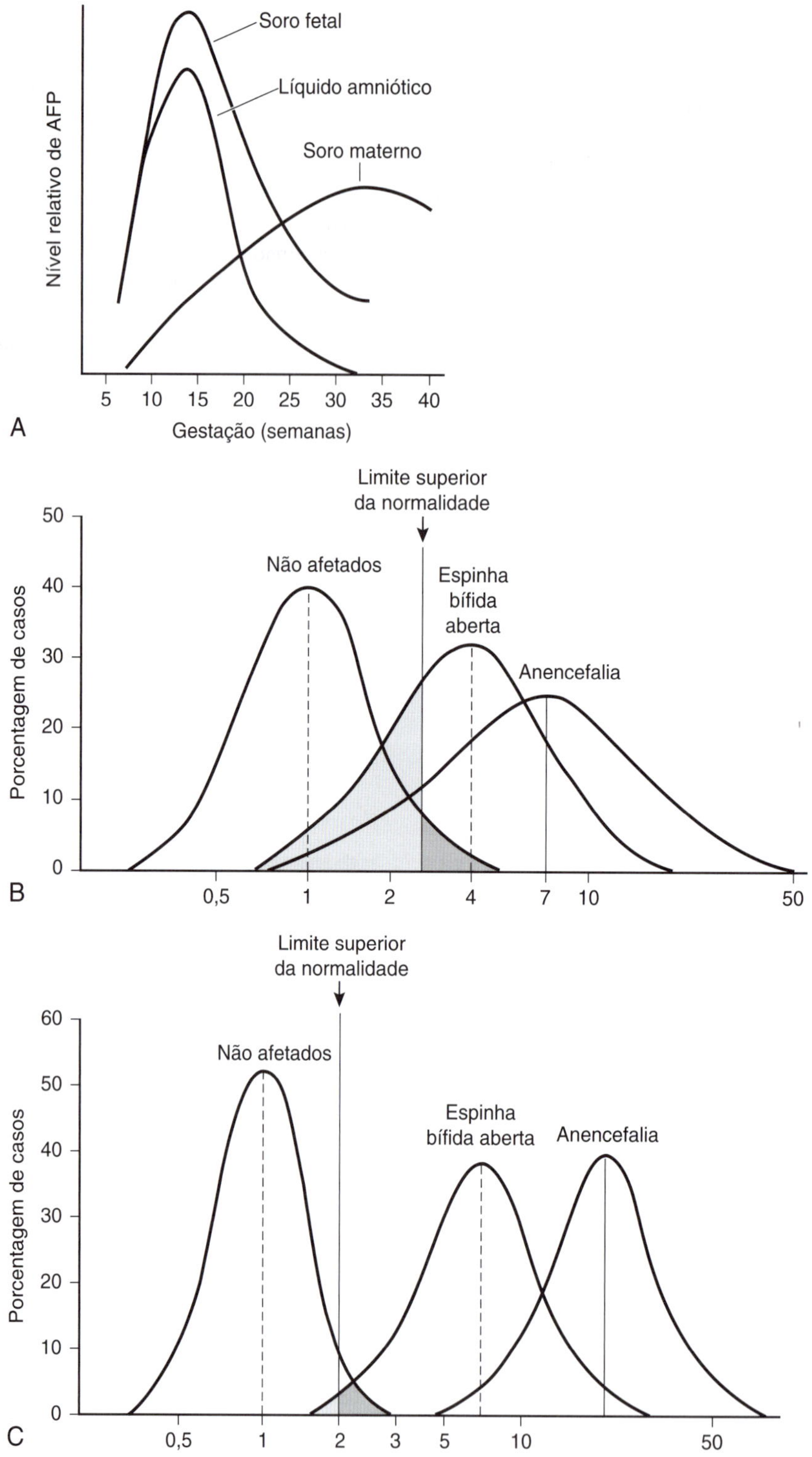

FIG. 35.12 Níveis de alfafetoproteína (AFP) em relação à idade gestacional (menstrual). (A) Os níveis normais de AFP no soro fetal, no líquido amniótico e no soro materno (SM) variam significativamente em relação à idade gestacional. É obrigatório ter datação acurada para avaliar apropriadamente os resultados da AFP. **(B)** AFP sérica materna com 16 a 18 semanas de idade gestacional. (Porcentagem de casos em relação aos níveis de AFP, expressa como múltiplos da mediana [MoM, *multiples of median*] ao longo do eixo horizontal.) Há considerável sobreposição nos valores de MS-AFP entre gestações normais e aquelas com fetos que apresentam espinha bífida aberta e anencefalia. Esta ilustração demonstra a sobreposição (*áreas sombreadas* sob as curvas) quando 2,5 MoM são tomados como limite normal superior. Um corte de 2,0 MoM detectaria mais gestações afetadas, mas aumentaria a taxa de amniocentese nas gestações normais. *Área sombreada mais clara*, falso-negativos (ou seja, exame negativo, mas DTN presente); *área sombreada mais escura*, falso-positivos (ou seja, exame positivo, mas feto normal). **(C)** AFP no líquido amniótico com 16 a 18 semanas de idade gestacional. (Porcentagem de casos em relação aos níveis de AFP, expressa como MoM ao longo do eixo horizontal.) Há significativamente menos sobreposição entre as gestações normais e as gestações com DTN abertos. A área sombreada sob as curvas à esquerda de 2 representa os falso-negativos, e a área sombreada à direita de 2 representa os falso-positivos. Na prática, os falso-positivos podem ser amplamente excluídos por níveis normais de acetilcolinesterase no líquido amniótico.

A AFP sérica materna também se eleva na **gravidez multifetal**, no **óbito fetal**, na **transfusão fetomaterna** e em outras anomalias fetais associadas a defeitos de pele, como onfalocele e gastrosquise (50% a 60% dos casos), **nefrose congênita** (tipo finlandesa, 100% dos casos) e raramente na atresia esofágica ou duodenal, doença renal policística, agenesia renal, obstrução urinária, epidermólise bolhosa, teratoma sacrococcígeo, higroma cístico, osteogênese imperfeita, extrofia cloacal e ciclopia.

Em função da alta sensibilidade dos sinais cerebelares associados à espinha bífida aberta, a maioria dos centros depende quase exclusivamente da ultrassonografia para diagnosticar DTN. Para mulheres com MS-AFP elevada e quando não há explicação ultrassonográfica para o resultado anormal do exame (p. ex., datas erradas, fetos múltiplos, feto morto, anencefalia, espinha bífida, defeito da parede abdominal ou qualquer outra das anormalidades fetais já mencionadas que possam causar AFP elevada), ou se houver má visualização da coluna, então pode ser recomendada **amniocentese**. Se a AFP do líquido amniótico for normal e não houver **acetilcolinesterase** (AChE; do inglês, *acetylcholinesterase*), então a probabilidade de um DTN aberto será muito baixa. Se a AFP do líquido amniótico for elevada e houver AChE, então pode existir um DTN aberto ou um defeito da parede abdominal que não foi detectado pela ultrassonografia.

Entre 1989 e 1990, 1,1 milhão de mulheres na Califórnia submeteu-se a exames de AFP sérica materna no início da gravidez.[63] A partir desses exames, foram encontradas 1.390 anormalidades fetais (1,3 anomalia fetal por 1.000 gestações), consistindo em 710 DTN (417 casos de anencefalia, 247 casos de espinha bífida e 46 casos de encefalocele) e 680 anormalidades não neurais (286 defeitos da parede abdominal anterior, 163 casos de trissomia do 21 e 231 outras anormalidades cromossômicas). Com o declínio do uso do teste MS-AFP em favor da triagem genética, a ultrassonografia é cada vez mais importante no rastreamento de DTN.

Achados Ultrassonográficos na Coluna Vertebral

Pode ocorrer espinha bífida em qualquer parte da coluna vertebral fetal, embora seja mais comum na área **lombossacral**.[64] Achados ultrassonográficos na coluna consistem em anormalidades dos elementos posteriores ossificados e das partes moles relacionadas.

Na espinha bífida, as **lâminas** deixam de convergir para a linha média, e isto é mais bem visualizado com o plano de exame transaxial posterior (Fig. 35.13A e B; Vídeo 35.3). Se os **pedículos** estiverem normalmente posicionados e se não houver meningomielocele, o plano de exame transaxial posterior é o único que retratará a anormalidade com confiabilidade. Quando os pedículos estão deslocados mais lateralmente do que o habitual, os planos transaxial lateral e longitudinal lateral e longitudinal lateral demonstrarão as anormalidades ósseas de espinha bífida (Fig. 35.13C e D). Todos esses planos de exame geralmente demonstrarão a meningocele ou meningomielocele, se existente (Figs. 35.14, 35.15 e 35.16; Vídeos 35.4 e 35.5). O exame longitudinal posterior proporciona melhor visualização de uma meningomielocele e de defeito das partes moles quando não existe massa cística.

Na maioria dos casos de espinha bífida, há divergência anormal dos pedículos em vários níveis vertebrais. Isso é mais bem observado nas imagens 3D e longitudinais laterais em que podem ser avaliadas simultaneamente múltiplas distâncias interpediculares (Fig. 35.13). No entanto, normalmente há divergência discreta dos pedículos na coluna cervical, em comparação à coluna torácica e pode haver leve divergência (1 a 2 mm) na coluna lombar, em comparação com a coluna torácica em fetos normais (Fig. 35.2).

A ultrassonografia também pode ser usada para determinar o nível e o grau de anormalidades vertebrais. O nível do defeito é determinado pelo topo ou a extremidade mais cefálica da malformação óssea.[65] A RM e a ultrassonografia do feto são igualmente efetivas na determinação do nível de lesão em um feto com meningomielocele,[66] embora cada modalidade possa diagnosticar erroneamente o nível superior por dois ou mais segmentos em 20% dos casos. A RM fetal é mais sensível na avaliação da própria medula, fornecendo informações adicionais em cerca de 10% dos casos.[67]

O prognóstico é influenciado pelo nível do defeito, o tipo do DTN, a existência ou não de anomalias associadas e a existência ou não de anormalidades cranianas, como a malformação Chiari II e a ventriculomegalia. Biggio et al.[68] descreveram o desfecho de 33 lactentes com espinha bífida aberta isolada. Os níveis mais inferiores de lesão e o tamanho ventricular menor se associaram a capacidade de deambulação. Todos os lactentes com DTN L4-sacral conseguiam deambular. Dos pacientes com DNT de L1 a L3, 50% conseguiam deambular. Nenhum lactente com DTN torácico conseguia deambular. Nenhum lactente com mielosquise deambulava.

Anormalidades Cranianas Associadas

O diâmetro biparietal pode ser menor que o esperado (mesmo quando os ventrículos laterais estiverem aumentados).[69,70] Quatro outros achados cranianos são particularmente úteis no aumento da suspeita de DTN: a não visualização da cisterna magna, a deformação do formato cerebelar (sinal da banana), ossos frontais côncavos (sinal do limão) e dilatação dos ventrículos cerebrais laterais.

A **malformação de Chiari II** se associa frequentemente à espinha bífida (> 97% dos casos). Esta lesão craniana consiste em graus variáveis de deslocamento do verme do cerebelo, do quarto ventrículo e do bulbo através do forame magno até o canal cervical superior e geralmente é mais fácil de ser identificada do que a lesão vertebral entre 16 e 24 semanas de gestação. Em cortes transaxiais através da fossa posterior, a malformação de Chiari II se manifesta como uma deformação do formato cerebelar (sinal da banana) e a não visualização da cisterna magna. Malformações cranianas são indícios que é necessário realizar um estudo detalhado da coluna para procurar espinha bífida.

Pontos de Referência Anatômicos Usados para Estabelecer o Nível do Defeito Ósseo

- T12 corresponde às extremidades mediais das costelas mais caudais.
- L5-S1 se situa na margem superior da asa do ilíaco.[28]
- S4 é o centro de ossificação de corpo vertebral mais caudal no segundo trimestre.[65]
- S5 é o centro de ossificação de corpo vertebral mais caudal no terceiro trimestre.[65]

Vértebras torácica (*T*), lombar (*L*) e sacral (*S*).

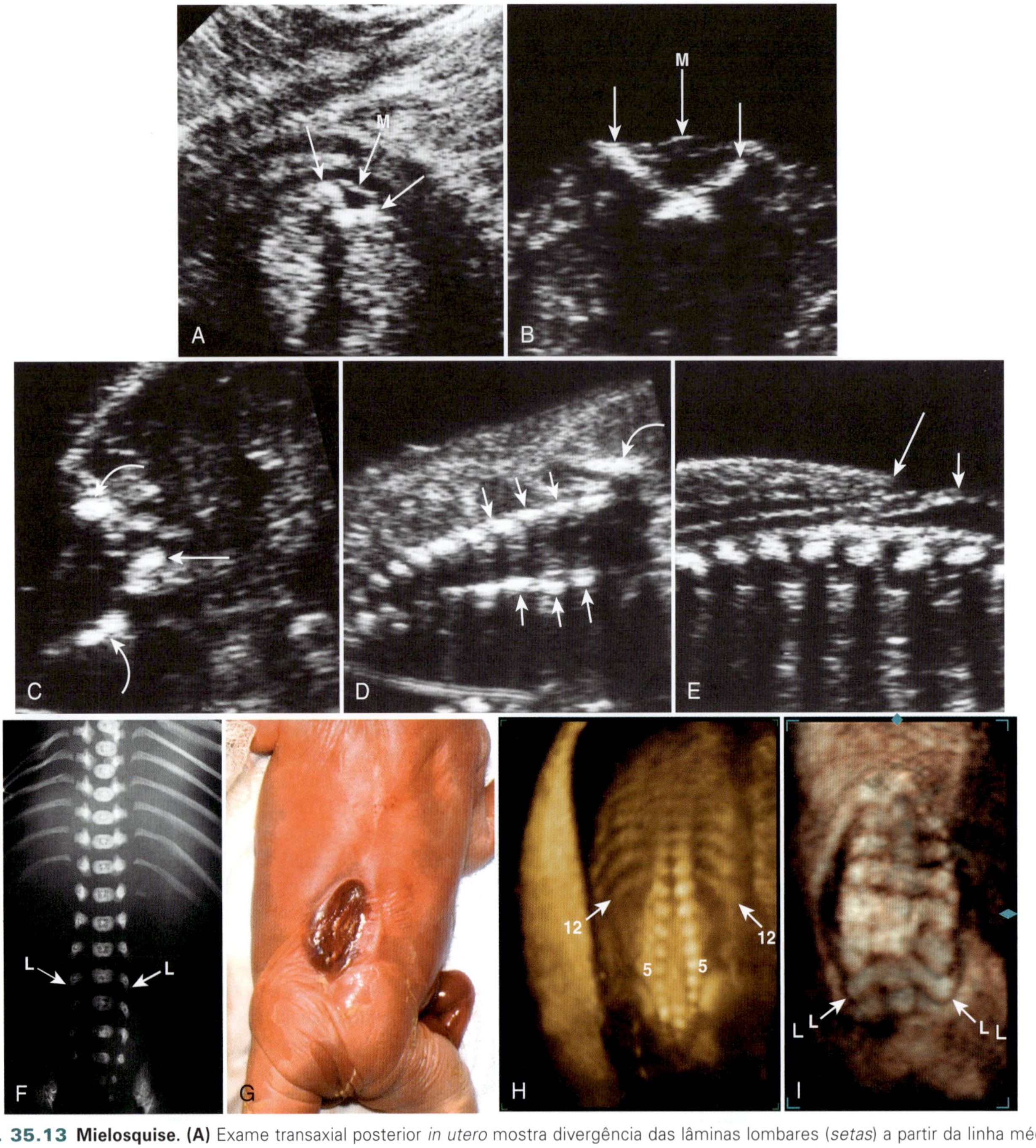

FIG. 35.13 Mielosquise. **(A)** Exame transaxial posterior *in utero* mostra divergência das lâminas lombares (*setas*) a partir da linha média. Somente uma membrana (*M*) fina permanece sobre o defeito vertebral posteriormente. **(B)** Exame transaxial posterior após o parto mostra, com mais detalhes, a divergência das lâminas (*setas*) a partir da linha média e a membrana (*M*) que cobre o defeito. **(C)** Exame transaxial lateral exibe aumento da distância entre os pedículos (*setas curvas*) e leve angulação lateral dos pedículos para longe de suas posições esperadas (*seta reta*, centro ossificado). **(D)** Exame longitudinal lateral mostra o aumento de volume progressivo das distâncias interpediculares na coluna lombar, indicativo de espinha bífida. Pedículos ossificados (*setas retas*); asa do ilíaco (*seta curva*). **(E)** Exame longitudinal posterior mostra truncamento abrupto das partes moles do dorso fetal (*seta longa*) no local do defeito do tubo neural aberto; *seta curta*, medula espinal. **(F)** Radiografia mostra divergência das lâminas (*L*) para longe da linha média, em vez da posição normal, que seria em direção à linha média. **(G)** Fotografia de defeito com mielosquise da coluna toracolombar mostra tecido neural desorganizado exposto dentro do defeito. **(H)** US 3D de outro feto de 19 semanas, visualizado a partir da face posterior do feto. Observe a divergência anormal dos pedículos na coluna lombar (*setas*, no nível da 12ª costela; *5*, nível 5). **(I)** Ultrassonografia 3D de outro feto de 21 semanas com visualização a partir da face posterior do feto. Observe a divergência dos pedículos lombares e das lâminas (*L*) para fora da linha média. (**I**, cortesia de Siemens Ultrasound.)

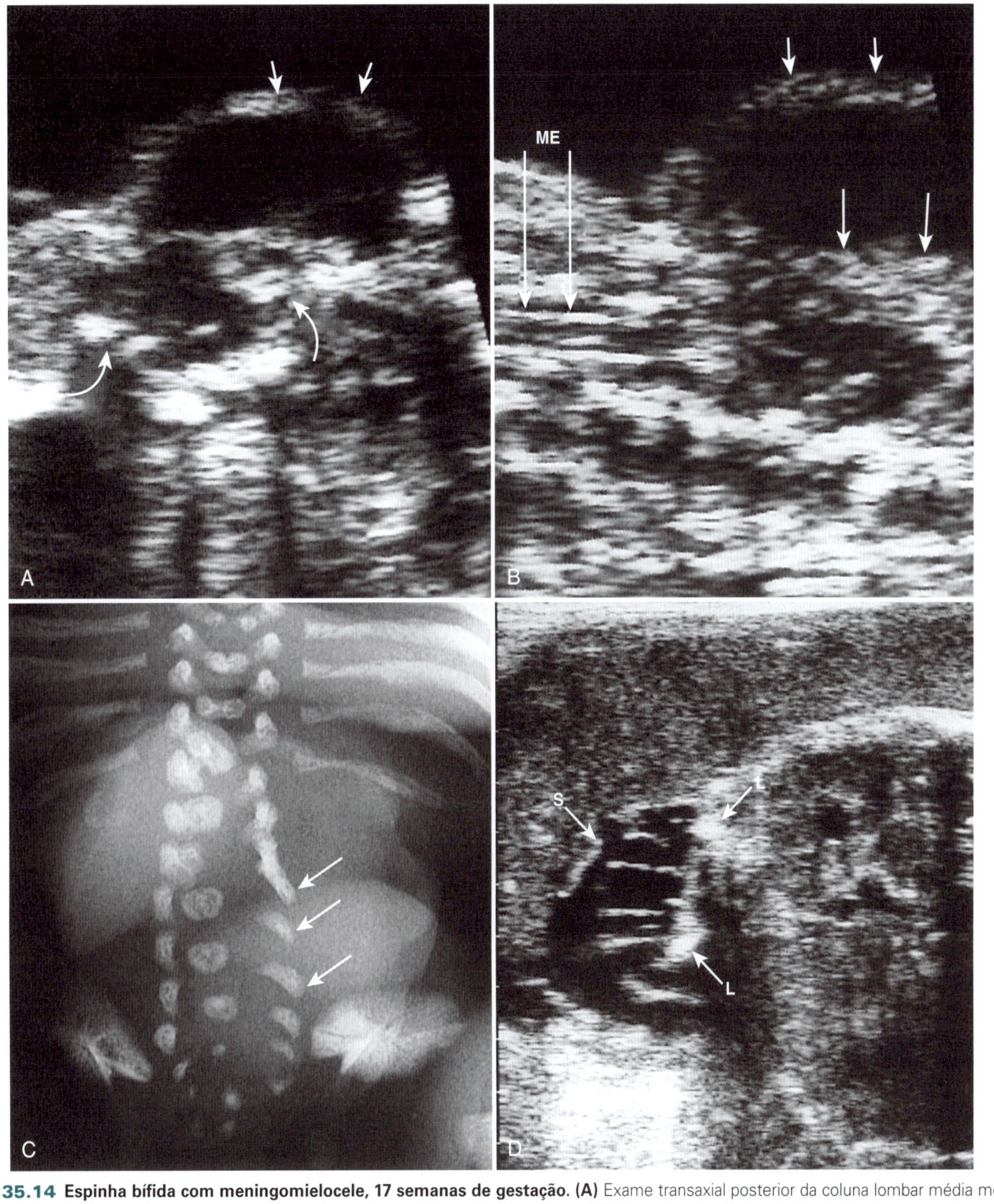

FIG. 35.14 Espinha bífida com meningomielocele, 17 semanas de gestação. (A) Exame transaxial posterior da coluna lombar média mostra a divergência das lâminas (*setas curvas*) e o saco da meningomielocele (*setas curtas*). **(B)** Exame longitudinal posterior da área toracolombar mostra o saco da meningomielocele (*setas curtas*) e o tecido neural desorganizado (*setas longas*) dentro dele; *ME*, medula espinal. **(C)** A radiografia mostra que as distâncias interpediculares na coluna lombar estão alargadas e as lâminas estão afastadas lateralmente (*setas*). **(D)** Exame transaxial lateral em feto diferente mostra o saco (*S*) da meningomielocele, contendo ecos lineares, representando o tecido neural e o complexo lâminas/pedículos afunilado (*L, setas*).

O disrafismo espinal possibilita extravasamento de líquido cerebrospinal do canal vertebral para o líquido amniótico, que causa pressão intracraniana baixa precocemente na gestação. A baixa pressão intracraniana resulta em um compartimento da fossa posterior menor que o normal. O cerebelo, em seguida, cresce para dentro desse espaço anormalmente pequeno, o que causa obliteração da cisterna magna, compressão dos hemisférios cerebelares, herniação das tonsilas cerebelares para o canal vertebral cervical e anormalidades relacionadas, como **ventriculomegalia**. A ventriculomegalia geralmente é leve no segundo trimestre e piora após o parto depois de reparo do defeito vertebral. Ventriculomegalia é encontrada em 44% a 86% dos fetos com espinha bífida.[71,72] A causa isolada mais

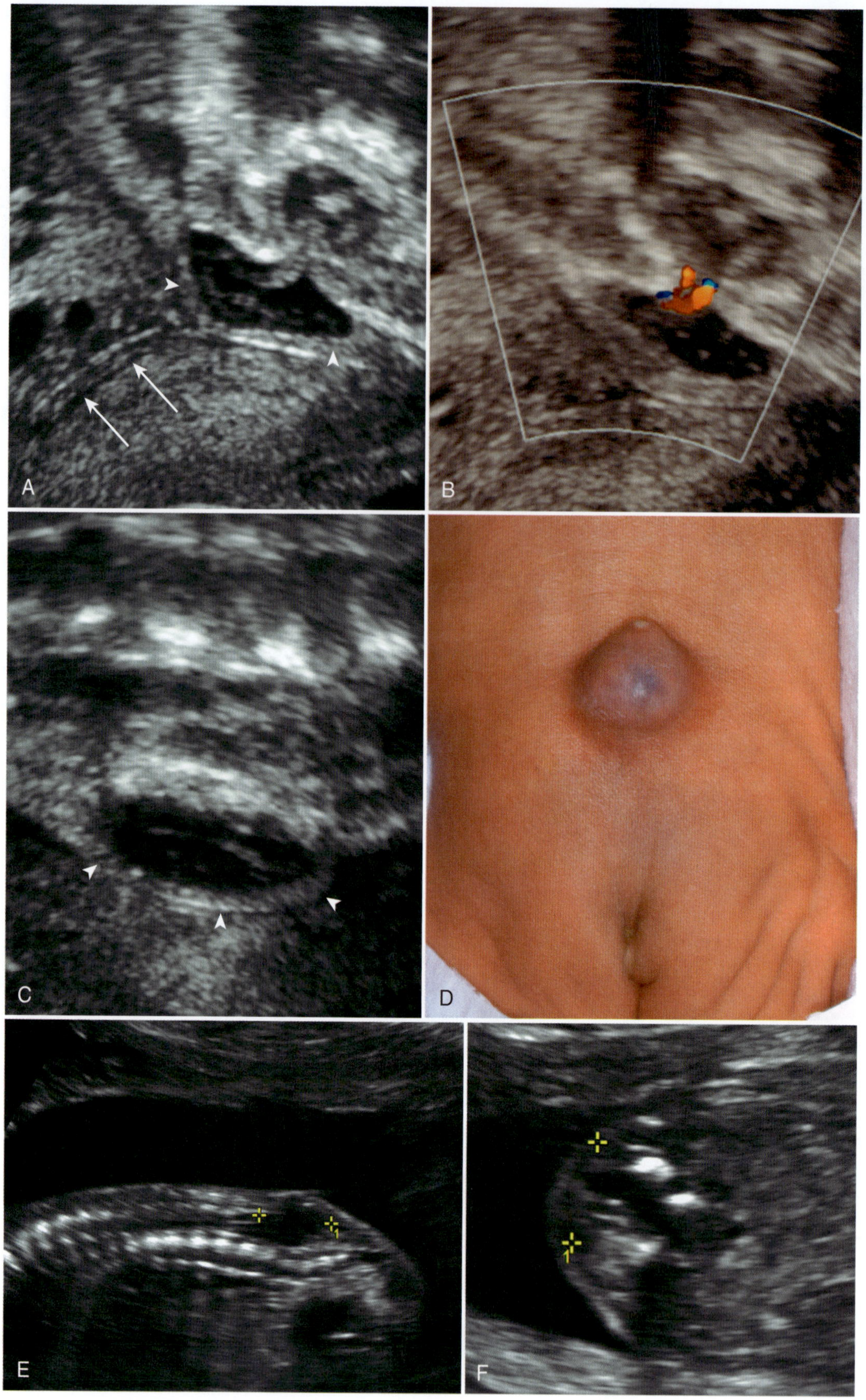

FIG. 35.15 Meningomielocele coberta com pele. (A) US transaxial posterior endovaginal *in utero* mostra saco de meningomielocele coberto por parede espessa (*pontas de setas*). Material ecogênico atravessa o defeito (espinha bífida), entrando no saco da meningomielocele. Canal endocervical (*setas*). **(B)** US transaxial endovaginal com Doppler colorido demonstra vaso quase projeta do canal vertebral para o saco da meningomielocele. **(C)** US longitudinal posterior endovaginal mostra o saco da meningomielocele coberto por parede espessa (*pontas de seta*). **(D)** Fotografia neonatal mostra meningomielocele lombar focal coberta por pele. O matiz azulado dentro do saco da meningomielocele é um vaso detectado por Doppler colorido endovaginal em **B**. **(E)** e **(F)** Exames transaxiais longitudinais e posteriores de um feto diferente com 19 semanas de idade gestacional demonstram um pequeno cisto posterior contendo elementos neurais (*calipers*) cobertos por pele protuberante através das lâminas. Nenhuma anormalidade intracraniana foi demonstrada.

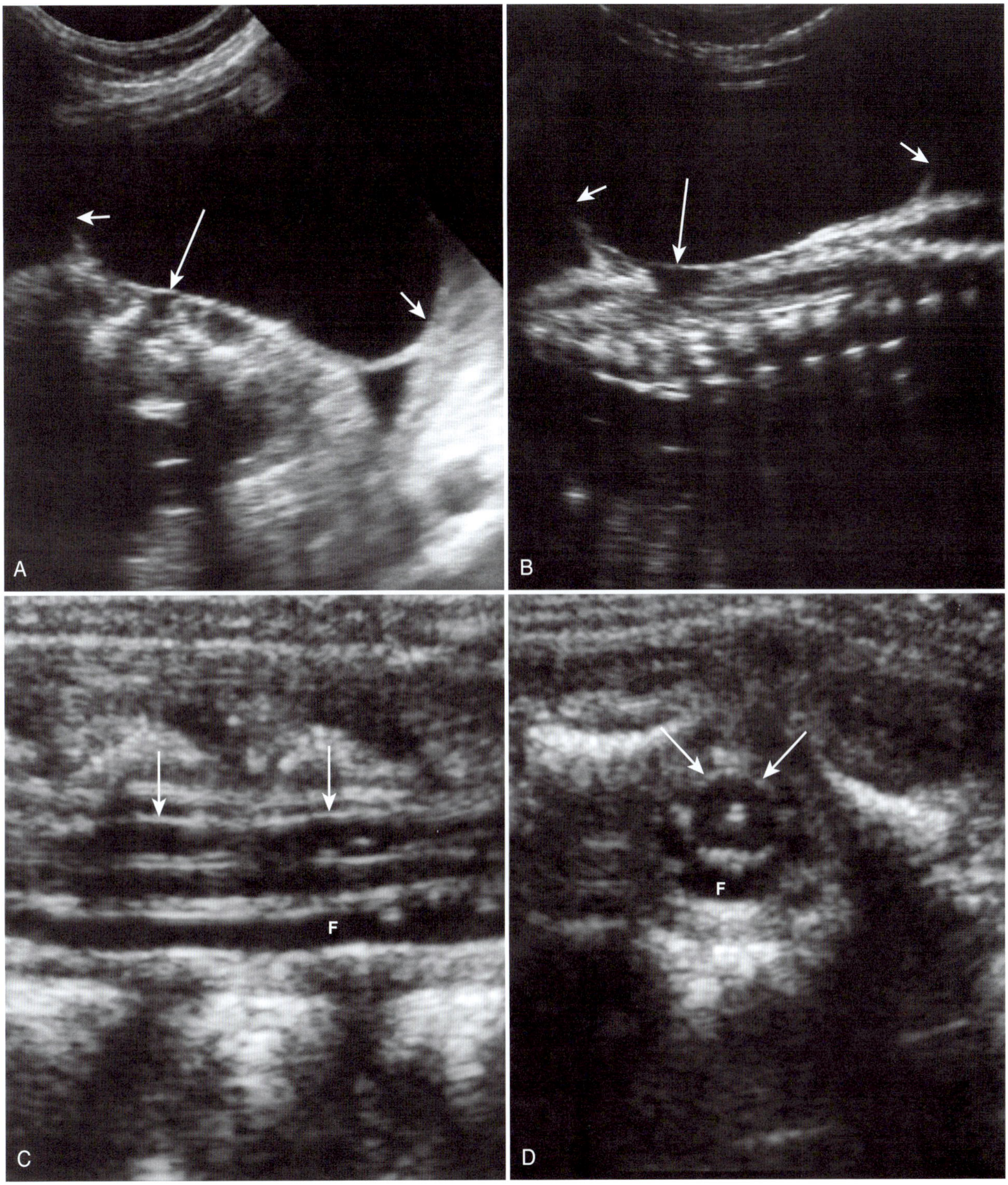

FIG. 35.16 Meningocele lombar, 34 semanas de gestação. (A) Ultrassonografia transaxial posterior mostra um saco cheio de líquido (*setas pequenas*) ao longo do dorso fetal. Há um pequeno defeito no arco neural (seta grande). **(B)** Ultrassonografia longitudinal posterior mostra a parede da meningocele (*setas pequenas*) e o defeito de espinha bífida no arco neural posterior (*seta grande*). Ultrassonografias **(C)** longitudinal posterior e **(D)** transaxial posterior demonstram medula espinal torácica anormalmente posterior (*setas*) na parte não dependente do canal vertebral. Líquido cerebrospinal (*F, fluid*) localiza-se entre a parte anterior da medula espinal e a parede anterior do canal vertebral.

comum de ventriculomegalia é a espinha bífida, embora apenas 30% a 40% dos fetos com aumento de volume dos ventrículos realmente apresentem espinha bífida. Na ultrassonografia, a malformação de Chiari II se manifesta como obliteração da cisterna magna.[73,74]

A compressão do cerebelo muda de forma, apresentando o **sinal da banana**.[71,75] Em dois estudos diferentes, a obliteração da cisterna magna foi observada em 22 de 23 casos com espinha bífida com 16 a 27 semanas de gestação[74] e em 18 de 20 casos com 24 semanas de gestação ou menos.[74]

A deformidade côncava dos ossos frontais fetais no segundo trimestre é chamada **sinal do limão**.[76] Vários autores têm mostrado que 85% dos fetos com espinha bífida antes da 24ª semana de gestação apresentam o sinal do limão.[72,77-79] Na prática, o sinal do limão pode ser difícil de ser retratado inequivocamente. O sinal do limão se resolve espontaneamente no terceiro trimestre.[78] Além disso, é visto em 1% dos fetos normais.[77,78] O sinal do limão deve levar a recomendação de um exame detalhado da fossa posterior, para procurar obliteração da cisterna magna e sinal da banana, e da coluna vertebral fetal a procura de evidências diretas de espinha bífida.

Anormalidades Não Cranianas Associadas

Deformidades dos pés, principalmente **pé torto** e **luxação do quadril**, estão geralmente associadas à espinha bífida.[80] Elas são causadas por ações musculares desequilibradas resultantes de envolvimento dos nervos periféricos com o DTN. Em fetos com espinha bífida aberta, 24% demonstram anormalidades morfológicas adicionais na ultrassonografia do segundo trimestre, como anormalidades renais, **cistos do plexo corióideo, defeito do septo interventricular cardíaco, onfalocele** e **restrição de crescimento intrauterino**.[58]

Sinais Ultrassonográficos de Espinha Bífida

Não visualização da cisterna magna
Deformação do cerebelo (sinal da banana)
Ossos frontais côncavos (sinal do limão)
Dilatação dos ventrículos laterais
Malformação de Chiari II (97%)
Diâmetro biparietal menor que o esperado

Prognóstico

É difícil predizer o prognóstico de longo prazo no feto com meningomielocele identificada. No entanto, o desfecho é melhor no caso de lesões baixas (lombar ou sacral), defeitos fechados e aqueles com pouca ou nenhuma hidrocefalia e sem compressão do rombencéfalo por malformação de Chiari II.[55,66,75,81] Em mais de 880 partos de recém-nascidos vivos[82] com espinha bífida, cerca de 85% sobreviveram mais de 10 anos e 2% morreram no período neonatal. Dentre os sobreviventes, cerca de 50% apresentaram algum tipo de distúrbio de aprendizagem. Aproximadamente 25% dos sobreviventes apresentavam quociente de inteligência (QI) acima de 100, e cerca de 75%, acima de 80. Em torno de 33% dos sobreviventes desenvolveram sintomas e sinais relacionados à compressão do rombencéfalo e do tronco encefálico (p. ex., dor, fraqueza e espasticidade nos braços), e alguns precisaram se submeter a laminectomia cervical para aliviar a pressão. Wong e Paulozzi[83] descreveram índices de sobrevivência em 5 anos de 82,7% para 1979-1983, 88,5% para 1984-1988 e 91,0% para 1989-1994. A determinação do prognóstico para a sobrevivência dos recém-nascidos atuais é mais difícil devido aos avanços clínicos e cirúrgicos desde os estudos que descreveram pacientes nascidos nas décadas de 1960, 1970 e 1980.[2]

Além da sobrevivência, o indivíduo apresenta múltiplos comprometimentos, incluindo **disfunção motora**, **disfunção intestinal e da bexiga urinária** e **déficit intelectual.**[2] O grau de disfunção muscular é definido pelo nível mais alto do DTN aberto, e não pelo número de vértebras envolvidas ou pelo tamanho do saco superposto. Quando a lesão é torácica, os **membros inferiores** não apresentam função muscular, e quando ela se localiza na região lombar superior (L1-L2), a função útil dos membros inferiores é mínima. Quando o nível superior for L3-L5, é difícil prever o prognóstico para caminhar a longo prazo e a necessidade da utilização de aparelhos de assistência. Aqueles que apresentam defeitos sacrais, em geral, conseguirão andar bem, mas a marcha não é perfeita. Quase todas as pessoas com espinha bífida, incluindo as que apresentam defeitos sacrais, terão algum grau de disfunção intestinal e da bexiga.

É muito difícil predizer o nível máximo de **função intelectual**. Em geral, aqueles que não precisam de derivação (*shunt*) ventricular apresentam desfechos muito melhores em termos de função intelectual. Nos pacientes que precisam de derivação (*shunt*), o QI médio é de aproximadamente 80, no limite inferior da faixa normal.[84] O índice de comprometimento intelectual profundo (QI < 20) nos pacientes com derivação é de 5%, geralmente relacionado a complicações clínicas, como infecções na derivação e efeitos causados pela malformação de Chiari II (p. ex., apneia, hipóxia).

Cirurgia Fetal para Meningomielocele

A primeira cirurgia fetal para correção de meningomielocele foi realizada em 1997. Um estudo clínico formal foi realizado de 2003 a 2010, com término antecipado do estudo devido a resultados fetais positivos (diminuição da herniação do rombencéfalo/necessidade de *shunt* e melhora do nível da função raquimedular). No entanto, as famílias e os médicos precisam avaliar o potencial para melhorar a função da criança em relação aos riscos de morbidade cirúrgica fetal/materna, mais comumente parto prematuro e deiscência uterina.[85] A meningomielocele fetal é uma entidade não letal; a cirurgia *in utero* para o reparo da meningomielocele é potencialmente letal.[86]

Embora a meningomielocele seja um distúrbio embriológico primário, o comprometimento neurológico também é secundário ao dano *in utero* progressivo à medula espinal exposta. O desenvolvimento de técnicas para fechar DTN abertos antes do nascimento tem gerado grande interesse e esperança para intervenções fetais e seus desfechos. Antes do estudo de 2003, observações preliminares de dois centros sugeriram que melhorias poderiam ocorrer, não na função da medula espinal, como postulado originalmente,[87] mas na extensão da herniação do rombencéfalo e na frequência necessária de *shunt* para controlar a hidrocefalia. Em um estudo com 25 pacientes submetidas a reparo intrauterino de meningomielocele na Vanderbilt University, não houve melhora da função dos membros inferiores em decorrência da cirurgia, mas houve redução substancial da incidência de herniação do rombencéfalo moderada a grave (4% *vs.* 50%) e redução moderada da incidência de hidrocefalia dependente de derivação (58% *vs.* 92%).[89] O número de centros nos EUA é limitado para evitar a proliferação descontrolada de novos centros oferecendo este complexo procedimento multidisciplinar.[89] Os futuros pais que optam pela cirurgia[90] devem ponderar os potenciais benefícios em relação aos potenciais riscos.[90-93]

MIELOCISTOCELE

A mielocistocele é uma forma incomum de disrafismo espinal. Há dilatação do canal central da medula espinal. O canal central hernia-se posteriormente através da medula espinal e do arco neural posterior para formar um saco exterior. Pode não haver lesão de espinha bífida associada.

O saco é composto por três camadas, da interna para a externa: **saco de hidromielia**, revestido por epêndima do canal vertebral; **camada meníngea**, contígua com as meninges em torno da medula espinal, e **pele**. O líquido no saco interno é contínuo com o líquido do canal central da medula espinal; o líquido entre o saco de hidromielia e a camada meníngea é contínuo com o líquido subaracnóideo.

Pode ocorrer mielocistocele em qualquer nível da coluna vertebral e ela é comumente associada à malformação de Chiari II.[94-96] A ultrassonografia pré-natal e pós-natal demonstra aparência de "cisto dentro de um cisto" (Fig. 35.17). A divergência das lâminas e pedículos pode ou não existir. O prognóstico da mielocistocele é pior do que o da meningocele simples; os lactentes com meningocele simples permanecem neurologicamente normais depois do reparo cirúrgico. O prognóstico da mielocistocele é pior porque geralmente existe algum grau de mielodisplasia associada (ou seja, displasia da medula espinal). Embora a função neurológica seja normal no pós-operatório imediato, os déficits neurológicos costumam aparecer em longo prazo.

A **mielocistocele terminal** ocorre extremidade final da medula espinal. O canal central da medula hernia com líquido cerebrospinal e a aracnóide-máter superposta através de um defeito nos elementos vertebrais posteriores e se evidencia como uma massa coberta de pele ao longo da face posterior da região lombossacral. Pode ocorrer desenvolvimento deficiente associado da região inferior da coluna, da pelve, da genitália, dos intestinos, da bexiga urinária, dos rins e da parede abdominal. A RM proporciona a melhor avaliação por imagem das anormalidades morfológicas após o nascimento.[97-99]

DIASTEMATOMIELIA

A diastematomielia, também denominada **malformação da medula espinal dividida**, é uma fenda parcial ou completa na medula espinal, no cone distal da medula espinal ou no filo terminal. A diastematomielia é caracterizada por um septo sagital ósseo ou fibroso na medula

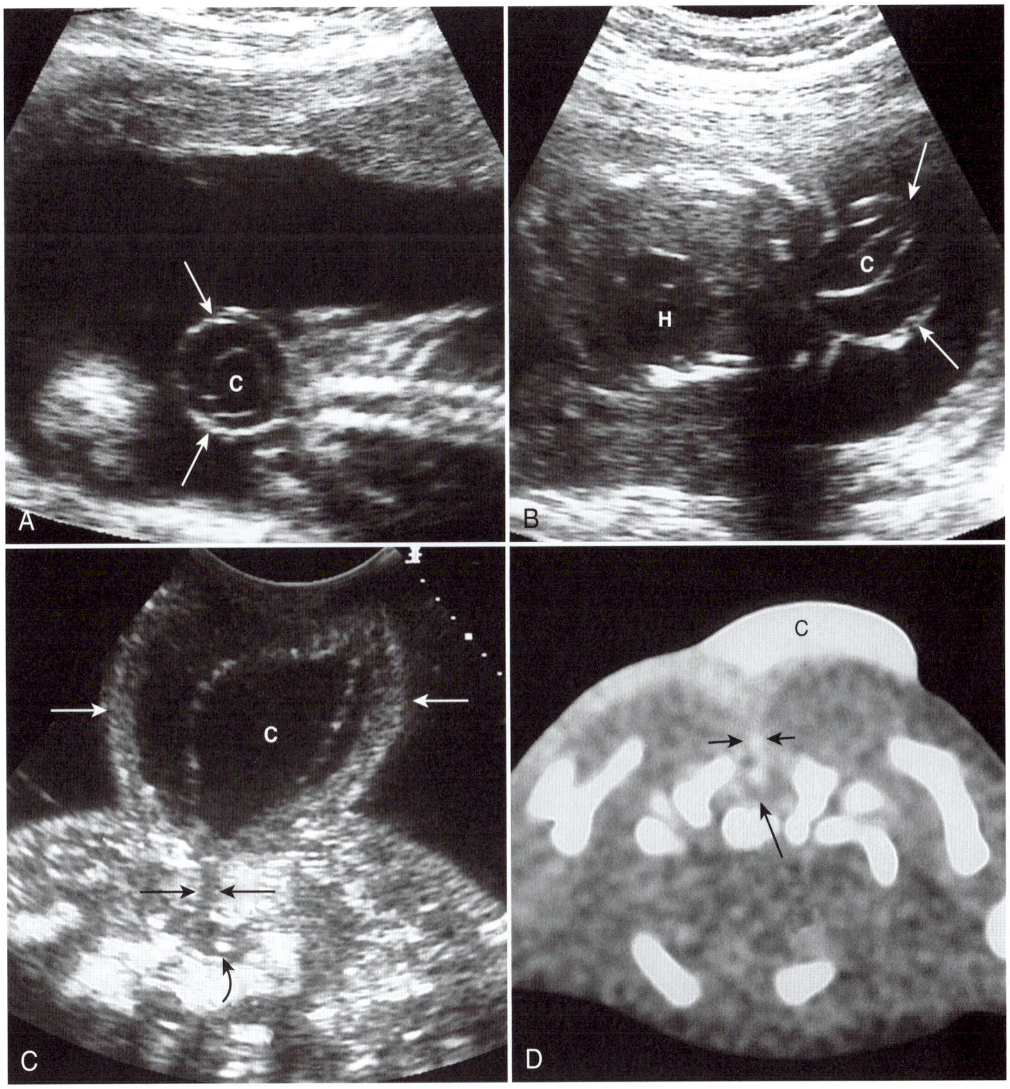

FIG. 35.17 Mielocistocele. (A) Ultrassonografia coronal de coluna vertebral torácica fetal com 18 semanas de gestação demonstra massa cística (*setas*) que apresenta parede dupla com componente cístico (*C*) interno originando-se da região torácica superior. **(B)** Ultrassonografia axial do tórax fetal 1 semana mais tarde mostra massa cística com parede dupla (*setas*) originando-se da face posterior do tórax fetal; *H*, coração (*heart*) fetal. O componente cístico (*C*) mais interno é discretamente menor e achatado, em comparação ao primeiro exame. Não foi observada anormalidade no arco neural ossificado. **(C)** Ultrassonografia do espécime mostra uma massa cística com parede dupla (*setas brancas*) originada na parte posterior do tórax com uma fístula hipoecoica (*setas pretas*), estendendo-se da face posterior da medula espinal (*seta curva*) em direção ao componente cístico central (*C*) da massa posterior. **(D)** TC do espécime após a injeção de material de contraste hidrossolúvel no cisto exibe o contraste no interior do cisto (*C*) e na fístula (*setas curtas*), levando à medula espinal (*seta longa*).

Continua

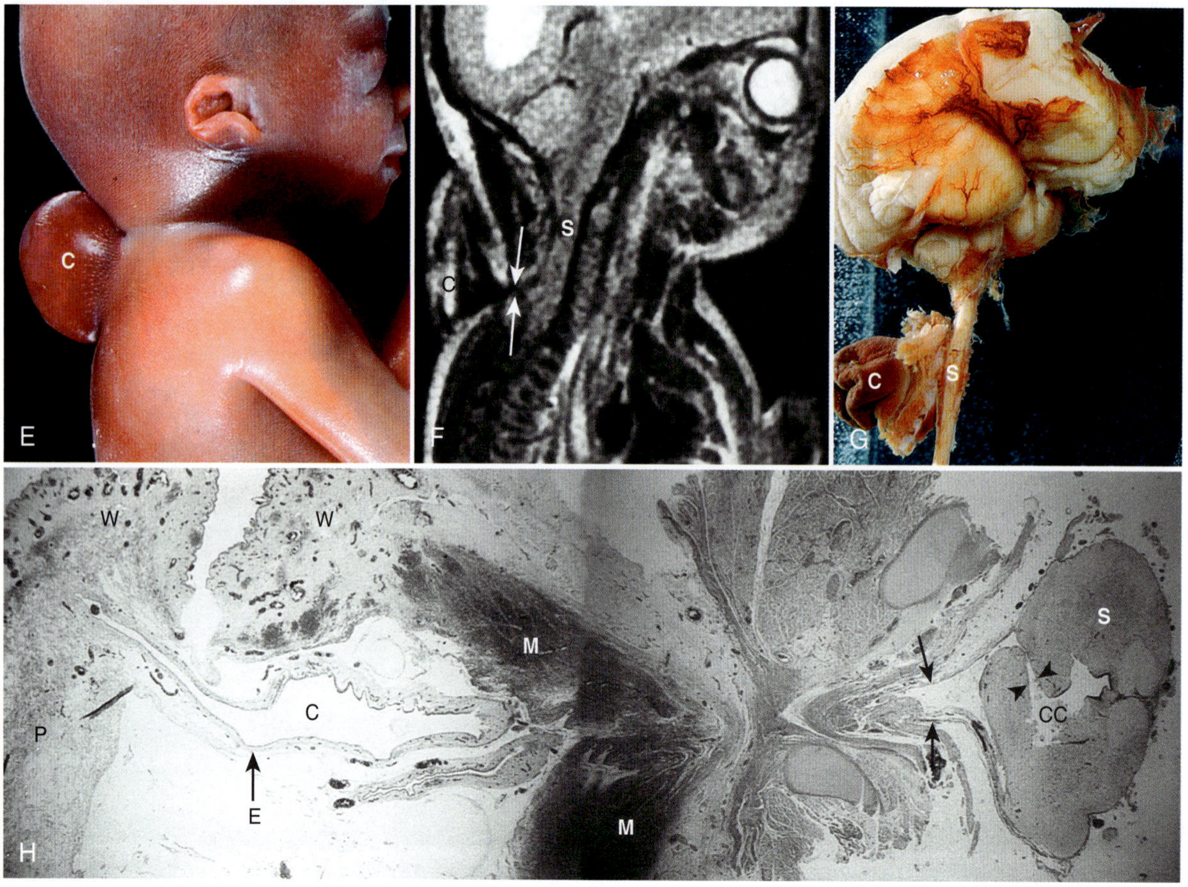

FIG. 35.17 ***(Cont.)*** **(E)** Fotografia em perfil de massa torácica cística (*C*) posterior. **(F)** Ressonância magnética sagital demonstra a massa cística ao longo da área torácica alta com a pequena fístula (*setas*) estendendo-se da face posterior da medula espinal (*S, spinal*) em direção à massa cística (*C*). **(G)** Peça de anatomia patológica demonstrando o cisto (*C*) colapsado em contiguidade com a parte cervical da medula espinal (*S, spinal*). **(H)** Corte histológico mostrando o canal anormal (*setas*) comunicando-se com a face posterior da medula espinal (*S, spinal*), bem como o defeito na medula espinal posterior (*cabeças de setas*) comunicando-se com o canal central (*CC*) da medula espinal. *C*, componente cístico central da massa posterior (*M*); *E*, revestimento ependimário do cisto central, que se comunica com o canal central da medula espinal; *P*, parede externa da massa cística.

espinal.[100,101] Isso pode estar associado a defeito da espinha bífida e à hidromielia (dilatação do canal central da medula espinal), mas pode ocorrer na ausência de espinha bífida aberta.[102] A diastematomielia também pode estar associada a anomalias segmentares dos corpos vertebrais ou a malformações viscerais, como rim em ferradura ou ectópico e malformação útero-ovariana e anorretal. Se o canal vertebral for atravessado por um **septo** ou **esporão ósseo**, o septo terá a aparência de um foco hiperecoico,[103-105] que é mais bem visualizado nos planos de corte transaxial posterior e longitudinal lateral (Fig. 35.18). Quando a diastematomielia não está associada a outras anomalias vertebrais, o prognóstico é favorável. Em sete de oito casos relatados por Has et al.,[106] os defeitos apresentavam níveis normais de AFP e de AChE amnióticos e foram considerados isolados. Sua revisão da literatura mostrou 26 casos diagnosticados na fase pré-natal, 12 dos quais não tiveram anormalidade associada e tiveram prognóstico favorável.

ESCOLIOSE E CIFOSE

Cifose é a curvatura exagerada da coluna no plano sagital. **Escoliose** é a curvatura lateral da coluna no plano coronal. Cifose e escoliose podem ser posicionais e não patológicas ou permanentes, baseadas em uma anormalidade estrutural subjacente, como **hemivértebras, vértebras em borboleta** e **vértebras em bloco**. A cifose e a escoliose patológicas costumam se associar à **espinha bífida** ou a **defeitos da parede anterior do abdome**.[107] Associações menos comuns incluem complexo de parede abdominal-membros, síndrome da banda amniótica, artrogripose, displasias esqueléticas, associação VACTERL (anormalidades vertebrais, atresia anal, anormalidades cardíacas, fístula traqueoesofágica, agenesia renal e defeitos dos membros),[108,109] e síndrome da regressão caudal. Escoliose leve pode ser causada por **hemivértebra** (Fig. 35.19).[106,109]

O plano de exame longitudinal posterior é o melhor para pesquisar cifose; o plano de exame longitudinal lateral é o melhor para pesquisar escoliose (Fig. 35.19). O oligoidrâmnio pode causar curvatura posicional na coluna fetal, um diagnóstico correto de cifose ou escoliose patológica deve ser feito somente se a curvatura for grave. Possíveis anomalias associadas devem, então, ser procuradas porque o prognóstico depende das anomalias coexistentes.

Uma **hemivértebra** representa subdesenvolvimento ou falta de desenvolvimento de metade de um corpo vertebral, ou seja, um dos dois centros de condrificação iniciais é deficiente. O centro de ossificação restante é deslocado lateralmente em relação às vértebras acima e abaixo dele, provocando escoliose leve de segmento curto. As anormalidades podem ser detectadas na fase pré-natal e são mais bem visualizadas na US 3D.[31-34] Os fetos com uma hemivértebra isolada apresentam excelente prognóstico,

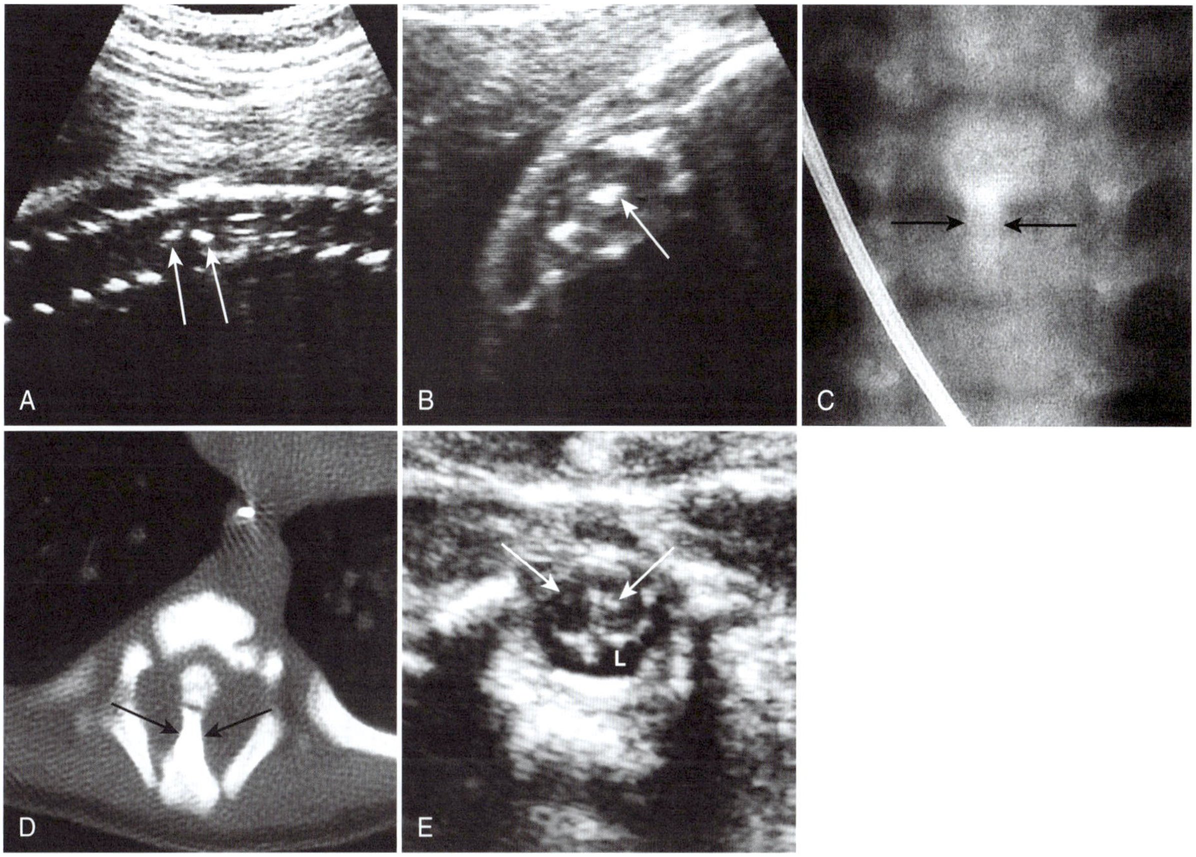

FIG. 35.18 Diastematomielia. Ultrassonografias **(A)** coronal e **(B)** transaxial da coluna vertebral fetal demonstram dois focos hiperecoicos (*setas*) causados pelo septo ósseo no canal vertebral com pele intacta ao longo do dorso fetal. **(C)** Radiografia anteroposterior e **(D)** TC evidenciam o septo ósseo (*setas*) na porção central do canal vertebral. **(E) Diplomielia** e **medula presa**. Ultrassonografia transaxial posterior de outro feto mostra medula espinal na parte mais alta do canal vertebral com líquido (*L*) interposto entre a medula espinal e a margem anterior do canal vertebral. A parte anterior da medula tem formato bilobado, em vez de um arco circular liso com ecos bilaterais do canal central (*setas*).

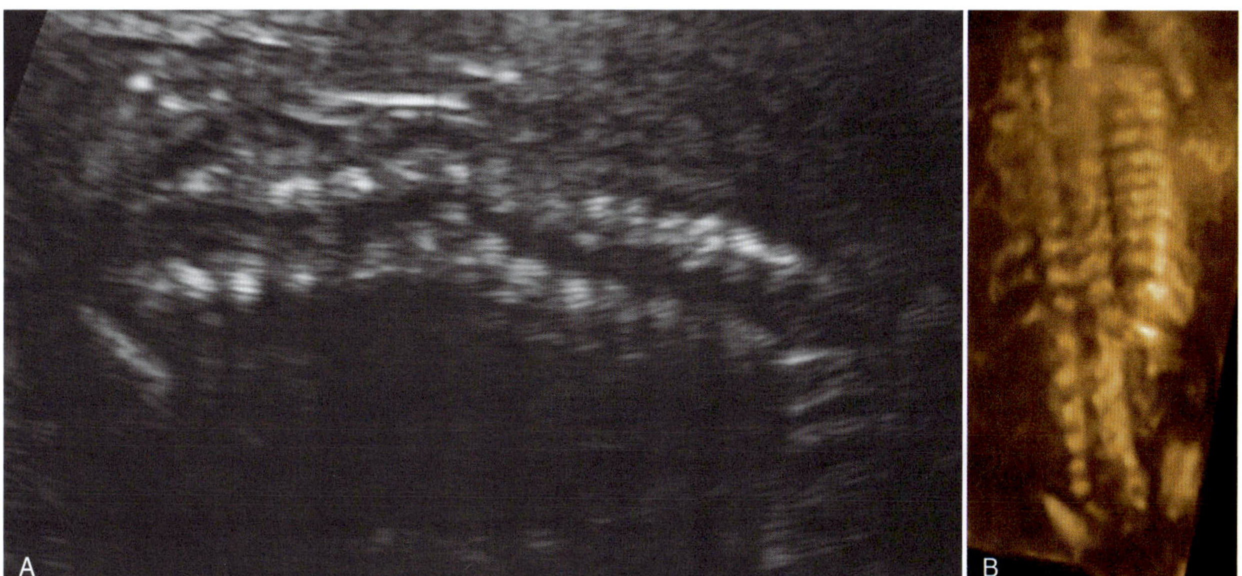

FIG. 35.19 Cifose. (A) Exame sagital da coluna vertebral do feto demonstra cifose focal na junção toracolombar. **(B)** Imagem tridimensional do mesmo paciente demonstra hemivértebra lombar superior esquerda como causa da cifose.

enquanto aqueles que apresentam outras anomalias fetais (p. ex., síndrome de Potter; anomalias cardíacas, intestinais, intracranianas e dos membros) apresentam mau prognóstico.[110] A existência de anomalias associadas reduz a sobrevida em aproximadamente 50%. Se também houver oligoidrâmnio, a taxa de mortalidade se aproxima de 100%.[111]

Causas de Escoliose ou Cifose

Hemivértebras
Vértebras em borboleta
Vértebras em bloco
Espinha bífida
Defeitos da parede anterior do abdome
Complexo membro-parede corporal
Síndrome da banda amniótica
Artrogripose
Displasias esqueléticas
Associação VACTERL[a]
Síndrome da regressão caudal

[a]Anormalidades vertebrais, atresia anal, anormalidades cardíacas, fístula traqueoesofágica, agenesia renal e defeitos nos membros.

AGENESIA SACRAL

A agenesia sacral é uma anormalidade fetal incomum que pode ser encontrada em condições como a **sequência da regressão caudal, sequência da sirenomelia, sequência da extrofia cloacal** e na **associação VACTERL**. Acredita-se que a sequência da regressão caudal (síndrome da regressão caudal) e a sequência da sirenomelia sejam entidades patológicas distintas.[112,113]

REGRESSÃO CAUDAL

Na regressão ou displasia caudal, ocorrem anormalidades da parte inferior da coluna e dos membros, incluindo **agenesia sacral, deficiência da coluna lombar** e anomalias dos membros inferiores, como a **hipoplasia femoral** (Fig. 35.20). Defeitos do tubo neural e dos sistemas geniturinário, digestório e cardíaco e do tubo neural são comuns. A ocorrência é esporádica; a regressão caudal é mais comum em filhos de diabéticas. A causa etiológica não foi estabelecida. A ultrassonografia pode demonstrar ausência do sacro e fêmur curto. Os membros inferiores podem estar flexionados e abduzidos nos quadris e pode haver pés tortos. A ultrassonografia detecta anomalias urinárias associadas (agenesia

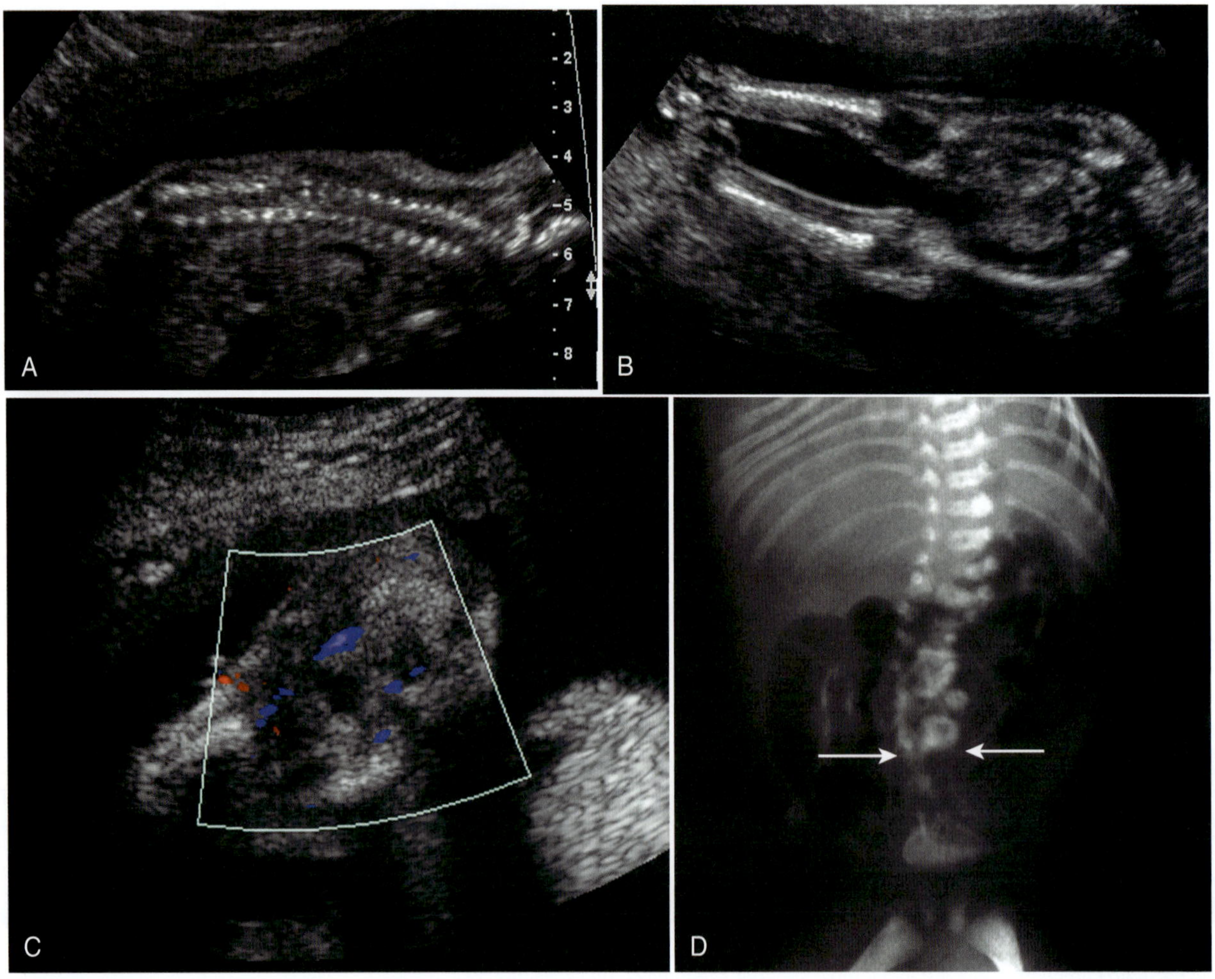

FIG. 35.20 Regressão caudal. (A) Ultrassonografia sagital da coluna na 21ª semana mostrando interrupção abrupta de corpos vertebrais ossificados. **(B)** Vista transversal da pelve com as pernas no eixo longitudinal mostrando que não há ossos pélvicos ossificados e a musculatura é atrófica em torno dos membros inferiores. **(C)** Imagem transversal de Doppler colorido ao nível da bexiga urinária mostrando que não há ossos pélvicos ossificados. **(D)** Radiografia de outro feto mostra interrupção abrupta (*setas*) da coluna lombar e ausência do sacro. Os ossos pélvicos são pequenos e deformados.

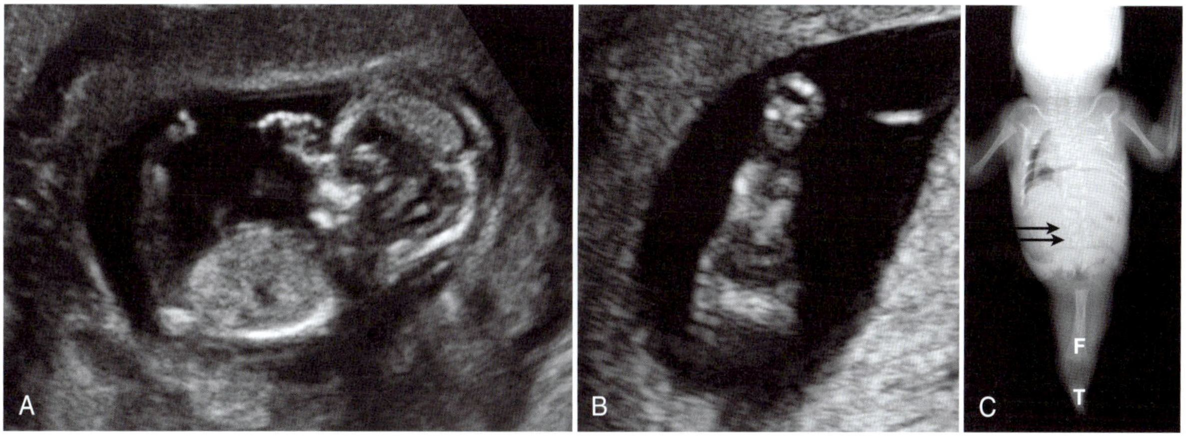

FIG. 35.21 Sirenomelia. (A) Corte sagital do feto com 12 semanas de gestação mostrando angulação incomum do membro inferior. **(B)** Vista de eixo longo de uma extremidade inferior única. **(C)** Em outro feto, a radiografia mostra fêmur (*F*) único e tíbia (*T*) única. Observe os defeitos segmentados nas vértebras da coluna lombar e torácica (*setas*).

renal, displasia cística, caliectasia) e anormalidades gastrintestinais (p. ex., atresia duodenal)[114] O prognóstico depende da intensidade e do grau de anormalidades esqueléticas e anomalias associadas. Na agenesia sacral sem envolvimento de órgãos internos, geralmente há déficits nos membros inferiores e deficiência de controle da bexiga e do intestino. Nos recém-nascidos/lactentes com envolvimento dos órgãos internos, o prognóstico está relacionado a esses defeitos.

SIRENOMELIA

A sequência da sirenomelia é um distúrbio raro em que os membros inferiores estão fundidos e os pés são deformados ou ausentes[115] (Fig. 35.21). A causa provavelmente consiste em uma **artéria fetal aberrante** que se ramifica da aorta abdominal alta e entra no cordão umbilical para a placenta.[116] O fluxo sanguíneo arterial se desvia da parte inferior do corpo do feto. A aorta abdominal distal, os ramos distais da aorta e as estruturas subtendidas são pequenos e pouco desenvolvidos. Isso leva à malformação da coluna, dos membros inferiores, dos rins, do intestino e da genitália. Em geral, as artérias umbilicais, que se originam das artérias ilíacas fetais, levam sangue do feto para o cordão umbilical e depois para a placenta.

Na ultrassonografia, há **oligoidrâmnio** grave devido à redução ou ausência de função renal. Os membros inferiores estão fusionados ou há um único membro inferior. Os pés estão ausentes ou pode haver um único pé. Pode haver agenesia sacral, deficiência da coluna lombar inferior e anomalias torácicas. Esses achados podem ser difíceis de serem visualizados devido ao oligoidrâmnio avançado ou anidrâmnio.[112] O anidrâmnio prolongado causa hipoplasia pulmonar, que geralmente é fatal. O risco de recorrência é o mesmo da população em geral.

TERATOMA SACROCOCCÍGEO

Os teratomas fetais podem se originar do sacro ou do cóccix, de outras estruturas da linha média desde o nível do encéfalo até o cóccix ou pode se originar das gônadas.[117] Os teratomas sacrococcígeos (TSC) se originam das células pluripotentes do nó de Hensen localizadas anteriormente ao cóccix. Os TCS contêm todas as três camadas germinativas (ectoderma, mesoderma e endoderma) e, deste modo, podem conter elementos de muitos tecidos, incluindo neural, respiratório e gastrintestinal. O TSC é raro (1:35.000 nascidos),[118] mas é o tumor mais comum em recém-nascidos. As meninas são afetadas quatro vezes mais que os meninos. Os TSC são classificados em quatro tipos:[118] **tipo I**, tumor predominantemente externo com envolvimento pré-sacral mínimo, apenas; **tipo II**, tumor que se apresenta externamente, mas com extensão intrapélvica significativa; **tipo III**, tumor externamente aparente, mas com massa pélvica predominante e extensão para o abdome; **tipo IV**, tumor pré-sacral sem apresentação externa (Fig. 35.22).[117]

Tipos de Teratomas Sacrococcígeos

Tipo I (47%): predominante massa externa
Tipo II (34%): massa externa com significativo componente interno
Tipo III (9%): massa interna predominante com componente externo menor
Tipo IV (10%): massa pré-sacral apenas

Ao nascimento, 75% dos teratomas sacrococcígeos são benignos, 12% são imaturos e 13% são malignos. Como o potencial maligno aumenta com a idade do lactente, a cirurgia tem de ser realizada logo depois do nascimento.

A ultrassonografia comumente mostra uma massa na área da região glútea adjacente à coluna vertebral[119] (Vídeo 35.6). A maioria dos teratomas (85%) é sólida ou mista (sólida e cística); 15% são principalmente císticos, o que é um sinal benigno. Frequentemente há calcificações. Grandes massas podem deslocar e distorcer estruturas vizinhas, como o reto e a bexiga urinária (Fig. 35.22). A compressão da parte distal dos ureteres pode causar hidronefrose. Tumores sólidos maiores podem desenvolver ***shunts* arteriovenosos** significativos, causando **insuficiência cardíaca fetal** e **hidropisia**.[120] O desenvolvimento de hidropisia fetal associado a teratoma sacrococcígeo indica mau prognóstico.[120-124]

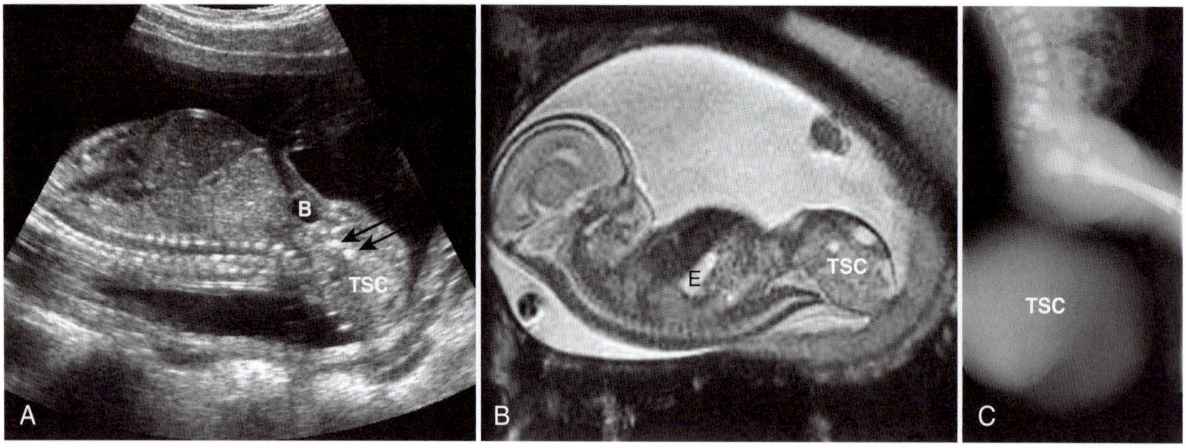

FIG. 35.22 Teratoma sacrococcígeo. (A) Ultrassonografia sagital mostrando teratoma sacrococcígeo do tipo II (TSC) que é predominantemente externo, mas apresenta um componente intrapélvico substancial. O tumor se estende até o nível L5 e desloca a bexiga (*B*) urinária fetal anteriormente. Observe as calcificações (*setas*) dentro do tumor. **(B)** Imagem de RM sagital ponderada em T2 mostrando a extensão e a estrutura interna do tumor sacrococcígeo (*TSC*); *E*, estômago. **(C)** Radiografia lateral em outro neonato. (**A** e **B**, cortesia de Dr. Fong, Pantazi e Toi, Mt. Sinai Hospital, Toronto.)

MASSA FETAL PRÉ-SACRAL

O diagnóstico diferencial de uma massa fetal pré-sacral também inclui cordoma, meningomielocele anterior, cisto neurentérico, neuroblastoma, sarcoma, lipoma, tumor ósseo, linfoma e duplicação retal. O líquido amniótico, no tumor sacrococcígeo, frequentemente contém AChE, e seus níveis de AFP estão, com frequência, elevados. Esses resultados excluem a maioria das outras etiologias, exceto meningomielocele.

Massas Pré-sacrais

Teratoma sacrococcígeo
Cordoma
Meningomielocele anterior
Cisto neurentérico
Neuroblastoma
Sarcoma
Lipoma
Tumor ósseo
Linfoma
Duplicação retal

Se houver suspeita de um teratoma sacrococcígeo na ultrassonografia pré-natal, devem ser programadas ultrassonografias sequenciais para monitorar a gestação e pesquisar complicações, especialmente sinais de insuficiência cardíaca fetal. A avaliação fetal completa deve incluir também as características internas do tumor, o tamanho do tumor e as anomalias fetais associadas.

Para massas com menos de 4,5 cm de diâmetro e sem anormalidades associadas, recomenda-se parto vaginal eletivo. Para massas com mais de 4,5 cm de diâmetro, o parto cirúrgico eletivo pode ser aconselhável devido ao risco de distócia e hemorragia durante o parto vaginal. A cirurgia *in utero* para os *shunts* arteriovenosos tem sido descrita para o tratamento de hidropisia fetal por insuficiência cardíaca congestiva no início da gravidez (< 30 semanas de gestação), mas só deve ser realizada por cirurgiões experientes.[120,121]

REFERÊNCIAS

1. Fishman MA. Birth defects and supplemental vitamins. Curr Treat Options Neurol. 2000;2(2):117-122.
2. Shaer CM, Chescheir N, Schulkin J. Myelomeningocele: a review of the epidemiology, genetics, risk factors for conception, prenatal diagnosis, and prognosis for affected individuals. Obstet Gynecol Surv. 2007;62(7):471-479.
3. Grosse SD, Collins JS. Folic acid supplementation and neural tube defect recurrence prevention. Birth Defects Res A Clin Mol Teratol. 2007;79(11):737-742.
4. Trends in folic acid supplement intake among women of reproductive age—California, 2002-2006. MMWR Morb Mortal Wkly Rep. 2007;56(42):1106-1109.
5. Williams J, Mai CT, Mulinare J, et al. Updated estimates of neural tube defects prevented by mandatory folic acid fortification—United States, 1995-2011. MMWR Morb Mortal Wkly Rep. 2015;64(1):1-5.
6. Solomons NW. Food fortification with folic acid: has the other shoe dropped? Nutr Rev. 2007;65(11):512-515.
7. De Wals P, Tairou F, Van Allen MI, et al. Reduction in neural-tube defects after folic acid fortification in Canada. N Engl J Med. 2007;357(2):135-142.
8. Safdar OY, Al-Dabbagh AA, Abuelieneen WA, Kari JA. Decline in the incidence of neural tube defects after the national fortification of flour (1997-2005). Saudi Med J. 2007;28(8):1227-1229.
9. Sayed AR, Bourne D, Pattinson R, et al. Decline in the prevalence of neural tube defects following folic acid fortification and its cost-benefit in South Africa. Birth Defects Res A Clin Mol Teratol. 2008;82(4):211-216.
10. Jentink J, van de Vrie-Hoekstra NW, de Jong-van den Berg LT, Postma MJ. Economic evaluation of folic acid food fortification in The Netherlands. Eur J Public Health. 2008;18(3):270-274.
11. Larsen WJ. Human embryology. 2nd ed. New York: Churchill Livingstone; 1997.
12. O'Rahilly R, Muller F, Meyer DB. The human vertebral column at the end of the embryonic period proper. 1. The column as a whole. J Anat. 1980;131(Pt 3):565-575.
13. Bagnall KM, Harris PF, Jones PR. A radiographic study of the human fetal spine. 2. The sequence of development of ossification centres in the vertebral column. J Anat. 1977;124(Pt 3):791-802.
14. Ford DM, McFadden KD, Bagnall KM. Sequence of ossification in human vertebral neural arch centers. Anat Rec. 1982;203(1):175-178.
15. Budorick NE, Pretorius DH, Grafe MR, Lou KV. Ossification of the fetal spine. Radiology. 1991;181(2):561-565.

16. Braithwaite JM, Armstrong MA, Economides DL. Assessment of fetal anatomy at 12 to 13 weeks of gestation by transabdominal and transvaginal sonography. Br J Obstet Gynaecol. 1996;103(1):82-85.
17. Blumenfeld Z, Siegler E, Bronshtein M. The early diagnosis of neural tube defects. Prenat Diagn. 1993;13(9):863-871.
18. Sebire NJ, Noble PL, Thorpe-Beeston JG, et al. Presence of the 'lemon' sign in fetuses with spina bifida at the 10-14-week scan. Ultrasound Obstet Gynecol. 1997;10(6):403-405.
19. Bernard JP, Suarez B, Rambaud C, et al. Prenatal diagnosis of neural tube defect before 12 weeks' gestation: direct and indirect ultrasonographic semeiology. Ultrasound Obstet Gynecol. 1997;10(6):406-409.
20. Robbin ML, Filly RA, Goldstein RB. The normal location of the fetal conus medullaris. J Ultrasound Med. 1994;13(7):541-546.
21. Zalel Y, Lehavi O, Aizenstein O, Achiron R. Development of the fetal spinal cord: time of ascendance of the normal conus medullaris as detected by sonography. J Ultrasound Med. 2006;25(11):1397-1401.
22. Thiagarajah S, Henke J, Hogge WA, et al. Early diagnosis of spina bifida: the value of cranial ultrasound markers. Obstet Gynecol. 1990;76(1):54-57.
23. Babcook CJ, Goldstein RB, Barth RA, et al. Prevalence of ventriculomegaly in association with myelomeningocele: correlation with gestational age and severity of posterior fossa deformity. Radiology. 1994;190(3):703-707.
24. Watson WJ, Chescheir NC, Katz VL, Seeds JW. The role of ultrasound in evaluation of patients with elevated maternal serum alpha-fetoprotein: a review. Obstet Gynecol. 1991;78(1):123-128.
25. Dyson RL, Pretorius DH, Budorick NE, et al. Three-dimensional ultrasound in the evaluation of fetal anomalies. Ultrasound Obstet Gynecol. 2000;16(4):321-328.
26. Riccabona M, Johnson D, Pretorius DH, Nelson TR. Three dimensional ultrasound: display modalities in the fetal spine and thorax. Eur J Radiol. 1996;22(2):141-145.
27. Bonilla-Musoles F, Machado LE, Osborne NG, et al. Two- and three-dimensional ultrasound in malformations of the medullary canal: report of four cases. Prenat Diagn. 2001;21(8):622-626.
28. Lee W, Chaiworapongsa T, Romero R, et al. A diagnostic approach for the evaluation of spina bifida by three-dimensional ultrasonography. J Ultrasound Med. 2002;21(6):619-626.
29. Schild RL, Wallny T, Fimmers R, Hansmann M. The size of the fetal thoracolumbar spine: a three-dimensional ultrasound study. Ultrasound Obstet Gynecol. 2000;16(5):468-472.
30. Johnson DD, Pretorius DH, Riccabona M, et al. Three-dimensional ultrasound of the fetal spine. Obstet Gynecol. 1997;89(3):434-438.
31. Wax JR, Watson WJ, Miller RC, et al. Prenatal sonographic diagnosis of hemivertebrae: associations and outcomes. J Ultrasound Med. 2008;27(7):1023-1027.
32. Kalache KD, Bamberg C, Proquitte H, et al. Three-dimensional multi-slice view: new prospects for evaluation of congenital anomalies in the fetus. J Ultrasound Med. 2006;25(8):1041-1049.
33. Merce LT, Barco MJ, Bau S. Three-dimensional volume sonographic study of fetal anatomy: intraobserver reproducibility and effect of examiner experience. J Ultrasound Med. 2008;27(7):1053-1063.
34. Gindes L, Benoit B, Pretorius DH, Achiron R. Abnormal number of fetal ribs on 3-dimensional ultrasonography: associated anomalies and outcomes in 75 fetuses. J Ultrasound Med. 2008;27(9):1263-1271.
35. Volcik KA, Blanton SH, Tyerman GH, et al. Methylenetetrahydrofolate reductase and spina bifida: evaluation of level of defect and maternal genotypic risk in Hispanics. Am J Med Genet. 2000;95(1):21-27.
36. Li Z, Ren A, Zhang L, et al. Extremely high prevalence of neural tube defects in a 4-county area in Shanxi Province. China. Birth Defects Res A Clin Mol Teratol. 2006;76(4):237-240.
37. Cragan JD, Roberts HE, Edmonds LD, et al. Surveillance for anencephaly and spina bifida and the impact of prenatal diagnosis—United States, 1985-1994. MMWR CDC Surveill Summ. 1995;44(4):1-13.
38. Working EUROCAT, Group. Prevalence of neural tube defects in 20 regions of Europe and the impact of prenatal diagnosis, 1980-1986. EUROCAT Working Group. J Epidemiol Community Health. 1991;45(1):52-58.
39. Laurence KM, James N, Miller MH, et al. Double-blind randomised controlled trial of folate treatment before conception to prevent recurrence of neural-tube defects. Br Med J (Clin Res Ed). 1981;282(6275):1509-1511.
40. MRC Vitamin Study Research Group. Prevention of neural tube defects: results of the Medical Research Council Vitamin Study. MRC Vitamin Study Research Group. Lancet. 1991;338(8760):131-137.
41. Werler MM, Shapiro S, Mitchell AA. Periconceptional folic acid exposure and risk of occurrent neural tube defects. JAMA. 1993;269(10):1257-1261.
42. Czeizel AE. Prevention of congenital abnormalities by periconceptional multivitamin supplementation. BMJ. 1993;306(6893):1645-1648.
43. Lumley J, Watson L, Watson M, Bower C. Periconceptional supplementation with folate and/or multivitamins for preventing neural tube defects. Cochrane Database Syst Rev. 2000;(2):CD001056.
44. Recommendations for the use of folic acid to reduce the number of cases of spina bifida and other neural tube defects. MMWR Recomm Rep. 1992;41(RR-14):1-7.
45. Great Britain, Department of Health, et al. Folic acid and the prevention of neural tube defects: report from an expert advisory group. London: Department of Health; 1992.
46. Kadir RA, Sabin C, Whitlow B, et al. Neural tube defects and periconceptional folic acid in England and Wales: retrospective study. BMJ. 1999;319(7202):92-93.
47. Rosano A, Smithells D, Cacciani L, et al. Time trends in neural tube defects prevalence in relation to preventive strategies: an international study. J Epidemiol Community Health. 1999;53(10):630-635.
48. Sharpe G, Young G. Folic acid and the prevention of neural tube defects. Most pregnant women do not take folic acid. BMJ. 1995;311(6999):256.
49. Wild J, Sutcliffe M, Schorah CJ, Levene MI. Prevention of neural-tube defects. Lancet. 1997;350(9070):30-31.
50. Huttly WJ, Wald NJ, Walters JC. Folic acid supplementation before pregnancy remains inadequate. BMJ. 1999;319(7223):1499.
51. Honein MA, Paulozzi LJ, Mathews TJ, et al. Impact of folic acid fortification of the US food supply on the occurrence of neural tube defects. JAMA. 2001;285(23):2981-2986.
52. Persad VL, Van den Hof MC, Dubé JM, Zimmer P. Incidence of open neural tube defects in Nova Scotia after folic acid fortification. CMAJ. 2002;167(3):241-245.
53. Forrester MB, Merz RD. Descriptive epidemiology of lipomyelomeningocele, Hawaii, 1986-2001. Birth Defects Res A Clin Mol Teratol. 2004;70(12):953-956.
54. De Wals P, Van Allen MI, Lowry RB, et al. Impact of folic acid food fortification on the birth prevalence of lipomyelomeningocele in Canada. Birth Defects Res A Clin Mol Teratol. 2008;82(2):106-109.
55. Main DM, Mennuti MT. Neural tube defects: issues in prenatal diagnosis and counselling. Obstet Gynecol. 1986;67(1):1-16.
56. Lescale KB, Eddleman KA, Chervenak FA. The fetal neck and spine. In: McGahan JP, Porto M, editors. Diagnostic obstetrical ultrasound. Philadelphia: Lippincott; 1994. p. 195.
57. Ray JG, Wyatt PR, Thompson MD, et al. Vitamin B12 and the risk of neural tube defects in a folic-acid-fortified population. Epidemiology. 2007;18(3):362-366.
58. Babcook CJ, Goldstein RB, Filly RA. Prenatally detected fetal myelomeningocele: is karyotype analysis warranted? Radiology. 1995;194(2):491-494.
59. Sepulveda W, Corral E, Ayala C, et al. Chromosomal abnormalities in fetuses with open neural tube defects: prenatal identification with ultrasound. Ultrasound Obstet Gynecol. 2004;23(4):352-356.
60. Byrne J, Warburton D. Neural tube defects in spontaneous abortions. Am J Med Genet. 1986;25(2):327-333.
61. Gregerson DM. Clinical consequences of spina bifida occulta. J Manipulative Physiol Ther. 1997;20(8):546-550.
62. Norem CT, Schoen EJ, Walton DL, et al. Routine ultrasonography compared with maternal serum alpha-fetoprotein for neural tube defect screening. Obstet Gynecol. 2005;106(4):747-752.
63. Filly RA, Callen PW, Goldstein RB. Alpha-fetoprotein screening programs: what every obstetric sonologist should know. Radiology. 1993;188(1):1-9.
64. Ames MD, Schut L. Results of treatment of 171 consecutive myelomeningoceles, 1963 to 1968. Pediatrics. 1972;50(3):466-470.
65. Kollias SS, Goldstein RB, Cogen PH, Filly RA. Prenatally detected myelomeningoceles: sonographic accuracy in estimation of the spinal level. Radiology. 1992;185(1):109-112.

66. Aaronson OS, Hernanz-Schulman M, Bruner JP, et al. Myelomeningocele: prenatal evaluation—comparison between transabdominal US and MR imaging. Radiology. 2003;227(3):839-843.
67. von Koch CS, Glenn OA, Goldstein RB, Barkovich AJ. Fetal magnetic resonance imaging enhances detection of spinal cord anomalies in patients with sonographically detected bony anomalies of the spine. J Ultrasound Med. 2005;24(6):781-789.
68. Biggio JR Jr, Owen J, Wenstrom KD, Oakes WJ. Can prenatal ultrasound findings predict ambulatory status in fetuses with open spina bifida? Am J Obstet Gynecol. 2001;185(5):1016-1020.
69. Roberts AB, Campbell S. Small biparietal diameter of fetuses with spina bifida: implications for antenatal screening. Br J Obstet Gynaecol. 1980;87(10):927-928.
70. Wald N, Cuckle H, Boreham J, Stirrat G. Small biparietal diameter of fetuses with spina bifida: implications for antenatal screening. Br J Obstet Gynaecol. 1980;87(3):219-221.
71. Nyberg DA, Mack LA, Hirsch J, et al. Fetal hydrocephalus: sonographic detection and clinical significance of associated anomalies. Radiology. 1987;163(1):187-191.
72. Nicolaides KH, Campbell S, Gabbe SG, Guidetti R. Ultrasound screening for spina bifida: cranial and cerebellar signs. Lancet. 1986;2(8498):72-74.
73. Pilu G, Romero R, Reece EA, et al. Subnormal cerebellum in fetuses with spina bifida. Am J Obstet Gynecol. 1988;158(5):1052-1056.
74. Goldstein RB, Podrasky AE, Filly RA, Callen PW. Effacement of the fetal cisterna magna in association with myelomeningocele. Radiology. 1989;172(2):409-413.
75. Benacerraf BR, Stryker J, Frigoletto FD Jr. Abnormal US appearance of the cerebellum (banana sign): indirect sign of spina bifida. Radiology. 1989;171(1):151-153.
76. Furness ME, Barbary JE, Verco PW. A pointer to spina bifida: fetal head shape in the second trimester. In: Gill RW, Dadd MJ, editors. WFUMB (World Federation of Ultrasound in Medicine and Biology). Sidney: Pergamon Press; 1985. p. 296.
77. Campbell J, Gilbert WM, Nicolaides KH, Campbell S. Ultrasound screening for spina bifida: cranial and cerebellar signs in a high-risk population. Obstet Gynecol. 1987;70(2):247-250.
78. Nyberg DA, Mack LA, Hirsch J, Mahony BS. Abnormalities of fetal cranial contour in sonographic detection of spina bifida: evaluation of the "lemon" sign. Radiology. 1988;167(2):387-392.
79. Penso C, Redline RW, Benacerraf BR. A sonographic sign which predicts which fetuses with hydrocephalus have an associated neural tube defect. J Ultrasound Med. 1987;6(6):307-311.
80. Sharrard WJ. The mechanism of paralytic deformity in spina bifida. Dev Med Child Neurol. 1962;4:310-313.
81. Lorber J. Results of treatment of myelomeningocele. An analysis of 524 unselected cases, with special reference to possible selection for treatment. Dev Med Child Neurol. 1971;13(3):279-303.
82. Nelson MD Jr, Bracchi M, Naidich TP, McLone DG. The natural history of repaired myelomeningocele. Radiographics. 1988;8(4):695-706.
83. Wong LY, Paulozzi LJ. Survival of infants with spina bifida: a population study, 1979-94. Paediatr Perinat Epidemiol. 2001;15(4):374-378.
84. Oakeshott P, Hunt GM. Long-term outcome in open spina bifida. Br J Gen Pract. 2003;53(493):632-636.
85. Adzick NS, Thom EA, Spong CY, et al. A randomized trial of prenatal versus postnatal repair of myelomeningocele. N Engl J Med. 2011;364(11):993-1004.
86. Bliton MJ, Zaner RM. Over the cutting edge: how ethics consultation illuminates the moral complexity of open-uterine fetal repair of spina bifida and patients' decision making. J Clin Ethics. 2001;12(4):346-360.
87. Walsh DS, Adzick NS, Sutton LN, Johnson MP. The rationale for in utero repair of myelomeningocele. Fetal Diagn Ther. 2001;16(5):312-322.
88. Tulipan N, Bruner JP, Hernanz-Schulman M, et al. Effect of intrauterine myelomeningocele repair on central nervous system structure and function. Pediatr Neurosurg. 1999;31(4):183-188.
89. Fichter MA, Dornseifer U, Henke J, et al. Fetal spina bifida repair—current trends and prospects of intrauterine neurosurgery. Fetal Diagn Ther. 2008;23(4):271-286.
90. Bruner JP, Tulipan N, Paschall RL, et al. Fetal surgery for myelomeningocele and the incidence of shunt-dependent hydrocephalus. JAMA. 1999;282(19):1819-1825.
91. Holmes NM, Nguyen HT, Harrison MR, et al. Fetal intervention for myelomeningocele: effect on postnatal bladder function. J Urol. 2001;166(6):2383-2386.
92. Holzbeierlein J, Pope JI, Adams MC, et al. The urodynamic profile of myelodysplasia in childhood with spinal closure during gestation. J Urol. 2000;164(4):1336-1339.
93. Sutton LN, Adzick NS, Bilaniuk LT, et al. Improvement in hindbrain herniation demonstrated by serial fetal magnetic resonance imaging following fetal surgery for myelomeningocele. JAMA. 1999;282(19):1826-1831.
94. Steinbok P, Cochrane DD. The nature of congenital posterior cervical or cervicothoracic midline cutaneous mass lesions. Report of eight cases. J Neurosurg. 1991;75(2):206-212.
95. Bhargava R, Hammond DI, Benzie RJ, et al. Prenatal demonstration of a cervical myelocystocele. Prenat Diagn. 1992;12(8):653-659.
96. Steinbok P. Dysraphic lesions of the cervical spinal cord. Neurosurg Clin N Am. 1995;6(2):367-376.
97. Byrd SE, Harvey C, McLone DG, Darling CF. Imaging of terminal myelocystoceles. J Natl Med Assoc. 1996;88(8):510-516.
98. Choi S, McComb JG. Long-term outcome of terminal myelocystocele patients. Pediatr Neurosurg. 2000;32(2):86-91.
99. Muthukumar N. Terminal and nonterminal myelocystoceles. J Neurosurg. 2007;107(2 Suppl.):87-97.
100. Allen LM, Silverman RK. Prenatal ultrasound evaluation of fetal diastematomyelia: two cases of type I split cord malformation. Ultrasound Obstet Gynecol. 2000;15(1):78-82.
101. Sonigo-Cohen P, Schmit P, Zerah M, et al. Prenatal diagnosis of diastematomyelia. Childs Nerv Syst. 2003;19(7–8):555-560.
102. Dabra A, Gupta R, Sidhu R, et al. Sonographic diagnosis of diastematomyelia in utero: a case report and literature review. Australas Radiol. 2001;45(2):222-224.
103. Raghavendra BN, Epstein FJ, Pinto RS, et al. Sonographic diagnosis of diastematomyelia. J Ultrasound Med. 1988;7(2):111-113.
104. Anderson NG, Jordan S, MacFarlane MR, Lovell-Smith M. Diastematomyelia: diagnosis by prenatal sonography. AJR Am J Roentgenol. 1994;163(4):911-914.
105. Korsvik HE, Keller MS. Sonography of occult dysraphism in neonates and infants with MR imaging correlation. Radiographics. 1992;12(2):297-306.
106. Has R, Yuksel A, Buyukkurt S, et al. Prenatal diagnosis of diastematomyelia: presentation of eight cases and review of the literature. Ultrasound Obstet Gynecol. 2007;30(6):845-849.
107. Harrison LA, Pretorius DH, Budorick NE. Abnormal spinal curvature in the fetus. J Ultrasound Med. 1992;11(9):473-479.
108. Patten RM, Van Allen M, Mack LA, et al. Limb-body wall complex: in utero sonographic diagnosis of a complicated fetal malformation. AJR Am J Roentgenol. 1986;146(5):1019-1024.
109. Van Allen MI, Curry C, Walden CE, et al. Limb-body wall complex: II. Limb and spine defects. Am J Med Genet. 1987;28(3):549-565.
110. Benacerraf BR, Greene MF, Barss VA. Prenatal sonographic diagnosis of congenital hemivertebra. J Ultrasound Med. 1986;5(5):257-259.
111. Zelop CM, Pretorius DH, Benacerraf BR. Fetal hemivertebrae: associated anomalies, significance, and outcome. Obstet Gynecol. 1993;81(3):412-416.
112. Twickler D, Budorick N, Pretorius D, et al. Caudal regression versus sirenomelia: sonographic clues. J Ultrasound Med. 1993;12(6):323-330.
113. Sepulveda W, Corral E, Sanchez J, et al. Sirenomelia sequence versus renal agenesis: prenatal differentiation with power Doppler ultrasound. Ultrasound Obstet Gynecol. 1998;11(6):445-449.
114. Baxi L, Warren W, Collins MH, Timor-Tritsch IE. Early detection of caudal regression syndrome with transvaginal scanning. Obstet Gynecol. 1990;75(3 Pt 2):486-489.
115. Stocker JT, Heifetz SA. Sirenomelia. A morphological study of 33 cases and review of the literature. Perspect Pediatr Pathol. 1987;10:7-50.
116. Stevenson RE, Jones KL, Phelan MC, et al. Vascular steal: the pathogenetic mechanism producing sirenomelia and associated defects of the viscera and soft tissues. Pediatrics. 1986;78(3):451-457.

117. Bloechle M, Bollmann R, Zienert A, et al. [Fetal teratoma—diagnosis and management]. Zentralbl Gynakol. 1992;114(4):175-180.
118. Altman RP, Randolph JG, Lilly JR. Sacrococcygeal teratoma: American Academy of Pediatrics Surgical Section Survey-1973. J Pediatr Surg. 1974;9(3):389-398.
119. Sheth S, Nussbaum AR, Sanders RC, et al. Prenatal diagnosis of sacrococcygeal teratoma: sonographic-pathologic correlation. Radiology. 1988;169(1):131-136.
120. Bond SJ, Harrison MR, Schmidt KG, et al. Death due to high-output cardiac failure in fetal sacrococcygeal teratoma. J Pediatr Surg. 1990;25(12):1287-1291.
121. Langer JC, Harrison MR, Schmidt KG, et al. Fetal hydrops and death from sacrococcygeal teratoma: rationale for fetal surgery. Am J Obstet Gynecol. 1989;160(5 Pt 1):1145-1150.
122. Gross SJ, Benzie RJ, Sermer M, et al. Sacrococcygeal teratoma: prenatal diagnosis and management. Am J Obstet Gynecol. 1987;156(2):393-396.
123. Teal LN, Angtuaco TL, Jimenez JF, Quirk JG Jr. Fetal teratomas: antenatal diagnosis and clinical management. J Clin Ultrasound. 1988;16(5):329-336.
124. Robertson FM, Crombleholme TM, Frantz 3rd ID, et al. Devascularization and staged resection of giant sacrococcygeal teratoma in the premature infant. J Pediatr Surg. 1995;30(2):309-311.

CAPÍTULO 36

Tórax Fetal

Dorothy Bulas

RESUMO DOS PONTOS-CHAVE

- Na US os pulmões fetais normais aparecem homogeneamente ecogênicos ao redor do coração, com uma razão cardiotorácica que permanece constante durante o segundo e o terceiro trimestres.
- A hipoplasia pulmonar pode ser primária ou secundária e unilateral ou bilateral.
- Malformações congênitas das vias respiratórias pulmonares MFCVRPs constituem um espectro de distúrbios que incluem malformação broncopulmonar, lesões híbridas (MFCVRP e sequestro) e hiperinsuflação congênita lobar/atresia brônquica.
- Uma grande massa pulmonar fetal pode comprimir e deslocar o coração e a veia cava, resultando em hidropisia fetal.
- A razão de volume de malformações das vias respiratórias pulmonares congênitas refere-se ao volume da MFCVRP dividido pela circunferência da cabeça. Uma razão de 1,6 ou menos sem um cisto dominante é considerada de baixo risco de desenvolvimento de hidropisia.
- Na US a hiperinsuflação lobar congênita (HLC) é ecogênica e pode envolver um segmento ou subsegmento pulmonar. A HLC representa até 20% das malformações pulmonares fetais diagnosticadas no período pré-natal.
- As hérnias diafragmáticas congênitas têm desfecho variável dependendo da gravidade da hipoplasia pulmonar, da herniação do fígado e da existência de anomalias adicionais.

SUMÁRIO DO CAPÍTULO

DESENVOLVIMENTO DAS ESTRUTURAS NO TÓRAX
Desenvolvimento Pulmonar
Características Ultrassonográficas Normais do Tórax Fetal
Diafragma Normal
Timo Normal
HIPOPLASIA, APLASIA E AGENESIA PULMONARES
ESPECTRO DAS MALFORMAÇÕES CONGÊNITAS DAS VIAS RESPIRATÓRIAS PULMONARES
Malformação Congênita das Vias Respiratórias Pulmonares
Sequestro Broncopulmonar
Hiperinsuflação Lobar Congênita
BLASTOMA PLEUROPULMONAR
OBSTRUÇÃO CONGÊNITA DAS VIAS RESPIRATÓRIAS SUPERIORES
CISTO BRONCOGÊNICO
CISTO NEURENTÉRICO
EFUSÃO PLEURAL
EFUSÃO PERICÁRDICA
LINFANGIECTASIA PULMONAR
HÉRNIA DIAFRAGMÁTICA CONGÊNITA
Outras Hérnias e Eventrações
Anomalias Associadas
Morbidade e Mortalidade
Tratamento Intrauterino
CONCLUSÃO

A familiaridade com o desenvolvimento fetal normal do tórax é importante para o reconhecimento das anomalias torácicas e a compreensão das consequências dessas anomalias. O diagnóstico pré-natal acurado de lesões torácicas não cardíacas é essencial por proporcionar as recomendações adequadas para cariotipagem fetal e para o planejamento de intervenções intrauterinas e da modalidade de parto. A ultrassonografia é importante no reconhecimento de lesões torácicas e na avaliação de seu impacto em estruturas mediastinais, visto que tais lesões podem comprometer a função cardíaca e provocar hidropisia. As anomalias torácicas podem ser associadas à hipoplasia pulmonar letal e a anomalias cromossômicas e estruturais fatais. Algumas lesões torácicas, porém, desaparecem *in utero*, com sequelas mínimas. Quando o diagnóstico ultrassonográfico não é conclusivo ou existe a necessidade potencial de intervenções intrauterinas, a ressonância magnética (RM) fetal pode ser um complemento útil.

DESENVOLVIMENTO DAS ESTRUTURAS NO TÓRAX

Desenvolvimento Pulmonar

No pulmão humano, existem cinco estágios distintos de desenvolvimento, durante os quais o pulmão amadurece e o número de alvéolos aumenta.[1,2] Ao nascimento, os pulmões são funcionais, mas estruturalmente imaturos; o maior aumento no número de alvéolos ocorre no período pós-natal. Durante os 3 primeiros anos de vida, os alvéolos são formados por meio de um processo de septação que aumenta a área de superfície da troca gasosa. É importante entender que esse processo de desenvolvimento pulmonar é contínuo e que **lesões expansivas** ou anomalias extrínsecas que não permitem o crescimento pulmonar normal podem prejudicar o seu desenvolvimento.

Características Ultrassonográficas Normais do Tórax Fetal

Os pulmões fetais são identificados na ultrassonografia como um tecido homogeneamente ecogênico ao redor do coração, separado pelo diafragma hipoecoico, em formato de domo, dos órgãos abdominais (Fig. 36.1A e B). As costelas do feto são estruturas ósseas curvas altamente ecogênicas, cuja origem é próxima à coluna, e se estendem anteriormente de modo a formar mais da metade da circunferência torácica. A ecogenicidade pulmonar varia durante a gestação, aumentando conforme a progressão do desenvolvimento pulmonar.

A avaliação do volume do pulmão é importante para análise de fetos suscetíveis à hipoplasia pulmonar, principalmente em casos de **hérnia diafragmática congênita** (HDC), **efusões (derrames) pleurais**, **oligoidrâmnio prolongado** e **deformidades esqueléticas**. Os métodos de avaliação do tamanho pulmonar incluem a mensuração da circunferência torácica,[3] da área pulmonar (definida como a área torácica interna menos a área cardíaca na diástole na vista transversal das quatro câmaras[4]) e do volume pulmonar tridimensional (3D) à ultrassonografia ou RM.[5-7]

Os pulmões, o tórax e o coração do feto crescem em velocidades semelhantes, de modo que a razão cardiotorácica normal permanece

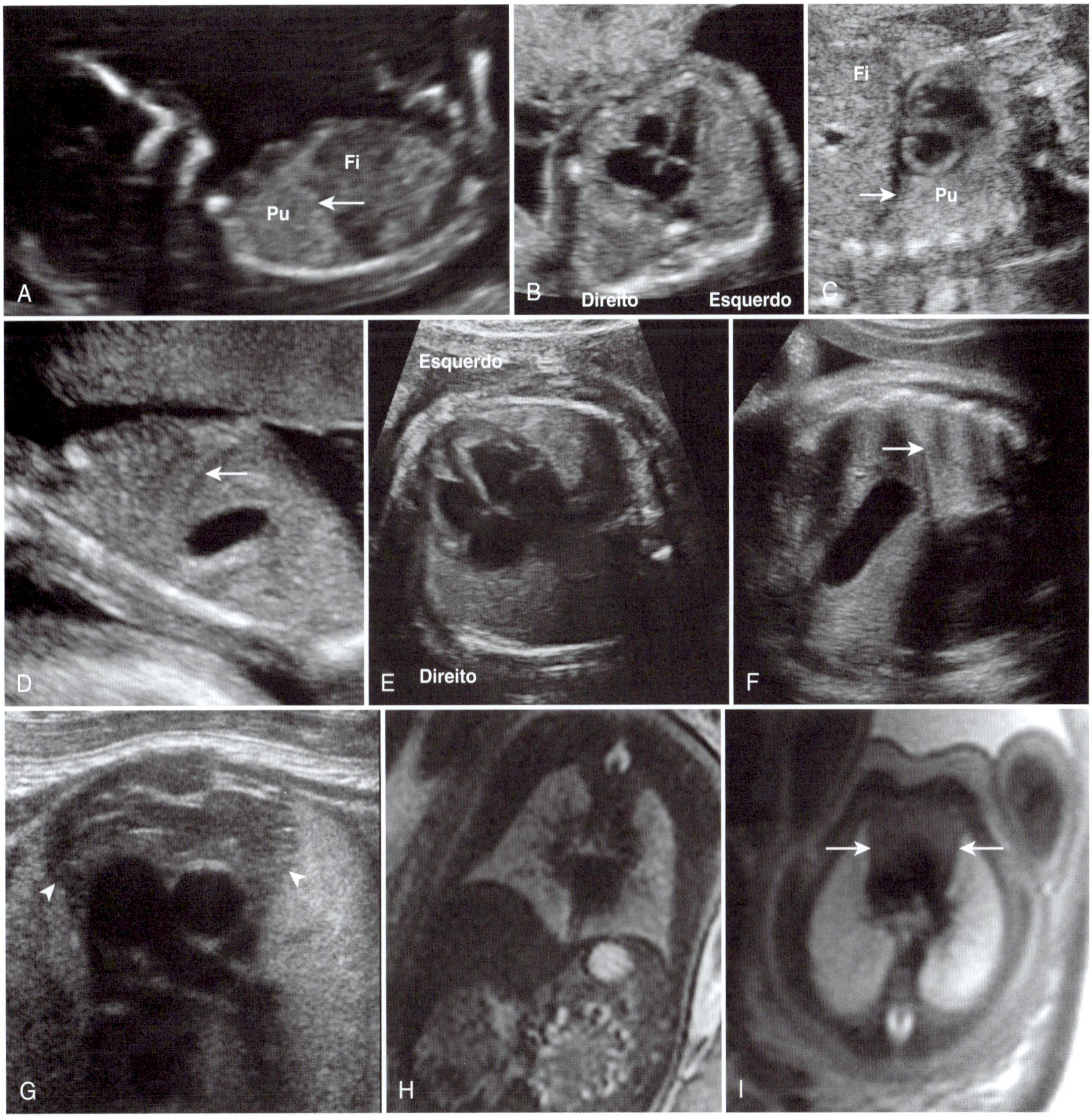

FIG. 36.1 Tórax fetal normal. (A) Vista sagital do tronco na 13ª semana. Observe o fígado (*Fi*), os pulmões (*Pu*) e o diafragma (*seta*). **(B)** Vista de quatro câmaras do coração cercado pelos pulmões homogeneamente ecogênicos na 18ª semana. Vistas **(C)** coronal e **(D)** sagital do tórax na 18ª semana, mostrando os hemidiafragmas em formato de domo (*seta*), separando os pulmões (*Pu*) dos órgãos intra-abdominais, e a aparência relativamente hipoecoica do fígado (*Fi*). **(E)** e **(F)** Vistas axial e sagital do tórax fetal (*seta*) na 37ª semana. **(G)** Aparência normal do **timo** fetal (*pontas de seta*) na 37ª semana de gestação. **(H)** RM coronal, imagem ponderada em T2, mostrando os pulmões e o diafragma normais na 37ª semana. **(I)** RM axial, imagem ponderada em T2, do timo (*setas*) anterior ao coração. O timo é relativamente hipoecoico em relação aos pulmões na ultrassonografia e apresenta sinal intermediário na RM.

constante no segundo e no terceiro trimestres de gestação. No corte transversal na altura das quatro câmaras cardíacas, o coração deve ocupar um terço a um quarto do diâmetro do tórax.

Estágios do Desenvolvimento Pulmonar Humano

1. **Estágio embrionário**. Estende-se por cerca de 7 semanas
2. **Estágio pseudoglandular**. Estende-se da 6ª a 16ª semana; os pulmões lembram glândulas tubuloacinares, com brotamento e ramificação de tubos epiteliais no mesênquima e áreas adjacentes.
3. **Estágio canalicular**. Estende-se da 16ª a 28ª semana; o epitélio cuboide se diferencia em células do tipo I e do tipo II, com produção de surfactante e formação das primeiras barreiras hematogênicas delgadas.
4. **Estágio sacular**. Estende-se da 28ª a 36ª semana; o parênquima pulmonar é formado, os tecidos conjuntivos adjacentes são adelgaçados e o sistema surfactante amadurece.
5. **Estágio alveolar**. Estende-se a partir da 36ª semana de gestação até os primeiros 3 anos de vida.

A posição e o eixo cardíacos são constantes em fetos normais. O ápice do coração aponta para a esquerda e toca a parede torácica anterior. A face posterior do átrio direito repousa à direita da linha média[8] (Fig. 36.1E).

A familiaridade com a anatomia normal e a posição do coração fetal é crucial, assim como o estabelecimento dos lados direito e esquerdo do feto. A referência da posição cardíaca e ***situs*** é identificada pela observação de que o átrio esquerdo repousa posteriormente, mais próximo à coluna, e o ventrículo direito repousa anteriormente, próximo à parede torácica. Qualquer desvio na posição do coração deve levar à pesquisa de anomalias cardíacas ou pulmonares. A anatomia do coração fetal, incluindo tamanho e posição, pode ser facilmente influenciada por anomalias torácicas extracardíacas.

Diafragma Normal

No início da embriogênese, o estreito ducto pleuroperitoneal conecta-se às **cavidades pleural e peritoneal**. O desenvolvimento do **diafragma**, por volta da 9ª semana, divide as duas cavidades. O diafragma normal e sua movimentação podem ser visualizados já na 10ª semana de gestação.[9,10] O diafragma é observado como uma linha arqueada delgada e hipoecoica, que separa o tórax do conteúdo intra-abdominal (Fig. 36.1C-F). É mais bem reconhecido como um domo de cada lado em projeções coronais e sagitais, sem diferença de altura.[11] O hemidiafragma esquerdo intacto é enfatizado pela presença de líquido no interior do estômago no abdome. Do lado direito, porém, pode ser mais difícil identificar o diafragma muscular linear hipoecoico entre o fígado e o pulmão.

Timo Normal

O timo fetal pode ser identificado já na 14ª semana de gestação, na porção anterior do mediastino. No terceiro trimestre, o timo é visualizado como uma estrutura ovoide, relativamente hipoecoica[12,13] (Fig. 36.1G e I). O timo contém ecogenicidades fusiformes que o diferenciam dos pulmões ecogênicos adjacentes.[14] O tamanho do timo é bastante variável durante a gestação. As imagens e medidas do timo não são rotineiramente obtidas nos exames pré-natais. No entanto, a identificação e a mensuração do timo fetal são importantes em caso de suspeita de **síndrome de DiGeorge** (com aplasia ou hipoplasia do timo). Às vezes um grande timo será confundido com uma massa mediastinal. Homogeneidade e ausência de desvio mediastinal pode ajudar a diferenciar um timo normal de um teratoma mediastinal ou cisto tímico. A medida transversa normal do timo é, em média, de 12 mm na 19ª semana de gestação e de 33 mm na 33ª semana.[14] O perímetro médio normal do timo é de 128 mm na 38ª semana.[12] A involução tímica fetal foi relatada em associação à corioamnionite.[15]

Teratomas mediastinais[16,17] são massas raras do complexo mediastinal anterior. Na US, a massa é heterogênea e podem ser observadas calcificações. A RM é um complemento útil na avaliação da massa para potencial tratamento cirúrgico intrauterino e pós-natal. A massa pode causar polidrâmnio secundário à compressão esofágica e hidropisia devido a problemas do retorno venoso, o que resulta em morte fetal.[16] A intervenção fetal com aspiração do cisto tumoral tem sido descrita com consequente diminuição da pressão intratorácica, o que pode interromper a progressão para hidropisia e prevenir a hipoplasia pulmonar. O procedimento de tratamento intraparto ex-útero (EXIT; do inglês, *ex utero intrapartum treatment*) pode ser recomendado para estabelecer uma via aérea adequada no momento do parto.[16]

HIPOPLASIA, APLASIA E AGENESIA PULMONARES

A **hipoplasia pulmonar** é definida como a redução no número de células, vias respiratórias e alvéolos, resultando em diminuição absoluta do tamanho e do peso dos pulmões fetais em relação à idade gestacional.[18] Aplasia consiste em brônquios rudimentares sem parênquima pulmonar associado. Agenesia é a completa ausência de brônquios, vasos e parênquima pulmonar. Quanto mais cedo ocorrer o agravo aos pulmões fetais, mais grave será o grau de hipoplasia, aplasia ou agenesia pulmonar.[19] A hipoplasia pulmonar pode resultar em desconforto respiratório pós-natal e ser associada à alta mortalidade neonatal.[20] A hipoplasia pulmonar pode ser primária ou secundária e pode ser unilateral ou bilateral, dependendo da causa e da época do agravo aos pulmões. A hipoplasia pulmonar **primária** é muito rara e provocada por um processo primário em que o pulmão não se forma de modo normal. A **agenesia pulmonar unilateral**, em que não há formação de pulmão normal, apresenta incidência de 1 em 15 mil nascimentos e está associada a outras anomalias congênitas.[21] A **agenesia pulmonar bilateral** é incompatível com a vida pós-natal.

As causas **secundárias** de hipoplasia pulmonar incluem massas que comprimem os pulmões (p. ex., HDC), malformações esqueléticas que não permitem o crescimento dos pulmões (p. ex., displasia tanatofórica) (Fig. 36.2) e oligoidrâmnio grave e prolongado (p. ex., agenesia renal bilateral). Outros fatores que contribuem para o desenvolvimento de hipoplasia pulmonar constituem as influências hormonais, a dinâmica do líquido pulmonar e as anomalias dos movimentos respiratórios fetais.[22] A maioria dos casos de hipoplasia pulmonar está associada a importantes anormalidades estruturais ou cromossômicas (Tabela 36.1).

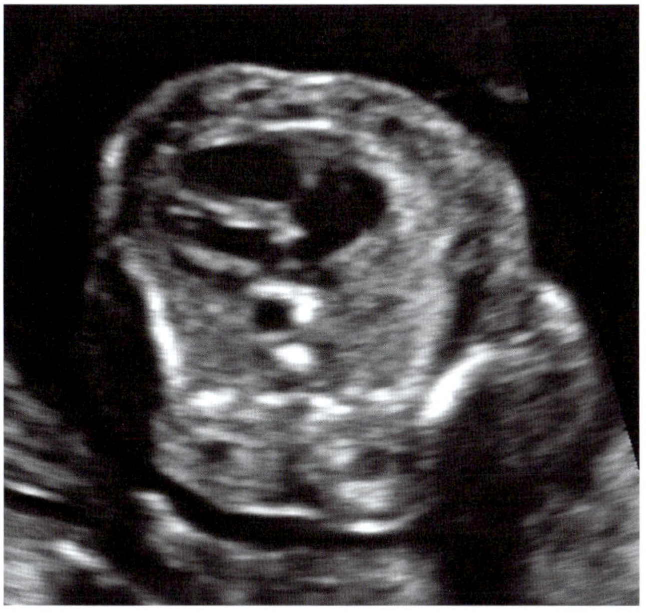

FIG. 36.2 Hipoplasia pulmonar secundária em feto com displasia tanatofórica. A ultrassonografia transversal do tórax fetal na 20ª semana de gestação demonstra uma pequena circunferência do tórax secundária às **costelas anormalmente curtas** neste feto com displasia tanatofórica.

TABELA 36.1 Causas de Hipoplasia Pulmonar

Categoria Principal	Exemplos
Hipoplasia ou aplasia pulmonar primária	Anormalidade do desenvolvimento
Processo expansivo no tórax	Hérnia diafragmática congênita Massas pulmonares Massa mediastinal Grandes efusões pleurais
Oligoidrâmnio	Agenesia renal bilateral Ruptura prematura prolongada de membranas
Anomalias esqueléticas	Displasias esqueléticas Tumores da parede torácica
Respiração anormal	Anormalidades do nervo frênico, anormalidades neuromuscular e do sistema nervoso central
Anomalias cromossômicas e síndromes	Trissomias do 13, do 18 e do 21

A predição pré-natal de hipoplasia pulmonar e de seu grau de gravidade é essencial para o aconselhamento dos pais, bem como para o estabelecimento do plano de tratamento pós-natal, principalmente para os neonatos que necessitam de cuidado respiratório intensivo imediatamente após o parto.[23] Os métodos propostos de predição de hipoplasia pulmonar pré-natal[24] incluem a estimativa do volume pulmonar por meio de US tridimensional[25,26] ou por RM,[27] circunferência torácica,[28,29] (Tabela 36.2),[30] razão pulmão-cabeça,[9,31] razão peso do pulmão/peso do corpo[23] e US com Doppler das artérias pulmonares.[32]

O prognóstico e o manejo são variáveis e dependem de gravidade da hipoplasia, idade do parto e natureza das doenças associadas. A ausência de movimentos respiratórios fetais, por exemplo, em casos de oligoidrâmnio na gestação resultante da **ruptura prematura de membranas**, é preditor de hipoplasia pulmonar.[4] Clinicamente, o espectro de prognósticos varia de leve insuficiência respiratória à morte neonatal.

Em casos de hipoplasia ou aplasia pulmonar **unilateral**, há desvio do mediastino para o lado do pulmão hipoplásico, sem associação a uma massa no pulmão contralateral, que explicaria o grau de desvio mediastinal[33] (Fig. 36.3). O pulmão contralateral geralmente apresenta aumento de volume e ecogenicidade.[21] A hipoplasia pulmonar unilateral também pode ser secundária a lesões expansivas, como a malformação congênita das vias respiratórias (MFCVRP), hérnia diafragmática (HDC) ou efusão (derrame) pleural.

ESPECTRO DAS MALFORMAÇÕES CONGÊNITAS DAS VIAS AÉREAS PULMONARES

Uma lesão ecogênica no tórax fetal (Tabela 36.3) ou uma lesão cística no tórax fetal podem fazer parte do espectro das **MFCVRP**. Nesse espectro, incluem-se lesões que são historicamente denominadas **malformação adenomatosa cística congênita** (MACC), **sequestro broncopulmonar** (SBP) e **enfisema lobar congênito**. A MFCVRP é uma lesão pulmonar hamartomatosa congênita que se comunica de modo anormal com a árvore brônquica anormal e apresenta suprimento sanguíneo pulmonar normal e drenagem venosa para as veias pulmonares.[34] SBP geralmente desenvolve-se no tecido pulmonar com circulação sistêmica. No entanto, as MFCVRP e o SBP geralmente ocorrem em conjunto e são chamadas de lesões híbridas ou parte do espectro das MFCVRP.[35-37] Para sermos mais claros, descrevemos essas lesões separadamente, mas o leitor deve saber que a inspeção histológica cuidadosa geralmente identifica regiões de MFCVRP que parecem ser de sequestro, bem como lesões que lembram uma MFCVRP e são nutridas por vasos pulmonares e sistêmicos. Ambos os tipos de lesões podem apresentar retenção de ar no período pós-natal e, portanto, ter elementos de hiperinflação lobar congênita (HLC; anteriormente chamada de **enfisema lobar congênito**).

Malformação Congênita das Vias Respiratórias Pulmonares

As MFCVRP representam por cerca de 25% das massas pulmonares congênitas,[38] com incidência de 1 em 25 mil nascimentos vivos.[39] Essas lesões são compostas por tecido pulmonar com proliferação brônquica anormal, podendo acometer tanto o pulmão quanto qualquer lobo. Em 85% a 95% dos casos, a MFCVRP permanece limitada a um lobo ou segmento, e 2% a 3% das MFCVRP são bilaterais, com acometimento similar dos pulmões direito e esquerdo.[40]

A MFCVRP resulta de agravo pulmonar durante o desenvolvimento embriológico da árvore brônquica antes da sétima semana de gestação, resultando em falhas da maturação brônquica e ausência de alvéolos normais. Histologicamente, a MFCVRP é diferenciada de outras massas pulmonares pela ausência de cartilagem

TABELA 36.2 Circunferência Torácica Normal Correlacionada à Idade Gestacional

	PERCENTIS PREDITIVOS								
Idade (semanas)	**2,5**	**5**	**10**	**25**	**50**	**75**	**90**	**95**	**97,5**
16	5,9	6,4	7,0	8,0	9,1	10,3	11,3	11,9	12,4
17	6,8	7,3	7,9	8,9	10,1	11,2	12,2	12,8	13,3
18	7,7	8,2	8,8	9,8	11,0	12,1	13,1	13,7	14,2
19	8,6	9,1	9,7	10,7	11,9	13,0	14,0	14,6	15,1
20	9,5	10,0	10,6	11,7	12,9	13,9	15,0	15,5	16,0
21	10,4	11,0	11,6	12,6	13,7	14,8	15,8	16,4	16,9
22	11,3	11,9	12,5	13,5	14,6	15,7	16,7	17,3	17,8
23	12,2	12,8	13,4	14,4	15,5	16,6	17,6	18,2	18,8
24	13,2	13,7	14,3	15,3	16,4	17,5	18,5	19,1	19,7
25	14,1	14,6	15,2	16,2	17,3	18,4	19,4	20,0	20,6
26	15,0	15,5	16,1	17,1	18,2	19,3	20,3	21,0	21,5
27	15,9	16,4	17,0	18,0	19,1	20,2	21,3	21,9	22,4
28	16,8	17,3	17,9	18,9	20,0	21,2	22,2	22,8	23,3
29	17,7	18,2	18,8	19,8	21,0	22,1	23,1	23,7	24,2
30	18,6	19,1	19,7	20,7	21,9	23,0	24,0	24,6	25,1
31	19,5	20,0	20,6	21,6	22,8	23,9	24,9	25,5	26,0
32	20,4	20,9	21,5	22,6	23,7	24,8	25,8	26,4	26,9
33	21,3	21,8	22,5	23,5	24,6	25,7	26,7	27,3	27,8
34	22,2	22,8	23,4	24,4	25,5	26,6	27,6	28,2	28,7
35	23,1	23,7	24,3	25,3	26,4	27,5	28,5	29,1	29,6
36	24,0	24,6	25,2	26,2	27,3	28,4	29,4	30,0	30,6
37	24,9	25,5	26,1	27,1	28,2	29,3	30,3	30,9	31,5
38	25,9	26,4	27,0	28,0	29,1	30,2	31,2	31,9	32,4
39	26,8	27,3	27,9	28,9	30,0	31,1	32,2	32,8	33,3
40	27,7	28,2	28,8	29,8	30,9	32,1	33,1	33,7	34,2

Com permissão de Chitkara U, Rosenberg J, Chevanak FA et al. Prenatal sonographic assessment of thorax: normal values. Am J Obstet Gynecol. 1987;156(5):1069-1074.[30]

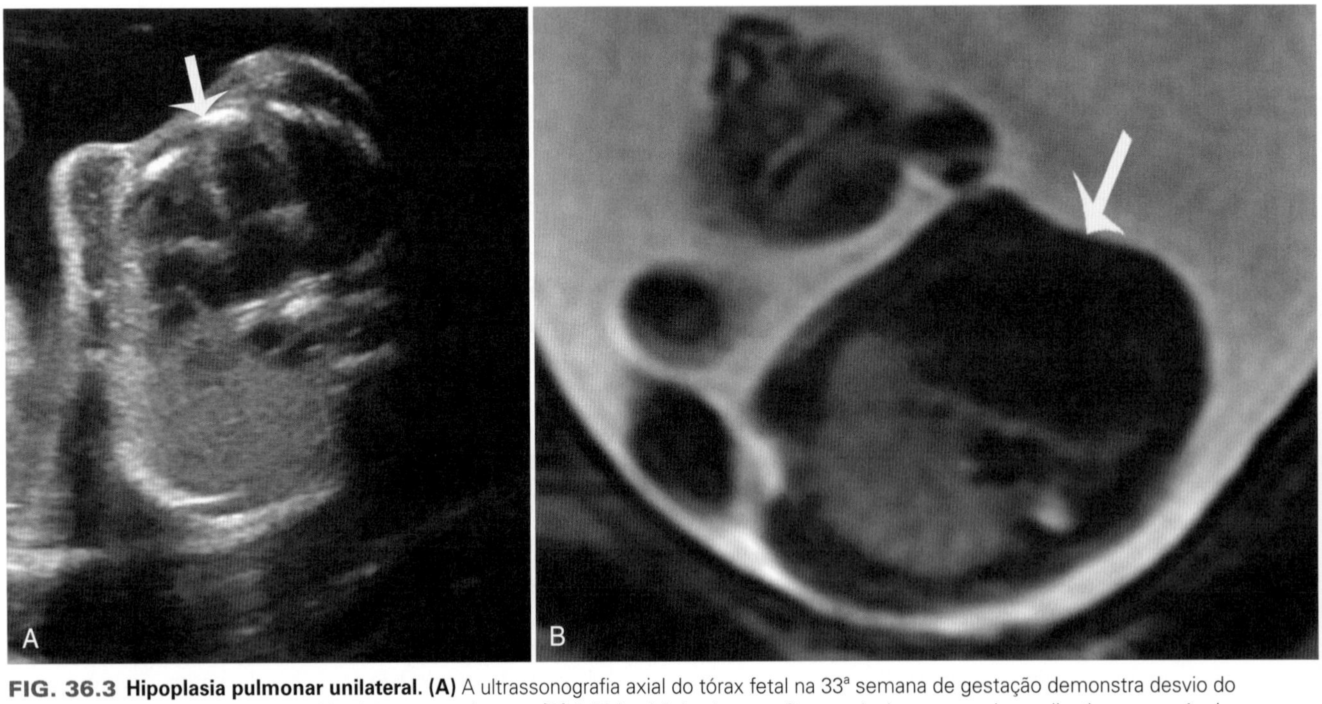

FIG. 36.3 Hipoplasia pulmonar unilateral. (A) A ultrassonografia axial do tórax fetal na 33ª semana de gestação demonstra desvio do mediastino para a esquerda (*seta*). Não há massa pulmonar. **(B)** A RM axial do tórax confirma o deslocamento do mediastino e a ausência de massa pulmonar.

TABELA 36.3 Diagnóstico Diferencial da Lesão Ecogênica no Tórax Fetal

Anormalidade	Localização	Características Diferenciais
Malformação congênita das vias respiratórias pulmonares (MFCVRP)	Unilateral (2% a 3% bilateral)	Múltiplos cistos podem ser visualizados associados à lesão ecogênica
Sequestro	Unilateral; mais frequentemente no lobo inferior esquerdo	Suprimento sanguíneo sistêmico
Hiperinsuflação lobar congênita	Unilateral; mais frequentemente no lobo superior	Semelhante à MFCVRP microcística; pulmão ecogênico aumentado com desvio mediastinal
Hérnia diafragmática congênita (HDC)	Tipicamente unilateral; mais frequentemente no lado esquerdo	Peristaltismo intestinal no tórax Estômago acima do diafragma Ausência de parte do diafragma
Obstrução congênita das vias respiratórias superiores (OCVRS)	Bilateral	Traqueia e principais vias respiratórias centrais distendidas Pulmões com aumento de volume bilateralmente simétrico com eversão de hemidiafragmas

brônquica e glândulas tubulares brônquicas, com superprodução de estruturas bronquiolares terminais, sem diferenciação alveolar, à exceção das áreas subpleurais.[41-43] As lesões císticas resultantes desencadeiam aumento de volume do lobo (ou segmento) afetado. Se for suficientemente grande, a MFCVRP provoca um desvio mediastinal e interfere no desenvolvimento alveolar normal do pulmão adjacente. A comunicação com a árvore traqueobrônquica é, de modo geral, mantida, com suprimento vascular e drenagem venosa para a circulação pulmonar, a não ser que a MFCVRP esteja associada a um sequestro. Nesse caso, é chamada de "lesão híbrida"

Existem diferentes esquemas de classificação para MFCVRP dependendo da histologia[44] ou da aparência ultrassonográfica pré-noite.[44,45] Os três tipos principais descritos ultrassonograficamente são **tipo I** (cistos grandes medindo de 2 a 10 cm), **tipo II** (múltiplos cistos pequenos) e **tipo III** (microcistos, aparecendo como lesões ecogênicas).

O diagnóstico ultrassonográfico é estabelecido já na 16ª semana. A MFCVRP pode ter a aparência de uma massa pulmonar sólida e ecogênica ou de uma massa mista, cística e sólida (Fig. 36.4, Vídeo 36.1). O Doppler colorido pode mostrar o fluxo vascular para a lesão a partir de um ramo da artéria pulmonar. De modo geral, não há vaso de suprimento sistêmico, embora, como mencionado, a MFCVRP possa estar associada a um sequestro. As lesões com microcistos parecem sólidas e ecogênicas, enquanto a MFCVRP macrocística apresenta cistos facilmente visualizados. Ocasionalmente, observa-se apenas um único grande cisto.

Como em qualquer massa torácica, é importante analisar a associação ao desvio mediastinal, polidrâmnio e hidropisia, visto que esses fatores influenciam o prognóstico e o tratamento.[45,46] O tamanho da MFCVRP (e não o dos cistos) determina o desenvolvimento ou não de **hidropisia**. Lesões macrocísticas geralmente apresentam prognóstico favorável. MFCVRP extensas provocam compressão cardíaca, alterando a hemodinâmica e gerando hidropisia, dado o aumento da pressão venosa central, que pode exigir intervenção *in utero*.[47]

A razão de volume da MFCVRP, uma medida inicialmente descrita na US, deve ser determinada para avaliar o prognóstico e o risco de hidropisia. Obtém-se calculando o volume da massa pulmonar (altura × diâmetro anteroposterior × diâmetro transverso × 0,52) e dividindo-o pela circunferência da cabeça. Uma razão de volume da MFCVRP menor que 1,6 indica risco de 14% de desenvolver hidropisia para fetos com lesões macrocísticas e 3% para aqueles com lesões microcísticas. Se a razão de volume da MFCVRP for maior que 1,6, o risco aumentará para 75%.[48] Se não houver hidropisia, o prognóstico é bom, com taxas de nascidos vivos descritas de 95% ou mais.[49-51] A hidropisia não tratada como resultado da MFCVRP, no entanto, apresenta taxa de mortalidade antecipada de até 100%.[52-61] Hidropisia é, portanto, uma indicação para terapia fetal intrauterina, e o acompanhamento cuidadoso no segundo e no início do terceiro trimestre é importante quando for encontrada uma razão de volume da MFCVRP. Contudo, se houver líquido, como ascite, em uma única cavidade corporal, a regressão espontânea da lesão e a melhora do estado hídrico ainda são possíveis.[62] Esteroides têm sido usados na tentativa de prevenir o desenvolvimento de hidropisia ou ajudar a acelerar a regressão da lesão, particularmente na MFCVRP microcística. Em estudos não controlados, a administração de esteroides maternos pareceu reverter a hidropisia e melhorar o desfecho.[55-59] Entretanto, é possível que o crescimento torácico fetal e/ou a regressão da MFCVRP, em vez dos esteroides, sejam os fatores responsáveis pela resolução da hidropisia.

Na MFCVRP macrocística, o tratamento pelo uso de esteroides parece ser menos útil e a terapia intrauterina, geralmente, consiste em drenar o maior cisto em um único procedimento[48] (Fig. 36.4G) ou, se houver reacúmulo de líquido, na colocação de um *shunt*.[60,61] Raramente é indicada cirurgia fetal a céu aberto. Uma metanálise mostrou que o *shunt* de MFCVRP melhorou a sobrevida dos fetos com hidropisia comparado com nenhum efeito sobre a sobrevida de fetos com massas torácicas sem hidropisia.[63] O sucesso da cirurgia fetal a céu aberto nos casos de MFCVRP varia entre 29% e 62%, mas existe a limitação do parto prematuro esperado.[64]

Anomalias associadas, na maioria das vezes renais, intestinais e cardíacas, são encontradas em até 26% dos casos,[35,44-46,65] mais frequentemente quando a MFCVRP é bilateral.[40] Portanto, um levantamento anatômico fetal completo é recomendado. O diagnóstico diferencial inclui SBP, HLC, cisto broncogênico, HDC, oclusão laríngea ou traqueal, cistos neuroentéricos/entéricos e teratoma mediastinal.

A RM tornou-se um complemento útil na avaliação e no manejo de MFCVRP[66] (Fig. 36.4H e I). Os macrocistos apresentam alta intensidade de sinal nas imagens ponderadas em T2, enquanto os microcistos têm intensidade de sinal moderadamente alta e são relativamente homogêneos. Conforme as lesões regridem, elas desenvolvem menor intensidade de sinal nas imagens ponderadas em T2.[67]

Estudos longitudinais de MFCVRP demonstraram que a maioria delas apresenta rápido crescimento progressivo de cerca de

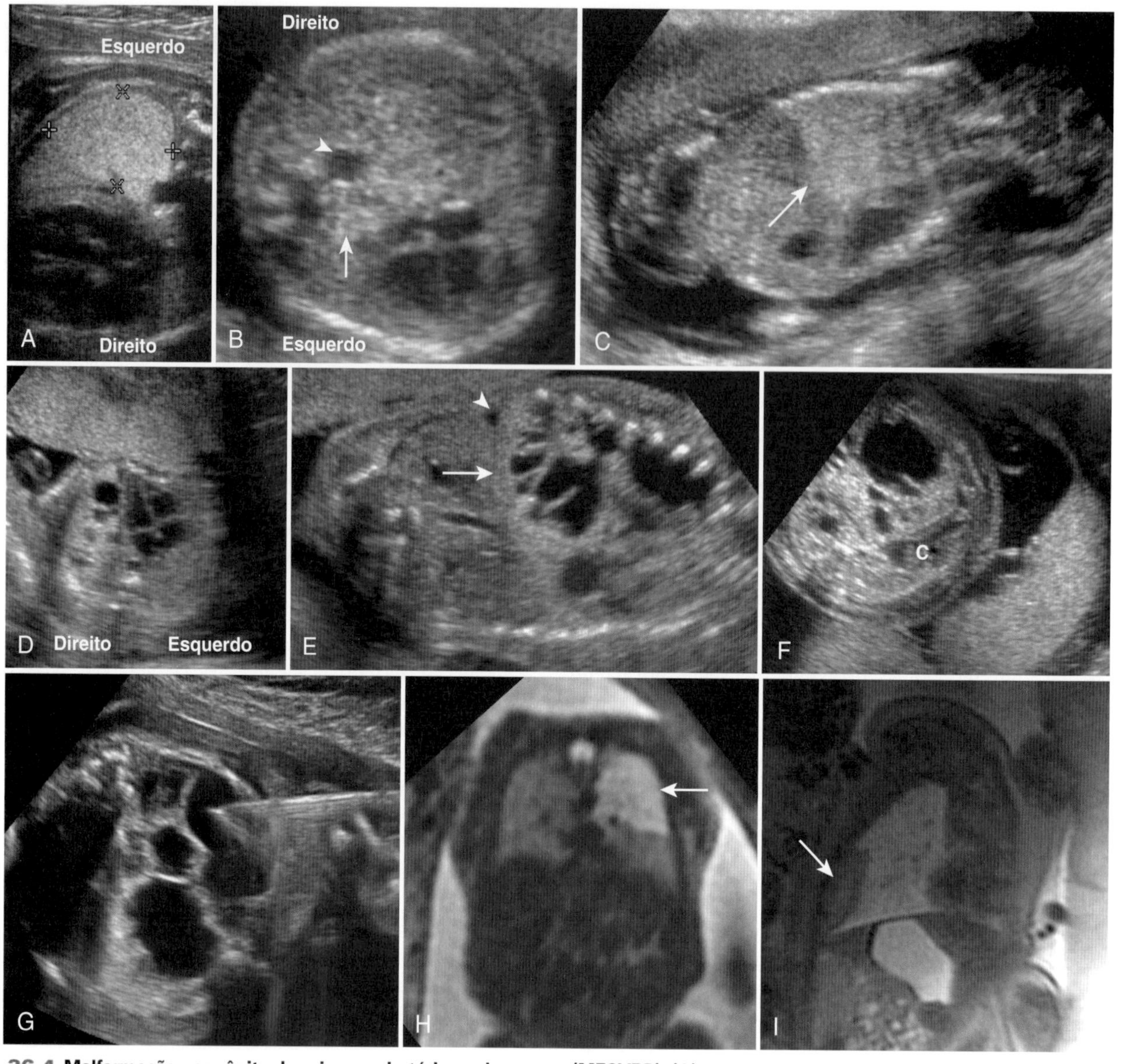

FIG. 36.4 Malformação congênita das vias respiratórias pulmonares (MFCVRP). (A) Ultrassonografia axial na 28ª semana mostrando massa ecogênica homogênea (*cursores*) na porção média do hemitórax esquerdo, sem grandes cistos ou vasos sanguíneos nutrícios. Há um discreto desvio mediastinal para a direita. **(B)** Ultrassonografia axial de MFCVRP do lado direito (*seta*) na 20ª semana, com pequenos cistos, o maior com 8 mm (*ponta de seta*). Observa-se moderado desvio mediastinal para a esquerda. **(C)** Ultrassonografia sagital oblíqua mostrando eversão do hemidiafragma pela MFCVRP (*seta*). **(D)** Vista transversal do tórax mostrando MFCVRP contendo pequenos cistos e discreto desvio mediastinal. **(E)** e **(F)** Imagens coronais axial e oblíqua na 25ª semana de uma MFCVRP macrocística (*seta*), com eversão do hemidiafragma, ascite (*ponta de seta*) e grave desvio mediastinal, com compressão do coração (*C*). **(G)** Drenagem percutânea guiada por ultrassonografia de MFCVRP. Uma agulha de calibre 20 foi inserida no cisto maior, aliviando a compressão cardíaca. **(H)** RM coronal, imagem ponderada em T2, mostrando área bem circunscrita de hiperintensidade T2 (*seta*) no lobo superior esquerdo. **(I)** RM coronal oblíqua, imagem ponderada em T2, mostrando área bem circunscrita de baixo sinal T2 em feto com MFCVRP típica em processo de resolução. Ver também Vídeo 36.1.

20 a 26 semanas de gestação, atingindo um pico em torno da 25ª semana,[48,62] e depois platôs de crescimento, e muitas vezes regride.[68] Não existem critérios confiáveis para determinar quais lesões continuarão a crescer em relação àquelas que se estabilizarão ou regredirão. Cerca de 50% das massas persistem até o parto.[49] Quinze por cento dessas massas diminuem de tamanho no período final do segundo trimestre e no terceiro trimestre; a maioria apresenta diminuição relativa no tamanho como resultado do crescimento torácico fetal normal, mas outras aumentam de tamanho.[46,62] À medida que as massas diminuem de tamanho, sua ecogenicidade pode se tornar semelhante à do pulmão normal circunvizinho, devido ao aumento da ecogenicidade pulmonar normal e à diminuição da ecogenicidade da MFCVRP. Assim, pode ser difícil visualizá-las no final da gestação, sendo o efeito da massa residual o principal achado na ultrassonografia.

Se o feto não desenvolver hidropisia antes de 26 semanas, o prognóstico geralmente é bom.[49,69] O acompanhamento cuidadoso do crescimento dessas lesões é recomendado durante todo o segundo trimestre, especialmente se a razão de volume da MFCVRP for maior que 1,6. O planejamento do parto deve ser realizado em conjunto com as equipes de neonatologia e/ou cirurgia pediátrica. Se a massa pulmonar desapareceu ou for pequena, sem desvio do mediastino ou hidropisia, a existência de uma MFCVRP em si não é uma indicação para o parto precoce ou cesariana,[69] uma vez que distúrbios respiratórios neonatais são improváveis.

A razão de volume da MFCVRP ajuda a prever o risco de problemas respiratórios neonatais.[49,70] Em um estudo retrospectivo, a razão de volume da MFCVRP final maior que 1,0 em fetos não hidrópicos foi preditiva de manifestações respiratórias ao nascimento (sensibilidade, especificidade, valores preditivos positivo e negativo: 75%, 98%, 75% e 98%, respectivamente) e ressecção perinatal (sensibilidade, especificidade, valores preditivos positivo e negativo: 100%, 98%, 75% e 100%, respectivamente).[49]

Para fetos com grandes massas que causam desvio mediastinal e/ou hidropisia, o parto deve ser planejado para ser realizado em um centro de atenção terciária com uma unidade de terapia intensiva neonatal (UTIN) capaz de fornecer oxigenação extracorpórea (ECMO; do inglês, *extracorporal membrane oxygenation*) e com cirurgiões pediátricos experientes.[50,71] Se a hidropisia se desenvolver após a 32ª semana de gestação, o parto prematuro é recomendado, possivelmente com o uso do procedimento EXIT.[71] No EXIT, o feto é parcialmente exteriorizado e intubado sem o clampeamento do cordão umbilical. O fluxo sanguíneo uteroplacentário e as trocas gasosas são mantidos para proporcionar relaxamento uterino e amnioinfusão é realizada para manter o volume do útero. Isso proporciona tempo para a ressecção da massa pulmonar antes do parto completo da criança em casos raros ou, mais frequentemente, canulação para ECMO, criando assim uma situação controlada para a remoção posterior da MFCVRP. Foi descrita sobrevida global neonatal de 90%.[72]

Embora a regressão da MFCVRP na ultrassonografia pré-natal seja comum, a lesão não desaparece completamente.[73] Em neonatos assintomáticos, a lesão pode não ser visualizada na radiografia torácica após o nascimento. Nestses casos, a tomografia computadorizada (TC) pós-natal é recomendada. A remoção pós-natal de massas assintomáticas é recomendada devido à potencial infecção secundária e ao risco de carcinomas decorrentes da MFCVRP.[74] O momento da ressecção cirúrgica da MFCVRP permanece controverso, mas a maioria dos centros é a favor da ressecção cirúrgica eletiva no primeiro ano de vida.[75]

Sequestro Broncopulmonar

O SPB é uma anomalia na qual o tecido pulmonar não funcional não está em continuidade normal com a árvore traqueobrônquica nativa[76] e é irrigado pela circulação sistêmica. Os sequestros representam até 6% das malformações pulmonares congênitas.[77,78] As anomalias concomitantes associadas ao sequestro incluem HDC, **eventração diafragmática e paralisia, cisto broncogênico, pâncreas ectópico, anomalias vertebrais** e **duplicação do intestino anterior**. Combinações híbridas de MFCVRP e SBP são relativamente comuns, havendo conexão do suprimento arterial pulmonar e sistêmico.

Existem dois tipos principais de sequestro: intralobar e extralobar. Uma terceira variante foi sugerida quando existe comunicação da malformação broncopulmonar do intestino anterior.[79]

O **sequestro extralobar** (também conhecido como **sequestro extrapulmonar**) é responsável por 25% dos SBP pós-natal. Esta lesão é um broto pulmonar supranumerário revestido por pleura própria, normalmente com suprimento sanguíneo a partir dos vasos esplâncnicos que circundam o intestino anterior, o que resulta no suprimento sanguíneo sistêmico.[80] A drenagem venosa, em geral, é realizada por meio de um único vaso no sistema ázigo, hemiázigo e/ou da veia cava. Em até 25% dos casos, entretanto, o sequestro extralobar é drenado parcialmente pelas veias pulmonares. O sequestro extralobar é tipicamente encontrado no sulco costodiafragmático posterior esquerdo entre o lobo inferior e o hemidiafragma (80%).[81] O sequestro extralobar ocorre abaixo do diafragma, com localização suprarrenal em 10% a 15% dos casos (com diagnóstico diferencial de **neuroblastoma e hemorragia suprarrenal**).[82] Em casos raros, o sequestro se apresenta como uma massa mediastinal ou pericárdica.[83]

O **sequestro intralobar** compreende tecido pulmonar anormal com suprimento arterial sistêmico dentro do pulmão normal, compartilhando a pleura visceral e drenando para as veias pulmonares, embora também possam ocorrer conexões com a veia cava, a veia ázigo ou o átrio direito.[81] Ocorre mais frequentemente nos lobos inferiores e ligeiramente mais à esquerda. No pós-natal, é responsável por 75% dos casos de SBP.[84]

O sequestro pode ser detectado na ultrassonografia pré-natal a partir da 16ª semana gestacional.[85] Tipicamente, um sequestro aparece como uma massa pulmonar cuneiforme, ecogênica, homogênea e bem-definida no lobo inferior adjacente ao hemidiafragma (Fig. 36.5). Classicamente, essas lesões não apresentam cistos. No entanto, os cistos podem resultar de bronquíolos dilatados ou lesões híbridas de MFCVRP concomitante. O sequestro pode ser distinguido de outras massas pulmonares congênitas, por meio do exame com Doppler, uma artéria sistêmica que emerge da aorta torácica ou abdominal e supre a massa. A determinação de onde o vaso surge é importante para aconselhar os pais sobre a abordagem que será necessária para a remoção cirúrgica pós-natal da massa. O diagnóstico diferencial inclui MFCVRP, HLC, HDC, neuroblastoma e hemorragia suprarrenal.

A RM pode ajudar a confirmar o diagnóstico e a localização da massa (acima, interna ou abaixo do diafragma). A massa apresenta sinal alto em imagens ponderadas em T2. O vaso de suprimento pode ser observado como uma linha de baixo sinal que percorre da aorta até a massa.[61,86] Pequenos sequestros com deslocamento mínimo do mediastino apresentam evolução benigna.[37] Tal como acontece com outras massas torácicas, um grande sequestro pode resultar em desvio do mediastino. No entanto, a maioria dos sequestros detectados no período pré-natal apresenta tamanho pequeno ou médio. Essas lesões geralmente regridem em tamanho durante a gestação.[37,45] Os sequestros grandes podem ser complicados por efusões pleurais e, com hidropisia, podem levar ao aumento da mortalidade pré-natal (Fig. 36.6). As efusões podem ser secundárias a uma grande massa comprimindo o coração e a veia cava ou devido à torção ao redor do pedículo vascular.[89] A hidropisia é rara, mas pode ocorrer secundariamente ao desvio do sistema de suprimento arterial sistêmico ou ao efeito expansivo do próprio sequestro, com desvio do mediastino associado e compressão do coração ou da veia cava inferior. Para casos tão complicados, o efeito pleural pode ser tratado com *shunt* e drenagem pleuroamniótica.[87-89] A cirurgia a *laser* também foi tentada com algum sucesso.[90,91]

O prognóstico é excelente se não houver hidropisia.[92] A taxa de mortalidade chega a 80% se houver hidropisia.[61] Tipicamente, massas que parecem desaparecer *in utero* ainda são encontradas nas TC pós-parto.

A resolução aparente das massas pode ser o resultado do crescimento da circulação sistêmica ou da torção ao redor do pedículo vascular. À medida que regridem, são mais difíceis de serem visualizadas na ultrassonografia e podem produzir baixa intensidade de sinal na RM.[52,93]

O planejamento do parto deve incluir recomendações do neonatologista e do cirurgião pediátrico. Se a massa for pequena, não há indicação de parto precoce ou cesariana. Para fetos com grandes massas e hidropisia, o parto deve ser realizado em um centro de

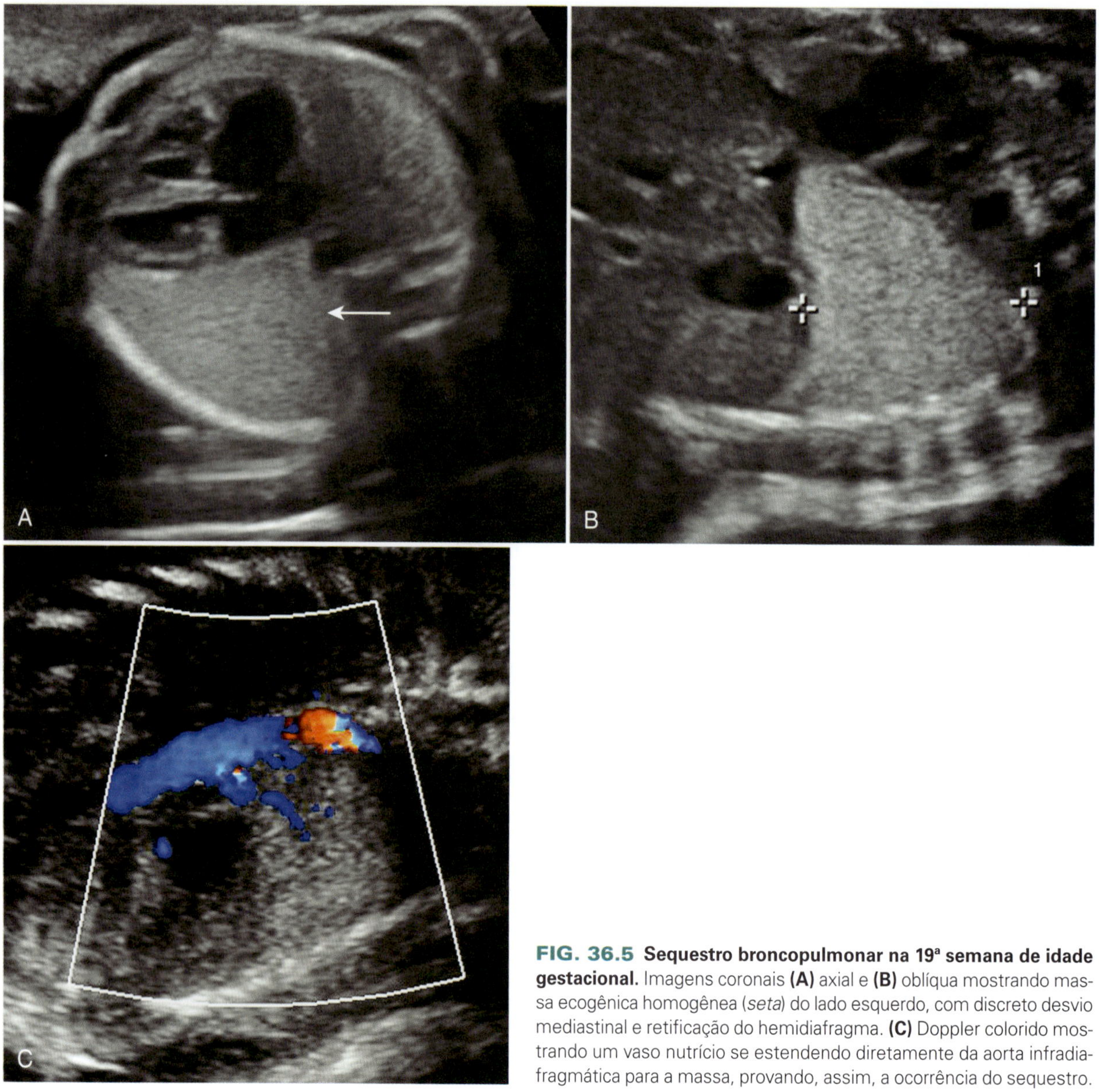

FIG. 36.5 Sequestro broncopulmonar na 19ª semana de idade gestacional. Imagens coronais **(A)** axial e **(B)** oblíqua mostrando massa ecogênica homogênea (*seta*) do lado esquerdo, com discreto desvio mediastinal e retificação do hemidiafragma. **(C)** Doppler colorido mostrando um vaso nutrício se estendendo diretamente da aorta infradiafragmática para a massa, provando, assim, a ocorrência do sequestro.

atendimento terciário. Se hidropisia ocorre após a 32ª semana de gestação, o parto precoce é recomendado, possivelmente com o uso do procedimento EXIT.

Hiperinsuflação Lobar Congênita

A HLC é a hiperinsuflação de um lobo pulmonar sem destruição dos septos alveolares. Patologicamente, existem dois subgrupos. Um está associado a um pulmão hiperinsuflado, secundário a uma anormalidade intrínseca da cartilagem da via respiratória, ausência de cartilagem brônquica ou compressão extrínseca por uma artéria pulmonar dilatada ou cisto broncogênico. A via respiratória colapsada atua como uma válvula unidirecional, o que causa o aprisionamento de líquido no período pré-natal e de ar após o nascimento. Esta forma, anteriormente conhecida como **enfisema lobar congênito**, ocorre mais frequentemente no lobo superior esquerdo. Um segundo subgrupo é caracterizado por hiperinsuflação lobar, segmentar ou subsegmentar com associação à atresia brônquica. Esse subgrupo pode ser observado nos lobos inferiores e com menos sintomas. Em até 50% dos casos, a HLC é idiopática.[94,95]

Na ultrassonografia pré-natal, a HLC é semelhante em aparência a MFCVRP microcística, manifestando-se como uma massa ecogênica homogênea. O brônquio central dilatado ajuda a confirmar o diagnóstico de anomalia brônquica associada. Efeito de expansivo com deslocamento mediastinal pode ocorrer na herniação do pulmão para o lado oposto.[96-98] (Fig. 36.7).

No Doppler colorido, a HLC é irrigada pela artéria pulmonar e drena para a veia pulmonar.[94] O ecocardiograma deve ser realizado para excluir cardiopatia congênita.[99]

Na RM, a HLC caracteriza-se pelo aumento da intensidade do sinal nas imagens ponderadas em T2 com distribuição lobar. É mais homogêneo que a MFCVRP e apresenta sinal mais baixo que o SBP. A anatomia pulmonar está intacta com vasos hilares esticados.[100]

Como no caso da MFCVRP, a lesão pode regredir no útero.[101] Hidropisia foi descrita; assim, deve-se realizar exames de acompanhamento no período pré-natal para documentar a estabilidade.[102,103] Por causa da aparência inespecífica, mesmo se a massa regredir em tamanho, o acompanhamento pós-natal é necessário porque o

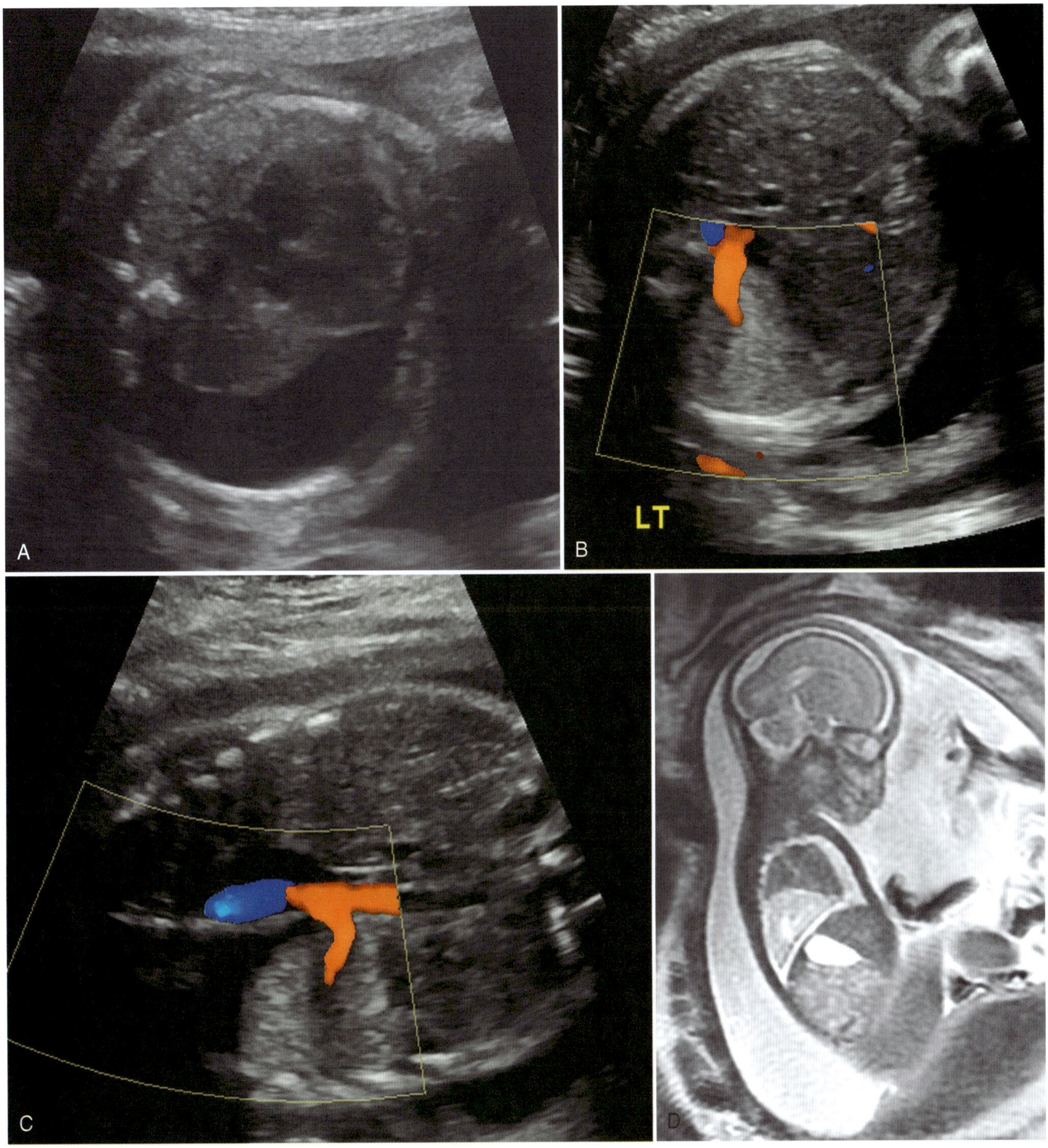

FIG. 36.6 Sequestro broncopulmonar com efusão. (A) A imagem axial do tórax fetal demonstra derrame pleural esquerdo com desvio moderado do mediastino para a direita. As imagens do Doppler colorido **(B)** axial e **(C)** coronal mostram um vaso nutrício sistêmico avançando para o lobo inferior esquerdo ecogênico. **(D)** RM ponderada em T2 sagital mostra a alta intensidade de sinal da massa do lobo inferior esquerdo com derrame moderado circundante. LT = esquerda.

aprisionamento aéreo e o desconforto respiratório podem levar à necessidade de ressecção lobar.[102]

BLASTOMA PLEUROPULMONAR

O **blastoma pleuropulmonar** é uma neoplasia primária rara, originada no mesênquima pleuropulmonar (anteriormente chamado de **blastoma pulmonar** ou **mesênquima maligno**).[104] Foram descritos três tipos de blastoma pleuropulmonar: tipo I (exclusivamente cístico), tipo II (lesão mista cística e sólida) e tipo III (massa predominantemente sólida).[105]

Na ultrassonografia, o blastoma pleuropulmonar aparece como uma lesão macrocística complexa no tórax, indistinguível de uma MFCVRP. As características que ajudam a diferenciar o blastoma pleuropulmonar da MFCVRP incluem história familiar positiva, existência de lesões multifocais e associação com efusão pleural.[106] Não existem achados de

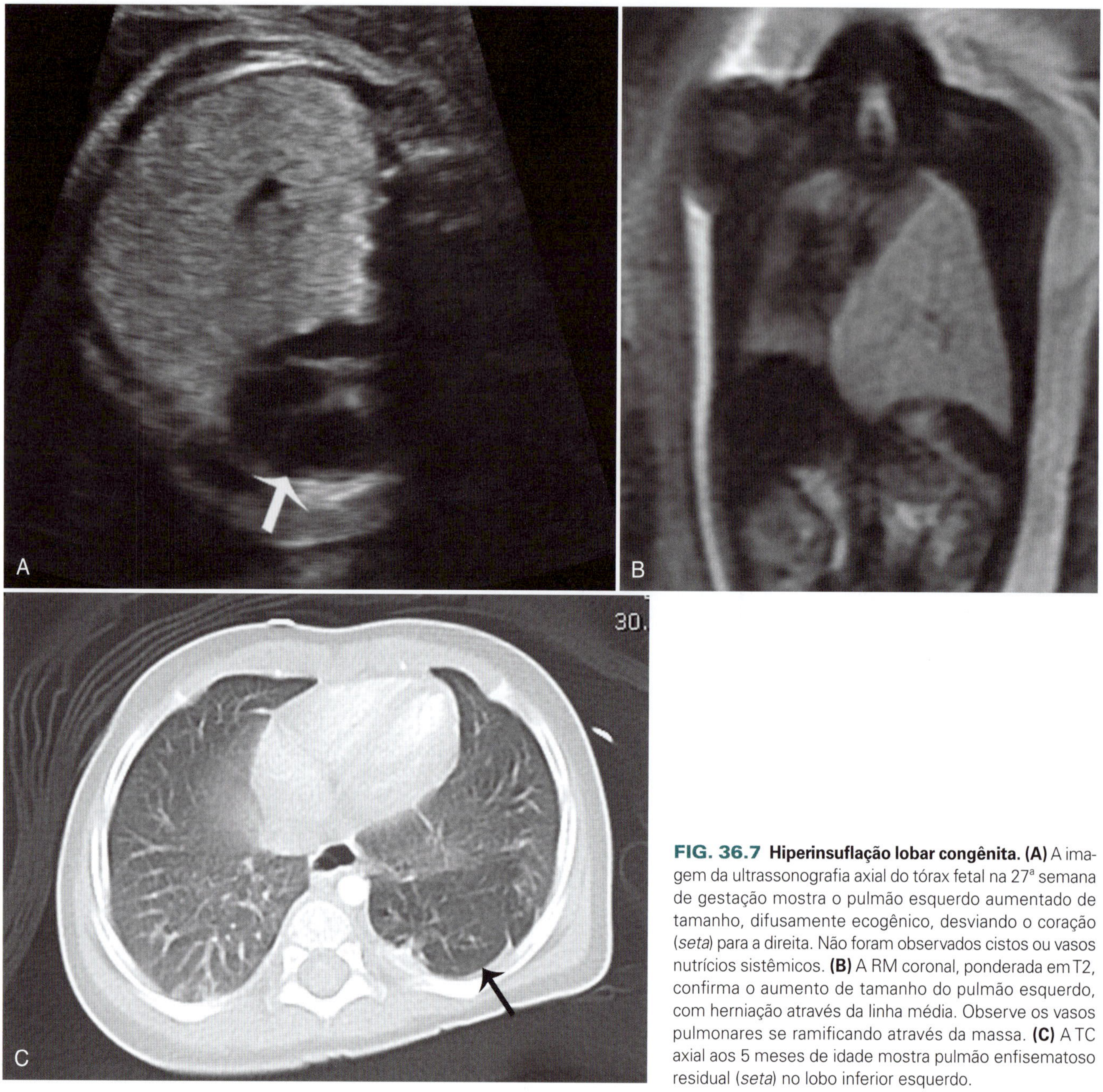

FIG. 36.7 Hiperinsuflação lobar congênita. (A) A imagem da ultrassonografia axial do tórax fetal na 27ª semana de gestação mostra o pulmão esquerdo aumentado de tamanho, difusamente ecogênico, desviando o coração (*seta*) para a direita. Não foram observados cistos ou vasos nutrícios sistêmicos. **(B)** A RM coronal, ponderada em T2, confirma o aumento de tamanho do pulmão esquerdo, com herniação através da linha média. Observe os vasos pulmonares se ramificando através da massa. **(C)** A TC axial aos 5 meses de idade mostra pulmão enfisematoso residual (*seta*) no lobo inferior esquerdo.

imagem definitivos para distinguir o blastoma pleuropulmonar do tipo I da MFCVRP do tipo I.[107] O aumento progressivo no terceiro trimestre ou no pós-natal é sugestivo de blastoma pleuropulmonar em vez de MFCVRP, que deve diminuir com o tempo. O diagnóstico precoce e a ressecção completa são fundamentais para um bom desfecho.[106]

OBSTRUÇÃO CONGÊNITA DAS VIAS RESPIRATÓRIAS SUPERIORES

A obstrução congênita das vias aéreas superiores (OCVRS) é um espectro de doenças caracterizadas pela obstrução incompleta ou completa das vias respiratórias superiores do feto. [108,109] Qualquer anormalidade fetal que obstrua a laringe ou a traqueia, causando atresia intrínseca ou compressão extrínseca, pode resultar em OCVRS. **Atresia laríngea** é a causa mais frequente. Outras causas incluem **pregas laríngeas** ou **traqueais**, **cistos laríngeos**, **atresia traqueal**, **estenose subglótica** ou **atresia** e **agenesia laríngea *ou* traqueal**.[110] Se não for tratada, a OCVRS é quase sempre letal.[109]

Embora esporádica, com incidência desconhecida, a OCVRS pode ser parte de vários distúrbios cromossômicos.[111,112] Pode se apresentar de forma familiar com herança autossômica dominante e expressão variável.[113] A atresia laríngea pode ocorrer como parte da **síndrome de Fraser** (atresia laríngea ou traqueal, agenesia renal, microftalmia e sindactilia ou polidactilia) com herança autossômica recessiva.[112-114]

Os achados de ultrassonografia pré-natal podem ser visualizados a partir da 16ª semana gestacional.[115] Os achados incluem aumento de volume bilateral simétrico de pulmões ecogênicos, dilatação da traqueia e dos brônquios centrais preenchidos por líquido e retificação ou eversão do diafragma[116-119] (Fig. 36.8).

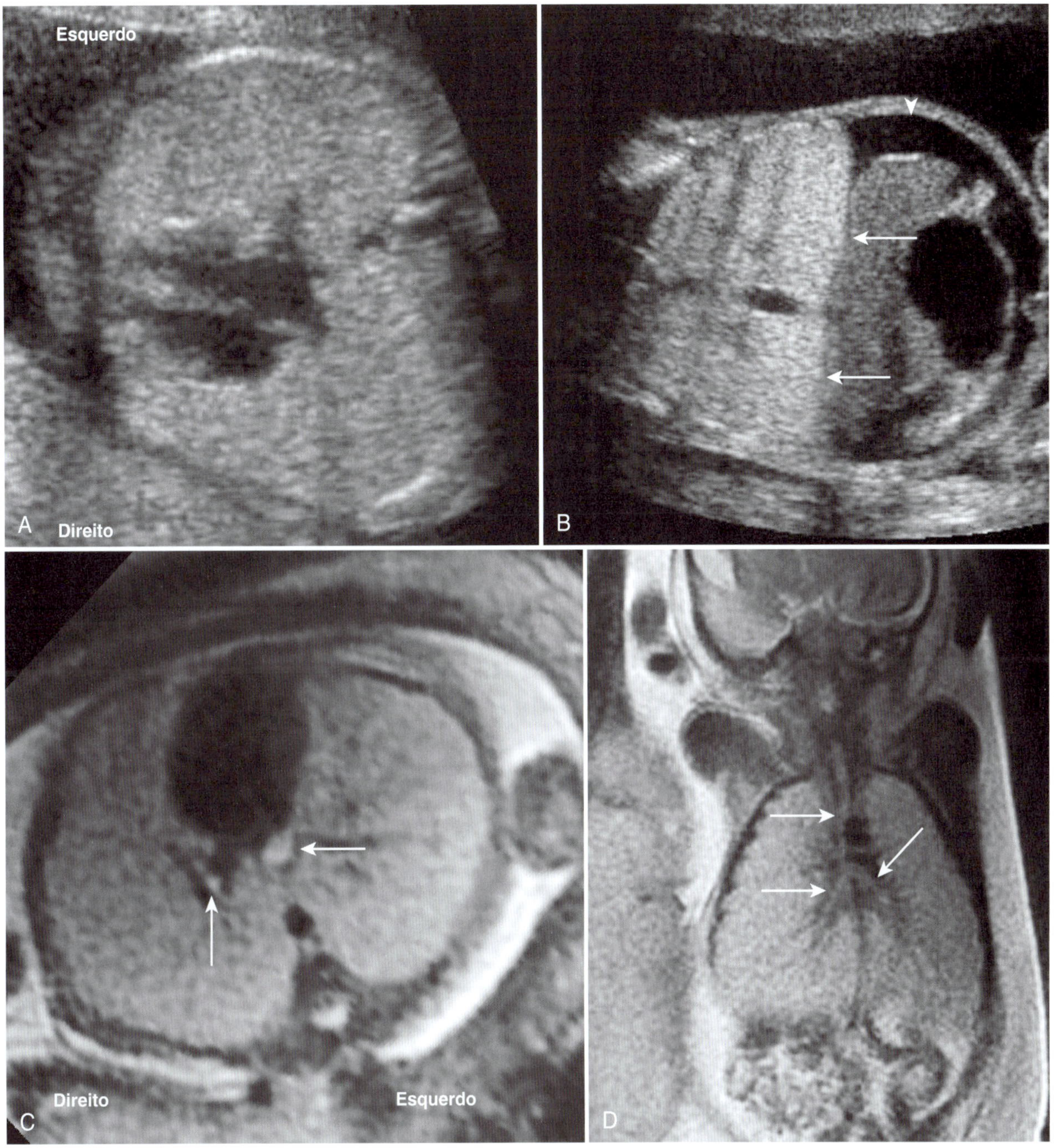

FIG. 36.8 Síndrome da obstrução congênita das vias respiratórias superiores (OCVRS) na 19ª semana. Vistas **(A)** axial e **(B)** coronal do tórax mostrando aumento de volume pulmonar bilateral, com ecogenicidade difusa, eversão dos hemidiafragmas (*setas*) e ascite (*ponta de seta*). **(C)** e **(D)** RM axial e coronal ponderada em T2 mostrando o maior volume pulmonar e as vias respiratórias preenchidas por líquido (*setas*). (Cortesia de Katherine Fong, MD, University of Toronto.)

O coração geralmente adota uma posição mais central e anterior do que o normal e, frequentemente, apresenta-se comprimido à medida que o tamanho dos pulmões aumenta.[110] Com frequência, há achados associados de ascite e outros sinais de hidropisia. O mecanismo de surgimento da ascite pode ser a compressão do coração e dos grandes vasos pelo aumento de volume dos pulmões.[120] Polidrâmnio ou oligoidrâmnio podem ser encontrados.

Os pulmões estão distendidos e aparecem homogeneamente ecogênicos devido ao aumento de líquido e de crescimento pulmonar induzido pela obstrução das vias aéreas superiores.[110] O aumento do número de interfaces líquido-tecido confere uma aparência hiperecoica dos pulmões. O volume pulmonar pode aumentar até 15 vezes o tamanho esperado. Os pulmões hiperplásicos tornam-se edematosos, mas, por outro lado, histologicamente normais.[110]

A RM pode ser usada para identificar a região de obstrução e auxiliar nas decisões relativas à intervenção *in utero* e procedimentos intraparto. Os achados característicos incluem aumento do volume pulmonar, aumento difuso da intensidade pulmonar nas imagens ponderadas em T2 e dilatação da traqueia preenchida por líquido.[116] As causas extrínsecas da compressão traqueal podem ser avaliadas.[118]

Mais de 50% dos fetos com obstrução laríngea apresentam anormalidades associadas, mais frequentemente no sistema renal e no sistema nervoso central. Às vezes, a OCVRS está associada a uma **fístula traqueoesofágica**, a qual age como uma via alternativa para o líquido acumulado, promovendo diminuição do volume pulmonar, reversão da eversão diafragmática e resolução de ascite e polidrâmnio.[108]

Se não tratada, a atresia laríngea e traqueal pode levar à morte no útero devido à hidropisia ou em poucos minutos após o nascimento, por comprometimento respiratório. Sobrevida neonatal é possível se o parto for realizado com o procedimento de **tratamento intraparto ex utero** (EXIT).[121-124] O procedimento EXIT envolve a colocação de traqueostomia abaixo do nível da obstrução, enquanto a circulação placentária materna é mantida.

CISTO BRONCOGÊNICO

Os cistos broncogênicos (Tabela 36.4) são anomalias raras que resultam do brotamento anormal ou ramificação da árvore traqueobrônquica. Localizam-se mais frequentemente no mediastino, na região subcarina.[125] No entanto, 15% dos cistos broncogênicos ocorrem nos pulmões, pleura e diafragma. Eles representam 11% a 18% das massas mediastinais em lactentes e crianças.[126,127] O cisto é revestido por epitélio brônquico ciliado secretor de muco e pode estar preenchido com muco. Embora os cistos mediastinais não se comuniquem com a árvore broncopulmonar, os cistos intrapulmonares geralmente o fazem.

Cistos broncogênicos variam em tamanho de alguns milímetros até mais de 5 cm. Na ultrassonografia pré-natal, geralmente aparecem como cistos intratorácicos uniloculares anecoicos (Fig. 36.9), às vezes com material ecogênico estratificado.[128,129] Se o cisto não apresentar efeito expansivo, tipicamente não provocará distúrbio intrauterino. No entanto, se o cisto comprimir as vias respiratórias, pode causar obstrução das mesmas ao nascer.[130] O principal diagnóstico diferencial é a MFCVRP. No entanto, na MFCVRP, geralmente há mais de um cisto e uma massa ecogênica associada ao efeito expansivo. Se um cisto broncogênico causar obstrução, pode desencadear acúmulo de líquido no pulmão distal, mascarado como uma lesão pulmonar ecogênica, como MFCVRP ou sequestro.

O cisto pode ser mediastinal ou parenquimatoso. As lesões do mediastino geralmente são uniloculares, localizadas na linha média, na região subcarina (75%). As lesões parenquimatosas geralmente são cistos uniloculares simples localizados ao longo da árvore traqueobrônquica. Septações podem ser vistas. Às vezes, o cisto comprime os brônquios e resulta em hiperinsuflação distal.

A RM fetal pode ser útil em casos com diagnóstico pouco claro. O cisto exibe alta intensidade de sinal em imagens ponderadas em T2. Quando o cisto causa obstrução, há hiperinsuflação do pulmão distal e o pulmão também se torna hiperintenso.[130] A ressecção cirúrgica de cistos broncogênicos é realizada no período pós-natal,

TABELA 36.4 Diagnóstico Diferencial da Lesão Cística Torácica Fetal

	Características Diferenciais
Malformação congênita das vias pulmonares pulmonares (MFCVRP)	Associado à massa pulmonar ecogênica, tipicamente múltiplos cistos
Hérnia diafragmática congênita (HDC)	Peristaltismo intestinal no tórax Estômago acima do diafragma Ausência de parte do diafragma
Teratoma	A massa não obedece a limites lobares; pode ter calcificações
Cisto neurentérico	Adjacente à coluna vertebral
Cisto broncogênico	Tipicamente único cisto, pode obstruir e desenvolver pulmão hiperinflado distal
Duplicação esofágica	Adjacente ao esôfago
Linfangioma	Atravessa limites anatômicos

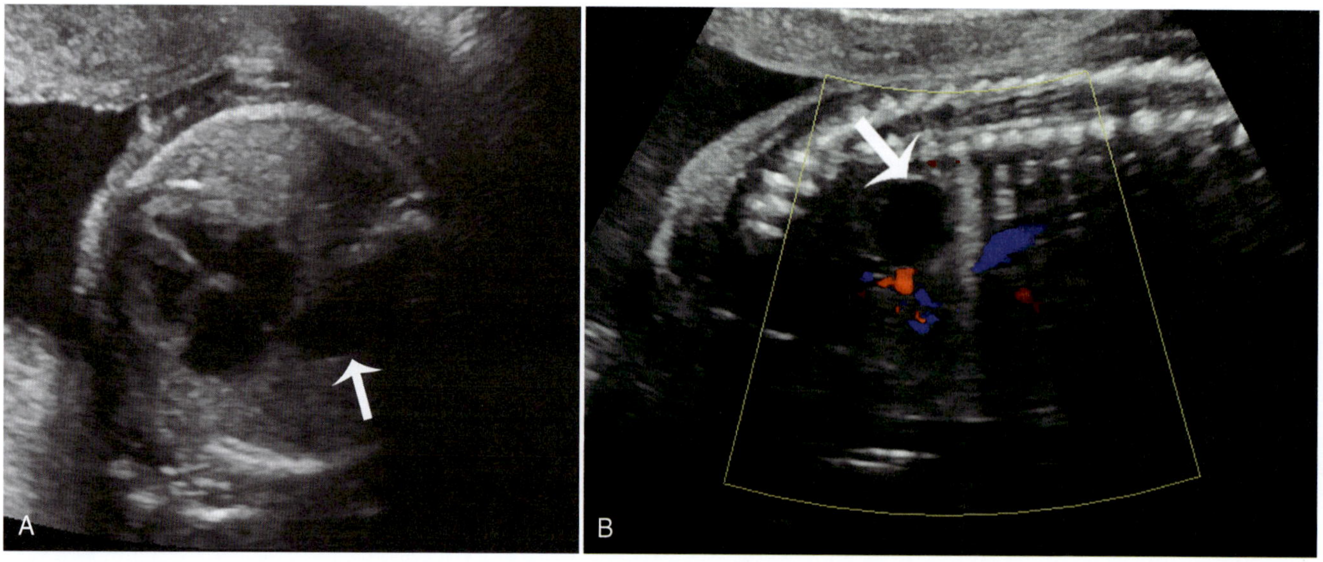

FIG. 36.9 Cisto broncogênico na 22ª semana. Imagens da ultrassonografia **(A)** axial em escala de cinza e **(B)** com Doppler colorido sagital do tórax mostrando um cisto simples (*seta*) posterior ao coração.

por causa do aumento do risco associado de hemorragia, infecção ou tumores malignos.[131]

CISTO NEURENTÉRICO

Os cistos neurentéricos representam um remanescente entérico posterior causado pela separação incompleta da notocorda do intestino anterior durante a embriogênese. Esses cistos tendem a ocorrer no mediastino posterior ou no canal medular na linha média. Os cistos podem ter aparência septada ou bilobada. Tipicamente também há anomalias vertebrais associadas, mas elas são difíceis de identificar no pré-natal.[132-135] A RM é um complemento útil na avaliação adicional da coluna vertebral. **Cistos de duplicação esofágica** devem ser considerados no diagnóstico diferencial de cistos torácicos da linha média.

EFUSÃO PLEURAL

A existência de qualquer volume de líquido no espaço pleural é anormal. Uma efusão (derrame) pleural suficientemente grande pode provocar efeito expansivo, levando à compressão do coração e ao desenvolvimento de hidropisia, bem como compressão dos pulmões, resultando em hipoplasia pulmonar.[136]

A **efusão pleural primária** é rara, com incidência de até 1 em 15 mil gestações.[137,138] É mais frequentemente causada por quilotórax,[139] em função do desenvolvimento defeituoso do sistema linfático. Qualquer agravo no trajeto do ducto torácico no mediastino posterior no tórax fetal pode resultar em efusão pleural fetal quilosa.[140] Pode ocorrer tanto do lado direito quanto do lado esquerdo, porque o ducto torácico no mediastino posterior atravessa da direita para a esquerda no quinto nível torácico. Suspeita-se de efusão pleural primária quando a lesão é unilateral ou apresenta-se muito maior em um lado do que em outro e quando não há outro sinal de hidropisia. As efusões primárias são caracterizadas por altas pressões, que se resolvem rapidamente após a toracocentese e desenvolvendo hidropisia limitada à parte superior do corpo fetal do feto.[141]

O quilotórax primário está associado à aneuploidia em 2% a 6% dos casos.[142,143] Por definição, o quilotórax em recém-nascidos é identificado quando o líquido contém mais de 1,1 mmol/L de triglicerídeos com ingestão oral de gordura, com a proporção de linfócitos excedendo 80%.[144] No entanto, o feto está em jejum no útero, e a porcentagem média de linfócitos no sangue de fetos normais geralmente é maior que 80%.[145] Portanto, esses parâmetros não se aplicam no útero.

A **efusão pleural secundária** ocorre associada a aneuploidia (**síndrome de Turner ou trissomia do 21**), **infecção** (**TORCH** [toxoplasmose, rubéola, citomegalovírus, herpes-vírus simples [HSV], HIV]), síndromes genéticas e outras malformações estruturais (**MFCVRP**, **SBP**, **linfangiectasia**, anomalias cardíacas).[142-145] Essas síndromes geralmente apresentam efusões pleurais bilaterais (particularmente em fetos com hidropisia),[140] mas ocasionalmente há efusão unilateral.

As efusões pleurais aparecem na ultrassonografia pré-natal como coleções de líquidos anecoicos no espaço pleural, proporcionando uma aparência de pulmão flutuando em líquido, circundado pela parede torácica e pelo diafragma[146] (Fig. 36.10, Vídeo 36.2). Pequenas efusões aparecem como uma borda fina anecoica que contorna os pulmões e o mediastino. Os efeitos unilaterais maiores resultam em efeito expansivo, causando deslocamento mediastinal e retificação ou eversão do diafragma. Se isoladas e pequenas, as efusões pleurais apresentam evolução benigna. Se forem grandes e com efeito expansivo, a efusão pleural fetal não tratada apresenta taxa de mortalidade de 22% a 53%.[137,140,147-149]

Pequenas efusões pleurais não deslocam o mediastino. As efusões pleurais associadas à hidropisia podem ser unilaterais ou bilaterais, frequentemente iniciando-se como coleções unilaterais que progridem bilateralmente. Uma vez que haja o desenvolvimento da hidropisia (compressão cardíaca por efusão unilateral), a diferenciação entre efusão primária e secundária pode ser difícil. Se for visualizado desvio do mediastino associado a uma pequena efusão pleural, deve-se procurar por uma massa torácica como HDC, MFCVRP ou SBP. A RM pode ajudar a identificar anormalidades associadas não visualizadas pela ultrassonografia, como uma MFCVRP ou SBP pouco evidente. Dependendo do conteúdo do líquido pleural (lipídeos, proteínas ou hemoderivados), diferentes intensidades de sinal podem ser observadas na RM em imagens ponderadas em T1 e T2 que podem ajudar a estabelecer o diagnóstico causal.[150]

A efusão pleural pré-natal apresenta evolução natural variável, desde a resolução espontânea até o desenvolvimento progressivo de hidropisia e polidrâmnio com alto risco de morbimortalidade perinatal.[140] Uma razão de da efusão pode ser obtida pela ultrassonografia (área de efusão dividida pela área do tórax) e acompanhada por exames seriados. Se houver elevação, aumenta o risco de evolução para hidropisia,[141] mas nenhum valor de corte demonstrou ser útil como ferramenta prognóstica.[151]

Deve ser realizada uma avaliação fetal a procura de anomalias associadas, incluindo ecocardiografia, sorologia materna para infecções e cariotipagem fetal. O prognóstico depende da existência de anormalidades subjacentes, seja unilateral ou bilateral, do tamanho do hidrotórax e da gravidade do desvio mediastinal. Um pequeno hidrotórax primário pode apresentar resolução espontânea em 22% dos casos.[142] Efusões unilaterais, efusões resolvidas espontaneamente e aquelas sem desvio mediastinal ou hidropisia apresentam taxa de sobrevivência de 73% a 100%.[140,141]

A progressão de efusões unilaterais para bilaterais está associada à hidropisia iminente. Quando grandes, bilaterais e com desvio do mediastino, a taxa de mortalidade aumenta para 52%.[140] Com a progressão para hidropisia, a taxa de mortalidade aumenta para 62%.[140] O hidrotórax secundário apresenta pior desfecho. A taxa de mortalidade nesses casos pode ser de até 98%, dependendo do tamanho, da progressão para hidropisia e da causa subjacente.[140]

As efusões pleurais são drenadas se a efusão for isolada (ou assimétrica) sem anomalias adicionais, tipicamente em fetos com risco de desenvolver hidropisia (ou seja, aqueles com desvio grave do mediastino ou com outros sinais de hidropisia).[63] Tipicamente, a efusão pleural é drenada com um único procedimento.[153] Se ocorrer recidiva, a colocação de um *shunt* toracoamniótico é uma opção.[154] Um estudo realizado com 65 fetos descreveu que os *shunts* toracoamnióticos apresentavam taxa de sobrevida elevada em fetos não hidrópicos de 93%, com sobrevida de 86% no grupo hidrópico.[4] Os riscos de colocação dos *shunts* toracoamnióticos pré-natais incluem hemorragia fetal, bloqueio ou migração do *shunt* e descolamento prematuro da placenta ou trabalho de parto prematuro. Em casos de grandes efusões, a drenagem imediatamente antes do parto pode auxiliar o manejo das vias respiratórias no nascimento. Uma revisão sistemática de 2007 da intervenção pré-natal em fetos com derrame pleural primário isolado, sem hidropisia, sugeriu que as taxas de sobrevida após a intervenção pré-natal chegavam a 60%.[138]

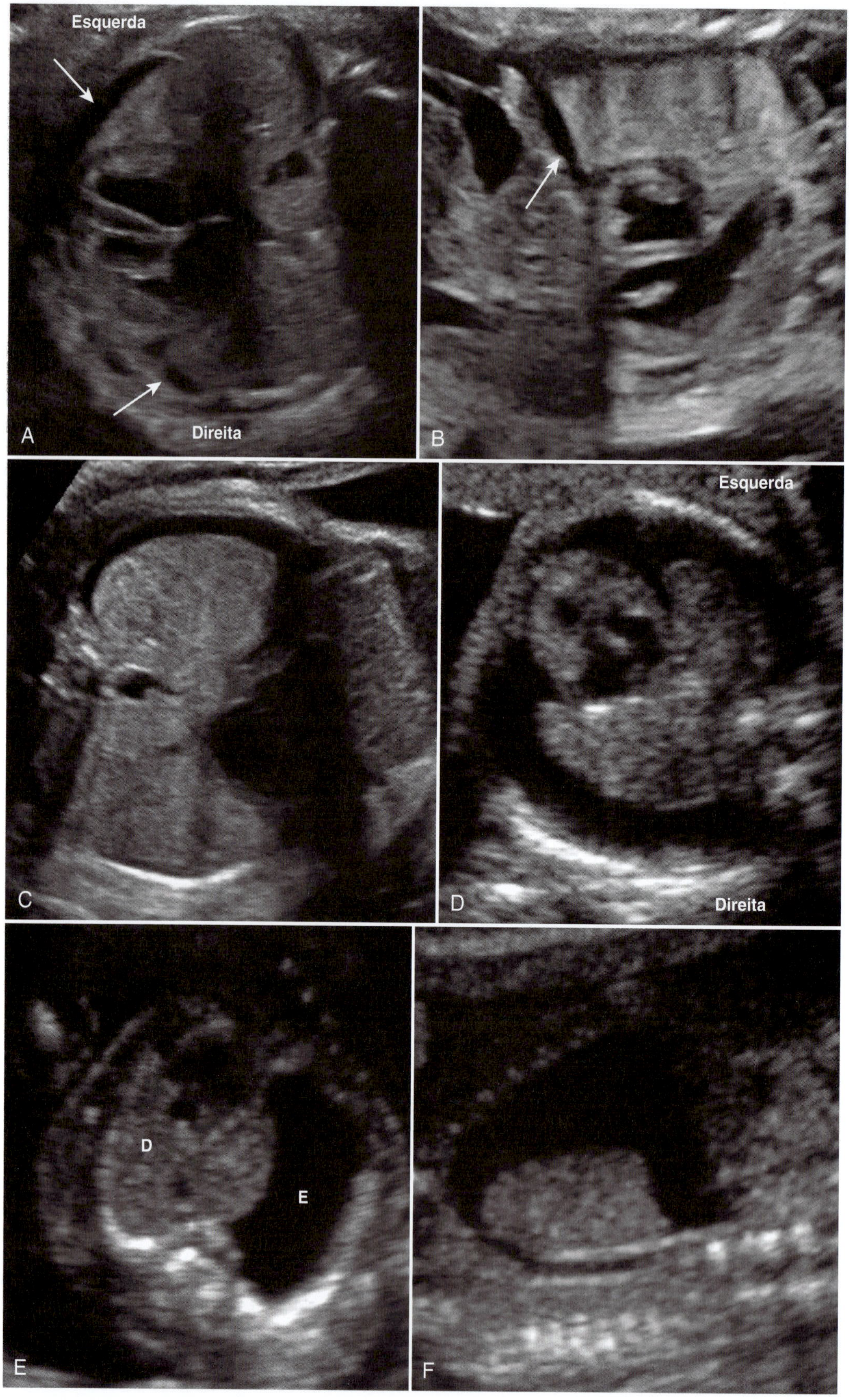

FIG. 36.10 Efusão pleural. Vistas **(A)** axial e **(B)** coronal de pequenas efusões pleurais na 25ª semana (*setas*). **(C)** Vista axial de efusão na 28ª semana, com discreto desvio mediastinal. **(D)** Vista axial mostrando efusões bilaterais moderadas delineando os pulmões. As efusões apresentam aproximadamente o mesmo tamanho, de modo que não há desvio mediastinal. Vistas **(E)** axial e **(F)** sagital oblíquas na 17ª semana mostrando grande efusão à esquerda (*E*) com grave desvio mediastinal para a direita (*D*). Ver também Vídeo 36.2.

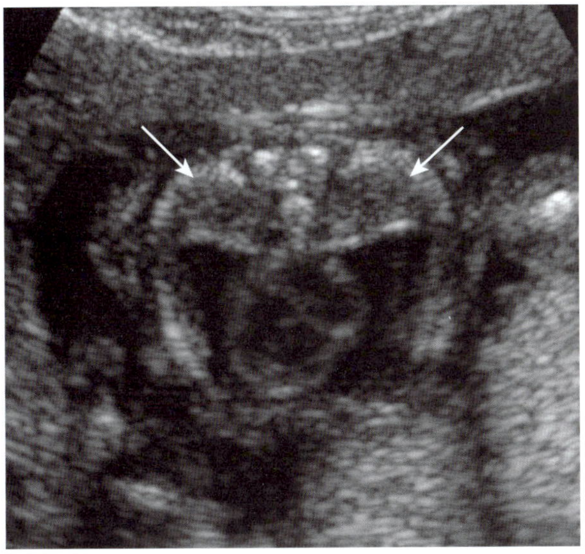

FIG. 36.11 Efusão pericárdica. Observe como os pulmões (*setas*) estão comprimidos posteriormente no tórax fetal pela efusão que circunda o coração.

Relatos de casos com descrição de outras opções de tratamento incluem pleurodese e injeção intrapleural de sangue autólogo, gerando uma taxa de sobrevida de 80%.[155,156]

EFUSÃO PERICÁRDICA

Diferentemente das efusões pleurais, que cercam os pulmões e comprimem o tecido medialmente, as efusões pericárdicas são coleções anteromediais de líquido. Coleções de líquido de até 2 mm de espessura são comuns, e um pequeno volume de líquido pericárdico (até 7 mm, isoladamente) pode ser um achado normal.[157] Uma grande efusão pericárdica comprime os pulmões contra a parede torácica posterior (Fig. 36.11). O coração é visualizado como se estivesse "flutuando" na coleção de líquido torácico anterior.

LINFANGIECTASIA PULMONAR

A linfangiectasia pulmonar consiste em obstrução e dilatação congênitas do sistema linfático pulmonar. Os pulmões estão aumentados de tamanho e rígidos, com desenvolvimento de efusões que podem causar insuficiência respiratória. Existem formas primárias e secundárias de linfangiectasia pulmonar. A forma secundária é causada por cardiopatias congênitas que resultam em retorno venolinfático defeituoso.[158-160] Os achados ultrassonográficos podem ser sutis com efusões pleurais e parênquima pulmonar heterogêneo (Fig. 36.12). O uso da ecocardiografia é importante para excluir anomalias cardíacas.

A RM fetal demonstra efusões pleurais e heterogeneidade pulmonar. Ramos tubulares hiperintensos nas imagens ponderadas em T2 podem ser observados irradiando-se dos hilos. Um padrão heterogêneo denominado "pulmão em noz-moscada" (Fig. 36.12C) propicia um diagnóstico mais específico.[161]

O manejo pós-natal inclui restrição de gorduras na dieta, drenagem da efusão pleural, pleurodese e laqueadura do ducto torácico. Recente tratamento experimental utilizando óleo etiodizado para embolizar os linfáticos pulmonares tem mostrado algum sucesso.[162]

HÉRNIA DIAFRAGMÁTICA CONGÊNITA

A HDC resulta da falha de fechamento do canal pleuroperitoneal no final da organogênese.[163] Uma hipótese de "golpe duplo" (*dual hit*) sugere que o defeito origina-se no período embrionário (primeiro golpe ou primeiro *hit*) e, durante a gestação, o desenvolvimento pulmonar fica comprometido (segundo golpe ou segundo *hit*).[164] O defeito no diafragma possibilita a herniação de vísceras no tórax. O efeito expansivo dos órgãos viscerais no tórax tem impacto adverso no desenvolvimento normal dos sistemas cardíaco e pulmonar fetal. Assim, a HDC está associada a morbimortalidade substancial.[165-168] A incidência de HDC é de cerca de 1 em 3.000 nascimentos.

As HDC podem ser classificadas com base na localização; os tipos incluem hérnia posterolateral de Bochdalek (70% a 75%), hérnia anterior de Morgagni (23% a 28%) e defeitos centrais (2% a 7%). A maioria das HDC (85% a 90%) apresenta-se do lado esquerdo; 10% a 15%, do lado direito; e apenas 2% são bilaterais.[169-173] **Agenesia completa do diafragma**, hérnia da parte central tendinosa, **hérnia pericárdica**, hérnias cobertas por membrana e **eventração do diafragma** são manifestações mais raras.[173]

Os achados ultrassonográficos da HDC incluem presença de bolhas no estômago, vesícula biliar ou intestino dentro da cavidade torácica, desvio do coração e do mediastino, hérnia do fígado, posição anormal das veias umbilicais e hepáticas, efusão pleural e polidrâmnio.[170,174,175] A circunferência abdominal geralmente é pequena, com forma escafoide do abdome, secundária ao deslocamento de vísceras para o tórax.[176]

A HDC do lado esquerdo geralmente é diagnosticada quando o estômago está localizado no tórax próximo ao átrio esquerdo, com ausência do estômago normal abaixo do diafragma (Fig. 36.13, Vídeos 36.3 e 36.4). O intestino delgado e o intestino grosso, assim como o fígado, o baço e o rim, podem herniar para o tórax. Conforme o conteúdo abdominal é herniado no tórax, ocorre desvio mediastinal, com deslocamento do coração para a direita.[9,172,177] Em hérnias grandes, o desvio do mediastino é grave, comprometendo a vasculatura. A compressão do coração, o comprometimento da deglutição e a obstrução parcial do trato gastrointestinal levam ao polidrâmnio, presente em até 69% dos casos, principalmente no final da gestação (no terceiro trimestre).[165,178,179]

O diagnóstico ultrassonográfico pré-natal de HDC pode ser realizado já no primeiro trimestre.[180-182] A taxa de detecção ultrassonográfica em centros com programas de triagem é de até 74%, com uma taxa de detecção melhorada quando a HDC está associada a outras anomalias.[183]

Algumas vezes, a hérnia do lado esquerdo faz com que o estômago apareça no abdome e apenas pequenas alças intestinais no tórax. A ultrassonografia em tempo real pode demonstrar o peristaltismo intestinal no tórax. O movimento paradoxal do conteúdo abdominal durante a inspiração fetal na ultrassonografia em tempo real pode auxiliar a confirmação da HDC, juntamente com os achados ultrassonográficos tradicionais.[166]

Na maioria das hérnias esquerdas, o lobo hepático esquerdo apresenta-se herniado no tórax. O diagnóstico da presença do fígado no tórax é realizado por visualização direta do órgão (Vídeo 36.5). Às vezes, a detecção ultrassonográfica do fígado intratorácico é difícil por causa da aparência isoecoica como o pulmão fetal. Nesses casos, o exame do trajeto das veias porta e hepáticas auxilia a demonstração

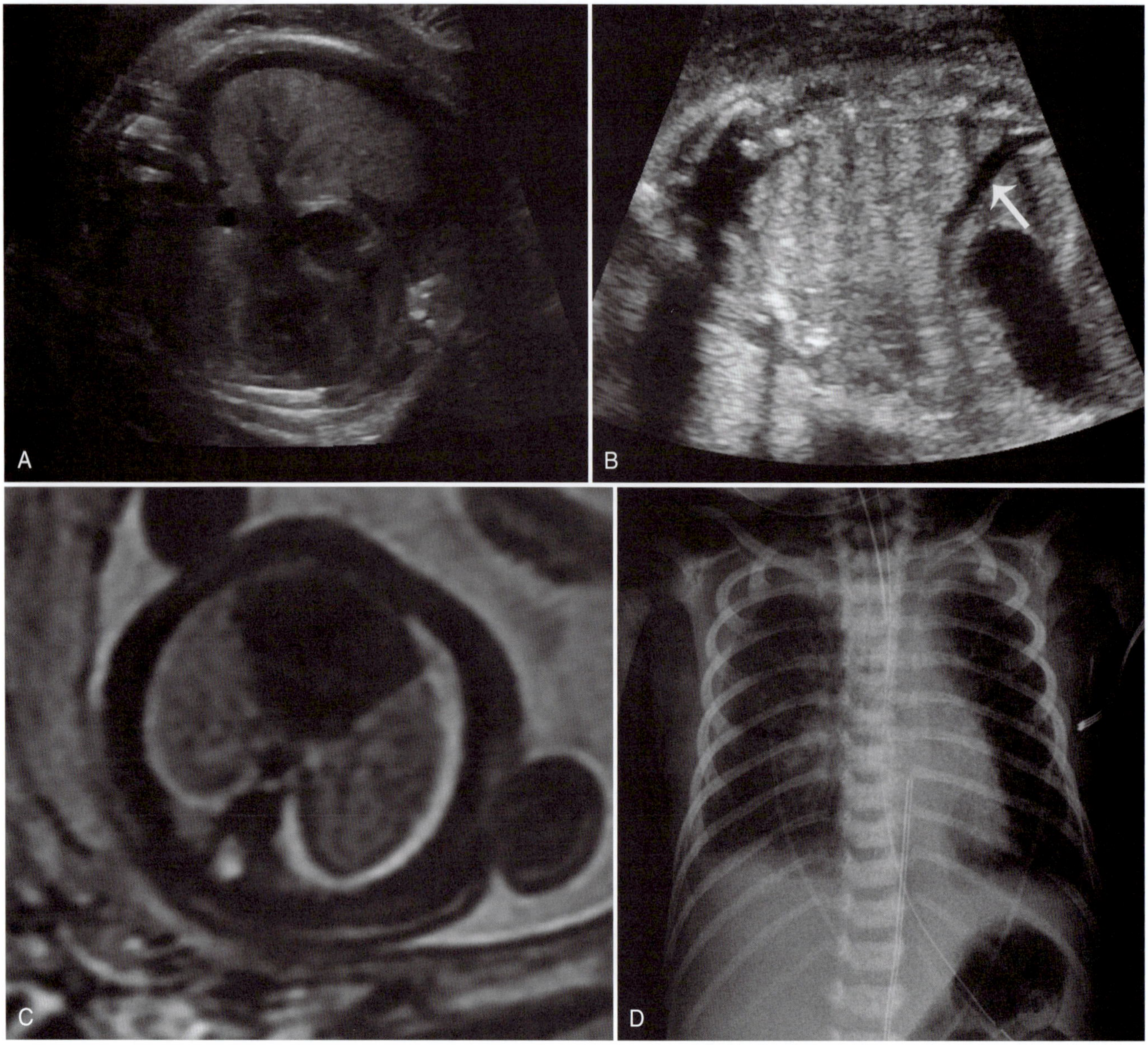

FIG. 36.12 Linfangiectasia pulmonar primária congênita. Imagens ultrassonográficas **(A)** axial e **(B)** sagital do tórax fetal na 28ª semana de gestação mostram efusões pleurais (*seta*). Os pulmões subjacentes estão heterogêneos. **(C)** RM axial, imagem ponderada em T2, confirma a existência de pequenas efusões e parênquima pulmonar em "noz-moscada" (aspecto heterogêneo). **(D)** A radiografia torácica aos 2 dias de idade evidencia trama intersticial grosseira e pequenas efusões, à direita maior do que à esquerda.

dos vasos hepáticos se estendendo até o tórax.[177] As veias hepáticas intra-abdominais seguem um trajeto curvo (Fig. 36.13E), e os ramos da veia porta esquerda são observados no diafragma ou acima dele.[174]

Em uma hérnia do lado direito, o fígado hernia para a cavidade torácica tórax e o desvio do mediastino é para a esquerda (Fig. 36.14, Vídeo 36.6). A ecogenicidade hepática pode apresentar-se semelhante à do pulmão, portanto, a visualização da vesícula biliar e dos vasos hepáticos no tórax é útil para confirmar o diagnóstico. O intestino também pode herniar, mas o estômago está localizado abaixo do diafragma. Por causa da tortuosidade da veia cava inferior intra-hepática, ascite (com o fluido se estendendo até o tórax) e hidropisia podem se desenvolver. A ausência do diafragma muscular hipoecoico à direita auxilia a diferenciação da HDC de outras massas torácicas fetais.

Deve-se realizar um exame anatômico completo para investigar anomalias associadas (25% a 75%). A ecocardiografia é recomendada porque defeitos cardíacos congênitos ocorrem em 10% a 35% dos casos e diminuem a sobrevida de 73% para 67%, se for um defeito menor, ou para 36%, se for um defeito cardíaco complexo importante.[184]

A RM é um recurso auxiliar útil para confirmar o diagnóstico de HDC e avaliar anormalidades adicionais. Demonstra melhor a posição do fígado e o volume de herniação por causa da diferenciação do lobo hepático (brilhante nas imagens ponderadas em T1) do pulmão comprimido ou um tipo sólido de MFCVRP.[185-187] A RM pode revelar a localização do intestino por causa do sinal T1 brilhante do mecônio. Se a face superior da hérnia intestinal estiver arredondada com o líquido aprisio-

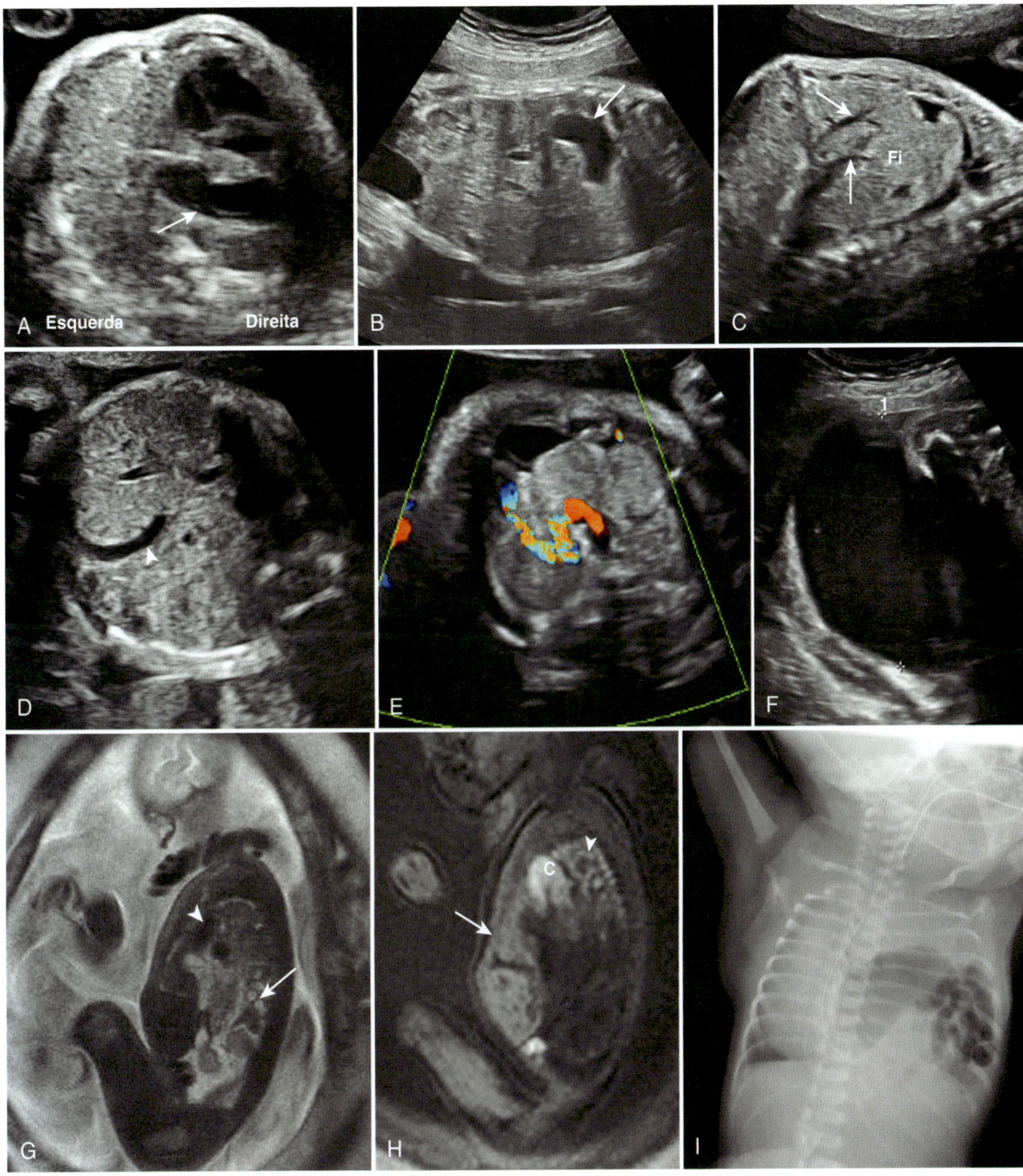

FIG. 36.13 Hérnia diafragmática congênita do lado esquerdo. (A) Vista axial de tórax na 28ª semana de gestação mostrando o estômago (*seta*) no tórax, com desvio mediastinal para a direita. **(B)** Imagem coronal de outro feto na 28ª semana mostrando discreta distensão do estômago (*seta*) no tórax. **(C)** Imagem oblíqua sagital mostrando grande volume de tecido hepático (*Fi* [*fígado*]) no tórax. Note os vasos hepáticos (*setas*). **(D)** Vista axial de abdome mostrando o trajeto anormal da veia umbilical (*ponta de seta*) resultante da herniação do fígado para o tórax. **(E)** Vista axial oblíqua de tórax mostrando torção dos vasos hepáticos. **(F)** Vista axial, no quadrante inferior direito, mostrando polidrâmnio associado, complicando a gestação, no mesmo feto. **(G)** RM sagital, imagem ponderada em T2, mostrando o intestino delgado (*seta*) e o cólon (*ponta de seta*) no tórax, com pequena efusão pleural. **(H)** RM sagital, imagem ponderada em T1, mostrando o fígado (*seta*) no tórax. Observe o sinal brilhante de mecônio no cólon (*C*), bem como alças de intestino delgado (*ponta de seta*) no interior do tórax. **(I)** Radiografia pós-natal mostrando o intestino, um tubo nasogástrico no tórax esquerdo e o pequeno pulmão hipoplásico direito. Ver também Vídeos 36.3, 36.4 e 36.5.

nado abaixo, pode-se sugerir que haja um saco herniário. Essas hérnias cobertas por membrana estão associadas a um melhor prognóstico.[185] A RM também é útil para a visualização do pulmão ipsilateral e contralateral normal, possibilitando a medição dos volumes pulmonares úteis para prever o desfecho.[188] As medições da RM incluem: volume pulmonar total, volume pulmonar fetal total observado-esperado (VPFT o/e), volume pulmonar predito percentual (VPPP), razão volume pulmonar fetal/volume do corpo fetal (VPF/VCF), porcentagem de herniação hepática (%HH) e razão hérnia hepática.[186,188] A RM também

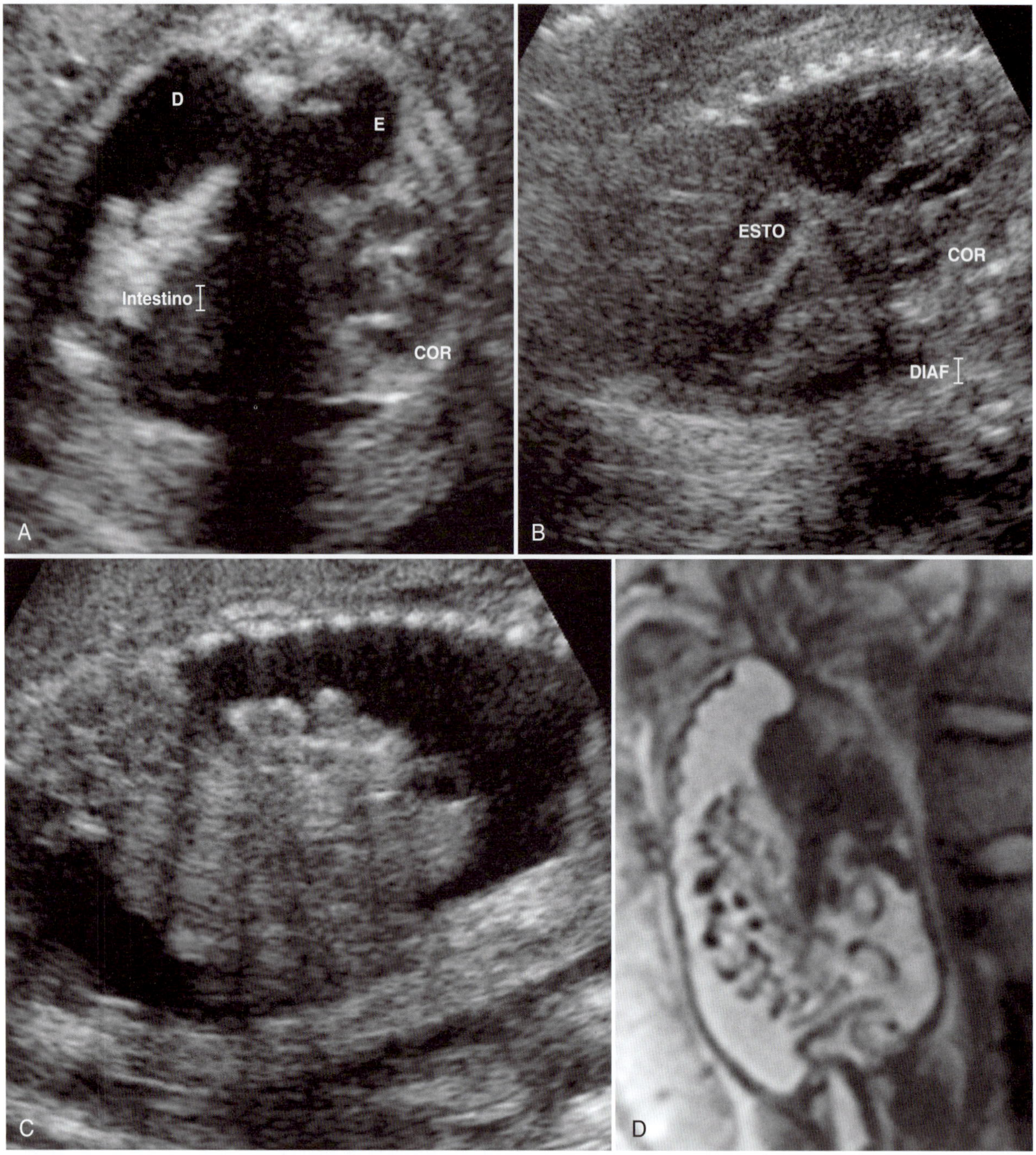

FIG. 36.14 Hérnia diafragmática congênita do lado direito na 30ª semana. Imagens sagitais **(A)** axial e **(B)** e **(C)** oblíquas mostrando efusões pleurais bilaterais (*D, E*) e alças intestinais no hemitórax direito, com desvio mediastinal e deslocamento do coração (*COR*) para a esquerda. O hemidiafragma (*DIAF*) esquerdo está intacto, com o estômago (*ESTO*) abaixo do diafragma. **(D)** RM coronal, imagem ponderada em T2, mostrando a extensão de líquido do abdome para o tórax, com desvio mediastinal para a esquerda. Observe a ausência do hemidiafragma direito, bem como a presença de intestino no tórax direito. Ver também Vídeo 36.6.

consegue medir os diâmetros da aorta e das artérias pulmonares utilizados para obter o índice modificado de McGoon como indicador prognóstico de hipertensão pulmonar.[189]

O prognóstico varia conforme o lado da hérnia, da posição do fígado, das anormalidades associadas e da idade gestacional no momento do diagnóstico.[190-196] A existência de herniação hepática significativa diminui substancialmente a sobrevida.[197] A gravidade da hipoplasia pulmonar e da hipertensão pulmonar é um determinante importante das taxas de mortalidade e morbidade.[31,198,199] Uma grande hérnia diagnosticada precocemente na gestação resulta em hipoplasia pulmonar relativamente pior, o que provoca maior taxa de mortalidade, em comparação com uma pequena hérnia diagnosticada tardiamente na gestação sem achados adicionais associados. As hérnias bilaterais são tipicamente fatais. Hérnias familiares e sindrômicas geralmente apresentam pior prognóstico do que hérnias isoladas.[184,191-195]

Fatores Prognósticos Ruins na Hérnia Diafragmática Congênita

Hérnia do lado direito ou bilateral
Diagnóstico em idade gestacional precoce
Tamanho do pulmão pequeno (medido pela razão pulmão-cabeça ou volumetria)
Anormalidades associadas (estruturais ou cromossômicas)
Hidropisia
Polidrâmnio
Grau do desvio mediastinal
Restrição de crescimento intrauterino
Fígado no tórax

Preditores de Diminuição da Sobrevida na Hérnia Diafragmática Congênita

RPC < 1 na ultrassonografia
RPC o/e < 25% na ultrassonografia
VPFT < 35% na ultrassonografia tridimensional
Razões arteriais pulmonares O/E baixas
VPFT o/e < 25% na RM
VPPP < 15% na RM
RVFTF > 20% na RM

RPC, razão pulmão-cabeça; *RVFTF*, razão de volume fígado:tórax fetal; *RM*, ressonância magnética; *o/e*, observado em relação ao esperado; *VPPP*, volume pulmonar predito porcentual; *VPFT*, volume pulmonar total do feto.

Na US e na RM, várias medidas usadas para estimar a gravidade da hipoplasia pulmonar e provável desfecho fetal. Na US, a **razão pulmão:circunferência da cabeça** (RPC) tem sido usada como um preditor de desfecho da HDC à esquerda. Para obter essa razão, o pulmão direito é medido no nível do corte de quatro câmaras e esse número é dividido pela circunferência da cabeça para padronizar a idade gestacional. Metkus et al. descreveram pela primeira vez a RPC, observando que os fetos com RPC inferior a 0,6 não sobreviveram.[31] Laudy et al. descobriram que RPC menor que 1 apresentava 100% de taxa de mortalidade, enquanto RPC maior que 1,4 era preditiva de sobrevida de 100%.[200] A RPC parece ser mais confiável entre a 24ª e 34ª semana gestacional.[201]

Três técnicas para calcular a RPC usando a ultrassonografia foram descritas:

1. Na altura do corte de quatro câmaras cardíacas, a dimensão transversal maior do pulmão direito é traçada paralelamente ao esterno, e a maior medida anteroposterior (AP) é obtida em um ângulo perpendicular. Esses valores são multiplicados e depois divididos pela circunferência da cabeça em milímetros.
2. Na altura do corte de quatro câmaras cardíacas, a medida transversal máxima é multiplicada pela medida AP perpendicular mais longa. Estes são multiplicados, e então o total é dividido pela circunferência da cabeça em milímetros.
3. Na altura do corte de quatro câmaras cardíacas, o contorno do pulmão direito é traçado em milímetros e depois dividido pela circunferência da cabeça.

O método do traçado mostrou ser o mais acurado na previsão da sobrevida em alguns centros.[202] Em geral, a RPC menor que 1 sugere prognóstico ruim, com taxa de sobrevida de 45%.[203,204] A variabilidade do valor prognóstico da RPC deve-se a diferenças na metodologia conforme a idade gestacional, o que resulta em associação controversa com a mortalidade.[204,205]

Para melhorar a avaliação do desfecho, tem sido utilizada outra medida ultrassonográfica: a **razão pulmão-cabeça observada e esperada (RPC o/e)**. Essa razão parece apresentar um valor preditivo melhor em comparação à RPC.[206-209] Uma razão menor que 25% está associada a menores taxas de sobrevida.[207,210]

A ultrassonografia tridimensional tem sido utilizada em pacientes com HDC para avaliar o volume pulmonar. Um volume pulmonar fetal total (VPFT) o/e inferior a 35% é preditivo de sobrevida. No entanto, em até 45% dos casos, as medidas são subótimas, com medidas ultrassonográficas tipicamente 25% menores que os valores obtidos por RM.[206]

Medições pré-natais da artéria pulmonar no hilo na altura da visão das quatro câmaras cardíacas foram realizadas.[211-214] A mensuração da artéria pulmonar principal direita e esquerda e a comparação com as normais por meio da relação observado-esperado mostram redução nos valores dos fetos com HDC e hipoplasia pulmonar. As formas de onda Doppler têm sido úteis na definição dos casos mais graves de HDC. O aumento do índice de pulsatilidade da artéria pulmonar (> 1) e o pico de fluxo diastólico precoce invertido na artéria pulmonar principal (> 3,5) refletem alta resistência no leito vascular pulmonar com fluxo preferencial pelo canal arterial e estão correlacionados ao baixo crescimento pulmonar.[215,216]

Outros testes utilizados na HDC incluem o teste de hiperoxigenação para reatividade vascular pulmonar entre a 31ª e 36ª semana gestacional, no qual a reatividade (redução de 20% no índice de pulsatilidade da artéria pulmonar) sugere um bom resultado,[217,218] e avaliação do volume sanguíneo fracionado, porque uma diminuição nesta fração está correlacionada à redução do crescimento pulmonar e aumento da impedância da artéria intrapulmonar na HDC.[219-223]

Gestantes com fetos que apresentam HDC geralmente são submetidas a muitos exames de imagem e aconselhamento antes do parto. O acompanhamento ultrassonográfico deve ser realizado para avaliar o bem-estar fetal, os níveis de líquido amniótico, o volume pulmonar e as alterações no deslocamento do mediastino que poderiam causar alterações hemodinâmicas.

Outras Hérnias e Eventrações

Nas **hérnias bilaterais**, o ligamento falciforme é trazido para dentro da hérnia.[224,225] O desvio mediastinal é variável, mas, de modo geral, o coração apresenta-se deslocado anterior e superiormente. São observadas características de HDC dos lados direito e esquerdo.

As **hérnias pericárdicas** são resultantes de falha do fechamento da comunicação entre a cavidade pericárdica e a cavidade peritoneal pela parte retroesternal do septo transverso.[226] O fígado pode se herniar para o saco pericárdico.[171,225] A efusão pericárdica é resultante do efeito expansivo no coração e da obstrução do retorno venoso ou da irritação mecânica das membranas.[227] Como o diagnóstico diferencial da massa pericárdica inclui tumores pericárdicos, como teratoma, é importante reconhecer o fígado como parte do conteúdo do saco herniado, por meio da identificação de vasos hepáticos na massa.[219,228]

Na **eventração diafragmática**, todo o diafragma intacto é deslocado na direção cefálica em sua porção muscular enfraquecida, sem comunicação entre as cavidades abdominal e torácica[229] (Fig. 36.15). A eventração diafragmática está associada à taxa de mortalidade perinatal mais baixa quando comparada à HDC, e

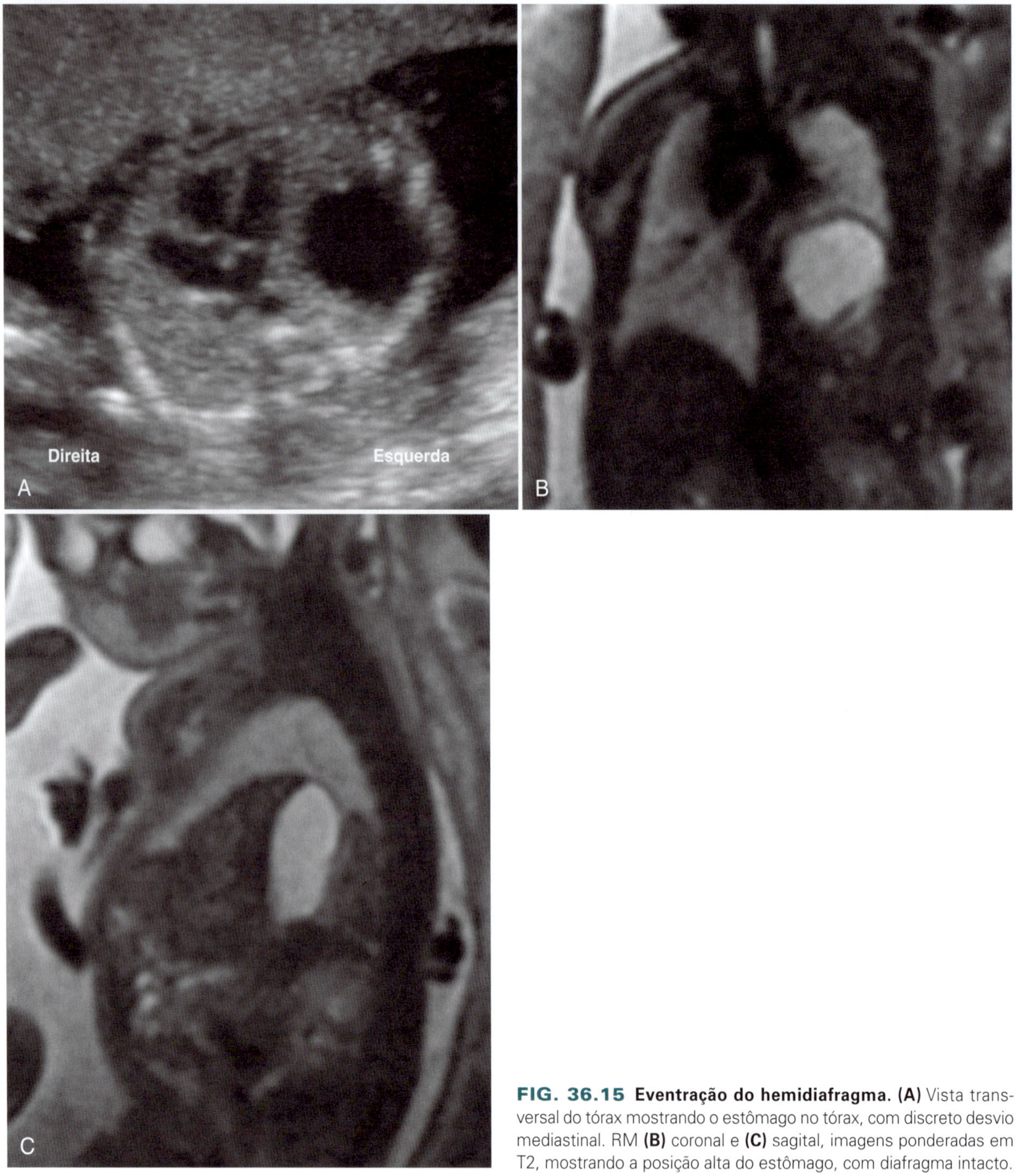

FIG. 36.15 Eventração do hemidiafragma. (A) Vista transversal do tórax mostrando o estômago no tórax, com discreto desvio mediastinal. RM **(B)** coronal e **(C)** sagital, imagens ponderadas em T2, mostrando a posição alta do estômago, com diafragma intacto.

pode não ser necessário reparo cirúrgico. Assim, é essencial realizar a distinção entre os dois diagnósticos, para que o aconselhamento seja adequado.

Anomalias Associadas

A HDC pode constituir um defeito isolado ou estar associada a outras anomalias estruturais, cromossômicas ou sindrômicas. As anomalias associadas são observadas em 25% a 55% dos casos. As **cardiopatias congênitas** são as associações mais comuns (20%), sendo que cardiopatia hemodinamicamente significativa é encontrada em 11% dos casos.[230-232] Devido à alta taxa de anomalias cardíacas associadas, a ecocardiografia formal fetal é indicada nos fetos com HDC.

As anomalias do SNC associadas são as segundas em frequência dentre as anomalias estruturais em fetos com HDC; dentre essas anomalias estão **anencefalia, ventriculomegalia** e **defeitos do tubo neural**.[191] Anomalias cromossômicas ocorrem em 10% a 20% dos indivíduos com HDC diagnosticada no período pré-natal, sendo a mais comum a **trissomia do 18**.[192,193] As anormalidades cromossômicas são mais comuns quando a HDC está associada a outras anormalidades estruturais. Em virtude da alta associação à aneuploidia, a amniocentese de fetos diagnosticados, geralmente, é realizada na idade gestacional adequada. Síndromes associadas incluem as síndromes **de Fryn, de Beckwith-Wiedemann, de Simpson-Golabi-Behmel, de Brachmann-de Lange** e **de Perlman.**[195]

TABELA 36.5 Estudos de Amostra de Preditores de Sobrevida na Hérnia Diafragmática Congênita do Lado Esquerdo

Características Diferenciais	Sinal/Valor	Resultado (% de Sobrevida)
Posição do fígado[208]	Fígado para cima	45%
	Fígado para baixo	93%
RPC[208]	< 1	35%
	> 1	75%
RPC o/e[210]	< 25%	Ruim
VPT o/e na RM[184,207]	< 25%	Ruim (13%)

RPC, razão pulmão-cabeça; *o/e*, observado/esperado; *VPT*, volume pulmonar total.

Morbidade e Mortalidade

A mortalidade varia amplamente dependendo de: idade gestacional no momento do diagnóstico, lado da hérnia (a hérnias direitas estão associadas pior sobrevida do que as hérnias do lado esquerdo,[195] e hérnias bilaterais apresentam pior prognóstico que hérnias unilaterais), anormalidades associadas, tamanho da hérnia, posição do fígado,[183] existência de hidropisia, grau de desvio mediastinal, polidrâmnio e tamanho do pulmão residual.[31] A Tabela 36.5 descreve exemplos do uso de achados de imagem para predizer o prognóstico (preditores de sobrevida).

A mortalidade por HDC pode ser alta por causa da interrupção da gravidez e óbito intrauterino (secundária a anormalidades associadas e hidropisia). Após o nascimento, a HDC resulta em altas taxas de morbidade e mortalidade devido a hipoplasia pulmonar, hipertensão pulmonar e trauma iatrogênico nas vias respiratórias devido à ventilação mecânica. Acredita-se que a hipertensão pulmonar em neonatos associada à HDC seja causada pelo espessamento das pequenas artérias pulmonares. A gravidade da hipoplasia pulmonar e da hipertensão pulmonar está relacionada ao volume e ao período da herniação das vísceras abdominais para dentro do hemitórax.[233,234] Em uma metanálise de 2000[234] estudos realizados no período de 1975 a 1998, dos 676 fetos diagnosticados no período pré-natal, 142 (21%) foram abortados, 36 (5%) morreram no útero, 333 (49%) morreram no período pós-natal e apenas 165 (24%) sobreviveram. Estudos mais recentes mostram melhores taxas de sobrevida. Em um estudo de 1999 a 2001, a sobrevida de fetos (sem intervenção *in utero*) com uma RPC menor que 1,4 e fígado torácico (ou seja, fetos presumivelmente com taxas de sobrevida ruins) foi de 77%.[235] As melhores taxas de sobrevida global nos últimos anos têm sido atribuídas a alterações no atendimento clínico da HDC, o que inclui a minimização da lesão pulmonar iatrogênica por ventilação cuidadosa e suporte nutricional.[232,236-238] O desfecho é melhor se o parto for em um centro com profissionais de saúde com experiência no cuidado de bebês com HDC.

Tratamento Intrauterino

As opções para tratamento da HDC são focadas no desenvolvimento pulmonar. Gestantes com fetos que apresentam pequenas hérnias com grande quantidade de tecido pulmonar ou hérnias diagnosticadas ao final da gestação podem ser encaminhadas a instituições que possuam serviços terciários como UTIN (incluindo ECMO). EXIT a ECMO têm sido realizados em alguns hospitais, mas não demonstraram melhora significativa da sobrevida.[197]

A cirurgia fetal pode ser realizada em centros especializados para fetos com menor probabilidade de sobreviver com terapias convencionais pós-natais.[180] A cirurgia é realizada para auxiliar o crescimento do pulmão e tipicamente não é direcionada para o reparo do defeito diafragmático, porque a cirurgia fetal a céu aberto está associada a ruptura prematura das membranas e parto prematuro. Além disso, o reparo da HDC está associado à morte intraoperatória causada por dobras da veia umbilical e do ducto venoso à medida que o fígado é reduzido no abdome.[239]

Atualmente, a terapia intrauterina visa a **oclusão traqueal endoscópica fetal** (OTEF), por balão ou clipes, que estimula o crescimento pulmonar.[240-242] O procedimento é realizado sob anestesia espinal e peridural combinadas e analgesia fetal. Um endoscópio de 1,2 mm dentro de uma bainha de 3,0 mm é introduzido na traqueia para colocar um balão destacável entre a carina e as cordas vocais.[243] A OTEF melhorou o prognóstico da HDC grave, com o seu efeito dependendo do tamanho do pulmão preexistente. Outras opções de tratamento, como a combinação da OTEF com outras modalidades (p. ex., surfactante, corticosteroides), estão sendo investigadas.[244,245]

Novas opções pré-natais não cirúrgicas estão sendo avaliadas, incluindo tratamentos farmacológicos e estratégias baseadas em células-tronco, e podem ser promissoras para o tratamento da hipertensão pulmonar e da hipoplasia.

CONCLUSÃO

Quando uma anormalidade torácica fetal é visualizada, é importante realizar a avaliação fetal de forma meticulosa. Para o diagnóstico são importantes: ecogenicidade da lesão, seja ela cística ou sólida; localização e aparência do coração; tamanho do pulmão de aspecto normal; evidências de hidropisia e anormalidades associadas. Acompanhamento para avaliação de alterações na aparência e desenvolvimento da hidropisia é importante para o prognóstico. O diagnóstico específico é importante para o estabelecimento de possíveis terapias intrauterinas, para orientação da modalidade de parto adequada e para explicar aos pais os tipos de tratamento pós-natal que podem ser necessários.

REFERÊNCIAS

1. Wayne ER, Campbell JB, Burrington JD, Davis WS. Eventration of the diaphragm. J Pediatr Surg. 1974;9(5):643-651.
2. Wigglesworth JS, Desai R, Hislop AA. Fetal lung growth in congenital laryngeal atresia. Pediatr Pathol. 1987;7(5-6):515-525.
3. Abu Musa AA, Hata T, Hata K, et al. Ultrasonographic measurement of fetal lung. Gynecol Obstet Invest. 1990;30(3):139-142.
4. Blott M, Greenough A, Nicolaides KH, Campbell S. The ultrasonographic assessment of the fetal thorax and fetal breathing movements in the prediction of pulmonary hypoplasia. Early Hum Dev. 1990;21(3):143-151.
5. Cannie M, Jani J, Meersschaert J, et al. Prenatal prediction of survival in isolated diaphragmatic hernia using observed to expected total fetal lung volume determined by magnetic resonance imaging based on either gestational age or fetal body volume. Ultrasound Obstet Gynecol. 2008;32(5):633-639.
6. Osada H, Iitsuka Y, Masuda K, et al. Application of lung volume measurement by three-dimensional ultrasonography for clinical assessment of fetal lung development. J Ultrasound Med. 2002;21(8):841-847.
7. Osada H, Kaku K, Masuda K, et al. Quantitative and qualitative evaluations of fetal lung with MR imaging. Radiology. 2004;231(3):887-892.
8. Tegnander E, Eik-Nes SH, Linker DT. Incorporating the four-chamber view of the fetal heart into the second-trimester routine fetal examination. Ultrasound Obstet Gynecol. 1994;4(1):24-28.

9. Blaas HG, Eik-Nes SH. Sonographic development of the normal foetal thorax and abdomen across gestation. Prenat Diagn. 2008;28(7):568-580.
10. de Vries JI, Visser GH, Prechtl HF. The emergence of fetal behaviour. I. Qualitative aspects. Early Hum Dev. 1982;7(4):301-322.
11. Malas MA, Evcil EH, Desdicioglu K. Size and location of the fetal diaphragm during the fetal period in human fetuses. Surg Radiol Anat. 2007;29(2):155-164.
12. Zalel Y, Gamzu R, Mashiach S, Achiron R. The development of the fetal thymus: an in utero sonographic evaluation. Prenat Diagn. 2002;22(2):114-117.
13. Felker RE, Cartier MS, Emerson DS, Brown DL. Ultrasound of the fetal thymus. J Ultrasound Med. 1989;8(12):669-673.
14. Cho JY, Min JY, Lee YH, et al. Diameter of the normal fetal thymus on ultrasound. Ultrasound Obstet Gynecol. 2007;29(6):634-638.
15. Toti P, De Felice C, Stumpo M, et al. Acute thymic involution in fetuses and neonates with chorioamnionitis. Hum Pathol. 2000;31(9):1121-1128.
16. Takayasu H, Kitano Y, Juroda T, et al. Successful management of a large fetal mediastinal teratoma complicated by hydrops fetalis. J Pediatr Surg. 2010;45:E21-E24.
17. Hubbard AM, Adzick NS, Crombleholme TM, et al. Congenital chest lesions: diagnosis and characterization with Prenatal MR imaging. Radiology. 1999;212:43.
18. Lauria MR, Gonik B, Romero R. Pulmonary hypoplasia: pathogenesis, diagnosis, and antenatal prediction. Obstet Gynecol. 1995;86(3):466-475.
19. Rotschild A, Ling EW, Puterman ML, Farquharson D. Neonatal outcome after prolonged preterm rupture of the membranes. Am J Obstet Gynecol. 1990;162(1):46-52.
20. Laudy JA, Wladimiroff JW. The fetal lung. 2: Pulmonary hypoplasia. Ultrasound Obstet Gynecol. 2000;16(5):482-494.
21. Yancey MK, Richards DS. Antenatal sonographic findings associated with unilateral pulmonary agenesis. Obstet Gynecol. 1993;81(5 Pt 2):847-849.
22. Hislop A, Hey E, Reid L. The lungs in congenital bilateral renal agenesis and dysplasia. Arch Dis Child. 1979;54(1):32-38.
23. Ruano R, Martinovic J, Aubry MC, et al. Predicting pulmonary hypoplasia using the sonographic fetal lung volume to body weight ratio—how precise and accurate is it? Ultrasound Obstet Gynecol. 2006;28(7):958-962.
24. Harstad TW, Twickler DM, Leveno KJ, Brown CE. Antepartum prediction of pulmonary hypoplasia: an elusive goal? Am J Perinatol. 1993;10(1):8-11.
25. Jani JC, Cannie M, Peralta CF, et al. Lung volumes in fetuses with congenital diaphragmatic hernia: comparison of 3D US and MR imaging assessments. Radiology. 2007;244(2):575-582.
26. Ruano R, Aubry MC, Barthe B, et al. Three-dimensional sonographic measurement of contralateral lung volume in fetuses with isolated congenital diaphragmatic hernia. J Clin Ultrasound. 2008;36(5):273-278.
27. Rypens F, Metens T, Rocourt N, et al. Fetal lung volume: estimation at MR imaging initial results. Radiology. 2001;219:236-241.
28. Tanigaki S, Miyakoshi K, Tanaka M, et al. Pulmonary hypoplasia: prediction with use of ratio of MR imaging-measured fetal lung volume to US-estimated fetal body weight. Radiology. 2004;232(3):767-772.
29. Fong K, Ohlsson A, Zalev A. Fetal thoracic circumference: a prospective cross-sectional study with real-time ultrasound. Am J Obstet Gynecol. 1988;158(5):1154-1160.
30. Chitkara U, Rosenberg J, Chervenak FA, et al. Prenatal sonographic assessment of the fetal thorax: normal values. Am J Obstet Gynecol. 1987;156(5):1069-1074.
31. Metkus AP, Filly RA, Stringer MD, et al. Sonographic predictors of survival in fetal diaphragmatic hernia. J Pediatr Surg. 1996;31(1):148-151.
32. Laudy JA, Gaillard JL, vd Anker JN, et al. Doppler ultrasound imaging: a new technique to detect lung hypoplasia before birth? Ultrasound Obstet Gynecol. 1996;7(3):189-192.
33. Bromley B, Benacerraf BR. Unilateral lung hypoplasia: report of three cases. J Ultrasound Med. 1997;16(9):599-601.
34. Ch'In KY, Tang MY. Congenital adenomatoid malformation of one lobe of a lung with general anasarca. Arch Pathol (Chic). 1949;48(3):221-229.
35. Stocker JT, Kagan-Hallet K. Extralobar pulmonary sequestration: analysis of 15 cases. Am J Clin Pathol. 1979;72(6):917-925.
36. Bratu I, Flageole H, Chen MF, et al. The multiple facets of pulmonary sequestration. J Pediatr Surg. 2001;36(5):784-790.
37. Lopoo JB, Goldstein RB, Lipshutz GS, et al. Fetal pulmonary sequestration: a favorable congenital lung lesion. Obstet Gynecol. 1999;94(4):567-571.
38. Rosado-de-Christenson ML, Stocker JT. Congenital cystic adenomatoid malformation. Radiographics. 1991;11(5):865-886.
39. Laberge JM, Flageole H, Pugash D, et al. Outcome of the prenatally diagnosed congenital cystic adenomatoid lung malformation: a Canadian experience. Fetal Diagn Ther. 2001;16(3):178-186.
40. Thorpe-Beeston JG, Nicolaides KH. Cystic adenomatoid malformation of the lung: prenatal diagnosis and outcome. Prenat Diagn. 1994;14(8):677-688.
41. Adzick NS, Harrison MR, Glick PL, et al. Fetal cystic adenomatoid malformation: prenatal diagnosis and natural history. J Pediatr Surg. 1985;20(5):483-488.
42. Bunduki V, Ruano R, da Silva MM, et al. Prognostic factors associated with congenital cystic adenomatoid malformation of the lung. Prenat Diagn. 2000;20(6):459-464.
43. Fine C, Adzick NS, Doubilet PM. Decreasing size of a congenital cystic adenomatoid malformation in utero. J Ultrasound Med. 1988;7(7):405-408.
44. Stocker JT, Madewell JE, Drake RM. Congenital cystic adenomatoid malformation of the lung. Classification and morphologic spectrum. Hum Pathol. 1977;8(2):155-171.
45. Adzick NS, Harrison MR, Crombleholme TM, et al. Fetal lung lesions: management and outcome. Am J Obstet Gynecol. 1998;179(4):884-889.
46. Bromley B, Parad R, Estroff JA, Benacerraf BR. Fetal lung masses: prenatal course and outcome. J Ultrasound Med. 1995;14(12):927-936.
47. Mahle WT, Rychik J, Tian ZY, et al. Echocardiographic evaluation of the fetus with congenital cystic adenomatoid malformation. Ultrasound Obstet Gynecol. 2000;16(7):620-624.
48. Crombleholme TM, Coleman B, Hedrick H, et al. Cystic adenomatoid malformation volume ratio predicts outcome in prenatally diagnosed cystic adenomatoid malformation of the lung. J Pediatr Surg. 2002;37(3):331-338.
49. Cavoretto P, Molina F, Poggi S, et al. Prenatal diagnosis and outcome of echogenic fetal lung lesions. Ultrasound Obstet Gynecol. 2008;32(6):769-783.
50. Mann S, Wilson RD, Bebbington MW, et al. Antenatal diagnosis and management of congenital cystic adenomatoid malformation. Semin Fetal Neonatal Med. 2007;12(6):477-481.
51. Raychaudhuri P, Pasupati A, James A, et al. Prospective study of antenatally diagnosed congenital cystic adenomatoid malformations. Pediatr Surg Int. 2011;27(11):1159-1164.
52. Lecomte B, Hadden H, Coste K, et al. Hyperechoic congenital lung lesions in a non-selected population: from prenatal detection till perinatal management. Prenat Diagn. 2009;29(13):1222-1230.
53. Schott S, Mackensen-Haen S, Wallwiener M, et al. Cystic adenomatoid malformation of the lung causing hydrops fetalis: case report and review of the literature. Arch Gynecol Obstet. 2009;280(2):293-296.
54. Grethel EJ, Wagner AJ, Clifton MS, et al. Fetal intervention for mass lesions and hydrops improves outcome: a 15-year experience. J Pediatr Surg. 2007;42(1):117-123.
55. Curran PF, Jelin EB, Rand L, et al. Prenatal steroids for microcystic congenital cystic adenomatoid malformations. J Pediatr Surg. 2010;45(1):145-150.
56. Morris LM, Lim FY, Livingston JC, et al. High-risk fetal congenital pulmonary airway malformations have a variable response to steroids. J Pediatr Surg. 2009;44(1):60-65.
57. Loh KC, Jelin E, Hirose S, et al. Microcystic congenital pulmonary airway malformation with hydrops fetalis: steroids vs open fetal resection. J Pediatr Surg. 2012;47(1):36-39.
58. Derderian SC, Coleman AM, Jeanty C, et al. Favorable outcomes in high-risk congenital pulmonary airway malformations treated with multiple courses of maternal betamethasone. J Pediatr Surg. 2015;50(4):515-518.
59. Peranteau WH, Boelig MM, Khalek N, et al. Effect of single and multiple courses of maternal betamethasone on prenatal congenital lung lesion growth and fetal survival. J Pediatr Surg. 2016;51(1):28-32.
60. Peranteau WH, Adzick NS, Boelig MM, et al. Thoracoamniotic shunts for the management of fetal lung lesions and pleural effusions: a single-institution review and predictors of survival in 75 cases. J Pediatr Surg. 2015;50(2):301-305.
61. Azizkhan RG, Crombleholme TM. Congenital cystic lung disease: contemporary antenatal and postnatal management. Pediatr Surg Int. 2008;24(6):643-657.

62. Kunisaki SM, Barnewolt CE, Estroff JA, et al. Large fetal congenital cystic adenomatoid malformations: growth trends and patient survival. J Pediatr Surg. 2007;42(2):404-410.
63. Knox EM, Kilby MD, Martin WL, Khan KS. In-utero pulmonary drainage in the management of primary hydrothorax and congenital cystic lung lesion: a systematic review. Ultrasound Obstet Gynecol. 2006;28(5):726-734.
64. Harrison MR, Adzick NS, Jennings RW, et al. Antenatal intervention for congenital cystic adenomatoid malformation. Lancet. 1990;336(8721):965-967.
65. Harmath A, Csaba A, Hauzman E, et al. Congenital lung malformations in the second trimester: prenatal ultrasound diagnosis and pathologic findings. J Clin Ultrasound. 2007;35(5):250-255.
66. Hubbard AM, States LJ. Fetal magnetic resonance imaging. Top Magn Reson Imaging. 2001;12(2):93-103.
67. Levine D, Barnewolt CE, Mehta TS, et al. Fetal thoracic abnormalities: MR imaging. Radiology. 2003;228(2):379-388.
68. Kunisaki SM, Fauza DO, Barnewolt CE, et al. Ex utero intrapartum treatment with placement on extracorporeal membrane oxygenation for fetal thoracic masses. J Pediatr Surg. 2007;42(2):420-425.
69. van Leeuwen K, Teitelbaum DH, Hirschl RB, et al. Prenatal diagnosis of congenital cystic adenomatoid malformation and its postnatal presentation, surgical indications, and natural history. J Pediatr Surg. 1999;34(5):794-798.
70. Ehrenberg-Buchner S, Stapf AM, Berman DR, et al. Fetal lung lesions: can we start to breathe easier? Am J Obstet Gynecol. 2013;208(2):151.e1-151.e7.
71. Adzick NS. Open fetal surgery for life-threatening fetal anomalies. Semin Fetal Neonatal Med. 2010;15(1):1-8.
72. Wilson RD. In utero therapy for fetal thoracic abnormalities. Prenat Diagn. 2008;28(7):619-625.
73. van Leeuwen K, Teitelbaum DH, Hirschl RB, et al. Prenatal diagnosis of congenital cystic adenomatoid malformation and its postnatal presentation, surgical indications, and natural history. J Pediatr Surg. 1999;34(5):794-798.
74. Stacher E, Ullmann R, Halbwedl I, et al. Atypical goblet cell hyperplasia in congenital cystic adenomatoid malformation as a possible preneoplasia for pulmonary adenocarcinoma in childhood: a genetic analysis. Hum Pathol. 2004;35(5):565-570.
75. Marshall KW, Blane CE, Teitelbaum DH, van Leeuwen K. Congenital cystic adenomatoid malformation: impact of prenatal diagnosis and changing strategies in the treatment of the asymptomatic patient. AJR Am J Roentgenol. 2000;175(6):1551-1554.
76. Rosado-de-Christenson ML, Frazier AA, Stocker JT, Templeton PA. From the archives of the AFIP. Extralobar sequestration: radiologic-pathologic correlation. Radiographics. 1993;13(2):425-441.
77. Halkic N, Cuenoud PF, Corthesy ME, et al. Pulmonary sequestration: a review of 26 cases. Eur J Cardiothorac Surg. 1998;14(2):127-133.
78. Savic B, Birtel FJ, Tholen W, et al. Lung sequestration: report of seven cases and review of 540 published cases. Thorax. 1979;34(1):96-101.
79. Corbett HJ, Humphrey GM. Pulmonary sequestration. Paediatr Respir Rev. 2004;5(1):59-68.
80. Sade RM, Clouse M, Ellis FH Jr. The spectrum of pulmonary sequestration. Ann Thorac Surg. 1974;18(6):644-658.
81. Frazier AA, Rosado de Christenson ML, Stocker JT, Templeton PA. Intralobar sequestration: radiologic-pathologic correlation. Radiographics. 1997;17(3):725-745.
82. Chan YF, Oldfield R, Vogel S, Ferguson S. Pulmonary sequestration presenting as a prenatally detected suprarenal lesion in a neonate. J Pediatr Surg. 2000;35(9):1367-1369.
83. Levi A, Findler M, Dolfin T, et al. Intrapericardial extralobar pulmonary sequestration in a neonate. Chest. 1990;98(4):1014-1015.
84. Abbey P, Das CJ, Pangtey GS, et al. Imaging in bronchopulmonary sequestration. J Med Imaging Radiat Oncol. 2009;53(1):22-31.
85. Langer B, Donato L, Riethmuller C, et al. Spontaneous regression of fetal pulmonary sequestration. Ultrasound Obstet Gynecol. 1995;6(1):33-39.
86. Sepulveda W. Perinatal imaging in bronchopulmonary sequestration. J Ultrasound Med. 2009;28(1):89-94.
87. Yildirim G, Gungorduk K, Aslan H, Ceylan Y. Prenatal diagnosis of an extralobar pulmonary sequestration. Arch Gynecol Obstet. 2008;278(2):181-186.
88. Hayashi S, Sago H, Kitano Y, et al. Fetal pleuroamniotic shunting for bronchopulmonary sequestration with hydrops. Ultrasound Obstet Gynecol. 2006;28(7):963-967.
89. Coleman AM, Merrow AC, Crombleholme TM, et al. Fetal MRI of torsed bronchopulmonary sequestration with tension hydrothorax and hydrops in a twin gestation. Fetal Diagn Ther. 2016;40(2):156-160.
90. Cruz-Martinez R, Méndez A, Dueñas-Riaño J, et al. Fetal laser surgery prevents fetal death and avoids the need for neonatal sequestrectomy in cases with bronchopulmonary sequestration. Ultrasound Obstet Gynecol. 2015;46(5):627-628.
91. Mallmann MR, Geipel A, Bludau M, et al. Bronchopulmonary sequestration with massive pleural effusion: pleuroamniotic shunting vs intrafetal vascular laser ablation. Ultrasound Obstet Gynecol. 2014;44(4):441-446.
92. Pinto RM, Araujo Júnior E, Augusto LC, et al. Spontaneous regression of intralobar pulmonary sequestration during the pregnancy: report of two cases through relationships between mass and fetal biometry and review of the literature. J Matern Fetal Neonatal Med. 2016;29(11):1720-1724.
93. Breysem L, Bosmans H, Dymarkowski S, et al. The value of fast MR imaging as an adjunct to ultrasound in prenatal diagnosis. Eur Radiol. 2003;13(7):1538-1548.
94. Olutoye OO, Coleman BG, Hubbard AM, Adzick NS. Prenatal diagnosis and management of congenital lobar emphysema. J Pediatr Surg. 2000;35(5):792-795.
95. Barth R. Congenital lobar overinflation (CLO)/congenital lobar emphysema (CLE)—not an uncommon cause for a fetal chest mass. Pediatr Radiol. 2009;39(Suppl. 2):S83-S109.
96. Ankermann T, Oppermann HC, Engler S, et al. Congenital masses of the lung, cystic adenomatoid malformation versus congenital lobar emphysema: prenatal diagnosis and implications for postnatal treatment. J Ultrasound Med. 2004;23(10):1379-1384.
97. Babu R, Kyle P, Spicer RD. Prenatal sonographic features of congenital lobar emphysema. Fetal Diagn Ther. 2001;16(4):200-202.
98. Pariente G, Aviram M, Landau D, Hershkovitz R. Prenatal diagnosis of congenital lobar emphysema: case report and review of the literature. J Ultrasound Med. 2009;28(8):1081-1084.
99. Moideen I, Nair SG, Cherian A, Rao SG. Congenital lobar emphysema associated with congenital heart disease. J Cardiothorac Vasc Anesth. 2006;20(2):239-241.
100. Liu YP, Shih SL. Congenital lobar emphysema: appearance on fetal MRI. Pediatr Radiol. 2008;38(11):1264.
101. Quinton AE, Smoleniec JS. Congenital lobar emphysema—the disappearing chest mass: antenatal ultrasound appearance. Ultrasound Obstet Gynecol. 2001;17(2):169-171.
102. Nazem M, Hosseinpour M. Evaluation of early and late complications in patients with congenital lobar emphysema: a 12 year experience. Afr J Paediatr Surg. 2010;7(3):144-146.
103. Kunisaki SM, Fauza DO, Nemes LP, et al. Bronchial atresia: the hidden pathology within a spectrum of prenatally diagnosed lung masses. J Pediatr Surg. 2006;41(1):61-65.
104. Priest JR, McDermott MB, Bhatia S, et al. Pleuropulmonary blastoma: a clinicopathologic study of 50 cases. Cancer. 1997;80(1):147-161.
105. Hill DA, Ivanovich J, Priest JR, et al. DICER1 mutations in familial pleuropulmonary blastoma. Science. 2009;325(5943):965.
106. Miniati DN, Chintagumpala M, Langston C, et al. Prenatal presentation and outcome of children with pleuropulmonary blastoma. J Pediatr Surg. 2006;41(1):66-71.
107. Naffaa LN, Donnelly LF. Imaging findings in pleuropulmonary blastoma. Pediatr Radiol. 2005;35(4):387-391.
108. Lim FY, Crombleholme TM, Hedrick HL, et al. Congenital high airway obstruction syndrome: natural history and management. J Pediatr Surg. 2003;38(6):940-945.
109. Hedrick MH, Ferro MM, Filly RA, et al. Congenital high airway obstruction syndrome (CHAOS): a potential for perinatal intervention. J Pediatr Surg. 1994;29(2):271-274.
110. Vidaeff AC, Szmuk P, Mastrobattista JM, et al. More or less CHAOS: case report and literature review suggesting the existence of a distinct subtype of congenital high airway obstruction syndrome. Ultrasound Obstet Gynecol. 2007;30(1):114-117.

111. Kanamori Y, Kitano Y, Hashizume K, et al. A case of laryngeal atresia (congenital high airway obstruction syndrome) with chromosome 5p deletion syndrome rescued by ex utero intrapartum treatment. J Pediatr Surg. 2004;39(1):E25-E28.
112. King SJ, Pilling DW, Walkinshaw S. Fetal echogenic lung lesions: prenatal ultrasound diagnosis and outcome. Pediatr Radiol. 1995;25(3):208-210.
113. Vanhaesebrouck P, De Coen K, Defoort P, et al. Evidence for autosomal dominant inheritance in prenatally diagnosed CHAOS. Eur J Pediatr. 2006;165(10):706-708.
114. Witters I, Moerman P, Fryns JP. Prenatal echographic diagnosis of laryngeal atresia as part of a multiple congenital anomalies (MCA) syndrome. Genet Couns. 2000;11(3):215-219.
115. Morrison PJ, Macphail S, Williams D, et al. Laryngeal atresia or stenosis presenting as second-trimester fetal ascites—diagnosis and pathology in three independent cases. Prenat Diagn. 1998;18(9):963-967.
116. Mong A, Johnson AM, Kramer SS, et al. Congenital high airway obstruction syndrome: MR/US findings, effect on management, and outcome. Pediatr Radiol. 2008;38(11):1171-1179.
117. Langer JE, Coleman BG. Case 2: Diagnosis: congenital high airway obstruction syndrome. Ultrasound Q. 2007;23(1):67-70.
118. Courtier J, Poder L, Wang ZJ, et al. Fetal tracheolaryngeal airway obstruction: prenatal evaluation by sonography and MRI. Pediatr Radiol. 2010;40(11):1800-1805.
119. Joshi P, Satija L, George R, et al. Congenital high airway obstruction syndrome-antenatal diagnosis of a rare case of airway obstruction using multimodality imaging. Med J Armed Forces India. 2012;68(1):78-80.
120. Kalache KD, Chaoui R, Tennstedt C, Bollmann R. Prenatal diagnosis of laryngeal atresia in two cases of congenital high airway obstruction syndrome (CHAOS). Prenat Diagn. 1997;17(6):577-581.
121. Crombleholme TM, Sylvester K, Flake AW, Adzick NS. Salvage of a fetus with congenital high airway obstruction syndrome by ex utero intrapartum treatment (EXIT) procedure. Fetal Diagn Ther. 2000;15(5):280-282.
122. Bui TH, Grunewald C, Frenckner B, et al. Successful EXIT (ex utero intrapartum treatment) procedure in a fetus diagnosed prenatally with congenital high-airway obstruction syndrome due to laryngeal atresia. Eur J Pediatr Surg. 2000;10(5):328-333.
123. Martinez JM, Castanon M, Gomez O, et al. Evaluation of fetal vocal cords to select candidates for successful fetoscopic treatment of congenital high airway obstruction syndrome: preliminary case series. Fetal Diagn Ther. 2013;34(2):77-84.
124. Roybal JL, Liechty KW, Hedrick HL, et al. Predicting the severity of congenital high airway obstruction syndrome. J Pediatr Surg. 2010;45(8):1633-1639.
125. Rogers LF, Osmer JC. Bronchogenic cyst. A review of 46 cases. Am J Roentgenol Radium Ther Nucl Med. 1964;91:273-290.
126. Snyder ME, Luck SR, Hernandez R, et al. Diagnostic dilemmas of mediastinal cysts. J Pediatr Surg. 1985;20(6):810-815.
127. Parikh D, Samuel M. Congenital cystic lung lesions: is surgical resection essential? Pediatr Pulmonol. 2005;40(6):533-537.
128. Albright EB, Crane JP, Shackelford GD. Prenatal diagnosis of a bronchogenic cyst. J Ultrasound Med. 1988;7(2):90-95.
129. Levine D, Jennings R, Barnewolt C, et al. Progressive fetal bronchial obstruction caused by a bronchogenic cyst diagnosed using prenatal MR imaging. AJR Am J Roentgenol. 2001;176(1):49-52.
130. Reece EA, Lockwood CJ, Rizzo N, et al. Intrinsic intrathoracic malformations of the fetus: sonographic detection and clinical presentation. Obstet Gynecol. 1987;70:627-632.
131. Eber E. Antenatal diagnosis of congenital thoracic malformations: early surgery, late surgery, or no surgery? Semin Respir Crit Care Med. 2007;28(3):355-366.
132. Uludag S, Madazli R, Erdogan E, et al. A case of prenatally diagnosed fetal neurenteric cyst. Ultrasound Obstet Gynecol. 2001;18(3):277-279.
133. Macaulay KE, Winter 3rd TC, Shields LE. Neurenteric cyst shown by prenatal sonography. AJR Am J Roentgenol. 1997;169(2):563-565.
134. Perera GB, Milne M. Neurenteric cyst: antenatal diagnosis by ultrasound. Australas Radiol. 1997;41(3):300-302.
135. Wilkinson CC, Albanese CT, Jennings RW, et al. Fetal neurenteric cyst causing hydrops: case report and review of the literature. Prenat Diagn. 1999;19(2):118-121.
136. Castillo RA, Devoe LD, Hadi HA, et al. Nonimmune hydrops fetalis: clinical experience and factors related to a poor outcome. Am J Obstet Gynecol. 1986;155(4):812-816.
137. Longaker MT, Laberge JM, Dansereau J, et al. Primary fetal hydrothorax: natural history and management. J Pediatr Surg. 1989;24(6):573-576.
138. Deurloo KL, Devlieger R, Lopriore E, et al. Isolated fetal hydrothorax with hydrops: a systematic review of prenatal treatment options. Prenat Diagn. 2007;27(10):893-899.
139. Lange IR, Manning FA. Antenatal diagnosis of congenital pleural effusions. Am J Obstet Gynecol. 1981;140(7):839-840.
140. Aubard Y, Derouineau I, Aubard V, et al. Primary fetal hydrothorax: a literature review and proposed antenatal clinical strategy. Fetal Diagn Ther. 1998;13(6):325-333.
141. Derderian SC, Trivedi S, Farrell J, et al. Outcomes of fetal intervention for primary hydrothorax. J Pediatr Surg. 2014;49(6):900-903.
142. Achiron R, Weissman A, Lipitz S, et al. Fetal pleural effusion: the risk of fetal trisomy. Gynecol Obstet Invest. 1995;39(3):153-156.
143. Nicolaides KH, Rodeck CH, Gosden CM. Rapid karyotyping in non-lethal fetal malformations. Lancet. 1986;1(8476):283-287.
144. Buttiker V, Fanconi S, Burger R. Chylothorax in children: guidelines for diagnosis and management. Chest. 1999;116(3):682-687.
145. Poblete A, Roberts A, Trespidi L, et al. Fetal and maternal white cells and B- and T-lymphocyte subpopulations in pregnant women with recent infection. Fetal Diagn Ther. 2001;16(6):378-383.
146. Carroll B. Pulmonary hypoplasia and pleural effusions associated with fetal death in utero: ultrasonic findings. AJR Am J Roentgenol. 1977;129(4):749-750.
147. Weber AM, Philipson EH. Fetal pleural effusion: a review and meta-analysis for prognostic indicators. Obstet Gynecol. 1992;79(2):281-286.
148. Klam S, Bigras JL, Hudon L. Predicting outcome in primary fetal hydrothorax. Fetal Diagn Ther. 2005;20(5):366-370.
149. Hagay Z, Reece A, Roberts A, Hobbins JC. Isolated fetal pleural effusion: a prenatal management dilemma. Obstet Gynecol. 1993;81(1):147-152.
150. Cannie M, Jani J, De Keyzer F, et al. Magnetic resonance imaging of the fetal lung: a pictorial essay. Eur Radiol. 2008;18(7):1364-1374.
151. Pellegrinelli JM, Kohler A, Kohler M, et al. Prenatal management and thoracoamniotic shunting in primary fetal pleural effusions: a single centre experience. Prenat Diagn. 2012;32(5):467-471.
152. Bigras JL, Ryan G, Suda K, et al. Echocardiographic evaluation of fetal hydrothorax: the effusion ratio as a diagnostic tool. Ultrasound Obstet Gynecol. 2003;21(1):37-40.
153. Petres RE, Redwine FO, Cruikshank DP. Congenital bilateral chylothorax. Antepartum diagnosis and successful intrauterine surgical management. JAMA. 1982;248(11):1360-1361.
154. Roberts AB, Clarkson PM, Pattison NS, et al. Fetal hydrothorax in the second trimester of pregnancy: successful intra-uterine treatment at 24 weeks gestation. Fetal Ther. 1986;1(4):203-209.
155. Okawa T, Takano Y, Fujimori K, et al. A new fetal therapy for chylothorax: pleurodesis with OK-432. Ultrasound Obstet Gynecol. 2001;18(4):376-377.
156. Tanemura M, Nishikawa N, Kojima K, et al. A case of successful fetal therapy for congenital chylothorax by intrapleural injection of OK-432. Ultrasound Obstet Gynecol. 2001;18(4):371-375.
157. Di Salvo DN, Brown DL, Doubilet PM, et al. Clinical significance of isolated fetal pericardial effusion. J Ultrasound Med. 1994;13(4):291-293.
158. Raman SP, Pipavath SN, Raghu G, et al. Imaging of thoracic lymphatic diseases. AJR Am J Roentgenol. 2009;193(6):1504-1513.
159. Seed M, Bradley T, Bourgeois J, et al. Antenatal MR imaging of pulmonary lymphangiectasia secondary to hypoplastic left heart syndrome. Pediatr Radiol. 2009;39:747-749.
160. Saul D, Degenhardt K, Iyoob S, et al. Hypoplastic left heart syndrome and the nutmeg lung pattern in utero: a cause and effect relationship or prognostic indicator? Pediatr Radiol. 2015;.
161. Victoria T, Andronikou S. The fetal MR appearance of 'nutmeg lung': findings in 8 cases linked to pulmonary lymphangiectasia. Pediatr Radiol. 2014;44(10):1237-1242.
162. Gray M, Kovatis KZ, Stuart T, et al. Treatment of congenital pulmonary lymphangiectasia using ethiodized oil lymphangiography. J Perinatol. 2014;34(9):720-722.

163. Chinn DH, Filly RA, Callen PW, et al. Congenital diaphragmatic hernia diagnosed prenatally by ultrasound. Radiology. 1983;148(1):119-123.
164. Keijzer R, Liu J, Deimling J, et al. Dual-hit hypothesis explains pulmonary hypoplasia in the nitrofen model of congenital diaphragmatic hernia. Am J Pathol. 2000;156(4):1299-1306.
165. Albanese C, Lopoo J, Goldstein R, et al. Fetal liver position and perinatal outcome for congenital diaphragmatic hernia. Prenat Diagn. 1998;18(11):1138-1142.
166. Sista AK, Filly RA. Paradoxical movement of abdominal contents: a real-time sonographic finding indicating a congenital diaphragmatic hernia. J Ultrasound Med. 2007;26(11):1617-1619.
167. Harrison MR, Adzick NS, Estes JM, Howell LJ. A prospective study of the outcome for fetuses with diaphragmatic hernia. JAMA. 1994;271(5):382-384.
168. Conforti A, Losty P. Perinatal management of congenital diaphragmatic hernia. Early Hum Dev. 2006;82(5):283-287.
169. Leeuwen L, Fitzgerald D. Congenital diaphragmatic hernia. J Paediatr Child Health. 2014;50(9):667-673.
170. Graham G, Devine P. Antenatal diagnosis of congenital diaphragmatic hernia. Semin Perinatol. 2005;29(2):69-76.
171. Jain K, Sen J, Rathee S, Saini J. Antenatal diagnosis of a Morgagni hernia in the second trimester. J Clin Ultrasound. 2008;36(2):116-118.
172. Robnett-Filly B, Goldstein RB, Sampior D, Hom M. Morgagni hernia: a rare form of congenital diaphragmatic hernia. J Ultrasound Med. 2003;22(5):537-539.
173. Gucciardo L, Deprest J, Done E, et al. Prediction of outcome in isolated congenital diaphragmatic hernia and its consequences for fetal therapy. Best Pract Res Clin Obstet Gynaecol. 2008;22(1):123-138.
174. Bootstaylor BS, Filly RA, Harrison MR, Adzick NS. Prenatal sonographic predictors of liver herniation in congenital diaphragmatic hernia. J Ultrasound Med. 1995;14(7):515-520.
175. Claus F, Sandaite I, DeKoninck P, et al. Prenatal anatomical imaging in fetuses with congenital diaphragmatic hernia. Fetal Diagn Ther. 2011;29(1):88-100.
176. Benacerraf BR, Greene MF. Congenital diaphragmatic hernia: US diagnosis prior to 22 weeks gestation. Radiology. 1986;158(3):809-810.
177. Deprest J, Jani J, Van Schoubroeck D, et al. Current consequences of prenatal diagnosis of congenital diaphragmatic hernia. J Pediatr Surg. 2006;41(2):423-430.
178. Doné E, Gucciardo L, Van Mieghem T, et al. Prenatal diagnosis, prediction of outcome and in utero therapy of isolated congenital diaphragmatic hernia. Prenat Diagn. 2008;28(7):581-591.
179. Harrison MR, Adzick NS, Nakayama DK, deLorimier AA. Fetal diaphragmatic hernia: fetal but fixable. Semin Perinatol. 1985;9(2):103-112.
180. Conforti AF, Losty PD. Perinatal management of congenital diaphragmatic hernia. Early Hum Dev. 2006;82(5):283-287.
181. Adzick N, Vacanti J, Lillehei C, et al. Fetal diaphragmatic hernia: ultrasound diagnosis and clinical outcome in 38 cases. J Pediatr Surg. 1989;24(7):654-658.
182. Daskalakis G, Anastasakis E, Souka A, et al. First trimester ultrasound diagnosis of congenital diaphragmatic hernia. J Obstet Gynaecol Res. 2007;33(6):870-872.
183. Garne E, Haeusler M, Barisic I, et al. Congenital diaphragmatic hernia: evaluation of prenatal diagnosis in 20 European regions. Ultrasound Obstet Gynecol. 2002;19(4):329-333.
184. Danzer E, Hedrick H. Controversies in the management of severe congenital diaphragmatic hernia. Semin Fetal Neonatal Med. 2014;19(6):376-384.
185. Plunk MR, Chapman T. The fundamentals of fetal magnetic resonance imaging: Part 2. Curr Probl Diagn Radiol. 2014;43(6):347-355.
186. Benachi A, Cordier A, Cannie M, Jani J. Advances in prenatal diagnosis of congenital diaphragmatic hernia. Semin Fetal Neonatal Med. 2014;19(6):331-337.
187. Levine D. Ultrasound versus magnetic resonance imaging in fetal evaluation. Top Magn Reson Imaging. 2001;12(1):25-38.
188. Barnewolt CE, Kunisaki SM, Fauza DO, et al. Percent predicted lung volumes as measured on fetal MRI; a useful biometric parameter for risk stratification in congenital diaphragmetic hernia. J Pediatr Surg. 2007;42:193-197.
189. Vuletin J, Lim F, Cnota J, et al. Prenatal pulmonary hypertension index: novel prenatal predictor of severe postnatal pulmonary artery hypertension in antenatally diagnosed congenital diaphragmatic hernia. J Pediatr Surg. 2010;45(4):703-708.
190. Hidaka N, Ishii K, Mabuchi A, et al. Associated anomalies in congenital diaphragmatic hernia: perinatal characteristics and impact on postnatal survival. J Perinat Med. 2015;43(2):245-252.
191. Graziano J. Cardiac anomalies in patients with congenital diaphragmatic hernia and their prognosis: a report from the Congenital Diaphragmatic Hernia Study Group. J Pediatr Surg. 2005;40(6):1045-1050.
192. Bollmann R, Kalache K, Mau H, et al. Associated malformations and chromosomal defects in congenital diaphragmatic hernia. Fetal Diagn Ther. 1995;10(1):52-59.
193. Sabharwal A, Davis C, Howatson A. Post-mortem findings in fetal and neonatal congenital diaphragmatic hernia. Eur J Pediatr Surg. 2000;10(2):96-99.
194. Geary MP, Chitty LS, Morrison JJ, et al. Perinatal outcome and prognostic factors in prenatally diagnosed congenital diaphragmatic hernia. Ultrasound Obstet Gynecol. 1998;12(2):107-111.
195. Enns GM, Cox VA, Goldstein RB, et al. Congenital diaphragmatic defects and associated syndromes, malformations, and chromosome anomalies: a retrospective study of 60 patients and literature review. Am J Med Genet. 1998;79(3):215-225.
196. Jani J, Nicolaides KH, Benachi A, et al. Timing of lung size assessment in the prediction of survival in fetuses with diaphragmatic hernia. Ultrasound Obstet Gynecol. 2008;31(1):37-40.
197. Losty P. Congenital diaphragmatic hernia: where and what is the evidence? Semin Pediatr Surg. 2014;23(5):278-282.
198. Madenci A, Sjogren A, Treadwell M, et al. Another dimension to survival: predicting outcomes with fetal MRI versus prenatal ultrasound in patients with congenital diaphragmatic hernia. J Pediatr Surg. 2013;48(6):1190-1197.
199. Jeanty C, Kunisaki S, MacKenzie T. Novel non-surgical prenatal approaches to treating congenital diaphragmatic hernia. Semin Fetal Neonatal Med. 2014;19(6):349-356.
200. Laudy JAM, Van Gucht M, Van Dooren MF, et al. Congenital diaphragmatic hernia: an evaluation of the prognostic value of the lung-to-head ratio and other prenatal parameters. Prenat Diagn. 2003;23(8):634-639.
201. Yang S, Nobuhara K, Keller R, et al. Reliability of the lung-to-head ratio as a predictor of outcome in fetuses with isolated left congenital diaphragmatic hernia at gestation outside 24-26 weeks. Am J Obstet Gynecol. 2007;197(1):30.e1-30.e7.
202. Peralta CFA, Cavoretto P, Csapo B, et al. Assessment of lung area in normal fetuses at 12-32 weeks. Ultrasound Obstet Gynecol. 2005;26(7):718-724.
203. Van Mieghem T, Cruz-Martinez R, Allegaert K, et al. Outcome of fetuses with congenital diaphragmatic hernia and associated intrafetal fluid effusions managed in the era of fetal surgery. Ultrasound Obstet Gynecol. 2012;39(1):50-55.
204. Cruz-Martinez R, Figueras F, Moreno-Alvarez O, et al. Learning curve for lung area to head circumference ratio measurement in fetuses with congenital diaphragmatic hernia. Ultrasound Obstet Gynecol. 2010;36(1):32-36.
205. Arkovitz M, Russo M, Devine P, et al. Fetal lung-head ratio is not related to outcome for antenatal diagnosed congenital diaphragmatic hernia. J Pediatr Surg. 2007;42(1):107-111.
206. Jani JC, Peralta CFA, Ruano R, et al. Comparison of fetal lung area to head circumference ratio with lung volume in the prediction of postnatal outcome in diaphragmatic hernia. Ultrasound Obstet Gynecol. 2007;30(6):850-854.
207. Gorincour G, Bouvenot J, Mourot MG, et al. Prenatal prognosis of congenital diaphragmatic hernia using magnetic resonance imaging measurement of fetal lung volume. Ultrasound Obstet Gynecol. 2005;26(7):738-744.
208. Hedrick HL, Danzer E, Merchant A, et al. Liver position and lung-to-head ratio for prediction of extracorporeal membrane oxygenation and survival in isolated left congenital diaphragmatic hernia. Am J Obstet Gynecol. 2007;197:422.e1-422.e4.
209. McHoney M. Congenital diaphragmatic hernia. Early Hum Dev. 2014;90(12):941-946.
210. Jani J, Nicolaides KH, Keller RL, et al. Observed to expected lung area to head circumference ratio in the prediction of survival in fetuses with isolated diaphragmatic hernia. Ultrasound Obstet Gynecol. 2007;30(1):67-71.
211. Ruano R, Takashi E, da Silva MM, et al. Prediction and probability of neonatal outcome in isolated congenital diaphragmatic hernia using multiple ultrasound parameters. Ultrasound Obstet Gynecol. 2011;39(1):42-49.
212. Sokol J, Bohn D, Lacro R, et al. Fetal pulmonary artery diameters and their association with lung hypoplasia and postnatal outcome in congenital diaphragmatic hernia. Am J Obstet Gynecol. 2002;186(5):1085-1090.

213. Ruano R, de Fátima Yukie Maeda M, Niigaki JI, Zugaib M. Pulmonary artery diameters in healthy fetuses from 19 to 40 weeks' gestation. J Ultrasound Med. 2007;26(3):309-316.
214. Ruano R, Aubry M, Barthe B, et al. Predicting perinatal outcome in isolated congenital diaphragmatic hernia using fetal pulmonary artery diameters. J Pediatr Surg. 2008;43(4):606-611.
215. Moreno-Alvarez O, Hernandez-Andrade E, Oros D, et al. Association between intrapulmonary arterial Doppler parameters and degree of lung growth as measured by lung-to-head ratio in fetuses with congenital diaphragmatic hernia. Ultrasound Obstet Gynecol. 2008;31(2):164-170.
216. Cruz-Martinez R, Moreno-Alvarez O, Hernandez-Andrade E, et al. Contribution of intrapulmonary artery Doppler to improve prediction of survival in fetuses with congenital diaphragmatic hernia treated with fetal endoscopic tracheal occlusion. Ultrasound Obstet Gynecol. 2010;35(5):572-577.
217. Broth R, Wood D, Rasanen J, et al. Prenatal prediction of lethal pulmonary hypoplasia: the hyperoxygenation test for pulmonary artery reactivity. Am J Obstet Gynecol. 2002;187(4):940-945.
218. Cruz-Martinez R, Hernandez-Andrade E, Moreno-Alvarez O, et al. Prognostic value of pulmonary Doppler to predict response to tracheal occlusion in fetuses with congenital diaphragmatic hernia. Fetal Diagn Ther. 2011;29(1):18-24.
219. Ruano R, Aubry M, Barthe B, et al. Quantitative analysis of fetal pulmonary vasculature by 3-dimensional power Doppler ultrasonography in isolated congenital diaphragmatic hernia. Am J Obstet Gynecol. 2006;195(6):1720-1728.
220. Mahieu-Caputo D, Aubry MC, El Sayed M, et al. Evaluation of fetal pulmonary vasculature by power Doppler imaging in congenital diaphragmatic hernia. J Ultrasound Med. 2004;23(8):1011-1017.
221. Hernandez-Andrade E, Thuring-Jönsson A, Jansson T, et al. Fractional moving blood volume estimation in the fetal lung using power Doppler ultrasound: a reproducibility study. Ultrasound Obstet Gynecol. 2004;23(4):369-373.
222. Moreno-Alvarez O, Cruz-Martinez R, Hernandez-Andrade E, et al. Lung tissue perfusion in congenital diaphragmatic hernia and association with the lung-to-head ratio and intrapulmonary artery pulsed Doppler. Ultrasound Obstet Gynecol. 2010;35(5):578-582.
223. Cruz-Martinez R, Moreno-Alvarez O, Hernandez-Andrade E, et al. Changes in lung tissue perfusion in the prediction of survival in fetuses with congenital diaphragmatic hernia treated with fetal endoscopic tracheal occlusion. Fetal Diagn Ther. 2011;29(1):101-107.
224. Bingham JAW. Herniation through congenital diaphragmatic defects. Br J Surg. 1959;47(201):1-15.
225. Lanteri R, Santangelo M, Rapisarda C, et al. Bilateral Morgagni-Larrey hernia: a rare cause of intestinal occlusion. Arch Surg. 2004;139(12):1299-1300.
226. Einzig S, Munson DP, Singh S, et al. Intrapericardial herniation of the liver: uncommon cause of massive pericardial effusion in neonates. AJR Am J Roentgenol. 1981;137(5):1075-1077.
227. Iliff PJ, Eyre JA, Westaby S, et al. Neonatal pericardial effusion associated with central eventration of the diaphragm. Arch Dis Child. 1983;58(2):147-149.
228. Jain KK, Sen J, Rathee SK, Saini J. Antenatal diagnosis of a Morgagni hernia in the second trimester. J Clin Ultrasound. 2008;36(2):116-118.
229. Jeanty C, Nien JK, Espinoza J, et al. Pleural and pericardial effusion: a potential ultrasonographic marker for the prenatal differential diagnosis between congenital diaphragmatic eventration and congenital diaphragmatic hernia. Ultrasound Obstet Gynecol. 2007;29(4):378-387.
230. Stringer M, Goldstein R, Filly R, et al. Fetal diaphragmatic hernia without visceral herniation. J Pediatr Surg. 1995;30(9):1264-1266.
231. Wynn J, Yu L, Chung W. Genetic causes of congenital diaphragmatic hernia. Semin Fetal Neonatal Med. 2014;19(6):324-330.
232. Harrison M, Mychaliska G, Albanese C, et al. Correction of congenital diaphragmatic hernia in utero IX: fetuses with poor prognosis (liver herniation and low lung-to-head ratio) can be saved by fetoscopic temporary tracheal occlusion. J Pediatr Surg. 1998;33(7):1017-1023.
233. Walsh D, Hubbard A, Olutoye O, et al. Assessment of fetal lung volumes and liver herniation with magnetic resonance imaging in congenital diaphragmatic hernia. Am J Obstet Gynecol. 2000;183(5):1067-1069.
234. Skari H, Bjornland K, Haugen G, et al. Congenital diaphragmatic hernia: a meta-analysis of mortality factors. J Pediatr Surg. 2000;35:1187-1197.
235. Harrison MR, Keller RL, Hawgood SB, et al. A randomized trial of fetal endoscopic tracheal occlusion for severe fetal congenital diaphragmatic hernia. N Engl J Med. 2003;349(20):1916-1924.
236. Javid P, Jaksic T, Skarsgard E, Lee S. Survival rate in congenital diaphragmatic hernia: the experience of the Canadian Neonatal Network. J Pediatr Surg. 2004;39(5):657-660.
237. Stege G, Fenton A, Jaffray B. Nihilism in the 1990s: the true mortality of congenital diaphragmatic hernia. Pediatrics. 2003;112(3):532-535.
238. Kitano Y. Prenatal intervention for congenital diaphragmatic hernia. Semin Pediatr Surg. 2007;16(2):101-108.
239. Harrison MR, Adzick NS, Flake AW, et al. Correction of congenital diaphragmatic hernia in utero: VI. Hard-earned lessons. J Pediatr Surg. 1993;28(10):1411-1417.
240. Deprest J, Flemmer A, Gratacos E, Nicolaides K. Antenatal prediction of lung volume and in-utero treatment by fetal endoscopic tracheal occlusion in severe isolated congenital diaphragmatic hernia. Semin Fetal Neonatal Med. 2009;14(1):8-13.
241. Rollins M. Recent advances in the management of congenital diaphragmatic hernia. Curr Opin Pediatr. 2012;24(3):379-385.
242. Hedrick H. Management of prenatally diagnosed congenital diaphragmatic hernia. Semin Pediatr Surg. 2013;22(1):37-43.
243. Jani J, Keller RL, Benachi A, et al. Prenatal prediction of survival in isolated left-sided diaphragmatic hernia. Ultrasound Obstet Gynecol. 2006;27(1):18-22.
244. David AL, Weisz B, Gregory L, et al. Ultrasound-guided injection and occlusion of the trachea in fetal sheep. Ultrasound Obstet Gynecol. 2006;28(1):82-88.
245. Davey M, Danzer E, Schwarz U, et al. Prenatal glucocorticoids and exogenous surfactant therapy improve respiratory function in lambs with severe diaphragmatic hernia following fetal tracheal occlusion. Pediatr Res. 2006;60(2):131-135.

CAPÍTULO 37

Coração Fetal

Elizabeth R. Stamm e Julia A. Drose

RESUMO DOS PONTOS-CHAVE

- Cardiopatia congênita (CC) moderada a grave ocorre em aproximadamente 6 a cada 1.000 nascidos vivos.
- A incidência de CC é muito maior na população fetal, estimada em pelo menos 15 em 1.000.
- A incidência de CC é maior quando há história familiar positiva, em gêmeos monocoriônicos e na fertilização *in vitro*.
- A maioria dos fetos com CC não apresenta fatores de risco conhecidos.
- A ecocardiografia fetal é um método seguro e efetivo para detectar CC.
- A detecção precoce da CC exerce impacto substancial nos cuidados e no prognóstico, possibilitando terapia intrauterina, parto cuidadosamente planejado e aconselhamento dos pais.
- Os avanços nas técnicas cirúrgicas e manejo perioperatório melhoraram significativamente o prognóstico em muitos casos.

SUMÁRIO DO CAPÍTULO

ANATOMIA NORMAL DO CORAÇÃO FETAL E TÉCNICAS DE EXAME
ANOMALIAS ESTRUTURAIS
Defeito do Septo Interatrial
Defeito do Septo Interventricular
Defeito do Septo Atrioventricular
Anomalia de Ebstein
Ventrículo Direito Hipoplásico
Síndrome do Coração Esquerdo Hipoplásico
Coração Univentricular
Tetralogia de Fallot
Tronco Arterioso
Ventrículo Direito com Via de Saída Dupla
Transposição das Grandes Artérias
Retorno Venoso Pulmonar Anômalo
Coarctação da Aorta
Estenose Aórtica
Estenose Pulmonar
Síndromes Cardioesplênicas
Tumores Cardíacos
Cardiomiopatia
Ectopia Cardíaca
ARRITMIAS
Contrações Atriais e Ventriculares Prematuras
Taquicardia
Bradicardia
Bloqueio Atrioventricular Congênito

O avaliação ultrassonográfica do coração fetal é capaz de identificar anormalidades cardíacas que afetam diretamente os cuidados obstétricos, ou seja, o tipo de parto, o lugar do parto, a possibilidade de interromper a gestação, o tratamento intrauterino e a segurança dos pais. A **cardiopatia congênita** (CC) é um problema significativo, com incidência de CC moderada a grave de aproximadamente 6 casos a cada 1.000 nascidos vivos. Se lesões triviais, como minúsculos **defeitos do septo interventricular** (DSV, ou comunicação interventricular [CIV]) musculares, forem incluídas, a incidência chega a 75 a cada 1.000 nascidos vivos.[1] É mais difícil determinar a exata incidência de CC na população fetal. Um grande estudo sugeriu que a CC ocorre em pelo menos 15 a cada 1.000 fetos.[2] Mais de 20% dos óbitos perinatais causados por malformações congênitas resultam de um defeito cardíaco congênito.[3] Em 85% dos casos de CC existem de fatores ambientais bem como fatores genéticos (Tabela 37.1).[4-7] Os 15% de anomalias congênitas restantes estão associados a anomalia monogênica ou cromossômica.[5] O risco de CC aumenta para 2% a 3% quando há um irmão afetado, e para aproximadamente 10% quando há dois irmãos afetados ou a mãe – embora a incidência seja variável dependendo do tipo de CC no parente afetado.[5,8] O risco de filhos de mães afetadas é substancialmente maior que os filhos de pais afetados, fato que sugere que a herança citoplasmática possa desempenhar algum papel na genética da CC (Tabelas 37.2 e 37.3). Apenas 50% das lesões cardíacas recorrentes são do mesmo tipo do defeito prévio diagnosticado.[9]

As **malformações extracardíacas** ocorrem em 25%[10] e as **anomalias cromossômicas** em 13% dos neonatos nascidos vivos com CC.[11-13] Cerca de 50% dos fetos com hidropisia não imune e anomalias cardíacas apresentam uma anomalia cromossômica, e outros 10% demonstram anomalias extracardíacas.[14] A associação da **hidropisia** e CC é preditiva de prognóstico bastante ruim.

Embora as indicações mais comuns para a **ecocardiografia fetal** sejam história familiar de CC e **arritmia fetal,** a maioria desses fetos apresentará o coração normal. A incidência mais alta de CC é encontrada nas pacientes encaminhadas para o exame por causa de anormalidades em uma vista de quatro câmaras, hidropisia fetal ou polidrâmnio significativo durante a US de rotina obstétrica.[15,16] Um exame ultrassonográfico de rotina com suspeita de anomalia cardíaca fetal está associado a um risco de 50% a 69% de cardiopatia congênita em recém-nascidos vivos.[17,18] Gêmeos monocoriônicos correm risco maior de CC, e a literatura sugere que há aumento de nove vezes na incidência de CC nas **gestações gemelares monocoriônicas-diamnióticas.**[19] Por fim, parece haver um risco ligeiramente maior de CC com a

TABELA 37.1 Cardiopatia Congênita e Fatores de Risco Associados

Fator	Frequência	Lesões mais Comuns
Diabetes melito	3% a 5%	TGA, DSV, coarctação
Lúpus eritematoso	(1% a 5%)	Bloqueio atrioventricular (BAV)
Fenilcetonúria	(12% a 14%)	TetF, DSV, DSA, coarctação
Infecção		Cardiomiopatia
Rubéola	(1% a 2%)	TetF, EP, DSV, DSA, PCA, cardiomegalia
FÁRMACOS		
Ácido retinoico	8% a 20%	Trunco, TGA, TetF, VDSD, DSV, interrupção do arco AO ou hipoplasia
Álcool etílico	25% a 30%	DSV, DSA, PCA, VDSD, AP, TetF, dextrocardia
Amantadina		Ventrículo único com AP
Anfetaminas	5% a 10%	DSV, TGA, PCA
Azatioprina		EP
Carbamazepina		DSA, PCA
Clordiazepóxido		CC inespecífica
Codeína		CC inespecífica
Cortisona		DSV, coarctação
Ciclofosfamida		TetF
Citarabina		TetF
Daunorubicina		TetF
Dextroanfetamina		DSA
Diazepam		CC inespecífica
Fenitoína		EsA, DSV, DSA, coarctação
Lítio	< 2%	Anomalia de Ebstein, AT, DSA, dextrocardia, AM
Metotrexato		Dextrocardia
Contraceptivos orais		CC inespecífica
Parametadiona		TetF
Penicilamina		DSV
Primidona		DSV
Progesterona		TetF, *truncus*, DSV
Quinino		CC inespecífica
Talidomida	5% a 10%	TetF, DSV, DSA, *truncus*
Trifluoperazina		TGA
Trimetadiona	15% a 30%	DSA, DSV, TGA, TetF, SCEH, EsA, EP
Ácido valproico		TetF, coarctação, SCEH, EsA, DSA, DSV, arco AO interrompido, AP sem DSV
Varfarina (coumadina)		CC inespecífica
SÍNDROMES		
Apert		DSV, coarctação, TetF
Artrogripose múltipla congênita		DSV, coarctação, EsA, PCA
Mixoma atrial, familiar		Mixoma
Beckwith-Wiedemann		Cardiomegalia
Síndrome C (trigonocefalia de Opitz)		PCA
Carpenter		DSV, EP, TGA, PCA
Trissomia do 22 parcial	40%	RVPAT, DSV, DSA
CHARGE		DSV, DSA
CHILD		DSV, DSA
Conradi-Hünermann (condrodisplasia punctata)		DSV, PCA
de Lange	29%	DSV, TetF, VDSD, PCA
DiGeorge		DSV, coarctação, *truncus*
Ellis–van Creveld (displasia condroectodérmica)	50%	DSA, átrio único
Pancitopenia de Fanconi		DSA, PCA
Goldenhar		TetF, DSV, DSA
Holt-Oram		DSA, DSV
Kartagener		Dextrocardia
Klippel-Feil		DSV, TGA, RVPAT

(Continua)

TABELA 37.1 Cardiopatia Congênita e Fatores de Risco Associados *(Cont.)*

Fator	Frequência	Lesões mais Comuns
Laurence-Moon (Bardet-Biedl)		DSV
Leopard		EP
Meckel-Gruber		DSV, DSA, coarctação, EP, PCA
Noonan		EP, DSV, DSA, PCA
Pallister-Hall		CC inespecífica
Pierre Robin		DSA
Poland		TetF, DSA, PCA, DSV
Refsum		Defeitos de condução AV
Seckel		DSV, PCA
Smith-Lemli-Opitz		DSV, PCA
Treacher Collins		DSV, DSA, PCA
Rubinstein-Taybi		DSA, DSV, PCA
Silver		TetF, DSV
Polidactilia e costela curta (tipo não Majewski)		TGA, VESD, VDSD, CDH, DSAV
Trombocitopenia com rádio ausente (TRA)		DSA, TetF, dextrocardia
VACTERL		CC inespecífica
Waardenburg		DSV
Weill-Marchesani		EP, DSV
Williams		EsA supravalvar, EP, DSV, DSA
Zellweger		DSV, DSA, PCA
CROMOSSÔMICA		
Trissomia do 13 (Patau)	90%	DSV, DSA, dextroposição, PCA
Trissomia do 18 (Edward)	99%	VA bicúspide, EP, DSV, DSA, PCA
Trissomia do 21 (Down)	50%	Canal AV, DSV, DSA, PCA
Triploidia		DSA, DSV
5p– (*cri du chat*)	30%	CC inespecífica
9p–		DSV, EP, PCA
Trissomia parcial 10q	50%	CC inespecífica
13q–		CC inespecífica
Síndromes t20p		DSV, TetF
Turner (45,X)	20%	VA bicúspide, EsA, coarctação, DSV, DSA, DSAV
Trissomia do 8 (mosaico)	50%	DSV, DSA, PCA
Trissomia do 9 (mosaico)	50%	DSV, coarctação, VDSD
13 q	25%	DSV
+14q	50%	DSA, TetF, PCA
18q	50%	DSV
XXXXY	14%	DSA, ACDA, PCA
DOENÇAS E CONDIÇÕES		
Crouzon		Coarctação, PCA
Neurofibromatose		EP, coarctação
Esclerose tuberosa		Rabdomioma, angioma
Talassemia maior		Cardiomiopatia

AM, atresia da valva mitral; *AO*, aorta; *AP*, atresia da valva pulmonar; *ACDA*, artéria coronária direita anômala; *AT*, atresia da valva tricúspide; *AV*, atrioventricular; *CC*, cardiopatia congênita; *CDH*, coração direito hipoplásico; *DSA*, defeito do septo interatrial; *DSAV*, defeito do septo atrioventricular; *DSV*, defeito do septo interventricular; *EP*, estenose pulmonar; *EsA*, estenose aórtica; *PCA*, persistência do canal arterial; *RVPAT*, retorno venoso pulmonar anômalo total; *SCEH*, síndrome do coração esquerdo hipoplásico; *TGA*, transposição de grandes artérias; *TetF*, tetralogia de Fallot; *truncus*, tronco arterioso; *VA*, valva aórtica; *VDSD*, ventrículo direito com saída dupla; *VESD*, ventrículo esquerdo com saída dupla.

Dados de Lachman RS e Donofrio MT.[45,251]

TABELA 37.2 Riscos de Recorrência de Qualquer Defeito Cardíaco Congênito em Irmãos[a]

Defeito	RISCO SUGERIDO (%) Se um irmão	Se dois irmãos
Fibroelastose	4	12
Defeito do septo interventricular	3	10
Persistência do canal arterial	3	10
Defeito do septo atrioventricular	3	10
Defeito do septo interatrial	2,5	8
Tetralogia de Fallot	2,5	8
Estenose pulmonar	2	6
Coarctação da aorta	2	6
Estenose aórtica	2	6
Coração esquerdo hipoplásico	2	6
Transposição	1,5	5
Atresia da valva AV direita (tricúspide)	1	3
Anomalia de Ebstein	1	3
Truncus arteriosus	1	3
Atresia pulmonar	1	3

[a]Dados compilados publicados por duas décadas a partir de populações europeias e norte-americanas. Com permissão de Nora J. [252]

TABELA 37.3 Risco Sugerido de Recorrência na Prole (%) de Defeitos Cardíacos Congênitos Quando um dos Pais é Afetado

Defeito	PAIS AFETADOS Pai	Mãe
Estenose aórtica	3	13-18
Defeito do septo interatrial	1,5	4-4,5
Defeito do septo atrioventricular	1	14
Coarctação da aorta	2	4
Estenose pulmonar	2	4-6,5
Tetralogia de Fallot	1,5	2,5
Defeito do septo interventricular	2	6-10

Com permissão de Nora J.[252]

fertilização *in vitro* (FIV), embora pelo menos parte desse risco aumentado pareça estar relacionada ao aumento da incidência de gestações gemelares associadas à FIV.[20] A maioria dos fetos com CC não apresenta fatores de risco conhecidos, o que ressalta a importância do exame meticuloso das vistas de quatro câmaras e das vias de saída em todos os exames ultrassonográficos obstétricos de rotina. Quando anomalias cardíacas estruturais graves são identificadas antes da viabilidade, a interrupção da gestação pode ser uma opção. Certamente, um dos aspectos mais importantes da ecocardiografia fetal é o alívio psicológico que ela proporciona aos pais sempre que a anatomia e a função cardíaca normais são documentadas em um feto em risco.

ANATOMIA NORMAL DO CORAÇÃO FETAL E TÉCNICAS DE EXAMES

O coração do feto é semelhante ao coração do adulto, porém apresenta várias diferenças anatômicas e fisiológicas. O eixo longo do coração fetal é perpendicular ao corpo, de forma que um corte transversal através do tórax do feto mostra as quatro câmaras cardíacas em um corte único. O coração do adulto, ao contrário, é obliquamente orientado com seu longo eixo ao longo de uma linha entre o quadril esquerdo e o ombro direito. A **visão de quatro câmaras** é importante porque 10% a 96% das anomalias estruturais são detectáveis nessa projeção.[21-26]

Indicações Comuns para Ecocardiografia Fetal

- Coração anormal na ultrassonografia de rotina
- Hidropisia
- Polidrâmnio
- Arritmia fetal
- Anomalias cromossômicas fetais
- Anomalias extracardíacas fetais
- História familiar (cardiopatia congênita [CC], síndromes associadas à CC)
- Doença materna (diabetes melito, colagenose fenilcetonúria)
- Infecção materna (rubéola)
- Exposição a teratógenos
- Translucência nucal aumentada na US de rastreamento no primeiro trimestre
- Fertilização *in vitro*
- Gêmeos monocoriônicos
- Monitoramento da resposta à terapia intrauterina
- Monitoramento do feto com risco de descompensação (taquiarritmia persistente, hidropisia)

Normalmente, o eixo e a posição do coração aparecem de tal forma que o ápice do coração aponta para a esquerda e a maior parte desse órgão está no tórax esquerdo (Fig. 37.1A). Essa configuração é chamada de **levocardia**. Na **mesocardia**, o coração está no centro do tórax, e seu ápice aponta anteriormente. Na **dextrocardia**, o ápice está direcionado para a direita, e o coração está predominantemente no lado direito tórax. Essa anormalidade precisa ser distinguida da **dextroposição** (Fig. 37.1B), na qual o eixo do coração é normal, mas o órgão foi deslocado para a direita por um processo externo, como uma massa no hemitórax esquerdo ou derrame (efusão) pleural. O **eixo cardíaco anormal** está associado a 50% de taxa de mortalidade e a **posição cardíaca anormal** a uma taxa de mortalidade de 81%.[27]

O sistema cardiovascular fetal contém vários desvios específicos: **ducto venoso, forame oval e canal arterial** (Fig. 37.2). Antes do nascimento, a placenta é a única fonte de oxigênio do feto, e não os pulmões. O sangue oxigenado deixa a placenta pela veia umbilical e percorre a vascularização hepática e o ducto venoso até a veia cava inferior (VCI) e depois para o átrio direito fetal. Como resultado do aumento da velocidade, o sangue que entra na VCI pelo ducto venoso é desviado pelo forame oval para o átrio esquerdo e depois para o ventrículo esquerdo, a aorta e o cérebro fetal. O sangue pobremente oxigenado da veia cava superior (VCS) também entra no átrio direito e se mistura com o sangue que entra na VCI, mas continua até o ventrículo direito e a artéria pulmonar. A maior

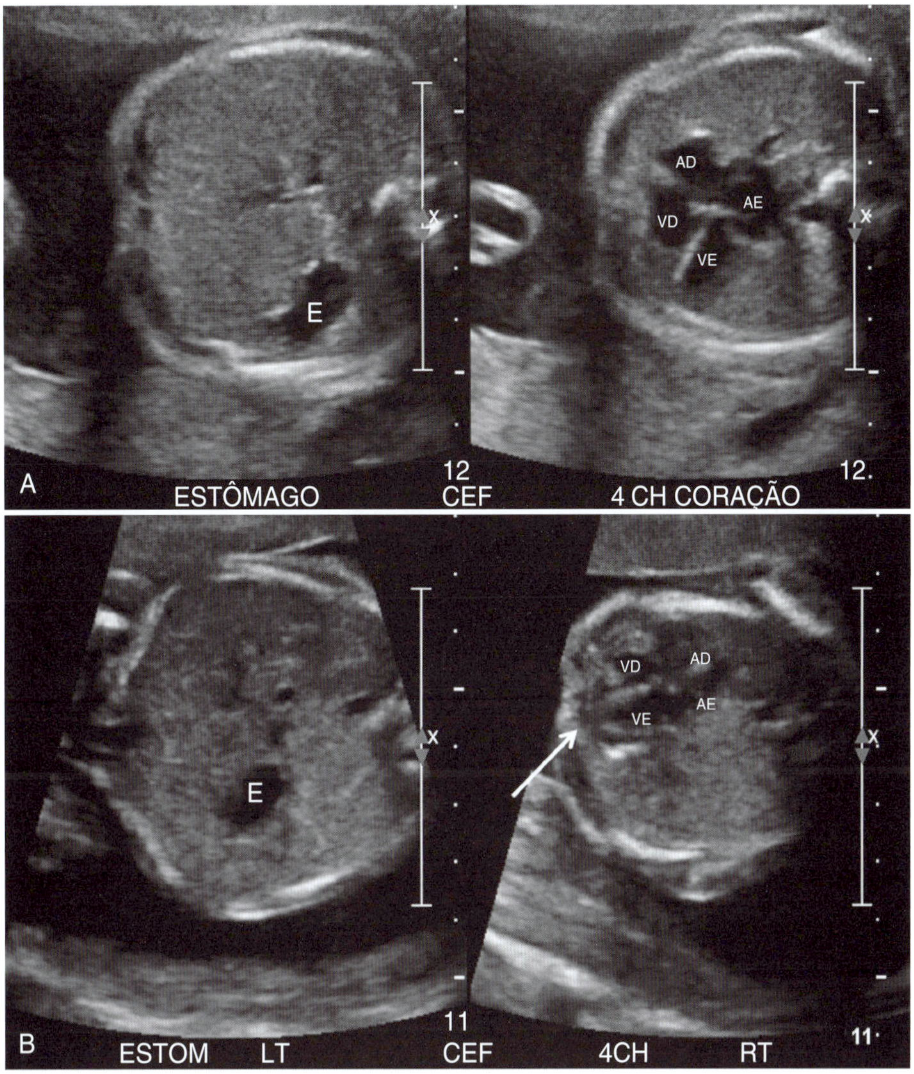

FIG. 37.1 Posição e eixo do coração. (A) Posição e eixo normais do coração. O coração está predominantemente no hemitórax esquerdo, com o ápice do coração apontando para a esquerda. A imagem de tela dupla mostra o estômago também no lado esquerdo. **(B) Dextroposição** do coração fetal causado por uma grande **malformação congênita das vias aéreas pulmonares**. A imagem transversal através do tórax fetal mostra o coração deslocado para a direita, mas o ápice (*seta*) permanece à esquerda. *AE*, átrio esquerdo; VE, ventrículo esquerdo; AD, átrio direito; VD, ventrículo direito; E, estômago. Imagem de tela dupla mostra o estômago no lado esquerdo correto. 4CH = 4 câmaras; RT = direita; LT = esquerda.

parte desse sangue é direcionada através do ducto arterioso para a aorta descendente. Assim, esses desvios funcionam de tal forma que a maioria da produção dos dois ventrículos entra na circulação sistêmica, em vez de uma porção substancial entrar na circulação pulmonar, como no adulto. O sangue que entra na vascularização pulmonar pela artéria pulmonar é devolvido ao átrio esquerdo pelas quatro veias pulmonares. A partir do átrio esquerdo, entra no ventrículo esquerdo e finalmente na aorta descendente, retornando à placenta através das artérias ilíacas e umbilicais. Valores normais para medições do coração fetal e grandes vasos são mostrados nas Figs. 37.3 e 37.4.

O melhor momento para realizar a **ecocardiografia fetal** é entre a 18ª e a 22ª semana de gestação.[28] Antes da 18ª semana, frequentemente, a resolução está limitada pelo pequeno tamanho do coração fetal. Após 22ª semana, o exame pode ser prejudicado pela ossificação progressiva do crânio, da coluna vertebral e dos ossos longos do feto; pelo volume relativamente menor de líquido amniótico e pela posição fetal. É importante ressaltar que algumas anormalidades cardíacas congênitas progridem no útero e podem ser sutis ou irreconhecíveis antes da 22ª semana, mas mais óbvias, próximas ao parto a termo.[29,30] As taquiarritmias podem não ser aparentes até o terceiro trimestre.[31] Em alguns casos, a avaliação do coração fetal no primeiro trimestre pode ser realizada pela ultrassonografia transvaginal entre a 11ª e a 14ª semana.[32-34] Mais recentemente, resultados diagnósticos foram alcançados por abordagem transabdominal entre a 11ª e a 13ª semana.[34] No entanto, a ecocardiografia fetal do primeiro trimestre é limitada e deve ser considerada como um exame complementar da avaliação do segundo trimestre, e não um substituto.

A varredura do coração fetal requer uma abordagem sistemática que começa com a determinação da posição do feto dentro do útero e do coração dentro do tórax fetal. Uma imagem transversal do tórax fetal, realizada acima do nível do diafragma, mostra as quatro câmaras cardíacas. Os **cortes das quatro câmaras** podem ser obtidos com o ângulo de insonação paralelo ao septo interventricular (**corte apical de quatro câmaras**; Fig. 37.5A, Vídeo 37.1) ou perpendicular

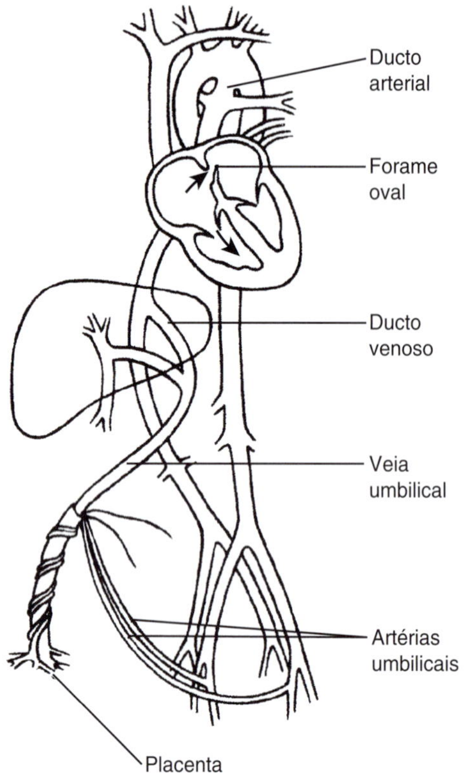

FIG. 37.2 Diagrama de *shunt* fetal. O sangue da veia umbilical é desviado através do ducto venoso para o átrio direito e depois através do forame oval para o átrio esquerdo. O débito cardíaco fetal do lado direito do coração é desviado para a aorta descendente através do ducto arterioso.

ao septo (**corte subcostal de quatro câmaras**; Fig. 37.5B, Vídeo 37.2). Em uma visão de quatro câmaras, o retalho foraminal ecogênico do **forame oval** pode ser observado em direção ao átrio esquerdo. As duas veias pulmonares superiores podem ser observadas entrando no átrio esquerdo esférico. As **valvas atrioventriculares** são visíveis na projeção das quatro câmaras. O folheto septal da valva tricúspide insere-se ligeiramente mais apical no septo interventricular do que o folheto anterior da valva mitral. O ventrículo esquerdo possui uma parede interna relativamente lisa e forma mais alongada do que o ventrículo direito. No coração normal, o ventrículo esquerdo forma o ápice. A superfície interna do ventrículo direito é espessa, particularmente próxima ao ápice, em que a **banda moderadora** da **trabécula septomarginal** frequentemente é reconhecida como um foco pequeno e brilhantemente ecogênico. Isso ajuda a identificar morfologicamente o ventrículo direito.

A partir da vista subcostal das quatro câmaras, a inclinação do transdutor em direção ao ombro direito do feto permite a avaliação da continuidade do ventrículo esquerdo com a aorta ascendente (Fig. 37.6). Angulação adicional na mesma direção mostra o ventrículo direito em continuidade com a artéria pulmonar (Fig. 37.7, Vídeos 37.3 e 37.4). O diâmetro da artéria pulmonar é aproximadamente 9% maior que o da aorta entre a 14ª e a 42ª semana. As diferenças das medidas nesses vasos pelo modo-M *versus* o exame bidimensional (2D) são desprezíveis (2% a 5%) tanto para a artéria pulmonar quanto para a aorta.[35] Além disso, a rotação para a direita produz visão sagital do tórax fetal e visão de curto eixo dos ventrículos (Fig. 37.8, Vídeo 37.5). A angulação em direção ao ombro fetal esquerdo a partir dessa visão mostra a aorta como um círculo central, com a artéria pulmonar se afastando anteriormente e para a esquerda (Fig. 37.9).

A **visão apical de quatro câmaras** também pode ser usada como ponto de partida ao avaliar a anatomia cardíaca normal. Yagel et al.,[36] descreveram uma série de planos a partir do corte apical das quatro câmaras, todos obtidos movendo o transdutor na direção cefálica. Um ligeiro avanço cefálico exibirá um **corte apical das cinco câmaras**, útil para avaliar a continuidade da aorta ascendente com o ventrículo esquerdo (Fig. 37.10). O movimento cefálico contínuo deve resultar na visualização da artéria pulmonar bifurcada e sua relação com o ventrículo direito. O **corte de três vasos e a traqueia** devem ser visualizados em seguida (Fig. 37.11, Vídeo 37.6). Essa projeção permite avaliar a confluência artéria pulmonar-canal arterial principal, arco transverso da aorta e a VCS. A comparação do tamanho do vaso, a confirmação da presença do vaso e a determinação da direção do fluxo sanguíneo com o Doppler colorido podem ser todos realizados neste nível. Além disso, a localização apropriada dos dois grandes vasos à esquerda da traqueia pode ser confirmada.[36] Retornando a um plano sagital do feto, direcionando o transdutor do ombro esquerdo fetal para o hemitórax direito, evidencia-se a forma distinta de "cabo de guarda-chuva" do **arco aórtico** (Fig. 37.12, Vídeos 37.7 e 37.8). Os três principais vasos da cabeça e pescoço e o **ducto arterioso** podem ser visualizados. O arco aórtico não deve ser confundido com o **arco ductal** (Fig. 37.13), que é formado pela via de saída do ventrículo direito, artéria pulmonar e ducto arterioso. O arco ductal é mais largo e mais plano que o arco aórtico. Por fim, deslizar o transdutor para a direita, mantendo o plano sagital no feto, deve permitir a visualização do VCI e da VCS que entram no átrio direito.

A **ecocardiografia em modo-M** fornece uma imagem em 2D do movimento com o passar do tempo. É útil na avaliação da frequência cardíaca, tamanho da câmara, espessura da parede e movimento da parede (Fig. 37.14). A visualização simultânea do modo-M através de um átrio e ventrículo é útil na análise de arritmias (Fig. 37.15). O tamanho e a função da câmara devem ser avaliados no nível das valvas atrioventriculares (AV).[37]

A avaliação por **ultrassonografia com Doppler espectral** do coração fetal pode ser usada para determinar a velocidade do fluxo através dos vasos ou valvas (Fig. 37.16), bem como avaliar o fluxo regurgitante através das valvas cardíacas (Fig. 37.17). A variação da velocidade do fluxo pode refletir anormalidades cardíacas estruturais ou funcionais. Por exemplo, a valva AV estenótica será associada a um padrão de fluxo anormal através da valva afetada. A US com Doppler espectral é útil na avaliação da significância funcional de anormalidades estruturais e arritmias.

A **ultrassonografia com Doppler colorido** permite a rápida investigação dos padrões de fluxo no interior dos vasos cardíacos e dos grandes vasos (Fig. 37.18), permitindo que anormalidades funcionais e estruturais sejam caracterizadas mais rapidamente. Por exemplo, **estenose valvar** é claramente evidenciada na ultrassonografia com Doppler colorido, assim como é o fluxo reverso através de valvas insuficientes ou nos grandes vasos. A US com Doppler colorido frequentemente reduz a quantidade de tempo necessária para a avaliação espectral por ultrassonografia com Doppler do coração, particularmente no contexto de anomalias cardíacas complexas.[38-41] Lesões sutis, como pequenos DSV, podem ser identificadas de maneira mais confiável e fácil com o uso de ultrassonografia com Doppler colorido.

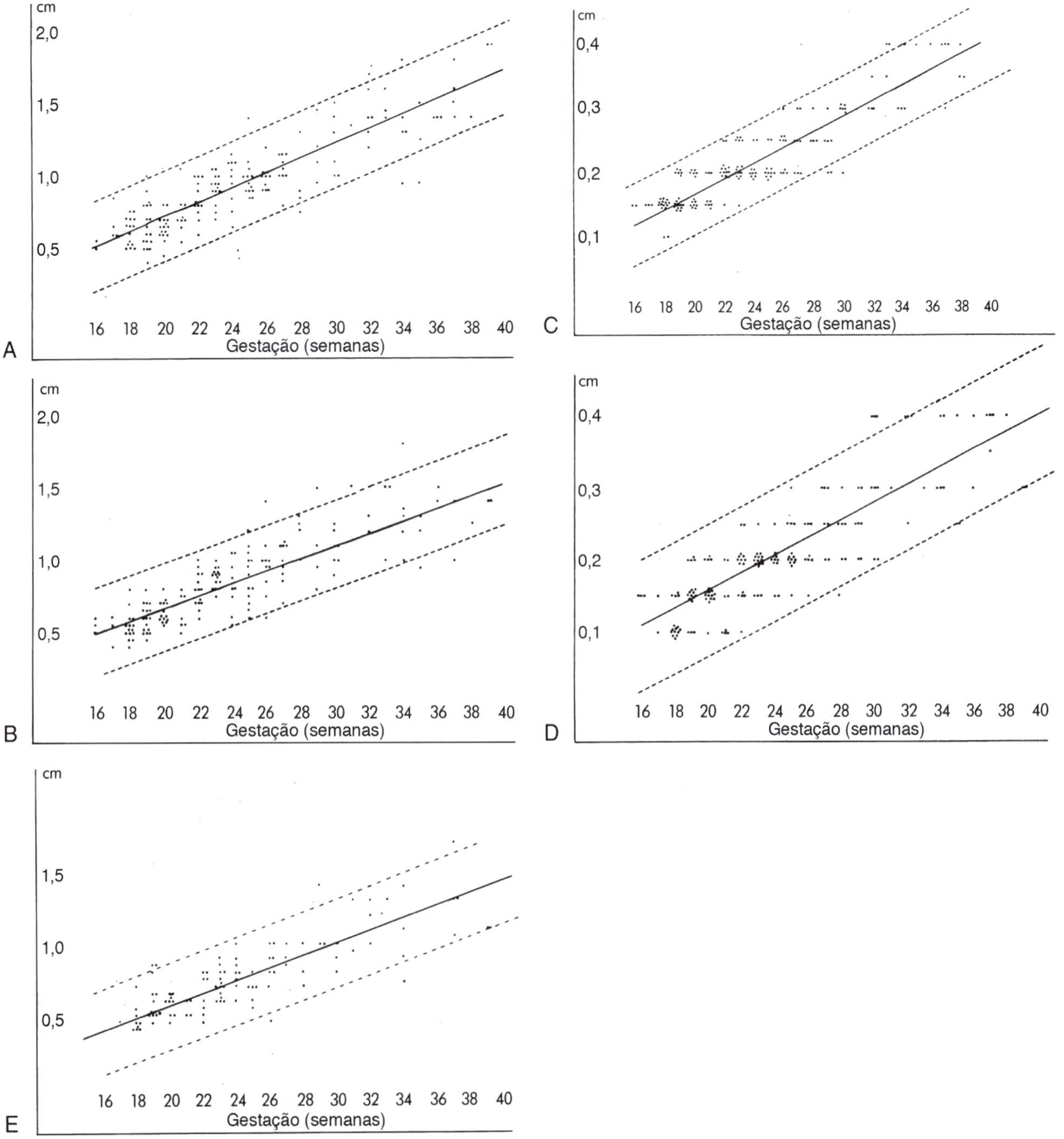

FIG. 37.3 Dimensões cardíacas. (A) Dimensão interna do ventrículo esquerdo em função da idade gestacional. $a = 0{,}049x - 0{,}262$. **(B)** Dimensão interna do ventrículo direito em função da idade gestacional. $a = 0{,}045x - 0{,}228$. **(C)** Espessura da parede posterior do ventrículo esquerdo em função da idade gestacional. $a = 0{,}012x - 0{,}063$. **(D)** Espessura do septo em função da idade gestacional. $a = 0{,}012x - 0{,}088$. **(E)** Dimensão interna do átrio esquerdo em função da idade gestacional. $a = 0{,}040x - 0{,}214$. Em cada gráfico, os intervalos de confiança de 95% correspondem a duas vezes o erro padrão da média. *a*, anos. (Com permissão de Allan LD, Joseph MC, Boyd EG, Campbell S, Tynan M. M-mode echocardiography in the developing human fetus. Br Heart J. 1982;47[6]:573-583.[250])

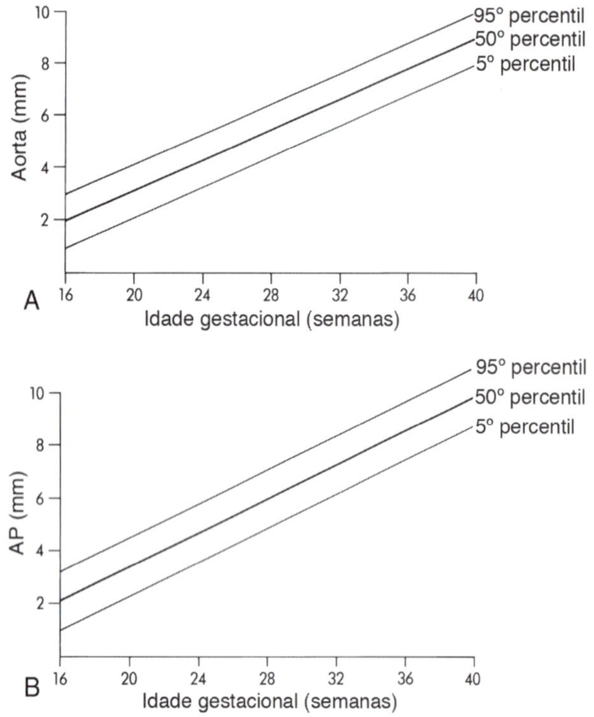

FIG. 37.4 Diâmetro da raiz da aorta e da artéria pulmonar. (A) Diâmetro da raiz da aorta em função da idade gestacional. **(B)** Diâmetro da artéria pulmonar (*AP*) em função da idade gestacional. Regras e intervalos de confiança para as medições ecocardiográficas. (Com permissão de Cartier MS, Davidoff A, Warneke LA, et al. The normal diameter of the fetal aorta and pulmonary artery: echocardiographic evaluation in utero. Am J Roentgenol. 1987;149[5]:1003-1007.[35])

A utilidade de várias tecnologias avançadas tem sido descrita para a avaliação do coração fetal, incluindo a ultrassonografia tridimensional (3D) e a quadridimensional (4D), **imagem Doppler tecidual, imagens de índices de deformação miocárdica (*strain/strain rate*)**, bem como **magnetocardiografia fetal** e **ressonância magnética cardiovascular** (RM).[42-44] No entanto, muitos deles exigem transdutores especializados ou outros equipamentos, algoritmos sofisticados e conhecimento técnico especializado. Além disso, a resolução limitada e o movimento cardíaco ainda são considerados grandes desvantagens em alguns contextos.[45]

ANOMALIAS ESTRUTURAIS

Defeito do Septo Interatrial

Um **defeito do septo** (DSA ou comunicação interatrial [CIA]) resulta de um erro na quantidade de tecido reabsorvido ou depositado no septo interatrial. É a quinta forma mais comum de CC, sendo a forma mais comum em pacientes adultos.[46,47] Os DSA ocorrem em 1 a cada 1.500 nascidos vivos[48,49] e representam 6,7% da CC em recém-nascidos vivos;[46] são duas vezes mais frequentes em mulheres.[50,51] Os DSA estão associados a diversas anormalidades cardíacas, extracardíacas e cromossômicas; podem ser classificados de acordo com embriogênese, tamanho ou relação com a fossa oval.

Embriologicamente, entre a quarta e a sexta semanas de gestação, o átrio primitivo é dividido em metades direita e esquerda. O ***septum primum***, uma membrana em formato de meia-lua, desenvolve-se ao longo da porção cefálica do átrio e cresce caudalmente em direção aos **coxins endocárdicos**. O espaço entre essas duas estruturas, denominado ***ostium primum***, desaparece quando o *septum primum*

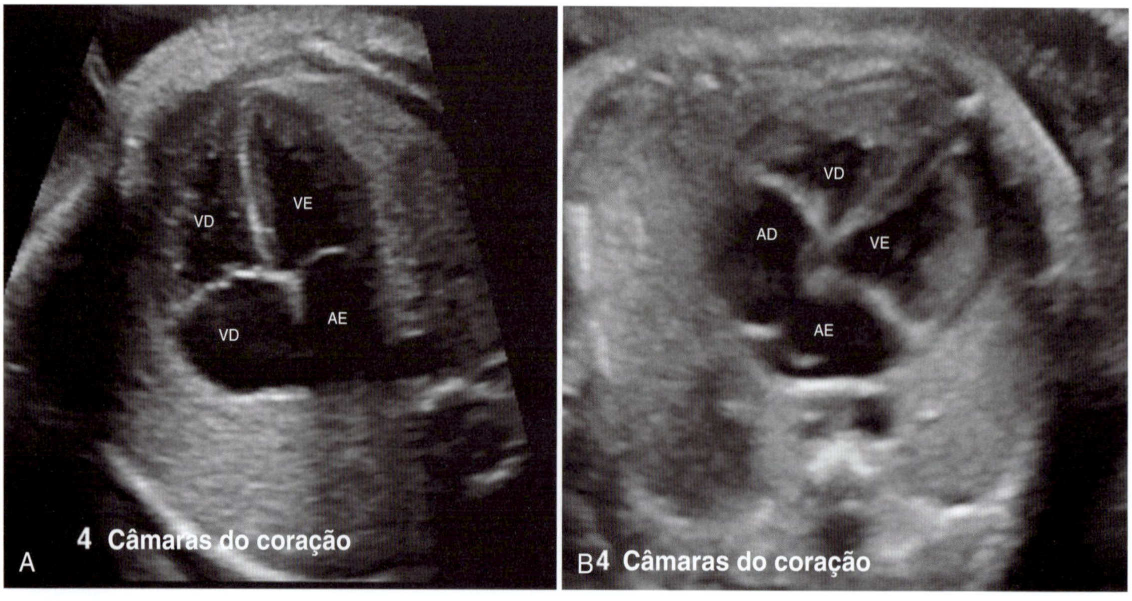

FIG. 37.5 Corte das quatro câmaras do coração. (A) O corte apical das quatro câmaras mostra os septos interatrial e interventricular paralelos ao ângulo de insonação. Ver também Vídeo 37.1. **(B)** Corte subcostal de quatro câmaras mostra os septos interatrial e interventricular perpendiculares ao ângulo de insonação. Ver também Vídeo 37.2. *AE*, átrio esquerdo; *VE*, ventrículo esquerdo; *AD*, átrio direito; *VD*, ventrículo direito.

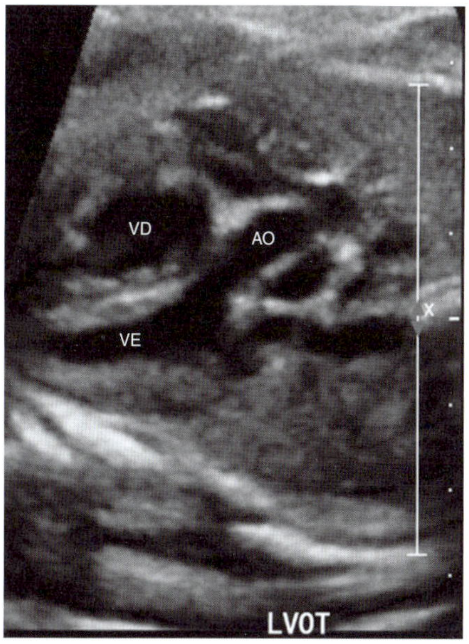

FIG. 37.6 Continuidade da aorta *(AO)* com o ventrículo esquerdo *(VE)*. *VD*, ventrículo direito. Ver também Vídeos 37.3 e 37.4.

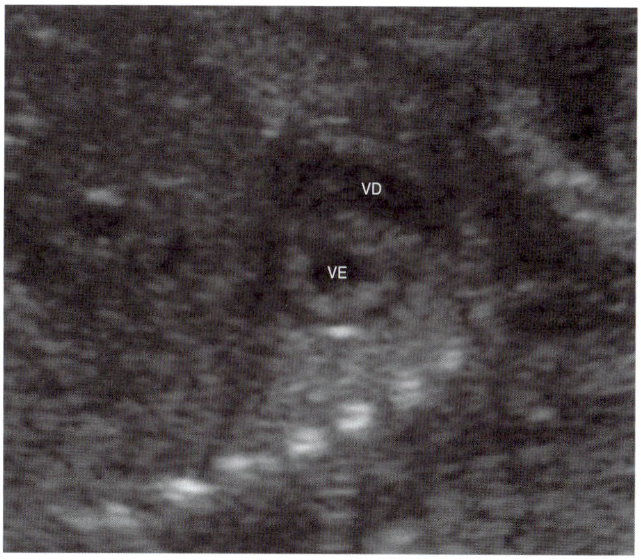

FIG. 37.8 Corte do eixo curto dos ventrículos. Normalmente, o ventrículo direito anterior *(VD)* é um pouco maior que o ventrículo esquerdo *(VE)*. Ver também Vídeo 37.5.

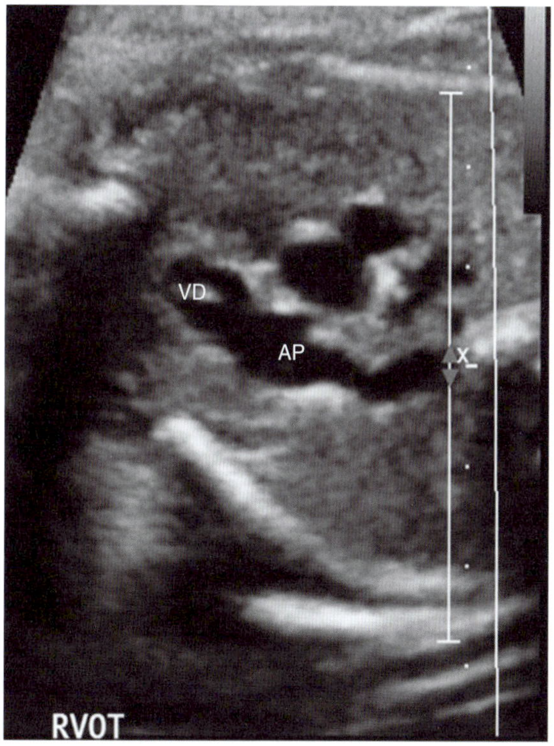

FIG. 37.7 Continuidade da artéria pulmonar *(AP)* com o ventrículo direito *(VD)*. Ver também Vídeos 37.3 e 37.4.

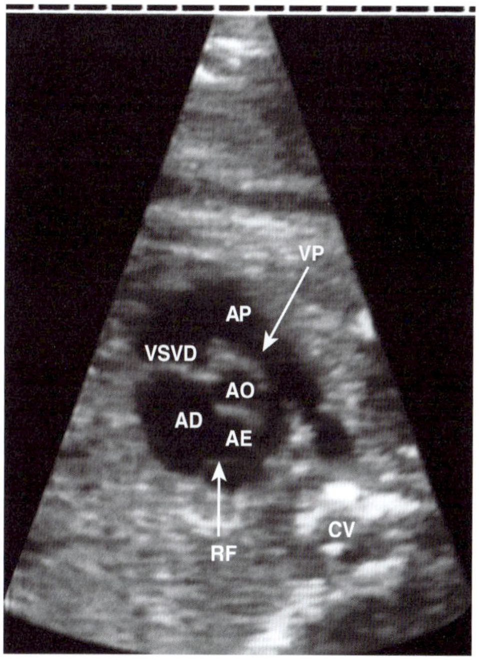

FIG. 37.9 Corte do eixo curto dos grandes vasos. Aorta *(AO)* no centro com artéria pulmonar *(AP)* envolvendo-a anteriormente. *RF*, retalho foraminal; *AE* átrio esquerdo; *VP*, valva pulmonar; *AD*, átrio direito; *TEVD*, via de saída do ventrículo direito; *CV* coluna vertebral.

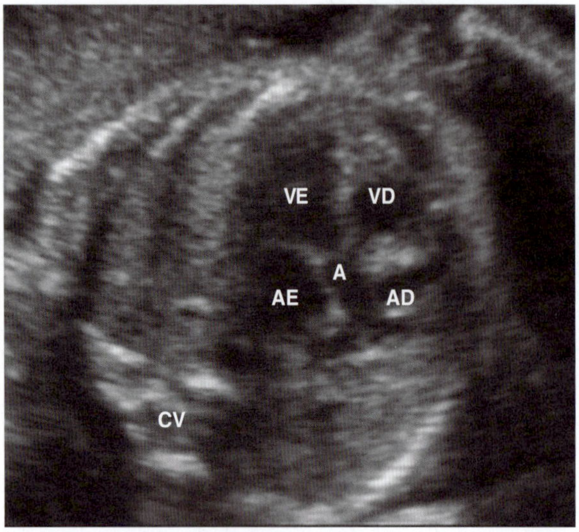

FIG. 37.10 Corte apical de cinco câmaras mostra a continuidade da aorta (*A*) com o ventrículo esquerdo (*VE*). *AE*, átrio esquerdo; *AD*, átrio direito; *VD*, ventrículo direito; *CV*, coluna vertebral.

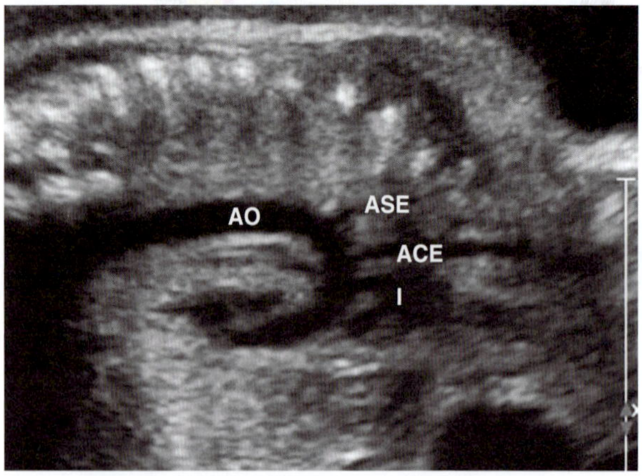

FIG. 37.12 Arco aórtico normal. O corte sagital mostra o aspecto arredondado em "cabo de guarda-chuva" do arco da aorta e os vasos que saem dele e se dirigem para a cabeça e o pescoço. Ver também Vídeos 37.7 e 37.8. *AO*, aorta descendente; *I*, artéria inominada; *ACE*, artéria carótida esquerda; *ASE*, artéria subclávia esquerda.

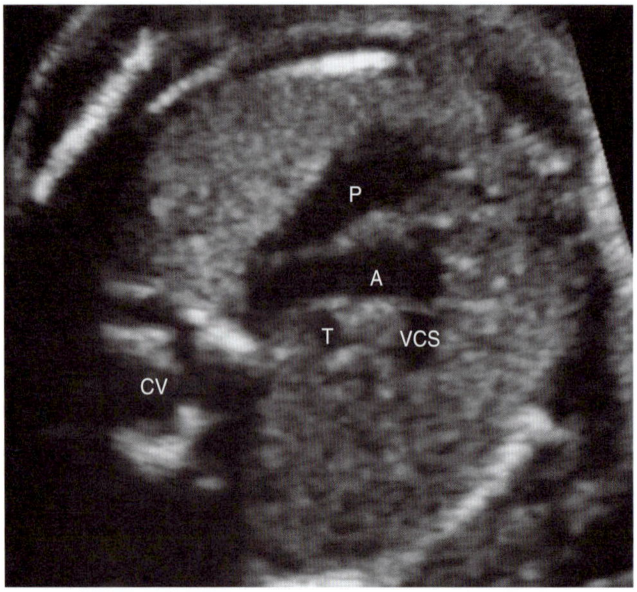

FIG. 37.11 Corte de três vasos e traqueia mostra a orientação correta da confluência artéria pulmonar–ducto arterial *(P)*, do arco transversal da aorta *(A)*, da veia cava superior *(VCS)*. Este corte também mostra os dois grandes vasos corretamente posicionados no lado esquerdo da traqueia *(T)*. Ver também Vídeo 37.6. *CV*, coluna vertebral.

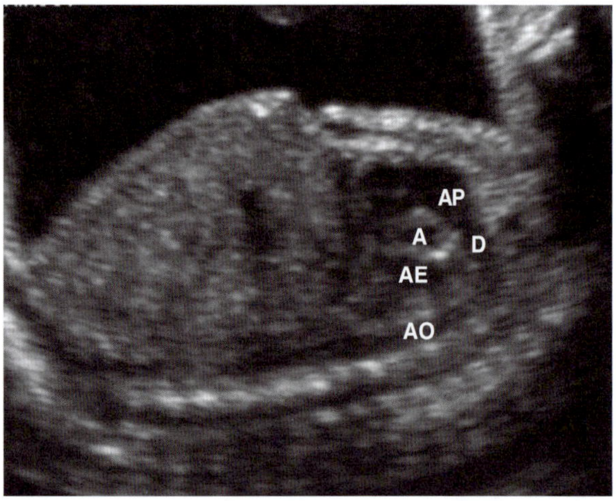

FIG. 37.13 Arco ductal normal. A vista sagital mostra a artéria pulmonar (*AP*) cobrindo a aorta (*A*) e unindo o ducto arterioso (*D*), que então se une à aorta descendente (*AO*). *AE*, átrio esquerdo.

se funde ao coxim endocárdico. Antes da fusão completa, entretanto, múltiplas pequenas fenestrações se desenvolvem no *septum primum*, coalescendo para formar o ***ostium secundum***.

Uma segunda membrana em forma de crescente se desenvolve logo à direita do *septum primum*. À medida que essa membrana cresce em direção ao coxim endocárdico, ela cobre parcialmente o *ostium secundum*. Sua borda inferior em forma de crescente nunca se funde inteiramente ao coxim endocárdico, deixando uma abertura, o **forame oval** (Fig. 37.19).

Os **DSA do tipo *ostium secundum*** compõem mais de 80% de todos os DSA e geralmente ocorrem isoladamente. Este DSA é causado pela reabsorção excessiva do *septum primum* (retalho foraminal) ou pelo crescimento inadequado do *septo secundum* (Fig. 37.20A). O **DSA do tipo *ostium primum*** é o segundo tipo mais comum e está localizado na parte inferior do septo interatrial, próximo às valvas atrioventriculares (AV). Embora o DSA do tipo *ostium primum* possa ocorrer isoladamente, está mais frequentemente associado a uma anomalia cardíaca congênita mais complexa, o **defeito do septo atrioventricular** (DSAV) (Fig. 37.20B).

O **DSA do tipo seio venoso** é um defeito raro que pode ser dividido em dois tipos: (1) **DSA do tipo seio venoso da VCS**, com o defeito adjacente ao VCS, e (2) **DSA do tipo seio venoso da VCI**, com o defeito adjacente a VCI. O primeiro tipo está frequentemente associado ao **retorno venoso pulmonar anômalo** (RVPA) (Fig. 37.20C). Também pode ocorrer **DSA do seio coronário**, localizado no óstio do seio coronário no átrio direito, mas é extremamente raro.

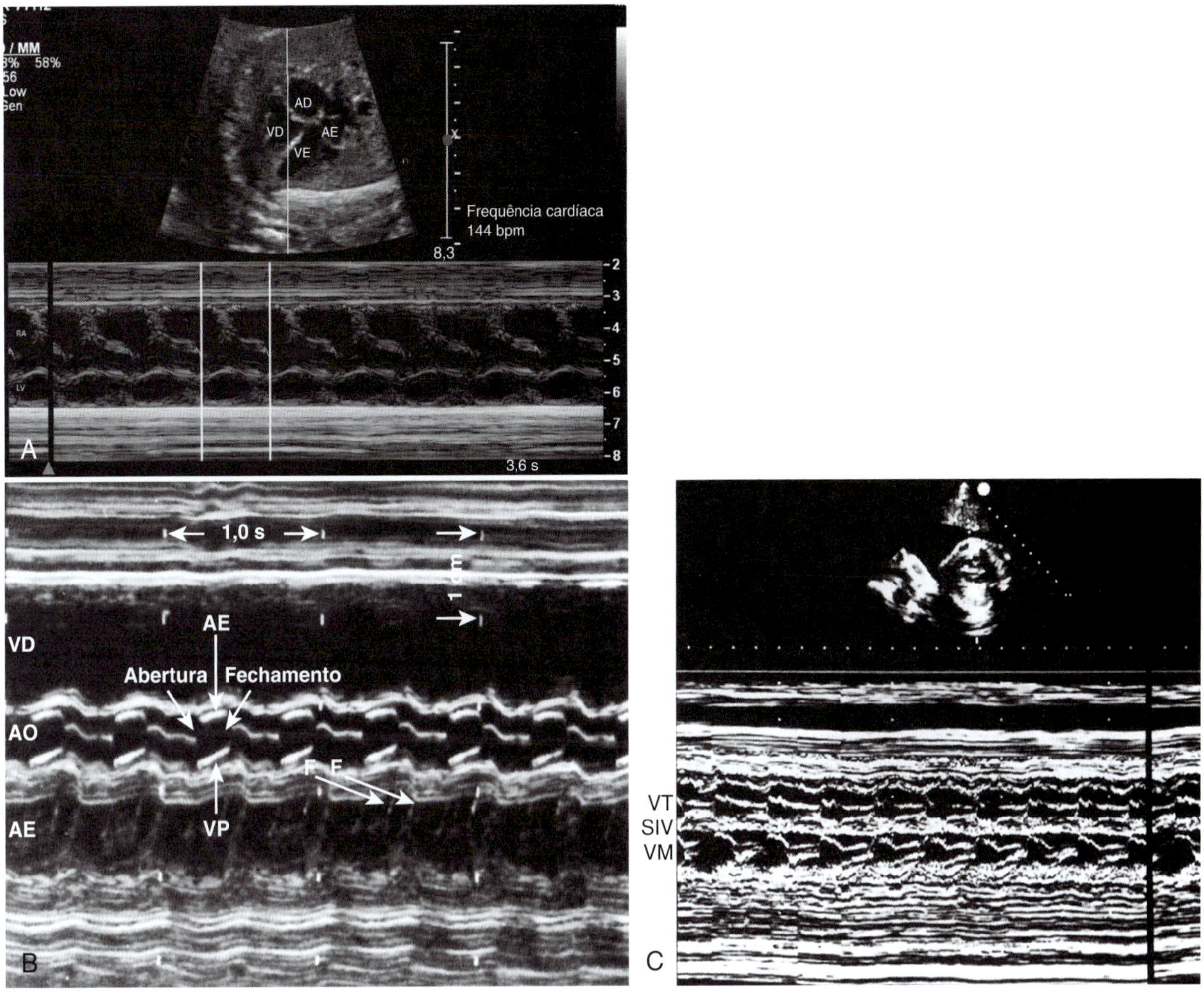

FIG. 37.14 Ecocardiografia em modo-M. (A) O traçado do modo M obtido através do átrio direito *(AD)* e do ventrículo esquerdo *(VE)* mostrando contrações atriais normais seguidas por contrações ventriculares normais. *AE*, Átrio esquerdo; *VD*, Ventrículo direito. **(B)** O traçado do modo-M obtido através da raiz da aorta mostra a abertura e o fechamento da valva da aorta. O retalho foraminal (valva do forame oval) *(F)* pode ser visualizado abrindo-se para o átrio esquerdo *(AE)*. *VA*, válvula anterior da valva aórtica; *AO*, aorta; *VP*, válvula posterior da valva aórtica; *VD*, ventrículo direito. **(C)** O traçado do modo M mostra a abertura e o fechamento da valva atrioventricular esquerda (mitral) *(VM)* e da valva atrioventricular direita (tricúspide) *(VT)*. *SIV*, septo interventricular.

O diagnóstico ultrassonográfico pré-natal de DSA é difícil porque o forame oval patente normal, que permite que o sangue flua do átrio direito para o átrio esquerdo no útero, por si só, representa um DSA. Pode ser difícil distinguir um DSA patológico pequeno do forame oval patente normal. O retalho foraminal, ou *septum primum*, é claramente visualizado no corte das quatro câmaras. Ele apresenta uma configuração de "bolso solto", aparecendo de forma circular ou linear à medida que se abre no átrio esquerdo[52,53] (Fig. 37.21).

O ***septum secundum***, que é espesso e relativamente imóvel, compõe a maior parte do septo interatrial. O forame oval é uma abertura no *septum secundum*. O *septum secundum* e o forame oval são bem visualizados nos cortes de quatro câmaras. O tamanho máximo do forame oval normal difere em 1 mm ou menos do diâmetro da raiz da aorta em todas as idades gestacionais.[54] O **DSA do tipo *ostium secundum*** aparece como um defeito maior que o esperado na porção central do septo interatrial próximo ao forame oval. Alternativamente, pode aparecer como um retalho foraminal deficiente.

Se houver falha na porção inferior do septo interatrial (logo adjacente às valvas AV), deve-se suspeitar de um defeito do ***ostium primum*** (Fig. 37.22). A ultrassonografia com Doppler colorido pode ser útil no diagnóstico de DSA maiores. No entanto, pequenos DSA comumente são obscurecidos pelo fluxo normal através do forame oval pérvio.[55,56]

Um grande *shunt* da direita para a esquerda é fisiológico no útero e, portanto, um DSA geralmente não compromete o feto hemodinamicamente. Após o nascimento, o *shunt* pode causar sobrecarga ventricular direita e hipertensão pulmonar. O fechamento espontâneo de um DSA ocorrerá em aproximadamente dois terços dos pacientes.[57] Pacientes com pequenos DSA podem permanecer assintomáticos até 50 anos.[58]

Defeito do Septo Interventricular

O DSV (ou comunicação interventricular [CIV]) isolado é a anomalia cardíaca mais comum, sendo responsável por 30% dos defeitos cardíacos diagnosticados em recém-nascidos vivos e 9,7% diagnosticados *in utero*.[46,47,59] Os DSV estão associados a outras anomalias cardíacas em 50% dos casos.[60] Dos defeitos cardíacos estruturais, os DSV apresentam a maior taxa de recorrência e a maior associação com exposição a teratógenos. Eles são classificados de acordo com sua posição no septo interventricular (Fig. 37.23) como **DSV membranáceos** ou **musculares** (vias de entrada, trabecular, de saída).[60]

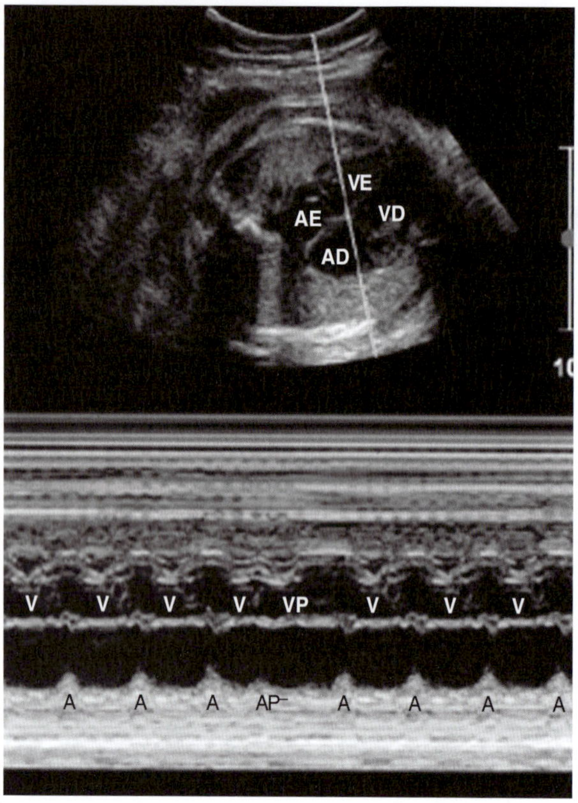

FIG. 37.15 Utilização da ecocardiografia em modo-M para analisar arritmia: contrações atriais prematuras conduzidas. O cursor está posicionado de modo a passar simultaneamente pelo ventrículo esquerdo (*VE*) e pelo átrio direito (*AD*). O traçado do modo M mostra batimentos atriais normais (*A*) seguidos por uma contração atrial prematura (*AP*). Os ventrículos exibem contração ventricular normal (*V*) depois de cada batimento atrial e um batimento prematuro (*VP*) depois da contração atrial prematura. *AE*, átrio esquerdo; *VR*, ventrículo direito.

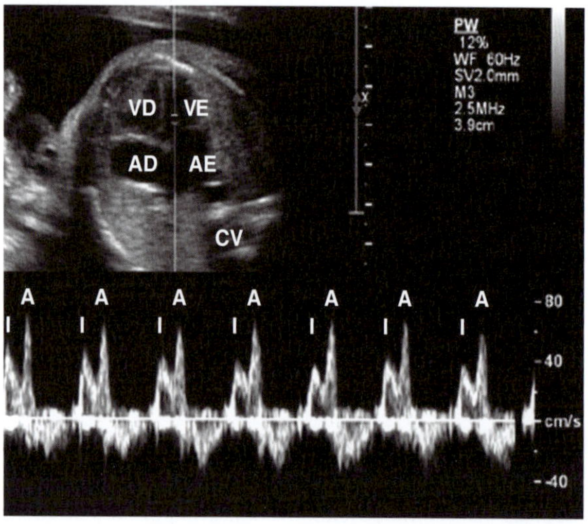

FIG. 37.16 Ultrassonografia com Doppler espectral utilizada para investigar uma valva atrioventricular esquerda (mitral) normal. O volume de amostra do Doppler espectral é colocado em posição distal à valva atrioventricular esquerda no ventrículo esquerdo (*VE*). Observa-se o formato normal da onda relativa à valva atrioventricular esquerda acima da linha de referência, que mostra os picos normais da contração diastólica inicial (*I*) e da contração atrial (*A*). *AE*, átrio esquerdo; *AD*, átrio direito; *VD*, ventrículo direito; *CV*, coluna vertebral.

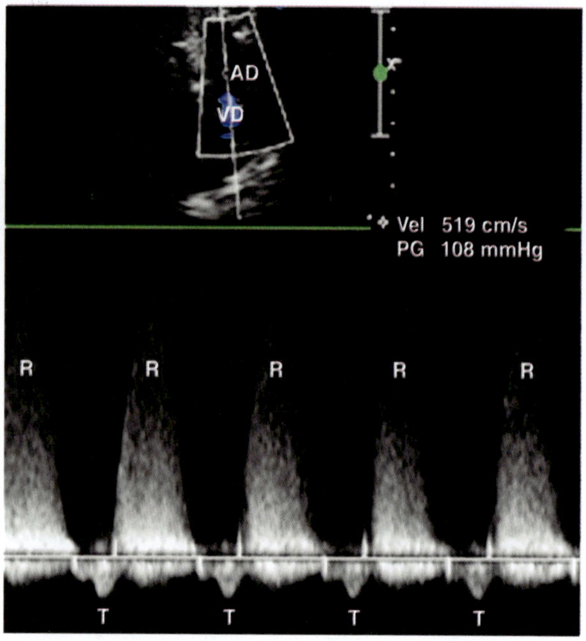

FIG. 37.17 Insuficiência da valva atrioventricular direita (tricúspide). O volume de amostra do Doppler espectral é colocado em posição proximal à valva direita no átrio direito (*AD*). O fluxo regurgitante (*R*) pode ser visto acima da linha de referência. Isso significa que a valva não está fechando completamente durante a sístole e, como consequência, há um fluxo de sangue retrógrado para o interior do átrio direito. *VD*, ventrículo direito; *T*, valva atrioventricular direita (tricúspide).

Cerca de 80% dos DSV ocorrem na porção membranácea do septo.[61] No entanto, como a maioria dos defeitos membranáceos também envolve uma porção do septo muscular, eles são com frequência chamados de **defeitos perimembranáceos**. O corte subcostal de quatro câmaras possibilita uma avaliação excelente do septo interventricular. Na ultrassonografia, o DSV aparece como uma área de descontinuidade no septo interventricular. Quando o defeito é pequeno, esse diagnóstico é problemático, e pelo menos um terço dos DSV não é detectado no corte das quatro câmaras.[21,55,62-66] A imagem ultrassonográfica de Doppler colorido pode melhorar a acurácia diagnóstica de DSV. No entanto, a maioria dos DSV não é detectada na ecocardiografia fetal.[55,66,67] Os pequenos DSV não detectáveis na ecocardiografia em escala de cinza podem ser documentados pela ultrassonografia com Doppler colorido em alguns casos[39] (Fig. 37.24). No contexto de um DSV isolado, a ultrassonografia com Doppler colorido mostra tipicamente *shunt* interventricular bidirecional, com *shunt* sistólico direita-esquerda e *shunt* diastólico tardio esquerda-direita.

O prognóstico para uma criança com um DSV isolado é excelente, e muitos desses defeitos não são detectados. A taxa de fechamento espontâneo dos DSV musculares isolados aos 5 anos de vida é muito maior (65%) do que para os DSV perimembranáceos isolados (20%).[68] No geral, cerca de 40% dos DSV fecham espontaneamente no primeiro ano de vida, e 60% resolvem até os 5 anos de idade.[69-71] No entanto, grandes defeitos detectados no feto estão associados a uma taxa de mortalidade de 84%.[72] Anomalias concomitantes cardíacas, extracardíacas e cromossômicas (trissomias do 13, do 18, do 21 e do 22) estão associadas a pior prognóstico.

Os DSV podem ser extremamente difíceis de diagnosticar no período intrauterino, particularmente quando apresentam tamanho

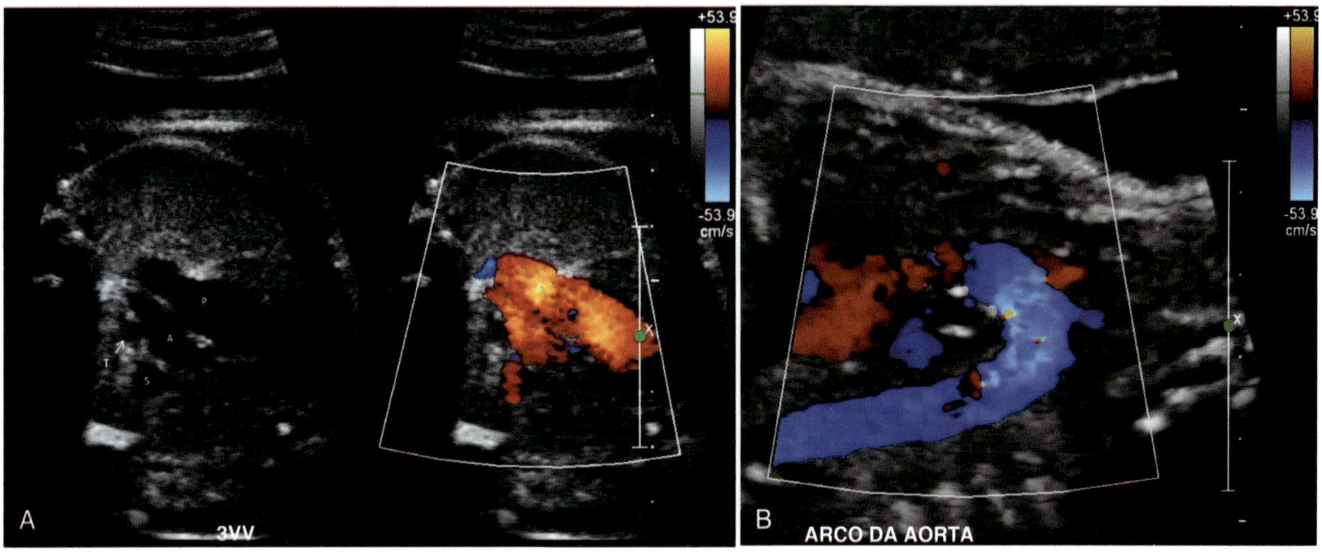

FIG. 37.18 Uso da ultrassonografia com Doppler colorido para avaliar o fluxo sanguíneo normal. (A) A imagem em dupla tela de três vasos (3VV) na ultrassonografia com Doppler colorido mostra fluxo normal através da artéria pulmonar (*P*), da aorta (*A*) e da veia cava superior (*VCS*). **(B)** Ultrassonografia com Doppler colorido mostra fluxo sanguíneo normal através do arco da aorta.

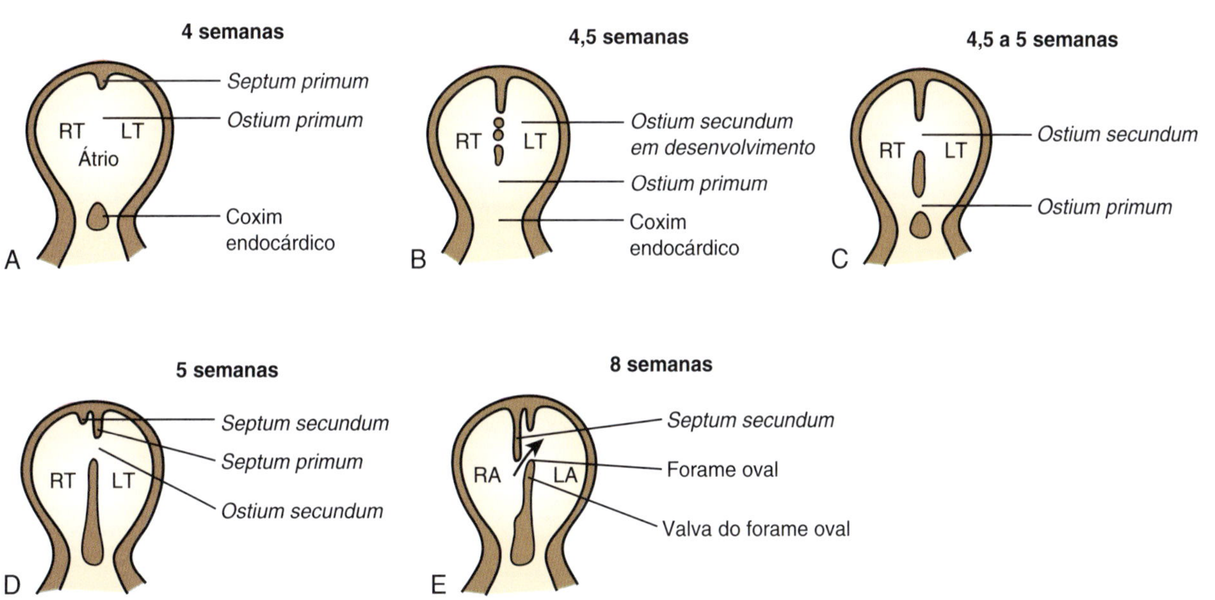

FIG. 37.19 Desenvolvimento do septo intra-atrial (paciente visto de frente). (A) Na gestação de 4 semanas, o *septum primum* é pequeno e há um grande *ostium primum.* **(B)** Na gestação de 4,5 semanas, o aumento no tamanho do *septum primum* resulta na redução do tamanho do *ostium primum.* Surgem perfurações no *septum primum.* **(C)** As perfurações do *septum primum* coalescem para formar o *ostium secundum.* **(D)** Na gestação de 5 semanas, o *septum primum* já se fundiu aos coxins endocárdicos, e o *septum secundum* começa a se desenvolver à direita do *septum primum.* **(E)** Na gestação de 8 semanas, o *septum secundum* já aumentou de tamanho e agora cobre o *ostium secundum.* O sangue flui do átrio direito para o esquerdo através do mecanismo valvar do forame oval.

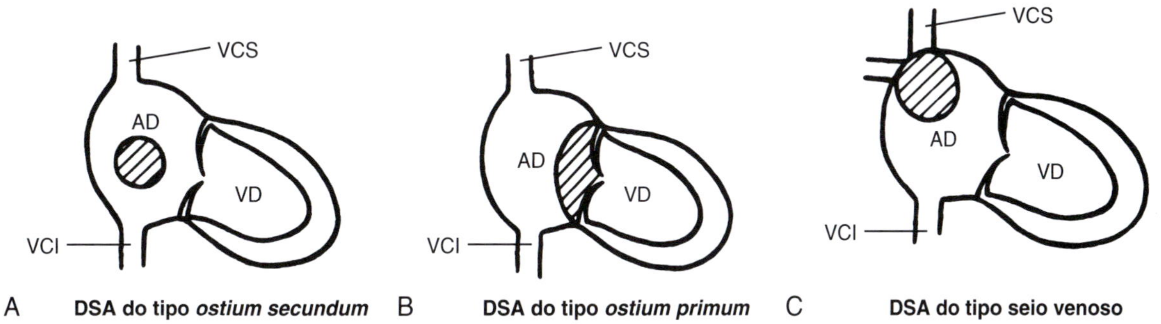

FIG. 37.20 Tipos de defeito do septo interatrial (DSA). Esquema do septo interatrial visto a partir do átrio direito *(AD).* **(A)** DSA do tipo *ostium secundum.* **(B)** DSA do tipo *ostium primum.* **(C)** DSA do tipo seio venoso. *VCI*, veia cava inferior; *VD*, ventrículo direito; *VCS*, veia cava superior.

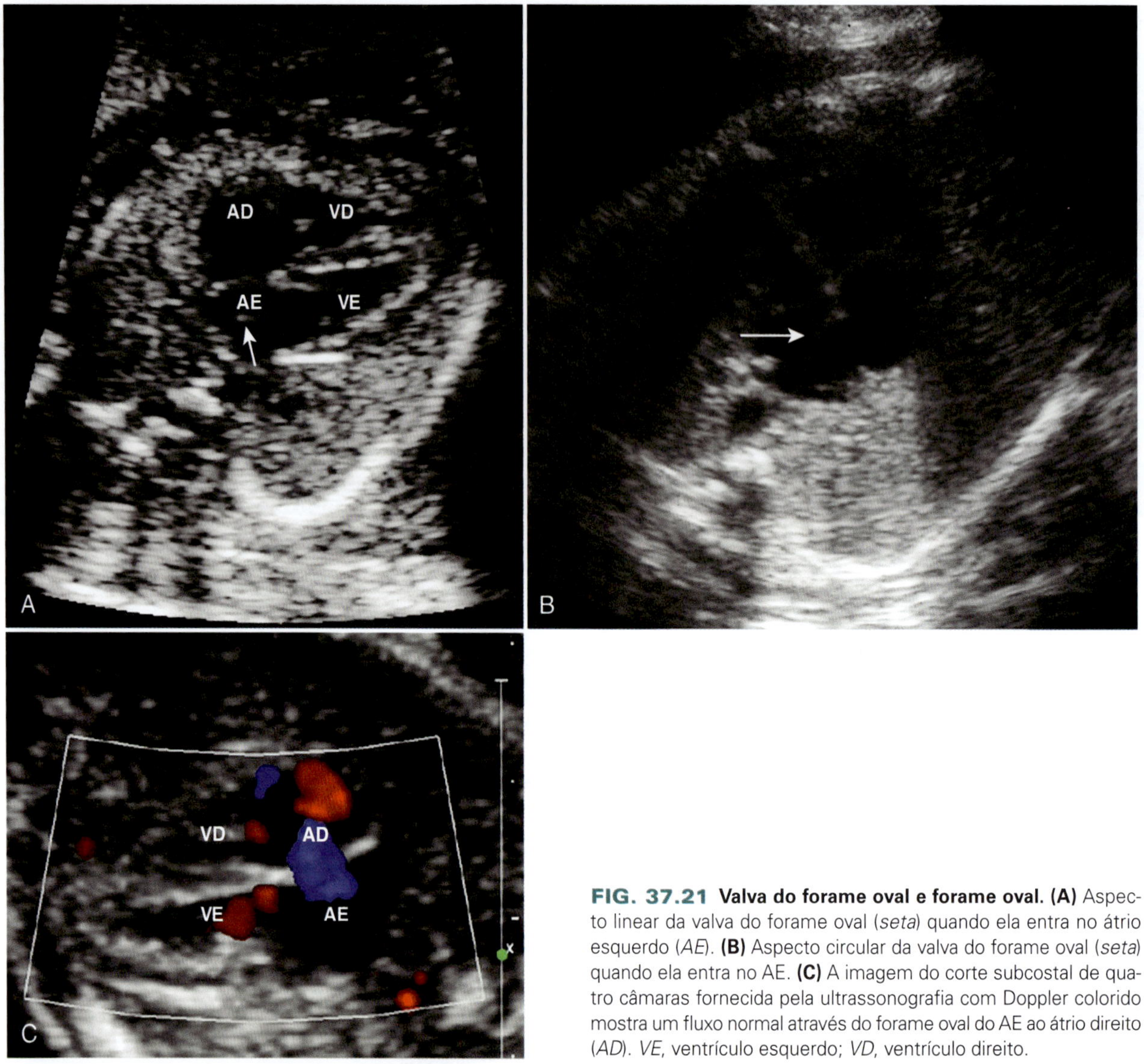

FIG. 37.21 Valva do forame oval e forame oval. (A) Aspecto linear da valva do forame oval (*seta*) quando ela entra no átrio esquerdo (*AE*). **(B)** Aspecto circular da valva do forame oval (*seta*) quando ela entra no AE. **(C)** A imagem do corte subcostal de quatro câmaras fornecida pela ultrassonografia com Doppler colorido mostra um fluxo normal através do forame oval do AE ao átrio direito (*AD*). *VE*, ventrículo esquerdo; *VD*, ventrículo direito.

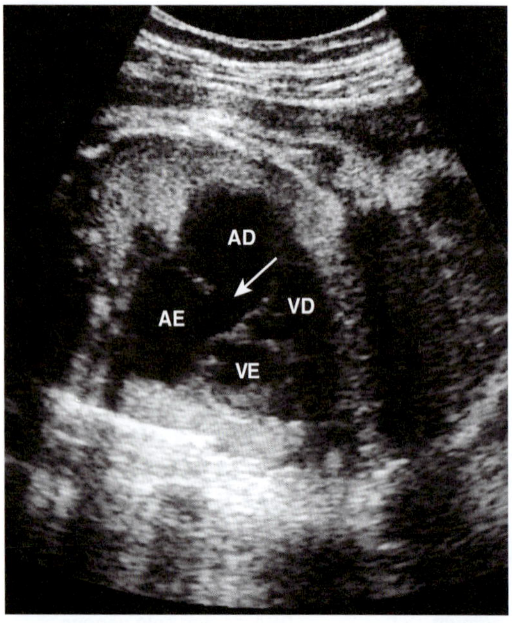

FIG. 37.22 O corte de quatro câmaras mostra **um defeito do septo interatrial do tipo *ostium primum*** *(seta)* em feto com defeito do septo atrioventricular. *AE*, átrio esquerdo; *VE*, ventrículo esquerdo; *AD*, átrio direito; *VD*, ventrículo direito.

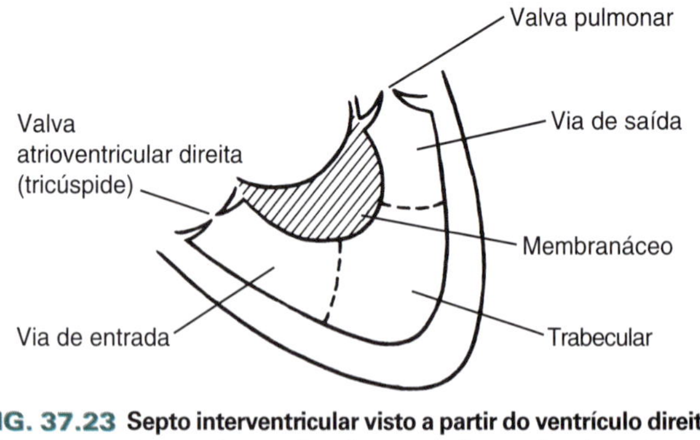

FIG. 37.23 Septo interventricular visto a partir do ventrículo direito. A imagem mostra o septo membranáceo e as três porções do septo muscular (vias de entrada, de saída e trabecular). Os defeitos do septo interventricular podem ocorrer em qualquer uma dessas localizações.

pequenos. Além disso, muitos DSV pequenos serão fechados ainda *in utero* ou logo após o nascimento. Um "pseudo" DSV na porção membranácea do septo pode ser visualizado ao examinar o septo interventricular a partir da vista apical das quatro câmaras. Isso ocorre quando o ângulo de insonação está paralelo ao septo, o que causa um artefato visualizado como uma falha (*dropout*) no septo membranáceo delgado.

Defeito do Septo Atrioventricular

O DSAV refere-se a um espectro de anormalidades cardíacas que engloba vários graus de deficiência dos septos interatrial e interventricular e das valvas atrioventriculares direita e esquerda. Esses defeitos surgem quando os coxins endocárdicos não se fundem de maneira adequada, e eram antigamente denominados **defeitos do coxim endocárdico** ou **defeitos do canal AV**. Quase dois terços dos fetos com DSAV apresentam anomalias cardíacas adicionais.[73-75] Cerca de um terço das anomalias está associado à **isomerismo atrial esquerdo** (ambos os átrios se assemelham anatomicamente ao esquerdo) e, destes, a maioria dos fetos afetados apresenta **bloqueio atrioventricular (BAV) completo.**[72,73] Há associação de anomalias cromossômicas (especialmente **trissomia do 21**) ou extracardíacas em 78% dos fetos com DSA.[72]

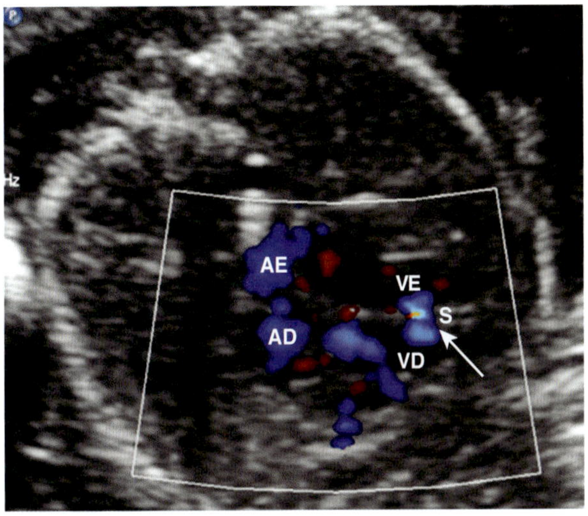

FIG. 37.24 Defeito do septo interventricular (DSV) muscular. Imagem do corte subcostal de quatro câmaras fornecida pela ultrassonografia com Doppler colorido mostra um DSV muscular *(seta)* através do septo interventricular *(S)*. *AE*, átrio esquerdo; *VD*, ventrículo direito; *AD*, átrio direito; *VD*, ventrículo direito.

Embriologicamente, no coração primitivo, o átrio e ventrículo comuns se comunicam através do canal AV. O desenvolvimento dos coxins endocárdicos desencadeia a divisão do único grande canal AV em dois óstios diferentes, que separam os átrios dos ventrículos (Fig. 37.25). Os septos interatrial e interventricular se desenvolvem concomitantemente, dividindo o átrio e o ventrículo único em porções direita e esquerda. Quando os coxins endocárdicos não se fundem adequadamente, o desenvolvimento normal das valvas atrioventriculares direita e esquerda (tricúspide e mitral) não ocorre, e há o surgimento de um DSAV (Fig. 37.26).

DSAV são divididos em forma completa e forma parcial ou incompleta.[76] Em ambas, as valvas AV estão anormais. No **DSAV completo**, existe uma única valva com múltiplas válvulas, enquanto no **DSAV incompleto**, duas válvulas estão conectados por uma faixa estreita de tecido, o que resulta no aparecimento de dois óstios valvares. No DSAV completo, a quantidade de tecido ausente nos septos interatrial e interventricular é variável. A forma incompleta está associada a um DSA tipo do *ostium primum*. Na ecocardiografia fetal, 97% dos DSAV são do tipo completo, embora, após o nascimento, apenas 69% sejam completos.[67,72] A incidência fetal de DSAV é quatro vezes maior do que na população de nascidos vivos, o que indica alta incidência de óbito intrauterino.[46,47,77]

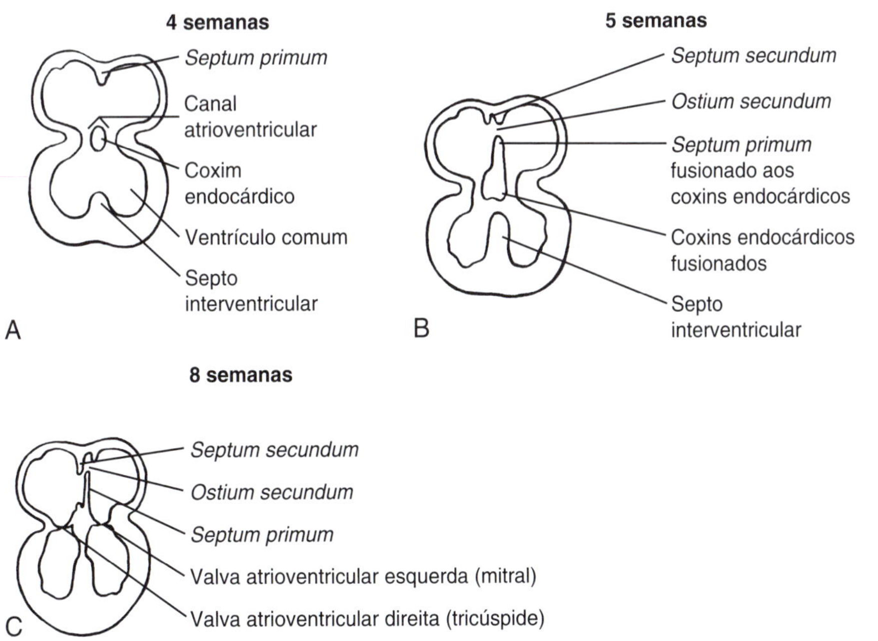

FIG. 37.25 Desenvolvimento normal dos coxins endocárdicos. (A) Na quarta semana, os coxins endocárdicos dividem o canal atrioventricular em dois orifícios. **(B)** Por volta da quinta semana, a comunicação entre os átrios – o *ostium secundum* – é menor. O septo interventricular cresceu e quase oblitera a comunicação entre os ventrículos. **(C)** Na 8ª semana, o desenvolvimento completo dos coxins endocárdicos e das valvas atrioventriculares resulta em quatro câmaras cardíacas distintas.

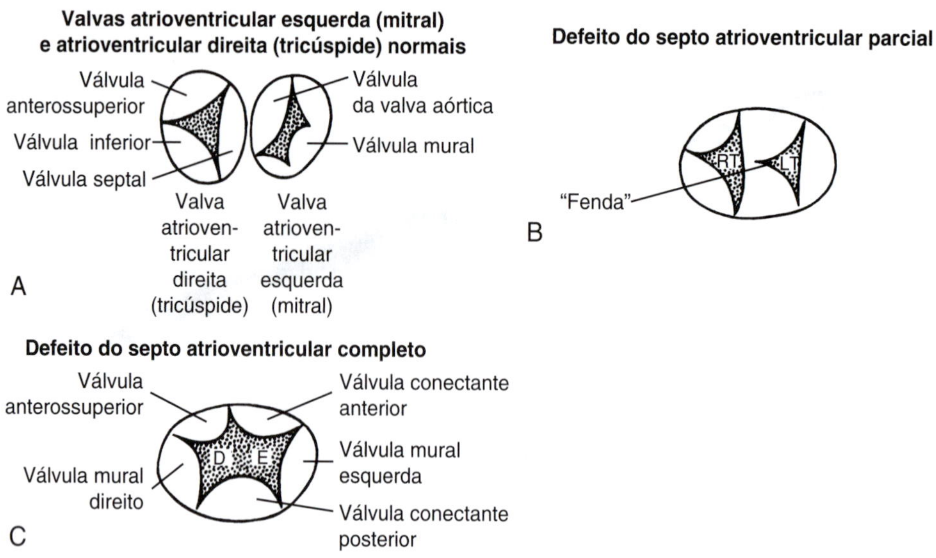

FIG. 37.26 Morfologia das válvulas das valvas. (A) Coração normal. **(B)** Defeito do septo atrioventricular (DSAV) parcial. **(C)** DSAV completo. *E*, Valva esquerda anormal; *D*, Valva direita anormal.

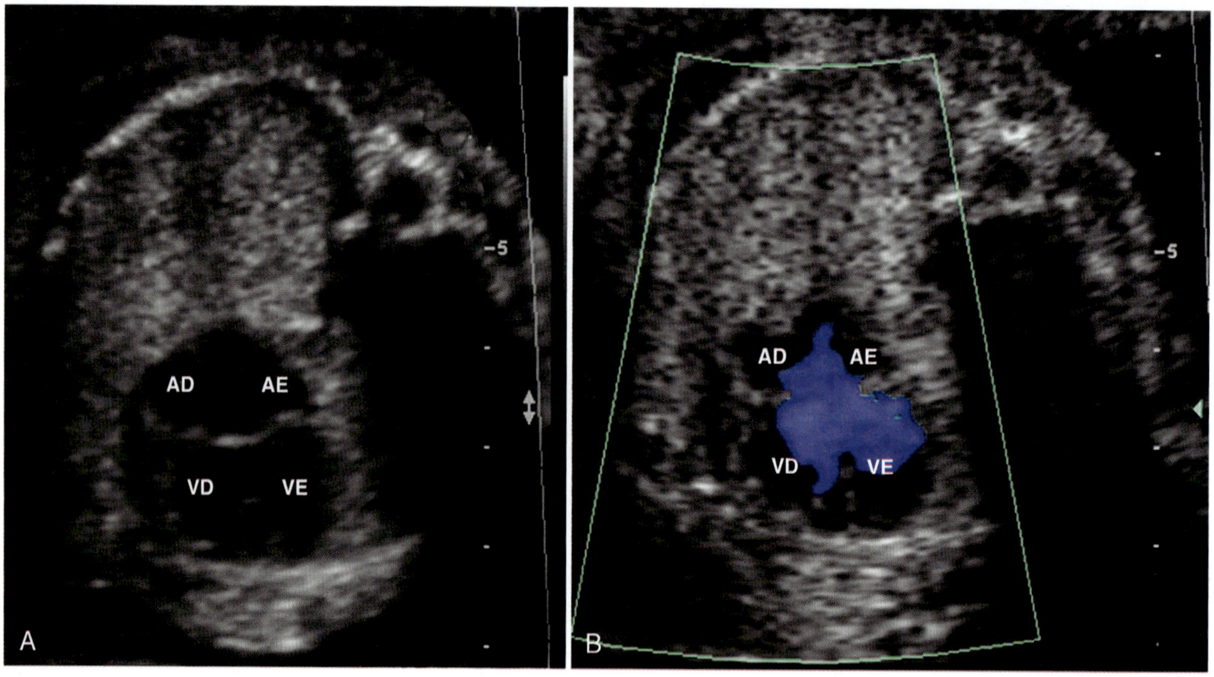

FIG. 37.27 Defeito do septo atrioventricular (DSAV). (A) O corte apical de quatro câmaras mostra a ausência do septo interatrial, que resulta em um átrio grande e único (AD – AE). Observa-se um defeito do septo interventricular entre o ventrículo esquerdo (*VE*) e o ventrículo direito (*VD*). Observa-se também uma valva atrioventricular única com várias válvulas. **(B)** A imagem do corte apical de quatro câmaras fornecida pela ultrassonografia com Doppler colorido mostra o **defeito do septo atrioventricular**. Ver também Vídeo 37.9. *AE*, átrio esquerdo; *AD*, átrio direito.

Os DSAV são considerados **balanceados** quando a junção AV está conectada a ambos os ventrículos direito e esquerdo, de modo que o fluxo sanguíneo se distribui de maneira relativamente uniforme. Se a junção AV estiver conectada com predominância a um dos ventrículos, como no caso do ventrículo esquerdo hipoplásico, utiliza-se o termo **DSAV desbalanceado**.

Na US o defeito no septo interatrial ou interventricular que apresenta associação com uma única valva AV anormal é identificado no corte de quatro câmaras (Fig. 37.27, Vídeo 37.9). Deve-se suspeitar de uma valva anormal quando não ocorre a visualização do deslocamento normal das valvas AV ou quando apenas uma única valva AV é encontrada na vista de eixo curto. A identificação dos dois óstios da valva a diferenciação entre formas completas e incompletas dos DSAV.[62]

A ultrassonografia com Doppler colorido mostra uma área aberta de fluxo através do DSAV e da valva AV anormal. A US com Doppler colorido é particularmente útil na detecção de insuficiência valvar.[78] A **insuficiência valvar holossistólica** está intimamente

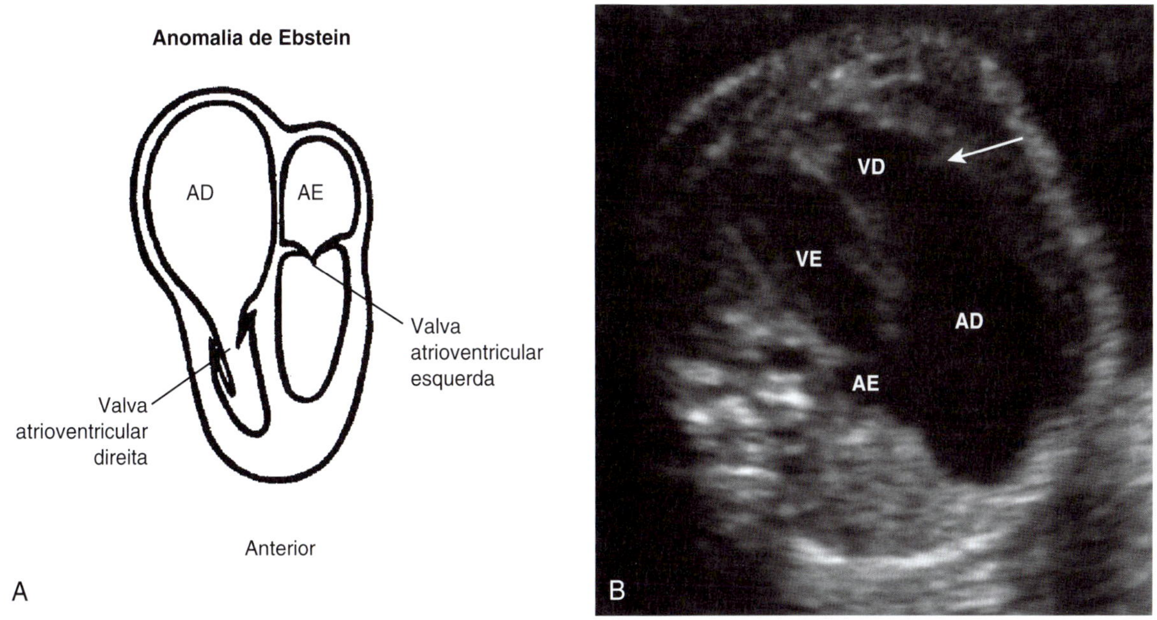

FIG. 37.28 Anomalia de Ebstein. (A) Diagrama mostrando valva atrioventricular direita está deslocada no sentido apical, o que resulta no aumento do átrio direito *(AD)* e um ventrículo direito pequeno e funcional *(VD)*. **(B)** Imagem em escala de cinza mostra a valva atrioventricular direita (*seta*) deslocada inferiormente. Como consequência, o ventrículo direito (*VD*) está "atrializado" e o átrio direito (*AD*) está aumentado. Ver também Vídeo 37.12. *AE*, átrio esquerdo. *VE*, *ventrículo esquerdo.*

associada à **hidropisia fetal** e ao pior prognóstico.[79] Frequentemente, um jato do ventrículo esquerdo para o átrio direito pode ser identificado através do defeito *ostium primum* antes do início da insuficiência valvar holossistólica.[38] As **malformações cardíacas** associadas à DSAV incluem DSA do tipo *septum secundum*, síndrome do coração esquerdo hipoplásico (SCEH), estenose valvar pulmonar, coarctação da aorta e tetralogia de Fallot (TetF). Uma metanálise de casos publicados de DSAV diagnosticada no período pré-natal confirmou que anomalias cromossômicas são comuns, ocorrendo em 25% a 58% dos fetos afetados.[80] Portanto, a cariotipagem é indicada. **Anomalias extracardíacas** associadas são comuns, incluindo **onfalocele, atresia duodenal, atresia traqueoesofágica, fendas faciais, higroma cístico, defeitos do tubo neural** e **rins multicísticos.**[80]

O feto com um DSAV e defeitos associados apresenta mau prognóstico. Quando há hidropisia, poucos sobrevivem ao período neonatal.[81] Apesar dos avanços na cirurgia cardiotorácica pediátrica, o desfecho geral do DSAV diagnosticado antes do nascimento permanece variável, e muitos estudos descrevem taxas de sobrevida de 5 a 15 anos abaixo de 50%.[80,82] Outros estudos descreveram excelentes resultados a longo prazo com técnicas cirúrgicas mais recentes, como a técnica de dois retalhos e fechamento completo da fissura e reparo completo do DSAV.[83]

Anomalia de Ebstein

A anomalia de Ebstein é caracterizada pelo deslocamento inferior da valva atrioventricular direita (tricúspide), frequentemente com **inserções aderidas** aos folhetos, **displasia da valva AV direita** (tricúspide) e displasia ventricular direita[84-88] (Fig. 37.28, Vídeo 37.12). A anomalia de Ebstein representa aproximadamente 7% das anomalias cardíacas na população fetal, com incidência de 0,5% a 1% nas populações de alto risco.[64,89,90] Ocorre em aproximadamente 1 em 20 mil nascidos vivos.[91]

Dados iniciais de estudos retrospectivos tendenciosos sugeriram que o uso de **lítio** durante a gravidez estava associado a um aumento estimado de 500 vezes na incidência de anomalia de Ebstein em fetos expostos.[91-96] Atualmente, está claro que o aumento do risco é menor que 2%.[45,97] A anomalia de Ebstein pode estar associada diversos defeitos cardiovasculares estruturais, particularmente **atresia** ou **estenose pulmonar**,[98] **arritmias** e **anomalias cromossômicas.**[86,99-102]

A anomalia de Ebstein é detectada facilmente no período intrauterino.[99,103] O diagnóstico ultrassonográfico baseia-se na identificação do deslocamento apical da valva atrioventricular direita (tricúspide) no ventrículo direito, aumento do átrio direito contendo uma porção do **ventrículo direito "atrializado"** e redução do tamanho do ventrículo direito funcional. O diagnóstico diferencial inclui a displasia valvar atrioventricular direita, a **anomalia de Uhl** e o aumento idiopático do átrio direito, mas nenhum deles apresenta deslocamento da valva atrioventricular direita inferiormente, que constitui o sinal mais confiável da anomalia de Ebstein. A anomalia de Ebstein é um dos poucos defeitos estruturais que podem causar **disfunção cardíaca** substancial *in utero*, frequentemente com cardiomegalia, hidropisia e taquiarritmias.[86] A ultrassonografia com Doppler espectral colorido é útil para demonstrar a **regurgitação da valva atrioventricular direita** (tricúspide), que causa aumento adicional do átrio e do ventrículo direito.[104] Inserções distais conectadas da valva atrioventricular direita (tricúspide), aumento acentuado do átrio direito e compressão ventricular esquerda com estreitamento da via de saída pulmonar estão associados a um prognóstico ruim.[86] Fetos diagnosticados com anomalia de Ebstein e displasia atrioventricular direita (tricúspide) apresentam prognóstico ruim, com mortalidade perinatal total (morte fetal ou morte antes da alta neonatal) de 45%.[105]

Arritmias, particularmente as **taquicardias supraventriculares** (TSV), são comuns na anomalia de Ebstein e podem comprometer ainda mais o feto. Em geral, a taxa de mortalidade de 3 meses para pacientes diagnosticados no útero é de 80%.[86,103] A correção cirúrgica da anomalia de Ebstein em crianças pequenas está associada à baixa taxa de mortalidade e excelente qualidade de vida.[106-108] Assim

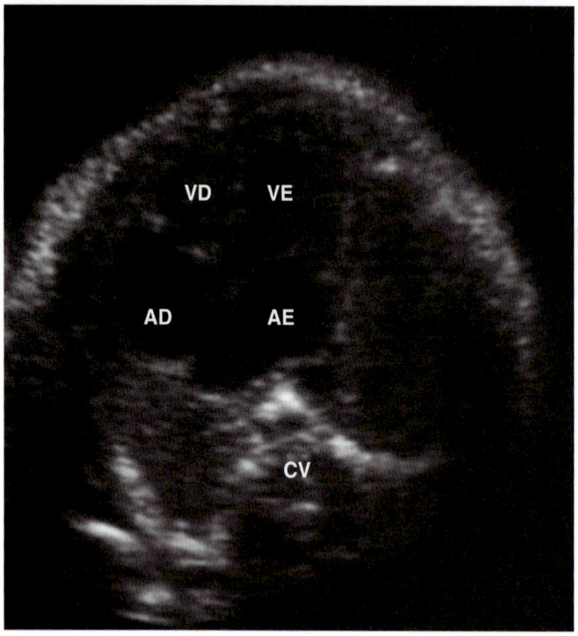

FIG. 37.29 Ventrículo direito hipoplásico. O corte apical de quatro câmaras mostra a câmara pequena do ventrículo direito (VD). Ver também Vídeo 37.11. *AE, átrio esquerdo; VE, ventrículo esquerdo; AD, átrio direito; CV, coluna vertebral.*

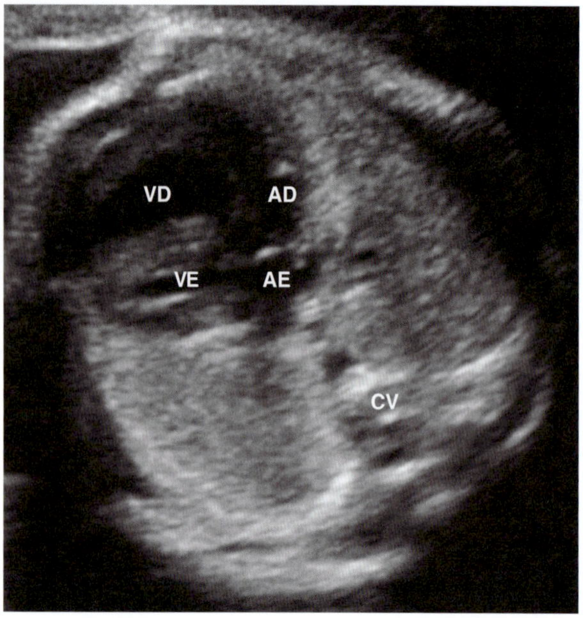

FIG. 37.30 Síndrome do coração esquerdo hipoplásico. O átrio esquerdo *(AE)* e o ventrículo esquerdo *(VE)* apresentam-se pequenos. Ver também Vídeo 37.10. *AD*, átrio direito; *VD*, ventrículo direito; *CV*, coluna vertebral.

como o quadro clínico, as opções de tratamento e o prognóstico são inconsistentes e o manejo caso a caso é variável.[109]

Ventrículo Direito Hipoplásico

Em geral, o ventrículo direito hipoplásico ocorre secundariamente à **atresia pulmonar com septo interventricular intacto**. Apresenta incidência de 1,1% entre os natimortos.[46] A **atresia da valva atrioventricular direita** (tricúspide) pode estar associada ao ventrículo direito hipoplásico, mas isso não é tão comum.[110] Fisiopatologicamente, a hipoplasia do ventrículo direito se desenvolve devido à redução no fluxo sanguíneo secundária à impedância de influxo devido à atresia da valva atrioventricular direita (tricúspide) ou à impedância de saída da atresia arterial pulmonar. Os achados ultrassonográficos típicos incluem um pequeno ventrículo direito hipertrófico e uma artéria pulmonar pequena ou ausente[110] (Fig. 37.29, Vídeo 37.11). A ultrassonografia com Doppler espectral pode ser útil para demonstrar a diminuição do fluxo através da valva atrioventricular direita (tricúspide) ou da artéria pulmonar. Insuficiência cardíaca congestiva e hidropisia podem se desenvolver a partir da regurgitação da valva atrioventricular direita (tricúspide). Após o nascimento, o fechamento do ducto arterioso frequentemente resulta em morte neonatal. O prognóstico melhora com a infusão de prostaglandinas no período pré-operatório para manter a patência do ducto.[111]

Síndrome do Coração Esquerdo Hipoplásico

Na **síndrome do coração esquerdo hipoplásico**, a cavidade ventricular esquerda apresenta-se patologicamente com tamanho reduzido. A SCEH constitui aproximadamente 7% a 9% de todas as lesões cardíacas congênitas.[112] Há predominância masculina de 2:1 e risco de recorrência de 0,5%.[112,113] O pequeno ventrículo esquerdo resulta da diminuição do fluxo sanguíneo que entra e sai dele. As anormalidades primárias incluem **atresia aórtica, estenose aórtica** e **atresia valvar atrioventricular esquerda (mitral)**. Está associada à coarctação da aorta em 80% dos casos.[114] A característica ultrassonográfica primária da SCEH é um pequeno ventrículo esquerdo (Fig. 37.30, Vídeo 37.10). A valva atrioventricular esquerda (mitral) geralmente está hipoplásica ou atrésica, assim como a aorta.[115] A ultrassonografia com Doppler colorido é extremamente útil no quadro de SCEH, pois geralmente mostra a ausência de fluxo nas valvas atrioventricular esquerda (mitral) e aórtica.[39]

Há 30 anos, esta síndrome apresentava um prognóstico extremamente ruim, com 25% de taxa de mortalidade na primeira semana de vida e a maioria dos recém-nascidos/lactentes não tratados morrendo em 6 semanas.[116] Cuidados de conforto eram realizados, mas pouco poderia ser feito para prolongar a sobrevida. Atualmente, espera-se que até 70% dos recém-nascidos com SCEH atinjam a idade adulta graças aos avanços nas técnicas cirúrgicas, manejo perioperatório e cuidados pós-operatórios.[117] O diagnóstico pré-natal da SCEH é benéfico para prevenir o choque ductal e manter os recém-nascidos/lactentes afetadas estáveis no período pré-operatório.[118-120] Fluxo sanguíneo monofásico através da valva atrioventricular esquerda (mitral), fluxo restrito ou ausente através do forame oval e fluxo retrógrado através da aorta são considerados sinais de mau prognóstico *in utero*. Apesar dos avanços significativos no tratamento clínico e cirúrgico nos últimos 30 anos, estudos de acompanhamento indicam que as crianças com SCEH geralmente apresentam grandes atrasos de desenvolvimento[121] e desempenho motor diminuído, mesmo após o transplante cardíaco.[122] Uma metanálise recente descobriu que, embora os déficits permaneçam, ocorreu melhora substancial no neurodesenvolvimento nos últimos 20 anos em pacientes com SCEH corrigida cirurgicamente.[123]

Coração Univentricular

No coração univentricular, dois átrios para um único ventrículo por meio de duas valvas AV ou uma valva AV comum. O coração univentricular é raro, representando aproximadamente 2% das CC.[47] Resulta da falha de desenvolvimento do septo interventricular. A câmara única apresenta morfologia do ventrículo esquerdo em

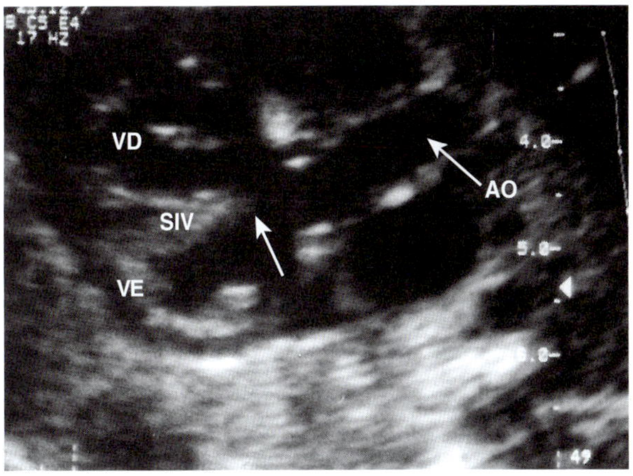

FIG. 37.31 Tetralogia de Fallot. A aorta (*AO*) cavalga tanto o ventrículo direito (*VD*) quanto o ventrículo esquerdo (*VE*). Observa-se também um defeito no septo interventricular (*setas*). Ver também Vídeo 37.13. *SIV*, septo interventricular.

85% dos casos.[124] Anomalias cardíacas associadas são comuns,[125] havendo ocorrência de **asplenia** ou **poliesplenia** em 13%.[126] Ultrassonograficamente, observa-se um único ventrículo com ausência do septo interventricular. A US com Doppler é útil para determinar se a via de saída presente está normal. Um ventrículo acessório não funcional e rudimentar pode estar presente em alguns casos. O diagnóstico diferencial inclui um grande DSV e ventrículo direito ou esquerdo hipoplásico.

Pacientes com estenose da via de saída apresentam mau prognóstico.[127] A morte geralmente é causada por insuficiência cardíaca congestiva ou arritmia.[77] Bandas e desvios da artéria pulmonar produzem uma taxa de sobrevida em 5 anos de 70%. A septação ventricular apresenta taxa de sobrevida pós-operatória de aproximadamente 56%.[125,128] A literatura mais recente indica que continua a haver uma alta taxa de mortalidade associada à presença de coração univentricular após a correção cirúrgica, com sobrevida de 8 anos após a **derivação de Blalock-Taussig modificada** de apenas 68%.[129] Após uma **conexão cavopulmonar bidirecional de Glenn**, a sobrevida em 8 anos é discretamente mais alta, de 74%.[130]

Tetralogia de Fallot

A **tetralogia de Fallot** consiste em (1) DSV, (2) "cavalgamento" da aorta, (3) hipertrofia do ventrículo direito e (4) estenose da via de saída do ventrículo direito (Fig. 37.31, Vídeo 37.13). É responsável por 5% a 10% das CC em nascidos vivos[46] e está associada a diversas anomalias cardíacas, extracardíacas e cromossômicas.[72] Um estudo de 129 fetos diagnosticados *in utero* com tetralogia de Fallot (TetF) descreveu anomalias cardíacas adicionais em 57% deles, anomalias extracardíacas em 50% e anomalias cromossômicas em 49%. A translucência nucal no primeiro trimestre estava acima do percentil 95 em 47% dos fetos.[131]

A TetF ocorre quando o **cone do septo** (septo infundibular) está localizado muito anteriormente, dividindo o infundíbulo em uma porção ventricular direita menor anterior e uma parte posterior maior. O fechamento do septo interventricular está incompleto, fazendo com que a aorta se sobreponha a ambos os ventrículos.[132] O DSV geralmente ocorre na porção perimembranácea do septo. A hipertrofia ventricular direita raramente ocorre no útero, mas a aorta principal é visualizada de forma confiável.[133,134] É possível encontrar **atresia ou estenose pulmonar,** ou a **artéria pulmonar dilatada** secundária à ausência da valva. O diagnóstico de TetF tem sido realizado antes da 15ª semana de gestação por meio de ultrassonografia transvaginal.[33] A US com Doppler colorido é útil para fazer o diagnóstico de TetF.[135]

O neonato com a forma clássica de TetF que manifesta estenose pulmonar em vez de atresia pulmonar geralmente apresenta-se assintomático ao nascer, mas desenvolve cianose e sopro nas primeiras semanas de vida. O reparo primário precoce da TetF é rotineiramente realizado com baixas taxa de mortalidade cirúrgica e taxa de morbidade pós-operatória.[136] Casos típicos de TetF são reparados aos 4 a 6 meses de idade, com quase 90% de sobrevida em 1 ano.[137] Pacientes que sobreviveram à cirurgia precoce (antes dos 5 anos de idade) apresentam sobrevida de 32 anos em 90% dos casos.[138] A ocorrência de insuficiência cardíaca congestiva no feto ou no recém-nascido com TetF está associada à taxa de mortalidade de 17% a 41%.[139,140]

Tronco Arterioso

O tronco arterioso *(truncus arteriosus)* é responsável por 1,3% das anomalias cardíacas fetais e é caracterizado por um único grande vaso que origina-se a partir da base do coração. Esse vaso supre as artérias coronárias e as circulações pulmonar e sistêmica. Anomalias da aorta ocorrem em 20% e anomalias não cardíacas em 48% dos pacientes com *truncus arteriosus*.[141] Em quase todos os pacientes, existe um DSV. A **valva troncular** pode apresentar entre duas e seis válvulas e, em geral, sobrepõe-se ao septo interventricular . Quatro tipos de *truncus arteriosus* foram identificados por **Collett e Edwards,**[142] da seguinte forma:

- O **tipo I** é constituído por uma artéria pulmonar que se bifurca nos ramos direito e esquerdo depois de originada a partir da porção ascendente do vaso troncular.
- O **tipo II** é constituído por artérias pulmonares direita e esquerda que se originam separadamente do tronco posterior.
- O **tipo III** é constituído por artérias pulmonares que se originam a partir das laterais do tronco proximal.
- O **tipo IV** é constituído por vasos colaterais sistêmicos da aorta descendente como a fonte de fluxo.

No corte de quatro câmaras e no corte da via de saída, identifica-se uma **artéria troncular** grande e única com cavalgamento do septo interventricular e DSV associado (Fig. 37.32). Esta anomalia tem sido diagnosticada já na 13ª semana.[34] A US com Doppler colorido é particularmente útil no contexto do *truncus arteriosus*, porque viabiliza a localização acurada das artérias pulmonares e detecta rapidamente a insuficiência valvar troncular. Na década de 1980, o prognóstico era ruim, havendo uma taxa de mortalidade geral de 70%.[141] Estudos mais recentes indicaram que a sobrevida por 10 a 20 anos é excelente para crianças submetidas a reparo completo do *truncus arteriosus*.[143] No entanto, esses pacientes continuam apresentando comorbidades significativas durante toda a infância, com déficits significativos na tolerância ao exercício e no estado funcional geral.[144]

Ventrículo Direito com Via de Saída Dupla

Ventrículo direito com saída dupla (VDSD) representa menos de 1% de todas as doenças cardíacas congênitas e ocorre quando mais de 50% da aorta e da artéria pulmonar originam-se do ventrículo direito.[145,146] O VDSD é classificado em três tipos:

- Aorta em posição posterior e à direita da artéria pulmonar
- Aorta e artéria pulmonar paralelas, estando a aorta à direita (tipo **Taussig-Bing**)
- Aorta e artéria pulmonar paralelas, estando a aorta anterior e à esquerda

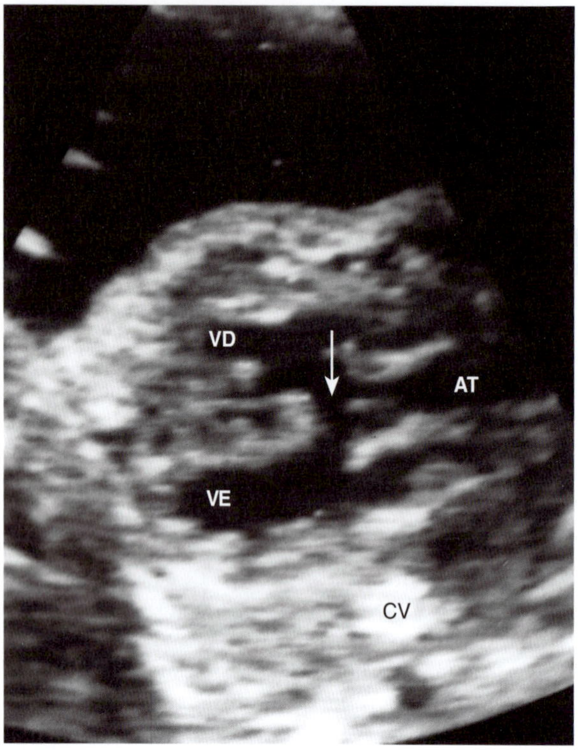

FIG. 37.32 ***Truncus arteriosus.*** A artéria troncular única (*AT*) cavalga tanto o ventrículo direito (*VD*) quanto o ventrículo esquerdo (*VE*). Há um defeito do septo interventricular (*seta*). A artéria pulmonar não foi visualizada, o que ajuda a diferenciar o *truncus arteriosus* da tetralogia de Fallot. *CV*, coluna vertebral.

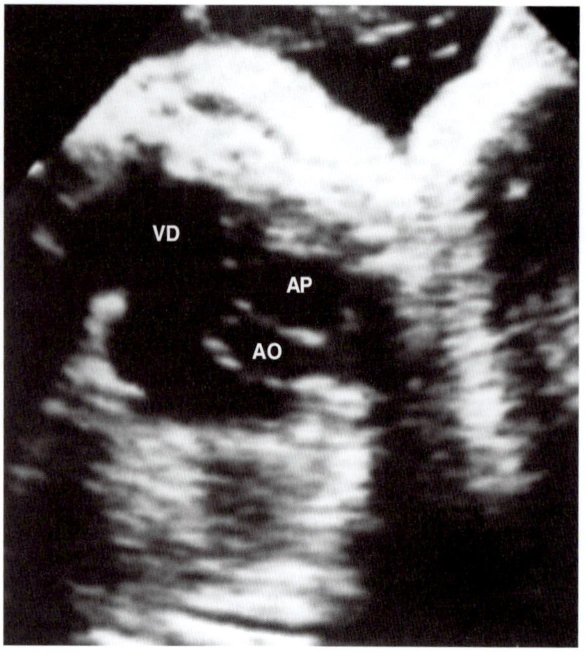

FIG. 37.33 Ventrículo direito com via de saída dupla. A aorta *(AO)* e a artéria pulmonar *(AP)* originam-se a partir do ventrículo direito *(VD)* em uma conformação paralela.

O VDSD está associado a outros defeitos cardíacos (particularmente DSV), vários defeitos extracardíacos, anomalias cromossômicas fetais, diabetes materno e consumo materno de álcool.[5,146,147] Quando há intervenção cirúrgica, foi descrita uma sobrevida de 10 anos de até 97%.[145] Um estudo mais recente relatou cerca de 94% de sobrevida global em 5 anos após a correção cirúrgica.[148] Quando anomalias extracardíacas ou cromossômicas estão presentes, o prognóstico é ruim, havendo 69% de mortalidade quando o diagnóstico de VDSD é realizado no útero.[147] Ultrassonograficamente, a aorta e a artéria pulmonar originam-se predominantemente do ventrículo direito (Fig. 37.33). O diagnóstico diferencial inclui a transposição dos grandes vasos e tetralogia de Fallot.

Transposição das Grandes Artérias

A transposição das grandes artérias (TGA) é subdividida em dois tipos: (1) completa ou **dextrotransposição** (D-TGA) em 80% e (2) congenitamente corrigida ou **levotransposição** (L-TGA) em 20% dos fetos que apresentam a transposição. Nos dois tipos, ocorre **discordância ventriculoarterial** (a aorta origina-se do ventrículo direito e a artéria pulmonar origina-se do ventrículo esquerdo.) A **transposição completa** (D-TGA) é definida como **concordância atrioventricular** (os átrios e os ventrículos estão corretamente pareados) com discordância ventriculoarterial (V-A) (Fig. 37.34). Esta forma é a responsável por 5,5% das doenças cardíacas na população fetal.[47] A D-TGA também é classificada em dois tipos, dependendo da ausência (70%) ou da presença de um DSV. Diversas anomalias cardíacas estão associadas à D-TGA, incluindo a **estenose pulmonar**, que raramente ocorre na ausência de um DSV. Em 8% dos casos, outros sistemas de órgãos estão envolvidos. Anomalias cromossômicas não estão comumente associadas à TGA.

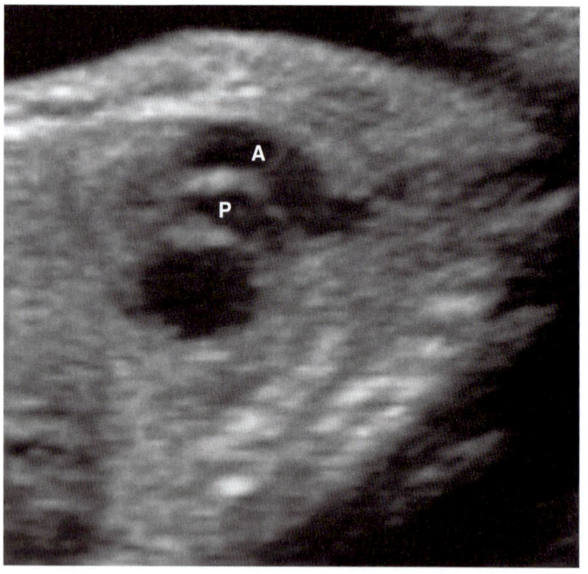

FIG. 37.34 Transposição completa das grandes artérias. A aorta *(A)* está em posição anterior à artéria pulmonar *(P)*. Este arranjo anormal resulta em ambas as embarcações correndo paralelas umas às outras nesta visão de eixo curto.

Na D-TGA, a aorta origina-se a partir do ventrículo direito, recebe sangue sistêmico e retorna à circulação sistêmica. A artéria pulmonar origina-se a partir do ventrículo esquerdo, recebe sangue venoso pulmonar e retorna aos pulmões. Em geral, a raiz da aorta encontra-se em uma posição anterior e ligeiramente à direita da via de saída pulmonar. Com o fechamento do canal arterial e forame oval após o nascimento, essa condição é incompatível com a vida, a menos que um *shunt* (desvio) associado permita a mistura das circulações direita e esquerda.

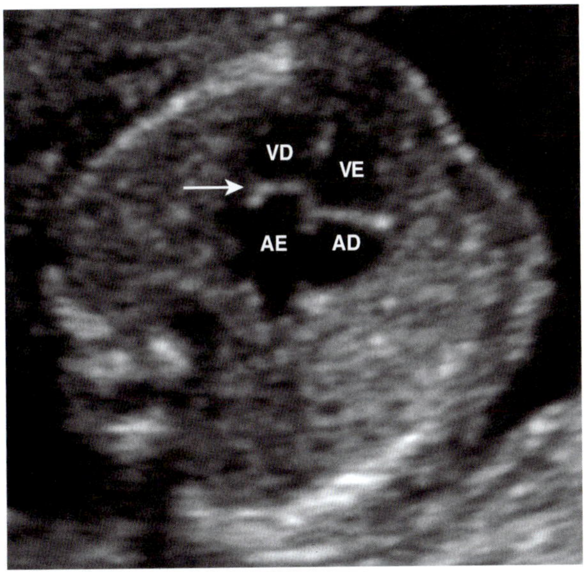

FIG. 37.35 Transposição das grandes artérias corrigidas congenitamente. Um corte apical de quatro câmaras mostra o ventrículo direito (*VD*) morfológico e o ventrículo esquerdo morfológico (*VE*) situados em lados incorretos do coração. Essa anormalidade é evidenciada pela identificação da inserção (*seta*) das válvulas da valva atrioventricular do lado esquerdo do coração em posição mais apical que a inserção das válvulas da valva atrioventricular situada no lado direito. *AE,* átrio esquerdo; *AD,* átrio direito.

O diagnóstico ultrassonográfico depende da evidenciação dos grandes vasos saindo do coração paralelamente, em vez da forma cruzada normal. Essa alteração é encontrada em um corte do eixo longo ou do eixo curto dos grandes vasos. O corte de três vasos também é útil porque apenas um grande vaso (aorta) normalmente é visualizado nesse nível, neste quadro clínico.

A maioria dos neonatos com D-TGA necessita de tratamento imediato. Inicialmente, cria-se um *shunt* (desvio) temporário antes do tratamento definitivo, frequentemente por meio do procedimento de troca arterial. Havendo a intervenção cirúrgica, a sobrevida esperada em 12 meses pode ser de 80%.[149] A intervenção precoce (dentro dos 3 primeiros dias de vida) ao usar a **cirurgia de troca arterial** (*arterial switch operation*) é ótima e está associada a uma mortalidade operatória abaixo de 2%. A partir de então, há maior morbidade e aumento dos custos diariamente.[150]

A **transposição corrigida** (L-TGA) é caracterizada por discordância AV com discordância VA (Fig. 37.35). É Representa 1% das cardiopatias congênitas e 20% dos casos de TGA fetal.[47] A aorta, que se origina do ventrículo direito morfológico localizado do lado esquerdo, está posicionada anterior e à esquerda da artéria pulmonar. A artéria pulmonar origina-se do ventrículo esquerdo morfológico que está localizado do lado direito. DSV e estenose pulmonar ocorrem em aproximadamente metade dos casos.[124,151] Malformação e deslocamento inferior da valva tricúspide morfológica podem ser encontrados. Fisiopatologicamente, o fluxo de sangue através do coração para as circulações pulmonar e sistêmica é normal, embora o ventrículo direito morfológico esteja à esquerda e o ventrículo esquerdo morfológico à direita.

O diagnóstico ultrassonográfico baseia-se na visualização do arranjo paralelo dos grandes vasos, semelhante a D-TGA. A diferenciação entre D-TGA e L-TGA requer a identificação dos ventrículos direito e esquerdo morfológicos. A **banda moderadora** será encontrada no lado esquerdo anatômico. Além disso, a valva atrioventricular direita (tricúspide) estará situada no lado esquerdo anatômico, de forma que a sua válvula septal mais apical deve ser identificada. Defeitos cardíacos associados são comuns e diversos, incluindo DSV, estenose pulmonar ou atresia, DSA, VDSD, anomalias da valva atrioventricular direita (tricúspide), dextrocardia, mesocardia e *situs inversus*. O **BAV fetal** é comum na presença de TGA.[152]

Se não houver anomalias cardíacas associadas, os pacientes com TGA corrigida podem permanecer assintomáticos durante toda a vida.

Retorno Venoso Pulmonar Anômalo

O RVPA pode ser dividido em dois subgrupos: **retorno venoso pulmonar anômalo total** (RVPAT), no qual nenhuma veia pulmonar drena para o átrio esquerdo e **retorno venoso pulmonar anômalo parcial** (RVPAP), no qual pelo menos uma das veias pulmonares apresenta conexão anômala. O RVPAT constitui 2,3% dos casos de cardiopatias congênitas.[153,154] Os quatro tipos de vias anômalas são:

1. As veias pulmonares que drenam para uma veia vertical que desemboca na veia inominada e, a seguir, dentro da VCS.
2. As veias pulmonares que drenam para o seio coronário e então para o átrio direito.
3. As veias pulmonares que drenam diretamente para o átrio direito.
4. A veia pulmonar que drena para a veia porta e então para a VCI através do ducto venoso.

Embriologicamente, acredita-se que o RVPAT é resultante de uma falha na obliteração das ligações normais entre a veia pulmonar primitiva e as veias esplâncnica, umbilical, vitelina e cardinal. O RVPAT está associado aos DSAV e às síndromes de **poliesplenia** e **asplenia**.

O diagnóstico ultrassonográfico do RVPAT é difícil porque as veias anômalas geralmente são extremamente pequenas e com trajeto muito variável. Com frequência, o primeiro sinal de retorno venoso pulmonar anômalo é a discreta proeminência da artéria pulmonar e do ventrículo direito, caso em que uma busca cuidadosa das quatro veias pulmonares normais deve ser realizada.[155] Esse exame pode ser complicado porque as duas veias pulmonares inferiores geralmente são mais difíceis de visualizar do que as duas veias superiores, mesmo em um coração fetal normal. A ultrassonografia com Doppler colorido e espectral são úteis para documentar a anatomia venosa pulmonar normal e para detectar e acompanhar as conexões anômalas (Fig. 37.36).

O diagnóstico de RVPAT é suspeitado quando as veias pulmonares não são observadas entrando no átrio esquerdo (Fig. 37.37). O átrio esquerdo com tamanho reduzido devido à diminuição do retorno sanguíneo e da ausência de conexão normal da veia pulmonar comum no átrio esquerdo também é sugestivo de RVPAT. Aproximadamente um terço dos pacientes com RVPAT apresenta anomalias cardíacas associadas.[156] O **isomerismo atrial direito** é comum. As anomalias extracardíacas associadas incluem má rotação intestinal e hepática e estômago da linha média.[157,158] O RVPAT desencadeia um distúrbio hemodinâmico mínimo no útero, embora ocasionalmente ocorra hidropisia. Se não tratada, a maioria das crianças morre antes de completar 1 ano de idade.[133] Embora o RVPAP também tenha sido diagnosticado no útero, o diagnóstico é mais difícil e só pode ser realizado quando as veias pulmonares são visualizadas entrando no átrio esquerdo, bem como no átrio direito ou em uma via acessória ao átrio direito.[159] O RVPA está associado a altas taxas de morbidade e mortalidade, em grande parte devido à alta incidência de anomalias cardíacas adicionais.[157,159] A correção cirúrgica do RVPAT está associada a uma taxa de mortalidade cirúrgica de quase 20%.[160]

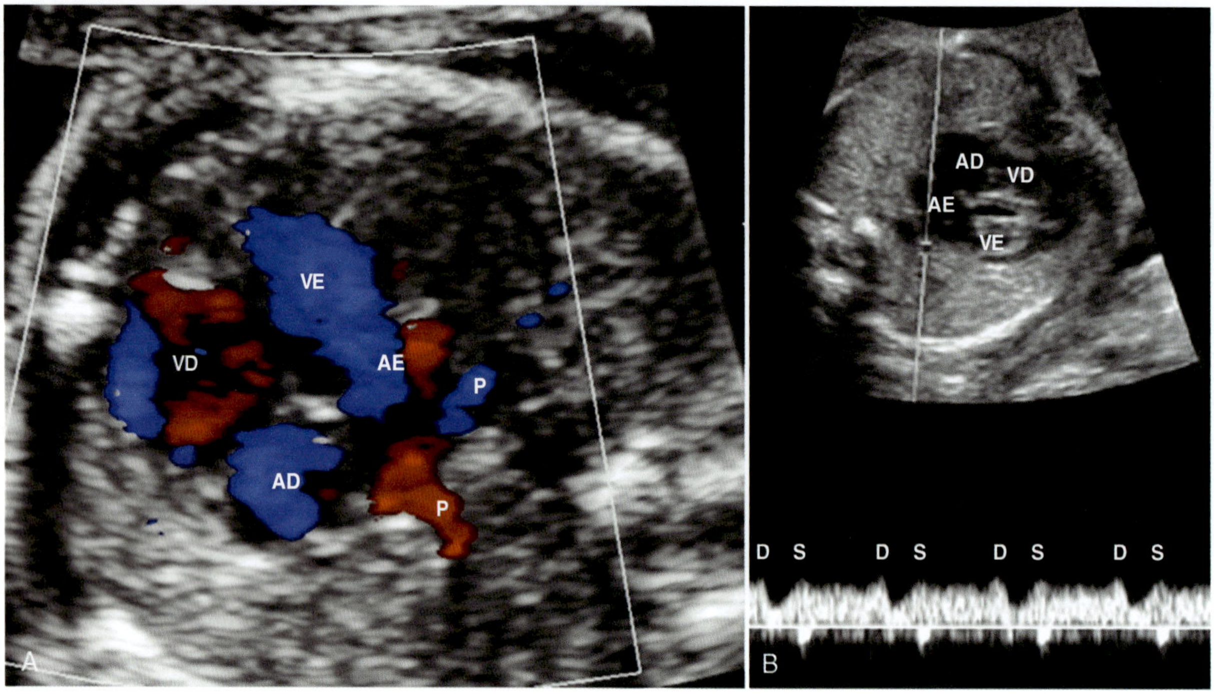

FIG. 37.36 Anatomia normal das veias pulmonares. (A) A imagem do corte de quatro câmaras fornecida pela ultrassonografia com Doppler colorido mostra duas veias pulmonares superiores (*P*) entrando no átrio esquerdo (*AE*). **(B)** A imagem do corte subcostal de quatro câmaras fornecidas pela ultrassonografia com Doppler pulsado mostra ondas com forma normal e um fluxo que segue das veias pulmonares para o AE. *D*, pico diastólico; *VE*, ventrículo esquerdo; *AD*, átrio direito; *VD*, ventrículo direito; *S*, pico sistólico.

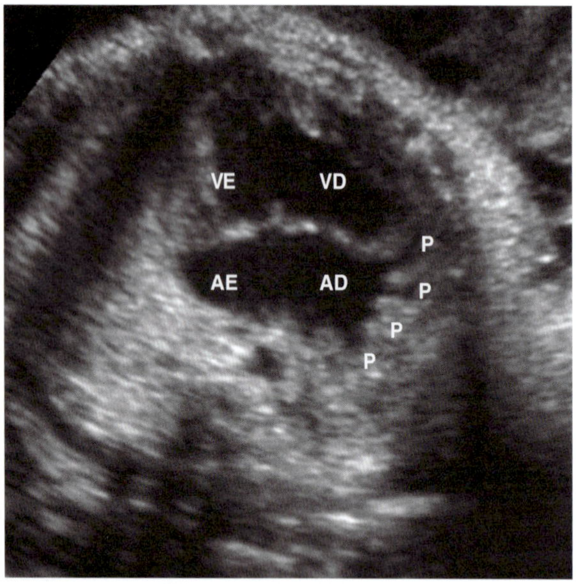

FIG. 37.37 Retorno venoso pulmonar anômalo total. O corte apical de quatro câmaras mostra a inserção anômala das quatro veias pulmonares (*P*) no átrio direito (*AD*). *AE*, átrio esquerdo; *VE*, ventrículo esquerdo; VD, ventrículo direito.

Coarctação da Aorta

A coarctação da aorta é um estreitamento da luz da aorta, que geralmente ocorre entre a inserção do canal arterial e a artéria subclávia esquerda. Sua gravidade varia desde discreto estreitamento na extremidade distal do arco até hipoplasia substancial de todo o arco. Dentre os fetos com cardiopatia congênita, a coarctação tem incidência de 6,8%.[47] Quase 80% dos casos estão associados a outras anomalias cardíacas, incluindo a valva aórtica anormal (bicúspide ou estenótica), DSV, VDSD e DSAV. Anormalidades cromossômicas ocorrem em 5% e quase 5% das coarctações estão associadas ao diabetes materno.[59,161] Coarctações estão presentes em aproximadamente 20% dos indivíduos com síndrome de Turner (45X).[5]

Três teorias embriológicas foram propostas para explicar a origem da coarctação da aorta: (1) um defeito primário de desenvolvimento com falha na conexão do quarto e do sexto arcos da aorta com a aorta descendente;[162] (2) tecido ductal aberrante no nível do arco da aorta;[163,164] e (3) diminuição do fluxo sanguíneo pelo istmo da aorta.[165]

É difícil detectar a coarctação com a ultrassonografia.[25] A discrepância no tamanho ventricular com ventrículo direito proeminente e ventrículo esquerdo relativamente pequeno,[55,165] com razão de diâmetro do ventrículo direito e diâmetro do ventrículo esquerdo maior que dois desvios padrões (DP) acima do valor normal,[166,167] sugere a existência de coarctação da aorta. Da mesma forma, a discrepância entre o diâmetro da artéria pulmonar e o diâmetro da aorta ascendente maior que 2 DP acima da razão normal de 1,18 a 0,06[167] é sugestiva de coarctação.[166] A US com Doppler colorido é útil na identificação da área de estreitamento. A US com Doppler espectral pode detectar aumento do fluxo na porção distal ao segmento estreitado (Fig. 37.38). Muitas coarctações só se tornam evidentes com o fechamento do ducto arterial após o nascimento. Além disso, os lactentes com coarctação da aorta podem apresentar sinais clínicos ou ecocardiográficos de coarctação apenas em 6 a 12 semanas após o fechamento do ducto (canal) arterial. Se houver suspeita de coarctação da aorta no ecocardiograma fetal, o lactente deve ser acompanhado até completar 1 ano de vida, pelo menos.[168] Apesar de a coarctação isolada ter um prognóstico bom, a taxa de mortalidade chega a 39% quando essa condição está associada a outras anormalidades.[169] O tratamento geralmente consiste em angioplastia ou colocação de *stent* com bons resultados.[170]

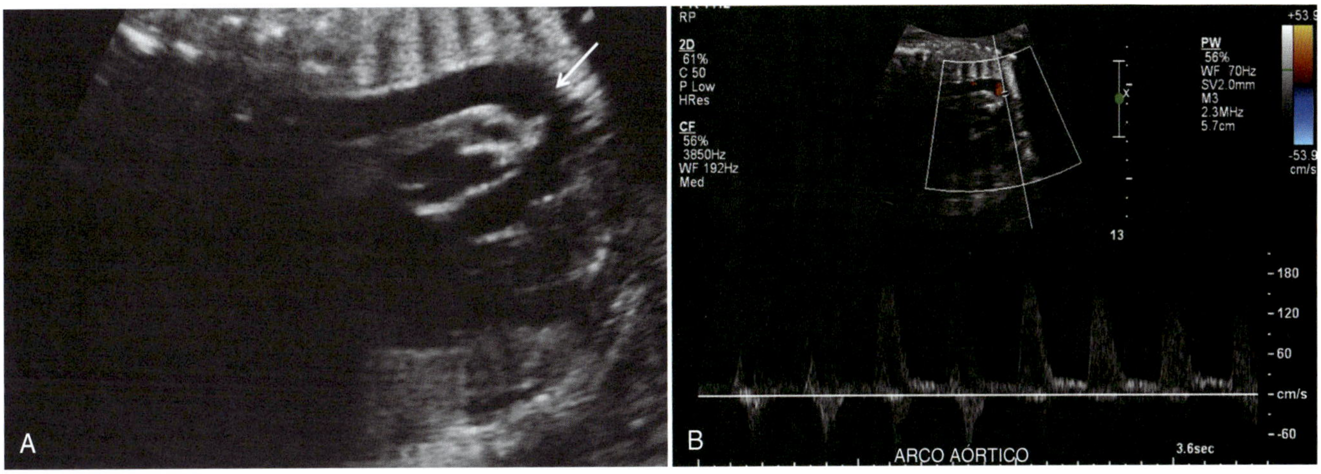

FIG. 37.38 Coarctação da aorta. (A) Imagem em escala de cinza mostrando estreitamento do arco aórtico (*seta*) no nível do istmo. **(B)** O traçado do Doppler espectral mostra aumento da velocidade e fluxo sanguíneo bidirecional através do arco da aorta.

Estenose Aórtica

A estenose aórtica consiste na constrição ou obstrução da via de saída do ventrículo esquerdo que ocorre em 5,2% dos recém-nascidos.[46] A estenose aórtica é dividida em três tipos: supravalvar, valvar e subvalvar. A estenose aórtica tipo supravalvar não foi descrita *in utero*. A estenose aórtica tipo **valvar** é mais frequente no sexo masculino, estando relacionada à valva aórtica com duas cúspides e às anomalias cromossômicas.[171] A estenose aórtica tipo **subvalvar** está associada a disfunções hereditárias, **hipertrofia assimétrica do septo** (HAS) e **cardiomiopatia obstrutiva hipertrófica.** Os filhos de mulheres diabéticas podem apresentar uma forma transitória de obstrução da via de saída do ventrículo esquerdo decorrente da HAS.

O espessamento da valva aórtica, a dilatação pós-estenótica aórtica e o aumento do tamanho do ventrículo são indícios de estenose aórtica do tipo valvar. Além disso, a avaliação em tempo real da valva aórtica pode mostrar que ela persiste, ao contrário de se movimentar normalmente para dentro e para fora do campo de visão. O espessamento do septo interventricular pode ser observado na estenose aórtica do tipo subvalvar. Em todos os casos, a ultrassonografia com Doppler pulsado identificará aumento na velocidade do fluxo, que passa pela valva aórtica. A estenose aórtica de início precoce leva à **fibroelastose endocárdica** (FE) e ao **ventrículo esquerdo hipoplásico.**[172]

A estenose aórtica progride durante a vida intrauterina e pode não ser visível nos ecocardiogramas fetais iniciais (< 16 semanas). Em alguns casos, esses defeitos tornam-se evidentes apenas depois do nascimento.[29] Foi descrita uma taxa de mortalidade de 23% no primeiro ano de vida associada aos casos de estenose aórtica.[173] O prognóstico melhorou com a cirurgia adequada, e a taxa de mortalidade está entre 1,9% e 9%.[174,175] Em alguns casos, a estenose aórtica grave no meio da gestação pode progredir *in utero* para a **síndrome do coração esquerdo hipoplásico.** Nos casos de estenose valvar aórtica crítica, a valvoplastia intra-aórtica por balão tem sido realizada com bons resultados.[176]

Estenose Pulmonar

A estenose pulmonar pode ocorrer no nível da valva ou no infundíbulo. Afeta 7,4% dos recém-nascidos com CC.[46] Valvas do tronco pulmonar displásicas e estenosadas são observadas na **síndrome de Noonan** e nos casos de **rubéola materna**. A estenose pulmonar está associada a RVPA total, DSA, estenose aórtica supravalvar e TetF. A incidência de estenose pulmonar é maior em gestações monocoriônicas e é 10 vezes mais frequente no gêmeo receptor de uma gestação afetada por **síndrome de transfusão gemelar.**[177] Nesse caso, o coração do feto receptor torna-se hipertrófico como resultado do aumento da pré-carga. Essa alteração é semelhante à HAS presente nos fetos de mães diabéticas e provoca obstrução anatômica da via de saída.[172]

O aumento da velocidade do fluxo que passa através da valva do tronco pulmonar e a hipertrofia do ventrículo direito sugerem a presença de estenose pulmonar. Assim como a estenose aórtica, uma imagem em tempo real da valva estenótica pulmonar mostrará a persistência no campo de visão. Como na estenose aórtica, a estenose pulmonar tende a progredir no útero. A estenose pulmonar tem um desfecho variável e pode ser tratada com **valvotomia transventricular** fechada ou valvoplastia percutânea por balão.[178,179] A valvoplastia pulmonar intrauterina por balão também já foi realizada, mas trata-se de um procedimento ainda em fase inicial.[180]

Síndromes Cardioesplênicas

As síndromes cardioesplênicas são síndromes associadas à **asplenia (isomerismo direito)** e à **poliesplenia (isomerismo esquerdo)**. Ambas são defeitos de lateralização, nos quais ocorre o desenvolvimento simétrico de órgãos ou sistemas de órgãos normalmente assimétricos.[180] A asplenia **(síndrome de Ivemark)** e a síndrome de poliesplenia geralmente são consideradas entidades clínicas separadas. No entanto, elas apresentam muitas características em comum, que incluem o ***situs inversus*** ou o ***situs ambiguous*** de vários órgãos viscerais e defeitos cardíacos congênitos complexos,[181] e incidência mais alta de arritmias crônicas.[182]

Em termos anatomopatológicos, na asplenia ou bilateralidade direita, os órgãos do lado esquerdo são uma imagem especular dos órgãos que normalmente estão do lado direito. Como consequência, há isomerismo atrial direito, pulmões trilobulados bilaterais, brônquios e artérias pulmonares direitos bilaterais, localização ipsilateral tanto da aorta quanto da VCI (ou do lado esquerdo ou do lado direito), ausência de baço, fígado na linha média e VCS bilaterais.[183] Na poliesplenia ou bilateralidade esquerda, o pulmão e a árvore brônquica direitos espelham morfologicamente o pulmão e a árvore brônquica do lado esquerdo. Em muitos casos, ocorre interrupção intra-hepática da VCI e continuação do fluxo sanguíneo da VCI pela veia ázigos, bem como múltiplos baços e isomerismo atrial esquerdo.[184]

Asplenia e Poliesplenia: Achados Associados

ASPLENIA
Ausência do baço
Bilateralidade direita
Isomerismo atrial direito
Pulmões trilobulados bilaterais
Brônquios direitos e artérias pulmonares bilaterais
Localização ipsilateral da aorta e da VCI
VCS bilateral
Situs ambiguous
Fígado na linha média

POLISPLENIA
Baços múltiplos
Bilateralidade esquerda
Isomerismo atrial esquerdo
Pulmões bilobulados bilaterais
Brônquios esquerdos e artérias pulmonares bilaterais
Interrupção da VCI
Continuação ázigos da VCI
Situs ambiguous
Fígado horizontal na linha média
Cardiopatia congênita
Bloqueio atrioventricular completo

VCI, veia cava inferior; *VCS*, veia cava superior.

As anomalias cardíacas associadas a essas síndromes incluem RVPA total ou parcial, DSA, DSV, coração univentricular, TGA, VDSD e estenose ou atresia pulmonar/aórtica. Coarctação, ventrículo esquerdo hipoplásico, estenose mitral, *cor triatriatum*, dextrocardia, hipoplasia do átrio direito, DSAV, *truncus arteriosus* e tetralogia de Fallot também já foram observados.[184-188] O bloqueio BAV completo com DSAV está associado à poliesplenia. A síndrome da poliesplenia é a segunda doença mais comum associada a BAV fetal (depois da L-TGA).[186]

Deve-se pensar em síndrome cardioesplênica quando houver cardiopatia congênita acompanhada de arritmia. Se houver suspeita de síndrome cardioesplênica, deve-se procurar cuidadosamente o baço fetal, que é visualizado na 20ª semana de gestação, com busca cuidadosa da localização do estômago fetal.[186,189] Outras relações anormais, como aorta e VCI ipsilaterais (associada à asplenia) ou a interrupção da VCI com continuação de fluxo pela veia ázigo (associada à poliesplenia), podem ser documentadas no período pré-natal.

A taxa de mortalidade relacionada às síndromes cardiosplênicas é extremamente alta. O tratamento depende em grande parte do tipo e do número de anomalias associadas. Como as malformações cardíacas associadas à poliesplenia costumam ser menos graves, elas são mais passíveis de correção cirúrgica do que as lesões associadas à asplenia.[189,190] Neonatos com asplenia apresentam as maior es taxas de mortalidade e morbidade pós-operatórias, devido à alta frequência de malformações cardíacas complexas associadas. Na poliesplenia, a maior perda ocorre no período pré-natal e está, muitas vezes, relacionada a BAV com hidropisia resultante. [188]

Tumores Cardíacos

Os tumores cardíacos fetais são raros. Aproximadamente 10% são malignos.[191,192] Até o final do primeiro ano de vida, a maioria dos tumores e cistos do coração e pericárdio consiste em **rabdomiomas** (58%) e **teratomas** (19%). Aproximadamente 12% dos tumores cardíacos desse grupo são **fibromas**. Outros tumores menos comuns são o **mesotelioma** do nó AV e o **hemangioma** cardíaco (aproximadamente 2% cada).

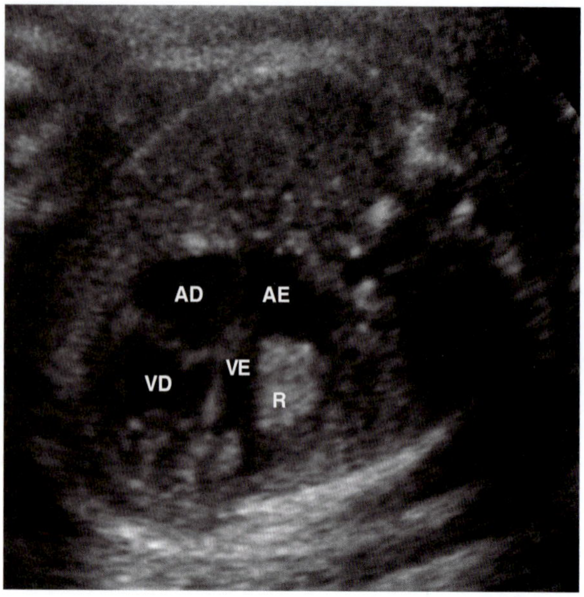

FIG. 37.39 Rabdomioma. O corte apical de quatro câmaras mostra uma massa ecogênica no ventrículo esquerdo (*VE*), compatível com rabdomioma (*R*). *AE*, átrio esquerdo; *AD*, átrio direito; *VD*, ventrículo direito.

Na US, os **rabdomiomas** do coração fetal aparecem como massas sólidas ecogênicas. Os rabdomiomas (**hamartomas cardíacos**) podem ser únicos ou múltiplos e costumam originar-se no septo interventricular[193-199] (Fig. 37.39). Os rabdomiomas podem se desenvolver no útero após um ecocardiograma fetal inicialmente normal e aumentar em tamanho e número ao longo do tempo.[29,196,200-202] Esse achado ressalta a importância de ecocardiogramas fetais seriados em fetos com risco de rabdomiomas.

Dos pacientes com rabdomiomas cardíacos, 30% a 78% apresentam **esclerose tuberosa**.[193-195] Outros sinais de esclerose tuberosa são raramente encontrados na vida fetal, com exceção dos tubérculos subependimários no cérebro, que podem ser detectados com RM fetal ou por efeito expansivo levando à hidrocefalia.[193] Infelizmente, a ausência de neoplasias cardíacas em fetos com risco de esclerose tuberosa não exclui esse diagnóstico.[196]

Os tumores cardíacos podem se tornar hemodinamicamente significativos ao provocar obstrução das vias de saída ou das valvas AV , o que causa insuficiência cardíaca congestiva, hidropisia, derrame pericárdico e arritmias.[193] O prognóstico depende do tamanho, do número e da localização exata do tumor, bem como das arritmias e anomalias associadas. Uma metanálise de 138 casos publicados de rabdomiomas cardíacos fetais constatou que tamanho maior que 20 mm e ocorrência de arritmia e hidropisia estavam associados de maneira significativa a aumento da morbidade.[200] Lactentes com rabdomiomas cardíacos têm prognóstico reservado. Os rabdomiomas são neoplasias sensíveis a hormônios, o que explica sua tendência à regressão espontânea.[203] As manifestações clínicas associadas aos rabdomiomas cardíacos fetais são diversas, variando desde a regressão espontânea do tumor até a morte súbita.[192] Após o nascimento, as células perdem a capacidade de se dividir, pode-se esperar que os rabdomiomas diminuam de tamanho ou desapareçam completamente, e os pacientes podem ser tratados de modo conservador.[204] No entanto, devido à associação de rabdomiomas com esclerose tuberosa e arritmias, o prognóstico permanece cauteloso.[205]

Os **teratomas** podem aparecer como massas sólidas, císticas ou complexas. Apresentam origem intrapericárdica e fixam-se à raiz da aorta ou à artéria pulmonar, e estão quase sempre associados à efusão pericárdica grande. Embora os teratomas geralmente sejam considerados benignos, eles podem recorrer após a excisão cirúrgica, bem como sofrer degeneração maligna.[204] Os teratomas fetais estão fracamente associados à esclerose tuberosa.[196]

Os tumores cardíacos raros incluem os fibromas e os hemangiomas. Os **fibromas** são quase sempre únicos e costumam apresentar necrose central e calcificação.[201] Em geral, os fibromas estão localizados no septo interventricular, o que os torna um problema. **Hemangiomas** são até mais raros e costumam estar associados ao átrio direito ou ao septo interventricular, e muitas vezes há um componente intracavitário. Os hemangiomas cardíacos são heterogêneos, sendo compostos por componentes sólidos e císticos e calcificações frequentes. Eles estão frequentemente associados à efusão pericárdica.[201]

Os **focos ecogênicos** encontrados no interior de um ventrículo não devem ser confundidos com um tumor cardíaco. Acredita-se que representem áreas de mineralização do músculo papilar ou das cordas tendíneas. Na maioria das vezes, esses focos aparecem no ventrículo esquerdo (93%), mas podem ser vistos no ventrículo direito (5%) ou em ambos os ventrículos (2%) e geralmente apresentam pouca importância clínica[206-208] (Fig. 37.40). Focos ecogênicos têm sido associados a anomalias cromossômicas como a trissomia do 21 e do 13. Contudo, a literatura mais recente indica que, quando esse achado é isolado e aparece em uma gravidez de baixo risco, o risco de aneuploidia não aumenta.[208]

Aneurismas ventriculares congênitos ou **divertículos** podem ser observados no útero. Ambos costumam ser achados isolados. Aneurismas ventriculares aparecem ultrassonograficamente como uma eversão do miocárdio ventricular que geralmente não se contrai com o ventrículo. O divertículo do ventrículo aparece como uma estrutura cística conectada ao ventrículo por um canal estreito. Eles, muitas vezes, contraem junto com o ventrículo associado durante a sístole.[209]

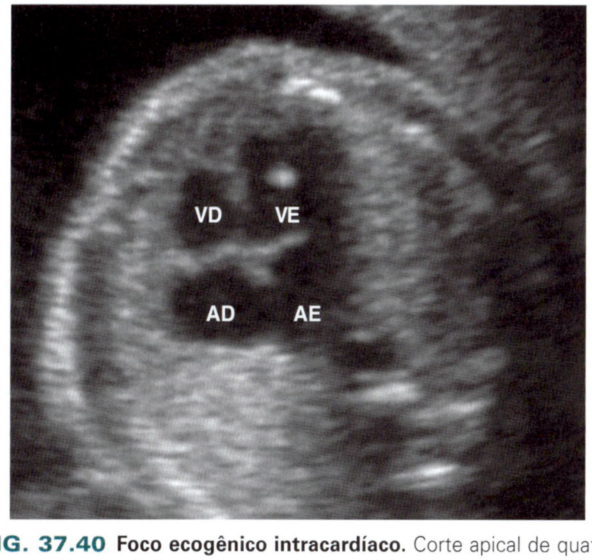

FIG. 37.40 Foco ecogênico intracardíaco. Corte apical de quatro câmaras de coração fetal com um foco ecogênico no ventrículo esquerdo (VE). *AE*, átrio esquerdo; *AD*, átrio direito; *VD*, ventrículo direito.

Cardiomiopatia

A cardiomiopatia abrange um grupo diversificado de distúrbios cardíacos com etiologias e características anatômicas e funcionais variáveis; todos esses distúrbios causam alteração do funcionamento cardíaco. As cardiomiopatias são responsáveis por 8% a 11% dos casos de doença cardiovascular fetal,[210] mas somente 1,8% das CC de neonatos nascidos vivos.[154] Aproximadamente um terço dos fetos com cardiomiopatia morre no útero, o que explica a diferença nos números.[211]

Várias condições podem causar cardiomiopatia fetal (Fig. 37.41), inclusive **infecções virais e bacterianas, erros inatos do metabolismo, fibroelastose endocárdica, cardiomiopatia familiar** e **diabetes materno**. Os agentes infecciosos lesam o miocárdio e produzem uma miocardite que leva à cardiomiopatia.[212] Nos casos de doença do armazenamento, o miocárdio torna-se hipertrófico como resultado do acúmulo de vários produtos no interior das células miocárdicas. Muitos casos são idiopáticos.[213]

Fibroelastose endocárdica (FE) é um processo muito pouco compreendido, no qual surge um espessamento endocárdico difuso em uma ou mais câmaras cardíacas. FE é dividida em duas categorias amplas: primária e secundária. A fibroelastose endocárdica primária ou isolada ocorre na ausência de outras anomalias cardíacas estruturais. Na FE primária, o ventrículo afetado pode estar dilatado ou contraído.[214] Acredita-se que a miocardite viral seja a causa da FE fetal primária; a **caxumba** e a infecção pelo **coxsackievírus B** são as infecções mais comuns.[213,214] FE secundária ocorre nos casos em que já há uma anomalia cardíaca estrutural e, em geral, provoca a dilatação das câmaras afetadas. A forma dilatada ocorre com **coarctação da aorta**, **doença valvular aórtica**, **doença valvar mitral** e outras lesões. A forma constrita é menos comum e está associadas a estenose ou atresia aórtica. Em ambos os tipos de FE, o endocárdio mural é em grande parte substituído por colágeno e tecido elástico, o que lhe dá um aspecto macroscópico branco brilhante[213] e um aspecto fortemente ecogênico à ecocardiografia (Fig. 37.42).

Há muito foi identificado aumento na incidência de **hipertrofia assimétrica do septo** (HAS) **interventricular** ou de **hipertrofia concêntrica em filhos** de **diabéticas**.[215] As características desses tipos de cardiomiopatia foram bem documentadas por meio de ecocardiografia.[215-218] O tamanho global do coração dos fetos de mulheres diabéticas pode estar aumentado como consequência de hipertrofia.[219] Espera-se o desenvolvimento de **cardiomiopatia hipertrófica** fetal em cerca de 20% das gestações com diabetes melito pré-gestacional e parece estar associada à elevação da hemoglobina materna A_{1c} no terceiro trimestre e a elevação do nível de fator de crescimento semelhante à insulina neonatal-1 (IGF-1).[201] Independentemente da causa, cardiomiopatia grave resulta em diminuição da função cardíaca e tendência a desenvolver insuficiência cardíaca congestiva. Isso pode ser secundário à obstrução do esvaziamento ventricular em formas obstrutivas de cardiomiopatia ou à falha da bomba em formas não obstrutivas. O diagnóstico ultrassonográfico da cardiomiopatia obstrutiva depende da identificação da hipertrofia da parede ou do septo interventricular. A **cardiomiopatia não obstrutiva** pode ser diagnosticada pela identificação da dilatação de uma ou mais câmaras cardíacas, juntamente com a baixa contratilidade ventricular. Cerca de 37% dos nascidos vivos com cardiomiopatia apresentam anomalias associadas.[154] O prognóstico da cardiomiopatia fetal é variável, dependendo da gravidade da lesão cardíaca, da causa subjacente e

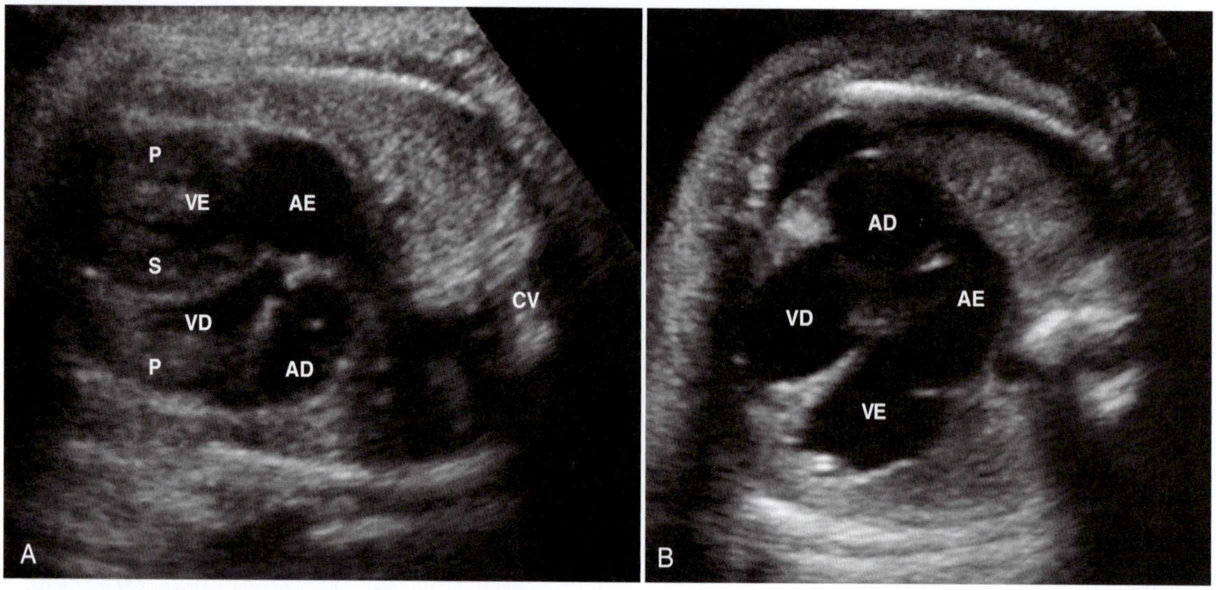

FIG. 37.41 Cardiomiopatia. (A) Hipertrofia concêntrica das paredes dos ventrículos *(P)* e do septo interventricular *(S)* em feto com **cardiomiopatia hipertrófica**. **(B)** As quatro câmaras cardíacas estão aumentadas e ocupam mais da metade do tórax desse feto com **cardiomiopatia dilatada**. Observa-se também efusão pleural. *AE*, átrio esquerdo; *VE*, ventrículo esquerdo; *AD*, átrio direito; *VD*, ventrículo direito; *CV*, coluna vertebral.

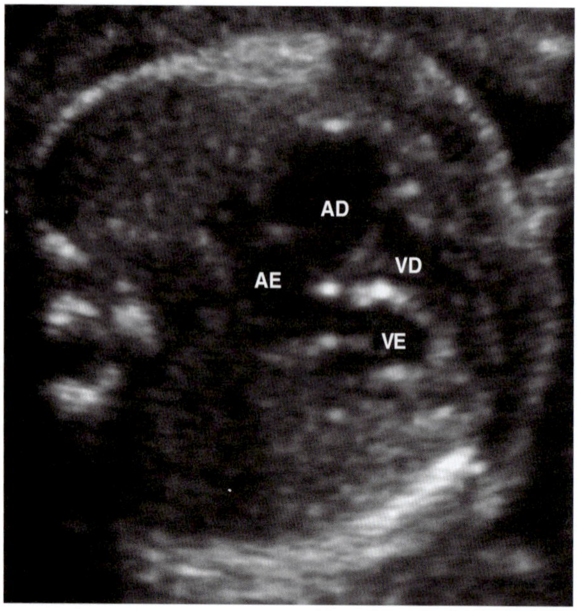

FIG. 37.42 Fibroelastose endocárdica. O corte subcostal de quatro câmaras mostra as paredes ecogênicas do ventrículo esquerdo (*VE*). *AE*, átrio esquerdo; *AD*, átrio direito; *VD*, ventrículo direito.

das anomalias associadas. Quando a cardiomiopatia é acompanhada por hidropisia, o prognóstico é ruim.

Ectopia Cardíaca

A *ectopia cardíaca* é uma malformação rara, na qual o coração está localizado do lado de fora da cavidade torácica. Resulta da falha da fusão da prega corporal lateral na região torácica. A *ectopia cardíaca* é classificada em quatro tipos:[221]

1. **Torácica** (60%). O coração projeta-se para fora da cavidade torácica através de um defeito no esterno.
2. **Abdominal** (30%). O coração desloca-se para o abdome através de um defeito no diafragma.
3. **Toracoabdominal** (7%). O coração desloca-se para fora do tórax através de um defeito na porção inferior do esterno, acompanhado de um defeito na parede anterior do abdome ou no diafragma (pentalogia de Cantrell).
4. **Cervical** (3%). O coração está deslocado para a área do pescoço.

Embora a maioria dos casos constitua uma alteração isolada, a *etopia cardíaca* pode estar associada à **pentalogia de Cantrell**, uma condição caracterizada por fenda no esterno, hérnia diafragmática ventral, onfalocele, anomalias intracardíacas e *ectopia cardíaca*.[222] Várias anomalias cardíacas e cromossômicas estão associadas à *ectopia cardíaca*. Em geral, o diagnóstico ultrassonográfico não é difícil, sendo realizado na 9ª semana de gestação,[223] embora os tipos abdominal e cervical não tenham sido descritos *in utero* (Fig. 37.43). O prognóstico é ruim, e a maioria dos recém-nascidos morre alguns dias depois do parto.[224,]

ARRITMIAS

Contrações Atriais e Ventriculares Prematuras

Contrações atriais prematuras (CAP ou extrassístoles atriais) e as **contrações ventriculares prematuras** (CVP ou extrassístoles ventriculares) são anormais e se originam de outros locais do coração, e não do nó sinoatrial. CAP representam quase 75% das arritmias fetais, e as CVP 8%.[40,225] As CAP estão associadas à redundância retalho foraminal (**aneurisma do septo interatrial**), à ingestão materna de cafeína e ao tabagismo.[226,227] Em 1% a 2% das CAP, existe anomalia cardíaca estrutural.[37]

As CAP podem ser **conduzidas** ou **não conduzidas**. Em ambos os casos, o **marca-passo atrial** é "reiniciado", de modo que a contração atrial normal seguinte também é prematura. Nas CVP ocorre uma contração ventricular precoce que não é precedida por uma contração atrial. O marca-passo atrial não é reiniciado e a contração normal seguinte ocorre no momento esperado, como se o ritmo fosse regular. Assim, as CVP são **compensatórias** e permitem que o ritmo preexistente continue, enquanto as CAP geralmente **são menos compensatórias**. As CAP e as CVP podem ser distinguidas pela ultrassonografia em modo M ou pela ultrassonografia com Doppler espectral (Fig. 37.15) colocando-se o cursor do modo M ou o volume de amostra do Doppler espectral simultaneamente em uma estrutura atrial e outra ventricular. As CAP seguidas por contração ventricular são descritas como "**conduzidas**", enquanto a CAP que não é seguida por contração ventricular é chamada de "**não conduzida**" ou "bloqueada". Esse fenômeno precisa ser diferenciado do bloqueio atrioventricular (BAV) no qual a CAP não ocorre. A distinção entre as CAP conduzidas das CVP é realizada pela observação de que uma CAP precede a contração ventricular precoce e que, na maioria dos casos, as CAP são menos compensatórias enquanto as CVP geralmente são compensatórias.

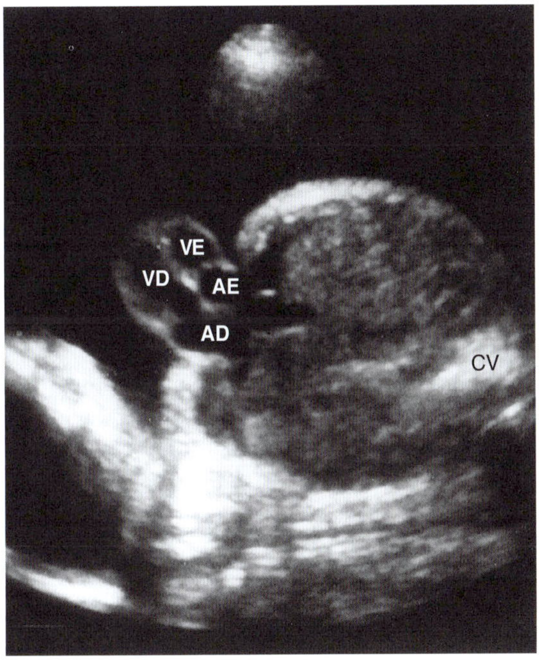

FIG. 37.43 Ectopia *cardíaca* torácica. O coração está localizado fora do tórax. *AE*, átrio esquerdo; *VE*, ventrículo esquerdo; *AD*, átrio direito; *VD*, ventrículo direito; *CV*, coluna vertebral.

Na maioria dos casos, as contrações prematuras são arritmias benignas. A maioria desaparece *in utero* ou no período neonatal precoce. De 1% a 2% das CAP evoluem para taquiarritmia sustentada.[228]

Taquicardia

A taquicardia fetal ocorre quando a frequência cardíaca é superior a 180 batimentos por minuto (bpm). As **taquicardias supraventriculares** (TSV) são mais comuns no feto do que as taquicardias ventriculares. Entre os casos de TSV, 5% a 10% estão associadas à CC.[229]

As TSV são classificadas em:

- **Taquicardia supraventricular paroxística**: frequência atrial de 180 a 300 bpm e condução 1:1 (Fig. 37.44).
- ***Flutter* atrial**: frequência atrial de 300 a 400 bpm, muitas vezes associada a BAV, e condução de 2:1 a 4:1, o que produz frequência ventricular de 60 a 200 bpm.
- **Fibrilação atrial**: frequência atrial superior a 400 bpm e resposta ventricular irregular em uma frequência de 120 a 160 bpm.

A **taquicardia ventricular** é definida como frequência cardíaca rápida associada a três ou mais sístoles ventriculares prematuras consecutivas.

Em geral, as primeiras suspeitas de distúrbio do ritmo cardíaco fetal surgem com base nos achados auscultatórios. A ecocardiografia em modo M e a ecocardiografia com Doppler pulsado são úteis na identificação e caracterização das taquicardias, por possibilitar a observação das frequências atriais e ventriculares. O traçado do modo M é obtido através do coração para permitir a avaliação independentemente do movimento das paredes atriais e ventriculares. Informações adicionais são obtidas dos registros simultâneos das paredes atriais e ventriculares ou do movimento das valvas AV e semilunares. A ultrassonografia com Doppler espectral é capaz de mostrar uma diminuição da velocidade do fluxo e do débito

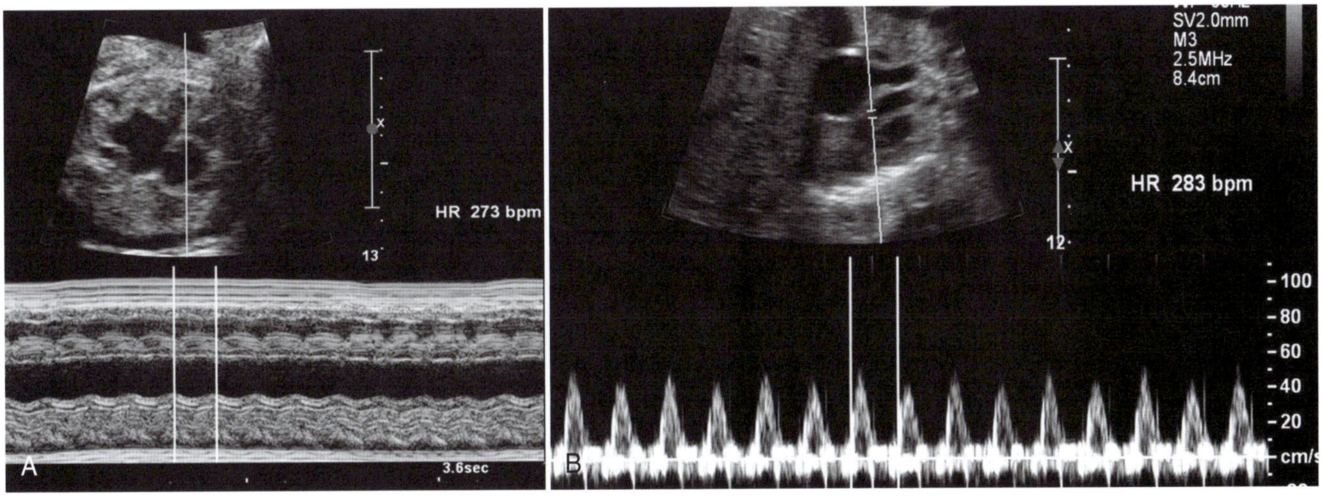

FIG. 37.44 Taquicardia supraventricular. (A) O traçado do modo M obtido através do ventrículo esquerdo e átrio direito mostra a frequência cardíaca fetal de 273 bpm e condução 1:1. **(B)** A ultrassonografia com Doppler espectral através da valva aórtica no mesmo feto mostra frequência cardíaca de 283 bpm. HR = frequência cardíaca.

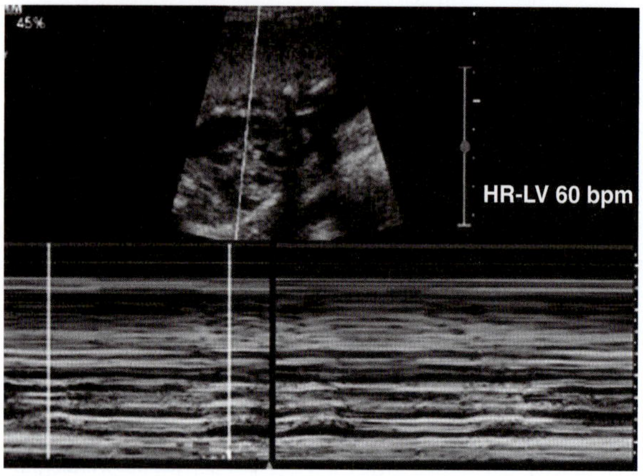

FIG. 37.45 Bradicardia fetal. O traçado do modo M mostra que a frequência cardíaca é de 60 bpm. HR-LV = frequência cardíaca- ventrículo esquerdo.

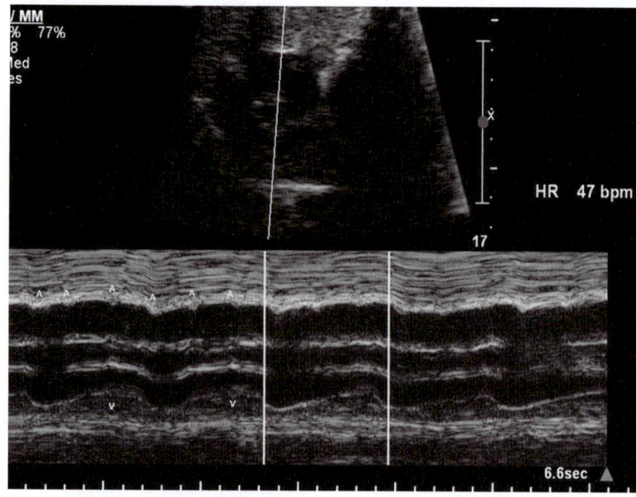

FIG. 37.46 BAV completo. O traçado do modo M mostra frequência ventricular lenta (*V*) de 47 bpm, com frequência atrial desassociada irregular (*A*). HR = frequência cardíaca.

cardíaco durante a TSV.[230] TSV fetal pode causar comprometimento cardiovascular fetal, hidropisia e morte.

A maioria das taquicardias fetais apresenta prognóstico relativamente bom e pode ser tratada *in utero* com diversos agentes farmacológicos. Nos casos de taquicardia fetal, é necessário investigar meticulosamente a valva AV direita com a ultrassonografia com Doppler colorido e espectral, porque disfunção da valva tricúspide com regurgitação pode ser o primeiro sinal de insuficiência congestiva iminente e hidropisia.[231,232] Se houver hidropisia, é necessário realizar um tratamento imediato e agressivo.[225,228,233-238] Existem diversos fármacos antiarrítmicos que podem ser utilizados para tentar cardioverter as TSV *in utero*. O prognóstico nos casos de taquiarritmia fetal depende de vários fatores, que incluem o tipo e a duração da arritmia, a existência de anomalias cardíacas estruturais, a idade gestacional e a resposta ao tratamento intrauterino.[231]

Bradicardia

A bradicardia fetal consiste em uma frequência cardíaca "prolongada" de 100 bpm ou menos (Fig. 37.45). Aproximadamente 5% das arritmias fetais são classificadas como bradicardia.[37] A bradicardia transitória pode estar relacionada ao aumento da pressão intrauterina, às vezes resultante da pressão do transdutor ultrassonográfico ou da compressão fetal do cordão umbilical.[239,240] É encontrada com frequência durante as ultrassonografias fetais e não traz consequências clínicas, a menos que a bradiarritmia seja sustentada.

É raro encontrar **bradicardia sinusal** sem hipóxia fetal.[240] Se os batimentos estiverem abaixo de 80 por minuto, a bradicardia sinusal poderá estar associada à asfixia fetal. Frequência cardíaca fetal abaixo de 80 bpm com duração superior a 13 minutos está associada à paralisia cerebral induzida por acidemia.[241] Frequências cardíacas inferiores a 100 bpm durante o primeiro trimestre aumentam o risco de morte fetal.[242] Quando a bradicardia está associada a um aumento da translucência nucal, o risco de CC é maior, e a ecocardiografia fetal transvaginal precoce deve ser cogitada. Nesses casos, uma CC complexa tem sido detectada no primeiro trimestre.[242] O feto com bradicardia sustentada deve ter acompanhamento cuidadoso e ser monitorado em busca de sinais de insuficiência cardíaca. A presença de bradicardia persistente pode justificar um parto prematuro. O tratamento *in utero* tem revelado sucesso limitado.[243]

Bloqueio Atrioventricular Congênito

A falha da transmissão dos impulsos do átrio para os ventrículos resulta em **bloqueio atrioventricular** (BAV). O BAV é classificado nos três tipos:

- **Primeiro grau:** o intervalo PR prolongado provoca retardo na condução, mas sem frequência ou ritmo acentuadamente anormais. Esse tipo de bloqueio pode ser encontrado *in utero* por meio da medição do intervalo PR no traçado do Doppler espectral.
- **Segundo grau:** com bloqueio de uma contração atrial (**Mobitz tipo I**) ou com distúrbios de condução intermitentes, de modo a frequência ventricular é uma fração da frequência atrial (**Mobitz tipo II**).
- **Terceiro grau ou completo:** as frequências atrial e ventricular estão totalmente dissociadas (Fig. 37.46).

No coração normal, o impulso elétrico origina-se do nó sinoatrial (SA), viaja até o nó AV e, em seguida, pelo **sistema de Purkinje** até os ventrículos. O BAV resulta da imaturidade ou da ausência completa do sistema de condução ou de anormalidades no nível do nó AV. Esse distúrbio raro está associado à **colagenose materna (lúpus eritematoso sistêmico)**.[244] Após o nascimento de uma criança afetada, o risco de BAV nas novas gestações é de 17% a 30%.[245,246] As ecocardiografias fetais seriadas são úteis no exame do feto com risco de BAV completo congênito relacionado ao lúpus materno. Esse monitoramento possibilita a detecção e o tratamento precoces tanto da miocardite fetal mediada pelo sistema imune quanto do BAV completo congênito.[247-249]

Na ausência de anormalidades estruturais associadas, o prognóstico para o feto com BAV congênito é bom. Contudo, pelo menos 40% dos fetos com BAV completo têm anormalidades cardíacas estruturais.[37] Quando existem anomalias cardíacas associadas, o prognóstico é ruim. Os fetos com BAV correm o risco de desenvolver insuficiência cardíaca e devem ser monitorados cuidadosamente. Em geral, a maioria dos fetos com arritmias tem um desfecho bom. A incidência de doença cardíaca estrutural associada é de 0,3% somente, similar àquela da população geral, e a incidência de arritmia significativa é de apenas 1,6%.[249]

REFERÊNCIAS

1. Hoffman JI, Kaplan S. The incidence of congenital heart disease. J Am Coll Cardiol. 2002;39(12):1890-1900.
2. Tegnander E, Williams W, Johansen OJ, et al. Prenatal detection of heart defects in a non-selected population of 30,149 fetuses—detection rates and outcome. Ultrasound Obstet Gynecol. 2006;27(3):252-265.
3. Young ID, Clarke M. Lethal malformations and perinatal mortality: a 10 year review with comparison of ethnic differences. Br Med J (Clin Res Ed). 1987;295(6590):89-91.
4. Jones KL, Smith DW. Smith's recognizable patterns of human malformation. 6th ed. Philadelphia: Saunders-Elsevier; 2006.
5. Nora JJ. Medical genetics: principles and practice. 4th ed. Philadelphia: Lea & Febiger; 1994.
6. Nyberg DA, Mahony BS, Pretorius D. Diagnostic ultrasound of fetal anomalies: text and atlas. Chicago: Year Book Medical Publishers; 1990.
7. Romero R. Prenatal diagnosis of congenital anomalies. Norwalk, CT: Appleton & Lange; 1988.
8. Nora JJ, Nora AH. Maternal transmission of congenital heart diseases: new recurrence risk figures and the questions of cytoplasmic inheritance and vulnerability to teratogens. Am J Cardiol. 1987;59(5):459-463.
9. Reed KL. Fetal echocardiography. Semin Ultrasound CT MR. 1991;12(1):2-10.
10. Greenwood RD, Rosenthal A, Parisi L, et al. Extracardiac abnormalities in infants with congenital heart disease. Pediatrics. 1975;55(4):485-492.
11. Berg KA, Boughman JA, Astemborski JA, et al. Implications for prenatal cytogenetic analysis from Baltimore-Washington study of liveborn infants with confirmed congenital heart defects (CHD). Am J Hum Genet. 1986;39:A50.
12. Berg KA, Clark EB, Astemborski JA, Boughman JA. Prenatal detection of cardiovascular malformations by echocardiography: an indication for cytogenetic evaluation. Am J Obstet Gynecol. 1988;159(2):477-481.
13. Wladimiroff JW, Stewart PA, Sachs ES, Niermeijer MF. Prenatal diagnosis and management of congenital heart defect: significance of associated fetal anomalies and prenatal chromosome studies. Am J Med Genet. 1985;21(2):285-290.
14. Allan LD. Fetal echocardiography. Clin Obstet Gynecol. 1988;31(1):61-79.
15. Callan NA, Maggio M, Steger S, Kan JS. Fetal echocardiography: indications for referral, prenatal diagnoses, and outcomes. Am J Perinatol. 1991;8(6):390-394.
16. Bromley B, Estroff JA, Sanders SP, et al. Fetal echocardiography: accuracy and limitations in a population at high and low risk for heart defects. Am J Obstet Gynecol. 1992;166(5):1473-1481.
17. Copel JA, Kleinman CS. The impact of fetal echocardiography on perinatal outcome. Ultrasound Med Biol. 1986;12(4):327-335.
18. Simpson LL. Indications for fetal echocardiography from a tertiary-care obstetric sonography practice. J Clin Ultrasound. 2004;32(3):123-128.
19. Bahtiyar MO, Dulay AT, Weeks BP, et al. Prevalence of congenital heart defects in monochorionic/diamniotic twin gestations: a systematic literature review. J Ultrasound Med. 2007;26(11):1491-1498.
20. Bahtiyar MO, Campbell K, Dulay AT, et al. Is the rate of congenital heart defects detected by fetal echocardiography among pregnancies conceived by in vitro fertilization really increased? A case-historical control study. J Ultrasound Med. 2010;29(6):917-922.
21. Vergani P, Mariani S, Ghidini A, et al. Screening for congenital heart disease with the four-chamber view of the fetal heart. Am J Obstet Gynecol. 1992;167(4 Pt 1):1000-1003.
22. Copel JA, Pilu G, Green J, et al. Fetal echocardiographic screening for congenital heart disease: the importance of the four-chamber view. Am J Obstet Gynecol. 1987;157(3):648-655.
23. Kirk JS, Riggs TW, Comstock CH, et al. The prospective evaluation of fetal cardiac anatomy: a comparison of 4 and 5 chamber views in 5967 patients. Am J Obstet Gynecol. 1993;168:291.
24. Wyllie J, Wren C, Hunter S. Screening for fetal cardiac malformations. Br Heart J. 1994;71(4 Suppl.):20-27.
25. Sharland GK, Allan LD. Screening for congenital heart disease prenatally. Results of a 2 1/2-year study in the South East Thames Region. Br J Obstet Gynaecol. 1992;99(3):220-225.
26. Tegnander E, Eik-Nes SH, Johansen OJ, Linker DT. Prenatal detection of heart defects at the routine fetal examination at 18 weeks in a non-selected population. Ultrasound Obstet Gynecol. 1995;5(6):372-380.
27. Comstock CH. Normal fetal heart axis and position. Obstet Gynecol. 1987;70(2):255-259.
28. AIUM practice guideline for the performance of fetal echocardiography. J Ultrasound Med. 2013;32(6):1067–1082.
29. Yagel S, Weissman A, Rotstein Z, et al. Congenital heart defects: natural course and in utero development. Circulation. 1997;96(2):550-555.
30. Trines J, Hornberger LK. Evolution of heart disease in utero. Pediatr Cardiol. 2004;25(3):287-298.
31. Simpson JM, Sharland GK. Fetal tachycardias: management and outcome of 127 consecutive cases. Heart. 1998;79(6):576-581.
32. Dolkart LA, Reimers FT. Transvaginal fetal echocardiography in early pregnancy: normative data. Am J Obstet Gynecol. 1991;165(3):688-691.
33. Achiron R, Weissman A, Rotstein Z, et al. Transvaginal echocardiographic examination of the fetal heart between 13 and 15 weeks' gestation in a low-risk population. J Ultrasound Med. 1994;13(10):783-789.
34. Weiner Z, Lorber A, Shalev E. Diagnosis of congenital cardiac defects between 11 and 14 weeks' gestation in high-risk patients. J Ultrasound Med. 2002;21(1):23-29.
35. Cartier MS, Davidoff A, Warneke LA, et al. The normal diameter of the fetal aorta and pulmonary artery: echocardiographic evaluation in utero. Am J Roentgenol. 1987;149(5):1003-1007.
36. Yagel S, Cohen SM, Achiron R. Examination of the fetal heart by five short-axis views: a proposed screening method for comprehensive cardiac evaluation. Ultrasound Obstet Gynecol. 2001;17(5):367-369.
37. Reed KL. Fetal arrhythmias: etiology, diagnosis, pathophysiology, and treatment. Semin Perinatol. 1989;13(4):294-304.
38. Gembruch U, Chatterjee MS, Bald R, et al. Color Doppler flow mapping of fetal heart. J Perinat Med. 1991;19(1–2):27-32.
39. Chiba Y, Kanzaki T, Kobayashi H, et al. Evaluation of fetal structural heart disease using color flow mapping. Ultrasound Med Biol. 1990;16(3):221-229.
40. Benacerraf BR, Sanders SP. Fetal echocardiography. Radiol Clin North Am. 1990;28(1):131-147.
41. Sharland GK, Chita SK, Allan LD. The use of colour Doppler in fetal echocardiography. Int J Cardiol. 1990;28(2):229-236.
42. Yagel S, Cohen SM, Shapiro I, Valsky DV. 3D and 4D ultrasound in fetal cardiac scanning: a new look at the fetal heart. Ultrasound Obstet Gynecol. 2007;29(1):81-95.
43. Acar P, Dulac Y, Taktak A, Abadir S. Real-time three-dimensional fetal echocardiography using matrix probe. Prenat Diagn. 2005;25(5):370-375.
44. Brekke S, Tegnander E, Torp HG, Eik-Nes SH. Tissue Doppler gated (TDOG) dynamic three-dimensional ultrasound imaging of the fetal heart. Ultrasound Obstet Gynecol. 2004;24(2):192-198.
45. Donofrio MT, Moon-Grady AJ, Hornberger LK, et al. Diagnosis and treatment of fetal cardiac disease: a scientific statement from the American Heart Association. Circulation. 2014;129(21):2183-2242.
46. Hoffman JI, Christianson R. Congenital heart disease in a cohort of 19,502 births with long-term follow-up. Am J Cardiol. 1978;42(4):641-647.
47. Allan LD, Crawford DC, Anderson RH, Tynan M. Spectrum of congenital heart disease detected echocardiographically in prenatal life. Br Heart J. 1985;54(5):523-526.
48. Keith JD. Atrial septal defect: ostium secundum, ostium primum, and atrioventricularis communis (common AV canal). In: Keith JD, Rowe RD, Vlad P, editors. Heart disease in infancy and childhood. 3rd ed. New York: Macmillan; 1978. p. 330-404.
49. Samanek M. Children with congenital heart disease: probability of natural survival. Pediatr Cardiol. 1992;13(3):152-158.
50. Fyler DC. Atrial septal defect secundum. In: Fyler DC, editor. Nadas' pediatric cardiology. Philadelphia: Hanley and Belfus; 1992. p. 513-524.
51. Feldt RH, Avasthey P, Yoshimasu F, et al. Incidence of congenital heart disease in children born to residents of Olmsted County, Minnesota, 1950-1969. Mayo Clin Proc. 1971;46(12):794-799.
52. Crelin ES. Anatomy of the newborn; an atlas. Philadelphia: Lea & Febiger; 1969.

53. Kachalia P, Bowie JD, Adams DB, Carroll BA. In utero sonographic appearance of the atrial septum primum and septum secundum. J Ultrasound Med. 1991;10(8):423-426.
54. Wilson AD, Rao PS, Aeschlimann S. Normal fetal foramen flap and transatrial Doppler velocity pattern. J Am Soc Echocardiogr. 1990;3(6):491-494.
55. Benacerraf BR, Pober BR, Sanders SP. Accuracy of fetal echocardiography. Radiology. 1987;165(3):847-849.
56. DeVore GR, Horenstein J, Siassi B, Platt LD. Fetal echocardiography. VII. Doppler color flow mapping: a new technique for the diagnosis of congenital heart disease. Am J Obstet Gynecol. 1987;156(5):1054-1064.
57. Cockerham JT, Martin TC, Gutierrez FR, et al. Spontaneous closure of secundum atrial septal defect in infants and young children. Am J Cardiol. 1983;52(10):1267-1271.
58. Steele PM, Fuster V, Cohen M, et al. Isolated atrial septal defect with pulmonary vascular obstructive disease—long-term follow-up and prediction of outcome after surgical correction. Circulation. 1987;76(5):1037-1042.
59. Ferencz C, Rubin JD, McCarter RJ, et al. Cardiac and noncardiac malformations: observations in a population-based study. Teratology. 1987;35(3):367-378.
60. Goor DA, Lillehei CW. Congenital malformations of the heart: embryology, anatomy, and operative considerations. New York: Grune & Stratton; 1975.
61. Grahm TP, Bender HW, Spach M. Ventricular septal defects. In: Moss AJ, Adams FH, Emmanouilides GC, editors. Heart disease in infancy, childhood, and adolescence. 2nd ed. Baltimore: Williams & Wilkins; 1977.
62. Allan LD, Crawford DC, Anderson RH, Tynan MJ. Echocardiographic and anatomical correlations in fetal congenital heart disease. Br Heart J. 1984;52(5):542-548.
63. Allan LD, Tynan M, Campbell S, Anderson RH. Identification of congenital cardiac malformations by echocardiography in midtrimester fetus. Br Heart J. 1981;46(4):358-362.
64. Parness IA, Yeager SB, Sanders SP, et al. Echocardiographic diagnosis of fetal heart defects in mid trimester. Arch Dis Child. 1988;63(10 Spec No):1137-1145.
65. Yagel S, Sherer D, Hurwitz A. Significance of ultrasonic prenatal diagnosis of ventricular septal defect. J Clin Ultrasound. 1985;13(8):588-590.
66. Brown DL, Emerson DS, Cartier MS, et al. Congenital cardiac anomalies: prenatal sonographic diagnosis. Am J Roentgenol. 1989;153(1):109-114.
67. Sutherland GR, Smyllie JH, Ogilvie BC, Keeton BR. Colour flow imaging in the diagnosis of multiple ventricular septal defects. Br Heart J. 1989;62(1):43-49.
68. Garne E. Atrial and ventricular septal defects—epidemiology and spontaneous closure. J Matern Fetal Neonatal Med. 2006;19(5):271-276.
69. Hoffman JI. Natural history of congenital heart disease. Problems in its assessment with special reference to ventricular septal defects. Circulation. 1968;37(1):97-125.
70. Hoffman JI, Rudolph AM. The natural history of isolated ventricular septal defect with special reference to selection of patients for surgery. Adv Pediatr. 1970;17:57-79.
71. Hoffman JI, Rudolph AM. The natural history of ventricular septal defects in infancy. Am J Cardiol. 1965;16(5):634-653.
72. Crawford DC, Chita SK, Allan LD. Prenatal detection of congenital heart disease: factors affecting obstetric management and survival. Am J Obstet Gynecol. 1988;159(2):352-356.
73. Machado MV, Crawford DC, Anderson RH, Allan LD. Atrioventricular septal defect in prenatal life. Br Heart J. 1988;59(3):352-355.
74. Carvalho JS, Rigby ML, Shinebourne EA, Anderson RH. Cross sectional echocardiography for recognition of ventricular topology in atrioventricular septal defect. Br Heart J. 1989;61(3):285-288.
75. Freedom RM, Culham JAG, Moes CAF. Angiocardiography of congenital heart disease. New York: Macmillan; 1984.
76. Becker AE, Anderson RH. Atrioventricular septal defects: What's in a name? J Thorac Cardiovasc Surg. 1982;83(3):461-469.
77. Fontana RS, Edwards JE. Congenital cardiac disease. Philadelphia: Saunders; 1962.
78. Shenker L, Reed KL, Marx GR, et al. Fetal cardiac Doppler flow studies in prenatal diagnosis of heart disease. Am J Obstet Gynecol. 1988;158(6 Pt 1):1267-1273.
79. Gembruch U, Knopfle G, Chatterjee M, et al. Prenatal diagnosis of atrioventricular canal malformations with up-to-date echocardiographic technology: report of 14 cases. Am Heart J. 1991;121(5):1489-1497.
80. Rasiah SV, Ewer AK, Miller P, et al. Outcome following prenatal diagnosis of complete atrioventricular septal defect. Prenat Diagn. 2008;28(2):95-101.
81. Allan LD, Crawford DC, Sheridan R, Chapman MG. Aetiology of non--immune hydrops: the value of echocardiography. Br J Obstet Gynaecol. 1986;93(3):223-225.
82. Bader RS, Punn R, Silverman NH. Evaluation of risk factors for prediction of outcome in fetal spectrum of atrioventricular septal defects. Congenit Heart Dis. 2014;9(4):286-293.
83. Bakhtiary F, Takacs J, Cho MY, et al. Long-term results after repair of complete atrioventricular septal defect with two-patch technique. Ann Thorac Surg. 2010;89(4):1239-1243.
84. Genton E, Blount SG Jr. The spectrum of Ebstein's anomaly. Am Heart J. 1967;73(3):395-425.
85. Lev M, Liberthson RR, Joseph RH, et al. The pathologic anatomy of Ebstein's disease. Arch Pathol. 1970;90(4):334-343.
86. Roberson DA, Silverman NH. Ebstein's anomaly: echocardiographic and clinical features in the fetus and neonate. J Am Coll Cardiol. 1989;14(5):1300-1307.
87. Zuberbuhler JR, Becker AE, Anderson RH, Lenox CC. Ebstein's malformation and the embryological development of the tricuspid valve. With a note on the nature of "clefts" in the atrioventricular valves. Pediatr Cardiol. 1984;5(4):289-295.
88. Anderson KR, Zuberbuhler JR, Anderson RH, et al. Morphologic spectrum of Ebstein's anomaly of the heart: a review. Mayo Clin Proc. 1979;54(3):174-180.
89. Stewart PA, Wladimiroff JW, Reuss A, Sachs ES. Fetal echocardiography: a review of six years experience. Fetal Ther. 1987;2(4):222-231.
90. Sharland GK, Chita SK, Allan LD. Tricuspid valve dysplasia or displacement in intrauterine life. J Am Coll Cardiol. 1991;17(4):944-949.
91. Nora JJ, Nora AH, Toews WH. Letter: Lithium, Ebstein's anomaly, and other congenital heart defects. Lancet. 1974;2(7880):594-595.
92. Nora JJ, Nora AH. The evolution of specific genetic and environmental counseling in congenital heart diseases. Circulation. 1978;57(2):205-213.
93. Schou M, Goldfield MD, Weinstein MR, Villeneuve A. Lithium and pregnancy. I. Report from the Register of Lithium Babies. Br Med J. 1973;2(5859):135-136.
94. Weinstein MR, Goldfield M. Cardiovascular malformations with lithium use during pregnancy. Am J Psychiatry. 1975;132(5):529-531.
95. Park JM, Sridaromont S, Ledbetter EO, Terry WM. Ebstein's anomaly of the tricuspid valve associated with prenatal exposure to lithium carbonate. Am J Dis Child. 1980;134(7):703-704.
96. Kallen B, Tandberg A. Lithium and pregnancy. A cohort study on manic-depressive women. Acta Psychiatr Scand. 1983;68(2):134-139.
97. Jacobson SJ, Jones K, Johnson K, et al. Prospective multicentre study of pregnancy outcome after lithium exposure during first trimester. Lancet. 1992;339(8792):530-533.
98. Anderson RH, Silverman NH, Zuberbuhler JR. Congenitally unguarded tricuspid orifice: its differentiation from Ebstein's malformation in association with pulmonary atresia and intact ventricular septum. Pediatr Cardiol. 1990;11(2):86-90.
99. Oberhoffer R, Cook AC, Lang D, et al. Correlation between echocardiographic and morphological investigations of lesions of the tricuspid valve diagnosed during fetal life. Br Heart J. 1992;68(6):580-585.
100. Handler JB, Berger TJ, Miller RH, et al. Partial atrioventricular canal in association with Ebstein's anomaly. Echocardiographic diagnosis and surgical correction. Chest. 1981;80(4):515-517.
101. Fink BW. Congenital heart disease: a deductive approach to its diagnosis. 2nd ed. Chicago: Year Book Medical Publishers; 1985.
102. Copel JA, Cullen M, Green JJ, et al. The frequency of aneuploidy in prenatally diagnosed congenital heart disease: an indication for fetal karyotyping. Am J Obstet Gynecol. 1988;158(2):409-413.
103. Hornberger LK, Sahn DJ, Kleinman CS, et al. Tricuspid valve disease with significant tricuspid insufficiency in the fetus: diagnosis and outcome. J Am Coll Cardiol. 1991;17(1):167-173.

104. Gembruch U, Hansmann M, Redel DA, Bald R. Fetal two-dimensional Doppler echocardiography (colour flow mapping) and its place in prenatal diagnosis. Prenat Diagn. 1989;9(8):535-547.
105. Freud LR, Escobar-Diaz MC, Kalish BT, et al. Outcomes and predictors of perinatal mortality in fetuses with Ebstein anomaly or tricuspid valve dysplasia in the current era: a multicenter study. Circulation. 2015;132(6):481-489.
106. Boston US, Dearani JA, O'Leary PW, et al. Tricuspid valve repair for Ebstein's anomaly in young children: a 30-year experience. Ann Thorac Surg. 2006;81(2):690-695.
107. Brown ML, Dearani JA, Danielson GK, et al. The outcomes of operations for 539 patients with Ebstein anomaly. J Thorac Cardiovasc Surg. 2008;135(5):1120-1136. 36.e1-e7..
108. Palmen M, de Jong PL, Klieverik LM, et al. Long-term follow-up after repair of Ebstein's anomaly. Eur J Cardiothorac Surg. 2008;34(1):48-54.
109. Paranon S, Acar P. Ebstein's anomaly of the tricuspid valve: from fetus to adult: congenital heart disease. Heart. 2008;94(2):237-243.
110. Grundy H, Burlbaw J, Gowdamarajan R, et al. Antenatal detection of hypoplastic right ventricle with fetal M-mode echocardiography. A report of two cases. J Reprod Med. 1987;32(4):301-304.
111. de Leval M, Bull C, Stark J, et al. Pulmonary atresia and intact ventricular septum: surgical management based on a revised classification. Circulation. 1982;66(2):272-280.
112. Schaffer RM, Corio FJ. Sonographic diagnosis of hypoplastic left heart syndrome in utero. J Diag Med Sonogr. 1988;6:319-320.
113. Yagel S, Mandelberg A, Hurwitz A, Jlaser Y. Prenatal diagnosis of hypoplastic left ventricle. Am J Perinatol. 1986;3(1):6-8.
114. Hawkins JA, Doty DB. Aortic atresia: morphologic characteristics affecting survival and operative palliation. J Thorac Cardiovasc Surg. 1984;88(4):620-626.
115. Saied A, Folger GM Jr. Hypoplastic left heart syndrome. Clinicopathologic and hemodynamic correlation. Am J Cardiol. 1972;29(2):190-198.
116. Doty DB. Aortic atresia. J Thorac Cardiovasc Surg. 1980;79(3):462-463.
117. Feinstein JA, Benson DW, Dubin AM, et al. Hypoplastic left heart syndrome: current considerations and expectations. J Am Coll Cardiol. 2012;59(1 Sup pl.):S1-S42.
118. Satomi G, Yasukochi S, Shimizu T, et al. Has fetal echocardiography improved the prognosis of congenital heart disease? Comparison of patients with hypoplastic left heart syndrome with and without prenatal diagnosis. Pediatr Int. 1999;41(6):728-732.
119. Mahle WT, Clancy RR, McGaurn SP, et al. Impact of prenatal diagnosis on survival and early neurologic morbidity in neonates with the hypoplastic left heart syndrome. Pediatrics. 2001;107(6):1277-1282.
120. Tworetzky W, McElhinney DB, Reddy VM, et al. Improved surgical outcome after fetal diagnosis of hypoplastic left heart syndrome. Circulation. 2001;103(9):1269-1273.
121. Mahle WT, Wernovsky G. Neurodevelopmental outcomes in hypoplastic left heart syndrome. Semin Thorac Cardiovasc Surg Pediatr Card Surg Annu. 2004;7:39-47.
122. Jenkins PC, Chinnock RE, Jenkins KJ, et al. Decreased exercise performance with age in children with hypoplastic left heart syndrome. J Pediatr. 2008;152(4):507-512.
123. Sistino JJ, Bonilha HS. Improvements in survival and neurodevelopmental outcomes in surgical treatment of hypoplastic left heart syndrome: a meta-analytic review. J Extra Corpor Technol. 2012;44(4):216-223.
124. Becker AE, Anderson RH. Pathology of congenital heart disease. Boston: Butterworths; 1981.
125. Moodie DS, Ritter DG, Tajik AH, et al. Long-term follow-up after palliative operation for univentricular heart. Am J Cardiol. 1984;53(11):1648-1651.
126. Moodie DS, Ritter DG, Tajik AJ, O'Fallon WM. Long-term follow-up in the unoperated univentricular heart. Am J Cardiol. 1984;53(8):1124-1128.
127. Hallermann FJ, Davis GD, Ritter DG, Kincaid OW. Roentgenographic features of common ventricle. Radiology. 1966;87(3):409-423.
128. McKay R, Pacifico AD, Blackstone EH, et al. Septation of the univentricular heart with left anterior subaortic outlet chamber. J Thorac Cardiovasc Surg. 1982;84(1):77-87.
129. Alsoufi B, Gillespie S, Kogon B, et al. Results of palliation with an initial modified Blalock-Taussig shunt in neonates with single ventricle anomalies associated with restrictive pulmonary blood flow. Ann Thorac Surg. 2015;99(5):1639-1646.
130. Alsoufi B, Manlhiot C, Awan A, et al. Current outcomes of the Glenn bidirectional cavopulmonary connection for single ventricle palliation. Eur J Cardiothorac Surg. 2012;42(1):42-48.
131. Poon LC, Huggon IC, Zidere V, Allan LD. Tetralogy of Fallot in the fetus in the current era. Ultrasound Obstet Gynecol. 2007;29(6):625-627.
132. Netter F. The Ciba Collection of medical illustrations. V. Heart. New Jersey: CIBA; 1978.
133. Lev M, Rimoldi JA, Rowlatt UF. The quantitative anatomy of cyanotic tetralogy of Fallot. Circulation. 1964;30:531-538.
134. DeVore GR, Siassi B, Platt LD. Fetal echocardiography. VIII. Aortic root dilatation—a marker for tetralogy of Fallot. Am J Obstet Gynecol. 1988;159(1):129-136.
135. Anderson CF, McCurdy CM Jr, McNamara MF, Reed KL. Case of the day. 8. Diagnosis: color Doppler aided diagnosis of tetralogy of Fallot. J Ultrasound Med. 1994;13(4):341-342.
136. Egbe AC, Uppu SC, Mittnacht AJ, et al. Primary tetralogy of Fallot repair: predictors of intensive care unit morbidity. Asian Cardiovasc Thorac Ann. 2014;22(7):794-799.
137. Gibbs JL, Monro JL, Cunningham D, Rickards A. Survival after surgery or therapeutic catheterisation for congenital heart disease in children in the United Kingdom: analysis of the central cardiac audit database for 2000-1. BMJ. 2004;328(7440):611.
138. Murphy JG, Gersh BJ, Mair DD, et al. Long-term outcome in patients undergoing surgical repair of tetralogy of Fallot. N Engl J Med. 1993;329(9):593-599.
139. Kleinman CS, Donnerstein RL, DeVore GR, et al. Fetal echocardiography for evaluation of in utero congestive heart failure. N Engl J Med. 1982;306(10):568-575.
140. Lakier JB, Stanger P, Heymann MA, et al. Tetralogy of Fallot with absent pulmonary valve. Natural history and hemodynamic considerations. Circulation. 1974;50(1):167-175.
141. Fyler DC. Report of the New England Regional Infant Cardiac Program. Pediatrics. 1980;65(2 Pt 2):375-461.
142. Collett RW, Edwards JE. Persistent truncus arteriosus; a classification according to anatomic types. Surg Clin North Am. 1949;29(4):1245-1270.
143. Rajasinghe HA, McElhinney DB, Reddy VM, et al. Long-term follow-up of truncus arteriosus repaired in infancy: a twenty-year experience. J Thorac Cardiovasc Surg. 1997;113(5):869-878.
144. O'Byrne ML, Mercer-Rosa L, Zhao H, et al. Morbidity in children and adolescents after surgical correction of truncus arteriosus communis. Am Heart J. 2013;166(3):512-518.
145. Kirklin JW, Pacifico AD, Blackstone EH, et al. Current risks and protocols for operations for double-outlet right ventricle. Derivation from an 18 year experience. J Thorac Cardiovasc Surg. 1986;92(5):913-930.
146. Stewart PA, Wladimiroff JW, Becker AE. Early prenatal detection of double outlet right ventricle by echocardiography. Br Heart J. 1985;54(3):340-342.
147. Kim N, Friedberg MK, Silverman NH. Diagnosis and prognosis of fetuses with double outlet right ventricle. Prenat Diagn. 2006;26(8):740-745.
148. Li S, Ma K, Hu S, et al. Surgical outcomes of 380 patients with double outlet right ventricle who underwent biventricular repair. J Thorac Cardiovasc Surg. 2014;148(3):817-824.
149. Trusler GA, Castaneda AR, Rosenthal A, et al. Current results of management in transposition of the great arteries, with special emphasis on patients with associated ventricular septal defect. J Am Coll Cardiol. 1987;10(5):1061-1071.
150. Anderson BR, Ciarleglio AJ, Hayes DA, et al. Earlier arterial switch operation improves outcomes and reduces costs for neonates with transposition of the great arteries. J Am Coll Cardiol. 2014;63(5):481-487.
151. Allwork SP, Bentall HH, Becker AE, et al. Congenitally corrected transposition of the great arteries: morphologic study of 32 cases. Am J Cardiol. 1976;38(7):910-923.

152. Rutledge JM, Nihill MR, Fraser CD, et al. Outcome of 121 patients with congenitally corrected transposition of the great arteries. Pediatr Cardiol. 2002;23(2):137-145.
153. DiSessa TG, Emerson DS, Felker RE, et al. Anomalous systemic and pulmonary venous pathways diagnosed in utero by ultrasound. J Ultrasound Med. 1990;9(6):311-317.
154. Ferencz C, Rubin JD, McCarter RJ, et al. Congenital heart disease: prevalence at livebirth. The Baltimore-Washington Infant Study. Am J Epidemiol. 1985;121(1):31-36.
155. Allan LD, Sharland GK. The echocardiographic diagnosis of totally anomalous pulmonary venous connection in the fetus. Heart. 2001;85(4):433-437.
156. Carter RE, Capriles M, Noe Y. Total anomalous pulmonary venous drainage. A clinical and anatomical study of 75 children. Br Heart J. 1969;31(1):45-51.
157. Patel CR, Lane JR, Spector ML, et al. Totally anomalous pulmonary venous connection and complex congenital heart disease: prenatal echocardiographic diagnosis and prognosis. J Ultrasound Med. 2005;24(9):1191-1198.
158. Hashmi A, Abu-Sulaiman R, McCrindle BW, et al. Management and outcomes of right atrial isomerism: a 26-year experience. J Am Coll Cardiol. 1998;31(5):1120-1126.
159. Valsangiacomo ER, Hornberger LK, Barrea C, et al. Partial and total anomalous pulmonary venous connection in the fetus: two-dimensional and Doppler echocardiographic findings. Ultrasound Obstet Gynecol. 2003;22(3):257-263.
160. Padalino MA, Cavalli G, De Franceschi M, et al. Surgical outcomes of total anomalous pulmonary venous connection repair: a 22-year experience. J Card Surg. 2014;29(5):678-685.
161. Allan LD, Crawford DC, Tynan M. Evolution of coarctation of the aorta in intrauterine life. Br Heart J. 1984;52(4):471-473.
162. Rosenberg H. Coarctation of the aorta: morphology and pathogenesis considerations. In: Rosenberg HS, Bolande RP, editors. Perspectives in pediatric pathology, vol. I. Chicago: Year Book Medical Publishers; 1973.
163. Bruins C. Twelfth Edgar Mannheimer lecture. Competition between aortic isthmus and ductus arteriosus; reciprocal influence of structure and flow. Eur J Cardiol. 1978;8(1):87-97.
164. Hutchins GM. Coarctation of the aorta explained as a branch-point of the ductus arteriosus. Am J Pathol. 1971;63(2):203-214.
165. Benacerraf BR, Saltzman DH, Sanders SP. Sonographic sign suggesting the prenatal diagnosis of coarctation of the aorta. J Ultrasound Med. 1989;8(2):65-69.
166. Hornberger LK, Sahn DJ, Kleinman CS, et al. Antenatal diagnosis of coarctation of the aorta: a multicenter experience. J Am Coll Cardiol. 1994;23(2):417-423.
167. Sahn DJ, Lange LW, Allen HD, et al. Quantitative real-time cross-sectional echocardiography in the developing normal human fetus and newborn. Circulation. 1980;62(3):588-597.
168. Head CE, Jowett VC, Sharland GK, Simpson JM. Timing of presentation and postnatal outcome of infants suspected of having coarctation of the aorta during fetal life. Heart. 2005;91(8):1070-1074.
169. Hesslein PS, Gutgesell HP, McNamara DG. Prognosis of symptomatic coarctation of the aorta in infancy. Am J Cardiol. 1983;51(2):299-303.
170. Moore JW, Vincent RN, Beekman 3rd RH, et al. Procedural results and safety of common interventional procedures in congenital heart disease: initial report from the National Cardiovascular Data Registry. J Am Coll Cardiol. 2014;64(23):2439-2451.
171. Clark CE, Henry WL, Epstein SE. Familial prevalence and genetic transmission of idiopathic hypertrophic subaortic stenosis. N Engl J Med. 1973;289(14):709-714.
172. Barrea C, Alkazaleh F, Ryan G, et al. Prenatal cardiovascular manifestations in the twin-to-twin transfusion syndrome recipients and the impact of therapeutic amnioreduction. Am J Obstet Gynecol. 2005;192(3):892-902.
173. Campbell M. The natural history of congenital aortic stenosis. Br Heart J. 1968;30(4):514-526.
174. Messina LM, Turley K, Stanger P, et al. Successful aortic valvotomy for severe congenital valvular aortic stenosis in the newborn infant. J Thorac Cardiovasc Surg. 1984;88(1):92-96.
175. Jones M, Barnhart GR, Morrow AG. Late results after operations for left ventricular outflow tract obstruction. Am J Cardiol. 1982;50(3):569-579.
176. Freud LR, McElhinney DB, Marshall AC, et al. Fetal aortic valvuloplasty for evolving hypoplastic left heart syndrome: postnatal outcomes of the first 100 patients. Circulation. 2014;130(8):638-645.
177. Stagnati V, Chalouhi GE, Essaoui M, et al. Pulmonary stenosis in complicated monochorionic twin pregnancies: prevalence, management and outcome. Prenat Diagn. 2015;35(11):1085-1092.
178. Merrill WH, Shuman TA, Graham TP Jr, et al. Surgical intervention in neonates with critical pulmonary stenosis. Ann Surg. 1987;205(6):712-718.
179. Marantz PM, Huhta JC, Mullins CE, et al. Results of balloon valvuloplasty in typical and dysplastic pulmonary valve stenosis: Doppler echocardiographic follow-up. J Am Coll Cardiol. 1988;12(2):476-479.
180. Galindo A, Gutierrez-Larraya F, Velasco JM, de la Fuente P. Pulmonary balloon valvuloplasty in a fetus with critical pulmonary stenosis/atresia with intact ventricular septum and heart failure. Fetal Diagn Ther. 2006;21(1):100-104.
181. Niikawa N, Kohsaka S, Mizumoto M, et al. Familial clustering of situs inversus totalis, and asplenia and polysplenia syndromes. Am J Med Genet. 1983;16(1):43-47.
182. Loomba RS, Willes RJ, Kovach JR, Anderson RH. Chronic arrhythmias in the setting of heterotaxy: differences between right and left isomerism. Congenit Heart Dis. 2016;11(1):7-18.
183. Rose V, Izukawa T, Moes CA. Syndromes of asplenia and polysplenia. A review of cardiac and non-cardiac malformations in 60 cases with special reference to diagnosis and prognosis. Br Heart J. 1975;37(8):840-852.
184. Peoples WM, Moller JH, Edwards JE, Polysplenia:. a review of 146 cases. Pediatr Cardiol. 1983;4(2):129-137.
185. Zlotogora J, Elian E. Asplenia and polysplenia syndromes with abnormalities of lateralisation in a sibship. J Med Genet. 1981;18(4):301-302.
186. Stewart PA, Becker AE, Wladimiroff JW, Essed CE. Left atrial isomerism associated with asplenia: prenatal echocardiographic detection of complex congenital cardiac malformations. J Am Coll Cardiol. 1984;4(5):1015-1020.
187. Garcia OL, Metha AV, Pickoff AS, et al. Left isomerism and complete atrioventricular block: a report of six cases. Am J Cardiol. 1981;48(6):1103-1107.
188. Berg C, Geipel A, Smrcek J, et al. Prenatal diagnosis of cardiosplenic syndromes: a 10-year experience. Ultrasound Obstet Gynecol. 2003;22(5):451-459.
189. Schmidt W, Yarkoni S, Jeanty P, et al. Sonographic measurements of the fetal spleen: clinical implications. J Ultrasound Med. 1985;4(12):667-672.
190. de Araujo LM, Silverman NH, Filly RA, et al. Prenatal detection of left atrial isomerism by ultrasound. J Ultrasound Med. 1987;6(11):667-670.
191. McAllister HA Jr. Primary tumors of the heart and pericardium. Pathol Annu. 1979;14(Pt 2):325-355.
192. Dennis MA, Appareti K, Manco-Johnson ML, et al. The echocardiographic diagnosis of multiple fetal cardiac tumors. J Ultrasound Med. 1985;4(6):327-329.
193. Smythe JF, Dyck JD, Smallhorn JF, Freedom RM. Natural history of cardiac rhabdomyoma in infancy and childhood. Am J Cardiol. 1990;66(17):1247-1249.
194. Simcha A, Wells BG, Tynan MJ, Waterston DJ. Primary cardiac tumours in childhood. Arch Dis Child. 1971;46(248):508-514.
195. Crawford DC, Garrett C, Tynan M, et al. Cardiac rhabdomyomata as a marker for the antenatal detection of tuberous sclerosis. J Med Genet. 1983;20(4):303-304.
196. Groves AM, Fagg NL, Cook AC, Allan LD. Cardiac tumours in intrauterine life. Arch Dis Child. 1992;67(10 Spec No):1189-1192.
197. Bender BL, Yunis EJ. The pathology of tuberous sclerosis. Pathol Annu. 1982;17(Pt 1):339-382.
198. Journel H, Roussey M, Plais MH, et al. Prenatal diagnosis of familial tuberous sclerosis following detection of cardiac rhabdomyoma by ultrasound. Prenat Diagn. 1986;6(4):283-289.
199. DeVore GR, Hakim S, Kleinman CS, Hobbins JC. The in utero diagnosis of an interventricular septal cardiac rhabdomyoma by means of real-time-directed, M-mode echocardiography. Am J Obstet Gynecol. 1982;143(8):967-969.

200. Chao AS, Chao A, Wang TH, et al. Outcome of antenatally diagnosed cardiac rhabdomyoma: case series and a meta-analysis. Ultrasound Obstet Gynecol. 2008;31(3):289-295.
201. Holley DG, Martin GR, Brenner JI, et al. Diagnosis and management of fetal cardiac tumors: a multicenter experience and review of published reports. J Am Coll Cardiol. 1995;26(2):516-520.
202. Gava G, Buoso G, Beltrame GL, et al. Cardiac rhabdomyoma as a marker for the prenatal detection of tuberous sclerosis. Case report. Br J Obstet Gynaecol. 1990;97(12):1154-1157.
203. Wacker-Gussmann A, Strasburger JF, Cuneo BF, et al. Fetal arrhythmias associated with cardiac rhabdomyomas. Heart Rhythm. 2014;11(4):677-683.
204. Uzun O, Wilson DG, Vujanic GM, et al. Cardiac tumours in children. Orphanet J Rare Dis. 2007;2:11.
205. Pipitone S, Mongiovi M, Grillo R, et al. Cardiac rhabdomyoma in intrauterine life: clinical features and natural history. A case series and review of published reports. Ital Heart J. 2002;3(1):48-52.
206. Levy DW, Mintz MC, The left ventricular echogenic focus, a normal finding, Am J. Roentgenol. 1988;150(1):85-86.
207. Petrikovsky BM, Challenger M, Wyse LJ. Natural history of echogenic foci within ventricles of the fetal heart. Ultrasound Obstet Gynecol. 1995;5(2):92-94.
208. Arda S, Sayin NC, Varol FG, Sut N. Isolated fetal intracardiac hyperechogenic focus associated with neonatal outcome and triple test results. Arch Gynecol Obstet. 2007;276(5):481-485.
209. Ohlow MA, von Korn H, Lauer B. Characteristics and outcome of congenital left ventricular aneurysm and diverticulum: analysis of 809 cases published since 1816. Int J Cardiol. 2015;185:34-45.
210. Pedra SR, Smallhorn JF, Ryan G, et al. Fetal cardiomyopathies: pathogenic mechanisms, hemodynamic findings, and clinical outcome. Circulation. 2002;106(5):585-591.
211. Yinon Y, Yagel S, Hegesh J, et al. Fetal cardiomyopathy—in utero evaluation and clinical significance. Prenat Diagn. 2007;27(1):23-28.
212. Drose JA, Dennis MA, Thickman D. Infection in utero: US findings in 19 cases. Radiology. 1991;178(2):369-374.
213. Schryer MJ, Karnauchow PN. Endocardial fibroelastosis; etiologic and pathogenetic considerations in children. Am Heart J. 1974;88(5):557-565.
214. Griffin LD, Kearney D, Ni J, et al. Analysis of formalin-fixed and frozen myocardial autopsy samples for viral genome in childhood myocarditis and dilated cardiomyopathy with endocardial fibroelastosis using polymerase chain reaction (PCR). Cardiovasc Pathol. 1995;4(1):3-11.
215. Sheehan PQ, Rowland TW, Shah BL, et al. Maternal diabetic control and hypertrophic cardiomyopathy in infants of diabetic mothers. Clin Pediatr (Phila). 1986;25(5):266-271.
216. Lendrum B, Pildes RS, Serratto M, et al. The spectrum of myocardial abnormality in infants of diabetic mothers. Pediatr Cardiol. 1979;1:172.
217. Gutgesell HP, Speer ME, Rosenberg HS. Characterization of the cardiomyopathy in infants of diabetic mothers. Circulation. 1980;61(2):441-450.
218. Halliday HL. Hypertrophic cardiomyopathy in infants of poorly-controlled diabetic mothers. Arch Dis Child. 1981;56(4):258-263.
219. Veille JC, Hanson R, Sivakoff M, et al. Fetal cardiac size in normal, intrauterine growth retarded, and diabetic pregnancies. Am J Perinatol. 1993;10(4):275-279.
220. Gonzalez AB, Young L, Doll JA, et al. Elevated neonatal insulin-like growth factor I is associated with fetal hypertrophic cardiomyopathy in diabetic women. Am J Obstet Gynecol. 2014;211(3):290.e1-290.e7.
221. Kanagasuntheram R, Verzin JA. Ectopia cordis in man. Thorax. 1962;17:159-167.
222. Cantrell JR, Haller JA, Ravitch MM. A syndrome of congenital defects involving the abdominal wall, sternum, diaphragm, pericardium, and heart. Surg Gynecol Obstet. 1958;107(5):602-614.
223. Chang Y, Yang MJ, Wang PH, Chen CY. Three-dimensional HDlive image of ectopia cordis in a twin fetus at 9 gestational weeks. Taiwan J Obstet Gynecol. 2015;54(4):463-464.
224. Ghidini A, Sirtori M, Romero R, Hobbins JC. Prenatal diagnosis of pentalogy of Cantrell. J Ultrasound Med. 1988;7(10):567-572.
225. Lingman G, Lundstrom NR, Marsal K, Ohrlander S. Fetal cardiac arrhythmia. Clinical outcome in 113 cases. Acta Obstet Gynecol Scand. 1986;65(3):263-267.
226. Stewart PA, Wladimiroff JW. Fetal atrial arrhythmias associated with redundancy/aneurysm of the foramen ovale. J Clin Ultrasound. 1988;16(9):643-650.
227. Rice MJ, McDonald RW, Reller MD. Fetal atrial septal aneurysm: a cause of fetal atrial arrhythmias. J Am Coll Cardiol. 1988;12(5):1292-1297.
228. Kleinman CS. Prenatal diagnosis and management of intrauterine arrhythmias. Fetal Ther. 1986;1(2–3):92-95.
229. Shenker L. Fetal cardiac arrhythmias. Obstet Gynecol Surv. 1979;34(8):561-572.
230. Reed KL, Sahn DJ, Marx GR, et al. Cardiac Doppler flows during fetal arrhythmias: physiologic consequences. Obstet Gynecol. 1987;70(1):1-6.
231. Chao RC, Ho ES, Hsieh KS. Fetal atrial flutter and fibrillation: prenatal echocardiographic detection and management. Am Heart J. 1992;124(4):1095-1098.
232. Silverman NH, Kleinman CS, Rudolph AM, et al. Fetal atrioventricular valve insufficiency associated with nonimmune hydrops: a two-dimensional echocardiographic and pulsed Doppler ultrasound study. Circulation. 1985;72(4):825-832.
233. Cameron A, Nicholson S, Nimrod C, et al. Evaluation of fetal cardiac dysrhythmias with two-dimensional, M-mode, and pulsed Doppler ultrasonography. Am J Obstet Gynecol. 1988;158(2):286-290.
234. Kleinman CS, Copel JA, Weinstein EM, et al. Treatment of fetal supraventricular tachyarrhythmias. J Clin Ultrasound. 1985;13(4):265-273.
235. Kleinman CS, Donnerstein RL, Jaffe CC, et al. Fetal echocardiography. A tool for evaluation of in utero cardiac arrhythmias and monitoring of in utero therapy: analysis of 71 patients. Am J Cardiol. 1983;51(2):237-243.
236. Wiggins JW Jr, Bowes W, Clewell W, et al. Echocardiographic diagnosis and intravenous digoxin management of fetal tachyarrhythmias and congestive heart failure. Am J Dis Child. 1986;140(3):202-204.
237. Komaromy B, Gaal J, Lampe L. Fetal arrhythmia during pregnancy and labour. Br J Obstet Gynaecol. 1977;84(7):492-496.
238. Mendoza GJ, Almeida O, Steinfeld L. Intermittent fetal bradycardia induced by midpregnancy fetal ultrasonographic study. Am J Obstet Gynecol. 1989;160(5 Pt 1):1038-1040.
239. Minagawa Y, Akaiwa A, Hidaka T, et al. Severe fetal supraventricular bradyarrhythmia without fetal hypoxia. Obstet Gynecol. 1987;70(3 Pt 2):454-456.
240. Laboda LA, Estroff JA, Benacerraf BR. First trimester bradycardia. A sign of impending fetal loss. J Ultrasound Med. 1989;8(10):561-563.
241. Kodama Y, Sameshima H, Yamashita R, et al. Intrapartum fetal heart rate patterns preceding terminal bradycardia in infants (>34 weeks) with poor neurological outcome: a regional population-based study in Japan. J Obstet Gynaecol Res. 2015;41(11):1738-1743.
242. Sciarrone A, Masturzo B, Botta G, et al. First-trimester fetal heart block and increased nuchal translucency: an indication for early fetal echocardiography. Prenat Diagn. 2005;25(12):1129-1132.
243. Carpenter RJ Jr, Strasburger JF, Garson A Jr, et al. Fetal ventricular pacing for hydrops secondary to complete atrioventricular block. J Am Coll Cardiol. 1986;8(6):1434-1436.
244. McCue CM, Mantakas ME, Tingelstad JB, Ruddy S. Congenital heart block in newborns of mothers with connective tissue disease. Circulation. 1977;56(1):82-90.
245. Crawford D, Chapman M, Allan L. The assessment of persistent bradycardia in prenatal life. Br J Obstet Gynaecol. 1985;92(9):941-944.
246. Julkunen H, Eronen M. The rate of recurrence of isolated congenital heart block: a population-based study. Arthritis Rheum. 2001;44(2):487-488.
247. Friedman DM. Fetal echocardiography in the assessment of lupus pregnancies. Am J Reprod Immunol. 1992;28(3–4):164-167.

248. Buyon J, Roubey R, Swersky S, et al. Complete congenital heart block: risk of occurrence and therapeutic approach to prevention. J Rheumatol. 1988;15(7):1104-1108.
249. Copel JA, Liang RI, Demasio K, et al. The clinical significance of the irregular fetal heart rhythm. Am J Obstet Gynecol. 2000;182(4):813-817.
250. Allan LD, Joseph MC, Boyd EG, et al. M-mode echocardiography in the developing human fetus. Br Heart J. 1982;47(6):573-583.
251. Lachman R, Taybi H. Taybi and Lachman's radiology of syndromes, metabolic disorders. 5th ed. and skeletal dysplasias. Philadelphia: Mosby-Elsevier; 2007.
252. Nora J. Medical genetics: principles and practice. 4th ed. Philadelphia: Lea & Febiger; 1994.

CAPÍTULO 38

Sistema Digestório e Parede Abdominal do Feto

Nir Melamed, Anne Kennedy e Phyllis Glanc

RESUMO DOS PONTOS-CHAVE

- As anomalias do sistema digestório e da parede abdominal são inúmeras. Embora possam ocorrer isoladamente, muitas estão associadas a anormalidades sindrômicas ou cariotípicas; assim, é importante procurar anomalias associadas.
- A familiaridade com o desenvolvimento normal é necessária para reconhecer os variados aspectos de estruturas exibidos durante a gestação, como a parede abdominal com herniação fisiológica do intestino médio, a identificação da vesícula biliar na segunda metade da gestação ou o surgimento de mecônio em diferentes estágios gestacionais.
- O prognóstico e a apresentação de uma anomalia do trato GI ou da parede abdominal podem variar de acordo com o estágio da gestação.
- Anomalias do sistema digestório podem ser diagnosticadas como parte do exame de achados indiretos, como polidrâmnios.
- O diagnóstico pré-natal precoce, particularmente das anomalias da parede abdominal, pode ser realizado no final do primeiro trimestre, juntamente com a avaliação da translucência nucal.
- Anormalidades do sistema digestório podem não ser clinicamente aparentes no neonato; assim, o diagnóstico pré-natal facilita a triagem adequada e o encaminhamento para um centro que possa fornecer tratamento.

SUMÁRIO DO CAPÍTULO

SISTEMA DIGESTÓRIO
Embriologia do Tubo Digestivo
Esôfago
Atresia Esofágica
Estômago
Estômago Fetal Pequeno ou Ausente
Estômago Fetal Dilatado
Estômago na Linha Média ou no Lado Direito
Massas Gástricas Intraluminais
Intestino Delgado e Cólon
Obstrução Intestinal
Íleo Meconial
Malformações Anorretais
Doença de Hirschsprung
Cistos de Duplicação Entérica
Peritonite e Pseudocisto Meconiais
Intestino Ecogênico
Fígado
Hepatomegalia
Calcificações Hepáticas
Massas e Cistos Hepáticos
Vesícula Biliar e Sistema Biliar
Vesícula Biliar Não Visualizada
Cálculos Biliares Fetais
Cisto do Colédoco
Pâncreas
Pâncreas Anular
Cistos Pancreáticos
Baço
Esplenomegalia
Cistos Esplênicos
PAREDE ABDOMINAL
Embriologia
Gastrósquise
Epidemiologia
Patogênese
Diagnóstico Pré-natal
Condições Associadas
Tratamento
Onfalocele
Epidemiologia
Diagnóstico Pré-natal
Condições Associadas
Tratamento
Extrofia da Bexiga Urinária
Extrofia Cloacal
Ectopia Cardíaca
Outros Defeitos Complexos da Parede Corporal
Pentalogia de Cantrell
Anomalia de Body Stalk
Síndrome da Banda Amniótica

A avaliação sistemática e completa do sistema digestório fetal e da parede abdominal é fundamental para determinar o risco de anormalidades fetais isoladas e múltiplas. Anomalias do abdome fetal podem constituir a única evidência ultrassonográfica de distúrbios de órgãos secundária a condições como disfunções genéticas ou infecção fetal. Além disso, a detecção de massas ou anormalidades intra-abdominais fetais é importante, porque essas condições podem não ser detectadas no exame de rotina do neonato. Em alguns casos, as anomalias do sistema digestório podem ser diagnosticadas como parte da avaliação de achados indiretos, como polidrâmnio.

SISTEMA DIGESTÓRIO

Embriologia do Tubo Digestivo

O sistema digestório inicia o seu desenvolvimento na terceira e na quarta semanas de vida. O tubo intestinal primitivo é formado pela incorporação da parte dorsal do saco vitelino ao embrião após o dobramento longitudinal e lateral do disco embrionário. O tubo digestivo é revestido pelo endoderma embrionário e é fechado em suas extremidades cranial e caudal pela membrana orofaríngea e pela membrana cloacal, respectivamente.[1] Subsequentemente, o tubo digestivo sofre regionalização em três porções. O **intestino anterior**, a porção mais cranial, dá origem ao esôfago, ao estômago, ao duodeno, ao fígado e aos ductos biliares e ao pâncreas. O **intestino posterior**, a porção mais caudal, diferencia-se na parte distal do cólon (além da flexura esplênica), que é parcialmente suprida pela artéria mesentérica inferior. O **intestino médio** dá origem à maior parte do intestino, que é suprido pela artéria mesentérica superior, e inclui a segunda metade do duodeno (distal à ampola de Vater), jejuno, íleo, cólon ascendente e dois terços proximais do cólon transverso. O intestino médio permanece em conexão com o saco vitelino graças ao ducto onfalomesentérico ou ducto vitelino.[2-6]

Esôfago

Atresia Esofágica

O esôfago fetal normal, que se estende da faringe até o estômago, está colapsado e pode, portanto, ser difícil de visualizar, ou pode ser demonstrado como duas ou quatro linhas ecogênicas que representam as paredes do esôfago.

Em termos de desenvolvimento, a traqueia e o esôfago se diferenciam inferiormente da faringe posterior. A diferenciação incompleta dos sistemas respiratório e digestório pode levar à **atresia esofágica** com ou sem **fístulas traqueoesofágicas**. A incidência de todos os tipos de fístulas traqueoesofágicas é de 2,8 por 10 mil gestações.[7,8] Existem cinco tipos de atresia esofágica,[9] sendo a mais comum a fístula para o esôfago distal. Como a maioria dos tipos de atresia esofágica (90%)[10] está associada a fístulas traqueoesofágicas, em muitos casos, o estômago (embora frequentemente pequeno) será visualizado por ultrassonografia, e o polidrâmnio pode estar ausente ou leve ou apresentar-se apenas mais tarde na gestação (Tabela 38.1).

Os principais sinais ultrassonográficos da atresia do esôfago incluem estômago **pequeno ou ausente** (Fig. 38.1), **polidrâmnio** e **sinal da bolsa esofágica** (coleção de líquido na extremidade cega do esôfago)[11] (Fig. 38.2A). Às vezes, uma orofaringe distendida será visualizada (Fig. 38.2B, Vídeo 38.1). No entanto, a demonstração de bolsa esofágica pode ser difícil devido à variação na localização e esvaziamento periódico da bolsa. O diagnóstico pré-natal de atresia de esôfago é desafiador e, em muitos casos, é realizado apenas durante o período neonatal. Um estudo relatou que a taxa de detecção pré-natal de atresia esofágica é de 42%.[12] A combinação de incapacidade de observar o estômago na ultrassonografia e existência de polidrâmnio é mais sugestiva de atresia

TABELA 38.1 Tipos de Atresia Esofágica

Tipo	Descrição	Proporção de Casos de Atresia Esofágica (AE)
A	AE sem fístula traqueoesofágica (TE)	10%
B	AE com fístula TE no segmento esofágico proximal	< 1%
C	AE com fístula TE no segmento distal do esôfago	85%
D	AE com fístula TE nos segmentos proximal e distal do esôfago	< 1%
E	Fístula TE sem atresia esofágica	5%

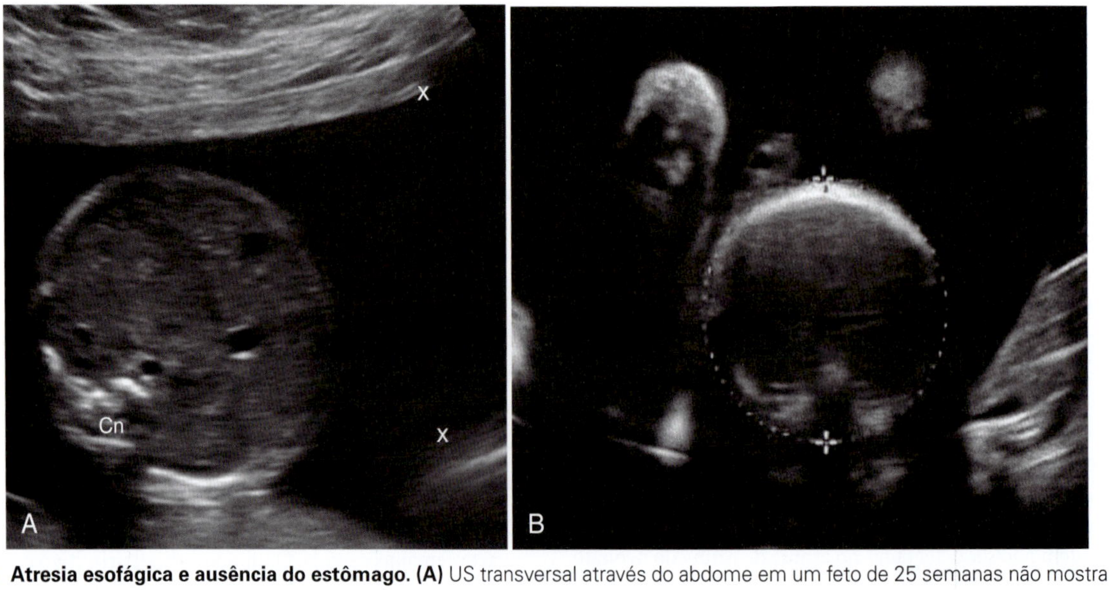

FIG. 38.1 Atresia esofágica e ausência do estômago. (A) US transversal através do abdome em um feto de 25 semanas não mostra estômago visível. Existe polidrâmnio; bolsa vertical de líquido amniótico (*marcas X*) medida > 8 cm. *Cn*, coluna vertebral. **(B)** Feto do terceiro trimestre com estômago ausente e polidrâmnio.

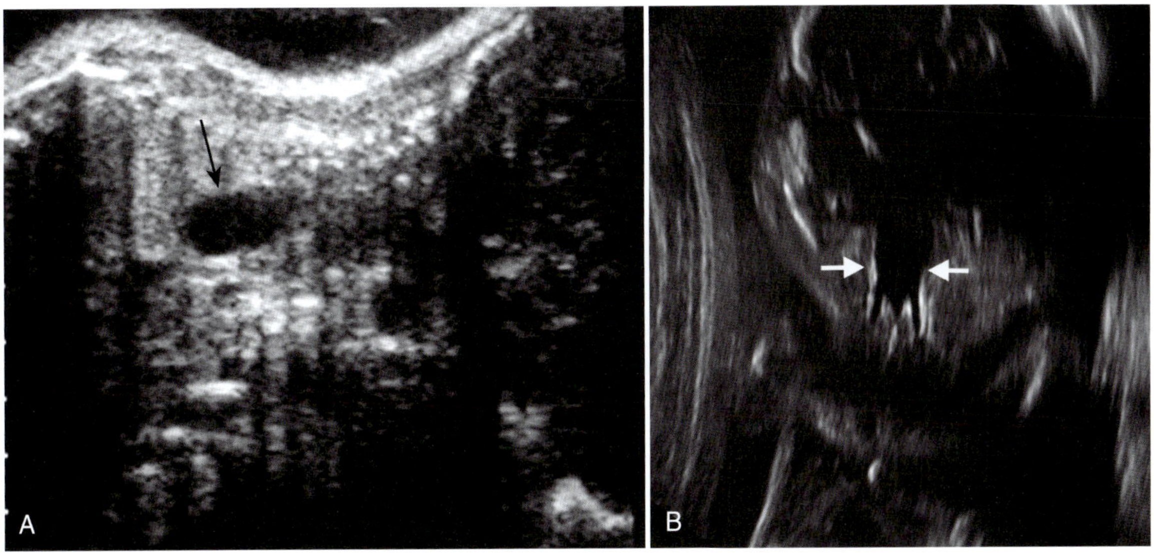

FIG. 38.2 Atresia esofágica. (A) A vista coronal da parte superior do tórax mostra uma **bolsa esofágica** distendida (*seta*). **(B)** Imagem coronal através do pescoço em um feto de 25 semanas mostra orofaringe distendida (*setas*) secundária à atresia esofágica. Ver também Vídeo 38.1.

esofágica do que ausência de estômago isolado, mas o valor preditivo positivo dessa combinação ainda é relativamente modesto (56%).[12]

A atresia de esôfago está associada a anomalias adicionais em mais de 50% dos casos,[8,13] e uma avaliação anatômica detalhada, incluindo a ecocardiografia, deve ser realizada em um feto com esse diagnóstico suspeito. Tem sido relatado que até metade das fístulas traqueoesofágicas fazem parte da **sequência VACTERL**,[7] um grupo esporádico não aleatório de defeitos coexistentes (defeitos vertebrais, atresia anal, anomalias cardíacas, fístula traqueoesofágica com atresia esofágica, defeitos renais e nos membros, como displasia radial). A amniocentese deve ser considerada porque o risco de aneuploidia varia de 5% a 10%.[7] A cirurgia corretiva para atresia de esôfago tem taxa de sucesso de 90% e é influenciada pela presença de anomalias associadas.[10]

Estômago

O estômago fetal pode ser observado a partir da 7ª semana e deve ser observado rotineiramente por 13 a 14 semanas de gestação[14] (Fig. 38.3). O estômago deve ser visualizado como uma estrutura cística na parte superior esquerda do abdome. É importante confirmar a localização do estômago porque a linha média ou o estômago do lado direito associa-se à síndrome heterotáxica.

Estômago Fetal Pequeno ou Ausente

O líquido no estômago deve ser visualizado de maneira confiável no exame do primeiro trimestre ou no levantamento anatômico fetal e em todas as avaliações fetais subsequentes. A não visualização do estômago em um exame anatômico (Fig. 38.1), embora seja um achado potencialmente normal após esvaziamento recente do estômago, está associada a um risco aumentado de anormalidades fetais e pode ser resultado de obstrução esofágica ou atresia, distúrbios que afetam o mecanismo de deglutição, oligoidrâmnio grave (que limita a quantidade de líquido amniótico ingerido pelo feto) ou localização anormal do estômago.

Ausência do Estômago

OBSTRUÇÃO ESOFÁGICA
Atresia esofágica
Compressão esofágica (p. ex., bócio, tumor ou massas na faringe, pulmões ou mediastino)

TRANSTORNOS QUE AFETAM A DEGLUTIÇÃO
Fatores anatômicos (p. ex., fissura palatina)
Distúrbios neurológicos

OLIGOIDRÂMNIO GRAVE E ANIDRÂMNIO

DESLOCAMENTO DO ESTÔMAGO
Hérnia diafragmática congênita
Defeitos da parede abdominal
Síndromes de heterotaxia

Quando o estômago parece pequeno ou ausente, é importante dar tempo suficiente para o preenchimento, caso tenha esvaziado recentemente. Em geral, o estômago encherá durante um exame de 30 minutos.[15] Deve ser dada atenção cuidadosa ao volume do líquido amniótico (oligoidrâmnio ou polidrâmnio), tônus geral e presença de movimentos de deglutição, aparência do tórax e diafragma (massas, hérnia diafragmática) e *situs* abdominal.

Em um estudo retrospectivo, um desfecho anormal (anormalidades estruturais, óbito pré-natal ou pós-natal) ocorreu em 23 (85%) dos 27 fetos com ausência do estômago e 27 (52%) dos 52 fetos com estômago pequeno (combinados, 63%). O cariótipo estava anormal em 8 (38%) dos 21 fetos com ausência do estômago e 2 (4%) dos 46 fetos com estômago pequeno.[16] Por essas razões, o achado de um estômago persistentemente ausente em ultrassonografias seriadas deve recomendar avaliação anatômica, aconselhamento genético e consideração de testes cromossômicos.

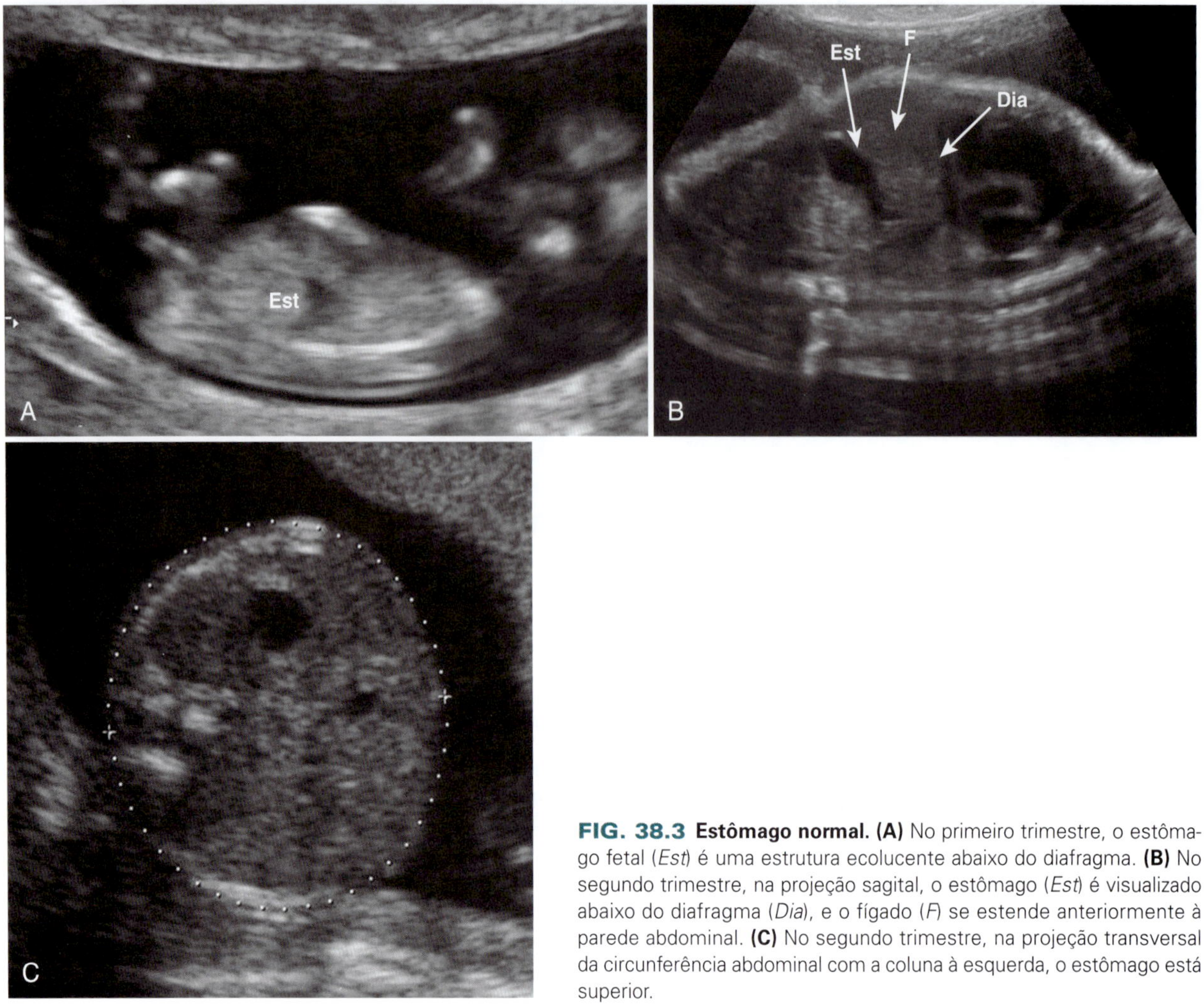

FIG. 38.3 Estômago normal. (A) No primeiro trimestre, o estômago fetal (*Est*) é uma estrutura ecolucente abaixo do diafragma. **(B)** No segundo trimestre, na projeção sagital, o estômago (*Est*) é visualizado abaixo do diafragma (*Dia*), e o fígado (*F*) se estende anteriormente à parede abdominal. **(C)** No segundo trimestre, na projeção transversal da circunferência abdominal com a coluna à esquerda, o estômago está superior.

Estômago Fetal Dilatado

No segundo ou terceiro trimestre, um estômago fetal proeminente ou dilatado transitoriamente pode ser visualizado na ultrassonografia. O uso de um nomograma pode auxiliar na identificação de verdadeiros anexos.[17] No entanto, há uma variação considerável no tamanho normal do estômago, e por conta da forma assimétrica do órgão, a padronização da medição das suas dimensões é difícil.[15] Além disso, devido às consideráveis flutuações normais no tamanho do estômago, o diagnóstico de um estômago fetal dilatado requer que o estômago permaneça persistentemente dilatado durante uma avaliação de 30 minutos, bem como nos exames sucessivos. O diagnóstico diferencial de um estômago fetal dilatado inclui variação normal no tamanho do estômago e atresia gastrointestinal (p. ex., **atresia duodenal**, **atresia pilórica**), bem como estenose pilórica (Fig. 38.4).

A **atresia pilórica** é uma forma rara de atresia intestinal.[18-20] Acredita-se que a causa subjacente seja diferente das causas de atresia de outras partes do sistema digestório, e uma forma familiar de herança autossômica recessiva é bem documentada.[21] Um aspecto único da atresia pilórica é a associação com a **epidermólise bolhosa**, um distúrbio da pele muitas vezes fatal, caracterizado por bolhas cutâneas e nas mucosas com herança autossômica recessiva. Os principais achados ultrassonográficos nos casos de atresia pilórica incluem dilatação gástrica (que pode ser maciça), dilatação esofágica causada por refluxo gastroesofágico e polidrâmnio grave. A ocorrência concomitante da epidermólise bolhosa pode ser sugerida por níveis elevados de alfafetoproteína sérica materna e aparência de flocos de neve do líquido amniótico[22] e pode ser confirmada por meio da análise molecular da biópsia da pele fetal.[21,23]

Estômago na Linha Média ou no Lado Direito

A posição anormal do estômago é um indício importante para a presença de uma anormalidade grave e, portanto, demanda avaliação anatômica detalhada. O estômago do lado direito (Fig. 38.5B) deve levantar a possibilidade da **síndrome heterotáxica**, que é caracterizada pela simetria anormal das vísceras e veias e está associada a anomalias cardíacas complexas, má rotação intestinal e esplênica (asplenia ou poliesplenia) (Fig. 38.6) e anormalidades hepáticas.[24,25] A incidência da síndrome heterotáxica com asplenia ou poliesplenia é de 0,45 por 10 mil gestações.[26] Por causa das anormalidades cardiovasculares e gastrointestinais combinadas, a taxa de mortalidade infantil é alta, com a taxa de mortalidade em 1 ano chegando a 32%.[27] Um estômago na linha média pode representar **má rotação intestinal**.[28]

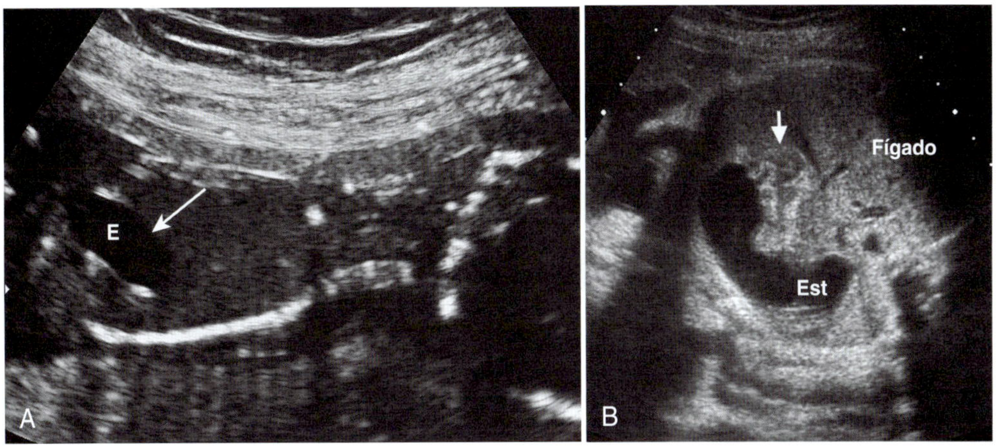

FIG. 38.4 Estômago dilatado. (A) Estômago (*E*) fetal dilatado no segundo trimestre. No corte sagital, o estômago é visível, estendendo-se inferiormente até a pelve. Embora este feto apresente dilatação persistente do estômago durante o exame anatômico, esta desapareceu na ultrassonografia seguinte e o feto apresentou desfecho normal. **(B) Estenose pilórica**. Ultrassonografia transversal no feto de 32 semanas mostra estômago dilatado (*Est*) com proeminente contração sustentada do piloro (*seta*).

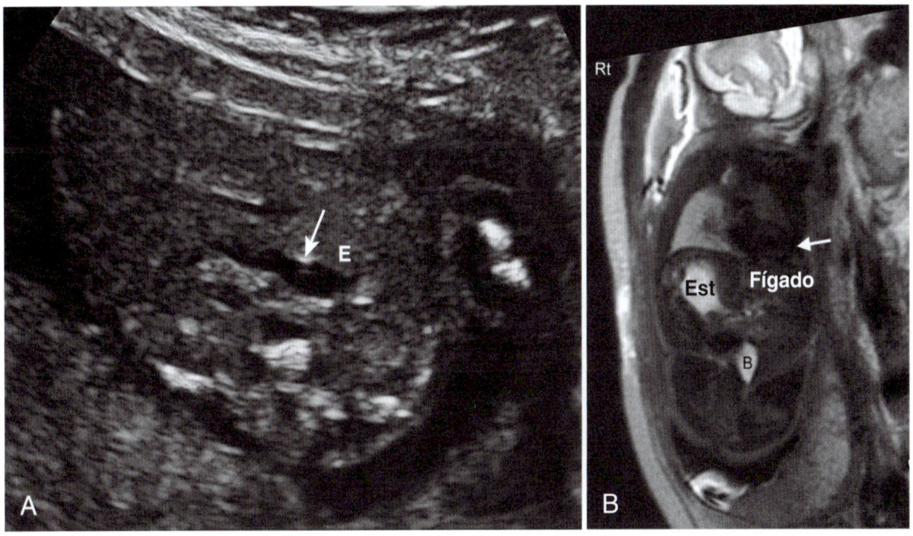

FIG. 38.5 Estômago em localização anormal. (A) Estômago na linha média no feto com **heterotaxia**. A vista transversal do abdome mostra o estômago (*E*) na linha média (*seta*). Essa foi a única anormalidade observada no momento do exame do feto; o ecocardiograma fetal revelou retorno venoso pulmonar anômalo e o diagnóstico de heterotaxia foi confirmado no período pós-natal. **(B)** Síndrome heterotáxica com **estômago do lado direito**. Ressonância magnética (RM) fetal ponderada em T2 na 34ª semana exibe o fígado esquerdo e estômago direito (*Est*). O ápice cardíaco (*seta*) é direcionado para a esquerda. *B*, bexiga.

Massas Gástricas Intraluminais

A presença de **conteúdo ecogênico** irregular ou de **detritos** dentro do estômago fetal pode ser observada frequentemente em exames de ultrassonografia de rotina (Fig. 38.7, Vídeos 38.2 e 38.3). Esse achado é inespecífico e, quando encontrado isoladamente, é mais provável que seja um achado normal. Tais detritos geralmente representam sangue, células da pele ou mecônio engolidos pelo feto.[29-32]

Intestino Delgado e Cólon

No primeiro trimestre e no início do segundo trimestre de gestação, os intestinos delgado e grosso parecem um tanto heterogêneos, com a ecogenicidade semelhante à do fígado. Mais tarde na gestação, o líquido pode ser visualizado nas alças do intestino delgado, e o mecônio pode ser visto no cólon. Acredita-se que a maioria dos casos de atresia GI represente uma falha de recanalização da luz intestinal, que é um tubo sólido no início da vida fetal.

Obstrução Intestinal

Obstrução Duodenal. A dilatação do duodeno resultante de **estenose duodenal** ou **atresia duodenal** é o tipo mais comum de obstrução intestinal no feto, ocorrendo em 1 ou 2 por 10 mil nascidos vivos.[33-35] A atresia duodenal pode resultar da falha na recanalização da luz duodenal, obstrução periampolar, ausência completa de um segmento duodenal ou isquemia vascular.[36-39] Menos comumente, a obstrução duodenal pode apresentar-se secundária a fatores mecânicos, como **pâncreas anular**, **síndrome da artéria mesentérica superior** ou **volvo**.[40,41]

Anomalias associadas são comuns e estão presentes em mais da metade dos casos;[42] mais notavelmente, 30% a 44% dos casos de atresia duodenal estão associados a trissomia do 21.[33,43] Casos familiares de atresia duodenal também foram relatados.[44] A atresia duodenal também está associada a anomalias do espectro **VACTERL**.[45,46]

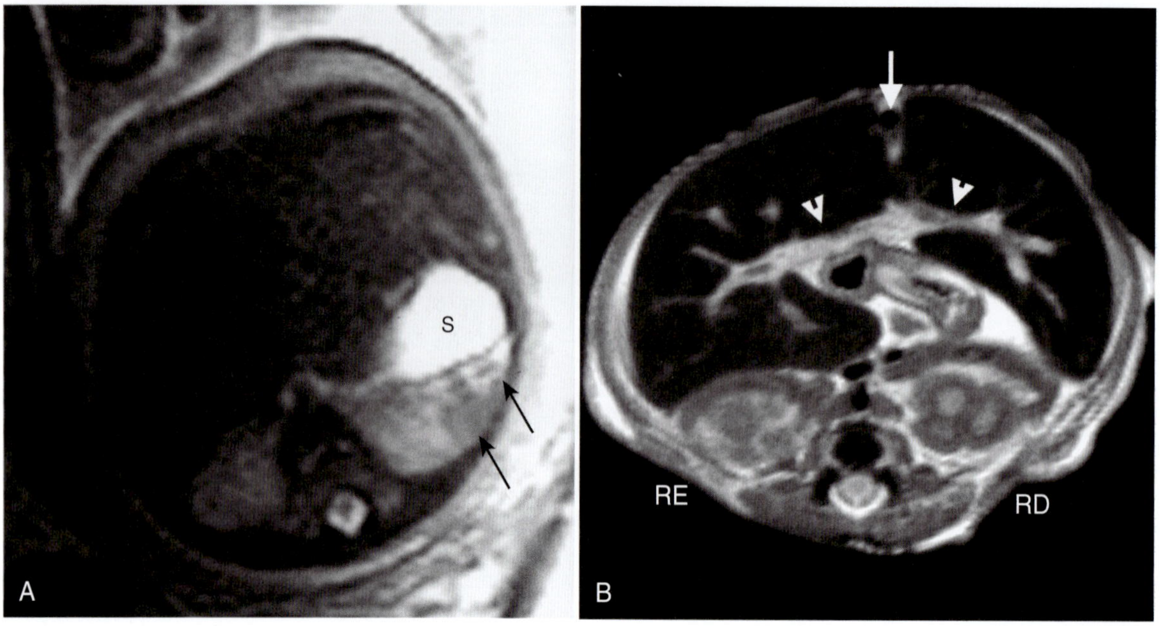

FIG. 38.6 Heterotaxia com asplenia ou polisplenia. (A) Poliesplenia. RM transversal do feto com cardiopatia congênita complexa (não mostrada) com múltiplas esplênulas (*setas*) no quadrante superior esquerdo. *E*, estômago. **(B) Asplenia** na imagem transversal da RM da autópsia de uma criança nascida a termo com cardiopatias congênitas complexas não reparáveis, que fazem parte da síndrome heterotáxica mostra asplenia com localização central do fígado. A veia porta (*pontas de seta*) bifurca-se centralmente. A seta indica a veia umbilical. *RE*, rim esquerdo; *RD*, rim direito.

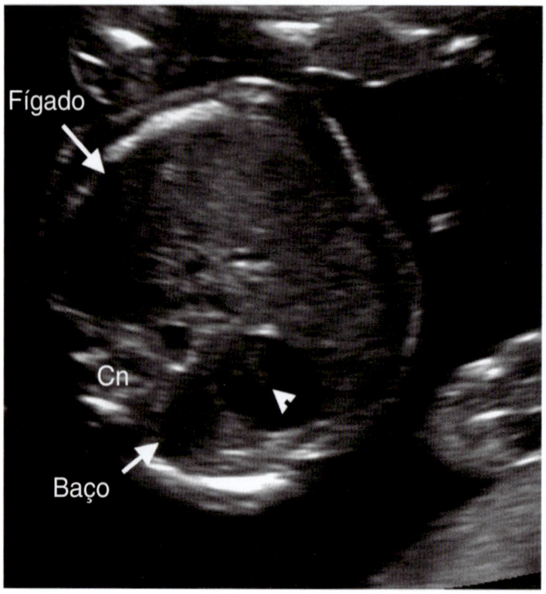

FIG. 38.7 Detritos gástricos. A imagem transversal através do abdome em um feto de 25 semanas mostra uma estrutura em massa no estômago (*ponta de seta*). Acredita-se que seja um achado benigno e represente detritos engolidos ou verniz. *Cn*, Coluna. Ver também Vídeos 38.2 e 38.3.

As referências ultrassonográficas nos casos de atresia duodenal são a presença de polidrâmnio grave (que pode não estar presente até o final do segundo ou terceiro trimestre) e o **sinal de "bolha dupla"**, no qual uma segunda massa ecolucente é visualizada medialmente à bolha do estômago em uma vista transversal do abdome fetal (Fig. 38.8, Vídeo 38.4). Este sinal é o resultado do segmento dilatado do duodeno proximal à área atrésica e é altamente sugestivo de obstrução duodenal. É importante demonstrar continuidade entre as estruturas cheias de líquido para comprovar que o diagnóstico é de estenose/atresia duodenal.

Uma proeminente incisão angular do estômago pode ser confundida com uma "bolha dupla" se estas estiverem em planos diferentes, mas um exame longitudinal cuidadoso do estômago em tempo real pode eliminar essa possibilidade. Outras razões menos comuns para um sinal aparente de bolha dupla incluem **cisto de colédoco** e **cisto de duplicação duodenal**.[43,47] Além disso, vários casos de **sinais de bolha dupla transitórios** durante o segundo trimestre foram relatados, com resultados normais.[48,49]

Como em todos os casos de obstrução intestinal proximal, frequentemente há presença de polidrâmnio no final do segundo trimestre,[50-52] mas muitas vezes está ausente no início do segundo trimestre no momento do exame fetal de rotina. Isso está em parte relacionado à diferença relativa na quantidade de líquido amniótico ingerido por dia em diferentes momentos da gestação. O feto engole uma quantidade relativamente pequena de líquido amniótico (2 a 7 mL de líquido por dia) no início do segundo trimestre, comparado a 450 mL no termo da gestação.[53] Em um estudo europeu de 138 casos de atresia duodenal pós-natal confirmada, o polidrâmnio estava presente em apenas 33% dos casos.[54] Por essas razões, a atresia duodenal é comumente diagnosticada durante o terceiro trimestre, enquanto, no início do segundo trimestre, tanto diagnósticos falso-negativos quanto falso-positivos foram relatados.[48,49] Assim, a proporção de casos diagnosticados no período pré-natal varia amplamente entre 34% e 87%.[43,50,55-57]

Tem sido sugerido que o diagnóstico pré-natal de atresia duodenal apresenta o potencial de diminuir a morbidade neonatal.[50] Encontrar o sinal de dupla-bolha deve desencadear pesquisa anatômica detalhada, ecocardiografia fetal, bem como aconselhamento genético e consideração de amniocentese dada a alta associação com trissomia do 21.

Obstrução Jejunal e Ileal. A prevalência de atresia **jejunoileal** varia de 0,5 a 1,1 casos por 10 mil nascidos vivos.[58,59] As atresias

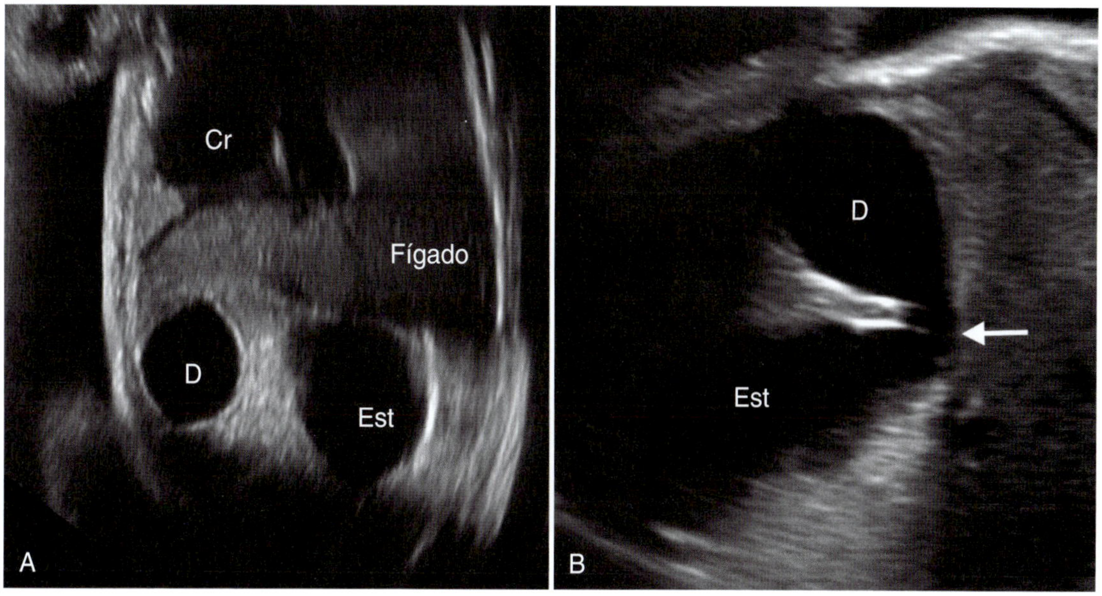

FIG. 38.8 Atresia duodenal. (A) Corte sagital oblíquo através do abdome fetal na 33ª semana gestacional mostra o sinal de "bolha dupla" da atresia duodenal com o estômago cheio de líquido (*Est*) e duodeno (*D*). *Cr*, Coração. **(B)** Vista coronal oblíqua mostra continuidade (*seta*) entre o estômago e o duodeno. Ver também Vídeo 38.4.

jejunais são ligeiramente mais comuns (51%) do que as atresias ileais.[60] A hipótese mais comum em relação à etiologia da atresia jejunoileal é comprometimento vascular precoce do intestino médio em desenvolvimento.[57] Em animais, o comprometimento vascular induzido causa atresias intestinais isoladas.[61] Essa hipótese também é sustentada pela associação da atresia intestinal com complicações placentárias e outras anormalidades de origem vascular, como gastrósquise.[62] A **atresia jejunal de "casca de maçã"** é um subtipo que envolve agenesia do mesentério, é mais familiar[54,63,64] e de etiologia diferente. A **fibrose cística** é uma causa subjacente comum da obstrução ileal; o mecônio espesso associado à fibrose cística pode levar à obstrução ileal (**íleo meconial**) com ou sem intestino ecogênico.[65,66]

Embora a atresia jejunal e a atresia ileal sejam frequentemente discutidas como uma entidade única, existem grandes diferenças entre essas duas condições. A atresia jejunal tem maior probabilidade de envolver múltiplos locais e está menos frequentemente associada à perfuração intrauterina do que a atresia ileal, provavelmente devido à menor complacência do íleo. Além disso, o risco de anomalias associadas depende do local da obstrução. Enquanto as atresias jejunais têm sido associadas a anomalias extra-GI e disfunções cromossômicas em até 42% dos casos, a taxa de anomalias associadas em casos de atresia ileal é de apenas 2%.[54,67] Ambas as condições estão associadas a outras anormalidades GI, incluindo má rotação, peritonite meconial e duplicação de cistos.[68]

O diagnóstico pré-natal de obstrução jejunoileal baseia-se nas **alças intestinais dilatadas** (Fig. 38.9, Vídeo 38.5), mais frequentemente sem dilatação do estômago e algumas vezes com hiperperistalse. Se o peristaltismo não for observado, o intestino delgado dilatado pode ser difícil de distinguir do cólon dilatado. O ponto de corte utilizado para definir o intestino delgado dilatado é maior que 7 mm para diâmetro de alça ou maior que 13 mm para comprimento de alça.[65] O diagnóstico de atresia jejunoileal geralmente não é realizado até o final do segundo trimestre, pois a dilatação do intestino geralmente não é observada antes desse momento. A taxa de **polidrâmnio** diminui à medida que o local da obstrução intestinal se torna mais distal. Assim, o polidrâmnio nos casos de atresia jejunoileal é menos comum que nos casos de atresia duodenal ou esofágica; já foi relatado em cerca de um terço dos casos de atresia jejunal e é ainda menos comum em casos de atresia ileal.[69] Muitas vezes, não é possível diferenciar precisamente a atresia jejunal e ileal no útero; quanto mais visíveis as alças mais dilatadas, maior a probabilidade de ser uma obstrução distal ou ileal. Outro sinal ultrassonográfico associado à obstrução jejunoileal é o **intestino ecogênico**, que reflete o mecônio espessado devido à estase intestinal. **Ascite** e **calcificações abdominais** podem ser vistas em casos de obstrução complicada por perfuração, uma complicação vista mais comumente nos casos de obstrução ileal. Em recente revisão sistemática sobre a precisão do diagnóstico ultrassonográfico da obstrução do intestino delgado, observou-se grande variação na taxa de detecção de obstrução do intestino delgado (10% a 100%), sendo a taxa de detecção consideravelmente maior para atresia jejunal (66%) do que para a atresia ileal (26%).[70]

Íleo Meconial

Íleo meconial relaciona-se à obstrução do íleo por espessamento do mecônio. Alguns casos estão associados à fibrose cística, mas somente uma minoria (até 20%) dos casos de **fibrose cística** se apresentará com íleo meconial durante a gestação.[71,72] A presença de **intestino ecogênico**, além dos sinais ultrassonográficos gerais de obstrução intestinal, aumenta a probabilidade de íleo meconial. O diagnóstico diferencial e a abordagem diagnóstica nos casos de intestino ecogênico e peritonite meconial são discutidos mais adiante neste capítulo.

Malformações Anorretais

A análise de **malformação anorretal** está na faixa de 0,8 a 4 em 10 mil nascidos vivos.[73] O espectro de malformações anorretais varia de **ânus imperfurado** a **malformações cloacais** mais com-

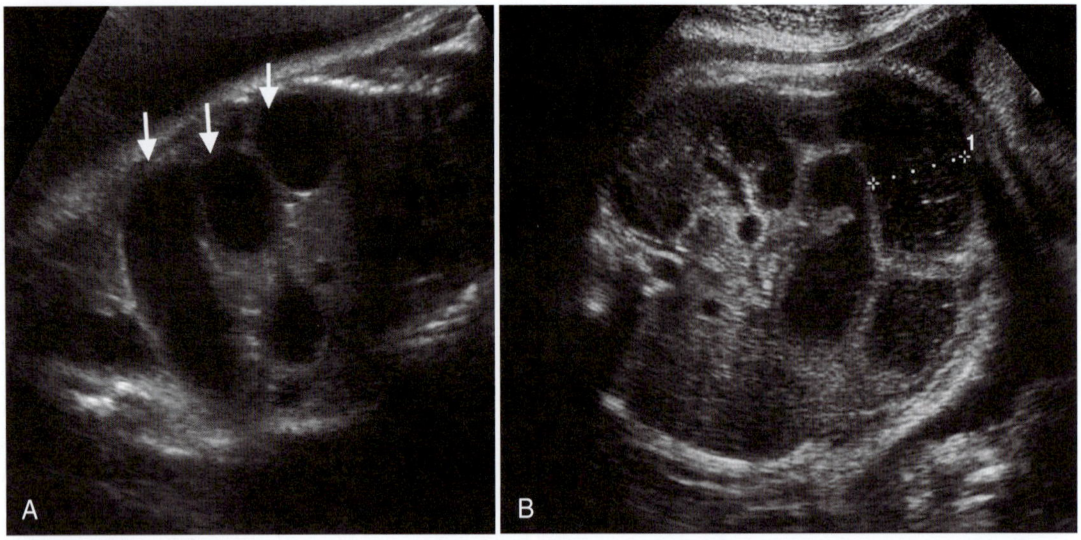

FIG. 38.9 Atresia jejunal e ileal. (A) Atresia jejunal. A imagem coronal através do abdome de um feto de 30 semanas mostra várias alças do intestino delgado dilatadas (*setas*). **(B)** Atresia ileal. Corte transversal do abdome fetal com múltiplas alças intestinais dilatadas. O lúmen intestinal é medido no maior diâmetro transversal (*calipers*). Ver também Vídeo 38.5.

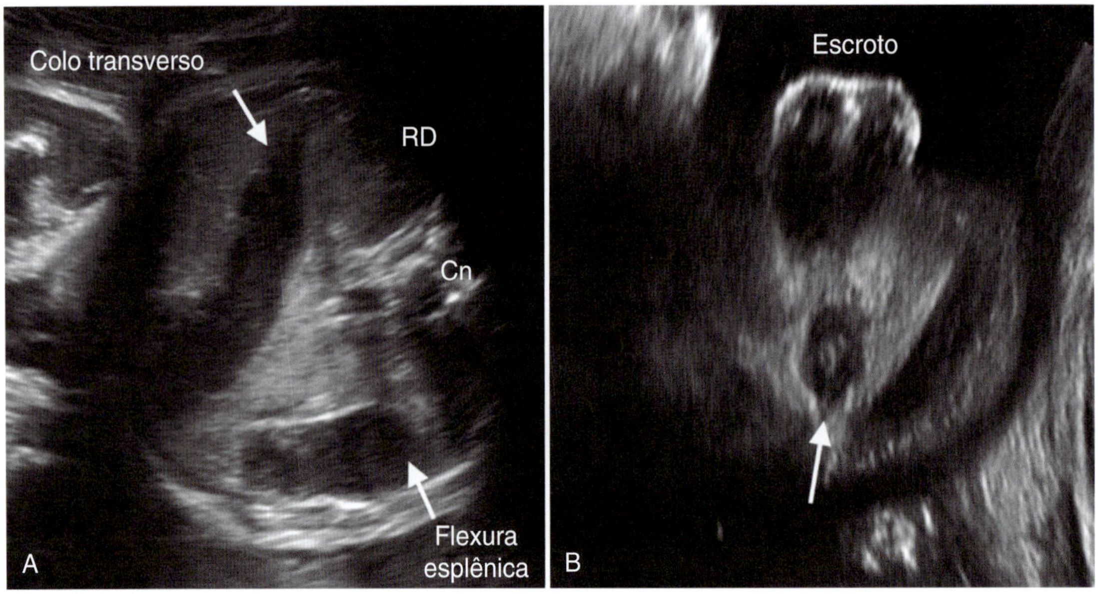

FIG. 38.10 Cólon normal e covinha anal. (A) Intestino grosso normal no terceiro trimestre. A imagem transversal através do abdome na 37ª semana gestacional mostra alças proeminentes do cólon repletas de mecônio. Isso é normal no terceiro trimestre e não deve ser usado para indicar obstrução intestinal. *RD*, rim direito; *Cn*, coluna. **(B)** Apesar de não fazer parte das diretrizes-padrão de exame, a covinha anal (*seta*) pode ser facilmente evidenciada em um plano transversal através do períneo. A visualização da covinha exclui a atresia anal.

plexas. São classificadas em **inferior**, **intermediária** e **superior**, com base na localização de término do intestino, se termina abaixo ou acima do nível de elevação do ânus, respectivamente. A maioria dos casos (> 90%) é de **malformações inferiores**.[74] **Malformações superiores** são menos comuns e estão frequentemente associadas à **fístulas** vesicocolônica.

As malformações anorretais frequentemente estão associadas a anomalias cromossômicas e inflamatórias, em 48% a 98% dos casos.[75-77] A atresia anal também faz parte da **sequência VACTERL**[76-78] e está associada a um grande número de síndromes genéticas. Em virtude da alta taxa de anormalidades associadas, em casos com suspeita de malformações anorretais, é necessário incluir no tratamento acompanhamento fetal detalhado, ecocardiograma fetal, aconselhamento genético e discussão do risco de aneuploidia.

A taxa de detecção pré-natal de malformações anorretais é menor que a dos tipos mais proximais de obstrução intestinal, e varia de 7% a 24%.[55,79,80] O principal sinal ultrassonográfico são as **alças de intestino delgado ou grosso dilatadas**, embora isso deva ser distinguido a partir de proeminências normais do colo durante o terceiro trimestre (Fig. 38.10A). **Polidrâmnio** está ausente na maioria dos casos.[81,82] A avaliação ultrassonográfica comumente revela sinais de anomalias associadas, como no caso da associação com VACTERL e anormalidades cromossômicas associadas.[83] Nos casos complicados por **fístula vesicocolônica**, calcificações intraluminais podem ser observadas e atribuídas à mistura de mecônio com urina.[84] Mais recentemente, a incapacidade de visualizar a mucosa anal na vista transperineal transversa (conhecida como **fosseta anal**, que é o resultado da mucosa ecogênica circundada pelo músculo hipoecoico do esfíncter anal) tem sido sugerida como um importante marcador ultrassonográfico nos casos de ânus imperfurado (Fig. 38.10B).[85]

Doença de Hirschsprung

A doença de Hirschsprung é um distúrbio congênito do cólon causado pela ausência de gânglios no cólon distal, levando à obstrução colônica funcional. Afeta cerca de 1 de 5.000 nascidos vivos.[86] De modo geral, é comprometida a parte mais distal do cólon, incluindo o esfíncter anal interno, e se estende proximalmente envolvendo porções variáveis do cólon, com as formas mais graves comprometendo todo o cólon. A doença de Hirschsprung está associada a anormalidades cromossômicas e estruturais em cerca de 10% a 20% dos casos, e até 10% dos casos estão associados à trissomia 21.[87]

O diagnóstico pré-natal da doença de Hirschsprung é incomum e geralmente é realizado nas formas graves que envolvem toda a extensão do cólon. Os sinais ultrassonográficos nesses casos são inespecíficos e incluem dilatação intestinal, polidrâmnio e intestino ecogênico (Fig. 38.11).[87] Assim, a maioria dos casos é diagnosticada no período neonatal precoce, sendo o sinal mais comum a incapacidade de deixar passar o mecônio.[88-90]

Cistos de Duplicação Entérica

Os **cistos de duplicação entérica** são classificados pela região anatômica envolvida e não pela histologia do revestimento da mucosa.[91] A incidência é estimada em 1 em 10 mil neonatos.[92,93] Eles resultam da recanalização anormal do tubo digestivo e comunicam-se ou não com o lúmen do tubo digestivo. Os cistos de duplicação entérica

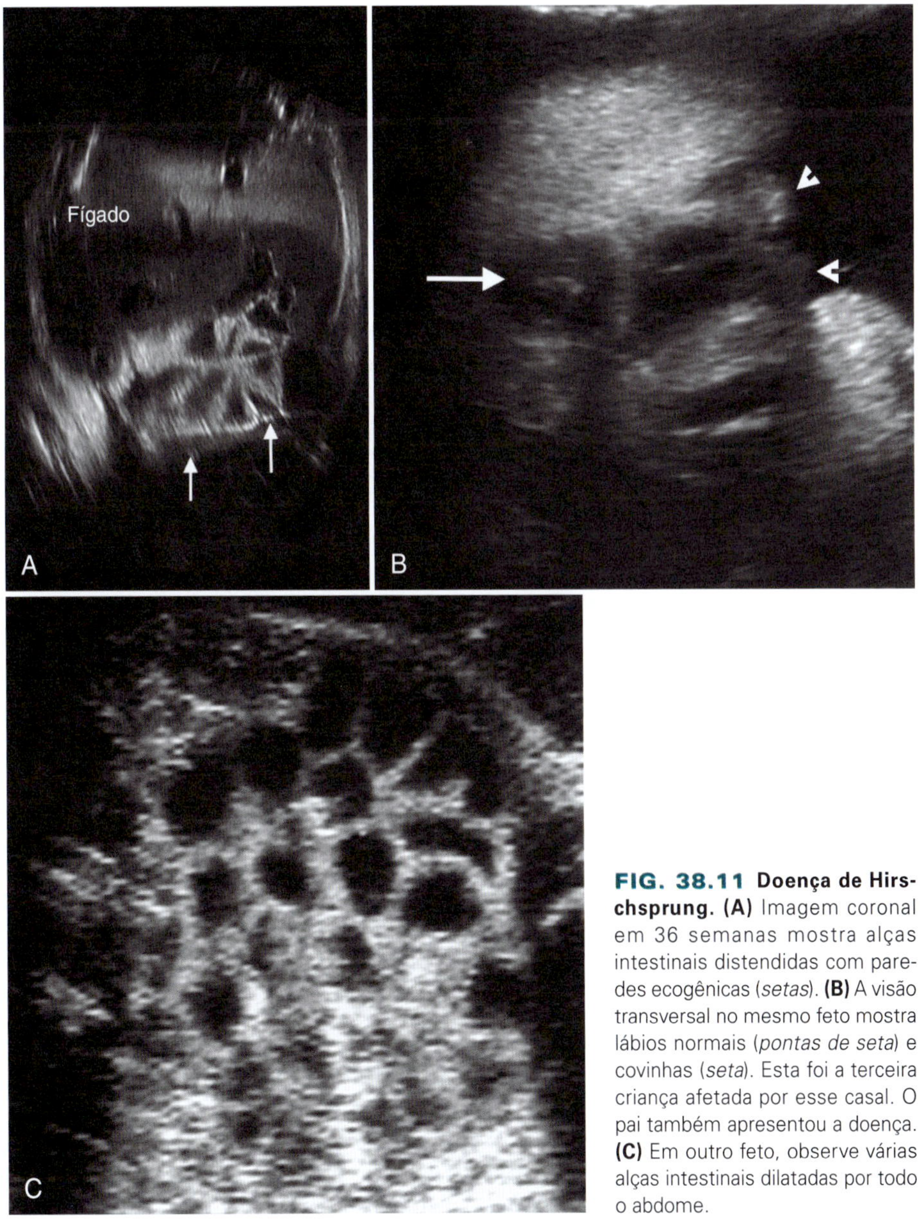

FIG. 38.11 Doença de Hirschsprung. (A) Imagem coronal em 36 semanas mostra alças intestinais distendidas com paredes ecogênicas (*setas*). **(B)** A visão transversal no mesmo feto mostra lábios normais (*pontas de seta*) e covinhas (*seta*). Esta foi a terceira criança afetada por esse casal. O pai também apresentou a doença. **(C)** Em outro feto, observe várias alças intestinais dilatadas por todo o abdome.

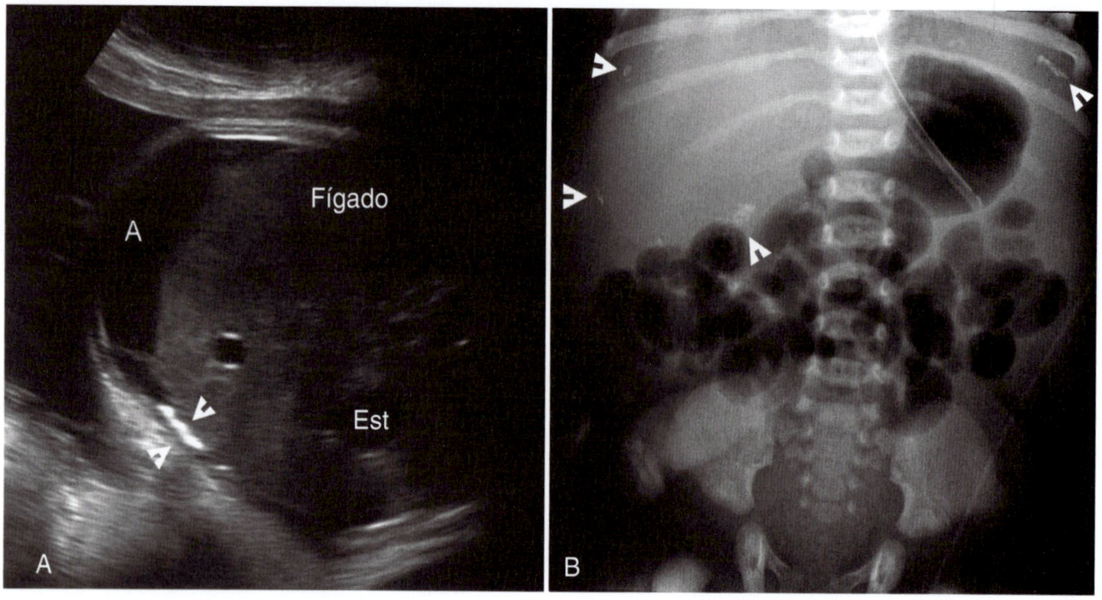

FIG. 38.12 Peritonite meconial. (A) Imagem transversal com 34 semanas mostra ascite *(A)* ao redor do fígado com calcificações associadas (*pontas de seta*) na superfície do fígado; um achado típico de peritonite meconial. *Est*, estômago. **(B)** Radiografia abdominal no recém-nascido confirma calcificações peritoneais (*pontas de seta*). Ver também Vídeo 38.7.

podem ocorrer em qualquer área do tubo digestivo, mas são mais comuns no íleo terminal.[94] Eles podem manifestar-se *in utero* ou após o nascimento, seja como um achado incidental ou associado à obstrução intestinal.[92,94] Anomalias associadas ocorrem em até 30% dos casos, na maioria das vezes, no sistema digestório.[94]

Os cistos de duplicação entérica são observados na US como estruturas **tubulares císticas ou ecogênicas**, com bordas bem-definidas.[95] Eles são classicamente anecoicos e císticos, mas às vezes são preenchidos com material ecogênico. As bordas tipicamente apresentam uma **dupla camada** (**"assinatura intestinal"**), embora isso possa ser difícil de evidenciar e pode exigir transdutores lineares de alta resolução[94,96] (Vídeo 38.6). Dependendo do local de apresentação, o diagnóstico diferencial inclui **cistos hepáticos, cistos de colédoco, atresias intestinais e cistos ovarianos.** O peristaltismo dos cistos pode ajudar a diferenciar essas massas daquelas que não se originam no sistema digestório.[97] O tratamento pós-natal padrão é cirúrgico devido ao risco associado de obstrução intestinal.[92]

Peritonite e Pseudocisto Meconiais

Peritonite meconial é o resultado da perfuração intestinal *in utero* , que é seguida por extravasamento de mecônio para a cavidade peritoneal, o que leva, subsequentemente, à irritação química e resposta inflamatória. A característica ultrassonográfica da peritonite meconial é o achado de **calcificações abdominais** que representam calcificação do peritônio delineando intestino ou fígado (Fig. 38.12). Achados adicionais podem incluir **ascite** (Vídeo 38.7), **intestino ecogênico, intestino dilatado** e **polidrâmnio.**[98,99] Em alguns casos, o mecônio extruído se torna "murado" no peritônio e desenvolve aparência cística heterogênea, um achado conhecido como **pseudocisto de mecônio** (Fig. 38.13). O pseudocisto de mecônio é caracterizado por um cisto circundado por uma borda ecogênica.

Tanto o íleo meconial quanto a peritonite meconial estão associados à fibrose cística em 8% a 40% dos casos.[98,100] A necessidade de cirurgia pós-natal em casos de peritonite meconial pode ser prevista pela combinação dos achados observados (Tabela 38.2).[101]

TABELA 38.2 Achados de Peritonite Meconial e Probabilidade de Necessidade de Cirurgia

Resultados	Probabilidade de Necessidade de Cirurgia Pós-natal (%)[101]
Calcificações isoladas	0%
Calcificações e pseudocisto, ascite ou dilatação intestinal	52%
Calcificações e dois dos seguintes: pseudocisto, ascite ou dilatação intestinal	80%
Calcificações, pseudocisto, ascite e dilatação intestinal	100%
Polidrâmnio e qualquer um dos achados acima	69%

Modificado de Zangheri G, Andreani M, Ciriello E, et al. Fetal intra-abdominal calcifications from meconium peritonitis: sonographic predictors of postnatal surgery. Prenat Diagn. 2007;27(10):960-963.[101]

Uma vez diagnosticada a peritonite meconial ou o íleo meconial, a ultrassonografia fetal seriada é recomendada. Devido à associação com anomalias fetais adicionais, recomenda-se o parto em um centro com unidade de terapia intensiva neonatal e cirurgia pediátrica.

Intestino Ecogênico

O **intestino ecogênico**, que se refere ao aumento do brilho do intestino fetal no momento do exame ultrassonográfico, é um marcador de várias disfunções fetais.[102-105] O critério mais utilizado para o diagnóstico do intestino ecogênico é ecogenicidade semelhante ou

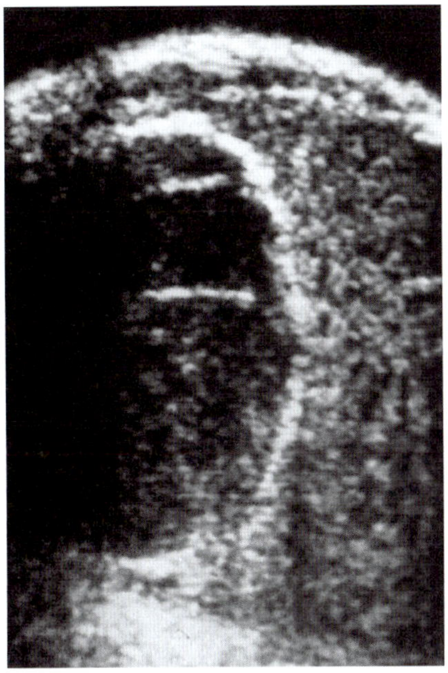

FIG. 38.13 Pseudocisto meconial. Pseudocisto meconial em outro feto. Observe o cisto com detritos com borda calcificada (*setas*). (Com permissão de McNamara A, Levine D. Intraabdominal fetal echogenic masses: a practical guide to diagnosis and management. Radiographics. 2005;25[3]:633-645.[32])

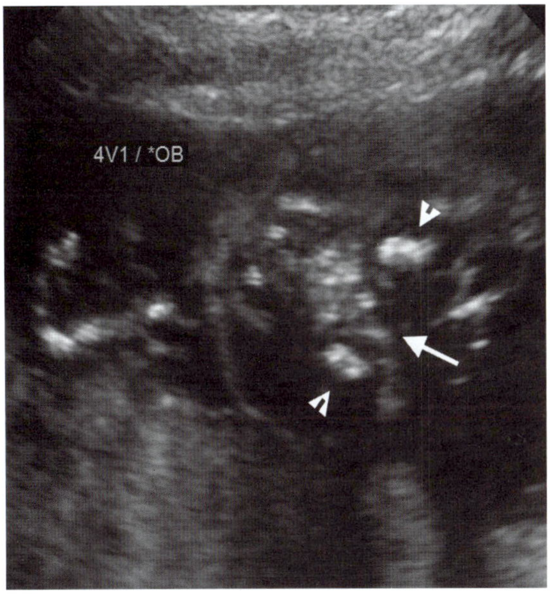

FIG. 38.14 Intestino ecogênico. Imagem transversal através da pelve fetal mostra alças intestinais (*seta*) que são tão ecogênicas quanto os ossos (*pontas de setas* em tuberosidades isquiáticas). A imagem foi obtida com o transdutor vetorial de 4 MHz e harmônicas desligadas. Ver também Vídeo 38.8.

maior que a do osso adjacente, como o osso ilíaco.[106] Para evitar um diagnóstico falso-positivo devido a artefatos e processamento da imagem, o diagnóstico de intestino ecogênico requer que seja utilizado o menor nível de ganho ultrassonográfico, no qual os ossos ainda aparecem brancos, e que todos os algoritmos de realce de imagem sejam desativados (Fig. 38.14, Vídeo 38.8). O uso de um transdutor de alta frequência (8 MHz) pode levar a falsos resultados positivos de intestino ecogênico;[107] portanto, o diagnóstico de intestino ecogênico sempre deve ser confirmado com a utilização de um transdutor de baixa frequência ($\leq$ 5 MHz). Apesar dessas tentativas de padronizar o diagnóstico do intestino ecogênico, deve-se reconhecer que existe um componente subjetivo significativo nesse diagnóstico, o que pode levar a importante variabilidade interobservador.[108]

Quando critérios diagnósticos estritos são usados, a incidência de intestino ecogênico na população obstétrica geral é de 0,2% a 0,7%.[79,106] Como a ecogenicidade do intestino normal aumenta durante a gestação, o achado de intestino ecogênico torna-se normal no terceiro trimestre. Em particular, o mecônio no cólon pode ser visualizado normalmente como material ecogênico no terceiro trimestre.

Aneuploidia. A confirmação ultrassonográfica do intestino hiperecogênico no segundo trimestre exige avaliação cuidadosa do feto, devido à associação com anormalidades cromossômicas (Fig. 38.15A). Na maioria das séries, fetos com anormalidades cromossômicas tendem a apresentar outros achados ultrassonográficos anormais.[109] O risco de aneuploidia em fetos com intestino ecogênico como achado isolado é de 1,4% a 6,7%.[109-111] Em um estudo de 281 fetos com intestinos ecogênicos, a taxa de anormalidades cromossômicas foi de 6,7% em casos de intestino ecogênico isolado, em comparação com 17,4% em casos de intestino ecogênico acompanhado por grandes anomalias.

O distúrbio cromossômico mais comum associado ao intestino ecogênico é a trissomia do 21;[110,111] em uma recente metanálise de marcadores do segundo trimestre para trissomia do 21, o intestino ecogênico foi associado em uma razão de probabilidade positiva de 11,4 com a trissomia do 21.[112] A razão para a associação entre a trissomia do 21 e o intestino ecogênico não está clara, mas foi atribuída à disfunção e dismotilidade GI.[113] A estase intestinal, por qualquer motivo, pode levar ao aumento da absorção de líquido pelo lúmen intestinal, o que pode resultar em mecônio espesso e, portanto, maior ecogenicidade do conteúdo intestinal.[114] Outras anormalidades cromossômicas associadas com intestino ecogênico incluem trissomias do 13 e do 18, síndrome 45,X0 e triploidias.[110,111,115]

Condições Associadas ao Intestino Ecogênico

- Aneuploidia – principalmente trissomia do 21; menos comumente trissomias do 13 e do 18, síndrome 45,X0, triploidia
- Fibrose cística
- Sangramento intra-amniótico – sangue deglutido (hemorragia placentária, pós-procedimento)
- Infecção fetal – CMV, parvovírus B19, varicela, herpes-vírus simples, toxoplasmose
- Atresias, obstruções, dismotilidade ou estase do tubo digestivo
- Restrição do crescimento fetal
- Anemia fetal
- Morte fetal

Fibrose Cística. **Intestino ecogênico, íleo meconial** e **peritonite meconial** são possíveis achados ultrassonográficos em fetos com fibrose cística.[116] A aparência ecogênica do intestino em fetos com fibrose cística é resultado das alterações bioquímicas na função de

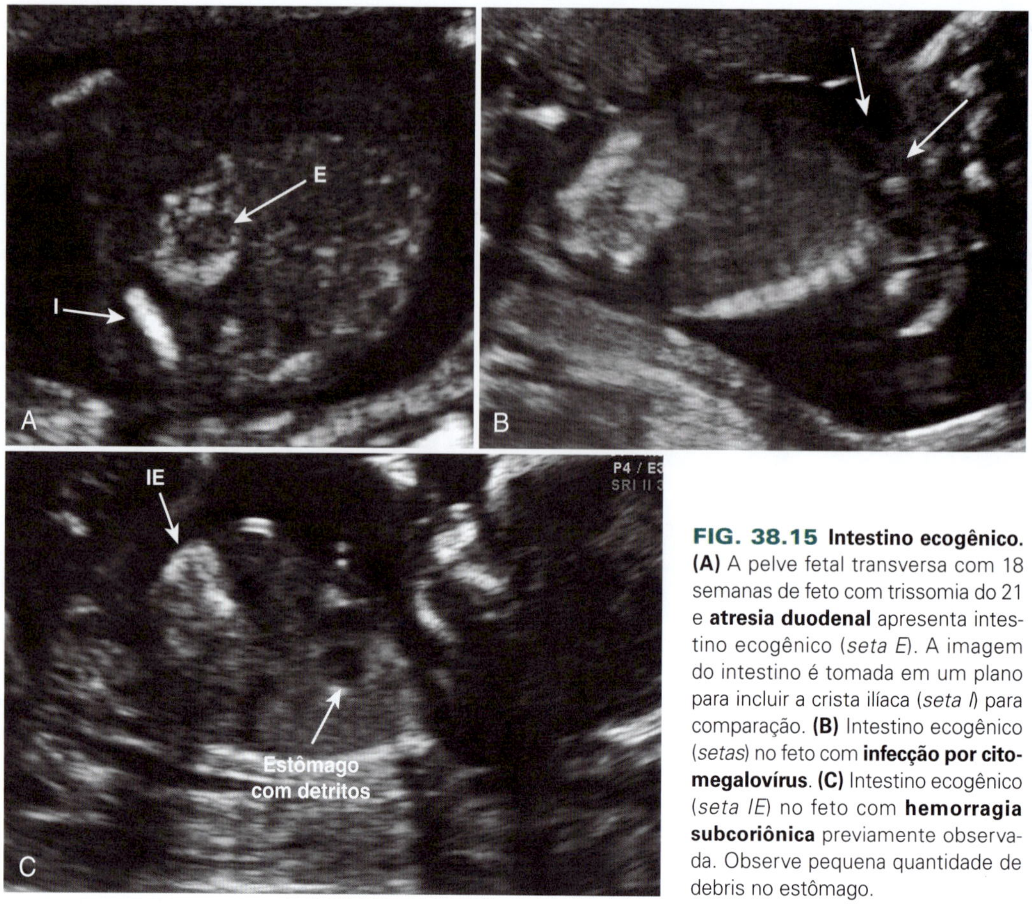

FIG. 38.15 Intestino ecogênico. **(A)** A pelve fetal transversa com 18 semanas de feto com trissomia do 21 e **atresia duodenal** apresenta intestino ecogênico (*seta E*). A imagem do intestino é tomada em um plano para incluir a crista ilíaca (*seta I*) para comparação. **(B)** Intestino ecogênico (*setas*) no feto com **infecção por citomegalovírus**. **(C)** Intestino ecogênico (*seta IE*) no feto com **hemorragia subcoriônica** previamente observada. Observe pequena quantidade de debris no estômago.

absorção digestório-secretora da mucosa do intestino delgado, que pode resultar em mecônio mais viscoso do que o normal e, portanto, mais ecogênico.[117] A incidência de fibrose cística em fetos com intestino ecogênico isolado varia de 1,3% a 5%.[106,118,119]

Sangramento Intra-amniótico. Intestino ecogênico foi observado em gestações complicadas por sangramento vaginal, naquelas com hemorragia subcoriônica assintomática e após procedimentos invasivos, como amostragem de vilosidades coriônicas e amniocentese. Cada uma dessas condições pode resultar em sangramento intra-amniótico, e o líquido amniótico contendo sangue ingerido pelo feto pode ser visível como detritos ecogênicos no estômago fetal ou como aumento da ecogenicidade do conteúdo intestinal (Fig. 38.15C).[114,120] Em um estudo de uma série de gestantes submetidas à amniocentese, houve evidências de sangue no líquido amniótico na espectrofotometria de 8 em 40 (20%) daquelas com intestino ecogênico, em comparação com 3 em 64 (5%) das que não o apresentavam.[121] Em um estudo, 19% dos fetos com intestino ecogênico isolado apresentavam evidência ultrassonográfica de sangramento intrauterino, dos quais 70% apresentavam sangramento intra-amniótico na amniocentese.[122] História de sangramento durante a gestação, história de procedimento invasivo no início da gestação, evidências ultrassonográficas de hemorragia retroplacentária ou subcoriônica, ou evidências de detritos no estômago fetal fornece suporte para sangramento intra-amniótico como causa do intestino ecogênico.

Infecção Fetal. O intestino ecogênico é uma das manifestações de infecção fetal, incluindo citomegalovírus (CMV), parvovírus B19, varicela, herpes simples e toxoplasmose (Fig. 38.15B).[123] A incidência de infecção em fetos com intestino ecogênico está na proporção de 0,5% a 6,3%.[122,124,125] A causa do intestino ecogênico em fetos com infecção não é conhecida, mas pode estar relacionada à inflamação e edema da parede do intestino, bem como à diminuição do peristaltismo do intestino infectado.

Obstrução Intestinal. Como observado anteriormente, obstrução intestinal ou estase por qualquer motivo, incluindo atresia GI ou doença de Hirschsprung,[89] pode causar espessamento do mecônio e, portanto, aumento na ecogenicidade do conteúdo intestinal.

Restrição de Crescimento Fetal e Óbito Fetal. O risco de **restrição do crescimento fetal** e **óbito fetal** aumenta no segundo e no terceiro trimestres em fetos com intestino ecogênico. A incidência descrita é de 10% a 20% para restrição do crescimento fetal[102,118] e 6% a 15% para óbito fetal.[73,118,126] Em um estudo recente com 188 fetos que apresentavam intestino ecogênico isoladamente (*i.e.*, após a exclusão de anormalidades cromossômicas, malformação grave e infecção fetal), a taxa de restrição do crescimento fetal e a morte fetal foram de 19,5% e 7,3%, respectivamente (em comparação com 12,9% e 0,9% no grupo controle, respectivamente). Uma possível explicação para esses achados é a associação entre sangramento subcoriônico (que pode resultar em intestino ecogênico) com restrição do crescimento fetal e morte fetal.[127] Além disso, em casos de restrição do crescimento fetal grave, acredita-se que a redistribuição do débito cardíaco no feto comprometido para órgãos vitais (*i.e.*, cérebro, coração e glândula suprarrenal) resulta na diminuição do fluxo sanguíneo esplâncnico, incluindo perfusão intestinal, o que pode resultar no comprometimento da peristalse.[128] A associação do intestino ecogênico com anemia fetal, que também pode resultar em hipóxia intestinal, fornece suporte para essa hipótese.[129]

Resumo. Considerando as associações descritas anteriormente, o achado de intestino ecogênico requer investigação cuidadosa e monitoramento adequado. A avaliação das gestações de fetos com intestino ecogênico geralmente inclui (1) aconselhamento genético e consideração de amniocentese ou teste de DNA fetal livre; (2) triagem parental a procura de fibrose cística; (3) sorologia materna para infecções virais, incluindo CMV e parvovírus B19; (4) avaliação ultrassonográfica detalhada a procura de anomalias estruturais associadas ou marcadores inespecíficos , sinais de obstrução intestinal, avaliação da biometria fetal, morfologia placentária e líquido amniótico; e (5) acompanhamento do crescimento. Informações sobre episódios de sangramento vaginal ou testes invasivos no início da gestação devem ser registradas. Nos casos em que a investigação é negativa, o achado de intestino ecogênico "isolado" pode representar uma variante normal ou um achado falso-positivo, e o desfecho fetal pode ser normal.

Fígado

O fígado fetal é claramente visualizado na parte superior do abdome na segunda metade da gestação, embora, no início da gestação, apresente ecogenicidade semelhante aos ecos renais.

Hepatomegalia

Por causa do formato assimétrico do fígado, a determinação acurada de seu tamanho é difícil e está associada à alta variabilidade interobservador. Portanto, em muitos casos, o diagnóstico de **hepatomegalia** é subjetivo. A hepatomegalia está associada a diversas condições, incluindo **anemia hemolítica fetal** que resulta em aumento compensatório da hematopoese hepática,[130] **doenças metabólicas e de armazenamento**, **infecções fetais**[131] (Fig. 38.16), **massas hepáticas**, **congestão hepática secundária à insuficiência cardíaca** e crescimento exagerado como a síndrome de **Beckwith-Wiedemann**.[132,133] A hepatomegalia também foi associada à **trissomia do cromossomo 21**, possivelmente por causa da mielopoese anormal nesses fetos.[134]

Calcificações Hepáticas

As **calcificações hepáticas** podem ser únicas ou múltiplas. Em um estudo, calcificações hepáticas foram identificadas em 14 de 24.600 gestações consecutivas examinadas entre a 15ª e 26ª semana, representando incidência de 1 em 1.750 gestações.[135] A fisiopatologia das calcificações hepáticas em fetos normais é desconhecida e, na **maioria dos casos, tais calcificações representam um achado isolado** e não têm consequência clínica.[136] No entanto, as calcificações hepáticas estão associadas a **aneuploidias** e **infecções fetais** (p. ex., CMV,[137] parvovírus B19[138] e varicela[139]). As calcificações do parênquima hepático devem ser diferenciadas das calcificações peritoneais que delimitam a superfície do fígado e a cavidade peritoneal, que podem ser secundárias à **peritonite meconial** e, portanto, podem estar associadas à fibrose cística. Calcificações associadas a **dano vascular** também foram relatadas, **incluindo tromboembolismo das veias hepática e portal**.[140] Calcificações hepáticas podem ocorrer com massas hepáticas (discutidas mais adiante). Em um estudo de 21 gestações com calcificações hepáticas isoladas, houve um caso de trissomia do 21 e um caso de infecção por parvovírus B19; o restante dos fetos apresentou resultados normais.[138]

Condições Associadas a Calcificações Hepáticas

Variação normal – maioria dos casos quando isolados ou poucos
Aneuploidia
Infecção fetal – CMV, parvovírus B19, varicela, herpes-vírus simples, toxoplasmose
Agravo vascular hepático/isquemia
Massa hepática

Quando calcificações hepáticas são visualizadas, é importante avaliar o número, o tamanho e a distribuição das calcificações; determinar se existem massas hepáticas associadas; documentar o fluxo normal no fígado para descartar trombose; procurar outros sinais

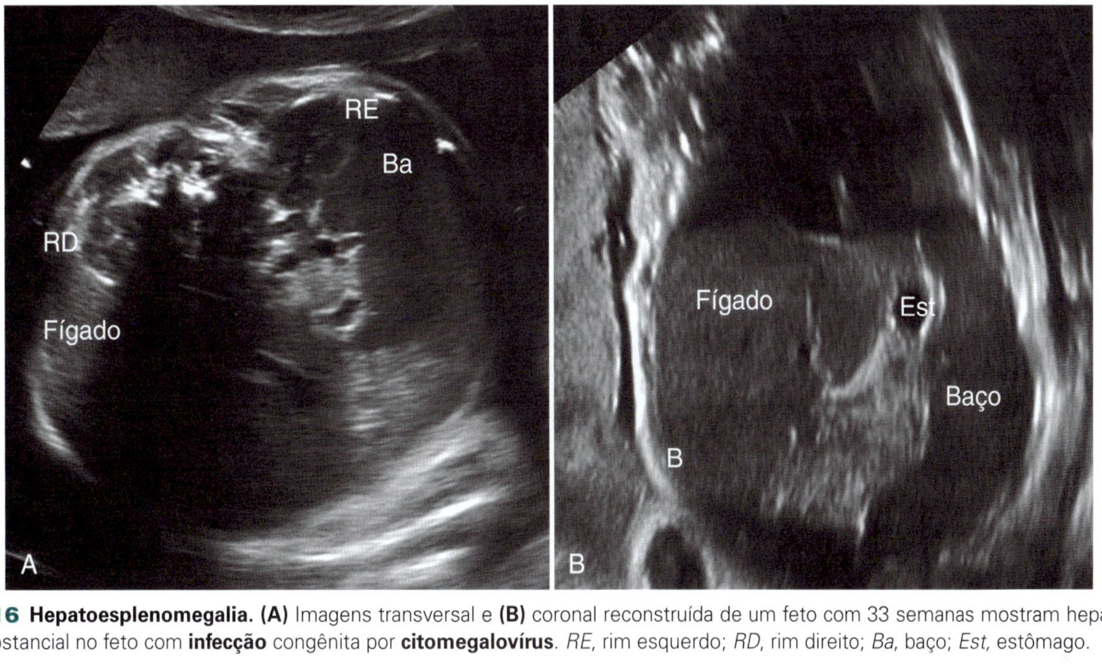

FIG. 38.16 Hepatoesplenomegalia. (A) Imagens transversal e **(B)** coronal reconstruída de um feto com 33 semanas mostram hepatoesplenomegalia substancial no feto com **infecção** congênita por **citomegalovírus**. *RE*, rim esquerdo; *RD*, rim direito; *Ba*, baço; *Est*, estômago.

de infecção fetal e investigar anormalidades estruturais ou de crescimento. Aconselhamento genético e rastreamento de fibrose cística e infecções fetais devem ser incluídos na investigação desses casos.

Massas e Cistos Hepáticos

A maioria das massas hepáticas é hipoecoica ou cística e pode incluir **cistos hepáticos** (Fig. 38.17), **hemangiomas** (Fig. 38.18) e **mielopoiese anormal** em fetos com trissomia do 21.[134] Menos comumente, podem ser identificadas **massas ecogênicas sólidas**, que podem representar lesões benignas, como **hamartoma** (que pode ter uma aparência cística ou mista cística-sólida) e **adenoma**, além de lesões malignas como **hepatoblastoma**. A ultrassonografia com Doppler colorido deve ser usada para determinar a vascularização das lesões. As lesões vasculares hepáticas incluem **hemangiomas congênitos** e **hepatoblastomas**, embora deva ser enfatizado que a maioria dos hemangiomas é pequena e parece avascular na US com Doppler colorido. Tais lesões vasculares, especialmente quando de tamanho grande, podem ser responsáveis por **insuficiência cardíaca e hidropisia** e **anemia e trombocitopenia fetais (sequência de Kasabach-Merritt)**.[141-143] Portanto, esses fetos devem ser acompanhados a procura de sinais de hidropisia e anemia fetal usando Doppler na artéria cerebral média.[144-147]

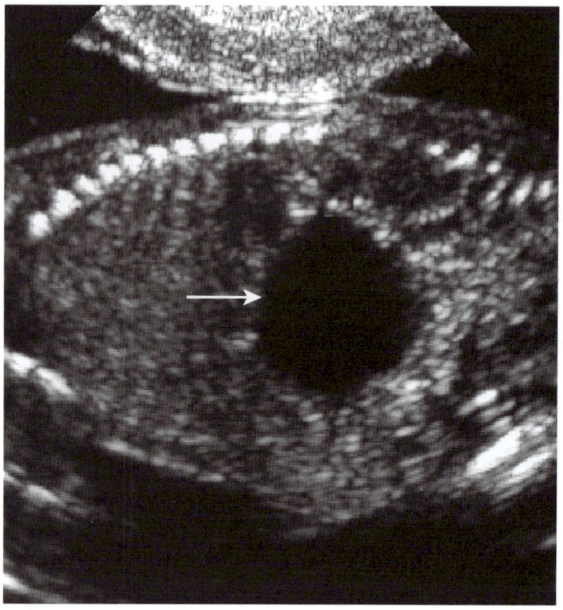

FIG. 38.17 Cisto hepático. Cisto hepático (*seta*) na vista sagital do abdome.

Vesícula Biliar e Sistema Biliar

A vesícula biliar fetal normal é uma estrutura ecolucente, oblonga, posicionada anterior ao fígado (Fig. 38.19, Vídeo 38.9), geralmente localizada a 45 graus à direita da linha média e inferior à veia umbilical. A vesícula biliar aumenta de tamanho com a idade gestacional.[148] Em diversas séries, a visualização da vesícula biliar foi mais comum entre a 20ª e 32ª semana.[149,150] **Aumento da vesícula biliar** está associado à aneuploidia fetal, mas todos os fetos relatados também apresentam outras anomalias visualizadas no período pré-natal.[114]

Vesícula Biliar Não Visualizada

A não visualização da vesícula biliar está associada à agenesia/atresia da vesícula biliar, fibrose cística,[151,152] aneuploidia[151] e atresia biliar.[149,153,154] A atresia biliar extra-hepática é uma doença congênita rara, com incidência de 0,6 em 10 mil nascidos vivos, segundo estudo de base populacional.[155] É a principal causa isolada de transplante hepático durante a infância e comumente está associada a anomalias adicionais.[155,156] O diagnóstico de atresia biliar extra-hepática deve ser considerado sempre que a vesícula biliar não puder ser visualizada. Achados adicionais podem incluir um cisto na região do hilo hepático.[153] Bardin et al., em um estudo de 32 fetos nos quais

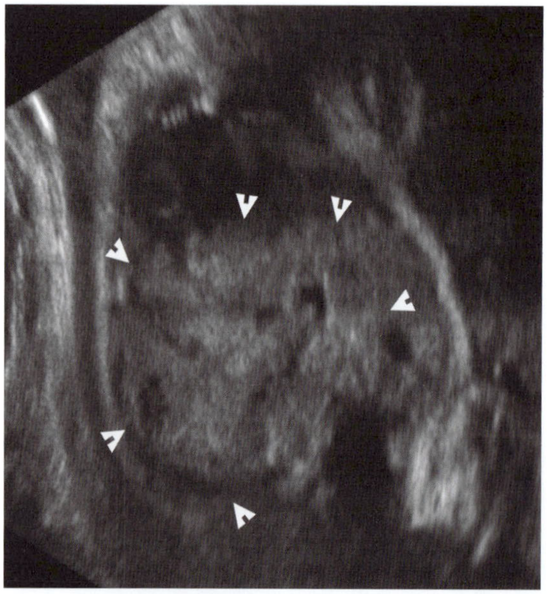

FIG. 38.18 Massa hepática. Ultrassonografia coronal na 34ª semana mostra uma massa ecogênica grande e heterogênea (*pontas de seta*) substituindo todo o lobo direito do fígado, que se acredita ser um **hemangioendotelioma infantil**. O parto ocorreu na 38ª semana por causa de sinais de descompensação cardíaca, mas o recém-nascido evoluiu bem, com involução tumoral espontânea ao longo de vários meses.

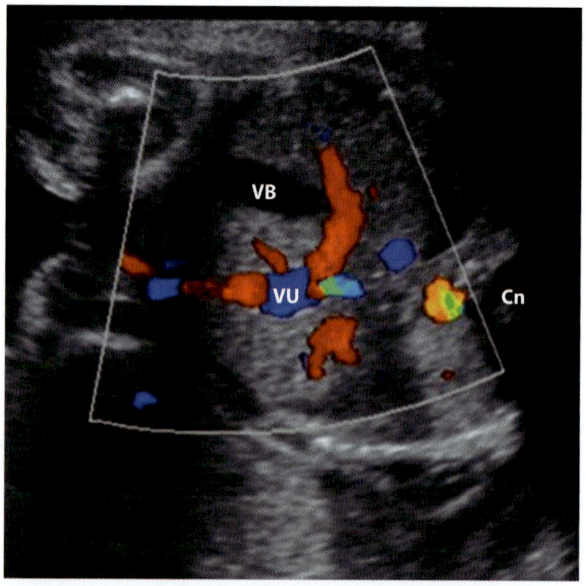

FIG. 38.19 Vesícula biliar normal. A imagem transversal de US com Doppler colorido na 35ª semana gestacional mostra a vesícula biliar (*VB*) normal como uma estrutura oval, anecoica no quadrante superior direito do abdome. A veia umbilical (*VU*) entra no sistema venoso porta anterior à aorta e à veia cava inferior, que são visualizadas anteriormente à coluna vertebral (*Cn*). Ver também Vídeo 38.9.

a vesícula biliar não pôde ser visualizada, relataram que os níveis amnióticos de gamaglutamil transpeptidase (GGTP) podem auxiliar na previsão do desfecho da gravidez. Dos 27 (84%) fetos com níveis normais de GGTP, apenas 1 apresentou cariótipo anormal, enquanto 3 dos 5 fetos com GGTP baixa foram diagnosticados com atresia biliar extra-hepática.[154]

Em um estudo de 578 fetos, Hertzberg et al.[149] evidenciaram a vesícula biliar entre 12ª e 40ª semana em 82,5% dos casos, mas nenhum dos fetos cuja única anormalidade era a não visualização da vesícula biliar apresentou desfecho neonatal adverso. Blazer et al.[150] relataram 29.749 mulheres consecutivas cujos fetos foram examinados por US transabdominal e transvaginal em 14 a 16 semanas. A vesícula biliar não pôde ser visualizada em 34 (0,1%) fetos, e a investigação que incluiu amniocentese e pesquisa fibrose cística foi oferecida em todos esses casos. Anormalidades adicionais foram identificadas em 14 (41%) desses fetos. Todos os 20 fetos em que a não visualização da vesícula biliar foi um achado isolado tinham cariótipo normal e pareciam normais após o nascimento. Em outra série de 37 fetos cuja vesícula biliar não foi visualizada, 5 (13,5%) apresentaram fibrose cística, mas em todos esses casos também havia intestino ecogênico.[152]

Assim, a não visualização da vesícula biliar deve ser seguida por pesquisa detalhada a procura de anormalidades estruturais adicionais, marcadores de aneuploidia e outros marcadores de fibrose cística, como intestino ecogênico. Também é possível fazer rastreamento de fibrose cística e amniocentese para cariótipo e avaliação do nível de enzimas hepáticas no líquido amniótico. Quando esses exames são negativos, espera-se que o desfecho fetal seja normal na maioria dos casos. Em muitos desses casos, a vesícula biliar se tornará evidente mais tarde na gravidez ou após o parto.[154] No restante dos casos, a causa subjacente pode ser agenesia da vesícula biliar, que pode ser considerada uma variante anatômica.

Cálculos Biliares Fetais

A ecodensidade da vesícula biliar fetal pode representar **lama** ou **cálculos biliares** e é mais comumente observada no terceiro trimestre.[157-159] Os **cálculos biliares** podem produzir sombra acústica (Fig. 38.20). Na maioria dos casos, ocorre resolução pós-natal e as crianças são assintomáticas.

Cisto do Colédoco

Os cistos de colédoco são raras dilatações císticas congênitas da árvore biliar e estão associados a atresia biliar e fibrose hepática[160] (Fig. 38.21). A forma mais comum envolve um segmento ou todo o ducto biliar comum extra-hepático; no entanto, eles também podem se apresentar como um evaginação do ducto extra-hepático ou envolver os ductos intra-hepáticos (doença de Caroli). As lesões císticas da árvore biliar *in utero* podem ser anecoicas ou conter debris ecogênicos. Embora essas lesões possam ser devido ao cisto de colédoco, um cisto no quadrante superior direito também pode ser

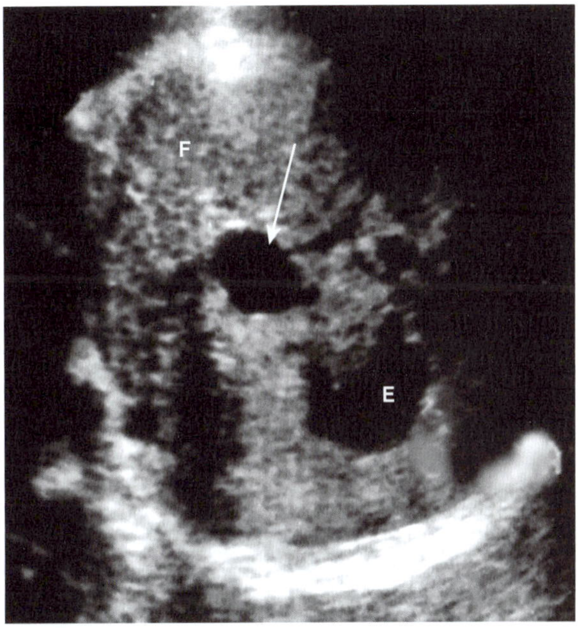

FIG. 38.21 Cisto de colédoco. Vista transversal do abdome mostra um cisto (*seta*) com estômago (*E*) à esquerda e fígado (*F*) à direita.

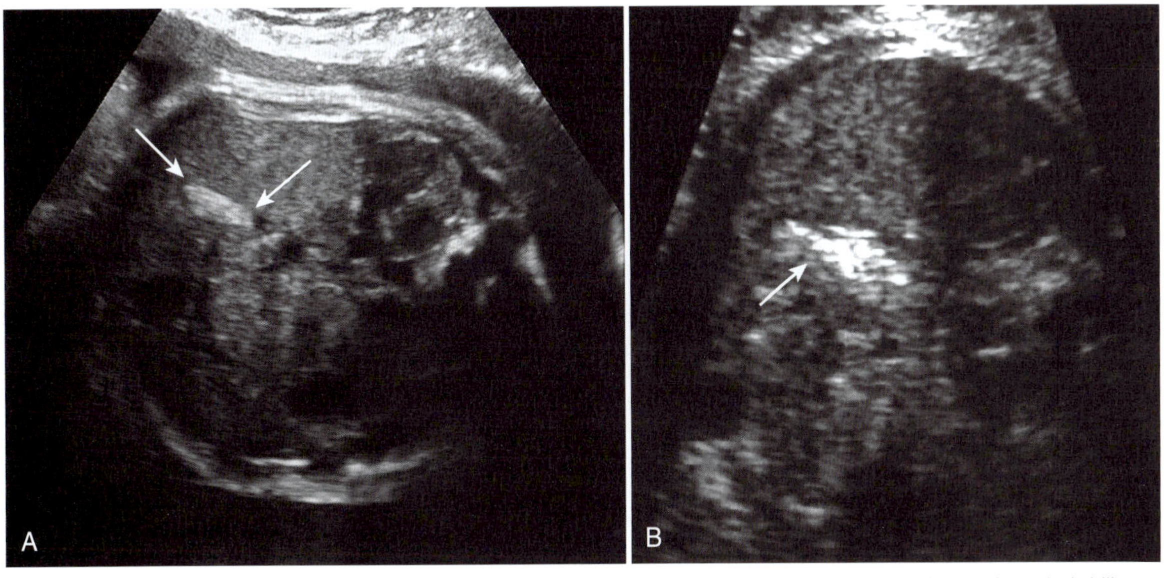

FIG. 38.20 Lama e cálculos na vesícula biliar. (A) US transversal do abdome no terceiro trimestre mostra o lúmen da vesícula biliar ao redor de material ecogênico (*setas*) consistente com lama. Este feto apresentou evolução normal no período neonatal. **(B)** Feto com cálculos biliares (*seta*).

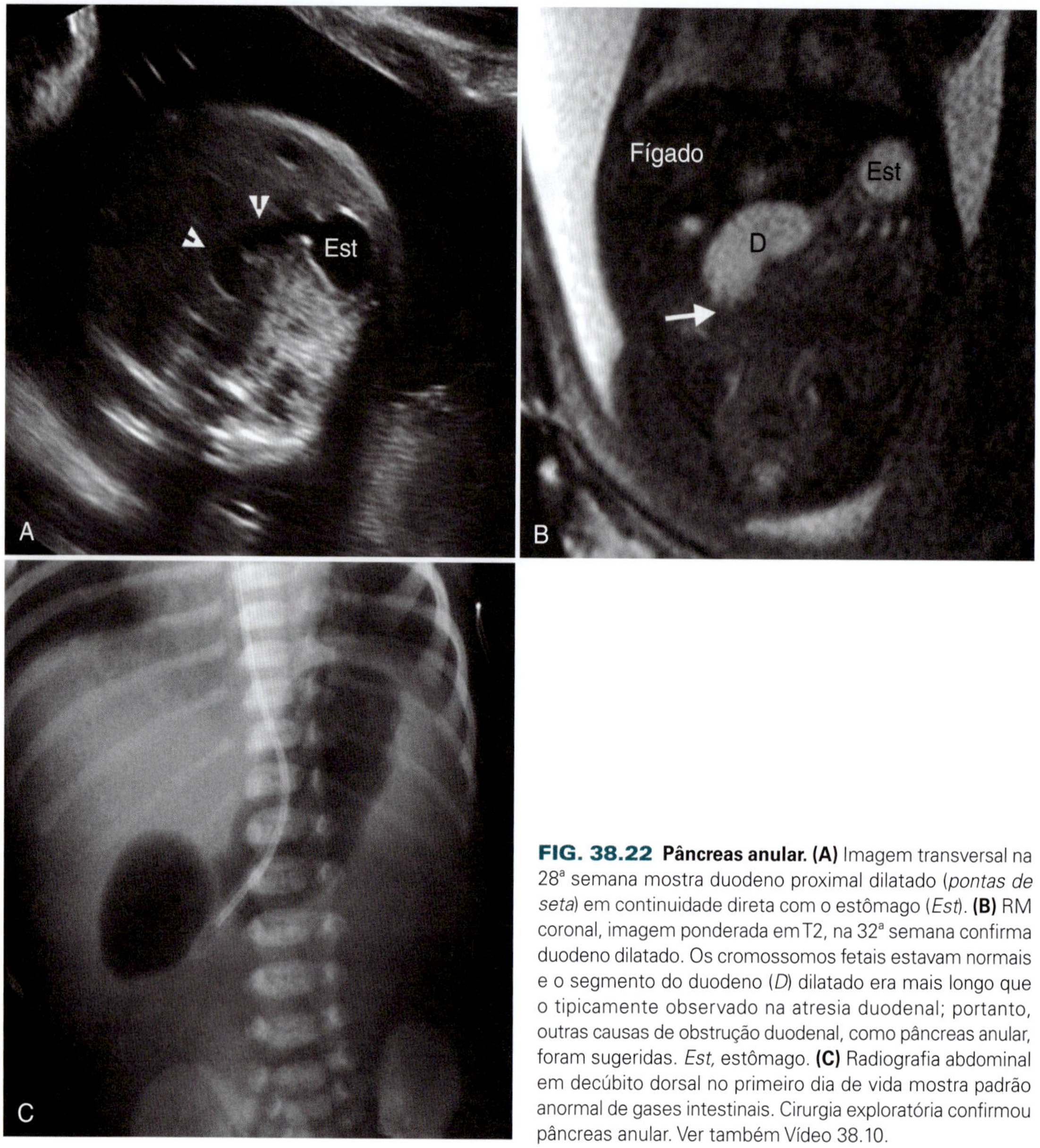

FIG. 38.22 Pâncreas anular. (A) Imagem transversal na 28ª semana mostra duodeno proximal dilatado (*pontas de seta*) em continuidade direta com o estômago (*Est*). **(B)** RM coronal, imagem ponderada em T2, na 32ª semana confirma duodeno dilatado. Os cromossomos fetais estavam normais e o segmento do duodeno (*D*) dilatado era mais longo que o tipicamente observado na atresia duodenal; portanto, outras causas de obstrução duodenal, como pâncreas anular, foram sugeridas. *Est*, estômago. **(C)** Radiografia abdominal em decúbito dorsal no primeiro dia de vida mostra padrão anormal de gases intestinais. Cirurgia exploratória confirmou pâncreas anular. Ver também Vídeo 38.10.

devido a uma vesícula biliar bilobada rara. O principal diagnóstico diferencial é **atresia biliar extra-hepática**. Na maioria dos casos, os cistos de colédoco são ressecados após o nascimento, devido ao risco de colangite, fibrose e potencial malignidade.

Pâncreas

A visualização do pâncreas muitas vezes não é possível no momento da US morfológica do segundo trimestre. O pâncreas pode ser visto como uma estrutura alongada em um plano transversal no nível dos rins e atrás do estômago.

Pâncreas Anular

O **pâncreas anular** é uma rara anomalia de desenvolvimento que representa 1% das obstruções intestinais neonatais.[161,162] O tecido anular nesses casos tem sido sugerido como originário do broto pancreático ventral.[163] O pâncreas anular é considerado no diagnóstico diferencial de um duodeno dilatado ou no sinal de dupla bolha[54,164] (Fig. 38.22, Vídeo 38.10). Um relato de caso demonstrou uma massa ecogênica ao redor da parte distal do duodeno dilatado. Foi sugerido que a ultrassonografia tridimensional é útil para o diagnóstico.[162] O pâncreas anular foi associado à trissomia do cromossomo 21 e à má-rotação.

Cistos Pancreáticos

O **cisto pancreático** é uma anomalia congênita rara do pâncreas que se origina do ducto pancreático e pode aparecer como uma massa cística única ou como massa multicística.[165-168] Os cistos pancreáticos podem ser idiopáticos, mas também têm sido associados à **síndrome de Beckwith-Wiedemann**,[169] **doença renal policística** e **doença de von Hippel-Lindau**. Em muitos casos, a origem pancreática dos cistos não pode ser determinada no período pré-natal.

Baço

O baço fetal pode ser visualizado como um órgão ecogênico no quadrante superior esquerdo do abdome, lateralmente à coluna vertebral e ao polo superior do rim. A relação anatômica com o estômago fetal pode variar (Fig. 38.23). Nomogramas para o tamanho do baço de 18 semanas até o termo estão disponíveis.[170,171] **Asplenia** ou **polies-**

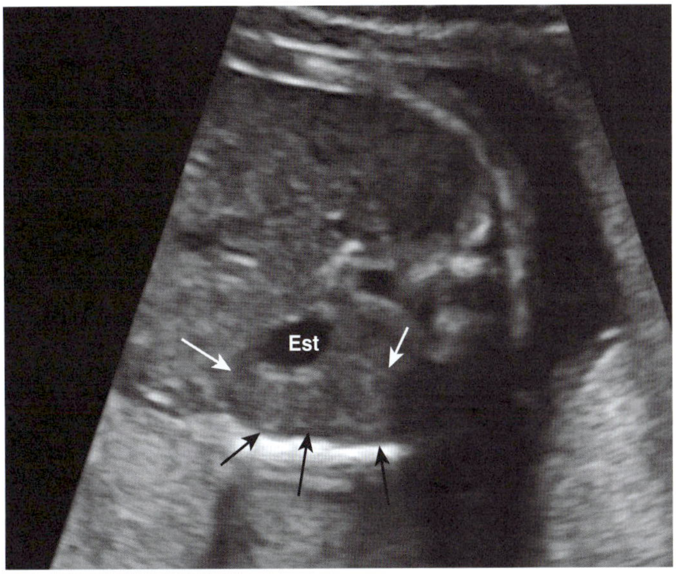

FIG. 38.23 Baço normal. Baço normal (*setas*) na vista transversal do abdome no segundo trimestre de gravidez. *Est,* estômago.

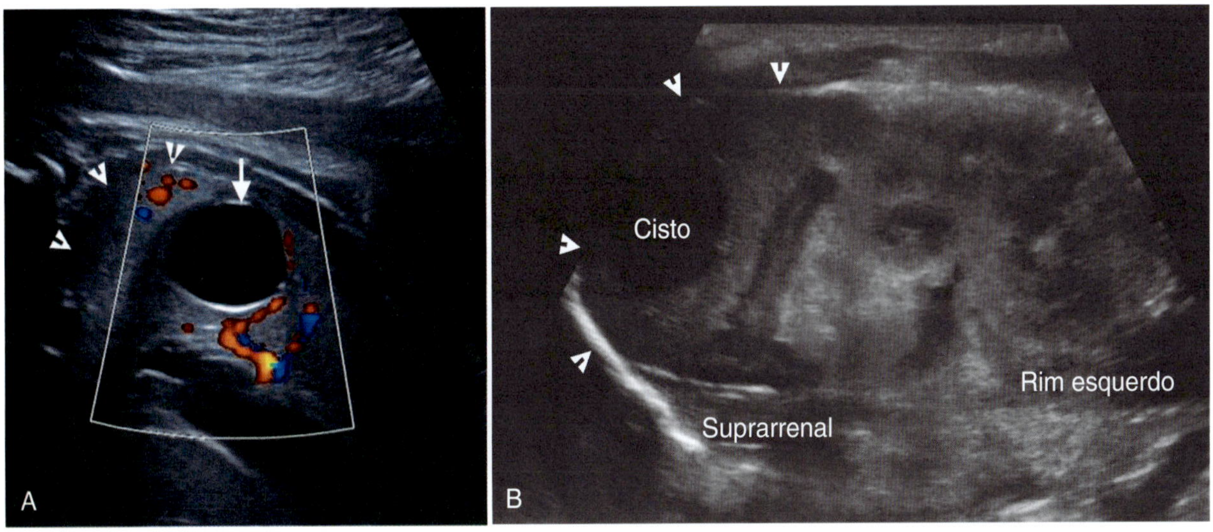

FIG. 38.24 Cisto esplênico. (A) US transversa oblíqua com Doppler colorido através do abdome fetal na 34ª semana mostra um cisto simples (*seta*) no quadrante superior esquerdo. As pontas de seta indicam a superfície diafragmática do baço. O rim estava claramente separado da massa. **(B)** Imagem coronal do abdome neonatal confirma que o cisto está no baço (*pontas de seta*) e separado do rim esquerdo e da glândula suprarrenal esquerda. Ver também Vídeo 38.11.

plenia (Fig. 38.5) estão associadas às síndromes de heterotaxia e justificam exame cardíaco fetal detalhado.

Esplenomegalia

A **esplenomegalia** está associada a condições similares àquelas relacionadas com **hepatomegalia** (Fig. 38.16), **anemia fetal hemolítica** quando se correlaciona com a gravidade da anemia fetal,[172,173] **infecções fetais,**[174] **distúrbios metabólicos e de armazenamento, trissomia do 21**[175] e síndromes de crescimento exagerado, como **síndrome de Beckwith-Wiedemann**.

Cistos Esplênicos

Os **cistos esplênicos** fetais são raros, geralmente benignos, e estão associados a bom prognóstico geral[176,177] (Fig. 38.24, Vídeo 38.11). A história natural dos cistos esplênicos é variável. Embora esses cistos possam regredir espontaneamente,[178] em alguns casos, são complicados por infecção, crescimento rápido, ruptura e/ou sangramento.[179] Portanto, esses cistos, quando detectados no período pré-natal, devem ser acompanhados por ultrassonografia seriada. A avaliação anatômica detalhada é indicada para pesquisa de anomalias associadas ou cistos envolvendo outros órgãos, como rins e fígado.

PAREDE ABDOMINAL

Os tipos mais comuns de defeitos da parede abdominal são **gastrósquise** e **onfalocele**. Outros tipos menos comuns incluem **extrofia da bexiga**, **extrofia cloacal**, **ectopia cardíaca** e defeitos da parede do corpo mais graves, incluindo **pentalogia de Cantrell**, **anomalia *body stalk*** e **abdominosquise na síndrome da banda amniótica**. A incidência geral de defeitos da parede abdominal é 6,3 por 10 mil gestações.[180] Devido à perda de integridade da cobertura epidérmica, os defeitos da parede abdominal estão associados a níveis elevados de **alfafetoproteína sérica materna** (**MS-AFP**; do inglês, *maternal serum alpha-fetoprotein*). Nas últimas 3 décadas, graças à realização rotineira de rastreamento materno e às US morfológicas a maioria dos defeitos da parede abdominal é diagnosticada no segundo trimestre. Centros que realizam a triagem universal no primeiro trimestre documentaram a confirmação de diagnósticos antes da 14ª semana.[14,181] Com o aumento do acesso a exames precoces, espera-se que o diagnóstico antecipado se torne mais comum.

Embriologia

A parede abdominal embrionária se desenvolve a partir do mesoderma da placa lateral e do ectoderma entre o dia 16 e o dia 26 da vida embrionária. Cada placa lateral de mesoderma se divide em camadas parietais e viscerais, o espaço entre elas se torna a cavidade do corpo (**celoma**), que posteriormente se diferencia nas cavidades peritoneal, pericárdica e pleural.[182-184] As dobras laterais (consistindo em camada parietal do mesoderma da placa lateral e ectoderma sobrejacente) dobram-se ao redor do celoma nos sentidos caudal, cefálico e lateral. No processo de envolvimento normal, as dobras laterais se juntam e se fundem para formar a parede do corpo anterior. A falha deste processo por causa de fatores teratogênicos ou vasculares leva a um defeito na parede corporal anterior. Dependendo da localização do defeito na parede abdominal anterior, o resultado pode ser **gastrósquise** (região abdominal), **ectopia cardíaca** (região torácica) ou **extrofia da bexiga** (região pélvica).

Paralelamente ao desenvolvimento da parede do corpo ventral, ocorrem rápido crescimento e alongamento do intestino, e a cavidade abdominal é temporariamente pequena demais para acomodar todo o seu conteúdo. Isso resulta em protrusão transitória do intestino para dentro do celoma extraembrionário na base do cordão umbilical, um processo denominado **herniação fisiológica do intestino médio**[185] (Figs. 38.25 e 38.26). Essa herniação é geralmente visível na ultrassonografia de 9 a 11 semanas e se resolve (ou sofre redução) até 12 semanas de gestação.[181,186] Portanto, se material proeminente for visualizado no local de inserção da medula e não estiver claro se esse achado representa um defeito na parede abdominal ou **herniação fisiológica**

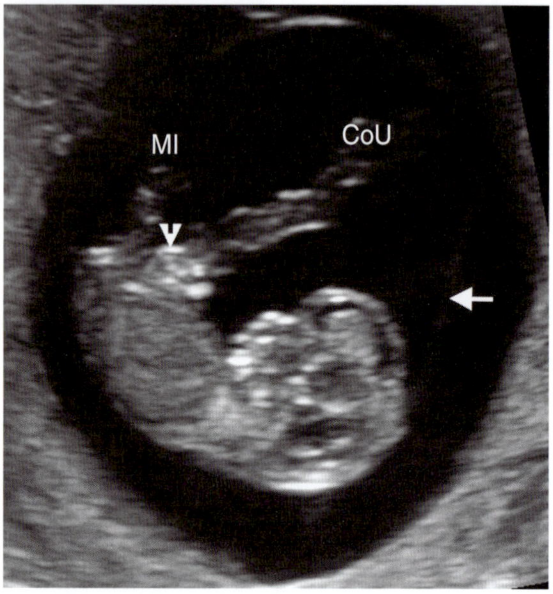

FIG. 38.26 Herniação fisiológica do intestino médio. Imagem sagital na 10ª semana mostra alças intestinais ecogênicas (*ponta de seta*) na base do cordão umbilical (*CoU*) normal. Os membros inferiores (*MI*) são visíveis e o âmnio (*seta*) ainda não se expandiu o suficiente para preencher a cavidade coriônica. Estas são todas as observações normais nesta idade gestacional.

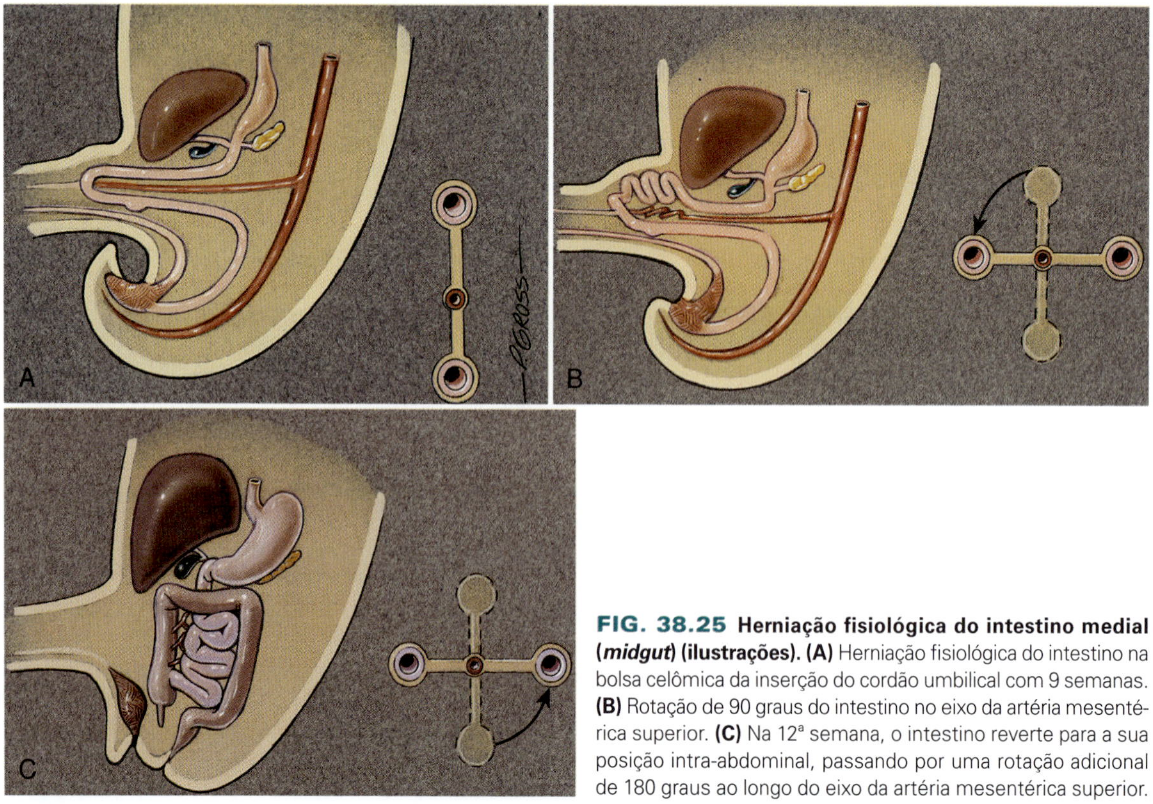

FIG. 38.25 Herniação fisiológica do intestino medial (*midgut*) (ilustrações). (A) Herniação fisiológica do intestino na bolsa celômica da inserção do cordão umbilical com 9 semanas. **(B)** Rotação de 90 graus do intestino no eixo da artéria mesentérica superior. **(C)** Na 12ª semana, o intestino reverte para a sua posição intra-abdominal, passando por uma rotação adicional de 180 graus ao longo do eixo da artéria mesentérica superior.

do intestino médio (Figura 38.25 e Figura 38.26). Essa herniação é, em geral, visível na US entre a nona e a 11ª semanas e desaparece (ou sofre redução) até a 12a semana de gestação.[181, 186] Portanto, se for visto material proeminente no local de inserção do cordão umbilical e não se tem certeza se esse achado representa um defeito da parede abdominal ou herniação fisiológica do intestino, uma US de acompanhamento em 1 a 2 semanas elucidará essa dúvida. A falha das alças intestinais em retornar à cavidade do corpo além desse ponto tem sido sugerida como causa subjacente em casos de onfalocele.[184] Assim, a persistência da herniação do intestino médio além da 12ª semana ou a existência de conteúdo diferente do intestino (p. ex., fígado) na herniação devem ser consideradas evidências de defeito verdadeiro na parede abdominal (*i.e.*, **onfalocele**).

Gastrósquise

A **gastrósquise** é um defeito paraumbilical de toda a espessura da parede abdominal relativamente pequeno (< 4cm na maioria dos casos), localizado na parte direita do umbigo. O achado principal na ultrassonografia consiste em de alças intestinais livremente flutuantes no líquido amniótico.

Epidemiologia

Em estudos POPULACIONAIS na Europa, na Austrália e no Japão, a incidência de gastrósquise aumentou de 0,4 para 1,6 por 10 mil até 1,4 para 4 por 10 mil nascidos vivos nos últimos 35 anos.[187-191] Não há predileção por gênero na população de fetos afetados. A incidência é maior em **mães adolescentes**, com o maior estudo de base populacional mostrando incidência 10 vezes maior em mulheres de 15 a 19 anos em comparação com mulheres de 20 a 25 anos de idade.[188] Outros fatores associados à gastrósquise incluem o uso de **tabaco**, **drogas ilícitas** e **pseudoefedrina**.[187,188,191-196] Mais recentemente, foi sugerida uma possível associação de gastrósquise com produtos químicos agrícolas, como a **atrazina**.[197-199]

Patogênese

A patogênese da gastrósquise não é clara. Uma hipótese é que o defeito da parede abdominal seja o resultado de comprometimento vascular isolado da parede abdominal no primeiro trimestre. Esta hipótese é apoiada pelos fatores de risco para gastrósquise listados anteriormente, bem como pela associação de gastrósquise a outras anormalidades fetais que se acredita terem causa vascular subjacente. Outras causas propostas incluem falha no desenvolvimento do mesoderma e do envoltório mesodérmico lateral,[200] ruptura da membrana amniótica na base do cordão umbilical, ruptura da artéria vitelina direita com subsequente dano na parede corporal e extensão anormal dos padrões de apoptose durante a regressão do veia umbilical direita.[184]

Diagnóstico Pré-natal

O diagnóstico de gastrósquise é relativamente simples quando o defeito é limitado, e as alças intestinais de flutuação livre são identificadas intra-amnioticamente; nesses casos, o diagnóstico já pode ser feito já no primeiro trimestre.[188,201] Na maioria das vezes, o defeito está localizado na região paraumbilical direita (Fig. 38.27, Vídeo 38.12). As alças intestinais de flutuação livre têm **aparência** característica **de couve-flor**. O intestino pode parecer ecogênico devido a edema e inflamação da parede secundária à exposição de longa duração ao líquido amniótico. As **alças intestinais dilatadas** podem ser observadas dentro ou fora do abdome devido à obstrução intestinal associada secundária à pequena abertura abdominal ou ao vólvulo associado. O estômago é muitas vezes deslocado para baixo dentro da cavidade abdominal. O cordão umbilical insere-se normalmente no abdome, adjacente ao defeito, mas separado do mesmo. Menos frequentemente, o defeito se estende para cima ou lateralmente e inclui outras estruturas além do intestino, como fígado e estômago.

Condições Associadas

Anormalidades GI associadas como atresias, estenoses, perfurações ou vólvulos são relatadas em 11% a 31% dos casos.[180,202,203] Acredita-se que muitas dessas condições GI associadas sejam resultado de gastrósquise.[204,205] Anomalias adicionais não GI são menos comuns.[202-204,206-208] O risco de **aneuploidia** em casos de gastrósquise isolada é semelhante ao da população geral.[191,202,206,207] Risco aumentado de parto prematuro, restrição do crescimento fetal (até 60% dos casos) e natimorto (4,5% a 12%) foi relatado em fetos com gastrósquise. Em uma metanálise recente, a incidência de natimorto após 36 semanas foi de apenas 1,3%.[209] O mecanismo responsável pelo aumento do risco de restrição do crescimento fetal e natimortos permanece incerto.[190,206,210]

Manejo

O manejo inicial da gastrósquise envolve a avaliação ultrassonográfica detalhada para confirmar o diagnóstico e avaliar a extensão do defeito da parede abdominal e dos órgãos envolvidos. A existência de anomalias associadas na ultrassonografia deve ser documentada. Monitoramento rigoroso com ultrassonografia e cardiotocografia basal é indicado durante o terceiro trimestre, devido ao risco aumentado de restrição do crescimento fetal, morte fetal e complicações GI (p. ex., obstrução e perfuração), embora não existam diretrizes claras sobre o início e a frequência do monitoramento. O achado de estômago dilatado e/ou alças intestinais dilatadas – seja no abdome fetal ou na cavidade amniótica – deve ser documentado. A estimativa do peso fetal deve ser realizada por meio de fórmulas baseadas em índices de cabeça fetal e comprimento do fêmur, mas não na circunferência abdominal, para evitar subestimação do peso fetal.[211]

O momento ideal do parto é fruto de debate. Dado o aumento do risco de morte fetal e a preocupação de que a exposição *in utero* prolongada do intestino ao líquido amniótico pode piorar os desfechos, dois estudos compararam o desfecho de fetos prematuros (média 35 semanas) com nascidos a termo ou com teste fetal anormal.[212,213] Nenhum dos estudos mostrou melhora no desfecho do grupo pré-termo. Assim, o parto antes da 37ª semana deve ser considerado apenas em casos de restrição do crescimento fetal ou teste fetal anormal. Não há evidências que apoiem o parto precoce em casos de dilatação intestinal. Em um estudo recente de 296 gestações complicadas por gastrósquise, verificou-se que a indução do trabalho de parto na 37ª semana de gestação estava associada à redução dos riscos de sepse, dano intestinal e morte neonatal, em comparação com conduta expectante até após a 37ª semana de gestação.[214] Esses dados apoiam a prática de parto de rotina no período a termo precoce (37 a 38 semanas). Com relação ao tipo de parto, não há evidências de que a cesariana melhore o desfecho neonatal e, portanto, a cesariana deve ser reservada para as indicações obstétricas habituais.[215] O desfecho neonatal em casos de gastrósquise está associado a uma taxa de sobrevida global superior a 90%, embora o desfecho seja menos favorável em casos de gastrósquise complexa.[216,217]

Onfalocele

Onfalocele refere-se à herniação do intestino e outros órgãos abdominais na base do cordão umbilical através de um anel umbilical

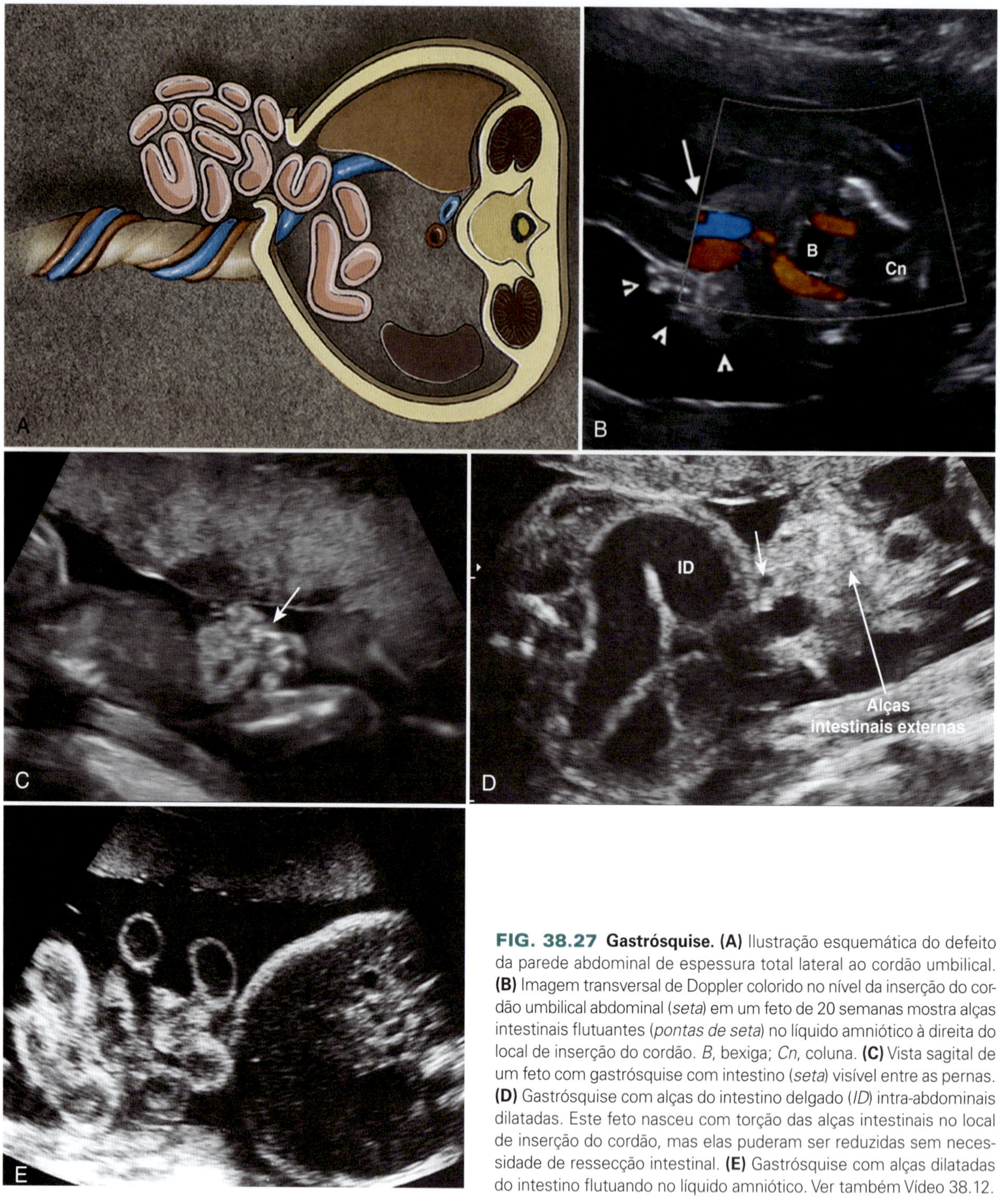

FIG. 38.27 Gastrósquise. (A) Ilustração esquemática do defeito da parede abdominal de espessura total lateral ao cordão umbilical. **(B)** Imagem transversal de Doppler colorido no nível da inserção do cordão umbilical abdominal (*seta*) em um feto de 20 semanas mostra alças intestinais flutuantes (*pontas de seta*) no líquido amniótico à direita do local de inserção do cordão. *B*, bexiga; *Cn*, coluna. **(C)** Vista sagital de um feto com gastrósquise com intestino (*seta*) visível entre as pernas. **(D)** Gastrósquise com alças do intestino delgado (*ID*) intra-abdominais dilatadas. Este feto nasceu com torção das alças intestinais no local de inserção do cordão, mas elas puderam ser reduzidas sem necessidade de ressecção intestinal. **(E)** Gastrósquise com alças dilatadas do intestino flutuando no líquido amniótico. Ver também Vídeo 38.12.

aumentado, com o cordão umbilical se inserindo no ápice do saco herniado. O conteúdo herniado é coberto por âmnio e peritônio (Fig. 38.28, Vídeo 38.13).

Epidemiologia

A incidência de onfalocele varia geograficamente, de 0,6 por 10 mil nascimentos no Japão[191] a 6 por 10 mil nascimentos nas Ilhas Britânicas.[202,206] Em um estudo a partir dos registros dos Estados Unidos, a incidência de onfalocele foi de 1,92 por 10 mil nascidos vivos.[218] A ocorrência de onfalocele é relatada como sendo mais comum em mulheres de 35 a 40 anos[191] e também em mulheres com menos de 20 anos de idade.[218] Outras associações incluem sexo masculino e gestações multifetais.[218]

Diagnóstico Pré-natal

No primeiro trimestre, a **herniação fisiológica do intestino médio** pode ser confundida com uma onfalocele. Esse achado normal é limitado à herniação de alças intestinais e deve desaparecer até a 12ª semana. Nunca deve incluir o fígado e a herniação não deve penetrar mais de 1 cm no cordão umbilical. O achado de até mesmo pequena herniação na base do cordão umbilical após a 12ª semana confirma, portanto, o diagnóstico de onfalocele (Fig. 38.28B).

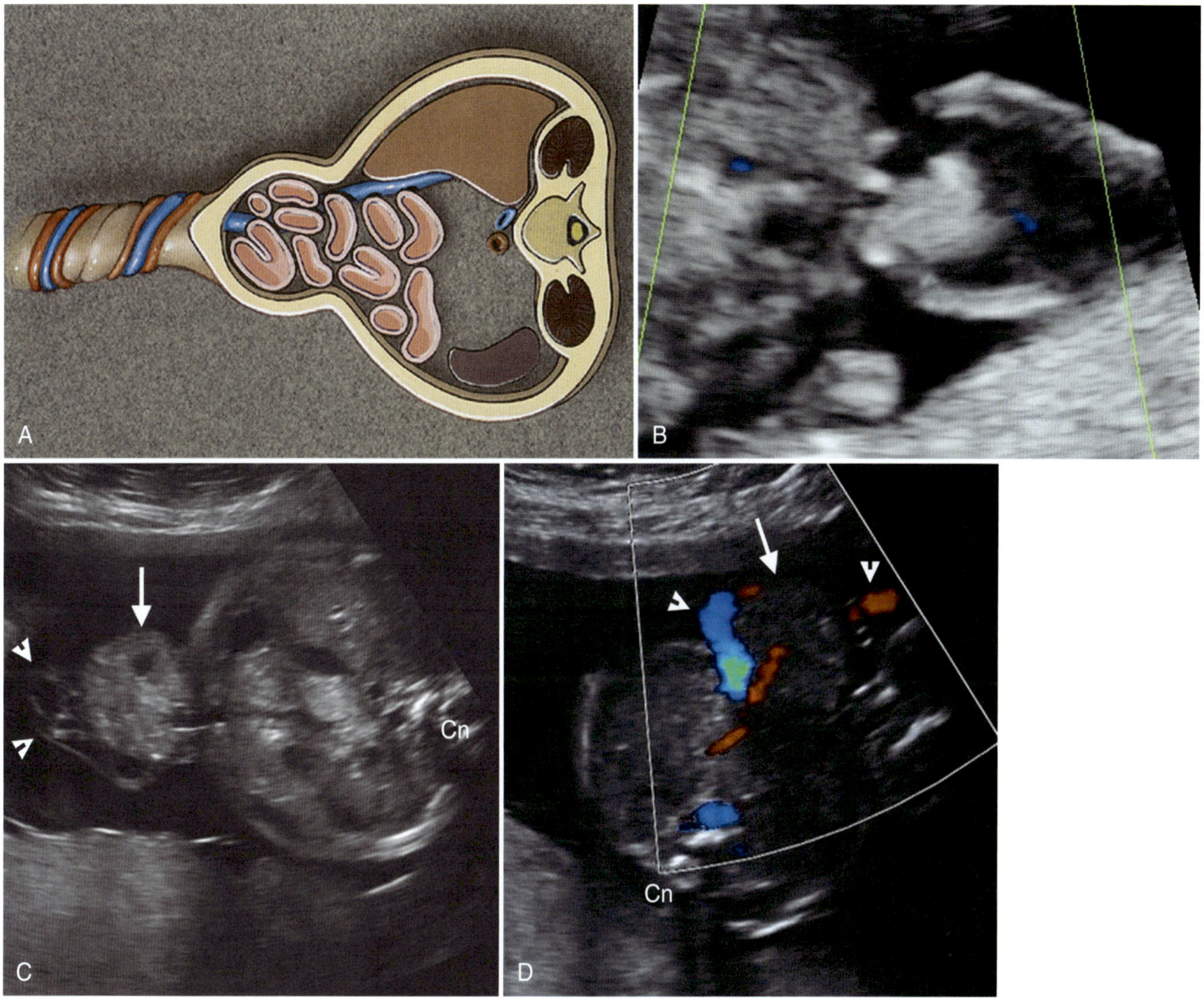

FIG. 38.28 Pequena onfalocele. (A) Imagem esquemática de onfalocele coberta por membrana contendo apenas intestino. **(B)** Imagem transversal do abdome com alça intestinal herniada na base do cordão umbilical. O feto apresentava trissomia do 18 **(C).** Imagem transversal do abdome, com 26 semanas, mostra uma onfalocele contendo apenas alças intestinais (*seta*). O cordão umbilical (*pontas de seta*) se insere na membrana, que cobre o defeito. *Cn*, coluna vertebral. **(D)** Imagem transversal de Doppler colorido na 26ª semana mostra uma onfalocele que só contém alças intestinais. (*seta*). Os vasos umbilicais (*pontas de seta*) circundam o intestino na membrana que cobre o defeito. *Cn*, coluna. Ver também Vídeo 38.13.

A maioria dos casos de onfalocele é imediatamente detectada na US realizada no segundo trimestre da gravidez como uma protrusão do conteúdo abdominal, principalmente alças do intestino delgado, na base do cordão umbilical, dentro de um saco que consiste em peritônio e membrana amniótica. Nos casos de grandes defeitos, a onfalocele pode conter outros órgãos, como fígado e estômago (Fig. 38.29). O cordão umbilical pode ser visto inserido na bolsa herniada em vez de diretamente na parede abdominal.

Condições Associadas

Em contraste com a gastrósquise, a onfalocele é comumente associada a anormalidades cromossômicas (10% a 30%)[191,202] e anormalidades estruturais adicionais (55% a 58%).[202,208,219] As aneuploidias mais comuns são **trissomias do 13 e do 18.**[220,221] O risco de anormalidades genéticas é maior quando existem outras anormalidades estruturais, bem como em casos com um pequeno defeito quando o conteúdo da hérnia é limitado ao intestino delgado (Fig. 38.28B). Assim, os casos em que o fígado é encontrado na onfalocele são menos propensos a estar associados a anormalidades cromossômicas. A onfalocele está associada a várias síndromes de mutação monogênica (incluindo distúrbios autossômicos dominantes, autossômicos recessivos e recessivos ligados ao cromossomo X),[222] e síndrome de Beckwith-Weidemann. A **síndrome de Beckwith-Weidemann** envolve uma mutação ou deleção de genes *imprinted* na região cromossômica 11p15.5 e está associada a onfalocele, macroglossia e crescimento exagerado (Fig. 38.30).

Anormalidades estruturais associadas são comuns e incluem defeitos na linha média (anomalias cardíacas, fissuras labiopalatinas e espinais/vertebrais), pé torto e anomalias do sistema nervoso central.[219] Devido à associação comum com aneuploidias e anomalias multissistêmicas, muitas dessas gestações são interrompidas, criando um potencial viés nos dados de desfecho.

Manejo

O achado de onfalocele fetal deve levar a uma pesquisa detalhada de anomalias estruturais associadas, incluindo ecocardiografia fetal.[223]

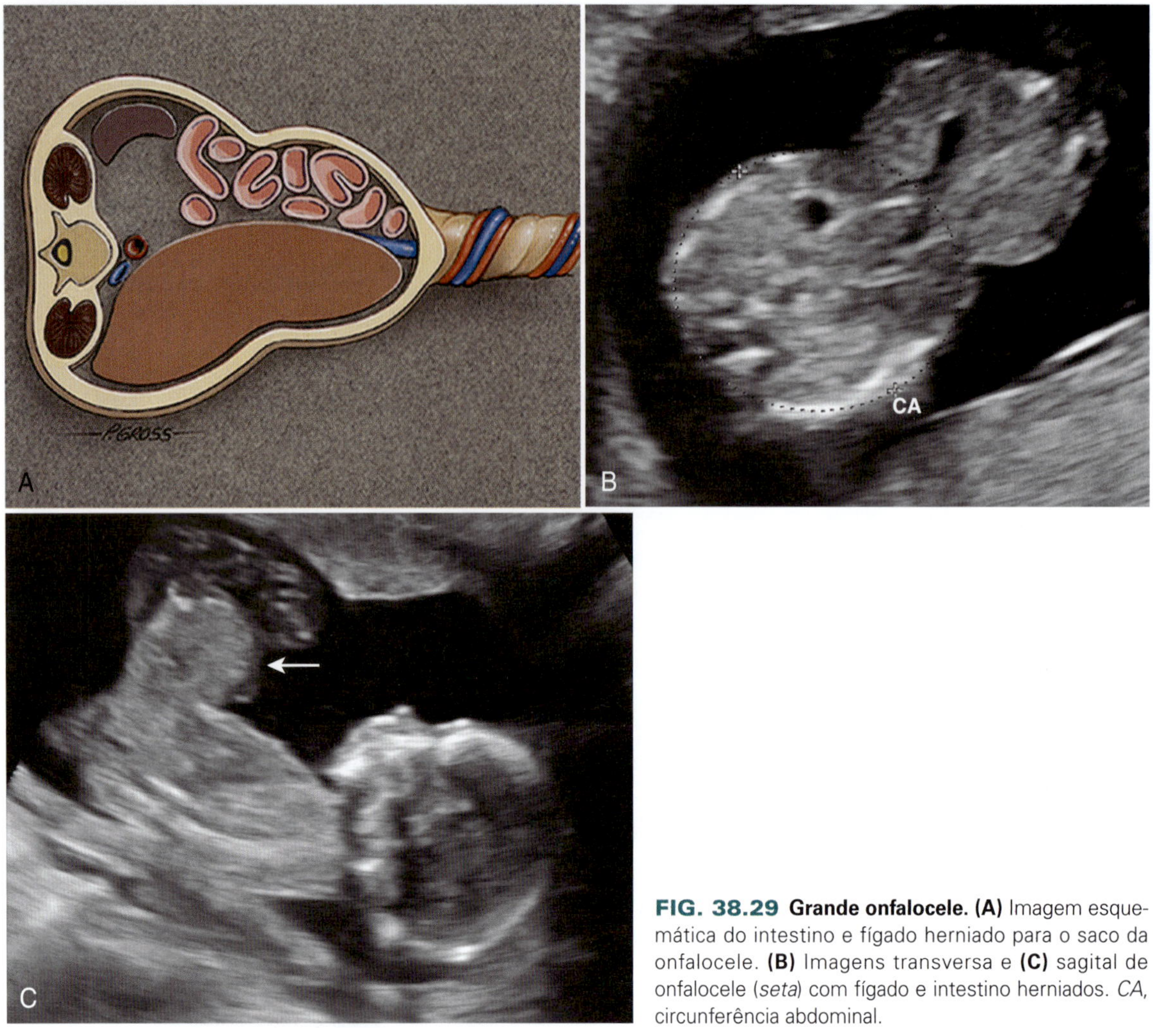

FIG. 38.29 Grande onfalocele. (A) Imagem esquemática do intestino e fígado herniado para o saco da onfalocele. **(B)** Imagens transversa e **(C)** sagital de onfalocele (*seta*) com fígado e intestino herniados. *CA*, circunferência abdominal.

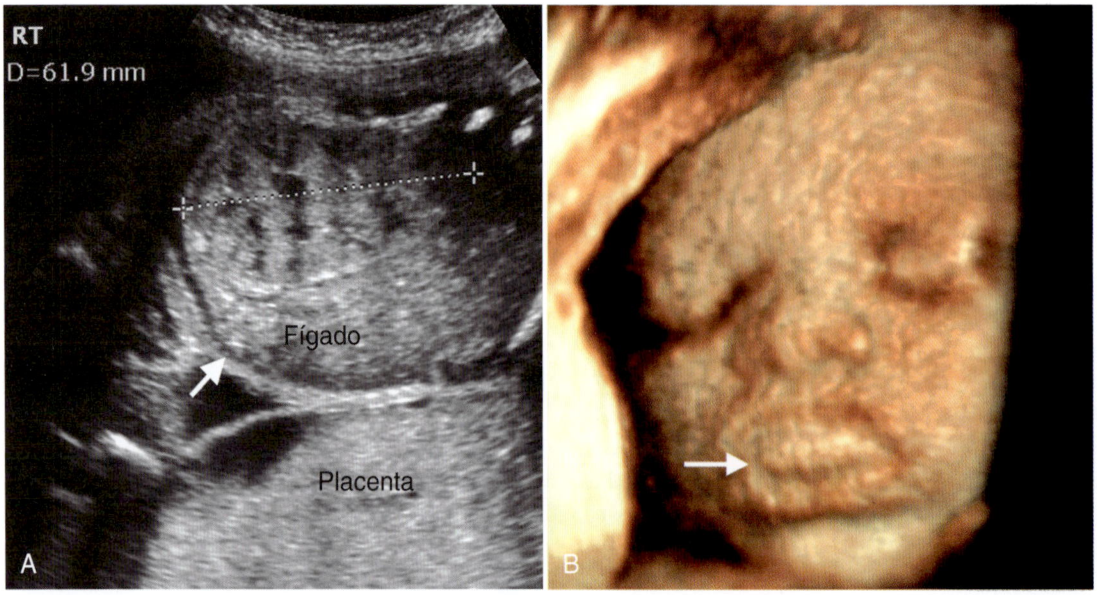

FIG. 38.30 Síndrome de Beckwith-Wiedemann. (A) Ultrassonografia oblíqua coronal em 28 semanas mostra o rim direito medindo 6,9 cm, bem acima do percentil 95. O fígado adjacente (*setas*) se estende além das margens renais, indicando que também está aumentado. Visceromegalia é parte da síndrome de Beckwith-Wiedemann. **(B)** Vista renderizada da superfície da face fetal (3D) no mesmo caso mostra macroglossia (*seta*). RT = direita.

O aconselhamento genético é recomendado e a amniocentese deve ser realizada para avaliar cariótipo ou microarranjos, bem como rastreamento de síndromes genéticas específicas, incluindo a síndrome de Beckwith-Wiedemann.

Recomenda-se acompanhamento fetal com US seriadas, em virtude do risco aumentado de polidrâmnio, ascite, restrição do crescimento fetal e natimortalidade. Assim como no caso de gastrósquise, a estimativa do peso fetal deve ser feita com fórmulas baseadas em índices da cabeça fetal e do comprimento do fêmur, mas não na circunferência abdominal, para evitar subestimação do peso fetal.[224]

Não há evidências de que o parto precoce ou o parto cesáreo estejam associados a melhores desfechos.[225] Portanto, o parto vaginal após o início espontâneo do trabalho de parto deve ser preferido, a menos que existam outras indicações para indução do trabalho de parto ou cesariana. O desfecho neonatal é determinado principalmente pela existência de anomalias genéticas e/ou estruturais associadas.[191,218]

Extrofia da Bexiga Urinária

A **extrofia da bexiga urinária** refere-se ao defeito da parede abdominal infraumbilical resultante do fechamento incompleto da parede abdominal inferior e da parede anterior da bexiga.[226] É um defeito da parede abdominal raro com incidência em cerca de 1 de 30 mil nascimentos.[227]

O diagnóstico pré-natal da extrofia da bexiga baseia-se principalmente na incapacidade de visualizar a bexiga. A mucosa exposta da bexiga pode ficar inflamada e espessada e, portanto, pode aparecer como contorno irregular da parede abdominal anterior inferior (Vídeo 38.14).[228] Outro indício diagnóstico é o deslocamento caudal do local de inserção do cordão umbilical (Fig. 38.31). As anomalias associadas incluem anormalidades genitais, como as epispadias, uma

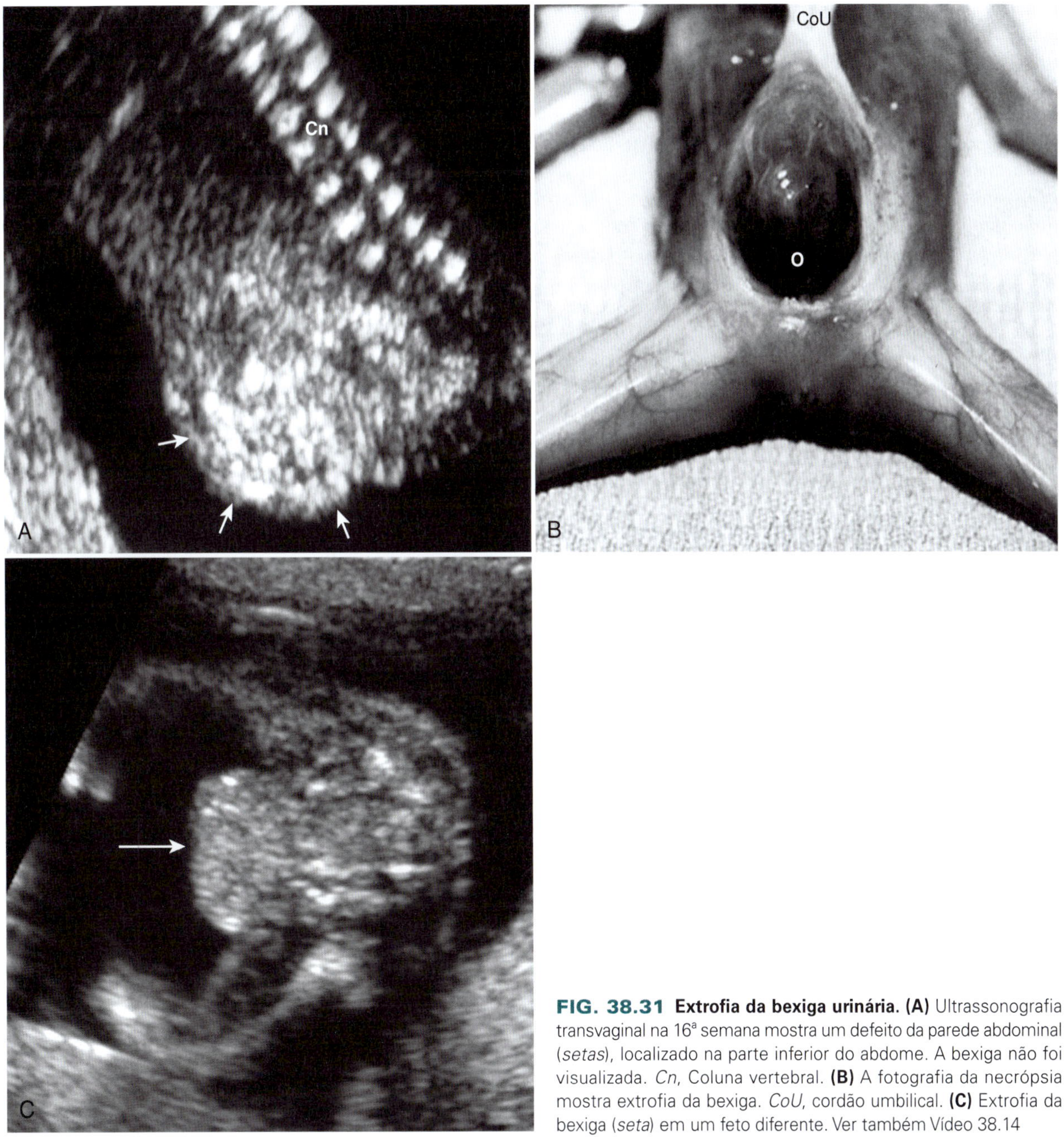

FIG. 38.31 Extrofia da bexiga urinária. (A) Ultrassonografia transvaginal na 16ª semana mostra um defeito da parede abdominal (*setas*), localizado na parte inferior do abdome. A bexiga não foi visualizada. *Cn,* Coluna vertebral. **(B)** A fotografia da necrópsia mostra extrofia da bexiga. *CoU,* cordão umbilical. **(C)** Extrofia da bexiga (*seta*) em um feto diferente. Ver também Vídeo 38.14

combinação conhecida como **complexo extrofia da bexiga–epispadias.**[226]

A sobrevida neonatal é globalmente boa, embora o reparo desses defeitos seja complexo, muitas vezes exigindo procedimentos em estágios, para manter a continência e o tecido genital funcional.[229,230]

Extrofia Cloacal

A **extrofia cloacal** é um defeito mais complexo da parede abdominal multissistêmica que afeta todos os componentes da **cloaca** (bexiga e uretra, genitália e reto), além da parte inferior da coluna. A extrofia cloacal é frequentemente denominada **complexo OEIS** (onfalocele-extrofia-ânus imperfurado-disrafia espinal; do inglês, *omphalocele-exstrophy-imperforate anus-spinal dysraphism*) (Fig. 38.32, Vídeo 38.15). **Anormalidades genitais** também são comuns.[231] A patogênese da extrofia cloacal não é clara, mas tem sido atribuída à ruptura prematura da membrana cloacal ou a um defeito muito precoce no fechamento da parede anterior do corpo.[228] É mais frequente em gêmeos monozigóticos do que em gêmeos dizigóticos,[129] sugerindo um componente vascular.

O diagnóstico pré-natal baseia-se na combinação de **onfalocele**, **incapacidade de visualizar a bexiga** e **fosseta anal *anal dimple***) e existência de anomalias da coluna vertebral, como **meningomielocele** ou **medula presa**. Achados adicionais podem incluir anormalidades genitais (p. ex., **epispadias**), **artéria umbilical única**, **anormalidades renais** e **ascite**.[232,233] Um sinal ultrassonográfico único é o "**tromba de elefante**", que é o resultado de uma alça de prolapso entre as duas metades da área aberta da bexiga.[234]

O diagnóstico de OEIS foi relatado já na 13ª semana gestacional.[69] Dificuldades diagnósticas podem ocorrer na diferenciação desse distúrbio de outros defeitos complexos da parede abdominal, incluindo o **complexo *limb-body wall*** e a **pentalogia de Cantrell**.[129,231,235] Embora as características de OEIS (quando observadas) sejam específicas, a taxa de detecção é provavelmente baixa e é provável que muitos casos de OEIS sejam diagnosticados erroneamente. Uma vez que este diagnóstico tenha sido feito, o aconselhamento genético é recomendado, e a amniocentese pode ser considerada para identificar o sexo antes do nascimento.

Ectopia Cardíaca

A **ectopia cardíaca** é um defeito da linha média da parede anterossuperior do corpo fetal, através do qual todo ou parte do coração é expelido, com ou sem uma membrana (Fig. 38.33). Mais comumente, o coração se projeta no nível do tórax através de um defeito que envolve o esterno, mas o coração pode estar localizado na região cervical ou abdominal. A associação com **anomalias cardíacas estruturais** ou outros **defeitos da parede abdominal** é comum.[236] O prognóstico é ruim, embora haja relatos de sobreviventes.[237] A **trissomia do 18** tem sido associada a esse diagnóstico, especialmente na presença de anormalidades adicionais.[238,239]

Outros Defeitos Complexos da Parede Corporal

Quando o dano durante a formação da parede abdominal anterior é grave e ocorre em fase embrionária de desenvolvimento precoce, o resultado é defeito grande e/ou múltiplos defeitos da parede anterior do corpo, com evisceração de múltiplos órgãos do abdome, do tórax e da pelve. Esses distúrbios são frequentemente associados a outras anomalias envolvendo os membros, o sistema urinário, a genitália externa e a coluna vertebral. Várias síndromes e associações foram sugeridas para descrever essas condições, cada uma incluindo diferentes combinações dos defeitos listados anteriormente. No entanto, dada a considerável sobreposição entre essas síndromes, ainda não está claro se elas representam entidades patogenéticas distintas ou diferentes manifestações de um único distúrbio básico. Essa sobreposição geralmente resulta em uma confusão significativa na terminologia usada para descrever essas condições.

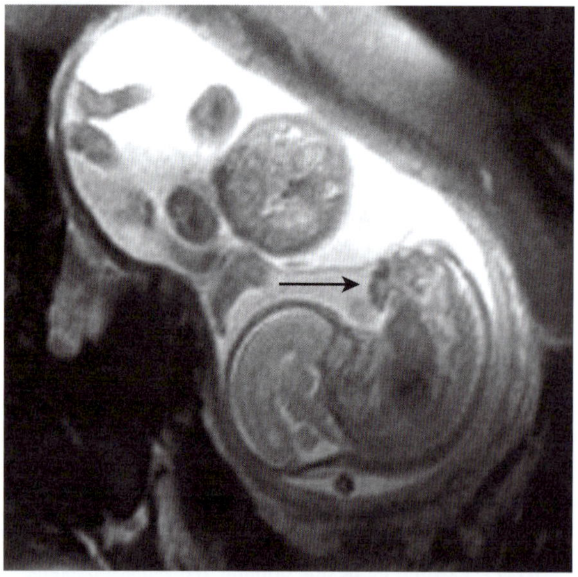

FIG. 38.32 Onfalocele-extrofia – ânus imperfurado – defeitos vertebrais (extrofia cloacal). RM, imagem ponderada em T2, de gêmeos. O gêmeo superior era normal com líquido amniótico normal, enquanto o gêmeo inferior apresentava oligoidrâmnio com defeito da parede abdominal anterior inferior (*seta*). Ver também Vídeo 38.15.

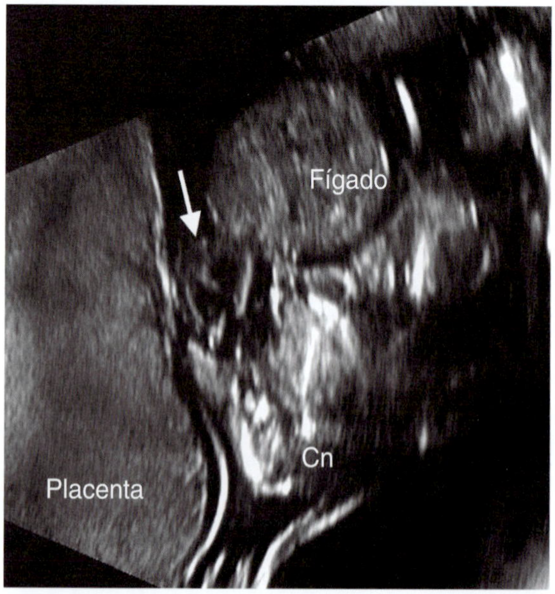

FIG. 38.33 Ectopia cardíaca. A imagem transversal do tórax em um dos gêmeos dicoriônicos mostra que o fígado e o coração (*seta*) estão externos ao tórax. *Cn, coluna.* Esta é uma malformação letal, neste caso, causada por bandas amnióticas, visível em tempo real. O cogêmeo v normal e o parto foi a termo.

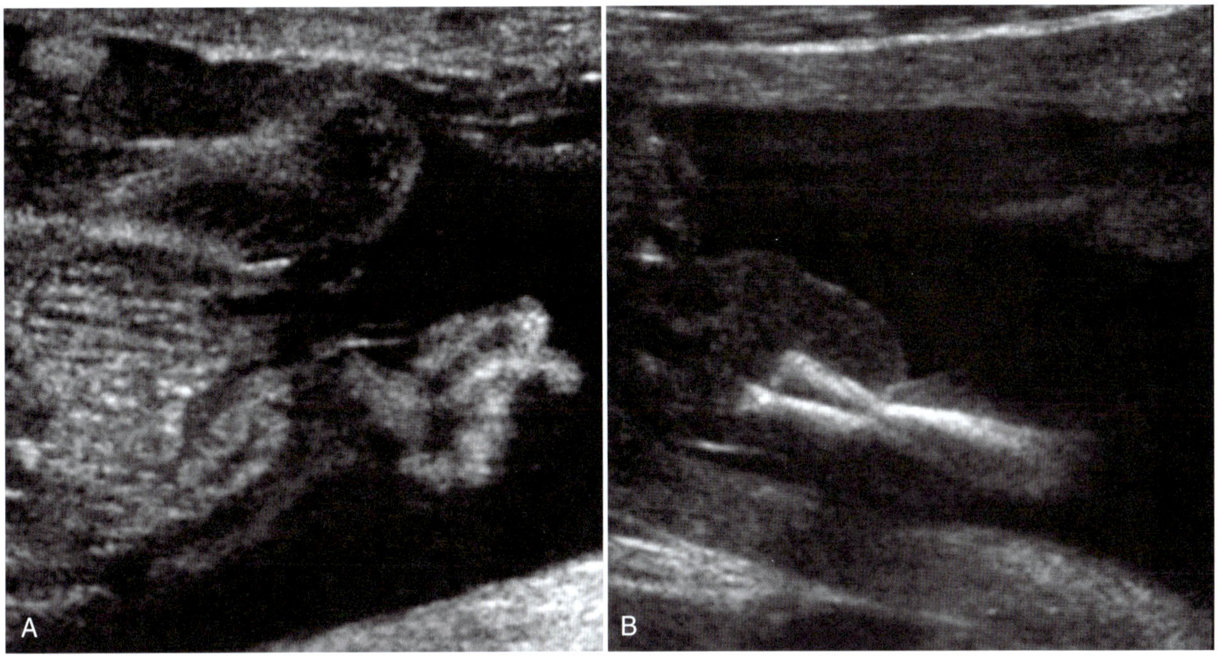

FIG. 38.34 Síndrome da banda amniótica. (A) Vista transversal do abdome mostra defeito da parede abdominal anterior. **(B)** Vista da extremidade inferior mostra o anel de constrição causado por bandas amnióticas. A constelação de achados é consistente com síndrome da banda amniótica.

Pentalogia de Cantrell

A **pentalogia de Cantrell** é um distúrbio complexo raro da parede anterior do corpo que consiste em uma combinação de **defeito do esterno**, **ectopia cardíaca**, **anomalias cardíacas** (p. ex., defeitos septais, tetralogia de Fallot, transposição de grandes artérias), **defeito do diafragma anterior** e **pericárdio diafragmático** e **defeito da parede abdominal supraumbilical** (mais comumente, **onfalocele**).[240,241] Outras anomalias associadas incluem anormalidades na linha média, como **fenda facial** e **encefalocele**. Dada a associação com as **trissomias do 18 e do 13**, recomenda-se a consulta genética. A maioria desses casos é esporádica e o risco de recorrência é baixo. O prognóstico desse distúrbio é ruim.[242]

Anomalia de Body Stalk

A **anomalia de *body stalk*** (também conhecida como **complexo membro-parede corporal** [*limb-body wall complex*]) é uma doença rara e letal da parede abdominal anterior. Existem três características desse distúrbio: (1) ruptura significativa das paredes abdominal e torácica. (2) Órgãos abdominais e torácicos (p. ex., coração, pulmões, fígado, intestino, bexiga) estão localizados fora da cavidade do corpo e estão contidos dentro de um saco intimamente ligado à placenta, levando a uma posição relativamente fixa do feto. (3) O cordão umbilical é muito curto ou inexistente, possivelmente devido a uma falha do tronco do corpo para se desenvolver adequadamente. Anormalidades musculoesqueléticas associadas são comuns e incluem **cifoescoliose** grave e **defeitos nos membros**, como **pé torto** e membros ausentes ou malformados.[243-245]

A patogênese desse distúrbio não é clara, e várias hipóteses foram sugeridas, incluindo ruptura vascular precoce, ruptura devido a bandas amnióticas após ruptura amniótica precoce ou falha completa do processo de dobramento do disco embrionário.[246] Esse distúrbio é sempre letal.

Síndrome da Banda Amniótica

A **síndrome da banda amniótica** pode afetar qualquer parte do feto e, em pequena proporção, acometer as paredes abdominais ou torácicas fetais.[247] Nesses casos, o defeito pode ser semelhante ao da gastrósquise, com os **órgãos abdominais e/ou torácicos flutuando livremente na cavidade amniótica** sem o saco ao redor deles (Fig. 38.34). O diagnóstico da síndrome da banda amniótica é sugerido pela demonstração das **bandas amnióticas** e a presença de achados adicionais que estão associados à ruptura devido a bandas amnióticas, incluindo **defeitos nos membros** (constrição ou amputação de um membro), **encefalocele** e **fissuras faciais**.[248] Ao contrário da anomalia no tronco, o **cordão umbilical pode ser demonstrado** nesses casos.

REFERÊNCIAS

1. Moore KL, Persaud TVN. The developing human: clinically oriented embryology. 6th ed. Philadelphia: Saunders; 1998.
2. Wells JM, Melton DA. Vertebrate endoderm development. Annu Rev Cell Dev Biol. 1999;15:393-410.
3. Gilbert S. Developmental biology. 6th ed. Sunderland, Mass: Sinauer; 2000.
4. Fong GH, Rossant J, Gertsenstein M, Breitman ML. Role of the Flt-1 receptor tyrosine kinase in regulating the assembly of vascular endothelium. Nature. 1995;376(6535):66-70.
5. Fukamachi H, Takayama S. Epithelial-mesenchymal interaction in differentiation of duodenal epithelium of fetal rats in organ culture. Experientia. 1980;36(3):335-336.
6. Gannon M, Wright C. Endodermal patterning and organogenesis. In: Moody SA, editor. Cell lineage and fate determination. San Diego: Academic Press; 1999. p. 583-615.
7. Shaw-Smith C. Oesophageal atresia, tracheo-oesophageal fistula, and the VACTERL association: review of genetics and epidemiology. J Med Genet. 2006;43(7):545-554.
8. Torfs CP, Curry CJ, Bateson TF. Population-based study of tracheoesophageal fistula and esophageal atresia. Teratology. 1995;52(4):220-232.

9. Holder TM, Cloud DT, Lewis JE Jr, Pilling GP 4th. Esophageal atresia and tracheoesophageal fistula. A survey of its members by the Surgical Section of the American Academy of Pediatrics. Pediatrics. 1964;34:542-549.
10. Houben CH, Curry JI. Current status of prenatal diagnosis, operative management and outcome of esophageal atresia/tracheo-esophageal fistula. Prenat Diagn. 2008;28(7):667-675.
11. Shulman A, Mazkereth R, Zalel Y, et al. Prenatal identification of esophageal atresia: the role of ultrasonography for evaluation of functional anatomy. Prenat Diagn. 2002;22(8):669-674.
12. Stringer MD, McKenna KM, Goldstein RB, et al. Prenatal diagnosis of esophageal atresia. J Pediatr Surg. 1995;30(9):1258-1263.
13. Sparey C, Jawaheer G, Barrett AM, Robson SC. Esophageal atresia in the Northern Region Congenital Anomaly Survey, 1985-1997: prenatal diagnosis and outcome. Am J Obstet Gynecol. 2000;182(2):427-431.
14. Blaas HG, Eik-Nes SH, Kiserud T, Hellevik LR. Early development of the abdominal wall, stomach and heart from 7 to 12 weeks of gestation: a longitudinal ultrasound study. Ultrasound Obstet Gynecol. 1995;6(4):240-249.
15. Zimmer EZ, Chao CR, Abramovich G, Timor-Tritsch IE. Fetal stomach measurements: not reproducible by the same observer. J Ultrasound Med. 1992;11(12):663-665.
16. McKenna KM, Goldstein RB, Stringer MD. Small or absent fetal stomach: prognostic significance. Radiology. 1995;197(3):729-733.
17. Goldstein I, Reece EA, Yarkoni S, et al. Growth of the fetal stomach in normal pregnancies. Obstet Gynecol. 1987;70(4):641-644.
18. Mithwani AA, Hashmi A, Adil S. Epidermolysis bullosa and congenital pyloric atresia. BMJ Case Rep. 2013;2013. doi:10.1136/bcr-2013-201207.
19. Farmakis SG, Herman TE, Siegel MJ. Congenital pyloric atresia, type B; with junctional epidermolysis bullosa. J Perinatol. 2014;34(7):572-573.
20. Short SS, Grant CN, Merianos D, et al. A case of congenital pyloric atresia with dystrophic epidermolysis bullosa. Pediatr Surg Int. 2014;30(6):681-684.
21. Moore CC. Congenital gastric outlet obstruction. J Pediatr Surg. 1989;24(12):1241-1246.
22. Meizner I, Carmi R. The snowflake sign. A sonographic marker for prenatal detection of fetal skin denudation. J Ultrasound Med. 1990;9(10):607-609.
23. Seubert DE, Feldman B, Krivchenia EL, et al. Molecular and fetal tissue biopsy capabilities are needed to maximize prenatal diagnosis of junctional epidermolysis bullosa: fetal skin biopsy using a 1-mm microendoscope. Fetal Diagn Ther. 2000;15(2):89-92.
24. Bartram U, Wirbelauer J, Speer CP. Heterotaxy syndrome—asplenia and polysplenia as indicators of visceral malposition and complex congenital heart disease. Biol Neonate. 2005;88(4):278-290.
25. Lin JH, Chang CI, Wang JK, et al. Intrauterine diagnosis of heterotaxy syndrome. Am Heart J. 2002;143(6):1002-1008.
26. Webber SA, Sandor GGS, Patterson MWH, et al. Prognosis in asplenia syndrome: a population-based review. Cardiol Young. 1992;2:129-135.
27. Gilljam T, McCrindle BW, Smallhorn JF, et al. Outcomes of left atrial isomerism over a 28-year period at a single institution. J Am Coll Cardiol. 2000;36(3):908-916.
28. Cassart M, Massez A, Lingier P, et al. Sonographic prenatal diagnosis of malpositioned stomach as a feature of uncomplicated intestinal malrotation. Pediatr Radiol. 2006;36(4):358-360.
29. Fakhry J, Shapiro LR, Schechter A, et al. Fetal gastric pseudomasses. J Ultrasound Med. 1987;6(4):177-180.
30. Nyberg DA, Mack LA, Patten RM, Cyr DR. Fetal bowel. Normal sonographic findings. J Ultrasound Med. 1987;6(1):3-6.
31. Walker JM, Ferguson DD. The sonographic appearance of blood in the fetal stomach and its association with placental abruption. J Ultrasound Med. 1988;7(3):155-161.
32. McNamara A, Levine D. Intraabdominal fetal echogenic masses: a practical guide to diagnosis and management. Radiographics. 2005;25(3):633-645.
33. Murshed R, Nicholls G, Spitz L. Intrinsic duodenal obstruction: trends in management and outcome over 45 years (1951-1995) with relevance to prenatal counselling. Br J Obstet Gynaecol. 1999;106(11):1197-1199.
34. Bittencourt DG, Barini R, Marba S, Sbragia L. Congenital duodenal obstruction: does prenatal diagnosis improve the outcome? Pediatr Surg Int. 2004;20(8):582-585.
35. Fonkalsrud EW, DeLorimier AA, Hays DM. Congenital atresia and stenosis of the duodenum. A review compiled from the members of the Surgical Section of the American Academy of Pediatrics. Pediatrics. 1969;43(1):79-83.
36. Calisti A, Oriolo L, Cozzi DA, et al. Prenatal diagnosis of duodenal obstruction selects cases with a higher risk of maternal-foetal complications and demands in utero transfer to a tertiary centre. Fetal Diagn Ther. 2008;24(4):478-482.
37. de Silva NT, Young JA, Wales PW. Understanding neonatal bowel obstruction: building knowledge to advance practice. Neonatal Netw. 2006;25(5):303-318.
38. Grosfeld JL, Rescorla FJ. Duodenal atresia and stenosis: reassessment of treatment and outcome based on antenatal diagnosis, pathologic variance, and long-term follow-up. World J Surg. 1993;17(3):301-309.
39. Touloukian R. Diagnosis and treatment of jejunoileal atresia. World J Surg. 1993;17:1422-1423.
40. Caspi B, Deutsch H, Grunshpan M, et al. Prenatal manifestation of superior mesenteric artery syndrome. Prenat Diagn. 2003;23(11):932-934.
41. Mustafawi AR, Hassan ME. Congenital duodenal obstruction in children: a decade's experience. Eur J Pediatr Surg. 2008;18(2):93-97.
42. Mirza B, Sheikh A. Multiple associated anomalies in patients of duodenal atresia: a case series. J Neonatal Surg. 2012;1(2):23.
43. Romero R, Ghidini A, Costigan K, et al. Prenatal diagnosis of duodenal atresia: does it make any difference? Obstet Gynecol. 1988;71(5):739-741.
44. Poki HO, Holland AJ, Pitkin J. Double bubble, double trouble. Pediatr Surg Int. 2005;21(6):428-431.
45. Quan L, Smith DW. The VATER association. Vertebral defects, Anal atresia, T-E fistula with esophageal atresia, Radial and Renal dysplasia: a spectrum of associated defects. J Pediatr. 1973;82(1):104-107.
46. Traubici J. The double bubble sign. Radiology. 2001;220(2):463-464.
47. Malone FD, Crombleholme TM, Nores JA, et al. Pitfalls of the 'double bubble' sign: a case of congenital duodenal duplication. Fetal Diagn Ther. 1997;12(5):298-300.
48. Zimmer EZ, Bronshtein M. Early diagnosis of duodenal atresia and possible sonographic pitfalls. Prenat Diagn. 1996;16(6):564-566.
49. Petrikovsky BM. First-trimester diagnosis of duodenal atresia. Am J Obstet Gynecol. 1994;171(2):569-570.
50. Cohen-Overbeek TE, Grijseels EW, Niemeijer ND, et al. Isolated or non-isolated duodenal obstruction: perinatal outcome following prenatal or postnatal diagnosis. Ultrasound Obstet Gynecol. 2008;32(6):784-792.
51. Kimble RM, Harding JE, Kolbe A. Does gut atresia cause polyhydramnios? Pediatr Surg Int. 1998;13(2-3):115-117.
52. Filkins K, Russo J, Flowers 3rd WK. Third trimester ultrasound diagnosis of intestinal atresia following clinical evidence of polyhydramnios. Prenat Diagn. 1985;5(3):215-220.
53. Grand RJ, Watkins JB, Torti FM. Development of the human gastrointestinal tract. A review. Gastroenterology. 1976;70(5 Pt 1):790-810.
54. Dalla Vecchia LK, Grosfeld JL, West KW, et al. Intestinal atresia and stenosis: a 25-year experience with 277 cases. Arch Surg. 1998;133(5):490-496.
55. Stoll C, Alembik Y, Dott B, Roth MP. Evaluation of prenatal diagnosis of congenital gastro-intestinal atresias. Eur J Epidemiol. 1996;12(6):611-616.
56. Haeusler MC, Berghold A, Stoll C, et al. Prenatal ultrasonographic detection of gastrointestinal obstruction: results from 18 European congenital anomaly registries. Prenat Diagn. 2002;22(7):616-623.
57. Komuro H, Amagai T, Hori T, et al. Placental vascular compromise in jejunoileal atresia. J Pediatr Surg. 2004;39(11):1701-1705.
58. Hemming V, Rankin J. Small intestinal atresia in a defined population: occurrence, prenatal diagnosis and survival. Prenat Diagn. 2007;27(13):1205-1211.
59. Baglaj M, Carachi R, Lawther S. Multiple atresia of the small intestine: a 20-year review. Eur J Pediatr Surg. 2008;18(1):13-18.
60. Prasad TR, Bajpai M. Intestinal atresia. Indian J Pediatr. 2000;67(9):671-678.
61. Patricolo M, Noia G, Rossi L, et al. An experimental animal model of intestinal obstruction to simulate in utero therapy for jejunoileal atresia. Fetal Diagn Ther. 1998;13(5):298-301.
62. Komuro H, Hori T, Amagai T, et al. The etiologic role of intrauterine volvulus and intussusception in jejunoileal atresia. J Pediatr Surg. 2004;39(12):1812-1814.
63. Blyth H, Dickson JA. Apple peel syndrome (congenital intestinal atresia): a family study of seven index patients. J Med Genet. 1969;6(3):275-277.
64. Seashore JH, Collins FS, Markowitz RI, Seashore MR. Familial apple peel jejunal atresia: surgical, genetic, and radiographic aspects. Pediatrics. 1987;80(4):540-544.

65. Font GE, Solari M. Prenatal diagnosis of bowel obstruction initially manifested as isolated hyperechoic bowel. J Ultrasound Med. 1998;17(11):721-723.
66. Irish MS, Ragi JM, Karamanoukian H, et al. Prenatal diagnosis of the fetus with cystic fibrosis and meconium ileus. Pediatr Surg Int. 1997;12(5-6):434-436.
67. Piper HG, Alesbury J, Waterford SD, et al. Intestinal atresias: factors affecting clinical outcomes. J Pediatr Surg. 2008;43(7):1244-1248.
68. Raherison R, Grosos C, Lemale J, et al. Prenatal intestinal volvulus: a life-threatening event with good long-term outcome. Arch Pediatr. 2012;19(4):361-367.
69. Wax JR, Hamilton T, Cartin A, et al. Congenital jejunal and ileal atresia: natural prenatal sonographic history and association with neonatal outcome. J Ultrasound Med. 2006;25(3):337-342.
70. Virgone C, D'Antonio F, Khalil A, et al. Accuracy of prenatal ultrasound in detecting jejunal and ileal atresia: systematic review and meta-analysis. Ultrasound Obstet Gynecol. 2015;45(5):523-529.
71. Dupuis A, Keenan K, Ooi CY, et al. Prevalence of meconium ileus marks the severity of mutations of the Cystic Fibrosis Transmembrane Conductance Regulator (CFTR) gene. Genet Med. 2015.
72. Muller F, Simon-Bouy B, Girodon E, et al. Predicting the risk of cystic fibrosis with abnormal ultrasound signs of fetal bowel: results of a French molecular collaborative study based on 641 prospective cases. Am J Med Genet. 2002;110(2):109-115.
73. Al-Kouatly HB, Chasen ST, Karam AK, et al. Factors associated with fetal demise in fetal echogenic bowel. Am J Obstet Gynecol. 2001;185(5):1039-1043.
74. Cuschieri A, Group EW. Descriptive epidemiology of isolated anal anomalies: a survey of 4.6 million births in Europe. Am J Med Genet. 2001;103(3):207-215.
75. Cho S, Moore SP, Fangman T. One hundred three consecutive patients with anorectal malformations and their associated anomalies. Arch Pediatr Adolesc Med. 2001;155(5):587-591.
76. Jenetzky E. Prevalence estimation of anorectal malformations using German diagnosis related groups system. Pediatr Surg Int. 2007;23(12):1161-1165.
77. Rich M, Brock W, Peña A. Spectrum of genitourinary malformations in patients with imperforate anus. Pediatr Surg Int. 1988;3:120-123.
78. Martínez-Frías ML, Bermejo E, Rodríguez-Pinilla E. Anal atresia, vertebral, genital, and urinary tract anomalies: a primary polytopic developmental field defect identified through an epidemiological analysis of associations. Am J Med Genet. 2000;95(2):169-173.
79. Corteville JE, Gray DL, Langer JC. Bowel abnormalities in the fetus—correlation of prenatal ultrasonographic findings with outcome. Am J Obstet Gynecol. 1996;175(3 Pt 1):724-729.
80. Brantberg A, Blaas HG, Haugen SE, et al. Imperforate anus: a relatively common anomaly rarely diagnosed prenatally. Ultrasound Obstet Gynecol. 2006;28(7):904-910.
81. Harris RD, Nyberg DA, Mack LA, Weinberger E. Anorectal atresia: prenatal sonographic diagnosis. AJR Am J Roentgenol. 1987;149(2):395-400.
82. Taipale P, Rovamo L, Hiilesmaa V. First-trimester diagnosis of imperforate anus. Ultrasound Obstet Gynecol. 2005;25(2):187-188.
83. Tongsong T, Wanapirak C, Piyamongkol W, Sudasana J. Prenatal sonographic diagnosis of VATER association. J Clin Ultrasound. 1999;27(7):378-384.
84. Mandell J, Lillehei CW, Greene M, Benacerraf BR. The prenatal diagnosis of imperforate anus with rectourinary fistula: dilated fetal colon with enterolithiasis. J Pediatr Surg. 1992;27(1):82-84.
85. Perlman S, Bilik R, Leibovitch L, et al. More than a gut feeling—sonographic prenatal diagnosis of imperforate anus in a high-risk population. Prenat Diagn. 2014;34(13):1307-1311.
86. Vermesh M, Mayden KL, Confino E, et al. Prenatal sonographic diagnosis of Hirschsprung's disease. J Ultrasound Med. 1986;5(1):37-39.
87. Jakobson-Setton A, Weissmann-Brenner A, Achiron R, et al. Retrospective analysis of prenatal ultrasound of children with Hirschsprung disease. Prenat Diagn. 2015;35(7):699-702.
88. Eliyahu S, Yanai N, Blondheim O, et al. Sonographic presentation of Hirschsprung's disease. A case of an entirely aganglionic colon and ileum. Prenat Diagn. 1994;14(12):1170-1172.
89. Bashiri A, Burstein E, Hershkowitz R, et al. Fetal echogenic bowel at 17 weeks' gestational age as the early and only sign of a very long segment of Hirschsprung disease. J Ultrasound Med. 2008;27(7):1125-1126.
90. Szylberg L, Marszalek A. Diagnosis of Hirschsprung's disease with particular emphasis on histopathology. A systematic review of current literature. Prz Gastroenterol. 2014;9(5):264-269.
91. Gross RE. Duplications of the alimentary tract. The surgery of infancy and childhood. Philadelphia: Saunders; 1953. p. 221-245.
92. O'Neil J, Rowe M, editors. Duplications of the gastrointestinal tract. St Louis: Mosby; 1995.
93. Ben-Ishay O, Connolly SA, Buchmiller TL. Multiple duplication cysts diagnosed prenatally: case report and review of the literature. Pediatr Surg Int. 2013;29(4):397-400.
94. Richards DS, Langham MR, Anderson CD. The prenatal sonographic appearance of enteric duplication cysts. Ultrasound Obstet Gynecol. 1996;7(1):17-20.
95. Cheng G, Soboleski D, Daneman A, et al. Sonographic pitfalls in the diagnosis of enteric duplication cysts. AJR Am J Roentgenol. 2005;184(2):521-525.
96. Palacios A, De Vera M, Martínez-Escoriza JC. Prenatal sonographic findings of duodenal duplication: case report. J Clin Ultrasound. 2013;41(Suppl. 1):1-5.
97. Spottswood SE. Peristalsis in duplication cyst: a new diagnostic sonographic finding. Pediatr Radiol. 1994;24(5):344-345.
98. Konje JC, de Chazal R, MacFadyen U, Taylor DJ. Antenatal diagnosis and management of meconium peritonitis: a case report and review of the literature. Ultrasound Obstet Gynecol. 1995;6(1):66-69.
99. Foster MA, Nyberg DA, Mahony BS, et al. Meconium peritonitis: prenatal sonographic findings and their clinical significance. Radiology. 1987;165(3):661-665.
100. Dirkes K, Crombleholme TM, Craigo SD, et al. The natural history of meconium peritonitis diagnosed in utero. J Pediatr Surg. 1995;30(7):979-982.
101. Zangheri G, Andreani M, Ciriello E, et al. Fetal intra-abdominal calcifications from meconium peritonitis: sonographic predictors of postnatal surgery. Prenat Diagn. 2007;27(10):960-963.
102. Goetzinger KR, Cahill AG, Macones GA, Odibo AO. Echogenic bowel on second-trimester ultrasonography: evaluating the risk of adverse pregnancy outcome. Obstet Gynecol. 2011;117(6):1341-1348.
103. Mailath-Pokorny M, Klein K, Klebermass-Schrehof K, et al. Are fetuses with isolated echogenic bowel at higher risk for an adverse pregnancy outcome? Experiences from a tertiary referral center. Prenat Diagn. 2012;32(13):1295-1299.
104. Saha E, Mullins EW, Paramasivam G, et al. Perinatal outcomes of fetal echogenic bowel. Prenat Diagn. 2012;32(8):758-764.
105. Buiter HD, Holswilder-Olde Scholtenhuis MA, Bouman K, et al. Outcome of infants presenting with echogenic bowel in the second trimester of pregnancy. Arch Dis Child Fetal Neonatal Ed. 2013;98(3):F256-F259.
106. Al-Kouatly HB, Chasen ST, Streltzoff J, Chervenak FA. The clinical significance of fetal echogenic bowel. Am J Obstet Gynecol. 2001;185(5):1035-1038.
107. Vincoff NS, Callen PW, Smith-Bindman R, Goldstein RB. Effect of ultrasound transducer frequency on the appearance of the fetal bowel. J Ultrasound Med. 1999;18(12):799-803.
108. Harrison KL, Martinez D, Mason G. The subjective assessment of echogenic fetal bowel. Ultrasound Obstet Gynecol. 2000;16(6):524-529.
109. Ekin A, Gezer C, Taner CE, Ozeren M. The effect of associated structural malformations in the prediction of chromosomal abnormality risk of fetuses with echogenic bowel. J Matern Fetal Neonatal Med. 2016;29(1):41-45.
110. Goetzinger KR, Stamilio DM, Dicke JM, et al. Evaluating the incidence and likelihood ratios for chromosomal abnormalities in fetuses with common central nervous system malformations. Am J Obstet Gynecol. 2008;199(3):285.e1-285.e6.
111. Leung WC, Waters JJ, Chitty L. Prenatal diagnosis by rapid aneuploidy detection and karyotyping: a prospective study of the role of ultrasound in 1589 second-trimester amniocenteses. Prenat Diagn. 2004;24(10):790-795.
112. Agathokleous M, Chaveeva P, Poon LC, et al. Meta-analysis of second-trimester markers for trisomy 21. Ultrasound Obstet Gynecol. 2013;41(3):247-261.
113. Antonarakis SE, Epstein CJ. The challenge of Down syndrome. Trends Mol Med. 2006;12(10):473-479.
114. Sepulveda W, Hollingsworth J, Bower S, et al. Fetal hyperechogenic bowel following intra-amniotic bleeding. Obstet Gynecol. 1994;83(6):947-950.

115. Strocker AM, Snijders RJ, Carlson DE, et al. Fetal echogenic bowel: parameters to be considered in differential diagnosis. Ultrasound Obstet Gynecol. 2000;16(6):519-523.
116. Scotet V, Dugueperoux I, Audrezet MP, et al. Focus on cystic fibrosis and other disorders evidenced in fetuses with sonographic finding of echogenic bowel: 16-year report from Brittany, France. Am J Obstet Gynecol. 2010;203(6):592.e1-592.e6.
117. Eggermont E. Gastrointestinal manifestations in cystic fibrosis. Eur J Gastroenterol Hepatol. 1996;8(8):731-738.
118. Ghose I, Mason GC, Martinez D, et al. Hyperechogenic fetal bowel: a prospective analysis of sixty consecutive cases. BJOG. 2000;107(3):426-429.
119. Monaghan KG, Feldman GL. The risk of cystic fibrosis with prenatally detected echogenic bowel in an ethnically and racially diverse North American population. Prenat Diagn. 1999;19(7):604-609.
120. Petrikovsky B, Smith-Levitin M, Holsten N. Intra-amniotic bleeding and fetal echogenic bowel. Obstet Gynecol. 1999;93(5 Pt 1):684-686.
121. Sepulveda W, Reid R, Nicolaidis P, et al. Second-trimester echogenic bowel and intraamniotic bleeding: association between fetal bowel echogenicity and amniotic fluid spectrophotometry at 410 nm. Am J Obstet Gynecol. 1996;174(3):839-842.
122. Yaron Y, Hassan S, Geva E, et al. Evaluation of fetal echogenic bowel in the second trimester. Fetal Diagn Ther. 1999;14(3):176-180.
123. Degani S. Sonographic findings in fetal viral infections: a systematic review. Obstet Gynecol Surv. 2006;61(5):329-336.
124. Simon-Bouy B, Satre V, Ferec C, et al. Hyperechogenic fetal bowel: a large French collaborative study of 682 cases. Am J Med Genet A. 2003;121A(3):209-213.
125. Muller F, Dommergues M, Aubry MC, et al. Hyperechogenic fetal bowel: an ultrasonographic marker for adverse fetal and neonatal outcome. Am J Obstet Gynecol. 1995;173(2):508-513.
126. Sepulveda W, Nicolaidis P, Mai AM, et al. Is isolated second-trimester hyperechogenic bowel a predictor of suboptimal fetal growth? Ultrasound Obstet Gynecol. 1996;7(2):104-107.
127. Ball RH, Ade CM, Schoenborn JA, Crane JP. The clinical significance of ultransonographically detected subchorionic hemorrhages. Am J Obstet Gynecol. 1996;174(3):996-1002.
128. Zhu MY, Milligan N, Keating S, et al. The hemodynamics of late onset intrauterine growth restriction by MRI. Am J Obstet Gynecol. 2016;214(3):367.
129. Lam YH, Tang MH, Lee CP, Tse HY. Echogenic bowel in fetuses with homozygous alpha-thalassemia-1 in the first and second trimesters. Ultrasound Obstet Gynecol. 1999;14(3):180-182.
130. Stiller RJ, Herzlinger R, Siegel S, Whetham JC. Fetal ascites associated with ABO incompatibility: case report and review of the literature. Am J Obstet Gynecol. 1996;175(5):1371-1372.
131. Ceola AF, Angtuaco TL. US case of the day. Congenital cytomegalovirus infection. Radiographics. 1999;19(5):1385-1387.
132. Ranzini AC, Day-Salvatore D, Turner T, et al. Intrauterine growth and ultrasound findings in fetuses with Beckwith-Wiedemann syndrome. Obstet Gynecol. 1997;89(4):538-542.
133. Mulik V, Wellesley D, Sawdy R, Howe DT. Unusual prenatal presentation of Beckwith-Wiedemann syndrome. Prenat Diagn. 2004;24(7):501-503.
134. Hamada H, Yamada N, Watanabe H, et al. Hypoechoic hepatomegaly associated with transient abnormal myelopoiesis provides clues to trisomy 21 in the third-trimester fetus. Ultrasound Obstet Gynecol. 2001;17(5):442-444.
135. Bronshtein M, Blazer S. Prenatal diagnosis of liver calcifications. Obstet Gynecol. 1995;86(5):739-743.
136. Stein B, Bromley B, Michlewitz H, et al. Fetal liver calcifications: sonographic appearance and postnatal outcome. Radiology. 1995;197(2):489-492.
137. Zalel Y, Gilboa Y, Berkenshtat M, et al. Secondary cytomegalovirus infection can cause severe fetal sequelae despite maternal preconceptional immunity. Ultrasound Obstet Gynecol. 2008;31(4):417-420.
138. Simchen MJ, Toi A, Bona M, et al. Fetal hepatic calcifications: prenatal diagnosis and outcome. Am J Obstet Gynecol. 2002;187(6):1617-1622.
139. Tongsong T, Srisupundit K, Traisrisilp K. Prenatal sonographic diagnosis of congenital varicella syndrome. J Clin Ultrasound. 2012;40(3):176-178.
140. Achiron R, Seidman DS, Afek A, et al. Prenatal ultrasonographic diagnosis of fetal hepatic hyperechogenicities: clinical significance and implications for management. Ultrasound Obstet Gynecol. 1996;7(4):251-255.
141. Pott Bartsch EM, Paek BW, Yoshizawa J, et al. Giant fetal hepatic hemangioma. Case report and literature review. Fetal Diagn Ther. 2003;18(1):59-64.
142. Morris J, Abbott J, Burrows P, Levine D. Antenatal diagnosis of fetal hepatic hemangioma treated with maternal corticosteroids. Obstet Gynecol. 1999;94(5 Pt 2):813-815.
143. Gembruch U, Baschat AA, Gloeckner-Hoffmann K, et al. Prenatal diagnosis and management of fetuses with liver hemangiomata. Ultrasound Obstet Gynecol. 2002;19(5):454-460.
144. Dukler D, Oepkes D, Seaward G, et al. Noninvasive tests to predict fetal anemia: a study comparing Doppler and ultrasound parameters. Am J Obstet Gynecol. 2003;188(5):1310-1314.
145. Detti L, Mari G, Akiyama M, et al. Longitudinal assessment of the middle cerebral artery peak systolic velocity in healthy fetuses and in fetuses at risk for anemia. Am J Obstet Gynecol. 2002;187(4):937-939.
146. Scheier M, Hernandez-Andrade E, Carmo A, et al. Prediction of fetal anemia in rhesus disease by measurement of fetal middle cerebral artery peak systolic velocity. Ultrasound Obstet Gynecol. 2004;23(5):432-436.
147. Moise KJ Jr. The usefulness of middle cerebral artery Doppler assessment in the treatment of the fetus at risk for anemia. Am J Obstet Gynecol. 2008;198(2):161.e1-161.e4.
148. Goldstein I, Tamir A, Weisman A, et al. Growth of the fetal gall bladder in normal pregnancies. Ultrasound Obstet Gynecol. 1994;4(4):289-293.
149. Hertzberg BS, Kliewer MA, Maynor C, et al. Nonvisualization of the fetal gallbladder: frequency and prognostic importance. Radiology. 1996;199(3):679-682.
150. Blazer S, Zimmer EZ, Bronshtein M. Nonvisualization of the fetal gallbladder in early pregnancy: comparison with clinical outcome. Radiology. 2002;224(2):379-382.
151. Shen O, Rabinowitz R, Yagel S, Gal M. Absent gallbladder on fetal ultrasound: prenatal findings and postnatal outcome. Ultrasound Obstet Gynecol. 2011;37(6):673-677.
152. Dugueperoux I, Scotet V, Audrezet MP, et al. Nonvisualization of fetal gallbladder increases the risk of cystic fibrosis. Prenat Diagn. 2012;32(1):21-28.
153. Chalouhi GE, Muller F, Dreux S, et al. Prenatal non-visualization of fetal gallbladder: beware of biliary atresia! Ultrasound Obstet Gynecol. 2011;38(2):237-238, author reply 238-240.
154. Bardin R, Ashwal E, Davidov B, et al. Nonvisualization of the fetal gallbladder: can levels of gamma-glutamyl transpeptidase in amniotic fluid predict fetal prognosis? Fetal Diagn Ther. 2016;39(1):50-55.
155. Livesey E, Cortina Borja M, Sharif K, et al. Epidemiology of biliary atresia in England and Wales (1999-2006). Arch Dis Child Fetal Neonatal Ed. 2009;94(6):F451-F455.
156. Yoon PW, Bresee JS, Olney RS, et al. Epidemiology of biliary atresia: a population-based study. Pediatrics. 1997;99(3):376-382.
157. Brown DL, Teele RL, Doubilet PM, et al. Echogenic material in the fetal gallbladder: sonographic and clinical observations. Radiology. 1992;182(1):73-76.
158. Suma V, Marini A, Bucci N, et al. Fetal gallstones: sonographic and clinical observations. Ultrasound Obstet Gynecol. 1998;12(6):439-441.
159. Kiserud T, Gjelland K, Bogno H, et al. Echogenic material in the fetal gallbladder and fetal disease. Ultrasound Obstet Gynecol. 1997;10(2):103-106.
160. Gallivan EK, Crombleholme TM, D'Alton ME. Early prenatal diagnosis of choledochal cyst. Prenat Diagn. 1996;16(10):934-937.
161. Pachi A, Maggi E, Giancotti A, et al. Ultrasound diagnosis of fetal annular pancreas. J Perinat Med. 1989;17(5):361-364.
162. Dankovcik R, Muranska S, Kucera E, et al. Prenatal three-dimensional sonographic findings associated with annular pancreas. Fetal Diagn Ther. 2010;27(1):57-60.
163. Etienne D, John A, Menias CO, et al. Annular pancreas: a review of its molecular embryology, genetic basis and clinical considerations. Ann Anat. 2012;194(5):422-428.
164. Pansini M, Magerkurth O, Haecker FM, Sesia SB. Annular pancreas associated with duodenal obstruction. BMJ Case Rep. 2012;2012.
165. Bronstein M, Reichler A, Borochowitz Z, et al. Early prenatal diagnosis of polycystic pancreas with narrow thorax and short limb dwarfism. Am J Med Genet. 1994;49(1):6-9.
166. Sepulveda W, Carstens E, Sanchez J, Gutierrez J. Prenatal diagnosis of congenital pancreatic cyst: case report and review of the literature. J Ultrasound Med. 2000;19(5):349-352.

167. Choi SJ, Kang MC, Kim YH, et al. Prenatal detection of a congenital pancreatic cyst by ultrasound. J Korean Med Sci. 2007;22(1):156-158.
168. Chung JH, Lim GY, Song YT. Congenital true pancreatic cyst detected prenatally in neonate: a case report. J Pediatr Surg. 2007;42(9):E27-E29.
169. Fremond B, Poulain P, Odent S, et al. Prenatal detection of a congenital pancreatic cyst and Beckwith-Wiedemann syndrome. Prenat Diagn. 1997;17(3):276-280.
170. Schmidt W, Yarkoni S, Jeanty P, et al. Sonographic measurements of the fetal spleen: clinical implications. J Ultrasound Med. 1985;4(12):667-672.
171. Hata T, Kuno A, Dai SY, et al. Three-dimensional sonographic volume measurement of the fetal spleen. J Obstet Gynaecol Res. 2007;33(5):600-605.
172. Oepkes D, Meerman RH, Vandenbussche FP, et al. Ultrasonographic fetal spleen measurements in red blood cell-alloimmunized pregnancies. Am J Obstet Gynecol. 1993;169(1):121-128.
173. Bahado-Singh R, Oz U, Mari G, et al. Fetal splenic size in anemia due to Rh-alloimmunization. Obstet Gynecol. 1998;92(5):828-832.
174. Chaoui R, Zodan-Marin T, Wisser J. Marked splenomegaly in fetal cytomegalovirus infection: detection supported by three-dimensional power Doppler ultrasound. Ultrasound Obstet Gynecol. 2002;20(3):299-302.
175. Mancuso A, Rijhsinghani A. Elevated delta OD 450 due to transient abnormal myelopoiesis in a Down syndrome fetus with hepatosplenomegaly on ultrasound. Prenat Diagn. 2014;34(3):299-301.
176. Venkataraman D. Fetal splenic cyst: antenatal diagnosis and outcome. BMJ Case Rep. 2009;2009.
177. Dankovcik R, Urdzik P, Lazar I, et al. Conservative management in three cases of prenatally recognized splenic cyst using 2D, 3D, multi-slice and Doppler ultrasonography. Fetal Diagn Ther. 2009;26(3):177-180.
178. Kabra NS, Bowen JR. Congenital splenic cyst: a case report and review of the literature. J Paediatr Child Health. 2001;37(4):400-402.
179. Shukla RM, Mukhopadhyay M, Mandal KC, Mukhopadhyay B. Giant congenital infected splenic cyst: an interesting case report and review of the literature. Indian J Surg. 2010;72(3):260-262.
180. Molik KA, Gingalewski CA, West KW, et al. Gastroschisis: a plea for risk categorization. J Pediatr Surg. 2001;36(1):51-55.
181. Carvalho MH, Brizot ML, Lopes LM, et al. Detection of fetal structural abnormalities at the 11-14 week ultrasound scan. Prenat Diagn. 2002;22(1): 1-4.
182. Gilbert SF. Developmental biology. 6th ed. Sunderland, Mass: Sinauer Associates; 2000.
183. Duhamel B. Embryology of exomphalos and allied malformations. Arch Dis Child. 1963;38(198):142-147.
184. Sadler TW. The embryologic origin of ventral body wall defects. Semin Pediatr Surg. 2010;19(3):209-214.
185. Hutchin P. Somatic anomalies of the umbilicus and anterior abdominal wall. Surg Gynecol Obstet. 1965;120:1075-1090.
186. Timor-Tritsch IE, Warren WB, Peisner DB, Pirrone E. First-trimester midgut herniation: a high-frequency transvaginal sonographic study. Am J Obstet Gynecol. 1989;161(3):831-833.
187. Penman DG, Fisher RM, Noblett HR, Soothill PW. Increase in incidence of gastroschisis in the south west of England in 1995. Br J Obstet Gynaecol. 1998;105(3):328-331.
188. Nichols CR, Dickinson JE, Pemberton PJ. Rising incidence of gastroschisis in teenage pregnancies. J Matern Fetal Med. 1997;6(4):225-229.
189. Tan KH, Kilby MD, Whittle MJ, et al. Congenital anterior abdominal wall defects in England and Wales 1987-93: retrospective analysis of OPCS data. BMJ. 1996;313(7062):903-906.
190. Reid KP, Dickinson JE, Doherty DA. The epidemiologic incidence of congenital gastroschisis in Western Australia. Am J Obstet Gynecol. 2003;189(3):764-768.
191. Suita S, Okamatsu T, Yamamoto T, et al. Changing profile of abdominal wall defects in Japan: results of a national survey. J Pediatr Surg. 2000;35(1):66-71.
192. Mastroiacovo P. Risk factors for gastroschisis. BMJ. 2008;336(7658):1386-1387.
193. Kirby RS, Marshall J, Tanner JP, et al. Prevalence and correlates of gastroschisis in 15 states. 1995 to 2005. Obstet Gynecol. 2013;122(2 Pt 1):275-281.
194. Skarsgard ED, Meaney C, Bassil K, et al. Maternal risk factors for gastroschisis in Canada. Birth Defects Res A Clin Mol Teratol. 2015;103(2):111-118.
195. Hume RF Jr, Gingras JL, Martin LS, et al. Ultrasound diagnosis of fetal anomalies associated with in utero cocaine exposure: further support for cocaine-induced vascular disruption teratogenesis. Fetal Diagn Ther. 1994;9(4):239-245.
196. Haddow JE, Palomaki GE, Holman MS. Young maternal age and smoking during pregnancy as risk factors for gastroschisis. Teratology. 1993;47(3):225-228.
197. Waller SA, Paul K, Peterson SE, Hitti JE. Agricultural-related chemical exposures, season of conception, and risk of gastroschisis in Washington State. Am J Obstet Gynecol. 2010;202(3):241.e1-241.e6.
198. Goodman M, Mandel JS, DeSesso JM, Scialli AR. Atrazine and pregnancy outcomes: a systematic review of epidemiologic evidence. Birth Defects Res B Dev Reprod Toxicol. 2014;101(3):215-236.
199. Mac Bird T, Robbins JM, Druschel C, et al. Demographic and environmental risk factors for gastroschisis and omphalocele in the National Birth Defects Prevention Study. J Pediatr Surg. 2009;44(8):1546-1551.
200. Feldkamp ML, Carey JC, Sadler TW. Development of gastroschisis: review of hypotheses, a novel hypothesis, and implications for research. Am J Med Genet A. 2007;143A(7):639-652.
201. Economides DL, Braithwaite JM. First trimester ultrasonographic diagnosis of fetal structural abnormalities in a low risk population. Br J Obstet Gynaecol. 1998;105(1):53-57.
202. Rankin J, Dillon E, Wright C. Congenital anterior abdominal wall defects in the north of England, 1986-1996: occurrence and outcome. Prenat Diagn. 1999;19(7):662-668.
203. Snyder CL. Outcome analysis for gastroschisis. J Pediatr Surg. 1999;34(8):1253-1256.
204. Feldkamp ML, Botto LD, Byrne JL, et al. Clinical presentation and survival in a population-based cohort of infants with gastroschisis in Utah, 1997-2011. Am J Med Genet A. 2015.
205. Hunter AG, Stevenson RE. Gastroschisis: clinical presentation and associations. Am J Med Genet C Semin Med Genet. 2008;148C(3):219-230.
206. Barisic I, Clementi M, Hausler M, et al. Evaluation of prenatal ultrasound diagnosis of fetal abdominal wall defects by 19 European registries. Ultrasound Obstet Gynecol. 2001;18(4):309-316.
207. Mastroiacovo P, Lisi A, Castilla EE, et al. Gastroschisis and associated defects: an international study. Am J Med Genet A. 2007;143A(7):660-671.
208. Corey KM, Hornik CP, Laughon MM, et al. Frequency of anomalies and hospital outcomes in infants with gastroschisis and omphalocele. Early Hum Dev. 2014;90(8):421-424.
209. South AP, Stutey KM, Meinzen-Derr J. Metaanalysis of the prevalence of intrauterine fetal death in gastroschisis. Am J Obstet Gynecol. 2013;209(2):114.e1-114.e13.
210. Santiago-Munoz PC, McIntire DD, Barber RG, et al. Outcomes of pregnancies with fetal gastroschisis. Obstet Gynecol. 2007;110(3):663-668.
211. Chaudhury P, Haeri S, Horton AL, et al. Ultrasound prediction of birthweight and growth restriction in fetal gastroschisis. Am J Obstet Gynecol. 2010;203(4):395.e1-395.e5.
212. Logghe HL, Mason GC, Thornton JG, Stringer MD. A randomized controlled trial of elective preterm delivery of fetuses with gastroschisis. J Pediatr Surg. 2005;40(11):1726-1731.
213. Puligandla PS, Janvier A, Flageole H, et al. The significance of intrauterine growth restriction is different from prematurity for the outcome of infants with gastroschisis. J Pediatr Surg. 2004;39(8):1200-1204.
214. Baud D, Lausman A, Alfaraj MA, et al. Expectant management compared with elective delivery at 37 weeks for gastroschisis. Obstet Gynecol. 2013;121(5):990-998.
215. Salihu HM, Emusu D, Aliyu ZY, et al. Mode of delivery and neonatal survival of infants with isolated gastroschisis. Obstet Gynecol. 2004;104(4):678-683.
216. Bradnock TJ, Marven S, Owen A, et al. Gastroschisis: one year outcomes from national cohort study. BMJ. 2011;343:d6749.
217. Sinkey RG, Habli MA, South AP, et al. Sonographic markers associated with adverse neonatal outcomes among fetuses with gastroschisis: an 11-year, single-center review. Am J Obstet Gynecol. 2016;214(2):275.e1-275.e7.
218. Marshall J, Salemi JL, Tanner JP, et al. Prevalence, correlates, and outcomes of omphalocele in the United States, 1995-2005. Obstet Gynecol. 2015;126(2):284-293.

219. Blazer S, Zimmer EZ, Gover A, Bronshtein M. Fetal omphalocele detected early in pregnancy: associated anomalies and outcomes. Radiology. 2004;232(1):191-195.
220. Brantberg A, Blaas HG, Haugen SE, Eik-Nes SH. Characteristics and outcome of 90 cases of fetal omphalocele. Ultrasound Obstet Gynecol. 2005;26(5):527-537.
221. Henrich K, Huemmer HP, Reingruber B, Weber PG. Gastroschisis and omphalocele: treatments and long-term outcomes. Pediatr Surg Int. 2008;24(2):167-173.
222. DiLiberti JH. Familial omphalocele: analysis of risk factors and case report. Am J Med Genet. 1982;13(3):263-268.
223. Calzolari E, Bianchi F, Dolk H, Milan M. Omphalocele and gastroschisis in Europe: a survey of 3 million births 1980-1990. EUROCAT Working Group. Am J Med Genet. 1995;58(2):187-194.
224. Nicholas S, Tuuli MG, Dicke J, et al. Estimation of fetal weight in fetuses with abdominal wall defects: comparison of 2 recent sonographic formulas to the Hadlock formula. J Ultrasound Med. 2010;29(7):1069-1074.
225. Segel SY, Marder SJ, Parry S, Macones GA. Fetal abdominal wall defects and mode of delivery: a systematic review. Obstet Gynecol. 2001;98(5 Pt 1):867-873.
226. Gearhart JJ. Exstrophy-epispadias complex and bladder anomalies. In: Walsh PC, Vaughan ED, Wein AJ, editors. Campbell's urology. 7th ed. Philadelphia: Saunders; 1998.
227. Boyd PA, Haeusler M, Barisic I. EUROCAT Report 9: Surveillance of congenital anomalies in Europe 1980-2008. Birth Defects Res A Clin Mol Teratol. 2011;91(Suppl. 1):S1.
228. Pakdaman R, Woodward PJ, Kennedy A. Complex abdominal wall defects: appearances at prenatal imaging. Radiographics. 2015;35(2):636-649.
229. Baird AD, Mathews RI, Gearhart JP. The use of combined bladder and epispadias repair in boys with classic bladder exstrophy: outcomes, complications and consequences. J Urol. 2005;174(4 Pt 1):1421-1424.
230. Borer JG, Gargollo PC, Hendren WH, et al. Early outcome following complete primary repair of bladder exstrophy in the newborn. J Urol. 2005;174(4 Pt 2):1674-1678.
231. Keppler-Noreuil K, Gorton S, Foo F, et al. Prenatal ascertainment of OEIS complex/cloacal exstrophy—15 new cases and literature review. Am J Med Genet A. 2007;143A(18):2122-2128.
232. Hamosh A, Amberger J, Bocchini C, et al. Omphalocele. Online Mendelian Inheritance in Man: National Center for Biotechnical Information; 2002.
233. Pajkrt E, Petersen OB, Chitty LS. Fetal genital anomalies: an aid to diagnosis. Prenat Diagn. 2008;28(5):389-398.
234. Hamada H, Takano K, Shiina H, et al. New ultrasonographic criterion for the prenatal diagnosis of cloacal exstrophy: elephant trunk-like image. J Urol. 1999;162(6):2123-2124.
235. Kallen K, Castilla EE, Robert E, et al. OEIS complex—a population study. Am J Med Genet. 2000;92(1):62-68.
236. Sepulveda W, Wong AE, Simonetti L, et al. Ectopia cordis in a first-trimester sonographic screening program for aneuploidy. J Ultrasound Med. 2013;32(5):865-871.
237. Falkensammer CB, Ayres NA, Altman CA, et al. Fetal cardiac malposition: incidence and outcome of associated cardiac and extracardiac malformations. Am J Perinatol. 2008;25(5):277-281.
238. Fox JE, Gloster ES, Mirchandani R. Trisomy 18 with Cantrell pentalogy in a stillborn infant. Am J Med Genet. 1988;31(2):391-394.
239. Bick D, Markowitz RI, Horwich A. Trisomy 18 associated with ectopia cordis and occipital meningocele. Am J Med Genet. 1988;30(3):805-810.
240. Cantrell JR, Haller JA, Ravitch MM. A syndrome of congenital defects involving the abdominal wall, sternum, diaphragm, pericardium, and heart. Surg Gynecol Obstet. 1958;107(5):602-614.
241. Martin RA, Cunniff C, Erickson L, Jones KL. Pentalogy of Cantrell and ectopia cordis, a familial developmental field complex. Am J Med Genet. 1992;42(6):839-841.
242. Chandran S, Ari D. Pentalogy of Cantrell: an extremely rare congenital anomaly. J Clin Neonatol. 2013;2(2):95-97.
243. Daskalakis G, Pilalis A, Papadopoulos D, Antsaklis A. Body stalk anomaly diagnosed in the 2nd trimester. Fetal Diagn Ther. 2003;18(5):342-344.
244. Bugge M. Body stalk anomaly in Denmark during 20 years (1970-1989). Am J Med Genet A. 2012;158A(7):1702-1708.
245. Ginsberg NE, Cadkin A, Strom C. Prenatal diagnosis of body stalk anomaly in the first trimester of pregnancy. Ultrasound Obstet Gynecol. 1997;10(6):419-421.
246. Murphy A, Platt LD. First-trimester diagnosis of body stalk anomaly using 2- and 3-dimensional sonography. J Ultrasound Med. 2011;30(12):1739-1743.
247. Barzilay E, Harel Y, Haas J, et al. Prenatal diagnosis of amniotic band syndrome—risk factors and ultrasonic signs. J Matern Fetal Neonatal Med. 2015;28(3):281-283.
248. Barros M, Gorgal G, Machado AP, et al. Revisiting amniotic band sequence: a wide spectrum of manifestations. Fetal Diagn Ther. 2014;35(1):51-56.

CAPÍTULO 39

Sistema Urogenital Fetal

Katherine W. Fong, Julia Eva Kfouri e Kirsten L. Weind Matthews

RESUMO DOS PONTOS-CHAVE

- A avaliação do volume de líquido amniótico (avaliação subjetiva combinada a métodos semiquantitativos como bolsão vertical máximo ou índice de líquido amniótico) fornece informações importantes sobre algumas condições maternas e fetais, bem como sobre a função placentária.
- Achados ultrassonográficos suspeitos de doença cística renal incluem cistos, hiperecogenicidade renal e/ou rins grandes. Sempre que houver suspeita de doença cística renal, é útil realizar uma ultrassonografia renal dos pais para pesquisar doença familiar desconhecida.
- A avaliação da dilatação do sistema urinário deve incluir a medida do diâmetro anteroposterior da pelve renal, identificação de dilatação calicial e anormalidades parenquimatosas, uretrais ou vesicais renais; e avaliação do volume de líquido amniótico.
- Em fetos com obstrução do sistema urinário inferior, o perfil da função urinária fetal (combinando preditores ultrassonográficos e bioquímicos) é mais útil clinicamente na seleção do feto que se beneficiará de uma intervenção intrauterina.
- O exame da genitália fetal é fundamental no diagnóstico de muitas anormalidades estruturais e distúrbios genéticos, bem como na avaliação de gestações múltiplas.

SUMÁRIO DO CAPÍTULO

SISTEMA URINÁRIO NORMAL
Embriologia
Aparência Ultrassonográfica
Volume do Líquido Amniótico
ANORMALIDADES DO SISTEMA URINÁRIO
Agenesia Renal Bilateral
Agenesia Renal Unilateral
Ectopia Renal
Rim em Ferradura
Doença Cística Renal
Rim Multicístico Displásico
Displasia Renal Cística Obstrutiva
Doença Renal Policística Autossômica Recessiva
Doença Renal Policística Autossômica Dominante
Síndromes Associadas à Doença Cística Renal
Rins Hiperecoicos
Neoplasia Renal
Massas Suprarrenais
Dilatação do Sistema Urinário Superior
Obstrução da Junção Ureteropélvica
Obstrução da Junção Ureterovesical e Megaureter Primário
Anomalias de Duplicação
Refluxo Vesicoureteral
Obstrução do Sistema Urinário Inferior
Intervenção Intrauterina: *Shunting* Vesicoamniótico Fetal e Cistoscopia
Bexiga Urinária Não Visualizada
Extrofia da Bexiga Urinária
SISTEMA GENITAL
Genitália Normal
Genitália Anormal
Hidrocolpo
Cistos Ovarianos
CONCLUSÃO
Agradecimentos

A avaliação do sistema urogenital fetal é uma parte integral da US obstétrica. A ultrassonografia identifica o desenvolvimento anatômico normal e permite a detecção e a caracterização de várias anormalidades urogenitais. Além disso, a avaliação ao volume do líquido amniótico (VLA) com frequência fornece importantes informações prognósticas a respeito da função renal fetal. O diagnóstico acurado e precoce pré-natal é importante porque influencia o manejo obstétrico e neonatal.

As anomalias congênitas renais e do sistema urinário (ACRSU) representam 30% de todas as malformações detectadas na ultrassonografia de rotina pré-natal.[1,2] Uma abordagem ultrassonográfica sistemática é proposta, o que inclui a pesquisa de anomalias associadas e avaliação detalhada da estrutura e da função renais.

SISTEMA URINÁRIO NORMAL

Embriologia

O **rim permanente** (**metanefro**) é o terceiro em uma série de órgãos excretores no embrião humano, formado após o **pronefro** e o **mesonefro**.[3] Na sétima semana menstrual, o metanefro começa a se desenvolver a partir do divertículo metanéfrico (broto ou botão uretérico) e da massa metanéfrica de mesoderma intermediário (Fig. 39.1). O **botão uretérico** é um brotamento do ducto mesonéfrico, próximo à sua entrada na cloaca. Ele se alonga e ramifica em um padrão de dicotomização, dando origem ao ureter, à pelve renal, aos cálices e aos túbulos coletores. Por meio da interação com o mesoderma metanéfrico, o botão uretérico induz a

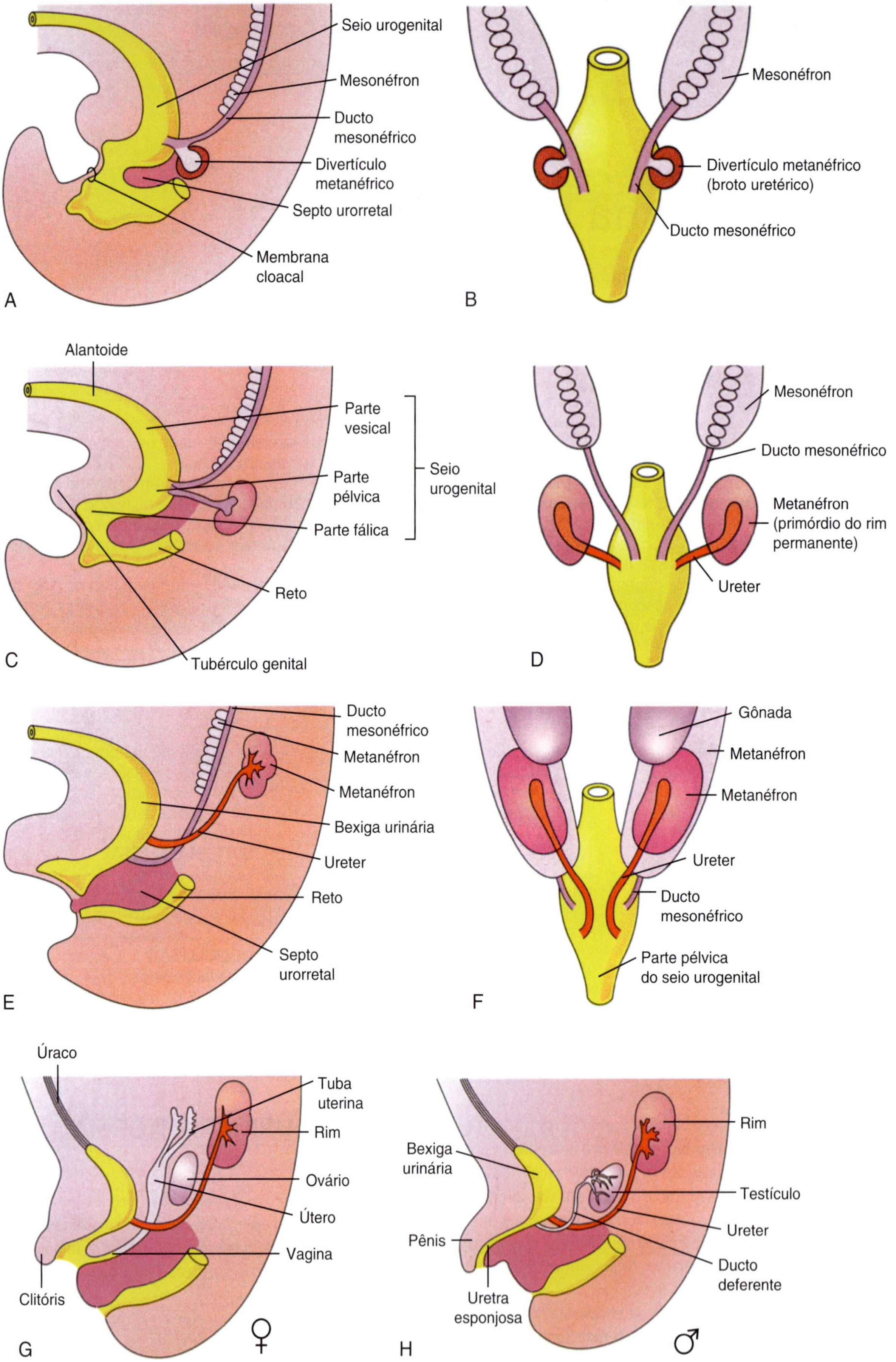

FIG. 39.1 Embriologia do sistema urinário. Diagrama mostrando divisão da cloaca em seio urogenital e reto; absorção dos ductos metanéfricos; desenvolvimento dos rins permanentes (metanéfrons), da bexiga urinária, da uretra e do úraco; e as mudanças na localização dos ureteres. **(A)** Vista lateral da metade caudal de um embrião com 5 semanas de gestação. **(B), (D)** e **(F)** Vista dorsal. **(C), (E), (G)** e **(H),** Vista lateral. Os estágios mostrados em **(G)** e **(H)** são alcançados na 12ª semana de gestação. (Com permissão de Moore KL, Persaud TVN, editors. The developing human: clinically oriented embryology. 7th ed. Philadelphia: Saunders; 2003.[3])

formação dos néfrons. No início da vida embrionária, os rins estão localizados na pelve, mas eles "ascendem" à sua posição normal do adulto até a 11ª semana menstrual. Neste estágio, os rins começam a produzir urina.

Na 9ª semana menstrual, a **cloaca** (parte caudal do intestino) está dividida pelo septo urorretal no reto posteriormente e seio urogenital anteriormente (Fig. 39.1). A bexiga urinária, a uretra feminina e a maior parte da uretra masculina se desenvolvem a partir do seio urogenital e do mesênquima esplâncnico adjacente. Inicialmente, a bexiga é contínua com o alantoide, mas esta estrutura logo sofre constrição e se torna um cordão fibroso, o úraco, que se estende do ápice da bexiga até o umbigo.

Aparência Ultrassonográfica

No **primeiro trimestre** os rins fetais são mais bem examinados pela ultrassonografia transvaginal. Os rins são visualizados como estruturas ovais, hiperecoicas nas regiões paravertebrais, com uma pequena área central sonolucente causada pelo líquido nas pelves renais[4] (Fig. 39.2A). Na 12ª a 13ª semana gestacional, os rins podem ser identificados em 99% dos casos pela combinação de US transabdominal e transvaginal.[5] No **segundo trimestre** os rins com frequência aparecem como estruturas isoecoicas adjacentes à coluna fetal na US transabdominal (Fig. 39.2B). À medida que o feto amadurece, a diferenciação corticomedular se torna mais evidente, especialmente no terceiro trimestre (Fig. 39.2C-D). As pirâmides renais são orientadas em fileiras anteriores e posteriores e apresentam-se hipoecoicas em relação ao córtex renal. No **terceiro trimestre** o córtex renal é isoecoico ou levemente hiperecoico em relação ao fígado e ao baço. À medida que há deposição de tecido adiposo na região perinéfrica, desenvolve-se uma borda ecogênica e os rins se tornam mais bem delineados. Com frequência, as lobulações fetais normais são visíveis e proporcionam aos rins um contorno ondulado.

Os rins crescem ao longo da gestação. A Tabela 39.1 apresenta um **nomograma de comprimentos renais** de 14ª a 42ª semana gestacional.[6] A regra geralmente citada de que "o comprimento renal em milímetros se aproxima da idade gestacional em semanas" apenas

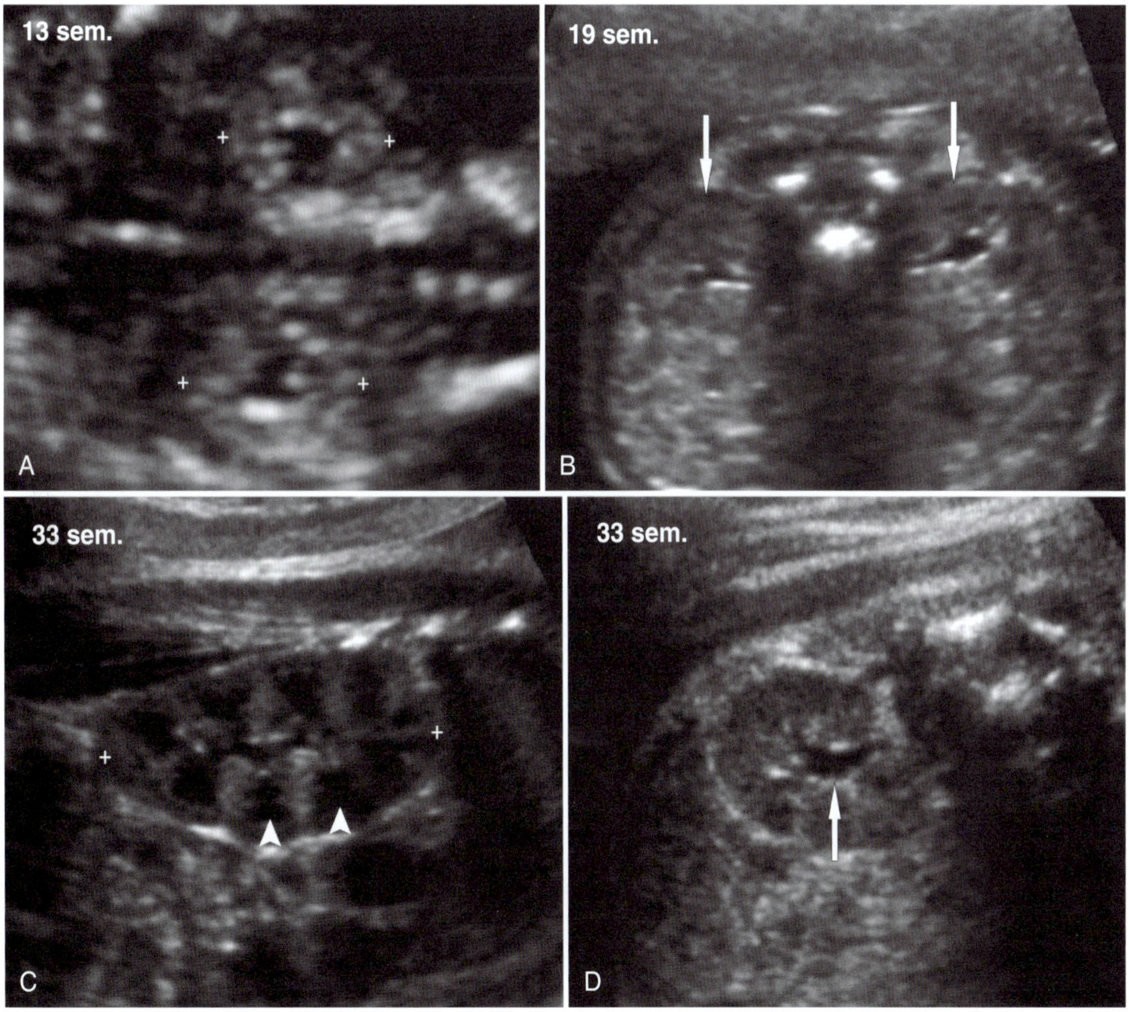

FIG. 39.2 Aspecto normal dos rins em diferentes idades gestacionais. (A) Ultrassonografia transvaginal no plano coronal na **13ª semana** gestacional mostrando os rins normais (*cursores*), que aparecem hiperecoicos, com pequenas áreas centrais sonolucentes causadas pelo líquido na pelve renal. **(B)** Ultrassonografia transabdominal com **19 semanas** de gestação em um plano transverso mostrando os rins (*setas*) como estruturas isoecoicas pareadas adjacentes à coluna fetal com pequeno volume de líquido na pelve renal. **(C)** e **(D)** Cortes longitudinal e transversal na **33ª semana** mostrando os rins bem delineados pelo tecido adiposo perinéfrico, com diferenciação corticomedular normal. As pirâmides (*pontas de seta*) são hipoecoicas. Há pequeno volume de líquido na pelve renal (*seta*).

TABELA 39.1 Comprimentos Renais entre 14 e 42 Semanas de Gestação

		PERCENTIS DE REFERÊNCIA				
SEMANA	*N*	3°	10°	50°	90°	97°
14	3	7,5	8	9,3	10,8	11,6
15	3	8,8	9,5	11	12,8	13,7
16	2	10,2	11	12,7	14,8	15,8
17	12	11,6	12,5	14,5	16,8	18,1
18	10	13,1	14,1	16,3	18,9	20,3
19	15	14,6	15,6	18,2	21,1	22,6
20	15	16,1	17,2	20	23,2	24,9
21	15	17,5	18,8	21,8	25,4	27,2
22	14	19,0	20,4	23,6	27,4	29,4
23	16	20,4	21,9	25,4	29,5	31,6
24	17	21,8	23,4	27,1	31,5	33,8
25	18	23,1	24,8	28,8	33,4	35,8
26	20	24,4	26,2	30,4	35,3	37,8
27	24	25,6	27,5	31,9	37,1	39,7
28	18	26,8	28,7	33,4	38,7	41,5
29	19	27,9	29,9	34,7	40,3	43,2
30	19	28,9	31,0	36,0	41,8	44,8
31	23	29,9	32,1	37,2	43,2	46,3
32	23	30,8	33,0	38,3	44,5	47,7
33	22	31,6	33,9	39,4	45,7	49,0
34	19	32,4	34,7	40,3	46,8	50,2
35	20	33,1	35,4	41,1	47,8	51,2
36	23	33,7	36,1	41,9	48,7	52,2
37	14	34,2	36,7	42,6	49,4	53,0
38	17	34,7	37,2	43,2	50,1	53,8
39	13	35,1	37,6	43,7	50,7	54,4
40	14	35,4	38,0	44,1	51,2	54,9
41	26	35,7	38,3	44,5	51,6	55,4
42	17	36,0	38,6	44,8	52,0	55,7

N, número de fetos para cada semana de gestação.
Com permissão de Chitty LS, Altman DG. Charts of fetal size: kidney and renal pelvis measurements. Prenat Diagn. 2003;23(11):891-897.[6]

se aplica em um período exíguo da 18ª a 21ª semana de gestação. Existem também tabelas publicadas com o diâmetro renal anteroposterior, o diâmetro transverso e o volume.[6] Algumas vezes, é difícil definir as bordas renais exatas, especialmente no polo superior, em virtude do sombreamento causado pelas costelas e da pouca distinção das glândulas suprarrenais. A respiração fetal pode ajudar a visualização renal. É importante também evitar o uso de um corte oblíquo através dos rins para a mensuração. A razão da **circunferência renal/abdominal** permanece constante em 0,27 a 0,30 por toda a gestação.[7]

Os cálices normalmente não são visualizados, mas algum líquido é tipicamente observado nas pelves renais. O **eco da pelve renal** altamente característico é, com frequência, crucial para a localização dos rins no segundo trimestre. As medidas da pelve renal são discutidas na seção sobre dilatação do sistema urinário superior (hidronefrose). O ureter normal tem 1 a 2 mm de diâmetro e não costuma ser visível.

Na US transvaginal, a **bexiga** pode ser observada a partir da 11ª semana de gestação.[4] Da 12ª a 13ª semana, a bexiga urinária é visualizada em 98% dos casos tanto por ultrassonografia transabdominal quanto por ultrassonografia transvaginal.[5] A bexiga apresenta parede fina e se localiza anteriormente na pelve. As **artérias umbilicais** (vesical superior) percorrem lateralmente à bexiga à medida que seguem o seu trajeto em direção ao umbigo (Fig. 39.3). A produção fetal de urina aumenta com o avançar da gestação, de um valor médio de 4 a 5 mL/h na 20ª semana para 52 a 56 mL/h na 40ª semana.[8,9] As mensurações ultrassonográficas tridimensionais (3D) mostram velocidades de produção de urina reproduzíveis baseadas no volume da bexiga, mas tendem a estimar taxas mais altas no terceiro trimestre em comparação com a técnica convencional bidimensional (2D).[10] O **volume máximo vesical** aumenta de um valor médio de 1 mL na 20ª semana para 36 mL na 41ª semana.[8] A bexiga urinária normal enche e esvazia (tanto parcial quanto completamente) aproximadamente a cada 25 minutos (com variação de 7 a 43 minutos). Desta forma, as alterações no volume vesical devem ser observadas no transcorrer do exame ultrassonográfico obstétrico.

Volume do Líquido Amniótico

A avaliação do volume do líquido amniótico (VLA) oferece informação importante sobre as funções renal fetal e placentária. A avaliação do VLA é um componente-chave na avaliação biofísica fetal. Após a 16ª semana, a produção de urina fetal se torna a maior fonte de produção de líquido amniótico.[11] As secreções pulmonares fetais, a deglutição fetal e a reabsorção intramembranosa de água na circulação fetal via vasos fetais na superfície da placenta também contribuem para a homeostase do VLA.[12]

Diversos métodos são utilizados para avaliar o VLA. A avaliação subjetiva pode ser combinada a técnicas semiquantitativas, como a mensuração do **bolsão vertical máximo** (ou **bolsão vertical simples mais profundo**) e do **índice de líquido amniótico** (ILA). Oligoidrâmnio significativo é resultante da compressão do feto, apinhamento marcado de partes fetais e má visualização da anatomia fetal. Com polidrâmnio, tem-se a impressão de um feto "nadando". A avaliação subjetiva do VLA por ultrassonografistas experientes tem se mostrado confiável.[13] No entanto, existem dados conflitantes em relação à confiabilidade tanto da técnica de bolsão vertical máximo quanto do ILA.[13-15] A técnica para medir o índice de líquido amniótico mais profundo deve considerar as seguintes diretrizes:

- A profundidade máxima do bolsão de líquido deve ser medida em uma direção perpendicular.
- O bolsão deve ter largura de pelo menos 1 cm (evite medir bolsas estreitas e semelhantes a fendas).
- O bolsão deve estar livre de partes fetais e do cordão umbilical.

A seguinte classificação foi proposta para o método do maior bolsão vertical: profundidade vertical do bolsão menor que 2 cm indica oligoidrâmnio moderado a grave; de 2 a 8 cm, considera-se normal; e maior que 8 cm, indica polidrâmnio.[16]

Avaliação do Líquido Amniótico[a]

PROFUNDIDADE VERTICAL	
< 2 cm	Oligoidrâmnio
2 a 8 cm	Normal
> 8 cm	Polidrâmnio

[a]Método do maior bolsão único.

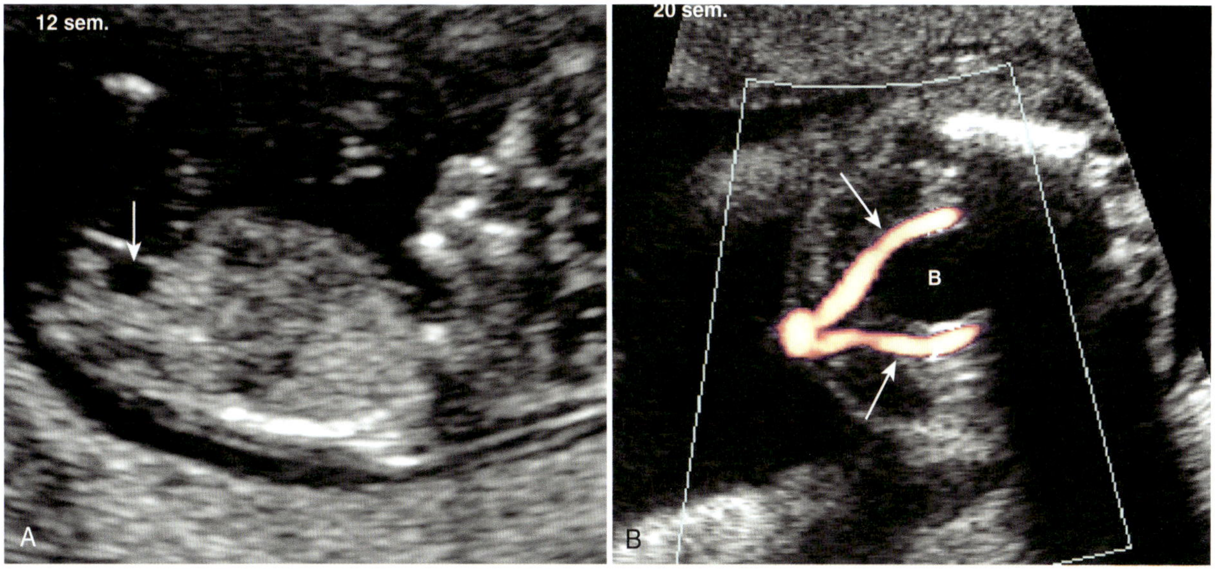

FIG. 39.3 **Bexiga normal. (A)** Imagem sagital de um feto com 12 semanas. Observe a bexiga urinária (*seta*). **(B)** Imagem em *power* Doppler das artérias umbilicais (*setas*) na 20ª semana de gestação auxiliando na identificação de qualquer estrutura preenchida por líquido na região pélvica questionável como a bexiga (*B*).

O ILA é obtido medindo-se o bolsão de líquido amniótico mais profundo em cada um dos quatro quadrantes do útero, e a soma das quatro medições é o índice.[14,17] O ILA varia conforme a idade gestacional (Tabela 39.2).[18] No segundo trimestre tardio e no terceiro trimestre, um ILA de 5 a 24 cm foi considerado normal.[19] Recomenda-se que, quando o AFI for menor que 10 cm, três medidas devem ser calculadas.[14] Os métodos semiquantitativos são úteis para acompanhar o VLA em exames seriados, particularmente quando realizados por examinadores diferentes com experiência variada.

Oligoidrâmnio geralmente é definido como um único bolsão vertical máximo de líquido amniótico com menos de 2 cm ou, alternativamente, um ILA de menos de 5 cm.[20] Recentemente, uma metanálise de quatro estudos clínicos randomizados comparando o uso de ILA (< 5 cm) com a bolsa vertical única mais profunda (< 2 cm) durante o acompanhamento fetal pré-parto não mostrou evidências de que um método era superior ao outro na previsão de desfechos perinatais ruins.[21] No entanto, o uso do ILA aumentou a taxa de diagnóstico de oligoidrâmnio e subsequente indução do trabalho de parto. Concluiu-se que a medida de bolsa vertical única mais profunda é o método de escolha para a avaliação do líquido amniótico durante o acompanhamento fetal.[21] Essa abordagem é apoiada pelo American College of Obstetricians and Gynecologists (ACOG), bem como pelos achados do estudo SAFE recentemente concluído.[20,22]

Em gestações multifetais, a técnica da bolsa vertical máxima é comumente usada para avaliação do líquido amniótico, com valores limites semelhantes tanto para fetos anormais quanto para filhos únicos.[12,19,23] Uma revisão sistemática de estudos sobre a avaliação do líquido amniótico e desfechos adversos em gestações gemelares advertiu que a avaliação ultrassonográfica de VLA apresenta alta especificidade, mas pouca sensibilidade para a detecção de VLA anormal, sendo necessários estudos mais rigorosos nessa área.[24]

ANORMALIDADES DO SISTEMA URINÁRIO

A prevalência das malformações do sistema urinário varia entre os estudos, provavelmente devido às diferenças na população estudada e nos métodos de observação. Em uma análise recente de 709.030 nascimentos em 12 países europeus, a prevalência das malformações do sistema urinário foi de 1,6 por 1.000 nascimentos.[25] A taxa de detecção pré-natal no geral foi alta: 82% e 88,5% em dois estudos;[1,25] no entanto, variou de 36% a 100% em diferentes centros.[25] Muitos fatores podem ter sido responsáveis pela variação nas taxas de detecção, incluindo: população estudada (alto risco *vs.* não selecionada), época do exame ultrassonográfico, experiência do ultrassonografista, qualidade do equipamento de ultrassonografia, duração do acompanhamento e certificação da anomalia congênita. Quanto às anomalias importantes do sistema urinário, 57% foram detectadas antes da 24ª semana.[1] As anomalias letais do sistema urinário foram responsáveis por 10% das interrupções gestacionais.[26]

Diagnóstico Pré-natal de Anormalidades do Sistema Urinário

Avaliação do volume de líquido amniótico
Localização e caracterização de anormalidades do sistema urinário
Pesquisa por anomalias associadas

Uma abordagem sistemática para o diagnóstico pré-natal das anormalidades do sistema urinário inclui a avaliação do volume do líquido amniótico, a localização e a caracterização das anormalidades do sistema urinário, a identificação do sexo fetal e a pesquisa de outras anormalidades associadas.

TABELA 39.2 Valores do Índice de Líquido Amniótico na Gestação Normal

		ÍNDICE DE LÍQUIDO AMINIÓTICO (cm)					
Semana gestacional	**Nº**	**5º Percentil**	**10º Percentil**	**50º Percentil**	**Média**	**90º Percentil**	**95º Percentil**
14	50	2,8	3,1	5	5,4	8	8,6
15	50	3,2	3,6	5,4	5,7	8,2	9,1
16	50	3,6	4,1	5,8	6,1	8,5	9,6
17	50	4,1	4	6,3	6,6	9	10,3
18	50	4,6	5,1	6,8	7,1	9,7	11,1
19	50	5,1	5,6	7,4	7,7	10,4	12
20	50	5,5	6,1	8	8,3	11,3	12,9
21	50	5,9	6,6	8,7	8,9	12,2	13,9
22	50	6,3	7,1	9,3	9,6	13,2	14,9
23	50	6,7	7,5	10	10,3	14,2	15,9
24	50	7	7,9	10,7	11	15,2	16,9
25	50	7,3	8,2	11,4	11,7	16,1	17,8
26	50	7,5	8,4	12	12,3	17	18,7
27	50	7,6	8,6	12,6	12,8	17,8	19,4
28	50	7,6	8,6	13	13,3	18,4	19,9
29	50	7,6	8,6	13,4	13,6	18,8	20,4
30	50	7,5	8,5	13,6	13,8	18,9	20,6
31	50	7,3	8,4	13,6	13,8	18,9	20,6
32	50	7,1	8,1	13,6	13,7	18,7	20,4
33	50	6,8	7,8	13,3	13,4	18,2	20
34	50	6,4	7,4	12,9	13	17,7	19,4
35	50	6	7	12,4	12,5	16,9	18,7
36	50	5,6	6,5	11,8	11,8	16,2	17,9
37	50	5,1	6	11,1	11,1	15,3	16,9
38	50	4,7	5,5	10,3	10,3	14,4	15,9
39	50	4,2	5	9,4	9,4	13,7	14,9
40	50	3,7	4,5	8,6	8,6	12,9	13,9
41	50	3,3	4	7,8	7,7	12,3	12,9

Com permissão de Magann EF, Sanderson M, Martin JN, Chauhan S. The amniotic fluid index, single deepest pocket, and two-diameter pocket in normal human pregnancy. Am J Obstet Gynecol. 2000;182(6):1581-1588.[18]

O VLA normal na segunda metade da gestação implica pelo menos um rim funcionante e um ducto urinário pérvio para a cavidade amniótica. Se houver **oligoidrâmnio** sem história de ruptura das membranas, uso materno de medicamentos ou substâncias psicoativas (p. ex., inibidores da enzima conversora de angiotensina [ECA],[27] antagonistas dos receptores da angiotensina II,[29] inibidores seletivos e não seletivos da ciclo-oxigenase [COX-2], anti-inflamatórios não esteroides,[30] cocaína[31]), ou evidências de restrição do crescimento intrauterino (RCIU), as anomalias do sistema urinário devem ser fortemente suspeitadas. Quando existe anormalidade do, um VLA normal indica bom prognóstico. Oligoidrâmnio no início do segundo trimestre é acompanhado de um prognóstico muito ruim por causa da associação com a hipoplasia pulmonar. Ocasional e paradoxalmente, **polidrâmnio** pode ocorrer, especialmente na uropatia obstrutiva unilateral, com **nefroma mesoblástico** ou quando existem anormalidades concomitantes no sistema nervoso central (SNC) ou no sistema digestório.

As seguintes questões são úteis para definir e caracterizar as anormalidades no sistema urinário:

- A bexiga urinária foi identificada e tem aspecto normal?
- Os rins estão presentes? Eles estão normais em relação à sua topografia, dimensões e ecogenicidade? São identificados cistos renais?
- O sistema urinário está dilatado? Se estiver, qual o grau de dilatação, qual o nível da obstrução e qual a sua causa?
- O envolvimento é unilateral ou bilateral, simétrico ou assimétrico?
- Qual é o sexo do feto?

É importante realizar uma US morfológica meticulosa a procura de outras anormalidades associadas, o que pode indicar uma síndrome ou anormalidade cromossômica. As anomalias renais podem fazer parte da **associação VATER** (defeito vertebral, atresia anal, fístula traqueoesofágica, defeitos radiais e anomalias renais). Uma expansão desta síndrome, **VACTERL**, inclui defeitos cardíacos e nos membros não radiais. Anomalias não urinárias associadas foram relatadas em 34% das crianças com ACRTU, mais comuns nos sistemas musculoesquelético, digestório, cardiovascular e nervoso central.[32] Quando há malformações adicionais, o risco de anormalidades cromossômicas fetais é substancialmente aumentado quando comparado ao risco materno ligado à

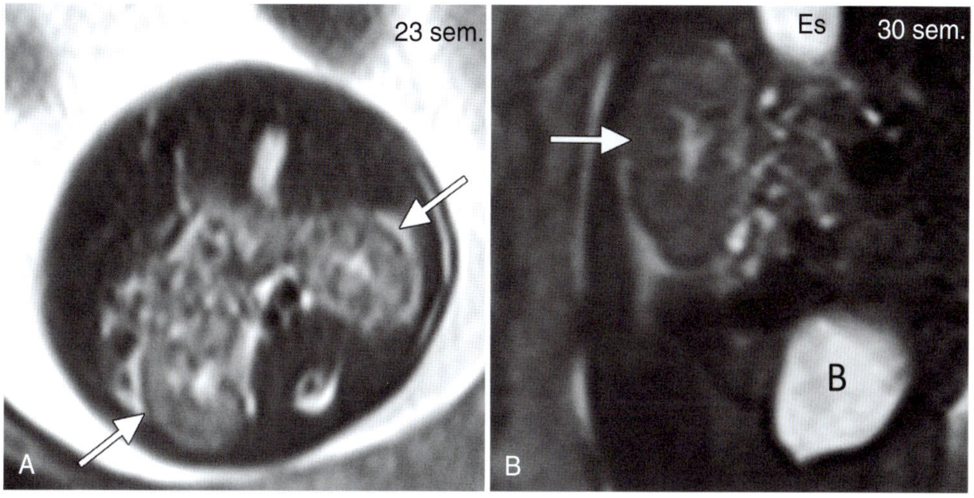

FIG. 39.4 Imagens de ressonância magnética dos rins normais. RM, imagens ponderadas em T2 em **(A)** 23 semanas de gestação e **(B)** 30 semanas de gestação. O parênquima renal (*setas*) mostra intensidade de sinal baixa a intermediária. O sistema coletor renal e a bexiga (*B*) apresentam alta intensidade de sinal. *Es*, estômago.

idade: 30 vezes maior para os defeitos múltiplos *versus* 3 vezes maior para o defeito renal isolado.[33]

Além disso, a **ultrassonografia renal** é recomendada para **pais** (e irmãos) dos fetos com suspeita de certas anormalidades renais (doença policística renal, agenesia renal ou disgenesia severa), porque isso pode ajudar a diagnosticar o tipo da doença policística renal no feto, detectar uma patologia renal assintomática nos pais (e nos irmãos) e fazer o aconselhamento dos pais em relação ao risco de recorrência.[34-36]

A **ressonância magnética** (RM) **fetal** pode ser usada como uma modalidade de imagem auxiliar para melhorar a acurácia diagnóstica das anormalidades da sistema urinário.[37,38] Pode ajudar a identificar os rins quando a visualização ultrassonográfica é limitada por anidrâmnio (ou oligoidrâmnio grave) e corpo materno de tamanho grande (Fig. 39.4).[39,40] Finalmente, com o surgimento da modalidade de imagem ponderada em difusão, a medição do coeficiente de difusão da água aparente mostrou-se promissora na diferenciação entre parênquima renal normal e anormal, o que poderia servir como método não invasivo de avaliação da função renal do feto.[41,42]

Avaliação do Sistema Urinário Fetal

BEXIGA URINÁRIA
- Presença
- Aparência e tamanho

RINS
- Presença
- Número
- Posição
- Aparência (ecogenicidade, cistos)
- Unilateral ou bilateral

SISTEMA COLETOR
- Dilatação
- Grau de obstrução
- Causa da obstrução
- Unilateral ou bilateral

GÊNERO FETAL

Agenesia Renal Bilateral

A agenesia renal bilateral é uma anomalia congênita letal com a incidência de aproximadamente 1 em 4.000 nascimentos e com preponderância masculina de 2,5:1.[43,44] O botão uretérico apresenta falha de desenvolvimento, os néfrons não se formam, a urina não é produzida, acarretando oligoidrâmnio grave. A hipoplasia pulmonar é a maior causa de óbito neonatal. Outras características da "sequência de Potter" incluem face típica (nariz adunco, orelhas com implantação baixa, pregas epicânticas proeminentes, hipertelorismo), deformidades dos membros e RCIU.

Os achados ultrassonográficos incluem oligoidrâmnio grave e a não identificação dos rins e da bexiga urinária. Antes da 16ª semana de gestação, o VLA não depende da produção da urina e pode estar normal, apesar da ausência da função renal. A ausência dos rins fetais deve ser o achado mais específico, mas pode ser difícil de ser documentada em decorrência da baixa qualidade de imagem associada a oligoidrâmnio. Além disso, intestino ou glândulas suprarrenais na fossa renal podem ser confundidos com os rins.[45] Entretanto, a identificação característica de uma glândula suprarrenal com formato achatado em um corte ultrassonográfico longitudinal (**sinal da suprarrenal "deitada"**) ajuda a confirmar que o rim não se desenvolveu no flanco[46] (Fig. 39.5, Vídeo 39.1).

A não visualização repetida e consistente da bexiga urinária (acima de uma hora) é um sinal secundário da agenesia renal bilateral (Fig. 39.6). Em contrapartida, a identificação da bexiga normal exclui esse diagnóstico. Um pequeno **divertículo uracal** pode parecer a bexiga, mas a ausência de preenchimento e esvaziamento o diferencia. Um grande desafio é distinguir com segurança entre fetos com agenesia renal bilateral e aqueles com insuficiência renal devido à insuficiência uteroplacentária grave ou RCIU.

Várias técnicas têm sido propostas para se aprimorar a visualização das estruturas fetais: infusão intra-amniótica e intraperitoneal de solução salina isotônica,[47] ultrassonografia transvaginal[48] e US com Doppler colorido.[49,50] O transdutor transvaginal é particularmente útil no segundo trimestre e feto em apresentação pélvica (Fig. 39.6, Vídeo 39.2). O exame de

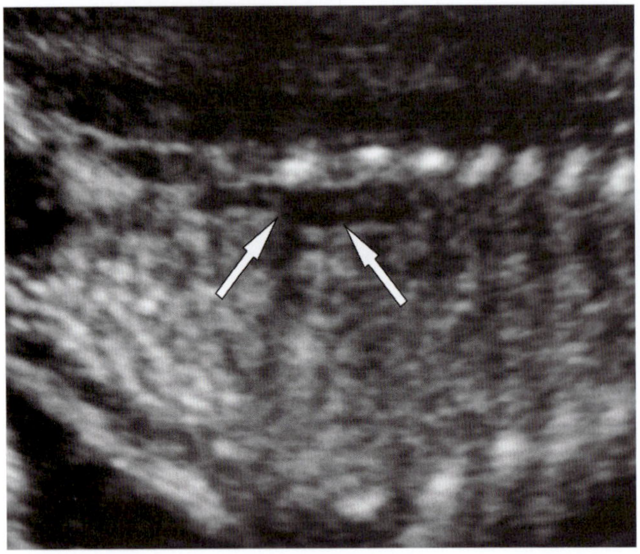

FIG. 39.5 Sinal da suprarrenal "deitada". Corte longitudinal através da fossa renal mostrando a ausência do rim e a glândula suprarrenal achatada (*setas*). O sinal da suprarrenal deitada é uma indicação da agenesia ou de ectopia renal. Ver também Vídeo 39.1.

imagem com Doppler colorido pode ser usado para diagnosticar artérias renais ausentes, fornecendo mais evidências para o diagnóstico de agenesia renal bilateral (Fig. 39.7). Mais importante, ajuda a mapear as artérias renais em casos difíceis de oligoidrâmnio, confirmando a presença de rins e evitando a confusão (Fig. 39.8).

A RM fetal pode ajudar a identificar os rins quando a visualização ultrassonográfica for limitada. No entanto, os rins podem ser difíceis de visualizar no início da gestação. Portanto, pode ser difícil excluir a agenesia renal por RM antes das 24ª semana de gestação, se os rins não forem observados.

A agenesia renal bilateral geralmente é uma anormalidade isolada e esporádica. No entanto, em uma pequena porcentagem de casos, pode ser secundária a uma anormalidade cromossômica ou parte de uma síndrome genética (como a síndrome de Fraser) ou a um defeito de desenvolvimento (como a associação VACTERL).[51,52] Há evidências conflitantes com relação às associações entre agenesia renal bilateral e fatores maternos como obesidade pré-gestacional, tabagismo periconcepção e consumo de álcool.[53] Em casos não sindrômicos, o risco de recorrência de outro filho com agenesia renal bilateral é de aproximadamente 4%.[34,54] Entretanto, até 15%

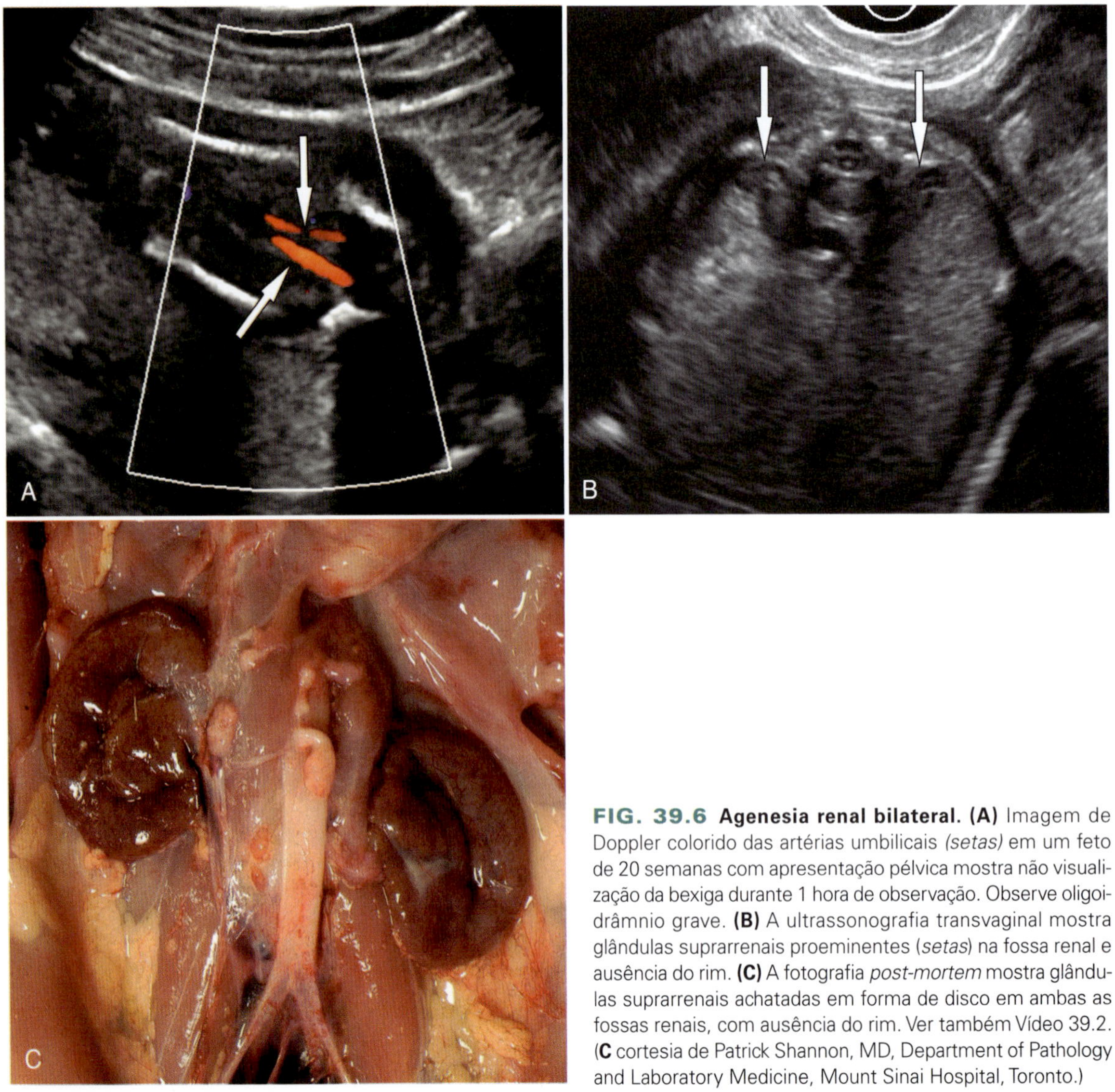

FIG. 39.6 Agenesia renal bilateral. (A) Imagem de Doppler colorido das artérias umbilicais *(setas)* em um feto de 20 semanas com apresentação pélvica mostra não visualização da bexiga durante 1 hora de observação. Observe oligoidrâmnio grave. **(B)** A ultrassonografia transvaginal mostra glândulas suprarrenais proeminentes (*setas*) na fossa renal e ausência do rim. **(C)** A fotografia *post-mortem* mostra glândulas suprarrenais achatadas em forma de disco em ambas as fossas renais, com ausência do rim. Ver também Vídeo 39.2. (**C** cortesia de Patrick Shannon, MD, Department of Pathology and Laboratory Medicine, Mount Sinai Hospital, Toronto.)

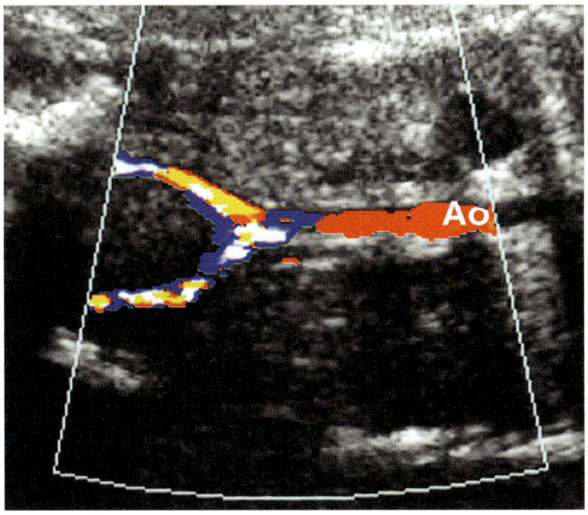

FIG. 39.7 Ausência das artérias renais. A ultrassonografia com Doppler colorido não mostra artéria renal proveniente da aorta *(Ao)* em um feto com agenesia renal bilateral.

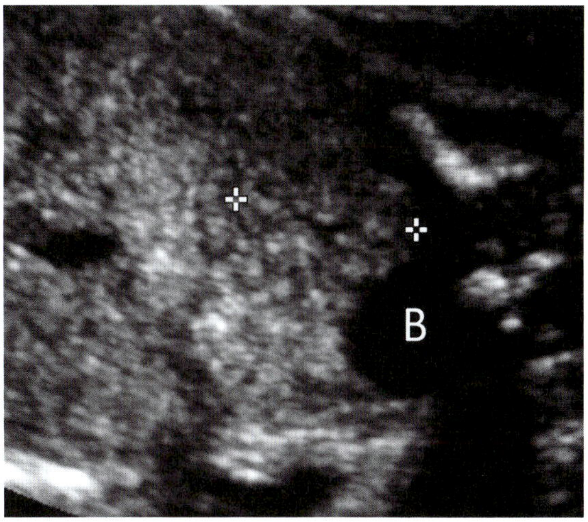

FIG. 39.9 Rim pélvico. Imagem coronal em um feto de 23 semanas mostra o rim ectópico *(cursores)* adjacente à asa do ílio e à bexiga urinária *(B)*. Ver também Vídeo 39.3.

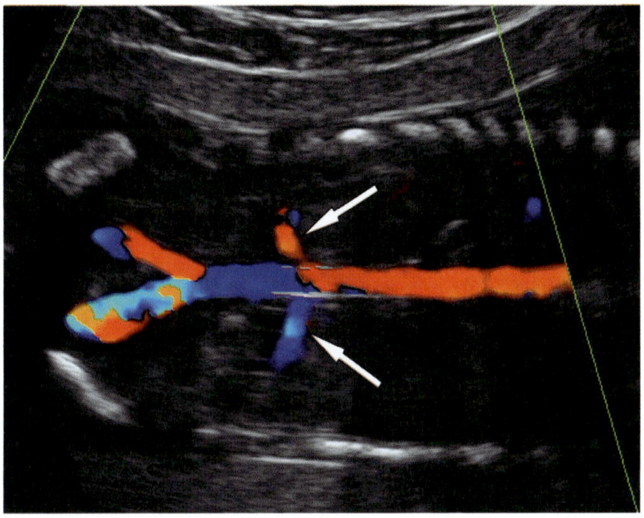

FIG. 39.8 Artérias renais normais. Ultrassonografia com Doppler colorido mapeando as artérias renais bilateralmente *(setas)* em um feto de 19 semanas, confirmando a presença dos rins.

Agenesia Renal Bilateral

ACHADOS ULTRASSONOGRÁFICOS
Oligoidrâmnio grave
Rins ausentes
Sinal da suprarrenal "deitada"
Artérias renais ausentes nas imagens com Doppler colorido
Bexiga não visualizada (mais de 1 hora)

LIMITAÇÕES TÉCNICAS
Baixa qualidade de imagem causada por oligoidrâmnio
Posição fetal (apresentação pélvica)

FALHAS NA INTERPRETAÇÃO
O volume do líquido amniótico pode estar normal antes da 16ª semana gestacional
Intestino e glândulas suprarrenais podem ser confundidos com os rins
O divertículo de úraco pode simular a bexiga urinária
Bexiga urinária vazia pode ser causada por falha da função renal devido a outras causas (p. ex., restrição de crescimento uterino)

dos parentes de primeiro e segundo graus dos fetos afetados foram encontrados para anomalias renais congênitas, na maioria das vezes, agenesia renal unilateral; nessas famílias, o risco de recorrência pode ser maior.[34,36] Recomenda-se a seleção de pais e irmãos com ultrassonografia renal.[34]

Agenesia Renal Unilateral

A agenesia renal unilateral é três ou quatro vezes mais comum que a agenesia renal bilateral, ocorrendo em 1 em 1.000 nascimentos.[3] Pode ser difícil de ser diagnosticada na fase pré-natal porque o VLA pode estar normal e a bexiga estar visualmente presente. Uma falha comum é a dificuldade de visualizar a fossa renal no seu campo mais profundo devido à sombra acústica causada pela coluna vertebral, especialmente no plano transverso. É necessário ter atenção meticulosa à técnica (rotação do transdutor, modificação da posição materna ou repetição do exame). Se um rim não for identificado na fossa renal, ele pode estar congenitamente ausente ou ectópico.[55,56] O rim contralateral pode estar aumentado devido à hipertrofia compensatória.[57] Há alta incidência de anormalidade renal contralateral, a mais comum sendo o **refluxo vesicoureteral** (RVU).[58] A agenesia renal unilateral pode estar associada às anormalidades genitais, cardíacas, esqueléticas e gastrointestinais, bem como a síndromes que envolvem múltiplos órgãos.[59] A agenesia renal unilateral isolada apresenta bom prognóstico. O estudo urológico neonatal é necessário incluindo uma uretrocistografia retrógrada (UCGR).

O risco de recorrência para os pais de um bebê com agenesia renal unilateral isolada é de cerca de 1% se os pais apresentarem ultrassonografias renais normais. Entretanto, se um dos pais apresentar um rim solitário congênito, o risco da prole é de 7% para o rim solitário congênito e de 1% para a agenesia renal bilateral.[60]

Ectopia Renal

Um ou ambos os rins podem estar posicionados anormalmente. A incidência de ectopia renal varia entre 1:500 e 1:1.200 nascimentos, sendo o **rim pélvico** a forma mais comum.[61] Quando a fossa renal está vazia, um exame cuidadoso pode demonstrar o rim ectópico

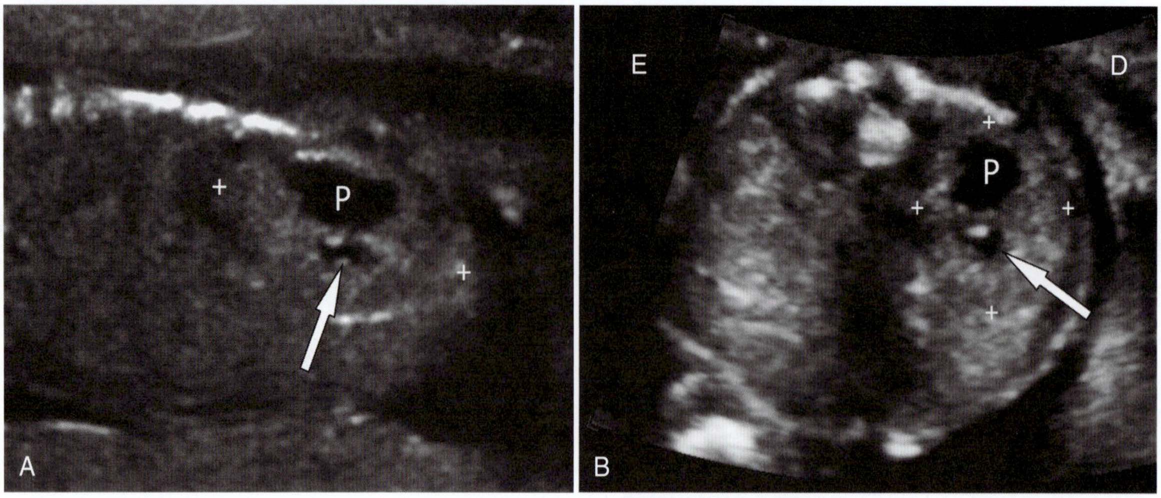

FIG. 39.10 Ectopia renal com fusão cruzada. As imagens **(A)** sagital e **(B)** axial mostram um rim bilobado aumentado na fossa renal direita *(cursores)*. Nenhum rim foi visto na fossa renal esquerda. O rim direito (posterior) normalmente localizado apresenta pelve *(P)* renal dilatada. Ele está fusionado ao rim esquerdo (anterior) com pelve renal normal *(seta)* para formar um "rim nodular". Ver também Vídeo 39.4.

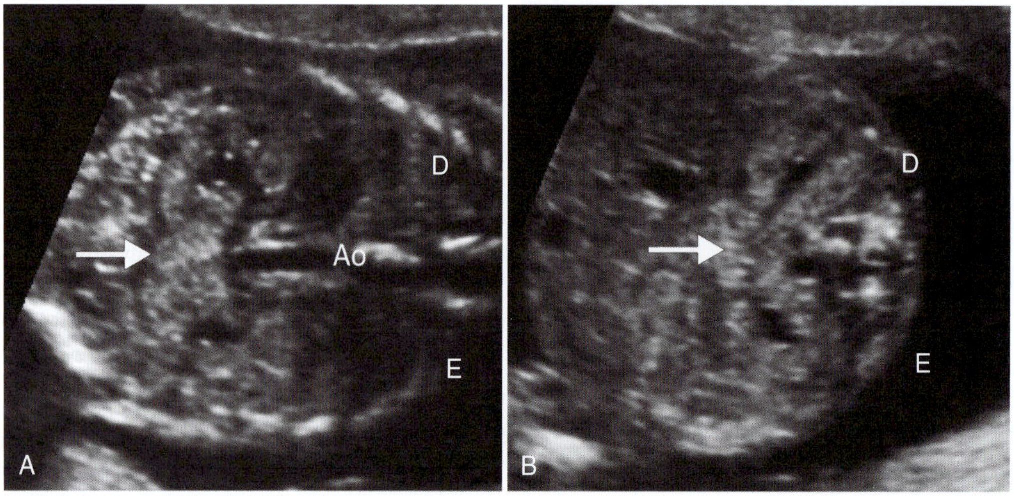

FIG. 39.11 Rim em ferradura. (A) Imagem coronal em um feto de 19 semanas mostra a ponte do parênquima renal *(seta)* conectando os polos inferiores dos rins, anterior à aorta *(Ao)*. **(B)** A imagem axial mostra, além do istmo fundido *(seta)*, a orientação anterior anormal da pelve renal bilateralmente.

adjacente à bexiga ou à asa do ílio (Fig. 39.9, Vídeo 39.3). No entanto, a detecção pré-natal muitas vezes é difícil, porque os rins pélvicos podem ser indistinguíveis das alças intestinais e frequentemente menores que os rins normalmente posicionados. Os rins pélvicos podem ser hipoplásicos ou displásicos. A disfunção renal pós-natal foi encontrada em 33% dos rins pélvicos, embora a função renal geral tenha permanecido normal em um seguimento mediano de 8 anos.[62]

Quando o rim ectópico está localizado no lado oposto do abdome em relação à sua inserção ureteral na bexiga, é definido como **ectopia renal cruzada**. Na maioria dos casos, o rim ectópico cruzado se funde com o rim normalmente localizado (**ectopia renal fundida cruzada**) e um rim bilobado aumentado é visto (Fig. 39.10, Vídeo 39.4). Ectopia renal cruzada é dividida em seis subgrupos com base no grau de fusão e localização e rotação da massa renal fusionada.[63] Mais comumente, o rim ectópico cruzado localiza-se inferior ao rim normalmente posicionado e o polo superior do rim ectópico está fusionado ao polo inferior do rim normal.

A ectopia renal está associada à alta incidência de anormalidades urológicas (mais frequentemente RVU), assim como malformações não urinárias.[64] A ultrassonografia renal neonatal é necessária. Uma UCGR é indicada se houver hidronefrose no rim ectópico ou contralateral.

Rim em Ferradura

O rim em ferradura é a anomalia renal de fusão mais comum, ocorrendo entre 1:400 a 1:500 nascimentos.[3,61] Os achados na US pré-natal incluem eixo longitudinal anormal em ambos os rins e tecido renal conectando os polos inferiores (Fig. 39.11, Vídeo 39.5). Apesar da sua relativa frequência, essa disfunção raramente é diagnosticada devido aos seus achados sutis e à possibilidade de o intestino adjacente obscurecer o istmo fusionado. A maioria dos rins em ferradura apresenta orientação anterior anormal da pelve renal bilateralmente. A mensuração do ângulo da pelve renal em uma imagem de corte verdadeiramente axial de ambos os rins é útil para o diagnóstico, e ângulos menores que 140 graus são muito sugestivos de rim em ferradura.[65] O rim em ferradura está frequentemente associado a outras anormalidades (p. ex., anomalias urogenitais, cardíacas, esqueléticas e do SNC) e a anormalidades cromossômicas como **síndrome de Turner**, **trissomia do 18** e **trissomia do 9**. O rim em ferradura isolado é uma patologia relativamente benigna que requer acompanhamento urológico pós-natal, devido à alta prevalência de RVU, cálculos renais, infecções urinárias e hidronefrose.

Doença Cística Renal

A doença cística renal consiste em um grupo heterogêneo de transtornos com causas hereditárias e adquiridas. Em virtude da sua etiologia, histologia e apresentação clínica diversificadas, não há uma classificação amplamente aceita. A classificação de Potter baseia-se na histologia e não leva em consideração os recentes avanços na genética molecular.[66] Tem sido proposta uma classificação mais recente, com base na origem genética ou não genética das doenças císticas renais fetais.[67] Entre as **doenças císticas não genéticas**, rim multicístico displásico (RMD) e displasia obstrutiva são os mais comuns. As **doenças genéticas** incluem **doença renal policística autossômica recessiva** e **autossômica dominante** (DRPAD) e um número crescente de distúrbios relacionados aos cílios (**ciliopatias**) associados aos rins císticos, bem como outras anormalidades.[68,69] Muitas dessas doenças têm sido associadas a uma ou várias mutações genéticas, e um diagnóstico genético preciso é essencial para aconselhamento genético, diagnóstico pré-natal e manejo clínico.

Rim Multicístico Displásico

RMD é a forma mais comum de doença cística renal na infância e representa uma das massas abdominais mais comuns em recém-nascidos. A maioria dos casos está associada à **atresia de ureter** e **atresia pelvicoinfundibular**. O rim é substituído por múltiplos cistos de tamanhos variados. Entre os cistos há um estroma denso, mas geralmente nenhum parênquima normal. Rins afetados com displasia multicística são quase sempre não funcionais; assim, o prognóstico depende inteiramente do rim contralateral. A displasia renal multicística geralmente afeta o rim inteiro. Entretanto, ela pode ser segmentar e ocorrer na porção do rim suprida pelo ureter atrésico.

Os achados ultrassonográficos se correlacionam ao aspecto macroscópico. O rim malformado geralmente apresenta-se aumentado, mas pode estar normal ou pequeno. Há múltiplos cistos com dimensões variáveis que não se comunicam entre si e com distribuição aleatória (Fig. 39.12). Os cistos periféricos grandes causam distorção do contorno renal. A pelve renal e o ureter apresentam, geralmente atresia e não são visíveis. Na US com Doppler colorido, a artéria renal pode estar ausente ou muito pequena. Ocasionalmente, o RMD com um grande cisto central e pequenos cistos periféricos simula hidronefrose por obstrução da junção ureteropélvica (JUP) (ver discussão mais adiante). Na hidronefrose, no entanto, os cálices dilatados apresentam dilatação uniforme, estão anatomicamente alinhados e se comunicam com a pelve renal dilatada. O rim geralmente mantém o contorno reniforme, com presença de parênquima renal perifericamente.

O aspecto e as dimensões do RMD podem se modificar intensamente ao longo do tempo (Fig. 39.12). Em exames seriados, o rim e seus cistos podem aumentar ou diminuir em tamanho ou aumentam inicialmente e depois involuem.[70] Esse aspecto variável pode resultar da função renal residual e/ou da fibrose progressiva.

A avaliação do rim contralateral é muito importante. Na avaliação *in utero*, a displasia renal multicística é bilateral em 19% a 24% dos casos[71,72] (Fig. 39.13). Na displasia renal multicística unilateral, de 13% a 26% estão associados a anormalidades renais contralaterais, incluindo agenesia renal e obstrução da JUP.[71,73] Nos fetos com RMD, oligoidrâmnio grave e bexiga urinária não visualizada implicam doença renal letal, tanto por RMD bilateral quanto por agenesia renal. O VLA normal é tranquilizador. Se houver hidronefrose contralateral, o acompanhamento pela ultrassonografia é necessário para monitorar qualquer dilatação progressiva ou oligoidrâmnio que possa afetar a conduta obstétrica. O RMD unilateral, sem anormalidades renais ou não renais associadas, tem desfecho favorável.[74] Uma ultrassonografia é realizada 48 horas após o parto. A antibioticoterapia profilática geralmente é iniciada logo após o nascimento, de acordo com os resultados da US e do

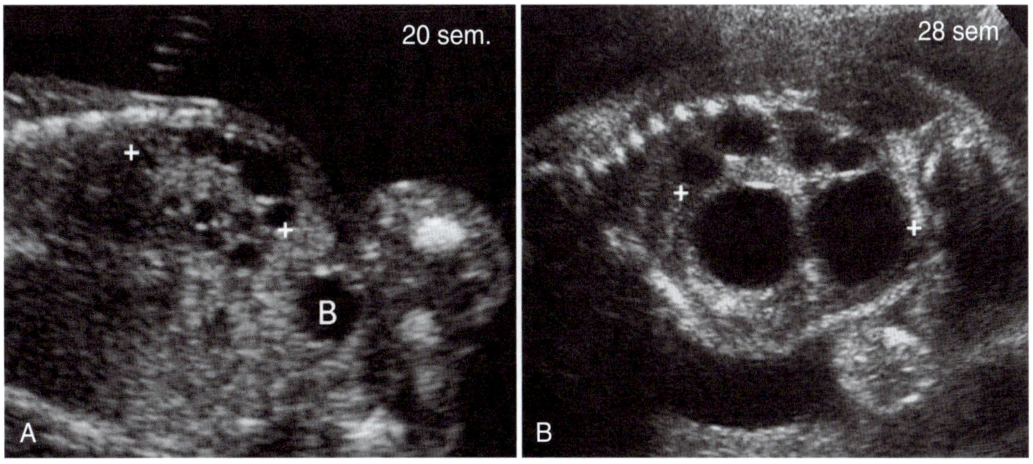

FIG. 39.12 Rim displásico multicístico unilateral. (A) Imagem do feto com 20 semanas de gestação demonstra múltiplos cistos pequenos em um rim ligeiramente aumentado (*cursores*); *B*, bexiga urinária. **(B)** Imagem de acompanhamento na gestação na 28ª semana mostra um rim muito aumentado (*cursores*). Os cistos aumentaram de tamanho, não se comunicam e são distribuídos aleatoriamente.

parecer do nefrologista. UCGR é indicada se houver hidronefrose contralateral ou história de infecção urinária.[75]

A história natural de RMD é **involução** espontânea. Isso foi bem documentado tanto antes quanto depois do nascimento.[70,72] Quanto mais prolongado for o acompanhamento, maior é a probabilidade que o rim displásico se torne tão pequeno que não seja evidente na US. O risco de hipertensão arterial associado a RMD não parece ser maior que o da população em geral[76] e as taxas de transformação maligna de RMD são pequenas.[77] Embora existam alguns proponentes para a nefrectomia laparoscópica de rotina, o manejo conservador (com acompanhamento clínico e por US) é preferido pela maioria dos centros.[78] A maioria dos casos de RMD é esporádica, com baixo risco de recorrência. No entanto, alguns casos têm sido associados a mutações no fator nuclear dos hepatócitos 1β (HNF1β), que apresentam herança autossômica dominante com variabilidade interfamiliar e intrafamiliar nas manifestações clínicas.[79]

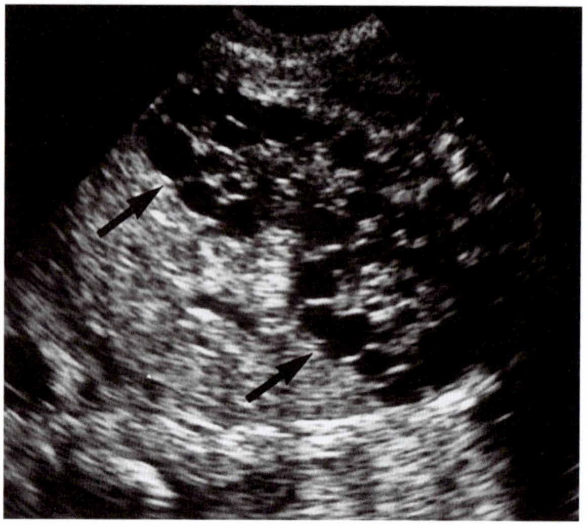

FIG. 39.13 Rins displásicos multicísticos bilaterais. A imagem transvaginal em um feto de 16 semanas mostra numerosos pequenos cistos bilaterais *(setas)* e ausência de parênquima renal normal. Observe o anidrâmnio devido a rins não funcionais.

Displasia Renal Cística Obstrutiva

O efeito da obstrução urinária no desenvolvimento renal subsequente depende do tempo de início e da gravidade da obstrução. O trabalho experimental em cordeiros mostrou que a obstrução urinária na última metade da gestação causa hidronefrose simples e, quando grave, atrofia parenquimatosa.[80] No entanto, se a obstrução urinária se iniciar na primeira metade da gestação, ocorrerá **displasia renal** e, às vezes, formação de cisto[80-82] (Fig. 39.14). O sistema urinário fetal responde de modo diferente do sistema urinário dos adultos à obstrução crônica. Nos adultos com obstrução uretral crônica, o sistema pilocalicial geralmente apresenta-se muito dilatado; no feto, pode haver uma relativa falta de dilatação pielocalicial e possível desenvolvimento de cistos renais macroscópicos.

A displasia renal unilateral pode ser causada por obstrução da **JUP** ou obstrução da junção ureterovesical (JUV). A doença bilateral é causada por **obstrução grave da saída da bexiga**, geralmente em decorrência de atresia uretral ou de válvulas uretrais posteriores. A gravidade da displasia renal está relacionada ao tempo e à gravidade da obstrução ao fluxo urinário.[83] O tamanho dos rins varia de

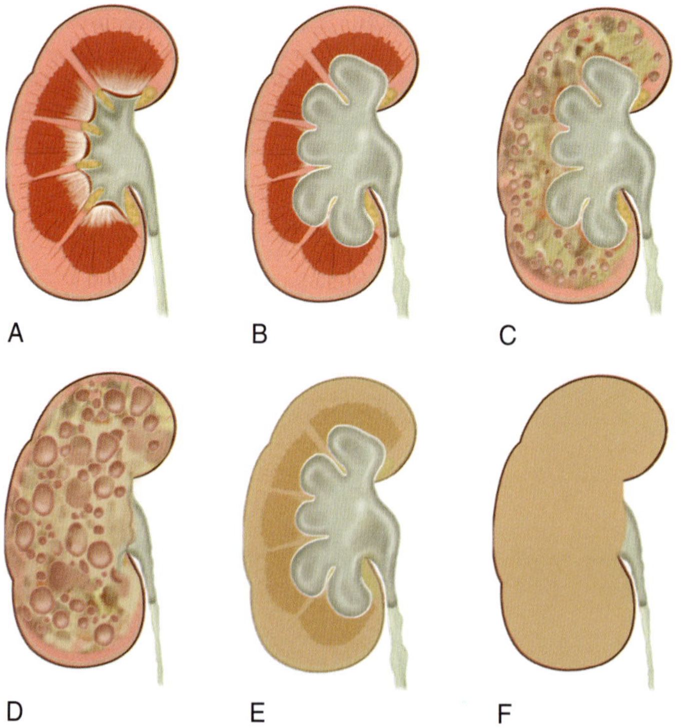

FIG. 39.14 Obstrução do sistema urinário desencadeia diversas respostas renais. (A) Rim normal. **(B) Ectasia da pelve renal**, com ou sem atrofia do parênquima. **(C) Displasia cística renal**, com cistos parenquimatosos. **(D)** O rim displásico pode deixar de funcionar (ausência de ectasia da pelve renal). **(E)** e **(F)** Alternativamente, o rim pode mostrar ecogenicidade aumentada, sem cistos visíveis, mas com ectasia da pelve renal **(E)** ou sem ectasia da pelve renal **(F)**. Nesses casos, provavelmente, mas nem sempre, há displasia.

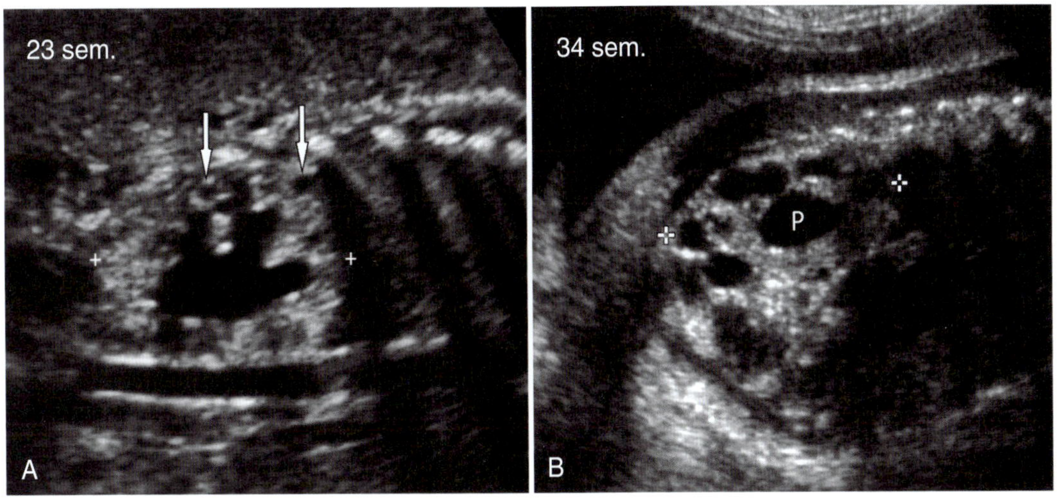

FIG. 39.15 Displasia cística obstrutiva. (A) Imagem coronal do feto com 23 semanas de obstrução da junção ureteropélvica mostra aumento da ecogenicidade do rim *(cursores)* com pequenos cistos corticais *(setas)*, indicativo de dano renal irreversível. **(B)** A imagem sagital na 34ª semana mostra que os cistos aumentaram de tamanho e o rim está grande. Há algum tecido renal funcional, pois é observado líquido na pelve *(P)* renal ligeiramente dilatada.

pequeno a normal a acentuadamente aumentado. Em alguns casos, o aumento é causado, em parte, pelos cistos e, em parte, pela hidronefrose. Os cistos geralmente são encontrados na área subcapsular do córtex. Em um feto com uropatia obstrutiva, a identificação ultrassonográfica de **cistos corticais** é indicativa de displasia renal (*i.e.*, dano renal irreversível)[84] (Fig. 39.15). Os rins displásicos também podem demonstrar afinamento cortical e aumento da ecogenicidade em relação às estruturas fetais circundantes, com perda de diferenciação corticomedular. No entanto, **o aumento da ecogenicidade cortical não é um achado específico**[85] e o diagnóstico de displasia renal não pode ser realizado com base no aumento da ecogenicidade parenquimatosa isoladamente. Além disso, é importante reconhecer que nem todos os rins displásicos apresentam cistos ultrassonograficamente visíveis ou aumento da ecogenicidade cortical, portanto, não é possível prever com precisão a ausência de displasia renal. A função renal relaciona-se diretamente com o grau de displasia, que determina o prognóstico dos pacientes que sobrevivem ao período perinatal.

Em geral, se a obstrução for precoce e completa, os achados parenquimatosos renais serão predominantemente cistos macroscópicos e simularão displasia renal multicística. A distinção ultrassonográfica entre RMD e displasia renal cística obstrutiva pode ser difícil, especialmente na ausência de hidronefrose. Na displasia renal cística obstrutiva, o parênquima reconhecível envolve os cistos relativamente pequenos, enquanto no RMD nenhum parênquima renal normal pode ser identificado entre os cistos, e os cistos podem ser de tamanho variável e bastante grandes. A displasia renal cística obstrutiva ocorre mais frequentemente com obstrução uretral. Portanto, evidências ultrassonográficas de obstrução uretral são sugestivas do diagnóstico. Além disso, displasia renal de obstrução do sistema urinário inferior frequentemente envolve ambos os rins, enquanto RMD bilateral ocorre em apenas 19% a 24% dos casos.[71,72]

Doença Renal Policística Autossômica Recessiva

A incidência de doença renal policística autossômica recessiva (DRPAR) é de 1 em 20 mil nascidos vivos. Anteriormente, essa condição era chamada de "doença renal policística infantil", mas o aparecimento pode ocorrer após o período neonatal; assim, o termo preferido é "doença renal policística autossômica recessiva". Ela envolve principalmente os rins e as vias biliares. O espectro clínico é amplo e varia desde a **forma perinatal**, com doença renal grave, fibrose hepática mínima e morte precoce por hipoplasia pulmonar, até a **forma juvenil**, com doença renal mínima, fibrose hepática acentuada e maior sobrevida. A dilatação difusa dos túbulos coletores renais produz numerosos cistos menores que 2 mm, predominantemente medular. Ambos os rins estão aumentados, mas um contorno regular é mantido. A superfície de corte tem aparência esponjosa, com pequenos cistos que tendem a estar dispostos perpendicularmente à cápsula renal (Fig. 39.16).

A ultrassonografia revela **aumento reniforme bilateral** dos rins (Fig. 39.16). Há uma delineação ruim das estruturas intrarrenais. Os numerosos cistos minúsculos geralmente são menores que o limite de resolução ultrassonográfica, mas criam múltiplas interfaces acústicas, sendo responsáveis pela característica de aumento da ecogenicidade renal.[86] Em um feto, o achado de rins bilateralmente muito grandes (> 4 desvios padrões), difusamente hiperecoicos com má diferenciação corticomedular, com ou sem cistos visíveis, provavelmente ocorrem devido à DRPAR.[67,87] Outro padrão típico são os rins muito grandes, com borda hipoecoica periférica em torno de um aumento central da ecogenicidade ou das **pirâmides hiperecoicas (diferenciação corticomedular invertida)** (Fig. 39.17, Vídeo 39.6).[67] Quando a função renal apresenta-se anormal, há oligoidrâmnio e a bexiga urinária está pequena ou ausente.

Em geral, a ultrassonografia mostra evidências de DRPAD entre a 24ª e a 26ª semana de gestação.[88,89] A DRP autossômica recessiva pode ser diagnosticada por ultrassonografia no segundo trimestre com base nas anormalidades renais características, especialmente se o feto estiver em risco.[88] No entanto, devido à variabilidade na expressão fenotípica e idade gestacional no início, os rins podem parecer normais inicialmente, tornando-se anormais posteriormente.[88] Assim, a ultrassonografia normal em um feto com risco para DRPAR não exclui a doença, e o diagnóstico pré-natal ultrassonográfico pode não ser confiável, especialmente no início da

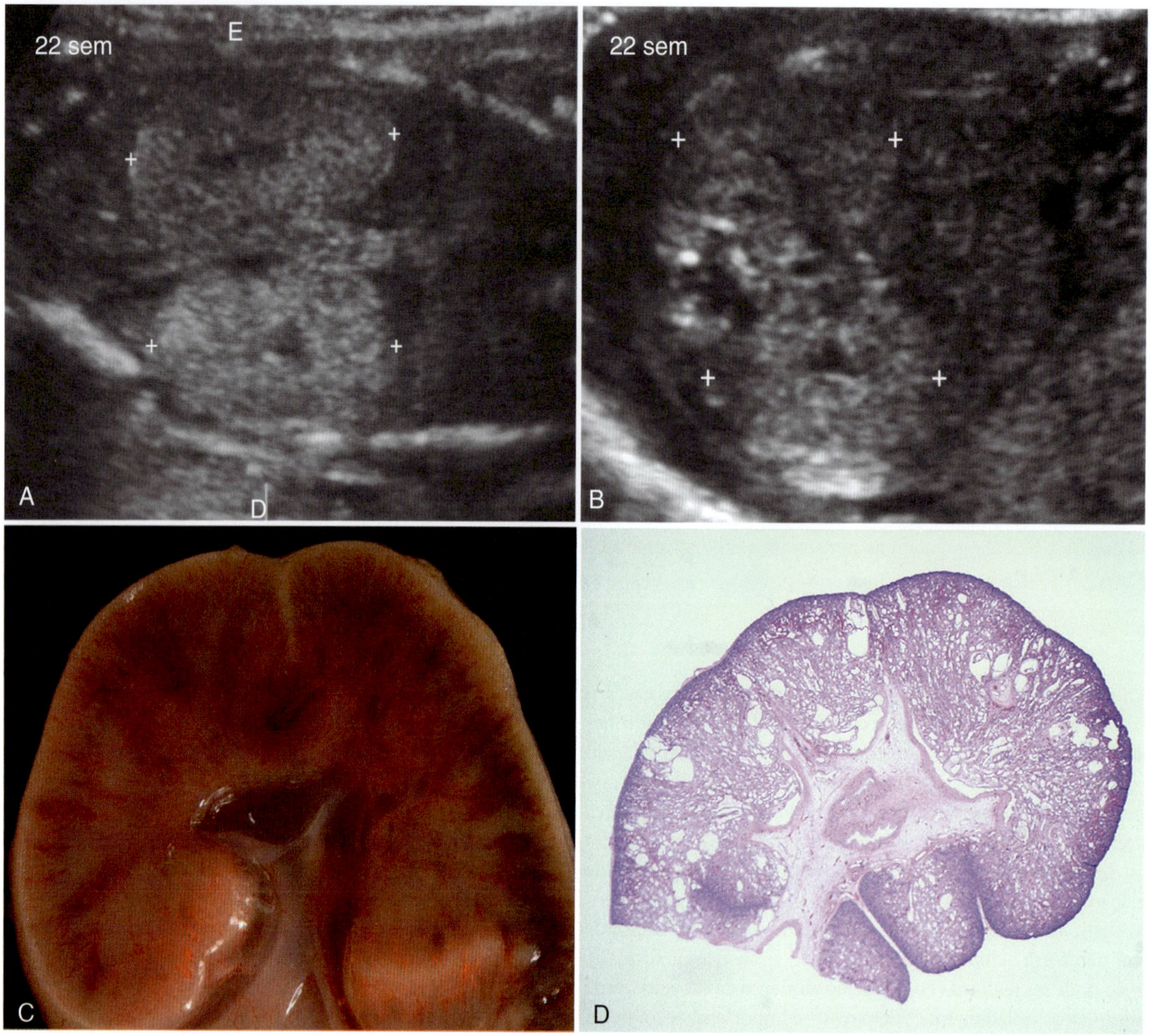

FIG. 39.16 Doença renal policística autossômica recessiva (apresentação inicial). (A) e **(B)** Os cortes coronal e transversal de um feto de 22 semanas mostram rins grandes, difusamente hiperecoicos *(cursores)* bilaterais com desaparecimento da diferenciação corticomedular. **(C)** A fotografia da superfície cortada do rim exibe aparência esponjosa. Os pequenos cistos são de visualização difícil. **(D)** A fotografia do corte histopatológico mostra pequenos cistos que tendem a estar perpendicularmente dispostos à cápsula renal (coloração de hematoxilina-eosina). (**C** e **D** cortesia de Sarah Keating, MD, Department of Pathology and Laboratory Medicine, Mount Sinai Hospital, Toronto.)

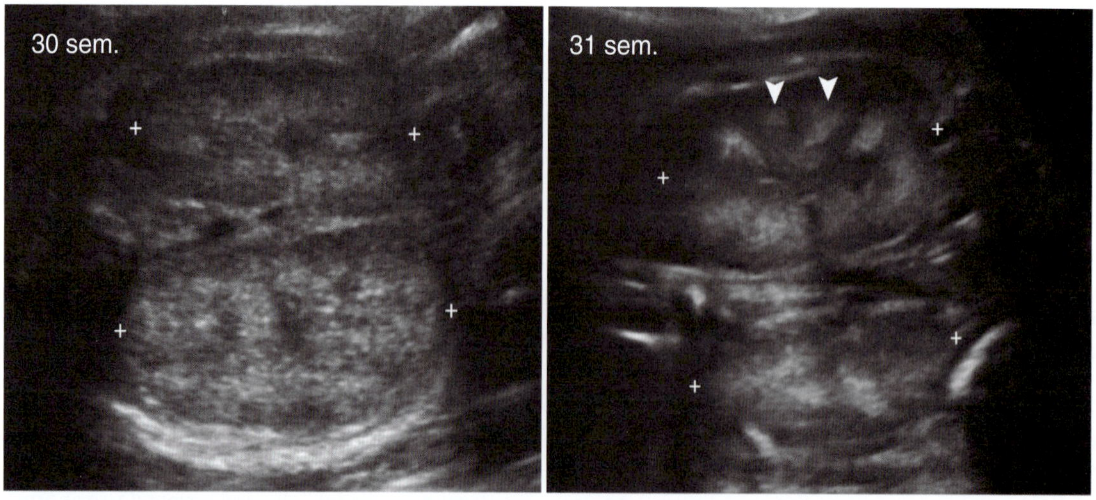

FIG. 39.17 Doença renal policística autossômica recessiva (apresentação no terceiro trimestre). (A) O exame coronal de um feto de 30 semanas mostra rins acentuadamente aumentados *(calipers)*, com uma borda periférica hipoecoica em torno da ecogenicidade aumentada centralmente. Rim direito mede 7,5 cm de comprimento e rim esquerdo de 8 cm. **(B)** O corte coronal de um feto diferente na 31ª semana de gestação mostra rins acentuadamente aumentados *(calipers)*, com pirâmides hiperecoicas *(pontas de seta)*, resultando em "diferenciação corticomedular reversa".

gestação. A DRPAR é herdada de maneira autossômica recessiva e, portanto, o risco de recorrência é de 25%. A DRPAR é causada por mutação no **gene PKHD1**, mapeado no cromossomo 6p12, permitindo o diagnóstico genético pré-natal em famílias de risco.[90,91]

Doença Renal Policística Autossômica Dominante

A doença renal policística autossômica dominante (DRPAD) é a mais comum das doenças císticas renais hereditárias, com incidência de 1:1.000 na população geral. Embora essa disfunção tenha sido previamente denominada "doença renal policística do adulto", a apresentação pode ocorrer no período pré-natal ou na infância; assim, o termo preferido é "doença renal policística autossômica dominante". Caracteriza-se pela formação de cistos nos rins e no fígado. Cistos também podem estar presentes no pâncreas e no baço, e o distúrbio está associado a aneurismas do SNC. No estágio inicial da doença, apenas uma pequena porcentagem de néfrons apresenta dilatação cística. Na doença adulta estabelecida, os rins apresentam aumento de tamanho, com múltiplos cistos de tamanhos variados.

A DRPAD geralmente não é detectada no período pré-natal porque os rins fetais normalmente parecem normais. Em casos **raros**, a DRPAD pode se manifestar durante o período **fetal ou neonatal** com rins hiperecoicos simetricamente aumentados moderadamente, dentro dos quais pequenos cistos (< 7 mm) podem ser identificados (Fig. 39.18).[92,93] A bexiga urinária geralmente está presente e o VLA é muitas vezes normal. Em contraste com DRPAR, na qual a diferenciação corticomedular está ausente,[86] a diferenciação corticomedular aumentada na DRPAD tem sido descrita. Em um estudo de 27 casos de rins com aparência anormal na ultrassonografia pré-natal e diagnóstico final de DRPAD (observe que essa população apresenta viés porque os rins pareciam anormais no exame pré-natal), 20 deles apresentavam diferenciação corticomedular aumentada, seis apresentavam ausência ou redução da diferenciação corticomedular; e 1 apresentava diferenciação corticomedular normal.[93] Como os rins podem parecer normais no segundo trimestre, exames de acompanhamento são necessários em fetos com risco de desenvolver DRPAD.

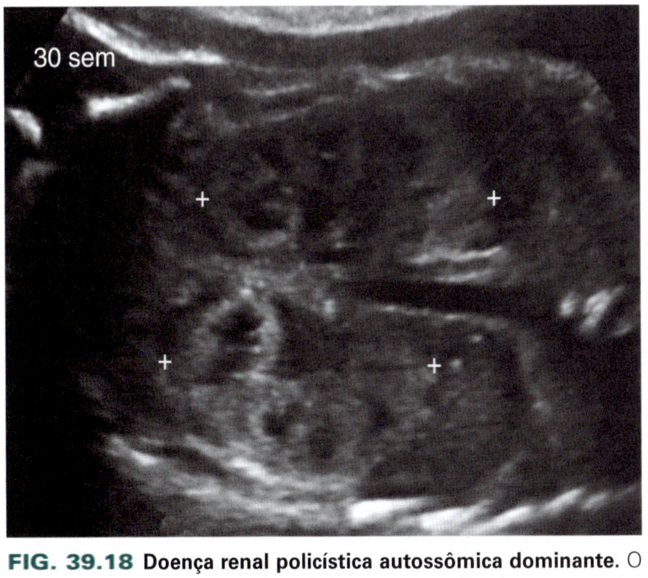

FIG. 39.18 Doença renal policística autossômica dominante. O exame com corte coronal do feto de 30 semanas exibe rins aumentados *(calipers)*, medindo 5 cm de comprimento (> 3 DP), com aumento da diferenciação corticomedular devido ao aumento da ecogenicidade do córtex.

Uma **história familiar** de DRPAD é fundamental para o diagnóstico dessa disfunção no feto. Como a doença apresenta herança autossômica dominante, o risco de recorrência é de 50%. No entanto, foi relatado que mais de 50% dos pais afetados não estavam cientes de sua doença no momento da ultrassonografia obstétrica.[92,93] Portanto, a ultrassonografia renal dos pais é útil para estabelecer a causa. Dois genes causadores de DRPAD foram identificados: **DRP1** (localizado no cromossomo 16p13) e **DRP2** (localizado no cromossomo 4q21).[94] Portanto, o diagnóstico genético pré-natal é possível. As famílias afetadas com doença de início precoce em seus filhos apresentam alto risco de recorrência para apresentação fetal em gestações afetadas subsequentes.[69]

O prognóstico a longo prazo para o feto com DRPAD diagnosticado por ultrassonografia ainda não é bem conhecido devido aos dados limitados sobre a evolução renal pós-natal e a curta duração do acompanhamento. Os relatos iniciais sugeriram que, embora a maioria dos neonatos com DRPAD sobreviva, eles tendem a apresentar início mais precoce e mais significativo de hipertensão e declínio mais rápido da função renal do que seus parentes adultos afetados.[90,95,96] Estudos mais recentes relataram um prognóstico favorável na maioria dos casos de crianças com DRPAD diagnosticada no período pré-natal.[97,98] Em um estudo de 26 crianças consecutivas com DRPAD pré-natal (excluindo três interrupções gestacionais devido a rins muito grandes e anidrâmnio), Boyer et al. relataram prognóstico favorável na primeira infância e na infância, com 19 (73%) crianças assintomáticas, 5 (19%) com hipertensão e 2 (8%) com insuficiência renal crônica (tempo médio de acompanhamento de 76 meses; variando de 0,5 a 262 meses).[97] Em outro estudo de 42 pacientes com doença de DRPAD pré-natal, houve quatro interrupções gestacionais e, entre os 35 pacientes com creatinina sérica conhecida (a idade dos pacientes no último acompanhamento variou de 1 mês a 20 anos), a função renal estava anormal em apenas 2.[98]

Síndromes Associadas à Doença Cística Renal

Aproximadamente 30% dos fetos com trissomia 13 apresentam rins ecogênicos/císticos. Outras condições genéticas associadas a doenças renais císticas incluem os transtornos de um único gene categorizados como **ciliopatias** (distúrbios causados por mutações em genes com produtos que se localizam no complexo cílio-centrossoma). Estes incluem a síndrome de **Bardet-Biedl, doença relacionada ao fator nuclear 1 dos hepatócitos, síndrome de Joubert** e **síndrome de Meckel**. Os fenótipos ocorrem em função das proteínas alteradas e variam de doença renal cística e cegueira a fenótipos neurológicos, obesidade e diabetes.

O **HNF1β** é um fator de transcrição essencial para o desenvolvimento do rim e do pâncreas. Mutações no gene *HNF1β/TCF2* resultam em vários fenótipos que incluem cistos renais e diabetes. Mutações no gene *HNF1β* muitas vezes são encontradas em fetos com anomalias renais graves.[79,99,100] Em um estudo retrospectivo de 377 pacientes com várias anomalias renais congênitas, a prevalência da mutação no *HNF1β* foi (20%).[79] Entre os 56 pacientes portadores da mutação *HNF1β* e que tinham ultrassonografia pré-natal, vários fenótipos renais foram observados. O mais comum (encontrado em 34 dos 56 fetos) constituiu rins isolados bilaterais hiperecoicos, com tamanho normal ou ligeiramente aumentado (tamanho ≤ +3 DP).[79] Outras anomalias renais, menos frequentes, foram RMD bilateral (em 2), RMD unilateral (em 8) e agenesia ou hipoplasia renal unilateral (em 5).

As mutações do *HNF1β* apresentam herança autossômica dominante. No entanto, quando a história familiar é avaliada, deve-se ter

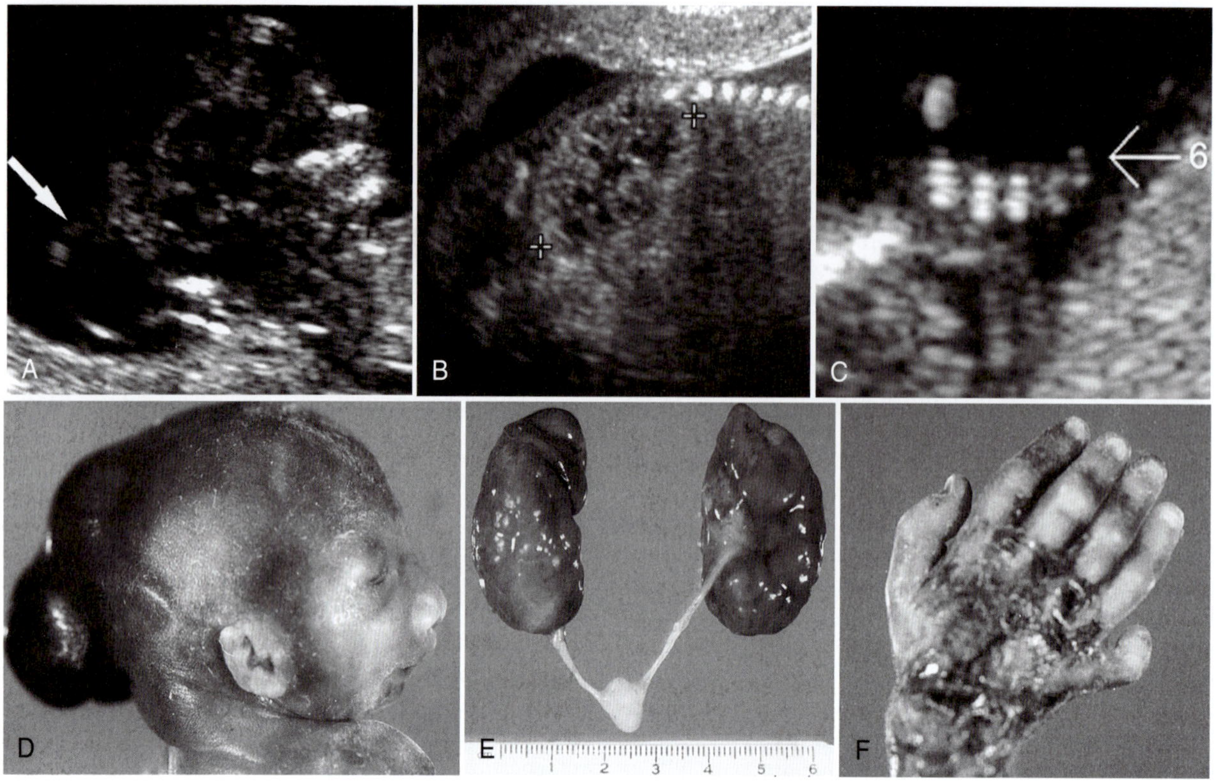

FIG. 39.19 Síndrome de Meckel-Gruber. (A)-(C) Imagens ultrassonográficas de um feto de 14 semanas mostram características clássicas da síndrome de Meckel-Gruber: encefalocele occipital (*seta espessa*), rins grandes (apenas um mostrado [*cursores*]) com aparência cística mosqueada e polidactilia pós-axial (*seta fina*). **(D)-(F)** As fotografias *post mortem* do feto (na 18ª semana de gestação) demonstram encefalocele occipital, rins grandes e polidactilia pós-axial.

em mente a penetrância incompleta e a considerável variabilidade fenotípica interfamiliar e intrafamiliar, bem como nova mutação dominante e deleção gênica. A gravidade da doença renal pode ser extremamente variável (desde oligoidrâmnio pré-natal ou anidrâmnio, até função renal normal na idade adulta) e não está correlacionada ao genótipo.[79]

A **síndrome de Meckel**, também conhecida como **síndrome de Meckel-Gruber**, é uma ciliopatia autossômica recessiva letal com 25% de risco de recorrência. Pode ser detectada por ultrassonografia entre 11 e 14 semanas de gestação, particularmente em famílias com gestações previamente afetadas.[101] O diagnóstico ultrassonográfico requer a identificação de pelo menos duas características da tríade clássica: **rins ecogênicos e císticos aumentados** (presentes em quase 100% dos casos); **encefalocele occipital** (60% a 85%); e **polidactilia pós-axial** (55%)[102] (Fig. 39.19). Durante o segundo trimestre de ultrassonografia, pode ser difícil detectar encefalocele e polidactilia por causa de oligoidrâmnio. Microcefalia pode ser uma pista útil para a presença de uma encefalocele. Os rins estão marcadamente aumentados (+4 DP), com aspecto cístico mosqueada da medula circundada pelo córtex hiperecoico.[103] Numerosos pequenos cistos estão presentes, a maioria menor que 5 mm. O diagnóstico da síndrome de Meckel é particularmente importante para o aconselhamento sobre o risco de recorrência e possível diagnóstico genético pré-natal e pré-implantação em futuras gestações. A síndrome de Meckel pode ser causada por mutações em 1 de pelo menos 13 genes. Sabe-se que as proteínas codificadas por esses genes são importantes na formação dos cílios.

Rins Hiperecoicos

Os rins fetais são considerados hiperecoicos ou "brilhantes" quando têm aspecto mais ecogênico do que o esperado quando comparados ao baço e ao fígado adjacentes (Fig. 39.20).[67] Os rins hiperecoicos visualizados na US pré-natal representam um dilema diagnóstico e prognóstico, particularmente se o VLA for normal. Existe um amplo diagnóstico diferencial, incluindo doenças renais geneticamente herdadas (**DRPAR, DRPAD, mutações HNF1β, síndrome de Bardet-Biedl, síndrome de Perlman, Simpson-Golabi-Behmel), displasia obstrutiva, aneuploidia**, infecções (especialmente **citomegalovírus**), **nefroblastomatose, trombose da veia renal**, lesão tóxica, isquemia e, em alguns casos, variante normal.[104]

O algoritmo proposto é útil para a avaliação de rins hiperecoicos (Fig. 39.21). Se houver evidências ultrassonográficas de obstrução do sistema urinário, a displasia renal for uma possibilidade, especialmente quando os rins são pequenos ou de tamanho normal e há cistos corticais periféricos.[85] Quando malformações extrarrenais são detectadas, a avaliação do cariótipo é indicada para excluir aneuploidia (especialmente **trissomia do 13**). Se os rins e as medidas biométricas estiverem acima do percentil 95, uma síndrome de crescimento exagerado (síndrome de Perlman, síndrome de Simpson-Golabi-Behmel) deve ser considerada. Em ambas as condições, há visceromegalia generalizada e o VLA pode estar aumentado. Na **síndrome de Perlman** pode haver micrognatia e ponte nasal deprimida. Na **síndrome de Simpson-Golabi-Behmel**, pode haver hérnia diafragmática congênita, fenda labial ou palatina e polidactilia. Na **síndrome de Bardet-Biedl**, além dos rins hiperecoicos aumentados, a polidactilia pós-axial pode ser detectada.

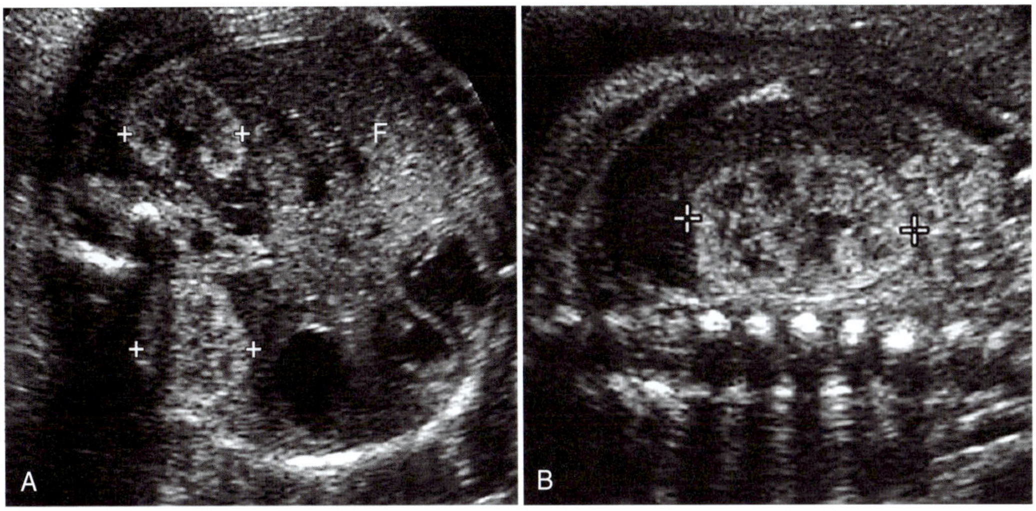

FIG. 39.20 Rins hiperecoicos. Projeções **(A)** transversais e **(B)** longitudinais de um feto de 24 semanas mostrando aumento da ecogenicidade cortical de ambos os rins (*cursores*), mais do que o esperado em comparação com o fígado *(F)* e aumento da diferenciação corticomedular. Os rins apresentam tamanho normal e VLA normal. Ultrassonografia na 32ª semana *(não mostrada)* mostrou resultados semelhantes. A ultrassonografia realizada no 8° dia pós-natal *(não mostrada)* confirmou rins de tamanho normal com aumento da ecogenicidade cortical, e vários pequenos cistos corticais. Os pais possuíam rins normais. O teste genético para doença renal policística autossômica recessiva (DRPAR) e fator nuclear de hepatócito 1β (HNF1β) foi negativo. A criança, aos 9 anos de idade, apresenta função renal normal. A ultrassonografia *(não mostrada)* exibe múltiplos cistos de 1 a 3 mm na medula e no córtex bilateralmente. Nenhuma causa definitiva para os rins císticos bilaterais foi identificada.

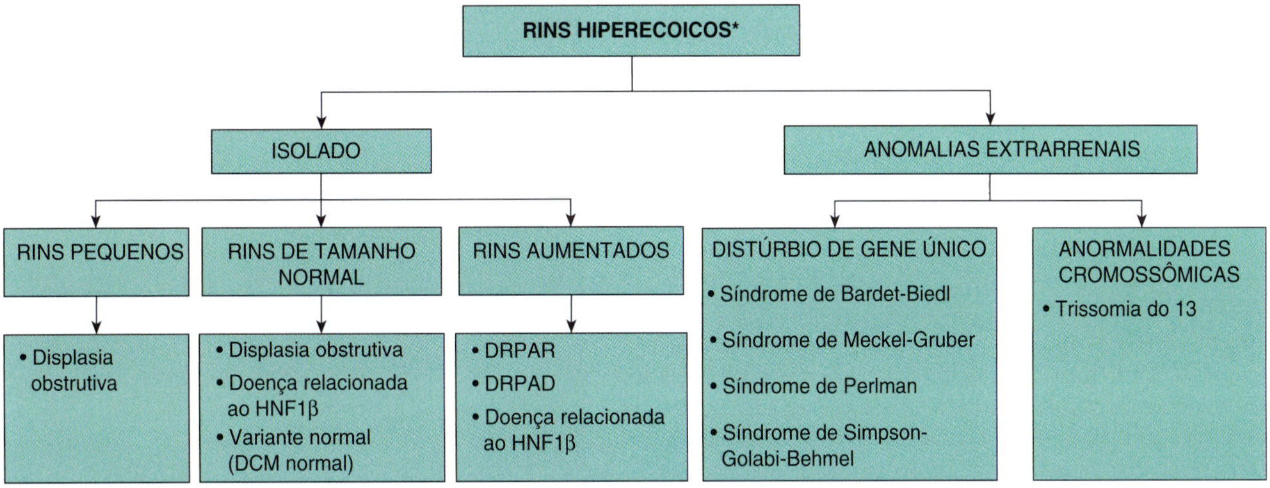

FIG. 39.21 Algoritmo para avaliação ultrassonográfica de rins hiperecoicos. *Sem histórico familiar. Caso contrário, uma história familiar positiva sugere a recorrência do distúrbio conhecido. *DRPAD*, doença renal policística autossômica dominante; *DRPAR*, doença renal policística autossômica recessiva; *DCM*, diferenciação corticomedular; *HNF1β*, doença relacionada ao fator nuclear 1 dos hepatócitos.

Em vários estudos prospectivos e retrospectivos de rins hiperecoicos isolados, bilateralmente aumentados, diagnosticados no período pré-natal, o diagnóstico subjacente mais comum foi DRPAR, seguido por DRPAD.[87,105,106] Uma história familiar detalhada e um exame ultrassonográfico dos rins dos pais são importantes. Na DRPAD, geralmente um dos pais tem a doença, e a ultrassonografia geralmente estabelece o diagnóstico. No entanto, novas mutações associadas à DRPAD podem ocorrer. O VLA normal favorece a DRPAR. Na DRPAR geralmente há oligoidrâmnio, e pode haver um irmão previamente afetado.

Apenas algumas das causas subjacentes dos rins hiperecoicos podem ser diagnosticadas durante o período pré-natal com base na história familiar, VLA, anormalidades associadas e análise genética.[107] Em muitos casos, o diagnóstico definitivo exigirá investigações pós-natais, incluindo análise histopatológica e do DNA. O tamanho dos rins e o VLA são os melhores preditores do resultado perinatal.[105,106] Os rins hiperecoicos bilaterais que apresentam tamanho normal com preservação das pirâmides medulares e que estão associados a um VLA normal têm desfecho favorável e podem representar uma variante normal.[85,108] Embora mais estudos sejam necessários para determinar fatores prognósticos específicos, em casos de rins hiperecoicos pré-natais, os pais devem ser orientados de que a doença renal parenquimatosa não pode ser descartada, e existe a possibilidade de insuficiência renal após o nascimento ou no início da infância.[109]

Neoplasia Renal

O **nefroma mesoblástico congênito** é a neoplasia renal mais comum nos fetos e nos recém-nascidos.[110] Ele é um hamartoma benigno composto por tecido mesenquimal (células fusiformes), em contraposição ao tecido epitelial do **tumor de Wilms**. O tumor de Wilms

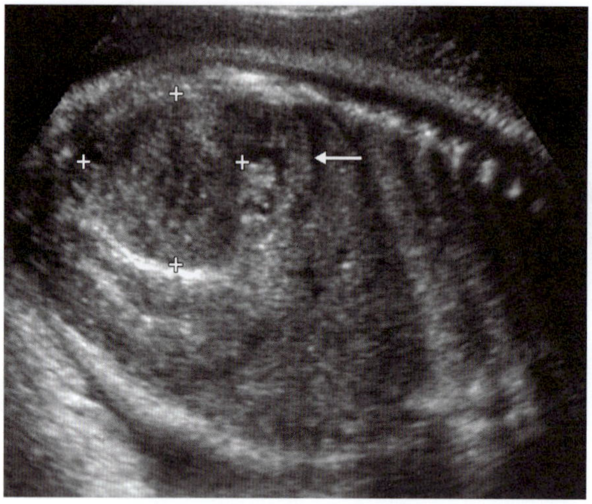

FIG. 39.22 Nefroma mesoblástico congênito. Corte longitudinal de um feto com 35 semanas mostrando uma grande massa sólida e heterogênea *(calipers)* substituindo a maior parte do rim direito, exceto pelo polo superior *(seta)*.

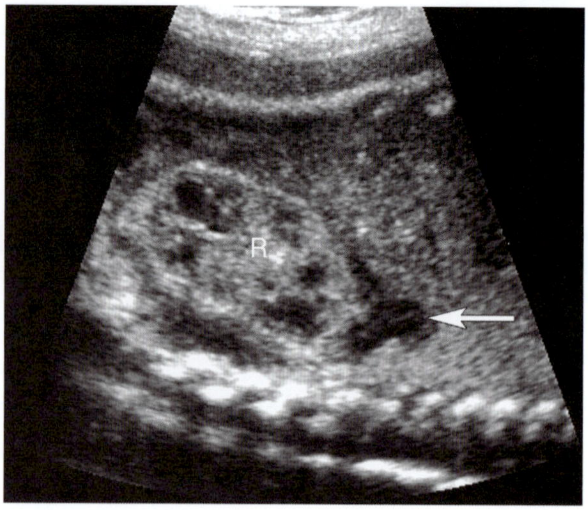

FIG. 39.23 Glândula suprarrenal normal. Corte longitudinal de um feto com 31 semanas demonstrando o formato em Y ou em V da glândula suprarrenal *(seta)* na borda superior do rim *(R)*.

é uma lesão maligna extremamente rara nos fetos. Ultrassonograficamente, o nefroma mesoblástico é indistinguível do tumor de Wilms. O nefroma mesoblástico é usualmente visto como uma massa sólida, moderadamente ecogênica, ocupando o lugar do rim ou parte dele[111] (Fig. 39.22). A massa pode demonstrar aumento de vascularização e componentes císticos. **Polidrâmnio** é uma associação frequente[110,112] e pode levar ao trabalho de parto pré-termo e à prematuridade. As complicações perinatais são comuns, incluindo sofrimento fetal agudo, hipertensão arterial neonatal e hipercalcemia.[110] Outros tumores renais fetais relatados incluem um **neuroblastoma** intrarrenal, um tumor muito mais frequentemente associado à glândula suprarrenal.[113]

Massas Suprarrenais

No final do primeiro trimestre, as glândulas suprarrenais normais aparecem como estruturas hipoecoicas com formato piramidal junto à porção superior dos rins hiperecoicos. Elas são bastante proeminentes, aproximadamente com a metade do tamanho dos rins. O tamanho das glândulas suprarrenais aumenta com a gestação, mas são relativamente menores do que os rins. Durante o segundo e o terceiro trimestres, a diferenciação corticomedular se mostra aparente, havendo medula hiperecoica e o córtex hipoecoico. Nos cortes ultrassonográficos longitudinais, as glândulas suprarrenais são visualizadas como estruturas em V ou em Y superiores aos rins (Fig. 39.23).

Anormalidades da glândula suprarrenal incluem hemorragia, cisto, hipertrofia e tumor. O diagnóstico diferencial das massas suprarrenais fetais inclui aquelas de origem suprarrenal (incluindo **neuroblastoma suprarrenal, hemorragia suprarrenal, cisto suprarrenal** e, **raramente, adenoma ou carcinoma adrenocortical**) e de origem extrassuprarrenal (incluindo origem renal [como **nefroma mesoblástico, anomalia de duplicação com hidronefrose, displasia cística do polo superior, urinoma**], **sequestro pulmonar** intra-abdominal, **cistos de duplicação entérica, cistos esplênicos** e **linfangioma**) (Tabela 39.3).[114-116]

Neuroblastoma pode ocorrer em qualquer lugar ao longo da cadeia simpática, mas 90% estão localizados na glândula suprarrenal. A aparência ultrassonográfica pré-natal é variável e varia de uma massa cística complexa com septações espessas (a apresentação mais comum) a uma massa sólida uniformemente ecogênica (Fig. 39.24), raramente calcificada.[116-118] É importante

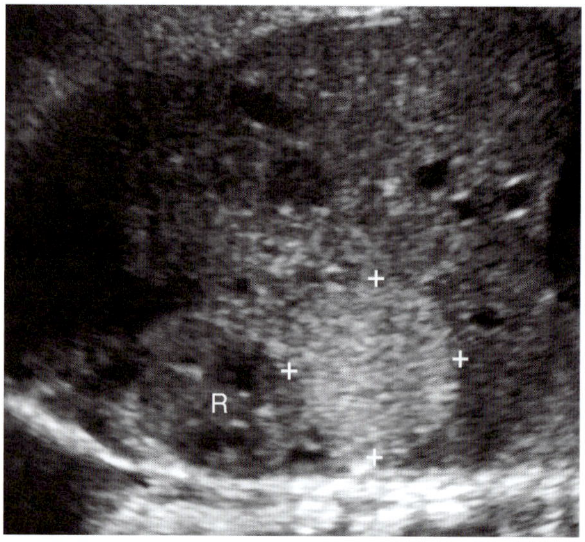

FIG. 39.24 Neuroblastoma suprarrenal. Corte longitudinal mostrando uma grande massa sólida *(cursores)* adjacente ao polo superior do rim *(R)* esquerdo. (Cortesia de John R Mernagh, MD, McMaster University Medical Center, Hamilton, Ontario.)

TABELA 39.3 Massas Suprarenais

Origem Suprarrenal	Origem Não Suprarrenal
Neuroblastoma Hemorragia Cisto Adenoma ou carcinoma	Origem renal: tumor (p. ex., nefroma mesoblástico), anomalia de duplicação, displasia cística do polo superior, urinoma Sequestro pulmonar intra-abdominal Cisto de duplicação entérica Cisto esplênico Linfangioma

ressaltar que um neuroblastoma cístico complexo é mais provável que regrida, enquanto aqueles com aparência ecogênica têm maior probabilidade de crescer.[116] A glândula suprarrenal não é identificada no lado ipsilateral. A maioria dos casos descritos de neuroblastoma foi identificada no terceiro trimestre. Metástases (fígado, placenta) e **hidropisia** são raras, mas já foram relatadas.[119,120] **Hipertensão fetal** com **cardiomiopatia** secundária diagnosticada na ecocardiografia fetal também foi relatada, devido à elevação das catecolaminas circulantes produzidas pelo tumor relacionada à compressão da artéria renal pela maior parte do tumor causando hipertensão renovascular.[121] A RM pode ser útil para a caracterização anatômica detalhada do tumor e extensão da doença.[116] Anomalias fetais associadas têm sido relatadas, particularmente defeitos cardíacos, além de certas síndromes.[120] Pode haver sinais/sintomas maternos de hipertensão arterial, taquicardia ou pré-eclâmpsia, que resultam de catecolaminas elevadas e se correlacionam com um estágio mais avançado da doença.[122]

Neuroblastomas detectados no período pré-natal geralmente têm desfecho favorável, e a ressecção cirúrgica normalmente é curativa.[120,123] Um estudo prospectivo recente que avaliou a observação expectante *versus* o manejo cirúrgico confirmou a segurança e a eficácia da observação expectante como estratégia de manejo primário em crianças menores de 6 meses com pequenas massas suprarrenais (tumores sólidos < 3,1 cm ou tumores císticos < 5 cm com pelo menos 25% de componente cístico) que mostraram estar no estágio 1 de acordo com o International Neuroblastoma Staging System.[124] Essa abordagem permite evitar a cirurgia em uma grande maioria de crianças, nas quais os tumores regridem espontaneamente.[124]

A **hemorragia suprarrenal**, que é muito mais comum nos recém-nascidos, pode apresentar aspecto ultrassonográfico similar ao da neoplasia suprarrenal ou renal. A ultrassonografia com Doppler colorido pode ser útil na diferenciação.[125] A chave para o diagnóstico da hemorragia suprarrenal é a evolução da lesão ao longo do tempo: as ultrassonografias seriadas demonstram mudança na ecogenicidade (de sólido para cístico) e redução do tamanho da massa.[126,127] Como os neuroblastomas também regridem, é importante manter acompanhamento pós-natal dos fetos com suposta hemorragia suprarrenal.

Dilatação do Sistema Urinário Superior

A dilatação do sistema urinário superior corresponde a aproximadamente 50% de todas as anormalidades renais detectadas no período pré-natal.[128] Pode ser unilateral ou bilateral e é mais comum em homens do que em mulheres.[129] Estudos prospectivos em populações não selecionadas relataram prevalência de 0,7% a 3,9% no segundo trimestre.[129-131] Na maioria dos casos (50% a 70%), a dilatação do sistema urinário é **transitória ou fisiológica** e não tem importância clínica.[132,133] Em outros casos, a dilatação é decorrente de uma etiologia obstrutiva ou não obstrutiva, incluindo **obstrução da junção ureteropélvica** (10% a 30%), **refluxo vesicoureteral** (10% a 40%), **obstrução da junção ureterovesical/megaureter** (5% a 15%), **válvulas uretrais posteriores** (1% a 5%) e causas incomuns (sistema dúplex, ureter ectópico, ureterocele, atresia uretral).[133]

"Hidronefrose" refere-se à dilatação anormal da pelve e dos cálices renais. O termo "pielectasia" implica uma forma mais branda de hidronefrose, apenas com dilatação da pelve renal. A medida do **diâmetro da pelve renal** (DPR) anteroposterior é

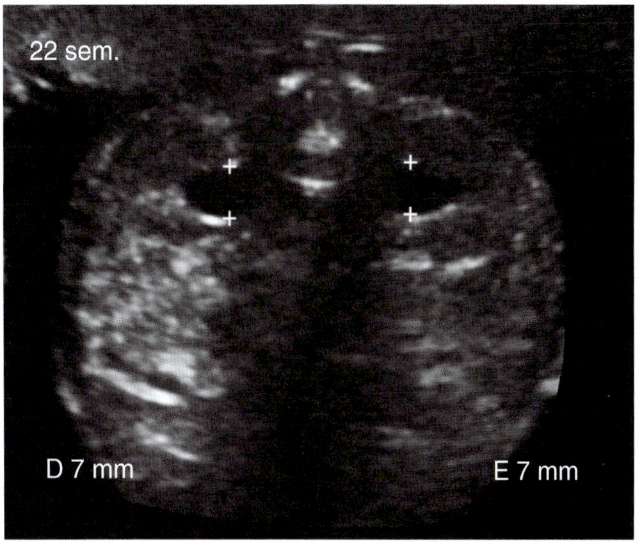

FIG. 39.25 Medida do diâmetro da pelve renal (DPR) anteroposterior. O corte transversal do abdome em um feto de 22 semanas, obtido com o feto em decúbito ventral, mostra a pelve renal dilatada bilateralmente. Os cursores estão posicionados na parte mais larga do fluido intrarrenal.

a técnica mais simples e mais utilizada para avaliar a dilatação da pelve renal. Para uma técnica ideal, uma imagem transversal dos rins é obtida com a coluna vertebral na posição de 12 ou 6 horas, e a medida deve ser realizada no diâmetro máximo da pelve **intrarrenal** (Fig. 39.25). O tamanho da pelve renal aumenta ao longo da gestação, e há nomogramas publicados de DPR.[6,134,135] Há controvérsia envolvendo a definição e a importância clínica da dilatação moderada da pelve renal, e diferentes valores limiares de DPR têm sido usados para o diagnóstico pré-natal de dilatação pélvica renal. Em geral, os valores limites para DPR variam entre 4 mm e 5 mm no segundo trimestre e entre 7 e 10 mm no terceiro trimestre.[130,131,136-142] Embora o uso de um valor de corte de 4 mm na metade da gestação possa aumentar a sensibilidade para a detecção da patologia renal, é importante perceber que ela pode causar alta taxa de falso-positivos, talvez gerando ansiedade parental desnecessária.[143] Fatores como estado de hidratação materna, pielectasia materna e tamanho da bexiga fetal podem afetar a medida de DPR.[144-147] Esses achados sugerem cautela ao considerar as implicações da dilatação pélvica renal com base em uma única medida de DPR. A **dilatação calicial** é um achado importante e é sempre patológico, independentemente do tamanho pélvico.[131,143] A **Society for Fetal Urology** propôs um sistema de classificação em 1993, com base no grau de dilatação da pelve renal (leve, moderada, acentuada), enquanto incluía também parâmetros de dilatação calicial e o surgimento do parênquima renal.[132,148] O sistema de classificação consiste em cinco graus: grau 0, representando ausência de dilatação, e graus 1 a 4, representando dilatação de gravidade crescente (Fig. 39.26).

Uma conferência de consenso em março de 2014 propôs um sistema de classificação padronizado para a dilatação do sistema urinário com base em sete parâmetros ultrassonográficos: (1) DPR anteroposterior; (2) dilatação calicial-central (cálices maiores) ou periférica (cálices menores); (3) espessura do parênquima renal (avaliação subjetiva); (4) aparecimento de parênquima renal (ecogenicidade, diferenciação corticomedular, cistos corticais);

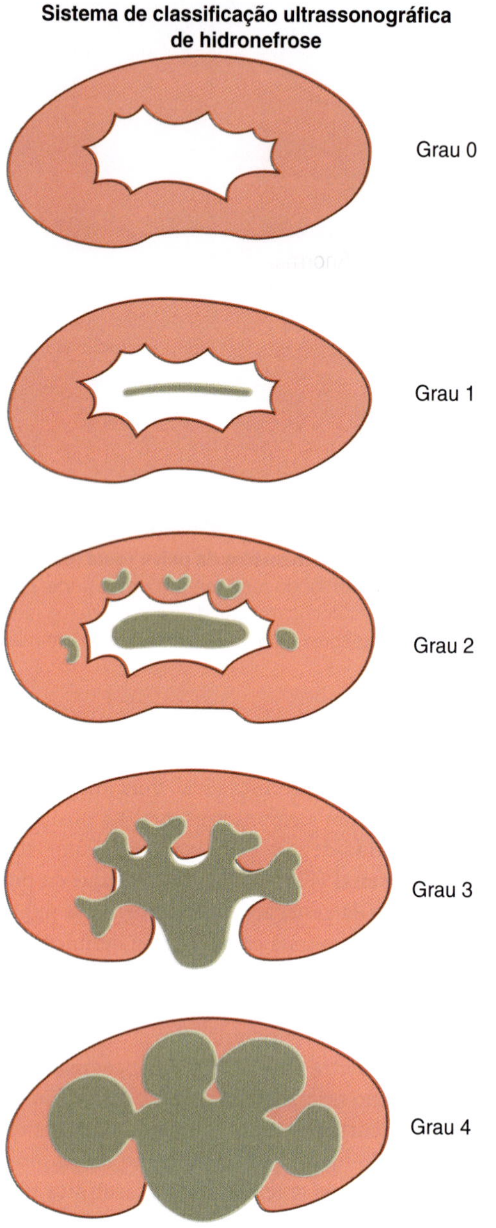

FIG. 39.26 Sistema de classificação da Society for Fetal Urology. Essa classificação é baseada na aparência da pelve renal, cálices e parênquima renal. **Grau 0**: sem hidronefrose; complexo renal central intacto. **Grau 1**: somente pelve renal dilatada; há algum líquido na pelve renal. **Grau 2**: pelve renal dilatada e alguns cálices são visíveis. **Grau 3**: todos os cálices estão dilatados. **Grau 4**: dilatação adicional da pelve renal e cálices, com parênquima renal fino. (Modificado de Baskin LS. Prenatal hydronephrosis. In: Baskin LS, Kogan B, Duckett J, editors. Handbook of pediatric urology. Philadelphia: Lippincott-Raven; 1997. p. 15.[281])

(5) anormalidades ureterais; (6) anormalidades da bexiga urinária; e (7) oligoidrâmnio.[133]

A classificação baseia-se na característica mais preocupante. Os limiares propostos para a **DPR normal são inferiores a 4 mm na 16ª a 27ª semana e inferiores a 7 mm na 28ª semana ou mais** (Tabela 39.4).

A detecção da dilatação do sistema urinário (pielectasia) é importante por dois motivos: **aneuploidia** e **uropatia pós-natal.** A importância da dilatação do sistema urinário como marcador de aneuploidia é discutido no Capítulo 31. A dilatação do sistema urinário geralmente é um achado isolado, mas um exame ultrassonográfico detalhado deve ser realizado para detectar outros processos patológicos do sistema urinário e anomalias não renais. Dilatação do sistema urinário pode ser a primeira manifestação de uropatia obstrutiva. Os estudos que correlacionaram o desfecho com a dilatação do sistema urinário variaram amplamente na metodologia, usando diferentes pontos de corte de DPR e diferentes medidas de desfecho. Em uma metanálise de 17 estudos (104.572 pacientes selecionados), Lee et al. examinaram a hidronefrose pré-natal (1.308 indivíduos) como preditor de desfecho pós-natal.[149] O risco de qualquer patologia pósnatal foi de 12% no caso de hidronefrose leve, 45% no caso de hidronefrose moderada e 88% no caso de hidronefrose grave (Tabela 39.5). Houve aumento significativo no risco de patologia pós-natal com o aumento do grau de hidronefrose. Um estudo prospectivo feito por Sairam et al.[131] relatou a história natural da hidronefrose diagnosticada em 227 fetos pela US do segundo trimestre em uma população não selecionada. Eles descreveram que 96% dos fetos com hidronefrose leve (DPR > 4 mm e < 7 mm entre 18 e 23 semanas) apresentaram resolução no terceiro trimestre ou no início do período neonatal; nenhum precisou de cirurgia pós-natal. No entanto, aproximadamente um em cada três fetos com hidronefrose moderada a grave (DPR > 7 mm ou caliectasia entre 18 e 23 semanas) necessitou de cirurgia pós-natal. Uma metanálise de Sidhu et al., combinou dados de sete estudos e relatou os achados da ultrassonografia renal pós-natal seriada em crianças com hidronefrose pré-natal isolada.[150] Houve resolução, melhora ou estabilização da hidronefrose em 98% dos pacientes com SFU de graus 1 e 2 e estabilização da hidronefrose em 51% dos pacientes com SFU de graus 3 e 4. Esses resultados sugerem que a hidronefrose leve é uma condição relativamente benigna.

A progressão intrauterina também aumenta a probabilidade de uropatia pós-natal e cirurgia urológica.[141,151-153] Um DPR anormal no terceiro trimestre é o melhor critério de ultrassonografia para predizer uropatia pós-natal.[128,141] Em casos de dilatação leve e isolada do sistema urinário, exames de acompanhamento seriados a cada 3 a 4 semanas não são necessários, mas recomenda-se repetir a ultrassonografia no terceiro trimestre. Como a resolução pré-natal tem se mostrado frequente,[131,142] a US também identificará um grupo no qual o acompanhamento pós-natal pode nem ser necessário.[133] Em geral, quanto maior o DPR, menor a taxa de resolução espontânea, mais provável é a associação com patologia pós-natal e maior a necessidade de cirurgia pós-natal.[131,150,154-156]

Foi proposta uma estratificação de risco da dilatação pré-natal do sistema urinário em um grupo de baixo risco e um grupo de alto risco.[133] Os fetos com dilatação leve isolada do sistema urinário são classificados no grupo de baixo risco (Fig. 39.27) se o DPR for de 4 a menos de 7 mm com menos de 28 semanas e de 7 a menos de 10 mm com 28 semanas ou mais. Fetos com graus mais elevados de dilatação do sistema urinário (DPR ≥ 7 mm a < 28 semanas e ≥ 10 mm a ≥ 28 semanas) ou qualquer um de vários achados — dilatação calicial periférica, espessura ou aparência anormal do parênquima renal, ureter dilatado, bexiga urinária anormal ou oligoidrâmnio — são considerados com risco aumentado de uropatia pós-natal (Fig. 39.28).

A maioria das crianças identificadas no período pré-natal como tendo dilatação do sistema urinário apresenta-se assintomática ao nascimento. Nefrologistas e urologistas pediátricos variam muito em seu manejo da dilatação do sistema urinário no período pré-natal, porque falta um protocolo com base em evidências.[132,157,158] Não há diretrizes uniformemente aceitas em relação à profilaxia antibiótica, ao acompanhamento pós-natal e à cirurgia. No entanto, a

TABELA 39.4 Sistema de Classificação do Sistema Urinário e Acompanhamento

	Baixo Risco	Risco Aumentado
DIAGNÓSTICO		
Diâmetro da pelve renal 16 a 27 semanas	4 < 7 mm	≥ 7 mm
Diâmetro da pelve renal ≥ 28 semanas	7 < 10 mm	≥ 10 mm
Dilatação calicial	Apenas central	Periférico
Espessura do parênquima	Normal	Anormal
Aparência do parênquima	Normal	Anormal
Ureteres	Normal	Anormal
Bexiga	Normal	Anormal
Fluido aminiótico[a]	Normal ou aumentado	Oligoidrâmnio
ACOMPANHAMENTO		
Período de gestação	Ultrassonografia adicional ≥ 32 semanas	US de acompanhamento inicial em 4 a 6 semanas[b]
Pós-natal até 1 mês de idade	Duas ultrassonografias adicionais > 48 horas 1 a 6 meses após	Considere a profilaxia antibiótica US em > 48 horas a 1 mês[b]
Outro	Modificação do risco de aneuploidia, se houver indicação	Modificação do risco de aneuploidia, se houver indicação Parecer especializado (p. ex., nefrologia, urologia)

[a]Líquido amniótico pode estar anormal em fetos de baixo risco devido a uma causa não renal (como restrição de crescimento intrauterino ou ruptura prematura de membranas).
[b]Certas situações (anormalidades graves, como válvulas uretrais posteriores ou hidronefrose grave bilateral) podem exigir acompanhamento mais frequente.
Modificado de Nguyen HT, Benson CB, Bromley B et al. Multidisciplinary consensus on the classification of prenatal and postnatal urinary tract dilation (UTD classification system). J Pediatr Urol. 2014;10(6):982-998.[133]

TABELA 39.5 Risco de Patologia Pós-natal por Grau de Hidronefrose Pré-natal

	GRAU DE HIDROFROSE PRÉ-NATAL, % (INTERVALO DE CONFIANÇA DE 95%)			
Patologia	**Leve**	**Moderada**	**Grave**	**Valor *P***
Qualquer patologia	11,9 (4,5 a 28,0)	45,1 (25,3 a 66,6)	88,3 (53,7 a 98,0)	< 0,001
Junção ureteropélvica	4,9 (2,0 a 11,9)	17,0 (7,6 a 33,9)	54,3 (21,7 a 83,6)	< 0,001
Refluxo vesicoureteral	4,4 (1,5 a 12,1)	14,0 (7,1 a 25,9)	8,5 (4,7 a 15,0)	0,10
Válvulas uretrais posteriores	0,2 (0,0 a 1,4)	0,9 (0,2 a 2,9)	5,3 (1,2 a 21,0)	< 0,001
Obstrução ureteral	1,2 (0,2 a 8,0)	9,8 (6,3 a 14,9)	5,3 (1,4 a 18,2)	0,025
Outros[a]	1,2 (0,3 a 4,0)	3,4 (0,5 a 19,4)	14,9 (3,6 a 44,9)	0,002

[a]Inclui a síndrome da barriga em ameixa seca (*prune belly*), síndrome de VATER e não classificada.
A hidronefrose foi classificada com base no diâmetro anteroposterior da pelve renal:
Segundo trimestre: leve 4 a < 7 mm, moderada 7 a 10 mm, grave > 10 mm.
Terceiro trimestre: leve 7 a < 9 mm, moderada 9 a 15 mm, grave > 15 mm.
Modificada de Lee RS, Cendron M, Kinnamon DD, Nguyen HT. Antenatal hydronephrosis as a predictor of postnatal outcome: a meta-analysis. Pediatrics. 2006;118(2):586-593.[149]

ultrassonografia renal pós-natal é o primeiro exame de escolha. No neonato, o estado relativo de desidratação e oligúria fisiológica nas primeiras 24 a 48 horas de vida pode resultar em grau subestimado de dilatação e ultrassonografia renal falso-negativa.[159] Portanto, a US não deve ser realizada antes de 48 horas após o nascimento, exceto nos casos de oligoidrâmnio, obstrução uretral e dilatação bilateral de alto grau. É importante reconhecer que o estado de hidratação pode causar aumento transitório do tamanho pélvico renal e também afeta o volume da bexiga. Na presença de dilatação do sistema urinário, a ultrassonografia deve ser repetida após o esvaziamento da bexiga, a fim de avaliar com precisão a gravidade da dilatação do sistema urinário. Muitos autores realizariam uretrocistografia miccional apenas quando os achados ultrassonográficos renais pósnatais forem anormais.[160,161] A indicação de imagem renal funcional pela cintilografia renal depende da situação clínica particular. Recentemente, a urografia por ressonância magnética

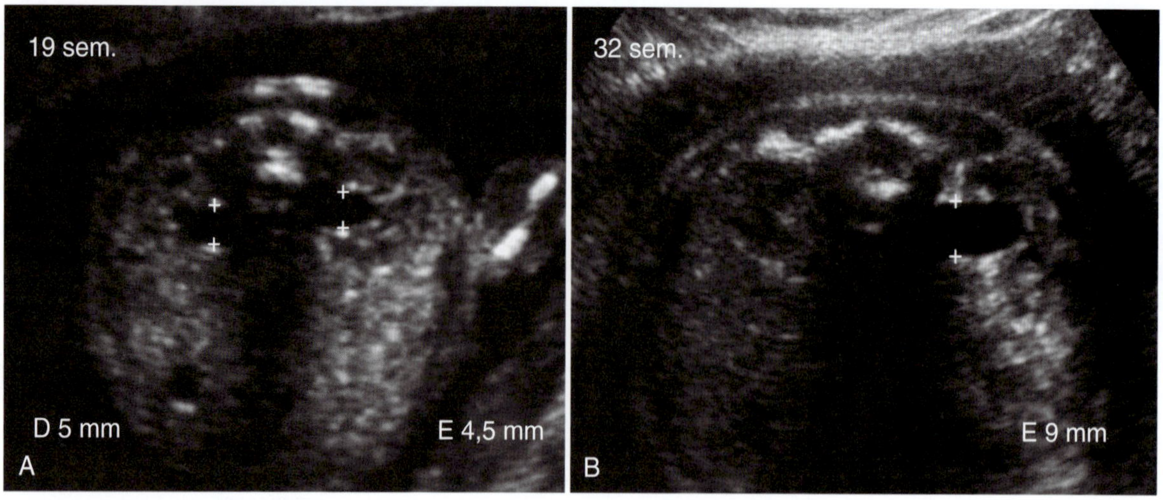

FIG. 39.27 Dilatação do sistema urinário – baixo risco. (A) Rins fetais na 19ª semana de gestação. A imagem transversal demonstra um diâmetro pélvico renal (DPR) anteroposterior medindo 5 mm bilateralmente. **(B)** Rins fetais na 32ª semana gestacional (caso diferente). A imagem transversal demonstra DPR anteroposterior medindo 9 mm no rim esquerdo.

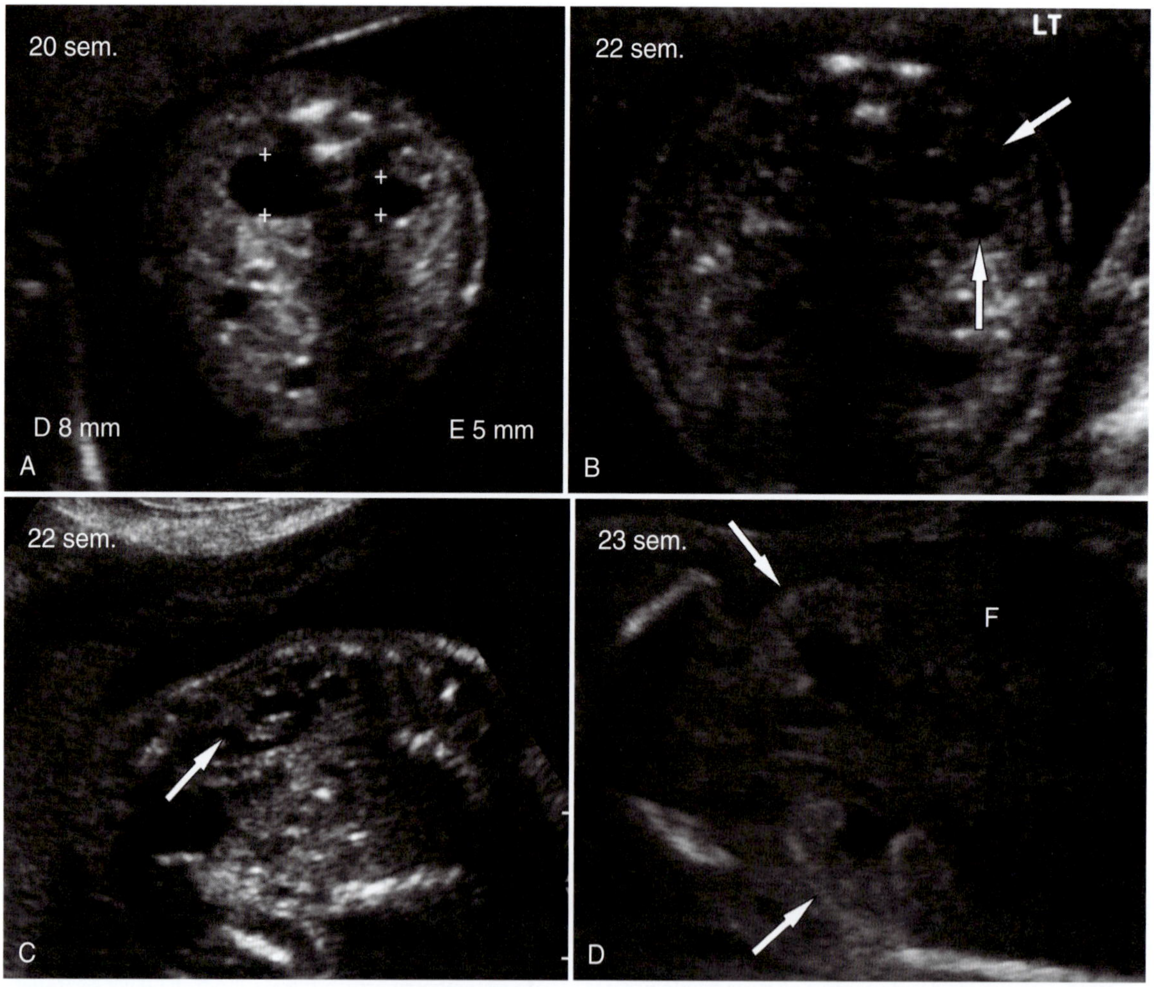

FIG. 39.28 Dilatação do sistema urinário – risco aumentado. (A) Rins fetais na 20ª semana gestacional. A imagem transversal demonstra um diâmetro da pelve renal (DPR) anteroposterior medindo 8 mm (*cursores*) no rim direito. **(B)** A imagem transversal em um feto diferente na 22ª semana demonstra um DPR anteroposterior medindo 6 mm no rim esquerdo, mas há dilatação calicial periférico (*setas*). **(C)** No mesmo feto que **(B)**, a visão sagital demonstra a dilatação calicial periférica e um ureter dilatado (*seta*). A bexiga não está dilatada. **(D)** Em um feto diferente na 23ª semana de gestação, a imagem coronal mostra parênquima renal anormal bilateralmente (*setas*), que é mais ecogênico que o fígado *(F)*. O DPR (medido na vista transversal, *não mostrado*) foi de 6 mm. LT = esquerda.

mostrou-se promissora como um método para avaliar a função renal sem o uso de radiação.[162,163]

Em resumo, propomos o seguinte protocolo de tratamento para a dilatação do sistema urinário detectada no segundo trimestre com relação à repetição da US pré-natal, US pós-natal e profilaxia antibiótica após o parto, com base nas diretrizes de consenso publicadas recentemente:[133]

1. **Grupo de baixo risco**: se uma leve dilatação isolada do sistema urinário for detectada na idade gestacional de 16 a 27 semanas, a repetição da US é recomendada na 32ª semana ou mais tarde para reavaliar o DPR, os rins, a bexiga e o VLA. Os pais são aconselhados de que é um achado comum e pode ser fisiológico ou transitório, e que o risco de uropatia pós-natal é pequeno. Se a ultrassonografia com 32 semanas de idade gestacional ou mais tardia apresentar resolução (DPR < 7 mm) e nenhum outro achado, nenhum acompanhamento pré-natal ou pós-natal é necessário. Se a dilatação do sistema urinário persistir (DPR 7 a < 10 mm), duas ultrassonografias renais pós-natais devem ser realizadas: a primeira em mais de 48 horas, mas menos de 1 mês após o nascimento, e a segunda após 1 a 6 meses.
2. **Grupo de risco aumentado**: para fetos nesta categoria, recomenda-se a repetição da ultrassonografia em 4 a 6 semanas, mas a frequência do monitoramento ultrassonográfico fica a critério do profissional de saúde, dependendo dos achados. Recomenda-se também consulta pré-natal com especialistas em pediatria (nefrologia, urologia), principalmente em situações que podem resultar em disfunção renal acentuada ou possível intervenção cirúrgica. Para fetos com DPR igual ou superior a 10 mm na ultrassonografia do terceiro trimestre, nossa abordagem é iniciar a profilaxia antibiótica após o parto, conforme os resultados da ultrassonografia renal pós-natal.

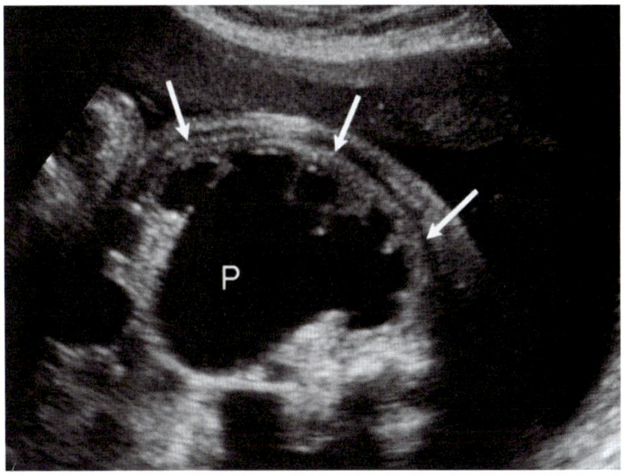

FIG. 39.29 Obstrução da junção ureteropélvica. Corte longitudinal exibindo caliectasia moderada e uma pelve (*P*) renal extremamente dilatada, com adelgaçamento do córtex (*setas*).

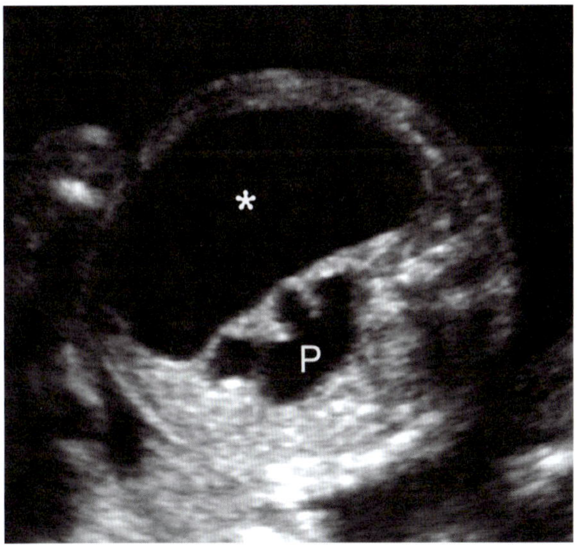

FIG. 39.30 Urinoma perirrenal. Corte transversal do abdome de um feto com 22 semanas de gestação mostrando um grande urinoma perirrenal (*) deslocando e comprimindo o rim que mostra dilatação dos cálices e da pelve (*P*) renal causada por obstrução da junção ureteropélvica. Ver também Vídeo 39.7.

Obstrução da Junção Ureteropélvica

A obstrução ao nível da junção ureteropélvica é a causa mais comum de hidronefrose neonatal não fisiológica,[164-166] com incidência de 1 em 2.000 nascidos vivos.[167] As maiores causas de obstrução na JUP são funcionais (ocasionadas por anormalidades musculares) em vez de resultado de lesões anatômicas fixas como as aderências fibrosas, enroscamentos, válvulas ou vasos aberrantes.[168] No entanto, a etiologia da obstrução funcional é multifatorial e provavelmente poligênica, sem causa conhecida na maioria dos casos.[165] A obstrução da JUP é mais comum no sexo masculino, mais frequentemente unilateral e no lado esquerdo.[169]

Na ultrassonografia, uma pelve renal dilatada com ou sem caliectasias é identificada. O ureter e a bexiga não estão dilatados. A obstrução crônica grave leva ao apagamento dos cálices e ao adelgaçamento do córtex renal (SFU grau 4) (Fig. 39.29). Raramente, a pelve renal pode se encontrar extremamente dilatada, apresentando-se como uma grande massa cística uniloculada. A ruptura do sistema coletor resulta no desenvolvimento de um urinoma perinatal (Fig. 39.30, Vídeo 39.7). Este mecanismo "de escape" pode proteger o rim obstruído de maior dano pré-natal e pode diminuir o grau de hidronefrose. Entretanto, o rim afetado deve ser cuidadosamente avaliado quanto à displasia renal devido à probabilidade de cerca de 80% de presença de rim ipsilateral não funcionante displásico.[170]

O VLA geralmente é normal, mas pode estar paradoxalmente aumentado. Quando a hidronefrose unilateral é acompanhada por oligoidrâmnio, uma pesquisa por patologia renal contralateral é justificada (p. ex., agenesia renal, displasia renal multicística). A obstrução da JUP pode estar associada a RVU e outras anormalidades extrarrenais. Quando o rim contralateral é normal, a identificação pré-natal da obstrução unilateral da JUP não deve alterar a conduta obstétrica. Nos casos de obstrução unilateral da JUP diagnosticados antes da 24ª semana, a dilatação grave (DPR > 15 mm) é preditiva de insuficiência renal pós-natal no rim afetado.[171] Quando há obstrução bilateral da JUP, o prognóstico depende da gravidade e da duração da obstrução e do VLA. Avaliações ultrassonográficas seriadas são necessárias para se ter acesso ao VLA, à progressão da hidronefrose e ao desenvolvimento da displasia renal. O parto precoce raramente é indicado, exceto quando há obstrução bilateral progressiva com oligoidrâmnio grave. Algoritmos de tratamento para hidronefrose devido a obstrução JUP incluem abordagens conservadoras e cirúrgicas, dependendo da gravidade da hidronefrose.

Obstrução da Junção Ureterovesical e Megaureter Primário

A obstrução da junção vesicoureteral é mais comum no sexo masculino e apresenta-se bilateral em até 25% dos casos.[172] Anomalias coexistentes do sistema urinário (RVU, obstrução da JUP, displasia multicística) estão frequentemente presentes. Os **megaureteres** primários são classificados em três tipos. No tipo I, ou megaureter obstruído primário, há dilatação proximal devido à obstrução relativa por um curto segmento aperistáltico do ureter próximo à junção vesicoureteral. O trajeto transvesical e a inserção do ureter são normais. Acredita-se que seja devido a distúrbio muscular com aumento do tecido conjuntivo no segmento afetado do ureter. O tipo II, ou megaureter primário de refluxo, geralmente é resultante de uma anormalidade envolvendo ou intimamente associada à junção vesicouretral, incluindo um ureter intravesical curto ou ausente, um divertículo paraureteriano congênito ou outra anormalidade da junção vesicoureteral. O tipo III, ou megaureter primário não obstruído, é o mais comum dos três tipos. Como o nome sugere, nem o refluxo nem a obstrução aparente do ureter distal são encontrados. A dilatação começa logo acima da bexiga e a causa é desconhecida.[173]

Na ultrassonografia, o rim afetado mostra dilatação do ureter com ou sem dilatação da pelve renal (Vídeo 39.8). Um ureter levemente dilatado pode ser difícil de reconhecer ou ser confundido com intestino, embora o conteúdo intestinal seja geralmente mais ecogênico do que a urina. A identificação do peristaltismo em uma estrutura tubular cheia de líquido não confirma o intestino, porque pode ocorrer nos casos de hidroureter. Para ter certeza, os segmentos císticos serpiginosos devem ser rastreados até a pelve renal ou bexiga urinária. Além disso, o ureter geralmente entra em contato próximo com a coluna, mas o intestino delgado não. A dilatação ureteral pode ser grave, portanto, o tamanho isolado não exclui o megaureter como um possível diagnóstico.

Nos casos diagnosticados no período pré-natal como megaureter, a antibioticoterapia profilática é iniciada logo após o nascimento, devido ao alto risco de infecções urinárias. Investigações pós-natais incluindo ultrassonografia e cistouretrografia miccional são necessárias para excluir o RVU e a obstrução da saída da bexiga. Na ausência de obstrução uretral ou RVU, um renograma com diurético é realizado para avaliar a obstrução da junção vesicoureteral. A maioria dos casos de megaureter primário ou melhora espontaneamente ou melhora quando tratado de modo conservador.[174,175] O grau de dilatação do sistema urinário e o tipo de megaureter são preditores significativos da taxa de resolução espontânea.[174,176]

Anomalias de Duplicação

Embriologicamente, o rim duplo resulta de dois botões ureterais que se originam do ducto mesonéfrico para crescer no blastema metanéfrico. A duplicação do sistema coletor pode ser parcial ou completa. Muitos casos são encontrados incidentalmente na população geral, sem importância clínica.[177] Na **duplicação completa**, dois sistemas pielocaliciais e dois ureteres separados drenam o rim. O ureter do polo inferior geralmente se insere na bexiga urinária no local normal, embora a porção intramural seja mais curta que o normal. O ureter do polo superior muitas vezes se insere ectopicamente, inferior e medialmente ao óstio do ureter inferior do polo (**regra de Weigert-Meyer**).[173,177] Esse óstio pode estar estenótico e obstruído, e muitas vezes há ureterocele. O ureter do polo superior pode apresentar uma inserção inteiramente fora da bexiga urinária (p. ex., na uretra ou na vagina). Classicamente, o óstio do polo superior obstrui, enquanto o do polo inferior reflui. Achados ultrassonográficos úteis para o diagnóstico pré-natal incluem aumento renal unilateral, identificação de duas pelves renais não comunicantes separadas, hidronefrose no polo superior e/ou inferior, ureter(es) dilatado(s) ipsilateral(is) e ureterocele.[178-181] O achado de dilatação do sistema coletor do polo superior e ureterocele é o melhor indício diagnóstico[178,179] (Fig. 39.31). O polo inferior também pode parecer hidronefrótico devido ao RVU. Em alguns casos, a identificação de dois sistemas coletores separados, ou o polo inferior não dilatado de um rim duplicado, pode ser difícil devido ao seu tamanho pequeno e deslocamento pela pelve renal e pelos ureteres superiores dilatados. Demonstrou-se que a dilatação da pelve renal progride com o aumento da idade gestacional e, em muitos casos, o diagnóstico de rim duplicado torna-se aparente apenas no terceiro trimestre.[180,181]

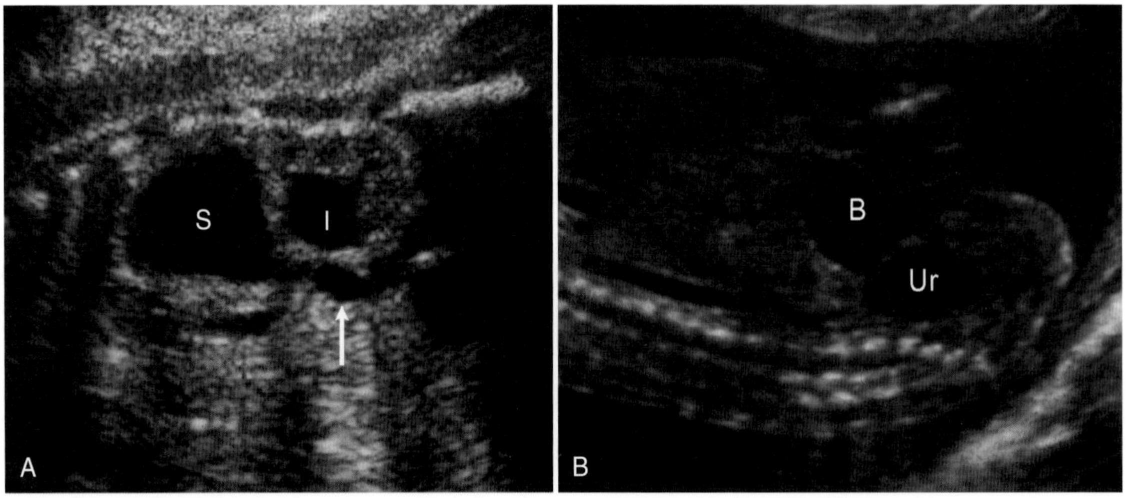

FIG. 39.31 Anomalias de duplicação. (A) Corte longitudinal mostrando dois sistemas coletores separados. A pelve do polo superior renal (*S*), hidronefrótica, continua com o ureter dilatado (*seta*). O sistema coletor do polo inferior (*I*) está dilatado devido ao refluxo. **(B)** Corte longitudinal da pelve mostrando uma ureterocele (*Ur*) separada do lúmen da bexiga (*B*) por uma parede fina e curvilínea da ureterocele.

Achados Relacionados à Duplicação Renal

Aumento renal unilateral
Dois ductos renais separados não comunicantes
Hidronefrose do polo superior e/ou inferior
Ureter(s) dilatado(s) ipsilateral(is)
Ureterocele

Ureteroceles são dilatações císticas do ureter submucoso intravesical. Uma avaliação cuidadosa da bexiga urinária é necessária para detectar a **ureterocele**, que é visualizada como um cisto de paredes finas bem-definido na bexiga (Fig. 39.31B). O diagnóstico é fácil quando a bexiga está parcialmente cheia, mas pode ser negligenciado se a bexiga estiver vazia ou minimamente distendida. A bexiga cheia pode comprimir a ureterocele, levando a não visualização. Uma pequena ureterocele não obstrutiva pode ser um achado incidental. No entanto, a maioria dos ureteroceles é detectada no período pré-natal durante a avaliação da hidronefrose.[182] Uma ureterocele grande pode cruzar a linha média e obstruir o ureter contralateral ou a saída da bexiga e causar hidronefrose bilateral. Ureteroceles que são grandes ou prolapsadas na uretra podem causar obstrução da saída da bexiga. A terapia fetal, como a cirurgia a *laser* fetoscópica para descomprimir a obstrução uretral distal, pode ser útil em casos com obstrução progressiva da saída da bexiga, oligoidrâmnio ou preocupações com danos permanentes ao parênquima renal.[183]

Sistemas coletores duplicados comprometidos estão associados à morbidade substancial. O prognóstico depende do grau de lesão renal decorrente do refluxo e obstrução. O desfecho é melhorado pelo diagnóstico pré-natal, porque possibilita o planejamento dos cuidados pós-natais, incluindo a administração de antibióticos profiláticos desde o nascimento, reduzindo a incidência de infecções urinárias e comprometimento da função renal.[181,184]

Refluxo Vesicoureteral

O RVU pode ser **primário** (mecanismo valvular incompetente na JUV) ou **secundário** (devido à obstrução no sistema urinário e pressão alta no detrusor). O principal achado ultrassonográfico pré-natal é a hidronefrose, que pode ser unilateral ou bilateral. O ureter pode estar dilatado. A dilatação intermitente do sistema coletor favorece o RVU. As flutuações e as variações no DPR (alterações de mais de 3 mm) durante o transcorrer de um exame obstétrico foram fortemente associadas a RVU de alto grau (graus IV ou V).[185] O RVU pode estar associado a outras anormalidades renais, incluindo **obstrução da JUP, duplicação renal, RMD** e **agenesia renal unilateral**.[177,186]

A prevalência relatada de RVU nas crianças com hidronefrose identificada na fase pré-natal varia bastante devido aos diferentes valores de corte do DPR utilizados para a inclusão e aos diferentes protocolos para investigação pós-natal (uretrocistografia retrógrada em todos os casos ou apenas após uma ultrassonografia renal pós-natal anormal). Uma revisão sistemática recente de 18 estudos mostrou prevalência média de 15% para o RVU primário pós-natal após a identificação de hidronefrose pré-natal.[187]

Uma ultrassonografia normal pós-natal não exclui RVU. Entretanto, se dois exames de ultrassonografia renal sucessivos (com 5 dias e com 1 mês) forem normais, a uretrocistografia retrógrada mostrou anormalidades em apenas 6,7% dos pacientes.[188] O refluxo neonatal é mais comum nos meninos. Ele é mais comumente de baixo grau, com uma alta taxa de resolução espontânea por volta dos 2 anos de idade.[189] No entanto, naquelas crianças com RVU de alto grau, a resolução espontânea é rara. Há uma correlação significativa entre o RVU de alto grau e os achados tanto de displasia renal na ultrassonografia quanto de cicatrizes de lesão renal na cintilografia com DMSA.[189,190] A maioria dos neonatos com RVU é submetida à conduta conservadora com antibioticoterapia profilática.

Obstrução do Sistema Urinário Inferior

A **megabexiga** fetal foi descrita entre 10 a 14 semanas de gestação quando o diâmetro da bexiga longitudinal é de 7 mm ou mais[191] (Fig. 39.32). No segundo ou terceiro trimestre, a definição de megabexiga é mais subjetiva, mas inclui uma bexiga aumentada que não consegue esvaziar em mais de 45 minutos de observação.[192,193] Ente a 10ª e a 14ª semana gestacional, a incidência é de 1:1.600.[191] Em um estudo realizado com 145 fetos com megabexiga precoce, quando o diâmetro da bexiga mediu entre 7 e 15 mm, anormalidades cromossômicas foram detectadas em aproximadamente 25% dos casos.[194] Nos fetos com cariótipo normal, houve resolução espontânea da megabexiga até a 20ª semana gestacional em 90% dos casos. Ao contrário, havendo megabexiga grave, definida como comprimento da bexiga maior que 15 mm, o risco de defeitos cromossômicos foi de 11%; e no grupo cromossomicamente normal, ele estava invariavelmente associado à uropatia obstrutiva progressiva.[194] Portanto, US de acompanhamento e avaliação do cariótipo em casos de megabexiga identificada no primeiro trimestre são necessárias para fornecer informações prognósticas e identificar a função, se houver, de um procedimento fetal diagnóstico ou terapêutico.

Causas da Megabexiga Fetal

Válvula uretral posterior
Atresia ou estenose uretral
Ureterocele
Síndrome do abdome de ameixa seca
Megauretra
Malformação cloacal
Síndrome de megabexiga-microcólon-hipoperistaltismo intestinal

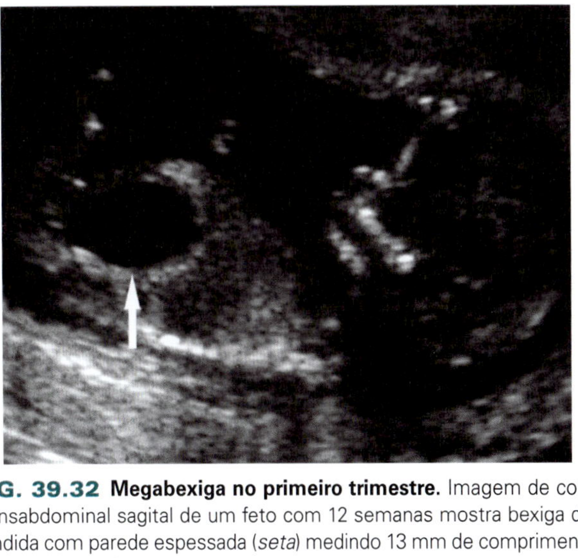

FIG. 39.32 Megabexiga no primeiro trimestre. Imagem de corte transabdominal sagital de um feto com 12 semanas mostra bexiga distendida com parede espessada (*seta*) medindo 13 mm de comprimento. Não há hidronefrose.

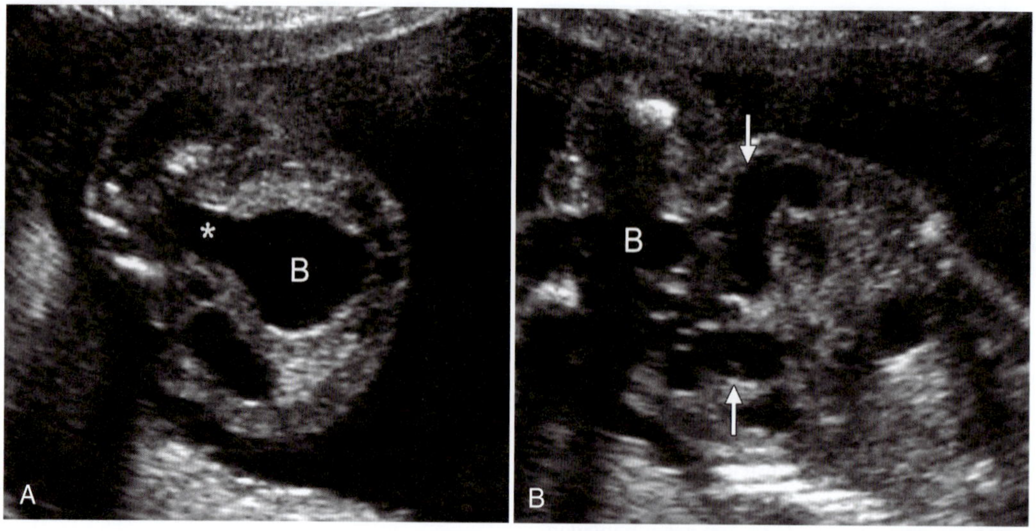

FIG. 39.33 Válvulas uretrais posteriores causando obstrução no nível uretral. (A) Bexiga urinária (*B*) e uretra proximal (*) dilatadas dão o aspecto de buraco de fechadura característico da obstrução uretral em um feto de 21 semanas. **(B)** Corte coronal mostrando ureteres tortuosos e dilatados (*setas*).

As **válvulas uretrais posteriores** constituem a causa mais comum de obstrução do sistema urinário inferior (OSUI), seguidas por atresia ou estenose uretral. As válvulas uretrais posteriores são observadas exclusivamente nos meninos e podem causar obstrução total, intermitente ou parcial, com prognósticos variáveis. A maior parte dos casos é esporádica, ocorrendo em 1 em cada 5.000 nascimentos de meninos e o risco de recorrência é pequeno.[195] A pressão intravesical gerada secundariamente à obstrução resulta em uma bexiga urinária persistentemente dilatada, com uretra proximal dilatada (**sinal do buraco de fechadura**) (Fig. 39.33). No entanto, o "sinal do buraco de fechadura" não é um indicador confiável de válvulas uretrais posteriores, porque também pode ser encontrado em fetos com outras patologias, incluindo o RVU e o megaureter primário.[196] Pode haver espessamento da parede vesical (espessura > 3 mm) ou uma bexiga de parede fina muito distendida, com hidroureteres bilaterais tortuosos e hidronefrose. Se a obstrução for grave e de longo prazo, pode haver o desenvolvimento de fibrose progressiva do parênquima renal e displasia, resultando em oligoidrâmnio grave, hipoplasia pulmonar e deformidades por compressão (síndrome de Potter). Pode haver ruptura espontânea da bexiga com ascite urinária (Fig. 39.34) ou ruptura calicial com urinoma perirrenal.[197] Se ocorrer descompressão espontânea, essa "válvula de escape" pode proteger os rins de maior lesão pré-natal e diminuir o grau de hidronefrose.

A **atresia uretral** causa a forma mais grave e precocemente detectada de uropatia obstrutiva. As características ultrassonográficas incluem bexiga muito distendida que pode preencher todo o abdome e anidrâmnio após o primeiro trimestre (Fig. 39.35). A atresia uretral é quase sempre fatal, em virtude de displasia renal associada e hipoplasia pulmonar, e apenas relatos de casos de sobreviventes após o tratamento pré-natal foram descritos.[195,198]

A **síndrome do abdome em ameixa seca** (síndrome *de prune belly*) é um distúrbio congênito raro caracterizado por megabexiga, deficiência da musculatura abdominal e criptorquidia. Raramente é relatada em mulheres. Diversos mecanismos para a patogênese da síndrome do abdome em ameixa seca têm sido sugeridos. Alguns autores acreditam que ela resulta de um defeito mesodérmico primário, mas a teoria prevalente é que a obstrução uretral intrauterina leva à ocorrência de um sistema urinário distendido com musculatura abdominal defeituosa secundariamente.[199] A parede abdominal

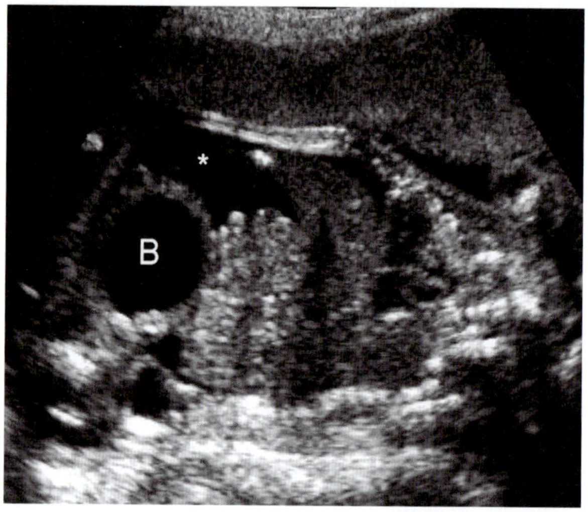

FIG. 39.34 Ascite urinária. Corte longitudinal de um feto com 22 semanas de gestação mostrando uma bexiga (*B*) com parede espessada e ascite urinária (*) causada pela rotura espontânea de megabexiga substancial.

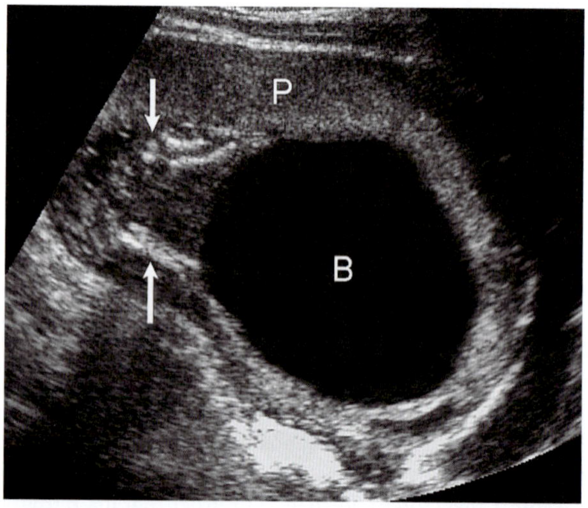

FIG. 39.35 Atresia uretral. Corte coronal de um feto com 17 semanas mostrando bexiga (*B*) urinária muito distendida que ocupa todo o abdome. O tórax (*setas*) está comprimido e em formato de sino devido à **hipoplasia pulmonar**. Há **anidrâmnio**. *P*, placenta.

adquire uma aparência flácida e enrugada; daí o nome "síndrome da barriga de ameixa seca". Tipicamente, a **bexiga** apresenta-se com **tamanho muito grande e delgada**. A uretra posterior geralmente não está dilatada e não há "sinal de buraco de fechadura".[200] É muito difícil diferenciá-la das válvulas uretrais posteriores, embora a aparência da bexiga e da uretra possa ser útil. Os ureteres são tortuosos e dilatados, com hidronefrose bilateral. Se houver oligoidrâmnio, é difícil demonstrar os testículos que não cresceram. Outras anormalidades podem ser encontradas, incluindo doença cardíaca congênita, má rotação intestinal e deformidades musculoesqueléticas.

A **megauretra** é caracterizada por deficiência congênita dos tecidos mesodérmicos do pênis, com **dilatação da uretra peniana e aumento do pênis**. Esta condição foi classificada em dois tipos, a uretra fusiforme e escafoide, mas é preferível considerá-la como um espectro. Estase urinária na uretra peniana dilatada resulta em obstrução funcional do sistema urinário. Os achados ultrassonográficos pré-natais incluem obstrução do sistema urinário inferior, com dilatação e alongamento da uretra peniana[201,202] (Fig. 39.36, Vídeo 39.9). As malformações do sistema urinário associadas incluem atresia uretral, válvulas uretrais posteriores, síndrome da barriga em ameixa seca (*prune-belly*) e rim em ferradura. Anormalidades envolvendo o sistema digestório, a coluna vertebral e a associação VACTERL foram relatadas. O prognóstico depende do grau de disfunção renal e da gravidade das anomalias associadas. Sobreviventes correm risco de insuficiência renal, disfunção erétil e infertilidade.

A **síndrome megabexiga-microcólon-hipoperistaltismo intestinal** (SMMHI) é uma causa rara e não obstrutiva de megabexiga com predominância feminina de 4:1. A síndrome caracteriza-se pela

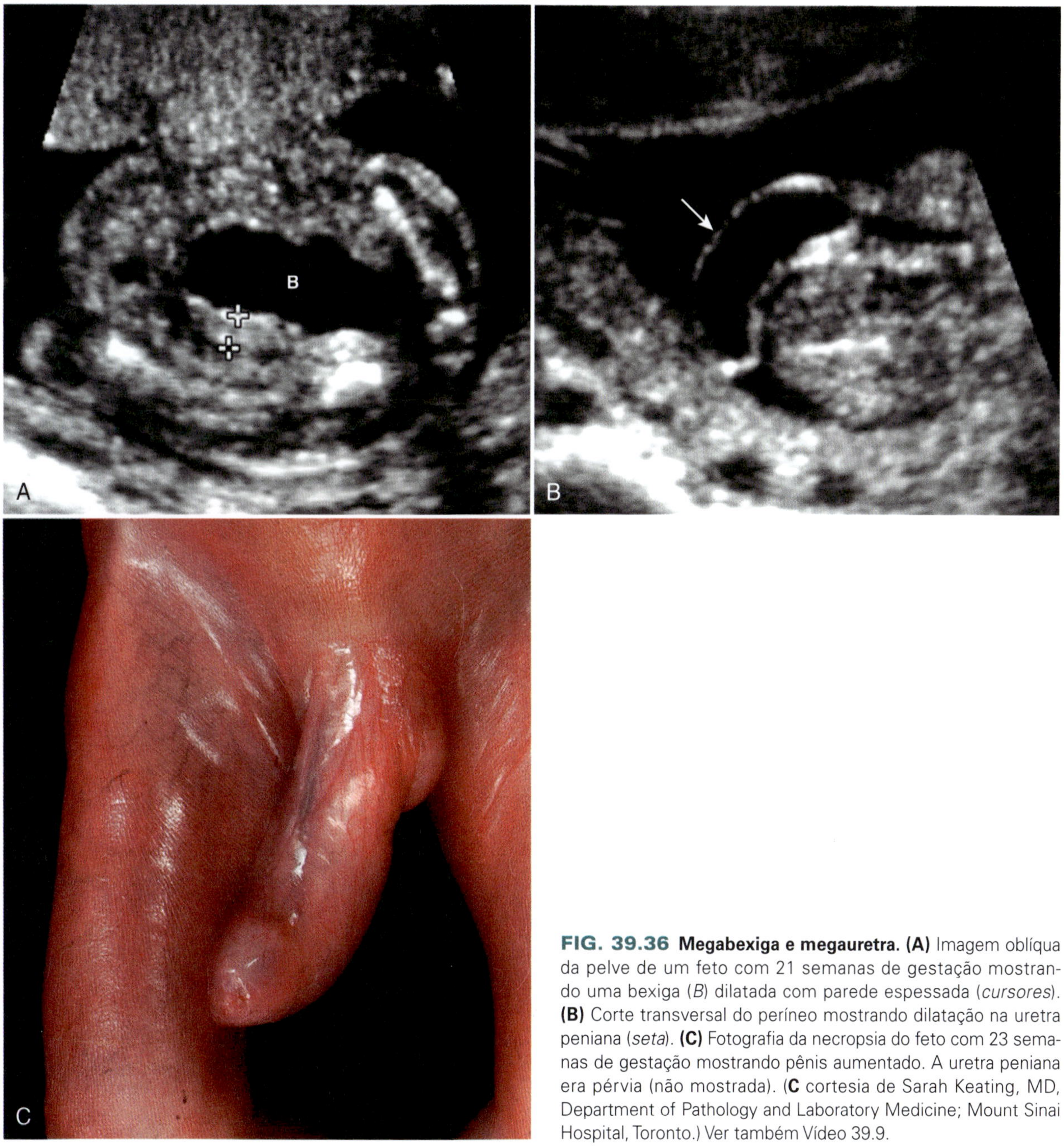

FIG. 39.36 Megabexiga e megauretra. (A) Imagem oblíqua da pelve de um feto com 21 semanas de gestação mostrando uma bexiga (*B*) dilatada com parede espessada (*cursores*). **(B)** Corte transversal do períneo mostrando dilatação na uretra peniana (*seta*). **(C)** Fotografia da necropsia do feto com 23 semanas de gestação mostrando pênis aumentado. A uretra peniana era pérvia (não mostrada). (**C** cortesia de Sarah Keating, MD, Department of Pathology and Laboratory Medicine; Mount Sinai Hospital, Toronto.) Ver também Vídeo 39.9.

presença de **distensão não obstrutiva da bexiga, hipoperistalse** intestinal e **microcólon**. Diferenciar essa condição das válvulas uretrais posteriores mais comum é importante porque a SMMHI carrega um prognóstico sombrio e o *shunt* (desvio) da bexiga fetal não é indicado. As principais características diferenciais são: (1) volume do líquido amniótico normal ou aumentado; (2) feto geralmente do sexo feminino e, (3) muito raramente, intestino delgado dilatado.[203] A RM é um exame complementar útil para o diagnóstico; pode confirmar a existência de microcólon quando a bexiga aumentada é visualizada na ultrassonografia.[204] Em fetos com obstrução do sistema urinário inferior, um perfil anormal da enzima digestiva do líquido amniótico mostrou sensibilidade de 80% e especificidade de 89% para a SMMHI.[205] A etiologia genética precisa desta síndrome ainda não está clara. A maioria das ocorrências é esporádica, e relatos de casos consanguíneos familiares têm sido descritos, sugerindo um modelo de herança autossômica recessiva.[206,207] Recentemente, avanços genéticos no sequenciamento total do exoma têm permitido a identificação de mutações, como o *ACTG2*, que codifica a actina do músculo liso, que pode estar envolvida na etiologia da doença.[208,209]

A **malformação cloacal** é muito rara, com incidência de 1:50.000 nascimentos. Resulta de falha na migração e/ou fusão do septo urorretal com a membrana cloacal.[210] Isso, por sua vez, causa persistência da membrana cloacal e falha na diferenciação normal da genitália externa. Existe um amplo espectro de anormalidades, sendo a mais grave a disgenesia cloacal (na qual não há abertura perineal). Em alguns casos, há uma única abertura perineal que serve de saída para urina, secreções genitais e mecônio. Anormalidades do sistema urinário inferior (refluxo, ectopia ureteral, duplicação da bexiga) e anormalidades genitais (duplicação ou atresia do útero e da vagina) são comuns, assim como anormalidades dos rins e da coluna vertebral. Complicações adicionais estão relacionadas à **obstrução dos sistemas urinário, genital e digestório**. A apresentação ultrassonográfica usual é a de obstrução do sistema urinário inferior em feto do sexo feminino (Fig. 39.37, Vídeo 39.10). Uma ou mais estruturas císticas são observadas surgindo da pelve, e sua aparência depende da anatomia envolvida. Pode haver bexiga dilatada, com hidroureter bilateral associado e hidronefrose. Uma massa cística septada pode ser vista em virtude de hidrocolpo e anomalias do ducto mülleriano associadas. O intestino distal pode estar dilatado. Se houver comunicação entre o intestino distal e o sistema urinário, uma massa cística contendo calcificações (mecônio misturado à urina) pode ser vista[211] (Fig. 39.37B). Oligoidrâmnio e, em alguns casos, anidrâmnio, podem ocorrer. Outros achados ultrassonográficos incluem ascite, genitália ambígua e anomalias vertebrais.[212] O diagnóstico ultrassonográfico pré-natal de malformação cloacal é desafiador. A RM fetal é útil para avaliação da anatomia anorretal e pélvica. Pode esclarecer malformações cloacais com alta posição do intestino distal e um longo canal cloacal comum.[213]

Intervenção Intrauterina: *Shunting* Vesicoamniótico Fetal e Cistoscopia

Para um grupo cuidadosamente selecionado de fetos com obstrução grave do sistema urinário inferior, a drenagem vesical permanente intrauterina seria uma opção terapêutica. O objetivo do *shunting* vesicoamniótico é permitir a drenagem livre da urina da bexiga para a cavidade amniótica. Isso descomprime o sistema urinário e deve corrigir oligoidrâmnio e, teoricamente, pode prevenir ou estabilizar a alteração displásica renal, e permite desenvolvimento pulmonar desimpedido. Essa terapia assume que a função renal não foi totalmente destruída. A seleção cuidadosa dos casos apropriados é crítica, e o objetivo é com frequência a identificação e a avaliação correta dos preditores confiáveis da função renal pós-natal.[33,214-221]

A avaliação ultrassonográfica detalhada do feto é um pré-requisito para definir a causa provável e avaliar o prognóstico. A intervenção não é indicada se a US sugerir SMMHI ou disgenesia cloacal ou se o feto for do sexo feminino, devido ao seu prognóstico uniformemente sombrio.

A aspiração por agulha fina guiada pela ultrassonografia (**vesicocentese**) permite que a urina seja analisada para avaliação da função renal, cariótipo e microarranjos.[33,216-218] Se a urina se acumular novamente de forma rápida (o que por si só pode indicar a função renal) e os outros fatores prognósticos forem favoráveis,

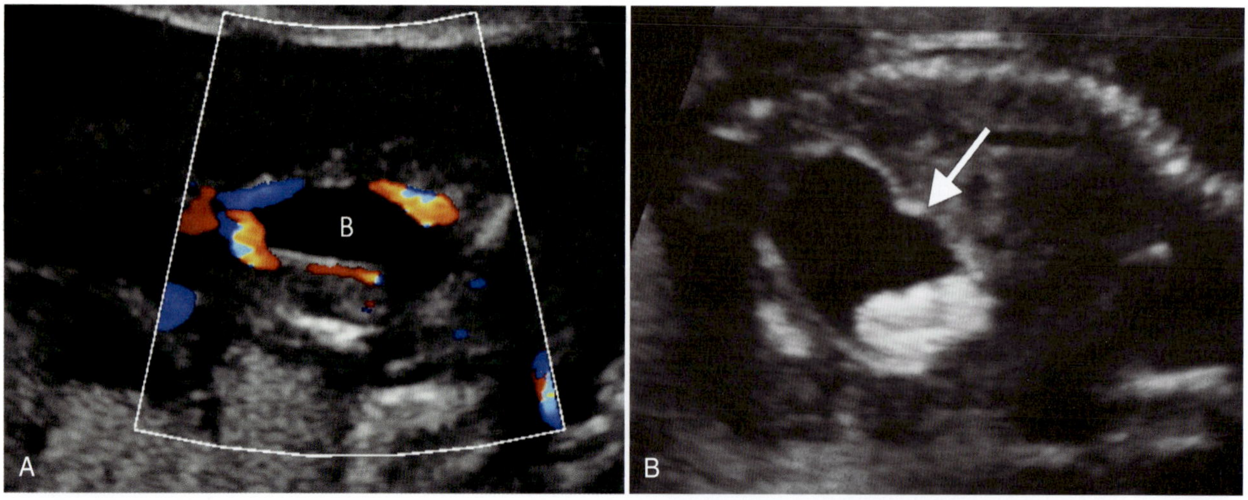

FIG. 39.37 Disgenesia cloacal. (A) A vista transversal da pelve em um feto de 17 semanas mostra bexiga (*B*) grande e **(B)** a vista sagital do lado esquerdo do abdome mostra uma massa cística (*seta*) superior à bexiga, representando uma alça intestinal dilatada com calcificações intraluminais (mecônio misturado à urina), indicando uma fístula vesicointestinal. Ver também Vídeo 39.10.

a colocação permanente de um *shunt* (desvio) vesicoamniótico pode ser considerada. Sódio (Na^+), cálcio (Ca^{2+}), osmolalidade e β_2-microglobulina (em combinação) na urina fetal parecem ser os melhores preditores do resultado da função renal pós-natal.[215-220,222]

Preditores Antenatais de Disfunção Renal Pós-natal

ULTRASSONOGRAFIA
Oligoidrâmnio grave, especialmente se for de início precoce
Aumento da ecogenicidade renal
Cistos corticais renais
Enchimento lento da bexiga após vesicocentese

URINA FETAL
↑ do nível de sódio (Na^+)
↑ do nível de cálcio (Ca^{2+})
↑ do nível de β_2-microglobulina

SANGUE FETAL
↑ do nível de β_2-microglobulina

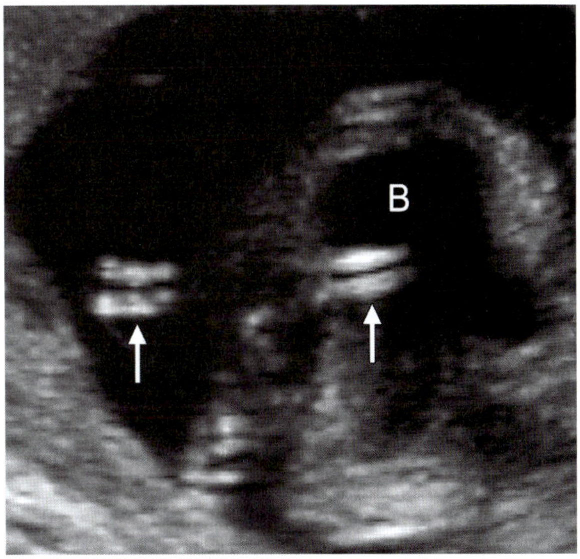

FIG. 39.38 ***Shunt* vesicoamniótico.** As setas indicam o cateter na bexiga (*B*) descomprimida e o líquido amniótico. Observe o volume normal do líquido amniótico.

Inicialmente, valores de corte fixos foram sugeridos para cada variável como preditores prognósticos.[82] Entretanto, os níveis normais da maioria dos parâmetros variam com a idade gestacional e devem ser interpretados de acordo. Especificamente, os níveis de sódio e β_2-microglobulina diminuem ao longo da gestação, enquanto os valores de cálcio e creatinina aumentam.[215,216,221] Em geral, a urina fetal mais hipotônica se correlaciona com desfecho mais favorável. Alguns grupos defendem que a amostragem de urina sequencial em 48 a 72 horas reflete de maneira mais fiel a função renal verdadeira, porque a punção vesical inicial obterá urina de longa data.[215,223,224] Uma revisão sistemática de 23 artigos e 572 gestações relatou que os dois testes mais acurados da função renal fetal foram cálcio e sódio acima do 95º percentil para a gestação, enquanto a β_2-microglobulina foi um pouco menos acurada.[225] Um estudo retrospectivo recente da bioquímica da urina fetal em 72 casos de megabexiga diagnosticados antes da 23ª semana de gestação apoiou a utilidade da β_2-microglobulina, do sódio, do cloreto e do cálcio para definição de mau prognóstico renal.[226]

Foi sugerido que os níveis sanguíneos fetais de β_2-microglobulina avaliam melhor a taxa de filtração glomerular do que os marcadores urinários, que geralmente refletem a função tubular.[227] A coleta de sangue para determinação dos níveis de eletrólitos e β_2-microglobulina também pode ser útil quando nenhuma urina pode ser coletada por vesicocentese.[224] Recentemente, os avanços em proteômica possibilitaram a identificação de 26 peptídeos urinários fetais que prometem prever a função renal após o nascimento, embora ainda não estejam integrados à prática clínica.[228] Até o momento, um **perfil da função urinária**, que combina vários aspectos bioquímicos e preditores ultrassonográficos, parece ser de maior valor clínico. Utilizamos os valores de referência publicados por Muller et al. para sódio urinário fetal, cálcio e β_2-microglobulina.[221] Apenas fetos cuidadosamente selecionados com análise urinária fetal "favorável", apesar de oligoidrâmnio significativo, provavelmente se beneficiarão da intervenção intrauterina; e no nosso centro, apenas alguns dos fetos encaminhados com OSUI recebem esse tratamento.

Nossa abordagem é orientar bastante os pais de antemão, com a contribuição de uma equipe multidisciplinar de especialistas em medicina fetal, pediatria, urologia, nefrologia e assistência social. Os pais também têm a oportunidade de falar com outras pessoas que enfrentaram dilemas semelhantes. Antes de qualquer decisão ser tomada, tentamos garantir que eles tenham um relato imparcial e completo da situação e estamos cientes de que, apesar da colocação bem-sucedida do *shunt*, insuficiência renal ou hipoplasia pulmonar ainda podem ocorrer.[227,229-231]

O *shunt* vesicoamniótico é realizado por meio de inserção percutânea de um pequeno cateter de elastômero de silicone (Silastic®) na bexiga sob orientação ultrassonográfica contínua. Para facilitar a inserção, a amnioinfusão é realizada anteriormente. São utilizadas profilaxia antibiótica e tocólise (indometacina retal e bloqueadores dos canais de cálcio por via oral). Nós nos esforçamos para colocar o *shunt* anteriormente na linha média, idealmente abaixo da inserção do cordão umbilical[224] (Fig. 39.38). A US com Doppler colorido é usada para ajudar a evitar os vasos sanguíneos maternos e fetais. A **intervenção precoce** é, provavelmente, necessária para que esse procedimento evite com sucesso a hipoplasia pulmonar e preserve a função renal.[195] Tipicamente, o VLA está baixo antes da intervenção. Ocasionalmente, a intervenção é considerada por causa de piora documentada da função renal na urinálise ou de aspecto renal progressivamente anormal na ultrassonografia, apesar de um VLA normal. Raramente, há indicação de colocação de o *shunt* diretamente na pelve renal dilatada, em vez da bexiga. Os *shunts* podem ficar bloqueados ou desalojados e precisarão de substituição em alguns casos.

Recentemente, cistoscopia fetal e ablação a *laser* das válvulas uretrais posteriores foram introduzidas como alternativa diagnóstica e terapêutica para o manejo da uropatia obstrutiva.[232,233] As vantagens teóricas incluem maior drenagem fisiológica, possibilitando "micção cíclica", determinando a causa de obstrução do sistema urinário inferior pela diferenciação de válvulas uretrais posteriores (VUP), evitando a necessidade de amnioinfusão e complicações do *shunt*, como migração e bloqueio.

O manejo pré-natal da OSUI é desafiador, porque a história natural da doença é muito variável e depende de causa, gravidade,

TABELA 39.6 Desfechos a Longo Prazo após Desvio Vesicoamniótico Pré-natal para Uropatias Obstrutivas

Estudo	Acompanhamento	Vivo (%)	Falência Renal[a] (%)	Insuficiência Renal	Normal[b]
Freedman et al[231]	14/21	62	36	21	43
Holmes et al[227]	14/14	57	63		37
McLorie et al[230]	9/9	67	50		50
Biard et al[234]	20/31	91	33	22	45
Müller Brochut[235]	13/13	70[c]	29	71	0

[a]Insuficiência renal: transplante ou diálise.
[b]Taxa de filtração glomerular > 70 mL/min.
[c]Excluindo três interrupções gestacionais.
Cortesia de Greg Ryan, MB, Fetal Medicine Unit, Mount Sinai Hospital, University of Toronto.

duração e idade gestacional de início da obstrução. Os estudos que relataram os desfechos a longo prazo em crianças com *shunt* vesicoamniótico intrauterino são de natureza observacional e fundamentados em populações pequenas e heterogêneas.[227,230,231,234,235] Como apresentado na Tabela 39.6, esses estudos retrospectivos relatam 57% a 91% de sobrevida naqueles tratados, com função renal pós-natal normal em 0% a 50% dos sobreviventes. Em duas das séries, houve perda de um terço dos pacientes para acompanhamento. Uma revisão sistemática de 20 estudos observacionais envolvendo 369 fetos, nos quais um procedimento de drenagem da bexiga foi tentado, concluiu que a drenagem da bexiga pré-natal melhorou a sobrevida perinatal, especialmente em fetos com prognóstico ruim fundamentado em urina fetal, mas os efeitos sobre a função renal a longo prazo foram incertos.[236] Recentemente, um estudo multicêntrico randomizado controlado, PLUTO (desvio vesicoamniótico percutâneo para obstrução do sistema urinário inferior fetal), comparando o desvio fetal com o manejo conservador, foi interrompido precocemente devido ao recrutamento insatisfatório (apenas 31 das 150 gestações planejadas foram aleatoriamente atribuídas durante um período de 4 anos) e seus resultados devem ser interpretados com cautela.[237] A análise tratada mostrou que os fetos que foram submetidos ao *shunt* da bexiga tinham chance três vezes maior de sobrevida pós-natal (até 28 dias) do que os fetos sem *shunt*. No entanto, apenas dois dos sete sobreviventes com *shunt* apresentavam função renal normal aos 2 anos de idade. Os resultados do PLUTO enfatizam a necessidade de novas pesquisas, uma vez que a meta é melhorar não apenas a sobrevida, mas também a função renal a longo prazo. No entanto, a incapacidade de concluir o estudo não é um bom presságio para futuros estudos de intervenção fetal para a obstrução do sistema urinário inferior. Estratégias para avaliar a função renal fetal de forma mais confiável e oferecer intervenções terapêuticas oportunas em casos apropriados são inexistentes. Além disso, dados de acompanhamento a longo prazo sobre desenvolvimento neurológico, morbidade e qualidade de vida são necessários para informar os pais sobre riscos e benefícios da intervenção.

Bexiga Urinária Não Visualizada

A visualização da bexiga faz parte da US morfológica de rotina. A visualização das artérias umbilicais em ambos os lados da bexiga pode auxiliar a detecção da bexiga de difícil visualização. Como o esvaziamento da bexiga resulta em bexiga pequena ou não visualizada, se não for inicialmente visualizada, imagens adicionais devem ser realizadas mais adiante no exame. A ausência da bexiga pode ocorrer por falha na produção de urina (p. ex., como resultado de alguma combinação de anormalidades bilaterais graves, como agenesia, displasia ou obstrução, RCIU grave ou insuficiência placentária); incapacidade de armazenar a urina (p. ex., como resultado de extrofia cloacal, mau formação cloacal ou extrofia da bexiga ou ureteres que se inserem ectopicamente abaixo da bexiga).

Não Visualização da Bexiga Fetal: Etiologia

FALHA NA PRODUÇÃO DA URINA
Anormalidade renal grave bilateral (agenesia renal, RMD, DRPAR, obstrução JUP, displasia renal)
Restrição de crescimento intrauterino grave ou insuficiência placentária

FALHA NO ARMAZENAMENTO DA URINA
Extrofia da bexiga
Extrofia cloacal
Malformação cloacal
Ureter ectópico bilateral com drenagem fora da bexiga

DRPAR, doença renal policística autossômica recessiva; *RMD*, rim multicístico displásico; *JUP*, junção ureteropélvica.

Extrofia da Bexiga Urinária

Extrofia da bexiga ocorre uma vez em 10 mil a 40 mil nascimentos, mais frequentemente em homens.[3] É causada pelo fechamento mediano incompleto da parte inferior da parede abdominal anterior e da parede anterior da bexiga urinária. Há exposição e protrusão da parede posterior da bexiga. Ultrassonograficamente, o VLA e os rins estão normais, mas a bexiga cheia de líquido não é identificada.[238,239] Uma massa irregular pode ser observada originando-se da parede abdominal anterior, inferior à cicatriz umbilical, formada pela bexiga extrofiada com mucosa comprimida (Fig. 39.39). Outros achados incluem um local de inserção inferior do cordão umbilical no abdome, alargamento dos ossos púbicos e genitália anormal, como um pênis pequeno.[238,240] O diagnóstico ultrassonográfico pré-natal é desafiador porque todos os achados podem não estar presentes, e um cisto uracal pode ser confundido com a bexiga.[239] A RM fetal pode ser considerada para esclarecer o defeito anatômico e confirmar o diagnóstico.[241] A extrofia da bexiga geralmente é um defeito esporádico e isolado. Raramente, foi relatada associada ao

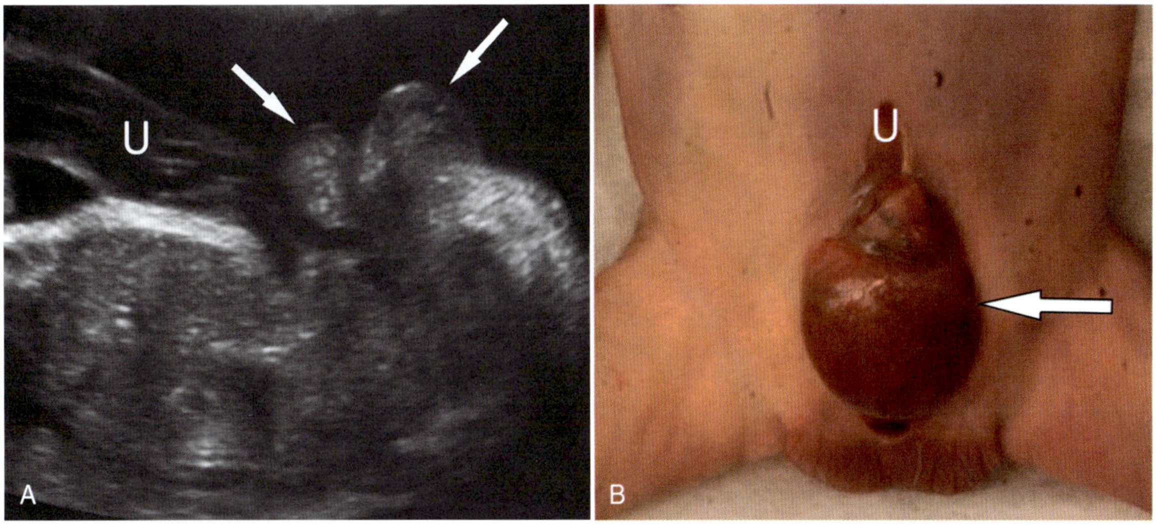

FIG. 39.39 Extrofia da bexiga. (A) O corte longitudinal do abdome inferior do feto em um feto de 29 semanas mostra uma massa irregular na parede abdominal anterior (*setas*), abaixo da inserção do cordão umbilical (*U*). Uma bexiga cheia de líquido não foi identificada. Observe o volume normal de líquido amniótico. **(B)** A fotografia correspondente mostra a bexiga exposta (*setas*) abaixo do cordão umbilical (*U*).

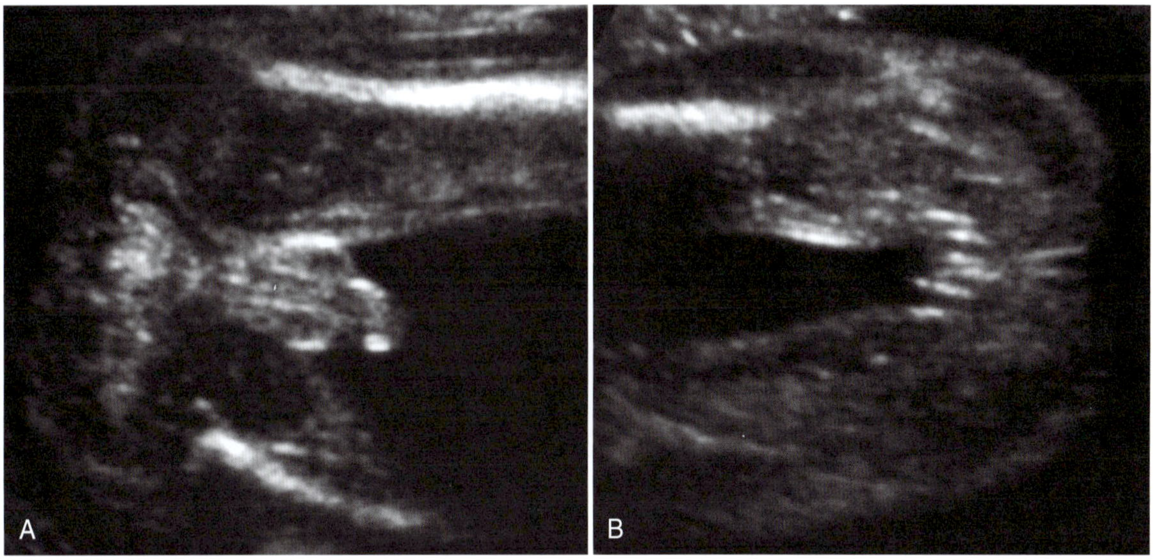

FIG. 39.40 Genitália normal. (A) Feto masculino normal de 19 semanas. US transversal do períneo mostra o pênis e o escroto. **(B)** Feto feminino normal de 19 semanas. O corte transversal do períneo mostra os grandes lábios.

complexo onfalocele, extrofia da bexiga, ânus imperfurado e defeitos da coluna vertebral. Anomalias renais e anormalidades dos membros inferiores são achados comuns.[242,243]

SISTEMA GENITAL

Genitália Normal

A identificação do sexo fetal tem implicações tanto clínicas quanto sociais. Incluem (1) história de doenças ligadas ao X, (2) designação de dizigosidade em gestação gemelar, (3) exclusão de contaminação celular materna durante a amniocentese ou amostragem de vilosidade coriônica, (4) necessidade de confirmar o sexo fetal para diagnosticar certas anomalias estruturais (p. ex., válvulas uretrais posteriores, cistos de ovário) e (5) síndromes familiares nas quais as anomalias genitais são comuns.

No segundo trimestre, a determinação do sexo fetal baseia-se na visualização direta da **genitália externa**: pênis e escroto no sexo masculino, e grandes e pequenos lábios, representados por duas ou quatro linhas paralelas, respectivamente, no sexo feminino (Fig. 39.40). Posição fetal inoportuna, oligoidrâmnio, obesidade materna e inexperiência do operador representam as principais limitações na avaliação do sexo fetal. Podem ocorrer erros quando os lábios do pudendo arredondados e apostos são confundidos com um escroto pequeno e vazio ou quando o cordão umbilical é confundido com o pênis. A precisão da determinação do sexo fetal varia de 92% a 100%.[244] Quando os métodos convencionais falham ou no quadro de genitália ambígua, o sexo fetal pode ser atribuído pela avaliação ultrassonográfica dos órgãos pélvicos no segundo e terceiro trimestres da gestação.[245] Foi relatado que a medida da distância entre a parede posterior da bexiga fetal e a parede anterior do reto, quando realizada em uma imagem axial

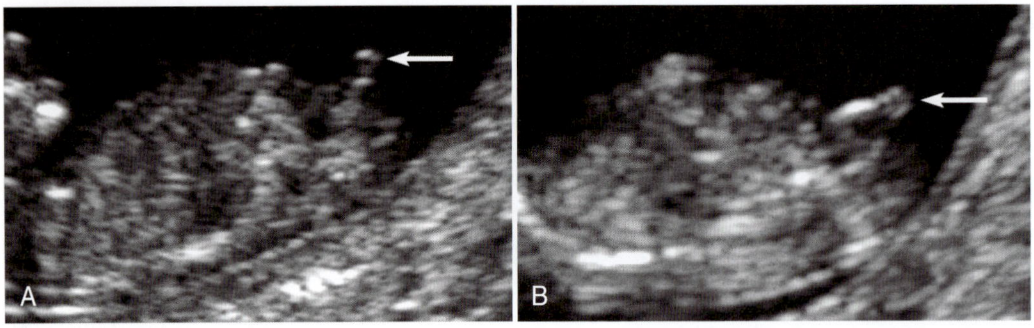

FIG. 39.41 Identificação do sexo no primeiro trimestre. (A) Corte sagital em um feto do sexo masculino de 12 semanas mostrando o falo direcionado relativamente cranial e verticalmente (*seta*). **(B)** Corte sagital em um feto do sexo feminino de 12 semanas mostrando o falo direcionado caudal e horizontalmente (*seta*).

da pelve, pode ser usada para distinguir entre genitália interna masculina e feminina.[245] No entanto, são necessários estudos para refinar os valores discriminatórios.

No final do primeiro trimestre, a determinação do sexo fetal é possível, com base na direção do tubérculo genital no plano mediano sagital. No sexo masculino, o tubérculo genital (pênis) aponta cranial ou verticalmente; no sexo feminino, o tubérculo genital (clitóris) aponta caudal ou horizontalmente (Fig. 39.41). Ao medir o ângulo do tubérculo genital em uma linha horizontal através da superfície da pele lombossacral (ângulo genital), a atribuição de sexo foi possível em 93% dos fetos entre 12 e 14 semanas de gestação (sexo masculino quando o ângulo era maior que 30 graus) quando o ângulo era inferior a 10 graus).[246] Em todas as idades, o sexo masculino foi corretamente atribuído em 99% a 100%. No entanto, a acurácia da atribuição de sexo feminino melhorou com a idade gestacional, de 91,5% em 12 para 12 + 3 semanas, para 100% em 13 a 13 + 6 semanas. A ultrassonografia 3D multiplanar possibilita a obtenção do plano sagital mediano e a visualização mais fácil da genitália.[247] Como resultado, o ângulo genital pode ser medido acuradamente, e essa técnica mostrou-se acurada e reprodutível para atribuição de sexo fetal antes das 14 semanas de gestação.[248]

A descida dos testículos para o escroto ocorre após a 25ª semana da gestação.[249] Após a 32ª semana, ambos os testículos já desceram em 97% dos fetos. Pequenas hidroceles são comuns nos fetos do sexo masculino no terceiro trimestre (15%) e geralmente não têm importância clínica (Fig. 39.42).[250] Entretanto, hidroceles grandes, especialmente se elas aumentam de tamanho ao longo do tempo, sugerem uma comunicação aberta entre o processo vaginal e a cavidade peritoneal. Nesses casos, a investigação pós-natal de hérnia inguinal deve ser realizada.[251]

Genitália Anormal

Uma anormalidade na genitália pode ser um achado isolado ou estar associada a outras malformações importantes. Em um feto do sexo masculino, os achados ultrassonográficos anormais incluem **micropênis, pênis curvo congênito** (curvatura anormal do pênis), **escroto bífido**, **hipospadia** e **criptorquidia** (no terceiro trimestre).[252-254] A confirmação de hipospadia pode ser obtida demonstrando a origem do jato de urina a partir da parte média do corpo ou da base do pênis. Nos fetos do sexo feminino, o aumento de tamanho do clitóris é o achado mais comum. Pode ser difícil definir de modo acurado a **genitália ambígua** (Fig. 39.43). Um feto do sexo masculino com micropênis, escroto bífido e criptorquidia pode ser indistinguível de um feto do sexo feminino virilizado com aumento do clitóris (e fusão dos grandes lábios). Se houver suspeita de genitália ambígua, o cariótipo é obtido para determinar qual o genótipo do feto. Genitália ambígua, sindactilia e múltiplas outras anomalias devem levantar a hipótese da **síndrome de Smith-Lemli-Opitz**, um distúrbio autossômico recessivo devido a mutações no gene que codifica a enzima 7-desidrocolesterol redutase (*DHCR7*); assim, a elevação dos níveis de 7-desidrocolesterol no líquido amniótico é um marcador confiável para o diagnóstico pré-natal da síndrome de Smith-Lemli- Opitz.[255] Essa condição também é sugerida pelo baixo estriol sérico materno (uE3) no segundo trimestre.[256] Análise do DNA também pode ser realizada.[257]

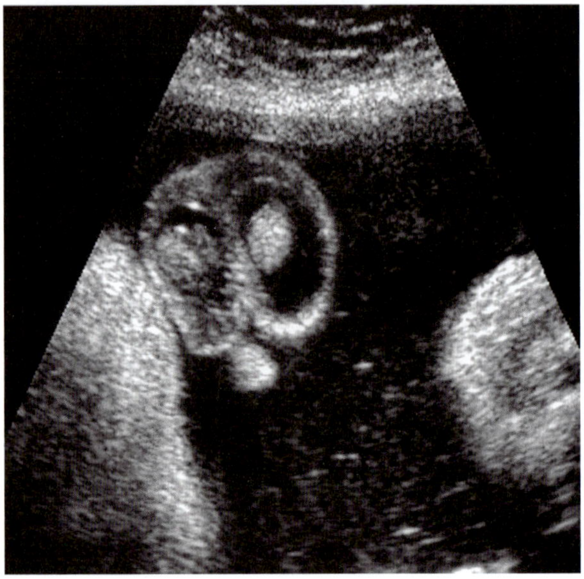

FIG. 39.42 Hidrocele. Corte no nível da bolsa escrotal em um menino com 38 semanas demonstrando testículos presentes e hidrocele bilateral.

Quando a ultrassonografia sugere genitália masculina e o feto é geneticamente feminino, a **hiperplasia suprarrenal congênita** (HSC) é a causa mais comum. A condição é autossômica recessiva, então pode haver um irmão previamente acometido. Mais de 90% dos casos resulta de uma mutação do gene *CYP21A2*, levando à deficiência da enzima 21-hidroxilase. Quando existe um indivíduo na família, o diagnóstico pré-natal é possível com biopsia de vilosidades coriônicas.[258] Recentes avanços no uso de DNA fetal livre mostraram potencial para o diagnóstico não invasivo pré-natal de HSC.[259] Quando não há história familiar, os achados ultrassonográficos

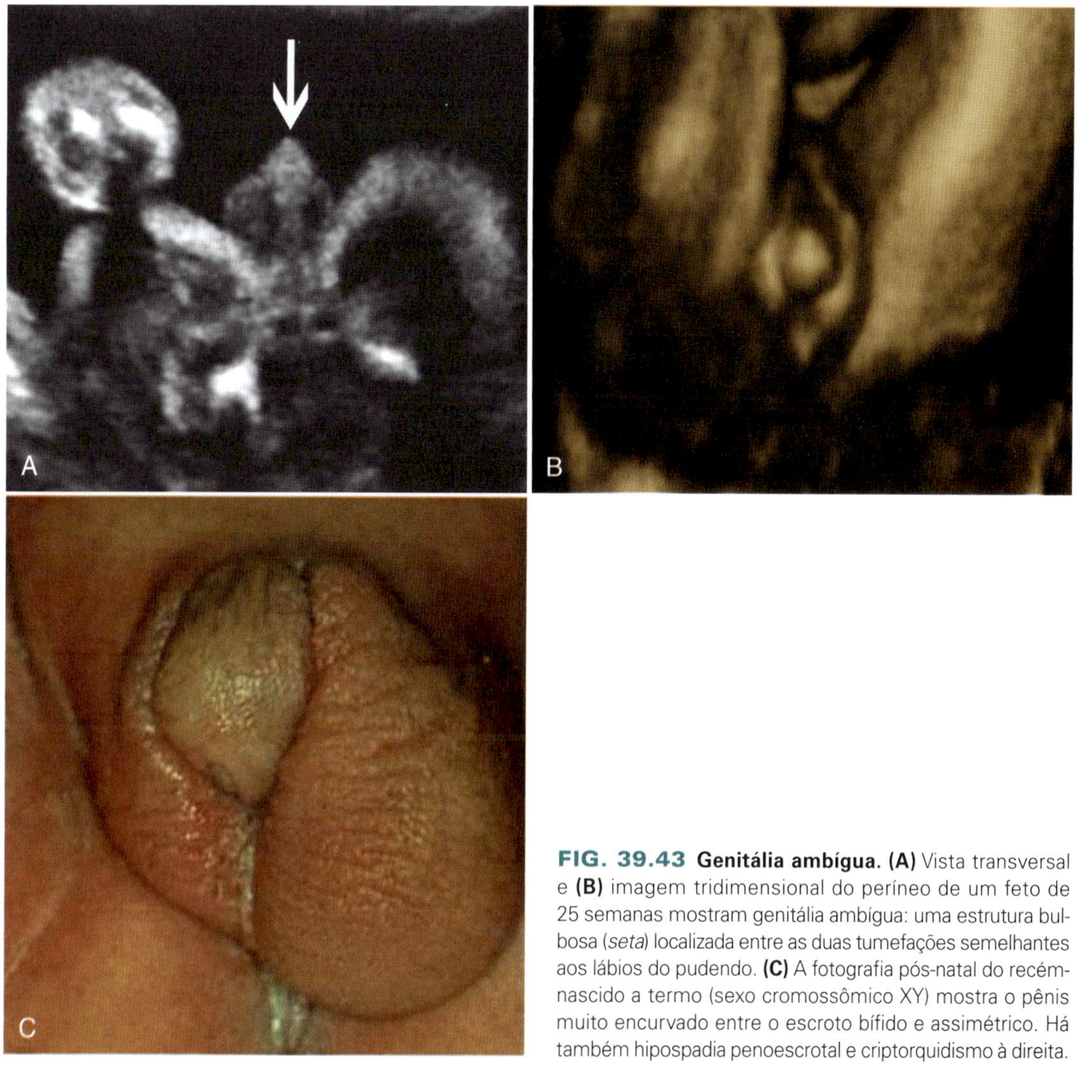

FIG. 39.43 Genitália ambígua. (A) Vista transversal e **(B)** imagem tridimensional do períneo de um feto de 25 semanas mostram genitália ambígua: uma estrutura bulbosa (*seta*) localizada entre as duas tumefações semelhantes aos lábios do pudendo. **(C)** A fotografia pós-natal do recém-nascido a termo (sexo cromossômico XY) mostra o pênis muito encurvado entre o escroto bífido e assimétrico. Há também hipospadia penoescrotal e criptorquidismo à direita.

de glândulas suprarrenais fetais aumentadas e genitália ambígua são sugestivos de HSC.[260,261] A administração materna pré-natal de dexametasona pode prevenir ou reduzir a virilização em fetos do sexo feminino afetados, mas deve ser iniciada até a nona semana de gestação (antes de o diagnóstico pré-natal de HSC poder ser realizado).[259] Como a prole de portadores apresenta 1 chance em 4 de ter HSC e, portanto, apenas 1 em cada 8 será uma mulher afetada por HSC, as mães que quiserem se submeter ao tratamento pré-natal com dexametasona tratarão desnecessariamente sete dos oito fetos, que estariam expostos aos riscos de várias semanas de terapia com esteroides. Uma revisão sistemática da segurança da terapia com esteroides pré-natais na HSC concluiu que a literatura disponível é incerta e inconclusiva quanto aos benefícios ou malefícios do uso de dexametasona nesse contexto, e este medicamento deve ser prescrito somente após os pais receberem aconselhamento detalhado e informado.[262-264]

O diagnóstico pré-natal de **pseudo-hermafroditismo** feminino com luteoma bilateral de gravidez foi relatado.[265] Em um feto geneticamente masculino com genitália externa feminina, a **feminização testicular** é provável. Os estados intersexuais podem ser divididos em anormalidades mediadas hormonalmente e não hormonalmente. Estas últimas frequentemente apresentam anomalias cloacais associadas ou aberrações cromossômicas, ou podem estar em conformidade com uma das numerosas síndromes de múltiplas malformações. Em muitos casos, um diagnóstico acurado e a atribuição de sexo final só podem ser feitos no período pós-natal.

Hidrocolpo

Hidrocolpo consiste na dilatação da vagina causada pelo acúmulo de líquido. Associa-se à dilatação uterina em hidrometrocolpo. Ocorre como resultado de hipoplasia ou agenesia vaginal, septo transverso ou hímen imperfurado. Hidrocolpo aparece como uma **massa pélvica na linha média, posterior à bexiga** urinária; geralmente é anecoica, mas pode conter líquido ecogênico com um nível de debris-líquido. Quando associada a anomalias do ducto mülleriano, pode aparecer como uma massa septada.[266] Vagina e útero aumentados podem comprimir o sistema urinário e causar hidronefrose ou hidroureter. O hidrocolpo pode estar associado a um amplo espectro de malformações do septo urorretal. Portanto, um exame ultrassonográfico detalhado incluindo identificação do canal anal e do reto normal fornece informações importantes para o aconselhamento pré-natal.[267] A RM pode ser útil como exame auxiliar à US quando a anatomia pélvica não é bem identificada ou para auxiliar no diagnóstico de malformação cloacal ou relacionado a outras anormalidades do sistema digestório.[213,267,268]

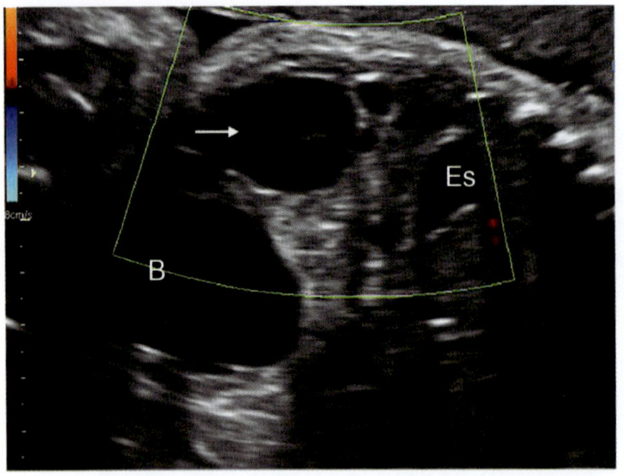

FIG. 39.44 Cisto ovariano. Corte coronal demonstrando um cisto simples (*seta*) no abdome inferior de um feto do sexo feminino de 35 semanas, separado dos rins (*não mostrado*), da bexiga (*B*) e do estômago (*Es*). (Cortesia de John R Mernagh, MD, McMaster University Medical Center, Hamilton, Ontario.)

Cistos Ovarianos

A maioria dos cistos ovarianos fetais consiste em cistos funcionais benignos.[269] Resultam da estimulação excessiva do ovário fetal pelos hormônios placentários e maternos. Eles geralmente são diagnosticados no terceiro trimestre. Os principais critérios para o diagnóstico são achado de massa cística, geralmente localizada em um dos lados da pelve ou abdome inferior; sistemas urinário e digestório normais; e sexo feminino. O diagnóstico é presuntivo porque outras lesões, tais como **cistos de duplicação entérica, cistos mesentéricos**, **pseudocistos mecânicos** ou **cistos uracais**, não podem ser descartadas com certeza. A maioria dos cistos ovarianos é pequena e hipoecoica (Fig. 39.44). O sinal do "cisto-filho" (descrevendo um cisto menor dentro de um cisto ovariano maior) é considerado patognomônico.[270] Quando complicados por torção ou hemorragia, os cistos ovarianos podem parecer complexos (Vídeo 39.11). É possível mostrar um nível de debris-líquido, coágulo retrátil ou septos internos.[271] A parede pode ser ecogênica por calcificação distrófica.

O desfecho depende do tamanho do cisto e das complicações, como torção. A evolução natural da maioria dos cistos ovarianos (> 50%) é a resolução espontânea, seja no período pré-natal ou pós-natal (geralmente nos primeiros 6 meses após o nascimento).[272-274] Com cistos simples maiores que 4 a 5 cm, há risco aumentado de complicações, como torção, hemorragia e ruptura.[275] Como a torção pode resultar em necrose, formação de aderências e perda potencial do ovário com resultante comprometimento da fertilidade, alguns autores defendem a aspiração pré-natal de cistos grandes e simples para evitar a torção.[276,277] Entretanto, o valor da aspiração do cisto é controversa.[278,279] A recidiva do cisto é comum[277] e existem complicações relacionadas ao procedimento (infecção, trabalho de parto prematuro, ruptura de membranas).[278] Na maioria dos casos, a identificação de um cisto ovariano não altera o manejo obstétrico. Nossa abordagem é conservadora; nós não aspiramos cistos. A ultrassonografia seriada é realizada para monitorar a alteração no tamanho ou s interna. Cistos extremamente grandes podem causar obstrução intestinal, polidrâmnio e distocia.

Opções de manejo pós-natal incluem observação, aspiração de cisto percutâneo e cirurgia. O manejo das recém-nascidas/lactentes assintomáticas é conservador com ultrassonografia seriada até a resolução do cisto.[273,280] Cistos sintomáticos e aqueles que persistem ou aumentam de tamanho são indicações de cirurgia.

CONCLUSÃO

As anomalias do sistema urinário estão entre as anomalias fetais mais comumente detectadas no período pré-natal. Uma avaliação ultrassonográfica minuciosa de estrutura, função e anomalias associadas será capaz de melhorar a acurácia do diagnóstico pré-natal, possibilitando o manejo obstétrico e neonatal ideal.

Agradecimentos

Desejamos agradecer especialmente ao Dr. David Chitayat pela revisão da seção sobre doença cística renal; ao Dr. Greg Ryan, por revisar as seções sobre obstrução do sistema urinário inferior e intervenção intrauterina; e ao Dr. Ants Toi e aos ultrassonografistas do Joint Department of Medical Imaging at Mount Sinai Hospital e Women's College Hospital, em Toronto, por fornecerem muitas imagens maravilhosas.

REFERÊNCIAS

1. Grandjean H, Larroque D, Levi S. The performance of routine ultrasonographic screening of pregnancies in the Eurofetus Study. Am J Obstet Gynecol. 1999;181(2):446-454.
2. Toka HR, Toka O, Hariri A, Nguyen HT. Congenital anomalies of kidney and urinary tract. Semin Nephrol. 2010;30(4):374-386.
3. Moore KL, Persaud TVN, editors. The developing human: clinically oriented embryology. 7th ed. Philadelphia: Saunders; 2003.
4. Bronshtein M, Yoffe N, Brandes JM, Blumenfeld Z. First and early second-trimester diagnosis of fetal urinary tract anomalies using transvaginal sonography. Prenat Diagn. 1990;10(10):653-666.
5. Braithwaite JM, Armstrong MA, Economides DL. Assessment of fetal anatomy at 12 to 13 weeks of gestation by transabdominal and transvaginal sonography. Br J Obstet Gynaecol. 1996;103(1):82-85.
6. Chitty LS, Altman DG. Charts of fetal size: kidney and renal pelvis measurements. Prenat Diagn. 2003;23(11):891-897.
7. Grannum P, Bracken M, Silverman R, Hobbins JC. Assessment of fetal kidney size in normal gestation by comparison of ratio of kidney circumference to abdominal circumference. Am J Obstet Gynecol. 1980;136(2):249-254.
8. Rabinowitz R, Peters MT, Vyas S, et al. Measurement of fetal urine production in normal pregnancy by real-time ultrasonography. Am J Obstet Gynecol. 1989;161(5):1264-1266.
9. Fagerquist M, Fagerquist U, Oden A, Blomberg SG. Fetal urine production and accuracy when estimating fetal urinary bladder volume. Ultrasound Obstet Gynecol. 2001;17(2):132-139.
10. Lee SM, Park SK, Shim SS, et al. Measurement of fetal urine production by three-dimensional ultrasonography in normal pregnancy. Ultrasound Obstet Gynecol. 2007;30(3):281-286.
11. Abramovich D. The volume of amniotic fluid and its regulating factors. In: Fairweather D, Eskers T, editors. Amniotic fluid research and clinical application. 2nd ed. Amsterdam: Excerpta Medica; 1978. p. 31-49.
12. Moore TR. Amniotic fluid dynamics reflect fetal and maternal health and disease. Obstet Gynecol. 2010;116(3):759-765.
13. Goldstein RB, Filly RA. Sonographic estimation of amniotic fluid volume. Subjective assessment versus pocket measurements. J Ultrasound Med. 1988;7(7):363-369.
14. Moore TR, Cayle JE. The amniotic fluid index in normal human pregnancy. Am J Obstet Gynecol. 1990;162(5):1168-1173.
15. Williams K, Wittmann B, Dansereau J. Intraobserver reliability of amniotic fluid volume estimation by two techniques: amniotic fluid index vs. maximum vertical pocket. Ultrasound Obstet Gynecol. 1993;3(5):346-349.
16. Chamberlain PF, Manning FA, Morrison I, et al. Ultrasound evaluation of amniotic fluid volume. I. The relationship of marginal and decreased

amniotic fluid volumes to perinatal outcome. Am J Obstet Gynecol. 1984;150(3):245-249.
17. Phelan JP, Ahn MO, Smith CV, et al. Amniotic fluid index measurements during pregnancy. J Reprod Med. 1987;32(8):601-604.
18. Magann EF, Sanderson M, Martin JN, Chauhan S. The amniotic fluid index, single deepest pocket, and two-diameter pocket in normal human pregnancy. Am J Obstet Gynecol. 2000;182(6):1581-1588.
19. Moise KJ Jr. Toward consistent terminology: assessment and reporting of amniotic fluid volume. Semin Perinatol. 2013;37(5):370-374.
20. ACOG. Committee on Practice Bulletins—Obstetrics. Practice Bulletin No. 145: antepartum fetal surveillance. Obstet Gynecol. 2014;124(1):182-192.
21. Nabhan AF, Abdelmoula YA. Amniotic fluid index versus single deepest vertical pocket: a meta-analysis of randomized controlled trials. Int J Gynaecol Obstet. 2009;104(3):184-188.
22. Kehl S, Schelkle A, Thomas A, et al. Single deepest vertical pocket or amniotic fluid index as evaluation test for preventing adverse pregnancy outcome (SAFE trial): a multicenter, open-label, randomized controlled trial. Ultrasound Obstet Gynecol. 2016;47(6):674-979.
23. Magann EF, Doherty DA, Ennen CS, et al. The ultrasound estimation of amniotic fluid volume in diamniotic twin pregnancies and prediction of peripartum outcomes. Am J Obstet Gynecol. 2007;196(6):570.e1-570.e6.
24. Ippolito DL, Bergstrom JE, Lutgendorf MA, et al. A systematic review of amniotic fluid assessments in twin pregnancies. J Ultrasound Med. 2014;33(8):1353-1364.
25. Wiesel A, Queisser-Luft A, Clementi M, et al. Prenatal detection of congenital renal malformations by fetal ultrasonographic examination: an analysis of 709,030 births in 12 European countries. Eur J Med Genet. 2005;48(2):131-144.
26. Thomas DF. Prenatally detected uropathy: epidemiological considerations. Br J Urol. 1998;81(Suppl. 2):8-12.
27. Murki S, Kumar P, Dutta S, Narang A. Fatal neonatal renal failure due to maternal enalapril ingestion. J Matern Fetal Neonatal Med. 2005;17(3):235-237.
28. Saji H, Yamanaka M, Hagiwara A, Ijiri R. Losartan and fetal toxic effects. Lancet. 2001;357(9253):363.
29. Locatelli A, Vergani P, Bellini P, et al. Can a cyclo-oxygenase type-2 selective tocolytic agent avoid the fetal side effects of indomethacin? BJOG. 2001;108(3):325-326.
30. Kaplan BS, Restaino I, Raval DS, et al. Renal failure in the neonate associated with in utero exposure to non-steroidal anti-inflammatory agents. Pediatr Nephrol. 1994;8(6):700-704.
31. Mitra SC. Effect of cocaine on fetal kidney and bladder function. J Matern Fetal Med. 1999;8(6):262-269.
32. Stoll C, Dott B, Alembik Y, Roth MP. Associated nonurinary congenital anomalies among infants with congenital anomalies of kidney and urinary tract (CAKUT). Eur J Med Genet. 2014;57(7):322-328.
33. Nicolaides KH, Cheng HH, Abbas A, et al. Fetal renal defects: associated malformations and chromosomal defects. Fetal Diagn Ther. 1992;7(1):1-11.
34. Roodhooft AM, Birnholz JC, Holmes LB. Familial nature of congenital absence and severe dysgenesis of both kidneys. N Engl J Med. 1984;310(21):1341-1345.
35. Deshpande C, Hennekam RC. Genetic syndromes and prenatally detected renal anomalies. Semin Fetal Neonatal Med. 2008;13(3):171-180.
36. Schwaderer AL, Bates CM, McHugh KM, McBride KL. Renal anomalies in family members of infants with bilateral renal agenesis/adysplasia. Pediatr Nephrol. 2007;22(1):52-56.
37. Kajbafzadeh AM, Payabvash S, Sadeghi Z, et al. Comparison of magnetic resonance urography with ultrasound studies in detection of fetal urogenital anomalies. J Pediatr Urol. 2008;4:32-39.
38. Chauvin NA, Epelman M, Victoria T, Johnson AM. Complex genitourinary abnormalities on fetal MRI: imaging findings and approach to diagnosis. Am J Roentgenol. 2012;199(2):W222-W231.
39. Martin C, Darnell A, Duran C, et al. Magnetic resonance imaging of the intrauterine fetal genitourinary tract: normal anatomy and pathology. Abdom Imaging. 2004;29(3):286-302.
40. Gupta P, Kumar S, Sharma R, et al. The role of magnetic resonance imaging in fetal renal anomalies. Int J Gynaecol Obstet. 2010;111:209-212.
41. Manganaro L, Francioso A, Savelli S, et al. Fetal MRI with diffusion-weighted imaging (DWI) and apparent diffusion coefficient (ADC) assessment in the evaluation of renal development: preliminary experience in normal kidneys. Radiol Med. 2009;114(3):403-413.
42. Savelli S, Di Maurizio M, Perrone A, et al. MRI with diffusion-weighted imaging (DWI) and apparent diffusion coefficient (ADC) assessment in the evaluation of normal and abnormal fetal kidneys: preliminary experience. Prenat Diagn. 2007;27(12):1104-1111.
43. Potter EL. Bilateral absence of ureters and kidneys: a report of 50 cases. Obstet Gynecol. 1965;25:3-12.
44. Spiro JE, Konrad M, Rieger-Fackeldey E, et al. Renal oligo- and anhydramnios: cause, course and outcome—a single-center study. Arch Gynecol Obstet. 2015;292(2):327-336.
45. Bronshtein M, Amit A, Achiron R, et al. The early prenatal sonographic diagnosis of renal agenesis: techniques and possible pitfalls. Prenat Diagn. 1994;14(4):291-297.
46. Hoffman CK, Filly RA, Callen PW. The "lying down" adrenal sign: a sonographic indicator of renal agenesis or ectopia in fetuses and neonates. J Ultrasound Med. 1992;11(10):533-536.
47. Haeusler MC, Ryan G, Robson SC, et al. The use of saline solution as a contrast medium in suspected diaphragmatic hernia and renal agenesis. Am J Obstet Gynecol. 1993;168(5):1486-1492.
48. Benacerraf BR. Examination of the second-trimester fetus with severe oligohydramnios using transvaginal scanning. Obstet Gynecol. 1990;75(3 Pt 2):491-493.
49. DeVore GR. The value of color Doppler sonography in the diagnosis of renal agenesis. J Ultrasound Med. 1995;14(6):443-449.
50. Sepulveda W, Stagiannis KD, Flack NJ, Fisk NM. Accuracy of prenatal diagnosis of renal agenesis with color flow imaging in severe second-trimester oligohydramnios. Am J Obstet Gynecol. 1995;173(6):1788-1792.
51. Martinez-Frias ML, Bermejo E, Rodriguez-Pinilla E, Prieto D. Does single umbilical artery (SUA) predict any type of congenital defect? Clinical-epidemiological analysis of a large consecutive series of malformed infants. Am J Med Genet A. 2008;146(a1):15-25.
52. Boyd PA, Tonks AM, Rankin J, et al. Monitoring the prenatal detection of structural fetal congenital anomalies in England and Wales: register-based study. J Med Screen. 2011;18(1):2-7.
53. Slickers JE, Olshan AF, Siega-Riz AM, et al. Maternal body mass index and lifestyle exposures and the risk of bilateral renal agenesis or hypoplasia: the National Birth Defects Prevention Study. Am J Epidemiol. 2008;168(11):1259-1267.
54. Carter CO, Evans K, Pescia G. A family study of renal agenesis. J Med Genet. 1979;16(3):176-188.
55. Chow JS, Benson CB, Lebowitz RL. The clinical significance of an empty renal fossa on prenatal sonography. J Ultrasound Med. 2005;24(8):1049-1054.
56. Yuksel A, Batukan C. Sonographic findings of fetuses with an empty renal fossa and normal amniotic fluid volume. Fetal Diagn Ther. 2004;19(6):525-532.
57. Cho JY, Moon MH, Lee YH, et al. Measurement of compensatory hyperplasia of the contralateral kidney: usefulness for differential diagnosis of fetal unilateral empty renal fossa. Ultrasound Obstet Gynecol. 2009;34(5):515-520.
58. Cascio S, Paran S, Puri P. Associated urological anomalies in children with unilateral renal agenesis. J Urol. 1999;162(3 Pt 2):1081-1083.
59. Woolf AS, Hillman KA. Unilateral renal agenesis and the congenital solitary functioning kidney: developmental, genetic and clinical perspectives. BJU Int. 2007;99(1):17-21.
60. McPherson E. Renal anomalies in families of individuals with congenital solitary kidney. Genet Med. 2007;9(5):298-302.
61. Dunnick NR, Sandler CM, Newhouse JH, Amis ES Jr, editors. Textbook of uroradiology. 4th ed. Philadelphia: Lippincott Williams & Wilkins; 2008.
62. Batukan C, Yuksel A. Prenatal diagnosis and postnatal outcome of pelvic kidneys. Prenat Diagn. 2011;31:356-359.
63. Solanki S, Bhatnagar V, Gupta AK, Kumar R. Crossed fused renal ectopia: challenges in diagnosis and management. J Indian Assoc Pediatr Surg. 2013;18(1):7-10.
64. Arena F, Arena S, Paolata A, et al. Is a complete urological evaluation necessary in all newborns with asymptomatic renal ectopia? Int J Urol. 2007;14(6):491-495.

65. Cho JY, Lee YH, Toi A, Macdonald B. Prenatal diagnosis of horseshoe kidney by measurement of the renal pelvic angle. Ultrasound Obstet Gynecol. 2005;25(6):554-558.
66. Osathanondh V, Potter EL. Pathogenesis of polycystic kidneys. Historical survey. Arch Pathol. 1964;77:459-465.
67. Avni FE, Garel C, Cassart M, et al. Imaging and classification of congenital cystic renal diseases. Am J Roentgenol. 2012;198:1004-1013.
68. Hildebrandt F, Benzing T, Katsanis N. Ciliopathies. N Engl J Med. 2011;364(16):1533-1543.
69. Bergmann C. ARPKD and early manifestations of ADPKD: the original polycystic kidney disease and phenocopies. Pediatr Nephrol. 2015;30(1):15-30.
70. Dungan JS, Fernandez MT, Abbitt PL, et al. Multicystic dysplastic kidney: natural history of prenatally detected cases. Prenat Diagn. 1990;10(3):175-182.
71. Kleiner B, Filly RA, Mack L, Callen PW. Multicystic dysplastic kidney: observations of contralateral disease in the fetal population. Radiology. 1986;161(1):27-29.
72. Lazebnik N, Bellinger MF, Ferguson JE, 2nd, et al. Insights into the pathogenesis and natural history of fetuses with multicystic dysplastic kidney disease. Prenat Diagn. 1999;19(5):418-423.
73. van Eijk L, Cohen-Overbeek TE, den Hollander NS, et al. Unilateral multicystic dysplastic kidney: a combined pre- and postnatal assessment. Ultrasound Obstet Gynecol. 2002;19(2):180-183.
74. Eckoldt F, Woderich R, Smith RD, Heling KS. Antenatal diagnostic aspects of unilateral multicystic kidney dysplasia—sensitivity, specificity, predictive values, differential diagnoses, associated malformations and consequences. Fetal Diagn Ther. 2004;19(2):163-169.
75. Aslam M, Watson AR, Trent, Anglia MSG. Unilateral multicystic dysplastic kidney: long term outcomes. Arch Dis Child. 2006;91(10):820-823.
76. Narchi H. Risk of hypertension with multicystic kidney disease: a systematic review. Arch Dis Child. 2005;90(9):921-924.
77. Narchi H. Risk of Wilms tumour with multicystic kidney disease: a systematic review. Arch Dis Child. 2005;90(2):147-149.
78. Hains DS, Bates CM, Ingraham S, Schwaderer AL. Management and etiology of the unilateral multicystic dysplastic kidney: a review. Pediatr Nephrol. 2009;24:233-241.
79. Heidet L, Decramer S, Pawtowski A, et al. Spectrum of HNF1B mutations in a large cohort of patients who harbor renal diseases. Clin J Am Soc Nephrol. 2010;5(6):1079-1090.
80. Beck AD. The effect of intra-uterine urinary obstruction upon the development of the fetal kidney. J Urol. 1971;105(6):784-789.
81. Glazer GM, Filly RA, Callen PW. The varied sonographic appearance of the urinary tract in the fetus and newborn with urethral obstruction. Radiology. 1982;144(3):563-568.
82. Harrison MR, Filly RA. The fetus with obstructive uropathy: pathophysiology, natural history, selection and treatment. In: Harrison MR, Golbus MS, Filly RA, editors. The unborn patient: prenatal diagnosis and treatment. 2nd ed. Philadelphia: Saunders; 1991. p. 328-393.
83. Ingraham SE, Saha M, Carpenter AR, et al. Pathogenesis of renal injury in the megabladder mouse: a genetic model of congenital obstructive nephropathy. Pediatr Res. 2010;68(6):500-507.
84. Mahony BS, Filly RA, Callen PW, et al. Fetal renal dysplasia: sonographic evaluation. Radiology. 1984;152(1):143-146.
85. Estroff JA, Mandell J, Benacerraf BR. Increased renal parenchymal echogenicity in the fetus: importance and clinical outcome. Radiology. 1991;181(1):135-139.
86. Avni FE, Garel L, Cassart M, et al. Perinatal assessment of hereditary cystic renal diseases: the contribution of sonography. Pediatr Radiol. 2006;36(5):405-414.
87. Chaumoitre K, Brun M, Cassart M, et al. Differential diagnosis of fetal hyperechogenic cystic kidneys unrelated to renal tract anomalies: a multicenter study. Ultrasound Obstet Gynecol. 2006;28(7):911-917.
88. Reuss A, Wladimiroff JW, Stewart PA, Niermeijer MF. Prenatal diagnosis by ultrasound in pregnancies at risk for autosomal recessive polycystic kidney disease. Ultrasound Med Biol. 1990;16(4):355-359.
89. Barth RA, Guillot AP, Capeless EL, Clemmons JJ. Prenatal diagnosis of autosomal recessive polycystic kidney disease: variable outcome within one family. Am J Obstet Gynecol. 1992;166(2):560-561.
90. Zerres K, Mucher G, Becker J, et al. Prenatal diagnosis of autosomal recessive polycystic kidney disease (ARPKD): molecular genetics, clinical experience, and fetal morphology. Am J Med Genet. 1998;76(2):137-144.
91. Guay-Woodford LM, Bissler JJ, Braun MC, et al. Consensus expert recommendations for the diagnosis and management of autosomal recessive polycystic kidney disease: report of an international conference. J Pediatr. 2014;165(3):611-617.
92. Pretorius DH, Lee ME, Manco-Johnson ML, et al. Diagnosis of autosomal dominant polycystic kidney disease in utero and in the young infant. J Ultrasound Med. 1987;6(5):249-255.
93. Brun M, Maugey-Laulom B, Eurin D, et al. Prenatal sonographic patterns in autosomal dominant polycystic kidney disease: a multicenter study. Ultrasound Obstet Gynecol. 2004;24(1):55-61.
94. Cornec-Le Gall E, Audrezet MP, Le Meur Y, et al. Genetics and pathogenesis of autosomal dominant polycystic kidney disease: 20 years on. Hum Mutat. 2014;35(12):1393-1406.
95. Fick GM, Johnson AM, Strain JD, et al. Characteristics of very early onset autosomal dominant polycystic kidney disease. J Am Soc Nephrol. 1993;3(12):1863-1870.
96. MacDermot KD, Saggar-Malik AK, Economides DL, Jeffery S. Prenatal diagnosis of autosomal dominant polycystic kidney disease (PKD1) presenting in utero and prognosis for very early onset disease. J Med Genet. 1998;35(1):13-16.
97. Boyer O, Gagnadoux MF, Guest G, et al. Prognosis of autosomal dominant polycystic kidney disease diagnosed in utero or at birth. Pediatr Nephrol. 2007;22(3):380-388.
98. Audrézet MP, Corbiere C, Lebbah S, et al. Comprehensive *PKD1* and *PKD2* mutation analysis in prenatal autosomal dominant polycystic kidney disease. J Am Soc Nephrol. 2016;27(3):722-729.
99. Decramer S, Parant O, Beaufils S, et al. Anomalies of the *TCF2* gene are the main cause of fetal bilateral hyperechogenic kidneys. J Am Soc Nephrol. 2007;18(3):923-933.
100. Madariaga L, Morinière V, Jeanpierre C, et al. Severe prenatal renal anomalies associated with mutations in *HNF1B* or *PAX2* genes. Clin J Am Soc Nephrol. 2013;8(7):1179-1187.
101. Sepulveda W, Sebire NJ, Souka A, et al. Diagnosis of the Meckel-Gruber syndrome at eleven to fourteen weeks' gestation. Am J Obstet Gynecol. 1997;176(2):316-319.
102. Nyberg DA, Hallesy D, Mahony BS, et al. Meckel-Gruber syndrome. Importance of prenatal diagnosis. J Ultrasound Med. 1990;9(12):691-696.
103. Ickowicz V, Eurin D, Maugey-Laulom B, et al. Meckel-Gruber syndrome: sonography and pathology. Ultrasound Obstet Gynecol. 2006;27:296-300.
104. Avni FE, Hall M. Renal cystic diseases in children: new concepts. Pediatr Radiol. 2010;40(6):939-946.
105. Tsatsaris V, Gagnadoux MF, Aubry MC, et al. Prenatal diagnosis of bilateral isolated fetal hyperechogenic kidneys. Is it possible to predict long term outcome? BJOG. 2002;109(12):1388-1393.
106. Emmanuelli V, Lahoche-Manucci A, Holder-Espinasse M, et al. Prenatal diagnosis of hyperechogenic kidneys: a study of 17 cases. J Gynecol Obstet Biol Reprod (Paris). 2010;39(8):637-646.
107. Al-Hamed MH, Kurdi W, Alsahan N, et al. Genetic spectrum of Saudi Arabian patients with antenatal cystic kidney disease and ciliopathy phenotypes using a targeted renal gene panel. J Med Genet. 2016;53(5):338-347.
108. Carr MC, Benacerraf BR, Estroff JA, Mandell J. Prenatally diagnosed bilateral hyperechoic kidneys with normal amniotic fluid: postnatal outcome. J Urol. 1995;153(2):442-444.
109. Mashiach R, Davidovits M, Eisenstein B, et al. Fetal hyperechogenic kidney with normal amniotic fluid volume: a diagnostic dilemma. Prenat Diagn. 2005;25:553-558.
110. Leclair MD, El-Ghoneimi A, Audry G, et al. The outcome of prenatally diagnosed renal tumors. J Urol. 2005;173(1):186-189.
111. Chen WY, Lin CN, Chao CS, et al. Prenatal diagnosis of congenital mesoblastic nephroma in mid-second trimester by sonography and magnetic resonance imaging. Prenat Diagn. 2003;23(11):927-931.
112. Linam LE, Yu X, Calvo-Garcia MA, et al. Contribution of magnetic resonance imaging to prenatal differential diagnosis of renal tumors: report of two cases and review of the literature. Fetal Diagn Ther. 2010;28(2):100-108.

113. Garnier S, Maillet O, Haouy S, et al. Prenatal intrarenal neuroblastoma mimicking a mesoblastic nephroma: a case report. J Pediatr Surg. 2012;47(8):e21-e23.
114. Rubenstein SC, Benacerraf BR, Retik AB, Mandell J. Fetal suprarenal masses: sonographic appearance and differential diagnosis. Ultrasound Obstet Gynecol. 1995;5(3):164-167.
115. Avni FE, Massez A, Cassart M. Tumours of the fetal body: a review. Pediatr Radiol. 2009;39(11):114711-114757.
116. Maki E, Oh K, Rogers S, Sohaey R. Imaging and differential diagnosis of suprarenal masses in the fetus. J Ultrasound Med. 2014;33:895-904.
117. Heling KS, Chaoui R, Hartung J, et al. Prenatal diagnosis of congenital neuroblastoma. Analysis of 4 cases and review of the literature. Fetal Diagn Ther. 1999;14(1):47-52.
118. Sauvat F, Sarnacki S, Brisse H, et al. Outcome of suprarenal localized masses diagnosed during the perinatal period: a retrospective multicenter study. Cancer. 2002;94(9):2474-2480.
119. Toma P, Lucigrai G, Marzoli A, Lituania M. Prenatal diagnosis of metastatic adrenal neuroblastoma with sonography and MR imaging. Am J Roentgenol. 1994;162(5):1183-1184.
120. Isaacs H Jr. Fetal and neonatal neuroblastoma: retrospective review of 271 cases. Fetal Pediatr Pathol. 2007;26(4):177-184.
121. Cun L, Zhe M, Xinfeng Z, et al. Fetal neuroblastoma with fetal hypertension. Ultrasound Obstet Gynecol. 2008;31(1):106-107.
122. Jennings RW, LaQuaglia MP, Leong K, et al. Fetal neuroblastoma: prenatal diagnosis and natural history. J Pediatr Surg. 1993;28(9):1168-1174.
123. Ho PT, Estroff JA, Kozakewich H, et al. Prenatal detection of neuroblastoma: a ten-year experience from the Dana-Farber Cancer Institute and Children's Hospital. Pediatrics. 1993;92(3):358-364.
124. Nuchtern JG, London WB, Barnewolt CE, et al. A prospective study of expectant observation as primary therapy for neuroblastoma in young infants: a Children's Oncology Group study. Ann Surg. 2012;256(4):573-580.
125. Schwarzler P, Bernard JP, Senat MV, Ville Y. Prenatal diagnosis of fetal adrenal masses: differentiation between hemorrhage and solid tumor by color Doppler sonography. Ultrasound Obstet Gynecol. 1999;13(5):351-355.
126. Rahman S, Ohlsson A, Fong KW, Glanc P. Fetal adrenal hemorrhage in a diamniotic, dichorionic twin: case report and review of controversies in diagnosis and management. J Ultrasound Med. 1997;16(4):297-300.
127. Schrauder MG, Hammersen G, Siemer J, et al. Fetal adrenal haemorrhage—two-dimensional and three-dimensional imaging. Fetal Diagn Ther. 2008;23(1):72-75.
128. Policiano C, Djokovic D, Carvalho R, et al. Ultrasound antenatal detection of urinary tract anomalies in the last decade: outcome and prognosis. J Matern Fetal Neonatal Med. 2015;28(8):959-963.
129. Chudleigh PM, Chitty LS, Pembrey M, Campbell S. The association of aneuploidy and mild fetal pyelectasis in an unselected population: the results of a multicenter study. Ultrasound Obstet Gynecol. 2001;17(3):197-202.
130. Thompson MO, Thilaganathan B. Effect of routine screening for Down's syndrome on the significance of isolated fetal hydronephrosis. Br J Obstet Gynaecol. 1998;105(8):860-864.
131. Sairam S, Al-Habib A, Sasson S, Thilaganathan B. Natural history of fetal hydronephrosis diagnosed on mid-trimester ultrasound. Ultrasound Obstet Gynecol. 2001;17(3):191-196.
132. Nguyen HT, Herndon CD, Cooper C, et al. The Society for Fetal Urology consensus statement on the evaluation and management of antenatal hydronephrosis. J Pediatr Urol. 2010;6(3):212-231.
133. Nguyen HT, Benson CB, Bromley B, et al. Multidisciplinary consensus on the classification of prenatal and postnatal urinary tract dilation (UTD classification system). J Pediatr Urol. 2014;10(6):982-998.
134. van Vuuren SH, Damen-Elias HA, Stigter RH, et al. Size and volume charts of fetal kidney, renal pelvis and adrenal gland. Ultrasound Obstet Gynecol. 2012;40(6):659-664.
135. Odibo AO, Marchiano D, Quinones JN, et al. Mild pyelectasis: evaluating the relationship between gestational age and renal pelvic anterior-posterior diameter. Prenat Diagn. 2003;23(10):824-827.
136. Chudleigh T. Mild pyelectasis. Prenat Diagn. 2001;21(11):936-941.
137. Livera LN, Brookfield DS, Egginton JA, Hawnaur JM. Antenatal ultrasonography to detect fetal renal abnormalities: a prospective screening programme. BMJ. 1989;298(6685):1421-1423.
138. Benacerraf BR, Mandell J, Estroff JA, et al. Fetal pyelectasis: a possible association with Down syndrome. Obstet Gynecol. 1990;76(1):58-60.
139. Corteville JE, Dicke JM, Crane JP. Fetal pyelectasis and Down syndrome: is genetic amniocentesis warranted? Obstet Gynecol. 1992;79(5 [Pt 1]):770-772.
140. Anderson NG, Abbott GD, Mogridge N, et al. Vesicoureteric reflux in the newborn: relationship to fetal renal pelvic diameter. Pediatr Nephrol. 1997;11(5):610-616.
141. Ismaili K, Hall M, Donner C, et al. Results of systematic screening for minor degrees of fetal renal pelvis dilatation in an unselected population. Am J Obstet Gynecol. 2003;188(1):242-246.
142. Scarborough PL, Ferrara E, Storm DW. Should prenatal hydronephrosis that resolves before birth be followed postnatally? Analysis and comparison to persistent prenatal hydronephrosis. Pediatr Nephrol. 2015;30(9):1485-1491.
143. Corteville JE, Gray DL, Crane JP. Congenital hydronephrosis: correlation of fetal ultrasonographic findings with infant outcome. Am J Obstet Gynecol. 1991;165(2):384-388.
144. Babcook CJ, Silvera M, Drake C, Levine D. Effect of maternal hydration on mild fetal pyelectasis. J Ultrasound Med. 1998;17(9):539-544.
145. Graif M, Kessler A, Hart S, et al. Renal pyelectasis in pregnancy: correlative evaluation of fetal and maternal collecting systems. Am J Obstet Gynecol. 1992;167(5):1304-1306.
146. Petrikovsky BM, Cuomo MI, Schneider EP, et al. Isolated fetal hydronephrosis: beware the effect of bladder filling. Prenat Diagn. 1995;15(9):827-829.
147. Damen-Elias HA, Stigter RH, De Jong TP, Visser GH. Variability in dilatation of the fetal renal pelvis during a bladder filling cycle. Ultrasound Obstet Gynecol. 2004;24(7):750-755.
148. Fernbach SK, Maizels M, Conway JJ. Ultrasound grading of hydronephrosis: introduction to the system used by the Society for Fetal Urology. Pediatr Radiol. 1993;23(6):478-480.
149. Lee RS, Cendron M, Kinnamon DD, Nguyen HT. Antenatal hydronephrosis as a predictor of postnatal outcome: a meta-analysis. Pediatrics. 2006;118(2):586-593.
150. Sidhu G, Beyene J, Rosenblum ND. Outcome of isolated antenatal hydronephrosis: a systematic review and meta-analysis. Pediatr Nephrol. 2006;21(2):218-224.
151. Ek S, Lidefeldt KJ, Varricio L. Fetal hydronephrosis; prevalence, natural history and postnatal consequences in an unselected population. Acta Obstet Gynecol Scand. 2007;86(12):1463-1466.
152. Wickstrom E, Maizels M, Sabbagha RE, et al. Isolated fetal pyelectasis: assessment of risk for postnatal uropathy and Down syndrome. Ultrasound Obstet Gynecol. 1996;8(4):236-240.
153. Hothi DK, Wade AS, Gilbert R, Winyard PJ. Mild fetal renal pelvis dilatation: much ado about nothing? Clin J Am Soc Nephrol. 2009;4(1):168-177.
154. Coplen DE, Austin PF, Yan Y, et al. The magnitude of fetal renal pelvic dilatation can identify obstructive postnatal hydronephrosis, and direct postnatal evaluation and management. J Urol. 2006;176(2):724-727.
155. Barbosa JA, Chow JS, Benson CB, et al. Postnatal longitudinal evaluation of children diagnosed with prenatal hydronephrosis: insights in natural history and referral pattern. Prenat Diagn. 2012;32(13):1242-1249.
156. Dos Santos J, Parekh RS, Piscione TD, et al. A new grading system for the management of antenatal hydronephrosis. Clin J Am Soc Nephrol. 2015;10(10):1783-1790.
157. Ismaili K, Avni FE, Piepsz A, et al. Current management of infants with fetal renal pelvis dilation: a survey by French-speaking pediatric nephrologists and urologists. Pediatr Nephrol. 2004;19(9):966-971.
158. Epelman M, Daneman A, Donnelly LF, et al. Neonatal imaging evaluation of common prenatally diagnosed genitourinary abnormalities. Semin Ultrasound CT MR. 2014;35(6):528-554.
159. Laing FC, Burke VD, Wing VW, et al. Postpartum evaluation of fetal hydronephrosis: optimal timing for follow-up sonography. Radiology. 1984;152(2):423-424.
160. de Bruyn R, Gordon I. Postnatal investigation of fetal renal disease. Prenat Diagn. 2001;21(11):984-991.
161. Lidefelt KJ, Ek S, Mihocsa L. Is screening for vesicoureteral reflux mandatory in infants with antenatal renal pelvis dilatation? Acta Paediatr. 2006;95(12):1653-1656.

162. Vivier PH, Dolores M, Taylor M, et al. MR urography in children. Part 1: how we do the F0 technique. Pediatr Radiol. 2010;40(5):732-738.
163. Vivier PH, Dolores M, Taylor M, Dacher JN. MR urography in children. Part 2: how to use ImageJ MR urography processing software. Pediatr Radiol. 2010;40(5):739-746.
164. Quirino IG, Diniz JS, Bouzada MC, et al. Clinical course of 822 children with prenatally detected nephrouropathies. Clin J Am Soc Nephrol. 2012;7(3):444-451.
165. Chevalier RL, Thornhill BA, Forbes MS, Kiley SC. Mechanisms of renal injury and progression of renal disease in congenital obstructive nephropathy. Pediatr Nephrol. 2010;25(4):687-697.
166. Gokce I, Biyikli N, Tugtepe H, et al. Clinical spectrum of antenatally detected urinary tract abnormalities with respect to hydronephrosis at postnatal ultrasound scan. Pediatr Surg Int. 2012;28(5):543-552.
167. Pates JA, Dashe JS. Prenatal diagnosis and management of hydronephrosis. Early Hum Dev. 2006;82(1):3-8.
168. Alberti C. Congenital ureteropelvic junction obstruction: physiopathology, decoupling of tout court pelvic dilatation-obstruction semantic connection, biomarkers to predict renal damage evolution. Eur Rev Med Pharmacol Sci. 2012;16(2):213-219.
169. Karnak I, Woo LL, Shah SN, et al. Results of a practical protocol for management of prenatally detected hydronephrosis due to ureteropelvic junction obstruction. Pediatr Surg Int. 2009;25(1):61-67.
170. Gorincour G, Rypens F, Toiviainen-Salo S, et al. Fetal urinoma: two new cases and a review of the literature. Ultrasound Obstet Gynecol. 2006;28(6):848-852.
171. Barker AP, Cave MM, Thomas DF, et al. Fetal pelvi-ureteric junction obstruction: predictors of outcome. Br J Urol. 1995;76(5):649-652.
172. Liu HY, Dhillon HK, Yeung CK, et al. Clinical outcome and management of prenatally diagnosed primary megaureters. J Urol. 1994;152(2 Pt 2):614-617.
173. Berrocal T, Lopez-Pereira P, Arjonilla A, Gutierrez J. Anomalies of the distal ureter, bladder, and urethra in children: embryologic, radiologic, and pathologic features. Radiographics. 2002;22(5):1139-1164.
174. McLellan DL, Retik AB, Bauer SB, et al. Rate and predictors of spontaneous resolution of prenatally diagnosed primary nonrefluxing megaureter. J Urol. 2002;168(5):2177-2180.
175. Shukla AR, Cooper J, Patel RP, et al. Prenatally detected primary megaureter: a role for extended followup. J Urol. 2005;173(4):1353-1356.
176. Calisti A, Oriolo L, Perrotta ML, et al. The fate of prenatally diagnosed primary nonrefluxing megaureter: do we have reliable predictors for spontaneous resolution? Urology. 2008;72(2):309-312.
177. Whitten SM, Wilcox DT. Duplex systems. Prenat Diagn. 2001;21(11):952-957.
178. Abuhamad AZ, Horton CE Jr, Horton SH, Evans AT. Renal duplication anomalies in the fetus: clues for prenatal diagnosis. Ultrasound Obstet Gynecol. 1996;7(3):174-177.
179. Vergani P, Ceruti P, Locatelli A, et al. Accuracy of prenatal ultrasonographic diagnosis of duplex renal system. J Ultrasound Med. 1999;18(7):463-467.
180. Whitten SM, McHoney M, Wilcox DT, et al. Accuracy of antenatal fetal ultrasound in the diagnosis of duplex kidneys. Ultrasound Obstet Gynecol. 2003;21(4):342-346.
181. Adiego B, Martinez-Ten P, Perez-Pedregosa J, et al. Antenatally diagnosed renal duplex anomalies: sonographic features and long-term postnatal outcome. J Ultrasound Med. 2011;30(6):809-815.
182. Godinho AB, Nunes C, Janeiro M, et al. Ureterocele: antenatal diagnosis and management. Fetal Diagn Ther. 2013;34(3):188-191.
183. Torres Montebruno X, Martinez JM, Eixarch E, et al. Fetoscopic laser surgery to decompress distal urethral obstruction caused by prolapsed ureterocele. Ultrasound Obstet Gynecol. 2015;46(5):623-626.
184. Upadhyay J, Bolduc S, Braga L, et al. Impact of prenatal diagnosis on the morbidity associated with ureterocele management. J Urol. 2002;167(6):2560-2565.
185. Anderson NG, Allan RB, Abbott GD. Fluctuating fetal or neonatal renal pelvis: marker of high-grade vesicoureteral reflux. Pediatr Nephrol. 2004;19(7):749-753.
186. Zerin JM, Ritchey ML, Chang AC. Incidental vesicoureteral reflux in neonates with antenatally detected hydronephrosis and other renal abnormalities. Radiology. 1993;187(1):157-160.
187. van Eerde AM, Meutgeert MH, de Jong TP, Giltay JC. Vesico-ureteral reflux in children with prenatally detected hydronephrosis: a systematic review. Ultrasound Obstet Gynecol. 2007;29(4):463-469.
188. Ismaili K, Avni FE, Hall M. Results of systematic voiding cystourethrography in infants with antenatally diagnosed renal pelvis dilation. J Pediatr. 2002;141(1):21-24.
189. Ismaili K, Hall M, Piepsz A, et al. Primary vesicoureteral reflux detected in neonates with a history of fetal renal pelvis dilatation: a prospective clinical and imaging study. J Pediatr. 2006;148(2):222-227.
190. Penido Silva JM, Oliveira EA, Diniz JS, et al. Clinical course of prenatally detected primary vesicoureteral reflux. Pediatr Nephrol. 2006;21(1):86-91.
191. Sebire NJ, Von Kaisenberg C, Rubio C, et al. Fetal megacystis at 10-14 weeks of gestation. Ultrasound Obstet Gynecol. 1996;8(6):387-390.
192. Yiee J, Wilcox D. Abnormalities of the fetal bladder. Semin Fetal Neonatal Med. 2008;13(3):164-170.
193. Montemarano H, Bulas DI, Rushton HG, Selby D. Bladder distention and pyelectasis in the male fetus: causes, comparisons, and contrasts. J Ultrasound Med. 1998;17(12):743-749.
194. Liao AW, Sebire NJ, Geerts L, et al. Megacystis at 10-14 weeks of gestation: chromosomal defects and outcome according to bladder length. Ultrasound Obstet Gynecol. 2003;21(4):338-341.
195. Carroll SG, Soothill PW, Tizard J, Kyle PM. Vesicocentesis at 10-14 weeks of gestation for treatment of fetal megacystis. Ultrasound Obstet Gynecol. 2001;18(4):366-370.
196. Bernardes LS, Aksnes G, Saada J, et al. Keyhole sign: how specific is it for the diagnosis of posterior urethral valves? Ultrasound Obstet Gynecol. 2009;34(4):419-423.
197. Perks AE, MacNeily AE, Blair GK. Posterior urethral valves. J Pediatr Surg. 2002;37(7):1105-1107.
198. Gonzalez R, De Filippo R, Jednak R, Barthold JS. Urethral atresia: long-term outcome in 6 children who survived the neonatal period. J Urol. 2001;165(6 Pt 2):2241-2244.
199. Papantoniou N, Papoutsis D, Daskalakis G, et al. Prenatal diagnosis of prune-belly syndrome at 13 weeks of gestation: case report and review of literature. J Matern Fetal Neonatal Med. 2010;23(10):1263-1267.
200. Osborne NG, Bonilla-Musoles F, Machado LE, et al. Fetal megacystis: differential diagnosis. J Ultrasound Med. 2011;30(6):833-841.
201. Sepulveda W, Elorza C, Gutierrez J, et al. Congenital megalourethra: outcome after prenatal diagnosis in a series of 4 cases. J Ultrasound Med. 2005;24(9):1303-1308.
202. Amsalem H, Fitzgerald B, Keating S, et al. Congenital megalourethra: prenatal diagnosis and postnatal/autopsy findings in 10 cases. Ultrasound Obstet Gynecol. 2011;37(6):678-683.
203. Fitzsimons RB, Keohane C, Galvin J. Prune belly syndrome with ultrasound demonstration of reduction of megacystis in utero. Br J Radiol. 1985;58(688):374-376.
204. Garel C, Dreux S, Philippe-Chomette P, et al. Contribution of fetal magnetic resonance imaging and amniotic fluid digestive enzyme assays to the evaluation of gastrointestinal tract abnormalities. Ultrasound Obstet Gynecol. 2006;28(3):282-291.
205. Muller F, Dreux S, Vaast P, et al. Prenatal diagnosis of megacystis-microcolon–intestinal hypoperistalsis syndrome: contribution of amniotic fluid digestive enzyme assay and fetal urinalysis. Prenat Diagn. 2005;25(3):203-209.
206. Anneren G, Meurling S, Olsen L. Megacystis-microcolon–intestinal hypoperistalsis syndrome (MMIHS), an autosomal recessive disorder: clinical reports and review of the literature. Am J Med Genet. 1991;41(2):251-254.
207. Tuzovic L, Anyane-Yeboa K, Mills A, et al. Megacystis-microcolon–intestinal hypoperistalsis syndrome: case report and review of prenatal ultrasonographic findings. Fetal Diagn Ther. 2014;36(1):74-80.
208. Tuzovic L, Tang S, Miller RS, et al. New insights into the genetics of fetal megacystis: *ACTG2* mutations, encoding gamma-2 smooth muscle actin in megacystis microcolon intestinal hypoperistalsis syndrome (Berdon syndrome). Fetal Diagn Ther. 2015;38(4):296-306.
209. Wangler MF, Gonzaga-Jauregui C, Gambin T, et al. Heterozygous de novo and inherited mutations in the smooth muscle actin *(ACTG2)* gene underlie megacystis-microcolon–intestinal hypoperistalsis syndrome. PLoS Genet. 2014;10(3):e1004258.

210. Escobar LF, Heiman M, Zimmer D, Careskey H. Urorectal septum malformation sequence: prenatal progression, clinical report, and embryology review. Am J Med Genet A. 2007;143:2722-2726. A(22).
211. Chaubal N, Dighe M, Shah M, et al. Calcified meconium: an important sign in the prenatal sonographic diagnosis of cloacal malformation. J Ultrasound Med. 2003;22(7):727-730.
212. Jaramillo D, Lebowitz RL, Hendren WH. The cloacal malformation: radiologic findings and imaging recommendations. Radiology. 1990;177(2):441-448.
213. Calvo-Garcia MA, Kline-Fath BM, Levitt MA, et al. Fetal MRI clues to diagnose cloacal malformations. Pediatr Radiol. 2011;41(9):1117-1128.
214. Favre R, Kohler M, Gasser B, et al. Early fetal megacystis between 11 and 15 weeks of gestation. Ultrasound Obstet Gynecol. 1999;14(6):402-406.
215. Johnson MP, Corsi P, Bradfield W, et al. Sequential urinalysis improves evaluation of fetal renal function in obstructive uropathy. Am J Obstet Gynecol. 1995;173(1):59-65.
216. Nicolini U, Fisk NM, Rodeck CH, Beacham J. Fetal urine biochemistry: an index of renal maturation and dysfunction. Br J Obstet Gynaecol. 1992;99(1):46-50.
217. Lipitz S, Ryan G, Samuell C, et al. Fetal urine analysis for the assessment of renal function in obstructive uropathy. Am J Obstet Gynecol. 1993;168(1 Pt 1):174-179.
218. Muller F, Dommergues M, Mandelbrot L, et al. Fetal urinary biochemistry predicts postnatal renal function in children with bilateral obstructive uropathies. Obstet Gynecol. 1993;82(5):813-820.
219. Crombleholme TM, Harrison MR, Golbus MS, et al. Fetal intervention in obstructive uropathy: prognostic indicators and efficacy of intervention. Am J Obstet Gynecol. 1990;162(5):1239-1244.
220. Qureshi F, Jacques SM, Seifman B, et al. In utero fetal urine analysis and renal histology correlate with the outcome in fetal obstructive uropathies. Fetal Diagn Ther. 1996;11(5):306-312.
221. Muller F, Dommergues M, Bussieres L, et al. Development of human renal function: reference intervals for 10 biochemical markers in fetal urine. Clin Chem. 1996;42(11):1855-1860.
222. Nicolaides KH, Cheng HH, Snijders RJ, Moniz CF. Fetal urine biochemistry in the assessment of obstructive uropathy. Am J Obstet Gynecol. 1992;166(3):932-937.
223. Berry SM, Lecolier B, Smith RS, et al. Predictive value of fetal serum beta 2-microglobulin for neonatal renal function. Lancet. 1995;345(8960):1277-1278.
224. Nicolini U, Spelzini F. Invasive assessment of fetal renal abnormalities: urinalysis, fetal blood sampling and biopsy. Prenat Diagn. 2001;21(11):964-969.
225. Morris RK, Quinlan-Jones E, Kilby MD, Khan KS. Systematic review of accuracy of fetal urine analysis to predict poor postnatal renal function in cases of congenital urinary tract obstruction. Prenat Diagn. 2007;27(10):900-911.
226. Abdennadher W, Chalouhi G, Dreux S, et al. Fetal urine biochemistry at 13-23 weeks of gestation in lower urinary tract obstruction: criteria for in -utero treatment. Ultrasound Obstet Gynecol. 2015;46(3):306-311.
227. Holmes N, Harrison MR, Baskin LS. Fetal surgery for posterior urethral valves: long-term postnatal outcomes. Pediatrics. 2001;108(1):E7.
228. Klein J, Lacroix C, Caubet C, et al. Fetal urinary peptides to predict postnatal outcome of renal disease in fetuses with posterior urethral valves (PUV). Sci Transl Med. 2013;5(198). 198ra06.
229. Makino Y, Kobayashi H, Kyono K, et al. Clinical results of fetal obstructive uropathy treated by vesicoamniotic shunting. Urology. 2000;55(1):118-122.
230. McLorie G, Farhat W, Khoury A, et al. Outcome analysis of vesicoamniotic shunting in a comprehensive population. J Urol. 2001;166(3):1036-1040.
231. Freedman AL, Johnson MP, Smith CA, et al. Long-term outcome in children after antenatal intervention for obstructive uropathies. Lancet. 1999;354(9176):374-377.
232. Morris RK, Ruano R, Kilby MD. Effectiveness of fetal cystoscopy as a diagnostic and therapeutic intervention for lower urinary tract obstruction: a systematic review. Ultrasound Obstet Gynecol. 2011;37(6):629-637.
233. Ruano R, Sananes N, Sangi-Haghpeykar H, et al. Fetal intervention for severe lower urinary tract obstruction: a multicenter case-control study comparing fetal cystoscopy with vesicoamniotic shunting. Ultrasound Obstet Gynecol. 2015;45(4):452-458.
234. Biard JM, Johnson MP, Carr MC, et al. Long-term outcomes in children treated by prenatal vesicoamniotic shunting for lower urinary tract obstruction. Obstet Gynecol. 2005;106(3):503-508.
235. Müller Brochut AC, Thomann D, Kluwe W, et al. Fetal megacystis: experience of a single tertiary center in Switzerland over 20 years. Fetal Diagn Ther. 2014;36(3):215-222.
236. Morris RK, Malin GL, Khan KS, Kilby MD. Systematic review of the effectiveness of antenatal intervention for the treatment of congenital lower urinary tract obstruction. BJOG. 2010;117(4):382-390.
237. Morris RK, Malin GL, Quinlan-Jones E, et al. Percutaneous vesicoamniotic shunting versus conservative management for fetal lower urinary tract obstruction (PLUTO): a randomised trial. Lancet. 2013;382(9903):1496-1506.
238. Gearhart JP, Ben-Chaim J, Jeffs RD, Sanders RC. Criteria for the prenatal diagnosis of classic bladder exstrophy. Obstet Gynecol. 1995;85(6):961-964.
239. Goldstein I, Shalev E, Nisman D. The dilemma of prenatal diagnosis of bladder exstrophy: a case report and a review of the literature. Ultrasound Obstet Gynecol. 2001;17(4):357-359.
240. Prefumo F, Izzi C. Fetal abdominal wall defects. Best Pract Res Clin Obstet Gynaecol. 2014;28(3):391-402.
241. Goyal A, Fishwick J, Hurrell R, et al. Antenatal diagnosis of bladder/cloacal exstrophy: challenges and possible solutions. J Pediatr Urol. 2012;8(2):140-144.
242. Ben-Neriah Z, Withers S, Thomas M, et al. OEIS complex: prenatal ultrasound and autopsy findings. Ultrasound Obstet Gynecol. 2007;29(2):170-177.
243. Tiblad E, Wilson RD, Carr M, et al. OEIS sequence—a rare congenital anomaly with prenatal evaluation and postnatal outcome in six cases. Prenat Diagn. 2008;28(2):141-147.
244. Odeh M, Granin V, Kais M, et al. Sonographic fetal sex determination. Obstet Gynecol Surv. 2009;64(1):50-57.
245. Glanc P, Umranikar S, Koff D, et al. Fetal sex assignment by sonographic evaluation of the pelvic organs in the second and third trimesters of pregnancy. J Ultrasound Med. 2007;26(5):563-569.
246. Efrat Z, Perri T, Ramati E, et al. Fetal gender assignment by first-trimester ultrasound. Ultrasound Obstet Gynecol. 2006;27(6):619-621.
247. Lev-Toaff AS, Ozhan S, Pretorius D, et al. Three-dimensional multiplanar ultrasound for fetal gender assignment: value of the mid-sagittal plane. Ultrasound Obstet Gynecol. 2000;16(4):345-350.
248. Youssef A, Arcangeli T, Radico D, et al. Accuracy of fetal gender determination in the first trimester using three-dimensional ultrasound. Ultrasound Obstet Gynecol. 2011;37(5):557-561.
249. Achiron R, Pinhas-Hamiel O, Zalel Y, et al. Development of fetal male gender: prenatal sonographic measurement of the scrotum and evaluation of testicular descent. Ultrasound Obstet Gynecol. 1998;11(4):242-245.
250. Pretorius DH, Halsted MJ, Abels W, et al. Hydroceles identified prenatally: common physiologic phenomenon? J Ultrasound Med. 1998;17(1):49-52.
251. Khatib N, Goldstein I, Vitner D, et al. Prenatal diagnosis of scrotal-inguinal hernia: two case reports and review of the English literature. Eur J Obstet Gynecol Reprod Biol. 2013;171(1):9-11.
252. Shapiro E. The sonographic appearance of normal and abnormal fetal genitalia. J Urol. 1999;162(2):530-533.
253. Cheikhelard A, Luton D, Philippe-Chomette P, et al. How accurate is the prenatal diagnosis of abnormal genitalia? J Urol. 2000;164(3 Pt 2):984-987.
254. Meizner I. The 'tulip sign': a sonographic clue for in-utero diagnosis of severe hypospadias. Ultrasound Obstet Gynecol. 2002;19(3):317.
255. Shinawi M, Szabo S, Popek E, et al. Recognition of Smith-Lemli-Opitz syndrome (RSH) in the fetus: utility of ultrasonography and biochemical analysis in pregnancies with low maternal serum estriol. Am J Med Genet A. 2005;138(1):56-60.
256. Kratz LE, Kelley RI. Prenatal diagnosis of the RSH/Smith-Lemli-Opitz syndrome. Am J Med Genet. 1999;82(5):376-381.
257. Cross JL, Iben J, Simpson CL, et al. Determination of the allelic frequency in Smith-Lemli-Opitz syndrome by analysis of massively parallel sequencing data sets. Clin Genet. 2015;87(6):570-575.
258. Shapiro E, Santiago JV, Crane JP. Prenatal fetal adrenal suppression following in utero diagnosis of congenital adrenal hyperplasia. J Urol. 1989;142(2 Pt 2):663-666.
259. New MI, Tong YK, Yuen T, et al. Noninvasive prenatal diagnosis of congenital adrenal hyperplasia using cell-free fetal DNA in maternal plasma. J Clin Endocrinol Metab. 2014;99(6):E1022-E1030.

260. Saada J, Grebille AG, Aubry MC, et al. Sonography in prenatal diagnosis of congenital adrenal hyperplasia. Prenat Diagn. 2004;24(8):627-630.
261. Pajkrt E, Petersen OB, Chitty LS. Fetal genital anomalies: an aid to diagnosis. Prenat Diagn. 2008;28(5):389-398.
262. Merce Fernandez-Balsells M, Muthusamy K, Smushkin G, et al. Prenatal dexamethasone use for the prevention of virilization in pregnancies at risk for classical congenital adrenal hyperplasia because of 21-hydroxylase (CYP21A2) deficiency: a systematic review and meta-analyses. Clin Endocrinol (Oxf). 2010;73(4):436-444.
263. Miller WL. Fetal endocrine therapy for congenital adrenal hyperplasia should not be done. Best Pract Res Clin Endocrinol Metab. 2015;29(3):469-483.
264. Miller WL, Witchel SF. Prenatal treatment of congenital adrenal hyperplasia: risks outweigh benefits. Am J Obstet Gynecol. 2013;208(5):354-359.
265. Mazza V, Di Monte I, Ceccarelli PL, et al. Prenatal diagnosis of female pseudohermaphroditism associated with bilateral luteoma of pregnancy: case report. Hum Reprod. 2002;17(3):821-824.
266. Manzella A, Filho PB. Hydrocolpos, uterus didelphys and septate vagina in association with ascites: antenatal sonographic detection. J Ultrasound Med. 1998;17(7):465-468.
267. Dhombres F, Jouannic JM, Brodaty G, et al. Contribution of prenatal imaging to the anatomical assessment of fetal hydrocolpos. Ultrasound Obstet Gynecol. 2007;30(1):101-104.
268. Picone O, Laperelle J, Sonigo P, et al. Fetal magnetic resonance imaging in the antenatal diagnosis and management of hydrocolpos. Ultrasound Obstet Gynecol. 2007;30(1):105-109.
269. Garel L, Filiatrault D, Brandt M, et al. Antenatal diagnosis of ovarian cysts: natural history and therapeutic implications. Pediatr Radiol. 1991;21(3):182-184.
270. Quarello E, Gorincour G, Merrot T, et al. The 'daughter cyst sign': a sonographic clue to the diagnosis of fetal ovarian cyst. Ultrasound Obstet Gynecol. 2003;22(4):433-434.
271. Nussbaum AR, Sanders RC, Hartman DS, et al. Neonatal ovarian cysts: sonographic-pathologic correlation. Radiology. 1988;168(3):817-821.
272. Galinier P, Carfagna L, Juricic M, et al. Fetal ovarian cysts management and ovarian prognosis: a report of 82 cases. J Pediatr Surg. 2008;43(11):2004-2009.
273. Cesca E, Midrio P, Boscolo-Berto R, et al. Conservative treatment for complex neonatal ovarian cysts: a long-term follow-up analysis. J Pediatr Surg. 2013;48(3):510-515.
274. Trinh TW, Kennedy AM. Fetal ovarian cysts: review of imaging spectrum, differential diagnosis, management, and outcome. Radiographics. 2015;35(2):621-635.
275. Giorlandino C, Bilancioni E, Bagolan P, et al. Antenatal ultrasonographic diagnosis and management of fetal ovarian cysts. Int J Gynaecol Obstet. 1994;44(1):27-31.
276. Bagolan P, Giorlandino C, Nahom A, et al. The management of fetal ovarian cysts. J Pediatr Surg. 2002;37(1):25-30.
277. Noia G, Riccardi M, Visconti D, et al. Invasive fetal therapies: approach and results in treating fetal ovarian cysts. J Matern Fetal Neonatal Med. 2012;25(3):299-303.
278. Heling KS, Chaoui R, Kirchmair F, et al. Fetal ovarian cysts: prenatal diagnosis, management and postnatal outcome. Ultrasound Obstet Gynecol. 2002;20(1):47-50.
279. Nakamura M, Ishii K, Murata M, et al. Postnatal outcome in cases of prenatally diagnosed fetal ovarian cysts under conservative prenatal management. Fetal Diagn Ther. 2014;37(2):129-134.
280. Papic JC, Billmire DF, Rescorla FJ, et al. Management of neonatal ovarian cysts and its effect on ovarian preservation. J Pediatr Surg. 2014;49(6):990-993.
281. Baskin LS. Prenatal hydronephrosis. In: Baskin LS, Kogan B, Duckett J, editors. Handbook of pediatric urology. Philadelphia: Lippincott-Raven; 1997. p. 15.

CAPÍTULO 40

Sistema Musculoesquelético Fetal

Phyllis Glanc, David Chitayat e Sheila Unger

RESUMO DOS PONTOS-CHAVES

- A ultrassonografia bidimensional é a principal modalidade de imagem para a maioria dos distúrbios musculoesqueléticos.
- Quando houver suspeita de displasia musculoesquelética fetal na ultrassonografia, o encaminhamento para um centro especializado pode ser útil.
- O papel principal da ultrassonografia é determinar se a condição é potencialmente letal; é importante usar vários parâmetros para realizar essa determinação.
- Após o parto ou a interrupção da gestação, o diagnóstico deve ser estabelecido por meio da combinação de exame clínico, exames de imagem e estudos moleculares. A cultura celular e o banco de DNA são essenciais para investigações moleculares. Os resultados devem ser revisados com os pais para ajudar em seus futuros planos reprodutivos.

SUMÁRIO DO CAPÍTULO

ESQUELETO FETAL NORMAL
Desenvolvimento
Mensuração dos Membros
AVALIAÇÃO ULTRASSONOGRÁFICA DO FETO COM DISPLASIA ESQUELÉTICA
História Familiar Positiva
Comprimento ou Aparência Óssea Anormal
Técnicas Adicionais de Diagnóstico
Ultrassonografia Tridimensional
Radiografia
Tomografia Computadorizada Tridimensional
Ressonância Magnética
Diagnóstico Molecular
DISPLASIAS ESQUELÉTICAS LETAIS
Displasia Tanatofórica
Acondrogênese
Osteogênese Imperfeita
Hipofosfatasia
Displasia Campomélica
Síndromes de Costelas Curtas e Polidactilia
Outras Displasias
DISPLASIAS ESQUELÉTICAS NÃO LETAIS OU DE PROGNÓSTICO VARIÁVEL
Acondroplasia Heterozigota
Displasia Diastrófica
Displasia Torácica Asfixiante
Síndrome de Ellis-van Creveld
Condrodisplasia Punctata
Displasia Dissegmentar
Osteogênese Imperfeita dos Tipos I, III e IV – Tipos Não Letais
DEFEITOS DE REDUÇÃO DE MEMBROS E CONDIÇÕES ASSOCIADAS
Deficiência Femoral Focal Proximal
Defeitos do Segmento Radial
Sequência da Banda Amniótica
Síndrome da Regressão Caudal e Sirenomelia
Artrogripose Múltipla Congênita
DEFORMIDADES DAS MÃOS E DOS PÉS
ACHADOS ESQUELÉTICOS ASSOCIADOS À ANEUPLOIDIA
RESUMO
Agradecimentos

As disfunções ósseas congênitas compõem um grupo heterogêneo de distúrbios que afetam principalmente o crescimento e o desenvolvimento do sistema musculoesquelético. A prevalência das displasias esqueléticas, também denominadas "osteocondrodisplasias", diagnosticadas antes do nascimento ou durante o período neonatal, excluindo as amputações de membros, é de 2,4 a 4,5 por 10 mil nascimentos.[1]

Existem três categorias principais: displasias esqueléticas, disostoses e rupturas (Tabela 40.1). O número de disfunções genéticas reconhecidas com um componente esquelético substancial está aumentando, e a distinção entre displasias, distúrbios ósseos metabólicos, disostoses e síndromes de malformação está evoluindo constantemente. A revisão da Nosology and Classification of Genetic Skeletal Disorders de 2015 reconheceu 436 distúrbios ósseos genéticos com envolvimento substancial do componente esquelético[3-6] (Tabela 40.2).

Apesar do aumento do conhecimento sobre a etiologia genética de muitas dessas condições e da maior capacidade de diagnosticar e classificar esses distúrbios corretamente, os aspectos clínicos e de imagem ainda são fundamentais para diagnosticar e direcionar a investigação molecular.[3,7] Embora muitas displasias esqueléticas fetais possam ser detectadas com acurácia pela ultrassonografia (US) pré-natal, este diagnóstico ainda é desafiador devido à baixa incidência, à variabilidade fenotípica e à ampla variedade de manifestações.[8] Na maioria dos casos não há história familiar de uma condição similar. Entretanto, a maior parte das **displasias esqueléticas letais**, incluindo as mais comuns – **displasia tanatofórica, acondrogênese** e **osteogênese imperfeita** do tipo II – pode ser diagnosticada simplesmente com base na US pré-natal.[9] Tretter et al.[10] determinaram que 26 das 27 displasias esqueléticas letais foram identificadas corretamente pela US pré-natal; entretanto, somente 13 das 27 (48%) receberam um diagnóstico pré-natal

TABELA 40.1 Categorias Principais de Displasias Esqueléticas[2]

Displasias esqueléticas	Transtornos do desenvolvimento do tecido condro-ósseo causados por distúrbios monogênicos com manifestações pré-natais e pós-natais
Disostoses	Transtornos monogênicos que resultam em malformações de ossos individuais causados por anormalidades transitórias de fatores de sinalização
Rupturas	Defeitos morfológicos de um órgão ou de uma região maior, resultantes de processo extrínseco ou da interferência em um processo de desenvolvimento originalmente normal

Modificado de Spranger JW, Brill PW, Poznanski AK. Bone dysplasias: an atlas of genetic disorders of skeletal development. 2nd ed. New York: Oxford University Press; 2002.[2]

TABELA 40.2 Prevalência das Displasias Esqueléticas por Nascimentos

Displasia Esquelética	Prevalência por 100 mil Nascimentos
DISPLASIAS LETAIS	
Displasia tanatofórica	2,4 a 6,9
Acondrogênese	0,9 a 2,3
Osteogênese imperfeita do tipo IIA	1,8
Hipofosfatasia congênita	1,0
DISPLASIAS DE PROGNÓSTICO VARIÁVEL	
Condrodisplasia rizomélica punctata	0,5 a 0,9
Displasia campomélica	1,0 a 1,5
Distrofia torácica asfixiante	0,8 a 1,4
Síndrome de Ellis-van Creveld	0,7
Osteogênese imperfeita (outros tipos)	1,8
DISPLASIAS NÃO LETAIS	
Acondroplasia heterozigota	3,3 a 3,8
GERAL	24,4 a 75,0

específico e acurado.[10] Oito entre 14 (57%) apresentaram mudança substancial no aconselhamento genético, quando achados citogenéticos, moleculares (incluindo microarranjos), anatomopatológicos e radiográficos foram combinados aos de imagem. Portanto, embora o diagnóstico ultrassonográfico de uma displasia esquelética letal seja altamente preciso (85% a 95%), o diagnóstico específico correto só é realizado em 40% a 55% dos casos.[8-10] A adição de radiografias correlatas, análise citogenética (incluindo técnicas de sequenciamento de microarranjos e do genoma completo) e exame anatomopatológico pode fornecer um diagnóstico específico correto em até 86%.[11]

Entretanto, a determinação pré-natal acurada da letalidade de uma dada displasia esquelética é fundamental para ajudar os casais na tomada de decisão. Tipicamente, uma combinação de exames ultrassonográficos, radiográficos e genéticos e patológicos para classificar um distúrbio musculoesquelético congênito específico.[11] Um diagnóstico pré-natal de anomalia musculoesquelética proporcionará a oportunidade para o aconselhamento genético, interrupção da gestação ou tratamento em nível terciário, quando apropriado. Uma abordagem multidisciplinar – envolvendo a equipe dos exames de imagem, o obstetra, o geneticista e o perinatologista – é importante para otimizar a acurácia do prognóstico e o risco de recorrência.[11] Se não houver especialistas no local e/ou o diagnóstico for desconhecido, a solicitação de parecer de especialistas deve ser considerada. Informações detalhadas e atualizadas sobre os testes moleculares disponíveis para o diagnóstico de displasias esqueléticas estão disponíveis em várias organizações.

Recursos para Testes Moleculares para Diagnóstico de Displasias Esqueléticas

European Skeletal Dysplasia Network (http://www.esdn.org)
Gene test (https://www.genetest.org)
International Skeletal Dysplasia Society (www.isds.ch)

Essas informações são essenciais para a família e para a equipe médica envolvida no planejamento do manejo das atuais e futuras gestações. Este capítulo utiliza uma abordagem de "principais características" para o diagnóstico ultrassonográfico das displasias esqueléticas mais comuns para auxiliar a classificação e o diagnóstico diferencial.

ESQUELETO FETAL NORMAL

Desenvolvimento

O alto nível de contraste intrínseco dos membros fetais as coloca entre as primeiras estruturas que podem ser avaliadas através da ultrassonografia. No final do período embrionário, a diferenciação dos ossos, articulações e musculatura é semelhante à observada nos adultos, e está associada ao aumento dos movimentos fetais.[12,13] A US transvaginal pode demonstrar os brotos dos membros na 7ª semana gestacional; as placas dos pés e das mãos são visíveis na 8ª semana de gestação.[14] A osteogênese também se inicia na clavícula e na mandíbula na 8ª semana de gestação. Entre a 11ª e a 12ª semana, é possível identificar os **centros de ossificação primários** dos ossos longos (p. ex., escápula e ílio), bem como as articulações dos membros e das falanges. O ísquio, os metacarpos e os metatarsos se ossificam durante o quarto mês de gestação. O púbis, o calcâneo e o tálus se ossificam durante o quinto e o sexto mês. A ossificação dos outros ossos tarsais e carpais ocorre após o nascimento.[15] O sentido do crescimento nos ossos longos ocorre da região proximal para a distal, e os membros inferiores se desenvolvem mais lentamente do que os superiores.[13]

Dos **centros de ossificação secundária** nos ossos longos, somente a epífise femoral distal, a epífise tibial proximal e, ocasionalmente, a epífise umeral proximal se ossificam antes do nascimento (Fig. 40.1). A epífise não ossificada aparece hipoecoica, com um centro levemente ecogênico e variável. A ossificação se inicia na região central. A epífise femoral distal consegue se ossificar por entre a 29ª e a 34ª semanas gestacionais. Quando ela mede mais de 7 mm, a idade gestacional geralmente é superior a 37 semanas.[16,17] A epífise tibial proximal começa a se ossificar na 35ª semana gestacional.[17]

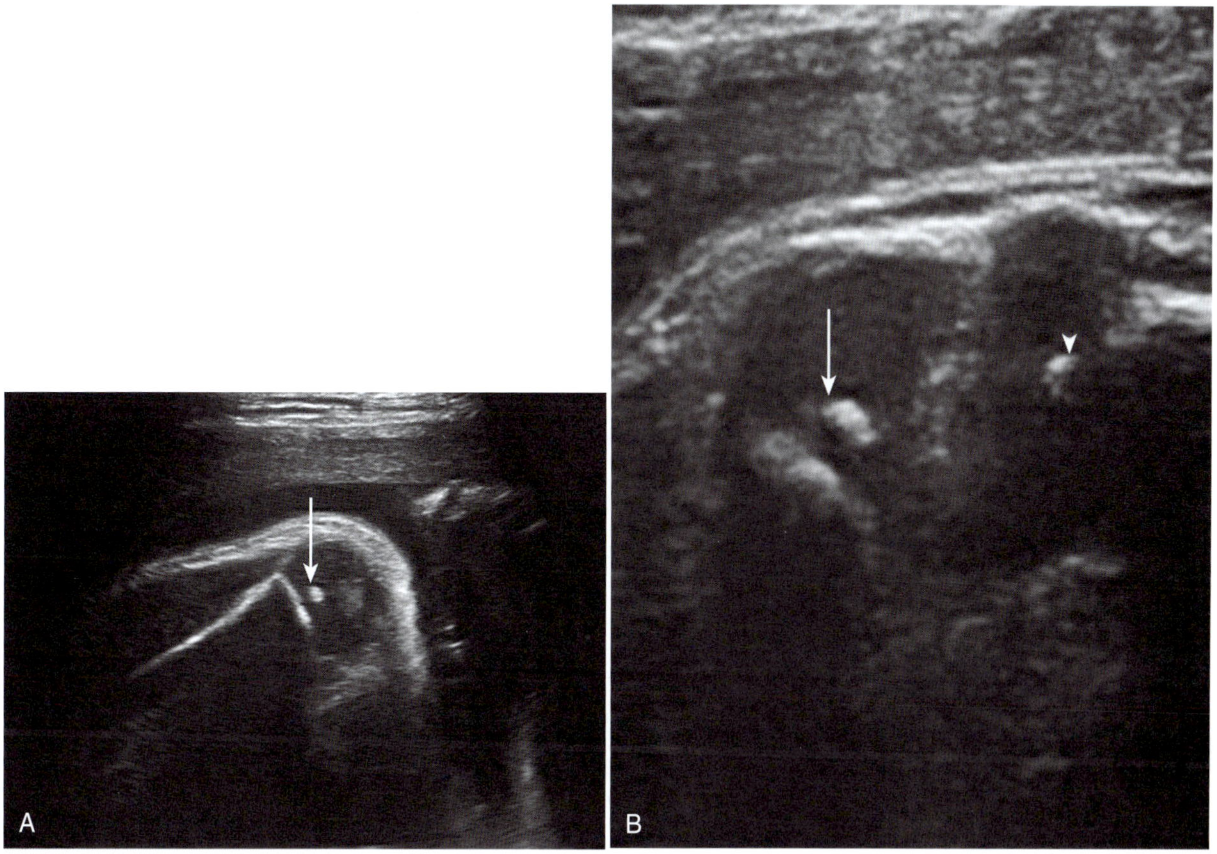

FIG. 40.1 Centros de ossificação secundária em feto na 38ª semana de gestação. (A) Vista do fêmur e do centro de ossificação femoral distal (*seta*). **(B)** Vista das porções distal do fêmur e proximal da tíbia com o centro de ossificação femoral distal (*seta*) e o centro de ossificação proximal tibial (*ponta de seta*).

Nas gestações sem complicações, a combinação de epífise femoral distal superior ou igual a 3 mm e de epífise tibial proximal é considerada um sinal confiável da maturidade pulmonar.[18] A **restrição de crescimento intrauterino** (RCIU) está associada a retardo da ossificação da epífise femoral distal e da epífise proximal da tíbia. A epífise secundária que primeiramente se ossifica é o **calcâneo**, aproximadamente na 20ª semana de gestação, marcando assim o ponto inicial no qual a avaliação do retardo na ossificação dos centros epifisários pode ser tentada.

A fáscia no músculo é altamente ecogênica em comparação à cartilagem relativamente hipoecoica. A musculatura fetal é levemente mais ecogênica do que a cartilagem. Os espaços articulares fetais, em particular os do joelho, aparecem ecogênicos por causa da combinação de sinóvia, tecido adiposo e microvasculatura.[13] O desenvolvimento normal e a função final do sistema musculoesquelético fetal dependem dos **movimentos fetais**, que começam na segunda metade do primeiro trimestre. Na ausência do movimento fetal normal, os ossos e os músculos ficam subdesenvolvidos, o tórax fica estreito e também podem ocorrer contraturas articulares e deformidades posturais.

Mensuração dos Membros

É uma prática padrão avaliar o **comprimento femoral** (CF) como parte da avaliação do tamanho e da morfologia fetais. Embora a mensuração de todos os ossos longos não seja necessária na US obstétrica de rotina, a avaliação geral do esqueleto fetal deve ser realizada para assegurar a existência e a simetria bilaterais os ossos longos. As tabelas disponíveis fornecem orientação para a correlação dos comprimentos dos membros com a idade gestacional (Tabela 40.3).

A medida femoral mais longa, excluindo as epífises proximal e distal, geralmente é a escolhida. A inclusão do **ponto femoral distal**, ou a reflexão especular da face lateral da cartilagem da epífise femoral distal, é o motivo mais comum para a superestimativa do CF[19] (Fig. 40.2A). A mensuração oblíqua do CF subestima subestima o comprimento. A margem lateral do fêmur no campo mais próximo do transdutor aparece reta, enquanto a margem medial do fêmur no campo mais distante apresenta aparência curva[20] (Fig. 40.2B).

No **membro inferior,** o osso lateral é a fíbula e o osso medial é a tíbia. A tíbia e a fíbula terminam no mesmo nível distalmente. No **membro superior**, a pronação faz com que o rádio e a ulna se cruzem, de modo que pode ser difícil diferenciá-los com o uso de posições lateral e medial. A ulna é diferenciada do rádio por sua extensão proximal mais longa e sua relação com o quinto dedo, distalmente. O rádio e a ulna terminam no mesmo nível distalmente. A demonstração dessa correlação exclui efetivamente a maioria dos defeitos do rádio.

As **clavículas** crescem de modo linear, aproximadamente 1 mm por semana, e a idade gestacional em semanas é aproximadamente igual ao comprimento da clavícula em milímetros da 14ª semana até o parto. Na 40ª semana de gestação, as clavículas medem aproximadamente 40 mm.[21]

TABELA 40.3 Comprimentos de Ossos Longos de Membros e Diâmetros Biparietais Normais em Diferentes Idades Menstruais[a]

Idade Menstrual (semanas)	Diâmetro Biparietal	OSSO					
		Fêmur	Tíbia	Fíbula	Úmero	Rádio	Ulna
13	2,3 (0,3)	1,1 (0,2)	0,9 (0,2)	0,8 (0,2)	1,0 (0,2)	0,6 (0,2)	0,8 (0,3)
14	2,7 (0,3)	1,3 (0,2)	1,0 (0,2)	0,9 (0,3)	1,2 (0,2)	0,8 (0,2)	1,0 (0,2)
15	3,0 (0,1)	1,5 (0,2)	1,3 (0,2)	1,2 (0,2)	1,4 (0,2)	1,1 (0,1)	1,2 (0,1)
16	3,3 (0,2)	1,9 (0,3)	1,6 (0,3)	1,5 (0,3)	1,7 (0,2)	1,4 (0,3)	1,6 (0,3)
17	3,7 (0,3)	2,2 (0,3)	1,8 (0,3)	1,7 (0,2)	2,0 (0,4)	1,5 (0,3)	1,7 (0,3)
18	4,2 (0,5)	2,5 (0,3)	2,2 (0,3)	2,1 (0,3)	2,3 (0,3)	1,9 (0,2)	2,2 (0,3)
19	4,4 (0,4)	2,8 (0,3)	2,5 (0,3)	2,3 (0,3)	2,6 (0,3)	2,1 (0,3)	2,4 (0,3)
20	4,7 (0,4)	3,1 (0,3)	2,7 (0,2)	2,6 (0,2)	2,9 (0,3)	2,4 (0,2)	2,7 (0,4)
21	5,0 (0,5)	3,5 (0,4)	3,0 (0,4)	2,9 (0,4)	3,2 (0,4)	2,7 (0,4)	3,0 (0,4)
22	5,5 (0,5)	3,6 (0,3)	3,2 (0,3)	3,1 (0,3)	3,3 (0,3)	2,8 (0,5)	3,1 (0,4)
23	5,8 (0,5)	4,0 (0,4)	3,6 (0,2)	3,4 (0,2)	3,7 (0,3)	3,1 (0,4)	3,5 (0,2)
24	6,1 (0,5)	4,2 (0,3)	3,7 (0,3)	3,6 (0,3)	3,8 (0,4)	3,3 (0,4)	3,6 (0,4)
25	6,4 (0,5)	4,6 (0,3)	4,0 (0,3)	3,9 (0,4)	4,2 (0,4)	3,5 (0,3)	3,9 (0,4)
26	6,8 (0,5)	4,8 (0,4)	4,2 (0,3)	4,0 (0,3)	4,3 (0,3)	3,6 (0,4)	4,0 (0,3)
27	7,0 (0,3)	4,9 (0,3)	4,4 (0,3)	4,2 (0,3)	4,5 (0,2)	3,7 (0,3)	4,1 (0,2)
28	7,3 (0,5)	5,3 (0,5)	4,5 (0,4)	4,4 (0,3)	4,7 (0,4)	3,9 (0,4)	4,4 (0,5)
29	7,6 (0,5)	5,3 (0,5)	4,6 (0,3)	4,5 (0,3)	4,8 (0,4)	4,0 (0,5)	4,5 (0,4)
30	7,7 (0,6)	5,6 (0,3)	4,8 (0,5)	4,7 (0,3)	5,0 (0,5)	4,1 (0,6)	4,7 (0,3)
31	8,2 (0,7)	6,0 (0,6)	5,1 (0,3)	4,9 (0,5)	5,3 (0,4)	4,2 (0,3)	4,9 (0,4)
32	8,5 (0,6)	6,1 (0,6)	5,2 (0,4)	5,1 (0,4)	5,4 (0,4)	4,4 (0,6)	5,0 (0,6)
33	8,6 (0,4)	6,4 (0,5)	5,4 (0,5)	5,3 (0,3)	5,6 (0,5)	4,5 (0,5)	5,2 (0,3)
34	8,9 (0,5)	6,6 (0,6)	5,7 (0,5)	5,5 (0,4)	5,8 (0,5)	4,7 (0,5)	5,4 (0,5)
35	8,9 (0,7)	6,7 (0,6)	5,8 (0,4)	5,6 (0,4)	5,9 (0,6)	4,8 (0,6)	5,4 (0,4)
36	9,1 (0,7)	7,0 (0,7)	6,0 (0,6)	5,6 (0,5)	6,0 (0,6)	4,9 (0,5)	5,5 (0,3)
37	9,3 (0,9)	7,2 (0,4)	6,1 (0,4)	6,0 (0,4)	6,1 (0,4)	5,1 (0,3)	5,6 (0,4)
38	9,5 (0,6)	7,4 (0,6)	6,2 (0,3)	6,0 (0,4)	6,4 (0,3)	5,1 (0,5)	5,8 (0,6)
39	9,5 (0,6)	7,6 (0,8)	6,4 (0,7)	6,1 (0,6)	6,5 (0,6)	5,3 (0,5)	6,0 (0,6)
40	9,9 (0,8)	7,7 (0,4)	6,5 (0,3)	6,2 (0,1)	6,6 (0,4)	5,3 (0,3)	6,0 (0,5)
41	9,7 (0,6)	7,7 (0,4)	6,6 (0,4)	6,3 (0,5)	6,6 (0,4)	5,6 (0,4)	6,3 (0,5)
42	10,0 (0,5)	7,8 (0,7)	6,8 (0,5)	6,7 (0,7)	6,8 (0,7)	5,7 (0,5)	6,5 (0,5)

[a]Valores médios (cm); valores de 2 DP entre parênteses.
Com permissão de Merz E, Kim-Kern MS, Pehl S. Ultrasonic mensuration of fetal limb bones in the second and third trimesters. J Clin Ultrasound. 1987;5(3):175-183.[12]

O **comprimento do pé** é medido a partir da margem da pele sobre o calcâneo até a extremidade distal do pododáctilo mais longo (o primeiro ou o segundo dedo do pé), tanto na vista plantar ou na sagital[22-24] (Fig. 40.3). O CF ossificado é quase equivalente ao comprimento do pé, o que resulta em uma **razão fêmur/comprimento do pé** normal de aproximadamente 1,0. Esta razão permanece relativamente constante da 14ª semana de gestação em diante. Se o feto for constitucionalmente pequeno ou houver RCIU, a razão geralmente é igual a 0,9 ou maior. Na maioria das **displasias** esqueléticas caracterizadas por encurtamento do membro, a razão geralmente é inferior a 0,9 em função da preservação relativa das mãos e dos pés. Quanto maior for o desvio dos limites inferiores ao da normalidade, maior é a desproporção e, geralmente, a gravidade da condição.

AVALIAÇÃO ULTRASSONOGRÁFICA DO FETO COM DISPLASIA ESQUELÉTICA

A avaliação pré-natal de uma displasia esquelética está indicada quando há história familiar positiva ou comprimento ou aparência anormal dos ossos na ultrassonografia.

Avaliação das Displasias Esqueléticas: Aspectos-chave

História familiar
Medidas seriadas
Grau de encurtamento do membro
Padrão de encurtamento do membro
Existência de arqueamento, fraturas e angulações
Coluna vertebral
Medidas torácicas
Mãos e pés
Calvária e aspectos faciais

História Familiar Positiva

Uma história familiar positiva com irmãos, pais ou parentes consanguíneos afetados por uma displasia esquelética deve estimular investigação ultrassonográfica intensiva com foco nas anormalidades-alvo e mensurações em série. A história de consanguinidade é importante porque muitas displasias esqueléticas apresentam a

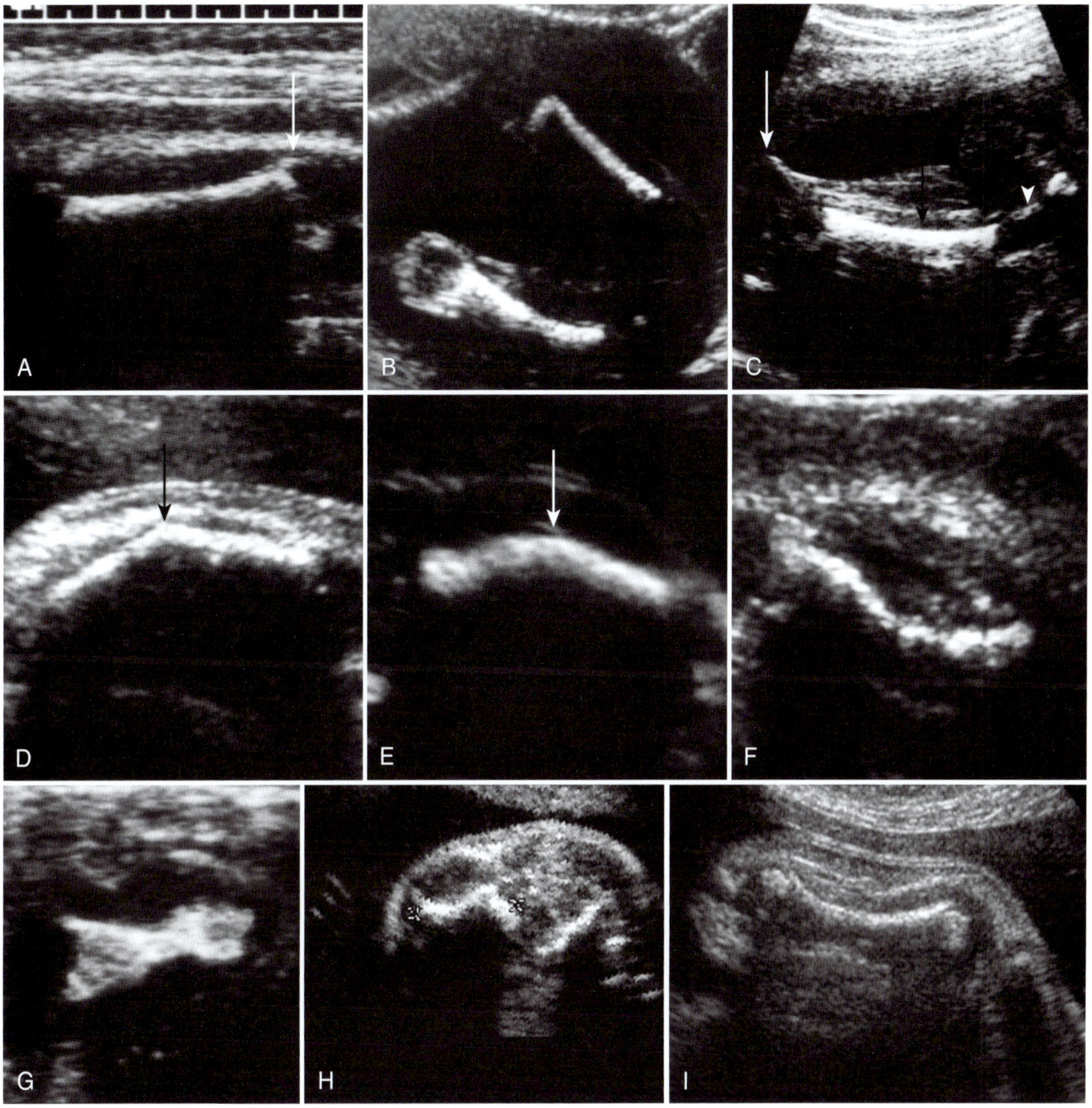

FIG. 40.2 Fêmur normal e espectro de aparências normais. (A) Fêmur normal: medir o maior comprimento, excluindo as epífises proximal e distal e a reflexão especular da face lateral da epífise femoral distal (*seta*). **(B)** Fêmur normal no campo próximo, com borda lateral reta comparada à borda medial curva no campo distante do transdutor. **(C) Fêmur esquerdo hipoplásico** isolado (*ponta de seta*), com tíbia (*seta preta*) e pé (*seta branca*) normais. **(D) Osteogênese imperfeita do tipo I.** Fratura femoral isolada com angulação aguda (*seta*). **(E) Displasia campomélica.** Leve encurtamento e ligeiro arqueamento ventral do fêmur (*seta*). **(F) Osteogênese imperfeita do tipo IIA.** Fêmur arqueado com múltiplas descontinuidades representando fraturas. **(G) Hipofosfatasia congênita.** Micromelia grave (metáfise relativamente larga, diáfise curta). **(H) Displasia tanatofórica.** Fêmur curvo, em formato de "**receptor telefônico**". **(I) Condrodisplasia punctata.** Imagem de feto no terceiro trimestre de **epífise pontilhada**. (**C** cortesia de Ants Toi, MD, University of Toronto; **D** e **E** cortesia de Shia Salem, MD, University of Toronto.)

forma de herança autossômica recessiva. A **acondroplasia heterozigota**, a mais comum das displasias esqueléticas não letais, apresenta um padrão autossômico dominante de herança. A história familiar pode não ser útil, porque 80% dos casos são decorrentes de uma nova mutação dominante.

Comprimento ou Aparência Óssea Anormal

O fêmur do feto geralmente é o único osso longo rotineiramente medido na avaliação ultrassonográfica do segundo trimestre. O CF é tradicionalmente definido como inferior a 2 desvios padrão (DP) do esperado para a idade gestacional.[25,26] Usando esse valor de corte, 2,5% de todos os fetos seriam classificados como tendo membros curtos. Isso excede a frequência esperada de displasias esqueléticas e, portanto, são necessários exames adicionais para separar os fetos com displasia esquelética daqueles sem patologia subjacente e daqueles com outros diagnósticos associados à restrição do crescimento.

Quando um ou todos os ossos longos apresentam menos de 2 DP para a idade gestacional, uma UD de acompanhamento deve ser realizada após 3 a 4 semanas para avaliar o crescimento neste intervalo. Se o crescimento do fêmur no intervalo for normal, existe alta probabilidade

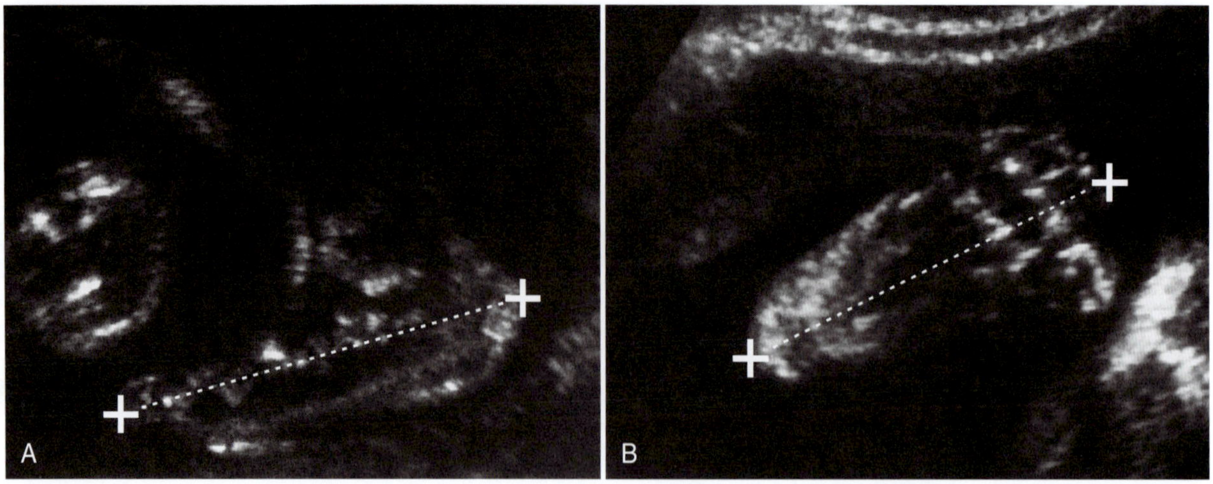

FIG. 40.3 Medida do comprimento do pé. A partir da borda de pele pele sobreposta ao calcâneo até a extremidade distal do dedo mais longo. **(A)** Medida sagital; observe a aparência quadrada normal do calcanhar. **(B)** Medida plantar.

de o feto não apresentar displasia esquelética. No entanto, um desvio adicional da média de pelo menos 1 DP sugere displasia esquelética ou RCIU grave. Quando o CF mede abaixo de 4 DP para a idade gestacional, há alta probabilidade de displasia esquelética. Kurtz et al.[25] demonstraram que o número de milímetros abaixo da linha de −2 DP é uma ferramenta de triagem simples para avaliar o encurtamento femoral de acordo com as seguintes diretrizes:

- Se CF estiver entre 1 e 4 mm abaixo do ponto de −2 DP, novas medidas seriadas são necessárias para determinar se existe displasia esquelética.
- Se CF for mais de 5 mm abaixo do ponto de −2 DP, há alta probabilidade de displasia esquelética.

A causa mais comum do chamado **fêmur curto** é datação inexata da idade gestacional ou uma variante da normalidade em um feto constitucionalmente pequeno, que pode estar associada a história parental ou familiar de estatura abaixo da média. Em cerca de 13% dos casos, uma nova medição trará o CF para dentro de uma faixa normal, provavelmente representando um diagnóstico falso-positivo em vez de estirão do crescimento.[27] Fêmures curtos simétricos isolados identificados na avaliação ultrassonográfica na metade do segundo trimestre são úteis na identificação de um grupo de fetos com risco aumentado de baixo peso ao nascer, tamanho pequeno para a idade gestacional ou RCIU grave.[27-29] Em geral, esses fetos também circunferência abdominal pequena.

Ocasionalmente, fetos com RCIU grave apresentam ossos longos muito encurtados.[30] Achados associados de medidas normais ou diminuídas das pregas da pele, oligoidrâmnio, morfologia placentária anormal e formatos de onda Doppler anormais sugerem o diagnóstico de RCIU,[31] enquanto pregas de pele redundantes e espessadas e polidrâmnio são achados típicos das displasias de membros curtos.

Displasias esqueléticas não letais, como a **acondroplasia heterozigota**, geralmente não são, com frequência, evidentes antes da 20ª semana de gestação. O achado de ossos curtos antes da 20ª semana indica displasia esquelética mais grave e geralmente fatal. Via de regra, quanto mais precoce for a detecção do encurtamento do membro, pior será o prognóstico. Virtualmente, todos os casos diagnosticados no primeiro trimestre são considerados displasias esqueléticas graves e a maioria deles representa condições letais.[32] Estão disponíveis tabelas de biometria esquelética para o primeiro trimestre.[33] Embora o encurtamento leve isolado do fêmur indique aumento do risco de **trissomia do 21** em 1,5 vez, outros fatores são mais importantes para a avaliação desse risco.[34]

O **padrão de encurtamento do membro** deve ser avaliado para determinar quais segmentos dos ossos longos estão afetados de modo mais grave[9,35] (Fig. 40.4). Em vez de milímetros, consideramos útil padronizar as medidas em "semanas de tamanho" para determinar a desproporção. Existem quatro padrões principais de encurtamento dos ossos longos: **rizomelia**, encurtamento do segmento proximal; **mesomelia**, encurtamento do segmento médio; **acromelia**, encurtamento do segmento distal e **micromelia**, encurtamento de todo o membro (leve, leve/arqueado ou grave).

Padrões de Encurtamento dos Membros

Rizomelia: encurtamento do segmento proximal (fêmur e úmero)
Mesomelia: encurtamento do segmento médio (rádio, ulna/tíbia, fíbula)
Acromelia: encurtamento do segmento distal (mãos e pés)
Micromelia: encurtamento de todo o membro (leve, leve/arqueado ou grave)

O formato, o contorno e a densidade dos ossos devem ser avaliados à procura de arqueamento, angulações, fraturas ou espessamentos. O **arqueamento** é um achado inespecífico, tipicamente causado por fragilidade óssea subjacente. Embora mais de 40 disfunções distintas possam estar associadas a fêmur arqueado, curvo ou angulado, a maioria dos casos faz parte de três disfunções: **displasia campomélica**, **displasia tanatofórica** e **osteogênese imperfeita** (OI).[36] Pacientes com OI dos tipos I e IV podem apresentar arqueamento aparente intrauterino dos ossos longos (especialmente o fêmur) sem fraturas francas (Fig. 40.2D). O arqueamento anterior da tíbia, do fêmur e do úmero pode sugerir o diagnóstico de displasia campomélica; tipicamente existem outros achados associados, como **escápulas hipoplásicas** e **cifose cervical**, que ajudam a distinguir a displasia campomélica da OI e da displasia tanatofórica, pois ambas são mais comuns. As **fraturas** ósseas podem aparecer como angulações ou interrupções no contorno ósseo ou na forma de contornos espessos e enrugados correspondentes a ciclos repetidos de fratura e formação de calo ósseo (Fig. 40.2F). A **diminuição ou**

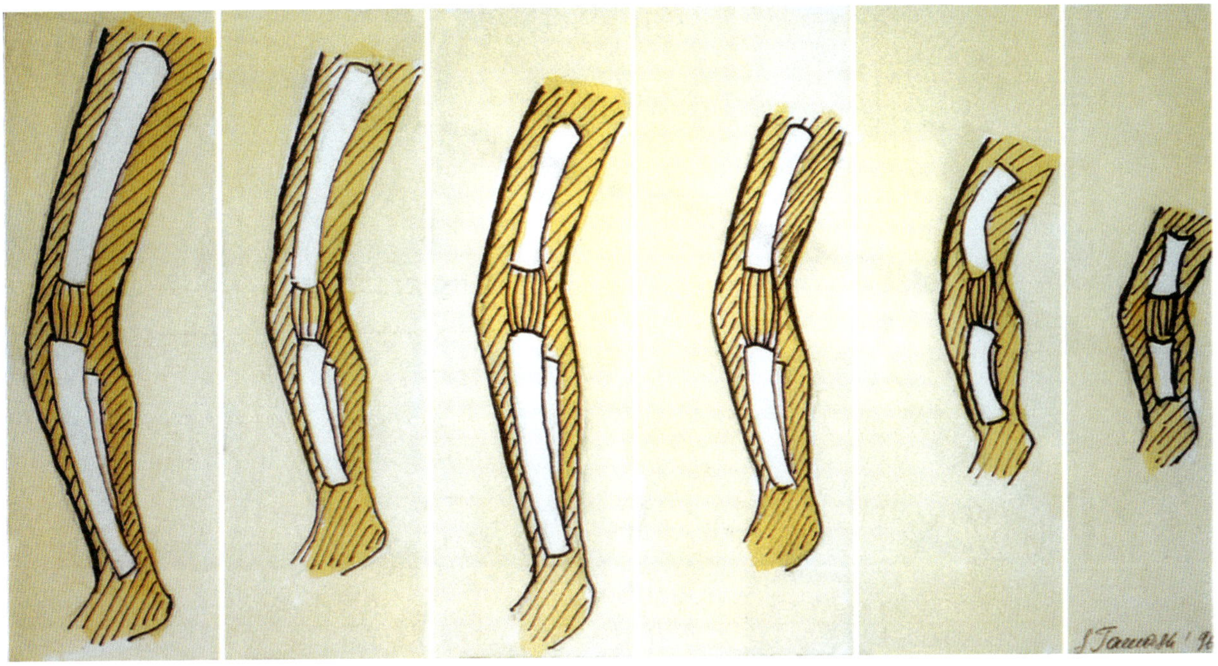

FIG. 40.4 Padrões de encurtamento dos membros. *Da esquerda para a direita*, Normal, mesomelia, rizomelia, leve micromelia, micromelia leve e curvada e micromelia grave. (Cortesia de J. Tomash, MD, University of Toronto.)

ausência do sombreamento acústico é um marcador de diminuição da mineralização dos ossos longos. Quando evidente, ajuda a estreitar o diagnóstico diferencial, mas, na sua ausência, a mineralização óssea ainda pode estar anormal.

A **coluna vertebral** é avaliada a procura de **anormalidades segmentares**, **cifoescoliose**, **platispondilia** (corpos vertebrais achatados), **desmineralização**, **mielodisplasia** e **síndromes de regressão caudal**. Apesar de a platispondilia ser a anormalidade mais comum da coluna, é um diagnóstico pré-natal desafiador.[37] A desmineralização da coluna pode resultar na aparência de vértebras "fantasmas" ou não visualização de um ou de todos os três centros de ossificação (Fig. 40.5). A distância interpedicular lombar progressivamente diminuída está associada à **acondroplasia**; a distância interpedicular alargada está associada à **mielodisplasia**. Imagens tridimensionais podem fornecer um grande campo de visão e detalhes adicionais que podem ser úteis para a obtenção do diagnóstico (Fig. 40.6).

O indicador prognóstico mais confiável para determinar a letalidade de uma dada displasia esquelética é a **hipoplasia pulmonar**. A ultrassonografia apresenta acurácia de 85% a 95% no diagnóstico de displasia esquelética letal com base na hipoplasia pulmonar.[8,9] A **circunferência torácica** é medida no nível das quatro câmaras do coração e comparada a nomogramas (Cap. 36, Tabela 36.2). A razão entre as circunferências abdominal/torácica abaixo de 0,8 é considerada anormal. O **comprimento do tórax** (do pescoço até o diafragma) também é medido, e as costelas são avaliadas para determinar se são curtas. No nível do corte das quatro câmaras cardíacas, as costelas devem normalmente englobar pelo menos 70% da circunferência torácica.[38] As costelas se mantêm em um plano relativamente horizontal, assim como o eixo cardíaco, o que facilita essa avaliação. Em uma incidência sagital, um diâmetro torácico anteroposterior muito estreito está associado à hipoplasia pulmonar. Na vista coronal, um contorno côncavo ou em formato de sino está associado à hipoplasia pulmonar (Fig. 40.7).

Mãos e pés são examinados à procura de deformidades, tais como **pé torto congênito** ou **mão torta congênita**. O polegar em posição de "**pedir carona**" ou em abdução está associado a **nanismo diastrófico**. Deformidades posturais fixas podem sugerir o diagnóstico de **artrogripose múltipla congênita**. A **polidactilia** está associada a síndrome de **polidactilia-costela curta, síndrome de Ellis-van Creveld, distrofia torácica asfixiante** e a algumas anormalidades cromossômicas.

O **crânio** fetal é avaliado à procura de **macrocrania, bossa frontal, crânio em formato de trevo**, anormalidades cerebrais subjacentes e anormalidades faciais como **nariz em sela**, **hipertelorismo** e **fendas labiais e palatinas**. O contorno craniano anormal pode indicar **craniossinostose** ou fusão prematura das suturas. O sinal ultrassonográfico mais confiável de desmineralização é compressibilidade aumentada da calvária. Este achado é típico de **osteogênese imperfeita do tipo II**, e **hipofosfatasia**. A foice do cérebro pode ter aparência anormalmente brilhante ou ecogênica, em comparação à calvária desmineralizada.

As **costelas** são avaliadas para assegurar que o comprimento é adequado, minimizando portanto, o risco de hipoplasia pulmonar, e são examinadas quanto a número ou aparência anormal.[39] O achado isolado de costelas fetais em número anormal não tem importância clínica na maioria dos casos,[39] podendo estar associado a anomalias secundárias menores (29%) e apenas ocasionalmente a malformações graves. As síndromes associadas incluem a **síndrome de Poland**, a associação **VACTERL** (anormalidades vertebrais, atresia anal, anormalidades cardíacas, fístula traqueoesofagiana, agenesia renal e displasia e membros defeituosos), **displasia campomélica** e anormalidades cromossômicas. A imagem volumétrica da ultrassonografia 3D auxilia a contagem acurada do número de costelas (Fig. 40.8).

Finalmente, um exame detalhado de cada osso pode ser necessário para determinar a condição do feto. Características dismórficas específicas dos ossos (p. ex., hipoplasia clavicular ou escapular;

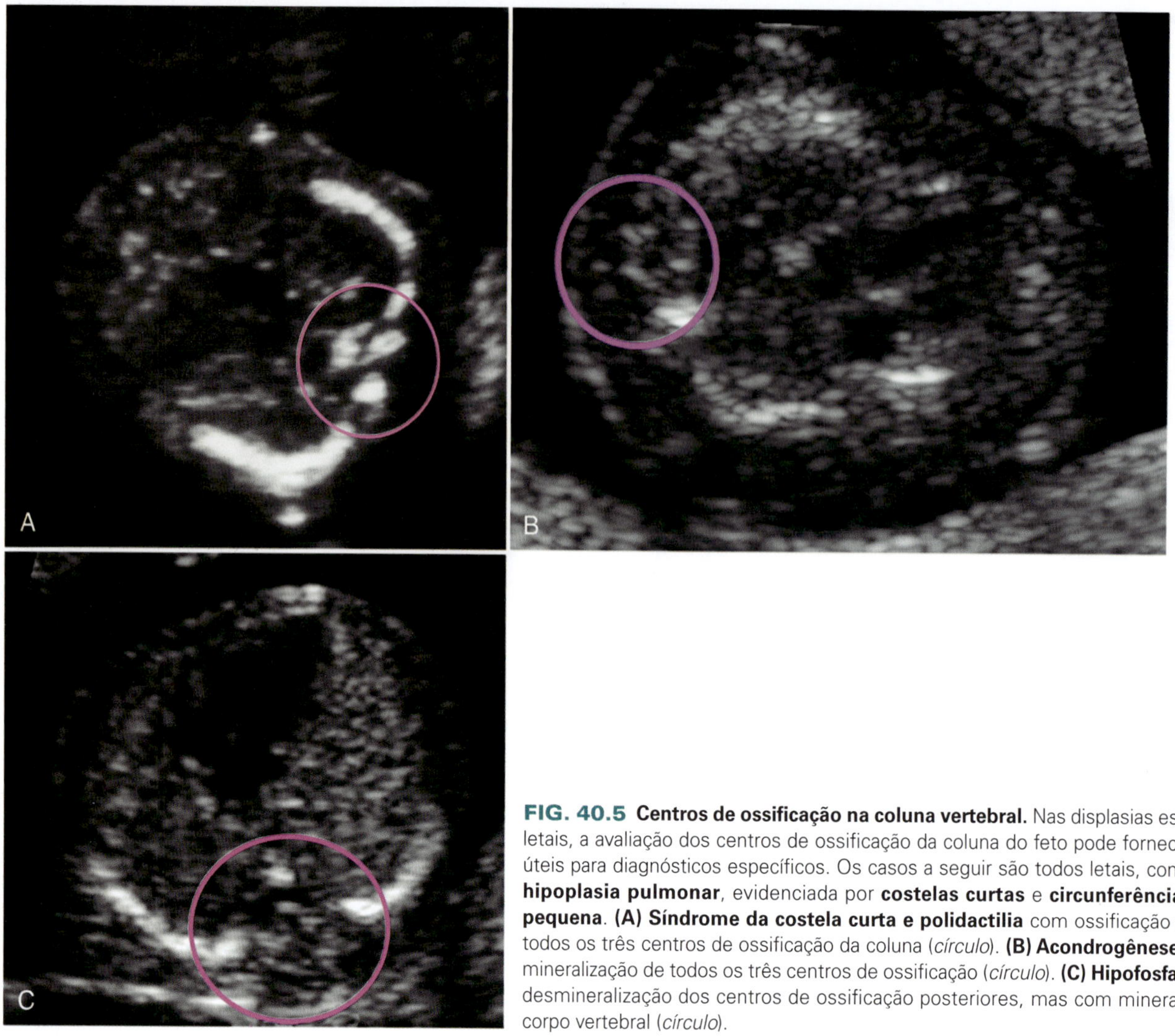

FIG. 40.5 Centros de ossificação na coluna vertebral. Nas displasias esqueléticas letais, a avaliação dos centros de ossificação da coluna do feto pode fornecer indícios úteis para diagnósticos específicos. Os casos a seguir são todos letais, com base em **hipoplasia pulmonar**, evidenciada por **costelas curtas** e **circunferência torácica pequena**. **(A) Síndrome da costela curta e polidactilia** com ossificação normal de todos os três centros de ossificação da coluna (*círculo*). **(B) Acondrogênese** com desmineralização de todos os três centros de ossificação (*círculo*). **(C) Hipofosfatasia** com desmineralização dos centros de ossificação posteriores, mas com mineralização do corpo vertebral (*círculo*).

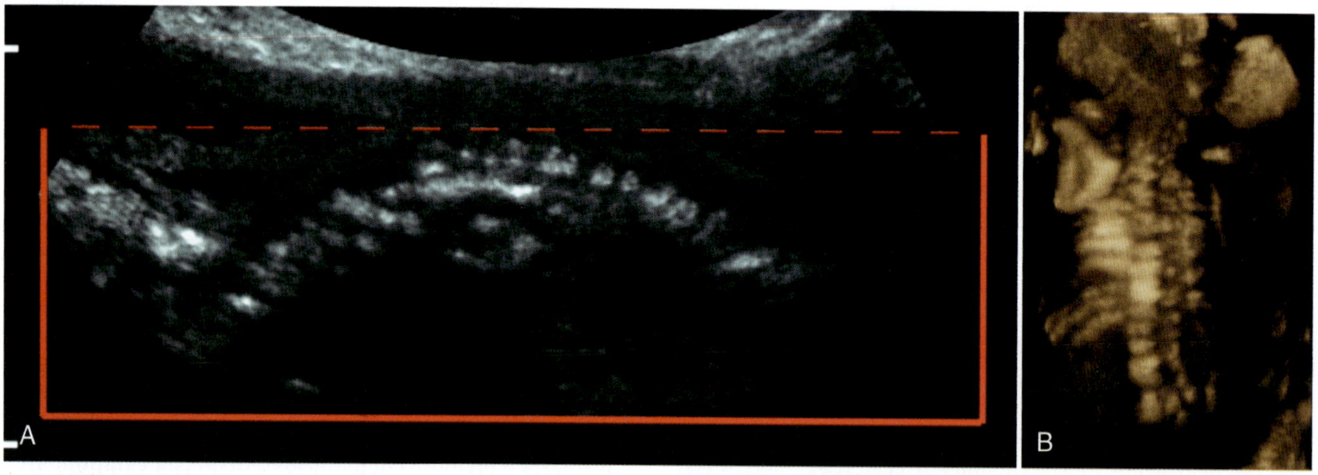

FIG. 40.6 Disostose espondilocostal em 22 semanas. (A) Imagem sagital demonstra segmentação anormal da coluna. **(B)** A renderização tridimensional da coluna esclarece ainda mais o desenvolvimento incomum da coluna vertebral e das costelas com vértebras anormais deformadas e fundidas irregularmente, levando à escoliose, redução do comprimento tronco e a amplo espaçamento das costelas.

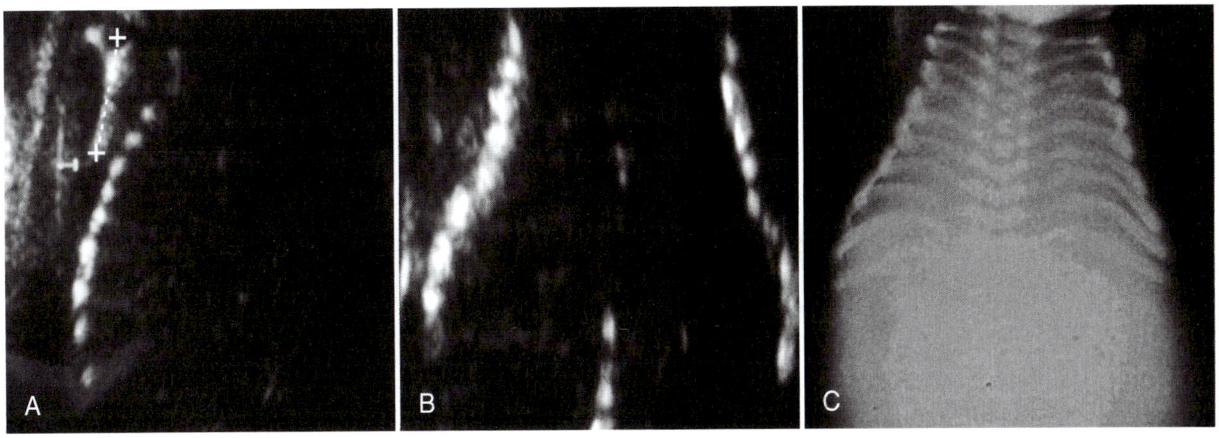

FIG. 40.7 Displasia campomélica e hipoplasia pulmonar. Imagens coronais da ultrassonografia do tórax de gestação tripla na 27ª semana de gestação. **(A)** O trigêmeo normal A exibe contorno convexo normal do tórax. Os cursores medem a escápula. **(B)** O trigêmeo B exibe **tórax em formato de sino**. **(C)** A radiografia do trigêmeo B confirma o tórax em formato de sino compatível com hipoplasia pulmonar.

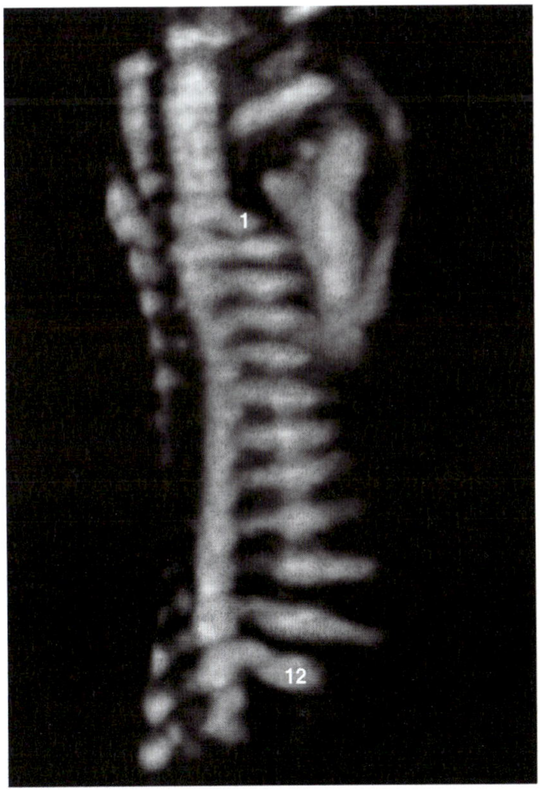

FIG. 40.8 Costelas normais: ultrassonografia 3D.

aplasia da fíbula, tíbia ou rádio; platispondilia) podem ser úteis para definir a displasia esquelética específica. Uma detalhada avaliação dos sistemas cardiovascular, geniturinário, digestório nervoso central deve ser realizada simultaneamente à avaliação do sistema musculoesquelético.

Gestações de **gêmeos dizigóticos** correm risco similar para anormalidades esqueléticas, e a frequência é aumentada em duas a três vezes em gêmeos monozigóticos. Tanto os gêmeos monozigóticos como os dizigóticos podem ser discordantes quanto a anormalidades esqueléticas genéticas e não genéticas. Gestações gemelares geralmente são discordantes; além de tudo, cerca de 15% dos gêmeos são concordantes em relação à mesma anomalia.[40,41]

Técnicas Adicionais de Diagnóstico

Ultrassonografia Tridimensional

A US tridimensional está se tornando um complemento cada vez mais útil à US bidimensional no diagnóstico de displasia esquelética e hipoplasia pulmonar. Estruturas de alto contraste, como o esqueleto fetal, são especialmente adequadas a técnicas de pós-processamento e software de renderização da US 3D.[42] A capacidade de renderização de superfície é particularmente útil para a visualização de dismorfismo facial sutil (como orelhas de implantação baixa ou deformadas, micrognatia ou achatamento do perfil facial associado à hipoplasia do terço médio da face), avaliação de distorção craniana devido à craniossinostose ou análise de anormalidades das mãos e dos pés.[43] No entanto, não existem dados publicados suficientes para avaliar o desempenho diagnóstico desta modalidade[44-46] (Fig. 40.9).

Radiografia

A função da **radiografia pré-natal** é limitada. Tipicamente, duas incidências poderiam ser realizadas: uma anteroposterior, colocando o feto sobre o "oco" da pelve, e uma angulada, com o feto projetado para baixo, longe do sacro materno. O aparecimento de membros curtos de formato normal e linhas de recuperação do crescimento podem ser úteis na distinção entre RCIU grave e displasia esquelética [31] Em contraste, a **radiografia pós-natal** é extremamente importante na definição das características radiológicas específicas encontradas em muitas anomalias esqueléticas.

Tomografia Computadorizada Tridimensional

A **tomografia computadorizada** (TC) tridimensional de baixa dose tem melhor rendimento diagnóstico em comparação com a ultrassonografia bidimensional, e pode ser uma ferramenta

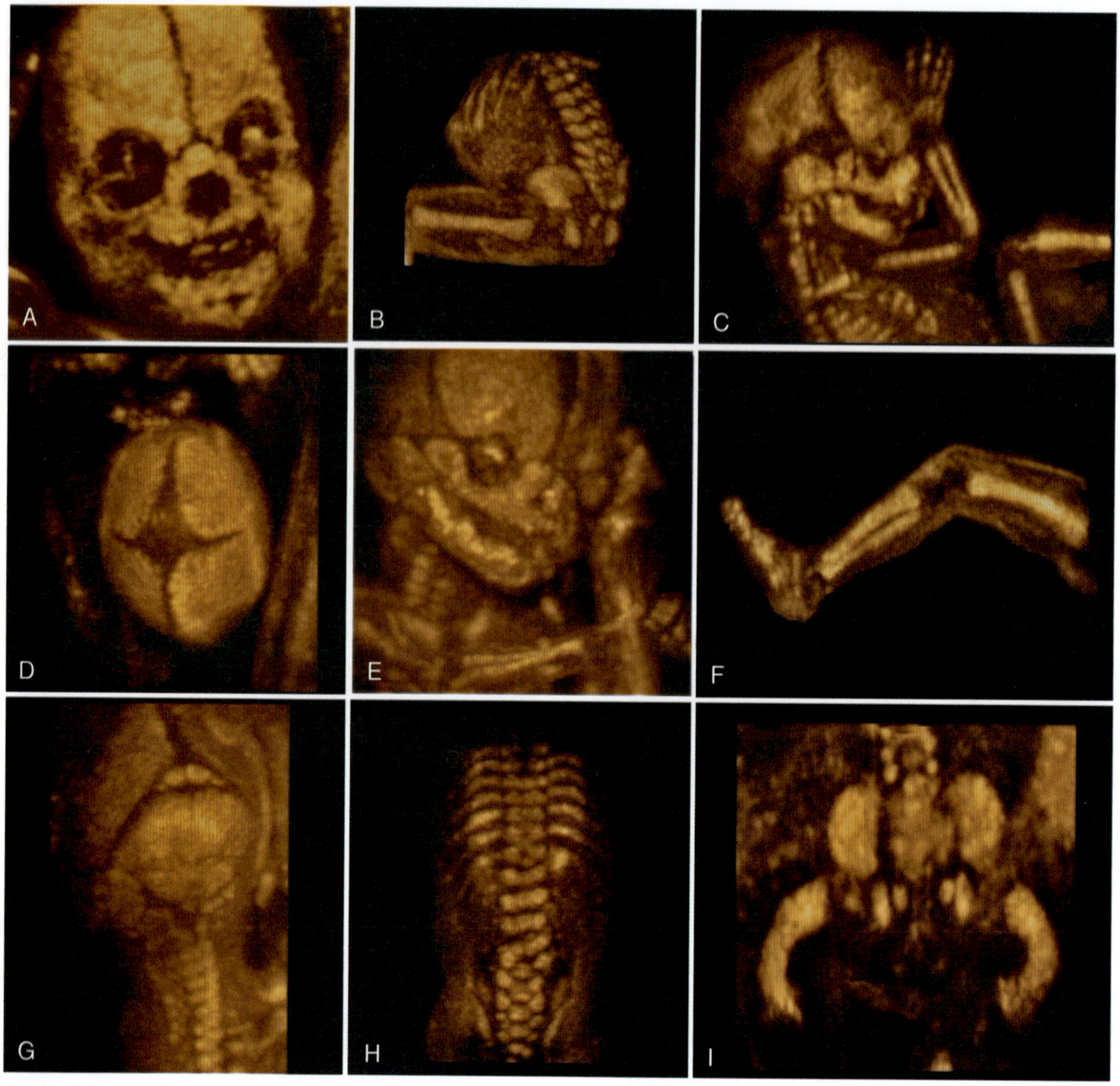

FIG. 40.9 Colagem de imagens tridimensionais. (A) Crânio normal na 22ª semana, face frontal. **(B)** Fêmur e osso ilíaco na 22ª semana. **(C)** Membro superior na 22ª semana. **(D)** Crânio normal na 22ª semana, face superior. **(E)** Face e crânio na 22ª semana. **(F)** Membro inferior normal na 22ª semana, perfil. **(G) Ossos wormianos** (intrassuturais), fontanela posterior. **(H) Hemivértebras** na 23ª semana. **(I) Osteogênese imperfeita**; observe os fêmures anormalmente curtos, curvados e espessos. (Cortesia de Dr. Bernard Benoit.)

diagnóstica complementar valiosa na situação clínica adequada.[43,47] É importante levar em consideração a dose de radiação fetal, estimada na faixa de 3 mGy. No entanto, estima-se que novas técnicas de redução de dose, como a reconstrução iterativa, reduzam a dose em até 80%. A TC tridimensional pós-morte[48] pode fornecer uma "autópsia virtual", particularmente quando a autópsia foi recusada.

Ressonância Magnética

A **ressonância magnética** (RM) desempenha papel relativamente limitado na avaliação da displasia esquelética fetal. No entanto, em casos com achados ultrassonográficos inconclusivos e em outros nos quais se espera que a ressonância magnética forneça informações adicionais importantes, a RM pode ser útil.[49] A RM também pode ser útil para "autópsia virtual" para famílias que recusaram a autópsia.[50]

Diagnóstico Molecular

A confirmação molecular da suspeita de displasia esquelética durante a gestação tem sido tradicionalmente de utilidade limitada em virtude do tempo necessário para obter o resultado, especialmente se o diagnóstico diferencial exigir sequenciamento de vários genes. Atualmente, o surgimento das tecnologias de sequenciamento de última geração está possibilitando o exame simultâneo de múltiplos genes em um prazo razoável. Deve-se observar, no entanto, que um teste molecular negativo não exclui o diagnóstico de displasia esquelética, e o prognóstico precisa ser baseado nos achados dos exames de imagem.

O diagnóstico pré-natal de distúrbios monogênicos que apresentam anormalidades ultrassonográficas tradicionalmente exigia procedimentos invasivos, como amostragem das vilosidades coriônicas ou amniocentese para obtenção de células fetais e DNA. Mais recentemente, a abordagem não invasiva da análise genética usando DNA fetal livre tem sido realizada em associação com a US pré-natal para diagnóstico de displasia esquelética fetal, eliminando assim o risco de perda fetal associada a testes invasivos.

Defeitos genéticos foram identificados em aproximadamente 70% das mais de 436 displasias esqueléticas.[6] O teste de DNA fetal livre possibilita avaliação no início da gestação, antes do diagnóstico ultrassonográfico e, portanto, pode ser adequado para um feto com risco de displasia esquelética por causa de um genitor afetado (no caso de condições autossômicas dominantes), de mãe portadora (no caso de condição ligada ao cromossomo X) ou genitores identificados como portadores de uma displasia esquelética autossômica recessiva (devido a história pessoal ou familiar de criança ou feto afetado). Encontrar o diagnóstico é importante não só para o diagnóstico pré-natal precoce (antes que os achados diagnósticos sejam observados na ultrassonografia), mas também para o diagnóstico pré-implantação em famílias de risco.

Se ambos os genitores estão afetados (pelo mesmo distúrbio ou por um distúrbio esquelético autossômico dominante diferente), o feto corre 25% de risco de herdar ambas as condições e isso geralmente causa displasia esquelética mais grave e é frequentemente letal. Quando não se sabe se os genitores são portadores de alguma mutação, um diagnóstico molecular pode distinguir entre um feto que não herdou displasia ou que herdou uma ou as duas mutações.

Se o risco de um feto afetado for relativamente baixo, como ocorre quando apenas um dos pais apresenta uma displasia esquelética autossômica recessiva ou cada um dos pais é afetado por um tipo diferente de displasia esquelética autossômica recessiva, a adequação do diagnóstico molecular é menos clara. No caso de casais com um feto previamente afetado com um distúrbio dominante *de novo*, o risco de recorrência é provavelmente menor que 1% (devido ao mosaicismo gonadal). No entanto, o diagnóstico pré-natal deve ser discutido e realizado se a mulher ou o casal o solicitarem.

Quando o diagnóstico permanece desconhecido, o envolvimento de especialistas em displasias esqueléticas pode ser útil na determinação do diagnóstico. É crucial obter radiografias pós-natais, DNA fetal ou neonatal e cultura de fibroblastos para tentar definir o diagnóstico, o gene causador e a mutação genética. Isso pode ajudar no diagnóstico pré-implante ou pré-natal em futuras gestações.

DISPLASIAS ESQUELÉTICAS LETAIS

As displasias esqueléticas letais são caracterizadas por **micromelia** grave e pequena circunferência torácica com **hipoplasia pulmonar**.[51] A determinante mais importante de letalidade é a presença e o grau de hipoplasia pulmonar.[11] Em um estudo prospectivo realizado por Krakow et al., a letalidade foi prognosticada com precisão em 96,8% dos casos.[8] É importante usar vários parâmetros para obter a previsão mais precisa da letalidade, tipicamente relacionada à hipoplasia pulmonar associada a um tórax pequeno. Essa precisão extremamente alta de determinação de uma displasia esquelética letal é importante para o manejo da gestação, do parto e do recém-nascido, se estiver vivo.

Características Sugestivas de Hipoplasia Pulmonar[52,53]

- Circunferência torácica < quinto percentil, medida no nível da vista de quatro câmaras (vista axial)
- Razão de circunferência torácica/abdominal < 0,6
- Comprimento torácico curto (medido do pescoço ao diafragma) em comparação com nomogramas
- Diâmetro anteroposterior marcadamente estreitado (visão sagital)
- Contorno côncavo ou em formato de sino do tórax (vista coronal)
- Comprimento do fêmur/circunferência abdominal < 0,16

Com permissão de Krakow D, Lachman RS, Rimoin DL. Guidelines for the prenatal diagnosis of fetal skeletal dysplasias. Genet Med. 2009;11(2):127-133[52]; Nelson DB, Dashe JS, McIntire DD, Twickler DM. Fetal skeletal dysplasias: sonographic indices associated with adverse outcomes. J Ultrasound Med. 2014;33(6):1085-1090.[53]

Um estudo comparativo de oito métodos para a predição de hipoplasia pulmonar fetal determinou que os volumes pulmonares e as razões entre circunferência torácica e circunferência abdominal têm melhor desempenho. No entanto, a maioria desses estudos foi realizada em fetos com hérnia diafragmática congênita e pode não se aplicar à população com displasia esquelética.[6,54] Outros estudos mostraram que a razão fêmur-abdome (< 0,16) é mais acurada no estabelecimento da letalidade.[53]

Existe Displasia Esquelética Letal?

ASPECTOS CARACTERÍSTICOS
Micromelia grave
Hipoplasia pulmonar

ASPECTOS DIFERENCIAIS
Mineralização anormal
Fraturas
Existência ou não de macrocrania
Comprimento torácico

Em muitas displasias esqueléticas fetais, a pele e as camadas subcutâneas continuam a crescer em uma velocidade proporcionalmente maior do que a dos ossos longos, resultando em **pregas de pele relativamente espessas**, ocasionalmente confundidas com hidropisia fetal. **Polidrâmnio** é comum e pode estar relacionado a uma combinação variável das seguintes disfunções: compressão esofágica pelo tórax pequeno; anormalidades gastrointestinais; micrognatia e/ou hipotonia.

As displasias esqueléticas letais mais comuns ocorrem em menos de 1 em cada 10 mil nascimentos e os tipos raros ocorrem em menos de 1 em 100 mil nascimentos. As três displasias esqueléticas letais mais comuns são: displasia tanatofórica, acondrogênese e OI do tipo II, representando 40% a 60% de todas as displasias esqueléticas letais.[5,8,55] Pode haver variações dependendo da localização e dos padrões de encaminhamento; por exemplo, em nosso centro de referência terciária, os dois grupos mais comuns são a OI e o grupo de condrodisplasia do fator de crescimento de fibroblastos do tipo 3 (FGFR3; do inglês, *fibroblast growth factor receptor type 3*), que inclui displasia tanatofórica.[11]

TABELA 40.4 Micromelia Grave com Circunferência Torácica Diminuída

	Mineralização	Fraturas	Macrocrania	Tronco curto
Displasia tanatofórica[a,b]	Normal	Não	Sim	Não
Acondrogênese	Desmineralização desordenada	Ocasional	Sim	Sim
Osteogênese imperfeita do tipo II	Desmineralização generalizada	Inumerável	Não	Sim
Hipofosfatasia congênita	Desmineralização generalizada ou desordenada	Não	Não	Não

[a]Acondroplasia homozigótica é semelhante à displasia tanatofórica, mas é distinguível porque os genitores apresentam uma forma heterozigótica da acondroplasia.

[b]As displasias polidactilia-costela curta são semelhantes às displasias tanatofóricas, mas não há macrocrania nem polidactilia.

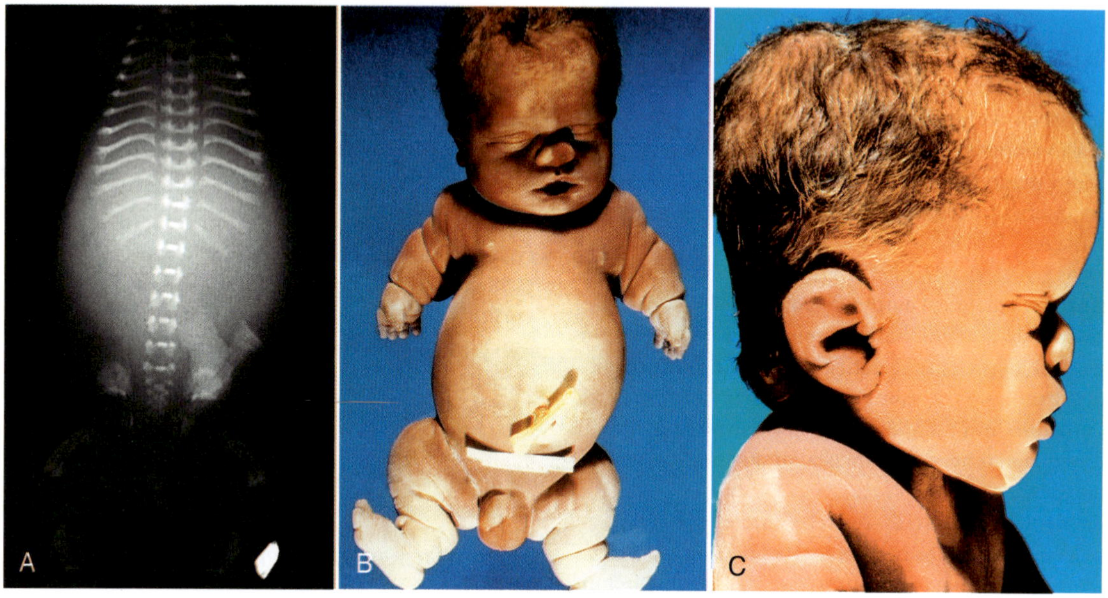

FIG. 40.10 Displasia tanatofórica na 33ª semana. (A) Radiografia, incidência anteroposterior (AP) mostrando mineralização normal, ossos dos membros curtos arqueados platispondilia grave com corpos vertebrais em formato de U e tórax estreito com costelas curtas. **(B)** Fotografia AP, incidência mostrando grave micromelia com relativa preservação dos pés, com imbricamento das dobras da pele excessivas e tórax pequeno em formato de sino. **(C)** Fotografia em perfil mostrando macrocrânio, testa proeminente e ponte nasal achatada.

Recomenda-se a utilização de uma abordagem baseada em "características-chave", para avaliação do grau de micromelia, mineralização, macrocrania, e avaliação do comprimento e circunferência do tórax, a fim de melhorar a especificidade e facilitar o diagnóstico de displasias esqueléticas letais (Tabela 40.4).

Displasia Tanatofórica

Dentre as displasias esqueléticas letais, a displasia tanatofórica é mais comum, com prevalência de 0,24 a 0,69 por 10 mil nascimentos. As características-chave são micromelia grave com predominância rizomélica, **macrocrania** (cabeça desproporcionalmente grande) em associação à diminuição da circunferência torácica, mas com comprimento do tronco normal. A mineralização apresenta-se normal, sem fraturas ósseas. Mais adiante na gestação (terceiro trimestre), os membros estão tão encurtados que se projetam em ângulos retos em relação ao corpo. As pregas de pele estão espessadas e redundantes, secundárias a velocidade relativamente maior de crescimento das camadas cutânea e subcutânea em relação à dos ossos (Figs. 40.10 e 40.11, Vídeo 40.1).

Avaliação Ultrassonográfica dos Ossos

OSSOS LONGOS
Grau de encurtamento dos membros
Padrão de encurtamento de membros
Grau de mineralização
Existência de fraturas, arqueamento ou angulação
Formato ou contorno anormais
Anomalias na redução de membros
Ossos hipoplásicos ou ausentes

COLUNA VERTEBRAL
Grau e padrão de desmineralização
Platispondilia
Anomalias de segmentação ou curvatura
Síndrome de regressão caudal
Mielodisplasia

TÓRAX
Comprimento e circunferência do tórax
Costelas hipoplásicas

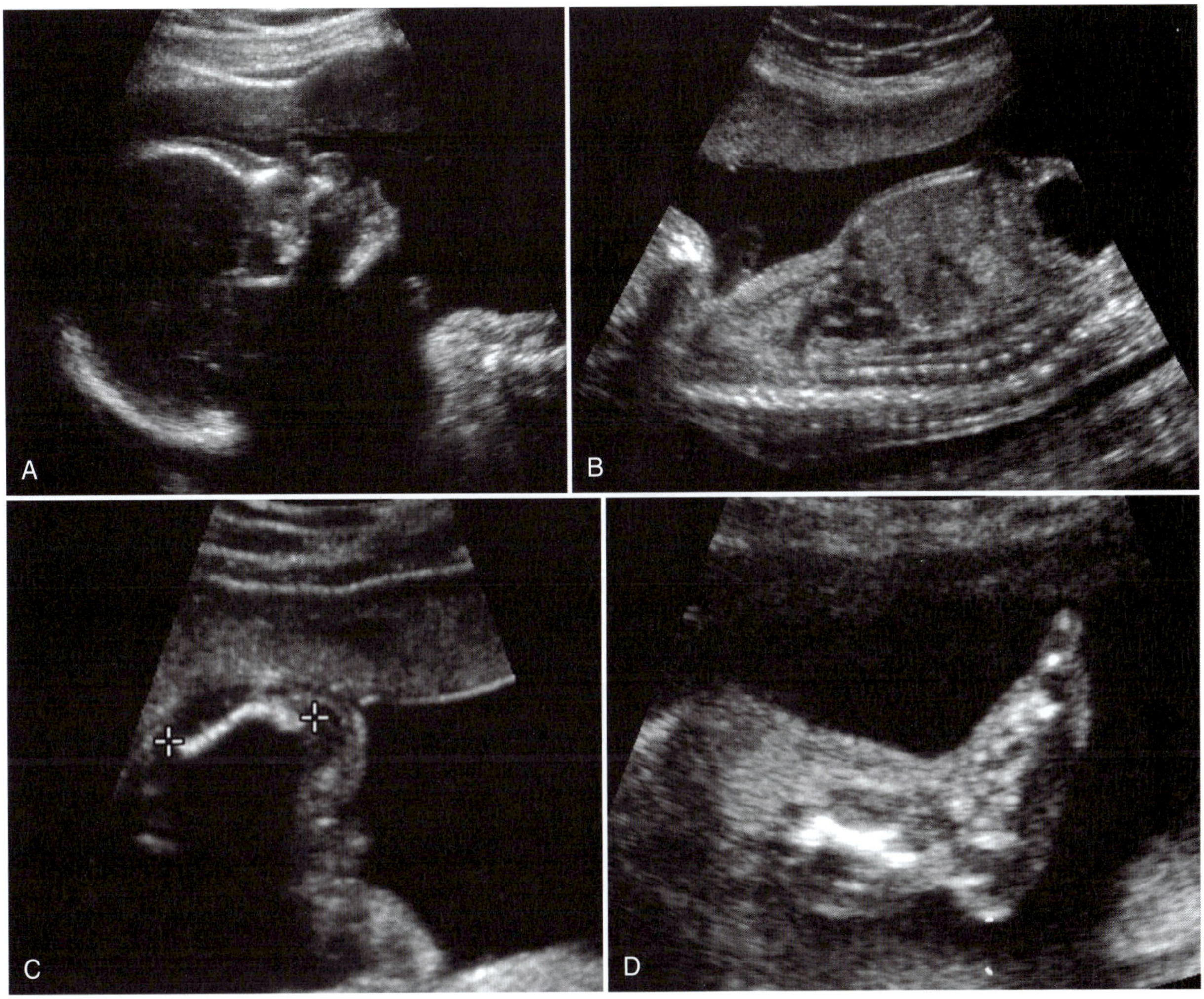

FIG. 40.11 Displasia tanatofórica na 22ª semana. (A) Perfil; hipoplasia do terço médio da face com ponte nasal achatada. **(B)** Ultrassonografia sagital mostrando tórax desproporcionalmente estreito e abdome relativamente protuberante, significando condição letal com base em hipoplasia pulmonar. **(C)** Fêmur curto e curvo (*cursores*). **(D)** Preservação do comprimento do pé comparado ao extremo encurtamento da tíbia. (Cortesia de Fetal Assessment Unit, University Health Network.)

Avaliação Ultrassonográfica dos Ossos—*(Cont.)*

Tórax em formato de sino de hipoplasia pulmonar
Contorno convexo no corte transversal

MÃOS E PÉS
Deformidades posturais
Número anormal de dedos
Sindactilia

CALVÁRIA
Macrocrania
Bossa frontal
Craniossinostose
Compressibilidade/grau anormal de mineralização

CARACTERÍSTICAS FACIAIS
Fendas labial e palatina
Hipertelorismo e hipotelorismo
Hipoplasia do terço médio da face/ponte nasal achatada

Langer et al.[56] distinguiram dois tipos de displasia tanatofórica. O mais comum, **tipo 1** (DT1), geralmente causado por mutações R248C e Y373C no gene *FGFR3*, exibe a forma típica do fêmur de "receptor telefônico"[57,58] (Fig. 40.2H). Esta aparência arqueada ou curva é secundária às metáfises mais largas nas extremidades dos ossos longos muito encurtados. A DT1 está associada à **bossa frontal** e à ponte nasal plana com **hipoplasia do terço médio da face**. Ocasionalmente, **craniossinostose** resulta em uma variante leve de deformidade de **crânio em formato de trevo**. Existe **platispondilia**. No **tipo 2** (DT2), geralmente causado pela mutação K650E no gene *FGFR3*, os fêmures são tipicamente retos com metáfises alargadas. A característica mais específica é a deformidade do crânio em formato de **"folha de trevo"** ou crânio com aparência trilobada no plano coronal, resultante da craniossinostose prematura das suturas lambdóidea e coronal (Fig. 40.12). Outras condições que podem estar associadas a esta deformidade incomum do crânio são: **acondroplasia homozigota**, **displasia campomélica** e **trissomia do 13**. Tanto a DT1 como a DT2

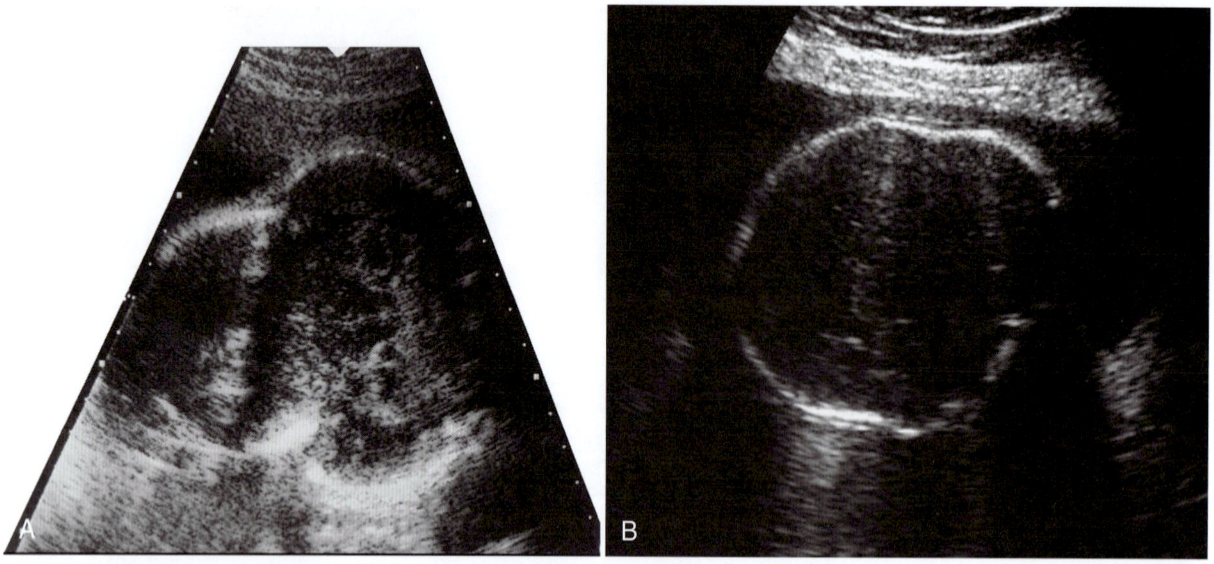

FIG. 40.12 Deformidade craniana em formato de folha de trevo da displasia tanatofórica. (A) Variante grave. **(B)** Variante leve. (Cortesia de Greg Ryan, MD, University of Toronto.)

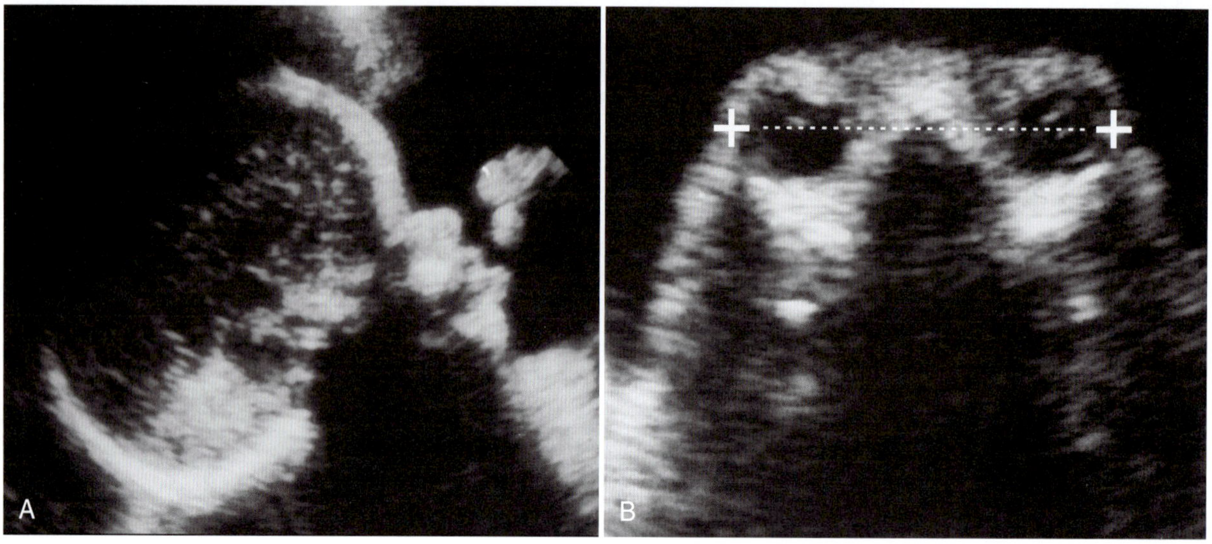

FIG. 40.13 Acondroplasia homozigota na 34ª semana. (A) Perfil lateral com macrocrânio, testa proeminente e ponte nasal achatada. (B) Imagem axial através das órbitas (os cursores assinalam o diâmetro orbital externo) e os ossos nasais confirmam a ponte nasal achatada.

são condições autossômicas dominantes, com todos os casos causados por novas mutações no gene *FGFR3*. Mutações do gene *FGFR3* também estão associadas a **hipocondroplasia, acondroplasia** e **acantose *nigricans*** **(síndrome SADDAN)**,[59] bem como várias craniossinostoses, incluindo as **síndromes de Crouzon, Apert e Pfeiffer**.[58,60]

A displasia tanatofórica apresenta muitas similaridades fenotípicas com a **acondroplasia homozigota**. Ambas as condições parecem idênticas em perspectivas ultrassonográficas e radiológicas. Elas podem ser distinguidas por história familiar positiva,[51] na qual ambos os pais são afetados com a forma heterozigota da acondroplasia (Fig. 40.13). Outra condição que apresenta ossos longos arqueados é a **displasia campomélica**, que é distinta da displasia tanatofórica pela existência ou combinação de outras anomalias específicas, como **hipoplasia da escápula** e **micrognatia**.

A **platispondilia**, ou corpos vertebrais achatados, é uma das características mais marcantes nas radiografias AP de um anão tanatofórico (Fig. 40.10A). Observa-se configuração em U ou H dos corpos vertebrais e aumento relativo da altura dos espaços discais. A platispondilia aparece na ultrassonografia como um corpo vertebral fino com um espaço intervertebral hipoecoico relativamente maior em cada lado do corpo vertebral (Fig. 40.14). A razão entre a altura do corpo vertebral e o espaço intervertebral (disco e corpo) na displasia tanatofórica é menor do que nos casos de fetos normais. A platispondilia pode ocorrer também em muitos casos de **acondrogênese** e **OI do tipo II**.[31,51]

Achados associados relacionados ao sistema nervoso central podem incluir **holoprosencefalia, agenesia do corpo caloso, polimicrogiria, heterotopia e ventriculomegalia**. Os sulcos transversais profundos anormais nos lobos temporais inferiores podem ser visualizados na ultrassonografia fetal de rotina da

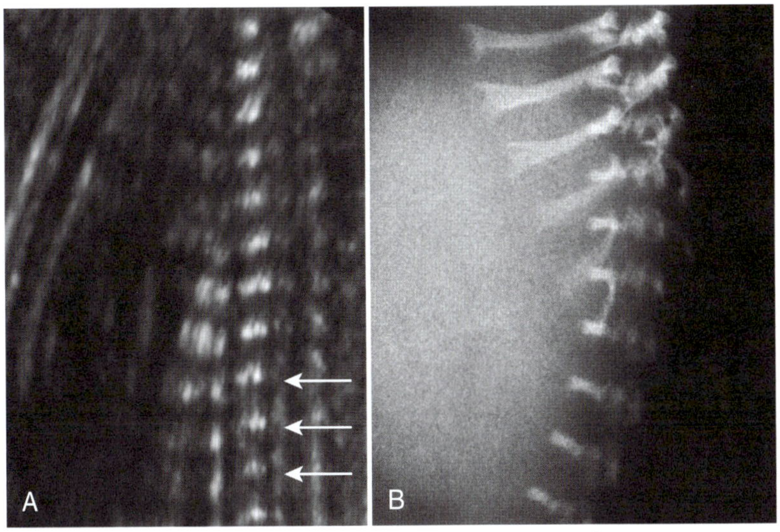

FIG. 40.14 Displasia tanatofórica na 33ª semana. (A) Platispondilia aparece na ultrassonografia como um corpo vertebral delgado (*setas*), com espaço discal intervertebral hipoecoico relativamente maior em cada um dos lados do corpo vertebral. **(B)** Radiografia lateral da coluna correspondente. Observe as costelas curtas com extremidades metafisárias côncavas.

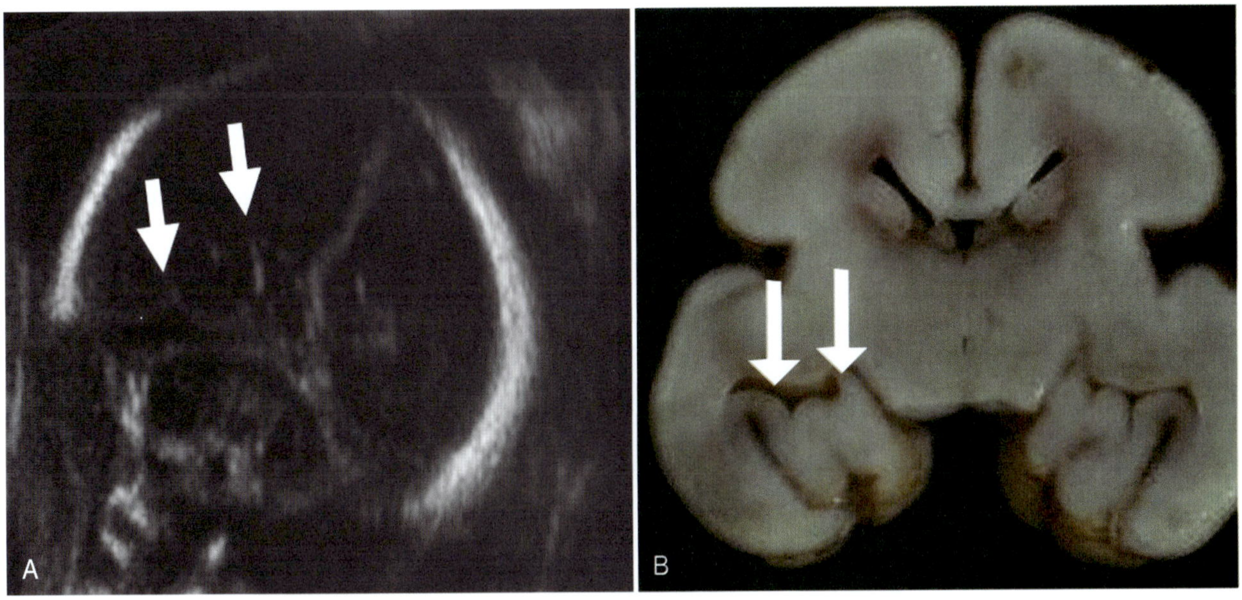

FIG. 40.15 Displasia do lobo temporal na displasia tanatofórica na 19ª semana. (A) Imagem oblíqua coronal modificada demonstra rotação anormal do lobo temporal com múltiplas sulcações profundas (*setas*). **(B)** A fotografia demonstra correlação com evidências de sulcação profunda do lobo temporal (*setas*).

20ª semana, auxiliando a confirmação de um diagnóstico específico (Fig. 40.15).[61,62] Essas características distintivas foram identificadas logo no final do primeiro trimestre. A demonstração pré-natal da **displasia do lobo temporal** é variável, provavelmente devido a uma combinação de fatores, que incluem outros achados impressionantes que desviam o diagnóstico, a falta de vistas direcionadas e a falta de conhecimento dessa característica. Wang et al. demonstraram que 79% dos casos (11/14) apresentavam displasia do lobo temporal detectada no período pré-natal, mesmo sem incidências direcionadas de rotina.[61] Sugerimos que, em fetos com displasia esquelética grave, seja adicionado ao protocolo institucional o exame específico para displasia do lobo temporal usando um plano axial inferior abaixo do nível da imagem do diâmetro biparietal (DBP) e um plano coronal oblíquo, que inclui o cerebelo da linha média, para visualizar melhor o lobo temporal, a fim de aperfeiçoar a especificidade do diagnóstico. Imagens tridimensionais com reformatações multiplanares também podem evidenciar esses achados.

Displasia tanatofórica, acondroplasia e hipocondroplasia estão todas relacionadas à mutação do gene *FGFR3*.[51] A displasia do lobo temporal tem sido descrita em crianças com as duas últimas condições; no entanto, as localizações são diferentes, pois a displasia tanatofórica exibe sulcação anormal na parte inferior dos lobos temporais, enquanto, na hipocondroplasia, a sulcação ocorre principalmente na parte medial dos lobos temporais. Há um relato de identificação pré-natal de displasia do lobo temporal medial na RM em um caso de hipocondroplasia.[63]

Outras anomalias podem incluir **rins em ferradura, hidronefrose, cardiopatia congênita (defeito do septo interatrial e insuficiência tricúspide), sinostose radioulnar** e **ânus imperfurado**.[64]

Acondrogênese

A acondrogênese é a segunda displasia esquelética letal mais comum, com prevalência de 0,09 a 0,23 por 10 mil nascimentos. Ela forma um grupo genotípico e fenotípico diverso de condrodisplasias caracterizadas por **micromelia grave, macrocrânio, diminuição da circunferência torácica e do comprimento do tronco** e **diminuição da mineralização.**[64,65] O padrão de mineralização anormal é mais marcante nos corpos vertebrais, no ísquio e nos ossos do púbis, levando a encurtamento acentuado do comprimento do tronco, diminuição da circunferência torácica e fraturas ocasionais.[66] Classicamente, em função da esqueletogênese anormal dos corpos vertebrais, somente os dois elementos ecogênicos posteriores ou arcos neurais aparecem em uma imagem transversa da coluna vertebral. Isso está em contraste com a **hipofosfatasia**, que envolve predominantemente os elementos posteriores da coluna, com apenas envolvimento desigual dos corpos vertebrais. Polidrâmnio e pregas de pele espessas e redundantes são achados associados comuns na acondrogênese.[67]

A acondrogênese **tipo 1** responde por aproximadamente 20% dos casos e é dividida nos subtipos A e B (ACG1A e ACG1B).[7,65] A ACG1A apresenta fraturas de costelas, que não são observadas na ACG1B. Ambas apresentam padrão de herança autossômico recessivo e, consequentemente, apresentam risco de recorrência de 25%. A ACG1A é causada por mutações em *TRIP11*, enquanto ACG1B é causada por mutações no gene do transportador de sulfato de displasia diastrófica. Tanto ACG1A como ACG1B apresentam uma forma grave de **micromelia**, evidenciada por ossos cuboides curtos e recorte metafisário com esporões ósseos na periferia. Outros achados incluem ausência parcial ou total de ossificação do calvária, corpos vertebrais e ossos sacro e púbico. Em virtude da estrutura esquelética extremamente limitada, os tecidos subcutâneos podem parecer grotescamente redundantes, com múltiplas dobras cutâneas telescópicas que podem ser confundidas na fase pré-natal com hidropsia fetal.

O tipo 2 (ACG2), ou forma de **Langer-Saldino**, é responsável por 80% dos casos de acondrogênese. É causado por novas mutações dominantes no gene *COL2A1* que codifica o colágeno tipo II e apresenta risco de recorrência muito baixo. Este tipo se caracteriza por ossificação normal da calota craniana e ausência de ossificação na coluna vertebral, no sacro e nos ossos do púbis (Fig. 40.16). ACG2 apresenta a menor ossificação da coluna vertebral entre todas as displasias esqueléticas. Os distúrbios do colágeno tipo 2 representam um espectro contínuo de letal a leve. Pode ser difícil chegar a uma conclusão definitiva sobre a letalidade. Em geral, os ossos tubulares relativamente longos e o comprimento do corpo estão associados ao aumento da sobrevida. A **hipocondrogênese** é fenotipicamente similar, porém menos grave, com melhor ossificação da coluna, da pelve e dos ossos longos. Outra condição a ser diferenciada é a **displasia de Kniest**, caracterizada por fissuras coronais vertebrais e expansão metafisária (mais proeminente na região proximal dos fêmures).[2]

Essas duas características cruciais da acondrogênese – mineralização anormal e encurtamento do comprimento do tronco – diferenciam-na da displasia tanatofórica, que apresenta mineralização e comprimento normais do tronco. Ambas demonstram macrocrania e grave micromelia.

Osteogênese Imperfeita

A osteogênese imperfeita forma um grupo clínico e geneticamente heterogêneo de distúrbios do colágeno caracterizado por ossos quebradiços que resultam em fraturas (Figs. 40.17 e 40.18). A incidência é de 1 em 60 mil nascimentos. Até recentemente, havia quatro tipos de OI, todas com herança autossômica dominante e associadas a mutações nos genes *COL1A1* e *COL1A2*. A OI do tipo II é letal, enquanto os outros tipos são mais leves. Nos últimos anos, muitos novos genes causadores foram identificados.[68,69] A maioria está envolvida no complicado processo de maturação, processamento

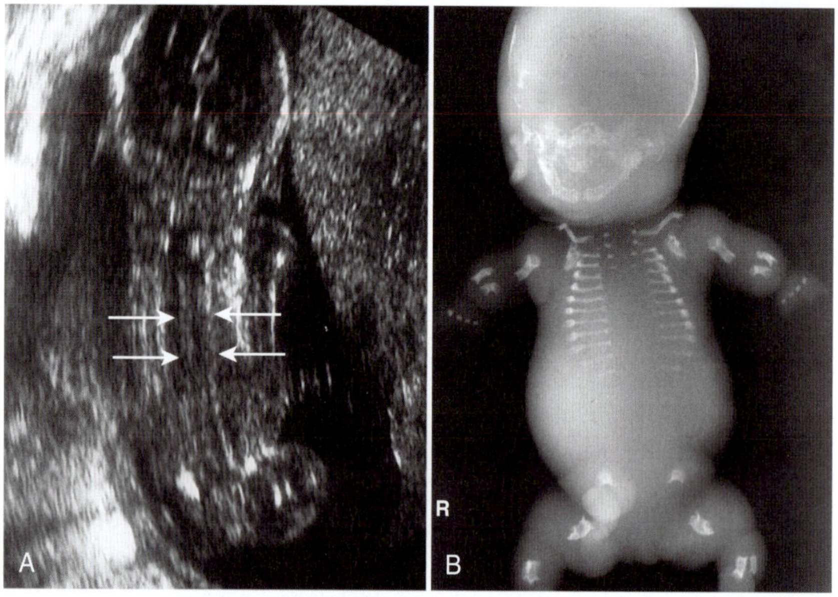

FIG. 40.16 Acondrogênese na 18ª semana. (A) US coronal mostrando tórax pequeno, tecidos subcutâneos redundantes, ausência de ossificação na coluna (*setas*) e ossificação da calota craniana diminuída. **(B)** Radiografia após a morte mostrando macrocrânio, baixa ossificação da calota craniana, ossificação da coluna virtualmente ausente (apenas alguns elementos posteriores são ossificados na região cervical). Há **micromelia** significativa com ossos largos extremamente curtos, com **esporões metafisários**. As costelas são curtas e horizontais, com extremidades espraiadas. (Cortesia de Shia Salem, MD, University of Toronto.)

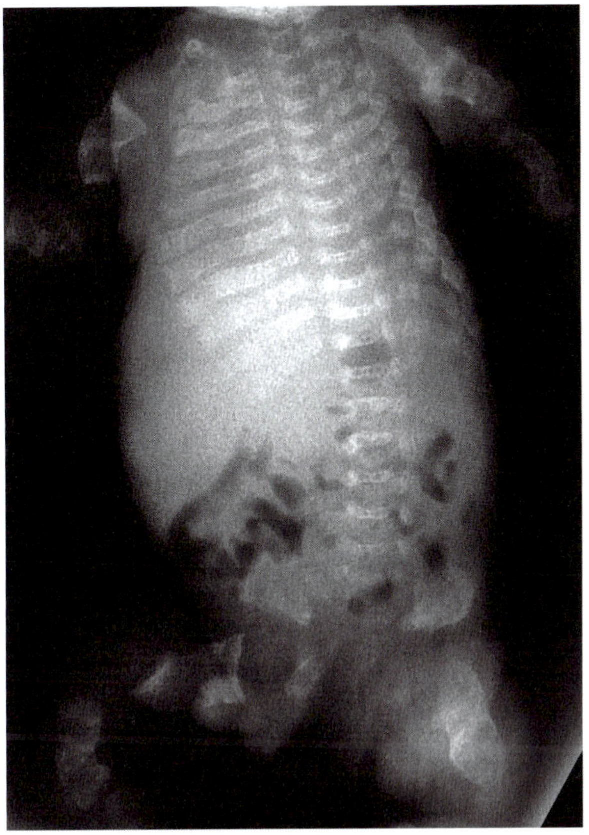

FIG. 40.17 Osteogênese imperfeita do tipo IIA na 32ª semana. Radiografia após a morte mostrando **micromelia** grave; ossos espessados com contornos ondulados causados por inumeráveis fraturas e formação exuberante de calos ósseos; **costelas encurtadas** com múltiplas fraturas; e **platispondilia**.

e transporte do colágeno do tipo 1 (Tabela 40.5). A maioria dessas formas está dentro da classificação fenotípica de Sillence da OI e ainda pode ser categorizada como OI do tipo I, II, III ou IV, apesar de várias apresentarem um modo de herança recessivo. A OI do tipo V é fenotipicamente distinguível com formação hiperplásica de calo, densas faixas metafisárias e ossificação das membranas interósseas do antebraço, e a forma de herança é autossômica dominante.[70,71] Uma modificação da classificação de Sillence, baseada em achados radiográficos esqueléticos, ainda é usada para distinguir os subtipos de OI.[71,72]

O diagnóstico pré-natal é possível com base no DNA obtido a partir da amostragem de vilosidade coriônica[70] ou amniocentese. Osteogêneses tipos I, III e IV são descritas na seção sobre displasias esqueléticas não letais.

OI do tipo II é a forma letal neonatal clássica e geralmente resulta de uma nova mutação nula no gene *COL1A1*.[72] O risco de recorrência empírico é de 6% e a maioria desses casos é causada por uma linha germinativa e mosaicismo somático parentais, mas também pode resultar de uma das formas autossômicas recessivas de OI. Múltiplas fraturas repetitivas intrauterinas ocorrem secundariamente à formação defeituosa do colágeno, o que causa fragilidade óssea. A prevalência da OI do tipo II é de 0,18 por 10 mil nascimentos. As características-chave ultrassonográficas são micromelia grave, diminuição da circunferência torácica e do comprimento do tronco, diminuição da mineralização e múltiplas fraturas ósseas. A abóbada craniana permanece com tamanho normal, mas como resultado da diminuição da mineralização, há uma visibilidade aumentada do conteúdo intracraniano e o crânio é compressível pelo transdutor de ultrassom (Fig. 40.19). A foice do cérebro pode parecer brilhante ou mais ecogênica do que a abóbada craniana desmineralizada, com clareza incomum de detalhes no hemisfério cerebral de campo próximo. Grandes fontanelas e ossos wormianos (intrassuturais) podem ser notados. A micrognatia está comumente presente (Fig. 40.20).

A desmineralização generalizada ocasiona inúmeras fraturas. Os ossos tubulares exibem contorno clássico em formato de "acordeão" ou enrugado, causado por múltiplas fraturas intrauterinas com formação repetitiva de calos ósseos. A angulação e o arqueamento são comuns, em associação com micromelia grave. Na ultrassonografia, os ossos podem aparecer espessados, já que o osso desmineralizado reflete as ondas de som em um grau inferior do que o do osso mineralizado normalmente. Pode ou não ocorrer sombreamento acústico, ou o mesmo pode estar diminuído, sendo este, portanto, um sinal pouco confiável. As múltiplas fraturas dos arcos costais fazem com que o contorno da região lateral do tórax seja côncavo em vez de convexo. A concavidade frequentemente é mais evidente na parte lateral do tórax, e especula-se que os cotovelos "esmaguem" a frágil caixa torácica. As costelas apresentam-se hipoplásicas e, portanto, parecem mais curtas. Elas podem apresentar aparência ondulada e em contas, secundária às fraturas repetidas e à formação de calos. Platispondilia decorrente de múltiplas fraturas por compressão também pode estar presente.

Os três critérios para o diagnóstico específico da OI do tipo II são: (1) CF mais de 3 DP abaixo da média, (2) desmineralização da calvária e (3) múltiplas fraturas em um único osso.[72] O diagnóstico pode ser realizado precocemente entre a 13ª e a 15ª semana gestacional. O exame ultrassonográfico normal após a 17ª semana exclui esse diagnóstico.

Hipofosfatasia

Hipofosfatasia congênita, a forma neonatal letal da hipofosfatasia, é uma displasia esquelética autossômica recessiva causada por deficiência de fosfatase alcalina inespecífica tecidual.[73] A frequência da hipofosfatasia congênita é de aproximadamente 1 em 100 mil nascimentos. As características-chave são **micromelia grave, diminuição da circunferência torácica** com comprimento normal do tronco e **diminuição da mineralização** com fraturas ocasionais. O tamanho da calota craniana permanece normal.

Os ossos longos desmineralizados podem ser arqueados com angulações ocasionais causadas por fraturas. Os ossos têm aparência fina e delicada e podem ser difíceis de ser visualizados. A calota craniana não se mineraliza e é compressível com a pressão local do transdutor. Ao contrário da OI, a desmineralização na hipofosfatasia congênita pode variar de uma distribuição esparsa até uma forma difusa com envolvimento grave da coluna vertebral e da calota craniana. As costelas são curtas, resultando em diminuição da circunferência torácica, mas o comprimento do tronco é normal. O polidrâmnio é um achado comum.

O principal diagnóstico diferencial é a OI do tipo II. Tanto a hipofosfatasia quanto a OI demonstram uma forma grave de micromelia, desmineralização, diminuição da circunferência torácica e uma calota craniana de tamanho normal que é compressível devido à desmineralização. Na OI do tipo II, o grau maior de fragilidade óssea resulta em inúmeras fraturas e aparência ondulada dos ossos, em contraste com a aparência fina e quase delicada dos ossos na hipofosfatasia congênita. O comprimento normal do tronco e o tamanho da calota craniana podem auxiliar na distinção entre a hipofosfatasia e

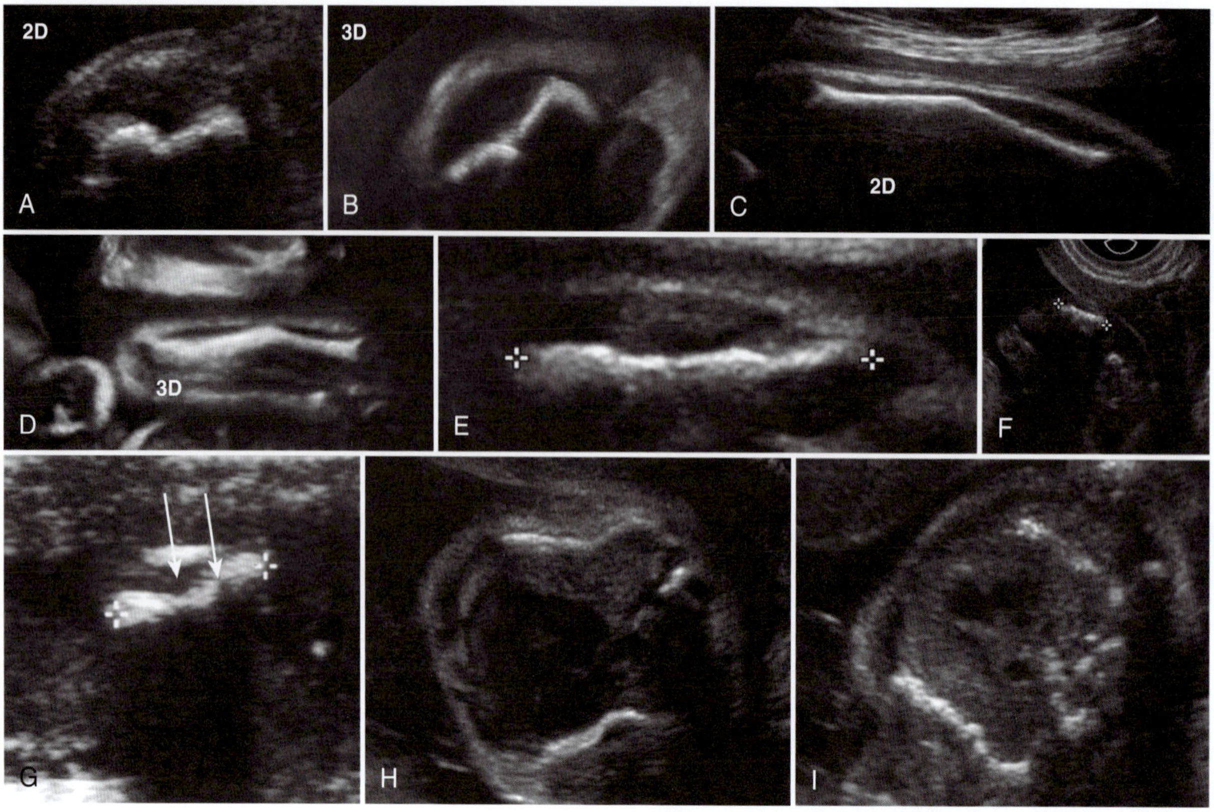

FIG. 40.18 Osteogênese imperfeita (OI): espectro de aparências das fraturas. (A) Tipo IIA. Imagem da US bidimensional de fêmur extremamente encurtado com pelo menos duas deformidades ósseas, consistentes com fraturas. Observe a excessiva superposição de tecido mole. **(B)** Imagem da US tridimensional correspondente demonstrando uma fratura do terço médio com formação de calo. **(C) Tipo I.** Variante não letal de OI com fêmur levemente angulado de comprimento normal. **(D)** Imagem da US 3D correspondente mostrando a fratura angulada consolidada. **(E) Tipo III.** Múltiplas fraturas no fêmur leve a moderadamente encurtado são evidenciadas por múltiplas descontinuidades no córtex. A diáfise desmineralizada permite a visualização do córtex espessado. O comprimento do fêmur está medido entre os *cursores*. **(F) Tipo II.** Fêmur extremamente curto e espessado decorrente de formação repetitiva de calo. Ainda há sombreamento acústico nesse frágil osso desmineralizado e, portanto, não é um sinal confiável de mineralização normal. O comprimento do fêmur está medido entre os *cursores*. **(G) Tipo II.** Há pelo menos duas descontinuidades na tíbia encurtada (*setas*), consistentes com fraturas. Existe sombreamento acústico apesar da desmineralização generalizada. O comprimento do fêmur está medido entre os *cursores*. **(H) Tipo II.** Corte transversal do tórax mostrando uma concavidade típica observada na face lateral do tórax. Isso pode ser causado por fraturas intrauterinas repetitivas quando os cotovelos "batem" na frágil caixa torácica. **(I) Tipo II.** Corte transversal do tórax demonstrando costelas com comprimento normal com múltiplas fraturas em cada costela, ocasionando um contorno ondulado.

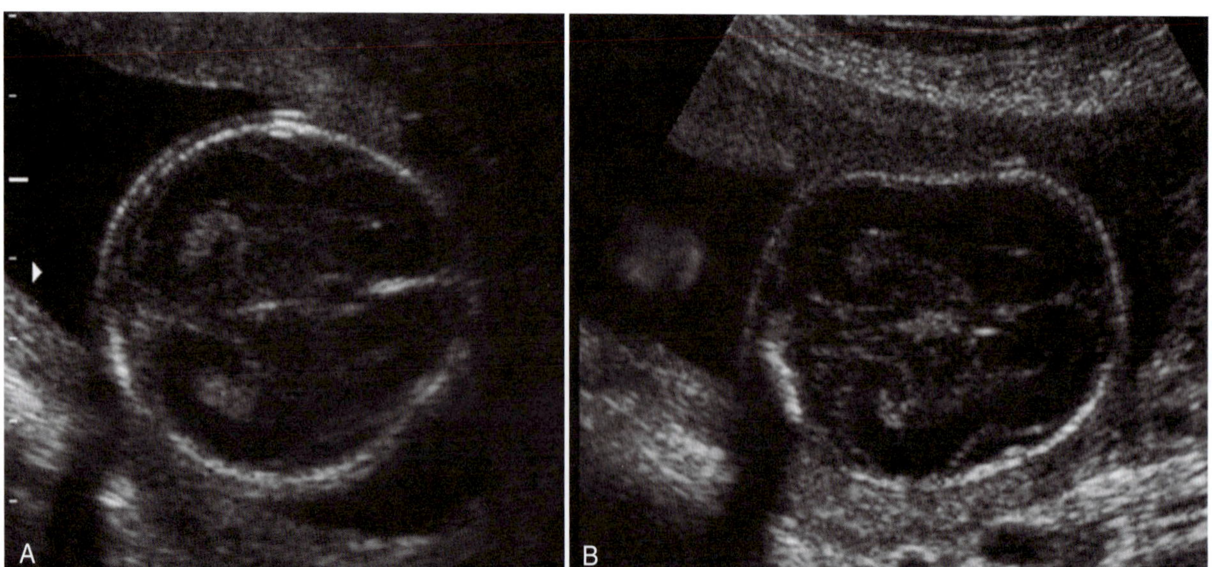

FIG. 40.19 Osteogênese imperfeita do tipo IIA na 17ª semana. (A) Contorno craniano arredondado. **(B)** Compressão delicada do transdutor sobre a calota desmineralizada ocasionando achatamento do contorno craniano. Observe as fontanelas e as suturas alargadas, assim como a facilidade de visualização do conteúdo craniano no campo próximo (que geralmente teria artefatos causados por sombreamento proveniente do crânio ossificado).

TABELA 40.5 Classificação da Osteogênese Imperfeita por Tipo

Tipo	Características Clínicas	Achados Pré-natais	Prognóstico	Herança	Anormalidades Moleculares
I	Estatura normal, pouca ou nenhuma deformidade, esclera azul, perda auditiva em 50% dos casos Tipo IA: dentes normais Tipo IB: dentes opalescentes	Ocasionalmente, ossos longos encurtados ou arqueados e fraturas	Regular	Autossômica dominante	Sem sentido ou mutação da matriz de leitura do gene *COL1A1*
II	Letal; hipomineralização do crânio, costelas em conta, fêmures comprimidos, grande deformidade de ossos longos, esclera azul, face triangular, platispondilia	Micromelia grave Fraturas das costelas e dos ossos longos Hipomineralização do crânio	Letal	Autossômica dominante (novas mutações) Mosaicismo gonadal parental responsável por recorrência	Mutação de sentido incorreto da glicina nos genes *COL1A1* ou *COL1A2*
III	Geralmente com fraturas de ossos longos; deformidade moderada no nascimento, mas com deformação óssea progressiva; face triangular, esclera azul, dentes opalescentes, perda de audição, baixa estatura	Ocasionalmente, ossos longos encurtados e arqueados e fraturas	Preso à cadeira de rodas, inválido	Autossômica dominante Mosaicismo gonadal parental, responsável por recorrência Autossômica recessiva (raro)	Mutação de sentido incorreto da glicina nos genes *COL1A1* ou *COL1A2*
IV	Deformidade óssea leve a moderada e baixa estatura variável; dentes opalescentes no tipo IVB; a perda auditiva ocorre em algumas famílias; esclerótica branca	Ocasionalmente, ossos longos encurtados e arqueados e fraturas	Regular	Autossômica dominante Mosaicismo gonadal parental, responsável por recorrência	Mutação de sentido incorreto da glicina nos genes *COL1A1* ou *COL1A2*

Modificado de Sillence DO, Senn A, Danks DM. Genetic heterogeneity in osteogenesis imperfecta. J Med Genet. 1979;16:101-116.[70]

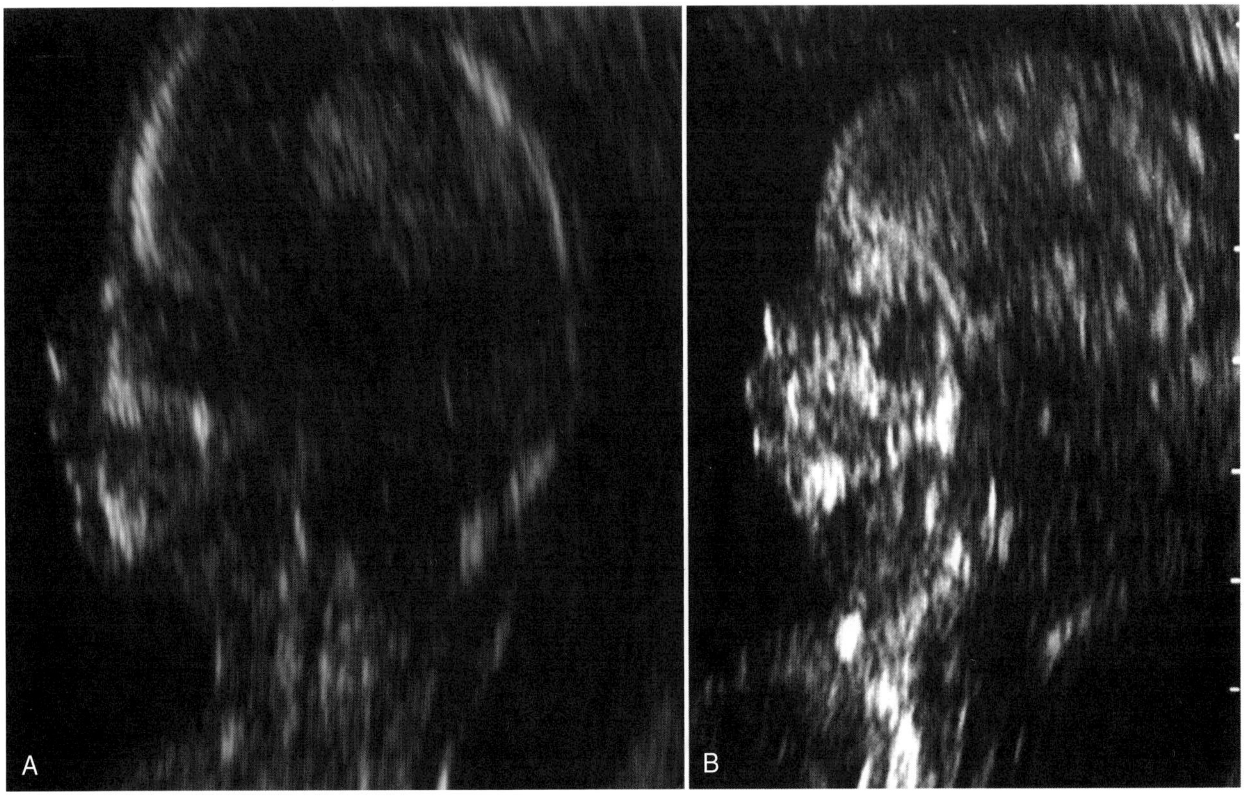

FIG. 40.20 Perfil facial: osteogênese normal *versus* osteogênese imperfeita (OI). (A) Perfil normal de um feto de 14 semanas. **(B)** Perfil facial de um feto de 14 semanas afetado por OI. Observe a **ausência de ossificação nasal e da calota craniana** e **micrognatia**.

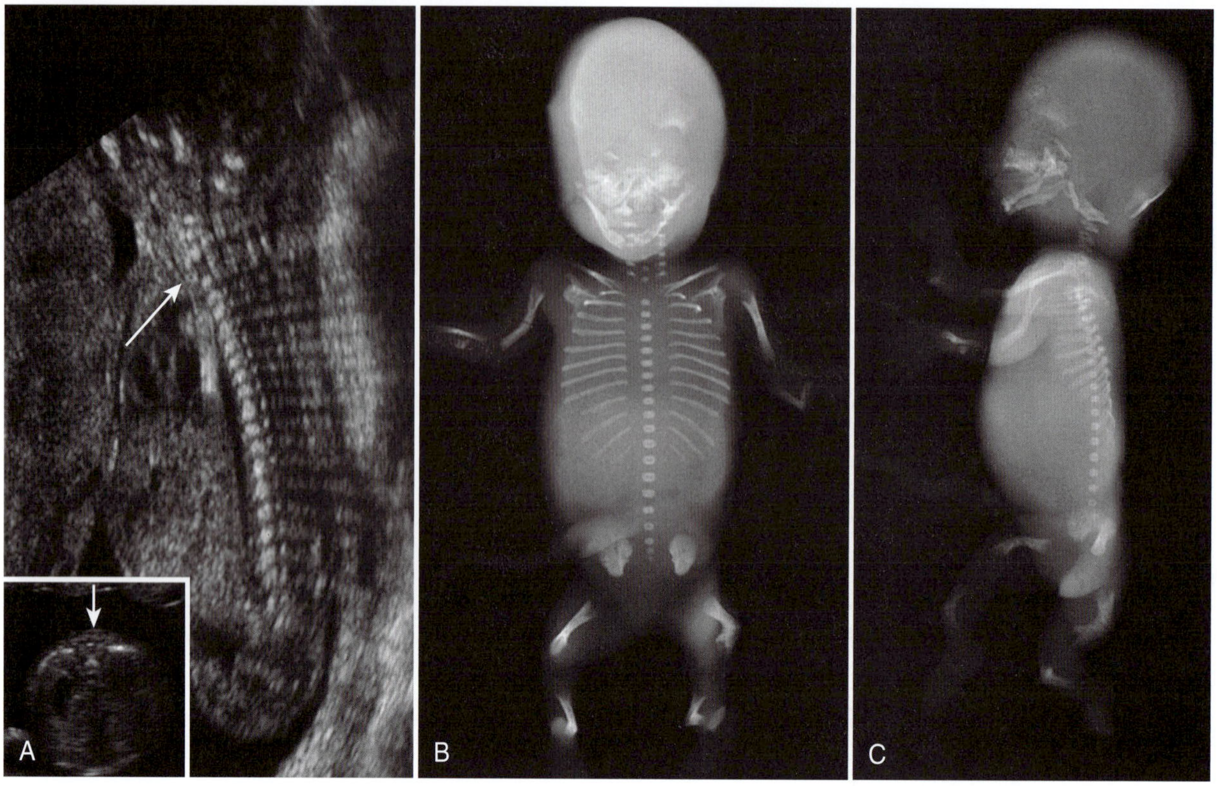

FIG. 40.21 Hipofosfatasia na 18ª semana. (A) A imagem sagital da coluna vertebral evidencia a ausência de ossificação dos elementos posteriores das vértebras. Desmineralização heterogênea da coluna com ausência de ossificação de um corpo vertebral cervical (*seta*). Observe o diâmetro anteroposterior (AP) estreito do tórax. *Detalhe*, Imagem transversal da parte superior do abdome com ausência de ossificação dos elementos posteriores da coluna vertebral (*seta*) e corpo vertebral mantendo ossificação. **(B)** Radiografia AP confirma a ausência de mineralização do corpo vertebral cervical, com ausência de ossificação dos elementos posteriores das vértebras. Os achados adicionais incluem **costelas hipoplásicas**, fraturas ocasionais, **micromelia** e diminuição da mineralização da calota craniana. **(C)** A radiografia lateral confirma que não há mineralização dos elementos posteriores da coluna vertebral.

acondrogênese. Em geral, na hipofosfatasia congênita, os elementos posteriores estão pouco ossificados, enquanto, na acondrogênese, os corpos vertebrais estão bastante afetados pela desmineralização, com relativa preservação dos elementos posteriores[74] (Fig. 40.21). A cartilagem normalmente é formada na hipofosfatasia; assim, o feto tem aparência geral mais normal, apesar das graves anormalidades ósseas que ajudam a diferenciá-la das outras displasias esqueléticas letais.

Displasia Campomélica

A displasia campomélica, ou **displasia do membro arqueado**, é uma rara condição autossômica dominante que geralmente resulta de uma nova mutação dominante no gene *SOX9* (região determinante de sexo Y-Box 9). A incidência é de 0,5 a 1,0 por 100 mil nascimentos. A maioria dos casos é letal em função da insuficiência respiratória causada pela **laringotraqueomalacia** em combinação com um tórax levemente estreitado.

As características esqueléticas da displasia campomélica são tíbia e fêmur curtos e anteriormente arqueados, ausência ou hipoplasia de fíbula, **pé torto** e **hipoplasia das escápulas** (Fig. 40.22). O arqueamento também pode ocorrer nos membros superiores. Manifestações esqueléticas adicionais incluem **escoliose; vértebras cervicotorácicas hipoplásicas e pouco ossificadas; luxação do quadril**; 11 pares de costelas e anormalidades de face, incluindo **micrognatia** e **fenda palatina (sequência de Pierre Robin)**. Aproximadamente 33% dos fetos apresentam cardiopatia congênita e anormalidades cerebrais (p. ex., ventriculomegalia) e renais (p. ex., pielectasia).

A **reversão do sexo** é encontrada em aproximadamente 75% dos casos 46,XY afetados, com os defeitos variando de genitália ambígua até um genótipo de genitália feminina normal. O gene responsável pela displasia campomélica é expresso no cérebro fetal, nos testículos e no pericôndrio e nos condrócitos dos ossos longos e costelas.[75]

Síndromes de Costelas Curtas e Polidactilia

As displasias com costelas curtas e polidactilia formam um grupo heterogêneo de displasias esqueléticas raras e letais com padrão de herança autossômico recessivo que pertencem a um grupo de condições chamadas "condrodisplasias ciliares". Outras condições incluídas nesse grupo são **distrofia torácica asfixiante de Jeune (síndrome de Jeune), síndrome de Mainzer-Saldino, síndrome de Sensenbrenner, displasia cranioectodérmica, síndrome orofacial digital 4 (OFD4, Mohr-Majewski)** e **síndrome de Ellis-van Creveld** (EVC). A única exceção dessa forma de herança é a **disostose acrodental de Weyers**, causada por mutações heterozigóticas nos genes *EVC*. Todas as formas se caracterizam por micromelia grave e diminuição da circunferência torácica. As medidas da calota craniana e a mineralização óssea são normais. Polidactilia, anormalidades cardíacas e geniturinárias são encontradas na maioria dos casos.

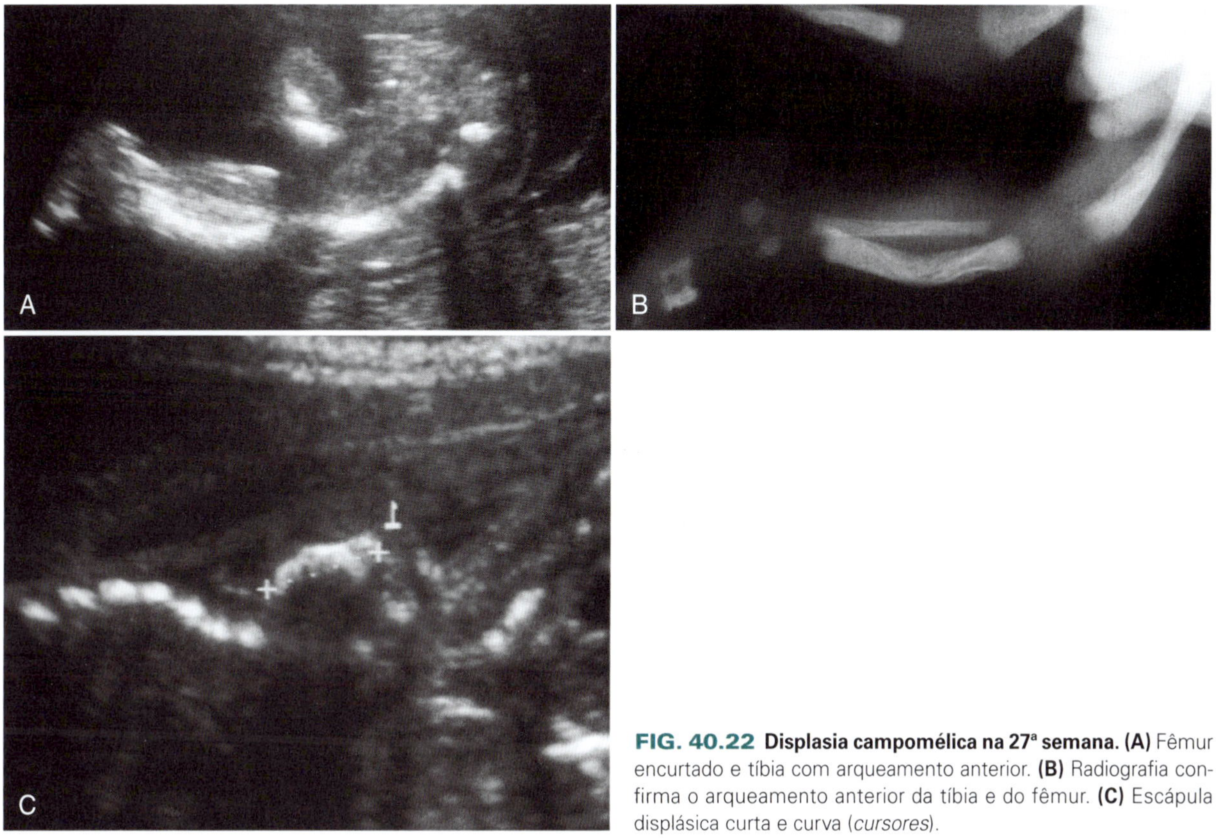

FIG. 40.22 Displasia campomélica na 27ª semana. (A) Fêmur encurtado e tíbia com arqueamento anterior. **(B)** Radiografia confirma o arqueamento anterior da tíbia e do fêmur. **(C)** Escápula displásica curta e curva (*cursores*).

A **síndrome de Ellis-van Creveld** (Fig. 40.23A, B e E) e a **distrofia torácica asfixiante** apresentam características semelhantes, mas o encurtamento dos membros e o estreitamento do tórax são menos graves.

As síndromes de polidactilia e costela curta ou de displasia torácica com costela curta associada ou não a polidactilia consistem em múltiplos tipos:

As síndromes do tipo 1 (**Saldino-Noonan**) e do tipo 3 (**Verma-Naumoff**) são causadas por mutações no gene *DYNC2H1* (dineína, citoplasma 2, cadeia pesada 1) e gene *IFT80* (transporte intraflagelar 80). O tipo 2 (**Majewski** ou **SRTD6**) é causado por mutação nos genes *DYNC2H1* e *NEK1*. O tipo 4 (**Beemer-Langer**) pode ocorrer sem polidactilia.[73,76] O tipo 5 é causado por mutações homozigóticas ou heterozigotas no gene *WDR35*. As características radiográficas e clínicas conseguem distingui-las.[73,76]

Fibrocondrogênese é uma condição rara, geralmente fatal, e os que sobrevivem apresentam sequelas neurológicas e físicas graves. Essa condrodisplasia rizomélica autossômica recessiva é causada por uma mutação homozigota ou mutações heterozigotas compostas nos genes *COL11A1* e *COL11A2*. As características típicas incluem tórax estreito (costelas curtas com depressões), ossos longos com redução do comprimento e metáfises apresentando esporões periféricos e calcificações extra-articulares que conferem a aparência pontilhada, patispondilia com diminuição da ossificação (particularmente as vértebras cervicais) e fendas na linha média das vértebras. Outras características incluem face achatada e fissura palatina.[77,78]

Outras Displasias

Outras displasias esqueléticas letais incluem **atelosteogênese, displasia em bumerangue, displasia de la Chapelle** e **displasia Schneckenbecken**. Estas são raras e de difícil diagnóstico, especialmente por meio de ultrassonografia.

DISPLASIAS ESQUELÉTICAS NÃO LETAIS OU DE PROGNÓSTICO VARIÁVEL

As displasias esqueléticas não letais ou de prognóstico variável formam um grupo amplo, geralmente apresentando anormalidades esqueléticas mais leves e de início tardio. Displasias esqueléticas não letais ou de prognóstico variável com achados ultrassonográficos característicos estão descritas nas Tabelas 40.6, 40.7 e 40.8.

Acondroplasia Heterozigota

Sabe-se que a acondroplasia heterozigótica está associada ao gene c.1138G > A (p.Gly380Arg) em cerca de 98% dos casos e à mutação c.1138G > C (p.Gly380Arg) em cerca de 1% dos casos. O gene *FGFR3* também está associado a **craniossinostose isolada, displasia tanatofórica** e alguns casos de **hipocondroplasia**.[58,60] A identificação do gene e das mutações gênicas associadas à acondroplasia possibilitou o diagnóstico genético pré-implantação, bem como o diagnóstico pré-natal, por meio de análise de DNA, quando os pais são heterozigotos para a acondroplasia.[60]

Acondroplasia heterozigota é a displasia esquelética não letal mais comum.[5] Cerca de 80% dos casos resultam de uma mutação autossômica dominante espontânea associada à idade avançada paterna, e o restante é herdado de acondroplasia heterozigótica paterna. A incidência é de aproximadamente 1 a cada 26 mil nascimentos.

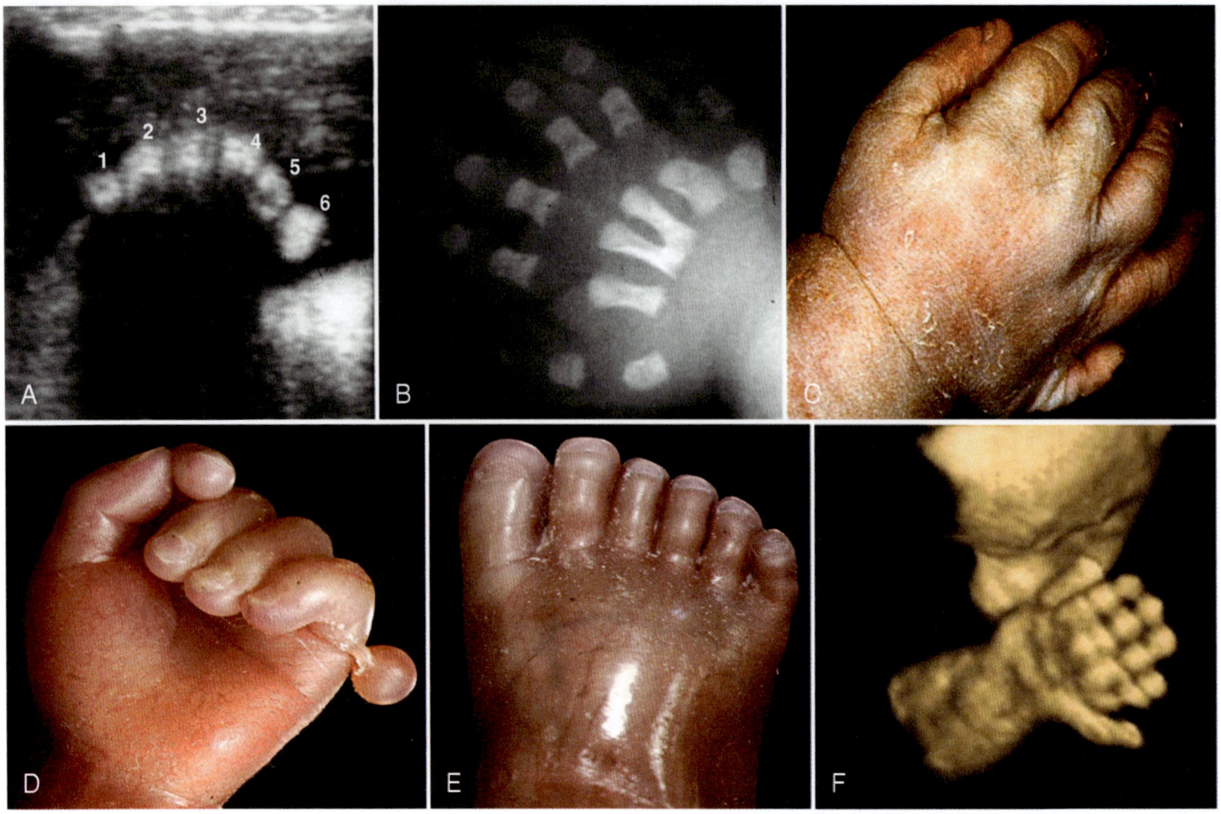

FIG. 40.23 Polidactilia. (A) Síndrome de Ellis-van Creveld. Polidactilia pós-axial no corte transversal de seis dedos. **(B)** Radiografia correspondente mostrando polidactilia pós-axial. Observe as **falanges distais hipoplásicas** e a fusão do terceiro e do quarto metacarpais. **(C)** Peça anatomopatológica correspondente. **(D)** A polidactilia pode ser um pequeno pedaço de tecido mole sem elementos ósseos. **(E)** Ellis-van Creveld com polidactilia dos dedos dos pés. **(F)** US tridimensional mostrando **polidactilia familiar isolada.**

TABELA 40.6 Displasia Rizomélica: Características-chave

Displasia	Prognóstico	Grau de Encurtamento do Membro	Características-chave Ultrassonográficas
Acondroplasia heterozigota	Não letal	Leve	Discrepância progressiva entre o comprimento femoral e o diâmetro biparietal
Condrodisplasia punctata, forma rizomélica	Letal	Moderado-grave	Epífises pontilhadas no terceiro trimestre
Displasia diastrófica	Letalidade variada	Leve-moderado	Polegar do caronista, deformidades posturais, luxações, contraturas articulares, pé torto

TABELA 40.7 Displasia Micromélica Leve: Características-chave

Displasia	Prognóstico	Características-chave Ultrassonográficas
Distrofia torácica asfixiante	Pode ser letal	Tórax longo e estreito, anomalias renais (displasia cística), polidactilia (14%)
Síndrome de Ellis-van Creveld	Pode ser letal	Tórax longo e estreito, cardiopatia congênita (50% de defeito do septo interatrial), polidactilia (100%)

TABELA 40.8 Displasia Micromélica, Leve e Arqueada: Características-chave

Displasia	Prognóstico	Características-chave Ultrassonográficas
Osteogênese imperfeita do tipo III	Não letal, progressivamente deformante	Membros inferiores demonstram maior grau de encurtamento e fraturas/arqueamento
Displasia campomélica	Variavelmente letal	Fêmur e tíbia com arqueamento anterior, fíbula hipoplásica ou ausente, escápulas hipoplásicas

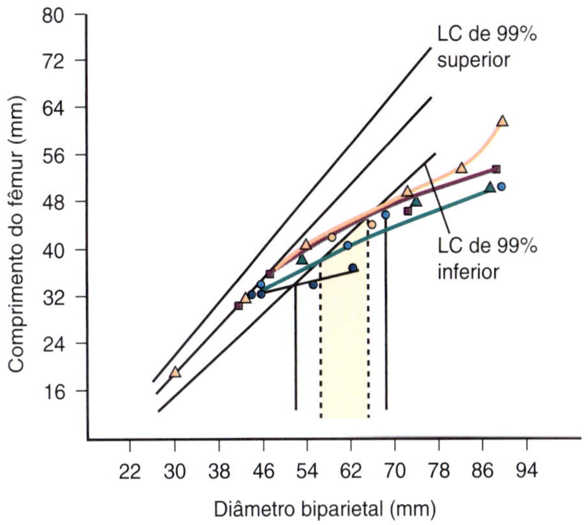

FIG. 40.24 Comprimento do fêmur (CF) comparado ao diâmetro biparietal (DBP). Sete casos de **acondroplasia heterozigota** recorrente. O CF cai abaixo do limite de confiança (LC) de 99% até o momento em que o DBP corresponda à idade gestacional de 27 semanas (cerca de 69 mm). (Com permissão de Kurtz AB, Filly RA, Wapner RJ et al. In utero analysis of heterozigous achondroplasia: variable time of onset as detected by femur lenght measurements. J Ultrasound Med 1986; 5[3]:137-140.[79])

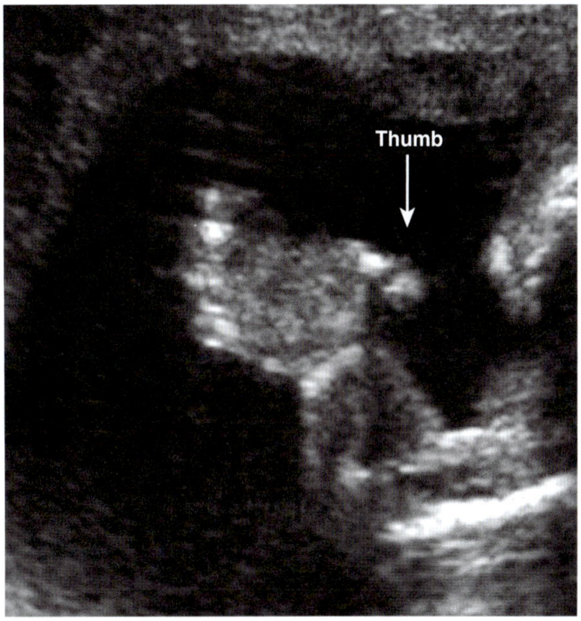

FIG. 40.25 Displasia diastrófica com "polegar do caronista." (Cortesia de Fetal Assessment Unit, University Health Network.)

As características-chave são formas leves a moderadas de encurtamento rizomélico dos membros (mais proeminentes nos membros superiores); **macrocrania, bossa frontal, depressão da ponte nasal, hipoplasia da região média da face e braquidactilia,** com uma **configuração da mão em tridente**. O DBP tipicamente encontra-se acima do 97° percentil ao termo. As distâncias interpediculares se estreitam progressivamente da coluna lombar superior para a inferior. Há discrepância progressiva entre o CF e o DBP durante o terceiro trimestre, com o CF situando-se abaixo do primeiro percentil quando comparado com o DBP[79] (Fig. 40.24). Isso pode ocorrer precocemente, por volta da 21ª semana, ou posteriormente, na 27ª semana de gestação. Anteriormente, considerava-se um diagnóstico do terceiro trimestre, mas estudos recentes mostraram que um diagnóstico no segundo trimestre é possível.[79,80]

É importante reconhecer padrões de medidas do DBP maiores que o esperado para a idade gestacional com medidas do CF inferiores ao esperado para a idade gestacional, combinadas às medidas da circunferência abdominal média, como sinais sugestivos de acondroplasia heterozigótica. A confiança na média dos três valores para avaliação da idade gestacional pode resultar em um valor médio para a idade gestacional, mascarando a discrepância entre DBP/CF.

Quando ambos os pais apresentam acondroplasia heterozigota, a US fetal consegue diferenciar entre normal, acondroplasia heterozigota e acondroplasia homozigota. Patel e Filly[80] descreveram que os fetos com acondroplasia heterozigótica apresentam CF que excede os 34 mm na 26ª semana em relação ao DBP, mas não acontece com fetos com acondroplasia homozigótica. Os fetos com CF abaixo do terceiro percentil, em comparação com o DBP na 17ª semana e com encurtamento progressivo nas 6 semanas seguintes, apresentam acondroplasia homozigótica, enquanto aqueles com CF decrescente entre a 17ª e a 23ª semana em relação ao DBP apresentam acondroplasia heterozigótica.[80]

Displasia Diastrófica

A displasia diastrófica é um distúrbio autossômico recessivo com grau variável de expressão e uma forma predominantemente rizomélica de micromelia. O termo *diastrófica* significa "contorcido", o que reflete as **múltiplas deformidades posturais, luxações, contraturas articulares** e **cifoescoliose.**[2] A principal característica é o "polegar do caronista", causado por posicionamento lateral do polegar em associação a hipoplasia do primeiro metacarpo (Fig. 40.25). O hálux pode apresentar posicionamento semelhante. Observa-se **pé torto grave**, que pode ser refratário ao tratamento cirúrgico. Outras características incluem **micrognatia, fenda palatina** (50%) e **laringotraqueomalacia**. A expectativa de vida pode ser normal se a cifoescoliose não comprometer a função cardiopulmonar. O gene da displasia diastrófica foi mapeado no braço longo do cromossomo 5 e codifica um transportador de sulfato novo. Mutações no mesmo gene foram registradas na **acondroplasia** do tipo 1B e na **atelosteogênese** do tipo II.[81,82]

Displasia Torácica Asfixiante

A displasia torácica asfixiante, ou **síndrome de Jeune**, é um distúrbio autossômico recessivo com expressividade variável. A incidência é de 1 em 100 mil nascimentos. A taxa de mortalidade perinatal é alta devido à hipoplasia pulmonar. Os pacientes que sobrevivem desenvolvem **fibrose renal e hepática**[2,81] (Tabela 40.8). As características-chave são micromelia leve a moderada (60%) com predominância rizomélica, tórax estreito e longo com **costelas curtas e horizontais, clavículas em formato de "guidão" invertido, displasia renal e cistos** e **polidactilia pós-axial** em 14%.

Síndrome de Ellis-van Creveld

Síndrome de Ellis-van Creveld ou **displasia condroectodérmica** é um distúrbio autossômico recessivo com incidência de aproximadamente 1 em 150 mil nascimentos. A condição apresenta alta prevalência entre populações consanguíneas, como os Amish e os árabes da faixa de Gaza.[73] Em geral, é um distúrbio não letal, mas pode resultar em morte por hipoplasia pulmonar.[35,73] A condição é causada por mutação heterozigótica homozigótica ou composta no gene *EVC* no cromossomo 4p16. A síndrome de Ellis-van Creveld também pode ser causada por mutação em um gene não homólogo, *EVC2*, localizado próximo ao gene *EVC*. Mutações nos genes *EVC* e *EVC2* também causam **disostose acrofacial de Weyers**, um distúrbio alélico com herança autossômica dominante.

As manifestações fundamentais incluem uma forma leve a moderada de **micromelia** com predominância mesomélica; **costelas curtas e de orientação horizontal; polidactilia pós-axial ou ulnar**[2] (Fig. 40.23A, B e E) que ocorre em quase 100% dos casos nas mãos e em 25% nos pés[64] e cardiopatia congênita (50%), mais frequentemente o **defeito do septo interatrial**. Os achados adicionais incluem encurtamento distal progressivo dos membros com **falanges distais hipoplásicas**. A fusão de metacarpos e falanges é comum. A presença de polidactilia, cardiopatia congênita, além da ausência de cistos renais, ajuda a distinguir esta condição da **distrofia torácica asfixiante**.

Condrodisplasia Punctata

A condrodisplasia punctata, ou **epífises pontilhadas**, é um grupo heterogêneo de doenças com diversas pequenas calcificações (**centros de ossificação**) na cartilagem, nas extremidades dos ossos e em torno da coluna vertebral. As condições associadas conhecidas incluem distúrbios monogênicos como a condrodisplasia rizomélica punctata, a **síndrome de Conradi-Hünermann** e a **síndrome de Zellweger (síndrome cérebro-hepatorrenal)**; anormalidades cromossômicas como as trissomias do 21 e do 18; doenças autoimunes maternas; e exposição ao agente teratogênico (p. ex., varfarina, álcool).[83,84]

A condrodisplasia **rizomélica** punctata é uma condição autossômica recessiva causada por um distúrbio peroxissômico que surge como significativo encurtamento de membros simétrico predominantemente rizomélico.[73,85] A incidência é de aproximadamente 1 em 110 mil nascimentos, e é geralmente letal antes do segundo ano de vida. A condição é o resultado de disfunção peroxissômica causada por mutações homozigóticas ou heterozigotas compostas no gene *PEX7*. Ela pode estar associada à baixa concentração de estriol não conjugado na triagem de segundo trimestre para a síndrome de Down.

Os úmeros tendem a ser relativamente mais curtos que os fêmures e apresentam **depressões metafisárias**. As epífises aumentadas, com pontilhamento característico podem ocasionalmente ser identificadas por US no terceiro trimestre (Fig. 40.2I). Outras anormalidades incluem aspectos faciais dismórficos, **contraturas articulares, fissuras coronais dos corpos vertebrais**, anormalidades cerebrais e grave retardo mental.

A **síndrome de Conradi-Hünermann,** ou **a forma não rizomélica de condrodisplasia punctata** (CDPX2), é uma condição dominante ligada ao X com extremas variações fenotípicas, tornando o diagnóstico pré-natal difícil na ausência de história familiar conhecida. A apresentação fenotípica amplamente variável pode estar relacionada à inativação randômica de X.[86,87] O CDPX2 é incomum, com herança dominante relacionada ao cromossomo X e possível letalidade no indivíduo do sexo masculino hemizigoto (Xp11).[86] As anormalidades esqueléticas características são encurtamentos assimétricos dos membros com calcificações pontilhadas afetando principalmente as extremidades dos ossos longos, as regiões carpais e tarsais, a região paravertebral e os ossos pélvicos. A estatura geralmente é reduzida; são comuns cifoescoliose com encurtamento dos ossos longos (particularmente fêmur e úmero) e aspectos faciais dismórficos.[84]

Displasia Dissegmentar

A displasia dissegmentar é uma rara displasia esquelética autossômica recessiva caracterizada por flagrante desorganização vertebral. Tipicamente, os achados incluem micromelia, tórax estreito e pequeno, rigidez articular, **anisospondilia** (grave irregularidade do tamanho e do formato dos corpos vertebrais), que pode incluir corpos com má segmentação, com fissuras ou "superdimensionados", cifoescoliose e múltiplos centros de ossificação. A desorganização vertebral flagrante pode ser reconhecida no primeiro trimestre. A forma mais grave é conhecida como **Silverman-Handmaker**, e a forma mais branda, como **Rolland-Desbuquois**, embora alguns autores considerem que a displasia dissegmentar possa representar um espectro de achados causado por diferentes mutações no gene do perlecan sulfato de heparina (*HSPG2*).[88]

Osteogênese Imperfeita dos Tipos I, III e IV – Tipos Não Letais

OI do tipo I é uma variante leve e "tardia" herdada de modo autossômico dominante como resultado de uma mutação no *COL1A1* (no cromossomo 17) ou *COL1A2* (no cromossomo 7) e possivelmente em outros genes de colágeno. OI do **tipo I** é um distúrbio generalizado do tecido conjuntivo caracterizado por fragilidade óssea e escleras azuis. Os ossos apresentam comprimento normal e somente 5% apresentam fraturas no momento do nascimento. A maioria das fraturas ocorre entre a infância e a puberdade. Observa-se perda auditiva progressiva em aproximadamente 50% nos casos de OI do tipo I. OI do **tipo III** apresenta herança heterogênea. Esta é uma variedade não letal progressivamente deformante, que frequentemente preserva úmeros, vértebras e pelve. O envolvimento das costelas é variável. As escleras azuis se normalizam, não sendo observado dano auditivo associado. O **tipo IV** é uma forma autossômica dominante de OI; é a mais leve, que envolve fraturas isoladas. As escleras são azuis no momento do nascimento, mas se normalizam com o passar do tempo. Não se observa perda auditiva associada.

DEFEITOS DE REDUÇÃO DE MEMBROS E CONDIÇÕES ASSOCIADAS

Este grupo heterogêneo de disfunções está associado a um espectro de defeitos nos membros causados por anormalidades cromossômicas, distúrbios monogênicos e exposições e doenças maternas. Existem três categorias principais de redução de membros. **Malformação** é um defeito resultante de um processo de evolução anormal. **Deformação** é uma anormalidade de configuração, formato ou posição causada por forças mecânicas. **Ruptura** é um defeito causado por decomposição extrínseca ou interferência em um processo evolucional originalmente normal. O defeito pode consistir na ausência de todo um membro (**amelia**), de parte de um membro (**focomelia**) ou dos dedos (**oligodactilia**), ou pode envolver um número aumentado de dedos (**polidactilia**).[89] Além disso, pode afetar somente o **segmento radial** ou **ulnar**, com ou sem envolvimento dos dedos das mãos correspondentes (Tabela 40.9).

A incidência geral das deformidades de redução dos membros é estimada em 0,40 em 10 mil nascimentos. Uma amputação isolada pode ser causada por uma **sequência da banda amniótica, exposição teratogênica** ou um acidente vascular. A taxa de detecção pré-natal do defeito isolado de redução do membro é estimada em 14,6%, comparada a 49,1% quando são detectadas anomalias associadas.[90] **Defeitos terminais transversais dos membros** estão associados apenas a bandas amnióticas em alguns casos e, portanto, outras causas (p. ex., disrupção vascular, hipoxemia fetal, erros no desenvolvimento embriológico) são suspeitadas em outros casos.

TABELA 40.9 Nomenclatura das Anomalias dos Membros

Anomalia	Descrição
ANOMALIAS DE REDUÇÃO DE MEMBRO	
Amelia	Ausência de membro
Adactilia	Ausência de dedos
Aqueiria	Ausência da mão
Apodia	Ausência do pé
Hemimelia	Ausência de membro distal ao joelho ou ao cotovelo
Focomelia	Ausência do segmento médio do membro
Ectrodactilia	Mão dividida
Hemimelia radial ou ulnar	Ausência total ou parcial do rádio ou da ulna
ANOMALIAS DA MÃO E DO PÉ	
Clinodactilia	Encurvamento de um dedo
Camptodactilia	Flexão de um dedo
Sindactilia	Fusão dos dedos
Polidactilia	Dedos extras
Oligodactilia	Diminuição do número de dedos

Deficiência Femoral Focal Proximal

A deficiência femoral focal proximal é uma condição rara e esporádica e 35% dos indivíduos afetados são filhos de mães diabéticas[64] (Figs. 40.2C e 40.26). Observa-se um grau assimétrico de ausência do **fêmur subtrocantérico**, que pode se estender até a cabeça femoral e acetábulo.[73] A hipoplasia femoral geralmente está associada a hemimelia fibular ipsilateral, que pode resultar em uma aparência arqueada da tíbia, semelhante à observada na displasia camptomélica; entretanto, a deficiência femoral focal proximal geralmente é unilateral. Podem ocorrer hipoplasia ou aplasia de outros ossos longos, anomalias vertebrais, microcefalia e dismorfismo facial. Se o defeito for unilateral, ele pode representar tanto um **complexo fêmur-fíbula-ulnar**, que não é familiar, como um **complexo fêmur-tíbia-rádio**, que apresenta forte associação genética.[91] Quando associada a síndromes faciais incomuns, a hipoplasia femoral geralmente é bilateral.

Defeitos do Segmento Radial

Os defeitos do segmento radial estão associados a uma ampla variedade de síndromes. O diagnóstico baseia-se na ausência da parte distal do rádio visualizado no mesmo nível que a ulna, associado a um desvio radial ou mão torta (Fig. 40.27). Pode haver curvatura ou hipoplasia da ulna e polegar hipoplásico ou ausente. Os defeitos do raio ulnar são raros.

A **pancitopenia de Fanconi** (síndrome) é uma discrasia sanguínea autossômica recessiva, na qual 50% dos casos apresentam polegar aplásico ou aplásico bilateral ou polegar e raio hipoplásicos. A identificação da hipoplasia ou aplasia do polegar associada a um defeito no raio radial sugere esse diagnóstico, o que deve iniciar a discussão de diagnóstico pré-natal e a possibiidade de parto por cesariana para evitar sangramento excessivo (Fig. 40.28). O diagnóstico pré-natal baseia-se no aumento da quebra de cromossomos e na troca de cromátides-irmãs em células do líquido amniótico cultivadas, tanto antes quanto após a exposição ao diepoxibutano.[92]

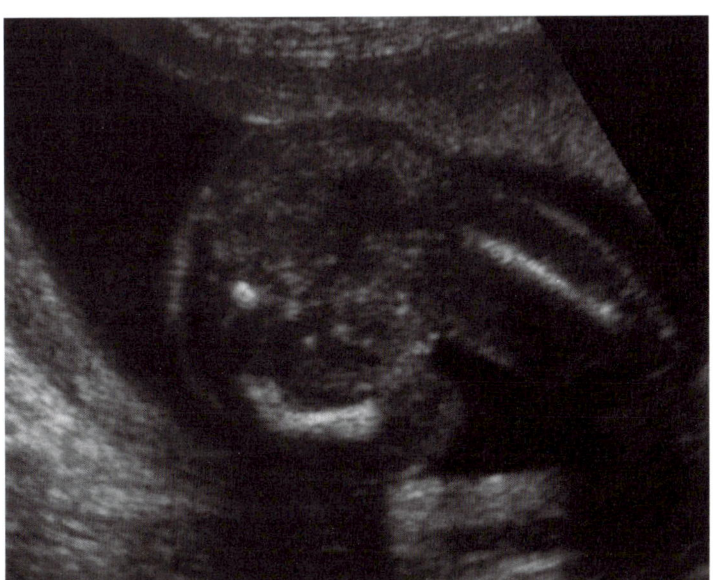

FIG. 40.26 Hipoplasia femoral isolada na 20ª semana. Observe que a parte inferior do fêmur esquerdo é curta e curva.

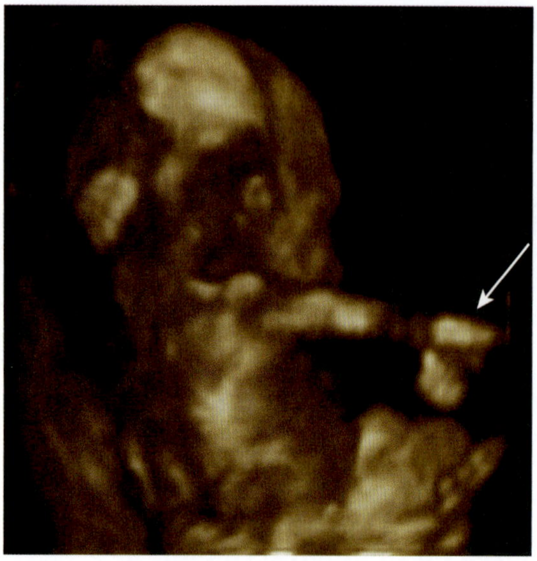

FIG. 40.27 Anomalia do rádio diagnosticada na 13ª semana gestacional. A imagem da ultrassonografia tridimensional demonstra a hipoplasia do rádio e da ulna em associação com mão torta congênita (*seta*).

Diamond-Blackfan (síndrome de Aase) é geneticamente uma condição heterogênea com um modo de herança autossômico dominante. Está associada a anemia hipoplásica, rádio distal hipoplásico com ***deformidade* radial da mão** e **polegar trifalângico.** Defeitos cardíacos associados (comunicação interventricular, coarctação da aorta) podem estar presentes. O polegar trifalângico também pode ser encontrado na **síndrome de Holt-Oram**, anormalidades cromossômicas e **exposição fetal à hidantoína**.

A **síndrome de trombocitopenia–rádio ausente** é uma discrasia sanguínea autossômica recessiva caracterizada por trombocitopenia hipomegacariocítica e ausência bilateral dos rádios.[93] O polegar está presente. O úmero e os membros inferiores estão envolvidos de maneira variável. Um terço desses pacientes tem cardiopatia congênita, tipicamente tetralogia de Fallot ou defeitos septais. Os fetos correm risco de hemorragia intracraniana, portanto, o parto por cesariana é recomendado (Fig. 40.29). O gene causador é o *TBX5*.

A **síndrome de Holt-Oram** é um distúrbio autossômico dominante que consiste em um defeito cardíaco congênito (defeito do septo interatrial ou interventricular) combinado a diversas anomalias nos membros superiores. Os membros estão assimetricamente afetados, e o membro esquerdo geralmente apresenta mais defeitos que o direito. Os membros inferiores não são comprometidos. O gene causador é o *TBX5*.

A **síndrome de Roberts**, ou **pseudo-síndrome da talidomida**, é uma doença autossômica recessiva caracterizada por **tetrafocomelia** e **fenda labial e/ou palatina bilateral.** As reduções dos membros são mais proeminentes nos membros superiores. Em geral, associa-se à separação prematura do centrômero e da mutação heterozigótica homozigótica ou composta no gene *ESCO2*.

Outras condições associadas a anormalidades radiais incluem **trissomias do 18 e do 13, associação VACTERL, síndrome acrorrenal, síndrome de Cornelia de Lange, síndrome de Goldenhar, disostose acrofacial de Nager** e **síndrome de Klippel-Feil.**

Sequência da Banda Amniótica

Suspeita-se que a sequência das bandas amnióticas seja secundária à ruptura do âmnio no primeiro trimestre, o que desencadeia **bandas amnióticas** que se estendem da superfície coriônica do âmnio até o tecido fetal.[94,95] A incidência é de aproximadamente 1 em 1.200 nascidos vivos, mas é muito maior em abortos espontâneos. Dependendo da cronologia e da orientação das bandas, a ruptura resultante dos órgãos fetais inclui **amputações** de membros ou dedos (Figs. 40.30 e 40.31), fendas bizarras na face ou no crânio e **fenda toracoabdominal**. A distribuição é assimétrica. Os defeitos em anel de constrição são os resultados mais comuns. Bandas fibrosas de tecido com anel de constrição e linfedema distal ou protrusão do osso descoberto distalmente são patognomônicas dessa anomalia (Fig. 40.32). No período pré-natal, uma banda aberrante presa ao feto, com deformidades características e restrição de movimento, permite o diagnóstico. Uma lâmina amniótica é uma **sinéquia**, ou cicatriz uterina, e distingue-se de uma banda amniótica por uma base espessa e uma borda livre.[96] As sinequias não estão associadas à sequência da banda amniótica.

O **complexo da parede corporal-membro** é um distúrbio esporádico que ocorre em aproximadamente 1 em 4.000 nascimentos com um similar, mas mais grave e letal, complexo de malformações fetais.[97] Achados adicionais incluem evisceração de órgãos internos, **mielomeningocele, escoliose** acentuada e **cordão umbilical curto e reto**.

Síndrome da Regressão Caudal e Sirenomelia

A síndrome da regressão caudal consiste em **agenesia sacral** parcial ou completa e anormalidades da coluna lombar, da pelve e dos membros inferiores.[98-100] A maioria dos casos está associada a **diabetes materno**, mas já foram registrados casos familiares. A **sirenomelia** se caracteriza por ausência de sacro, fusão dos membros inferiores, atresia anorretal e disgenesia ou agenesia renal (Fig. 40.33). Oligoidrâmnio grave e artéria umbilical única estão tipicamente presentes. A frequência é de aproximadamente 1 em 60 mil nascimentos.

Artrogripose Múltipla Congênita

A artrogripose múltipla congênita é formada por um grupo heterogêneo de distúrbios com **contratura de múltiplas articulações** de início pré-natal[101] (Fig. 40.34). O movimento fetal normal por volta da sétima ou oitava semana em diante é necessário para o desenvolvimento do sistema musculoesquelético. Alguns casos resultam de causas extrínsecas, como oligoidrâmnio, gestação gemelar ou massas uterinas, e a maioria desses casos apresenta bom prognóstico. Causas intrínsecas incluem distúrbios neuromusculares (a maioria dos casos) e distúrbios esqueléticos e do tecido conjuntivo. Em geral, a gravidade da deformação aumenta distalmente com o máximo de deformidade localizado nas mãos e nos pés. Isso pode resultar na "**posição de Buda**" do feto, com os braços e pernas cruzados, terminando em pés tortos e mãos deformadas (Fig. 40.34D). A **sequência de acinesia fetal** diz respeito à combinação de múltiplas contraturas articulares em associação a RCIU, subdesenvolvimento dos ossos, hipoplasia pulmonar, anormalidades craniofaciais típicas e cordão umbilical curto.

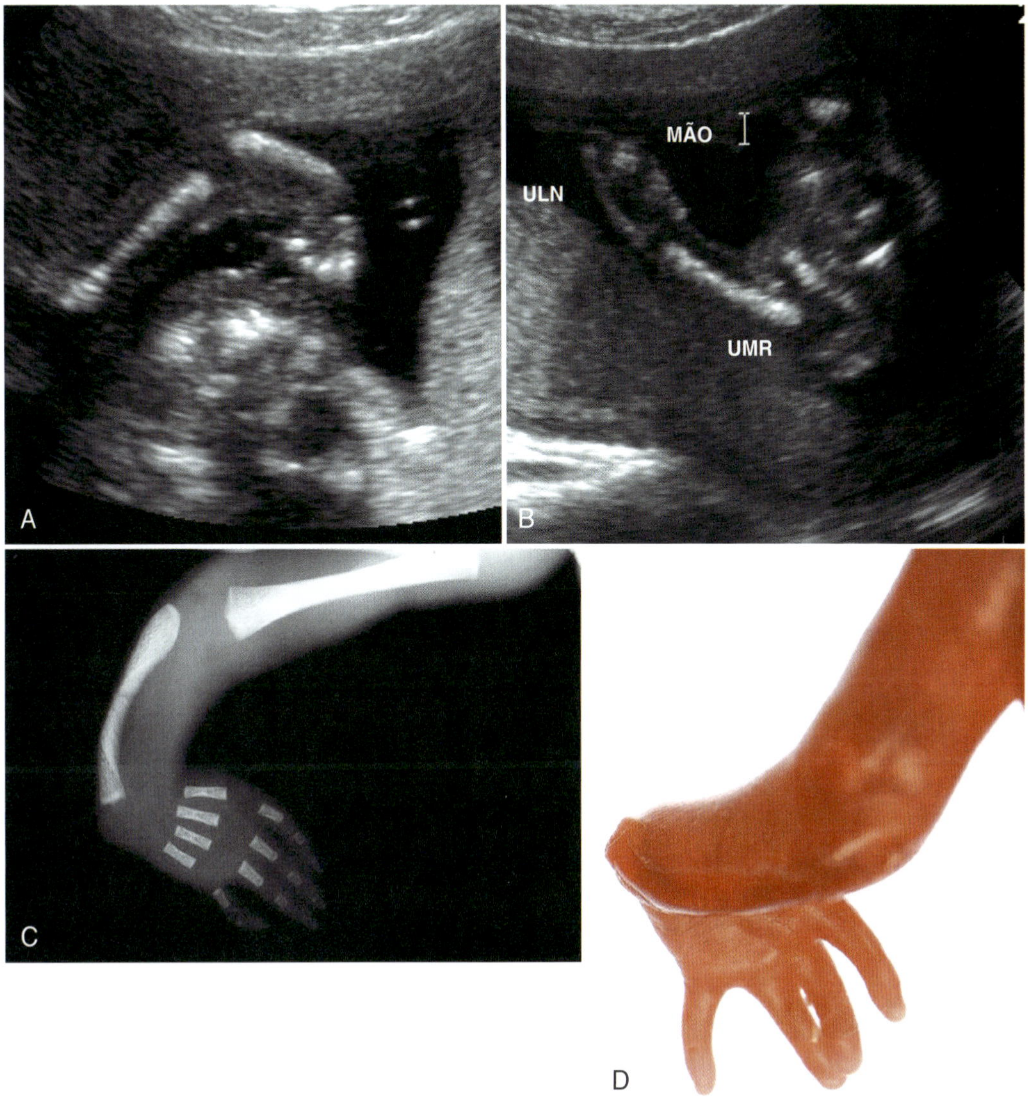

FIG. 40.28 Pancitopenia de Fanconi. Aplasia do membro radial com deformidade da mão e ausência bilateral dos polegares. (A) Desvio radial da mão esquerda ou mão torta congênita secundário à aplasia do rádio e hipoplasia da ulna. Observe a ausência do polegar. **(B)** Exemplo mais extremo de desvio radial da mão ou mão torta congênita, secundário à aplasia do rádio e hipoplasia da ulna. *UMR*, úmero; *ULN*, ulna. **(C)** Radiografia correlata (de **A**) do braço esquerdo. Observe a ausência do polegar. **(D)** Fotografia de espécime correspondente a **A**. Observe a ausência do polegar. (Cortesia de Shia Salem, MD, University of Toronto.)

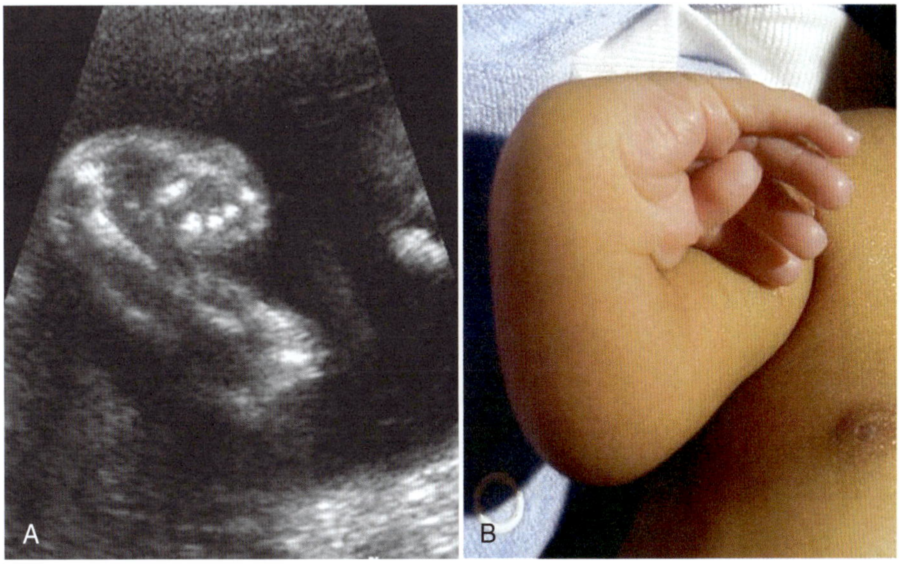

FIG. 40.29 Síndrome de trombocitopenia – rádio ausente. (A) A ausência do rádio associada à ulna hipoplásica resulta em mão torta congênita. Observe que o polegar está presente. **(B)** Fotografia do espécime correspondente.

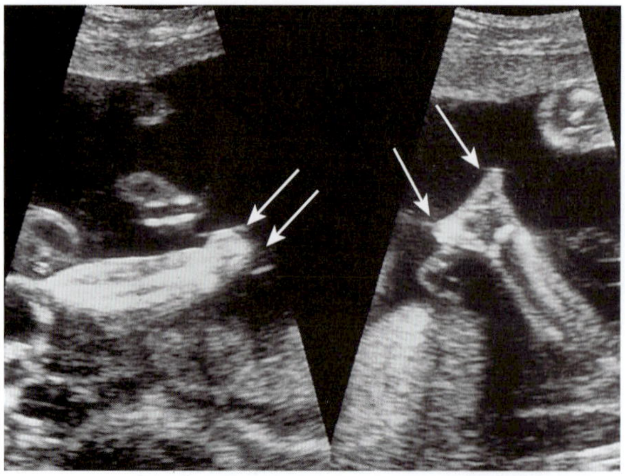

FIG. 40.30 Amputação da mão. Membro superior termina abruptamente distal ao punho, na região mediocarpal (*setas*). (Cortesia de Ants Toi, MD, University of Toronto.)

Pterígio de membros, ou a presença de pele unindo os ossos das articulações, pode envolver uma ou várias articulações[102] e é etiologicamente um distúrbio heterogêneo. O pterígio poplíteo é a síndrome de pterígio herdada de modo dominante mais comum e associa-se a mutações no gene *IRF6*.[103]

O **aumento assimétrico dos membros** pode ser causado por **hemi-hipertrofia, hemangioma** ou **linfangioma cutâneo, linfedema** secundário a uma banda constritiva, **malformações arteriovenosas, neurofibromatose ou síndrome de Beckwith-Wiedemann.**

O **linfedema hereditário do tipo 1 (linfedema de Nonne-Milroy)** é uma condição autossômica dominante rara secundária a uma drenagem linfática deficiente, afetando tipicamente os membros inferiores. Os tecidos subcutâneos do membro acometido aparecem difusamente espessados. Podem ser notados derrames pleurais e ascites associados. Há expressividade e idade de apresentação variáveis[104] (Fig. 40.35). O aumento do membro também pode estar relacionado ao espessamento dos tecidos subcutâneos como na hidropisia ou nos recém-nascidos grandes para a idade gestacional.

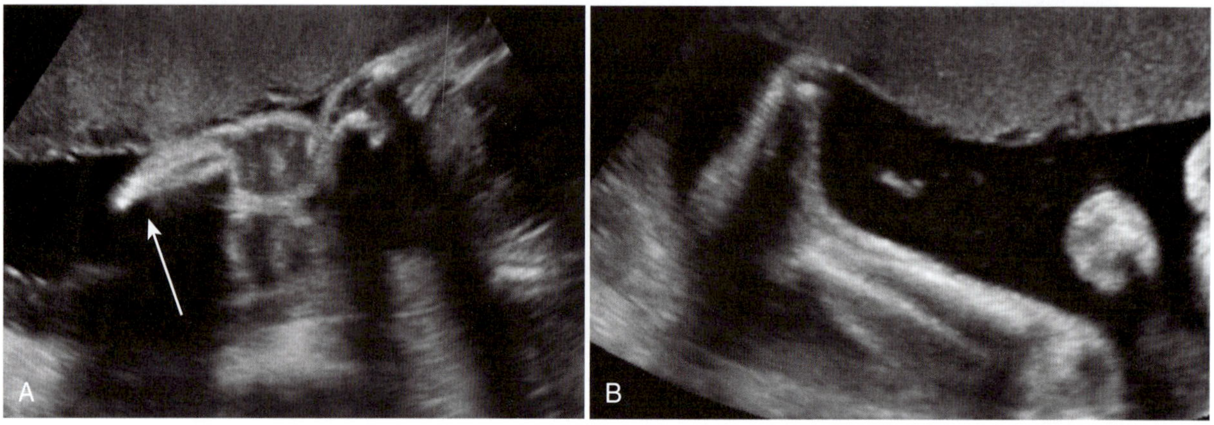

FIG. 40.31 Amputação do membro inferior direito. (A) Imagem ultrassonográfica mostrando término abrupto do membro inferior direito (*seta*). **(B)** A imagem ultrassonográfica de comparação mostra o membro inferior esquerdo normal.

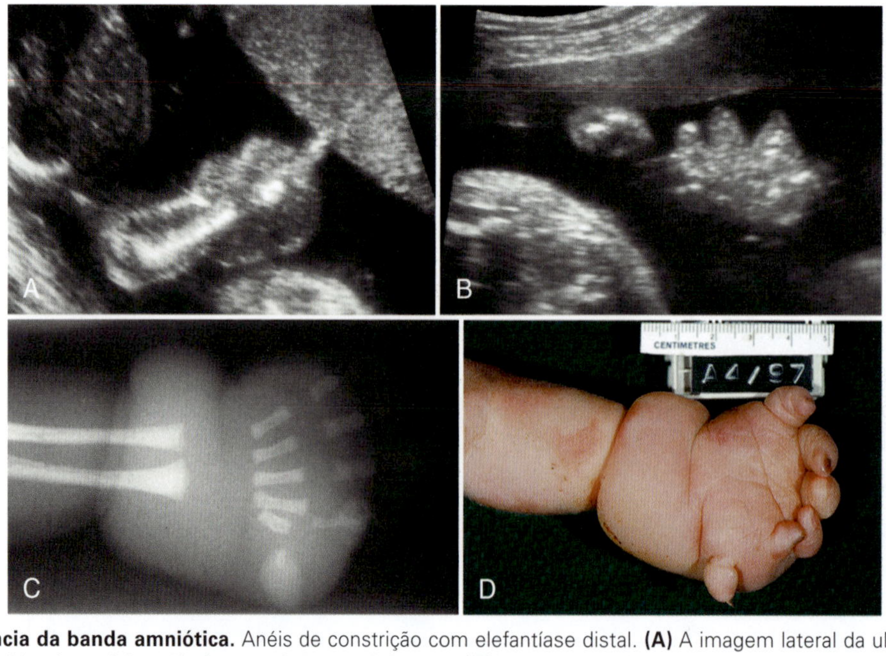

FIG. 40.32 Sequência da banda amniótica. Anéis de constrição com elefantíase distal. **(A)** A imagem lateral da ultrassonografia do antebraço distal e da mão evidencia os dois anéis de constrição com linfedema. **(B)** Ultrassonografia dos dedos demonstra a redução distal dos dedos. **(C)** Radiografia mostra os dois anéis de constrição na parte distal do antebraço e na mão. **(D)** Fotografia do espécime correspondente.

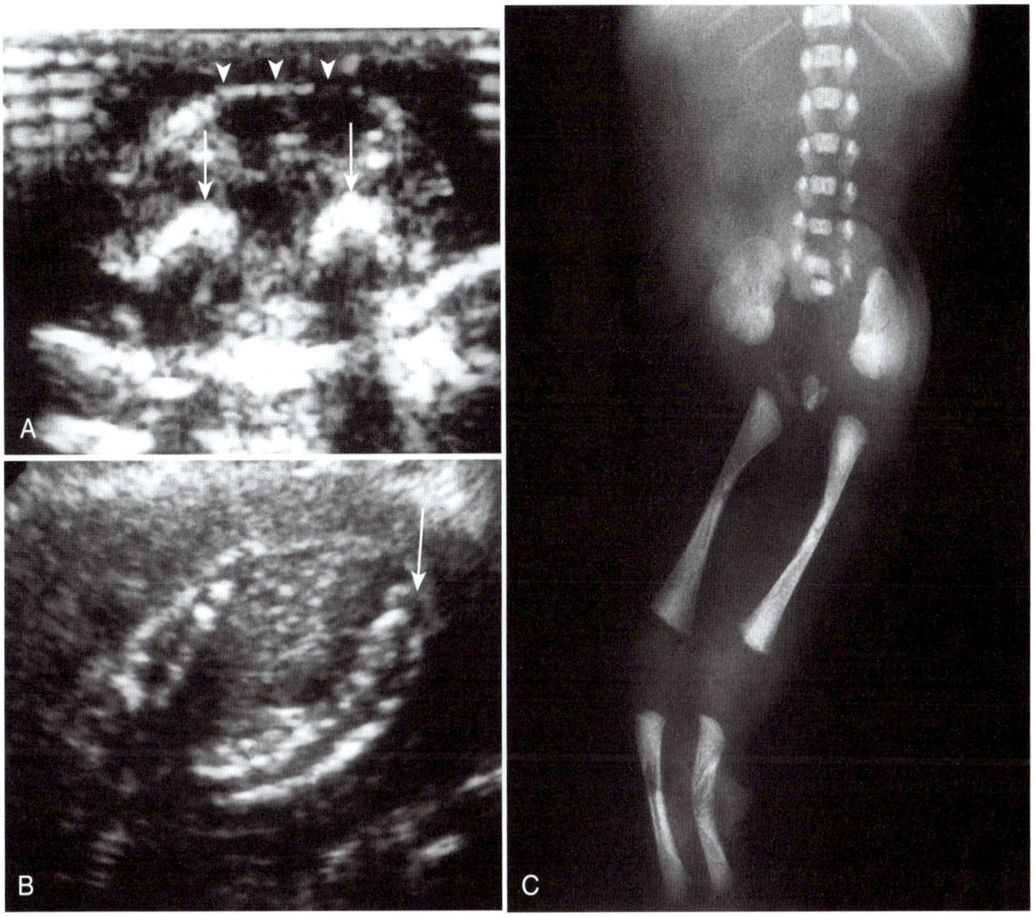

FIG. 40.33 Sirenomelia. (A) Corte transversal dos membros inferiores. Os fêmures (*setas*) estão mais próximos do que o esperado por causa da fusão dos tecidos moles sobrejacentes com uma camada contínua de pele sobrejacente (*pontas de seta*). **(B) Agenesia sacral** com término abrupto da parte inferior da coluna vertebral (*seta*). **(C)** Membro inferior único fundido e agenesia sacral.

Cifoescoliose pode ser uma manifestação de um defeito vertebral isolado ou estar associada à **mielomeningocele** ou a síndromes complexas, tais como **VACTERL, complexo parede do corpo-membro, neurofibromatose, artrogripose, displasia diastrófica** e outras displasias esqueléticas.

DEFORMIDADES DAS MÃOS E DOS PÉS

Uma completa avaliação dos dedos pode ser realizada entre a 12ª e a 13ª semana de gestação.[105] O feto geralmente mantém as mãos abertas com extensão dos dedos durante a primeira metade da gestação, enquanto, na segunda metade, ele pode manter as mãos fechadas por períodos relativamente prolongados de tempo, até 30 minutos, limitando uma avaliação mais detalhada. A incidência de anormalidades dos dedos das mãos é de aproximadamente 1 em 1.000 fetos, dos quais 60% apresentarão uma sequência de malformação associada ou alteração do cariótipo. O momento ideal para a avaliação das mãos e dos pés ocorre durante o segundo trimestre.[14,106-108]

As anomalias transitórias representam uma armadilha na análise das extremidades distais. Durante a segunda metade da gestação, pode parecer que o feto apresenta **pseudossindactilia** por manter as mãos fechadas durante períodos prolongados. O diagnóstico de pé torto isolado pode ser arriscado, porque o feto consegue manter o pé em uma posição sugestiva do diagnóstico sem que haja defeito estrutural. Pode haver pé torto secundário ao posicionamento de encontro à parede uterina materna ou associado a oligoidrâmnio, que subsequentemente se resolve à medida que a posição do feto se altera, bem como o volume de líquido amniótico.

Aneuploidia está associada a risco elevado de anomalias nas mãos e nos pés, inclusive a persistência de mãos fechadas, **dedos superpostos, clinodactilia, polidactilia, sindactilia, pregas simiescas, tálipes equinovaros, inserção anômala do pé e hálux varo** (Fig. 40.36).

A **persistência de mãos fechadas** com sobreposição dos dedos ocorre em mais de 50% dos fetos com trissomia do 18 e geralmente é bilateral. Esta aparência característica das mãos é altamente sugestiva da trissomia do 18, mas também pode ocorrer em outras condições, como na **síndrome da acinesia fetal** e na **triploidia**.

A **clinodactilia** é a curvatura permanente de um dedo da mão. A clinodactilia, causada por hipoplasia assimétrica da falange média (face medial mais curta que a lateral), envolve mais frequentemente o quinto quirodáctilo e está associada às trissomias do 13, do 15 do 18 e do 21 (Fig. 40.36G). A clinodactilia ocorre em 60% dos fetos com trissomia do 21; entretanto, até 18% dos fetos normais podem apresentar um grau leve de clinodactilia.[106] A **camptodactilia** é a flexão permanente de um quirodáctilo causada por contratura de flexão de uma articulação interfalângica.

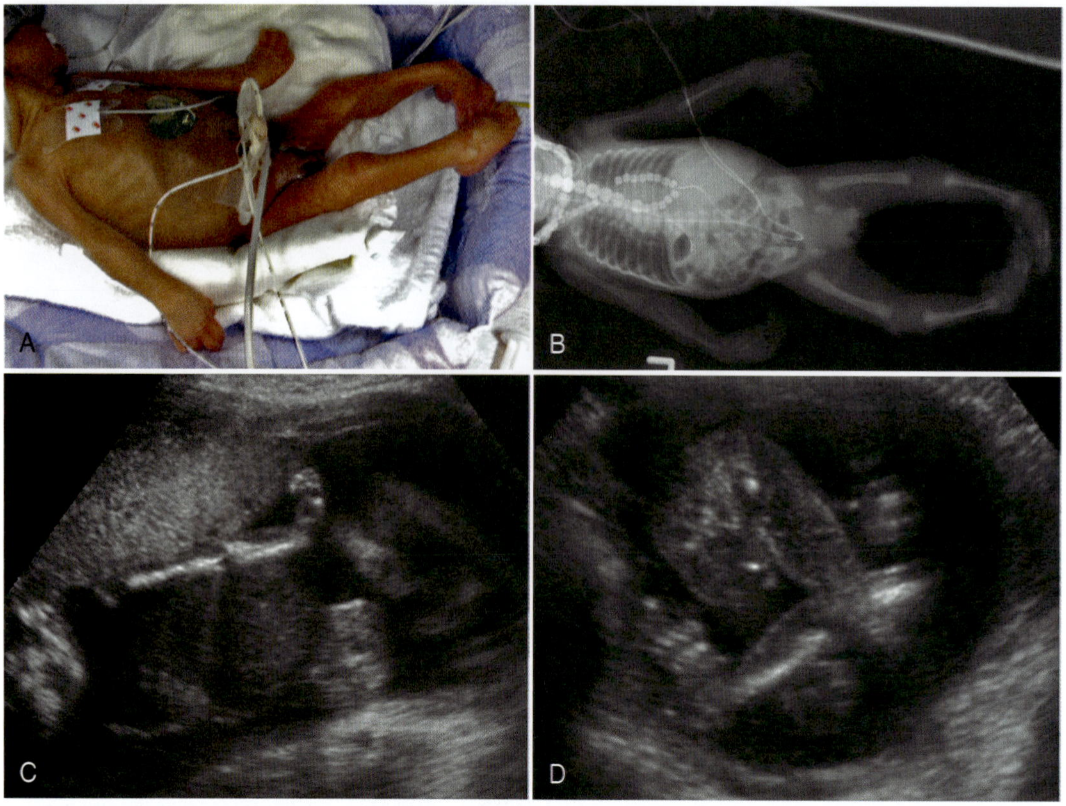

FIG. 40.34 Artrogripose múltipla congênita. A diminuição do volume muscular é substituída por uma mistura de gordura e tecido adiposo, resultando em múltiplas contraturas articulares congênitas, incluindo rotação interna fixa dos ombros, hiperextensão dos cotovelos, flexão dos punhos e pé torto congênito. Observe que a gravidade da deformidade aumenta distalmente. Joelhos e quadris ao nascimento apresentaram-se como contraturas não rígidas e passíveis de terapia postural conservadora. **(A)** Fotografia demonstra contraturas fixas dos cotovelos, punhos, dedos e tornozelos. **(B)** Radiografia mostra contraturas semelhantes. **(C)** Ultrassonografia do membro superior mostra extensão fixa do cotovelo e flexão fixa do punho e dedos com mão torta congênita. **(D)** "Posição de Buda" com quadris, joelhos e tornozelos flexionados e pé torto distalmente.

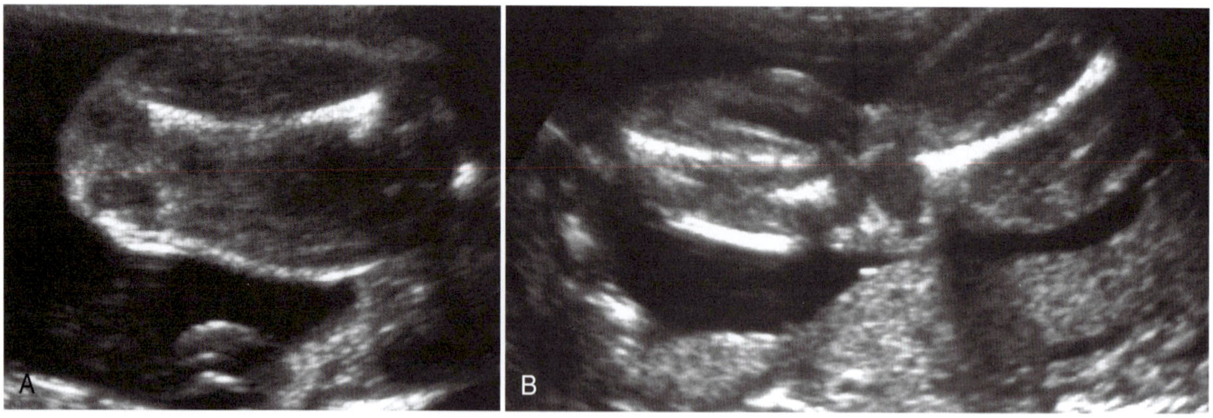

FIG. 40.35 Linfedema hereditário na 21ª semana. (A) Fêmur circundado por espessamento acentuado dos tecidos subcutâneos. **(B)** Membro inferior com espessamento acentuado dos tecidos subcutâneos.

Polidactilia consiste em dedos adicionais nos pés ou nas mãos. A maioria dos casos é de achados isolados, mas essa anomalia pode estar associada a síndromes e anormalidades cromossômicas. A polidactilia pode ser diagnosticada por volta do final do primeiro trimestre. O dedo extra pode consistir em uma pequena projeção de tecidos moles ou ser um dedo completo. **Polidactilia pós-axial** (ulnar ou fibular) é mais comum e é encontrada em condições como a síndrome de **Ellis-van Creveld, distrofia torácica asfixiante, síndrome da polidactilia com costelas curtas** e **trissomia do 13.**

A polidactilia pode constituir um achado isolado e pode ser hereditária e familiar. Como esta forma está associada a um bom prognóstico, é importante revisar se existe história familiar pertinente. **Polidactilia pré-axial** (radial ou tibial) é encontrada em condições familiares como **síndrome de Fanconi, síndrome de Holt-Oram, acrocefalossindactilia** e condições associadas ao **polegar trifalângico**.[73] Polidactilia central também pode ocorrer.

Sindactilia é a fusão dos tecidos moles e/ou ósseos dos dedos (Fig. 40.36E). A sindactilia do terceiro e do quarto dedos da

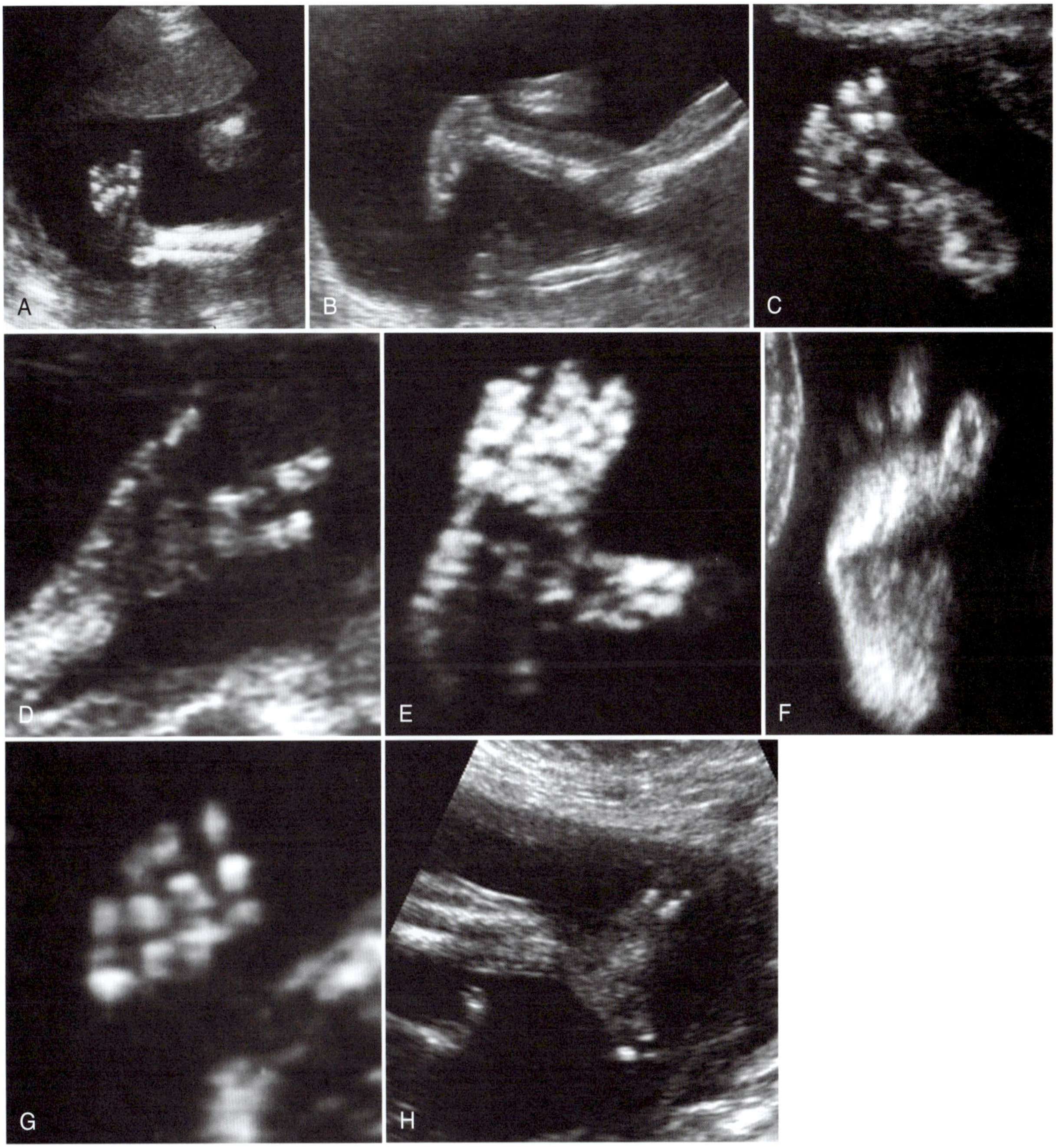

FIG. 40.36 Colagem de imagens de anomalias das mãos e dos pés. (A) Tálipe equinovaro (pé torto). A flexão plantar invertida com desvio medial do pé resulta na visualização do eixo longitudinal do pé (metatarsais) e da perna no mesmo plano. Observe o ângulo arredondado entre o pé e a perna. **(B) Pé em cadeira de balanço.** Contorno convexo da planta do pé e protrusão arredondada de tecidos moles posterior aos tecidos moles da panturrilha. **(C) Polidactilia de um pé**, seis dedos. **(D) Oligodactilia,** três dedos. **(E) Sindactilia.** Fusão de tecidos moles do primeiro e do segundo dedos. **(F) Hálux varo** em feto de 37 semanas com síndrome de Nager mostrando distância exagerada entre o primeiro e o segundo dedos do pé e um sulco na pele da planta do pé. **(G) Clinodactilia.** Falange média hipoplásica do quinto dedo do pé. **(H) Ectrodactilia**, ou deformidade de mão/pé divididos. (**C** e **E**, cortesia de Ants Toi, MD; **D** e **H**, cortesia de Shia Salem, MD; University of Toronto.)

mão em associação com RCIU no segundo trimestre de gravidez sugere o diagnóstico de **triploidia**.

Um polegar abduzido e de baixa implantação, ou **polegar do caronista** (Fig. 40.25), está associado ao **nanismo diastrófico**. A adução do polegar pode estar associada à **estenose aqueductal**.

Ectrodactilia, ou deformidade em "**garra de lagosta**", é uma deficiência dos dedos centrais, que origina uma fissura. Pode ocorrer como anormalidade isolada ou associada a outros achados, como **fenda labial/palatina, síndrome da ectrodactilia-distrofia ectodérmica, síndrome de Cornelia de Lange** e **síndrome membromamária**[109] (Fig. 40.36H). Muitos casos isolados são resultantes de uma nova mutação dominante ou são herdados de pais com manifestações mínimas. Assim, o exame cuidadoso dos pais é necessário antes de se determinar um baixo risco de recorrência.[109,110]

A mão torta congênita pode ser radial ou ulnar. A mão torta radial é mais comum e, geralmente, está associada às síndromes ou às anormalidades de cariótipo descritas previamente com as variantes do segmento radial. Trissomias do 18 e do 21, deleção do braço longo do cromossomo 13 e formação em anel do cromossomo 4 podem estar associadas à mão torta radial congênita. Outras condições associada a mão torta congênita incluem a **associação VACTERL, síndrome de Goldenhar** e **síndrome de Klippel-Feil.** Outras anormalidades incluem um grupo esporádico de síndromes associadas a anormalidades craniofaciais, mais frequentemente fenda labial e palatina. A mão torta ulnar congênita está associada a defeitos do segmento ulnar; é incomum e pode ser um achado isolado.

O **pé torto** ocorre em 0,1% a 0,2% da população. O risco de recorrência após o nascimento de uma criança com pé torto isolado é de 2% a 3% e, se um dos pais está afetado, o risco de recorrência é de 3% a 4%. É mais comum no sexo masculino do que no feminino e o diagnóstico baseia-se no reconhecimento da inversão e flexão plantar do pé no qual o eixo longitudinal dos metatarsais está no mesmo plano da tíbia e da fíbula, em associação a um ângulo de junção arredondado entre o pé e a longitudinal dos metatarsais perna (Fig. 40.37, Vídeo 40.2). A maioria dos casos consiste em malformações isoladas; entretanto, RM e cariotipagem fetal devem ser consideradas quando o pé torto está associado a outras anormalidades estruturais.[111-116] O desfecho do pé torto detectado no período pré-natal depende principalmente de ser um achado isolado ou associado a outras anomalias. A amniocentese precoce (< 14 semanas) está associada a um risco aumentado de pé torto.[117] Pé torto com flexão plantar, com rotação interna, com adução do antepé e deformidade em cavo do anterior do pé (flexão plantar do antepé) também podem ocorrer.

O pé torto congênito representa um espectro que varia desde o pé torto "postural" ou deformidade não rígida, que exige pouco tratamento ativo, até a deformidade rígida e grave, que demanda extensas cirurgias. O pé está fixo em adução, supinação e posição vara, parecendo virado para dentro. Tillett et al.[115] descobriram que até 26% dos casos de pé torto não necessitaram de tratamento ativo após o nascimento, presumivelmente no grupo postural. É difícil determinar se este grupo é posicional ou um diagnóstico falso-positivo. Resultados falso-positivos são encontrados com maior frequência no grupo com diagnóstico isolado de pé torto feito no final da gestação, embora possam ocorrer na avaliação realizada entre a 18ª e a 22° semana, em taxa relatada de 2,3%.[118] O pé normal pode chegar à extrema dorsiflexão ou flexão plantar e recomenda-se cautela ao fazer o diagnóstico inicial de pé torto isolado durante o terceiro trimestre.[114,116] No caso de pé torto isolado (unilateral ou bilateral), a probabilidade de necessidade de cirurgia é de aproximadamente 40%.[118]

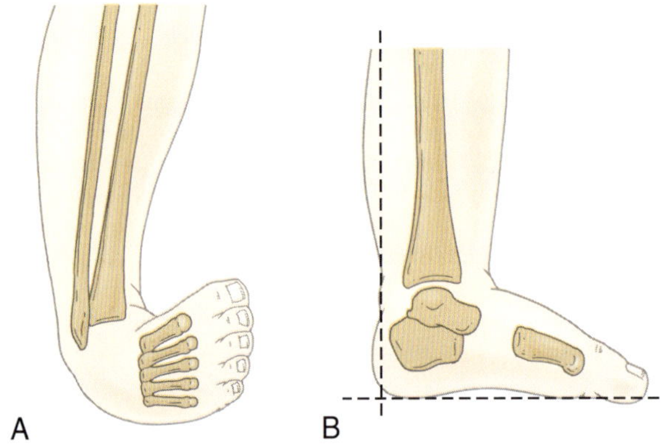

FIG. 40.37 Pé torto. (A) Pé invertido, com flexão plantar e desvio medial, resulta na visualização do eixo longitudinal do pé e da tíbia/fíbula no mesmo plano. Observe o ângulo arredondado de junção entre a perna e o pé. **(B) Pé normal.** Observe a relação normal da tíbia e da fíbula com os metatarsais e o ângulo normal da perna para o pé. (Com permissão de Jeanty P, Romero R, d'Alton M, et al. In utero sonographic detection of hand and foot deformities. J Ultrasound Med. 1985;4[11]:595-601.[108])

Pé em cadeira de balanço (ou mata-borrão) é o resultado de um posicionamento vertical do tálus e posição vertical do calcâneo secundária ao encurtamento do tendão do calcâneo (tendão de Aquiles) (Fig. 40.37B). Os ossos tarsais estão luxados dorsalmente, de modo que se observa uma superfície plantar convexa com protrusão posterior do calcâneo. Existe alto risco de anormalidades cromossômicas fetais, como as **trissomias do 18 e do 13**, quando associado a outras anormalidades, bem como a outras síndromes, como a **sequência de acinesia fetal**.

Braquidactilia é o encurtamento anormal dos dedos. Existe relativa preservação do comprimento do pé em muitas displasias esqueléticas, mas as mãos podem ser afetadas. **Acondroplasia** tem configuração característica, com os dedos terminando no mesmo nível e não é possível aproximar o segundo, o terceiro ou o quarto dedo, ocasionando "mão em tridente" (Fig. 40.38).

Hálux varo espaço exagerado entre o primeiro e o segundo dedos do pé) é, com frequência, visualizado em fetos normais, mas há uma prevalência mais elevada em fetos com trissomia do 21[14] (Fig. 40.36F). A elevação do primeiro dedo pode causar uma anormalidade falsa ou transitória, que simula hálux varo.

ACHADOS ESQUELÉTICOS ASSOCIADOS À ANEUPLOIDIA

Quando uma anormalidade no sistema musculoesquelético é detectada durante a US de rotina, uma pesquisa sistemática é realizada para detectar outros defeitos que possam levar ao diagnóstico de um defeito genético ou cromossômico específico.[119,120] Durante o segundo trimestre, uma razão CF esperado / CF medido abaixo de 0,9, com base no DBP, deve suscitar um exame detalhado a procura de outras características sugestivas de aneuploidia. No entanto, no terceiro trimestre, o fêmur levemente encurtado geralmente está associado a RCIU assimétrica ou a feto de constituição pequena, em vez de aneuploidia. Uma razão fêmur/pé superior a 0,9 sugere RCIU em vez de displasia óssea, enquanto uma razão fêmur/pé inferior a 0,9 sugere displasia esquelética.[14,121] Em geral, as anomalias cromossômicas estão associadas à forma simétrica de RCIU em vez de RCIU assimétrica, frequentemente associada à insuficiência uteroplacentária. A triploidia é uma exceção, ocorrendo com forma assimétrica significativa de RCIU.

A **trissomia do 21** (síndrome de Down) é a anormalidade cromossômica mais comum em neonatos, com incidência de

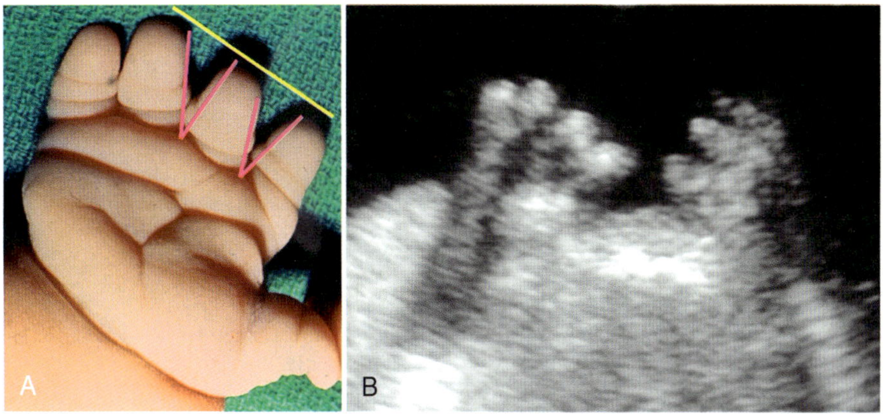

FIG. 40.38 Acondroplasia e a configuração de "mão em tridente". (A) Acondroplasia homozigótica com configuração de tridente com os dedos terminando no mesmo nível (*linha amarela*), com incapacidade de aproximar o segundo, o terceiro e o quarto dedos (*linhas cor-de-rosa*). **(B)** Acondroplasia homozigótica com aparência ultrassonográfica de braquidactilia grave com configuração em tridente.

1 em 600 a 800 nascimentos. Cerca de 95% desses casos resultam de um cromossomo 21 adicional; 3% resultam de translocação e 2% são mosaicos. A maioria dos casos é esporádica e existe associação com idade materna avançada. Achados esqueléticos característicos incluem leve encurtamento do fêmur e do úmero, clinodactilia do quinto quirodáctilo, hálux varo, ponte nasal retificada, bossa frontal e braquicefalia.

Trissomia do 21: Características Musculoesqueléticas

Encurtamento leve do fêmur e úmero
Clinodactilia do quinto dedo da mão
Hálux varo
Ponte nasal retificada
Bossa frontal
Braquicefalia

A **trissomia do 18** (síndrome de Edwards) é uma condição esporádica, na maioria dos casos associada a idade materna avançada e, com incidência de 1 para cada 5.000 nascidos vivos. A clássica aparência é de mão persistentemente cerrada com sobreposição do segundo sobre o terceiro dedo e do quarto sobre o quinto dedo, geralmente associada com clinodactilia do quinto dedo. Os achados geralmente são bilaterais e ocorrem em mais de 50% dos casos de trissomia do 18. Outros achados musculoesqueléticos incluem defeito radial em 10% a 50%, sindactilia do segundo e terceiro pododáctilos, prega palmar única, pé torto ou pé em cadeira de balanço ou mata-borrão, ossificação incompleta da clavícula e anomalias das vértebras e das costelas. O prognóstico é ruim; 90% dos recém-nascidos morrem durante o primeiro ano de vida, e todos os sobreviventes apresentam profundo retardo mental.

Trissomia do 18: Características Musculoesqueléticas

Mão cerrada de modo persistente com dedos sobrepostos
Variantes de aplasia radial
Sindactilia
Pé torto equinovaro
Pé em cadeira de balanço (ou mata-borrão)
Anomalias vertebrais e costais

A **trissomia do 13** (síndrome de Patau) é, na maioria dos casos, um distúrbio esporádico, com incidência de 1 para cada 10 mil nascidos vivos. As anomalias musculoesqueléticas incluem polidactilia pós-axial das mãos e dos pés, provável mão cerrada (com ou sem sobreposição dos dedos), clinodactilia e, possivelmente, costelas e ossos da pelve hipoplásicos.

Trissomia do 13: Características Musculoesqueléticas

Polidactilia
Mão cerrada de modo persistente com ou sem sobreposição de dedos
Clinodactilia
Costelas e ossos pélvicos hipoplásicos
Microcefalia
Hipotelorismo
Fendas faciais

Triploidia (69,XXX, 69,XXY ou 69,XY) ocorre em 18% de todos os abortos precoces, mas a incidência é de somente 1 a cada 2.500 nascimentos. Em 60% dos casos, resulta de dispermia e, em 40%, resulta de espermatozoide ou oócito diploide. A combinação de RCIU assimétrica, importante e precoce e oligoidrâmnio sugere o diagnóstico. A placenta pode ser pequena ou aumentada de tamanho e hidrópica. Achados musculoesqueléticos associados incluem **sindactilia** do terceiro e quarto dedos da mão, **prega simiesca**, **pé torto equinovaro** e **dedo do pé de mochileiro**. Outros achados são **micrognatia, ventriculomegalia, meningomielocele** e anormalidades cardíacas.

RESUMO

O achado de displasia esquelética e sua subsequente comunicação são tarefas desafiadoras que exigem empatia e apoio. Em alguns casos, não é possível estabelecer um diagnóstico específico, e o aconselhamento deve ser fundamentado no prognóstico estimado a partir dos achados ultrassonográficos. As implicações devem ser discutidas em termos simples, permitindo que os pais tomem uma decisão informada sobre o manejo da gravidez, do parto e do cuidado pós-natal. Essa discussão geralmente envolve uma equipe multidisciplinar que fornece as informações mais atualizadas aos pais sobre opções, possíveis desfechos e implicações para uma gestação futura. A equipe geralmente conta com especialistas em imagem, especialistas em medicina materno-fetal, médicos geneticistas e a equipe de neonatologia. Consultas adicionais com cirurgiões ortopédicos, grupos de tratamento paliativos, assistentes sociais e organizações de apoio podem ser úteis para a família. A forma do parto deve ser discutida com antecedência, especialmente em condições associadas à macrocrania fetal, nas quais o parto vaginal a termo pode não ser possível. Após o parto ou a interrupção gestacional, o diagnóstico deve ser confirmado por análise radiográfica, fotográfica e histomórfica. A cultura de células e o DNA devem ser depositados e usados para futuros exames moleculares. Os pais devem ser chamados mais tarde para discutir os resultados e as implicações que esses resultados podem apresentar nos futuros planos reprodutivos.

Agradecimentos

Agradecemos especialmente a toda a equipe dos Medical Imaging and Maternal Fetal Medicine Departments at Sunnybrook Health Science Center e o Mount Sinai Hospital em Toronto, que forneceram inúmeras imagens maravilhosas e, generosamente, dividiram seu conhecimento e trabalho.

REFERÊNCIAS

1. Stevenson DA, Carey JC, Byrne JL, et al. Analysis of skeletal dysplasias in the Utah population. Am J Med Genet A. 2012;158A(5):1046-1054.
2. Spranger JW, Brill PW, Poznanski AK. Bone dysplasias: an atlas of genetic disorders of skeletal development. 2nd ed. New York: Oxford University Press; 2002.
3. Superti-Furga A, Unger S. Nosology and classification of genetic skeletal disorders: 2006 revision. Am J Med Genet A. 2007;143A(1):1-18.
4. Lachman RS, Rappaport V. Fetal imaging in the skeletal dysplasias. Clin Perinatol. 1990;17(3):703-722.
5. Camera G, Mastroiacovo P. Birth prevalence of skeletal dysplasias in the Italian Multicentric Monitoring System for Birth Defects. Prog Clin Biol Res. 1982;104:441-449.
6. Bonafe L, Cormier-Daire V, Hall C, et al. Nosology and classification of genetic skeletal disorders: 2015 revision. Am J Med Genet A. 2015;167(12):2869-2892.
7. Superti-Furga A, Hastbacka J, Wilcox WR, et al. Achondrogenesis type IB is caused by mutations in the diastrophic dysplasia sulphate transporter gene. Nat Genet. 1996;12(1):100-102.
8. Krakow D, Alanay Y, Rimoin LP, et al. Evaluation of prenatal-onset osteochondrodysplasias by ultrasonography: a retrospective and prospective analysis. Am J Med Genet A. 2008;146A(15):1917-1924.
9. Pretorius DH, Rumack CM, Manco-Johnson ML, et al. Specific skeletal dysplasias in utero: sonographic diagnosis. Radiology. 1986;159(1):237-242.
10. Tretter AE, Saunders RC, Meyers CM, et al. Antenatal diagnosis of lethal skeletal dysplasias. Am J Med Genet. 1998;75(5):518-522.
11. Barkova E, Mohan U, Chitayat D, et al. Fetal skeletal dysplasias in a tertiary care center: radiology, pathology, and molecular analysis of 112 cases. Clin Genet. 2015;87(4):330-337.
12. Merz E, Kim-Kern MS, Pehl S. Ultrasonic mensuration of fetal limb bones in the second and third trimesters. J Clin Ultrasound. 1987;15(3):175-183.
13. Mahony BS, Filly RA. High-resolution sonographic assessment of the fetal extremities. J Ultrasound Med. 1984;3(11):489-498.
14. Bromley B, Benacerraf B. Abnormalities of the hands and feet in the fetus: sonographic findings. AJR Am J Roentgenol. 1995;165(5):1239-1243.
15. Greulich WW, Pyle SI. Radiographic atlas of skeletal development of the hand and wrist. 2nd ed. Stanford, Calif: Stanford University Press; 1959.
16. Mahony BS, Callen PW, Filly RA. The distal femoral epiphyseal ossification center in the assessment of third-trimester menstrual age: sonographic identification and measurement. Radiology. 1985;155(1):201-204.
17. Chinn DH, Bolding DB, Callen PW, et al. Ultrasonographic identification of fetal lower extremity epiphyseal ossification centers. Radiology. 1983;147(3):815-818.
18. Goldstein I, Lockwood CJ, Reece EA, Hobbins JC. Sonographic assessment of the distal femoral and proximal tibial ossification centers in the prediction of pulmonic maturity in normal women and women with diabetes. Am J Obstet Gynecol. 1988;159(1):72-76.
19. Goldstein RB, Filly RA, Simpson G. Pitfalls in femur length measurements. J Ultrasound Med. 1987;6(4):203-207.
20. Abrams SL, Filly RA. Curvature of the fetal femur: a normal sonographic finding. Radiology. 1985;156(2):490.
21. Yarkoni S, Schmidt W, Jeanty P, et al. Clavicular measurement: a new biometric parameter for fetal evaluation. J Ultrasound Med. 1985;4(9):467-470.
22. Campbell J, Henderson A, Campbell S. The fetal femur/foot length ratio: a new parameter to assess dysplastic limb reduction. Obstet Gynecol. 1988;72(2):181-184.
23. Platt LD, Medearis AL, DeVore GR, et al. Fetal foot length: relationship to menstrual age and fetal measurements in the second trimester. Obstet Gynecol. 1988;71(4):526-531.
24. Chitkara U, Rosenberg J, Chervenak FA, et al. Prenatal sonographic assessment of the fetal thorax: normal values. Am J Obstet Gynecol. 1987;156(5):1069-1074.
25. Kurtz AB, Needleman L, Wapner RJ, et al. Usefulness of a short femur in the in utero detection of skeletal dysplasias. Radiology. 1990;177(1):197-200.
26. Goncalves L, Jeanty P. Fetal biometry of skeletal dysplasias: a multicentric study. J Ultrasound Med. 1994;13(10):767-775.
27. Papageorghiou AT, Fratelli N, Leslie K, et al. Outcome of fetuses with antenatally diagnosed short femur. Ultrasound Obstet Gynecol. 2008;31(5):507-511.
28. Nelson TR, Ji EK, Lee JH, et al. Stereoscopic evaluation of fetal bony structures. J Ultrasound Med. 2008;27(1):15-24.
29. Weisz B, David AL, Chitty L, et al. Association of isolated short femur in the mid-trimester fetus with perinatal outcome. Ultrasound Obstet Gynecol. 2008;31(5):512-516.
30. Zalel Y, Lehavi O, Schiff E, et al. Shortened fetal long bones: a possible in utero manifestation of placental function. Prenat Diagn. 2002;22(7):553-557.
31. Pattarelli P, Pretorius DH, Edwards DK. Intrauterine growth retardation mimicking skeletal dysplasia on antenatal sonography. J Ultrasound Med. 1990;9(12):737-739.
32. Ngo C, Viot G, Aubry MC, et al. First-trimester ultrasound diagnosis of skeletal dysplasia associated with increased nuchal translucency thickness. Ultrasound Obstet Gynecol. 2007;30(2):221-226.
33. De Biasio P, Prefumo F, Lantieri PB, Venturini PL. Reference values for fetal limb biometry at 10-14 weeks of gestation. Ultrasound Obstet Gynecol. 2002;19(6):588-591.
34. Nyberg DA, Souter VL, El-Bastawissi A, et al. Isolated sonographic markers for detection of fetal Down syndrome in the second trimester of pregnancy. J Ultrasound Med. 2001;20(10):1053-1063.

35. Spirt BA, Oliphant M, Gottlieb RH, Gordon LP. Prenatal sonographic evaluation of short-limbed dwarfism: an algorithmic approach. Radiographics. 1990;10(2):217-236.
36. Alanay Y, Krakow D, Rimoin DL, Lachman RS. Angulated femurs and the skeletal dysplasias: experience of the International Skeletal Dysplasia Registry (1988-2006). Am J Med Genet A. 2007;143A(11):1159-1168.
37. Rouse GA, Filly RA, Toomey F, Grube GL. Short-limb skeletal dysplasias: evaluation of the fetal spine with sonography and radiography. Radiology. 1990;174(1):177-180.
38. Dugoff L, Coffin CT, Hobbins JC. Sonographic measurement of the fetal rib cage perimeter to thoracic circumference ratio: application to prenatal diagnosis of skeletal dysplasias. Ultrasound Obstet Gynecol. 1997;10(4):269-271.
39. Gindes L, Benoit B, Pretorius DH, Achiron R. Abnormal number of fetal ribs on 3-dimensional ultrasonography: associated anomalies and outcomes in 75 fetuses. J Ultrasound Med. 2008;27(9):1263-1271.
40. Quarello E, Roume J, Molho M, et al. Twins discordant for fetal skeletal abnormalities: a natural confrontation between the two siblings. Prenat Diagn. 2008;28(1):21-27.
41. Rustico MA, Baietti MG, Coviello D, et al. Managing twins discordant for fetal anomaly. Prenat Diagn. 2005;25(9):766-771.
42. Dall'Asta A, Paramasivam G, Lees CC. Crystal Vue technique for imaging of the fetal spine and ribs. Ultrasound Obstet Gynecol. 2015.
43. Ruano R, Molho M, Roume J, Ville Y. Prenatal diagnosis of fetal skeletal dysplasias by combining two-dimensional and three-dimensional ultrasound and intrauterine three-dimensional helical computer tomography. Ultrasound Obstet Gynecol. 2004;24(2):134-140.
44. Xu HX, Zhang QP, Lu MD, Xiao XT. Comparison of two-dimensional and three-dimensional sonography in evaluating fetal malformations. J Clin Ultrasound. 2002;30(9):515-525.
45. Benoit B, Hafner T, Kurjak A, et al. Three-dimensional sonoembryology. J Perinat Med. 2002;30(1):63-73.
46. Benacerraf BR. Three-dimensional fetal sonography: use and misuse. J Ultrasound Med. 2002;21(10):1063-1067.
47. Cassart M, Massez A, Cos T, et al. Contribution of three-dimensional computed tomography in the assessment of fetal skeletal dysplasia. Ultrasound Obstet Gynecol. 2007;29(5):537-543.
48. Tani C, Funama Y, Fujioka C, et al. Radiation dose reduction at MDCT with iterative reconstruction for prenatal diagnosis of skeletal dysplasia: preliminary study using normal fetal specimens. Am J Roentgenol. 2014;203(6):1249-1256.
49. Nagayama M, Watanabe Y, Okumura A, et al. Fast MR imaging in obstetrics. Radiographics. 2002;22(3):563-580.
50. Arthurs OJ, Thayyil S, Addison S, et al. Diagnostic accuracy of postmortem MRI for musculoskeletal abnormalities in fetuses and children. Prenat Diagn. 2014;34(13):1254-1261.
51. Lemyre E, Azouz EM, Teebi AS, et al. Bone dysplasia series. Achondroplasia, hypochondroplasia and thanatophoric dysplasia: review and update. Can Assoc Radiol J. 1999;50(3):185-197.
52. Krakow D, Lachman RS, Rimoin DL. Guidelines for the prenatal diagnosis of fetal skeletal dysplasias. Genet Med. 2009;11(2):127-133.
53. Nelson DB, Dashe JS, McIntire DD, Twickler DM. Fetal skeletal dysplasias: sonographic indices associated with adverse outcomes. J Ultrasound Med. 2014;33(6):1085-1090.
54. Yoshimura S, Masuzaki H, Gotoh H, et al. Ultrasonographic prediction of lethal pulmonary hypoplasia: comparison of eight different ultrasonographic parameters. Am J Obstet Gynecol. 1996;175(2):477-483.
55. Kallen B, Knudsen LB, Mutchinick O, et al. Monitoring dominant germ cell mutations using skeletal dysplasias registered in malformation registries: an international feasibility study. Int J Epidemiol. 1993;22(1):107-115.
56. Langer LO Jr, Yang SS, Hall JG, et al. Thanatophoric dysplasia and cloverleaf skull. Am J Med Genet Suppl. 1987;3:167-179.
57. Chen CP, Chern SR, Shih JC, et al. Prenatal diagnosis and genetic analysis of type I and type II thanatophoric dysplasia. Prenat Diagn. 2001;21(2):89-95.
58. Vajo Z, Francomano CA, Wilkin DJ. The molecular and genetic basis of fibroblast growth factor receptor 3 disorders: the achondroplasia family of skeletal dysplasias, Muenke craniosynostosis, and Crouzon syndrome with acanthosis nigricans. Endocr Rev. 2000;21(1):23-39.
59. Bellus GA, Bamshad MJ, Przylepa KA, et al. Severe achondroplasia with developmental delay and acanthosis nigricans (SADDAN): phenotypic analysis of a new skeletal dysplasia caused by a Lys650Met mutation in fibroblast growth factor receptor 3. Am J Med Genet. 1999;85(1):53-65.
60. Tavormina PL, Shiang R, Thompson LM, et al. Thanatophoric dysplasia (types I and II) caused by distinct mutations in fibroblast growth factor receptor 3. Nat Genet. 1995;9(3):321-328.
61. Wang DC, Shannon P, Toi A, et al. Temporal lobe dysplasia: a characteristic sonographic finding in thanatophoric dysplasia. Ultrasound Obstet Gynecol. 2014;44(5):588-594.
62. Blaas HG, Vogt C, Eik-Nes SH. Abnormal gyration of the temporal lobe and megalencephaly are typical features of thanatophoric dysplasia and can be visualized prenatally by ultrasound. Ultrasound Obstet Gynecol. 2012;40(2):230-234.
63. Pugash D, Lehman AM, Langlois S. Prenatal ultrasound and MRI findings of temporal and occipital lobe dysplasia in a twin with achondroplasia. Ultrasound Obstet Gynecol. 2014;44(3):365-368.
64. Taybi H, Lachman RS, Taybi H. Radiology of syndromes, metabolic disorders. 3rd ed. and skeletal dysplasias. Chicago: Year Book Medical Publishers; 1990.
65. Hall CM. International nosology and classification of constitutional disorders of bone (2001). Am J Med Genet. 2002;113(1):65-77.
66. DiMaio MS, Barth R, Koprivnikar KE, et al. First-trimester prenatal diagnosis of osteogenesis imperfecta type II by DNA analysis and sonography. Prenat Diagn. 1993;13(7):589-596.
67. Latini G, De Felice C, Parrini S, et al. Polyhydramnios: a predictor of severe growth impairment in achondroplasia. J Pediatr. 2002;141(2):274-276.
68. Minillo RM, Sobreira N, de Faria Soares Mde F, et al. Novel deletion of SERPINF1 causes autosomal recessive osteogenesis imperfecta type VI in two Brazilian families. Mol Syndromol. 2014;5(6):268-275.
69. Marini JC, Blissett AR. New genes in bone development: what's new in osteogenesis imperfecta. J Clin Endocrinol Metab. 2013;98(8):3095-3103.
70. Sillence DO, Senn A, Danks DM. Genetic heterogeneity in osteogenesis imperfecta. J Med Genet. 1979;16(2):101-116.
71. Sillence DO, Barlow KK, Garber AP, et al. Osteogenesis imperfecta type II delineation of the phenotype with reference to genetic heterogeneity. Am J Med Genet. 1984;17(2):407-423.
72. Munoz C, Filly RA, Golbus MS. Osteogenesis imperfecta type II: prenatal sonographic diagnosis. Radiology. 1990;174(1):181-185.
73. Meizner I, Bar-Ziv J. In utero diagnosis of skeletal disorders: an atlas of prenatal sonographic and postnatal radiologic correlation. Boca Raton, Fla: CRC Press;. 1993;.
74. Bowerman RA. Anomalies of the fetal skeleton: sonographic findings. Am J Roentgenol. 1995;164(4):973-979.
75. Kwok C, Weller PA, Guioli S, et al. Mutations in SOX9, the gene responsible for Campomelic dysplasia and autosomal sex reversal. Am J Hum Genet. 1995;57(5):1028-1036.
76. Wu MH, Kuo PL, Lin SJ. Prenatal diagnosis of recurrence of short rib-polydactyly syndrome. Am J Med Genet. 1995;55(3):279-284.
77. Whitley CB, Langer LO Jr, Ophoven J, et al. Fibrochondrogenesis: lethal, autosomal recessive chondrodysplasia with distinctive cartilage histopathology. Am J Med Genet. 1984;19(2):265-275.
78. Kulkarni ML, Matadh PS, Praveen Prabhu SP, Kulkarni PM. Fibrochondrogenesis. Indian J Pediatr. 2005;72(4):355-357.
79. Kurtz AB, Filly RA, Wapner RJ, et al. In utero analysis of heterozygous achondroplasia: variable time of onset as detected by femur length measurements. J Ultrasound Med. 1986;5(3):137-140.
80. Patel MD, Filly RA. Homozygous achondroplasia: US distinction between homozygous, heterozygous, and unaffected fetuses in the second trimester. Radiology. 1995;196(2):541-545.
81. Hastbacka J, Superti-Furga A, Wilcox WR, et al. Atelosteogenesis type II is caused by mutations in the diastrophic dysplasia sulfate-transporter gene (DTDST): evidence for a phenotypic series involving three chondrodysplasias. Am J Hum Genet. 1996;58(2):255-262.
82. Kaitila I, Ammala P, Karjalainen O, et al. Early prenatal detection of diastrophic dysplasia. Prenat Diagn. 1983;3(3):237-244.
83. Chitayat D, Keating S, Zand DJ, et al. Chondrodysplasia punctata associated with maternal autoimmune diseases: expanding the spectrum from systemic

lupus erythematosus (SLE) to mixed connective tissue disease (MCTD) and scleroderma report of eight cases. Am J Med Genet A. 2008;146A(23):3038-3053.
84. Patel MS, Callahan JW, Zhang S, et al. Early-infantile galactosialidosis: prenatal presentation and postnatal follow-up. Am J Med Genet. 1999;85(1):38-47.
85. Duff P, Harlass FE, Milligan DA. Prenatal diagnosis of chondrodysplasia punctata by sonography. Obstet Gynecol. 1990;76(3 Pt 2):497-500.
86. Umranikar S, Glanc P, Unger S, et al. X-Linked dominant chondrodysplasia punctata: prenatal diagnosis and autopsy findings. Prenat Diagn. 2006;26(13):1235-1240.
87. Pryde PG, Bawle E, Brandt F, et al. Prenatal diagnosis of nonrhizomelic chondrodysplasia punctata (Conradi-Hünermann syndrome). Am J Med Genet. 1993;47(3):426-431.
88. Winship WS, Beighton P. Dyssegmental dysplasia in a South African neonate. Clin Dysmorphol. 2008;17(2):95-98.
89. Koifman A, Nevo O, Toi A, Chitayat D. Diagnostic approach to prenatally diagnosed limb abnormalities. Ultrasound Clin. 2008;3:595-608.
90. Stoll C, Wiesel A, Queisser-Luft A, et al. Evaluation of the prenatal diagnosis of limb reduction deficiencies. EUROSCAN Study Group. Prenat Diagn. 2000;20(10):811-818.
91. Sen Gupta DK, Gupta SK. Familial bilateral proximal femoral focal deficiency. Report of a kindred. J Bone Joint Surg Am. 1984;66(9):1470-1472.
92. Auerbach AD. Fanconi anemia. Dermatol Clin. 1995;13(1):41-49.
93. Hall JG. Thrombocytopenia and absent radius (TAR) syndrome. J Med Genet. 1987;24(2):79-83.
94. Mahony BS, Filly RA, Callen PW, Golbus MS. The amniotic band syndrome: antenatal sonographic diagnosis and potential pitfalls. Am J Obstet Gynecol. 1985;152(1):63-68.
95. Patten RM, Van Allen M, Mack LA, et al. Limb-body wall complex: in utero sonographic diagnosis of a complicated fetal malformation. Am J Roentgenol. 1986;146(5):1019-1024.
96. Randel SB, Filly RA, Callen PW, et al. Amniotic sheets. Radiology. 1988;166(3):633-636.
97. Van Allen MI, Curry C, Gallagher L. Limb body wall complex: I. Pathogenesis. Am J Med Genet. 1987;28(3):529-548.
98. Sonek JD, Gabbe SG, Landon MB, et al. Antenatal diagnosis of sacral agenesis syndrome in a pregnancy complicated by diabetes mellitus. Am J Obstet Gynecol. 1990;162(3):806-808.
99. Twickler D, Budorick N, Pretorius D, et al. Caudal regression versus sirenomelia: sonographic clues. J Ultrasound Med. 1993;12(6):323-330.
100. Valenzano M, Paoletti R, Rossi A, et al. Sirenomelia. Pathological features, antenatal ultrasonographic clues, and a review of current embryogenic theories. Hum Reprod Update. 1999;5(1):82-86.
101. Ohlsson A, Fong KW, Rose TH, Moore DC. Prenatal sonographic diagnosis of Pena-Shokeir syndrome type I, or fetal akinesia deformation sequence. Am J Med Genet. 1988;29(1):59-65.
102. Hall JG, Reed SD, Rosenbaum KN, et al. Limb pterygium syndromes: a review and report of eleven patients. Am J Med Genet. 1982;12(4):377-409.
103. Kondo S, Schutte BC, Richardson RJ, et al. Mutations in IRF6 cause Van der Woude and popliteal pterygium syndromes. Nat Genet. 2002;32(2):285-289.
104. Souka AP, Krampl E, Geerts L, Nicolaides KH. Congenital lymphedema presenting with increased nuchal translucency at 13 weeks of gestation. Prenat Diagn. 2002;22(2):91-92.
105. Bronshtein M, Stahl S, Zimmer EZ. Transvaginal sonographic diagnosis of fetal finger abnormalities in early gestation. J Ultrasound Med. 1995;14(8):591-595.
106. Benacerraf BR, Osathanondh R, Frigoletto FD. Sonographic demonstration of hypoplasia of the middle phalanx of the fifth digit: a finding associated with Down syndrome. Am J Obstet Gynecol. 1988;159(1):181-183.
107. Hegge FN, Prescott GH, Watson PT. Utility of a screening examination of the fetal extremities during obstetrical sonography. J Ultrasound Med. 1986;5(11):639-645.
108. Jeanty P, Romero R, d'Alton M, et al. In utero sonographic detection of hand and foot deformities. J Ultrasound Med. 1985;4(11):595-601.
109. Anneren G, Andersson T, Lindgren PG, Kjartansson S. Ectrodactyly-ectodermal dysplasia-clefting syndrome (EEC): the clinical variation and prenatal diagnosis. Clin Genet. 1991;40(4):257-262.
110. Ianakiev P, Kilpatrick MW, Toudjarska I, et al. Split-hand/split-foot malformation is caused by mutations in the p63 gene on 3q27. Am J Hum Genet. 2000;67(1):59-66.
111. Bakalis S, Sairam S, Homfray T, et al. Outcome of antenatally diagnosed talipes equinovarus in an unselected obstetric population. Ultrasound Obstet Gynecol. 2002;20(3):226-229.
112. Chesney D. Clinical outcome of congenital talipes equinovarus diagnosed antenatally by ultrasound. J Bone Joint Surg Br. 2001;83(3):462-463.
113. Keret D, Bollini G, Dungl P, et al. The fibula in congenital pseudoarthrosis of the tibia: the EPOS multicenter study. European Paediatric Orthopaedic Society (EPOS). J Pediatr Orthop B. 2000;9(2):69-74.
114. Maffulli N. Prenatal ultrasonographic diagnosis of talipes equinovarus: does it give the full picture? Ultrasound Obstet Gynecol. 2002;20(3):217-218.
115. Tillett RL, Fisk NM, Murphy K, Hunt DM. Clinical outcome of congenital talipes equinovarus diagnosed antenatally by ultrasound. J Bone Joint Surg Br. 2000;82(6):876-880.
116. Treadwell MC, Stanitski CL, King M. Prenatal sonographic diagnosis of clubfoot: implications for patie . counseling. J Pediatr Orthop. 1999;19(1):8-10.
117. Farrell SA, Summers AM, Dallaire L, et al. Club foot, an adverse outcome of early amniocentesis: disru tion or deformation? CEMAT. Canadian Early and Mid-Trimester Amniocentesis Trial. J Med Genet. 1999;36(11):843-846.
118. Canto MJ, Cano S, Palau J, Ojeda F. Prenatal diagnosis of clubfoot in low-risk population: associated anomalies and long-term outcome. Prenat Diagn. 2008;28(4):343-346.
119. Avni EF, Rypens F, Zappa M, et al. Antenatal diagnosis of short-limb dwarfism: sonographic approach. Pediatr Radiol. 1996;26(3):171-178.
120. Snijders RJM, Nicolaides KH. . Ultrasound markers for fetal chromosomal defects. New York: Parthenon Publishing Group; 1996.
121. Benacerraf BR, Frigoletto FD Jr, Greene MF. Abnormal facial features and extremities in human trisomy syndromes: prenatal US appearance. Radiology. 1986;159(1):243-246.

CAPÍTULO 41

Hidropisia Fetal

Deborah Levine

RESUMO DOS PONTOS-CHAVE

- Hidropisia é definida como acúmulo anormal de líquido intersticial em pelo menos duas cavidades do corpo (pleural, peritoneal ou pericárdica) ou em uma cavidade do corpo associada à anasarca (edema maciço generalizado). Placentomegalia e polidrâmnio são achados comuns em casos de hidropisia, mas não são necessários para o diagnóstico.
- A hidropisia representa o estágio terminal de muitas condições, sendo a maioria delas de origem fetal.
- O aparecimento de hidropisia significa descompensação fetal.
- As causas imunes podem ser tratadas com sucesso *in utero*, assim como um número crescente de causas não imunes.
- A ultrassonografia com Doppler da artéria cerebral média pode ser usada para avaliar fetos com risco de anemia.
- Uma abordagem multidisciplinar que usa imagens obstétricas pode ajudar especialistas em medicina fetal e materna, neonatologistas e geneticistas a decidir quais casos são adequados para a intervenção terapêutica.

SUMÁRIO DO CAPÍTULO

CARACTERÍSTICAS ULTRASSONOGRÁFICAS
Ascite
Derrames Pleurais
Derrames Pericárdicos
Edema Subcutâneo
Placentomegalia
Polidrâmnio
ETIOLOGIA
HIDROPISIA IMUNE
Avaliação Não Invasiva da Aloimunização
HIDROPISIA NÃO IMUNE
Fisiopatologia
Causas e Associações
Anormalidades Cardiovasculares
Anormalidades Cervicais
Anomalias do Tórax
Anomalias Gastrointestinais
Anomalias do Sistema Urinário
Displasia Linfática
Gêmeos Monocoriônicos
Anomalias Cromossômicas
Tumores
Anemia
Infecção
Doenças Genéticas
Disfunções Metabólicas
Disfunções Esqueléticas
Distúrbios Endócrinos
Fármacos-Drogas
Distúrbios Idiopáticos
ABORDAGEM DIAGNÓSTICA PARA HIDROPISIA
História
Ultrassonografia Obstétrica Completa
Exames Maternos
Exames Fetais
Realização de PUBS
Transfusão Fetal
Aspiração de Cavidade
AVALIAÇÃO DO BEM-ESTAR FETAL NA HIDROPISIA NÃO IMUNE
PROGNÓSTICO OBSTÉTRICO
Complicações Maternas (Síndrome em Espelho)
Parto
Procedimentos de Aspiração Pré-parto
Desfecho Pós-natal
CONCLUSÃO

A hidropisia fetal é um processo terminal de diversas doenças diferentes. Ela é definida como acúmulo anormal de líquido intersticial em pelo menos duas cavidades (pleural, peritoneal ou pericárdica) ou uma cavidade corporal em associação com anasarca (edema maciço generalizado). Placentomegalia e polidrâmnio são achados comuns em casos de hidropisia, mas não são necessários para o diagnóstico.

Linfangiectasia, uma dilatação anormal dos vasos linfáticos, não deve ser confundida com hidropisia. No primeiro trimestre, a linfangiectasia geral da parede corporal pode ter aparência de "traje espacial" (Fig. 41.1) devido ao líquido na pele e/ou nos tecidos subcutâneos. O achado apresenta prognóstico ruim, com 26 em 30 casos prospectivamente identificados no primeiro trimestre com cariótipo anormal.[1] No entanto, como não há tipicamente líquido em outras cavidades do corpo, isso não é hidropisia.

A hidropisia é o estágio avançado de muitos processos que levam à redistribuição de líquidos corporais entre os compartimentos intravascular e intersticial. Esse desequilíbrio hídrico pode ter muitas causas (Tabela 41.1). Existem mais de 150 diferentes causas conhecidas de hidropisia fetal. Muitas das causas e associações com hidropisia se superpõem. A etiologia básica da hidropisia é o desequilíbrio do líquido intersticial, que pode ser causado por insuficiência miocárdica, insuficiência cardíaca de alto débito, baixa pressão coloidosmótica plasmática (anemia), aumento da permeabilidade capilar e/ou obstrução dos fluxos venoso e linfático.

Hidropisia pode ser de origem **imune** ou **não imune**. A hidropisia imune é definida pela detecção de anticorpo circulatório antieritrocitário na mãe, enquanto na hidropisia não imune, esses anticorpos não são encontrados. Antes da utilização disseminada da imunoglobulina anti-D rhesus (Rh) nos anos de 1970, a maioria dos

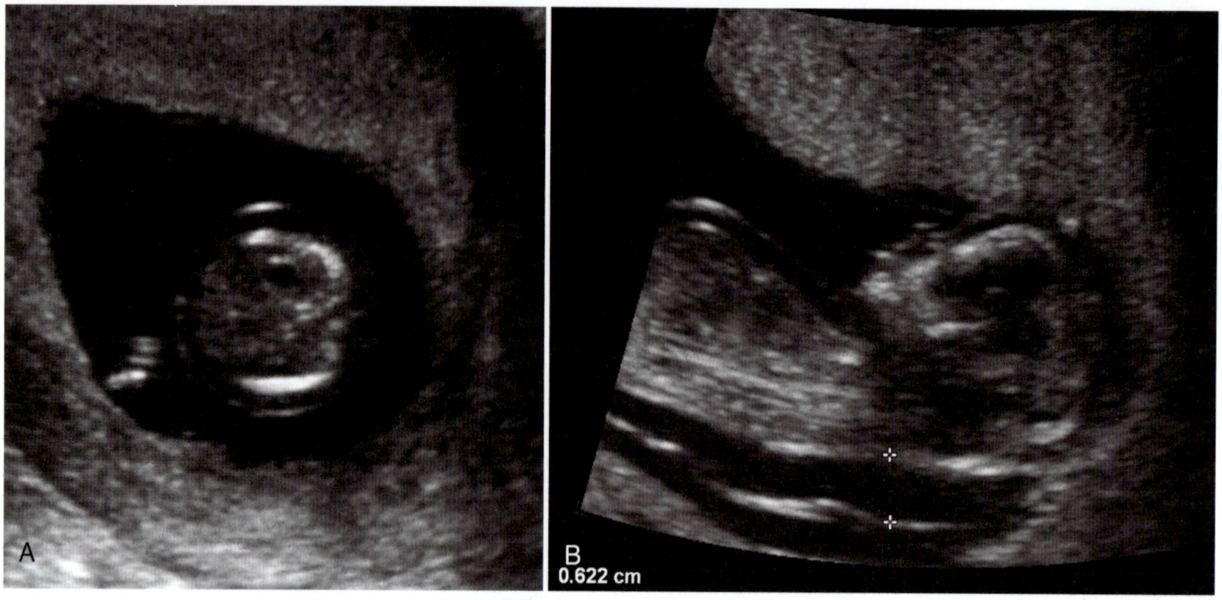

FIG. 41.1 Linfangiectasia no feto com translucência nucal anormal. (A) US transversal do abdome mostra edema da pele, mas não ascite. **(B)** Imagem sagital mostra translucência nucal anormal de 6 mm (*cursores*) e espessamento da pele que se estende anteriormente ao redor do tronco e do crânio fetais, criando o aspecto de "traje espacial".

casos de hidropisia era imune,[2,3] enquanto, atualmente, a maioria é não imune.[4] Este capítulo revisa os achados de líquido nas diferentes cavidades corporais e as etiologias, os diagnósticos e o tratamento da hidropisia. Estudos recentes descrevem taxas de mortalidade por hidropisia fetal variando de 58% a 61%.[4-7] Acredita-se que essa melhora da sobrevida, em comparação aos estudos anteriores, seja decorrente das técnicas clínicas e intervencionistas fetais que possibilitam a reversão da hidropisia em casos sem aneuploidia.[4,5] Embora a hidropisia seja uma indicação relativamente comum para avaliação fetal em nível terciário, devido ao número elevado de causas, cada etiologia específica é relativamente rara.

CARACTERÍSTICAS ULTRASSONOGRÁFICAS

É importante conhecer e entender as características ultrassonográficas de líquido nos diferentes compartimentos intersticiais do feto. Essas coleções líquidas podem ocorrer de forma isolada, como na **ascite** isolada ou **derrame pleural** ou **pericárdico** isolados. Ao visualizar uma coleção, é importante investigar se existe uma segunda coleção para a realização do diagnóstico de hidropisia; o acúmulo de líquido tem de ser encontrado em pelo menos duas cavidades corporais para ser denominado hidropisia. Outros achados na hidropisia podem incluir **edema subcutâneo, polidrâmnio** e **placentomegalia**.

Ascite

A ascite fetal é diagnosticada quando se observa líquido entre as **alças intestinais**, ao longo dos flancos abdominais, em torno do fígado e contornando os vasos umbilicais (Fig. 41.2). Nos fetos normais, pode existir uma pequena faixa hipoecoica (< 2 mm de espessura), estendendo-se ao longo das partes anterior e lateral do abdome do feto. Essa "pseudoascite" representa músculos da parede abdominal normais ou tecido adiposo na parede abdominal, e não deve ser confundida com coleções de líquido anormais[8] (Fig. 41.3). A distinção entre a pseudoascite e a ascite verdadeira pode ser realizada quando o ângulo do transdutor for alterado e a pseudoascite desaparecer. A pseudoascite não circunda o fígado; em vez disso, ela "para" na inserção das costelas. Observe que a ascite verdadeira se estenderá em torno das alças intestinais (Fig. 41.4, Vídeo 41.1), enquanto a pseudoascite é sempre um achado subcutâneo.

A ascite isolada pode ser um sinal inicial de hidropisia. Se for verdadeiramente isolada, pode ser causada por obstrução urinária ou gastrointestinal. A ascite fetal isolada apresenta um prognóstico mais favorável que a hidropisia, mas exige acompanhamento para assegurar que não ocorra hidropisia a seguir.

Pequenas coleções de líquido ascítico podem delinear as vísceras abdominais, incluindo alças intestinais ou bexiga, e podem causar aumento aparente na sua ecogenicidade. Acúmulos maiores delineiam o fígado e o baço (Fig. 41.2A e D). Os vasos umbilicais serão vistos como linhas ecogênicas paralelas atravessando o espaço líquido (Fig. 41.2C). Alças intestinais podem apresentar livre flutuação ou, quando existe peritonite meconial, ser vista uma massa posterior ecogênica. Em fetos do sexo masculino, o líquido ascítico pode abrir caminho através do processo vaginal pérvio até o escroto, causando **hidrocele** (Fig. 41.5). A compressão crônica do tórax por ascite volumosa pode resultar em **hipoplasia pulmonar**.

Derrames Pleurais

Os derrames pleurais ocorrem, tipicamente, em um estágio posterior da hidropisia do que a ascite. Se forem isolados e pequenos, os derrames pleurais tendem a apresentar evolução benigna (Fig. 41.6A, Vídeo 41.2). Derrames pequenos são visualizados como uma delgada lâmina anecoica circundando o tecido pulmonar, e também podem delinear estruturas mediastinais. Pequenos derrames pleurais não deslocam o mediastino. Os derrames pleurais associados à hidropisia podem ser **unilaterais** ou **bilaterais**, frequentemente começando como como coleções unilaterais que se tornam bilaterais (Fig. 41.6D). Se for observado deslocamento

TABELA 41.1 Hidropatia Não Imune: Causas e Associações Comuns[a]

Causa (Porcentagem de Hidropisia Não Imune)	Mecanismo	Exemplos
Cardiovascular (20%)	Pressão venosa central aumentada	Cardiopatia estrutural (síndrome do coração hipoplásico esquerdo ou direito, canal atrioventricular) Tumores do miocárdio ou pericárdio (rabdomioma na esclerose tuberosa) Taquiarritmia Bradiarritmia (BAV congênito [anti-Rho] ou outra doença autoimune materna)
Gêmeos monocoriônicos (4%)	Anemia e/ou insuficiência cardíaca de alto débito	Síndrome de transfusão feto-fetal (geralmente o receptor, mas pode ocorrer no doador), sequência de policitemia e anemia gemelar Gêmeo acardíaco (doador)
Displasia linfática (15%)	Drenagem linfática anormal	Displasia linfática congênita
Pescoço/tórax (2%)	Obstrução da veia cava ou aumento da pressão intratorácica com comprometimento do retorno venoso	Higroma cístico Obstrução congênita das vias respiratórias superiores Derrame pleural (quilotórax) Massa torácica (malformação congênita das vias respiratórias pulmonares, sequestro, hérnia diafragmática congênita)
Gastrointestinais (1%)	Obstrução do retorno venoso, obstrução e infarto gastrointestinal com perda de proteína e diminuição da pressão coloidosmótica	Trombose da veia porta Vólvulo Obstrução Peritonite meconial
Sistema urinário (1%)	Ascite urinária; síndrome nefrótica com hipoproteinemia	Nefrose congênita finlandesa, obstrução do sistema urinário
Aneuploidia (13%)	Anomalias cardíacas, displasia linfática, anemia, mielopoese anormal	45,XO, trissomia do 21, trissomia do 18, triploidia
Hematológica (9%[b])	Anemia, insuficiência cardíaca de alto débito; hipóxia (α-talassemia)	α-Talassemia (homozigótica) Transfusão fetomaternal
Infecção (7%)	Anemia, anoxia, lesão de células endoteliais, permeabilidade capilar aumentada, miocardite	Parvovírus, citomegalovírus, adenovírus, sífilis, toxoplasmose
Erros inatos do metabolismo (1%)	Anemia Hemólise	Doença de armazenamento lisossômico, mucopolissacaridoses, doença de Gaucher, doença de Niemann-Pick Deficiência de G6PD
Outras síndromes (5,5%)	Visceromegalia, obstrução do retorno venoso, diminuição da eritropoese, anemia, hipoproteinemia	Síndrome de Noonan Displasias esqueléticas, como acondroplasia, osteogênese imperfeita, artrogripose displasia tanatofórica, distrofia miotônica congênita
Tumores extratorácicos (1%)	Anemia, insuficiência cardíaca de alto débito, hipoproteinemia	Tumores vasculares/linfáticos Teratoma, neuroblastoma, malformação arteriovenosa
Materno		Diabetes melito grave, anemia grave, hipoproteinemia grave, tireotoxicose Uso de indometacina (fechamento prematuro do canal arterial)
Placenta/cordão		Trombose da veia placentária ou umbilical, nó do cordão, corioangioma
Idiopática 20%		

[a]Adaptado das referências 4, 23, 36, 43, 226, 230-237.

[b]Percentual muito maior de hidropisia em regiões com α-talassemia, como o Sudeste Asiático.

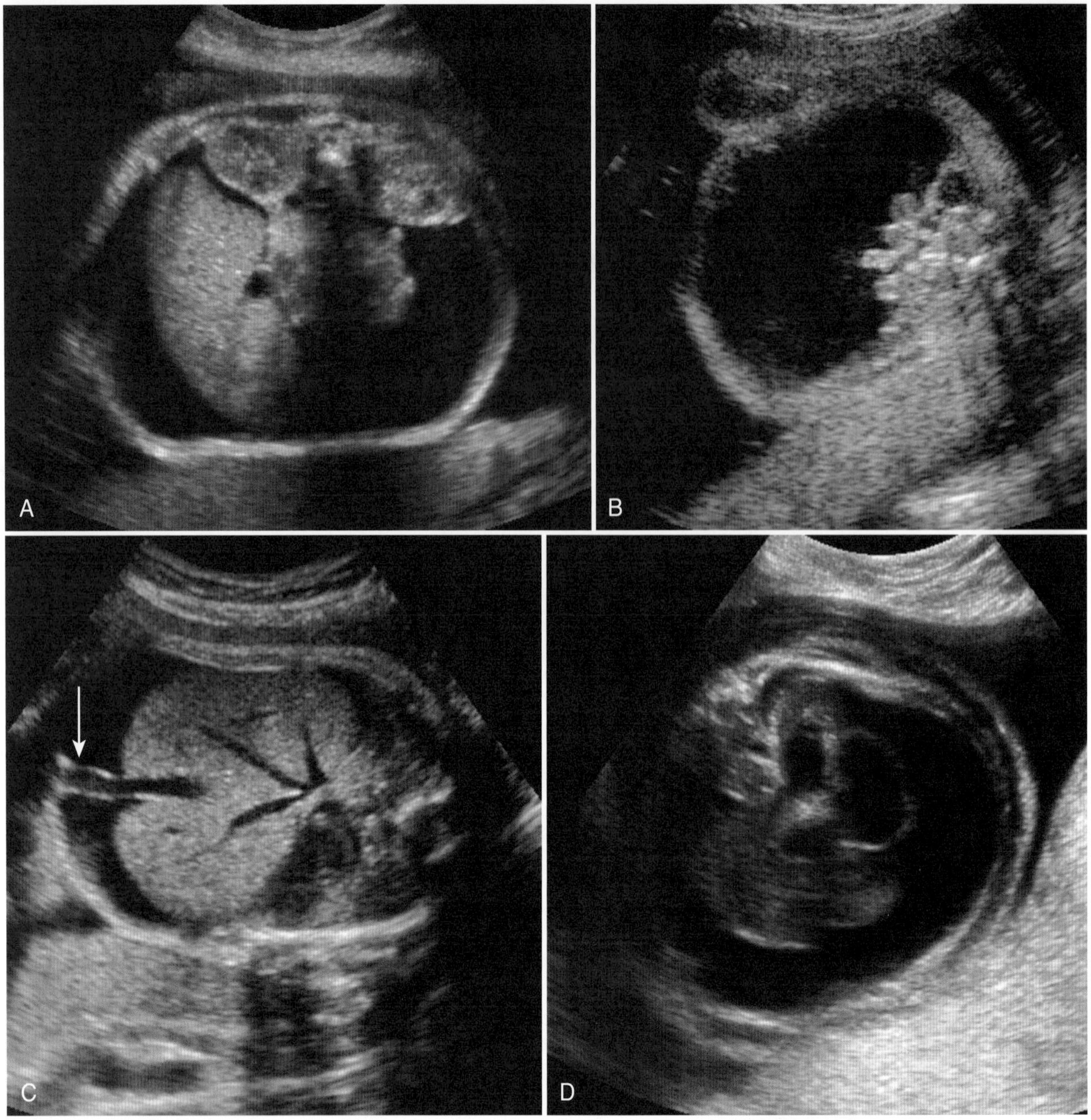

FIG. 41.2 Ascites. (A) Líquido delineando o fígado. **(B)** Líquido contornando o intestino, comprimindo-o posteriormente. **(C)** A ascite delineia a veia umbilical (*seta*). **(D)** Líquido delineia o fígado e o estômago. Observe o espessamento da pele associado.

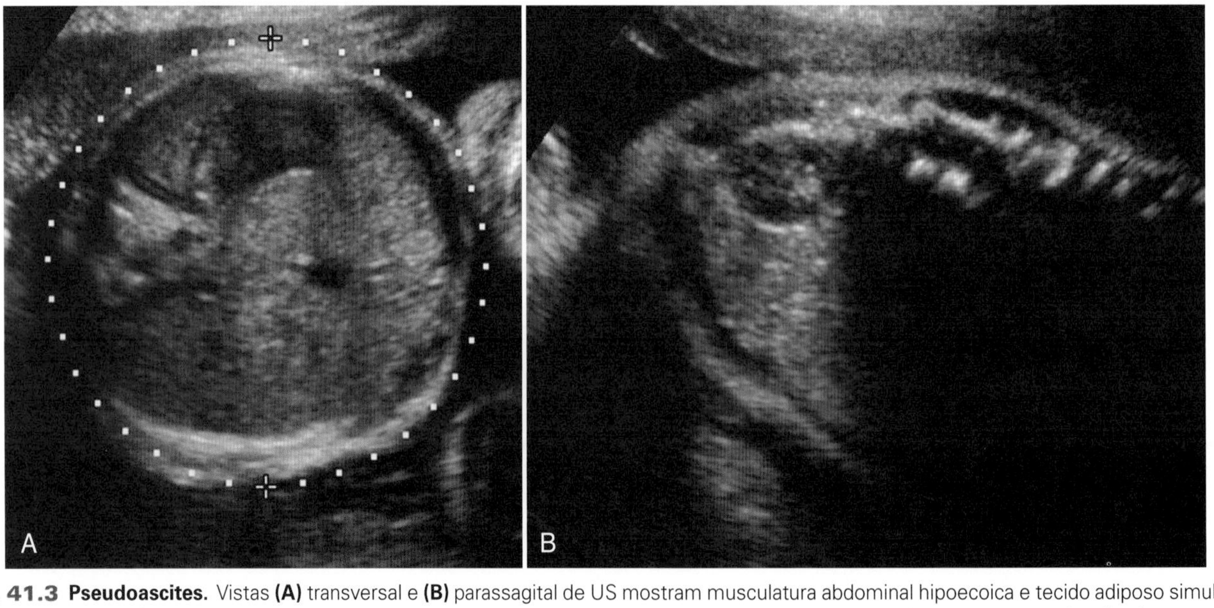

FIG. 41.3 Pseudoascites. Vistas **(A)** transversal e **(B)** parassagital de US mostram musculatura abdominal hipoecoica e tecido adiposo simulando ascite. Observe que esta aparência será alterada de acordo com o ângulo do transdutor, e o material hipoecoico será sempre visualizado nas regiões subcutâneas, não ao redor do intestino.

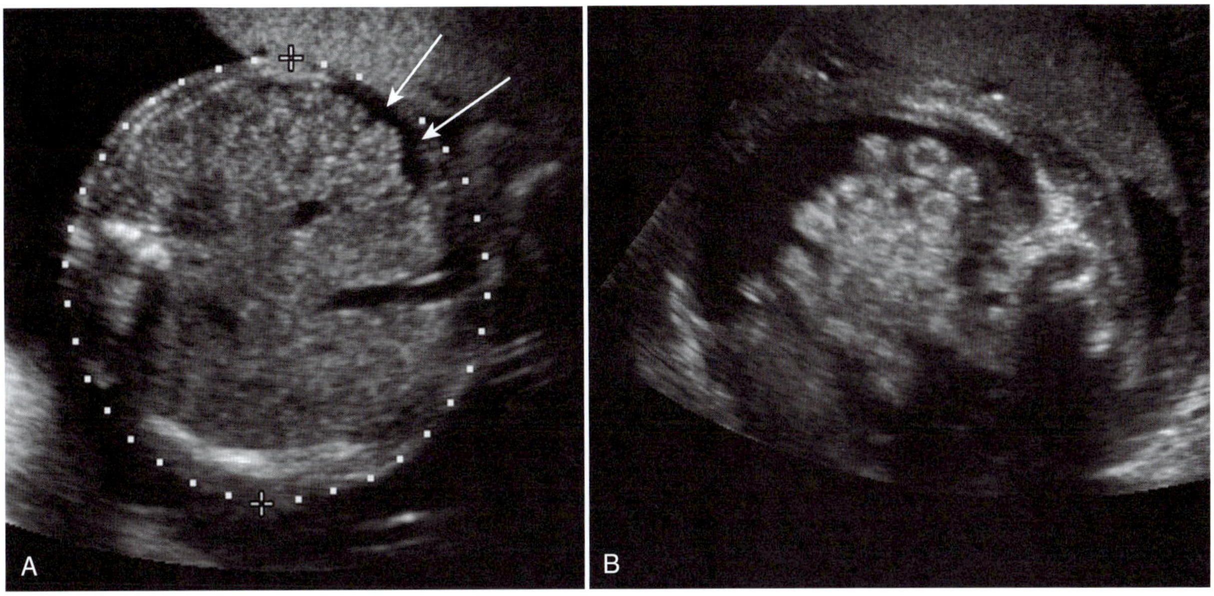

FIG. 41.4 Ascites. (A) Ascite pouco volumosa (*setas*). **(B)** Ascite moderada. Observe como a ascite circunda as alças intestinais. O intestino pode aparecer ecogênico por causa da transmissão através do líquido. Ver também Vídeo 41.1

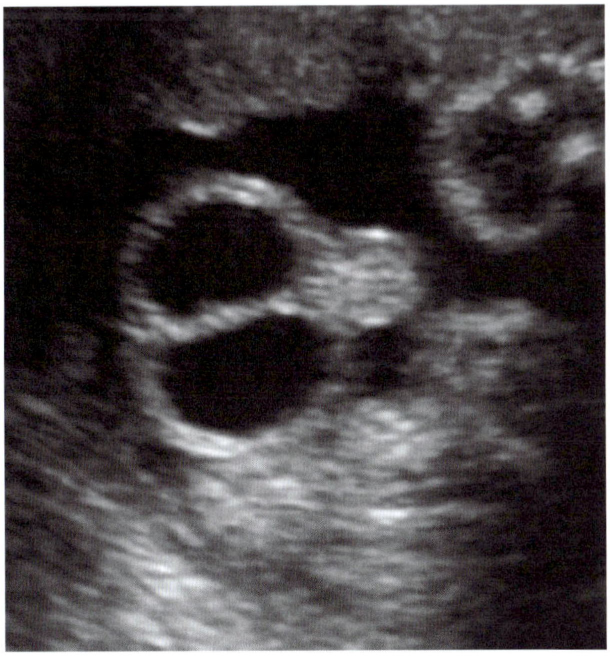

FIG. 41.5 Hidrocele. Ultrassonografia de feto do sexo masculino com hidropisia com coleção líquida que se estende para o escroto.

do mediastino em associação a um pequeno derrame pleural, deve-se procurar uma massa torácica, como hérnia ou malformação congênita das vias respiratórias (MCVRP) (Fig. 41.7). Derrames maiores ocasionarão retificação e eversão dos hemidiafragmas (Vídeo 41.3) e, quando suficientemente grandes, deslocamento do mediastino. Um grande derrame unilateral sugere uma causa local, como **quilotórax**. Embora o quilotórax inicie-se como derrame unilateral, ele pode progredir até provocar deslocamento do mediastino, obstruindo o retorno venoso e ocasionando hidropisia. Em grandes derrames pleurais bilaterais, os pulmões aparecem como "asas de morcego" flutuando livremente ao lado do coração (Fig. 41.6D). Quando crônicos, grandes derrames pleurais podem causar hipoplasia pulmonar. À medida que os derrames pleurais aumentam, a compressão ou angulação das estruturas vasculares mediastinais causa edema da parte superior do corpo e obstrução esofágica funcional, resultando em polidrâmnio secundário.

O quilotórax é a causa mais comum de derrame pleural que gera desconforto respiratório no neonato. Este é um importante diagnóstico a ser sugerido quando associado à hidropisia porque a drenagem pode ser curativa. A drenagem do derrame pode ocasionar reversão da hidropisia e evitar hipoplasia pulmonar. A drenagem imediatamente antes do parto pode auxiliar os cuidados periparto. O líquido drenado apresenta um grande número de linfócitos em um líquido amarelado e claro. O líquido não se tornará "leitoso" até o recém-nascido ser alimentado.

Em uma revisão recente de 31 fetos com hidrotórax primário, 24 apresentavam hidropisia. É mais provável que fetos hidrópicos apresentem derrame bilateral. De todos os fetos com hidrotórax primário, em 21 foram realizadas intervenções fetais. A sobrevida sem hidropisia foi de 7/7 (100%), enquanto a sobrevida com hidropisia dependeu de o paciente ter sido submetido a intervenção intrauterina: 12/19 (63%) com intervenção e 1/5 (20%) sem intervenção. Parto prematuro foi comum (44%) nos casos de intervenção fetal.[9]

Derrames Pericárdicos

Ao contrário dos derrames pleurais que circundam os pulmões e comprimem o tecido medialmente, os derrames pericárdicos são coleções líquidas anteromediais. Coleções de líquido de até 2 mm de espessura são comuns, e um pequeno volume de líquido pericárdico (até 7 mm, isoladamente) pode ser um achado normal[10] (Fig. 41.8, Vídeo 41.4). Um grande derrame pericárdico comprime os pulmões contra a parede posterior do tórax (Fig. 41.9). O coração é visualizado como se estivesse "flutuando" na coleção de líquido na parte anterior do tórax.

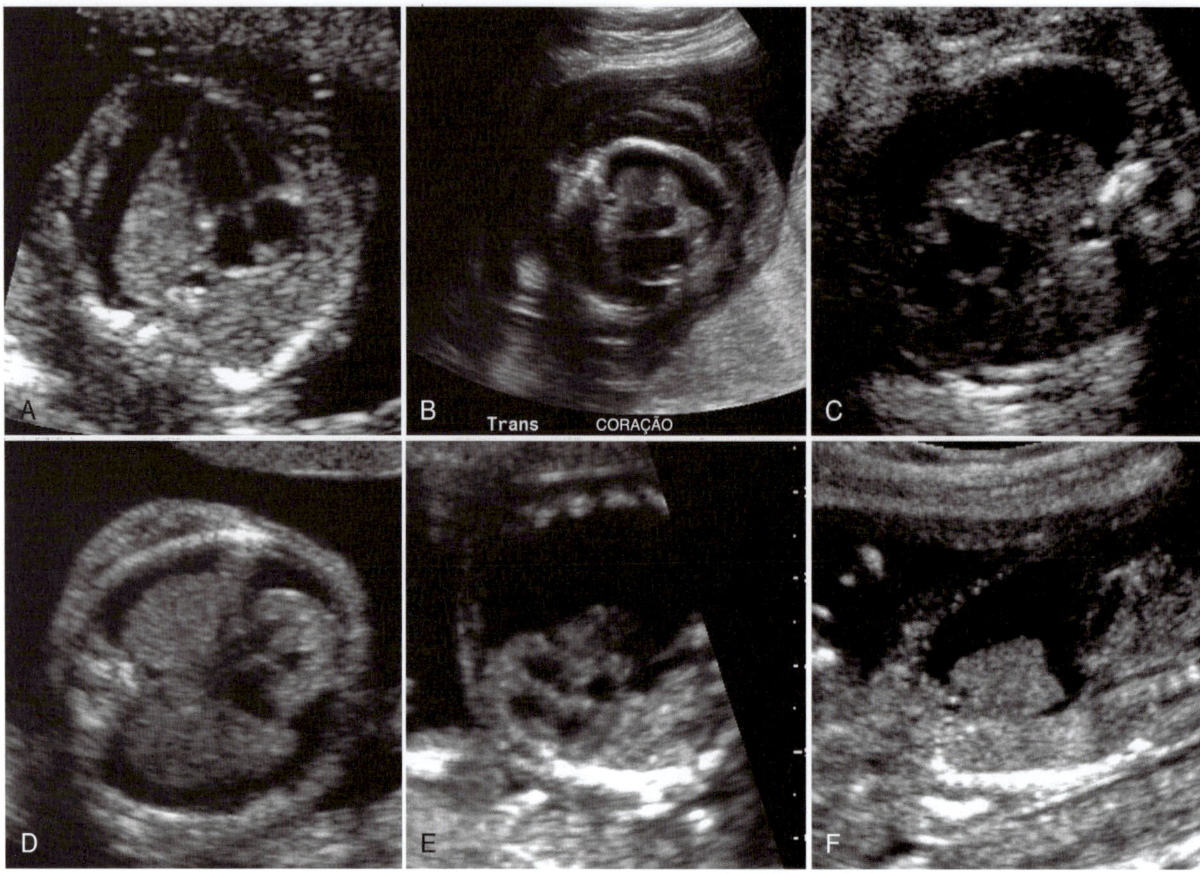

FIG. 41.6 Efusões (derrames) pleurais fetais. (A) Pequenos derrames pleurais unilaterais à direita. **(B)** Derrames pleurais bilaterais em fetos com coração anormal e espessamento grave da pele. **(C)** Derrame moderado à direita. Observe o deslocamento moderado do mediastino para a esquerda. **(D)** Derrames bilaterais moderados. Observe como os pulmões parcialmente comprimidos aparecem como "asas de morcego" flutuantes. **(E)** Vista axial e **(F)** vista coronal oblíqua de grande derrame pleural direito. Observe o desvio significativo do mediastino em **E**. Ver também Vídeo 41.2.

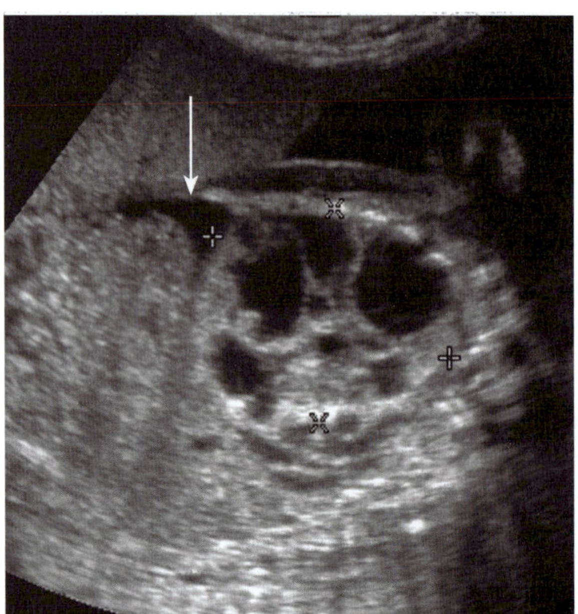

FIG. 41.7 Pequena efusão pleural associada à malformação congênita da via respiratória pulmonar. Observe a grande massa cística (*cursores*) e o pequeno derrame pleural (*seta*).

Edema Subcutâneo

O edema subcutâneo pode ser localizado ou generalizado (Fig. 41.10), dependendo da etiologia. Uma espessura de 5 mm foi sugerida como valor limite.[11] O edema é observado mais facilmente sobre o couro cabeludo ou a face fetal, em que espessamento da pele sobrejacente ao osso é visualizado (Figs. 41.10A e 41.11A). É importante entender que as medidas do **diâmetro biparietal** e da **circunferência da cabeça** são realizadas em torno do osso do crânio, excluindo a pele. O edema subcutâneo também pode ser visualizado nos membros e na parede abdominal. Deve-se tomar cuidado para não confundir gordura proeminente no feto macrossômico com anasarca no feto hidrópico. O edema subcutâneo aumentará a medida da circunferência abdominal, além do esperado para a idade gestacional (Fig. 41.11B). É importante incluir a totalidade da pele na medida da circunferência abdominal, porque isso afeta o cálculo do peso fetal. Assim, quando for feita a avaliação biométrica do feto hidrópico, a medida da circunferência abdominal é incluída no cálculo do peso, mas deve ser excluída da avaliação da idade gestacional para que a pele espessada não eleve falsamente a estimativa da idade fetal. Quando ocorre edema subcutâneo generalizado, pode ser chamado de anasarca (Fig. 41.12, Vídeo 41.5).

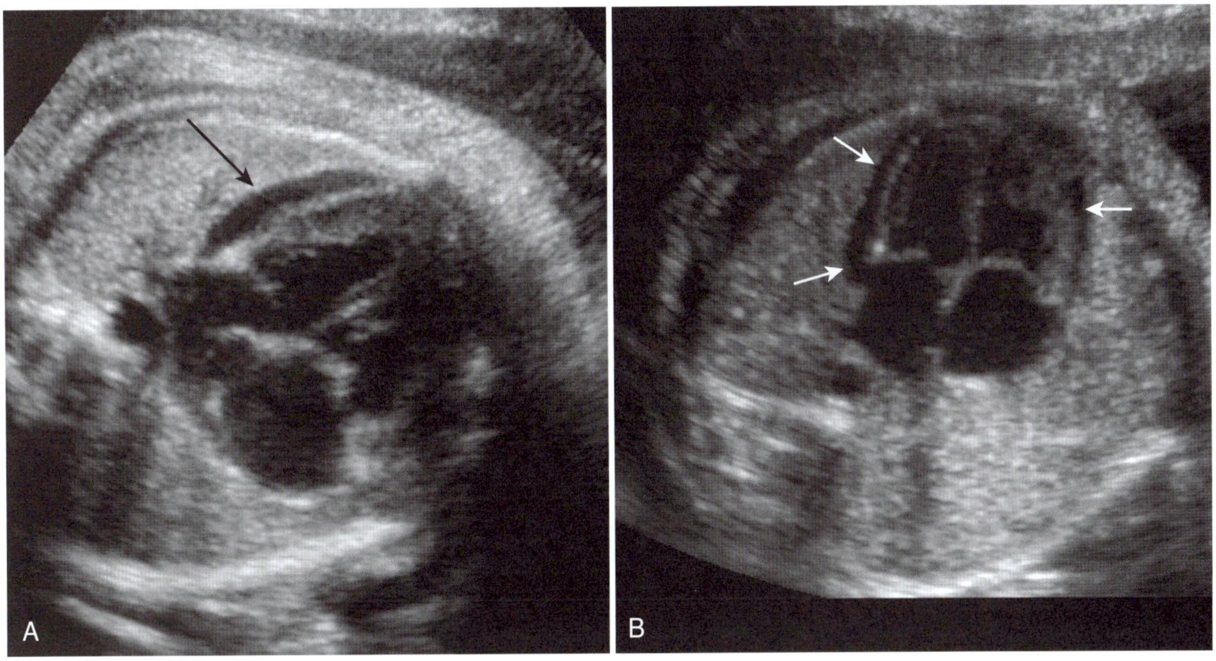

FIG. 41.8 Achado normal de pequeno volume de líquido pericárdico. (A) e **(B)** Observe a pequena borda de líquido anecoico (*setas*) em dois fetos diferentes. Ver também Vídeo 41.4.

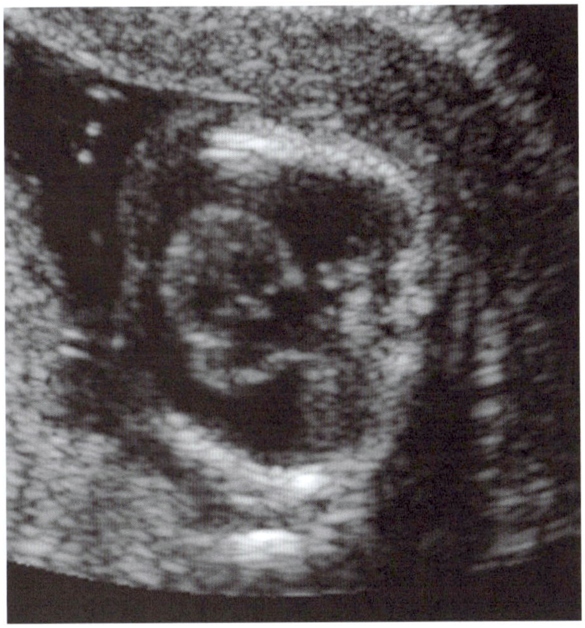

FIG. 41.9 Grande derrame pericárdico. Os pulmões estão comprimidos posteriormente e o coração parece estar "flutuando" no líquido.

Placentomegalia

O **edema da placenta** é um sinal variável e geralmente tardio na hidropisia (Fig. 41.13). A textura ultrassonográfica da placenta pode estar alterada, e seu aspecto pode ser descrito como **espessado, ecogênico, esponjoso** ou **de vidro fosco.** As dimensões da placenta, especialmente a espessura, são consideradas aumentadas acima do normal de 4 cm no segundo trimestre e 6 cm no terceiro trimestre.[11-15] Quando o edema placentário é secundário a um processo hidrópico no feto, geralmente a placenta inteira é afetada. Este achado pode ser usado para excluir as causas placentárias primárias muito raras de hidropisia (p. ex., corioangioma).

Polidrâmnio

A avaliação do líquido amniótico é descrita nos Capítulos 39 e 42. O polidrâmnio geralmente ocorre em conjunto com hidropisia (Fig. 41.14, Vídeo 41.1). Um bolsão de líquido amniótico com 8 cm ou mais, independentemente da idade gestacional, é um limiar útil de polidrâmnio. Este eleva o risco de prematuridade, que se soma à morbidade associada à hidropisia.

ETIOLOGIA

Antes da disponibilidade da imunoglobulina Rho (D), a hidropisia imune representava mais de 85% de todos os casos de hidropisia. Atualmente, a **hidropisia não imune** representa 85% dos casos. **Distribuição**, **cronologia** e **tamanho** das coleções líquidas e edema, conforme detectados pela ultrassonografia, fornecem indícios da etiologia da hidropisia. Por exemplo, na **hidropisia imune**, a ascite aparece primeiro, com edema subcutâneo surgindo somente com a piora da anemia. Coleções intratorácicas geralmente não ocorrem, ou ocorrem em um estágio avançado do processo.

De maneira geral, derrames pleurais e pericárdicos aparecem mais precocemente e de forma mais proeminente associados a patologias torácicas, enquanto ascite aparece mais cedo e predominantemente associada a anemia e patologias abdominais primárias. Ascite volumosa com hiperecogenicidade intestinal associada é típica de infecção por **parvovírus** (quando a ascite é muito tensa) ou perfuração intestinal que pode ser secundária à **peritonite meconial** (Fig. 41.15). Coleções líquidas localizadas podem progredir para hidropisia em decorrência de pressão ou de efeitos metabólicos, e, portanto, o padrão de hidropisia pode evoluir com o tempo.

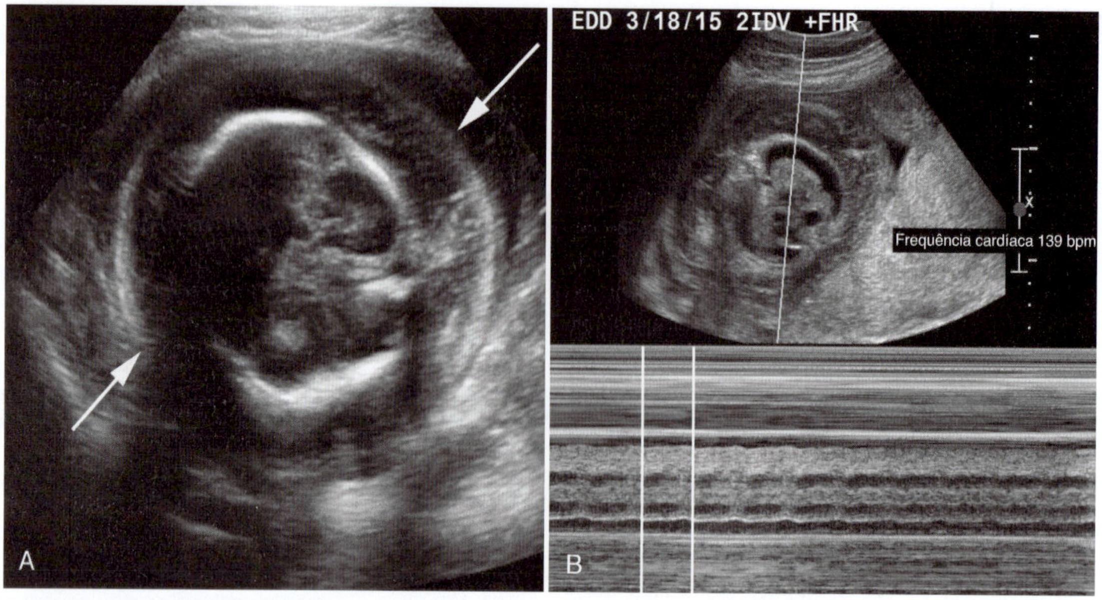

FIG. 41.10 Espessamento da pele no feto com hidropisia. (A) Vista transversal do crânio mostra a aparência edematosa acentuada da pele (*setas*). **(B)** No mesmo feto, a imagem transversal no modo M do tórax fetal mostra frequência cardíaca normal, derrames pleurais bilaterais e espessamento acentuado da pele.

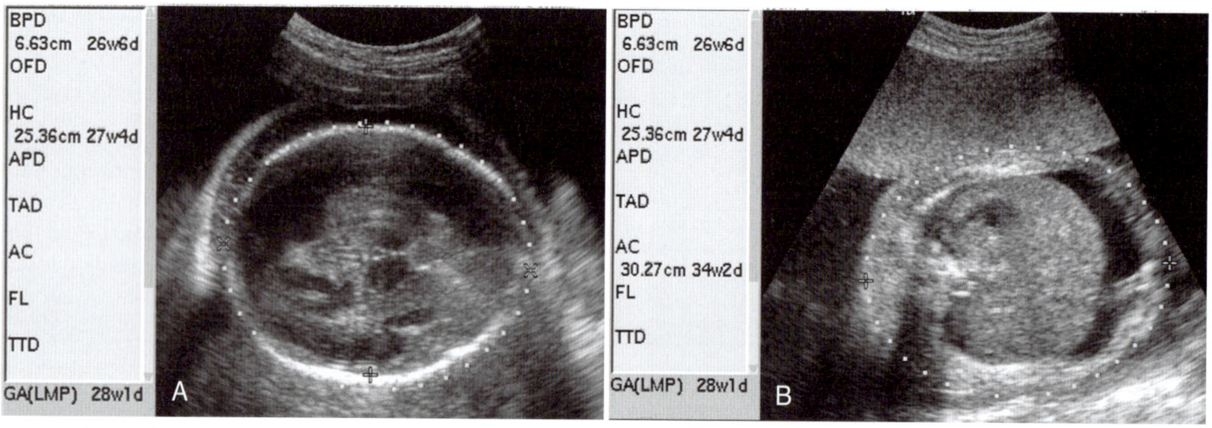

FIG. 41.11 Edema do couro cabeludo e da parede corporal é medido de maneira diferente. (A) Edema do couro cabeludo fetal. As medições da cabeça (*cursores*) são obtidas ao redor do osso, não da pele. **(B) Espessamento da parede abdominal.** Medições da parede abdominal são obtidas ao redor do abdome, incluindo o espessamento da pele. Observe que a idade gestacional é de 27 semanas de acordo com a circunferência craniana (HC), mas de 34 semanas, se apenas a circunferência abdominal (AC) for utilizada como parâmetro. *BPD*, diâmetro biparietal.

HIDROPISIA IMUNE

A hidropisia imune, ou **eritroblastose fetal**, ocorre quando uma mãe sensibilizada desenvolve anticorpos contra os eritrócitos fetais que ocasionam hemólise. Anticorpos IgG maternos circulantes cruzam a placenta e atacam os eritrócitos fetais antígeno-positivos. A maioria dos casos ainda ocorre por causa de anticorpos Rh(D). Anticorpos atípicos como Kell, Rh(C) e Rh(E), ocorrem em 1% a 2% dos indivíduos após transfusão de sangue e causam 2% dos casos de doença hemolítica no feto. O resultado consiste em anemia, eritropoese extramedular, hepatoesplenomegalia, hipoalbuminemia e insuficiência cardíaca congestiva. A hidropisia desenvolve-se quando o **déficit de hemoglobina fetal** (HbF) excede 7g/dL,[16] provavelmente em virtude da pressão oncótica reduzida secundária à hipoalbuminemia, combinada à insuficiência cardíaca de alto débito. O feto acabando desenvolvendo acidose metabólica e acidose láctica[17,18] e, uma vez ocorrida esta descompensação, a progressão da hidropisia é rápida, levando à morte fetal em 48 horas.

As causas da sensibilidade materna incluem hemorragia fetomaterna e hemorragia transplacentária. Em mulheres com tipos sanguíneos incompatíveis em relação ao feto (aloimunização Rh ou outro antígeno dos eritrócitos), podem ser produzidos anticorpos. Isso ocorre tipicamente após a primeira gestação e, portanto, afetará a segunda gestação. Outras ocasiões em que ocorre compartilhamento de sangue incluem aborto espontâneo, aborto terapêutico, amniocentese, descolamento da placenta, transfusões de sangue

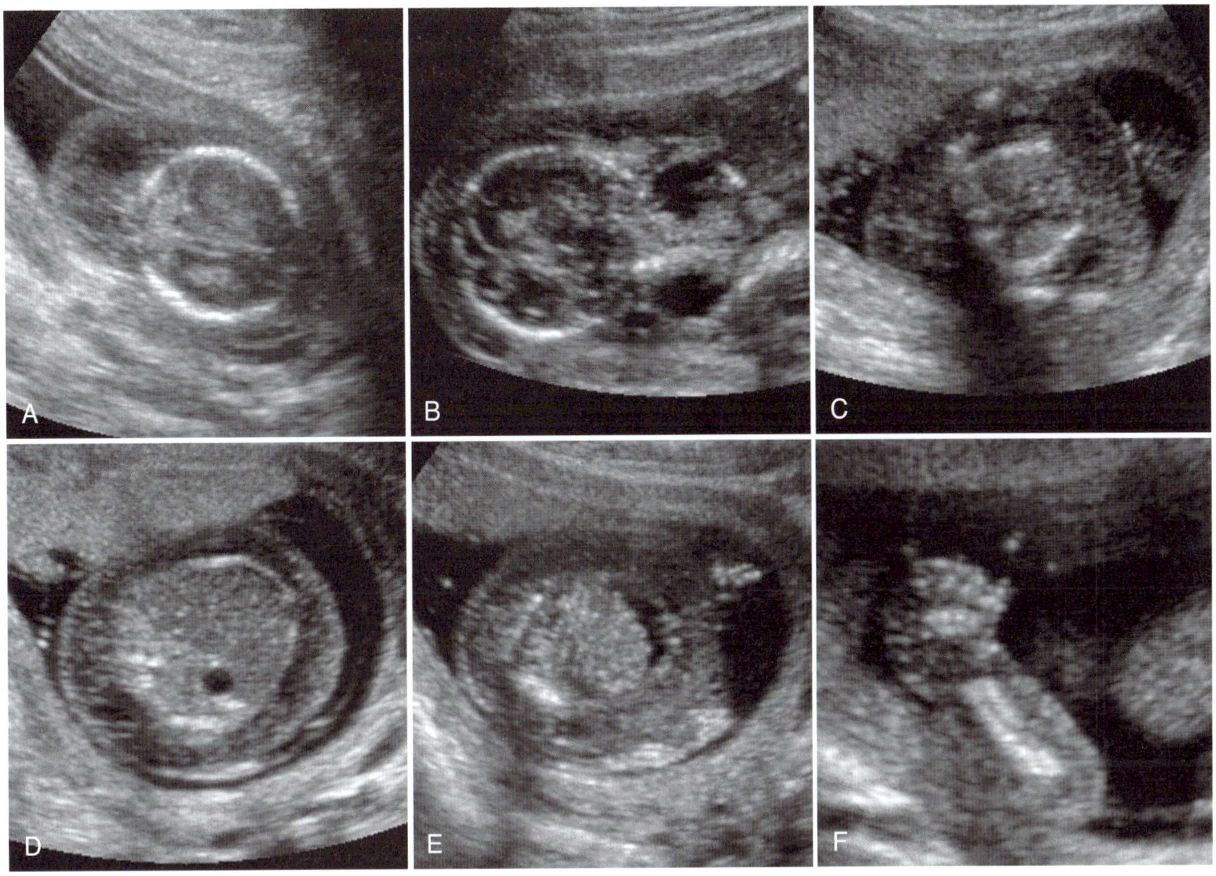

FIG. 41.12 Anasarca em feto com síndrome de Turner. (A) Vista axial do higroma cístico atrás do pescoço. **(B)** Vista coronal do edema difuso do escalpo e higroma cístico. **(C)** Vista axial do edema da parede torácica. **(D)** e **(E)** Vistas axiais do abdome mostrando edema e ascite da parede corporal. **(F)** Membro superior com anasarca também. Ver também o Vídeo 41.5 para exemplo de anasarca associada à malformação congênita das vias respiratórias pulmonares.

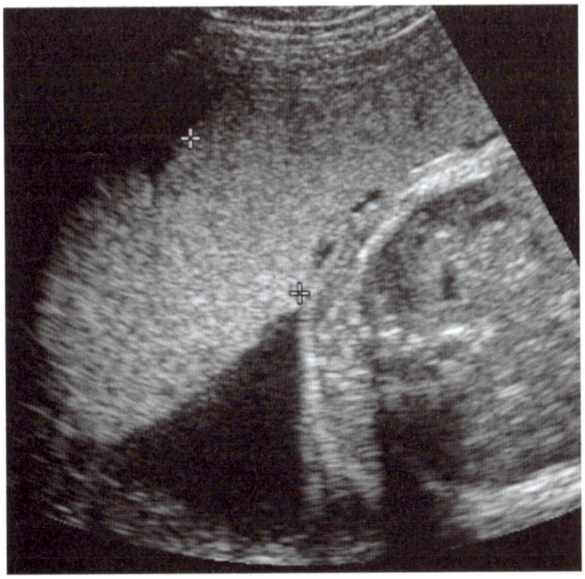

FIG. 41.13 Edema placentário. A espessura da placenta normalmente é de cerca de 1 mm por semana de idade gestacional e não deve exceder 5 cm no terceiro trimestre.

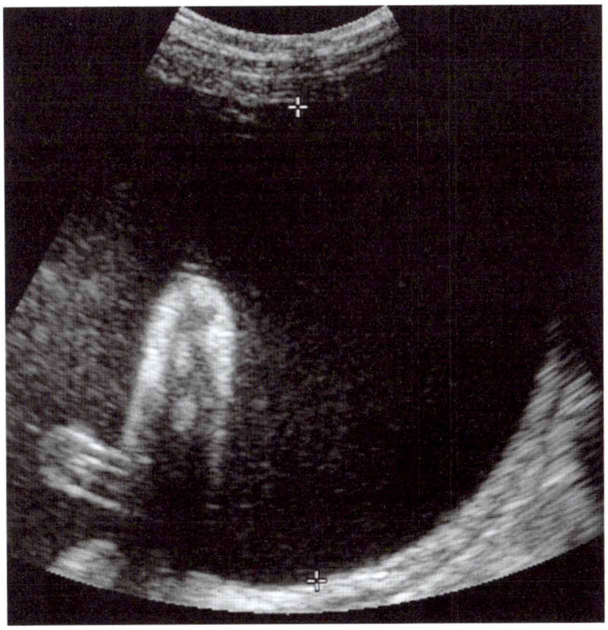

FIG. 41.14 Polidrâmnio. Um bolsão de 12 cm de líquido (*cursores*) na gestação complicada pelo feto com hidropisia.

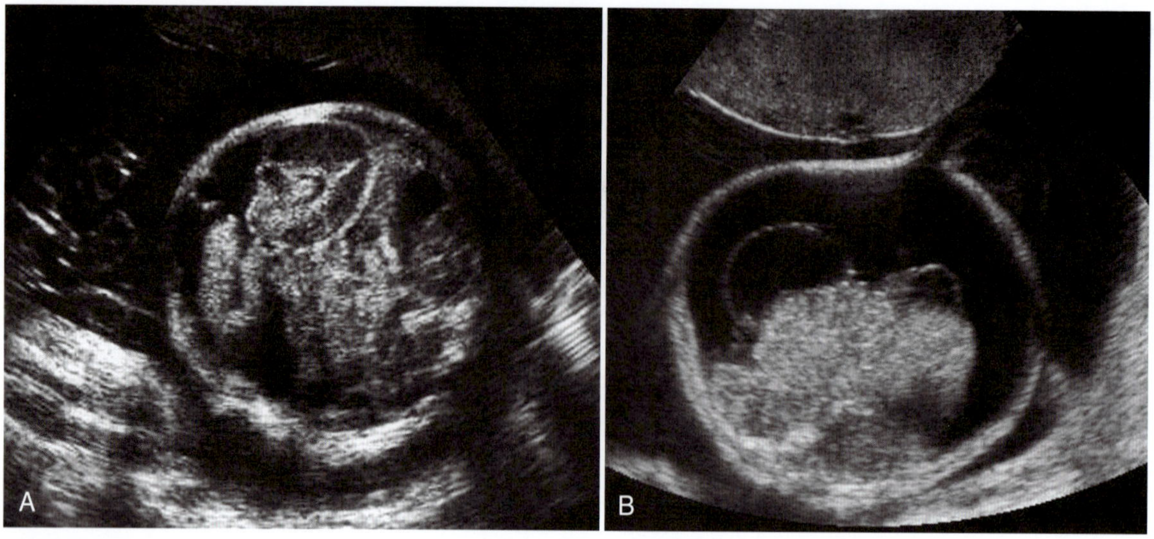

FIG. 41.15 Peritonite meconial. (A) Intestino ecogênico dilatado e emaranhado com ascite, típico de peritonite meconial. **(B)** Ascite tensa na peritonite meconial.

incompatível e hemorragia transplacentária. Uma questão adicional referente à incompatibilidade sanguínea é a **trombocitopenia aloimune fetal**.

Para evitar a sensibilização materna, é administrada uma dose de 300 mg de imunoglobulina anti-D na 28ª semana de gestação nas pacientes não sensibilizadas. Isso fornece proteção contra 30 mL de sangue fetal. Se houver suspeita de um grau maior de hemorragia fetomaterna, pode-se realizar um **teste de Kleihauer-Betke** para quantificar o sangue fetal na circulação materna para a determinação da dose necessária. Como medida profilática, imunoglobulina anti-D é administrada a mulheres Rh-negativas nas primeiras 48 horas após procedimentos fetais invasivos como amniocentese e amostragem de vilosidade coriônica.

Avaliação Não Invasiva da Aloimunização

Os fetos são rastreados quanto ao risco de aloimunização por meio de tipagem Rh dos pais. Se a mãe for Rh-negativo, o pai é rastreado. Se o pai da criança também for Rh-negativo, não é necessário triagem adicional. Se a mãe for Rh-negativa e o pai for Rh-positivo, os títulos de anticorpos maternos devem ser acompanhados. Se eles ultrapassarem 1:8, justificam-se exames adicionais. No passado, isso era feito por meio de amniocentese avaliando a densidade óptica (DO_{50}) do líquido amniótico (a hemólise aumenta a DO do líquido amniótico), e amostragem percutânea seriada de sangue do cordão umbilical (PUBS; do inglês, *percutaneous umbilical cord blood sampling*) conforme indicado para determinar o hematócrito (Ht). Atualmente, o hematócrito é inferido indiretamente a partir do estudo Doppler da artéria cerebral média (ACM), em que a **velocidade de pico sistólico** (VPS) apresenta-se elevada em casos de anemia.

Em resposta à anemia grave, a **circulação fetal torna-se hiperdinâmica** com velocidades aumentadas de fluxo sanguíneo, atribuídas ao débito cardíaco aumentado e a viscosidade diminuída do sangue fetal. Além disso, o fluxo sanguíneo na ACM pode estar ainda mais aumentado porque a circulação cerebral responde rapidamente à hipoxemia.[19] Embora a velocidade de fluxo esteja aumentada em todos os vasos fetais, a ACM é particularmente apropriada para avaliação em virtude de sua fácil visualização com o Doppler colorido (Vídeo 41.6), graças ao seu trajeto diretamente sobre a asa maior do osso esfenoide, representando mais de 80% do fluxo sanguíneo cerebral. A ACM apresenta circulação de alta impedância com fluxo anterógrado contínuo. O método do Doppler para ACM inclui encontrar o polígono de Willis, medir a onda de Doppler pulsado da ACM proximal, na base do cérebro, logo após a sua origem da artéria carótida interna (ACI) e obter uma medida da VPS com o ângulo de insonação próximo a 0 grau (Fig. 41.16B). A variabilidade intra e interobservador é baixa. A execução da técnica é importante para a obtenção de resultados acurados. Na maioria dos casos, o exame pode ser realizado em menos de 5 minutos.

Medição da Velocidade de Pico Sistólico (VPS) da Artéria Cerebral Média (ACM)

1. Obtenha um corte axial da cabeça no nível dos ossos esfenoides durante um período de repouso fetal.
2. Use a ultrassonografia com Doppler colorido para identificar o círculo de Willis com ACM em um ângulo próximo a 0 grau.
3. Ampliar imagem da ACM de tal forma que ocupe mais de 50% da imagem na tela.
4. Examine a ACM logo após sua origem da ACI em um ângulo próximo a 0 grau usando um volume de amostra de 1 a 2 mm. (Se um ângulo próximo de 0 grau não puder ser obtido, a correção do ângulo pode ser utilizada.)[20]
5. Meça o VPS.
6. Repita a coleta de dados com Doppler da ACM três vezes.
7. As repetidas devem ser semelhantes.

A VPS medida é comparada às medidas medianas relacionadas à idade gestacional. Uma medição de 1,5 múltiplo da mediana (MoM) sugere anemia grave. Em um estudo com 111 fetos com risco de anemia e 265 fetos não anêmicos, Mari et al. relataram sensibilidade de um valor único de VPS da ACM de quase 100% para anemia moderada ou grave, com uma taxa de falso-positivo de 12%.[19]

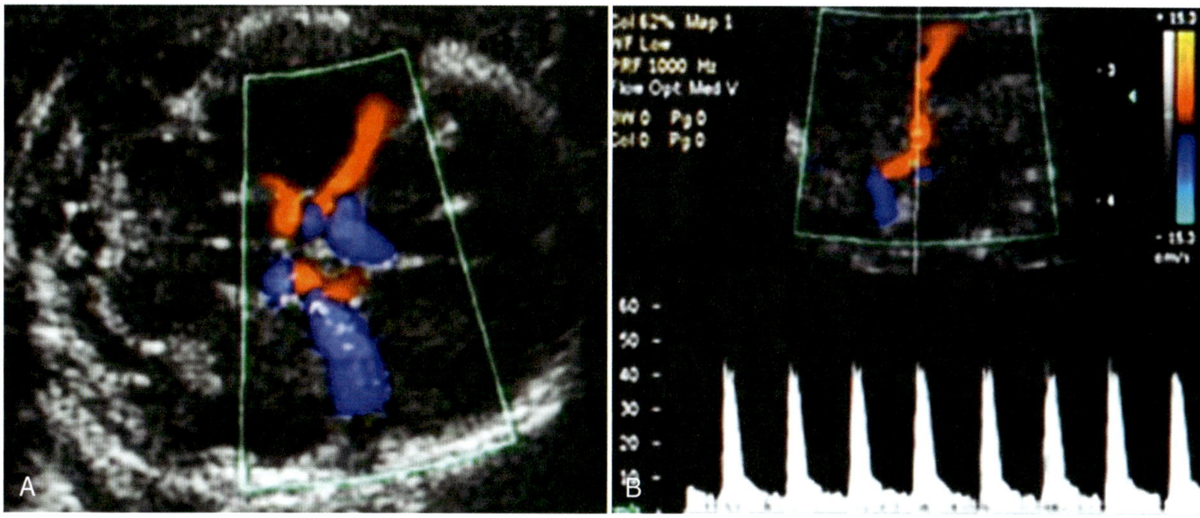

FIG. 41.16 Artéria cerebral média (ACM) na ultrassonografia com Doppler colorido. (A) Círculo de Willis. **(B)** Traçado de Doppler espectral. Observe como o volume de amostra (gate) Doppler está na ACM logo após a origem da artéria carótida interna. Observe que a ACM é examinada em um ângulo próximo de 0 grau; portanto, a velocidade está próxima da velocidade real do fluxo sanguíneo. Ver também Vídeo 41.6. (Com permissão de Mari G, Abuhamad AZ, Cosmi E, et al. Middle cerebral artery peak systolic velocity: technique and variability. J Ultrasound Med. 2005;24:425-430.[229])

Em 2009, Pretlove et al.[21] publicaram uma metanálise (que incluiu dados agrupados de nove estudos) relacionada ao valor diagnóstico dos estudos de fluxo da ACM com Doppler para determinação de anemia fetal. Anemia grave foi detectada com sensibilidade e especificidade de 75% e 91%, respectivamente. O uso das tendências da VPS da ACM (em oposição a uma única medida) pode diminuir a taxa de falso-positivo para menos de 5%.[22]

A cronologia do acompanhamento da VPS da ACM depende da história prévia, da idade gestacional e do nível de MoM da VPS da ACM. O acompanhamento deve começar quando a gestação está avançada o suficiente para que um procedimento de amostragem de sangue fetal ou transfusão intrauterina possa ser tecnicamente completado, geralmente após a 18ª semana gestacional. Após 24 semanas de gestação, o exame de rotina geralmente é realizado semanalmente, mas pode ser executado com maior frequência se houver níveis mais altos de MoM ou outros achados de ultrassonografia anormais sugestivos de anemia.[23]

A velocidade de pico sistólico da artéria cerebral média (VPS da ACM) está aumentada **em fetos com restrição do crescimento intrauterino**, portanto, nem todos os fetos com VPS da ACM elevada têm anemia. Um sinal variável de anemia no feto é **hepatoesplenomegalia**. O fígado fetal e o baço aumentam de tamanho por causa de sua produção elevada de eritrócitos. No entanto, o feto pode ser capaz de compensar a degradação das hemácias e, nesses casos, apresentar fígado e baço grandes, mas não necessariamente apresentaria anemia grave. Por outro lado, a degradação mais rápida das hemácias inviabiliza a adaptação do feto à hemólise. Portanto, a anemia pode se desenvolver sem hepatoesplenomegalia.[24,25]

A ultrassonografia com Doppler da ACM pode auxiliar no tempo de um segundo procedimento de transfusão fetal,[26] mas a necessidade de transfusões subsequentes é melhor prevista pela estimativa da diminuição do hematócrito fetal ao longo do tempo.[27]

A hidropisia imunológica é uma indicação para **coleta de sangue** e transfusão fetal de urgência. O uso de dados de VPS da ACM possibilita a realização da PUBS quando houver necessidade de transfusões intrauterinas.[19,28,29] Em um estudo de 80 fetos com hidropisia secundária à anemia, quando a hidropisia era leve antes do tratamento (apenas uma borda fina de ascite, com ou sem derrame pericárdico), a hidropisia foi revertida em 88%; quando a hidropisia era grave antes do tratamento, a hidropisia foi revertida em apenas 65%. Isso ressalta a importância do tratamento precoce em casos de suspeita de anemia. Após a reversão da hidropisia, a taxa de sobrevida foi de 98%.[30]

Deve-se reconhecer que a hidropisia imune, mesmo sem tratamento, não é uniformemente letal e pode desaparecer espontaneamente, sobretudo se a hidropisia for leve, e uma infecção como causada por parvovírus é autolimitada. As complicações da transfusão de anemia fetal são detalhadas mais adiante neste capítulo e incluem morte intrauterina, parto prematuro, hemorragia intracraniana e retardo do desenvolvimento pós-natal.

HIDROPISIA NÃO IMUNE

A hidropisia não imune ocorre em 1:1.500 a 1:4.000 gestações. Ela é um achado patológico comum em abortos espontâneos nos primeiro e no segundo trimestres. A etiologia varia geograficamente e de acordo com a idade gestacional. Na América do Norte e Europa, a maioria dos casos é de origem cardiovascular (20%), hematológica (9%), infecciosa (7%) ou cromossômica (13%; geralmente síndrome de Turner; trissomias do 18 e do 21) (Tabela 41.1).[4] No Sudeste Asiático, no entanto, a **α-talassemia** homozigota é uma causa comum;[31] nessa região, 5% a 15% da população é portadora de α-talassemia. A hidropisia não imune na α-talassemia homozigota é responsável por 25% das mortes perinatais no Sudeste Asiático.

Fisiopatologia

A hidropisia não imune representa a fase terminal de muitas condições e é frequentemente multifatorial. A fisiopatologia da hidropisia pode envolver pressão hidrostática aumentada, insuficiência cardíaca de alto débito, baixa pressão oncótica do plasma, aumento da permeabilidade capilar, obstrução do fluxo linfático, ou uma combinação desses fatores (Fig. 41.17). Coleções líquidas podem resultar da redistribuição dos líquidos corporais fetais entre os compartimentos intravascular, intracelular e intersticial, secundariamente a desequilíbrio da ultrafiltração capilar e do retorno líquido intersticial.[32]

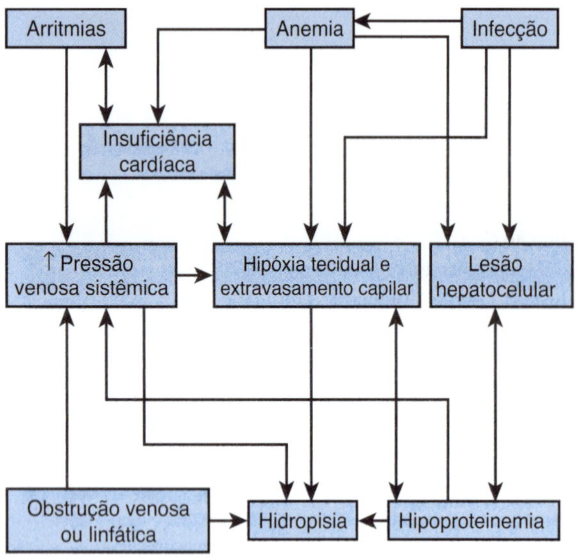

FIG. 41.17 Patogênese da hidropisia.

Hipóxia e insuficiência circulatória podem resultar em lesão capilar que desencadeia perda de proteína e líquido plasmático do compartimento intravascular.

Diversos fatores predispõem a edema no feto em comparação ao período pós-natal. Tanto o compartimento líquido corporal total quanto o compartimento líquido extracelular são proporcionalmente maiores no feto, particularmente em idades gestacionais mais iniciais. A pressão coloidosmótica é mais baixa devido às concentrações mais baixas de albumina. A elevada complacência do espaço intersticial facilita o acúmulo de grandes volumes de líquido. Muitos casos de hidropisia fetal, especialmente aqueles com um componente cardíaco, resultam de aumento na pressão venosa sistêmica, ao qual o feto é particularmente sensível. No feto, há um movimento de líquido do espaço intravascular para o extravascular. Volumes cinco vezes maiores de líquido são removidos pelos linfáticos em modelos animais fetais em comparação aos adultos. Assim, pequenas elevações na pressão venosa sistêmica (2 a 3 mmHg) no feto conseguem reduzir substancialmente o fluxo linfático e impulsionar grandes volumes de líquido para o espaço extracelular. Este processo é ainda mais intensificado pela permeabilidade relativamente maior dos capilares fetais à proteína. O feto é, portanto, muito suscetível a pequenas elevações da pressão venosa por várias causas, todas resultando em hidropisia.[16,17,33]

Causas e Associações

A hidropisia não imune é desencadeada mais comumente por uma etiologia **fetal**, mas também pode ser causada por fatores maternos ou placentários. Causas **maternas** (como diabetes melito descompensado) são raras e devem ser diferenciadas das complicações maternas, que são secundárias à hidropisia fetal (chamadas **síndrome "espelho"** porque desenvolve-se edema na mãe por causa do feto hidrópico, "refletindo" a condição no feto).[34,35] Tireotoxicose materna pode causar hipertireoidismo fetal e hidropisia fetal, com potencial de resolução da hidropisia após tratamento com fármacos antireoidianos.[36] Causas **placentárias**, como **corioangioma** e outros desvios vasculares, são relativamente raras e geralmente estão associadas a estados de insuficiência de alto débito e, em alguns casos, anemia fetal.[37,38] O corioangioma precisa ser grande (> 4 a 5 cm) para provocar comprometimento hemodinâmico. Eles podem ser tratados por *laser*, ablação por radiofrequência e/ou aplicação de clipe cirúrgico.[39] As causas metabólicas fetais são raras, mas importantes, porque o diagnóstico pode levar ao tratamento neonatal apropriado e ao aconselhamento adequado dos pacientes em relação ao risco de recorrência.

Um esquema de classificação das causas fetais está apresentado na Tabela 41.1 e há alguma superposição nos agrupamentos, dos quais alguns podem representar associações em vez de etiologias.

Anormalidades Cardiovasculares

As anormalidades cardiovasculares estruturais (Fig. 41.18) constituem a etiologia da hidropisia em até 40% dos casos.[4] No entanto, a hidropisia é uma rara complicação de anormalidade cardíaca *isolada* porque o feto possui fluxo circulatório paralelo. Nas anormalidades cromossômicas, por exemplo, outros fatores com ou sem anormalidade cardíaca acarretam hidropisia.

As lesões cardíacas do lado direito, quer obstrutivas, como **atresia pulmonar** ou **tricúspide**, ou lesões estruturais que resultam em sobrecarga de volume ou sobrecarga de pressão atrial direita, como **regurgitação mitral**, podem resultar em insuficiência cardíaca congestiva e hidropisia.[40,41] Lesões obstrutivas do lado esquerdo, como **estenose aórtica**, **estenose mitral** e **coarctação da aorta**, podem resultar em um coração esquerdo hipoplásico, causando fluxo sanguíneo aumentado através do ventrículo direito fetal, o que pode resultar em hidropisia.[42] O prognóstico da hidropisia fetal não imune causada por anormalidades estruturais cardíacas é ruim, com uma taxa combinada de mortalidade fetal e infantil de 92%, em grande parte devido à gravidade dos defeitos cardíacos que causam insuficiência cardíaca congestiva intrauterina.[43] Alguns fetos com anomalias cardíacas estruturais também apresentam distúrbios de ritmo, o que contribui para o mau prognóstico. Em um estudo de 301 fetos com defeitos septais atrioventriculares (AV), hidropisia fetal, juntamente com **bradicardia** por disfunção do nó sinusal ou **bloqueio atrioventricular (BAV) completo**, foi associada a desfecho ruim.[44]

Tumores Cardíacos. Tumores cardíacos são uma causa rara de hidropisia fetal.[45-50] A hidropisia pode ser causada por diversos mecanismos, dependendo da localização, do tamanho e do número

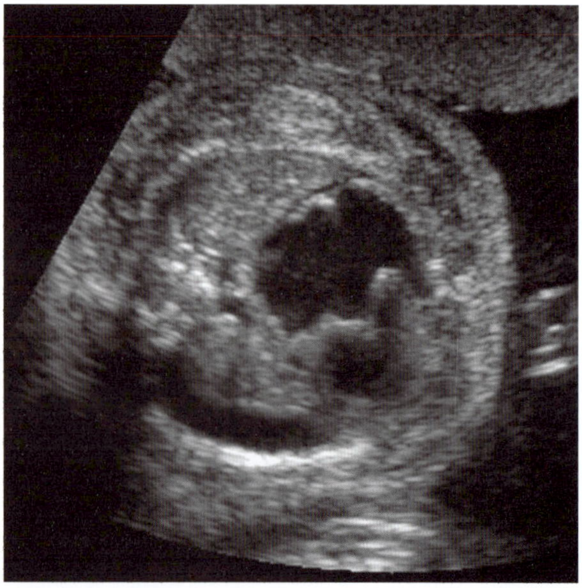

FIG. 41.18 Hidropisia secundária à anormalidade cardíaca estrutural. Observe o aumento anormal do coração, efusões pleurais e espessamento da pele.

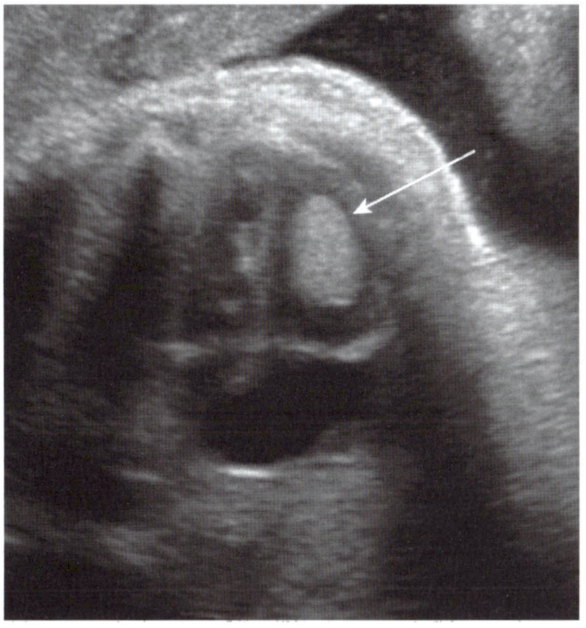

FIG. 41.19 Rabdomioma cardíaco. Observe a lesão ecogênica (*seta*) adjacente ao miocárdio.

de tumores. Lesões cardíacas podem causar obstrução ao fluxo sanguíneo e alteração da função da valva AV e podem levar a arritmia, tamponamento cardíaco, derrame pericárdico e hidropisia.[47-49]

Rabdomiomas são o tipo mais comum de tumor cardíaco fetal, e são vistos em associação com **esclerose tuberosa** em mais de 80% dos casos.[50] Os rabdomiomas também são os tumores cardíacos que mais comumente causam hidropisia. De modo geral, esses tumores são múltiplos, bem circunscritos, hiperecoicos, homogêneos e comprometem principalmente o miocárdio ventricular[48] (Fig. 41.19). Os rabdomiomas tendem a crescer durante a segunda metade da gravidez,[51] de modo que a maioria é diagnosticada durante o segundo e o terceiro trimestres.

Teratomas intrapericárdicos são raros, geralmente aparecendo como massas císticas e sólidas fora das cavidades cardíacas, originários do pericárdio. Os teratomas podem ser maiores que o coração, e o crescimento rápido do tumor dentro do espaço pequeno e confinado pode resultar em derrame pericárdico e hidropisia como resultado de compressão cardíaca.[52,53] Foi relatada drenagem de líquido pericárdico associada a teratoma intrapericárdico, com resolução da hidropisia associada.[54,55] Frequentemente, é necessário mais de um procedimento de drenagem.[56] Às vezes, coloca-se um *shunt* se o líquido reacumular rapidamente após a drenagem. A drenagem de edema pericárdico secundário a teratoma intrapericárdico geralmente resulta em nascimento vivo após a 32ª semana de idade gestacional.

Arritmias. As arritmias associadas à hidropisia são mais frequentemente **taquiarritmias** ($\geq$ 200 bpm) e, menos frequentemente, bradiarritmias. O diagnóstico é importante, porque o tratamento consegue reverter a hidropisia. É importante evitar parto prematuro; o tratamento de um feto hidrópico prematuro é difícil. As taquiarritmias fetais consistem mais frequentemente em **taquicardias supraventriculares** (TSV, que inclui **fibrilação/palpitação atrial**)[58] (Fig. 41.20). O prognóstico para um feto com arritmia isolada é favorável, com probabilidade de 95% de sobrevida.[59] Todavia, quando ocorre hidropisia (41% nessa série) com arritmia isolada, a sobrevida cai para 73%.[58] Ao se estudar neonatos com TSV fetal, a maioria dos casos resulta de circuitos de reentrada.[60] Se a TSV for de duração limitada, normalmente não há consequências para o feto. No entanto, se a TSV for contínua, pode haver o desenvolvimento de hidropisia. A presença de hidropisia nesses casos é associada ao controle antiarrítmico pré-natal mais difícil da taquicardia e mortalidade mais alta. Controle pré-natal da taquicardia foi obtido em 83% dos fetos não hidrópicos tratados em comparação a 66% dos fetos hidrópicos tratados.[58]

O tratamento da taquiarritmia é quase sempre realizado via transplacentária; o fármaco é administrado à gestante, cruzando a placenta e entrando na circulação fetal. Raramente é necessária administração fetal direta.[31] Atualmente, não há consenso sobre o

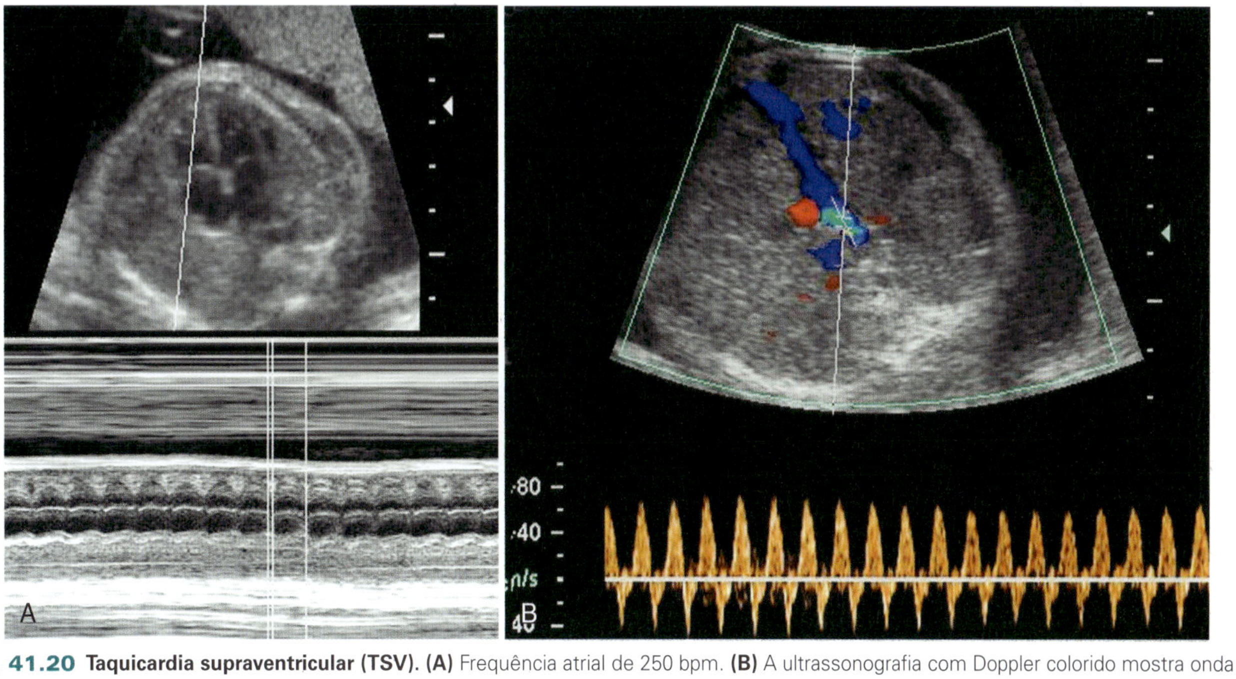

FIG. 41.20 Taquicardia supraventricular (TSV). (A) Frequência atrial de 250 bpm. **(B)** A ultrassonografia com Doppler colorido mostra onda do ducto venoso com TSV.

tratamento de primeira linha da TSV. Em um relatório, flecainida e digoxina foram ligeiramente mais eficazes que o sotalol.[61] Terapias combinadas (amiodarona/digoxina, amiodarona/flecainida, sotalol/digoxina e sotalol/flecainida) foram relatadas como efetivas quando agentes únicos falharam.[62] O tratamento para TSV foi descrito desde a 13ª semana gestacional.[63] O prognóstico no quadro de taquiarritmia fetal depende de vários fatores, incluindo tipo e duração da arritmia, existência de anomalias cardíacas estruturais, idade gestacional e resposta à terapia intrauterina.[64]

Em casos raros de TSV e hidropisia, o parto pré-termo (se em idade gestacional suficiente) pode ser a melhor opção, permitindo o tratamento direto da taquiarritmia. Novamente, no entanto, o tratamento de um neonato prematuro hidrópico é difícil e, portanto, o parto prematuro geralmente não é indicado.

Bloqueio atrioventricular. O BAV congênito é um defeito cardíaco raro de condução, que ocorre em 1 em 15.000 a 1 em 20.000 nascidos vivos. Em fetos com BAV congênito a hidropisia resulta de uma combinação de baixo débito cardíaco, frequência cardíaca lenta e lesão estrutural, se presente. O aumento da pressão venosa associado à baixa pressão oncótica coloide desencadeia edema. Como aproximadamente um terço dos fetos com BAV congênito apresenta defeitos cardíacos estruturais associados, uma avaliação ecocardiográfica fetal detalhada é sempre recomendada.

No BAV isolado, é comum a doença reumatológica materna. O teste sorológico materno para anticorpos anti-Ro/La justifica-se porque a passagem transplacentária de autoanticorpos maternais anti-Ro e anti-La é observada em 95% dos casos de BAV congênito fetal.[65] Esses anticorpos atravessam a placenta a partir de 16ª semana gestacional e iniciam lesão inflamatória no sistema de condução fetal e no miocárdio.[66,67] A hidropisia se desenvolve na presença de frequência ventricular inferior a 60 bpm (cerca de 40% dos casos com BAV isolado)[68,69] e apresenta taxa de mortalidade de 25% a 100%.[68,70] O tratamento pode ser realizado com esteroides e plasmaferese,[71-75] mas a eficácia desse tratamento não está bem estabelecida. O marca-passo epicárdico pode ser colocado ao nascimento.[76]

Embora 95% das mães apresentem teste positivo para anticorpos anti-Ro/La, menos de 5% dessas gestantes apresentavam sinais e sintomas da doença do tecido conjuntivo por ocasião do diagnóstico de BAV fetal.[65]

Quando anormalidades estruturais acompanham o BAV, os fetos hidrópicos apresentam uma taxa combinada de mortalidade fetal e neonatal de 83% a 100%.[65,69] Jaeggi et al.[65] relataram 29 casos de BAV congênito isolado pré-natal; seis fetos apresentaram hidropisia: dois morreram no período pré-natal e quatro morreram no período neonatal.[65] Nesses casos, o uso de corticosteroides durante a gestação não reverteu a hidropisia ou reduziu a gravidade do BAV. Além da hidropisia, outros fatores de mau prognóstico incluem **fibroelastose endocárdica** com disfunção ventricular e doença cardíaca estrutural coexistente.[68]

Diminuição da Função Miocárdica. As **cardiomiopatias** podem ser classificadas como primárias ou secundárias ou por uma avaliação ecocardiográfica como **dilatadas** ou **hipertróficas**. As cardiomiopatias fetais **primárias** podem ter causas intrínsecas (p. ex., disfunções de um único gene, distúrbios mitocondriais, anormalidades cromossômicas, α-talassemia) ou causas extrínsecas, como infecção, doença materna (autoanticorpos ou diabetes insulinodependente) e síndrome de transfusão gemelar. As cardiomiopatias fetais **secundárias** estão associadas a distúrbios cardíacos estruturais ou funcionais (Vídeo 41.7) e estados de alto débito.[77]

Anormalidades Cervicais

Massas cervicais como **teratomas** e **linfangiomas** podem causar hidropisia fetal por compressão ou de insuficiência cardíaca de alto débito (Fig. 41.21). Um **higroma cístico** (líquido na parte posterior do pescoço) pode indicar uma anormalidade cromossômica (p. ex., 45,XO) ou de outra natureza. De 42 fetos com higroma cístico do primeiro trimestre, 14 desenvolveram hidropisia posteriormente na gravidez. Cada um deles apresentou uma medida da **translucência nucal** de 3 mm ou maior por ocasião do diagnóstico de higroma

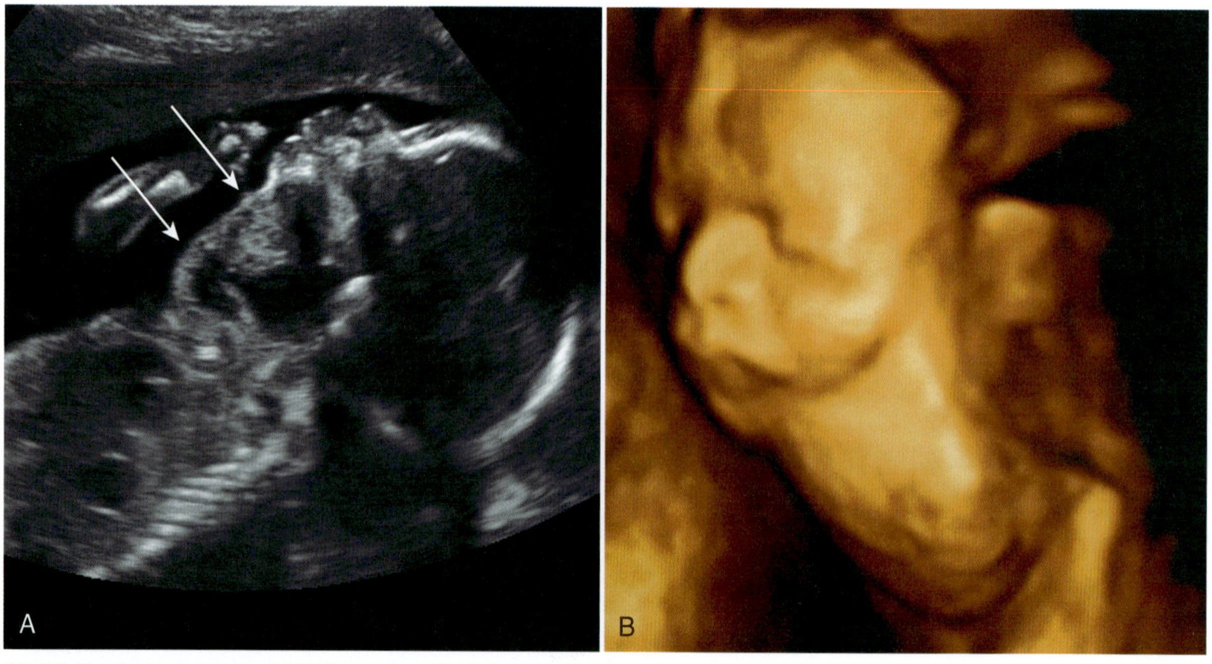

FIG. 41.21 Teratoma do pescoço. (A) Ultrassonografia sagital com face para cima; massa (*setas*) eleva o queixo. **(B)** Ultrassonografia tridimensional mostra a relação da massa com a face.

cístico.[78] Para fetos com hidropisia no primeiro trimestre, todos apresentaram aumento da translucência nucal.[79]

Anomalias do Tórax

Hidropisia pode resultar da obstrução do retorno venoso ou linfático devido a desenvolvimento insatisfatório, compressão, angulação ou tamponamento cardíaco. **Massas mediastinais, derrames pleurais** e **hérnias diafragmáticas** podem causar hidropisia não imune por mecanismos semelhantes.[80]

Estima-se que a incidência de **hidrotórax fetal** seja de 1:15.000 gestações. O hidrotórax isolado é causado mais frequentemente por **quilotórax congênito**, uma anormalidade linfática primária. O acúmulo de líquido no espaço pleural pode levar à hipoplasia pulmonar, compressão cardíaca e obstrução do retorno venoso, com subsequente desenvolvimento de hidropisia e compressão do esôfago, acarretando polidrâmnio. Caso não seja tratado, a taxa de mortalidade perinatal é de 22% a 53%.[81-85] Malformações associadas (≈ 25% dos casos) e aneuploidia (≈ 7%) pioram o desfecho.[84-87]

Na ausência de hidropisia, os fetos com hidrotórax isolado têm um prognóstico tão bom que não se indica tratamento pré-natal invasivo.[82,88] No entanto, quando há o desenvolvimento de hidropisia, o resultado sem intervenção é muito ruim. Em um grande estudo, a mortalidade pré-natal no grupo hidrópico foi de 69%, apesar das intervenções pré-natais em alguns dos casos.[84]

Uma massa pulmonar ecogênica geralmente consiste em **malformação congênita das vias respiratórias pulmonares** (MCVRP), incluindo o que previamente denominava-se "malformação adenomatoide cística congênita"; **sequestro broncopulmonar** (SBP), enfisema lobar ou, raramente, **síndrome de obstrução da via respiratória alta congênita**. A maioria dos casos de MCVRP, independentemente de seu tamanho, regride espontaneamente pelo menos em parte durante o terceiro trimestre, e apenas uma minoria se torna hidrópica. Massas pulmonares focais podem acarretar derrame pleural ipsilateral (Fig. 41.22; ver também Fig. 41.7), deslocamento mediastinal e, finalmente, hidropisia. No entanto, a hidropisia pode não ser causada apenas pelo deslocamento do mediastino, mas também por falha cardíaca de alto débito devido à derivação que pode ocorrer em uma artéria sistêmica anômala e à drenagem venosa através de veias pulmonares ou sistêmicas.[89]

Em um relatório de 67 casos de massas pulmonares, apenas 7% desenvolveram hidropisia.[90] De 134 fetos com MCVRP encaminhados aos dois centros cirúrgicos fetais nos Estados Unidos, 101 foram acompanhados com expectativa, e todos os 25 fetos hidrópicos morreram, ao passo que todos os 76 fetos não hidrópicos sobreviveram,[91] sugerindo que a cirurgia fetal pode ser considerada para casos hidrópicos. Na ausência de hidropisia, e desde que não haja outras anomalias, a sobrevida nesses casos é virtualmente de 100%.[92,93]

Quando um feto com MCVRP desenvolve hidropisia, o prognóstico é ruim, e a intervenção pré-natal geralmente é aconselhável. A intervenção pode ser na forma de descompressão por aspiração (Fig. 41.22), *shunt* ou por cirurgia fetal a céu aberto. Uma metanálise realizada em 2006 mostrou que a colocação de derivação (shunt) na MCVRP melhorou a sobrevida de fetos com hidropisia, ao contrário da ausência de efeito na sobrevida de fetos com massas torácicas sem hidropisia.[94] Os preditores pré-natais de progressão para hidropisia incluem uma combinação de componentes micro e macrocísticos e uma razão grande de volume da massa para o pulmão normal (> 1,6).[95] No caso de fetos sem cisto dominante e razão de volume de MCVRP inferior a 1,6, 97% não evoluíram para hidropisia, enquanto no grupo com razão de volume superior a 1,6, 75% evoluíram para hidropisia.[95] O sucesso da cirurgia fetal a céu aberto em casos de MCVRP é variável, entre 29% e 62%. A aspiração pré-natal de uma MCVRP macrocística é, às vezes, um tratamento efetivo,[95] mas frequentemente há rápido reacúmulo dos cistos. Em casos com rápido reacúmulo de líquido, a derivação (*shunt*) toracoamniótica pode ser uma abordagem melhor.[96] A sobrevida após o *shunt* está correlacionada à idade gestacional ao nascimento, à redução percentual no tamanho da lesão e à resolução da hidropisia.[97] A administração de esteroides à gestante também pode ser útil.[98]

Embora hidropisia fetal não imune raramente ocorra em casos de SBP, ela está associada a elevada taxa de mortalidade perinatal e à grave insuficiência respiratória no neonato.[99,100] No entanto, os neonatos com SBP e hidropisia podem sobreviver.[101] Diferentes estratégias de tratamento intrauterinas têm sido propostas, como a derivação toracoamniótica do edema pleural,[102-105] toracentese e furosemida e digoxina por via intravascular,[106] ablação por álcool do pedículo vascular com colocação de um *shunt*,[107] ablação da artéria sistêmica normal da aorta,[108,109] e cirurgia fetal a céu aberto.[99]

Na síndrome de obstrução da via respiratória alta congênita, o mecanismo da hidropisia é secundário à compressão cardíaca e de grandes vasos pelos pulmões fetais aumentados.[110]

Procedimentos de Drenagem Pleural. Aneuploidia é encontrada em cerca de 6% dos casos de quilotórax e deve ser descartada.[111] Grandes derrames isolados podem ser drenados inicialmente usando uma agulha fina e o líquido enviado para contagem de linfócitos (> 80% de linfócitos na ausência de infecção é diagnóstico de quilotórax),[112] cariótipo rápido, proteína, corpos de inclusão e estudos de infecção. Essa manobra também avalia a capacidade dos pulmões em re-expandir e pode ocasionalmente ser terapêutica. As efusões com reacúmulo rápido podem ser submetidas a vários procedimentos de drenagem ou colocação de derivação.[82,113] Com o tratamento, a taxa de sobrevida é superior a 60%.[114] Para grandes efusões que ocorrem no final da gestação, a drenagem terapêutica imediatamente antes do parto facilita a reanimação neonatal.[115] Em uma revisão retrospectiva de 2015 de fetos com lesão pulmonar congênita ou derrame pleural que foram submetidos à colocação de *shunt*, 97 *shunts* foram colocados em 75 fetos. A idade gestacional média na colocação do *shunt* e no parto foi de 25 e 35 semanas, respectivamente. A colocação de *shunt* resultou em uma redução de 55% ± 21% no volume macrocístico da lesão pulmonar e drenagem parcial ou completa da lesão pleural em 29% e 71% dos fetos. Sessenta e nove por cento dos fetos apresentaram hidropisia, que se resolveu após a colocação do *shunt* em 83%. A sobrevida foi de 68%, o que se correlacionou com a idade gestacional ao nascimento, a redução percentual no tamanho da lesão, os efeitos pleurais unilaterais e a resolução de hidropisia.[97]

Anomalias Gastrointestinais

As anomalias do sistema digestório provocam, tipicamente, ascite isolada em vez de hidropisia. Se houver obstrução local de drenagem linfática e venosa, como as originadas de obstrução, volvo ou onfalocele, a hidropisia pode ocorrer em casos raros. Massas abdominais presumivelmente atuam por compressão do retorno venoso, embora hipoproteinemia ou comunicação AV também possam desempenhar um papel em sua etiologia.

A **peritonite meconial** associa-se à **fibrose cística** em 70% dos casos. A ruptura intestinal resulta em peritonite química estéril, frequentemente com ascite[116] (Fig. 41.23; ver também Fig. 41.15). A ascite pode ser anecoica ou heterogênea na US, e a sua aparência pode mudar com o tempo. O intestino geralmente apresenta uma

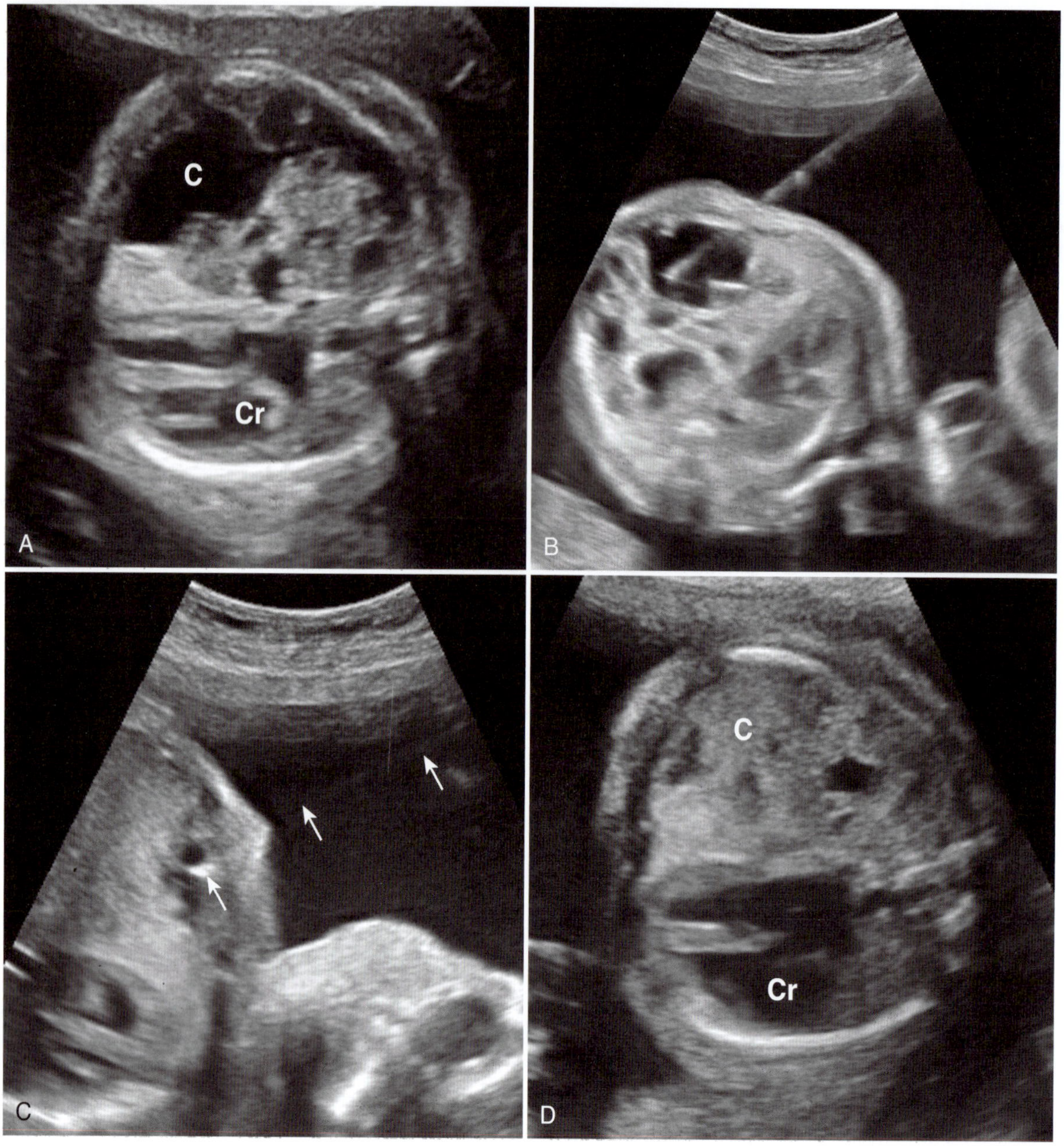

FIG. 41.22 Drenagem de malformação das vias respiratórias pulmonares macrocística congênita com desvio mediastinal e hidropisia incipiente. **(A)** A imagem mostra um cisto no cisto (*C*) com desvio mediastinal do coração (*Cr*). **(B)** A imagem mostra agulha no maior cisto. **(C)** A imagem mostra diminuição do tamanho do cisto. A agulha pode ser visualizada (*setas*). **(D)** Ao término do procedimento, o coração (*Cr*) fica menos comprimido e a massa torácica ecogênica (*C*) ainda pode ser observada, mas o grande cisto não existe mais.

aparência agrupada ou indistinta, e podem ser visíveis áreas de calcificação. Se este diagnóstico for suspeitado, deve-se oferecer aos pais o teste para as mutações mais comuns de fibrose cística.

Anomalias do Sistema Urinário

As anomalias do sistema urinário são causas raras de hidropisia. A nefrose congênita pode acarretar proteinúria significativa e hipoalbuminemia como etiologia da hidropisia.[117] A ruptura da bexiga urinária pode originar ascite urinária, mas raramente hidropisia (Fig. 41.24).

Displasia Linfática

A displasia linfática congênita pode ser a origem de muitos casos de hidropisia que não têm uma causa óbvia. Bellini et al.[118] constataram que seis neonatos com hidropisia de causa não identificada apresentavam displasia linfática.

Gêmeos Monocoriônicos

Gêmeos apresentam incidência aumentada de hidropisia secundária a maior incidência de anomalias congênitas e secundárias a complicações associadas à placenta monocoriônica: **síndrome da transfusão fetofetal** (STFF) e **gêmeos acárdicos**. Esses distúrbios são descritos em detalhes no Capítulo 32. A classificação de Quintero da STFF tem, como estágio IV, hidropisia de um ou ambos os gêmeos.[119] O **gêmeo receptor** apresenta elevação do débito cardíaco e da pressão sanguínea como resultado do desvio de sangue através das anastomoses AV. Inicialmente, o aumento da carga de trabalho

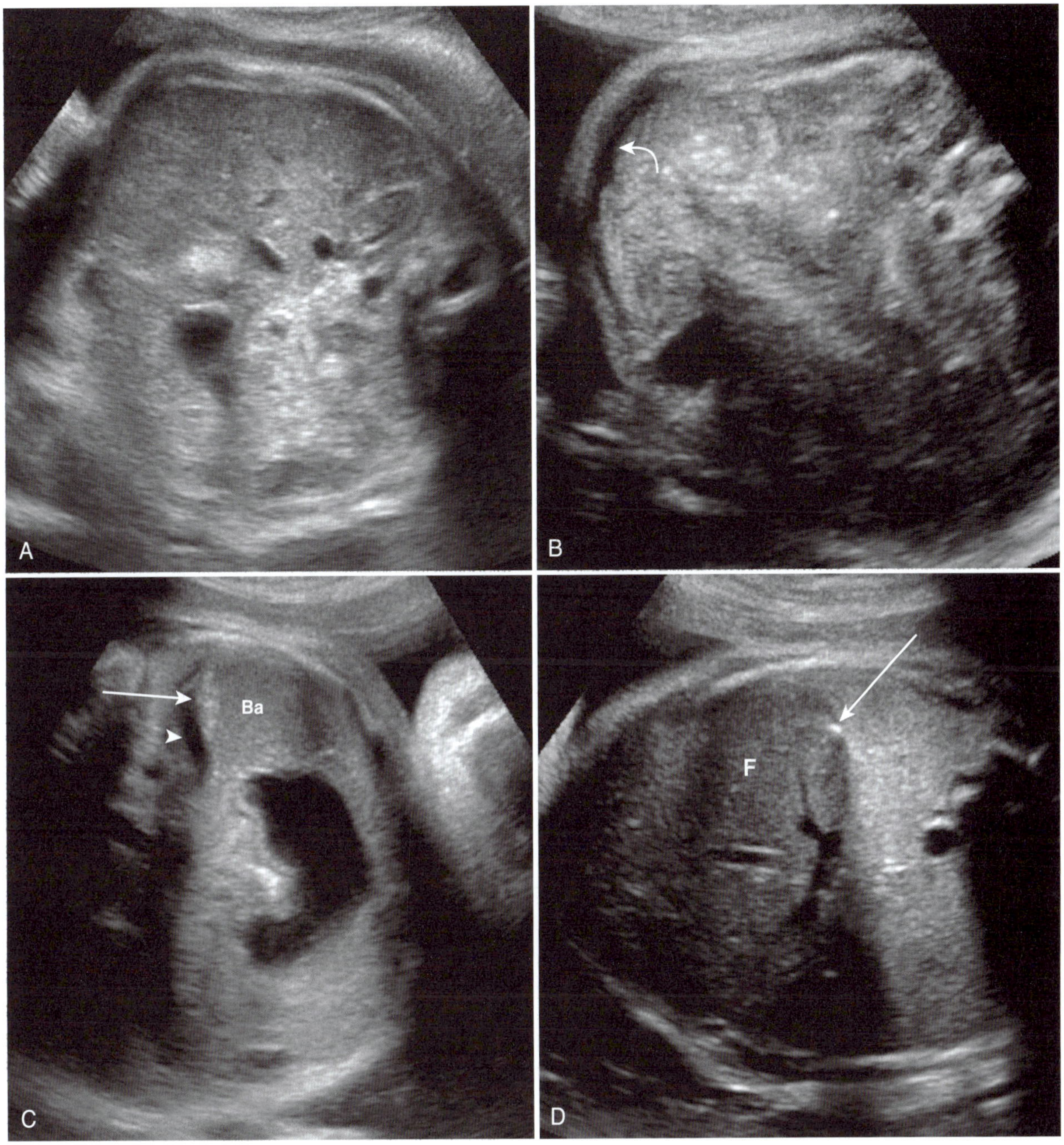

FIG. 41.23 Peritonite meconial. (A)-(D) Cortes transversais do abdome fetal mostram ecogenicidades intestinais puntiformes (*setas*) ao redor do baço (*Ba*) e fígado (*F*). Observe ascite associada (*seta curva* em **B**) e derrame pleural (*ponta de seta* em **C**).

do ventrículo direito é compensado pela hipertrofia ventricular, com mínima disfunção hemodinâmica. Sob sobrecarga de pressão e de volume contínua, o ventrículo direito se dilata e inicia-se a regurgitação tricúspide, provavelmente associada ao aumento da pressão diastólica final no ventrículo direito, refletida na pressão diastólica final do átrio direito. As contrações atriais contra uma pressão elevada produzem fluxo retrógrado durante a sístole atrial no ducto venoso, nas veias hepáticas e na veia cava inferior. Por fim, acidose metabólica e insuficiência cardíaca congestiva se desenvolvem.[120]

O manejo conservador da STFF grave de início precoce está associado a taxa de sobrevida inferior a 10%.[121] A morte é causada por prematuridade extrema associada à restrição de crescimento no doador e insuficiência cardíaca e hidropisia no receptor (Fig. 41.25).

Estudos atuais sugerem melhora na sobrevida e diminuição das sequelas neurológicas se a STFF grave, antes de 26 semanas, for tratada com a ablação endoscópica seletiva a *laser* das anastomoses vasculares da placenta.[122-124]

Para esse procedimento, um *laser* é introduzido por via endoscópica no útero e usado para remover anastomoses de vasos placentários de superfície sob orientação ultrassonográfica.

Em gêmeos acárdicos (**sequência de perfusão arterial reversa dupla** [TRAP; do inglês, *twin reversed arterial perfusion*]), um par monocoriônico tem um gêmeo-bomba e um gêmeo acardíaco. O **gêmeo-bomba** perfunde o gêmeo acardíaco e desenvolve insuficiência cardíaca de alto débito (particularmente se o peso do gêmeo acardíaco for > 70% do gêmeo doador) e polidrâmnio.[125] O **gêmeo acardíaco** apresenta anasarca, mas não hidropisia verdadeira. O

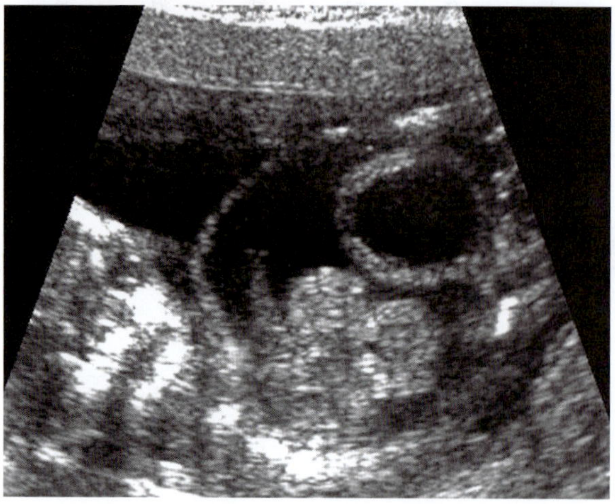

FIG. 41.24 Obstrução do sistema urinário inferior. Ascite urinária na uropatia obstrutiva com ruptura da bexiga urinária. Observe a parede da bexiga espessada.

tratamento envolve a interrupção do fluxo sanguíneo para o gêmeo acardíaco, geralmente por ablação por radiofrequência, ablação por *laser* ou ligadura do cordão.[126-132] A ablação por radiofrequência pode resultar em taxa de sobrevida de 80%.[133]

Anomalias Cromossômicas

A incidência de aneuploidia é maior nos casos de hidropisia que se apresentam antes de 24 semanas de gestação do que nos casos mais tardios. Antes da 24ª semana, a incidência de aneuploidia em casos de hidropisia varia de 33% a 78%.[134-136] Após 24 semanas, a incidência de aneuploidia na hidropisia é tão baixa quanto 2%.[135]

A **síndrome de Turner (45,XO)** está classicamente associada a um higroma cístico no primeiro e no segundo trimestres (Fig. 41.26; ver também Fig. 41.12). Muitos desses distúrbios resultam em abortos espontâneos precoces. **Trissomias do 21, do 18 e do 13** e **triploidia** foram associadas a hidropisia não imune, embora não se saiba bem por que a hidropisia se desenvolve. Existem alguns relatos de mielopoiese anormal transitória com trissomia do cromossomo 21 como causa de hepatomegalia e hidropisia não imune.[137,138] Nesses casos, a PUBS exibe anemia fetal e hipoalbuminemia. Um feto hidrópico com múltiplas anomalias estruturais, higromas císticos proeminentes ou aumento da translucência nucal provavelmente tem uma anormalidade cromossômica. A base fisiológica para o aumento da translucência nucal não é completamente compreendida, mas pode ser causada por atraso no desenvolvimento linfático e/ou relacionada a malformações cardiovasculares,[139] especialmente em casos com aneuploidia.[140]

Tumores

Malformações arteriovenosas e derivações arteriovenosas em grandes tumores com grande proporção de tecido sólido acarretam hidropisia, causando insuficiência cardíaca de alto débito e levando à **sequência de Kasabach-Merritt** (coagulopatia de consumo). Fetos selecionados com tumores, como grandes **teratomas sacrococcígeos** associados à hidropisia, foram submetidos a procedimentos intrauterinos, incluindo aspiração de cisto e ressecção fetal cirúrgica aberta. No entanto, esses procedimentos são complicados pelo parto prematuro e por outras complicações obstétricas.[141] Estudos mais recentes sugerem melhores resultados com ablação a *laser* ou esclerose alcoólica visando ao(s) vaso(s) de suprimento tumoral.[142] O tratamento intrauterino do teratoma sacrococcígeo apresenta uma taxa de sobrevida de 30% a 55%.[143]

Anemia

A anemia fetal é causada pela produção diminuída de eritrócitos, hemólise aumentada ou hemorragia. Se o processo for gradual, o feto apresenta uma resposta eritropoiética compensadora e a hidropisia não imune se desenvolve somente quando a anemia excede sua capacidade de manter o equilíbrio, o que ocorre normalmente quando o déficit de concentração de hemoglobina é igual ou inferior a 7g/dL.[17] A hidropisia resulta da combinação de insuficiência cardíaca de alto débito e lesão capilar hipóxica, causando perda de proteína, assim como infiltração hepática pelo tecido eritropoiético, ocasionando hipertensão portal.[17]

Produção Diminuída de Eritrócitos. Os fetos homozigotos para **α-talassemia** não conseguem produzir HbF *in utero* ou hemoglobina A (HbA) após o nascimento.[144] Em vez disso, é formada Hb Bart *in utero*, que apresenta afinidade tão alta pelo oxigênio que resulta hipóxia tecidual, levando à lesão capilar, perda de proteína,

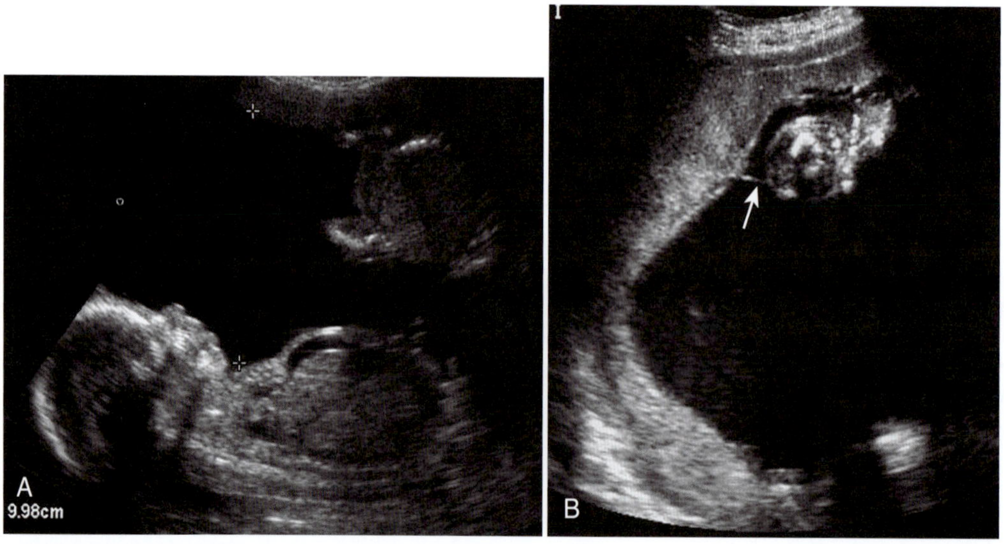

FIG. 41.25 Síndrome de transfusão feto-fetal na gestação de 20 semanas. (A) Polidrâmnio e gêmeo receptor hidrópico. **(B)** Observe a membrana (*seta*) bem adjacente ao gêmeo doador.

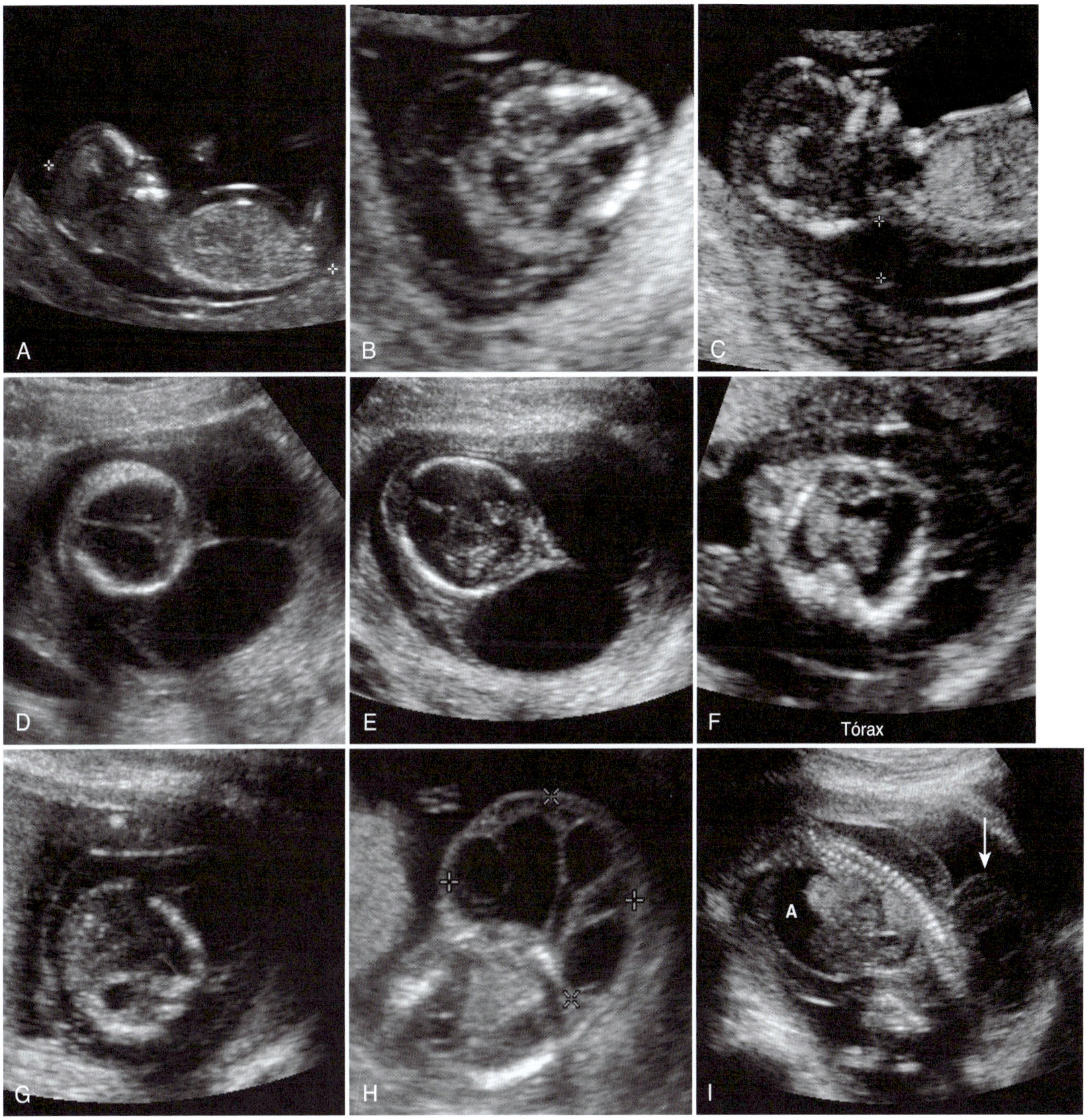

FIG. 41.26 Síndrome de Turner no primeiro e no segundo trimestres. (A) Feto em 12 semanas com espessamento difuso da pele e linfangiectasia. **(B)** e **(C)** Feto com 13 semanas de espessamento da nuca e edema difuso da parede corporal. **(D)-(G)** Feto com 18 semanas com higroma cístico e derrame pleural e edema difuso da parede corporal. **(H)** e **(I)** Feto com 19 semanas com higroma cístico (*seta*) e ascite (*A*).

insuficiência cardíaca e hidropisia. Outras causas de produção diminuída de eritrócitos intrauterinamente incluem uma aplasia generalizada da medula, como encontrada na infecção por parvovírus[32,145] ou na leucemia fetal.[138]

Hemólise. A **deficiência de glicose-6-fosfato desidrogenase (G6PD)** tem sido descrita como uma causa rara de hidropisia não imune resultante de hemólise aumentada.[146] A hemólise também pode contribuir para a anemia causada por infecção *in utero*.

Hemorragia. Perda sanguínea pode ocorrer em um ou outro feto na STFF, no próprio feto (p. ex., intracraniana), dentro de um tumor (p. ex., teratoma sacrococcígeo) ou pela via transplacentária.

Infecção

Infecções intrauterinas são responsáveis por até 16% dos casos de hidropisia não imune.[147] Uma sequência de autópsias em fetos com morte uterina e hidropisia não imune mostrou que 33% apresentavam infecção.[148] A hidropisia pode ser resultante de efeitos na medula óssea (**parvovírus, citomegalovírus** [CMV], **toxoplasmose**), no miocárdio (**adenovírus, vírus Coxsackie, CMV,** ocasionando insuficiência cardíaca congestiva), endotélio vascular (lesão capilar hipóxica causando perda de proteína), ou forte septicemia com hepatite e queda na produção de proteínas (**sífilis**).[149-154] Além da hidropisia, os sinais de infecção incluem calcificações no pericárdio ou no cérebro, além de ventriculomegalia.

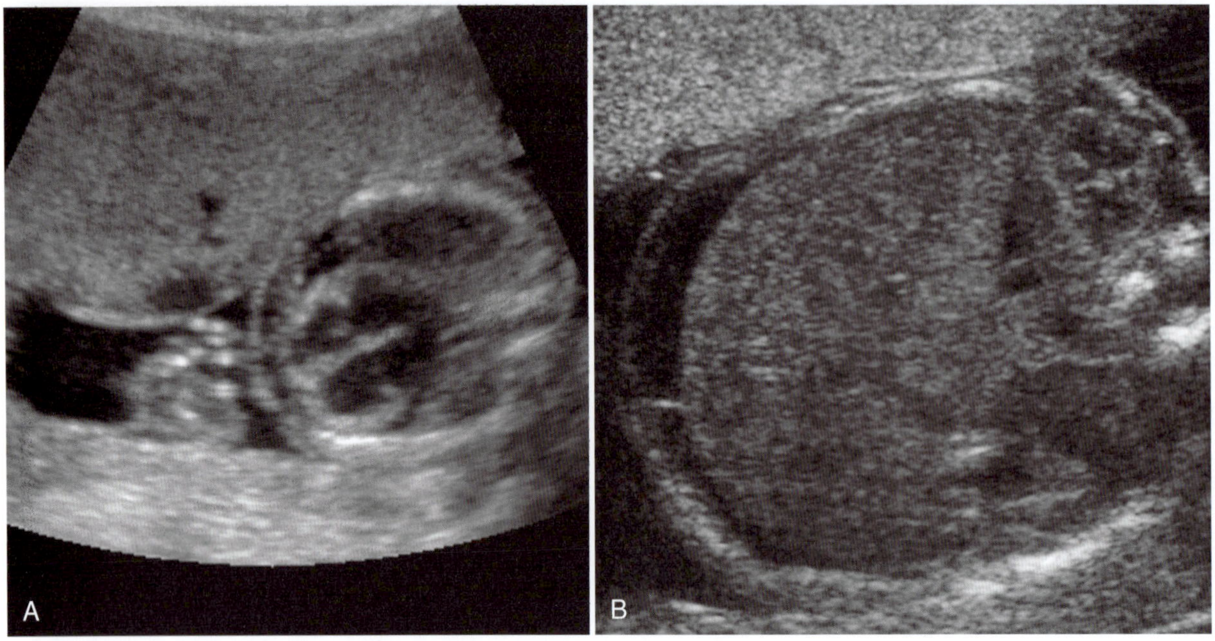

FIG. 41.27 Hidropisia no feto com infecção por parvovírus e anemia na 19ª semana. (A) A vista transversal do tórax fetal exibe o coração levemente aumentado com miocárdio ecogênico e pequeno derrame pericárdico. **(B)** A vista transversal do abdome exibe ascite. Os estudos de Doppler da artéria cerebral média (não mostrados) mostraram um pico de velocidade sistólica de 55 cm/s, indicando anemia grave.

Parvovírus Humano B19. O parvovírus humano B19 é responsável por até 27% dos casos globais de hidropisia não imune.[155] Considera-se que miocardite e anemia fetal secundária à aplasia da medula óssea sejam os mecanismos da hidropisia (Fig. 41.27). A medula óssea é muito sensível à infecção por parvovírus nas 16ª a 24ª semanas de gravidez.[149] O impacto sobre a aplasia eritrocítica é ainda mais pronunciado pela meia-vida encurtada dos eritrócitos (45 a 70 dias).[156]

A infecção fetal ocorre em até 10% das gestações com infecção materna. Isso leva a uma taxa de perda fetal de 9% dos fetos infectados entre a 9ª e a 20ª semanas de gestação.[157] No primeiro trimestre, a infecção fetal pode causar aborto, enquanto, no segundo trimestre, o feto corre risco de hidropisia. Em contraste com a maioria das outras infecções congênitas, sequelas adversas a longo prazo raramente são associadas a parvovírus.[152] Embora a hidropisia associada ao parvovírus B19 possa regredir espontaneamente sem transfusão,[158-161] a maioria dos casos se beneficia da transfusão intrauterina. Suspeita-se de infecção por parvovírus quando o sangue materno mostra imunoglobulina M positiva (IgM, indicando infecção recente) e IgG alta ou crescente. A cordocentese mostrará anemia aplásica com poucos reticulócitos, embora às vezes a hidropisia seja causada por miocardite.[158] A infecção fetal por parvovírus é diagnosticada pelo teste do líquido amniótico ou do sangue fetal por reação em cadeia da polimerase (RCP).[162] Os resultados da RCP se disponibilizam em poucas horas.

Quando se descobre infecção materna por parvovírus, indica-se um monitoramento seriado da gestação, com ultrassonografias semanais durante 8 a 12 semanas após a infecção. Os exames são realizados para avaliação de sinais de hidropisia e incluem análise por Doppler para avaliar a velocidade elevada na ACM, como indicação de anemia fetal.

Nos casos de infecção por parvovírus tratados com transfusão intrauterina, a sobrevida é de 43% a 84%.[157,163-165] No entanto, também há relatos de evolução anormal do desenvolvimento em até 31% dos casos.[163]

Toxoplasmose. A infecção congênita pelo *Toxoplasma gondii* pode causar anemia, calcificações intracerebrais ou intra-hepáticas, ventriculomegalia e coriorretinite, e raramente pode se apresentar com hidropisia, particularmente ascite.[166-168] A maioria das mulheres gestantes com toxoplasmose congênita é assintomática durante a gravidez. A taxa de infecção fetal varia de acordo com a idade gestacional na época da transmissão vertical, entre 26% a 40%.[166] O diagnóstico pré-natal da toxoplasmose pode ser difícil e depende da evidenciação da soroconversão materna e/ou parasita no líquido amniótico pela técnica de RCP ou técnica de isolamento parasitário.[166] O diagnóstico é importante porque as mães infectadas são tratadas com espiramicina durante toda a gestação; se a infecção do feto for comprovada, acrescenta-se ao tratamento a administração de pirimetamina e sulfadoxina ou sulfadiazina.[167]

Outras Infecções. A infecção congênita por **CMV** é responsável por 1% a 2% dos casos de hidropisia não imune e pode ocorrer mesmo com infecção materna recorrente.[169] Pode ser tentado o tratamento fetal com injeção venosa umbilical de ganciclovir[170] ou injeção intraperitoneal de hiperimunoglobina.[171] **Rubéola, sífilis** e **varicela** ainda são causas menos comuns de hidropisia não imune.[172,173] O diagnóstico é importante; nos casos de sífilis, como o feto está no terceiro trimestre e os pulmões estão maduros, o parto e o tratamento com penicilina podem acarretar a resolução da hidropisia. As raras causas infecciosas de hidropisia não imune incluem infecção por **herpes-vírus simples**,[174,175] por **adenovírus**[176] e por **hepatite B** materna aguda.[177]

Doenças Genéticas

Múltiplas condições genéticas não cromossômicas podem causar hidropisia não imune[178] (Tabela 41.1). Os mecanismos ainda são pouco compreendidos e são multifatoriais. Nas doenças de armazenamento, o mecanismo mais provável é infiltração hepática, resultando em hipoproteinemia ou obstrução vascular.

Disfunções Metabólicas

Erros inatos do metabolismo são raros, e são uma rara causa de hidropisia. No entanto, o diagnóstico é importante porque o tratamento precoce de algumas doenças pode acarretar melhora no resultado. O diagnóstico também é importante para o aconselhamento genético acerca do risco de recorrência. Disfunções lisossômicas associadas à hidropisia fetal incluem gangliosidose GM1, galactosialidose, doença infantil de acúmulo de ácido siálico livre, mucopolissacaridose tipos IV e VII, mucolipidose tipos I e II, doença de Gaucher tipo II, doença de Farber, doença de Niemann-Pick, doença de Wolman e deficiência de sulfatase múltipla.[179] A hidropisia fetal tem sido associada a deficiências do G6PD[146] ou piruvato quinase,[180,181] síndrome de Pearson[182] e outras disfunções mitocondriais,[182,183] defeitos congênitos de N-glicosilação,[184] doença de acúmulo de glicogênio tipo IV[185] e hemocromatose neonatal.[186]

Disfunções Esqueléticas

A displasia esquelética é uma causa rara de hidropisia.[178] Os exemplos incluem acondroplasia, acondrogênese, osteogênese imperfeita, hipofosfatasia e artrogripose.

Distúrbios Endócrinos

Distúrbios endócrinos fetais são causas raras de hidropisia não imune. Hipotireoidismo e hipertireoidismo fetais podem causar hidropisia.[182,187] A hidropisia pode se desenvolver a partir de anticorpos maternos que atravessam a placenta, mesmo se a gestante já tiver sido tratada de doença de Graves.[188]

Fármacos-Drogas

Exposição intrauterina à **indometacina** pode resultar em constrição do ducto arterial e, raramente, hidropisia. Por causa disso, a avaliação ultrassonográfica do ducto arterial deve ser efetuada até 48 horas após o início da terapia com indometacina.[189]

Disfunções Idiopáticas

O número de casos idiopáticos de hidropisia não imune (cujas causas ainda não podemos identificar) é de cerca de 10%[31,147] e continuará a diminuir à medida que nossa capacidade investigativa melhore.

ABORDAGEM DIAGNÓSTICA PARA HIDROPISIA

Uma avaliação pré-natal sistemática pode estabelecer a causa de hidropisia não imune em até 90% dos casos.[147] Isso é importante não apenas para o tratamento da gravidez atual, mas também para futuro aconselhamento genético.[148] Um resumo de trabalhos sobre hidropisia é apresentado na Tabela 41.2.

História

Uma história detalhada pode fornecer os primeiros indícios da etiologia e sugerir exames adequados. Por exemplo, uma história materna de lúpus eritematoso sistêmico ou diabetes pode ser relevante, e a α-talassemia homozigota é particularmente prevalente em pacientes de origem sul-asiática. O tipo sanguíneo pode fornecer um indício para a isoimunização. Doenças maternas com anemia ou infecção são importantes. Perdas gestacionais prévias podem estar relacionadas a erros inatos do metabolismo ou rearranjos cromossômicos, e a história familiar ou presença de consanguinidade pode sugerir outras condições genéticas. Infecção por parvovírus tende mais a ocorrer em professores ou profissionais de creches, abrigos e asilos.[190] Algumas vezes, o uso de medicamentos pode estabelecer uma causa.

Ultrassonografia Obstétrica Completa

Uma avaliação ultrassonográfica abrangente deve constituir o passo inicial. No entanto, não é encontrada uma causa pela ultrassonografia em 15% a 30% dos casos. **Polidrâmnio** é uma associação comum. Uma indicação comum para a ultrassonografia é a suspeita clínica de útero volumoso para a idade gestacional. Coleções de líquido nos espaços pleural, peritoneal e pericárdico são diagnósticas, e sua distribuição relativa e a cronologia do seu desenvolvimento podem dar uma indicação da etiologia.[191] Marcadores ultrassonográficos sugerem uma causa cromossômica. O grau de polidrâmnio deve ser avaliado devido à ameaça iminente de ruptura prematura das membranas ou trabalho de parto prematuro, e o colo deve ser estudado para assegurar ausência de afunilamento ou encurtamento.

Uma análise detalhada sistemática da anatomia fetal deve ser realizada, procurando outros indícios quanto à etiologia da hidropisia. A bexiga fetal deve ser visualizada para excluir ascite urinária decorrente da ruptura da bexiga. É necessário avaliar comprimento, curvatura e densidade ósseos e a presença ou ausência de fraturas para excluir displasias esqueléticas. Estigmas de infecção congênita devem ser avaliados, como microcefalia ou calcificações intracranianas ou hepáticas. Uma avaliação ecocardiográfica fetal estrutural e funcional detalhada se justifica para avaliar a estrutura cardíaca fetal, o ritmo e a função na hidropisia.

Exames Maternos

Tipagem sanguínea materna, teste de Coombs indireto (título de antiglobulina) e existência ou não de anticorpos contra eritrócitos devem ser conferidos para excluir hidropisia imune. Outros exames básicos incluem hemograma completo e índices, teste de Kleihauer-Betke (pesquisa de hemoglobina fetal no sangue da mãe), triagem de infecção (IgM e IgG contra TORCH, parvovírus) e glicose.

Exames Fetais

Amniocentese para realização de cariótipo fetal (se a idade gestacional for apropriada), testes de antígenos por RCP e cultura para sífilis, CMV e toxoplasmose estão frequentemente indicados. Doppler da ACM deve ser realizado com PUBS quando o Doppler indicar anemia. O líquido aspirado de uma das cavidades do corpo fetal também pode ser usado para testes fetais. A escolha mais apropriada depende da idade gestacional, acessibilidade e urgência dos resultados. Um cariótipo rápido pode ser obtido com sucesso a partir de coleta da maioria das coleções de fluido corporal fetal.[192] A **hibridização fluorescente *in situ*** (FISH; do inglês, *fluorescent in situ hybridization*) pode ser utilizada para identificar **aneuploidias** comuns (trissomias do 13, do 18 e do 21; monossomia X ou síndrome de Turner), assim como outras deleções e rearranjos cromossômicos. Esta técnica pode fornecer um resultado proveniente do líquido amniótico em 24 a 48 horas.[193] Na prática, a confirmação ou a exclusão das aneuploidias mais comuns geralmente é adequada para orientar o tratamento gestacional. O líquido amniótico é preferível para a cultura viral e a RCP para toxoplasmose[167] e CMV, e pode ser útil para avaliar a maturidade do pulmão fetal em gestações posteriores. A amostragem de vilosidades coriônicas é uma alternativa em qualquer gestação para se obter um cariótipo rápido ou teste de DNA.

Amostragem de sangue fetal é uma investigação-chave em muitos casos, quando os cromossomos não fornecem um diagnóstico. O exame do sangue fetal básico deve incluir um teste direto de Coombs, HC e índices, cariótipo, proteína, albumina e IgM viral específica. Outros testes são realizados seletivamente,[194,195] e amostras podem

TABELA 41.2 Investigação Diagnóstica de Hidropisia após Ecocardiograma Fetal, História Materna Incluindo História Familiar, Medicamentos, Exposições

Levantamento Anatômico		Testes Maternos	Testes Fetais Adicionais	Testes Invasivos/ Tratamento	Testes de Líquido Amniótico/Sangue Fetal
Estruturalmente normal		Tipagem sanguínea Tipagem Rh (antígeno D) Teste de Coombs indireto (pesquisa de anticorpos) Teste de Kleihauer-Betke Sorologia para parvovírus (outras infecções a considerar: sífilis, CMV, toxoplasmose)	Doppler da ACM		
	Arritmia cardíaca	Pesquisar anticorpos anti-Ro/La se bradiarritmia		Tratar se taquiarritmia	
	Sem arritmia cardíaca, Doppler de ACM normal			Amniocentese	Cariótipo e/ou microarranjos cromossômicos RCP para CMV e *Toxoplasma* AFAFP Testes de enzimas lisossômicas
	Anemia (VPS da ACM > 1,5 MoM)	VCM dos pais para verificar se há talassemia (< 80 sugere estado de portador)		Âmnio (no momento de PUBS), transfundir se necessário	Cariótipo e/ou microarranjo cromossômico RCP para CMV e *Toxoplasma* e parvovírus Considerar G6PD, deficiência de piruvatoquinase, teste enzimático lisossômico se não houver outra causa
Estruturalmente anormal				Amniocentese	Cariótipo e/ou microarranjo cromossômico, ± RCP para CMV, Toxoplasma, teste de DNA para anomalias específicas conforme indicação

AFAFP, α-fetoproteína do líquido amniótico; *CMV*, citomegalovírus; *ACM*, artéria cerebral média; *VCM*, volume corpuscular médio; *MoM*, múltiplos da mediana; *RPC*, reação em cadeia da polimerase; *VPS*, velocidade de pico sistólico; *PUBS*, amostragem percutânea de sangue do cordão umbilical (*percutaneous umbilical cord blood sampling*).

Adaptada de Society for Maternal-Fetal Medicine, Norton ME, Chauhan SP, Dashe JS. Society for Maternal-Fetal Medicine (SMFM) clinical guideline #7: nonimmune hydrops fetalis. Am J Obstet Gynecol. 2015;212(2):127-139.[23]

ser armazenadas para posterior avaliação. Com essa abordagem, a causa da hidropisia pode ser determinada na maioria dos casos.

Realização de PUBS

A cordocentese concentra um risco de 1% a 1,6% de perda fetal.[196-200] Os riscos fetais precisam ser interpretados, sabendo-se que esses fetos apresentam risco particularmente alto de perda fetal e desfechos adversos. Ghidini et al.[200] realizaram uma metanálise que excluía casos com patologias fetais e determinaram que a taxa de perdas em uma população de "baixo risco" submetida à coleta de sangue fetal foi de aproximadamente 1,4%. Um estudo mais recente descobriu complicações relacionadas ao procedimento de 3,1% e taxas de perda relacionadas ao procedimento de 1,6%.[196] Outras complicações da cordocentese incluem bradicardia fetal (4% a 12%), sangramento no local da punção (20% a 40%), hematomas (17%), infecção (1%), descolamento (raro), hemorragia fetomaterna (40%) e contrações uterinas pré-termo (7%).[196,198,200,201] As complicações são mais comuns na punção arterial que na venosa.[199] Em um relatório recente da Bélgica, resumindo 14 anos de experiência,[202] 135 transfusões intrauterinas foram realizadas em 56 fetos. Não houve mortes fetais ou neonatais. Eventos adversos leves foram observados em 10% e eventos graves em 1,5%. A hidropisia e a transfusão em circuito livre foram associadas a risco aumentado de eventos adversos, enquanto a idade gestacional à transfusão após 34 semanas não o foi. Além da fototerapia, 65% necessitaram de tratamento neonatal adicional para anemia aloimune. Complicações não hematológicas ocorreram em 24% e estavam relacionadas principalmente ao nascimento prematuro.

PUBS é recomendada quando o feto apresenta risco substancial de anemia fetal grave (ACM-VPS > 1,5 MoM ou hidrópico), a menos que a gestação esteja em uma idade gestacional quando os riscos associados ao parto forem considerados menores que aqueles associados ao procedimento.[203]

Se for previsto que o feto pode necessitar de transfusão (p. ex., infecção por parvovírus com velocidade de Doppler da ACM elevada), é prudente ter sangue e plaquetas prontos para evitar os riscos de um segundo procedimento.

A PUBS geralmente é realizada em um ambiente que permite sedação e intervenção materna para sofrimento fetal após 24 semanas, a maioria das vezes em uma sala de cirurgia para trabalho de parto e parto. A paciente é preparada e o útero é deslocado ligeiramente para a esquerda com o apoio materno apropriado. O transdutor de ultrassom é coberto com uma bainha estéril para permitir orientação no campo estéril. A paciente está sob sedação consciente para seu conforto e para minimizar o movimento materno durante o procedimento. O anestésico local com lidocaína pode ser usado para conforto da paciente. A orientação ultrassonográfica pode ser proporcionada por um segundo auxiliar ou pelo operador usando a técnica à mão livre. Em geral, é utilizada uma agulha de calibre 20 a 22 e, na maioria das vezes, a veia umbilical é direcionada para a **inserção placentária do cordão** (Fig. 41.28). Outras abordagens incluem a **veia umbilical na inserção do cordão fetal** ou uma **alça livre do cordão**. A posição da agulha é confirmada pela obtenção de uma amostra de sangue, observação ultrassonográfica da agulha na veia e fluxo ultrassonográfico na veia umbilical após a injeção de solução salina. Seringas heparinizadas são usadas para amostragem de sangue fetal, e os valores para hemoglobina/hematócrito, plaquetas e volume corpuscular médio (VCM) são obtidos. O VCM fetal (que deve ser > 100 μm^3) é maior que o valor materno e pode ajudar a confirmar a origem fetal da amostra de sangue.

Dependendo do local de inserção e indicação de cordocentese, a paralisia fetal pode ser considerada com vecurônio (0,1 mg/kg de peso fetal estimado)[204] ou besilato de atracúrio (0,4 mg/kg de peso fetal estimado).[205] A atividade cardíaca fetal é documentada durante todo o procedimento.

O hematócrito fetal é verificado para determinar a quantidade de transfusão necessária (Hi < 30% é o percentil 2,5 > 20 semanas). Para limitar o volume de líquido a ser transfundido para a capacidade circulatória relativamente pequena do feto, concentrados de hemácias (tipo O Rh- negativo; Ht > 90%) são administradas. O objetivo é transfundir para Hct de 40 mL/dL. O sucesso do tratamento da anemia com transfusão de sangue intravascular foi descrito já na 13ª semana de gestação.[145] Ao realizar PUBS, é importante ter uma equipe envolvida que inclua conselheiros genéticos (em relação à causa subjacente da anemia), profissionais de medicina laboratorial (para verificar o VCM e ter concentrados de hemácias disponíveis), e especialistas em medicina fetal materna, bem como indivíduos familiarizados com orientação para procedimentos com ultrassonografia.

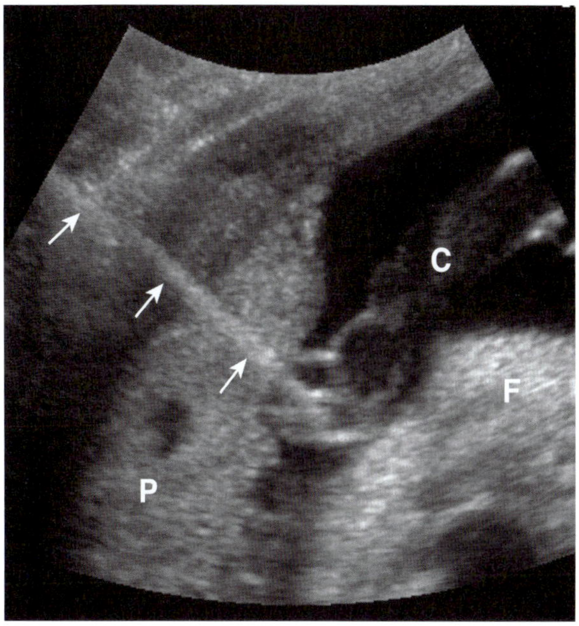

FIG. 41.28 Cordocentese. Imagem ultrassonográfica transversal mostra agulha (*setas*) atravessando a placenta (*P*) e entrando na inserção do cordão umbilical na placenta. Observe *alça* de cordão (*C*) umbilical e feto (*F*).

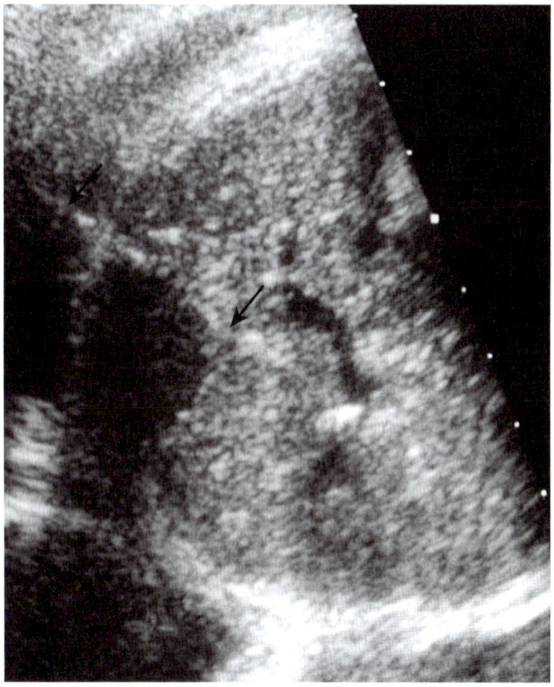

FIG. 41.29 Amostragem de sangue fetal na porção intra-hepática da veia umbilical. As setas apontam para a posição da agulha de calibre 20 na porção intra-hepática da veia umbilical.

Quando PUBS não é possível, particularmente na idade gestacional precoce, quando o cordão umbilical é pequeno e difícil de ser instrumentado com segurança, a transfusão intraperitoneal, intra-hepática (Fig. 41.29) ou intracardíaca pode ser realizada.[206]

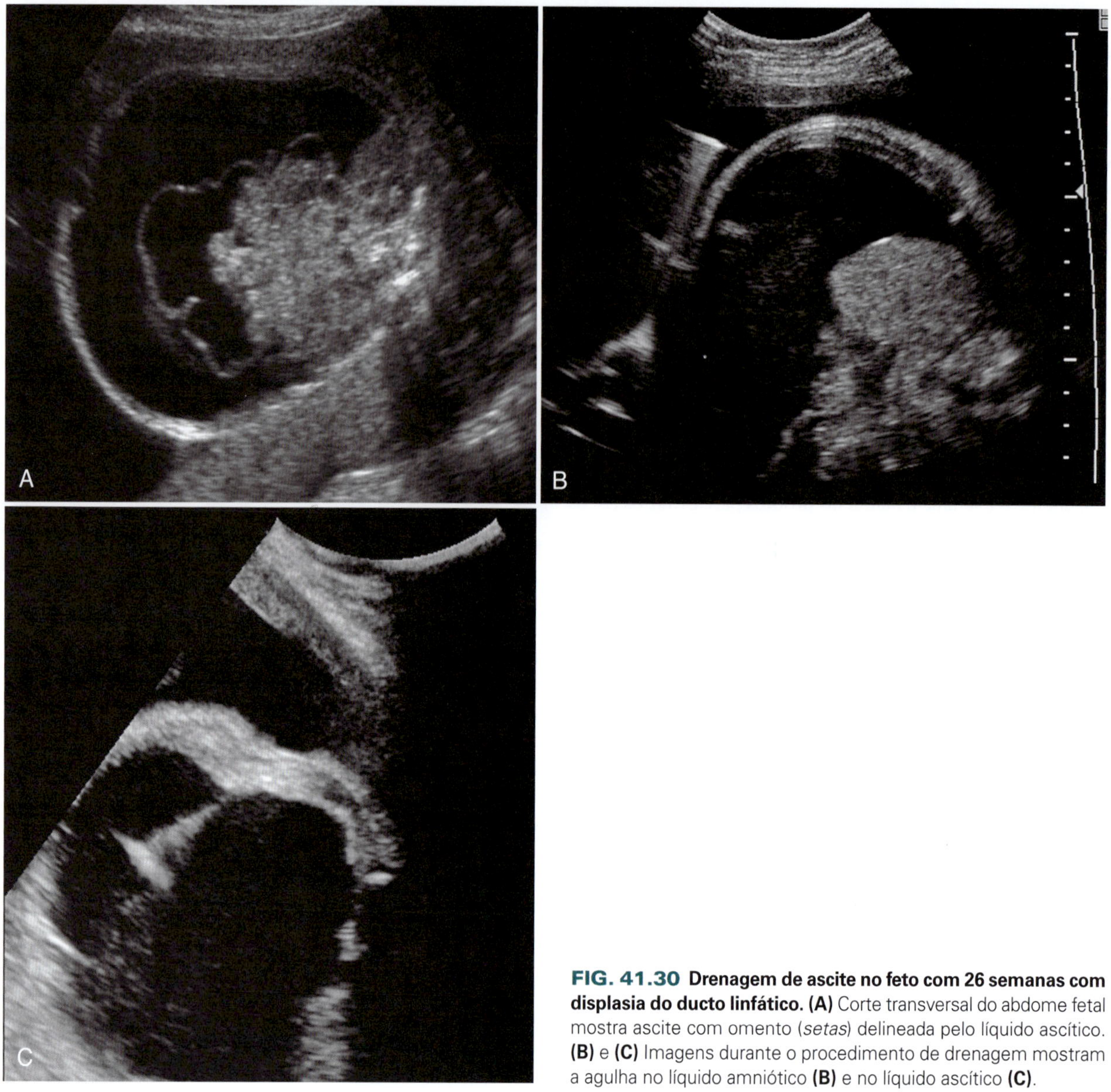

FIG. 41.30 Drenagem de ascite no feto com 26 semanas com displasia do ducto linfático. (A) Corte transversal do abdome fetal mostra ascite com omento (*setas*) delineada pelo líquido ascítico. **(B)** e **(C)** Imagens durante o procedimento de drenagem mostram a agulha no líquido amniótico **(B)** e no líquido ascítico **(C)**.

Transfusão Fetal

Se a transfusão fetal for necessária, o conector T é frequentemente empregado para facilitar a transfusão. O volume a ser transfundido pode ser calculado usando a seguinte fórmula:[207]

$$\text{Volume}_{\text{transfundido}}(\text{mL}) = \text{Volume}_{\text{unidade fetoplacentária}}(\text{mL}) \times \left[\frac{\text{Hematócrito}_{\text{final}} - \text{Hematócrito}_{\text{inicial}}}{\text{Hematócrito}_{\text{sangue transfundido}}}\right]$$

O volume fetoplacentário pode ser estimado em 1,046 + peso fetal em gramas × 0,14.[207] Células maternas ou doadas, sangue lavado e reduzido de leucócitos, é usado para transfusão. As células maternas podem ser consumidas menos rapidamente que a doação anônima, mas o tempo e a anemia associados à gestação limitam seu uso.[208] Uma amostra pós-transfusão é obtida para avaliar os efeitos do procedimento. Transfusões futuras são programadas com base na avaliação do Doppler fetal[26] ou estimando uma redução de 0,7% no hematócrito por dia e programando transfusão para hematócritos estimados de 20 a 22 mL/dL.[209]

Se a cordocentese ou transfusão for realizada por outras razões que não a isoimunização Rh(D), em uma mãe Rh(D)-negativa, imunoglubulina anti-D deve ser administrada após o procedimento.

Aspiração de Cavidade

O médico geralmente consegue avançar a agulha facilmente para dentro do tórax fetal, abdome ou líquido amniótico no momento da coleta do sangue fetal ou da amniocentese (Fig. 41.30). Esse procedimento pode ter finalidade diagnóstica (p. ex., contagem de linfócitos em quilotórax ou para cariótipo rápido) e ocasionalmente terapêutica. Amostragem simultânea não aumenta o risco global do procedimento.

Exames Pós-natais

Após o parto, a **placenta** deve ser enviada para patologia e um **estudo do esqueleto** pode ser útil. O geneticista pode examinar o neonato para fornecer informações adicionais. Em caso de óbito, a realização de **autópsia** e exame placentário detalhados, relacionados aos achados pré-natais, constitui a melhor maneira de se determinar a etiologia da hidropisia não imune.[210,211] Exames adicionais podem ser sugeridos de acordo com os achados físicos adicionais da autópsia.[212] Se houver suspeita de que uma condição metabólica seja a causa da hidropisia, corpos de inclusão podem ser buscados microscopicamente. Em alguns estudos, a causa da hidropisia foi identificada em apenas 40% a 50% dos pacientes sem autópsia,[135] *versus* 80% a 90% com exame após a morte.[210,213]

AVALIAÇÃO DO BEM-ESTAR FETAL NA HIDROPISIA NÃO IMUNE

Técnicas ultrassonográficas não invasivas para avaliação do bem-estar fetal em gestações complicadas por hidropisia não imune incluem avaliação biofísica, estudo Doppler de vasos umbilicais e fetais regionais e avaliação cardíaca funcional. Avaliação com Doppler fetal pode revelar anemia, insuficiência cardíaca e bem-estar.[25] Veia umbilical e intra-hepática pulsáteis, ou inversão da onda no ducto venoso, representam disfunção diastólica cardíaca e foram correlacionadas a desfechos perinatais ruins.[214]

PROGNÓSTICO OBSTÉTRICO

A taxa de **mortalidade** global da hidropisia não imune é de aproximadamente 70%,[31] com taxa de mortalidade de 100% em casos de anormalidades estruturais não responsivas à terapia. Em um estudo de 100 casos de hidropisia não imune, 74 foram considerados de causa não tratável, e nenhum deles resultou em nascidos vivos; dos 26 casos de causa tratável, 18 resultaram em nascidos vivos, e assim estavam com 1 ano de idade.[31] A idade gestacional de diagnóstico da hidropisia foi usada para predizer o resultado. Uma revisão de 10 anos de 82 casos que apresentaram-se após a 20ª semana[135] descreveu taxa de mortalidade global de 87%, e aqueles diagnosticados após a 24ª semana apresentaram maior tendência a ser idiopáticos ou relacionados a anormalidades cardiotorácicas. Resolução espontânea da hidropisia foi relatada em fetos com cromossomos normais diagnosticados antes da 24ª semana.

Embora o prognóstico geral para a hidropisia fetal tenha melhorado nos últimos anos, a maioria dos estudos é pequena e com uma mistura de causas sendo, portanto, difíceis de serem comparados. Alguma melhora no desfecho em relação aos relatos mais antigos é atribuível ao número crescente de casos que se prestam à terapia intrauterina. Infelizmente, muitos casos ainda representam um processo terminal. Identificação e encaminhamento mais precoces, avaliação completa e terapia fetal nos casos apropriados são essenciais para melhora adicional do prognóstico. Obter o melhor diagnóstico é útil para o aconselhamento sobre riscos de recorrência.

Complicações Maternas (Síndrome em Espelho)

Complicações maternas podem ocorrer em associação à hidropisia fetal. Hipoproteinemia, edema, ganho de peso, hipertensão, oligúria e **pré-eclâmpsia** podem se desenvolver.[215] Esta associação foi chamada de síndrome em espelho porque o edema na mãe reflete o do feto hidrópico.[34,216,217] A síndrome foi descrita em conjunção com hidropisia de diversas etiologias.[215,218,219] As taxas de mortalidade e a morbidade perinatais são altas. O desfecho materno pode ser melhorado pela retirada do feto e da placenta, ou por intervenção fetal para tratar a etiologia da hidropisia.[217,220-222] Se a hidropisia não puder ser curada, o parto limita o risco das complicações maternas.[35,222]

Espinoza et al.[223] recentemente sugeriram que as altas concentrações plasmáticas do receptor 1 do fator de crescimento do endotélio vascular solúvel (sVEGFR-1; do inglês, *soluble vascular endothelial growth factor receptor 1*) estão envolvidas na fisiopatologia da síndrome em espelho. A hipóxia do trofoblasto viloso em casos de edema viloso ocasiona aumento da produção e liberação de sVEGFR-1 e de outros fatores antiangiogênicos na circulação materna. Excessivas concentrações desses produtos podem ser responsáveis por edema materno na síndrome do espelho.

Parto

O tipo e o local do parto baseiam-se em fatores obstétricos, levando-se em consideração o prognóstico subjacente.[224] Distensão uterina excessiva, no polidrâmnio grave, acarreta os riscos de **descolamento da placenta** e **prolapso do cordão** após ruptura das membranas e **hemorragia pós-parto** decorrente de atonia uterina. A prematuridade secundária ao polidrâmnio é um fator que contribui de modo importante para o resultado ruim de alguns recém-nascidos. A **amniocentese terapêutica** antes da indução do parto pode ser considerada em casos de polidrâmnio maciço para diminuir o risco de mau posicionamento fetal ou prolapso do cordão umbilical. **Indometacina** também tem sido utilizada para diminuir o volume do líquido amniótico.[225] Este fármaco deve ser usado com cautela após a 32ª semana gestacional, em virtude da potencial constrição do ducto arterial.

Procedimentos de Aspiração Pré-parto

As coleções de líquidos fetais podem ser drenadas sob orientação ultrassonográfica imediatamente antes do parto para ajudar na **reanimação neonatal**. Isso é particularmente relevante se houver presença de grandes derrames pleurais fetais.[115] Ascite volumosa também pode ser drenada para evitar distocia abdominal (quando se planeja parto vaginal) e auxiliar a respiração fetal quando a ascite tiver causado elevação do diafragma.

Desfecho Pós-natal

Em função da alta incidência de óbito intrauterino, a etiologia da hidropisia *in utero* é diferente da que acomete o neonato vivo. Em um estudo de revisão de 30 casos de hidropisia diagnosticados entre a 10ª e a 14ª semana de gestação, todos os casos de hidropisia não imune resultaram em aborto, em óbito fetal intrauterino ou interrupção gestacional.[136] Um estudo nacional realizado em 2007 sobre dados de neonatos vivos com hidropisia descreveu problemas cardíacos (13,7%), anormalidades no ritmo cardíaco (10,4%), STFF (9%), anomalias congênitas (8,7%), anormalidades cromossômicas (7,5%), infecções virais congênitas (6,7%), isoimunização (4,5%) e quilotórax congênito (3,2%).[226] As taxas de mortalidade mais altas ocorreram entre recém-nascidos com anomalias congênitas (57,7%) e as menores entre os que apresentavam quilotórax congênito (5,9%), e a causa não podia ser determinada em 26%. Fatores associados independentemente de morte englobaram baixa idade gestacional, baixo índice de Apgar em 5 minutos e altos níveis de suporte necessários no primeiro dia após o nascimento.[226] Este estudo descreveu uma taxa de mortalidade de 36% antes da alta ou transferência para outro hospital. A gravidade da hidropisia e a idade gestacional por ocasião do parto são determinantes-chave para a sobrevida. Esse fato é importante, pois a retirada precoce do feto para o tratamento de hidropisia grave pode não melhorar a taxa de sobrevida.

Os dados relativos ao desfecho em longo prazo das crianças sobreviventes após hidropisia são limitados. Em um estudo, 13 de 19 (68%) crianças que sobreviveram além de 1 ano de idade apresentavam-se normais, duas apresentavam leve retardo do desenvolvimento com 1 ano de idade, 1 criança de 8 anos apresentava retardo mental e três

(16%) apresentavam deficiência psicomotora grave com insuficiência acentuada do crescimento.[227] Haverkamp et al.[228] descobriram que 86% dos pacientes tinham desenvolvimento psicomotor normal, 86% mostravam estado neurológico normal, 7% tinham pequena disfunção neurológica e 4% sofriam de paralisia cerebral espástica.

CONCLUSÃO

A hidropisia representa um estágio terminal para muitas condições, a grande maioria de origem fetal. O início da hidropisia significa descompensação fetal. As causas imunes podem ser tratadas com sucesso *in utero*, da mesma forma que um número cada vez maior de causas não imunes. Embora no passado a hidropisia não imune acarretasse praticamente 100% de mortalidade, este não é mais o caso. Uma abordagem de equipe que utiliza equipamentos para imagens obstétricas, de especialistas em medicina fetomaterna, de neonatologistas e de geneticistas pode ajudar a decidir quais casos são adequados para intervenção terapêutica. Deve-se usar uma abordagem abrangente na investigação de hidropisia, tanto para o manejo do caso-índice quanto para aconselhamento futuro. As bases essenciais dessa investigação são a ultrassonografia detalhada, incluindo ecocardiografia, cariotipagem fetal e outras intervenções diagnósticas conforme apropriado, e exame anatomopatológico do feto e da placenta.

REFERÊNCIAS

1. Shulman LP, Phillips OP, Emerson DS, et al. Fetal 'space-suit' hydrops in the first trimester: differentiating risk for chromosome abnormalities by delineating characteristics of nuchal translucency. Prenat Diagn. 2000;20(1):30-32.
2. Freda VJ, Gorman JG, Pollack W, et al. Prevention of Rh isoimmunization. Progress report of the clinical trial in mothers. JAMA. 1967;199(6):390-394.
3. Macafee CA, Fortune DW, Beischer NA. Non-immunological hydrops fetalis. J Obstet Gynaecol Br Commonw. 1970;77(3):226-237.
4. Bellini C, Donarini G, Paladini D, et al. Etiology of non-immune hydrops fetalis: an update. Am J Med Genet A. 2015;167(a5):1082-1088.
5. Derderian SC, Jeanty C, Fleck SR, et al. The many faces of hydrops. J Pediatr Surg. 2015;50(1):50-54.
6. Ng ZM, Seet MJ, Erng MN, et al. Nonimmune hydrops fetalis in a children's hospital: a six-year series. Singapore Med J. 2013;54(9):487-490.
7. Yeom W, Paik ES, An JJ, et al. Clinical characteristics and perinatal outcome of fetal hydrops. Obstet Gynecol Sci. 2015;58(2):90-97.
8. Hashimoto BE, Filly RA, Callen PW. Fetal pseudoascites: further anatomic observations. J Ultrasound Med. 1986;5(3):151-152.
9. Derderian SC, Trivedi S, Farrell J, et al. Outcomes of fetal intervention for primary hydrothorax. J Pediatr Surg. 2014;49(6):900-903.
10. Di Salvo DN, Brown DL, Doubilet PM, et al. Clinical significance of isolated fetal pericardial effusion. J Ultrasound Med. 1994;13(4):291-293.
11. Bukowski R, Saade GR. Hydrops fetalis. Clin Perinatol. 2000;27(4):1007-1031.
12. Nicolaides KH, Fontanarosa M, Gabbe SG, Rodeck CH. Failure of ultrasonographic parameters to predict the severity of fetal anemia in rhesus isoimmunization. Am J Obstet Gynecol. 1988;158(4):920-926.
13. Fleischer AC, Killam AP, Boehm FH, et al. Hydrops fetalis: sonographic evaluation and clinical implications. Radiology. 1981;141(1):163-168.
14. Hoddick WK, Mahony BS, Callen PW, Filly RA. Placental thickness. J Ultrasound Med. 1985;4(9):479-482.
15. Lee AJ, Bethune M, Hiscock RJ. Placental thickness in the second trimester: a pilot study to determine the normal range. J Ultrasound Med. 2012;31(2):213-218.
16. Nicolaides KH, Warenski JC, Rodeck CH. The relationship of fetal plasma protein concentration and hemoglobin level to the development of hydrops in rhesus isoimmunization. Am J Obstet Gynecol. 1985;152(3):341-344.
17. Nicolaides KH. Studies on fetal physiology and pathophysiology in rhesus disease. Semin Perinatol. 1989;13(4):328-337.
18. Soothill PW, Nicolaides KH, Rodeck CH. Effect of anaemia on fetal acid-base status. Br J Obstet Gynaecol. 1987;94(9):880-883.
19. Mari G, Deter RL, Carpenter RL, et al. Noninvasive diagnosis by Doppler ultrasonography of fetal anemia due to maternal red-cell alloimmunization. Collaborative Group for Doppler Assessment of the Blood Velocity in Anemic Fetuses. N Engl J Med. 2000;342(1):9-14.
20. Ruma MS, Swartz AE, Kim E, et al. Angle correction can be used to measure peak systolic velocity in the fetal middle cerebral artery. Am J Obstet Gynecol. 2009;200(4):397.e1-397.e3.
21. Pretlove SJ, Fox CE, Khan KS, Kilby MD. Noninvasive methods of detecting fetal anaemia: a systematic review and meta-analysis. BJOG. 2009;116(12):1558-1567.
22. Zimmerman R, Carpenter RJ Jr, Durig P, Mari G. Longitudinal measurement of peak systolic velocity in the fetal middle cerebral artery for monitoring pregnancies complicated by red cell alloimmunisation: a prospective multicentre trial with intention-to-treat. BJOG. 2002;109(7):746-752.
23. Society for Maternal-Fetal Medicine, Norton ME, Chauhan SP, Dashe JS. Society for Maternal-Fetal Medicine (SMFM) clinical guideline #7: nonimmune hydrops fetalis. Am J Obstet Gynecol. 2015;212(2):127-139.
24. Oepkes D, Brand R, Vandenbussche FP, et al. The use of ultrasonography and Doppler in the prediction of fetal haemolytic anaemia: a multivariate analysis. Br J Obstet Gynaecol. 1994;101(8):680-684.
25. Dukler D, Oepkes D, Seaward G, et al. Noninvasive tests to predict fetal anemia: a study comparing Doppler and ultrasound parameters. Am J Obstet Gynecol. 2003;188(5):1310-1314.
26. Detti L, Oz U, Guney I, et al. Doppler ultrasound velocimetry for timing the second intrauterine transfusion in fetuses with anemia from red cell alloimmunization. Am J Obstet Gynecol. 2001;185(5):1048-1051.
27. Scheier M, Hernandez-Andrade E, Fonseca EB, Nicolaides KH. Prediction of severe fetal anemia in red blood cell alloimmunization after previous intrauterine transfusions. Am J Obstet Gynecol. 2006;195(6):1550-1556.
28. Mari G, Adrignolo A, Abuhamad AZ, et al. Diagnosis of fetal anemia with Doppler ultrasound in the pregnancy complicated by maternal blood group immunization. Ultrasound Obstet Gynecol. 1995;5(6):400-405.
29. Daffos F, Capella-Pavlovsky M, Forestier F. Fetal blood sampling during pregnancy with use of a needle guided by ultrasound: a study of 606 consecutive cases. Am J Obstet Gynecol. 1985;153(6):655-660.
30. van Kamp IL, Klumper FJ, Bakkum RS, et al. The severity of immune fetal hydrops is predictive of fetal outcome after intrauterine treatment. Am J Obstet Gynecol. 2001;185(3):668-673.
31. Anandakumar C, Biswas A, Wong YC, et al. Management of non-immune hydrops: 8 years' experience. Ultrasound Obstet Gynecol. 1996;8(3):196-200.
32. Apkon M. Pathophysiology of hydrops fetalis. Semin Perinatol. 1995;19(6):437-446.
33. Allan LD, Crawford DC, Sheridan R, Chapman MG. Aetiology of non-immune hydrops: the value of echocardiography. Br J Obstet Gynaecol. 1986;93(3):223-225.
34. van Selm M, Kanhai HH, Gravenhorst JB. Maternal hydrops syndrome: a review. Obstet Gynecol Surv. 1991;46(12):785-788.
35. Carbillon L, Oury JF, Guerin JM, et al. Clinical biological features of Ballantyne syndrome and the role of placental hydrops. Obstet Gynecol Surv. 1997;52(5):310-314.
36. Treadwell MC, Sherer DM, Sacks AJ, et al. Successful treatment of recurrent non-immune hydrops secondary to fetal hyperthyroidism. Obstet Gynecol. 1996;87(5 Pt 2):838-840.
37. Makino Y, Horiuchi S, Sonoda M, et al. A case of large placental chorioangioma with non-immunological hydrops fetalis. J Perinat Med. 1999;27(2):128-131.
38. Haak MC, Oosterhof H, Mouw RJ, et al. Pathophysiology and treatment of fetal anemia due to placental chorioangioma. Ultrasound Obstet Gynecol. 1999;14(1):68-70.
39. Lim FY, Coleman A, Polzin W, et al. Giant chorioangiomas: perinatal outcomes and techniques in fetoscopic devascularization. Fetal Diagn Ther. 2015;37(1):18-23.
40. Poeschmann RP, Verheijen RH, Van Dongen PW. Differential diagnosis and causes of nonimmunological hydrops fetalis: a review. Obstet Gynecol Surv. 1991;46(4):223-231.
41. Groves AM, Fagg NL, Cook AC, Allan LD. Cardiac tumours in intrauterine life. Arch Dis Child. 1992;67(10 Spec No):1189-1192.
42. Schmider A, Henrich W, Dahnert I, Dudenhausen JW. Prenatal therapy of non-immunologic hydrops fetalis caused by severe aortic stenosis. Ultrasound Obstet Gynecol. 2000;16(3):275-278.

43. Randenberg AL. Nonimmune hydrops fetalis part II: does etiology influence mortality? Neonatal Netw. 2010;29(6):367-380.
44. Huggon IC, Cook AC, Smeeton NC, et al. Atrioventricular septal defects diagnosed in fetal life: associated cardiac and extra-cardiac abnormalities and outcome. J Am Coll Cardiol. 2000;36(2):593-601.
45. Guereta LG, Burgueros M, Elorza MD, et al. Cardiac rhabdomyoma presenting as fetal hydrops. Pediatr Cardiol. 1986;7(3):171-174.
46. Rheuban KS, McDaniel NL, Feldman PS, et al. Intrapericardial teratoma causing nonimmune hydrops fetalis and pericardial tamponade: a case report. Pediatr Cardiol. 1991;12(1):54-56.
47. Tollens T, Casselman F, Devlieger H, et al. Fetal cardiac tamponade due to an intrapericardial teratoma. Ann Thorac Surg. 1998;66(2):559-560.
48. Geipel A, Krapp M, Germer U, et al. Perinatal diagnosis of cardiac tumors. Ultrasound Obstet Gynecol. 2001;17(1):17-21.
49. Scurry J, Watkins A, Acton C, Drew J. Tachyarrhythmia, cardiac rhabdomyomata and fetal hydrops in a premature infant with tuberous sclerosis. J Paediatr Child Health. 1992;28(3):260-262.
50. Bader RS, Chitayat D, Kelly E, et al. Fetal rhabdomyoma: prenatal diagnosis, clinical outcome, and incidence of associated tuberous sclerosis complex. J Pediatr. 2003;143(5):620-624.
51. Paladini D, Palmieri S, Russo MG, Pacileo G. Cardiac multiple rhabdomyomatosis: prenatal diagnosis and natural history. Ultrasound Obstet Gynecol. 1996;7(1):84-85.
52. Perez-Aytes A, Sanchis N, Barbal A, et al. Non-immunological hydrops fetalis and intrapericardial teratoma: case report and review. Prenat Diagn. 1995;15(9):859-863.
53. Catanzarite V, Mehalek K, Maida C, Mendoza A. Early sonographic diagnosis of intrapericardial teratoma. Ultrasound Obstet Gynecol. 1994;4(6):505-507.
54. Czernik C, Stiller B, Hubler M, et al. Hydrops fetalis caused by a large intrapericardial teratoma. Ultrasound Obstet Gynecol. 2006;28(7):973-976.
55. Benatar A, Vaughan J, Nicolini U, et al. Prenatal pericardiocentesis: its role in the management of intrapericardial teratoma. Obstet Gynecol. 1992;79(5 Pt 2):856-859.
56. Paw PT, Jamieson SW. Surgical management of intrapericardial teratoma diagnosed in utero. Ann Thorac Surg. 1997;64(2):552-554.
57. Bader R, Hornberger LK, Nijmeh LJ, et al. Fetal pericardial teratoma: presentation of two cases and review of literature. Am J Perinatol. 2006;23(1):53-58.
58. Simpson JM, Sharland GK. Fetal tachycardias: management and outcome of 127 consecutive cases. Heart. 1998;79(6):576-581.
59. Eronen M. Outcome of fetuses with heart disease diagnosed in utero. Arch Dis Child Fetal Neonatal Ed. 1997;77(1):F41-F46.
60. Naheed ZJ, Strasburger JF, Deal BJ, et al. Fetal tachycardia: mechanisms and predictors of hydrops fetalis. J Am Coll Cardiol. 1996;27(7):1736-1740.
61. Jaeggi ET, Carvalho JS, De Groot E, et al. Comparison of transplacental treatment of fetal supraventricular tachyarrhythmias with digoxin, flecainide, and sotalol: results of a nonrandomized multicenter study. Circulation. 2011;124(16):1747-1754.
62. Wacker-Gussmann A, Strasburger JF, Cuneo BF, Wakai RT. Diagnosis and treatment of fetal arrhythmia. Am J Perinatol. 2014;31(7):617-628.
63. Porat S, Anteby EY, Hamani Y, Yagel S. Fetal supraventricular tachycardia diagnosed and treated at 13 weeks of gestation: a case report. Ultrasound Obstet Gynecol. 2003;21(3):302-305.
64. Chao RC, Ho ES, Hsieh KS. Fetal atrial flutter and fibrillation: prenatal echocardiographic detection and management. Am Heart J. 1992;124(4):1095-1098.
65. Jaeggi ET, Hamilton RM, Silverman ED, et al. Outcome of children with fetal, neonatal or childhood diagnosis of isolated congenital atrioventricular block. A single institution's experience of 30 years. J Am Coll Cardiol. 2002;39(1):130-137.
66. McCue CM, Mantakas ME, Tingelstad JB, Ruddy S. Congenital heart block in newborns of mothers with connective tissue disease. Circulation. 1977;56(1):82-90.
67. Litsey SE, Noonan JA, O'Connor WN, et al. Maternal connective tissue disease and congenital heart block. Demonstration of immunoglobulin in cardiac tissue. N Engl J Med. 1985;312(2):98-100.
68. Schmidt KG, Ulmer HE, Silverman NH, et al. Perinatal outcome of fetal complete atrioventricular block: a multicenter experience. J Am Coll Cardiol. 1991;17(6):1360-1366.
69. Groves AM, Allan LD, Rosenthal E. Outcome of isolated congenital complete heart block diagnosed in utero. Heart. 1996;75(2):190-194.
70. Eronen M, Siren MK, Ekblad H, et al. Short- and long-term outcome of children with congenital complete heart block diagnosed in utero or as a newborn. Pediatrics. 2000;106(1 Pt 1):86-91.
71. Carpenter RJ Jr, Strasburger JF, Garson A Jr, et al. Fetal ventricular pacing for hydrops secondary to complete atrioventricular block. J Am Coll Cardiol. 1986;8(6):1434-1436.
72. Buyon JP, Hiebert R, Copel J, et al. Autoimmune-associated congenital heart block: demographics, mortality, morbidity and recurrence rates obtained from a national neonatal lupus registry. J Am Coll Cardiol. 1998;31(7):1658-1666.
73. Martin TC, Arias F, Olander DS, et al. Successful management of congenital atrioventricular block associated with hydrops fetalis. J Pediatr. 1988;112(6):984-986.
74. Bierman FZ, Baxi L, Jaffe I, Driscoll J. Fetal hydrops and congenital complete heart block: response to maternal steroid therapy. J Pediatr. 1988;112(4):646-648.
75. Barclay CS, French MA, Ross LD, Sokol RJ. Successful pregnancy following steroid therapy and plasma exchange in a woman with anti-Ro (SS-A) antibodies. Case report. Br J Obstet Gynaecol. 1987;94(4):369-371.
76. Doti PI, Escoda O, Cesar-Díaz S, et al. Congenital heart block related to maternal autoantibodies: descriptive analysis of a series of 18 cases from a single center. Clin Rheumatol. 2016;35(2):351-356.
77. Pedra SR, Smallhorn JF, Ryan G, et al. Fetal cardiomyopathies: pathogenic mechanisms, hemodynamic findings, and clinical outcome. Circulation. 2002;106(5):585-591.
78. Kharrat R, Yamamoto M, Roume J, et al. Karyotype and outcome of fetuses diagnosed with cystic hygroma in the first trimester in relation to nuchal translucency thickness. Prenat Diagn. 2006;26(4):369-372.
79. Jauniaux E. Diagnosis and management of early non-immune hydrops fetalis. Prenat Diagn. 1997;17(13):1261-1268.
80. Giacoia GP. Right-sided diaphragmatic hernia associated with superior vena cava syndrome. Am J Perinatol. 1994;11(2):129-131.
81. Estoff JA, Parad RB, Frigoletto FD Jr, Benacerraf BR. The natural history of isolated fetal hydrothorax. Ultrasound Obstet Gynecol. 1992;2(3):162-165.
82. Hagay Z, Reece A, Roberts A, Hobbins JC. Isolated fetal pleural effusion: a prenatal management dilemma. Obstet Gynecol. 1993;81(1):147-152.
83. Longaker MT, Laberge JM, Dansereau J, et al. Primary fetal hydrothorax: natural history and management. J Pediatr Surg. 1989;24(6):573-576.
84. Weber AM, Philipson EH. Fetal pleural effusion: a review and meta-analysis for prognostic indicators. Obstet Gynecol. 1992;79(2):281-286.
85. Aubard Y, Derouineau I, Aubard V, et al. Primary fetal hydrothorax: a literature review and proposed antenatal clinical strategy. Fetal Diagn Ther. 1998;13(6):325-333.
86. Nicolaides KH, Azar GB. Thoraco-amniotic shunting. Fetal Diagn Ther. 1990;5(3–4):153-164.
87. Mussat P, Dommergues M, Parat S, et al. Congenital chylothorax with hydrops: postnatal care and outcome following antenatal diagnosis. Acta Paediatr. 1995;84(7):749-755.
88. Klam S, Bigras JL, Hudon L. Predicting outcome in primary fetal hydrothorax. Fetal Diagn Ther. 2005;20(5):366-370.
89. Morin L, Crombleholme TM, D'Alton ME. Prenatal diagnosis and management of fetal thoracic lesions. Semin Perinatol. 1994;18(3):228-253.
90. Davenport M, Warne SA, Cacciaguerra S, et al. Current outcome of antenatally diagnosed cystic lung disease. J Pediatr Surg. 2004;39(4):549-556.
91. Adzick NS, Harrison MR, Crombleholme TM, et al. Fetal lung lesions: management and outcome. Am J Obstet Gynecol. 1998;179(4):884-889.
92. Barret J, Chitayat D, Sermer M, et al. The prognostic factors in the prenatal diagnosis of the echogenic fetal lung. Prenat Diagn. 1995;15(9):849-853.
93. Adzick NS, Flake AW, Crombleholme TM. Management of congenital lung lesions. Semin Pediatr Surg. 2003;12(1):10-16.
94. Knox EM, Kilby MD, Martin WL, Khan KS. In-utero pulmonary drainage in the management of primary hydrothorax and congenital cystic lung lesion: a systematic review. Ultrasound Obstet Gynecol. 2006;28(5):726-734.
95. Crombleholme TM, Coleman B, Hedrick H, et al. Cystic adenomatoid malformation volume ratio predicts outcome in prenatally diagnosed cystic adenomatoid malformation of the lung. J Pediatr Surg. 2002;37(3):331-338.

96. Ryo E, Okai T, Namba S, et al. Successful thoracoamniotic shunting using a double-flower catheter in a case of fetal cystic adenomatoid malformation associated with hydrops and polyhydramnios. Ultrasound Obstet Gynecol. 1997;10(4):293-296.
97. Peranteau WH, Adzick NS, Boelig MM, et al. Thoracoamniotic shunts for the management of fetal lung lesions and pleural effusions: a single-institution review and predictors of survival in 75 cases. J Pediatr Surg. 2015;50(2):301-305.
98. Peranteau WH, Wilson RD, Liechty KW, et al. Effect of maternal betamethasone administration on prenatal congenital cystic adenomatoid malformation growth and fetal survival. Fetal Diagn Ther. 2007;22(5):365-371.
99. Adzick NS. Management of fetal lung lesions. Clin Perinatol. 2003;30(3):481-492.
100. Dolkart LA, Reimers FT, Helmuth WV, et al. Antenatal diagnosis of pulmonary sequestration: a review. Obstet Gynecol Surv. 1992;47(8):515-520.
101. da Silva OP, Ramanan R, Romano W, et al. Nonimmune hydrops fetalis, pulmonary sequestration, and favorable neonatal outcome. Obstet Gynecol. 1996;88(4 Pt 2):681-683.
102. Slotnick RN, McGahan J, Milio L, et al. Antenatal diagnosis and treatment of fetal bronchopulmonary sequestration. Fetal Diagn Ther. 1990;5(1):33-39.
103. Salomon LJ, Audibert F, Dommergues M, et al. Fetal thoracoamniotic shunting as the only treatment for pulmonary sequestration with hydrops: favorable long-term outcome without postnatal surgery. Ultrasound Obstet Gynecol. 2003;21(3):299-301.
104. Becmeur F, Horta-Geraud P, Donato L, Sauvage P. Pulmonary sequestrations: prenatal ultrasound diagnosis, treatment, and outcome. J Pediatr Surg. 1998;33(3):492-496.
105. Chan V, Greenough A, Nicolaides KN. Antenatal and postnatal treatment of pleural effusion and extra-lobar pulmonary sequestration. J Perinat Med. 1996;24(4):335-338.
106. Anandakumar C, Biswas A, Chua TM, et al. Direct intrauterine fetal therapy in a case of bronchopulmonary sequestration associated with non-immune hydrops fetalis. Ultrasound Obstet Gynecol. 1999;13(4):263-265.
107. Nicolini U, Cerri V, Groli C, et al. A new approach to prenatal treatment of extralobar pulmonary sequestration. Prenat Diagn. 2000;20(9):758-760.
108. Ruano R, de A, Pimenta EJ, Marques da Silva M, et al. Percutaneous intrauterine laser ablation of the abnormal vessel in pulmonary sequestration with hydrops at 29 weeks' gestation. J Ultrasound Med. 2007;26(9):1235-1241.
109. Oepkes D, Devlieger R, Lopriore E, Klumper FJ. Successful ultrasound-guided laser treatment of fetal hydrops caused by pulmonary sequestration. Ultrasound Obstet Gynecol. 2007;29(4):457-459.
110. Kalache KD, Chaoui R, Tennstedt C, Bollmann R. Prenatal diagnosis of laryngeal atresia in two cases of congenital high airway obstruction syndrome (CHAOS). Prenat Diagn. 1997;17(6):577-581.
111. Achiron R, Weissman A, Lipitz S, et al. Fetal pleural effusion: the risk of fetal trisomy. Gynecol Obstet Invest. 1995;39(3):153-156.
112. Eddleman KA, Levine AB, Chitkara U, Berkowitz RL. Reliability of pleural fluid lymphocyte counts in the antenatal diagnosis of congenital chylothorax. Obstet Gynecol. 1991;78(3 Pt 2):530-532.
113. Rodeck CH, Fisk NM, Fraser DI, Nicolini U. Long-term in utero drainage of fetal hydrothorax. N Engl J Med. 1988;319(17):1135-1138.
114. Deurloo KL, Devlieger R, Lopriore E, et al. Isolated fetal hydrothorax with hydrops: a systematic review of prenatal treatment options. Prenat Diagn. 2007;27(10):893-899.
115. Cardwell MS. Aspiration of fetal pleural effusions or ascites may improve neonatal resuscitation. South Med J. 1996;89(2):177-178.
116. Mayock DE, Hickok DE, Guthrie RD. Cystic meconium peritonitis associated with hydrops fetalis. Am J Obstet Gynecol. 1982;142(6 Pt 1):704-705.
117. Mark K, Reis A, Zenker M. Prenatal findings in four consecutive pregnancies with fetal Pierson syndrome, a newly defined congenital nephrosis syndrome. Prenat Diagn. 2006;26(3):262-266.
118. Bellini C, Hennekam RC, Boccardo F, et al. Nonimmune idiopathic hydrops fetalis and congenital lymphatic dysplasia. Am J Med Genet A. 2006;140(7):678-684.
119. Quintero RA, Morales WJ, Allen MH, et al. Staging of twin-twin transfusion syndrome. J Perinatol. 1999;19(8 Pt 1):550-555.
120. Huhta JC. Right ventricular function in the human fetus. J Perinat Med. 2001;29(5):381-389.
121. Berghella V, Kaufmann M. Natural history of twin-twin transfusion syndrome. J Reprod Med. 2001;46(5):480-484.
122. Senat MV, Deprest J, Boulvain M, et al. Endoscopic laser surgery versus serial amnioreduction for severe twin-to-twin transfusion syndrome. N Engl J Med. 2004;351(2):136-144.
123. Quintero RA, Dickinson JE, Morales WJ, et al. Stage-based treatment of twin-twin transfusion syndrome. Am J Obstet Gynecol. 2003;188(5):1333-1340.
124. Gebb J, Dar P, Rosner M, Evans MI. Long-term neurologic outcomes after common fetal interventions. Am J Obstet Gynecol. 2015;212(4):527.e1-527.e9.
125. Moore T, Gale S, Benirschke K. Perinatal outcome of forty-nine pregnancies complicated by acardiac twinning. Am J Obstet Gynecol. 1990;163(3):907-912.
126. Quintero RA, Reich H, Puder KS, et al. Brief report: umbilical-cord ligation of an acardiac twin by fetoscopy at 19 weeks of gestation. N Engl J Med. 1994;330(7):469-471.
127. Peeters S, Devlieger R, Middeldorp J, et al. Fetal surgery in complicated monoamniotic pregnancies: case series and systematic review of the literature. Prenat Diagn. 2014;34(6):586-591.
128. Tan TYT, Sepulveda W. Acardiac twin: a systematic review of minimally invasive treatment modalities. Ultrasound Obstet Gynecol. 2003;22(4):409-419.
129. Hirose M, Murata A, Kita N, et al. Successful intrauterine treatment with radiofrequency ablation in a case of acardiac twin pregnancy complicated with a hydropic pump twin. Ultrasound Obstet Gynecol. 2004;23(5):509-512.
130. Tsao K, Feldstein VA, Albanese CT, et al. Selective reduction of acardiac twin by radiofrequency ablation. Am J Obstet Gynecol. 2002;187(3):635-640.
131. Ville Y, Hyett JA, Vandenbussche FP, Nicolaides KH. Endoscopic laser coagulation of umbilical cord vessels in twin reversed arterial perfusion sequence. Ultrasound Obstet Gynecol. 1994;4(5):396-398.
132. Rodeck C, Deans A, Jauniaux E. Thermocoagulation for the early treatment of pregnancy with an acardiac twin. N Engl J Med. 1998;339(18):1293-1295.
133. Lee H, Bebbington M, Crombleholme TM. North American Fetal Therapy Network. The North American Fetal Therapy Network Registry data on outcomes of radiofrequency ablation for twin-reversed arterial perfusion sequence. Fetal Diagn Ther. 2013;33(4):224-229.
134. Iskaros J, Jauniaux E, Rodeck C. Outcome of nonimmune hydrops fetalis diagnosed during the first half of pregnancy. Obstet Gynecol. 1997;90(3):321-325.
135. McCoy MC, Katz VL, Gould N, Kuller JA. Non-immune hydrops after 20 weeks' gestation: review of 10 years' experience with suggestions for management. Obstet Gynecol. 1995;85(4):578-582.
136. Has R. Non-immune hydrops fetalis in the first trimester: a review of 30 cases. Clin Exp Obstet Gynecol. 2001;28(3):187-190.
137. Hojo S, Tsukimori K, Kitade S, et al. Prenatal sonographic findings and hematological abnormalities in fetuses with transient abnormal myelopoiesis with Down syndrome. Prenat Diagn. 2007;27(6):507-511.
138. Zerres K, Schwanitz G, Niesen M, et al. Prenatal diagnosis of acute non-lymphoblastic leukaemia in Down syndrome. Lancet. 1990;335(8681):117.
139. Hyett JA, Perdu M, Sharland GK, et al. Increased nuchal translucency at 10-14 weeks of gestation as a marker for major cardiac defects. Ultrasound Obstet Gynecol. 1997;10(4):242-246.
140. Jenderny J, Schmidt W, Hecher K, et al. Increased nuchal translucency, hydrops fetalis or hygroma colli. A new test strategy for early fetal aneuploidy detection. Fetal Diagn Ther. 2001;16(4):211-214.
141. Hedrick HL, Flake AW, Crombleholme TM, et al. Sacrococcygeal teratoma: prenatal assessment, fetal intervention, and outcome. J Pediatr Surg. 2004;39(3):430-438.
142. Sananes N, Javadian P, Britto IS, et al. Technical aspects and effectiveness of percutaneous fetal therapies for large sacrococcygeal teratomas—a cohort study and a literature review. Ultrasound Obstet Gynecol. 2015.
143. Van Mieghem T, Al-Ibrahim A, Deprest J, et al. Minimally invasive therapy for fetal sacrococcygeal teratoma: case series and systematic review of the literature. Ultrasound Obstet Gynecol. 2014;43(6):611-619.
144. Dame C, Albers N, Hasan C, et al. Homozygous alpha-thalassaemia and hypospadias—common aetiology or incidental association? Long-term survival of Hb Bart's hydrops syndrome leads to new aspects for counselling of alpha-thalassaemic traits. Eur J Pediatr. 1999;158(3):217-220.

145. Kempe A, Rosing B, Berg C, et al. First-trimester treatment of fetal anemia secondary to parvovirus B19 infection. Ultrasound Obstet Gynecol. 2007;29(2):226-228.
146. Perkins RP. Hydrops fetalis and stillbirth in a male glucose-6-phosphate dehydrogenase-deficient fetus possibly due to maternal ingestion of sulfisoxazole; a case report. Am J Obstet Gynecol. 1971;111(3):379-381.
147. Lallemand AV, Doco-Fenzy M, Gaillard DA. Investigation of nonimmune hydrops fetalis: multidisciplinary studies are necessary for diagnosis—review of 94 cases. Pediatr Dev Pathol. 1999;2(5):432-439.
148. Rodriguez MM, Chaves F, Romaguera RL, et al. Value of autopsy in nonimmune hydrops fetalis: series of 51 stillborn fetuses. Pediatr Dev Pathol. 2002;5(4):365-374.
149. Barron SD, Pass RF. Infectious causes of hydrops fetalis. Semin Perinatol. 1995;19(6):493-501.
150. Porter HJ, Quantrill AM, Fleming KA. B19 parvovirus infection of myocardial cells. Lancet. 1988;1(8584):535-536.
151. Naides SJ, Weiner CP. Antenatal diagnosis and palliative treatment of nonimmune hydrops fetalis secondary to fetal parvovirus B19 infection. Prenat Diagn. 1989;9(2):105-114.
152. Morey AL, Keeling JW, Porter HJ, Fleming KA. Clinical and histopathological features of parvovirus B19 infection in the human fetus. Br J Obstet Gynaecol. 1992;99(7):566-574.
153. Oyer CE, Ongcapin EH, Ni J, et al. Fatal intrauterine adenoviral endomyocarditis with aortic and pulmonary valve stenosis: diagnosis by polymerase chain reaction. Hum Pathol. 2000;31(11):1433-1435.
154. Bates HR Jr. Coxsackie virus B3 calcific pancarditis and hydrops fetalis. Am J Obstet Gynecol. 1970;106(4):629-630.
155. von Kaisenberg CS, Jonat W. Fetal parvovirus B19 infection. Ultrasound Obstet Gynecol. 2001;18(3):280-288.
156. Gray ES, Davidson RJ, Anand A. Human parvovirus and fetal anaemia. Lancet. 1987;1(8542):1144.
157. Miller E, Fairley CK, Cohen BJ, Seng C. Immediate and long term outcome of human parvovirus B19 infection in pregnancy. Br J Obstet Gynaecol. 1998;105(2):174-178.
158. Bhal PS, Davies NJ, Westmoreland D, Jones A. Spontaneous resolution of non-immune hydrops fetalis secondary to transplacental parvovirus B19 infection. Ultrasound Obstet Gynecol. 1996;7(1):55-57.
159. Pryde PG, Nugent CE, Pridjian G, et al. Spontaneous resolution of nonimmune hydrops fetalis secondary to human parvovirus B19 infection. Obstet Gynecol. 1992;79(5 Pt 2):859-861.
160. Humphrey W, Magoon M, O'Shaughnessy R. Severe nonimmune hydrops secondary to parvovirus B-19 infection: spontaneous reversal in utero and survival of a term infant. Obstet Gynecol. 1991;78(5 Pt 2):900-902.
161. Cossart YE, Field AM, Cant B, Widdows D. Parvovirus-like particles in human sera. Lancet. 1975;1(7898):72-73.
162. Kovacs BW, Carlson DE, Shahbahrami B, Platt LD. Prenatal diagnosis of human parvovirus B19 in nonimmune hydrops fetalis by polymerase chain reaction. Am J Obstet Gynecol. 1992;167(2):461-466.
163. Nagel HT, de Haan TR, Vandenbussche FP, et al. Long-term outcome after fetal transfusion for hydrops associated with parvovirus B19 infection. Obstet Gynecol. 2007;109(1):42-47.
164. Dembinski J, Haverkamp F, Maara H, et al. Neurodevelopmental outcome after intrauterine red cell transfusion for parvovirus B19-induced fetal hydrops. BJOG. 2002;109(11):1232-1234.
165. De Jong EP, Lindenburg IT, van Klink JM, et al. Intrauterine transfusion for parvovirus B19 infection: long-term neurodevelopmental outcome. Am J Obstet Gynecol. 2012;206(3):204.e1-204.e5.
166. Daffos F, Forestier F, Capella-Pavlovsky M, et al. Prenatal management of 746 pregnancies at risk for congenital toxoplasmosis. N Engl J Med. 1988;318(5):271-275.
167. Friedman S, Ford-Jones LE, Toi A, et al. Congenital toxoplasmosis: prenatal diagnosis, treatment and postnatal outcome. Prenat Diagn. 1999;19(4):330-333.
168. Zornes SL, Anderson PG, Lott RL. Congenital toxoplasmosis in an infant with hydrops fetalis. South Med J. 1988;81(3):391-393.
169. Inoue T, Matsumura N, Fukuoka M, et al. Severe congenital cytomegalovirus infection with fetal hydrops in a cytomegalovirus-seropositive healthy woman. Eur J Obstet Gynecol Reprod Biol. 2001;95(2):184-186.
170. Revello MG, Gerna G. Diagnosis and management of human cytomegalovirus infection in the mother, fetus, and newborn infant. Clin Microbiol Rev. 2002;15(4):680-715.
171. Negishi H, Yamada H, Hirayama E, et al. Intraperitoneal administration of cytomegalovirus hyperimmunoglobulin to the cytomegalovirus-infected fetus. J Perinatol. 1998;18(6 Pt 1):466-469.
172. Barton JR, Thorpe EM Jr, Shaver DC, et al. Nonimmune hydrops fetalis associated with maternal infection with syphilis. Am J Obstet Gynecol. 1992;167(1):56-58.
173. Harger JH, Ernest JM, Thurnau GR, et al. Frequency of congenital varicella syndrome in a prospective cohort of 347 pregnant women. Obstet Gynecol. 2002;100(2):260-265.
174. Anderson MS, Abzug MJ. Hydrops fetalis: an unusual presentation of intrauterine herpes simplex virus infection. Pediatr Infect Dis J. 1999;18(9):837-839.
175. Ashshi AM, Cooper RJ, Klapper PE, et al. Detection of human herpes virus 6 DNA in fetal hydrops. Lancet. 2000;355(9214):1519-1520.
176. Ranucci-Weiss D, Uerpairojkit B, Bowles N, et al. Intrauterine adenoviral infection associated with fetal non-immune hydrops. Prenat Diagn. 1998;18(2):182-185.
177. Schroter B, Chaoui R, Meisel H, Bollmann R. [Maternal hepatitis B infection as the cause of nonimmunologic hydrops fetalis]. Z Geburtshilfe Neonatol. 1999;203(1):36-38.
178. Jauniaux E, Van Maldergem L, De Munter C, et al. Nonimmune hydrops fetalis associated with genetic abnormalities. Obstet Gynecol. 1990;75(3 Pt 2):568-572.
179. Wraith JE. Lysosomal disorders. Semin Neonatol. 2002;7(1):75-83.
180. Ravindranath Y, Paglia DE, Warrier I, et al. Glucose phosphate isomerase deficiency as a cause of hydrops fetalis. N Engl J Med. 1987;316(5):258-561.
181. Gilsanz F, Vega MA, Gomez-Castillo E, et al. Fetal anaemia due to pyruvate kinase deficiency. Arch Dis Child. 1993;69(5 Spec No):523-524.
182. Rotig A, Cormier V, Blanche S, et al. Pearson's marrow-pancreas syndrome. A multisystem mitochondrial disorder in infancy. J Clin Invest. 1990;86(5):1601-1608.
183. Fayon M, Lamireau T, Bioulac-Sage P, et al. Fatal neonatal liver failure and mitochondrial cytopathy: an observation with antenatal ascites. Gastroenterology. 1992;103(4):1332-1335.
184. de Koning TJ, Toet M, Dorland L, et al. Recurrent nonimmune hydrops fetalis associated with carbohydrate-deficient glycoprotein syndrome. J Inherit Metab Dis. 1998;21(6):681-682.
185. Alegria A, Martins E, Dias M, et al. Glycogen storage disease type IV presenting as hydrops fetalis. J Inherit Metab Dis. 1999;22(3):330-332.
186. Knisely AS, Mieli-Vergani G, Whitington PF. Neonatal hemochromatosis. Gastroenterol Clin North Am. 2003;32(3):877-889, vi-vii.
187. Kessel I, Makhoul IR, Sujov P. Congenital hypothyroidism and nonimmune hydrops fetalis: associated? Pediatrics. 1999;103(1):E9.
188. Stulberg RA, Davies GA. Maternal thyrotoxicosis and fetal nonimmune hydrops. Obstet Gynecol. 2000;95(6 Pt 2):1036.
189. Pratt L, Digiosia J, Swenson JN, et al. Reversible fetal hydrops associated with indomethacin use. Obstet Gynecol. 1997;90(4 Pt 2):676-678.
190. Adler SP, Manganello AM, Koch WC, et al. Risk of human parvovirus B19 infections among school and hospital employees during endemic periods. J Infect Dis. 1993;168(2):361-368.
191. Saltzman DH, Frigoletto FD, Harlow BL, et al. Sonographic evaluation of hydrops fetalis. Obstet Gynecol. 1989;74(1):106-111.
192. Teoh TG, Ryan G, Johnson J, Winsor EJ. The role of fetal karyotyping from unconventional sources. Am J Obstet Gynecol. 1996;175(4 Pt 1):873-877.
193. Cheong Leung W, Chitayat D, Seaward G, et al. Role of amniotic fluid interphase fluorescence in situ hybridization (FISH) analysis in patient management. Prenat Diagn. 2001;21(4):327-332.
194. Soma H, Yamada K, Osawa H, et al. Identification of Gaucher cells in the chorionic villi associated with recurrent hydrops fetalis. Placenta. 2000;21(4):412-416.
195. Galjaard H. Fetal diagnosis of inborn errors of metabolism. Baillieres Clin Obstet Gynaecol. 1987;1(3):547-567.
196. Van Kamp IL, Klumper FJ, Oepkes D, et al. Complications of intrauterine intravascular transfusion for fetal anemia due to maternal red-cell alloimmunization. Am J Obstet Gynecol. 2005;192(1):171-177.

197. Tongsong T, Wanapirak C, Kunavikatikul C, et al. Fetal loss rate associated with cordocentesis at midgestation. Am J Obstet Gynecol. 2001;184(4):719-723.
198. Tongsong T, Wanapirak C, Kunavikatikul C, et al. Cordocentesis at 16-24 weeks of gestation: experience of 1,320 cases. Prenat Diagn. 2000;20(3):224-228.
199. Weiner CP, Okamura K. Diagnostic fetal blood sampling-technique related losses. Fetal Diagn Ther. 1996;11(3):169-175.
200. Ghidini A, Sepulveda W, Lockwood CJ, Romero R. Complications of fetal blood sampling. Am J Obstet Gynecol. 1993;168(5):1339-1344.
201. Liao C, Wei J, Li Q, et al. Efficacy and safety of cordocentesis for prenatal diagnosis. Int J Gynaecol Obstet. 2006;93(1):13-17.
202. Pasman SA, Claes L, Lewi L, et al. Intrauterine transfusion for fetal anemia due to red blood cell alloimmunization: 14 years experience in Leuven. Facts Views Vis Obgyn. 2015;7(2):129-136.
203. Mari G, Norton ME, Stone J, et al. Society for Maternal-Fetal Medicine (SMFM) Clinical Guideline #8: the fetus at risk for anemia—diagnosis and management. Am J Obstet Gynecol. 2015;212(6):697-710.
204. Daffos F, Forestier F, Mac Aleese J, et al. Fetal curarization for prenatal magnetic resonance imaging. Prenat Diagn. 1988;8(4):312-314.
205. Bernstein HH, Chitkara U, Plosker H, et al. Use of atracurium besylate to arrest fetal activity during intrauterine intravascular transfusions. Obstet Gynecol. 1988;72(5):813-816.
206. Yinon Y, Visser J, Kelly EN, et al. Early intrauterine transfusion in severe red blood cell alloimmunization. Ultrasound Obstet Gynecol. 2010;36(5):601-606.
207. Mandelbrot L, Daffos F, Forestier F, et al. Assessment of fetal blood volume for computer-assisted management of in utero transfusion. Fetal Ther. 1988;3(1-2):60-66.
208. el-Azeem SA, Samuels P, Rose RL, et al. The effect of the source of transfused blood on the rate of consumption of transfused red blood cells in pregnancies affected by red blood cell alloimmunization. Am J Obstet Gynecol. 1997;177(4):753-757.
209. Mari G, Zimmermann R, Moise KJ Jr, Deter RL. Correlation between middle cerebral artery peak systolic velocity and fetal hemoglobin after 2 previous intrauterine transfusions. Am J Obstet Gynecol. 2005;193(3 Pt 2):1117-1120.
210. Ruiz Villaespesa A, Suarez Mier MP, Lopez Ferrer P, et al. Nonimmunologic hydrops fetalis: an etiopathogenetic approach through the postmortem study of 59 patients. Am J Med Genet. 1990;35(2):274-279.
211. Knisely AS. The pathologist and the hydropic placenta, fetus, or infant. Semin Perinatol. 1995;19(6):525-531.
212. Steiner RD. Hydrops fetalis: role of the geneticist. Semin Perinatol. 1995;19(6):516-524.
213. Santolaya J, Alley D, Jaffe R, Warsof SL. Antenatal classification of hydrops fetalis. Obstet Gynecol. 1992;79(2):256-259.
214. Gudmundsson S, Huhta JC, Wood DC, et al. Venous Doppler ultrasonography in the fetus with nonimmune hydrops. Am J Obstet Gynecol. 1991;164(1 Pt 1):33-37.
215. Kaiser IH, Ballantyne, triple edema. Am J Obstet Gynecol. 1971;110(1):115-120.
216. Kumar B, Nazaretian SP, Ryan AJ, Simpson I. Mirror syndrome: a rare entity. Pathology. 2007;39(3):373-375.
217. Vidaeff AC, Pschirrer ER, Mastrobattista JM, et al. Mirror syndrome. A case report. J Reprod Med. 2002;47(9):770-774.
218. Ordorica SA, Marks F, Frieden FJ, et al. Aneurysm of the vein of Galen: a new cause for Ballantyne syndrome. Am J Obstet Gynecol. 1990;162(5):1166-1167.
219. Dorman SL, Cardwell MS. Ballantyne syndrome caused by a large placental chorioangioma. Am J Obstet Gynecol. 1995;173(5):1632-1633.
220. Livingston JC, Malik KM, Crombleholme TM, et al. Mirror syndrome: a novel approach to therapy with fetal peritoneal-amniotic shunt. Obstet Gynecol. 2007;110(2 Pt 2):540-543.
221. Duthie SJ, Walkinshaw SA. Parvovirus associated fetal hydrops: reversal of pregnancy induced proteinuric hypertension by in utero fetal transfusion. Br J Obstet Gynaecol. 1995;102(12):1011-1013.
222. Heyborne KD, Chism DM. Reversal of Ballantyne syndrome by selective second-trimester fetal termination. A case report. J Reprod Med. 2000;45(4):360-362.
223. Espinoza J, Romero R, Nien JK, et al. A role of the anti-angiogenic factor sVEGFR-1 in the 'mirror syndrome' (Ballantyne's syndrome). J Matern Fetal Neonatal Med. 2006;19(10):607-613.
224. McCurdy CM Jr, Seeds JW. Route of delivery of infants with congenital anomalies. Clin Perinatol. 1993;20(1):81-106.
225. Kirshon B, Mari G, Moise KJ Jr. Indomethacin therapy in the treatment of symptomatic polyhydramnios. Obstet Gynecol. 1990;75(2):202-205.
226. Abrams ME, Meredith KS, Kinnard P, Clark RH. Hydrops fetalis: a retrospective review of cases reported to a large national database and identification of risk factors associated with death. Pediatrics. 2007;120(1):84-89.
227. Nakayama H, Kukita J, Hikino S, et al. Long-term outcome of 51 liveborn neonates with non-immune hydrops fetalis. Acta Paediatr. 1999;88(1):24-28.
228. Haverkamp F, Noeker M, Gerresheim G, Fahnenstich H. Good prognosis for psychomotor development in survivors with nonimmune hydrops fetalis. BJOG. 2000;107(2):282-284.
229. Mari G, Abuhamad AZ, Cosmi E, et al. Middle cerebral artery peak systolic velocity: technique and variability. J Ultrasound Med. 2005;24(4):425-430.
230. Machin GA. Hydrops revisited: literature review of 1,414 cases published in the 1980s. Am J Med Genet. 1989;34(3):366-390.
231. Santo S, Mansour S, Thilaganathan B, et al. Prenatal diagnosis of non-immune hydrops fetalis: what do we tell the parents? Prenat Diagn. 2011;31(2):186-195.
232. Center for Disease Control (CDC). Risks associated with human parvovirum B19 infection. MMWR Morb Mortal Wkly Rep. 1989;38(6):81-88, 93-97.
233. Dijkmans AC, de Jong EP, Dijkmans BA, et al. Parvovirus B19 in pregnancy: prenatal diagnosis and management of fetal complications. Curr Opin Obstet Gynecol. 2012;24(2):95-101.
234. Cavoretto P, Molina F, Poggi S, et al. Prenatal diagnosis and outcome of echogenic fetal lung lesions. Ultrasound Obstet Gynecol. 2008;32(6):769-783.
235. Wilson RD, Baxter JK, Johnson MP, et al. Thoracoamniotic shunts: fetal treatment of pleural effusions and congenital cystic adenomatoid malformations. Fetal Diagn Ther. 2004;19(5):413-420.
236. Loh KC, Jelin E, Hirose S, et al. Microcystic congenital pulmonary airway malformation with hydrops fetalis: steroids vs open fetal resection. J Pediatr Surg. 2012;47(1):36-39.
237. Society for Maternal-Fetal Medicine, Simpson LL. Twin-twin transfusion syndrome. Am J Obstet Gynecol. 2013;208(1):3-18.

CAPÍTULO 42

Medidas Fetais: Crescimento Fetal Normal e Anormal e Avaliação do Bem-Estar Fetal

Carol B. Benson e Peter M. Doubilet

RESUMO DOS PONTOS-CHAVES

- A atribuição acurada da idade gestacional a uma gravidez é importante por várias razões, incluindo a cronologia dos testes de rastreamento para aneuploidia, monitoramento do crescimento fetal e diagnóstico de distúrbios de crescimento, bem como para a programação do parto por indução eletiva ou cesariana.
- Se uma gestante fizer mais de uma ultrassonografia, a gravidez não deve ser redatada após o primeiro exame; em vez disso, a idade gestacional no momento dos exames subsequentes é a idade do exame inicial mais o tempo decorrido desde a execução do exame.
- No primeiro trimestre, a datação por achados ultrassonográficos ou diâmetro médio do saco antes da 6ª semana gestacional apresenta acurácia de ± 0,5 semana, enquanto a datação por comprimento de cabeça-nádega com 6 semanas ou mais apresenta acurácia de ± 0,7 semana.
- A datação ultrassonográfica no segundo e no terceiro trimestres apresenta acurácia de ± 1,2 semana entre a 14ª e a 20ª semana, ± 1,9 semana entre a 20ª e a 26ª semana, ± 3,1 a 3,4 semanas entre a 26ª e a 32ª semana e ± 3,5 a 3,8 após a 32ª semana.
- O peso fetal é estimado usando uma fórmula que incorpora medidas da cabeça do feto, do abdome e do fêmur, com acurácia (intervalo de confiança de 95%) de ± 15% a 18%.
- O peso fetal estimado deve ser avaliado em relação à idade gestacional para determinar se o feto apresenta tamanho adequado para a idade gestacional.
- Se um feto for diagnosticado como pequeno para a idade gestacional, com peso fetal estimado inferior a 10° percentil para a idade gestacional, deve-se tentar determinar a causa por meio de avaliação da mãe e do feto.
- Quando há suspeita de restrição do crescimento intrauterino, o acompanhamento pré-natal por meio do perfil biofísico e Doppler fetal pode orientar o tratamento e melhorar o desfecho.

SUMÁRIO DO CAPÍTULO

DETERMINAÇÃO DA IDADE GESTACIONAL
Primeiro Trimestre
Segundo e Terceiro Trimestres
Medidas da Cabeça Fetal
Comprimento Femoral
Circunferência Abdominal
Fórmulas Compostas
Estimativa da Idade Gestacional por Ultrassonografia: Abordagem mais Acurada em cada Estágio da Gestação
ESTIMATIVA E AVALIAÇÃO DO PESO
Estimativa do Peso Fetal
Abordagem Recomendada
Avaliação do Peso em Relação à Idade Gestacional
ANORMALIDADES DO CRESCIMENTO FETAL
Feto Grande
População Geral
Mães Diabéticas
Feto Pequeno para a Idade Gestacional e Restrição do Crescimento Intrauterino
AVALIAÇÃO DO BEM-ESTAR FETAL
Perfil Biofísico
Doppler Fetal
Doppler da Artéria Umbilical
Doppler do Ducto Venoso
Doppler da Artéria Cerebral Média
Resumo do Doppler Fetal

As medições ultrassonográficas do feto fornecem informações sobre a idade e o crescimento fetais. Esses dados são usados para fixar a idade gestacional, estimar o peso fetal e diagnosticar distúrbios do crescimento. Como discutido em outros capítulos, as medições do feto também são usadas para diagnóstico de várias anomalias fetais, tais como displasias esqueléticas[1] e microcefalia.[2] Cada uma dessas anormalidades pode ser diagnosticada ou suspeitada com base em medidas que se desviam do "normal para a idade gestacional".

É importante começar por definir os vários termos usados na avaliação da idade de uma gestação. A medida verdadeira da idade é o número de dias desde a concepção, denominada **idade concepcional**. No entanto, historicamente, as gestações eram datadas pelo número de dias desde o primeiro dia da última menstruação (DUM), a chamada **idade menstrual**, porque, durante a maior parte da história humana, não se sabia quando a concepção ocorreu. Em mulheres com ciclos regulares de 28 dias, a idade menstrual é 2 semanas maior do que a idade concepcional, porque a concepção ocorre aproximadamente 2 semanas após a DUM nessas mulheres. Atualmente, o termo mais utilizado para datar a gestação é a **idade gestacional**, que é semelhante à idade menstrual e é definida da seguinte forma:

$$\text{Idade gestacional} = \text{Idade concepcional} + 2 \text{ semanas}$$

Nas mulheres com ciclos de 28 dias, a idade gestacional e a idade menstrual são iguais. Em mulheres com ciclos mais longos, a idade gestacional é menor que a idade menstrual; o oposto acontece em mulheres com ciclos mais curtos.

O conhecimento acurado da idade gestacional é importante por inúmeras razões. O período para realização de testes de triagem no primeiro trimestre, como medição da translucência nucal e análise de DNA fetal livre,[3,4] amniocentese genética no segundo trimestre, e indução eletiva ou parto por cesariana no terceiro trimestre, são todos baseados na idade gestacional. A diferenciação entre parto a termo e pré-termo e a caracterização de um feto como "pós-termo" dependem da idade gestacional. O conhecimento da idade gestacional pode ser crítico para distinguir desenvolvimento fetal normal de patológico. A herniação fisiológica do intestino, por exemplo, é normal até 11 a 12 semanas de gestação,[5] mas significa onfalocele após essa fase. O tamanho normal de várias partes do corpo do feto depende da idade gestacional, do mesmo modo que dos níveis séricos maternos de alfafetoproteína,[6] gonadotropina coriônica humana[7] e estriol.[8] Quando uma anomalia fetal é detectada no pré-natal, as escolhas maternas e o manejo obstétrico são significativamente influenciados pela idade gestacional.

A estimativa do peso fetal, por si e em relação à idade gestacional, pode influenciar decisões de conduta obstétrica concernentes à cronologia e à via do parto. Um feto que cresce pouco pode se beneficiar do monitoramento rigoroso do bem-estar fetal para determinar se o parto precoce está indicado. Tal feto pode ser suprido inadequadamente pela placenta com oxigênio e nutrientes e, portanto, pode ser melhor o cuidado de um neonatologista do que no útero. Quando um feto é grande, a cesariana pode ser a via de parto preferencial, particularmente em gestações complicadas por diabetes materno. Em vista dessas considerações, as medições fetais devem ser um componente de todas as ultrassonografias obstétricas completas.[9]

O bem-estar do feto com risco de morbidade e mortalidade perinatais, como um feto com restrição de crescimento, pode ser monitorado por ultrassonografia usando perfil biofísico e Doppler. Anormalidades e alterações em qualquer um desses testes de vigilância podem orientar as decisões sobre o momento do parto.[10,11]

DETERMINAÇÃO DA IDADE GESTACIONAL

A datação clínica de uma gestação geralmente baseia-se na lembrança da paciente do primeiro dia da DUM e no exame físico do tamanho uterino. Infelizmente, os dois métodos não são acurados, levando a erros na atribuição da idade gestacional. A datação pela DUM (idade menstrual) pode ser inexata por causa da variabilidade da duração dos ciclos menstruais, falha de memória,[12,13] exposição recente a contraceptivos orais ou sangramento durante o começo da gravidez.[14] A determinação da idade gestacional a partir da dimensão palpada do útero pode ser afetada por fibromas uterinos, gestação multifetal e biotipo materno.

A datação clínica é precisa apenas se uma das seguintes duas condições forem aplicáveis: (1) a paciente apresenta controle histórico com ciclos menstruais regulares e o tamanho do útero correlaciona-se rigorosamente com a DUM; (2) se houver informação disponível especificando o momento da concepção, como um gráfico da temperatura corporal basal ou gestação por meio de tecnologias de reprodução assistida em mulheres tratadas para infertilidade.

A ultrassonografia fornece uma alternativa e, em muitos casos, uma abordagem superior para a estimativa da idade gestacional. A estimativa da idade ultrassonográfica baseia-se nos achados ultrassonográficos ou nas medidas realizadas durante o exame. Como a variabilidade biológica no tamanho dos fetos aumenta à medida que a gestação progride, a precisão das estimativas da idade ultrassonográfica diminui conforme a gravidez avança.[15-28] Assim, se uma mulher tem mais de uma ultrassonografia durante a gestação, a gravidez nunca deve ser redatada após o primeiro exame.

A decisão de usar a datação clínica ou a datação ultrassonográfica no momento do primeiro exame não está bem estabelecida para todas as gestações. Em alguns casos, contudo, a decisão é clara: as gestações obtidas via fertilização *in vitro* devem ser datadas com base nas datas de transferência do embrião, e gestações naturalmente concebidas em mulheres com ciclos menstruais irregulares ou com má memória de sua DUM devem ser datadas com base em critérios ultrassonográficos. Em outras situações, no entanto, particularmente para gestações concebidas naturalmente em mulheres com ciclos regulares e boa recordação de DUM, existem duas alternativas razoáveis. A primeira abordagem é datar a gravidez com base na DUM sempre que as idades baseadas na DUM e na ultrassonografia se aproximam: dentro de 5 dias até 8,9 semanas; no prazo de 7 dias, a partir de 9 a 15,9 semanas; no prazo de 10 dias, a partir de 16 a 21,9 semanas; no prazo de 14 dias, a partir de 22 a 27,9 semanas; e dentro de 21 dias a partir de 28 semanas.[16] Uma abordagem alternativa é usar a datação ultrassonográfica rotineiramente até 24 semanas e a DUM após, se esta for precisamente recordada e dentro de 21 dias da datação ultrassonográfica.[15]

Qualquer que seja a abordagem utilizada, é importante saber quais os critérios ultrassonográficos disponíveis para a estimativa da idade gestacional e quais são os mais precisos em cada estágio da gestação.

Primeiro Trimestre

Os achados ultrassonográficos e medição do embrião possibilitam datação bastante acurada a partir de 5 semanas de gestação até o término do primeiro trimestre. O sinal mais precoce de uma gestação intrauterina é a identificação de um **saco gestacional** na cavidade uterina. Ele aparece como uma coleção fluida oval ou redonda dentro da cavidade uterina, visualizada pela primeira vez na US transvaginal, por volta da 5ª semana gestacional.[29] Em alguns casos, o saco gestacional inicial está circundado por um ou dois anéis ecogênicos, formados pelas vilosidades coriônicas proliferantes e pela camada mais profunda da decídua vera.[30,31] Esses anéis não estão consistentemente presentes, entretanto, é muito provável que qualquer coleção de de líquido redonda ou oval no útero de uma mulher com teste de gravidez positivo seja um saco gestacional[32] (Fig. 42.1).

De 5 a 6 semanas de gestação, dois métodos são usados para atribuir a idade gestacional na ultrassonografia: (1) medição do **diâmetro médio do saco** (DMS) ou (2) identificação ultrassonográfica do conteúdo do saco gestacional. O DMS é calculado como a média do diâmetro anteroposterior, o diâmetro transverso e o diâmetro

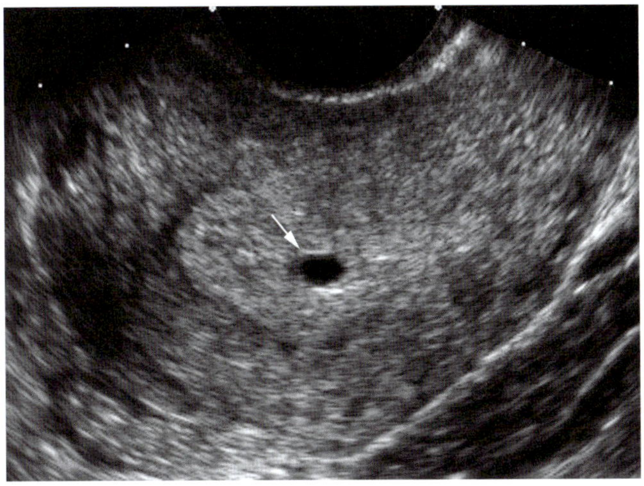

FIG. 42.1 Saco gestacional. Na 5ª semana de gestação, o saco gestacional (*seta*) se apresenta como uma pequena coleção de líquido intrauterino.

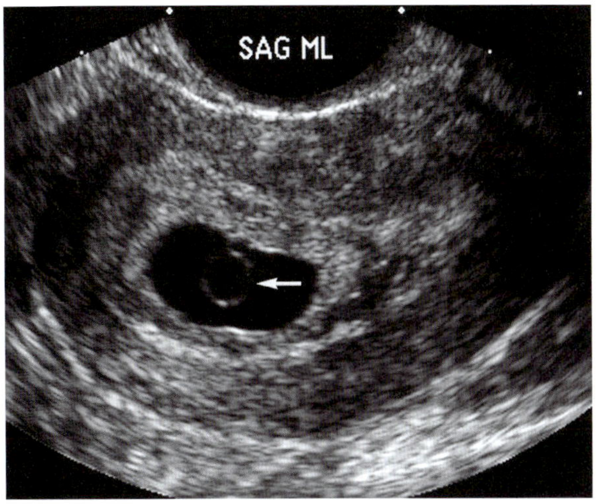

FIG. 42.2 Saco vitelino. O saco gestacional contém saco vitelino (*seta*) identificado na ultrassonografia transvaginal com 5,5 semanas de gestação. Nenhum embrião é visualizado. *SAG ML*, linha sagital mediana.

TABELA 42.1 Datação Gestacional pelo Diâmetro Médio do Saco (DMS) Gestacional no Início do Primeiro Trimestre

DMS (mm)	Idade Gestacional (semanas)
2	5,0
3	5,1
4	5,2
5	5,4
6	5,5
7	5,6
8	5,7
9	5,9
10	6,0

Intervalo de confiança de 95% = ± 0,5 semana
Valores de Daya S, Wood S, Ward S et al. Early pregnancy assessment with transvaginal ultrasound scanning. CMAJ. 1991; 144(4):441-446.[33]

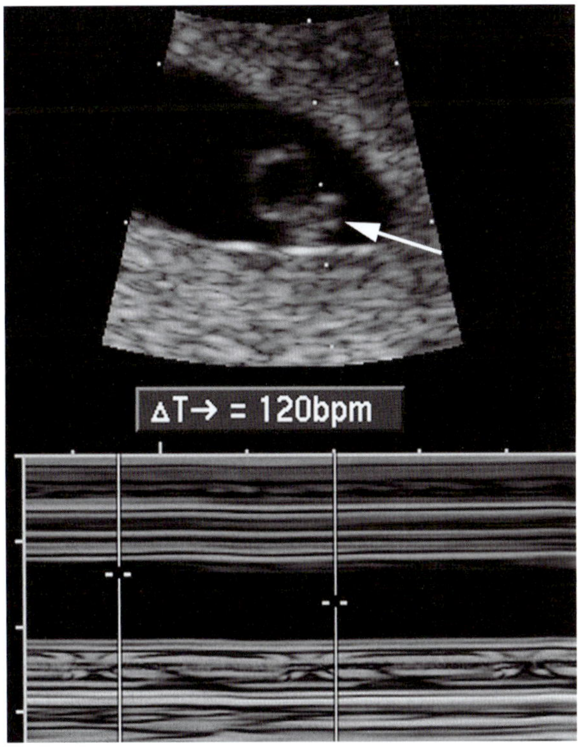

FIG. 42.3 Batimento cardíaco embrionário. A ultrassonografia transvaginal e o modo M, na 6ª semana demonstram atividade cardíaca originada de embrião minúsculo (*seta*) adjacente ao saco vitelino. Ver também Vídeo 42.1.

longitudinal. Ele aumenta de 2 mm na 5ª semana para 10 mm na 6ª semana,[33] um padrão de crescimento que pode ser usado para atribuir a idade gestacional durante esse período (Tabela 42.1).

O segundo método baseia-se nos achados ultrassonográficos do interior do saco gestacional, melhor observado por meio da ultrassonografia transvaginal, e conta com a observação de que, em média, o saco gestacional é identificável pela primeira vez na 5ª semana, o **saco vitelino** na 5,5ª semana (Fig. 42.2) e o embrião e o **batimento cardíaco embrionário** na 6ª semana[34] (Fig. 42.3; Vídeo 42.1). A cronologia do aparecimento dessas referências está sujeita a variabilidade mínima, com um intervalo de confiança de 95% de aproximadamente 0,5 semana.[31] A idade gestacional pode ser atribuída com base nessas referências (Tabela 42.2).

A partir da 6ª semana até o fim do primeiro trimestre, a idade gestacional correlaciona-se intimamente com o **comprimento cabeça-nádega** (CCN) do embrião ou feto.[35,36] O termo **embrião** é usado até a 10ª semana de gestação, e o termo feto é aplicado daí em diante.[37] O CCN se refere ao comprimento do embrião ou feto entre o topo da cabeça e o botão do torso (nádega). Ele é medido como a maior dimensão do embrião, excluindo o saco vitelino e as extremidades. A partir da 9ª e 10ª semanas, as medições do CCN são mais acuradas se tomadas com o feto em posição neutra[38] (Fig. 42.4). O CCN pode ser usado para atribuir a idade gestacional com precisão até a 14ª semana, porque há pouca variabilidade biológica no comprimento fetal até essa idade[39] (Tabela 42.3). Após esse período, o CCN do feto mais desenvolvido torna-se menos confiável. Nessa etapa posterior, o CCN é afetado pela posição fetal, medindo menos em um feto cuja coluna está fletida e mais longo em um feto cuja coluna está estendida.

TABELA 42.2 Datação Gestacional Ultrassonográfica no Primeiro Trimestre

Achado Ultrassonográfico	Idade Gestacional (Semanas)
Saco gestacional, ausência da vesícula vitelínica, embrião ou batimento cardíaco	5
Saco gestacional com saco vitelino, ausência de embrião ou batimento cardíaco	5,5
Saco gestacional com batimento cardíaco e embrião < 5 mm de comprimento	6
Embrião/feto ≥ 5 mm de comprimento	Idade baseada no comprimento cabeça-nádega (Tabela 42.3)

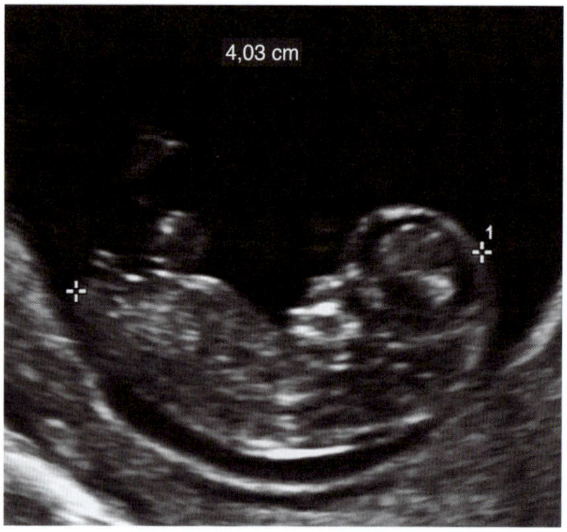

FIG. 42.4 Medida do comprimento cabeça-nádega (CCN). Os cursores delineiam o comprimento do feto desde o topo da cabeça até o final do tronco.

Segundo e Terceiro Trimestres

Muitos parâmetros ultrassonográficos foram propostos para estimar a idade gestacional no segundo e terceiro trimestres. Estes incluem diversas medidas fetais: **diâmetro biparietal** (DBP),[40,41] **circunferência da cabeça** (CC),[42] **circunferência abdominal** (CA),[43] **comprimento do fêmur** (CF),[25,44-46] assim como combinações de duas ou mais medidas fetais: o **DBP corrigido**[41] e **fórmulas associadas para a idade.**[43,47] Medições de partes corporais fetais estruturalmente anormais não devem ser usadas na atribuição de idade gestacional.

Medidas da Cabeça Fetal

Três medidas ou parâmetros envolvem a cabeça fetal: DBP, **diâmetro occiptofrontal** (DOF) e CC. Todas as três medições são obtidas por ultrassonografias transaxiais da cabeça fetal ao nível dos tálamos e cavidade do septo pelúcido[48] (Fig. 42.5). Essas medidas da cabeça são mais acuradas se a imagem for um verdadeiro plano axial mostrando a cabeça oval com simetria dos tálamos e hemisférios cerebrais, e sem visualização da fossa posterior.[49] O DBP é medido a partir da

TABELA 42.3 Estimativa da Idade Gestacional Considerando o Comprimento Cabeça-Nádega (CCN)

CCN (mm)	Idade Gestacional (semanas)	CCN (mm)	Idade Gestacional (semanas)
5	6,0	45	11,1
6	6,2	46	11,2
7	6,4	47	11,3
8	6,6	48	11,4
9	6,8	49	11,4
10	7,0	50	11,5
11	7,2	51	11,6
12	7,4	52	11,7
13	7,5	53	11,8
14	7,7	54	11,8
15	7,8	55	11,9
16	8,0	56	12,0
17	8,1	57	12,1
18	8,3	58	12,2
19	8,4	59	12,2
20	8,5	60	12,3
21	8,7	61	12,4
22	8,8	62	12,4
23	8,9	63	12,5
24	9,0	64	12,6
25	9,1	65	12,7
26	9,3	66	12,7
27	9,4	67	12,8
28	9,5	68	12,9
29	9,6	69	12,9
30	9,7	70	13,0
31	9,8	71	13,1
32	9,9	72	13,2
33	10,0	73	13,2
34	10,1	74	13,3
35	10,2	75	13,4
36	10,3	76	13,4
37	10,4	77	13,5
38	10,5	78	13,5
39	10,6	79	13,6
40	10,7	80	13,7
41	10,8		
42	10,8		
43	10,9		
44	11,0		

Valores derivados da fórmula em Robinson HP, Fleming JE. A critical evaluation of sonar "crown-rump length" measurements. Br J Obstet Gynaecol. 1975;82(9):702-710.[35]

borda externa do crânio, mais próxima ao transdutor, até a borda interna do crânio, mais distante do transdutor ("borda à borda") (Fig. 42.5). O DOF é obtido a partir da mesma imagem transaxial do DBP e é medido desde o meio do crânio até o meio do crânio longo do maior eixo da cabeça do feto (Fig. 42.5). Esta última medida é usada em conjunto com o DBP para calcular o DBP corrigido por meio da seguinte fórmula:[45]

$$\text{DBP corrigido} = \sqrt{(\text{BPD} \times \text{OFD})/1.265}$$

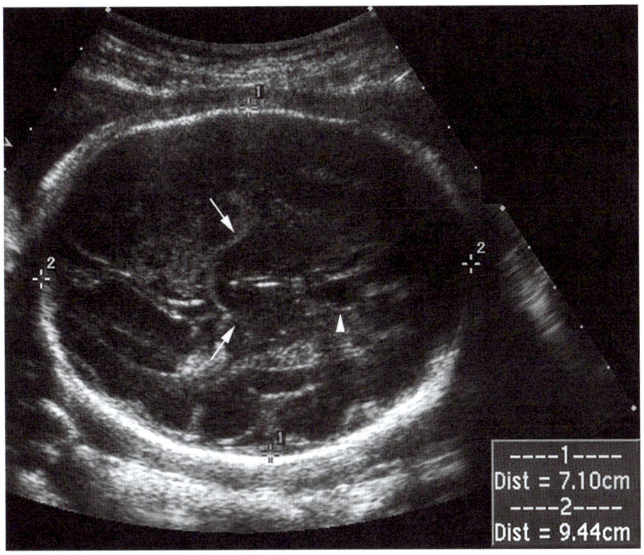

FIG. 42.5 Medidas do diâmetro biparietal (DBP) e do diâmetro occipitofrontal (DOF). Ultrassonografia transaxial da cabeça do feto no nível dos tálamos pareados (*seta*) e cavidade do septo pelúcido (*ponta de seta*), com DBP (*cursores 1*) e DOF (*cursores 2*). Observe como os cursores para o DBP estão posicionados desde a face externa para a face interna do crânio, "de ponta a ponta".

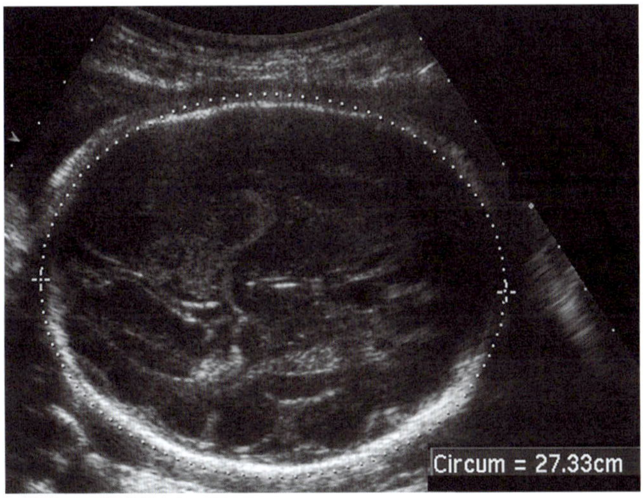

FIG. 42.6 Medida da circunferência da cabeça (CC). Medida da CC (*cursores* e *traçado*) na ultrassonografia transaxial da cabeça do feto no mesmo nível que a medida do diâmetro biparietal. Observe como a medida da CC é obtida em torno do osso.

O fundamento para o DBP corrigido é que ele representa o DBP para a cabeça de forma padrão (aquela com uma razão DOF/DBP de 1,265) da mesma área transversal.[41] As mesmas tabelas ou fórmulas usadas para determinar a idade gestacional a partir do DBP são usadas para determinar a idade gestacional a partir do DBP corrigido (Tabela 42.4).

A CC é a medida da circunferência externa do crânio, realizada na mesma imagem transaxial da cabeça fetal. Ela pode ser medida usando-se um cursor eletrônico disponível na maioria dos aparelhos de ultrassonografia[50] (Fig. 42.6 e Tabela 42.5) ou pode ser calculada a partir dos análogos margem externa a margem externa do DBP e o DOF:

$$CC = 1{,}57 \times [(\text{DBP externa a externa}) + (\text{DOF externa a externa})]$$

TABELA 42.4 Estimativa da Idade Gestacional Considerando o Diâmetro Biparietal (DBP)

DBP ou DBPc (mm)	Idade Gestacional (Semanas)	DBP ou DBPc (mm)	Idade Gestacional (semanas)
20	13,2	60	24,2
21	13,4	61	24,5
22	13,6	62	24,9
23	13,8	63	25,3
24	14,0	64	25,7
25	14,3	65	26,1
26	14,5	66	26,5
27	14,7	67	26,9
28	14,9	68	27,3
29	15,1	69	27,7
30	15,4	70	28,1
31	15,6	71	28,5
32	15,8	72	29,0
33	16,1	73	29,4
34	16,3	74	29,9
35	16,6	75	30,3
36	16,8	76	30,8
37	17,1	77	31,2
41	18,1	81	33,2
42	18,4	82	33,7
43	18,7	83	34,2
44	19,0	84	34,7
45	19,3	85	35,2
46	19,6	86	35,8
47	19,9	87	36,3
48	20,2	88	36,9
49	20,5	89	37,4
50	20,8	90	38,0
51	21,1	91	38,6
52	21,4	92	39,2
53	21,7	93	39,8
54	22,1	94	40,4
55	22,4	95	41,0
56	22,8	96	41,6
57	23,1	≥ 97	42,0
58	23,5		
59	23,8		

DBPc, DBP Corrigido.
Valores de Doubilet PM, Benson CB. Improved prediction of gestational age in the late third trimester. J Ultrasound Med. 1993;12(11):647-653.[44]

Embora o DBP seja mais simples de medir que o DBP corrigido ou a CC, ele apresenta a desvantagem de ser a única das três medidas que despreza a forma da cabeça. Isso significa que duas cabeças de larguras iguais, mas de comprimentos diferentes, apresentam o mesmo DBP, mas a cabeça mais comprida apresenta um DBP corrigido e CC maiores que a cabeça mais curta (Fig. 42.7). Ao feto com a cabeça mais comprida, por isso, será atribuída uma idade gestacional maior com base no DBP e CC corrigidos; entretanto, ambos os fetos recebem atribuição da mesma idade gestacional se o DBP for usado como base para atribuição da idade gestacional.

TABELA 42.5 Estimativa da Idade Gestacional Considerando a Circunferência da Cabeça (CC)

CC (mm)	Idade Gestacional (Semanas)	CC (mm)	Idade Gestacional (Semanas)
80	13,4	225	24,5
85	13,7	230	25,0
90	14,0	235	25,5
95	14,3	240	26,1
100	14,7	245	26,6
105	15,0	250	27,1
110	15,3	255	27,7
115	15,6	260	28,3
120	16,0	265	28,9
125	16,3	270	29,4
130	16,6	275	30,0
135	17,0	280	30,7
140	17,3	285	31,3
145	17,7	290	31,9
150	18,1	295	32,6
155	18,4	300	33,3
160	18,8	305	33,9
165	19,2	310	34,6
170	19,6	315	35,3
175	20,0	320	36,1
180	20,4	325	36,8
185	20,8	330	37,6
190	21,3	335	38,3
195	21,7	340	39,1
200	22,2	345	39,9
205	22,6	350	40,7
210	23,1	355	41,6
215	23,6	360	42,4
220	24,0		

Valores derivados da fórmula de Law RG, MacRae KD. Head circumference as an index of fetal age. J Ultrasound Med. 1982;1(7):281-288.[42]

Comprimento Femoral

O comprimento da diáfise ossificada do fêmur fetal muitas vezes é usado para estimativa da idade gestacional.[25,41,45] Medição cuidadosa da diáfise ossificada do fêmur é necessária ao obter-se uma estimativa acurada da idade gestacional pelo comprimento femoral (CF) (Fig. 42.8 e Tabela 42.6). O transdutor deve ficar alinhado ao eixo longo da diáfise, perpendicular ao feixe, com ambas as extremidades da diáfise ossificada aparecendo no quadrado. Os cursores devem estar posicionados na junção do osso ecogênico com a cartilagem hipoecoica, e o reflexo fino e brilhante da epífise cartilagínea não deve ser incluído na medição.[49,51]

Circunferência Abdominal

A circunferência abdominal (CA) fetal é a medida da circunferência externa do abdome fetal, medida na imagem transversa ao nível do estômago e da porção intra-hepática da veia umbilical (Fig. 42.9). Idealmente, o abdome deve aparecer redondo. O nível escolhido deve demonstrar apenas um pequeno segmento da veia umbilical no terço anterior do fígado. A medição do AC envolve a colocação do cursor ao longo da superfície externa da pele[49] (Fig. 42.9A). Alternativamente, a CA pode ser calculada a partir de dois **diâmetros abdominais** (DA_1, DA_2) ortogonais, um anteroposterior e o outro transverso, medidos na mesma imagem, do seguinte modo:[50,52]

$$CA = 1{,}57 \times (DA_1 + DA_2)$$

Fórmulas Compostas

A idade gestacional pode ser estimada a partir de medições da cabeça, abdome ou fêmur por meio de tabelas ou fórmulas que apresentam o valor médio de cada medida para uma dada idade gestacional (Tabelas 42.4 a 42.6). Fórmulas de idade compostas que combinam várias medidas fetais também podem ser usadas para predizer a idade gestacional.[25,47]

Como as fórmulas de idade compostas são usadas combinando duas ou mais medições em conjunto para estimar a idade gestacional, uma potencial desvantagem de usar essas fórmulas é que uma medida anormal ou anomalia poderiam ficar ocultas. Por exemplo, em

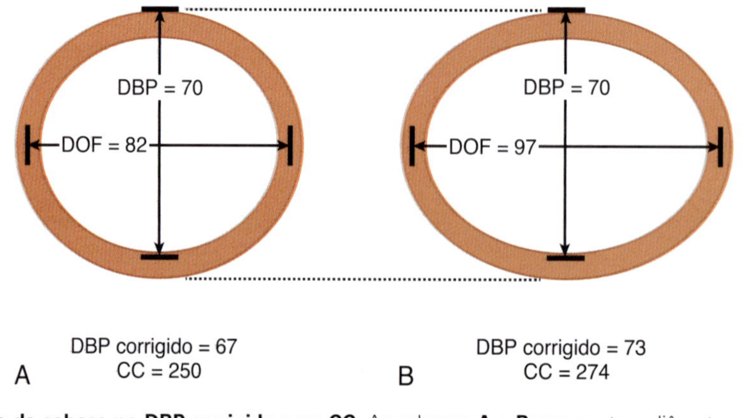

FIG. 42.7 Efeito do formato da cabeça no DBP corrigido e na CC. As cabeças **A** e **B** apresentam diâmetros biparietais (*DBP*) iguais, mas **A** apresenta diâmetro occipitofrontal (*DOF*) menor do que **B**. Portanto, o DBP corrigido e a circunferência da cabeça (*CC*) são menores para **A** do que **B**. Com base no DBP, aos fetos **A** e **B** devem ser atribuídos à mesma idade gestacional. Com base no DBP corrigido ou na CC, entretanto, seria atribuída ao feto **A** uma idade gestacional inferior à do feto **B**.

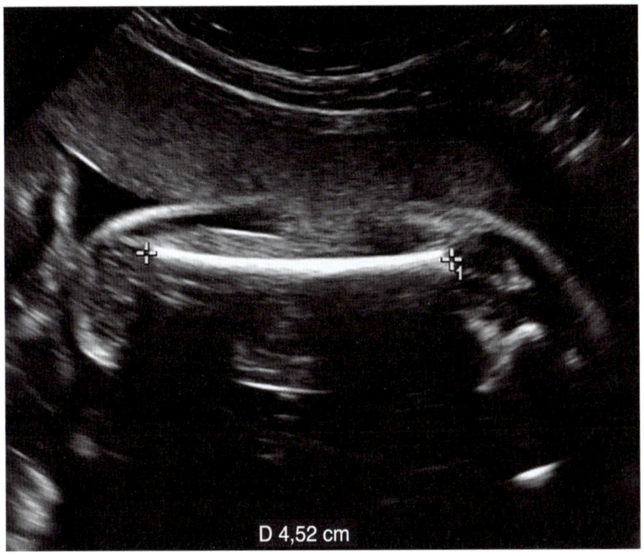

FIG. 42.8 Medida do comprimento do fêmur. Os cursores eletrônicos medem a diáfise ossificada do fêmur. Observe como o osso é visto paralelo ao transdutor.

um feto com displasia esquelética manifestada pelo encurtamento dos ossos longos e tamanho normal da cabeça, a idade gestacional baseada na fórmula composta será subestimada, ou seja, menor que a prevista pelo DBP corrigido e prevista pelo CF curto. Como resultado, o CF poderia não parecer anormalmente pequeno quando comparado à essa idade gestacional erroneamente calculada.

Estimativa da Idade Gestacional por Ultrassonografia: Abordagem mais Precisa em cada Estágio da Gestação

Quando a datação ultrassonográfica, em oposição à clínica, é usada para atribuir a idade gestacional, é importante usar o método mais preciso ou a medida disponível (Tabela 42.7). Isso é mais relevante no momento do exame inicial na gestação de uma mulher, uma vez que, como observado anteriormente, é inadequado reatribuir a idade gestacional no momento do segundo ou subsequentes exames durante a gestação.

Se o exame inicial for realizado no primeiro trimestre, quando a ultrassonografia não evidenciar embrião ou embrião com menos de 5 mm de comprimento, duas abordagens para atribuição de idade gestacional têm precisão iguais, ambas com intervalo de confiança de 95% de ± 0,5 semana: a gestação é datada com base no diâmetro do saco (Tabela 42.1) ou no conteúdo da bolsa (Tabela 42.2). No restante do primeiro trimestre, quando o CCN mede entre 5 e 80 mm, a datação baseada no CCN (Tabela 42.3) é muito precisa, com um intervalo de confiança de 95% de ± 0,7 semanas.[53]

No segundo e no terceiro trimestres, existem várias opções para datação ultrassonográfica, incluindo medidas da cabeça, fêmur ou abdome, bem como fórmulas compostas baseadas em medidas de dois ou mais destes. Quando a largura e o comprimento da cabeça (DBP e DOF) são visíveis, a melhor abordagem ideal para a determinação da idade ultrassonográfica no segundo trimestre é usar DBP corrigido ou CC, e, no terceiro trimestre, usar DBP corrigido, CC ou CF. Quando as faces anterior ou posterior do crânio não são bem visualizadas na ultrassonografia, de modo que o DOF e a CC não possam ser mensuradas precisamente, é melhor atribuir a data com base no DBP ou CF no segundo trimestre e no CF no terceiro trimestre.[44,54,55] Essas abordagens constituem os métodos mais precisos de datação ultrassonográfica de partes do corpo e são preferíveis às fórmulas de idade composta, em virtude das razões apresentadas anteriormente.

TABELA 42.6 Estimativa da Idade Gestacional por Comprimento do Fêmur (CF)

CF (mm)	Idade Gestacional (Semanas)	CF (mm)	Idade Gestacional (Semanas)
10	13,7	45	24,5
11	13,9	46	24,9
12	14,2	47	25,3
13	14,4	48	25,7
14	14,6	49	26,2
15	14,9	50	26,6
16	15,1	51	27,0
17	15,4	52	27,5
18	15,6	53	28,0
19	15,9	54	28,4
20	16,2	55	28,9
21	16,4	56	29,4
22	16,7	57	29,9
23	17,0	58	30,4
24	17,3	59	30,9
25	17,6	60	31,4
26	17,9	61	31,9
27	18,2	62	32,5
28	18,5	63	33,0
29	18,8	64	33,6
30	19,1	65	34,1
31	19,4	66	34,7
32	19,7	67	35,3
33	20,1	68	35,9
34	20,4	69	36,5
35	20,7	70	37,1
36	21,1	71	37,7
37	21,4	72	38,3
38	21,8	73	39,0
39	22,2	74	39,6
40	22,5	75	40,3
41	22,9	76	40,9
42	23,3	77	41,6
43	23,7	≥ 78	42,0
44	24,1		

Valores de Doubilet PM, Benson CB. Improved prediction of gestational age in the late third trimester, J Ultrasound Med. 1993;12(11):647-653.[44]

ESTIMATIVA E AVALIAÇÃO DO PESO

Antes da disponibilidade da ultrassonografia, o exame manual do abdome era a única abordagem que podia ser usada para estimar o tamanho fetal. O exame físico, no entanto, proporciona apenas uma aproximação geral do peso fetal, porque as dimensões palpadas do útero são afetadas por vários fatores diferentes, que não o tamanho fetal, incluindo volume do líquido amniótico, tamanho da placenta, existência de miomas e obesidade materna.

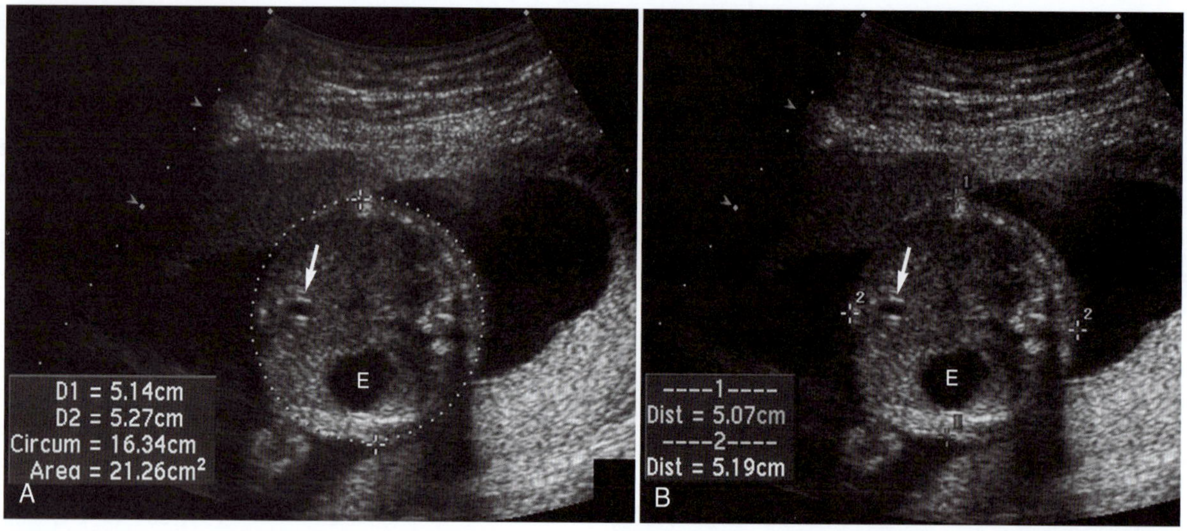

FIG. 42.9 Medida da circunferência e do diâmetro abdominais. (A) e **(B)** Vistas axiais do abdome fetal no nível do estômago (*E*) e porção intra-hepática da veia umbilical (*seta*). Na imagem **A**, a circunferência do abdome foi determinada eletronicamente (*cursores* e *tracejado*). Na imagem **B**, os diâmetros transverso (*cursores 1*) e anteroposterior (*cursores 2*) foram medidos com cursores eletrônicos.

TABELA 42.7 Atribuição Ultrassonográfica da Idade Gestacional (IG): Abordagem mais Acurada em cada Estágio da Gestação

Estágio da Gestação	Base para IG	Tabelas	Precisão (Semanas)*
PRIMEIRO TRIMESTRE			
Início (5 a 6 semanas)	Diâmetro médio do saco ou achados ultrassonográficos	42,1, 42,2	± 0,5
Metade para o final (6 a 13 semanas)	CCN	42,3	± 0,7
SEGUNDO TRIMESTRE			
Se DOF mensurável	DBPc ou CC	42,4, 42,5	± 1,2 (14 a 20 semanas) ± 1,9 (20 a 26 semanas)
Se DOF não mensurável	DBP ou CF	42,4, 42,6	± 1,4 (14 a 20 semanas) ± 2,1 a 2,5 (20 a 26 semanas)
TERCEIRO TRIMESTRE			
Se DOF não mensurável	DBPc, CC ou CF	42,4, 42,5, 42,6	±± 3,1 a 3,4 (26 a 32 semanas) ±± 3,5 a 3,8 (32 a 42 semanas)
Se DOF não mensurável	CF	42,6	±± 3,1 (26 a 32 semanas) ±± 3,5 (36 a 42 semanas)

**Dois desvios padrões (2 DP) ou intervalo de confiança (IC) de 95%.DBP, diâmetro biparietal; DBPc, DBP-corrigido; CCN, comprimento cabeça-nádega; CF, comprimento do fêmur; CC, circunferência da cabeça; DOF, diâmetro occipitofrontal.*

Com permissão de Doubilet PM. Should a first trimester dating scan be routine for all pregnancies? Semin Perinatol. 2013;37(5):307-309[53]; Benson CB, Doubilet PM. Sonographic prediction of gestational age: accuracy of second and third trimester fetal measurements. AJR Am J Roentgenol. 1991;157(6):1275-1277.[54]

As medições ultrassonográficas das partes corporais fetais proporcionam um modo direto de avaliar o tamanho fetal e são usadas principalmente no terceiro trimestre. A abordagem da estimativa e avaliação do peso fetal envolve uma série de etapas: (1) estimar o peso fetal com base nas medições fetais; (2) estimar a idade gestacional utilizando a abordagem descrita anteriormente; (3) determinar o percentil de peso para a idade gestacional utilizando uma fórmula ou tabela de normas de peso em função da idade gestacional; (4) se o feto estiver acima do percentil 90 ou acima de 4.000 g de peso estimado, considere opções para a via de parto; (5) se o peso estiver no percentil 10 ou abaixo dele, deve-se tentar determinar se o feto é constitucionalmente pequeno ou pequeno devido a uma etiologia patológica, e então acompanhar a gestação adequadamente.

Estimativa do Peso Fetal

Inúmeras fórmulas foram publicadas para estimar o peso fetal com base em medidas ultrassonográficas, a maioria das quais usa uma ou mais dessas partes do corpo fetal: cabeça (DBP ou CC), abdome (DA ou CA) e fêmur (CF).[19-24,26-28,56] Outras medidas, como a circunferência da coxa, também foram usadas.[28] Fórmulas que estimam o peso fetal usando US tridimensional (3D)[57-59] e ressonância magnética (RM) 3D também foram publicadas.[60,61]

A acurácia de uma fórmula de estimativa do peso é determinada pela avaliação de como a fórmula funciona em um grupo de fetos examinados próximo ao parto. Uma medida importante do desempenho de uma fórmula é seu intervalo de confiança de 95%. Se o intervalo de confiança de 95% for ±18%, por exemplo, o peso estimado situa-se dentro de 18% do peso real em 95% dos casos, e o erro será maior que 18% em apenas 5% dos casos. Quanto mais estreito o intervalo de confiança, mais confiável é a fórmula.

Muitos estudos publicados oferecem informações que possibilitam estimar a acurácia da medida de uma fórmula[62-65] (Tabela 42.8). Os seguintes pontos são dignos de nota:

- A acurácia das fórmulas de predição do peso melhora quando o número de partes corporais medidas aumenta até três, alcançando seu máximo quando são usadas medidas da cabeça, do abdome e do fêmur. Não há melhora aparente pelo acréscimo da circunferência da coxa como quarta medida,[66] e não há benefício comprovado no uso da ultrassonografia ou RM 3D.
- Mesmo quando baseada em medições da cabeça, abdome e fêmur, a predição de peso ultrassonográfica tem um intervalo de confiança de 95% bastante amplo de pelo menos ± 15%. Com base no abdome e na cabeça ou no fêmur, o intervalo é pelo menos ± 16% a 18%. A acurácia é consideravelmente pior quando apenas o abdome é usado.
- Diversos fatores foram estudados para determinar seu efeito sobre a acurácia da predição de peso. A acurácia parece ser pior nos fetos que pesam menos de 1.000 g do que em fetos maiores.[63] No restante do intervalo de peso ao nascer, contudo, a acurácia é razoavelmente constante.[26,56,62,67] A predição de peso é menos acurada em mães diabéticas que nas não diabéticas. Em mães diabéticas, as fórmulas que usam medições da cabeça, abdome e fêmur têm um intervalo de confiança de 95% de ± 24%,[68] mais amplo que o intervalo de ± 15% na população geral.[26,56] A ocorrência de oligoidrâmnio ou polidrâmnio não exerce impacto sobre a precisão.[23,63,69] A qualidade do exame pode influenciar a acurácia. Estudos demonstraram tendência a maior acurácia nas imagens que foram classificadas como "boas" em comparação às classificadas como "ruins", com base na capacidade de visualizar marcos anatômicos.[63,70]

TABELA 42.8 Acurácia das Fórmulas de Predição do Peso Fetal

Parte(s) do Corpo Incluída(s) na Fórmula	Fórmula	Intervalo de Confiança de 95% (%)[a]
Abdome	Campbell e Wilkin[19]	± 17,1 a 23,8[56,62]
	Higginbottom et al.[20]	± 23,8[56]
	Hadlock et al.[56]	± 22,2[56]
	Vintzileos et al.[28]	± 22,8[28]
Cabeça e abdome	Warsof et al.[21]	± 17,4 a 21,2[21,56,69]
	Shepard et al.[22]	± 18,2 a 18,3[22,62]
	Thurnau et al.[23]	± 19,8[56]
	Jordaan[24]	± 25,8[56]
	Hadlock et al.[56]	± 18,2[56]
	Hadlock et al.[26]	± 18,2[26]
	Birnholz[27]	± 17,7[63,b]
	Vintzileos et al.[28]	± 21,2[28]
Abdome e fêmur	Hadlock et al.[56]	± 16,4[56]
	Hadlock et al.[26]	± 16,0[26]
Cabeça, abdome e fêmur	Hadlock et al.[56]	± 15,0 a 15,4[56]
	Hadlock et al.[26]	± 14.8 a 15,0[26]
	Vintzileos et al.[28]	± 17,6[28]
Cabeça, abdome, fêmur e coxa	Vintzileos et al. [28]	± 15,6 a 17,8[28]

[a]Calculado como dois desvios padrões (2 DP) do erro relativo, conforme descrito no(s) estudo(s) citado(s), salvo menção em contrário.
[b]Com base na fração de casos nos quais o peso estimado situa-se dentro de 10% do peso real.

Abordagem Recomendada

Deve-se tentar obter imagens das três regiões anatômicas cruciais, isto é, cabeça, abdome e fêmur, em níveis anatômicos apropriados (Tabela 42.9). Se medidas de todas as três estruturas puderem ser obtidas, a Fórmula 1 na Tabela 42.9 deve ser usada para estimar o peso fetal. Essa fórmula deve ser usada com o DBP corrigido quando o DOF estiver disponível, e com o próprio DBP se não. Uma abordagem alternativa, igualmente precisa, porém mais complicada, seria usar a Fórmula 1 quando o DOF não estivesse disponível, e uma fórmula baseada na CC, CA e CF quando o DOF estivesse disponível. Se o abdome e apenas a cabeça ou o fêmur puderem ser adequadamente observados, deve ser usada a Fórmula 2 ou 3. Se o abdome ou a cabeça e o fêmur não puderem ser medidos, não deve ser calculada uma estimativa de peso. Usando-se a abordagem descrita na Tabela 42.9, uma acurácia de ± 15% a 18% pode ser atingida na estimativa do peso.

Avaliação do Peso em Relação à Idade Gestacional

Quando uma ultrassonografia é realizada no terceiro trimestre, devem ser estabelecidas estimativas melhores da idade gestacional e peso fetal. A idade gestacional pode se basear em uma ultrassonografia anterior, critérios clínicos de datação ou medidas atuais; o peso fetal é sempre calculado a partir de medidas atuais. Os dois valores devem ser avaliados um em relação ou outro para determinar se o feto apresenta tamanho apropriado em relação às datas. Isso pode ser realizado utilizando-se uma tabela que forneça normas para valores de peso fetal em função da idade gestacional (Tabela 42.10), diversas das quais aparecem na literatura.[71-76]

Existe um debate sobre os vários aspectos da avaliação do peso fetal em relação à idade gestacional. Deve-se usar uma tabela ou gráfico de peso com base em pesos neonatais ou em pesos fetais estimados? A tabela ou gráfico deve ser derivado apenas de gestações de mães de baixo risco? Devem ser usadas "normas populacionais" ou "normas personalizadas"?

A maioria das normas de peso (tabelas ou gráficos) deriva de grandes conjuntos de dados de pesos neonatais de recém-nascidos com idade gestacional conhecida.[71-76] Pelo menos um gráfico, por outro lado, foi produzido usando pesos fetais estimados em vez de

TABELA 42.9 Abordagem para Estimativa do Peso Fetal

Partes do Corpo Avaliadas	Fórmula Usada para Estimativa do Peso
CABEÇA, ABDOME E FÊMUR	
DOF mensurável	Fórmula 1, usando DBP corrigido em vez de DBP
DOF não mensurável	Fórmula 1
CABEÇA E ABDOME	
DOF mensurável	Fórmula 2, usando DBP corrigido em vez de DBP
DOF não mensurável	Fórmula 2
ABDOME E FÊMUR	
—	Fórmula 3

FÓRMULA 1[a]

Log_{10} (PFE >) = 1,4787 – 0,003343 CA × CF + DBP_2 + 0,0458 CA + 0,158 CF

FÓRMULA 2[a]

Log_{10} (PFE >) = 1,1134 + 0,05845 CA – 0,000604 CA^2 – 0,007365 DBP^2 + DBP^2 + 0,00595 × CA + 0,1694 DBP

FÓRMULA 3[a]

Log_{10} (PFE >) = 1,3598 + 0,051 CA + 0,1844 CF – 0,0037 CA × CF

[a]Fórmulas de Hadlock FP, Harrist RB, Sharman RS, et al. Estimation of fetal weight with the use of head, body, and fêmur measurements – a prospective study. Am J Obstet Gynecol. 1985;151(3):333-337.[26]
CA, circunferência abdominal (cm); *DBP*, diâmetro biparietal (cm); *PFE*, peso fetal estimado, em gramas (g); *CF*, comprimento do fêmur (cm); *DOF*, diâmetro occipitofrontal (cm)

TABELA 42.10 Percentis de Peso Fetal no Terceiro Trimestre

	PERCENTIS DE PESO (GRAMAS)		
Idade Gestacional (Semanas)	**10°**	**50°**	**90°**
25	490	660	889
26	568	760	1.016
27	660	875	1.160
28	765	1.005	1.322
29	884	1.153	1.504
30	1.020	1.319	1.706
31	1.171	1.502	1.928
32	1.338	1.702	2.167
33	1.519	1.918	2.421
34	1.714	2.146	2.687
35	1.919	2.383	2.959
36	2.129	2.622	3.230
37	2.340	2.859	3.493
38	2.544	3.083	3.736
39	2.735	3.288	3.952
40	2.904	3.462	4.127
41	3.042	3.597	4.254
42	3.142	3.685	4.322
43	3.195	3.717	4.324

Com permissão de Doubilet PM, Benson CB, Nadel AS, Ringer AS. Improved birth weight table for neonates developed from gestations dated by early ultrasonography, J Ultrasound Med, 1997;16(4):241-249.[71]

pesos neonatais ao nascimento.[77,78] Uma justificativa para este último é que vários estudos mostraram que fetos prematuros são menores, em média, do que aqueles da mesma idade gestacional que permanecem no útero.[79-83] Os prematuros, portanto, representam um grupo anormal com distribuição ponderal com viés negativo. Isso sustenta o argumento de que os fetos devem ser comparados aos fetos, não aos bebês.[84]

Um grande estudo internacional, INTERGROWTH-21st, usou outra abordagem para estabelecer normas de peso derivadas de uma população saudável.[85,86] Embora baseie-se em pesos ao nascer e não em pesos fetais, a população de estudo usada para gerar essas normas consiste em fetos com 33 ou mais semanas de vida gestacionais cujas mães não apresentavam fatores de risco conhecidos relacionados à gestação. As normas do INTERGROWTH-21st, no entanto, são de uso limitado para avaliar o peso fetal em relação à idade gestacional, porque não cobrem o período anterior a 33 semanas de gestação.

Talvez a maior controvérsia na avaliação do peso seja se o peso estimado de um feto deve ser comparado a normas da população total ou a normas personalizadas[87-91] derivadas de um subgrupo de fetos semelhantes a esse feto. Por exemplo, se um feto afro-americano apresentar peso estimado de 1.200 g na 30ª semana de gestação, o percentil de peso deve ser determinado a partir das normas gerais da população ou das normas afro-americanas? Nesse exemplo, o percentil de base populacional seria menor que o percentil personalizado, porque os fetos e neonatos afro-americanos são menores, em média, do que os da população em geral.[92] Embora haja defensores do uso de personalizadas,[93-95] uma grande preocupação com essa abordagem é que ela pode causar danos ao normalizar inadvertidamente o peso de um feto que é pequeno por causas patológicas.[96,97] Esse ponto de vista é apoiado pelo fato de que pelo menos alguns grupos populacionais com fetos pequenos apresentam taxas elevadas de complicações pós-natais[98] e pelo INTERGROWTH-21st, os neonatos de mães saudáveis não diferem em tamanho com base na etnia.[99]

No geral, recomendamos utilizar as normas populacionais. Embora teoricamente fosse preferível usar normas derivadas de pesos fetais estimados,[77,78] normas derivadas de pesos ao nascimento são mais bem estabelecidas e baseiam-se em populações de estudo maiores.[71-76]

O ganho de peso entre dois exames ultrassonográficos pode ser estimado como a diferença entre os dois pesos estimados. A adequação do ganho de peso pode ser avaliada comparando-se essa diferença com a taxa de crescimento fetal normal estabelecida em função da idade gestacional. Dados do INTERGROWTH-21st indicam que o ganho mediano de peso fetal por semana diminui progressivamente a partir da 33ª semana de gestação, com um valor máximo de 270 g por semana na 33ª semana, até 100 g por semana na 41ª semana.[86] Outras tabelas de crescimento mais antigas sugerem que o ganho de peso pode aumentar até a 36ª semana e, em seguida, diminuir progressivamente.[71,72] Quanto maior o tempo entre os exames, mais acurada é a estimativa ultrassonográfica do ganho de peso no intervalo. Quando dois exames são realizados dentro de uma semana uma da outra, o ganho de peso não pode ser determinado de forma confiável, porque a previsão de peso é muito imprecisa para detectar pequenas alterações no crescimento. Além disso, estimar o peso muito próximo do tempo do exame anterior poderia levantar uma preocupação desnecessária por um achado insignificante de que o feto cresceu subnormalmente ou mesmo perdeu peso. Na nossa opinião, há pouco ou nenhum valor em computar um peso estimado no momento da segunda varredura 1 semana após a primeira. Em vez disso, recomenda-se que o ganho de peso fetal seja avaliado apenas após um intervalo de pelo menos 2 semanas de duração.[10,11]

Quando vários exames forem realizados, o crescimento fetal pode ser representado graficamente por meio de um diagrama de tendência ou curva de crescimento. Uma forma de curva de crescimento representa **peso fetal estimado *versus* idade gestacional**, com a curva do feto sendo examinada sobreposta nas linhas que representam os percentis 1, 10, 50, 90 e 99 (Fig. 42.10A). Um modo alternativo de exibição representa o **percentil de peso fetal estimado *versus* idade gestacional** (Fig. 42.10B). Neste último formato, o gráfico para um feto com crescimento normal será uma linha horizontal, indicando a manutenção de um percentil de peso específico durante toda a gestação. Uma linha descendente sugere taxa de crescimento subnormal.

Cálculo de percentis de peso e plotagem de curvas de crescimento são mais facilmente realizados por computador, usando um pacote de *software* de ultrassonografia obstétrica que executa essas tarefas.[100-102] Como alternativa, resultados semelhantes podem ser obtidos por meio de calculadora e plotagem manual de dados.

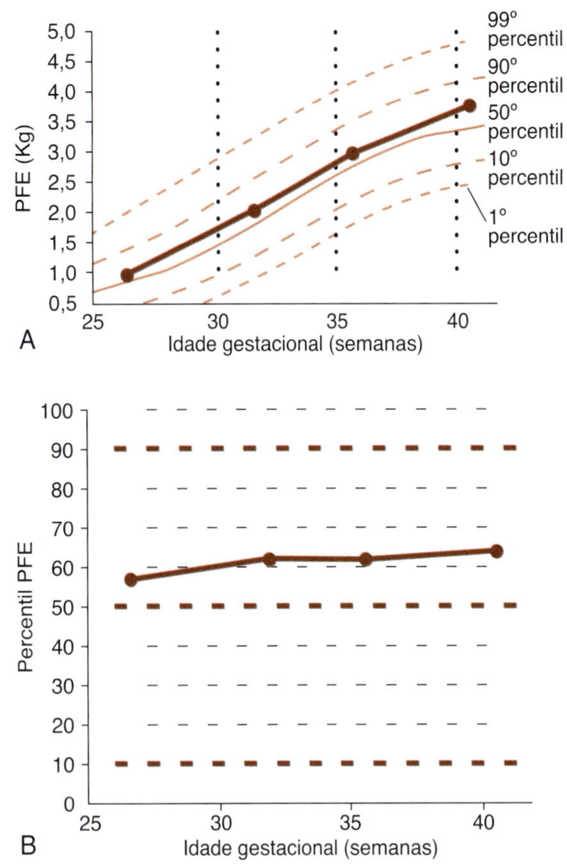

FIG. 42.10 Curvas de crescimento fetal. (A) Peso fetal estimado *versus* idade gestacional, superposto a curvas de percentil (1, 10, 50, 90 e 99). O feto aqui representado apresenta padrão de crescimento normal, com peso fetal estimado entre o 50° e o 90° percentis em quatro ultrassonografias. **(B)** Percentil do peso fetal estimado (PFE) em relação à idade gestacional.

ANORMALIDADES DO CRESCIMENTO FETAL

Feto Grande

O **neonato** (ou feto) **grande para a idade gestacional** (GIG) é definido como aquele cujo peso está acima do 90° percentil para a idade gestacional.[71,103-105] **Macrossomia**, uma entidade relacionada, é definida mais frequentemente com base em peso acima de 4.000 g; outras níveis de corte de peso (4.100 g, 4.500 g) são usados ocasionalmente.[74,76-80,106] Estes distúrbios do crescimento ocorrem com diferentes frequências e estão associados a diferentes morbidades e mortalidades em gestantes diabéticas, em comparação à população geral. Por isso, essas duas populações de pacientes são consideradas separadamente.

População Geral

Cerca de 10% de todos os recém-nascidos apresentam peso acima do 90° percentil para a idade gestacional e são considerados GIG. De todos os neonatos, 8% a 10% pesam mais de 4.000g, e são classificados "macrossômicos", e 2% pesam mais de 4.500 g.[104,106-109] Essas taxas, no entanto, variam consideravelmente entre os diferentes subgrupos de pacientes, dependendo da existência ou não de fatores de risco. Os fatores de risco para GIG e macrossomia incluem obesidade materna, diabetes, história pregressa de GIG, gestação prolongada (> 40 semanas), ganho excessivo de peso na gravidez, multiparidade e idade materna avançada.[103,104,107,110-112]

Os fetos grandes apresentam incidência mais alta de morbidade e mortalidade perinatais, em grande parte por causa de complicações obstétricas. Distocia do ombro, fraturas e paralisias facial e do plexo braquial ocorrem mais frequentemente como resultado de parto traumático.[106,110,113,114] A incidência de asfixia perinatal, aspiração de mecônio, hipoglicemia neonatal e outras complicações metabólicas é significativamente aumentada nessas gestações.[103,106,107,110]

A abordagem mais simples para diagnosticar GIG e macrossomia é usar o peso fetal estimado calculado a partir das medições ultrassonográficas. Um peso estimado acima do 90° percentil para a idade gestacional sugere GIG, e uma estimativa de peso acima de 4.000 g sugere macrossomia. Embora a estimativa do peso seja menos acurada em fetos de tamanho grande do que nos fetos de tamanho médio,[62,115] essa abordagem tem demonstrado ser moderadamente boa para diagnosticar GIG e macrossomia. Ela tem **valor preditivo positivo** (VPP) de até 51% para GIG e 67% para macrossomia. Outros parâmetros ultrassonográficos propostos têm sensibilidades mais baixas e/ou VPP mais baixos que o peso fetal estimado[62,103,106,116-124] (Tabela 42.11).

Mães Diabéticas

Os fetos de mulheres com diabetes insulinodependentes e diabetes gestacional são expostos a altas concentrações de glicose durante toda a gravidez e, como resultado, produzem insulina em excesso.

Esse processo desencadeia crescimento excessivo do tronco e órgãos abdominais fetais, enquanto a cabeça e o cérebro têm crescimento normal.[104,105] Portanto, esses fetos tendem a apresentar proporções corporais diferentes dos fetos de mulheres não diabéticas. As medidas ultrassonográficas dos fetos de diabéticas demonstram crescimento acelerado do tórax e do abdome que se inicia entre a 28ª e 32ª semana gestacional.[104,105,125]

GIG ocorre em 25% a 42%, e macrossomia em 10% a 50% dos filhos de diabéticas.[104,105,126] Até 12% dos neonatos de mães diabéticas pesam mais 4.500 g ao nascer. Complicações perinatais são mais frequentes em fetos macrossômicos de diabéticas que naqueles de mães não diabéticas.[109,113,114,127,128] Distocia do ombro, por exemplo, ocorre em 31% dos fetos macrossômicos de mães diabéticas e em apenas 3% a 10% dos fetos macrossômicos de mães não diabéticas.[110,113]

Muitos parâmetros ultrassonográficos envolvendo diversas medições, fórmulas e razões foram propostos para diagnosticar fetos GIG e macrossômicos em gestantes diabéticas[117,129-131] (Tabela 42.12). Como grupo, essas mulheres apresentam sensibilidade e VPP mais altos que os critérios ultrassonográficos na população em geral, em parte por causa da prevalência mais alta de fetos grandes em diabéticas.

Assim como na população em geral, a abordagem mais simples para diagnosticar FETOS GIG e macrossômicos de diabéticas é por meio do peso fetal estimado por ultrassonografia.[68,117,129,132,133] Um feto cujo peso estimado situa-se acima do 90° percentil para a idade gestacional apresenta probabilidade de 74% de ser GIG, *versus* 19% se o peso estimado estiver abaixo do 90° percentil.[129] A estimativa de peso acima de 4.000 g está associada à probabilidade de 77% de macrossomia, e o peso acima de 4.500 g está associado à probabilidade de 86% de macrossomia. A probabilidade de macrossomia é de apenas 16% quando o peso estimado é menor que 4.000 g.[68] Assim, se o parto vaginal for considerado contraindicado para fetos macrossômicos de diabéticas, o peso fetal estimado deve ser considerado ao selecionar a via de parto.

Feto Pequeno para a Idade Gestacional e Restrição do Crescimento Fetal

O feto é denominado *pequeno para a idade gestacional* (PIG) se o peso estimado estiver abaixo do percentil 10° para a idade gestacional. Fetos PIG constituem um grupo heterogêneo e podem ser subdivididos em fetos constitutivamente pequenos (p. ex., aqueles com pais pequenos) e fetos cujo tamanho pequeno ocorre em função de um processo patológico.

Fetos Pequeno Para a Idade Gestacional: Causas

CONSTITUCIONALMENTE PEQUENO
PATOLOGICAMENTE PEQUENO

Placenta Mediada
Placentária primária
Materno

Fetal
Aneuploidia
Malformações
Infecções

Como grupo, os fetos PIG apresentam prognóstico ruim, com taxas de morbidade e mortalidade perinatais mais altas. A taxa de mortalidade é quatro a oito vezes maior que a dos fetos não PIG.[134-136] Metade dos fetos PIG sobreviventes apresenta morbidade grave a

TABELA 42.11 Critérios Ultrassonográficos de Grande para a Idade Gestacional (GIG) e Macrossomia na População Geral: Características de Desempenho

	(%)		VALORES PREDITIVOS (%)[A]	
	Sensibilidade	Especificidade	Positivo	Negativo
CRITÉRIOS DE PREDIÇÃO DE GIG[a]				
DA-DBP elevados[115]	46	79	19	93
CF/CA baixa[103,115]	24-75	44-93	13-26	92-94
VLA elevado[119,123]	12-17	92-98	19-35	91
Índice ponderal elevado[103,115]	13-15	85-98	13-36	91-94
PFE elevado[103,123]	20-74	93-96	6-51	88-94
Escore de crescimento elevado[103]	14	91	10	90
VLA elevado, PFE alto[123]	11	99	54	99
CRITÉRIOS DE PREDIÇÃO DE MACROSSOMIA				
CF elevado[121]	24	96	52	88
CA elevada[121]	53	94	63	89
Alto PFE[63,124,121]	11-65	89-96	38-67	83-91
DBP elevado[121]	29	98	71	92

[a]Valores preditivos dos critérios de GIG usando o teorema de Bayes,[112] presumindo taxa de prevalência de GIG de 10%.
CA, circunferência abdominal; *DA*, diâmetro abdominal; *VLA*, volume do líquido amniótico; *DBP*, diâmetro biparietal; *PFE*, peso fetal estimado; *CF*, comprimento do fêmur. *CF/CA*, razão comprimento do fêmur /circunferência abdominal.
Com permissão de Doubilet PM, Benson CB. Fetal growth disturbances. Semin Roentgenol. 1990;25(4):309-316.[117]

curto ou longo prazo, incluindo aspiração de mecônio, pneumonia e distúrbios metabólicos.[134,137-139] O risco, no entanto, depende da causa do tamanho pequeno. Fetos constitucionalmente pequenos não correm risco elevado, ao contrário daqueles que são pequenos devido a uma condição patológica. Além disso, o potencial de melhora do desfecho pelo manejo adequado de fetos patologicamente pequenos varia dependendo da causa. Por exemplo, quando o tamanho pequeno é causado por insuficiência placentária, o parto precoce pode melhorar o desfecho, mas é improvável que essa intervenção afete o desfecho de fetos cromossomicamente anormais.

O termo *restrição de crescimento fetal* (RCF), também chamado de *restrição de crescimento intrauterino* (RCIU), é utilizado de forma distinta por diferentes autores. Alguns usam RCF e PIG como sinônimos, considerando que todos os fetos abaixo do percentil 10 para a idade gestacional apresentam restrição do comprimento. Outros usam RCF para se referir a fetos patologicamente pequenos.

Terminologia à parte, a determinação da(s) causa(s) do tamanho fetal pequeno é difícil, de modo que todos os fetos PIG devem ser classificados como suspeitos de RCF.[140] A abordagem do feto PIG ou RCF envolve três etapas: (1) diagnóstico: identificar pequenos fetos; (2) classificação: tentativa de determinar a causa do tamanho pequeno; (3) manejo: instituir monitoramento e decidir sobre a cronologia do parto.

A abordagem mais direta para identificar os fetos PIG é por meio do diagnóstico do peso fetal estimado abaixo do percentil 10 para a melhor estimativa da idade gestacional. Vários outros critérios para diagnosticar PIG ou RCF foram propostos, incluindo medidas e razões ultrassonográficas,[141] bem como um sistema de pontuação de múltiplos parâmetros.[142,143] Nenhum dos parâmetros individuais apresenta valor preditivo positivo (VPP) elevado,[141] e as características de desempenho do sistema de pontuação[143] não são suficientemente boas para compensar sua complexidade e natureza complicada. A abordagem direta usando o percentil de peso fetal estimado é o método preferido para diagnosticar fetos PIG.

Uma vez que o feto PIG tenha sido diagnosticado, deve-se tentar determinar a causa por meio de avaliação da mãe e do feto. A avaliação materna deve incluir exame físico e exames de sangue, direcionados para o diagnóstico de **hipertensão, doença renal** e outras condições maternas que podem causar RCF. A avaliação fetal inicia-se com US meticulosa, pesquisando especialmente achados sugestivos de uma causa **cromossômica ou viral** (p. ex., holoprosencefalia, mãos cerradas, pés em mata-borrão, calcificações intracranianas). Se for encontrada alguma alteração, a amniocentese ou a coleta de sangue umbilical podem confirmar o diagnóstico de uma anomalia cromossômica. Uma causa viral de RCF também pode ser diagnosticada por esses procedimentos, em alguns casos.[144]

Fetos com restrição de crescimento, além daqueles com condição letal, como **trissomia do 13 ou do 18**, devem ser cuidadosamente monitorados pelo restante da gestação. O monitoramento é tipicamente realizado uma ou duas vezes por semana. As características ultrassonográficas a serem acompanhadas incluem **volume de líquido amniótico, escore de perfil biofísico, percentil estimado de peso fetal** e **Doppler fetal**. Uma tendência de piora em um ou mais desses achados devem levantar a possibilidade de realização de parto antecipado.

AVALIAÇÃO DO BEM-ESTAR FETAL

Tem sido demonstrado que quando existe a suspeita de restrição de crescimento fetal ou de outra condição que possa afetar a oxigenação ou nutrição do feto, o acompanhamento pré-natal pode melhorar o desfecho fetal. O acompanhamento do feto inclui ultrassonografias seriadas para monitorar o crescimento fetal, realização de perfis biofísicos (PBF) e determinação de parâme-

TABELA 42.12 Critérios Ultrassonográficos de Grande para a Idade Gestacional (GIG) e Macrossomia em Mães Diabéticas: Características de Desempenho

	(%)		VALORES PREDITIVOS (%)	
	Sensibilidade	Especificidade	Sensibilidade	Especificidade
CRITÉRIOS DE PREDIÇÃO DE GIG[a]				
CC elevada[129]	50	80	64	70
CA/DBP elevada[130]	83	60	71	75
EPF elevado[129]	78	78	74	81
DBP elevado[129]	13	86	75	57
CA elevado[105,127,129]	71-88	81-85	56-78	81-96
Crescimento CA elevado[105]	84	85	79	89
Baixo CF/CA[105,130]	58-79	75-80	68-83	75-76
CA elevada, alto PFE[129]	72	71	89	89
CRITÉRIOS DE PREDIÇÃO DE MACROSSOMIA				
CA elevada[127]	84	78	41	96
Baixo CF/CA[131]	48-64	60-74	36-42	80-83
DT-DBP elevados[126]	87	72	61	92
Alto PFE[68]	48	95	77	84

[a]Valores preditivos dos critérios de GIG computados usando o teorema de Bayes,[112] pressumindo uma taxa de prevalência de GIG de 10%.
CA, circunferência abdominal; *CA/DBP*, razão circunferência abdominal / diâmetro biparietal; *DBP*, diâmetro biparietal; *PFE*, peso fetal estimado; *CF*, comprimento do fêmur; *CF/CA*, razão comprimento do fêmur / circunferência abdominal; *CC*, circunferência craniana; *DT*, diâmetro torácico.
Com permissão de Doubilet PM, Benson CB. Fetal growth disturbances. Semin Roentgenol. 1990;25(4):309-316.[117]

Fatores de Risco Fetais e Placentários Associados à Restrição de Crescimento Fetal

FATORES FETAIS

Anormalidades Cromossômicas

Trissomia do 13, do 18, do 21
Monossomia (45,XO)
Deleções
Dissomia uniparental
Mosaicismo placentário confinado

Malformação Congênita

Ausência de pâncreas fetal
Anencefalia
Hérnia diafragmática
Onfalocele
Gastrosquise
Agenesia/displasia renal
Malformações múltiplas

Gestação Multifetal

Gêmeos monocoriônicos
Malformações fetais
Transfusão feto-fetal
Gêmeos discordantes
Trigêmeos

FATORES PLACENTÁRIOS

Invasão trofoblástica anormal
Infartos placentários múltiplos (descolamento crônico)
Anomalias vasculares umbilical e placentária
Inserção anormal do cordão umbilical (inserção velamentosa do cordão)
Placenta prévia
Placenta circunvalada
Corioangiomas

Com permissão de Lin C. Current concepts of fetal growth restriction: part I. Causes, classifi cation, and pathophysiology. Obstet Gynecol. 1998;92(6):1044-1055.[135]

Fatores de Risco Materno Associados à Restrição de Crescimento Fetal

GENÉTICA/CONSTITUCIONAL

NUTRIÇÃO/PRIVAÇÃO

Doença inflamatória intestinal
Bypass ileojejunal
Pancreatite crônica
Baixo peso pré-gestacional
Baixo ganho de peso na gestação, no segundo e no terceiro trimestres

HIPÓXICO

Doença pulmonar grave
Cardiopatia cianótica
Anemia falciforme

VASCULAR

Hipertensão crônica
Pré-eclâmpsia
Colagenose
Diabetes melito do tipo 1

RENAL

Glomerulonefrite
Nefrite lipoide
Nefroesclerose arteriolar
Transplante renal

ANTICORPOS ANTIFOSFOLIPÍDICOS

AMBIENTE E MEDICAMENTOS/DROGAS

Grandes altitudes
Estresse emocional
Estresse físico
Tabagismo (cigarro)
Consumo em excesso de álcool
Uso abusivo de substâncias psicoativas (heroína, cocaína)
Medicamentos
Antimetabólitos
Anticonvulsivantes
Anticoagulantes

HISTÓRIA OBSTÉTRICA RUIM

Natimortos anteriores
Abortos recorrentes
Nascimento anterior de fetos com restrição de crescimento
Partos prematuros anteriores

Com permissão de Lin C. Current concepts of fetal growth restriction: part I. Causes, classifi cation, and pathophysiology. Obstet Gynecol. 1998;92(6):1044-1055.[135]

tros do Doppler. Cardiotocografia basal também são usados para monitorar o bem-estar fetal. A natureza e a frequência dos testes de monitoramento dependem da aparente gravidade do comprometimento fetal.[10,11]

Perfil Biofísico

O PBF, introduzido nos anos de 1980, é um procedimento não invasivo para avaliar o bem-estar fetal com base em quatro parâmetros ultrassonográficos e na cardiotocografia basal. Os quatro parâmetros ultrassonográficos são (1) movimento fetal, (2) tônus fetal, (3) movimentos respiratórios fetais e (4) volume de líquido amniótico (Tabela 42.13, Figura 42.11, Vídeos 42.2 e 42.3). Cada parâmetro recebe 2 pontos se o feto atender aos critérios e 0 ponto, se não atender. A pontuação perfeita da parte ultrassonográfica do PBF é de 8 em 8, com 2 pontos para cada um dos quatro parâmetros.[145,146] Os parâmetros foram escolhidos para avaliar o estado agudo e o estado crônico do feto; como parâmetros agudos, encontram-se tônus fetal, movimento geral e movimentos respiratórios, e o volume líquido amniótico é considerado um marcador crônico de bem-estar fetal.[145] Estudos mostraram que o PBF é confiável e reproduzível, e que 8 de 8 estão associados a uma baixa taxa de natimortos e baixa taxa de asfixia fetal dentro de 1 semana de teste.[11,145,147-150] Escores mais baixos, abaixo de 6 dentre 8, estão associados a risco mais alto de asfixia fetal, baixo pH do cordão, paralisia cerebral e natimortalidade. Quanto menor a pontuação, maior o risco de comprometimento perinatal.[11,145,148]

O PBF é realizado em 30 minutos. Se um feto não atender aos critérios de um parâmetro durante esse período de 30 minutos, esse parâmetro receberá a pontuação de 0. A pontuação do PBF é informada como o número de pontos obtidos sobre o total do estudo, que é 8 para PBF ultrassonográfico sem cardiotocografia basal. Quando uma pontuação menor de 8 em 8 é atribuída, também é necessário relatar o parâmetro ou os parâmetros para os quais nenhum ponto foi atribuído. Por exemplo, se o feto apresentar volume normal de

TABELA 42.13 Parâmetros do Perfil Biofísico para Avaliação Ultrassongoráfica de 30 Minutos

Parâmetro	2 Pontos	0 Ponto
Movimento fetal	Pelo menos 3 movimentos bem-definidos do corpo ou dos membros	Menos de 3 movimentos bem-definidos do corpo ou membros
Tônus fetal	Pelo menos 1 episódio de extensão e flexão de membro ou da coluna vertebral	Nenhum episódio de extensão e flexão de membro ou da coluna vertebral
Movimento respiratório fetal	Pelo menos 30 segundos de movimento respiratório contínuo e rítmico	Nenhum episódio de movimento respiratório contínuo por 30 segundos
Volume de líquido amniótico	Bolsão simples com pelo menos 1 cm de largura e 2 cm na vertical	Sem bolsão com 1 cm de largura e 2 cm na vertical

Com permissão de Manning FA, Platt LD, Sipos L. Antepartum fetal evaluation: development of a fetal biophysical profile. Am J Obstet Gynecol. 1980;136(6):787-795.[146]

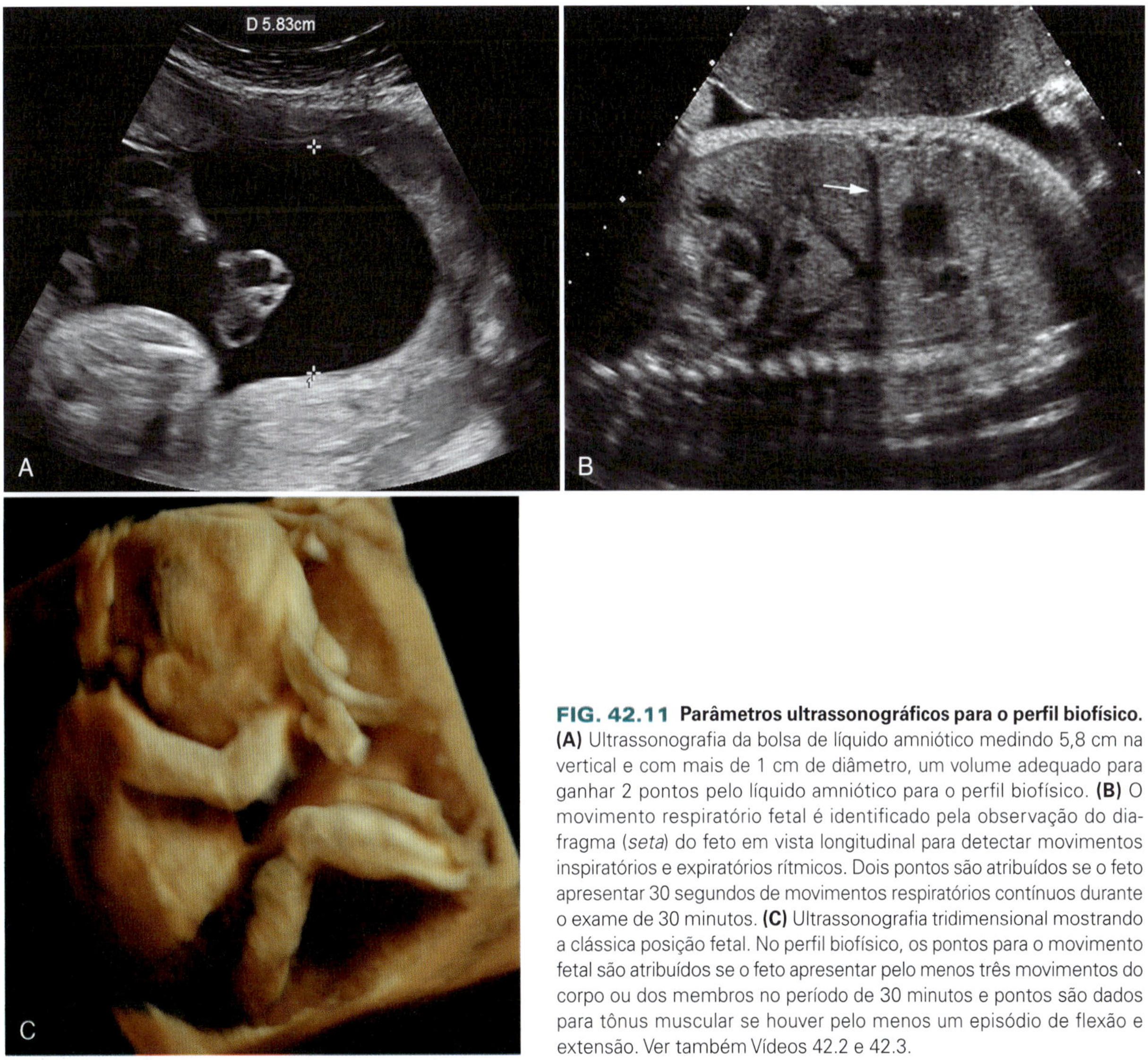

FIG. 42.11 Parâmetros ultrassonográficos para o perfil biofísico. **(A)** Ultrassonografia da bolsa de líquido amniótico medindo 5,8 cm na vertical e com mais de 1 cm de diâmetro, um volume adequado para ganhar 2 pontos pelo líquido amniótico para o perfil biofísico. **(B)** O movimento respiratório fetal é identificado pela observação do diafragma (*seta*) do feto em vista longitudinal para detectar movimentos inspiratórios e expiratórios rítmicos. Dois pontos são atribuídos se o feto apresentar 30 segundos de movimentos respiratórios contínuos durante o exame de 30 minutos. **(C)** Ultrassonografia tridimensional mostrando a clássica posição fetal. No perfil biofísico, os pontos para o movimento fetal são atribuídos se o feto apresentar pelo menos três movimentos do corpo ou dos membros no período de 30 minutos e pontos são dados para tônus muscular se houver pelo menos um episódio de flexão e extensão. Ver também Vídeos 42.2 e 42.3.

líquido amniótico com uma bolsa de líquido maior que 2 cm na vertical e 1 cm de largura, demonstra movimento fetal adequado e tônus para obter 2 pontos em cada um desses parâmetros, mas não demonstra movimento respiratório fetal durante os 30 minutos de exame minucioso, em que o PBF seria descrito como 6 de 8 pontos, sendo 2 pontos deduzidos por falta de movimento respiratório fetal. Na maioria dos casos, o PBF não exige 30 minutos de avaliação ultrassonográfica, porque, devido aos curtos ciclos de sono do feto, ele geralmente atende aos critérios em menos tempo, às vezes tão curtos quanto 5 minutos.[145]

O PBF como teste de bem-estar fetal apresenta várias limitações. Primeiro, é menos confiável no feto muito prematuro devido à falta de maturidade cerebral e não deve ser executado antes da 24ª semana de gestação.[145] Em segundo lugar, o estado biofísico do feto é afetado pela administração de corticosteroides, o que pode causar depressão da respiração fetal e do movimento por alguns dias após o tratamento.[151-155] Esta última limitação deve ser lembrada quando se utiliza o PBF para orientar as decisões de manejo logo após o tratamento com esteroides.[145]

Doppler Fetal

Parâmetros Doppler de diversos vasos, incluindo artéria umbilical, veia umbilical, ducto venoso, artéria cerebral média, istmo aórtico e artéria uterina na mãe, foram estudados para determinar se os parâmetros Doppler podem ser usados para prever o desfecho e direcionar o manejo.[140,156-160] Entre os vasos estudados, o Doppler da artéria umbilical tem se mostrado o mais útil para monitorar fetos com risco de comprometimento, particularmente aqueles com suspeita de restrição de crescimento.[11,140,148,156,160,161] Quando o Doppler da artéria umbilical é incorporado ao acompanhamento de fetos com suspeita de restrição de crescimento, o desfecho geral é melhor, com menos intervenções desnecessárias, induções do trabalho de parto, cesarianas e óbitos perinatais.[10,148,160-162] Apesar de o Doppler da artéria umbilical melhorar os desfechos dos fetos com suspeita de restrição de crescimento e de mães com pré-eclâmpsia ou hipertensão, o rastreamento de rotina com Doppler de artéria umbilical em gestações de baixo risco não é recomendado, pois não resultou em melhora do desfecho nessa população de pacientes.[140,161]

Embora alguns defendam a inclusão de Doppler de artéria cerebral média e/ou ducto venoso na avaliação de fetos com suspeita de restrição de crescimento e Doppler de artéria umbilical anormal,[161,163-165] estudos ainda não mostraram melhores desfechos quando esses exames adicionais são realizados.[10,11,140,148,160]

Doppler da Artéria Umbilical

O Doppler da artéria umbilical é usado para avaliar o bem-estar fetal após 24 semanas de gestação quando há suspeita de restrição de crescimento ou quando as gestantes pré-eclâmpsia ou hipertensão.[140,148,156,160,161] Para obter um traçado, o Doppler é colocado em uma alça livre do cordão umbilical, longe das inserções placentárias e do cordão fetal e na ausência de movimentos respiratórios fetais. A razão entre o pico sistólico e a velocidade final diastólica é calculada (razão S/D). O fluxo na artéria umbilical normalmente é de baixa resistência, com uma razão S/D de menos de 3,5 na 28ª semana de gestação e menos de 3,0 subsequentemente[166] (Fig. 42.12A). Havendo disfunção placentária significativa, a resistência na placenta aumenta e o fluxo na artéria umbilical demonstra fluxo diastólico diminuído, com razão S/D acima da faixa normal (Fig. 42.12B). Nesses casos, o risco de comprometimento fetal e mortalidade perinatal é maior. O risco de comprometimento fetal aumenta ainda mais quando não há fluxo diastólico final na artéria umbilical (Fig. 42.12C) e é maior quando o fluxo diastólico final é revertido (Fig. 42.12D). O risco de mortalidade perinatal dentro de uma semana do diagnóstico de fluxo diastólico final invertido na artéria umbilical de um feto com restrição de crescimento é tão alto, quase 50%, que o parto geralmente é recomendado, independentemente da idade gestacional.[10,11,140,156,167-170]

Doppler do Ducto Venoso

O ducto venoso é o vaso curto que conecta a veia umbilical próximo a sua junção com a veia porta esquerda diretamente à veia cava inferior. Isso possibilita o desvio do sangue venoso umbilical diretamente para o coração, sem passar pelo fígado. O fluxo normal no ducto venoso é anterógrado, em direção ao coração, durante todo o ciclo cardíaco (Fig. 42.13A). Estudos mostraram que o fluxo ausente ou reverso (Fig. 42.13B) no ducto venoso em qualquer momento durante o ciclo cardíaco é um sinal de instabilidade cardiovascular e está associado a taxas de morbidade e mortalidade mais elevadas em fetos com restrição de crescimento.[10,11,140,148,150,160] Entretanto, esses mesmos estudos têm sensibilidade e especificidade baixas e, portanto, o valor do Doppler do ducto venoso para direcionar o manejo de fetos com restrição de crescimento ainda não foi estabelecido.[11,140,148,160]

Doppler da Artéria Cerebral Média

O Doppler da artéria cerebral média (ACM) fornece informações sobre a resistência ao fluxo no cérebro fetal. Para o exame ideal da ACM, o volume de amostragem (*gate*) Doppler deve ser colocado na artéria cerebral média no terço proximal do vaso, próximo à sua origem no círculo de Willis. Se o pico da velocidade sistólica estiver sendo medido, o ângulo do Doppler tem de ser zero ou a correção do ângulo deve ser usada. Normalmente, o fluxo na ACM é de alta resistência, com baixo fluxo diastólico (Fig. 42.14A). No feto comprometido, os vasos cerebrais dilatam, uma resposta chamada "preservação do cérebro", levando à diminuição da resistência ao fluxo sanguíneo e ao aumento do fluxo diastólico na ACM. Esse efeito "de preservação do cérebro" pode ser medido calculando o índice de resistividade (IR) da onda da ACM. O IR é considerado anormal quando é inferior ao quinto percentil para a idade gestacional[14 159,160] (Fig. 42.14B). Um IR anormal na ACM está associado à mortalidade e morbidade perinatais, incluindo acidose ao nascimento, Apgar baixo no 5° minuto e hemorragia intracraniana neonatal.[148,159] No entanto, os estudos publicados são inconsistentes, e um Doppler da ACM anormal é um fraco preditor de desfecho adverso em prematuros. Não há evidências convincentes de que o uso do Doppler da ACM para orientar o manejo de fetos com restrição de crescimento melhore o desfecho.[10,148,160,171]

Alguns têm defendido o uso do Doppler da ACM em conjunto com o Doppler da artéria umbilical para melhorar a identificação de fetos sob risco de desfecho ruim. Em particular, alguns recomendaram a comparação do IR ou índice de pulsatilidade (IP) na ACM ao IR ou IP correspondente na artéria umbilical em uma razão denominada "razão cerebroplacentária" (Fig. 42.15):

$$\text{Razão cerebroplacentária} = \frac{\text{Índice de pulsatilidade da artéria cerebral média}}{\text{Índice de pulsatilidade da artéria umbilical}}$$

A razão cerebroplacentária é considerada anormal se for inferior a 1,0.[161,163] Essa razão leva em conta a diminuição da resistência da ACM com "preservação do cérebro" e vasodilatação e o aumento da resistência da artéria umbilical pelo aumento da resistência placentária associada à disfunção placentária. Uma razão cerebroplacentária anormal está associada a maior sofrimento fetal no trabalho de parto, baixo pH do cordão e alta internação em unidades de tratamento neonatal.[10,140,159,160,163,172] No entanto, a utilidade dessa relação no

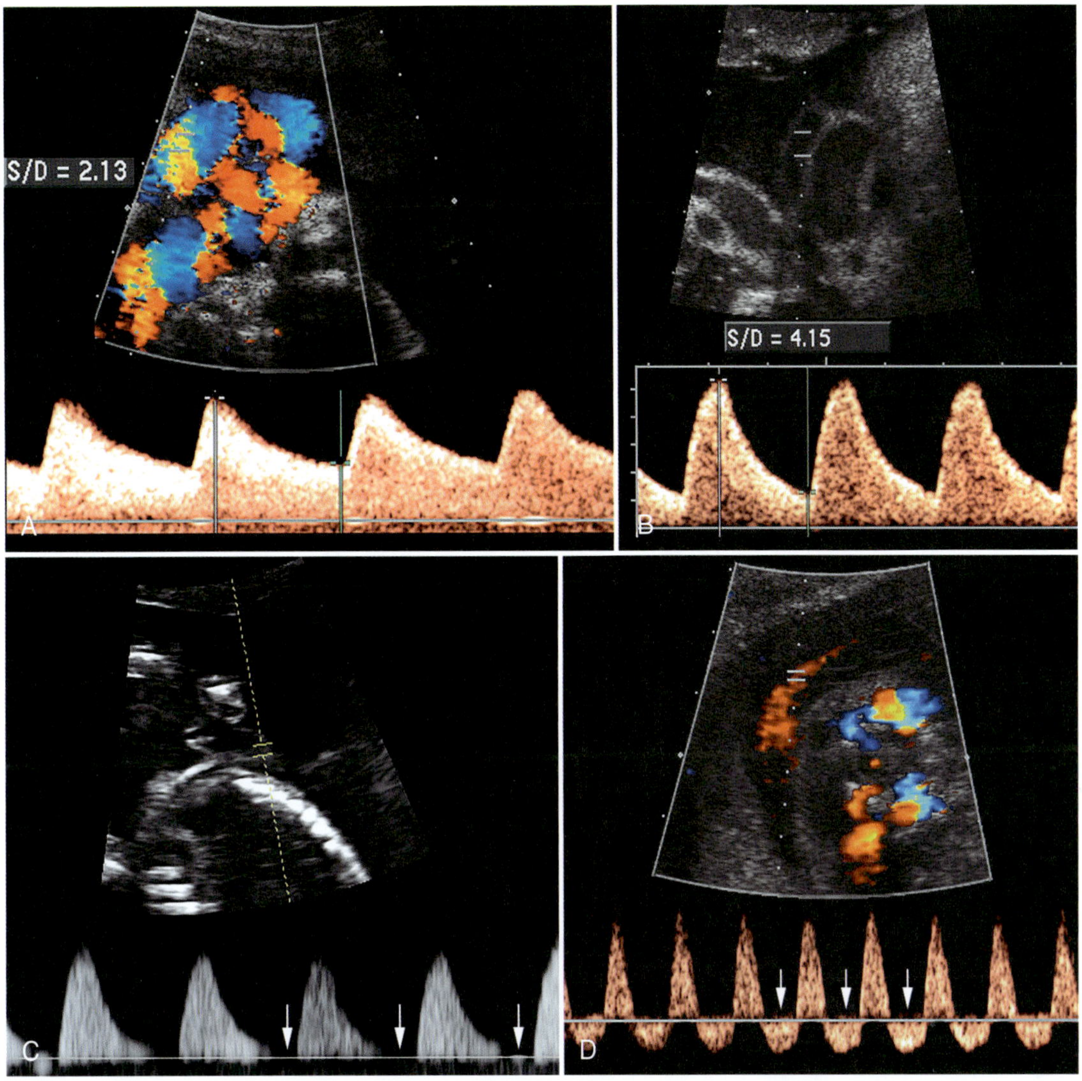

FIG. 42.12 Doppler da artéria umbilical. (A) Doppler colorido e espectral da artéria umbilical demonstrando fluxo normal com razão sistólica/diastólica (S/D) normal em 2,13. **(B)** Ultrassonografia de feto a termo mostrando o volume de amostragem do Doppler na artéria umbilical e a onda espectral com S/D elevada de 4,15 devido à diminuição do fluxo diastólico. **(C)** Ultrassonografia mostrando o volume de amostragem do Doppler na artéria umbilical e onda espectral abaixo com ausência de fluxo diastólico final (*setas*). **(D)** Doppler colorido e espectral demonstrando fluxo diastólico final reverso (*setas*).

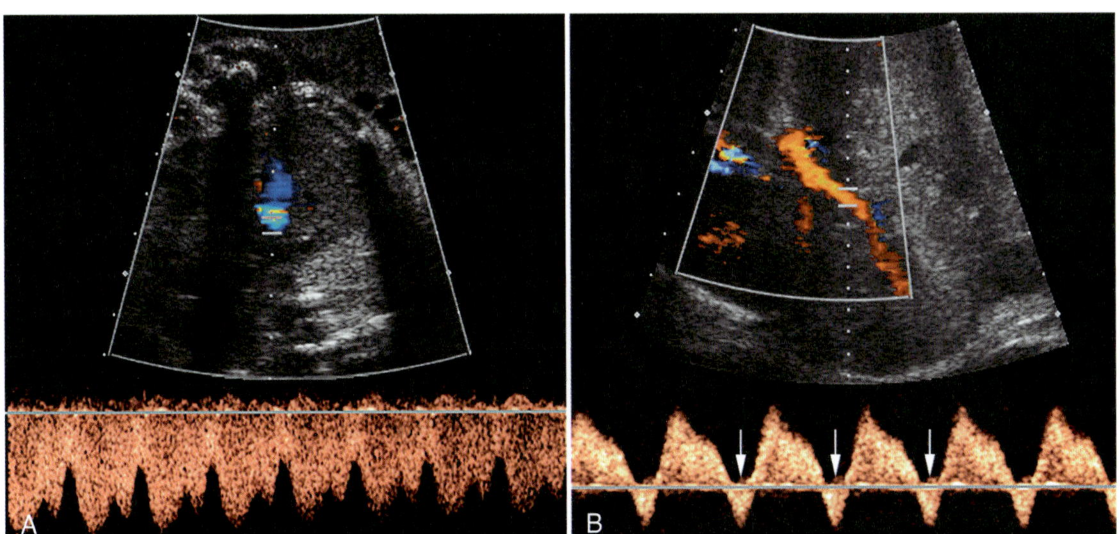

FIG. 42.13 Doppler do ducto venoso. (A) Doppler colorido e espectral do ducto venoso mostrando fluxo normal, em direção ao coração durante o ciclo cardíaco. **(B)** Doppler colorido e espectral do ducto venoso mostrando fluxo reverso (*setas*) durante parte do ciclo cardíaco, um achado anormal.

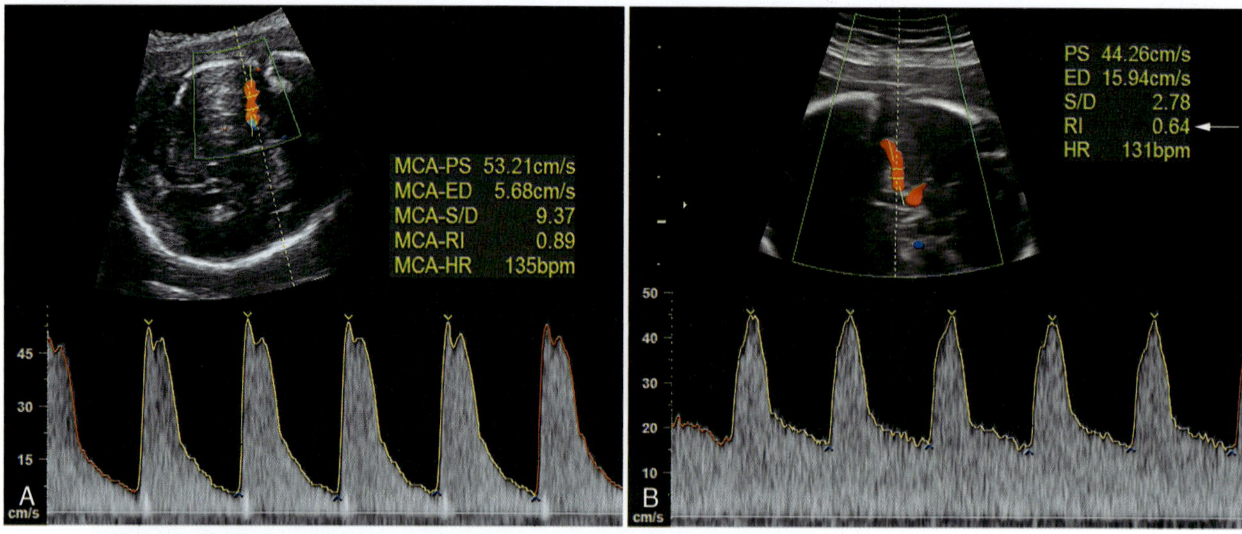

FIG. 42.14 Doppler da artéria cerebral média. (A) Doppler colorido e espectral da artéria cerebral média fetal normal com índice de resistividade (*IR*) normal de 0,89. **(B)** Doppler colorido e espectral de artéria cerebral média fetal anormal demonstrando índice de resistividade (*IR*) anormalmente baixo de 0,64 (*seta*) como resultado de fluxo diastólico elevado.

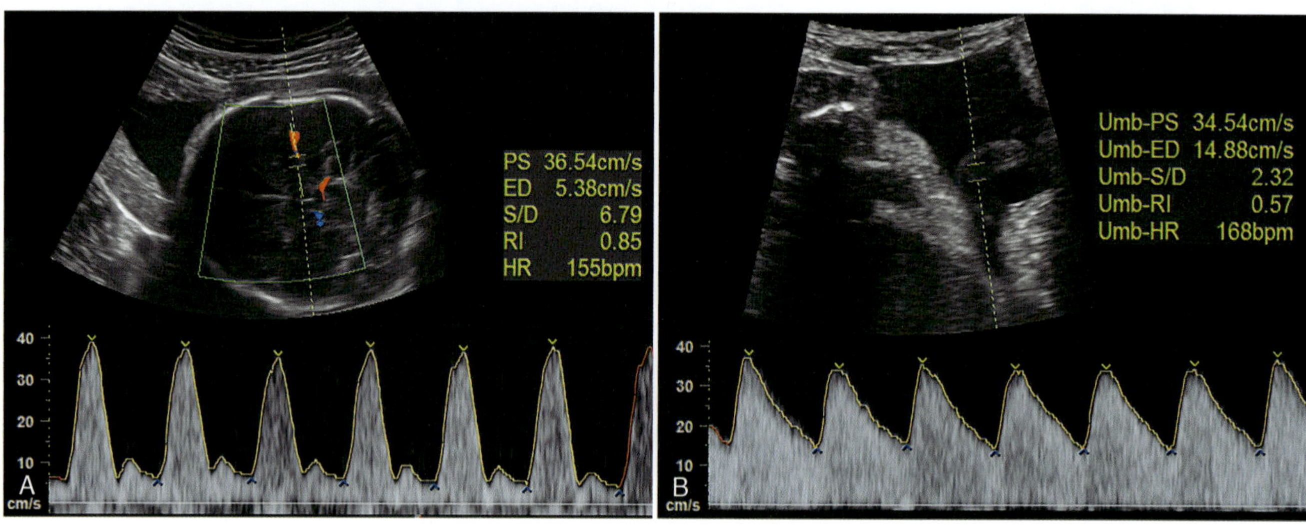

FIG. 42.15 Razão cerebroplacentária. Razão cerebroplacentária normal de 1,49, calculada tomando a razão de **A**, o índice de resistividade na artéria cerebral média (0,85) para **B**, o índice de resistividade na artéria umbilical (0,57).

acompanhamento do feto com restrição de crescimento ainda não foi bem estabelecida.

Resumo do Doppler Fetal

Até o momento, o único estudo de acompanhamento com Doppler que comprovadamente melhorou o desfecho de fetos com restrição de crescimento é o Doppler da artéria umbilical. Embora o ducto venoso e o Doppler da ACM demonstrem alterações quando há comprometimento fetal, seu valor na orientação de gestações de alto risco com restrição do crescimento intrauterino não foi comprovado.

REFERÊNCIAS

1. Filly RA, Golbus MS, Carey JC, Hall JG. Short-limbed dwarfism: ultrasonographic diagnosis by mensuration of fetal femoral length. Radiology. 1981;138(3):653-656.
2. Chervenak FA, Rosenberg J, Brightman RC, et al. A prospective study of the accuracy of ultrasound in predicting fetal microcephaly. Obstet Gynecol. 1987;69(6):908-910.
3. ACOG Committee on Practice Bulletins. ACOG Practice Bulletin No. 77: screening for fetal chromosomal abnormalities. Obstet Gynecol. 2007;109(1):217-227.
4. Bianchi DW, Platt LD, Goldberg JD, et al. Genome-wide fetal aneuploidy detection by maternal plasma DNA sequencing. Obstet Gynecol. 2012;119(5):890-901.
5. Bowerman RA. Sonography of fetal midgut herniation: normal size criteria and correlation with crown-rump length. J Ultrasound Med. 1993;12(5):251-254.
6. Wald NJ, Cuckle HS, Densem JW, et al. Maternal serum screening for Down's syndrome in early pregnancy. BMJ. 1988;297(6653):883-887.
7. Osathanondh R, Canick JA, Abell KB, et al. Second trimester screening for trisomy 21. Lancet. 1989;2(8653):52.
8. Canick JA, Knight GJ, Palomak GE, et al. Low second trimester maternal serum unconjugated oestriol in pregnancies with Down's syndrome. Br J Obstet Gynaecol. 1988;95(4):330-333.

9. American Institute of Ultrasound in Medicine. AIUM practice guideline for the performance of obstetric ultrasound examinations. J Ultrasound Med. 2013;32(6):1083-1101.
10. Resnik R. Fetal growth restriction: evaluation and management. UpToDate. 2015.
11. Thompson JL, Kuller JA, Rhee EH. Antenatal surveillance of fetal growth restriction. Obstet Gynecol Surv. 2012;67(9):554-565.
12. Wegienka G, Baird DD. A comparison of recalled date of last menstrual period with prospectively recorded dates. J Womens Health (Larchmt). 2005;14(3):248-252.
13. Savitz D, Terry J Jr, Dole N, et al. Comparison of pregnancy dating by last menstrual period, ultrasound, or their combination. Am J Obstet Gynecol. 2002;187(6):1660-1666.
14. Campbell S, Warsof SL, Little D, Cooper DJ. Routine ultrasound screening for the prediction of gestational age. Obstet Gynecol. 1985;65(5):613-620.
15. Verburg BO, Steegers EAP, De Ridder M, et al. New charts for ultrasound dating of pregnancy and assessment of fetal growth: longitudinal data from a population-based cohort study. Ultrasound Obstet Gynecol. 2008;31(4):388-396.
16. American College of Obstetrics, Gynecologists (ACOG). Committee opinion no 611: method for estimating due date. Obstet Gynecol. 2014;124(4):863-866.
17. Caughey AB, Nicholson JM, Washington AE. First- vs second-trimester ultrasound: the effect on pregnancy dating and perinatal outcomes. Am J Obstet Gynecol. 2008;198(6):703e1-703e6.
18. Kalish RB, Thaler HT, Chasen ST, et al. First- and second-trimester ultrasound assessment of gestational age. Am J Obstet Gynecol. 2004;191(3):975-978.
19. Campbell S, Wilkin D. Ultrasonic measurement of fetal abdomen circumference in the estimation of fetal weight. Br J Obstet Gynaecol. 1975;82(9):689-697.
20. Higginbottom J, Slater J, Porter G, Whitfield CR. Estimation of fetal weight from ultrasonic measurement of trunk circumference. Br J Obstet Gynaecol. 1975;82(9):698-701.
21. Warsof SL, Gohari P, Berkowitz RL, Hobbins JC. The estimation of fetal weight by computer-assisted analysis. Am J Obstet Gynecol. 1977;128(8):881-892.
22. Shepard MJ, Richards VA, Berkowitz RL, et al. An evaluation of two equations for predicting fetal weight by ultrasound. Am J Obstet Gynecol. 1982;142(1):47-54.
23. Thurnau GR, Tamura RK, Sabbagha R, et al. A simple estimated fetal weight equation based on real-time ultrasound measurements of fetuses less than thirty-four weeks' gestation. Am J Obstet Gynecol. 1983;145(5):557-561.
24. Jordaan HV. Estimation of fetal weight by ultrasound. J Clin Ultrasound. 1983;11(2):59-66.
25. Hadlock FP, Deter RL, Harrist RB, Park SK. Estimating fetal age: computer-assisted analysis of multiple fetal growth parameters. Radiology. 1984;152(2):497-501.
26. Hadlock FP, Harrist RB, Sharman RS, et al. Estimation of fetal weight with the use of head, body, and femur measurements—a prospective study. Am J Obstet Gynecol. 1985;151(3):333-337.
27. Birnholz JC. An algorithmic approach to accurate ultrasonic fetal weight estimation. Invest Radiol. 1986;21(7):571-576.
28. Vintzileos AM, Campbell WA, Rodis JF, et al. Fetal weight estimation formulas with head, abdominal, femur, and thigh circumference measurements. Am J Obstet Gynecol. 1987;157(2):410-414.
29. Doubilet PM, Benson CB. First, do no harm... To early pregnancies. J Ultrasound Med. 2010;29(5):685-689.
30. Bradley WG, Fiske CE, Filly RA. The double sac sign of early intrauterine pregnancy: use in exclusion of ectopic pregnancy. Radiology. 1982;143(1):223-226.
31. Bree RL, Edwards M, Bohm-Velez M, et al. Transvaginal sonography in the evaluation of normal early pregnancy: correlation with HCG level. AJR Am J Roentgenol. 1989;153(1):75-79.
32. Doubilet PM, Benson CB. Double sac sign and intradecidual sign in early pregnancy: interobserver reliability and frequency of occurrence. J Ultrasound Med. 2013;32(7):1207-1214.
33. Daya S, Woods S, Ward S, et al. Early pregnancy assessment with transvaginal ultrasound scanning. CMAJ. 1991;144(4):441-446.
34. Jain KA, Hamper UM, Sanders RC. Comparison of transvaginal and transabdominal sonography in the detection of early pregnancy and its complications. AJR Am J Roentgenol. 1988;151(6):1139-1143.
35. Robinson HP, Fleming JE. A critical evaluation of sonar "crown-rump length" measurements. Br J Obstet Gynaecol. 1975;82(9):702-710.
36. MacGregor SN, Tamura RK, Sabbagha RE, et al. Underestimation of gestational age by conventional crown-rump length dating curves. Obstet Gynecol. 1987;70(3 Pt 1):344-348.
37. Moore KL, Persaud TVN, Torchia MG. The developing human: clinically oriented embryology. 9th ed. Philadelphia: Saunders; 2013.
38. Ioannou C, Sarris I, Hoch L, et al. Standardisation of crown-rump length measurement. Br J Obstet Gynaecol. 2013;120:38-41.
39. Doubilet PM. Should a first trimester dating scan be routine for all pregnancies? Semin Perinatol. 2013;37(5):307-309.
40. Kurtz AB, Wapner RJ, Kurtz RJ, et al. Analysis of biparietal diameter as an accurate indicator of gestational age. J Clin Ultrasound. 1980;8(4):319-326.
41. Doubilet PM, Greenes RA. Improved prediction of gestational age from fetal head measurements. AJR Am J Roentgenol. 1984;142(4):797-800.
42. Law RG, MacRae KD. Head circumference as an index of fetal age. J Ultrasound Med. 1982;1(7):281-288.
43. Hadlock FP, Deter RL, Harrist RB, Park SK. Fetal abdominal circumference as a predictor of menstrual age. AJR Am J Roentgenol. 1982;139(2):367-370.
44. Doubilet PM, Benson CB. Improved prediction of gestational age in the late third trimester. J Ultrasound Med. 1993;12(11):647-653.
45. Jeanty P, Rodesch F, Delbeke D, Dumont JE. Estimation of gestational age from measurements of fetal long bones. J Ultrasound Med. 1984;3(2):75-79.
46. Honarvar M, Allahyari M, Dehbashi S. Assessment of gestational age based on ultrasonic femur length after the first trimester: a simple mathematical correlation between gestational age (GA) and femur length (FL). Int J Gynaecol Obstet. 2000;70(3):335-340.
47. Hadlock FP, Deter RL, Harrist RB, Park SK. Computer assisted analysis of fetal age in the third trimester using multiple fetal growth parameters. J Clin Ultrasound. 1983;11(6):313-316.
48. Hadlock FP, Deter RL, Harrist RB, Park SK. Fetal biparietal diameter: rational choice of plane of section for sonographic measurement. AJR Am J Roentgenol. 1982;138(5):871-874.
49. Papageorghiou AT, Sarris I, Ioannou C, et al. Ultrasound methodology used to construct the fetal growth standards in the INTERGROWTH-21st Project. Br J Obstet Gynaecol. 2013;120:27-32.
50. Hadlock FP, Kent WR, Loyd JL, et al. An evaluation of two methods for measuring fetal head and body circumferences. J Ultrasound Med. 1982;1(9):359-360.
51. Goldstein RB, Filly RA, Simpson G. Pitfalls in femur length measurements. J Ultrasound Med. 1987;6(4):203-207.
52. Smulian JC, Ranzini AC, Ananth CV, et al. Comparison of three sonographic circumference measurement techniques to predict birth weight. Obstet Gynecol. 1999;93(5 Pt 1):692-696.
53. Doubilet PM. Should a first trimester dating scan be routine for all pregnancies? Semin Perinatol. 2013;37(5):307-309.
54. Benson CB, Doubilet PM. Sonographic prediction of gestational age: accuracy of second- and third-trimester fetal measurements. AJR Am J Roentgenol. 1991;157(6):1275-1277.
55. Johnsen SL, Rasmussen S, Sollien R, Kiserud T. Fetal age assessment based on femur length at 10-25 weeks of gestation, and reference ranges for femur length to head circumference ratios. Acta Obstet Gynecol Scand. 2005;84(8):725-733.
56. Hadlock FP, Harrist RB, Carpenter RJ, et al. Sonographic estimation of fetal weight. The value of femur length in addition to head and abdomen measurements. Radiology. 1984;150(2):535-540.
57. Lee W, Deter RL, Ebersole JD, et al. Birth weight prediction by three-dimensional ultrasonography: fractional limb volume. J Ultrasound Med. 2001;20(12):1283-1292.
58. Song T. Fetal weight prediction by thigh volume measurement with three-dimensional ultrasonography. Obstet Gynecol. 2000;96(2):157-161.

59. Schild RL, Fimmers R, Hansmann M. Fetal weight estimation by three-dimensional ultrasound. Ultrasound Obstet Gynecol. 2000;16(5):445-452.
60. Uotila J, Dastidar P, Heinonen T, et al. Magnetic resonance imaging compared to ultrasonography in fetal weight and volume estimation in diabetic and normal pregnancy. Acta Obstet Gynecol Scand. 2000;79(4):255-259.
61. Hatab MR, Zaretsky MV, Alexander JM, Twickler DM. Comparison of fetal biometric values with sonographic and 3D reconstruction MRI in term gestations. AJR Am J Roentgenol. 2008;191(2):340-345.
62. Benacerraf BR, Gelman R, Frigoletto FD. Sonographically estimated fetal weights: accuracy and limitation. Am J Obstet Gynecol. 1988;159(5):1118-1121.
63. Townsend RR, Filly RA, Callen PW, Laros RK. Factors affecting prenatal sonographic estimation of weight in extremely low birthweight infants. J Ultrasound Med. 1988;7(4):183-187.
64. Barel O, Vaknin Z, Tovbin J, et al. Assessment of the accuracy of multiple sonographic fetal weight estimation formulas: a 10-year experience from a single center. J Ultrasound Med. 2013;32(5):815-823.
65. Kehl S, Schmidt U, Spaich S, et al. What are the limits of accuracy in fetal weight estimation with conventional biometry in two-dimensional ultrasound? A novel postpartum study. Ultrasound Obstet Gynecol. 2012;39(5):543-548.
66. Scioscia M, Scioscia F, Vimercati A, et al. Estimation of fetal weight by measurement of fetal thigh soft-tissue thickness in the late third trimester. Ultrasound Obstet Gynecol. 2008;31(3):314-320.
67. Hill LM, Breckle R, Wolfgram KR, O'Brien PC. Evaluation of three methods for estimating fetal weight. J Clin Ultrasound. 1986;14(3):171-178.
68. Benson CB, Doubilet PM, Saltzman DH. Sonographic determination of fetal weights in diabetic pregnancies. Am J Obstet Gynecol. 1987;156(2):441-444.
69. Chauhan SP, Scardo JA, Hendrix NW, et al. Accuracy of sonographically estimated fetal weight with and without oligohydramnios. A case-control study. J Reprod Med. 1999;44(11):969-973.
70. Pineau JC, Grange G, Kapitaniak B, et al. Estimation of fetal weight: accuracy of regression models versus accuracy of ultrasound data. Fetal Diagn Ther. 2008;24(2):140-145.
71. Doubilet PM, Benson CB, Nadel AS, Ringer SA. Improved birth weight table for neonates developed from gestations dated by early ultrasonography. J Ultrasound Med. 1997;16(4):241-249.
72. Brenner WE, Edelman DA, Hendricks CH. A standard of fetal growth for the United States of America. Am J Obstet Gynecol. 1976;126(5):555-564.
73. Lubchenco LO, Hansman C, Dressler M, Boyd E. Intrauterine growth as estimated from liveborn birth-weight data at 24 to 42 weeks of gestation. Pediatrics. 1963;32:793-800.
74. Gruenwald P. Growth of the human fetus. I. Normal growth and its variation. Am J Obstet Gynecol. 1966;94(8):1112-1119.
75. Thomson AM, Billewicz WZ, Hytten FE. The assessment of fetal growth. Br J Obstet Gynaecol. 1968;75(9):903-916.
76. Hutchins CJ. Delivery of the growth-retarded infant. Obstet Gynecol. 1980;56(6):683-686.
77. Deter RL, Harrist RB, Hadlock FP, Poindexter AN. Longitudinal studies of fetal growth with the use of dynamic image ultrasonography. Am J Obstet Gynecol. 1982;143(5):545-554.
78. Hadlock FP, Harrist RB, Martinez-Poyer J. In utero analysis of fetal growth: a sonographic weight standard. Radiology. 1991;181(1):129-133.
79. Doubilet PM, Benson CB, Wilkins-Haug L, Ringer S. Fetuses subsequently born premature are smaller than gestational age-matched fetuses not born premature. J Ultrasound Med. 2003;22(4):359-363.
80. Lysikiewicz A, Bracero LA, Tejani N. Sonographically estimated fetal weight percentile as a predictor of preterm delivery. J Matern Fetal Med. 2001;10(1):44-47.
81. Mercer BM, Merlino AA, Milluzzi CJ, Moore JJ. Small fetal size before 20 weeks' gestation: associations with maternal tobacco use, early preterm birth, and low birthweight. Am J Obstet Gynecol. 2008;198(6):673.e1-673.e8.
82. Bukowski R, Gahn D, Denning J, Saade G. Impairment of growth in fetuses destined to deliver preterm. Am J Obstet Gynecol. 2001;185(2):463-467.
83. Secher NJ, Hansen PK, Thomsen BL, Keiding N. Growth retardation in preterm infants. Br J Obstet Gynaecol. 1987;94(2):115-120.
84. Burkhardt T, Schaffer L, Zimmermann R, Kurmanavicius J. Newborn weight charts underestimate the incidence of low birthweight in preterm infants. Am J Obstet Gynecol. 2008;199(2):139.e1-139.e6.
85. Villar J, Altman DG, Purwar M, et al. The objectives, design and implementation of the INTERGROWTH-21st Project. Br J Obstet Gynaecol. 2013;120(Suppl. 2):9-26.
86. Villar J, Ismail LC, Victora CG, et al. International standards for newborn weight, length, and head circumference by gestational age and sex: the Newborn Cross-Sectional Study of the INTERGROWTH-21st Project. Lancet. 2014;384(9946):857-868.
87. Gardosi J, Chang A, Kalyan B, et al. Customised antenatal growth charts. Lancet. 1992;339(8788):283-287.
88. Gardosi J, Mongelli M, Wilcox M, Chang A. An adjustable fetal weight standard. Ultrasound Obstet Gynecol. 1995;6(3):168-174.
89. de Jong CL, Gardosi J, Dekker GA, et al. Application of a customised birthweight standard in the assessment of perinatal outcome in a high risk population. Br J Obstet Gynaecol. 1998;105(5):531-535.
90. Clausson B, Gardosi J, Francis A, Cnattingius S. Perinatal outcome in SGA births defined by customised versus population-based birthweight standards. Br J Obstet Gynaecol. 2001;108(8):830-834.
91. Figueras F, Figueras J, Meler E, et al. Customised birthweight standards accurately predict perinatal morbidity. Arch Dis Child Fetal Neonatal Ed. 2007;92(4):F277-F280.
92. Alexander GR, Wingate MS, Mor J, Boulet S. Birth outcomes of Asian-Indian-Americans. Int J Gynaecol Obstet. 2007;97(3):215-220.
93. Resnik R. One size does not fit all. Am J Obstet Gynecol. 2007;197(3):221-222.
94. Melamed N, Ray JG, Shah PS, et al. Should we use customized fetal growth percentiles in urban Canada? J Obstet Gynaecol Can. 2014;36(2):164-170.
95. Steer PJ. Possible differences in fetal size by racial origin. Lancet Diabetes Endocrinol. 2014;2(10):766-767.
96. Hutcheon JA, Zhang X, Platt RW, et al. The case against customised birthweight standards. Paediatr Perinat Epidemiol. 2010;25(1):11-16.
97. McCarthy EA, Walker SP. International fetal growth standards: one size fits all. Lancet. 2014;384(9946):835-836.
98. Wong LF, Caughey AB, Nakagawa S, et al. Perinatal outcomes among different Asian-American subgroups. Am J Obstet Gynecol. 2008;199(4):382.e1-382.e6.
99. Villar J, Papageorghiou AT, Pang R, et al. The likeness of fetal growth and newborn size across non-isolated populations in the INTERGROWTH-21st Project: the Fetal Growth Longitudinal Study and Newborn Cross-Sectional Study. Lancet Diabetes Endocrinol. 2014;2(10):781-792.
100. Greenes RA. OBUS: a microcomputer system for measurement, calculation, reporting, and retrieval of obstetric ultrasound examinations. Radiology. 1982;144(4):879-883.
101. Jeanty P. A simple reporting system for obstetrical ultrasonography. J Ultrasound Med. 1985;4(11):591-593.
102. Ott WJ. The design and implementation of a computer-based ultrasound data system. J Ultrasound Med. 1986;5(1):25-32.
103. Ott WJ. The diagnosis of altered fetal growth. Obstet Gynecol Clin North Am. 1988;15(2):237-263.
104. Mintz MC, Landon MB. Sonographic diagnosis of fetal growth disorders. Clin Obstet Gynecol. 1988;31(1):44-52.
105. Landon MB, Mintz MC, Gabbe SG. Sonographic evaluation of fetal abdominal growth: predictor of the large-for-gestational-age infant in pregnancies complicated by diabetes mellitus. Int J Gynaecol Obstet. 1989;30(1):83.
106. Abramowicz JS. Fetal macrosomia. UpToDate. 2015.
107. Boyd ME, Usher RH, McLean FH. Fetal macrosomia: prediction, risks, proposed management. Obstet Gynecol. 1983;61(6):715-722.
108. Modanlou HD, Dorchester WL, Thorosian A, Freeman RK. Macrosomia—maternal, fetal, and neonatal implications. Obstet Gynecol. 1980;55(4):420-424.
109. Deter RL, Hadlock FP. Use of ultrasound in the detection of macrosomia: a review. J Clin Ultrasound. 1985;13(8):519-524.
110. Golditch IM, Kirkman K. The large fetus. Management and outcome. Obstet Gynecol Surv. 1979;34(2):137-139.
111. Rodriguez MH. Ultrasound evaluation of the postdate pregnancy. Clin Obstet Gynecol. 1989;32(2):257-261.

112. Arias F. Predictability of complications associated with prolongation of pregnancy. Obstet Gynecol. 1987;70(1):101-106.
113. Acker DB, Sachs BP, Friedman EA. Risk factors for shoulder dystocia in the average-weight infant. Obstet Gynecol. 1986;67(5):614-618.
114. Gross SJ, Shime J, Farine D. Shoulder dystocia: predictors and outcome. Am J Obstet Gynecol. 1987;156(2):334-336.
115. Miller JM Jr, Korndorffer FA Jr, Kissling GE, et al. Recognition of the overgrown fetus: in utero ponderal indices. Am J Perinatol. 1987;4(2):86-89.
116. Miller JM, Korndorffer FA, Gabert HA. Fetal weight estimates in late pregnancy with emphasis on macrosomia. J Clin Ultrasound. 1986;14(6):437-442.
117. Doubilet PM, Benson CB. Fetal growth disturbances. Semin Roentgenol. 1990;25(4):309-316.
118. Miller J, Korndorffer F, Kissling G, et al. Recognition of the overgrown fetus: in utero ponderal indices. Am J Perinatol. 1987;4(2):86-89.
119. Chamberlain PF, Manning FA, Morrison I, et al. Ultrasound evaluation of amniotic fluid volume. II. The relationship of increased amniotic fluid volume to perinatal outcome. Am J Obstet Gynecol. 1984;150(3):250-254.
120. Benson CB, Coughlin BF, Doubilet PM. Amniotic fluid volume in large-for-gestational-age fetuses of nondiabetic mothers. J Ultrasound Med. 1991;10(3):149-151.
121. Miller JM Jr, Brown HL, Khawli OF, et al. Ultrasonographic identification of the macrosomic fetus. Am J Obstet Gynecol. 1988;159(5):1110-1114.
122. Chauhan SP, West DJ, Scardo JA, et al. Antepartum detection of macrosomic fetus: clinical versus sonographic, including soft-tissue measurements. Obstet Gynecol. 2000;95(5):639-642.
123. Benson CB, Coughlin BF, Doubilet PM. Amniotic fluid volume in large-for-gestational-age fetuses of nondiabetic mothers. J Ultrasound Med. 1991;10(3):149-151.
124. Miller JM Jr, Kissling GA, Brown HL, Gabert HA. Estimated fetal weight: applicability to small- and large-for-gestational-age fetus. J Clin Ultrasound. 1988;16(2):95-97.
125. Basel D, Lederer R, Diamant YZ. Longitudinal ultrasonic biometry of various parameters in fetuses with abnormal growth rate. Acta Obstet Gynecol Scand. 1987;66(2):143-149.
126. Elliott JP, Garite TJ, Freeman RK, et al. Ultrasonic prediction of fetal macrosomia in diabetic patients. Obstet Gynecol. 1982;60(2):159-162.
127. Bochner CJ, Medearis AL, Williams J, et al. Early third-trimester ultrasound screening in gestational diabetes to determine the risk of macrosomia and labor dystocia at term. Am J Obstet Gynecol. 1987;157(3):703-708.
128. Sandmire HF, O'Halloin TJ. Shoulder dystocia: its incidence and associated risk factors. Int J Gynaecol Obstet. 1988;26(1):65-73.
129. Tamura RK, Sabbagha RE, Depp R, et al. Diabetic macrosomia: accuracy of third trimester ultrasound. Obstet Gynecol. 1986;67(6):828-832.
130. Bracero LA, Baxi LV, Rey HR, Yeh MN. Use of ultrasound in antenatal diagnosis of large-for-gestational age infants in diabetic gravid patients. Am J Obstet Gynecol. 1985;152(1):43-47.
131. Benson CB, Doubilet PM, Saltzman DH, et al. Femur length/abdominal circumference ratio. Poor predictor of macrosomic fetuses in diabetic mothers. J Ultrasound Med. 1986;5(3):141-144.
132. Combs CA, Rosenn B, Miodovnik M, Siddiqi TA. Sonographic EFW and macrosomia: is there an optimum formula to predict diabetic fetal macrosomia? J Matern Fetal Med. 2000;9(1):55-61.
133. Colman A, Maharaj D, Hutton J, Tuohy J. Reliability of ultrasound estimation of fetal weight in term singleton pregnancies. N Z Med J. 2006;119(1241):U2146.
134. Lockwood CJ, Weiner S. Assessment of fetal growth. Clin Perinatol. 1986;13(1):3-35.
135. Lin C. Current concepts of fetal growth restriction: part I. Causes, classification, and pathophysiology. Obstet Gynecol. 1998;92(6):1044-1055.
136. Pilliod RA, Cheng YW, Snowden JM, et al. The risk of intrauterine fetal death in the small-for-gestational-age fetus. Am J Obstet Gynecol. 2012;207(4):318.e1-318.e6.
137. Reed K, Droegmueller W. Intrauterine growth retardation. In: Centrullo CL, Sbarra AJ, editors. The problem-oriented medical record. New York: Plenum; 1984. p. 175-194.
138. Seeds JW. Impaired fetal growth: definition and clinical diagnosis. Obstet Gynecol. 1984;64(3):303-310.
139. Dobson PC, Abell DA, Beischer NA. Mortality and morbidity of fetal growth retardation. Austr N Z J Obstet Gynaecol. 1981;21(2):69-72.
140. Berkley E, Chauhan SP, Abuhamad A. Doppler assessment of the fetus with intrauterine growth restriction. Am J Obstet Gynecol. 2012;206(4):300-308.
141. Benson CB, Doubilet PM, Saltzman DH. Intrauterine growth retardation: predictive value of US criteria for antenatal diagnosis. Radiology. 1986;160(2):415-417.
142. Benson CB, Boswell SB, Brown DL, et al. Improved prediction of intrauterine growth retardation with use of multiple parameters. Radiology. 1988;168(1):7-12.
143. Benson CB, Belville JS, Lentini JF, et al. Intrauterine growth retardation: diagnosis based on multiple parameters—a prospective study. Radiology. 1990;177(2):499-502.
144. Doubilet PM, Benson CB. Sonographic evaluation of intrauterine growth retardation. AJR Am J Roentgenol. 1995;164(3):709-717.
145. Manning FA. The fetal biophysical profile. UpToDate. 2015.
146. Manning FA, Platt LD, Sipos L. Antepartum fetal evaluation: development of a fetal biophysical profile. Am J Obstet Gynecol. 1980;136(6):787-795.
147. Manning FA, Baskett TF, Morrison I, Lange I. Fetal biophysical profile scoring: a prospective study in 1,184 high-risk patients. Am J Obstet Gynecol. 1981;140(3):289-294.
148. Everett TR, Peebles DM. Antenatal tests of fetal wellbeing. Semin Fetal Neonatal Med. 2015;20(3):138-143.
149. Manning FA, Morrison I, Harman CR, et al. Fetal assessment based on fetal biophysical profile scoring: experience in 19,221 referred high-risk pregnancies. II. An analysis of false-negative fetal deaths. Am J Obstet Gynecol. 1987;157(4):880-884.
150. Seravalli V, Baschat AA. A uniform management approach to optimize outcome in fetal growth restriction. Obstet Gynecol Clin North Am. 2015;42(2):275-288.
151. Subtil D, Tiberghien P, Devos P, et al. Immediate and delayed effects of antenatal corticosteroids on fetal heart rate: a randomized trial that compares betamethasone acetate and phosphate, betamethasone phosphate, and dexamethasone. Am J Obstet Gynecol. 2003;188(2):524-531.
152. Mulder EJH, Derks JB, Visser GHA. Antenatal corticosteroid therapy and fetal behaviour: a randomised study of the effects of betamethasone and dexamethasone. Br J Obstet Gynaecol. 1997;104(11):1239-1247.
153. Senat MV, Minoui S, Multon O, et al. Effect of dexamethasone and betamethasone on fetal heart rate variability in preterm labour: a randomised study. Br J Obstet Gynaecol. 1998;105(7):749-755.
154. Rotmensch S, Liberati M, Vishne TH, et al. The effect of betamethasone and dexamethasone on fetal heart rate patterns and biophysical activities: a prospective randomized trial. Acta Obstet Gynecol Scand. 1999;78(6):493-500.
155. Rotmensch S, Lev S, Kovo M, et al. Effect of betamethasone administration on fetal heart rate tracing: a blinded longitudinal study. Fetal Diagn Ther. 2005;20(5):371-376.
156. Maulik D. Doppler ultrasound of the umbilical artery for fetal surveillance. UpToDate. 2015.
157. Maulik DEV, Mundy D, Heitmann E, Maulik D. Evidence-based approach to umbilical artery Doppler fetal surveillance in high-risk pregnancies: an update. Clin Obstet Gynecol. 2010;53(4):869-878.
158. Dahlbäck C, Pihlsgård M, Gudmundsson S. Abnormal ductus venosus pulsatility index in the absence of concurrent umbilical vein pulsations does not indicate worsening fetal condition. Ultrasound Obstet Gynecol. 2013;42(3):322-328.
159. Cruz-Martinez R, Figueras F, Hernandez-Andrade E, et al. Changes in myocardial performance index and aortic isthmus and ductus venosus Doppler in term, small-for-gestational age fetuses with normal umbilical artery pulsatility index. Ultrasound Obstet Gynecol. 2011;38(4):400-405.
160. Mone F, McAuliffe FM, Ong S. The clinical application of Doppler ultrasound in obstetrics. Obstet Gynaecol. 2014;17(1):13-19.
161. Copel JA, Bahtiyar MO. A practical approach to fetal growth restriction. Obstet Gynecol. 2014;123(5):1057-1069.
162. Alfirevic Z, Stampalija T, Gyte GML. Fetal and umbilical Doppler ultrasound in high-risk pregnancies. Cochrane Database Syst Rev. 2013;(11):CD007529.
163. DeVore GR. The importance of the cerebroplacental ratio in the evaluation of fetal well-being in SGA and AGA fetuses. Am J Obstet Gynecol. 2015;213(1):5-15.

164. Baschat AA. Venous Doppler for fetal assessment. UpToDate. 2015.
165. Cruz-Martinez R, Tenorio V, Padilla N, et al. Risk of ultrasound-detected neonatal brain abnormalities in intrauterine growth-restricted fetuses born between 28 and 34 weeks' gestation: relationship with gestational age at birth and fetal Doppler parameters. Ultrasound Obstet Gynecol. 2015;46(4):452-459.
166. Acharya G, Wilsgaard T, Berntsen GKR, et al. Reference ranges for serial measurements of umbilical artery Doppler indices in the second half of pregnancy. Am J Obstet Gynecol. 2005;192(3):937-944.
167. Karsdorp VHM, van Vugt JMG, van Geijn HP, et al. Clinical significance of absent or reversed end diastolic velocity waveforms in umbilical artery. Lancet. 1994;344(8938):1664-1668.
168. Valcamonico A, Danti L, Frusca T, et al. Absent end-diastolic velocity in umbilical artery: risk of neonatal morbidity and brain damage. Am J Obstet Gynecol. 1994;170(3):796-801.
169. Ertan AK, He JP, Tanriverdi HA, et al. Comparison of perinatal outcome in fetuses with reverse or absent enddiastolic flow in the umbilical artery and/or fetal descending aorta. J Perinat Med. 2003;31(4):307-312.
170. Gerber S, Hohlfeld P, Viquerat F, et al. Intrauterine growth restriction and absent or reverse end-diastolic blood flow in umbilical artery (Doppler class II or III): a retrospective study of short- and long-term fetal morbidity and mortality. Eur J Obstet Gynecol Reprod Biol. 2006;126(1):20-26.
171. Fieni S, Gramellini D, Piantelli G. Lack of normalization of middle cerebral artery flow velocity prior to fetal death before the 30th week of gestation: a report of three cases. Ultrasound Obstet Gynecol. 2004;24(4):474-476.
172. Figueras F, Savchev S, Triunfo S, et al. An integrated model with classification criteria to predict small-for-gestational-age fetuses at risk of adverse perinatal outcome. Ultrasound Obstet Gynecol. 2015;45(3):279-285.

CAPÍTULO 43

Avaliação Ultrassonográfica da Placenta

Thomas D. Shipp

RESUMO DOS PONTOS-CHAVE

- A placenta passa por um incrível desenvolvimento na primeira metade da gestação, mas continua amadurecendo e se desenvolvendo durante toda a gestação.
- Uma placenta que se encontra próximo ou acima do óstio interno do colo do útero é comum no início da gestação, mas a maioria será resolvida até o final da gravidez. A ultrassonografia, especialmente a transvaginal, é fundamental para determinar a posição placentária.
- A placenta acreta é cada vez mais comum, e a ultrassonografia é essencial para a sua identificação, principalmente nas pacientes de alto risco de seu desenvolvimento. Os achados ultrassonográficos mais importantes na identificação da placenta acreta são: lacunas placentárias, perda do espaço hipoecoico da placenta-miométrio, anormalidades da interface da bexiga urinária e anormalidades do Doppler colorido.
- Os infartos da placenta são comumente identificados especialmente nas pacientes com alto risco para o seu desenvolvimento (p. ex., aquelas com pré-eclâmpsia, doença vascular ou trombofilia).
- Anormalidades do formato da placenta são comuns, assim como diferenças na localização da inserção do cordão umbilical da placenta.
- Vasa prévia está associada a maiores taxas de morbimortalidade perinatal. É necessário avaliar vasa prévia em todas as gestantes, especialmente aquelas com maior risco de desenvolvimento.
- As parturientes com sangramento pós-parto anormal devem ser examinadas a procura de produtos de concepção retidos. Massas endometriais ecogênicas nessas pacientes sugerem fortemente produtos retidos da concepção.

SUMÁRIO DO CAPÍTULO

DESENVOLVIMENTO PLACENTÁRIO
Aparência da Placenta
Tamanho da Placenta
Vascularização da Placenta e Ultrassonografia com Doppler
Separação Âmnio-Cório
Elastografia
PLACENTA PRÉVIA
PLACENTA ACRETA
DESCOLAMENTO DA PLACENTA
INFARTO PLACENTÁRIO
MASSAS PLACENTÁRIAS
DISPLASIA MESENQUIMAL DA PLACENTA
GESTAÇÕES MOLARES
ANORMALIDADES MORFOLÓGICAS DA PLACENTA
Placenta Circunvalada
Lobo Sucenturiado
Placenta Bilobada
CORDÃO UMBILICAL
Tamanho e Aparência
Inserção na Placenta
Inserções Velamentosas e Marginais do Cordão
Vasa Prévia
PLACENTA DURANTE O TRABALHO DE PARTO E NO PÓS-PARTO
Terceiro Estágio do Trabalho de Parto
Produtos da Concepção Retidos
CONCLUSÃO

A utilização da ultrassonografia para avaliar a placenta é uma rotina para a maioria das gestantes norte-americanas, porque elas realizam pelo menos uma US durante a gravidez. Uma ampla gama de complicações gestacionais resulta em desenvolvimento anormal da placenta, incluindo pré-eclâmpsia, restrição de crescimento intrauterino (RCIU) e descolamento da placenta. Outras anomalias da placenta e do cordão umbilical, como placenta prévia, placenta acreta/increta/percreta ou vasa prévia podem causar complicações maternas e fetais importantes, principalmente se não forem diagnosticadas no período pré-natal. O reconhecimento oportuno dessas anomalias pode levar ao planejamento adequado da gestação e do parto. Portanto, o exame ultrassonográfico meticuloso da placenta pode contribuir diretamente para melhorar o cuidado com a paciente e os desfechos.

DESENVOLVIMENTO PLACENTÁRIO

No início do desenvolvimento, o embrião é envolvido por âmnio e cório. As vilosidades cobrem toda a superfície do cório por volta da 8ª semana de gestação (Fig. 43.1). As vilosidades, que constituem as estruturas básicas da placenta, formam-se inicialmente na 4ª ou na 5ª semana de gestação. As vilosidades contíguas à **decídua capsular** degeneram, formando o **cório liso**. As vilosidades contíguas à **decídua basal** tornam-se o **cório frondoso** e depois a placenta. O lado fetal da placenta consiste na **placa coriônica** e **vilosidades coriônicas**. O lado materno é constituído pela decídua basal, que se abre em grandes cisternas, os **espaços intervilosos**. As vilosidades fetais estão imersas no sangue materno localizado nos espaços intervilosos. As vilosidades de ancoragem se desenvolvem a partir

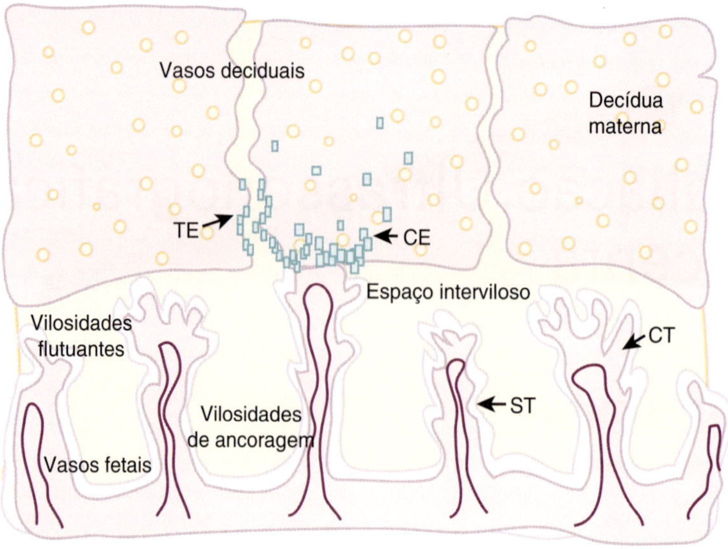

FIG. 43.1 Microarquitetura da placenta humana. Os derivados fetais na placenta consistem em vasos fetais e cotilédones placentários (vilosidades). As vilosidades consistem em vasos fetais circundados por **citotrofoblastos** (*CT*). Cobrindo os citotrofoblastos há uma camada de células multinucleadas chamada de **sinciciotrofoblasto** (*ST*). As vilosidades de ancoragem estão em contato direto com o revestimento uterino materno, chamado **decídua**. A decídua é atravessada pela vasculatura materna. O sangue desses vasos se esvazia no espaço interviloso e banha as vilosidades placentárias. Observe que os vasos sanguíneos maternos e fetais estão separados pelo trofoblasto, estroma de vilosidades e endotélio vascular fetal. Os citotrofoblastos das vilosidades de ancoragem podem mudar para um fenótipo invasivo chamado citotrofoblastos extravilosos (*CE*). Os CE penetram profundamente a decídua materna. Alguns CE, chamados trofoblastos endovasculares (*TE*), estão incorporados nas paredes da vasculatura materna. (Com permissão de Comiskey M, Warner CM, Schust DJ. MHC molecules of the preimplantation embryo and trophoblast. In: Mor G, editor. Immunology of pregnancy. Austin/New York: Landes Bioscience, 2006.)

da placa coriônica.[1] Estas se inserem à decídua basal, mantendo a placenta em seu local.[2,3] Ao final da gestação, a superfície das vilosidades atinge uma área de 12 a 14 m^2.[4] Esse tipo de placentação, visto em humanos e alguns roedores, é denominado *placentação hemocorial*.

Aparência da Placenta

Ultrassonograficamente, a placenta no primeiro e no segundo trimestres é um pouco mais ecogênica do que o miométrio circundante (Fig. 43.2A). O local de inserção, ou base da placenta, deve ser claramente delineado a partir do miométrio subjacente. As bordas da placenta geralmente apresentam um pequeno seio, o **seio marginal da placenta** (Fig. 43.2B), em que o sangue interviloso é drenado para a circulação venosa materna. Essa área não deve ser confundida com uma separação placentária.

Os **lagos placentários** (lagos venosos, pelo menos 2 × 2 cm) ocorrem em aproximadamente 5% das gestações[5-10] (Fig. 43.2C; Vídeo 43.1). Eles representam áreas de espaços intervilosos desprovidos das árvores de vilosidades placentárias e são visualizados como estruturas hipoecoicas na placenta. Pode ser visualizado o movimento do fluxo sanguíneo nessas áreas. Podem ter aspecto irregular ou aparência estreita, semelhante a uma fenda, que pode se alterar no transcorrer da gestação. Os grandes lagos placentários (> 5 cm na maior dimensão) foram associados a RCIU.[10]

À medida que a placenta amadurece, áreas de ecogenicidade no interior da placenta são visualizadas (Fig. 43.2D e E). Nos casos de **infarto placentário**, pode haver lesões hipoecoicas com bordas ecogênicas.

Tamanho da Placenta

A placenta geralmente apresenta uma forma arredondada com uma inserção central do cordão umbilical, mas a variabilidade na forma da placenta é bastante comum.[11] O comprimento da placenta apresenta seis vezes sua largura máxima na 18ª à 20ª semana de gestação. A espessura média da placenta em milímetros na primeira metade da gestação se aproxima muito da idade gestacional em semanas.[12] Se a espessura da placenta for maior que 4 cm (40 mm) antes de 24ª semana, pode-se suspeitar de alguma anomalia. Essas anomalias incluem **dano isquêmico-trombótico**, **hemorragia intraplacentária**, **corioangioma** e **hidropisia fetal**[13] (Fig. 43.3, Vídeo 43.2).

Dada a variação de formato da placenta, pode ser complicado calcular o volume em uma imagem bidimensional (2D). O cálculo do volume multiplanar envolve cortes sequenciais da placenta em intervalos de cerca de 1,0 mm. As margens são traçadas manualmente e o volume é calculado.[14] A maioria dos estudos atuais que avalia o uso da ultrassonografia tridimensional (3D) utiliza o método VOCAL (*virtual organ computer-aided analysis*/análise virtual do órgão auxiliada por computador),[14] no qual o volume 3D em questão é rotacionado e a área de interesse é traçada nas suas margens, e depois disso o volume é calculado (Fig. 43.4).

A estimativa do volume placentário no primeiro trimestre pode se tornar parte importante da avaliação do início da gravidez. A análise por Doppler da artéria uterina pode fornecer alguma informação considerando a RCIU e a hipertensão materna, mas é insuficiente enquanto indicador único da invasão trofoblástica, em parte porque ocorre tipicamente no final do segundo trimestre. Volumes placentários reduzidos no primeiro trimestre preconizam perfusão arterial uterina anormal.[15] A ultrassonografia por Doppler da artéria uterina combinada à avaliação do volume placentário pode identificar gestantes sob risco de hipertensão, descolamento placentário ou RCIU.[16,17] A avaliação dos volumes placentários no primeiro trimestre correlaciona-se ao peso placentário e ao peso no nascimento, mas estes não conseguem prever o risco de

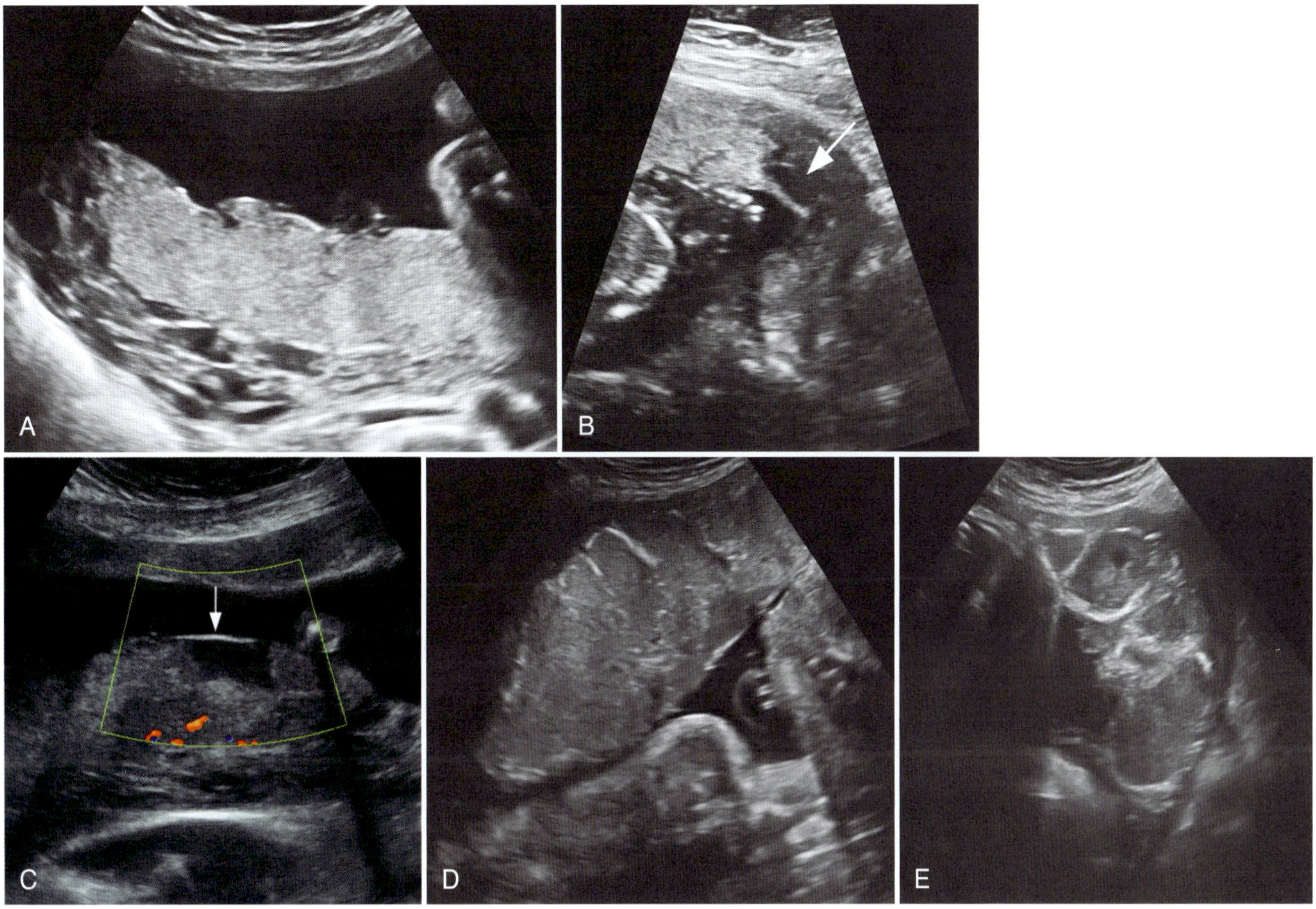

FIG. 43.2 Aspecto normal da placenta. (A) Na 18ª semana, observe o aspecto ecogênico uniforme da placenta. **(B)** Observe o **seio marginal da placenta** (*seta*), um ponto de drenagem venosa circunferencial nas veias maternas que não deve ser interpretado como separação placentária. **(C) Lago placentário** (*seta*) na 20ª semana. Ver também Vídeo 43.1. **(D)** Placenta na 32ª semana de gestação. Observe as calcificações placentárias difusas. **(E)** Placenta na gestação de 39 semanas com calcificações lineares definidas contornando os cotilédones da placenta. Observe a crescente ecogenicidade na placenta à medida que ela amadurece.

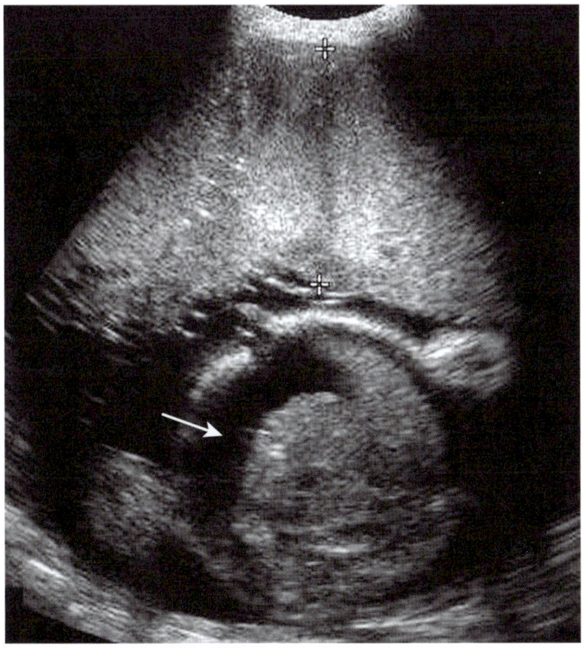

FIG. 43.3 Placenta espessa na hidropisia fetal. Os cursores indicam como medir a espessura da placenta. Observe as ascites (*seta*). Ver também no Vídeo 43.2 placenta espessa no feto com **vilite**.

pré-eclampsia.[18,19] O **quociente do volume placentário** (volume placentário/comprimento cabeça-nádega) no primeiro trimestre é baixo para fetos com aneuploidias, com 53% apresentando o quociente menor que o 10° percentil.[20] Para gêmeos, o volume placentário é de 83% e, para trigêmeos, 76% para gestação única, a uma dada idade gestacional.[21]

A placenta apresenta substancial aumento de tamanho até aproximadamente a 15ª a 17ª semana de gestação. A partir desse ponto, há um aumento de quatro vezes da placenta até o parto, ao passo que o feto aumenta 50 vezes até o parto.[22] O volume da placenta no segundo trimestre está associado ao estado nutricional materno, peso ao nascer e ao produto da gestação.[23-27]

Vascularização da Placenta e Ultrassonografia com Doppler

A placenta humana é uma estrutura discoide, com vilosidades e hemocorial. A troca de nutrientes ocorre por meio de muitas vilosidades. Os **espaços intervilosos** circundam as vilosidades, que são banhadas pelo sangue materno. As vilosidades se projetam da placa coriônica para o interior do espaço interviloso. As vilosidades estão diretamente conectadas ao sistema vascular fetal, ao passo que o sangue materno emana das artérias espiraladas em desenvolvimento aos espaços intervilosos, para ter contato direto com os trofoblastos

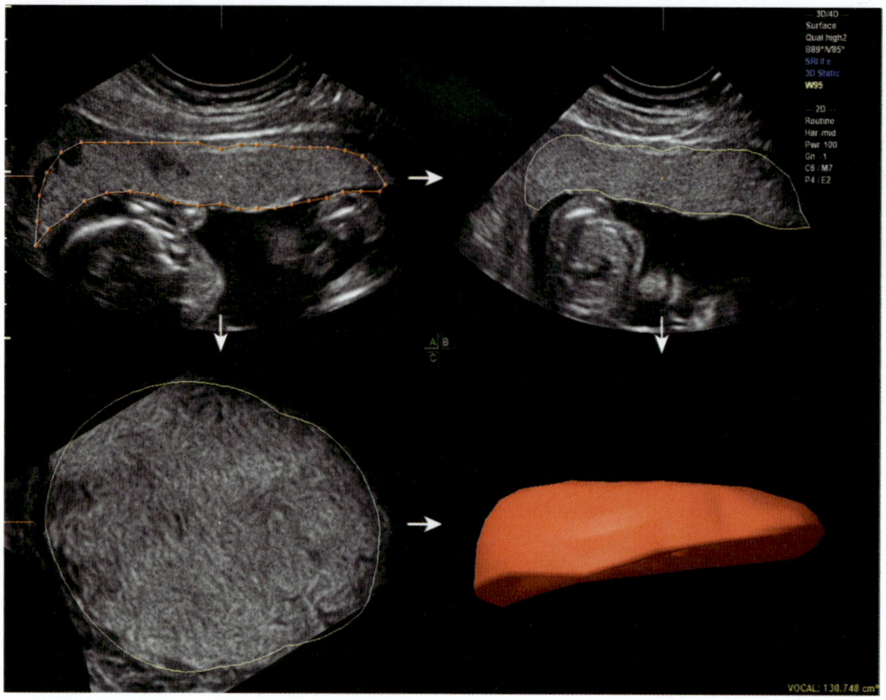

FIG. 43.4 **Avaliação tridimensional do volume placentário no segundo trimestre.**

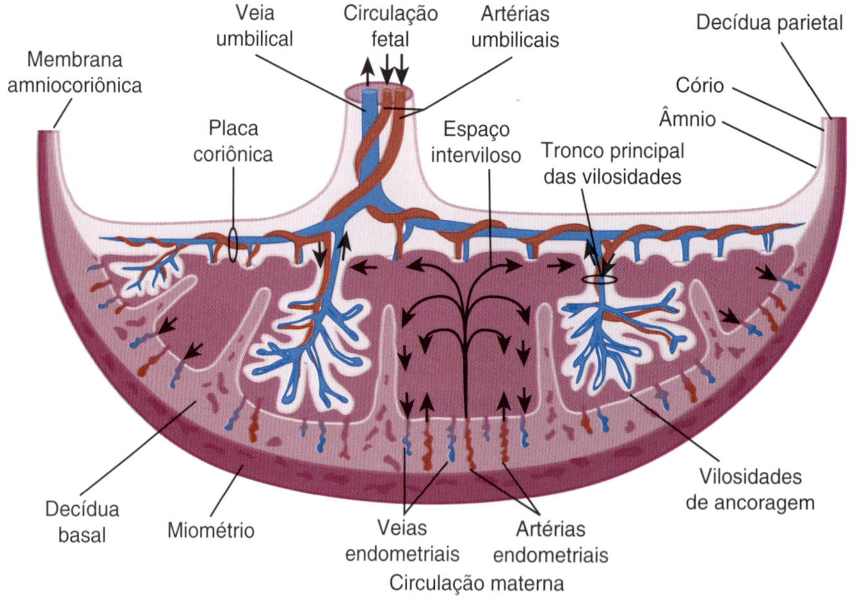

FIG. 43.5 **Desenho esquemático da vascularização placentária.**

das vilosidades[28] (Fig. 43.5). O fluxo de sangue materno do espaço interviloso depende do fluxo das artérias espiraladas. Uma doença vascular materna (p. ex., hipertensão) pode afetar diretamente a gravidez por limitar o fluxo sanguíneo.[29]

O fluxo de sangue no espaço interviloso começa bem no início do primeiro trimestre.[30-32] A US com Doppler colorido tem sido utilizada para detectar o fluxo interviloso e das artérias espiraladas por volta da 12ª semana de gestação, mas o fluxo antes desse período, se houver, não está bem compreendido.[33] Antes da 12ª semana, a presença do fluxo sanguíneo no espaço interviloso pela imagem em escala de cinza pode indicar gravidez malsucedida.[34]

A ultrassonografia tridimensional colorida e com *power* Doppler tem sido utilizada para identificar o fluxo sanguíneo nas artérias das vilosidades intraplacentárias.[35] A diminuição do número de artérias das vilosidades intraplacentárias detectáveis estão associadas a RCIU.[36] A US 3D com Doppler colorido e *power* Doppler propicia uma avaliação mais acurada da vascularização e fisiopatologia placentárias pela avaliação do fluxo placentário e pela descrição do seu nível em uma dada área. Por causa da baixa variação entre as amostras de vários locais da placenta, a imagem em 3D pode ter papel futuro na avaliação do fluxo em gestações de alto risco (p. ex., hipertensão, RCIU).[37] Trabalhos recentes de muitos pesquisadores mostraram que os índices de vascularização placentária 3D são menores naqueles com pré-eclâmpsia,[19] não são auxiliados pela inclusão da proteína plasmática associada à gestação A (PAPP-A; do inglês, *pregnancy-associated plasma protein A*) e índices Doppler da artéria uterina,[38] e podem ser melhorados com adição de volume placentário 3D e análise computadorizada da calcificação placentária.[39] O quão bem esses índices podem ser usados para a predição de pré-eclâmpsia requer estudos adicionais. Os índices de Doppler placentário de potência 3D no primeiro trimestre são incapazes de diferenciar os fetos destinados a apresentar restrição de crescimento em comparação aos fetos com crescimento normal.[40] Um trabalho recente em modelo animal, no entanto, demonstrando a discriminação do fluxo sanguíneo materno e fetal na microvasculatura da placenta, fornece dados adicionais sobre o fluxo sanguíneo placentário e seus efeitos sobre a função placentária.[41]

Separação Âmnio-Cório

O âmnio geralmente "funde-se" ao cório nos primórdios do segundo trimestre. A falha na fusão entre âmnio e cório depois da 17ª semana é uma complicação gestacional rara, associada a múltiplas anormalidades. A amniocentese antecipada representa um fator de risco à separação entre âmnio e cório.[42] Os fatores associados podem incluir RCIU, parto prematuro, oligoidrâmnio, descolamento placentário e síndrome de Down[43] (Fig. 43.6).

Elastografia

Um relatório preliminar tentou diferenciar o hematoma subcoriônico da placenta prévia usando elastografia.[44] Avaliações mais rigorosas mostraram que o uso da onda de cisalhamento e da elastografia de tensão da placenta foi diferente entre as gestações normais e aquelas que desenvolveram pré-eclâmpsia.[45,46] Esta nova e excitante área de pesquisa placentária oferece muitas promessas para o futuro.

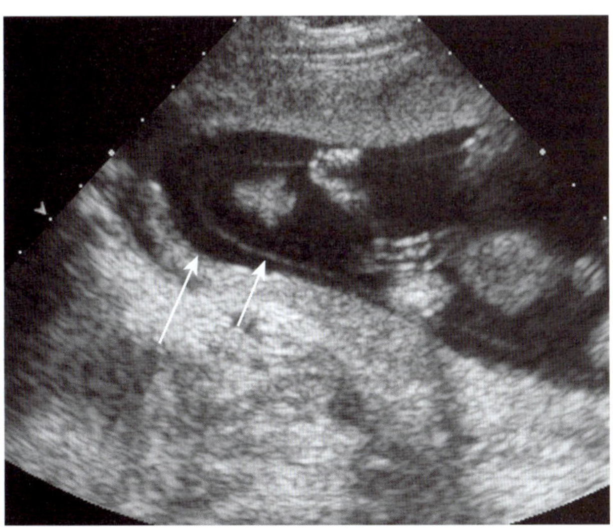

FIG. 43.6 Separação corioamniótica no segundo trimestre. Âmnio (*seta curta*) está separado do cório (*seta longa*).

PLACENTA PRÉVIA

O termo *placenta prévia* refere-se a uma placenta que se antecipa ao feto no canal de nascimento. A incidência no parto é de aproximadamente 0,5% de todas as gestações.[47] A característica da placenta prévia é o **sangramento** nos segundo e terceiro trimestres. Esse sangramento pode representar uma ameaça à vida da mãe e do feto. Com a conduta antecipada e a cesariana, tanto a mortalidade perinatal quanto a materna têm diminuído nos últimos 40 anos.[48,49] O diagnóstico preciso da placenta prévia é vital à melhora do resultado para a mãe e para o neonato.

Historicamente, a diferenciação das posições da placenta tem sido realizada por avaliação digital do segmento inferior do útero e da placenta pelo colo do útero. A utilização desse método de avaliação é potencialmente arriscada, a posição da placenta foi classificada como placenta prévia completa, placenta prévia parcial, placenta prévia incompleta, placenta prévia marginal, placenta de inserção baixa e placenta distante do óstio interno do colo do útero. Essas classificações não se aplicam diretamente ao exame ultrassonográfico da posição da placenta relativa ao colo do útero. A utilização da ultrassonografia para avaliar a posição da placenta no útero tem promovido tanto a maior compreensão da placenta no útero quanto a simplificação da terminologia em relação à posição da placenta (Fig. 43.7). A **placenta prévia completa** descreve a situação na qual o orifício interno do colo do útero está totalmente coberto pela placenta. Alguns diferenciam as placentas que apresentam uma porção de substância placentária que se estende sobre o colo do útero internamente daquelas que estão posicionadas centralmente sobre o colo do útero, a chamada placenta prévia central. A **placenta prévia marginal** denota tecido placentário no limite ou invadindo o orifício interno do colo do útero. Denomina-se **placenta baixa** quando o limite placentário está dentro de 2,0 cm, mas não cobre qualquer porção do orifício interno do colo do útero. Os termos *placenta prévia incompleta* e *placenta prévia parcial* não apresentam classificação na atual avaliação ultrassonográfica de posição placentária e devem ser utilizados somente por um clínico que realiza o exame de toque vaginal quando um "exame combinado" é necessário para determinar a posição da placenta.

O exame transabdominal pode ser utilizado para visualizar o orifício interno do colo do útero e para determinar a relação da placenta com o colo do útero na maioria dos casos. Os fatores que podem afetar adversamente a visualização do colo do útero incluem cirurgia abdominal anterior, obesidade, posição profunda ou inferior da cabeça do feto ou, com menor impacto, a bexiga urinária materna muito ou pouco repleta ou contrações uterinas. A ultrassonografia transvaginal (UTV) é segura[50] e precisa ao avaliar o orifício interno do colo do útero. A proximidade do colo do útero ao transdutor vaginal permite que sejam utilizados transdutores de alta frequência, com melhor resolução e, portanto, melhor visualização do orifício interno do colo do útero. Com a melhora da resolução, os clínicos podem determinar precisamente a posição da borda placentária em relação ao o orifício interno do colo do útero. O uso de UTV tem demonstrado alteração da avaliação da posição da placenta em 25% dos casos quando a placenta está 2 cm dentro do orifício interno do colo do útero, assim como quando é identificada no exame transabdominal.[51] A borda placentária com distância maior que 2 cm do orifício interno do colo do útero está associada ao parto vaginal, e distâncias menores de 2 cm estão associadas ao sangramento, levando à cesariana.[52,53]

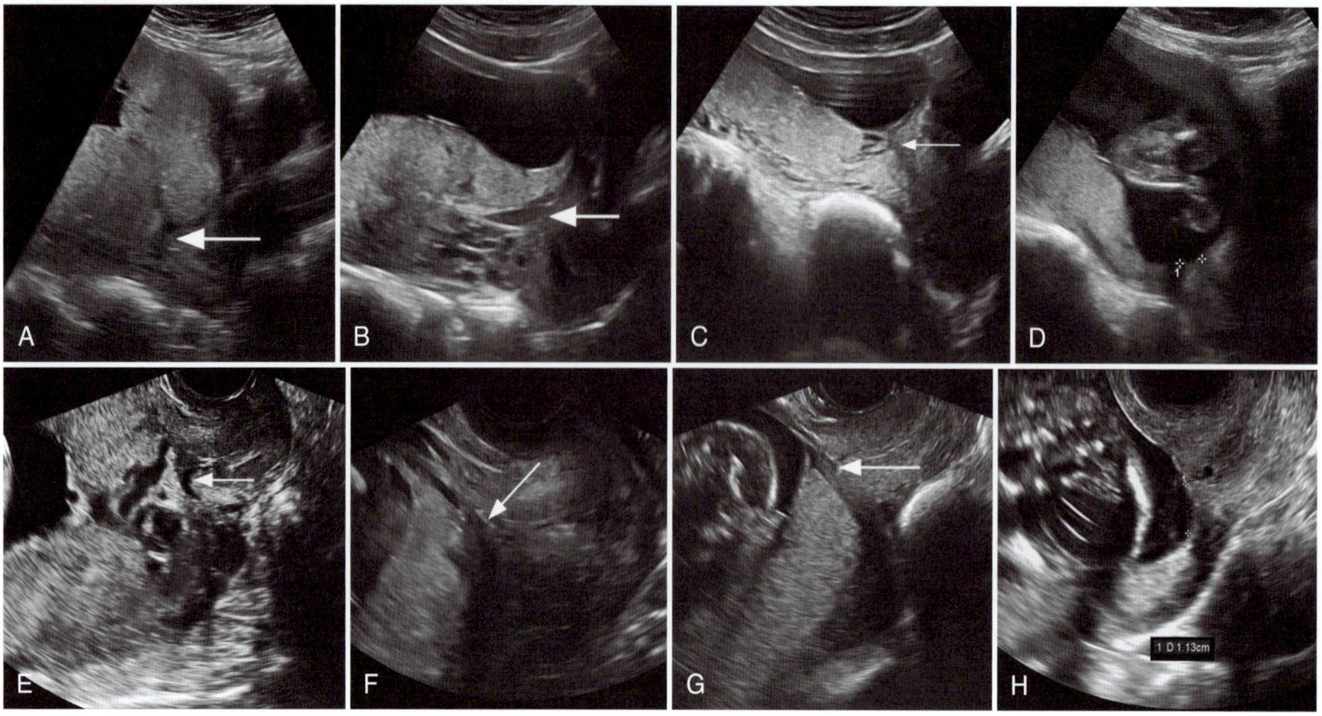

FIG. 43.7 Posição placentária. (A)-(D) Ultrassonografia transabdominal (USTA) e **(E)-(H)** ultrassonografia transvaginal (UTV) podem ser utilizadas para determinar a posição placentária em relação ao orifício interno (*setas*). Se a posição não estiver clara na USTA, a UTV deve ser utilizada. **(A)** e **(E)** Placenta prévia completa central. **(B)** e **(F)** Placenta prévia completa posterior. **(C)** e **(G)** Placenta prévia marginal. **(D)** e **(H)** Placenta de inserção inferior. Os cursores indicam a distância do orifício interno do colo do útero até a borda da placenta.

Embora a placenta prévia possa ocorrer em nulíparas, os fatores de risco incluem o número de partos cesarianas anteriores (*odds ratio*: 4,5 para um; 44,9 para quatro[54]), aumentando a paridade independentemente do número de cesarianas anteriores,[55] e com a idade materna avançada.[56]

No início do segundo trimestre, a placenta ocupa uma porção relativamente grande da cavidade do útero e frequentemente está posicionada próximo ao colo do útero. À medida que o útero cresce, uma proporção menor da placenta se localiza perto do orifício interno do colo do útero. Essa alteração relativa da posição da placenta é mais bem compreendida pela teoria da migração placentária.[57] Esta teoria de "placentação dinâmica" sugere que, conforme o útero se desenvolve, a placenta é "atraída" ao orifício interno do colo do útero. Não está claro se o mecanismo primário é o desenvolvimento desproporcional do segmento inferior do útero, de modo que a placenta, embora não se destaque da parede uterina, começa a se posicionar mais distante do óstio interno do colo do útero. Essa teoria também seria consistente com a placenta prévia central completa que não se resolve a uma velocidade próxima à de outras placentas baixas, porque a expansão do segmento inferior do útero não levaria à resolução desse tipo de placenta prévia.

Se a placenta se sobrepõe ao colo do útero em menos de 2 cm, mais de 88% das pacientes realizam parto vaginal.[58] Uma taxa de migração (nos segundo e terceiro trimestres) distante do orifício interno do colo do útero em 3,0 a 5,4 mm por semana está associada também ao parto vaginal, no qual a distância placenta-óstio interno do colo do útero é de menos de 2 cm ou um padrão de migração de 0,3 a 0,6 mm semanalmente estão associados ao parto cesariano ou a uma maior proporção de complicações periparto.[58,59]

Uma predição melhor de uma placenta prévia no parto ocorre quando a placenta sobrepõe o orifício interno do colo do útero em 1,4 cm entre a 10ª e 16ª semana de gestação,[60] ou 2 cm na 23ª semana.[61] Mustafa et al.[62] demonstraram que se a placenta sobrepõe por 2,3 cm da 11ª a 14ª semana, a probabilidade da placenta prévia no parto a termo é de 8%, com sensibilidade de 83% e especificidade de 86%.[62] Na ocorrência de uma placenta prévia completa central, dados os resultados atuais, ainda é difícil fazer uma previsão precisa sobre quais pacientes terão sua placenta baixa solucionada; além disso, são necessários exames ultrassonográficos posteriores para avaliação da posição da placenta se for identificada uma placenta baixa no início da gestação. Em um grande estudo retrospectivo, se a placenta estava baixa (< 2 cm do orifício interno do colo do útero) na 16ª a 24ª semana de gestação, 1,6% apresentava placenta baixa persistente ou placenta prévia a curto prazo.[63]

Para mulheres com placenta baixa, a descrição da borda da placenta no início do terceiro trimestre como "fina" (≤ 1 cm em espessura e/ou ângulo do limite da placenta < 45 graus) ou "espessa" (qualquer outro tipo de placenta) pode ser preditiva de complicações no parto. A hemorragia antes do parto é mais comum em placentas com as bordas espessadas, assim como a taxa de partos cesarianos, placenta acreta, peso baixo ao nascer e parto prematuro.[64] De modo interessante, um estudo recente realizado nos primeiro e segundo trimestres sugere que placentas de bordos adelgaçados com um ângulo menor são mais preditivas de placentas prévias.[65] Embora não esteja disponível para implementação clínica, esse parâmetro pode ajudar a identificar pacientes determinando precocemente que não terão placenta prévia ao parto.

PLACENTA ACRETA

A placenta normal se insere, mas não invade o miométrio. No parto, a placenta se separa ao plano decidual, com interrupção abrupta do fluxo intraplacentário à medida que o miométrio se contrai.[66] Uma placenta anormalmente aderida à parede do útero após o parto é denominada **placenta acreta**. **Placenta increta** ocorre se a placenta invadir mais profundamente o miométrio, e a **placenta percreta** se refere à placenta que, pelo menos em parte, protrui à serosa uterina. Placentas acreta, increta e percreta (agora denominada "placenta acreta", salvo indicação em caso contrário) são complicações gestacionais graves associadas à perda de sangue materno, necessidade de histerectomia e retenção de produtos da concepção. A placenta acreta pode ser identificada na US pré-natal, de modo que o planejamento do parto pode ser realizado prospectivamente, melhorando os desfechos maternofetais.

Embora a placenta acreta (ou increta ou percreta) possa ocorrer em qualquer gestação, fatores de risco importantes incluem cirurgia uterina anterior (com o aumento de risco em caso de cesarianas prévias), placenta prévia, aumento sem causa aparente do nível sérico materno de alfafetoproteína (MS-AFP), aumento do lactogênio materno livre e idade materna avançada.[67-70] Uma mulher que não apresenta placenta prévia e nem história anterior de cesariana tem risco basal de 0,26% de desenvolver placenta acreta. Tal risco aumenta de forma quase linear em função do número de partos cesarianos anteriores, estando em 10% nas pacientes com quatro ou mais partos desse tipo.[71] Mulheres com placenta prévia e útero sem cicatrizes apresentam 5% de risco clínico de desenvolver placenta acreta. Quando há história pregressa de placenta prévia e cesariana, o risco de placenta acreta é de 24%; este risco aumenta para 67% com placenta prévia e quatro ou mais partos cesarianos.[71]

Vários sinais ultrassonográficos estão associados à placenta acreta. A presença de **placenta prévia** coexistente na maioria dos casos aumenta a probabilidade de que a porção aderente da placenta esteja na parte inferior do útero, próximo à região da cicatriz de um parto cesariano anterior. Este fato torna a avaliação dessas placentas mais confiável na ultrassonografia com uso de transdutor transvaginal. Achados ultrassonográficos da placenta acreta incluem perda da interface hipoecoica normal da região retroplacentária-miométrio, adelgaçamento ou ruptura da serosa uterina subvesical hiperecoica, massas exofíticas focais e numerosos lagos placentários[72-75] (Fig. 43.8; Vídeo 43.3).

Os achados na US com Doppler colorido sugestivos de placenta acreta prévia incluem fluxo sanguíneo difuso lacunar através da placenta, canais vasculares dilatados entre placenta e bexiga ou colo do útero, ausência de fluxo venoso subplacentário normal e demonstração de vasos cruzando o local de rotura entre placenta e miométrio.[76,77] A US 3D também pode ser útil para a avaliação da anatomia vascular no local da placenta acreta.[78,79] Os achados da US com Doppler coloridos ou em escala de cinza descritos para a placenta acreta também estão presentes, embora mais exacerbados na placenta increta e na placenta percreta (Fig. 43.8 e 43.9; Vídeos 43.4 e 43.5). A US 3D com Doppler colorido e *power* Doppler é útil para demonstrar a ampla vascularização tortuosa observada nessas placentas. O grande aumento dos leitos vasculares com fluxo sanguíneo turbulento ou "em tornado" eleva a probabilidade de placenta increta ou placenta percreta.[80]

Muitos estudos recentes documentaram o uso de achados ultrassonográficos para identificar mulheres com placenta acreta. Uma metanálise recente documentou que a incorporação de anormalidades ultrassonográficas (lacunas placentárias, desaparecimento do espaço hipoecoico da interface placenta-miométrio, anormalidades da interface da bexiga e do Doppler colorido) levou a sensibilidade de 91% e especificidade de 97% para a detecção de placenta acreta.[81] Foi descrito um "índice de placenta acreta" que incluiu o número de cesarianas prévias, localização placentária, presença e grau de lacunas, menor espessura do miométrio e presença de vasos-ponte, e construída uma curva característica de operação do receptor em que a área sob a curva era 0,87 (intervalo de confiança [IC] 95%, 0,8, 0,95). Uma pontuação de 0 a 9 apresentou um intervalo de probabilidade de aumento da placenta de 2% a 96%, respectivamente.[82] Mais estudos são necessários para determinar os parâmetros históricos e ultrassonográficos necessários para otimizar o diagnóstico pré-natal.

Como em muitos aspectos da ultrassonografia obstétrica, é preferível o diagnóstico precoce. Em mulheres com histórico de cesarianas, o achado de um saco gestacional na metade inferior do útero, na 10ª semana de gestação ou antes, está associado à placenta acreta,[83] bem como lacunas placentárias no primeiro trimestre, uma interface placenta-miométrio irregular e placenta prévia[84-86] (Fig. 43.10). A cicatriz de gestação ectópica parece ser um precursor da placenta acreta.[87] Quando não está claro o diagnóstico ou existem achados inespecíficos, recomenda-se o uso da ressonância magnética (RM),[88-93] sobretudo quando a placenta está posterior a uma área de cicatriz uterina anterior, como de uma miomectomia.

A informação sobre a placenta acreta e suas variantes é indispensável para o planejamento do parto. O diagnóstico pré-natal acurado possibilita a preservação do útero e previne a perda sanguínea massiva ao parto. As estratégias incluem a colocação de cateteres-balão na artéria ilíaca interna e a cesariana fúndica clássica guiada por ultrassonografia para realização do parto acima da margem superior da placenta.

DESCOLAMENTO DA PLACENTA

O descolamento da placenta é uma das causas mais preocupantes de sangramento vaginal na última parte da gestação, porque contribui para a mortalidade perinatal. As pacientes geralmente apresentam sangramento vaginal no terceiro trimestre associado à dor abdominal ou uterina e trabalho de parto. A incidência é de aproximadamente 0,5% das gestações. Histórico anterior de descolamento, hipertensão, rotura prolongada de membranas, RCIU, corioamnionite, polidrâmnio, trombofilia materna, uso materno de substâncias químicas (tabaco, álcool, cocaína), trauma materno e idade maternal avançada são todos fatores de risco ao descolamento da placenta.[94-96] O diagnóstico de descolamento da placenta geralmente é realizado por achados clínicos; o coágulo retroplacentário frequentemente é isoecoico à placenta ou ao miométrio e nem sempre pode ser identificado pela ultrassonografia.

Um **hematoma subplacentário** entre a placenta e a parede uterina é um descolamento placentário (Fig. 43.11, Vídeos 43.6 e 43.7). Este pode ser diferenciado do **hematoma subcoriônico**, no qual o hematoma está sob o cório e não sob a placenta. Embora o hematoma subcoriônico possa ocorrer em qualquer período da gestação, é mais comum na primeira metade, e sua aparência pode se alterar conforme o hematoma se organiza (Fig. 43.12A). Um **hematoma pré-placentário** é uma condição rara comumente causada por san-

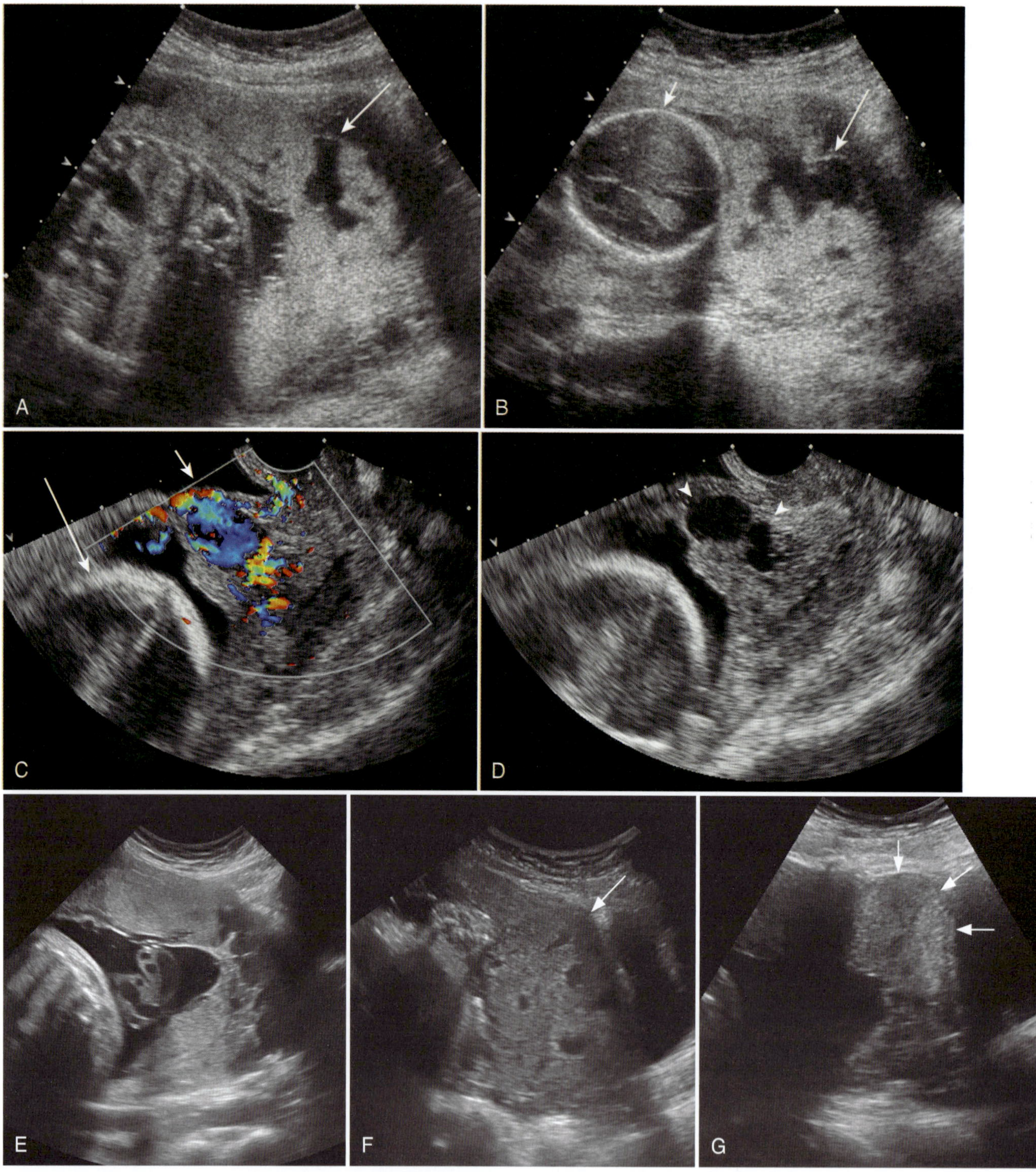

FIG. 43.8 Placenta acreta com lagos placentários. (A) A US transabdominal de uma placenta no terceiro trimestre mostra um lago placentário (venoso) (*seta*). **(B)** Em uma paciente diferente, a US transabdominal da placenta no segundo trimestre mostra múltiplos lagos placentários (*seta longa*); *seta curta*, cabeça fetal. **(C)** Em outra paciente, a US transvaginal da placenta no segundo trimestre mostra intenso fluxo colorido no interior e abaixo da placenta; *seta longa*, cabeça fetal; *seta curta*, bexiga materna. **(D)** Na mesma paciente que **C**, múltiplos lagos placentários são visualizados (*pontas de seta*). **(E)** Placenta acreta. Observe os múltiplos lagos placentários no segmento uterino inferior na área da cicatriz de uma cesárea anterior. **(F)** Placenta increta. Observe os lagos placentários e a perda da zona hipoecoica entre a placenta e o miométrio (*seta*). **(G)** Placenta percreta. Observe o abaulamento da placenta no segmento uterino inferior, inclusive na parede posterior da bexiga (*setas*). Ver também Vídeo 43.3 (acreta), Vídeo 43.4 (increta) e Vídeo 43.5 (percreta).

gramento dos vasos fetais e está localizado na superfície fetal da placenta sob o cório (Fig. 43.13, Vídeos 43.8 e 43.9). Como os hematomas pré-placentários provavelmente resultam do acúmulo de sangue fetal, o prognóstico é pior.[97] Quando extensos, esses hematomas são algumas vezes denominados **mola de Breus**. Os hematomas pré-placentários estão associados à hipertensão materna.[98]

Um hematoma agudo apresenta ecogenicidade semelhante à da placenta, dificultando a visualização ultrassonográfica. Conforme o hematoma se organiza, torna-se mais hipoecoico (Fig. 43.12B) e pode apresentar ecogenicidade aproximada à do miométrio. Um sinal indireto de hematoma é o espessamento aparente da placenta, o qual está associado a pior desfecho.[99,100]

Embora o descolamento da placenta ainda seja um diagnóstico clínico, a ultrassonografia pode desempenhar papel importante. Espera-se que hematomas maiores sejam visualizados (Fig. 43.14), e estes provavelmente são clinicamente mais importantes. Glantz e Purnell[101] relataram que a identificação do descolamento placentário por US tem sensibilidade, especificidade, valor preditivo positivo e valor preditivo negativo de 24%, 96%, 88% e 53%, respectivamente. Eles determinaram que se um hematoma foi identificado por US, há risco mais alto de parto prematuro, peso baixo ao nascer e ingresso na unidade de cuidados intensivos neonatal. O tamanho aumentado do hematoma e a porcentagem de envolvimento placentário estão associados ao aumento da mortalidade fetal.[102]

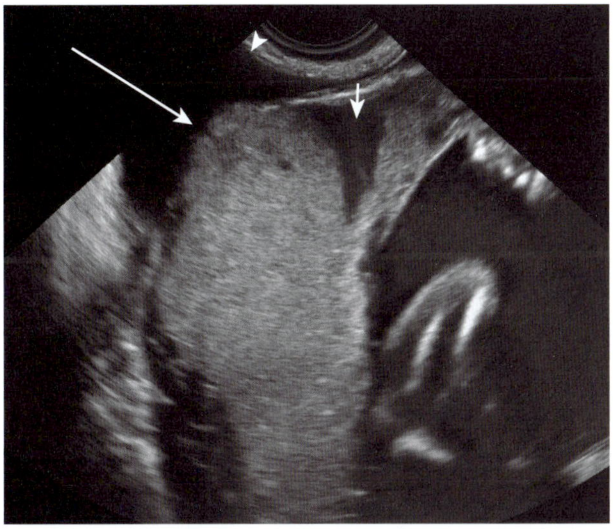

FIG. 43.9 Placenta percreta. Ultrassonografia transvaginal de uma placenta no terceiro trimestre mostra perda da borda hipoecoica entre a placenta e o miométrio, com protrusão da placenta (*seta longa*) para a bexiga materna (*ponta de seta*); *seta curta*, lago placentário.

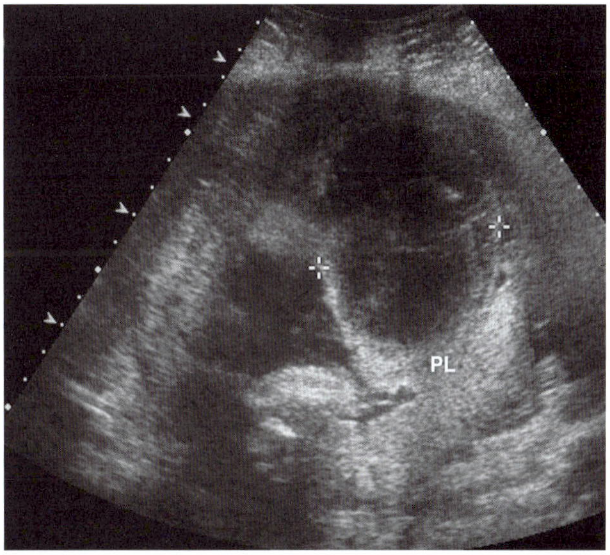

FIG. 43.11 Descolamento da placenta. Ultrassonografia transabdominal da placenta (*PL*) com hematoma (*cursores*) distanciando a placenta da parede uterina. Ver também Vídeos 43.6 e 43.7.

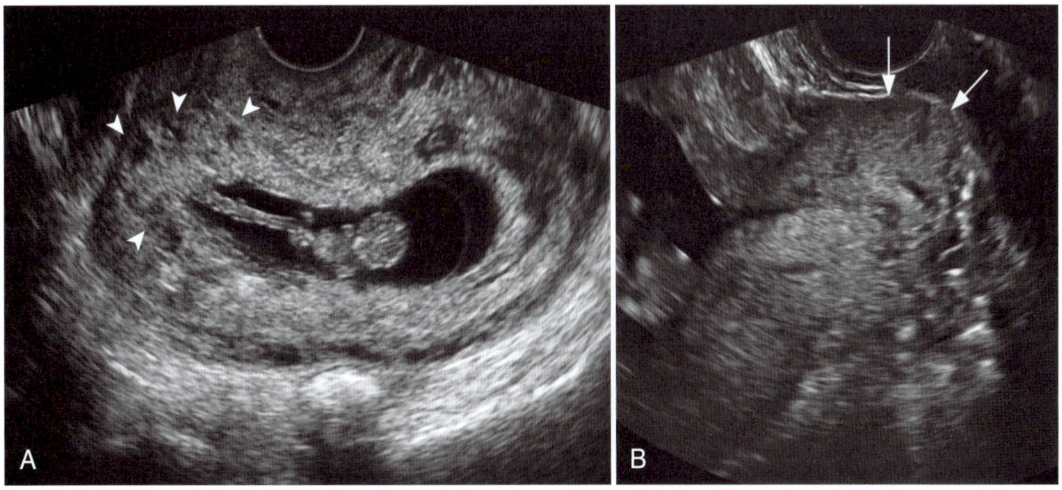

FIG. 43.10 Placenta acreta do primeiro trimestre. (A) A inserção do cordão umbilical é baixa no útero; as pontas das setas indicam vários pequenos lagos placentários. Esta paciente fez cesariana anterior e, subsequentemente, constatou-se placenta acreta prévia. **(B)** Uma paciente diferente que fez duas cesariana anteriores. Observe a protrusão do tecido placentário na cicatriz de uma cesariana anterior em direção à parede posterior da bexiga (*setas*).

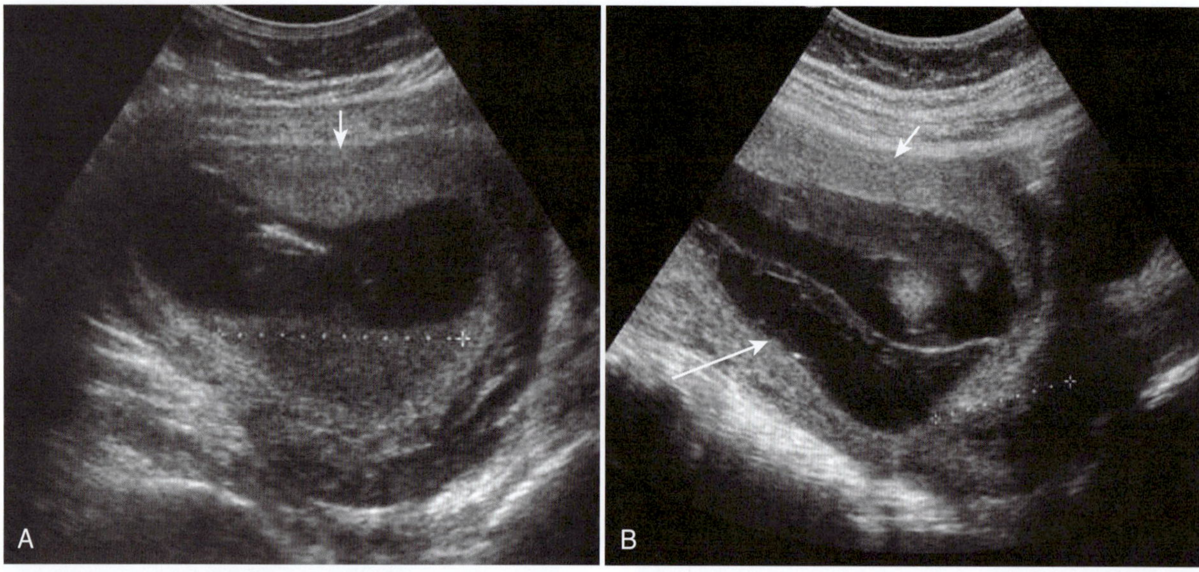

FIG. 43.12 Hematoma subcoriônico. (A) Vista transversa do útero de US no segundo trimestre mostra hematoma subcoriônico agudo (*cursores*). A placenta anterior é demonstrada pela seta curta. **(B)** Vista sagital mediana de US transabdominal da mesma paciente em uma fase posterior da gravidez demonstra o hematoma subcoriônico (*seta longa*) mais hipoecoico e localizando-se sobrejacente ao colo do útero (*cursores*); *seta curta*, placenta.

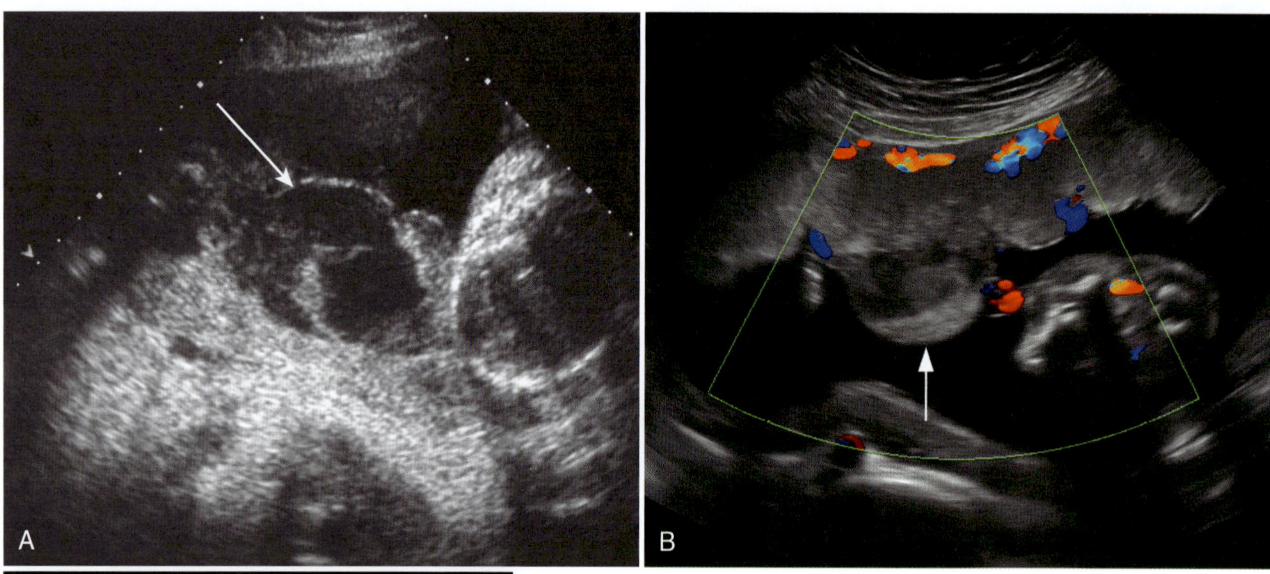

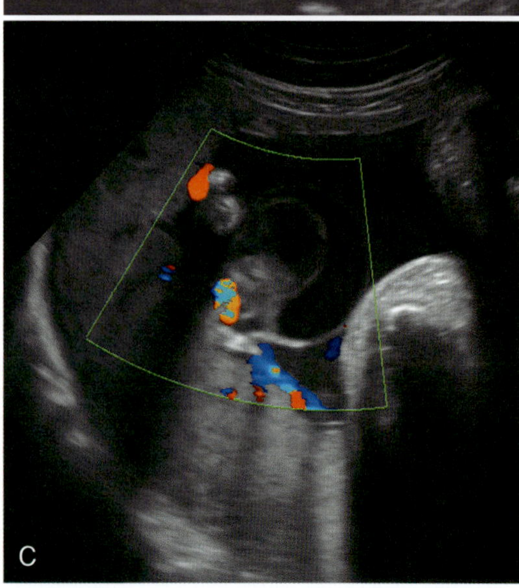

FIG. 43.13 Hematoma pré-placentário. (A) Ultrassonografia transabdominal no início do terceiro trimestre mostra um hematoma no lado fetal da placenta (*seta*). O feto apresentou restrição de crescimento grave e morreu 2 dias após a US. **(B)** e **(C)** Dois fetos diferentes, cada um com um hematoma pré-placentário. Ver também Vídeos 43.8 e 43.9.

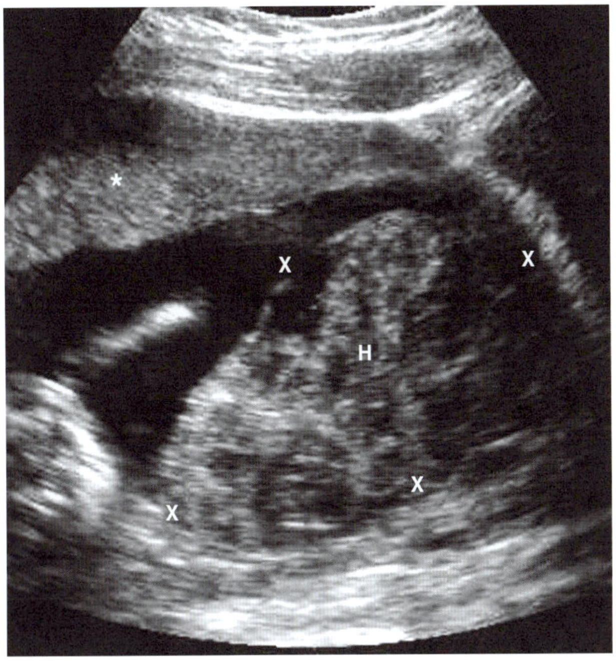

FIG. 43.14 Hematoma grande. Ultrassonografia transabdominal exibindo um grande hematoma (*H, cursores*). A placenta (*) é anterior.

INFARTO PLACENTÁRIO

Os infartos placentários podem ocorrer focalmente ou por toda a placenta, e considera-se que a etiologia seja vascular. O **infarto do assoalho materno** é uma entidade difusa que atinge as vilosidades com uma deposição fibrinoide na superfície materna e placa basal, alcançando a substância placentária. Essa fibrina circundando as vilosidades obstrui a troca de nutrientes da mãe ao feto. Ambas as anormalidades estão associadas ao oligoidroâmnio, anormalidades no Doppler da artéria umbilical, RCIU, lesão do sistema nervoso central e morte fetal. Os infartos de assoalho materno tendem a ser recorrentes nas gestações subsequentes.[28,103-105] Embora os infartos periféricos sejam comuns ao final da gestação, os infartos maiores que 3 cm ou envolvendo mais de 5% da placenta estão associadas ao aumento da morbidade perinatal. As trombofilias materna e fetal podem levar a infartos placentários.[106]

Os achados ultrassonográficos de infartos de assoalho materno incluem massa placentária hiperecoica (Fig. 43.15A) ou espessamento placentário. Áreas hiperecoicas da placenta são especialmente proeminentes ao longo da superfície materna da placenta e podem se alongar na própria substância placentária. Este pode ser um achado normal, especialmente em placentas maduras. Massas placentárias hiperecoicas podem estar associadas a espaços centrais hipoecoicos conforme se organizam. **Cistos subcoriônicos** também são comuns nos infartos de assoalho materno (Fig. 43.15B). Nessa evolução, estão as calcificações placentárias da placa basal, que às vezes podem ser bastante proeminentes (Fig. 43.15C). A massa hiperecoica observada nos infartos de assoalho materno se assemelha, em um primeiro momento, aos corioangiomas placentários.[107]

Os infartos placentários causados por doença vascular materna geralmente resultam em isquemia uteroplacentária e infartos das vilosidades. Estas aparecem como lesões císticas com bordos e ecogênicas, não necessariamente do lado materno da placenta ou placa basal (Fig. 43.16, Vídeos 43.10 e 43.11). Quando identificadas precocemente na gestação, o uso de anticoagulantes com heparina pode melhorar o desfecho; no entanto, são necessários mais estudos antes de estabelecer diretrizes terapêuticas.[108,109]

MASSAS PLACENTÁRIAS

As massas placentárias de aspecto sólido incluem **corioangioma, hematoma subamniótico, hematoma subcoriônico** e **hemorragia placentária**. Essas massas podem ser diferenciadas de regiões placentárias repletas de líquido dos cistos placentários e lagos venosos. Como discutido, os infartos placentários também têm aspecto tumoriforme.

Os **cistos placentários subcoriônicos** na superfície fetal da placenta são achados predominantemente inócuos na ultrassonografia pré-natal, similares aos cistos na substância da placenta (Fig. 43.17). A maioria dos fetos cujas placentas contêm esses cistos tem desfechos normais. Cistos maiores (> 4,5 cm) estão associados a RCIU. O infarto do assoalho materno também pode estar associado aos cistos placentários.[110,111]

O tumor benigno mais comum da placenta é o **corioangioma**, ocorrendo em aproximadamente 1% das gestações (Fig. 43.18). Embora a maioria seja assintomática, corioangiomas grandes podem provocar insuficiência cardíaca fetal de alto débito, anemia, hidropisia e morte.[112] Os corioangiomas parecem tumores sólidos bem-circunscritos na placenta. Podem variar de hipoecoicos a hiperecoicos em comparação com a ecogenicidade da placenta. Um limiar de 5 cm de diâmetro tipicamente pressagia alto risco de desfecho adverso.[113,114] A US com Doppler colorido ou *power* Doppler é útil para a identificação do aumento do fluxo sanguíneo na massa sólida, distinguindo deste modo a massa como um corioangioma.[115,116] O fluxo sanguíneo não é demonstrado consistentemente, sobretudo nos corioangiomas menores; aqueles tumores com fluxo baixo tendem a ter desfecho melhor, enquanto os corioangiomas com fluxo extremamente elevado costumam estar associados a desfecho perinatal adverso, geralmente insuficiência cardíaca de alto débito. Essas gestações necessitam de monitoramento constante e acompanhamento para o desenvolvimento de polidrâmnio, e outros sinais de hidropisia fetal.[117,118] A diminuição do fluxo sanguíneo, como documentado pela ultrassonografia com Doppler colorido ou *power* Doppler, sinaliza um prognóstico melhor.[118] A US 3D com *power* Doppler pode auxiliar o diagnóstico de corioangioma e pode ser usada para quantificar o fluxo sanguíneo do tumor.[113]

Quando o feto corre risco de **hidropisia**, as intervenções intrauterinas melhoram os desfechos perinatais. As intervenções incluem injeção de material trombogênico,[119] embolização com micromolas[120] e a desvascularização endoscópica com *laser*,[121] transfusão intrauterina, amniorredução (quando há polidrâmnio) e injeção de álcool.[122]

Os **tumores malignos** maternos raramente metastatizam para a placenta. O melanoma e os adenocarcinomas de mama, pâncreas e cólon são os mais comuns.[123,124] Esses depósitos são tipicamente microscópicos e não interferem na função da placenta.

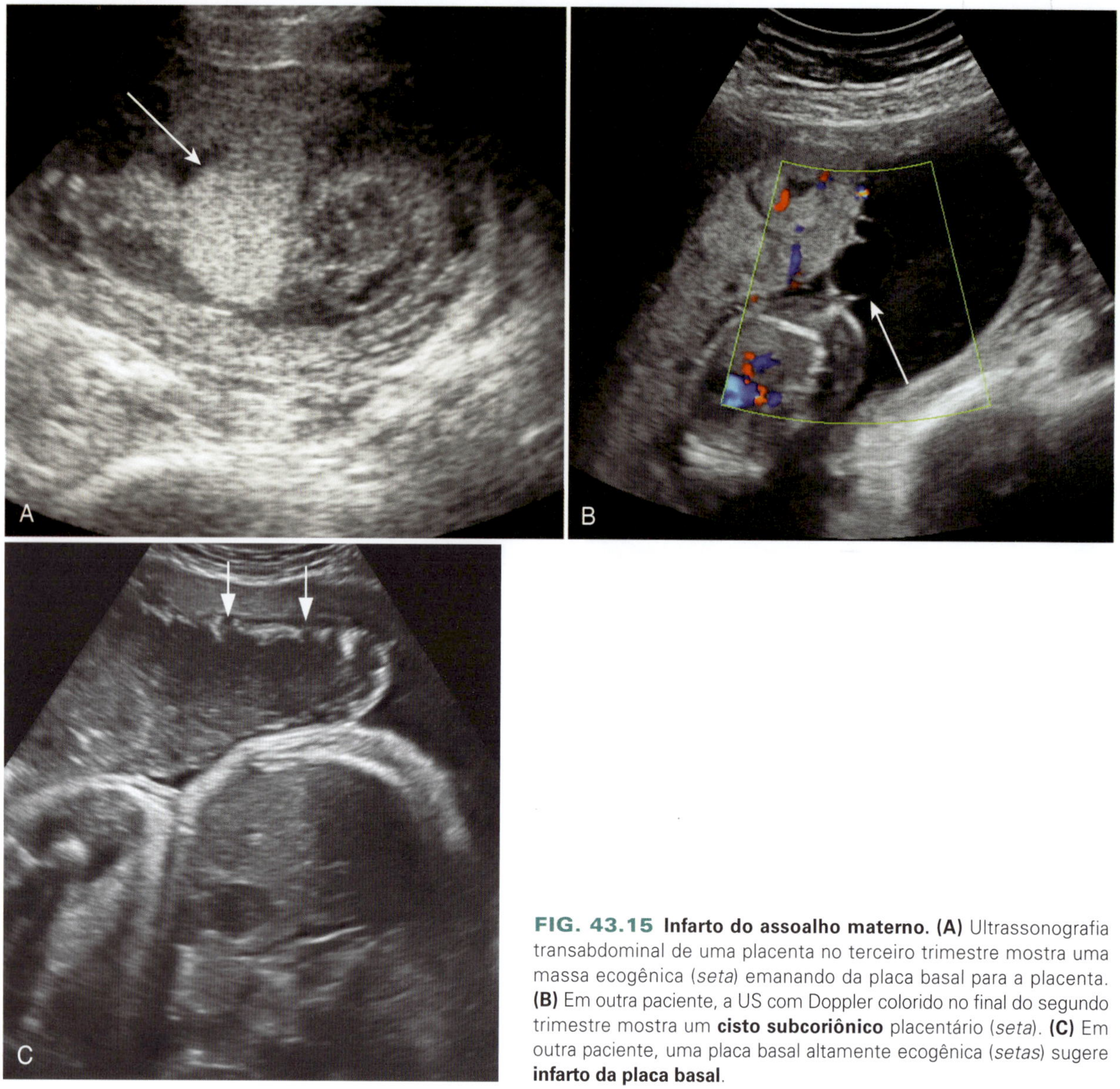

FIG. 43.15 Infarto do assoalho materno. (A) Ultrassonografia transabdominal de uma placenta no terceiro trimestre mostra uma massa ecogênica (*seta*) emanando da placa basal para a placenta. **(B)** Em outra paciente, a US com Doppler colorido no final do segundo trimestre mostra um **cisto subcoriônico** placentário (*seta*). **(C)** Em outra paciente, uma placa basal altamente ecogênica (*setas*) sugere **infarto da placa basal**.

DISPLASIA MESENQUIMAL DA PLACENTA

A displasia mesenquimal da placenta se assemelha a uma mola hidatiforme parcial tanto macroscópica quanto microscopicamente, com o espessamento da placenta e pequenas lesões císticas. A aparência da placenta foi descrita como tendo aparência de "vidro colorido" quando a US com Doppler colorido é usada, devido ao fluxo observado nos múltiplos cistos placentários.[125] Ao contrário das molas parciais, a displasia mesenquimal da placenta pode estar associada ao feto normal, embora a RCIU seja comum. Também há associação com a **síndrome Beckwith-Wiedemann**[126] (Fig. 43.19). As vilosidades nesses casos são císticas com dilatação vascular. O cariótipo geralmente é normal.[127]

GESTAÇÕES MOLARES

A **doença trofoblástica gestacional** consiste em **mola completa** (Fig. 43.20) e **mola parcial** e **coriocarcinoma**. Essas anomalias placentárias são discutidas em detalhes no Capítulo 30.

ANORMALIDADES MORFOLÓGICAS DA PLACENTA

Há diversas anomalias do formato da placenta, algumas muito comuns e outras muito raras. Novas evidências sugerem que o desenvolvimento de anormalidades do formato placentária se origina de anormalidades vasculares da placenta no primeiro trimestre,

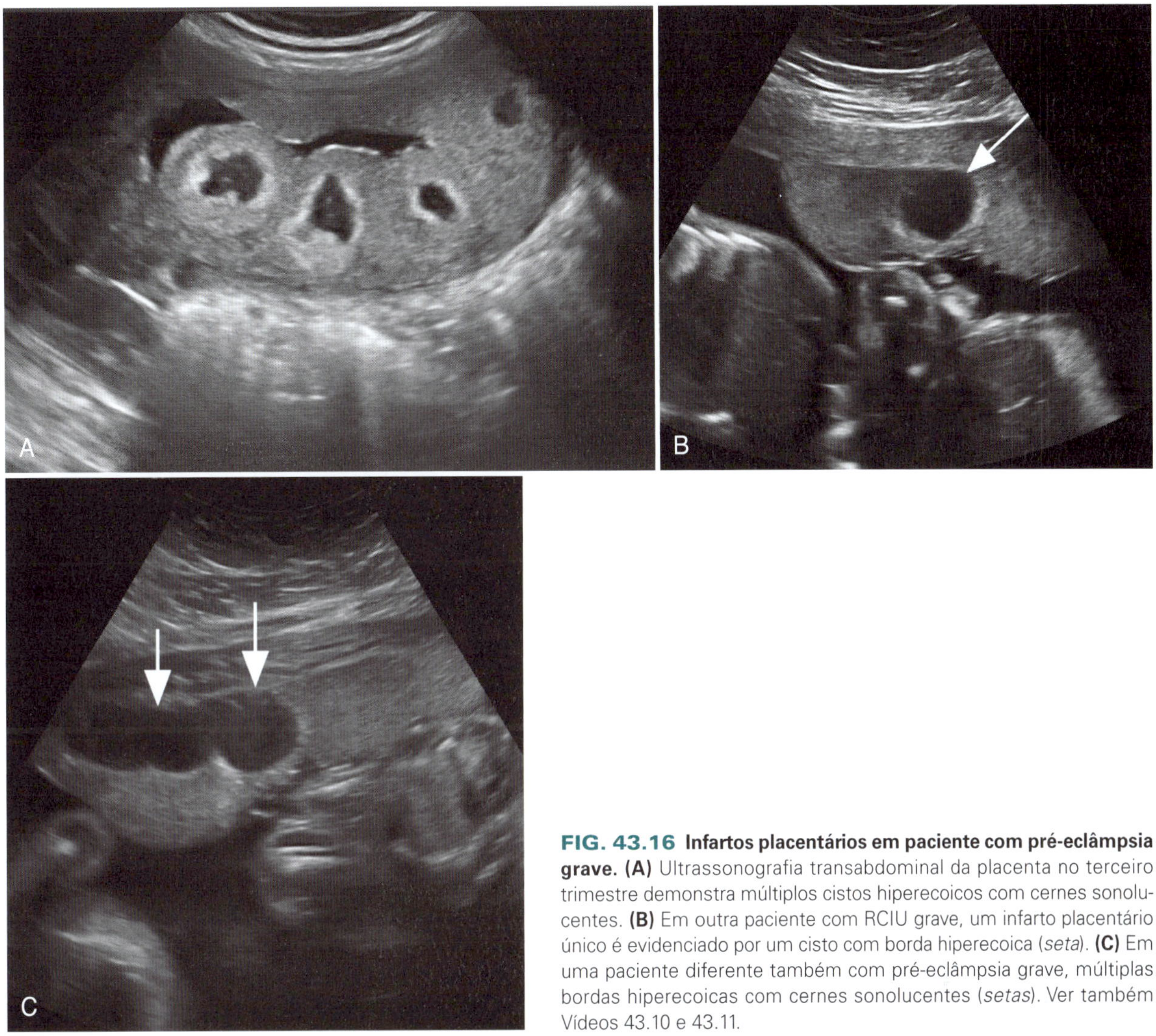

FIG. 43.16 Infartos placentários em paciente com pré-eclâmpsia grave. (A) Ultrassonografia transabdominal da placenta no terceiro trimestre demonstra múltiplos cistos hiperecoicos com cernes sonolucentes. **(B)** Em outra paciente com RCIU grave, um infarto placentário único é evidenciado por um cisto com borda hiperecoica (*seta*). **(C)** Em uma paciente diferente também com pré-eclâmpsia grave, múltiplas bordas hiperecoicas com cernes sonolucentes (*setas*). Ver também Vídeos 43.10 e 43.11.

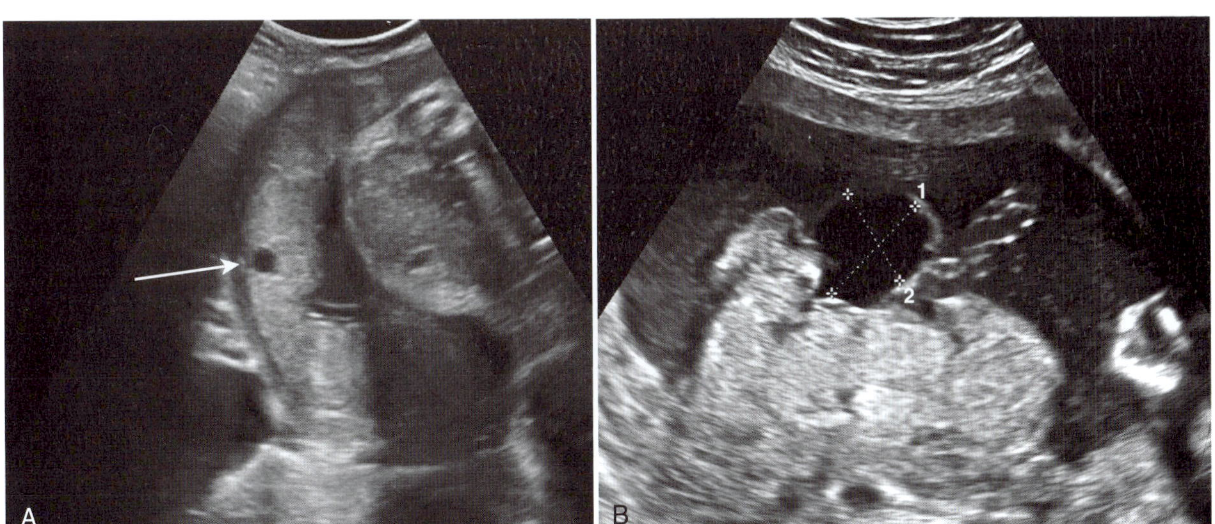

FIG. 43.17 Cistos placentários. (A) A ultrassonografia transabdominal de uma placenta no terceiro trimestre demonstra um pequeno cisto placentário (*seta*). **(B)** Ultrassonografia transabdominal de uma placenta no segundo trimestre com um cisto de superfície (*cursor*) localizado próximo à inserção do cordão umbilical.

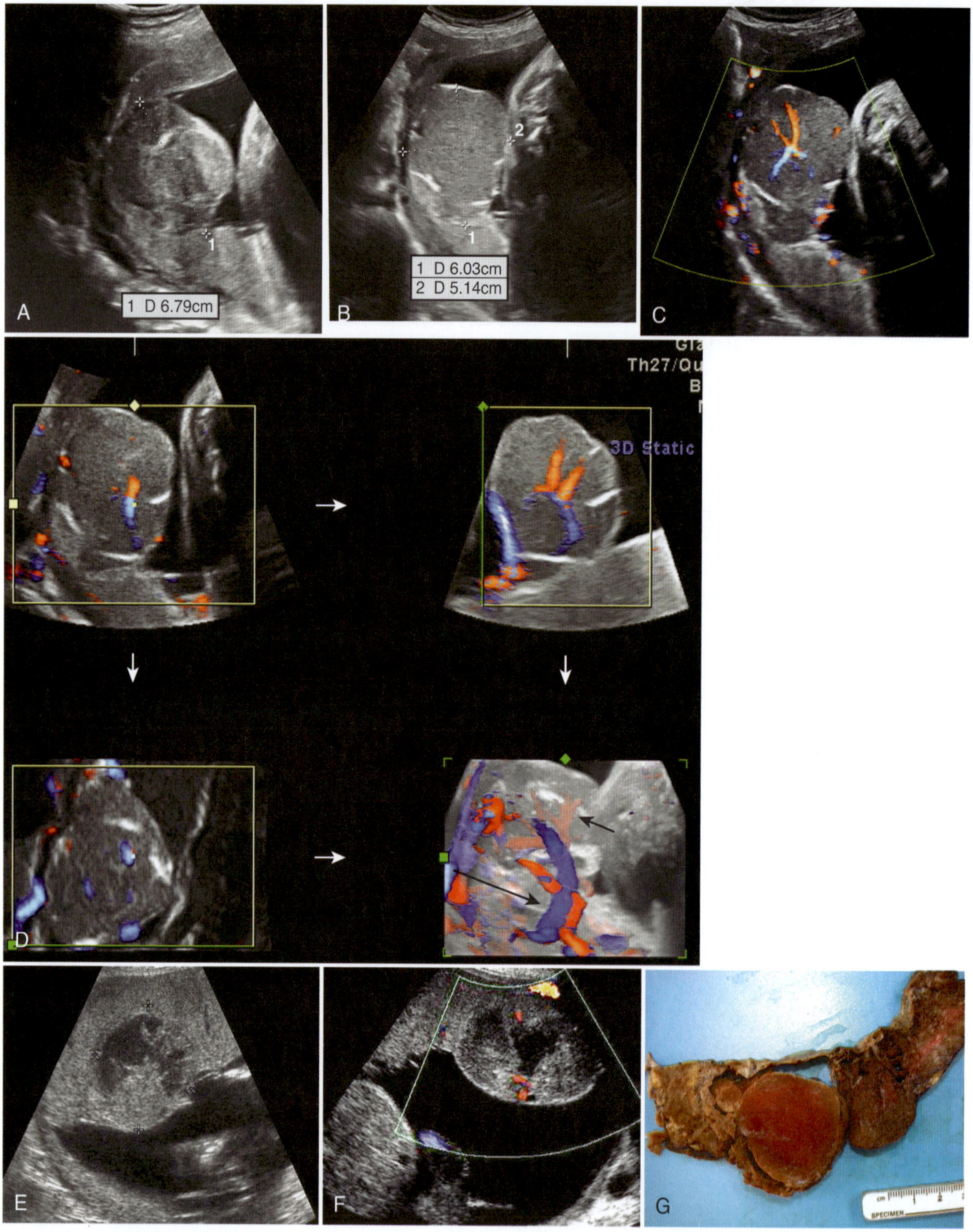

FIG. 43.18 Corioangioma. (A) Ultrassonografia transabdominal mostra uma massa placentária heterogênea (*cursores*). **(B)** Em outra paciente, ultrassonografia transabdominal de uma massa placentária mais homogênea e isoecoica (*cursores*). **(C)** Em uma paciente diferente, ultrassonografia transabdominal com Doppler colorido mostra o fluxo sanguíneo no tumor. **(D)** Mesma paciente de **C**; Ultrassonografia 3D com Doppler colorido demonstra o vaso de suprimento (*seta preta longa*) e vascularização (*seta preta curta*) no tumor placentário. **(E)** e **(F)** Ultrassonografias em escala de cinza e com Doppler colorido mostram outra paciente com corioangioma pequeno e hipovascular. **(G)** Peça cirúrgica.

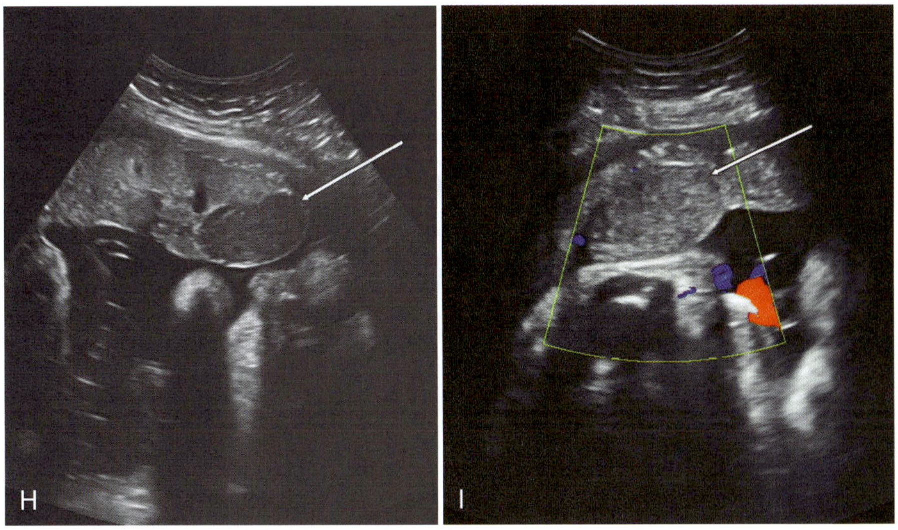

FIG. 43.18 ***(Cont.)*** **(H)** e **(I)** Corioangioma placentário (*seta*) em outra paciente (**I** obtida 4 semanas após **H**). O corioangioma é relativamente homogêneo e com ecogenicidade semelhante à placenta.

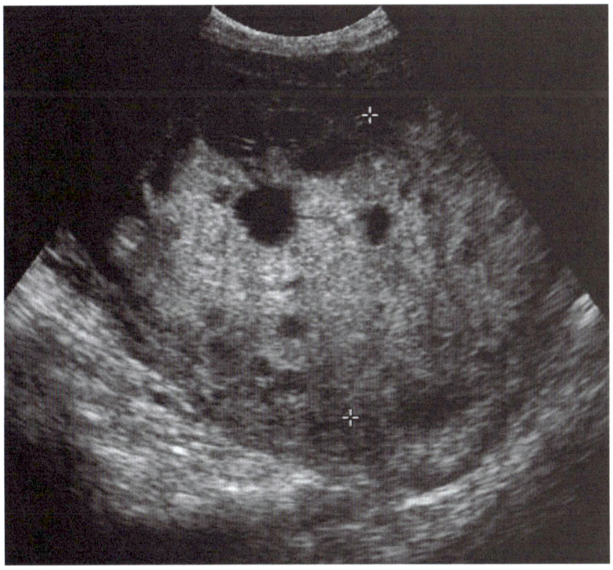

FIG. 43.19 Displasia mesenquimal placentária. Associada à síndrome de Beckwith-Weidemann na 20ª semana de gestação. Observe a placenta aumentada de tamanho (8 cm, *cursores*) com múltiplos espaços císticos.

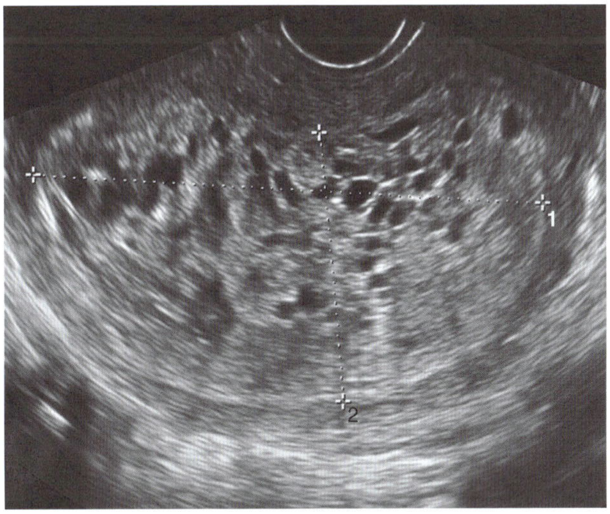

FIG. 43.20 Gestação molar. Ultrassonografia transvaginal no final do primeiro trimestre mostra uma moderada quantidade de tecido gestacional com múltiplos espaços císticos.

desencadeando também anormalidades na inserção do cordão umbilical.[11]

Placenta Circunvalada

Em uma placenta circunvalada, as membranas do córion liso, em vez de se inserirem na margem do disco placentário, inserem-se em direção ao centro do disco. O patologista pode identificar fibrina ao longo da margem, com evidência de sangramento. Na placenta circunvalada completa, um anel pode comprimir o cório frondoso.[28] Por causa dessa localização, há dobras desproporcionais da placenta e das membranas fetais. Isso resulta na placa coriônica menor que a placa basal. As dobras das vilosidades da membrana hialinizada podem ser observadas após serem incorporadas à prega.

Na US a placenta circunvalada apresenta-se com membranas enroladas na borda placentária, inserindo-se na direção do centro do disco coriônico placentário (Fig. 43.21, Vídeos 43.12 e 43.13). Denominada **placenta laminada**, esta borda enrolada de membranas pode ser espessa e, na maioria das vezes, ocupa somente uma pequena porção da placenta. Placentas circunvaladas também podem ser confundidas com **sinéquias uterinas** (Fig. 43.22A), **septo uterino** (Fig. 43.22B) e **bandas amnióticas**. Identificar cuidadosamente a inserção das membranas e a determinação da ecogenicidade da borda enrolada da placenta, a qual deve ser similar à placenta, deve fornecer o diagnóstico correto.

Se uma placenta circunvalada for identificada, mesmo que pareça ocupar uma porção pequena da placenta, o restante da placenta tem de ser avaliado para determinar se as bordas enroladas das membranas envolvem toda a placenta. A ultrassonografia tridimensional tem sido sugerida como uma ferramenta útil para

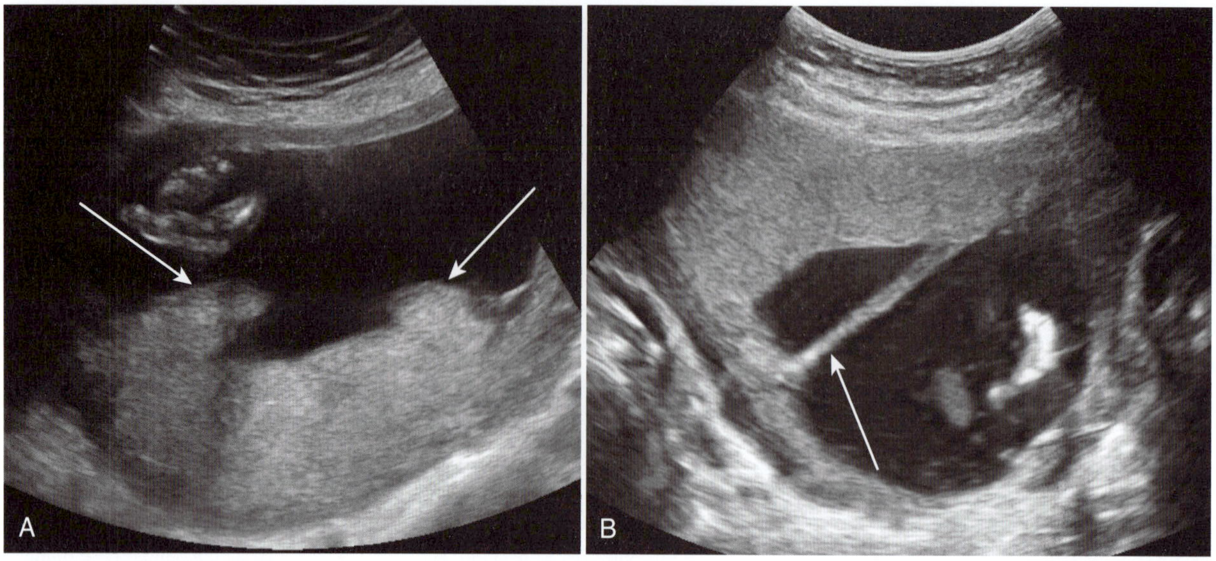

FIG. 43.21 Placenta circunvalada. (A) Ultrassonografia transabdominal no início do terceiro trimestre mostra bordas enroladas da placenta (*setas*). **(B)** Ultrassonografia transabdominal no segundo trimestre mostra uma projeção placentária (*seta*), que apresenta ecogenicidade semelhante ao remanescente da placenta. Ver também Vídeos 43.12 e 43.13.

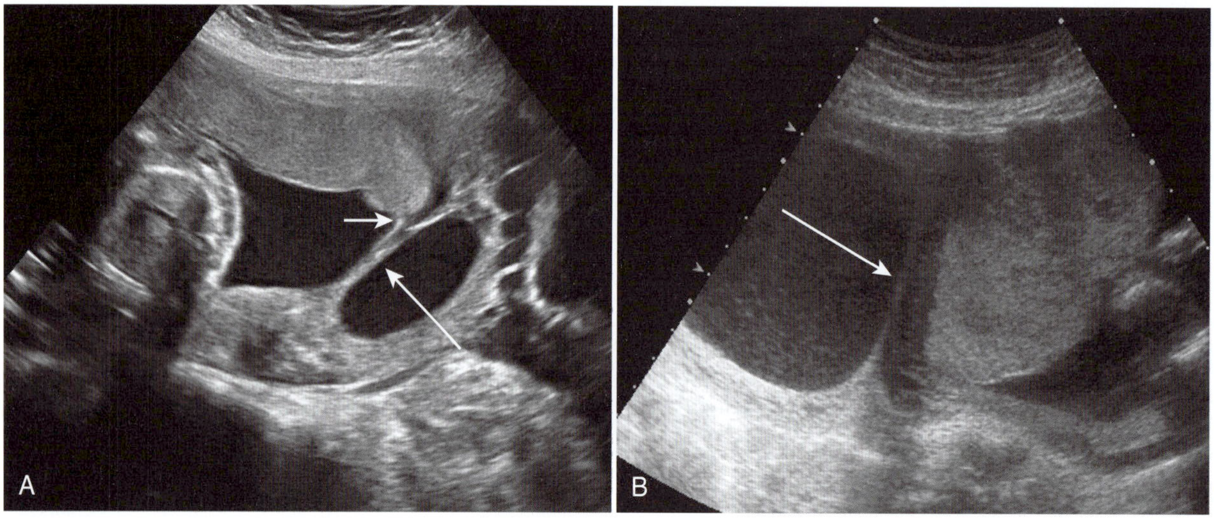

FIG. 43.22 Imitações da placenta circunvalada. (A) Placenta adjacente a uma **sinéquia uterina** (*seta longa*) do tecido do miométrio; *seta curta*, limite placentário. **(B)** Ultrassonografia transabdominal no segundo trimestre de gestação com **septo uterino** (*seta*). A placenta se insere parcialmente no septo uterino.

diagnosticar a placenta circunvalada completa quando há a aparência de "pneu montado em uma roda" ou o "sinal do pneu".[128] As placentas circunvaladas completas estão associadas a desfechos neonatais adversos, incluindo descolamento da placenta, parto prematuro, oligoidrâmnio, RCIU, parto cesariano de emergência, índices de Apgar menores que 7 e óbito perinatal.[129,130] Felizmente, a placenta circunvalada completa é rara, enquanto as placentas circunvaladas parciais são bem comuns e devem ser consideradas variantes normais.

Na avaliação das placentas laminadas no segundo trimestre para determinar se os achados ultrassonográficos persistem no terceiro trimestre, Shen et al.[129] encontraram incidência de 11% para a identificação dessas lâminas no exame entre a 13ª e a 16ª semana. Nenhuma das placentas laminadas ocupou mais de 25% da placenta; além disso, nenhuma das placentas circunvaladas parciais pôde ser avaliada no terceiro trimestre. Todos os neonatos apresentaram resultados normais. Um grande estudo recente da inspeção das placentas pós-parto produziu a incidência de 1,8% de placentas circunvaladas completas, nenhuma das quais detectadas antes do nascimento.

Lobo Sucenturiado

Os *lobos* sucenturiados, ou **lobos acessórios**, da placenta podem ser únicos ou múltiplos em adição ao lobo placentário principal (Fig. 43.23). Sua incidência chega a 6%.[28] Considerando que o tecido placentário está presente no lobo acessório, deve haver conexões arteriais e venosas à porção principal da placenta. Uma preocupação envolve a retenção do lobo acessório após o parto, se não for identificado por ultrassonografia no pré--natal. Lobos acessórios podem permanecer sobre o colo do útero como uma variante da **placenta**

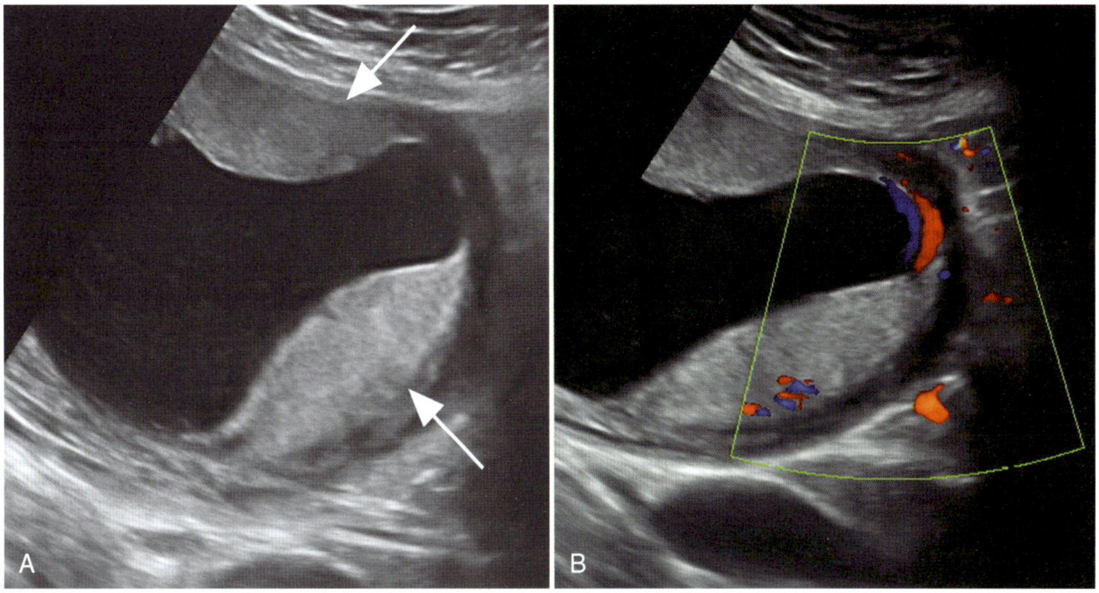

FIG. 43.23 Lobo sucenturiado. (A) Ultrassonografia transabdominal mostra dois componentes da placenta (*setas*). **(B)** Ultrassonografia com Doppler colorido exibe a conexão vascular entre o lobo sucenturiado e o disco placentário principal.

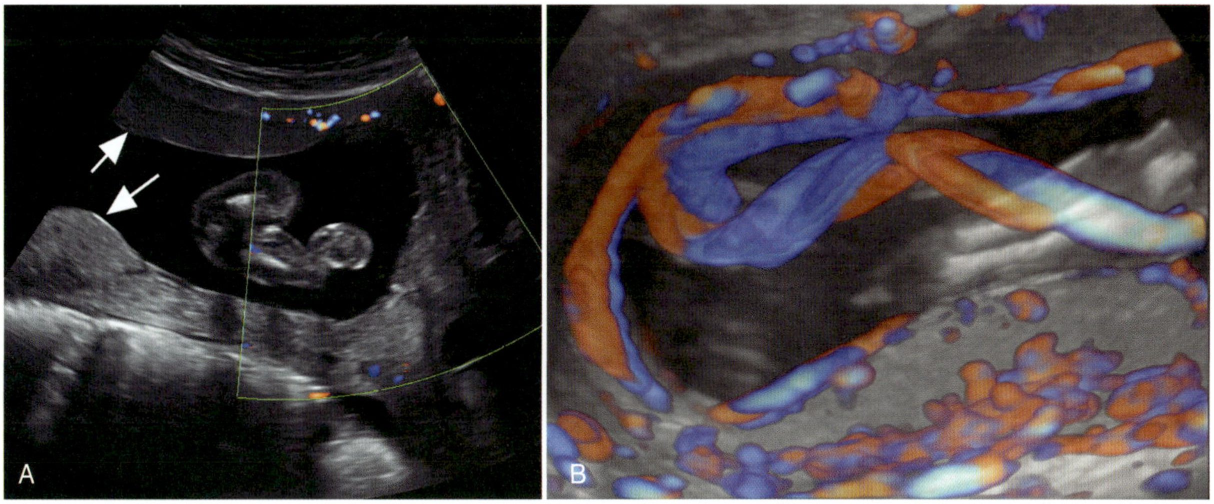

FIG. 43.24 Placenta bilobada. (A) Ultrassonografia transabdominal de uma placenta bilobada no terceiro trimestre. Ambos os discos placentários apresentam tamanho comparável (*setas*). **(B)** US 3D com Doppler colorido revela cordão umbilical inserido no lobo superior e a conexão vascular fetal entre os lobos. Ver também Vídeo 43.14.

prévia.[126] Mais importante ainda é se preocupar com a localização da conexão vascular entre a placenta principal e o lobo acessório. Se os vasos se posicionam próximos ao colo do útero, pode existir **vasa prévia**.

Quando é identificado um lobo acessório da placenta, é imperativo que seja identificada a conexão vascular entre a placenta e esse lobo. Esse processo pode ser difícil por causa da visualização ruim, especialmente no final da gestação, e também por causa da curta distância entre o lobo acessório e a placenta, nem sempre é o trajeto realizado pelos vasos. No mínimo, o óstio interno do colo do útero deve ser examinado para avaliar os vasos fetais.

Placenta Bilobada

Placentas bilobadas consistem em dois lobos de tamanhos similares separados por membranas intervenientes (Fig. 43.24, Vídeo 43.14). Obrigatoriamente existe conexão vascular entre os lobos, e o cordão umbilical se insere nas membranas entre os lobos. Embora rara, a placenta bilobada pode ser considerada semelhante aos lobos acessórios, com riscos similares. Todavia, as placentas bilobadas apresentam vasos mais desprotegidos, reforçando a necessidade de avaliação cuidadosa da vascularização placentária em tais casos.

CORDÃO UMBILICAL

Tamanho e Aparência

O comprimento do cordão umbilical varia e não foi estabelecido um comprimento normal. Entretanto, os extremos de tamanho do cordão estão associados a desfechos anormais. **Cordões umbilicais curtos** estão associados a condições que prejudicam os movimentos fetais no início da gestação, tais como síndrome de acinesia, aneuploidia e RCIU extremo. **Comprimento excessivo do cordão** está associado à asfixia ou óbito resultante de uma variedade de situações que comprometem o fluxo do cordão, incluindo enovelamento excessivo, nós verdadeiros, alças múltiplas do cordão na nuca e prolapso do cordão.

A importância potencial do **diâmetro** do cordão umbilical não está clara. No primeiro trimestre, o tamanho fetal está correlacionado ao diâmetro do cordão, e um diâmetro pequeno pode ser um marcador para a perda gestacional.[131] Além disso, dados de múltiplos centros sugerem que o diâmetro do cordão pode ser um marcador para anomalias genéticas quando maior[132] ou menor que o esperado.[133] Nos segundo e terceiro trimestres, o maior colaborador para o tamanho do cordão umbilical é a **geleia de Wharton,** a substância de suporte em torno dos vasos umbilicais. Um nomograma tem sido desenvolvido para a área da geleia de Wharton, que é correlacionada com a biometria fetal por volta das 32 semanas de gestação.[134,135] No segundo trimestre, o cordão umbilical maior que o esperado está associado à aneuploidia.[136] A RCIU está associada a cordões delgados e diabetes, macrossomia fetal, descolamento da placenta, e a isoimunização de Rh tem sido associada a cordões espessos.[137] As associações entre o tamanho do cordão umbilical fetal e o crescimento fetal se sobrepõem muito para serem ferramentas de triagem úteis para essas entidades.[138]

As informações sobre o cordão umbilical e seu modo de **rotação** são decorrentes da literatura em patologia. Rotações à esquerda ocorrem em 83%, à direita ocorrem em 12% e ausência de rotação, em 5% dos cordões umbilicais em nascidos vivos únicos. Para os cordões umbilicais que apresentam rotação, a determinação do grau de torção tem sido relatada antenatalmente. O **índice de enrolamento umbilical** é calculado dividindo o número de hélices pelo comprimento do cordão em centímetros (Fig. 43.25). O índice médio do enrolamento umbilical é 0,44 ± 0,11 antes de nascimento e 0,28 ± 0,08 após o parto.[139] O enrolamento umbilical não varia em relação à quantidade de geleia de Wharton presente.[140] A avaliação do grau de enrolamento no segundo trimestre não se correlaciona bem com o índice de enrolamento umbilical a termo.[141]

Ausência de rotações do cordão umbilical está associada a artérias umbilicais únicas, gestações múltiplas, óbito fetal, parto prematuro, aneuploidia e inserções velamentosas e marginais do cordão umbilical[142-144] (Fig. 43.26). Menores graus de enrolamento estão associados a menores taxas de crescimento fetal.[145]

Nós verdadeiros do cordão umbilical ocorrem em 1% a 2% das gestações. Embora algumas sejam variantes normais,[146] esses nós também estão associados ao aumento da taxa de mortalidade fetal. Características ultrassonográficas como o "sinal de forca" têm sido propostas como diagnóstico pré-natal, com imagem ultrassonográfica 2D, bem como 3D e 4D.[147,148] Embora a ultrassonografia 3D seja útil para sugerir a existência de um nó verdadeiro no cordão umbilical, múltiplas alças do cordão próximas umas das outras podem mimetizar um nó.[149,150]

Cistos do cordão umbilical podem ser visualizados durante a gestação, ocorrendo mais frequentemente na porção próxima ao feto (Fig. 43.27). Muitos cistos se desenvolvem a partir do alantoide e do ducto onfalomesentérico, ou **pseudocistos** podem se desenvolver por causa da liquefação da geleia de Wharton, o que confere um aspecto hidrópico ao cordão um bilical[151,152] (Fig. 43.28). Todos os cistos do cordão estão associados tanto aos defeitos estruturais quanto aos cromossômicos, assim, uma análise estrutural detalhada é necessária sempre que um cisto é encontrado.[153] No entanto, os cistos do cordão observados no primeiro trimestre geralmente têm resolução, sem sequelas.[154] **Trissomias do 13 e do 18** são as anormalidades cromossômicas mais comuns associadas aos cistos do cordão umbilical,[152,155] e as anomalias geniturinárias e gastrointestinais são os defeitos estruturais mais comuns.[156-159]

As anomalias vasculares do cordão umbilical estão associadas aos resultados adversos ao feto. **Aneurismas da artéria umbilical** estão associados a anormalidades vasculares, trissomia do 18 e morte fetal.[152,160-162] **Ruptura espontânea** da artéria umbilical também foi relatada, desencadeando hematoma no cordão umbilical.[162]

Os tumores do cordão umbilical são muito raros. O mais comum é o **hemangioma**, cuja aparência é de uma massa heterogênea circundada por múltiplas áreas císticas periféricas. Os hematomas do cordão umbilical estão associados a risco mais alto de óbito fetal.[163,164]

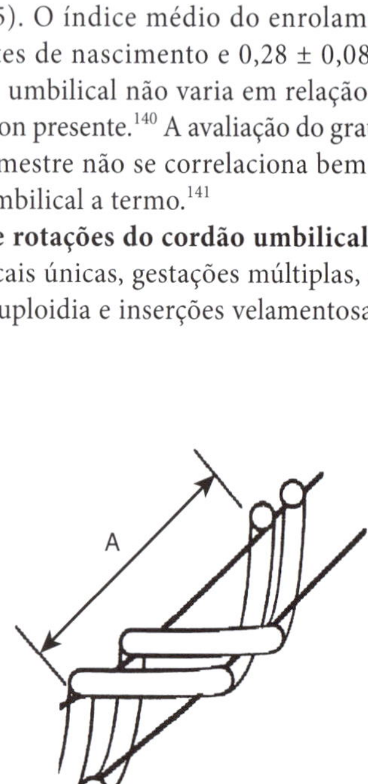

FIG. 43.25 Índice de espiralamento (enrolamento) umbilical. Definido como a distância (*A*) entre a mesma artéria umbilical fazendo uma volta ao redor da veia umbilical. (Com permissão de Otsubo Y, Yoneyama Y, Suzuki S, et al. Sonographic evaluation of umbilical cord insertion with umbilical coiling index. J Clin Ultrasound. 1999;27[6]:341-344.[143])

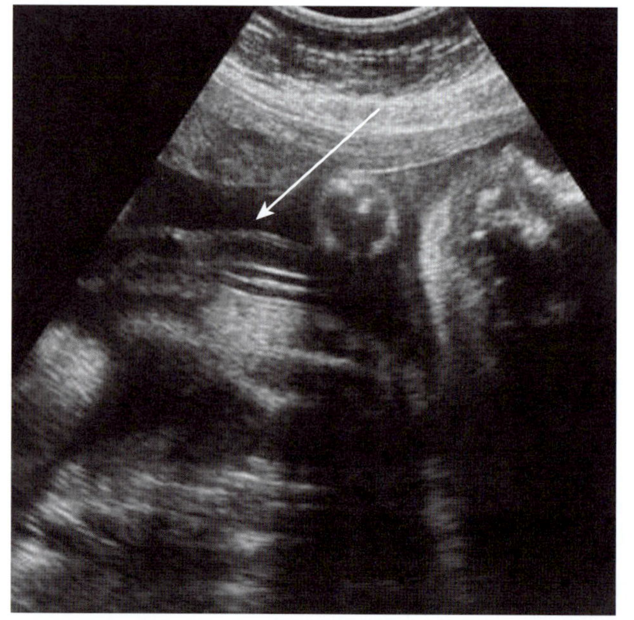

FIG. 43.26 Cordão umbilical não espiralado no segundo trimestre.

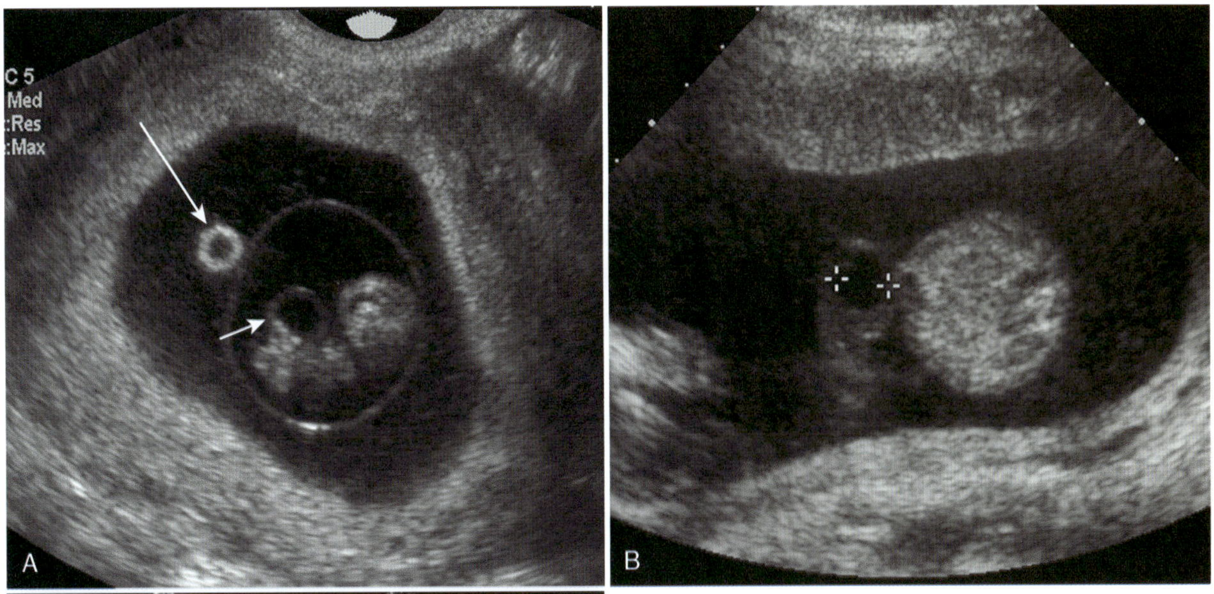

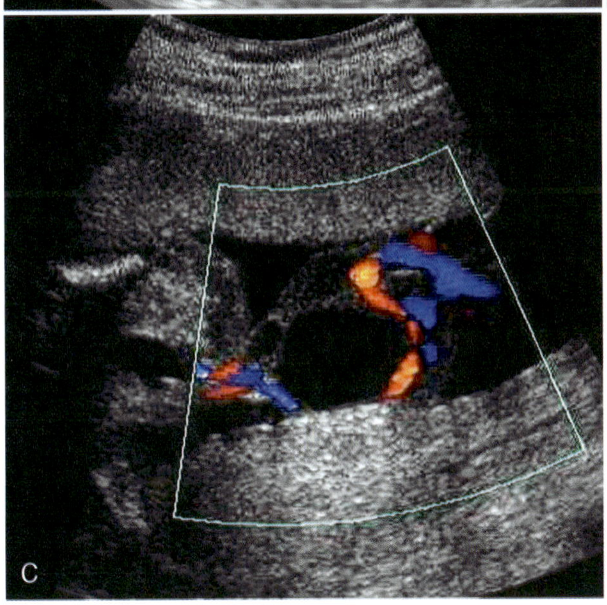

FIG. 43.27 Cistos do cordão umbilical. (A) Ultrassonografia transvaginal no início do primeiro trimestre demonstra o saco vitelino (*seta longa*), que é extra-amniótico, e o cisto do cordão umbilical (*seta curta*). **(B)** US transvaginal de um feto no primeiro trimestre com um cisto de cordão umbilical (*cursores*), que está próximo ao local de inserção abdominal do cordão umbilical. **(C)** US com Doppler colorido com o fluxo no cordão umbilical ao redor do cisto.

Circular de cordão (cordão ulbilical ao redor do pescoço do feto) frequentemente é encontrado nos segundo e terceiro trimestres. A visualização de múltiplas alças apertadas do cordão umbilical em torno do pescoço do feto pressionando a a pele no final do terceiro trimestre deve levar a avaliação mais aprofundada, mas o manejo é incerto, especialmente porque a documentação circunferencial do cordão umbilical ao redor do pescoço do feto é difícil, devido ao sombreamento no final da gestação.

O cordão umbilical normal contém três vasos; uma veia carreia sangue oxigenado ao feto, e duas artérias que carreiam o sangue não oxigenado do feto. Em 1% a 2% das gestações, entretanto, há somente **uma artéria umbilical** (Fig. 43.29, Vídeo 43.15). O diagnóstico é realizado tanto ao examinar a alça livre do cordão no líquido amniótico quanto ao avaliar as artérias umbilicais ao redor da vesícula fetal. Embora estejam associadas à aneuploidia, assim como a anormalidades renais e cardíacas, uma única artéria umbilical não tem importância funcional isolada.

Inserção na Placenta

O cordão umbilical normalmente se insere na porção central da placenta. A identificação da inserção placentária do cordão umbilical é importante para o reconhecimento de anormalidades dos vasos do cordão umbilical, por meio de US em escala de cinza e com Doppler colorido ou *power* Doppler[165] (Fig. 43.30, Vídeo 43.16).

Inserções Velamentosas e Marginais do Cordão

A **inserção velamentosa do cordão umbilical** se refere à situação na qual o cordão umbilical se insere nas membranas e não no disco placentário (Fig. 43.31, Vídeo 43.15). A **inserção marginal do cordão** (Fig. 43.32), também conhecida como **placenta em raquete**, ocorre quando o cordão umbilical se insere na porção marginal da placenta. Inserções velamentosas do cordão umbilical ocorrem em aproximadamente 1% das gestações únicas; inserções marginais do cordão umbilical ocorrem em aproximadamente 7% das gestações únicas. Ambas as inserções são comuns em gestações multifetais e também estão relacionadas com artérias umbilicais únicas[28] e estão associadas a gêmeos menores em gestações gemelares monocoriônicas com crescimento discordante.[166]

As inserções velamentosas do cordão umbilical são identificadas ultrassonograficamente durante os segundo e terceiro trimestres da gestação com grande segurança. Sepulveda et al.[167] identificaram a inserção placentária do cordão em mais de 99% das gestações, reconhecendo corretamente as inserções velamentosas do cordão utilizando tanto a US em escala de cinza quanto a US com Doppler colorido.[167] A inserção velamentosa do cordão foi identificada precocemente na 10ª semana de gestação[168] e pode ser identificada no exame de rotina da 11ª a 14ª semanas, no primeiro trimestre.[169] Inserções velamentosas do cordão estão associadas a RCIU, parto prematuro, anomalias congênitas, baixos índices de Apgar, óbito neonatal e retenção placentária após o parto, bem como hemorragia pós-parto.[167,170,171] Inserções marginais do cordão umbilical não estão associadas a RCIU ou parto prematuro,[172] mas estão relacionadas com vasa prévia.

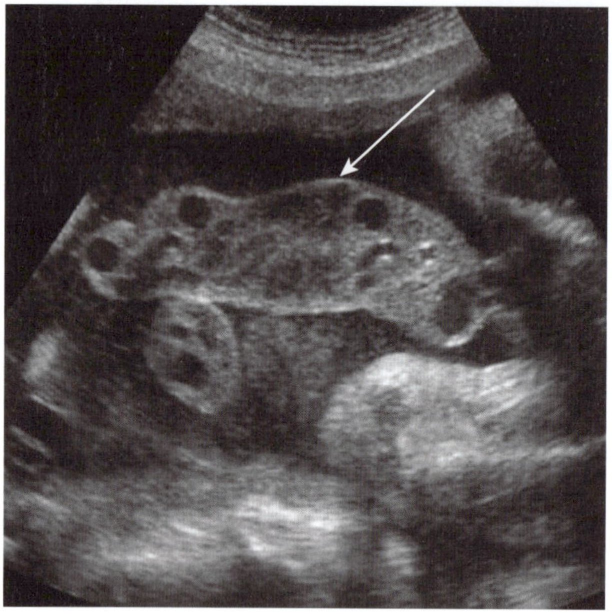

FIG. 43.28 Cordão umbilical edemaciado. Ultrassonografia transabdominal de um feto no terceiro trimestre mostra uma área edemaciada (*seta*) do cordão próximo à inserção abdominal do mesmo.

A inserção do cordão umbilical nas membranas resulta em trajeto sem proteção dos vasos umbilicais até o disco placentário e muitas complicações. A geleia de Wharton proporciona suporte e proteção aos vasos umbilicais e ao cordão umbilical. Com os vasos nas membranas, não há a geleia de Wharton, o que desencadeia maior risco de compressão ou mesmo de ruptura desses vasos. Os padrões intraparto da frequência cardíaca fetal mostram desaceleração ou não aceleração mais variáveis nos casos de inserções velamentosas do cordão umbilical durante o primeiro e o segundo estágios do trabalho de parto comparados aos controles.[170] O aumento do comprimento dos vasos da membrana sem suporte está associado ao aumento anormal da frequência cardíaca, do mesmo modo que a inserção do cordão umbilical na porção inferior, mais do que nas porções média ou superior do útero.[170] Padrões inquietantes de frequência cardíaca fetal e cesarianas de emergência são mais frequentes quando há inserção velamentosa do cordão no terço inferior do que nos terços médio ou superior do útero.[170] Como as inserções velamentosas do cordão estão tipicamente localizadas na porção inferior do útero, a US transvaginal pode ser essencial para a determinação desse diagnóstico.

Uma anormalidade rara na inserção do cordão umbilical que se sobrepõe a inserções velamentosas do cordão umbilical é a inserção de cordão umbilical bifurcado (ramificado). Isso ocorre quando os vasos do cordão umbilical se dividem prematuramente e se inserem

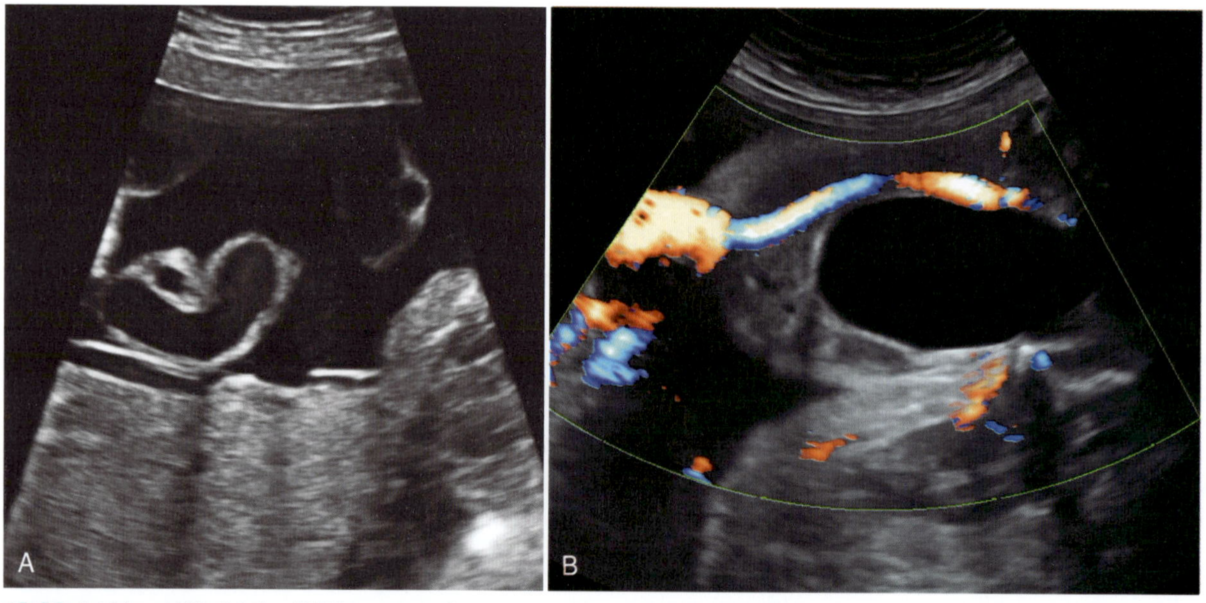

FIG. 43.29 Artéria umbilical única. (A) Ultrassonografia em escala de cinza de artéria umbilical única e de veia umbilical única. **(B)** Ultrassonografia com Doppler colorido adjacente à bexiga fetal mostrando artéria umbilical única. Ver também Vídeo 43.15.

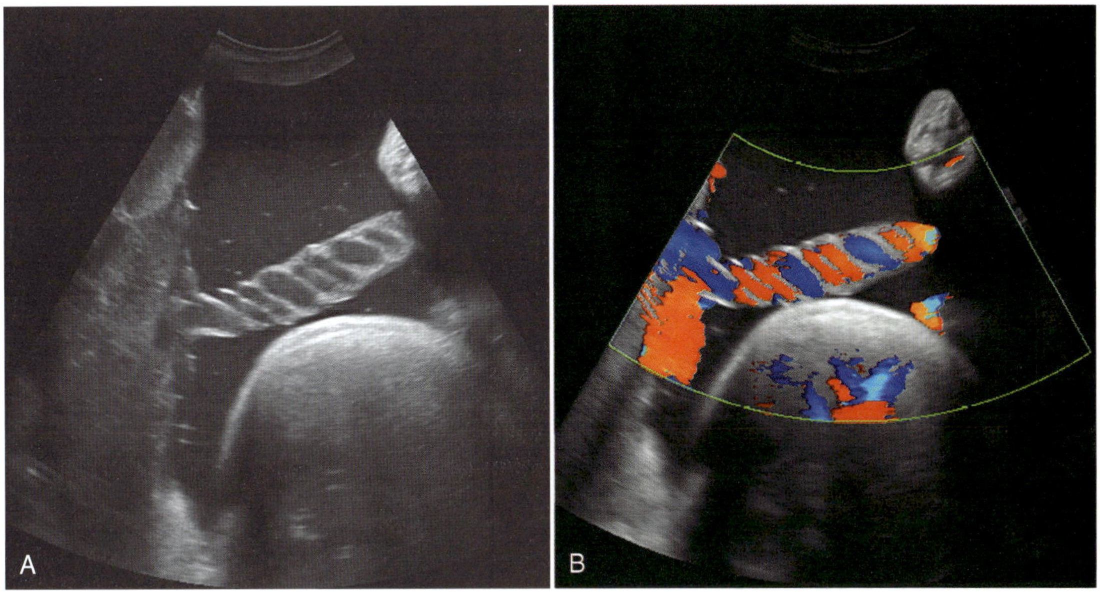

FIG. 43.30 Inserção normal do cordão umbilical na placenta. (A) Ultrassonografia em escala de cinza mostra a inserção normal do cordão umbilical na placenta. **(B)** Ultrassonografia com Doppler colorido mostra a inserção do cordão umbilical na placenta. Ver também Vídeo 43.16.

nas membranas, com vasos atravessando a substância placentária (Fig. 43.33). O sinal do "mangue", assim chamado por causa da semelhança com as raízes de um manguezal, foi cunhado para denotar inserções de cordão umbilical bifurcadas.[173] Um relato de caso recente documenta a associação da inserção de cordão umbilical bifurcado com placenta retida e uma síndrome fetal.[174] Pesquisas adicionais são necessárias para entender melhor essa entidade rara.

Vasa Prévia

Vasa prévia é uma situação na qual os vasos do cordão umbilical recobrem o óstio interno do colo do útero (Fig. 43.34, Vídeo 43.17). A incidência é de aproximadamente 0,6 em 1.000 gestações,[175] mas aproximadamente 25% diagnosticadas no segundo trimestre de gestação desaparecem.[176] Como são vasos fetais, mesmo uma pequena perda sanguínea decorrente da ruptura desses vasos pode levar a óbito fetal. As situações de risco que requerem exclusão específica de vasa prévia incluem inserções velamentosas do cordão umbilical, em que os vasos umbilicais da membrana fetal atravessam o óstio interno do colo do útero em algum local ao longo de seu comprimento. As inserções marginais do cordão umbilical, especialmente aquelas com vasos aberrantes nas membranas, também estão relacionadas com vasa prévia.[177] A existência de placentas bilobadas[178] ou, mais comumente, lobos sucenturiados[179] requer a exclusão de vasa prévia, dado o potencial de desfecho neonatal ruim. Placenta de implantação baixa anterior, placenta prévia, gestações multifetais, gestações resultantes de fertilização *in vitro* e gestações com implantação do cordão umbilical no terço inferior do útero no primeiro trimestre estão associadas com vasa prévia.[175,177,179,180]

Uma vez que o diagnóstico de vasa prévia é realizado, o planejamento obstétrico é crítico para otimizar o desfecho. Atualmente, recomenda-se o uso de corticosteroides no período pré-natal entre a 28ª e a 32ª semanas gestacionais, e hospitalização entre a 30ª e a 34ª semanas, com parto programado entre a 34ª e a 37ª semana de gestação, que são recomendações para prevenir os riscos de ruptura de vasos, que pode ocorrer durante o trabalho de parto, ou ruptura das membranas.[181] Se a paciente apresentar parto prematuro, membranas rompidas ou sangramento antes da 35ª semana, deve ser considerado parto em uma idade gestacional precoce.[180,182]

Diagnostica-se vasa prévia ao identificar um vaso fetal recobrindo o óstio cervical interno. Embora a ultrassonografia em escala de cinza possa identificar o vaso, a ultrassonografia com *power* Doppler ou colorida com Doppler pode auxiliar na visualização do vaso. A ultrassonografia com Doppler por ondas pulsáteis deve evidenciar a artéria fetal, pela demonstração da frequência cardíaca do feto em vez da frequência cardíaca da mãe. A ultrassonografia 3D pode auxiliar no diagnóstico de vasa prévia,[177,183] especialmente ao utilizar a ultrassonografia *power* Doppler para mapear os vasos aberrantes.[184] O médico deve ser cuidadoso, entretanto, especialmente ao utilizar a ultrassonografia com *power* Doppler ou Doppler colorido para não igualar a identificação do cordão umbilical no segmento uterino inferior ou o colo do útero comprimido com vasa prévia (Fig. 43.35). O cordão pode estar flutuando livre nessa área, denominada **apresentação funicular**, e não vasa prévia (Fig. 43.36). Atenção cuidadosa aos detalhes, usando o movimento da sonda ou ultrassonografia de acompanhamento, pode ser necessária para alcançar o diagnóstico correto.[185]

PLACENTA DURANTE O TRABALHO DE PARTO E NO PÓS-PARTO

Terceiro Estágio do Trabalho de Parto

A ultrassonografia pode ser útil durante o terceiro estágio do trabalho de parto, que inclui a expulsão do feto e da placenta. Um terceiro estágio prolongado, com retenção da placenta, apresenta várias causas. Se a placenta não se separa, pode estar presente a placenta acreta.[66] Um terceiro estágio prolongado também pode ser causado por uma placenta desconectada com pouca contratilidade ou atonia uterina, algumas vezes por infecção. Essas anormalidades são tratadas de modo diferente, e a ultrassonografia pode auxiliar

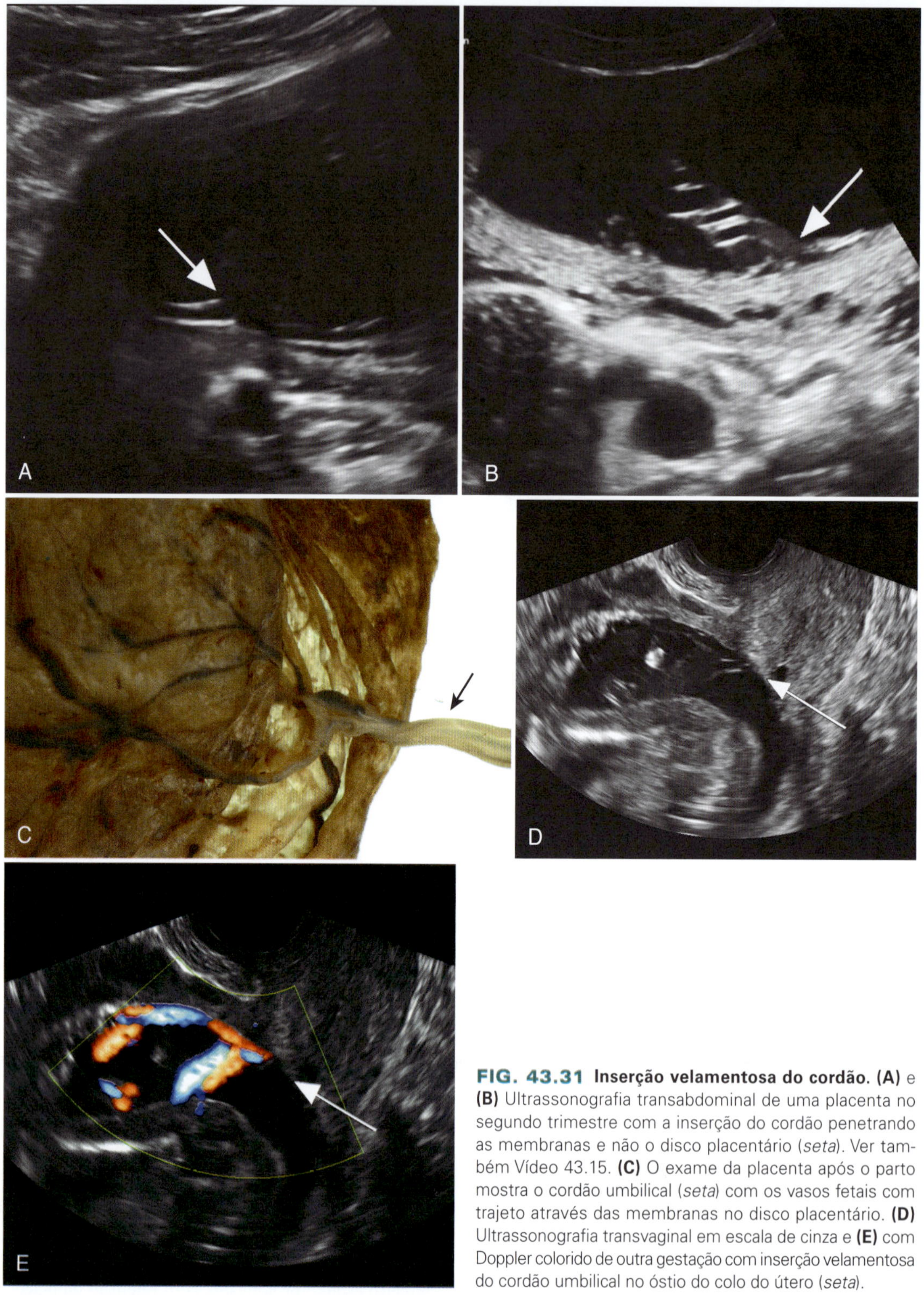

FIG. 43.31 Inserção velamentosa do cordão. (A) e **(B)** Ultrassonografia transabdominal de uma placenta no segundo trimestre com a inserção do cordão penetrando as membranas e não o disco placentário (*seta*). Ver também Vídeo 43.15. **(C)** O exame da placenta após o parto mostra o cordão umbilical (*seta*) com os vasos fetais com trajeto através das membranas no disco placentário. **(D)** Ultrassonografia transvaginal em escala de cinza e **(E)** com Doppler colorido de outra gestação com inserção velamentosa do cordão umbilical no óstio do colo do útero (*seta*).

a diferenciar as várias causas de um terceiro estágio prolongado de trabalho de parto e levar à melhora de cuidado com a paciente.[186]

O mecanismo de separação da placenta tem sido relatado utilizando-se a ultrassonografia em escala de cinza.[187] A ultrassonografia com Doppler colorido fornece informação sobre as fases da separação da placenta durante o terceiro estágio do trabalho de parto, por avaliar especificamente o fluxo sanguíneo entre o miométrio e a placenta.[188] A maneira pela qual a placenta se separa varia, com base em cesarianas anteriores e em um segundo estágio de trabalho de parto prolongado.[189]

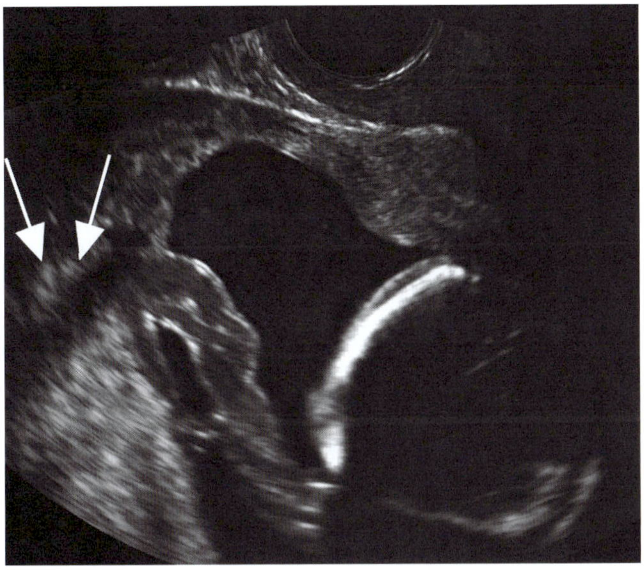

FIG. 43.32 Inserção marginal do cordão umbilical. A ultrassonografia em escala de cinza mostra a inserção do cordão umbilical na borda da placenta (*setas*).

Produtos da Concepção Retidos

Mulheres com suspeita de produtos da concepção retidos (PdCR) geralmente apresentam sangramento anormal. PdCR são mais comuns após aborto espontâneo no segundo trimestre, parto prematuro extremo, interrupção terapêutica da gestação e placenta acreta não suspeitada. Aventa-se a ocorrência de PdCR quando é observada uma massa endometrial ecogênica na cavidade uterina (Fig. 43.37). Essa massa pode se estender para o miométrio[190] e pode ser diferenciada de um coágulo sanguíneo quando se visualiza o fluxo. No entanto, a falta de fluxo não exclui PdCR. Deve-se ter precaução para não confundir PdCR vascularizados com uma malformação uterina arteriovenosa, porque pode ser visualizado fluxo proeminente no PdCR.[190] De fato, a associação de uma massa endometrial com fluxo sanguíneo proeminente sugere fortemente PdCR.[191,192] Medidas endometriais menores que 10 mm sugerem a ausência de PdCR, especialmente na ausência de fluxo sanguíneo, com altos valores preditivos negativos.[193] Calcificações na massa endometrial são muito sugestivas de PdCR. Essas calcificações representam maturação placentária normal que ocorreu durante a gestação.

CONCLUSÃO

Múltiplas anormalidades associadas ao desenvolvimento e à função da placenta podem ser identificadas pela ultrassonografia pré-natal. É necessário que os radiologistas conheçam a anatomia básica e a fisiologia da placenta, de modo que os achados anormais na ultrassonografia pré-natal possam ser identificados, para conseguir o melhor desfecho possível para a mãe e o neonato.

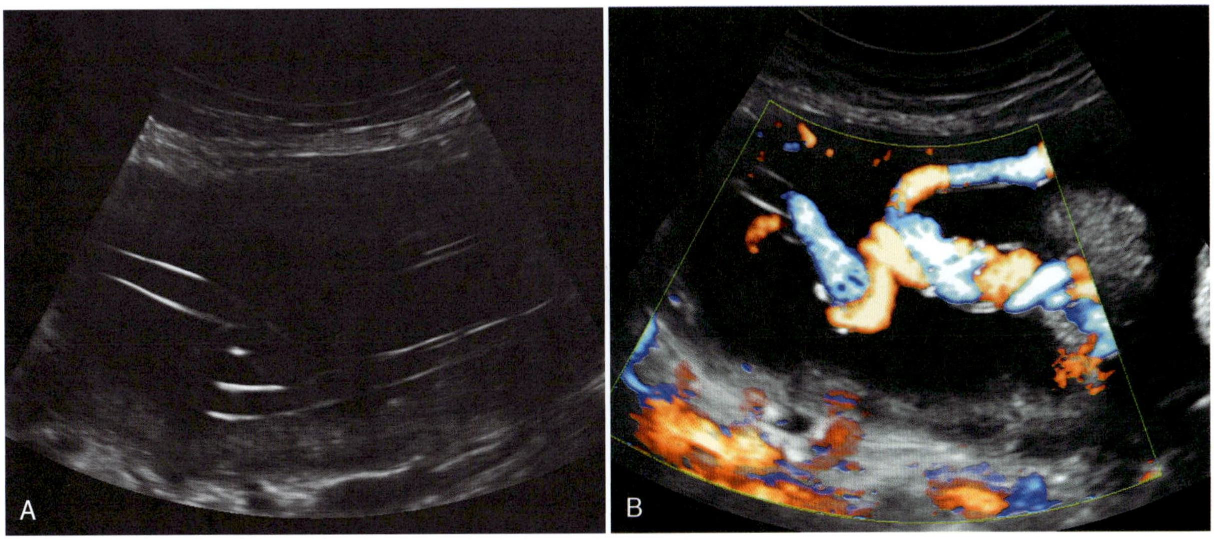

FIG. 43.33 Inserção do cordão na bifurcação. (A) Ultrassonografia com Doppler colorido e **(B)** em escala de cinza de inserção bifurcada do cordão umbilical. Observe a separação dos vasos nas membranas.

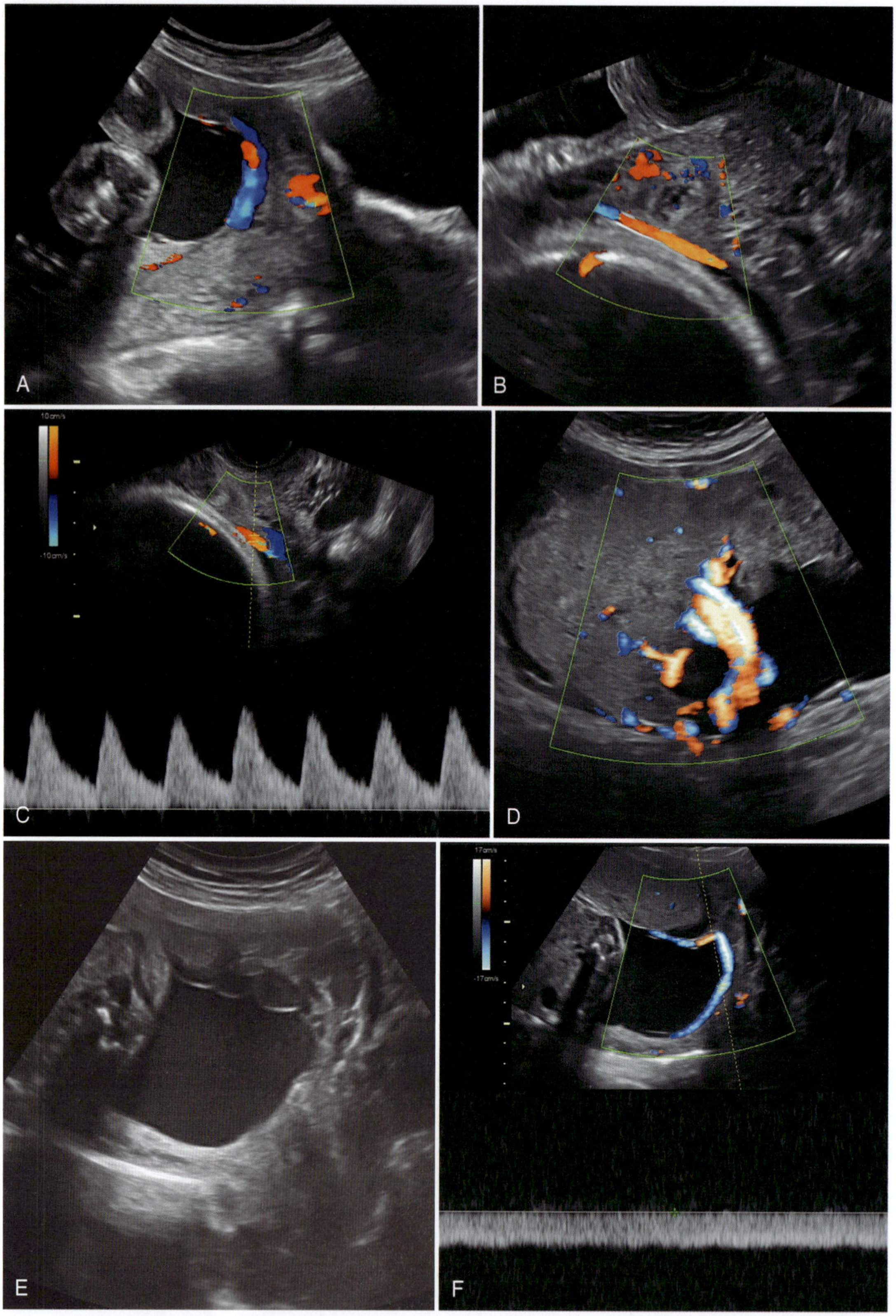

FIG. 43.34 Vasa prévia. (A) Ultrassonografia transabdominal com Doppler colorido mostrando vasos sobre o óstio interno do colo do útero. **(B)** US transvaginal com Doppler colorido mostrando um vaso sobrejacente ao óstio interno do colo do útero. O crânio fetal é mostrado na parte inferior da imagem. **(C)** US com Doppler colorido e pulsado exibindo uma artéria fetal sobrejacente ao óstio interno do colo do útero consistente com vasa prévia. **(D)** US com Doppler colorido mostrando a inserção placentária normal do cordão umbilical. **(E)** US em escala de cinza da mesma paciente em **D** exibindo uma imagem aparentemente normal do orifício interno do colo do útero. **(F)** US com Doppler colorido e pulsado demonstrando um vaso placentário sobrejacente ao orifício interno do colo do útero consistente com vasa prévia. Os vasos placentários podem emanar do disco placentário mesmo naqueles com inserções normais de cordão umbilical. Ver também Vídeo 43.17.

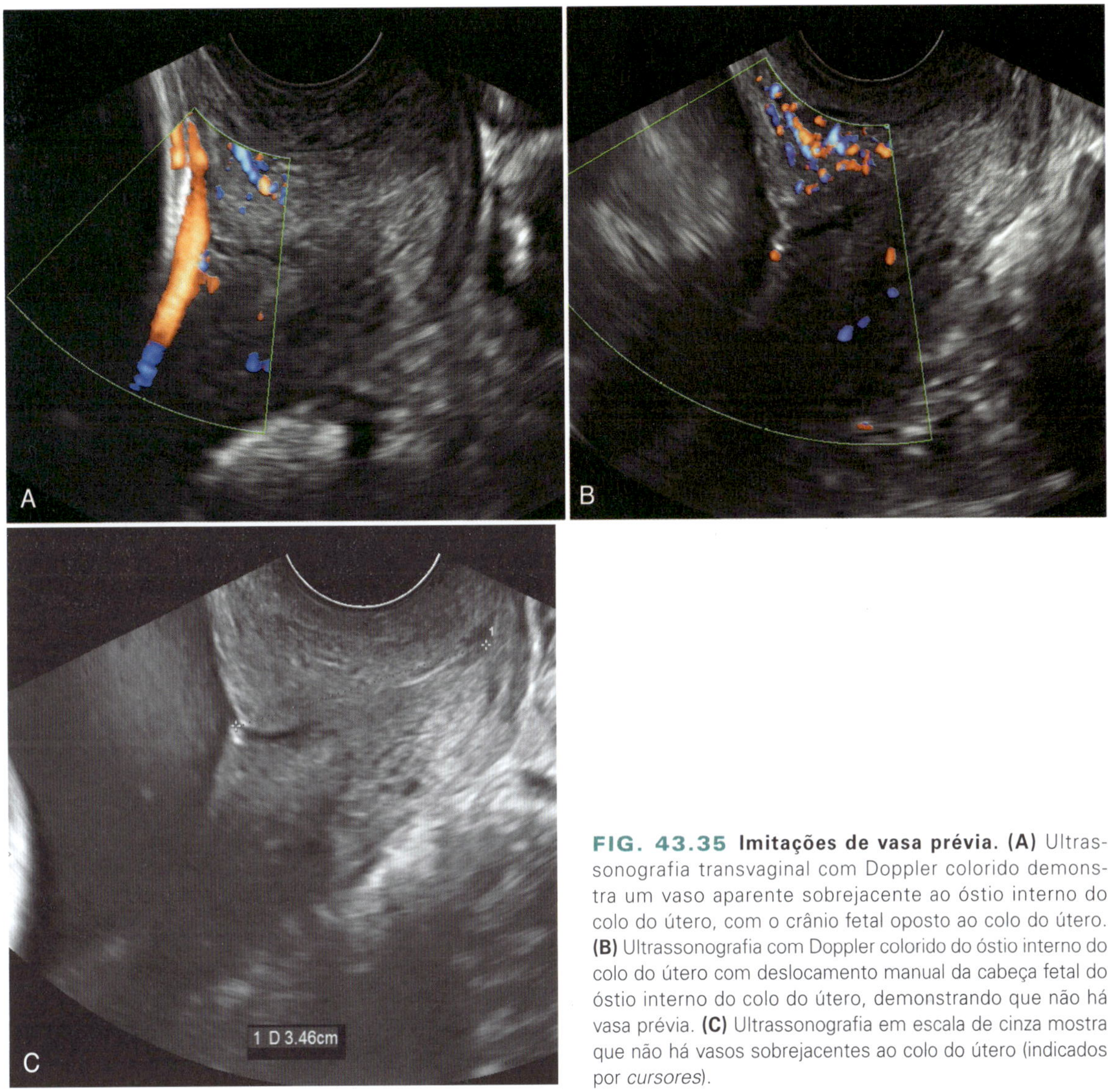

FIG. 43.35 Imitações de vasa prévia. (A) Ultrassonografia transvaginal com Doppler colorido demonstra um vaso aparente sobrejacente ao óstio interno do colo do útero, com o crânio fetal oposto ao colo do útero. **(B)** Ultrassonografia com Doppler colorido do óstio interno do colo do útero com deslocamento manual da cabeça fetal do óstio interno do colo do útero, demonstrando que não há vasa prévia. **(C)** Ultrassonografia em escala de cinza mostra que não há vasos sobrejacentes ao colo do útero (indicados por *cursores*).

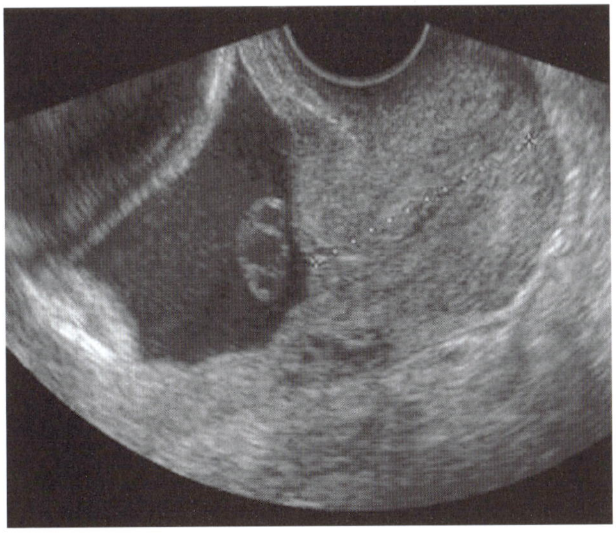

FIG. 43.36 Apresentação funicular. Ultrassonografia transvaginal de uma única alça do cordão umbilical normal, com flutuação livre e comprimindo o óstio interno do colo do útero. O colo do útero está indicado pelos cursores. Os três vasos do cordão umbilical são visualizados no corte transversal.

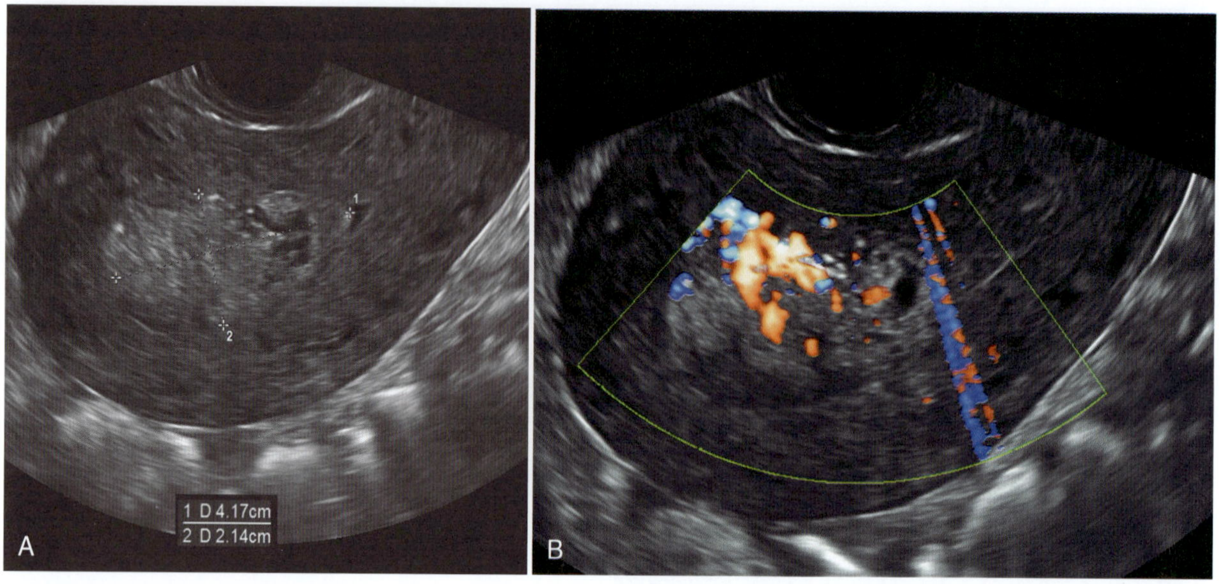

FIG. 43.37 Produtos da concepção retidos. (A) Ultrassonografia transvaginal mostra uma área heterogênea de tecido ecogênico na cavidade endometrial. **(B)** Ultrassonografia transvaginal com Doppler colorido na mesma paciente mostra vascularização de uma massa endometrial, consistente com produtos da concepção retidos.

REFERÊNCIAS

1. Pijnenborg R, Vercruysse L. Shifting concepts of the fetal-maternal interface: a historical perspective. Placenta. 2008;29(Suppl.A):S20-S25.
2. Moore KL. The developing human. 3rd ed. Philadelphia: Saunders; 1982.
3. Kanne JP, Lalani TA, Fligner CL. The placenta revisited: radiologic-pathologic correlation. Curr Probl Diagn Radiol. 2005;34(6):238-255.
4. Jauniaux E, Poston L, Burton GJ. Placental-related diseases of pregnancy: involvement of oxidative stress and implications in human evolution. Hum Reprod Update. 2006;12(6):747-755.
5. Fujikura T, Sho S. Placental cavities. Obstet Gynecol. 1997;90(1):112-116.
6. Reis NS, Brizot ML, Schultz R, et al. Placental lakes on sonographic examination: correlation with obstetric outcome and pathologic findings. J Clin Ultrasound. 2005;33(2):67-71.
7. Morikawa M, Cho K, Kataoka S, et al. Magnetic resonance image findings of placental lake: report of two cases. Prenat Diagn. 2005;25(3):250-252.
8. Has R, Yuksel A, Gunay S, et al. Antenatal sonographic detection of an unusual placental lake under the cord insertion. Arch Gynecol Obstet. 2005;271(1):59-61.
9. Thompson MO, Vines SK, Aquilina J, et al. Are placental lakes of any clinical significance? Placenta. 2002;23(8-9):685-690.
10. Hwang HS, Sohn IS, Kwon HS. The clinical significance of large placental lakes. Eur J Obstet Gynecol Reprod Biol. 2012;162(2):139-143.
11. Salafia CM, Yampolsky M, Shlakhter A, et al. Variety in placental shape: when does it originate? Placenta. 2012;33(3):164-170.
12. Tongsong T, Boonyanurak P. Placental thickness in the first half of pregnancy. J Clin Ultrasound. 2004;32(5):231-234.
13. Lee AJ, Bethune M, Hiscock RJ. Placental thickness in the second trimester: a pilot study to determine the normal range. J Ultrasound Med. 2012;31(2):213-218.
14. Nowak PM, Nardozza LM, Araujo Junior E, et al. Comparison of placental volume in early pregnancy using multiplanar and vocal methods. Placenta. 2008;29(3):241-245.
15. Hafner E, Metzenbauer M, Dillinger-Paller B, et al. Correlation of first trimester placental volume and second trimester uterine artery Doppler flow. Placenta. 2001;22(8-9):729-734.
16. Schuchter K, Metzenbauer M, Hafner E, Philipp K. Uterine artery Doppler and placental volume in the first trimester in the prediction of pregnancy complications. Ultrasound Obstet Gynecol. 2001;18(6):590-592.
17. Rizzo G, Capponi A, Cavicchioni O, et al. First trimester uterine Doppler and three-dimensional ultrasound placental volume calculation in predicting pre-eclampsia. Eur J Obstet Gynecol Reprod Biol. 2008;138(2):147-151.
18. Effendi M, Demers S, Giguere Y, et al. Association between first-trimester placental volume and birth weight. Placenta. 2014;35(2):99-102.
19. de Almeida Pimenta EJ, Silva de Paula CF, Duarte Bonini Campos JA, et al. Three-dimensional sonographic assessment of placental volume and vascularization in pregnancies complicated by hypertensive disorders. J Ultrasound Med. 2014;33(3):483-491.
20. Metzenbauer M, Hafner E, Schuchter K, Philipp K. First-trimester placental volume as a marker for chromosomal anomalies: preliminary results from an unselected population. Ultrasound Obstet Gynecol. 2002;19(3):240-242.
21. Wegrzyn P, Fabio C, Peralta A, et al. Placental volume in twin and triplet pregnancies measured by three-dimensional ultrasound at 11 + 0 to 13 + 6 weeks of gestation. Ultrasound Obstet Gynecol. 2006;27(6):647-651.
22. Hafner E, Schuchter K, van Leeuwen M, et al. Three-dimensional sonographic volumetry of the placenta and the fetus between weeks 15 and 17 of gestation. Ultrasound Obstet Gynecol. 2001;18(2):116-120.
23. Thame M, Osmond C, Wilks RJ, et al. Blood pressure is related to placental volume and birth weight. Hypertension. 2000;35(2):662-667.
24. Michailidis GD, Morris RW, Mamopoulos A, et al. The influence of maternal hematocrit on placental development from the first to the second trimesters of pregnancy. Ultrasound Obstet Gynecol. 2002;20(4):351-355.
25. Thame M, Osmond C, Bennett F, et al. Fetal growth is directly related to maternal anthropometry and placental volume. Eur J Clin Nutr. 2004;58(6):894-900.
26. Hafner E, Metzenbauer M, Hofinger D, et al. Comparison between three-dimensional placental volume at 12 weeks and uterine artery impedance/notching at 22 weeks in screening for pregnancy-induced hypertension, pre-eclampsia and fetal growth restriction in a low-risk population. Ultrasound Obstet Gynecol. 2006;27(6):652-657.
27. Wolf H, Oosting H, Treffers PE. Second-trimester placental volume measurement by ultrasound: prediction of fetal outcome. Am J Obstet Gynecol. 1989;160(1):121-126.

28. Benirschke K, Kaufmann P, Baergen RN. Pathology of the human placenta. New York: Springer; 2006. Available from: http://catalog.hathitrust.org/api/volumes/oclc/60776850.html.
29. Matijevic R, Kurjak A, Hafner T. Terminal parts of uteroplacental circulation in pregnancy: assessment by color/pulsed Doppler ultrasound. Ultrasound Rev Obstet Gynecol. 2001;1:262-274.
30. Valentin L, Sladkevicius P, Laurini R, et al. Uteroplacental and luteal circulation in normal first-trimester pregnancies: Doppler ultrasonographic and morphologic study. Am J Obstet Gynecol. 1996;174(2):768-775.
31. Craven CM, Ward K. Syncytiotrophoblastic fragments in first-trimester decidual veins: evidence of placental perfusion by the maternal circulation early in pregnancy. Am J Obstet Gynecol. 1999;181(2):455-459.
32. Guimaraes Filho HA, da Costa LL, Araujo Junior E, et al. Placenta: angiogenesis and vascular assessment through three-dimensional power Doppler ultrasonography. Arch Gynecol Obstet. 2008;277(3):195-200.
33. Carbillon L, Challier JC, Alouini S, et al. Uteroplacental circulation development: Doppler assessment and clinical importance. Placenta. 2001;22(10):795-799.
34. Jauniaux E, Greenwold N, Hempstock J, Burton GJ. Comparison of ultrasonographic and Doppler mapping of the intervillous circulation in normal and abnormal early pregnancies. Fertil Steril. 2003;79(1):100-106.
35. Campbell S. Placental vasculature as visualized by 3D power Doppler angiography and 3D color Doppler imaging. Ultrasound Obstet Gynecol. 2007;30(6):917-920.
36. Mu J, Kanzaki T, Tomimatsu T, et al. Investigation of intraplacental villous arteries by Doppler flow imaging in growth-restricted fetuses. Am J Obstet Gynecol. 2002;186(2):297-302.
37. Guiot C, Gaglioti P, Oberto M, et al. Is three-dimensional power Doppler ultrasound useful in the assessment of placental perfusion in normal and growth-restricted pregnancies? Ultrasound Obstet Gynecol. 2008;31(2):171-176.
38. Hannaford KE, Tuuli M, Goetzinger KR, et al. First-trimester 3-dimensional power Doppler placental vascularization indices from the whole placenta versus the placental bed to predict preeclampsia: does pregnancy-associated plasma protein a or uterine artery Doppler sonography help? J Ultrasound Med. 2015;34(6):965-970.
39. Moran MC, Mulcahy C, Zombori G, et al. Placental volume, vasculature and calcification in pregnancies complicated by pre-eclampsia and intra-uterine growth restriction. Eur J Obstet Gynecol Reprod Biol. 2015;195:12-17.
40. Rosner M, Dar P, Reimers LL, et al. First-trimester 3D power Doppler of the uteroplacental circulation space and fetal growth restriction. Am J Obstet Gynecol. 2014;211(5):521.e1-521.e8.
41. Osmanski BF, Lecarpentier E, Montaldo G, et al. Discriminative imaging of maternal and fetal blood flow within the placenta using ultrafast ultrasound. Sci Rep. 2015;5:13394.
42. Levine D, Callen PW, Pender SG, et al. Chorioamniotic separation after second-trimester genetic amniocentesis: importance and frequency. Radiology. 1998;209(1):175-181.
43. Bromley B, Shipp TD, Benacerraf BR. Amnion-chorion separation after 17 weeks' gestation. Obstet Gynecol. 1999;94(6):1024-1026.
44. Ogawa M, Nagao D, Mori K, et al. Elastography for differentiation of subchorionic hematoma and placenta previa. Ultrasound Obstet Gynecol. 2012;39(1):112-114.
45. Cimsit C, Yoldemir T, Akpinar IN. Strain elastography in placental dysfunction: placental elasticity differences in normal and preeclamptic pregnancies in the second trimester. Arch Gynecol Obstet. 2015;291(4):811-817.
46. Cimsit C, Yoldemir T, Akpinar IN. Shear wave elastography in placental dysfunction: comparison of elasticity values in normal and preeclamptic pregnancies in the second trimester. J Ultrasound Med. 2015;34(1):151-159.
47. Mabie WC. Placenta previa. Clin Perinatol. 1992;19(2):425-435.
48. Silver R, Depp R, Sabbagha RE, et al. Placenta previa: aggressive expectant management. Am J Obstet Gynecol. 1984;150(1):15-22.
49. McShane PM, Heyl PS, Epstein MF. Maternal and perinatal morbidity resulting from placenta previa. Obstet Gynecol. 1985;65(2):176-182.
50. Timor-Tritsch IE, Yunis RA. Confirming the safety of transvaginal sonography in patients suspected of placenta previa. Obstet Gynecol. 1993;81(5 Pt 1):742-744.
51. Smith RS, Lauria MR, Comstock CH, et al. Transvaginal ultrasonography for all placentas that appear to be low-lying or over the internal cervical os. Ultrasound Obstet Gynecol. 1997;9(1):22-24.
52. Oppenheimer LW, Farine D, Ritchie JW, et al. What is a low-lying placenta? Am J Obstet Gynecol. 1991;165(4 Pt 1):1036-1038.
53. Bhide A, Prefumo F, Moore J, et al. Placental edge to internal os distance in the late third trimester and mode of delivery in placenta praevia. BJOG. 2003;110(9):860-864.
54. Ananth CV, Smulian JC, Vintzileos AM. The association of placenta previa with history of cesarean delivery and abortion: a metaanalysis. Am J Obstet Gynecol. 1997;177(5):1071-1078.
55. Gilliam M, Rosenberg D, Davis F. The likelihood of placenta previa with greater number of cesarean deliveries and higher parity. Obstet Gynecol. 2002;99(6):976-980.
56. Faiz AS, Ananth CV. Etiology and risk factors for placenta previa: an overview and meta-analysis of observational studies. J Matern Fetal Neonatal Med. 2003;13(3):175-190.
57. King DL. Placental migration demonstrated by ultrasonography. A hypothesis of dynamic placentation. Radiology. 1973;109(1):167-170.
58. Oppenheimer L, Holmes P, Simpson N, Dabrowski A. Diagnosis of low-lying placenta: can migration in the third trimester predict outcome? Ultrasound Obstet Gynecol. 2001;18(2):100-102.
59. Predanic M, Perni SC, Baergen RN, et al. A sonographic assessment of different patterns of placenta previa "migration" in the third trimester of pregnancy. J Ultrasound Med. 2005;24(6):773-780.
60. Rosati P, Guariglia L. Clinical significance of placenta previa detected at early routine transvaginal scan. J Ultrasound Med. 2000;19(8):581-585.
61. Becker RH, Vonk R, Mende BC, et al. The relevance of placental location at 20-23 gestational weeks for prediction of placenta previa at delivery: evaluation of 8650 cases. Ultrasound Obstet Gynecol. 2001;17(6):496-501.
62. Mustafa SA, Brizot ML, Carvalho MH, et al. Transvaginal ultrasonography in predicting placenta previa at delivery: a longitudinal study. Ultrasound Obstet Gynecol. 2002;20(4):356-359.
63. Heller HT, Mullen KM, Gordon RW, et al. Outcomes of pregnancies with a low-lying placenta diagnosed on second-trimester sonography. J Ultrasound Med. 2014;33(4):691-696.
64. Ghourab S. Third-trimester transvaginal ultrasonography in placenta previa: does the shape of the lower placental edge predict clinical outcome? Ultrasound Obstet Gynecol. 2001;18(2):103-108.
65. Shukunami K, Nishijima K, Kurokawa T, et al. A small-angled thin edge of the placenta predicts abnormal placentation at delivery. J Ultrasound Med. 2005;24(3):331-335.
66. Krapp M, Baschat AA, Hankeln M, Gembruch U. Gray scale and color Doppler sonography in the third stage of labor for early detection of failed placental separation. Ultrasound Obstet Gynecol. 2000;15(2):138-142.
67. Zelop C, Nadel A, Frigoletto FD Jr, et al. Placenta accreta/percreta/increta: a cause of elevated maternal serum alpha-fetoprotein. Obstet Gynecol. 1992;80(4):693-694.
68. Miura K, Miura S, Yamasaki K, et al. Increased level of cell-free placental mRNA in a subgroup of placenta previa that needs hysterectomy. Prenat Diagn. 2008;28(9):805-809.
69. Wu S, Kocherginsky M, Hibbard JU. Abnormal placentation: twenty-year analysis. Am J Obstet Gynecol. 2005;192(5):1458-1461.
70. Armstrong CA, Harding S, Matthews T, Dickinson JE. Is placenta accreta catching up with us? Aust N Z J Obstet Gynaecol. 2004;44(3):210-213.
71. Clark SL, Koonings PP, Phelan JP. Placenta previa/accreta and prior cesarean section. Obstet Gynecol. 1985;66(1):89-92.
72. Finberg HJ, Williams JW. Placenta accreta: prospective sonographic diagnosis in patients with placenta previa and prior cesarean section. J Ultrasound Med. 1992;11(7):333-343.
73. Comstock CH, Love JJ Jr, Bronsteen RA, et al. Sonographic detection of placenta accreta in the second and third trimesters of pregnancy. Am J Obstet Gynecol. 2004;190(4):1135-1140.
74. Yang JI, Lim YK, Kim HS, et al. Sonographic findings of placental lacunae and the prediction of adherent placenta in women with placenta previa totalis and prior cesarean section. Ultrasound Obstet Gynecol. 2006;28(2):178-182.

75. Kerr de Mendonca L. Sonographic diagnosis of placenta accreta. Presentation of six cases. J Ultrasound Med. 1988;7(4):211-215.
76. Chou MM, Ho ES, Lee YH. Prenatal diagnosis of placenta previa accreta by transabdominal color Doppler ultrasound. Ultrasound Obstet Gynecol. 2000;15(1):28-35.
77. Wong HS, Cheung YK, Strand L, et al. Specific sonographic features of placenta accreta: tissue interface disruption on gray-scale imaging and evidence of vessels crossing interface- disruption sites on Doppler imaging. Ultrasound Obstet Gynecol. 2007;29(2):239-240.
78. Comstock CH. Antenatal diagnosis of placenta accreta: a review. Ultrasound Obstet Gynecol. 2005;26(1):89-96.
79. Mazouni C, Gorincour G, Juhan V, Bretelle F. Placenta accreta: a review of current advances in prenatal diagnosis. Placenta. 2007;28(7):599-603.
80. Chou MM, Tseng JJ, Hwang JI, et al. Sonographic appearance of tornado blood flow in placenta previa accreta/increta. Ultrasound Obstet Gynecol. 2001;17(4):362-363.
81. D'Antonio F, Iacovella C, Bhide A. Prenatal identification of invasive placentation using ultrasound: systematic review and meta-analysis. Ultrasound Obstet Gynecol. 2013;42(5):509-517.
82. Rac MW, Dashe JS, Wells CE, et al. Ultrasound predictors of placental invasion: the Placenta Accreta Index. Am J Obstet Gynecol. 2015;212(3):343.e1-343.e7.
83. Comstock CH, Lee W, Vettraino IM, Bronsteen RA. The early sonographic appearance of placenta accreta. J Ultrasound Med. 2003;22(1):19-23.
84. Shih JC, Cheng WF, Shyu MK, et al. Power Doppler evidence of placenta accreta appearing in the first trimester. Ultrasound Obstet Gynecol. 2002;19(6):623-625.
85. Chen YJ, Wang PH, Liu WM, et al. Placenta accreta diagnosed at 9 weeks' gestation. Ultrasound Obstet Gynecol. 2002;19(6):620-622.
86. Ballas J, Pretorius D, Hull AD, et al. Identifying sonographic markers for placenta accreta in the first trimester. J Ultrasound Med. 2012;31(11):1835-1841.
87. Timor-Tritsch IE, Monteagudo A, Cali G, et al. Cesarean scar pregnancy is a precursor of morbidly adherent placenta. Ultrasound Obstet Gynecol. 2014;44(3):346-353.
88. Taipale P, Orden MR, Berg M, et al. Prenatal diagnosis of placenta accreta and percreta with ultrasonography, color Doppler, and magnetic resonance imaging. Obstet Gynecol. 2004;104(3):537-540.
89. Levine D, Hulka CA, Ludmir J, et al. Placenta accreta: evaluation with color Doppler US, power Doppler US, and MR imaging. Radiology. 1997;205(3):773-776.
90. Warshak CR, Eskander R, Hull AD, et al. Accuracy of ultrasonography and magnetic resonance imaging in the diagnosis of placenta accreta. Obstet Gynecol. 2006;108(3 Pt 1):573-581.
91. Masselli G, Brunelli R, Casciani E, et al. Magnetic resonance imaging in the evaluation of placental adhesive disorders: correlation with color Doppler ultrasound. Eur Radiol. 2008;18(6):1292-1299.
92. Dwyer BK, Belogolovkin V, Tran L, et al. Prenatal diagnosis of placenta accreta: sonography or magnetic resonance imaging? J Ultrasound Med. 2008;27(9):1275-1281.
93. Riteau AS, Tassin M, Chambon G, et al. Accuracy of ultrasonography and magnetic resonance imaging in the diagnosis of placenta accreta. PLoS ONE. 2014;9(4):e94866.
94. Kramer MS, Usher RH, Pollack R, et al. Etiologic determinants of abruptio placentae. Obstet Gynecol. 1997;89(2):221-226.
95. Tikkanen M, Nuutila M, Hiilesmaa V, et al. Clinical presentation and risk factors of placental abruption. Acta Obstet Gynecol Scand. 2006;85(6):700-705.
96. Oyelese Y, Ananth CV. Placental abruption. Obstet Gynecol. 2006;108(4):1005-1016.
97. Loi K, Tan KT. Massive pre-placental and subchorionic haematoma. Singapore Med J. 2006;47(12):1084-1086.
98. Fisteag-Kiprono L, Foster K, McKenna D, Baptista M. Antenatal sonographic diagnosis of massive subchorionic hematoma: a case report. J Reprod Med. 2005;50(3):219-221.
99. Kikutani M, Ishihara K, Araki T. Value of ultrasonography in the diagnosis of placental abruption. J Nippon Med Sch. 2003;70(3):227-233.
100. Raio L, Ghezzi F, Cromi A, et al. The thick heterogeneous (jellylike) placenta: a strong predictor of adverse pregnancy outcome. Prenat Diagn. 2004;24(3):182-188.
101. Glantz C, Purnell L. Clinical utility of sonography in the diagnosis and treatment of placental abruption. J Ultrasound Med. 2002;21(8):837-840.
102. Nyberg DA, Mack LA, Benedetti TJ, et al. Placental abruption and placental hemorrhage: correlation of sonographic findings with fetal outcome. Radiology. 1987;164(2):357-361.
103. Vernof KK, Benirschke K, Kephart GM, et al. Maternal floor infarction: relationship to X cells, major basic protein, and adverse perinatal outcome. Am J Obstet Gynecol. 1992;167(5):1355-1363.
104. Adams-Chapman I, Vaucher YE, Bejar RF, et al. Maternal floor infarction of the placenta: association with central nervous system injury and adverse neurodevelopmental outcome. J Perinatol. 2002;22(3):236-241.
105. Kumazaki K, Nakayama M, Sumida Y, et al. Placental features in preterm infants with periventricular leukomalacia. Pediatrics. 2002;109(4):650-655.
106. Roberts D, Schwartz RS. Clotting and hemorrhage in the placenta—a delicate balance. N Engl J Med. 2002;347(1):57-59.
107. Mandsager NT, Bendon R, Mostello D, et al. Maternal floor infarction of the placenta: prenatal diagnosis and clinical significance. Obstet Gynecol. 1994;83(5 Pt 1):750-754.
108. Alkazaleh F, Viero S, Simchen M, et al. Ultrasound diagnosis of severe thrombotic placental damage in the second trimester: an observational study. Ultrasound Obstet Gynecol. 2004;23(5):472-476.
109. Aurioles-Garibay A, Hernandez-Andrade E, Romero R, et al. Prenatal diagnosis of a placental infarction hematoma associated with fetal growth restriction, preeclampsia and fetal death: clinicopathological correlation. Fetal Diagn Ther. 2014;36(2):154-161.
110. Raga F, Ballester MJ, Osborne NG, Bonilla-Musoles F. Subchorionic placental cyst: a cause of fetal growth retardation—ultrasound and color-flow Doppler diagnosis and follow-up. J Natl Med Assoc. 1996;88(5):285-288.
111. Brown DL, DiSalvo DN, Frates MC, et al. Placental surface cysts detected on sonography: histologic and clinical correlation. J Ultrasound Med. 2002;21(6):641-646.
112. Haak MC, Oosterhof H, Mouw RJ, et al. Pathophysiology and treatment of fetal anemia due to placental chorioangioma. Ultrasound Obstet Gynecol. 1999;14(1):68-70.
113. Shih JC, Ko TL, Lin MC, et al. Quantitative three-dimensional power Doppler ultrasound predicts the outcome of placental chorioangioma. Ultrasound Obstet Gynecol. 2004;24(2):202-206.
114. Taori K, Patil P, Attarde V, et al. Chorioangioma of placenta: sonographic features. J Clin Ultrasound. 2008;36(2):113-115.
115. Prapas N, Liang RI, Hunter D, et al. Color Doppler imaging of placental masses: differential diagnosis and fetal outcome. Ultrasound Obstet Gynecol. 2000;16(6):559-563.
116. Sepulveda W, Aviles G, Carstens E, et al. Prenatal diagnosis of solid placental masses: the value of color flow imaging. Ultrasound Obstet Gynecol. 2000;16(6):554-558.
117. Jauniaux E, Ogle R. Color Doppler imaging in the diagnosis and management of chorioangiomas. Ultrasound Obstet Gynecol. 2000;15(6):463-467.
118. Zalel Y, Gamzu R, Weiss Y, et al. Role of color Doppler imaging in diagnosing and managing pregnancies complicated by placental chorioangioma. J Clin Ultrasound. 2002;30(5):264-269.
119. Nicolini U, Zuliani G, Caravelli E, et al. Alcohol injection: a new method of treating placental chorioangiomas. Lancet. 1999;353(9165):1674-1675.
120. Lau TK, Leung TY, Yu SC, et al. Prenatal treatment of chorioangioma by microcoil embolisation. BJOG. 2003;110(1):70-73.
121. Quintero RA, Reich H, Romero R, et al. In utero endoscopic devascularization of a large chorioangioma. Ultrasound Obstet Gynecol. 1996;8(1):48-52.
122. Fan M, Skupski DW. Placental chorioangioma: literature review. J Perinat Med. 2014;42(3):273-279.
123. Eltorky M, Khare VK, Osborne P, Shanklin DR. Placental metastasis from maternal carcinoma. A report of three cases. J Reprod Med. 1995;40(5):399-403.
124. Ferreira CM, Maceira JM, Coelho JM. Melanoma and pregnancy with placental metastases. Report of a case. Am J Dermatopathol. 1998;20(4):403-407.

125. Kuwata T, Takahashi H, Matsubara S. Stained-glass' sign for placental mesenchymal dysplasia. Ultrasound Obstet Gynecol. 2014;43(3):355.
126. Gibson BR, Muir-Padilla J, Champeaux A, Suarez ES. Mesenchymal dysplasia of the placenta. Placenta. 2004;25(7):671-672.
127. Robertson M, Geerts LT, de Jong G, Wainwright H. Mesenchymal dysplasia in a monochorionic diamniotic twin pregnancy with review of the differential diagnosis of cystic changes in the placenta. J Ultrasound Med. 2007;26(5):689-693.
128. Arlicot C, Herve P, Simon E, Perrotin F. Three-dimensional surface rendering of the chorionic placental plate: the "tire" sign for the diagnosis of a circumvallate placenta. J Ultrasound Med. 2012;31(2):340-341.
129. Shen O, Golomb E, Lavie O, et al. Placental shelf—a common, typically transient and benign finding on early second-trimester sonography. Ultrasound Obstet Gynecol. 2007;29(2):192-194.
130. Suzuki S. Clinical significance of pregnancies with circumvallate placenta. J Obstet Gynaecol Res. 2008;34(1):51-54.
131. Ghezzi F, Raio L, Di Naro E, et al. First-trimester sonographic umbilical cord diameter and the growth of the human embryo. Ultrasound Obstet Gynecol. 2001;18(4):348-351.
132. Ghezzi F, Raio L, Di Naro E, et al. First-trimester umbilical cord diameter: a novel marker of fetal aneuploidy. Ultrasound Obstet Gynecol. 2002;19(3):235-239.
133. Rembouskos G, Cicero S, Papadopoulos V, et al. Umbilical cord diameter at 11-14 weeks of gestation: relation to chromosomal defects. Ultrasound Obstet Gynecol. 2004;23(3):237-239.
134. Ghezzi F, Raio L, Di Naro E, et al. Nomogram of Wharton's jelly as depicted in the sonographic cross section of the umbilical cord. Ultrasound Obstet Gynecol. 2001;18(2):121-125.
135. Togni FA, Araujo Junior E, Vasques FA, et al. The cross-sectional area of umbilical cord components in normal pregnancy. Int J Gynaecol Obstet. 2007;96(3):156-161.
136. Predanic M, Perni SC, Chasen S, Chervenak FA. Fetal aneuploidy and umbilical cord thickness measured between 14 and 23 weeks' gestational age. J Ultrasound Med. 2004;23(9):1177-1183.
137. Cromi A, Ghezzi F, Di Naro E, et al. Large cross-sectional area of the umbilical cord as a predictor of fetal macrosomia. Ultrasound Obstet Gynecol. 2007;30(6):861-866.
138. Barbieri C, Cecatti JG, Krupa F, et al. Validation study of the capacity of the reference curves of ultrasonographic measurements of the umbilical cord to identify deviations in estimated fetal weight. Acta Obstet Gynecol Scand. 2008;87(3):286-291.
139. Degani S, Lewinsky RM, Berger H, Spiegel D. Sonographic estimation of umbilical coiling index and correlation with Doppler flow characteristics. Obstet Gynecol. 1995;86(6):990-993.
140. Predanic M, Perni SC. Absence of a relationship between umbilical cord thickness and coiling patterns. J Ultrasound Med. 2005;24(11):1491-1496.
141. Qin Y, Lau TK, Rogers MS. Second-trimester ultrasonographic assessment of the umbilical coiling index. Ultrasound Obstet Gynecol. 2002;20(5):458-463.
142. Lacro RV, Jones KL, Benirschke K. The umbilical cord twist: origin, direction, and relevance. Am J Obstet Gynecol. 1987;157(4 Pt 1):833-838.
143. Otsubo Y, Yoneyama Y, Suzuki S, et al. Sonographic evaluation of umbilical cord insertion with umbilical coiling index. J Clin Ultrasound. 1999;27(6):341-344.
144. Strong TH Jr, Elliott JP, Radin TG. Non-coiled umbilical blood vessels: a new marker for the fetus at risk. Obstet Gynecol. 1993;81(3):409-411.
145. de Laat MW, van Alderen ED, Franx A, et al. The umbilical coiling index in complicated pregnancy. Eur J Obstet Gynecol Reprod Biol. 2007;130(1):66-72.
146. Maher JT, Conti JA. A comparison of umbilical cord blood gas values between newborns with and without true knots. Obstet Gynecol. 1996;88(5):863-866.
147. Ramon YCCL, Martinez RO. Prenatal diagnosis of true knot of the umbilical cord. Ultrasound Obstet Gynecol. 2004;23(1):99-100.
148. Ramon, Cajal CL, Martinez RO. Four-dimensional ultrasonography of a true knot of the umbilical cord. Am J Obstet Gynecol. 2006;195(4):896-898.
149. Hasbun J, Alcalde JL, Sepulveda W. Three-dimensional power Doppler sonography in the prenatal diagnosis of a true knot of the umbilical cord: value and limitations. J Ultrasound Med. 2007;26(9):1215-1220.
150. Stempel LE. Beyond the pretty pictures: giving obstetricians just enough (umbilical) cord to hang themselves. Am J Obstet Gynecol. 2006;195(4):888-890.
151. Kiran H, Kiran G, Kanber Y. Pseudocyst of the umbilical cord with mucoid degeneration of Wharton's jelly. Eur J Obstet Gynecol Reprod Biol. 2003;111(1):91-93.
152. Shipp TD, Bromley B, Benacerraf BR. Sonographically detected abnormalities of the umbilical cord. Int J Gynaecol Obstet. 1995;48(2):179-185.
153. Weissman A, Drugan A. Sonographic findings of the umbilical cord: implications for the risk of fetal chromosomal anomalies. Ultrasound Obstet Gynecol. 2001;17(6):536-541.
154. Skibo LK, Lyons EA, Levi CS. First-trimester umbilical cord cysts. Radiology. 1992;182(3):719-722.
155. Ghezzi F, Raio L, Di Naro E, et al. Single and multiple umbilical cord cysts in early gestation: two different entities. Ultrasound Obstet Gynecol. 2003;21(3):215-219.
156. Tong SY, Lee JE, Kim SR, Lee SK. Umbilical cord cyst: a prenatal clue to bladder exstrophy. Prenat Diagn. 2007;27(12):1177-1179.
157. Schiesser M, Lapaire O, Holzgreve W, Tercanli S. Umbilical cord edema associated with patent urachus. Ultrasound Obstet Gynecol. 2003;22(6):646-647.
158. Emura T, Kanamori Y, Ito M, et al. Omphalocele associated with a large multilobular umbilical cord pseudocyst. Pediatr Surg Int. 2004;20(8):636-639.
159. Sepulveda W. Beware of the umbilical cord 'cyst. Ultrasound Obstet Gynecol. 2003;21(3):213-214.
160. Berg C, Geipel A, Germer U, et al. Prenatal diagnosis of umbilical cord aneurysm in a fetus with trisomy 18. Ultrasound Obstet Gynecol. 2001;17(1):79-81.
161. Sepulveda W, Corral E, Kottmann C, et al. Umbilical artery aneurysm: prenatal identification in three fetuses with trisomy 18. Ultrasound Obstet Gynecol. 2003;21(3):292-296.
162. Shen O, Reinus C, Baranov A, Rabinowitz RR. Prenatal diagnosis of umbilical artery aneurysm: a potentially lethal anomaly. J Ultrasound Med. 2007;26(2):251-253.
163. Daniel-Spiegel E, Weiner E, Gimburg G, Shalev E. The association of umbilical cord hemangioma with fetal vascular birthmarks. Prenat Diagn. 2005;25(4):300-303.
164. Iyoob SD, Tsai A, Ruchelli ED, et al. Large umbilical cord hemangioma: sonographic features with surgical pathologic correlation. J Ultrasound Med. 2006;25(11):1495-1498.
165. Moshiri M, Zaidi SF, Robinson TJ, et al. Comprehensive imaging review of abnormalities of the umbilical cord. Radiographics. 2014;34(1):179-196.
166. Kent EM, Breathnach FM, Gillan JE, et al. Placental cord insertion and birthweight discordance in twin pregnancies: results of the national prospective esprit study. Am J Obstet Gynecol. 2011;205(4):376.e1-376.e7.
167. Sepulveda W, Rojas I, Robert JA, et al. Prenatal detection of velamentous insertion of the umbilical cord: a prospective color Doppler ultrasound study. Ultrasound Obstet Gynecol. 2003;21(6):564-569.
168. Monteagudo A, Sfakianaki AK, Timor-Tritsch IE. Velamentous insertion of the cord in the first trimester. Ultrasound Obstet Gynecol. 2000;16(5):498-499.
169. Sepulveda W. Velamentous insertion of the umbilical cord: a first-trimester sonographic screening study. J Ultrasound Med. 2006;25(8):963-968.
170. Hasegawa J, Matsuoka R, Ichizuka K, et al. Velamentous cord insertion and atypical variable decelerations with no accelerations. Int J Gynaecol Obstet. 2005;90(1):26-30.
171. Esakoff TF, Cheng YW, Snowden JM, et al. Velamentous cord insertion: is it associated with adverse perinatal outcomes? J Matern Fetal Neonatal Med. 2015;28(4):409-412.
172. Liu CC, Pretorius DH, Scioscia AL, Hull AD. Sonographic prenatal diagnosis of marginal placental cord insertion: clinical importance. J Ultrasound Med. 2002;21(6):627-632.
173. Kuwata T, Suzuki H, Matsubara S. The 'mangrove sign' for velamentous umbilical cord insertion. Ultrasound Obstet Gynecol. 2012;40(2):241-242.
174. Lamale-Smith LM, Snuttjer MJ, Harper TC. Furcate umbilical cord insertion: disparate outcomes of a rare obstetrical finding. A case report. J Reprod Med. 2015;60(7–8):365-368.

175. Ruiter L, Kok N, Limpens J, et al. Incidence of and risk indicators for vasa praevia: a systematic review. BJOG. 2016;123(8):1278-1287.
176. Rebarber A, Dolin C, Fox NS, et al. Natural history of vasa previa across gestation using a screening protocol. J Ultrasound Med. 2014;33(1):141-147.
177. Lee W, Lee VL, Kirk JS, et al. Vasa previa: prenatal diagnosis, natural evolution, and clinical outcome. Obstet Gynecol. 2000;95(4):572-576.
178. Stafford IP, Neumann DE, Jarrell H. Abnormal placental structure and vasa previa: confirmation of the relationship. J Ultrasound Med. 2004;23(11):1521-1522.
179. Baulies S, Maiz N, Munoz A, et al. Prenatal ultrasound diagnosis of vasa praevia and analysis of risk factors. Prenat Diagn. 2007;27(7):595-599.
180. Oyelese Y, Spong C, Fernandez MA, McLaren RA. Second trimester low--lying placenta and in-vitro fertilization? Exclude vasa previa. J Matern Fetal Med. 2000;9(6):370-372.
181. Society of Maternal-Fetal Medicine Publications Committee, Sinkey RG, Odibo AO, Dashe JS. #37: Diagnosis and management of vasa previa. Am J Obstet Gynecol. 2015;213(5):615-619.
182. Catanzarite V, Maida C, Thomas W, et al. Prenatal sonographic diagnosis of vasa previa: ultrasound findings and obstetric outcome in ten cases. Ultrasound Obstet Gynecol. 2001;18(2):109-115.
183. Oyelese Y, Chavez MR, Yeo L, et al. Three-dimensional sonographic diagnosis of vasa previa. Ultrasound Obstet Gynecol. 2004;24(2):211-215.
184. Canterino JC, Mondestin-Sorrentino M, Muench MV, et al. Vasa previa: prenatal diagnosis and evaluation with 3-dimensional sonography and power angiography. J Ultrasound Med. 2005;24(5):721-724.
185. Seince N, Carbillon L, Perrot N, Uzan M. Various Doppler sonographic appearances and challenges in prenatal diagnosis of vasa praevia. J Clin Ultrasound. 2002;30(7):450-454.
186. Herman A. Complicated third stage of labor: time to switch on the scanner. Ultrasound Obstet Gynecol. 2000;15(2):89-95.
187. Herman A, Zimerman A, Arieli S, et al. Down-up sequential separation of the placenta. Ultrasound Obstet Gynecol. 2002;19(3):278-281.
188. Krapp M, Katalinic A, Smrcek J, et al. Study of the third stage of labor by color Doppler sonography. Arch Gynecol Obstet. 2003;267(4):202-204.
189. Mo A, Rogers MS. Sonographic examination of uteroplacental separation during the third stage of labor. Ultrasound Obstet Gynecol. 2008;31(4):427-431.
190. Rufener SL, Adusumilli S, Weadock WJ, Caoili E. Sonography of uterine abnormalities in postpartum and postabortion patients: a potential pitfall of interpretation. J Ultrasound Med. 2008;27(3):343-348.
191. Atri M, Rao A, Boylan C, et al. Best predictors of grayscale ultrasound combined with color Doppler in the diagnosis of retained products of conception. J Clin Ultrasound. 2011;39(3):122-127.
192. Kamaya A, Krishnarao PM, Folkins AK, et al. Variable color Doppler sonographic appearances of retained products of conception: radiologic-pathologic correlation. Abdom Imaging. 2015;40(7):2683-2689.
193. Sellmyer MA, Desser TS, Maturen KE, et al. Physiologic, histologic, and imaging features of retained products of conception. Radiographics. 2013;33(3):781-796.

CAPÍTULO 44

Ultrassonografia do Colo do Útero e Parto Prematuro

Hournaz Ghandehari e Phyllis Glanc

RESUMO DOS PONTOS-CHAVE

- Existe associação significativa entre o comprimento do colo do útero e o risco de parto prematuro.
- O comprimento do colo do útero superior a 3 cm apresenta alto valor preditivo negativo para parto com menos de 34 semanas de gestação.
- O método mais confiável para documentar o comprimento do colo do útero é a ultrassonografia transvaginal.
- O parâmetro isolado mais confiável para avaliação do colo do útero é o comprimento curto.
- Quanto mais cedo na gestação e quanto menor o colo do útero, maior é o risco de parto prematuro espontâneo antes de 34 semanas, sendo o melhor valor preditivo quando o comprimento do colo do útero medir menos de 25 mm.
- A velocidade de modificação do colo do útero pode ser um preditor melhor do que o comprimento do colo do útero.

SUMÁRIO DO CAPÍTULO

PARTO PREMATURO
ULTRASSONOGRAFIA DO COLO DO ÚTERO
Abordagem Transabdominal
Abordagem Transperineal/Translabial
Ultrassonografia Transvaginal
Limitações Técnicas e Armadilhas
Colo do Útero Normal
Colo do Útero "Curto"
PREDIÇÃO DE PARTO PREMATURO ESPONTÂNEO
Fatores Obstétricos
Afunilamento do Colo do Útero
Velocidade de Alteração do Colo do Útero
Alteração Dinâmica do Colo do Útero
Outras Características Ultrassonográficas
AVALIAÇÃO DO COLO DO ÚTERO EM QUADROS CLÍNICOS ESPECÍFICOS
Pacientes Assintomáticas
Triagem da População Obstétrica em Geral
Triagem da População Obstétrica de Alto Risco
Pacientes Sintomáticas
Incompetência do Colo do Útero e Cerclagem
Incompetência do Colo do Útero e Pessário Vaginal
Progesterona Vaginal e Caproato de Hidroxiprogesterona 17-Alfa
PROTOCOLOS DE MANEJO DO COLO DO ÚTERO ANORMAL
CONCLUSÃO
Agradecimentos

PARTO PREMATURO

O parto pré-termo (prematuro) (PPT) é definido como o nascimento antes da 37ª semana de gestação e ocorre em 5% a 11% de todas as gestações, variando de menos de 5% em alguns países europeus até 15% nos Estados Unidos, e mais de 18% em países africanos, que são variações atribuídas a diferenças geográficas, socioeconômicas e raciais.[1-3] O PPT é a principal causa de morbidade e mortalidade neonatais não atribuíveis a anomalias congênitas ou aneuploidia. O risco de morte no 1° ano de vida do prematuro é 40 vezes maior do que o de um neonato a termo.[2]

As consequências imediatas do PPT incluem insuficiência respiratória, hemorragia intraventricular, septicemia e retinopatia da prematuridade.[2] A longo prazo, prematuros representam metade das crianças com paralisia cerebral, um terço daquelas com visão anormal, um quarto das crianças com doença pulmonar crônica e um quinto das crianças com retardo mental.[2,4,5] A morbidade da prematuridade persiste até a idade adulta, com incidência aumentada de transtornos comportamentais, níveis mais baixos de conquistas educacionais, redução na taxa de sucesso reprodutivo (com comprometimento da concepção e de nascidos vivos) aumento na incidência de prematuridade na 2ª geração de prematuros.[6-8]

O risco de prematuridade persiste nas gestações subsequentes, com risco 2 vezes maior na próxima gestação, podendo alcançar 50% se a mulher já passou por dois ou mais PPT.[2] Dado o impacto substancial e de longo prazo do parto prematuro, é importante reconhecer as pacientes que correm risco aumentado de **parto prematuro espontâneo** (PPE) para que sejam implementadas intervenções para melhorar o desfecho neonatal.

Aproximadamente 85% dos partos prematuros ocorrem espontaneamente, sendo tradicionalmente classificados como um de três eventos distintos: **parto pré-termo** (atividade uterina com apagamento e dilatação coordenados do colo do útero), **rotura prematura de membranas pré-termo (RPMPT)** (ruptura das membranas fetais na ausência de atividade uterina e alterações no colo uterino) ou **incompetência do colo do útero** (dilatação do colo do útero na ausência de atividade uterina).[2,9,10] A incompetência do colo do útero pode ainda ser definida como **insuficiência mecânica** do colo do útero em permanecer fechado durante a expansão intrauterina, ou em **insuficiência funcional**, havendo ativação prematura dos eventos de amadurecimento do colo do útero (dilatação e apagamento) que normalmente ocorrem a termo.[9] Embora seja categorizada dessa maneira, a prematuridade espontânea é mais bem descrita ao longo de um *continuum* de eventos biológicos que levam ao parto pré-termo, visto que os mediadores bioquímicos que afetam a contração uterina, o descolamento das membranas fetais e o amadurecimento do colo do útero são semelhantes: prostaglandinas, metaloproteases e seus inibidores e famílias de citosinas pró-inflamatórias e anti-inflamatórias.[2,10] Portanto, os eventos da prematuridade frequentemente se sobrepõem; em particular, as alterações do colo do útero podem preceder a ruptura das membranas fetais e contrações uterinas, apesar de o colo do útero não apresentar incompetência funcional ou mecânica.

A avaliação do colo do útero tem sido utilizada como ferramenta para prever o PPE com base no conceito de que o colo do útero atua como marcador anatômico de processos patológicos subjacentes que levam ao parto prematuro. O exame digital do colo do útero mede apenas o comprimento do óstio externo do canal do colo de útero até a junção cervicovaginal e não a sua porção ístmica-cervical intrapélvica do colo uterino. Portanto, o exame digital subestima o comprimento do colo do útero por uma diferença média de 12 mm em mais de 80% das mulheres no segundo e no terceiro trimestres quando comparado à ultrassonografia.[11] Além disso, a dilatação do colo do útero começa proximalmente, de modo que a porção distal ainda pode parecer normal no exame digital, mesmo quando o colo do útero começou a encurtar e/ou se dilatar. A abordagem atual da avaliação do colo do útero é por ultrassonografia, preferencialmente por via transvaginal. Este capítulo faz uma revisão das técnicas de US do colo do útero e sua relação com a predição de PPT.

ULTRASSONOGRAFIA DO COLO DO ÚTERO

Existem três abordagens para o exame ultrassonográfico do colo do útero: transabdominal (USTA), transvaginal (UTV) e transperineal (translabial). Cada abordagem apresenta vantagens e limitações em diversos quadros clínicos. O comprimento fechado do colo do útero é o parâmetro mais importante para ser descrito, pois está mais intimamente ligado ao risco de PPT. Comentários adicionais incluem qualquer evidência de afunilamento.

Abordagem Transabdominal

A USTA do colo do útero normalmente é realizada durante o exame ultrassonográfico padrão no segundo e no terceiro trimestre e é utilizada como triagem de rotina para medição do comprimento do colo do útero.

O exame longitudinal é iniciado na linha média do abdome inferior, imediatamente acima da sínfise púbica, usando-se transdutor com frequência de 3 MHz ou mais.[12,13] Os pontos de referência incluem óstio interno do colo do útero, óstio externo do colo do útero, contorno do canal do colo do útero e contorno do corpo do colo do útero[14] (Fig. 44.1). A medição do comprimento do colo do útero é afetada pela hiperdistensão da bexiga urinária. O aumento da pressão da bexiga pode comprimir o segmento uterino inferior e alongar falsamente

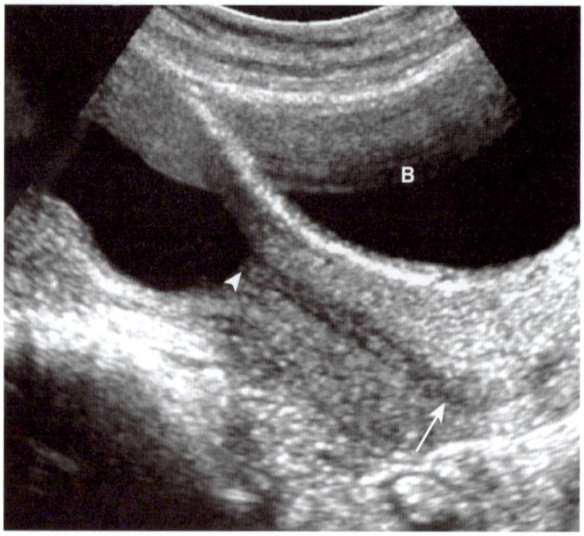

FIG. 44.1 Colo do útero normal. USTA com bexiga urinária cheia. Imagem longitudinal na linha média do colo do útero. O canal do colo do útero é visualizado desde o óstio interno (*ponta de seta*) até o óstio externo (*seta*). *B*, bexiga urinária.

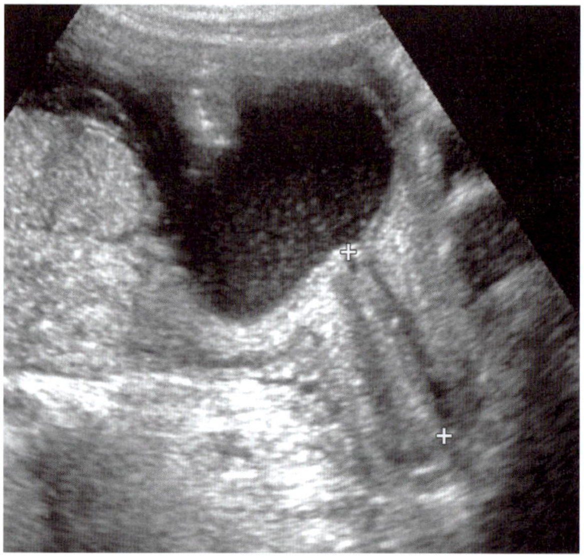

FIG. 44.2 Colo do útero normal. USTA com bexiga urinária vazia. Imagem longitudinal na linha média do colo do útero obtida pelo escaneamento através do líquido amniótico. O canal do colo do útero está indicado por cursores.

o colo do útero ou mascarar a dilatação do colo do útero.[12] Colos com menos de 2 cm de comprimento não podem ser visualizados facilmente em comparação ao tecido vaginal e o da bexiga.[12]

No segundo trimestre, se a bexiga estiver vazia, pode-se utilizar o líquido amniótico como janela acústica para examinar o colo do útero. USs longitudinais são obtidas com o transdutor logo abaixo do umbigo e angulado para baixo. O colo do útero adota uma orientação mais vertical e parece ser mais volumoso (Fig. 44.2) quando a bexiga urinária é esvaziada. Dificuldades para identificar o óstio externo contribuem para a medição errada do seu comprimento.

A visualização do colo do útero pode ser difícil em uma mulher de compleição grande ou se a cabeça do feto estiver encaixada.[12,13,15] Independentemente da idade gestacional, existe uma reprodutibilidade relativamente fraca da medida da USTA do colo do útero. Uma pesquisa demonstrou resultados conflitantes em relação à utilidade das imagens da USTA, uma vez que o ponto de corte para identificar o comprimento do colo do útero de 25 mm ou menos é variável. Isso sugere que pontos de corte mais altos de USTA são necessários para obter alta sensibilidade.[14,16] O desafio é que, em um grupo de baixo risco, a prevalência de colo do útero curto devido à incompetência do colo do útero é baixa e é necessária uma amostra grande para obter estatísticas significativas.

Abordagem Transperineal/Translabial

Ultrassonografia transperineal está reservada para pacientes cujo colo do útero não pode ser visualizado pela USTA ou para aquelas nas quais a UTV é inaceitável por razões pessoais ou por desconforto. O exame deve ser realizado com a bexiga vazia. Pode-se usar um transdutor abdominal com frequência de 3 MHz ou mais.[17-19] Para minimizar o risco de transmissão de infecção, o transdutor é recoberto com uma cobertura plástica. Com a paciente em decúbito dorsal e com o quadril abduzido, o transdutor é colocado entre os lábios menores no introito vaginal. O feixe do ultrassom é direcionado em um plano sagital ao longo da direção da vagina. A vagina é visualizada no plano vertical entre a bexiga e o reto (Fig. 44.3).[15,20,21] O colo do útero encontra-se orientado horizontalmente, em ângulo reto com a vagina. O comprimento total do canal do colo do útero é visualizado em 86% a 96% das pacientes com essa técnica;[17,18] no entanto, em alguns casos, a região do óstio externo pode estar obscurecida pela presença de gás no reto ou pela sínfise púbica. Embora esses relatos tenham sugerido que a reprodutibilidade da medição é ruim,[21-24] outros demonstraram reprodutibilidade e acurácia maiores quando os radiologistas são experientes.[15,22,25] Esse requisito de experiência aprimorada limita a utilidade desse exame. O exame tem uma curva de aprendizado maior para realizar de forma mais confiável e reprodutível do que a UTV. Cicero et al.[25] mostraram que 50% dos estudos transperineais foram inadequados devido ao sombreamento na fase de aprendizagem das primeiras 200 pacientes. Posteriormente, na segunda fase, foram obtidas imagens confiáveis em 78% dos casos. Como a varredura transperineal do colo do útero é mais dependente da idade gestacional e da experiência do examinador, deve ficar reservada como exame alternativo em pacientes para as quais a UTV é considerada inaceitável por razões psicológicas, culturais ou médicas.

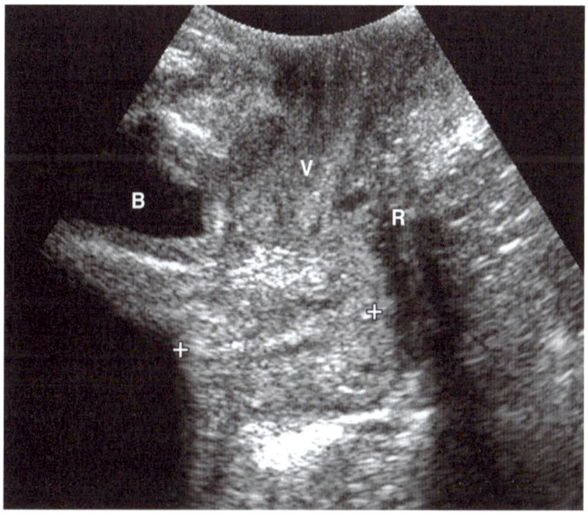

FIG. 44.3 Exame transperineal do colo do útero normal. O colo do útero (*cursores*) apresenta orientação horizontal, aproximadamente perpendicular ao feixe de ultrassom. A vagina (*V*) apresenta orientação quase vertical. *B*, bexiga urinária; *R*, reto.

Ultrassonografia Transvaginal

A UTV do colo do útero é a técnica padrão para determinar corretamente as dimensões e características do colo do útero.[26] O exame é realizado com a bexiga urinária vazia. É preferível o uso da mesa ginecológica de exame, no entanto, a paciente pode estar com o quadril elevado por almofada ou coxim grosso. Com a paciente na posição de litotomia dorsal, supina e com o quadril em abdução, coloca-se um transdutor endovaginal (com frequência de 5 MHz ou mais) na vagina, orientado no plano longitudinal. O transdutor é inserido até que se visualize o colo do útero. Em geral, a inserção é de apenas 3 a 4 cm na vagina para evitar contato com o colo do útero, com a finalidade de mostrar o colo na faixa de foco efetiva do transdutor (Fig. 44.4). Dependendo da posição do colo do útero na vagina, pode ser necessário mover o transdutor anterior, posterior e/ou lateralmente.[27] Para garantir a reprodutibilidade da medição do comprimento do colo do útero, foi desenvolvido um método padrão (ver quadro).

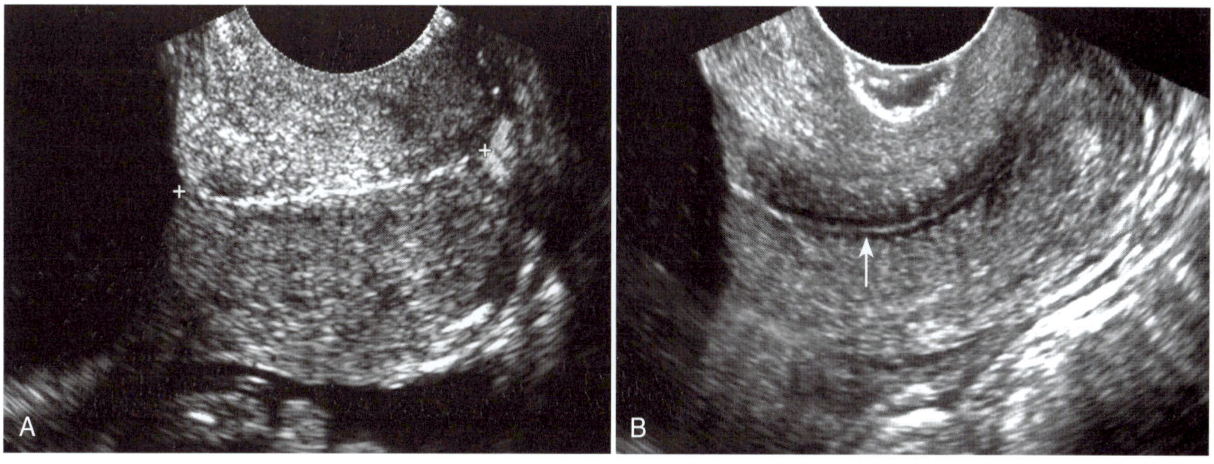

FIG. 44.4 UTV do colo do útero normal. (A) Localização sugerida do cursor para medir o comprimento do colo do útero. **(B)** Área glandular normal do colo do útero. O canal do colo do útero é visualizado como uma linha ecogênica (*seta*) cercada por uma zona hipoecoica resultante das glândulas endocervicais.

Técnica Padrão para Medição do Colo do Útero

1. Coloque o transdutor no fórnice anterior da vagina.
2. Obtenha uma vista sagital do colo do útero, com a vista de eixo longo da mucosa endocervical ecogênica ao longo do canal.
3. Recue o transdutor até que a imagem esteja borrada e reaplique apenas a pressão suficiente para restaurar a imagem (para evitar compressão excessiva do colo do útero, que pode alongar).
4. Amplie a imagem para que o colo do útero ocupe pelo menos dois terços da imagem e os óstios externo e interno do colo do útero sejam bem visualizados.
5. Meça o comprimento do colo do útero do interior ao exterior ao longo do canal endocervical.
6. Obtenha pelo menos três medidas e registre a menor medida em milímetros.

Com permissão de Berghella V, Bega G, Tolosa JE, Berghella M. Ultrasound assessment of the cervix. Clin Obstet Gynecol. 2003; 46(4):947-962.[21]

Deve ser obtida uma imagem simétrica do óstio externo, e a distância da superfície labial anterior ao canal do colo do útero deve ser igual à distância entre a superfície labial posterior e o canal do colo do útero. Se o lábio anterior parecer mais fino que o labial posterior, pode haver pressão indevida sobre o colo do útero pelo transdutor transvaginal. Um sinal adicional de pressão excessiva é o aumento da ecogenicidade do colo do útero[21] (Fig. 44.5).

Quando o colo do útero parece curvado (desvio do canal central de > 5 mm a partir de uma linha direta que conecta os óstios externo e interno), o comprimento do colo do útero pode ser rastreado ou a soma de duas linhas retas que seguem a curva pode ser usada.[21,28] Usando esses critérios-padrão, o coeficiente de variação interobservador pode ser melhorado em 3,3%.[27]

A técnica da UTV é superior à USTA. Transdutores de maior frequência e maior proximidade com as estruturas estudadas fornecem resolução melhor. Complicações potenciais da UTV incluem risco de sangramento, no caso de placenta prévia, indução da atividade uterina em mulheres com encurtamento, causado pela estimulação cervical, e corioamnionite, no caso de ruptura das membranas. No entanto, o aumento do risco de corioamnionite ou sepse neonatal com UTV em caso de ruptura prematura pré-termo das membranas (RPPTM) não foi demonstrado.[29,30] A UTV também foi considerada segura para ser usada em pacientes com placenta prévia sem aumento do risco de sangramento. No entanto, é aconselhável garantir que a sonda seja sempre cuidadosamente inserida na visualização em tempo real.[31]

Até o momento, a avaliação UTV do comprimento do colo do útero pela ultrassonografia tridimensional está limitada ao desenvolvimento de uma curva de distribuição normal durante a gestação. O comprimento médio do colo do útero parece ser maior do que as medições pelo método bidimensional tradicional. No entanto, parece haver alta variabilidade intra/interobservador.[32] Atualmente, não há estudos da relação entre UTV tridimensional e predição de PPE.

Limitações Técnicas e Armadilhas

Como mencionado anteriormente, uma limitação da UTV, especialmente na gestação avançada, é que o colo do útero pode ser obscurecido pela apresentação fetal, particularmente a cefálica. Além disso, o colo do útero curto ou a bexiga vazia podem reduzir a qualidade da medida obtida, enquanto a bexiga completamente cheia pode alongar artificialmente o colo do útero.

Há uma série de limitações técnicas e armadilhas associadas à UTV do colo do útero. O maior tamanho corporal materno pode limitar a visualização. A presença de gás intestinal pode obscurecer a visualização.

A contração do miométrio no segmento uterino inferior, imediatamente superior ao colo do útero, pode resultar em pseudoalongamento do colo do útero (Fig. 44.6). As dicas clássicas para reconhecer essa aparência são o comprimento artificialmente alongado do colo do útero (> 5 cm), o diâmetro mais espessado do "colo do útero" na extensão proximal, que na verdade incorpora o miométrio inferior para que ele pareça mais espesso que o óstio externo. A espessura dos óstios interno e externo do colo do útero deve ser semelhante. Contrações do segmento uterino inferior são transitórias e raramente persistem por mais de 15 minutos.

Uma segunda armadilha associada à contração do segmento uterino inferior foi denominada "pseudodilatação" do colo do útero. É causada pela contração uterina do segmento inferior com aproximação parcial (Fig. 44.7) ou completa do miométrio anterior e

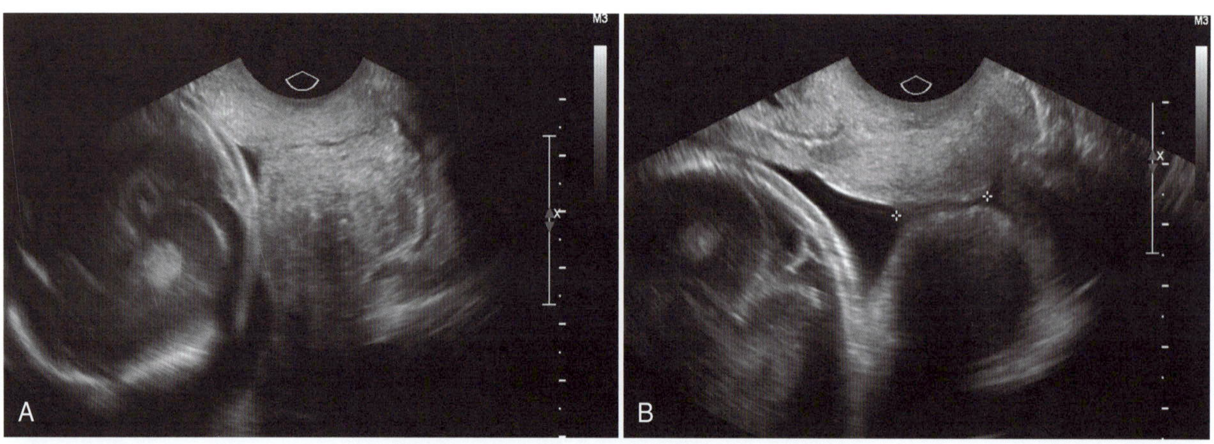

FIG. 44.5 Exemplo de técnica ruim durante UTV do colo do útero. (A) Pressão excessiva no colo do útero faz com que o lábio anterior pareça mais fino do que o lábio posterior, causando falso alongamento e aumento da ecogenicidade do colo do útero. **(B)** A retirada da pressão torna os lábios anteriores e posteriores iguais. Cursores medem o comprimento apropriado do colo do útero.

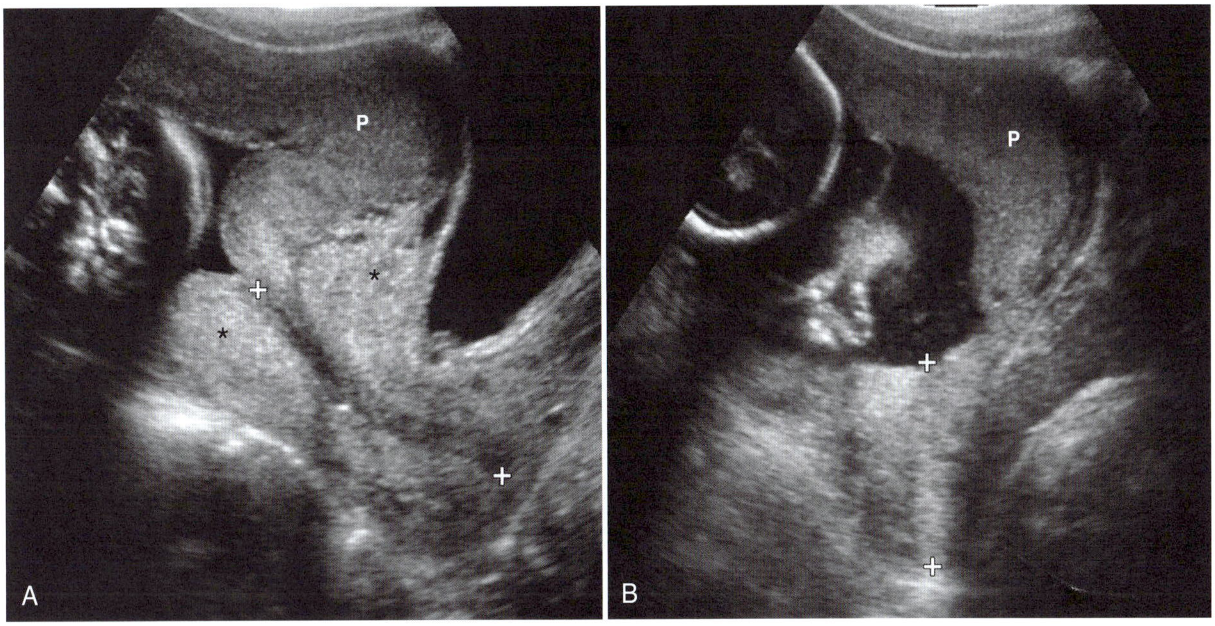

FIG. 44.6 Contrações uterinas. (A) A imagem longitudinal de USTA mostra a contração (*) provocando falso alongamento do canal do colo do útero (*cursores*), que mede 7,4 cm. **(B)** Após o relaxamento da contração, o colo do útero (*cursores*) mede 4,2 cm. *P*, placenta.

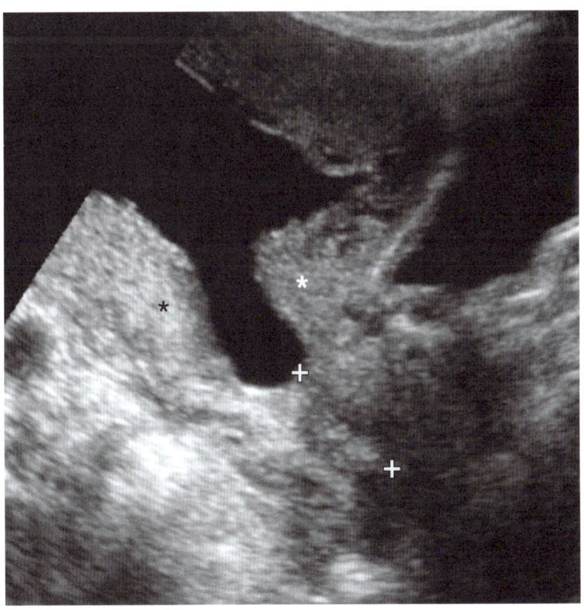

FIG. 44.7 Pseudodilatação causada por contrações uterinas. A US longitudinal transabdominal mostra contração do segmento uterino inferior (*), resultando em pseudodilatação do canal do colo do útero. O colo do útero fechado (*cursores*) mede 3,5 cm.

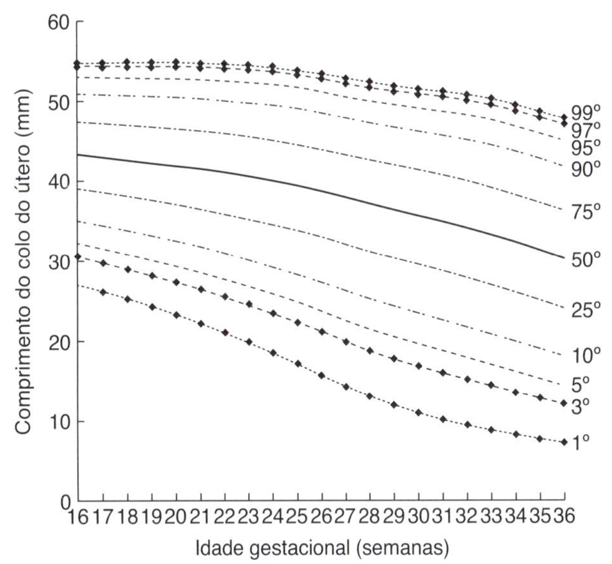

FIG. 44.8 Variação de referência para o comprimento do colo do útero durante a gestação. Desde o primeiro até o 99 percentil são apresentados. (Com permissão de Salomon LJ, Diaz-Garcia C, Bernard JP, Ville Y. Reference range for cervical length throughout pregnancy: non-parametric LMS-based model applied to a large sample. Ultrasound Obstet Gynecol. 2009; 33[4]:459-464.[33])

posterior, levando à aparência falsa resultante de um "afunilamento" acima do colo fechado. Os sinais clássicos para reconhecer essa aparência são o comprimento artificialmente alongado do colo do útero (> 5 cm), o colo uterino normal localizado caudalmente à pseudodilatação e a natureza transitória dessa aparência.

Colo do Útero Normal

Ultrassonograficamente, o colo uterino aparece como estrutura de tecido mole distinta, com ecos na faixa média. O **canal endocervical** frequentemente aparece como uma linha ecogênica circundada por uma zona hipoecoica atribuída às glândulas endocervicais (Fig. 44.4B). Ocasionalmente, o canal endocervical pode aparecer hipoecoico e minimamente dilatado em todo o seu trajeto. **Cistos de Naboth** benignos podem ser encontrados nos tecidos moles do colo do útero.

Diversos estudos avaliaram o **comprimento do útero** na gravidez normal. O colo do útero tipicamente apresenta aumento de comprimento no primeiro trimestre devido à elaboração do seu conteúdo glandular.[27] Salomon et al.[33] publicaram uma curva de referência do comprimento do colo do útero durante a gestação, usando UTV com base em amostras amplas (Fig. 44.8). Com base nesse estudo, por volta da 20ª semana de gestação, os percentis 10°, 50° e 90° do

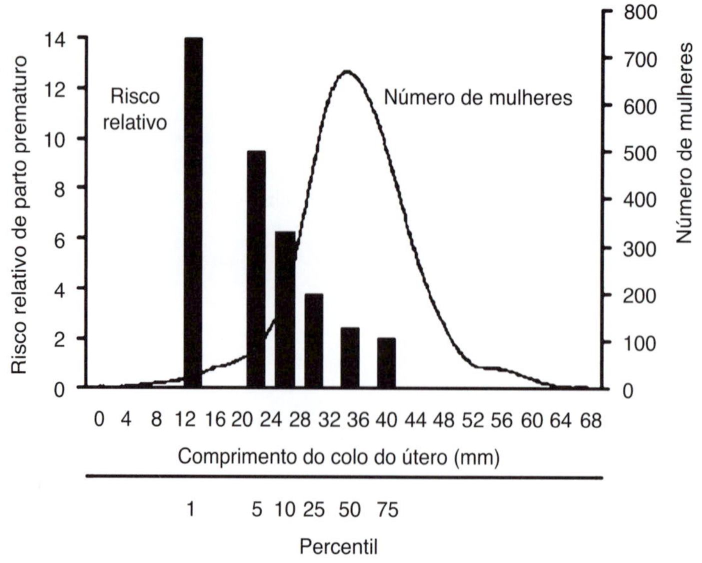

FIG. 44.9 Comprimento do colo do útero e percentis de risco de parto prematuro. Classes de percentis de comprimento do colo do útero na ultrassonografia transvaginal na 24ª semana de gestação e risco relativo de parto prematuro antes de 35 semanas. (Com permissão de Iams JD, Goldenberg RL, Meis PJ, et al. The length of the cervix and the risk of spontaneous premature delivery. National Institute of Child Health and Human Development Maternal Fetal Medicine Unit Network. N Engl J Med. 1996;334[9]:567-572.[34])

comprimento cervical são 32,3, 41,9 e 50,5 mm, respectivamente.[33] Uma redução linear progressiva no comprimento do colo do útero ocorre durante a 10ª a 40ª semanas de gestação.

Colo do Útero "Curto"

Com a meta de compreender a relação entre o comprimento do colo do útero e o PPE (parto antes da 35ª semana de gestação), em 1996, Iams et al.[34] conduziram um estudo prospectivo multicêntrico no qual uma população não selecionada de mulheres com gestação unifetal fez UTV na 24ª e na 28ª semanas de gestação. O comprimento do colo do útero em ambos os exames foi comparável e apresentou distribuição normal, com média ± DP de 35,2 ± 8,3 mm, na 24ª semana, e 33,7 ± 8,5 mm, na 28ª semana. Foi determinada a correlação entre o comprimento do colo do útero e a taxa de PPE (Fig. 44.9); se o colo do útero for menor que 26 mm (10° percentil) ou menor que 13 mm (1° percentil), o risco de PPE está aumentado em 6,49 e 13,99 vezes, respectivamente, quando comparado à incidência de PPE se o colo do útero apresentasse comprimento no 75° percentil (40 mm) ou maior.[34] A partir desse estudo, foi aceita uma definição de **"colo do útero curto" como sendo menor que 25 mm** (ou < 10° percentil das 24ª-28ª semanas) (Fig. 44.10).

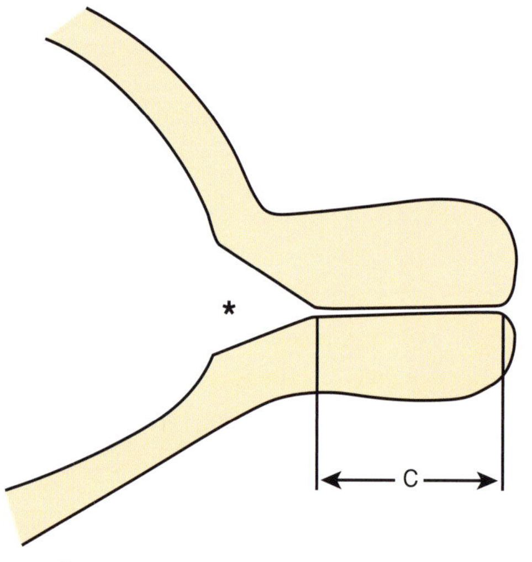

FIG. 44.10 Desenho esquemático do colo do útero anormal. É necessário descrever o comprimento do canal do útero fechado (*C*) e a existência ou não de afunilamento (*).

Desde então, mais de 50 estudos sobre a avaliação do colo do útero por UTV e o risco de PPE foram publicados. Em 2003, Honest et al.[35] conduziram uma metanálise de 46 estudos (incluindo mais de 31.000 pacientes assintomáticas com gestação unifetal) e concluíram que a utilidade da avaliação por UTV do comprimento do colo do útero para prever PPE varia de acordo com a idade gestacional e a definição de PPE (nascimento antes de idade gestacional < 32 semanas, < 34 semanas ou < 37 semanas). Resumindo, quanto mais inicial a gestação, mais curto é o colo do útero e maior o risco de PPE, com o melhor valor preditivo quando o comprimento do colo do útero é menor que 25 mm, e o PPE é definido como parto antes da 34ª semana de gestação (Tabela 44.1).

No entanto, é necessário reconhecer que estudos prévios avaliaram o comprimento do colo do útero na 28ª semana ou antes. Diversos relatos demonstraram a ausência de valor preditivo das medições do colo do útero por UTV após a 30ª semana de gestação para qualquer definição de PPE, provavelmente porque, não obstante o momento do parto, o colo do útero sofre um processo gradual de encurtamento a partir desse momento.

O aspecto controverso da avaliação do comprimento do colo do útero pela UTV e a predição de PPE se refere ao fato de que nem todas as pacientes com colo do útero "curto" em qualquer idade gestacional terão parto prematuro. A UTV é uma ferramenta razoável para identificar pacientes que entrarão em trabalho de parto a termo ou próximo a ele, apresentando bom valor preditivo negativo. Entretanto, mais de 50% das pacientes com comprimento do colo do útero menor que 25 mm na 20ª semana de gestação entrarão em trabalho de parto após a 34ª semana.[34,35] Diversos estudos tentaram aperfeiçoar o valor preditivo da UTV, combinando-a a outros fatores, incluindo a história obstétrica e a concentração de fibronectina fetal nas secreções cervicovaginais, para criar uma fórmula de avaliação de risco.

TABELA 44.1 Previsão de Parto Pré-termo Espontâneo com Base na Idade Gestacional (IG) por Medida do Comprimento do Colo do Útero (< 25 mm)[a]

IG no Parto	< 20 semanas	20 a 24 semanas	24 a 28 semanas
< 32 semanas	4,1 (1,6 a 10,1)	4,19 (2,6 a 6,7)	Nenhum dado
< 34 semanas	6,2 (3,2 a 12,0)	4,40 (3,5 a 5,4)	4,0 (3,1 a 5,2)
< 37 semanas	8,7 (3,8 a 19,9)	25,6 (8,5 a 76,7)	3,1 (1,1 a 8,9)

[a]Dados apresentados com *odds ratio* ± intervalo de confiança de 95%. Modificado de Honest H, Bachmann LM, Coomarasamy A, et al. Accuracy of cervical transvaginal sonography in predicting preterm birth: a systematic review. Ultrasound Obstet Gynecol. 2003;22(3):305-322.[35]

PREDIÇÃO DE PARTO PREMATURO ESPONTÂNEO

Fatores Obstétricos

Celik et al.[36] apresentaram um modelo para avaliar a capacidade de combinações de características demográficas maternas (idade, raça, peso, altura, história de tabagismo, história de cirurgia no colo do útero e história obstétrica) e comprimento do colo do útero entre 20 e 24 semanas de gestação para prever PPE em aproximadamente 59 mil mulheres com gestação unifetal. O melhor fator preditivo de PPE foi fornecido pelo comprimento do colo do útero, que foi melhorado adicionando-se a história obstétrica, mas não as características maternas. As taxas de detecção estimadas para PPE extremo (< 28 semanas), precoce (28 a 30 semanas), moderado (31 a 33 semanas) e leve (34 a 36 semanas), combinando-se a história obstétrica com o comprimento do colo do útero, foram de 80,6%, 58,5%, 53,0% e 28,6%, respectivamente, com taxa de falso-positivo de 10%. Esses dados sugerem que o modelo combinado de triagem apresenta melhor valor preditivo do que qualquer um dos dois fatores isolados; achados semelhantes foram relatados em estudos de menor escala.[37]

A **fibronectina fetal** (FNF) é uma glicoproteína que liga o âmnio-cório à decídua, sendo liberado no líquido cervicovaginal em resposta à inflamação ou separação do âmnio-cório da decídua. Estudos recentes sugerem que o uso combinado de comprimento do colo do útero e FNF melhora o desempenho diagnóstico de cada teste.[38,39] No entanto, demonstrou-se que FNF positiva ou negativa é relevante apenas quando o comprimento ultrassonográfico do colo do útero é inferior a 30 mm.[40] O risco de PPE permanece baixo em mulheres com comprimento do colo do útero de 30 mm ou mais e naquelas cujo comprimento está entre 15 e 30 mm e são FNF-negativas.[38,39,41]

Afunilamento do Colo do Útero

Há muita controvérsia sobre a utilidade de se medir o **"funil" do colo do útero**, definido como a dilatação do óstio interno e a herniação das membranas fetais no canal do colo do útero maior que 5 mm[42] (Figs. 44.11 e 44.12, Vídeo 44.1). To et al.[43] relataram que o **afunilamento** do óstio interno foi encontrado em 4% de todas as gestações; quanto mais curto o colo uterino, maior a taxa de afunilamento, com prevalência de 98% se o comprimento for menor que 15 mm e apenas de 1% se for maior que 30 mm. A incidência de PPE estava aumentada em gestações com afunilamento do colo do útero. Entretanto, o afunilamento cervical não forneceu significativa contribuição à predição de PPE quando combinado ao comprimento do colo do útero.[44,45] Como achado isolado, as medições do comprimento do colo do útero apresentaram valor preditivo mais satisfatório do que o afunilamento. Além disso, o formato ou o tamanho do funil não foi correlacionado com PPE. Portanto, é melhor relatá-lo como variável categórica (presente ou ausente), sendo mais bem interpretado no contexto do comprimento total do colo do útero e história obstétrica.

Índice de Alteração do Colo do Útero

Em sua metanálise, Honest et al.[35] correlacionaram uma única medida do comprimento do colo do útero realizada uma única vez na gestação com o risco de PPE. No entanto, os eventos que levam à prematuridade ocorrem ao longo de um *continuum* e provavelmente se desenvolvem por período de tempo ainda indefinido e variável. Portanto, o **encurtamento progressivo do colo do útero** pode ser mais importante do que uma única medida anormal. O colo "curto e encurtando" pode ser uma ferramenta muito mais eficaz na previsão do PPE do que um "curto, mas estável". Em uma população de pacientes não selecionadas, Naim et al.[46] demonstraram que, se o comprimento do colo do útero diminuísse nos exames seriados, a *odds ratio* para o desenvolvimento de PPE aumentava 6,8 vezes a cada unidade de mudança (unidade de mudança = redução de 10 mm por mês). Owen et al.[28] descreveram que, em mulheres com risco aumentado de PPT, medidas seriadas até a 24ª semana de gestação aumentavam significativamente a predição de PPE se comparada a uma única medida do comprimento do colo do útero na 16ª ou 18ª semana. De forma semelhante, em mulheres com maior risco de PPE (com base na história obstétrica), se o comprimento do colo do útero se mantivesse estável da 12ª à 20ª semana e maior que 25 mm, elas teriam parto a termo.[47] Para as pacientes cujo comprimento do colo do útero diminuiu (até chegar a < 15 mm) e a redução do comprimento ocorreu antes da 20ª semana, a cerclagem cervical foi oferecida a cada paciente e foi aceita; todas deram à luz após a 30ª semana de gestação. Groom et al.[48] e Szychowski et al.[49] descreveram resultados semelhantes. Esses estudos sugerem três pontos importantes:

1. Avaliação seriada do colo do útero é importante para prever PPE.
2. O encurtamento progressivo do colo do útero em pacientes com risco aumentado inicia-se antes da avaliação rotineira no exame fetal do segundo trimestre, o que indica a necessidade de se iniciar a avaliação seriada do comprimento do colo do útero precocemente no segundo trimestre.
3. O encurtamento progressivo do colo do útero no segundo trimestre pode identificar pacientes com insuficiência mecânica do colo do útero verdadeira que podem se beneficiar da cerclagem para evitar o PPE.

Alteração Dinâmica do Colo do Útero

O **colo do útero dinâmico** é definido como aquele que apresenta encurtamento ou afunilamento espontâneo observado em tempo real na UTV[50] (Fig. 44.13). Entretanto, o valor do colo do útero dinâmico na previsão de PPE ainda não foi definido. Owen et al.[28] demonstraram que o encurtamento dinâmico do comprimento do colo do útero em mulheres assintomáticas de alto risco, durante exames seriados, melhorou significativamente a predição de

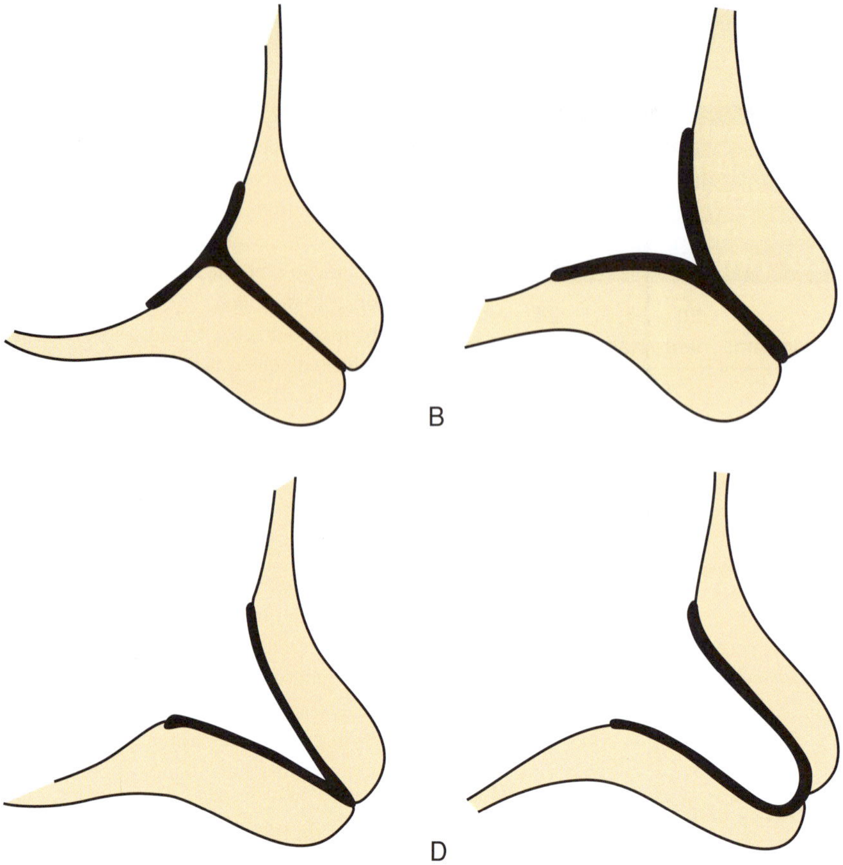

FIG. 44.11 Desenho esquemático do colo do útero normal e formas de afunilamento do colo do útero. (A) O óstio interno fechado normal e o canal do colo do útero em formato de T. **(B)-(D)** Diferentes estágios de afunilamento que se assemelham às letras Y, V e U.

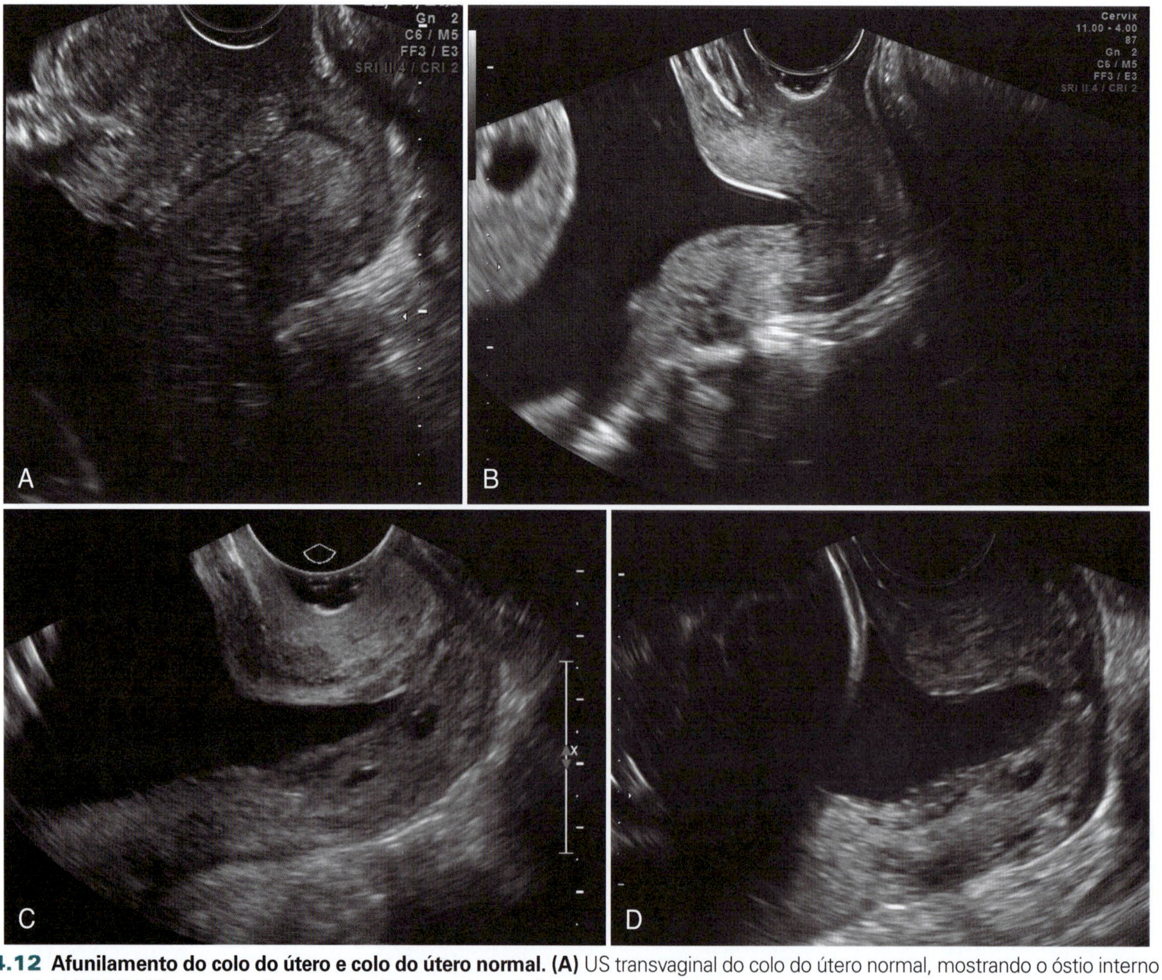

FIG. 44.12 Afunilamento do colo do útero e colo do útero normal. (A) US transvaginal do colo do útero normal, mostrando o óstio interno fechado em formato de T. **(B)-(D)** US transvaginal mostrando diferentes tipos de herniação das membranas, que se assemelham respectivamente às letras Y, V e U. Em **D**, com a configuração em U, neste caso, o "U" é tão profundo que não existe comprimento residual mensurável do colo do útero fechado.

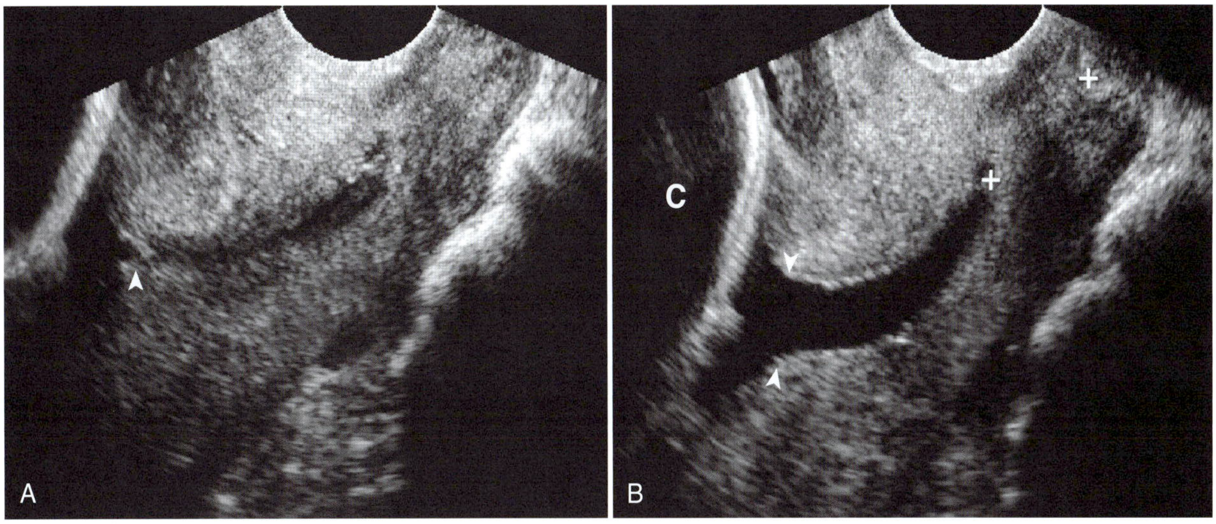

FIG. 44.13 Dilatação dinâmica do colo do útero, ultrassonografia transvaginal. (A) Inicialmente, o óstio interno aparece fechado (*ponta de seta*). **(B)** A imagem obtida 30 segundos após mostra afunilamento do óstio interno (*pontas de seta*). O colo do útero fechado residual (*cursores*) mede 12 mm. *C*, cabeça fetal.

PPT. As pacientes com contração uterina também apresentaram maior incidência de alteração dinâmica do colo do útero do que as pacientes assintomáticas.[51] Em ambos os quadros clínicos, o comprimento mínimo do colo do útero fechado, e não a "mudança dinâmica", foi o melhor preditor de PPE. Várias técnicas de estresse não invasivas foram sugeridas para provocar alterações do colo do útero e melhorar a capacidade de a UTV prever a incompetência do colo do útero. Esses estressores incluem **pressão transfúndica** (pressão aplicada no fundo do útero por 15 segundos que provoca > 5 mm de encurtamento do comprimento do colo do útero), em pé e tosse. Vários pequenos estudos descobriram que a pressão transfúndica era a ferramenta mais efetiva na avaliação do colo do útero e a ferramenta mais sensível para prever o encurtamento progressivo do colo do útero.[52,53]

Outras Características Ultrassonográficas

Diversas características ultrassonográficas, além do comprimento do colo do útero, foram estudadas para prever o PPE, incluindo dilatação do canal, ausência da área glandular ao longo do canal e debris no líquido amniótico. Cada uma delas estava associada ao aumento no risco de parto prematuro, independentemente do comprimento do colo do útero. A **dilatação do canal do colo do útero** de 2 a 4 mm estava associada ao risco 5,5 vezes maior de PPE.[54] A **área glandular no colo do útero** é uma zona hipoecoica vista ao longo do canal do colo do útero (Fig. 44.4B). Em 388 mulheres não selecionadas, a ausência da área glandular ao longo do canal do colo do útero entre 21 a 24 semanas de gestação foi um preditor de PPE antes de 35 semanas (*odds ratio* de 129), sugerindo forte associação.[55]

Colo do Útero: Achados Anormais na UTV[a]

Comprimento do colo do útero mais curto e fechado <25 mm
Presença de afunilamento
Presença de resposta positiva à pressão fúndica
Presença de debris no líquido amniótico
Encurtamento de 8 a 10 mm desde a UTV anterior

[a]Idade gestacional menor que 30 semanas.

É possível observar **debris** na US como material ecogênico em suspensão próximo ao do canal cervical (Fig. 44.14, Vídeos 44.2 e 44.3). Amostras de "*sludge*" de pacientes com parto prematuro iminente foram aspiradas com auxílio da ultrassonografia, e o exame microbiológico mostrou agregados de células inflamatórias e bactérias. A presença de lama é um fator de risco independente de **PPE**,[56] RPPTM, aumento na concentração de microrganismos no líquido amniótico e corioamnionite histológica em pacientes assintomáticas com alto risco de parto prematuro espontâneo. Além disso, a combinação de *debris* e colo uterino curto representa maior risco de PPE do que apenas o colo uterino curto.[57]

AVALIAÇÃO DO COLO DO ÚTERO EM QUADROS CLÍNICOS ESPECÍFICOS

Pacientes Assintomáticas

Triagem da População Obstétrica em Geral

A prevenção do PPT é uma importante prioridade nos cuidados de saúde. Apenas cerca de 10% dos PPT espontâneos ocorrem em mulheres com histórico prévio.[58] Isso faz com que aproximadamente 90% dos PPT ocorram em mulheres sem histórico prévio de PPT, ou seja, na população de "baixo risco".

Verificou-se que mais de 95% das mulheres com ausência de PPT anterior e com uma gestação unifetal apresentam fatores de risco adicionais que as colocaria entre as pacientes com maior risco de PPT, independentemente do comprimento do colo do útero.[59] Portanto, talvez o termo "baixo risco" precise ser redefinido. Dois grandes estudos clínicos randomizados demonstraram que, em mulheres sem história prévia de PPT, uma abordagem combinada na qual a triagem por UTV na metade do trimestre para estimar o comprimento do colo do útero é usada para identificar pacientes com risco de parto prematuro (comprimento cervical < 20 mm), seguida pela administração de gel de progesterona vaginal desde a metade do trimestre gestacional até o parto, reduziu a taxa de PPT anterior a 33 semanas de gestação em até 45%.[60,61]

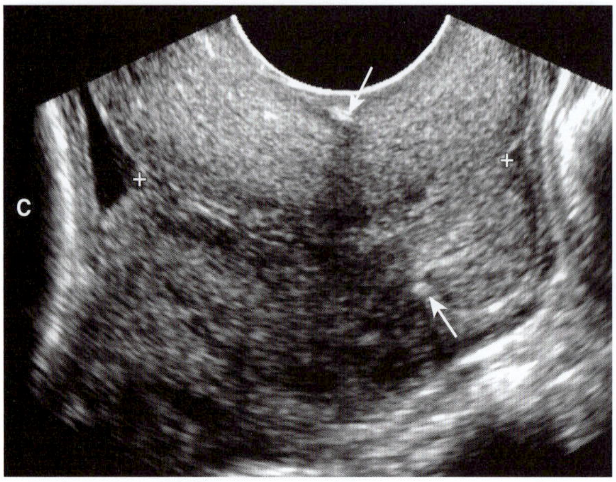

FIG. 44.14 Cerclagem do colo do útero. Ultrassonografia transvaginal mostra o colo do útero fechado que mede 28 mm (*cursores*). As suturas da cerclagem (*setas*) se mostram hiperecoicas. *C*, cabeça fetal.

Além disso, esse protocolo resultou em taxas reduzidas de síndrome de dificuldade respiratória (a complicação mais comum de neonatos prematuros), redução significativa na proporção de bebês com qualquer evento de mortalidade ou morbidade, diminuição das taxas de baixo peso ao nascer (< 1.500 g) e melhora nos desfechos neonatais.[60] Uma metanálise de dados de pacientes de cinco grandes estudos randomizados controlados, incluindo os dois estudos mencionados anteriormente, indica que a progesterona vaginal é efetiva em mulheres com ou sem história de PPT e colo curto e, portanto, recomenda que seja realizada medição ultrassonográfica transvaginal universal entre a 19ª e a 24ª semana de gestação. A custo-efetividade desta abordagem foi demonstrada em dois estudos separados, e um deles demonstrou que cerca de 19 milhões de dólares podem ser poupados a cada 100 mil mulheres examinadas.[63,64]

Assim, há evidências de nível I para a prevenção de PPT e benefícios neonatais com base no tratamento com progesterona vaginal de gestações unifetais de baixo risco identificadas por triagem com UTV com comprimento do colo do útero curto. A UTV para comprimento do colo do útero em mulheres com gestações unifetais cumpre muitos critérios para um teste de triagem eficaz. No entanto, a questão da triagem universal de gestações unifetais sem história pregressa de PPT para prevenção de PPT ainda é um tema de debate por causa de dados insuficientes.[65]

Durante a UTV para análise da anatomia fetal ou outras indicações, se o comprimento do colo do útero fechado for menor que 25 mm em qualquer momento anterior a 28ª semana de gestação ou na suspeita de achados sugestivos, como canal do colo do útero dilatado, segmento inferior preenchido por líquido com colo do útero visível ou cordão ou parte do feto no canal, então a avaliação por UTV está indicada.

Como será discutido mais adiante nas seções subsequentes, estudos controlados randomizados de confecção de cerclagem em mulheres de baixo risco identificadas com "colo do útero curto" não demonstraram benefícios da cerclagem no prolongamento da gravidez.[66] A antibioticoterapia e o repouso na cama não se mostraram efetivos na redução da taxa de PPE em mulheres com "colo do útero curto".[2]

Achados na USTV que Indicam Acompanhamento por US

- Colo do útero fechado com comprimento menor do que 25 mm (em qualquer momento < 28 semanas)
- Dilatação do canal do colo do útero
- Segmento inferior cheio de líquido, dilatado, sem colo do útero visível
- Suspeita de cordão umbilical ou partes fetais prolapsadas no canal do colo do útero

Triagem da População Obstétrica de Alto Risco

História Pregressa de Parto Prematuro. História pregressa de PPE aumenta o risco de novo episódio em 2 vezes. Avaliação do comprimento vaginal pela UTV foi sugerida como ferramenta para determinar o risco específico de PPE para determinadas pacientes e para identificar aquelas com maior risco. Iams et al.[34] relataram que o comprimento do colo do útero foi mais preditivo de parto prematuro quando associado a outros fatores de risco. No caso de comprimento do colo do útero menor que 25 mm nas 22ª a 24ª semanas de gestação em mulher com história de parto prematuro, o risco relativo é aproximadamente 10 vezes maior do que o de uma mulher na população geral. Berghella et al.[45] descreveram que o risco de PPE recorrente varia com a idade gestacional na época da medida e com o comprimento do colo do útero, mas não é afetado pelo número de partos prematuros anteriores ou pela idade gestacional na época do parto prematuro. O risco de PPE foi diminuído em 5,5% por semana de gestação ganha e em 6% por milímetro de aumento no comprimento do colo do útero. Mais recentemente, Crane e Hutchens[67] realizaram uma revisão sistemática de 14 estudos envolvendo 2.258 mulheres assintomáticas de alto risco. Nas mulheres com história de PPE, para comprimento cervical < 25 mm, as razões de verossimilhança de PPE foram de 4,3 e 2,8, quando a avaliação foi realizada com < 20 semanas e nas 20ª a 24ª semanas de gestação, respectivamente. Desde então, Seaward et al.[68] observaram utilidade limitada para o comprimento do colo do útero após a 24ª semana de gestação em 75 pacientes de alto risco; comprimento do colo do útero menor que 25 mm ou menor que 15 mm da 24ª à 30ª semana não previu PPE (definido como o parto < 32ª ou < 35ª semana de gestação) ou desfecho perinatal adverso. Como discutido anteriormente, a velocidade de alteração do colo do útero pode ter maior valor preditivo para identificar aquelas pacientes com maior risco (e, consequentemente, aquelas com menor risco).

Gestações Múltiplas. Mulheres com gestações gemelar ou multifetal de ordem superior correm risco aumentado de PPE: em 50% das gestações gemelares, o parto ocorre antes da 35ª semana, enquanto a idade média gestacional para trigêmeos é de 32 semanas. Diversos estudos tentaram definir o risco individual empregando a avaliação do colo do útero por UTV. No caso de gestação gemelar, quando medido da 20ª a 22ª semana, o comprimento menor que 25 mm e o achado de afunilamento foram preditores de PPE, mas, na 27ª semana, apenas o comprimento menor que 25 mm foi preditor de PPE.[69-72] A razão de verossimilhança de PPE quando o comprimento do colo do útero era menor que 25 mm foi 5,4 vezes maior, mas se o comprimento do colo do útero fosse maior que 30 mm, a taxa de PPE era de apenas 4%. Para trigêmeos, empregando o mesmo comprimento de corte de menos que 25 mm, foi relatado valor preditivo positivo de 83% para PPE quando o colo do útero foi medido da 14ª a 20ª semana de gestação.[69-72]

Fatores de Risco para Parto Prematuro

Comprimento do colo do útero curto
Parto prematuro prévio
Anomalias uterocervicais (como anormalidades do ducto mülleriano)
Cirurgia prévia no colo do útero, como *LEEP*
Gestações múltiplas
Polidrâmnio

LEEP, procedimento de excisão eletrocirúrgica com alça.

Anomalias Uterocervicais e Cirurgia do Colo do Útero. Cirurgia do colo do útero prévia (conização ou terapia excisional com *laser*) e anomalia congênita do útero ou uterina conhecida (útero didelfo, útero bicorno ou exposição ao dietilestilbestrol [DES] *in utero*) aumentam significativamente o risco de PPE. Diversos autores tentaram determinar se um ponto de corte do comprimento do colo do útero menor que 25 mm fornece a melhor previsão de PPE nas mulheres com anomalias uterinas conhecidas. Como esperado, mulheres com útero unicornos apresentaram o menor comprimento médio do colo do útero e as maiores taxas de PPE em comparação ao útero bicorno ou útero septado. Entretanto, a idade gestacional média na época do parto foi de 30 semanas. Utilizando comprimento cervical de 30 mm quando a medição era realizada após a 20ª semana de gestação, as taxas de PPE aumentaram 13 vezes; se o colo uterino media menos que 25 mm da 14ª a 23ª semana, a incidência de PPE era de 50%.[73] Após a amputação cervical por meio da biópsia em cone ou cirurgia a *laser* (procedimento de excisão eletrocirúrgica de alça [LEEP]), o comprimento médio do colo do útero é menor.[74] LEEP ou biópsia em cone estão associados ao aumento de 3,45 vezes do risco de PPE, provavelmente por causa dos efeitos no comprimento e na função do colo do útero. Mais uma vez, um ponto de corte do comprimento cervical maior do que 30 mm forneceu o melhor valor preditivo para identificar pacientes que não correm risco de PPE com valor preditivo negativo de 97%.

Ruptura Prematura de Membranas. Embora a *odds ratio* na prevenção da RPPTM pela UTV aumente em relação às reduções seriadas do comprimento do colo do útero menor que 20 mm, os valores preditivos positivo e negativo para RPPTM especificamente são baixos quando comparados à previsão de PPE em geral. UTV após RPPTM pode ser realizada sem aumentar o risco de corioamnionite ou sepse neonatal.[29] Comprimento do colo do útero menor que 20 mm estava associado a um período de latência inferior a 48 horas após RPPTM.[29]

Polidrâmnio. Dado que o polidrâmnio é fator de risco para o PPE, provavelmente relacionado à distensão do útero que desencadeia a atividade uterina ou a incompetência mecânica do colo do útero, foi investigado por um pequeno estudo o relacionamento entre a gravidade do polidrâmnio, o comprimento do colo do útero e o PPE.[75] O encurtamento gradual no comprimento do colo do útero estava associado à idade gestacional avançada, mas não à gravidade do polidrâmnio. Comprimento do colo do útero menor que 15 mm estava associado à idade gestacional mais precoce na hora do parto.

Terapia Fetal. Na hipótese de que o comprimento do colo do útero é um marcador anatômico de processos patológicos subjacentes que levam ao PPE, os médicos têm procurado usar as medidas de comprimento do colo para quantificar o risco em pacientes submetidas à intervenção terapêutica fetal que, por si só, aumenta o risco de PPE. Comprimento do colo do útero menor que 30 mm na hora da redução de gravidez múltipla de trigêmeos para gêmeos (com < 14 semanas) apresenta valor preditivo positivo de 67% para o parto com menos de 33 semanas após o procedimento.[76-78] Da mesma forma, comprimento menor que 30 mm antes do tratamento a *laser* da síndrome de transfusão feto-fetal estava associado a PPE, independentemente de paridade da parturiente, morte intrauterina fetal, gravidade da doença ou volume da redução do líquido amniótico como parte do procedimento.[76-78]

Pacientes Sintomáticas

Uma paciente que apresenta sinais/sintomas consistentes com parto prematuro (contratilidade uterina, corrimento ou sangramento vaginal) é considerada de risco aumentado de PPE, embora dois terços das mulheres hospitalizadas com o diagnóstico de ameaça de parto prematuro deem à luz a termo.[2] Honest et al.[35] resumiram o risco de PPE antes de 34 semanas de gestação: se o colo do útero for menor que 30 mm, o risco está aumentado 2,0 vezes, se for medido antes da 20ª semana, e aumentado 2,3 vezes, se for medido após a 20ª semana. Afunilamento do colo do útero, independentemente da idade gestacional, aumenta o risco em 4,7 vezes. Alternativamente, comprimento do colo do útero maior que 30 mm na UTV torna o diagnóstico de parto prematuro muito improvável, com valor preditivo negativo de 98% a 99%. Diversos estudos mostraram a importância da avaliação ultrassonográfica do comprimento do colo do útero na distinção entre trabalho de parto verdadeiro e falso em pacientes com sintomas de parto prematuro.[79]

Como indicado anteriormente, a avaliação da FNF nas secreções cervicovaginais melhora a predição de parto proporcionada pela avaliação do comprimento do colo do útero em pacientes com comprimento do colo inferior a 30 mm.[38,40,41]

Incompetência do Colo do Útero e Cerclagem

Incompetência do colo do útero é definida como a incapacidade de suportar uma gravidez a termo por causa de defeito funcional ou mecânico do colo do útero.[80] Caracteriza-se clinicamente pela dilatação aguda e indolor do colo do útero, geralmente no segundo trimestre, culminando em prolapso e/ou RPPTM com parto prematuro resultante. Isso ocorre em 0,5% a 1,0% de todas as gestações, com risco de recorrência de 30%.[2,9] A **incapacidade funcional** é representada pelo amadurecimento prematuro do colo do útero (encurtamento e dilatação que normalmente ocorrem ao final da gestação) e está mais frequentemente relacionada com infecção ou inflamação urogenital ou intrauterina e, portanto, apresenta risco de recorrência baixo. A **incompetência mecânica** do colo do útero é definida como defeito na sua integridade estrutural que pode resultar de lesão uterina traumática, incluindo laceração, amputação, conização, dilatação excessiva antes de curetagem diagnóstica ou aborto terapêutico.[2] Ela também pode estar associada ao uso de DES *in utero* ou malformações uterinas. O encurtamento seriado do colo do útero no segundo trimestre e a resposta positiva à pressão aplicada no fundo do útero podem ser utilizados para desmascarar incompetência mecânica do colo do útero específica durante a gravidez.[48,49,53]

Certas abordagens não cirúrgicas, incluindo restrição de atividade física, repouso no leito e repouso pélvico, não se mostraram efetivas no tratamento da insuficiência do colo do útero.[81,82] Essas pacientes podem se beneficiar da colocação de **cerclagem**

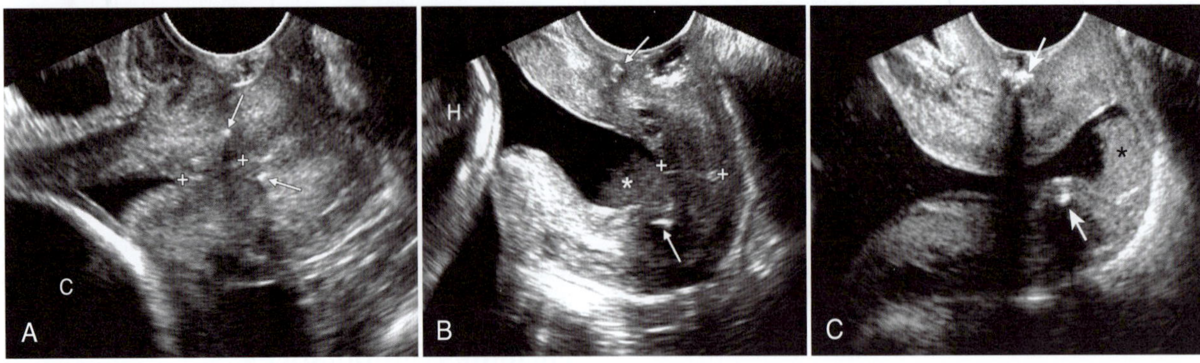

FIG. 44.15 Afunilamento após cerclagem do colo do útero. (A) US transvaginal demonstra leve protrusão das membranas. O colo do útero permanece fechado com comprimento de 10 mm (*cursores*) acima das suturas (*setas*). **(B)** A US transvaginal revela protrusão das membranas no nível das suturas (*setas*). O comprimento residual fechado do colo do útero abaixo das suturas de cerclagem é de 10 mm (*cursores*). **(C)** A US transvaginal mostra a protrusão das membranas além das suturas (*setas*). *C*, cabeça fetal; * indica *debris* no líquido amniótico.

cervical, uma sutura que reforça a integridade estrutural do canal do colo do útero.

Indicações para cerclagem incluem:[83]

- Cerclagem indicada por história pregressa (profilática): em pacientes com parto inexplicável no segundo trimestre na ausência de trabalho de parto ou placenta abrupta. Três estudos clínicos randomizados relataram a eficácia dessa abordagem; dois não encontraram melhora significante dos desfechos[84,85] e um encontrou menos partos prematuros antes de 33 semanas no grupo de cerclagem.[86]
- Cerclagem indicada por exame físico ("resgate"): em pacientes com dilatação do colo do útero avançada, na ausência de trabalho de parto ou descolamento da placenta. Dados limitados de um pequeno estudo randomizado e estudos retrospectivos sugeriram a possibilidade de benefícios da cerclagem nessas mulheres.[83]
- Achado na US de colo do útero curto (< 25 mm) antes da 24ª semana de gestação em paciente com gestação unifetal e história pregressa de PPT com menos de 34 semanas de gestação.

Numerosos estudos compararam resultados perinatais em pacientes com cerclagem tratadas com cerclagem indicada pela história *versus* aquelas monitoradas com exames de UTV seriada que foram tratadas com cerclagem indicada por ultrassonografia, conforme necessário. Dois resumos recentes dos resultados desses múltiplos estudos extraíram as seguintes conclusões, que se restringem à gestação unifetal:

1. A maioria das pacientes com risco de insuficiência do colo do útero pode ser monitorada de forma segura por meio de exames UTV seriada no segundo trimestre.[87,88]
2. Os procedimentos de cerclagem indicados pela história podem ser evitados em mais da metade das pacientes submetidas a monitoramento seriado do comprimento do colo do útero por UTV.[87,89]
3. A duração do acompanhamento deve começar na 16ª semana e terminar na 24ª semana de gestação.[87]
4. Embora mulheres com uma gestação unifetal atual, PPE anterior com menos de 34 semanas de gestação e comprimento de colo do útero curto (< 25 mm) antes das 24 semanas de gestação não atendam aos critérios diagnósticos de insuficiência do colo do útero, evidências disponíveis sugerem que a cerclagem pode ser efetiva nesse contexto.[90,91] A cerclagem está associada a diminuições significativas nos resultados de PPT, bem como na melhora das taxas de morbidade e mortalidade neonatal.

A ultrassonografia foi utilizada na sala cirúrgica para orientar a cerclagem no colo do útero, especialmente quando o colo do útero é curto, para garantir que o material de sutura fique posicionado no tecido do colo e não invada a mucosa do reto e da bexiga. Uma vez no lugar, a cerclagem aparecerá como um ou mais "pontos" ecodensos ao longo do canal cervical (Fig. 44.14). A avaliação pós-cerclagem inclui a localização das suturas em relação aos óstios interno e externo do colo do útero e a medida do comprimento do canal cervical fechado, tanto acima quanto abaixo do nível da linha da sutura. Uma vez realizada a cerclagem, a avaliação do comprimento do colo do útero continua a ter valor na previsão de PPE. Vários estudos relataram que se o restante total do comprimento do colo do útero fechado após a cerclagem fosse inferior a 15 mm, ou se houvesse "afunilamento para a sutura" (canal aberto ao nível da linha da sutura) (Fig. 44.15), a paciente apresentava aumento significativo do risco de parto prematuro antes da 32ª semana de gestação, independentemente da indicação para a colocação do ponto.[68,92,93] Além de 30 semanas, não houve valor preditivo da avaliação do colo do útero em mulheres com cerclagem.

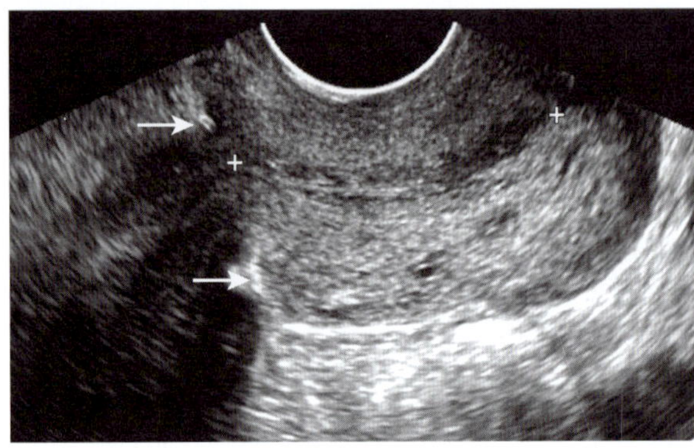

FIG. 44.16 Cerclagem do colo do útero abdominal. US longitudinal transvaginal evidencia suturas hiperecoicas (*setas*) no óstio interno de uma mulher com história de colo do útero incompetente. O colo do útero está fechado e longo, medindo 4,5 cm (*cursores*).

Quando a porção vaginal do tecido do colo do útero não existe ou está lesionada (traquelectomia, biópsia em cone, tocotraumatismo), a colocação de cerclagem no componente vaginal do colo do útero não é possível. A cerclagem pode ser feita no nível do istmo cervicouterino, seja por laparoscopia ou laparotomia. Na avaliação por UTV, os pontos ecodensos dessa cerclagem "abdominal" serão visualizados próximo à bexiga urinária e adjacente ao segmento uterino inferior (Fig. 44.16).

Quem Não Deve Realizar Cerclagem? Comprimento do colo do útero curto detectado incidentalmente no segundo trimestre na ausência de PPT anterior não é diagnóstico de insuficiência do colo do útero, e a cerclagem não está claramente indicada nesse contexto.[94] A cerclagem pode aumentar o risco de PPT em mulheres com gestação gemelar e comprimento do colo do útero detectado ultrassonograficamente inferior a 25 mm e, portanto, não é recomendada.[88,95] Além disso, não há evidências do benefício da cerclagem como único método para as seguintes indicações: LEEP anterior, biópsia em cone ou anomalia mülleriana.

Incompetência do Colo do Útero e Pessário Vaginal

O pessário é um dispositivo de silicone que tem sido usado nos últimos 50 anos para evitar PPT. Dois estudos controlados randomizados avaliaram a efetividade dessa opção de tratamento em mulheres com gestações unifetais e colo do útero curto na metade do trimestre detectado pela UTV e sem história pregressa de PPT, um deles foi favorável (estudo PECEP)[62] e o outro, realizado na China, não mostrou benefícios significativos no uso desse dispositivo.[96]

A revisão Cochrane em 2010 (antes de esses dois trabalhos serem publicados)[97] não identificou estudo clínico randomizado bem projetado para confirmar ou refutar o benefício do pessário cervical em gestações unifetais. No entanto, observou-se que há evidências de estudos não randomizados que demonstraram algum benefício do uso de pessário vaginal na prevenção de PPT. Até o momento, as evidências continuam controversas.

Progesterona Vaginal e Caproato de Hidroxiprogesterona 17-Alfa

É importante notar que a progesterona e o caproato de hidroxiprogesterona 17-alfa (17α-OHPC) apresentam diferentes estruturas químicas, efeitos farmacológicos, indicações clínicas e perfis de segurança.[98] A progesterona é um progestógeno natural, enquanto 17α-OHPC é um progestógeno sintético. A progesterona vaginal é recomendada para a prevenção de PPT em mulheres com colo curto (com ou sem história pregressa de PPT). Atualmente, a17α-OHPC é recomendada para a prevenção de PPT em mulheres com gestação unifetal e história pregressa de PPT. Atualmente, há um alerta de segurança para o uso de 17α-OHPC por causa da taxa aumentada (não significativa) de natimortos e abortos espontâneos em mulheres que fizeram uso de 17α-OHPC,[99] enquanto tais problemas não foram descritos com o uso de progesterona vaginal.

PROTOCOLOS DE MANEJO DO COLO DO ÚTERO ANORMAL

Em virtude da melhora das características do teste em mulheres com maior risco de PPT e porque intervenções como cerclagem e terapia com progesterona podem ter um potencial benefício na paciente de alto risco, a medição do comprimento do colo do útero atualmente é utilizada como teste de triagem em gestações de alto risco e, no futuro, talvez, universalmente para todas as gestações. O que falta determinar é a frequência de avaliação, a idade gestacional da primeira avaliação e a utilidade das medidas após 30 semanas de gestação. Com base nas discussões anteriores, são sugeridos protocolos de manejo específico (Fig. 44.17 e 44.18).

CONCLUSÃO

A US transvaginal é a abordagem padrão de referência para avaliação do colo do útero durante a gestação. O comprimento do colo do útero é usado na maioria das vezes para predição de parto prematuro espontâneo (PPE). O comprimento do colo do útero deve ser considerado quando há fatores de risco maternos para PPE (história obstétrica, contrações uterinas), idade gestacional, afunilamento, resposta à pressão fúndica, medição anterior, presença de área glandular cervical e *debris* no líquido amniótico. O ponto de corte do comprimento do colo do útero de 25 mm na metade do trimestre fornece os melhores valores preditivos para PPE antes de

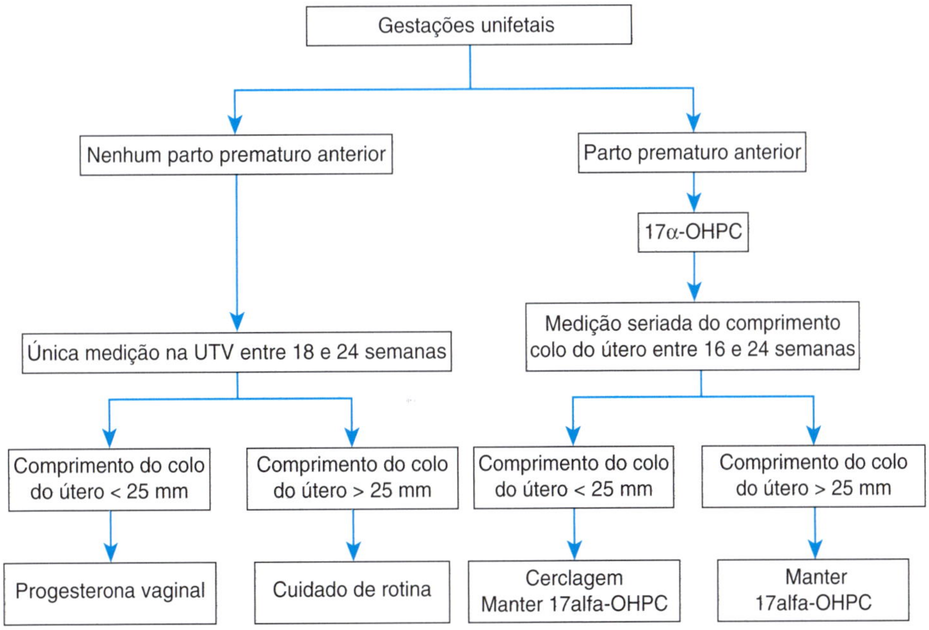

FIG. 44.17 Protocolo de manejo: população obstétrica geral. Algoritmo proposto para orientar a resposta às medidas do comprimento do colo do útero na ultrassonografia transvaginal (de 18 a 24 semanas de gestação). *17α-OHPC*, caproato de hidroxiprogesterona 17-alfa. *UTV*, ultrassonografia transvaginal.

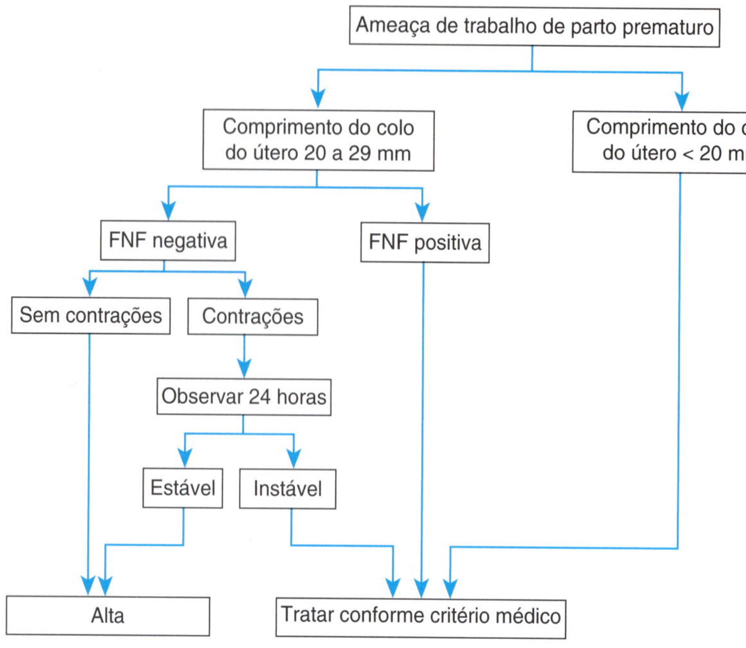

FIG. 44.18 Protocolo de manejo: população obstétrica de alto risco. Algoritmo para orientar o manejo da ameaça de trabalho de parto prematuro. *FNF*, fibronectina fetal.

34 semanas. Colo do útero "curto" (< 25 mm) não é diagnóstico de PPE iminente, mas sim uma ferramenta para quantificar o risco aumentado de tal evento.

Agradecimentos

Os autores agradecem aos Drs. Whittle, Fong e Windrim, cujo capítulo na edição anterior deste livro formou a espinha dorsal do capítulo atual.

REFERÊNCIAS

1. Blencowe H, Cousens S, Oestergaard MZ, et al. National, regional, and worldwide estimates of preterm birth rates in the year 2010 with time trends since 1990 for selected countries: a systematic analysis and implications. Lancet. 2012;379(9832):2162-2172.
2. Spong CY. Prediction and prevention of recurrent spontaneous preterm birth. Obstet Gynecol. 2007;110(2 Pt 1):405-415.
3. Blondel B, Macfarlane A, Gissler M, et al. Preterm birth and multiple pregnancy in European countries participating in the PERISTAT project. BJOG. 2006;113(5):528-535.
4. Kramer MS, Demissie K, Yang H, et al. The contribution of mild and moderate preterm birth to infant mortality. Fetal and Infant Health Study Group of the Canadian Perinatal Surveillance System. JAMA. 2000;284(7):843-849.
5. O'Shea TM, Klinepeter KL, Goldstein DJ, et al. Survival and developmental disability in infants with birth weights of 501 to 800 grams, born between 1979 and 1994. Pediatrics. 1997;100(6):982-986.
6. Saigal S, Hoult LA, Streiner DL, et al. School difficulties at adolescence in a regional cohort of children who were extremely low birth weight. Pediatrics. 2000;105(2):325-331.
7. Buck GM, Msall ME, Schisterman EF, et al. Extreme prematurity and school outcomes. Paediatr Perinat Epidemiol. 2000;14(4):324-331.
8. Botting N, Powls A, Cooke RW, Marlow N. Attention deficit hyperactivity disorders and other psychiatric outcomes in very low birthweight children at 12 years. J Child Psychol Psychiatry. 1997;38(8):931-941.
9. Golan A, Barnan R, Wexler S, et al. Incompetence of the uterine cervix. Obstet Gynecol Surv. 1989;44(2):96-107.
10. Romero R, Espinoza J, Goncalves LF, et al. The role of inflammation and infection in preterm birth. Semin Reprod Med. 2007;25(1):21-39.
11. Sonek JD, Iams JD, Blumenfeld M, et al. Measurement of cervical length in pregnancy: comparison between vaginal ultrasonography and digital examination. Obstet Gynecol. 1990;76(2):172-175.
12. Mason GC, Maresh MJ. Alterations in bladder volume and the ultrasound appearance of the cervix. Br J Obstet Gynaecol. 1990;97(5):457-458.
13. Andersen HF. Transvaginal and transabdominal ultrasonography of the uterine cervix during pregnancy. J Clin Ultrasound. 1991;19(2):77-83.
14. Friedman AM, Schwartz N, Ludmir J, et al. Can transabdominal ultrasound identify women at high risk for short cervical length? Acta Obstet Gynecol Scand. 2013;92(6):637-641.
15. Meijer-Hoogeveen M, Stoutenbeek P, Visser GH. Transperineal versus transvaginal sonographic cervical length measurement in second- and third-trimester pregnancies. Ultrasound Obstet Gynecol. 2008;32(5):657-662.
16. Hernandez-Andrade E, Romero R, Ahn H, et al. Transabdominal evaluation of uterine cervical length during pregnancy fails to identify a substantial number of women with a short cervix. J Matern Fetal Neonatal Med. 2012;25(9):1682-1689.
17. Mahony BS, Nyberg DA, Luthy DA, et al. Translabial ultrasound of the third-trimester uterine cervix. Correlation with digital examination. J Ultrasound Med. 1990;9(12):717-723.
18. Hertzberg BS, Bowie JD, Weber TM, et al. Sonography of the cervix during the third trimester of pregnancy: value of the transperineal approach. AJR Am J Roentgenol. 1991;157(1):73-76.
19. Hertzberg BS, Kliewer MA, Baumeister LA, et al. Optimizing transperineal sonographic imaging of the cervix: the hip elevation technique. J Ultrasound Med. 1994;13(12):933-936.
20. Gauthier T, Marin B, Garuchet-Bigot A, et al. Transperineal versus transvaginal ultrasound cervical length measurement and preterm labor. Arch Gynecol Obstet. 2014;290(3):465-469.
21. Berghella V, Bega G, Tolosa JE, Berghella M. Ultrasound assessment of the cervix. Clin Obstet Gynecol. 2003;46(4):947-962.
22. Kurtzman JT, Goldsmith LJ, Gall SA, Spinnato JA. Transvaginal versus transperineal ultrasonography: a blinded comparison in the assessment of cervical length at midgestation. Am J Obstet Gynecol. 1998;179(4):852-857.
23. Owen J, Neely C, Northen A. Transperineal versus endovaginal ultrasonographic examination of the cervix in the midtrimester: a blinded comparison. Am J Obstet Gynecol. 1999;181(4):780-783.
24. Okun N. Is transperineal ultrasonography of cervical length in pregnant women as accurate as endovaginal ultrasonography? A prospective, blinded comparison of level of agreement of two techniques. J Obstet Gynaecol Can. 2001;23:592-596.
25. Cicero S, Skentou C, Souka A, et al. Cervical length at 22-24 weeks of gestation: comparison of transvaginal and transperineal-translabial ultrasonography. Ultrasound Obstet Gynecol. 2001;17(4):335-340.

26. Kushnir O, Vigil DA, Izquierdo L, et al. Vaginal ultrasonographic assessment of cervical length changes during normal pregnancy. Am J Obstet Gynecol. 1990;162(4):991-993.
27. Gramellini D, Fieni S, Molina E, et al. Transvaginal sonographic cervical length changes during normal pregnancy. J Ultrasound Med. 2002;21(3):227-232.
28. Owen J, Yost N, Berghella V, et al. Mid-trimester endovaginal sonography in women at high risk for spontaneous preterm birth. JAMA. 2001;286(11):1340-1348.
29. Odibo AO, Berghella V, Reddy U, et al. Does transvaginal ultrasound of the cervix predict preterm premature rupture of membranes in a high-risk population? Ultrasound Obstet Gynecol. 2001;18(3):223-227.
30. Carlan SJ, Richmond LB, O'Brien WF. Randomized trial of endovaginal ultrasound in preterm premature rupture of membranes. Obstet Gynecol. 1997;89(3):458-461.
31. Timor-Tritsch IE, Yunis RA. Confirming the safety of transvaginal sonography in patients suspected of placenta previa. Obstet Gynecol. 1993;81(5 Pt 1):742-744.
32. Rovas L, Sladkevicius P, Strobel E, Valentin L. Reference data representative of normal findings at three-dimensional power Doppler ultrasound examination of the cervix from 17 to 41 gestational weeks. Ultrasound Obstet Gynecol. 2006;28(6):761-767.
33. Salomon LJ, Diaz-Garcia C, Bernard JP, Ville Y. Reference range for cervical length throughout pregnancy: non-parametric LMS-based model applied to a large sample. Ultrasound Obstet Gynecol. 2009;33(4):459-464.
34. Iams JD, Goldenberg RL, Meis PJ, et al. The length of the cervix and the risk of spontaneous premature delivery. National Institute of Child Health and Human Development Maternal Fetal Medicine Unit Network. N Engl J Med. 1996;334(9):567-572.
35. Honest H, Bachmann LM, Coomarasamy A, et al. Accuracy of cervical transvaginal sonography in predicting preterm birth: a systematic review. Ultrasound Obstet Gynecol. 2003;22(3):305-322.
36. Celik E, To M, Gajewska K, et al. Cervical length and obstetric history predict spontaneous preterm birth: development and validation of a model to provide individualized risk assessment. Ultrasound Obstet Gynecol. 2008;31(5):549-554.
37. To MS, Skentou CA, Royston P, et al. Prediction of patient-specific risk of early preterm delivery using maternal history and sonographic measurement of cervical length: a population-based prospective study. Ultrasound Obstet Gynecol. 2006;27(4):362-367.
38. Gomez R, Romero R, Medina L, et al. Cervicovaginal fibronectin improves the prediction of preterm delivery based on sonographic cervical length in patients with preterm uterine contractions and intact membranes. Am J Obstet Gynecol. 2005;192(2):350-359.
39. Hermans FJ, Bruijn MM, Vis JY, et al. Risk stratification with cervical length and fetal fibronectin in women with threatened preterm labor before 34 weeks and not delivering within 7 days. Acta Obstet Gynecol Scand. 2015;94(7):715-721.
40. van Baaren GJ, Vis JY, Wilms FF, et al. Predictive value of cervical length measurement and fibronectin testing in threatened preterm labor. Obstet Gynecol. 2014;123(6):1185-1192.
41. Audibert F, Fortin S, Delvin E, et al. Contingent use of fetal fibronectin testing and cervical length measurement in women with preterm labour. J Obstet Gynaecol Can. 2010;32(4):307-312.
42. Mancuso MS, Szychowski JM, Owen J, et al. Cervical funneling: effect on gestational length and ultrasound-indicated cerclage in high-risk women. Am J Obstet Gynecol. 2010;203(3):259.e1-259.e5.
43. To MS, Skentou C, Liao AW, et al. Cervical length and funneling at 23 weeks of gestation in the prediction of spontaneous early preterm delivery. Ultrasound Obstet Gynecol. 2001;18(3):200-203.
44. Meijer-Hoogeveen M, Stoutenbeek P, Visser GH. Methods of sonographic cervical length measurement in pregnancy: a review of the literature. J Matern Fetal Neonatal Med. 2006;19(12):755-762.
45. Berghella V, Roman A, Daskalakis C, et al. Gestational age at cervical length measurement and incidence of preterm birth. Obstet Gynecol. 2007;110(2 Pt 1):311-317.
46. Naim A, Haberman S, Burgess T, et al. Changes in cervical length and the risk of preterm labor. Am J Obstet Gynecol. 2002;186(5):887-889.
47. Iqbal S, Kfouri J, Whittle WL, Windrim R. Early serial cervical length measurement as a toll to select candidates for cervical cerclage in a population of patients at increased risk for spontaneous preterm birth. Presented at Society for Obstetricians and Gynecologists of Canada Annual Meeting, Ottawa 2007.
48. Groom KM, Shennan AH, Bennett PR. Ultrasound-indicated cervical cerclage: outcome depends on preoperative cervical length and presence of visible membranes at time of cerclage. Am J Obstet Gynecol. 2002;187(2):445-449.
49. Szychowski JM, Owen J, Hankins G, et al. Timing of mid-trimester cervical length shortening in high-risk women. Ultrasound Obstet Gynecol. 2009;33(1):70-75.
50. Wong G, Levine D, Ludmir J. Maternal postural challenge as a functional test for cervical incompetence. J Ultrasound Med. 1997;16(3):169-175.
51. Pugatsch R, Elad D, Jaffa AJ, Eytan O. Analysis of cervical dynamics by ultrasound imaging. Ann N Y Acad Sci. 2007;1101:203-214.
52. Guzman ER, Rosenberg JC, Houlihan C, et al. A new method using vaginal ultrasound and transfundal pressure to evaluate the asymptomatic incompetent cervix. Obstet Gynecol. 1994;83(2):248-252.
53. Guzman ER, Pisatowski DM, Vintzileos AM, et al. A comparison of ultrasonographically detected cervical changes in response to transfundal pressure, coughing, and standing in predicting cervical incompetence. Am J Obstet Gynecol. 1997;177(3):660-665.
54. Hartmann K, Thorp JM Jr, McDonald TL, et al. Cervical dimensions and risk of preterm birth: a prospective cohort study. Obstet Gynecol. 1999;93(4):504-509.
55. Pires CR, Moron AF, Mattar R, et al. Cervical gland area as an ultrasonographic marker for preterm delivery. Int J Gynaecol Obstet. 2006;93(3):214-219.
56. Hatanaka AR, Mattar R, Kawanami TE, et al. Amniotic fluid "sludge" is an independent risk factor for preterm delivery. J Matern Fetal Neonatal Med. 2016;29(1):120-125.
57. Kusanovic JP, Espinoza J, Romero R, et al. Clinical significance of the presence of amniotic fluid 'sludge' in asymptomatic patients at high risk for spontaneous preterm delivery. Ultrasound Obstet Gynecol. 2007;30(5):706-714.
58. Mercer BM, Goldenberg RL, Moawad AH, et al. The preterm prediction study: effect of gestational age and cause of preterm birth on subsequent obstetric outcome. National Institute of Child Health and Human Development Maternal-Fetal Medicine Units Network. Am J Obstet Gynecol. 1999;181(5 Pt 1):1216-1221.
59. Mella MT, Mackeen AD, Gache D, et al. The utility of screening for historical risk factors for preterm birth in women with known second trimester cervical length. J Matern Fetal Neonatal Med. 2013;26(7):710-715.
60. Hassan SS, Romero R, Vidyadhari D, et al. Vaginal progesterone reduces the rate of preterm birth in women with a sonographic short cervix: a multicenter, randomized, double-blind, placebo-controlled trial. Ultrasound Obstet Gynecol. 2011;38(1):18-31.
61. Fonseca EB, Celik E, Parra M, et al. Progesterone and the risk of preterm birth among women with a short cervix. N Engl J Med. 2007;357(5):462-469.
62. Goya M, Pratcorona L, Merced C, et al. Cervical pessary in pregnant women with a short cervix (PECEP): an open-label randomised controlled trial. Lancet. 2012;379(9828):1800-1806.
63. Werner EF, Han CS, Pettker CM, et al. Universal cervical-length screening to prevent preterm birth: a cost-effectiveness analysis. Ultrasound Obstet Gynecol. 2011;38(1):32-37.
64. Cahill AG, Odibo AO, Caughey AB, et al. Universal cervical length screening and treatment with vaginal progesterone to prevent preterm birth: a decision and economic analysis. Am J Obstet Gynecol. 2010;202(6):548e1-548e8.
65. Society for Maternal-Fetal Medicine. Publications Committee. Progesterone and preterm birth prevention: translating clinical trials data into clinical practice. Am J Obstet Gynecol. 2012;206(5):376-386.
66. Pramod R, Okun N, McKay D, et al. Cerclage for the short cervix demonstrated by transvaginal ultrasound: current practice and opinion. J Obstet Gynaecol Can. 2004;26(6):564-570.
67. Crane JM, Hutchens D. Use of transvaginal ultrasonography to predict preterm birth in women with a history of preterm birth. Ultrasound Obstet Gynecol. 2008;32(5):640-645.

68. Seaward A, Kfouri J, Dodd J, et al. Does transvaginal ultrasound assessment of the total cervical length and/or "funnelling to the stitch" predict preterm birth in women with a cervical cerclage in situ? Presented at Society for Maternal-Fetal Medicine Annual Meeting, 2008.
69. Maslovitz S, Hartoov J, Wolman I, et al. Cervical length in the early second trimester for detection of triplet pregnancies at risk for preterm birth. J Ultrasound Med. 2004;23(9):1187-1191.
70. Vayssiere C, Favre R, Audibert F, et al. Cervical assessment at 22 and 27 weeks for the prediction of spontaneous birth before 34 weeks in twin pregnancies: is transvaginal sonography more accurate than digital examination? Ultrasound Obstet Gynecol. 2005;26(7):707-712.
71. Vayssiere C, Favre R, Audibert F, et al. Cervical length and funneling at 22 and 27 weeks to predict spontaneous birth before 32 weeks in twin pregnancies: a French prospective multicenter study. Am J Obstet Gynecol. 2002;187(6):1596-1604.
72. Guzman ER, Walters C, O'Reilly-Green C, et al. Use of cervical ultrasonography in prediction of spontaneous preterm birth in triplet gestations. Am J Obstet Gynecol. 2000;183(5):1108-1113.
73. Airoldi J, Berghella V, Sehdev H, Ludmir J. Transvaginal ultrasonography of the cervix to predict preterm birth in women with uterine anomalies. Obstet Gynecol. 2005;106(3):553-556.
74. Crane JM, Delaney T, Hutchens D. Transvaginal ultrasonography in the prediction of preterm birth after treatment for cervical intraepithelial neoplasia. Obstet Gynecol. 2006;107(1):37-44.
75. Hershkovitz R, Sheiner E, Maymon E, et al. Cervical length assessment in women with idiopathic polyhydramnios. Ultrasound Obstet Gynecol. 2006;28(6):775-778.
76. Fait G, Har-Toov J, Gull I, et al. Cervical length, multifetal pregnancy reduction, and prediction of preterm birth. J Clin Ultrasound. 2005;33(7):329-332.
77. Robyr R, Boulvain M, Lewi L, et al. Cervical length as a prognostic factor for preterm delivery in twin-to-twin transfusion syndrome treated by fetoscopic laser coagulation of chorionic plate anastomoses. Ultrasound Obstet Gynecol. 2005;25(1):37-41.
78. Rebarber A, Carreno CA, Lipkind H, et al. Cervical length after multifetal pregnancy reduction in remaining twin gestations. Am J Obstet Gynecol. 2001;185(5):1113-1117.
79. Tsoi E, Akmal S, Rane S, et al. Ultrasound assessment of cervical length in threatened preterm labor. Ultrasound Obstet Gynecol. 2003;21(6):552-555.
80. Rand L, Norwitz ER. Current controversies in cervical cerclage. Semin Perinatol. 2003;27(1):73-85.
81. Grobman WA, Gilbert SA, Iams JD, et al. Activity restriction among women with a short cervix. Obstet Gynecol. 2013;121(6):1181-1186.
82. Sciscione AC. Maternal activity restriction and the prevention of preterm birth. Am J Obstet Gynecol. 2010;202(3):232.e1-232.e5.
83. American College of Obstetricians and Gynecologists. ACOG. Practice Bulletin No.142: Cerclage for the management of cervical insufficiency. Obstet Gynecol. 2014;123(2 Pt 1):372-379.
84. Lazar P, Gueguen S, Dreyfus J, et al. Multicentred controlled trial of cervical cerclage in women at moderate risk of preterm delivery. Br J Obstet Gynaecol. 1984;91(8):731-735.
85. Rush RW, Isaacs S, McPherson K, et al. A randomized controlled trial of cervical cerclage in women at high risk of spontaneous preterm delivery. Br J Obstet Gynaecol. 1984;91(8):724-730.
86. Anonymous. Final report of the Medical Research Council/Royal College of Obstetricians and Gynaecologists multicentre randomised trial of cervical cerclage. MRC/RCOG Working Party on Cervical Cerclage. Br J Obstet Gynaecol. 1993;100(6):516-523.
87. Brown JA, Pearson AW, Veillon EW, et al. History- or ultrasound-based cerclage placement and adverse perinatal outcomes. J Reprod Med. 2011;56(9–10):385-392.
88. Berghella V, Odibo AO, To MS, et al. Cerclage for short cervix on ultrasonography: meta-analysis of trials using individual patient-level data. Obstet Gynecol. 2005;106(1):181-189.
89. Berghella V, Mackeen AD. Cervical length screening with ultrasound-indicated cerclage compared with history-indicated cerclage for prevention of preterm birth: a meta-analysis. Obstet Gynecol. 2011;118(1):148-155.
90. Berghella V, Rafael TJ, Szychowski JM, et al. Cerclage for short cervix on ultrasonography in women with singleton gestations and previous preterm birth: a meta-analysis. Obstet Gynecol. 2011;117(3):663-671.
91. Owen J, Hankins G, Iams JD, et al. Multicenter randomized trial of cerclage for preterm birth prevention in high-risk women with shortened midtrimester cervical length. Am J Obstet Gynecol. 2009;201(4):375.e1-375.e8.
92. Scheib S, Visintine JF, Miroshnichenko G, et al. Is cerclage height associated with the incidence of preterm birth in women with an ultrasound-indicated cerclage? Am J Obstet Gynecol. 2009;200(5):e12-e15.
93. O'Brien JM, Hill AL, Barton JR. Funneling to the stitch: an informative ultrasonographic finding after cervical cerclage. Ultrasound Obstet Gynecol. 2002;20(3):252-255.
94. To MS, Alfirevic Z, Heath VC, et al. Cervical cerclage for prevention of preterm delivery in women with short cervix: randomised controlled trial. Lancet. 2004;363(9424):1849-1853.
95. Roman AS, Rebarber A, Pereira L, et al. The efficacy of sonographically indicated cerclage in multiple gestations. J Ultrasound Med. 2005;24(6):763-768.
96. Hui SY, Chor CM, Lau TK, et al. Cerclage pessary for preventing preterm birth in women with a singleton pregnancy and a short cervix at 20 to 24 weeks: a randomized controlled trial. Am J Perinatol. 2013;30(4):283-288.
97. Abdel-Aleem H, Shaaban OM, Abdel-Aleem MA. Cervical pessary for preventing preterm birth. Cochrane Database Syst Rev. 2010;(9):CD007873.
98. Romero R, Stanczyk FZ. Progesterone is not the same as 17alpha-hydroxyprogesterone caproate: implications for obstetrical practice. Am J Obstet Gynecol. 2013;208(6):421-426.
99. Meis PJ, Klebanoff M, Thom E, et al. Prevention of recurrent preterm delivery by 17 alpha-hydroxyprogesterone caproate. N Engl J Med. 2003;348(24):2379-2385.

CAPÍTULO 45

Exame Cerebral do Neonato e do Lactente

Carol M. Rumack e Amanda K. Auckland

RESUMO DOS PONTOS-CHAVE

- A ultrassonografia cerebral de prematuros é mais bem indicada para hemorragia da matriz germinativa e hidrocefalia entre 10 e 14 dias de vida e para leucomalácia periventricular cística aos 30 dias de vida.
- O melhor momento para avaliar a lesão da substância branca da prematuridade é na idade equivalente a termo.
- A hemorragia cerebelar não é identificada se vistas mastóideas da fossa posterior não forem realizadas.
- Imagens de alta resolução são necessárias para o estudo completo do parênquima cerebral a procura de lesão da substância branca.
- Múltiplas janelas acústicas são essenciais para a aquisição de imagem ultrassonográfica detalhada e acurada do cérebro.
- A avaliação por Doppler colorido de qualquer lesão cística é fundamental para excluir malformações vasculares.
- A tomografia computadorizada do cérebro do neonato não é indicada, exceto em caso de parto traumático.
- As anomalias congênitas são bem avaliadas por ultrassonografia e são uma indicação para ressonância magnética caso sejam necessárias mais informações.

RESUMO DO CAPÍTULO

EQUIPAMENTO
TÉCNICA ULTRASSONOGRÁFICA
Imagens Coronais
Imagens Sagitais
Imagens da Fontanela Posterior
Imagens da Fontanela Posterolateral
Ultrassonografia Tridimensional
LAUDOS PADRONIZADOS
VISTAS Padronizadas para Exame
ANATOMIA DO DESENVOLVIMENTO
Desenvolvimento dos Sulcos Cerebrais e Espaços Subaracnóideos
Cavidade do Septo Pelúcido e *Cavum Vergae*
Cavum veli interpositi
Variantes do Corno Frontal
Plexo Corióideo e Variantes
Matriz Germinativa
Calcar Avis
Verme do cerebelo
Cisterna Magna
MALFORMAÇÕES CONGÊNITAS DO CÉREBRO
DISTÚRBIOS DO FECHAMENTO DO TUBO NEURAL
Malformações de Chiari
Agenesia do Corpo Caloso
Lipoma do Corpo Caloso
Espectro de Dandy-Walker
DISTÚRBIOS DE DIVERTICULAÇÃO E CLIVAGEM: HOLOPROSENCEFALIA
Displasia Septo-óptica
Holoprosencefalia Alobar
Holoprosencefalia Semilobar
Holoprosencefalia Lobar
Forma Inter-hemisférica Média de Holoprosencefalia
DISTÚRBIOS DE SULCAÇÃO E MIGRAÇÃO CELULAR
Esquizencefalia
Lissencefalia
LESÕES DESTRUTIVAS
Cisto Porencefálico
Hidranencefalia
Encefalomalacia Cística
Distúrbios Metabólicos
HIDROCEFALIA
Produção e Circulação do Líquido Cerebrospinal
Nível de Obstrução
EVENTOS HIPÓXICO-ISQUÊMICOS
Limite do Território Arterial Determina Padrão Regional da Lesão Cerebral
Hemorragia da Matriz Germinativa
Hemorragia Subependimária (Hemorragia de Grau I)
Hemorragia Intraventricular (Hemorragia de Grau II)
Hemorragia Intraventricular com Hidrocefalia (Hemorragia de Grau III)
Hemorragia Intraparenquimatosa (Hemorragia Grau de IV)
Hemorragia Cerebelar
Hemorragia Subaracnóidea
Edema e Infarto Cerebrais
Lesão da Substância Branca da Prematuridade ou Leucomalácia Periventricular
Neonatos a Termo com Lesão Hipóxico-Isquêmica
Infarto Focal
Vasculopatia Lenticuloestriada
Núcleo Caudado Hiperecoico
LESÃO PÓS-TRAUMÁTICA
Hematomas Subdurais e Epidurais
INFECÇÃO
Infecções Congênitas
Infecções Neonatais Adquiridas
Meningite e Ventriculite
MASSAS INTRACRANIANAS
Tumores Cerebrais
Lesões Císticas Intracranianas
Cistos Aracnóideos
Cistos Porencefálicos
Cistos do Plexo Corióideo
Lesões Císticas Periventriculares Supratentoriais
Cistos do Corno Frontal
Cistos Subependimários
Leucomalácia Periventricular
Malformações da Veia de Galeno

A ultrassonografia (US) neonatal do cérebro é parte essencial do cuidado do recém-nascido, principalmente entre os lactentes prematuros de alto risco e instáveis.[1,2] A tecnologia atual da US possibilita a rápida avaliação dos recém-nascidos no berçário de cuidados intensivos praticamente sem risco. As vantagens da US sobre a tomografia computadorizada (TC) ou a ressonância magnética (RM) incluem portabilidade, menor custo, velocidade, ausência de radiação ionizante e necessidade de sedação. A triagem de recém-nascidos prematuros a procura de hemorragia intracraniana mostrou-se altamente sensível e específica. Daneman et al., relataram que o exame de imagem ideal do cérebro neonatal requer o delineamento de estruturas nos campos próximos e distantes. Assim, a ampliação de áreas selecionadas com ajustes de zona focal e megahertz com resolução mais alta é essencial para avaliações regionais detalhadas.[3,4] A avaliação em tempo real é essencial para detectar mudanças sutis na ecogenicidade do parênquima cerebral, especialmente comum na lesão da substância branca da prematuridade (LSBP). A RM é muito sensível e específica no que diz respeito à identificação de lesões cerebrais, mas, devido ao custo e à necessidade de transferência de prematuros muito instáveis, é tipicamente realizada em idade equivalente a termo, se houver preocupações relacionadas ao neurodesenvolvimento.

A ultrassonografia é essencial para a avaliação neonatal e acompanhamento da hidrocefalia e leucomalácia periventricular (LPV). Atualmente, malformações, infecção ou massas do sistema nervoso central (SNC), diagnosticadas por ultrassonografia e por RM[5] no período pré-natal, são acompanhadas por US no período neonatal. Quando existem anomalias importantes, a avaliação das anomalias associadas por meio de RM neonatal pode ser necessária. A TC geralmente não está indicada para prematuros devido à falta de uma boa diferenciação entre as substâncias branca e cinzenta, pelo alto conteúdo de água no cérebro do recém-nascido.[6] Pela mesma razão, a TC raramente é realizada em recém-nascidos a termo, a menos que haja história de tocotraumatismo.

A ultrassonografia pode ser útil para o acompanhamento da terapia de derivação *(shunt)* ventricular ou possíveis complicações. A US com Doppler colorido e espectral do fluxo sanguíneo craniano pode ser valiosa, particularmente para lesões císticas, quando o diagnóstico diferencial inclui uma lesão vascular, ou para possíveis hematomas subdurais, e para separar as estruturas vasculares normais do coágulo. A US com Doppler também é útil em recém-nascidos/lactentes que recebem oxigenação por membrana extracorpórea (ECMO; do inglês *extracorporeal membrane oxygenation*) ou quando o fluxo sanguíneo reduzido constitui risco de infarto (Cap. 46).

EQUIPAMENTO

No prematuro, um transdutor de 7,5 MHz ou superior é recomendado para obter a maior resolução possível. Um transdutor de 5 MHz pode ser necessário para permitir a penetração adequada do ultrassom em uma cabeça infantil maior.[7] Os transdutores eletrônicos *phased array* (matriz faseada) com um ângulo setorial de 120 graus e capacidades de zona multifocal geralmente são usados para geração de imagens através da fontanela anterior. **Transdutores lineares de alta frequência** (até 12 MHz) **e de pequena dimensão** podem fornecer imagens de alta qualidade para o estudo de patologias próximas ao campo através da fontanela anterior. Esses transdutores são melhores para hematomas subdurais, meningite, trombose do seio sagital superior e edema cerebral, e, em alguns casos, anomalias de migração,[8] ou para o exame através das fontanelas posterolateral e posterior e forame magno. A porção escamosa do osso temporal é fina, porém um transdutor de 5 Mz pode ser necessário se o acesso pela fontanela posterolateral não for utilizado. O recurso de zona multifocal fornece excelente resolução em todo o campo de visão, porém exige um paciente cooperativo, porque há redução significativa da velocidade de escaneamento. A **imagem composta**, que permite múltiplos ângulos de insonação, também é útil quando se estuda através de pequenos espaços, como as fontanelas. As capacidades de execução de videoclipe são inestimáveis em lactentes não cooperativos ou para documentar movimentos, como o fluxo sanguíneo.

Tornou-se rotina armazenar via digital os videoclipes gerados para revisão posterior, para evitar a repetição de um exame se houver um achado questionável e para ter certeza de que cada visualização foi completamente avaliada. Os videoclipes podem melhorar muito a compreensão da patologia. Áreas de ecogenicidade aumentada ou diminuída podem ser extremamente sutis em imagens individuais, mas elas se tornam muito mais evidentes quando integradas a imagens de movimento (cine ou vídeo) que capturam os achados de ultrassonografia em tempo real e a relação com estruturas normais.

TÉCNICA ULTRASSONOGRÁFICA

Atualmente, a maioria dos exames ultrassonográficos cerebrais é realizada por meio da **fontanela anterior** nos planos coronal e sagital. É cada vez mais evidente que o cérebro neonatal não é totalmente examinado, a menos que a fossa posterior seja avaliada pelas **fontanelas posterior e posterolateral.** De fato, por meio de correlação com a RM, tem sido provado que a hemorragia cerebelar é ignorada quando não se examina a fossa posterior através da fontanela posterolateral.[9] As malformações da fossa posterior podem não ser bem compreendidas sem essas imagens altamente detalhadas do cerebelo, do quarto ventrículo e da cisterna magna.[10-12] Assim, as imagens da fossa posterior pela fontanela posterolateral são extremamente importantes na avaliação da hemorragia cerebelar ou anomalias da fossa posterior, que são bastante comuns. O bom contato pele-transdutor pode ser obtido por um gel de contato acústico. Ocasionalmente, um coxim de gel mostra-se proveitoso para avaliar as anormalidades superficiais, como hemorragia subdural, mas um transdutor de maior resolução pode ser melhor para avaliar o campo proximal em detalhes.

É muito importante usar a ultrassonografia com Doppler colorido para avaliar as **coleções líquidas**, porque algumas áreas císticas são, na verdade, vasos. Quando há suspeita de coleções líquidas extracerebrais, elas são mais bem avaliadas por meio de TC ou RM. O corte axial da ultrassonografia tem sido amplamente utilizado *in utero*, particularmente para medições precisas das dimensões ventriculares fetais. No neonato, o corte axial é usado na avaliação da fossa posterior através da fontanela posterolateral e para avaliar o círculo de Willis por ultrassonografia com Doppler colorido.[7,13-15] A avaliação por Doppler colorido das principais artérias cerebrais pode ser indicada, com atenção especial para mudanças no índice de resistência que podem indicar anormalidades no fluxo sanguíneo cerebral. Doppler colorido e espectral podem mostrar hiperemia, e podem ser usados para descrever a permeabilidade e o fluxo nos principais seios durais (Cap. 46). As técnicas de acesso posterior constituem a melhor abordagem para avaliar os cornos occipitais na avaliação de coágulo ventricular. A abordagem pelo forame magno pode ser útil na avaliação do canal espinal superior, como em pacientes com malformação de Chiari.

A fontanela anterior permanece aberta até aproximadamente 2 anos de idade, mas só é adequada para o exame até 12 a 14 meses. Quanto menor a fontanela, menor a janela acústica e mais difícil será o exame.[7,13]

Todo esforço deve ser realizado para manter a temperatura normal do corpo em recém-nascidos prematuros ao realizar a ultrassonografia. Seu pequeno tamanho resulta em uma alta relação superfície-volume e rápida perda de calor quando eles são expostos. Lâmpadas de aquecimento, cobertores e gel de contato aquecido devem ser rotineiramente usados. Se a criança estiver em uma incubadora, a perda de calor pode ser minimizada pelo uso dos orifícios de acesso laterais como local de entrada para o transdutor.

A lavagem das mãos e a limpeza do transdutor entre os pacientes são de suma importância para evitar a disseminação da infecção no berçário de terapia intensiva. A limpeza simples da cabeça do transdutor com um desinfetante aprovado pelo fabricante deve ser suficiente. Quando há necessidade da esterilização absoluta, como nos casos de ultrassonografia intraoperatória, o transdutor pode ser colocado em uma luva cirúrgica esterilizada ou capa de transdutor esterilizada com o gel de contato. Gel aquoso estéril ou soro fisiológico pode ser usado como meio de transmissão para a cobertura estéril.

O exame cerebral padrão inclui planos sagital e coronal através da fontanela anterior e também deve incluir rotineiramente pelo menos dois cortes axiais: através da fontanela posterior e da fontanela posterolateral. Imagens coronais adquiridas através da fontanela posterior também podem ser úteis para comparar o tamanho ventricular. Cortes ampliados com transdutores de alta frequência são essenciais para o estudo de patologias próximas ao transdutor, como líquido extra-axial por hemorragia ou infecção e seios venosos durais. Sempre que possível, o transdutor deve ser segurado firmemente entre o polegar e o indicador, e a face lateral da mão deve repousar sobre a cabeça do recém-nascido/lactente para proporcionar estabilidade. Videoclipes devem ser obtidos rotineiramente para qualquer anormalidade, a fim de melhorar o diagnóstico por US, evitar a repetição de exame em um neonato que se apresenta instável e permitir a revisão de imagens complexas e o diagnóstico imediato, sem atrasar o fluxo de trabalho do paciente. Imagens em tempo real permitem a apreciação de mudanças sutis na ecogenicidade mais facilmente que imagens estáticas. As lesões que afetam a diferenciação entre substâncias branca e cinzenta, bem como infartos não hemorrágicos focais, podem causar leves alterações na ecogenicidade.[3]

Imagens Coronais

Imagens coronais são obtidas colocando o transdutor transversalmente através da fontanela anterior (Fig. 45.1, Vídeo 45.1). O plano do feixe de ultrassom deve fazer uma varredura completa através do cérebro no sentido anteroposterior. Deve-se ter cuidado para manter imagens simétricas do cérebro e do crânio. Uma varredura inicial do cérebro para obter um alinhamento paralelo do glomo corióideo espesso em cada trígono é um bom método para obter simetria. Pelo menos seis imagens coronais-padrão devem ser obtidas durante a varredura anteroposterior.[13]

A imagem mais anterior é adquirida exatamente **anterior aos cornos frontais** dos ventrículos laterais[16] (Fig. 45.2A). A visualização da fossa anterior do crânio é obtida, incluindo os lobos frontais do córtex cerebral com as órbitas profundas ao assoalho da base do crânio.

Imagens Cerebrais Coronais: Estruturas Normais

ESTRUTURAS DA LINHA MÉDIA
- Fissura inter-hemisférica
- Sulco do cíngulo
- Corpo caloso
- Cavo do septo pelúcido
- *Cavum vergae* (quando presente)
- Terceiro ventrículo
- Quarto ventrículo
- Tronco encefálico
- Verme do cerebelo

ESTRUTURAS PARAMEDIANAS
- Lobo frontal
- Lobo parietal
- Lobo occipital
- Corno frontal do ventrículo lateral
- Corpo do ventrículo lateral
- Corno temporal do ventrículo lateral
- Trígono do ventrículo lateral
- Plexo corióideo
- Glomo corióideo
- Núcleo caudado
- Cápsula interna
- Tálamo
- Núcleo lentiforme
- Tentório do cerebelo
- Hemisfério cerebelar
- Sulco lateral do cérebro (fissura de Sylvius)
- Cisterna magna

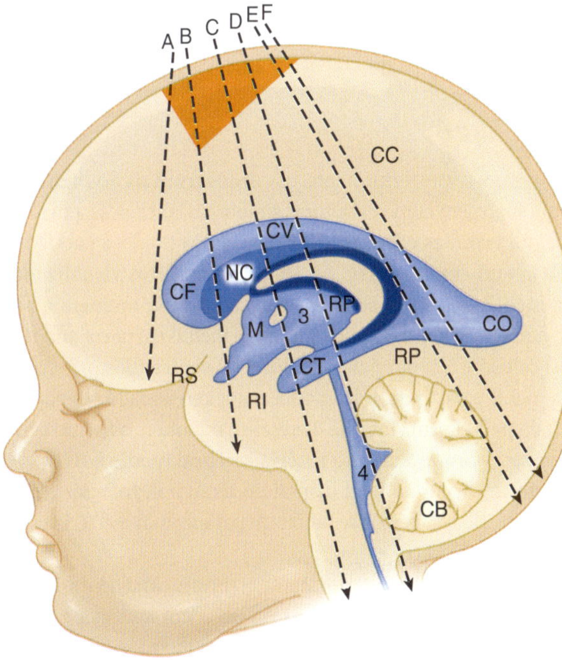

FIG. 45.1 Planos coronais de ultrassonografia cerebral através da fontanela anterior. *A* a *F* correspondem de frente para trás. *3*, terceiro ventrículo; *4*, quarto ventrículo; *CB*, cerebelo; *CC*, córtex cerebral; *CF*, corno frontal; *CO*, corno occipital; *CT*, corno temporal; *CV*, corpo do ventrículo lateral; *M*, massa intermédia; *NC*, núcleo caudado; *PC*, plexo coroide; *RI*, recesso infundibular; *RP*, recesso pineal; *RS*, recesso supraóptico. Ver também Vídeo 45.1. (Com permissão de Rumack CM, Manco-Johnson ML. Perinatal and infant brain imaging: role of ultrasound and computed tomography. St. Louis: Mosby; 1984.[7])

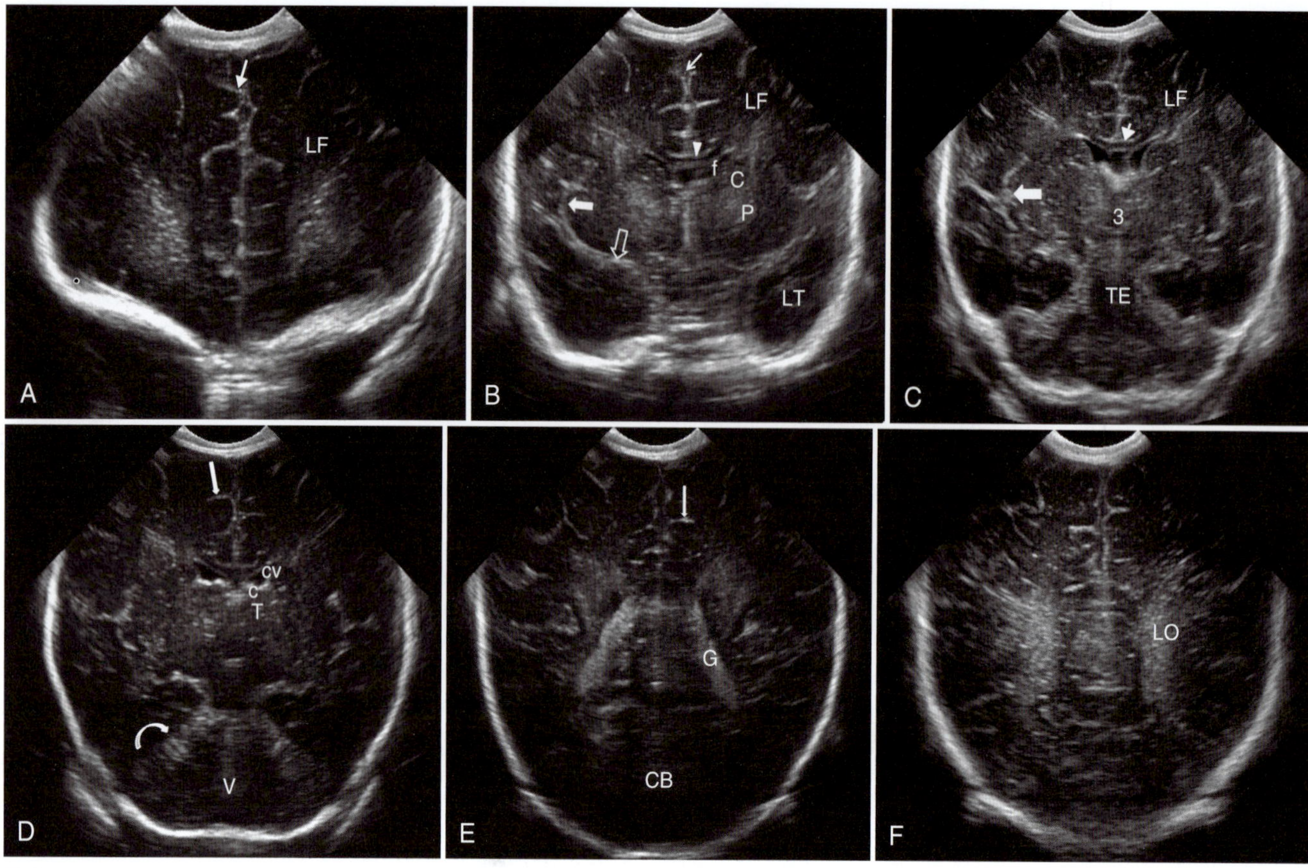

FIG. 45.2 Imagens cerebrais coronais normais: lactente normal a termo. Anterior para posterior corresponde aos cortes de *A* a *F* na Figura 45.1. **(A)** *LF*, lóbulos frontais; *pequena seta branca* em **B**, fissura inter-hemisférica. **(B)** *C*, núcleo caudado; *f*, corno frontal do ventrículo lateral (*seta fina*); *P*, putâmen; *LT*, lobo temporal; *ponta de seta*, corpo caloso; *seta fechada*, fissura sylviana; *seta aberta*, bifurcação da artéria carótida interna. **(C)** *3*, localização do terceiro ventrículo; *TE*, tronco encefálico; *LF*, lobo frontal; *ponta da seta*, corpo caloso. **(D)** *cv*, corpo do ventrículo lateral; *c*, plexo coroide; *T*, tálamo; *V*, verme do cerebelo; *seta curva*, tentório do cerebelo; *seta reta*, sulco do cíngulo. **(E)** *CB*, cerebelo; *G*, glomo corióideo; *seta*, sulco do cíngulo. **(F)** *LO*, lobo occipital.

Movendo-se posteriormente, os **cornos frontais dos ventrículos laterais** aparecem como estruturas simétricas, anecoicas, em formato de vírgula, com as cabeças hipoecoicas dos núcleos caudados na borda lateral côncava (Fig. 45.2B). As estruturas visualizadas na linha média, da região superior para a inferior, incluem a fissura inter-hemisférica, o sulco do cíngulo, o joelho e a parte anterior do corpo caloso e o septo pelúcido entre os ventrículos. Movendo-se lateralmente a partir da linha média, o núcleo caudado é separado do putâmen pela cápsula interna. Lateral ao putâmen, a fissura sylviana é ecogênica porque contém a **artéria cerebral média** (ACM). A fissura sylviana separa o lobo frontal do temporal. Inferiormente, as artérias carótidas internas se bifurcam para formar a artéria cerebral anterior e a ACM ecogênicas.

Progredindo mais posteriormente ao nível acima do mesencéfalo, o **corpo dos ventrículos laterais** é visível em ambos os lados do cavo do septo pelúcido (Fig. 45.2C). Abaixo dele, os tálamos localizam-se lateralmente ao terceiro ventrículo, que geralmente é muito delgado para ser visualizado em lactentes normais. Profundamente ao tálamo, o tronco encefálico começa a ser visualizado. Lateral à linha média, os **tálamos** são separados dos núcleos lentiformes (**caudado e putâmen**) pela **cápsula interna**. Lateralmente aos núcleos lentiformes, observamos a região profunda da substância branca do cérebro, chamada de **centro semioval**. Mais uma vez, a fissura sylviana é visualizada.

A angulação do transdutor ligeiramente mais posterior resulta em um plano que inclui o **cerebelo**. O corpo dos ventrículos laterais torna-se um pouco mais arredondado, à medida que o tamanho do núcleo caudado diminui, uma vez posteriormente, ao forame interventricular (de Monro) (Fig. 45.2D). Nesse nível da linha média, o corpo caloso está localizado mais posterior ao sulco do cíngulo e o terceiro ventrículo, entre as porções anteriores dos tálamos. A imagem ecogênica visualizada no assoalho dos ventrículos laterais consiste no **plexo corióideo**. O plexo corióideo ecogênico também é observado no teto do terceiro ventrículo, resultando em três focos ecogênicos do plexo corióideo. Os tálamos são agora mais proeminentes em ambos os lados do terceiro ventrículo. As estruturas da linha média permanecem inalteradas, exceto que, no fundo do tálamo, o tentório revestindo o cerebelo pode ser visualizado. Abaixo disso, na fossa posterior, o verme do cerebelo é a estrutura ecogênica na linha média circundada pelos hemisférios cerebelares mais hipoecogênicos. Quando o septo pelúcido é cístico posteriormente, é chamado de ***cavum vergae***. Como a porção central cística do septo pelúcido se fecha da região posterior para anterior à medida que o cérebro amadurece, os recém-nascidos a termo ou pós-termo têm apenas o cavo do septo pelúcido, mais anterior. Os núcleos lentiformes não podem mais ser observados neste nível. Os **cornos temporais** dos ventrículos laterais podem ser visualizados lateral e inferiormente aos tálamos, mas geralmente não são vistos, a menos que haja hidrocefalia.

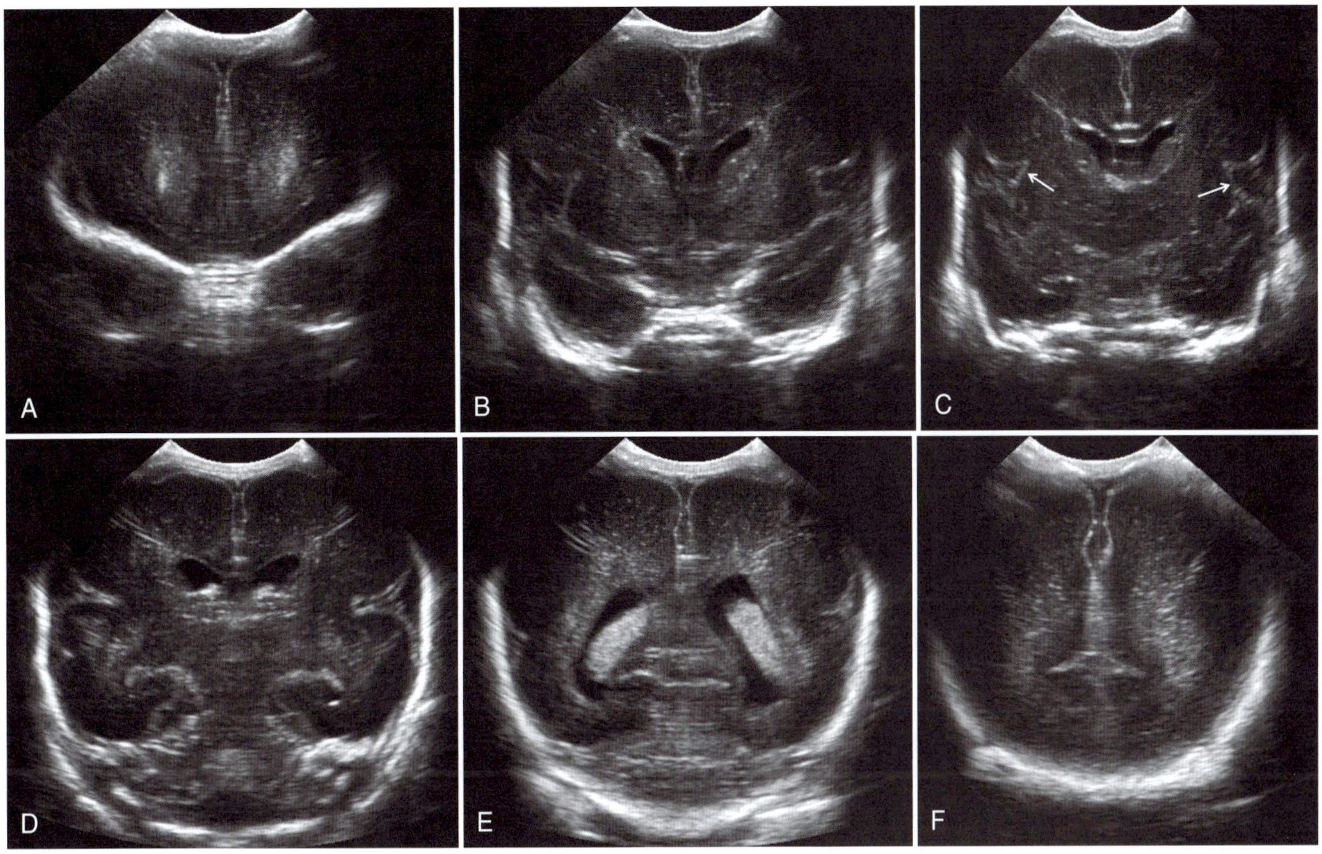

FIG. 45.3 Imagens do cérebro coronal normal: recém-nascido prematuro. (A)-(F) Imagens coronais em recém-nascido muito prematuro; os ventrículos podem ser maiores quando há prematuridade extrema. **(C)** Os sulcos laterais do cérebro (*setas*) têm formato de caixa.

Posteriormente, o **trígono** ou **átrio dos ventrículos laterais** e cornos occipitais são visualizados (Fig. 45.2E). O extenso glomo corióideo ecogênico quase obscurece o lúmen do ventrículo preenchido pelo líquido cerebrospinal no trígono. Na linha média – a porção visualizada do corpo caloso, profunda ao sulco do cíngulo – está o esplênio. Inferiormente, o cerebelo é separado do córtex occipital pelo tentório do cerebelo.

O corte mais posterior visualiza predominantemente o córtex do lobo occipital e a face mais posterior dos cornos occipitais dos ventrículos laterais que não contêm o plexo corióideo (Fig. 45.2F). Esse corte é angulado posteriormente ao cerebelo.

As imagens normais da US cerebral do neonato prematuro nos mesmos planos são mostradas na Figura 45.3. Os ventrículos laterais são ligeiramente maiores; a cavidade do septo pelúcido estende-se para trás para se tornar o *cavum vergae,* entre os corpos do ventrículo lateral e os cornos occipitais. Existem apenas alguns sulcos, e os sulcos laterais do cérebro são mais largos e, tipicamente, têm formato quandrangular em vez de fissuras delicadas. Os núcleos da base em prematuros normalmente são difusamente homogêneos e ecogênicos, um aspecto mais proeminente que o tálamo e tipicamente mais ecogênico que o córtex cerebral. Núcleos da base e tálamos não apresentam aumento da ecogenicidade em idade equivalente ao termo.[17]

Imagens Sagitais

As imagens sagitais são obtidas colocando o transdutor longitudinalmente através da fontanela anterior e inclinando-o para um lado e outro (Fig. 45.4, Vídeo 45.2). A **linha média** é identificada inicialmente pela fissura inter-hemisférica, por meio do reconhecimento da linha curva do corpo caloso acima da cavidade do septo pelúcido e *cavum vergae,* císticos. Abaixo da cavidade encontra-se o plexo corióideo, no teto do terceiro ventrículo. Se houver alargamento do terceiro ventrículo, a massa intermédia será delineada pelo LCS e o **aqueduto do mesencéfalo** poderá ser visualizado. O **quarto ventrículo** é identificado como uma incisura na superfície anterior do **verme do cerebelo** altamente ecogênico[18] (Fig. 45.5).

O **sulco do cíngulo** encontra-se paralelo e acima do corpo caloso. A foice do cérebro altamente ecogênica pode ser difícil de ser examinada diretamente e obter uma imagem sagital clara na linha média; portanto, um movimento muito leve em ambos os lados da foice pode ser necessário para visualizar adequadamente as estruturas cerebrais da linha média. Nesse corte, o tamanho do verme do cerebelo tem sido usado para avaliar a idade gestacional.[19] No entanto, o grau de desenvolvimento da sulcação é o método mais confiável para estimar a idade gestacional, com base em padrões estabelecidos pela patologia.[20] Angulação superficial para cada lado de cerca de 10 graus mostrará os **ventrículos laterais** normalmente pequenos (Fig. 45.6AB). Os ventrículos não estão localizados em um plano perfeitamente reto, no sentido anteroposterior. O transdutor deve ser angulado de modo que a porção anterior seja direcionada mais medialmente e a porção posterior, mais lateralmente, para incluir todo o ventrículo lateral em uma única imagem.[13]

Acima do ventrículo lateral é o córtex cerebral, e abaixo está o hemisfério cerebelar. O **núcleo caudado** e o **tálamo** circundam o terceiro ventrículo e estão dentro dos limites dos cornos do ventrículo

(Fig. 45.6B). O **sulco caudotalâmico** na junção dessas duas estruturas é uma importante área a ser reconhecida, pois é o local mais comum de hemorragia da matriz germinativa (HMG) na região subependimária do ventrículo.

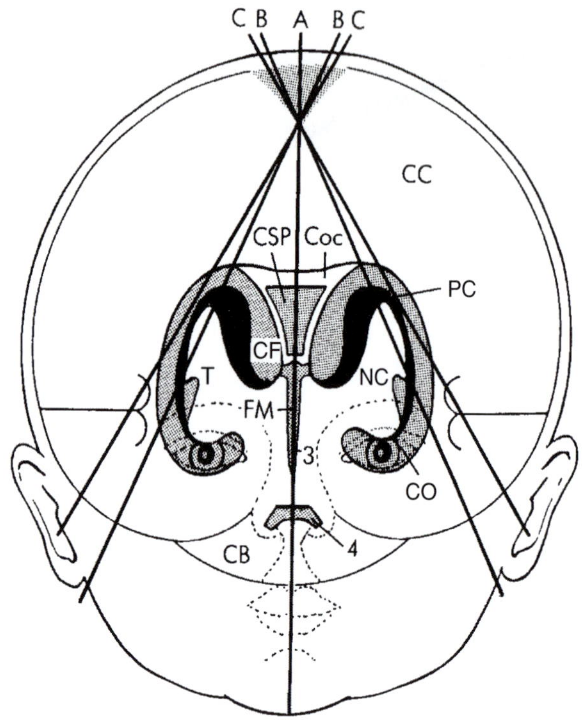

FIG. 45.4 Planos sagitais usados no exame do cérebro através da fontanela anterior. *A* a *C* correspondem da linha média à lateral. *3*, terceiro ventrículo; *4*, quarto ventrículo; *CB*, cerebelo; *CC*, córtex cerebral; *CF*, corno frontal; *CO*, corno occipital; *Coc*, corpo caloso; *CSP*, cavo do sepro pelúcido; *FM*, forame de Monro; *NC*, núcleo caudado; *PC*, plexo corióideo; *T*, corno temporal. Ver também Vídeo 45.2. (Modificado de Rumack CM, Manco-Johnson ML. Rumack CM, Manco-Johnson ML. Perinatal and infant brain imaging: role of ultrasound and computed tomography. St Louis: Mosby; 1984.[7])

A angulação lateral mais pronunciada evidenciará a parte periférica dos ventrículos e o **hemisfério cerebral** mais lateralmente, incluindo os lobos temporais (Fig. 45.6C), em que os ramos da ACM se estendem em direção ao ventrículo.

Imagem Cerebral Sagital: Estruturas Normais

ESTRUTURAS DA LINHA MÉDIA
Lobo frontal
Lobo parietal
Lobo occipital
Sulco do cíngulo
Artéria pericalosa
Corpo caloso
Cavo do septo pelúcido
Cavum vergae[a]
Cavum velum interpositum[a]
Terceiro ventrículo
Quarto ventrículo
Plexo corióideo, terceiro ventrículo
Fissura occipitoparietal
Tronco encefálico
Verme do cerebelo

ESTRUTURAS PARAMEDIANAS
Lobo frontal
Lobo parietal
Lobo occipital
Corno frontal do ventrículo lateral
Corpo do ventrículo lateral
Átrio do ventrículo lateral (trígono)
Corno temporal do ventrículo lateral
Corno occipital do ventrículo lateral
Plexo corióideo
Núcleo caudado
Tálamo
Sulco caudotalâmico
Cerebelo

[a]Nem sempre visível.

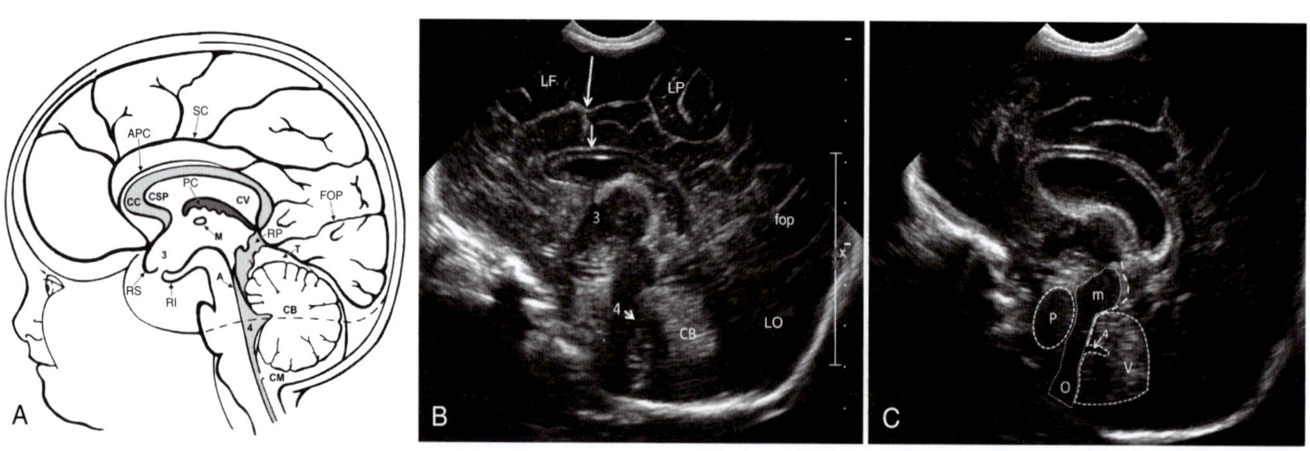

FIG. 45.5 Anatomia normal da linha média sagital. (A) Desenho esquemático. *3*, terceiro ventrículo; *4*, quarto ventrículo; *A*, aqueduto; *APC*, artéria pericaloidal; *CB*, cerebelo (verme); *CC*, corpo caloso; *CM*, cisterna magna; *CSP*, cavidade do septo pelúcido; *CV*, *cavum vergae*; *FOP*, fissura occipitoparietal; *M*, massa intermédia; *PC*, plexo corióideo; *RI*, recesso infundibular; *RP*, recesso pineal; *RS*, recesso supraóptico; *SC*, sulco do cíngulo; *T*, tentório. **(B)** Ultrassonografia sagital normal na linha média. *3*, terceiro ventrículo; *4*, quarto ventrículo; *CB*, verme do cerebelo; *fop*, fissura occipitoparietal; *LF*, lobo frontal; *LO*, lobo occipital; *LP*, lobo parietal; *seta longa*, sulco do cíngulo; *seta curta*, corpo caloso. **(C)** Ultrassonografia da linha média sagital. *4*, quarto ventrículo; *m*, mesencéfalo; *O*, medula oblonga; *P*, ponte; *V*, verme do cerebelo; *linha pontilhada*, aqueduto do mesencéfalo.

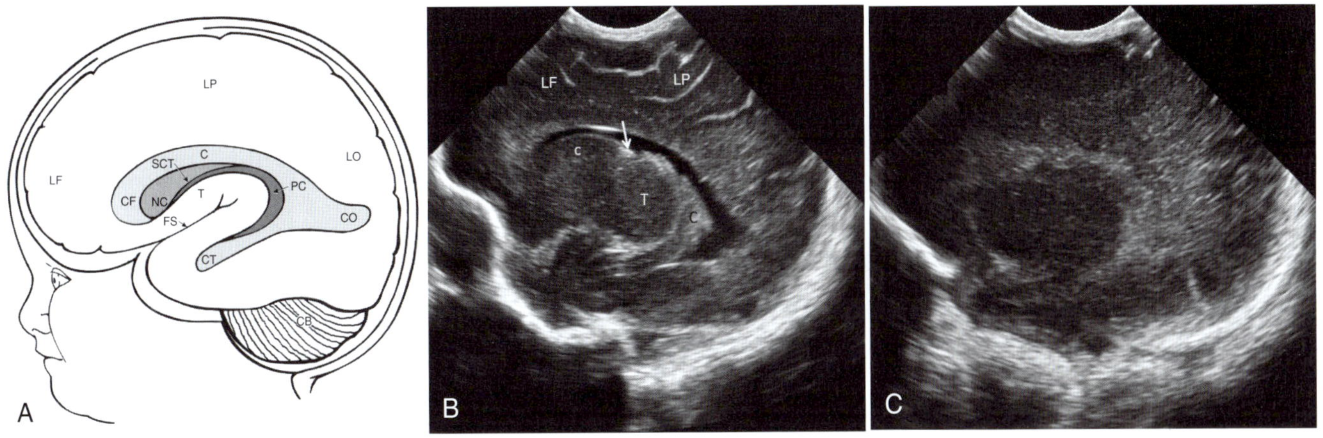

FIG. 45.6 Anatomia normal sagital paramediana. (A) Desenho esquemático. *C*, corpo do ventrículo lateral; *CB*, cerebelo; *CF*, corno frontal; *CO*, corno occipital; *CT*, corno temporal; *FS*, fissura sylviana; *LF*, lobo frontal; *LO*, lobo occipital; *LP*, lobo parietal; *NC*, núcleo caudado; *PC*, plexo corióideo; *SCT*, sulco caudotalâmico; *T*, tálamo;. **(B)** Ultrassonografia sagital, vista paramediana. *C em preto*, plexo corióideo; *LF*, lobo frontal; *LP*, lobo parietal; *T*, tálamo; *c em branco*, núcleo caudado; *seta*, sulco caudotalâmico. **(C)** Ultrassonografia parassagital do córtex cerebral.

A ultrassonografia sagital quase sempre demonstra ***blush*** (rubor) **peritrigonal** hiperecoico normal[21] no lobo parietal, imediatamente posterior e superior aos trígonos ventriculares nos cortes parassagitais (Fig. 45.6B). É causada pela interface de numerosas fibras paralelas que são perpendiculares ao ângulo longitudinal do feixe de ultrassom que passa pela fontanela anterior. Este é um artefato de **efeito anisotrópico** que ocorre quando o feixe é perpendicular às fibras através da fontanela anterior. Uma área semelhante de ecogenicidade aumentada não é vista nas ultrassonografias realizadas através da fontanela posterior, porque, com essa angulação, o eixo longo do feixe de ultrassom e os tratos das fibras são quase paralelos.

Imagens da Fontanela Posterior

O acesso pela fontanela posterior é muito útil para avaliar os cornos occipitais na pesquisa de hemorragia intraventricular (HeIV). A fontanela posterior encontra-se na linha média, na junção das suturas lambdóidea e sagital; ela permanece aberta até aproximadamente os 3 meses de idade[22] (Fig. 45.7). O transdutor deve ser ligeiramente angulado para fora da linha média, com a porção anterior do transdutor direcionada um pouco medialmente, para demonstrar o trígono do ventrículo lateral, com seu corno occipital próximo ao campo de visão (Fig. 45.8). O glomo corióideo será observado estendendo-se para o corpo ventricular e no corno temporal. O **corno occipital** não contém plexo corióideo e deve ser completamente anecoico. Angulando o transdutor para os planos parassagitais esquerdo e direito, observa-se o corno occipital de cada lado. Esses planos são extremamente úteis para detectar a deposição de coágulo na porção mais baixa e coágulo aderido ao plexo corióideo.

Imagens da Fontanela Posterolateral

A fontanela posterolateral possibilita a avaliação do tronco encefálico e da fossa posterior, que não são bem demonstrados nos planos-padrão através da fontanela anterior. O transdutor do ultrassom é posicionado a cerca de 1 cm atrás do pavilhão da orelha e 1 cm acima do trago. A fontanela posterolateral está localizada na junção das suturas escamosa, lambdóidea e occipital (Fig. 45.7, Vídeo 45.3). Imagens axiais da fossa posterior, com a porção anterior do transdutor angulada ligeiramente cranial, demonstrarão o **quarto ventrículo**, o **verme do cerebelo posterior**, os **hemisférios cerebelares** e a **cisterna magna**. Essas imagens axiais devem ser exibidas com o ápice da cabeça para a esquerda (Fig. 45.9). As folhas do cerebelo contêm tecido neural relativamente hipoecoico e circundado por leptomeninges ecogênicas nas múltiplas fissuras cerebelares.[23] No teto do quarto ventrículo, encontra-se o **plexo corióideo do quarto ventrículo ecogênico normal.**[24] Atrás do quarto ventrículo está o verme do cerebelo ecogênico da linha média, que parece menos ecogênico na vista axial em comparação com os exames sagitais medianos. Quando imagens axiais anguladas são obtidas através das partes inferiores do cerebelo abaixo do quarto ventrículo, as **valéculas** (normalmente finas) podem ser observadas na linha média como um espaço entre os hemisférios cerebelares (Fig. 45.9C), particularmente no hemisfério cerebral. Nos cortes axiais excessivamente angulados, o **forame de Magendie** pode ser notado na linha média como uma linha sonolucente delgada entre a cisterna magna e o quarto ventrículo. Não deve ser confundida com uma

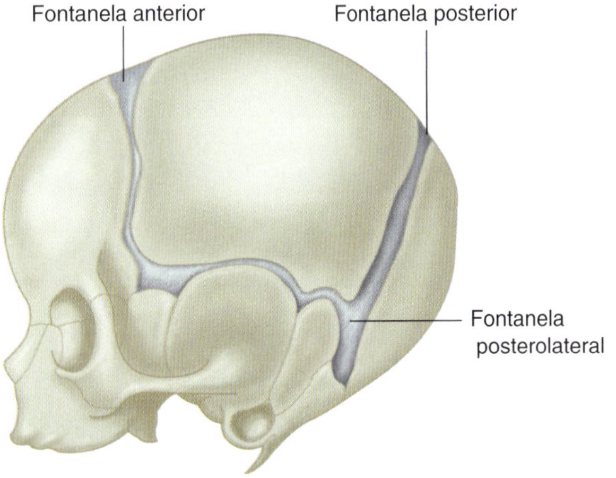

FIG. 45.7 Janelas acústicas: fontanelas anteriores, posteriores e dorsolateral.

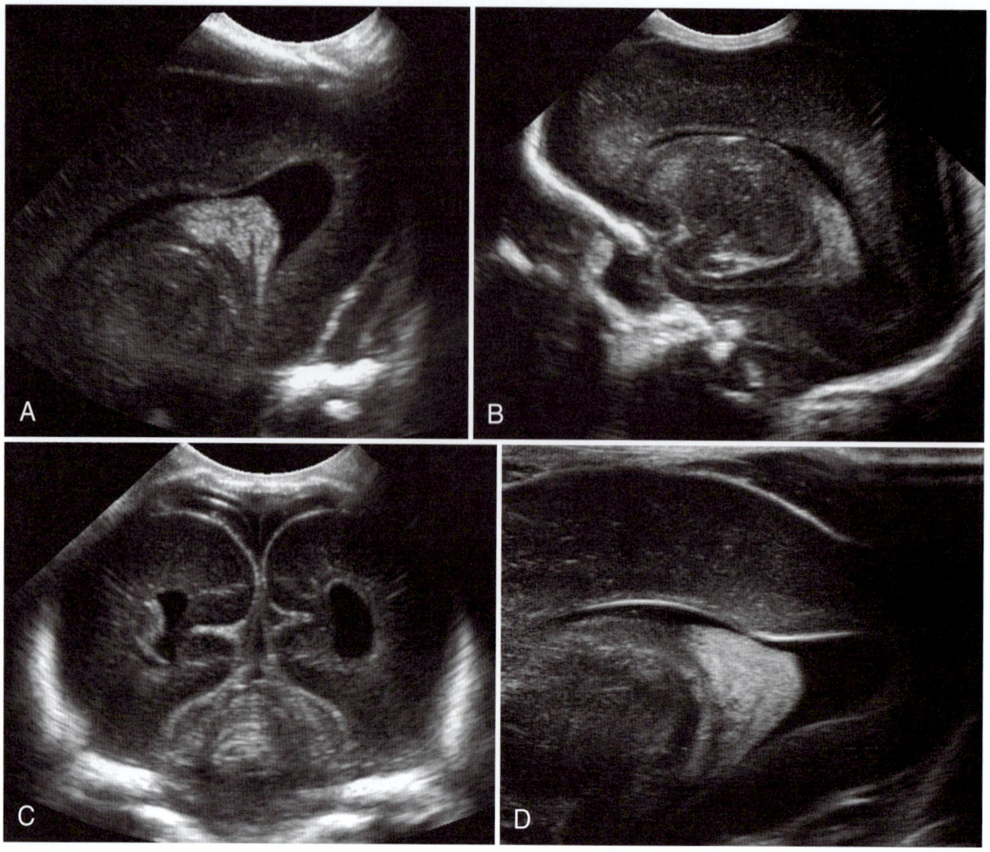

FIG. 45.8 Corno occipital. (A) Corte sagital do corno occipital a partir da fontanela posterior. **(B)** Mesmo corno occipital no plano sagital a partir da fontanela anterior. **(C)** Cornos occipitais no plano coronal a partir da fontanela posterior; coágulo ecogênico visível no corno occipital direito. **(D)** Mesmo corno occipital; transdutor linear mostrando aumento da resolução.

variante de Dandy-Walker.[25] A visualização do verme do cerebelo intacto em imagens superiores e a angulação caudal marcada necessária para ver a valécula permitem a diferenciação dessa variante normal.[11,12,14] Ultrassonografia com Doppler colorido nesta vista permite a avaliação do fluxo nos seios transversais e retos para excluir trombose venosa.

Um corte axial levemente mais alto deve incluir o tálamo, o mesencéfalo, o terceiro ventrículo, o aqueduto de Sylvius e a cisterna quadrigeminal, com o transdutor posicionado no plano axial padrão na aurícula externa e angulado em direção cranial (Fig. 45.10). Nesse nível, os **tálamos** são estruturas hipoecoicas em formato de coração invertido. O mesencéfalo, incluindo os **pedúnculos cerebrais** e os **colículos,** consiste em estruturas lenticulares hipoecoicas pareadas imediatamente caudal ao tálamo. O terceiro ventrículo geralmente é uma fenda fina, pouco visível entre os tálamos. O aqueduto é geralmente uma fina linha ecogênica, mas ocasionalmente pode ser uma fenda fina no mesencéfalo. A **cisterna colicular** é ecogênica e circunda o mesencéfalo.

Ultrassonografia Tridimensional

A US tridimensional (3D) pode ser um complemento útil da US bidimensional (2D) do cérebro neonatal.[26] O volume do cérebro pode ser avaliado em alguns segundos e, depois, demonstrações computadorizadas de três eixos octogonais em qualquer ângulo serão reconstruídas além dos planos coronal, sagital e axial. As lesões cerebrais podem ser rastreadas em três planos ao mesmo tempo, o que pode identificar melhor a posição da lesão no cérebro e o diagnóstico mais provável. Alguns autores recomendam a medida volumétrica 3D dos ventrículos;[27,28] o método padrão ainda é uma avaliação qualitativa baseada em ventrículos normais típicos de diferentes grupos etários.

LAUDOS PADRONIZADOS

Imagens Padronizadas para Exame

As imagens da anatomia cerebral devem ser exibidas de maneira consistente para que as comparações possam ser feitas facilmente. Na nossa instituição, imagens sagitais de rotina são sempre mostradas com a face do recém-nascido/lactente para a esquerda. As legendas nos exames sagitais devem mostrar "esquerdo" ou "direito". Os videoclipes são mais difíceis de serem rotulados e podem ser melhor realizados separadamente por lado, direito e esquerdo, além de uma varredura completa em todo o cérebro de lado a lado.

Utilizando-se as diretrizes do American College of Radiology (ACR) e do American Institute of Ultrasound Medicine (AIUM) para realização de neuroultrassonografia em neonatos e lactentes,[29] existem perguntas específicas a responder. A elaboração de um modelo para os laudos é útil para garantir relatórios completos.

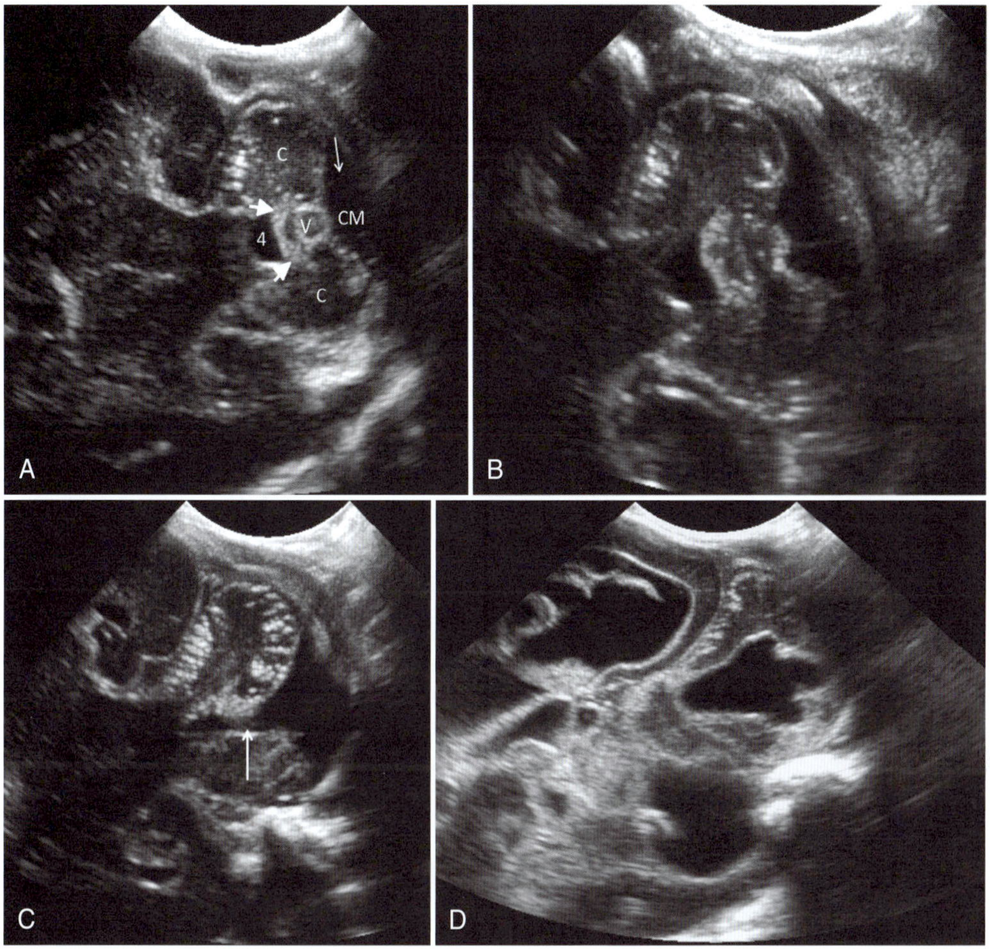

FIG. 45.9 Imagens da fontanela posterolateral no nível do quarto ventrículo na fossa posterior. (A) Hemisférios cerebelares normais (*C*), verme do cerebelo (*V*), quarto ventrículo (*4*), cisterna magna (*CM*), septo da cisterna magna (*seta*), plexo corióideo no teto do quarto ventrículo (*pontas de setas*). **(B)** Cisterna magna normal no plano axial. Observe a coroa radiada dos hemisférios cerebelares que apresentam tecido neural relativamente hipoecogênico e estão circundados por leptomeninges ecogênicas nas múltiplas fissuras cerebelares. **(C)** Vista inferior da fossa posterior através da valécula (*seta*). **(D)** Aumento significativo do quarto ventrículo em um lactente com **hidrocefalia pós-hemorrágica**.

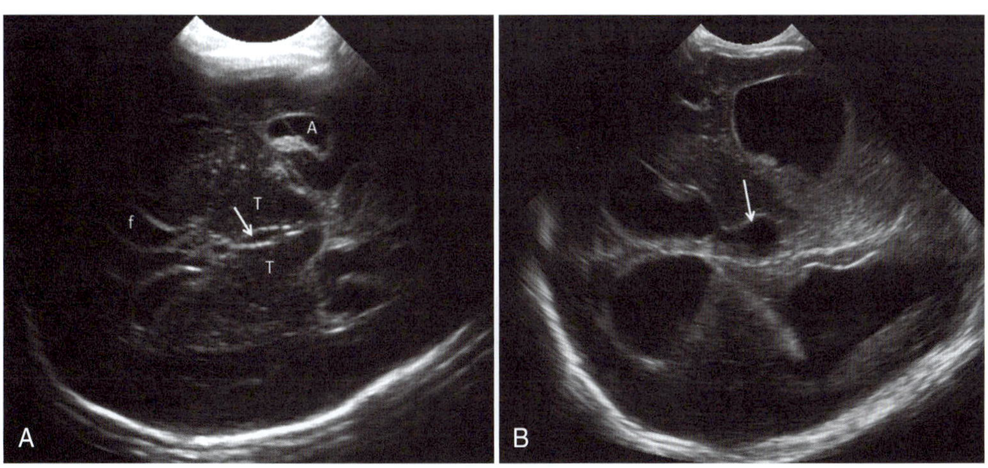

FIG. 45.10 Imagens da fontanela posterolateral no nível do mesencéfalo acima do quarto ventrículo em neonatos com hidrocefalia pós-hemorrágica. (A) Hidrocefalia pós-hemorrágica leve, plano axial no nível dos átrios do ventrículo lateral (*A*), cornos frontais (*f*), tálamo (*T*) e terceiro ventrículo (*seta*). **(B)** Plano axial em lactente com hidrocefalia pós-hemorrágica moderada, terceiro ventrículo (*seta*).

Ultrassonografia do Cérebro: Modelo de Laudo Padrão

O tamanho e a configuração ventricular são <normais >.
O corpo caloso está <presente> <acima da cavidade do septo pelúcido e/ou *cavum vergae* >.
<Não há hemorragia no sulco caudotalâmico ou no sistema ventricular >.
O verme do cerebelo, o quarto ventrículo e os hemisférios cerebelares <parecem normais >.
O desenvolvimento da sulcação é <normal> para a idade gestacional.

ANATOMIA DO DESENVOLVIMENTO

Desenvolvimento dos Sulcos Cerebrais e Espaços Subaracnóideos

No recém-nascido bem prematuro, os sulcos cerebrais ainda não estão completamente desenvolvidos e o cérebro parece bastante liso[20,30] (Fig. 45.11). O primeiro sulco a se formar é o sulco lateral primitivo, quase quadrado, da **fissura sylviana**, mais bem observado nas imagens coronais[31] (Fig. 45.3C). Posteriormente, após o dobramento da ínsula (opercularização), a fissura sylviana se torna uma fissura estreita e ecogênica preenchida com ramificações da ACM.[30,32] O desenvolvimento dos sulcos, mais bem avaliado nas imagens sagitais na linha média, estende-se então para a **fissura calcarina** como uma linha reta simples no quinto mês da gestação (20 semanas).[33] Até 24 a 25 semanas de gestação, a **fissura occipitoparietal** estará presente, mas não há sulcos reais. Em torno de 28 semanas de gestação, o **sulco calosomarginal** sobre o corpo caloso, e o **sulco** linear e simples **do cíngulo**, superior e paralelo, também são observados (Fig. 45.11B). Em torno de 30 semanas de gestação, o sulco do cíngulo é ramificado. Entre 33 e 40 semanas de gestação, os sulcos se curvam, ramificam-se e se anastomosam, de modo que um lactente a termo apresenta muitos ramos periféricos sobre a superfície cerebral (Fig. 45.11D).

Embora não seja usada rotineiramente, a medição do espaço subaracnoide em uma visão ampliada do cérebro pode ser feita a partir do seio sagital triangular até a superfície do córtex. Armstrong et al.[34] descreveram que o espaço subaracnoide normalmente é menor que 3,5 mm em 95% dos prematuros antes de 36 semanas de gestação. Quanto mais próximo do termo, os valores tenderam a estar no limite superior do intervalo, aumentando ligeiramente a cada semana, o que sugere que os recém-nascidos prematuros apresentam crescimento reduzido do cérebro durante a vida extrauterina.

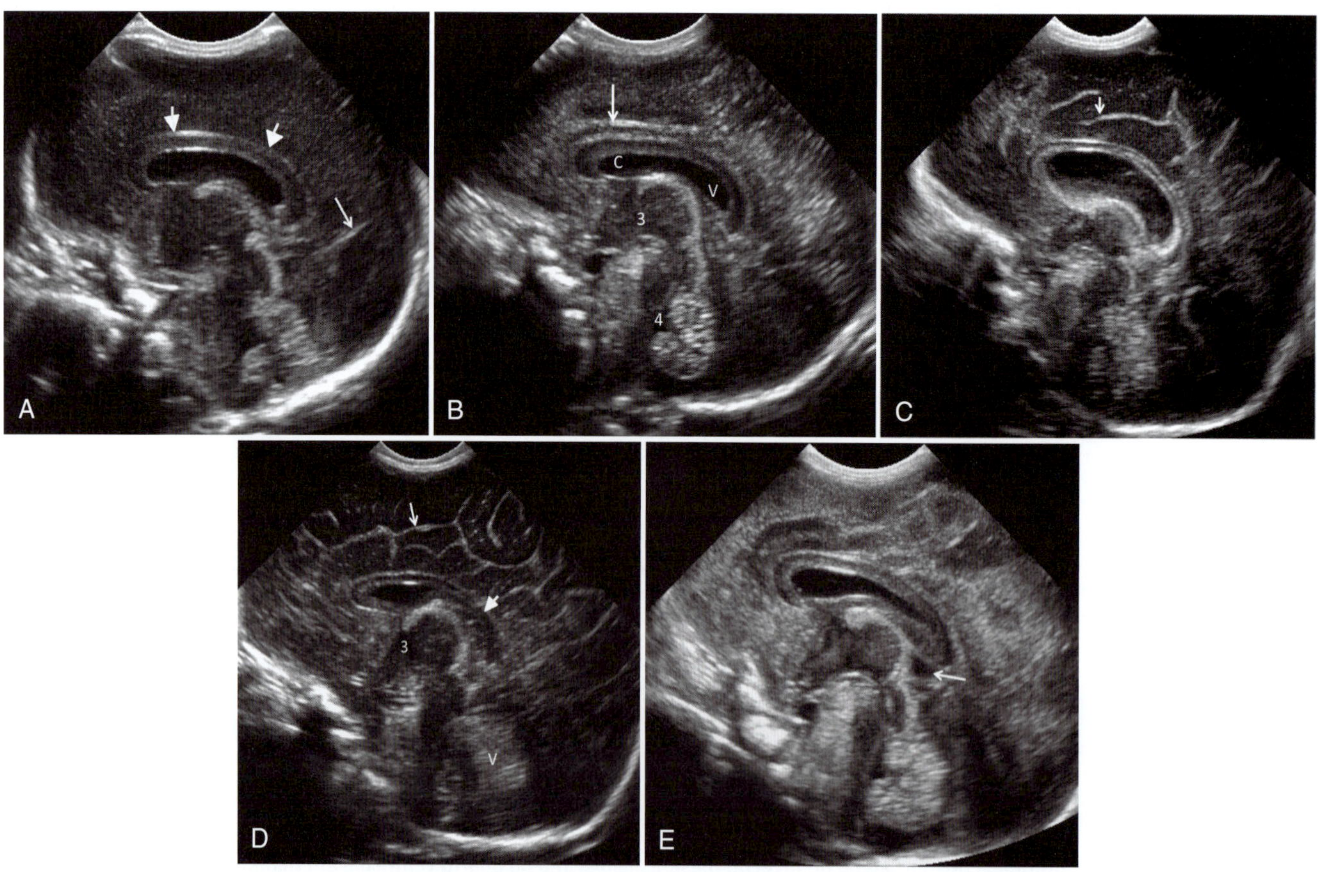

FIG. 45.11 Desenvolvimento do sulco no cérebro de um neonato prematuro. (A) Na 24ª semana. Nenhum sulco; fissura occipitoparietal (*seta*) pode ser visualizada; corpo caloso (*setas curtas*) acima do cavo do septo pelúcido e *cavum vergae*. **(B)** Na 27ª semana. O sulco do cíngulo (*seta*) é visível. Cavidade do septo pelúcido (*C*), *cavum vergae* (V), terceiro ventrículo (*3*) e quarto ventrículo (*4*) são mostrados nesta imagem sagital da linha média. **(C)** Na 33ª semana. O sulco do cíngulo (*seta*) apresenta alguns ramos. **(D)** Na 39ª semana. O sulco do cíngulo (*seta média*) apresenta muitos ramos. Cavo *vergae* (*seta curta*) está fechado; terceiro ventrículo (*3*) e verme do cerebelo (*V*) são mostrados. **(E)** *Cavum veli interpositi* (*seta*).

Cavo do Septo Pelúcido e Cavo *Vergae*

Há uma estrutura cística contínua na linha média no septo pelúcido durante a vida fetal. O septo contém a cavidade do septo pelúcido, anterior ao forame de Monro (Fig. 45.11) e o *cavum vergae* posteriormente. Ambas as partes estão normalmente presentes no início da gestação, mas fecham de trás para a frente, aproximadamente a partir dos 6 meses de gestação (Fig. 45.12). A termo, o fechamento posterior está presente em 97% dos lactentes, de modo que apenas a cavidade do septo pelúcido persiste ao nascimento. Em torno de 3 a 6 meses depois do nascimento, esse septo estará completamente fechado em 85% dos lactentes, embora, em alguns, o septo permaneça aberto na vida adulta.[35] Em exames cerebrais fetais, Callen et al.[36] relataram que as colunas do **fórnice** podem ser confundidas com o cavo do septo pelúcido. Nas imagens axiais abaixo dos cornos frontais, o fórnice aparece como uma estrutura cística com um eco linear central. A ausência do corpo caloso não pode ser identificada porque os fórnices estão presentes e simulam o cavo entre os dois cornos frontais. A avaliação cuidadosa da região inferior dos fórnices abaixo dos cornos frontais evitará esse erro.

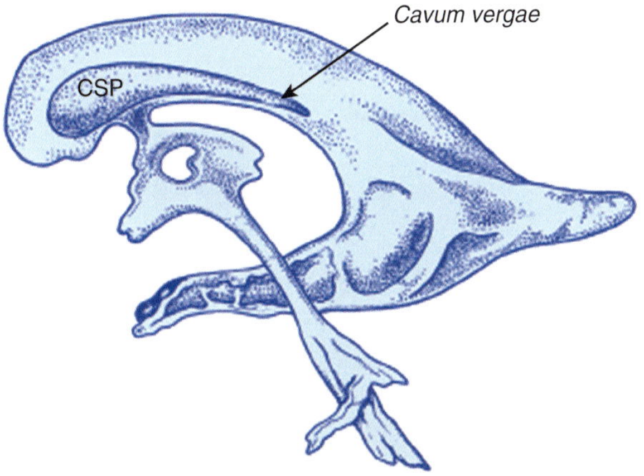

FIG. 45.12 Cavidade do septo pelúcido (CSP). A seta indica o *cavum vergae* projetando-se na superfície medial dos ventrículos laterais. (Com permissão de Rumack CM, Manco-Johnson ML. Perinatal and infant brain imaging: role of ultrasound and computed tomography. St Louis: Mosby; 1984.[7])

Cavum Veli Interpositi

O *cavum veli interpositi* representa um espaço potencial acima do plexo corióideo no teto do terceiro ventrículo e abaixo das colunas dos fórnices.[2,37] Pode aparecer como um espaço anecoico, invertido, semelhante a um capacete, imediatamente inferior e posterior ao esplênio na região pineal (Fig. 45.11E). Blasi et al.[38] descreveram o diagnóstico pré-natal do *cavum veli interpositi* nas USs 2D e 3D com Doppler colorido. Um estudo cuidadoso da localização anatômica da estrutura cística, seu tamanho e mudanças ao longo do tempo é necessário para ter certeza de que esta é uma variante normal, não um cisto aracnoide com efeito de massa ou anomalia associada do corpo caloso. Chen e et al.[37] relataram que 21% dos neonatos apresentam *cavum veli interpositi* na ultrassonografia. Aos 2 anos de idade, esta área cística é um achado incomum e, portanto, considera-se um estágio normal do desenvolvimento do cérebro. Raramente, um cisto que provoque a compressão de outras estruturas é encontrado nessa área.

Variantes do Corno Frontal

Alguns neonatos apresentam cistos exatamente paralelos (nem acima nem abaixo) e adjacentes aos cornos frontais (Fig. 45.13). Esses cistos geralmente são bilaterais e apresentam septações entre o cisto e os cornos frontais. Os **cistos do corno frontal**, também denominados **coarctação do corno frontal**[39] e **cistos congênitos**,[40] são causados pelo dobramento do corno frontal sobre si mesmo, formando uma prega (visto como uma septação). Os cornos frontais normais típicos se localizam lateralmente ao cavo do septo pelúcido nas imagens coronais, abaixo do corpo caloso. Os cornos frontais são relativamente delgados em comparação aos cornos occipitais.

Plexo Corióideo e Variantes

O plexo corióideo é o local de produção de LCS nos ventrículos (Fig. 45.14). A maior porção do plexo corióideo é o glomo corióideo, uma estrutura altamente ecogênica ligada ao trígono de cada ventrículo lateral. O plexo corióideo afila-se à medida que se estende anteriormente até o forame de Monro (forame interventricular) e

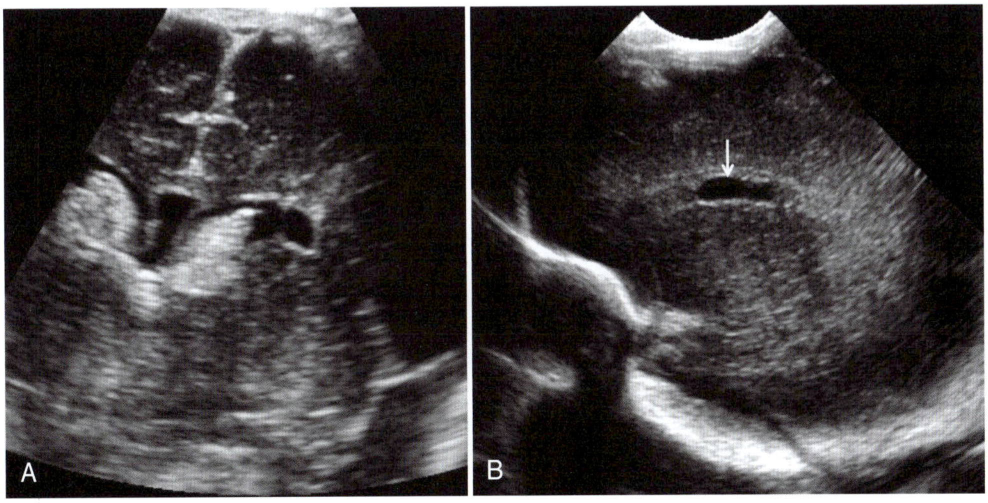

FIG. 45.13 Cistos do corno frontal. (A) e (B) Cortes coronal e sagital ultrassonográficos mostram a variante normal incomum, também chamada de "coarctação do corno frontal" ou "cistos congênitos", que se apresentam imediatamente laterais (*seta*) ao ventrículo. Acredita-se que sejam desencadeados pela dobra do corno frontal sobre si mesmo. (Há também **hemorragia subependimária e intraventricular** bilateral em ambos os cornos frontais).

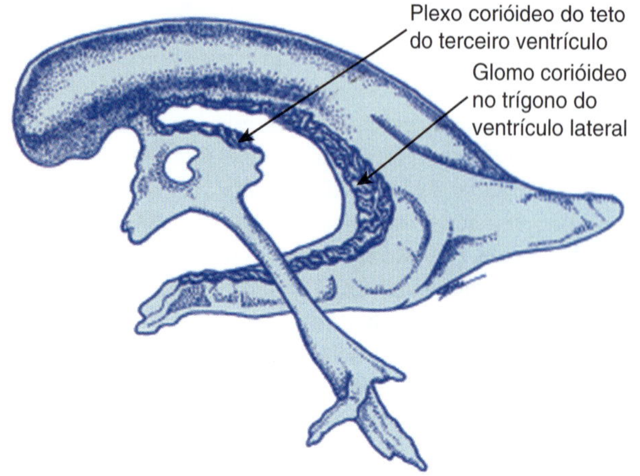

FIG. 45.14 Plexo corióideo. O desenho mostra o plexo corióideo à medida que ele atravessa o terceiro ventrículo e pelos ventrículos laterais (*setas*). (Com permissão de Rumack CM, Manco-Johnson ML. Perinatal and infant brain imaging: role of ultrasound and computed tomography. St Louis: Mosby; 1984.[7])

continua, a partir de cada ventrículo lateral, para dentro e ao longo do teto do terceiro ventrículo. O plexo corióideo se estreita lateralmente enquanto se estende para o corno temporal do ventrículo lateral. O plexo corióideo não se estende para o corno frontal ou occipital, e também é encontrado no teto do quarto ventrículo[24] (Fig. 45.9A). Pequenos cistos no plexo corióideo são comuns, mas, às vezes, áreas que parecem cistos, na verdade, correspondem a pequenos vasos.

O glomo corióideo em geral é duplo, tendo dessa forma uma aparência **lobulada** (Fig. 45.15). Alguns autores denominaram essa aparência de **plexo corióideo "dividido"**.[41] Pode ser confundido com coágulo aderido ao plexo corióideo. A US com Doppler colorido diferenciará o plexo corióideo normal altamente vascularizado de um coágulo similarmente ecogênico, mas avascular (Fig. 45.8C). O corte coronal também pode mostrar um plexo corióideo achatado ou truncado no nível da porção mais espessa do trígono, provavelmente relacionado ao ângulo do transdutor em relação ao plexo corióideo.[41] Se o ventrículo for grande, o plexo corióideo geralmente "fica dependurado", projetando-se na direção do ventrículo na posição mais inferior , quando o lactente é colocado em decúbito lateral (Fig. 45.15D).

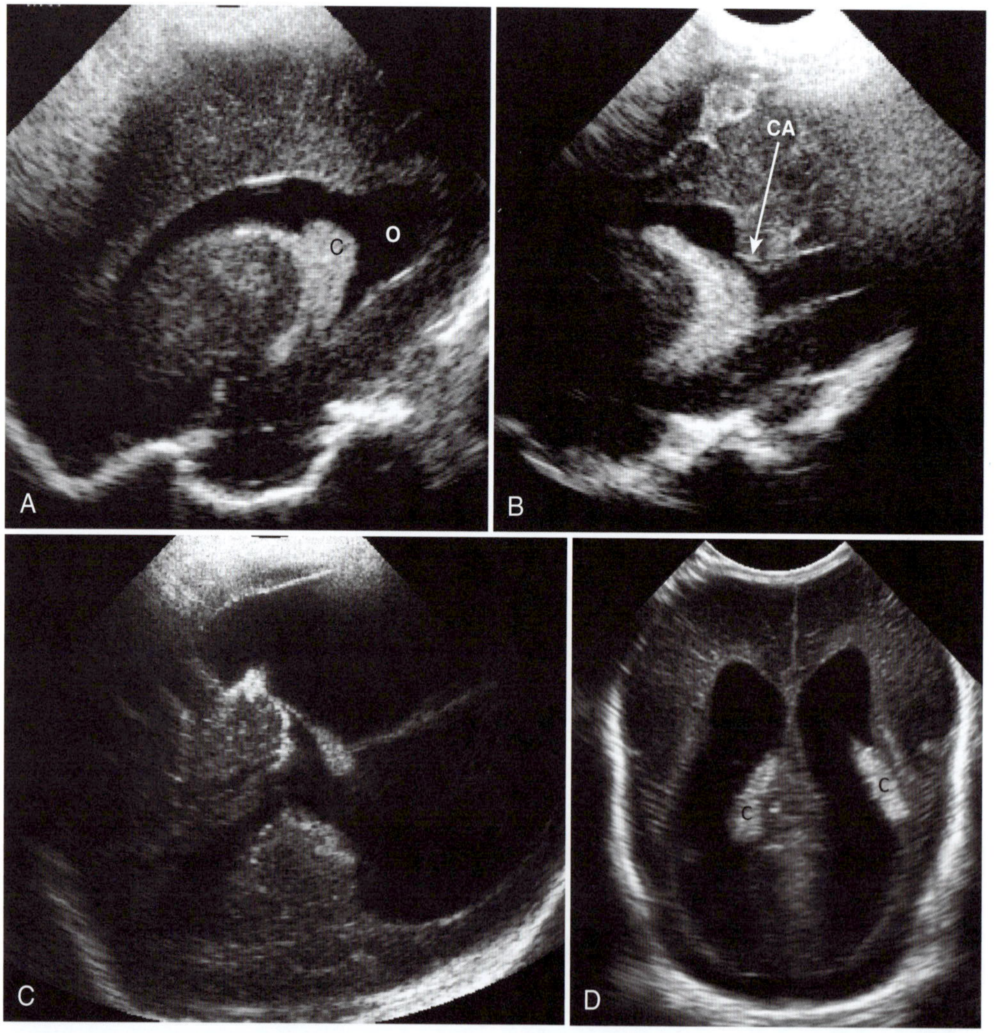

FIG. 45.15 Plexo corióideo e *calcar avis*. **(A)** e **(B)** Imagens da fontanela posterior do ventrículo lateral. **(A)** Glomo corióideo normal (*c*) não se estende para dentro do corno occipital (*O*). **(B)** *Calcar avis* (*CA*) pode ser observado projetando-se no corno occipital e parecendo uma hemorragia. A continuidade com o cérebro adjacente determina essa estrutura. **(C)** O corte axial dos ventrículos laterais exibe o plexo corióideo "pendente" em um neonato com hidrocefalia por **estenose aqueductal**. **(D)** Corte coronal dos ventrículos laterais mostra o plexo corióideo "pendurado".

Armadilhas na Ultrassonografia cerebral

Blush (rubor) peritrigonal no plano sagital (efeito anisotrófico)
Formato do plexo corióideo alterado pela posição
Plexo corióideo normal: dividido, lobulado ou truncado
Plexo corióideo pendente (na hidrocefalia)
Vasos normais do plexo corióideo *versus* cisto do plexo corióideo
Plexo corióideo normal *versus* hemorragia ao redor do plexo corióideo
Ventrículos assimétricos de tamanho normal
Diagnóstico falso-positivo de malformação de Dandy-Walker devido à visão angulada através do cerebelo inferior

Matriz Germinativa

A matriz germinativa se desenvolve profundamente até o epêndima e consiste em células proliferativas, frouxamente organizadas, que dão origem aos neurônios e às células da glia do córtex cerebral e dos núcleos da base (Fig. 45.16). Seu leito vascular é a região mais ricamente perfundida do cérebro em desenvolvimento. Vasos nessa região formam uma rede vascular imatura de capilares finos, veias com paredes extremamente finas e vasos irregulares maiores.[42] A rede capilar é mais bem desenvolvida na periferia da matriz germinativa e torna-se menos desenvolvida em direção à massa glioblástica central. Embora a matriz germinativa não seja visualizada na ultrassonografia, é importante conhecê-la como o local anatômico típico sobre o núcleo caudado em que a HMG ocorre em prematuros.

No início da gestação, a matriz germinativa forma toda a parede do sistema ventricular. Após o terceiro mês de gestação, a matriz germinativa regride, primeiro ao redor do terceiro ventrículo, depois em torno dos cornos temporais e occipitais e trígono. Em torno da 24ª semana de gestação, a matriz germinativa persiste apenas acima da cabeça do núcleo caudado e, em menor extensão, sobre o corpo do núcleo caudado. Em torno de 32 semanas de gestação, é incomum visualizar HMG porque essas células migram para o córtex cerebral. Essa regressão continua até as 40 semanas de gestação, quando a matriz germinativa deixa de existir como uma estrutura discreta, e a rede vascular imatura é remodelada para padrões vasculares adultos.

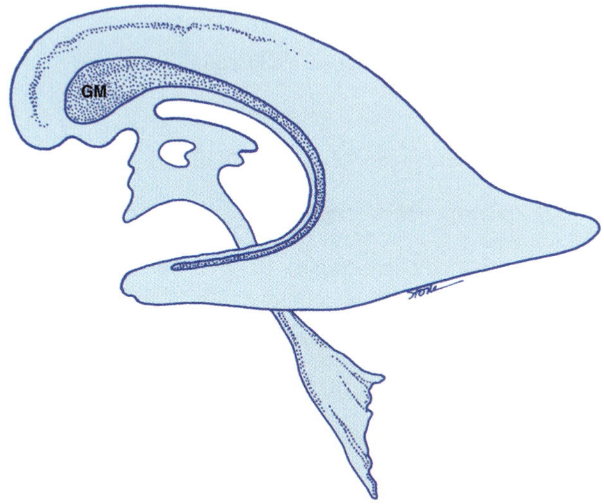

FIG. 45.16 Matriz germinativa. O desenho mostra a matriz germinativa (*GM*) entre a 30ª e a 32ª semana de gestação, com maior quantidade próxima ao núcleo caudado. (Com permissão de Rumack CM, Manco-Johnson ML. Perinatal and infant brain imaging: role of ultrasound and computed tomography. St Louis: Mosby; 1984.[7])

Calcar Avis

Nas incidências da fontanela posterior, um giro normal, o *calcar avis*, frequentemente se projeta para dentro da face medial do ventrículo lateral, na junção do trígono e do corno occipital (Fig. 45.15B). Embora esse giro cerebral normal possa imitar um coágulo intraventricular, uma ligeira rotação do transdutor mostrará sua continuidade com o cérebro. Pode ser reconhecida por causa de um sulco ecogênico central (**sulco calcarino**), sua continuidade com o cérebro adjacente e vascularização normal no exame com Doppler colorido.[41]

Verme do Cerebelo

Como o cerebelo se desenvolve em um estágio mais tardio da gestação, o diagnóstico fetal errôneo de hipoplasia do verme do cerebelo é realizado ocasionalmente. Se forem realizados cortes axiais abaixo do nível normal do quarto ventrículo, a valécula entre os hemisférios cerebelares pode ser confundida com uma variante de Dandy-Walker. É possível observar pseudoausência da parte inferior do verme do cerebelo[41] ou pseudo-hipoplasia vermiana nos cortes axiais através da fossa posterior. Pode-se perceber erroneamente um verme do cerebelo pequeno ou ausente e uma ampla comunicação entre o quarto ventrículo e a cisterna magna. Cortes axiais ligeiramente mais superiores mostrarão o verme do cerebelo normal. A impressão de verme do cerebelo ausente ou hipoplásico pode ser avaliada cuidadosamente, movendo-se o transdutor superiormente para visualizar o verme do cerebelo normal e obtendo cortes sagitais da linha média. A valécula cerebelar é um espaço subaracnóideo de tamanho variável de localização inferior e sem continuidade com o quarto ventrículo. O forame de Magendie é mais delgado do que a fissura vermiana em uma variante de Dandy-Walker[14] (Fig. 45.9C).

Cisterna Magna

Os septos da cisterna magna normalmente são visualizados inferior e posterior ao verme do cerebelo, geralmente retos e paralelos (Fig. 45.9). Esses septos originam-se no ângulo cerebelovermiano e se estendem até o osso occipital. Robinson e Goldstein[43] propuseram que esses septos são remanescentes dos cistos da bolsa de Blake e, portanto, um marcador do desenvolvimento cerebelar normal.[44,45]

MALFORMAÇÕES CONGÊNITAS DO CÉREBRO

As malformações congênitas do cérebro são as anomalias mais comuns em humanos.[42,46,47] As malformações podem ser classificadas com base no desenvolvimento do cérebro e nos tipos de anomalias que resultam quando o desenvolvimento é alterado. O desenvolvimento do cérebro pode ser dividido em três etapas.[46] A **citogênese** envolve a formação de células a partir de moléculas. A **histogênese** é a formação de tecidos pelas células e envolve a proliferação e a diferenciação neuronal. A **organogênese** é a formação de órgãos pelos tecidos.

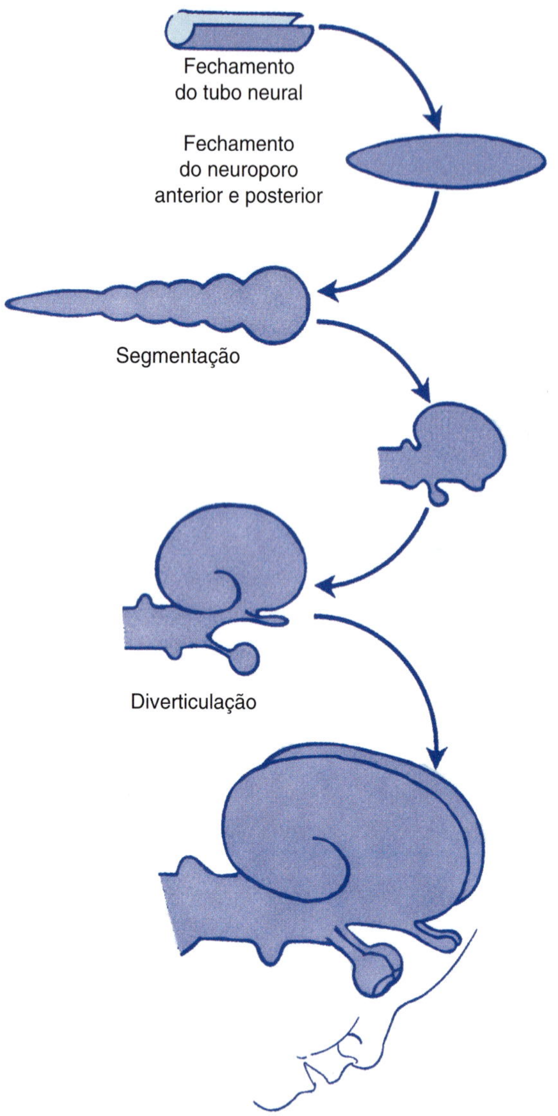

FIG. 45.17 Etapas da organogênese. O fechamento do tubo neural em 3 a 4 semanas de gestação, incluindo o fechamento dos neuroporos anterior e posterior. De 5 a 6 semanas, os segmentos cerebrais e cinco tipos de divertículos se formam. Primeiro, os tratos olfativos pareados, os tratos ópticos e os ventrículos cerebrais desenvolvem-se, depois a pineal e a hipófise não pareadas. Proliferação, migração, organização e mielinização neural ocorrem após esses estágios. (Com permissão de DeMyer W. Classification of cerebral malformations. Birth Defects Orig Artic Ser. 1971;7[1]:78-93.[48])

A organogênese pode ser subdividida em estágios[48] (Fig. 45.17). O primeiro estágio, **a formação e o fechamento do tubo neural**, ocorre entre 3 e 4 semanas de gestação. A placa neural dobra-se sobre si mesma, fundindo-se dorsalmente e originando o cérebro e a medula espinal mais precocemente identificáveis. No estágio seguinte, **a segmentação e a diverticulação** do prosencéfalo ocorrem entre a 5ª e a 6ª semana. O único ventrículo fetal central separa-se em dois ventrículos laterais e o cérebro divide-se em dois hemisférios cerebrais. A diverticulação anterior resulta na formação dos bulbos olfatórios e vesículas ópticas e na indução do desenvolvimento facial. A hipófise e a glândula pineal também se desenvolvem por diverticulação do ventrículo nesse estágio.

A proliferação e a migração neuronal ocorrem entre 8 e 24 semanas de gestação. É necessária uma enorme proliferação celular para prover o cérebro em desenvolvimento, com os elementos constituintes necessários para se formar da maneira adequada. Finalmente, milhões de células devem migrar para dentro da estrutura funcional organizada que é reconhecida como um cérebro normal. A matriz germinativa é uma fonte de muitas células migratórias e no final desaparece à medida que elas migram. A **mielinização** ocorre desde cerca do segundo trimestre até a vida adulta, porém se mostra mais ativa imediatamente após o nascimento até aproximadamente os 2 anos de vida.[46,47] Os defeitos de migração e mielinização são mais bem avaliados pela RM e foram bem descritos por Barkovich.[31] A RM aumentou muito a nossa compreensão sobre o desenvolvimento do cérebro e muitos fatores genéticos e ambientais podem interferir no desenvolvimento normal.

Lesões destrutivas podem ocorrer em qualquer momento do desenvolvimento cerebral. As malformações congênitas do cérebro são frequentemente diagnosticadas *in utero*, e o exame ultrassonográfico neonatal pode ser necessário para confirmar ou prosseguir na investigação do diagnóstico pré-natal. Na maioria dos casos, a RM pode ser necessária para esclarecer os achados ultrassonográficos. Em geral, a RM é preferível à TC, pois evidencia melhor os padrões dos sulcos, as anomalias migratórias e a mielinização anormal. Distúrbios do crescimento e desenvolvimento cerebelar atualmente são mais bem compreendidos com grandes avanços na neuroimagem fetal em função do surgimento da ressonância magnética e os grandes avanços realizados na área da genética. Exemplos de revisões do desenvolvimento e de malformações cerebelares são descritos por Limperopoulos e du Plessis[49] e Patel e Barkovich.[50]

Malformações Cerebrais Congênitas

DISTÚRBIOS DA ORGANOGÊNESE
Distúrbios do Fechamento do Tubo Neural
Malformação de Chiari
Agenesia do corpo caloso
Lipoma do corpo caloso
Malformação de Dandy-Walker ou variante
Cisto aracnoide da fossa posterior
Teratoma

Distúrbios de Diverticulação e Clivagem
Displasia septo-óptica
Holoprosencefalia (alobar, semilobar, lobar)

Distúrbios de Sulcação/Migração Celular
Lissencefalia
Esquizencefalia
Heterotopias
Paquimicrogiria ou polimicrogiria

DISTÚRBIOS DE TAMANHO
DISTÚRBIOS DE MIELINIZAÇÃO
LESÕES DESTRUTIVAS
DISTÚRBIOS DA HISTOGÊNESE

Síndromes Neurocutâneas (Facomatoses)
Esclerose tuberosa
Neurofibromatose
Malformações Vasculares Congênitas

DISTÚRBIOS DA CITOGÊNESE
Neoplasias congênitas

Modificado a partir da classificação de anomalias de DeMeyer.[21,22,48]

Estágios do Desenvolvimento Cerebral[a]

Citogênese: desenvolvimento de moléculas em células
Histogênese: desenvolvimento de células em tecidos
Organogênese: desenvolvimento de tecidos em órgãos
- Fechamento do tubo neural (indução dorsal: 3 a 4 semanas de gestação)
- Diverticulação (indução ventral: 5 a 6 semanas de gestação)
- Proliferação neuronal (8 a 16 semanas de gestação)
- Migração neuronal (24 semanas de gestação a anos)
- Organização (6 meses de gestação até anos após o nascimento)
- Mielinização (do parto até anos após o nascimento)

[a]Os estágios se sobrepõem temporalmente, mas podem estar individualmente anormais.
Modificado de Volpe JJ. Brain injury in premature infants: a complex amalgam of destructive and developmental disturbances. Lancet Neurol. 2009;8(1):110-124.[46]

DISTÚRBIOS DO FECHAMENTO DO TUBO NEURAL

Malformações de Chiari

Existem três malformações clássicas de Chiari. A malformação de **Chiari I** é apenas o deslocamento inferior das tonsilas cerebelares, sem o deslocamento do quarto ventrículo ou da medula. A malformação de **Chiari II** é a mais comum e de maior importância clínica devido à sua associação quase universal com mielomeningocele. A malformação de **Chiari III** é uma encefalomeningocele cervical alta, na qual se situam a medula, o quarto ventrículo e virtualmente todo o cerebelo.

Achados ultrassonográficos clássicos da malformação de Chiari II envolvem todo o cérebro. Teorias atuais sugerem que uma falha no fechamento do tubo neural resulta em uma fossa posterior pequena.[31,50] No desenvolvimento inicial do cérebro, o fechamento anormal do tubo neural pode resultar em um defeito na coluna, como uma mielomeningocele. Isso descomprime os ventrículos e leva ao subdesenvolvimento das estruturas ósseas da fossa posterior. Os achados intracranianos são o resultado da fossa posterior pequena. A inserção tentorial é baixa, e o efeito dessa combinação causa compressão da porção superior do cerebelo pelo tentório. O cerebelo inferior é comprimido e deslocado para dentro do forame magno. As tonsilas cerebelares e o verme do cerebelo herniam no canal espinal através do forame magno aumentado. A ponte e a medula são deslocadas inferiormente, assim como ocorre com o quarto ventrículo alongado (Figs. 45.18 e 45.19; Vídeos 45.4 e 45.5).

Malformação de Chiari II: Achados Ultrassonográficos

- Cornos frontais anteriores e inferiores pontiagudos
  - Configuração em "asa de morcego"
- Ventrículos laterais aumentados
  - (colpocefalia se associada à agenesia ou disgenesia do corpo caloso)
- Massa intermédia aumentada preenche o terceiro ventrículo
- Alongamento e deslocamento caudal do quarto ventrículo, ponte, bulbo e verme do cerebelo
- Não visualização do quarto ventrículo devido à compressão

Em geral, há **aumento acentuado da massa intermédia** nas imagens de cortes ultrassonográficos coronais e sagitais na linha média. Embora o terceiro ventrículo esteja dilatado e o aqueduto esteja dobrado, a massa intermédia aumentada preenche o terceiro ventrículo, fazendo com que pareça apenas um pouco maior do que o normal. O quarto ventrículo não é visualizado porque está fino, alongado, comprimido e deslocado para o canal medular superior. Os cornos frontais são tipicamente pequenos e pontiagudos. O corpo caloso frequentemente está disgenético ou ausente. Quando anormalidades do corpo caloso estão presentes, os cornos posteriores dos ventrículos laterais apresentam-se desproporcionalmente grandes, em um quadro denominado "colpocefalia". O **direcionamento anterior e inferior dos cornos frontais** tem sido frequentemente denominado **configuração em "asa de morcego"** (Figs. 45.18 e 45.19, Vídeo 45.6). O septo pelúcido pode estar total ou parcialmente ausente. A fissura inter-hemisférica geralmente parece ser alargada nas imagens coronais, particularmente depois de uma derivação (*shunt*). Também pode haver **interdigitação dos giros** quando o corpo caloso está ausente (Fig. 45.19). A fossa posterior costuma se apresentar pequena e o tentório parece relativamente baixo e hipoplásico. A hidrocefalia decorrente da malformação de Chiari II é frequentemente leve no útero, mas pode apresentar aumento progressivo ao longo do tempo e estar associada a uma medula espinal presa (Vídeo 45.7). Quando a circulação do LCS não puder ser mais descomprimida para a mielomeningocele após o reparo, a hidrocefalia piora. A triagem neonatal para a hidrocefalia será mais bem realizada rotineiramente em torno de 2 dias depois da reparação da mielomeningocele, porque os ventrículos podem não parecer dilatados antes desse evento. O diagnóstico ultrassonográfico de **crânio lacunar** é possível. O crânio lacunar é uma displasia que está presente ao nascimento na malformação de Chiari II. O crânio lacunar exibe aparência ondulada e irregular da parte interna da calota craniana.[51] O crânio lacunar desaparecerá ao longo do primeiro ano de vida, mesmo sem *shunt* (derivação).

A triagem pré-natal de rotina para a alfafetoproteína sérica materna (MS-AFP), que se apresenta elevada quando há defeitos do tubo neural, e o uso difundido da ultrassonografia na gestação permitem o diagnóstico pré-natal da maioria das malformações de Chiari.[52] Devido ao seu aspecto clássico, a malformação cerebral de Chiari II é reconhecida frequentemente *in utero* e alerta o ultrassonografista a procurar uma mielomeningocele. Em menos de 2% das mielomeningoceles, o defeito do tubo neural é coberto pela pele, portanto, não há elevação da MS-AFP e pode não haver malformação de Chiari II (Fig. 45.20). A ultrassonografia ou a TC são confiáveis para o acompanhamento dos procedimentos de derivação. A RM pode ser necessária para avaliar lactentes com sintomas sugestivos de compressão do tronco encefálico, porque isso pode exigir descompressão do forame magno. O reparo da mielomeningocele fetal em pacientes selecionados pode diminuir a gravidade da malformação Chiari II.[53]

Agenesia do Corpo Caloso

O corpo caloso forma largas faixas de fibras de conexão entre os hemisférios cerebrais. O desenvolvimento do corpo caloso ocorre entre a 8ª e a 20ª semana de gestação. Imagens de ressonância magnética de fetos na fase inicial mostram que o joelho e o corpo anterior se desenvolvem primeiro, e o desenvolvimento procede tanto anteriormente até o rostro, como posteriormente para desenvolver o esplênio.[31,54] Portanto, dependendo do momento do agente

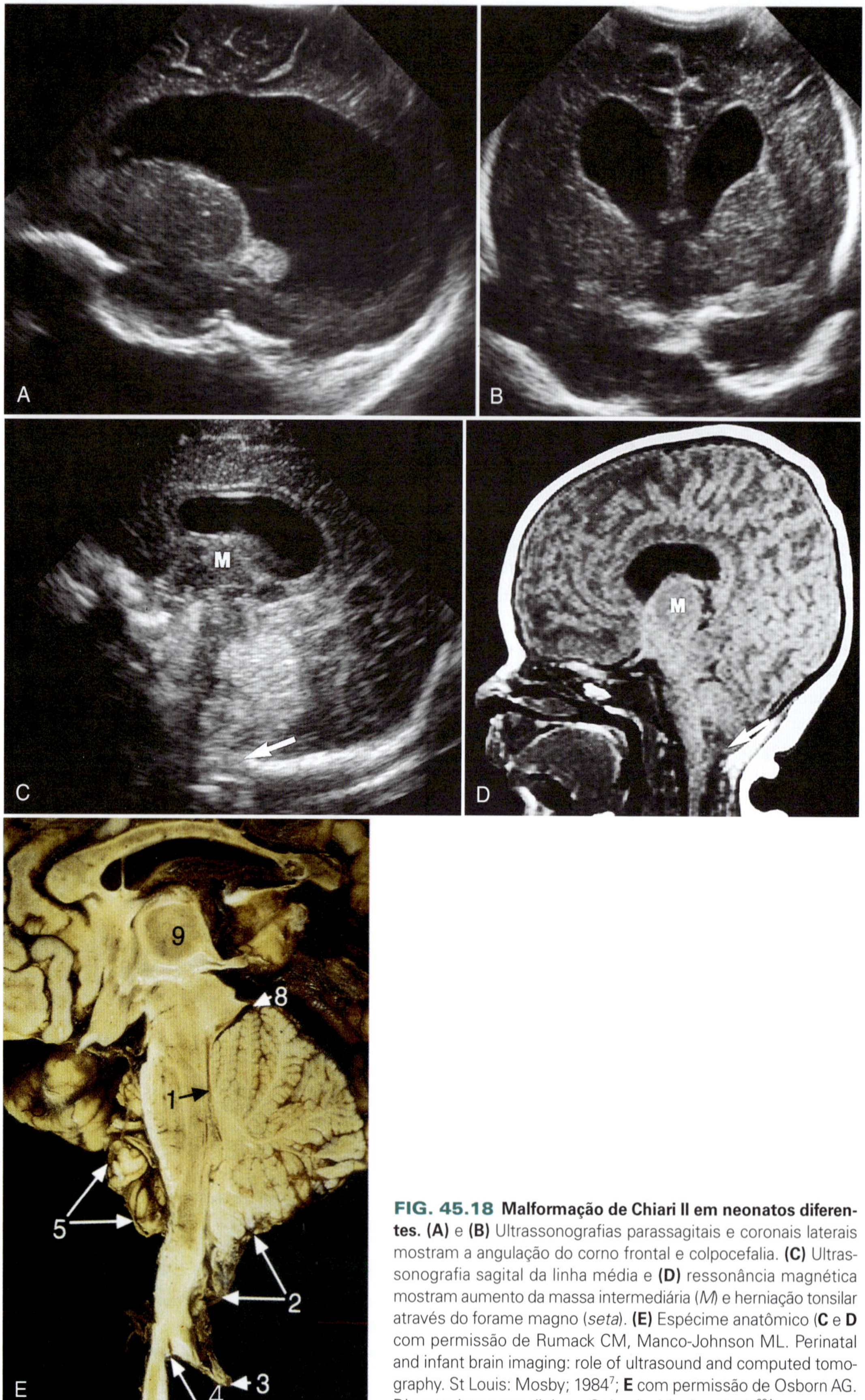

FIG. 45.18 Malformação de Chiari II em neonatos diferentes. (A) e **(B)** Ultrassonografias parassagitais e coronais laterais mostram a angulação do corno frontal e colpocefalia. **(C)** Ultrassonografia sagital da linha média e **(D)** ressonância magnética mostram aumento da massa intermediária (*M*) e herniação tonsilar através do forame magno (*seta*). **(E)** Espécime anatômico (**C** e **D** com permissão de Rumack CM, Manco-Johnson ML. Perinatal and infant brain imaging: role of ultrasound and computed tomography. St Louis: Mosby; 1984[7]; **E** com permissão de Osborn AG. Diagnostic neuroradiology. St Louis: Mosby; 1994.[234])

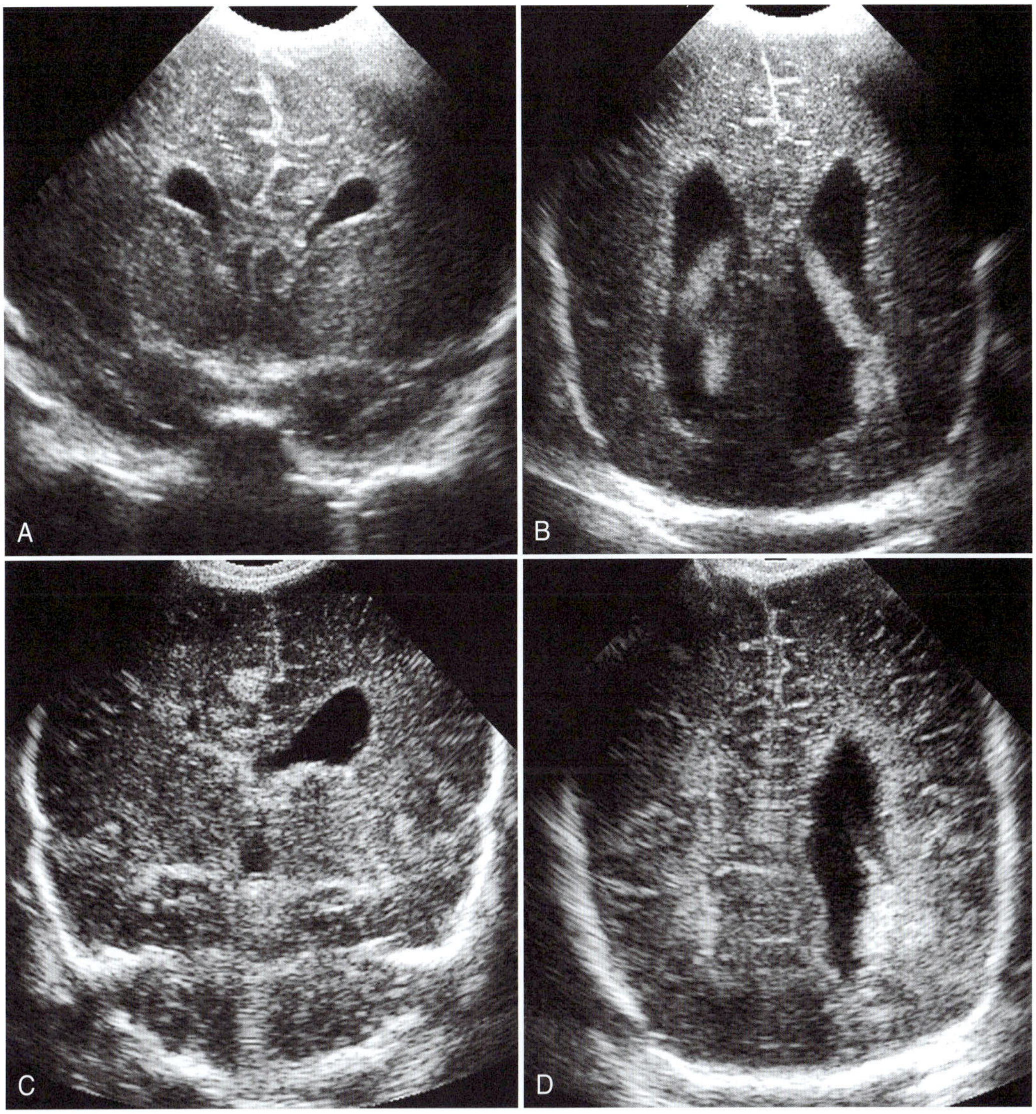

FIG. 45.19 Chiari II e ausência do corpo caloso. (A) Imagem coronal anterior mostra cornos frontais amplamente separados. **(B)** Imagem coronal posterior mostra a orientação paralela dos ventrículos. A interdigitação dos giros é melhor observada antes da derivação neste paciente. **(C)** e **(D)** Ultrassonografias coronais anterior e posterior mostram a malformação de Chiari II após derivação ventriculoperitoneal para hidrocefalia. O ventrículo lateral direito é muito menor, típico do lado com a derivação. Ver também Vídeos 45.4, 45.5 e 45.6.

agressor intrauterino, o desenvolvimento pode ser parcialmente paralisado ou pode ocorrer agenesia completa. Se o desenvolvimento for parcial, o joelho está geralmente presente e o esplênio dorsal ou o rostro anterior estão ausentes. Como os agentes agressores causadores de anomalias do corpo caloso ocorrem precocemente (8 a 20 semanas) durante o desenvolvimento, outras anomalias do sistema nervoso central ocorrem em até 80% dos casos.[28,54] Essas anomalias associadas incluem as malformações de **Chiari II** e **Dandy-Walker, holoprosencefalia, encefalocele, lipoma, cisto aracnoide, anormalidades migratórias e síndrome de Aicardi** (lactentes do sexo feminino com agenesia do corpo caloso, anormalidades oculares e espasmos infantis). Se o corpo caloso estiver ausente, a RM fetal ou ao nascimento será valiosa para caracterizar achados associados que possam resultar em mau prognóstico e alterar o manejo do paciente.[31,55] A agenesia isolada do corpo caloso pode ter um prognóstico normal. No entanto, Barkovich[31] relatou que pacientes sintomáticos com ausência do corpo caloso geralmente apresentam convulsões, microcefalia, atraso no desenvolvimento, retardo mental ou disfunção hipotalâmica.

As principais pistas diagnósticas para a agenesia do corpo caloso na ultrassonografia são os ventrículos laterais amplamente espaçados e de orientação paralela, que possuem cornos frontais extremamente estreitos, semelhantes a uma fenda[56] (Fig. 45.21). No plano coronal, os cornos frontais e os corpos ventriculares apresentam pontas laterais nitidamente anguladas. Pode haver aumento relativo dos cornos occipitais (colpocefalia) e frequentemente, cornos temporais aumentados. **Feixes de Probst** – fibras calosas longitudinais que não conseguiram decussar ou atravessar para o outro hemisfério cerebral – causam protuberância ao longo do aspecto superomedial dos ventrículos laterais. Estes são mais bem visualizados nas imagens coronais como a borda medial côncava dos ventrículos laterais. Não há septo pelúcido. O terceiro ventrículo mostra-se dilatado e elevado, de modo que o seu teto se estende superiormente entre os ventrículos laterais e para dentro

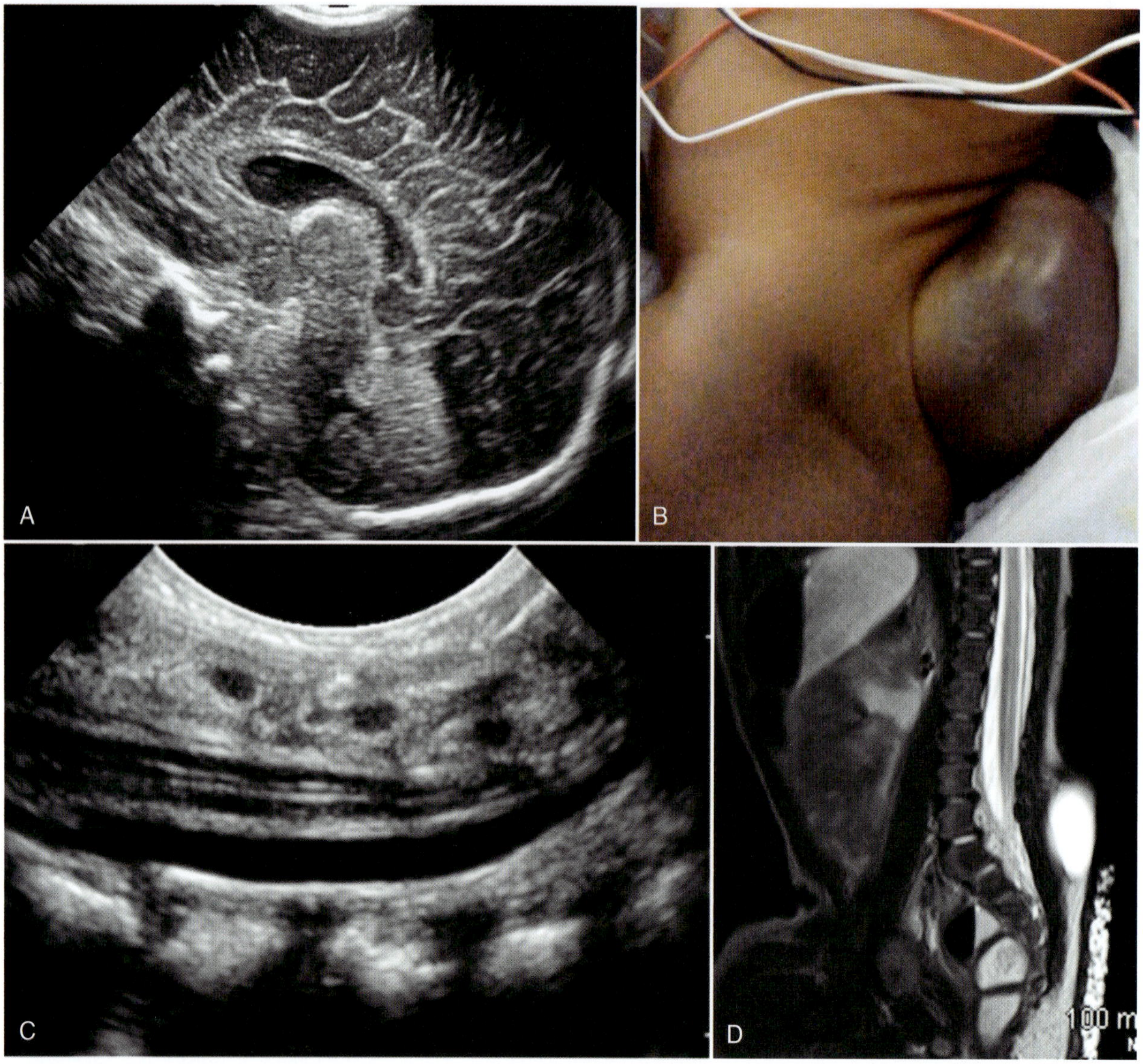

FIG. 45.20 Mielomeningocele, recoberta por pele, sem malformação de Chiari II. (A) Ultrassonografia cerebral sagital na linha média e **(B)** fotografia da mielomeningocele. **(C)** Ultrassonografia da coluna sagital e **(D)** ressonância magnética ponderada em T2 mostram a medula aprisionada estendendo-se quase até o sacro. Ver também Vídeo 45.7.

do sulco inter-hemisférico, podendo estar associado a um cisto na linha média dorsal (Fig. 45.22). Os sulcos cerebrais mediais dispõem-se tipicamente em arranjo radial, perpendicularmente ao curso esperado do corpo caloso, provocando **sinal de "raios de sol"** nas imagens sagitais em linha média (Fig. 45.23). O sulco pericaloso mostra-se ausente, e o sulco do cíngulo está ausente ou presente apenas como segmentos não conectados. Como a agenesia do corpo caloso apresenta anomalias cerebrais adicionais em mais de 75% dos pacientes, a avaliação complementar por RM pós-natal é indicada. **Hipoplasia cerebelar**, **anomalias dos giros** e **heterotopia** são mais frequentemente visualizadas na RM.[28]

Lipoma do Corpo Caloso

O mau desenvolvimento dos tecidos da crista neural embrionária pode resultar em lipomas do sulco inter-hemisférico. Esses lipomas não exercem efeito de massa e, portanto, não requerem cirurgia. Os lipomas do corpo caloso são responsáveis por 30% a 50% dos

Agenesia do Corpo Caloso: Achados Ultrassonográficos

- Ausência do corpo caloso
- Ausência do giro e do sulco do cíngulo
- Arranjo radial dos sulcos mediais acima do terceiro ventrículo (sinal de "raios de sol")
- Ventrículos laterais paralelos amplamente espaçados
- Cornos frontais extremamente estreitos (semelhante a uma fenda)
- Bordas mediais côncavas ou retas dos ventrículos secundárias aos feixes de Probst
- Colpocefalia (átrios e cornos occipitais dilatados)
- Terceiro ventrículo elevado estendendo-se entre os ventrículos laterais, contínuo com fissura inter-hemisférica, com ou sem cisto dorsal
- Ausência do septo pelúcido

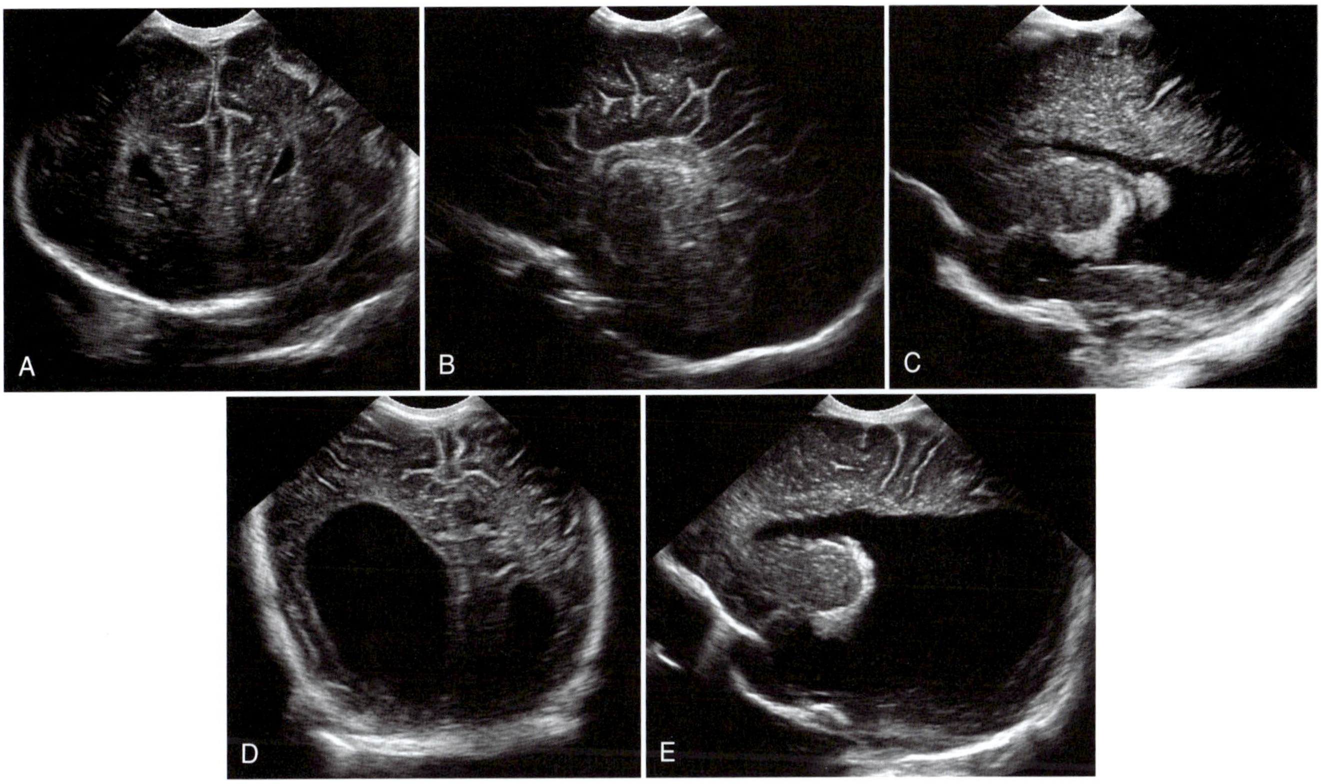

FIG. 45.21 Agenesia do corpo caloso, anomalia isolada em dois neonatos. *Neonato 1:* **(A)** Cornos frontais pequenos amplamente separados. **(B)** Sulcos radiados com padrão em "raios de sol" no corte parassagital da liha média. **(C)** Colpocefalia visualizada no corte parassagital do ventrículo lateral. *Neonato 2:* **(D)** Corte coronal dos cornos occipitais mostrando dilatação do corno occipital. **(E) Colpocefalia** obsevada na visão parassagital do ventrículo lateral direito.

lipomas intracranianos e estão associados à disgenesia do corpo caloso[31] (Fig. 45.24).

Espectro de Dandy-Walker

A malformação de Dandy-Walker aparece como um quarto ventrículo dilatado em comunicação direta com a cisterna magna (Fig. 45.25). A fossa posterior apresenta-se aumentada, com elevação do tentório do cerebelo, seio reto e torcular de Herófilo na confluência do seio venoso. O verme do cerebelo é hipoplásico ou ausente e os hemisférios cerebelares são variavelmente hipoplásicos e deslocados lateralmente pelo quarto ventrículo alargado. O tronco encefálico pode estar comprimido anteriormente ou hipoplásico. **Hidrocefalia obstrutiva difusa** ocorre em até 80% dos casos. Se também houver agenesia do corpo caloso, a colpocefalia costuma estar presente.[7,57]

A etiologia da malformação de Dandy-Walker ainda não foi completamente reconhecida. As teorias incluem agenesia dos forames de Luschka e Magendie no primeiro trimestre, malformação do teto do quarto ventrículo e atraso na abertura do forame de Magendie.[31] O diagnóstico pré-natal da malformação de Dandy-Walker, com a diferenciação entre a variante de Dandy-Walker, um cisto aracnoide da fossa posterior e uma megacisterna magna, geralmente é possível. Alguns casos graves podem ser diagnosticados precocemente, mas tipicamente a malformação de Dandy-Walker é diagnosticada após 17 semanas de gestação, quando o segmento inferior do verme do cerebelo já está normalmente formado.[40,58]

A malformação de Dandy-Walker está associada a outras anomalias do SNC em até 70% dos casos. Estas incluem agenesia parcial ou completa do corpo caloso, encefalocele, holoprosencefalia, microcefalia, heterotopia da substância cinzenta e malformações dos giros. As anormalidades cromossômicas são descritas em até 20% a 50% dos casos e incluem as trissomias do 13, do 18 e do 21. Outras anomalias associadas incluem malformações gastrointestinais, geniturinárias, cardíacas, musculoesqueléticas e pulmonares, incluindo hérnia diafragmática congênita e higroma cístico.[57,59,60]

A terapia para a malformação de Dandy-Walker inclui a derivação ventriculoperitoneal, que descomprimirá os ventrículos laterais, mas não o cisto da fossa posterior. O cisto pode requerer uma derivação

Malformação de Dandy-Walker: Achados Ultrassonográficos

- Quarto ventrículo alargado conectando-se ao cisto de Dandy-Walker posteriormente
- Fossa posterior grande
- Verme do cerebelo hipoplásico
- Hemisférios cerebelares hipoplásicos deslocados lateralmente pelo quarto ventrículo
- Tronco encefálico pequeno
- Hidrocefalia (80%)
- Obstrução acima e abaixo do quarto ventrículo
- Corpo caloso ausente ou disgenético (até 70%)

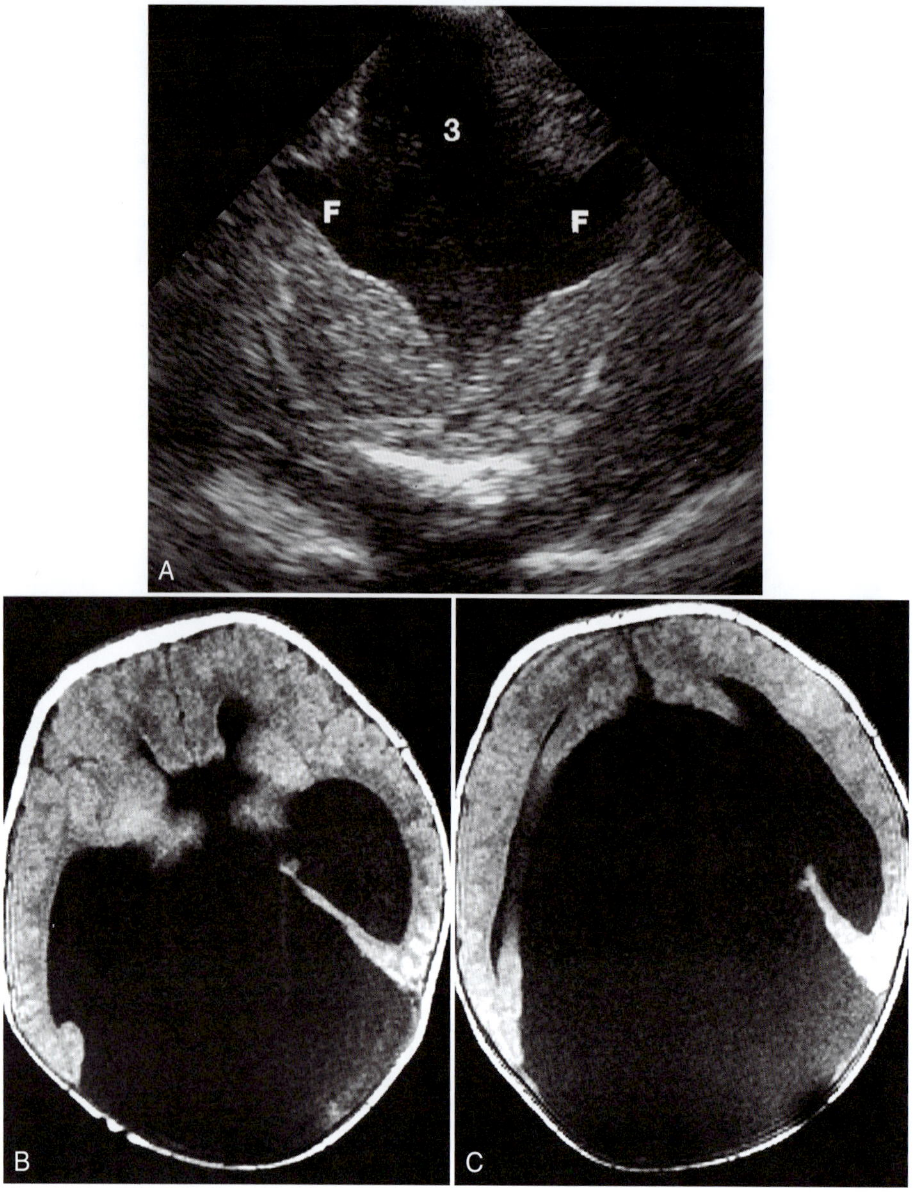

FIG. 45.22 Agenesia de corpo caloso (ACC) com elevação do terceiro ventrículo e continuidade com um grande cisto dorsal. (A) Ultrassonografia coronal e **(B)** e **(C)** tomografia computadorizada mostram cornos frontais amplamente separados (*F*), um grande terceiro ventrículo que se estende superiormente como um cisto dorsal (*3*) entre os ventrículos laterais em um neonato que apresentava malformação de Dandy-Walker.

separada para descompressão. A ultrassonografia pode ser utilizada para dar seguimento a esses procedimentos até que o lactente tenha aproximadamente 18 meses; porém, esse método raramente é usado após os primeiros meses de vida.

No **espectro de Dandy-Walker**, há hipoplasia variável do segmento posteroinferior do verme do cerebelo e comunicação entre o quarto ventrículo e a cisterna magna. O quarto ventrículo mostra aumento discreto a moderado. Na variante de Dandy-Walker, a fossa posterior exibe tamanho normal, embora o verme do cerebelo seja pequeno e os hemisférioscerebelares, normais. Não há hidrocefalia associada. As imagens da fontanela posterolateral devem ser obtidas nesse contexto, através do quarto ventrículo, de modo que o forame de Magendie (abertura mediana do quarto ventrículo) e valécula, que podem estar aumentados com hidrocefalia, não sejam confundidos com uma anomalia de Dandy-Walker[25] (Fig. 45.9C). A variante de Dandy-Walker varia muito com a hipoplasia do verme do cerebelo, um quarto ventrículo alargado, um aqueduto e um terceiro ventrículo grande.[14] Anormalidades cromossômicas ocorrem em até 30% desses lactentes. Anomalias associadas ao SNC ou extra-SNC podem afetar mais o prognóstico do lactente do que o espectro de Dandy-Walker.[31,57]

Dois diagnósticos diferenciais de lesões císticas da fossa posterior mimetizam a síndrome de Dandy-Walker. A **megacisterna magna** é descrita como a forma mais branda desse espectro e não apresenta nenhum efeito de massa ou hidrocefalia e apresenta verme do cerebelo, quarto ventrículo e hemisfério cerebelar normais (Fig. 45.26). Um **cisto subaracnóideo da fossa posterior** pode ser diferenciado da malformação ou variante de Dandy-Walker pela falta de comunicação do cisto com o quarto ventrículo. O quarto ventrículo, o verme do cerebelo e o cerebelo normais são deslocados pelo cisto da aracnoide.[58,59]

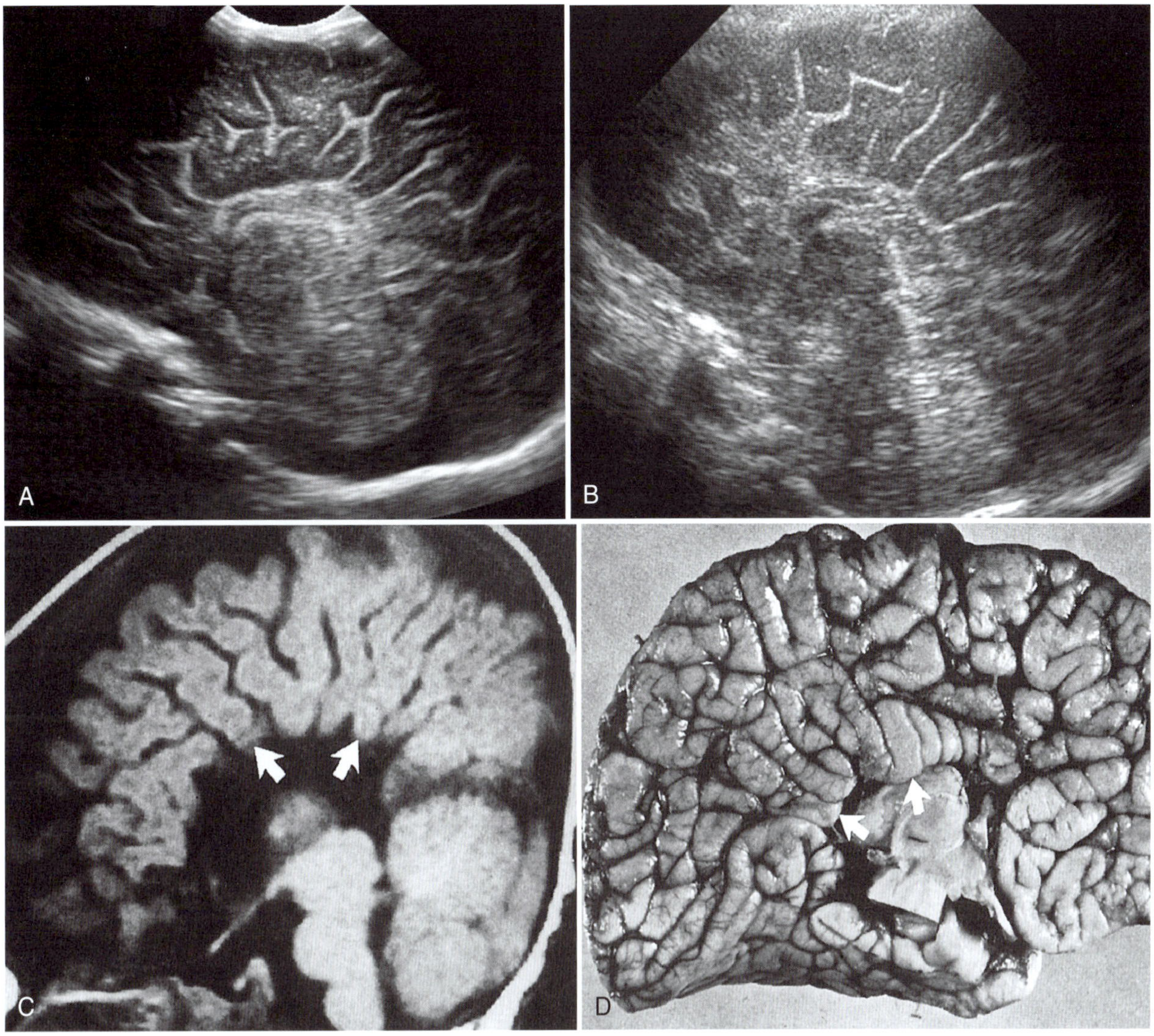

FIG. 45.23 Disposição radial ou em "raios de sol" dos sulcos na agenesia do corpo caloso. (A) e **(B)** Ultrassonografias sagitais. **(C)** Imagem de ressonância magnética sagital. **(D)** Corte sagital do espécime anatômico. As setas indicam a disposição radial dos sulcos. (**C** com permissão de Osborn AG. Diagnostic neuroradiology. St Louis: Mosby; 1994[234]; **D** com permissão de Friede R. Developmental neuropathology. 2nd ed. New York: Springer-Verlag; 1975.[42])

Lesões Císticas da Fossa Posterior

Malformação de Dandy-Walker
Verme do cerebelo hipoplásico com rotação
Cisto da bolsa de Blake
Megacisterna magna
Cisto subaracnoide de fossa posterior

A agenesia completa do verme do cerebelo sem hidrocefalia ocorre na **síndrome de Joubert**, com sintomas associados incluindo hiperpneia episódica, ataxia, movimentos oculares anormais e retardo mental.[31] Acredita-se que essa anomalia seja causada pela incapacidade dos axônios da fossa posterior de cruzar a linha média. Existe a síndrome Meckel-like com malformação de Dandy-Walker, rins policísticos e fibrose hepática, além de anomalias da mão e dos genitais. A **síndrome de Meckel-Gruber** verdadeira inclui encefalocele, displasia cística renal, membros curtos e polidactilia.[60]

DISTÚRBIOS DE DIVERTICULAÇÃO E CLIVAGEM: HOLOPROSENCEFALIA

A holoprosencefalia resulta de uma falha de diverticulação quando o prosencéfalo primitivo não se divide no telencéfalo e no diencéfalo entre a quarta e a oitava semana de gestação. Normalmente, do telencéfalo desenvolvem-se hemisférios cerebrais, ventrículos, putâmen e núcleos caudados. Do diencéfalo desenvolvem-se terceiro ventrículo, tálamos, hipotálamo e globo pálido lateral. Holoprosencefalia representa um espectro de malformações que inclui desde a forma mais grave, sem a separação do telencéfalo nos hemisférios (holoprosencefalia **alobar**), até a menos grave, com separação parcial das faces dorsais do cérebro (holoprosencefalia **lobar**). O septo pelúcido está ausente em todas as formas de holoprosencefalia (Fig. 45.27).

Displasia Septo-óptica

Alguns consideram a forma mais branda da holoprosencefalia lobar como **displasia septo-óptica**, com ausência do septo pelúcido e

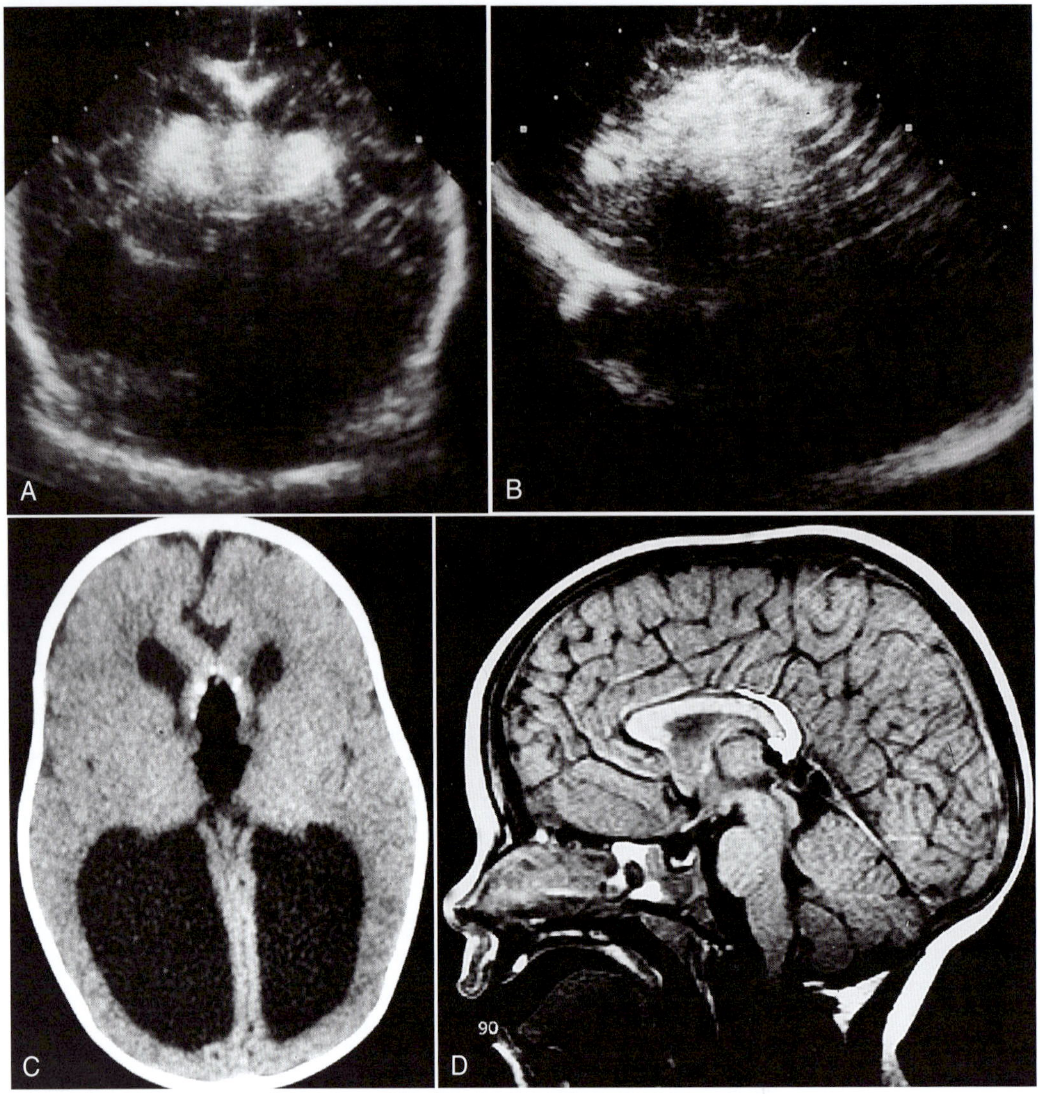

FIG. 45.24 Lipoma do corpo caloso. **(A)** e **(B)** Ultrassonografia coronal e sagital mostrando a gordura altamente ecogênica circundada por calcificação; ambas estão causando grandes sombras acústicas. **(C)** Tomografia computadorizada mostra gordura central preta circundada por focos brancos de cálcio. **(D)** Ressonância magnética sagital mostra gordura (branco brilhante na imagem ponderada em T1) que se estende sobre o corpo caloso.

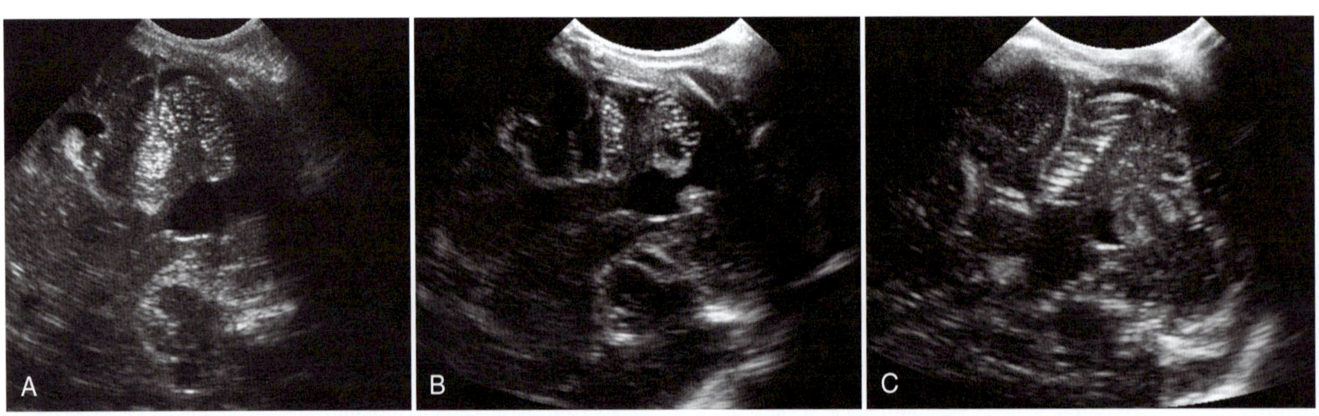

FIG. 45.25 Complexo de Dandy-Walker comparado à fossa posterior normal. **(A)** e **(B)** Ultrassonografia da fossa posterior no plano axial em dois lactentes com complexo de Dandy-Walker mostra a ampla continuidade entre o quarto ventrículo e a cisterna magna. **(C)** Ultrassonografia axial normal do quarto ventrículo e do verme do cerebelo levemente ecogênico.

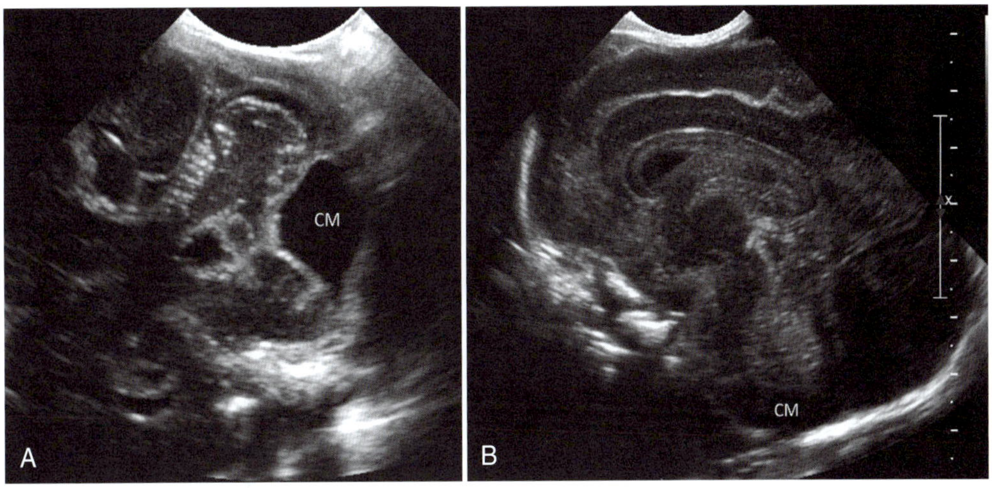

FIG. 45.26 Megacisterna magna. (A) e **(B)** Ultrassonografias axial e sagital mostram uma cisterna magna (*CM*) ampliada, sem conexão com o quarto ventrículo e sem ventriculomegalia.

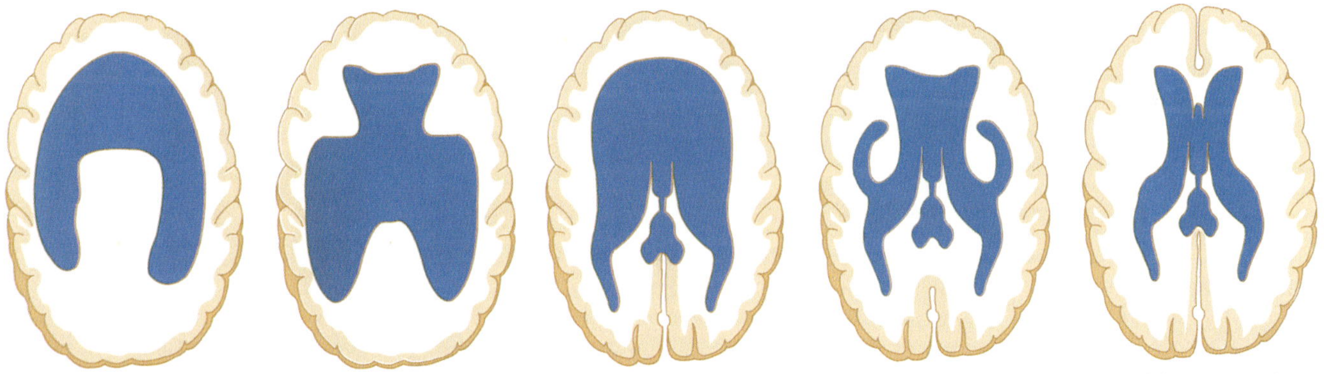

FIG. 45.27 Classificação da holoprosencefalia. Normal *versus* quatro tipos: alobar (mais grave), inter-hemisférica média, semilobar e lobar.

hipoplasia do nervo óptico (Fig. 45.28, Vídeo 45.8). Aproximadamente dois terços dos pacientes apresentam disfunção hipotálamo-hipofisária. Eles podem exibir sintomas visuais e restrição de crescimento. Além da ocorrência de holoprosencefalia, agenesia do corpo caloso e malformações de Chiari II, outras associações sugerem que a displasia septo-óptica pode ocorrer por processos destrutivos que causam esquizencefalia e hidrocefalia crônica grave.[31]

De gravidade intermediária entre a alobar e a lobar, está a holoprosencefalia **semilobar**, com fusão do córtex e ventrículo anteriormente e separação variável posteriormente; as anomalias faciais são leves ou ausentes. As anomalias da face e do crânio acompanham e ajudam a predizer a gravidade da malformação cerebral, porque a face desenvolve-se concomitantemente ao cérebro durante a diverticulação. Casos de holoprosencefalia geralmente são suspeitados em decorrência das anomalias faciais associadas, quanto mais graves as anomalias faciais mais graves serão as anomalias intracranianas. A holoprosencefalia é observada mais frequentemente nas **trissomias do 13 e do 18**, podendo também ser causada por **teratógenos**, o mecanismo mais comum em **filhos de mães diabéticas**.[31,60-62]

Holoprosencefalia Alobar

A holoprosencefalia alobar é a forma mais grave desse transtorno. Os lactentes com este defeito geralmente morrem nos primeiros meses de vida ou são natimortos. As características faciais podem incluir **cebocefalia** (hipotelorismo e nariz malformado; Fig. 45.29D), **ciclopia** e **etmocefalia** (ciclopia ou hipotelorismo com tromba na linha média acima dos olhos). O cérebro circunda um único ventrículo em forma de ferradura ou crescente em linha média com um córtex cerebral fino e primitivo ao redor[59] (Fig. 45.29). Os hemisférios são fundidos como uma massa tissular em forma de panqueca na porção mais anterior do crânio. Apenas na holoprosencefalia o esplênio do corpo caloso será o único segmento presente.[31] Os tálamos são fundidos e não há foice, corpo caloso ou fissura inter-hemisférica. Os tálamos fundidos, moderadamente ecogênicos, são visualizados anteriormente aos plexos coroides hiperecoicos fundidos. O terceiro ventrículo geralmente está ausente, de modo que o holoventrículo central, grande e único, comunica-se inferiormente com o aqueduto e também pode se conectar posteriormente com um cisto dorsal. Paquigiria pode ser vista. Estruturas posteriores da fossa podem estar normais.

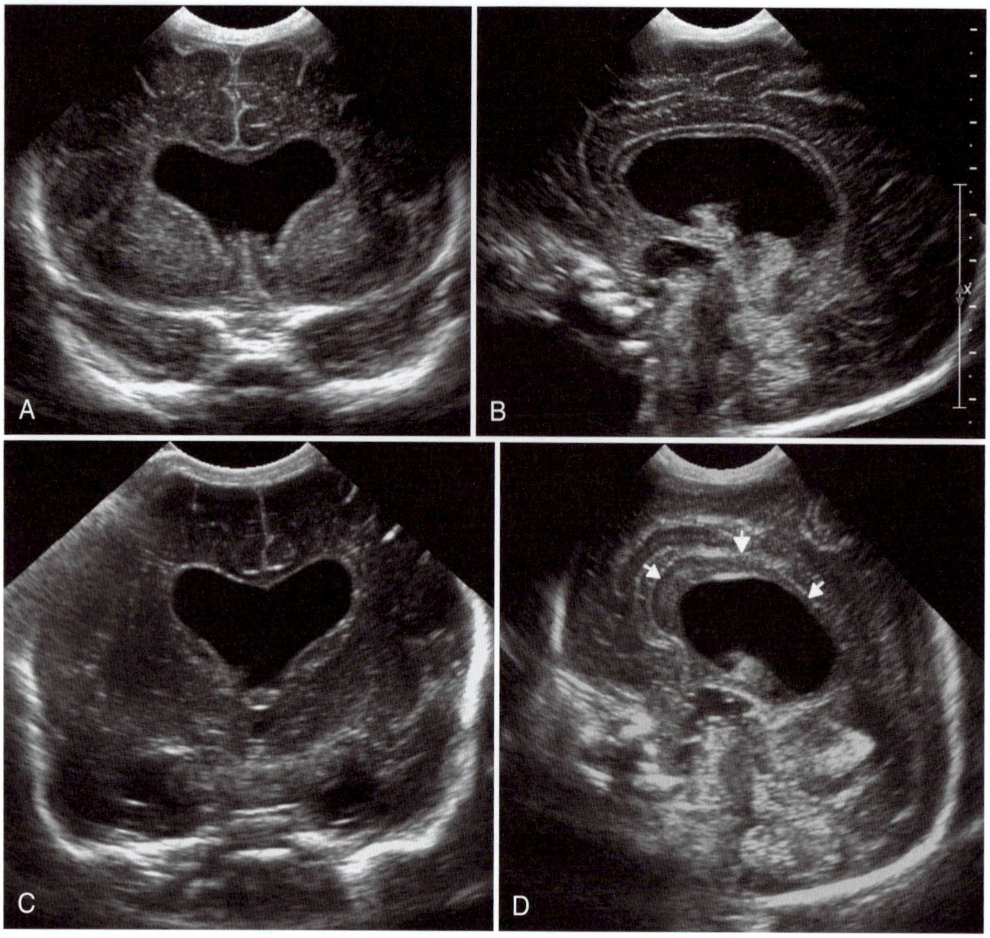

FIG. 45.28 Displasia septo-óptica em dois lactentes. (A) e **(B)** Ultrassonografias coronal e sagital. Embora o cavo do septo pelúcido esteja ausente, o corpo caloso está presente e completo. **(C)** Ultrassonografia coronal mostra a continuidade entre os cornos frontais resultantes da ausência do septo pelúcido. **(D)** Ultrassonografia da linha média sagital mostra o corpo caloso (*setas*), que é afilado posteriormente. Ver também Vídeo 45.8.

Holoprosencefalia Alobar: Achados Ultrassonográficos

Ventrículo único em formato de lua crescente na linha média
Fina camada de córtex cerebral
Foice ausente
Fissura inter-hemisférica ausente
Corpo caloso ausente
Tálamo e núcleos da base fundidos
Plexos corióideos ecogênicos fundidos
Terceiro ventrículo ausente
Grande cisto dorsal

Holoprosencefalia Semilobar

Na holoprosencefalia semilobar, há maior quantidade de parênquima cerebral, mas persiste o ventrículo único. Cornos occipital e temporal podem estar separados. Uma pequena porção da foice e da fissura inter-hemisférica desenvolve-se no córtex occipital posteriormente. O esplênio e o joelho do corpo caloso estão frequentemente formados e podem ser observados nos cortes sagitais na linha média. Os tálamos são parcialmente separados, e o terceiro ventrículo é rudimentar. As anomalias faciais são menos graves que na holoprosencefalia alobar, comumente com hipotelorismo apenas discreto e fenda labial mediana ou lateral.

Holoprosencefalia Lobar

A holoprosencefalia lobar é a forma menos grave desse distúrbio. Há separação quase completa dos hemisférios, com desenvolvimento da foice e da fissura inter-hemisférica, mas eles podem ser rasos anteriormente e os lobos frontais estarem fundidos. O septo pelúcido está ausente. Os cornos anteriores dos ventrículos laterais são fundidos e quadrados, mas os cornos occipitais são separados. Cornos temporais podem estar presentes. O terceiro ventrículo geralmente está presente, separando o tálamo. O esplênio e o corpo do corpo caloso estão presentes, com ausência do joelho e do rostro. As anomalias faciais são leves e semelhantes à forma semilobar ou ausentes.

Forma Inter-hemisférica Média de Holoprosencefalia

Uma quarta variante da holoprosencefalia, a **forma inter-hemisférica média** da holoprosencefalia, também chamada de **sintelencefalia**, ocorre em menos de 5% dos casos. Há a separação das partes anterior e posterior dos hemisférios, mas a fusão está presente na região central do cérebro entre os hemisférios parietais, e a face geralmente está normal. Os casos tipicamente mostram ventriculomegalia discreta, ausência de partes do septo pelúcido, anormalidade da parte

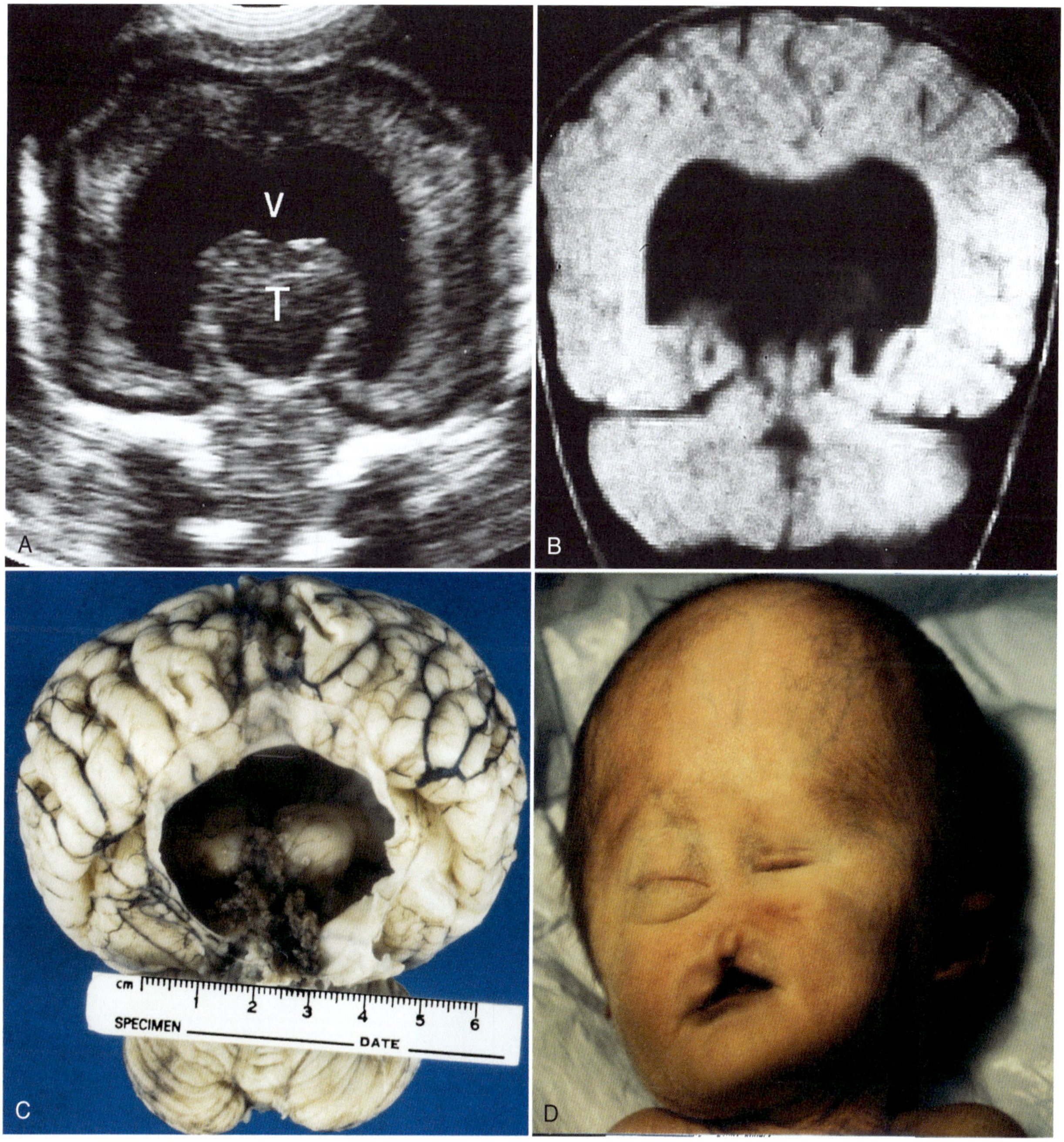

FIG. 45.29 Holoprosencefalia alobar. (A) Ultrassonografia coronal mostra ventrículo (*V*) único central e tálamos (*T*) fundidos. Nem a foice ou a fissura inter-hemisférica estão presentes. **(B)** Imagem de ressonância magnética e **(C)** espécime anatômico exibe único ventrículo central e tálamos fundidos. **(D)** Espécime da autópsia exibe **cebocefalia** (hipotelorismo grave e nariz mal formado).

média do corpo caloso e cistos dorsais. A forma intermediária pode assemelhar-se à ventriculomegalia moderada com fenestração septal. O corte coronal pode mostrar a fusão das partes centrais do hemisfério. A RM ajuda a confirmar esses achados e normalmente mostra fissuras sylvianas conectando-se anormalmente na linha média.[63-66]

DISTÚRBIOS DE SULCAÇÃO E MIGRAÇÃO CELULAR

Esquizencefalia

Acredita-se ser causada por malformação primária de migração neuronal no útero, a esquizencefalia foi relatada em casos familiares e em lesões pré-natais precoces por uso abusivo de drogas e trauma, lesão vascular ou toxina.[67] Ela causa fissuras revestidas por substância cinzenta que se estendem por todo o hemisfério, desde o revestimento ependimário dos ventrículos laterais até a cobertura pial do córtex. As fissuras podem ser bilaterais ou unilaterais (Fig. 45.30). Podem existir amplas aberturas das fissuras (**esquizencefalia de lábios abertos**). Em alguns casos, a fissura é fechada (**esquizencefalia de lábios fechados**) e pode ser necessária a realização de RM para o diagnóstico, pois a diferenciação entre as substâncias cinzenta e branca não é bem visualizada na ultrassonografia. A maioria desses pacientes desenvolve convulsões, hemiparesia e atraso variável no desenvolvimento. A gravidade está relacionada à extensão de cérebro envolvida. Alguns pacientes com esquizencefalia exibem cegueira,

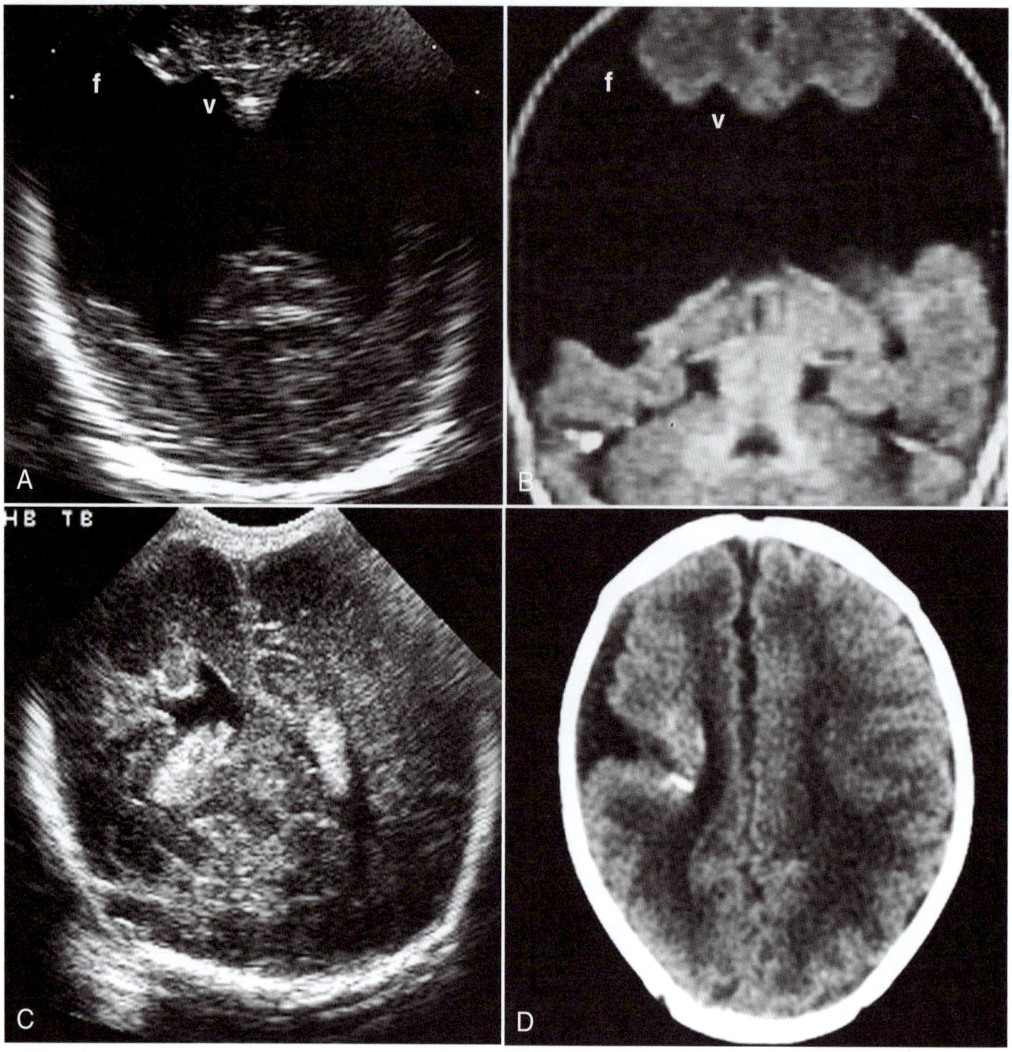

FIG. 45.30 Esquizencefalia. (A) Ultrassonografia coronal e **(B)** ressonância magnética coronal da esquizencefalia de lábio aberto mostram fendas bilaterais (*f*) com grandes aberturas para o sistema ventricular (*v*). Imagens de **(C)** ultrassonografia e **(D)** tomografia computadorizada mostram esquizencefalia de lábios fechados com calcificação por infecção intrauterina.

que pode estar associada à ausência do septo pelúcido e à hipoplasia do nervo óptico. Acredita-se que, nesses casos, seja uma displasia septo-óptica adquirida. Existem casos genéticos a partir do gene *homeobox EMX2*[31] e outros pacientes com possível lesão intrauterina durante o segundo trimestre. Tem sido relatado que **citomegalovírus** (CMV) causa esquizencefalia conforme esperado em infecções maternas que ocorrem no primeiro trimestre, na época do desenvolvimento inicial do cérebro.[68,69] Em pacientes com envolvimento unilateral, relatos recentes mostram a reorganização funcional da área motora, de modo que o hemisfério não afetado assume a função.[70]

Lissencefalia

A completa falta de formação de sulcos causada pela lissencefalia pode ser reconhecida na ultrassonografia quando o padrão dos sulcos não coincide com o esperado para a idade gestacional. Padrão de "ampulheta ou "figura em 8" foi descrito como típico da superfície cortical. As fissuras sylvianas estão abertas devido à falha do processo de opercularização.[30-33] A interrupção da mielinização resulta em apenas quatro camadas de córtex e um cérebro liso. Como esses pacientes geralmente apresentam microcefalia, é importante estudar esses casos com muito cuidado. Embora a lissencefalia esteja associada a muitas síndromes genéticas, também foi relatado que CMV e outras infecções causam lissencefalia.

LESÕES DESTRUTIVAS

Cisto Porencefálico

Antes da 26ª semana gestacional, a destruição cerebral focal normalmente se cicatriza resultando em substância cinzenta displásica e em esquizencefalia, geralmente associada a defeitos migratórios.[42] Após a 26ª semana gestacional, um cisto porencefálico se desenvolverá em uma área do cérebro normalmente desenvolvida que foi danificada e curada com cicatrizes, por causa de um revestimento de substância branca gliótica. Por definição, os cistos porencefálicos sempre se conectam ao sistema ventricular, mas não se estendem ao córtex superficial. Eles geralmente ocorrem após o nascimento, secundária à hemorragia intraparenquimatosa (HIP), infecção (vasculite focal, abscesso) ou trauma.

Hidranencefalia

Classicamente, acredita-se que a hidranencefalia seja causada pela oclusão bilateral das artérias carótidas internas durante o

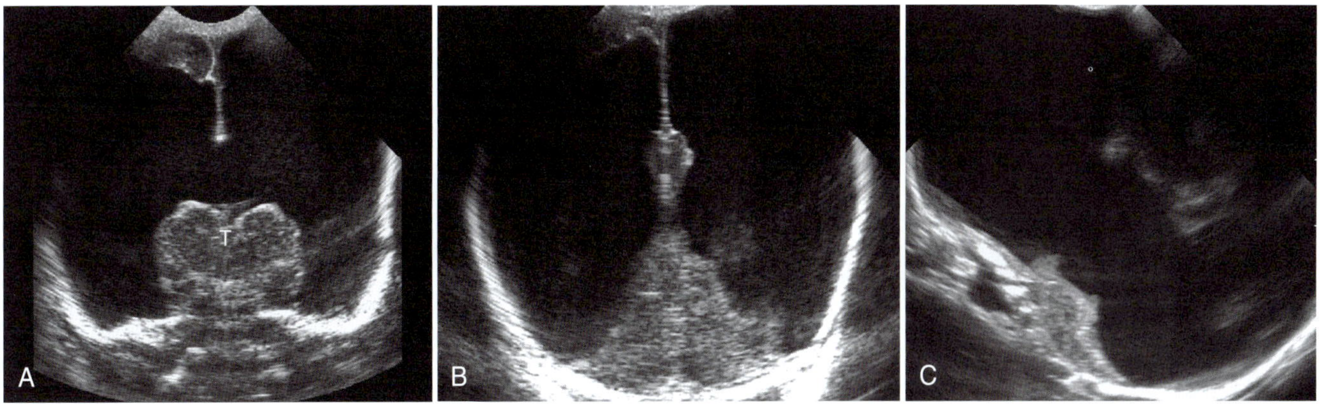

FIG. 45.31 Hidranencefalia *versus* ventriculomegalia grave. (A) e **(B)** Plano coronal anterior. **(C)** Linha média sagital. Observe que apenas o líquido cerebrospinal é visualizado acima do tálamo (*T*), exceto por uma pequena quantidade de tecido na região parietal superior direita. A princípio, isso parece com holoprosencefalia, mas uma foice ecogênica é visualizada na linha média.

desenvolvimento fetal, mas pode resultar de qualquer um dos vários processos destrutivos intracranianos[71] (Fig. 45.31). A hidranencefalia é a forma mais grave de porencefalia, pois há destruição quase total do córtex cerebral.[72] Esses recém-nascidos podem parecer surpreendentemente normais por ocasião do parto, mas apresentam atraso no desenvolvimento desde cedo e frequentemente morrem no primeiro ano de vida.

Os achados ultrassonográficos incluem crânio praticamente preenchido por LCS, com poucas estruturas. Estruturas que são irrigadas pela artéria cerebral posterior e pela artéria vertebral, como o tálamo, o cerebelo, o tronco encefálico e o plexo corióideo posterior são poupadas e geralmente são identificáveis. O fluxo sanguíneo não será identificado nas artérias carótidas por Doppler colorido ou espectral. É possível identificar uma foice do cérebro incompleta ou completa. A visualização da foice do cérebro ajuda a diferenciar essa lesão da holoprosencefalia alobar, na qual a foice não se forma. Pode ser difícil diferenciar a hidranencefalia da hidrocefalia grave, mas uma borda fina do córtex deve ser visualizada por US em casos de hidrocefalia.[72] Se houver aumento crescente da circunferência craniana, a derivação (*shunt*) ventriculoperitoneal pode ser indicada, independentemente do diagnóstico, para controlar o acúmulo de LCS e o aumento significativo do crânio.

Encefalomalacia Cística

A encefalomalacia é uma área de lesão cerebral focal que exibe, histopatologicamente, proliferação astrocitária e septações gliais. Em lesões cerebrais difusas, pode haver grandes áreas de encefalomalacia cística (Fig. 45.32). A localização do dano depende do tipo de agravo. Em geral, não há conexão com o sistema ventricular. Nos neonatos, a infecção ou a anóxia podem causar danos generalizados, enquanto um trombo pode causar danos focais.

Distúrbios Metabólicos

Uma ampla diversidade de anormalidades é observada na US cerebral de recém-nascidos com distúrbios metabólicos,[73] incluindo cistos, calcificações, anomalias cerebrais estruturais e da ecogenicidade da substância branca. Hipoglicemia significativa pode se manifestar nos primeiros 3 dias de vida com convulsões. Áreas hiperecoicas do cérebro são encontradas nas regiões parietais posteriores bilateralmente, não nas áreas típicas de fronteira.[53]

HIDROCEFALIA

A hidrocefalia resulta de um desequilíbrio entre a produção de LCS e sua drenagem pelas granulações aracnóideas. A hidrocefalia pode resultar de **obstrução intraventricular**, quando o efluxo de LCS é obstruído no sistema ventricular, ou pela **obstrução extraventricular** à circulação do LCS, que ocorre nos espaços subaracnóideos e nas cisternas subaracnóideas ou secundária à absorção reduzida do LCS nas granulações aracnóideas no seio sagital. A **superprodução** de LCS de um papiloma do plexo corióideo é uma causa incomum. Outras causas incluem obstrução venosa ou malformações vasculares; a malformação da veia de Galeno (veia cerebral magna) frequentemente obstrui. As causas mais comuns de **hidrocefalia obstrutiva intraventricular** (HOIV) incluem infecção ou hemorragia (causando obstrução do forame de saída do terceiro ou do quarto ventrículo), anomalias congênitas (p. ex., estenose aqueductal [Fig. 45.33], malformação de Dandy-Walker) e tumores. A estenose aqueductal ocorre em homens portadores de gene ligado ao X (*L1-CAM*) e pode ser diagnosticada por volta das 18 semanas de gestação com hidrocefalia e adução de polegar.[74] As causas mais comuns de **hidrocefalia obstrutiva extraventricular** (HOEV) são hemorragia e infecção com fibrose nas cisternas subaracnóideas, incisura, cisternas de convexidade ou região parassagital.

Produção e Circulação do Líquido Cerebrospinal

O LCS proporciona um ambiente de proteção quimicamente controlado que banha e circula continuamente ao redor do SNC. Embora produzido principalmente pelo plexo corióideo, o LCS também é produzido pelo epêndima ventricular, pelo revestimento subaracnóideo intracraniano e pelo revestimento subaracnóideo espinal. O LCS normalmente flui dos ventrículos laterais, através dos forames de Monro, terceiro ventrículo, aqueduto de Sylvius (aqueduto do mesencéfalo), quarto ventrículo, forame lateral de Luschka ou forame medial de Magendie, e para as cisternas basais. A partir daí, uma pequena quantidade circula para o espaço subaracnóideo espinal. O LCS flui para cima, ao redor do cérebro, anterior e posteriormente, até alcançar o vértice, em que é reabsorvido pelas granulações aracnoides no seio sagital superior.

A hidrocefalia pode ser diagnosticada no útero por volta da 15ª semana de gestação.[75-77] O tamanho do átrio do ventrículo e do glomo corióideo permanece constante no segundo e terceiro

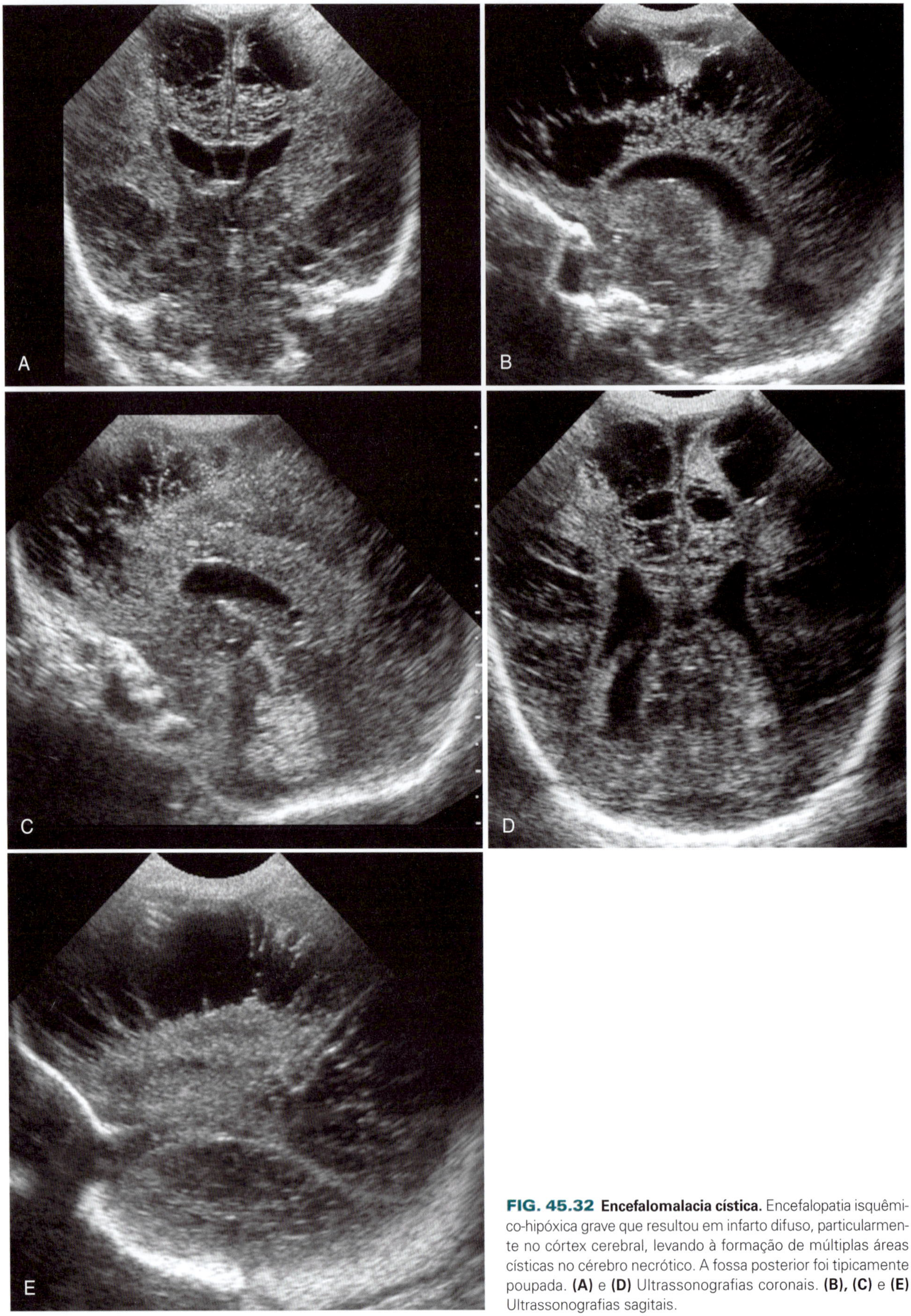

FIG. 45.32 Encefalomalacia cística. Encefalopatia isquêmico-hipóxica grave que resultou em infarto difuso, particularmente no córtex cerebral, levando à formação de múltiplas áreas císticas no cérebro necrótico. A fossa posterior foi tipicamente poupada. **(A)** e **(D)** Ultrassonografias coronais. **(B)**, **(C)** e **(E)** Ultrassonografias sagitais.

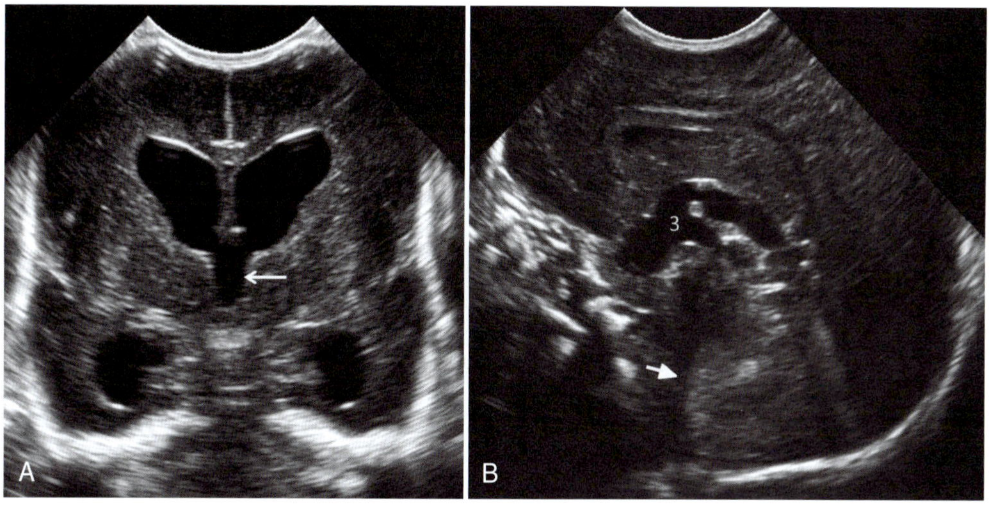

FIG. 45.33 Estenose aqueductal. (A) Ultrassonografia coronal mostra a dilatação dos ventrículos laterais e do terceiro ventrículo (*seta*). **(B)** Ultrassonografia sagital da linha média mostra a dilatação evidente do terceiro ventrículo (*3*) e o quarto ventrículo normal (*seta curta*).

trimestres no plano transaxial. No útero, um limite superior de 10 mm para o átrio ventricular foi estabelecido e bem revisto.[78,79] No entanto, os ventrículos podem estar aumentados (ventriculomegalia) devido a um processo disgenético envolvendo a substância branca e/ou cinzenta em vez de um desequilíbrio hídrico. Uma vez que a hidrocefalia é reconhecida, uma inspeção rigorosa à procura de dismorfismo espinal e outras anomalias no SNC ou extra-SNC é justificada. A avaliação cromossômica é recomendada se outras anomalias forem reconhecidas. Sinais da malformação de Chiari II devem ser especialmente procurados, pois há associação com mielomeningocele em quase 100% dos casos.

A hidrocefalia neonatal é facilmente reconhecida pelas imagens nos planos coronal e sagital de rotina.[78,79] O tamanho ventricular é um pouco maior em neonatos prematuros do que em neonatos a termo. A progressão da hidrocefalia pode ser mais bem estimada por comparação com estudos anteriores. A ultrassonografia também é útil para acompanhar a descompressão ventricular em pacientes com derivação para hidrocefalia. Nos exames de acompanhamento do tamanho ventricular em casos de hidrocefalia, deve-se ter cuidado para que a variação na profundidade do ultrassom não resulte em aumento ou descompressão aparente dos ventrículos, que estarão relacionados à diferenças de ampliação quando diferentes escalas de profundidade são usadas.

Nível de Obstrução

A assimetria dos ventrículos laterais pode ocasionar um ventrículo ligeiramente maior, como variante normal. O sistema ventricular todo deve ser avaliado para identificar o nível da transição de um ventrículo dilatado para um normal.[80] A dilatação dos ventrículos laterais e do terceiro indica obstrução no aqueduto de Sylvius (aqueduto do mesencéfalo), mais frequentemente causada por HeIV e, ocasionalmente, por um traço recessivo ligado ao X. O raro caso de dilatação isolada do quarto ventrículo também requer avaliação do sistema ventricular. A dilatação de todos os ventrículos sugere uma causa extraventricular.

O **aumento ventricular nem sempre significa obstrução**. Casos graves de **lesão hipóxico-isquêmica** resultam em grandes ventrículos devido à atrofia cerebral de 2 a 4 semanas após o agravo em vez de hidrocefalia obstrutiva. Uma causa rara de dilatação ventricular é a **acidúrica glutárica do tipo 1**.[81] Esses pacientes, na realidade, exibem macrocefalia ao nascimento ou nas primeiras semanas de vida. O alargamento bilateral dos sulcos laterais do cérebro, semelhante a um cisto, pode ser o primeiro sinal, seguido por aumento do espaço subaracnoide frontotemporal e dilatação ventricular progressivos, provavelmente causados por atrofia. Se a acidúria glutárica for diagnosticada no início da infância, o controle dietético rigoroso pode permitir o desenvolvimento neurológico normal. Alguns acreditam que as alterações císticas representam áreas focais de edema que causam inicialmente a macrocefalia e depois atrofiam à medida que o tamanho da cabeça se torna menor, aparentemente pela destruição do cérebro. É essencial reconhecer esse padrão e investigar acidúria glutárica.

Causas de Hidrocefalia

OBSTRUÇÃO INTRAVENTRICULAR
Pós-hemorrágica
Obstrução aqueductal
Obstrução do quarto ventrículo
Hematoma subdural da fossa posterior
Malformação de Chiari II
Malformação de Dandy-Walker
Estenose aqueductal
Fibrose pós-infecciosa
Malformação da veia de Galeno
Tumor ou cisto

OBSTRUÇÃO EXTRAVENTRICULAR
Cicatrização pós-hemorrágica
Cicatrização pós-infecciosa
Acondroplasia
Ausência ou hipoplasia de granulações aracnóideas
Obstrução venosa

SOBREPRODUÇÃO DO LÍQUIDO CEREBROSPINAL
Papiloma do plexo corióideo

EVENTOS HIPÓXICO-ISQUÊMICOS

Eventos hipóxico-isquêmicos no neonato podem ser divididos em causas maternas e causas atribuíveis ao neonato. As **causas maternas** incluem doença cardíaca ou pulmonar crônica, insuficiência placentária, choque, descolamento prematuro da placenta e parada cardiorrespiratória, que podem causar asfixia grave no parto. Uma causa incomum é o uso de cocaína.[82] Algumas **manobras terapêuticas** nesses neonatos extremamente doentes e hipóxicos também têm sido associadas a aumento do risco de HMG secundária à obstrução venosa aumentada.[83] O aumento da pressão venosa tem sido demonstrado em lactentes que respiram fora da sequência do ventilador mecânico, durante a aspiração do tubo endotraqueal e com alto pico de pressão inspiratória.[84] Pneumotórax hipertensivo, exsanguineotransfusão, infusões rápidas de coloide e lesão miocárdica causada por asfixia são outros fatores que podem afetar muito a hemodinâmica e a pressão venosa.[84-86]

Limite do Território Arterial Determina Padrão Regional da Lesão Cerebral

Os achados ultrassonográficos são variados dependendo da causa e da idade do neonato quando ocorre o evento hipóxico-isquêmico, pois as áreas de fronteira do cérebro mudam de local durante o último trimestre[46,87] (Tabela 45.1). Em prematuros, a zona de fronteira se encontra na região periventricular imediata e, portanto, **HMG** e **LPV** são achados patológicos comuns. Com a superioridade da RM, as formas não císticas de lesão da substância branca têm sido cada vez mais diagnosticadas em prematuros, que se estendem além do espaço periventricular para afetar a substância branca cerebral difusamente, tálamo, núcleos da base, tronco encefálico e cerebelo.[46] Em neonatos a termo, o dano tende a ocorrer mais nas regiões corticais ou subcorticais, porque a zona de fronteira se move para essas áreas mais superficiais do cérebro, resultando em **infarto nas regiões parassagitais** nos neonatos a termo.[88] Assim, estudar a encefalopatia hipóxico-isquêmica (EHI) depende da maturidade e da estabilidade do cérebro do neonato. Os achados na RM complementam a ultrassonografia e podem predizer mais lesões não císticas da substância branca.[89-93]

TABELA 45.1 Padrões de Lesão Hipóxico-isquêmica em Neonatos

Hipotensão	Recém-nascido Prematuro	Recém-nascido a termo
Leve a moderada	HMG ou infarto hemorrágico periventricular Lesão da substância branca da prematuridade (LSBP, também conhecida como LPV)	Lesão cortical ou subcortical parassagital
Grave	Substância cinzenta profunda Infarto do tronco encefálico e cerebelar	Tálamo lateral Hipocampo do putame posterior Tratos corticospinal e sensório-motor

Leucomalácia periventricular (LPV) – anteriormente, LSBP, lesão da substância branca da prematuridade – apresenta lesão mais extensa da substância branca cerebral e do córtex, tálamo, núcleos da base, tronco encefálico e cerebelo.
HMG, hemorragia da matriz germinativa.
Modificado de Volpe JJ. Brain injury in premature infants: a complex amalgam of destructive and developmental disturbances. Lancet Neurol. 2009;8(1):110-124.[46]

A falta de autorregulação da pressão arterial cerebral, que geralmente ocorre nos lactentes prematuros e frequentemente nos lactentes a termo asfixiados, fará com que a perfusão cerebral seja diretamente afetada por episódios hipertensivos ou hipotensivos. Esse sistema de pressão passivo pode resultar em hemorragia focal súbita ou, com a hipotensão, infarto focal ou difuso.

As manifestações neurológicas da lesão cerebral no lactente prematuro variam desde as deficiências de motilidade e cognitivas menos graves até deficiências motoras espásticas importantes, incluindo diplegia espástica e tetraplegia espástica com déficits intelectuais mais profundos. No lactente a termo, os eventos hipóxico-isquêmicos podem se manifestar com convulsões, distúrbios do movimento, incluindo o arqueamento e o punho fechado, tônus alterado, sucção ausente e, dependendo da gravidade, deficiências intelectuais.

Hemorragia da Matriz Germinativa

A HMG pode levar **HeIV**, **hidrocefalia** e **porencefalia**. A HMG é um evento comum que ocorre principalmente em lactentes prematuros com menos de 32 semanas de idade gestacional. Embora a incidência já tenha chegado a 55%, a maioria dos berçários tem apresentado queda significativa no HMG, de tal forma que a faixa agora é de 10% a 25% nos recém-nascidos de muito baixo peso (< 1.000 g), na maioria das unidades de terapia intensiva neonatal.[94,95] Os recém-nascidos com maior risco são aqueles com idade gestacional inferior a 30 semanas, com peso ao nascer menor que 1.500 g ou ambos.[96] Graus graves de hemorragia com hidrocefalia (grau III) e HIP (grau IV) estabilizaram em cerca de 11%, de acordo com o desfecho de um grande estudo de recém-nascidos de muito baixo peso (< 1.500 g), pelo National Institute of Child Health and Human Development (NICHD).[97]

Múltiplos fatores estão relacionados com HMG, incluindo a prematuridade com complicações causadas por fluxo sanguíneo cerebral alterado, como hipóxia, hipertensão, hipercarbia, hipernatremia, aumento rápido de volume e pneumotórax.[84-86] Outras causas incluem aumentos na pressão venosa cerebral no parto, insuficiência cardíaca congestiva, aumento da pressão do ventilador e coagulopatias.[53] Fatores associados à diminuição da incidência de HMG incluem aumento do uso de esteroides pré-natais[98,99] e melhora do cuidado respiratório neonatal, como o uso efetivo de ventiladores de alta frequência, osciladores e surfactante, que diminui a pressão do pulmão.

A HMG origina-se abaixo da camada subependimária e pode ser contida pelo epêndima ou romper-se para o sistema ventricular ou, menos frequentemente, para o parênquima adjacente e, portanto, manifestar-se como hemorragia subependimária (HSE), HeIV, ou HIP[100] (Fig. 45.34). A **matriz germinativa** é uma rede fina de vasos sanguíneos e tecido neural primitivo que reveste o

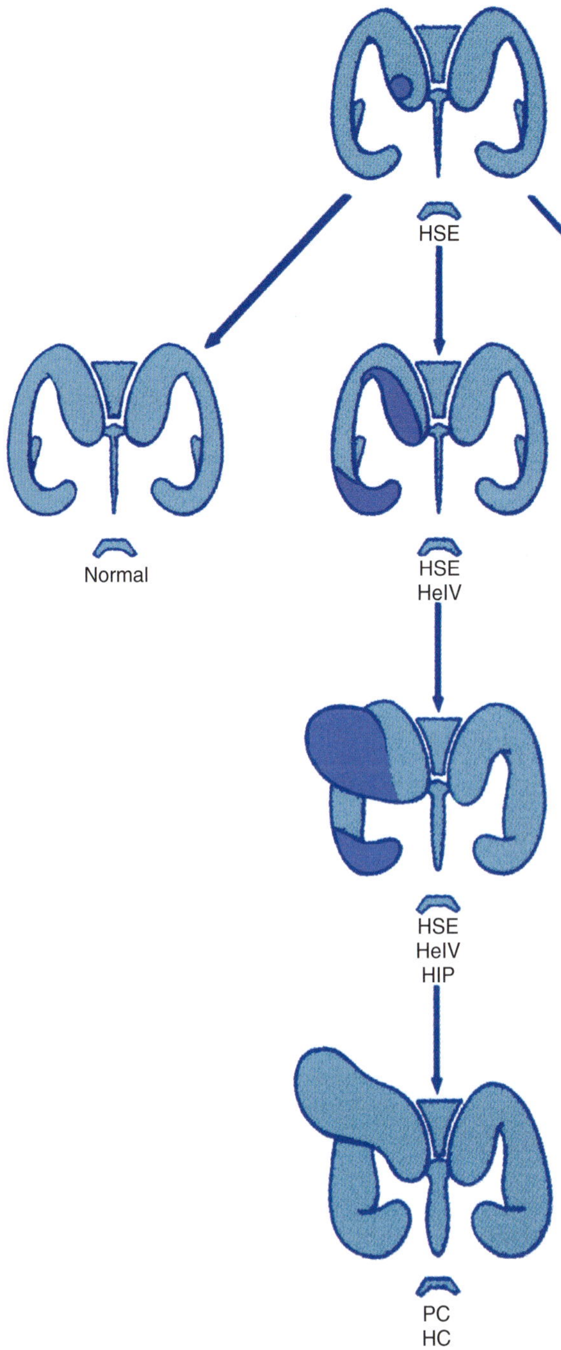

FIG. 45.34 Sequelas de hemorragia subependimária (*HSE*). HSE pode se resolver, deixando um exame normal; pode se resolver, deixando um pequeno cisto subependimário; ou pode progredir e romper-se no ventrículo, causando hemorragia intraventricular (*HeIV*) ou se estendendo para o parênquima, causando hemorragia intracraniana (*HIP*). Hidrocefalia (*HC*) e porencefalia (*PC*) são sequelas comuns da HSE. (Com permissão de Rumack CM, Manco-Johnson ML. Perinatal and infant brain imaging: role of ultrasound and computed tomography. St Louis: Mosby; 1984.[7])

sistema ventricular, na camada subependimária, durante a vida fetal. À medida que o feto amadurece, a matriz germinativa regride em direção ao forame de Monro, de modo que, a termo, apenas uma pequena quantidade de matriz germinativa está presente no sulco caudotalâmico, entre o tálamo e o núcleo caudado. Esta fina rede de vasos sanguíneos é altamente suscetível a pressões e alterações metabólicas, que podem levar à ruptura dos vasos. A matriz germinativa raramente é um local de hemorragia após 32 semanas de gestação, porque ela praticamente desaparece. Assim, recém-nascidos a termo raramente apresentam esse tipo de hemorragia.

A classificação da HMG mais amplamente utilizada foi proposta por Burstein et al.[100] Outros sistemas também são utilizados, mas a **descrição anatômica** exata de onde ocorre o dano cerebral é mais importante que a classificação. As causas principais do mau prognóstico neurológico relacionam-se à hidrocefalia e à extensão parenquimatosa nos tratos descendentes da substância branca (Tabela 45.2).

A ultrassonografia é o método mais eficaz para detectar essa hemorragia no período neonatal e para o seu acompanhamento nas semanas subsequentes. A maioria das hemorragias (90%) ocorre nos primeiros 7 dias de vida, mas apenas um terço delas ocorre nas primeiras 24 horas.[101] O momento ideal e eficaz em termos de custo-benefício para triagem de neonatos prematuros é entre 10 e 14 dias de vida, para identificar pacientes com hemorragia significativa, bem como aqueles que desenvolvem hidrocefalia.[102] Pequenas HSE (grau I) podem ser ignoradas na triagem tardia se elas se resolverem rapidamente, mas estas não se mostraram clinicamente importantes. Uma triagem tardia para LPV deve ser realizada no primeiro mês para buscar as alterações císticas da LPV,[103,104] porque a evolução clínica ou a primeira US cerebral não predizem o desenvolvimento tardio de hidrocefalia ou LPV. Um exame deve ser realizado mais precocemente, se exigido pelas condições do paciente. Estudos com RM com idade corrigida, equivalente à lactente a termo, são frequentemente realizados para determinar a extensão da lesão. Estudos recentes cuidadosos com US feita em idade equivalente ao termo por Daneman et al.[3] demonstraram que muitos dos achados não císticos podem ser identificados com transdutores de alta resolução focados no parênquima cerebral em áreas não periventriculares em que ocorre o LSBP não cística.

Complicações de HSE e HeIV são HOIV, geralmente no forame de Monro ou no aqueduto de Sylvius, e HOEV, nas granulações aracnóideas. As complicações da HIP são áreas permanentes de dano cerebral que podem se tornar necróticas, levando a cistos porencefálicos.

TABELA 45.2 Classificação da Hemorragia da Matriz Germinativa

Grau	Tipo e Descrição
I	Hemorragia subependimária
II	Extensão intraventricular sem hidrocefalia
III	Hemorragia intraventricular com hidrocefalia
IV	Hemorragia intraparenquimatosa com ou sem hidrocefalia

Triagem Ideal por Ultrassonografia Cerebral em Prematuros (Menos de 30 Semanas de Gestação ou Menos de 1.500 g)

PRIMEIRO EXAME: 10 A 14 DIAS
Hemorragia da matriz germinativa
Hidrocefalia pós-hemorrágica

SEGUNDO EXAME: 4 SEMANAS
LPV cística
Lesões císticas da LPV coalescem, deixando apenas uma substância branca fina após 4 semanas
Aumento ventricular

TERCEIRO EXAME: IDADE EQUIVALENTE AO TERMO
Lesão da substância branca da prematuridade (além da LPV)
Mais bem visualizado por ultrassonografia ou ressonância magnética

LPV, leucomalácia periventricular.

Hemorragia Subependimária (Hemorragia de Grau I)

A HSE aguda apresenta-se na US como uma massa homogênea, moderada a altamente ecogênica (Fig. 45.35). O coágulo ecogênico frequentemente causa hemorragia focal no sulco caudotalâmico. O plexo corióideo normalmente é bem espesso no trígono do ventrículo lateral e adelgaça progressivamente no sentido anterior, descendo entre a cabeça do caudado e o tálamo, exatamente acima do forame de Monro. A HSE pode aparecer como uma protuberância no plexo corióideo (Fig. 45.36, Vídeos 45.9 e 45.10). À medida que o hematoma envelhece, o coágulo fica menos ecogênico, com seu centro se tornando sonolucente. Com o tempo, o coágulo retrai e ocorre necrose, com resolução completa da hemorragia, ou ocasionalmente desenvolve um **cisto subependimário**. A HSE pode persistir como um eco linear adjacente ao epêndima. A hemorragia ainda é evidente por meses na RM, mas se torna isodensa na TC em cerca de 10 dias, de modo que esses estudos podem sugerir diferentes achados se comparados.

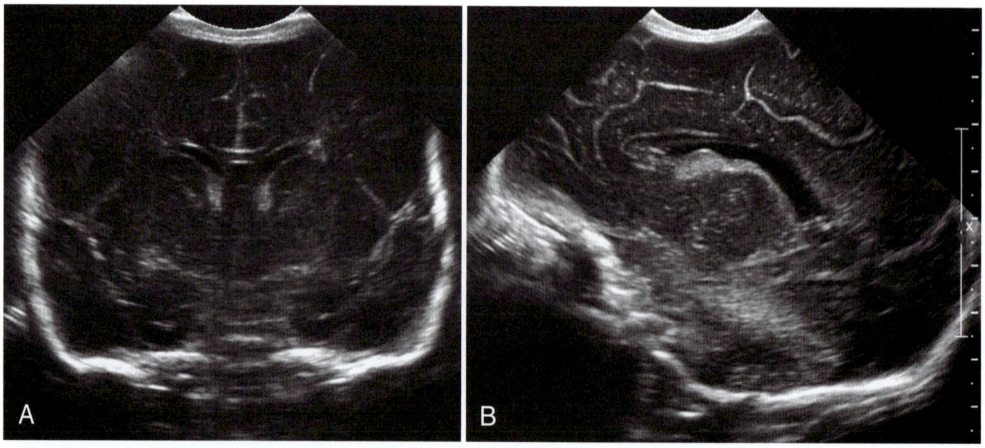

FIG. 45.35 Hemorragia subependimária (HSE), bilateral. (A) Ultrassonografia coronal mostra HSE ecogênica bilateralmente. **(B)** Ultrassonografia parassagital exibe hemorragia localizada no sulco caudotalâmico. Ver também Vídeos 45.9 e 45.10.

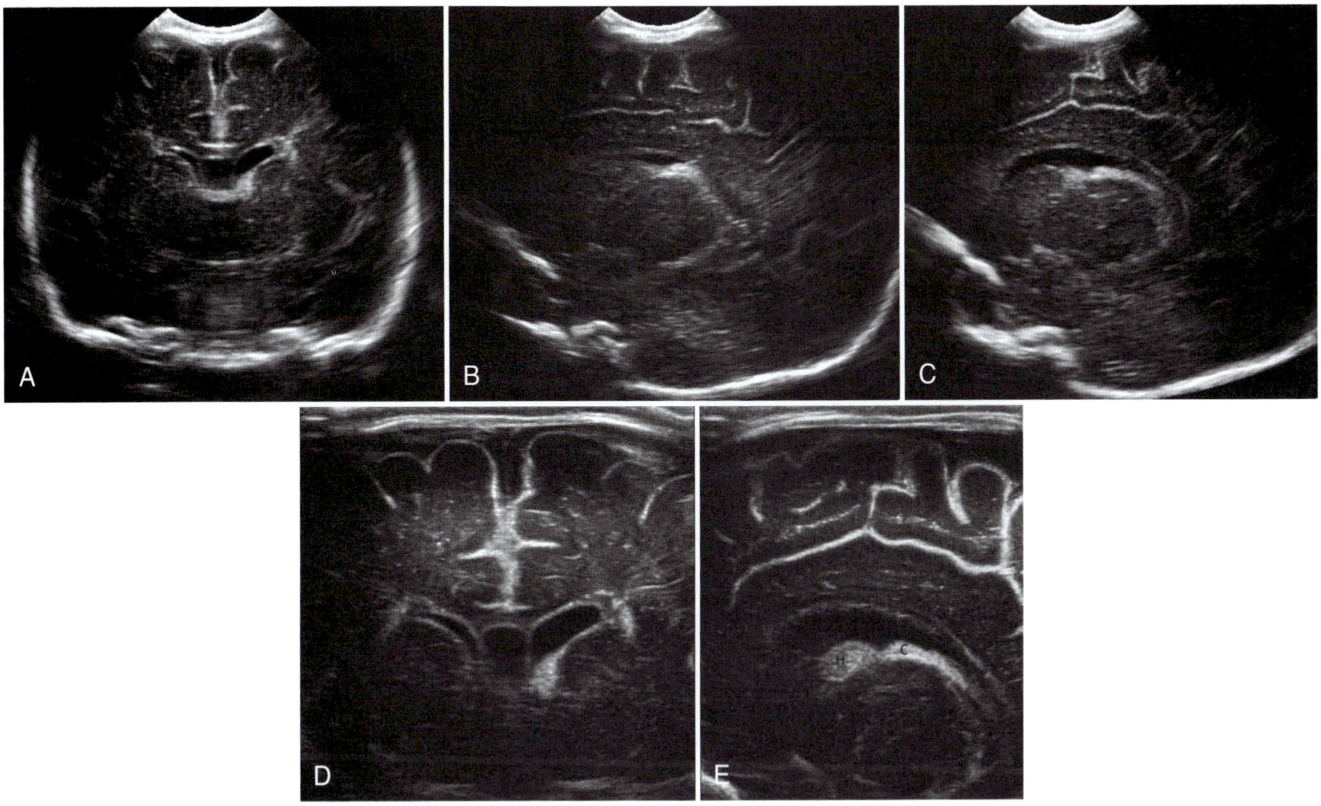

FIG. 45.36 Hemorragia subependimária (HSE), unilateral. (A) Ultrassonografia coronal mostrando HSE unilateral sutil. **(B)** Ultrassonografia parassagital do sulco caudotalâmico normal. **(C)** Ultrassonografia parassagital da HSE. **(D)** Ultrassonografia coronal obtida com um transdutor linear de maior frequência define a HSE. **(E)** Ultrassonografia parassagital obtida com transdutor linear mostra HSE (*H*) claramente separada do plexo corióideo (*C*).

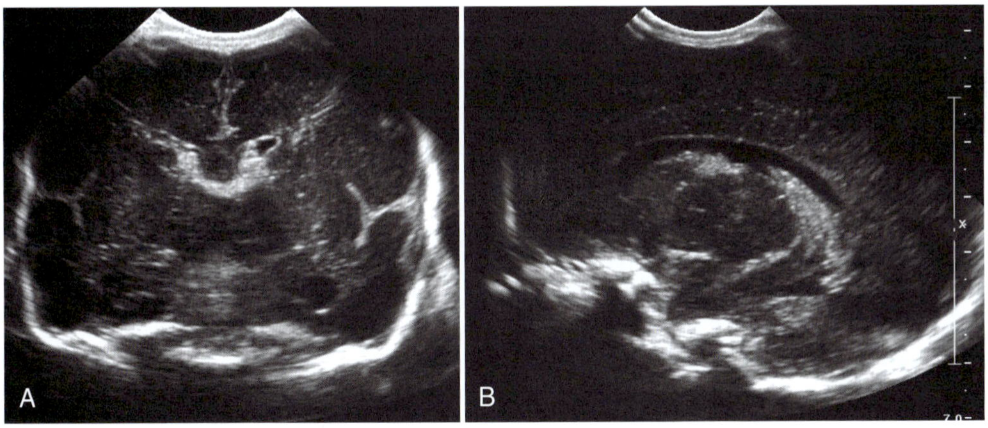

FIG. 45.37 Hemorragia intraventricular. (A) e **(B)** Cortes coronal e sagital ultrassonográficos mostram hemorragia intraventricular a partir de HSE bilateral rompendo para os ventrículos laterais.

Hemorragia Intraventricular (Hemorragia de Grau II)

Quando a HSE se rompe para dentro do ventrículo lateral, a HeIV apresenta-se como um coágulo hiperecoico que preenche uma porção do sistema ventricular ou de todo o ventrículo, quando o coágulo forma um molde do ventrículo (Fig. 45.37). O próprio coágulo pode obscurecer o ventrículo devido ao preenchimento completo do lúmen. O plexo corióideo normalmente ecogênico e espesso pode parecer assimetricamente mais espesso e de difícil definição dentro do ventrículo, separado da hemorragia densamente ecogênica. (Fig. 45.38). À medida que o coágulo amadurece, torna-se sonolucente centralmente e mais bem-definido e separável do corióideo coroide mais ecogênico. Debris com ecos de baixo nível podem ser vistos flutuando no ventrículo quando o coágulo se rompe. As incidências axiais através da fontanela posterior ou posterolateral podem aumentar a detecção da HeIV nos ventrículos de tamanho normal, porque, às vezes, existem apenas pequenos coágulos ou **níveis líquidos de LCS-sangue** no corno occipital (Fig. 45.38D-E).

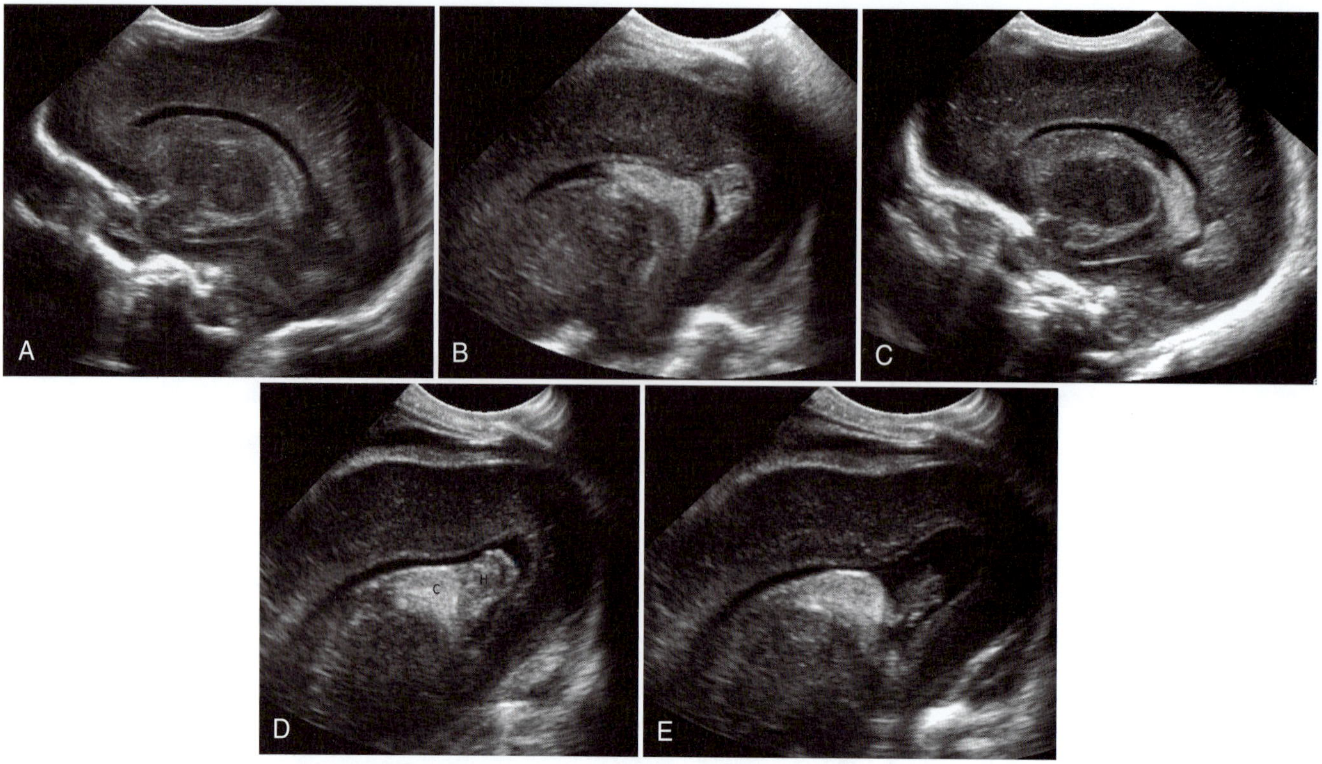

FIG. 45.38 **Hemorragia intraventricular: fontanela anterior e posterior em dois neonatos.** *Neonato 1:* **(A)** Ultrassonografia sagital através da fontanela anterior mostra hemorragia intraventricular no corno occipital. **(B)** Hemorragia do corno occipital mais bem visualizada através da fontanela posterior. *Neonato 2:* **(C)** Ultrassonografia sagital através da fontanela anterior mostra ligeiramente um coágulo no corno occipital. **(D)** Ultrassonografia sagital através da fontanela posterior mostra claramente a hemorragia (*H*) e o plexo corióideo (*C*) melhor que a imagem anterior. **(E)** Hemorragia visualizada separada do plexo corióideo. Observar como a ecogenicidade do coágulo é menor que a do plexo corióideo no neonato 2, sugerindo hemorragia mais antiga do que a observada no neonato 1.

Sinais de Hemorragia Intraventricular

- Material hiperecoico preenche parte do sistema ventricular
- Coágulo amolda o ventrículo
  - Pode obscurecer o ventrículo porque o lúmen está preenchido completamente
- Plexo corióideo ecogênico e espesso
- Centro sonolucente tardio, com o amadurecimento do coágulo
- Ecos de baixo nível flutuando no ventrículo
- Níveis de líquido cerebrospinal-sanguíneo

O sangue no terceiro ou no quarto ventrículo pode ser ignorado e é muito mais claramente identificado pela US da fossa posterior através da fontanela posterolateral. Se o sangue se estender para o espaço subaracnóideo e para a cisterna magna, há risco maior de hidrocefalia pós-hemorrágica[105,106] (Fig. 45.39, Vídeos 45.11 e 45.12). O **coágulo de cisterna magna** é um melhor preditor de hidrocefalia pós-hemorrágica do que a hidrocefalia inicial. A HeIV de início precoce, nas primeiras 6 horas de vida, é incomum e está associada a um maior risco de comprometimento cognitivo e motor, incluindo paralisia cerebral.[107] Os desfechos de desenvolvimento neurológico em prematuros extremos têm mostrado aumento das taxas de comprometimento neurossensorial, atraso no desenvolvimento, paralisia cerebral, cegueira e surdez aos 2 a 3 anos de idade corrigida, em um estudo de coorte australiano,[108] mesmo quando a lesão inicial foi HeIV de grau I ou II.

Hemorragia Intraventricular com Hidrocefalia (Hemorragia de Grau III)

O aumento ventricular que ocorre após a HeIV permite a visualização clara do coágulo, que assume uma localização dependente, mas pode ser aderente às paredes ventriculares e/ou ao plexo corióideo (Figs. 45.40 e 45.41, Vídeos 45.13, 45.14 e 45.15). A mudança de posição pode levar à alteração na localização do coágulo móvel. Imagens da fontanela posterior podem mostrar a HeIV no corno occipital em casos mais sutis. Tal como acontece com a HSE, o coágulo ecogênico se tornará mais sonolucente centralmente com o tempo e pode desaparecer no final. Uma **ventriculite química** como resposta ao sangue no LCS geralmente causa espessamento e aumento da ecogenicidade do revestimento subependimário do ventrículo. A hidrocefalia pós-hemorrágica pode exigir derivação se for progressiva. Os exames de controle devem ser realizados semanalmente, a menos que a cabeça cresça rapidamente ou uma outra crise sobrevenha. Tipicamente, a hidrocefalia mais significativa ocorre após várias semanas. À medida que o sangue é reabsorvido dos ventrículos, particularmente nos pacientes com obstrução do aqueduto, o tamanho ventricular pode voltar ao normal. Em uma série, a dilatação ventricular pós-hemorrágica exigiu tratamento cirúrgico com reservatório ou derivação ventriculoperitoneal em apenas 34% dos neonatos com muito baixo peso com hidrocefalia.[109] Outra série relatou uma diminuição acentuada de derivações temporárias e permanentes nos casos de recém-nascidos com idade gestacional extremamente baixa, de tal forma que apenas 16% desses neonatos necessitaram de uma derivação permanente após hidrocefalia severa

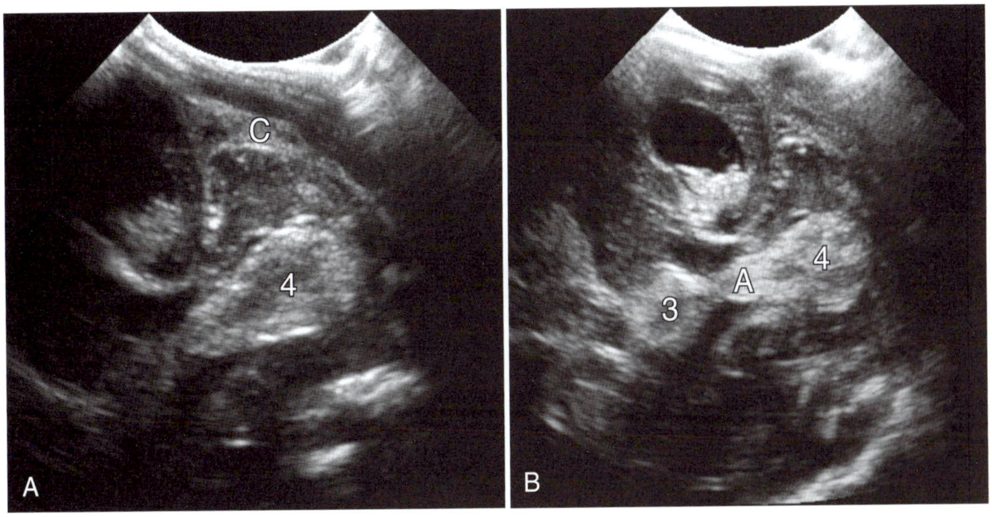

FIG. 45.39 Coágulo da cisterna magna e do quarto ventrículo. (A) Ultrassonografia axial mostra o coágulo ecogênico dentro da cisterna magna (*C*) e quarto ventrículo (*4*). **(B)** Coágulo expansivo dentro do aqueduto de Sylvius (*A*) entre o terceiro (*3*) e quarto (*4*) ventrículos.

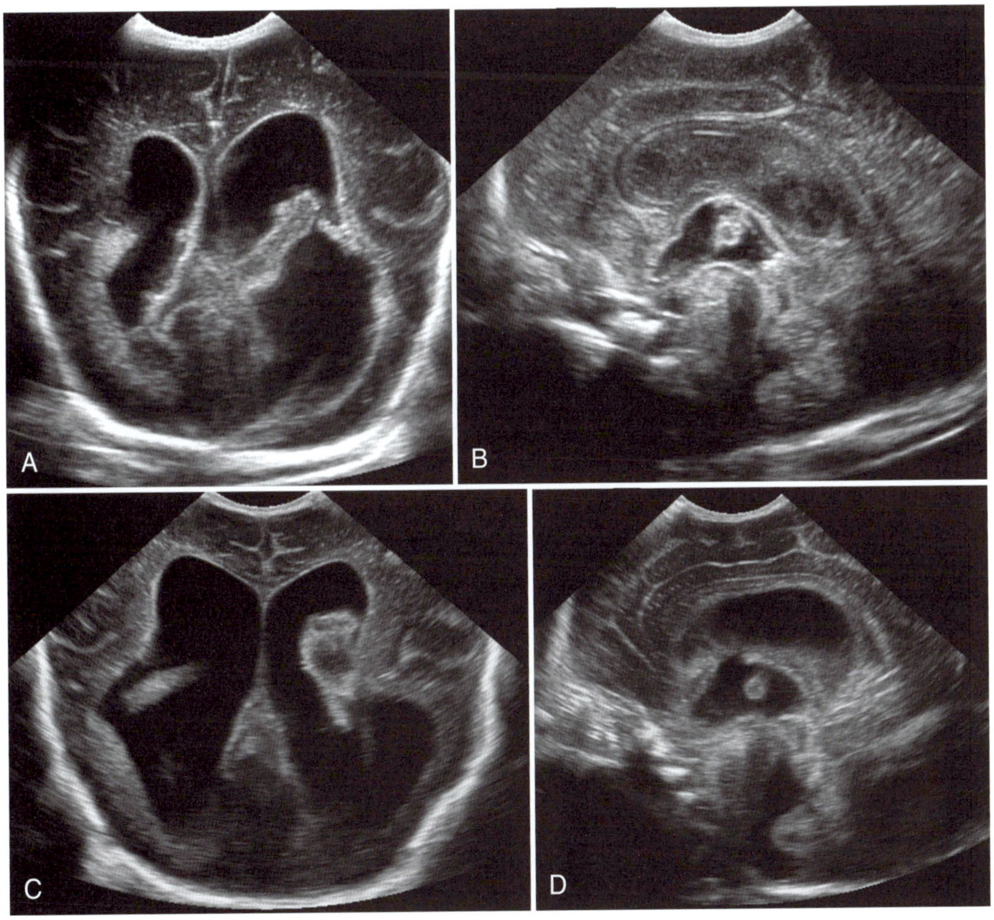

FIG. 45.40 Hemorragia intraventricular e hidrocefalia. (A) e **(B)** Ultrassonografias coronal e sagital mostram os ventrículos laterais e o terceiro ventrículo dilatados; coágulo está causando hidrocefalia obstrutiva intraventricular. Observe o revestimento ecogênico dos ventrículos laterais devido à ventriculite associada à hemorragia. **(C)** e **(D)** Ultrassonografias coronal e sagital mostram hidrocefalia obstrutiva extraventricular; os ventrículos laterais, o terceiro ventrículo e o quarto ventrículo estão todos aumentados.

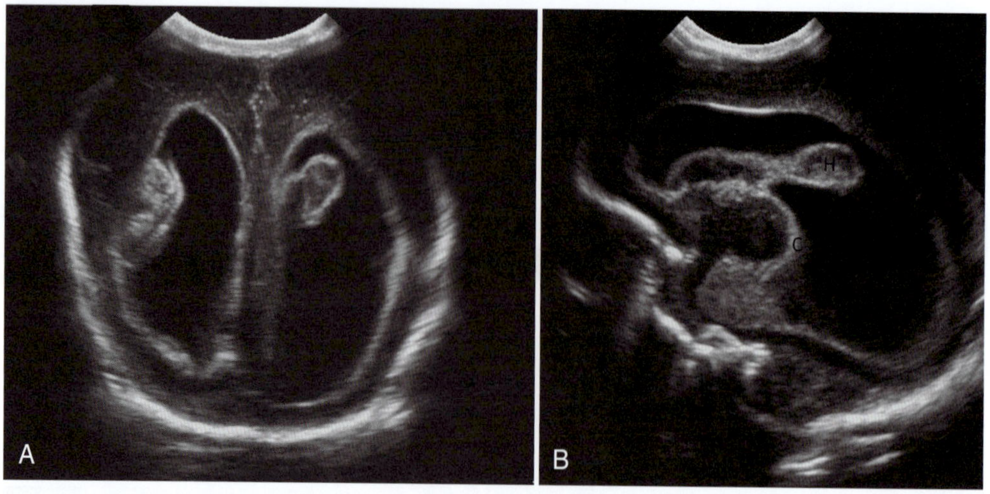

FIG. 45.41 Hemorragia intraventricular: coágulo pendente. (A) Ultrassonografia coronal mostra coágulo pendente em um lactente com o lado direito da cabeça para baixo. **(B)** Ultrassonografia sagital do ventrículo lateral esquerdo mostra o coágulo (*H*) pendente separado do plexo corióideo (*C*). Observe também a extensa ecogenicidade que reveste os ventrículos, provavelmente devido a ventriculite e coágulo hemorrágico.

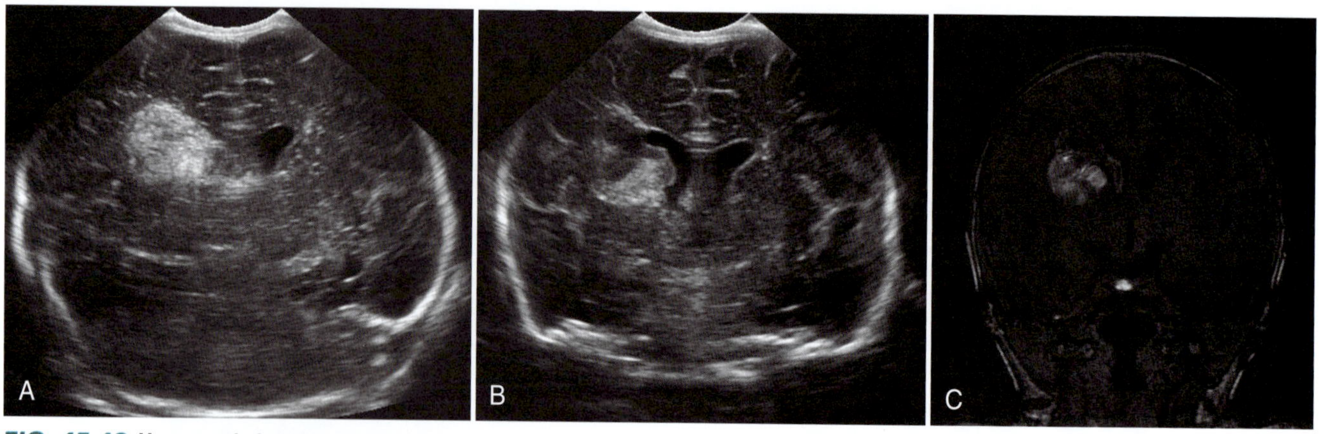

FIG. 45.42 Hemorragia intraparenquimatosa. (A) e **(B)** Ultrassonografias coronais mostram hemorragia intraparenquimatosa aguda no lobo parietal direito e exame de acompanhamento após 8 dias, respectivamente. Observe a mudança na ecogenicidade do coágulo ao longo do tempo, com algumas áreas que ainda se apresentam ecogênicas, mas outras que estão mais isoecogênicas no parênquima cerebral. **(C)** Imagem de ressonância magnética no plano coronal mostra o coágulo. Ver também Vídeos 45.11 e 45.12.

pós-hemorrágica.[110] Ocasionalmente, uma **retenção do quarto ventrículo** pode ser causada por obstrução do aqueduto e das saídas do quarto ventrículo. Nesses casos, uma derivação ventriculoperitoneal irá descomprimir apenas o ventrículo lateral e o terceiro ventrículo. A derivação pode ter efeitos colaterais a longo prazo, especialmente se houver hidrocefalia multiloculada após a infecção da derivação.[111]

Hemorragia Intraparenquimatosa (Hemorragia Grau IV)

A HIP geralmente ocorre no córtex cerebral e localiza-se nos lobos frontal ou parietal, porque se estende a partir da camada subependimária, sobre o **sulco caudotalâmico** (Fig. 45.42). Estudos sugerem que a HIP é causada por infarto venoso hemorrágico.[84,85] Acredita-se que o **infarto hemorrágico periventricular** (IHP) seja um infarto venoso secundário a veias subependimárias comprimidas devido à HSE. Esses infartos da substância branca periventricular focal são tipicamente dos lobos frontais ao parieto-occipital e são assimétricos, geralmente unilaterais e, se bilaterais, assimétricos em tamanho. IHP no lobo temporal está associado a um maior risco de problemas cognitivos, comportamentais e visuais.[112] Lactentes com IHP associados a HMG geralmente desenvolvem hemiparesia e, se houver hiperintensidade periventricular, podem desenvolver paralisia cerebral.[113-118] Acredita-se que essa hiperintensidade pode estar relacionada à pressão da hidrocefalia. Isso está em contraste com crianças que apresentam ecogenicidade periventricular e mínima ou nenhuma HeIV, que correm risco muito maior de LPV. Esses infartos geralmente causam hemiparesia espástica.[31,113]

De forma aguda, a HIP aparece como uma massa homogênea e ecogênica que se estende para o parênquima cerebral. À medida que o coágulo se retrai, as bordas formam um halo ecogênico ao redor do centro, que se torna hipoecoico. O coágulo pode se mover para uma posição dependente, e por 2 a 3 meses após a lesão, desenvolve-se uma área de **porencefalia** (se houver comunicação com o ventrículo) ou encefalomalacia (Figs. 45.43 e 45.44).

Tipos e localizações incomuns de HIP, alterações císticas agudas, desvios de linha média e extensão descendente de hemorragia para o tálamo podem resultar de hemorragia para LPV, secundária ao infarto ou tromboembolismo, de diátese hemorrágica (p. ex., deficiência de vitamina K), hemofilia, trombocitopenia aloimune ou incompatibilidade imunológica Rh e hipernatremia.[119,120] A hemofilia

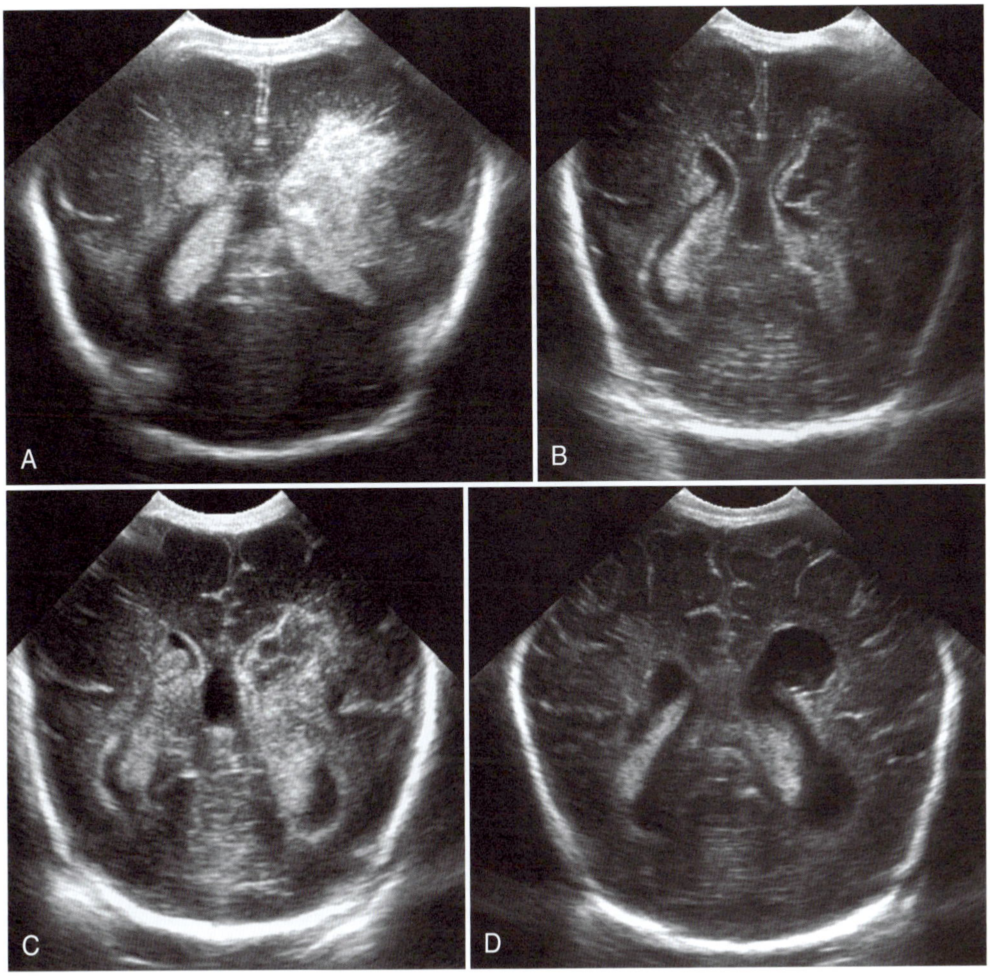

FIG. 45.43 Hemorragia intraparenquimatosa: desenvolvimento de porencefalia. (A) Ultrassonografia coronal do lactente de 2 dias apresenta hemorragia intraparenquimatosa no lobo parietal esquerdo. **(B)** Aos 17 dias de idade. **(C)** Aos 29 dias de idade. **(D)** Aos 2 meses de idade.

tem sido associada à hemorragia intracraniana. Uma revisão de 102 recém-nascidos com hemorragia em 33 publicações encontrou 65% com localização intracraniana e 35% extracraniana.[121] HIP espontânea foi relatada em recém-nascidos a termo, mas foi associada a sinais de trauma ou compressão venosa. Se uma hemorragia talâmica unilateral aparecer em um neonato, a **trombose venosa cerebral** deve ser fortemente considerada.[122,123]

As complicações da **oxigenação por membrana extracorpórea** (ECMO) incluem HIP secundária a infarto, isquemia e tromboembolismo. A HMG ou HeIV é menos comum após ECMO porque os lactentes prematuros apresentam alto risco para esses tipos de hemorragia e, portanto, esse procedimento normalmente não é realizado em neonatos prematuros.[124] Essas complicações podem ser decorrentes do dano cerebral por hipóxia secundário à doença pulmonar subjacente, mesmo antes do início da terapia com ECMO. As complicações da ECMO também são causadas por heparinização e hipertensão transitória.[125]

A ultrassonografia é usada para avaliação diária do neonato com ECMO. A portabilidade e a facilidade de uso no recém-nascido/lactente em estado grave, sem a necessidade de transporte, são as principais vantagens. Um estudo de 20 anos na Holanda demonstrou 17% de anormalidades cerebrais, com 8% de hemorragia e 5% de acidente vascular cerebral, particularmente no leito. A US pode alertar o médico para hemorragia intracraniana e a opção de interromper a terapia de ECMO.

Hemorragia Cerebelar

A hemorragia cerebelar tem sido diagnosticada mais frequentemente pelas imagens ultrassonográficas especiais através da fontanela posterolateral e da avaliação por RM pela interrupção do desenvolvimento cerebelar.[126-131] A **hemorragia da fossa posterior** é uma complicação relatada após um parto traumático em neonatos a termo, em terapia de ECMO ou portadores de coagulopatia. Entretanto, a hemorragia cerebelar pode ocorrer em prematuros, porque há matriz germinativa no quarto ventrículo (Fig. 45.45). A periferia do hemisfério cerebelar é também um local típico de hemorragia cerebelar. Atualmente, a imagem da fontanela posterolateral é usada rotineiramente para visualizar o cerebelo na zona focal ideal, permitindo a observação da hemorragia cerebelar e a avaliação completa da fossa posterior. A resolução da hemorragia cerebelar em um cisto na fossa posterior pode facilitar o diagnóstico; o cerebelo ecogênico normal pode obscurecer a hemorragia quando agudo, mas é mais claramente visualizado com um "exame otimizado" para procurar achados sutis e hemorragia parenquimatosa ou lesão descrita por Daneman[3] e outros.[132]

Merrill et al.[133] relataram 13 hemorragias cerebelares em 525 neonatos com menos de 1.500 g. Todas ocorreram na primeira semana de vida em neonatos instáveis com acidose ou hipotensão, que necessitaram de reanimação intensiva, mas nem sempre associadas à hemorragia supratentorial. Durante o acompanhamento de 2 anos,

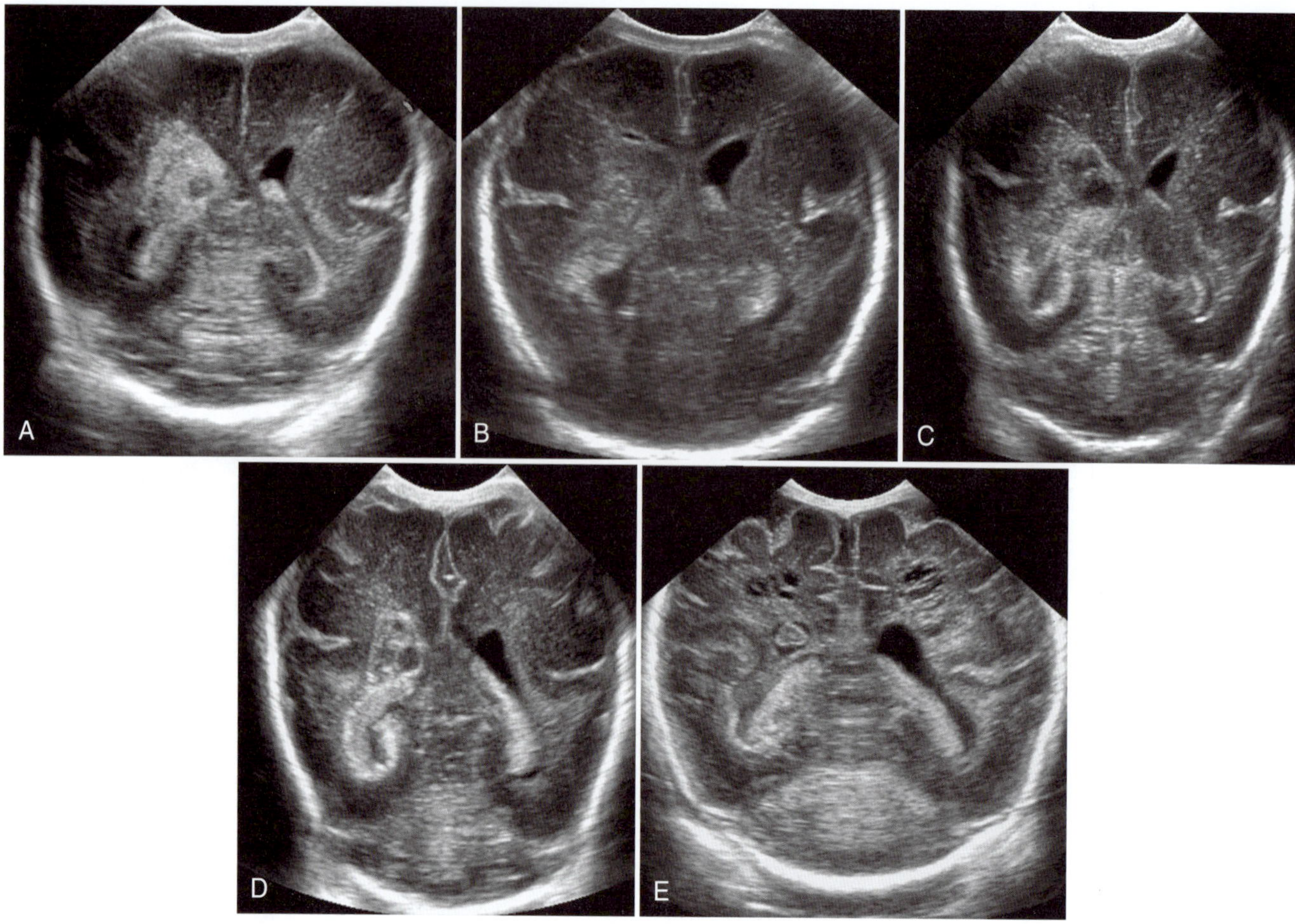

FIG. 45.44 Hemorragia intraparenquimatosa (HIP): infarto hemorrágico periventricular (IHP) e leucomalácia periventricular (LPV) tardia. **(A)** Ultrassonografia coronal de uma criança de 3 dias mostra HIP no lobo parietal direito. **(B)** Aos 12 dias de idade. A HIP se torna centralmente sonolucente. **(C)** Aos 19 dias de idade. A HIP apresenta um anel ecogênico ao redor do centro lucente. **(D)** No primeiro mês de idade. **(E)** Aos 2 meses de idade, lesões extensas da substância branca da LPV são visíveis bilateralmente.

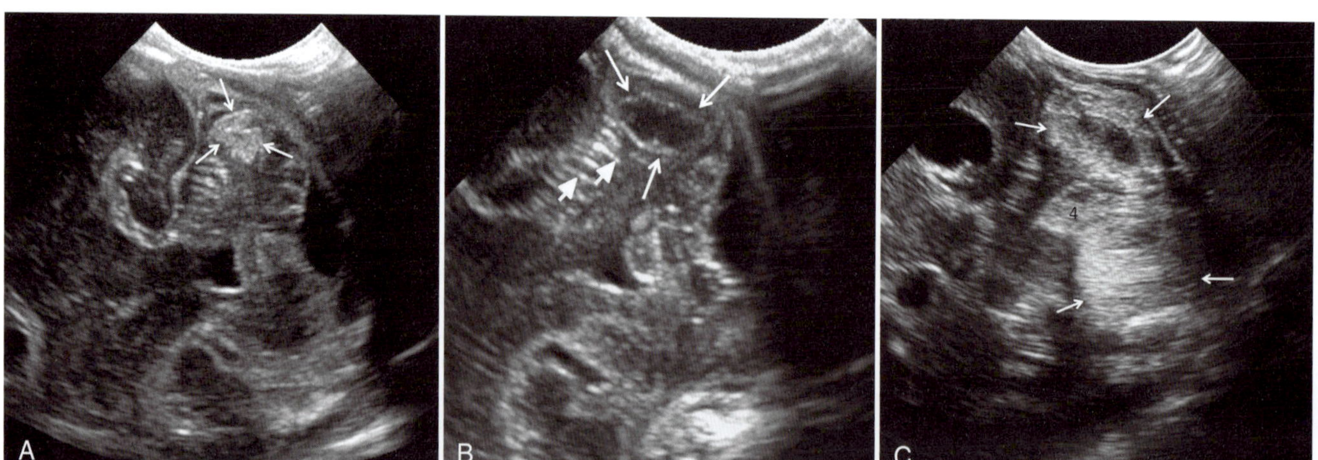

FIG. 45.45 Hemorragia cerebelar. **(A)** Ultrassonografia axial do cerebelo mostra pequena hemorragia ecogênica aguda na periferia do hemisfério cerebelar (*setas*). **(B)** Mesmo paciente. Hemorragia cerebelar crônica sonolucente (setas). Padrão normal de alternância das folhas e fissuras lineares hipoecogênicas e hiperecogênicas (*pontas de seta*) vistas através da fontanela posterolateral. **(C)** Hemorragia cerebelar severa bilateral (*setas*) e HeIV no quarto ventrículo (*4*).

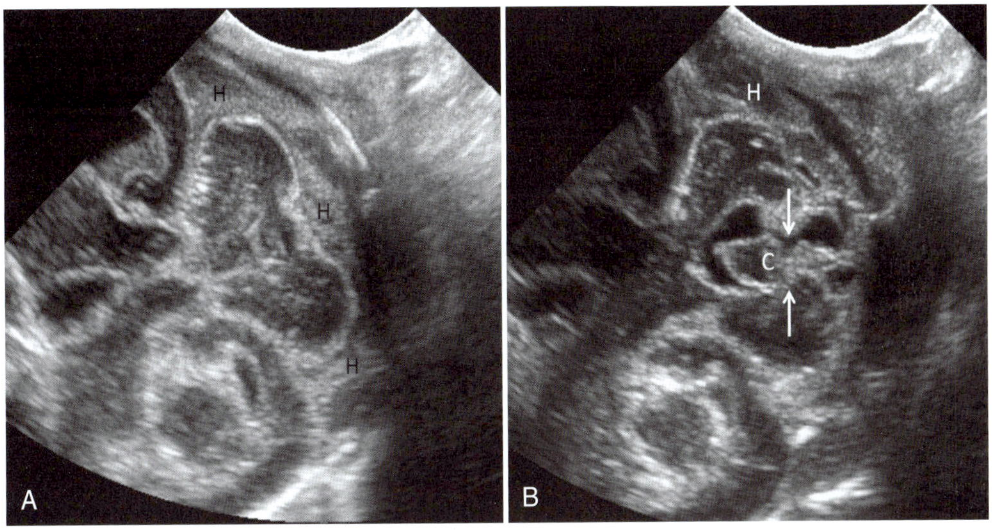

FIG. 45.46 Hemorragia subaracnóidea é um processo secundário após HeIV quando o sangue flui do quarto ventrículo para a cisterna magna. (A) Ultrassonografia axial da fossa posterior mostra hemorragia no espaço subaracnóideo (*H*) e cisterna magna. **(B)** Ultrassonografia axial mostra sangue no espaço subaracnóideo e coágulo (*C*) no quarto ventrículo e do forame de Magendie dilatados (*setas*).

quatro lactentes apresentaram déficits cognitivos e atraso no desenvolvimento, sem sinais de anormalidades motoras. A hemorragia cerebelar tem sido acompanhada até o termo com RM em alguns estudos, e perda de volume cerebelar tem sido relatada como mais extensa do que a hemorragia inicial. O mecanismo exato não é conhecido, mas Volpe postulou que pode ocorrer em função da necrose neuronal seletiva.[134] Três casos de cistos na fossa posterior diagnosticados na fase pré-natal foram considerados resultantes da hemorragia. Inicialmente, achou-se que fossem cistos aracnoides congênitos da fossa posterior, mas foram reconhecidos devido à presença de debris nos cistos e de hemossiderina na RM.[135] Em recém-nascidos, a hemorragia cerebelar raramente exigiu intervenção cirúrgica, embora crianças mais velhas possam necessitar de drenagem de emergência.

Hemorragia Subaracnóidea

Alargamento das fissuras do mesencéfalo e inter-hemisférica, com sulcos espessados e ecogenicidade aumentada, pode sugerir o diagnóstico de hemorragia subaracnóidea (HSA). A HSA pode ocorrer em neonatos com asfixia, trauma ou coagulação intravascular disseminada e pode ser a única hemorragia em recém-nascidos a termo que não apresenta risco de HMG. A HSA da cisterna foi encontrada após HeIV, mas pode ser um diagnóstico difícil na ultrassonografia. As incidências da fossa posterior podem auxiliar o diagnóstico (Fig. 45.46). A disseminação de sangue do sistema ventricular para o espaço subaracnóideo e espinal após a HGM é comum e pode ser observada nas primeiras 24 horas da HeIV inicial grave em prematuros.[107]

Edema e Infarto Cerebral

Lesão da Substância Branca da Prematuridade ou Leucomalácia Periventricular

A LSBP, anteriormente conhecida como "leucomalácia periventricular", a principal lesão isquêmica do prematuro, é o infarto e a necrose da substância branca periventricular. Em estudos de RM,[136] o uso de imagens em difusão (que mostra áreas hiperintensas nas quais há restrição à difusão) demonstrou que a lesão da substância branca em prematuros estende-se além das áreas periventriculares, até a substância branca e córtex cerebral, tálamo, núcleos da base, tronco encefálico e cerebelo. Esse padrão prematuro foi denominado "lesão da substância branca da prematuridade".[31,46,54] Em alguns casos, há história de comprometimento cardiorrespiratório, resultando em hipotensão e hipóxia grave e isquemia. Descobriu-se que a patogênese da LPV está relacionada a três fatores principais: (1) a vascularização imatura nas zonas de fronteira periventricular; (2) a ausência de autorregulação vascular em prematuros, particularmente na substância branca cerebral; e (3) a vulnerabilidade dependente da maturação da célula precursora oligodendroglial. Essas células são extremamente vulneráveis ao ataque de radicais livres gerados na sequência de isquemia-reperfusão.[46,97]

A prevalência de LPV em recém-nascidos de muito baixo peso ($<$ 1.000 g) foi previamente relatada como sendo de 25% a 40%.[87] Posteriormente, Ment et al.[94] relataram que a incidência de LPV diminuiu para 7%. No entanto, tanto na comparação com a ultrassonografia quanto na ressonância magnética, lesões císticas e não císticas da substância branca foram evidenciadas em 50% dos prematuros.[31] Como mais crianças com LSBP/LPV sobrevivem (e, portanto, com risco de paralisia cerebral) do que no passado, torna-se ainda mais importante diagnosticar essas lesões. A LSBP consiste em alterações císticas da LPV, que são mais visualizadas na ultrassonografia, e lesões não císticas da substância branca, que são melhor visualizadas na RM[137] (Fig. 45.47).

No padrão cístico da LPV, a substância branca mais afetada localiza-se nas zonas de fronteira arteriais, no nível das radiações ópticas adjacentes aos trígonos dos ventrículos laterais e à substância branca cerebral frontal próxima ao forame de Monro. Esse padrão cístico pode envolver também a substância branca de maneira difusa. Observou-se que a prevalência de LPV aumenta com o tempo de sobrevida em prematuros, o que aumenta a possibilidade de danos cumulativos pós-natais, incluindo comprometimento circulatório, persistência do canal arterial, crises de apneia e sepse.[101,138,139]

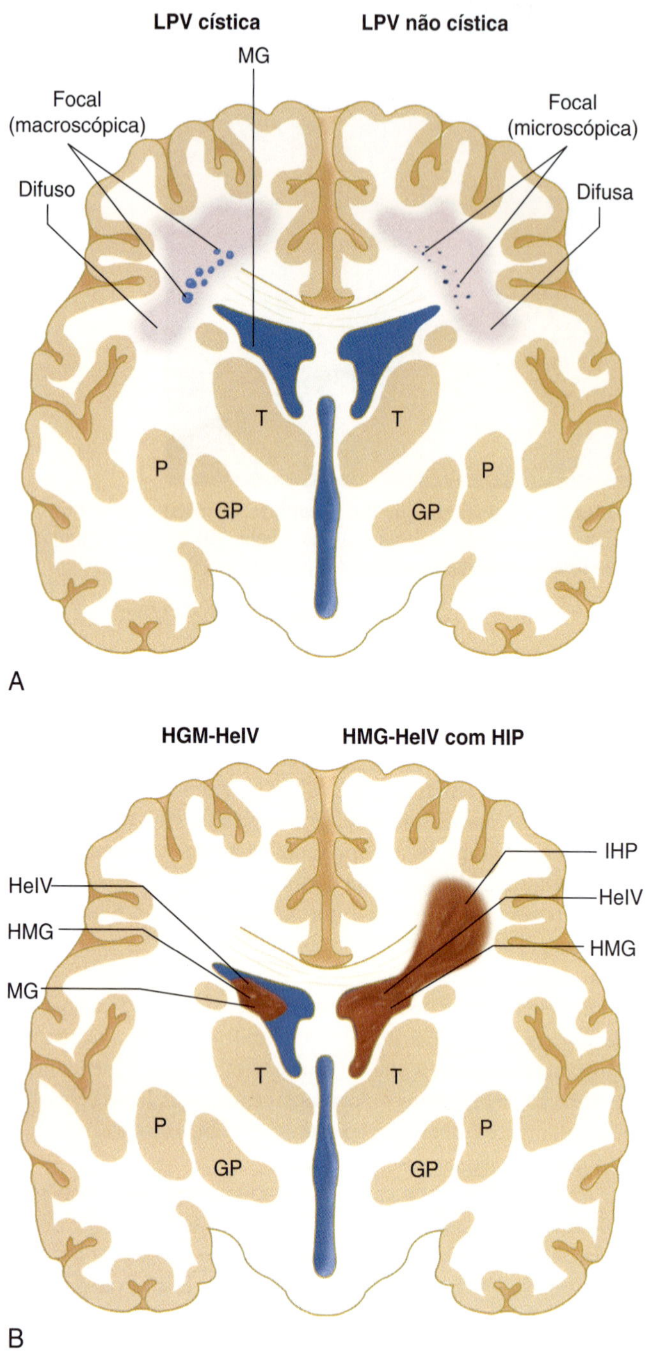

FIG. 45.47 Leucomalácia periventricular (*LPV*) cística e não cística e hemorragia da matriz germinativa – hemorragia intraventricular (*HMG-HeIV*) e infarto hemorrágico periventricular (*IHP*). O diagrama ilustra os cortes coronais do cérebro de um prematuro com 28 semanas de vida. Zona subventricular cerebral dorsal, epitélio germinativo ventral da matriz germinativa (*MG*), tálamo (*T*) e putame (*P*) e globo pálido (*GP*) são mostrados. **(A)** As lesões necróticas focais na LPV cística são macroscópicas e evoluem para cistos. As lesões necróticas focais na LPV não cística são microscópicas e evoluem para cicatrizes gliais. O componente difuso da LPV cística e não cística (*em rosa*) caracteriza-se pelas alterações celulares. **(B)** Hemorragia (*em vermelho*) na MG resulta em HMG, que pode romper o epêndima e causar uma HeIV (*à esquerda*). Quando a HMG-HeIV é grande, pode resultar em HIP (*à direita*). (Adaptado de Volpe JJ. Brain injury in premature infants: a complex amalgam of destructive and developmental disturbances. Lancet Neurol. 2009;8[1]:110-124.[46])

No padrão não cístico da LSBP/LPV, pode haver dano difuso da substância branca do córtex cerebral, dano microscópico focal da substância branca e danos dos núcleos da base, talâmico[140] e cerebelar, que evolui para fibrose glial. Tipicamente, a substância branca é afinada, com paredes ventriculares irregulares. Também pode haver lesão do corpo caloso. Epelman et al.[141] mostraram que a avaliação cuidadosa por ultrassonografia pode mostrar maior ecogenicidade calosa, que reflete o dano do corpo caloso e pode ser usada como um marcador específico para essa lesão inicialmente, quando a RM é menos utilizada. A US próximo ao termo e RM em idade equivalente a termo têm se mostrado úteis em prever o desenvolvimento neurológico em prematuros extremos.[142]

A **corioamnionite materna** tem sido associada à LSBP/LPV, possivelmente como resultado da liberação de proteínas vasoativas na circulação fetal, causando flutuações no fluxo sanguíneo cerebral. As respostas inflamatórias à infecção no feto ou no neonato que ativam astrócitos e micróglia podem causar LPV[143,144] ou representar uma resposta patológica de reparo da lesão tecidual na LPV.[145] As citocinas pró-inflamatórias encontradas correlacionam-se ao desenvolvimento da LPV.[146] A prevenção da LPV pode depender do tratamento materno com antibióticos (no caso de corioamnionite antes do parto) ou agentes anticitocina e terapia com eliminadores de radicais livres.

Pode-se prever que a **LPV cística** suceda um evento hemodinâmico grave em 56% dos prematuros com LPV. LPV inesperada (sem um evento clínico neonatal específico) foi descrita em até 44% dos casos.[147] Esta série de pacientes com LPV havia sido tratada para parto prematuro e muitas vezes tinha corioamnionite materna. Propõe-se que a infecção materna predisponha ao parto prematuro e à LPV. Os esteroides pré-natais demonstraram diminuir a incidência de LPV e a incidência de HIP a partir de HMG.[148-151]

Os problemas neurológicos tardios da LPV/LSBP cística incluem atraso no desenvolvimento e diplegia espástica envolvendo ambas as pernas, o que é perceptível aos 6 meses de idade. A diplegia espástica ocorre porque os tratos piramidais do córtex motor que inervam as pernas passam através da cápsula interna e se deslocam para próximo da parede lateral do ventrículo. Os casos graves de LPV também afetam os braços, resultando em tetraplegia espásticas e deficiências visual e intelectual.[152-155] A prevalência de paralisia cerebral foi avaliada no estudo de coortes francês EPIPAGE, abrangendo 2.364 crianças nascidas entre a 22ª e a 32ª semana de gestação; 1.954 (83%) foram estudados aos 2 anos de idade. Vinte por cento apresentavam paralisia cerebral, quando nascidos entre 24ª e 26ª semanas de gestação, enquanto apenas 4% apresentavam paralisia cerebral quando nascido com 32 semanas. Para aqueles com ultrassonografia transfontanelar neonatal e de acompanhamento, 17% das crianças com HeIV neonatal (grau III) e 25% com lesão da substância branca neonatal apresentaram paralisia cerebral, em comparação com 4% com ultrassonografias normais.[156]

Patologicamente, a substância branca periventricular sofre necrose de coagulação, seguida de fagocitose do tecido necrótico. Essa necrose geralmente ocorre na substância branca adjacente aos ângulos externos dos ventrículos laterais. Isso resulta em diminuição da mielinização nessas áreas e dilatações focais dos ventrículos laterais. Nos casos mais graves de LPV, desenvolvem-se cavidades císticas.[40,152,154] Hemorragias petequiais podem complicar a LPV. De fato, a LPV hemorrágica tem se mostrado muito mais comum (64%) do que se acreditava, quando há correlação ultrassonográfica com a RM.[157]

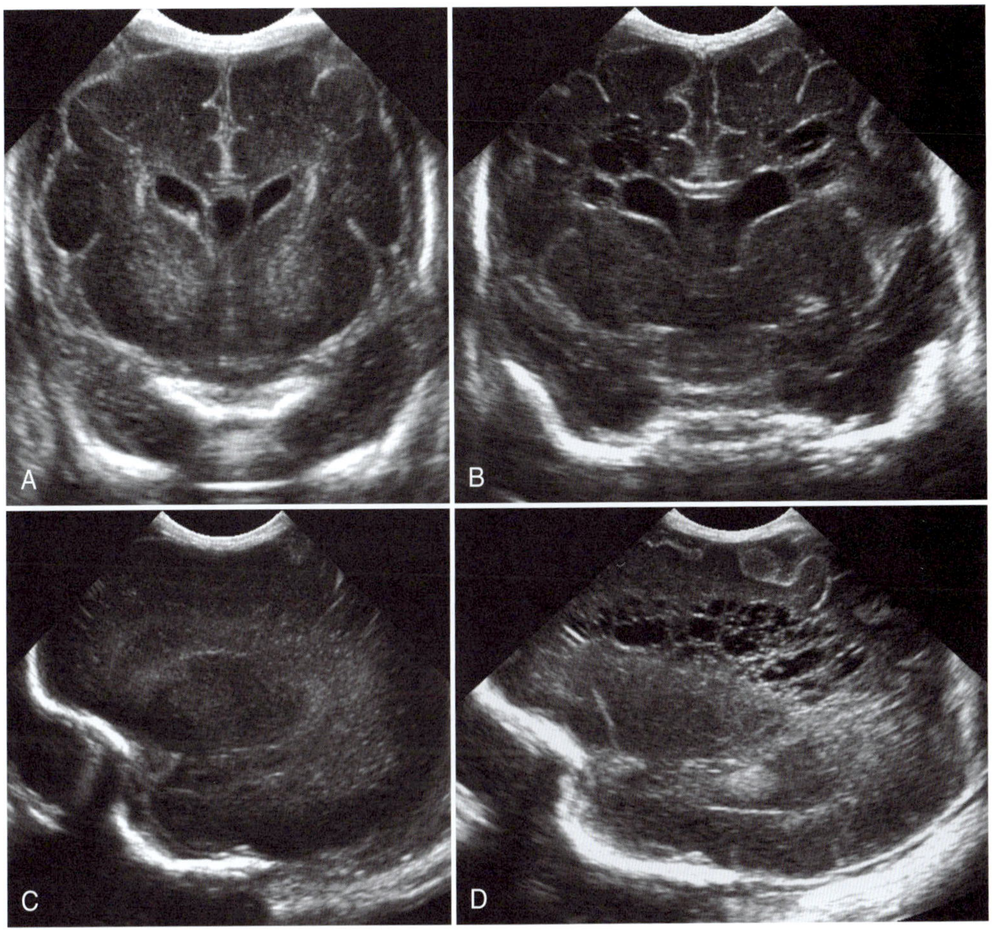

FIG. 45.48 Leucomalácia periventricular (LPV): ecogênica para cística. (A) Ultrassonografia coronal mostra áreas de ecogenicidade aumentada. **(B)** Desenvolvimento de LPV cística após 1 mês. **(C)** e **(D)** Ultrassonografias sagitais. Ver também Vídeo 45.16.

Os achados iniciais do exame ultrassonográfico em crianças que acabam desenvolvendo LPV cística podem ser normais. Dentro de 2 semanas após a lesão inicial, no entanto, a substância branca periventricular aumenta em ecogenicidade, até ficar mais intensa que o plexo corióideo adjacente. Essa ecogenicidade aumentada geralmente é causada por edema do infarto e também pode ser decorrente da hemorragia[158] (Fig. 45.48A). Duas a 4 semanas após a lesão, alterações císticas podem se desenvolver na área de parênquima ecogênico anormal (Fig. 45.48B-D; Vídeo 45.16). Os cistos podem ser únicos ou múltiplos e estão paralelos à borda ventricular na substância branca profunda e lateral e/ou superior ao topo dos ventrículos. Esses cistos têm milímetros a 2 cm de diâmetro. As alterações císticas são geralmente bilaterais e simétricas. Alterações císticas no corpo caloso podem progredir para mais adiante sofrer adelgaçamento.[139,159]

Os estudos histopatológicos sugerem que a ultrassonografia, na verdade, subestima a incidência de LPV.[158,160] Em 51 casos de LPV comprovados após o óbito, Adcock et al.[160] descobriram que 44% das neuroultrassonografias não fizeram o diagnóstico por duas razões principais: (1) a maioria das USs foi realizada antes de 1 mês de idade e perderam o estágio cístico de LPV, e (2) as lesões eram microcísticas e não eram grandes o suficiente para serem encontradas na ultrassonografia.

Em ultrassonografias subsequentes, as lesões císticas podem aumentar ou desaparecer.[154] Portanto, a substância branca aparentemente normal na US feita várias semanas a meses após o agravo não exclui a LPV. A RM é mais sensível que a TC ou a ultrassonografia para acompanhamento a longo prazo da lesão parenquimatosa, porque, quando a mielinização progride, pode ser diagnosticada a **cicatriz glial** da substância branca danificada (Fig. 45.49), tipicamente com afinamento da substância branca adjacente ao ventrículo aumentado, em que os cistos coalesceram e não são mais visíveis. Como os achados iniciais da US são normais em lactentes que sofreram um evento hipóxico-isquêmico significativo, ultrassonografias posteriores devem ser realizadas cerca de 4 semanas após o nascimento para excluir LPV em evolução. A distribuição característica das lesões císticas que estão claramente separadas do ventrículo na LPV deve distingui-las da hemorragia parenquimatosa que ocorre em HMG de grau IV. Entretanto, a LPV e a HMG podem ocorrer simultaneamente.[161] Os danos à substância branca periventricular podem ser estudados com ultrassonografia craniana, se os fatores técnicos incluírem cuidadosa atenção às áreas focais de hiperecogenicidade. Leijser et al. dividiram a substância branca em **grau 0**, menos ecogênico que o plexo corióideo; **grau 1**, mesma ecogenicidade do plexo corióideo; e **grau 2**, mais ecogênico que o plexo corióideo. Apenas o grau grave (grau 2) prediz um desfecho neurológico ruim.

A RM provou ser o melhor método para o diagnóstico de LSBF/LPV quando realizada em idade equivalente a termo em

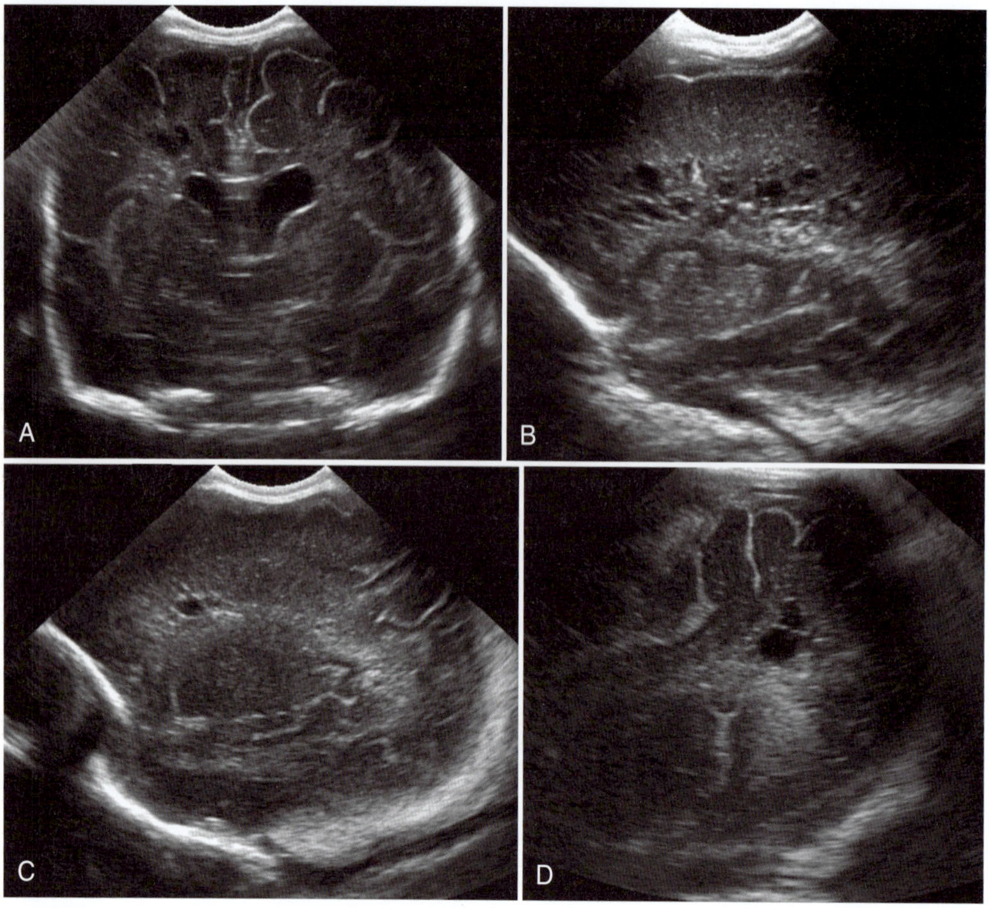

FIG. 45.49 Leucomalácia periventricular (LPV). (A) Ultrassonografia coronal de LPV cística. **(B)** e **(C)** Ultrassonografias sagitais mostram grandes e pequenas áreas afetadas por LPV. **(D)** Ultrassonografia sagital mostra LPV cística no lobo occipital.

recém-nascidos de muito baixo peso com maior risco de LPV.[163,164] O uso crescente da RM como rotina tem sido controverso, mas claramente aumenta o valor prognóstico na predição do desfecho neurodesenvolvimental de recém-nascidos muito prematuros.[165,166] A adição de imagens ponderadas em difusão[167] e a imagem de tensor de difusão[168] comprovadamente agrega valor na previsão de lesão da substância branca mais extensa. Mielinização tardia, dilatação ventricular e aumento dos espaços extracerebrais não foram considerados bons preditores de paralisia cerebral.

Neonatos a Termo com Lesão Hipóxico-isquêmica

O edema cerebral difuso com ou sem HSA é um resultado comum nos eventos hipóxico-isquêmicos em neonatos a termo. Em alguns casos, áreas muito focais de edema podem causar aumento da diferenciação entre substância cinzenta e substância branca. No entanto, quando o edema cerebral é diagnosticado na ultrassonografia, é comum que existam ventrículos semelhantes a uma fenda em um cérebro difusamente ecogênico com sulcos mal definidos. Essa ecogenicidade pode causar o **velamento dos sulcos**, de modo que estes parecem desaparecer (Fig. 45.50).[4] O parênquima cerebral parece ecogênico na região da lesão, e os sulcos são difíceis de serem reconhecidos por causa da hiperecogenicidade do cérebro edemaciado circunvizinho. O mecanismo do aumento da ecogenicidade do parênquima cerebral decorrente do edema cerebral não é compreendido por completo. Uma possibilidade é que o aumento do líquido intracelular cause mais interfaces.

A avaliação por ultrassonografia com Doppler colorido de lactentes com asfixia grave demonstrou anormalidades mais precoces e, às vezes, mais focais que a avaliação em escala de cinza isoladamente (Cap. 46). Pesquisadores usaram a US com Doppler colorido para classificar o edema cerebral e para predizer a evolução. O desfecho de crianças com fluxo sanguíneo cerebral muito anormal foi estudado em 47 pacientes, desde recém-nascidos até quatro anos de idade. Entretanto, a perda ou reversão do fluxo diastólico não implicou necessariamente em desfecho letal. A sobrevida foi associada a tratamento rápido e efetivo.[169] Alguns estudos mostraram alterações na RM no início da vida neonatal por asfixia, mas a maioria dos neonatologistas resiste a mover um recém-nascido instável para a RM. Se o evento isquêmico foi grave o suficiente para levar ao infarto, ocorre perda difusa do volume cerebral dentro de 2 semanas, com aumento ventricular secundário à atrofia.[31] Espaços dilatados do líquido extra-axial também se desenvolvem como consequência das alterações atróficas. A circunferência da cabeça é muito útil para distinguir a atrofia difusa da hidrocefalia, porque a circunferência da cabeça é normal a pequena em pacientes que sofreram atrofia cerebral difusa. Dependendo do tipo de lesão, pode ocorrer atrofia cerebral generalizada ou áreas focais de porencefalia ou encefalomalacia. Quando há **asfixia intrauterina aguda quase total** no neonato, um padrão incomum de dano dos núcleos da base com preservação do córtex cerebral e da substância branca foi descrito. Isso pode ser difícil de diagnosticar com a US, se

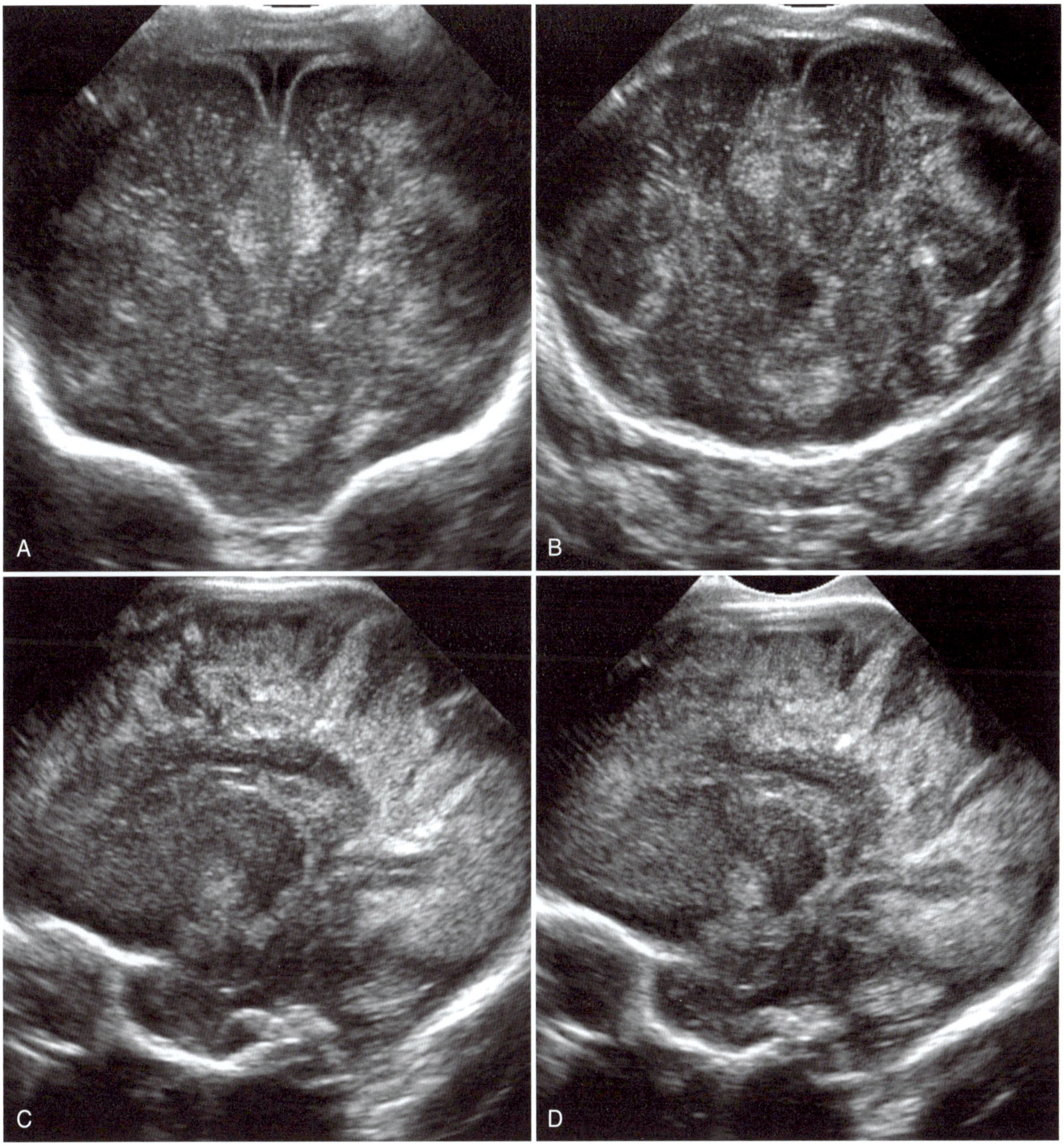

FIG. 45.50 Edema cerebral. (A) e **(B)** Ultrassonografia coronal; **(C)** e **(D)** Ultrassonografia sagital. Edema cerebral grave causou apagamento e sombreamento dos sulcos devido à asfixia aguda e quase total após descolamento de placenta. O aumento difuso da ecogenicidade devido ao edema obscurece os sulcos. Os ventrículos assemelham-se a uma fenda por causa do edema grave.

não for hemorrágico, até que se desenvolva a atrofia nos estágios tardios[31] (Fig. 45.51).

A ultrassonografia pode detectar essas complicações relacionadas a eventos hipóxico-isquêmicos, mas a RM é mais sensível para a avaliação da extensão completa da lesão próximo à superfície cortical.[31,170] Para otimizar os exames ultrassonográficos do cérebro neonatal, Daneman et al.[171] usaram frequências mais altas (8-17 MHz) com múltiplos planos focais em imagens ampliadas, nos campos proximal, médio e distal, com ultrassonografia com Doppler colorido e espectral, procurando índices de resistência. Eles também enfatizaram a necessidade de realizar o exame ultrassonográfico até 2 horas após a RM para uma comparação precisa. As características especiais a serem avaliadas em todos os estudos ultrassonográficos em recém-nascidos com lesão hipóxico-isquêmica devem incluir diferenciação entre substância cinzenta e substância branca e ecogenicidade focal anormal no córtex cerebral e estruturas mais profundas. A ultrassonografia com Doppler colorido para pesquisar flutuações de fluxo com índices de resistência e fluxo nos seios durais é valiosa.

Em neonatos a termo tratados com **hipotermia para encefalopatia hipóxico-isquêmica**, houve raros relatos de HeIV.[166,172,173] Entretanto, os resultados da hipotermia para EHI pelos estudos Neonatal Research Network NICHD mostram que há uma diminuição nas mortes e que a hipotermia não aumenta as taxas de incapacidade grave entre os sobreviventes.

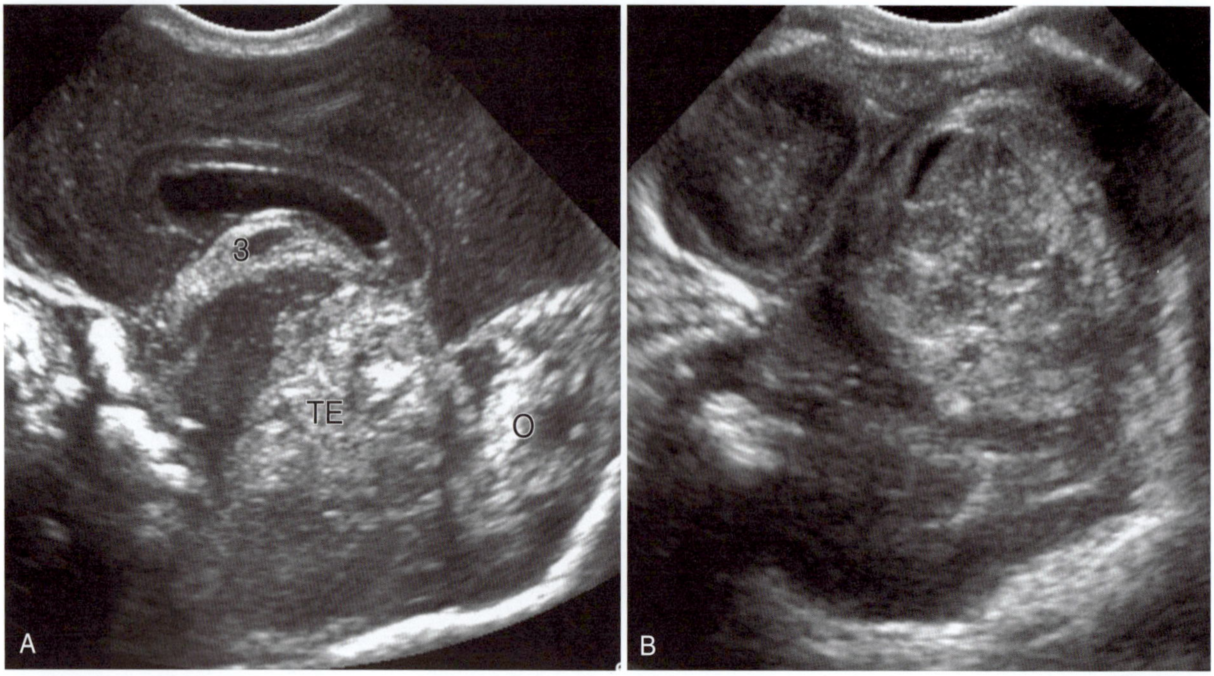

FIG. 45.51 Hemorragia cerebelar e do tronco encefálico. (A) e **(B)** Cortes sagital e axial ultrassonográficos mostram hemorragia altamente ecogênica no tronco encefálico (*TE*), hemisférios e verme do cerebelo e, posteriormente, no córtex occipital (*O*), após asfixia aguda, quase total, intrauterina. O coágulo também é visto no terceiro ventrículo (*3*) logo abaixo do cavo do septo pelúcido.

A EHI neonatal é mais bem avaliada pela ultrassonografia nos primeiros dias de vida. A RM é a técnica de imagem mais sensível e específica e é útil em recém-nascidos a termo estáveis. Alguns autores sugerem que a RM no final da primeira semana de vida pode ser útil, mas a idade equivalente ao termo é melhor para o prognóstico. No entanto, o cérebro pode parecer normal ou quase normal entre 5 a 7 dias após o evento. Para episódios hipotensivos graves, o tálamo, o tronco encefálico e o cerebelo são mais sensíveis devido à sua alta atividade metabólica. Em prematuros, a lesão da EHI aparece como aumento da ecogenicidade na US, hipoatenuação na TC (pode passar despercebido devido ao alto conteúdo de água no cérebro neonatal) e hiperintensidade pela restrição na difusão na RM. Nos recém-nascidos a termo, tálamos laterais, putame posterior, hipocampo, tronco encefálico, tratos corticospinais e córtex sensório-motor são os mais afetados.[88,89,174]

Infarto Focal

O infarto cerebral no neonato, além da LPV ou do infarto venoso hemorrágico periventricular, é incomum. Os fatores de risco são prematuridade, asfixia grave ao nascimento, cardiopatia congênita (resultando em *shunt* da esquerda para direita), meningite, êmbolos (da placenta ou circulação sistêmica), policitemia, hipernatremia e trauma.[120,175,176] Os sintomas podem variar, desde uma condição assintomática até convulsões com letargia e coma. A região da ACM é o local mais frequente, embora as regiões da artérias cerebrais anterior e posterior também sejam acometidas.[46] Áreas isoladas de infarto são mais frequentemente observadas em neonatos a termo, enquanto neonatos prematuros demonstram múltiplos locais de lesão. A avaliação do fluxo sanguíneo cerebral com ultrassonografia com Doppler colorido e/ou *power* Doppler é usada em neonatos instáveis e as sequências de difusão por RM é usada em neonatos estáveis para identificar os primeiros sinais de AVC.[177-182]

O **infarto cerebelar** é muito menos comum que o infarto cerebral. No entanto, seis casos foram relatados em 3 anos no Hammersmith Hospital, em Londres, diagnosticados por RM em pacientes com várias idades que nasceram prematuramente.[183] Todos esses pacientes também tinham HeIV e, portanto, o dano cerebelar foi provavelmente resultado de lesão isquêmica difusa. Apenas um dos seis pacientes foi diagnosticado na ultrassonografia apresentando lesão cerebelar. Como o verme do cerebelo é muito ecogênico, o diagnóstico de edema ou hemorragia pode ser difícil nessa região. O infarto cerebelar também foi diagnosticado por RM em 13 pacientes com paralisia cerebral grave que aprsentavam danos do hemisfério e do verme do cerebelo.[184] Agora que estamos avaliando a fossa posterior com mais frequência, estamos mais conscientes do infarto cerebelar no momento da lesão em neonatos prematuros.[185]

Na ultrassonografia, o parênquima cerebral infartado apresenta achados específicos nas primeiras 2 semanas (Figs. 45.51 e 45.52). Estes incluem parênquima ecogênico, falta de pulsação arterial, falta de fluxo sanguíneo na ultrassonografia com Doppler colorido ou pulsado, efeito de massa pelo edema, distribuição da lesão por território arterial e diminuição da definição dos sulcos. Após 2 semanas, as lesões ecogênicas começam a exibir alterações císticas e o aumento ventricular ipsilateral por atrofia em evolução (hidrocefalia *ex vacuo*), bem como um retorno gradual das pulsações arteriais nos principais ramos, da região proximal para periférica. As lesões cerebelares são tipicamente periféricas e, portanto, não conduzem a um aumento ventricular local. Usando imagens de Doppler colorido, foi identificada **hiperperfusão** horas após dano vascular focal, tanto experimentalmente como em recém-nascidos. O *power* Doppler pode ser mais sensível que o Doppler colorido na detecção do aumento no tamanho e no número de vasos na hiperperfusão.

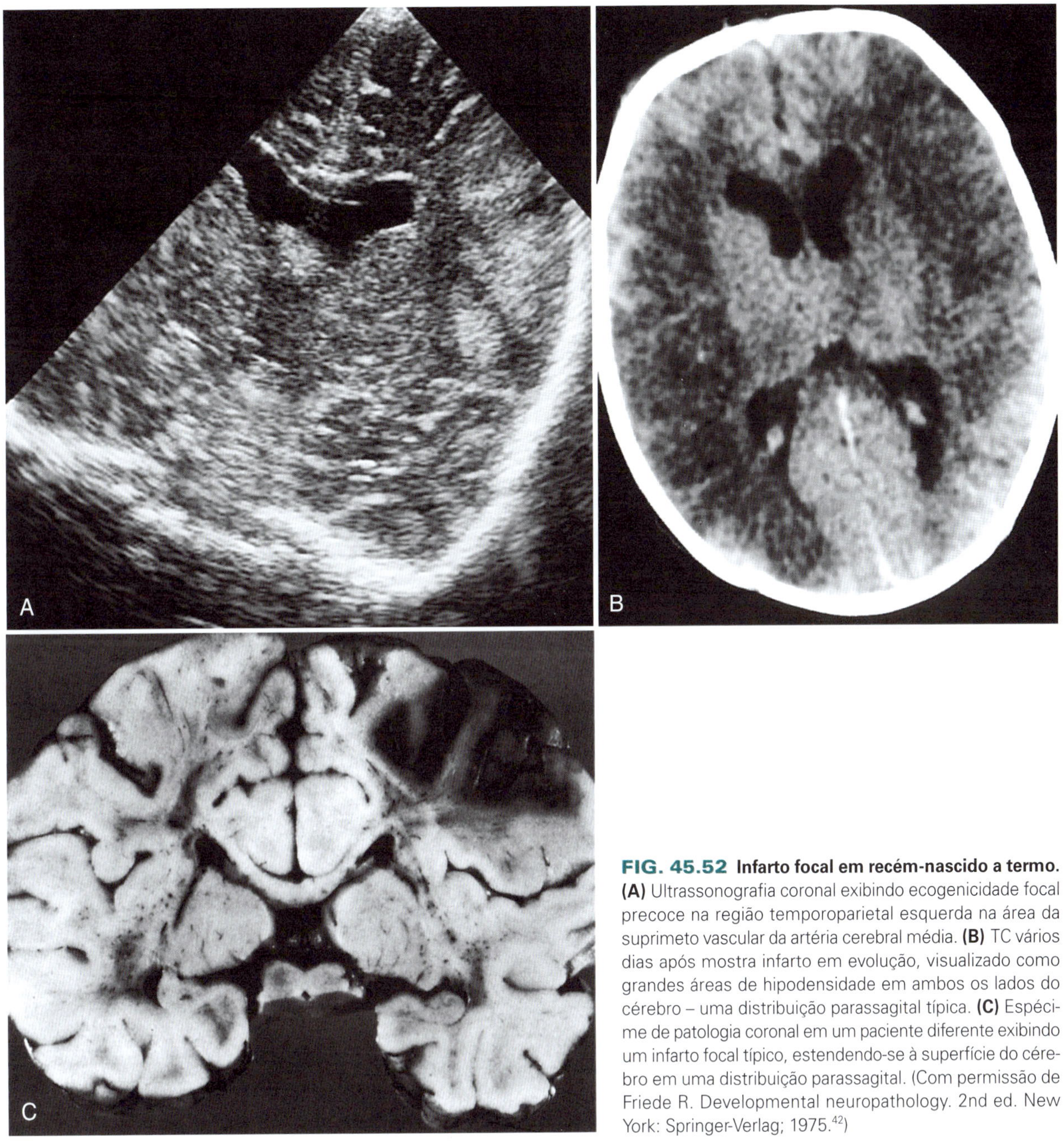

FIG. 45.52 Infarto focal em recém-nascido a termo. **(A)** Ultrassonografia coronal exibindo ecogenicidade focal precoce na região temporoparietal esquerda na área da suprimeto vascular da artéria cerebral média. **(B)** TC vários dias após mostra infarto em evolução, visualizado como grandes áreas de hipodensidade em ambos os lados do cérebro – uma distribuição parassagital típica. **(C)** Espécime de patologia coronal em um paciente diferente exibindo um infarto focal típico, estendendo-se à superfície do cérebro em uma distribuição parassagital. (Com permissão de Friede R. Developmental neuropathology. 2nd ed. New York: Springer-Verlag; 1975.[42])

Infarto Cerebral: Sinais Ultrassonográficos

Parênquima ecogênico
Ausência de fluxo ao Doppler colorido e no Doppler pulsado
Efeito expansivo pelo edema
Distribuição territorial arterial de lesão
Diminuição da definição dos sulcos
Pulsação aumentada na periferia da área de infarto
Vasos arteriais colaterais precoces horas após o agravo

Vasculopatia Lenticuloestriada

As ecogenicidades lineares da ramificação das artérias lenticuloestriadas do tálamo e núcleos da base são incomuns, mas foi descrita em infecções virais intrauterinas (CMV, rubéola, sífilis) (Vídeos 45.17 e 45.18), asfixia neonatal, hidropisia não imune, síndrome alcoólica fetal e trissomias do 13 e do 21. Coley et al.[186] relataram que condições hipóxico-isquêmicas foram responsáveis por 30 de 63 casos. Em um estudo de Amir, de 92 neonatos infectados congenitamente por CMV, metade deles apresentava vasculopatia lenticuloestriada na US cerebral inicial, e este foi um marcador de perda auditiva neurossensorial.[187] Em um estudo de Chamnanvanakij et al., de 10 prematuros que desenvolveram hiperecogenicidade linear nos núcleos da base e tálamo, a idade média do diagnóstico foi 1 mês e foi um marcador de lesão cerebral mais difusa e de desfecho neurológico ruim.[188]

Núcleo Caudado Hiperecoico

Os focos hiperecogênicos bilaterais nos núcleos caudados desenvolvem-se na localização característica da HMG, mas são atípicos,

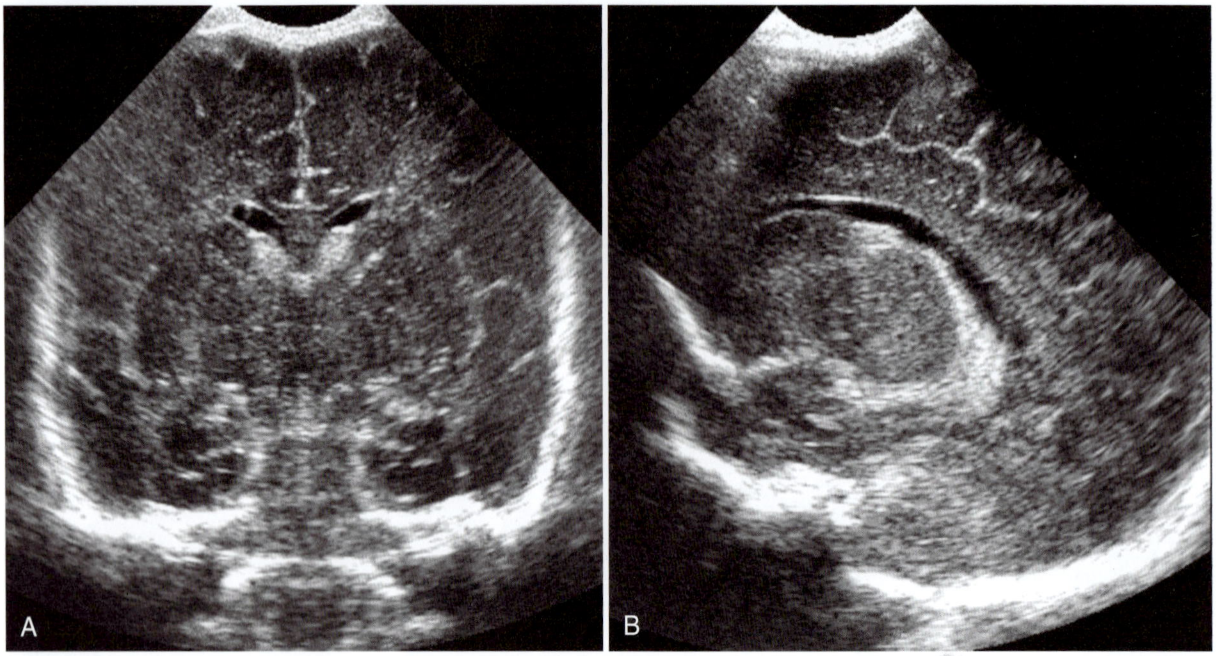

FIG. 45.53 Núcleo caudado hiperecogênico (bilateral). (A) e (B) Cortes coronal e sagital ultrassonográficos exibem núcleos caudados ecogênicos que não pareciam anormais até o prematuro atingir cerca de 1 mês de idade (postulado como dano isquêmico remoto).

por serem nitidamente circunscritos, em formato de lágrima, bilaterais e simétricos (Fig. 45.53). Schlesinger et al.[189] relataram que cinco das nove crianças apresentavam isquemia e duas eram normais, com base na RM e na revisão histopatológica. Os núcleos caudados hiperecogênicos parecem ocorrer tardiamente, geralmente na primeira semana de vida, quando ocorre a maioria dos casos de HMG.

LESÃO PÓS-TRAUMÁTICA

Hematomas Subdurais e Epidurais

A hemorragia subdural e epidural pode ser um diagnóstico difícil na ultrassonografia em comparação com TC ou RM.[7] No exame ultrassonográfico, esses hematomas aparecem como coleções hipoecogênicas unilaterais ou bilaterais ao redor do parênquima cerebral (Fig. 45.54). Os hematomas subdurais são incomuns em neonatos e não são necessariamente indicativos de traumatismo ao nascimento - 13 de 26 neonatos afetados diagnosticados na TC apresentavam histórico de trauma.[190] Felizmente, a cirurgia raramente é necessária. Pequenas quantidades de líquido podem ser difíceis de serem detectadas devido ao artefato de campo proximal inerente aos transdutores. No entanto, isso não constitui um problema se for utilizado um transdutor de alta frequência (10-12 MHz). Com um transdutor de frequência mais baixa, a interposição de um coxim acústico de gel entre o transdutor e a fontanela pode auxiliar na eliminação do artefato de campo proximal. Cortes coronais amplificados com transdutores lineares de alta frequência (pelo menos 10 a 12 MHz) são os melhores para a apreciação das coleções de líquidos epidural e subdural no espaço supratentorial. Imagens através do forame magno ou fontanela posterior podem auxiliar no diagnóstico de coleções de líquido extra-axial infratentorial.

Demonstrou-se que a ultrassonografia com Doppler colorido distingue líquidos subaracnoide e subdural e hemorragia com base no deslocamento dos vasos na superfície do cérebro (Fig. 45.54; ver Cap. 46). A US com Doppler pode ser útil na determinação de quais pacientes podem ser simplesmente acompanhados e quais necessitam de RM para um diagnóstico mais específico de hemorragia.

Após o período neonatal, quando o tocotraumatismo pode causar hemorragia, o achado de novas coleções líquidas subdurais deve sugerir meningite preexistente (a maioria causada por *Haemophilus infuenzae*) ou trauma não acidental. Se a circunferência cefálico de um recém-nascido aumentar de modo anormalmente rápido depois das 2 primeiras semanas de vida, uma TC é geralmente realizada para pesquisar líquido extra-axial, porque a causa mais comum é hemorragia subdural, não hidrocefalia. Se for realizada uma US, o médico deve examinar cuidadosamente o campo próximo com cortes amplificados a procura de líquido extracerebral e lacerações cerebrais, bem como membranas observadas em coleções crônicas de líquido subdural.

INFECÇÃO

Infecções Congênitas

As infecções congênitas podem ter consequências sérias para o feto em desenvolvimento. Morte do feto, malformações congênitas, retardo mental ou atraso no desenvolvimento e espasticidade ou convulsões podem resultar de infecção em momentos críticos durante a gestação. A US é importante na identificação e no acompanhamento de complicações pré-natais e neonatais de infecções congênitas, com a RM mostrando achados adicionais em muitos casos.[191,192]

As infecções congênitas mais frequentes são comumente referidas pela sigla TORCH. Refere-se às infecções por *Toxoplasma gondii*, rubéola, CMV e herpes simples tipo 2 (HSV-2). O *O* significa "outro", como sífilis. A sífilis causa meningite aguda, resultando raramente em lesões parenquimatosas no recém-nascido.[193]

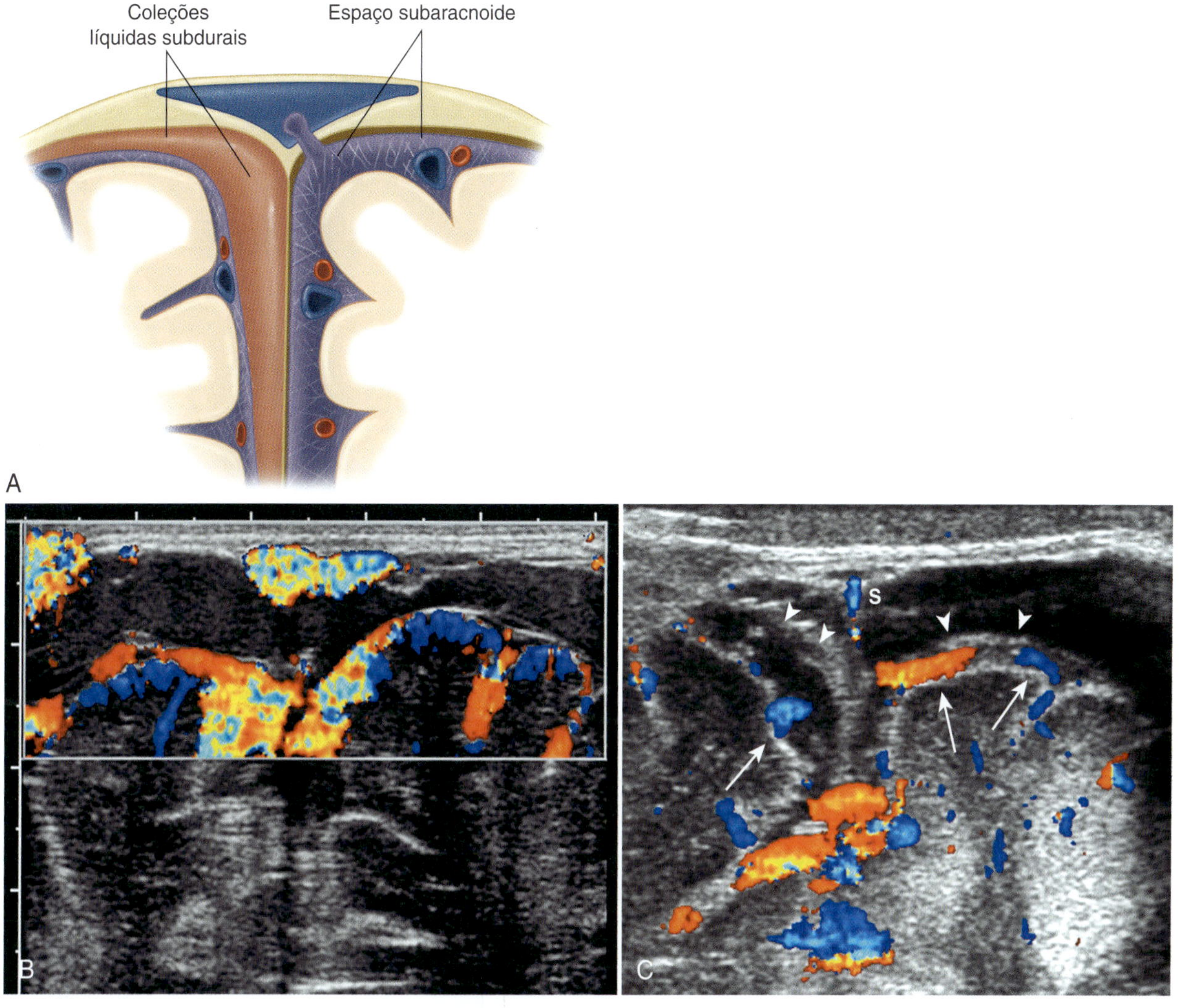

FIG. 45.54 Coleções líquidas subdural e subaracnóidea. (A) O desenho ilustra como os vasos estão comprimidos na superfície do cérebro nas coleções líquidas subdurais e os vasos que atravessam o líquido no espaço subaracnóideo. **(B)** Imagem com Doppler colorido no plano coronal ampliada da fissura inter-hemisférica em uma criança com 2 semanas de idade. Grandes efusões subdurais ecogênicas bilaterais devido à **meningite** comprimem os vasos corticais superficiais junto à superfície cortical. **(C)** Imagem coronal com Doppler colorido da fissura inter-hemisférica em lactente de 1 mês de idade. Hematomas subdurais (*S*) crônicos hipoecogênicos, grande à esquerda e pequeno à direita, por **traumatismo não acidental**, localizados acima do líquido subaracnóideo ecogênico. A superfície cortical está comprimida pelo fluido subaracnóideo ecogênico, que circunda os vasos corticais superficiais (*setas*), separados do fluido subdural relativamente lucente e da pia-aracnoide ecogênica e espessada (*pontas de seta*). Observe a substância branca subcortical ecogênica e o seio sagital superior.

Do grupo TORCH, a infecção congênita por CMV é a mais comum, ocorrendo em aproximadamente 1% de todos os nascimentos.[194] O CMV pode ser contraído no parto ou logo após com pouca ou nenhuma consequência, mas infecções pré-natais podem resultar em sérios danos ao organismo e ao cérebro em desenvolvimento.[195,196] A infecção materna geralmente é subclínica. A imunidade materna ao CMV reduz o risco de CMV *in utero*, e as vacinas estão sendo consideradas.[197] A toxoplasmose é a segunda infecção congênita mais comum e é causada pelo parasita unicelular *T. gondii*.[198,199]

A gravidade da infecção por CMV ou toxoplasmose depende do momento da infecção durante a gestação. A infecção precoce, antes de 20 a 24 semanas, resulta em desfechos mais devastadores: microcefalia, lissencefalia com mielinização anormal, cerebelo hipoplásico, polimicrogiria e displasias corticais, porencefalia e encefalomalacia multicística.[200] O CMV tem sido relatado como causador de esquizencefalia em alguns pacientes[69,70] (Fig. 45.55). A ventriculomegalia pode resultar da perda de volume cerebral. A infecção tardia, após 24 semanas, resultará em lesão neurológica menos grave.

Para diferenciar o CMV da toxoplasmose, os títulos séricos de anticorpos contra esses organismos são úteis. Outros critérios de diferenciação incluem as lesões cutâneas petequiais e hepatomegalia associada ao CMV e coriorretinite associada à toxoplasmose. Calcificações intracranianas foram descritas em ambas as infecções. O CMV causa classicamente calcificações periventriculares (Fig. 45.55, Vídeos 45.17 e 45.18). Septações ventriculares também foram descritas (Vídeo 45.19). A toxoplasmose causa calcificações mais dispersas com predileção pelos núcleos da base. No entanto, ambos os padrões foram observados em ambas as infecções.[201] A resolução da calcificação intracraniana foi relatada como um tratamento para a toxoplasmose congênita, consistente com um melhor desfecho neurológico.[202]

A ultrassonografia pode exibir as calcificações cerebrais periventriculares ou dispersas como focos ecogênicos com ou sem sombra

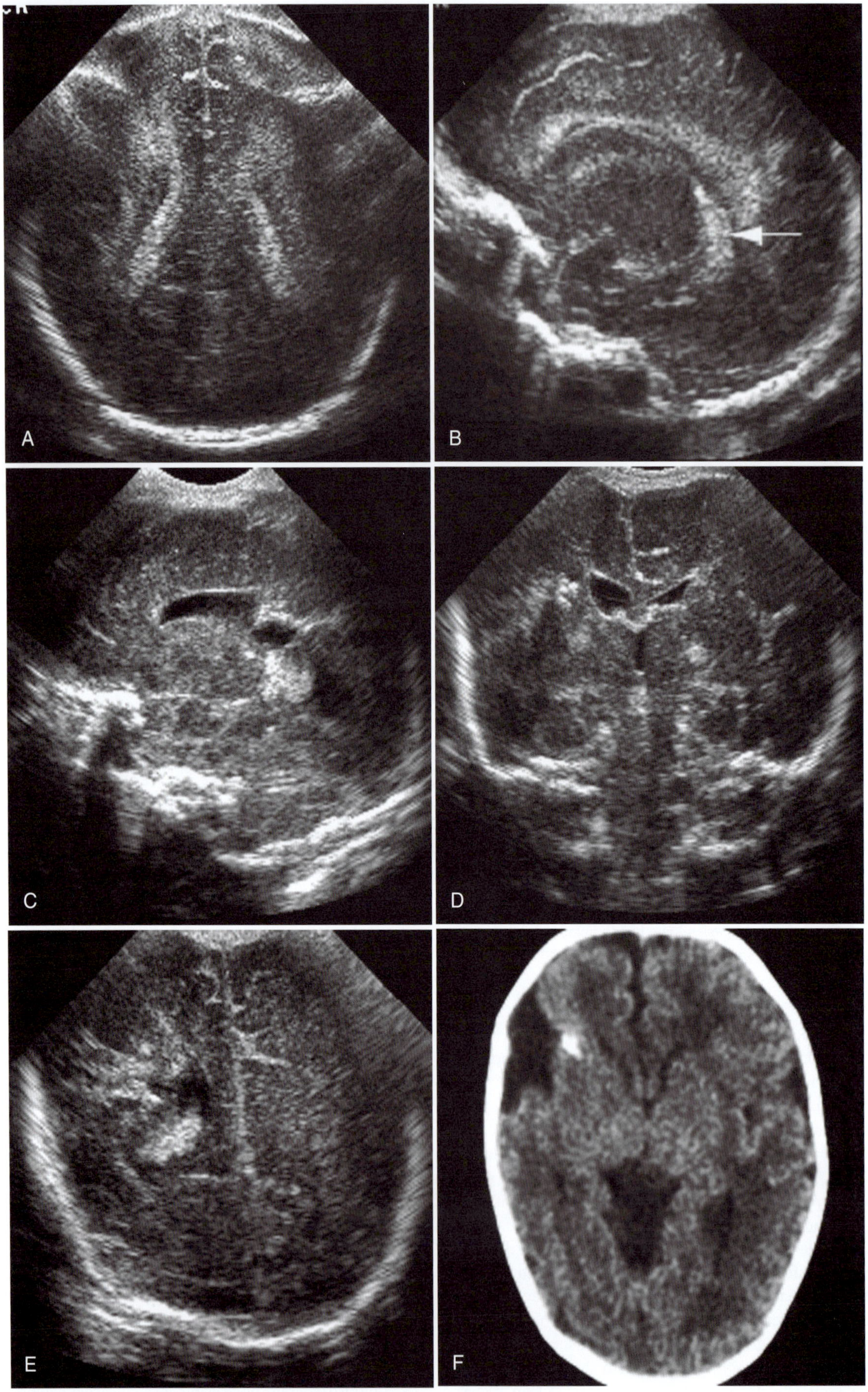

FIG. 45.55 Encefalite por citomegalovírus. (A) e **(B)** Hiperecogenicidade periventricular e calcificação focal (*seta*) com pouca sombra acústica. **(C)-(E)** Em outro paciente, calcificações focais na ultrassonografia. **(F)** Tomografia computadorizada. Ver também Vídeos 45.17, 45.18 e 45.19.

acústica. Em oito casos comprovados de infecção por CMV, Malinger et al.[200] relataram hiperintensidade periventricular em todos os casos, bem como calcificação, ventriculomegalia, verme do cerebelo hipoplásico, cistos periventriculares, aderências intraventriculares e vasculatura ecogênica nos núcleos da base. A calcificação cerebelar foi observada em um paciente.[200] O parênquima cerebral pode parecer desorganizado, com sulcos e corpo caloso mal definidos. TC demonstra melhor o grau de calcificação, mas RM mostra mielinização anormal ou displasias corticais de maneira mais confiável.

Recentemente, a **infecção** materna **pelo vírus Zika** tem sido descrita no Brasil e em muitos outros países e está associada a microcefalia fetal e lesão cerebral grave.[203] Os achados ultrassonográficos são semelhantes às formas graves da infecção por CMV com microcefalia, ventriculomegalia, anormalidades do corpo caloso, perda de substância branca e cinzenta e calcificações cerebrais.[204-213]

Os herpes-vírus simples tipo 1 (HSV-1) ou tipo 2 (HSV-2) podem causar doença do SNC, embora o HSV-2 seja mais comum no neonato, e o HSV-1 ocorra principalmente em crianças mais velhas e adultos. O HSV-2 pode ser adquirido transplacentariamente ou por exposição vaginal a lesões genitais herpéticas durante o parto. A encefalite resultante geralmente apresenta-se difusa, com perda de diferenciação entre substância cinzenta e substância branca (diferentemente da doença do lobo temporal observada em crianças mais velhas e adultos com HSV-1). É possível observar com frequência encefalomalacia cística da substância branca periventricular e infarto hemorrágico com calcificações dispersas pelo parênquima.[214] Preservação relativa do eixo neural inferior, incluindo núcleos da base, tálamo, cerebelo e tronco encefálico, é típica. Infecções adquiridas no útero podem levar a microcefalia, calcificações intracranianas e displasias retinianas.[215]

Desde a ampla disponibilidade da vacina contra rubéola, em 1967, a rubéola congênita, felizmente, tornou-se extremamente incomum no mundo ocidental. Infelizmente, ainda é um problema significativo em muitas outras partes do mundo. Cistos subependimários, microcefalia e vasculopatia foram descritos.[216]

Infecções Neonatais Adquiridas

Meningite e Ventriculite

Apesar do desenvolvimento de antibióticos para tratar infecções bacterianas, existem atualmente casos de infecções resistentes à meticilina,[217] e meningite bacteriana ainda é uma séria preocupação para lactentes e crianças. Sepse neonatal apresenta grande impacto sobre o neurodesenvolvimento de prematuros extremos, independentemente de outros fatores de risco.[218] Schlapbach e et al.[218] encontraram um risco três vezes maior de paralisia cerebral após sepse; os mecanismos propostos incluíram danos cerebrais causados de forma direta pela infecção e hipotensão arterial secundária ao choque séptico.

Durante o primeiro mês de vida, as duas infecções mais comuns resultam de *Escherichia coli* e estreptococos do grupo B. Entre 4 e 12 semanas, *E. coli* e *Streptococcus pneumoniae* são as mais comuns e, de 3 meses a 3 anos, *H. influenzae* é mais frequente. Os enterovírus também causam encefalite.[219] A meningite geralmente é um diagnóstico clínico; a imagem é necessária apenas para avaliar as complicações ou quando a situação clínica do paciente se deteriora.[31,216]

As complicações da meningite incluem empiemas subdurais ou coleções líquidas (Figs. 45.56 e 45.57), cerebrite, formação de abscesso e trombose do seio venoso. Infartos podem ocorrer a partir de qualquer vasculite arterial ou obstrução venosa, como resultado de trombose do seio venoso. A ultrassonografia pode identificar essas complicações, mas não é específica. Áreas de aumento ou redução da ecogenicidade do parênquima ou dos sulcos cerebrais podem representar edema, cerebrite ou infarto em evolução (Fig. 45.58).

A ventriculite, outra complicação da meningite vista em 60% a 95% dos casos, é sugerida pelos achados ultrassonográficos de hidrocefalia, debris ecogênicos dentro dos ventrículos, aumento da ecogenicidade ou um revestimento ependimário irregular ou septos fibrosos dentro dos ventrículos (Fig. 45.59). A ultrassonografia é melhor que TC ou RM para identificar a formação de septos intraventriculares. Essas septações podem resultar em falha da derivação ou permitir que as bactérias escapem da exposição ao antibiótico. RM e TC com realce são mais sensíveis para localizar as complicações da infecção, como infartos, trombose do seio venoso e coleções extra-axiais.

MASSAS INTRACRANIANAS

Tumores Cerebrais

Apenas 11% das crianças apresentam neoplasias cerebrais antes de 2 anos de idade. Os tumores que ocorrem antes dos 2 anos de idade geralmente são congênitos e podem aparecer na ultrassonografia pré-natal como polidrâmnios.[220] Os tumores podem ser difíceis de diagnosticar no recém-nascido. Se a neoplasia causar hidrocefalia, sinais e sintomas de aumento da pressão intracraniana, como aumento do tamanho craniano, vômitos ou alteração comportamental, podem ser reconhecidos. Sinais e sintomas mais específicos dependem da localização do tumor, como sintomas de nervos cranianos ou disfunções hipotalâmicas e da hipófise. Em geral, a RM é a modalidade de imagem de escolha para esses neonatos. Se a neoplasia provoca hidrocefalia, sinais e sintomas de aumento da pressão intracraniana podem ser reconhecidos, como aumento do tamanho craniano, vômito ou alteração do comportamento. A ultrassonografia pode delinear o local e o tamanho do tumor e avaliar componentes císticos e sólidos.

Os tumores podem se manifestar inicialmente devido à hemorragia no seu interior. De fato, como a hemorragia é muito mais comum que o tumor em neonatos, pode ser extremamente difícil diferenciar um simples hematoma de um tumor; ambos podem ser bastante ecogênicos. Qualquer hemorragia presente em circunstâncias incomuns ou em um local incomum deve ser investigada por TC ou RM com contraste, à procura de um tumor oculto.[7] Para uma hemorragia incomum, os exames de acompanhamento também são úteis, porque o coágulo da hemorragia se resolverá com o tempo, permitindo que o tumor seja visualizado.

US com Doppler colorido e espectral podem identificar componentes vasculares do tumor. O acompanhamento por RM ou TC é então realizado para avaliar a extensão da neoplasia, auxiliar no diagnóstico diferencial e avaliar as condutas terapêuticas. Não é possível diferenciar o tipo histológico da neoplasia, mas localizar o tumor geralmente permite determinar um diagnóstico diferencial.

A localização tumoral nos lactentes é diferente daquela em crianças maiores e difere conforme estudos.[31,221-223] **Neoplasias supratentoriais** são mais comuns que os tumores infratentoriais em aproximadamente 2,5:1. Os **teratomas** são as neoplasias mais

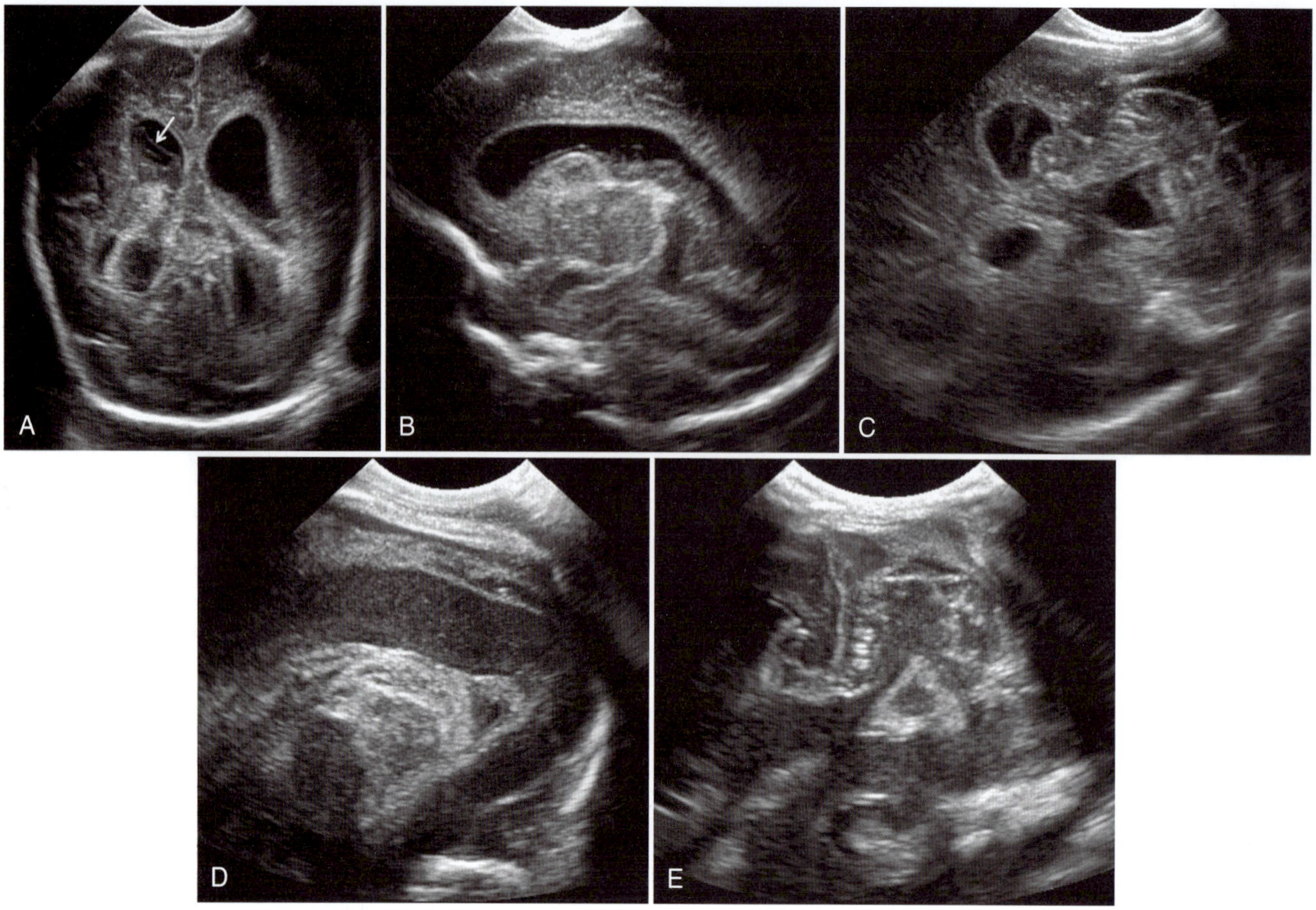

FIG. 45.56 Ventriculite: meningite por *Escherichia coli* e corioamnionite por *Chlamydia*. (A)-(C) Criança com por meningite por *E. coli*: paredes ventriculares ecogênicas e septações intraventriculares (*seta*). **(D)** e **(E)** Paredes espessas e ecogênicas do ventrículo lateral e do quarto ventrículo em um lactente de uma mãe com clamídia, com corioamnionite grave; no momento da cesariana, o útero continha grandes quantidades de líquido purulento. Observe também o material ecogênico no espaço extra-axial.

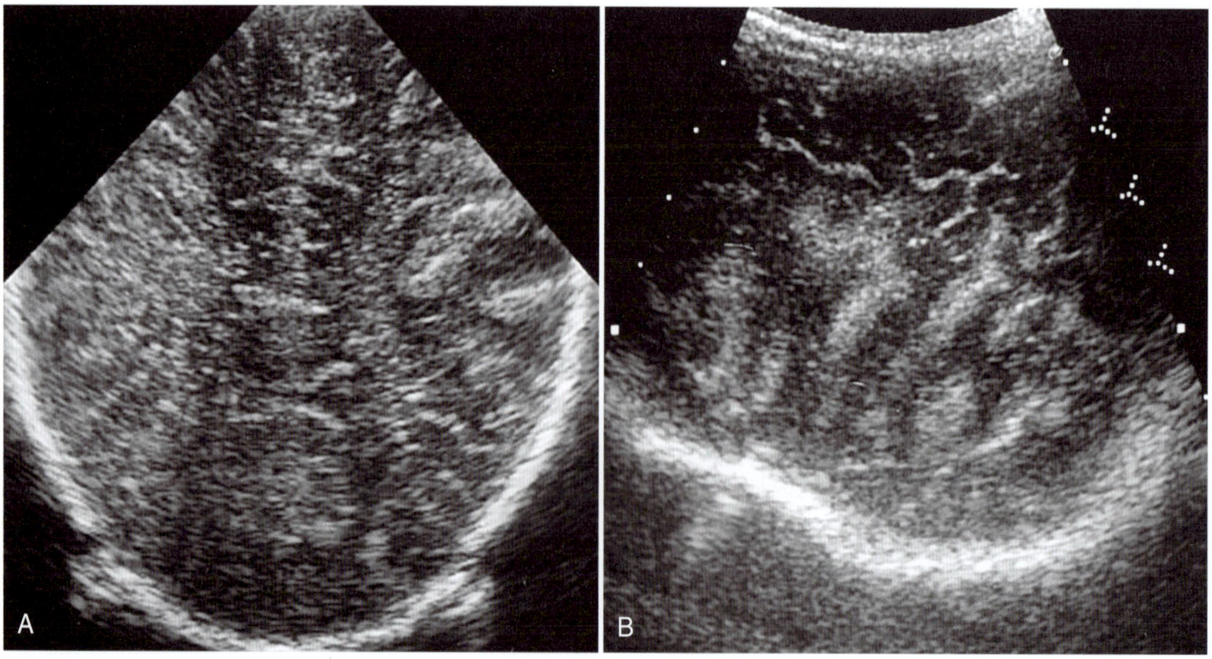

FIG. 45.57 Meningite por estreptococos do grupo B. (A) e **(B)** Cortes ultrassonográficos coronal e sagital mostram sulcos difusamente ecogênicos que parecem mais espessos que o normal.

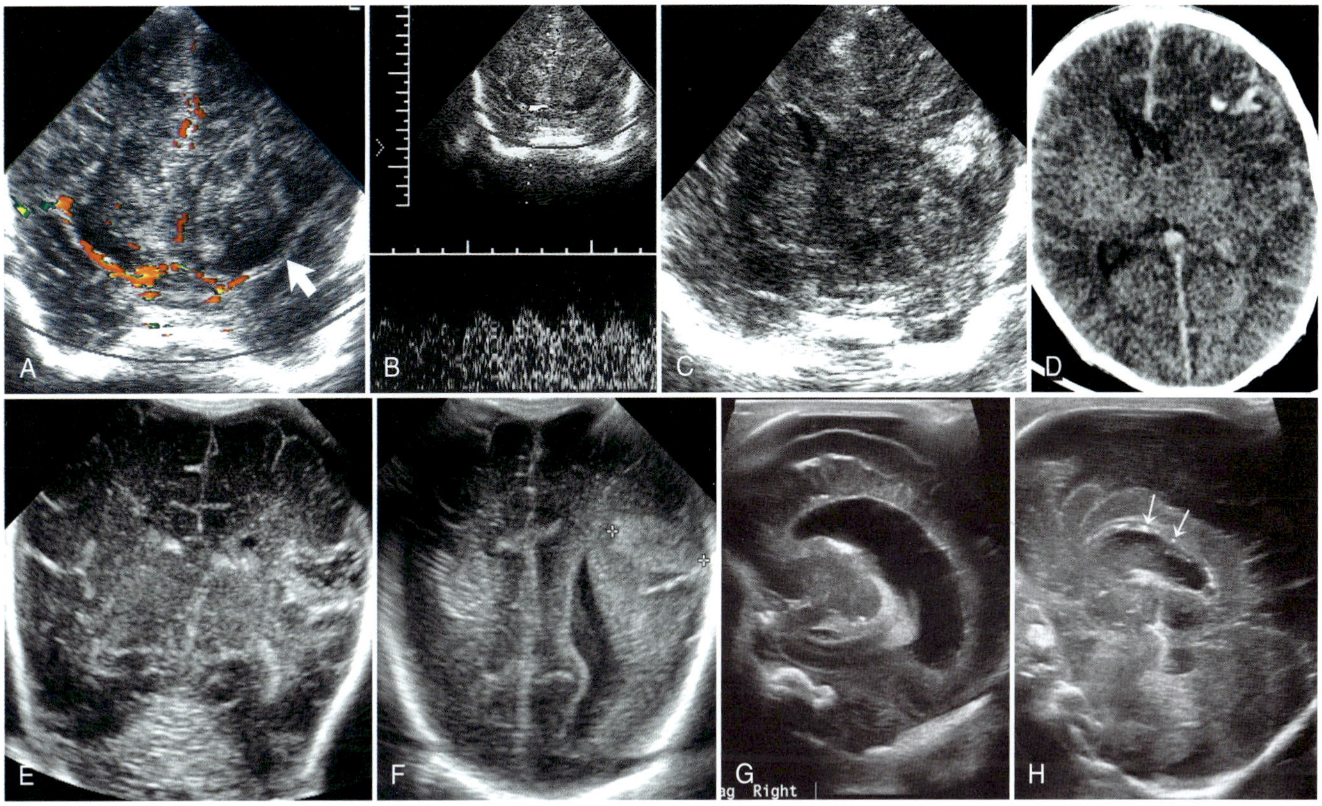

FIG. 45.58 Infecções. (A)-(D) Meningite por estreptococos do grupo B com infarto focal. (A) Corte coronal de utrassonografia com Doppler colorido mostra ausência de fluxo na artéria cerebral média esquerda (ACM; *seta*); imagem em escala de cinza exibiu aumento da ecogenicidade, simétrico. **(B)** Imagem de Doppler espectral da ACM direita (lado oposto) exibe um fluxo diastólico bastante aumentado. **(C)** Ultrassonografia coronal e **(D)** tomografia computadorizada realizadas posteriormente exibem hemorragia na área de infarto com desvio da linha média da esquerda para a direita. **(E)** e **(F)** Ultrassonografias coronal anterior e posterior mostram infarto ecogênico focal no território da ACM esquerda (*cursores*) de causa desconhecida, em outro lactente prematuro 2 semanas após o nascimento. **(G)** e **(H)** Ultrassonografias sagitais em feto com infecção desconhecida, mas o padrão de calcificação na junção de substância branco-cinza sugere infecção por vírus Zika. Observe também as calcificações no corpo caloso (*setas*). (**G** e **H** cortesia de I. Castro-Aragon, MD, Boston.)

frequentemente relatadas no primeiro ano de vida. Os **astrocitomas** (gliomas astrocíticos) são os segundos na maioria dos estudos, geralmente originando-se a partir do quiasma óptico e dos nervos ou do hipotálamo (Figs. 45.60 e 45.61). Outras neoplasias incluem **teratomas atípicos ou tumores rabdoides** (em vez de meduloblastomas), **tumores neuroectodérmicos primitivos** (TNEP), **ependimomas**[224] e **papilomas do plexo corióideo** (Fig. 45.62). Casos esporádicos de oligodendroglioma, hemangioblastoma, hemangioma, cisto dermoide, lipoma, neuroblastoma primário, teratoma e meningioma foram relatados.[224] Alguns casos de hemangiomatose neonatal difusa foram relatados, com numerosos hemangiomas do cérebro, pele, medula espinal, fígado e coração. Embora possam causar insuficiência cardíaca congestiva, o maior risco é o sangramento nas lesões e possível coagulopatia intravascular disseminada. Esses recém-nascidos geralmente não vivem o suficiente para a terapia com esteroides causar involução das lesões, o que tipicamente ajuda nos hemangiomas neonatais.[225]

Tumores Cerebrais Comuns no Primeiro Ano de Vida

Teratoma
Astrocitoma suprasselar (hipotalâmico)
Teratoma ou tumor rabdoide
Ependimoma
Tumor do plexo corióideo

Lesões Císticas Intracranianas

As lesões intracranianas císticas são bastante comuns e a ultrassonografia é o melhor método para avaliar essas lesões (com poucas provas cirúrgicas). Felizmente, a maioria das massas císticas cerebrais é benigna.[31,39,40,226,227] Primeiro, é importante reconhecer as estruturas císticas normais e as variantes discutidas anteriormente na seção de Anatomia do Desenvolvimento, incluindo a cavidade do septo pelúcido e *cavum vergae*, *cavum veli interpositi*, cistos do corno frontal e cisterna magna (Tabela 45.3). Segundo, uma variante normal, uma grande cisterna magna ou **megacisterna magna**, não é um cisto verdadeiro (Fig. 45.26).

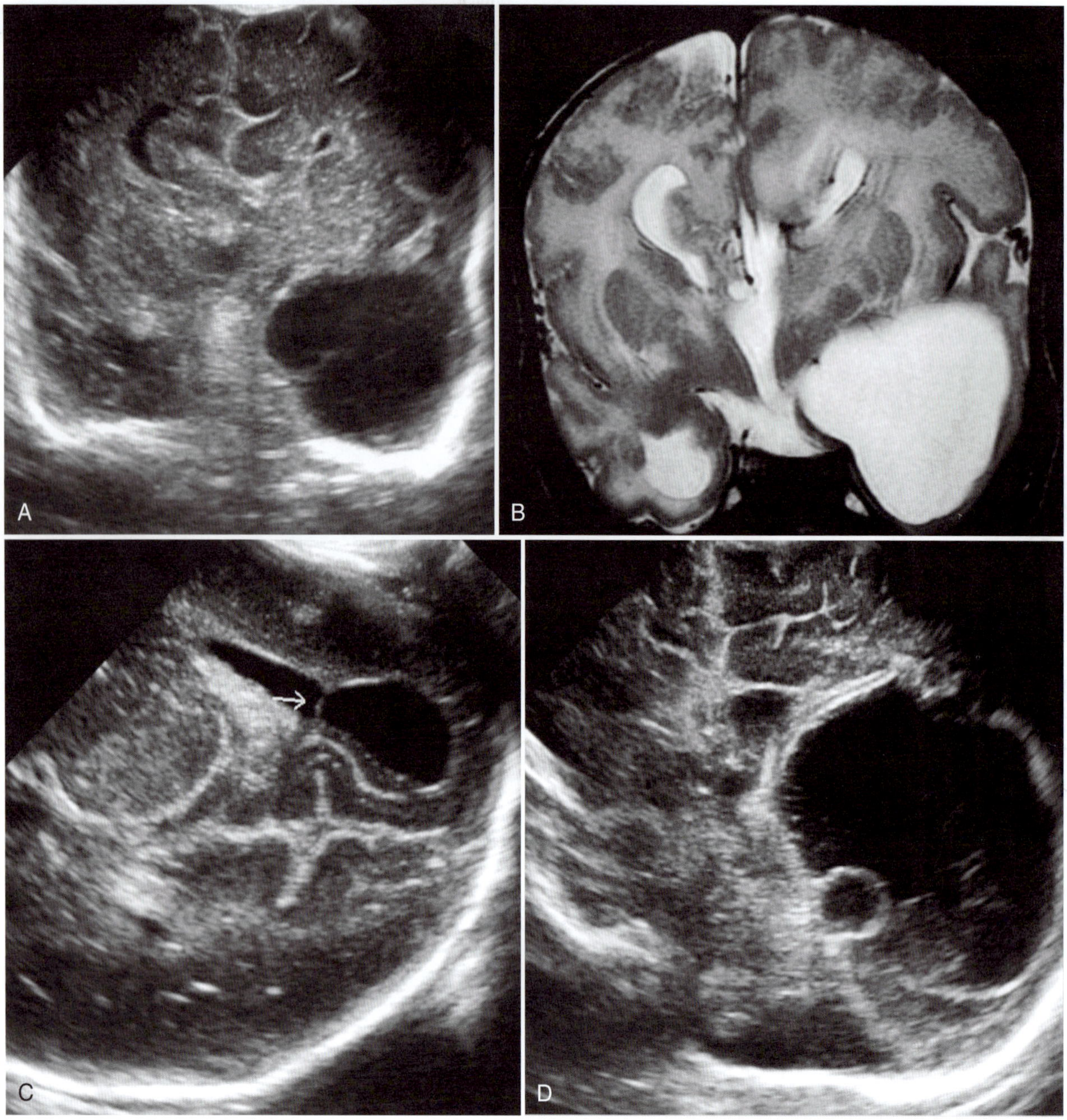

FIG. 45.59 Infecção pré-natal: ventriculite. (A-D) Neonato a termo com córtex cerebral difusamente ecogênico e hidrocefalia. **(C)** As septações (*seta*) isolaram o corno temporal esquerdo em um cisto, além da ausência de corpo caloso e da hipoplasia do verme do cerebelo.

Cistos Aracnóideos

Os cistos aracnóideos são os cistos verdadeiros mais comuns do cérebro, mas constituem apenas 1% de todas as lesões expansivas em crianças.[31] Os cistos aracnóideos são espaços contendo LCS entre as duas camadas da membrana aracnóidea. Acredita-se que os cistos primários e secundários se desenvolvam por mecanismos diferentes, e que os cistos primários resultem da divisão anormal da aracnóide-máter e acúmulo de LCS entre as duas camadas. Cistos aracnóideos secundários podem se desenvolver quando o LCS fica

Localizações dos Cistos Aracnóideos[a]

Porções anteriores da fossa média do crânio
Região suprasselar
Fossa posterior
Região quadrigêmea
Convexidades cerebrais
Sulco inter-hemisférico

[a]Em ordem decrescente de frequência.

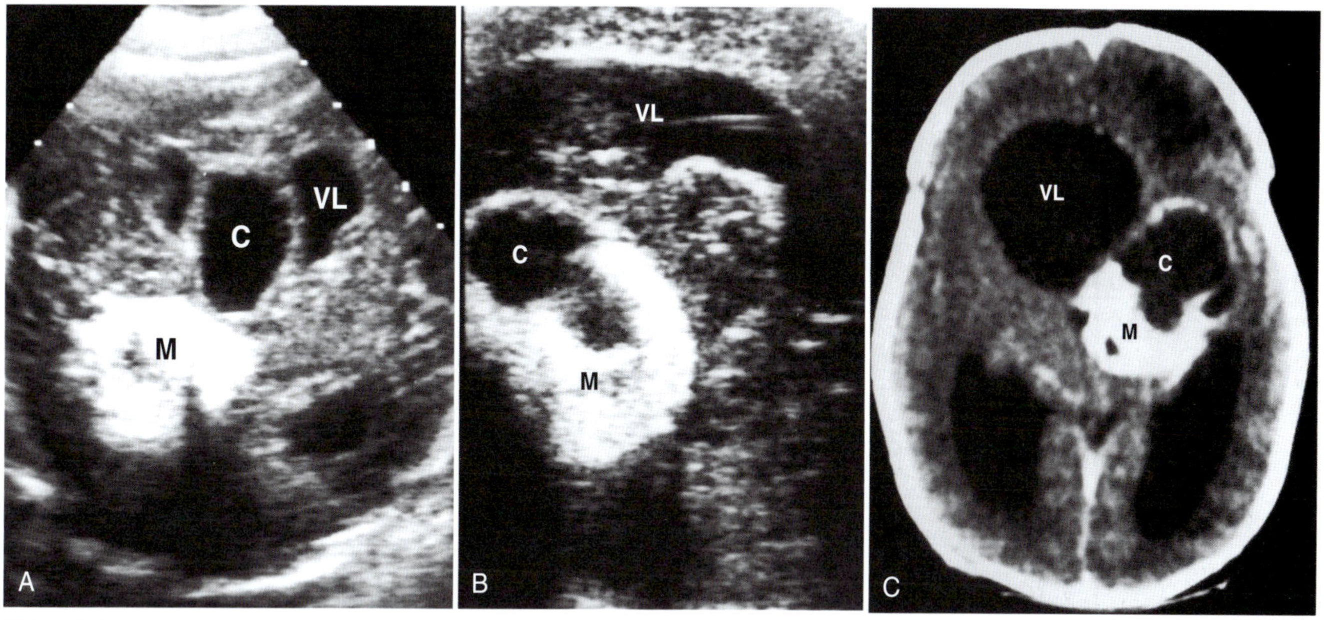

FIG. 45.60 **Glioma astrocítico (astrocitoma).** **(A)** e **(B)** Exames em planos coronal e sagital mostram uma massa (*M*) ecogênica com componente cístico (*C*) estendendo-se superiormente entre os ventrículos laterais (*VL*). **(C)** Tomografia computadorizada com contraste no plano axial. (Cortesia de T. Stoeker, MD, Roanoke, VA.)

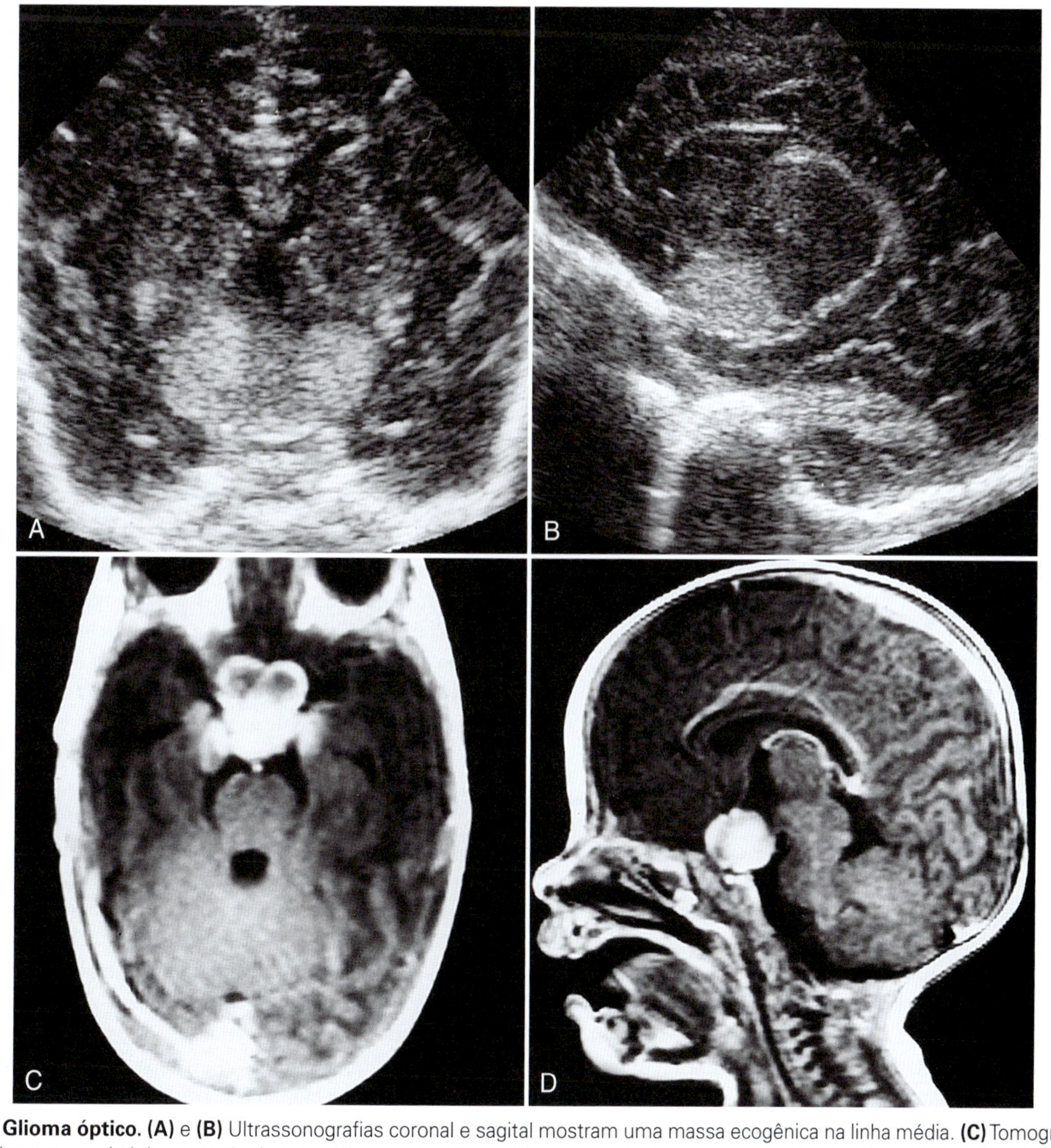

FIG. 45.61 **Glioma óptico.** **(A)** e **(B)** Ultrassonografias coronal e sagital mostram uma massa ecogênica na linha média. **(C)** Tomografia computadorizada e **(D)** imagem sagital de ressonância magnética ponderada em T1, com contraste, mostram realce do glioma óptico da linha média.

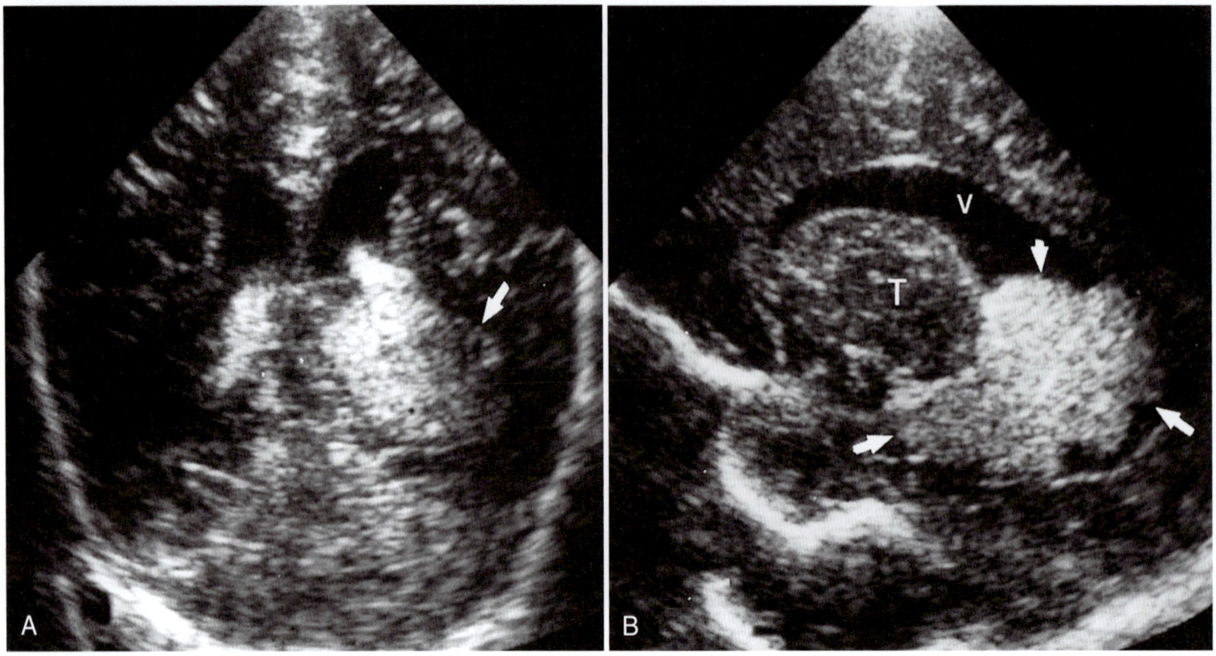

FIG. 45.62 Papiloma do plexo corióideo (*setas*) no ventrículo lateral esquerdo. (A) e **(B)** Ultrassonografias coronal e sagital. *T*, tálamo; *V*, ventrículo lateral. (Cortesia de D. Pretorius, MD, University of California at San Diego.)

TABELA 45.3 Lesões Cerebrais Císticas

Categoria	Lesões Específicas
Variantes normais	Cistos do corno frontal (cistos congênitos, coarctação do ventrículo lateral)
	Cistos do plexo corióideo
Congênita	Cisto aracnóideo primário
	Malformação de Dandy-Walker
	Hidranencefalia
	Holoprosencefalia
Periventricular	Leucomalácia periventricular
	Cisto subependimário
	Cisto porencefálico
Neoplásica	Astrocitoma cerebelar (tipo cístico)
	Craniofaringioma
	Teratoma
Inflamatório	Abscesso
	Empiema subdural
Outras	Cistos aracnoides secundários
	Malformação da veia de Galeno

retido entre as aderências aracnóideos. Os cistos aracnóideos, particularmente aqueles da linha média, podem crescer e causar obstrução do sistema ventricular.[31] Esses cistos aracnóideos da linha média geralmente se manifestam com hidrocefalia na infância. A aparência ultrassonográfica de um cisto aracnóideo é de uma área anecoica com paredes finas. Os cistos aracnóideos da linha média são frequentemente associados a outras anomalias cerebrais. Se estiverem associados à agenesia do corpo caloso, são frequentemente contínuos com um terceiro ventrículo elevado. Na holoprosencefalia alobar, o cisto dorsal pode exibir contiguidade com o ventrículo central único.

Cistos Porencefálicos

Os cistos porencefálicos resultam de necrose e cavitação cerebral, que é contínua com o sistema ventricular (Fig. 45.43). Essas lesões geralmente são causadas por hemorragia parenquimatosa cerebral, infecção ou cirurgia.[7]

Cistos do Plexo Corióideo

Os cistos do plexo corióideo são comuns e geralmente assintomáticos. Cistos corióideos ocorrem em todas as faixas etárias e são encontrados em 34% dos fetos e recém-nascidos na autópsia. No entanto, os relatos de US pré-natal e neonatal identificaram cistos corióideos em apenas aproximadamente 1% das populações estudadas. Os cistos do plexo corióideo tendem a ser únicos e a ocorrer como um achado isolado. No entanto, cistos corióideos grandes (> 10 mm) e múltiplos ocasionalmente estão associados a anomalias cromossômicas, particularmente as trissomias do 18[2] e do 21 e a síndrome de Aicardi.[228] Muitas outras anomalias geralmente são encontradas nesses neonatos.

Um cisto do plexo corióideo aparece como uma massa cística com paredes bem-definidas no plexo corióideo (Fig. 45.63). Os cistos corióideos variam em tamanho, desde menos de 4 mm a mais de 1 cm, e geralmente são unilaterais, maiores à esquerda que à direita e situados na face dorsal do plexo corióideos. Há relatos de raros casos de cistos corióideos sintomáticos que causam hidrocefalia obstrutiva, mas, provavelmente, estão relacionados a alguma causa específica em vez de uma variante normal.[228] Cistos corióideos desenvolvem ocasionalmente após uma hemorragia do plexo corióideo no ventrículo. A US com Doppler colorido é útil para distinguir os vasos dos cistos do plexo corióideo.

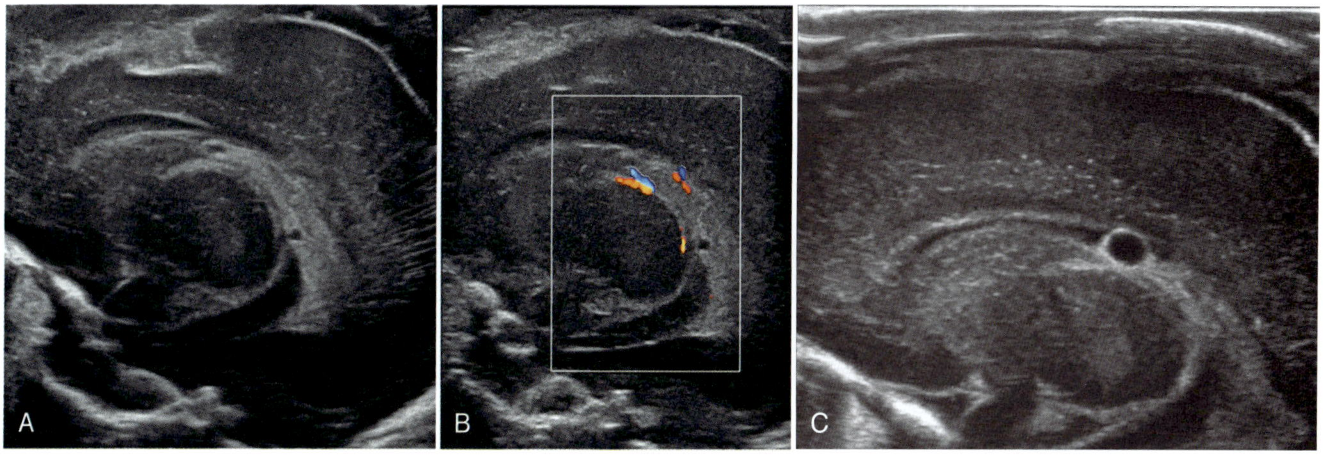

FIG. 45.63 Cistos do plexo corióideo. (A)-(C) Os cortes sagitais da ultrassonografia mostram tamanhos variáveis de cistos. A vascularização normal do plexo corióideo e a avascularidade do cisto são demonstradas.

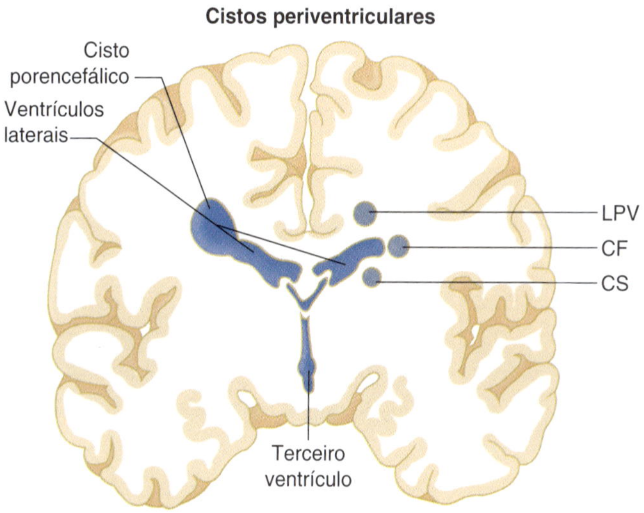

FIG. 45.64 Cistos periventriculares. Estes cistos incluem o cisto do corno frontal (*CF*), uma variante do normal, o cisto subependimário (*CS*), leucomalácia periventricular (*LPV*) cística e cistos porencefálicos que se comunicam diretamente com o ventrículo, causados por hemorragia ou infecção intraparenquimatosa (cerebrite).

Lesões Císticas Periventriculares Supratentoriais

Muitos cistos periventriculares são encontrados dentro e ao redor dos ventrículos normais (Fig. 45.64).

Cistos do Corno Frontal

Os cistos do corno frontal, que estão diretamente fixados lateral ao corno frontal, também são chamados de **coarctação dos ventrículos laterais** e **cistos congênitos**[40] (Fig. 45.13A). Embora se acreditasse que esses cistos do corno frontal fossem pós-isquêmicos, atualmente, acredita-se que eles se formem como uma variante normal anteriormente ao forame de Monro. O ventrículo parece ter se dobrado sobre si mesmo, fazendo com que a parede se apoiasse no corno frontal.

Cistos Subependimários

Os cistos subependimários apresentam-se como cistos bem-definidos no revestimento dos ventrículos (Fig. 45.65). Resultam mais frequentemente de sequelas da HMG em prematuros.[229] Outras causas se referem à infecção, incluindo CMV e rubéola, e a rara **síndrome cérebro-hepatorrenal (Zellweger)**.[61,84] Os cistos subependimários também podem ser um achado isolado, sem aparente evento predisponente. Foi relatado que a exposição à cocaína aumenta a incidência de cistos subependimários em prematuros.[230]

Leucomalácia Periventricular

Os cistos periventriculares também resultam de LPV (Fig. 45.49). Esses cistos se desenvolvem lateralmente e acima do ventrículo lateral, tipicamente acima do corno frontal e do corpo do ventrículo.

Malformações da Veia de Galeno

As malformações da veia de Galeno são frequentemente referidas como "aneurismas da veia de Galeno", mas isso é um equívoco, porque não são aneurismas verdadeiros. Essas anormalidades, na verdade, representam a dilatação da veia de Galeno causada por uma malformação vascular que é suprida por grandes artérias a partir da circulação da artéria cerebral anterior ou posterior.[231] Grandes *derivações (shunts)* geralmente provocam **insuficiência cardíaca congestiva** no primeiro mês de vida. No final da infância, derivações menores se manifestam como convulsão, sopro craniano, hidrocefalia e cardiomegalia.

Ultrassonograficamente, a malformação da veia de Galeno aparece como uma massa cística anecoica entre os ventrículos laterais (Fig. 45.66). Encontra-se posterior ao forame de Monro, superior ao terceiro ventrículo e principalmente na linha média. Essas malformações são diferenciadas de outras massas císticas pela identificação de um grande vaso nutrício. A US com Doppler colorido ou espectral pode ser usada para identificar o fluxo sanguíneo que preenche a massa, confirmando assim o diagnóstico. Pode ou não haver hidrocefalia. A calcificação pode ocorrer, especialmente se houver trombose na malformação.[232] A RM e a angiorressonância podem ser valiosas no planejamento do tratamento.[233,234]

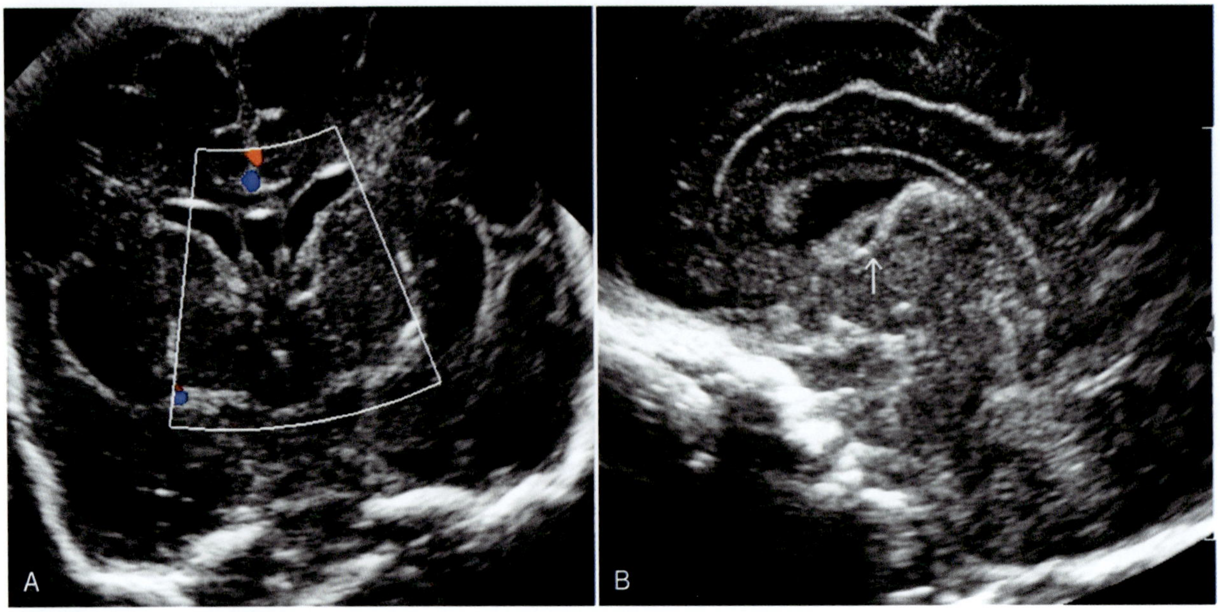

FIG. 45.65 Cisto subependimário. (A) e (B) Cortes ultrassonográficos coronal e sagital da liha média mostram o cisto (*seta*) que se formou após a infecção intrauterina por citomegalovírus na região da incisura caudotalâmica, em que normalmente espera-se identificar uma hemorragia da matriz germinativa. O cisto estava presente no nascimento.

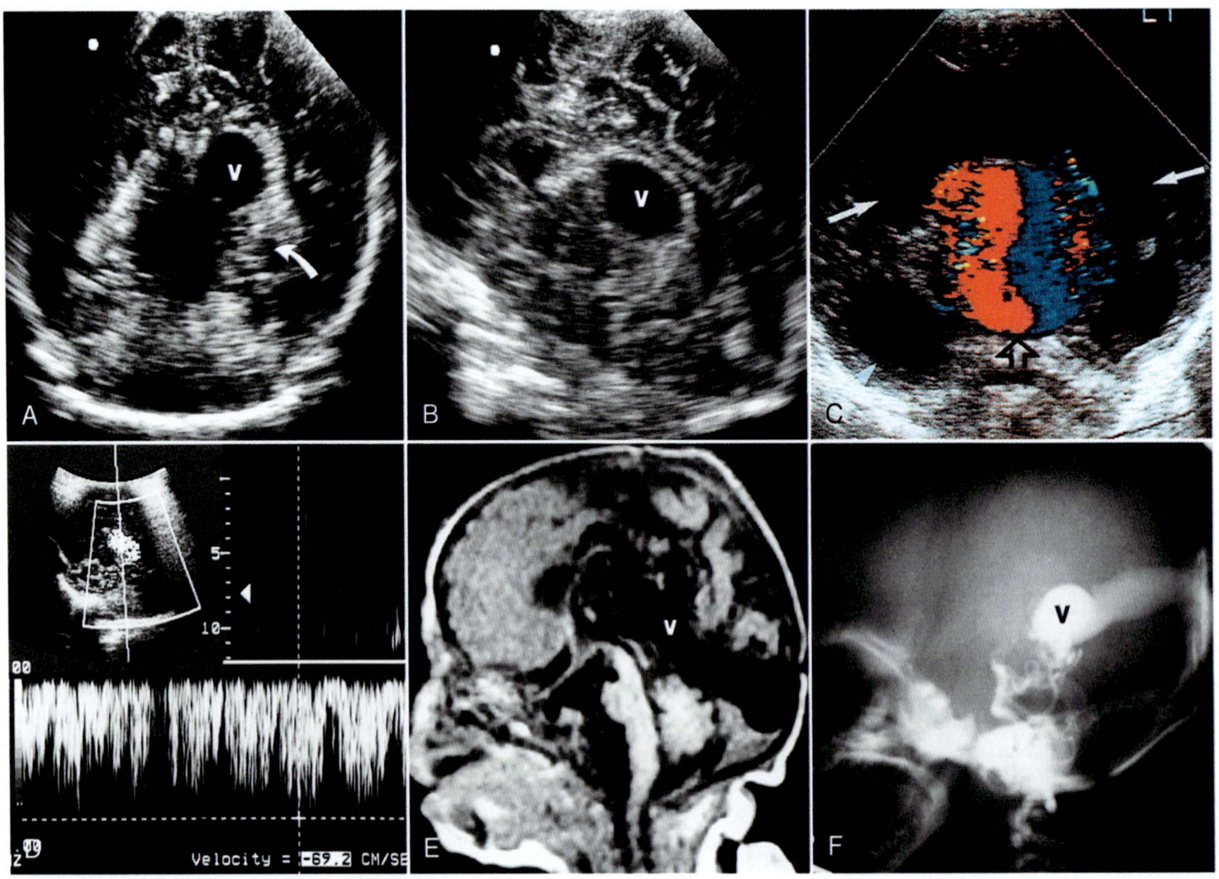

FIG. 45.66 Malformação da veia de Galeno. (A) e (B) Cortes coronal e sagital da ultrassonografia mostram dilatações da veia de Galeno (V) e do seio reto. Vasos arteriais nutridores ecogênicos abaixo e anterior à veia de Galeno dilatada (*seta curva*). **(C)** e **(D)** Os exames ultrassonográficos com Doppler colorido e Doppler espectral mostram fluxo turbulento, que define claramente essa massa de aparência cística como vascular. **(E)** Ressonância magnética sagital e angiografia **(F)**, em outro paciente, mostram que a região ecogênica é um emaranhado tortuoso de vasos anormais de suprimento; a massa cística é a veia de Galeno dilatada (*V*).

REFERÊNCIAS

1. Barr LL. Neonatal cranial ultrasound. Radiol Clin North Am. 1999;37(6):1127-1146, vi.
2. Benson JE, Bishop MR, Cohen HL. Intracranial neonatal neurosonography: an update. Ultrasound Q. 2002;18(2):89-114.
3. Daneman A, Epelman M. Neurosonography: in pursuit of an optimized examination. Pediatr Radiol. 2015;45(Suppl. 3):S406-S412.
4. Epelman M, Daneman A, Kellenberger CJ, et al. Neonatal encephalopathy: a prospective comparison of head US and MRI. Pediatr Radiol. 2010;40(10):1640-1650.
5. Bulas D. Fetal magnetic resonance imaging as a complement to fetal ultrasonography. Ultrasound Q. 2007;23(1):3-22.
6. Barnette AR, Horbar JD, Soll RF, et al. Neuroimaging in the evaluation of neonatal encephalopathy. Pediatrics. 2014;133(6):e1508-e1517.
7. Rumack CM, Manco-Johnson ML. Perinatal and infant brain imaging: role of ultrasound and computed tomography. St Louis: Mosby; 1984.
8. Thomson GD, Teele RL. High-frequency linear array transducers for neonatal cerebral sonography. AJR Am J Roentgenol. 2001;176(4):995-1001.
9. de Vries LS, Benders MJ, Groenendaal F. Imaging the premature brain: ultrasound or MRI? Neuroradiology. 2013;55(Suppl. 2):13-22.
10. Angtuaco TL. Navigating the neonatal brain through the base of the skull: an effective sonographic teaching tool. Ultrasound Q. 2004;20(2):38-44.
11. Enriquez G, Correa F, Aso C, et al. Mastoid fontanelle approach for sonographic imaging of the neonatal brain. Pediatr Radiol. 2006;36(6):532-540.
12. Correa F, Enriquez G, Rossello J, et al. Posterior fontanelle sonography: an acoustic window into the neonatal brain. AJNR Am J Neuroradiol. 2004;25(7):1274-1282.
13. Pigadas A, Thompson JR, Grube GL. Normal infant brain anatomy: correlated real-time sonograms and brain specimens. AJR Am J Roentgenol. 1981;137(4):815-820.
14. Di Salvo DN. A new view of the neonatal brain: clinical utility of supplemental neurologic US imaging windows. Radiographics. 2001;21(4):9439-9455.
15. Luna JA, Goldstein RB. Sonographic visualization of neonatal posterior fossa abnormalities through the posterolateral fontanelle. AJR Am J Roentgenol. 2000;174(2):561-567.
16. Rumack CR, Horgan JG, Hay TC, et al. Pocket atlas of pediatric ultrasound. Philadelphia: Lippincott-Raven; 1990.
17. van Wezel-Meijler G, Leijser LM, Wiggers-de Bruine FT, et al. Diffuse hyperechogenicity of basal ganglia and thalami in preterm neonates: a physiologic finding? Radiology. 2011;258(3):944-950.
18. Ginath S, Lerman-Sagie T, Haratz Krajden K, et al. The fetal vermis, pons and brainstem: normal longitudinal development as shown by dedicated neurosonography. J Matern Fetal Neonatal Med. 2013;26(8):757-762.
19. Cuddihy SL, Anderson NG, Wells JE, Darlow BA. Cerebellar vermis diameter at cranial sonography for assessing gestational age in low-birth-weight infants. Pediatr Radiol. 1999;29(8):589-594.
20. Dorovini-Zis K, Dolman CL. Gestational development of brain. Arch Pathol Lab Med. 1977;101(4):192-195.
21. DiPietro MA, Brody BA, Teele RL. Peritrigonal echogenic "blush" on cranial sonography: pathologic correlates. AJR Am J Roentgenol. 1986;146(5):1067-1072.
22. Buckley KM, Taylor GA, Estroff JA, et al. Use of the mastoid fontanelle for improved sonographic visualization of the neonatal midbrain and posterior fossa. AJR Am J Roentgenol. 1997;168(4):1021-1025.
23. Burger IM, Filly RA, Bowie J, Barkovich AJ. The grand unifying theory of bright echoes in the fetal and neonatal brain. J Ultrasound Med. 2012;31(10):1665-1673.
24. Teele RL, Taylor GA. Demonstration of fourth ventricular choroid plexus on neonatal cranial ultrasonography. Pediatr Radiol. 2012;42(5):620-623.
25. Steggerda SJ, de Bruine FT, Smits-Wintjens VE, et al. Ultrasound detection of posterior fossa abnormalities in full-term neonates. Early Hum Dev. 2012;88(4):233-239.
26. Romero JM, Madan N, Betancur I, et al. Time efficiency and diagnostic agreement of 2-D versus 3-D ultrasound acquisition of the neonatal brain. Ultrasound Med Biol. 2014;40(8):1804-1809.
27. Csutak R, Unterassinger L, Rohrmeister C, et al. Three-dimensional volume measurement of the lateral ventricles in preterm and term infants: evaluation of a standardised computer-assisted method in vivo. Pediatr Radiol. 2003;33(2):104-109.
28. Glenn OA, Goldstein RB, Li KC, et al. Fetal magnetic resonance imaging in the evaluation of fetuses referred for sonographically suspected abnormalities of the corpus callosum. J Ultrasound Med. 2005;24(6):791-804.
29. American Institute of Ultrasound in Medicine. American College of Radiology, Society of Radiologists in Ultrasound. AIUM practice guideline for the performance of neurosonography in neonates and infants. J Ultrasound Med. 2014;33(6):1103-1110.
30. Ghai S, Fong KW, Toi A, et al. Prenatal US and MR imaging findings of lissencephaly: review of fetal cerebral sulcal development. Radiographics. 2006;26(2):389-405.
31. Barkovich AJ. Pediatric neuroimaging. 4th ed. Philadelphia: Lippincott-Williams & Wilkins; 2012.
32. Govaert P, Swarte R, De Vos A, Lequin M. Sonographic appearance of the normal and abnormal insula of Reil. Dev Med Child Neurol. 2004;46(9):610-616.
33. Worthen NJ, Gilbertson V, Lau C. Cortical sulcal development seen on sonography: relationship to gestational parameters. J Ultrasound Med. 1986;5(3):153-156.
34. Armstrong DL, Bagnall C, Harding JE, Teele RL. Measurement of the subarachnoid space by ultrasound in preterm infants. Arch Dis Child Fetal Neonatal Ed. 2002;86(2):F124-F126.
35. Shaw CM, Alvord EC Jr. Cava septi pellucidi et vergae: their normal and pathological states. Brain. 1969;92(1):213-223.
36. Callen PW, Callen AL, Glenn OA, Toi A. Columns of the fornix, not to be mistaken for the cavum septi pellucidi on prenatal sonography. J Ultrasound Med. 2008;27(1):25-31.
37. Chen CY, Chen FH, Lee CC, et al. Sonographic characteristics of the cavum velum interpositum. AJNR Am J Neuroradiol. 1998;19(9):1631-1635.
38. Blasi I, Henrich W, Argento C, Chaoui R. Prenatal diagnosis of a cavum veli interpositi. J Ultrasound Med. 2009;28(5):683-687.
39. Rosenfeld DL, Schonfeld SM, Underberg-Davis S. Coarctation of the lateral ventricles: an alternative explanation for subependymal pseudocysts. Pediatr Radiol. 1997;27(12):895-897.
40. Epelman M, Daneman A, Blaser SI, et al. Differential diagnosis of intracranial cystic lesions at head US: correlation with CT and MR imaging. Radiographics. 2006;26(1):173-196.
41. Enriquez G, Correa F, Lucaya J, et al. Potential pitfalls in cranial sonography. Pediatr Radiol. 2003;33(2):110-117.
42. Friede R. Developmental neuropathology. 2nd ed. New York: Springer-Verlag; 1975.
43. Robinson AJ, Goldstein R. The cisterna magna septa: vestigial remnants of Blake's pouch and a potential new marker for normal development of the rhombencephalon. J Ultrasound Med. 2007;26(1):83-95.
44. Oh KY, Rassner UA, Frias AE Jr, Kennedy AM. The fetal posterior fossa: clinical correlation of findings on prenatal ultrasound and fetal magnetic resonance imaging. Ultrasound Q. 2007;23(3):203-210.
45. Robinson AJ, Blaser S, Toi A, et al. The fetal cerebellar vermis: assessment for abnormal development by ultrasonography and magnetic resonance imaging. Ultrasound Q. 2007;23(3):211-223.
46. Volpe JJ. Brain injury in premature infants: a complex amalgam of destructive and developmental disturbances. Lancet Neurol. 2009;8(1):110-124.
47. Gilles FH, Leviton A, Dooling EC. The developing human brain. Boston: John Wright–PSG; 1983.
48. DeMyer W. Classification of cerebral malformations. Birth Defects Orig Artic Ser. 1971;7(1):78-93.
49. Limperopoulos C, du Plessis AJ. Disorders of cerebellar growth and development. Curr Opin Pediatr. 2006;18(6):621-627.
50. Patel S, Barkovich AJ. Analysis and classification of cerebellar malformations. AJNR Am J Neuroradiol. 2002;23(7):1074-1087.
51. Coley BD. Ultrasound diagnosis of lückenschädel (lacunar skull). Pediatr Radiol. 2000;30(2):82-84.
52. Babcook CJ, Goldstein RB, Barth RA, et al. Prevalence of ventriculomegaly in association with myelomeningocele: correlation with gestational age and severity of posterior fossa deformity. Radiology. 1994;190(3):703-707.
53. Barkovich AJ. Diagnostic imaging: pediatric neuroradiology. 2nd ed. Philadelphia: Elsevier; 2015.

54. Kier EL, Truwit CL. The normal and abnormal genu of the corpus callosum: an evolutionary, embryologic, anatomic, and MR analysis. AJNR Am J Neuroradiol. 1996;17(9):1631-1641.
55. Goodyear PW, Bannister CM, Russell S, Rimmer S. Outcome in prenatally diagnosed fetal agenesis of the corpus callosum. Fetal Diagn Ther. 2001;16(3):139-145.
56. Babcock DS. The normal, absent, and abnormal corpus callosum: sonographic findings. Radiology. 1984;151(2):449-453.
57. Aletebi FA, Fung KF. Neurodevelopmental outcome after antenatal diagnosis of posterior fossa abnormalities. J Ultrasound Med. 1999;18(10):683-689.
58. Estroff JA, Parad RB, Barnes PD, et al. Posterior fossa arachnoid cyst: an in utero mimicker of Dandy-Walker malformation. J Ultrasound Med. 1995;14(10):787-790.
59. Hart MN, Malamud N, Ellis WG. The Dandy-Walker syndrome. A clinicopathological study based on 28 cases. Neurology. 1972;22(8):771-780.
60. Lachman RS, Taybi H. Taybi and Lachman's radiology of syndromes, metabolic disorders, and skeletal dysplasias. 5th ed. St Louis: Mosby-Elsevier; 2007.
61. DeMyer W, Zeman W, Palmer CG. The face predicts the brain: diagnostic significance of median facial anomalies for holoprosencephaly (arhinencephaly). Pediatrics. 1964;34:256-263.
62. Stashinko EE, Clegg NJ, Kammann HA, et al. A retrospective survey of perinatal risk factors of 104 living children with holoprosencephaly. Am J Med Genet A. 2004;128(a2):114-119.
63. Volpe P, Campobasso G, De Robertis V, Rembouskos G. Disorders of prosencephalic development. Prenat Diagn. 2009;29(4):340-354.
64. Lewis AJ, Simon EM, Barkovich AJ, et al. Middle interhemispheric variant of holoprosencephaly: a distinct cliniconeuroradiologic subtype. Neurology. 2002;59(12):1860-1865.
65. Hahn JS, Barnes PD. Neuroimaging advances in holoprosencephaly: refining the spectrum of the midline malformation. Am J Med Genet C Semin Med Genet. 2010;154C(1):120-132.
66. Malinger G, Lev D, Kidron D, et al. Differential diagnosis in fetuses with absent septum pellucidum. Ultrasound Obstet Gynecol. 2005;25(1):42-49.
67. Oh KY, Kennedy AM, Frias AE Jr, Byrne JL. Fetal schizencephaly: pre- and postnatal imaging with a review of the clinical manifestations. Radiographics. 2005;25(3):647-657.
68. Sener RN. Schizencephaly and congenital cytomegalovirus infection. J Neuroradiol. 1998;25(2):151-152.
69. Iannetti P, Nigro G, Spalice A, et al. Cytomegalovirus infection and schizencephaly: case reports. Ann Neurol. 1998;43(1):123-127.
70. Lee HK, Kim JS, Hwang YM, et al. Location of the primary motor cortex in schizencephaly. AJNR Am J Neuroradiol. 1999;20(1):163-166.
71. Cecchetto G, Milanese L, Giordano R, et al. Looking at the missing brain: hydranencephaly case series and literature review. Pediatr Neurol. 2013;48(2):152-158.
72. Pretorius DH, Russ PD, Rumack CM, et al., editors. Diagnosis of brain neuropathology in utero. Berlin: Springer-Verlag; 1987.
73. Leijser LM, de Vries LS, Rutherford MA, et al. Cranial ultrasound in metabolic disorders presenting in the neonatal period: characteristic features and comparison with MR imaging. AJNR Am J Neuroradiol. 2007;28(7):1223-1231.
74. Senat MV, Bernard JP, Delezoide A, et al. Prenatal diagnosis of hydrocephalus-stenosis of the aqueduct of Sylvius by ultrasound in the first trimester of pregnancy. Report of two cases. Prenat Diagn. 2001;21(13):1129-1132.
75. Benacerraf BR, Shipp TD, Bromley B, Levine D. What does magnetic resonance imaging add to the prenatal sonographic diagnosis of ventriculomegaly? J Ultrasound Med. 2007;26(11):1513-1522.
76. Lee CS, Hong SH, Wang KC, et al. Fetal ventriculomegaly: prognosis in cases in which prenatal neurosurgical consultation was sought. J Neurosurg. 2006;105(4 Suppl.):265-270.
77. Levine D, Feldman HA, Tannus JF, et al. Frequency and cause of disagreements in diagnoses for fetuses referred for ventriculomegaly. Radiology. 2008;247(2):516-527.
78. Filly RA, Goldstein RB. The fetal ventricular atrium: fourth down and 10 mm to go. Radiology. 1994;193(2):315-317.
79. Alagappan R, Browning PD, Laorr A, McGahan JP. Distal lateral ventricular atrium: reevaluation of normal range. Radiology. 1994;193(2):405-408.
80. Rosenfeld DL, Lis E, DeMarco K. Transtentorial herniation of the fourth ventricle. Pediatr Radiol. 1995;25(6):436-439.
81. Forstner R, Hoffmann GF, Gassner I, et al. Glutaric aciduria type I: ultrasonographic demonstration of early signs. Pediatr Radiol. 1999;29(2):138-143.
82. Dogra VS, Shyken JM, Menon PA, et al. Neurosonographic abnormalities associated with maternal history of cocaine use in neonates of appropriate size for their gestational age. AJNR Am J Neuroradiol. 1994;15(4):697-702.
83. Dean LM, Taylor GA. The intracranial venous system in infants: normal and abnormal findings on duplex and color Doppler sonography. AJR Am J Roentgenol. 1995;164(1):151-156.
84. Taylor GA. New concepts in the pathogenesis of germinal matrix intraparenchymal hemorrhage in premature infants. AJNR Am J Neuroradiol. 1997;18(2):231-232.
85. Ghazi-Birry HS, Brown WR, Moody DM, et al. Human germinal matrix: venous origin of hemorrhage and vascular characteristics. AJNR Am J Neuroradiol. 1997;18(2):219-229.
86. Taylor GA. Effect of germinal matrix hemorrhage on terminal vein position and patency. Pediatr Radiol. 1995;25(Suppl. 1):S37-S40.
87. Chao CP, Zaleski CG, Patton AC. Neonatal hypoxic-ischemic encephalopathy: multimodality imaging findings. Radiographics. 2006;26(Suppl. 1):S159-S172.
88. Huang BY, Castillo M. Hypoxic-ischemic brain injury: imaging findings from birth to adulthood. Radiographics. 2008;28(2):417-439.
89. Hintz SR, O'Shea M. Neuroimaging and neurodevelopmental outcomes in preterm infants. Semin Perinatol. 2008;32(1):11-19.
90. Leijser LM, de Bruine FT, Steggerda SJ, et al. Brain imaging findings in very preterm infants throughout the neonatal period: part I. Incidences and evolution of lesions, comparison between ultrasound and MRI. Early Hum Dev. 2009;85(2):101-119.
91. Rutherford M, Srinivasan L, Dyet L, et al. Magnetic resonance imaging in perinatal brain injury: clinical presentation, lesions and outcome. Pediatr Radiol. 2006;36(7):582-592.
92. Liauw L, van der Grond J, van den Berg-Huysmans AA, et al. Hypoxic-ischemic encephalopathy: diagnostic value of conventional MR imaging pulse sequences in term-born neonates. Radiology. 2008;247(1):204-212.
93. Inder TE, Anderson NJ, Spencer C, et al. White matter injury in the premature infant: a comparison between serial cranial sonographic and MR findings at term. AJNR Am J Neuroradiol. 2003;24(5):805-809.
94. Ment LR, Schneider KC, Ainley MA, Allan WC. Adaptive mechanisms of developing brain. The neuroradiologic assessment of the preterm infant. Clin Perinatol. 2000;27(2):303-323.
95. Paul DA, Pearlman SA, Finkelstein MS, Stefano JL. Cranial sonography in very-low-birth-weight infants: do all infants need to be screened? Clin Pediatr (Phila). 1999;38(9):503-509.
96. Khwaja O, Volpe JJ. Pathogenesis of cerebral white matter injury of prematurity. Arch Dis Child Fetal Neonatal Ed. 2008;93(2):F153-F161.
97. Lemons JA, Bauer CR, Oh W, et al. Very low birth weight outcomes of the National Institute of Child Health and Human Development Neonatal Research Network, January 1995 through December 1996. NICHD Neonatal Research Network. Pediatrics. 2001;107(1):E1.
98. Shankaran S, Bauer C, Bain R, et al. Relationship between antenatal steroid administration and grades III and IV intracranial hemorrhage in low birth weight infants. Am J Obstet Gynecol. 1995;173:305-312.
99. Maher JE, Cliver SP, Goldenberg RL, et al. The effect of corticosteroid therapy in the very premature infant. March of Dimes multicenter study. Am J Obstet Gynecol. 1994;170:869-873.
100. Burstein J, Papile LA, Burstein R. Intraventricular hemorrhage and hydrocephalus in premature newborns: a prospective study with CT. AJR Am J Roentgenol. 1979;132(4):631-635.
101. Rumack CM, Manco-Johnson ML, Manco-Johnson MJ, et al. Timing and course of neonatal intracranial hemorrhage using real-time ultrasound. Radiology. 1985;154(1):101-105.
102. Boal DK, Watterberg KL, Miles S, Gifford KL. Optimal cost-effective timing of cranial ultrasound screening in low-birth-weight infants. Pediatr Radiol. 1995;25(6):425-428.
103. Townsend SF, Rumack CM, Thilo EH, et al. Late neurosonographic screening is important to the diagnosis of periventricular leukomalacia and ventricular enlargement in preterm infants. Pediatr Radiol. 1999;29(5):347-352.

104. Perlman JM, Rollins N. Surveillance protocol for the detection of intracranial abnormalities in premature neonates. Arch Pediatr Adolesc Med. 2000;154(8):822-826.
105. Cramer BC, Walsh EA. Cisterna magna clot and subsequent posthemorrhagic hydrocephalus. Pediatr Radiol. 2001;31(3):153-159.
106. Rudas G, Varga E, Meder U, et al. Changes in echogenicity of spinal subarachnoid space associated with intracranial hemorrhage: new observations. Pediatr Radiol. 2000;30(11):739-742.
107. Vohr B, Allan WC, Scott DT, et al. Early-onset intraventricular hemorrhage in preterm neonates: incidence of neurodevelopmental handicap. Semin Perinatol. 1999;23(3):212-217.
108. Bolisetty S, Dhawan A, Abdel-Latif M, et al. Intraventricular hemorrhage and neurodevelopmental outcomes in extreme preterm infants. Pediatrics. 2014;133(1):55-62.
109. Murphy BP, Inder TE, Rooks V, et al. Posthaemorrhagic ventricular dilatation in the premature infant: natural history and predictors of outcome. Arch Dis Child Fetal Neonatal Ed. 2002;87(1):F37-F41.
110. Alan N, Manjila S, Minich N, et al. Reduced ventricular shunt rate in very preterm infants with severe intraventricular hemorrhage: an institutional experience. J Neurosurg Pediatr. 2012;10(5):357-364.
111. Tsitouras V, Sgouros S. Infantile posthemorrhagic hydrocephalus. Childs Nerv Syst. 2011;27(10):1595-1608.
112. Salamon N. Neuroimaging of cerebral small vessel disease. Brain Pathol. 2014;24(5):519-524.
113. Bass WT, Jones MA, White LE, et al. Ultrasonographic differential diagnosis and neurodevelopmental outcome of cerebral white matter lesions in premature infants. J Perinatol. 1999;19(5):330-336.
114. Bassan H, Limperopoulos C, Visconti K, et al. Neurodevelopmental outcome in survivors of periventricular hemorrhagic infarction. Pediatrics. 2007;120(4):785-792.
115. O'Shea TM, Kuban KC, Allred EN, et al. Neonatal cranial ultrasound lesions and developmental delays at 2 years of age among extremely low gestational age children. Pediatrics. 2008;122(3):e662-e669.
116. Bassan H, Benson CB, Limperopoulos C, et al. Ultrasonographic features and severity scoring of periventricular hemorrhagic infarction in relation to risk factors and outcome. Pediatrics. 2006;117(6):2111-2118.
117. Wood NS, Costeloe K, Gibson AT, et al. The EPICure study: associations and antecedents of neurological and developmental disability at 30 months of age following extremely preterm birth. Arch Dis Child Fetal Neonatal Ed. 2005;90(2):F134-F140.
118. Kobayashi S, Fujimoto S, Fukuda S, et al. Periventricular leukomalacia with late-onset circulatory dysfunction of premature infants: correlation with severity of magnetic resonance imaging findings and neurological outcomes. Tohoku J Exp Med. 2006;210(4):333-339.
119. Korkmaz A, Yigit S, Firat M, Oran O, Cranial MRI. in neonatal hypernatraemic dehydration. Pediatr Radiol. 2000;30(5):323-325.
120. Dean LM, McLeary M, Taylor GA. Cerebral hemorrhage in alloimmune thrombocytopenia. Pediatr Radiol. 1995;25(6):444-445.
121. Kulkarni R, Lusher JM. Intracranial and extracranial hemorrhages in newborns with hemophilia: a review of the literature. J Pediatr Hematol Oncol. 1999;21(4):289-295.
122. Huang AH, Robertson RL. Spontaneous superficial parenchymal and leptomeningeal hemorrhage in term neonates. AJNR Am J Neuroradiol. 2004;25(3):469-475.
123. Kersbergen KJ, Groenendaal F, Benders MJ, de Vries LS. Neonatal cerebral sinovenous thrombosis: neuroimaging and long-term follow-up. J Child Neurol. 2011;26(9):1111-1120.
124. Raets MM, Dudink J, Ijsselstijn H, et al. Brain injury associated with neonatal extracorporeal membrane oxygenation in the Netherlands: a nationwide evaluation spanning two decades. Pediatr Crit Care Med. 2013;14(9):884-892.
125. Rollins MD, Yoder BA, Moore KR, et al. Utility of neuroradiographic imaging in predicting outcomes after neonatal extracorporeal membrane oxygenation. J Pediatr Surg. 2012;47(1):76-80.
126. Messerschmidt A, Brugger PC, Boltshauser E, et al. Disruption of cerebellar development: potential complication of extreme prematurity. AJNR Am J Neuroradiol. 2005;26(7):1659-1667.
127. Steggerda SJ, Leijser LM, Wiggers-de Bruine FT, et al. Cerebellar injury in preterm infants: incidence and findings on US and MR images. Radiology. 2009;252(1):190-199.
128. Messerschmidt A, Fuiko R, Prayer D, et al. Disrupted cerebellar development in preterm infants is associated with impaired neurodevelopmental outcome. Eur J Pediatr. 2008;167(10):1141-1147.
129. Muller H, Beedgen B, Schenk JP, et al. Intracerebellar hemorrhage in premature infants: sonographic detection and outcome. J Perinat Med. 2007;35(1):67-70.
130. Limperopoulos C, Bassan H, Gauvreau K, et al. Does cerebellar injury in premature infants contribute to the high prevalence of long-term cognitive, learning, and behavioral disability in survivors? Pediatrics. 2007;120(3):584-593.
131. Limperopoulos C, Benson CB, Bassan H, et al. Cerebellar hemorrhage in the preterm infant: ultrasonographic findings and risk factors. Pediatrics. 2005;116(3):717-724.
132. Pekcevik Y, Ozer EA, Guleryuz H. Cranial sonography in extremely preterm infants. J Clin Ultrasound. 2014;42(5):283-290.
133. Merrill JD, Piecuch RE, Fell SC, et al. A new pattern of cerebellar hemorrhages in preterm infants. Pediatrics. 1998;102(6):E62.
134. Volpe JJ. Neurology of the newborn. 5th ed. Philadelphia: Saunders-Elsevier; 2008.
135. Folkerth RD, McLaughlin ME, Levine D. Organizing posterior fossa hematomas simulating developmental cysts on prenatal imaging: report of 3 cases. J Ultrasound Med. 2001;20(11):1233-1240.
136. Kidokoro H, Kubota T, Ohe H, et al. Diffusion-weighted magnetic resonance imaging in infants with periventricular leukomalacia. Neuropediatrics. 2008;39(4):233-238.
137. Mirmiran M, Barnes PD, Keller K, et al. Neonatal brain magnetic resonance imaging before discharge is better than serial cranial ultrasound in predicting cerebral palsy in very low birth weight preterm infants. Pediatrics. 2004;114(4):992-998.
138. Silveira RC, Procianoy RS, Dill JC, da Costa CS. Periventricular leukomalacia in very low birth weight preterm neonates with high risk for neonatal sepsis. J Pediatr (Rio J). 2008;84(3):211-216.
139. Veyrac C, Couture A, Saguintaah M, Baud C. Brain ultrasonography in the premature infant. Pediatr Radiol. 2006;36(7):626-635.
140. Ligam P, Haynes RL, Folkerth RD, et al. Thalamic damage in periventricular leukomalacia: novel pathologic observations relevant to cognitive deficits in survivors of prematurity. Pediatr Res. 2009;65(5):524-529.
141. Epelman M, Daneman A, Halliday W, et al. Abnormal corpus callosum in neonates after hypoxic-ischemic injury. Pediatr Radiol. 2012;42(3):321-330.
142. Hintz SR, Barnes PD, Bulas D, et al. Neuroimaging and neurodevelopmental outcome in extremely preterm infants. Pediatrics. 2015;135(1):e32-e42.
143. Gibbs RS. The relationship between infections and adverse pregnancy outcomes: an overview. Ann Periodontol. 2001;6(1):153-163.
144. Bracci R, Buonocore G. Chorioamnionitis: a risk factor for fetal and neonatal morbidity. Biol Neonate. 2003;83(2):85-96.
145. Rezaie P, Dean A. Periventricular leukomalacia, inflammation and white matter lesions within the developing nervous system. Neuropathology. 2002;22(3):106-132.
146. Vigneswaran R. Infection and preterm birth: evidence of a common causal relationship with bronchopulmonary dysplasia and cerebral palsy. J Paediatr Child Health. 2000;36(4):293-296.
147. Batton DG, Kirtley X, Swails T. Unexpected versus anticipated cystic periventricular leukomalacia. Am J Perinatol. 2003;20(1):33-40.
148. Leviton A, Dammann O, Allred EN, et al. Antenatal corticosteroids and cranial ultrasonographic abnormalities. Am J Obstet Gynecol. 1999;181(4):1007-1017.
149. Verma U, Tejani N, Klein S, et al. Obstetric antecedents of intraventricular hemorrhage and periventricular leukomalacia in the low-birth-weight neonate. Am J Obstet Gynecol. 1997;176(2):275-281.
150. Perlman JM. White matter injury in the preterm infant: an important determination of abnormal neurodevelopment outcome. Early Hum Dev. 1998;53(2):99-120.
151. Cooke RW. Trends in incidence of cranial ultrasound lesions and cerebral palsy in very low birthweight infants 1982-93. Arch Dis Child Fetal Neonatal Ed. 1999;80(2):F115-F117.

152. Stannard MW, Jimenez JF. Sonographic recognition of multiple cystic encephalomalacia. AJR Am J Roentgenol. 1983;141(6):1321-1324.
153. Schellinger D, Grant EG, Richardson JD. Cystic periventricular leukomalacia: sonographic and CT findings. AJNR Am J Neuroradiol. 1984;5(4):439-445.
154. Dubowitz LM, Bydder GM, Mushin J. Developmental sequence of periventricular leukomalacia. Correlation of ultrasound, clinical, and nuclear magnetic resonance functions. Arch Dis Child. 1985;60(4):349-355.
155. Melhem ER, Hoon AH Jr, Ferrucci JT Jr, et al. Periventricular leukomalacia: relationship between lateral ventricular volume on brain MR images and severity of cognitive and motor impairment. Radiology. 2000;214(1):199-204.
156. Ancel PY, Livinec F, Larroque B, et al. Cerebral palsy among very preterm children in relation to gestational age and neonatal ultrasound abnormalities: the EPIPAGE cohort study. Pediatrics. 2006;117(3):828-835.
157. Sie LT, van der Knaap MS, van Wezel-Meijler G, et al. Early MR features of hypoxic-ischemic brain injury in neonates with periventricular densities on sonograms. AJNR Am J Neuroradiol. 2000;21(5):852-861.
158. Carson SC, Hertzberg BS, Bowie JD, Burger PC. Value of sonography in the diagnosis of intracranial hemorrhage and periventricular leukomalacia: a postmortem study of 35 cases. AJR Am J Roentgenol. 1990;155(3):595-601.
159. Coley BD, Hogan MJ. Cystic periventricular leukomalacia of the corpus callosum. Pediatr Radiol. 1997;27(7):583-585.
160. Adcock LM, Moore PJ, Schlesinger AE, Armstrong DL. Correlation of ultrasound with postmortem neuropathologic studies in neonates. Pediatr Neurol. 1998;19(4):263-271.
161. de Vries LS, Dubowitz LM, Pennock JM, Bydder GM. Extensive cystic leucomalacia: correlation of cranial ultrasound, magnetic resonance imaging and clinical findings in sequential studies. Clin Radiol. 1989;40(2):158-166.
162. Leijser LM, Liauw L, Veen S, et al. Comparing brain white matter on sequential cranial ultrasound and MRI in very preterm infants. Neuroradiology. 2008;50(9):799-811.
163. Valkama AM, Paakko EL, Vainionpaa LK, et al. Magnetic resonance imaging at term and neuromotor outcome in preterm infants. Acta Paediatr. 2000;89(3):348-355.
164. Aida N, Nishimura G, Hachiya Y, et al. MR imaging of perinatal brain damage: comparison of clinical outcome with initial and follow-up MR findings. AJNR Am J Neuroradiol. 1998;19(10):1909-1921.
165. El-Dib M, Massaro AN, Bulas D, Aly H. Neuroimaging and neurodevelopmental outcome of premature infants. Am J Perinatol. 2010;27(10):803-818.
166. Whyte HE, Blaser S. Limitations of routine neuroimaging in predicting outcomes of preterm infants. Neuroradiology. 2013;55(Suppl. 2):3-11.
167. de Vries LS, van Haastert IC, Benders MJ, Groenendaal F. Myth: cerebral palsy cannot be predicted by neonatal brain imaging. Semin Fetal Neonatal Med. 2011;16(5):279-287.
168. Ferriero DM. Neonatal brain injury. N Engl J Med. 2004;351(19):1985-1995.
169. Chiu NC, Shen EY, Ho CS. Outcome in children with significantly abnormal cerebral blood flow detected by Doppler ultrasonography: focus on the survivors. J Neuroimaging. 2003;13(1):53-56.
170. Barkovich AJ, Sargent SK. Profound asphyxia in the premature infant: imaging findings. AJNR Am J Neuroradiol. 1995;16(9):1837-1846.
171. Daneman A, Epelman M, Blaser S, Jarrin JR. Imaging of the brain in full-term neonates: does sonography still play a role? Pediatr Radiol. 2006;36(7):636-646.
172. Shankaran S, Pappas A, McDonald SA, et al. Childhood outcomes after hypothermia for neonatal encephalopathy. N Engl J Med. 2012;366(22):2085-2092.
173. Al Yazidi G, Srour M, Wintermark P. Risk factors for intraventricular hemorrhage in term asphyxiated newborns treated with hypothermia. Pediatr Neurol. 2014;50(6):630-635.
174. Shroff MM, Soares-Fernandes JP, Whyte H, Raybaud C. MR imaging for diagnostic evaluation of encephalopathy in the newborn. Radiographics. 2010;30(3):763-780.
175. Han BK, Lee M, Yoon HK. Cranial ultrasound and CT findings in infants with hypernatremic dehydration. Pediatr Radiol. 1997;27(9):739-742.
176. Triulzi F, Parazzini C, Righini A. Patterns of damage in the mature neonatal brain. Pediatr Radiol. 2006;36(7):608-620.
177. Mader I, Schoning M, Klose U, Kuker W. Neonatal cerebral infarction diagnosed by diffusion-weighted MRI: pseudonormalization occurs early. Stroke. 2002;33(4):1142-1145.
178. Huppi PS, Murphy B, Maier SE, et al. Microstructural brain development after perinatal cerebral white matter injury assessed by diffusion tensor magnetic resonance imaging. Pediatrics. 2001;107(3):455-460.
179. Seibert JJ, Avva R, Hronas TN, et al. Use of power Doppler in pediatric neurosonography: a pictorial essay. Radiographics. 1998;18(4):879-890.
180. Blankenberg FG, Loh NN, Norbash AM, et al. Impaired cerebrovascular autoregulation after hypoxic-ischemic injury in extremely low-birth-weight neonates: detection with power and pulsed wave Doppler US. Radiology. 1997;205(2):563-568.
181. Allison JW, Faddis LA, Kinder DL, et al. Intracranial resistive index (RI) values in normal term infants during the first day of life. Pediatr Radiol. 2000;30(9):618-620.
182. Nishimaki S, Iwasaki S, Minamisawa S, et al. Blood flow velocities in the anterior cerebral artery and basilar artery in asphyxiated infants. J Ultrasound Med. 2008;27(6):955-960.
183. Mercuri E, He J, Curati WL, et al. Cerebellar infarction and atrophy in infants and children with a history of premature birth. Pediatr Radiol. 1997;27(2):139-143.
184. Johnsen SD, Tarby TJ, Lewis KS, et al. Cerebellar infarction: an unrecognized complication of very low birthweight. J Child Neurol. 2002;17(5):320-324.
185. Bulas DI, Vezina GL. Preterm anoxic injury. Radiologic evaluation. Radiol Clin North Am. 1999;37(6):1147-1161.
186. Coley BD, Rusin JA, Boue DR. Importance of hypoxic/ischemic conditions in the development of cerebral lenticulostriate vasculopathy. Pediatr Radiol. 2000;30(12):846-855.
187. Amir J, Schwarz M, Levy I, et al. Is lenticulostriated vasculopathy a sign of central nervous system insult in infants with congenital CMV infection? Arch Dis Child. 2011;96(9):846-850.
188. Chamnanvanakij S, Rogers CG, Luppino C, et al. Linear hyperechogenicity within the basal ganglia and thalamus of preterm infants. Pediatr Neurol. 2000;23(2):129-133.
189. Schlesinger AE, Shackelford GD, Adcock LM. Hyperechoic caudate nuclei: a potential mimic of germinal matrix hemorrhage. Pediatr Radiol. 1998;28(5):297-302.
190. Chamnanvanakij S, Rollins N, Perlman JM. Subdural hematoma in term infants. Pediatr Neurol. 2002;26(4):301-304.
191. Lequin MH, Vermeulen JR, van Elburg RM, et al. *Bacillus cereus* meningoencephalitis in preterm infants: neuroimaging characteristics. AJNR Am J Neuroradiol. 2005;26(8):2137-2143.
192. Capretti MG, Lanari M, Tani G, et al. Role of cerebral ultrasound and magnetic resonance imaging in newborns with congenital cytomegalovirus infection. Brain Dev. 2014;36(3):203-211.
193. Filippi L, Serafini L, Dani C, et al. Congenital syphilis: unique clinical presentation in three preterm newborns. J Perinat Med. 2004;32(1):90-94.
194. Benoist G, Salomon LJ, Mohlo M, et al. Cytomegalovirus-related fetal brain lesions: comparison between targeted ultrasound examination and magnetic resonance imaging. Ultrasound Obstet Gynecol. 2008;32(7):900-905.
195. Ancora G, Lanari M, Lazzarotto T, et al. Cranial ultrasound scanning and prediction of outcome in newborns with congenital cytomegalovirus infection. J Pediatr. 2007;150(2):157-161.
196. de Vries LS, Gunardi H, Barth PG, et al. The spectrum of cranial ultrasound and magnetic resonance imaging abnormalities in congenital cytomegalovirus infection. Neuropediatrics. 2004;35(2):113-119.
197. Fowler KB, Stagno S, Pass RF. Maternal immunity and prevention of congenital cytomegalovirus infection. JAMA. 2003;289(8):1008-1011.
198. Nowakowska D, Respondek-Liberska M, Golab E, et al. Too late prenatal diagnosis of fetal toxoplasmosis: a case report. Fetal Diagn Ther. 2005;20(3):190-193.
199. Moinuddin A, McKinstry RC, Martin KA, Neil JJ. Intracranial hemorrhage progressing to porencephaly as a result of congenitally acquired cytomegalovirus infection—an illustrative report. Prenat Diagn. 2003;23(10):797-800.
200. Malinger G, Lev D, Zahalka N, et al. Fetal cytomegalovirus infection of the brain: the spectrum of sonographic findings. AJNR Am J Neuroradiol. 2003;24(1):28-32.

201. Shaw CM, Alvord EC Jr. Subependymal germinolysis. Arch Neurol. 1974;31(6):374-381.
202. Patel DV, Holfels EM, Vogel NP, et al. Resolution of intracranial calcifications in infants with treated congenital toxoplasmosis. Radiology. 1996;199(2):433-440.
203. Campos GS, Bandeira AC, Sardi SI. Zika virus outbreak, Bahia. Brazil. Emerg Infect Dis. 2015;21(10):1885-1886.
204. Mlakar J, Korva M, Tul N, et al. Zika virus associated with microcephaly. N Engl J Med. 2016;374(10):951-958.
205. Brasil P, Pereira JP Jr, Raja Gabaglia C, et al. Zika virus infection in pregnant women in Rio de Janeiro—preliminary report. N Engl J Med. 2016.
206. Sarno M, Sacramento GA, Khouri R, et al. Zika virus infection and stillbirths: a case of hydrops fetalis, hydranencephaly and fetal demise. PLoS Negl Trop Dis. 2016;10(2):e0004517.
207. Driggers RW, Ho CY, Korhonen EM, et al. Zika virus infection with prolonged maternal viremia and fetal brain abnormalities. N Engl J Med. 2016;374(22):2142-2151.
208. Calvet G, Aguiar RS, Melo AS, et al. Detection and sequencing of Zika virus from amniotic fluid of fetuses with microcephaly in Brazil: a case study. Lancet Infect Dis. 2016;16(6):653-660.
209. Schuler-Faccini L, Ribeiro EM, Feitosa IM, et al. Possible association between Zika virus infection and microcephaly—Brazil. 2015. MMWR Morb Mortal Wkly Rep. 2016;65(3):59-62.
210. Hazin AN, Poretti A, Turchi Martelli CM, et al. Computed tomographic findings in microcephaly associated with Zika virus. N Engl J Med. 2016;374(22):2193-2195.
211. de Fatima Vasco Aragao M, van der Linden V, Brainer-Lima AM, et al. Clinical features and neuroimaging (CT and MRI) findings in presumed Zika virus related congenital infection and microcephaly: retrospective case series study. BMJ. 2016;353:i1901.
212. Melo A, Aguiar R, Amorim M, et al. Congenital Zika virus infection: beyond neonatal microcephaly. JAMA Neurol. 2016;73(12):1407-1416.
213. Oliveira Melo AS, Malinger G, Ximenes R, et al. Zika virus intrauterine infection causes fetal brain abnormality and microcephaly: tip of the iceberg? Ultrasound Obstet Gynecol. 2016;47(1):6-7.
214. Gray PH, Tudehope DI, Masel J. Cystic encephalomalacia and intrauterine herpes simplex virus infection. Pediatr Radiol. 1992;22(7):529-532.
215. George R, Andronikou S, du Plessis J, et al. Central nervous system manifestations of HIV infection in children. Pediatr Radiol. 2009;39(6):575-585.
216. Ben-Ami T, Yousefzadeh D, Backus M, et al. Lenticulostriate vasculopathy in infants with infections of the central nervous system sonographic and Doppler findings. Pediatr Radiol. 1990;20(8):575-579.
217. Woodlief RS, Markowitz JE. Unrecognized invasive infection in a neonate colonized with methicillin-resistant staphylococcus aureus. J Pediatr. 2009;155(6):943-951.
218. Schlapbach LJ, Aebischer M, Adams M, et al. Impact of sepsis on neurodevelopmental outcome in a Swiss National Cohort of extremely premature infants. Pediatrics. 2011;128(2):e348-e357.
219. Wu T, Fan XP, Wang WY, Yuan TM. Enterovirus infections are associated with white matter damage in neonates. J Paediatr Child Health. 2014;50(10):817-822.
220. Hwang SW, Su JM, Jea A. Diagnosis and management of brain and spinal cord tumors in the neonate. Semin Fetal Neonatal Med. 2012;17(4):202-206.
221. Jooma R, Kendall BE. Intracranial tumours in the first year of life. Neuroradiology. 1982;23(5):267-274.
222. Ambrosino MM, Hernanz-Schulman M, Genieser NB, et al. Brain tumors in infants less than a year of age. Pediatr Radiol. 1988;19(1):6-8.
223. Jooma R, Hayward RD, Grant DN. Intracranial neoplasms during the first year of life: analysis of one hundred consecutive cases. Neurosurgery. 1984;14(1):31-41.
224. Mazewski CM, Hudgins RJ, Reisner A, Geyer JR. Neonatal brain tumors: a review. Semin Perinatol. 1999;23(4):286-298.
225. Dotan M, Lorber A. Congestive heart failure with diffuse neonatal hemangiomatosis—case report and literature review. Acta Paediatr. 2013;102(5): e232-e238.
226. Pal BR, Preston PR, Morgan ME, et al. Frontal horn thin walled cysts in preterm neonates are benign. Arch Dis Child Fetal Neonatal Ed. 2001;85(3): F187-F193.
227. Malinger G, Lev D, Ben Sira L, et al. Congenital periventricular pseudocysts: prenatal sonographic appearance and clinical implications. Ultrasound Obstet Gynecol. 2002;20(5):447-451.
228. Naeini RM, Yoo JH, Hunter JV. Spectrum of choroid plexus lesions in children. AJR Am J Roentgenol. 2009;192(1):32-40.
229. Shackelford GD, Fulling KH, Glasier CM. Cysts of the subependymal germinal matrix: sonographic demonstration with pathologic correlation. Radiology. 1983;149(1):117-121.
230. Smith LM, Qureshi N, Renslo R, Sinow RM. Prenatal cocaine exposure and cranial sonographic findings in preterm infants. J Clin Ultrasound. 2001;29(2):72-77.
231. Litvak J, Yahr MD, Ransohoff J. Aneurysms of the great vein of Galen and midline cerebral arteriovenous anomalies. J Neurosurg. 1960;17:945-954.
232. Chapman S, Hockley AD. Calcification of an aneurysm of the vein of Galen. Pediatr Radiol. 1989;19(8):541-542.
233. Jones BV, Ball WS, Tomsick TA, et al. Vein of Galen aneurysmal malformation: diagnosis and treatment of 13 children with extended clinical follow-up. AJNR Am J Neuroradiol. 2002;23(10):1717-1724.
234. Osborn AG. Diagnostic neuroradiology. St Louis: Mosby; 1994.

CAPÍTULO 46

Ultrassonografia Dúplex do Cérebro do Neonato e do Lactente

Thierry A.G.M. Huisman e Andrea Poretti

RESUMO DOS PONTOS-CHAVE

- Ultrassonografia dúplex é uma adição valiosa e funcional à ultrassonografia anatômica do cérebro na pediatria.
- Várias medidas quantitativas podem ser extraídas a partir das curvas de velocidade de fluxo, velocidade de pico de fluxo sistólico velocidade diastólica de fluxo final, velocidade média de fluxo no tempo e índice de resistividade.
- Os marcadores quantitativos podem ser influenciados ou alterados por ventilação mecânica, canal arterial patente, oxigenação por membrana extracorpórea (ECMO; do inglês, *extracorporeal membrane oxygenation*), desvio arteriovenoso e patologias que afetam a autorregulação hemodinâmica cerebral.
- Na lesão isquêmica hipóxica e no edema cerebral geral, os valores do índice de resistividade geralmente diminuem para valores baixos.
- A ultrassonografia dúplex pode ajudar a identificar e explorar malformações arteriais e venosas, como a veia de malformação aneurismática de Galeno.

SUMÁRIO DO CAPÍTULO

TÉCNICA ULTRASSONOGRÁFICA
Abordagens
Otimização do Doppler
Considerações de Segurança
Medições com Doppler e Fatores que Alteram o Índice de Resistividade
HEMODINÂMICA NORMAL
Padrões do Fluxo Sanguíneo Arterial Normal
Padrões do Fluxo Sanguíneo Venoso Normal
TERAPIAS DE CUIDADO INTENSIVO E HEMODINÂMICA CEREBRAL
Ventilação Mecânica
Oxigenação por Membrana Extracorpórea
Hipotermia Terapêutica e Resfriamento Cerebral
LESÃO NEURONAL DIFUSA
Lesão Isquêmica Hipóxica e Asfixia
Edema Cerebral
Morte Cerebral
HEMORRAGIA INTRACRANIANA E ACIDENTE VASCULAR CEREBRAL
Acidente Vascular Cerebral Isquêmico Arterial Focal
HIDROCEFALIA
MALFORMAÇÕES VASCULARES
TUMORES INTRACRANIANOS
ESTRUTURAS DO CAMPO PROXIMAL
Diferenciação entre Coleções Líquidas Subaracnóideas e Subdurais
Trombose do Seio Venoso Dural
APLICAÇÕES VASCULARES INCOMUNS
ARMADILHAS DA ULTRASSONOGRAFIA DÚPLEX

A técnica de ecos pulsados e contínuos, ou **ultrassonografia dúplex**, na qual as imagens dos tecidos em escala de cinza são combinadas a amostras de fluxo sanguíneo, tem sido usada há décadas na avaliação da hemodinâmica intracraniana neonatal normal e anormal.[1-3] Além disso, a introdução da **ultrassonografia com Doppler colorido** facilitou e acrescentou informações valiosas sobre o sentido do fluxo sanguíneo em relação ao transdutor. Essa técnica permite a melhor compreensão das alterações do fluxo intracraniano ou da complexa angioarquitetura das malformações vasculares. Melhoras contínuas no desenho e na sensibilidade do transdutor permitem a geração de imagens de rotina da vascularização intracraniana em neonatos e lactentes jovens, o que inclui a identificação da velocidade do fluxo em artérias submilimétricas (p. ex., artérias lenticuloestriadas) e perviedade dos seios venosos durais (p. ex., seio sagital superior e inferior) do cérebro.[4] A ampla variação e a alta sensibilidade da **ultrassonografia com *power* Doppler** (ou Doppler de amplitude), cujo fluxo sanguíneo é representado por vários tons de uma única cor (cor codificada em amplitude ou Doppler colorido de energia), é especialmente útil para representar baixa velocidade e baixa amplitude do fluxo sanguíneo. A ultrassonografia com *power* Doppler, no entanto, requer informações sobre o sentido do fluxo. Além disso, a análise **espectral/curvas de fluxo** das amostras e o pós-processamento por *softwares* resultam em extração de dados semiquantitativos objetivos (p. ex., **velocidade de pico de fluxo sistólico** [VPS], **velocidade diastólica de fluxo final** [VDF], **índice de resistividade** [IR] e **velocidade média de fluxo sanguíneo no tempo** [TAV; do inglês, *time-averaged mean blood flow velocity*]). Esses dados semiquantitativos podem ser coletados de modo seriado, fornecendo informações valiosas em tempo real sobre a progressão ou a recuperação de uma doença. A análise da forma do padrão espectral com aceleração do fluxo sistólico tardia, elevação sistólica plana, desaceleração diastólica lenta ou reversão do fluxo durante a diástole pode fornecer informações importantes sobre a hemodinâmica cerebral. Este capítulo descreve como a ultrassonografia cerebral combinando dados anatômicos e funcionais/hemodinâmicos multiplanares e multianatômicos tornou-se uma modalidade de imagem não invasiva valiosa, apoiando diagnóstico, monitoramento, orientação de opções de tratamento e estimativa de prognóstico para neonatos com uma ampla diversidade de doenças neurológicas.

TÉCNICA ULTRASSONOGRÁFICA

Abordagens

Três diferentes abordagens do exame do cérebro do neonato têm funcionado bem, cada qual com suas próprias vantagens e limitações.[5-9] A **janela da fontanela anterior** é a mais fácil e a mais comumente utilizada. Nos **exames sagitais próximo à linha média** (Fig. 46.1A-B), é possível visualizar rotineiramente as artérias basilar, carótida interna e cerebral anterior, bem como as veias cerebrais internas, a veia de Galeno e os seios sagital superior e reto. As artérias talamoestriadas menores e os ramos operculares da artéria cerebral média (ACM) podem ser observados nas imagens parassagitais anguladas.

Nos **exames coronais** através da fontanela anterior, as artérias carótidas internas supraclinoides, os segmentos M1 das artérias cerebrais médias, as artérias talamoestriadas, o segmento A1 da artéria cerebral anterior e o seio cavernoso quase sempre podem ser visibilizados nos cortes anteriormente angulados (Fig. 46.1C). As veias cerebrais internas e terminais pareadas, as artérias talamoestriadas/caudotalâmicas, a artéria basilar, o seio reto e os seios transversais podem ser observados em cortes angulados, mais posteriormente. Uma importante desvantagem do plano coronal é o ângulo quase perpendicular entre as ACM e o feixe de ultrassom, de tal modo que as alterações de frequência medidas a partir do fluxo de eritrócitos se aproximam de zero.

A **abordagem pelo osso temporal** é a melhor para ACM. O transdutor é colocado em orientação axial, aproximadamente 1 cm anterior e superior ao trago do ouvido. Usando o delgado osso temporal como uma janela acústica, a penetração adequada para os exames de Doppler pode ser alcançada na maioria dos neonatos a termo. Esta abordagem permite a visibilização dos principais ramos do círculo de Willis (Fig. 46.1D). Em muitos neonatos prematuros, ambas as artérias ACM podem ser facilmente examinadas a partir de um lado da cabeça.

A **abordagem pela fontanela mastóidea** é um corte axial angulado. Esta porta localiza-se a aproximadamente 1 cm atrás e superior ao pavilhão da orelha na junção dos ossos parietais, temporais e occipitais posteriores. É a abordagem preferencial para o exame do fluxo nos seios venosos transversos, e da torcular de Herófilo, em pacientes selecionados (Fig. 46.1E).

Imagens adicionais da circulação na fossa posterior podem ser obtidas por meio da **abordagem pelo forame magno ou abordagem suboccipital** (Fig. 46.1F). O neonato é colocado em posição de decúbito lateral, com a cabeça ligeiramente flexionada. O transdutor é posicionado na linha média, logo abaixo da protuberância occipital, e inclinado cefalicamente em orientações sagital ou axial. Como alternativa, a **fontanela posterior** (Fig. 46.1G) situada na junção entre a sutura lambdoide e sagital pode ser usada como uma janela acústica. A vasculatura arterial e venosa da fossa posterior pode ser descrita na maioria das crianças.

Finalmente, uma **abordagem transorbital** (Fig. 46.1H) pode ser selecionada para avaliar a artéria oftálmica e o sifão carotídeo interno. Em geral, o transdutor é posicionado sobre a pálpebra fechada e inclinado ligeiramente para medial e para cima em direção à região do ápice orbital/canal do nervo óptico.

> **Otimização do Doppler**
>
> Janela acústica de acordo com o vaso a ser examinado.
> Imagem ampliada eletronicamente.
> Restrição da região de cor de interesse para melhorar a sensibilidade da cor e a velocidade do quadro.
> Ajuste do ganho de cor para maximizar o sinal vascular e minimizar o artefato tecidual
> Utilização de filtro menor para maximizar a sensibilidade de baixo fluxo e avaliar as estruturas venosas.
> Uso de transdutor linear de 7 MHz para o seio sagital superior.
> Uso de *power* Doppler para os vasos menores, quando o sentido do fluxo não é necessário.
> Ângulo de insonação para coleta de dados espectrais menor que 60 graus.
> Volume de amostra centrado no lúmen do vaso, evitando curvas agudas do vaso.

Otimização do Doppler

Para a melhor visibilização do sistema vascular intracraniano, a imagem deve ser ampliada eletronicamente e a região colorida de interesse restringida para aumentar a sensibilidade da cor e a velocidade dos quadros. O ganho de cor deve ser ajustado para maximizar o sinal vascular e minimizar os artefatos de movimento tissular, sendo que o mais baixo filtro de parede deve ser usado para maximizar a sensibilidade de baixo fluxo necessário para avaliar as estruturas venosas. Um transdutor linear de 7 a 15 MHz é recomendado para examinar o seio sagital superior localizado superficialmente. A visibilização dos ramos arteriais menores das artérias da linha média e das artérias cerebrais anteriores também pode ser realizada na maioria dos neonatos nascidos a termo e nos recém-nascidos prematuros normais; mas, frequentemente, requer transdutores setoriais com frequências mais altas (7 ou 10 MHz) capazes de detectar menores sinais de amplitude e de velocidade. O uso da ultrassonografia com *power* Doppler é recomendado quando a informação direcional é de importância secundária e a detecção do fluxo é primária.

Para a avaliação de um vaso específico, o exame com Doppler espectral pode ser efetuado com o uso de sondas de 3,5 a 15 MHz, dependendo da profundidade e da localização do vaso em questão. Para garantir medidas hemodinâmicas quantitativas confiáveis e reproduzíveis, deve-se ter cuidado para manter o ângulo de insonação inferior a 60 graus, enquanto se faz a amostragem do fluxo intravascular. A comparação de dados em série requer um ângulo padronizado e uniforme de insonação do mesmo vaso durante os exames subsequentes. Além disso, fatores que podem alterar o diâmetro dos vasos analizados, devem ser levados em consideração, como alterações agudas na pressão sanguínea sistêmica, $PaCO_2$, PaO_2 e hematócrito.

Considerações de Segurança

Durante os exames de Doppler pulsado e colorido, o sinal é obtido ao se transmitir a energia para dentro dos tecidos. Embora a ultrassonografia intracraniana com Doppler seja segura, os efeitos biológicos

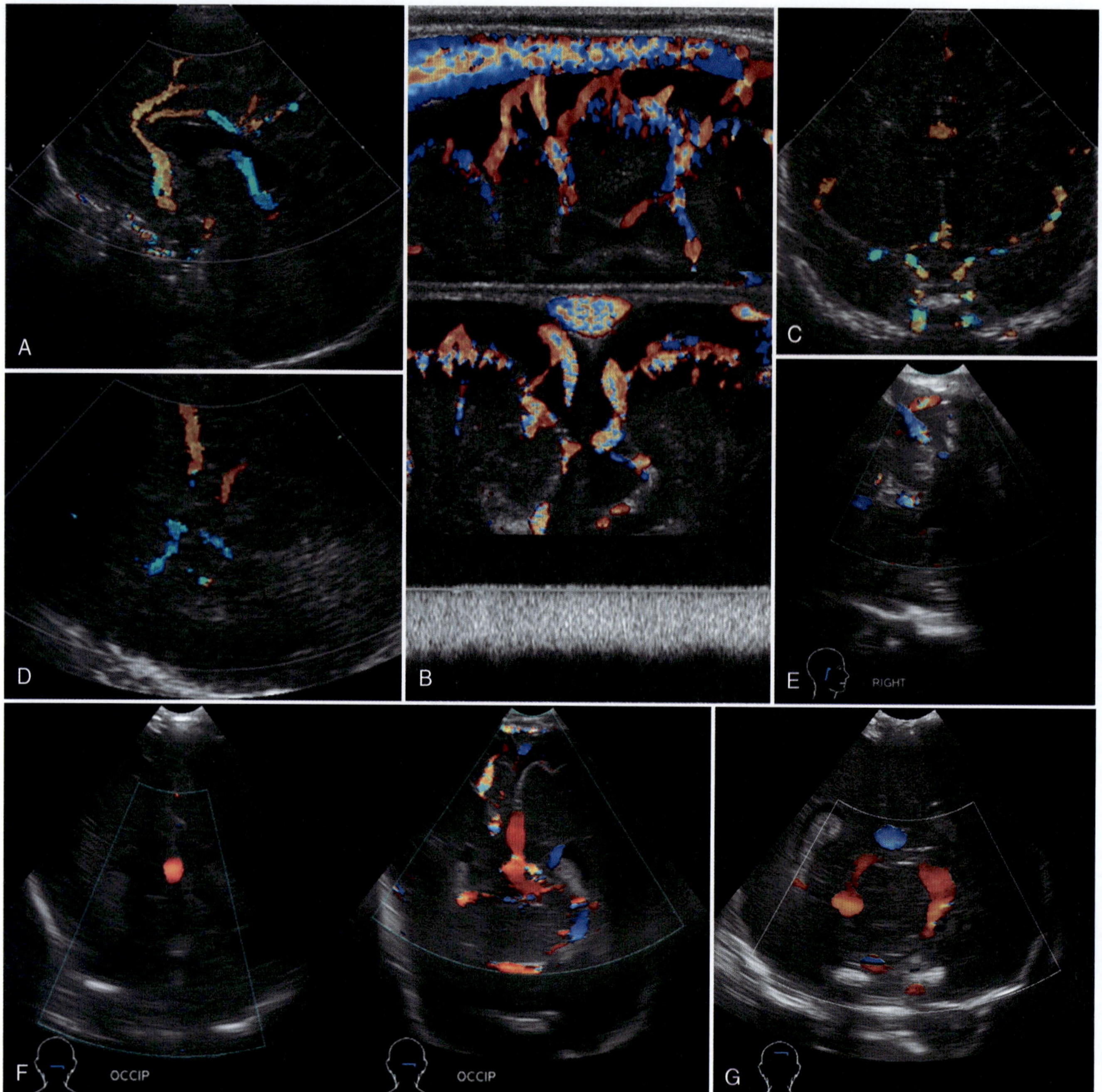

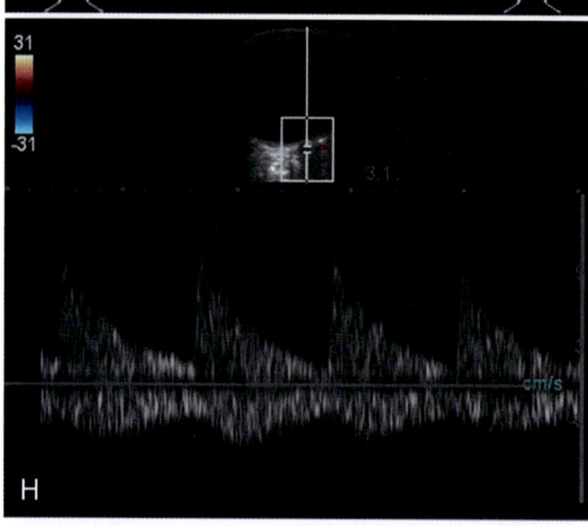

FIG. 46.1 Ultrassonografia com Doppler de fluxo colorido normal das artérias e veias cerebrais. (A) O exame da linha média sagital com o lactente virado para a esquerda mostra a extremidade distal da artéria carótida interna, a artéria cerebral anterior, a artéria pericalosa, a veia cerebral interna e a veia de Galeno. O seio sagital inferior e a artéria pericalosa distal frequentemente estão sobrepostos e não podem ser observados como vasos separados. **(B)** As projeções sagitais e coronais ampliadas do seio sagital superior mostram múltiplas veias corticais superficiais cruzando o espaço subaracnóideo para drenar para o seio sagital superior. O traçado espectral revela fluxo venoso estável dentro do seio sagital superior com pulsações cardíacas mínimas referidas. **(C)** O exame coronal mostra as artérias carótidas internas distais, as artérias cerebrais médias, a artéria comunicante anterior e as artérias cerebrais anteriores proximais. O seio sagital inferior e a artéria pericalosa estão sobrepostos uns aos outros. **(D)** Vista axial do círculo de Willis através do osso temporal mostra a direção oposta do fluxo dentro do campo próximo comparado com as artérias cerebrais média e posterior do campo distante. **(E)** A visão axial através da fontanela da mastoide direita mostra o seio transverso direito. **(F)** O plano coronal com abordagem suboccipital mostra o seio reto e os seios transversais bilaterais. **(G)** A vista coronal através da fontanela posterior mostra o seio reto e os seios transversais bilaterais. **(H)** Forma de onda Doppler normal produzida pela artéria central da retina e pela veia central da retina (**H** Cortesia de Dr. Rebecca Riggs, The Johns Hopkins Hospital, Baltimore, MD).

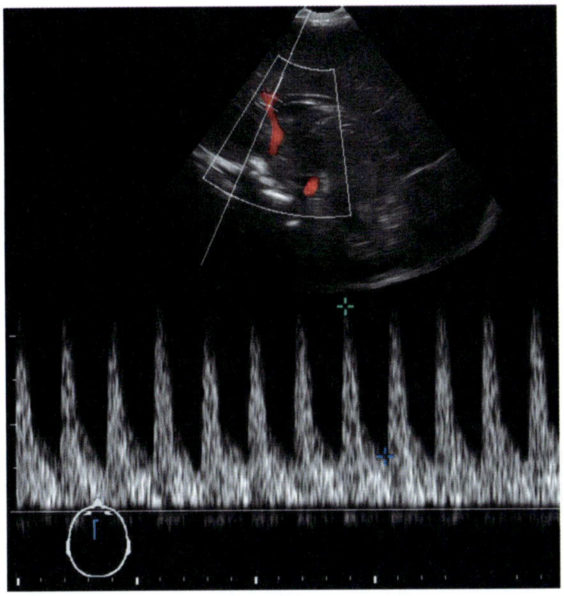

FIG. 46.2 Determinação da velocidade de pico do fluxo sistólico (VPS), velocidade de fluxo diastólico final (VDF) e índice de resistividade (IR) em um ramo da circulação arterial anterior. O IR pode ser observado posicionando-se o cursor Doppler na VPS (*cursor verde*) e na VDF, ou velocidade mínima (*cursor azul*). O IR é calculado como (VPS-VDF)/VPS.

podem ser identificados no futuro. Desse modo, a exposição ao Doppler deveria ser limitada a um determinado período de tempo, e a intensidade do sinal deveria ser maximizada pelo aumento do ganho, e não pela saída de potência do transdutor. O princípio ALARA (*as low as reasonably achievable* [tão baixo quanto possível]) deve ser seguido para limitar a incidência de energia sobre os tecidos.

Medições com Doppler e Fatores que Alteram o Índice de Resistividade

A **velocidade de pico sistólico**, a **velocidade diastólica de fluxo final**, o **índice de resistividade** e a **velocidade média do fluxo** no tempo (TAV) são os parâmetros Doppler espectrais semiquantitativos mais comumente usados para monitorar a hemodinâmica intracraniana (Fig. 46.2).

Deve-se, no entanto, estar ciente dos vários fatores que podem alterar os valores medidos ou calculados do IR, que incluem causas técnicas e comorbidades extracerebrais do paciente[10-12] (Fig. 46.3, Tabela 46.1).

Com o **aumento das configurações de filtro**, velocidades mais baixas não são representadas, resultando em um IR falsamente elevado. A **pressão do transdutor,** na fontanela anterior, pode aumentar transitoriamente a pressão intracraniana (PIC), o que, por sua vez, em geral, reduz o fluxo durante a diástole e aumenta o IR, especialmente em neonatos com autorregulação cerebral comprometida (p. ex., secundária à lesão isquêmica hipóxica [LIH]). Em lactentes com **persistência do canal arterial** sintomático, a resistência ao fluxo, no leito vascular cerebral, é maior que a resistência vascular pulmonar. Isso resulta em desvio de sangue do cérebro durante a diástole e IR intracraniano mais alto. Durante a **taquicardia**, a onda de pressão arterial apresenta menos tempo para se dissipar antes que ocorra outra ejeção sistólica. Assim, o IR intracraniano estará artificialmente mais baixo, porque as velocidades diastólicas são medidas na diástole média, quando as velocidades são maiores, e não durante a diástole final. A **disfunção ventricular esquerda** (débito

TABELA 46.1 Fatores que Alteram o Índice de Resistividade (IR)

Fator	Efeito no IR
Configurações de filtro de passagem alta	Aumento
Pressão de varredura do transdutor	Aumento
Persistência do canal arterial	Aumento
Frequência cardíaca elevada	Redução
Diminuição do débito cardíaco	Redução

cardíaco diminuído) resulta em diminuição da pressão sistólica, diminuição das velocidades sistólicas e redução do IR.

O IR é apenas um fraco indicador da resistência vascular cerebral, sob a maioria das condições fisiológicas. As medidas da velocidade média do fluxo sanguíneo são os índices mais informativos do **fluxo sanguíneo cerebral** (FSC). Embora a posição exata do volume de amostra e o ângulo de insonação sejam necessários, demonstrou-se forte correlação entre a velocidade média do fluxo sanguíneo e as alterações no FSC global, sob diversas condições clínicas e experimentais.[13-16]

HEMODINÂMICA NORMAL

Padrões do Fluxo Sanguíneo Arterial Normal

A hemodinâmica arterial na circulação cerebral é afetada por eventos de maturação normais no neonato saudável. O IR na **artéria cerebral anterior** diminui de uma média de 0,78 (variação de 0,5-1,0) nos **neonatos pré-termo** para uma média de 0,71 (variação de 0,6-0,8) em **neonatos a termo**.[2,3,17-19] Essa tendência está associada às velocidades crescentes do fluxo diastólico e pode estar relacionada a alterações periféricas na resistência vascular cerebral ou a alterações proximais ao local de registro, como um canal arterial em fechamento e um *shunt* da esquerda para a direita. Nos **neonatos a termo**, o IR também pode se alterar durante os primeiros dias de vida.[2] Em um estudo de 476 neonatos normais, pesando mais de 2.500 g ao nascimento, o IR da artéria cerebral anterior diminuiu de uma média de 70,6 ± 7 (variação de 51-87) para 68,3 ± 6 (variação de 51-83) dentro das primeiras 24 horas.[20]

A Tabela 46.2 mostra a variação das velocidades diastólica final e de pico sistólico e os valores de IR em várias artérias intracranianas. Embora a faixa de variação dos valores normais seja ampla, não se deve observar grande variabilidade no paciente individualmente. As alterações de mais de 50%, a partir dos valores basais, devem ser consideradas anormais. Não existem diferenças consistentes na velocidade do fluxo sanguíneo instantâneo ou da pulsatilidade do fluxo entre os principais ramos do círculo de Willis ou entre as estruturas do lado direito e do lado esquerdo. A medição do fluxo sanguíneo pode, no entanto, variar de acordo com a pressão aplicada à fontanela anterior. No neonato pré-termo e a termo, a tendência de valores de IR mais altos pode ser observada com a compressão da fontanela anterior e valores mais elevados de IR, estatisticamente significativos, podem ser observados em crianças com presumido dano ao mecanismo de autorregulação de perfusão cerebral causado por hidrocefalia ou edema cerebral relacionada a LIH.[11,21]

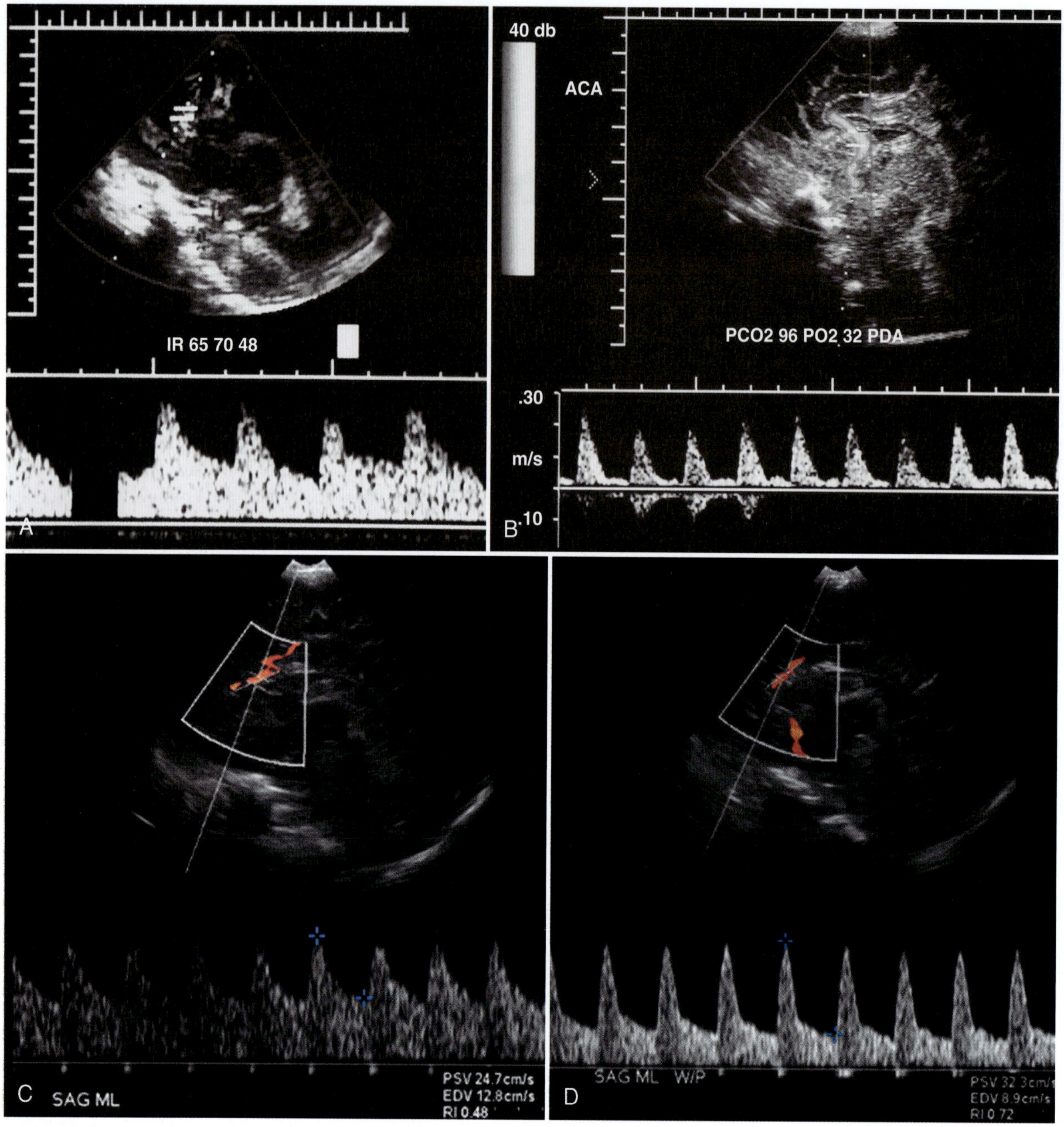

FIG. 46.3 Fatores que afetam o índice de resistividade (IR) intracraniano. (A) Alta variabilidade na pulsatilidade do fluxo relacionada à disfunção ventricular esquerda em um lactente com cardiopatia congênita. **(B)** Ausência de fluxo diastólico em um lactente com persistência do canal arterial sintomático. **(C)** e **(D)** Alta variabilidade no Doppler espectral nas medidas de fluxo e valores de IR ocorrem na lesão isquêmica hipóxica neonatal, como resultado da autorregulação hemodinâmica prejudicada; Os valores de IR aumentam significativamente quando amostrados sem (**[C]** IR = 0,48) e com (**[D]** IR = 0,72) pressão suave na fontanela anterior.

TABELA 46.2 Variação das Velocidades de Fluxo Sanguíneo Arterial em Recém-nascidos a Termo[a]

Artéria	Velocidade de Pico Sistólica (cm/s)	Velocidade Diastólica Final (cm/s)	Índice de Resistividade
Carótida Interna	12-80	3-20	0,5-0,8
Basilar	30-80	5-20	0,6-0,8
Cerebral média	20-70	8-20	0,6-0,8
Cerebral anterior	12-35	6-20	0,6-0,8
Cerebral posterior	20-60	8-25	0,6-0,8

[a]Valores modificados de Archer LN, Evans DH, Levene MI. Doppler ultrasound examination of the anterior cerebral arteries of normal newborn infants: the effect of postnatal age. Early Hum Dev. 1985;10(3-4):255-260[2]; Horgan JG, Rumack CM, Hay T, et al. Absolute intracranial blood flow velocities evaluated by duplex Doppler sonography in asymptomatic preterm and term neonates. Am J Roentgenol. 1989;152(5):1059-1064[17]; Allison JW, Faddis LA, Kinder DL, et al. Intracranial resistive index (RI) values in normal term infants during the first day of life. Pediatr Radiol. 2000;30(9):618-620[18]; and Raju TN, Zikos E. Regional cerebral blood velocity in infants. A real-time transcranial and fontanellar pulsed Doppler study. J Ultrasound Med. 1987;6(9):497-507.[19]

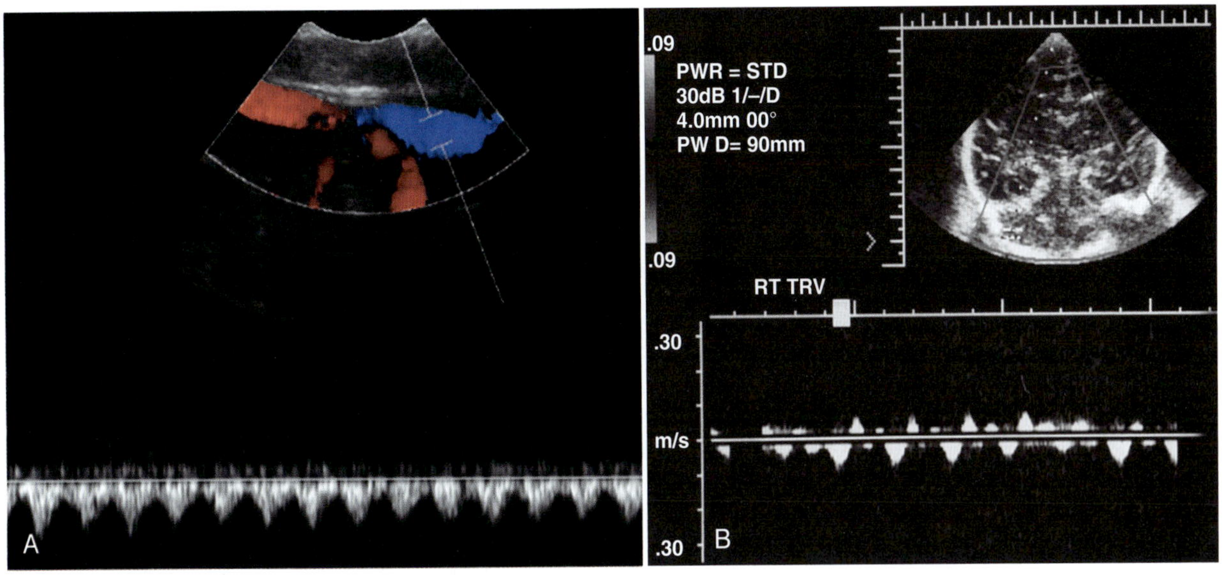

FIG. 46.4 Pulsações cardíacas referenciadas em veias. (A) O traçado Doppler do seio sagital superior em um neonato a termo apresenta pulsatilidade de baixa amplitude. **(B)** Pulsações venosas exageradas da regurgitação tricúspide.

Padrões do Fluxo Sanguíneo Venoso Normal

O fluxo sanguíneo venoso é contínuo nas veias intracerebrais menores e seios durais.[22] As pulsações cardíacas de amplitude variável são comuns nas estruturas venosas mais centrais, como a veia cerebral magna e os seios sagital e transverso (Fig. 46.4). Os padrões de pulsatilidade "em dente de serra" ou de alta amplitude não são normais e podem ser observados em lactentes com **pressão cardíaca elevada do lado direito** ou **regurgitação tricúspide**. Embora as alterações respiratórias comumente não sejam observadas durante a respiração normal e tranquila, as alterações acentuadas na velocidade podem acontecer durante o **choro vigoroso** em consequência das rápidas alterações na pressão intratorácica.[8,22,23] A Tabela 46.3 mostra as faixas de variação das velocidades médias do fluxo sanguíneo em várias veias e seios intracranianos.

TABELA 46.3 Velocidades Médias do Fluxo Sanguíneo Venoso no Neonato a Termo

Vaso	TAV[a] (cm/s)
Veias terminais	3,0 ± 0,3
Veias cerebrais internas	3,3 ± 0,3
Veia de Galeno	4,3 ± 0,7
Seio reto	5,9 ± 1,0
Seio sagital superior	9,2 ± 1,1
Seio sagital inferior	3,5 ± 0,3

[a]Velocidade média de fluxo sanguíneo no tempo (± erro-padrão da média). Valores modificados de Taylor GA. Intracranial venous system in the newborn: evaluation of normal anatomy and flow characteristics with color Doppler US. Radiology. 1992;183(2):449-452.[8]

TERAPIAS DE CUIDADO INTENSIVO E HEMODINÂMICA CEREBRAL

Ventilação Mecânica

A hemodinâmica cerebral pode ser intensamente afetada pela ventilação mecânica. As alterações no retorno venoso para o coração, provenientes de **respiração fora de sincronia** com o ventilador, podem resultar em variabilidade significativa entre batimentos nas formas das ondas arteriais.[24]

De modo similar, **altas pressões de pico inspiratório** podem impedir o retorno venoso para o coração e resultar na reversão do fluxo nas veias intracranianas. O tratamento com **ventilação de alta frequência** exerce seus efeitos sobre a hemodinâmica arterial e venosa na forma de oscilações de amplitude curtas (Fig. 46.5).[9,25] A **aspiração endotraqueal** foi associada a aumentos acentuados na pressão arterial média e nas velocidades de fluxo sanguíneo arterial nos neonatos prematuros e foi atribuída à relativa circulação cerebral com pressão passiva (falta de autorregulação) nesses pacientes.[26] Relatou-se também que o tratamento com **óxido nítrico inalado** diminui as velocidades do FSC nos neonatos com hipertensão pulmonar. Os neonatos apresentaram melhora aguda na hemodinâmica pulmonar e troca gasosa, no início do tratamento com óxido nítrico.[27]

Oxigenação por Membrana Extracorpórea

A oxigenação por membrana extracorpórea (ECMO; do inglês, *extracorporeal membrane oxygenation*) pode ser utilizada para o tratamento de lactentes com insuficiência respiratória grave que não responderam ao suporte ventilatório convencional máximo. A ECMO também é utilizada para assistência pós-operatória em pacientes com insuficiência cardíaca temporária, após correção cirúrgica de lesões cardíacas congênitas. Durante a ECMO venoarterial (**ECMO-VA**) os lactentes sofrem a canulação e ligadura da artéria carótida comum direita e veia jugular para o acesso vascular e são colocados sob ***bypass* cardiopulmonar parcial não pulsátil**. Isso resulta em alterações significativas na hemodinâmica intracraniana[28,29] (Fig. 46.6A). À medida que aumenta o fluxo no circuito de *bypass* da ECMO, a pulsatilidade arterial diminui proporcionalmente e pode desaparecer de maneira geral, principalmente se associada à disfunção cardíaca grave.[30]

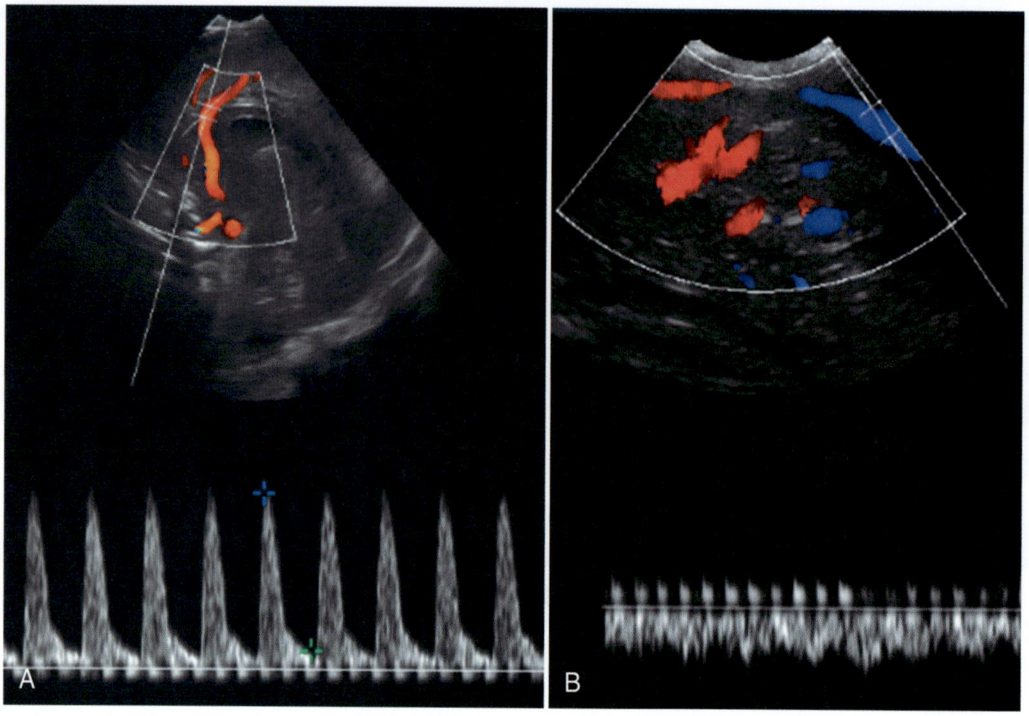

FIG. 46.5 Ventilação de alta frequência de neonatos prematuros. O traçado com Doppler de onda pulsada mostra oscilações relacionadas à ventilação próximas ao fluxo arterial **(A)** e ao fluxo venoso **(B)**.

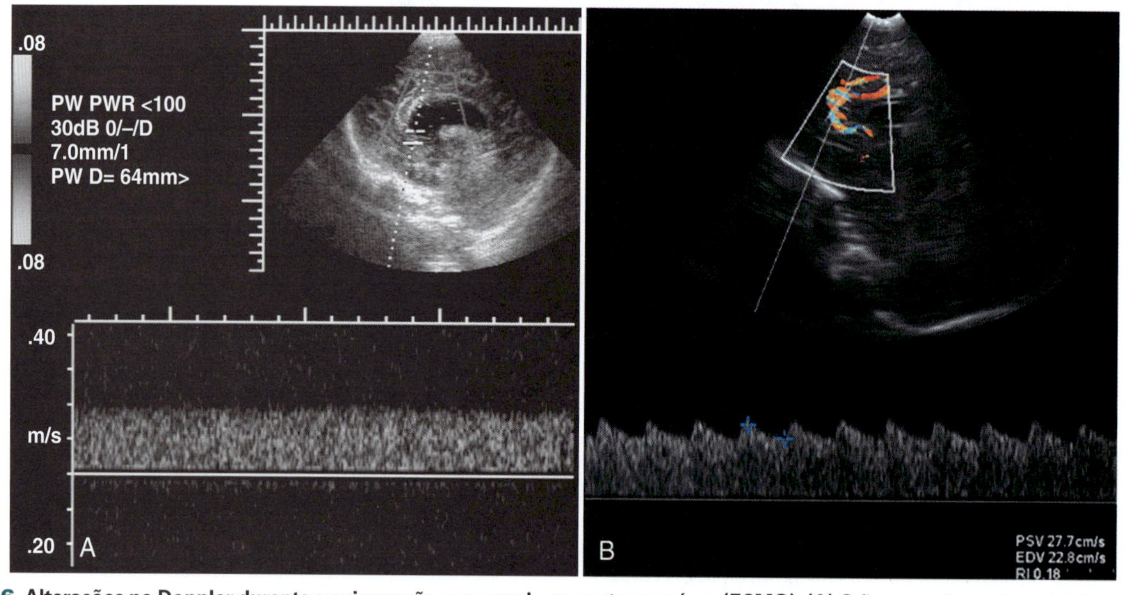

FIG. 46.6 Alterações no Doppler durante a oxigenação por membrana extracorpórea (ECMO). (A) O fluxo contínuo não pulsátil, no traçado do Doppler de onda pulsada da artéria cerebral anterior, em um lactente com cardiopatia congênita e disfunção cardíaca grave durante a ECMO venoatrial, mostra ausência de pulsatilidade arterial. **(B)** Em um lactente diferente, o fluxo residual pulsátil, no traçado do Doppler de onda pulsátil da artéria cerebral anterior, em um lactente com cardiopatia congênita e disfunção cardíaca moderada durante a ECMO venovenosa, mostra pulsatilidade arterial mínima.

A drenagem venosa e o fluxo geralmente são afetados, parcialmente como resultado da ligadura da veia jugular.[27,31]

Mais recentemente, as cânulas venosas de duplo lúmen permitiram o uso de circuitos venovenosos (oxigenação por membrana extracorpórea venovenosa [**ECMO-VV**]), nos quais o lado esquerdo funcionalmente intacto do coração bombeia o sangue oxigenado (liberado a partir do lado direito do coração pelo circuito ECMO-VV), na circulação sistêmica. As principais diferenças entre o circuito ECMO-VV e o circuito ECMO-VA são a manutenção do fluxo sanguíneo pulsátil (Fig. 46.6B), evitando a ligadura da artéria carótida, e a perfusão da circulação pulmonar e coronária por sangue bem oxigenado.[32] A ECMO-VV é usada quando há apenas disfunção pulmonar.

A ultrassonografia dúplex pode servir como uma modalidade de monitoramento à beira do leito para lesão cerebral em um paciente em ECMO. Estudos mostraram que, em neonatos sem lesão neurológica aparente, a velocidade do fluxo sanguíneo cerebral (VFSC) foi significativamente menor que o normal durante o suporte para ECMO e que a VFSC aumentou após a retirada da canulação. Crianças que desenvolveram hemorragia cerebral apresentaram VFSC mais alta por dias, antes do reconhecimento clínico da hemorragia cerebral.[33]

Hipotermia Terapêutica e Resfriamento Cerebral

Demonstrou-se que a temperatura do cérebro está intimamente ligada à perfusão cerebral. Poucos dados estão disponíveis sobre o impacto do resfriamento cerebral na hemodinâmica cerebral neonatal. Estudos anteriores concentraram-se principalmente em pacientes que receberam resfriamento para cirurgia cardíaca ou tratamento de lesão cerebral traumática. Observou-se que a hipotermia diminui a VFSC, enquanto o aumento da temperatura elevou a VFSC.[34]

LESÃO NEURONAL DIFUSA

Lesão Isquêmica Hipóxica e Asfixia

As alterações hemodinâmicas cerebrais associadas à LIH ou à asfixia dependem de muitos fatores complexos de interação, incluindo a gravidade, o tempo e a duração da lesão; hipercapnia e hipoxemia em evolução; e maturidade do cérebro. No quadro de asfixia grave ou prolongada, a LIH do tecido cerebral resulta em liberação excessiva de aminoácidos excitatórios, como glutamato e aspartato. A subsequente cascata complexa de eventos neurometabólicos desencadeia vasodilatação cerebral com subsequente edema cerebral.[35] Além dos achados convencionais de imagem em escala de cinza, de aumento da ecogenicidade da substância branca hemisférica, aumento da diferenciação corticomedular, ventrículos semelhantes a bolhas e espaços subaracnóideos apagados, alterações significativas nas medidas hemodinâmicas podem ser observadas na ultrassonografia dúplex. **Aumento da VFSC média** e **diminuição dos valores de IR** (< 0,55-0,60) podem ser visibilizados na imagem espectral do Doppler, 12 horas após a lesão, com duração de até vários dias após a lesão inicial (Fig. 46.7).[36,37] Além disso, as medidas de IR, em conjunto com marcadores clínicos, podem servir como um método seguro e eficiente em relação ao custo para o prognóstico de resultado e de sucesso do tratamento hipotérmico após LIH (Fig. 46.8). Os valores de IR abaixo de 0,60, **antes do resfriamento**, podem diferenciar amplamente os neonatos que apresentam maior probabilidade de desfechos associados a problemas de neurodesenvolvimento grave ou morte, entre a idade de 20 e 32 meses.[38] Hipóxia persistente ou hipercapnia também contribuirão para vasodilatação generalizada e espectros de Doppler anormais. A flutuação das velocidades sistólicas pode ser causada por isquemia cardíaca relacionada à hipóxia.[39,40]

Edema Cerebral

O edema cerebral pode ser observado em LIH, insuficiência cardíaca congestiva e muitos processos infecciosos. Nas fases iniciais do edema cerebral, os valores de IR normalmente diminuem em função da vasodilatação vascular relacionada.[41] À medida que o edema cerebral piora, a resistência cerebrovascular aumenta, com resultante diminuição das velocidades de fluxo sanguíneo diastólico. A imagem do Doppler de onda pulsada tipicamente mostra subsequente elevação progressiva dos valores de IR e pode eventualmente estar acompanhada por reversão do fluxo diastólico, nas artérias intracranianas.[40,42]

Morte Cerebral

Dependendo da legislação local, vários critérios rigorosos devem ser preenchidos para a determinação clínica da morte cerebral. Em geral, ausência de respostas pupilares, ausência de reflexos dos nervos cranianos, ausência de respiração espontânea e um eletroencefalograma "plano" são combinados com técnicas de neuroimagem que confirmam a ausência da perfusão cerebral em estudo de medicina nuclear, com radiofármacos. Diversos estudos se concentraram na avaliação do valor da ultrassonografia dúplex para determinação da morte encefálica.

A ultrassonografia dúplex geralmente exibe valores de IR evidentemente elevados (> 1,0) com reversão do fluxo diastólico na morte encefálica, provavelmente secundária ao aumento da PIC. No entanto, deve-se reconhecer que a reversão do fluxo sanguíneo diastólico também pode ser observada em crianças com hidrocefalia significativa e persistência do canal arterial.[43] Na morte cerebral, além disso, as pulsações das artérias cerebrais média e anterior aparecem diminuídas. Eventualmente, o fluxo durante a sístole torna-se menor e presente apenas durante uma breve porção do ciclo cardíaco. Isso representa **fluxo sanguíneo cerebral não viável**[42] (Fig. 46.9).

Embora a ausência de fluxo intracraniano, demonstrada pelas técnicas de Doppler, seja um sinal confiável de ausência de função cortical, a presença de fluxo não garante a integridade funcional, e a morte encefálica pode estar presente apesar do fluxo sanguíneo intracraniano preservado.[43,44]

HEMORRAGIA INTRACRANIANA E ACIDENTE VASCULAR CEREBRAL

O exame com Doppler colorido pode ser empregado para demonstrar o deslocamento inicial, recobrimento gradual e **obstrução das veias subependimárias e terminais,** por hemorragia da matriz germinal (HMG; Fig. 46.10). Em um estudo, o deslocamento ou a oclusão da veia terminal podem ser demonstrados em 50% das HMG e em 92% das hemorragias da substância branca periventricular.[45] Este achado pode ser útil na detecção inicial dos lactentes em risco para o agravamento da hemorragia intracraniana.

Acidente Vascular Cerebral Isquêmico Arterial Focal

A interrupção focal do FSC causa **acidente vascular cerebral isquêmico arterial,** no período neonatal. As complicações perinatais são a causa mais comum de acidente vascular cerebral em neonatos. Outros fatores são meningite, trauma, policitemia, desidratação, hipercoagulabilidade e vasculite cerebral.[46,47] Essas lesões geralmente ocorrem em neonatos a termo, afetam principalmente o território vascular das ACM (> 50%) e costumam ser unilaterais.

Nem todos os infartos cerebrais exibem alterações no fluxo sanguíneo regional. Embora a ressonância magnética (RM) e a angiografia por cateter sejam os padrões de referência de exames de imagem, durante a fase subaguda, a ultrassonografia craniana com Doppler pode mostrar hipervascularização caracterizada pelo aumento do tamanho e número de vasos visíveis e aumento da VFSC basal média na região de sombra periférica da área isquêmica[47-49] (Fig. 46.11). Acredita-se que esse padrão de vasodilatação seja causado pelo

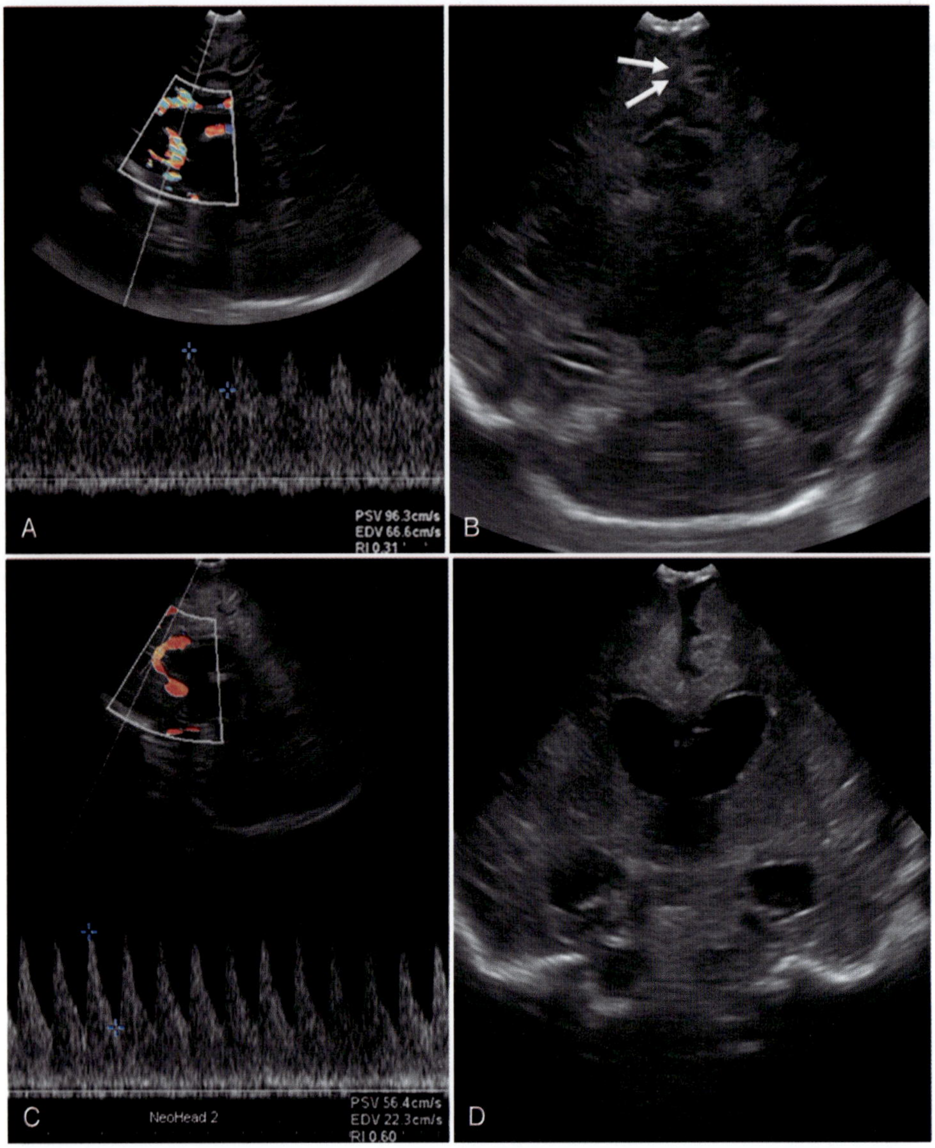

FIG. 46.7 Lesão isquêmica hipóxica perinatal grave em um recém-nascido a termo com distúrbio respiratório adicional devido à aspiração de mecônio. (A) e **(B)** Estudo ultrassonográfico inicial mostra edema cerebral difuso com aumento da ecogenicidade da substância branca cerebral, diferenciação corticomedular acentuada, córtex parcialmente interrompido ao longo da linha média (*setas*) e ventrículos parecidos com os de uma lâmina. O Doppler da artéria cerebral anterior mostra fluxo elevado durante a diástole e um índice de resistividade (IR) reduzida (0,31). **(C)** e **(D)** Imagem de acompanhamento mostra uma lesão tecidual grave e progressiva com ecogenicidade global da substância cinzenta e da substância branca (perda de diferenciação corticomedular) e ventriculomegalia com pseudonormalização do valor do IR (0,60).

desacoplamento do fluxo cerebral basal das demandas metabólicas locais e é conhecido como **hiperperfusão**.[50,51]

HIDROCEFALIA

À medida que a PIC aumenta, o fluxo arterial tende a ser mais afetado durante a diástole do que durante a sístole, o que desencadeia elevação da pulsatilidade do fluxo e aumento do IR. Seibert et al. mostraram que o **aumento do IR** está bem correlacionado ao aumento da PIC, em um modelo canino experimental de hidrocefalia.[52] Além disso, diminuições significativas na pulsatilidade e os valores de IR têm sido descritos após a derivação ventricular e o *shunt* em lactentes com hidrocefalia.[53,54] No entanto, a PIC elevada pode nem sempre estar presente em lactentes com dilatação ventricular, e os valores de IR podem se apresentar dentro da faixa normal. Portanto, os valores de IR variam de acordo com a idade gestacional e pós-natal, função cardíaca, frequência cardíaca, patência do ducto arterioso e após realização de um tratamento. Consequentemente, é necessário cuidado para não usar o valor do IR como um único indicador de PIC elevada.[54]

Diversas variações adicionais da técnica do Doppler dúplex podem ser aplicadas para melhorar a sensibilidade diagnóstica e a especificidade da imagem. A ultrassonografia com Doppler da artéria cerebral anterior ou artéria cerebral média durante a compressão da fontanela pode ser útil na identificação precoce de neonatos com complacência intracraniana anormal antes do desenvolvimento da elevação da PIC, como demonstrado pelo IR basal.[21] Taylor e Madsen mediram diretamente as alterações da PIC e do IR intracraniano antes e depois dos procedimentos de drenagem ventricular.[55,56] Esses estudos mostraram que a alteração do IR durante a compressão

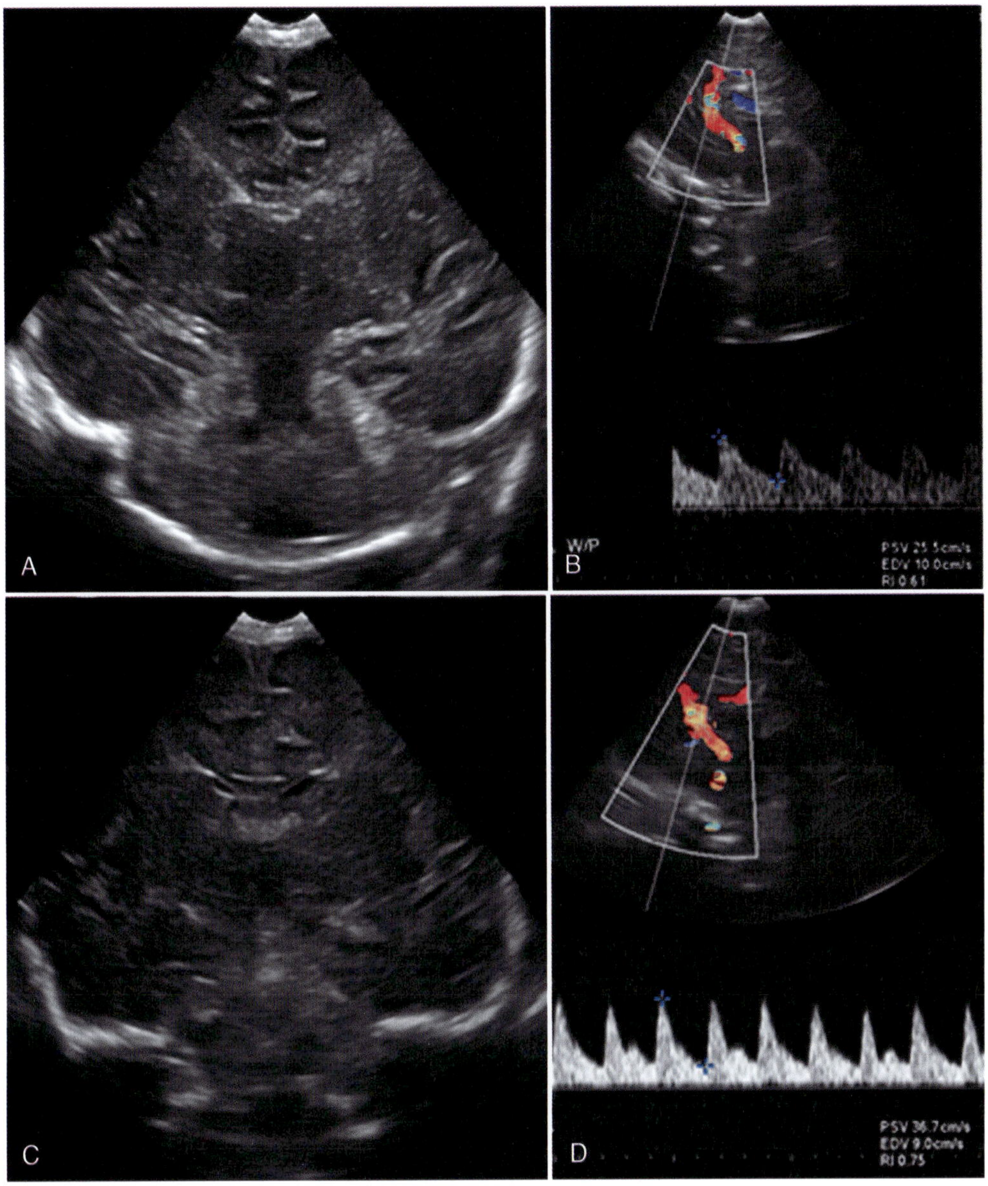

FIG. 46.8 Imagem em série em um neonato com lesão isquêmica hipóxica perinatal tratada com hipotermia terapêutica. (A) e **(B)** Estudo ultrassonográfico inicial mostra edema cerebral difuso com aumento da ecogenicidade da substância branca cerebral, diferenciação corticomedular acentuada e ventrículos parecidos com os de uma fenda. O Doppler da artéria cerebral anterior apresenta um índice de resistividade (IR) de 0,61. **(C)** e **(D)** A imagem de acompanhamento mostra a normalização dos achados de imagem no modo B após o término da terapia hipotérmica e um valor normal de IR de 0,75. Esses achados foram compatíveis com os achados neurológicos normais.

gradual da fontanela anterior é um forte preditor de PIC e pode ajudar a prever a necessidade de colocação de *shunt*. Esta técnica também tem sido usada com sucesso para avaliar a complacência intracraniana em crianças pequenas com **craniossinostose**, antes do reparo cirúrgico.[57]

De acordo com a hipótese de Monro-Kellie, o volume de cérebro, líquido cefalorraquidiano (LCR), sangue e outros componentes intracranianos são constantes.[58] Durante a compressão gradual da fontanela em lactentes normais, o LCR ou o sangue podem ser facilmente deslocados para compensar o pequeno aumento no volume liberado, pela compressão da fontanela anterior, não causando aumento da PIC. Em lactentes com hidrocefalia, no entanto, o aumento do volume intracraniano com compressão da fontanela é traduzido em um aumento transitório da PIC e em **aumento agudo na pulsatilidade arterial, resultando em aumento do IR** (Fig. 46.12). Exames seriados usando essa técnica podem acompanhar a capacidade individual de um neonato, de compensar pequenas alterações no volume intracraniano, fornecendo uma medida indireta, não invasiva, de complacência intracraniana[59] (Fig. 46.13).

Karl-Heinz Deeg et al. mostraram que o cálculo das proporções entre a VPS, a VDF e a velocidade de fluxo média, medidas nas artérias carótidas intracraniana e extracraniana (relação I/E), pode servir como um método adicional útil para a pesquisa semiquantitativa da estimativa de PCI. PCI levemente aumentadas, abaixo de 20 cmH_2O, foram associadas a maior proporção I/E acima de 1, enquanto os valores de IR permaneceram inalterados. A PIC elevada acima de 20 cmH_2O diminuiu a relação I/E significativamente abaixo dos valores normais de 0,8, enquanto os valores de IR aumentaram. A diminuição na razão I/E foi mais proeminente para a VDF, em comparação com a velocidade de fluxo de pico sistólico e velocidade de fluxo médio, no tempo estudado.[60]

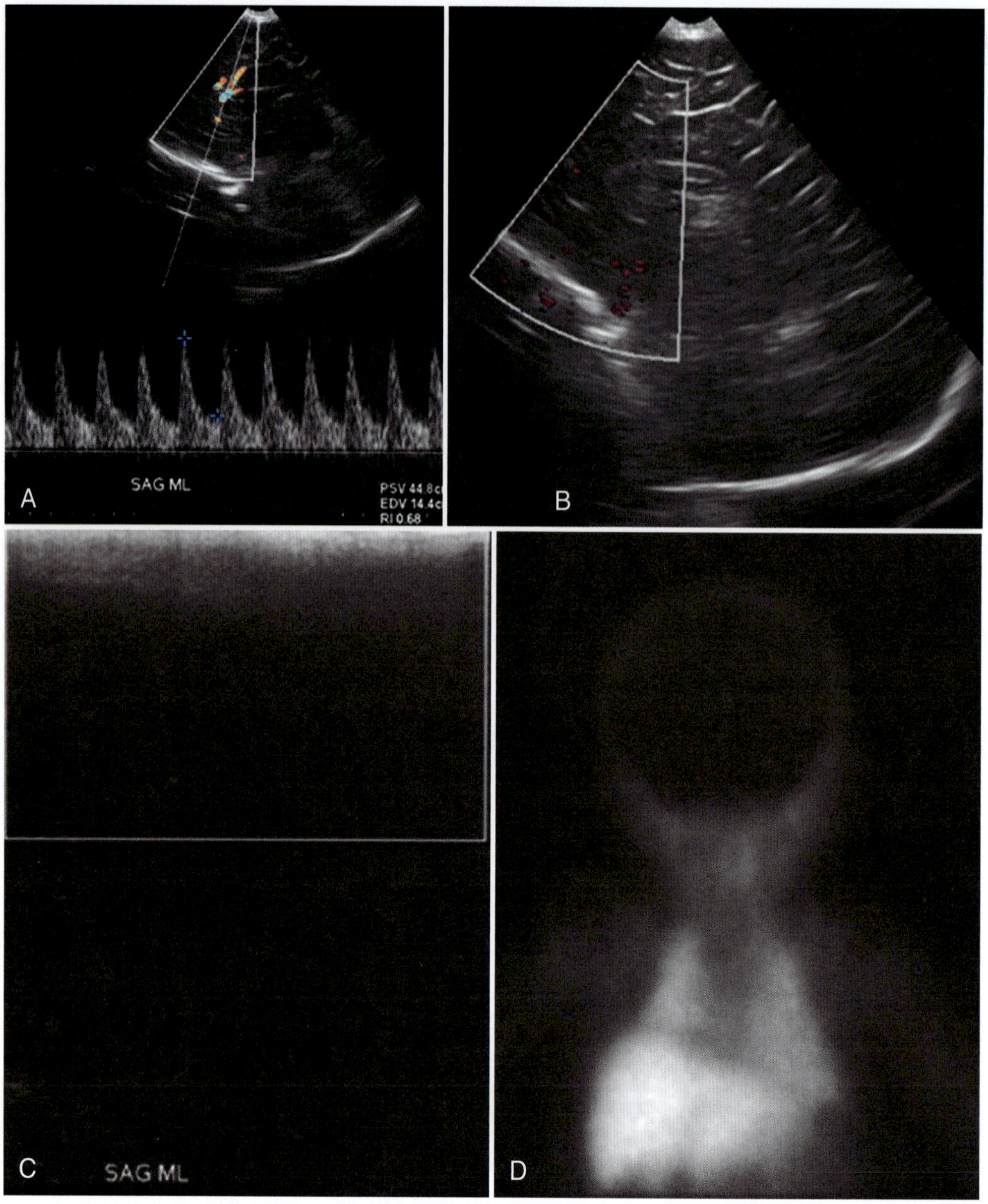

FIG. 46.9 Lactente de 7 semanas com insuficiência hepática progressiva, grave deterioração neurológica e morte cerebral. (A) O estudo ultrassonográfico inicial e o exame com Doppler de onda pulsada da artéria cerebral anterior não exibem achados notáveis. **(B)** Imagens de acompanhamento durante deterioração neurológica devastadora não mostram nenhuma perfusão cerebral relevante na geração de imagens de *power* Doppler. **(C)** A imagem do Doppler de linha média sagital também não mostra o fluxo venoso dentro do seio sagital superior, confirmando a falta de perfusão cerebral. **(D)** A completa falta de perfusão cerebral também foi confirmada pelo estudo de perfusão de medicina nuclear.

MALFORMAÇÕES VASCULARES

As **malformações arteriovenosas** (MAV) cerebrais pediátricas diferem substancialmente das formas adultas, em sua angioarquitetura, apresentação clínica, impacto hemodinâmico sistêmico e resultado funcional geral.[61] As MAV pediátricas frequentemente são fistulosas ou multifocais, tendem a exercer efeito hemodinâmico em todo o sistema venoso, e raramente se manifestam com vasculopatia relacionada ao alto fluxo ou aneurismas relacionados ao fluxo. Manifestações sistêmicas com sobrecarga cardíaca constituem uma característica clínica-chave que aumenta a morbidade e a mortalidade. Estase venosa crônica e/ou isquemia combinadas a roubo vascular podem causar insuficiência cardíaca crônica e resultar em dano cerebral irreversível. O chamado "**cérebro em fusão**" é uma complicação devastadora bem conhecida como **malformação aneurismática da veia de Galeno** (MAVG), que é a malformação vascular intracraniana neonatal mais comum. A diferenciação entre MAVG "verdadeira" e "falsa" é essencial.[62] Na MAVG verdadeira, as artérias drenam diretamente para uma veia prosencefálica inter-hemisférica dilatada e persistente (veia de Markowski), sem conexão com o sistema venoso profundo. Na MAVG "falsa", as MAV subpiais adjacentes ao cerebelo, tronco cerebral ou territórios supratentoriais profundos drenam para uma veia de Galeno, normalmente desenvolvida, que pode se dilatar devido à sobrecarga venosa. Consequentemente, a terminologia correta seria "**dilatação aneurismática da veia de Galeno**" (DAVG).

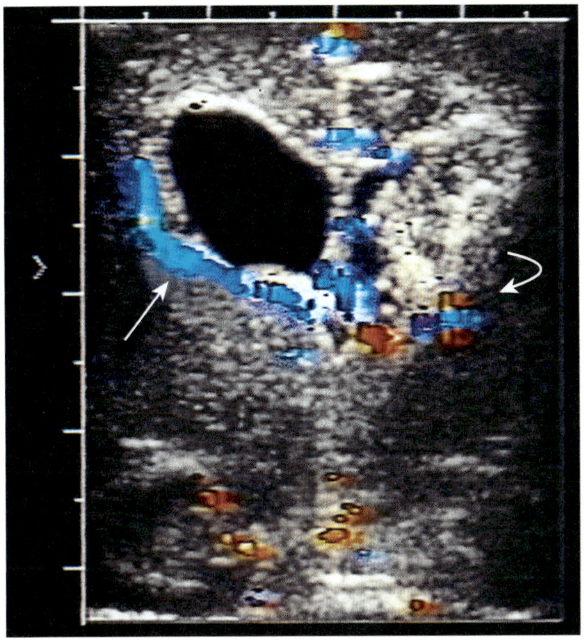

FIG. 46.10 Hemorragia da matriz germinativa (HMG) do lado esquerdo com obstrução da veia terminal resultando em estase venosa periventricular e infarto hemorrágico. O fluxo na veia subependimária esquerda (*seta curva*) está obliterado pelo hematoma. O fluxo na veia subependimária direita normal (*seta reta*) está presente.

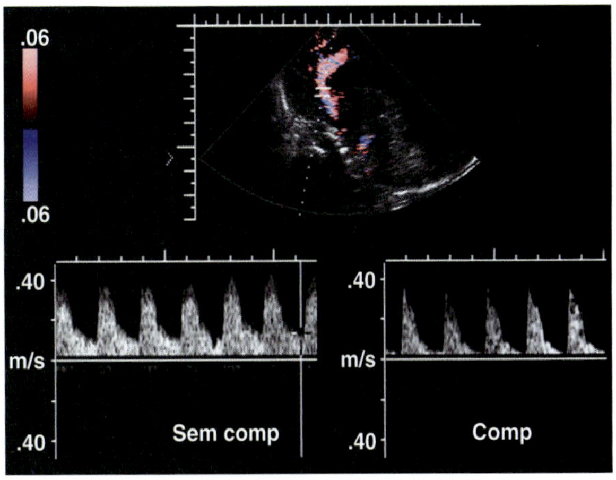

FIG. 46.12 Hidrocefalia causando aumento do índice resistivo (IR) quando a pressão anterior da fontanela é adicionada. O traçado Doppler de onda pulsada da artéria cerebral anterior com o transdutor mantido com leve pressão sobre a fontanela anterior (*Sem comp*) mostra um IR de 0,69. Repetir o traçado obtido alguns segundos depois com o transdutor firmemente preso sobre a fontanela (*Comp*). O IR aumentou para 0,99, indicando complacência intracraniana anormal. *Comp*, compressão.

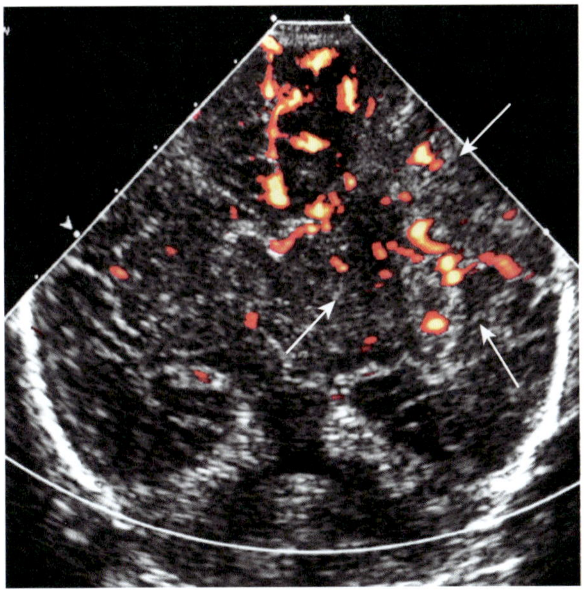

FIG. 46.11 Hiperperfusão secundária à acidente vascular cerebral isquêmico da artéria cerebral média esquerda em neonatos a longo prazo. A imagem do Doppler no modo de amplitude coronal mostra fluxo sanguíneo bastante aumentado para a área isquêmica levemente hiperecoica (*setas*), consistente com hiperperfusão.

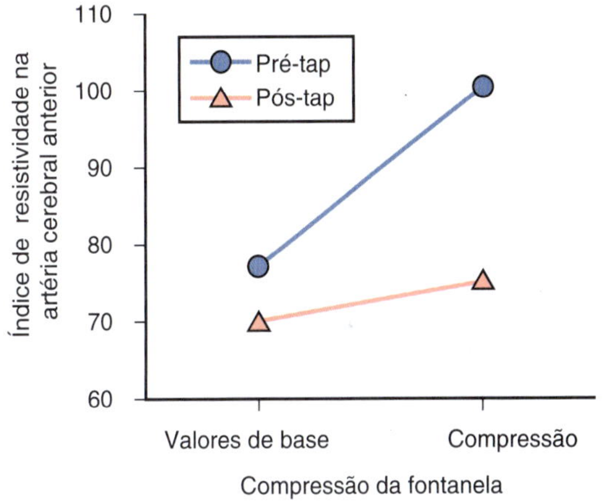

FIG. 46.13 Hidrocefalia com *shunt* (desvio) é menos sensível aos efeitos da pressão na fontanela. O gráfico das determinações do índice de resistividade (IR) serial em um lactente com hidrocefalia antes (*Pré-tap*) e após (*Pós-tap*) *shunt* mostra resposta hemodinâmica muito diminuída à compressão da fontanela após a drenagem ventricular. Observe que o IR é bastante similar aos valores de referência basais e aumenta com a compressão da fontanela.

A ultrassonografia é uma importante ferramenta de imagem que permite a visibilização direta dos vasos dilatados (veia aneurismática de Galeno), bem como possíveis complicações, como edema cerebral e hidrocefalia. A MAVG e o DAVG são tipicamente diagnosticadas no período pré-natal pelo exame ultrassonográfico.[63] A ultrassonografia do fluxo pré-natal e pós-natal e a análise espectral das curvas de fluxo sanguíneo nos vasos de fornecimento e de drenagem fornecem dados hemodinâmicos importantes antes e depois do tratamento (Figs. 46.14 e 46.15). A imagem do Doppler espectral tipicamente mostra arterialização do fluxo venoso e aumento da velocidade do fluxo, com redução da pulsatilidade do suprimento arterial. O fluxo sanguíneo nas porções mais periféricas do encéfalo pode exibir diminuição do fluxo ou ausência como resultado de um "roubo vascular", longe da circulação cerebral normal por meio da malformação de baixa resistência.[64,65]

O seio pericraniano é uma malformação vascular venosa congênita caracterizada por lesão expansiva venosa, subcutânea, flutuante e compressível, na qual as veias intracranianas e extracranianas estão conectadas por um defeito da calvária (Fig. 46.16). A lesão geralmente aumenta de tamanho durante o choro. A US dúplex com Doppler diferencia facilmente a lesão de vários outros diagnósticos, incluindo meningoencefalocele, dermoides

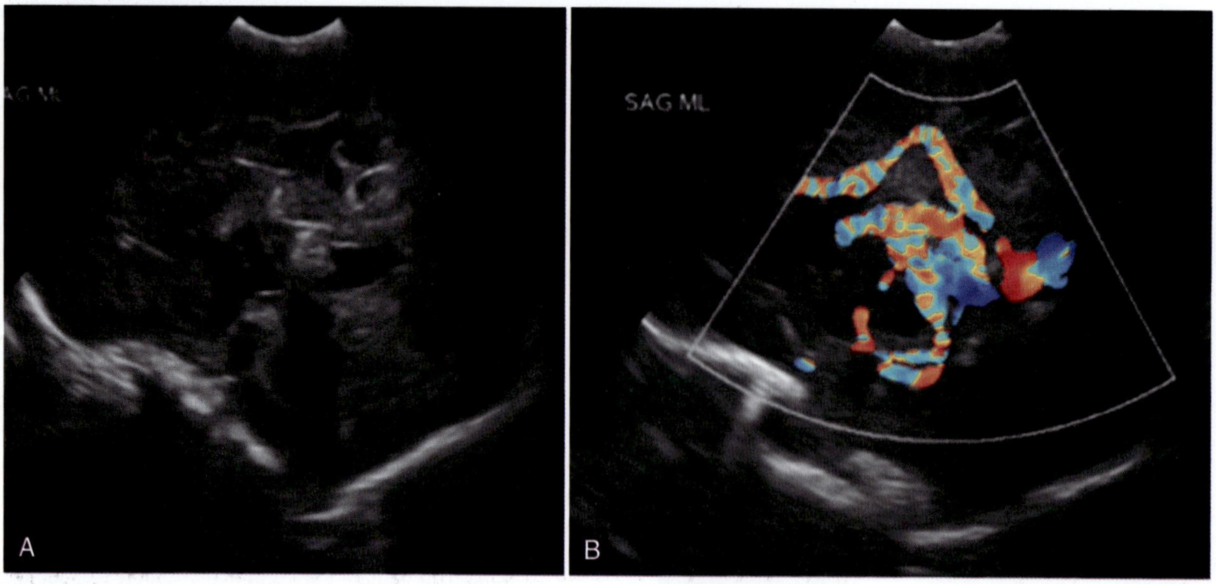

FIG. 46.14 Malformação aneurismática da veia de Galeno. As imagens sagitais **(A)** em escala de cinza e **(B)** do Doppler colorido mostram uma massa vascular que, no Doppler colorido, é uma veia dilatada de Galeno suprida por uma artéria pericalosa dilatada e uma artéria coróidea posterior. A malformação vascular é hipoecogênica na imagem no modo B e pode ser negligenciada.

(Fig. 46.17), lipomas, MAV, hemangiomas, céfalo-hematomas ou efusões subgáleas. Na ultrassonografia convencional em escala de cinza, o **seio pericraniano** apresenta-se tipicamente anecoico, enquanto a US com Doppler dúplex mostra a natureza venosa da lesão. Um fluxo venoso bidirecional e turbulento pode ser visibilizado através das veias transcalvárias dilatadas e conectadas.[66]

TUMORES INTRACRANIANOS

Tumores intracranianos neonatais são incomuns, e a experiência com a caracterização dessas lesões por Doppler é limitada.[67] A ultrassonografia com Doppler é valiosa na caracterização do grau de vascularização intratumoral e na identificação do suprimento vascular[68] (Fig. 46.18).

ESTRUTURAS DO CAMPO PROXIMAL

Diferenciação entre Coleções Líquidas Subaracnóideas e Subdurais

A US com Doppler colorido, usando transdutores lineares de alta frequência, pode ser empregada para caracterizar as coleções de líquido extracerebral, como **subaracnóideas**, **subdurais** ou **combinadas**. Como os vasos sanguíneos corticais superficiais se localizam na pia-aracnoide, o líquido no espaço subaracnóideo circunda e afasta os vasos corticais da superfície cerebral (Fig. 46.19). O líquido no espaço subdural empurra os vasos corticais em direção à superfície cerebral e é separado desses vasos por uma fina membrana. A correlação com a RM e tomografia computadorizada (TC) sugere que a US com Doppler colorido é confiável para fazer essa diferenciação.[69] Entretanto, as veias corticais drenam para o seio sagital superior via veias emissárias, que progridem pelos espaços extra-axiais e podem ser confundidas com vasos no espaço subaracnóideo.[70]

Trombose do Seio Venoso Dural

A **trombose do seio venoso dural** pode ocorrer no neonato como resultado de infecção sistêmica ou localizada, cardiopatia congênita, distúrbios da coagulação, malformações vasculares, trauma e desidratação. A ultrassonografia com Doppler colorido pode ser usada como uma ferramenta não invasiva para identificação inicial e monitoramento da trombose do seio dural.[46,52,71]

APLICAÇÕES VASCULARES INCOMUNS

A ultrassonografia Doppler dúplex pode ser útil para a exploração e a confirmação da natureza vascular das lesões hiperecoicas lineares, que podem ser observadas na substância cinzenta central de neonatos, também conhecida como **"vasculopatia" lenticuloestriada**[72] (Fig. 46.20). US com Doppler pode ser usada para pesquisa de várias anomalias vasculares anatômicas raras, como a hipoplasia da artéria carótida interna. A US dúplex também pode ser útil no diagnóstico e monitoramento da reatividade vasomotora e vasospasmo, após hemorragia subaracnóidea ou lesão cerebral traumática.

ARMADILHAS DA ULTRASSONOGRAFIA DÚPLEX

Como acontece com qualquer ferramenta de imagem avançada, o ultrassonografista e o radiologista devem estar cientes das potenciais armadilhas e limitações da US dúplex. O ângulo de insonação deve ser adaptado ao trajeto do vaso examinado, o volume da amostra deve estar centralizado dentro do vaso e as curvas acentuadas devem ser evitadas (fluxo turbulento com *aliasing*). Portanto, a proximidade do círculo arterial de Willis e do círculo venoso de Trolard pode resultar em uma amostragem simultânea de ambas as formas de onda arterial e venosa, afetando o cálculo correto de vários marcadores hemodinâmicos, como os valores de IR (Fig. 46.21).[73,74] Além disso, vasos de fluxo lento, vasos profundos e vasos superficiais

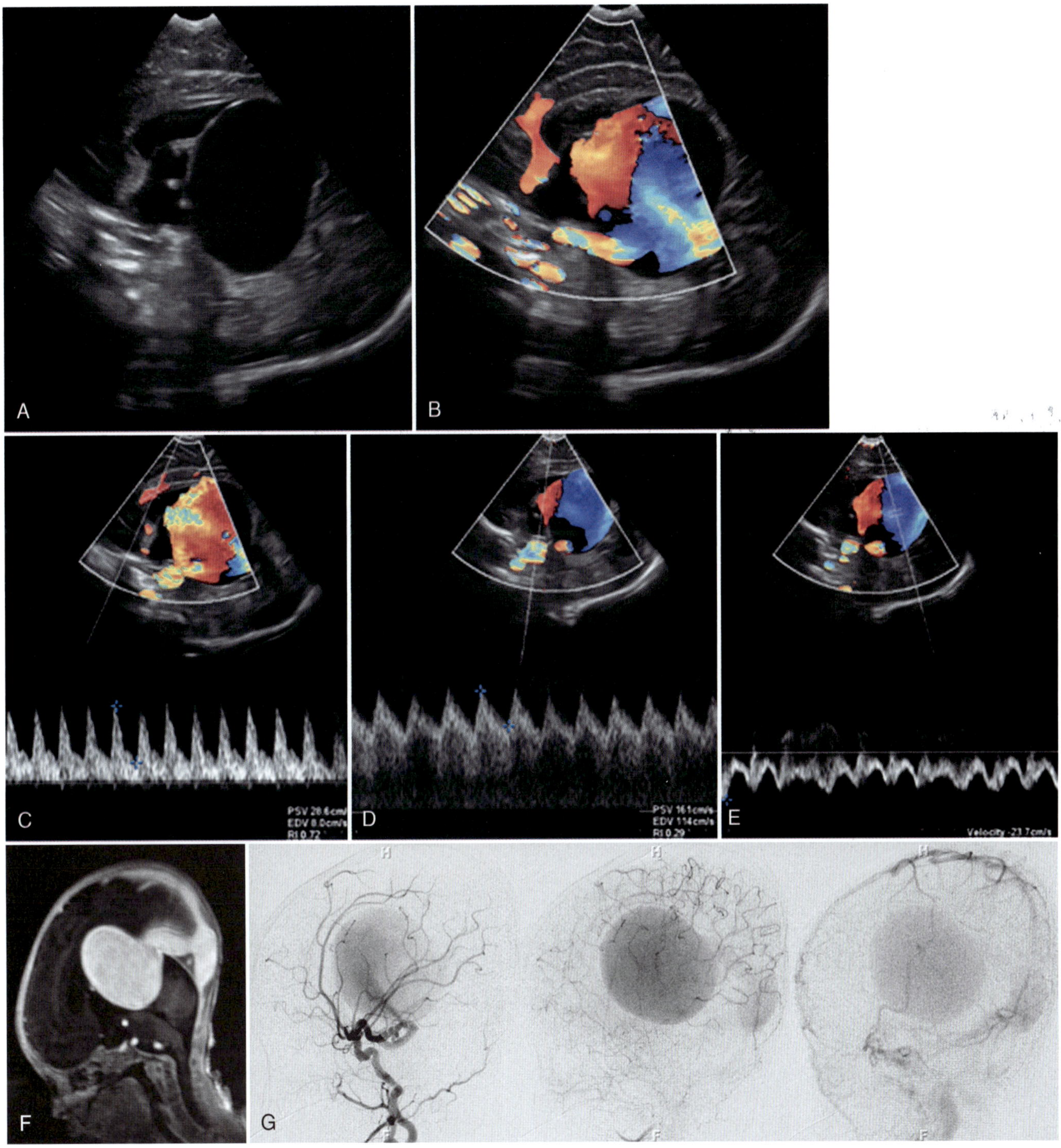

FIG. 46.15 Malformação aneurismática da veia de Galeno. (A) As imagens em escala de cinza sagital e **(B)** Doppler colorido mostram uma massa vascular devido ao aumento aneurismático da veia de Galeno com fluxo turbulento proeminente. A lâmina do teto está comprimida e os ventrículos supratentoriais estão dilatados devido à obstrução aqueductal e hipertensão venosa. **(C)-(E)** Ultrassonografia com Doppler colorido com análise espectral da malformação possibilita o estudo da angioarquitetura hemodinâmica da malformação. O fluxo normal é observado na artéria pericalosa **(C)**, enquanto um fluxo alto é observado na artéria coroidal posterior **(D)** com baixo índice de resistividade (IR) (IR = 0,29) como resultado do desvio arteriovenoso. Na veia dilatada de Galeno **(E)**, notam-se pulsações cardíacas extensas. **(F)** Venografia por ressonância magnética contrastada confirma a malformação. **(G)** Angiografia por subtração digital mostra que a malformação aneurismática da veia de Galeno é irrigada por artérias corióideas posteriores bilaterais dilatadas.

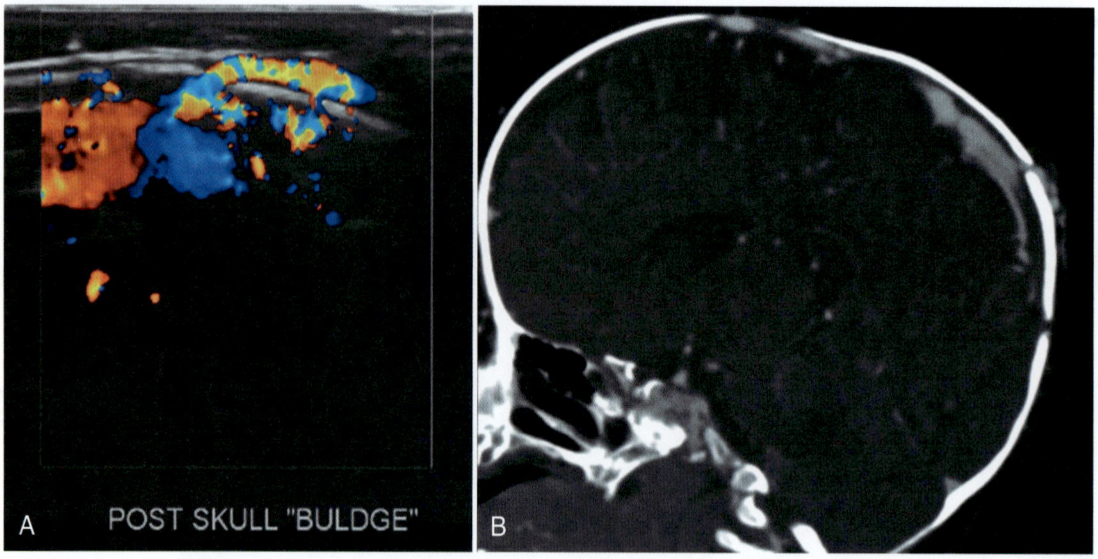

FIG. 46.16 ***Seio pericraniano.*** **(A)** Ultrassonografia com Doppler colorido de fluxo sagital mostra uma veia proeminente conectando o seio sagital superior intracraniano com a rede venosa subcutânea. **(B)** TC contrastada correlata mostrando vasos atravessando a calvária através de um pequeno defeito ósseo posterior.

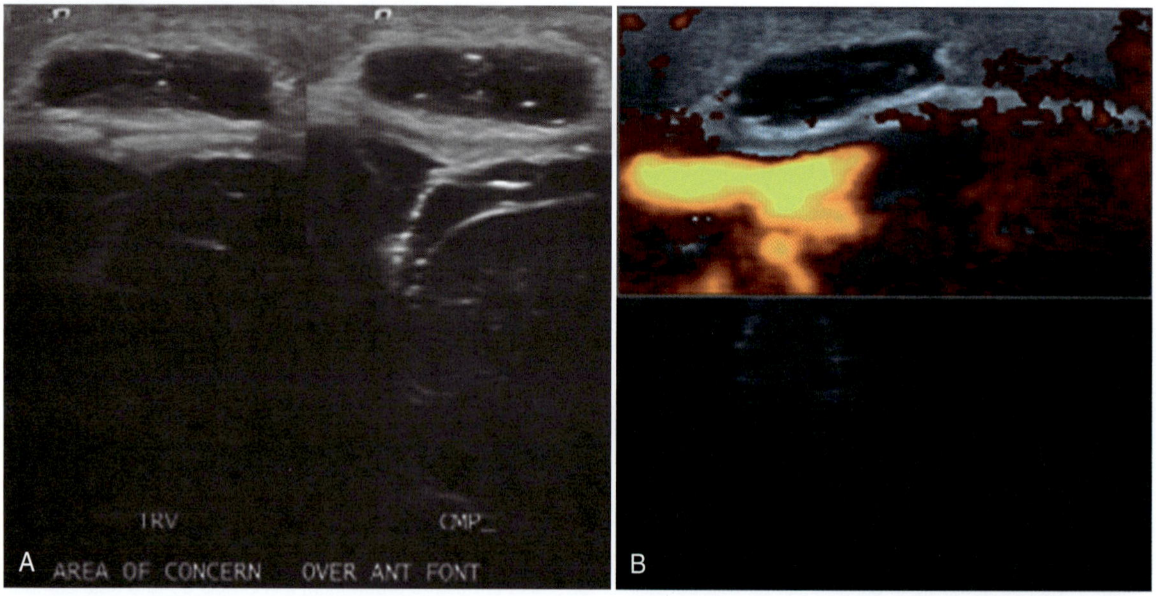

FIG. 46.17 **Dermoide na sutura sagital. (A)** Ultrassonografia em escala de cinza mostra uma lesão hipoecoica focal sobrejacente à sutura sagital. **(B)** Ultrassonografia com *power* Doppler mostra a natureza não vascular da protrusão focal, excluindo a possibilidade de seio pericraniano.

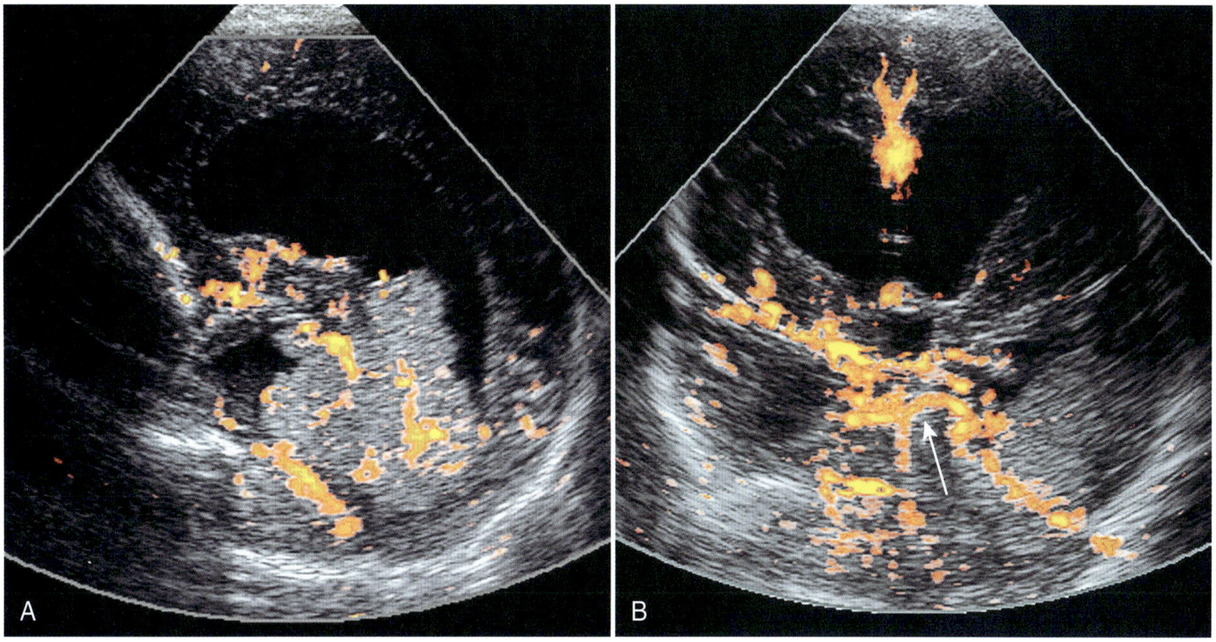

FIG. 46.18 Papiloma do plexo corióideo em lactente com 6 semanas. Imagens (A) Doppler angular sagital e **(B)** *power* Doppler coronal mostram aumento da vascularização tumoral na massa ecogênica, com irrigação por um ramo da artéria basilar (*seta*).

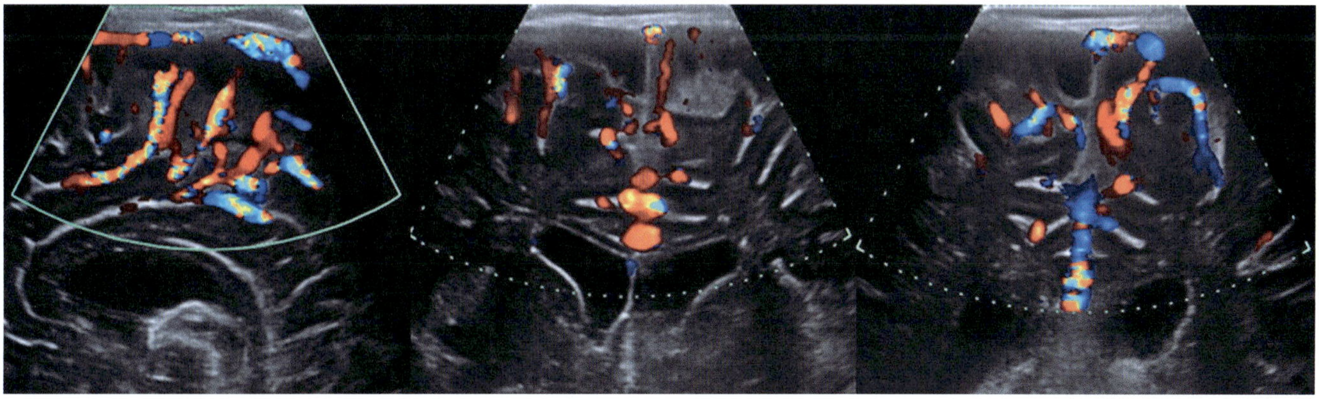

FIG. 46.19 Efusões subdural e subaracnóidea da meningite. Imagens sagital e coronal ampliadas de US com Doppler da fissura inter-hemisférica. Grandes efusões subaracnóideas e subdurais, parcialmente hipoecoicas, parcialmente hiperecoicas, bilaterais. Vasos corticais superficiais atravessam os espaços subaracnóideo e subdural para drenar no seio sagital superior. Os ventrículos estão levemente dilatados; as leptomeninges estão espessadas e hiperecoicas.

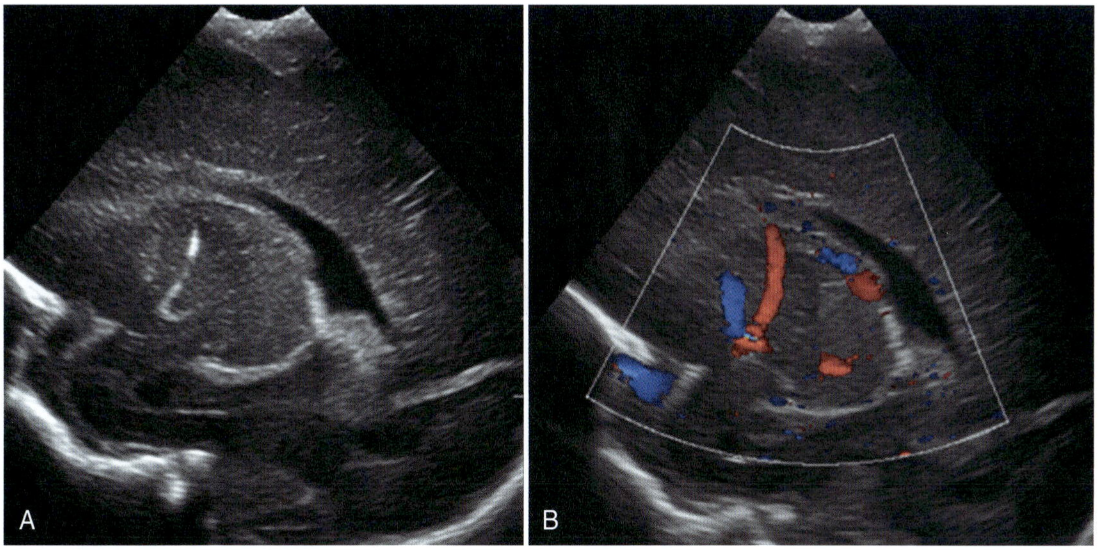

FIG. 46.20 Vasculopatia lenticuloestriada. (A) Ultrassonografia sagital em escala de cinza mostra lesões lineares moderadamente hiperecoicas nos núcleos da base que comprovaram ser vasos lenticuloestriados proeminentes na Us com Doppler colorido **(B)**.

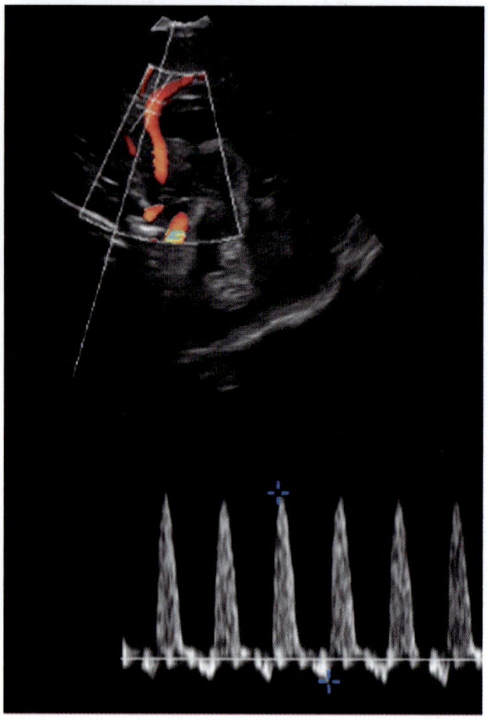

FIG. 46.21 Armadilha: sobreposição arterial e venosa na curva do fluxo espectral. Amostragem simultânea do fluxo arterial na artéria pericalosa e no seio sagital inferior adjacente pode mimetizar reversão do fluxo diastólico com cálculo incorreto dos valores do índice de resistividade.

com visibilização limitada pelo osso da calota craniana ou fora da janela acústica podem ser negligenciados. A familiaridade com as patologias estudadas é essencial para a execução da US dúplex sensível e específica.

REFERÊNCIAS

1. Bada HS, Hajjar W, Chua C, Sumner DS. Noninvasive diagnosis of neonatal asphyxia and intraventricular hemorrhage by Doppler ultrasound. J Pediatr. 1979;95(5 Pt 1):775-779.
2. Archer LN, Evans DH, Levene MI. Doppler ultrasound examination of the anterior cerebral arteries of normal newborn infants: the effect of postnatal age. Early Hum Dev. 1985;10(3-4):255-260.
3. Grant EG, White EM, Schellinger D, et al. Cranial duplex sonography of the infant. Radiology. 1987;163(1):177-185.
4. Taylor G. Current concepts in neonatal cranial Doppler sonography. Ultrasound Q. 1992;223-244.
5. Wong WS, Tsuruda JS, Liberman RL, et al. Color Doppler imaging of intracranial vessels in the neonate. Am J Roentgenol. 1989;152(5):1065-1070.
6. Mitchell DG, Merton D, Needleman L, et al. Neonatal brain: color Doppler imaging. Part I. Technique and vascular anatomy. Radiology. 1988;167(2):303-306.
7. Mitchell DG, Merton DA, Mirsky PJ, Needleman L. Circle of Willis in newborns: color Doppler imaging of 53 healthy full-term infants. Radiology. 1989;172(1):201-205.
8. Taylor GA. Intracranial venous system in the newborn: evaluation of normal anatomy and flow characteristics with color Doppler US. Radiology. 1992;183(2):449-452.
9. Dean LM, Taylor GA. The intracranial venous system in infants: normal and abnormal findings on duplex and color Doppler sonography. Am J Roentgenol. 1995;164(1):151-156.
10. Perlman JM, Hill A, Volpe JJ. The effect of patent ductus arteriosus on flow velocity in the anterior cerebral arteries: ductal steal in the premature newborn infant. J Pediatr. 1981;99(5):767-771.
11. Taylor GA. Effect of scanning pressure on intracranial hemodynamics during transfontanellar duplex US. Radiology. 1992;185(3):763-766.
12. Taylor GA, Martin GR, Short BL. Cardiac determinants of cerebral blood flow during extracorporeal membrane oxygenation. Invest Radiol. 1989;24(7):511-516.
13. Taylor GA, Short BL, Walker LK, Traystman RJ. Intracranial blood flow: quantification with duplex Doppler and color Doppler flow US. Radiology. 1990;176(1):231-236.
14. Greisen G, Johansen K, Ellison PH, et al. Cerebral blood flow in the newborn infant: comparison of Doppler ultrasound and 133xenon clearance. J Pediatr. 1984;104(3):411-418.
15. Hansen NB, Stonestreet BS, Rosenkrantz TS, Oh W. Validity of Doppler measurements of anterior cerebral artery blood flow velocity: correlation with brain blood flow in piglets. Pediatrics. 1983;72(4):526-531.
16. Lundell BP, Lindstrom DP, Arnold TG. Neonatal cerebral blood flow velocity I. An in vitro validation of the pulsed Doppler technique. Acta Paediatr Scand. 1984;73(6):810-815.
17. Horgan JG, Rumack CM, Hay T, et al. Absolute intracranial blood-flow velocities evaluated by duplex Doppler sonography in asymptomatic preterm and term neonates. Am J Roentgenol. 1989;152(5):1059-1064.
18. Allison JW, Faddis LA, Kinder DL, et al. Intracranial resistive index (RI) values in normal term infants during the first day of life. Pediatr Radiol. 2000;30(9):618-620.
19. Raju TN, Zikos E. Regional cerebral blood velocity in infants. A real-time transcranial and fontanellar pulsed Doppler study. J Ultrasound Med. 1987;6(9):497-507.
20. Agoestina T, Humphrey JH, Taylor GA, et al. Safety of one 52-mumol (50,000 IU) oral dose of vitamin A administered to neonates. Bull World Health Organ. 1994;72(6):859-868.
21. Taylor GA, Phillips MD, Ichord RN, et al. Intracranial compliance in infants: evaluation with Doppler US. Radiology. 1994;191(3):787-791.
22. Winkler P, Helmke K. Duplex-scanning of the deep venous drainage in the evaluation of blood flow velocity of the cerebral vascular system in infants. Pediatr Radiol. 1989;19(2):79-90.
23. Cowan F, Thoresen M. Changes in superior sagittal sinus blood velocities due to postural alterations and pressure on the head of the newborn infant. Pediatrics. 1985;75(6):1038-1047.
24. Rennie JM, South M, Morley CJ. Cerebral blood flow velocity variability in infants receiving assisted ventilation. Arch Dis Child. 1987;62(12):1247-1251.
25. Laubscher B, van Melle G, Fawer CL, et al. Haemodynamic changes during high frequency oscillation for respiratory distress syndrome. Arch Dis Child Fetal Neonatal Ed. 1996;74(3):F172-F176.
26. Perlman JM, Volpe JJ. Suctioning in the preterm infant: effects on cerebral blood flow velocity, intracranial pressure, and arterial blood pressure. Pediatrics. 1983;72(3):329-334.
27. Day RW. Cerebral blood flow velocity acutely decreases in newborns who respond to inhaled nitric oxide. Am J Perinatol. 2001;18(4):185-194.
28. Taylor GA, Short BL, Glass P, Ichord R. Cerebral hemodynamics in infants undergoing extracorporeal membrane oxygenation: further observations. Radiology. 1988;168(1):163-167.
29. Mitchell DG, Merton D, Desai H, et al. Neonatal brain: color Doppler imaging. Part II. Altered flow patterns from extracorporeal membrane oxygenation. Radiology. 1988;167(2):307-310.
30. Taylor GA, Walker LK. Intracranial venous system in newborns treated with extracorporeal membrane oxygenation: Doppler US evaluation after ligation of the right jugular vein. Radiology. 1992;183(2):453-456.
31. Weber TR, Kountzman B. The effects of venous occlusion on cerebral blood flow characteristics during ECMO. J Pediatr Surg. 1996;31(8):1124-1127.
32. Barnacle AM, Smith LC, Hiorns MP. The role of imaging during extracorporeal membrane oxygenation in pediatric respiratory failure. Am J Roentgenol. 2006;186(1):58-66.
33. O'Brien NF, Hall MW. Extracorporeal membrane oxygenation and cerebral blood flow velocity in children. Pediatr Crit Care Med. 2013;14(3):e126-e134.
34. Stretti F, Gotti M, Pifferi S, et al. Body temperature affects cerebral hemodynamics in acutely brain injured patients: an observational transcranial color-coded duplex sonography study. Crit Care. 2014;18(5):552.

35. Taylor GA, Trescher WH, Johnston MV, Traystman RJ. Experimental neuronal injury in the newborn lamb: a comparison of *N*-methyl-D-aspartic acid receptor blockade and nitric oxide synthesis inhibition on lesion size and cerebral hyperemia. Pediatr Res. 1995;38(5):644-651.
36. van Bel F, van de Bor M, Stijnen T, et al. Cerebral blood flow velocity pattern in healthy and asphyxiated newborns: a controlled study. Eur J Pediatr. 1987;146(5):461-467.
37. Ilves P, Lintrop M, Metsvaht T, et al. Cerebral blood-flow velocities in predicting outcome of asphyxiated newborn infants. Acta Paediatr. 2004;93(4):523-528.
38. Gerner GJ, Burton VJ, Poretti A, et al. Transfontanellar duplex brain ultrasonography resistive indices as a prognostic tool in neonatal hypoxic-ischemic encephalopathy before and after treatment with therapeutic hypothermia. J Perinatol. 2016;36(3):202-206.
39. van Bel F, van de Bor M, Baan J, Ruys JH. The influence of abnormal blood gases on cerebral blood flow velocity in the preterm newborn. Neuropediatrics. 1988;19(1):27-32.
40. Deeg KH, Rupprecht T, Zeilinger G. Doppler sonographic classification of brain edema in infants. Pediatr Radiol. 1990;20(7):509-514.
41. Vannucci RC. Mechanisms of perinatal hypoxic-ischemic brain damage. Semin Perinatol. 1993;17(5):330-337.
42. McMenamin JB, Volpe JJ. Doppler ultrasonography in the determination of neonatal brain death. Ann Neurol. 1983;14(3):302-307.
43. Glasier CM, Seibert JJ, Chadduck WM, et al. Brain death in infants: evaluation with Doppler US. Radiology. 1989;172(2):377-380.
44. Taekuchi K, Iinuma K, Satoh H, et al. Report on the criteria for the determination of brain death in children. Part II. Determination of brain death in children in Japan. Japan Med Assoc J. 2002;336-357.
45. Taylor GA. Effect of germinal matrix hemorrhage on terminal vein position and patency. Pediatr Radiol. 1995;25(Suppl. 1):S37-S40.
46. Yikilmaz A, Taylor GA. Sonographic findings in bacterial meningitis in neonates and young infants. Pediatr Radiol. 2008;38(2):129-137.
47. Soetaert AM, Lowe LH, Formen C. Pediatric cranial Doppler sonography in children: non-sickle cell applications. Curr Probl Diagn Radiol. 2009;38(5):218-227.
48. Hernanz-Schulman M, Cohen W, Genieser NB. Sonography of cerebral infarction in infancy. Am J Roentgenol. 1988;150(4):897-902.
49. Taylor GA. Alterations in regional cerebral blood flow in neonatal stroke: preliminary findings with color Doppler sonography. Pediatr Radiol. 1994;24(2):111-115.
50. Savoiardo M. CT scanning. In: Barnett H, Stein B, Mohr J, editors. Stroke: pathophysiology, diagnosis and management. New York: Churchill Livingstone; 1986. p. 189-219.
51. Taylor GA, Trescher WA, Traystman RJ, Johnston MV. Acute experimental neuronal injury in the newborn lamb: US characterization and demonstration of hemodynamic effects. Pediatr Radiol. 1993;23(4):268-275.
52. Seibert JJ, McCowan TC, Chadduck WM, et al. Duplex pulsed Doppler US versus intracranial pressure in the neonate: clinical and experimental studies. Radiology. 1989;171(1):155-159.
53. Bada HS, Miller JE, Menke JA, et al. Intracranial pressure and cerebral arterial pulsatile flow measurement in neonatal intraventricular hemorrhage. J Pediatr. 1982;100(2):291-296.
54. Hanlo PW, Gooskens RH, Nijhuis IJ, et al. Value of transcranial Doppler indices in predicting raised ICP in infantile hydrocephalus. A study with review of the literature. Childs Nerv Syst. 1995;11(10):595-603.
55. Taylor GA, Madsen JR. Neonatal hydrocephalus: hemodynamic response to fontanelle compression—correlation with intracranial pressure and need for shunt placement. Radiology. 1996;201(3):685-689.
56. Westra SJ, Lazareff J, Curran JG, et al. Transcranial Doppler ultrasonography to evaluate need for cerebrospinal fluid drainage in hydrocephalic children. J Ultrasound Med. 1998;17(9):561-569.
57. Westra S, Stotland M, Lazareff J, et al. Perioperative transcranial Doppler US to evaluate intracranial compliance in young children undergoing craniosynostosis repair surgery. Radiology. 2001;218(3):816-823.
58. Bruce DA, Berman WA, Schut L. Cerebrospinal fluid pressure monitoring in children: physiology, pathology and clinical usefulness. Adv Pediatr. 1977;24:233-290.
59. de Oliveira R, Machado H. Transcranial color-coded Doppler ultrasonography for evaluation of children with hydrocephalus. Neurosurg Focus. 2003;15(4):1-7.
60. Deeg KH, Wolf A. Doppler ultrasound diagnosis of increased intracranial pressure by comparison of 2 blood flow velocities in the extra- and intracranial segment of the internal carotid artery. 2: Findings in children with increased intracranial pressure. Ultraschall Med. 2001;22(2):66-74.
61. Batista L, Ozanne A, Barbosa M, et al. Arteriovenous malformations: diagnosis and endovascular treatment. In: Tortori-Donati P, Rossi A, Biancheri R, editors. Pediatric Neuroradiology: Brain. Berlin: Springer; 2005. p. 287-317.
62. Alvarez H, Garcia Monaco R, Rodesch G, et al. Vein of Galen aneurysmal malformations. Neuroimaging Clin N Am. 2007;17(2):189-206.
63. Ruano R, Benachi A, Aubry MC, et al. Perinatal three-dimensional color power Doppler ultrasonography of vein of Galen aneurysms. J Ultrasound Med. 2003;22(12):1357-1362.
64. Soto G, Daneman A, Hellman J. Doppler evaluation of cerebral arteries in a galenic vein malformation. J Ultrasound Med. 1985;4(12):673-675.
65. Westra SJ, Curran JG, Duckwiler GR, et al. Pediatric intracranial vascular malformations: evaluation of treatment results with color Doppler US. Work in progress. Radiology. 1993;186(3):775-783.
66. Kim YJ, Kim IO, Cheon JE, et al. Sonographic features of sinus pericranii in 4 pediatric patients. J Ultrasound Med. 2011;30(3):411-417.
67. Chow PP, Horgan JG, Burns PN, et al. Choroid plexus papilloma: detection by real-time and Doppler sonography. AJNR Am J Neuroradiol. 1986;7(1):168-170.
68. Simanovsky N, Taylor G. Sonography of brain tumors in infants and young children. Pediatr Radiol. 2001;31(6):392-398.
69. Chen CY, Chou TY, Zimmerman RA, et al. Pericerebral fluid collection: differentiation of enlarged subarachnoid spaces from subdural collections with color Doppler US. Radiology. 1996;201(2):389-392.
70. Amodio J, Spektor V, Pramanik B, et al. Spontaneous development of bilateral subdural hematomas in an infant with benign infantile hydrocephalus: color Doppler assessment of vessels traversing extra-axial spaces. Pediatr Radiol. 2005;35(11):1113-1117.
71. Bezinque SL, Slovis TL, Touchette AS, et al. Characterization of superior sagittal sinus blood flow velocity using color flow Doppler in neonates and infants. Pediatr Radiol. 1995;25(3):175-179.
72. Makhoul IR, Eisenstein I, Sujov P, et al. Neonatal lenticulostriate vasculopathy: further characterisation. Arch Dis Child Fetal Neonatal Ed. 2003;88(5):F410-F414.
73. Cullen S, Demengie F, Ozanne A, et al. The anastomotic venous circle of the base of the brain. Interv Neuroradiol. 2005;11(4):325-332.
74. Tubbs RS, Loukas M, Shoja MM, et al. The venous circle of Trolard. Bratisl Lek Listy. 2008;109(4):180-181.

CAPÍTULO 47

Ultrassonografia com Doppler do Cérebro em Crianças

Dorothy Bulas e Alexia Egloff

RESUMO DOS PONTOS-CHAVE

- A ultrassonografia com Doppler transcraniano (DTC) pode ser realizada com ou sem geração de imagens. Quatro janelas estão disponíveis após o fechamento da fontanela anterior – temporal, orbital, transforaminal e submandibular.
- Variáveis fisiológicas, que incluem idade, sexo, hematócrito, viscosidade, dióxido de carbono, temperatura, pressão arterial e atividade mental ou motora podem afetar a velocidade do fluxo.
- Existem várias aplicações clínicas estabelecidas para a ultrassonografia DTC e muitas aplicações potenciais para a avaliação do fluxo sanguíneo cerebral nos grupos etários pediátricos e adultos.
- DTC pode ser usado para avaliar o risco de acidente vascular encefálico (AVE) em crianças com doença falciforme. Crianças com velocidades médias máximas no tempo superiores a 200 cm/s ou velocidades de pico sistólicas superiores a 250 cm/s na artéria cerebral média (ACM) ou artéria carótida interna distal apresentam maior risco de AVE.
- DTC pode ser usado para avaliar vasospasmo e ajudar a orientar o tratamento. Um pico de velocidade sistólica maior que 200 cm/s é considerado anormal no quadro apropriado. A acurácia da DTC no diagnóstico do vasospasmo pode ser melhorada por meio da utilização da razão de Lindegaard (razão ACM/artéria carótida interna). Razão maior que 6 sugere vasospasmo grave; relação entre 3 e 6 está associada a vasospasmo leve a moderado, e menor que 3, em pacientes com velocidades de fluxo elevadas, provavelmente representa hiperemia generalizada secundária.

SUMÁRIO DO CAPÍTULO

TÉCNICA ULTRASSONOGRÁFICA
CONFIGURAÇÕES DE ENERGIA DO ULTRASSOM
LIMITAÇÕES E ARMADILHAS NO DOPPLER TRANSCRANIANO
REALCE POR CONTRASTE
INDICAÇÕES PARA OBTENÇÃO DE IMAGENS COM DOPPLER TRANSCRANIANO
Doença Falciforme
Vasospasmo
Avaliação do Fluxo Colateral
Cefaleias
Apneia do Sono
Hidrocefalia
Malformações Vasculares
Asfixia
Edema Cerebral e Terapia com Hiperventilação
Avaliação de *Shunt* da Direita para a Esquerda
Morte Cerebral
Neuromonitoramento e Procedimentos Neurorradiológicos Intraoperatórios
Doppler Transcraniano e Ativador de Plasminogênio Tecidual
Doppler Transcraniano Funcional
Outros Usos Potenciais

A ultrassonografia com Doppler dúplex colorido através da fontanela anterior é simples e se mostrou útil na avaliação de anormalidades do fluxo sanguíneo cerebral em neonatos e lactentes.[1-4] Quando a fontanela fecha, a ultrassonografia Doppler transcraniana (DTC) ainda pode ser realizada de forma não invasiva, por meio de um transdutor de Doppler de onda pulsada de baixa frequência (2 a 2,5 MHz) através do osso temporal delgado, das órbitas e do forame magno. Essa técnica pode ser usada para medir a velocidade e a pulsatilidade do fluxo sanguíneo nas artérias intracranianas, do círculo de Willis e do sistema vertebrobasilar.[5] A ultrassonografia DTC tornou-se uma ferramenta fundamental no manejo de crianças com doença falciforme (DF) e provou ser um complemento valioso na avaliação de várias patologias intracranianas em crianças, incluindo vasospasmo, malformações vasculares e morte encefálica, bem como para a avaliação da hemodinâmica cerebral após trauma, asfixia, cefaleia e acidente vascular encefálico (AVE).

Dois tipos de equipamento ultrassonográfico com DTC estão disponíveis: **sem imagem** (DTC) e **com imagem** (DTCI). A técnica sem imagem utiliza onda contínua e Doppler de onda pulsada para insonação de vasos específicos usando critérios rigorosos para identificação de vasos intracranianos, com base na profundidade e no sentido do fluxo através do osso temporal.[6,7] Essa técnica "às cegas" requer destreza meticulosa para obtenção da frequência Doppler mais alta audível e capacidade de manter a imagem mental do círculo de Willis. As vantagens do DTC sem imagem incluem o fato de que as unidades projetadas para este exame são pequenas, portáteis e baratas; apresentam boa sensibilidade ao Doppler e capacidade superior de manobra devido ao pequeno tamanho do transdutor. As limitações incluem a necessidade de treinamento intensivo, dificuldade em encontrar vasos específicos e falta de disponibilidade da unidade em departamentos de radiologia. A ultrassonografia dúplex com Doppler com imagem colorida usando transdutores de baixa frequência, via osso temporal, aumentou a utilidade da US com DTC. As vantagens de DTCI incluem a identificação rápida de vasos, uma curva de aprendizado mais curta e a disponibilidade de unidades nos departamentos de radiologia. Essa técnica de imagem permite a identificação mais segura do vaso, resultando em informações mais fáceis, confiáveis e reproduzíveis.[8-11] No entanto, com treinamento e experiência, ambas as técnicas demonstraram ser confiáveis e reproduzíveis.[12,13]

TÉCNICA ULTRASSONOGRÁFICA

A **fontanela anterior** permanece, tipicamente, aberta durante o primeiro ano de vida. Uma vez fechada, três janelas cranianas (além de orifícios realizados por brocas e defeitos cirúrgicos) podem ser utilizadas rotineiramente para insonação da circulação intracraniana: a **janela transtemporal**, a **janela orbital** e a **janela suboccipital**. A janela submandibular também pode ser usada para completar o exame do segmento cervical da artéria carótida interna (ACI).[14]

A abordagem transtemporal ocorre através da porção delgada suprazigomática do osso temporal, usando um transdutor de baixa frequência (2 a 2,5 MHz). A janela acústica transtemporal geralmente é encontrada no osso temporal, em direção cefálica ao arco zigomático e anterior ao ouvido. O ponto de referência anatômico intracraniano nesse plano, por meio de imagens em escala de cinza, são os **pedúnculos cerebrais** em forma de coração (Fig. 47.1A). Logo antes dos pedúnculos encontra-se a **cisterna** interpeduncular ou suprasselar, em forma de estrela e ecogênica. Anterior e lateralmente a essa cisterna basilar encontra-se a fissura ecogênica para a **artéria cerebral média** (ACM). A imagem ultrassonográfica com Doppler colorido (Fig. 47.1B, Vídeo 47.1) e a análise espectral (Figs. 47.1C e 47.2A, Vídeo 47.2) deste vaso mostram o fluxo em direção ao transdutor. A insonação dos vasos mais profundamente, em direção à linha média, direciona o operador para a bifurcação do segmento A1 da **artéria cerebral anterior** (ACA) e da ACM (Vídeo 47.3). A análise espectral nesta referência da bifurcação mostrará fluxo bidirecional, ou seja, fluxo em direção ao transdutor na ACM e fluxo, que se afasta do transdutor, na ACA (Fig. 47.2B). À medida que o cursor Doppler é movimentado em direção mais medial e anteriormente, o fluxo é observado inteiramente na ACA, afastando-se do transdutor (Fig. 47.2C). A ACM deve ser estudada desde seu trajeto mais periférico até o ponto de bifurcação, e é necessário estudar a ACA de maneira mais mediana possível. A **artéria carótida interna distal** (ACID) está apenas inferior à bifurcação. O fluxo da ACID pode ser amortecido, com um som mais forte do ângulo de insonação aumentado, com fluxo tipicamente direcionado para o transdutor (Fig. 47.2D). A **artéria cerebral posterior** (ACP) pode ser visibilizada à medida que circula em torno dos pedúnculos cerebrais. O fluxo nesse vaso pode se afastar do transdutor ou ir em direção ao transdutor, dependendo da posição do cursor (Fig. 47.2E). Às vezes, a ACM, a ACA e a ACP, no lado oposto, também podem ser visibilizadas. Idealmente, cada lado deve ser estudado através da janela ipsilateral, sempre que possível.

As artérias vertebrais e basilares podem ser estudadas por meio da janela suboccipital, através do **forame magno,** com um transdutor de baixa frequência MHz. O paciente deve ser colocado em decúbito lateral ou ventral com a cabeça ligeiramente arqueada, de modo que o queixo toque o tórax, fazendo com que haja aumento de espaço entre o crânio e a primeira vertebra (atlas). O transdutor é colocado na linha média da nuca e inclinado através do forame magno em direção às órbitas. O ponto de referência normal é o **bulbo (medula oblonga)** hipoecoico e arredondado logo anterior ao **clivo** occipital ecogênico (Fig. 47.3A). As artérias vertebrais aparecem em formato de V, à medida que se elevam até a junção bulbopontina para formar a artéria basilar, entre a junção hipoecoica da ponte com o bulbo (medula oblonga) e o clivo ecogênico (Fig. 47.3B). A partir dessa visão posterior, o fluxo nas artérias vertebrais e basilares deve estar direcionado para longe do transdutor (Fig. 47.3C).

A **janela transorbital** possibilita a avaliação da **artéria oftálmica** (AO), da artéria central da retina e do **sifão carotídeo**. Essa avaliação é realizada com os olhos fechados usando um transdutor de frequência mais alta (5 a 7,5 MHz), em sua configuração de energia mais baixa (Fig. 47.4). Ao contrário da abordagem temporal, na qual o osso atenua a maioria do som, exigindo, portanto, um transdutor de baixa frequência, o globo ocular, cheio de fluido, apenas atenua minimamente as ondas sonoras. Embora nenhum efeito biológico da avaliação ultrassonográfica do olho seja conhecido, o dano ocular pode ocorrer, uma vez que a energia ultrassônica pode criar cavitação e calor. As diretrizes da Food and Drug Administration (FDA) sugerem limitação temporal do pico espacial médio a 17 mW/cm^2 para imagens orbitais e limitam o índice mecânico a 0,28.[15,16] O tempo de insonação também deve ser o mínimo possível para diminuir o risco de danos aos tecidos moles.[17] A FDA aprovou certos transdutores de imagem, em vários equipamentos de fabricantes, para a avaliação da órbita. É importante que os operadores determinem qual transdutor é aprovado para geração de imagens orbitais, de acordo com seu sistema.

Uma quantidade generosa de gel é necessária na pálpebra, com apenas uma leve pressão sendo aplicada no globo. O marcador de orientação deve ser apontado medialmente em direção ao nariz. O fluxo na AO deve estar voltado para o transdutor. A AO entra no forame óptico e situa-se lateral e ligeiramente inferior ao nervo óptico. Em seguida, em geral, cruza superiormente ao nervo óptico e percorre anteriormente o lado medial da órbita. A frequência de repetição do pulso colorido deve ser reduzida para visibilizar a AO. A velocidade média da OA é de 21 + 5 cm/s, com alta pulsatilidade.[18] A artéria central da retina é o ramo mais fácil de ser encontrado com o Doppler colorido, logo após a retina. Como a visibilização desta artéria implica no direcionamento de ondas sonoras através do cristalino, a configuração de potência mais baixa deve ser usada para minimizar o risco de lesão e subluxação do cristalino. No entanto, um grande ramo da AO continua ao longo da parede nasal ou medial da órbita. Como o exame desse vaso não envolve direcionar o feixe através do cristalino, uma configuração de potência mais alta pode ser usada para essa ramificação. No sifão carotídeo, o sentido do fluxo varia conforme o segmento: em direção à sonda no segmento infraclinoide, bidirecional no joelho e afastada da sonda, no segmento supraclinoide. A velocidade média do sifão carotídeo é de 47 + 14 cm/s, com sinal de baixa resistência.[18]

A **janela submandibular**, localizada no ângulo da mandíbula, permite o exame da artéria carótida interna extracraniana,

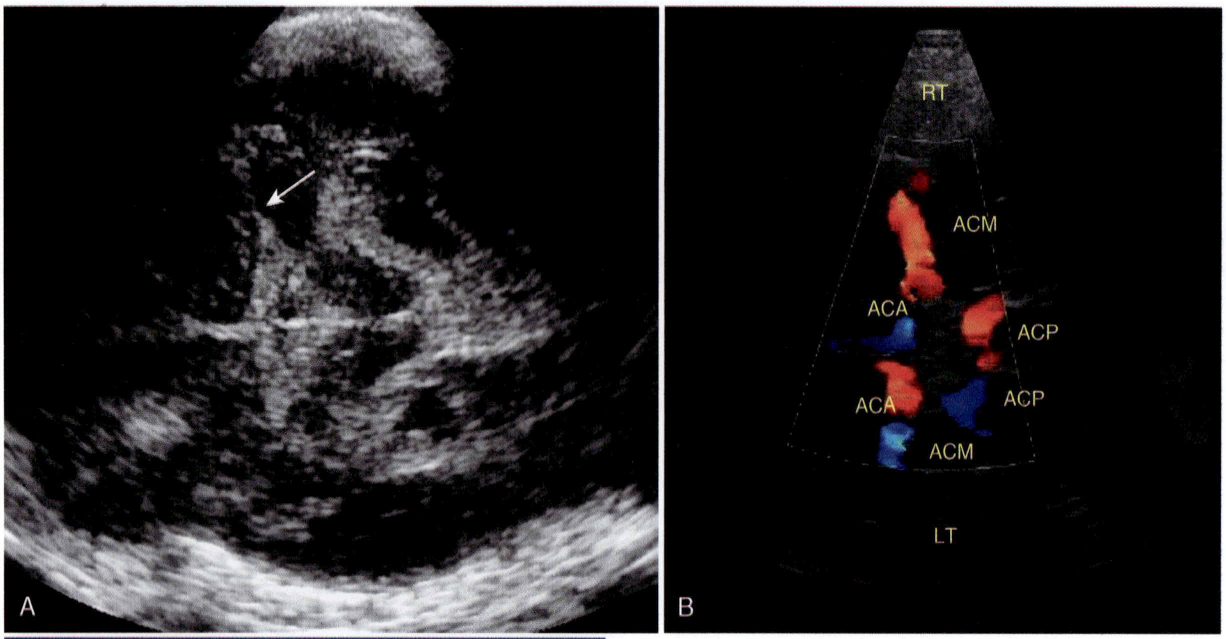

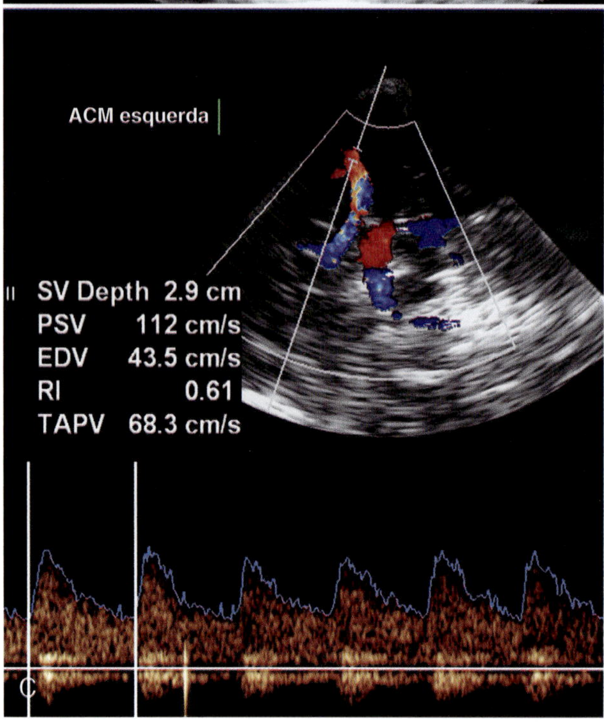

FIG. 47.1 Janela temporal. (A) Ultrassonografia com Doppler transcraniano (DTC) com pontos de referência normais. Observe os pedúnculos cerebrais em forma de coração, com a cisterna suprasselar ecogênica. Anterior e lateralmente, a partir da cisterna basilar, está a fissura ecogênica para a artéria cerebral média (ACM, *seta*). **(B)** Ultrassonografia com Doppler colorido de fluxo transtemporal mostra o círculo de Willis anterior ao ponto de referência dos pedúnculos cerebrais, em forma de coração. O fluxo direcionado para o transdutor (*vermelho*) é a ACM, na fissura cerebral média, logo anterior aos pedúnculos cerebrais. O fluxo na artéria cerebral anterior (ACA) do mesmo lado (*azul*), está se afastando do transdutor. O fluxo também é observado na ACM no lado oposto (*azul*) à medida que se afasta do transdutor. **(C)** Formas de ondas normais na ultrassonografia com Doppler na ACM direita, com fluxo direcionado para o transdutor. As artérias cerebrais posteriores (ACP) estão percorrendo o entorno dos pedúnculos cerebrais.

incluindo morfologia, direção do fluxo e velocidades. Uma vez que os vasos tenham sido identificados, informações diferentes podem ser obtidas por meio da avaliação, pelo formato da onda espectral. O sentido do fluxo é um dos primeiros parâmetros obtidos no exame (por convenção, o fluxo em direção ao transdutor é codificado em vermelho e acima da linha de base, enquanto o fluxo que se afasta do transdutor é codificado em azul e abaixo da linha de base). Um grande volume de amostra (4 a 6 mm) possibilita boa razão sinal-ruído. É necessário avaliar: velocidade de pico sistólico (VPS), velocidade diastólica final (VDF), velocidade média de fluxo e índices que refletem a resistência vascular, incluindo o índice de pulsatilidade e o índice de resistividade.

Na análise espectral da forma de onda, as velocidades máxima, mínima e média podem ser medidas em centímetros por segundo. É importante lembrar quais medidas de velocidade são usadas para várias aplicações. Para o estudo STOP, que avalia o risco de AVE na população com doença falciforme, o **tempo médio da velocidade máxima** (TMVM) é seguido e algumas vezes chamado de **velocidade máximo em determinado intervalo de tempo**. Este não é o mesmo valor que a velocidade média. A VPS é o valor seguido quando se investiga vasospasmo. A terminologia das várias médias e da TMVM pode ser específica e precisa ser esclarecida, dependendo da aplicação para a qual o DTC está sendo usado. Pelo menos dois traçados devem ser feitos para cada vaso. A velocidade mais alta obtida é, provavelmente, a mais acurada, porque acredita-se que seja a velocidade obtida no melhor ângulo de insonação para o vaso.[19]

A correção de ângulo não pode ser executada na técnica sem imagem, e assume-se um ângulo de 0 grau. Embora a correção do

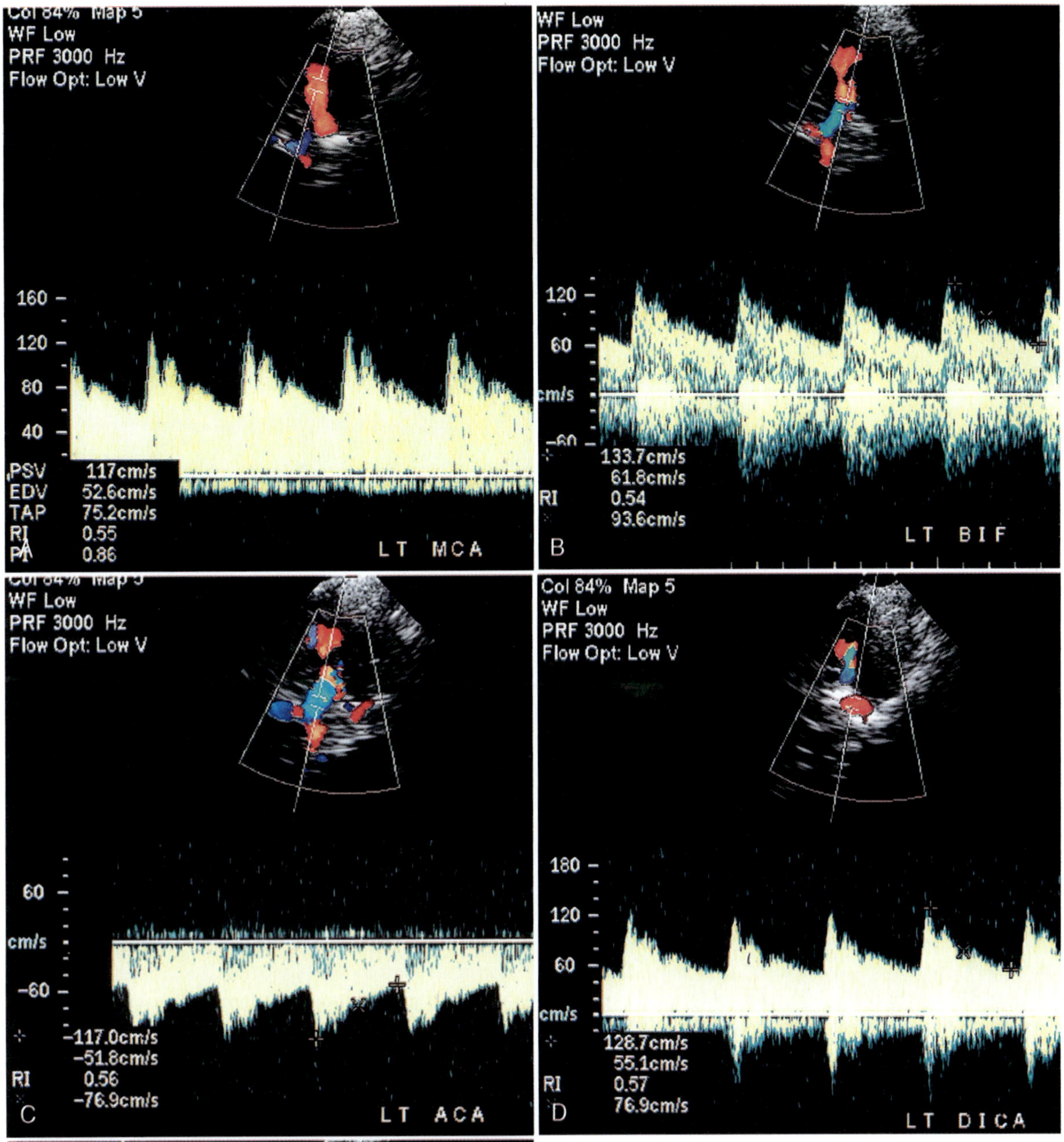

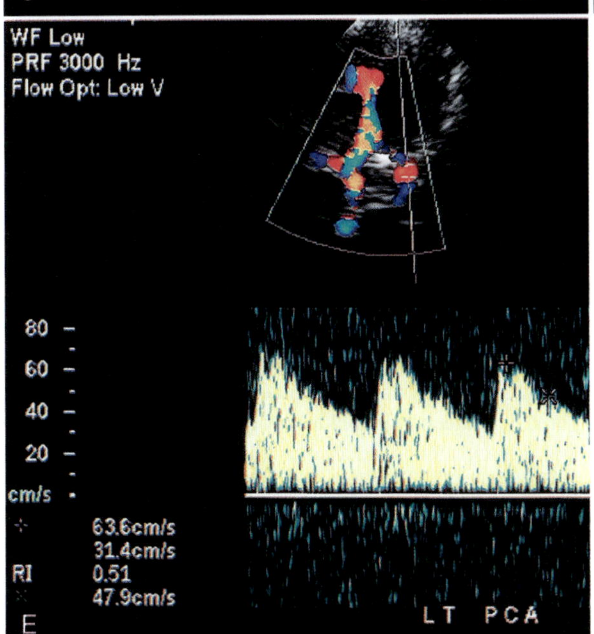

FIG. 47.2 Formas de onda Doppler de fluxo colorido transtemporal normal. (A) A ACM esquerda exibe fluxo em direção ao transdutor. **(B)** Bifurcação de ACM e ACA, com fluxo em direção ao transdutor na ACM e afastando-se do transdutor na ACA. **(C)** ACA com fluxo afastando-se do transdutor. **(D)** Angulado inferiormente à bifurcação, um segmento curto da artéria carótida interna distal (*ACID*) é insonado com fluxo direcionado para o transdutor. **(E)** ACP com fluxo direcionado para o transdutor.

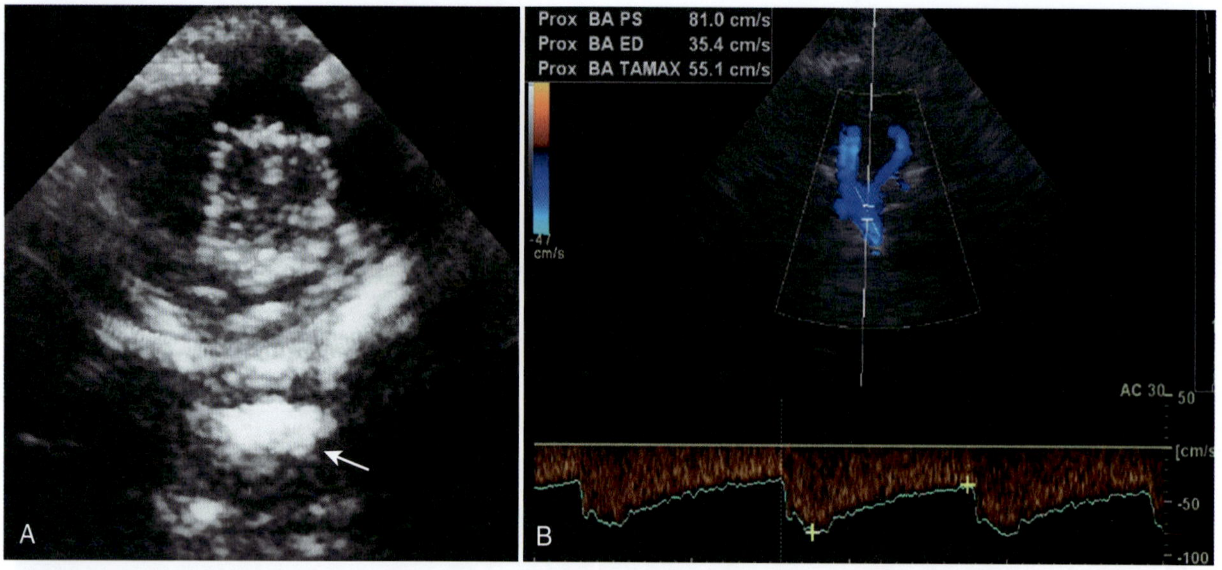

FIG. 47.3 Vista occipital através do forame magno. (A) O ponto de referência normal, na visibilização do forame magno, mostra o bulbo (medula oblonga) arredondado logo anterior ao clivo, muito ecogênico (*seta*). **(B)** Com o Doppler colorido, as artérias vertebrais em V (*azul*) se juntam para formar a artéria basilar, na junção da ponte com o bulbo (medula oblonga). O cursor está na artéria vertebral esquerda. As formas de onda espectral da US com Doppler na artéria basilar mostram o fluxo afastando-se do transdutor.

ângulo seja possível pela técnica com imagem, por causa da visibilização do trajeto do vaso, as velocidades geradas normalmente não apresentam ângulo corrigido. Em aplicações clínicas, como avaliação do risco de AVE em crianças com anemia falciforme, as diretrizes sobre velocidades normais *versus* velocidades anormais/condicionais foram validadas em grandes ensaios clínicos, usando equipamento não dúplex, sem correção do ângulo.[20-23] A correção do ângulo pode aumentar significativamente as velocidades nos vasos. Embora a correção do ângulo tenha sido sugerida como uma forma de corrigir as variações entre os exames de imagem e sem imagem, atualmente, a falta de dados publicados para velocidades corrigidas com ângulo limita essa abordagem.[12,13,25] A otimização audível para posicionamento do cursor é a chave para obtenção de valores similares com DTC e DTCI, sem correção de ângulo. Colocar um cursor em uma imagem colorida bidimensional pode não resultar no traçado mais otimizado, porque a terceira dimensão do vaso em estudo pode estar fora do plano da imagem. Por esse motivo, o posicionamento do cursor fundamentado unicamente em uma imagem colorida pode resultar em velocidade menor do que a gerada pela colocação do cursor, utilizando a frequência Doppler audível mais alta possível. Como a ACM e a AO geralmente têm um trajeto quase diretamente em direção ou se afastando do transdutor, usando a técnica descrita aqui, a correção do ângulo é um problema menor nesses vasos. As velocidades da ACA e ACP são mais variáveis devido ao seu trajeto tortuoso.

O **índice de pulsatilidade** (IP) (VPS - VD [velocidade diastólica]/velocidade média) ou o **índice de resistividade** (IR) (VPS - VD/VPS) também podem ser medidos. Ambos os índices são proporções e, portanto, minimizam o efeito da angulação do vaso.

Variáveis fisiológicas, incluindo idade, sexo, hematócrito, viscosidade, dióxido de carbono, temperatura, pressão arterial e atividade mental ou motora podem afetar a velocidade de fluxo.[17] Valores de referência dependentes da idade estão disponíveis para as velocidades dos vários vasos intracranianos.[26,27] No início da vida, as velocidades aumentam com a idade, demonstrando rápido aumento após o nascimento e aumento mais lento até os 6 a 8 anos de idade. Após esse período e durante a adolescência, observa-se diminuição lenta até que 70% da velocidade máxima é atingida por volta dos 18 anos de idade. Em relação ao sexo biológico, velocidades ligeiramente maiores são observadas nas meninas na puberdade, quando comparadas aos meninos.[28] Existe relação inversa entre o hematócrito e a viscosidade e a velocidade de fluxo; uma diminuição de 30% a 40% do hematócrito resultará em aumento na velocidade em torno de 20%.[17] Se a anemia for a causa da velocidade elevada, as alterações devem ser detectadas em todas as artérias intracranianas. O aumento de velocidade focal sugere causa focal.

Alterações no dióxido de carbono arterial (CO_2) afetam o fluxo sanguíneo cerebral e a velocidade arterial. A **hiperventilação** causa diminuição na velocidade média da ACM e aumento no IP. A **hipoventilação** desencadeia aumento na velocidade média da ACM e diminui o IP. Se a criança está dormindo ou com dor e está hiperventilando, os resultados do DTC podem ser afetados.

A frequência cardíaca também influencia as velocidades arteriais intracranianas. O ultrassonografista pode precisar ajustar o tempo de varredura do *display* do Doppler em casos extremos de bradicardia ou taquicardia. Se a autorregulação estiver intacta, o débito cardíaco não deve afetar as velocidades do DTC.

Velocidades podem demonstrar variabilidade diária e interobservador. Estudos avaliando essas variações sugerem que as alterações diárias normais devem ser menores que 10 cm/s e que a variabilidade interobservador pode ser de 7,5% (medida ao mesmo tempo) a 13% (variação diária). Eles sugerem que uma variação de mais de 14% seja considerada anormal.[29]

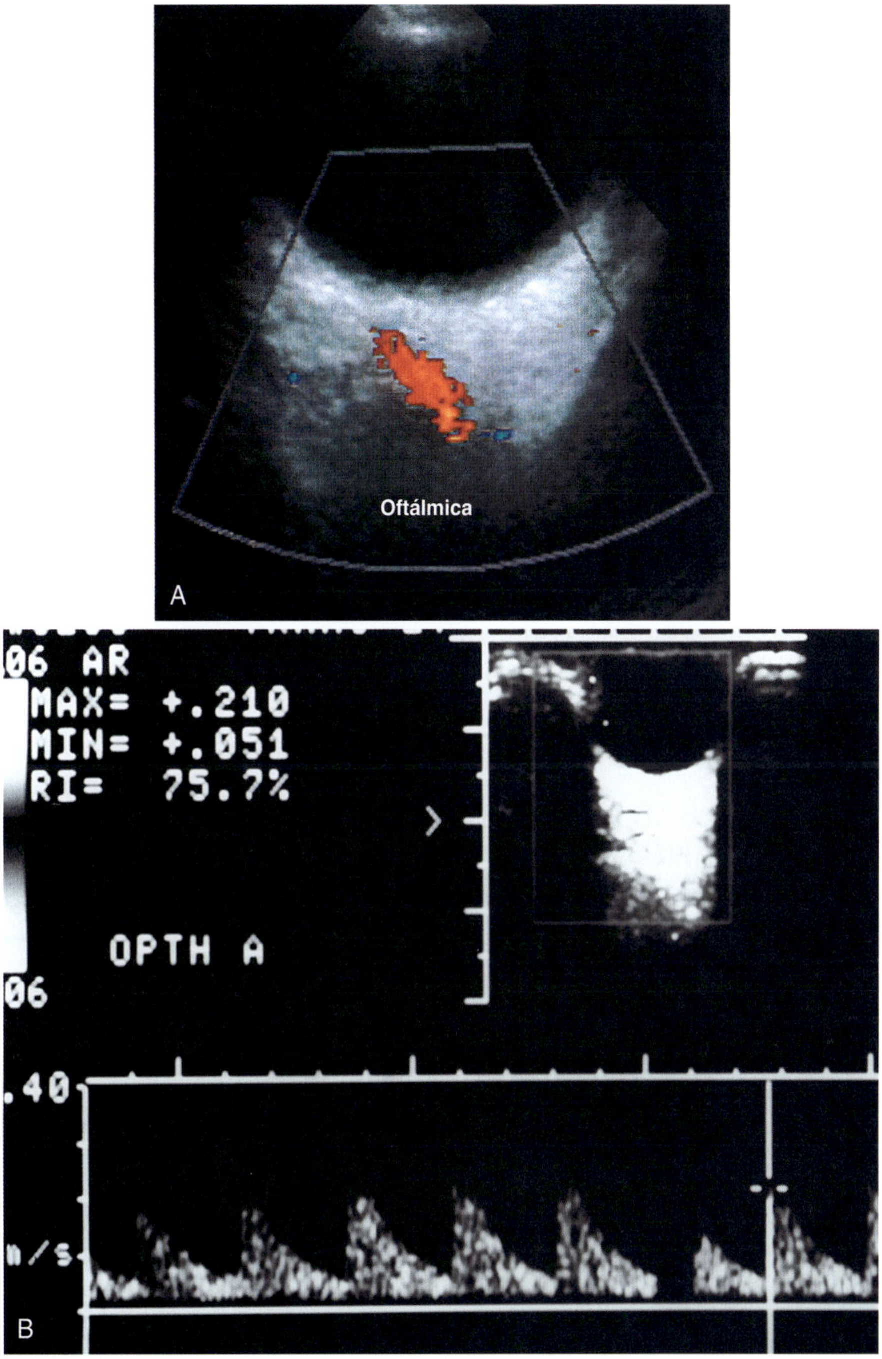

FIG. 47.4 Ultrassonografia com Doppler transcraniano normal através do olho. (A) Ultrassonografia com Doppler colorido mostrando a artéria oftálmica (AO), posterior ao globo, com fluxo direcionado para o transdutor (*vermelho*). **(B)** Forma de onda normal da AO com IR de 0,76.

A velocidade média normal na ACM em adultos varia de 50 a 80 cm/s; na ACA, 35 a 60 cm/s; na ACP, 30 a 50 cm/s; e na artéria basilar, 25 a 50 cm/s. VPS até 150 cm/s foram descritas em pacientes com anemia secundária a anemia falciforme.[30,31] A velocidade na AO normalmente é cerca de um quarto da velocidade na ACM. As velocidades nas ACP e artérias vertebral e basilar devem ser cerca de metade da velocidade da ACM.

O IP normal varia de 0,7 a 1,1 e o IR normal varia de 0,43 a 0,58, após o fechamento da fontanela.[27] A AO tem um IR mais alto, geralmente entre 0,70 e 0,79, e menor fluxo diastólico, porque supre um leito muscular[14] (Fig. 47.4B). Aumento no fluxo diastólico resultará na diminuição do IR, enquanto a diminuição no fluxo diastólico resultará em aumento no IR. Quando a pressão intracraniana aumentar acima da pressão arterial média, o fluxo diastólico pode se reverter, demonstrando um IR maior que 1.[32]

A **razão de Lindegaard** é uma razão entre a velocidade da ACM ou ACA e a ACI extracraniana, ipsilateral, e pode ajudar a diferenciar as alterações causadas pela hiperemia generalizada do vasospasmo. Uma razão semelhante também pode ser obtida entre a artéria basilar e a artéria vertebral extracraniana.[33]

CONFIGURAÇÕES DE ENERGIA DO ULTRASSOM

O American Institute of Ultrasound and Medicine (AIUM) e as diretrizes federais norte-americanas de intensidade média temporal do pico espacial (I_{SPTA}) para a cabeça de pacientes pediátricos recomendam não exceder 94 mW/cm^2. O limite diminui para 17mW/cm^2 ao avaliar vasos no olho.[34] Um índice mecânico máximo de 0,28 também é recomendado com limitação do tempo de insonação da AO. As configurações de energia dos transdutores de vários fabricantes são diferentes para cada equipamento e para cada sonda.[35] Dependendo do fabricante e do transdutor, os níveis de energia podem estar dentro das diretrizes, somente na configuração de baixa potência.

Quando a abordagem transtemporal é utilizada, pelo menos 65% (e provavelmente mais) da energia é atenuada pelo crânio. Transdutores de potência mais alta são necessários para uma adequada penetração do crânio, e ajustes mais altos podem ser usados. É importante, ao mudar para a insonação da AO, usar um transdutor diferente com configuração mais baixa.[36] A qualquer momento, o princípio "tão baixo quanto razoavelmente possível" (ALARA, *as low as reasonably achievable*) deve ser seguido por meio da limitação do tempo de exposição e aumento do ganho para melhorar o sinal, evitando elevação na produção de energia.

LIMITAÇÕES E ARMADILHAS NO DOPPLER TRANSCRANIANO

DTC e DTCI são baratos, não invasivos e estão amplamente disponíveis, mas são altamente dependentes do operador. Treinamento e conhecimento minuciosos são necessários para realizar adequadamente esse tipo de exame.[37,38] Encontrar a melhor janela transtemporal pode ser difícil. A janela transtemporal varia em tamanho e localização. Em qualquer lugar, de 10% a 37% dos pacientes não têm uma boa janela acústica.[39] A incapacidade de penetrar no osso temporal é influenciada por idade, sexo e etnia. A hiperostose do crânio é mais comum em afro-americanos, asiáticos e mulheres mais idosas.[38] Os agentes de contraste têm sido usados na tentativa de melhorar a visibilização dos vasos.[40]

Há inúmeras armadilhas na realização da US com DTC em crianças (Tabela 47.1).[13,41,42] Baixos ajustes do filtro de parede, alta frequência do ultrassom Doppler e avaliação criteriosa da análise da velocidade espectral são cruciais para a interpretação precisa dos dados.[10] Se o examinador se perder, é melhor recomeçar, usando uma busca sistemática por uma janela melhor. Primeiro, com o DTCI, identificar os pedúnculos cerebrais em escala de cinza. Em seguida, adicionar cor, otimizando as configurações de controle de cor, inclinando o transdutor e localizando a bifurcação ACM-ACA. Por fim, seguir o protocolo do exame. Lembre-se de que, embora o radiologista possa pressumir a perviedade do círculo de Willis em crianças, uma das artérias não deve ser usada para representar toda a circulação cerebral.

TABELA 47.1 Dicas para Realizar Ultrassonografia com Doppler Transcraniano em Crianças

Questão	Sugestões Sugeridas
Criança muito ativa	Colocar a criança à vontade e responder a todas as perguntas antes de iniciar o exame. Usar distrações como a TV. Permitir que as crianças mais novas sentem no colo da mãe.
Sinal Doppler fraco	Procurar uma janela melhor. Alterar o ângulo do transdutor. Alterar a profundidade do volume de amostra. Usar a potência máxima, se necessário, e ajustar o ganho de cor/PRF. Usar fones de ouvido para identificar sinais sutis de Doppler.
Múltiplos sinais Doppler são escutados	Diminuir o tamanho do volume da amostra. Procurar por uma janela melhor.
Ruído de fundo é alto	Ajustar o ganho.
Artefato de movimento	Verificar o movimento do paciente ou o movimento do transdutor. Ajustar o volume da amostra.
Aliasing do sinal Doppler	Aumentar a configuração da PRF. Linha de base inferior.

PRF, frequência de repetição de pulso (*pulse repetition frequency*).

REALCE POR CONTRASTE

Janelas ósseas insuficientes, ângulos de insonação desfavoráveis e baixas velocidades de fluxo podem resultar na falta de visibilização do fluxo normal ou patológico, por meio da ultrassonografia DTC. Em estudos em adultos, têm sido usados agentes de ecocontraste – como suspensões de microbolhas de galactose e microbolhas de hexafluoreto de enxofre – ,na tentativa de aumentar as aplicações de estudos transcranianos.[43-46] Esses agentes de contraste demonstraram facilitar a visibilização da patência do vaso, estenose, oclusão e fluxo colateral.[47-49] É possível identificar artérias e vasos de pequenos calibres, que correm em ângulos desfavoráveis.[50] Velocidades obtidas usando esse método fornecem dados confiáveis em relação à estenose e à oclusão, quando comparados com a angiografia por subtração digital.[43,50,51]

As indicações para os usos dos agentes de contraste que aumentam o eco incluem representação da anatomia vascular dos tumores, malformações vasculares e estenose. Na avaliação da morte cerebral, o uso de contraste pode melhorar o nível de confiança de documentar o baixo fluxo. As limitações dessa técnica incluem a curta duração de alguns agentes de contraste, artefatos em floração e disponibilidade limitada para estudos pediátricos nos Estados Unidos.

A ultrassonografia tridimensional com *power* Doppler com contraste melhorou a identificação de vasos. Usando essa técnica em adultos com janelas inadequadas, Postert et al.[50] observaram a visibilização tridimensional clara da maioria dos principais segmentos vasculares intracranianos. A adição de contraste resultou em imagens ultrassonográficas mais sensíveis que as reconstruções tridimensionais sem contraste. Esses estudos mostraram-se fáceis de realizar e interpretar, aumentando o nível de confiança diagnóstica do operador.[52]

INDICAÇÕES PARA OBTENÇÃO DE IMAGENS COM DOPPLER TRANSCRANIANO

Indicações para Doppler Transcraniano em Adultos

Detecção e acompanhamento de estenose ou oclusão nas principais artérias intracranianas
Monitoramento de terapia trombolítica
Detecção de vasculopatia cerebral e avaliação do fluxo intracraniano colateral
Detecção e monitoramento de vasospasmo
Detecção de desvios (*shunts*) da direita para a esquerda e/ou microembolia cerebral circulante
Avaliação da reatividade vasomotora cerebral
Exame adjuvante na avaliação da morte cerebral
Avaliação intraoperatória de embolização, trombose e hiper/hipoperfusão
Avaliação de malformações arteriovenosas e aneurismas intracranianos
Avaliação de vertigem posicional ou síncope

Indicações Adicionais para Doppler Transcraniano em Crianças

Avaliação do risco de AVE na doença falciforme
Detecção e monitoramento de vasospasmo
Avaliação da pressão intracraniana e hidrocefalia
Avaliação da encefalopatia isquêmica hipóxica
Avaliação da reatividade vasomotora cerebral
Exame adjuvante na avaliação da morte cerebral
Avaliação da perviedade dos seios da dura-máter e de fístula arteriovenosa
Monitoramento intraoperatório

Doença Falciforme

As manifestações neurológicas são comuns na DF e incluem infarto ou AVE franco, **infartos encefálicos silenciosos** e hemorragia (fato raro em crianças, mais frequentemente observado secundário à ruptura de aneurisma em adultos).[53] O AVE resulta em déficits neurológicos, infartos encefálicos silenciosos, dificuldades comportamentais e maior risco de um futuro AVE.[54] Os pacientes apresentam vasculopatia envolvendo as grandes artérias intracranianas, mais frequentemente a artéria carótida interna distal e as artérias cerebrais média e anterior proximais. A vasculopatia pode progredir por meses a anos antes que os sintomas se desenvolvam, e pode resultar na formação de numerosos pequenos vasos colaterais, consistente com a **síndrome de *moyamoya***. Essa vasculopatia oclusiva é caracterizada por lesão endotelial com espessamento da íntima, proliferação muscular e alterações inflamatórias com ou sem trombose *in situ*.[53,55,56] Anormalidades hemodinâmicas na anemia falciforme (incluindo hiperemia, hipervolemia e dilatação vascular cerebral) têm papel no desenvolvimento de lesões neurológicas, especialmente na patogênese dos infartos cerebrais silenciosos.[54]

A incidência de AVE varia conforme a origem do paciente e do haplótipo da DF; por exemplo, a incidência é de 4,1% em pacientes do Mediterrâneo, 6,7% em pacientes africanos de primeira geração residentes na França e 10% em afro-americanos com menos de 20 anos de idade.[57] Infartos cerebrais silenciosos são o tipo mais comum de lesão cerebral em pacientes com DF. Eles são descritos como uma lesão de 3 mm ou maior, observada em pelo menos duas sequências de ressonância magnética (RM) ponderada em T2, sem história ou evidência clínica de déficit neurológico focal.[56] Infartos cerebrais silenciosos podem ser observados em pacientes com menos de 1 ano de idade, com incidências relatadas de 13% em 13,7 meses, 27% em pacientes com menos de 6 anos e 37% em crianças de 14 anos.[54] Os AVE recorrentes e iniciais podem ser prevenidos, mas não completamente suprimidos, pela terapia transfusional, em pacientes de risco.[19,58] Com o tratamento transfusional, a anemia é parcialmente corrigida e a reserva cerebrovascular é melhorada,[59] resultando em diminuição das velocidades no DTC[60] e redução no risco de AVE para menos de 1%,[61] embora os pacientes ainda possam desenvolver novos infartos cerebrais silenciosos (18% em 1 ano de acompanhamento e 28% em 2 anos de acompanhamento).[54] O **transplante de medula óssea** mostrou-se curativo em pacientes jovens com anemia falciforme sintomática e levou à estabilização da vasculopatia do sistema nervoso.[62]

A ultrassonografia com DTC comprovou ser um método de triagem seguro, confiável e custo-efetivo para crianças com risco de AVE. Foram descritas sensibilidade de 90% e especificidade de 100% na detecção de arteriopatia após o AVE, em comparação com angiografia.[63] Nenhuma associação significativa foi identificada entre infartos silenciosos e velocidade no DTC[54,64] ou angiografia por ressonância magnética (ARM).[54]

Adams et al. foram os primeiros a mostrar a eficácia dos estudos ultrassonográficos com Doppler sem imagem, na triagem de doença cerebrovascular em pacientes com DF.[19,30,31,65] Utilizando abordagens transtemporal e suboccipital, Adams et al. testaram 190 pacientes com anemia falciforme assintomática e encontraram velocidade de TMVM na ACM de 170 cm/s ou mais, durante o acompanhamento, o que indicava um paciente com risco de desenvolvimento de acidente vascular encefálico (AVE).[65]

Usando imagens Doppler dúplex, ARM e RM, Seibert et al.[66] descreveram cinco indicadores de doença cerebrovascular em pacientes com anemia falciforme: (1) velocidade máxima na AO de mais de 35 cm/s (Fig. 47.5), (2) velocidade média na ACM superior a 170 cm/s (Fig. 47.6), (3) IR na AO inferior a 0,6 (Fig. 47.7), (4) velocidade na AO maior que a da ACM, ipsilateral e (5) velocidade máxima na ACP ou nas artérias vertebral ou basilar, maior que a velocidade máxima na ACM. O acompanhamento de 8 anos de 27 pacientes com anemia falciforme neurologicamente sintomáticos e 90 assintomáticos mostrou que todos os cinco indicadores originais do DTC ainda eram significativos.[67] Quatro fatores adicionais também foram significativos: (1) turbulência, (2) ACP ou ACA visibilizados, sem caracterização da ACM (Figs. 47.8 a 47.10), (3) qualquer IR menor que 0,3 e (4) velocidade máxima na ACM maior que 200 cm/s (Fig. 47.11). A sensibilidade da ultrassonografia com Doppler como preditor de AVE foi de 94%, com especificidade de 51%.

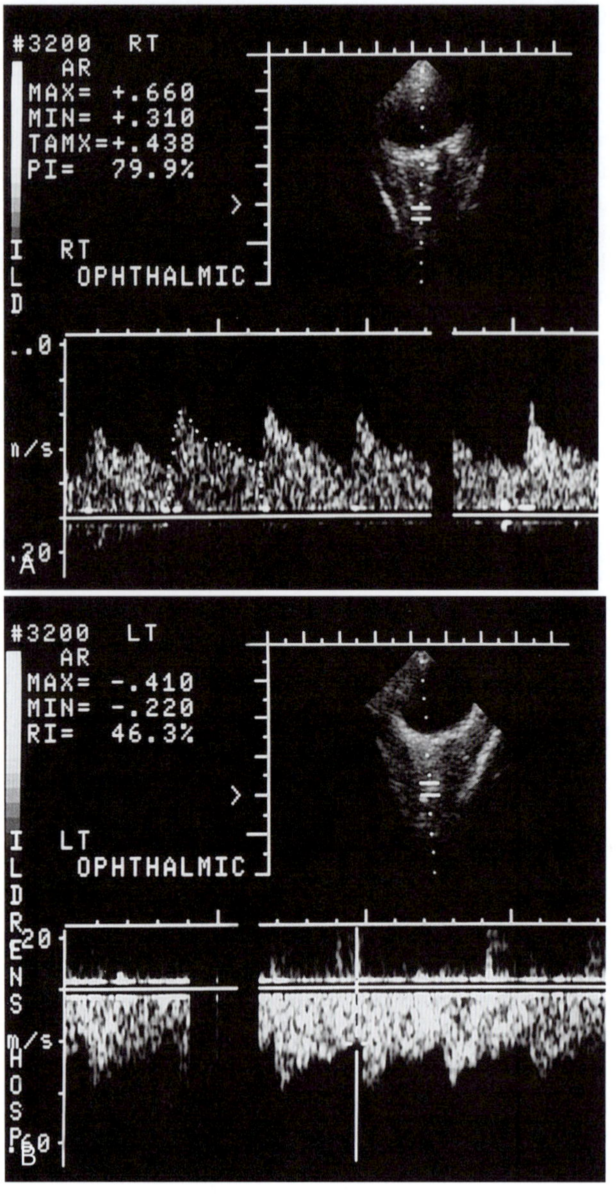

FIG. 47.5 Fluxo anormal da artéria oftálmica (AO) em adolescente de 16 anos com doença falciforme. O paciente apresentou seu primeiro acidente vascular encefálico (AVE) esquerdo aos 7 anos de idade. As formas de onda espectral na US com Doppler, através do olho, mostram aumento do fluxo diastólico nas duas AO. **(A)** Velocidade mais alta na AO direita, com velocidade máxima de 66 cm/s; **(B)** fluxo invertido na AO esquerda.

Doença Cerebrovascular: Indicadores em Crianças com Doença Falciforme[66,67]

Velocidade máxima, OA ≥ 35 cm/s
Velocidade TMVM, ACM ≥ 170 cm/s
IR em AO ≤ 0,6
Velocidade na AO maior que a velocidade na ACM ipsilateral
Velocidade máxima nas artérias ACP, vertebrais ou basilar, maior ou igual à velocidade da ACM
Turbulência
Visualização da ACP ou ACA sem observação da ACM
Qualquer IR < 0,3
VPS máxima de ACM ≥ 200 cm/s

ACA, artéria cerebral anterior; *ACM*, artéria cerebral média; *AO*, artéria oftálmica; *ACP*, artéria cerebral posterior; *VPS*, velocidade de pico sistólico; *IR*, índice de resistividade, *TMVM*, tempo médio da velocidade máxima.
Dados de Seibert JJ, Miller SF, Kirby RS, et al. Cerebrovascular disease in symptomatic and asymptomatic patients with sickle cell anemia: screening with duplex transcranial Doppler US–correlation with MR imaging and MR angiography. Radiology. 1993;189(2):457-466[66]; Seibert JJ, Glasier CM, Kirby RS, et al. Transcranial Doppler, MRA, and MRI as a screening examination for cerebrovascular disease in patients with sickle cell anemia: an 8-year study. Pediatr Radiol. 1998;28(3):138-142.[67]

Siegel et al.[68] compararam o DTC transtemporal ao exame neurológico e também encontraram velocidade de fluxo máxima na ACM de mais de 200 cm/s ou menor do que 100cm/s (incluindo ausência de fluxo) como significativo para a doença. Verlhac et al.[63] estudaram a DF com Doppler dúplex com transdutor de 3 MHz transtemporal e suboccipitalmente, bem como ARM e RM. A arteriografia foi realizada em pacientes com suspeita de estenose na US com DTC. Descobriu-se que pacientes com velocidade média maior que 190 cm/s apresentavam estenose na arteriografia. Kogutt et al.[69] avaliaram pacientes com anemia falciforme sintomática e encontraram 91% de sensibilidade e 22% de especificidade do DTC utilizando a ARM como padrão de referência. Valores de DTC anormais foram (1) velocidade máxima e média ($V_{\text{máx}}$ e $V_{\text{média}}$) maior que 2 desvios padrões (DP) dos valores normais relatados por Adams et al.[65,70], na DF: $V_{\text{máx}}$ ACM > 168 ± −38 cm/s e $V_{\text{média}}$ ACM 115 ± −31 cm/s, $V_{\text{máx}}$ ACA 138 ± 34 cm/s e $V_{\text{média}}$ ACA 94 ± 28 cm/s; (2) IR < 0,40; e (3) $V_{\text{máx}}$ ACM < $V_{\text{máx}}$ ACA (Fig. 47.12).

A triagem de pacientes com DF pela técnica de ultrassonografia com Doppler pulsado sem imagem envolve o exame do paciente por via transtemporal para avaliar a ACM, a bifurcação, a ACID, a ACA e a ACP. A AO pode ser avaliada através da órbita. As artérias basilar e vertebral podem ser avaliadas a partir da abordagem occipital. É necessário medir as velocidades VPS, VDF, TMVM e o IR de cada um desses vasos pelo menos duas vezes para a obtenção da informação mais precisa.[71] A ACM deve ser examinada desde o ramo periférico até a bifurcação com velocidades obtidas a cada 2 mm. A otimização do traçado é crucial na identificação de regiões de estenose.[72] O DTCI também pode ser usado para triagem de pacientes com anemia falciforme. Essa técnica é mais rápida de aprender, permite identificação mais rápida dos vasos e melhora o posicionamento do volume de amostra. Entretanto, como as sondas baseadas em imagens tendem a ser maiores que as sondas sem imagem, a otimização do traçado pode ser mais difícil e resultar em velocidades ligeiramente inferiores às obtidas pelos métodos sem imagem.[20,21]

O estudo Stroke Prevention Trial in Sickle Cell Anemia (STOP, prevenção de derrame na anemia falciforme) conduzido por Robert Adams mostrou que a transfusão regular de crianças com risco de AVE (com base na ultrassonografia Doppler) poderia prevenir AVE.[19,72-75] Adams estudou crianças de 2 a 16 anos, de 14 centros médicos, que tinham velocidades médias da ACM superiores a 200 cm/s e estavam em risco de desenvolver AVE. Metade recebeu transfusões de sangue a cada 3 a 4 semanas, o suficiente para baixar a hemoglobina falciforme para menos de 30%. Após 1 ano, as

Texto continuado na p. 1604

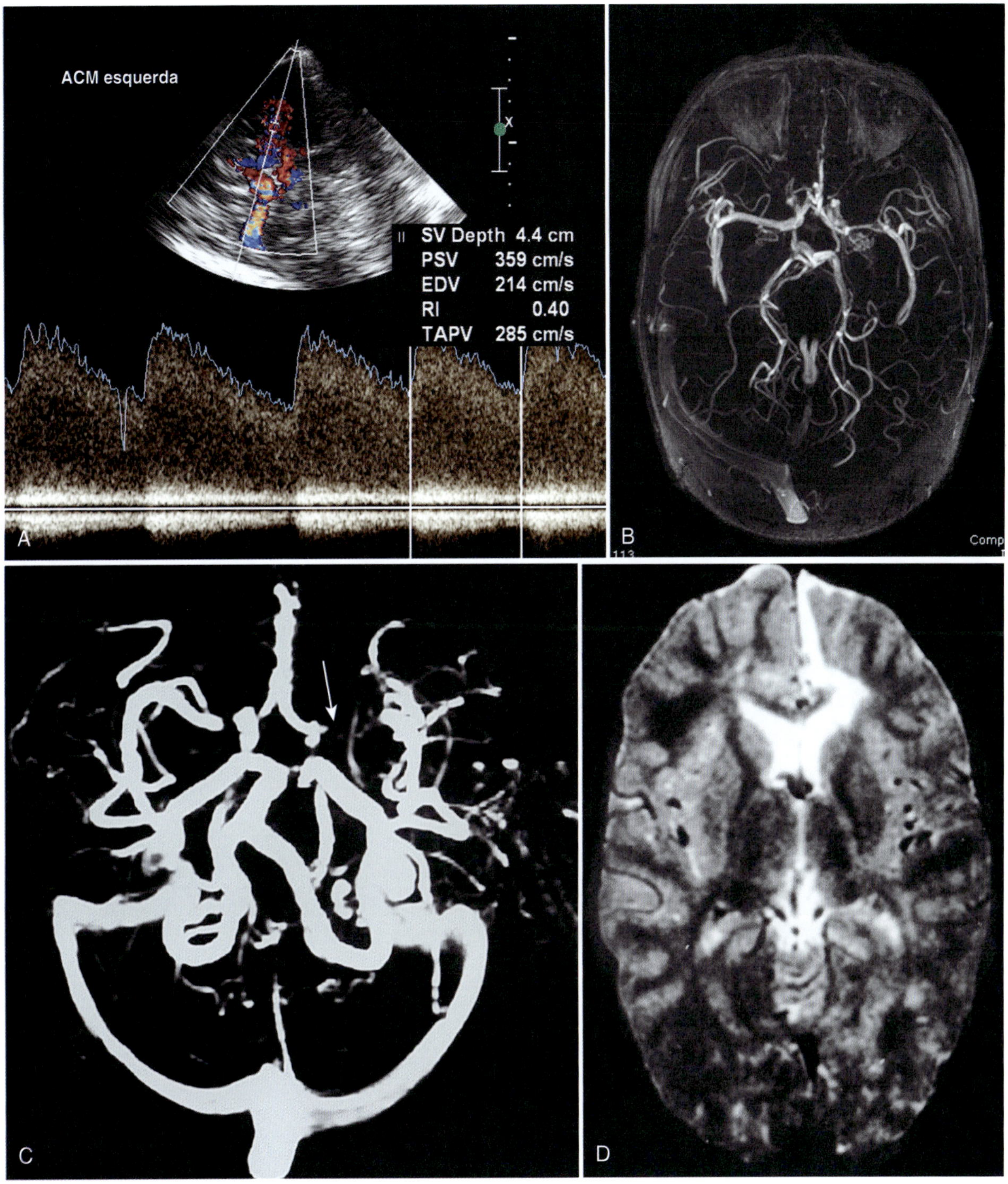

FIG. 47.6 Estenose da artéria cerebral média (ACM) em criança de 9 anos de idade com doença falciforme. (A) Ultrassonografia com DTC mostra velocidades extremamente elevadas na ACM esquerda, incluindo VPS de 359 cm/s e tempo médio de velocidade de 285 cm/s. **(B)** A imagem da RM 3D do círculo de Willis mostra estreitamento difuso da ACM esquerda, com múltiplos pequenos vasos, sugestivos de **angiopatia de *moyamoya***. **(C)** Imagem da projeção de intensidade máxima reformatada do mesmo paciente confirma estreitamento da ACM esquerda (*seta*). **(D)** Imagem da RM ponderada em T2, FSE (fast spin-echo), plano axial demonstra perda de volume dos núcleos da base à esquerda e da substância branca hemisférica esquerda, com vazios de sinal secundários a múltiplas colaterais.

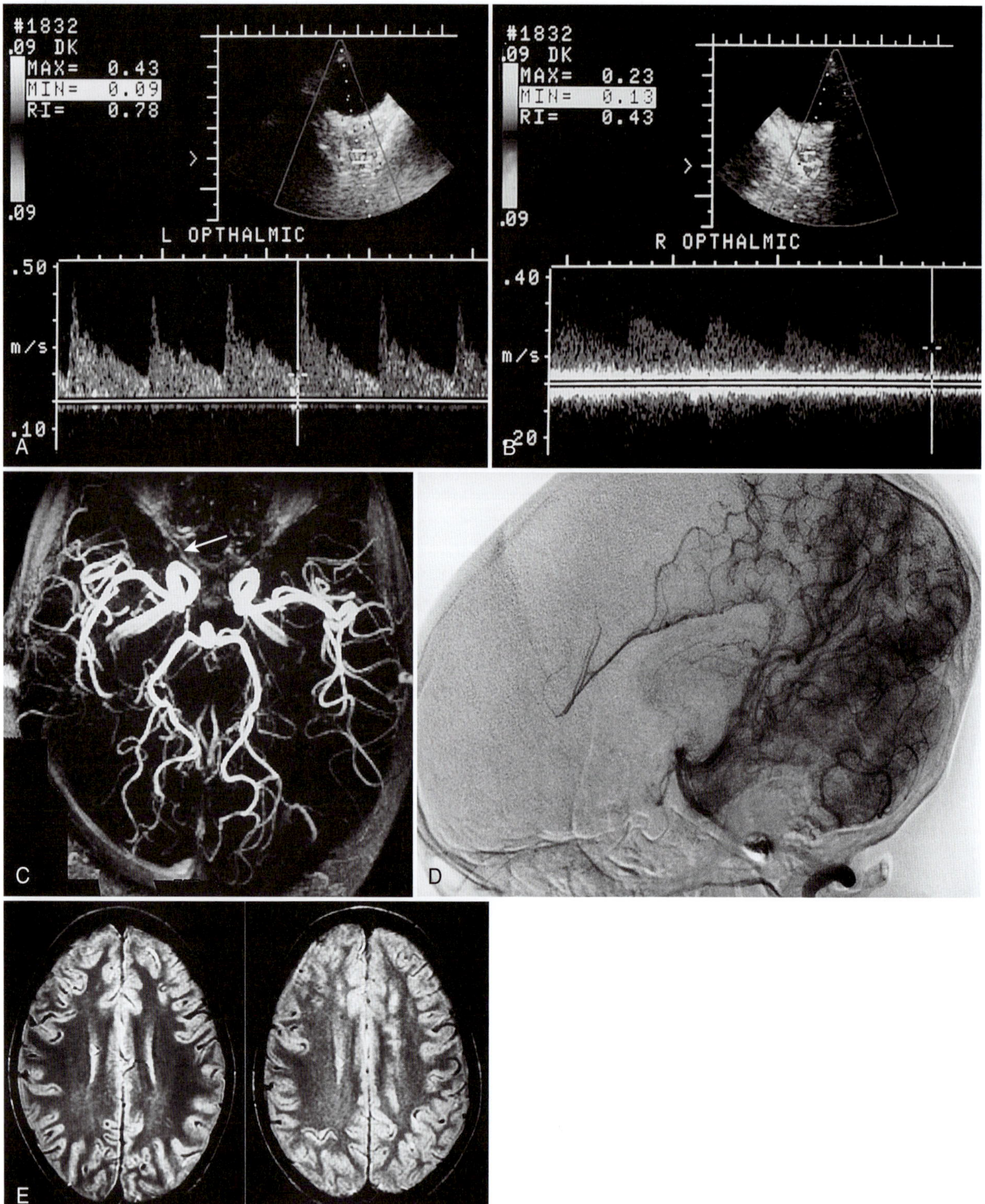

FIG. 47.7 Acidente vascular encefálico em desenvolvimento em menino assintomático de 13 anos com anemia falciforme. (A) Ultrassonografia com DTC através do olho esquerdo mostra uma forma de onda oftálmica relativamente normal, com IR normal de 0,78, mas fluxo aumentado apresentando velocidade máxima de 43 cm/s. **(B)** Ultrassonografia com DTC através do olho direito mostra forma de onda mais anormal com aumento do fluxo diastólico na artéria oftálmica (AO) direita e com um baixo IR de 0,43. **(C)** Angiografia por RM 3D axial mostra ACA ausentes bilateralmente, com AO direita proeminente (*seta*). **(D)** Arteriografia vertebral demonstra enchimento retrógrado da ACA. **(E)** Imagem inicial (à *esquerda*), obtida no momento da angiografia por RM, está normal. Seis meses depois, o paciente sofreu AVE agudo, e a segunda angiografia por RM agora mostra áreas bilaterais, irregulares e hiperintensas no território da ACA. Ambas as imagens são ponderadas pela densidade de prótons.

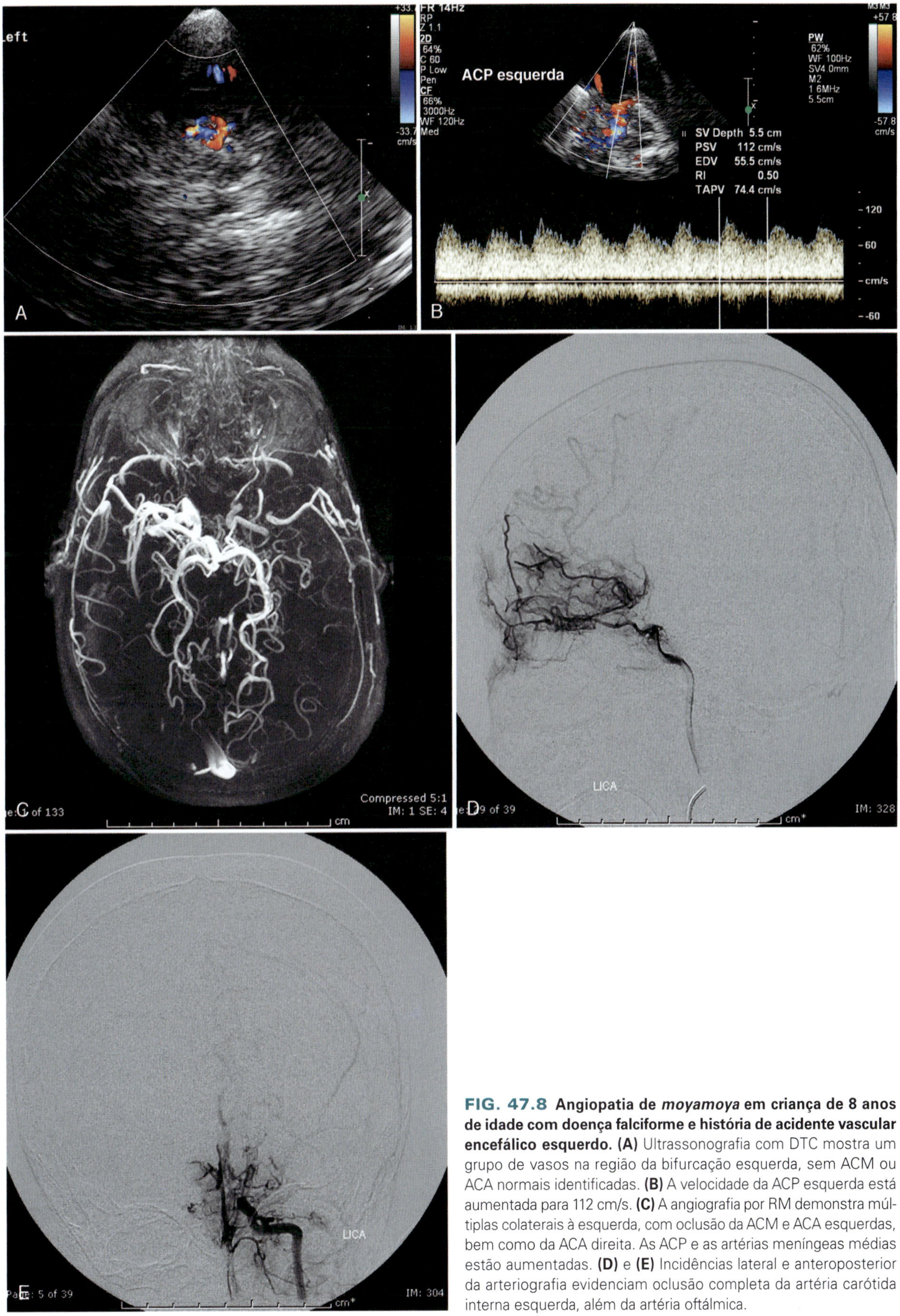

FIG. 47.8 Angiopatia de *moyamoya* em criança de 8 anos de idade com doença falciforme e história de acidente vascular encefálico esquerdo. (A) Ultrassonografia com DTC mostra um grupo de vasos na região da bifurcação esquerda, sem ACM ou ACA normais identificadas. **(B)** A velocidade da ACP esquerda está aumentada para 112 cm/s. **(C)** A angiografia por RM demonstra múltiplas colaterais à esquerda, com oclusão da ACM e ACA esquerdas, bem como da ACA direita. As ACP e as artérias meníngeas médias estão aumentadas. **(D)** e **(E)** Incidências lateral e anteroposterior da arteriografia evidenciam oclusão completa da artéria carótida interna esquerda, além da artéria oftálmica.

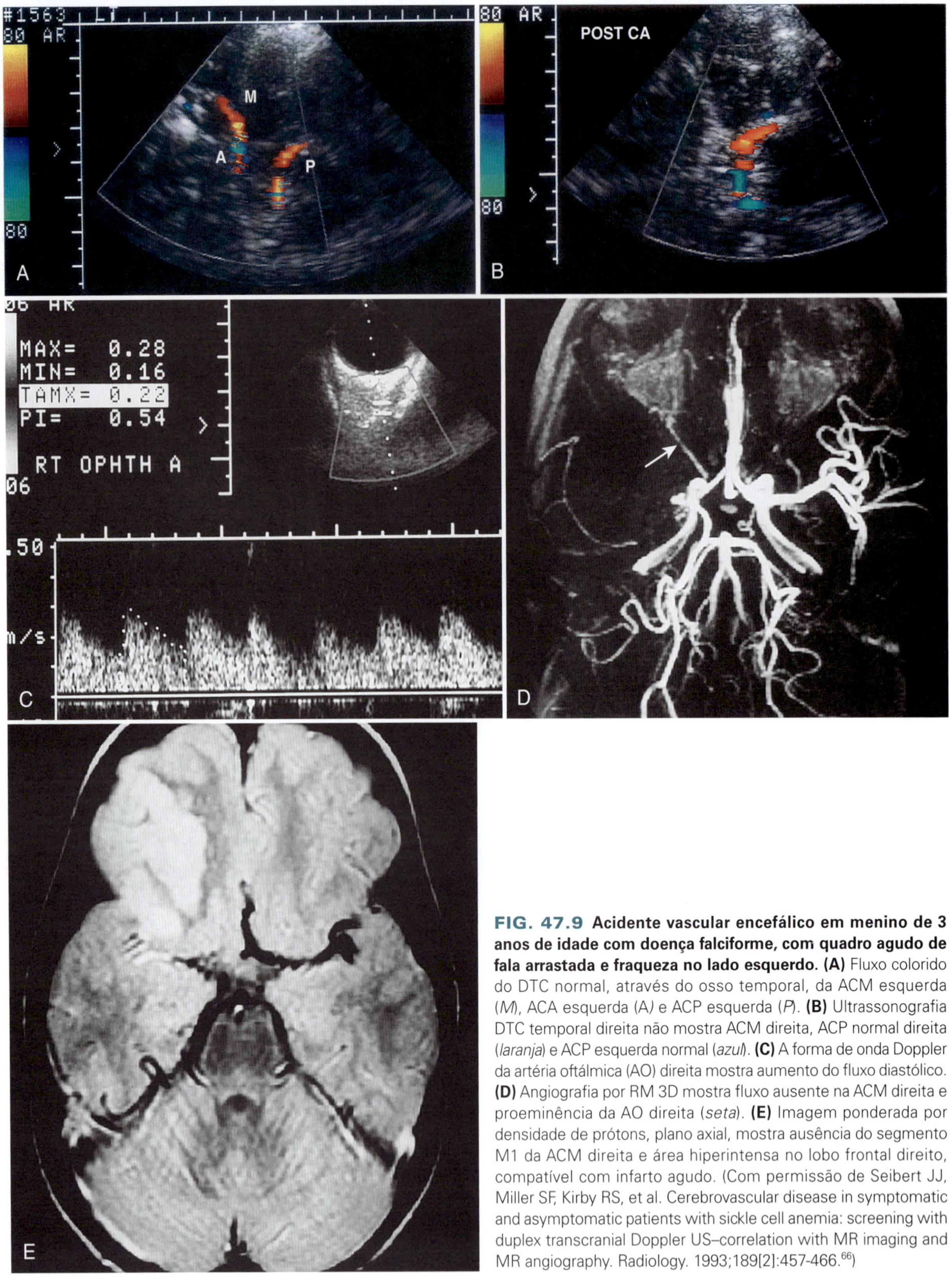

FIG. 47.9 Acidente vascular encefálico em menino de 3 anos de idade com doença falciforme, com quadro agudo de fala arrastada e fraqueza no lado esquerdo. (A) Fluxo colorido do DTC normal, através do osso temporal, da ACM esquerda (*M*), ACA esquerda (A) e ACP esquerda (*P*). **(B)** Ultrassonografia DTC temporal direita não mostra ACM direita, ACP normal direita (*laranja*) e ACP esquerda normal (*azul*). **(C)** A forma de onda Doppler da artéria oftálmica (AO) direita mostra aumento do fluxo diastólico. **(D)** Angiografia por RM 3D mostra fluxo ausente na ACM direita e proeminência da AO direita (*seta*). **(E)** Imagem ponderada por densidade de prótons, plano axial, mostra ausência do segmento M1 da ACM direita e área hiperintensa no lobo frontal direito, compatível com infarto agudo. (Com permissão de Seibert JJ, Miller SF, Kirby RS, et al. Cerebrovascular disease in symptomatic and asymptomatic patients with sickle cell anemia: screening with duplex transcranial Doppler US–correlation with MR imaging and MR angiography. Radiology. 1993;189[2]:457-466.[66])

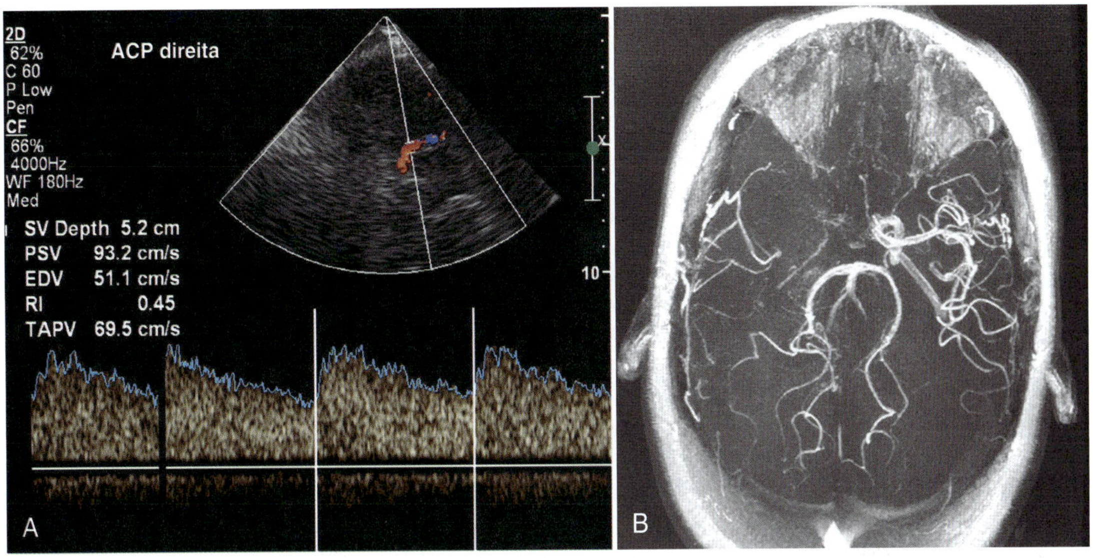

FIG. 47.10 Estenose crônica da ACI direita e da ACM em um adolescente de 16 anos de idade pós-encefaloduroarteriossinangiose bilateral. **(A)** Imagem de Doppler colorido mostra a ausência de visibilização da ACA direita e da ACM, com fluxo documentado na ACP direita, sugerindo uma janela adequada e otimização apropriada dos parâmetros. **(B)** Angiografia por RM 3D demonstra ausência de fluxo na ACI direita, ACM e ACA, com colaterais periféricas.

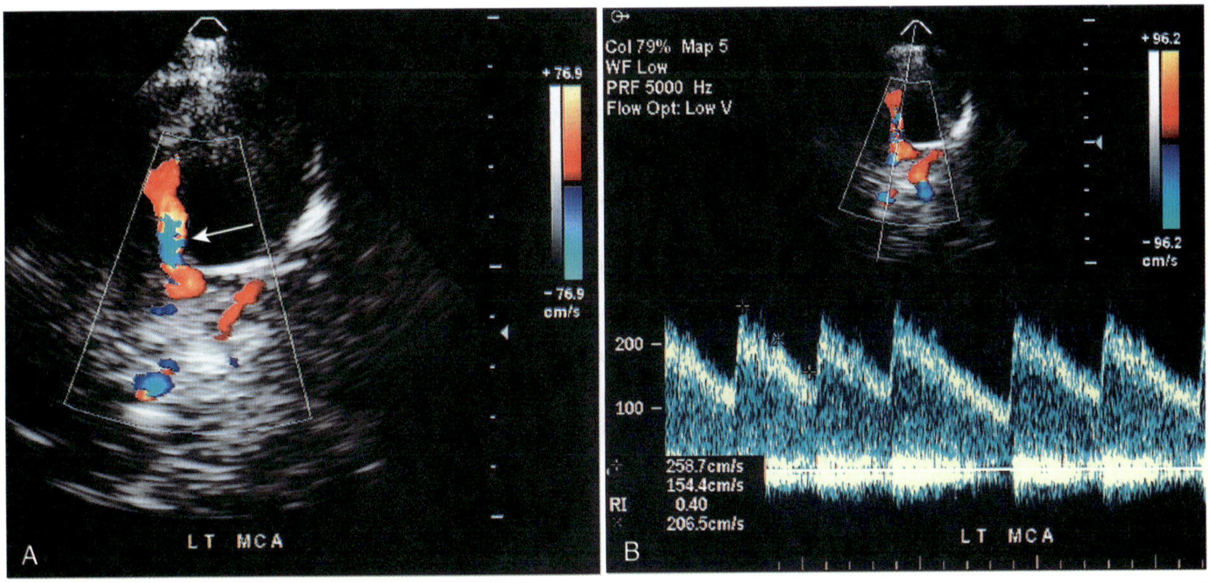

FIG. 47.11 Velocidade máxima da ACM superior a 200 cm/s. Indica doença cerebrovascular em menina de 4 anos de idade com doença falciforme. **(A)** Imagem com Doppler colorido mostra uma região de *aliasing* (*seta*) na ACM esquerda proximal. **(B)** A forma de onda Doppler confirma as velocidades médias e máximas anormalmente altas (velocidade TMVM, 206 cm/s; VPS, 259 cm/s), que se classificam na categoria de risco de AVE "alto". A criança começou tratamento com transfusão.

transfusões diminuíram o risco de AVE em 90%. Embora apenas um paciente tenha apresentado AVE (1,6%), 11 (16%) crianças sem transfusão sofreram AVE (Tabela 47.2).

Após o término precoce do estudo, os pacientes foram orientados a iniciar ou continuar o tratamento transfusional, e uma avaliação extensa foi realizada confirmando a eficácia do DTC na previsão do risco de AVE (mesmo durante o tratamento transfusional) e o benefício do tratamento transfusional, reduzindo este risco.[76] Esse período de observação também sugeriu que o risco de AVE diminui à medida que a idade progrediu, mesmo na ausência de tratamento transfusional.[76] Revendo os dados do STOP, Jones et al.[77] relataram que uma VPS maior que 250 cm/s pode ser útil para avaliar o risco de AVE em pacientes com DF.

O estudo SIT, um estudo clínico multicêntrico com o objetivo de avaliar a utilidade da terapia transfusional na prevenção de recorrência de infartos clínicos silenciosos, demonstrou que crianças com infarto clínico silencioso e com DTC normal que recebem terapia transfusional apresentam redução de risco relativo de 58% de recorrência de infarto.[59] Os resultados foram positivos, embora não tão significativos quanto os observados no estudo STOP (redução do risco relativo de 92%).[73]

Verlhac et al.[78] descrevem o uso da avaliação da ACI extracraniana em pacientes com DF e sugeriram que as tortuosidades da ACI aumentam o risco de desenvolver estenose. Eles também descreveram que o aumento das velocidades extracranianas da ACI (> 160 cm/s), mesmo na ausência de velocidades intracranianas

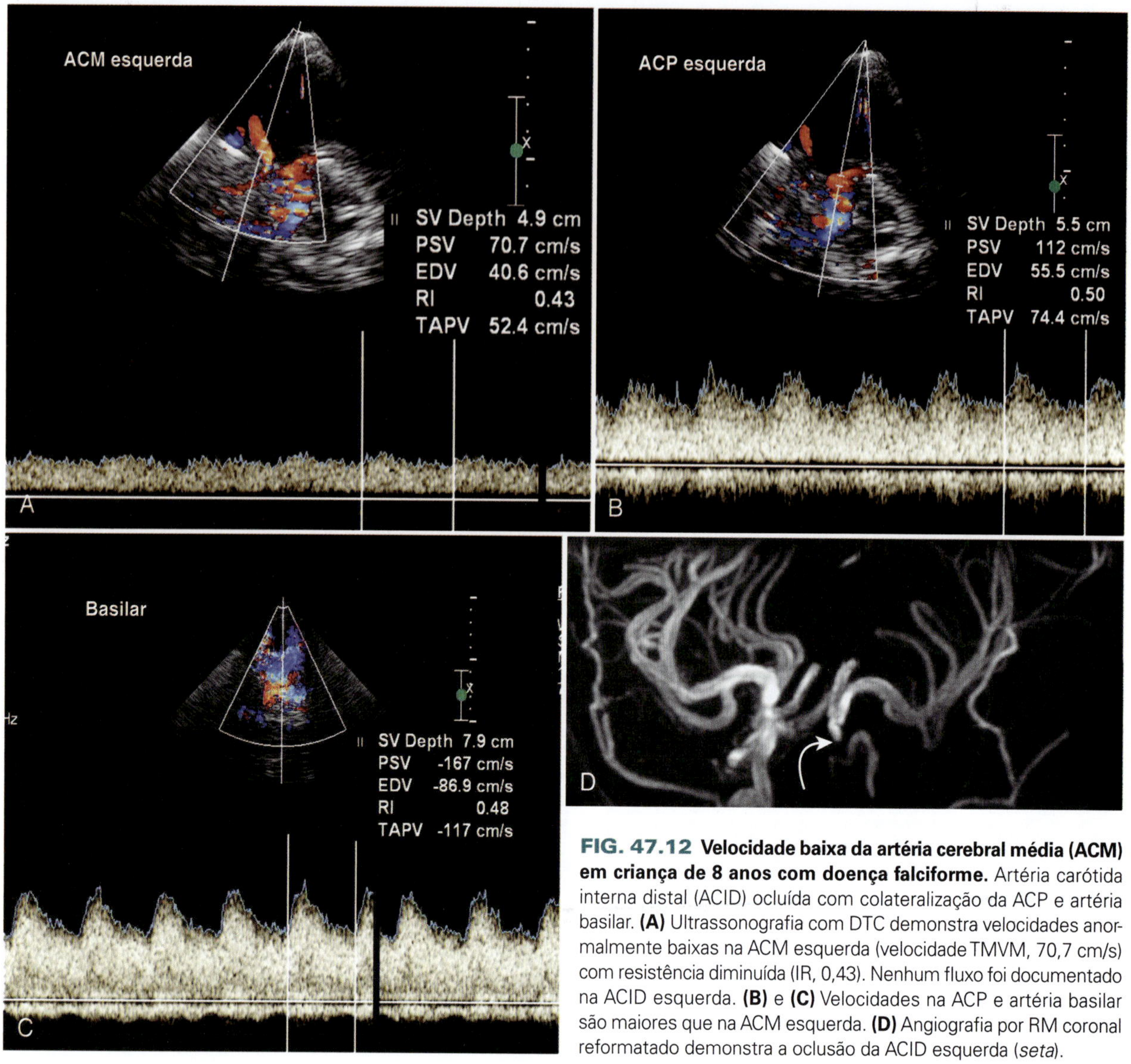

FIG. 47.12 Velocidade baixa da artéria cerebral média (ACM) em criança de 8 anos com doença falciforme. Artéria carótida interna distal (ACID) ocluída com colateralização da ACP e artéria basilar. **(A)** Ultrassonografia com DTC demonstra velocidades anormalmente baixas na ACM esquerda (velocidade TMVM, 70,7 cm/s) com resistência diminuída (IR, 0,43). Nenhum fluxo foi documentado na ACID esquerda. **(B)** e **(C)** Velocidades na ACP e artéria basilar são maiores que na ACM esquerda. **(D)** Angiografia por RM coronal reformatado demonstra a oclusão da ACID esquerda (*seta*).

TABELA 47.2 Categorias de Risco de Acidente Vascular Encefálico, STOP

Categoria	Definição
Baixo	TMVM com velocidade < 170 cm/s
Condicional	TMVM com velocidade entre 170 e 199 cm/s
Anormal	TMVM com velocidade ≥ 200 cm/s *ou* VPS > 250 cm/s

VPS, velocidade de pico sistólico; *STOP*, *Stroke Prevention Trial in Sickle Cell Anemia*; *TMVM*, média de velocidade máxima em determinado intervalo de tempo.

Com permissão de Adams RJ, McKie VC, Hsu L, et al. Prevention of a first stroke by transfusions in children with sickle cell anemia and abnormal results on transcranial Doppler ultrasonography. N Engl J Med. 1998;339(1):5-11.[73]

anormais, deve ser considerado um fator de risco para complicações cerebrovasculares.

O DTC é recomendado como teste de triagem para todas as crianças de 2 a 16 anos com DF.[79,80] O tempo e a frequência ideais variam de acordo com a presença de velocidades usadas como limiares (intervalo de velocidade de TMVM de 155-170 cm/s) e a idade.[56,81] Foi sugerido que pacientes com DF com DTC normal podem ser acompanhados a cada 12 meses, mas um acompanhamento mais próximo deve ser realizado em pacientes com resultados próximos ou no limite (velocidades "condicionais", de 3 a 6 meses).[56] Pacientes com velocidade de TMVM superior a 200 cm/s ou VPS superior a 250 cm/s na ACM, em dois exames, apresentam alto risco de AVE e recomenda-se encaminhamento para terapia transfusional.[77]

Todos os pacientes com DTC anormal apresentam vasculopatia, mas alguns pacientes com vasculopatia e AVE silencioso podem ter exames normais de DTC. Esses pacientes têm mais de duas vezes o risco de desenvolver um AVE, em comparação com a população não rastreada.[61] Em um estudo comparando o uso da velocidade de VPS *versus* TMVM, na previsão de anormalidades, com RM/ARM realizada por Naffaa et al.,[61] a VPS apresentou maior sensibilidade (73% *vs*. 41%) e a velocidade TMVM apresentou maior especificidade (100% *vs*. 81%). Eles sugerem usar a VPS como a medida de escolha para triagem no DTC e reduzir o limiar de velocidade TMVM para 165 cm/s, a fim de obter maior sensibilidade na predição de vasculopatia aparente na RM (92%). A correlação com os achados de RM e ARM é útil porque uma associação de achados anormais no DTC e na RM aumenta o risco de ocorrência e um novo infarto silencioso ou AVE em comparação aos que apresentam RM inicial normal.[82] No estudo STOP, a taxa de AVE foi maior nos pacientes com isquemia cerebral silenciosa e DTC anormal (52%) em comparação com pacientes com DTC anormal, mas sem evidências de isquemia silenciosa na RM (21%).[54]

A velocidade média baixa também pode ser um marcador para alto risco de AVE na população com DF se a estenose for tão estreita que um fluxo mínimo percorra o vaso (Fig. 47.13). Buchanan et al.[83] descreveram lesões cerebrais em cinco pacientes com baixas velocidades no DTC (< 70 cm/s) e sugeriram que esses resultados anormais também exigem avaliação adicional por RM/ARM e exames de acompanhamento mais próximos.

A velocidade elevada da ACA, embora não faça parte dos critérios STOP, também sugere aumento do risco de AVE (Fig. 47.14). Kwiatkowski et al.[84] descobriram que a velocidade TMVM da ACA elevada superior a 170 cm/s estava associada a risco mais alto de AVE. Em indivíduos com velocidades ACI-ACM normais e velocidade elevada da ACA, o risco de AVE foi maior que 10 vezes, enquanto o risco mais do que dobrou naqueles que apresentavam velocidades ACA elevada e de ACI-ACM elevadas.

Embora as recomendações do STOP sejam para exames anuais entre a idade de 2 a 16 anos, pacientes com menos de 2 anos de idade também podem se beneficiar da avaliação por DTC. O estudo BABY HUG[85] mostrou que crianças com níveis mais baixos de hemoglobina no início do estudo tinham velocidades mais altas de DTC e incidência mais elevada de eventos clínicos. O tratamento com hidroxiureia demonstrou reduzir tanto o aumento das velocidades no DTC quanto a presença de eventos clínicos.[85] Uma avaliação adicional dos dados do ensaio BABY HUG pode ajudar a determinar se a avaliação precoce por DTC é capaz de identificar crianças com risco de sofrer AVE na infância.[86]

Ao atribuir o risco de AVE com base nas velocidades do DTC, é importante considerar como as velocidades podem diferir em relação à saúde geral e à etnia do paciente, bem como de acordo com o equipamento específico usado em comparação aos obtidos com equipamentos não dúplex, nos estudos iniciais do STOP. Quan-

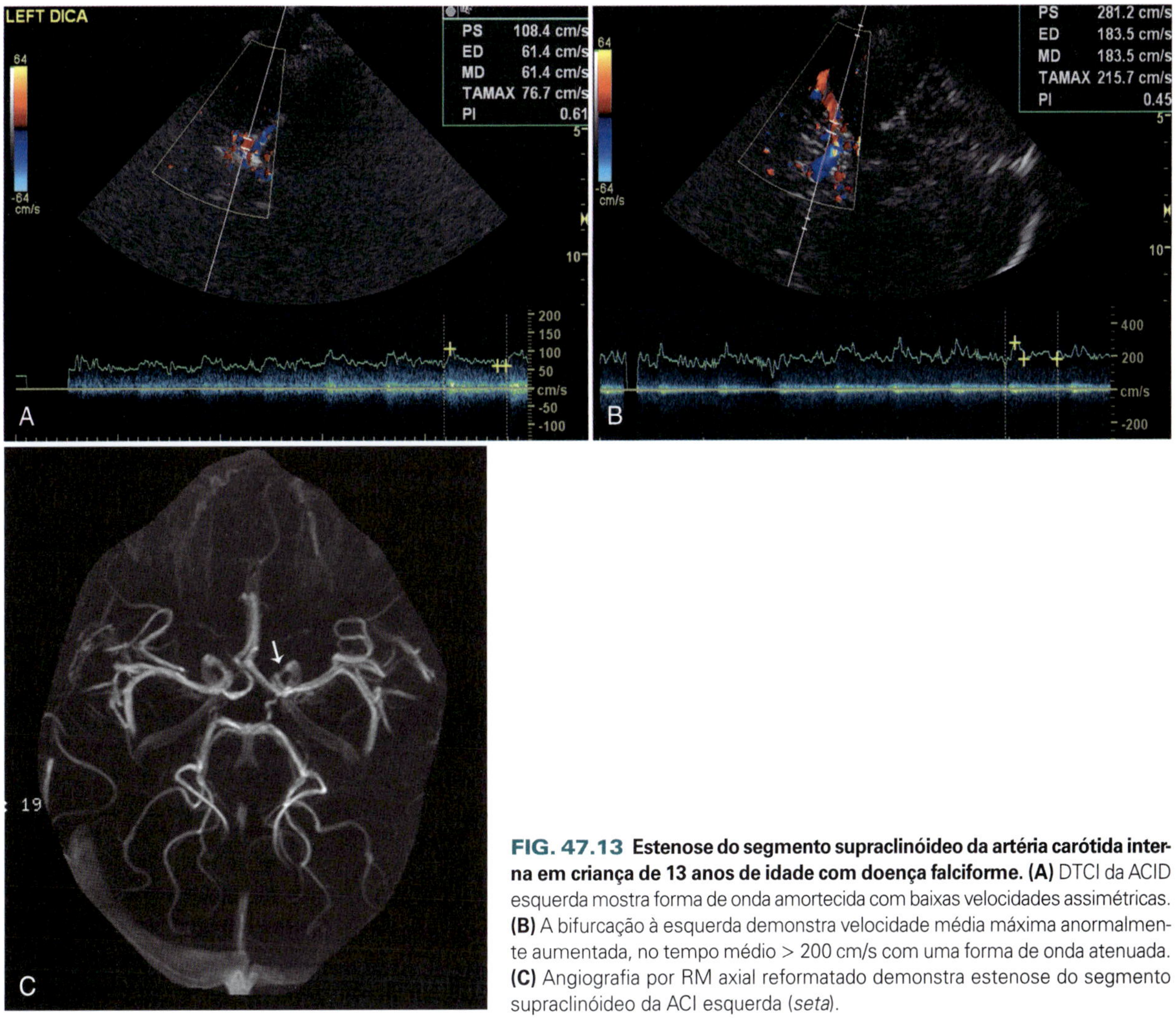

FIG. 47.13 Estenose do segmento supraclinóideo da artéria carótida interna em criança de 13 anos de idade com doença falciforme. (A) DTCI da ACID esquerda mostra forma de onda amortecida com baixas velocidades assimétricas. **(B)** A bifurcação à esquerda demonstra velocidade média máxima anormalmente aumentada, no tempo médio > 200 cm/s com uma forma de onda atenuada. **(C)** Angiografia por RM axial reformatado demonstra estenose do segmento supraclinóideo da ACI esquerda (*seta*).

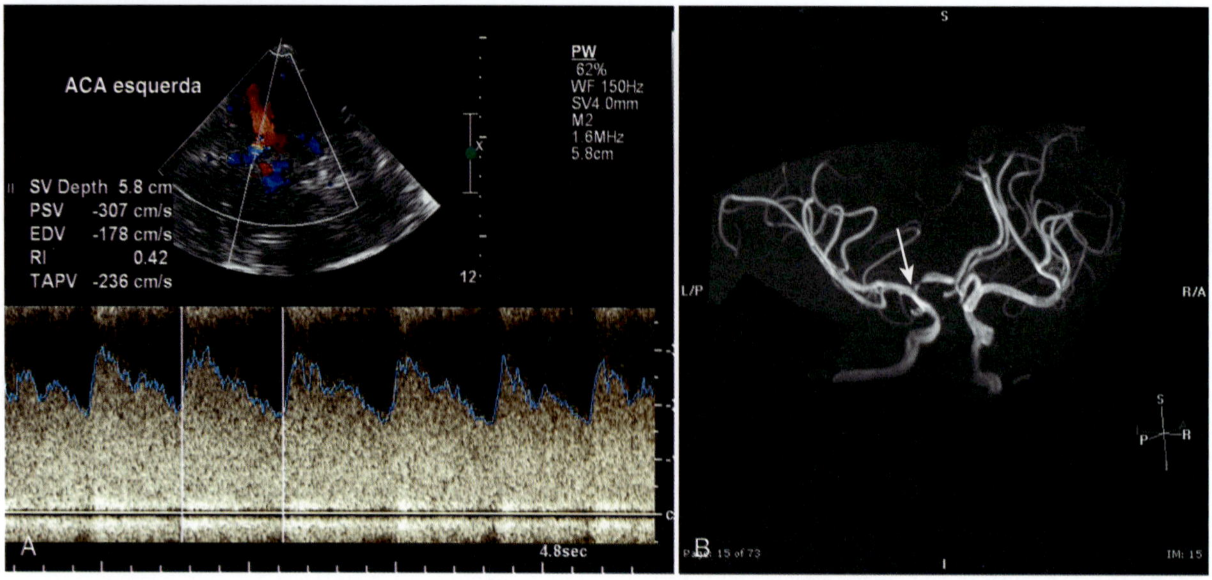

FIG. 47.14 Estenose da artéria cerebral anterior (ACA) em criança de 11 anos com doença falciforme. (A) Ultrassonografia com DTC demonstra velocidades anormalmente elevadas da ACA esquerda. **(B)** Angiografia por RM 3D demonstra estenose na origem do segmento A1 da ACA esquerda (*seta*).

do doentes, as comorbidades incluindo hipóxia, febre, hipoglicemia e agravamento da anemia podem elevar a velocidade do fluxo sanguíneo cerebral, tornando os resultados inválidos se condicionais ou anormais.[56] Nesses casos, deve-se repetir o estudo quando o paciente não estiver mais doente, o que ajudará a confirmar os resultados. Como diferentes etnias e haplótipos da doença apresentam velocidades médias, risco de derrame e prognóstico diferentes, é possível que critérios diferentes sejam determinados para avaliar o risco de uma etnia específica.[87]

Com relação ao equipamento utilizado, os estudos avaliaram as diferenças nas técnicas do DTC sem imagem *versus* o DTC por imagem. Em estudos realizados no início dos anos 2000, as velocidades corrigidas sem ângulo obtidas com o equipamento "Acuson" e ATL DTCI foram aproximadamente 10% mais baixas na ACM do que as obtidas com equipamento sem imagem Nicolet (Vascular, Madison, WI).[20,21] Estudos posteriores não mostraram diferença nas medições de velocidade TMVM obtidas com o equipamento General Electric DTCI, em comparação com o equipamento sem imagem Nicolet.[22,23] As razões para esses resultados divergentes provavelmente são multifatoriais. Os transdutores mais antigos eram mais volumosos, tornando mais difícil otimizar os traçados Doppler. Padayachee et al.[88] discutiram como a velocidade do TMVM é quantificada usando a equação Doppler. A otimização da forma de onda sem correção do ângulo pode fornecer resultados similares em comparação à técnica de DTC sem imagem, negando a necessidade de diminuir o limiar para cortes de DTCI.[88] Foi sugerido um ponto de corte 10% menor para as velocidades TMVM, dependendo do protocolo e da máquina usada.[13] Além do posicionamento adequado do cursor, é necessário otimizar as configurações do instrumento (tamanho do volume, ganho, exibição da forma de onda). A atenção à técnica pode reduzir as diferenças entre os dados de velocidade obtidos com diferentes máquinas ultrassonográficas. Os centros devem estar cientes dessas diferenças e realizar seus próprios estudos de comparação ao usar vários equipamentos de imagem antes de alterar os limiares de velocidade para o DTCI.[88]

Embora a **correção do ângulo** no DTCI possa ser uma maneira de ajustar velocidades mais baixas obtidas pelo DTCI comparado ao DTC sem imagem, essa técnica ainda não foi validada e pode superestimar o risco de AVE em crianças com DF.[25] Portanto, a correção do ângulo, atualmente, não é recomendada ao executar e interpretar o DTCI para avaliação do risco de AVE na DF pediátrica.[12,13]

A história natural da velocidade no DTC em pacientes com anemia falciforme continua sendo estudada.[89-91] A escala STOP 2 foi realizada para avaliar quando a descontinuação da terapia transfusional era apropriada. Após 30 meses de tratamento transfusional e normalização das velocidades no DTC, os pacientes foram randomizados para continuar ou suspender a terapia transfusional. O STOP 2 demonstrou que os pacientes nos quais a terapia transfusional foi suspensa após a normalização do DTC apresentam retorno à velocidade anormal no DTC com maior ocorrência de AVE, e eram mais propensos a desenvolver infartos clínicos silenciosos, indicando a necessidade de continuar o tratamento transfusional.[92,93]

O manejo ideal de crianças com velocidades anormais permanece problemático, sem consenso em relação ao tratamento de longo prazo em crianças com velocidades persistentemente anormais. Devido aos efeitos colaterais da terapia de transfusão prolongada, os médicos estão procurando outros métodos de melhorar o risco de derrame, incluindo o uso de terapia com hidroxicarbamida (hidroxiureia) e transplante de medula óssea.[62,94-96] Hidroxiureia com flebotomia provou ser útil na prevenção da recorrência de AVE durante o protocolo SWiTCH, mas não foi tão boa quanto a terapia transfusional, com quelação.[97,98] Outros estudos (estudo TWiTCH) estão avaliando o uso de hidroxiureia na prevenção do AVE primário em pacientes com velocidades anormais no DTC.

O manejo de crianças com velocidades condicionais também está sendo estudado. Muitos permanecem na faixa condicional por anos ou a velocidade acaba normalizando, mas até 23% desse grupo se converte ao longo do tempo em velocidades anormais[89,90] (Fig. 47.15). Os protocolos que utilizam terapias menos invasivas

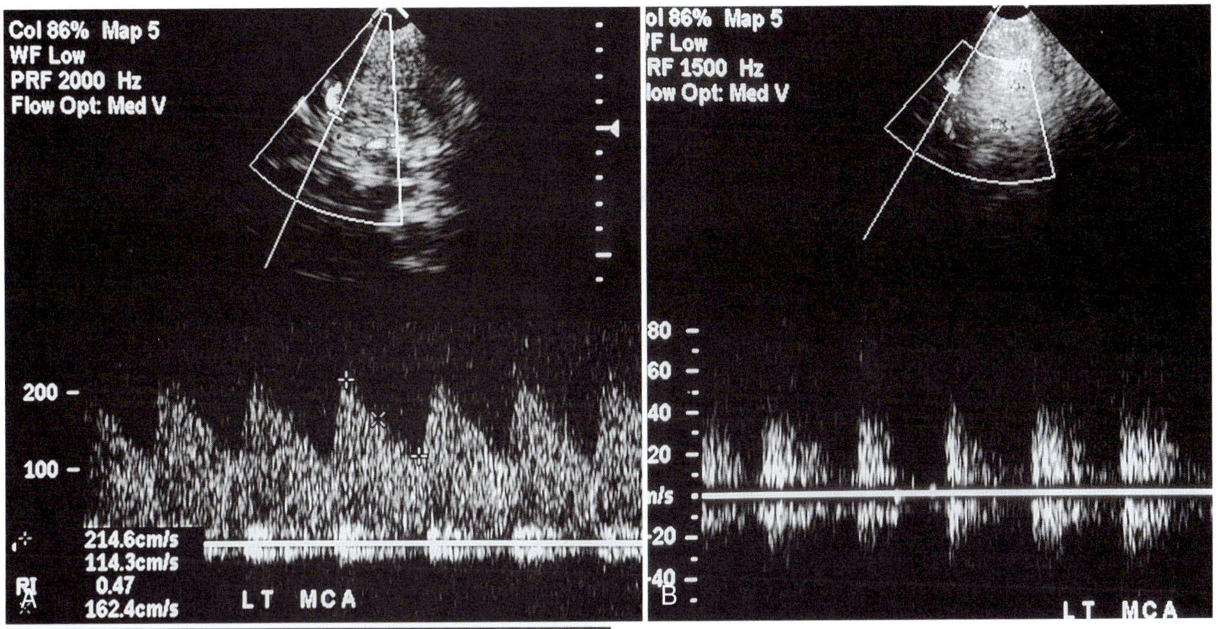

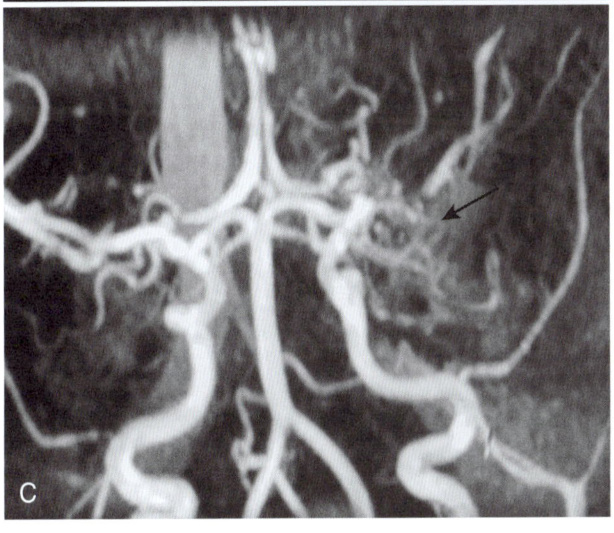

FIG. 47.15 Progressão para angiopatia de *moyamoya* em menino de 3 anos e meio de idade com doença falciforme. (A) O paciente apresentava altas velocidades normais da ACM esquerda. ARM realizada 2 meses após estava normal. **(B)** No exame de acompanhamento de 1 ano, é observado fluxo anormalmente baixo na ACM esquerda (< 40 cm/s). **(C)** A ARM neste momento demonstra alterações de ***moyamoya*** (*seta*), com oclusão completa dos segmentos A1 e M1 esquerdos.

como a hidroxicarbamida (p. ex., terapia com hidroxiureia) em crianças com velocidades condicionais mostram-se promissores e sugerem que o acompanhamento desses pacientes pode ser útil para avaliar a resposta ao tratamento.[94-96]

Vasospasmo

O vasospasmo cerebral pode se apresentar como uma complicação da hemorragia subaracnóidea secundária à ruptura de um aneurisma intracraniano,[99] decorrente de trauma, com ou sem hemorragia, ou outra patologia.[33,100,101] A ultrassonografia com DTC tornou-se uma ferramenta importante na detecção de vasospasmo antes de o paciente desenvolver déficits neurológicos isquêmicos ou infarto.[37,102] Alta especificidade tem sido descrita (100%) para vasospasmo vertebral/basilar, com VPS maior que 80 e 95 cm/s, respectivamente,[102] e com alta especificidade no diagnóstico de vasospasmo da ACM (98% a 100%) quando a VPS é maior que 200 cm/s,[103,104] mas uma sensibilidade de apenas 59%.[105] A angiografia por subtração continua a ser o padrão de referência, mas não é tão amplamente usada em decorrência de custo, alta radiação e risco do procedimento.[37]

Em adultos com ruptura de aneurisma que causa hemorragia subaracnóidea, o vasospasmo tipicamente se desenvolve 4 a 14 dias após a ruptura,[33] aumentando gradualmente e atingindo o pico entre 5 e 14 dias.[99] Após traumatismo cranioencefálico, pode ocorrer vasospasmo (19% a 68% de incidência), mas geralmente sem déficits clínicos (4% a 17%). O vasospasmo cerebral em adultos com lesão cerebral traumática se apresenta nos primeiros 2 dias após a lesão,[99] com picos em torno do 5° a 7° dias e com duração total mais curta. O vasospasmo pós-traumático também pode ocorrer na ausência de hemorragia subaracnóidea e tem duração ainda menor (1,25 dia).[99,106] O vasospasmo foi observado em 17% dos pacientes com malformação arteriovenosa cerebral rompida e se apresenta entre o 4° e o 11° dia após a ruptura.[107] Vasospasmo grave e persistente pode causar déficits permanentes de infarto cerebral com taxas de morbidade e mortalidade de 10% a 30%.[33] Em um estudo de 2010, em pacientes pediátricos com traumatismo craniano moderado a grave, o vasospasmo atingiu o pico em 2 ou 3 dias e durou de 2 a 4 dias.[108]

Quando há vasospasmo, a velocidade do fluxo sanguíneo aumenta devido à diminuição na área do corte luminal do vaso

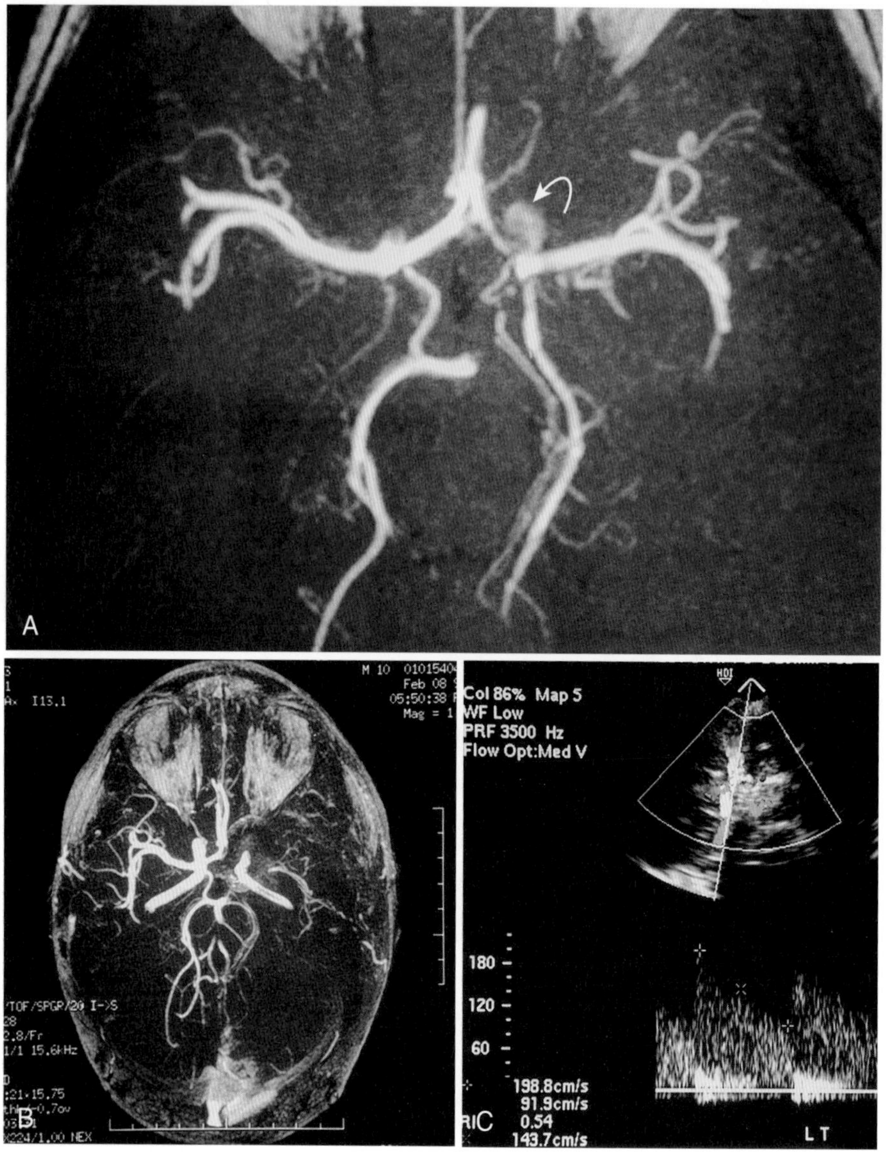

FIG. 47.16 Vasospasmo com aneurisma. Menino de 10 anos de idade com cefaleia aguda. **(A)** Angiografia por RM demonstra estreitamento do segmento supraclinóideo da artéria carótida interna, segmento A1 estreito e aneurisma de bifurcação esquerda (*seta*). **(B)** Após o clampeamento do aneurisma, artefatos de suscetibilidade a metal limitam a avaliação por ARM do segmento M1 proximal esquerdo. **(C)** No 15° dia, a ultrassonografia com DTC mostra VPS alta de 199 cm/s, consistente com vasospasmo moderado. Paciente evoluiu bem após o tratamento médico.

afetado. Assim, o DTC pode ser usado para otimizar o tempo de tratamento e é útil para acompanhar os efeitos da terapia (Fig. 47.16). Quando há suspeita de vasospasmo hemodinamicamente significativo, pode ser útil angiografia cerebral de emergência com angioplastia com dilatação por balão ou infusão intra-arterial de agentes vasodilatadores.[109] DTC seriados mostrando redução nas velocidades indicam o momento apropriado para interromper a terapia, minimizando complicações e encurtando o tempo de internação na unidade de terapia intensiva. O DTC é mais acurado na detecção do vasospasmo da ACM. O DTC não pode ser usado para avaliar a ACA além de seu segmento A1 e é limitado na avaliação dos ramos periféricos da ACM.

É importante lembrar que estudos avaliando o vasospasmo determinam a VPS. Dependendo das velocidades médias medidas, o vasospasmo pode ser considerado leve, moderado ou grave, como demonstrado na angiografia (Tabela 47.3).[29] Philip et al.[110] descreveram velocidades de fluxo arterial mais elevadas com valores mais de 2 vezes acima do normal para a idade e sexo. Os valores do DTC devem sempre ser combinados aos dados clínicos e laboratoriais.[111,112]

Um aumento acentuado (> 25 cm/s/dia) da velocidade nos primeiros dias após a hemorragia subaracnóidea está associado a um prognóstico pior. As fontes de erro na detecção de vasospasmo pela ultrassonografia com DTC (em comparação com a arteriografia) incluem ausência de vasospasmo periférico, presença concomitante de **pressão intracraniana** (PIC) aumentada e baixo volume de fluxo.[7] A **razão de Lindegaard** (razão entre as velocidades da ACM/ACI ipsilateral) pode ser usada para diferenciar velocidades aumentadas devido a vasospasmo em comparação com outras causas. Uma razão de Lindegaard de 3 a 6 é sugestiva de vasospasmo cerebral leve a moderado, e uma razão maior que 6 é sugestiva de vasospasmo grave. Uma razão menor que 3 em pacientes com velocidades de fluxo elevadas resulta

TABELA 47.3 Gravidade do Vasospasmo com Velocidades Típicas[29]

	Leve (cm/s)	Moderado (cm/s)	Grave (cm/s)
Parte terminal da ACI	120-130	> 130	
ACM	120-130	130-200	> 200
Basilar	60-80	80-115	> 115
Vertebral	60-80	> 80	> 80
ACA		> 50% de aumento em 24 horas	> 50% de aumento em 24 horas
ACP		> 110	> 110

ACA, artéria cerebral anterior; *ACI*, artéria carótida interna; *ACM*, artéria cerebral média; *ACP*, artéria cerebral posterior.
Com permissão de Kalanuria A, Nyquist P, Armonda R, Razumovsky A. Use of transcranial Doppler (TCD) ultrasound in the neurocritical care unit. Neurosurg Clin N Am. 2013;24:441-456.[29]

de processos fisiológicos como hiperemia ou autorregulação.[29,113] De maneira semelhante, a razão entre a artéria basilar e a artéria vertebral extracraniana também pode ser obtida.[33] Uma razão entre a artéria basilar e a artéria vertebral de 2 a 3 está associada a vasospasmo leve a moderado e uma razão superior a 3 é sugestiva de vasospasmo grave.[113]

Avaliação do Fluxo Colateral

Quando existe estenose ou doença oclusiva, o fluxo colateral através do círculo de Willis pode ser identificado na avaliação por DTC. Exames angiográficos possibilitam avaliação e diagnóstico melhores, mas o DTC pode ajudar na triagem e reduzir o número de procedimentos invasivos negativos.[38]

O fluxo colateral pode ser visibilizado na artéria comunicante anterior com alta sensibilidade (95%) e especificidade (100%) (Fig. 47.17). É difícil distinguir do fluxo de ACA adjacente, mas sinais indiretos podem ser identificados.[38] É um pouco mais difícil avaliar a artéria comunicante posterior para identificar o fluxo colateral, apresentando sensibilidade de 87% e especificidade de 95%. O fluxo da AO invertido com baixa pulsatilidade, com ou sem aceleração do fluxo sistólico, auxilia no diagnóstico de oclusão ou estenose crítica, com alta especificidade (100%) e boa sensibilidade (75%); a direção normal do fluxo, no entanto, não exclui oclusão ou estenose maior que 80%, do segmento proximal da ACI.[38]

Colaterais leptomeníngeas, mais comumente, se originam da ACA e podem ser observadas em pacientes com oclusão proximal da ACM. A presença de **colaterais leptomeníngeas** apresenta sensibilidade de 81% e especificidade de 77% para oclusão de ACM. Na presença de colaterais leptomeníngeas secundárias à oclusão de ACM, pode-se observar alta velocidade e fluxo de baixa resistência na ACA ipsilateral ou ACP; uma diferença de velocidade de 30% pode ser observada entre a ACA direita e esquerda ou na ACP.[38] No quadro de oclusão segmentar da artéria basilar, é possível observar a reversão do fluxo no segmento pérvio da artéria basilar, sendo caracterizada pelo fluxo de baixa resistência em direção ao transdutor via janela suboccipital e velocidade reduzida e fluxo de alta resistência nas artérias vertebrais. A reversão do fluxo da artéria vertebral também pode ser vista como uma via colateral.

Angiopatia de ***moyamoya*** é uma estenose progressiva de ACI terminal, ACM proximal e ACA, com desenvolvimento de uma rede de vasos colaterais anormais. Pode ser idiopática (doença de *moyamoya*) ou associada a outra doença (síndrome de *moyamoya*), como anemia falciforme, neurofibromatose, síndrome de Down ou síndrome de Turner (Fig. 47.15). Em pacientes com angiopatia de *moyamoya*, o DTC pode ser útil para monitoramento, mas são necessários mais estudos para validar seu uso.[114]

Cefaleias

A prevalência de cefaleia em crianças varia de acordo com a população estudada e foi relatada entre 8% e 60%. A prevalência aumenta com a idade e as causas mais comuns são a tensão e a enxaqueca. Nenhuma diferença estatística foi identificada na prevalência global de DF, quando comparada à população controle.

O DTC tem sido usado na avaliação de adultos com cefaleias vasculares.[7] Thie et al.[115] encontraram aumento significativo na velocidade média em pacientes com cefaleias em comparação aos controles durante períodos livres de dor de cabeça. Eles então continuaram a avaliar os pacientes durante episódios de cefaleia e demonstraram que aqueles que apresentaram cefaleia comum tinham velocidade intracraniana diminuída e pulsatilidade aumentada, enquanto pacientes sintomáticos com enxaqueca clássica demonstraram achados opostos, com aumento de velocidade e diminuição da pulsatilidade[116] (Fig. 47.18). Diferentes estudos demonstraram que a enxaqueca está associada a um leve a moderado estreitamento vascular e/ou a um fluxo sanguíneo diminuído,[117] bem como ao decréscimo no IR e no IP.[118]

Em pacientes pediátricos, Wang et al.[119] analisaram a utilidade da ultrassonografia com DTC na avaliação de cefaleias isoladas e encontraram sensibilidade e especificidade na detecção de lesões intracranianas de 75% e 99,7%, respectivamente. Outro estudo avaliou crianças entre 5 e 17 anos de idade e sugeriu a possibilidade de vasospasmo cerebral nos períodos livres de cefaleia.[120]

Em um estudo de 1.176 pacientes pediátricos com DF, 36% apresentaram cefaleias recorrentes, com enxaqueca em 15%. Neste estudo, nenhuma associação foi observada entre cefaleia e AVE silencioso. Por outro lado, cefaleias e enxaquecas recorrentes foram associadas a menor concentração de hemoglobina e maiores taxas de eventos de dor.[121] Níveis mais baixos de hemoglobina estão associados a maiores velocidades de fluxo sanguíneo cerebral em crianças com anemia com exames neurológicos normais e cefaleias vasculares, em comparação com aquelas sem cefaleias. Achados semelhantes foram descritos em adultos com anemia falciforme e cefaleias graves/frequentes *versus* cefaleias leves ou ausentes.[121] A ultrassonografia com DTC pode auxiliar no diagnóstico diferencial de cefaleias de causas desconhecidas e pode ser útil nas intervenções terapêuticas.

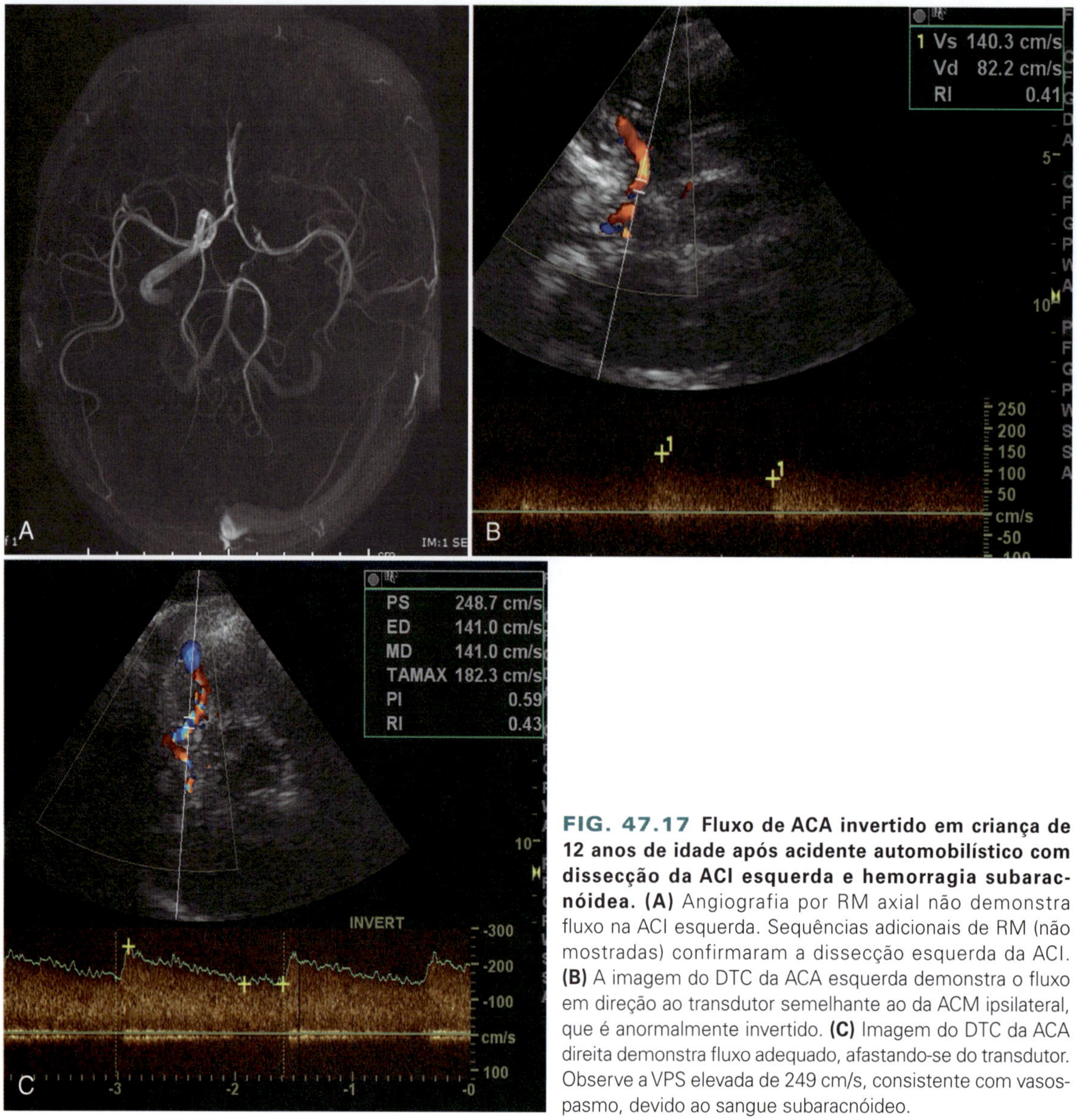

FIG. 47.17 Fluxo de ACA invertido em criança de 12 anos de idade após acidente automobilístico com dissecção da ACI esquerda e hemorragia subaracnóidea. **(A)** Angiografia por RM axial não demonstra fluxo na ACI esquerda. Sequências adicionais de RM (não mostradas) confirmaram a dissecção esquerda da ACI. **(B)** A imagem do DTC da ACA esquerda demonstra o fluxo em direção ao transdutor semelhante ao da ACM ipsilateral, que é anormalmente invertido. **(C)** Imagem do DTC da ACA direita demonstra fluxo adequado, afastando-se do transdutor. Observe a VPS elevada de 249 cm/s, consistente com vasospasmo, devido ao sangue subaracnóideo.

Apneia do Sono

Vários estudos demonstraram mudanças na velocidade da ACM em crianças com **distúrbios respiratórios do sono**, um espectro de obstrução das vias aéreas superiores que varia de ronco primário à apneia obstrutiva do sono. Aumentos na velocidade de fluxo da ACM foram documentados em crianças com distúrbios respiratórios leves do sono.[122] Em um grupo de crianças com seguidos distúrbios respiratórios do sono após a adenoamigdalectomia, as velocidades da ACM diminuíram (sugerindo normalização das velocidades da ACM), com aumento significativo da saturação de oxi-hemoglobina durante a noite no pós-operatório. Essas crianças também demonstraram melhora na velocidade de processamento e atenção visual no pós-operatório.[123]

Em pacientes com AF, os distúrbios respiratórios e roncadores do sono têm alta prevalência, com 37% de ronco e 24% de achados polissonográficos positivos.[124] Em um estudo que avaliou oximetria de pulso noturna, DTC e eventos do sistema nervoso central em pacientes com DF, encontrou-se associação entre a dessaturação noturna da oxi-hemoglobulina e o risco de eventos no sistema nervoso central. Evidência de apneia obstrutiva do sono, acompanhada de queda na oximetria de pulso durante a noite, não foi útil para predizer eventos do sistema nervoso central.[125] Outro estudo que avaliou a prevalência de distúrbios respiratórios do sono e a associação com velocidades de alto risco no DTC em pacientes com DF não apresentou diferença significativa na velocidade do DTC e na porcentagem de pacientes com velocidades de alto risco quando comparados os roncadores com os não fumantes. No geral, não houve associação entre distúrbios respiratórios do sono ou ronco e risco cerebrovascular.[124]

Hidrocefalia

A capacidade de diferenciar **ventriculomegalia** e **hidrocefalia** (ventriculomegalia e aumento da PIC) pode ser difícil. Quando a hidrocefalia se desenvolve, a PIC aumenta, ocasionando diminuição no fluxo diastólico. A ventriculomegalia estável deve ter pulsatilidade normal;

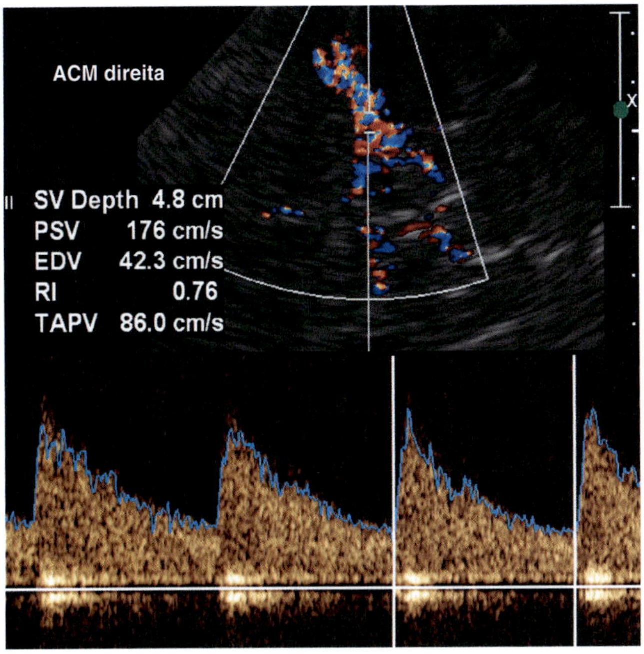

FIG. 47.18 Pulsatilidade elevada da ACM em criança de 12 anos de idade com cefaleia. A imagem de DTC da ACM direita mostra IR elevado de 0,76. Valores normais de IR devem variar de 0,43 a 0,58, após o fechamento da fontanela.

assim, um IR elevado nos casos em que o tamanho ventricular estiver aumentado pode implicar necessidade de um *shunt*. Hill e Volpe[126] primeiramente descreveram diminuição no fluxo diastólico/sistólico em 11 crianças hidrocefálicas. Por ser não invasiva e realizada quantas vezes for necessário, a ultrassonografia transcraniana com Doppler tem sido cada vez mais usada para avaliar as alterações hemodinâmicas cerebrais na hidrocefalia através da fontanela anterior em lactentes. Pode ser empregada também no osso temporal em crianças mais velhas.[4,127,128] Há correlação direta entre a PIC (a partir da evidência fontanométrica experimental e de medida direta) e o IR. O aumento do IR é predominantemente causado pela redução da velocidade diastólica final.[128,129] Os índices vasculares mais aplicados em pacientes hidrocefálicos são o IR e o IP. Ambas as razões minimizam o erro na estimativa da velocidade verdadeira causada por um ângulo variável de insonação. Isso é particularmente importante na hidrocefalia, porque a anatomia vascular pode ser distorcida pelo aumento ventricular e um pequeno ângulo de insonação não pode ser obtido.[130] Dificuldades com o uso do IR para determinar a hidrocefalia ocorrem porque: (1) há ampla faixa de normalidade em valores de IR (0,65 a 0,85, no recém-nascido; 0,60 a 0,70, na criança antes do fechamento da fontanela; e 0,50 a 0,60, em crianças mais velhas e adultos através da janela temporal após o fechamento da fontanela)[14] e (2) muitos outros fatores intracranianos e extracranianos podem alterar o IR além do aumento da PIC[131] (Tabela 47.4). Portanto, o IR deve estar correlacionado com a condição clínica do paciente.

TABELA 47.4 Fatores que Alteram os Índices de Doppler Cerebral

	Índice de Resistividade	Velocidade Sistólica
ANORMALIDADES INTRACRANIANAS		
Hemorragia intracraniana	Aumentado	Variação de batimento a batimento, fator de risco para HeIV
Leucomalácia periventricular	Aumentado	
Asfixia	Inicialmente diminuído	
Edema cerebral	Aumentado	
Hidrocefalia	Aumentado, invertido após drenagem	
Subdural	Aumentado	
Morte cerebral	Aumentado	Diminuição do fluxo diastólico invertido
ECMO	Diminuído	
Malformações vasculares	Diminuído	Aumento da turbulência
ANORMALIDADES EXTRACRANIANAS		
PCO_2	Relação inversa	
Frequência cardíaca	Relação inversa	
Choque		Diminuição sistólica/diastólica
Persistência do canal arterial	Aumentado	
Pneumotórax	Aumentado	
Isquemia cardíaca	Aumentado	
Sangramento gastrointestinal	Aumentado	
Policitemia, hiperviscosidade	Aumentado	Diminuído
Anemia	Aumentado	
FÁRMACOS/DROGAS		
Indometacina	Aumentado	Diminuído
Uso de cocaína pela mãe	Aumentado	
Surfactante exógeno	Aumentado	

ECMO, oxigenação por membrana extracorpórea; *HeIV*, hemorragia intraventricular; *PCO_2*, pressão parcial de dióxido de carbono (tensão).

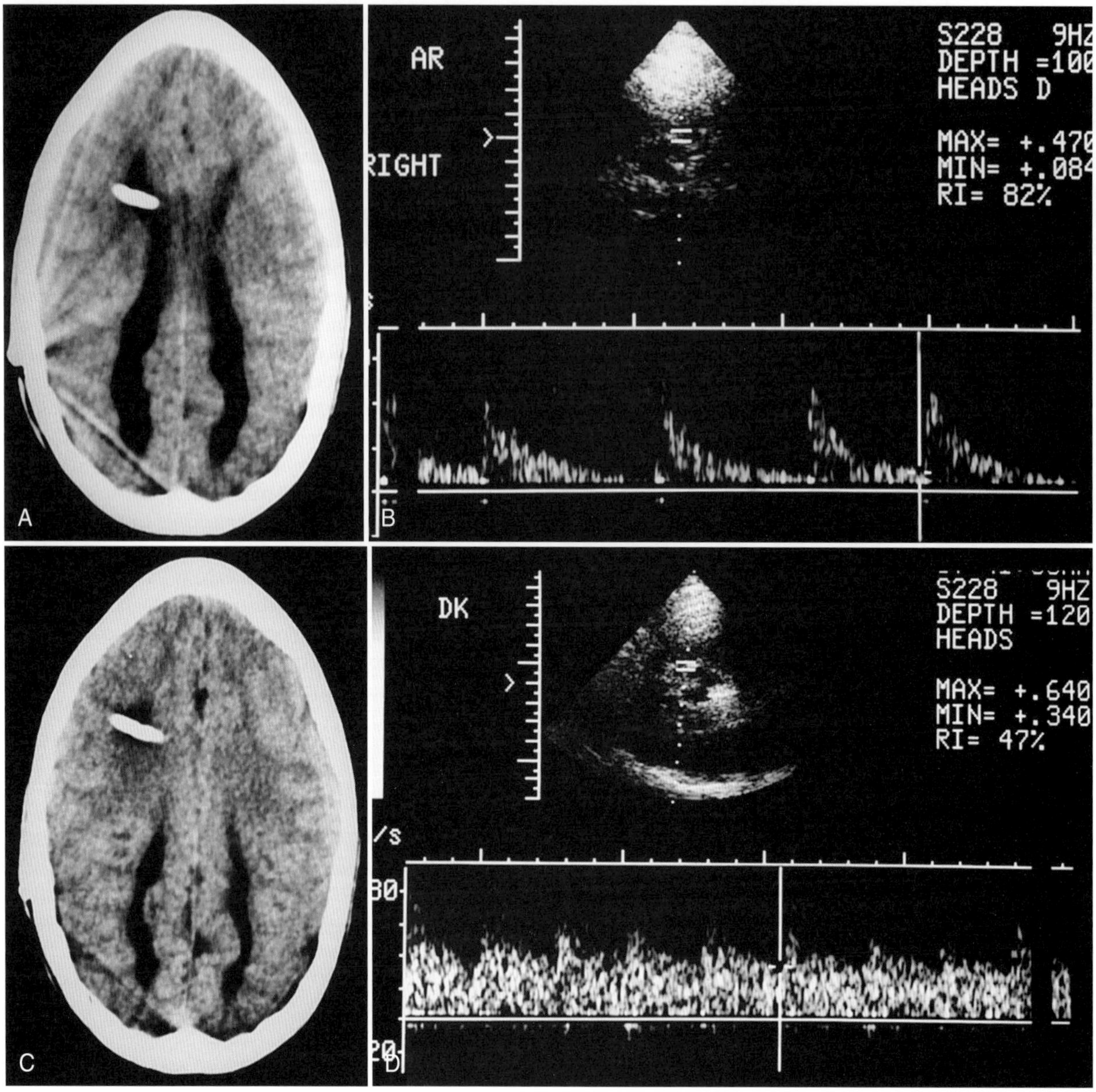

FIG. 47.19 Disfunção de *shunt* em criança de 8 anos. (A) TC mostra ventrículos levemente dilatados. **(B)** Imagem do DTC, através da janela temporal, mostra aumento do IR de 0,82, na ACM. **(C)** TC após a revisão do *shunt* mostra diminuição do tamanho ventricular. **(D)** Imagem do DTC da ACM mostra diminuição no IR para 0,47, agora na faixa normal (após os 2 anos de idade com fechamento da fontanela, o IR normal é de 0,5). (Com permissão de Seibert JJ, Glasier CM, Leithiser JRE, et al. Transcranial Doppler using standard duplex equipment in children. Ultrasound Q. 1990;8:167-176.[14])

Goh et al.[128] utilizaram IR maior que 0,8 como sinal de aumento da PIC no neonato e IR maior que 0,65 em crianças. Devido à variação dos valores normais e à sobreposição dos valores normais e anormais, o IR é mais útil em base individual, seguindo o curso de um paciente para determinar se as alterações clínicas e a dilatação ventricular são secundárias ao aumento de pressão (como no mau funcionamento de um *shunt*) (Fig. 47.19). Qualquer aumento no IR deve ser considerado potencialmente importante em termos de mau funcionamento do *shunt*. Os valores falso-normais podem resultar do acompanhamento do líquido cerebrospinal ao longo do *shunt*. A espessura excessiva do crânio pode impedir que a ultrassonografia com DTC seja obtida com sucesso em alguns desses pacientes.[132,133]

Pacientes pediátricos com meningite tuberculosa e vasculopatias cerebrais frequentemente elevam a PIC, e foram estudadas tentativas de obter uma técnica não invasiva para substituir o monitoramento invasivo da PIC.[134] Alguns pesquisadores sugeriram que o DTCI pode ajudar a monitorar as alterações de pressão ao longo do tempo nesses pacientes.[135] Um estudo realizado em crianças com meningite tuberculosa e hidrocefalia comunicante demonstrou que a IP obtida pelo DTC não foi acurada na avaliação da PIC e pode não mudar mesmo nos casos em que uma alteração na PIC tenha sido documentada.[134]

O uso de DTC tem sido estudado em pacientes adultos com hidrocefalia de pressão normal idiopática como uma forma de avaliar os resultados positivos da derivação do líquido cerebrospinal e predizer a utilidade de um *shunt*. Em um pequeno estudo realizado por Sedighi et al.,[136] pacientes com hidrocefalia de pressão normal idiopática foram submetidos à avaliação por DTC antes e após um *tap teste* no líquido cerebrospinal. Em pacientes com hidrocefalia de pressão normal idiopática, as velocidades basais do DTC foram maiores que nos controles e demonstraram diminuição significativa naqueles que relataram melhora clínica após o *tap*.

Malformações Vasculares

A imagem por Doppler transcraniano é útil para detectar malformações vasculares no neonato instável.[3,137] A malformação vascular pode ser visibilizada por ultrassonografia *power* Doppler ou Doppler colorido. A análise espectral dos vasos envolvidos mostrará alta velocidade, com baixa resistência e baixa pulsatilidade causadas por aumento do fluxo diastólico. Essas qualidades hemodinâmicas resultam em VPS acima do normal, em conjunto com turbulência e IR inferior ao normal (Fig. 47.20). A ultrassonografia DTC pode avaliar a **malformação arteriovenosa** (MAV), mostrando sensibilidade de 87% a 95%,[126-133,137-140] particularmente quando se utiliza agente de contraste para realce.[46] Um estudo realizado em adultos comparando DTC com angiografia com contraste demonstrou que o DTC é menos sensível (detectou apenas 91,3% das MAV diagnosticadas pela angiografia), subestimando o tamanho da MAV e fornecendo informações limitadas sobre o suprimento sanguíneo e a drenagem venosa.[141] Como a RM fornece sensibilidade ainda maior que a DTC na triagem, a imagem do Doppler é mais usada para quantificar a hemodinâmica das MAV e monitorar os efeitos de intervenções cirúrgicas ou endoluminais.[142] Após o tratamento cirúrgico ou de embolização, pode-se acompanhar a diminuição da velocidade sistólica e o aumento do IR nas artérias de nutrição. Em um estudo realizado por Kaspera et al.[143] em pacientes após ressecção cirúrgica ou embolização da MAV, observou-se aumento e normalização do IP antes da diminuição da velocidade. Não foi observada correlação entre o grau de normalização dos parâmetros e a extensão da embolização da MAV.

A ultrassonografia DTC também tem sido usada para avaliar outras anomalias vasculares, como a **síndrome de Sturge-Weber**, **fístulas arteriovenosas durais** e **fístulas carotídeo-cavernosas**.[144-146] Em um estudo de pacientes com síndrome de Sturge-Weber, observaram-se diminuição da velocidade de fluxo arterial e aumento do IP na ACM afetada, sugerindo hipoperfusão crônica do tecido decorrente de estase venosa ou hipoplasia dos vasos corticais devido à atrofia cortical.[145] O fato de que esses achados estavam presentes mesmo antes do início dos sintomas sugere que a estase venosa resulta em lesão cortical. Um estudo diferente demonstrou velocidades aumentadas no lado afetado durante as convulsões e aumento de quatro a seis vezes na velocidade de fluxo no lado contralateral.[147] Nos casos de fístulas arteriovenosas, há aumento na velocidade do fluxo em pelo menos uma veia cerebral ou seio venoso, que diminui após a embolização. Uma velocidade de fluxo venoso de mais de 50 cm/s é considerada anormal e deve ter melhor avaliação.[40] Em pacientes com fístulas carotídeo-cavernosas, o Doppler pode ser usado para detecção e para seguir o tratamento.

Asfixia

A ultrassonografia com DTC tem sido usada na avaliação da lesão cerebral hipóxico-isquêmica. A asfixia leve geralmente não altera a hemodinâmica cerebral.[148] A asfixia grave ou prolongada pode resultar em comprometimento da autorregulação cerebral, desencadeando aumento no fluxo sanguíneo diastólico e diminuição na resistência vascular cerebral.[2] O exame com Doppler transcraniano no neonato tem sido particularmente útil para prever lesão cerebral hipóxico-isquêmica.[1,149-152] Archer et al.[151] encontraram 100% de sensibilidade de um IR baixo causado pelo aumento do fluxo diastólico na ACA e na ACM e um desfecho neurológico adverso quando realizado nas primeiras 48 horas da lesão no neonato. Stark e Seibert[149] descreveram que 10 em 13 neonatos com IR inicialmente baixo, posteriormente, desenvolveram deficiências graves no desenvolvimento neurológico. O achado de aumento do fluxo diastólico também pode ser útil na avaliação da criança mais velha após traumatismo cranioencefálico ou parada cardíaca, a fim de predizer lesão cerebral significativa antes que os achados da tomografia computadorizada (TC) se tornem evidentes (Fig. 47.21).

Edema Cerebral e Terapia com Hiperventilação

O traumatismo craniano inicia vários processos patológicos que podem resultar em alterações significativas na hemodinâmica cerebral. O diagnóstico dessas anormalidades pode ser crucial para o manejo adequado desses casos. Após lesão hipóxica cerebral significativa, pode ocorrer inicialmente a vasodilatação com aumento resultante na velocidade do fluxo diastólico e IR reduzido durante essa fase hiperêmica inicial. À medida que a PIC aumenta, a velocidade de fluxo diastólico começa a diminuir e a velocidade de pico sistólico tem aparência "espiculada".[2] Enquanto se desenvolve o edema cerebral, há perda adicional do fluxo diastólico anterógrado e aumento no IR.[129] Leituras sequenciais do DTC após lesão cerebral têm sido úteis na avaliação da presença de edema e na evolução do tratamento[153] (Fig. 47.22).

O tratamento do edema cerebral inclui hiperventilação. Existe uma relação inversa entre a pressão parcial de dióxido de carbono (Pco_2) e o IR. Quanto maior a Pco_2, maior a vasodilatação, maior o fluxo diastólico e menor o IR. Quando a Pco_2 é reduzida, ocorre vasoconstrição com diminuição do fluxo diastólico e aumento do IR. Assim, a reatividade do CO_2 pode ser medida avaliando o IR. O fluxo sanguíneo cerebral aumenta 4% por mmHg de aumento na Pco_2.[1,26,129,152] A ausência de alteração no IR, à medida que a ventilação do paciente é aumentada, é descrita como um "teste de reatividade ao CO_2" ausente e é um sinal de lesão cerebral grave.[154] Assim, o IR pode ser utilizado para monitorar a terapia de hiperventilação no edema cerebral, associado ao traumatismo craniano.[2,155] Como a hiperventilação diminui a Pco_2, o IR deve aumentar com a vasoconstrição concomitante dos vasos cerebrais. O médico deve levar em consideração, no entanto, que o aumento do edema cerebral também aumentará o IR. Portanto, essa medida deve estar intimamente correlacionada a outros achados clínicos e laboratoriais. Por exemplo, o tratamento com hiperventilação em um paciente que apresenta IR crescente sem alteração na PIC sugere que o tratamento está causando muita vasoconstrição cerebral. Neste quadro, o paciente pode se beneficiar da diminuição na hiperventilação.

Avaliação de *Shunt* da Direita para a Esquerda

Embora o ecocardiograma transesofágico forneça uma avaliação direta das estruturas cardíacas, o DTC também pode ser usado na avaliação de desvios (*shunts*) da direita para a esquerda.[156-158] O DTC fornece a visibilização de êmbolos na circulação cerebral. A manobra de Valsalva pode ser realizada de forma não invasiva à beira do leito, sem necessidade de sedação.[29] A observação de 10 microbolhas de solução salina agitada menos de 10 segundos após a injeção de contraste no DTC com manobra de Valsalva é

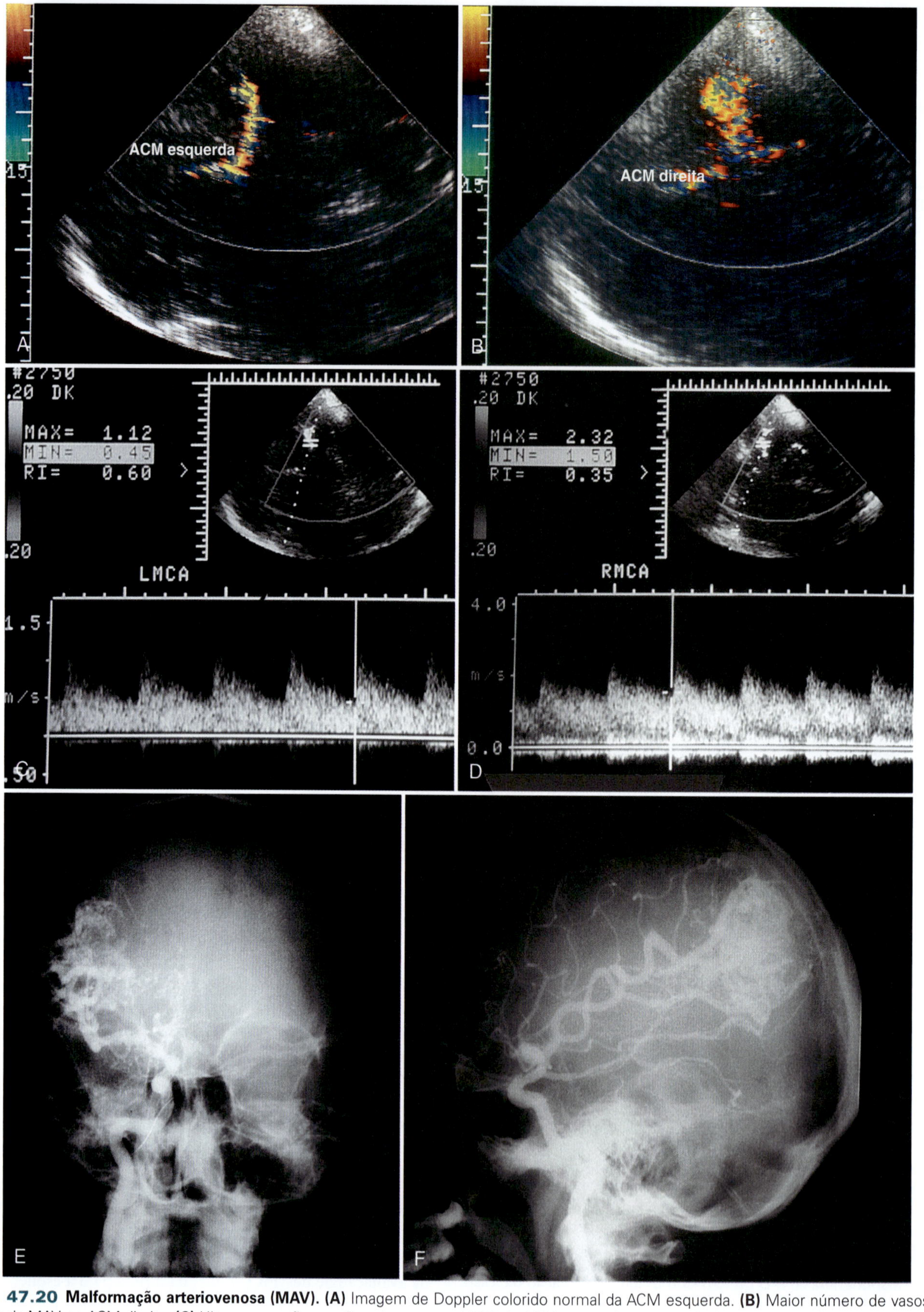

FIG. 47.20 Malformação arteriovenosa (MAV). (A) Imagem de Doppler colorido normal da ACM esquerda. **(B)** Maior número de vasos na região da MAV, na ACM direita. **(C)** Ultrassonografia com Doppler espectral DTC da ACM esquerda mostra velocidade máxima normal de 112 cm/s. **(D)** A velocidade à direita está mais alta, apresentando velocidade máxima de 232 cm/s. **(E)** e **(F)** As incidências anteroposterior e lateral de uma arteriografia evidenciam grande MAV.

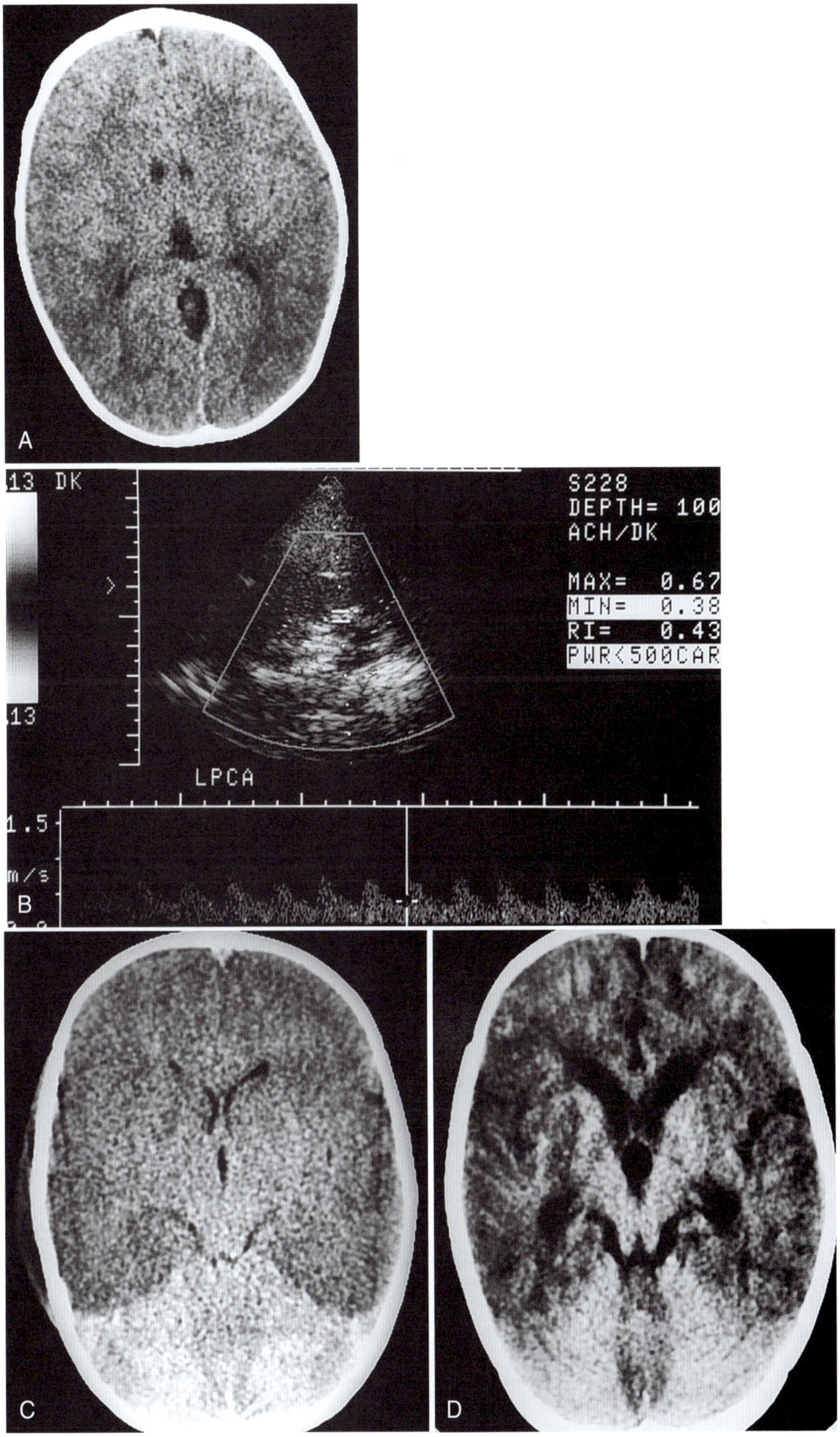

FIG. 47.21 Asfixia. (A) Criança de 1 ano de idade após parada respiratória apresenta edema cerebral leve na TC. **(B)** No entanto, o IR na ACP esquerda está anormalmente baixo, medindo 0,43, consistente com perda da autorregulação (faixa normal de 0,5 a 0,6). **(C)** Dois dias depois, TC mostra edema cerebral grave. **(D)** Depois de 1 mês, TC mostra atrofia acentuada.

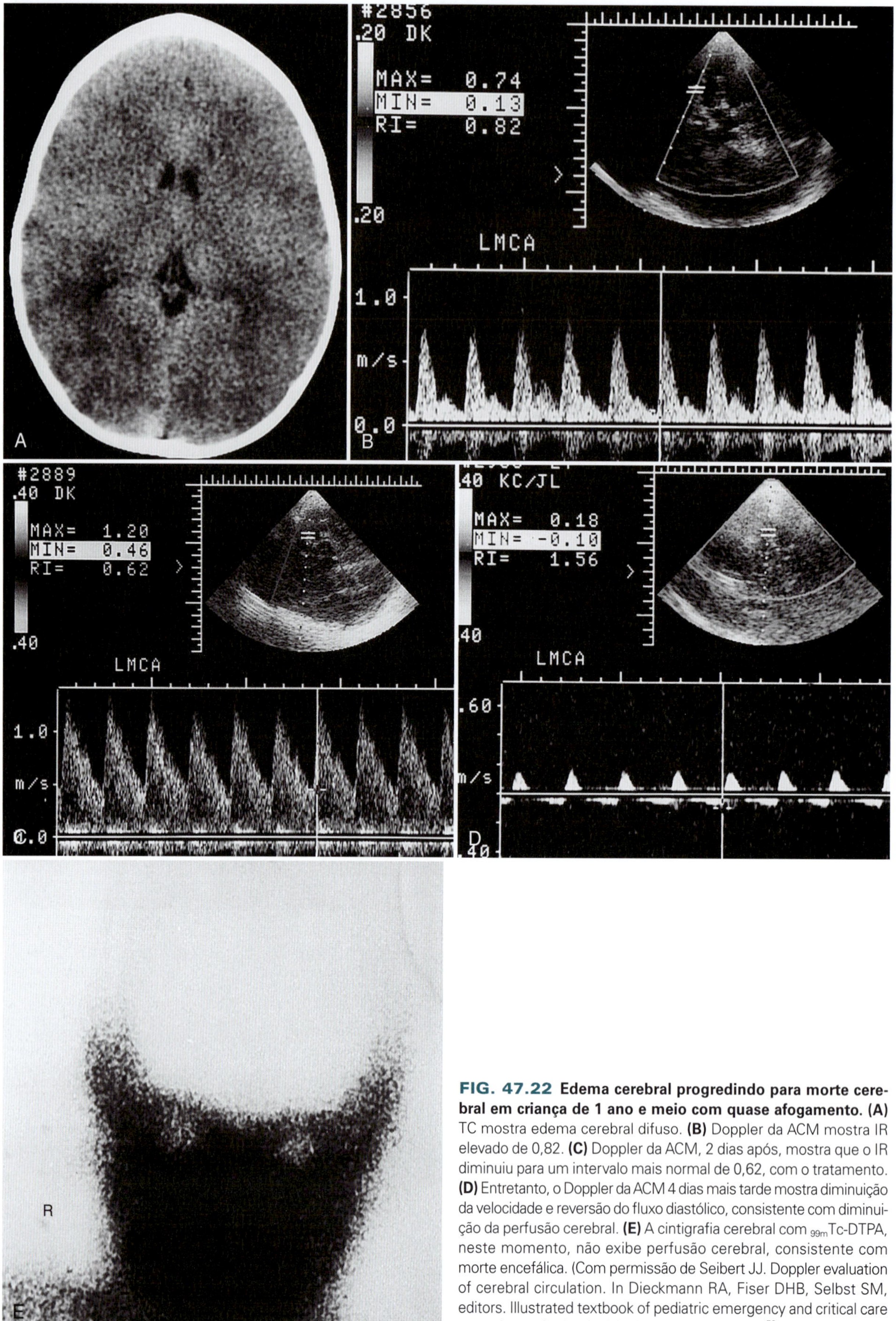

FIG. 47.22 Edema cerebral progredindo para morte cerebral em criança de 1 ano e meio com quase afogamento. (A) TC mostra edema cerebral difuso. **(B)** Doppler da ACM mostra IR elevado de 0,82. **(C)** Doppler da ACM, 2 dias após, mostra que o IR diminuiu para um intervalo mais normal de 0,62, com o tratamento. **(D)** Entretanto, o Doppler da ACM 4 dias mais tarde mostra diminuição da velocidade e reversão do fluxo diastólico, consistente com diminuição da perfusão cerebral. **(E)** A cintigrafia cerebral com $_{99m}$Tc-DTPA, neste momento, não exibe perfusão cerebral, consistente com morte encefálica. (Com permissão de Seibert JJ. Doppler evaluation of cerebral circulation. In Dieckmann RA, Fiser DHB, Selbst SM, editors. Illustrated textbook of pediatric emergency and critical care procedures. St. Louis: Mosby–Year Book; 1997.[52])

diagnóstica de *shunt* direita-esquerda, com alta sensibilidade e especificidade.[29] Em pacientes pediátricos, o DTC pode detectar a resolução de *shunt* em pacientes com persistência do canal arterial moderado ou grande, devido a uma diminuição no IR à medida que o ducto é fechado.[159]

Morte Cerebral

Estabelecer a morte encefálica pode ser problemático, e a sua rápida identificação pode ser útil quando se considera a doação de órgãos. O exame neurológico, a eletroencefalografia, os potenciais evocados do tronco encefálico e os estudos do fluxo sanguíneo nuclear podem ser usados, às vezes, para estabelecer a morte encefálica. O DTC é outra ferramenta não invasiva que pode ser repetida quantas vezes for necessário – é portátil, barata e fácil de executar. Para pacientes em coma por fenobarbital, nos quais a eletroencefalografia não é diagnóstica, o DTC é particularmente útil para evidenciar a gravidade do comprometimento cerebrovascular.[160-162]

Após um grave evento de asfixia, uma queda inicial no IR pode ser desencadeada pela vasodilatação devido à perda da autorregulação. À medida que o edema cerebral se desenvolve, há perda do fluxo diastólico direto, seguida pela reversão do fluxo diastólico. A cessação do fluxo sanguíneo cerebral ocorre então no nível da microcirculação. Os vasos maiores se distendem, depois se contraem e, eventualmente, trombosam ou colapsam. À medida que a PIC aumenta acima da pressão arterial média, a interrupção da circulação cerebral resulta em diminuição na velocidade sistólica anterógrada. Pequenos picos sistólicos iniciais e completa cessação do fluxo anterógrado se desenvolvem. Eventualmente, nenhum fluxo sistólico ou diastólico pode ser detectado[142,161] (Fig. 47.23, Vídeos 47.4 e 47.5).

Critérios Ultrassonográficos para Morte Cerebral após Fechamento da Fontanela

Reversão sustentada do fluxo diastólico
Picos sistólicos pequenos e precoces
Sem fluxo na artéria cerebral média (ACM), com reversão do fluxo diastólico na artéria carótida interna extracraniana (em paciente com fluxo previamente documentado)
Velocidade média na ACM < 10 cm/s por mais de 30 minutos

Existe alguma preocupação relacionada à confiabilidade da ultrassonografia DTC na avaliação da morte cerebral infantil. Muitos fatores estão associados à reversão do fluxo diastólico (portanto, IR > 1,0) no neonato, na maioria das vezes com aumento da PIC com ou sem hidrocefalia e persistência do canal arterial[4,163] (ver Tabela 47.4). Em neonatos, IR baixo foi descrito em pacientes clinicamente mortos, enquanto recém-nascidos com altos IR sobreviveram.[163,164] Um IR muito elevado (1-2) no recém-nascido sem evidências de hidrocefalia ou persistência do canal arterial sugere fortemente morte encefálica.[165]

A reversão sustentada do fluxo diastólico é característica do fluxo sanguíneo cerebral essencialmente ausente no lactente e na criança mais velha[164,166] (Fig. 47.24). Em dois estudos independentes com um total de 91 pacientes comatosos, Petty et al.[167] e Feri et al.[168] encontraram uma forma de onda DTC de fluxo diastólico reverso ausente ou completo ou espiculados picos sistólicos iniciais em pelo menos duas artérias intracranianas em todos os 43 pacientes com morte cerebral, mas em nenhum dos outros pacientes em coma (faixa etária, 2 a 88 anos). Bulas et al.[169] relataram um estudo de 19 crianças (4 a 14 anos de idade) que sofreram lesão de cabeça fechada grave. Todas as sete crianças com fluxo diastólico retrógrado completo no exame inicial preencheram os critérios de morte encefálica dentro de 24 horas após o estudo. Feri et al.[168] e Shiogai et al.[166] descreveram três pacientes instáveis que melhoraram e mostraram reversão diastólica acompanhada por fluxo diastólico anterógrado na mesma onda espectral; no entanto, dos pacientes observados por Feri et al., nenhum com reversão completa do fluxo diastólico sobreviveu.

Houve alguns casos pediátricos relatados de fluxo reverso diastólico leve que, posteriormente, demonstraram recuperação do fluxo diastólico direto e da função do tronco cerebral. Kirkham et al.,[160] portanto, sugeriram o uso de uma **direção do índice de fluxo** (DIF = 1 – área de velocidade diastólica máxima/área máxima de velocidade sistólica). Todas as crianças com fluxo diastólico reverso substancial e velocidade de tempo médio menor que 10 cm/s durante um período de 30 minutos morreram. Alguns pesquisadores defendem o monitoramento contínuo por DTC. Powers et al.[161] mostraram que a velocidade média na ACM inferior a 10 cm/s, por mais de 30 minutos, não era compatível com a sobrevida. Qian et al.[170] descobriram que, em crianças, o fluxo diastólico reverso, o fluxo sistólico anterógrado espiculado ou um IDF menor que 0,8 na ACM, por mais de 2 horas, consistiam em indicadores confiáveis de morte encefálica. O fluxo indetectável no cérebro também foi descrito na morte encefálica.[166,168-171] A ocorrência de fluxo indetectável na ACM, no entanto, às vezes pode ser causada por fatores técnicos, incluindo a ausência de uma janela acústica adequada. O uso de agentes de contraste pode melhorar o nível de confiança quando nenhum fluxo é encontrado.

Alguns pesquisadores estudaram simultaneamente as circulações carotídeas extracraniana e intracraniana simultaneamente em suas avaliações de morte encefálica. Feri et al.[168] descreveram três padrões de formas de onda na ACM, bem como nas artérias carótidas internas e vertebrais extracranianas como **específicas para morte cerebral**: (1) fluxo diastólico reverso sem fluxo sistólico anterógrado, (2) fluxo sistólico anterógrado breve e (3) fluxo indetectável. A ausência de fluxo na ACM na ultrassonografia DTC com um registro simultâneo da reversão completa do fluxo diastólico na ACI extracraniana foi um sinal confiável de parada circulatória cerebral. Alguns pesquisadores estudaram apenas a circulação carotídea extracraniana no pescoço. Jalili et al.[172] relataram 100% de especificidade para morte encefálica com reversão bilateral do fluxo diastólico na ACI de crianças com morte encefálica.

A facilidade de realizar a ultrassonografia com DTC e a capacidade de repetir o estudo sempre que necessário também ajudam a comprovar a **ausência de morte cerebral**, particularmente quando um paciente toma medicamentos sedativos (Fig. 47.25). É importante lembrar que o DTC é comprovadamente útil na confirmação e, quando combinado com a eletroencefalografia, a especificidade chega a 100%,[174] não devendo ser usado isoladamente.[173] Um estudo recente de Sharma et al.[175] avaliou a utilidade do DTC como teste diagnóstico quando o diagnóstico clínico não era possível devido a fatores de confusão. Eles demonstraram que o DTC pode ajudar a diagnosticar precocemente a morte cerebral e também pode ser usado para avaliar o prognóstico. Assim, em pacientes nos quais os critérios de morte cerebral não são atendidos, a presença de uma forma de onda consistente com parada circulatória cerebral em pelo menos uma das artérias cerebrais principais está associada a um

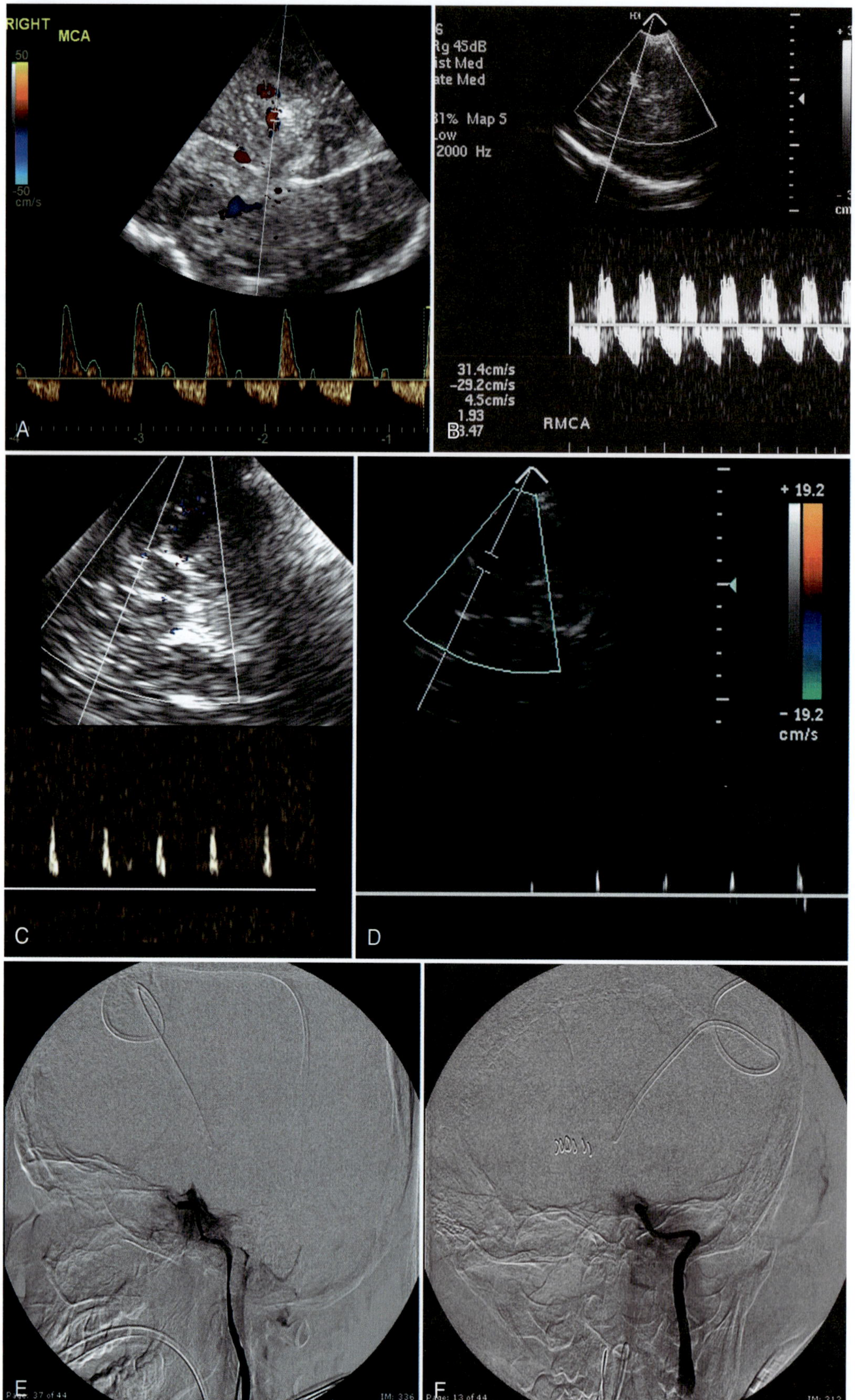

FIG. 47.23 Padrões de espectral Doppler DTC pediátrico na morte cerebral iminente. (A) e **(B)** Reversão do fluxo diastólico. Ver também Vídeos 47.4 e 47.5. **(C)** Breve fluxo sistólico anterógrado com velocidade de pico diminuída e sem fluxo diastólico. **(D)** Nenhum fluxo sistólico ou diastólico discernível. **(E)** e **(F)** Incidências lateral e anteroposterior de uma angiografia da artéria carótida, em uma criança de 13 anos de idade que sofreu acidente automotivo, demonstram falta de circulação intracraniana, confirmando a morte encefálica.

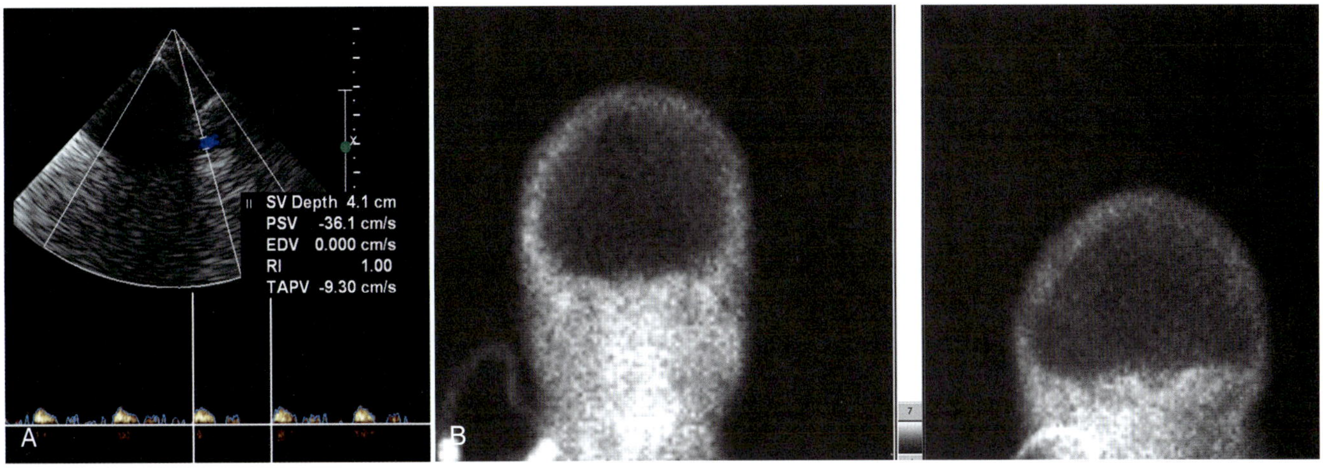

FIG. 47.24 Morte cerebral após lesão hipóxica em adolescente de 17 anos de idade. (A) A forma de onda espectral do DTC da ACM direita não demonstra fluxo anterógrado significativo. **(B)** A cintigrafia cerebral com $_{99m}$Tc-HMPAO, no mesmo dia, mostra que não há captação intracraniana. O marcador na convexidade da cabeça é da circulação externa da carótida.

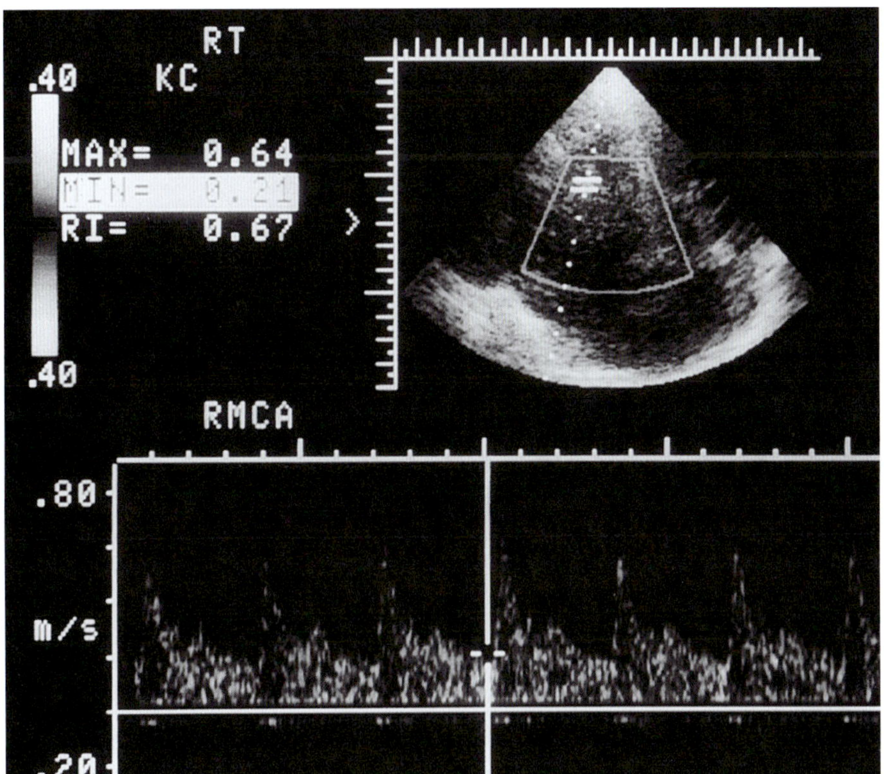

FIG. 47.25 Coma, sem morte cerebral. Adolescente em estado de mal epiléptico, com eletroencefalograma isoelétrico, em coma por fenobarbital, com tensão de dióxido de carbono (PCO_2) de 27 mmHg. A forma de onda espectral do DTC mostra fluxo diastólico anterógrado na ACM direita, com IR discretamente elevado de 0,67, mas sem evidências de morte encefálica. Paciente recuperou-se sem sequelas.

mau prognóstico e pode ajudar a família e os médicos a tomar decisões sobre cuidados.

Neuromonitoramento e Procedimentos Neurorradiológicos Intraoperatórios

O neuromonitoramento inclui a identificação da perda de funções neurológicas ou o aparecimento de lesões cerebrais secundárias que poderiam se beneficiar da intervenção precoce. O neuromonitoramento fornece informações fisiológicas que podem ajudar os médicos a entender melhor o efeito da doença no cérebro, avaliar o prognóstico e possibilitar a orientação da terapia individualizada.[176]

O monitoramento por DTC tem sido utilizado para avaliação da autorregulação cerebral em pacientes pediátricos submetidos à anestesia. Os limites de pressão arterial da autorregulação são mal definidos em pediatria, e múltiplos fatores podem exercer impacto substancial na capacidade de autorregulação cerebral apropriada, incluindo idade, sexo, temperatura, anestesia, vasopressores, dióxido de carbono, inflamação e lesão cerebral. Ao identificar a faixa de pressão arterial média que possui a autorregulação mais intensa, melhor neuroproteção pode ser fornecida durante um procedimento.[177]

O monitoramento intraoperatório por DTC da velocidade na ACM durante a **endarterectomia carotídea** é uma aplicação clínica aceita em adultos.[6] As complicações intraoperatórias da endarterectomia carotídea relacionam-se principalmente à isquemia durante o clampeamento, fenômenos hiperêmicos ou embolização de materiais ateromatosos ou gasosos. Após isquemia, a hiperemia pode ocorrer e é caracterizada por aumento repentino na velocidade do fluxo. Picos de alta amplitude observados na forma de onda espectral do DTC e associados a um som audível são causados por microêmbolos sólidos ou gasosos de até 30 a 50 μm.[178] A isquemia durante o clampeamento é uma complicação clássica que ocorre em até 10% dos pacientes; é causada por circulação colateral intracraniana incompetente, principalmente as artérias comunicantes anteriores e posteriores e os vasos leptomeníngeos. A ultrassonografia com DTC pode ser usada para avaliar o efeito do clampeamento da carótida na velocidade da ACM em crianças e adultos (Fig. 47.26).

O monitoramento com DTC durante a circulação extracorpórea **para cirurgia cardíaca** também foi estudado. A ultrassonografia DTC pode demonstrar **chuveiros embólicos** que ocorrem durante canulação aórtica, manipulação cardíaca ou outras manobras cirúrgicas.[179-181] A ultrassonografia com Doppler tem sido usada para monitorar os padrões de fluxo durante a circulação extracorpórea, observando-se diminuição na velocidade média com o aumento da hipotermia.[182] A parada circulatória hipotérmica e a hipotermia profunda com derivação cardiopulmonar contínuo de baixo fluxo são empregadas para facilitar o reparo de lesões cardíacas congênitas complexas. Períodos prolongados de parada cardíaca hipotérmica profunda podem prejudicar a função cerebral e o metabolismo, além de causar lesão cerebral isquêmica. O DTC possibilitou o monitoramento intraoperatório não invasivo da perfusão cerebral quando se utilizou a parada circulatória ou a derivação de baixo fluxo.

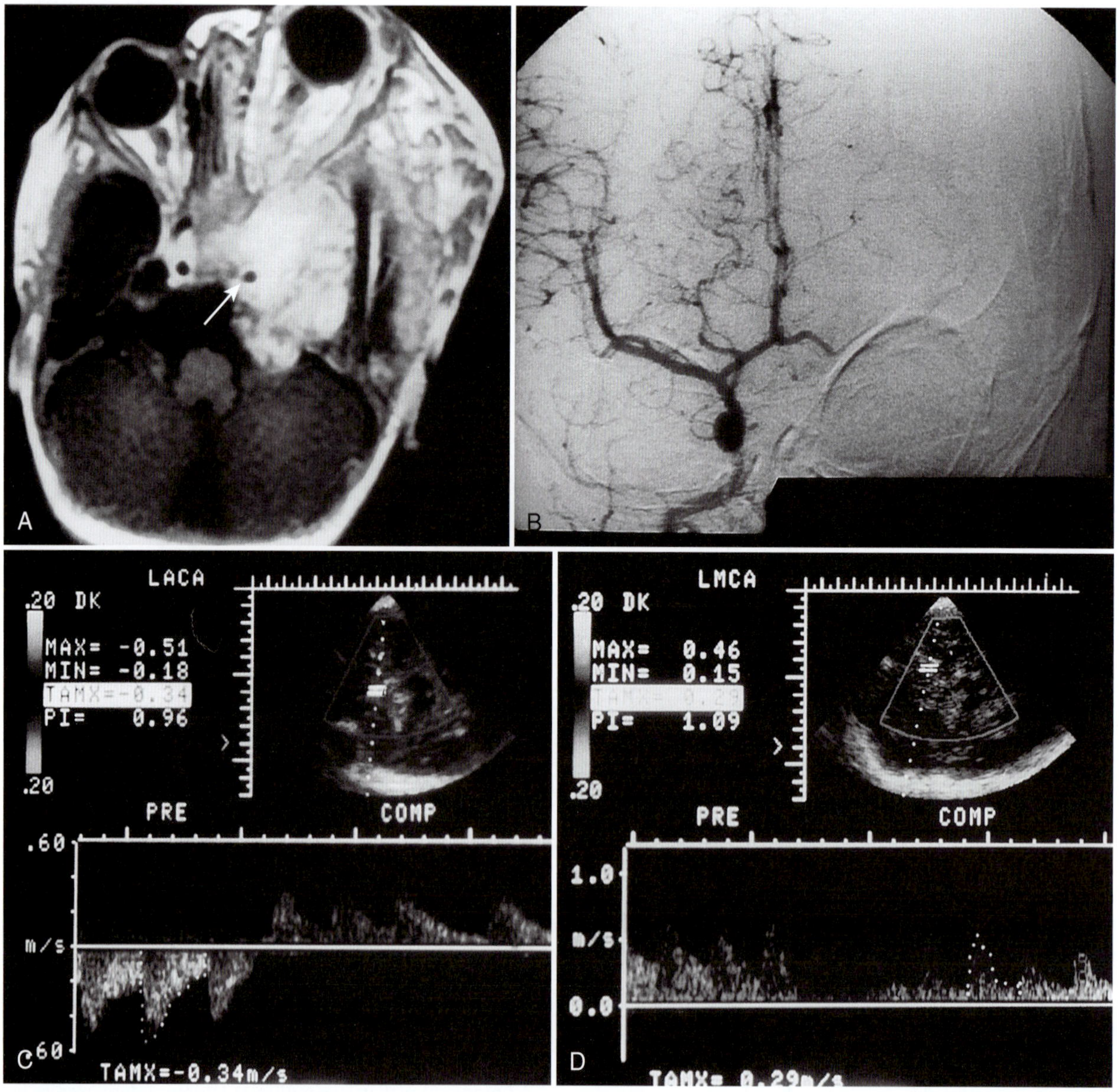

FIG. 47.26 Neurofibroma plexiforme. (A) Artéria carótida interna esquerda (*seta*) está pérvia, mas cercada por neurofibroma plexiforme na RM. **(B)** A compressão da artéria carótida esquerda, na arteriografia, mostra o enchimento cruzado do lado direito para a ACA esquerda. **(C)** A forma de onda espectral do DTC, no momento da compressão, também mostra bom enchimento da ACA esquerda do lado direito (fluxo reverso na ACA esquerda). **(D)** Bom preenchimento da ACM esquerda.

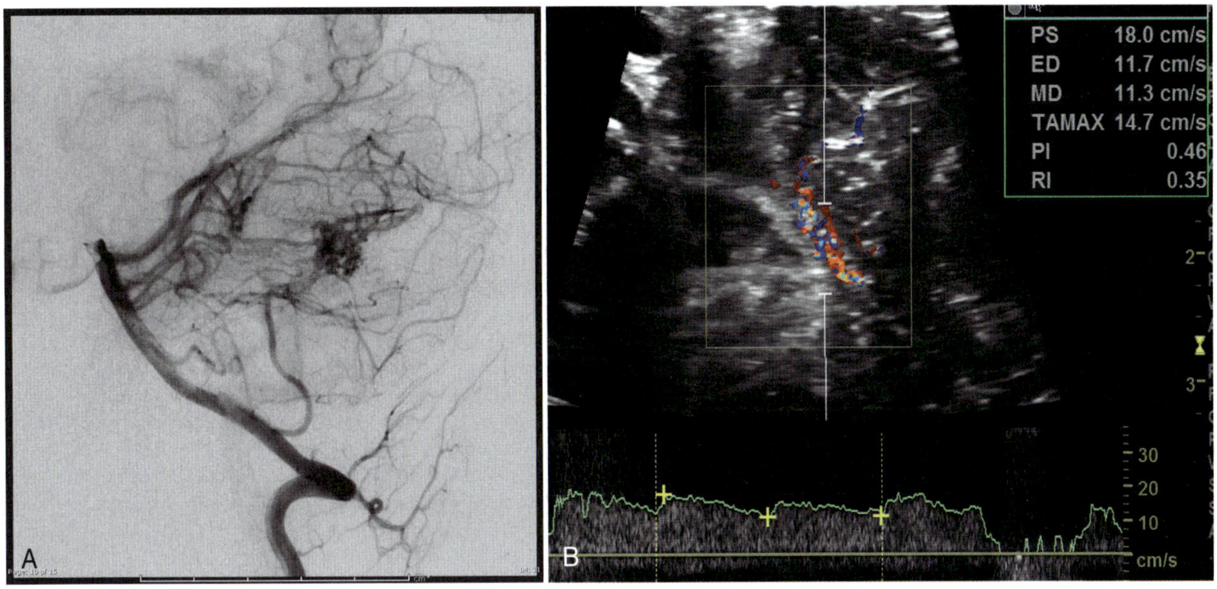

FIG. 47.27 Orientação intraoperatória para ressecção de malformação arteriovenosa supracerebelar de acordo com os vasos nutrícios residuais após embolização com cola. (A) Angiografia mostra malformação vascular supracerebelar residual. **(B)** DTC intraoperatório, via craniotomia, ajudou a identificar o *nicho* vascular (*cursor*).

Um estudo avaliando o desfecho do desenvolvimento neurológico em crianças submetidas à cirurgia para defeitos cardíacos congênitos indica que baixas velocidades do fluxo sanguíneo cerebral no DTC obtidas no período pós-operatório são um marcador de perfusão cerebral subótima.[183] Estudos futuros de DTC podem ajudar a desenvolver métodos aperfeiçoados de proteção durante o reparo de lesões cardíacas congênitas complexas.[182,184,185]

O DTC também tem sido usado durante procedimentos neuroangiográficos diagnósticos e terapêuticos e cirúrgicos.[185] Tem sido mostrado que os **microêmbolos** assintomáticos entram na circulação cerebral em grande número durante "rotineira" angiografia da carótida, assim como na cirurgia de escoliose pediátrica. Os altos índices de microêmbolos podem estar relacionados à presença de *shunts* cardíacos da direita para a esquerda.[186] A orientação intraoperatória com agentes de contraste e DTC tridimensional está sendo estudada para melhorar a visibilização da anatomia vascular (Fig. 47.27).

Fora da cirurgia, o neuromonitoramento por DTC também foi feito em pacientes com traumatismo cranioencefálico, hemorragia intracraniana, cetoacidose diabética[187] e sepse na unidade de terapia intensiva.[188] Avaliando as respostas da velocidade do fluxo nas alterações espontâneas ou induzidas da pressão de perfusão cerebral, o DTC pode ajudar a modificar o tratamento.[176]

Um estudo que avaliou a velocidade do fluxo sanguíneo cerebral em crianças com **oxigenação por membrana extracorpórea** (ECMO; do inglês, *extracorporeal membrane oxygenation*) demonstrou que velocidades mais altas, sugeridas como secundárias à hiperemia, foram identificadas 2 a 6 dias antes do reconhecimento da hemorragia cerebral. Estudos posteriores podem demonstrar utilidade do DTC no monitoramento e no manejo de pacientes em ECMO.[189]

Doppler Transcraniano e Ativador de Plasminogênio Tecidual

O ultrassom aumenta a atividade do **ativador do plasminogênio tecidual** (APT). A ultrassonografia com DTC pode identificar sinais de fluxo sanguíneo residual em torno de trombos e, por meio da emissão de ondas de pressão mecânica, expor uma superfície maior dos trombos ao APT circulante. O estudo multicêntrico internacional CLOT-BUST[190] mostrou que a ultrassonografia pode aumentar a atividade trombolítica de uma medicação, com recuperação clínica do AVE e com recanalização 2 horas após a injeção de APT. Isso foi observado em 25% dos pacientes tratados com APT e DTC em comparação com 8% que receberam apenas APT (p = 0,02). O uso de ultrassom e APT com contraste foi recentemente avaliado em animais e provou ser mais efetivo que o APT com ultrassonografia sem contraste, ultrassonografia com contraste sem APT ou apenas ultrassonografia.[190] Ensaios clínicos atuais em andamento incluem fase II nos estudos de ultrassonografia de DTC de 2-MHz com agentes de contraste de microbolhas.[191,192] Aplicações futuras usando agentes de contraste podem incluir a avaliação da perfusão de tumores cerebrais após quimioterapia e radioterapia.

Doppler Transcraniano Funcional

O uso do DTC na avaliação funcional do cérebro é uma ferramenta complementar. É útil na medição da lateralização durante tarefas cognitivas. É não invasivo, tem excelente resolução temporal e não é afetado por artefatos de movimento.[193] A perfusão também pode ser avaliada e tem correlação significativa com os achados em exames de RM funcional e tomografia por emissão de pósitrons. O DTC funcional é considerado um exame útil na elucidação da organização hemisférica de funções cognitivas, motoras e sensoriais em adultos e crianças.[102]

Outros Usos Potenciais

Pacientes com betatalassemia (*minor*) apresentam risco mais alto de AVE e podem se beneficiar de transfusão e esplenectomia como tratamento. Estudos demonstram aumento nas velocidades arteriais médias dos pacientes em comparação com controles.[194]

Até o momento, o uso do DTC não previu o risco de AVE em pacientes com talassemia *major*.[195] Mais estudos são necessários nessa área para compreender melhor os potenciais benefícios do DTC na conduta desses pacientes.[194,195]

Outra área de pesquisa é o uso do DTC na avaliação da função cognitiva das crianças. Vários estudos relacionaram a função cerebrovascular utilizando medidas do DTC com o desempenho cognitivo. Em neonatos, a diminuição na velocidade do fluxo sanguíneo está associada a um desempenho cognitivo ruim e, em pacientes com anemia falciforme, o aumento na velocidade de fluxo está associado a desfechos ruins.[102,196]

REFERÊNCIAS

1. Raju TN. Cranial Doppler applications in neonatal critical care. Crit Care Clin. 1992;8(1):93-111.
2. Saliba EM, Laugier J. Doppler assessment of the cerebral circulation in pediatric intensive care. Crit Care Clin. 1992;8(1):79-92.
3. Taylor GA. Current concepts in neonatal cranial Doppler sonography. Ultrasound Q. 1992;4:223-244.
4. Seibert JJ, McCowan TC, Chadduck WM, et al. Duplex pulsed Doppler US versus intracranial pressure in the neonate: clinical and experimental studies. Radiology. 1989;171(1):155-159.
5. Aaslid R, Markwalder TM, Nornes H. Noninvasive transcranial Doppler ultrasound recording of flow velocity in basal cerebral arteries. J Neurosurg. 1982;57(6):769-774.
6. Lupetin AR, Davis DA, Beckman I, Dash N. Transcranial Doppler sonography. Part 1. Principles, technique, and normal appearances. Radiographics. 1995;15(1):179-191.
7. Katz ML, Comerota AJ. Transcranial Doppler:a review of technique, interpretation and clinical applications. Ultrasound Q. 1991;8:241-265.
8. Byrd SM. An overview of transcranial Doppler color flow imaging: a technique comparison. Ultrasound Q. 1996;13:197-210.
9. Rosendahl T, Muller C, Wagner W, et al. Transcranial imaging: a new angle on transcranial Doppler video. J Color Flow Imaging. 1995;5:58.
10. Fujioka KA, Douville CM. Transcranial Doppler: anatomy and free hand examination techniques. New York: Raven Press; 1992.
11. Neulen A, Greke C, Prokesch E, et al. Image guidance to improve reliability and data integrity of transcranial Doppler sonography. Clin Neurol Neurosurg. 2013;115(8):1382-1388.
12. McCarville MB. Comparison of duplex and nonduplex transcranial Doppler ultrasonography. Ultrasound Q. 2008;24(3):167-171.
13. Bulas D. Screening children for sickle cell vasculopathy: guidelines for transcranial Doppler evaluation. Pediatr Radiol. 2005;35(3):235-241.
14. Seibert JJ, Glasier CM, Leithiser JRE, et al. Transcranial Doppler using standard duplex equipment in children. Ultrasound Q. 1990;8:167-176.
15. Erickson SJ, Hendrix LE, Massaro BM, et al. Color Doppler flow imaging of the normal and abnormal orbit. Radiology. 1989;173(2):511-516.
16. Baxter GM, Williamson TH. Color Doppler imaging of the eye: normal ranges, reproducibility, and observer variation. J Ultrasound Med. 1995;14(2):91-96.
17. Purkayastha S, Sorond F. Transcranial Doppler ultrasound: technique and application. Semin Neurol. 2012;32(4):411-420.
18. Otis S, Ringelstein EB. Principles and applications of TCD. In: Tegeler C, Babikian V, Gomez C, editors. Neurosonology. St. Louis: Mosby–Year Book; 1996. p. 117.
19. Adams R, McKie V, Nichols F, et al. The use of transcranial ultrasonography to predict stroke in sickle cell disease. N Engl J Med. 1992;326(9):605-610.
20. Bulas DI, Jones A, Seibert JJ, et al. Transcranial Doppler (TCD) screening for stroke prevention in sickle cell anemia: pitfalls in technique variation. Pediatr Radiol. 2000;30(11):733-738.
21. McCarville MB, Li C, Xiong X, Wang W. Comparison of transcranial Doppler sonography with and without imaging in the evaluation of children with sickle cell anemia. AJR Am J Roentgenol. 2004;183(4):1117-1122.
22. Neish AS, Blews DE, Simms CA, et al. Screening for stroke in sickle cell anemia: comparison of transcranial Doppler imaging and nonimaging US techniques. Radiology. 2002;222(3):709-714.
23. Malouf AJ Jr, Hamrick-Turner JE, Doherty MC, et al. Implementation of the STOP protocol for stroke prevention in sickle cell anemia by using duplex power Doppler imaging. Radiology. 2001;219(2):359-365.
24. Fujioka KA, Gates DT, Spencer MP. A comparison of transcranial color Doppler imaging and standard static pulsed wave Doppler in the assessment of intracranial hemodynamics. J Vasc Tech. 1994;18:29.
25. Krejza J, Rudzinski W, Pawlak MA, et al. Angle-corrected imaging transcranial Doppler sonography versus imaging and nonimaging transcranial Doppler sonography in children with sickle cell disease. AJNR Am J Neuroradiol. 2007;28(8):1613-1618.
26. Bode H. Pediatric applications of transcranial Doppler sonography. New York: Springer-Verlag; 1988.
27. Verlhac S. Transcranial Doppler in children. Pediatr Radiol. 2011;41(Suppl. 1):S153-S165.
28. Vavilala M, Kincaid M, Muangman S, et al. Gender differences in cerebral bloodflow velocity and autoregulation between the anterior and posterior circulations in healthy children. Pediatr Res. 2005;58(3):574-578.
29. Kalanuria A, Nyquist P, Armonda R, Razumovsky A. Use of transcranial Doppler (TCD) ultrasound in the neurocritical care unit. Neurosurg Clin N Am. 2013;24:441-456.
30. Adams RJ, Nichols FT, McKie VC, et al. Transcranial Doppler: influence of hematocrit in children with sickle cell anemia without stroke. J Cardiovasc Tech. 1989;8:97-101.
31. Adams RJ, Nichols 3rd FT, Aaslid R, et al. Cerebral vessel stenosis in sickle cell disease: criteria for detection by transcranial Doppler. Am J Pediatr Hematol Oncol. 1990;12(3):277-282.
32. Chadduck WM, Seibert JJ. Intracranial duplex Doppler: practical uses in pediatric neurology and neurosurgery. J Child Neurol. 1989;4(Suppl.):S77-S86.
33. Mills J, Mehta V, Russin J, et al. Advanced imaging modalities in the detection of cerebral vasospasm. Neurol Res Int. 2013;2013:415960.
34. Lizzi R, Mortimer A, Carstensen E, et al. Bioeffects considerations for the safety of diagnostic ultrasound. American Institute of Ultrasound in Medicine. Bioeffects Committee. J Ultrasound Med. 1988;7(9 Suppl.):S1-S38.
35. Rabe H, Grohs B, Schmidt RM, et al. Acoustic power measurements of Doppler ultrasound devices used for perinatal and infant examinations. Pediatr Radiol. 1990;20(4):277-281.
36. Aaslid R. Transcranial Doppler sonography. New York: Springer-Verlag; 1986.
37. Lee Y, Zuckerman S, Mocco J. Current controversies in prediction, diagnosis and management of cerebral vasospasm: Where do we stand? Neurol Res Int. 2013;2013:373458.
38. Guan J, Zhang S, Zhou Q, et al. Usefulness of transcranial Doppler ultrasound in evaluating cervical-cranial collateral circulations. Interv Neurol. 2013;2(1):8-18.
39. Brunser A, Silva C, Cárcamo D, et al. Transcranial Doppler in a Hispanic-Mestizo population with neurological diseases: a study of sonographic window and its determinants. Brain Behav. 2012;2(3):231-236.
40. Harrer J, Popescu O, Henkes H, et al. Assessment of dural arteriovenous fistulae by transcranial color-coded duplex sonography. Stroke. 2005;36:976-979.
41. Winkler P, Helmke K. Major pitfalls in Doppler investigations with particular reference to the cerebral vascular system. Part I. Sources of error, resulting pitfalls and measures to prevent errors. Pediatr Radiol. 1990;20(4):219-228.
42. Winkler P, Helmke K, Mahl M. Major pitfalls in Doppler investigations. Part II. Low flow velocities and colour Doppler applications. Pediatr Radiol. 1990;20(5):304-310.
43. Bazzocchi M, Quaia E, Zuiani C, Moroldo M. Transcranial Doppler: state of the art. Eur J Radiol. 1998;27(Suppl. 2):S141-S148.
44. Totaro R, Marini C, Sacco S, et al. Contrast-enhanced transcranial Doppler sonography in patients with acute cerebrovascular diseases. Funct Neurol. 2001;16(1):11-16.
45. Postert T, Federlein J, Przuntek H, Buttner T. Insufficient and absent acoustic temporal bone window: potential and limitations of transcranial contrast-enhanced color-coded sonography and contrast-enhanced power-based sonography. Ultrasound Med Biol. 1997;23(6):857-862.
46. Wang L, He W, Wang HS, et al. Comparison of transcranial color-coded real-time sonography and contrast enhanced color-coded sonography for detection and characterization of intracranial arteriovenous malformations. J Ultrasound Med. 2014;33:273-280.

47. Griewing B, Schminke U, Motsch L, et al. Transcranial duplex sonography of middle cerebral artery stenosis: a comparison of colour-coding techniques—frequency- or power-based Doppler and contrast enhancement. Neuroradiology. 1998;40(8):490-495.
48. Droste DW, Llull JB, Pezzoli C, et al. SonoVue (BR1), a new long-acting echocontrast agent, improves transcranial colour-coded duplex ultrasonic imaging. Cerebrovasc Dis. 2002;14(1):27-32.
49. Droste DW, Jurgens R, Weber S, et al. Benefit of echocontrast-enhanced transcranial color-coded duplex ultrasound in the assessment of intracranial collateral pathways. Stroke. 2000;31(4):920-923.
50. Postert T, Braun B, Pfundtner N, et al. Echo contrast-enhanced three-dimensional power Doppler of intracranial arteries. Ultrasound Med Biol. 1998;24(7):953-962.
51. Gerriets T, Seidel G, Fiss I, et al. Contrast-enhanced transcranial color-coded duplex sonography: efficiency and validity. Neurology. 1999;52(6):1133-1137.
52. Seibert JJ. Doppler evaluation of cerebral circulation. In: Dieckmann RA, Fiser DHB, Selbst SM, editors. Illustrated textbook of pediatric emergency and critical care procedures. St. Louis: Mosby–Year Book; 1997.
53. Thust S, Burke C, Siddiqui A. Neuroimaging findings in sickle cell disease. Br J Radiol. 2014;87(1040):20130699.
54. DeBaun M, Armstrong D, McKinstry R, et al. Silent cerebral infarcts: a review on a prevalent and progressive cause of neurologic injury in sickle cell anemia. Blood. 2012;119(20):4587-4596.
55. Kato G, Hebbel R, Steinberg M, et al. Vasculopathy in sickle cell disease. Am J Hematol. 2009;84(9):618-625.
56. Jordan L, Casella J, DeBaun M. Prospects for primary stroke prevention in children with sickle cell anemia. Br J Haematol. 2012;157(1):14-25.
57. Colombatti R, Meneghetti G, Ermani M, et al. Primary stroke prevention for sickle cell disease in north-east Italy: the role of ethnic issues in establishing a transcranial Doppler screening program. Ital J Pediatr. 2009;35:15.
58. Bader-Meunier B, Verlhac S, Elmaleh-Berges M, et al. Effect of transfusion therapy on cerebral vasculopathy in children with sickle-cell anemia. Hematologica. 2009;94(1):123-126.
59. DeBaun M, Armstrong D, McKinstry R, et al. Controlled trial of transfusions for silent cerebral infarcts in sickle cell anemia. N Engl J Med. 2014;371(8):699-710.
60. Kwiatkowski J, Ym E, Miller S, et al. Effect of transfusion therapy on transcranial Doppler ultrasonography velocities in children with sickle cell disease. Pediatr Blood Cancer. 2011;56(5):777-782.
61. Naffaa L, Tandon Y, Irani N. Transcranial Doppler screening in sickle cell disease: the implications of using peak systolic criteria. World J Radiol. 2015;7(2):52-56.
62. Walters MC, Patience M, Leisenring W, et al. Bone marrow transplantation for sickle cell disease. N Engl J Med. 1996;335(6):369-376.
63. Verlhac S, Bernaudin F, Tortrat D, et al. Detection of cerebrovascular disease in patients with sickle cell disease using transcranial Doppler sonography: correlation with MRI. MRA and conventional angiography. Pediatr Radiol. 1995;25(Suppl. 1):S14-S19.
64. Kwiatkowski J, Zimmerman R, Pollock A, et al. Silent infarcts in young children with sickle cell disease. Br J Haematol. 2009;146(3):300-305.
65. Adams RJ, Aaslid R, el Gammal T, et al. Detection of cerebral vasculopathy in sickle cell disease using transcranial Doppler ultrasonography and magnetic resonance imaging. Case report. Stroke. 1988;19(4):518-520.
66. Seibert JJ, Miller SF, Kirby RS, et al. Cerebrovascular disease in symptomatic and asymptomatic patients with sickle cell anemia: screening with duplex transcranial Doppler US—correlation with MR imaging and MR angiography. Radiology. 1993;189(2):457-466.
67. Seibert JJ, Glasier CM, Kirby RS, Transcranial Doppler, et al. and MRI as a screening examination for cerebrovascular disease in patients with sickle cell anemia: an 8-year study. Pediatr Radiol. 1998;28(3):138-142.
68. Siegel MJ, Luker GD, Glauser TA, DeBaun MR. Cerebral infarction in sickle cell disease: transcranial Doppler US versus neurologic examination. Radiology. 1995;197(1):191-194.
69. Kogutt MS, Goldwag SS, Gupta KL, et al. Correlation of transcranial Doppler ultrasonography with MRI and MRA in the evaluation of sickle cell disease patients with prior stroke. Pediatr Radiol. 1994;24(3):204-206.
70. Adams RJ, Nichols FT, Figueroa R, et al. Transcranial Doppler correlation with cerebral angiography in sickle cell disease. Stroke. 1992;23(8):1073-1077.
71. Brambilla D, Miller S, Adams R. Intra-individual variation in blood flow velocities in cerebral arteries of children with sickle cell disease. Pediatr Blood Cancer. 2007;49(3):318-322.
72. Nichols FT, Jones AM, Adams RJ. Stroke prevention in sickle cell disease (STOP) study guidelines for transcranial Doppler testing. J Neuroimaging. 2001;11(4):354-362.
73. Adams RJ, McKie VC, Hsu L, et al. Prevention of a first stroke by transfusions in children with sickle cell anemia and abnormal results on transcranial Doppler ultrasonography. N Engl J Med. 1998;339(1):5-11.
74. Adams RJ, McKie VC, Brambilla D, et al. Stroke prevention trial in sickle cell anemia. Control Clin Trials. 1998;19(1):110-129.
75. Pegelow CH, Wang W, Granger S, et al. Silent infarcts in children with sickle cell anemia and abnormal cerebral artery velocity. Arch Neurol. 2001;58:2017-2021.
76. Lee M, Piomelli S, Granger S, et al. Stroke Prevention Trial in Sickle Cell Anemia (STOP): extended follow-up and final results. Blood. 2006;108(3):847-852.
77. Jones A, Granger S, Brambilla D, et al. Can peak systolic velocities be used for prediction of stroke in sickle cell anemia? Pediatr Radiol. 2005;35(1):66-72.
78. Verlhac S, Balandra S, Cussenot I, et al. Extracranial carotid arteriopathy in strokefree children with sickle cell anemia: detection by submandibular Doppler sonography. Pediatr Radiol. 2014;44(5):587-596.
79. Leite A, de Oliveira R, de Moura P, et al. Abnormal transcranial Doppler ultrasonography in children with sickle cell disease. Rev Bras Hematol Hemoter. 2012;34(4):307-310.
80. McGann P, Nero A, Ware R. Current management of sickle cell anemia. Cold Spring Harb Perspect Med. 2013;3(8):a011817.
81. Enningful-Eghan H, Moore R, Ichord R, et al. Transcranial Doppler screening and prophylactic transfusion program is effective in preventing overt stroke in children with sickle cell disease. J Padiatr. 2010;157(3):479-484.
82. Wang WC, Gallagher DM, Pegelow CH, et al. Multicenter comparison of magnetic resonance imaging and transcranial Doppler ultrasonography in the evaluation of the central nervous system in children with sickle cell disease. J Pediatr Hematol Oncol. 2000;22(4):335-339.
83. Buchanan I, James-Herry A, Osunkwo I. The other side of abnormal: a case series of low transcranial Doppler velocities associated with stroke in children with sickle cell disease. J Pediatr Hematol Oncol. 2013;35(7):543-546.
84. Kwiatkowski JL, Granger S, Brambilla DJ, et al. Elevated blood flow velocity in the anterior cerebral artery and stroke risk in sickle cell disease: extended analysis from the STOP trial. Br J Haematol. 2006;134(3):333-339.
85. Lebensburger J, Miller S, Howard T, et al. Influence of severity of anemia on clinical findings in infants with sickle cell anemia: analyses from the BABY HUG study. Pediatr Blood Cancer. 2012;59(4):675-678.
86. Pavlakis S, Rees R, Huang Xet al. Transcranial Doppler ultrasonography (TCD) in infants with sickle cell anemia: baseline data from the BABY HUG trial. Pediatr Blood Cancer. 2010;54(2):256-259.
87. Shahripour R, Mortazavi M, Barlinn K, et al. Can STOPtrial velocity criteria be applied to Iranian children with sickle cell disease? J Stroke. 2014;16(2):97-101.
88. Padayachee ST, Thomas N, Arnold AJ, Inusa B. Problems with implementing a standardised transcranial Doppler screening programme: impact of instrumentation variation on STOP classification. Pediatr Radiol. 2012;42(4):470-474.
89. Hankins JS, Fortner GL, McCarville MB, et al. The natural history of conditional transcranial Doppler flow velocities in children with sickle cell anaemia. Br J Haematol. 2008;142(1):94-99.
90. Adams RJ, Brambilla DJ, Granger S, et al. Stroke and conversion to high risk in children screened with transcranial Doppler ultrasound during the STOP study. Blood. 2004;103(10):3689-3694.
91. McCarville MB, Goodin GS, Fortner G, et al. Evaluation of a comprehensive transcranial Doppler screening program for children with sickle cell anemia. Pediatr Blood Cancer. 2008;50(4):818-821.
92. Adams R, Brambilla D. Optimizing Primary Stroke Prevention in Sickle Cell Anemia (STOP 2) Trial Investigators. Discontinuing prophylactic transfusions used to prevent stroke in sickle cell disease. N Engl J Med. 2005;353(26):2769-2778.
93. Abboud M, Yim E, Musallam K, et al. Discontinuing prophylactic transfusions increases the risk of silent brain infarction in children with sickle cell disease: data from STOP II. Blood. 2011;118(4):894-898.

94. Bernaudin F, Verlhac S, Coïc L, et al. Long-term follow-up of pediatric sickle cell disease patients with abnormal high velocities on transcranial Doppler. Pediatr Radiol. 2005;35(3):242-248.
95. Zimmerman SA, Schultz WH, Burgett S, et al. Hydroxyurea therapy lowers transcranial Doppler flow velocities in children with sickle cell anemia. Blood. 2007;110(3):1043-1047.
96. Kratovil T, Bulas D, Driscoll MC, et al. Hydroxyurea therapy lowers TCD velocities in children with sickle cell disease. Pediatr Blood Cancer. 2006;47(7):894-900.
97. Ware R, Zimmerman S, Sylvestre P, et al. Prevention of secondary stroke and resolution of transfusional iron overload in children with sickle cell anemia using hydroxyurea and phlebotomy. J Pediatr. 2014;145:346-352.
98. Ware RE, Helms RW. SWiTCH Investigators. Stroke With Transfusions Changing to Hydroxyurea (SWiTCH). Blood. 2012;119(17):3925-3932.
99. Kramer D, Winer J, Pease B, et al. Cerebral vasospasm in traumatic brain injury. Neurol Res Int. 2013;2013:415813.
100. Kincaid MS. Transcranial Doppler ultrasonography: a diagnostic tool of increasing utility. Curr Opin Anaesthesiol. 2008;21(5):552-559.
101. Rigamonti A, Ackery A, Baker AJ. Transcranial Doppler monitoring in subarachnoid hemorrhage: a critical tool in critical care. Can J Anaesth. 2008;55(2):112-123.
102. Alexandrov AV, Sloan MA, Tegeler CH, et al. Practice standards for transcranial Doppler (TCD) ultrasound. Part II. Clinical indications and expected outcomes. J Neuroimaging. 2012;22(3):215-224.
103. Lennihan L, Petty GW, Mohr JP, et al. Transcranial Doppler detection of anterior cerebral artery vasospasm (abstract). Stroke. 1989;20:151.
104. Sloan MA, Haley EC Jr, Kassell NF, et al. Sensitivity and specificity of transcranial Doppler ultrasonography in the diagnosis of vasospasm following subarachnoid hemorrhage. Neurology. 1989;39(11):1514-1518.
105. Kassab M, Majid A, Farooq M, et al. Transcranial Doppler: an introduction for primary care physicians. J Am Board Fam Med. 2007;20:65-71.
106. Martin N, Doberstein C, Zane C, et al. Posttraumatic cerebral arterial spasm: transcranial Doppler ultrasound, cerebral blood flow and angiographic findings. J Neurosurg. 1992;77(4):575-583.
107. Chhor V, Le Manach Y, Clarençon F, et al. Admission risk factors for cerebral vasospasm in ruptured brain arteriovenous malformations: an observational study. Crit Care. 2011;15(4):R190.
108. O'Brien N, Reuter-Rice K, Khanna S, et al. Vasospasm in children with traumatic brain injury. Intensive Care Med. 2010;36(4):680-687.
109. Topcuoglu MA, Pryor JC, Ogilvy CS, Kistler JP. Cerebral vasospasm following subarachnoid hemorrhage. Curr Treat Options Cardiovasc Med. 2002;4(5):373-384.
110. Philip S, Chaiwat O, Udomphorn Y, et al. Variation in cerebral blood flow velocity with cerebral perfusion pressure >40 mm Hg in 42 children with severe traumatic brain injury. Crit Care Med. 2009;37(11):2973-2978.
111. Lysakowski C, Walder B, Costanza MC, Tramer MR. Transcranial Doppler versus angiography in patients with vasospasm due to a ruptured cerebral aneurysm: a systematic review. Stroke. 2001;32(10):2292-2298.
112. Kincaid MS, Souter MJ, Treggiari MM, et al. Accuracy of transcranial Doppler ultrasonography and single-photon emission computed tomography in the diagnosis of angiographically demonstrated cerebral vasospasm. J Neurosurg. 2009;110(1):67-72.
113. Kirsch J, Mathur M, Johnson M, et al. Advances in transcranial Doppler US: imaging ahead. Radiographics. 2013;33:E1-E14.
114. Guey S, Tournier-Lasserve E, Herve D, et al. Moyamoya disease and syndrome: from genetics to clinical management. Appl Clin Genet. 2015;8:49-68.
115. Thie A, Fuhlendorf A, Spitzer K, Kunze K. Transcranial Doppler evaluation of common and classic migraine. Part I. Ultrasonic features during the headache-free period. Headache. 1990;30(4):201-208.
116. Thie A, Fuhlendorf A, Spitzer K, Kunze K. Transcranial Doppler evaluation of common and classic migraine. Part II. Ultrasonic features during attacks. Headache. 1990;30(4):209-215.
117. Min Y, Lee J, Mon B, et al. Clinical predictors for migraine in patients presenting with nausea and/or vomiting. J Neurogastroenterol Motil. 2013;19(4):516-520.
118. Askhonov UG, Askhonov GH. EEG and transcranial dopplerography of middle cerebral artery in patients with primary headaches. J Headache Pain. 2013;14(Suppl. 1):134.
119. Wang HS, Kuo MF, Huang SC, et al. Transcranial ultrasound diagnosis of intracranial lesions in children with headaches. Pediatr Neurol. 2002;26(1):43-46.
120. Boasso L, Aq F. Cerebral vasospasm in childhood migraine during the intermigrainous period. J Neuroimaging. 2004;14(2):158-161.
121. Dowling M, Noetzel M, Rodeghier M. Headache and migraine in children with sickle cell disease are associated with lower hemoglobin and higher pain events rates but not silent cerebral infarction. J Pediatr. 2014;164(5):1175-1180.
122. Hill CM, Hogan AM, Onugha N, et al. Increased cerebral blood flow velocity in children with mild sleep-disordered breathing: a possible association with abnormal neuropsychological function. Pediatrics. 2006;118(4):e1100-e1108.
123. Hogan AM, Hill CM, Harrison D, Kirkham FJ. Cerebral blood flow velocity and cognition in children before and after adenotonsillectomy. Pediatrics. 2008;122(1):75-82.
124. Goldstein NA, Keller R, Rey K, et al. Sleep-disordered breathing and transcranial Dopplers in sickle cell disease. Arch Otolaryngol Head Neck Surg. 2011;137(12):1263-1268.
125. Kirkham FJ, Hewes DK, Prengler M, et al. Nocturnal hypoxaemia and central-nervous-system events in sickle-cell disease. Lancet. 2001;357(9269):1656-1659.
126. Hill A, Volpe JJ. Decrease in pulsatile flow in the anterior cerebral arteries in infantile hydrocephalus. Pediatrics. 1982;69(1):4-7.
127. Goh D, Minns RA. Intracranial pressure and cerebral arterial flow velocity indices in childhood hydrocephalus: current review. Childs Nerv Syst. 1995;11(7):392-396.
128. Goh D, Minns RA, Hendry GM, et al. Cerebrovascular resistive index assessed by duplex Doppler sonography and its relationship to intracranial pressure in infantile hydrocephalus. Pediatr Radiol. 1992;22(4):246-250.
129. Klingelhofer J, Conrad B, Benecke R, et al. Evaluation of intracranial pressure from transcranial Doppler studies in cerebral disease. J Neurol. 1988;235(3):159-162.
130. Finn JP, Quinn MW, Hall-Craggs MA, Kendall BE. Impact of vessel distortion on transcranial Doppler velocity measurements: correlation with magnetic resonance imaging. J Neurosurg. 1990;73(4):572-575.
131. Hanlo PW, Gooskens RH, Nijhuis IJ, et al. Value of transcranial Doppler indices in predicting raised ICP in infantile hydrocephalus. A study with review of the literature. Childs Nerv Syst. 1995;11(10):595-603.
132. Rodríguez-Nuñez A, Somoza-Martín M, Gómez-Lado C, et al. Therapeutic criteria in communicating childhood hydrocephalus. J Neurosurg Sci. 2008;52(1):17-21.
133. Pople IK. Doppler flow velocities in children with controlled hydrocephalus: reference values for the diagnosis of blocked cerebrospinal fluid shunts. Childs Nerv Syst. 1992;8(3):124-125.
134. Van Toorn R, Schaaf H, Solomons R, et al. The value of transcranial Doppler imaging in children with tuberculous meningitis. Child Nerv Syst. 2014;30(10):1711-1716.
135. Wakerley B, Sharma V. Transcranial Doppler derived pulsatility index in the assessment of intracranial pressure: the trend is your friend. Neurosurgery. 2013;72(2):E319-E320.
136. Sedighi B, Shafiee K, Seifaldini R, Abdi A. Changing cerebral blood flow in normal pressure hydrocephalus after the tap test can predict clinical improvement. Iran J Neurol. 2014;13(4):245-249.
137. Westra SJ, Curran JG, Duckwiler GR, et al. Pediatric intracranial vascular malformations: evaluation of treatment results with color Doppler US. Work in progress. Radiology. 1993;186(3):775-783.
138. Grolimund P, Seiler RW, Aaslid R, et al. Evaluation of cerebrovascular disease by combined extracranial and transcranial Doppler sonography. Experience in 1,039 patients. Stroke. 1987;18(6):1018-1024.
139. Lindegaard KF, Aaslid R, Nornes H, editors. Cerebral arteriovenous malformations. New York: Springer-Verlag; 1986.
140. Lindegaard KF, Grolimund P, Aaslid R, Nornes H. Evaluation of cerebral AVM's using transcranial Doppler ultrasound. J Neurosurg. 1986;65(3):335-344.
141. Hong-zhi X, Zhi-yong Q, Yu-xiang G, et al. Diagnostic value of contrast enhanced intraoperative Doppler sonography for cerebral arteriovenous malformations compared with angiography. Chinese Med J. 2010;123(20):2812-2815.

142. Petty GW, Massaro AR, Tatemichi TK, et al. Transcranial Doppler ultrasonographic changes after treatment for arteriovenous malformations. Stroke. 1990;21(2):260-266.
143. Kaspera W, Ladzinski P, Larysz P, et al. Transcranial color coded Doppler assessment of cerebral arteriovenous malformation hemodynamics in patients treated surgically or with staged embolization. Clin Neurol Neurosurg. 2014;116:46-53.
144. Jordan LC, Wityk RJ, Dowling MM, et al. Transcranial Doppler ultrasound in children with Sturge-Weber syndrome. J Child Neurol. 2008;23(2):137-143.
145. Duan YY, Zhou XY, Liu X, et al. Carotid and transcranial color-coded duplex ultrasonography for the diagnosis of dural arteriovenous fistulas. Cerebrovasc Dis. 2008;25(4):304-310.
146. Kilic T, Elmaci I, Bayri Yet al. Value of transcranial Doppler ultrasonography in the diagnosis and follow-up of carotid-cavernous fistulae. Acta Neurochir. 2001;143(12):1257-1264.
147. Lo W, Marchuk D, Ball K, et al. Updates and future horizons on the understanding, diagnosis and treatment of Sturge Weber syndrome brain involvement. Dev Med Child Neurol. 2012;54(3):214-223.
148. Bulas DI. Transcranial Doppler: applications in neonates and children. Ultrasound Clin. 2009;4(4):533-551.
149. Stark JE, Seibert JJ. Cerebral artery Doppler ultrasonography for prediction of outcome after perinatal asphyxia. J Ultrasound Med. 1994;13(8):595-600.
150. Gray PH, Tudehope DI, Masel JP, et al. Perinatal hypoxic-ischaemic brain injury: prediction of outcome. Dev Med Child Neurol. 1993;35(11):965-973.
151. Archer LN, Levene MI, Evans DH. Cerebral artery Doppler ultrasonography for prediction of outcome after perinatal asphyxia. Lancet. 1986;2(8516):1116-1118.
152. Raju TN. Cerebral Doppler studies in the fetus and newborn infant. J Pediatr. 1991;119(2):165-174.
153. Bellner J, Romner B, Reinstrup P, et al. Transcranial Doppler sonography pulsatility index (PI) reflects intracranial pressure (ICP). Surg Neurol. 2004;62(1):45-51.
154. Bode H, Wais U. Age dependence of flow velocities in basal cerebral arteries. Arch Dis Child. 1988;63(6):606-611.
155. Newell DW, Seiler RW, Aaslid R, editors. Head injury and cerebral circulatory arrest. New York: Raven Press; 1992.
156. Komar M, Olszowska M, Przewlocki T, et al. Transcranial Doppler ultrasonography should it be the first choice for persistent foramen ovale screening? Cardiovasc Ultrasound. 2014;12:16.
157. Van H, Poommipanit P, Shalaby M, et al. Sensitivity of transcranial Doppler versus intracardiac echocardiography in the detection of right-to-left shunt. JACC Cardiovasc Imaging. 2010;3(4):343-348.
158. Naqvi J, Yap K, Ahmad G, et al. Transcranial Doppler ultrasound: a review of the physical principles and major applications in critical care. Int J Vasc Med. 2013;2013:629378.
159. Rodriguez R, Cornel G, Hosking M, et al. Cerebral blood flow velocity during occlusive manipulation of patent ductus arteriosus in children. J Neuroimaging. 1999;9(1):23-29.
160. Kirkham FJ, Neville BG, Gosling RG. Diagnosis of brain death by transcranial Doppler sonography. Arch Dis Child. 1989;64(6):889-890.
161. Powers AD, Graeber MC, Smith RR. Transcranial Doppler ultrasonography in the determination of brain death. Neurosurgery. 1989;24(6):884-889.
162. Valentin A, Karnik R, Winkler WB, et al. Transcranial Doppler for early identification of potential organ transplant donors. Wien Klin Wochenschr. 1997;109(21):836-839.
163. Chiu NC, Shen EY, Lee BS. Reversal of diastolic cerebral blood flow in infants without brain death. Pediatr Neurol. 1994;11(4):337-340.
164. Ducrocq X, Hassler W, Moritake K, et al. Consensus opinion on diagnosis of cerebral circulatory arrest using Doppler-sonography: Task Force Group on cerebral death of the Neurosonology Research Group of the World Federation of Neurology. J Neurol Sci. 1998;159(2):145-150.
165. Glasier CM, Seibert JJ, Chadduck WM, et al. Brain death in infants: evaluation with Doppler US. Radiology. 1989;172(2):377-380.
166. Shiogai T, Sato E, Tokitsu M, et al. Transcranial Doppler monitoring in severe brain damage: relationships between intracranial haemodynamics, brain dysfunction and outcome. Neurol Res. 1990;12(4):205-213.
167. Petty GW, Wiebers DO, Meissner I. Transcranial Doppler ultrasonography: clinical applications in cerebrovascular disease. Mayo Clin Proc. 1990;65(10):1350-1364.
168. Feri M, Ralli L, Felici M, et al. Transcranial Doppler and brain death diagnosis. Crit Care Med. 1994;22(7):1120-1126.
169. Bulas D, Chadduck WM, Vezina GL. Pediatric closed head injury: evaluation with transcranial Doppler ultrasound. Eighty-First Scientific Assembly and Annual Meeting. Chicago: Radiological Society of North America; 1995.
170. Qian SY, Fan XM, Yin HH. Transcranial Doppler assessment of brain death in children. Singapore Med J. 1998;39(6):247-250.
171. Hassler W, Steinmetz H, Gawlowski J. Transcranial Doppler ultrasonography in raised intracranial pressure and in intracranial circulatory arrest. J Neurosurg. 1988;68(5):745-751.
172. Jalili M, Crade M, Davis AL. Carotid blood-flow velocity changes detected by Doppler ultrasound in determination of brain death in children. A preliminary report. Clin Pediatr (Phila). 1994;33(11):669-674.
173. Wang K, Yuan Y, Xu ZQ, et al. Benefits of combination of electroencephalography, short latency somatosensory evoked potentials, and transcranial Doppler techniques for confirming brain death. J Zhejiang Univ Sci B. 2008;9(11):916-920.
174. Dhanwate A. Brainstem death: a comprehensive review in Indian perspective. Indian J Crit Care Med. 2014;18(9):596-605.
175. Sharma D, Souter MJ, Moore AE, Lam AM. Clinical experience with transcranial Doppler ultrasonography as a confirmatory test for brain death: a retrospective analysis. Neurocrit Care. 2011;14(3):370-376.
176. Stocchetti N, Le Roux P, Vespa P, et al. Clinical review: neuromonitoring—an update. Crit Care. 2013;17(1):201.
177. Williams M, Lee J. Intraoperative blood pressure and cerebral perfusion: strategies to clarify hemodynamic goals. Paediatr Anaesth. 2014;24(7):657-667.
178. Albin MS, Bunegin L, Garcia C, McKay W. The transcranial Doppler can image microaggregates of intracranial air and particulate matter. J Neurosurg Anesthesiol. 1989;1(2):134-135.
179. Pugsley W. The use of Doppler ultrasound in the assessment of microemboli during cardiac surgery. Perfusion. 1986;4:115.
180. Jordan WD Jr, Voellinger DC, Doblar DD, et al. Microemboli detected by transcranial Doppler monitoring in patients during carotid angioplasty versus carotid endarterectomy. Cardiovasc Surg. 1999;7(1):33-38.
181. Dagirmanjian A, Davis DA, Rothfus WE, et al. Silent cerebral microemboli occurring during carotid angiography: frequency as determined with Doppler sonography. AJR Am J Roentgenol. 1993;161(5):1037-1040.
182. Burrows FA. Transcranial Doppler monitoring of cerebral perfusion during cardiopulmonary bypass. Ann Thorac Surg. 1993;56(6):1482-1484.
183. Cheng H, Wypij D, Laussen P, et al. Cerebral blood flow velocity and neurodevelopmental outcome in infants undergoing surgery for congenital heart disease. Ann Thorac Surg. 2014;98(1):125-132.
184. Williams GD, Ramamoorthy C. Brain monitoring and protection during pediatric cardiac surgery. Semin Cardiothorac Vasc Anesth. 2007;11(1):23-33.
185. Abdul-Khaliq H, Uhlig R, Bottcher W, et al. Factors influencing the change in cerebral hemodynamics in pediatric patients during and after corrective cardiac surgery of congenital heart diseases by means of full-flow cardiopulmonary bypass. Perfusion. 2002;17(3):179-185.
186. Rodriguez RA, Letts M, Jarvis J, et al. Cerebral microembolization during pediatric scoliosis surgery: a transcranial Doppler study. J Pediatr Orthop. 2001;21(4):532-536.
187. Ma L, Roberts J, Pihoker T, et al. Transcranial Doppler-based assessment of cerebral autoregulation in critically ill children during diabetic ketoacidosis treatment. Pediatr Crit Care Med. 2014;15(8):742-749.
188. Oddo M, Taccone FS. How to monitor the brain in septic patients? Minerva Anestesiol. 2015;81:776-788.
189. O'Brien N, Hall M. Extracorporeal membrane oxygenation and cerebral blood flow velocity in children. Pediatr Crit Care Med. 2013;14(3):e126-e134.
190. Nedelman M, Ritschel N, Doenges S, et al. Combined contrast-enhanced ultrasound and rt-PA treatment is safe and improves impaired microcirculation after reperfusion of middle cerebral artery occlusion. J Cereb Blood Flow Metab. 2010;30(10):1712-1720.

191. Tsivgoulis G, Alexandrov AV. Ultrasound-enhanced thrombolysis in acute ischemic stroke: potential, failures, and safety. Neurother. 2007;4(3):420-427.
192. Alexandrov AV. Ultrasound enhanced thrombolysis for stroke. Int J Stroke. 2006;1(1):26-29.
193. Meyer G, Spray A, Fairlie JE, Uomini NT. Inferring common cognitive mechanisms from brain blood-flow lateralization data: a new methodology for fTCD analysis. Front Psychol. 2014;5:552.
194. Ashjazadeh N, Emami S, Petramfar P, et al. Intracranial blood flow velocity in patients with β-thalassemia intermedia using transcranial Doppler sonography: a case-control study. Anemia. 2012;2012:798296.
195. Shariat A, Nazeri M, Abolhasani Foroughi A, Karimi M. Transcranial Doppler ultrasonography in beta-thalassemia major patients without and with thrombocytosis. Iran Red Crescent Med J. 2013;15(3):234-238.
196. Bakker M, Hofman J, Churches O, et al. Cerebrovascular function and cognition in childhood: a systematic review of transcranial Doppler studies. BMC Neurol. 2014;14:43.

CAPÍTULO 48

Cabeça e Pescoço Pediátricos

Rupa Radhakrishnan e Beth M. Kline-Fath

RESUMO DOS PONTOS-CHAVE

- A ultrassonografia é uma excelente modalidade de exame de imagem para a avaliação de massas localizadas na região da cabeça e pescoço em crianças em virtude de sua acessibilidade e não utilização de radiação ionizante.
- A localização da lesão é um fator importante a ser considerado na avaliação de massas na região da cabeça e pescoço em crianças.
- Massas comuns na região da cabeça e pescoço em crianças estão relacionadas a linfonodos, anomalias do ducto tireoglosso, anomalias branquiais, cistos de inclusão e anomalias vasculares.
- A utilização do Doppler espectral pode auxiliar na identificação de componentes arteriais em anomalias vasculares, reduzindo a quantidade de diagnósticos diferenciais.

SUMÁRIO DO CAPÍTULO

ANATOMIA NORMAL CERVICAL
ESPAÇO SUPRA-HIÓIDEO
Glândulas Salivares
Anatomia Normal
Lesões Inflamatórias
Massas
Lesões Supra-hióideas Císticas
Espaço Mastigador
ESPAÇO INFRA-HIÓIDEO
Glândula Tireoide
Anatomia Normal
Lesões Congênitas da Tireoide
Doença Inflamatória da Tireoide
Massas na Tireoide
Glândulas Paratireoides
Outras Lesões Císticas
AUSÊNCIA DE DEFINIÇÃO PELO HIOIDE
Anormalidades Congênitas
Anomalias Branquiais
Timo Ectópico
Lesões Dermoide e Epidermoide
Teratomas
Lesões Vasculares
Anomalias Vasculares
Tumores Vasculares
Malformações Vasculares
Outras Lesões Congênitas
Lesões Iatrogênicas
Lesões Inflamatórias
Linfonodos
Fibromatosis Colli
Massas
Pilomatricoma
Miofibromatose Congênita Infantil
Neoplasias Malignas

ANATOMIA NORMAL CERVICAL

O objetivo do exame de imagem pediátrico é realizar um estudo com o mínimo de exposição à radiação e com a menor sedação possível, a fim de responder adequadamente a questão clínica.[1-4] A ultrassonografia, dada a ausência de radiação ionizante e sua abordagem não invasiva, deve ser considerada como a modalidade de imagem diagnóstica inicial para crianças com lesões no pescoço. A ultrassonografia é custo-efetiva, é amplamente disponível e portátil. A ultrassonografia consegue ilustrar a anatomia normal cervical, identificar estruturas vasculares com imagens de Doppler espectral e delinear a patologia levando em consideração a localização, o tamanho e a existência de calcificação. A ultrassonografia é excepcional também para distinguir lesões sólidas de císticas e para avaliar sua compressibilidade, visto que massas císticas são comuns no pescoço pediátrico. Transdutores com frequências de 7,5-10 MHz são excelentes para o exame do pescoço.

As limitações da técnica de ultrassonografia incluem a incapacidade de avaliar ossos, o pequeno campo de visão e o grau de contraste de tecidos moles. A ressonância magnética (RM) e a tomografia computadorizada (TC) são modalidades complementares excelentes que conseguem proporcionar detalhes adicionais em relação a tecidos moles e ósseos, e posteriormente delinear a extensão da doença.[5]

O conhecimento da anatomia cervical normal é essencial para a avaliação adequada das patologias da região da cebeça e pescoço. Os tecidos moles do pescoço podem ser separados em espaços superficial e profundo.[6-8] A **fáscia superficial** é primariamente composta de gordura subcutânea. O músculo platisma, os linfonodos subcutâneos e os nervos estão localizados no espaço superficial. A **fáscia cervical profunda**, envolta por tecidos superficiais, contém as principais estruturas do pescoço (Fig. 48.1) e inclui camadas superficiais, intermediárias e profundas (Fig. 48.2).

A simplificação da anatomia cervical fascial profunda é mais bem entendida através da divisão do pescoço em espaços supra e infra-hióideos.[6-7] O **espaço supra-hióideo** compreende as áreas do pescoço entre a base do crânio e o osso hioide.[6] O **espaço**

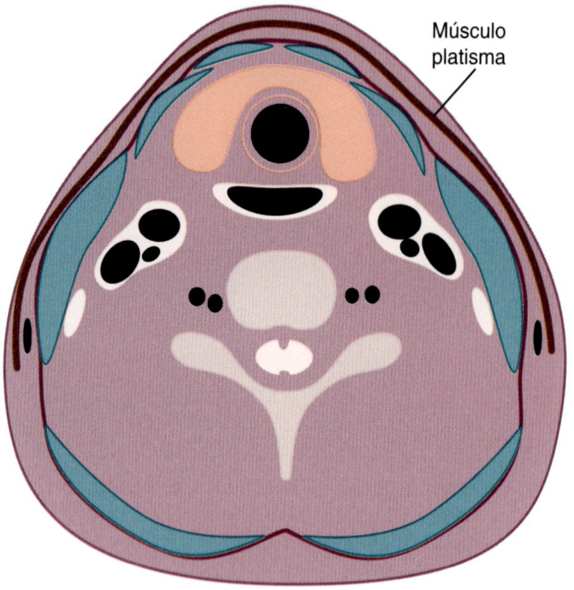

FIG. 48.1 Limites cervicais superficiais e profundos. Imagem axial do pescoço no nível da tireoide mostra o músculo platisma, que separa as camadas fasciais cervicais centrais profundas das superficiais periféricas.

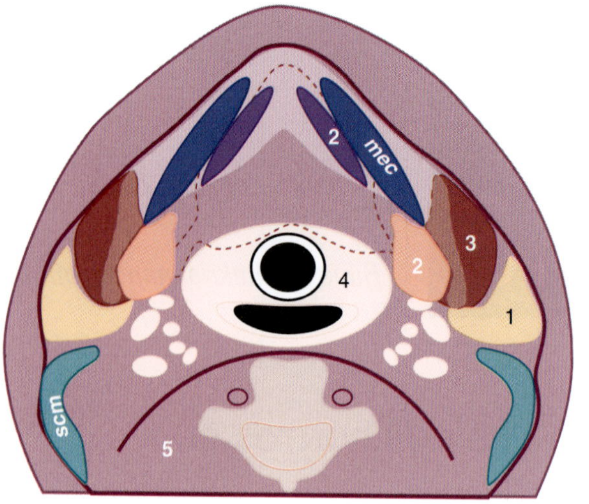

FIG. 48.3 Camadas fasciais cervicais profundas do pescoço supra-hióideo, imagem axial. Os espaços parotídeo, mastigador e submandibular representam a camada superficial. *1,* Glândula parótida. *2,* Espaço submandibular contém as glândulas sublingual *(marrom)* e submandibular *(laranja)*. *3,* Espaço mastigador contém o músculo masseter. *4,* Camada intermediária. *5,* Camada fascial profunda. *mh,* músculo milo-hióideo; *mec,* músculo esternocleidomastóideo.

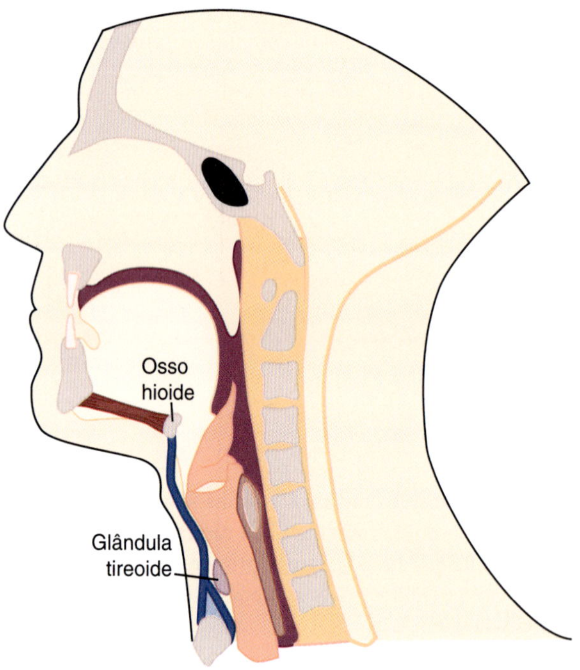

FIG. 48.2 Camadas fasciais cervicais profundas. Imagem sagital do pescoço separa a fáscia cervical profunda em três regiões: superficial *(azul)*, intermediária *(laranja)* e profunda *(amarelo)*.

infra-hióideo é a área do pescoço compreendida entre o osso hioide e as clavículas.[7] Alguns planos profundos da fáscia e certas lesões se estendem tanto através do espaço infra-hióideo quanto do espaço supra-hióideo. Esses espaços e lesões são descritos como "ausência de definição pelo hioide". Utilizando-se essa organização e com o conhecimento dos elementos anatômicos normais em cada espaço, pode ser proposto um diagnóstico diferencial apropriado.

ESPAÇO SUPRA-HIÓIDEO

O espaço supra-hióideo inclui as camadas superficiais, intermediárias e profundas da fáscia cervical profunda9 (Fig. 48.3). A camada superficial compreende três espaços. O espaço parotídeo inclui a glândula parótida, o nervo facial intraparotídeo, a veia retromandibular, os linfonodos e a artéria carótida externa. O espaço mastigador compreende os músculos de mastigação e a parte posterior da mandíbula. O espaço submandibular compreende as glândulas sublinguais e submandibulares, assim como os linfonodos adjacentes, os músculos da língua e o nervo hipoglosso. A ultrassonografia é mutio útil na avaliação dos espaços na camada superficial da fáscia.

O território intermediário do espaço supra-hióideo encontra-se entre as camadas fasciais e inclui os espaços parafaríngeos e faríngeos. Essa camada intermediária que inclui tecido linfoide, as glândulas salivares menores e gordura em volta da faringe é de difícil visualização à ultrassonografia e não é abordada separadamente. O espaço carotídeo é formado por fibras das camadas intermediárias e profundas da fáscia cervical. O espaço retrofaríngeo é contido por camadas do espaço cervical intermediário anteriormente e por camadas profundas cervicais posteriormente. No entanto, devido ao espaço retrofaríngeo e à camada pré-vertebral, um espaço cervical mais profundo, não é possível separá-los, é mais fácil considerar essas camadas juntamente na camada cervical fascial profunda como o espaço retrofaríngeo. O espaço carotídeo e o retrofaríngeo se prolongam acima e abaixo do hioide e são discutidos mais adiante.

Glândulas Salivares

Como as áreas parotídea e submandibular contêm principalmente tecido salivar e, portanto, apresentam patologias similares, esses dois espaços são considerados como um só. As glândulas salivares maiores que ocupam esses espaços incluem as glândulas parótidas, as submandibulares e as sublinguais.

Anatomia Normal

A **glândula parótida** é a maior glândula salivar. Encapsulada, contendo tecido linfoide, vasos e nervos, envolve o ângulo da mandíbula anterior até a ponta do mastoide (Fig. 48.4). A maior parte do tecido parotídeo encontra-se superficialmente no músculo masseter. Em 20% dos pacientes, uma glândula parótida **acessória,** que é um nódulo de tecido salivar separado da parótida principal, pode ser identificada no músculo masseter.[10] A glândula parótida contém ácinos que são drenados pelo **ducto de Stensen,** uma estrutura que se estende anteriormente, com orifíco de saída acima do segundo molar superior.[11] O ducto se encontra aproximadamente 1 cm abaixo da margem inferior do arco zigomático.[12] O **nervo facial** acompanha a glândula parótida, repousando lateralmente à veia retromandibular e posteriormente ao ventre do músculo digástrico, que é o músculo mais profundo à ponta do mastoide. O nervo facial divide a glândula parótida em componentes superficial e profundo. O **lóbulo profundo** da parótida, que representa 20% da glândula, repousa adjacente ao espaço parafaríngeo e abaixo do ângulo da mandíbula.

Imagens da parótida devem ser obtidas com transdutores de alta frequência. Em geral, transdutores lineares de 5-12 MHz são usados. Toda a glândula deve ser avaliada em dois planos perpendiculares.

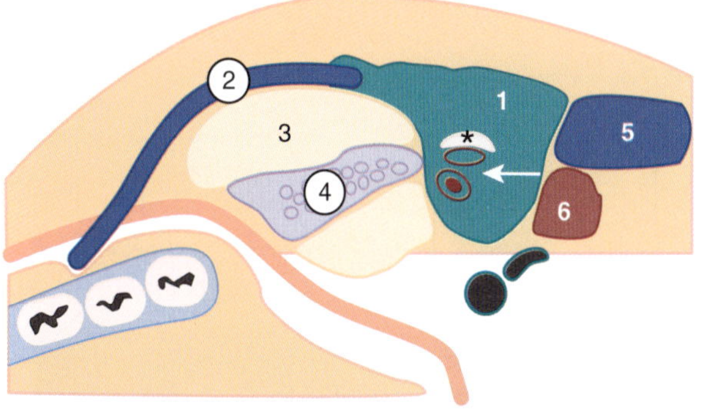

FIG. 48.4 Diagrama do espaço parotídeo. *1,* Glândula parótida; *2,* ducto de Stensen; *3,* músculo masseter; *4,* ângulo da mandíbula; *5,* mastoide; *6,* ventre posterior do músculo digástrico. As setas apontam entre a veia retromandibular *(círculo aberto)* e a artéria carótida externa *(círculo semissólido)*, demarcando os lobos superficial e profundo. A estrutura lenticular com asterisco *(*)* é o nervo facial.

Uma vez que o nervo facial é pobremente delineado por ultrassonografia, a **veia retromandibular,** que repousa de forma direta e profunda ao nervo e lateralmente à artéria carótida externa, é um excelente ponto de referência para separar os lóbulos superficial e profundo.[12,13] Tipicamente, o lóbulo profundo só pode ser visualizado de modo parcial, pois é encoberto pela sombra acústica do ramo mandibular. À ultrassonografia, a glândula parótida é geralmente homogênea e hiperecogênica em relação ao músculo adjacente (Fig. 48.5). O grau de ecogenicidade da glândula depende da quantidade de tecido adiposo intraglandular: quanto mais gordura, maior a ecogenicidade.

Ductos intraparotídeos normais podem ser visualizados como estruturas lineares ecogênicas. O ducto de Stensen não é normalmente visível na ausência de dilatação. No parênquima parotídeo, linfonodos normais podem ser observados. A maior parte dos linfonodos é identificada em polo superior ou inferior, apresenta formato oval, mede de 5 a 6 mm no eixo mais curto e aparenta ser hipoecogênica com um hilo central hiperecogênico.[12] A ultrassonografia é especialmente útil na diferenciação das lesões intraparotídeas das massas extraparotídeas, bem como na distinção entre lesões sólidas e císticas nesse local.

O espaço submandibular contém tanto as glândulas submandibulares quanto as glândulas sublinguais, bem como linfonodos submandibulares. As glândulas submandibulares se situam no interior da parte posterior do espaço submandibular, uma vez que a sublingual é anterior (Fig. 48.6). As **glândulas submandibulares** são delimitadas lateralmente pela mandíbula e superior e medialmente pelo músculo milo-hióideo. Uma pequena porção da glândula pode passar posteriormente ao músculo milo-hióideo até a área sublingual. O espaço anterior à glândula submandibular contém linfonodos. A artéria facial tortuosa tipicamente atravessa o parênquima lateralmente. A veia facial anterior pode ser identificada frequentemente ao longo da face anterossuperior da glândula.14 Medialmente, a artéria lingual e a veia podem ser evidenciadas. O **ducto de Wharton,** um ducto excretório da glândula, estende-se ao longo da parte lingual e medial da glândula sublingual até seu orifício localizado na base da boca. À ultrassonografia, as glândulas submandibulares devem ser examinadas na região submentoniana em dois planos perpendiculares, geralmente ao longo e transversalmente, com um transdutor linear de alta frequência. As glândulas

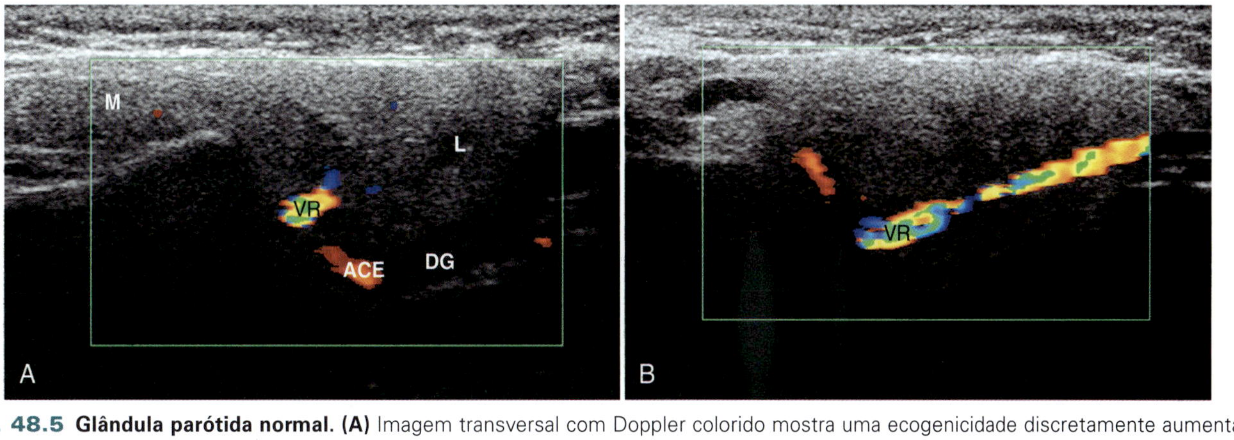

FIG. 48.5 Glândula parótida normal. (A) Imagem transversal com Doppler colorido mostra uma ecogenicidade discretamente aumentada comparada ao músculo masseter *(M)* adjacente. Porções profundas e superficiais da glândula são separadas pela veia retromandibular *(VR)* situada lateralmente à artéria carótida externa *(ACE)* e ao ventre posterior do músculo digástrico *(DG)*. A pequena lesão intraparotídea e hipoecogênica é compatível com linfonodo *(L)* normal. **(B)** Imagem longitudinal com Doppler colorido mostra a parótida normal com textura homogênea e hiperecogênica, bem como a veia retromandibular *(VR)*.

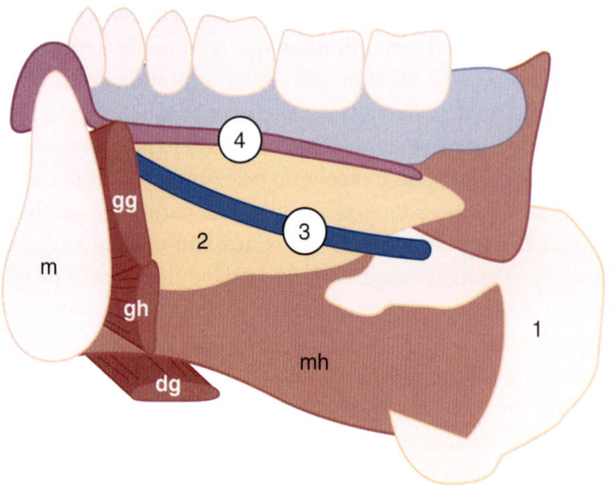

FIG. 48.6 Espaço submandibular normal. Diagrama sagital mostra glândula submandibular *(1)*, glândula sublingual *(2)*, ducto submandibular (Wharton) *(3)*, ducto sublingual *(4)*, músculo milo-hióideo *(mh)*, músculo genioglosso *(gg)*, músculo gênio-hióideo *(gh)*, ventre anterior do músculo digástrico *(dg)* e mandíbula *(m)*.

apresentam formato triangular, homogêneo e são mais ecogênicas que um músculo, porém menos ecogênicas que as parótidas[15] (Fig. 48.7). À ultrassonografia de alta resolução, **finos traços lineares** podem ser observados, representando dúctulos intraglandulares. O ducto de Wharton pode ser visualizado como uma fina "parede" ecogênica de localização medial em relação à glândula sublingual. Com o movimento da língua do paciente, o ducto pode ser também visualizado.[16]

A **glândula sublingual** repousa sobre o músculo milo-hióideo entre a mandíbula e o músculo genioglosso. Além da glândula, a área sublingual compreende o ducto submandibular e os vasos sublinguais, que repousam medialmente à glândula. Uma varredura da glândula deve ser realizada com um transdutor linear de alta frequência, na região submentoniana, em dois planos perpendiculares, com o paciente em decúbito dorsal e com a cabeça retrofletida.[17] Uma almofada pode ser útil na avaliação da anatomia. Na imagem transversal, a glândula é oval; enquanto na imagem longitudinal, apresenta forma lentiforme (Fig. 48.8). A ecogenicidade da glândula sublingual é similar à das glândulas parótida e submandibular.[17]

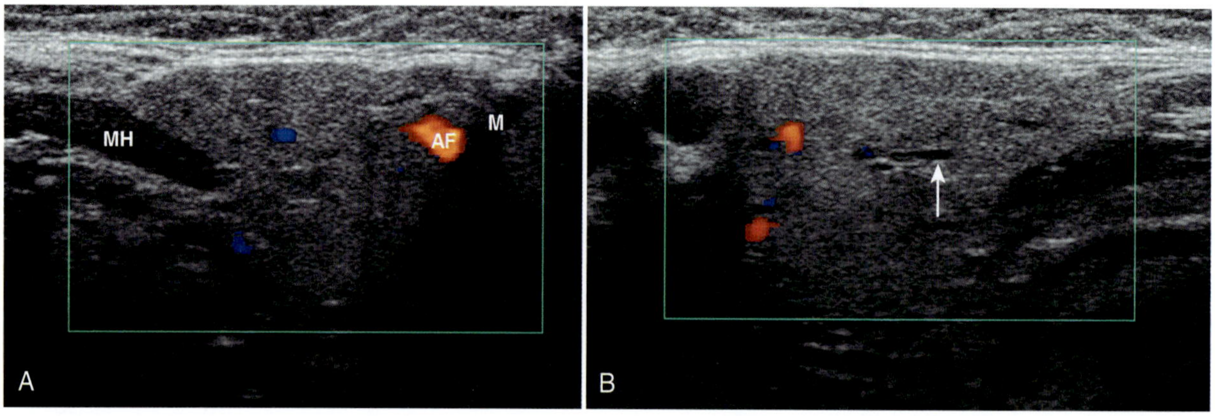

FIG. 48.7 Glândula submandibular normal. (A) Imagem transversal com Doppler colorido mostra a glândula triangular homogênea, a mandíbula *(M)* lateralmente e o músculo milo-hióideo *(MH)* medialmente. A artéria facial *(AF)* também está presente lateralmente ao longo da glândula. **(B)** Imagem longitudinal com Doppler colorido mostra uma estrutura central linear sem cor *(seta)* representando o ducto de Wharton não dilatado.

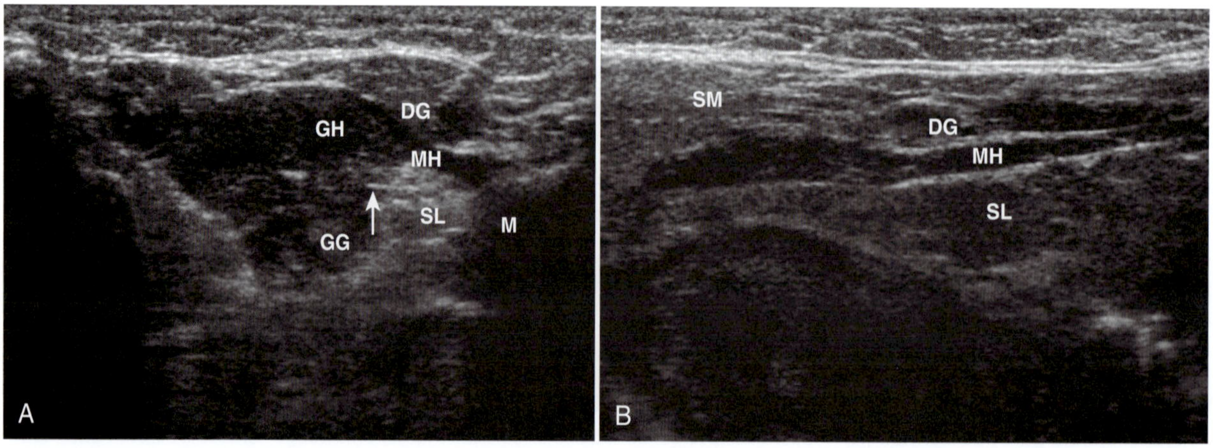

FIG. 48.8 Glândula sublingual normal. (A) Imagem transversal mostra as glândulas sublinguais triangulares e homogêneas, lateralmente e adjacente à mandíbula. *Seta,* ducto de Wharton; *DG,* ventre anterior do músculo digástrico; *GG,* músculo genioglosso; *M,* mandíbula; *MH,* músculo milo-hióideo; *GH,* músculo gênio-hióideo; *SL,* glândula sublingual. **(B)** Imagem longitudinal mostra a glândula submandibular *(SM)* posteriormente e a glândula sublingual *(SL)* lenticular homogênea.

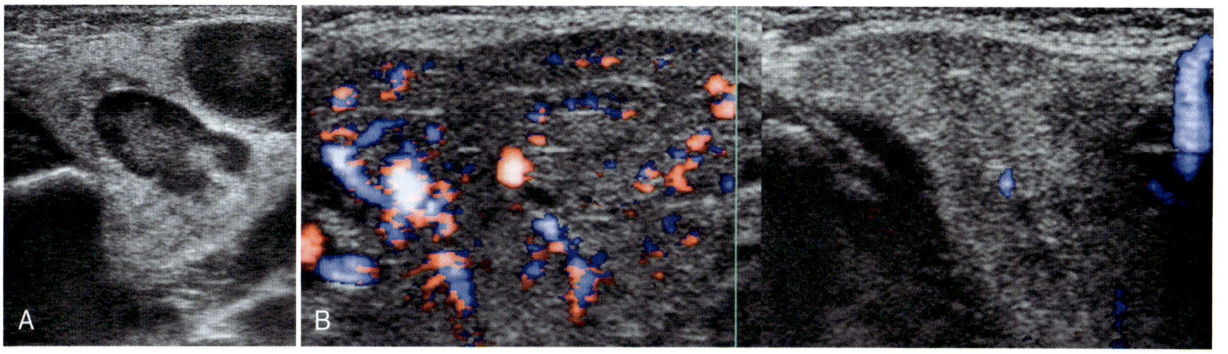

FIG. 48.9 Infecção viral da glândula salivar. (A) Mononucleose da glândula parótida em criança de 10 anos de idade. Imagem transversal mostra a parótida intumescida, discretamente heterogênea, com linfonodos intraparotídeos aumentados. **(B)** Imagem comparativa, com Doppler colorido, das glândulas submandibulares mostra ecogenicidade reduzida e aumento da vascularização à esquerda e aspecto normal à direita.

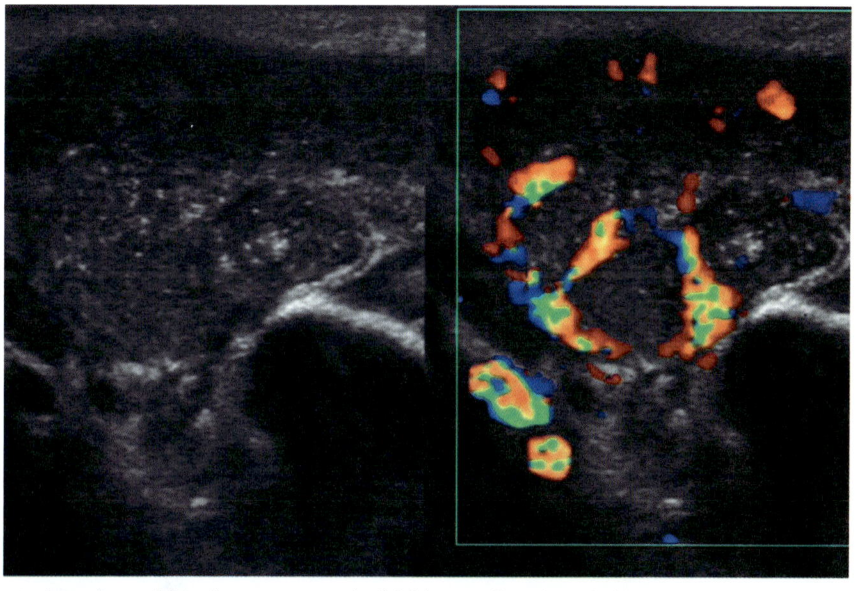

FIG. 48.10 Infecção bacteriana da parótida. Imagens, em tela dividida, com Doppler colorido e escala de cinza, mostram uma glândula parótida aumentada, heterogênea e hipervascularizada, em neonato de 17 dias de vida, com infecção por *Staphylococcus*.

Lesões Inflamatórias

A maior parte das patologias de glândulas salivares em crianças é causada por lesões inflamatórias, que podem ser agudas ou crônicas. A forma aguda pode ser secundária a etiologias virais ou bacterianas. A forma crônica inclui uma lista longa de diagnósticos diferencidos (p. ex., **vírus da imunodeficiência humana [HIV], síndrome de Sjögren, sialoadenite, sarcoidose** e outros **processos granulomatosos**).

Inflamação Aguda da Glândula Salivar. Em crianças, as **infecções virais da glândula salivar** são a causa mais comum de inflamação aguda.[18] Vírus endêmicos, incluindo a caxumba, a mononucleose e o citomegalovírus (CMV), são as etiologias virais mais comuns, causando um doloroso intumescimento unilateral ou bilateral do tecido salivar. Em 85% dos casos, a glândula parótida está envolvida. Apesar do declínio devido ao advento da imunização, a **caxumba** ainda é a causa mais comum de **parotidite**.[11] Tal infecção, de distribuição mundial e altamente contagiosa, disseminada por perdigotos, é diagnosticada tipicamente no inverno e na primavera, e afeta principalmente crianças e adolescentes até 15 anos de idade.[18] O período de incubação para esse vírus é de 14 a 21 dias, mas a infecção é contagiosa 3 dias antes do início do intumescimento até a sua regressão.[19] Ao exame ultrassonográfico, as infecções virais salivares resultam em uma glândula difusamente aumentada, que pode apresentar ecotextura normal, heterogênea e/ou hipoecogênica, com aumento da vascularização[20,21] (Fig. 48.9). Frequentemente, há um envolvimento bilateral da glândula, embora o acometimento unilateral seja observado em até um terço dos pacientes.[21]

A **infecção bacteriana** é rara em crianças e afeta principalmente a glândula parótida. *Staphylococcus aureus* é o agente etiológico mais comum.[11,15,18,22] Lactentes de até 1 ano de idade, especialmente prematuros (35% a 40% dos casos), bem como pacientes imunossuprimidos e crianças com doenças gengivais e dentárias graves, são particularmente vulneráveis. A infecção é tipicamente unilateral e associada à febre, desidratação, dor glandular e edema. As etiologias propostas incluem infecção oral ou estase do fluxo salivar através dos ductos.[18] À ultrassonografia, a glândula parótida exibe aumento de volume, ecotextura heterogênea e discretos nódulos hipoecogênicos, representando linfonodos intraparotídeos intumescidos[11-13] (Fig. 48.10). Pode haver dilatação dos ductos centrais da glândula parótida.[21] A linfadenopatia cervical adjacente é comum. Em pacientes com parotidite descomplicada, o tratamento é principalmente de suporte, com a administração de antibióticos por via intravenosa (IV).[20] Na

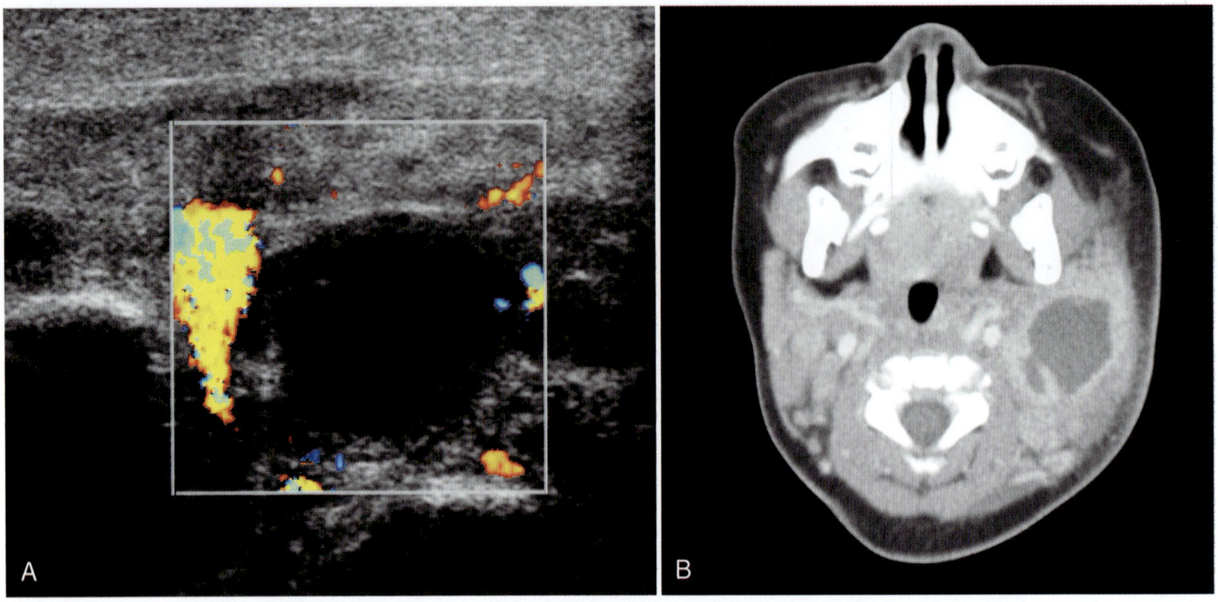

FIG. 48.11 Abscesso da parótida. (A) Lactente de 2 meses de idade desenvolveu intumescimento adjacente à orelha esquerda. A ultrassonografia da glândula parótida mostra uma massa redonda, bem-definida, hipoecogênica e sem fluxo vascular interno, no interior da parótida. **(B)** Tomografia computadorizada com contraste, realizada 2 dias depois, devido à ausência de resposta à antibioticoterapia intravenosa, evidencia uma grande lesão arredondada, hipoatenuada, com realce periférico parcial da parede na glândula parótida esquerda inflamada.

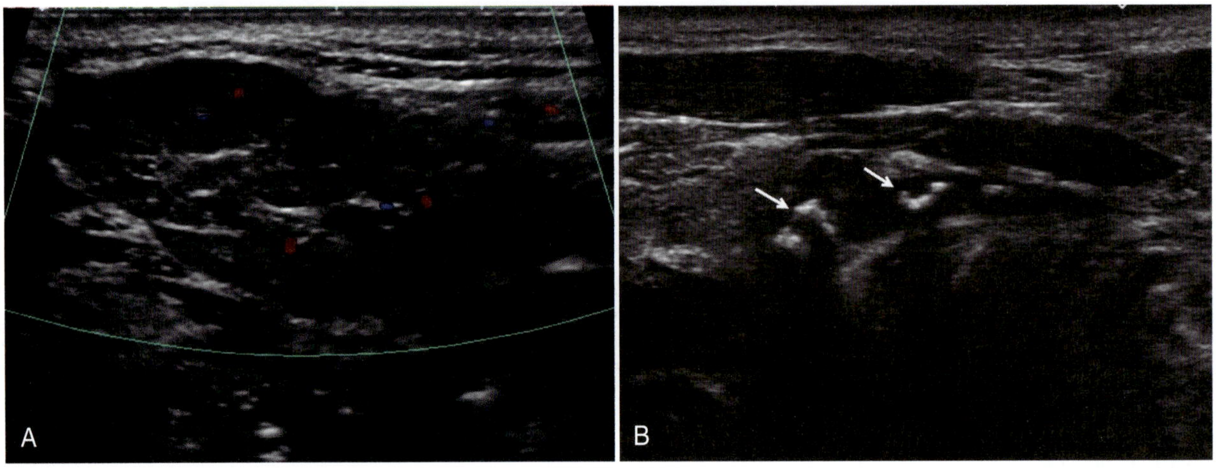

FIG. 48.12 Sialolitíase da glândula submandibular. (A) Imagem com Doppler colorido da glândula submandibular aumentada e hipoecogênica contendo focos ecogênicos. **(B)** Ducto submandibular (Wharton) dilatado, devido à presença de múltiplos focos ecogênicos obstrutivos com sombra acústica posterior, representando cálculos *(setas)*. Ver também Vídeo 48.1.

presença de desidratação severa, e especialmente em neonatos de 7 a 14 dias de idade com infecção bacteriana, um abscesso intraparotídeo pode se desenvolver. Essas coleções apresentam aspecto tipicamente hipoecogênico ou anecogênico, com reforço acústico posterior e, ocasionalmente, um halo hiperecogênico[12] (Fig. 48.11). Pode-se observar a presença de debris internos e, em alguns casos, focos hiperecogênicos compatíveis com bolhas de gás. A drenagem guiada por ultrassonografia é útil quando há abscesso. A recorrência é incomum.

A **sialolitíase** é incomum em crianças, sendo 90% dos casos na glândula submandibular e 10% na glândula parótida.[12,18,20] Em 25% dos pacientes, os cálculos são frequentemente múltiplos e intraglandulares ou intraductais quanto à localização. As glândulas submandibulares são propensas à formação de cálculo devido à sua natureza alcalina e à alta viscosidade de suas secreções. O ducto de Wharton é longo e com trajeto ascendente, exibindo, portanto, maior propensão à formação de cálculos. Clinicamente, intumescimentos recorrentes durante a alimentação e infecções sobrepostas podem ser decorrentes de obstrução parcial ou completa do ducto por um cálculo. A ultrassonografia apresenta sensibilidade de 94% para a detecção de cálculos salivares. As principais características incluem a presença de um foco hiperecogênico, com sombra acústica, representando os cálculos (Fig. 48.12, Vídeo 48.1). Com a oclusão do ducto, áreas tubulares hipoecogênicas são tipicamente compatíveis com ductos dilatados.[12,23] Cerca de 50% dos pacientes apresentam inflamação da glândula associada a presença do cálculo,[12] e a glândula apresentará uma configuração heterogênea. Embora 80% dos cálculos submandibulares e 60% dos cálculos parotídeos apresentem-se como estruturas radiopacas ao exame radiológico, em casos em que informações adicionais se tornam necessárias, além daquelas fornecidas pela ultrassonografia, a realização de uma TC proporcionará mais detalhes.[24]

O **intumescimento linfonodal** da parótida frequentemente está presente em associação à adenopatia cervical, causada por infecção ou neoplasia. A **síndrome oculoglandular de Parinaud** é caracterizada por conjuntivite e adenopatia intraparotídea ou periauricular ipsilateral, podendo ser causada por **infecções** por ***Chlamydia*** ou pela **doença da arranhadura de gato**. No espaço submandibular, a ultrassonografia é útil para a diferenciação entre a doença glandular e a doença linfonodal.

Doença Inflamatória Crônica. Em países desenvolvidos, a **parotidite juvenil (recorrente)** é a causa mais comum de intumescimento da parótida na infância.[22] Essa doença manifesta-se com dores intermitentes, febre e intumescimento da glândula parótida unilateral ou bilateral. As glândulas submandibulares e sublinguais não são afetadas, e não há etiologia conhecida para a parotidite recorrente. O diagnóstico diferencial inclui caxumba ou parotidite supurada, que é excluída pela ausência de pus no ducto da parótida.[25] Tipicamente, os sinais e os sintomas surgem entre os 3 e 6 anos de idade e os episódios tendem a cessar próximo à puberdade ou no fim da adolescência.[26] Os meninos são mais frequentemente afetados.[26,27] Alguns pacientes adquirem infecções agudas sobrepostas, tipicamente por *Streptococcus viridans*.[25,26]

A ultrassonografia é o exame de imagem mais adequado, a qual evidencia as glândulas parótidas aumentadas contendo várias áreas arredondadas e hipoecogênicas, de 2 a 4 mm de diâmetro, as quais provavelmente representam uma sialectasia periférica e uma infiltração linfocítica[28] (Fig. 48.13). Algumas glândulas podem ser hipervascularizadas, secundárias à inflamação aguda.[27] O tratamento é geralmente paliativo, com a administração de analgésicos e antibióticos.

Sialadenite crônica é causada por um processo inflamatório que danifica os ácinos, alterando o sistema de drenagem da glândula. A sua etiologia pode ser infecciosa ou não infecciosa. Clinicamente, os pacientes apresentam intumescimento da glândula e dor, particularmente no período pós-prandial. À ultrassonografia, a maioria dos pacientes com **sialadenite crônica** exibe uma glândula heterogênea com áreas pontuais pequenas e ecogênicas ou até mesmo com várias áreas hipoecogênicas[15] (Fig. 48.14). Acredita-se que as áreas focais representam a presença de muco no interior ou nas paredes dos ductos dilatados. As áreas hipoecogênicas provavelmente representam edema e sialectasia. O aumento da vascularização pode ser detectado em áreas de ecotextura anormal.[29] Os achados podem ser bilaterais e associados a um comprometimento linfonodal intraglandular ou adjacente.

Etiologias **infecciosas** incluem as doenças granulomatosas, tais como **micobacteriose, actinomicose** e **histoplasmose**. A tuberculose primária de glândula salivar é rara; porém a infecção da glândula salivar não tuberculosa, tipicamente secundária ao *Mycobacterium avium-intracellulare*, é mais comum, normalmente apresentando-se entre os 16 a 36 meses de idade. É importante lembrar que tuberculose e actinomicose podem simular uma neoplasia, visto que, com a progressão da doença, as lesões podem se apresentar como massas hipoecogênicas de margens mal definidas. À ultrassonografia com Doppler colorido, essas lesões infecciosas, diferentemente da neoplasia, não apresentam fluxo colorido. As complicações em casos de actinomicose e micobactéria incluem a presença de seios drenantes e fístulas. O tratamento consiste tipicamente em terapia antimicrobiana, porém uma cirurgia pode ser necessária.

Os processos inflamatórios **não infecciosos** de glândulas salivares mais comuns incluem doenças autoimunes, sarcoidose e sialolitíase recorrente (Fig. 48.14). A **síndrome de Sjögren** é uma doença autoimune que resulta em inflamação e destruição das glândulas exócrinas, principalmente de tecido salivar e lacrimal.[30] Esses pacientes são normalmente monitorados por ultrassonografia devido ao maior risco de desenvolvimento de linfoma. A **sarcoidose** é uma doença granulomatosa idiopática incomum em crianças. O envolvimento da parótida, observado em 30% dos pacientes, pode ser apenas o achado inicial. A **doença de Heerfordt** é caracterizada pela combinação do

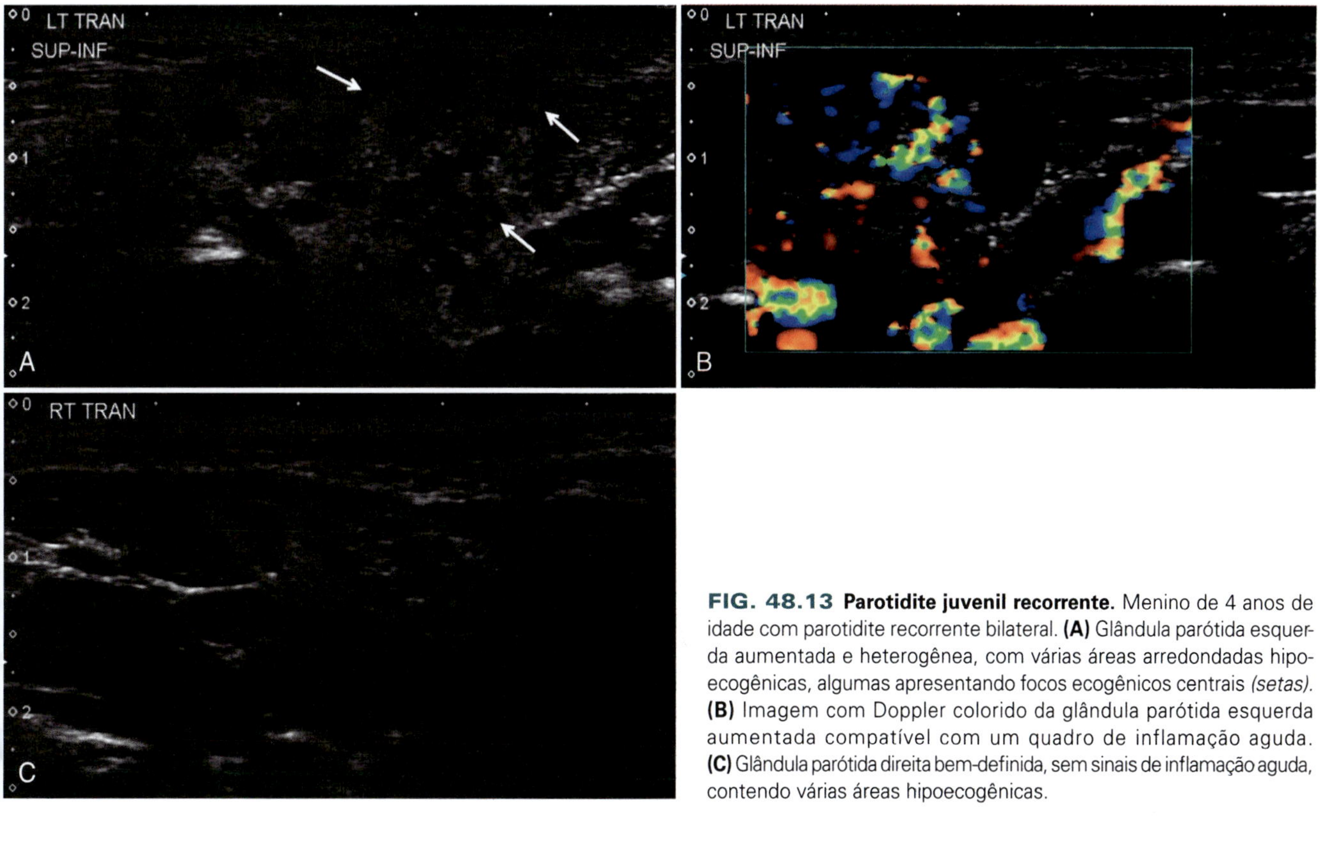

FIG. 48.13 Parotidite juvenil recorrente. Menino de 4 anos de idade com parotidite recorrente bilateral. **(A)** Glândula parótida esquerda aumentada e heterogênea, com várias áreas arredondadas hipoecogênicas, algumas apresentando focos ecogênicos centrais *(setas)*. **(B)** Imagem com Doppler colorido da glândula parótida esquerda aumentada compatível com um quadro de inflamação aguda. **(C)** Glândula parótida direita bem-definida, sem sinais de inflamação aguda, contendo várias áreas hipoecogênicas.

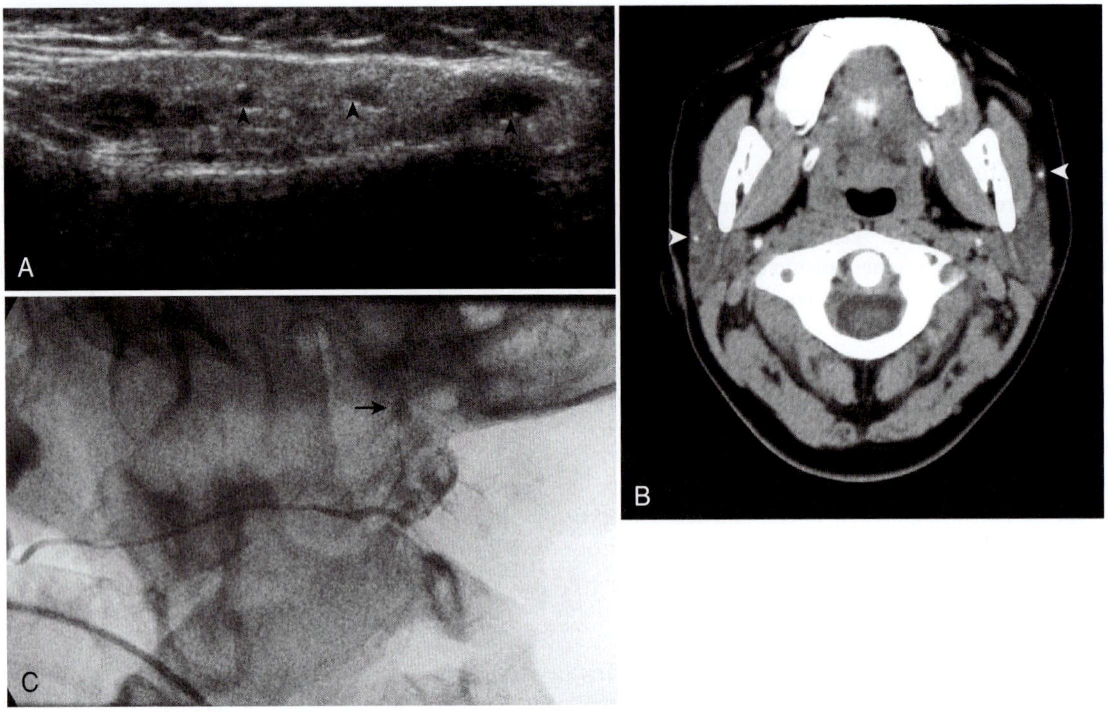

FIG. 48.14 Sialadenite crônica da parótida secundária a sialolitíase. (A) A glândula parótida apresenta áreas arredondadas, de ecogenicidade reduzida, típicas de ductos dilatados, bem como pequenas áreas de ecogenicidadade aumentada compatíveis com muco e pequenos cálculos *(pontas de seta)*. **(B)** Tomografia computadorizada mostra vários cálculos na parótida direita e esquerda *(pontas de seta)*, bem como uma densidade heterogênea da parótida direita. **(C)** A sialografia excluiu a obstrução do ducto de Stensen por cálculo, porém evidencia uma sialectasia *(setas)*, com acúmulo de contraste nos ductos periféricos dilatados.

acometimento da parótida, da uveíte e da paralisia facial.[20] Lesões hipoecogênicas calcificadas podem estar presentes. O tratamento é principalmente com esteroides.

As glândulas salivares também podem ser afetadas no espectro da doença associada a imunoglobulina G4 (IgG4) **(doença associada a IgG4)**, uma doença sistêmica caracterizada por abundante infiltrado de plasmócitos positivos para IgG4 e de linfócitos, com fibrose associada resultando na disfunção de vários órgãos.[31] Existem vários locais de acometimento na região da cabeça e do pescoço. A **doença de Mikulicz** e a sialadenite esclerosante crônica **(tumor de Küttner)** compreendem as duas manifestações da doença associada a IgG4 nas glândulas salivares.[31] Ambas as condições são mais comuns em homens idosos, porém casos pediátricos de tumor de Küttner já foram relatados.[32-34] A doença de Mikulicz é caracterizada por aumento indolor das glândulas salivares parótida, submandibular e sublingual, bem como das glândulas lacrimais. Já o tumor de Küttner caracteriza-se por um aumento difuso das glândulas salivares, de aspecto semelhante a uma massa, que acomete frequentemente as glândulas submandibulares, seja unilateral ou bilateralmente.[31] Na doença de Mikulicz, a ultrassonografia revela várias áreas hipoecogênicas em glândulas salivares aumentadas.[35] À ultrassonografia, o **tumor de Küttner** geralmente mostra o acometimento difuso da glândula salivar, exibindo ecogenicidade heterogênea, ductos dilatados, cálculos e vasos intraglandulares proeminentes. Lesões focais das glândulas salivares mostram regiões hipoecogênicas e heterogêneas, com padrão vascular de ramificação radial, demonstrado ao Doppler colorido.[36]

A **doença de Kimura** é uma doença inflamatória rara, possivelmente autoimune, caracterizada por massas de tecido mole indolor de crescimento lento, frequentemente nos tecidos subcutâneos das regiões parotídea, periauricular e submandibular.[37,38] Pode haver extensão contígua das lesões em direção à glândula parótida.[39] Essas lesões são frequentemente descritas em homens adolescentes e adultos jovens de origem asiática.[37] Pode haver linfadenopatia intraparotídea, submentoniana e submandibular associada, com morfologia normal do linfonodo. À ultrassonografia, as massas de tecido mole são heterogêneas, centralmente hipoecogênicas e com halo ecogênico hipervascular. Os linfonodos mostram uma vascularização hilar e capsular exagerada.[37,38]

A **infecção pelo vírus humano da imunodeficiência adquirida (HIV)** pode afetar todas as glândulas salivares, porém a parótida é a mais glândula mais acometida. O paciente pode exibir um aumento bilateral da parótida e doença pulmonar por pneumonite intersticial linfocítica.[15] A infecção é caracterizada por lesões linfoepiteliais benignas, que consistem em hiperplasias linfoides acompanhadas por um cisto intranodal revestido por células epiteliais.[40,41] A prevalência de anormalidades nas glândulas salivares em casos pediátricos de infecção por HIV pode chegar a 58%, presente mesmo em casos de ausência de história prévia de aumento da glândula parótida.[42] O aumento cístico bilateral das glândulas parótidas é um sinal amplamente conhecido de infecção das glândulas parótidas por HIV, mas pode ser de difícil de diferenciação da parotidite recorrente, síndrome de Sjögren, linfoma e tumor de Warthin.[24,40] Em 70% dos casos, o aspecto ultrassonográfico mais comum compreende a presença de uma glândula aumentada com pequenas áreas hipoecogênicas, sem reforço acústico posterior e com septações espessas condizentes com uma infriltração linfoide[15,43,44] (Fig. 48.15). Em 30% dos casos, existem grandes áreas anecogênicas, compatíveis com cistos linfoepiteliais que substituem a glândula. Em 40% a 70% dos pacientes com HIV, detecta-se a presença de adenopatias cervicais simétricas e adenoides aumentadas.[45]

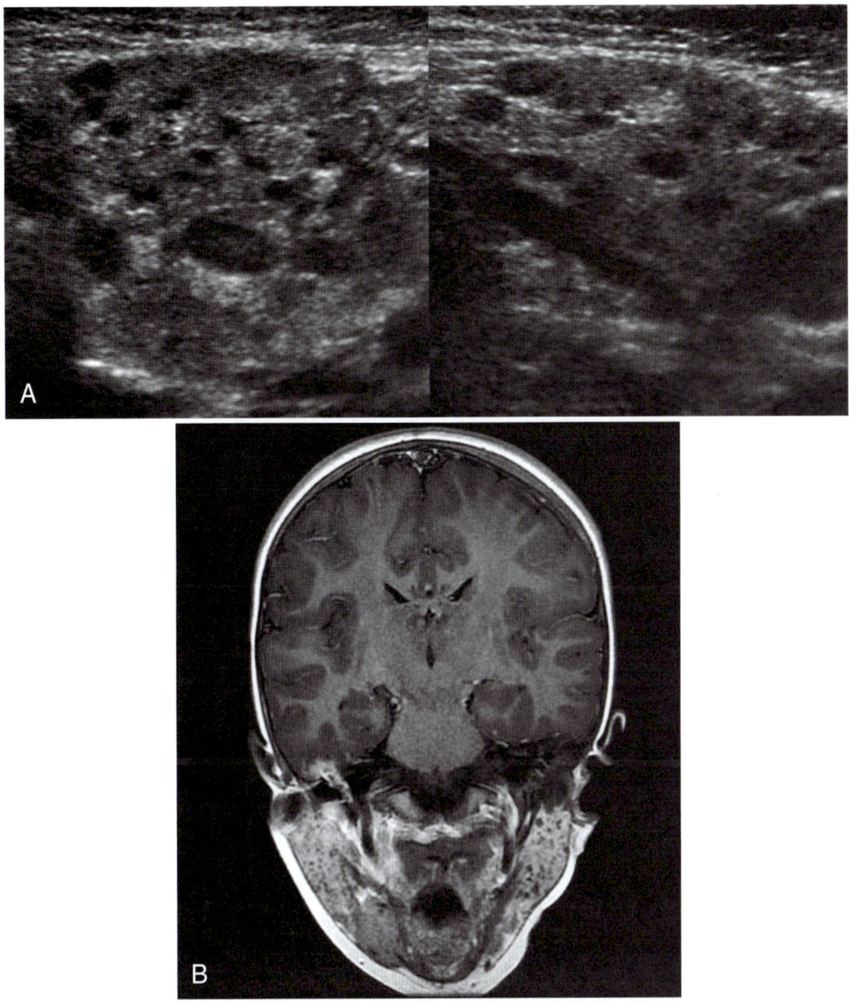

FIG. 48.15 Parotidite causada pelo vírus da imunodeficiência humana (HIV). (A) Imagens transversais das glândulas parótidas direita e esquerda, discretamente aumentadas e contendo pequenas áreas hipoecogênicas. **(B)** Imagem coronal de ressonância magnética, ponderada em T1 com gadolíneo, mostra vários cistos linfoepiteliais em ambas as glândulas parótidas aumentadas.

Massas

Massas Vasculares. As massas vasculares da glândula salivar comuns da infância incluem as neoplasias vasculares, como os hemangiomas e as malformações vasculares, como as malformações venosas ou linfáticas. Os **hemangiomas** representam 60% de todas as neoplasias de glândulas salivares.[46,47] Cerca de 80% surgem na parótida e 18% no tecido submandibular.[20] À ultrassonografia, as lesões são infiltrativas ou bem circunscritas, geralmente hipoecogênicas em relação à parótida, e podem envolver parcial ou totalmente a glândula (Fig. 48.16). Na fase proliferativa, a imagem com Doppler colorido exibe alta densidade de vasos, com aumento da quantidade de artérias e veias. O Doppler espectral de fluxo arterial demonstra um fluxo de alta velocidade e baixo índice de resistividade (IR) com o alargamento do espectro.[43,47] Uma vez que a maioria dos hemangiomas infantis regride espontaneamente, o tratamento – seja por administração de propranolol, por laserterapia ou por excisão cirúrgica – é indicado apenas quando os sintomas justificam tal abordagem.[48,49] As **malformações linfáticas** podem envolver a glândula parótida ou infiltrar o espaço submandibular. No entanto, à ultrassonografia, se uma malformação linfática estiver presente na parótida, a glândula tipicamente exibe áreas císticas de tamanhos diversos, com ou sem elementos sólidos, septações e debris internos em camadas[11] (Fig. 48.17). As **malformações venosas** podem ser pequenas, envolvendo apenas uma porção da glândula salivar, ou podem ser difusas, envolvendo vários espaços do pescoço. Essas lesões contêm muitas áreas císticas, canais venosos ectásicos e, muitas vezes, flebólitos, que auxiliam no diagnóstico ultrassonográfico.

Neoplasias. Os tumores das glândulas salivares são responsáveis por apenas 1% de todos os tumores pediátricos.[50] Aproximadamente 8% dos tumores primários de cabeça e pescoço em crianças são originários das glândulas salivares;[15] 90% a 95% ocorrem na parótida e o restante nas glândulas submandibular e sublingual.[11] A maioria das massas da glândula salivar é benigna e tem etiologia vascular, com apenas 13% dos casos correspondendo a tumores sólidos das glândulas salivares.[20,50,51] Massas salivares epiteliais pediátricas tendem a ocorrer em crianças maiores de 10 anos, sendo que de 23% a 50% são consideradas malignas.[18,20,50] A maioria dos tumores malignos em crianças é de grau inferior aos adultos, embora crianças com menos de 10 anos de idade tenham tumores de grau mais alto.[20]

Em crianças, a ultrassonografia constitui a primeira etapa na investigação diagnóstica, especialmente para lesões palpáveis, porque a maioria das lesões que aumentam as glândulas salivares é bem delineada.[23] Não há achados ultrassonográficos específicos que

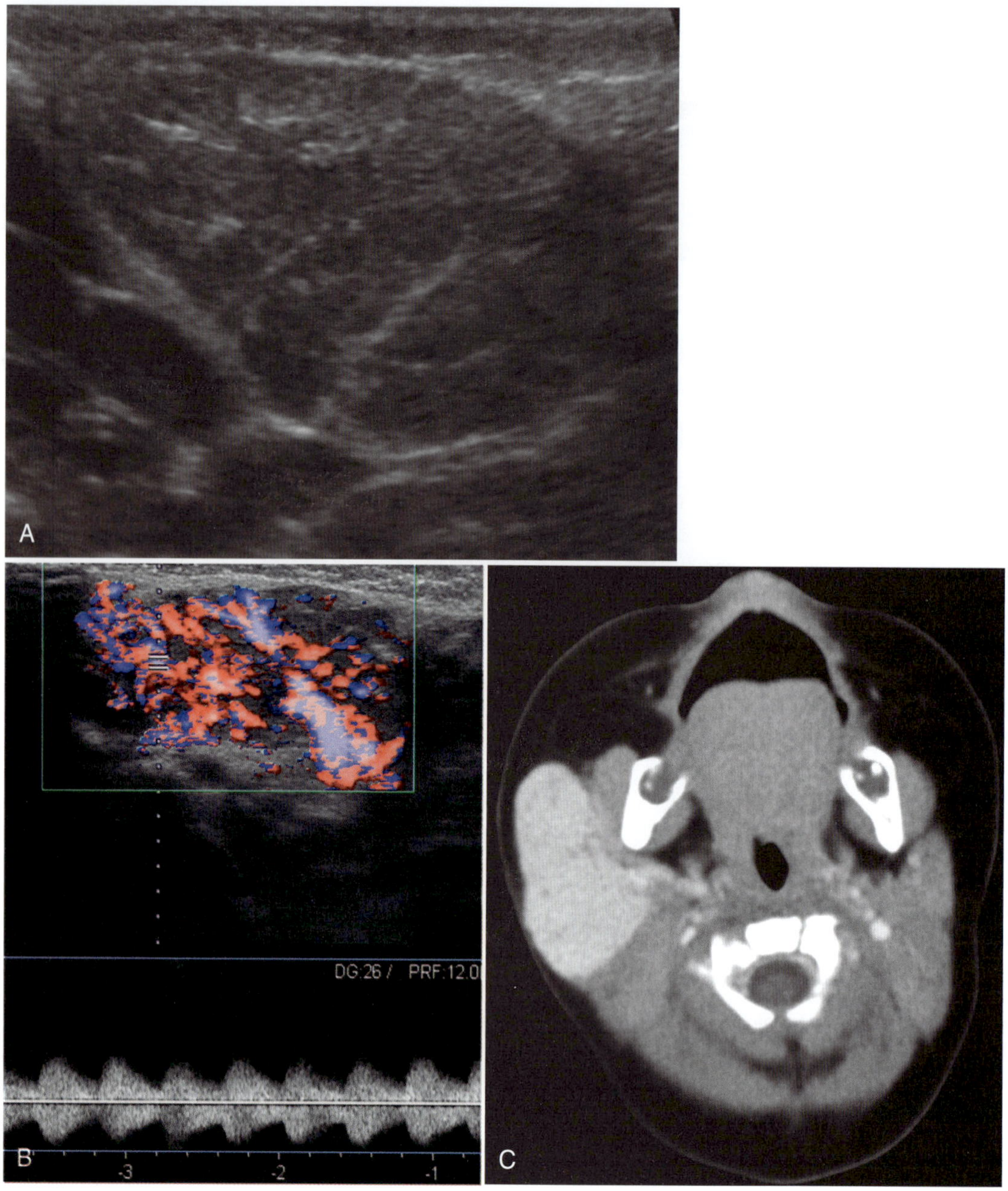

FIG. 48.16 Hemangioma da parótida. **(A)** Glândula parótida aumentada e hipoecogênica com algumas estrias internas lineares. **(B)** Imagem com Doppler colorido mostra alta densidade de vasos arteriais de alto fluxo com baixa resistência. **(C)** Tomografia computadorizada evidencia um acentuado realce homogêneo da massa na glândula parótida direita.

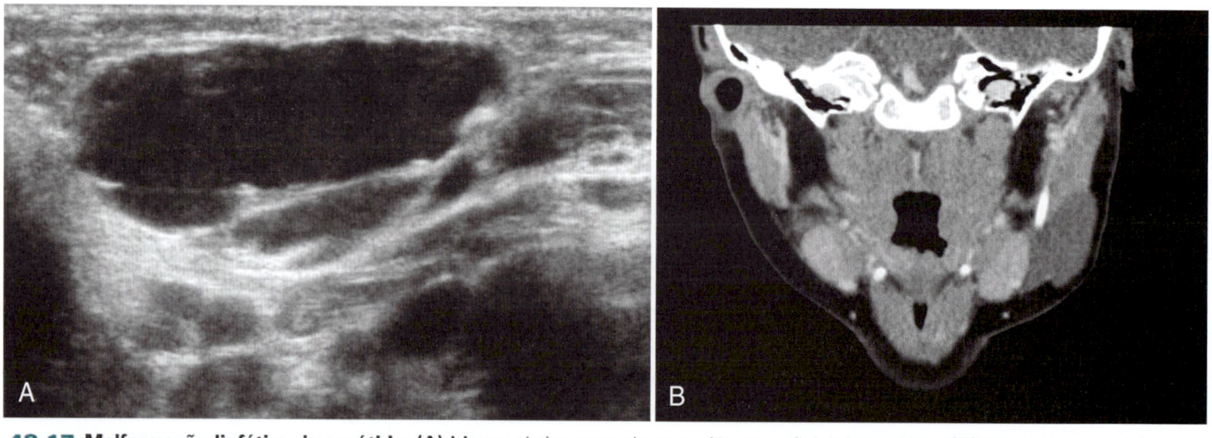

FIG. 48.17 Malformação linfática da parótida. **(A)** Massa cística septada na região superficial da parótida. **(B)** Imagem coronal de tomografia computadorizada mostra uma lesão cística aderida à superfície lateral da parótida esquerda, que apresenta realce normal.

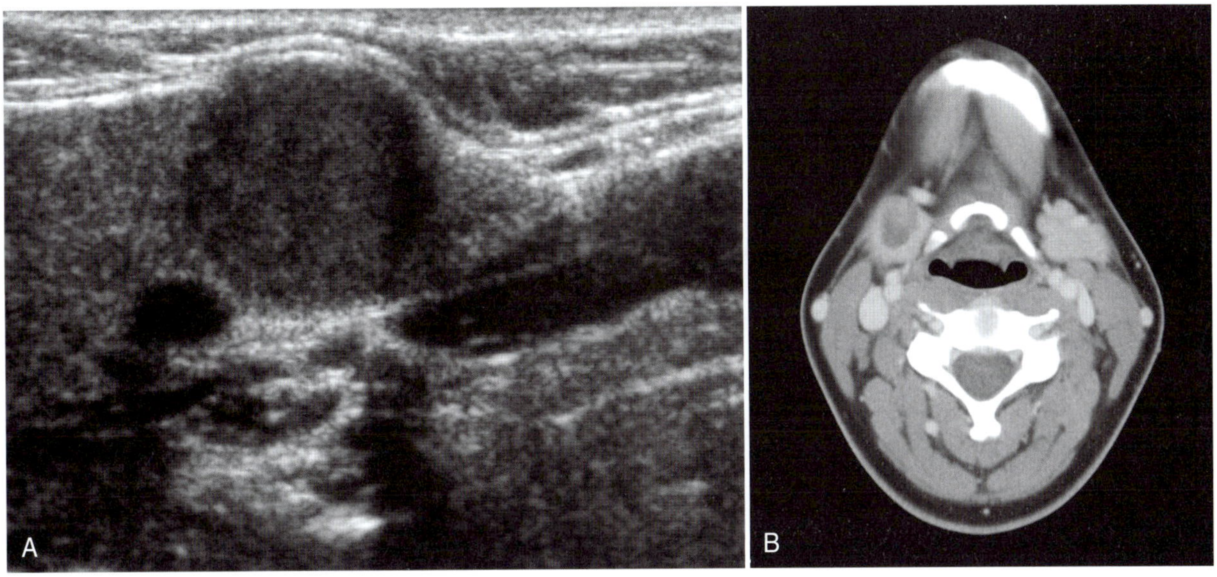

FIG. 48.18 Adenoma pleomórfico submandibular. (A) Glândula submandibular exibindo uma massa hipoecogênica bem-definida. **(B)** Imagem de tomografia computadorizada mostra uma lesão bem-definida de baixa densidade, na glândula submandibular direita.

diferenciem as neoplasias salivares malignas das benignas, embora as margens tumorais mal definidas e a linfadenopatia adjacente sejam características suspeitas de malignidade.[52,53] Para melhor definição de uma lesão, a RM é o método de escolha, pois fornece informações precisas quanto à natureza da massa, bem como sua extensão, especialmente quanto à presença de invasão perineural.[15,24]

Os **adenomas pleomórficos**, também chamados de **tumores benignos de células mistas**, contêm tanto células mesenquimais quanto epiteliais. Essas neplasias correspondem aos tumores benignos de glândula salivar mais comuns na infância e ocorrem em todas as faixas etárias pediátricas (média de 15 anos de idade).[18,23] A maioria se apresenta como uma massa solitária, dura, sem dor e de crescimento lento.[54] Em torno de 60% a 90% dessas lesões se originam na glândula parótida e de 10% a 30%, na glândula submandibular.[12,15] Essas lesões podem recidivar (1% a 50%) como múltiplas massas ou, em casos raros, como focos metastáticos tardios.[54] À ultrassonografia, a lesão é lobulada, bem definida e hipo ou isoecogênica (em relação ao tecido salivar normal) (Fig. 48.18). Áreas císticas e hiperecogênicas com sombras acústicas posteriores representando pequenas calcificações também podem ser observadas.[11] Em geral, os adenomas pleomórficos demonstram vascularização periférica com um centro hipovascular.[13,24,29] O tratamento inclui a ressecção cirúrgica com técnicas que preservam os nervos faciais, em casos de localização intraparotídea.

O **tumor de Warthin**, também chamado de cistoadenoma papilar linfomatoso ou **adenolinfoma**, é uma neoplasia benigna rara de glândula salivar em crianças, identificada apenas na glândula parótida.[55,56] A lesão contém uma dupla camada de células epiteliais que repousam em um denso estroma linfoide, a qual acredita-se resultar da incorporação de elementos linfáticos e epitélio heterotópico ductal nos linfonodos parotídeos. Os achados ultrassonográficos incluem uma massa oval, hipoecogênica e bem-definida, contendo muitas áreas microcísticas ou anecogênicas devido à alta propensão de transformação cística.[12,13,55] À ultrassonografia com Doppler colorido, o tumor aparece tipicamente hipervascularizado. O diagnóstico do tumor de Warthin pode ser corroborado pela alta captação de tecnécio 99m pela lesão na cintilografia, porém esse exame raramente é realizado em crianças.[11,12] O tratamento inclui a ressecção cirúrgica, porém há a possibilidade de recidiva devido à multifocalidade.

O **carcinoma mucoepidermoide**, a neoplasia maligna mais comum de glândula salivar em crianças, consiste em cordões, camadas ou espaços císticos revestidos por células escamosas e mucosas.[11,15] Das lesões malignas de glândulas salivares, 60% são diagnosticadas como carcinomas mucoepidermoides e cerca de 50% se originam da parótida.[15] Clinicamente, essas lesões podem ser frágeis, se proliferar rapidamente e causar paralisia do nervo facial.[12] A maioria dos carcinomas mucoepidermoides (76%) em crianças é de baixo grau.[57] As características ultrassonográficas dependem do grau histológico. No entanto, o aumento intratumoral tanto do IR quanto da velocidade de fluxo do pico sistólico ($>$ 60 cm/s) reforça a suspeita de malignidade.[29] A ultrassonografia também deve ser realizada a fim de avaliar os linfonodos com aparência metastática próximos à lesão.[58]

O **carcinoma de células acinares** é responsável por aproximadamente 10% dos tumores malignos das glândulas salivares, mais comumente originados da glândula parótida e menos frequentemente das glândulas salivares submandibulares ou menores.[57] À ultrassonografia, essas lesões geralmente apresentam aspecto irregular com margens tênues, são heterogêneas, hipoecogênicas e pouco vascularizadas[59] (Fig. 48.19). As lesões também podem exibir aparência mista, tanto cística quanto sólida, além de reforço acústico posterior. É importante ressaltar que essas lesões podem ser difíceis de diferenciar de outras massas benignas.[59] O tratamento geralmente inclui a ressecção cirúrgica ampla com radioterapia reservada para casos de extensão extraglandular, de metástases linfonodais ou recidivas locais.[57] Esse tumor tem o melhor prognóstico ao considerar todas as neoplasias malignas de glândulas salivares.[60]

O **carcinoma adenoide cístico** é responsável por aproximadamente 9% dos tumores malignos da glândula salivar em crianças, quase sempre na glândula parótida.[57] Esses tumores apresentam crescimento lento, porém exibem frequentemente invasão perineural. Nenhuma característica ultrassonográfica específica é descrita. Dor e dormência estão presentes em 40% das crianças com carcinoma adenoide cístico e correlacionam-se fortemente com a invasão perineural.

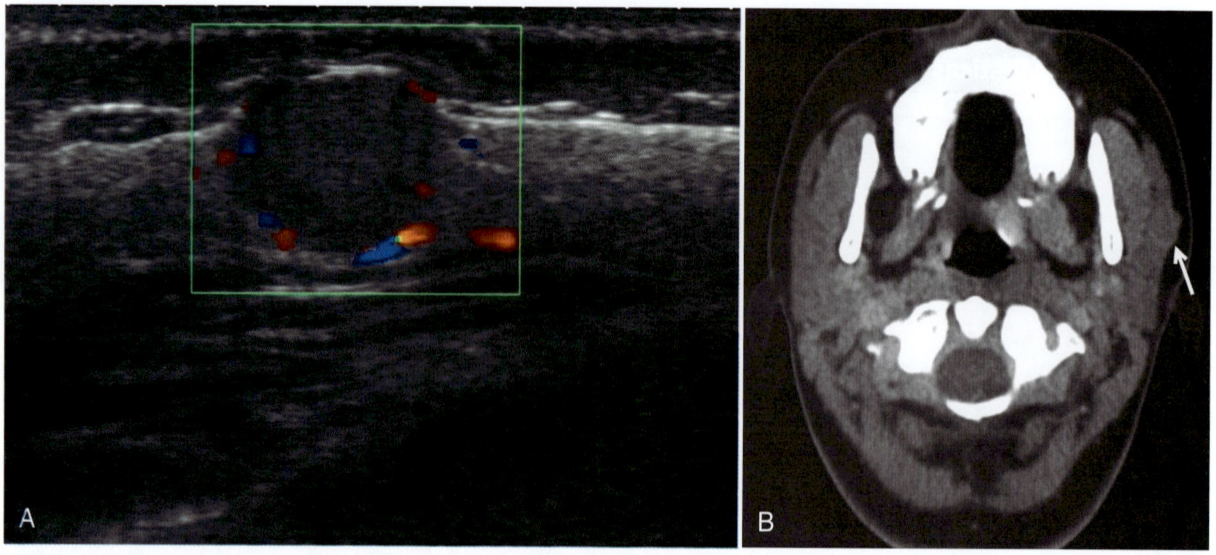

FIG. 48.19 Carcinoma de células acinares na glândula parótida. (A) O Doppler colorido mostra uma massa hipoecogênica redonda surgindo da glândula parótida esquerda. A massa é hipovascular, porém há vascularização periférica no Doppler colorido. **(B)** A massa na glândula parótida esquerda apresenta realce moderado, de difícil separação da glândula *(seta)*.

O **sialoblastoma** é uma neoplasia neonatal rara da glândula salivar, com menos de 50 casos descritos na literatura.[61,62] Essa lesão consiste em células basaloides e mioepiteliais remanescentes dos primórdios da glândula salivar durante o desenvolvimento embrionário.[61] A lesão é mais frequente na glândula parótida e menos comum na glândula submandibular. Essa lesão geralmente se manifesta como uma grande massa na glândula parótida identificada na infância, embora também já tenham sido descritos casos pré-natais e em adultos. O sialoblastoma é um tumor focalmente agressivo, com recidivas locais e metástases distantes infrequentes.[62] As características ultrassonográficas não estão bem-definidas. No entanto, os achados incluem massa na glândula salivar predominantemente hipoecogênica, multinodular, bem-definida, com várias septações e sem aumento da vascularização.[63,64] Na RM, a aparência heterogênea é frequentemente descrita, com áreas de hemorragia ou necrose.[61,65,66] Existem alguns relatos de casos de sialoblastoma e hepatoblastoma combinados.[63,67,68]

Outras Lesões das Glândulas Salivares. A **tireoide lingual** pode aparecer como uma massa sólida homogênea no dorso médio da língua. Em 70% dos casos, esse tecido ectópico é o único tecido tireoidiano funcional.

O **rabdomiossarcoma** ocorre em 40% dos casos na região de cabeça e pescoço, e pode se originar de qualquer músculo. Essa é a segunda malignidade mais comum proveniente dos espaços das glândulas salivares parótida e submandibular na população pediátrica.[50] O envolvimento da glândula salivar frequentemente ocorre por extensão direta.[69]

O **linfoma primário** de glândula salivar é chamado de MALToma, denotando sua origem do tecido linfoide associado à mucosa. Pacientes com a síndrome de Sjögren e outras doenças autoimunes, incluindo HIV, compreendem o grupo de risco para o desenvolvimento do linfoma primário. O acometimento secundário do linfoma é raro, porém é mais comum na glândula parótida.[70] A ultrassonografia evidencia a presença de uma massa focal ou infiltração difusa de uma glândula aumentada. As lesões podem se apresentar como vários nódulos pequenos hipoecogênicos ou como uma massa de forma irregular e heterogênea, sem calcificação ou degeneração cística.[70] Já foi relatado um caso de envolvimento de glândula submandibular por MALToma, apresentando compartimentos hipoecogênicos envoltos por linhas hiperecogênicas, criando uma aparência de casco de tartaruga.[71] O aumento do fluxo ao Doppler colorido é típico.

Os **lipomas** representam 1% dos tumores de glândula parótida; 57% dos lipomas na região da parótida se originam da glândula. Essas lesões são compressíveis, ovais e bem-definidas. À ultrassonografia, os lipomas exibem ecos internos em listras ou em formato de plumas, desprovidos de fluxo no Doppler colorido.[23] Em crianças menores, os lipoblastomas são mais comuns.[72]

A **infiltração leucêmica** é rara, apresentando-se de forma similar ao linfoma à ultrassonografia.[73]

A **doença metastática** é rara em crianças, mas pode incluir neuroblastoma e carcinoma de tireoide.[43,74]

Os **tumores da bainha dos nervos periféricos**, inclusive o neurofibroma e o schwannoma, podem ocorrer na glândula parótida, frequentemente afetando o nervo facial.[75,76] Os neurofibromas múltiplos ou plexiformes são típicos em pacientes com neurofibromatose tipo 1.[69] A ultrassonografia mostra várias áreas hipoecogênicas no interior da glândula.[77]

Lesões Supra-hióideas Císticas

No espaço parotídeo, os **cistos branquiais do tipo I** são mais comuns. Os cistos simples das glândulas salivares são raros e, provavelmente, causados por **retenção mucosa**. À ultrassonografia, as lesões são bem-definidas, anecogênicas, com reforço acústico posterior e sem fluxo sanguíneo interno.[12,74] Na região pré-auricular, superficial à glândula parótida, cistos dermoides e epidermoides também podem se desenvolver.

Lateralmente no espaço submandibular, **cistos branquiais do tipo II** podem ser identificados posteriormente à glândula submandibular. **Malformações linfáticas** podem também se estender por este espaço. As **rânulas** (cistos sublinguais) são cistos retentores de muco, resultantes de uma obstrução do ducto ou da glândula sublingual. Apresentam-se paramedialmente, na área da glândula sublingual, como um intumescimento indolor ao longo da base da língua. Quando grandes, os cistos sublinguais podem se estender abaixo do nível

Diagnóstico Diferencial de Lesões Supra-hióideas Císticas

ESPAÇO PAROTÍDEO
Cisto branquial do tipo I
Cisto parotídeo de retenção de muco
Tumores com componentes císticos
Abscessos parotídeos
Necrose de linfonodos
Malformação linfática

ESPAÇO SUBMANDIBULAR
Cisto branquial do tipo II
Rânula
Dermoide ou epidermoide
Cisto do ducto tireoglosso
Cisto de valécula
Necrose de linfonodos
Malformação linfática

do músculo milo-hióideo, sendo denominados "rânulas mergulhantes".[20] Raramente, as lesões são bilaterais, e algumas, maiores, se expandem em direção ao espaço parafaríngeo. A imagem de uma simples rânula à ultrassonografia evidencia um cisto unilocular. Se infectada, a lesão pode apresentar debris internos, margens mal definidas e sinais de inflamação adjacente (Fig. 48.20). Essas lesões são tratadas com marsupialização intraoral ou ressecção cirúrgica.

As lesões da linha média da área supra-hióidea incluem os tumores **dermoides** ou **epidermoides** e cistos de ductos **tireoglossos**. Um **cisto de valécula** resulta de secreções retidas nas glândulas mucosas da parede faríngea.[78] Esses cistos podem ser congênitos ou adquiridos e causar obstrução das vias respiratórias superiores, levando ao óbito.[79,80] As lesões aparecem à ultrassonografia como uma massa cística hipoecogênica ou anecogênica, posterior e abaixo da língua[81] (Fig. 48.21).

Espaço Mastigador

A ultrassonografia é útil na avaliação de patologias do espaço mastigador, assim como para excluir o possível envolvimento da glândula parótida. As duas massas de tecidos moles mais comuns no espaço mastigador a serem consideradas são os **sarcomas** e as **malformações vasculares**. É importante lembrar que os músculos masseter e pterigóideo estão frequentemente envolvidos nas malformações venosas.[82] Uma massa homogênea incomum inclui a hipertrofia benigna do músculo masseter.[74] No entanto, a infiltração do tumor no músculo em casos de leucemia ou linfoma pode mimetizar uma hipertrofia; portanto, a correlação clínica é essencial (Fig. 48.22). Em caso de trauma, pode-se detectar um hematoma ao exame de imagem como uma área hipoecogênica. Lesões inflamatórias também podem se desenvolver, incluindo as miosites secundárias ou primárias ou a osteomielite da mandíbula, frequentemente quando há dente infeccionado. Celulite e abscessos de tecidos moles podem acompanhar tais infecções.[15]

ESPAÇO INFRA-HIÓIDEO

A fáscia cervical profunda infra-hióidea é separada em compartimentos superficial, intermediário e profundo[7] (Fig. 48.23). A camada superficial nesse nível é o **espaço supraesternal**, localizado sobre o esterno e anteriormente aos músculos esternotireóideo e esterno-hióideo. O **espaço visceral** é delimitado pela camada intermediária da fáscia cervical profunda. O espaço visceral contém a tireoide, as glândulas paratireóides, a traqueia, o esôfago, os linfonodos paraesofágicos e o nervo laríngeo recorrente.

Glândula Tireoide

Anatomia Normal

A glândula tireoide origina-se de um divertículo no forame cego, na base da língua. Por volta da 7ª semana de gestação, o tecido desce para a parte anterior da laringe e traqueia superior.[83] As artérias

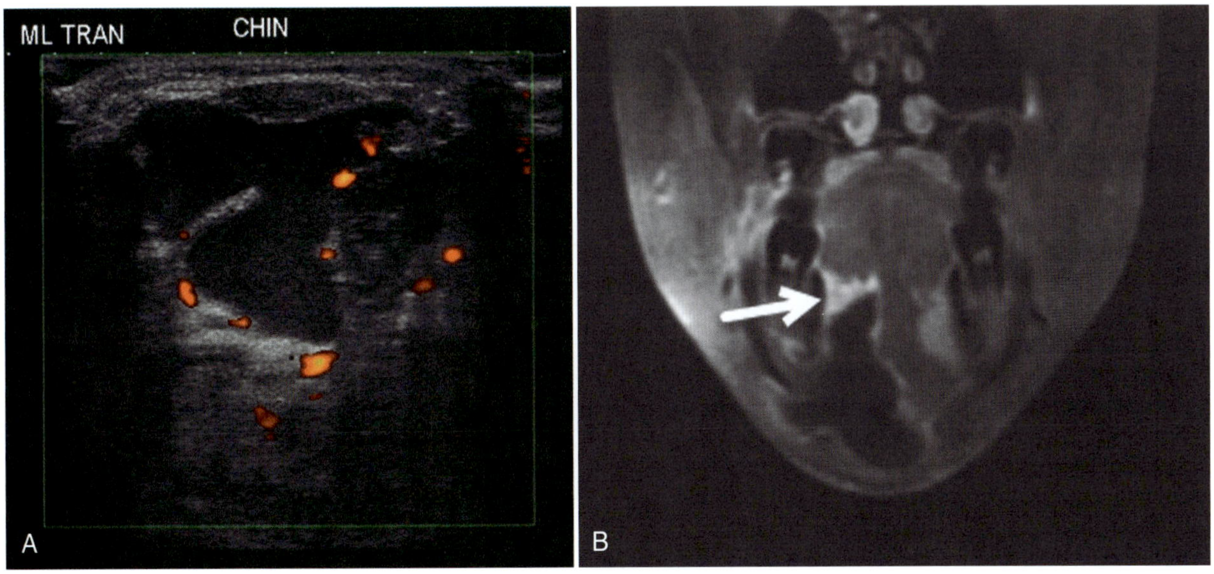

FIG. 48.20 Rânula. Criança de 10 anos de idade com dor no pescoço. **(A)** Lesão hipoecogênica lobular bem-definida contendo debris, com reforço acústico posterior e ausência de fluxo interno, centrado entre a glândula sublingual direita e o assoalho da boca. **(B)** Imagem coronal de ressonância magnética, ponderada em T1 e com saturação de gordura, após contraste, mostrando o cisto com realce da parede em continuidade com a glândula sublingual *(seta)*, mergulhando abaixo da língua.

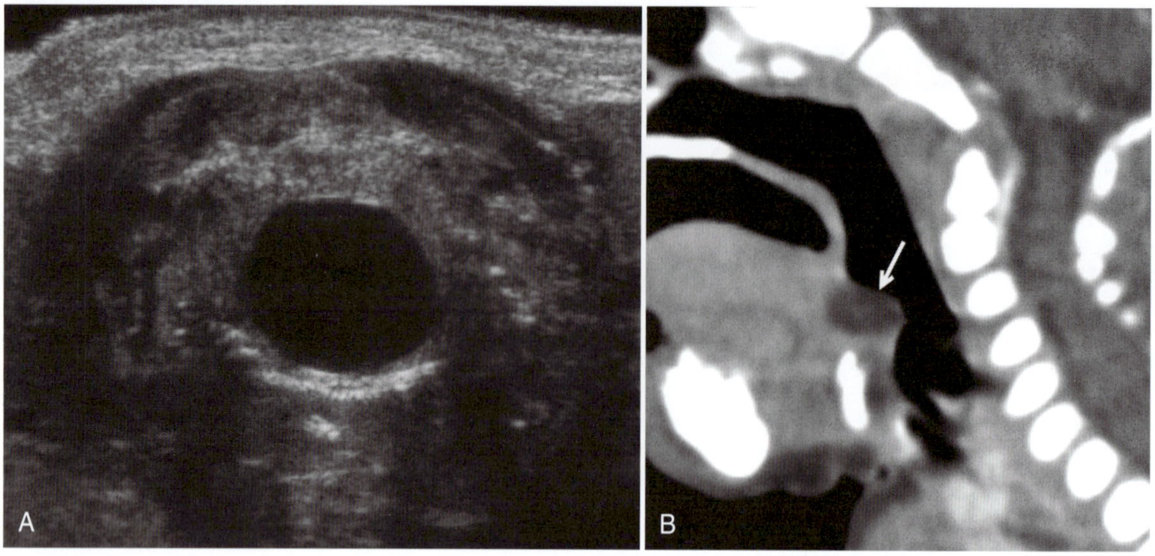

FIG. 48.21 Cisto de valécula. (A) Imagem em escala de cinza através da base da língua mostra um cisto unilocular com boa transmissão sonora. **(B)** Imagem sagital de tomografia computadorizada revela um cisto simples *(seta)* na base da língua no nível da valécula.

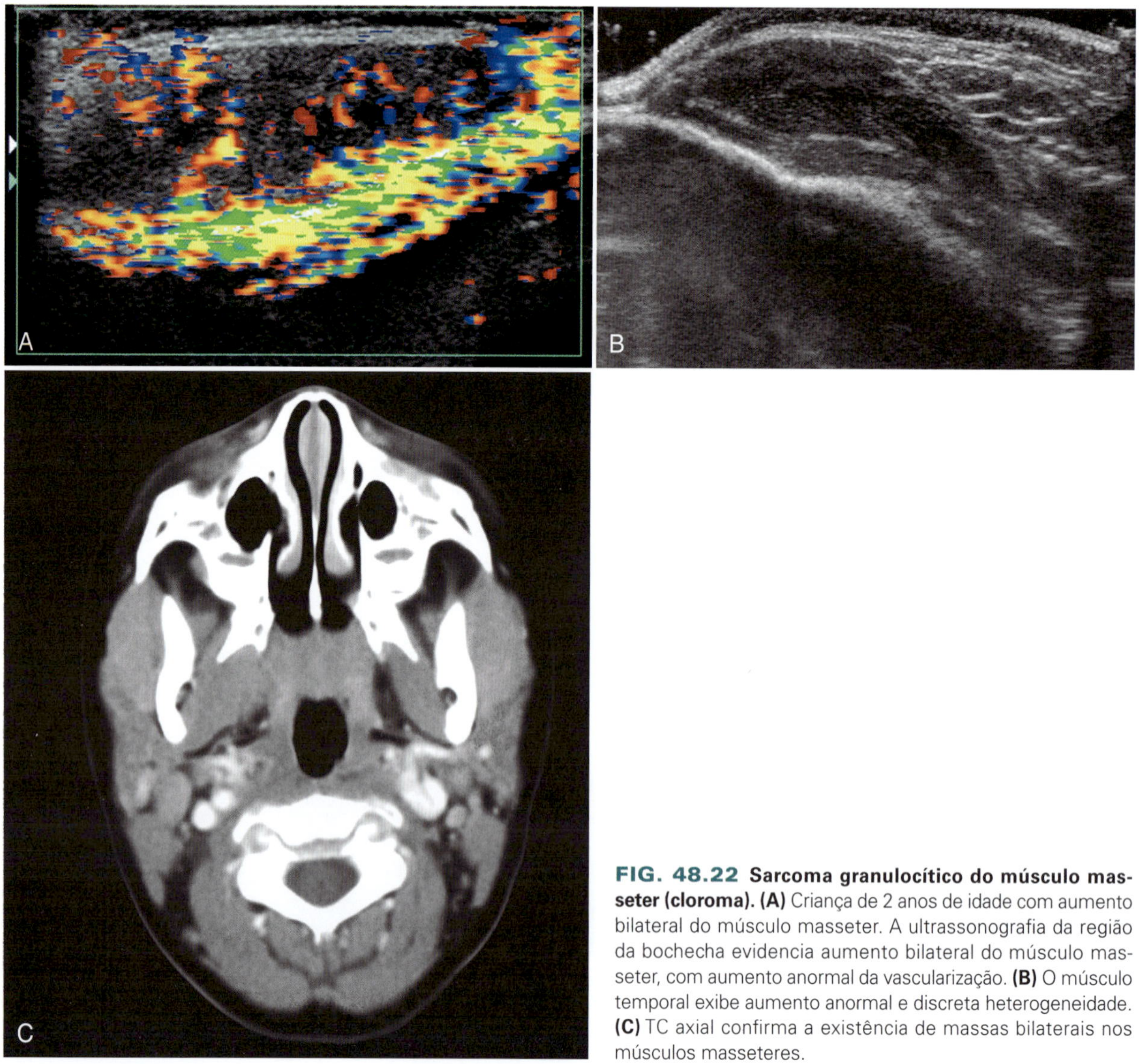

FIG. 48.22 Sarcoma granulocítico do músculo masseter (cloroma). (A) Criança de 2 anos de idade com aumento bilateral do músculo masseter. A ultrassonografia da região da bochecha evidencia aumento bilateral do músculo masseter, com aumento anormal da vascularização. **(B)** O músculo temporal exibe aumento anormal e discreta heterogeneidade. **(C)** TC axial confirma a existência de massas bilaterais nos músculos masseteres.

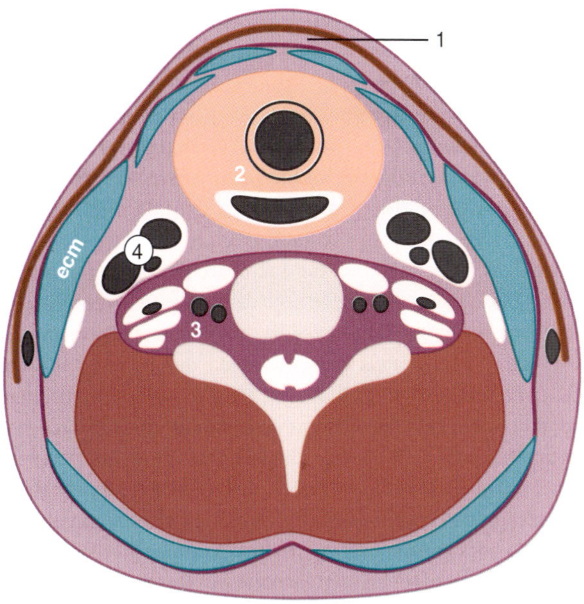

FIG. 48.23 Camadas fasciais cervicais profundas do espaço infra-hióideo. Diagrama axial *1*, superficial; *2*, intermediário (visceral); *3*, profundo; *4*, carotídeo; *ecm*, músculo esternocleidomastóideo.

carótidas comuns e as veias jugulares internas estão presentes nas bordas laterais e o esôfago cervical está no centro ou à esquerda da traqueia. A glândula tireoide contém dois lobos conectados por um **istmo**. Em 50% dos pacientes, um **lobo piramidal** estende-se superiormente ao istmo. Quatro glândulas paratireoides repousam sobre a superfície posterior dos lobos tireoidianos.

A ultrassonografia é realizada com o paciente em decúbito dorsal, com o pescoço levemente hiperestendido. Um transdutor linear de alta frequência (10-15 MHz) é necessário.[84] Uma almofada de suporte pode auxiliar. Imagens longitudinais e transversais de todo o tecido tireoidiano devem ser capturadas, assim como imagens das estruturas adjacentes do pescoço, especialmente a cadeia jugular e os linfonodos supraclaviculares. As imagens com Doppler devem ser analisadas em casos de massas ou nódulos.

À ultrassonografia, a glândula tireoide normal é homogênea e hiperecogênica, comparada ao músculo adjacente (Fig. 48.24). Os lobos teciduais são triangulares em orientações transversais e elípticas em imagens sagitais. O tamanho da glândula tireoide muda com o avanço da idade; as Tabelas 48.1 e 48.2 listam os valores normais.[85,86]

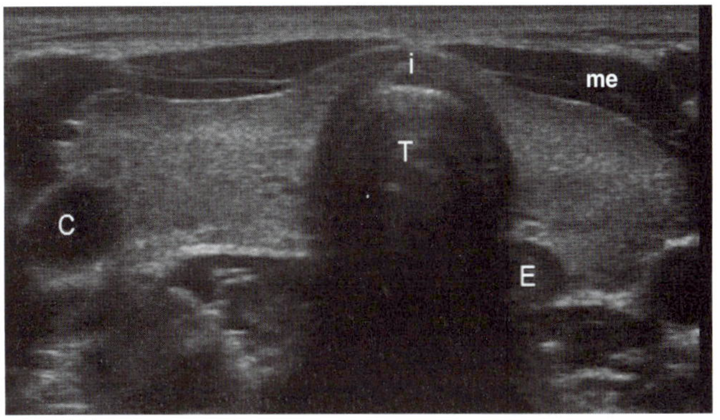

FIG. 48.24 Tireoide normal. US transversal da glândula tireoide mostra ecotextura aumentada e homogênea quando comparada aos músculos esterno-hióideo e esternotireóideo *(me)*. Lobo direito, esquerdo e istmo *(i)* normais. A traqueia *(T)* está na linha média e o esôfago *(E)* está posterior ao lobo esquerdo. A artéria carótida comum *(C)* está situada ao longo da margem periférica.

TABELA 48.1 Dimensões Normais da Glândula Tireoide[a]

	Número de Indivíduos (Razão Masculino:Feminino)	Espessura (cm)[b]	Largura (cm)[b]
SEMANAS GESTACIONAIS CORRIGIDAS			
30-33	5 (4:1)	0,8 ± 0,1	1,1 ± 0,3
33-37	19 (13:6)	1,1 ± 0,3[c]	1,4 ± 0,3[d]
ALTURA (cm)			
45-50	42 (20:22)	1,4 ± 0,2[c]	1,7 ± 0,2[c]
50-70	42 (20:22)	1,4 ± 0,1	1,8 ± 0,2
70-90	8 (6:2)	1,4 ± 0,1	1,9 ± 0,1
90-100	8 (3:5)	1,4 ± 0,1	1,8 ± 0,2
100-110	34 (12:22)	1,5 ± 0,3	2,1 ± 0,3
110-120	35 (20:15)	1,7 ± 0,3	2,3 ± 0,3
120-130	45 (23:22)	1,8 ± 0,4	2,4 ± 0,3
130-140	36 (21:15)	1,9 ± 0,5	2,7 ± 0,2
140-150	42 (20:22)	2,1 ± 0,4	2,8 ± 0,3
150-160	59 (25:34)	2,2 ± 0,4	2,8 ± 0,4
160-170	16 (14:2)	2,4 ± 0,4	3,0 ± 0,4

[a]Em função das semanas de gestação corrigidas em neonatos prematuros e em função da altura (comprimento) de neonatos a adolescentes.
[b]Média ± 1 desvio-padrão
[c]Comparado a 30 a 33 semanas: $p < 0,01$.
[d]Comparado a 30 a 33 semanas: $p < 0,05$.
Com a permissão de Ueda D, Mitamura N, Suzuki N, Yano K, Okuno A. Sonographic imaging of the thyroid gland in congenital hypothyroidism. Pediatr Radiol. 1992;22(2):102-105.[86]

Lesões Congênitas da Tireoide

Apesar de algumas lesões congênitas da tireoide se prolongarem tanto para o espaço supra-hióideo quanto para o espaço infra-hióideo, a patologia descrita a seguir é inerente à tireoide.

Como o hipotireoidismo não tratado pode resultar em retardo mental significativo e desenvolvimento ósseo tardio, existe um programa nacional nos Estados Unidos para rastreamento neonatal desta doença. O **hipotireoidismo congênito** é encontrado em 1 a cada 4.000 recém-nascidos e é duas vezes mais comum em meninas que em meninos.[87,88] As causas incluem agenesia, disgenesia e bócio provocado por erro inato do metabolismo, tireotoxicose materna ou ingestão materna de iodo, de medicação antitireoidiana ou lítio.[29,87] Aproximadamente 85% dos casos são provocados por **disgenesia** (defeitos estruturais da glândula tireoide), seja hipoplasia ou ectopia.[88] A ultrassonografia é a melhor modalidade de imagem em casos de hipotireoidismo congênito, porque define corretamente a glândula tireoide normal, que pode ser classificada como grande, normal, pequena ou ausente.[89] Glândulas grandes são típicas de bócio. Glândulas de tamanho normal em crianças com hipotireoidismo congênito já foram observadas em pacientes com pseudo-hipoparatireoidismo, trissomia do cromossomo 21, hipopituitarismo, hipotireoidismo induzido por anticorpos maternos e tireotropina transitória elevada.[88,89] São raros (0,2% dos casos) os casos de **hemiagenesia tireoidiana**, com falha no desenvolvimento de um dos lobos, sendo que o lobo esquerdo encontra-se ausente em 60% dos casos[88,90] (Fig. 48.25). À ultrassonografia, se a glândula tireoide não

TABELA 48.2 Volume da Glândula Tireoide e Espessura de Cada Lobo[a]

Altura (cm)	Número de Indivíduos	Volume (cm)	ELD (cm)[b]	ELE (cm)[b]
≤ 99	16	2,3 ± 0,7	0,8 ± 0,17	0,8 ± 0,18
100-109	34	3,3 ± 1,0	0,8 ± 0,19	0,8 ± 0,21
110-119	35	4,1 ± 1,1	0,9 ± 0,17	0,9 ± 0,19
120-129	45	4,9 ± 1,1	0,9 ± 0,18	0,9 ± 0,20
130-139	36	6,3 ± 2,0	0,9 ± 0,25	1,0 ± 0,25
140-149	42	7,4 ± 2,2	1,0 ± 0,23	1,0 ± 0,23
150-159	59	8,5 ± 2,3	1,1 ± 0,23	1,0 ± 0,24
≥ 160	20	10,9 ± 2,5	1,2 ± 0,24	1,2 ± 0,25

[a]Em função da altura do corpo.
[b]Média ± 1 desvio-padrão.
ELD, espessura do lobo direito; *ELE*, espessura do lobo esquerdo.
Com a permissão de Ueda D. Normal volume of the thyroid gland in children. J Clin Ultrasound. 1990;18(6):455-462.[85]

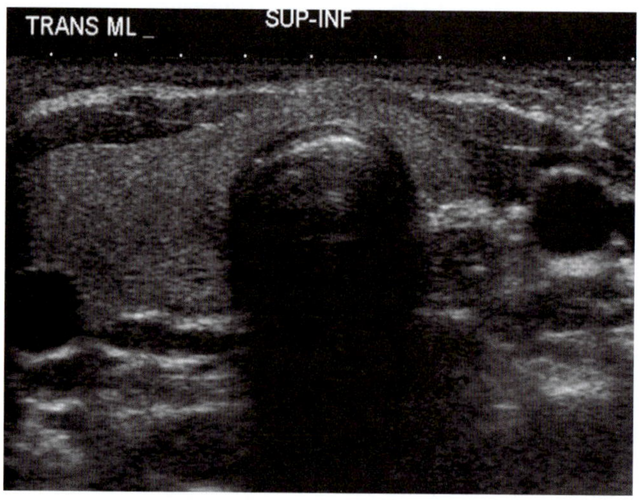

FIG. 48.25 Hemiagenesia tireoidiana. Lobo direito e istmo da tireoide normais foram identificados, porém o lobo esquerdo está ausente. Observe que a artéria carótida esquerda situa-se na área anatômica do lobo esquerdo.

puder ser identificada, o exame deve ser realizado na linha média, em direção superior até a base da língua, pois o tecido tireoidiano ectópico pode estar presente em qualquer local ao longo do seu trajeto descendente durante a embriogênese. O **tecido ectópico tireoidiano** é lingual e, portanto, supra-hióideo em 90% dos casos, repousando próximo ao osso hioide e profundamente em relação aos músculos da língua.[90] As imagens ultrassonográficas em neonato com tireoide ectópica geralmente mostram estrutura ovoide bem-definida, de ecotextura igual ao tecido tireoidiano normal e com aumento da vascularização ao Doppler colorido (Fig. 48.26). Em crianças de idade mais avançada tratadas por hipotireoidismo na presença de tecido ectópico, a glândula pode aparecer hipoecogênica sem vascularização.[91] Algumas crianças com tecido ectópico são eutireóideas e apresentam uma massa na base da língua. É importante identificar esse tecido como tireoidiano, pois a sua remoção na ausência de outro tecido tireoidiano resultará em um quadro de hipotireoidismo definitivo. Quando a ultrassonografia não é capaz de identificar o tecido tireoidiano ectópico, pode-se lançar mão da medicina nuclear, dada a sua alta sensibilidade.[91,92] Estudos cintilográficos também são úteis na avaliação da função tireoidiana quando tecido tireoidiano aparentemente normal é identificado à ultrassonografia.[89]

O **cisto do ducto tireoglosso**, que representa 70% de todas as massas congênitas do pescoço, é um cisto da linha média e a anomalia de desenvolvimento mais comum identificada à ultrassonografia.[43,90,93] A anatomia do ducto tireoglosso segue o trajeto embriológico a partir do forame cego da língua, ao longo da superfície inferior e posterior da linha média do hioide, até o lobo piramidal da tireoide. A persistência do ducto, que é delimitado por epitélio secretor, resulta na formação de um cisto ou seio. A apresentação clássica do cisto do ducto tireoglosso corresponde a uma massa assintomática adjacente ao osso hioide, apesar de o cisto poder estar presente em qualquer local do trajeto descendente embriológico.[49,94] Anatomicamente, a maioria dos cistos se localiza na linha média ou em posição parassagital, particularmente à esquerda da linha média. Se um cisto do ducto tireoglosso encontra-se no espaço supra-hióideo, a lesão se elevará com o movimento da língua, ao deglutir.[43] Fístulas congênitas em associação com o cisto do ducto tireoglosso não são frequentes, mas podem ocorrer após um processo inflamatório.[95]

A aparência ultrassonográfica clássica do cisto do ducto tireoglosso é observada em menos da metade dos casos, descrita como um cisto unilocular, anecogênico e de paredes finas (Fig. 48.27). Entretanto, na maioria dos casos, esses cistos são resultantes de alto conteúdo proteico inerente em vez de processo inflamatório, exibindo, portanto, hipoecogenicidade ou heterogeneidade; alguns apresentam aspecto pseudossólido e mimetizam tecido ectópico[95-97] (Fig. 48.28). Um reforço acústico posterior é encontrado na maioria dos cistos e a ausência de fluxo ao Doppler colorido pode auxiliar no diagnóstico. Entretanto, a identificação da glândula tireoide normal durante o exame de imagem de um cisto do ducto tireoglosso é recomendada para excluir o diagnóstico de tecido ectópico. Quase um terço dos pacientes com esses cistos desenvolverão infecções superpostas e apresentarão à ultrassonografia uma lesão de paredes espessas, septações internas e ecotextura heterogênea devido aos debris.[95,98] Há aumento discreto do risco de desenvolvimento de câncer, especialmente o carcinoma papilar, e o achado de calcificação ou massa de tecido mole em associação a um cisto sugere malignidade.[82,93,99] A terapia inclui a ressecção cirúrgica através do procedimento de Sistrunk, que consiste na excisão do cisto, do trajeto remanescente e de parte do osso hioide. Cistos recorrentes do ducto tireoglosso, após o procedimento de Sistrunk, ocorrem em aproximadamente 11% dos pacientes.[100]

O diagnóstico diferencial das lesões císticas no espaço infra-hióideo inclui cisto do ducto tireoglosso, dermoide, epidermoide, cisto branquial, malformação linfática, laringocele, adenopatia necrótica, teratoma e cisto tímico.

Doença Inflamatória da Tireoide

A **infecção bacteriana aguda** da tireoide é rara, porque a glândula é altamente resistente à infecção, em virtude de seu alto conteúdo de iodo.[101,102] Se existente, a infecção é habitualmente causada por estafilococos, estreptococos ou bactérias anaeróbicas. À ultrassonografia, a glândula exibe ecotextura heterogênea e mal definida. Se o lobo esquerdo da tireoide exibir aspecto anormal, a possibilidade de um seio piriforme congênito, remanescente do arco branquial tipo III ou IV, deve ser considerada[101,102] (Fig. 48.29). Esses pacientes geralmente têm 2 a 12 anos de idade, manifestando sinais/

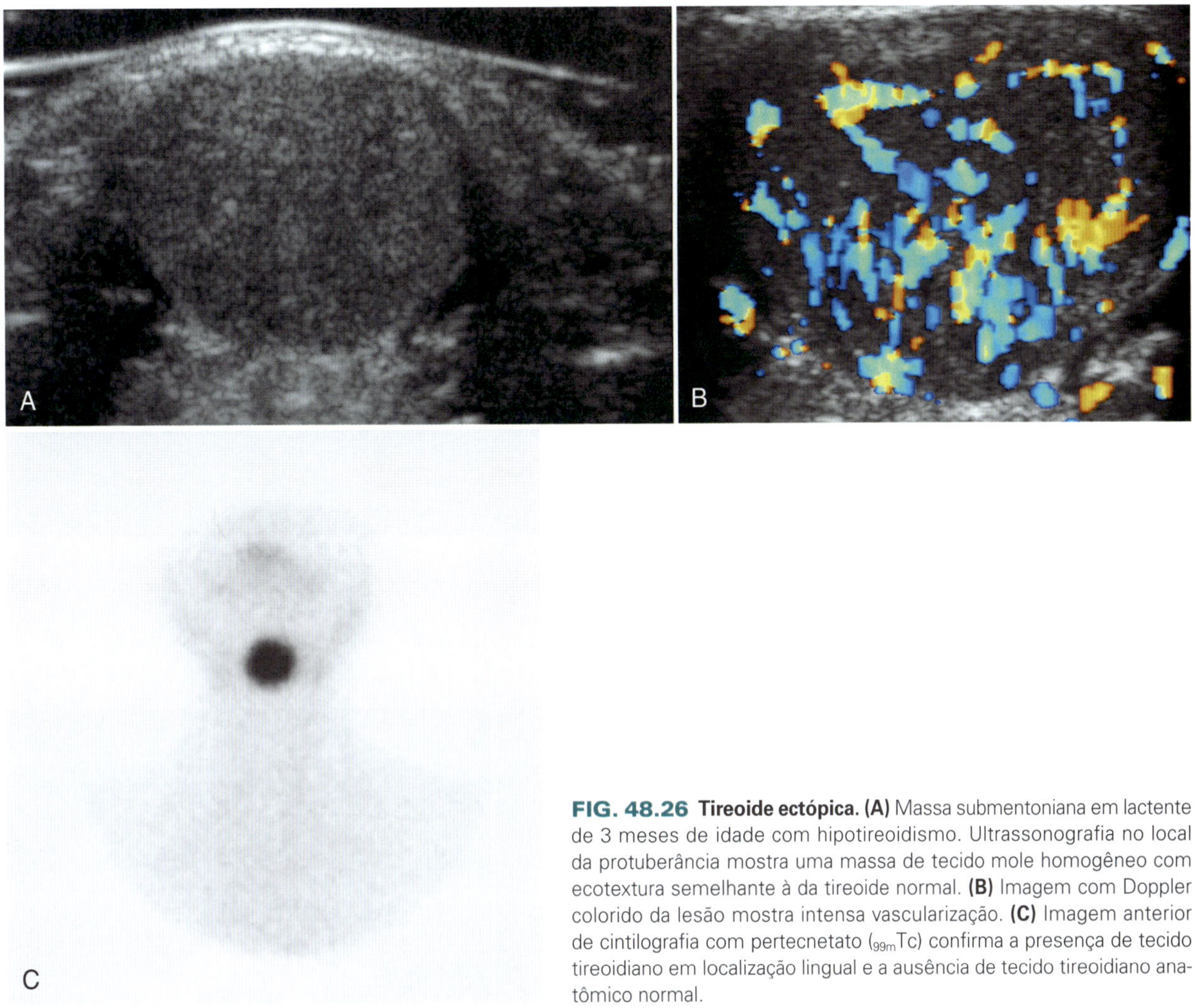

FIG. 48.26 Tireoide ectópica. (A) Massa submentoniana em lactente de 3 meses de idade com hipotireoidismo. Ultrassonografia no local da protuberância mostra uma massa de tecido mole homogêneo com ecotextura semelhante à da tireoide normal. **(B)** Imagem com Doppler colorido da lesão mostra intensa vascularização. **(C)** Imagem anterior de cintilografia com pertecnetato ($_{99m}$Tc) confirma a presença de tecido tireoidiano em localização lingual e a ausência de tecido tireoidiano anatômico normal.

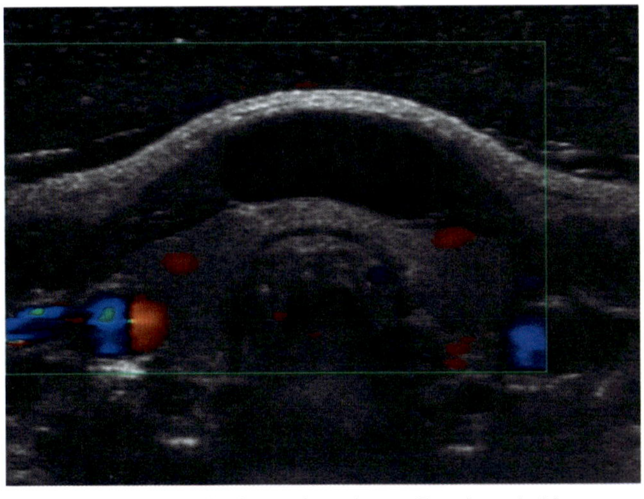

FIG. 48.27 Cisto do ducto tireoglosso. Doppler colorido mostra um grande cisto anecogênico, situado na linha média e imediatamente anterior à glândula tireoide, parcialmente envolto pelo plano muscular.

Diagnóstico Diferencial das Lesões Císticas Infra-hióideas

LINHA MÉDIA
Cisto do ducto tireoglosso
Dermoide ou epidermoide

LATERAL
Cisto branquial
Malformação linfática (pode ser na linha média)
Laringocele
Cisto do ducto tireoglosso
Linfadenopatia necrótica
Teratoma
Cisto tímico

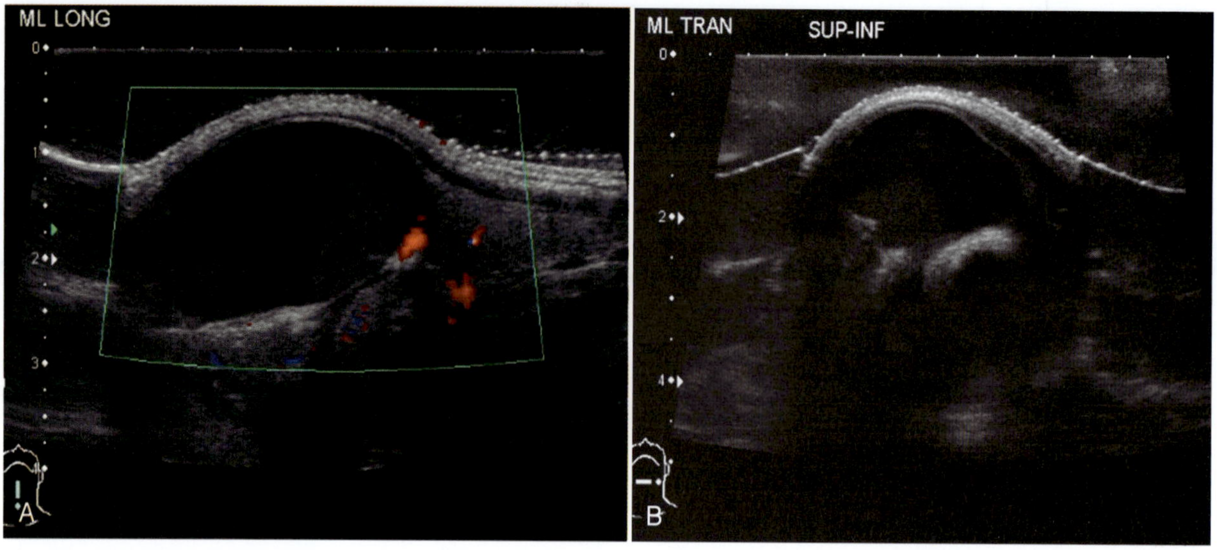

FIG. 48.28 Cisto do ducto tireoglosso complexo. (A) Imagem sagital com Doppler colorido de uma lesão cística, complexa e avascular, situada anteriormente à traqueia e superiormente ao istmo da tireoide. A lesão é hipoecogênica com debris na região inferior. **(B)** Imagem axial em escala de cinza revela uma massa heterogênea com componentes hipo e isoecogênicos.

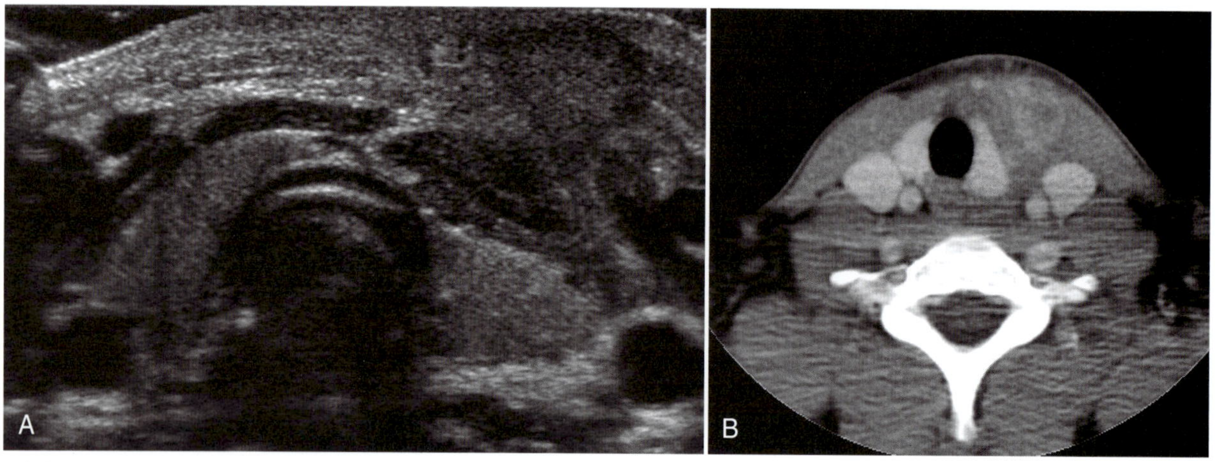

FIG. 48.29 Abscesso do seio branquial do tipo IV. (A) Coleção hipoecogênica mal definida na região anterior do pescoço à esquerda, distorcendo o músculo e os planos teciduais e comprimindo a glândula tireoide adjacente. **(B)** Imagem axial de tomografia computadorizada no mesmo nível, mostrando realce heterogêneo adjacente ao lobo esquerdo da tireoide.

sintomas de febre, dor de garganta e intumescimento na base do pescoço. À ultrassonografia, o lobo esquerdo da glândula tireoide pode apresentar aspecto heterogêneo. Se um abscesso se desenvolver, na maioria dos casos, observa-se uma lesão focal hipoecogênica circundada por tecido inflamatório, na região peritireoidiana esquerda.[87,90,101,102]

A **tireoidite de Quervain**, também conhecida como **tireoidite focal**, é uma forma incomum de tireoidite subaguda, provavelmente causada por infecção viral.[83] A inflamação granulomatosa da glândula pode provocar tireomegalia e ecogenicidade heterogênea.

A **tireoidite de Hashimoto** é a causa mais comum de doença da tireoide em crianças e adolescentes.[74] É uma doença autoimune causada por anticorpos circulantes. Um dano à glândula resulta em um infiltrado difuso de linfócitos e plasmócitos. É mais comum em meninas que em meninos, ocorrendo em um quarto dos casos associados com histórico familiar de doenças na tireoide.[88,103]

Clinicamente, o paciente apresenta aumento indolor da tireoide. Apesar de, na fase aguda, o paciente apresentar hipertiroidismo, na maioria, observa-se hipotireoidismo na ocasião do diagnóstico. A tireoidite de Hashimoto pode estar associada a inúmeras síndromes (p. ex., síndrome de Turner, Noonan e Down) e já foi descrita em pacientes com diabetes juvenil, em tratamento com fenitoína e com doença de Hodgkin.[87] À ultrassonografia, a glândula encontra-se aumentada, com margens lobuladas, septações grosseiras e vários micronódulos hipoecogênicos medindo de 1 a 6 mm de diâmetro[90] (Fig. 48.30). Podem estar presentes fluxos de velocidade normal, aumentada ou diminuída ao Doppler colorido. Observa-se frequentemente uma adenopatia cervical adjacente. A maioria desses pacientes apresentará resolução espontânea dos sintomas. Os nódulos suspeitos identificados à ultrassonografia da tireoide em pacientes com tireoidite de Hashimoto, em geral, são seguidos devido ao risco aumentado de malignidade.[104,105]

A **doença de Graves** é a causa mais comum de hipertireoidismo em crianças. Caracteriza-se como uma doença autoimune causada pela ligação da imunoglobulina estimuladora da tireoide (TSI) ao receptor do hormônio estimulador da tireoide (TSH), aumentando assim a produção do hormônio da tireoide. Na maioria dos casos, há histórico familiar. É mais comum em meninas que em meninos (na razão de 5:1), com alta incidência na fase da adolescência, dos 11 aos 15 anos de idade.[87,88] O diagnóstico é geralmente clínico; as crianças apresentam glândula tireoide aumentada, exoftalmia e hipertireoidismo. Fetos e neonatos nascidos de mães com a doença de Graves também apresentam risco de desenvolver disfunção tireoidiana transitória e bócio, devido à transferência de imunoglobulinas estimuladoras da tireoide.[88,103] Durante o exame de imagem por ultrassonografia, em pacientes com doença de Graves, observa-se aumento difuso da glândula, com aspecto heterogêneo e difusamente hipoecogênico. Imagens ao mapeamento com Doppler colorido mostram intensa hipervasculazação, também conhecida como "*inferno* tireoidiano"[90] (Fig. 48.31). O Doppler mostra aumento do pico da velocidade sistólica e redução do IR.[106]

Massas na Tireoide

Nódulos na tireoide em pacientes pediátricos são incomuns; a incidência é de 1,5%.[107] A maioria das crianças apresenta nódulos assintomáticos palpáveis na presença de função tireoidiana normal.[108] Em uma criança ou adolescente, um nódulo solitário deve ser examinado com desconfiança, pois há risco de 33% de malignidade.[103] A ultrassonografia e a cintilografia radioisotópica são os principais exames de imagem para a visualização de nódulos da tireoide. A punção aspirativa por agulha fina (PAAF), especialmente a guiada por ultrassonografia, também pode ser útil, com precisão de 80% a 95% para diagnosticar patologias em pacientes pediátricos.[107-109] Se a PAAF não for diagnóstica, a excisão cirúrgica pode ser necessária.[83] Em imagem sagital, a cricoide pode aparecer como uma massa redonda ou oval, similar em ecotextura à tireoide normal, de localização posteromedial em relação à glândula.[110] Um **pseudonódulo** da tireoide pode ser detectado, decorrente da presença de cartilagem cricoide não calcificada.

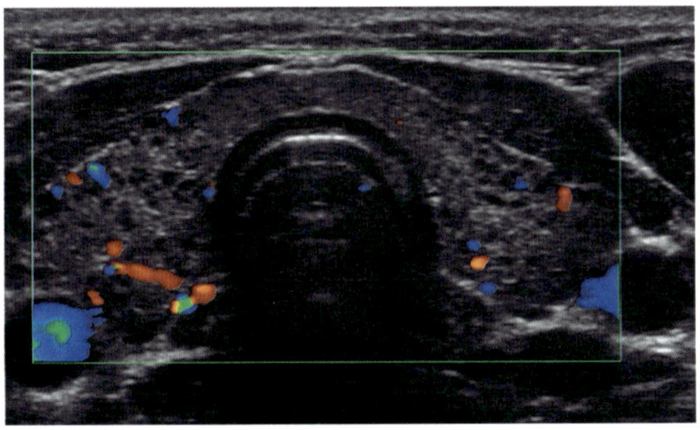

FIG. 48.30 Tireoidite de Hashimoto. Imagem da tireoide com Doppler colorido mostra um padrão heterogêneo grosseiro, com várias áreas micronodulares hipoecogênicas e aumento discreto da vascularização.

Durante a inspeção ultrassonográfica, o estudo com Doppler colorido pode ser útil na avaliação de lesões em vasos adjacentes.[111]

Cistos tireoidianos são as lesões tireoidianas detectadas acidentalmente mais comuns em crianças.[112] Raramente são verdadeiros cistos com revestimento epitelial; geralmente são degenerativos devido à necrose no interior de nódulos tireoidianos benignos. A maioria dessas lesões é complexa, com ecotexturas mistas, paredes espessas irregulares, septações e, em alguns casos, nível líquido-líquido decorrente de hemorragia prévia. Áreas ecogênicas internas e brilhantes resultam de material **coloide**, às vezes criando **artefatos em cauda de cometa**[84,87] (Fig. 48.32). A calcificação em lesões degenerativas pode criar focos ecogênicos com sombra acústica posterior ou calcificações periféricas em casca de ovo. A ultrassonografia com Doppler colorido geralmente mostra vascularização periférica, já os estudos de medicina nuclear demonstram captações variáveis.

Apesar de incomum, a **hemorragia** na tireoide, relacionada a trauma direto ou indireto, pode mimetizar um nódulo. À ultrassonografia, o hematoma é tipicamente heterogêneo e hipoecogênico (Fig. 48.33). Muitas dessas massas contêm áreas císticas resultantes de hemorragia ou necrose. Estudos de medicina nuclear mostram captações variadas, com alguns adenomas foliculares demonstrando intensa atividade. Como a malignidade pode se apresentar como uma massa cística, o acompanhamento por exames de imagem e o diagnóstico cirúrgico são geralmente indicados.[103,113]

Os **adenomas foliculares**, as lesões benignas mais comuns da tireoide, originam-se de uma hiperproliferação de células foliculares (hiperplasia).[90,107] As lesões podem ser solitárias ou múltiplas, são redondas e bem-definidas, com ecotextura aumentada, reduzida ou similar a favos de mel. Cerca de 60% dos adenomas mostram um halo hipoecogênico periférico, de 1 a 2 mm, causado por uma cápsula fibrosa e vasos sanguíneos periféricos, mais bem delimitados à ultrassonografia com Doppler colorido[90] (Fig. 48.34). Apesar das características benignas na imagem, essas lesões podem ser de difícil diferenciação das lesões malignas.[87,112]

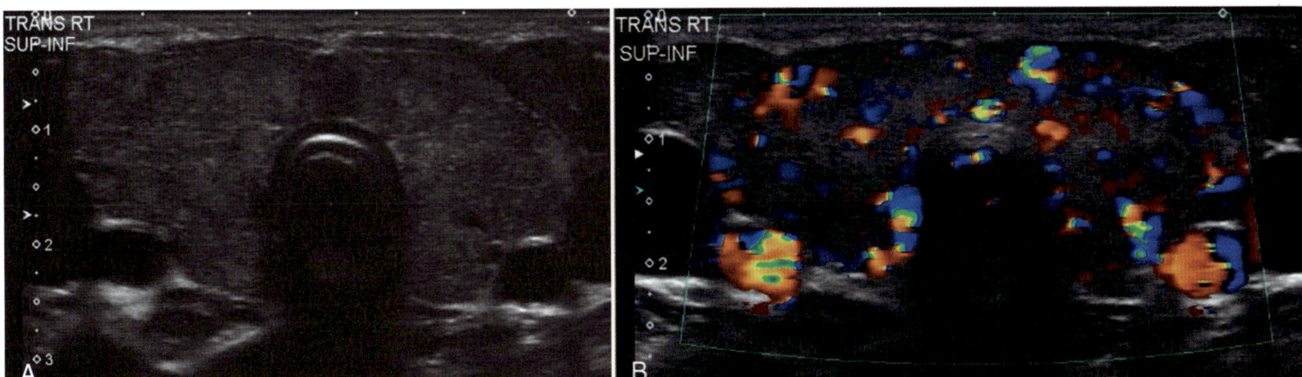

FIG. 48.31 Doença de Graves. (A) A tireoide encontra-se difusamente aumentada, com aspecto heterogêneo, mas predominantemente hipoecogênica. **(B)** Imagem com Doppler colorido mostra o "*inferno* tireoidiano".

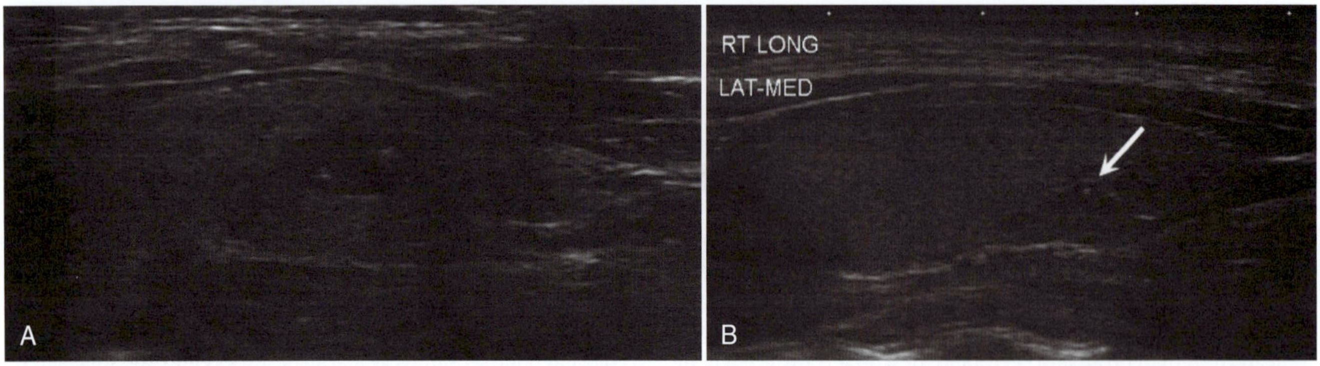

FIG. 48.32 Cisto degenerativo (coloide) da tireoide. (A) Criança de 5 anos de idade com massa palpável demonstra lesão complexa, elíptica e hipoecogênica com focos ecogênicos internos no lobo esquerdo da tireoide, comprovadamente cisto coloide. Ao Doppler colorido *(não mostrado)*, não havia fluxo interno. **(B)** Observam-se lesões hipoecogênicas menores no lobo direito da tireoide, bem como artefato em cauda de cometa *(seta)*.

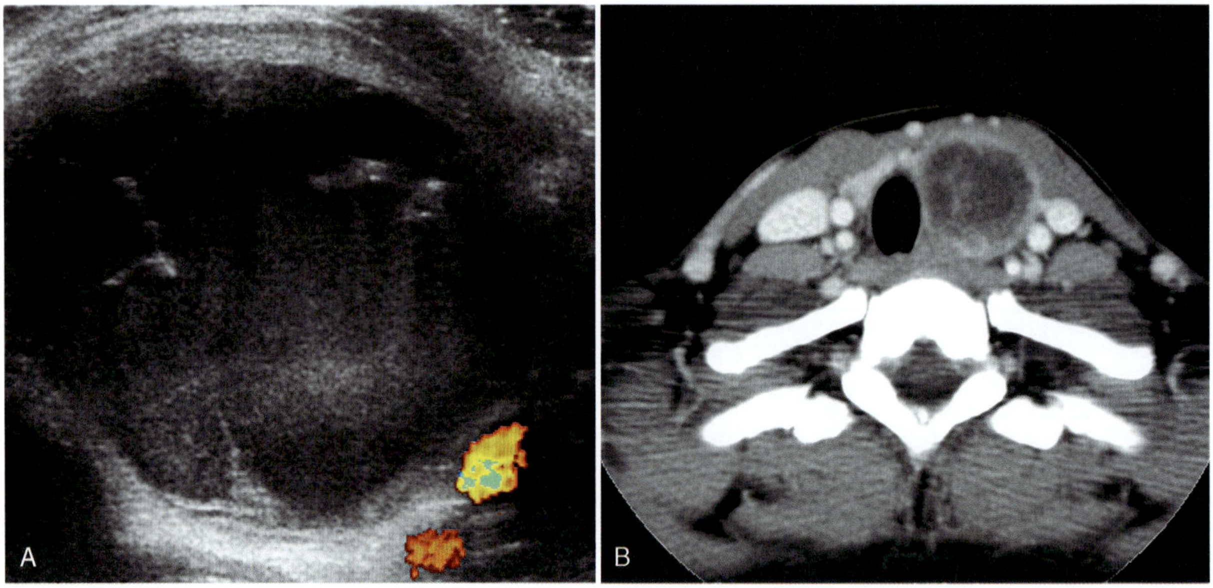

FIG. 48.33 Hematoma da tireoide. (A) Uma adolescente levou uma cotovelada no lado esquerdo do pescoço e desenvolveu uma protuberância. Imagem do lobo esquerdo da tireoide evidencia lesão heterogênea, arredondada, bem-definida e avascular. **(B)** Imagem axial de tomografia computadorizada mostra o hematoma ocupando a maior parte do lobo esquerdo.

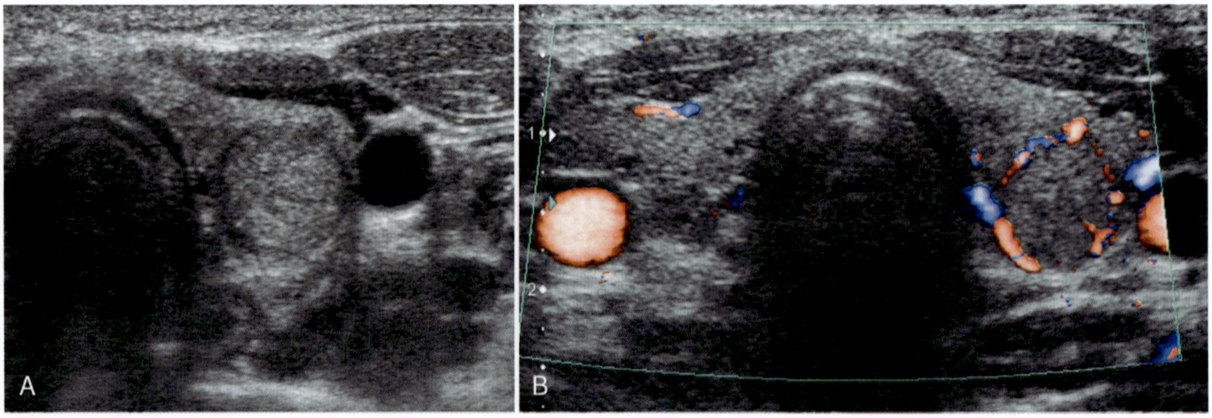

FIG. 48.34 Adenoma folicular da tireoide. (A) Lesão praticamente isoecogênica, arredondada, de contornos bem-definidos, no lobo esquerdo da tireoide, com halo periférico hipoecogênico. **(B)** Imagem com Doppler colorido da massa mostrando vascularização periférica.

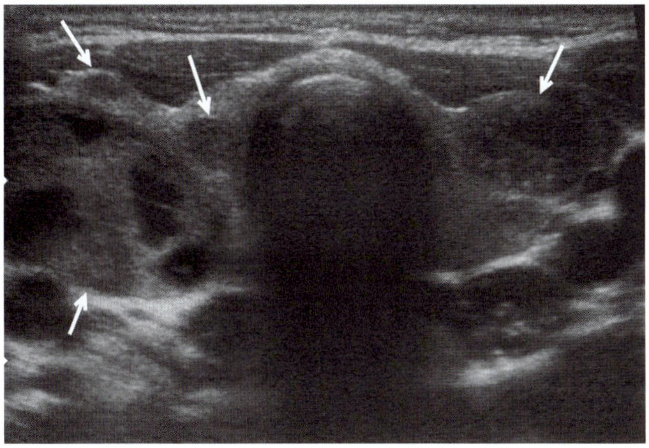

FIG. 48.35 Bócio multinodular. Adolescente de 17 anos de idade com aumento da tireoide. A imagem ultrassonográfica da tireoide mostra vários nódulos nos dois lobos da glândula, alguns pequenos e hipoecogênicos e outros grandes e complexos. Ver também Vídeo 48.2.

O **bócio multinodular (adenomatoso)** em crianças é incomum, mas é diagnosticado tipicamente em meninas perto da puberdade.[114] Em adultos, a etiologia foi ligada à deficiência de iodo. Em crianças, a suscetibilidade genética é mais comum, embora fatores autoimunes já tenham sido relacionados à doença.[115] O bócio multinodular foi descrito em pacientes com doença renal cística, polidactilia, tireoidite de Hashimoto, síndrome de McCune-Albright e radioterapia prévia.[114] As crianças se apresentam tipicamente eutireóideas e são diagnosticadas clinicamente com nódulo ou nódulos palpáveis. À ultrassonografia, os nódulos mostram heterogeneidade variável, com formações macro ou micronodulares (Fig. 48.35, Vídeo 48.2). Alguns podem se tornar císticos em decorrência de necrose ou hemorragia.[114] Recomenda-se o monitoramento contínuo por imagens de ultrassonografia desses pacientes devido ao alto risco de câncer não medular.[115]

O **câncer de tireoide** é raro em crianças e representa apenas 1,5% de todas as malignidades em pacientes de idade inferior a 15 anos.[90,106] No entanto, há chance de 1,5 a 5 vezes maior de um nódulo tireoidiano ser maligno em crianças, em comparação a adultos.[116,117] Entre meninas de 15 e 19 anos de idade, o câncer de tireoide é a segunda malignidade mais comum.[118] Os fatores que aumentam o risco de malignidade incluem história familiar de câncer de tireoide, predisposição genética e exposição à radiação, especialmente em pacientes submetidos à transplante de medula óssea.[87,119] Várias síndromes, tais como síndrome do tumor PTEN-hamartoma (causada por mutação em linhagem germinativa do gene supressor de tumor PTEN), síndromes de Cowden e Bannayan-Riley-Ruvalcaba, polipose adenomatosa familiar, síndrome de Gardner, síndrome de Peutz-Jeghers e o complexo de Carney associam-se ao desenvolvimento de nódulos e câncer da tireoide.[120] A tireoidite autoimune também se mostrou associada a uma maior incidência de câncer de tireoide.[120,121] A tireoide irradiada pode mostrar um leque de anormalidades, desde cistos a nódulos benignos ou malignos. A incidência de câncer de tireoide após irradiação pode aumentar mais de 20 vezes, e o período de latência média é de cerca de 15 anos.[109] Os fatores de risco em casos de irradiação incluem sexo feminino, idade jovem na ocasião da irradiação e longo tempo decorrido após a exposição.[122] Clinicamente, pacientes com câncer de tireoide apresentam-se com nódulo palpável ou adenopatia cervical e, raramente, relatam rouquidão ou dor. O **carcinoma papilar**, a neoplasia da tireoide pediátrica mais comum, representa 80% de todos os casos e pode ser multicêntrico em 20% dos casos[121] (Fig. 48.36). A doença metastática com tumor papilar ocorre via sistema linfático. O **carcinoma folicular** representa 17% dos carcinomas de tireoide e metastatiza via hematogênica. Os **carcinomas medulares**, compreendendo de 2% a 3% dos casos restantes, secretam calcitonina e são tipicamente diagnosticados em pacientes com importante histórico familiar ou indícios de neoplasia endócrina múltipla tipo II (NEM IIa ou IIb). Na ocasião do diagnóstico, as crianças com carcinoma medular estão geralmente em um estágio avançado do tumor, com comprometimento dos linfonodos em 50% a 80% dos casos e metástase para o pulmão em 6% a 18% dos casos.[90,109,123]

Crianças com câncer de tireoide apresentam metástase cervical e pulmonar com maior frequência que os adultos. Elas também se encontram em estágio mais avançado da doença, exibindo maior taxa de recidiva.[116] As metástases ósseas, no entanto, são raras em crianças. Com a ultrassonografia, pode ser difícil diferenciar as massas malignas das benignas na tireoide. Critérios ultrassonográficos úteis para diferenciação de malignidade incluem, principalmente, a presença de lesão sólida, calcificação (especialmente microcalcificações), hipoecogenicidade, margens irregulares, alta razão altura/largura, ausência de halo periférico, vascularização intranodular e linfonodos anormais associados.[124,128] Infelizmente, não há critério de tamanho para a distinção de nódulos tireoidianos benignos e malignos. A biópsia por agulha ou a ressecção cirúrgica devem ser consideradas em crianças com características ultrassonográficas ou clínicas suspeitas, devido ao alto risco (25% a 50%) de malignidade da tireoide.[129] Os carcinomas foliculares frequentemente se assemelham a adenomas. Os linfonodos adjacentes devem ser sempre verificados; na presença de calcificação ou linfadenopatia, deve-se suspeitar de doença metastática.

A medicina nuclear (muitas vezes a cintilografia com iodo-123 ou iodo-131) tem sido usada para guiar a terapia, pois nódulos "frios" à cintilografia são suspeitos de malignidade. Apesar de nódulos "quentes" na medicina nuclear geralmente não serem malignos, existem exceções[103] (Fig. 48.37). Em geral, as neoplasias da tireoide (com exceção do tipo medular) apresentam um bom prognóstico, com sobrevida de 10 anos em mais de 95% dos casos tratados com tireoidectomia total, dissecção dos linfonodos e radioterapia pós-operatória com iodo-131.[109]

Outras neoplasias pediátricas da tireoide incluem **linfoma** e **teratoma**. Em pacientes pediátricos com tireoidite de Hashimoto e lesões hipoecogênicas solitárias ou múltiplas, o linfoma deve ser a principal hipótese diagnóstica.[90]

Nódulos malignos da tireoide: características ultrassonográficas

- Predominantemente lesão sólida
- Presença de calcificação, especialmente microcalcificações
- Hipoecogenicidade
- Margens irregulares
- Razão altura/largura alta
- Ausência de halo periférico
- Vascularização intranodular
- Linfonodos anormais associados

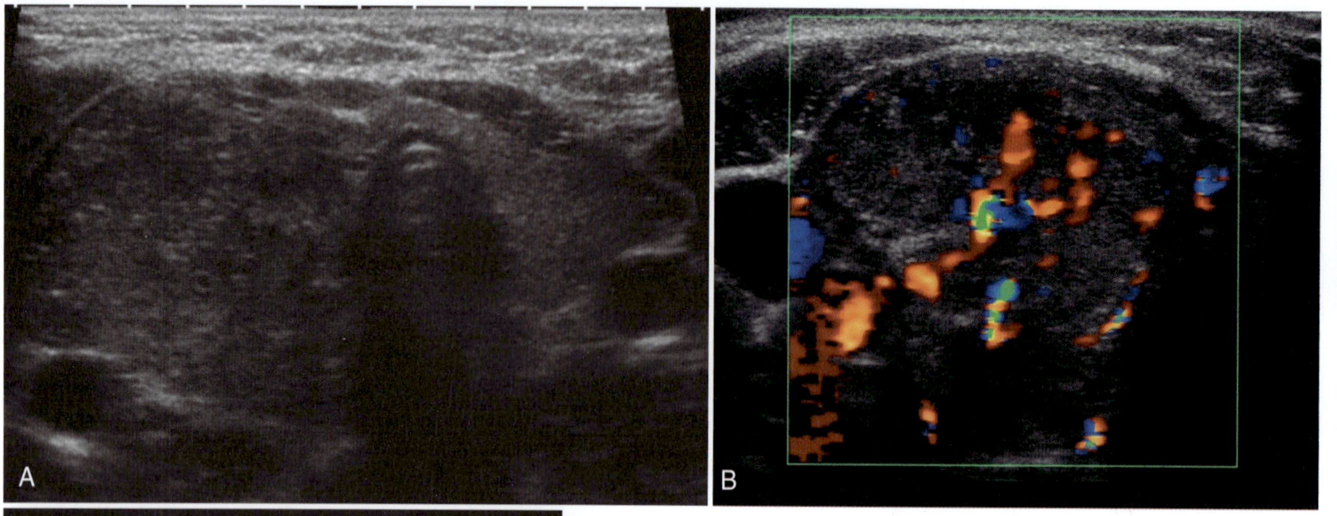

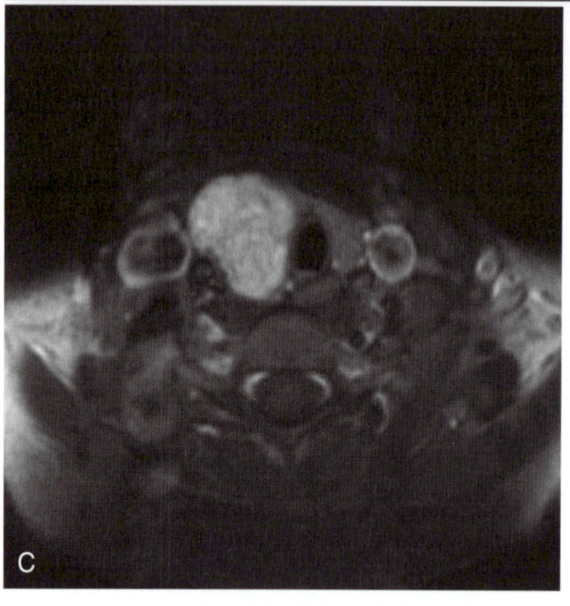

FIG. 48.36 Carcinoma papilar da tireoide. (A) Vista transversal da tireoide mostra uma grande massa heterogênea do lado direito com focos puntiformes hiperecogênicos, refletindo microcalcificações. **(B)** Imagem com Doppler colorido mostra aumento da vascularização no interior da massa. **(C)** RM axial, imagem ponderada em T1 com gadolíneo, evidencia uma massa com realce intenso no lobo direito da tireoide.

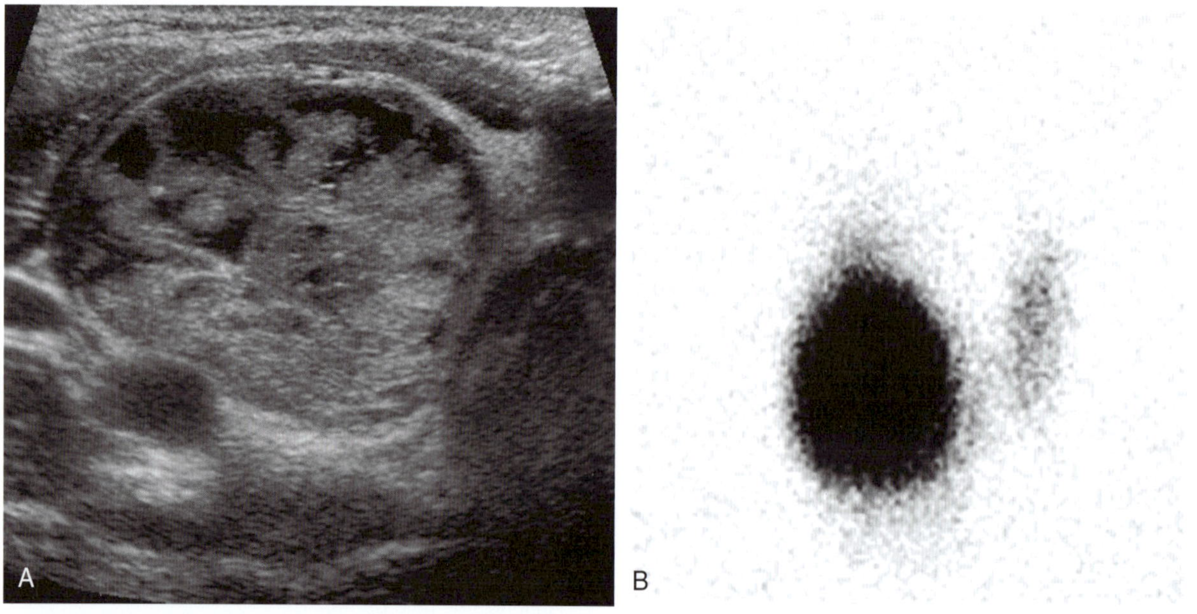

FIG. 48.37 Carcinoma papilar da tireoide. (A) Nódulo no lobo direito da tireoide, bem-definido e heterogêneo, com halo periférico, sugestivo de adenoma folicular. **(B)** Cintilografia com pertecnetato 99m demonstra captação aumentada, sugestiva de um adenoma hiperfuncionante, porém o diagnóstico histopatológico foi câncer.

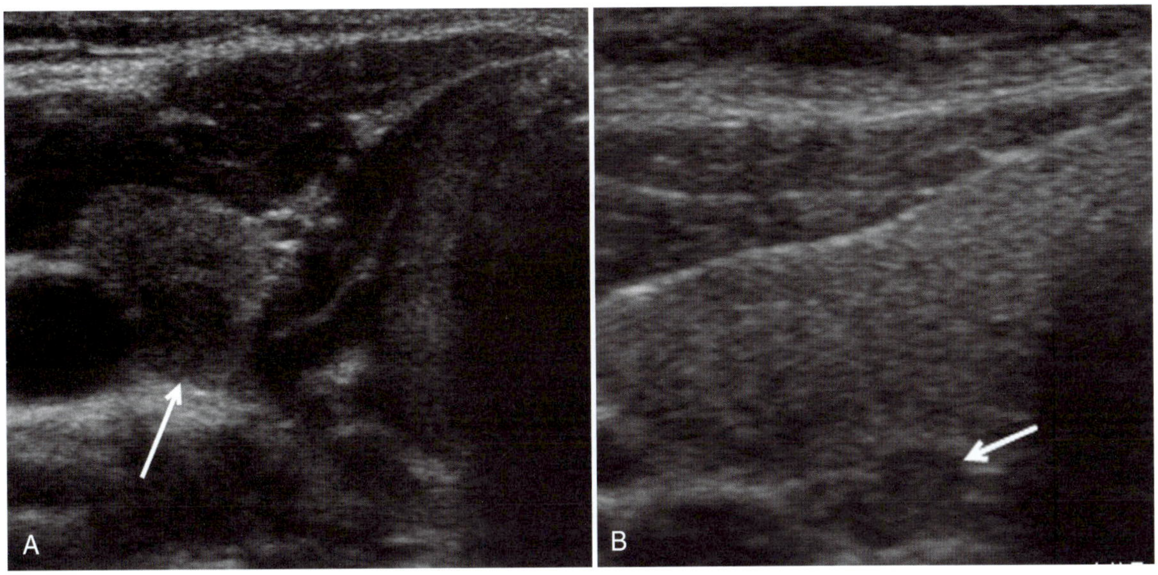

FIG. 48.38 Adenoma e hiperplasia da glândula paratireoide. (A) Paciente com hiperparatireoidismo mostra um nódulo hipoecogênico *(seta)* posterior à glândula tireoide. **(B)** Paciente com insuficiência renal mostra lesão de aspecto lenticular hipoecogênica *(seta)* posterior à tireoide, compatível com hiperplasia da glândula paratireoide.

Glândulas Paratireoides

As glândulas paratireoides são duas glândulas endócrinas pareadas que se originam do terceiro ao quarto arcos branquiais.[130] O **tecido paratireoide normal** não é frequentemente identificado separado da tireoide, uma vez que apresenta ecotextura similar. US das glândulas paratireoides podem ser úteis em casos de **hiperparatireoidismo** primário ou secundário. Os **adenomas** das glândulas paratireoides são raros em crianças, mas são a causa mais comum de hiperparatireoidismo primário.[131,132] Crianças com insuficiência renal crônica podem vir a desenvolver hiperplasia da glândula paratireoide causada por hiperparatireoidismo secundário.[133] A hiperplasia nas quatro glândulas paratireoides é mais comum em pacientes com NEM I.[134] A ultrassonografia tem sensibilidade de 80% a 90% na detecção de tumores nas glândulas paratireoides e de aumento da glândula.[131] O aspecto típico à ultrassonografia de adenomas e hiperplasias é similar: uma massa sólida alongada, de contornos bem-definidos, hipoecogênica, com alinhamento craniocaudal e situada posteriormente à tireoide (Fig. 48.38). Menos frequentemente, a massa é cística, calcificada, multilobular e volumosa.[43] O aumento da artéria tireóidea inferior adjacente pode ser identificado como um **arco vascularizado**, fornecendo indícios para o diagnóstico de um adenoma.[135] Uma vez que 20% do tecido da paratireoide pode ser ectópico, a RM deve ser considerada caso não seja possível a identificação da lesão à ultrassonografia.[136]

Outras Lesões Císticas

Os **cistos do intestino anterior** representam brotamento anômalo do sistema respiratório ou digestório. Os **cistos broncogênicos** são geralmente mediastinais e raramente podem se apresentar como uma massa na base do pescoço.[94,137] Os **cistos esofágicos** são tipicamente centrais, próximos à parede esofagiana. As lesões do intestino anterior geralmente apresentam-se como abaulamentos palpáveis, mas podem crescer rapidamente, causando obstrução das vias respiratórias e disfagia. À ultrassonografia, as lesões são tipicamente uniloculares, mas podem exibir complicações por hemorragia e infecção, principalmente se houver uma comunicação persistente com as vias respiratórias ou esôfago.

As **laringoceles** são dilatações do sáculo laríngeo, ou seja, uma pequena bolsa que se origina do teto do ventrículo da laringe, preenchidas por ar ou líquido.[93] Laringoceles internas permanecem restritas à laringe, enquanto massas externas se estendem através da membrana tiro-hióidea.[138] Quando o sáculo laríngeo está totalmente obstruído, a bolsa se apresenta como uma massa anecogênica de paredes lisas que se projeta para o espaço endolaríngeo ou pré-epiglótico.[138] As laringoceles podem se tornar infectadas em 8% a 10% dos casos e 15% dos casos encontram-se associados a uma neoplasia.[93] As crianças apresentam tipicamente obstrução das vias respiratórias ou dificuldades de alimentação.

AUSÊNCIA DE DEFINIÇÃO PELO HIOIDE

O espaço carotídeo e as camadas fasciais cervicais profundas se estendem acima e abaixo do osso hioide.[6,7] O **espaço carotídeo**, envolto pelas três camadas, estende-se da base do crânio até o arco aórtico. Seu conteúdo inclui a artéria carótida interna, a veia jugular, os nervos cranianos IX ao XII (nervo vago, X) e a cadeia de linfonodos cervicais profundas. Os **espaços retrofaríngeo e pré-vertebral** vão da base do crânio até o nível da terceira vértebra torácica. O **espaço perigoso**, situado junto ao espaço retrofaríngeo, apresenta extensão inferior em direção ao mediastino posterior, formando um caminho para a disseminação de infecções. O espaço retrofaríngeo contém principalmente linfonodos, enquanto o espaço pré-vertebral compreende as vértebras, a medula espinal, os músculos paravertebrais e os músculos escalenos, além das artérias e veias vertebrais. Esses espaços não são discutidos separadamente, visto que inúmeras doenças, especialmente as linfonodais, envolvem vários espaços simultaneamente. Ressalta-se que a ultrassonografia é especialmente útil na avaliação de lesões superficiais. A ultrassonografia possui valor limitado nas lesões do espaço profundo que envolvem os espaços retrofaríngeo e pré-vertebral, exigindo TC ou RM para melhor avaliação.[139]

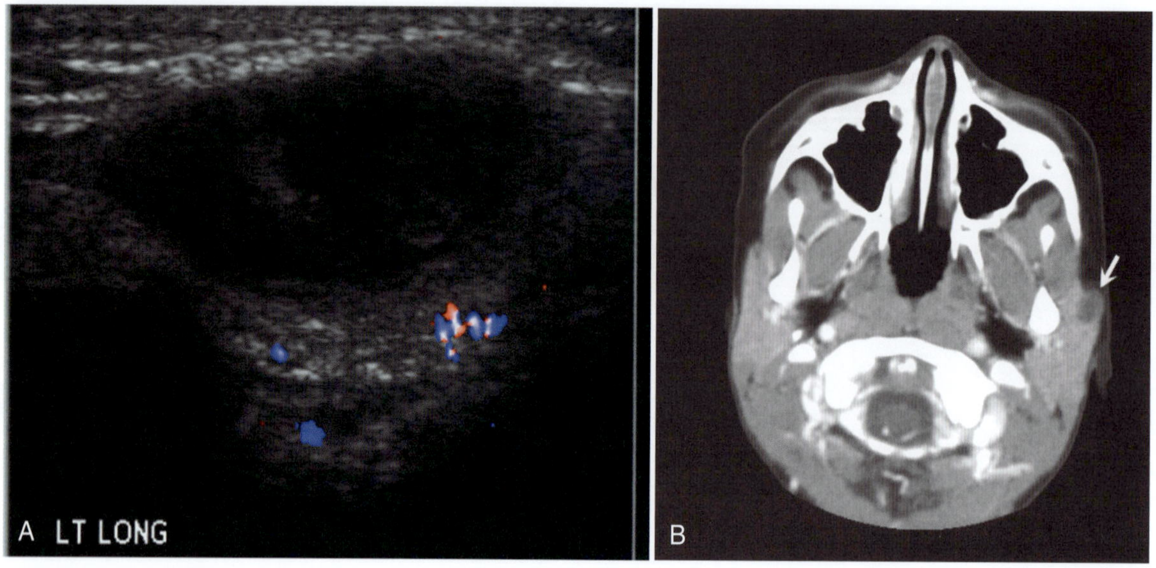

FIG. 48.39 Cisto branquial tipo I. (A) Criança de 4 anos de idade com intumescimento e dor logo abaixo da orelha esquerda. Imagem longitudinal mostra uma lesão elíptica, hipoecogênica e heterogênea, sem fluxo ao Doppler colorido, superficial e inseparável da glândula parótida. **(B)** TC axial, realizada 2 meses após antibioticoterapia, confima a existência de uma lesão cística bem-definida *(seta)*, inserida no lobo superficial da glândula parótida esquerda.

Anormalidades Congênitas

Anomalias Branquiais

O **aparelho branquial (faríngeo)** se desenvolve entre a 4ª e a 6ª semanas de gestação. A estrutura consiste em seis pares de **arcos branquiais** de mesoderma separados por cinco **bolsas faríngeas** pareadas de endoderma internas e cinco **fendas ou sulcos branquiais** externos pareados de ectoderma. Anormalidades no desenvolvimento desse aparelho podem resultar na formação de cistos e fístulas (trajetos anormais), embora os cistos sejam mais frequentes.[140,141] As fístulas se comunicam com a pele ou com a mucosa das vias respiratórias superiores quando uma bolsa ou sulco não se oblitera; se a bolsa e o sulco exibirem comunicação, uma fístula entre a pele e a mucosa se desenvolve. Um cisto se desenvolve quando um remanescente do sulco forma um espaço com revestimento epitelial sem comunicação.[142] Anomalias branquiais são, após os cistos do ducto tireoglosso, as segundas lesões congênitas mais comuns da região da cabeça e pescoço em crianças, sendo a maioria delas do tipo II.[141,142] As anomalias branquiais, particularmente quando bilaterais, podem ser parte da síndrome branquio-otorrenal, um distúrbio que também se manifesta com fossas pré-auriculares bilaterais e anormalidades renais.[143] À ultrassonografia, as malformações branquiais aparecem tipicamente como cisto simples ou complexo com boa transmissão. Essas lesões são suscetíveis a hemorragias ou infecções superpostas; no entanto, a predisposição ao desenvolvimento de carcinoma continua controversa.[93] O tratamento de escolha é a ressecção cirúrgica ou fistulectomia, com taxa de recorrência de 4%.[143,144]

As **anomalias da primeira fenda/arco branquial** representam de 8% a 10% de todas as anomalias e se apresentam como cisto ou seios adjacentes ao conduto auditivo externo, à glândula parótida ou ao pavilhão auditivo, estendendo-se para a região do ângulo da mandíbula[143] (Fig. 48.39). Essas lesões podem ser superficiais ou profundas, inclusive dentro da glândula parótida, de relação variável com o nervo facial.[144,145] Algumas demonstram extensão ao conduto auditivo externo.

As **anomalias da segunda fenda/arco branquial** representam 95% de todas as malformações do aparelho branquial.[143] Os cistos de anomalia branquial do tipo II resultam da persistência do seio cervical.[144-146] Durante o desenvolvimento do aparelho branquial, o segundo arco estende-se inferiormente para se fundir com o quinto arco, cobrindo o segundo, o terceiro e o quarto arcos, formando uma depressão linear denominada seio cervical de His.[130,146] Considerando-se esse processo embriológico, é possível formar vários tipos de cistos anatômicos do tipo II, sendo classificados (Bailey) em quatro tipos.[144] O tipo I é o mais superficial, situando-se abaixo do músculo platisma. O tipo II, o mais comum, localiza-se anteriormente ao esternocleidomastóideo, posterior à glândula submandibular e lateral à bainha carotídea. Os cistos do tipo III localizam-se entre as artérias carótidas interna e externa, posteromedialmente ao esternocleidomastóideo e lateral à faringe (Fig. 48.40). Os cistos do tipo IV são adjacentes à parede da faringe.

As **anomalias do terceiro e quarto fendas/arcos branquiais** são raras, sendo 2% a 8% do tipo III e 1% a 2% do tipo IV.[143] As anomalias do terceiro aparelho branquial originam-se na base do seio piriforme e passam acima do nervo laríngeo superior (Fig. 48.41), enquanto as anomalias do quarto aparelho branquial originam-se no ápice do seio piriforme e se estendem através da membrana cricotireóidea e abaixo do nervo laríngeo superior.[143,147] As anomalias da terceira e quarta fendas branquiais podem se manifestar como cistos localizados na base anterior do pescoço, porém se manifestam mais comumente como seios piriformes ou fístulas (Fig. 48.42). Em geral, a lesão exibe um trajeto voltado para o lado esquerdo (89%) que se estende do seio piriforme até a base anterior do pescoço, adjacente à tireoide.[148] Os pacientes podem apresentar infecções recorrentes no pescoço, abscessos (39%) ou tireoidite supurativa (33%).[101,148] À ultrassonografia, a tireoide frequentemente é heterogênea devido ao processo inflamatório adjacente. Em alguns casos, observa-se uma massa cística intra ou peritireoidiana repleta de ar, representando um abscesso.[49] Radiografia com deglutição de bário ou TC com bário oral pode ser útil para definir o trajeto da lesão, geralmente mal definido à ultrassonografia.[149]

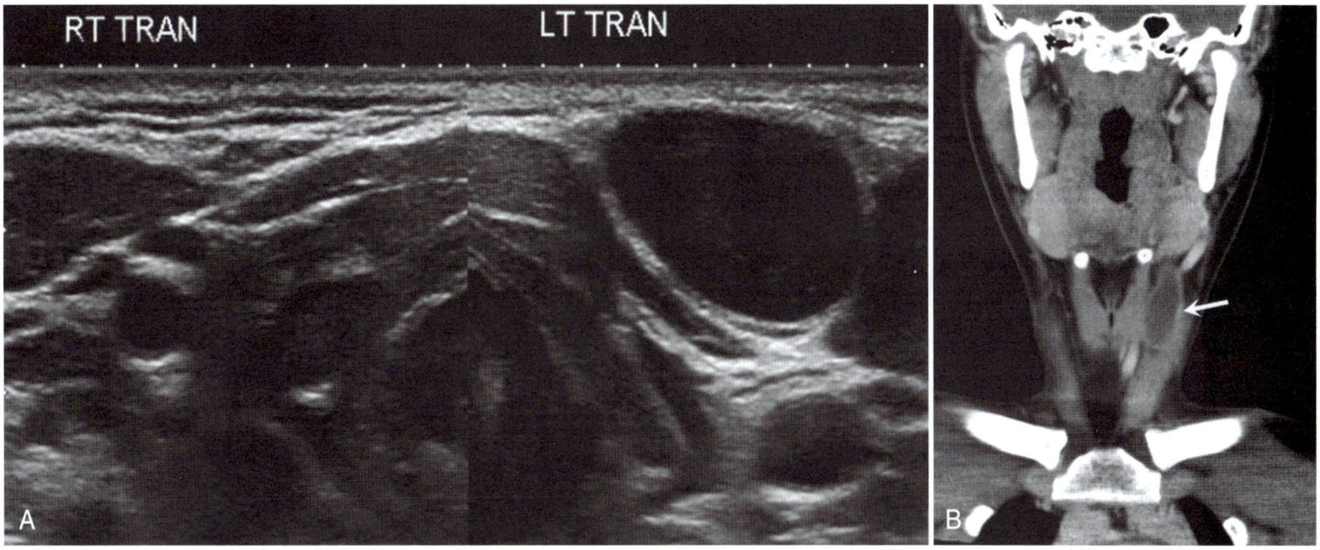

FIG. 48.40 Cisto branquial do tipo II. (A) Imagem transversal (lado a lado) dos lados direito e esquerdo do pescoço. Observa-se uma lesão cística unilocular, anecogênica, encapsulada, com boa transmissão de eco, localizada no lado esquerdo do pescoço, medial ao músculo esternocleidomastóideo esquerdo. **(B)** TC coronal mostra o cisto elíptico *(seta)* medial ao músculo esternocleidomastóideo e lateral à faringe, representando uma anomalia do tipo III do segundo aparelho branquial.

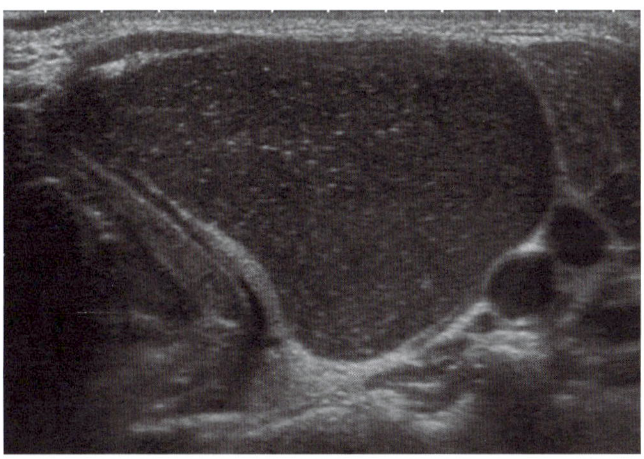

FIG. 48.41 Cisto branquial do tipo III. Observa-se um cisto complexo, unilocular e hipoecogênico na base do pescoço, adjacente à cartilagem tireoide, sugerindo hemorragia ou infecção. Ausência de fluxo ao Doppler colorido.

Timo Ectópico

A glândula tímica se origina na 6ª semana de gestação, como uma bolsa, principalmente formada pela terceira bolsa faríngea e por uma pequena parte da quarta bolsa faríngea.[93] A sua extensão caudal resulta na formação de estruturas tubulares denominadas **ductos timofaríngeos.** Na 9ª semana, observa-se a migração do primórdio glandular, devido à ligação ao pericárdio, seguida pela obliteração do ducto a partir do ângulo da mandíbula, ao longo da bainha carotídea, até o nível do mediastino superior. As massas sólidas resultantes, em migração, se fundem para formar o timo, anatomicamente localizado abaixo da glândula tireoide.[150] A extensão superior cervical do timo é normal em crianças e adultos jovens, observada em quase 66% desses pacientes, em qualquer local ao longo do seu curso descendente.[146,150,151] O timo ectópico pode ser diferenciado de outras massas à ultrassonografia em decorrência de sua isoecogenicidade e, em alguns casos, continuidade com o timo normal, margens bem anguladas, septos paralelos, compressibilidade, sem efeito expansivo e ausência do hilo central ao mapeamento com Doppler colorido[43,150] (Fig. 48.43).

Com a persistência do ducto timofaríngeo ou com a degeneração cística progressiva do tecido tímico, um **cisto tímico** pode se desenvolver.[99,130] A maioria dos cistos tímicos ocorre na primeira década de vida, sendo mais comum no sexo masculino e no lado esquerdo.[152] Aproximadamente 50% dos cistos cervicais estão em continuidade com uma massa mediastinal.[43,153] À ultrassonografia, as lesões císticas são tipicamente grandes, uniloculares ou multiloculares, intimamente associadas ao espaço carotídeo, frequentemente comprimindo a artéria carótida e a veia jugular[144,153] (Fig. 48.44). É possível observar debris internos em casos de hemorragia ou infecção.[101] Não há relatos de associação a neoplasias, porém o tratamento de escolha consiste em ressecção cirúrgica.[93,152]

Lesões Dermoide e Epidermoide

As lesões dermoide e epidermoide representam 7% das lesões da região da cabeça e pescoço e 25% das anomalias cervicais da linha média.[93,98] Essas lesões se desenvolvem quando há inclusão de tecido ectodérmico durante a fusão dos arcos branquiais.[146,154] Os **cistos dermoides** contêm duas camadas germinativas, o ectoderma e o mesoderma, enquanto os **cistos epidermoides** dispõem de apenas uma camada germinativa, o ectoderma.[99,140] Apesar de a maioria dessas massas se localizar ao redor da órbita ou adjacente ao nariz, aproximadamente 11% desses cistos surgem no assoalho da boca, no espaço submandibular.[93] Ao exame de imagem do pescoço, a maior parte das lesões se apresenta como massas indolores, de crescimento lento no assoalho da boca, ou, menos frequentemente, nas regiões tireóidea ou supraesternal.[43] A ultrassonografia dessas lesões mimetiza uma aparência "pseudossólida", mostrando uma massa unilocular bem circunscrita, de paredes finas, com ecos internos e mínimo reforço acústico posterior[152] (Fig. 48.45). Em alguns casos, observam-se ecos internos em virtude de gordura ou sombra

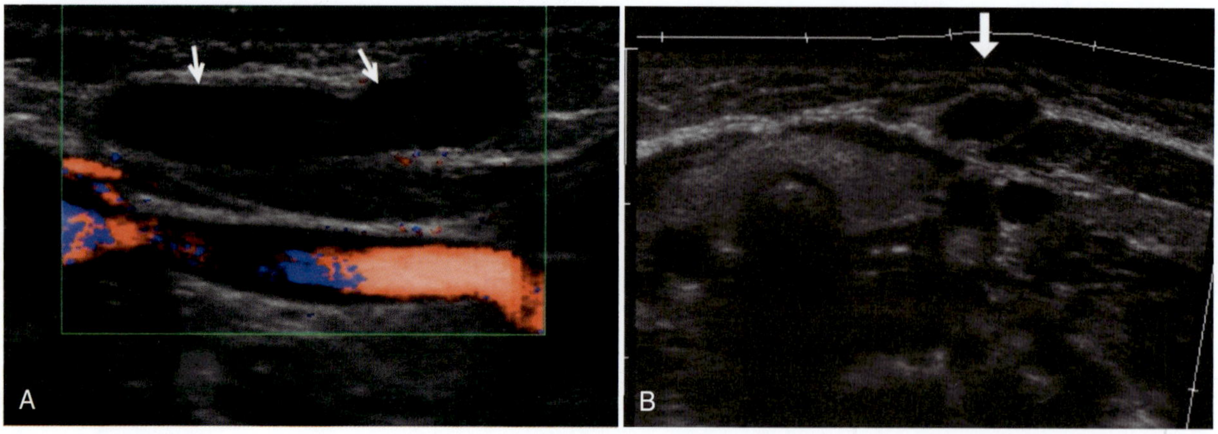

FIG. 48.42 Seio branquial. Lactente de 1 mês de vida com seio drenante no lado esquerdo do pescoço. **(A)** US longitudinal mostra uma estrutura tubular hipovascularizada, superficial, em tecido mole, no lado esquerdo do pescoço *(setas)*. **(B)** A ultrassonografia panorâmica do pescoço mostra a relação do seio branquial *(seta)* com o lobo esquerdo da glândula tireoide.

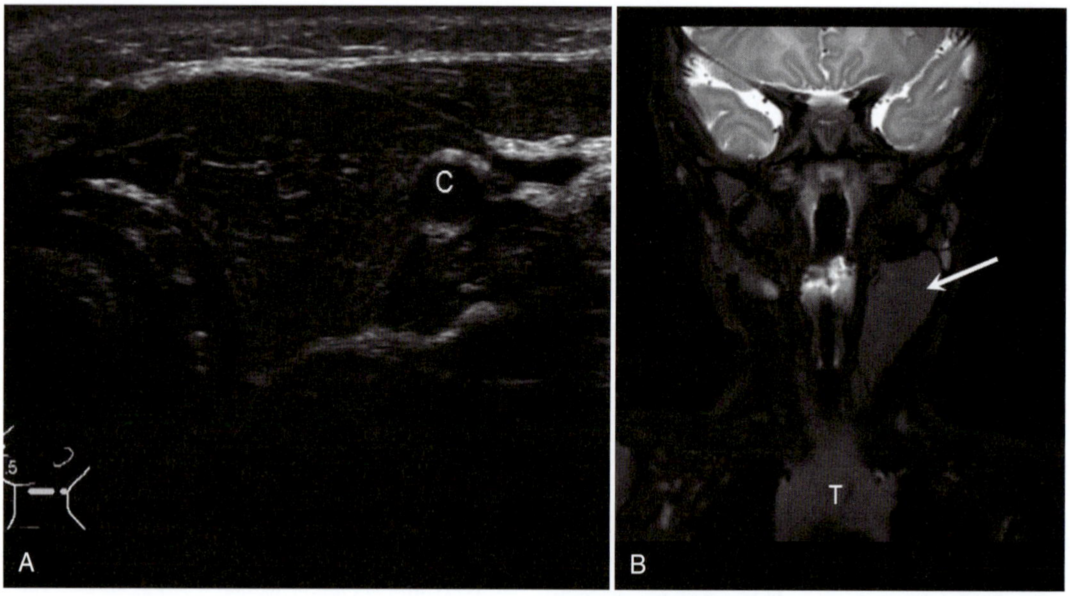

FIG. 48.43 Tecido tímico ectópico. Criança de 5 meses de idade com intumescimento no lado esquerdo do pescoço. **(A)** A ultrassonografia mostra uma massa de tecido mole angulada, com septos finos paralelos, medialmente à carótida *(C)*. **(B)** A RM coronal, em sequência *short-tau inversion recovery* (STIR), mostra tecido mole no lado esquerdo do pescoço *(seta)*, com sinal semelhante ao timo *(T)* no mediastino superior.

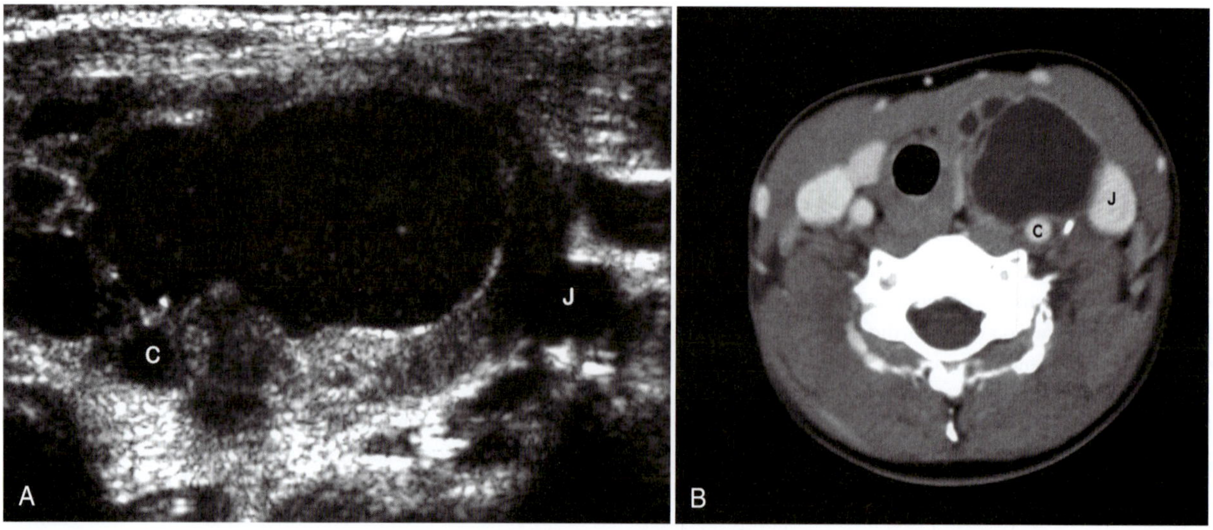

FIG. 48.44 Cisto tímico complicado. (A) Massa cística complexa com septações e paredes espessas, deslocando a artéria carótida *(C)* e a veia jugular *(J)*. **(B)** TC axial mostra uma massa complexa na região cervicotorácica, deslocando a tireoide e as vias respiratórias.

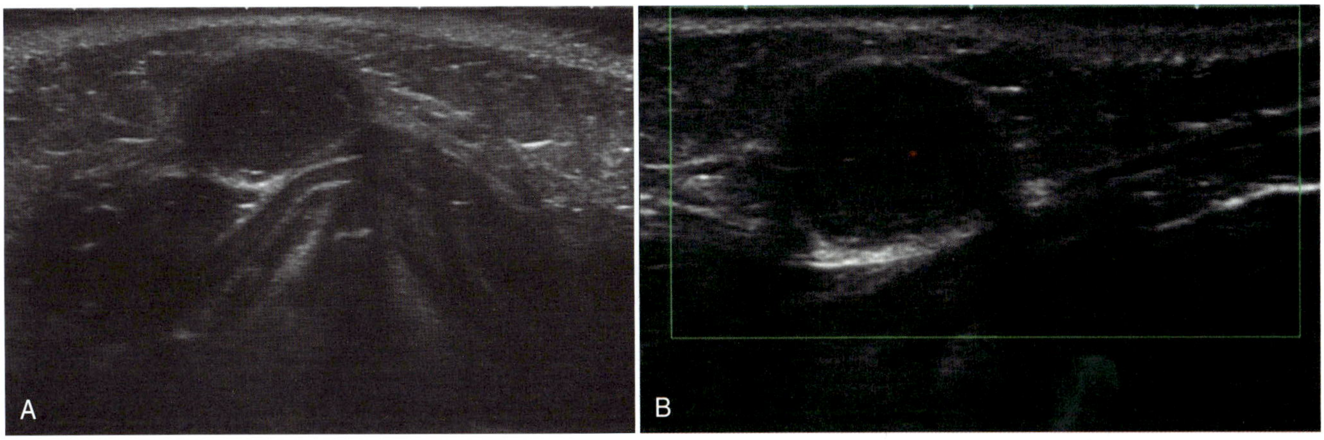

FIG. 48.45 Cisto dermoide. Imagens transversais em escala de cinza **(A)** e com Doppler colorido **(B)** mostram uma lesão bem-definida, infra-hióidea, paramediana (lado direito) e avascular, contendo ecos internos e mínima transmissão posterior. A lesão se localiza na camada subcutânea profunda, imediatamente superficial ao músculo.

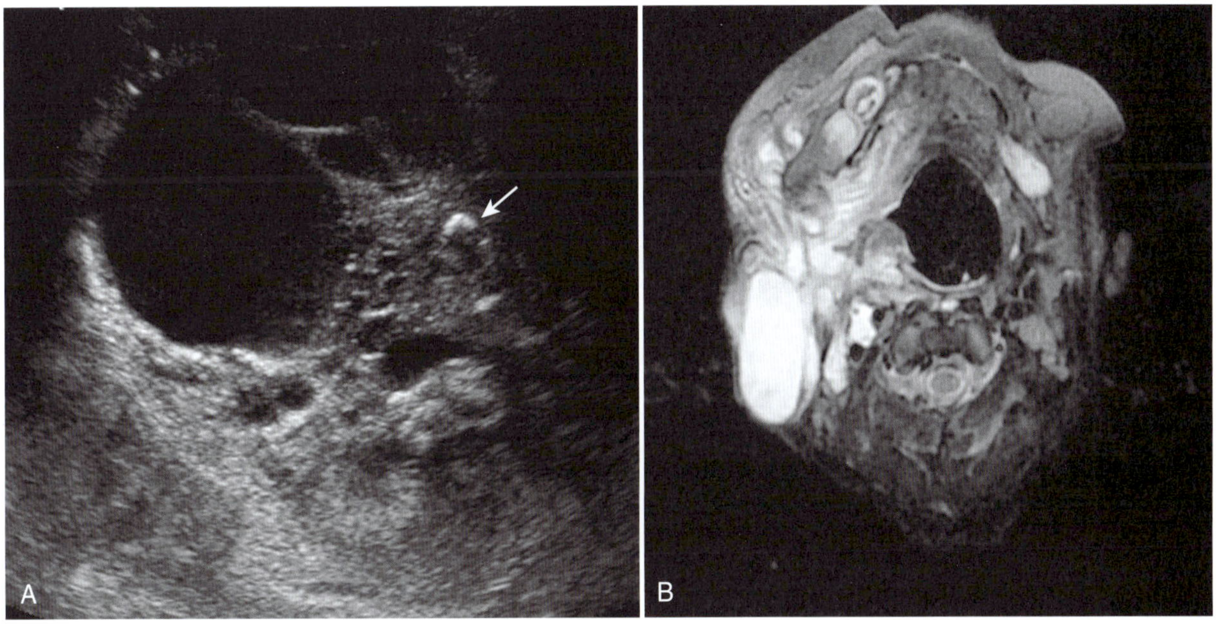

FIG. 48.46 Teratoma cervical. (A) Massa infiltrativa complexa contendo áreas císticas, sólidas e calcificadas *(seta)*, causando perda da definição dos planos teciduais adjacentes (*setas*). **(B)** RM axial, imagem ponderada em T2 evidencia uma massa complexa cística e sólida infiltrando a glândula parótida, o músculo masseter e os espaços submandibular, parafaríngeo e carotídeo.

acústica posterior, associada a calcificação.[152] Recomenda-se a ressecção cirúrgica, uma vez que essas anomalias estão sujeitas à ruptura ou infecção; além disso, sabe-se que 5% das lesões sofrem transformação maligna para carcinoma espinocelular.[93,98]

Teratomas

Os **teratomas cervicais** são raros, ocorrendo em 1 a cada 40 mil nascidos vivos, porém representam cerca de 5% a 14% de todos os teratomas neonatais.[154-156] Acredita-se que essas lesões se originem de células pluripotentes de duas ou três camadas germinativas isoladas distantes do local anatômico de origem.[154,157] Aproximadamente 90% dos teratomas da infância exibem as três camadas germinativas com graus variados de diferenciação e em torno de 75% a 85% dos tumores de cabeça e pescoço contêm tecido neuroectodérmico.[154] A maioria dos teratomas cervicais é benigna, com raros diagnósticos de malignidade.[156,157] Essas lesões geralmente se apresentam como grandes massas sólidas e císticas infiltrativas, nas regiões lateral e anterior do pescoço.[5,156] A invasão das vias respiratórias é a causa mas comum de morbidade; portanto, a identificação pré-natal da lesão pode auxiliar na definição da conduta no momento do parto.[156,158] A ultrassonografia revela uma massa multilocular, heterogênea, com componentes císticos e sólidos, além de calcificações em 50% dos casos[156,158,159] (Fig. 48.46). A taxa de mortalidade se aproxima de 100% caso as lesões não sejam imediatamente tratadas e retiradas.[158,160]

Lesões Vasculares

Anomalias Vasculares

Em 1982, Mulliken e Glowacki[161] propuseram uma nova classificação, separando as anomalias vasculares em dois grupos, tumores *versus* malformações, com base nos padrões de crescimento da lesão. Massas vasculares que proliferam rapidamente e podem involuir são consideradas **tumores**.[48] Lesões vasculares que crescem proporcionalmente à criança e não involuem são consideradas **malformações**. Com o conhecimento emergente sobre essas lesões vasculares, a International Society for the Study of Vascular Anomalies (ISSVA) elaborou uma nova classificação das anomalias vasculares em 1996, e atualizou-a em 2014. A sociedade reconheceu o fato de que o esquema de classificação seria invariavelmente modificado com o surgimento de novas informações científicas.[162]

Anomalias Vasculares[162]

TUMORES VASCULARES
Benignos
Localmente agressivos ou limítrofes
Malignos

MALFORMAÇÕES VASCULARES
Simples
Combinadas
Dos principais vasos
Associadas a outras anomalias

As ultrassonografias em escala de cinza e com Doppler dúplex colorido podem auxiliar na determinação da natureza cística ou sólida da anomalia e na identificação de calcificações ou flebólitos no interior da lesão, bem como na detecção de vasos de fluxo rápido.[163] A TC, útil quando o paciente não puder ser sedado, pode detectar calcificações na lesão, bem como alterações ósseas adjacentes. Em decorrência de alta definição de tecidos moles, capacidade multiplanar e habilidade de identificar vasos de fluxo rápido, a RM é a modalidade de imagem de escolha para o estudo das malformações vasculares.[161,163]

Tumores Vasculares

Os tumores vasculares benignos incluem hemangiomas infantis e congênitos, granuloma piogênico (hemangioma capilar lobular), angioma tufado e algumas outras lesões raras. O hemangioendotelioma kaposiforme é um tumor vascular localmente agressivo em crianças. O angiossarcoma e o hemangioendotelioma epitelioide são tumores vasculares malignos que podem ser observados na infância.[162] As lesões vasculares localmente agressivas ou malignas são extremamente raras e frequentemente caracterizadas por um crescimento rápido. Essas lesões apresentam melhor avalição por RM.

Os **hemangiomas infantis** são as lesões vasculares mais comuns na infância. Essas massas de alto fluxo correspondem a neoplasias benignas compostas de células endoteliais proliferantes.[161] Os hemangiomas infantis representam 60% dos hemangiomas de cabeça e pescoço;[47] ocorrem três vezes mais em meninas que em meninos.[48] A maioria se manifesta como uma massa indolor, compressível, crescente, sendo que, em metade dos casos, se observa uma mancha azulada ou vermelha na pele superficial à lesão.[157] Essas lesões geralmente se manifestam nas primeiras semanas de vida, passam por uma fase de proliferação e atingem seu tamanho máximo ao fim do 1° ano de vida, iniciando uma involução lenta e espontânea na primeira década.[161] À ultrassonografia, essas lesões são lobuladas, bem-definidas, heterogeneamente ecogênicas e compressíveis quando superficiais. Em imagem com Doppler colorido durante a fase de proliferação, observa-se vascularização acentuada no interior da lesão, com alta densidade de vasos (mais de cinco vasos por centímetro quadrado)[164] (Fig. 48.47, Vídeo 48.3). Essas lesões são supridas por vasos de alto fluxo com ondas arteriais de baixa resistência. Veias de drenagem proeminentes também estão presentes, mas não há arterialização das ondas venosas.[164] A avaliação clínica e ultrassonográfica geralmente é suficiente para o diagnóstico, uma biópsia raramente é indicada. Durante a fase de involução, ocorre diminuição do tamanho da lesão, bem como redução da vascularização e do alto fluxo sistólico.[164]

Os hemangiomas são comuns em crianças prematuras, geralmente evidenciadas logo após o nascimento, porém 95% dessas lesões surgem durante os 6 primeiros meses de vida.[157,163] O transportador de glicose endotelial 1 (GLUT 1) é um marcador diagnóstico do hemangioma infantil. É também importante observar que, se um ou múltiplos hemangiomas se apresentam na distribuição do dermátomo trigeminal (frequentemente V1), o médico deve considerar a **síndrome PHACES** (em inglês: malformações da fossa *p*osterior, *h*emangiomas, anomalias *a*rteriais, *c*oarctação da aorta e malformações cardíacas, anomalias oculares [*eye*], fenda esternal [*sternal*]).[165] Os hemangiomas infantis são tratados apenas quando sintomáticos ou se colocarem em risco as estruturas vitais. As opções de tratamento incluem administração de propranolol, laserterapia e cirurgia.

Os hemangiomas congênitos, menos comuns que os hemangiomas infantis, estarão presentes em seu tamanho máximo ao nascimento. São tumores GLUT 1 negativos, não apresentam predisposição de gênero e ocorrem comumente na cabeça ou nas articulações das extremidades.[166] Podem involuir antes do primeiro ano de vida (hemangioma congênito de involução rápida [RICH; do inglês, *rapidly involuting congenital hemangioma*]), podendo também ser estáticos (hemangioma congênito não involutivo [NICH; do inglês, *noninvoluting congenital hemangioma*]) ou parcialmente involutivos (hemangioma congênito parcialmente involutivo [PICH; do inglês, *partially involuting congenital hemangioma*]). À ultrassonografia com Doppler colorido, os hemangiomas congênitos exibem aspecto heterogêneos e altamente vascular, com vasos arteriais de baixa resistência e alto fluxo, bem como canais com fluxo venoso[166,167] (Fig. 48.48). Calcificações são ocasionalmente vistas em casos de RICH e NICH, proporcionando uma distinção entre os hemangiomas infantis e os congênitos.[166]

Malformações Vasculares

As malformações vasculares simples podem ser compostas por apenas um tipo de vaso, como capilares, vasos linfáticos ou veias ou, como no caso de malformações arteriovenosas (MAV) ou fístulas arteriovenosas (FAV), podem envolver mais de um tipo de vaso.[162] As malformações capilares simples frequentemente surgem como lesões cutâneas, são diagnosticadas clinicamente e raramente submetidas a exames de imagem. As malformações capilares podem ocorrer combinadas a outras anomalias, tais como a síndrome de Sturge-Weber, exibindo malformação capilar cutânea facial (mancha em vinho do porto), frequentemente ao longo do ramo oftálmico do nervo trigêmeo.[162]

As **malformações linfáticas**, originadas de sacos linfáticos embrionários sequestrados, são compostas de espaços linfáticos primitivos de tamanhos variados, separados por estroma de tecido conjuntivo.[140] Anteriormente, as lesões microcísticas eram chamadas de "**linfangiomas**" e as anomalias macrocísticas, de "**higromas císticos**". Lesões císticas mistas também podem se desenvolver. Não

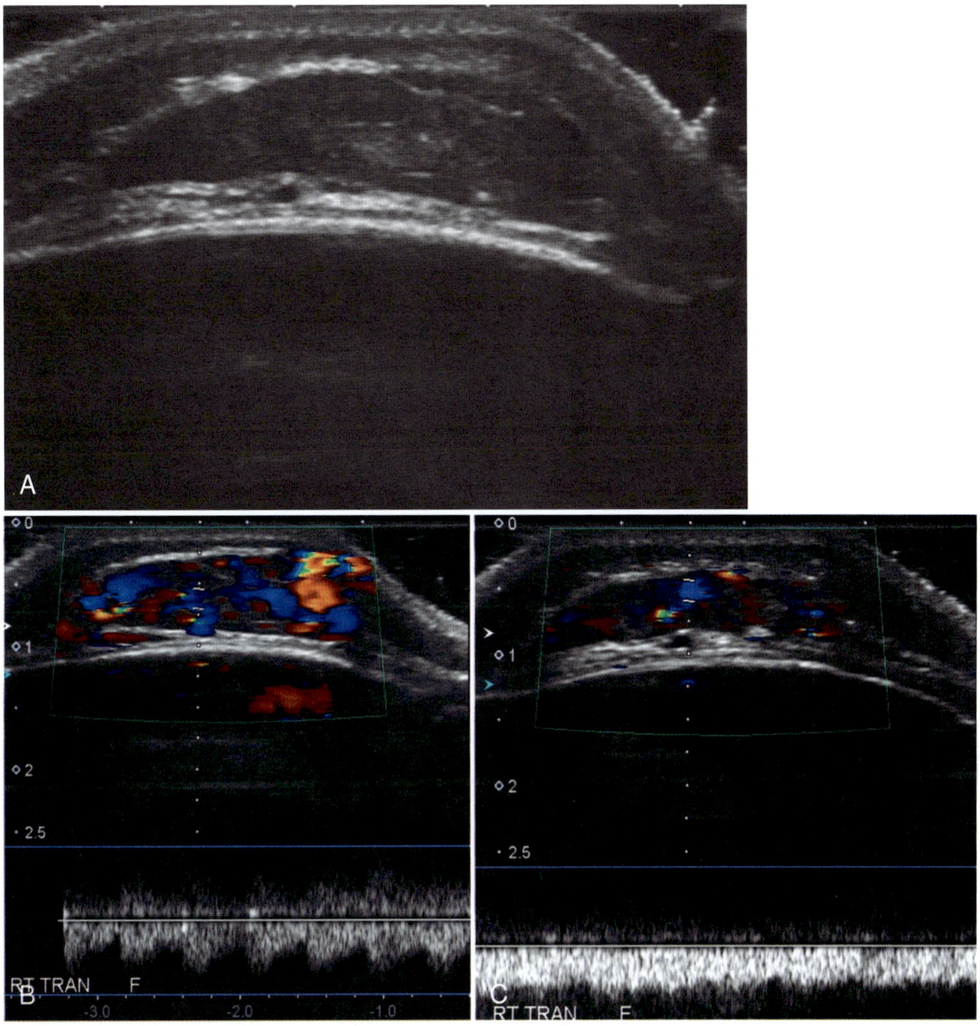

FIG. 48.47 Hemangioma infantil. (A) Massa alongada, ecogênica e heterogênea no lado direito do escalpo em lactente de 5 meses de idade. **(B)** A lesão é intensamente vascular com fluxos arteriais de baixa resistência. **(C)** Veias proeminentes estão presentes, sem arterialização de fluxo. Ver também Vídeo 48.3.

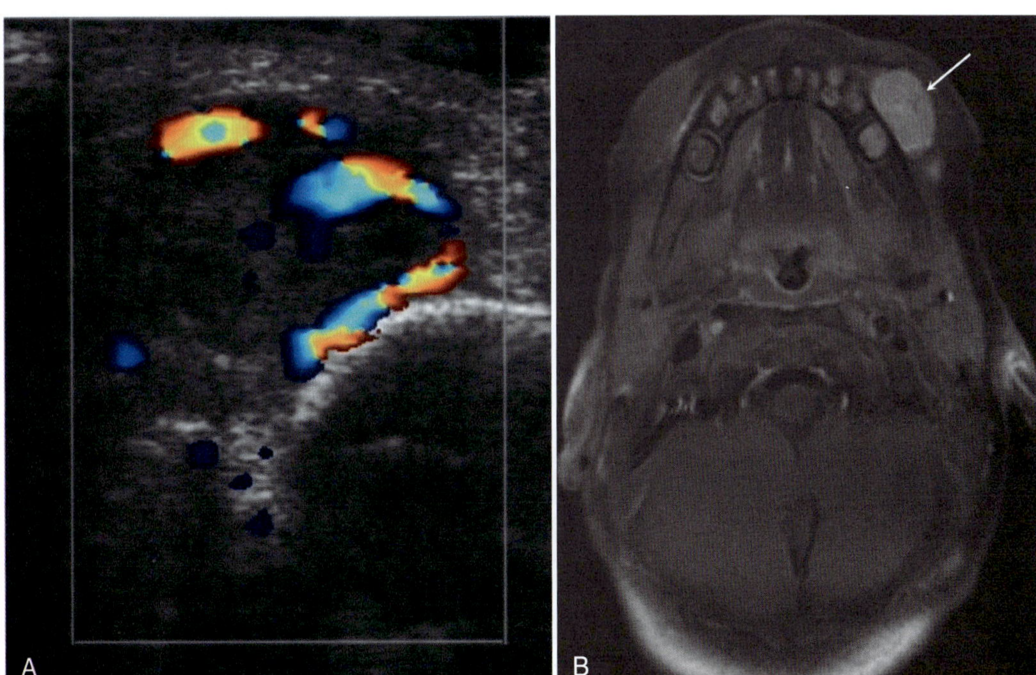

FIG. 48.48 Hemangioma congênito não involutivo (NICH). (A) Massa hipoecogênica e heterogênea com vascularização aumentada em um lactente de 8 meses de idade. A lesão existia desde o nascimento, associada à alteração da pele sobrejacente. **(B)** RM, imagem pós-contraste ponderada em T1 mostra realce uniforme da massa situada na região da bochecha esquerda *(seta)*.

há um critério específico de tamanho que diferencie as malformações linfáticas microcísticas das macrocísticas, porém, em geral, se o tamanho do cisto for grande o suficiente para a realização de escleroterapia, este é considerado macrocístico. Acredita-se que as dimensões da lesão cística sejam provavelmente resultantes da ação do estroma circundante que do comportamento da lesão.[99] Algumas malformações linfáticas são diagnosticadas no período pré-natal, sendo que 90% são diagnosticadas até os 2 anos de idade. Clinicamente, a pele geralmente exibe aspecto normal, porém pode exibir coloração azulada, aspecto enrugado ou até mesmo pequenas vesículas.[163] Essas lesões podem ser difusas ou focais, tendem a invadir vários planos fasciais anatômicos e aumentam rapidamente quando associadas a hemorragias ou infecções. Pode-se obervar hipertrofia e invasão do osso adjacente, geralmente a mandíbula.

Aproximadamente 75% das lesões linfáticas ocorrem no pescoço e a maioria se origina no triângulo posterior ou na cavidade oral, sendo duas vezes mais frequente no lado esquerdo que no direito.[43,48,82] Em crianças com malformações linfáticas, 3% a 10% exibem certo comprometimento das vias respiratórias por obstrução respiratória ou extensão mediastinal.[47,157] Apesar de a maioria das crianças com malformação linfática apresentar cariótipo normal, inúmeras síndromes já foram associadas a tal malformação, tais como síndromes de Turner, de Down, de Noonan e de Roberts, bem como trissomias do 13 e do 18.[144] À ultrassonografia, a maioria das malformações linfáticas apresenta-se como massas císticas multiloculadas, com septos de espessura variável e componentes sólidos[47] (Fig. 48.49, Vídeo 48.4). Níveis líquido-líquido ou debris ecogênicos podem ser resultantes de hemorragia ou infecção superpostas. A RM proporciona ótima caracterização tecidual e anatômica da lesão antes da intervenção cirúrgica.[168] A ressecção cirúrgica é o tratamento de escolha, porém esta pode ser de difícil realização caso a lesão invada estruturas neurais, vasculares ou musculares, recomendando-se, nesses casos, escleroterapia, ablação por radiofrequência ou laserterapia como opções alternativas.[48,168] Outras malformações envolvendo o sistema linfático incluem anomalia linfática generalizada, doença de Gorham-Stout, malformação linfática do tipo canal, linfedema primário, entre outras.[162]

Malformações venosas são lesões compressíveis, de consistência mole, que podem se distender com o aumento da pressão venosa (manobra de Valsalva). Cerca de 40% dessas lesões localizam-se na região da cabeça e pescoço e muitas invadem vários planos fasciais, bem como estruturas ósseas.[163] Essas lesões apresentam-se clinicamente como massas de tecido mole azuladas e compressíveis, contendo canais venosos grandes e pequenos, dilatados, de paredes finas, displásicos e deficientes em músculo liso.[43] Um rápido aumento pode ocorrer secundário à tromboflebite. Malformações venosas múltiplas são observadas nos casos de **síndrome de Maffucci, síndrome do nevo em bolha de borracha azul, malformação cavernosa cerebral** e **malformação glomovenosa.**[162,169] **Flebólitos** estão presentes em 16% dos casos e podem ajudar a confirmar o diagnóstico. A ultrassonografia mostra lesões hipoecogênicas com arquitetura heterogênea. Sombra acústica secundária a flebólitos e nível líquido-líquido também podem ser detectados[48] (Fig. 48.50). À ultrassonografia com Doppler colorido, identifica-se

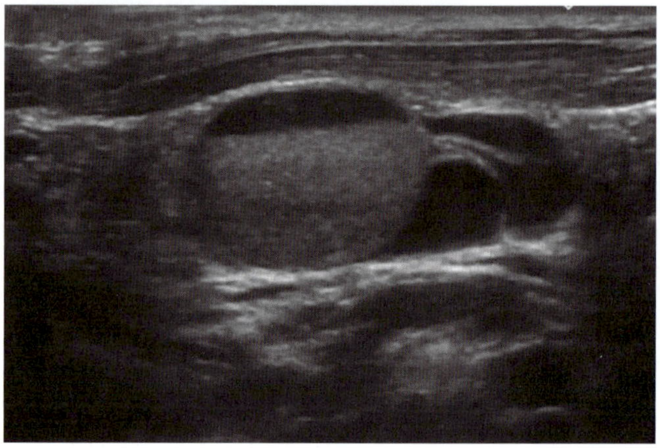

FIG. 48.49 Malformação linfática. Malformação linfática em uma criança de 5 anos de idade com massa cervical do lado esquerdo, de longa duração. A ultrassonografia mostra uma lesão cística multiloculada, com nível líquido-líquido em um dos lóculos, indicando hemorragia interna. Ver também Vídeo 48.4.

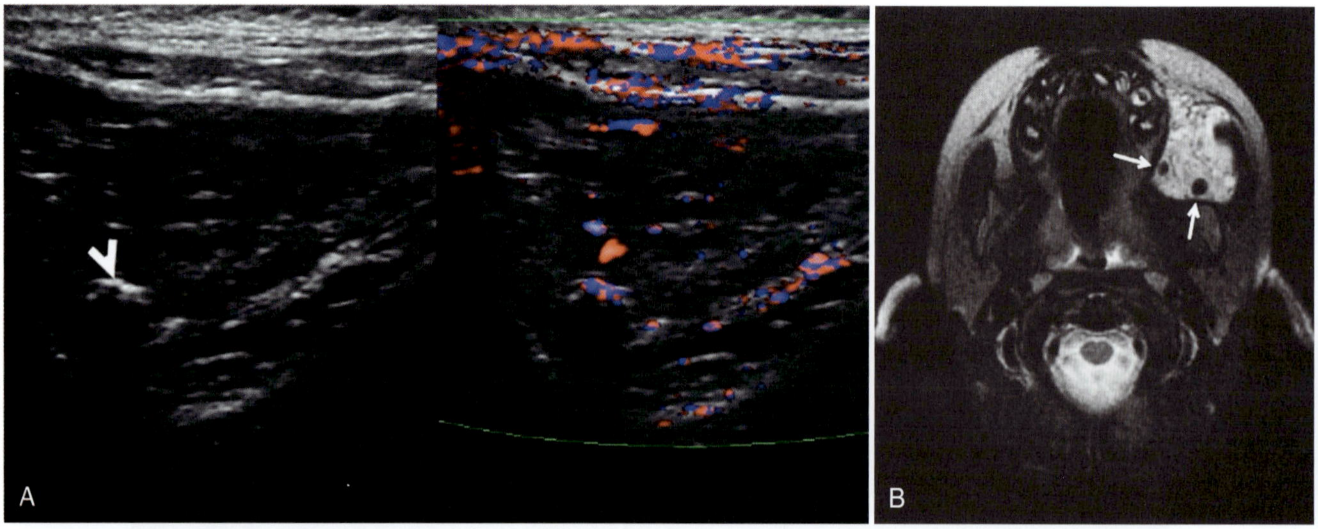

FIG. 48.50 Malformação venosa. (A) Imagens lado a lado, em escala de cinza e com Doppler colorido. O músculo masseter encontra-se aumentado e heterogêneo, com áreas hipoecogênicas e um foco hiperecogênico com sombra acústica *(ponta de seta)*, sugestivo de flebólito. O Doppler colorido revela discreto aumento na vascularização. **(B)** RM axial com saturação de gordura e ponderada em T2 evidencia uma lesão de alto sinal penetrando no músculo masseter e no espaço parafaríngeo. Os focos escuros indicam flebólitos *(setas)*.

fluxo venoso de baixa velocidade. O tratamento inclui compressão elástica, escleroterapia e excisão cirúrgica da lesão.

As **malformações arteriovenosas** (MAV) representam coleções com uma porção central ou nicho (*nidus*) de vasos anormais e tortuosos, de paredes finas, que conectam artérias nutrícias dilatadas às veias de drenagem. Essas lesões podem estar centralmente localizadas em planos cutâneos, musculares ou ósseos. Clinicamente, pode-se observar hiperemia e frêmito ou sopro. As MAV podem ser agravadas rapidamente por aumento do fluxo sanguíneo, obstrução ou infecção. Uma lesão extensa pode provocar insuficiência cardíaca congestiva. As MAV também são afetadas por hormônios, frequentemente aumentando de tamanho durante a puberdade e a gravidez.[48] Os locais mais comuns de origem na região da cabeça e pescoço incluem a região geniana, seguida por orelha, nariz e região frontal supraorbitária.[43] À ultrassonografia em escala de cinza, as MAV exibem aspecto heterogêneo, contendo vários canais hipoecogênicos, bem como ausência de massa de tecido mole. Já as ultrassonografias com Doppler colorido mostram uma lesão de alto fluxo, com artérias com fluxo de baixa resistência e veias com fluxo arterializado[47] (Fig. 48.51). A embolização transcateter, a escleroterapia e a excisão cirúrgica são os principais procedimentos terapêuticos recomendados.[48]

Nas **fístulas arteriovenosas** (FAV), observa-se comunicação direta entre as artérias e as veias sem um emaranhado de vasos; as FAV se desenvolvem, na maioria dos casos, após um trauma. No entanto, tanto as MAV como as FAV podem ocorrer esporadicamente, em casos de telangiectasia hemorrágica hereditária ou de síndrome da malformação capilar – malformação arteriovenosa (MC-MAV).[162]

Uma combinação de duas ou mais malformações vasculares simples é classificada como uma malformação vascular combinada. Malformações vasculares também são categorizadas de acordo com o nome dos principais vasos envolvidos. É importante reconhecer que tanto os tumores vasculares quanto as malformações vasculares podem estar associados a outras anomalias e síndromes.[162]

Outras Lesões Congênitas

O **arco aórtico cervical** caracteriza-se como uma anomalia congênita rara em que o arco assume posição mais alta, acima da clavícula, geralmente no lado direito do pescoço. Esta variante de desenvolvimento ocorre devido à persistência do terceiro arco embrionário com a regressão do quarto.[170] Esses pacientes são frequentemente assintomáticos, porém podem apresentar massa anecogênica pulsátil, bem como disfasia e sintomas respiratórios.[43]

A **flebectasia da veia jugular interna** é uma rara dilatação sacular ou fusiforme congênita da veia jugular interna.[43,171] A lesão geralmente se desenvolve no lado direito, com história de inchaço assintomático no pescoço, apesar de relatos de complicações incomuns, tais como trombose e síndrome de Horner.[172,173] A ultrassonografia com Doppler colorido revela a presença de um vaso de fluxo lento, anecogênico, medindo mais de 15 mm em seu diâmetro anteroposterior e que aumenta de tamanho com a realização da manobra de Valsalva[171,172] (Fig. 48.52). Na maioria dos casos, o tratamento é conservador.[173]

Lesões Iatrogênicas

A ultrassonografia com Doppler dúplex e colorido são técnicas não invasivas que fornecem informações sobre perviedade, calibre e direção do fluxo dos vasos sanguíneos.[174,176] Cateteres vasculares geralmente são inseridos através da veia subclávia ou jugular em direção à veia cava superior. Ultrassonografias em escala de cinza e com Doppler colorido demonstram bem as **estenoses arterial e venosa**, a **trombose** ou os **pseudoaneurismas**, os quais podem resultar da inserção de um cateter central ou de oxigenação por membrana extracorpórea (ECMO; do inglês, *extracorporeal membrane oxygenation*)[177] (Fig. 48.53) prévia. A ultrassonografia também provou ser útil na orientação da inserção de cateteres venosos centrais e para ECMO, a fim de prevenir morbidades relacionadas ao seu mau posicionamento.[178-180]

Lesões Inflamatórias

A **síndrome de Lemierre** é rara e ocorre geralmente na adolescência, sendo mais comum em homens, após a primeira infecção orofaríngea.[181] Acredita-se que a **tromboflebite** das veias tonsilares se propaga em direção à veia jugular interna, resultando em **septicemia** por *Fusobacterium necrophorum* ou por estreptococos, bem como em **embolia séptica**, principalmente nos pulmões.[182,183] A ultrassonografia revela uma veia ingurgitada, não compressível, que pode conter um trombo ecogênico. A ultrassonografia com Doppler colorido pode documentar a ausência de fluxo, bem como mostrar a falta de pulsação com a manobra de Valsalva (Fig. 48.54). Hemoculturas e radiografias do tórax ou TC confirmam o diagnóstico, de modo que uma terapia apropriada com antibióticos possa ser instituída.[184]

Linfonodos

Os linfonodos consistem em córtex externo de folículos linfoides e um hilo contendo seio linfático, tecido conjuntivo e vasos sanguíneos. Os linfonodos cervicais, em torno de 300, estão ao longo dos vasos linfáticos no pescoço.[185] Um linfonodo normal de lactente tem menos de 3 mm de diâmetro.[43] Em crianças, linfonodos maiores que 1 cm no seu maior eixo são considerados aumentados. À ultrassonografia, um nódulo normal tem formato ovoide e é hipoecogênico, com hilo ecogênico exibindo vascularização central (Fig. 48.55). O comprimento de um linfonodo normal excede sua largura em 2:1.[74]

Os linfonodos podem aumentar de tamanho devido a uma hiperplasia reativa, infecção, inflamação ou malignidade.[186] A linfadenopatia cervical é comum e frequentemente encontrada em crianças. Entre 47% e 55% das crianças de todas as idades e de 80% a 90% das crianças entre 4 e 8 anos de idade apresentam linfonodos palpáveis, hiperplásicos e reativos não oriundos de infecção ou doenças sistêmicas. Linfonodos palpáveis em lactentes, no entanto, não são normais e devem ser avaliados para fins de diagnóstico. A presença de **linfadenopatia e linfonodomegalias supraclaviculares** é preocupante, pois estão associados a um alto risco de malignidade, tornando-se necessária a realização de biópsia e/ou aspiração por agulha fina.[186-188]

O diagnóstico de linfadenite é frequentemente clínico e, na maioria dos casos, não há complicações; portanto, a maioria dos pacientes é tratada com medicamentos, sem a necessidade de exames de imagem complementares. Caso os exames de imagem sejam realizados, os pontos importantes incluem localização, extensão da celulite, miosite, presença de abscessos e comprometimento vascular.[144] À ultrassonografia, a **linfadenite** exibe vários linfonodos de dimensões aumentadas e de formato habitual, porém com ecogenicidade reduzida e aumento da vascularização central e periférica[74,144,189] (Fig. 48.56). Com o aumento progressivo dos linfonodos e da **celulite**, nota-se perda da definição dos planos adjacentes, bem como a presença de alguns septos espessos e aumento da vascularização ao mapeamento com Doppler colorido[45] (Fig. 48.57). Quando se forma um **abscesso**, os linfonodos coalescem, a vascularização central desaparece e um centro hipoecogênico, algumas vezes com reforço acústico posterior, é observado, envolto por cápsula irregular, fina, hiperecogênica e hipervascularizada (Fig. 48.58). Níveis líquido-pus,

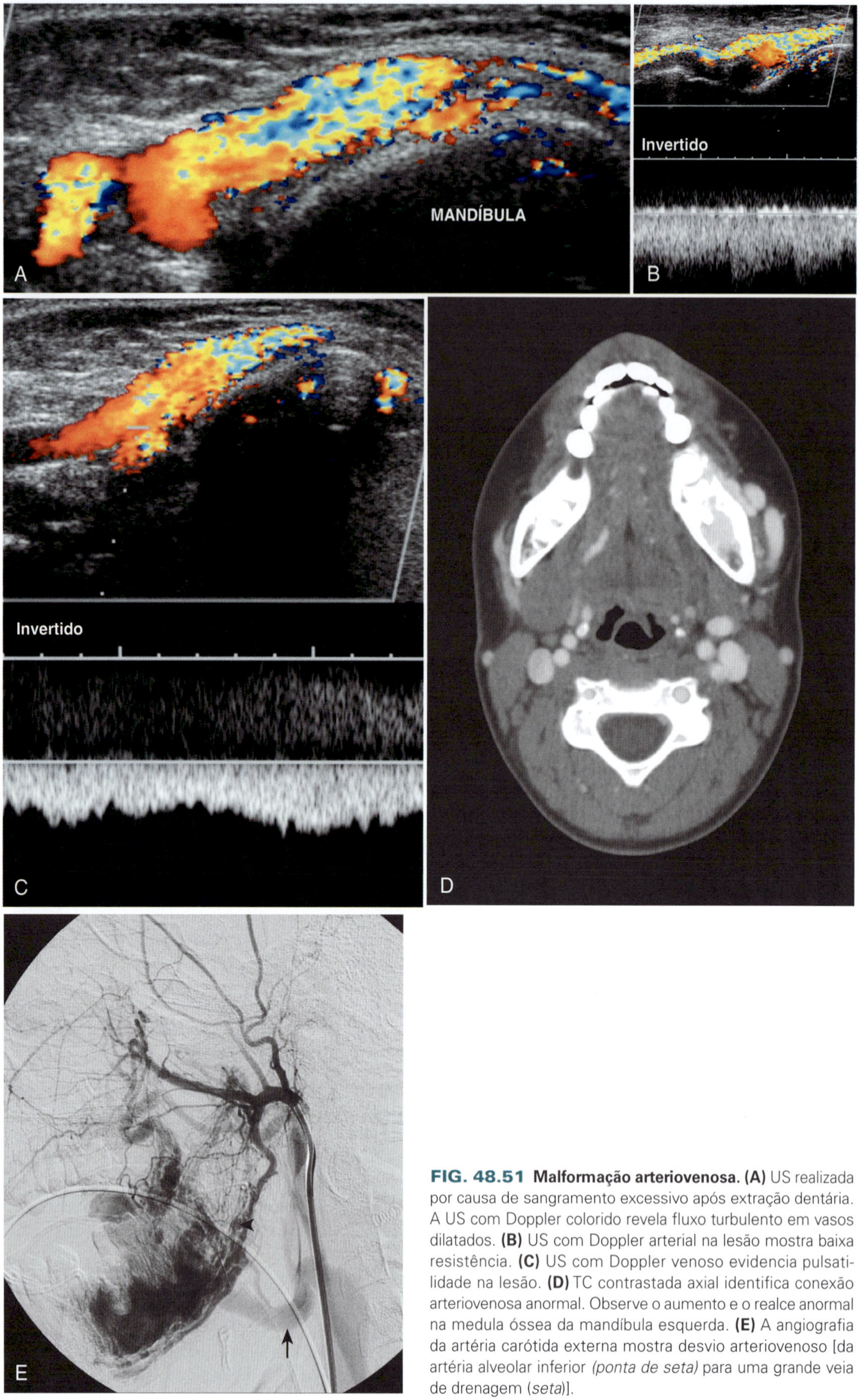

FIG. 48.51 Malformação arteriovenosa. (A) US realizada por causa de sangramento excessivo após extração dentária. A US com Doppler colorido revela fluxo turbulento em vasos dilatados. **(B)** US com Doppler arterial na lesão mostra baixa resistência. **(C)** US com Doppler venoso evidencia pulsatilidade na lesão. **(D)** TC contrastada axial identifica conexão arteriovenosa anormal. Observe o aumento e o realce anormal na medula óssea da mandíbula esquerda. **(E)** A angiografia da artéria carótida externa mostra desvio arteriovenoso [da artéria alveolar inferior *(ponta de seta)* para uma grande veia de drenagem (*seta*)].

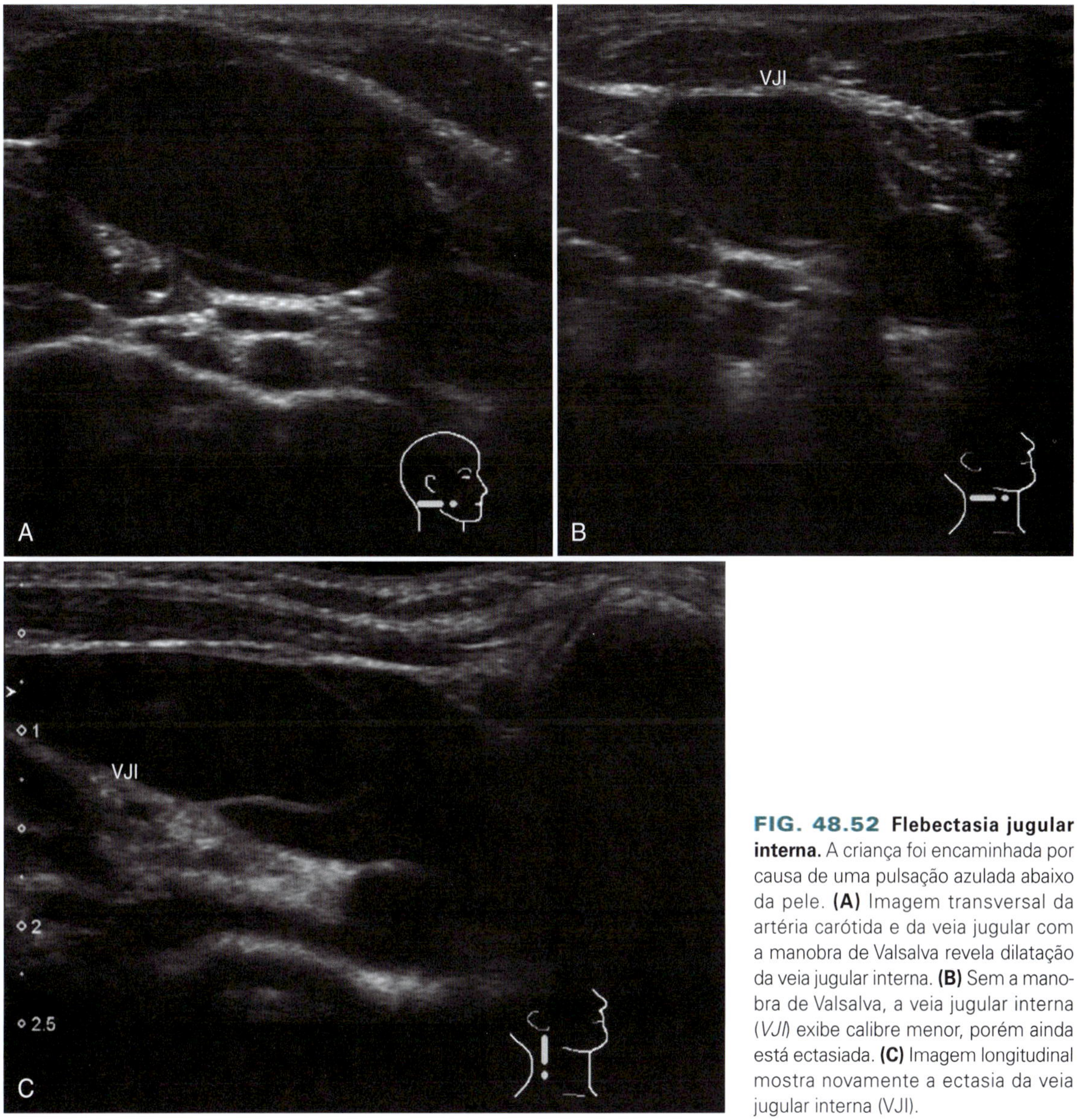

FIG. 48.52 Flebectasia jugular interna. A criança foi encaminhada por causa de uma pulsação azulada abaixo da pele. **(A)** Imagem transversal da artéria carótida e da veia jugular com a manobra de Valsalva revela dilatação da veia jugular interna. **(B)** Sem a manobra de Valsalva, a veia jugular interna (*VJI*) exibe calibre menor, porém ainda está ectasiada. **(C)** Imagem longitudinal mostra novamente a ectasia da veia jugular interna (VJI).

bem como a presença de movimento do líquido à ultrassonografia com Doppler colorido e focos hiperecogênicos com artefatos em cauda de cometa, compatíveis com presença de ar, auxiliam na confirmação do diagnóstico.[74] Em casos graves, a adenite pode se espalhar para os espaços cervicais profundos, tais como espaço retrofaríngeo, parafaríngeo ou submandibular.[190] Em casos raros, fístulas podem se desenvolver.[45] Uma PAAF e uma drenagem cirúrgica podem ser necessárias para tratar a infecção.[187]

O aumento agudo de linfonodos em crianças pode ser unilateral ou bilateral. Os linfonodos cervicais anteriores, que drenam a boca e a faringe, são os mais frequentemente afetados.[187] Em 80% dos casos, a **linfadenite piogênica aguda unilateral** é decorrente de infecção por *S. aureus* ou estreptococos beta-hemolíticos do grupo A.[74,187,191] Muitos pacientes apresentam infecção do sistema respiratório, faringite, tonsilite ou otite média associados a linfonodos sensíveis, quentes e eritematosos. Uma causa menos comum de linfadenite bacteriana aguda inclui actinomicose em pacientes com má higiene dental.

A etiologia da **linfadenopatia cervical bilateral** normalmente é viral, incluindo rinovírus, vírus parainfluenza e vírus influenza.[191] Contudo, infecções pelo **vírus Epstein-Barr** podem ser de difícil diferenciação das infecções bacterianas, pois podem estar associadas a uma tonsilite exsudativa. Em paciente portador do vírus Epstein-Barr, a presença de linfadenopatia difusa e de hepatoesplenomegalia pode auxiliar na confirmação do diagnóstico.[5] A observação da idade da criança e dos locais envolvidos pode fornecer outras informações importantes para o diagnóstico[192] (Tabelas 48.3 e 48.4).

Infecção crônica ou subaguda ocorre quando os linfonodos cervicais aumentam de forma lenta e são somente minimamente dolorosos à palpação, sem celulite significativa. O diagnóstico diferencial inclui infecções bacterianas, tais como micobactérias atípicas, *Mycobacterium tuberculosis*, *Nocardia* ou doença da arranhadura do gato; infecções virais ou infecção fúngica, como histoplasmose.[187,190] A maioria das **infecções micobacterianas** é causada por cepas variantes do complexo *Mycobacterium avium-intracellulare scrofulaceum*.[187] A infecção é tipicamente unilateral e mais frequente em crianças de 1 a 5 anos de idade. Quando há envolvimento dos linfonodos cervicais por *M. tuberculosis*, acredita-se que a infecção seja uma extensão da lesão pulmonar primária ou que esteja associada à síndrome da imunodeficiência adquirida (AIDS).[45] À ultrassonografia, linfonodos com centros hipoecogênicos e pequenas calcificações sugerem infecção por micobactéria.[77,144] *Nocardia* é tipicamente observada em crianças imunocomprometidas.[190] A **doença da**

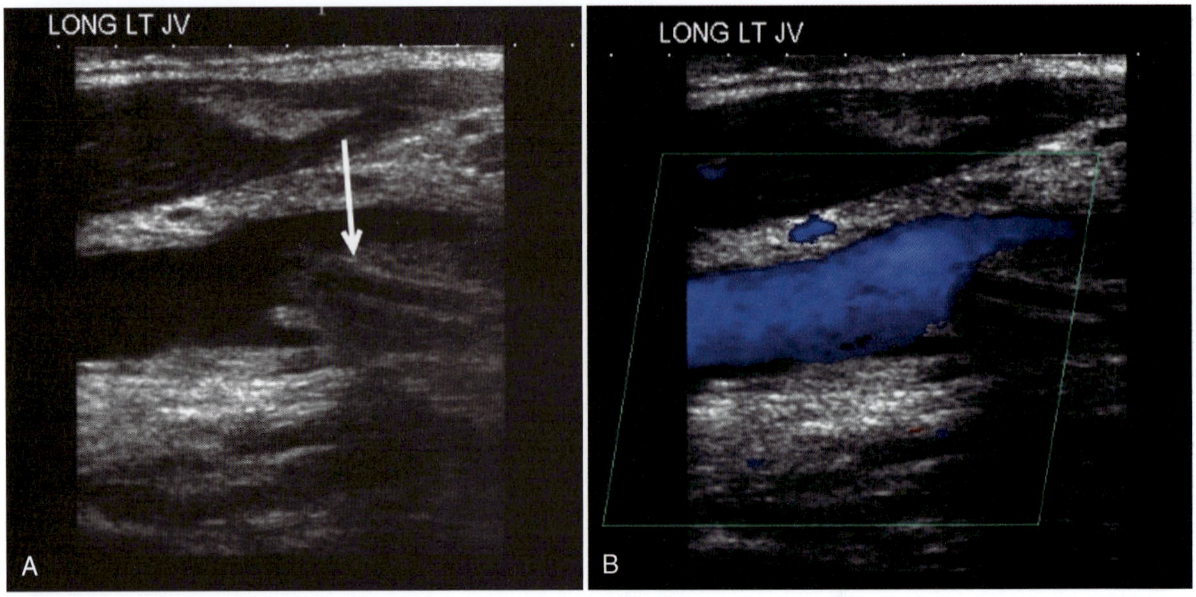

FIG. 48.53 Trombose da veia jugular causada por cateter venoso central. (A) Imagem longitudinal da veia jugular interna com um trombo ao redor de um cateter vascular *(seta)*. **(B)** Imagem com Doppler colorido mostra oclusão parcial da veia pelo trombo.

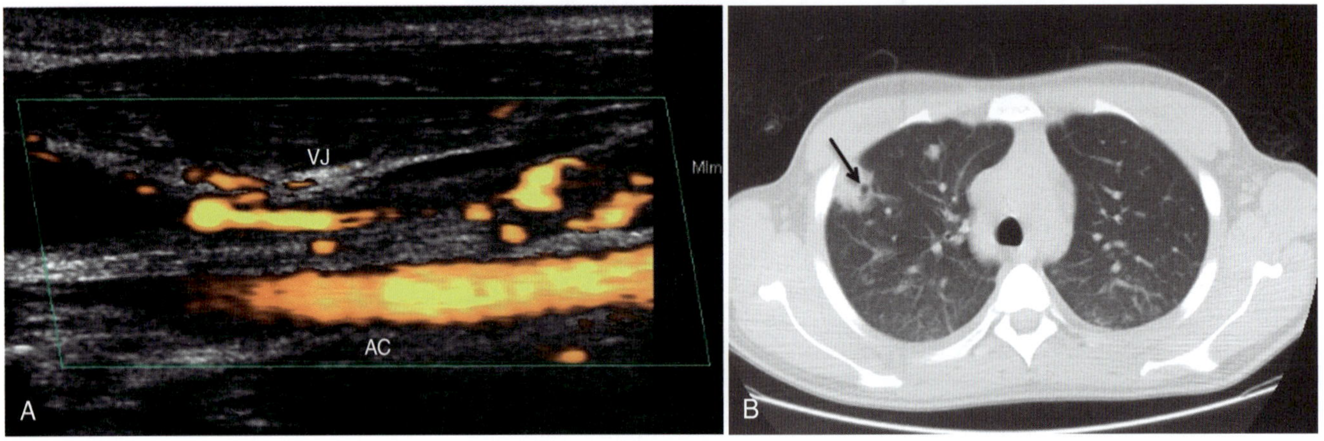

FIG. 48.54 Síndrome de Lemierre. (A) Imagem com Doppler colorido da veia jugular interna mostra um trombo parcialmente oclusivo no lúmen do vaso. **(B)** TC axial do tórax mostra dois nódulos parenquimatosos bilaterais na região superior do pulmão direito, com uma área de cavitação central *(seta)* causada por êmbolos sépticos.

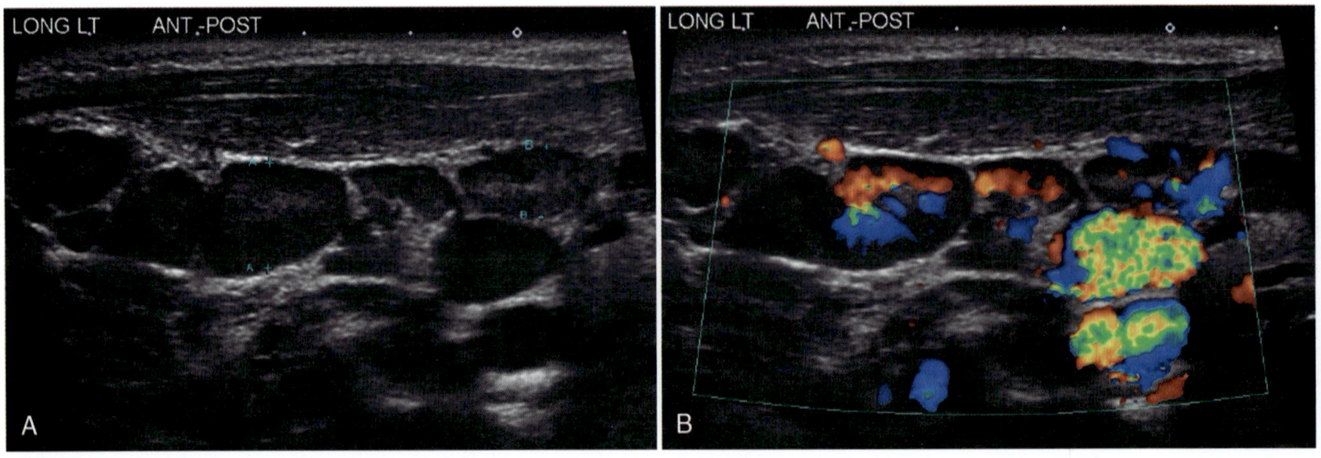

FIG. 48.55 Morfologia do linfonodo. (A) Imagem longitudinal de vários linfonodos de tamanho normal (< 1 cm), ovoides e hipoecogênicos, com um hilo ecogênico. **(B)** A imagem com Doppler colorido revela vasos hilares centrais.

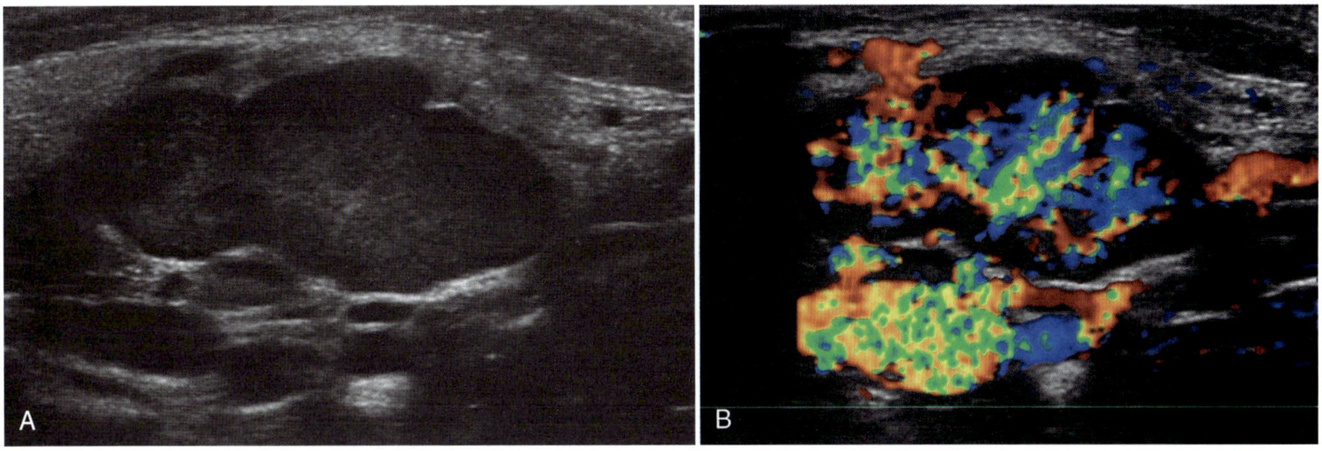

FIG. 48.56 Linfadenopatia relacionada ao vírus Epstein-Barr. (A) A cadeia cervical anterior esquerda mostra massa linfonodal hipoecogênica aumentada. **(B)** A imagem com Doppler colorido demonstra aumento da vascularização central.

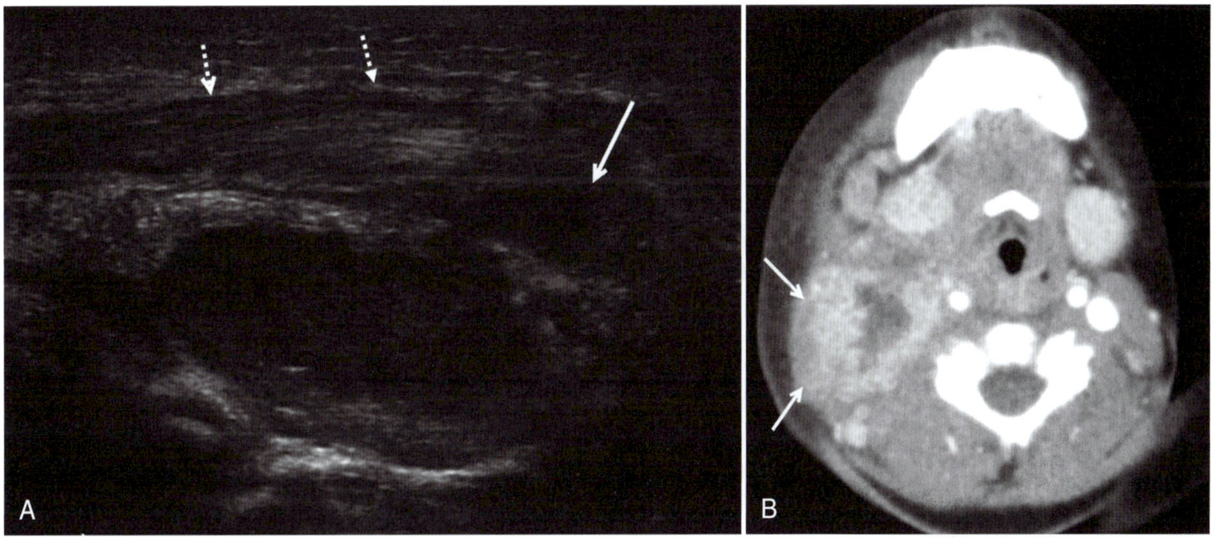

FIG. 48.57 Linfadenite complicada com miosite associada. (A) Imagem ultrassonográfica mostra uma coleção hipoecogênica profunda em relação ao músculo esternocleidomastóideo, com extensão do conteúdo inflamatório na direção do músculo *(seta)*. O músculo esternocleidomastóideo (*setas pontilhadas*) exibe aspecto heterogêneo e aumento de volume, consistente com miosite. **(B)** TC contrastada axial confirma a existência de um abscesso na região superior direita do pescoço, associada a celulite adjacente e a miosite no músculo esternocleidomastóideo direito *(setas)*.

TABELA 48.3 Idade e Causas de Linfadenopatia

Categoria Pediátrica	Causas Comuns de Infecção
Recém-nascido	*Staphylococcus aureus* é a causa mais comum. Ocasionalmente, estreptococos do grupo B de início tardio
Lactente e criança de idade inferior a 5 anos	Estreptococos do grupo A e *S. aureus* Micobactéria não tuberculosa
Criança em idade escolar e adolescente	Vírus Epstein-Barr, citomegalovírus, toxoplasmose Tuberculose ou mononucleose infecciosa

TABELA 48.4 Local do Nódulo e Causas de Linfadenopatia

Local do Nódulo	Causas Comuns
Occipital	Roséola, rubéola, infecções do couro cabeludo
Periauricular	Infecções oculares, doença da arranhadura de gato
Cervical	Adenite por estreptococos ou estafilococos ou tonsilite Mononucleose, toxoplasmose, malignidades, doença de Kawasaki
Submandibular	Linfomas de Hodgkin e não Hodgkin, tuberculose e histoplasmose

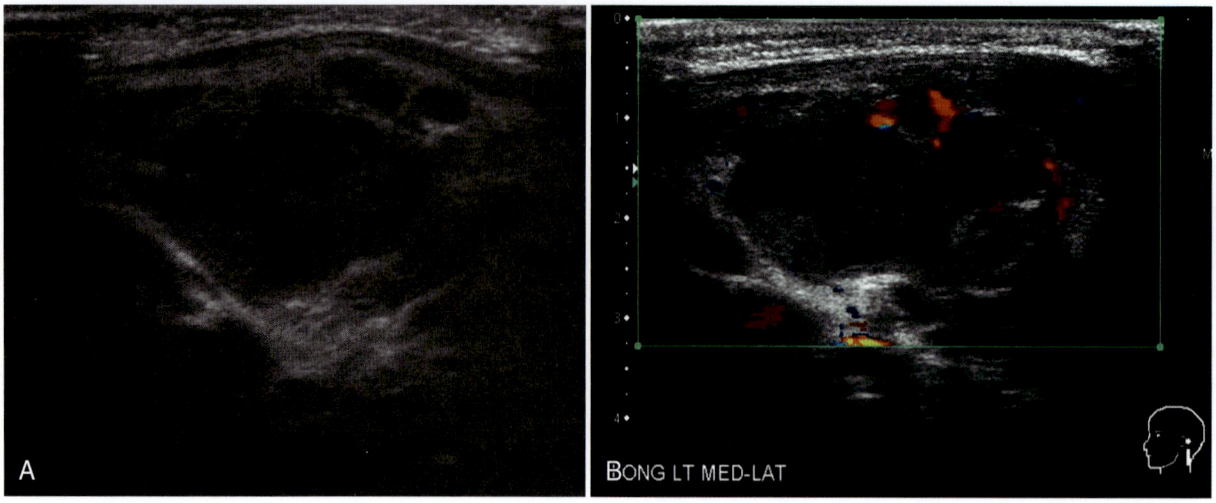

FIG. 48.58 Linfadenite complicada com abscesso. (A) Imagem ultrassonográfica em escala de cinza mostra uma área hipoecogênica multilobulada, de paredes espessas, na região cervical superior esquerda. **(B)** A imagem com Doppler colorido revela a ausência de vasos no centro da coleção, no entanto, observa-se vascularização periférica.

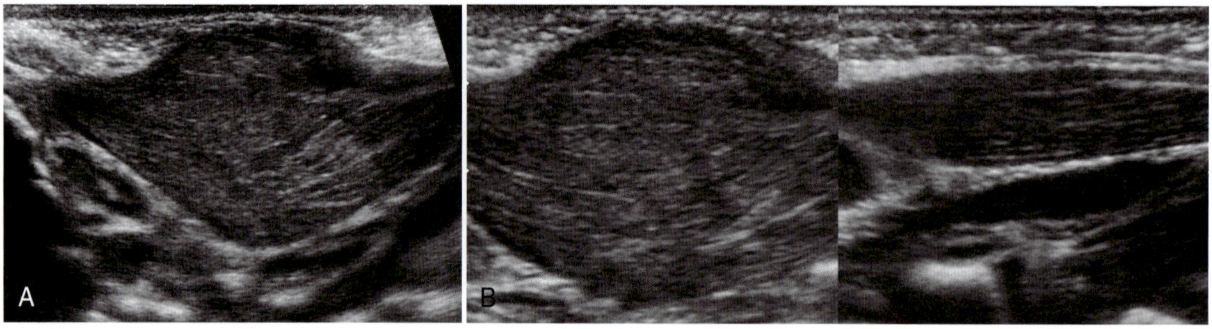

FIG. 48.59 *Fibromatosis coli.* (A) US longitudinal mostra o músculo esternocleidomastóideo aumentado, com atenuação das estrias e discreto aumento da ecotextura. **(B)** Vista longitudinal mostra o músculo esternocleidomastóideo esquerdo anormal e o direito, normal.

arranhadura de gato, causada por *Bartonella henselae*, se manifesta tipicamente na forma de um linfonodo dominante unilateral, de 2 a 4 semanas após uma arranhadura de gato discreta, geralmente por um filhote.[187] A **histoplasmose**, uma infecção prevalente no Vale do Mississippi e no nordeste dos Estados Unidos, manifesta-se como adenite cervical e uma massa mediastinal, geralmente assintomática, porém pode ser fatal se disseminada agudamente.[190] A PAAF para citopatologia e cultura pode ajudar a confirmar o diagnóstico; esses linfonodos podem persistir por meses, dificultando a sua distinção de uma possível neoplasia.[45,190] Outras causas inflamatórias de linfadenopatias em crianças incluem doença vascular do colágeno, sarcoidose, deficiências imunológicas (HIV e doença granulomatosa crônica) e síndrome pós-vacinação.[192] A **doença de Kawasaki**, uma vasculite sistêmica de etiologia desconhecida, causa adenopatia cervical em 50% a 70% dos pacientes com a doença.[193] Crianças com a doença de Kawasaki geralmente apresentam, antes dos 5 anos de idade, linfonodos aumentados unilaterais maiores que 1,5 cm de diâmetro.[193]

Fibromatosis Colli

A *fibromatosis colli* ocorre em 0,3% a 1,9% das crianças. A etiologia ainda é indefinida, mas pode envolver hemorragia intramuscular, oclusão venosa, trauma ao nascimento ou torcicolo intraútero.[82,144,187,194] Patologicamente, a *fibromatosis colli* é resultante de uma fibrose e encurtamento do músculo esternocleidomastóideo, formando uma massa de tecido mole.[195] O pico de incidência ocorre de 2 a 8 semanas após o nascimento. A *fibromatosis colli* afeta tipicamente os primogênitos nascidos de parto difícil. A maioria dos lactentes apresenta inclinação ipsilateral da cabeça, desvio contralateral do queixo, além de uma massa de tecido mole palpável.[196,197] Entre 6% e 20% dos pacientes detectam-se anomalias musculoesqueléticas associadas, incluindo displasia do quadril e assimetria facial.[49]

A ultrasonografia é o método de imagem de escolha para as lesões de *fibromatosis colli*. O músculo esternocleidomastóideo normal exibe ecogenicidade reduzida e linhas ecogênicas longas e finas que denotam os fascículos musculares ao longo do seu comprimento. Em casos de *fibromatosis colli*, observa-se aumento focal ou difuso do esternocleidomastóideo, bem como aumento homogêneo ou heterogêneo da ecogenicidade, mas lesões hipoecogênicas e mistas já foram descritas[194,195] (Fig. 48.59). Lesões focais tendem a acometer o terço inferior do músculo.[194] Em lesões maiores, observa-se uma distorção da arquitetura com ruptura dos feixes musculares normais.[195] Alguns casos podem se resolver espontaneamente; no entanto, a fisioterapia é o tratamento inicial, sendo eficaz em 95% das crianças.[49] Se a inclinação da cabeça persistir, é possível realizar relaxamento cirúrgico do músculo ou tenotomia podem para prevenir o desenvolvimento de assimetria craniofacial significativa e escoliose.[5]

Massas

Pilomatricoma

Pilomatricomas (anteriormente denominados "pilomatrixomas") são neoplasias benignas decorrentes de folículos pilosos.[198] Correspondem a segunda massa mais frequentemente ressecada na região da cabeça e pescoço em crianças, depois dos linfonodos.[198] No entanto, os pilomatricomas são raramente visualizados em exames de imagem, visto que o diagnóstico é determinado, na maioria dos casos, clinicamente. Um exame de imagem é muitas vezes solicitado quando o médico não está familiarizado com o diagnóstico ou em casos em que a lesão se localiza na região pré-auricular e o diagnóstico de massa intraparotídea ou de remanescente do aparelho branquial precisa ser excluído.[198,199] Essas lesões geralmente ocorrem na região da cabeça e pescoço de crianças com menos de 10 anos de idade, com um pico menor de casos ocorrendo nas sexta e sétima décadas.[199] Pilomatricomas múltiplos podem ser detectados na síndrome de Gardner, na distrofia miotônica, na doença de Steinert, na síndrome de Turner e na sarcoidose.[199] Clinicamente, as lesões caracterizam-se por nódulos firmes, ligados à pele e livremente móveis nos tecidos subcutâneos. À ultrassonografia, essas lesões exibem frequentemente um aspecto hipoecogênico, de limites bem-definidos, com discreta ecogenicidade interna heterogênea, além de calcificações internas dispersas ou grosseiras e halo hipoecogênico. As lesões podem exibir vascularização interna, em imagem com Doppler espectral (Fig. 48.60). Raramente, quando há ruptura da lesão, a massa exibe um aspecto ultrassonográfico irregular e heterogêneo, indistinguível de outras lesões subcutâneas.[200,201] Pode haver certa hipoecogenicidade perilesional, relacionada a um quadro inflamatório.[202] A ressecção cirúrgica completa é curativa.

Miofibromatose Congênita Infantil

Miofibromatose congênita infantil, embora rara, é o tumor fibroso mais comum no neonato e lactente. Sua causa é desconhecida, embora alguns casos familiares tenham sido relatados.[203,204] Histologicamente, essas lesões são compostas por nódulos bem circunscritos de células fusiformes arredondadas, de coloração intermediária entre células musculares lisas e fibroblastos. Frequentemente, observa-se necrose central com calcificações focais.[203] As massas podem se desenvolver na pele, no músculo, no osso, nas vísceras ou até mesmo intracranialmente.[203,205,206] Mais da metade das lesões é identificada no período neonatal e alguns casos são diagnosticados no período pré-natal.[203,207] A Organização Mundial da Saúde (OMS) classifica a miofibromatose congênita infantil em três tipos: tipo solitário, também denominado "miofibroma infantil"; forma multicêntrica sem envolvimento visceral e forma multicêntrica com envolvimento visceral.[203,206] O miofibroma infantil solitário é mais comum em homens (69%) e frequentemente ocorre na cabeça, no pescoço e no tronco. A forma multicêntrica é mais comum em mulheres (63%). A forma solitária da miofibromatose infantil e a forma multicêntrica sem envolvimento visceral geralmente apresnetam bom prognóstico e a recidiva é rara. A excisão cirúrgica é o tratamento de escolha sempre que possível; a quimioterapia é reservada para os casos inoperáveis. Ademais, alguns casos podem regredir espontaneamente.[203]

À ultrassonografia, as lesões exibem uma aparência heterogênea lobulada, com estruturas centrais anecogênicas e hiperecogênicas (Fig. 48.61). Septações espessas podem separar as regiões anecogênicas. As lesões são tipicamente hipovasculares.[205] TC e RM são úteis na avaliação da extensão da doença e do envolvimento do tecido ósseo e mole, bem como na detecção de lesões adicionais.

Outras lesões fibrosas menos comuns que podem ocorrer na região da cabeça e pescoço incluem a fasciite nodular e o tumor miofibroblástico inflamatório. Essas lesões têm aparência inespecífica, à ultrassonografia, de massa de tecido mole e, portanto, requerem a realização de imagens adicionais, bem como de biópsia para o diagnóstico definitivo.

Neoplasias Malignas

As neoplasias malignas da região da cabeça e do pescoço representam 12% de todos os cânceres infantis. Linfomas e sarcomas

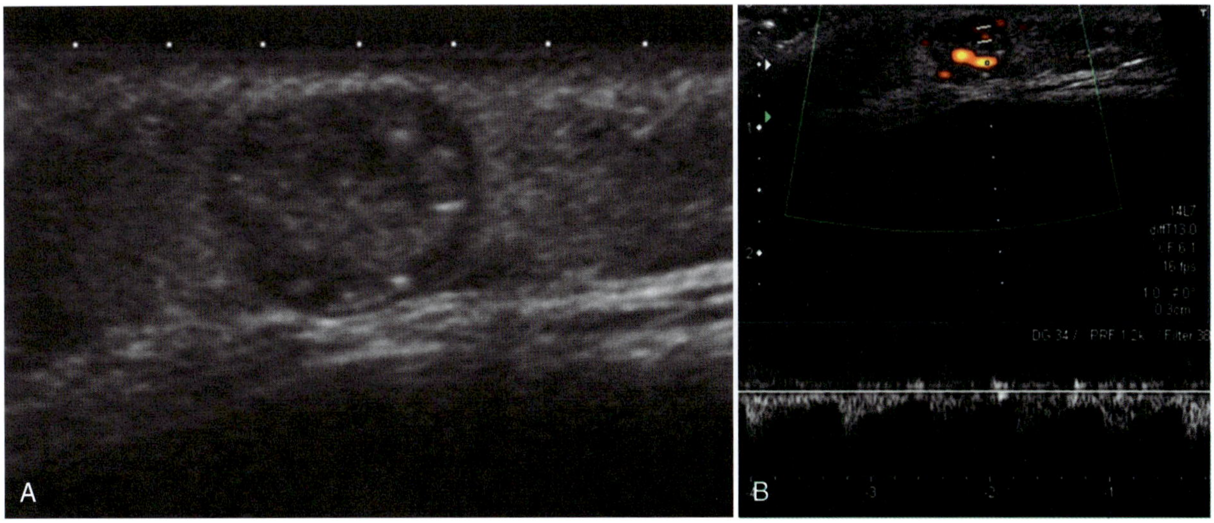

FIG. 48.60 Pilomatricoma. Menina de 7 anos de idade com tumefação no escalpo, do lado direito, por 4 meses. **(A)** Imagem em escala de cinza mostra uma lesão hipoecogênica, heterogênea e bem delimitada, com focos ecogênicos internos. **(B)** Imagem com Doppler colorido mostra vascularização interna da lesão.

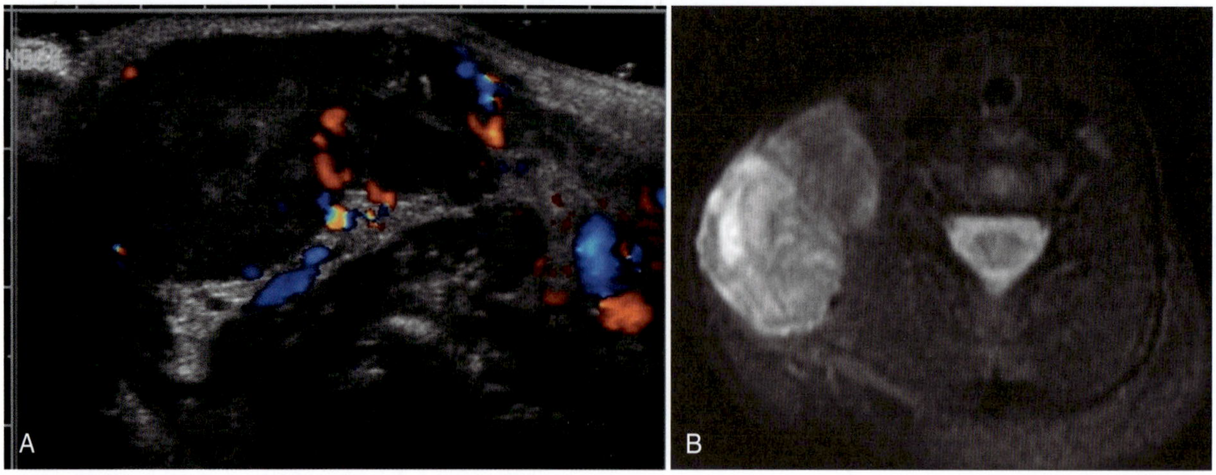

FIG. 48.61 Miofibroma infantil. Lactente de 1 mês de vida com massa cervical direita desde o nascimento. **(A)** A ultrassonografia mostra uma massa lobulada heterogênea com componentes sólidos e císticos, além de vascularização predominantemente periférica. **(B)** Imagem de ressonância magnética, ponderada em T2, com supressão de gordura, revelando uma massa lobulada heterogênea hiperintensa, com suspeita de componente cístico superficialmente.

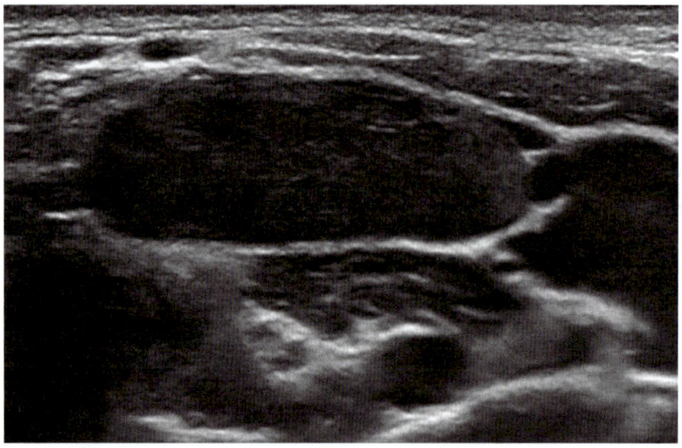

FIG. 48.62 Linfoma de Hodgkin. Adolescente de 16 anos de idade com nódulo na área supraclavicular direita. A ultrassonografia evidencia um grande linfonodo "pseudocístico" hipoecogênico, com perda da arquitetura normal, suspeito de malignidade.

abrangem 50% dessas neoplasias malignas. Após a puberdade, o linfoma representa a neoplasia mais comum.[187]

Linfoma. O **linfoma** é a malignidade mais comum da região da cabeça e pescoço em crianças, responsável por 27% dos casos de cânceres infantis nesta região.[116] Há uma distribuição igual de 50% para cada tipo de linfoma: Hodgkin e não Hodgkin.[144] O linfoma pediátrico apresenta maior associação ao vírus Epstein-Barr, afetando mais os homens em uma proporção de 2:1.[116] O **linfoma de Hodgkin** acomete tipicamente adolescentes na região cervical superior e menos frequentemente na forma de massas supraclaviculares.[208,209] O **linfoma não Hodgkin** geralmente acomete crianças entre 2 e 12 anos de idade, manifestando-se por massas extranodais, envolvimento linfonodal difuso e crescimento rápido.[208,209] À ultrassonografia em escala de cinza, o linfoma frequentemente apresenta aspecto hipoecogênico e pseudocístico, com bordas bem-definidas causadas pela redução da gordura linfonodal, além de ausência de calcificação[210] (Fig. 48.62). Os linfomas não seguem necessariamente uma distribuição vascular de padrão maligno ao Doppler colorido, frequentemente apresentando fluxo hilar exagerado, com vasos calibrosos centrais que se ramificam.[210] Adenopatias axilar e mediastinal extensas também podem ser observadas.[144] Os exames de imagem desses pacientes devem incluir TC de pescoço, tórax, abdome e pelve. Tanto a cintilografia com citrato de gálio-67 quanto a tomografia de emissão de pósitrons com fluorodeoxiglicose (FDG-PET) também são úteis no mapeamento da extensão da doença.[209]

Rabdomiossarcoma. O rabdomiossarcoma é um tumor maligno que se origina das células do músculo esquelético. É o terceiro tumor de tecido mole mais comum da infância, após o tumor de Wilms e o neuroblastoma, com 40% dos casos localizados na região da cabeça e pescoço.[116,144,211] Aproximadamente 85% dos pacientes com rabdomiossarcoma têm menos de 15 anos de idade.[212] Um pico de incidência bimodal ocorre entre 1 e 3 anos de idade e no início da adolescência.[74] Os dois tipos histológicos principais são o embrionário e o alveolar.[211] O rabdomiossarcoma embrionário representa 60% dos casos, é mais comum em crianças mais novas e frequentemente se origina na região da cabeça e pescoço.[212,213] O rabdomiossarcoma alveolar, que representa 20% dos tumores, é mais comum em crianças maiores e tem prognóstico ruim. Os locais de origem mais comuns incluem região orbital, nasofaringe, orelha média ou região do processo mastoide e cavidade sinonasal. Esses tumores tendem a ser agressivos, geram metástase para linfonodos e invadem rapidamente os ossos, frequentemente com extensão intracraniana. Devido a essa agressividade, a RM e a TC são geralmente as primeiras modalidades de imagem para a definição da extensão total da lesão e exclusão de uma extensão intracraniana.[82] Se uma lesão for detectada à ultrassonografia, os tumores geralmente se apresentam pouco vascularizados e heterogêneos, com áreas hipoecogênicas mal definidas devido à necrose[74] (Fig. 48.63).

Neuroblastoma. O **neuroblastoma** é uma neoplasia que se origina das células simpáticas da crista neural, geralmente a partir de um tumor primário da glândula adrenal.[82] O neuroblastoma cervical primário pode surgir na área retrofaríngea, sendo responsável por apenas 5% dos casos, mas geralmente tem prognóstico favorável. A doença metastática a partir de uma massa primária fora da região do pescoço é mais comum e pode se disseminar para os linfonodos cervicais, calvária e ossos faciais.[74,214] As manifestações do neuroblastoma na região da cabeça e pescoço incluem síndrome de Horner, proptose, opsoclonia e massas de tecido mole periorbitais.[215,216] À ultrassonografia, a metástase de tecido mole ou linfonodal aparece tipicamente como uma massa ecogênica com ou sem calcificação,

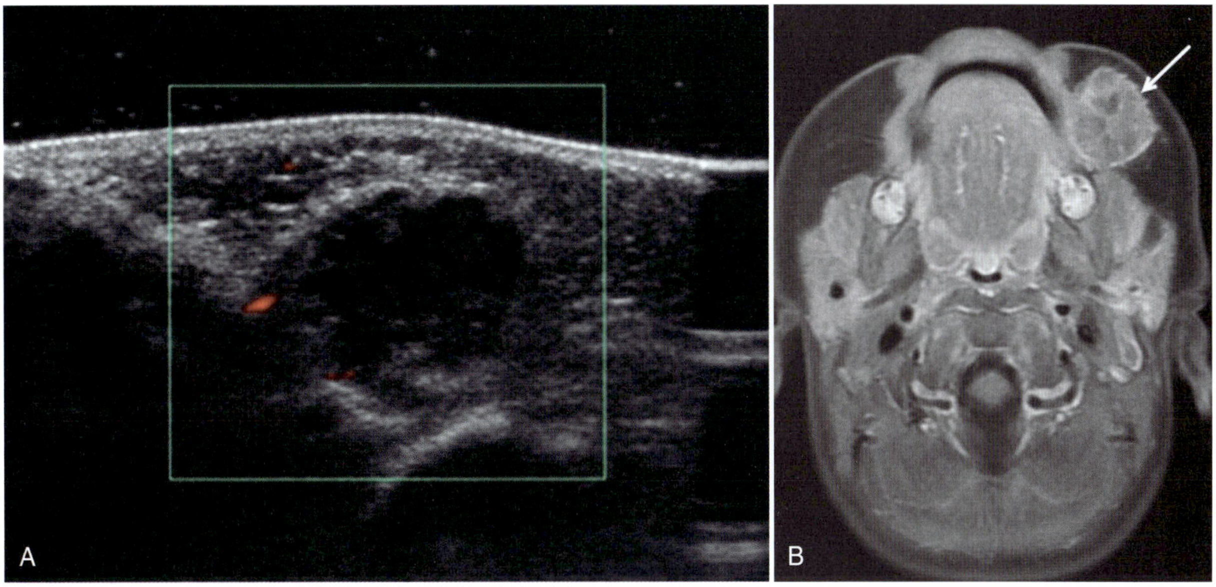

FIG. 48.63 Rabdomiossarcoma. Lactente de 5 meses de idade com massa de consistência dura na bochecha esquerda. **(A)** Imagem com Doppler colorido mostra uma massa hipoecogênica, hipovascular, irregular e de margens indefinidas, na bochecha esquerda. **(B)** Imagem de ressonância magnética, com contraste, ponderada em T1, mostra uma massa com realce heterogêneo na bochecha esquerda *(seta)*. A massa aumentou de tamanho quando comparada a imagem ultrassonográfica realizada três semanas antes.

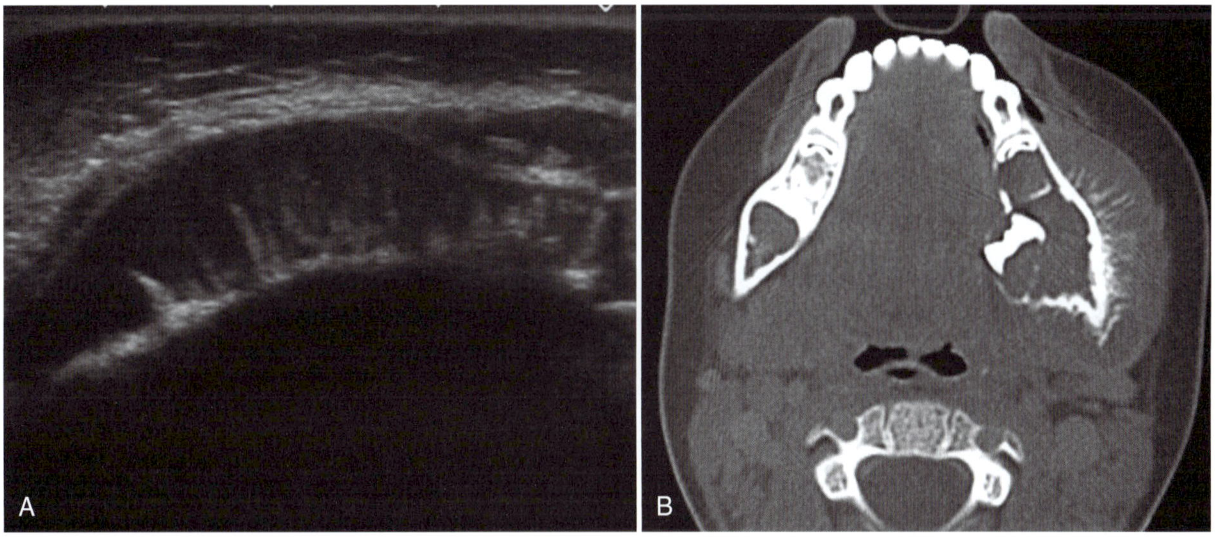

FIG. 48.64 Neuroblastoma. Criança de 3 anos de idade com nódulo na bochecha esquerda. **(A)** A imagem ultrassonográfica mostra uma massa hipoecogênica nos tecidos moles profundos da bochecha esquerda, inseparável do ramo mandibular esquerdo, mal definida e com bandas ecogênicas irradiantes consistentes com periostite agressiva. **(B)** A imagem da tomografia computadorizada através da mandíbula mostra uma expansão da hemimandíbula esquerda com reação periosteal agressiva e massa de tecido mole.

que desloca os grandes vasos do pescoço e pode se estender para mediastino, coluna ou base do crânio.[215] Lesões ósseas expansivas também podem se manifestar como nódulos faciais ou calvários, sendo encaminhados para avaliação ultrassonográfica. A metástase orbital do neuroblastoma é mais frequente, porém outros ossos faciais como a maxila e a mandíbula também podem estar envolvidos.[214] É importante identificar o envolvimento ósseo subjacente, muitas vezes na forma de bandas ecogênicas irradiadas, que refletem a agressiva reação periosteal[214] (Fig. 48.64).

Outras Neoplasias. Uma massa de tecido mole incomum na região da cabeça e pescoço deve aumentar a suspeita de malignidade em crianças. Depósitos de tecidos moles leucêmicos ou sarcomas granulocíticos (anteriormente denominados "cloromas") devem ser considerados (Fig. 48.65) em crianças com leucemia. As neoplasias menos comuns incluem outros raros sarcomas de tecido mole, tais como fibrossarcoma infantil, osteossarcoma ou sarcoma de Ewing. A manifestação clínica e o aspecto ultrassonográfico podem ser inespecíficos, tornando-se necessária a realização de exames de imagem adicionais e de biópsia para a determinação do diagnóstico.

Doença Metastática. A **doença metastática linfonodal** é incomum em pacientes pediátricos.[144] Neuroblastoma, rabdomiossarcoma e câncer de tireoide são as causas mais prováveis. Exames de imagem geralmente não conseguem diferenciar uma doença reativa de uma inflamatória ou neoplásica.[144,208] As suspeitas clínicas de neoplasia são reforçadas quando se observa manifestação da doença no período neonatal, crescimento rápido, ulceração da pele, fixação na pele e massas grandes de consistência dura.[191] Os achados suspeitos foram

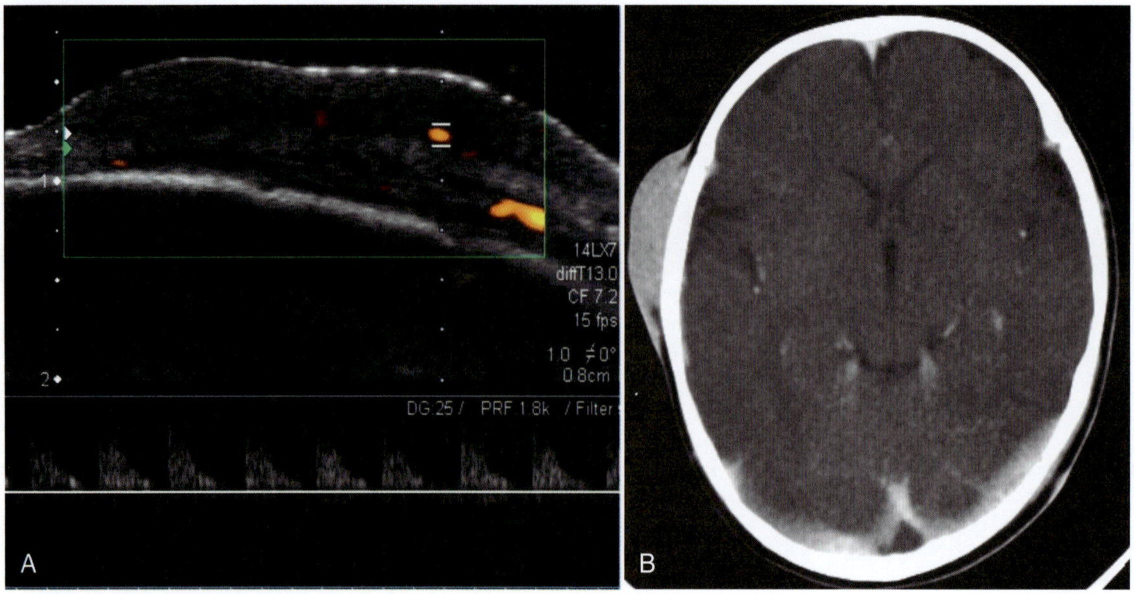

FIG. 48.65 Sarcoma granulocítico (cloroma). Lactente de 3 meses de idade com um nódulo no couro cabeludo direito por 3 semanas. **(A)** A ultrassonografia demonstra uma massa mal definida sem hipervascularização, mas apresenta fluxo arterial. **(B)** A TC do crânio mostra uma massa que é avidamente realçada, envolvendo a pele e os tecidos moles do escalpo à direita. O esfregaço do sangue periférico deste lactente apresentou células blásticas e o diagnóstico foi definido como sarcoma granulocítico associado ao desenvolvimento de leucemia mieloide aguda.

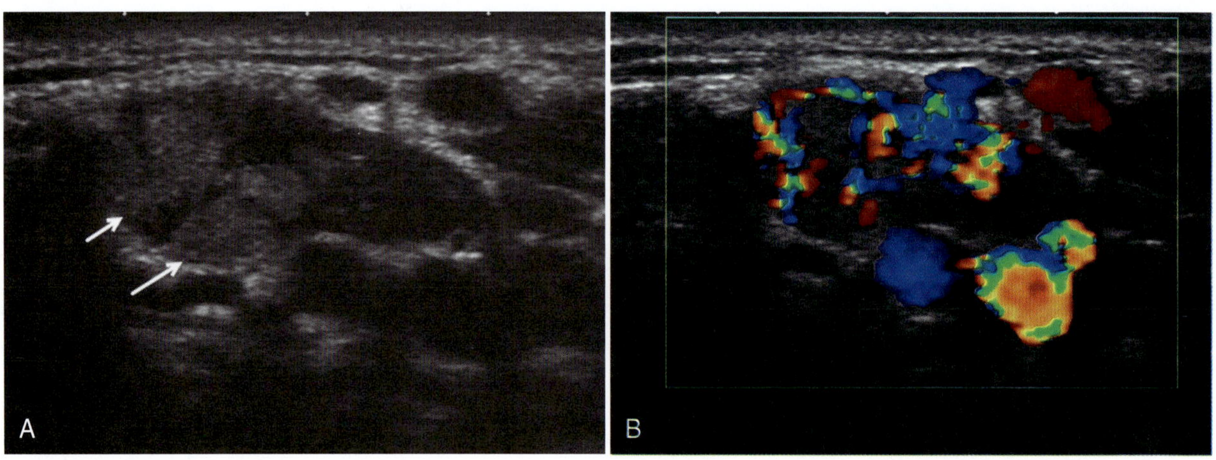

FIG. 48.66 Metástase linfonodal de um câncer de tireoide. (A) Linfonodos aumentados com áreas lobulares hiperecogências *(setas),* com bordas mal definidas e forma assimétrica. **(B)** Imagem com Doppler colorido do linfonodo mostra aumento assimétrico da vascularização na área de ecogenicidade anormal.

definidos em avaliação ultrassonográfica. A invasão tumoral geralmente começa no córtex, portanto, alterações na forma linfonodal normal de ovoide para redonda ou assimétrica são preocupantes.[43] Outros achados suspeitos de malignidade incluem tamanho aumentado (> 3 cm), ecotextura heterogênea, ausência de um hilo ecogênico, bem como invasão perinodal.[156,158] Nódulos emaranhados e edema de tecido mole são achados comuns em doenças infecciosas ou inflamatórias. Necrose e calcificação podem ser sinais de malignidade; no entanto, achados semelhantes são detectados também em lesões granulomatosas.[156] As metástases de nódulos da tireoide são tipicamente identificadas na base do pescoço e na região supraclavicular.[217] À ultrassonografia, a doença linfonodal da tireoide exibe os mesmos achados neoplásicos previamente descritos, bem como aumento da ecogenicidade e degeneração cística, com calcificações internas em mais de 50% dos casos[185,217] (Fig. 48.66).

A ultrassonografia com Doppler colorido dos linfonodos pode ser útil quando classificada em quatro categorias: hilar, periférica, mista e avascular.[146,155] As ultrassonografias com Doppler colorido das lesões benignas são tipicamente avasculares ou hilares, enquanto os linfonodos malignos demonstram fluxo vascular periférico ou misto.[106,155,156] Tanto IR altos quanto índices de pulsatilidade altos ao Doppler já foram observados em adenopatias neoplásicas; contudo, outros estudos não corroboraram tais achados. Portanto, a precisão dessa técnica é controversa.[146] A ultrassonografia é útil para guiar a biópsia aspirativa por agulha fina.[156,160]

REFERÊNCIAS

1. Koch BL. Avoiding sedation in pediatric radiology. Pediatr Radiol. 2008;38(Suppl. 2):S225-S226.
2. Pappas JN, Donnelly LF, Frush DP. Reduced frequency of sedation of young children with multisection helical CT. Radiology. 2000;215(3):897-899.
3. Reed MH. Imaging utilization commentary: a radiology perspective. Pediatr Radiol. 2008;38(Suppl. 4):S660-S663.
4. Strauss KJ, Kaste SC. The ALARA (as low as reasonably achievable) concept in pediatric interventional and fluoroscopic imaging: striving to keep radiation doses as low as possible during fluoroscopy of pediatric patients—a white paper executive summary. Radiology. 2006;240(3):621-622.
5. Malik A, Odita J, Rodriguez J, Hardjasudarma M. Pediatric neck masses: a pictorial review for practicing radiologists. Curr Probl Diagn Radiol. 2002;31(4):146-157.
6. Harnsberger HR, Osborn AG. Differential diagnosis of head and neck lesions based on their space of origin.1. The suprahyoid part of the neck. AJR Am J Roentgenol. 1991;157(1):147-154.
7. Smoker WR, Harnsberger HR. Differential diagnosis of head and neck lesions based on their space of origin. 2. The infrahyoid portion of the neck. AJR Am J Roentgenol. 1991;157(1):155-159.
8. Bergeron RT. In re: Harnsberger HR, Osborn AG. Differential diagnosis of head and neck lesions based on their space of origin. 1. The suprahyoid part of the neck. AJR Am J Roentgenol 1991; 157:147-154 and Smoker WRK, Harnsberger HR. Differential diagnosis of head and neck lesions based on their space of origin. 2. the infrahyoid portion of the neck. AJR Am J Roentgenol 1991;157:155-159. AJNR Am J Neuroradiol. 2001;22(8):1628-1629.
9. Gamss C, Gupta A, Chazen JL, Phillips CD. Imaging evaluation of the suprahyoid neck. Radiol Clin North Am. 2015;53(1):133-144.
10. Currarino G, Votteler TP. Lesions of the accessory parotid gland in children. Pediatr Radiol. 2006;36(1):1-7.
11. Lowe LH, Stokes LS, Johnson JE, et al. Swelling at the angle of the mandible: imaging of the pediatric parotid gland and periparotid region. Radiographics. 2001;21(5):1211-1227.
12. Bialek EJ, Jakubowski W, Karpinska G. Role of ultrasonography in diagnosis and differentiation of pleomorphic adenomas: work in progress. Arch Otolaryngol Head Neck Surg. 2003;129(9):929-933.
13. Howlett DC. High resolution ultrasound assessment of the parotid gland. Br J Radiol. 2003;76(904):271-277.
14. Weissman JL, Carrau RL. Anterior facial vein and submandibular gland together: predicting the histology of submandibular masses with CT or MR imaging. Radiology. 1998;208:441-446.
15. Garcia CJ, Flores PA, Arce JD, et al. Ultrasonography in the study of salivary gland lesions in children. Pediatr Radiol. 1998;28(6):418-425.
16. Ching AS, Ahuja AT. High-resolution sonography of the submandibular space: anatomy and abnormalities. AJR Am J Roentgenol. 2002;179(3):703-708.
17. Yasumoto M, Inoue H, Ohashi I, et al. Simple new technique for sonographic measurement of the thyroid in neonates and small children. J Clin Ultrasound. 2004;32(2):82-85.
18. McQuone SJ. Acute viral and bacterial infections of the salivary glands. Otolaryngol Clin North Am. 1999;32(5):793-811.
19. Thoeny HC. Imaging of salivary gland tumours. Cancer Imaging. 2007;7:52-62.
20. Mehta D, Willging JP. Pediatric salivary gland lesions. Semin Pediatr Surg. 2006;15(2):76-84.
21. Kanekar SG, Mannion K, Zacharia T, Showalter M. Parotid space: anatomic imaging. Otolaryngol Clin North Am. 2012;45(6):1253-1272.
22. Saarinen RT, Kolho KL, Pitkaranta A. Cases presenting as parotid abscesses in children. Int J Pediatr Otorhinolaryngol. 2007;71(6):897-901.
23. Gritzmann N. Sonography of the salivary glands. AJR Am J Roentgenol. 1989;153(1):161-166.
24. Yousem DM, Kraut MA, Chalian AA. Major salivary gland imaging. Radiology. 2000;216(1):19-29.
25. Leerdam CM, Martin HC, Isaacs D. Recurrent parotitis of childhood. J Paediatr Child Health. 2005;41(12):631-634.
26. Chitre VV, Premchandra DJ. Recurrent parotitis. Arch Dis Child. 1997;77(4):359-363.
27. Sitheeque M, Sivachandran Y, Varathan V, et al. Juvenile recurrent parotitis: clinical, sialographic and ultrasonographic features. Int J Paediatr Dent. 2007;17(2):98-104.
28. Nozaki H, Harasawa A, Hara H, et al. Ultrasonographic features of recurrent parotitis in childhood. Pediatr Radiol. 1994;24(2):98-100.
29. Martinoli C, Derchi LE, Solbiati L, et al. Color Doppler sonography of salivary glands. AJR Am J Roentgenol. 1994;163(4):933-941.
30. Kawamura H, Taniguchi N, Itoh K, Kano S. Salivary gland echography in patients with Sjogren's syndrome. Arthritis Rheum. 1990;33(4):505-510.
31. Fujita A, Sakai O, Chapman MN, Sugimoto H. IgG4-related disease of the head and neck: CT and MR imaging manifestations. Radiographics. 2012;32(7):1945-1958.
32. Hamano H, Kawa S, Horiuchi A, et al. High serum IgG4 concentrations in patients with sclerosing pancreatitis. N Engl J Med. 2001;344(10):732-738.
33. Tabata T, Kamisawa T, Takuma K, et al. Serum IgG4 concentrations and IgG4-related sclerosing disease. Clin Chim Acta. 2009;408(1-2):25-28.
34. Melo JC, Kitsko D, Reyes-Mugica M. Pediatric chronic sclerosing sialadenitis: Kuttner tumor. Pediatr Dev Pathol. 2012;15(2):165-169.
35. Takagi Y, Nakamura H, Origuchi T, et al. IgG4-related Mikulicz's disease: ultrasonography of the salivary and lacrimal glands for monitoring the efficacy of corticosteroid therapy. Clin Exp Rheumatol. 2013;31(5):773-775.
36. Ahuja AT, Richards PS, Wong KT, et al. Kuttner tumour (chronic sclerosing sialadenitis) of the submandibular gland: sonographic appearances. Ultrasound Med Biol. 2003;29(7):913-919.
37. Ahuja A, Ying M, Mok JS, Anil CM. Gray scale and power Doppler sonography in cases of Kimura disease. AJNR Am J Neuroradiol. 2001;22(3):513-517.
38. Takeishi M, Makino Y, Nishioka H, et al. Kimura disease: diagnostic imaging findings and surgical treatment. J Craniofac Surg. 2007;18(5):1062-1067.
39. Horikoshi T, Motoori K, Ueda T, et al. Head and neck MRI of Kimura disease. Br J Radiol. 2011;84(1005):800-804.
40. Rosso R, Pretolesi F, del Bono V, et al. Benign lymphoepithelial parotid lesions in vertically HIV-infected patients. AIDS Patient Care STDS. 2006;20(8):536-541.
41. Mandel L, Bijoor R. Imaging (computed tomography, magnetic resonance imaging, ultrasound, sialography) in a case of recurrent parotitis in children. J Oral Maxillofac Surg. 2006;64(6):984-988.
42. da Silva Rath IB, Beltrame AP, Carvalho AP, et al. HIV-associated salivary gland disease—clinical or imaging diagnosis? Int J Paediatr Dent. 2015;25(4):233-238.
43. Toma PL, Rossi UG. Paediatric ultrasound. II. Other applications. Eur Radiol. 2001;11(12):2369-2398.
44. Goddart D, Francois A, Ninane J, et al. Parotid gland abnormality found in children seropositive for the human immunodeficiency virus (HIV). Pediatr Radiol. 1990;20(5):355-357.
45. Hudgins PA. Nodal and nonnodal inflammatory processes of the pediatric neck. Neuroimaging Clin N Am. 2000;10(1):181-192, ix.
46. Seibert RW, Seibert JJ. High resolution ultrasonography of the parotid gland in children. Pediatr Radiol. 1986;16(5):374-379.
47. Petrovic S, Petrovic D, Pesic Z, Kovacevic P. Sonography of congenital neck masses in children. Med Biol. 2005;12:164-169.
48. Fordham LA, Chung CJ, Donnelly LF. Imaging of congenital vascular and lymphatic anomalies of the head and neck. Neuroimaging Clin N Am. 2000;10(1):117-136. viii.
49. Turkyilmaz Z, Karabulut R, Bayazit YA, et al. Congenital neck masses in children and their embryologic and clinical features. B-ENT. 2008;4(1):7-18.
50. Bentz BG, Hughes CA, Ludemann JP, Maddalozzo J. Masses of the salivary gland region in children. Arch Otolaryngol Head Neck Surg. 2000;126(12):1435-1439.
51. Hockstein NG, Samadi DS, Gendron K, et al. Pediatric submandibular triangle masses: a fifteen-year experience. Head Neck. 2004;26(8):675-680.
52. Gerwel A, Kosik K, Jurkiewicz D. US in preoperative evaluation of parotid gland neoplasms. Otolaryngol Pol. 2015;69(2):27-33.
53. de Ru JA, van Leeuwen MS, van Benthem PP, et al. Do magnetic resonance imaging and ultrasound add anything to the preoperative workup of parotid gland tumors? J Oral Maxillofac Surg. 2007;65(5):945-952.
54. Koral K, Sayre J, Bhuta S, et al. Recurrent pleomorphic adenoma of the parotid gland in pediatric and adult patients: value of multiple lesions as a diagnostic indicator. AJR Am J Roentgenol. 2003;180(4):1171-1174.

55. Kim J, Kim EK, Park CS, et al. Characteristic sonographic findings of Warthin's tumor in the parotid gland. J Clin Ultrasound. 2004;32(2):78-81.
56. Fang QG, Shi S, Li ZN, et al. Epithelial salivary gland tumors in children: a twenty-five-year experience of 122 patients. Int J Pediatr Otorhinolaryngol. 2013;77(8):1252-1254.
57. Lennon P, Silvera VM, Perez-Atayde A, et al. Disorders and tumors of the salivary glands in children. Otolaryngol Clin North Am. 2015;48(1):153-173.
58. Aro K, Leivo I, Makitie AA. Management and outcome of patients with mucoepidermoid carcinoma of major salivary gland origin: a single institution's 30-year experience. Laryngoscope. 2008;118(2):258-262.
59. Li J, Gong X, Xiong P, et al. Ultrasound and computed tomography features of primary acinic cell carcinoma in the parotid gland: a retrospective study. Eur J Radiol. 2014;83(7):1152-1156.
60. Wahlberg P, Anderson H, Biorklund A, et al. Carcinoma of the parotid and submandibular glands—a study of survival in 2465 patients. Oral Oncol. 2002;38(7):706-713.
61. Choudhary K, Panda S, Beena VT, et al. Sialoblastoma: a literature review from 1966-2011. Natl J Maxillofac Surg. 2013;4(1):13-18.
62. Saravakos P, Hartwein J, Fayyazi A. Sialoblastoma of the parotid gland in a 13-year-old girl with multiple recurrences and long-term follow-up. Head Neck. 2016;38(1):E13-E15.
63. Stones DK, Jansen JC, Griessel D. Sialoblastoma and hepatoblastoma in a newborn infant. Pediatr Blood Cancer. 2009;52(7):883-885.
64. Cristofaro M, Giudice A, Amentea M, Giudice M. Diagnostic and therapeutic approach to sialoblastoma of submandibular gland: a case report. J Oral Maxillofac Surg. 2008;66(1):123-126.
65. Som PM, Brandwein M, Silvers AR, Rothschild MA. Sialoblastoma (embryoma): MR findings of a rare pediatric salivary gland tumor. AJNR Am J Neuroradiol. 1997;18(5):847-850.
66. Yekeler E, Dursun M, Gun F, et al. Sialoblastoma: MRI findings. Pediatr Radiol. 2004;34(12):1005-1007.
67. Cheng YK, Chu WC, Law LW, et al. A fetus with a huge neck mass and a large abdominal circumference—a rare case of sialoblastoma and hepatoblastoma. Prenat Diagn. 2012;32(9):915-917.
68. Siddiqi SH, Solomon MP, Haller JO. Sialoblastoma and hepatoblastoma in a neonate. Pediatr Radiol. 2000;30(5):349-351.
69. Koch BL, Myer CM 3rd. Presentation and diagnosis of unilateral maxillary swelling in children. Am J Otolaryngol. 1999;20(2):106-129.
70. Yasumoto M, Yoshimura R, Sunaba K, Shibuya H. Sonographic appearances of malignant lymphoma of the salivary glands. J Clin Ultrasound. 2001;29(9):491-498.
71. Asai S, Okami K, Nakamura N, et al. Tortoiseshell appearance of bilateral submandibular glands by infiltration of mucosa-associated lymphoid tissue lymphoma. J Ultrasound Med. 2008;27(6):969-973.
72. Xie CM, Kubba H. Parotidectomy in children: indications and complications. J Laryngol Otol. 2010;124(12):1289-1293.
73. Saha A, Dandekar S, Milla S, et al. Bilateral parotid gland enlargement and palpable nephromegaly in infant acute lymphoblastic leukemia: case report and review of the literature. J Pediatr Hematol Oncol. 2014;36(3):246-248.
74. Dubois J, Patriquin H. Doppler sonography of head and neck masses in children. Neuroimaging Clin N Am. 2000;10(1):215-252. ix.
75. Khilnani AK, Thaddanee R, Parmar B, Majmundar P. Intraparotid schwannoma: a rare case report. Int J Appl Basic Med Res. 2015;5(2):154-156.
76. McGuirt WF Sr, Johnson PE, McGuirt WT. Intraparotid facial nerve neurofibromas. Laryngoscope. 2003;113(1):82-84.
77. Vazquez E, Enriquez G, Castellote A, et al. US, CT, and MR imaging of neck lesions in children. Radiographics. 1995;15(1):105-122.
78. Woodfield CA, Levine MS, Rubesin SE, et al. Pharyngeal retention cysts: radiographic findings in seven patients. AJR Am J Roentgenol. 2005;184(3):793-796.
79. Gutierrez JP, Berkowitz RG, Robertson CF. Vallecular cysts in newborns and young infants. Pediatr Pulmonol. 1999;27(4):282-285.
80. Leonardo GD, Federico M, Stefania N, et al. Endoscopic treatment of vallecular cyst in a newborn. Int J Pediatr Otorhinolaryngol. 2009;4:10-13.
81. Cuillier F, Bidault J. Vallecular cyst. Reunion Island, France: Hospital Felix Guyon; 2001.
82. Meuwly JY, Lepori D, Theumann N, et al. Multimodality imaging evaluation of the pediatric neck: techniques and spectrum of findings. Radiographics. 2005;25(4):931-948.
83. Schneider K. Sonographic imaging of the thyroid in children. Prog Pediatr Surg. 1991;26:1-14.
84. Tessler FN, Tublin ME. Thyroid sonography: current applications and future directions. AJR Am J Roentgenol. 1999;173(2):437-443.
85. Ueda D. Normal volume of the thyroid gland in children. J Clin Ultrasound. 1990;18(6):455-462.
86. Ueda D, Mitamura R, Suzuki N, et al. Sonographic imaging of the thyroid gland in congenital hypothyroidism. Pediatr Radiol. 1992;22(2):102-105.
87. Babcock DS. Thyroid disease in the pediatric patient: emphasizing imaging with sonography. Pediatr Radiol. 2006;36(4):299-308.
88. Garel C, Leger J, editors. Thyroid imaging in children. Paris: S Karger, AG Basel; 2007.
89. Chang YW, Lee DH, Hong YH, et al. Congenital hypothyroidism: analysis of discordant US and scintigraphic findings. Radiology. 2011;258(3):872-879.
90. Toma P, Rossi UG, Magnaguagno F, Granata C. Imaging of the normal and affected thyroid in children with emphasis on sonography. Pediatr Endocrinol Rev. 2003;1(Suppl. 2):237-243.
91. Marinovic D, Garel C, Czernichow P, Leger J. Ultrasonographic assessment of the ectopic thyroid tissue in children with congenital hypothyroidism. Pediatr Radiol. 2004;34(2):109-113.
92. De Bruyn R, Ng WK, Taylor J, et al. Neonatal hypothyroidism: comparison of radioisotope and ultrasound imaging in 54 cases. Acta Paediatr Scand. 1990;79(12):1194-1198.
93. Masters F, Given CA. Cystic neck masses: a pictorial review of unusual presentations and complicating features. Appl Radiol. 2008;37:26-32.
94. Hsieh YY, Hsueh S, Hsueh C, et al. Pathological analysis of congenital cervical cysts in children: 20 years of experience at Chang Gung Memorial Hospital. Chang Gung Med J. 2003;26(2):107-113.
95. Kutuya N, Kurosaki Y. Sonographic assessment of thyroglossal duct cysts in children. J Ultrasound Med. 2008;27(8):1211-1219.
96. Wadsworth DT, Siegel MJ. Thyroglossal duct cysts: variability of sonographic findings. AJR Am J Roentgenol. 1994;163(6):1475-1477.
97. Ahuja AT, King AD, Metreweli C. Sonographic evaluation of thyroglossal duct cysts in children. Clin Radiol. 2000;55(10):770-774.
98. Foley DS, Fallat ME. Thyroglossal duct and other congenital midline cervical anomalies. Semin Pediatr Surg. 2006;15(2):70-75.
99. Lev S, Lev MH. Imaging of cystic lesions. Radiol Clin North Am. 2000;38(5):1013-1027.
100. Ducic Y, Chou S, Drkulec J, et al. Recurrent thyroglossal duct cysts: a clinical and pathologic analysis. Int J Pediatr Otorhinolaryngol. 1998;44(1):47-50.
101. Wang HK, Tiu CM, Chou YH, Chang CY. Imaging studies of pyriform sinus fistula. Pediatr Radiol. 2003;33(5):328-333.
102. Bar-Ziv J, Slasky BS, Sichel JY, et al. Branchial pouch sinus tract from the piriform fossa causing acute suppurative thyroiditis, neck abscess, or both: CT appearance and the use of air as a contrast agent. AJR Am J Roentgenol. 1996;167(6):1569-1572.
103. Rogers DG. Thyroid disease in children. Am Fam Physician. 1994;50(2):344-350.
104. Bas VN, Aycan Z, Cetinkaya S, et al. Thyroid nodules in children and adolescents: a single institution's experience. J Pediatr Endocrinol Metab. 2012;25(7–8):633-638.
105. Koibuchi H, Omoto K, Fukushima N, et al. Coexistence of papillary thyroid cancer and Hashimoto thyroiditis in children: report of 3 cases. J Ultrasound Med. 2014;33(7):1299-1303.
106. Mahmutyazicioglu K, Turgut M. Doppler evaluation of the thyroid in pediatric goiter. J Clin Ultrasound. 2004;32(1):24-28.
107. Niedziela M, Pathogenesis. diagnosis and management of thyroid nodules in children. Endocr Relat Cancer. 2006;13(2):427-453.
108. Ardito G, Pintus C, Revelli L, et al. Thyroid tumors in children and adolescents: preoperative study. Eur J Pediatr Surg. 2001;11(3):154-157.
109. Reiners C, Demidchik YE. Differentiated thyroid cancer in childhood: pathology, diagnosis, therapy. Pediatr Endocrinol Rev. 2003;1(Suppl. 2):230-235.
110. Donohoo JH, Wallach MT. Cricoid cartilage on sonography in pediatric patients mimics a thyroid mass. J Ultrasound Med. 2006;25(7):907-911.
111. Park CH, Oh KK, Kim EK, et al. Thyroid gland rupture after blunt cervical trauma. J Ultrasound Med. 2006;25(7):943-946.

112. Avula S, Daneman A, Navarro OM, et al. Incidental thyroid abnormalities identified on neck US for non-thyroid disorders. Pediatr Radiol. 2010;40(11):1774-1780.
113. Bachrach LK, Daneman D, Daneman A, Martin DJ. Use of ultrasound in childhood thyroid disorders. J Pediatr. 1983;103(4):547-552.
114. Garcia CJ, Daneman A, Thorner P, Daneman D. Sonography of multinodular thyroid gland in children and adolescents. Am J Dis Child. 1992;146(7):811-816.
115. Al-Fifi S, Rodd C. Multinodular goiter in children. J Pediatr Endocrinol Metab. 2001;14(6):749-756.
116. Qaisi M, Eid I. Pediatric head and neck malignancies. Oral Maxillofac Surg Clin North Am. 2016;28(1):11-19.
117. Gupta A, Ly S, Castroneves LA, et al. A standardized assessment of thyroid nodules in children confirms higher cancer prevalence than in adults. J Clin Endocrinol Metab. 2013;98(8):3238-3245.
118. Lyshchik A, Drozd V, Demidchik Y, Reiners C. Diagnosis of thyroid cancer in children: value of gray-scale and power Doppler US. Radiology. 2005;235(2):604-613.
119. Roy R, Kouniavsky G, Schneider E, et al. Predictive factors of malignancy in pediatric thyroid nodules. Surgery. 2011;150(6):1228-1233.
120. Corrias A, Mussa A. Thyroid nodules in pediatrics: which ones can be left alone, which ones must be investigated, when and how. J Clin Res Pediatr Endocrinol. 2013;5(Suppl. 1):57-69.
121. Hogan AR, Zhuge Y, Perez EA, et al. Pediatric thyroid carcinoma: incidence and outcomes in 1753 patients. J Surg Res. 2009;156(1):167-172.
122. Crom DB, Kaste SC, Tubergen DG, et al. Ultrasonography for thyroid screening after head and neck irradiation in childhood cancer survivors. Med Pediatr Oncol. 1997;28(1):15-21.
123. Segal K, Arad-Cohen A, Mechlis S, et al. Cancer of the thyroid in children and adolescents. Clin Otolaryngol Allied Sci. 1997;22(6):525-528.
124. Brkljacic B, Cuk V, Tomic-Brzac H, et al. Ultrasonic evaluation of benign and malignant nodules in echographically multinodular thyroids. J Clin Ultrasound. 1994;22(2):71-76.
125. Shin JH, Han BK, Ko EY, Kang SS. Sonographic findings in the surgical bed after thyroidectomy: comparison of recurrent tumors and nonrecurrent lesions. J Ultrasound Med. 2007;26(10):1359-1366.
126. Jun P, Chow LC, Jeffrey RB. The sonographic features of papillary thyroid carcinomas: pictorial essay. Ultrasound Q. 2005;21(1):39-45.
127. Chammas MC, Gerhard R, de Oliveira IR, et al. Thyroid nodules: evaluation with power Doppler and duplex Doppler ultrasound. Otolaryngol Head Neck Surg. 2005;132(6):874-882.
128. Frates MC, Benson CB, Charboneau JW, et al. Management of thyroid nodules detected at US: Society of Radiologists in Ultrasound consensus conference statement. Radiology. 2005;237(3):794-800.
129. Goldfarb M, Gondek SS, Sanchez Y, Lew JI. Clinic-based ultrasound can predict malignancy in pediatric thyroid nodules. Thyroid. 2012;22(8):827-831.
130. Benson MT, Dalen K, Mancuso AA, et al. Congenital anomalies of the branchial apparatus: embryology and pathologic anatomy. Radiographics. 1992;12(5):943-960.
131. Winzelberg GG, Hydovitz JD, O'Hara KR, et al. Parathyroid adenomas evaluated by Tl-201/Tc-99m pertechnetate subtraction scintigraphy and high-resolution ultrasonography. Radiology. 1985;155(1):231-235.
132. Prasad TR, Bhatnagar V. Giant solitary parathyroid adenoma presenting with bone disease. Indian Pediatr. 2002;39(11):1044-1107.
133. Scheible W. Recent advances in ultrasound: high-resolution imaging of superficial structures. Head Neck Surg. 1981;4(1):58-63.
134. Roizen J, Levine MA. Primary hyperparathyroidism in children and adolescents. J Chin Med Assoc. 2012;75(9):425-434.
135. Wolf RJ, Cronan JJ, Monchik JM. Color Doppler sonography: an adjunctive technique in assessment of parathyroid adenomas. J Ultrasound Med. 1994;13(4):303-308.
136. Lee VS, Spritzer CE. MR imaging of abnormal parathyroid glands. AJR Am J Roentgenol. 1998;170(4):1097-1103.
137. Sarin YK, Thambudorai R. Ectopic bronchogenic cyst. Indian Pediatr. 1997;34(11):1035-1036.
138. Da Cunha Pinho M, Viana PC, Omokawa M, et al. External laryngocele: sonographic appearance—a case report. Radiol Bras. 2007;40:279-282.
139. Maroldi R, Farina D, Ravanelli M, et al. Emergency imaging assessment of deep neck space infections. Semin Ultrasound CT MR. 2012;33(5):432-442.
140. Koch BL. The child with a neck mass. Appl Radiol. 2005;34:8-22.
141. Waldhausen JH. Branchial cleft and arch anomalies in children. Semin Pediatr Surg. 2006;15(2):64-69.
142. Goff CJ, Allred C, Glade RS. Current management of congenital branchial cleft cysts, sinuses, and fistulae. Curr Opin Otolaryngol Head Neck Surg. 2012;20(6):533-539.
143. Spinelli C, Rossi L, Strambi S, et al. Branchial cleft and pouch anomalies in childhood: a report of 50 surgical cases. J Endocrinol Invest. 2015.
144. Koch BL. Cystic malformations of the neck in children. Pediatr Radiol. 2005;35(5):463-477.
145. Miller MB, Rao VM, Tom BM. Cystic masses of the head and neck: pitfalls in CT and MR interpretation. AJR Am J Roentgenol. 1992;159(3):601-607.
146. Nicollas R, Guelfucci B, Roman S, Triglia JM. Congenital cysts and fistulas of the neck. Int J Pediatr Otorhinolaryngol. 2000;55(2):117-124.
147. Mukherji SK, Fatterpekar G, Castillo M, et al. Imaging of congenital anomalies of the branchial apparatus. Neuroimaging Clin N Am. 2000;10(1):75-93, viii.
148. Nicoucar K, Giger R, Jaecklin T, et al. Management of congenital third branchial arch anomalies: a systematic review. Otolaryngol Head Neck Surg. 2010;142(1):21-28. e2.
149. Mou JW, Chan KW, Wong YS, et al. Recurrent deep neck abscess and piriform sinus tract: a 15-year review on the diagnosis and management. J Pediatr Surg. 2014;49(8):1264-1267.
150. Fitoz S, Atasoy C, Turkoz E, et al. Sonographic findings in ectopic cervical thymus in an infant. J Clin Ultrasound. 2001;29(9):523-526.
151. Costa NS, Laor T, Donnelly LF. Superior cervical extension of the thymus: a normal finding that should not be mistaken for a mass. Radiology. 2010;256(1):238-242.
152. Gaddikeri S, Vattoth S, Gaddikeri RS, et al. Congenital cystic neck masses: embryology and imaging appearances, with clinicopathological correlation. Curr Probl Diagn Radiol. 2014;43(2):55-67.
153. Ballal HS, Mahale A, Hegde V, et al. Case report: cervical thymic cyst. Indian J Radiol Imaging. 1999;9:187-189.
154. Smirniotopoulos JG, Chiechi MV. Teratomas, dermoids, and epidermoids of the head and neck. Radiographics. 1995;15(6):1437-1455.
155. Al-Khateeb TH, Al Zoubi F. Congenital neck masses: a descriptive retrospective study of 252 cases. J Oral Maxillofac Surg. 2007;65(11):2242-2247.
156. Kerner B, Flaum E, Mathews H, et al. Cervical teratoma: prenatal diagnosis and long-term follow-up. Prenat Diagn. 1998;18(1):51-59.
157. Guarisco JL. Congenital head and neck masses in infants and children. Part II. Ear Nose Throat J. 1991;70(2):75-82.
158. Hasiotou M, Vakaki M, Pitsoulakis G, et al. Congenital cervical teratomas. Int J Pediatr Otorhinolaryngol. 2004;68(9):1133-1139.
159. Kogutt MS, Cohen S. Cervical teratoma in infants and children. South Med J. 1977;70(1):122-123.
160. Herman TE, Siegel MJ. Cervical teratoma. J Perinatol. 2008;28(9):649-651.
161. Mulliken JB, Glowacki J. Hemangiomas and vascular malformations in infants and children: a classification based on endothelial characteristics. Plast Reconstr Surg. 1982;69(3):412-422.
162. Wassef M, Blei F, Adams D, et al. Vascular anomalies classification: recommendations from the International Society for the Study of Vascular Anomalies. Pediatrics. 2015;136(1):e203-e214.
163. Robertson RL, Robson CD, Barnes PD, Burrows PE. Head and neck vascular anomalies of childhood. Neuroimaging Clin N Am. 1999;9(1):115-132.
164. Restrepo R, Palani R, Cervantes LF, et al. Hemangiomas revisited: the useful, the unusual and the new. Part 1: overview and clinical and imaging characteristics. Pediatr Radiol. 2011;41(7):895-904.
165. Metry DW, Dowd CF, Barkovich AJ, Frieden IJ. The many faces of PHACE syndrome. J Pediatr. 2001;139(1):117-123.
166. Gorincour G, Kokta V, Rypens F, et al. Imaging characteristics of two subtypes of congenital hemangiomas: rapidly involuting congenital hemangiomas and non-involuting congenital hemangiomas. Pediatr Radiol. 2005;35(12):1178-1185.
167. Rogers M, Lam A, Fischer G. Sonographic findings in a series of rapidly involuting congenital hemangiomas (RICH). Pediatr Dermatol. 2002;19(1):5-11.
168. Edwards PD, Rahbar R, Ferraro NF, et al. Lymphatic malformation of the lingual base and oral floor. Plast Reconstr Surg. 2005;115(7):1906-1915.
169. Boukobza M, Enjolras O, Guichard JP, et al. Cerebral developmental venous anomalies associated with head and neck venous malformations. AJNR Am J Neuroradiol. 1996;17(5):987-994.

170. Jacob JL. Left cervical aortic arch associated with multiple vascular anomalies. Cardiol Young. 2011;21(6):700-702.
171. Hu X, Li J, Hu T, Jiang X. Congenital jugular vein phlebectasia. Am J Otolaryngol. 2005;26(3):172-174.
172. Eksioglu AS, Senel S, Cinar G, Karacan CD. Sonographic measurement criteria for the diagnosis of internal jugular phlebectasia in children. J Clin Ultrasound. 2013;41(8):486-492.
173. Bora MK. Internal jugular phlebectasia: diagnosis by ultrasonography. Doppler and contrast CT. J Clin Diagn Res. 2013;7(6):1194-1196.
174. Babcock DS. Sonographic evaluation of suspected pediatric vascular diseases. Pediatr Radiol. 1991;21(7):486-489.
175. Taylor BJ, Seibert JJ, Glasier CM, et al. Evaluation of the reconstructed carotid artery following extracorporeal membrane oxygenation. Pediatrics. 1992;90(4):568-572.
176. Simonetti G, Bozzao A, Floris R, Silvestrini M. Non-invasive assessment of neck-vessel pathology. Eur Radiol. 1998;8(5):691-697.
177. Jacobs JP, Goldman AP, Cullen S, et al. Carotid artery pseudoaneurysm as a complication of ECMO. Ann Vasc Surg. 1997;11(6):630-633.
178. Kuenzler KA, Arthur LG, Burchard AE, et al. Intraoperative ultrasound reduces ECMO catheter malposition requiring surgical correction. J Pediatr Surg. 2002;37(5):691-694.
179. Liberman L, Hordof AJ, Hsu DT, Pass RH. Ultrasound-assisted cannulation of the right internal jugular vein during electrophysiologic studies in children. J Interv Card Electrophysiol. 2001;5(2):177-179.
180. Lamperti M, Caldiroli D, Cortellazzi P, et al. Safety and efficacy of ultrasound assistance during internal jugular vein cannulation in neurosurgical infants. Intensive Care Med. 2008;34(11):2100-2105.
181. Righini CA, Karkas A, Tourniaire R, et al. Lemierre syndrome: study of 11 cases and literature review. Head Neck. 2014;36(7):1044-1051.
182. De Sena S, Rosenfeld DL, Santos S, Keller I. Jugular thrombophlebitis complicating bacterial pharyngitis (Lemierre's syndrome). Pediatr Radiol. 1996;26(2):141-144.
183. Schubert AD, Hotz MA, Caversaccio MD, Arnold A. Septic thrombosis of the internal jugular vein: Lemierre's syndrome revisited. Laryngoscope. 2015;125(4):863-868.
184. Castro-Marin F, Kendall JL. Diagnosis of Lemierre syndrome by bedside emergency department ultrasound. J Emerg Med. 2007;10:44.
185. Ahuja AT, Ying M. Sonographic evaluation of cervical lymph nodes. AJR Am J Roentgenol. 2005;184(5):1691-1699.
186. Jordan N, Tyrrell J. Management of enlarged cervical lymph nodes. Curr Paediatr. 2004;14:154-159.
187. Brown RL, Azizkhan RG. Pediatric head and neck lesions. Pediatr Clin North Am. 1998;45(4):889-905.
188. Locke R, Comfort R, Kubba H. When does an enlarged cervical lymph node in a child need excision? A systematic review. Int J Pediatr Otorhinolaryngol. 2014;78(3):393-401.
189. Turkington JR, Paterson A, Sweeney LE, Thornbury GD. Neck masses in children. Br J Radiol. 2005;78(925):75-85.
190. Penn EB Jr, Goudy SL. Pediatric inflammatory adenopathy. Otolaryngol Clin North Am. 2015;48(1):137-151.
191. Moore SW, Schneider JW, Schaaf HS. Diagnostic aspects of cervical lymphadenopathy in children in the developing world: a study of 1,877 surgical specimens. Pediatr Surg Int. 2003;19(4):240-244.
192. Peters TR, Edwards KM. Cervical lymphadenopathy and adenitis. Pediatr Rev. 2000;21(12):399-405.
193. Kao HT, Huang YC, Lin TY. Kawasaki disease presenting as cervical lymphadenitis or deep neck infection. Otolaryngol Head Neck Surg. 2001;124(4):468-470.
194. Bedi DG, John SD, Swischuk LE. Fibromatosis colli of infancy: variability of sonographic appearance. J Clin Ultrasound. 1998;26(7):345-348.
195. Cheng JC, Metreweli C, Chen TM, Tang S. Correlation of ultrasonographic imaging of congenital muscular torticollis with clinical assessment in infants. Ultrasound Med Biol. 2000;26(8):1237-1241.
196. Hsu TC, Wang CL, Wong MK, et al. Correlation of clinical and ultrasonographic features in congenital muscular torticollis. Arch Phys Med Rehabil. 1999;80(6):637-641.
197. Lin JN, Chou ML. Ultrasonographic study of the sternocleidomastoid muscle in the management of congenital muscular torticollis. J Pediatr Surg. 1997;32(11):1648-1651.
198. Knight PJ, Reiner CB. Superficial lumps in children: what, when, and why? Pediatrics. 1983;72(2):147-153.
199. Lan MY, Lan MC, Ho CY, et al. Pilomatricoma of the head and neck: a retrospective review of 179 cases. Arch Otolaryngol Head Neck Surg. 2003;129(12):1327-1330.
200. Choo HJ, Lee SJ, Lee YH, et al. Pilomatricomas: the diagnostic value of ultrasound. Skeletal Radiol. 2010;39(3):243-250.
201. Hwang JY, Lee SW, Lee SM. The common ultrasonographic features of pilomatricoma. J Ultrasound Med. 2005;24(10):1397-1402.
202. Lim HW, Im SA, Lim GY, et al. Pilomatricomas in children: imaging characteristics with pathologic correlation. Pediatr Radiol. 2007;37(6):549-555.
203. Chung EB, Enzinger FM. Infantile myofibromatosis. Cancer. 1981;48(8):1807-1818.
204. Cheung YH, Gayden T, Campeau PM, et al. A recurrent *PDGFRB* mutation causes familial infantile myofibromatosis. Am J Hum Genet. 2013;92(6):996-1000.
205. Koujok K, Ruiz RE, Hernandez RJ. Myofibromatosis: imaging characteristics. Pediatr Radiol. 2005;35(4):374-380.
206. Holzer-Fruehwald L, Blaser S, Rossi A, et al. Imaging findings in seven cases of congenital infantile myofibromatosis with cerebral, spinal, or head and neck involvement. Neuroradiology. 2012;54(12):1389-1398.
207. Coleman AM, Calvo-Garcia MA, Zbojniewicz AM, et al. Prenatal diagnosis of infantile myofibroma with postnatal imaging correlation. Fetal Diagn Ther. 2014.
208. Imhof H, Czerny C, Hormann M, Krestan C. Tumors and tumor-like lesions of the neck: from childhood to adult. Eur Radiol. 2004;14(Suppl. 4):L155-L165.
209. Toma P, Granata C, Rossi A, Garaventa A. Multimodality imaging of Hodgkin disease and non-Hodgkin lymphomas in children. Radiographics. 2007;27(5):1335-1354.
210. Evans RM. Ultrasound of cervical lymph nodes. Imaging. 2003;15:101-108.
211. McCarville MB, Spunt SL, Pappo AS. Rhabdomyosarcoma in pediatric patients: the good, the bad, and the unusual. AJR Am J Roentgenol. 2001;176(6):1563-1569.
212. Ng WK. Embryonal rhabdomyosarcoma in a young boy. Mcgill J Med. 2007;10(1):16-19.
213. Bellah R. Ultrasound in pediatric musculoskeletal disease: techniques and applications. Radiol Clin North Am. 2001;39(4):597-618, ix.
214. D'Ambrosio N, Lyo J, Young R, et al. Common and unusual craniofacial manifestations of metastatic neuroblastoma. Neuroradiology. 2010;52(6):549-553.
215. Cardesa-Salzmann TM, Mora-Graupera J, Claret G, Agut T. Congenital cervical neuroblastoma. Pediatr Blood Cancer. 2004;43(7):785-787.
216. Gallet BL, Egelhoff JC. Unusual CNS and orbital metastases of neuroblastoma. Pediatr Radiol. 1989;19(5):287-289.
217. Kuna SK, Bracic I, Tesic V, et al. Ultrasonographic differentiation of benign from malignant neck lymphadenopathy in thyroid cancer. J Ultrasound Med. 2006;25(12):1531-1537.

CAPÍTULO 49

Canal Vertebral Pediátrico

Ilse Castro-Aragon, Deborah Levine e Carol M. Rumack

RESUMO DOS PONTOS-CHAVE

- A ultrassonografia da coluna vertebral é utilizada na avaliação de neonatos e lactentes (até 3 a 4 meses) com manifestações cutâneas associadas a risco elevado ou moderado de disrafismo espinal oculto, com sinais clínicos de medula espinal ancorada ou anomalias congênitas frequentemente associadas ao disrafismo espinal.
- Indicações adicionais para a realização de ultrassonografia da coluna incluem falha na punção lombar, orientação durante a realização de punção lombar, e orientação intraoperatória.
- O cone medular se localiza geralmente na altura de L1-L2 e pode se estender até o platô superior do corpo vertebral de L3.
- Os defeitos do tubo neural são classificados como lesões espinais abertas (sem revestimento da pele) ou ocultas (com revestimento da pele), com ou sem massa subcutânea ou outros estigmas cutâneos.
- É importante o conhecimento da anatomia, da embriologia, das variantes normais e da técnica de rastreamento para um diagnóstico acurado.

SUMÁRIO DO CAPÍTULO

EMBRIOLOGIA
TÉCNICA ULTRASSONOGRÁFICA E ANATOMIA NORMAL
ANOMALIAS ESPINAIS
Medula Espinal Ancorada
DISRAFISMO ESPINAL
Disrafismo Espinal Aberto
Disrafismo Espinal Oculto com Massa Subcutânea
Lesão Espinal Oculta sem Massa Subcutânea
Disrafismo Simples
Disrafismo Complexo (Distúrbios da Gastrulação)
TUMORES
HEMORRAGIA E INFECÇÃO
CISTOS ARACNOIDES
UTILIZAÇÃO INTRAOPERATÓRIA E OUTROS USOS DA ULTRASSONOGRAFIA ESPINAL

Nos lactentes normais, o canal vertebral e seu conteúdo podem ser visualizados porque a sincondrose intraneural posteromediana não ossificada proporciona uma janela acústica ampla (Fig. 49.1). A configuração anormal dos corpos vertebrais nos lactentes com certas anormalidades disráficas abre a janela acústica ainda mais. Embora a ressonância magnética (RM) seja considerada o exame de escolha ao avaliar a coluna vertebral em crianças e adultos, a ultrassonografia da coluna, no período neonatal, pode revelar detalhes que são difíceis de definir com a RM. Vários autores recomendam a ultrassonografia como exame de imagem inicial em pacientes com menos de 6 meses de idade com suspeita de distúrbio da coluna vertebral.[1] Outros autores recomendam a ultrassonografia em lactentes assintomáticos com estigmas cutâneos e a ressonância magnética em paciente que apresentam déficits e estigmas cutâneos.[2] Massas gordurosas, a posição e a relação do cordão com qualquer massa, bem como a presença ou ausência de pulsações na raiz nervosa, podem ser detectados claramente.

EMBRIOLOGIA

Para melhor compreensão da patologia espinal, torna-se essencial o conhecimento geral do processo de formação da medula espinal e da coluna vertebral. O disco trilaminar é formado na **gastrulação**. Na sequência ocorre o processo de **neurulação primária** que forma a medula espinal desde os segmentos cervicais até o segmento sacral S5.[3] Distalmente a esse nível, o cone medular e o filo terminal são formados por um processo denominado **canalização e diferenciação retrogressiva** da massa celular caudal, também denominada **neurulação secundária**.

Durante a segunda e a terceira semana, o disco embrionário bilaminar (formado por camadas da endoderma e ectoderma) é convertido em um disco trilaminar através do processo de **gastrulação**. O processo se inicia com o desenvolvimento da linha primitiva, que se forma caudalmente, adjacente à área que eventualmente se torna a cloaca. A linha primitiva origina diretamente as células mesenquimais que formarão o mesoderma. Algumas células mesenquimais migram lateralmente, e seus análogos pareados eventualmente se fundem na linha média para formar o processo notocordal, que contém um lúmen central (canal notocordal).[4,5] O canal neuroentérico, que corresponde à parte proximal do canal notocordal, normalmente se oblitera quando o desenvolvimento da notocorda está completo.

O sistema nervoso se desenvolve a partir da placa neural, que se diferencia do ectoderma que recobre a notocorda e o mesoderma paraxial.[6] A placa neural é composta por ectoderma neural e é contígua ao ectoderma cutâneo de ambos os lados. As células na junção do ectoderma neural e cutâneo se diferenciam em células da crista neural. A neurulação primária (fechamento do tubo neural) se inicia no 22° e 23° dias. As margens laterais da placa neural tornam-se mais espessas para formar as dobras neurais, já a linha mediana mais fina da placa neural forma o sulco neural. As dobras neurais se dobram dorsalmente, convergem e finalmente se fundem na linha média para formar o tubo neural. O processo de fechamento do tubo inicia-se na região da junção craniocervical e se estende cranial e caudalmente com vários sítios de fusão, e o fechamento do neuroporo posterior se prolonga até o 27° dia. Após o fechamento do tubo neural, o ectoderma sobrejacente se separa do tecido neural e se funde na linha média, formando um revestimento ectodérmico contínuo das estruturas neurais; esse processo é denominado **disjunção**. Após o fechamento do tubo neural e da sua separação do ectoderma superficial, o mesênquima também migra dorsalmente para o tubo neural e forma precursores dos arcos neurais, além das meninges e dos músculos paraespinais. No momento do fechamento do tubo neural, as bordas laterais da placa neural, as quais formam as células da crista neural, se separam do tubo neural e se movem dorsalmente; em seguida, migram lateralmente e dão origem aos gânglios sensitivos da raiz dorsal, ao sistema nervoso autônomo e outras estruturas[7,8] (Fig. 49.2).

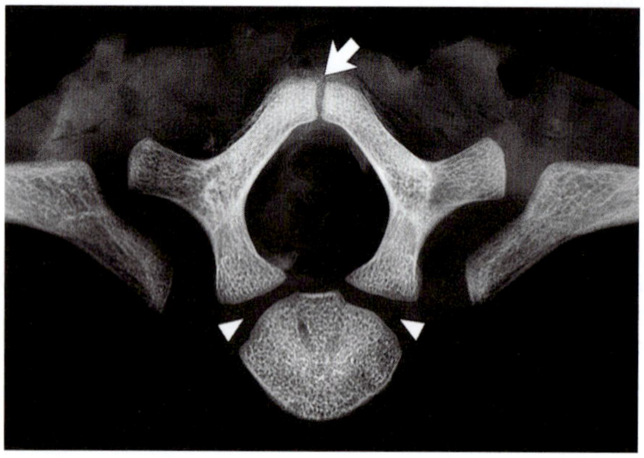

FIG. 49.1 Espaços cartilaginosos no anel vertebral possibilitam a penetração do feixe. Radiografia transversal de um corpo vertebral torácico de um lactente mostra a sincondrose intraneural mediana posterior cartilaginosa *(seta)* e o par de sincondroses neurocentrais *(pontas de seta)*. (Cortesia de Dr. Paul Kleinman, Children's Hospital, Boston.)

O tubo neural distal é formado por neurulação secundária. Distal ao neuroporo posterior, as células não diferenciadas da linha primitiva formam uma massa celular caudal (30° dia). Os microcistos desenvolvem-se e coalescem para formar uma estrutura tubular que se une ao tubo neural mais distal que foi formado pela neurulação primária. No 38° dia, ocorre o processo de diferenciação retrogressiva, com redução do tamanho da massa celular e do lúmen central do tubo neural caudal. O segmento resultante deste processo finalmente forma o **filo terminal** e a **cauda equina**, se deslocando para cima e formando assim o **cone medular** e o **ventrículo terminal**. O processo de regressão continua no período pós-natal, com migração mínima; o cone atinge o nível do adulto na altura das vértebras L1-L2 aos 3 meses de idade, aproximadamente.[9]

A coluna vertebral se desenvolve paralelamente à medula espinal, começando na futura região occipital, e se estende caudalmente.

ULTRASSONOGRAFIA DA COLUNA VERTEBRAL DO NEONATO

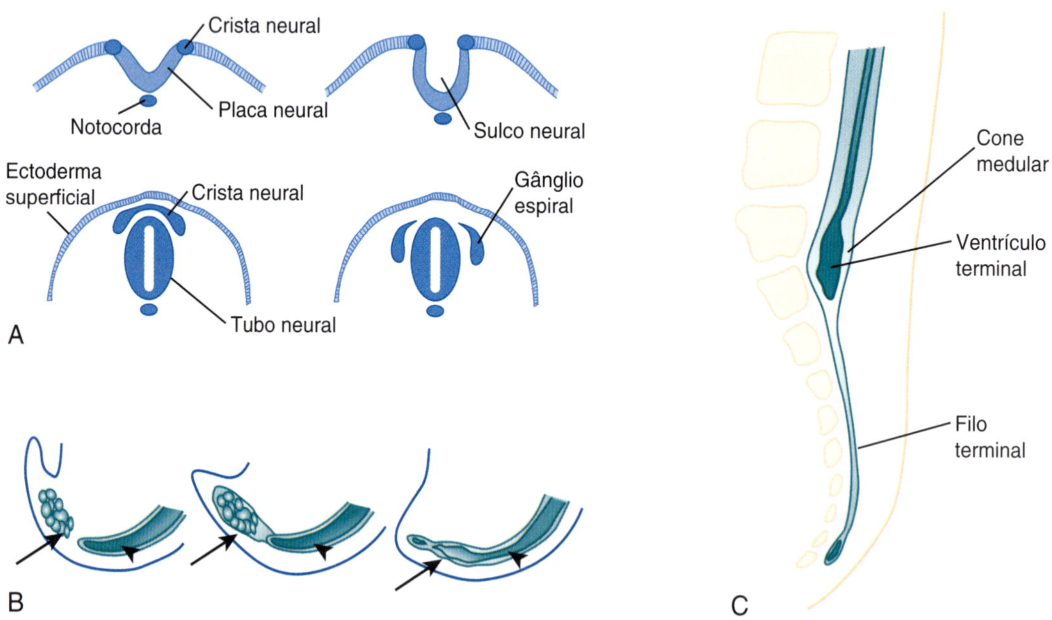

FIG. 49.2 Três estágios do desenvolvimento da medula espinal. (A) Neurulação (fechamento do tubo neural) é o processo de progressão de placa neural para sulco neural até tubo neural. **(B) Canalização** ocorre quando múltiplos microcistos se formam e coalescem na massa de células caudais *(setas)*, que se funde ao tubo neural distal *(pontas de seta)* formando a medula espinal primitiva. **(C) Diferenciação retrogressiva** (morte celular programada) é o processo pelo qual a massa de células caudais e o tubo neural diminuem de tamanho para formar o **cone medular fetal,** o **ventrículo terminal** e o **filo terminal**. (**A** com permissão de Sadler T. Langman's medical embryology. 5th ed. Baltimore: Lippincott; 1985; **B** e **C** com permissão de Barkovich AJ. The nervous system. Pediatric neuroimaging. 3rd ed. Philadelphia: Lippincott-Williams & Wilkins 2000; 2000.[8])

O mesênquima lateral ao tubo neural em processo de fechamento se organiza em somitos. A parte dorsolateral de cada somito formará o músculo esquelético e a derme, enquanto a parte ventromedial formará cartilagem, ossos e ligamentos da coluna vertebral. A formação das vértebras na extremidade caudal do embrião ocorre por um processo diferente, através de uma massa de células da notocorda, do mesênquima e do tecido neural, que se divide em somitos.

Pode-se facilmente notar como a falta de finalização ou o erro de organização em qualquer dessas etapas poderiam levar a anomalias na formação da coluna vertebral. A não disjunção completa do ectoderma cutâneo e do neuroectoderma impede a migração mesenquimal e resulta em um disrafismo posterior sem revestimento da pele, como a **mielomeningocele**. Uma não disjunção focal resulta em uma **comunicação ectodérmico-neuroectodérmico** focal ou **seio dermal**. Na disjunção prematura unilateral focal, o tubo neural separa-se do ectoderma cutâneo antes do fechamento completo do tubo neural, e isso permite o acesso das células mesenquimais ao sulco neural e ao revestimento ependimal. O mesênquima se diferencia em gordura e desenvolve anormalidades recobertas de pele, como as **lipomielomeningoceles**. Os **lipomas do filo terminal** provavelmente ocorrem devido ao desenvolvimento anormal da massa celular caudal. A massa celular caudal se forma muito próxima à **cloaca** (origem das estruturas geniturinárias e anorretais inferiores), o que explica a alta incidência de **hipogenesia lombossacral** e **medula espinal ancorada** em pacientes com anomalias anorretais e urogenitais. Aberrações na gastrulação, que podem interferir na neurulação primária e/ou secundária, explicam **diastematomielia, fístula neurentérica, agenesia caudal** e **disgenesia segmentar da coluna vertebral**.[10]

TÉCNICA ULTRASSONOGRÁFICA E ANATOMIA NORMAL

Os lactentes são, em geral, examinados em decúbito ventral, embora seja possível examinar em decúbito dorsal enquanto o lactente está sendo alimentado com mamadeira ou até mesmo em aleitamento materno. Obtêm-se um exame mais detalhado se for permitido que o lactente inquieto seja amamentado e então reposicionado em decúbito ventral no estado pós-prandial. Uma chupeta embebida em glicose também pode ser usada para acalmar o paciente durante o exame. Se possível, acentua-se a lordose lombar elevando os ombros, a fim de auxiliar a determinação do nível dos corpos vertebrais pela definição da junção lombossacral.[11] Para uma definição acurada do local do término do canal vertebral, uma radiografia anteroposterior (AP) e lateral da coluna utilizando-se um marcador de metal no nível da extremidade da medula espinal, definida por ultrassonografia, pode auxiliar na documentação do local, visto que o nível da terminação estimado à ultrassonografia pode estar equivocado em casos de anomalias espinais, como por exemplo quando existem seis vértebras lombares. Além disso, a elevação do tronco superior e da cabeça pode distender ainda mais a porção caudal mais baixa do saco tecal. Uma abordagem alternativa excelente consiste na colocação de um cobertor enrolado, sob a região inferior do abdome, na posição de decúbito ventral, para aumentar a janela acústica através da separação dos processos espinhosos.[12] Os elementos posteriores da coluna ossificam após o nascimento (direção caudal-cranial). Há redução da penetração do ultrassom na coluna lombar aos 3 a 4 meses de idade e, na maioria dos pacientes, a qualidade diminui significativamente após os 6 meses de vida. No lactente e na criança de idade mais avançada, a varredura parassagital pode visualizar melhor o conteúdo do canal vertebral em relação ao exame no plano sagital mediano.[13]

Transdutores lineares de alta frequência permitem a visualização de detalhes finos da anatomia, com o auxílio adicional de vídeos arquivados, bem como de imagens de campo de visão estendido, úteis para a contagem dos segmentos vertebrais (Fig. 49.3). Uma tela dividida pode documentar os pontos de referência utilizados para a contagem dos corpos vertebrais e determinação do nível do cone medular. O movimento da medula espinal e da cauda equina com o choro, a respiração e o ciclo cardíaco pode ser observado em tempo real e arquivado na forma de videoclipes (Vídeo 49.1). O movimento normal pode ser visualizado em recém-nascidos, porém pode não ser marcante o suficiente até aproximadamente os 2 meses de idade.[12] Embora diferentes indicações de exames possam necessitar de incidências variáveis, é melhor realizar a avaliação do dorso inteiro nos planos longitudinal e transversal, com marcações dos lados direito e esquerdo nas imagens transversais (o que pode ser confuso na obtenção de imagens em decúbito ventral). Isso permite uma pesquisa minuciosa da contiguidade dos anéis dos corpos vertebrais, uma avaliação do contorno e da posição da medula espinal e uma pesquisa da musculatura paraespinal e da pele sobrejacente. Um acoplador acústico ou uma boa quantidade de gel, pode ser um recurso utilizado para avaliar uma massa subcutânea ou outras estruturas em um campo mais superficial.

Se a janela acústica for pequena, como observado durante a avaliação da junção craniocervical, um transdutor curvilíneo pequeno, setorial ou até mesmo um transdutor linear pequeno permitem a avaliação da base do crânio e através do forame magno. Esta visão possibilita a observação da cisterna magna, do tronco encefálico, do cerebelo inferior e do cordão cervical proximal[14-16] (Fig. 49.4).

A exibição anatômica detalhada possível com a ultrassonografia tem sido demonstrada em estudos de correlação entre a ultrassonografia e avaliação de peças anatômicas.[17] A Figura 49.5 mostra os pontos de referência básicos que devem estar visíveis. Os processos espinhosos cartilaginosos são hipoecogênicos (Fig. 49.6) e o espaço peridural, que contém uma quantidade variável de gordura, é visível anterior à dura-máter posterior. Observa-se a dura-máter em imagens longitudinais, como uma linha ecogênica paralela ao espaço subaracnóideo posterior anecogênico, de localização anterior à medula espinal. A medula espinal é circundada anteriormente pelo espaço subaracnóideo anterior e pelos corpos vertebrais ecogênicos. A medula é hipoecogênica, já as interfaces criadas pelas raízes dos nervos são ecogênicas.

O eco central na medula espinal hipoecogênica foi evidenciado à ultrassonografia, bem como a correlação histoanatômica resultante da interface entre a comissura anterior branca mielinizada e a extremidade central da fissura mediana anterior.[18,19] Às vezes, as imagens obtidas com transdutores de alta frequência revelam uma coluna de líquido no eco central no cone medular. O **ventrículo terminal** representa um ventrículo terminal fetal persistente e aparece como uma dilatação discreta do eco central dentro do cone medular. Esse achado normal é observado com frequência no neonato, e regride ou desaparece logo após o nascimento (Fig. 49.7).[12,20]

O **filo terminal** normal é visível e móvel com as pulsações do líquido cerebrospinal (LCS). O centro do filo tende a ser relativamente hipoecogênico em comparação com suas margens externas brilhantes. O filo terminal estende-se desde a ponta do cone medular, atravessando o espaço subaracnóideo até se inserir no primeiro

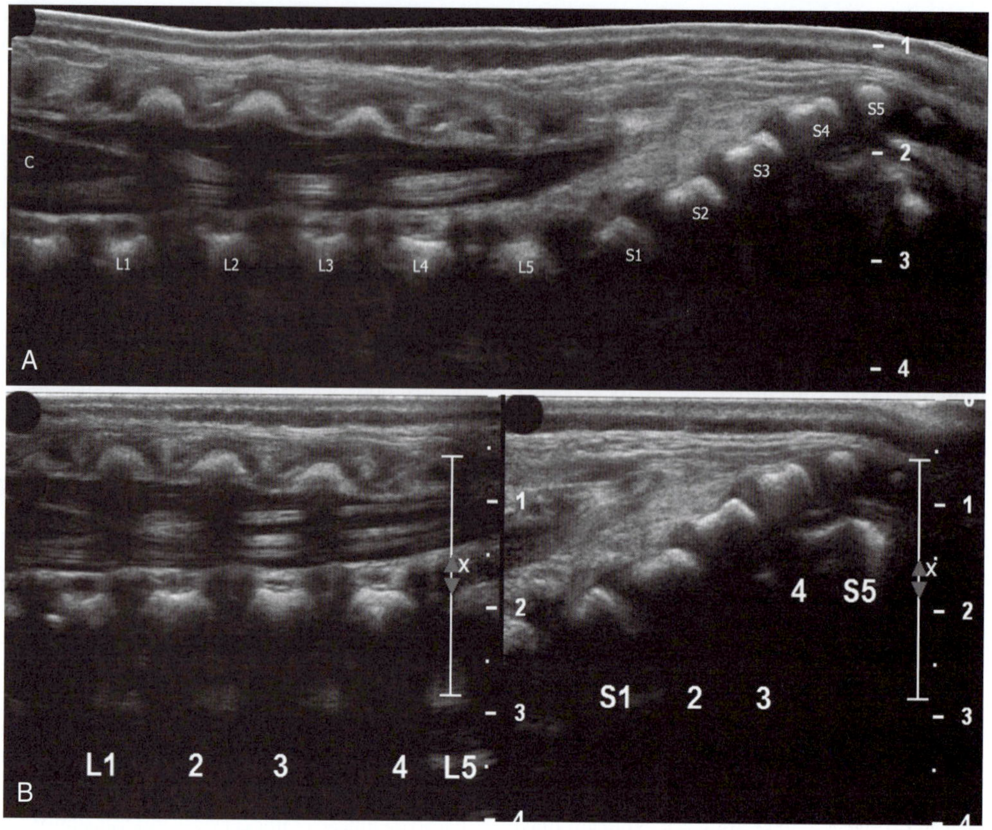

FIG. 49.3 Coluna lombossacral em recém-nascido com 2 semanas de idade. (A) Imagem com campo de visualização estendido revela a anatomia detalhada do trajeto e do contorno da coluna lombossacral. A medula espinal hipoecoica é visível *(C)*, os corpos vertebrais sacrais e lombares são identificados e a junção lombossacral pode ser determinada no local onde a primeira vértebra sacral se inclina posteriormente. **(B)** Imagem dividida no mesmo paciente. Os mesmos pontos de referência podem ser documentados com uma imagem dupla. Muitas vezes, isso é tecnicamente mais fácil do que a obtenção de uma vista panorâmica. Ver também Vídeo 49.1.

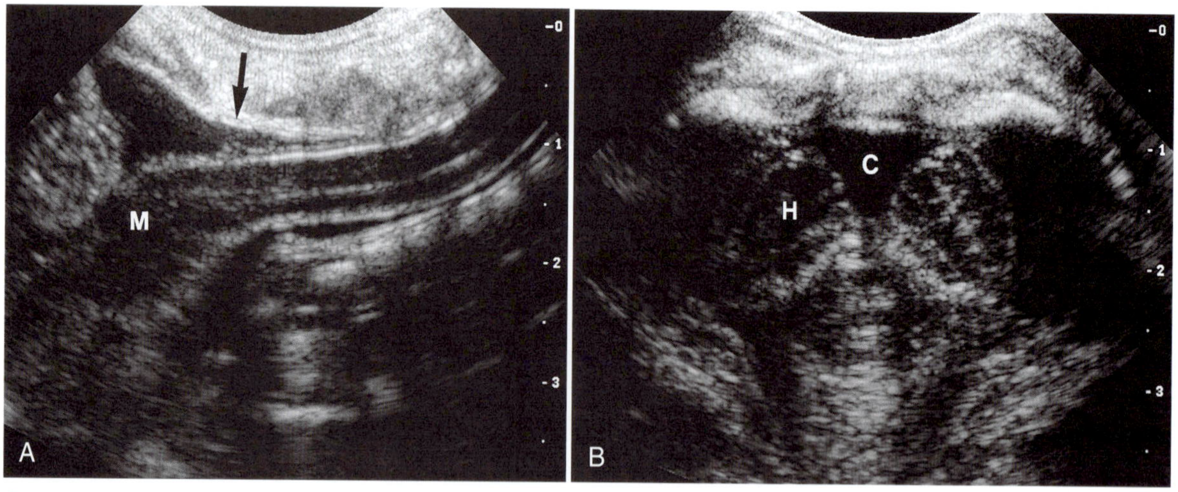

FIG. 49.4 Tronco encefálico, cisterna magna e hemisférios cerebelares. (A) Vista sagital da junção craniocervical utilizando o forame magno como janela acústica. A seta indica a margem posterior do forame magno. A visualização do cerebelo e da medula oblonga *(M)* também é possível nesta imagem. **(B)** Na vista transversal, a cisterna magna *(C)* e os hemisférios cerebelares *(H)* estão bem evidentes.

corpo vertebral coccígeo. O filo é circundado pela cauda equina e apresenta espessura normal de 1 a 2 mm[21] (Fig. 49.8, Vídeo 49.2). Às vezes, pode ser difícil separar o filo terminal das raízes nervosas da cauda equina, a fim de obter uma boa medida. Os **cistos filares** (Fig. 49.9) podem ser detectados no interior ou sobre o filo terminal, em posição caudal em relação ao cone medular e devem ser considerados uma variante do desenvolvimento normal quando não há outra evidência de patologia.[7,22] A incidência de cistos filares é de até 11,8% no período neonatal.[20] Sua detecção é inversamente proporcional à idade até os 6 meses de vida. Esses cistos não são observados na maioria dos estudos de RM neonatal ou em adultos. Não há explicação comprovada para sua origem; as possibilidades incluem um verdadeiro cisto, um pseudocisto, um remanescente embrionário ou um fenômeno de desenvolvimento que regride com o avançar da idade. Não há necessidade de exames de imagens adicionais ou acompanhamento.[20]

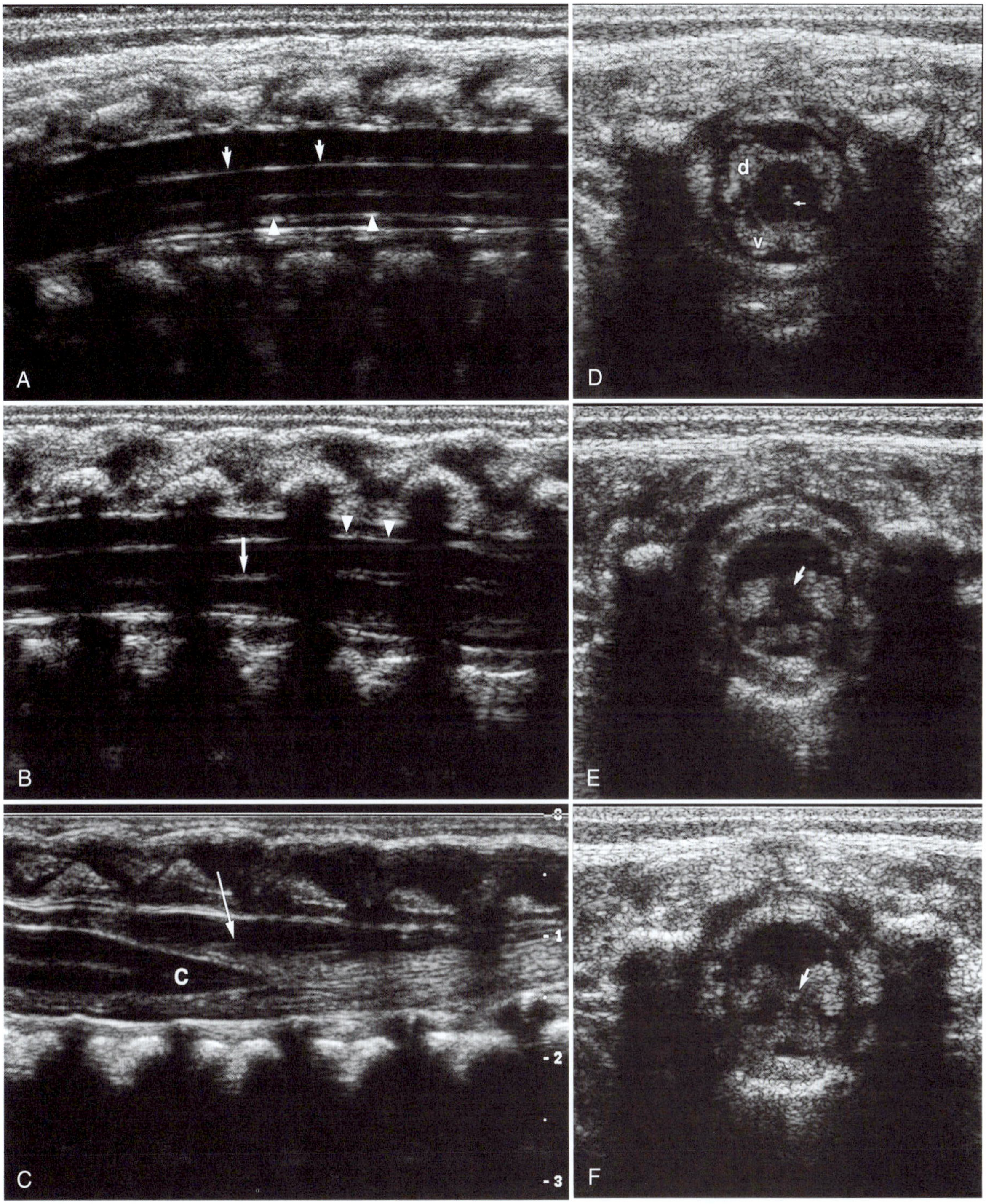

FIG. 49.5 Medula espinal normal. (A) Vista sagital mostra as faces posterior *(setas)* e anterior da medula espinal torácica *(pontas de seta)*. A medula espinal torácica normal está posicionada mais anteriormente no canal vertebral do que a medula espinal mais distal. **(B)** Alargamento normal da medula espinal lombar *(pontas de seta)*. O canal espinal central é visível na forma de uma linha ecogênica *(seta)*. **(C)** A ponta do cone medular *(C)* deve afilar-se gradualmente. As raízes nervosas individuais são visíveis *(seta)*. **(D)** Na vista transversal da medula espinal lombar, as raízes nervosas dorsal *(d)* e ventral *(v)*, bem como a fissura mediana anterior, estão visíveis *(seta)*. **(E)** Vista transversal perto da ponta do cone medular demonstra a substância hipoecogênica da medula *(seta)* no centro das raízes nervosas mais ecogênicas. **(F)** Nota-se o início do filo terminal na forma de um foco central, discretamente ecogênico *(seta)*, em plano transversal.

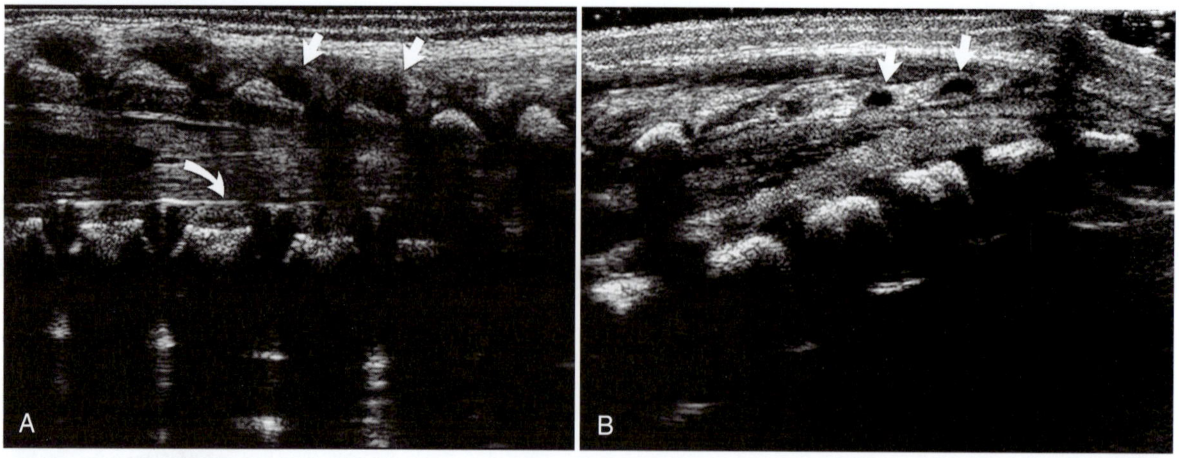

FIG. 49.6 Anatomia ultrassonográfica vertebral normal. (A) Vista sagital da coluna lombar distal mostra uma boa definição da anatomia do corpo vertebral. As pontas cartilaginosas dos processos espinhosos posteriores estão visíveis *(setas)*, bem como a margem posterior da porção cartilaginosa do corpo vertebral da L3 *(seta curva)*. **(B)** Vista sagital mais distal mostra os elementos posteriores cartilaginosos da coluna sacral média *(setas)*.

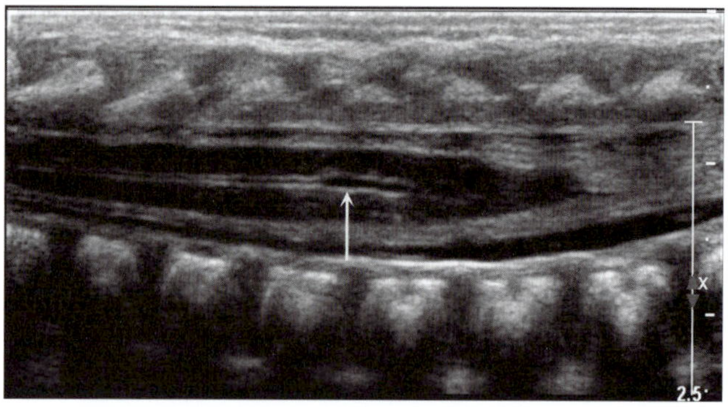

FIG. 49.7 Líquido no canal central (ventrículo terminal). Vista sagital da coluna lombar. Esta é uma variante normal comum *(seta)*, observada em muitos lactentes.

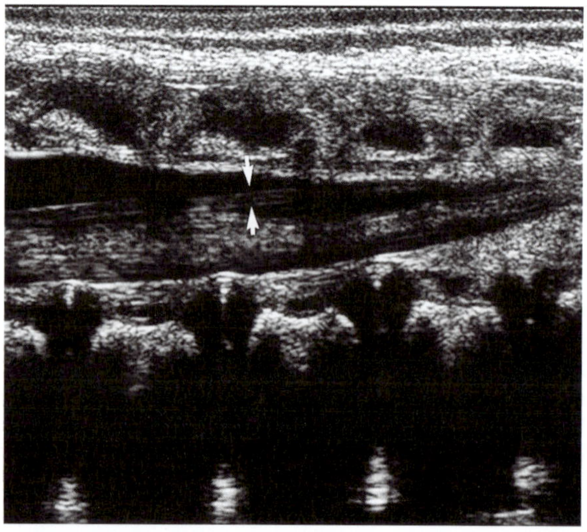

FIG. 49.8 Filo terminal normal. Este pode ser claramente diferenciado das raízes nervosas e deve apresentar menos de 2 mm de diâmetro *(setas)*. As margens externas do filo são relativamente brilhantes em comparação com a parte central. Ver também Vídeo 49.2.

Alguns lactentes têm gordura peridural mais proeminente, que também deve ser considerada uma variante normal, a menos que outros sinais sugiram uma massa gordurosa anormal (Fig. 49.10). A ultrassonografia com Doppler colorido pode auxiliar na localização do plexo venoso epidural, das artérias espinais anteriores e posteriores. O mau posicionamento, a compressão ou a distensão desses vasos podem ajudar na diferenciação entre uma massa anormal dentro do canal vertebral de raízes nervosas normais ou gordura epidural.

A determinação da **posição da ponta do cone medular** é a indicação mais comum de ultrassonografia da medula espinal e sempre deve ser incluída na US da coluna em neonatos. Possíveis abordagens, pressupondo anatomia normal, incluem (1) encontrar a última costela (provavelmente a 12ª costela) em uma imagem parassagital lateral, seguir medialmente em direção ao corpo vertebral e contar para baixo a partir desse nível; (2) definir a junção lombossacral, em que a S1 é o primeiro corpo vertebral que se inclina posteriormente (semelhante a uma radiografia lateral da coluna) e usar isso como referência;[12] (3) definir a extremidade distal do saco tecal que geralmente está em S2;[12] e (4) contar para cima a partir do último corpo vertebral "sacral" ossificado. A quarta abordagem pode ser inexata porque há grande variação na ossificação dos corpos vertebrais coccígeos.[23] Em geral, os corpos vertebrais coccígeos ossificados apresentam um núcleo central redondo, enquanto os centros de ossificação sacrais têm contorno mais quadrado. Se ao menos dois métodos forem aplicados e a determinação da posição vertebral for a mesma, provavelmente está correta. Se esses métodos se mostrarem problemáticos, devido a variações da ossificação e anomalias de segmentação, o transdutor da ultrassonografia pode ser utilizado para localizar a ponta do cone, marcar a pele naquele nível com um **marcador radiopaco BB** e obter uma radiografia lateral e anteroposterior da coluna inteira, a fim de determinar o nível vertebral correspondente (Fig. 49.11). Se isso for feito, uma radiografia em perfil será mais valiosa, visto que a distorção causada pela angulação do feixe é menos problemática. A imagem anteroposterior da coluna permite a contagem das costelas e dos corpos vertebrais com precisão. O grau de ossificação do cóccix também pode ser determinado com essa radiografia. À medida que o ultrassonografista ganha experiência em examinar a coluna neonatal, também se torna evidente a variação na forma do cóccix cartilaginoso (Fig. 49.12 e Vídeo 49.3).

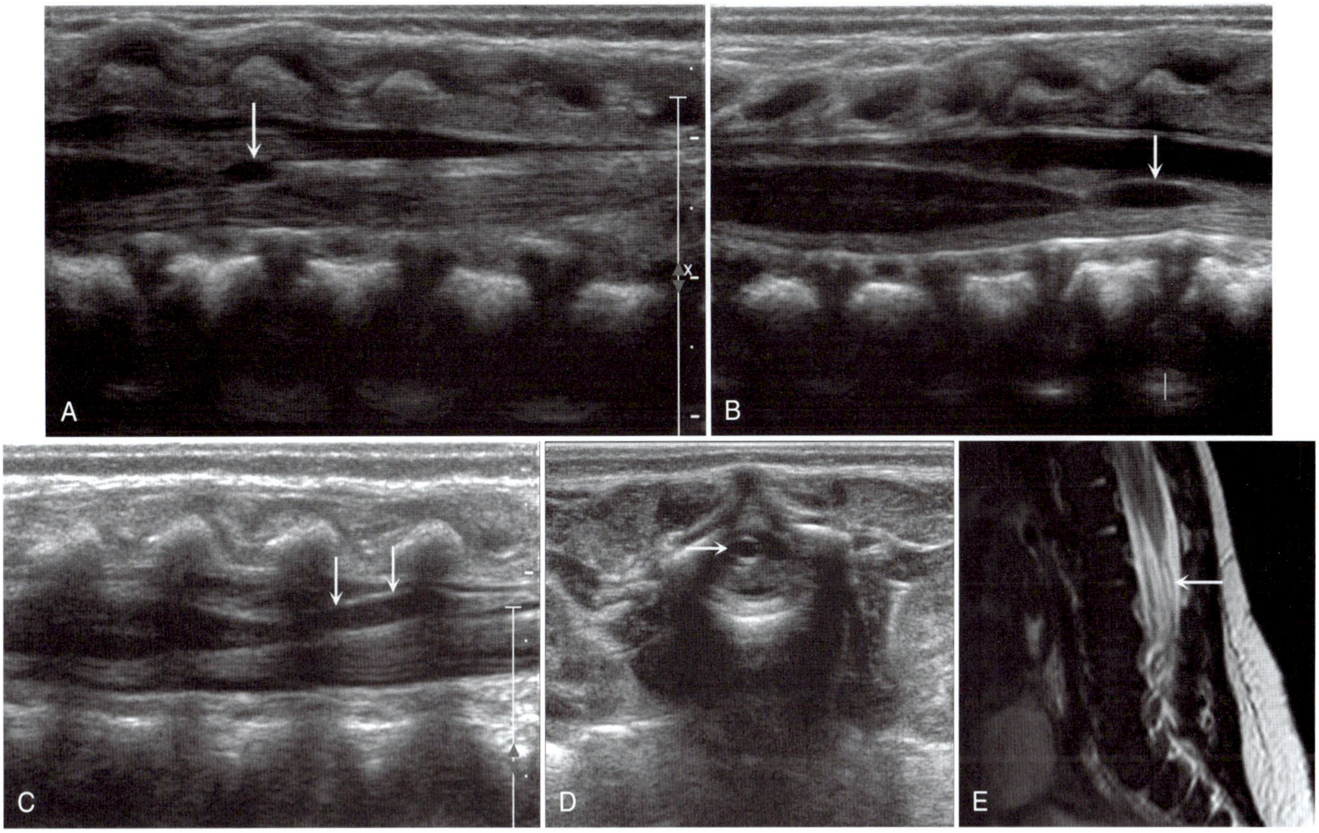

FIG. 49.9 Cistos filares. (A) Um cisto pequeno redondo *(seta)*, distal ao cone medular, representa uma variante normal. Observa-se o restante do filo terminal distalmente ao cisto, com margens discretamente ecogênicas e hipoecogenicidade central, que pode ser diferenciado das raízes nervosas da cauda equina. **(B)** Outro paciente com cisto filar oval *(seta)*; em outro paciente, **(C)** e **(D)** Vistas sagital e axial da coluna e **(E)** RM sagital, imagem ponderada em T2 mostram um grande cisto filar *(seta)*.

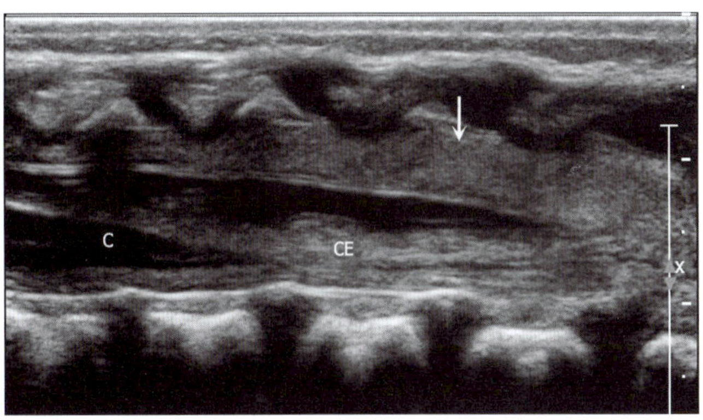

FIG. 49.10 Tecido adiposo epidural normal. O tecido adiposo epidural pode, em alguns casos, encontrar-se proeminente *(seta)*. Observe a coluna distal *(C)* e a cauda equina *(CE)*.

O cone normal está tipicamente localizado no saco tecal anterior em decúbito ventral, entre a L1 e L2 e, em alguns casos, se estende até o platô superior de L3. No entanto, em crianças, existe uma faixa normal de variação que vai da T10-T11 até o platô superior de L3.[24] A partir de imagens de RM, verificou-se que a posição do cone torna-se mais superior da 20ª a 38ª semana. A posição média do cone é na quarta vértebra lombar (L4), da 21ª a 25ª semana, na L3-L4 da 26ª a 30ª semana, na L2-L3 da 31ª a 35ª semana e na L2 após a 36ª semana.[25] A posição do cone na terceira vértebra lombar (L3) ou acima, no início do terceiro trimestre, deve ser considerada normal.[26-28] Uma posição da ponta do cone no nível do espaço discal de L3-L4 é considerada muito baixa.[24,29-35] Portanto, uma posição de cone em L3 no prematuro tardio não é conclusiva, exigindo alguma forma de acompanhamento.[8,32] Outros fatores, além da posição do cone isoladamente, precisam ser considerados quando se determina a necessidade, se é que ela existe, de maior avaliação com RM. Quando um ultrassonografista experiente em coluna descobre que a ponta do cone medular está posicionada sobre o terço superior do corpo vertebral da L3, com pulsação normal das raízes nervosas; nos casos em que não se observam outras anormalidades e quando o exame físico não traz suspeitas, em geral, não se recomendam exames adicionais de imagem.

Se a realização de RM for julgada prudente depois de uma ultrassonografia inconclusiva, muitos neurorradiologistas pediátricos recomendam aguardar até que o lactente tenha ao menos 3 meses de idade, devido ao baixo contraste tecidual (baixo relação sinal – ruído) da coluna do neonato.[36] Mais detalhes anatômicos poderão ser detectados com a RM, em lactente de idade mais avançada, por meio das técnicas já padronizadas.

À medida que a ossificação da coluna vertebral progride e o lactente se torna mais ativo, menos detalhes são visíveis à ultrassonografia.

ANOMALIAS ESPINAIS

Medula Espinal Ancorada

A medula espinal ancorada é uma condição clínica causada por diferentes patologias que prendem a medula espinal em uma posição mais baixa que o normal, podendo resultar em anormalidades

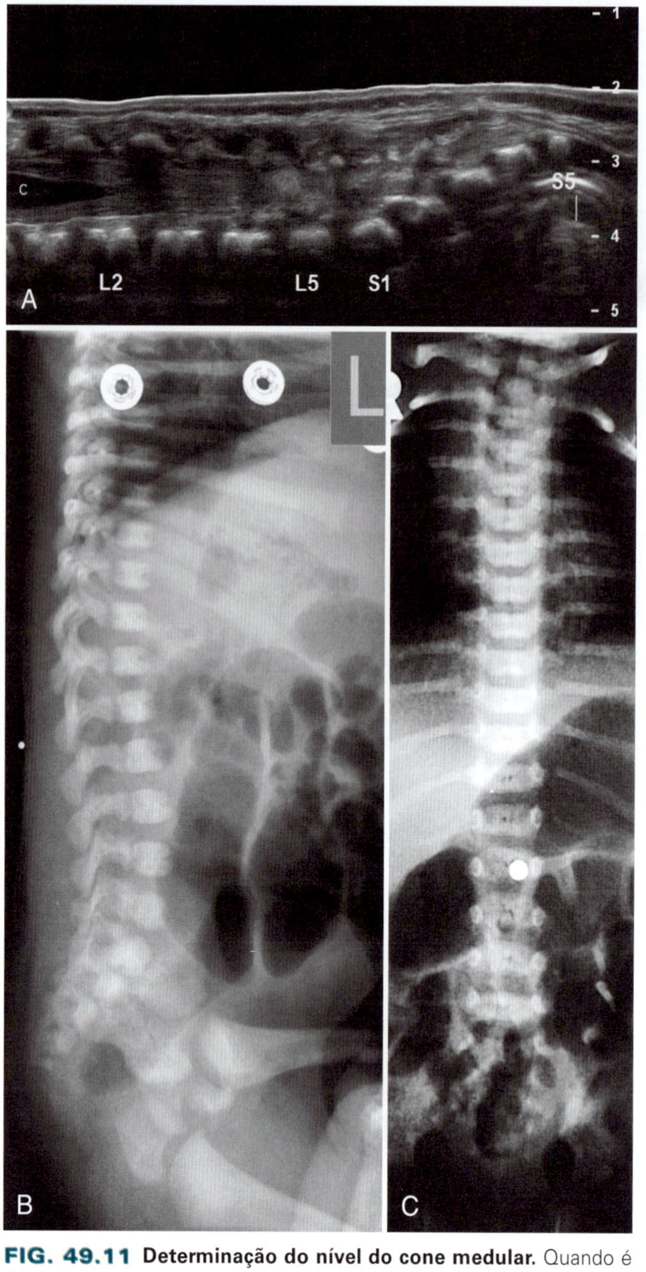

FIG. 49.11 Determinação do nível do cone medular. Quando é difícil determinar o nível do cone medular por ultrassonografia apenas, as radiografias simples costumam ser úteis. **(A)** A imagem panorâmica mostra o centro de ossificação redondo em S5; as margens dos outros corpos vertebrais sacrais são quadradas. Um marcador BB é posicionado na pele do recém-nascido em L2, na posição correspondente à extremidade do cone medular, durante a US. **(B)** Radiografia lateral das regiões torácica inferior, lombar e sacral da coluna vertebral mostra o marcador em L2, confirmando a contagem realizada por ultrassonografia. Observe as costelas inferiores em T12, a junção lombossacral normal e a ossificação redonda em S5. **(C)** Radiografia frontal em outro paciente. Um marcador BB foi posicionado na pele de um lactente, correspondendo à posição da ponta do cone medular durante a ultrassonografia, para auxiliar na determinação do nível do corpo vertebral associado.

neurológicas, musculoesqueléticas, urológicas ou gastrointestinais (Fig. 49.13). Os sinais e sintomas clínicos são dependentes da idade e se desenvolvem como complicação do reparo do tubo neural aberto ou na forma de disrafismo espinal oculto. Acredita-se que a lesão da medula espinal seja resultante de isquemia do cordão medular, causada por tensão ou estiramento excessivo das fibras nervosas.

Os sinais e sintomas mencionados também foram descritos em pacientes que contêm um cone medular em posição normal, apesar de geralmente apresentarem estigmas cutâneos, anomalias vertebrais ou lipomas intradurais.[9]

O tratamento da medula ancorada em pacientes sintomáticos consiste na sua liberação cirúrgica com ressecção total ou praticamente total da massa que está causando o aprisionamento, e, dependendo da lesão, o reparo na dura-máter. Em pacientes assintomáticos, com anormalidades em exames de imagem ou em pacientes sintomáticos com exames de imagem normais, há controvérsias em relação ao tratamento.[37-41]

Como os recém-nascidos podem não apresentar déficits neurológicos, o papel da ultrassonografia consiste na identificação da lesão ou da condição de aprisionamento da medula e avaliação da posição do cone medular em pacientes que apresentam marcadores cutâneos de risco alto ou moderado. Marcadores cutâneos de alto risco incluem **hipertricose focal, hemangioma infantil, meningocele atrésica, seio dermal, lipoma subcutâneo, apêndice caudal e hemangiomas segmentares** em associação à **síndrome LUMBAR** (hemangiomas na região inferior do corpo, anormalidades urogenitais, ulcerações, mielopatias, deformidades ósseas, malformações anorretais, anomalias arteriais e anomalias renais). Marcadores cutâneos de risco moderado incluem as **malformações capilares (mancha salmão** ou **mancha em vinho do porto)**. Marcadores cutâneos de baixo risco não requerem a aquisição rotineira de neuroimagem ou acompanhamento e incluem depressões coccígeas, cabelos claros, manchas café com leite isoladas, manchas mongólicas, máculas ou pápulas hipo e hipermelanóticas, bem como fenda glútea desviada ou bifurcada.[42]

Depressões coccígeas são encontradas em 2% a 4% dos recém-nascidos e são definidas como depressões do tecido mole localizada até 2,5 cm acima do ânus, próximas ao cóccix. Podem ser classificadas como rasas, quando o fundo é visível, ou como profundas, nos casos em que o fundo não é visível. Em um estudo realizado com 84 lactentes portadores de depressões coccígeas profundas e rasas, submetidos à RM com idade média de 1 ano, detectou-se em 16,7% dos pacientes **fibrolipomas** do filo terminal. Os fibrolipomas foram mais frequentes em pacientes com depressões profundas. Além disso, esses pesquisadores verificaram incidência de 7% de cone medular baixo, com localização inferior ao corpo vertebral da L3.[43] Em um estudo com 50 neonatos submetidos a US e RM, não foram encontrados achados patológicos nos pacientes com depressões coccígeas simples e pregas glúteas desviadas. Em outro estudo de 109 recém-nascidos com depressões simples, a ultrassonografia não mostrou achados patológicos que demandassem cirurgia, porém revelou 20 casos de seios dermais baixos, sem continuidade com estruturas intraespinais e sem sinais de medula espinal ancorada.[44] Estes trajetos provavelmente fibrosos avançam anteroinferiormente desde a depressão até a ponta do cóccix (Fig. 49.12A).[12] Em um grupo de 42 recém-nascidos com pregas glúteas desviadas ou separadas, não associadas à massa mole ou óssea subjacente, a ultrassonografia não revelou achados anormais.[44] Portanto, em pacientes de baixo risco, se a necessidade de exames de imagem for questionável, porém desejada, a ultrassonografia é um exame de rastreamento confiável.[44,45]

DISRAFISMO ESPINAL

O termo "disrafismo espinal" foi empregado pela primeira vez na literatura por Tulpuis, em 1641.[46] Atualmente, o termo **disrafismo** descreve um amplo grupo de anormalidades que poderiam ser explicadas por um erro nos processos embriológicos de gastrulação,

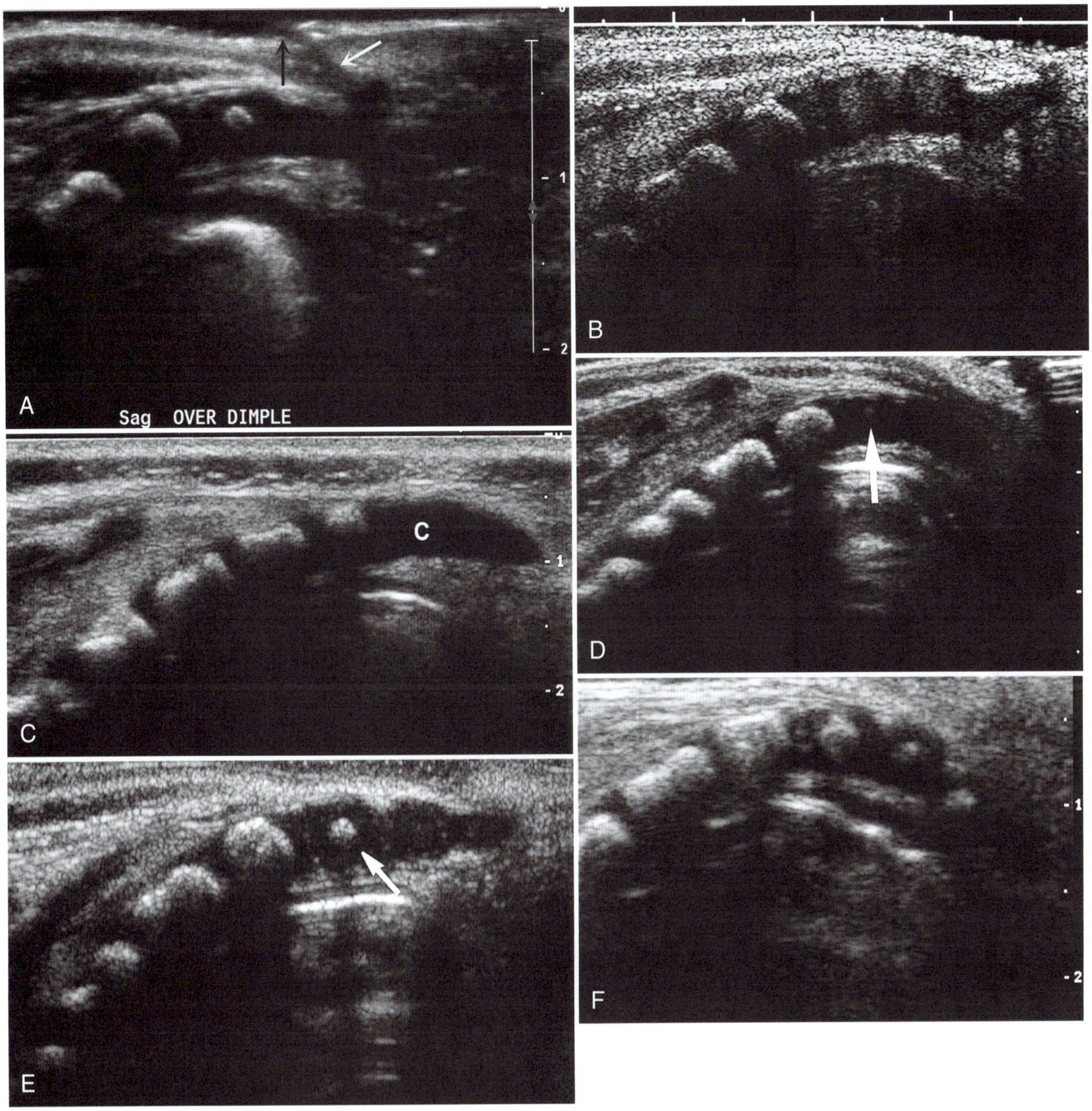

FIG. 49.12 Variação do desenvolvimento normal do cóccix em seis lactentes. (A) Curva posterior do cóccix distal. Observe a depressão da pele na região coccígea *(seta preta)* e o trajeto hipoecogênico no tecido subcutâneo *(seta branca)*, que se estende até a ponta do cóccix. Ver também Vídeo 49.3. **(B)** A curva coccígea é menos acentuada. **(C)** Nota-se a curva clássica suave do cóccix cartilaginoso *(C)*. **(D)** Há um minúsculo núcleo de ossificação no segmento C1 *(seta)*. **(E)** Foco de ossificação maior *(seta)* e **(F)** núcleos de ossificação são visíveis em todos os segmentos coccígeos.

neurulação primária, disjunção, canalização e/ou diferenciação retrogressiva da massa celular caudal. Essas lesões podem ser classificadas de acordo com suas características clínicas: defeitos do tubo neural do tipo aberto, não cobertos por pele ou lesões espinais fechadas, cobertas por pele, com ou sem massa subcutânea associada, bem como outros estigmas cutâneos.

A terminologia usada para descrever esse espectro de anomalias pode ser confusa porque há uma tendência ao uso impreciso dos termos, além de várias classificações diferentes. Isso pode levar a confusão na interpretação da literatura, suposições inexatas do prognóstico, manejo inadequado e confusão na análise dos resultados do tratamento.[39,47] A **espinha bífida** posterior refere-se ao fechamento incompleto do arco neural posterior de uma vértebra. Pode ser isolado, acidental e sem importância clínica. As lâminas normais em L5 permanecem não fundidas até a idade de 5 a 6 anos. No passado, o termo "espinha bífida aperta" se referia ao disrafismo espinal aberto e o termo "espinha bífida oculta", ao disrafismo espinal fechado, mas esses termos não são mais considerados adequados.

Um **placódio** é um segmento de tecido neural embrionário achatado que não sofreu neurulação normal. Um placódio pode ser terminal se estiver na extremidade caudal da medula espinal, ou segmentar, quando localizado em qualquer nível da medula espinal. Um placódio terminal pode ser apical, ao envolver o ápice da medula espinal, ou parietal, se afetar um segmento mais longo.

A primeira etapa da classificação clínico-neurorradiológica dos disrafismos espinais, proposta por Tortori-Donati e Rossi,[5,10] consiste em determinar se a malformação está exposta ao ar (disrafismo

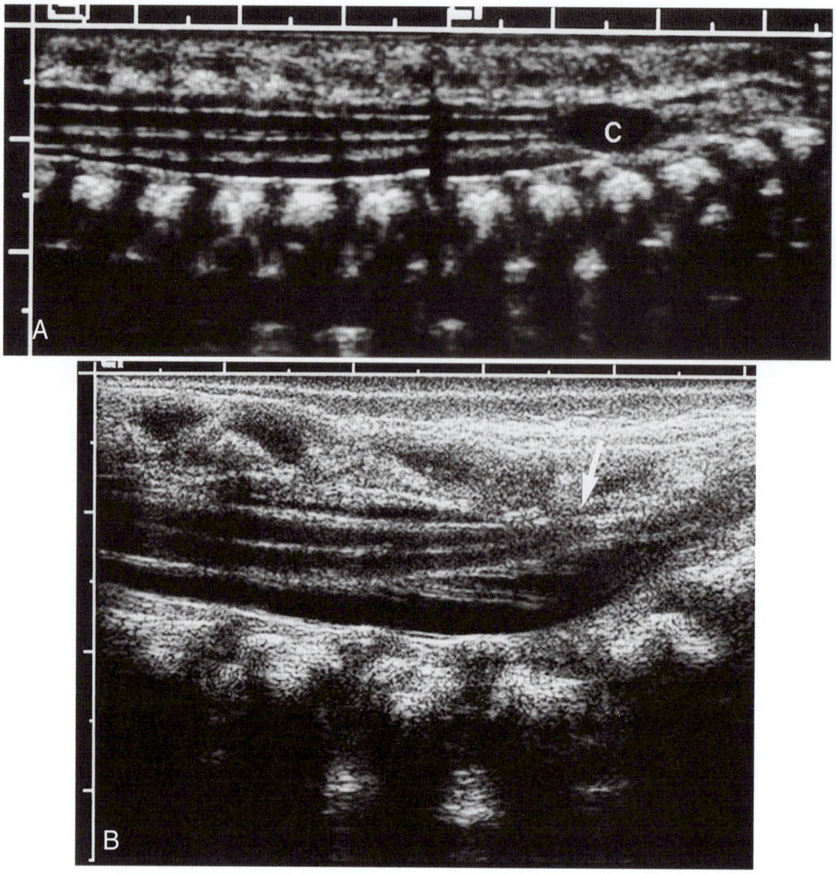

FIG. 49.13 Medula ancorada em dois recém-nascidos. (A) Recém-nascido com medula espinal ancorada terminando em S2 e um cisto filar interposto *(C)*. **(B)** Recém-nascido com medula ancorada associada a síndrome VATER (defeitos *v*értebrais, *â*nus imperfurado, fístula *t*raqueo*e*sofágica e anomalias *r*adiais e *r*enais). A *seta* indica o ponto de aprisionamento.

espinal aberto) ou recoberta por pele íntegra (disrafismo espinal fechado ou oculto) (Tabela 49.1). As anormalidades podem ainda ser caracterizadas por massa subcutânea, que pode ser formada por elementos neurais, líquido subaracnóideo ou gordura.

Disrafismo Espinal Aberto

Os defeitos abertos podem ocorrer em qualquer nível, embora sejam mais comuns na região lombossacral. Em muitos casos, o diagnóstico é primeiramente aventado com rastreamento materno de níveis elevados de alfafetoproteína (AFP) durante a gestação, a partir de sangue materno ou líquido amniótico. A ultrassonografia do feto para o rastreamento dessa condição já está bem estabelecida.[48-50] Em geral, os defeitos abertos são reparados no primeiro ou segundo dia de vida, sem a obtenção de imagens pré-operatórias, considerando-se que o defeito é claramente visível. RM pré-operatória pode ser realizada para detectar outras anormalias, tais como **siringomielia**, **diastematomielia** e hidrocefalia, bem como para compreender a relação entre o placódio e as raízes nervosas.[10] A RM pós-operatória também pode ser realizada para a documentação das anomalias associadas. Um exame ultrassonográfico da coluna do neonato com defeitos não reparados é raramente realizado, a fim de evitar o risco de ulceração ou infecção. Nas imagens transversais em decúbito ventral, observam-se as raízes dorsais laterais e as raízes ventrais mediais e posteriores ao placódio.[12] A ultrassonografia pode ser realizada para detectar outras anormalidades da coluna vertebral acima do defeito aberto, tais como siringe, atrofia das regiões torácica e lombar da medula espinal, cisto aracnoide, diastematomielia e lipoma intradural. Em geral, a ultrassonografia e a RM do cérebro são realizadas para o acompanhamento da hidrocefalia e das malformações de Chiari II, tanto antes quanto depois do reparo.

O defeito aberto mais comum da coluna vertebral é a **mielomeningocele** (98% dos casos). A incidência real de defeitos do tubo neural é difícil de estimar, sendo em torno de 2 casos a cada 1.000 nascidos vivos, com variações geográficas e étnicas significativas, bem como aumento da incidência em certos grupos de alto risco.[51] A incidência diminuiu com o tempo, possivelmente resultante da ingestão de ácido fólico antes da concepção, de fatores ambientais e da realização de aborto em casos de gestações afetadas.[52] A mielomeningocele ocorre quando o placódio se desloca posteriormente através do espaço subaracnóideo expandido, sendo exposto ao ambiente por um defeito ósseo na linha média (Fig. 49.14). Os recém-nascidos com **mielocele** apresentam um placódio neural plano (no nível da pele do dorso) exposto ao ambiente. A falta de expansão do espaço subaracnóideo distingue essa lesão da mielomeningocele (Fig. 49.15).

As hemimielomeningoceles ou hemimieloceles são causas muito raras de defeitos abertos do tubo neural que podem existir se um dos lados de uma malformação da medula espinal dividida não sofrer neurulação. Provavelmente relacionam-se a falhas embriológicas na gastrulação com sobreposição da neurulação.[5]

Defeitos abertos da coluna vertebral estão sempre associados à **malformação Chiari II**. Acredita-se que o extravasamento de LCS pelo defeito espinal aberto colapsa o sistema ventricular embrionário

TABELA 49.1 Sistema de Classificação Clínico-Radiológica do Disrafismo Espinal

DISRAFISMO ESPINAL ABERTO
Mielomeningocele (ou hemimielomeningocele)
Mielocele (mielosquise)

DISRAFISMO ESPINAL OCULTO
Com Massa Subcutânea
Lipomielomeningocele
Lipomielocele
Mielocistocele (terminal ou cervical)
Meningocele
Mielomeningocele cervical
Sem Massa Subcutânea
Disrafismo simples
- Espinha bífida
- Persistência do ventrículo terminal
- Lipoma intraespinal
- Filo terminal aprisionado

Disrafismo complexo
- Seio dérmico dorsal
- Síndrome da regressão caudal
- Síndrome da notocorda fendida (fístula entérica dorsal e cisto neurentérico)
- Medula espinal dividida (diastematomielia)
- Disgenesia espinal segmentar

Modificado de Barkovich AJ. Pediatric neuroimaging. 4th ed. Philadelphia: Lippincott Williams & Wilkins; 2012.[36]

e a falta de distensão interrompe o desenvolvimento normal do cérebro.[53] Os achados de herniação do rombencéfalo podem ser discretos no início da gestação[54] e, embora tais achados possam evoluir, a gravidade da malformação do rombencéfalo varia e pode provocar atraso no diagnóstico se a anormalidade da coluna vertebral não for detectada. A malformação de Chiari II não é encontrada em todos os tipos de defeitos espinais ocultos, excetuando-se, possivelmente, as grandes mielocistoceles.[5] A malformação de Chiari II consiste em fossa posterior pequena com herniação transincisural ascendente do cerebelo superior, bem como em herniação descendente através do forame magno, associada à compressão e distorção do tronco encefálico. Essa distorção da fossa posterior pode ser vista na ultrassonografia do cérebro através da fontanela anterior e da junção craniocervical através do forame magno.[55] A hidrocefalia pode se desenvolver no início do segundo trimestre, porém esta geralmente se desenvolve no período pós-natal, tipicamente após o fechamento da abertura na pele, não havendo mais extravasamento do líquido cerebrospinal.[56] A ultrassonografia também é importante na avaliação da medula espinal de pacientes com mielomeningocele reparada. Especificamente, as imagens em tempo real, os videoclipes e a ultrassonografia em modo-M em associação à RM têm potencial para sugerir o redesenvolvimento da síndrome da medula ancorada, com base no abafamento da pulsação das raízes nervosas neste grupo de alto risco. A cicatrização que provoca a aderência da medula caudal à dura-máter raramente ocorre em neonatos. A medula deve se localizar centralmente na parte dependente do canal, e tanto a medula quanto as raízes nervosas devem se mover normalmente em ambas as direções (anterior e posterior) durante a respiração normal e craniocaudalmente com a flexão cervical.[12,57-60]

Disrafismo Espinal Oculto com Massa Subcutânea

Os disrafismos espinais ocultos são definidos como o grupo de disrafismos espinais que existem sob uma cobertura intacta de derme e epiderme e não são, portanto, descobertos em rastreamentos pela detecção da AFP. Muitos pacientes são nitidamente identificados por achados anormais ao exame físico, porém alguns defeitos não são clinicamente evidentes ao nascimento, podendo se manifestar mais tarde no primeiro ano de vida (por volta dos 6 meses de idade), na síndrome da medula espinal ancorada. Os defeitos espinais ocultos (fechados) comuns que se manifestam na forma de uma **massa subcutânea** lombar incluem os lipomas com defeito dural (**lipomielocele** e **lipomielomeningocele**) e patologias raras, como a **meningocele** e a **mielocistocele** terminal. O principal diagnóstico diferencial das massas lombares é o teratoma sacrococcígeo e o crescimento excessivo de tecido adiposo na regressão caudal. As massas cervicais observadas em casos de disrafismo oculto com massa subcutânea são muito raras e incluem mielomeningocele cervical, mielocistocele e meningocele. O diagnóstico diferencial inclui encefalocele occipitocervical e malformações linfáticas subcutâneas.

Na **lipomielocele** (lipomielelosquise; Fig. 49.16, Vídeos 49.4 a 49.6), a interface neural placódio-lipoma encontra-se no interior ou na extremidade do canal vertebral e o lipoma associado é contínuo à gordura subcutânea através de um defeito ósseo posterior; a pele sobrejacente é frequentemente anormal. A massa gordurosa subcutânea está localizada acima do sulco interglúteo e geralmente se estende assimetricamente em uma nádega. O placódio é terminal (apical ou parietal) e pode ser assimétrico, envolvendo uma borda da placa neural. A interface placódio-lipoma pode se estender por várias vértebras. O tamanho do canal vertebral pode estar aumentado dependendo do tamanho do lipoma, porém o tamanho do espaço subaracnóideo localizado anteriormente em relação à medula espinal é normal.[10]

Na **lipomielomeningocele**, o espaço subaracnóideo anterior é aumentado, a interface placódio-lipoma está fora do canal vertebral e o lipoma apresenta continuidade com a gordura subcutânea, através de um defeito ósseo posterior (Fig. 49.17, Vídeos 49.7 e 49.8). O placódio é frequentemente segmentar e pode ser deformado, esticado e girado assimetricamente em direção ao lipoma, de um lado, com as meninges herniando no lado oposto; portanto, os comprimentos das raízes espinais podem ser assimétricos. A medula espinal abaixo do placódio é normal e está dentro do canal.

Tanto na lipomielocele quanto na lipomielomeningocele, a massa é mais comumente formada por adipócitos maduros separados por faixas de colágeno. Outros tecidos como o tecido neuroglial aberrante, a cartilagem, o osso, bem como estruturas fibrosas, musculares ou vasculares,podem estar presentes, formando **"hamartomas disráficos"**. O **lipoma** pode invadir o espaço extradural (**dura-máter lipomatosa**) e pode existir hidromielia. Os componentes subcutâneos e intraespinais dos lipomas podem crescer como parte do aumento normal do tecido adiposo na infância, na obesidade ou na gravidez.

A **meningocele posterior** é menos comum que as lipomieloceles e as lipomielomeningoceles, sendo formada a partir da extensão de um saco preenchido por LCS, revestido por dura-máter e aracnoide, através de um defeito ósseo dorsal. Tanto as raízes nervosas quanto uma parte do filo terminal podem passar pelo saco herniado, porém nenhuma parte da medula espinal está no

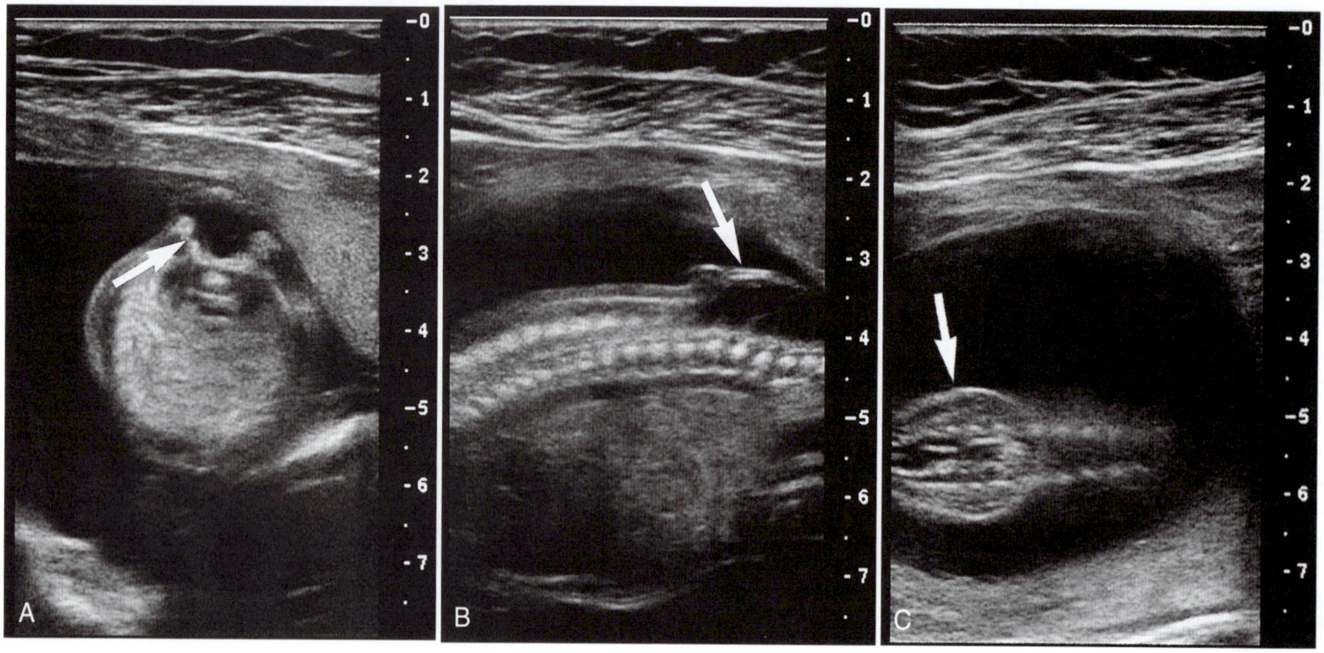

FIG. 49.14 Mielomeningocele lombossacral em feto de 18 semanas. (A) Vista transversal mostra a natureza aberta dos elementos posteriores do anel vertebral afetado *(seta)*. **(B)** Vista sagital mostra a protuberância da membrana de cobertura e o placódio neural *(seta)*. **(C)** Imagem coronal mostra a natureza fina da membrana de cobertura *(seta)*.

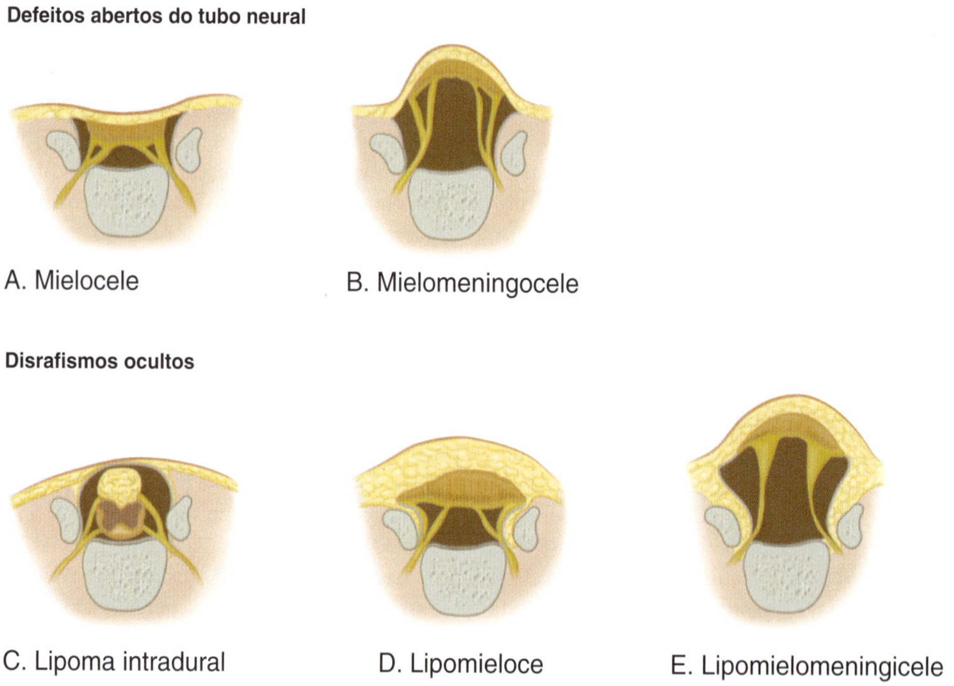

FIG. 49.15 Exemplos de defeitos abertos do tubo neural (A e B) e exemplos de disrafismos espinais ocultos sem massa subcutânea (C) ou com massa subcutânea (D e E). Cada diagrama está posicionado com a parte posterior para cima como se estivesse sendo realizado o exame da coluna um recém-nascido/lactente.

saco herniado. A própria medula espinal é normal, porém pode estar ancorada no colo de uma meningocele sacral. Em geral, localiza-se na coluna lombar ou sacral, mas pode ser identificada na coluna torácica ou cervical. À ultrassonografia, o saco preenchido por LCS apresneta colo pequeno e é contínuo ao saco tecal. Pequenas faixas de pia-máter, aracnoide-máter ou dura-máter podem ser observadas, sem nervos. Uma meningocele "atrética" representa um nervo aberrante aderido ao colo da meningocele, resultando em um cone medular baixo sem causa aparente de aprisionamento. As meningoceles atréticas estão associadas à uma cicatriz na linha média que se assemelha a uma queimadura de cigarro.[12]

A **mielocistocele** é uma malformação rara na qual o canal central dilatado da medula espinal se projeta posteriormente através de um defeito ósseo dorsal. As mielocistoceles podem ocorrer em nível cervical, torácico ou lombossacral. Elas são diferentes das

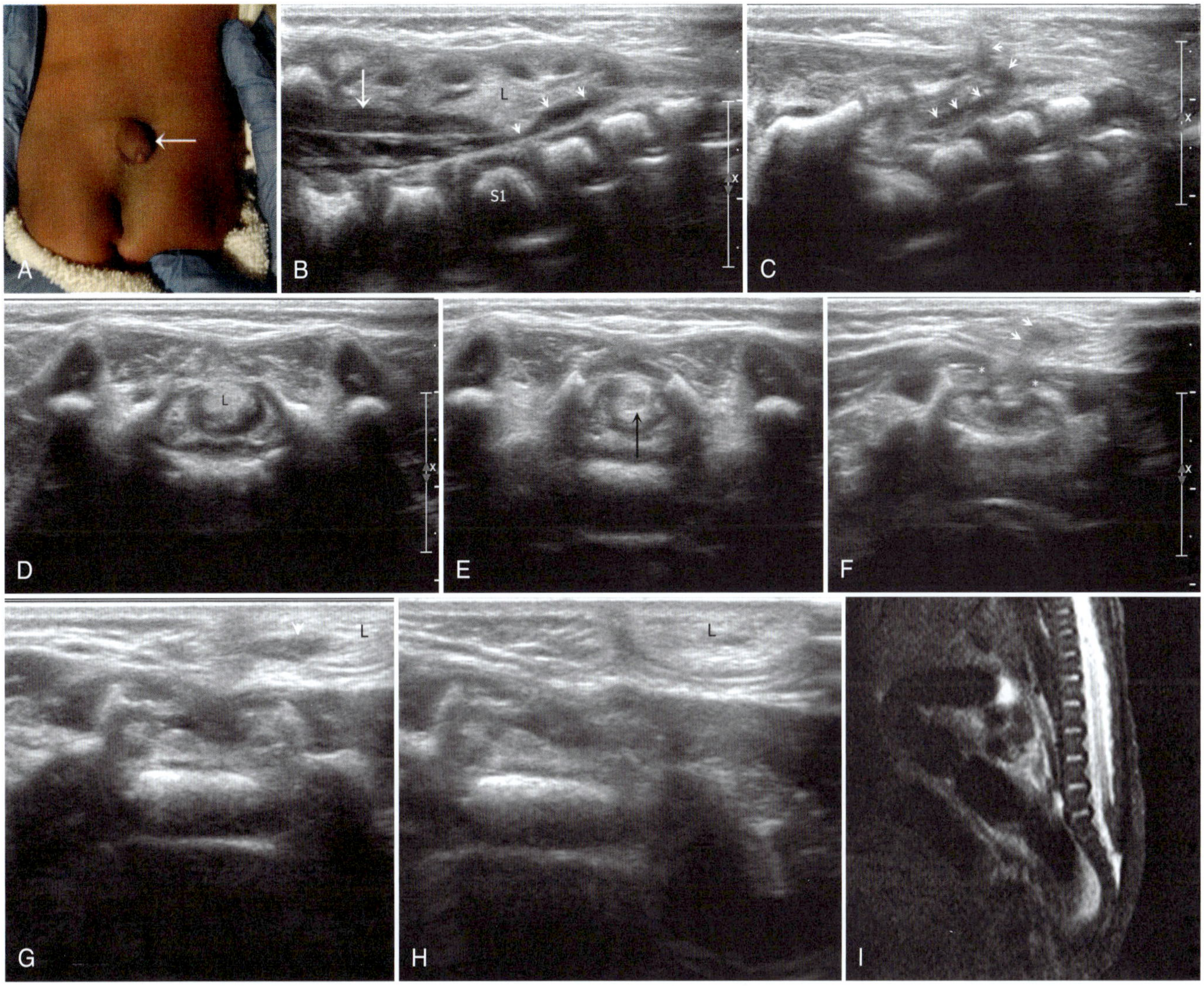

FIG. 49.16 Lipomielocele. (A) Neonato com massa subcutânea *(seta branca)* sobre o sacro à direita e fenda glútea desviada. **(B)** Vista sagital mostrando medula espinal ancorada em nível baixo, a qual termina em S1 *(a seta aponta para a medula)*. Observa-se um placódio terminal e a interface placódio-lipoma *(L)* encontra-se dentro do canal. O lipoma e o filo terminal fibrogorduroso não podem ser separados nesta vista. Há um pequeno volume de líquido anterior, ao lipoma *(pequenas setas brancas)*. **(C)** Vista sagital mostra líquido *(pequenas setas brancas)* se estendendo através de um defeito nos elementos posteriores do lado direito da S2, em direção ao lipoma subcutâneo. **(D)** Vista transversal mostrando um lipoma intradural *(L)* estendendo-se dorsal e inferiormente ao cone medular. **(E)** Imagem transversal do lipoma mostra uma estrutura hipoecogênica tubular central com margens mais ecogênicas *(seta preta)*, que corresponde ao filo fibrogorduroso. Observe os elementos posteriores cartilaginosos intactos. **(F)** Imagem transversal ao nível do pequeno defeito do elemento posterior direito da S2 *(destacado por *)*. Observe uma pequena quantidade de líquido que se estende na face central da massa subcutânea *(pequenas setas brancas)*. As imagens transversais estão orientadas com o lado direito do paciente para a esquerda da tela, a fim de manter uniformidade em relação à posição da massa subcutânea na fotografia inicial. **(G)** Imagem transversal no nível da massa subcutânea mostra líquido hipoecogênico central (*ponta de seta branca*) e o lipoma subcutâneo *(L)*. **(H)** Imagem transversal no nível do lipoma subcutâneo *(L)*. **(I)** RM sagital, imagem ponderada em T2 com saturação de gordura, demonstra a ponta do cone medular na junção lombossacral, bem como um lipoma terminal hipointenso adjacente ao filo terminal. A massa subcutânea não é observada neste nível, porque está à direita da linha média. Ver também Vídeos 49.4 a 49.6.

mielomeningoceles e são revestidas por pele.[61,62] Quando ocorrem no nível lombossacral, são denominadas **mielocistoceles terminais** (Fig. 49.18); são bem raras.[63] O diagnóstico pode ser definido por ultrassonografia ou RM, quando a porção terminal da medula em nível baixo terminar em um cisto que tem comunicação com o canal central da medula espinal (**siringocele**). O espaço subaracnóideo expandido (meningocele) envolve a medula espinal distal e o cisto terminal. O líquido no cisto terminal não se comunica com o espaço subaracnóideo expandido. Além disso, há alta associação com extrofia cloacal.[64-66]

Defeitos espinais fechados sem Massa Subcutânea

Disrafismo Simples

Os **lipomas do filo terminal** são caracterizados pelo espessamento fibrolipomatoso do filo terminal. As porções intradural e extradural do filo terminal podem estar afetadas, com variação da infiltração gordurosa. Frequentemente, o filo encontra-se discretamente fora da linha média, como observado em imagens transversais. Nesta patologia, o tecido adiposo expande o filo terminal para além de

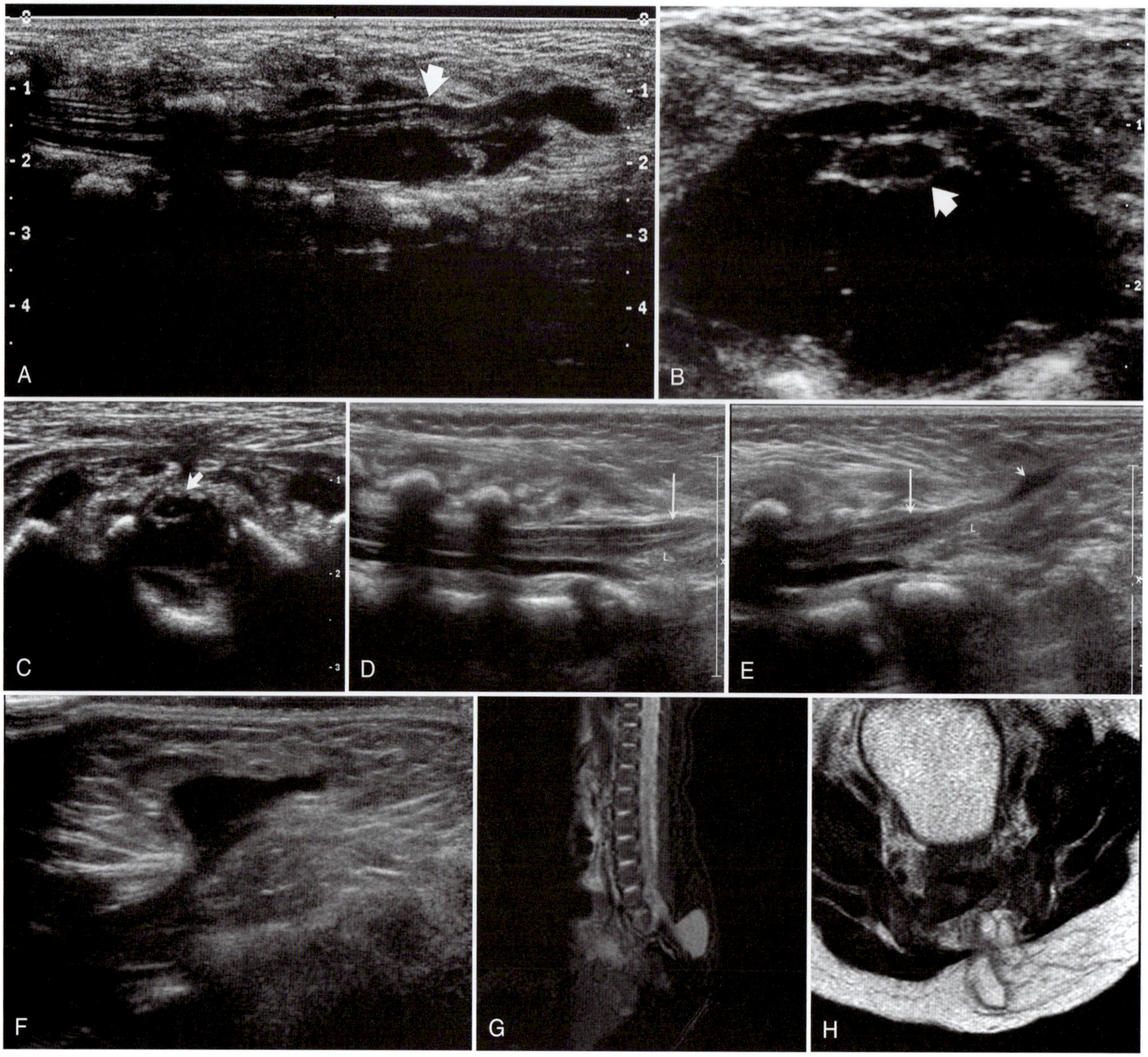

FIG. 49.17 Lipomielomeningocele. (A) Montagem em tela dividida de imagem sagital da medula espinal baixa *(seta)*. **(B)** Vista transversal mostra o placódio neural posteriormente deslocado *(seta)* e a meningocele preenchida por líquido cerebrospinal (LCS) ao redor do placódio. **(C)** A extremidade distal da medula ancorada está incorporada ao lipoma *(seta)*. Em outro paciente, **(D)** a vista sagital mostra medula espinal ancorada *(seta)* e um lipoma *(L)*, que se estende anteriormente ao placódio terminal. Observe o pequeno ventrículo terminal. **(E)** Vista sagital da coluna vertebral evidencia medula espinal em nível baixo *(seta)*, com um placódio que se estende para fora do canal e o líquido se estendendo até a massa subcutânea *(pequena seta branca)*; e um grande lipoma *(L)*, que por sua vez, se estende ventralmente em direção ao placódio. **(F)** Imagem sagital da massa subcutânea mostrando uma grande quantidade de líquido central e gordura subcutânea. **(G)** RM sagital, imagem ponderada em T2, com saturação de gordura, mostrando líquido na gordura subcutânea, no placódio e no lipoma anterior hipointenso, se estendendo para fora do canal medular. **(H)** RM axial, imagem ponderada em T2, da pelve mostrando uma massa subcutânea gordurosa e líquida estendendo-se além do canal medular, através de um defeito nos elementos posteriores do sacro. Ver também Vídeos 49.7 e 49.8.

2 mm.[21,67] À ultrassonografia, este aumento é detectado pelo achado de um filo terminal espesso e ecogênico, algumas vezes exibindo um contorno ondulado[68] (Fig. 49.19). Em adultos, a infiltração gordurosa "acidental" do filo foi identificada em 0,2% a 4% dos pacientes assintomáticos sem evidências de aprisionamento da medula, sendo considerada uma variante normal.[69,70]

A **medula espinal anormalmente longa** é uma variante, na qual o cone medular não se afila e, no nível do sacro, se conecta com a extremidade inferior do saco tecal. Pode ocorrer em lipomas intradurais ou lipomielomeningoceles.

Um **ventrículo terminal persistente** (quinto ventrículo) corresponde a uma pequena cavidade revestida por epêndima no cone medular. É comumente considerado uma variante normal. Se for grande, pode causar sintomas, tais como lombalgia, dor ciática ou distúrbio da bexiga, devendo ser diferenciado de um tumor intramedular pela ausência de realce e tamanho estável.

Os **lipomas intradurais** (Fig. 49.20) podem ser encontrados em qualquer parte do canal vertebral, mas são mais frequentemente lombossacrais. Sua embriologia e patologia são semelhantes aos lipomas com defeitos durais, porém estão contidos dentro de um saco dural intacto e se localizam na linha média ao longo da superfície dorsal do placódio. Em geral, se situam em uma posição subpial e podem se projetar posteriormente no espaço subaracnóideo. Se forem grandes, podem deslocar a medula espinal lateralmente;[10] seu tamanho pode variar e podem ser multifocais. O lipoma **intramedular** refere-se à infiltração gordurosa na medula espinal; o lipoma não se estende além da pia-máter.

Os **seios dérmicos dorsais** (Fig. 49.21) são fístulas revestidas de epitélio que conectam a pele ao sistema nervoso central e às meninges, e acredita-se que resultem da disjunção incompleta focal entre o ectoderma cutâneo e o neuroectoderma. Deve-se suspeitar de seio dérmico dorsal ao exame físico, quando houver depressão na linha média ou óstio acima da fenda glútea, mais de 2,5 cm acima do ânus, que pode estar associado a um nevo piloso, a um hemangioma capilar ou a uma mancha hiperpigmentada. O seio é visualizado como uma faixa hipoecogênica que se estende através dos tecidos subcutâneos, por um defeito ósseo, em direção ao canal vertebral até o saco dural, podendo terminar no espaço subaracnóideo, no cone medular, no filo terminal, em uma raiz nervosa e em um cisto dermoide ou epidermoide. A medula encontra-se geralmente baixa e aprisionada.[12] Os seios podem causar extravasamento de LCS se estiverem abertos para o espaço subaracnóideo. Nesta situação, deve-se usar gel estéril e transdutor com cobertura. O seio dérmico pode se originar da pele que recobre uma lipomielocele. Os cistos dermoides são comuns (11%).[5,10] Estes podem estar infectados e geralmente se localizam na cauda equina ou no cone medular. A região lombossacral é o local mais comum desses seios e, quando presentes, a abertura da pele tende a ser posicionada em sentido cefálico até o ponto de contato com a dura-máter. O seio é mais facilmente reconhecido em plano sagital mediano do que em imagens transversais. Em imagens sagitais, o seio é visualizado como um trajeto hipoecogênico na gordura subcutânea. Os seios occipitais, cervicais e torácicos podem ocorrer, porém são menos comuns. Os principais riscos relacionados a seios dérmicos dorsais não diagnosticados incluem infecção, meningite química decorrente de ruptura no espaço subaracnóideo e lesão por compressão de qualquer massa intradural associada.[71-76]

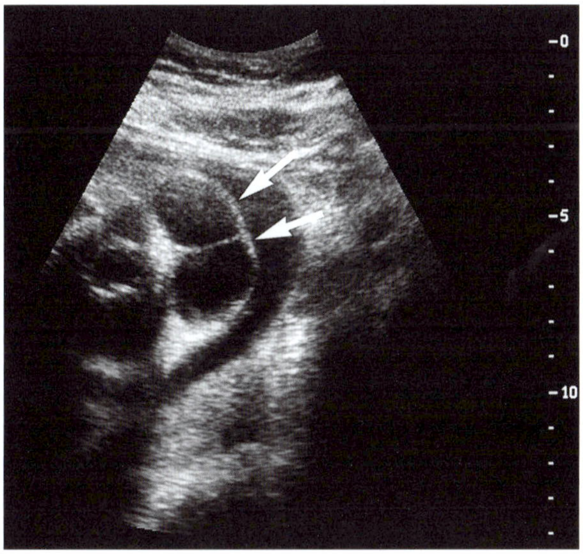

FIG. 49.18 Mielocistocele terminal em um feto com 31 semanas de gestação. A imagem coronal oblíqua mostra a cobertura de pele ecogênica e bem-definida, específica destas lesões *(setas)*.

Disrafismo Complexo (Distúrbios da Gastrulação)

Distúrbios da Integração Notocordal na Linha Média. O desenvolvimento anormal da notocorda resulta em malformações complexas que envolvem a medula espinal e outros órgãos. Esses distúrbios não se acompanham de massa subcutânea, exceto nos casos raros de hemimielocele e hemimielomeningocele. Os distúrbios da integração notocordal mediana causam falha da fusão na linha média para a formação de um processo notocordal único, resultando assim em divisão longitudinal da notocorda.[77]

A patologia mais rara e grave é a **fístula entérica dorsal**, na qual um canal neurentérico anormal conecta a pele ao intestino e atravessa o espaço entre a coluna vertebral e a medula espinal duplicadas.[4] Os **cistos neuroentéricos** localizam-se dentro do canal vertebral, podem permanecer aprisionados entre uma notocorda dividida e são revestidos por epitélio do trato digestório; seu conteúdo interno, embora variável, é geralmente semelhante ao LCS. Em sua maioria,

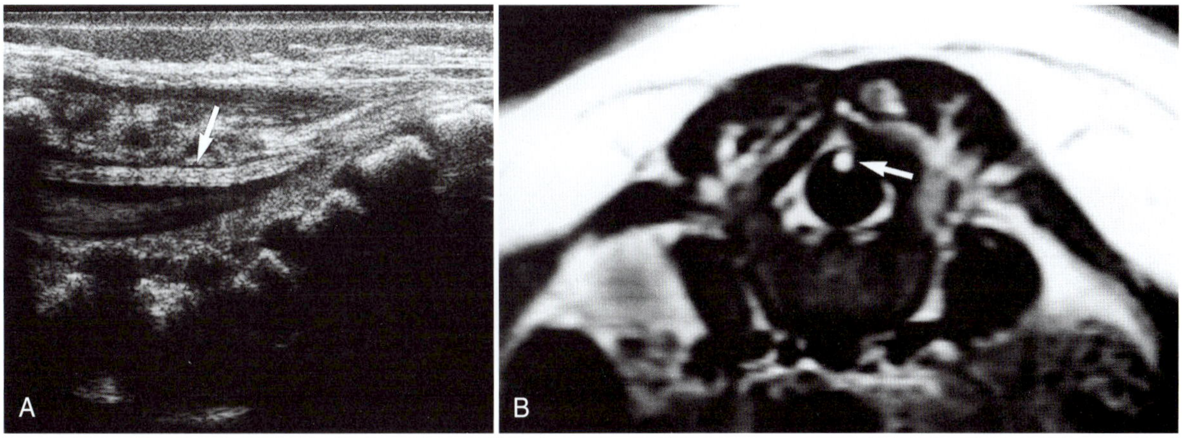

FIG. 49.19 Fibrolipoma do filo terminal. (A) Ultrassonografia sagital e **(B)** RM transversal, imagem ponderada em T1, mostram o filo terminal anormalmente espessado e ecogênico *(seta)*, com alto sinal T1 no filo *(seta)*, na RM.

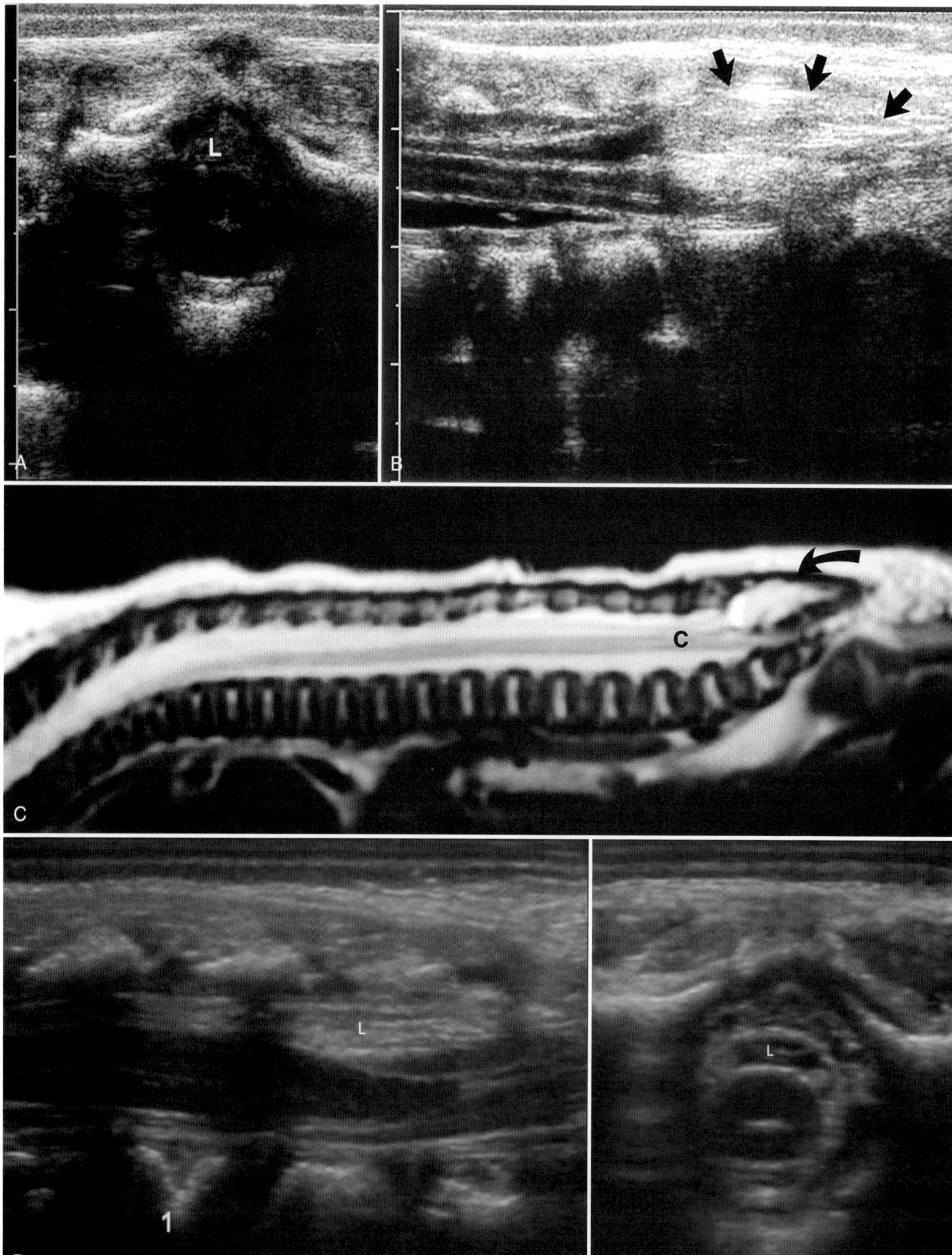

FIG. 49.20 Lipomas intradurais. (A) Vista transversal em uma recém-nascida de 2 semanas de idade mostra discreto desvio para a direita da medula espinal baixa, que também é puxada para uma posição anormalmente posterior pelo lipoma *(L)*. **(B)** Vista sagital da medula espinal baixa com o lipoma claramente visível *(setas pretas)*. **(C)** Imagem sagital correspondente, de RM ponderada em T2, orientada para coincidir com a US, evidencia a medula espinal anormalmente baixa *(M)* e o lipoma *(seta preta curva)*. Em outro neonato, vistas **(D)** sagital e **(E)** transversal da coluna vertebral demonstram um lipoma intradural dorsal aprisionando a medula espinal; a ponta termina no meio da terceira vértebra sacral. *1* indica o 1° corpo vertebral lombar. *L*, Lipoma. (**D** e **E** cortesia da Dra. Kathy McCarten.)

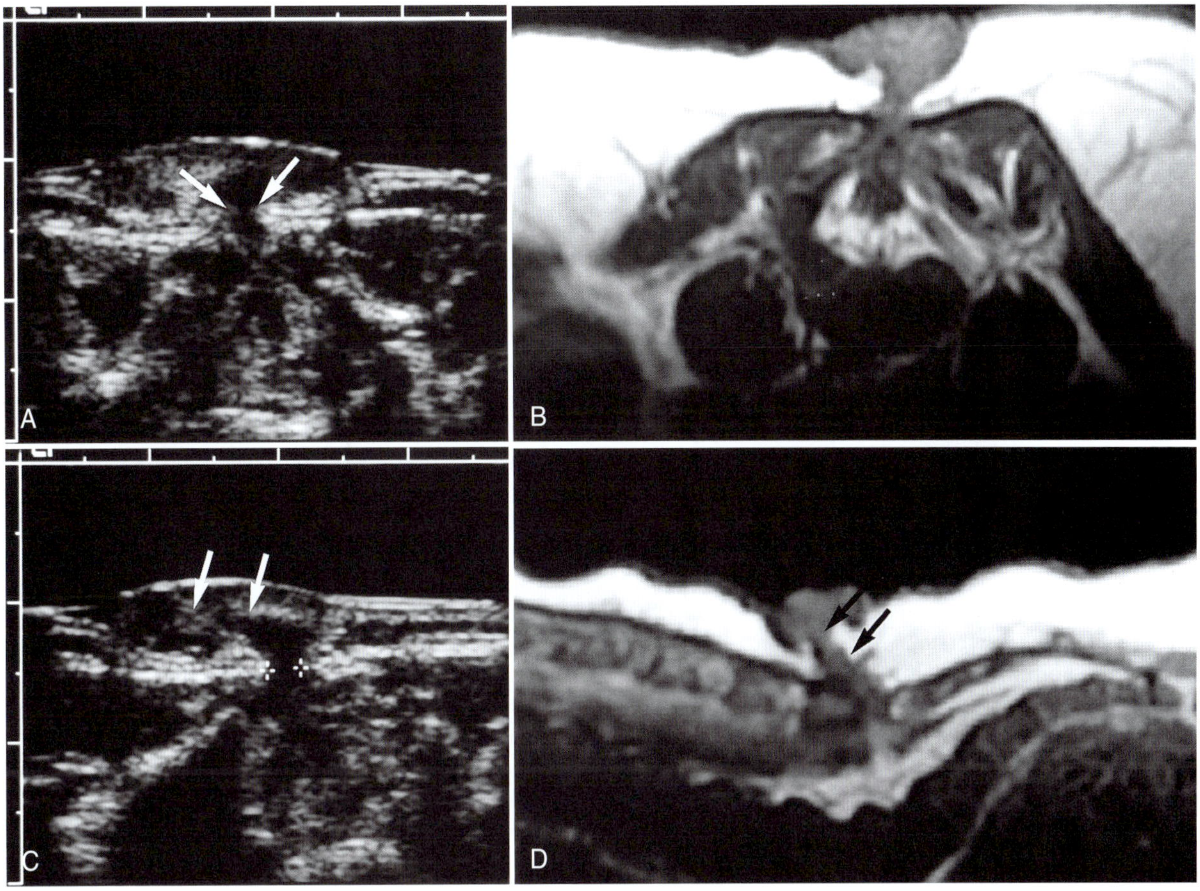

FIG. 49.21 Seio dérmico dorsal. Vistas transversal e sagital, comparando a ultrassonografia e a ressonância magnética ponderada em T1. **(A)** e **(B)** Vistas transversais revelam a conexão aberta entre a camada adiposa subcutânea, os músculos sobrejacentes e o canal vertebral *(setas)*. **(C)** e **(D)** Vistas sagitais mostram a obliquidade do seio de ligação *(setas)*. A abertura lateral da pele é superior ao nível de conexão dural. Esta é uma manifestação típica.

são intradurais, na coluna cervicotorácica (de forma menos comum na coluna lombar ou fossa posterior), geralmente de localização anterior à coluna vertebral, em um nível bem inferior à anomalia vertebral associada.[5,78]

A **diastematomielia ou malformação da medula dividida** compreende um espectro de anormalidades nas quais há divisão sagital da medula espinal (Fig. 49.22). Na **diastematomielia do tipo I**, as duas hemimedulas estão contidas em tubos durais individuais. Observa-se tecido ósseo extradural ou esporão osteocartilaginoso entre ambas, que se estende do corpo vertebral até os arcos neurais. Os esporões podem ser completos ou incompletos e geralmente são identificados na extremidade caudal da divisão medular. As hemimedulas podem se unificar caudalmente à fissura ou se estender até o cone medular. A **hidromelia** ocorre em 50% dos casos. As anomalias vertebrais incluem **lâmina bífida, distância interpedicular alargada, hemivértebra, vértebras fundidas, fusão intersegmentar laminar** (que restringe a janela acústica) e **escoliose.**

Na **diastematomielia do tipo II**, existem duas hemimedulas e um único tubo dural. Existem três variantes: septo ausente, septo fibroso e divisão parcial da medula espinal. A variante mais comum é a ausência do septo e a menos comum é a fenda parcial com divisão incompleta, melhor identificada em imagens transversais. O septo

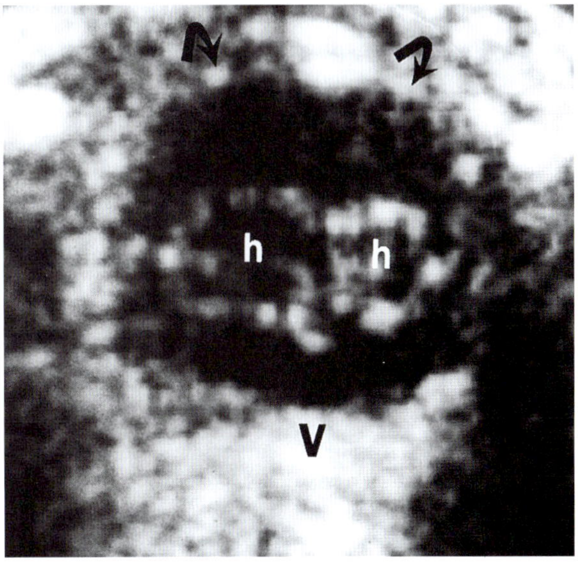

FIG. 49.22 Diastematomielia em uma menina de 3 anos de idade. US transversal do canal lombar mostra duas hemimedulas *(h)*, confirmadas na ressonância magnética e durante a cirurgia. *V*, corpo vertebral; *setas curvas*, dura-máter dorsal.

fibroso pode ser observado em imagens axiais de ressonância magnética de alta resolução. A hidromielia pode estar presente e o cone geralmente é baixo, fortemente associado a lipomas filares e filos terminais comprimidos. As anomalias vertebrais são geralmente mais leves que as do tipo I.[10,79,80]

O diagnóstico de diastematomielia pode ser definido com um exame ultrassonográfico no período neonatal.[62,64,81,82] Cerca de metade dos pacientes com diastematomielia apresenta alguns estigmas superficiais de uma malformação subjacente, tais como um **tufo de pelos cranianos, nevos, lipomas, depressões** ou **lesões vasculares.**[61,79,80] Apesar disso, não é incomum que o diagnóstico seja adiado, visto que a escoliose e outras manifestações neurológicas ou ortopédicas características se desenvolvem tardiamente. A RM é necessária após o período neonatal para a confirmação do diagnóstico. A definição de qualquer septo cartilaginoso ou ósseo divisório é importante para o planejamento cirúrgico e pode ser de difícil visualização à ultrassonografia;[45] em alguns casos, torna-se necessária a realização de uma da coluna vertebral.

A diastematomielia pode ocorrer de forma isolada ou em conjunto com outras anomalias, como mielomeningocele, lipoma, seio dérmico e cisto dermoide ou teratoma.[61,83]

Distúrbios da Formação da Notocorda na Linha Média. A notocorda induz o desenvolvimento da medula espinal, das vértebras espinais e outros órgãos. Se houver segmentos notocordais anormais, as malformações vertebrais e as anormalidades segmentares da neurulação podem se desenvolver. O segmento caudal está envolvido mais frequentemente, e a agenesia caudal se desenvolve. Se um segmento intermediário está envolvido, desenvolve-se uma disgenesia segmentar espinal.

A **agenesia caudal** refere-se a um grupo heterogêneo de anomalias caudais que incluem **agenesia total ou parcial da coluna vertebral** (a maioria envolve sacro e cóccix), **ânus imperfurado, anomalias genitais, displasia renal, hipoplasia pulmonar e anomalias dos membros inferiores.**[84] A agenesia do sacro e do cóccix pode ser parte de associações sindrômicas incluindo a **tríade de Currarino**[85-88] (agenesia sacral parcial, malformação anorretal, teratoma pré-sacral ou meningocele anterior), o **complexo OEIS**[89] (onfalocele, extrofia da cloaca, ânus imperfurado, defeitos da coluna vertebral) e a **síndrome de VACTERL** (anomalias vertebrais, ânus imperfurado, malformações cardíacas, fístula traqueoesofágica, anormalidades renais e dos membros). Lipomielomeningocele e mielocistocele terminal podem ser observadas em até 20% dos casos. A agenesia caudal está associada ao diabetes materno, sendo observado em cerca de 1% dos recém-nascidos de mulheres com diabetes melito tipo 1 descontrolado. Ou seja, 16% de todos os casos estão associados a diabetes materno.

Dependendo da localização e da forma do cone medular, a agenesia caudal pode ser classificada em dois tipos.[3,90,91-95] **O tipo I ou agenesia caudal de posição alta** (T12 ou L1) envolve um contorno cuneiforme ou arredondado do cone devido à perda de células do corno anterior e pequenas raízes nervosas sacrais.[45,96] O grau de aplasia vertebral varia desde a ausência do cóccix até a vértebra torácica inferior, porém, na maioria dos casos, esta última vértebra pode variar desde L5 até S2. O saco dural termina em um nível alto. Clinicamente, os déficits neurológicos são estáveis. Se as vértebras sacrais estiverem ausentes, as asas ilíacas se tornarão opostas. Frequentemente, observa-se **luxação do quadril** (Fig. 49.23).

O **tipo II** corresponde a uma **agenesia caudal** com **cone medular baixo e ancorado**, além de uma disgenesia vertebral discreta (desde a última vértebra até a S4). A agenesia parcial do cone pode não ser detectada devido ao seu alongamento, bem como devido ao aprisionamento do cone em um filo afilado, lipoma ou meningocele anterior. Esses pacientes apresentam clinicamente a síndrome da medula presa.[97]

A **disgenesia segmentar da coluna** refere-se a uma síndrome clínica e radiológica que inclui a agenesia ou disgenesia segmentar da coluna lombar ou toracolombar, anormalidade segmentar da medula espinal subjacente e das raízes nervosas, paraplegia ou paraparesia congênita e deformidades congênitas dos membros inferiores. A coluna e a medula podem formar uma cifose de ângulo agudo e o canal medular pode se tornar estreito ou interrompido. A medula espinal inferior é baixa e volumosa, podendo ser hipoplásica ou interrompida (Fig. 49.24, Vídeos 49.8 e 49.9). Tipicamente, observam-se rins em ferradura e pés equinovaros.[10,98]

Várias anomalias estão associadas à alta incidência de disrafismo.[99] Cerca de um terço dos recém-nascidos com **ânus imperfurado alto**, metade daqueles com **malformação cloacal** e essencialmente todos com **extrofia cloacal** apresentam anomalias da medula espinal associadas. Pode-se argumentar que o grupo com extrofia cloacal deve deixar de lado a US e realizar de imediato uma RM. Uma grande parte dos pacientes dos demais grupos pode evitar a realização de uma RM sob sedação: nos casos em que se observa uma coluna vertebral normal à ultrassonografia no período neonatal. Como os pacientes com disrafismo espinal geralmente apresentam anomalias renais associadas, os rins devem ser examinados, bem como a coluna vertebral.

As **hemivértebras** resultam de uma ruptura do centro de ossificação primário e de defeitos no pareamento dos esclerótomos envolvidos. Distúrbios da segmentação vertebral incluem as **vértebras em bloco** e as **faixas unilaterais não segmentadas** (Figs. 49.25 e 49.26). Pode ocorrer fusão em muitos locais, inclusive na coluna vertebral anterior e posterior ou nas articulações facetárias.[100] A ultrassonografia pode identificar muitas das anomalias vertebrais de formação e provavelmente é uma ferramenta subutilizada.[101-104] A suspeita de uma anomalia vertebral sutil decorrente da análise de radiografias no período neonatal, quando a ossificação for incompleta, muitas vezes pode ser comprovada ou refutada por exame ultrassonográfico da coluna.

Anomalias com Risco para Disrafismo Espinal

Extrofia cloacal (100%)
Malformação cloacal (50%)
Ânus imperfurado alto (30%)
Ânus imperfurado ectópico ou baixo

TUMORES

Os tumores posicionados dentro e ao redor do canal vertebral são raros. No período neonatal, o **neuroblastoma intraespinal** é o diagnóstico mais provável quando tal massa é descoberta.[105] Essas lesões tendem a se calcificar e se estender ao canal vertebral a partir do retroperitônio. A calcificação e o trajeto da extensão podem ser observados à ultrassonografia (Fig. 49.27). Esses lactentes têm uma massa abdominal palpável ou sinais de compressão da medula espinal. Outros diagnósticos diferenciais em casos de extensão intraespinal de tumor incluem **hemangioma** e **tumor rabdoide.**[106]

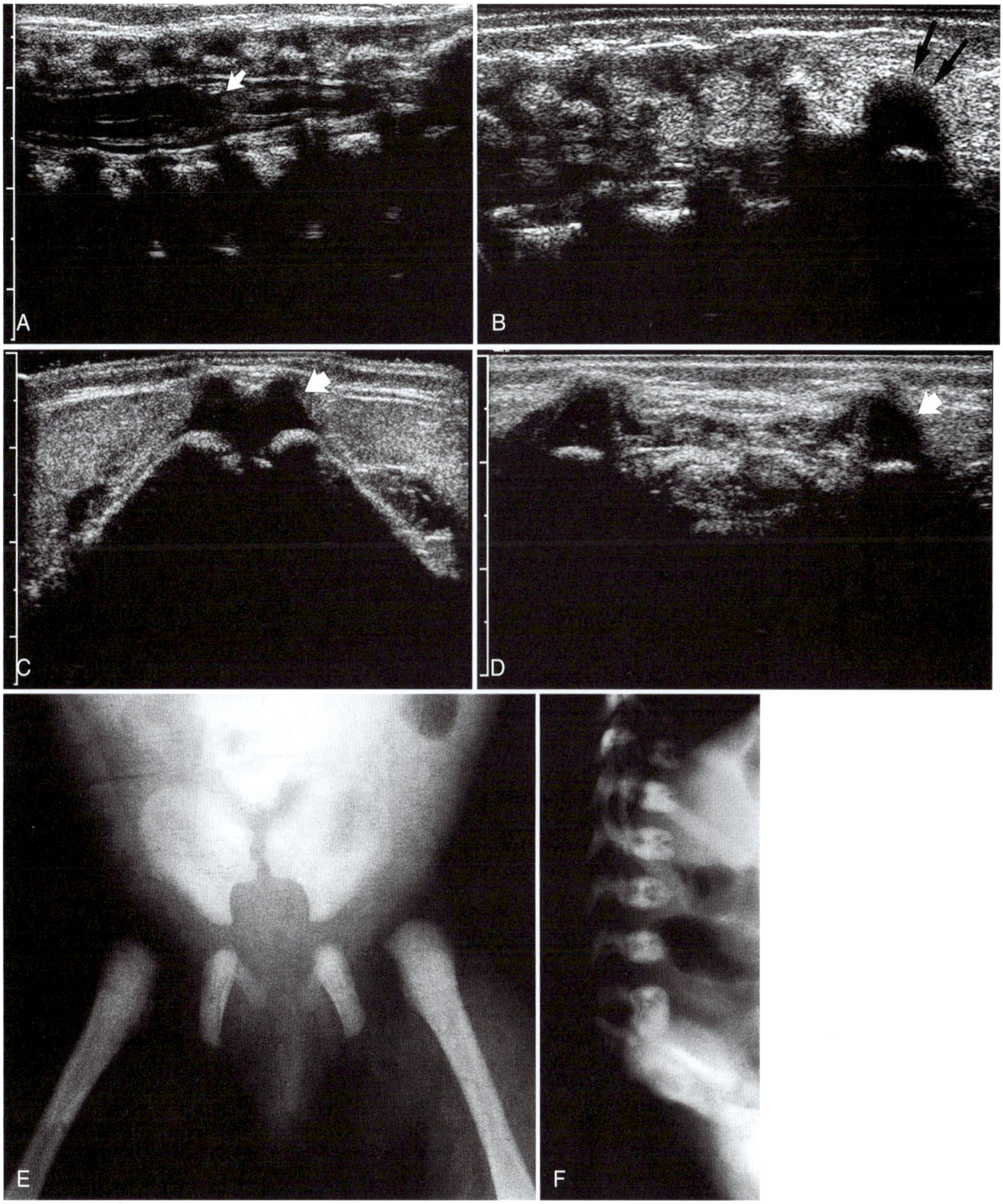

FIG. 49.23 Síndrome da regressão caudal em uma lactente com 4 semanas de vida. (A) Vista sagital do cone medular revela que sua ponta é anormalmente redonda *(seta)*. **(B)** Imagem sagital da extremidade distal deformada da coluna vertebral revela uma ponta cartilaginosa anormalmente voltada para cima e deformada *(setas pretas)*. **(C)** Ausência do sacro (vista transversal) na posição esperada da coluna sacral com a margem posterior cartilaginosa das asas ilíacas diretamente apostas *(seta)*, sem o sacro separando. **(D)** Comparação normal da relação das asas ilíacas cartilaginosas posteriores *(seta)*, na maioria dos lactentes. **(E)** Radiografia frontal da pelve evidencia as superfícies mediais das asas ilíacas diretamente apostas, a ausência de coluna lombar distal e sacral, bem como luxação do quadril. **(F)** Radiografia, incidência lateral, mostra a coluna vertebral deformada.

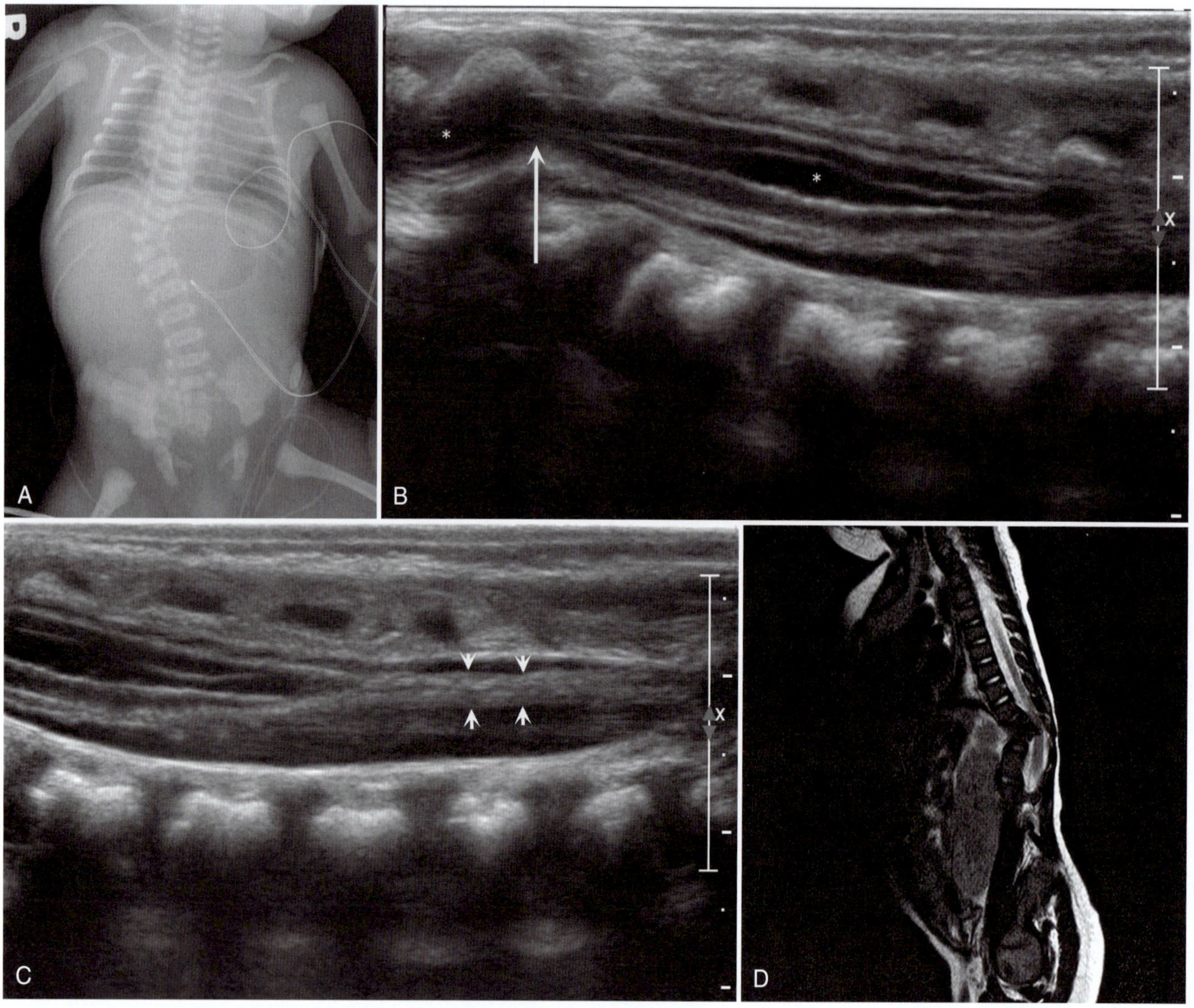

FIG. 49.24 Disgenesia segmentar espinal em recém-nascido com ânus imperfurado, pé torto congênito e cifose toracolombar. **(A)** Radiografia frontal demonstra cifoescoliose na junção toracolombar com múltiplas hemivértebras. Há segmentos sacrais fundidos. **(B)** Vista sagital da coluna vertebral no nível das anomalias vertebrais toracolombares demonstra afilamento da medula espinal, **siringomielia** (*) acima e abaixo da área de estreitamento *(seta branca)* e cone medular baixo. **(C)** A vista sagital da coluna vertebral mostra cone medular baixo que termina em L4. Observe a dilatação do canal central. O filo terminal é espesso e ecogênico *(pontas de seta)* e mostrou pouco movimento durante a respiração. **(D)** RM, sagital, imagem ponderada em T1, da coluna toracolombar mostrando anomalias vertebrais e cifose acentuada. Há um afilamento segmentar significativo da medula espinal, bem como obliteração segmentar do canal medular. Ver também Vídeos 49.8 e 49.9.

Existem alguns relatos de neoplasias intramedulares primárias, como o gliofibroma.[107]

Os **teratomas sacrococcígeos** (Figs. 49.28 a 49.30) são diagnosticados mais frequentemente no período fetal ou neonatal, representando o tumor pré-sacral mais comum dessa faixa etária. Esses teratomas heterogêneos tendem a apresentar recorrência e, em geral, são descritos como **maduros** ou **imaturos**.[108-111] A classificação de Altman dos teratomas sacrococcígeos é utilizada com frequência, a qual descreve a extensão da massa como grande e externa ou pequena e interna, sendo, portanto, útil no planejamento pré-cirúrgico (Tabela 49.2).[112] Essas massas tendem a apresentar aspecto bem heterogêneo à ultrassonografia, incluindo componentes sólidos e císticos, gordura ou focos de calcificação.[113] Os teratomas sacrococcígeos, em geral, não entram no canal vertebral, porém existem relatos raros de tal extensão.[114]

TABELA 49.2 Classificação de Altman para os Teratomas Sacrococcígeos

Tipo	Descrição
I	O maior volume da massa é externo, com mínimo componente pré-sacral.
II	Existem grandes componentes externos e internos.
III	Uma parte relativamente pequena de tumor é externa; o maior volume da massa é interno.
IV	Não há massa externa porque o tumor é exclusivamente pré-sacral.

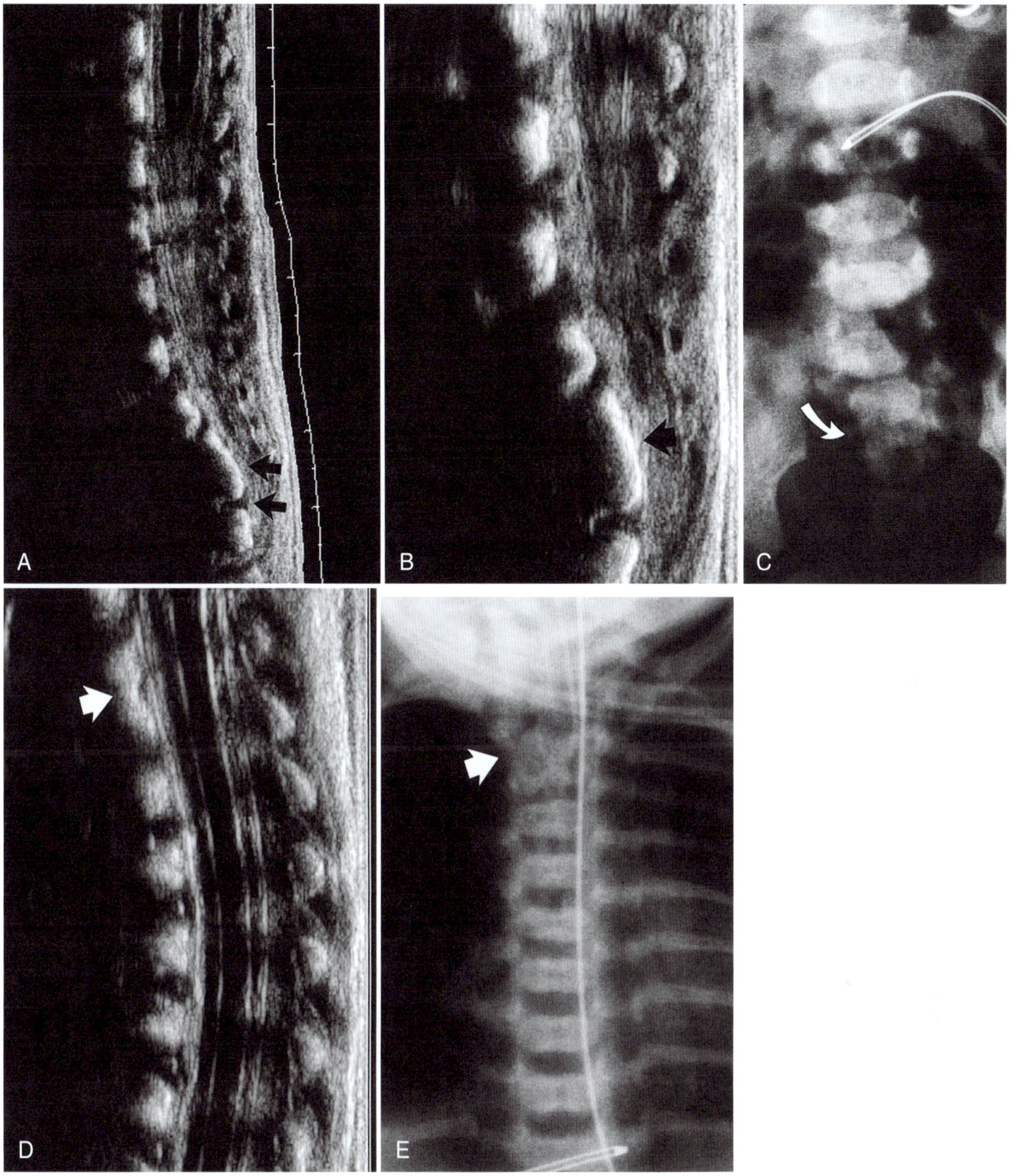

FIG. 49.25 Ânus imperfurado com vértebras em bloco. (A) Imagem com campo de visão estendido revela deformidade do sacro e vértebras em bloco *(setas)*. **(B)** Vista ampliada da mesma região. **(C)** A radiografia mostra a área da fusão vertebral *(seta curva)*. **(D)** Vista sagital da coluna torácica e **(E)** radiografia frontal revelam vértebras em bloco adicionais *(setas)*.

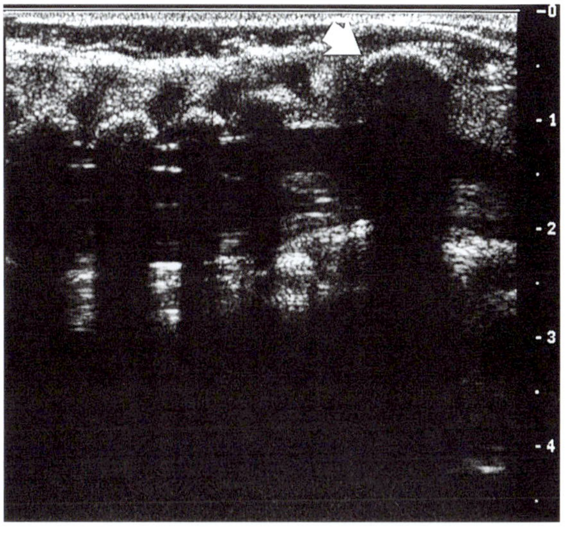

FIG. 49.26 Fusão anormal em um menino com 9 semanas de vida. Fusão anormal dos elementos posteriores *(seta)* resultando em uma massa firme à palpação.

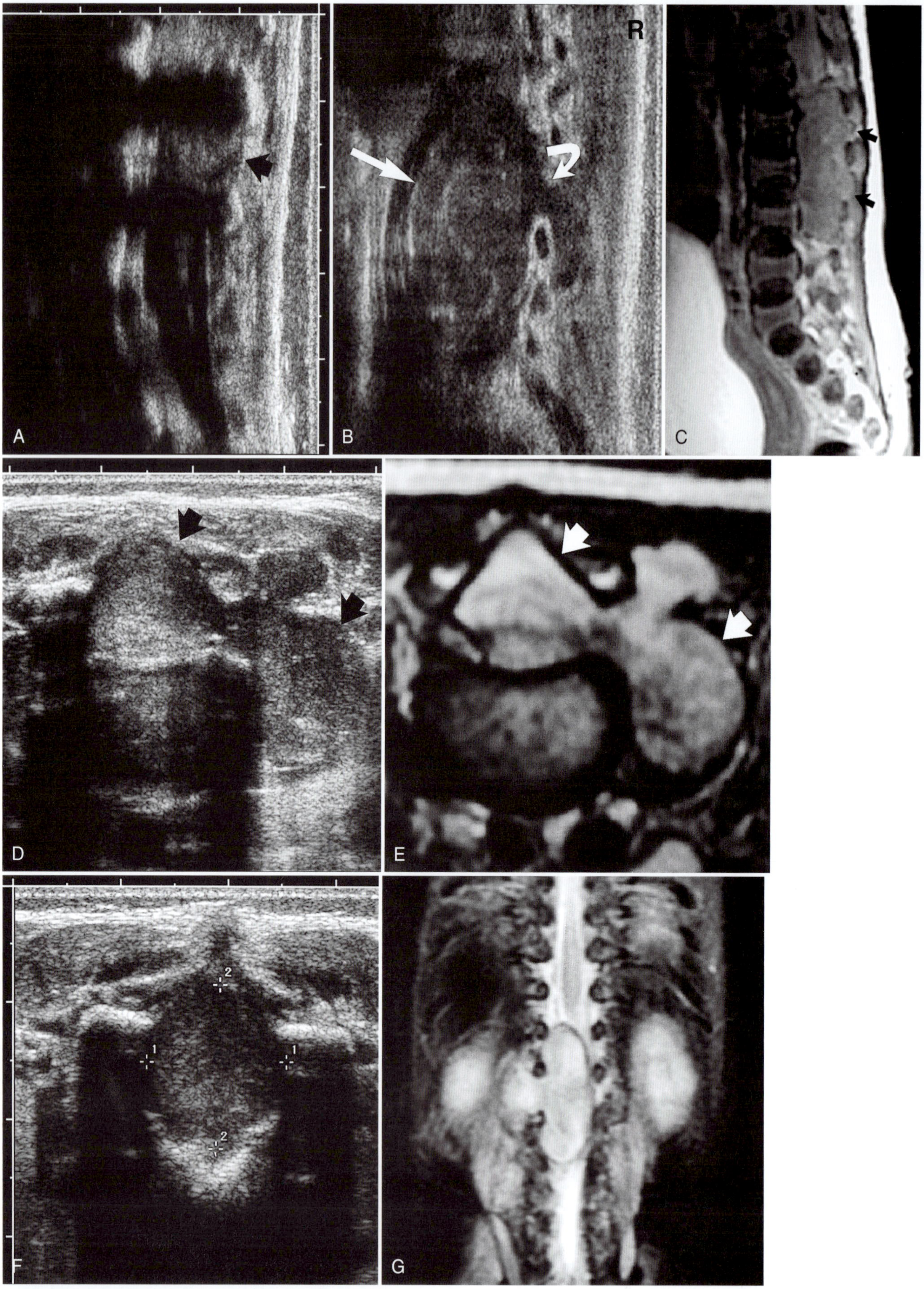

FIG. 49.27 Neuroblastoma com extensão intraespinal. Esta lactente com 4 semanas de vida apresentou prolapso retal. Os exames de imagem iniciais incluíram ultrassonografia espinal. **(A)** e **(B)** Nas vistas sagitais (orientadas para corresponderem à imagem de RM), detectou-se uma massa homogeneamente ecogênica no canal vertebral lombar *(setas retas)*, que se projetava através do forame neural *(seta curva)*. **(C)** RM, imagem ponderada em T2, orientada para corresponder à ultrassonografia, revela uma massa hipointensa intraespinal lombar *(setas pretas)*. **(D)** US transversal e **(E)** RM correspondentes mostram a massa em forma de haltere com um componente intraespinal e extensão paraespinal/retroperitoneal *(setas)*. **(F)** A ultrassonografia axial mostra o componente intraespinal *(cursores)*. **(G)** RM, imagem ponderada em T2, revela a massa intraespinal comprimindo o cone medular e sua extensão para o retroperitôneo.

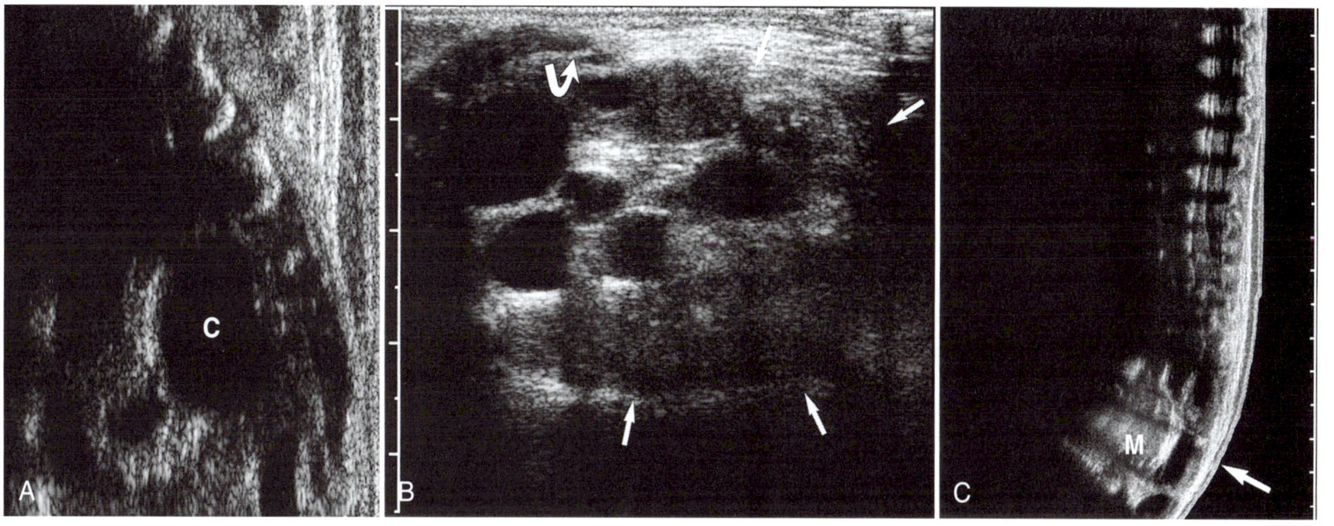

FIG. 49.28 Teratoma sacrococcígeo. Recém-nascida com 3 dias de vida apresentou "tumefação" na região glútea. **(A)** Vista sagital mostra uma massa complexa imediatamente anterior ao cóccix cartilaginoso. Partes da massa são císticas *(C)*. **(B)** Vista mais distal revela a ponta do cóccix *(seta curva)*. A grande massa se estendia até abaixo do cóccix *(setas retas)*. **(C)** Imagem com campo de visão estendido proporciona melhor noção do tamanho relativo da massa *(M)* em relação ao restante da coluna (*seta*, final do cóccix), porém o contorno da pele da região glútea não estava distorcido.

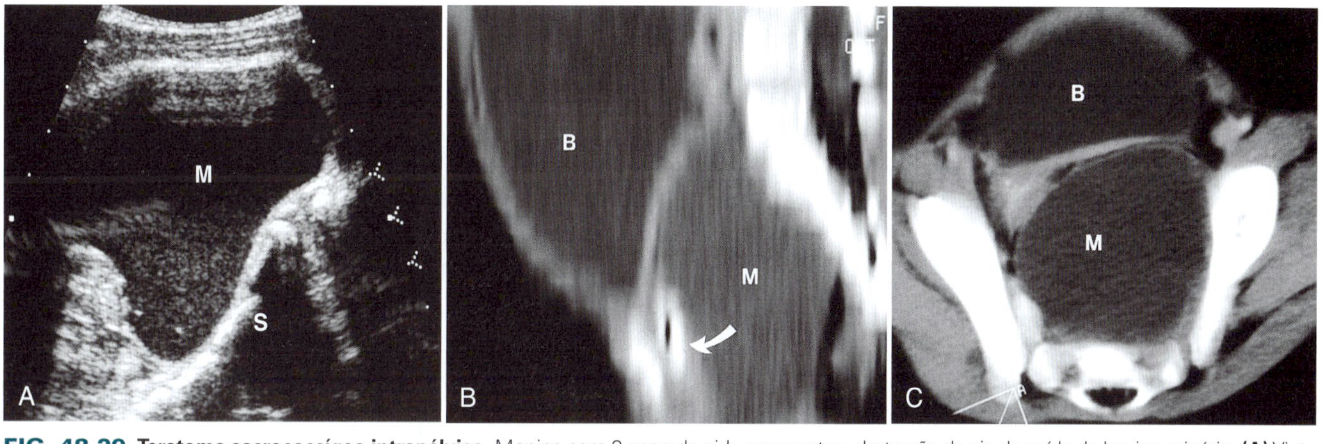

FIG. 48.29 Teratoma sacrococcígeo intrapélvico. Menina com 3 anos de vida apresentou obstrução da via de saída da bexiga urinária. **(A)** Vista sagital da pelve mostra uma massa *(M)* cística complexa que poderia ter sido confundida com bexiga urinária. A massa foi comprimida imediatamente contra a parede anterior do sacro *(S)*. Vistas de TC **(B)** sagital reconstruída e **(C)** axial direta revelam a massa *(M)* e a bexiga *(B)* distendida. O material de alta intensidade é o bário no reto deslocado anteriormente *(seta curva)*.

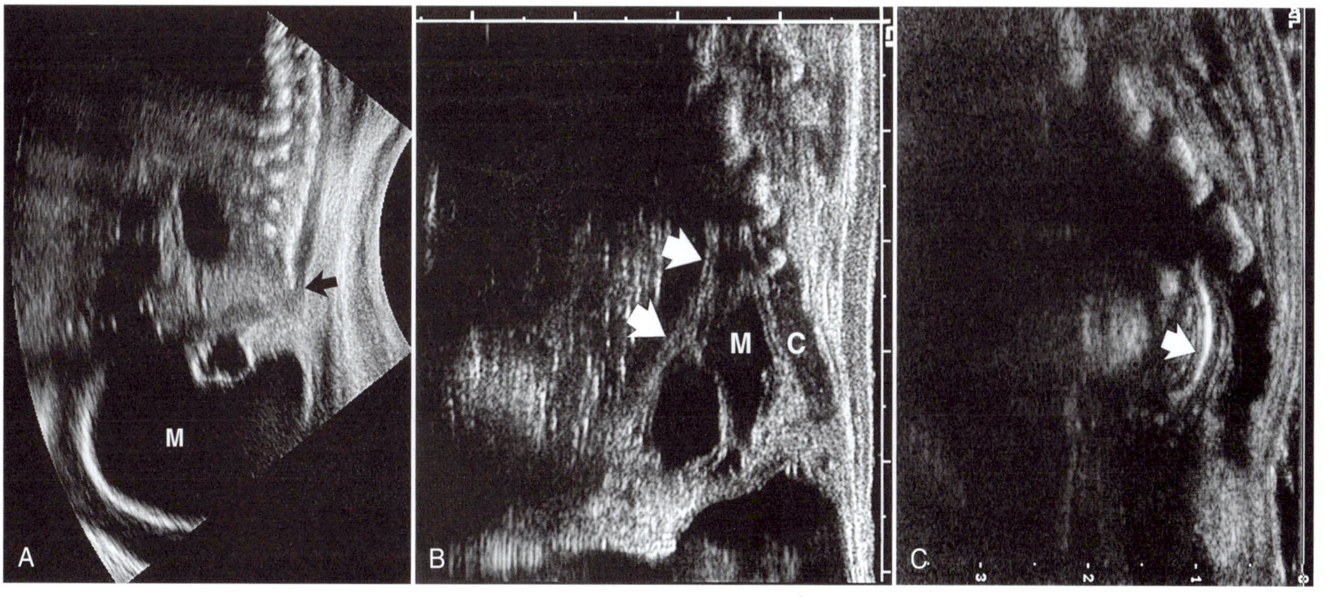

FIG. 49.30 Teratoma cístico sacrococcígeo. **(A)** Feto com 25 semanas de gestação. É possível observar a extremidade distal da coluna vertebral calcificada *(seta preta)* e a parte cística da massa *(M)*. **(B)** Ultrassonografia pós-natal. A massa *(M)* está posicionada imediatamente anterior ao cóccix *(C)* e imediatamente posterior à parede posterior do reto *(setas)*. Uma grande parte da massa era externa e uma pequena parte do tumor se estendia até a posição pré-sacral retrorretal. **(C) Recém-nascido normal**, imagem sagital, mostrando ar no reto *(seta)*, que envolve a superfície anterior do cóccix.

HEMORRAGIA E INFECÇÃO

A hemorragia dentro do canal vertebral pode ocorrer em recém-nascidos em associação a um trauma como, por exemplo, um tocotraumatismo ou por um procedimento invasivo, tal como a falha na punção lombar ("punção sangrenta"). A hemorragia por tocotraumatismo pode centralizar-se em qualquer nível vertebral. A hemorragia relacionada à punção lombar originalmente está centrada no ponto de inserção da agulha, mas pode se estender superior e inferiormente por certa distância. Essas coleções primariamente epidurais podem ser visualizadas, no período agudo, como um líquido ecogênico que rapidamente se torna heterogêneo e depois exibe aspecto anecogênico, com resolução em 2 a 4 dias[45,115] (Fig. 49.31). A lesão da própria medula espinal também é visível à ultrassonografia como um foco hiperecogênico na fase aguda.[116] Em alguns casos, pode-se observar a presença de debris ecogênicos no espaço subaracnóideo são observados na ultrassonografia, após a punção lombar (Fig. 49.32). Esse achado pode representar hemorragia por trauma do procedimento ou pode ter se originado de redistribuição de hemorragia dos ventrículos cerebrais em recém-nascidos com diagnóstico de hemorragia intraventricular.[117]

A ultrassonografia é útil para guiar a punção lombar percutânea[118] e para orientar os anestesiologistas na realização de anestesia caudal em lactentes e neonatos.[119] Com um transdutor de alta resolução, a agulha espinal pode ser seguida da pele até o saco tecal, através de avaliação sagital na linha média no neonato e no lactente jovem, do mesmo modo que a avaliação parassagital no lactente e na criança de idade mais avançada.[45,120]

A importância do pronto reconhecimento e tratamento de abscessos epidurais está bem documentada na literatura.[121] No período neonatal e infantil, a ultrassonografia consiste em uma ferramenta útil para detectar tais coleções.[122,123] Isso é particularmente verdadeiro se o lactente estiver clinicamente instável e a transferência para a sala de RM for julgada demasiadamente arriscada. Nesses pacientes, é importante examinar o comprimento inteiro da coluna vertebral e prestar atenção especial à integridade dos corpos vertebrais.

CISTOS ARACNOIDES

Os cistos aracnoides são raramente encontrados em lactentes, crianças e adultos jovens. São detectados acidentalmente em exame de imagem, como também podem causar mielopatia e

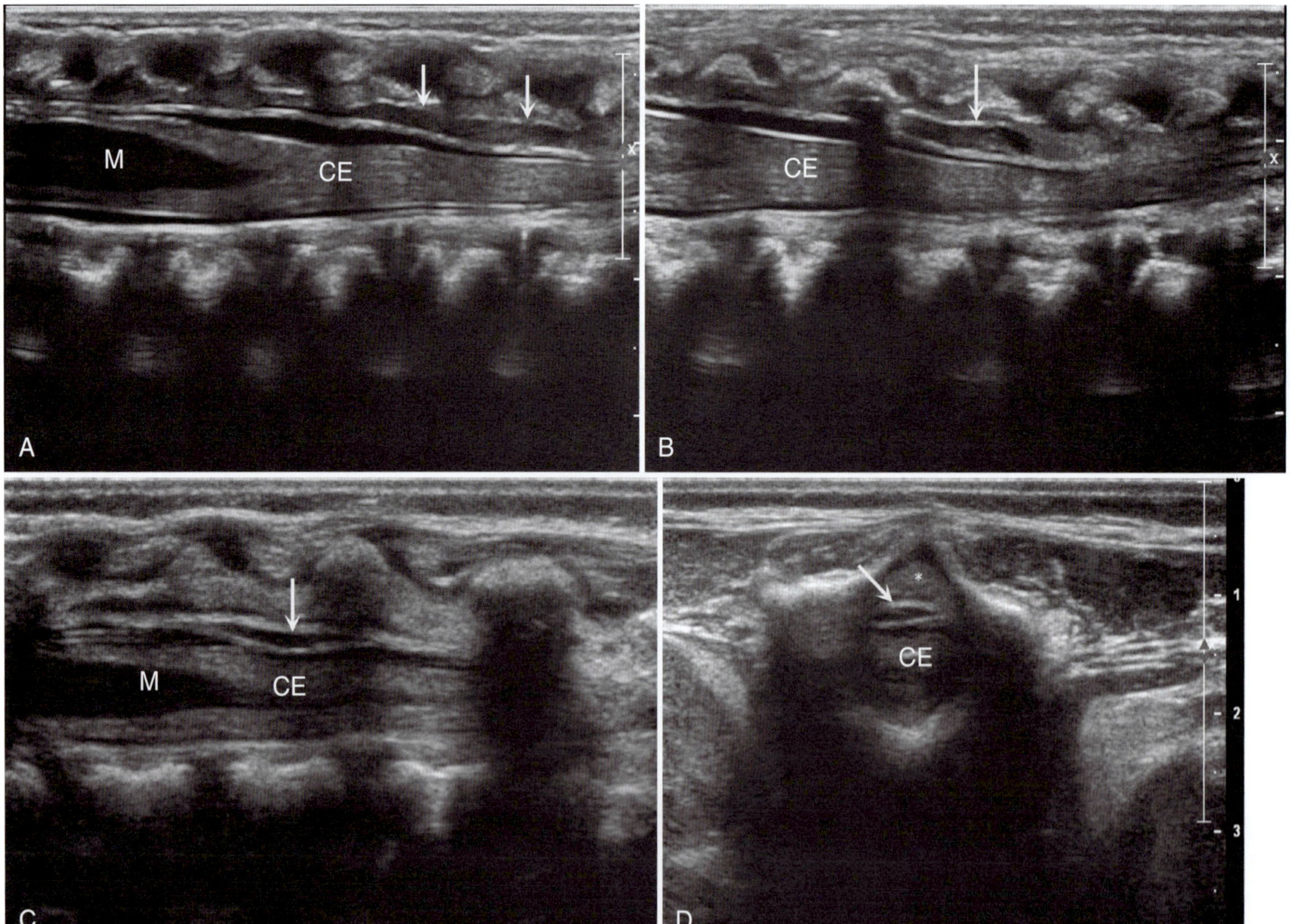

FIG. 49.31 Coleções após falha na punção lombar. Coleção epidural. (A) e **(B)** Vistas sagitais da coluna lombar mostram a medula espinal distal *(M)*. Há uma grande coleção epidural hipoecogênica *(setas)*. A dura-máter é representada pela linha horizontal ecogênica no aspecto profundo à coleção. Existe um pequeno volume de líquido subaracnóideo envolvendo as raízes nervosas da cauda equina *(CE)*. **Coleção subdural. (C)** Vista sagital da coluna lombar mostra a medula espinal distal *(M)* e a cauda equina *(CE)*. Há uma pequena coleção de líquido subdural entre a dura-máter e a aracnoide-máter *(seta)*. **(D)** Vista transversal da coleção subdural confirma a localização do líquido *(seta)* sob a dura-máter. Observe a gordura *(*)* no espaço epidural e as raízes nervosas na cauda equina *(CE)*.

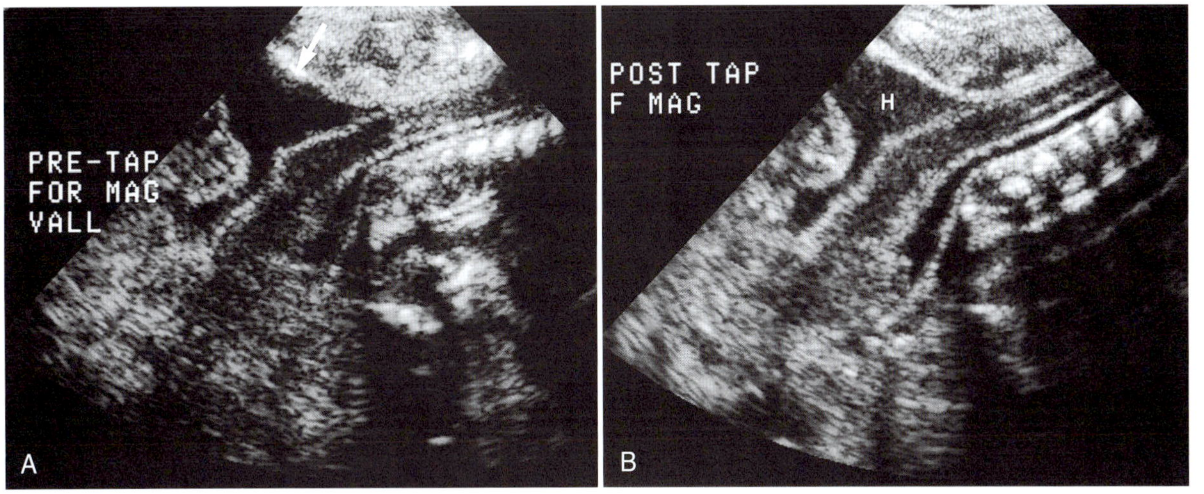

FIG. 49.32 Hemorragia na cisterna magna após punção lombar. (A) Vista sagital da junção craniocervical antes de uma punção lombar, usando o forame magno como janela, revela líquido anecoico na cisterna magna *(seta)*. **(B)** A mesma região contém ecos internos, indicando hemorragia *(H)*, após a punção lombar.

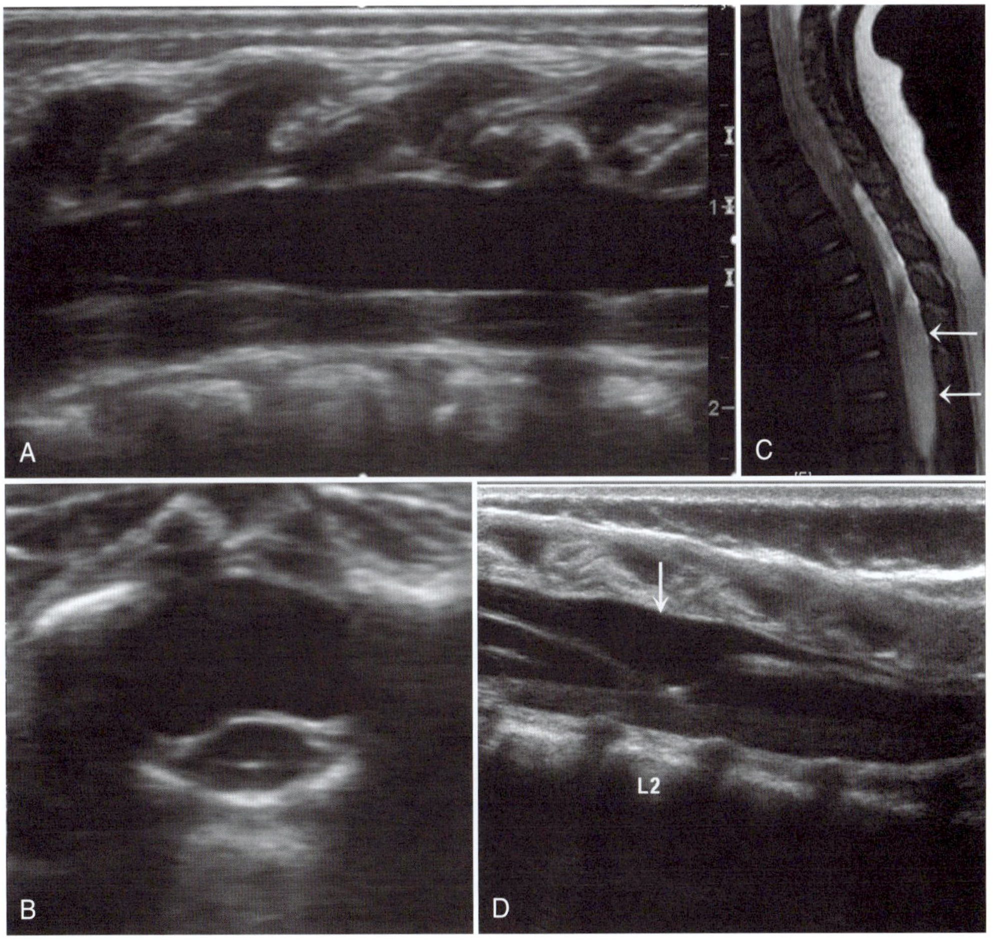

FIG. 49.33 Cistos aracnoides. (A) e **(B)** Vistas sagital e transversal da coluna torácica de um lactente com 1 mês de vida demonstram um grande cisto aracnoide dorsal causando deslocamento anterior e compressão da medula espinal. **(C)** Imagem sagital, ponderada em T2, da coluna torácica confirma a existência de um grande cisto aracnoide *(setas)* deslocando para frente a medula espinal e causando também afilamento e compressão da medula espinal. **(D)** Imagem sagital em outro paciente recém-nascido mostra um pequeno cisto aracnoide intradural *(seta)*, localizado dorsalmente em relação ao cone medular e ao filo terminal proximal. (**C** e **D** cortesia da Dra. Kathy McCarten.)

radiculopatia. Ainda, podem ser congênitos ou estarem associados a trauma, cirurgia, aracnoidite, defeitos do tubo neural ou melanose neurocutânea.

Os cistos aracnoides podem ser intradurais ou, menos comumente, extradurais. Os cistos intradurais resultam de alterações das trabéculas aracnoides, já os cistos extradurais são decorrentes de defeitos na dura-máter que permitem a herniação do espaço subaracnóideo. Podem ocorrer em regiões submetidas à cirurgia anterior, a partir de aderências aracnoides ou de fluxo anormal de LCS, sendo comuns na coluna torácica (Fig. 49.33). Quando existem sinais/sintomas de compressão raquimedular, estes devem ser tratados com excisão da parede do cisto. Podem ocorrer alargamento do canal vertebral, erosão óssea, deslocamento da gordura epidural, deslocamento do saco tecal e compressão anterior da medula espinal. Os cistos exibem localização posterolateral em relação à medula espinal e suas paredes podem ser de difícil diferenciação do líquido presente.[124-126]

UTILIZAÇÃO INTRAOPERATÓRIA E OUTROS EMPREGOS DA ULTRASSONOGRAFIA ESPINAL

A orientação por ultrassonografia em tempo real é um recurso valioso utilizado por neurocirurgiões durante a cirurgia de coluna para guiar os procedimentos e avaliar os resultados em campos cirúrgicos limitados. Muitos autores têm descrito o uso da ultrassonografia espinal intraoperatória para minimizar a invasão cirúrgica da medula espinal e para analisar o movimento normal e anormal da medula.[127-130] Uma vez realizada a **laminectomia**, a janela estendida ao canal vertebral torna possíveis imagens altamente detalhadas, mesmo em pacientes mais velhos.[131] A descompressão da fossa posterior da malformação de Chiari I, pode ser avaliada no período intraoperatório pela ultrassonografia, se for providenciado um banho de água no leito cirúrgico após a craniotomia suboccipital. O movimento adequado das tonsilas cerebelares, bem como a pulsação adequada do LCS, é informação valiosa que pode determinar a necessidade de incisão dural sem comprometer o desfecho da descompressão.[132] As massas podem ser precisamente localizadas, bem como a posição da medula cervical antes da fusão vertebral cervical. A ultrassonografia orienta com sucesso a biópsia via punção por aspiração com agulha fina, tanto do corpo vertebral lítico quanto das massas paravertebrais.[133] Também é possível a delimitação de coleções pós-operatórias (Fig. 49.34). Em geral, as partes moles superficiais do dorso são bem-definidas à ultrassonografia. Os **hemangiomas** superficiais do dorso são frequentemente o motivo da realização de ultrassonografia da coluna, sendo bem delineados neste exame de imagem (Fig. 49.35).

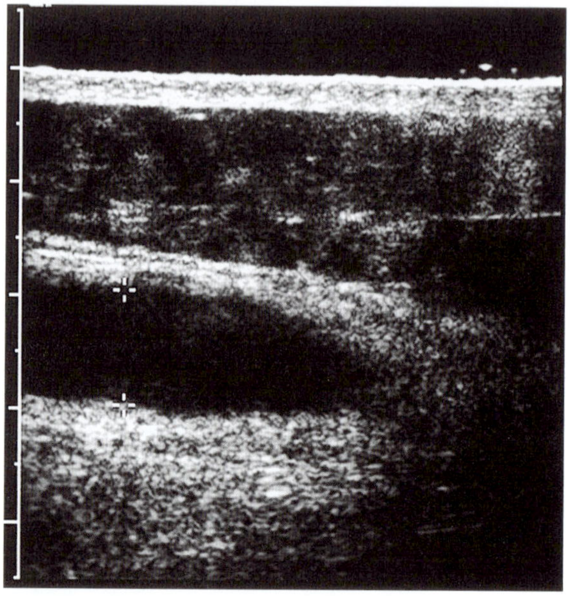

FIG. 49.34 Seroma. Imagem transversal dorsal em criança com 6 anos de idade após fusão espinal posterior devido à escoliose. Os cursores indicam a existência de um seroma.

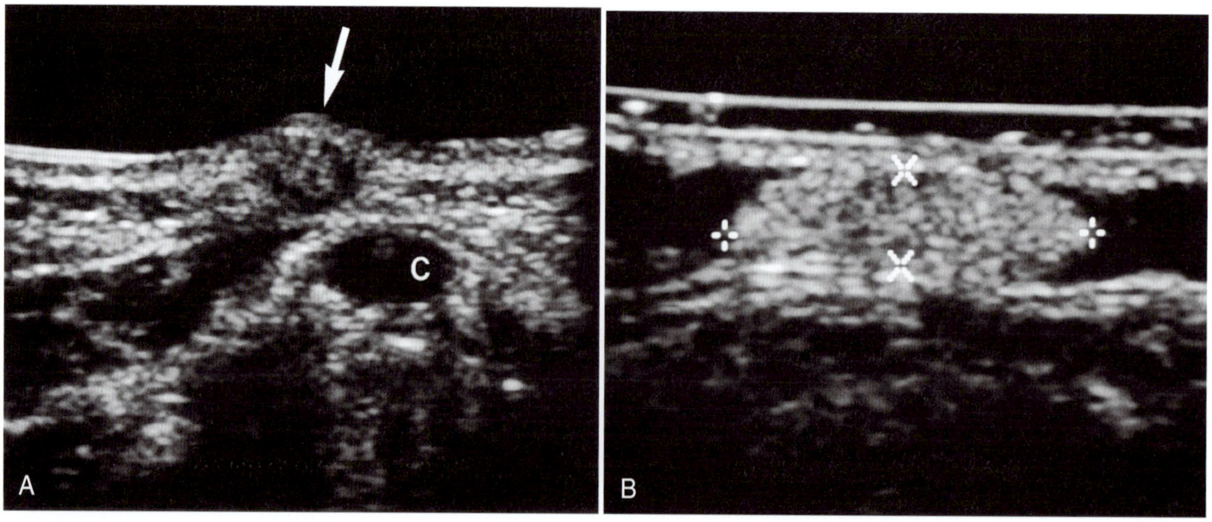

FIG. 49.35 Hemangiomas subcutâneos. (A) Ultrassonografia transversal de uma massa vermelha palpável, adjacente ao cóccix *(C)*, em neonato. Não há extensão para o interior do canal vertebral e a medula espinal subjacente *(seta)* é normal. **(B)** Ultrassonografia sagital de outro recém-nascido mostra uma lesão ecogênica *(cursores)*, que não distorce a superfície da pele. O acoplador acústico (*standoff*) é bem útil para demonstrar ou excluir alterações do contorno da pele.

REFERÊNCIAS

1. Rohrschneider WK, Forsting M, Darge K, Troger J. Diagnostic value of spinal US: comparative study with MR imaging in pediatric patients. Radiology. 1996;200(2):383-388.
2. Pierre-Kahn A, Zerah M, Renier D, et al. Congenital lumbosacral lipomas. Childs Nerv Syst. 1997;13(6):298-334.
3. Nievelstein RA, Hartwig NG, Vermeij-Keers C, Valk J. Embryonic development of the mammalian caudal neural tube. Teratology. 1994;49(6): 445.
4. Hoffman CH, Dietrich RB, Pais MJ, et al. The split notochord syndrome with dorsal enteric fistula. AJNR Am J Neuroradiol. 1993;14(3):622-627.
5. Tortori-Donati P, Rossi A, Cama A. Spinal dysraphism: a review of neuroradiological features with embryological correlations and proposal for a new classification. Neuroradiology. 2000;42(7):471-491.
6. Moore KL, Persaud TV. The nervous system. The developing human: clinically oriented embryology. Philadelphia: Saunders; 2003. p. 427-463.
7. Lowe LH, Johanek AJ, Moore CW. Sonography of the neonatal spine: part 1, Normal anatomy, imaging pitfalls, and variations that may simulate disorders. AJR Am J Roentgenol. 2007;188(3):733-738.
8. Barkovich AJ. The nervous system. Pediatric neuroimaging. Philadelphia: Lippincott Williams & Wilkins; 2000. p. 13-69.
9. Hertzler DA, 2nd, DePowell JJ, Stevenson CB, Mangano FT. Tethered cord syndrome: a review of the literature from embryology to adult presentation. Neurosurg Focus. 2010;29(1):E1.
10. Rossi A, Biancheri R, Cama A, et al. Imaging in spine and spinal cord malformations. Eur J Radiol. 2004;50(2):177-200.
11. Beek FJ, van Leeuwen MS, Bax NM, et al. A method for sonographic counting of the lower vertebral bodies in newborns and infants. AJNR Am J Neuroradiol. 1994;15(3):445-449.
12. Ladino Torres MF, DiPietro MA. Spine ultrasound imaging in the newborn. Semin Ultrasound CT MR. 2014;35(6):652-661.
13. Alvarado E, Leach J, Care M, et al. Pediatric spinal ultrasound: neonatal and intraoperative applications. Semin Ultrasound CT MR. 2017;38(2):126-142.
14. Goodwin L, Quisling RG. The neonatal cisterna magna: ultrasonic evaluation. Radiology. 1983;149(3):691-695.
15. Cramer BC, Jequier S, O'Gorman AM. Sonography of the neonatal craniocervical junction. AJR Am J Roentgenol. 1986;147(1):133-139.
16. Harlow CL, Drose JA. A special technique for cervical spine sonography. Illustrated by a patient with meningoencephalocele, Dandy-Walker variant, and syringomyelia. J Ultrasound Med. 1992;11(9):502-506.
17. Gusnard DA, Naidich TP, Yousefzadeh DK, Haughton VM. Ultrasonic anatomy of the normal neonatal and infant spine: correlation with cryomicrotome sections and CT. Neuroradiology. 1986;28(5–6):493-511.
18. St Amour TE, Rubin JM, Dohrmann GJ. The central canal of the spinal cord: ultrasonic identification. Radiology. 1984;152(3):767-769.
19. Nelson MD Jr, Sedler JA, Gilles FH. Spinal cord central echo complex: histoanatomic correlation. Radiology. 1989;170(2):479-481.
20. Irani N, Goud AR, Lowe LH. Isolated filar cyst on lumbar spine sonography in infants: a case-control study. Pediatr Radiol. 2006;36(12):1283-1288.
21. Yundt KD, Park TS, Kaufman BA. Normal diameter of filum terminale in children: in vivo measurement. Pediatr Neurosurg. 1997;27(5):257-259.
22. Lowe LH, Johanek AJ, Moore CW. Sonography of the neonatal spine: part 2, Spinal disorders. AJR Am J Roentgenol. 2007;188(3):739-744.
23. Beek FJ, Bax KM, Mali WP. Sonography of the coccyx in newborns and infants. J Ultrasound Med. 1994;13(8):629-634.
24. DiPietro MA. The conus medullaris: normal US findings throughout childhood. Radiology. 1993;188(1):149-153.
25. Huang YL, Wong AM, Liu HL, et al. Fetal magnetic resonance imaging of normal spinal cord: evaluating cord visualization and conus medullaris position by T2-weighted sequences. Biomed J. 2014;37(4):232-236.
26. Ballantyne JW. The spinal column of the infant. Edinburgh Med J. 1892;37:913-922.
27. Miller MM. Prenatal growth of the human spinal cord. J Comp Neurol. 1913;23:39-70.
28. Streeter GL. Factors involved in the formation of the filum terminale. Am J Anat. 1919;25:1-11.
29. Barson AJ. The vertebral level of termination of the spinal cord during normal and abnormal development. J Anat. 1970;106(Pt 3):489-497.
30. Wilson DA, Prince JR, John Caffey award. MR imaging determination of the location of the normal conus medullaris throughout childhood. AJR Am J Roentgenol. 1989;152(5):1029-1032.
31. Hawass ND, el-Badawi MG, Fatani JA, et al. Myelographic study of the spinal cord ascent during fetal development. AJNR Am J Neuroradiol. 1987;8(4):691-695.
32. Robbin ML, Filly RA, Goldstein RB. The normal location of the fetal conus medullaris. J Ultrasound Med. 1994;13(7):541-546.
33. Hill CA, Gibson PJ. Ultrasound determination of the normal location of the conus medullaris in neonates. AJNR Am J Neuroradiol. 1995;16(3): 469-472.
34. Sahin F, Selcuki M, Ecin N, et al. Level of conus medullaris in term and preterm neonates. Arch Dis Child Fetal Neonatal Ed. 1997;77(1):F67-F69.
35. Kesler H, Dias MS, Kalapos P. Termination of the normal conus medullaris in children: a whole-spine magnetic resonance imaging study. Neurosurg Focus. 2007;23(2):E7.
36. Barkovich AJ. Pediatric neuroimaging. 4th ed. Philadelphia: Lippincott Williams & Wilkins; 2012.
37. Chapman PH, Davis KR. Surgical treatment of spinal lipomas in childhood. Pediatr Neurosurg. 1993;19(5):267-275.
38. Drake JM. Surgical management of the tethered spinal cord—walking the fine line. Neurosurg Focus. 2007;23(2):E4.
39. Muthukumar N. Congenital spinal lipomatous malformations: part I—classification. Acta Neurochir (Wien). 2009;151(3):179-188.
40. Pang D, Zovickian J, Oviedo A. Long-term outcome of total and near-total resection of spinal cord lipomas and radical reconstruction of the neural placode, part II: outcome analysis and preoperative profiling. Neurosurgery. 2010;66(2):253-272.
41. Harrison MJ, Mitnick RJ, Rosenblum BR, Rothman AS. Leptomyelolipoma: analysis of 20 cases. J Neurosurg. 1990;73(3):360-367.
42. Dias M, Partington M. Section on Neurologic Surgery. Congenital brain and spinal cord malformations and their associated cutaneous markers. Pediatrics. 2015;136(4):e1105-e1119.
43. Harada A, Nishiyama K, Yoshimura J, et al. Intraspinal lesions associated with sacrococcygeal dimples. J Neurosurg Pediatr. 2014;14(1):81-86.
44. Ben-Sira L, Ponger P, Miller E, et al. Low-risk lumbar skin stigmata in infants: the role of ultrasound screening. J Pediatr. 2009;155(6): 864-869.
45. Coley BD, Shiels WE 2nd, Hogan MJ. Diagnostic and interventional ultrasonography in neonatal and infant lumbar puncture. Pediatr Radiol. 2001;31(6):399-402.
46. Leveuf J. Etudes sur le spina bifida. Paris: Masson & Cie; 1937.
47. Muthukumar N. Congenital spinal lipomatous malformations: part II—clinical presentation, operative findings, and outcome. Acta Neurochir (Wien). 2009;151(3):189-197.
48. Fiske CE, Filly RA. Ultrasound evaluation of the normal and abnormal fetal neural axis. Radiol Clin North Am. 1982;20(2):285-296.
49. Russ PD, Pretorius DH, Manco-Johnson ML, Rumack CM. The fetal spine. Neuroradiology. 1986;28(5–6):398-407.
50. Dennis MA, Drose JA, Pretorius DH, Manco-Johnson ML. Normal fetal sacrum simulating spina bifida: "pseudodysraphism". Radiology. 1985;155(3):751-754.
51. Frey L, Hauser WA. Epidemiology of neural tube defects. Epilepsia. 2003;44(Suppl. 3):4-13.
52. Smithells RW, Sheppard S, Schorah CJ, et al. Possible prevention of neural-tube defects by periconceptional vitamin supplementation. Lancet. 1980;1(8164):339-340.
53. McLone DG, Knepper PA. The cause of Chiari II malformation: a unified theory. Pediatr Neurosci. 1989;15(1):1-12.
54. Husler MR, Danzer E, Johnson MP, et al. Prenatal diagnosis and postnatal outcome of fetal spinal defects without Arnold-Chiari II malformation. Prenat Diagn. 2009;29(11):1050-1057.
55. de la Cruz R, Millan JM, Miralles M, Munoz MJ. Cranial sonographic evaluation in children with meningomyelocele. Childs Nerv Syst. 1989;5(2): 94-98.
56. Bulas D. Fetal evaluation of spine dysraphism. Pediatr Radiol. 2010;40(6):1029-1037.
57. Levy LM, Di Chiro G, McCullough DC, et al. Fixed spinal cord: diagnosis with MR imaging. Radiology. 1988;169(3):773-778.

58. Schumacher R, Kroll B, Schwarz M, Ermert JA. M-mode sonography of the caudal spinal cord in patients with meningomyelocele. Work in progress. Radiology. 1992;184(1):263-265.
59. Brunelle F, Sebag G, Baraton J, et al. Lumbar spinal cord motion measurement with phase-contrast MR imaging in normal children and in children with spinal lipomas. Pediatr Radiol. 1996;26(4):265-270.
60. Gerscovich EO, Maslen L, Cronan MS, et al. Spinal sonography and magnetic resonance imaging in patients with repaired myelomeningocele: comparison of modalities. J Ultrasound Med. 1999;18(9):655-664.
61. Barkovich AJ. Congenital anomalies of the spine. Pediatric neuroimaging. Philadelphia: Lippincott Williams & Wilkins; 2000. p. 621-683.
62. Korsvik HE, Keller MS. Sonography of occult dysraphism in neonates and infants with MR imaging correlation. Radiographics. 1992;12(2):297-306.
63. McLone DG, Naidich TP. Terminal myelocystocele. Neurosurgery. 1985;16(1):36-43.
64. Unsinn KM, Geley T, Freund MC, Gassner I. US of the spinal cord in newborns: spectrum of normal findings, variants, congenital anomalies, and acquired diseases. Radiographics. 2000;20(4):923-938.
65. Peacock WJ, Murovic JA. Magnetic resonance imaging in myelocystoceles. Report of two cases. J Neurosurg. 1989;70(5):804-807.
66. Nishino A, Shirane R, So K, et al. Cervical myelocystocele with Chiari II malformation: magnetic resonance imaging and surgical treatment. Surg Neurol. 1998;49(3):269-273.
67. Raghavan N, Barkovich AJ, Edwards M, Norman D. MR imaging in the tethered spinal cord syndrome. AJR Am J Roentgenol. 1989;152(4):843-852.
68. Rypens F, Avni EF, Matos C, et al. Atypical and equivocal sonographic features of the spinal cord in neonates. Pediatr Radiol. 1995;25(6):429-432.
69. Brown E, Matthes JC, Bazan 3rd C. Jinkins JR. Prevalence of incidental intraspinal lipoma of the lumbosacral spine as determined by MRI. Spine. 1994;19(7):833-836.
70. Uchino A, Mori T, Ohno M. Thickened fatty filum terminale: MR imaging. Neuroradiology. 1991;33(4):331-333.
71. Martinez-Lage JF, Esteban JA, Poza M, Casas C. Congenital dermal sinus associated with an abscessed intramedullary epidermoid cyst in a child: case report and review of the literature. Childs Nerv Syst. 1995;11(5):301-305.
72. Walker AE, Bucy PC. Congenital dermal sinuses: a source of spinal meningeal infection and subdural abscesses. Brain. 1934;57:401-421.
73. Mount LA. Congenital dermal sinuses as a cause of meningitis, intraspinal abscess and intracranial abscess. J Am Med Assoc. 1949;139(18):1263-1268.
74. Haworth JC, Zachary RB. Congenital dermal sinuses in children; their relation to pilonidal sinuses. Lancet. 1955;269(6879):10-14.
75. Wright RL. Congenital dermal sinuses. Prog Neurol Surg. 1971;4:175-191.
76. Barkovich AJ, Edwards M, Cogen PH. MR evaluation of spinal dermal sinus tracts in children. AJNR Am J Neuroradiol. 1991;12(1):123-129.
77. Schijman E. Split spinal cord malformations: report of 22 cases and review of the literature. Childs Nerv Syst. 2003;19(2):96-103.
78. Fernandes ET, Custer MD, Burton EM, et al. Neurenteric cyst: surgery and diagnostic imaging. J Pediatr Surg. 1991;26(1):108-110.
79. Pang D. Split cord malformation: Part II: Clinical syndrome. Neurosurgery. 1992;31(3):481-500.
80. Pang D, Dias MS, Ahab-Barmada M. Split cord malformation: Part I: A unified theory of embryogenesis for double spinal cord malformations. Neurosurgery. 1992;31(3):451-480.
81. Glasier CM, Chadduck WM, Burrows PE. Diagnosis of diastematomyelia with high-resolution spinal ultrasound. Childs Nerv Syst. 1986;2(5): 255-257.
82. Raghavendra BN, Epstein FJ, Pinto RS, et al. Sonographic diagnosis of diastematomyelia. J Ultrasound Med. 1988;7(2):111-113.
83. Ugarte N, Gonzalez-Crussi F, Sotelo-Avila C. Diastematomyelia associated with teratomas. Report of two cases. J Neurosurg. 1980;53(5):720-725.
84. Duhamel B. From the mermaid to anal imperforation: the syndrome of caudal regression. Arch Dis Child. 1961;36(186):152-155.
85. Currarino G, Coln D, Votteler T. Triad of anorectal, sacral, and presacral anomalies. AJR Am J Roentgenol. 1981;137(2):395-398.
86. Deprest JA, Lerut TE, Vandenberghe K. Operative fetoscopy: new perspective in fetal therapy? Prenat Diagn. 1997;17(13):1247-1260.
87. O'Riordain DS, O'Connell PR, Kirwan WO. Hereditary sacral agenesis with presacral mass and anorectal stenosis: the Currarino triad. Br J Surg. 1991;78(5):536-558.
88. Gaskill SJ, Marlin AE. The Currarino triad: its importance in pediatric neurosurgery. Pediatr Neurosurg. 1996;25(3):143-146.
89. Smith NM, Chambers HM, Furness ME, Haan EA. The OEIS complex (omphalocele-exstrophy-imperforate anus-spinal defects): recurrence in sibs. J Med Genet. 1992;29(10):730-732.
90. Long FR, Hunter JV, Mahboubi S, et al. Tethered cord and associated vertebral anomalies in children and infants with imperforate anus: evaluation with MR imaging and plain radiography. Radiology. 1996;200(2):377-382.
91. Carson JA, Barnes PD, Tunell WP, et al. Imperforate anus: the neurologic implication of sacral abnormalities. J Pediatr Surg. 1984;19(6):838-842.
92. Warf BC, Scott RM, Barnes PD, Hendren 3rd WH. Tethered spinal cord in patients with anorectal and urogenital malformations. Pediatr Neurosurg. 1993;19(1):25-30.
93. Chestnut R, James HE, Jones KL. The VATER association and spinal dysraphia. Pediatr Neurosurg. 1992;18(3):144-148.
94. Karrer FM, Flannery AM, Nelson MD Jr, et al. Anorectal malformations: evaluation of associated spinal dysraphic syndromes. J Pediatr Surg. 1988;23(1 Pt 2):45-48.
95. Beek FJ, Boemers TM, Beek FJ, et al. Spine evaluation in children with anorectal malformations. Pediatr Radiol. 1995;25(Suppl. 1):S28-S32.
96. Barkovich AJ, Raghavan N, Chuang S, Peck WW. The wedge-shaped cord terminus: a radiographic sign of caudal regression. AJNR Am J Neuroradiol. 1989;10(6):1223-1231.
97. Muthukumar N. Surgical treatment of nonprogressive neurological deficits in children with sacral agenesis. Neurosurgery. 1996;38(6):1133-1137.
98. Tortori-Donati P, Fondelli MP, Rossi A, et al. Segmental spinal dysgenesis: neuroradiologic findings with clinical and embryologic correlation. AJNR Am J Neuroradiol. 1999;20(3):445-456.
99. Appignani BA, Jaramillo D, Barnes PD, Poussaint TY. Dysraphic myelodysplasias associated with urogenital and anorectal anomalies: prevalence and types seen with MR imaging. AJR Am J Roentgenol. 1994;163(5):1199-1203.
100. Brockmeyer DL, Smith JT. Congenital vertebral anomalies. In: McLone DG, editor. Pediatric neurosurgery: surgery of the developing nervous system. Philadelphia: Saunders; 2001. p. 428-441.
101. Abrams SL, Filly RA. Congenital vertebral malformations: prenatal diagnosis using ultrasonography. Radiology. 1985;155(3):762.
102. Benacerraf BR, Greene MF, Barss VA. Prenatal sonographic diagnosis of congenital hemivertebra. J Ultrasound Med. 1986;5(5):257-259.
103. Rouse GA, Filly RA, Toomey F, Grube GL. Short-limb skeletal dysplasias: evaluation of the fetal spine with sonography and radiography. Radiology. 1990;174(1):177-180.
104. Zelop CM, Pretorius DH, Benacerraf BR. Fetal hemivertebrae: associated anomalies, significance, and outcome. Obstet Gynecol. 1993;81(3):412-416.
105. Patel RB. Sonographic diagnosis of intraspinal neuroblastoma. J Clin Ultrasound. 1985;13(8):565-569.
106. Garcia CJ, Keller MS. Intraspinal extension of paraspinal masses in infants: detection by sonography. Pediatr Radiol. 1990;20(6):437-439.
107. Windisch TR, Naul LG, Bauserman SC. Intramedullary gliofibroma: MR, ultrasound, and pathologic correlation. J Comput Assist Tomogr. 1995;19(4):646-648.
108. Gonzalez-Crussi F, Winkler RF, Mirkin DL. Sacrococcygeal teratomas in infants and children: relationship of histology and prognosis in 40 cases. Arch Pathol Lab Med. 1978;102(8):420-425.
109. Ein SH, Adeyemi SD, Mancer K. Benign sacrococcygeal teratomas in infants and children: a 25 year review. Ann Surg. 1980;191(3):382-384.
110. Lahdenne P, Heikinheimo M, Nikkanen V, et al. Neonatal benign sacrococcygeal teratoma may recur in adulthood and give rise to malignancy. Cancer. 1993;72(12):3727-3731.
111. Altman RP, Randolph JG, Lilly JR. Sacrococcygeal teratoma: American Academy of Pediatrics Surgical Section Survey—1973. J Pediatr Surg. 1974;9(3):389-398.
112. Noseworthy J, Lack EE, Kozakewich HP, et al. Sacrococcygeal germ cell tumors in childhood: an updated experience with 118 patients. J Pediatr Surg. 1981;16(3):358-364.
113. Kocaoglu M, Frush DP. Pediatric presacral masses. Radiographics. 2006;26(3):833-857.
114. Ribeiro PR, Guys JM, Lena G. Sacrococcygeal teratoma with an intradural and extramedullary extension in a neonate: case report. Neurosurgery. 1999;44(2):398-400.

115. Leadman M, Seigel S, Hollenberg R, Caco C. Ultrasound diagnosis of neonatal spinal epidural hemorrhage. J Clin Ultrasound. 1988;16(6):440-442.
116. Filippigh P, Clapuyt P, Debauche C, Claus D. Sonographic evaluation of traumatic spinal cord lesions in the newborn infant. Pediatr Radiol. 1994;24(4):245-247.
117. Rudas G, Almassy Z, Papp B, et al. Echodense spinal subarachnoid space in neonates with progressive ventricular dilatation: a marker of noncommunicating hydrocephalus. AJR Am J Roentgenol. 1998;171(4):1119-1121.
118. Oulego-Erroz I, Mora-Matilla M, Alonso-Quintela P, et al. Ultrasound evaluation of lumbar spine anatomy in newborn infants: implications for optimal performance of lumbar puncture. J Pediatr. 2014;165(4):862-865.e1.
119. Mirjalili SA, Taghavi K, Frawley G, Craw S. Should we abandon landmark-based technique for caudal anesthesia in neonates and infants? Paediatr Anaesth. 2015;25(5):511-516.
120. Wang PI, Wang AC, Naidu JO, et al. Sonographically guided lumbar puncture in pediatric patients. J Ultrasound Med. 2013;32(12):2191-2197.
121. Stammers FA. Spinal epidural suppuration, with special reference to osteomyelitis of the vertebrae. Br J Surg. 1938;26:366-374.
122. Gudinchet F, Chapuis L, Berger D. Diagnosis of anterior cervical spinal epidural abscess by US and MRI in a newborn. Pediatr Radiol. 1991;21(7):515-517.
123. Rubaltelli L, De Gerone E, Caterino G. Echographic evaluation of tubercular abscesses in lumbar spondylitis. J Ultrasound Med. 1990;9(2):67-70.
124. Rabb CH, McComb JG, Raffel C, Kennedy JG. Spinal arachnoid cysts in the pediatric age group: an association with neural tube defects. J Neurosurg. 1992;77(3):369-372.
125. Myles LM, Gupta N, Armstrong D, Rutka JT. Multiple extradural arachnoid cysts as a cause of spinal cord compression in a child. Case report. J Neurosurg. 1999;91(1 Suppl.):116-120.
126. Rimmelin A, Clouet PL, Salatino S, et al. Imaging of thoracic and lumbar spinal extradural arachnoid cysts: report of two cases. Neuroradiology. 1997;39(3):203-206.
127. Rubin JM, DiPietro MA, Chandler WF, Venes JL. Spinal ultrasonography. Intraoperative and pediatric applications. Radiol Clin North Am. 1988;26(1):1-27.
128. Jokich PM, Rubin JM, Dohrmann GJ. Intraoperative ultrasonic evaluation of spinal cord motion. J Neurosurg. 1984;60(4):707-711.
129. Maiuri F, Iaconetta G, de Divitiis O. The role of intraoperative sonography in reducing invasiveness during surgery for spinal tumors. Minim Invasive Neurosurg. 1997;40(1):8-12.
130. Theodotou BC, Powers SK. Use of intraoperative ultrasound in decision making during spinal operations. Neurosurgery. 1986;19(2):205-211.
131. Braun IF, Raghavendra BN, Kricheff II. Spinal cord imaging using real-time high-resolution ultrasound. Radiology. 1983;147(2):459-465.
132. Narenthiran G, Parks C, Pettorini B. Management of Chiari I malformation in children: effectiveness of intra-operative ultrasound for tailoring foramen magnum decompression. Childs Nerv Syst. 2015;31(8):1371-1376.
133. Gupta S, Takhtani D, Gulati M, et al. Sonographically guided fine-needle aspiration biopsy of lytic lesions of the spine: technique and indications. J Clin Ultrasound. 1999;27(3):123-129.

CAPÍTULO 50

Tórax Pediátrico

Chetan Chandulal Shah e S. Bruce Greenberg

RESUMO DOS PONTOS-CHAVE

- Ultrassonografia do tórax é importante no diagnóstico e tratamento de derrame pleural e empiema.
- Ultrassonografia em tempo real é muito útil na avaliação de distúrbios do movimento diafragmático.
- Ultrassonografia pode determinar se uma lesão neoplásica é sólida ou cística.
- Ultrassonografia com Doppler colorido consegue avaliar a vascularização de uma lesão, bem como trombose vascular.
- Ultrassonografia do tórax é muito útil na diferenciação entre (1) uma massa sólida e derrame pleural grande ou persistente em casos de hemitórax total ou parcialmente velado nas radiografias de tórax; (2) pneumonia redonda e uma massa mediastinal; e (3) timo normal e uma massa mediastinal.
- Ultrassonografia é útil na orientação de procedimentos torácicos intervencionistas.

SUMÁRIO DO CAPÍTULO

TÉCNICA ULTRASSONOGRÁFICA
DERRAME PLEURAL E EMPIEMA
Sinais Ultrassonográficos de Líquido Pleural
Movimento Livre de Líquido com a Respiração
Sinal de Doppler Colorido do Fluxo de Líquido
Sinal do Diafragma
Sinal do Deslocamento dos pilares do diafragma
Sinal da Área Nua
Ultrassonografia *versus* Tomografia Computadorizada
Massa *versus* Líquido
Coleções Parapneumônicas e Empiema
Abscesso Pulmonar *versus* Empiema
DISTÚRBIOS NO PARÊNQUIMA PULMONAR
Pneumonia
Pneumonia Redonda
Radiografia ou Ultrassonografia do Tórax?
Atelectasia
Malformação Pulmonar Congênita das Vias Respiratórias
Cistos broncogênicos
DISTÚRBIOS DO DIAFRAGMA
DISTÚRBIOS VASCULARES
Trombose Vascular
Malfomação Linfovascular
MASSAS MEDIASTINAIS
Índice Tímico
Localização Anormal do Timo Mimetizando uma Massa
Massas Mediastinais Anteriores
Linfadenopatia
Massas Mediastinais Posteriores
PROCEDIMENTOS INTERVENCIONISTAS GUIADOS POR ULTRASSONOGRAFIA
OUTRAS INDICAÇÕES INCOMUNS

A ultrassonografia (US) torácica extracardíaca é limitada tanto pelo ar nos pulmões quando pelos ossos da caixa torácica. No entanto, a US é valiosa para a avaliação do tórax anormal, no qual densidades líquidas e sólidas se interpõem entre a parede torácica e o pulmão. A ultrassonografia é particularmente bem apropriada para a avaliação de **derrames pleurais e empiemas**. O timo, o fígado e o baço propiciam janelas acústicas para a US torácica. Qualquer tórax radiograficamente opaco pode ser avaliado também por US para verificar se há líquido pleural, massa torácica, atelectasia, consolidação ou hipoplasia pulmonar. A US pode revelar uma massa pulmonar atingindo a periferia, mas pode não ser capaz de fornecer um diagnóstico específico. A tomografia computadorizada (TC) é necessária para a avaliação da extensão da massa. Uma biópsia poderia ser necessária para a definição de um diagnóstico específico.

É possível utilizar a US para orientar toracocentese, colocação de dreno torácico ou biópsia da pleura, do pulmão ou de uma massa mediastinal. As indicações de US torácica extracardíaca estão listadas no quadro a seguir. Lesões mamárias, cardíacas e pericárdicas estão além do escopo deste capítulo.

TÉCNICA ULTRASSONOGRÁFICA

Os transdutores lineares com frequências variando de 5 a 15 MHz são empregados na ultrassonografia torácica.[1] O movimento do diafragma pode ser examinado por US em tempo real por comparação dos movimentos diafragmáticos direito e esquerdo. A US com Doppler colorido é útil para a visualização do suprimento vascular, o qual é importante no diagnóstico de sequestro pulmonar. A seleção da frequência do transdutor é inversamente proporcional ao tamanho do paciente. As frequências mais elevadas são utilizadas em lactentes e as frequências mais baixas em adolescentes.[2]

Indicações de Ultrassonografia Torácica Extracardíaca

ACÚMULO DE LÍQUIDO NA PLEURA
Derrame pleural
Empiema

DISTÚRBIOS PULMONARES
Pneumonia
Atelectasia
Sequestro
Malformação congênita das vias respiratórias pulmonares
Cistos broncogênicos

DISTÚRBIOS DO DIAFRAGMA
Paralisia do diafragma
Hérnia ou defeito do diafragma
Ruptura do diafragma

DISTÚRBIOS VASCULARES
Trombose vascular
Malformação vascular

MASSAS
Massas no mediatino, na parede torácica e, às vezes, no pulmão

INDICAÇÕES INTERVENCIONISTAS
Toracocentese
Biópsia de massa torácica
Escleroterapia de malformação linfática
Acesso vascular

OUTRAS INDICAÇÕES
Posicionamento de cateter em vasos
Pneumotórax
Fratura de costela
Osteomielite de costela
Bronquiolite

Os transdutores setoriais ou vetoriais são utilizados nas abordagens intercostal e supraesternal. Os transdutores lineares com o eixo longitudinal do transdutor alinhado com o espaço intercostal também podem ser empregados. Além disso, os transdutores lineares em "miniatura" mais modernos propiciam maior resolução em relação aos transdutores vetoriais que utilizam a janela intercostal (Fig. 50.1). A tecnologia mais recente permitiu maior portabilidade dos equipamentos de ultrassonografia, de modo que algumas sondas podem se conectar diretamente a um *tablet* ou dispositivo de *smartphone*.. Atualmente, a resolução desses novos dispositivos é um fator limitante.

Em crianças com menos de 1 ano de idade, os centros de ossificação do esterno ainda não estão fundidos, o conteúdo mineral dos ossos e da cartilagem é menor do que em crianças de idade mais avançada e o timo é muito maior em relação a outras estruturas. As janelas acústicas através do esterno, das cartilagens costais e do timo permitem a avaliação ultrassonográfica de estruturas mediastinais. Em crianças mais velhas, a ultrassonografia transabdominal da região inferior do tórax, incluindo o diafragma, pode ser realizada utilizando-se o fígado, o baço ou o estômago repleto de líquido como janela acústica. Os transdutores lineares, setoriais ou vetoriais podem ser utilizados para essa finalidade.

O líquido pleural livre é dependente da posição do corpo e se deslocará com o reposicionamento do paciente. A ultrassonografia das áreas dependentes identificará o líquido pleural livre. O líquido loculado estará invariavelmente na posição dependente do corpo, porém pode se mover com o reposicionamento.

Três planos longitudinais são utilizados para avaliação do mediastino (Fig. 50.2): o plano parassagital direito através da veia cava superior (VCS), o plano sagital através da raiz aórtica e o plano parassagital esquerdo através das artérias pulmonares. **Dois planos transversais distintos** através do mediastino também são utilizados rotineiramente (Fig. 50.3): o plano superior na confluência das veias braquiocefálicas e VCS e um plano transverso inferior em que VCS, aorta e artérias pulmonares são visualizadas.

DERRAME PLEURAL E EMPIEMA

A ultrassonografia torácica é mais frequentemente utilizada na avaliação de hemitórax totalmente radiopaco (Fig. 50.4) ou de hemitórax parcialmente radiopaco (Fig. 50.5). A ultrassonografia distingue as opacidades de natureza pleural da pulmonar. A ultrassonografia torácica é mais sensível que as radiografias em decúbito na detecção de pequenas quantidades de líquido pleural (Fig. 50.6). As coleções de líquido pleural com menos de 4 mm de espessura podem ser fisiológicas, sendo detectadas em crianças normais apoiadas em seus cotovelos após permanecerem em decúbito lateral esquerdo por 5 minutos.[3] Como os derrames pleurais transmitem ondas sonoras, é possível visualizar estruturas profundas à pleura, as quais normalmente não são identificáveis.

As janelas intercostal e subdiafragmática são utilizadas para acessar o espaço pleural. O **baço** e o **fígado** são boas janelas para o espaço pleural porque são órgãos sólidos, relativamente homogêneos, que proporcionam boa transmissão (Figs. 50.7 e 50.8). A aparência clássica do derrame pleural transudativo consiste em uma coleção hipoecogênica ou livre de eco, sem septações, imediatamente posterior à parede torácica. Entretanto, os exsudatos também podem ser anecogênicos, já os derrames pleurais transudativos são anecogênicos e sem septos em apenas 45% dos pacientes.[4] Portanto, a ecogenicidade nas coleções pleurais não exclui o diagnóstico de transudato.

Em geral, os **exsudatos** correspondem a coleções complexas, com ecos internos e septações de fibrina associadas. As coleções podem ser multiloculadas, com aspecto de favo de mel.[5] Os exsudatos estão associados ao espessamento pleural e a uma alteração parenquimatosa subjacente.[6] As coleções complexas, como **hemotórax** (Fig. 50.9) ou **empiema** (Fig. 50.10), têm líquido mais espesso com **septações** (Fig. 50.11). Um pulmão consolidado ou atelectásico subjacente é mais ecogênico que um derrame. Os derrames complicados exibem interface irregular ou indistinguível entre a pleura e o pulmão adjacente. Um **fibrotórax** apresenta uma película pleural espessa e ecogênica. Vários focos hiperecogênicos no pulmão são causados por ar residual dentro dos brônquios e alvéolos, sendo denominados **broncogramas aéreos ultrassonográficos** (Fig. 50.12).

Texto continuado na p. 1709

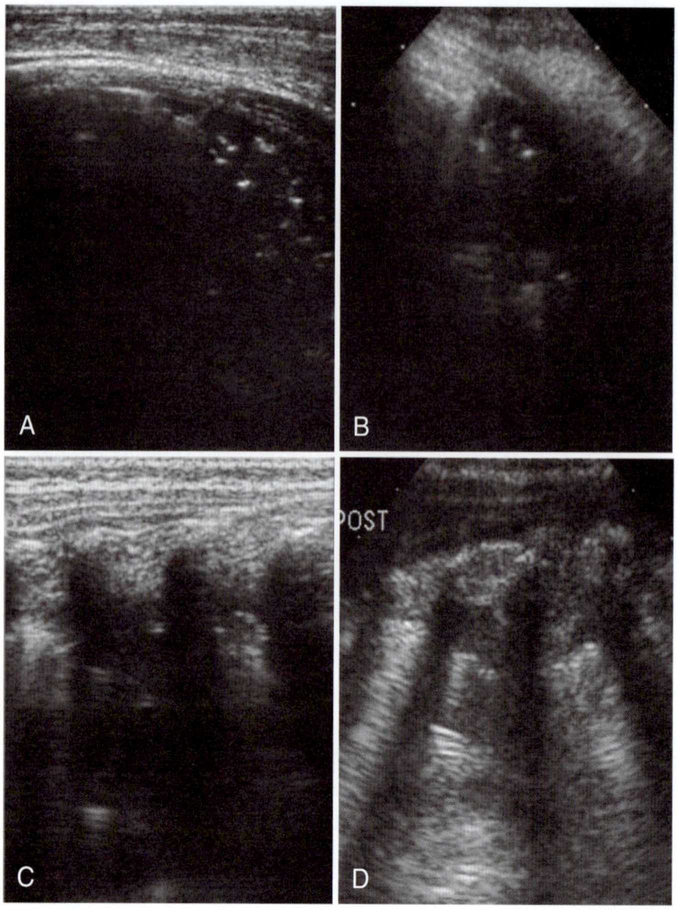

FIG. 50.1 Pneumonia na ultrassonografia torácica. (A) Transdutor linear. **(B)** Transdutor vetorial. Os **broncogramas aéreos** da pneumonia são mais bem observados por transdutores lineares que vetoriais, principalmente quando os **broncogramas aéreos** estão mais próximos da parede torácica e não há líquido pleural associado. **(C)** e **(D)** Em outra criança, os broncogramas aéreos dentro de uma **pneumonia redonda** são mais bem visualizados com um transdutor linear **(C)** do que com um transdutor vetorial **(D)**, apesar da interferência das sombras acústicas costais.

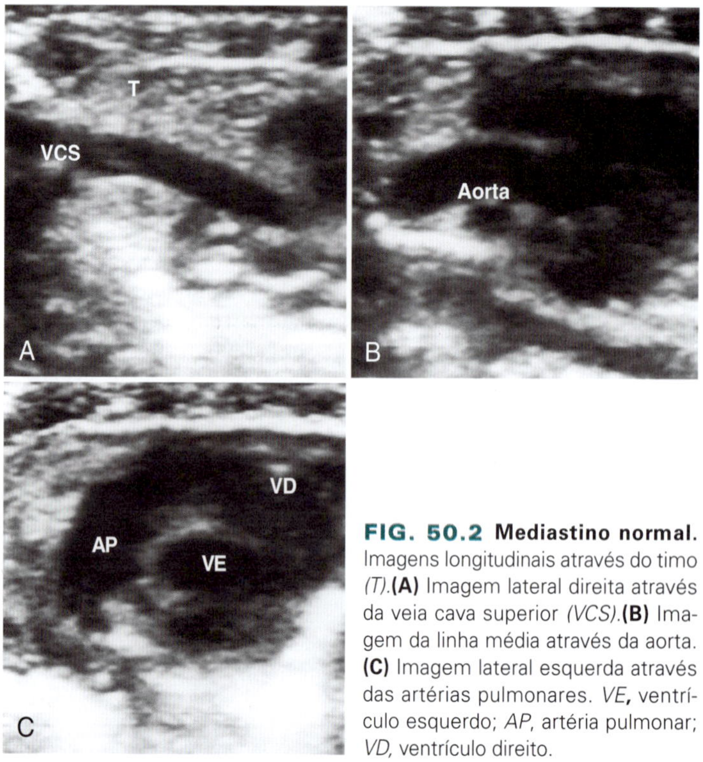

FIG. 50.2 Mediastino normal. Imagens longitudinais através do timo *(T)*.**(A)** Imagem lateral direita através da veia cava superior *(VCS)*.**(B)** Imagem da linha média através da aorta. **(C)** Imagem lateral esquerda através das artérias pulmonares. *VE*, ventrículo esquerdo; *AP*, artéria pulmonar; *VD*, ventrículo direito.

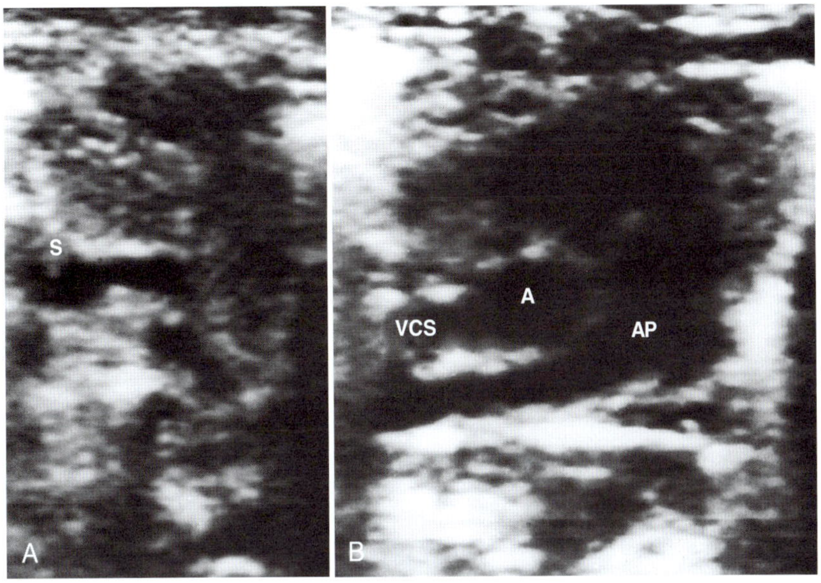

FIG. 50.3 Mediastino normal, imagem transversal. (A) Plano superior com cateter na veia inominada passando pelo timo em direção à veia cava superior *(S)*. **(B)** Plano inferior através da veia cava superior *(VCS)*, aorta *(A)* e artéria pulmonar *(AP)*.

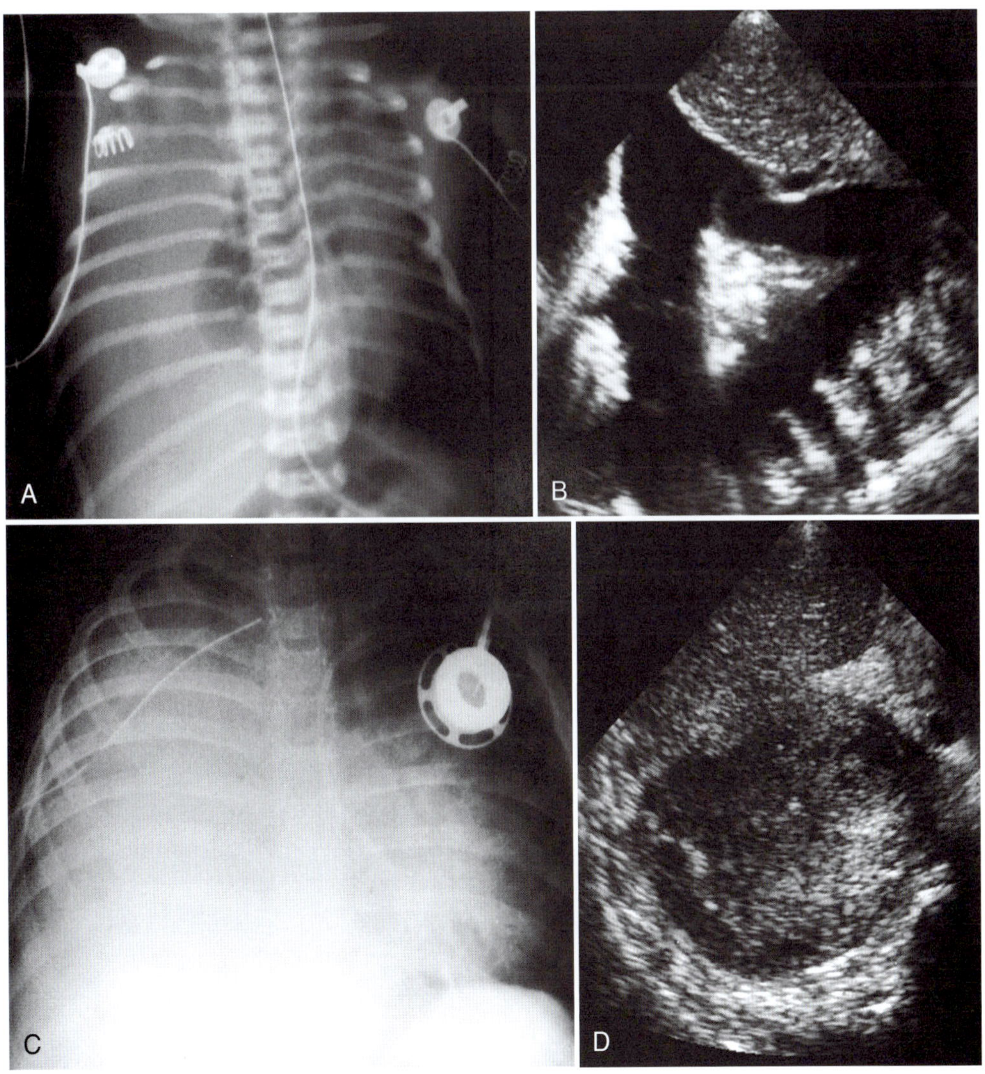

FIG. 50.4 Hemitórax radiopaco: quilotórax neonatal. (A) Radiografia torácica anteroposterior em um recém-nascido com 2 semanas de idade mostra hemitórax direito opacificado e um desvio do coração e do mediastino para a esquerda. **(B)** Ultrassonografia através do fígado mostra que a opacidade corresponde a grande acúmulo de líquido ao redor do um pulmão colabado. **(C)** Opacificação do hemitórax direito, com desvio do coração para o lado esquerdo, sugerindo líquido no espaço pleural direito. Ausência de saída de líquido a partir do dreno torácico. **(D)** Ultrassonografia através do fígado mostra o hemitórax direito preenchido por tecido sólido que, durante o ato cirúrgico, mostrou-se infectado por **aspergilose**, de origem hepática. (Com permissão de Seibert RW, Seibert JJ, Willians SL. The opaque chest: when to suspect a bronchial foreign body. Pediatric Radiol 1986;16[3]:193-196.[76])

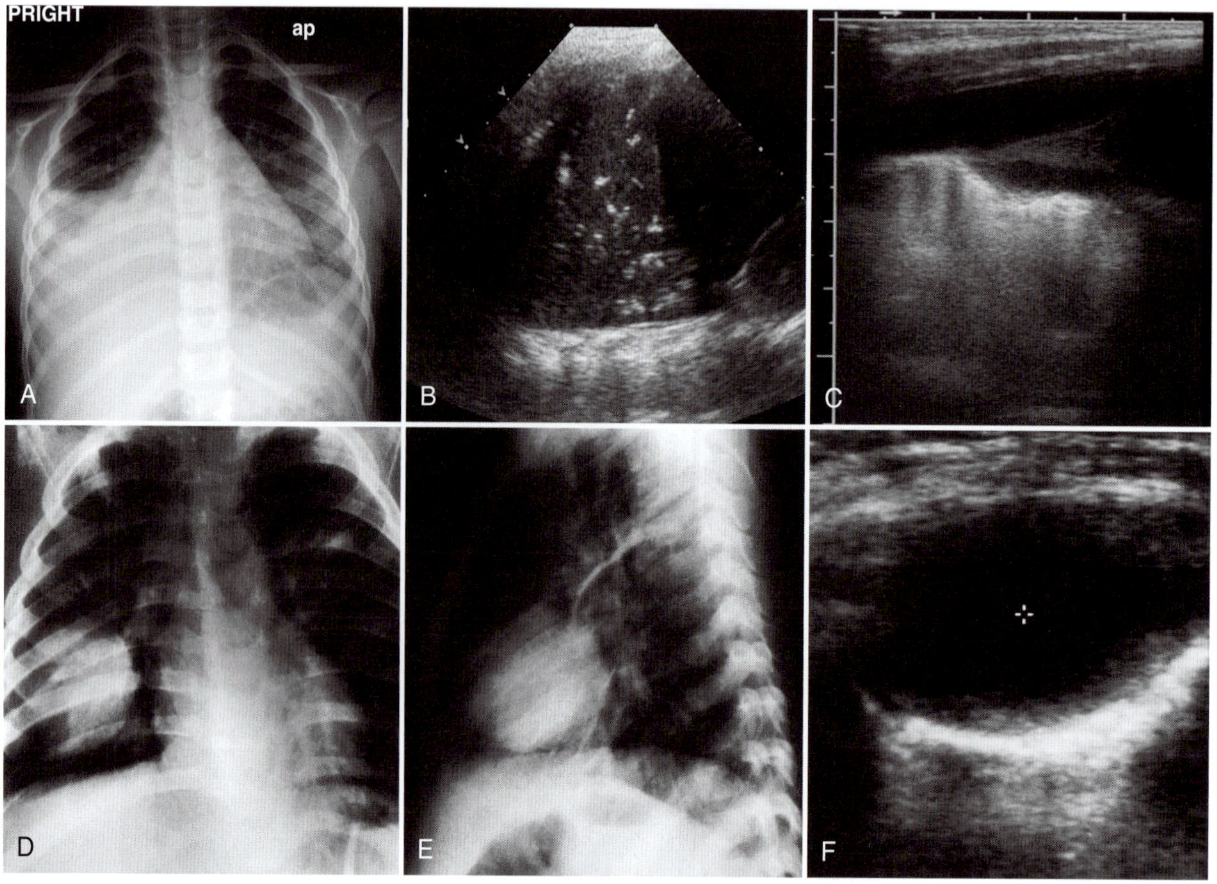

FIG. 50.5 Hemitórax parcialmente radiopaco. (A) Radiografia. **(B)** e **(C)** As ultrassonografias mostram pneumonia no lobo inferior direito com líquido pleural ipsilateral. **(D)-(F)** Outro paciente com hemitórax direito parcialmente opaco. **(D)** e **(E)** Radiografias posteroanterior e lateral do tórax. **(F)** A ultrassonografia mostra que a radiopacidade corresponde a uma coleção líquida, hipoecogênica e loculada (+) na fissura menor.

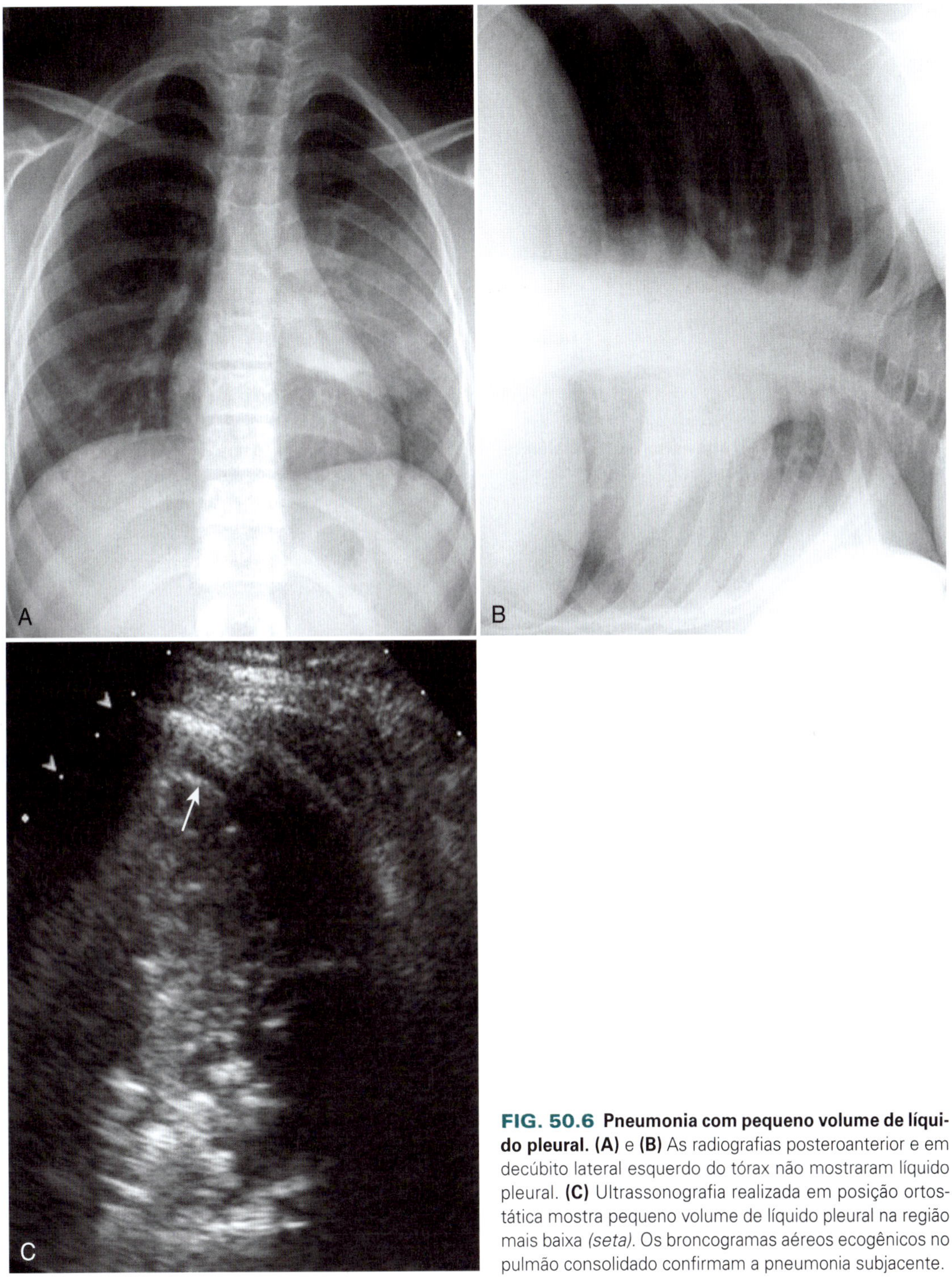

FIG. 50.6 Pneumonia com pequeno volume de líquido pleural. (A) e **(B)** As radiografias posteroanterior e em decúbito lateral esquerdo do tórax não mostraram líquido pleural. **(C)** Ultrassonografia realizada em posição ortostática mostra pequeno volume de líquido pleural na região mais baixa *(seta)*. Os broncogramas aéreos ecogênicos no pulmão consolidado confirmam a pneumonia subjacente.

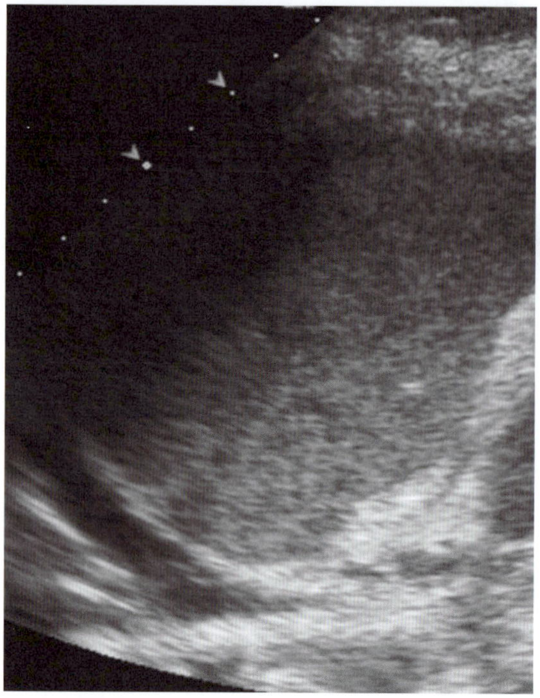

FIG. 50.7 Líquido pleural observado através da janela esplênica. A ultrassonografia longitudinal mostra pequeno volume de líquido no espaço pleural esquerdo.

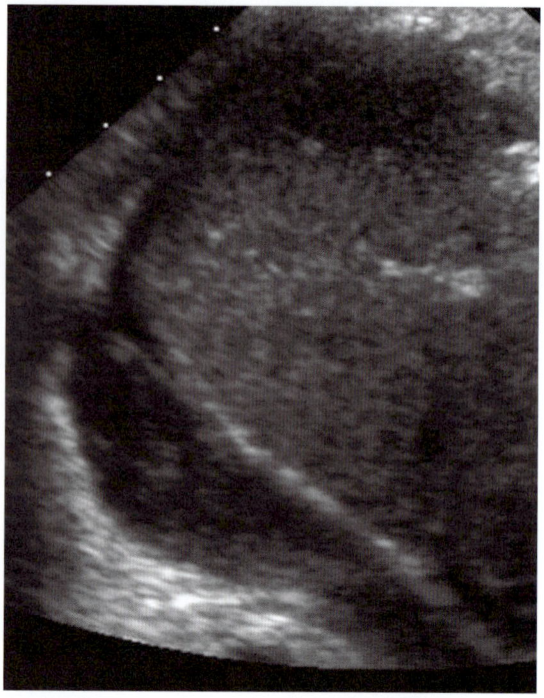

FIG. 50.8 Empiema observado através da janela hepática. A ultrassonografia do espaço pleural através da janela hepática mostra líquido ecogênico no espaço pleural direito.

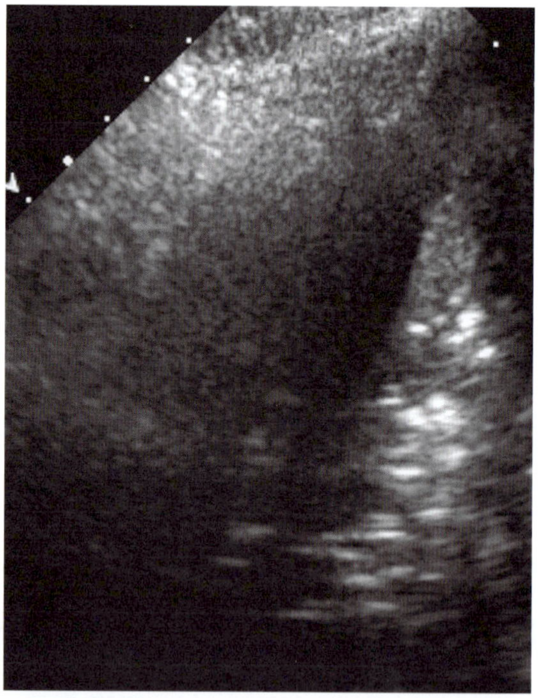

FIG. 50.9 Hemotórax. Observa-se derrame moderadamente ecogênico à direita após trauma por acidente de veículo. Existe atelectasia do lobo inferior direito pulmonar, com alguns broncogramas aéreos hiperecogênicos.

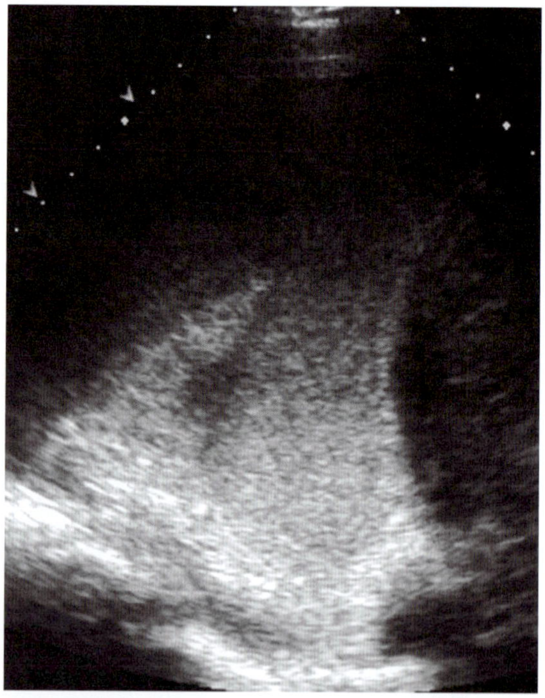

FIG. 50.10 Empiema causado por pneumonia. Ultrassonografia longitudinal mostra líquido ecogênico no espaço pleural direito acima do diafragma. A drenagem purulenta continha bastonetes gram-positivos e gram-negativos, bem como cocos gram-positivos.

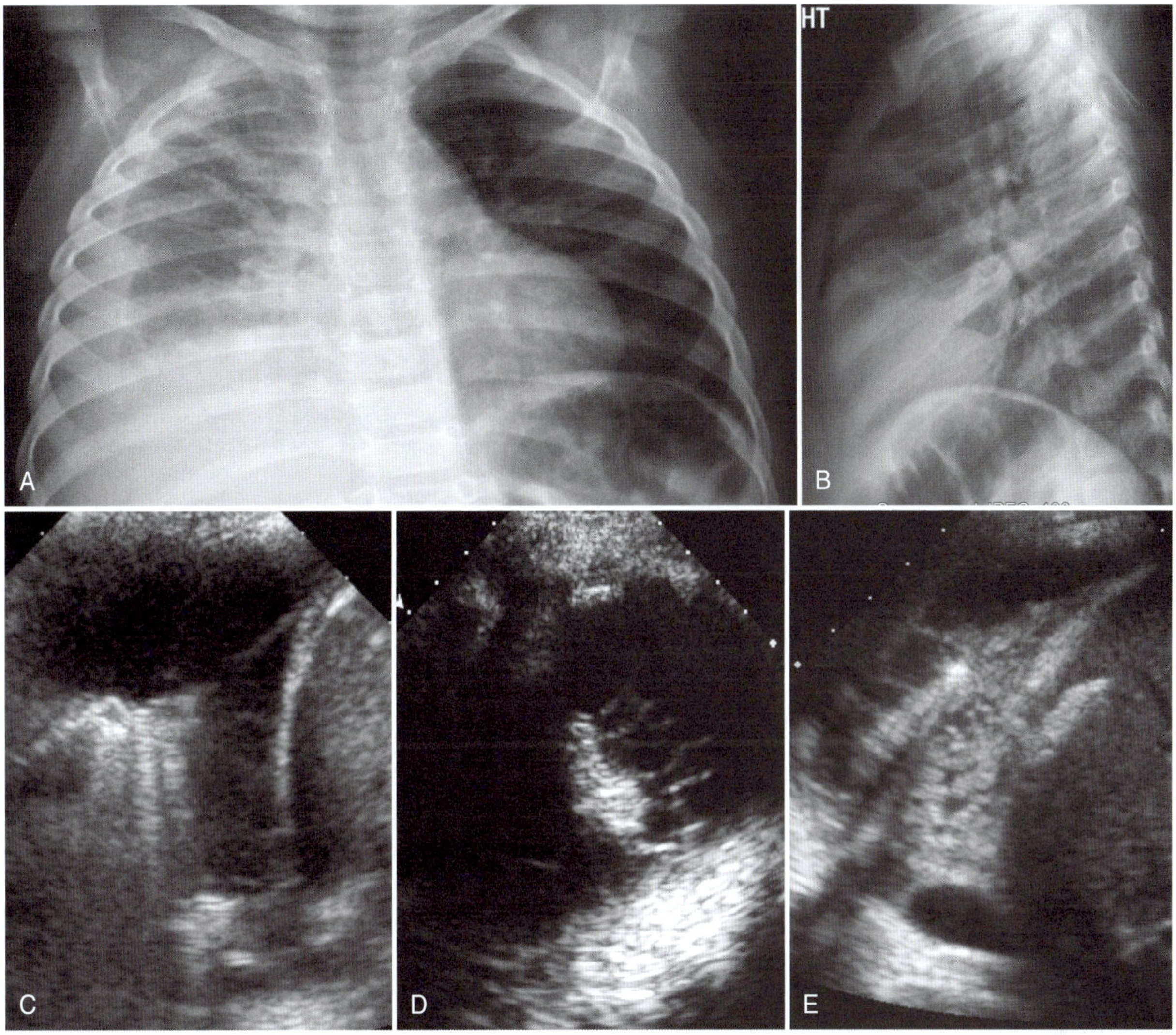

FIG. 50.11 Líquido pleural septado. **(A)** e **(B)** Radiografias posteroanterior e de perfil mostram líquido pleural direito com obliteração do hemidiafragma direito. **(C)** Ultrassonografia longitudinal revela líquido pleural septado. **(D)** e **(E)** Ultrassonografias transversal e longitudinal de outros dois pacientes com líquido pleural septado.

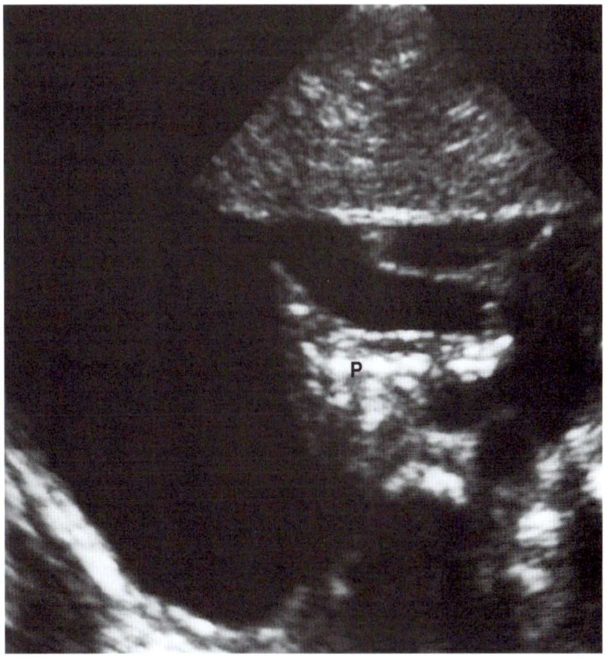

FIG. 50.12 Broncogramas aéreos ultrassonográficos na pneumonia. Várias imagens lineares ecogênicas de sombras aéreas denominadas "broncogramas aéreos ultrassonográficos" são observadas no pulmão *(P)* consolidado desta criança com pneumonia.

Sinais Ultrassonográficos de Líquido Pleural

Sinais Ultrassonográficos de Líquido Pleural

- Coleção de líquido profunda em relação à parede torácica e/ou acima do diafragma
- A parede torácica posterior é visualizada atrás do líquido
- Líquido livre se move com a respiração
- As septações movem-se se o líquido estiver loculado
- Sinal do Doppler colorido entre as pleuras parietal e visceral e/ou no ângulo costofrênico
- Sinal do diafragma (líquido externo ou periférico ao diafragma)
- Sinal de deslocamento dos pilares do diafragma
- Sinal da área nua

Movimento Livre de Líquido com a Respiração

O **líquido livre** muda de posição de acordo com o reposicionamento do paciente. O líquido se move em direção à região posterior ao fígado e pulmão quando o paciente está em decúbito dorsal (Fig. 50.13). Quando o paciente está em posição ortostática, o líquido se move entre o pulmão e o diafragma. Líquido livre é detectado pela mudança no formato do líquido pleural durante a inspiração e a expiração, bem como pela visualização de **septações em movimento** dentro do líquido pleural[7] (Vídeo 50.1). Essas septações correspondem a filamentos de fibrina.

Sinal de Doppler Colorido do Fluxo de Líquido

A ultrassonografia com Doppler colorido auxilia na distinção entre derrame e espessamento pleural.[7] O sinal do Doppler colorido é identificado durante o movimento respiratório entre as pleuras visceral e parietal se houver derrame pleural. O movimento celular, os debris e a fibrina dispersam as ondas sonoras, produzindo o sinal de fluxo ao Doppler colorido na coleção de líquido pleural (Fig. 50.14). O espessamento pleural organizado é detectado como uma lesão pleural avascular sem sinal de Doppler. O sinal do Doppler colorido apresenta alta sensibilidade e especificidade na indicação da aspiração de uma coleção de líquido.[8] O sinal do fluxo de líquido com o Doppler colorido é particularmente útil para determinar se pequenas coleções loculadas podem ser aspiradas.

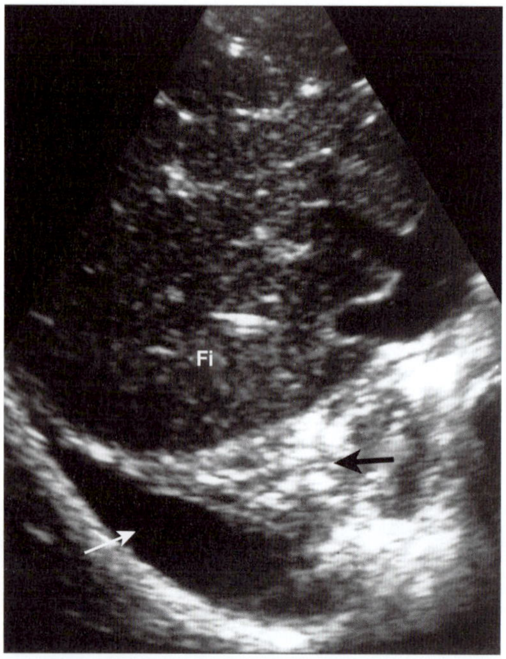

FIG. 50.13 Líquido pleural posterior e atrás da área nua do fígado. A imagem transversal através do fígado com o paciente em decúbito dorsal mostra um pulmão consolidado triangular com broncogramas aéreos *(seta preta)* atrás do fígado *(Fi)*. Detecta-se líquido *(seta branca)* posterior ao pulmão e atrás da área nua do fígado, localizando-se, portanto, no espaço pleural.

Sinal do Diafragma

Ao utilizar o fígado ou o baço como janela acústica, associados à existência de líquido adjacente, a localização deste é determinada em relação à posição do diafragma. Se o líquido estiver abaixo do diafragma e localizado mais centralmente, é **ascite**; e se estiver acima do diafragma e localizado em um ponto mais periférico, corresponde a derrame pleural (Fig. 50.7).

Sinal do Deslocamento dos pilares do diafragma

O líquido está localizado no espaço pleural quando se encontra interposto entre os pilares do diafragma e a coluna vertebral, afastando o pilar da coluna.

Sinal da Área Nua

A face posterior do lobo direito do fígado está diretamente ligada ao diafragma posterior, sem peritônio. Deste modo, o líquido ascítico no espaço sub-hepático ou subfrênico não consegue se estender para a região posterior ao fígado na área nua. Já o líquido pleural se estenderá posteriormente ao fígado para a área nua (Fig. 50.13).

Ultrassonografia *versus* Tomografia Computadorizada

A US, diferentemente da TC, tem um equipamento portátil, podendo ser transportada para o leito, o que a torna ideal para avaliar opacidades torácicas, detectadas por radiografias convencionais, tanto no lactente quanto na criança em estado crítico, a fim de diferenciar a doença pulmonar da pleural (Fig. 50.15). As septações são mais bem visualizadas por US que por TC (Fig. 50.16). A TC é melhor para identificar alterações do parênquima pulmonar, porém não melhora o desfecho do tratamento de empiemas.[9]

Massa *versus* Líquido

Uma limitação da ultrassonografia torácica é que lesões hipoecogênicas, sólidas e muito homogêneas podem parecer repletas de líquido. Os critérios para o diagnóstico de líquido nas estruturas do abdome são: (1) ausência de ecos internos, (2) parede posterior nítida e (3) reforço acústico posterior à coleção de líquido. A ausência de ecogenicidade é um fenômeno relativo determinado pela ecogenicidade das estruturas adjacentes. O pulmão cheio de ar posterior a uma coleção pleural exibirá forte interface ecogênica, independentemente da natureza da coleção pleural. O líquido no espaço pleural produz **reforço acústico**. A falta de estruturas sólidas ou líquidas como referências no tórax dificulta a detecção de reforços acústicos dentro do tórax. Observar a mudança na forma do líquido pleural durante a respiração, o movimento das partículas ecogênicas e o sinal do fluxo de líquido ao Doppler colorido auxilia na diferenciação entre um derrame pleural espesso

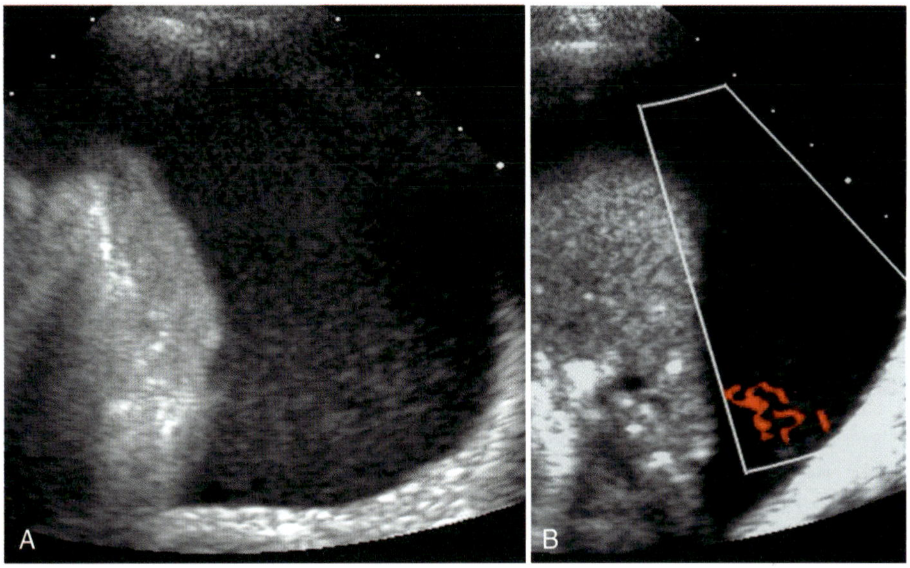

FIG. 50.14 Sinal do Doppler colorido no líquido pleural contendo debris. (A) Ultrassonografia em escala de cinza mostra líquido pleural esquerdo com muitos debris. **(B)** Sinal do Doppler colorido.

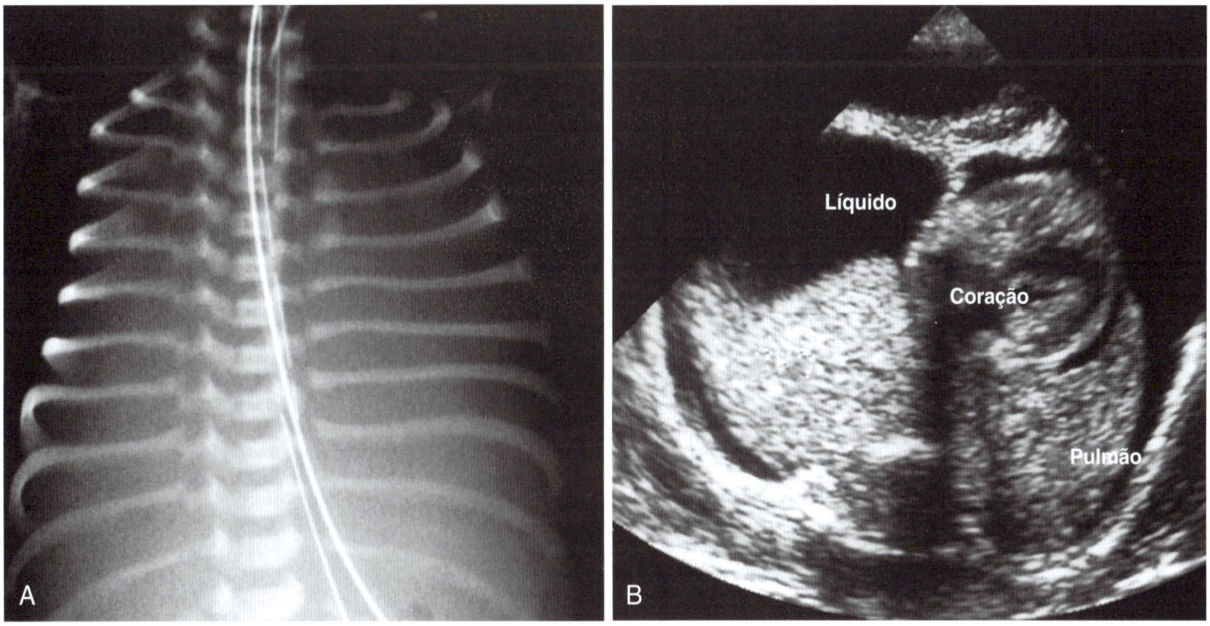

FIG. 50.15 Líquido pleural bilateral e pericárdico em paciente em estado crítico. (A) Radiografia de tórax do lactente recebendo oxigenação por membrana extracorpórea (ECMO) mostra opacidade pulmonar completa. **(B)** Ultrassonografia transversal mostra líquido pleural ao redor de ambos os pulmões colabados, bem como um pequeno volume de líquido pericárdico.

e massas sólidas. O pulmão consolidado superficial a um pulmão aerado apresentará maior transmissão sonora em comparação ao pulmão aerado, podendo ser caracterizado como parênquima pulmonar pelos **broncogramas aéreos ou líquidos**. O tecido pulmonar colapsado ou consolidado frequentemente exibe a mesma aparência do fígado ou do baço. Um paciente com líquido pleural persistente que não responde à drenagem pode ser avaliado por US a procura de um possível tumor subjacente (Fig. 50.17).

Outra armadilha na avaliação ultrassonográfica do tórax consiste na sombra acústica da costela (**sombra acústica costal**), a qual pode confundir o ultrassonografista inexperiente, interpretando erroneamente que uma massa é anecogênica. O transdutor deve ser posicionado entre as costelas para evitar essa armadilha. A ecogenicidade da massa ou da lesão pleural pode ser comparada com a do fígado.

Coleções Parapneumônicas e Empiema

As coleções parapneumônicas ocorrem em até 40% das crianças com pneumonia bacteriana e são particularmente comuns naquelas com menos de 4 anos de idade.[10] A maioria das coleções não é infectada, mas muitas evoluem para **empiemas**, com pus evidente. Os derrames parapneumônicos detectados por ultrassonografia podem ser prognósticos em crianças com pneumonia. Crianças com coleções complicadas, caracterizadas por septações, necessitam de

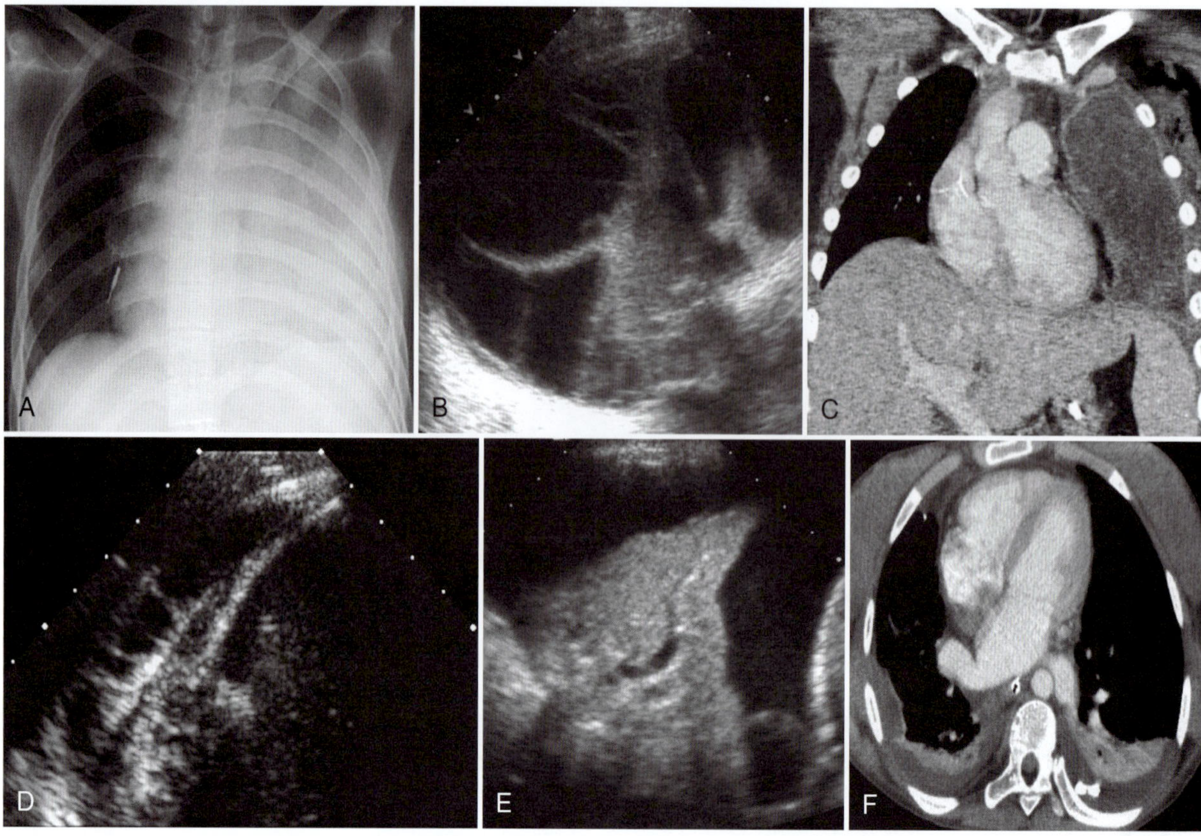

FIG. 50.16 Septações no espaço pleural são mais bem observadas em ultrassonografias que em tomografias computadorizadas (TC). **(A)** Radiografia de tórax mostra hemitórax esquerdo opacificado. **(B)** US mostra uma coleção líquida septada. **(C)** TC mostra o líquido pleural, porém os septos não são bem visualizados. **(D)** Em outra criança com fibrose cística que recebeu transplante pulmonar, a ultrassonografia mostra líquido pleural septado no lado direito, além de **(E)** líquido pleural ecogênico com poucas septações no lado esquerdo. **(F)** A TC mostra líquido pleural bilateral, porém as septações na base direita não são bem visualizadas.

internações mais prolongadas e se beneficiam da terapia fibrinolítica intrapleural ou de procedimentos cirúrgicos.[11]

Abscesso Pulmonar *versus* Empiema

O **abscesso pulmonar** adjacente à parede torácica ou às janelas acústicas como o fígado ou o baço é detectado comumente como uma coleção complexa, com nível de debris-líquido e septações, similar ao empiema. Os abscessos e os empiemas comumente exibem diferentes tipos de movimento quando visualizados à ultrassonografia. Um abscesso demonstra a expansão de toda a circunferência com a inspiração, enquanto, em casos de empiema, observa-se apenas um discreto movimento da parede interna adjacente ao pulmão. Pode ser difícil diferenciar um abscesso pulmonar de um empiema quando este último contém várias coleções loculadas de ar causadas por toracocentese. As coleções hidroaéreas movem-se com o reposicionamento do paciente, o que pode ajudar na diferenciação entre um empiema e um abscesso (Figs. 50.18 e 50.19).

DISTÚRBIOS NO PARÊNQUIMA PULMONAR

Pneumonia

O **pulmão consolidado** é hipoecogênico em relação ao pulmão adjacente normal, cheio de ar e altamente refletivo. A ecogenicidade pulmonar consolidada é similar à do fígado (Fig. 50.20), porém os broncogramas aéreos ultrassonográficos o diferenciam desse órgão. Ecos lineares, intensos, não pulsáteis e ramificados, produzidos por brônquios cheios de ar convergem em direção à raiz do pulmão. O padrão linear dos ecos intensos é observado nas imagens em paralelo ao eixo longitudinal dos brônquios (Fig. 50.21). Quando se obtêm uma imagem com ângulos mais agudos, observam-se ecos dispersos de comprimentos variáveis, produzidos pelos broncogramas aéreos ultrassonográfricos (Fig. 50.22). Se houver líquido pleural adjacente, o pulmão consolidado hipoecogênico pode ser diferenciado do derrame pleural hipoecogênico a anecogênico pela identificação desses broncogramas aéreos ultrassonográficos.

Pneumonia Redonda

A pneumonia redonda é mais comum em crianças com menos de 8 anos de idade, porém 15% dos casos ocorrem entre os 8 a 12 anos de idade.[12] Crianças pequenas não têm poros de Kohn e dos canais de Lambert bem desenvolvidos, para circulação colateral A inflamação se propaga de modo centrífugo a medida que os filamentos de fibrina se propagam durante a fase de hepatização vermelha da pneumonia através dos poros de Kohn e dos canais de Lambert.[13] Devido ao subdesenvolvimento dessas circulações colaterais, o avanço é facilmente diferenciado do parênquima pulmonar não afetado, resultando na formação de uma característica massa redonda focal representando a pneumonia, a qual simula uma massa mediastinal posterior na radiografia do tórax. Muitas pneumonias redondas exibem localização posterior e nos lobos inferiores.

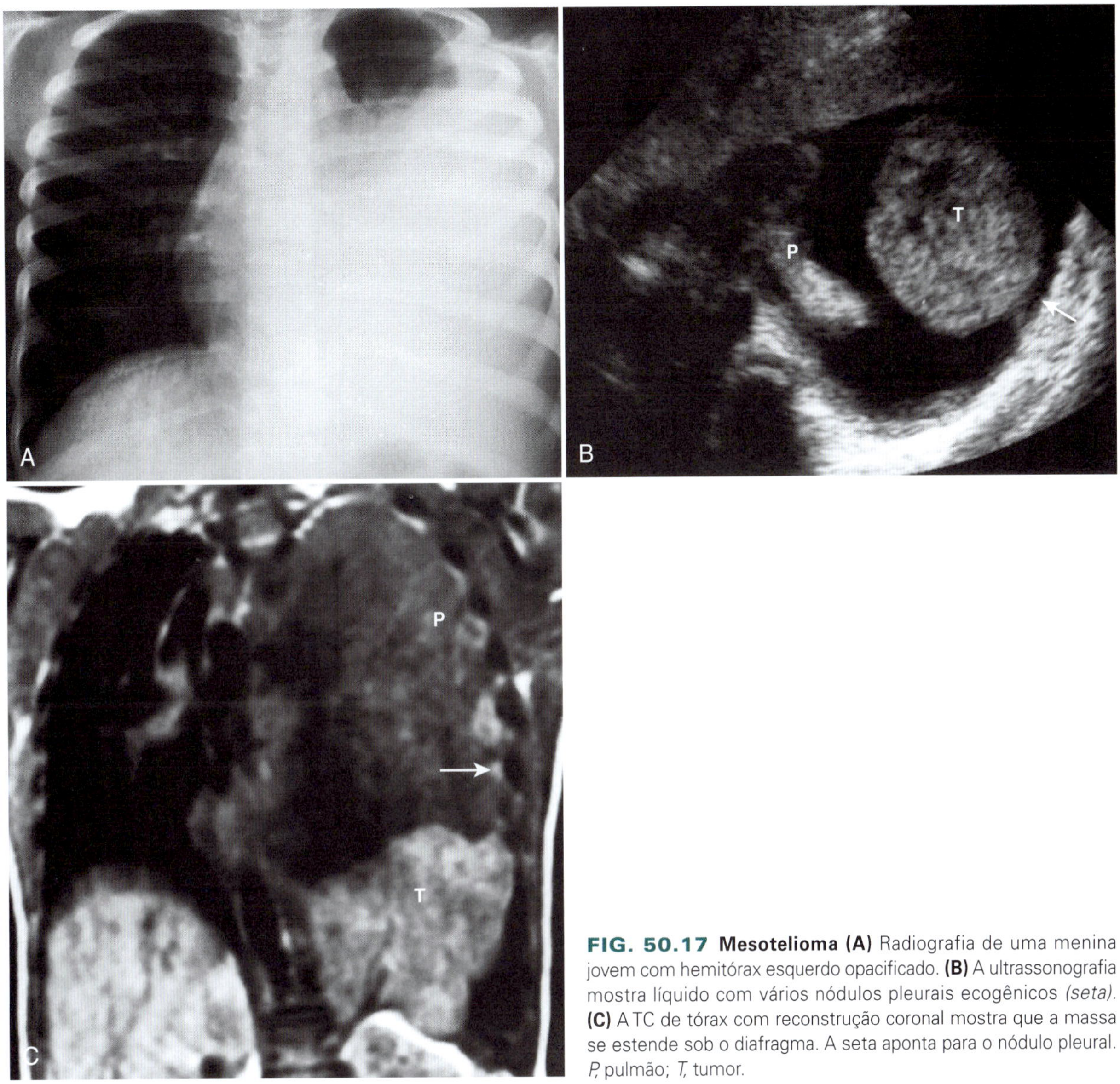

FIG. 50.17 Mesotelioma (A) Radiografia de uma menina jovem com hemitórax esquerdo opacificado. **(B)** A ultrassonografia mostra líquido com vários nódulos pleurais ecogênicos *(seta)*. **(C)** A TC de tórax com reconstrução coronal mostra que a massa se estende sob o diafragma. A seta aponta para o nódulo pleural. *P*, pulmão; *T*, tumor.

Ao contrário dos adultos, as crianças podem não apresentar sinais e sintomas típicos de pneumonia. Um agente etiológico comum da pneumonia redonda é o pneumococo (pneumonia estreptocócica). O diagnóstico torna-se mais evidente se a radiografia for repetida após alguns dias. Na radiografia de seguimento após antibioticoterapia, a maioria das pneumonias redondas desaparece sem progressão para pneumonia lobar.

A ultrassonografia consegue mostrar broncogramas aéreos e confirmar o diagnóstico de pneumonia no dia da sua manifestação (Fig. 50.23), evitando-se a TC do tórax. No entanto, uma radiografia de tórax durante o acompanhamento ainda pode ser indicada para excluir a possibilidade remota de uma massa ou anomalia congênita.

Radiografia ou Ultrassonografia do Tórax?

Muitos estudos recentes relataram que a pneumonia pode ser diagnosticada por ultrassonografia.[14-25] Em determinadas circunstâncias, a ultrassonografia, em associação às radiografias do tórax, pode auxilar na definição do diagnóstico, como na diferenciação entre uma pneumonia redonda e uma massa mediastinal (Fig. 50.23). No entanto, a substituição das radiografias do tórax por ultrassonografias em casos suspeitos de pneumonia não é rotineira em muitas instituições. Uma metanálise[14] de oito estudos, realizados entre 2008 e 2014, mostra que na maioria deles[15-21] a ultrassonografia foi realizada por um médico ou ultrassonografista experiente. Esses estudos não especificaram o tempo necessário para realizar os exames ultrassonográficos e interpretar os achados. É óbvio que o tempo necessário para realizar um estudo ultrassonográfico é substancialmente maior que o da obtenção de uma radiografia. O tempo profissional do médico para a interpretação dos achados ultrassonográficos é tipicamente maior que o tempo necessário para a interpretação de exames radiográficos. O exame ultrassonográfico depende do operador e a variabilidade interobservador não foi estudada. Um estudo recente[22] mostrou que a pneumonia deixou de ser diagnosticada por ultrassonografia em 5 de 76 crianças com pneumonia detectada em radiografias. A perda desses 6,6% dos casos de pneumonia, a fim de evitar a radiação ionizante mínima de uma radiografia de tórax, provavelmente desafia a parte "razoavelmente exequí-

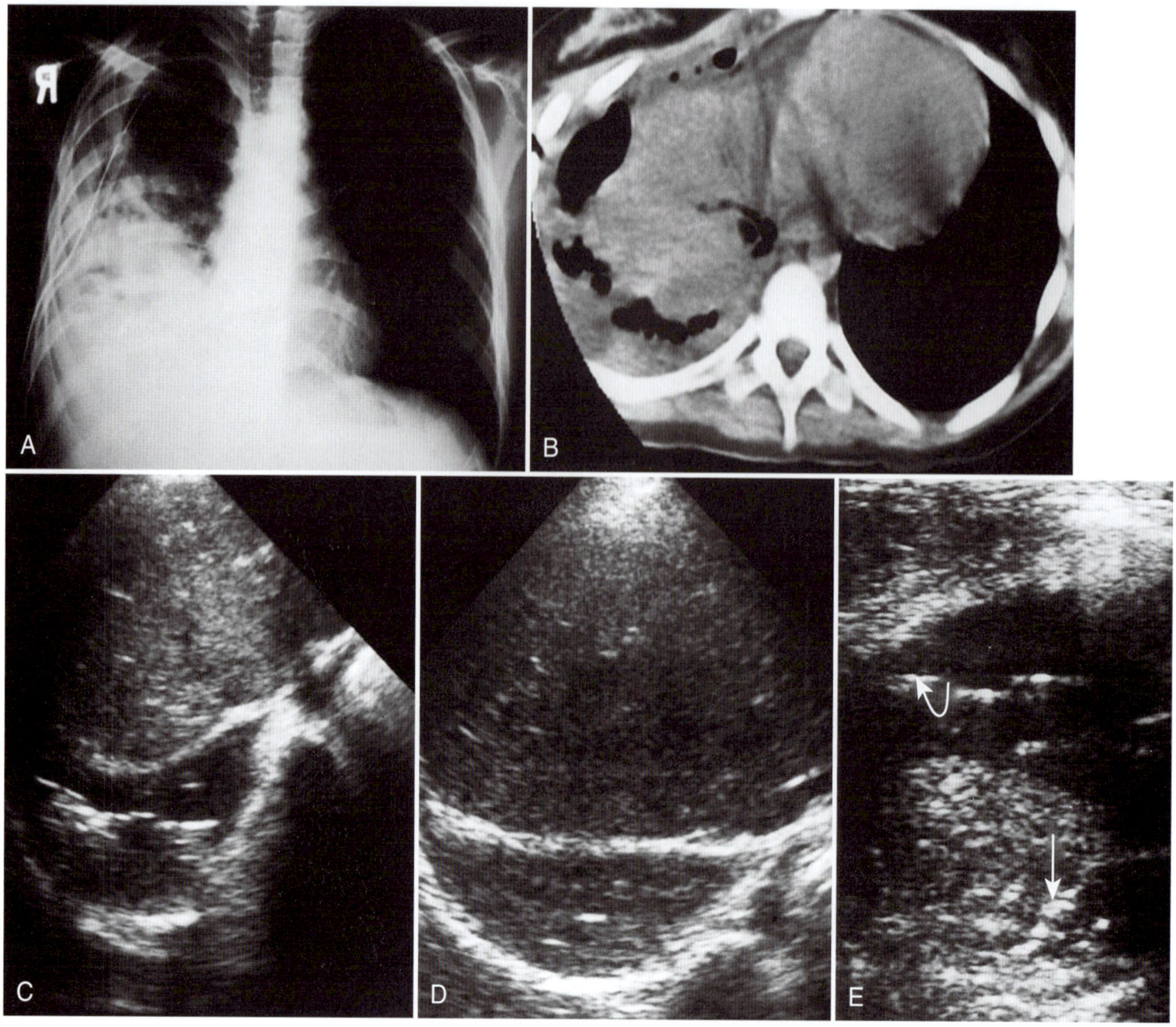

FIG. 50.18 Níveis hidroaéreos em um empiema complexo. (A) Radiografia de tórax. **(B)** TC. **(C)** Ultrassonografias em decúbito dorsal e **(D)** em posição ortostática. Observam-se os níveis hidroaéreos no decúbito dorsal, porém há um deslocamento para fora do plano do líquido inferior na posição ortostática. **(E)** Imagem transversal intercostal, em decúbito dorsal, através da parede anterior do tórax mostra as linhas lineares dos brônquios *(seta)* em distribuição aleatória e as linhas lineares de ar *(seta curva)* no líquido pleural.

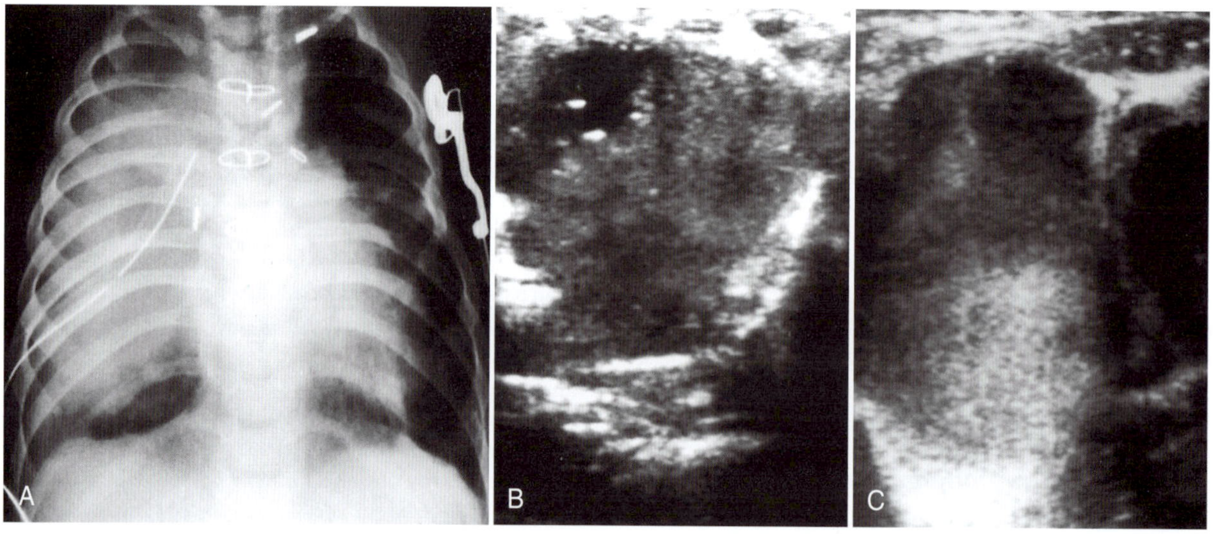

FIG. 50.19 Líquido pleural espesso de aparência mutável no empiema. (A) Radiografia de tórax mostra que o líquido pleural não está sendo drenado pelo dreno torácico. **(B)** Ultrassonografia transversal mostra líquido muito espesso sem broncogramas aéreos. **(C)** Mudança do nível do líquido espesso causada pelo reposicionamento do paciente.

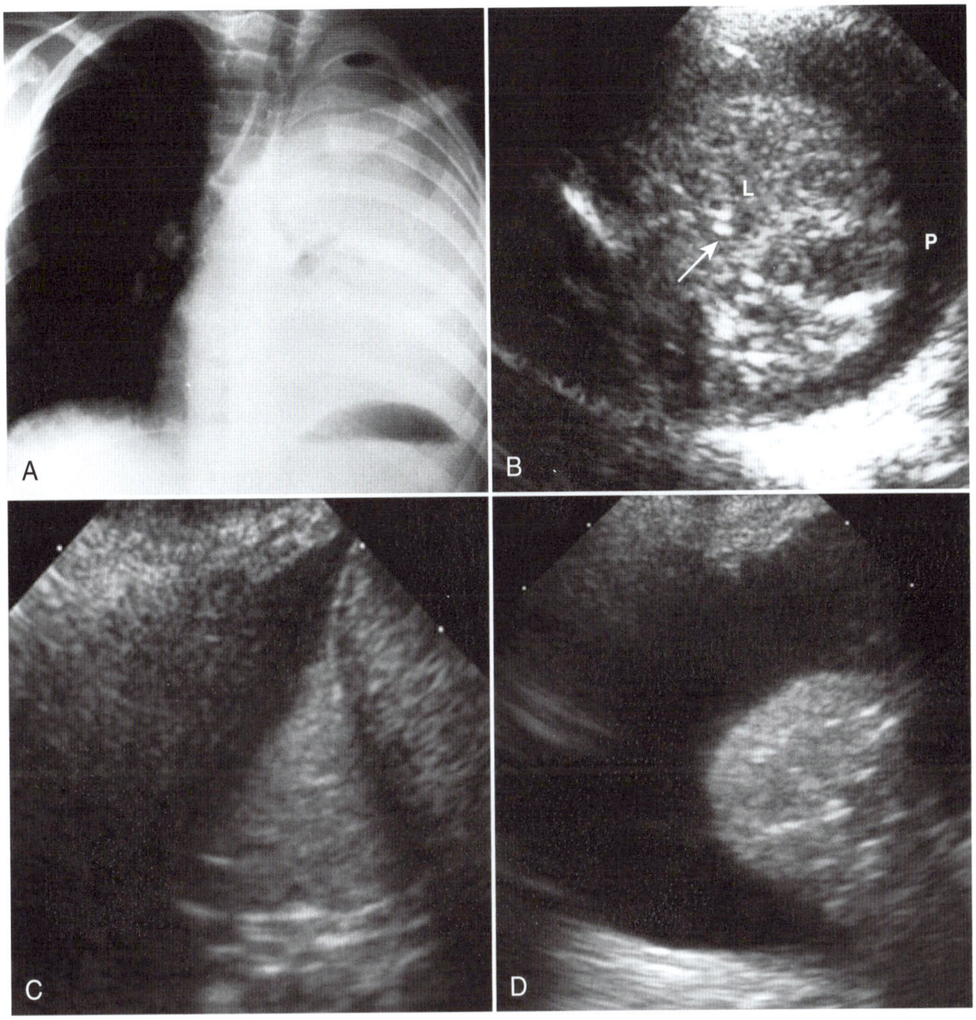

FIG. 50.20 Ecogenicidade dos broncogramas aéreos no pulmão consolidado. (A) Radiografia de tórax mostra hemitórax esquerdo opacificado com alguns broncogramas aéreos. **(B)** A imagem transversal mostra líquido *(L)* ao redor do pulmão *(P)* consolidado, o qual apresenta ecogenicidade similar ao do fígado. Broncogramas aéreos no pulmão consolidado *(seta)*. **(C)** e **(D)** As ultrassonografias de outro paciente mostram um pulmão consolidado com broncogramas aéreos e circundado por líquido.

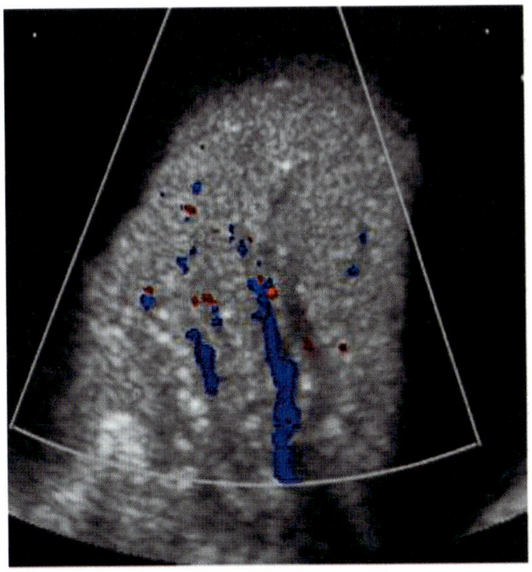

FIG. 50.21 Pneumonia mostrando broncogramas aéreos tubulares. A US com Doppler colorido mostra broncogramas aéreos ramificados e ecogênicos, com vasos ramificados intervenientes, em um pulmão consolidado envolto por líquido.

vel" do princípio ALARA (tão baixo quanto razoavelmente exequível [*as low as reasonably achievable*]).[26] A dose de radiação típica, em um cenário de exposição pediátrica para a realização de uma radiografia de tórax frontal é menor que 0,1 mSv, o que corresponde à radiação ambiental natural de menos de 10 dias, sendo considerada, portanto, de risco mínimo.[26-28]

Atelectasia

O pulmão atelectásico é semelhante em ecogenicidade ao fígado (Fig. 50.24). Os broncogramas aéreos ultrassonográficos podem ser encontrados no pulmão atelectásico, porém estes se encontram mais agrupados do que nos casos de pneumonia, porque o volume pulmonar se mostra reduzido. Os brônquios podem estar repletos de líquido em vez de ar, criando broncogramas líquidos. As paredes ecogênicas, em paralelo e ramificadas encontram-se cheias de líquido hipoecogênico, sem os artefatos de sombra acústica posterior e reverberação, normalmente observados quando existe ar. A US com Doppler colorido diferencia os brônquios cheios de líquido dos vasos, visto que não há fluxo nos brônquios.

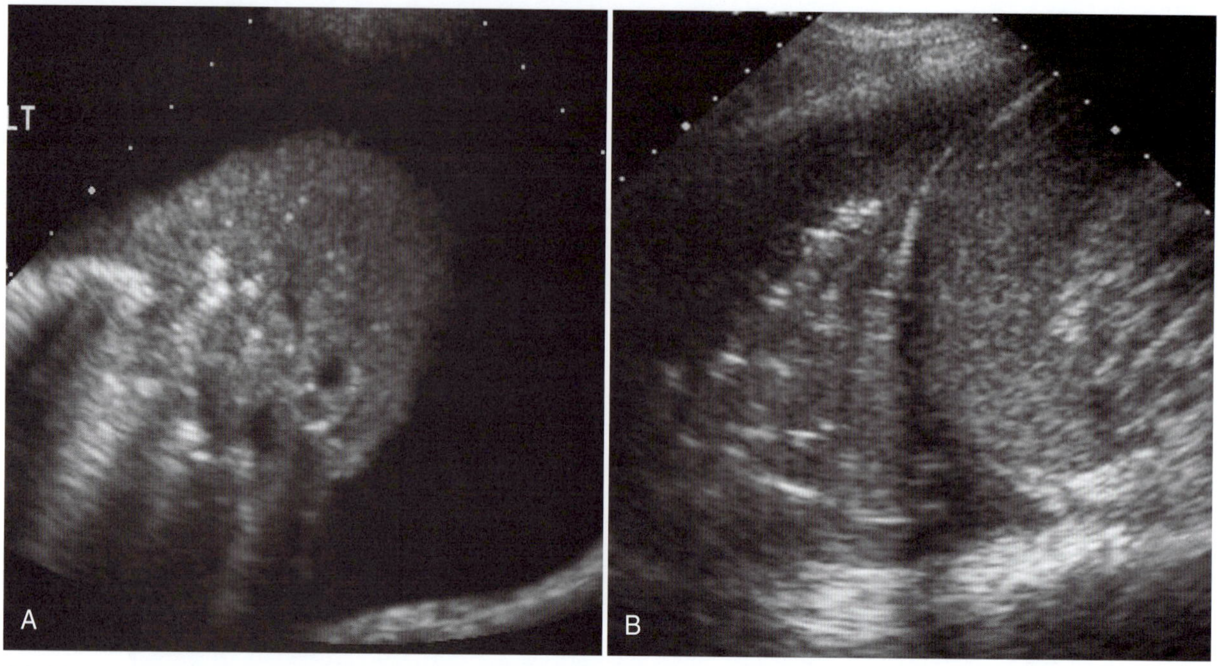

FIG. 50.22 Pneumonia mostrando broncogramas aéreos dispersos. (A) e **(B)** As ultrassonografias transversal e longitudinal de dois pacientes em um plano não paralelo ao eixo longitudinal dos brônquios mostram ecos dispersos de comprimentos variados dos broncogramas aéreos também dispersos. Líquido circunda o pulmão consolidado.

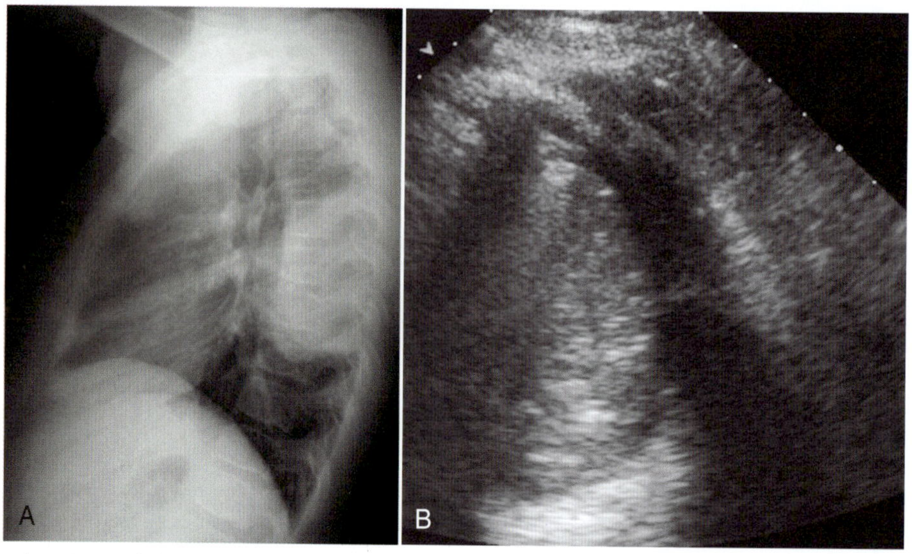

FIG. 50.23 Pneumonia redonda. (A) Radiografia lateral do tórax mostra opacidade arredondada, de localização posterior em criança de 12 anos de idade. **(B)** US transversal mostra broncogramas aéreos no interior da lesão, confirmando o diagnóstico de pneumonia redonda, com pequeno volume de líquido pleural ao redor do pulmão consolidado. O diagnóstico por ultrassonografia ajudou a evitar a radiação ionizante de uma tomografia computadorizada.

Malformação Congênita das Vias Respiratórias Pulmonares

A malformação congênita de vias respiratórias pulmonares (MCVRP) compreende um espectro de distúrbios que inclui malformação broncopulmonar, lesões híbridas (MCVRP e sequestro) e hiperinsuflação lobar congênita.

As **malformações broncopulmonares** podem exibir vascularização sistêmica e/ou pulmonar, bem como cistos. Quando só existem cistos, sem vascularização sistêmica, eram anteriormente denominados **malformação adenomatoide cística** congênita (MACC). O tipo I possui um ou mais cistos grandes, medindo mais de 2 cm de diâmetro. Já o tipo II contém vários cistos pequenos, de diâmetro inferior a 2 cm. O tipo III apresenta microcistos, mas exibe aspecto sólido à US e ao exame macroscópico.[1]

Os **sequestros pulmonares** podem ser extralobares ou intralobares.[29,30] O sequestro extralobar[31] é congênito e o tecido pulmonar apresenta pleuras próprias. O sequestro extralobar tipicamente se manifesta no primeiro ano de vida. O sequestro intralobar se desenvolve após infecções recorrentes, causando obstrução brônquica e

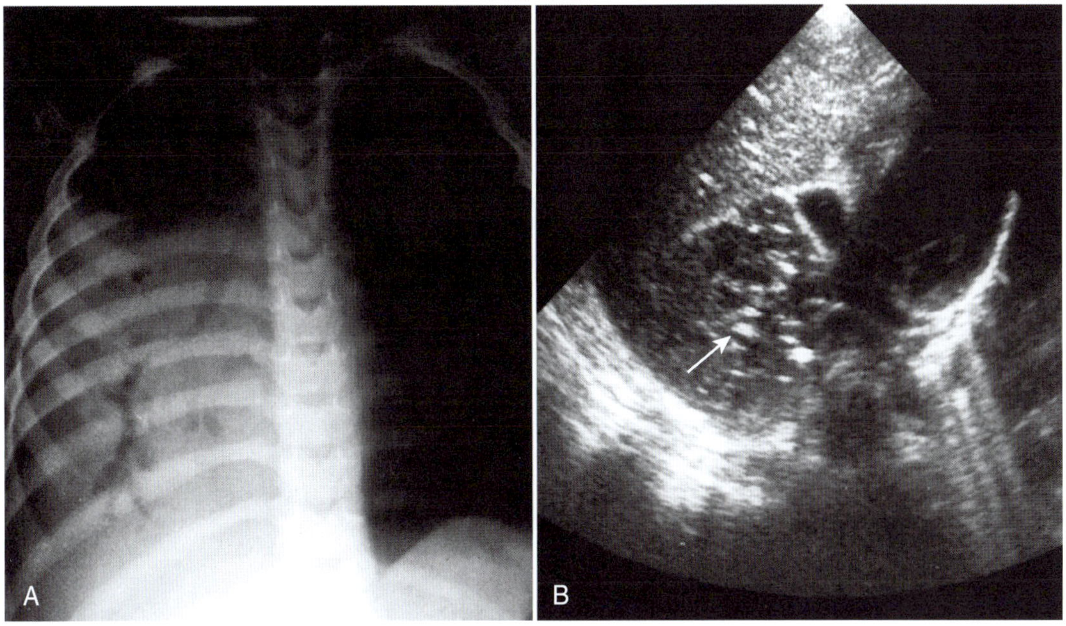

FIG. 50.24 Atelectasia por corpo estranho. (A) Radiografia do tórax mostra broncogramas aéreos no hemitórax direito opacificado, com deslocamento do coração também para o lado direito, indicando perda de volume. **(B)** US transversal através do fígado mostra que não há líquido no tórax. Vários broncogramas aéreos *(seta)* são visíveis no pulmão colabado. Na endoscopia, um corpo estranho foi identificado no brônquio principal direito. (Com permissão de Seibert RW, Seibert JJ, Williamson SL. The opaque chest: when to suspect a bronchial foreign body. Pediatr Radiol 1986;16[3]:193-196.[76])

comprometimento do suprimento arterial pulmonar, resultante do quadro inflamatório. Em geral, a artéria do ligamento pulmonar inferior e a artéria frênica suprem a pleura visceral inferomedial e diafragmática, respectivamente. Essas artérias normais deixam de irrigar a região infectada de um lobo inferior se o suprimento arterial pulmonar normal for comprometido. O sequestro intralobar é tipicamente observado nos lobos inferiores, envolto pela pleura visceral do próprio pulmão. A US pode mostrar uma massa hipoecogênica no lobo inferior (Fig. 50.25). O Doppler colorido pode evidenciar um vaso sistêmico suprindo a massa hipoecogênica tanto em sequestros extralobares quanto intralobares.

Malformação Broncopulmonar do Intestino Anterior

Os **cistos broncogênicos** ou as **malformações broncopulmonares do intestino anterior**[32] podem ser identificados através da ultrassonografia torácica, quando adjacentes à parede torácica (Fig. 50.26).

DISTÚRBIOS DO DIAFRAGMA

A ultrassonografia é o exame de escolha para a avaliação de lesões paradiafragmáticas, que incluem **eventração diafragmática**,[33] **hérnia diafragmática** (Fig. 50.27), **abscesso subfrênico**[34,35] e **rim intratorácico**.[36] Essas anormalidades frequentemente estão associadas a um comprometimento respiratório, tornando a ultrassonografia portátil, à beira do leito, o exame de escolha. Massas diafragmáticas menos comuns detectadas por ultrassonografia incluem o hemangioma,[37] o tumor neuroectodérmico primitivo e o rabdomiossarcoma embrionário primário.[38-40]

A ultrassonografia é o exame de escolha no leito para a avaliação de anomalias da mobilidade diafragmática. A comparação bilateral do movimento dos hemidiafragmas pode ser observada ao se posicionar o transdutor na região subxifoide em orientação transversa, angulado para cima no sentido dos folhetos posteriores dos hemidiafragmas. Tal comparação pode ser realizada através da varredura ultrassonográfica transversa em lactentes (Vídeo 50.2); no entanto, em crianças de idade mais avançada (Vídeo 50.3), o estudo em plano sagital unilateral de cada hemidiafragma torna-se necessário. Uma comparação da excursão máxima do diafragma de cada lado através da ultrassonografia em tempo real é mais precisa que a fluoroscopia na caracterização dos distúrbios do movimento diafragmático.[41] Em pacientes com ventilação artificial, o respirador deve ser desconectado por aproximadamente 5 a 10 segundos para observação da respiração não assistida. Com a paralisia, há um **movimento paradoxal** ou até mesmo ausência de movimento em um lado, bem como uma excursão exagerada no lado oposto. A **paralisia diafragmática** é uma preocupação frequente após cirurgias cardíacas[42] (Vídeo 50.4) . A eventração grave e a hérnia diafragmática também podem exibir movimento paradoxal. Durante a avaliação da mobilidade diafragmática em tempo real,[43] a ultrassonografia em modo-M também pode ser empregada para a avaliação da função do diafragma[44] (Figs. 50.28 e 50.29). A ultrassonografia também pode demonstrar a **ruptura do diafragma**[45] (Fig. 50.30).

DISTÚRBIOS VASCULARES

Trombose Vascular

O timo normal é uma excelente janela acústica para visualizar tanto as estruturas normais como as massas do mediastino. O timo é anterior aos grandes vasos e se estende inferiormente até a porção superior do coração. Os grandes vasos, incluindo a VCS, a aorta e a artéria pulmonar, são bem visualizados através do timo. Esses vasos são mais visíveis à US com Doppler colorido (Fig. 50.31). A veia braquiocefálica esquerda apresenta um trajeto

Texto continuado na p. 1721

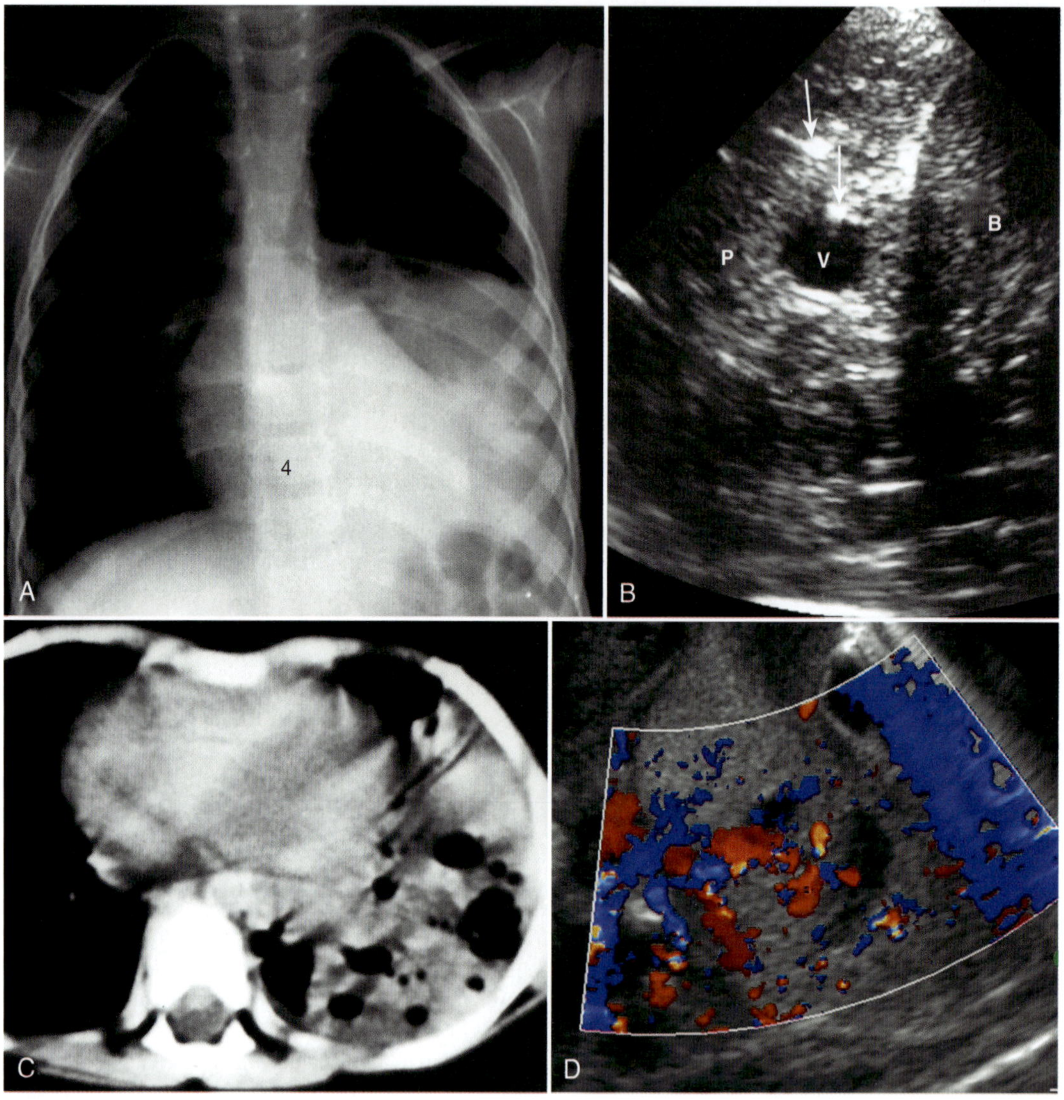

FIG. 50.25 Sequestro. (A) Radiografia do tórax de uma criança com 4 anos de idade mostra uma massa grande na região inferior esquerda do tórax. **(B)** Ultrassonografia longitudinal esquerda evidencia uma massa sólida com broncogramas aéreos *(setas)* e o parênquima pulmonar *(P)* acima do baço *(B)*. *V*, vaso sanguíneo na massa. **(C)** TC mostra áreas difusas de bronquiectasia por toda a massa. **(D)** Ultrassonografia com Doppler colorido de outro paciente mostra o vaso arterial nutrício, desde a aorta até o sequestro. (Cortesia de Carol M. Rumack, MD.)

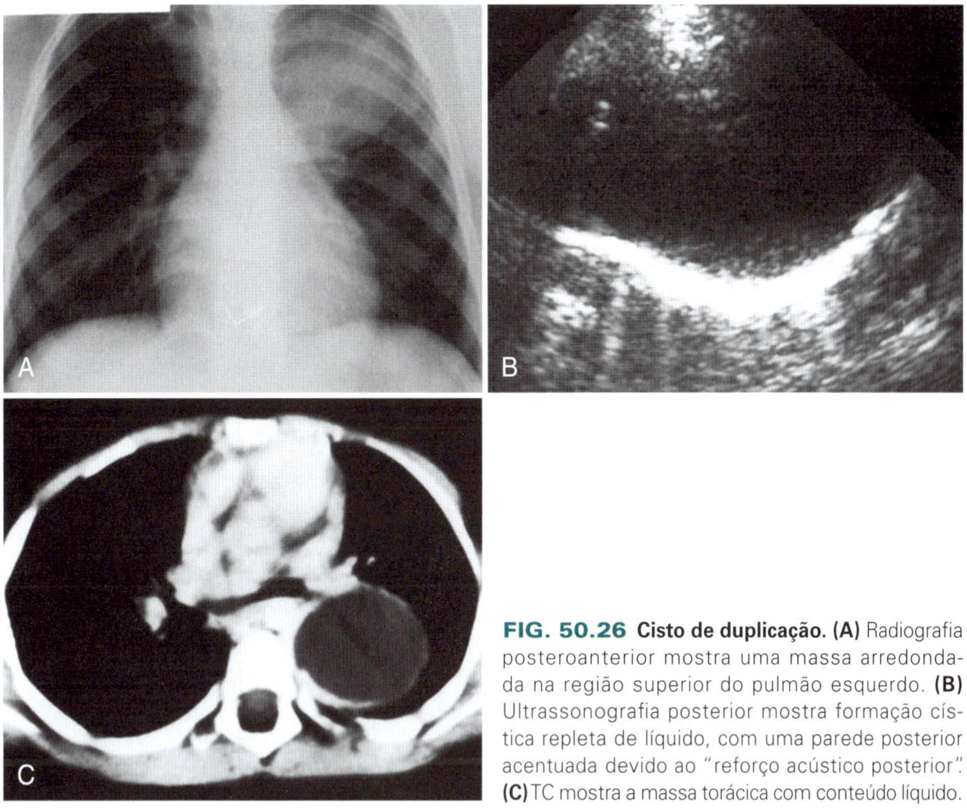

FIG. 50.26 Cisto de duplicação. (A) Radiografia posteroanterior mostra uma massa arredondada na região superior do pulmão esquerdo. **(B)** Ultrassonografia posterior mostra formação cística repleta de líquido, com uma parede posterior acentuada devido ao "reforço acústico posterior". **(C)** TC mostra a massa torácica com conteúdo líquido.

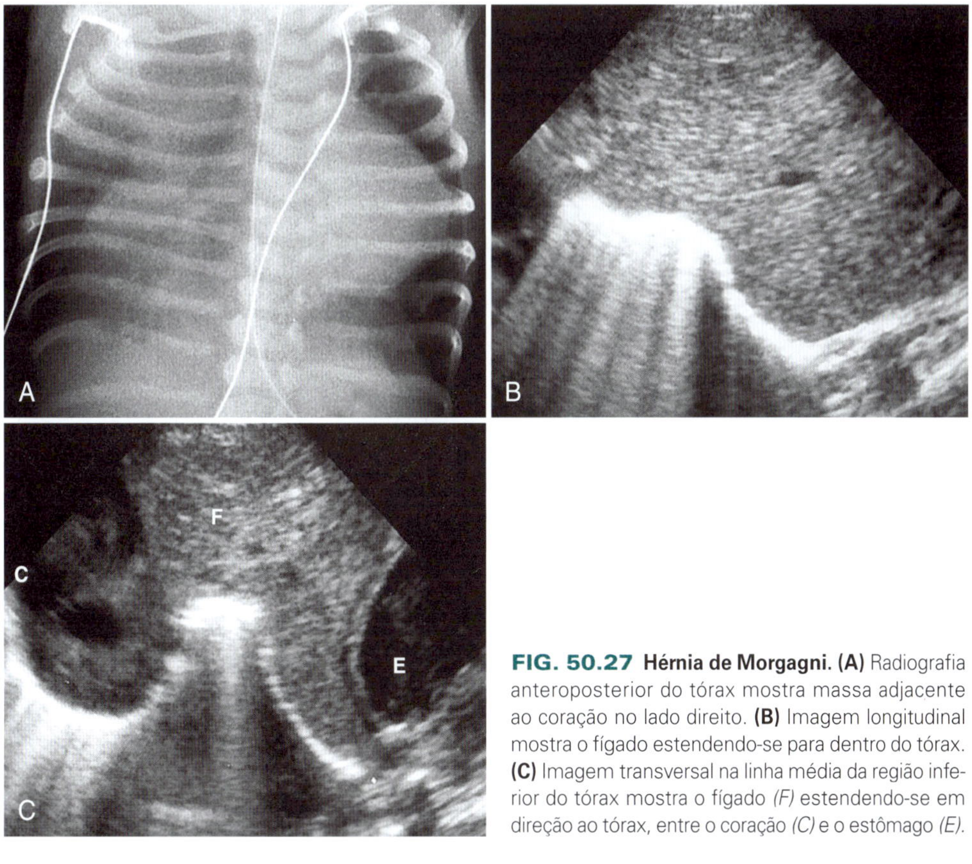

FIG. 50.27 Hérnia de Morgagni. (A) Radiografia anteroposterior do tórax mostra massa adjacente ao coração no lado direito. **(B)** Imagem longitudinal mostra o fígado estendendo-se para dentro do tórax. **(C)** Imagem transversal na linha média da região inferior do tórax mostra o fígado *(F)* estendendo-se em direção ao tórax, entre o coração *(C)* e o estômago *(E)*.

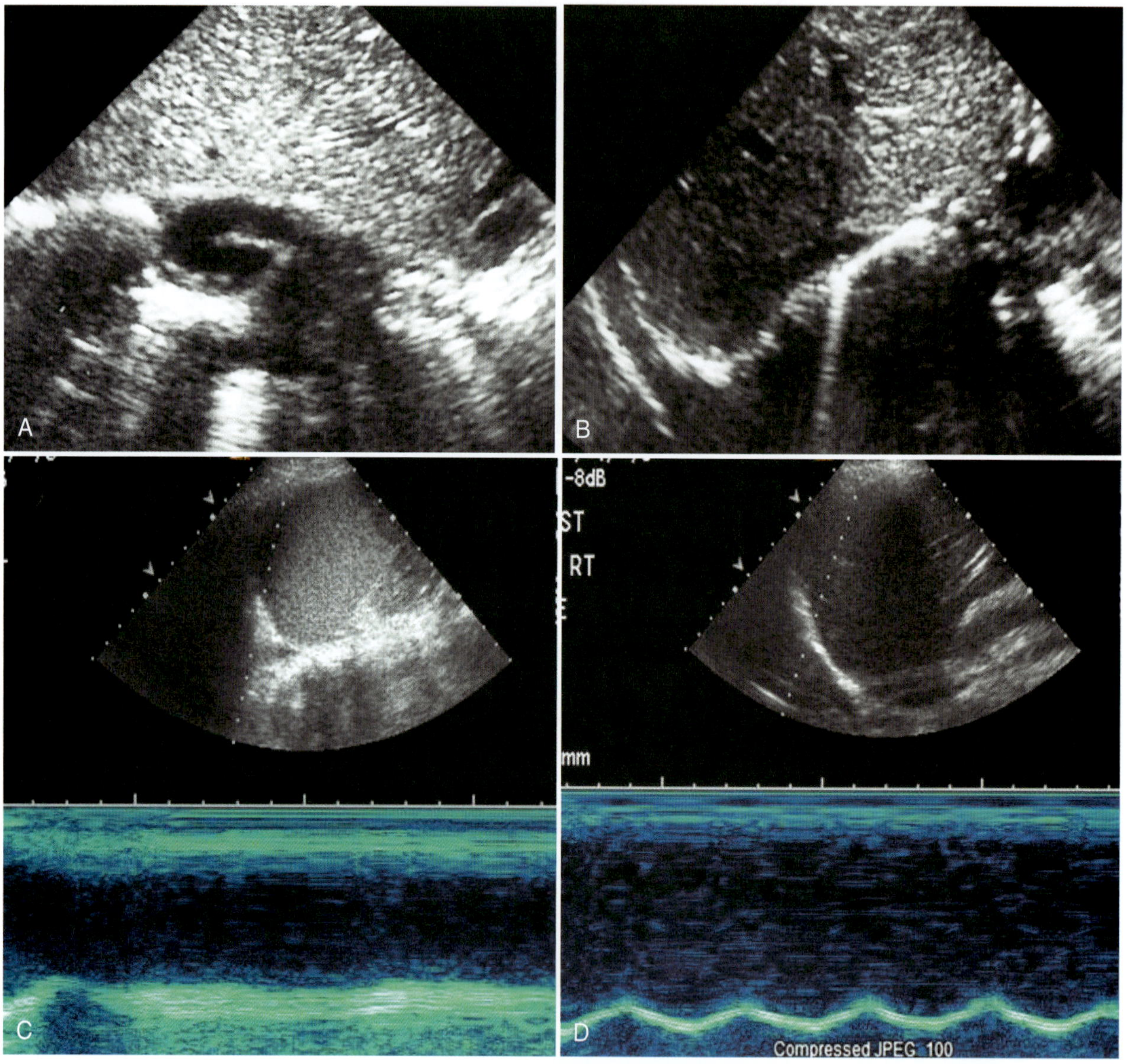

FIG. 50.28 Hemidiafragma esquerdo paralisado comparado ao hemidiafragma direito normal. Ultrassonografia em modo M dos hemidiafragmas esquerdo **(A)** e direito **(B)**. US em modo M mostra **(C)** paralisia hemidiafragmática esquerda e **(D)** movimento normal do hemidiafragma direito.

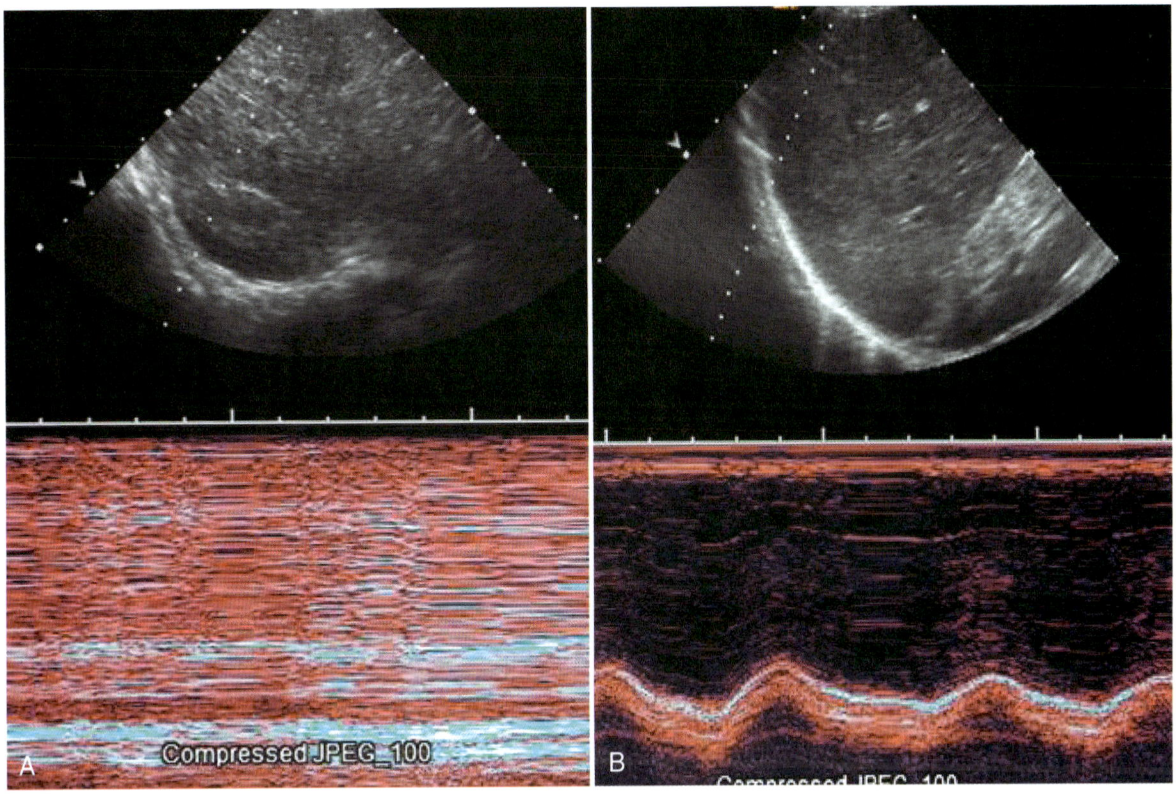

FIG. 50.29 Acompanhamento ultrassonográfico de paralisia diafragmática. Ultrassonografias em modo M e em escala de cinza em tempo real. **(A)** Criança com cardiopatia congênita complexa mostra paralisia hemidiafragmática esquerda. **(B)** Recuperação espontânea do movimento hemidiafragmático esquerdo foi observada em ultrassonografia de controle.

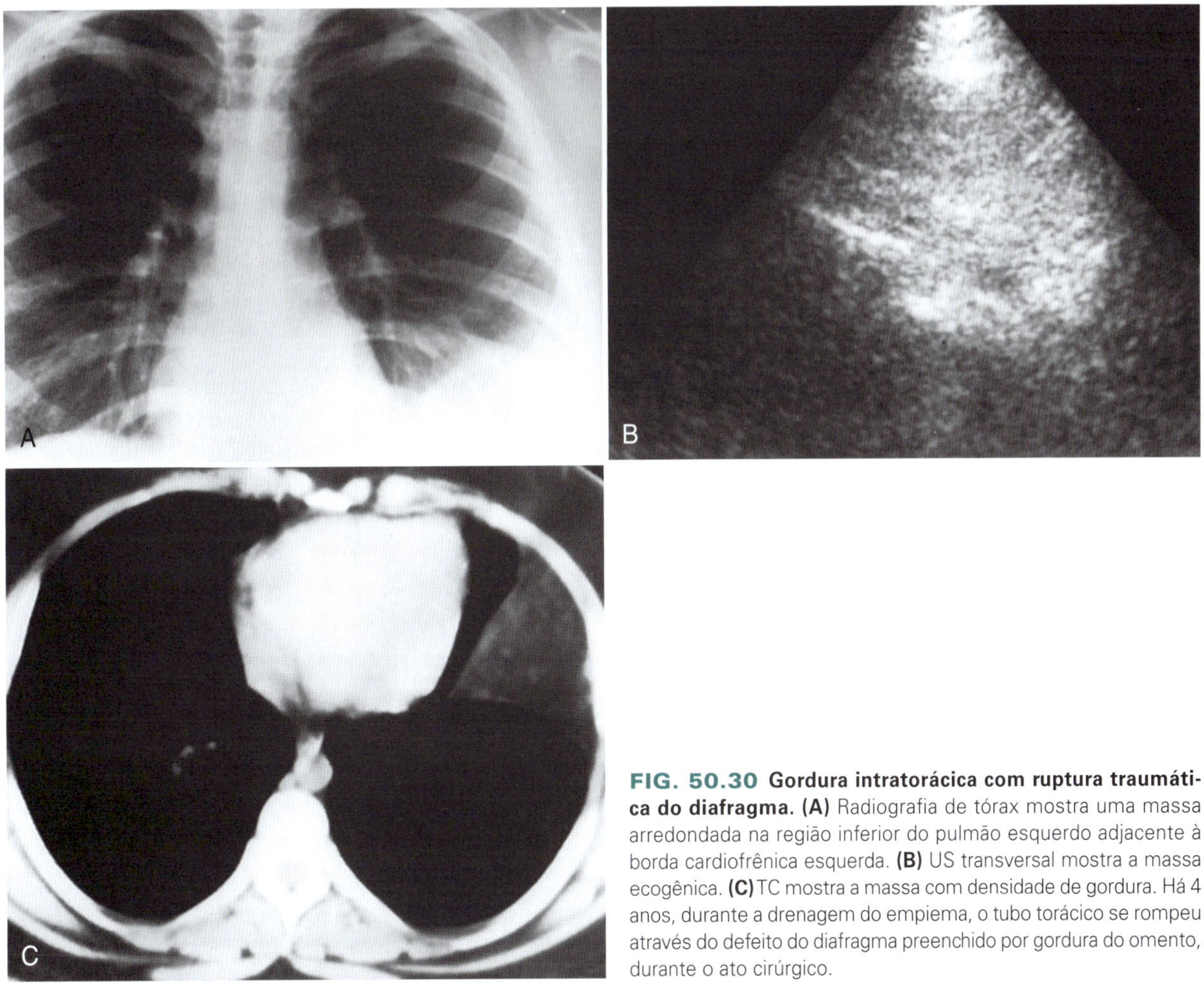

FIG. 50.30 Gordura intratorácica com ruptura traumática do diafragma. **(A)** Radiografia de tórax mostra uma massa arredondada na região inferior do pulmão esquerdo adjacente à borda cardiofrênica esquerda. **(B)** US transversal mostra a massa ecogênica. **(C)** TC mostra a massa com densidade de gordura. Há 4 anos, durante a drenagem do empiema, o tubo torácico se rompeu através do defeito do diafragma preenchido por gordura do omento, durante o ato cirúrgico.

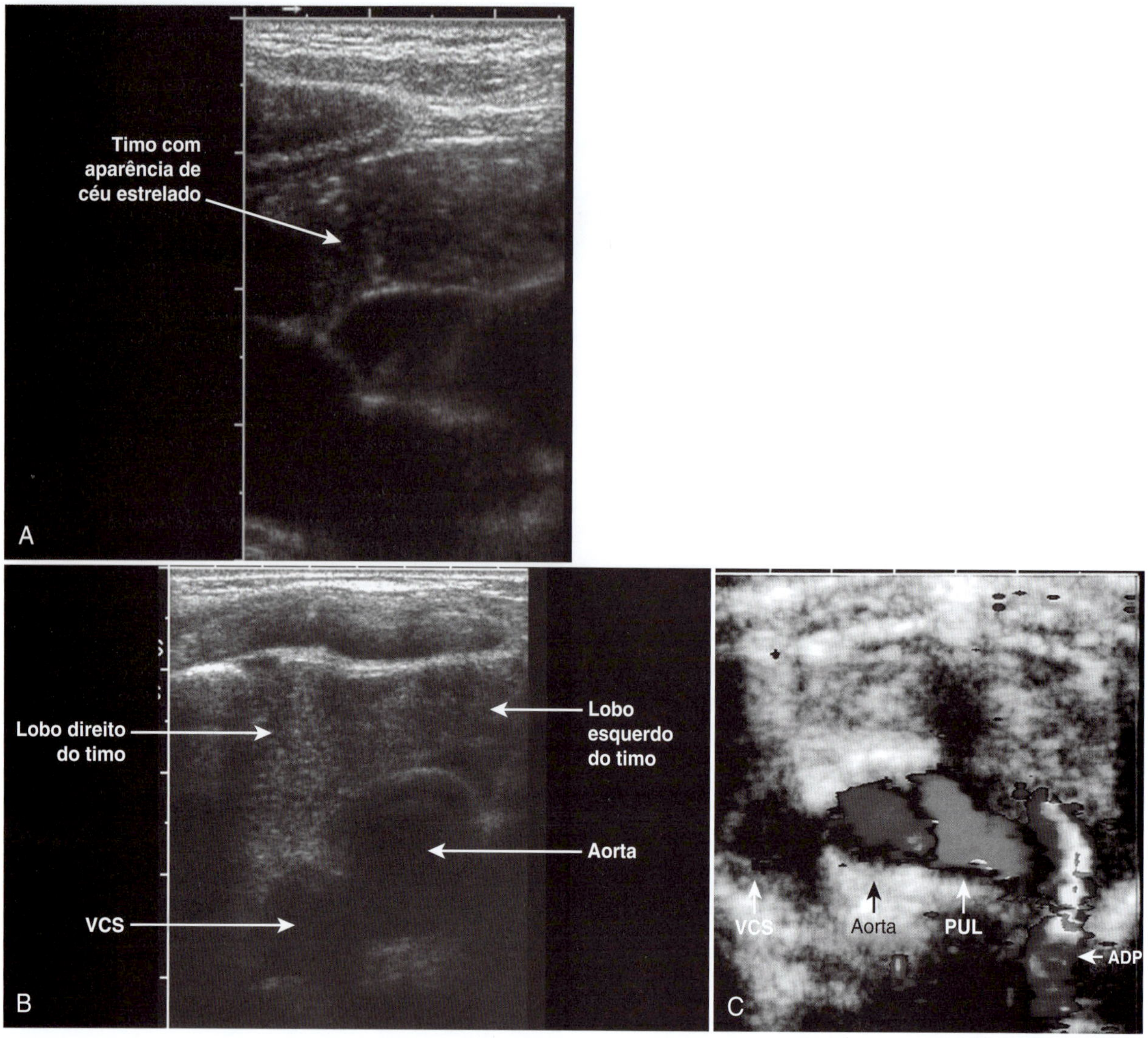

FIG. 50.31 Timo normal e grandes vasos do tórax. (A) e **(B)** Ultrassonografias longitudinal e transversal mostram ecotextura do timo normal em um menino de 31 meses de idade. A veia cava superior *(VCS)* e a aorta são visualizadas através da janela tímica. **(C)** Em outra criança, a renderização em escala de cinza de uma imagem transversal do tórax com Doppler colorido mostra os grandes vasos normais através do timo. *ADP,* artéria descendente posterior; *PUL,* artéria pulmonar.

transversal, da esquerda para a direita, posterior ao timo, drenando na VCS. O conhecimento deste trajeto é útil para a determinação da posição de cateteres (Fig. 50.32) e de trombos em crianças com cateteres venosos centrais.

A US com Doppler é útil para identificar **trombos** na veia subclávia, na VCS e na artéria pulmonar (Fig. 50.33). A trombose da veia axilar ou da veia subclávia secundária à síndrome do desfiladeiro torácico[46] é observada na US com Doppler colorido na **síndrome de Paget-Schroetter**[47] (Fig. 50.34). A trombose resulta de inserção anormal do ligamento costoclavicular lateralmente na primeira costela, juntamente com a hipertrofia do músculo escaleno anterior.

A US com Doppler é anormal quando há **trombose** ou **obstrução** da VCS. Os achados à US com Doppler colorido incluem: (1) desaparecimento da onda bifásica da VCS, (2) fluxo anterógrado contínuo com desaparecimento dos picos sistólico e diastólico distintos, (3) perfil de fluxo turbulento, (4) aumento da velocidade a jusante e (5) redução da velocidade a montante.[48] Trombose venosa é relatada em 20% das crianças que recebem oxigenação por membrana extracorpórea (ECMO; do inglês, *extracorporal membrane oxygenation*).[49] As ondas no Doppler colorido são diferentes nos pacientes submetidos à ECMO, porque seus índices de resistibilidade são baixos. Trombose recorrente da VCS já foi relatada em uma criança com resistência à proteína C ativada.[50]

Trombose da Veia Cava Superior: Achados na US com Doppler Colorido

- Desaparecimento do padrão bifásico
- Fluxo anterógrado contínuo (sem pico sistólico ou diastólico)
- Fluxo turbulento
- Aumento da velocidade a jusante
- Redução da velocidade a montante

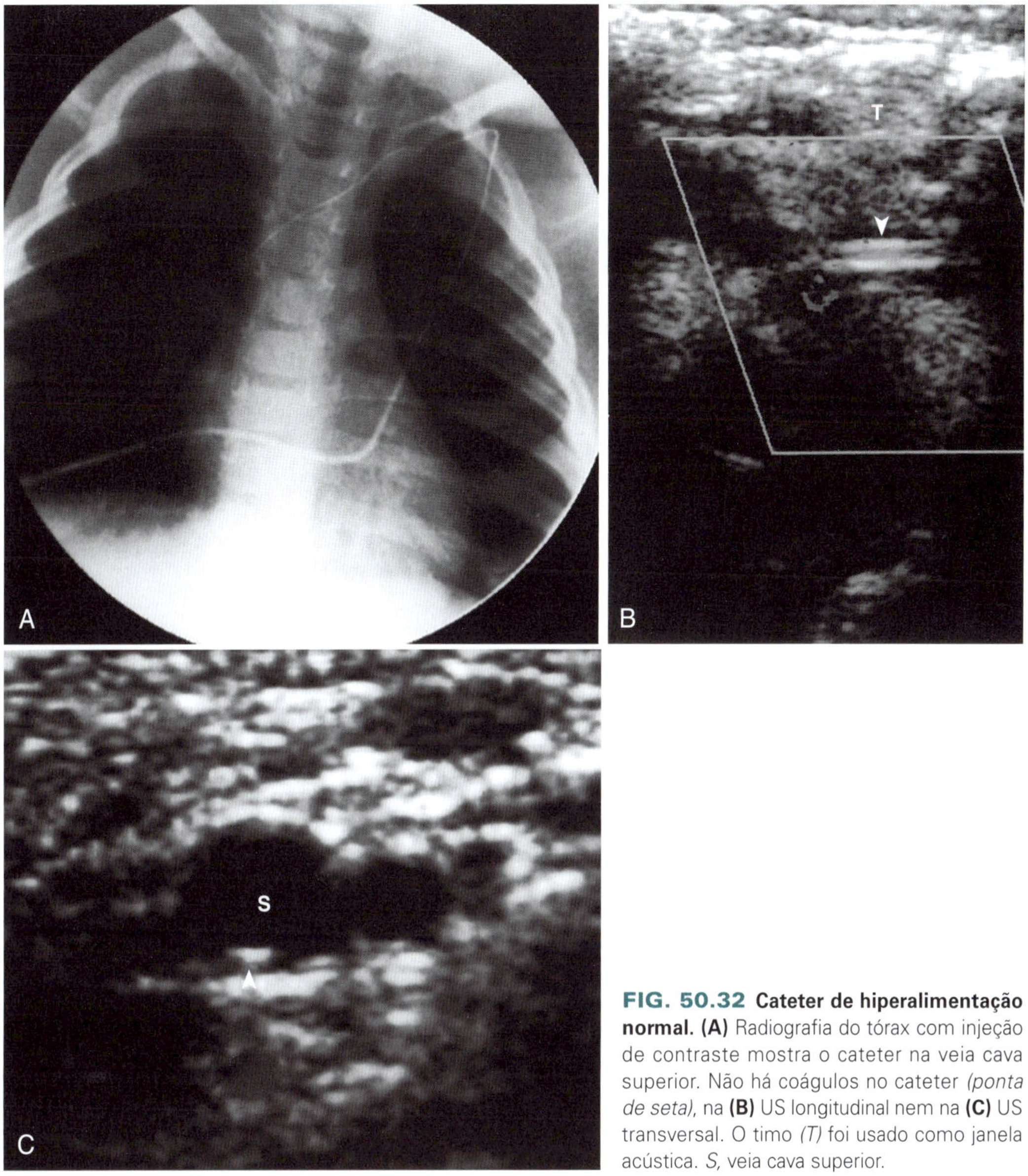

FIG. 50.32 Cateter de hiperalimentação normal. **(A)** Radiografia do tórax com injeção de contraste mostra o cateter na veia cava superior. Não há coágulos no cateter *(ponta de seta)*, na **(B)** US longitudinal nem na **(C)** US transversal. O timo *(T)* foi usado como janela acústica. *S*, veia cava superior.

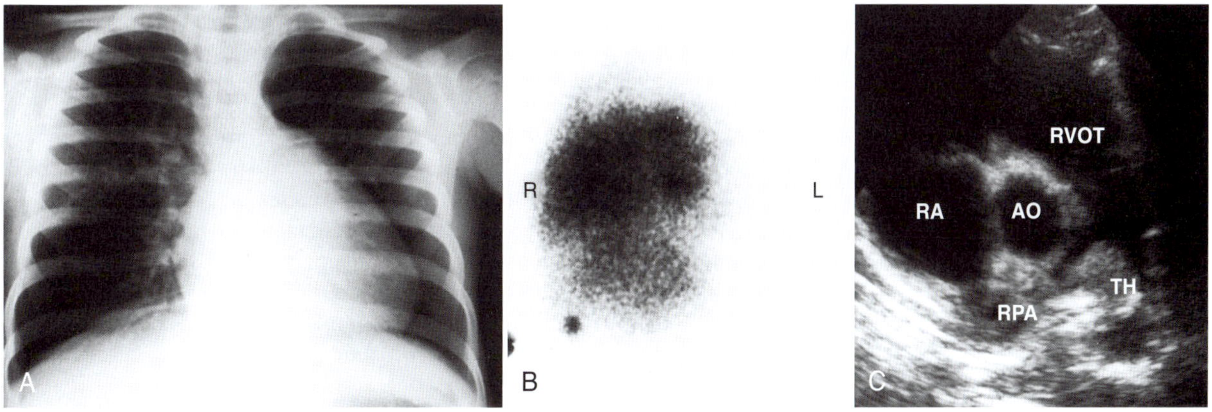

FIG. 50.33 Embolia pulmonar. **(A)** Radiografia do tórax mostra o pulmão esquerdo hipertransparente em uma criança de 4 anos de idade. **(B)** Cintilografia não mostra perfusão no pulmão esquerdo. **(C)** US transversal através do coração mostra um "êmbolo em sela" na artéria pulmonar principal. *AO*, aorta; *AD*, átrio direito; *APD*, artéria pulmonar direita; *VFVD*, via de saída do ventrículo direito; *T*, trombo.

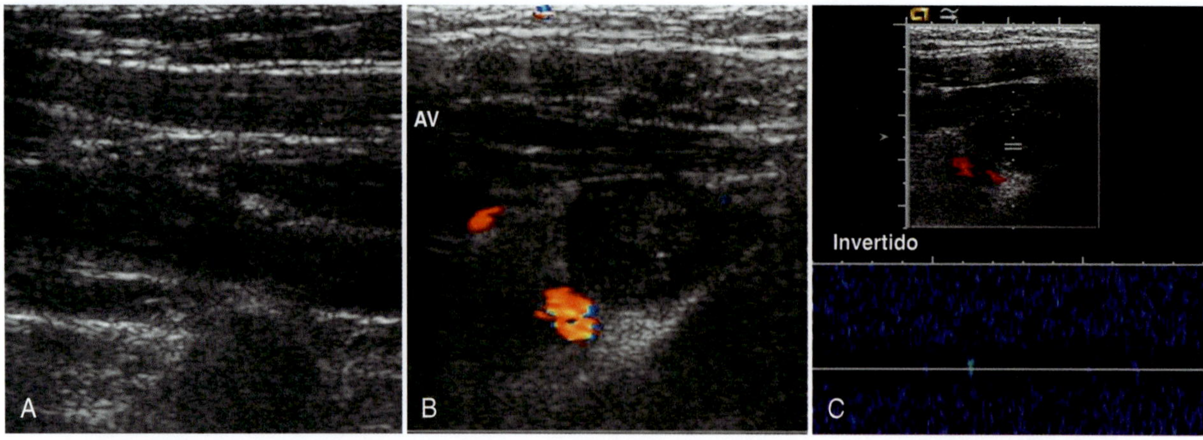

FIG. 50.34 Síndrome de Paget-Schroetter. Imagens em escala de cinza **(A)** com Doppler colorido **(B)** e Doppler espectral **(C)** mostram trombose da veia subclávia com ausência de fluxo colorido e de sinal do Doppler espectral, secundária à síndrome do desfiladeiro torácico, em uma mulher de 17 anos de idade. (Cortesia de Dr. Charles A. James, Arkansas Children's Hospital, Little Rock, AK.)

Malfomação Linfovascular

As **malformações linfáticas**[51] (Fig. 50.35) são compostas de sacos linfáticos dilatados de tamanhos variáveis, os quais podem parecer uniloculares ou multiloculares. As malformações linfáticas podem sofrer hemorragia e, nestes casos, a lesão se apresenta como uma massa ecogênica homogênea ou como vários cistos contendo debris ecogênicos. As septações das lesões císticas são mais bem identificadas por US do que por TC ou ressonância magnética (RM).

MASSAS MEDIASTINAIS

A TC e a RM são as modalidades primárias para a avaliação de massas mediastinais detectadas pela radiografia torácica. A ultrassonografia supraesternal[52] pode ser útil na detecção de massas pequenas e grandes do mediastino, particularmente o linfoma. A ultrassonografia do mediastino para estudo de massas deve incluir os grandes vasos ou as câmaras cardíacas, para que a ecogenicidade da massa e do vaso possa ser diretamente comparada. Deste modo, evita-se a armadilha criada pela redução do ajuste de ganho em resposta à aparência hiperecogênica do pulmão adjacente. O ajuste de redução do ganho resulta em aparência erroneamente anecogênica da massa sólida. As **massas paravertebrais justafrênicas** podem ser detectadas em abordagem subxifoide ou transdiafragmática.

A US mediastinal também consegue determinar se as massas torácicas se estendem para o pescoço. A delimitação da **extensão retroesternal da massa tireóidea** por ultrassonografia é importante para o planejamento cirúrgico. A ultrassonografia permite a classificação das massas em sólidas ou císticas. A imagem com Doppler pode ser útil para a determinação da origem vascular de uma massa torácica. Massas torácicas malignas exibem um sinal com Doppler de baixa impedância e fluxo diastólico alto.[53] A ultrassonografia com Doppler colorido antes da realização de biópsia percutânea pode descartar lesões vasculares, que apresentam contraindicação para tal procedimento.

Um mediastino superior alargado detectado na radiografia de tórax pode ser avaliado inicialmente por ultrassonografia. A detecção de um timo normal, porém proeminente, em vez de uma massa mediastinal, elimina a necessidade de TC. Em geral, o timo se localiza no mediastino superior, anterior aos grandes vasos, desde a borda superior do manúbrio até a quarta cartilagem costal. O timo é discretamente hipoecogênico em relação ao fígado, ao baço e a tireoide. Apresenta também alguns filamentos ecogênicos. Uma ecotextura granular fina resulta na aparência de "céu estrelado" do timo (Fig. 50.31). Uma cápsula fibrosa confere ao timo margens lisas e bem-definidas.

Índice Tímico

O **índice tímico** é o produto da largura do timo, medida na imagem transversal, com a área do maior lobo medida em uma imagem longitudinal[54-56] (Tabela 50.1). O índice tímico tem correlação aceitável com o peso e o volume reais do timo. A medição é realizada durante a expiração, a fim de obter um tamanho padronizado. O índice tímico é maior em crianças com dermatite atópica ativa que em indivíduos saudáveis[57] (Fig. 50.36), é maior ao nascimento e está associado a uma menor taxa de mortalidade infantil.[58] O tamanho do timo varia com a idade, e os valores normais do índice tímico já foram estabelecidos[54-56] (Tabela 50.2).

Localização Anormal do Timo Mimetizando uma Massa

A **herniação superior do timo** para o pescoço é uma patologia rara, na qual existe a migração intermitente da parte mais larga do timo normal para fora do tórax em direção à região supraesternal. A US em tempo real mostra que a massa se movimenta para dentro do pescoço durante a manobra de Valsalva, com aumento da pressão intratorácica e apresenta a ecotextura típica do timo; portanto, esse exame evita biópsia e cirurgia desnecessárias.[59] O **timo ectópico cervical** é uma variante incomum. Uma massa hipoecogênica com a excotextura ultrassonográfica típica do timo é identificada ao longo do trajeto do ducto timofaríngeo.[60,61] O timo pode **se projetar para a parede torácica** como uma massa protuberante devido a um defeito esternal congênito. A US em tempo real consegue demonstrar o movimento do timo herniado durante os ciclos respiratórios.

Massas Mediastinais Anteriores

Em crianças, as anomalias benignas do timo incluem cisto tímico, hemorragia tímica, timolipoma e timoma. O timo também pode

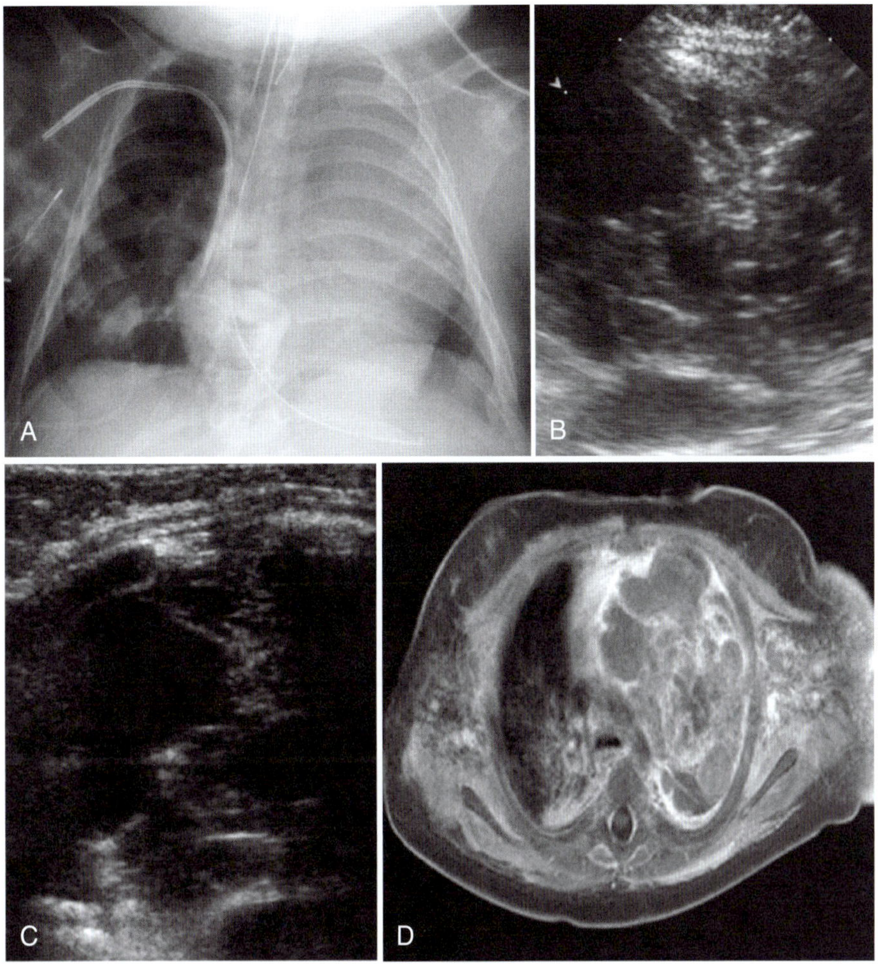

FIG. 50.35 Malformação linfática macrocística em menina de 7 meses de idade. (A) Radiografia do tórax mostra opacidade na região superior esquerda do tórax e do pescoço. **(B)** e **(C)** Ultrassonografias revelam múltiplas formações císticas. **(D)** RM axial pós-contraste, imagem ponderada em T1, define a extensão da lesão.

TABELA 50.1 Fórmula para o Cálculo do Índice Tímico

Índice tímico (cm^3)	=	Área do lobo maior (cm^2)	×	Dimensão transversal do timo desde a borda lateral direita até a borda lateral esquerda (cm)
Área do lobo do timo (cm^2)	=	Dimensão craniocaudal (cm)	×	Dimensão anteroposterior (cm)

ser envolvido por hemangioma, malformação linfática ou histiocitose de células de Langerhans. A infiltração maligna do timo também pode ser observada em casos de linfoma e leucemia. Os **cistos tímicos** são anecogênicos. As outras anomalias do timo podem apresentar margens irregulares ou lobuladas, ecogenicidade heterogênea e ecotextura grosseira. Os **tumores de células germinativas** podem ter aspecto variável. Já os **teratomas** são massas heterogêneas que contêm gordura, tecido ósseo, calcificações e elementos císticos.

Linfadenopatia

A massa mediastinal mais comum em crianças mais velhas é a linfadenopatia decorrente de **leucemia** ou **linfoma**. A **linfadenopatia** apresenta-se como nódulos hipoecogênicos. Os linfonodos, nos casos de linfoma, são mais hipoecogênicos e mais hipovascularizados que os linfonodos inflamatórios.[62]

Massas Mediastinais Posteriores

As massas mediastinais posteriores, incluindo os tumores neurogênicos, constituem a maioria das massas mediastinais nos lactentes. Os **tumores neurogênicos** surgem como massas hipoecogênicas de contornos lobulados ou bem-definidos, com calcificações puntiformes ou granulares. Os cistos neuroentéricos são lesões anecogênicas bem-definidas, de paredes finas. Quando há inflamação ou hemorragia, o cisto pode conter debris ecogênicos provenientes de líquido proteináceo, muco ou sangue.

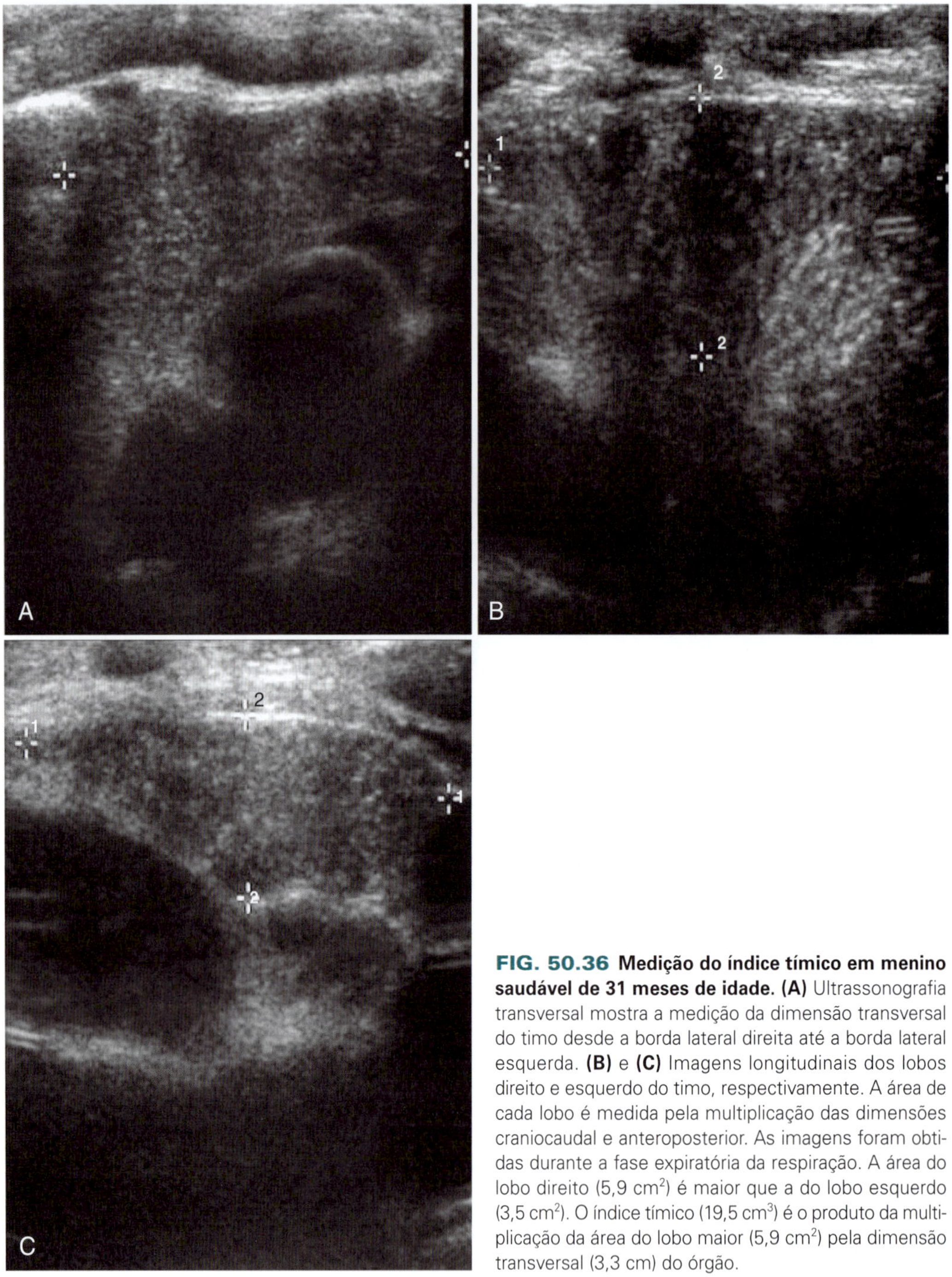

FIG. 50.36 Medição do índice tímico em menino saudável de 31 meses de idade. (A) Ultrassonografia transversal mostra a medição da dimensão transversal do timo desde a borda lateral direita até a borda lateral esquerda. **(B)** e **(C)** Imagens longitudinais dos lobos direito e esquerdo do timo, respectivamente. A área de cada lobo é medida pela multiplicação das dimensões craniocaudal e anteroposterior. As imagens foram obtidas durante a fase expiratória da respiração. A área do lobo direito (5,9 cm^2) é maior que a do lobo esquerdo (3,5 cm^2). O índice tímico (19,5 cm^3) é o produto da multiplicação da área do lobo maior (5,9 cm^2) pela dimensão transversal (3,3 cm) do órgão.

PROCEDIMENTOS INTERVENCIONISTAS ORIENTADOS POR ULTRASSONOGRAFIA

A US é um método excelente para orientar a aspiração de coleções líquidas no pós-operatório[63] (Fig. 50.37), para **aspiração de líquido pleural**,[64] para **biópsia** de uma massa mediastinal, **e para biopsia da lesão** da parede torácica. Pode também ser empregada para marcar a pele suprajacente a uma coleção líquida ou para visualização direta da agulha durante a introdução em uma coleção (Fig. 50.37). A US é particularmente valiosa para determinar se uma **drenagem simples** de um derrame pleural será suficiente ou se haverá a necessidade de **decorticação cirúrgica**.[65] Se o líquido for relativamente anecogênico ou límpido, o tratamento adequado consiste em drenagem simples por toracocentese ou via dreno torácico. Se o líquido for espesso e com múltiplas septações e se o paciente não apresentar boa resposta à antibioticoterapia, uma cirurgia torácica assistida por vídeo ou uma decorticação cirúrgica podem ser necessárias.[11,66] Tanto derrames parapneumônicos quanto empiemas complicados foram tratados com sucesso em até 93% das crianças, administrando-se o ativador de plasminogênio tecidual através de um dreno torácico de pequeno calibre.[67]

O **empiema** circundado pelo pulmão pode ser confundido com um abscesso pulmonar à ultrassonografia. O reposicionamento do paciente e a alteração dos planos de visualização podem ajudar a diferenciar um empiema de um abscesso pulmonar (Fig. 50.38).

A ultrassonografia pode ser empregada para orientar a aspiração por agulha fina para o diagnóstico etiológico em pacientes com pneumonia complicada, bem como para aspiração de microabscessos em casos de pneumonia necrosante.

A US consegue detectar um **pneumotórax**[68] após uma toracocentese.[69] Antes e depois da toracocentese, o ápice pulmonar ipsilateral e o pulmão adjacente devem ser examinados, na posição ortostática, para determinar se o movimento respiratório pleural é normal. Se não houver movimento respiratório pleural, deve-se suspeitar de pneumotórax.

TABELA 50.2 Índice Tímico Normal para Crianças com Menos de 2 Anos de Idade

Idade em Meses	ÍNDICE TÍMICO (cm^3)	
	Média	Desvio Padrão (DP)
Prematuro	11,9	3,9
0-1	18,1	6,7
1-2	25,4	9,4
2-3	22,3	6,9
3-4	26,8	10,3
4-5	29,7	17,6
5-6	24,2	9,3
6-8	22,2	8,9
8-10	21,5	6,8
10-12	23,2	7,2
12-18	17,2	6,4
18-24	15,4	5,6

Modificada de Yekeler E, Tambag A, Tunaci A, et al. Analysis of the thymus in 151 healthy infants from 0 to 2 years of age. J Ultrasound Med. 2004;23(10):1321-1326.[56]

Cateteres venosos centrais podem ser inseridos sob orientação ultrassonográfica, e a posição da ponta do cateter também pode ser determinada também por US.[70] A **escleroterapia** para a malformação linfática macrocística, sob orientação ultrassonográfica, apresenta a vantagem da observação dinâmica da resposta ao procedimento, que causa obliteração dos macrocistos[71] (Fig. 50.39). Diferentemente da fluoroscopia, os cistos residuais são

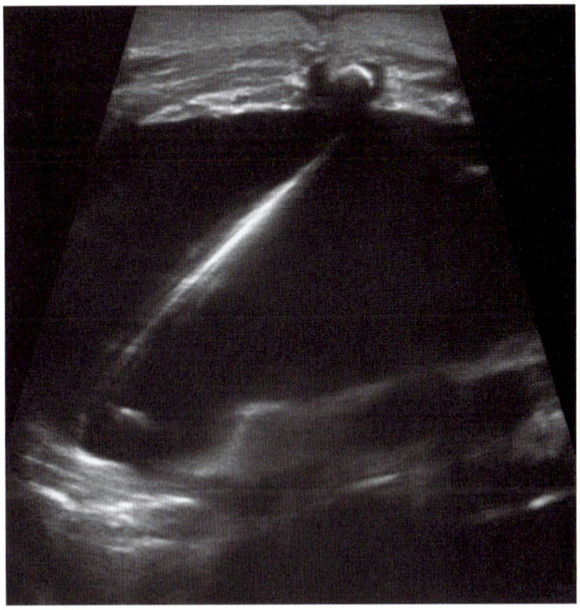

FIG. 50.37 Seroma retroesternal. US mostra uma coleção líquida anecogênica no espaço retroesternal em uma lactente de 7 semanas de vida operada por causa de comunicação interventricular e arco aórtico hipoplásico, realizada 5 semanas antes desta ultrassonografia. A agulha é visível dentro da coleção líquida durante sua aspiração guiada por ultrassonografia.

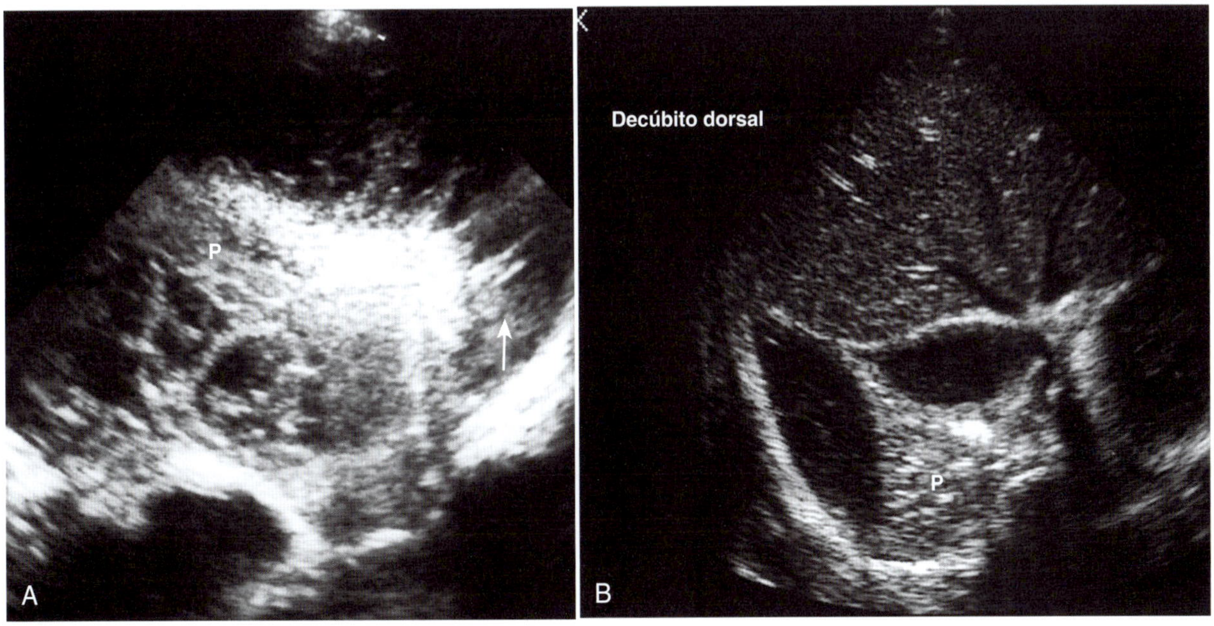

FIG. 50.38 Empiema exigindo decorticação cirúrgica em paciente com anemia falciforme. (A) Líquido espesso *(seta preta)* ao redor do pulmão *(P)*, com múltiplas loculações. Uma película espessa e pastosa foi encontrada durante a cirurgia. Notam-se possíveis abscessos intraparenquimatosos *(seta branca)* na imagem transversal com o paciente em posição ortostática. **(B)** Na imagem em decúbito dorsal através do fígado, apenas o empiema circunda o pulmão *(P)*; não há abscesso.

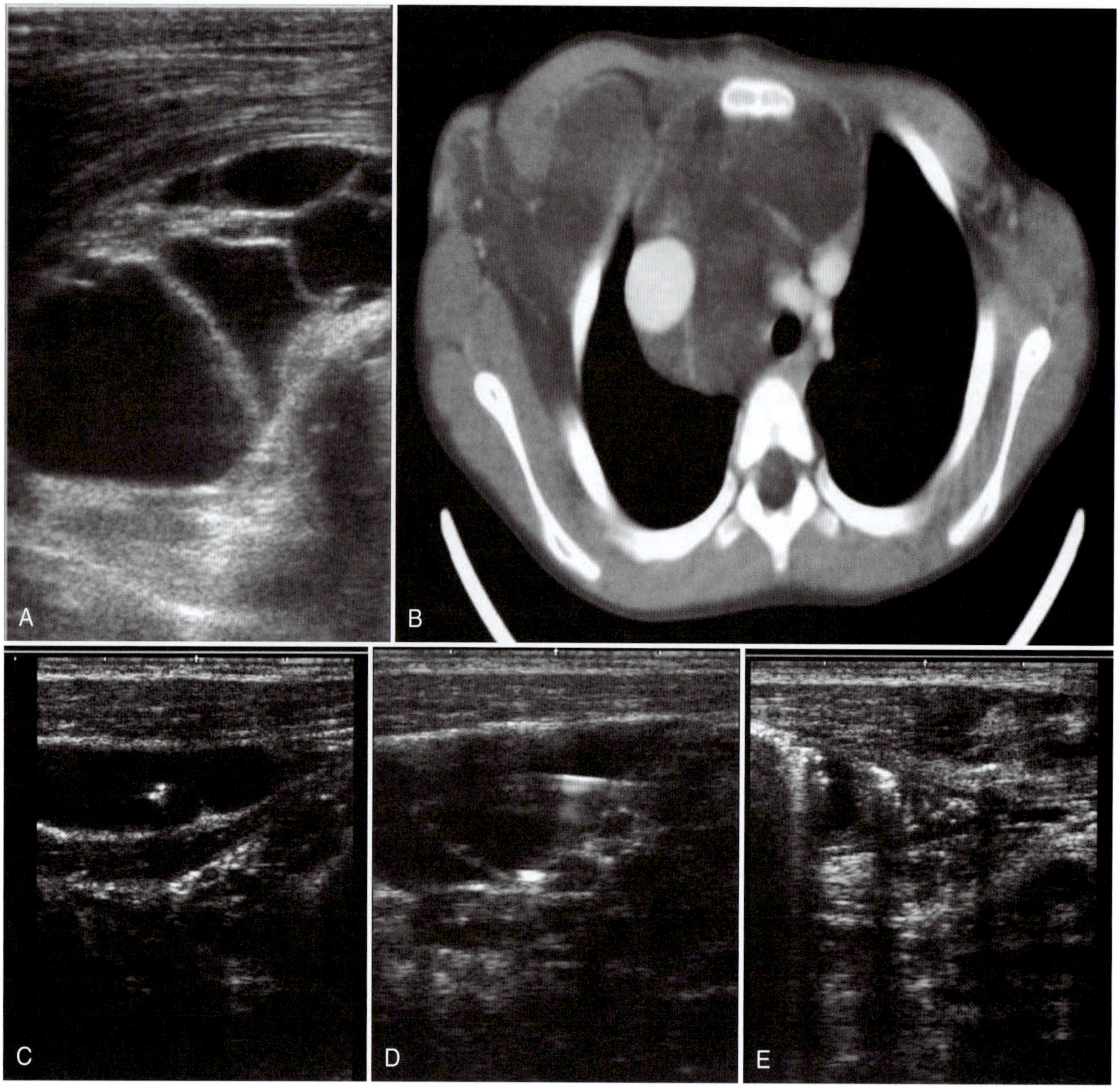

FIG. 50.39 Escleroterapia de malformação linfática macrocística guiada por ultrassonografia. (A) A US mostra vários cistos na parede torácica e na axila direita, estendendo-se para o mediastino. **(B)** TC mostra a extensão da lesão. **(C)** e **(D)** As ultrassonografias mostram a agulha e o dilatador, respectivamente, dentro da lesão. **(E)** US imediatamente após escleroterapia mostra resposta excelente.

facilmente observados à US, que pode ser utilizada para orientar escleroterapia adicional.

A dor aguda na costela, resultante da exacerbação da fibrose cística, vem sendo tratada pela colocação de um cateter paravertebral torácico contínuo, guiado por ultrassonografia.[23,28]

OUTRAS INDICAÇÕES INCOMUNS

Por meio da ultrassonografia, é possível detectar pneumotórax,[2,24,25,72,73] fratura da costela[74] e bronquiolite[75]. No entanto, o uso da ultrassonografia pode não ser prático em comparação aos métodos de diagnóstico usuais atuais, visto que as radiografias de tórax são realizadas de maneira rápida e com baixo custo, em comparação com a ultrassonografia, com uma dose de radiação muito baixa. A ultrassonografia é um exame que requer mais tempo para execução, depende da habilidade do radiologista e pode não ser prática nas crianças em estado crítico ou nas muito pequenas.

À ultrassonografia, o pneumomediastino pode ser confundido com pneumotórax.[72] Em um paciente com suspeita de fraturas nas costelas, as radiografias ainda podem ser necessárias para procurar outras fraturas. A gravidade da bronquiolite pode ser determinada por ultrassonografia.[75] No entanto, pode ser também facilmente determinada por pontuação clínica obtida por avaliação da frequência respiratória, dispneia, uso de músculos respiratórios acessórios e auscultação. Casos moderados e graves são tratados com oxigênio suplementar. Por que substituir um estetoscópio por uma ultrassonografia a um custo adicional desnecessário, sem qualquer benefício adicional?

REFERÊNCIAS

1. Coley BD, Pediatric chest ultrasound. Radiol Clin North Am. 2005;43(2): 405-418.
2. Trinavarat P, Riccabona M. Potential of ultrasound in the pediatric chest. Eur J Radiol. 2014;83(9):1507-1518.
3. Kocijancic K. Ultrasonographic forms of pleural space in healthy children. Coll Antropol. 2007;31(4):999-1002.
4. Chen HJ, Tu CY, Ling SJ, et al. Sonographic appearances in transudative pleural effusions: not always an anechoic pattern. Ultrasound Med Biol. 2008;34(3):362-369.
5. Kim OH, Kim WS, Kim MJ, et al. US in the diagnosis of pediatric chest diseases. Radiographics. 2000;20(3):653-671.
6. Feller-Kopman D, Ultrasound-guided thoracentesis. Chest. 2006; 129(6):1709-1714.
7. Wu RG, Yang PC, Kuo SH, Luh KT. "Fluid color" sign: a useful indicator for discrimination between pleural thickening and pleural effusion. J Ultrasound Med. 1995;14(10):767-769.
8. Riccabona M. Ultrasound of the chest in children (mediastinum excluded). Eur Radiol. 2008;18(2):390-399.
9. Jaffe A, Calder AD, Owens CM, et al. Role of routine computed tomography in paediatric pleural empyema. Thorax. 2008;63(10):897-902.
10. Pinotti KF, Ribeiro SM, Cataneo AJ. Thorax ultrasound in the management of pediatric pneumonias complicated with empyema. Pediatr Surg Int. 2006;22(10):775-778.
11. Chen KY, Liaw YS, Wang HC, et al. Sonographic septation: a useful prognostic indicator of acute thoracic empyema. J Ultrasound Med. 2000;19(12):837-843.
12. Kim YW, Donnelly LF. Round pneumonia: imaging findings in a large series of children. Pediatr Radiol. 2007;37(12):1235-1240.
13. Gaston B, Pneumonia. . Pediatr Rev. 2002;23(4):132-140.
14. Pereda MA, Chavez MA, Hooper-Miele CC, et al. Lung ultrasound for the diagnosis of pneumonia in children: a meta-analysis. Pediatrics. 2015;135(4):714-722.
15. Copetti R, Cattarossi L. Ultrasound diagnosis of pneumonia in children. Radiol Med. 2008;113(2):190-198.
16. Esposito S, Papa SS, Borzani I, et al. Performance of lung ultrasonography in children with community-acquired pneumonia. Ital J Pediatr. 2014;40:37.
17. Shah VP, Tunik MG, Tsung JW. Prospective evaluation of point-of-care ultrasonography for the diagnosis of pneumonia in children and young adults. JAMA Pediatr. 2013;167(2):119-125.
18. Iuri D, De Candia A, Bazzocchi M. Evaluation of the lung in children with suspected pneumonia: usefulness of ultrasonography. Radiol Med. 2009;114(2):321-330.
19. Reali F, Sferrazza Papa GF, et al. . Can lung ultrasound replace chest radiography for the diagnosis of pneumonia in hospitalized children? Respiration. 2014;88(2):112-115.
20. Liu J, Liu F, Liu Y, et al. Lung ultrasonography for the diagnosis of severe neonatal pneumonia. Chest. 2014;146(2):383-388.
21. Caiulo VA, Gargani L, Caiulo S, et al. Lung ultrasound characteristics of community-acquired pneumonia in hospitalized children. Pediatr Pulmonol. 2013;48(3):280-287.
22. Urbankowska E, Krenke K, Drobczynski L, et al. Lung ultrasound in the diagnosis and monitoring of community acquired pneumonia in children. Respir Med. 2015;109(9):1207-1212.
23. Cutshall C, Hutchins J. Ultrasound-guided continuous thoracic paravertebral catheter management of acute rib pain secondary to cystic fibrosis exacerbation in a pediatric patient. A A Case Rep. 2015;4(3):29-30.
24. Sawires HK, Abdel Ghany EA, Hussein NF, Seif HM. Use of lung ultrasound in detection of complications of respiratory distress syndrome. Ultrasound Med Biol. 2015;41(9):2319-2325.
25. Balesa J, Rathi V, Kumar S, Tandon A. Chest sonography in the diagnosis of pneumothorax. Indian J Chest Dis Allied Sci. 2015;57(1):7-11.
26. Cohen MD. CT radiation dose reduction: can we do harm by doing good? Pediatr Radiol. 2012;42(4):397-398.
27. Amis ES Jr. CT radiation dose: trending in the right direction. Radiology. 2011;261(1):5-8.
28. Krane EJ. Editorial comment: Thoracic paravertebral blockade for the management of pain associated with cystic fibrosis. A A Case Rep. 2015;4(3):33.
29. Frazier AA, Rosado de Christenson ML, Stocker JT, Templeton PA. Intralobar sequestration: radiologic-pathologic correlation. Radiographics. 1997;17(3):725-745.
30. Gosselin MV. Intralobar sequestration. In: Gurney JW, Winer-Muram HT, editors. Diagnostic imaging: chest. Salt Lake City: Amirsys; 2006. p. II-2-14-7.
31. Choe J, Goo HW. Extralobar pulmonary sequestration with hemorrhagic infarction in a child: preoperative imaging diagnosis and pathological correlation. Korean J Radiol. 2015;16(3):662-667.
32. Liu R, Adler DG. Duplication cysts: diagnosis, management, and the role of endoscopic ultrasound. Endosc Ultrasound. 2014;3(3):152-160.
33. Ghribi A, Bouden A, Braiki M, et al. Diaphragmatic eventration in children. Tunis Med. 2015;93(2):76-78.
34. Boultbee JE, Lloyd DA. The ultrasound appearance of subdiaphragmatic rupture of a right lobe liver abscess in a two-year-old child. Br J Radiol. 1979;52(623):899-901.
35. Kapoor R, Saha MM, Talwar S. Ultrasonic evaluation of intra-abdominal abscesses. Indian Pediatr. 1991;28(7):757-760.
36. Szmigielska A, Ksiezopolska A, Roszkowska-Blaim M, et al. Rare renal ectopia in children—intrathoracic ectopic kidney. Dev Period Med. 2015;19(2):186-188.
37. Yao Q, Hu X, Huang G, Pa M. A case of diaphragmatic infantile hemangioma. J Perinatol. 2013;33(7):576-577.
38. Chavhan GB, Babyn PS, Cohen RA, Langer JC. Multimodality imaging of the pediatric diaphragm: anatomy and pathologic conditions. Radiographics. 2010;30(7):1797-1817.
39. Gupta AK, Mitra DK, Berry M. Primary embryonal rhabdomyosarcoma of the diaphragm in a child: case report. Pediatr Radiol. 1999;29(11):823-825.
40. Kim MP, Hofstetter WL. Tumors of the diaphragm. Thorac Surg Clin. 2009;19(4):521-529.
41. Houston JG, Fleet M, Cowan MD, McMillan NC. Comparison of ultrasound with fluoroscopy in the assessment of suspected hemidiaphragmatic movement abnormality. Clin Radiol. 1995;50(2):95-98.
42. Lerolle N, Guerot E, Dimassi S, et al. Ultrasonographic diagnostic criterion for severe diaphragmatic dysfunction after cardiac surgery. Chest. 2009;135(2):401-407.
43. Epelman M, Navarro OM, Daneman A, Miller SF. M-mode sonography of diaphragmatic motion: description of technique and experience in 278 pediatric patients. Pediatr Radiol. 2005;35(7):661-667.
44. Gerscovich EO, Cronan M, McGahan JP, et al. Ultrasonographic evaluation of diaphragmatic motion. J Ultrasound Med. 2001;20(6):597-604.
45. Eren S, Kantarci M, Okur A. Imaging of diaphragmatic rupture after trauma. Clin Radiol. 2006;61(6):467-477.
46. Arthur LG, Teich S, Hogan M, et al. Pediatric thoracic outlet syndrome: a disorder with serious vascular complications. J Pediatr Surg. 2008;43(6):1089-1094.
47. Trenor 3rd CC, Fisher JG, Khan FA, et al. Paget-Schroetter syndrome in 21 children: outcomes after multidisciplinary care. J Pediatr. 2015;166(6):1493-1497.e1.
48. Lv FQ, Duan YY, Yuan LJ, et al. Doppler superior vena cava flow evolution and respiratory variation in superior vena cava syndrome. Echocardiography. 2008;25(4):360-365.
49. Riccabona M, Kuttnig-Haim M, Dacar D, et al. Venous thrombosis in and after extracorporeal membrane oxygenation: detection and follow-up by color Doppler sonography. Eur Radiol. 1997;7(9):1383-1386.
50. Provenzale JM, Frush DP, Ortel TL. Recurrent thrombosis of the superior vena cava associated with activated protein C resistance: imaging findings. Pediatr Radiol. 1998;28(8):597-598.
51. Odibo IN, Linam LE, Richter GE, et al. Extensive fetal congenital subcutaneous mixed venous lymphatic lesion: prenatal diagnosis and postnatal management. AJP Rep. 2015;5(1):e37-e42.
52. Moseme T, Andronikou S. Through the eye of the suprasternal notch: point-of-care sonography for tuberculous mediastinal lymphadenopathy in children. Pediatr Radiol. 2014;44(6):681-684.
53. Hsu WH, Yu YH, Tu CY, et al. Color Doppler USpulmonary artery vessel signal: a sign for predicting the benign lesions. Ultrasound Med Biol. 2007;33(3):379-388.
54. Hasselbalch H, Ersboll AK, Jeppesen DL, Nielsen MB. Thymus size in infants from birth until 24 months of age evaluated by ultrasound. A longitudinal prediction model for the thymic index. Acta Radiol. 1999;40(1):41-44.

55. Jeppesen DL, Hasselbalch H, Nielsen SD, et al. Thymic size in preterm neonates: a sonographic study. Acta Paediatr. 2003;92(7):817-822.
56. Yekeler E, Tambag A, Tunaci A, et al. Analysis of the thymus in 151 healthy infants from 0 to 2 years of age. J Ultrasound Med. 2004;23(10):1321-1326.
57. Olesen AB, Andersen G, Jeppesen DL, et al. Thymus is enlarged in children with current atopic dermatitis. A cross-sectional study. Acta Derm Venereol. 2005;85(3):240-243.
58. Aaby P, Marx C, Trautner S, et al. Thymus size at birth is associated with infant mortality: a community study from Guinea-Bissau. Acta Paediatr. 2002;91(6):698-703.
59. Senel S, Erkek N, Otgun I, et al. Superior herniation of the thymus into the neck—a familial pattern. J Thorac Imaging. 2008;23(2):131-134.
60. De Foer B, Vercruysse JP, Marien P, et al. Cervical ectopic thymus presenting as a painless neck mass in a child. JBR-BTR. 2007;90(4):281-283.
61. Chu WC, Metreweli C. Ectopic thymic tissue in the paediatric age group. Acta Radiol. 2002;43(2):144-146.
62. Na DG, Lim HK, Byun HS, et al. Differential diagnosis of cervical lymphadenopathy: usefulness of color Doppler sonography. Am J Roentgenol. 1997;168(5):1311-1316.
63. Cantinotti M, Giordano R, Assanta N, et al. Chest ultrasound: a new, easy, and radiation-free tool to detect retrosternal clot after pediatric cardiac surgery. J Cardiothorac Vasc Anesth. 2015;29(5):e59-e60.
64. Miraglia R, Maruzzelli L, Piazza M, et al. Real-time ultrasound-guided placement of a pigtail catheter in supine position for draining pleural effusion in pediatric patients who have undergone liver transplantation. J Clin Ultrasound. 2016;44(5):284-289.
65. McBride SC. Management of parapneumonic effusions in pediatrics: current practice. J Hosp Med. 2008;3(3):263-270.
66. Chiu CY, Wong KS, Huang YC, et al. Echo-guided management of complicated parapneumonic effusion in children. Pediatr Pulmonol. 2006;41(12):1226-1232.
67. Feola GP, Shaw LC, Coburn L. Management of complicated parapneumonic effusions in children. Tech Vasc Interv Radiol. 2003;6(4):197-204.
68. Migliaro F, Sodano A, Capasso L, Raimondi F. Lung ultrasound-guided emergency pneumothorax needle aspiration in a very preterm infant. BMJ Case Rep. 2014;2014.
69. Pihlajamaa K, Bode MK, Puumalainen T, et al. Pneumothorax and the value of chest radiography after ultrasound-guided thoracocentesis. Acta Radiol. 2004;45(8):828-832.
70. Alonso-Quintela P, Oulego-Erroz I, Rodriguez-Blanco S, et al. Location of the central venous catheter tip with bedside ultrasound in young children: can we eliminate the need for chest radiography? Pediatr Crit Care Med. 2015;16(9):e340-e345.
71. Duman L, Karnak I, Akinci D, Tanyel FC. Extensive cervical-mediastinal cystic lymphatic malformation treated with sclerotherapy in a child with Klippel-Trenaunay syndrome. J Pediatr Surg. 2006;41(1):e21-e24.
72. Saracino C, Tessaro M. Pneumomediastinum as a sonographic mimic of pneumothorax. J Ultrasound Med. 2015;34(8):1521-1522.
73. Jalli R, Sefidbakht S, Jafari SH. Value of ultrasound in diagnosis of pneumothorax: a prospective study. Emerg Radiol. 2013;20(2):131-134.
74. Kelloff J, Hulett R, Spivey M. Acute rib fracture diagnosis in an infant by US: a matter of child protection. Pediatr Radiol. 2009;39(1):70-72.
75. Basile V, Di Mauro A, Scalini E, et al. Lung ultrasound: a useful tool in diagnosis and management of bronchiolitis. BMC Pediatr. 2015;15:63.
76. Seibert RW, Seibert JJ, Williamson SL. The opaque chest: when to suspect a bronchial foreign body. Pediatr Radiol. 1986;16(3):193-196.

CAPÍTULO 51

Fígado e Baço Pediátricos

Sara M. O'Hara

RESUMO DOS PONTOS-CHAVE

- Lactentes com icterícia neonatal devem ser submetidos a exames por imagem antes dos 2 meses de idade para otimizar o tratamento cirúrgico da atresia biliar, caso presente.
- Tanto a esteatose quanto a cirrose atenuam o feixe de ultrassom, tornando a imagem difícil de ser analisada, mas a US é importante para a determinação da causa subjacente da doença.
- Aproximadamente 40% dos tumores hepáticos em crianças são benignos e os hemangiomas são os mais comuns.
- Dentre os tumores hepáticos malignos em crianças, o hepatoblastoma é o mais comum.
- A avaliação do fígado com Doppler fornece informações importantes que são utilizadas para diferenciar as inúmeras causas de doenças hepáticas.
- O conhecimento das vias colaterais portossistêmicas espontâneas comuns facilita o exame ultrassonográfico e a busca da causa principal da cirrose.
- Um exame efetivo de transplantes hepáticos segmentares pediátricos requer familiaridade com a sua anatomia substancialmente alterada.

SUMÁRIO DO CAPÍTULO

ANATOMIA
Anatomia da Veia Porta
Lobo Esquerdo do Fígado
Lobo Direito do Fígado
Anatomia das Veias Hepáticas
ICTERÍCIA NEONATAL
Cisto de Colédoco
Ruptura Espontânea do Ducto Biliar
Hipoplasia de Ductos Biliares Interlobulares e Síndrome de Alagille
Atresia de Vias Biliares
Hepatite Neonatal
Icterícia Neonatal e Infecção Urinária ou Sepse
Erros Inatos do Metabolismo
ESTEATOSE
CIRROSE
COLELITÍASE
TUMORES HEPÁTICOS
Identificação
Tumores Hepáticos Benignos
Hemangiomas
Hemangioendoteliomas Infantis
Hamartomas Mesenquimais
Adenomas
Hiperplasia Nodular Focal
Tumores Malignos do Fígado
Hepatoblastoma
Carcinoma Hepatocelular
Sarcoma Embrionário Indiferenciado
Rabdomiossarcoma Biliar
Metástases
Detecção de Angiogênese Tumoral
ABSCESSOS E GRANULOMAS HEPÁTICOS
Abscesso Piogênico
Abscessos Parasitários
Amebíase
Equinococose
Esquistossomose
Granulomas Hepáticos
AVALIAÇÃO POR DOPPLER DAS DOENÇAS HEPÁTICAS E DA HIPERTENSÃO PORTA EM CRIANÇAS
Princípios Básicos
Padrões de Fluxo Normais nos Vasos Esplâncnicos
Possibilidades e Armadilhas
Técnica Ultrassonográfica
Criança com Doença Hepática: US com Doppler para Hipertensão Porta
Padrões de Fluxo Anormais no Sistema Porta
Sinal Doppler Ausente
Fluxo Venoso Portal Arterializado
Fluxo Reverso ou Oscilatório
Padrões Doppler Anormais da Artéria Hepática
Hipertensão Venosa Porta
Hipertensão Porta Pré-hepática
Hipertensão Porta Intra-hepática
Hipertensão Porta Supra-hepática (Pós-hepática)
Shunts *Cirúrgicos Portossistêmicos*
Elastografia Hepática por Ondas de Cisalhamento
DOPPLER EM CRIANÇAS RECEPTORAS DE TRANSPLANTE HEPÁTICO
Avaliação Pré-transplante
Avaliação Pós-transplante
Transplantes Multiórgãos
BAÇO
Agradecimentos

ANATOMIA

A anatomia do fígado pode ser estudada em diversos planos pela ultrassonografia. O trajeto usual dos vasos intra-hepáticos e de suas variantes normais pode ser traçado.[1] Há uma abordagem ultrassonográfica simples à anatomia segmentar do fígado de acordo com a nomenclatura do cirurgião francês Couinaud,[2] que descreveu os segmentos conforme a distribuição das veias porta e hepática. Cada segmento apresenta um ramo (ou um grupo de ramos) da **veia porta** no seu centro e uma **veia hepática** na sua periferia. Cada lobo do fígado contém **quatro segmentos**. Os segmentos são numerados no sentido anti-horário: de 1 até 4 constituem

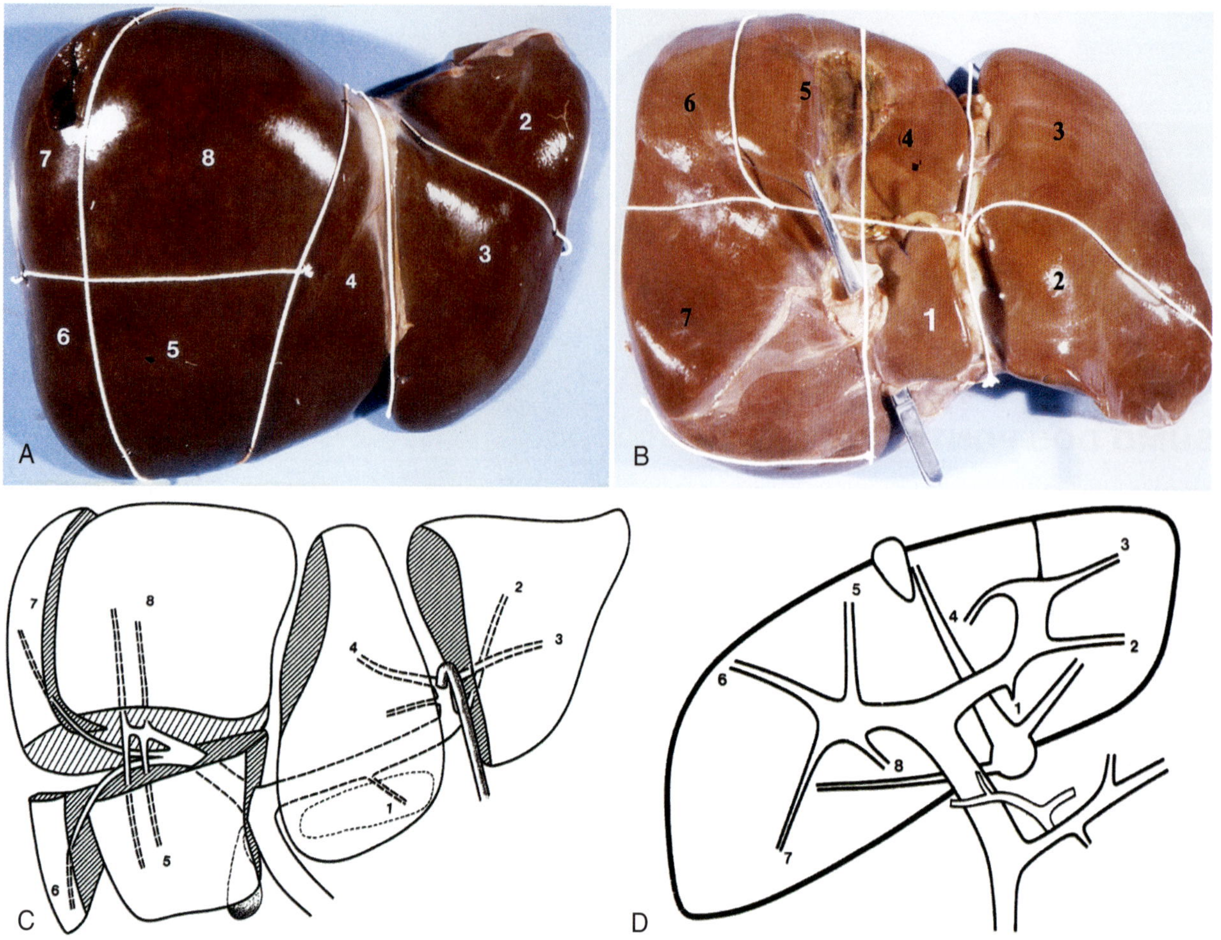

FIG. 51.1 Anatomia segmentar externa do fígado. Os segmentos são numerados no sentido anti-horário. Suas bordas estão marcadas por um barbante. **(A)** Superfície anterossuperior. Observe o ligamento falciforme esbranquiçado que separa os segmentos 3 e 4. **(B)** Superfície inferior: a pinça encontra-se na veia porta principal. A vesícula biliar foi retirada de seu leito, que separa os segmentos 4 e 5. O barbante vertical entre os segmentos 4 e 5 e entre 1 e 7 segue o eixo da vesícula biliar/porção média da veia hepática e marca a fissura hepática/portal principal, a divisão entre os lobos direito e esquerdo. O segmento 1, o lobo caudado, encontra-se à direita da pinça. Os segmentos 3 e 4 são separados pelo ligamento falciforme e os segmentos 1 e 2, pelo ligamento venoso. **(C)** Esquema dos segmentos hepáticos com seus ramos venosos portais (superior e anterior, vistos em **[A]**). **(D)** Diagrama da veia porta e das veias hepáticas e sua relação com os segmentos (superfície inferior do fígado, vista em **[B]**). (Com permissão de Ikeda S, Sera Y, Yamamoto H, Ogawa M. Effect of phenobarbital on serial ultrasonic examination in the evaluation of neonatal jaundice. Clin Imaging 1994; 18[2]:146-148.[4])

o **lobo esquerdo** e de 5 até 8, o **lobo direito**. O segmento 1 é o **lobo caudado** ou lobo de Spiegel. Os lobos direito e esquerdo são separados pela **fissura hepática (lobar/portal) principal**, uma linha que conecta o colo da vesícula biliar e o lado esquerdo da veia cava inferior (VCI) (Fig. 51.1).

Os ramos segmentares da veia porta (cada um conduzindo a um segmento) podem ser delineados sob a forma de dois H deitados, um para o lobo esquerdo (segmentos 1 a 4) e um para o lobo direito (segmentos 5 a 8) (Fig. 51.2).

Anatomia da Veia Porta

Lobo Esquerdo do Fígado

O H do lobo esquerdo é visualizado em uma abordagem subxifoide, oblíqua, inclinada para cima. O H é formado por: veia porta esquerda, ramo que se estende ao segmento 2, porção umbilical da veia porta esquerda e ramos para os segmentos 3 e 4. Neste H deitado estão inseridos dois ligamentos: **ligamento venoso**, também chamado de omento menor ou "ligamento hepatogástrico", e o **ligamento falciforme**. O ligamento venoso separa o segmento 1 do segmento 2. O ligamento falciforme é visualizado entre a porção umbilical da veia porta esquerda[2] e a superfície externa do fígado. Ele separa o segmento 3 do segmento 4.

O **segmento 1**, o lobo caudado, é delimitado posteriormente pela VCI, lateralmente pelo ligamento venoso e anteriormente pela veia porta esquerda. Ao contrário dos outros segmentos do fígado, o segmento 1 pode receber ramos das veias porta esquerda e direita. As veias portais para o segmento 1 são geralmente pequenas e raramente visualizadas na ultrassonografia. O lobo caudado apresenta uma ou mais veias hepáticas que drenam diretamente na VCI, separadamente das três veias hepáticas principais.[3] Essa vascularização especial é uma característica distintiva do segmento 1.

A veia porta que vai para o **segmento 2** é uma continuação linear da veia porta esquerda, completando a perna horizontal inferior do H. Os ramos para os segmentos 3 e 4 formam as outras pernas horizontais. Os **segmentos 2 e 3** estão localizados à esquerda da porção umbilical da veia porta esquerda, do ligamento venoso e do ligamento falciforme. O **segmento 4**, o **lobo**

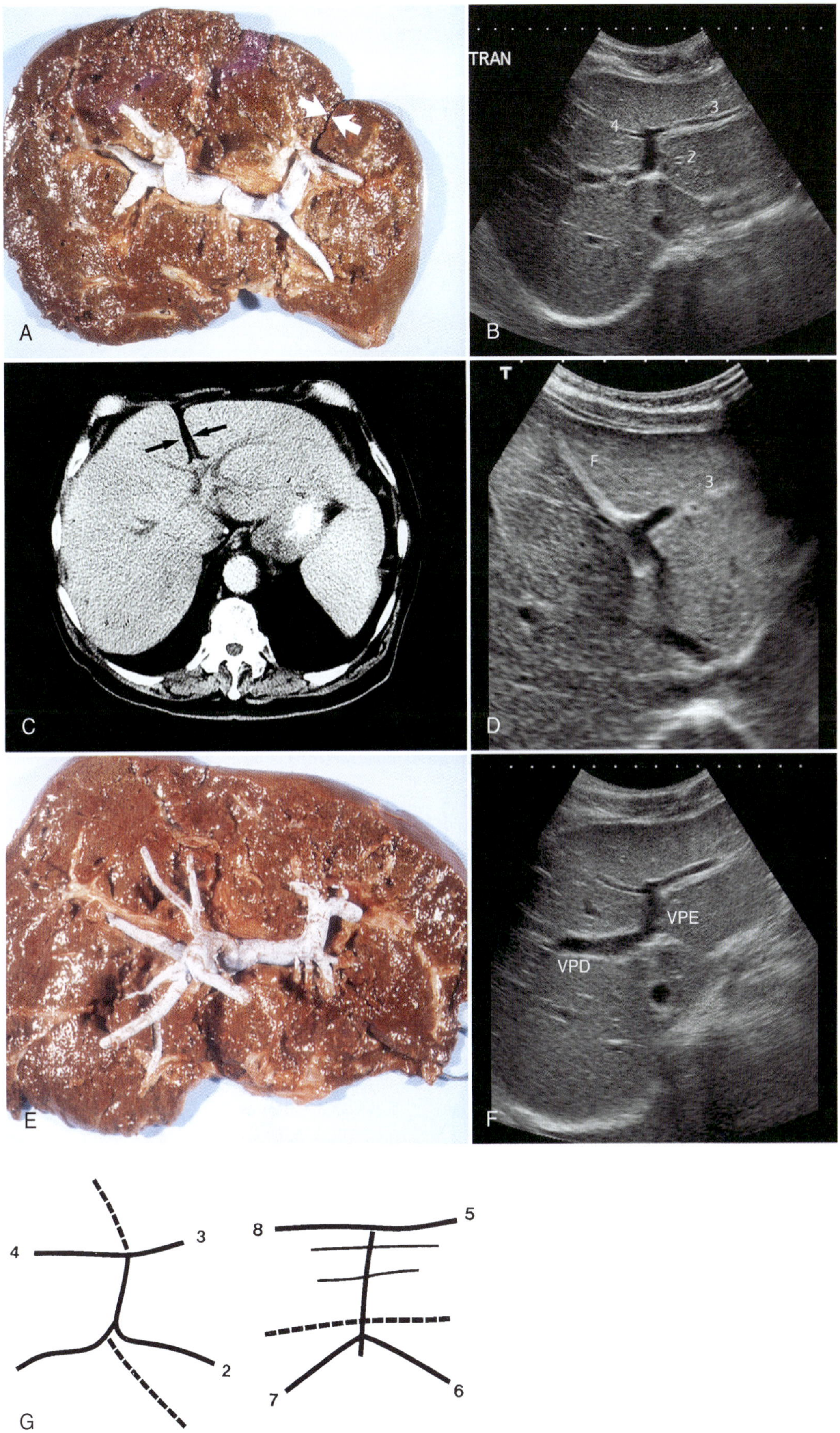

FIG. 51.2 Anatomia segmentar das veias porta. (A) Lobo hepático esquerdo, exibido em um espécime dissecado (com corante azul-claro na veia porta); **(B)** em uma imagem de ultrassonografia transversal subxifoide; **(C)** em imagem de tomografia computadorizada (TC); e **(D)** em imagem de ultrassonografia transversal em uma posição mais craniana. A veia porta esquerda com ramos nos segmentos 2, 3 e 4 forma um H posicionado horizontalmente. A porção umbilical da veia porta esquerda forma a barra transversal do H. O ligamento falciforme (*setas* em **[A]** e **[C]**, e *F* em **[D]**) é uma extensão da porção umbilical da veia porta esquerda. **(E)** Lobo hepático direito em um espécime dissecado e **(F)** em uma ultrassonografia transversal obtido no ponto de ramificação da veia porta principal nos ramos direito e esquerdo. **(G)** *Esquerda* e *direita*, Diagramas dos ramos da veia porta para os lobos direito e esquerdo. Os ramos da veia porta para o segmento 5 através do 8 e para os segmentos 6 e 7 formam as pernas principais do H, e a veia porta direita forma a barra transversal. Mais uma vez, o H é girado para a posição horizontal. *VPD*, veia porta direita; *VPE*, veia porta esquerda. (Com permissão de Bismuth H. Surgical anatomy and anatomical surgery of the liver. World J Surg 1982;6[1]:3-9.[1])

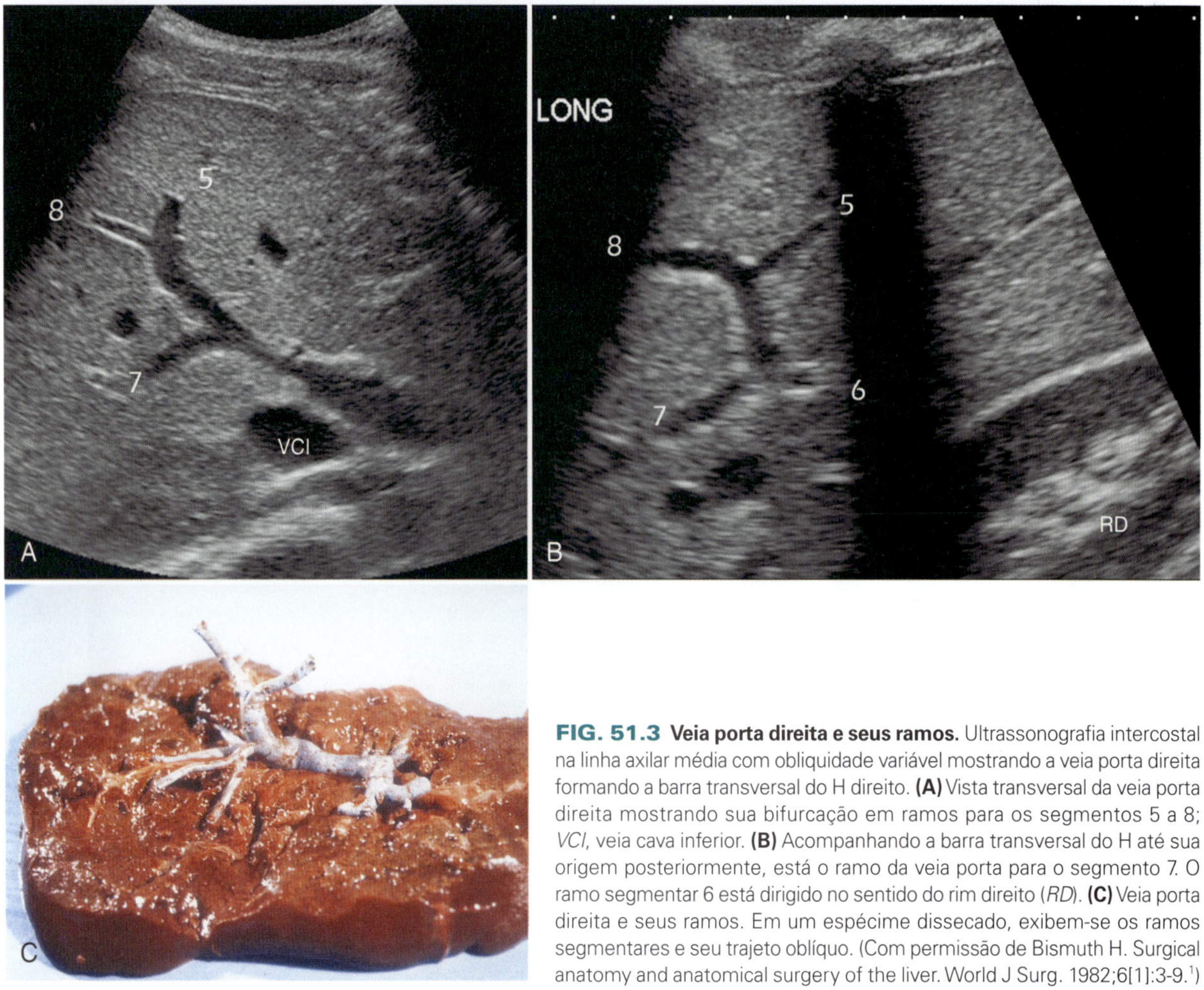

FIG. 51.3 Veia porta direita e seus ramos. Ultrassonografia intercostal na linha axilar média com obliquidade variável mostrando a veia porta direita formando a barra transversal do H direito. **(A)** Vista transversal da veia porta direita mostrando sua bifurcação em ramos para os segmentos 5 a 8; *VCI*, veia cava inferior. **(B)** Acompanhando a barra transversal do H até sua origem posteriormente, está o ramo da veia porta para o segmento 7. O ramo segmentar 6 está dirigido no sentido do rim direito (*RD*). **(C)** Veia porta direita e seus ramos. Em um espécime dissecado, exibem-se os ramos segmentares e seu trajeto oblíquo. (Com permissão de Bismuth H. Surgical anatomy and anatomical surgery of the liver. World J Surg. 1982;6[1]:3-9.[1])

quadrado, situa-se ao redor da perna anterior direita do H venoso portal, à direita da porção umbilical da veia porta esquerda e do ligamento falciforme. O segmento 4 é separado do segmento 5 pela fissura hepática principal e dos segmentos 5 e 8 pela veia hepática média. O lobo quadrado é separado do segmento 1 pela veia porta esquerda.

Lobo Direito do Fígado

A veia porta direita e seus ramos apresentam melhor visualização através de uma abordagem sagital ou oblíqua intercostal na linha axilar média. Em algumas pessoas, uma abordagem subcostal também é útil. A veia porta direita segue um trajeto oblíquo ou vertical, dirigido anteriormente.

Os ramos que levam aos segmentos do lobo direito do fígado também se distribuem sob a forma de um H em diagonal. A veia porta direita forma a barra transversal do H. Os ramos para os segmentos 5 e 8 formam a parte superior do H e os ramos para os segmentos 6 e 7 formam sua parte inferior. Os ramos dos segmentos 6 e 7 apresentam orientação mais oblíqua, por isso o transdutor deve ser ligeiramente girado para cima para avaliar o segmento 7, e para baixo, na direção do rim direito, para o segmento 6.

A veia hepática média separa os segmentos 5 e 8 do segmento 4. A veia hepática direita separa os segmentos 5 e 8 dos segmentos 6 e 7 (Fig. 51.3). O **segmento 5** é delimitado medialmente pela vesícula biliar e pela veia hepática média e lateralmente pela veia hepática direita. A veia porta direita serve como ponto de referência para a separação dos segmentos 5 e 8. O segmento 8 é separado do segmento 7 pela veia hepática direita e do segmento 4 pela veia hepática média.

Os segmentos 6 e 7 estão separados dos segmentos 5 e 8 pela veia hepática direita. O **segmento 6** é a parte do fígado mais próxima do rim; seu limite lateral é a caixa torácica. O **segmento 7** é separado do segmento 8 pela veia hepática direita e seu limite lateral é a caixa torácica, e limite cranial, a cúpula diafragmática.

Anatomia das Veias Hepáticas

Quando visualizadas em uma incidência coronal oblíqua subxifoide, as três veias hepáticas formam um W, com sua base na VCI. As veias hepáticas esquerda e média se ligam à porção anterior esquerda da VCI (Fig. 51.4). As veias hepáticas separam os seguintes segmentos: a **veia hepática esquerda** separa o segmento 2 do segmento 3; a **veia hepática média** separa o segmento 4 dos segmentos 5 e 8 e a **veia**

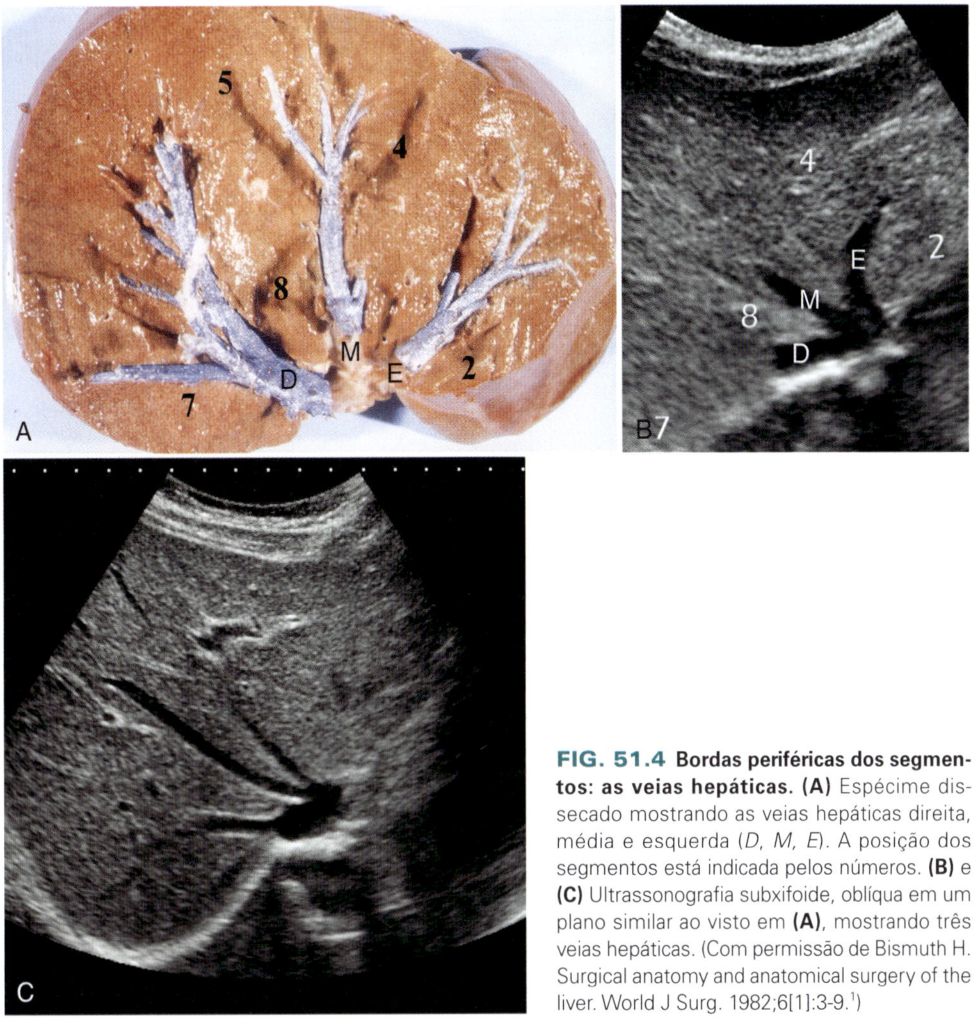

FIG. 51.4 Bordas periféricas dos segmentos: as veias hepáticas. (A) Espécime dissecado mostrando as veias hepáticas direita, média e esquerda (*D, M, E*). A posição dos segmentos está indicada pelos números. **(B)** e **(C)** Ultrassonografia subxifoide, oblíqua em um plano similar ao visto em **(A)**, mostrando três veias hepáticas. (Com permissão de Bismuth H. Surgical anatomy and anatomical surgery of the liver. World J Surg. 1982;6[1]:3-9.[1])

hepática direita separa os segmentos 5 e 8 dos segmentos 6 e 7. Com a incidência oblíqua subxifoide, a veia porta direita é vista de frente, o que auxilia na separação do segmento superficial 5 do segmento 8, situado mais profundamente.

O exame ultrassonográfico do fígado da criança deve incluir a visualização das **veias porta direita e esquerda** e seus ramos segmentares, assim como as veias hepáticas. É possível identificar e localizar com exatidão não somente lesões focais, como também delinear a presença de trombose, compressão ou invasão tumoral de vasos. O Doppler é acrescentado quando a presença e a direção do fluxo sanguíneo nesses vasos precisam ser avaliadas. A exploração do fígado através de seus vasos é uma maneira excelente de garantir que o exame ultrassonográfico esteja completo e não consista apenas em um exame superficial desse órgão, que é normalmente homogêneo, com contornos variáveis e poucos pontos de referência, exceto por suas veias. Uma vez que os ramos da artéria hepática e os ductos biliares se encontram próximos às veias portais, o exame das veias portais lobares e segmentares garante um exame completo dessas estruturas também.

ICTERÍCIA NEONATAL

A causa de icterícia persistente no neonato é, frequentemente, de difícil definição, porque as características clínicas e laboratoriais podem ser similares nas icterícias de causa hepatocelular e obstrutiva. Se houver a intenção de tratar efetivamente a obstrução biliar, como atresia de vias biliares ou doenças metabólicas como galactosemia e tirosinemia, por cirurgia ou dieta específica e medicação, o diagnóstico deve ser estabelecido precocemente (nos primeiros 2 ou 3 meses), antes que ocorra cirrose irreversível.

A ultrassonografia desempenha papel importante na definição das causas de **obstrução extra-hepática** ao fluxo biliar, que pode ser tratada efetivamente com cirurgia precoce, incluindo **cisto de colédoco**, **atresia de vias biliares** e **perfuração espontânea dos ductos biliares**. (Outras causas de obstrução dos ductos biliares, tais como colelitíase, tumores dos ductos biliares ou do pâncreas e estenose congênita do ducto biliar comum [DBC], costumam surgir posteriormente, na infância.) As causas intra-hepáticas de icterícia neonatal incluem **hepatite** (bacteriana, viral ou parasitária) e **doenças metabólicas** (p. ex., galactosemia, tirosinemia, intolerância à frutose, deficiência de α_1-antitripsina, fibrose cística, hipoplasia dos ductos biliares interlobulares, cirrose dos índios norte-americanos). As **doenças sistêmicas** que causam colestase incluem insuficiência cardíaca, choque, sepse, lúpus neonatal, histiocitose e doença hemolítica grave.

O lactente com icterícia é, em geral, examinado por ultrassonografia. Na presença de dilatação dos ductos biliares, é possível realizar colangiografia percutânea ou colecistografia se

Causas de Icterícia Neonatal

OBSTRUÇÃO DOS DUCTOS BILIARES
Cisto de colédoco
Atresia das vias biliares
Perfuração espontânea dos ductos biliares
Hipoplasia de ductos biliares interlobulares (síndrome de Alagille)

LESÃO HEPATOCELULAR (COLESTASE)
Hepatite
Bacteriana
Sífilis
Listeria
Staphylococcus

Viral
Hepatite B
Hepatite C
Citomegalovírus
Vírus da imunodeficiência humana
Rubéola
Herpes-vírus
Epstein-Barr

Parasitária
Toxoplasma

Doenças Sistêmicas
Choque
Sepse
Insuficiência cardíaca
Lúpus neonatal
Histiocitose
Doenças hemolíticas

DOENÇAS HEPÁTICAS METABÓLICAS
Galactosemia
Tirosinemia
Intolerância à frutose
Deficiência de α_1-antitripsina
Fibrose cística

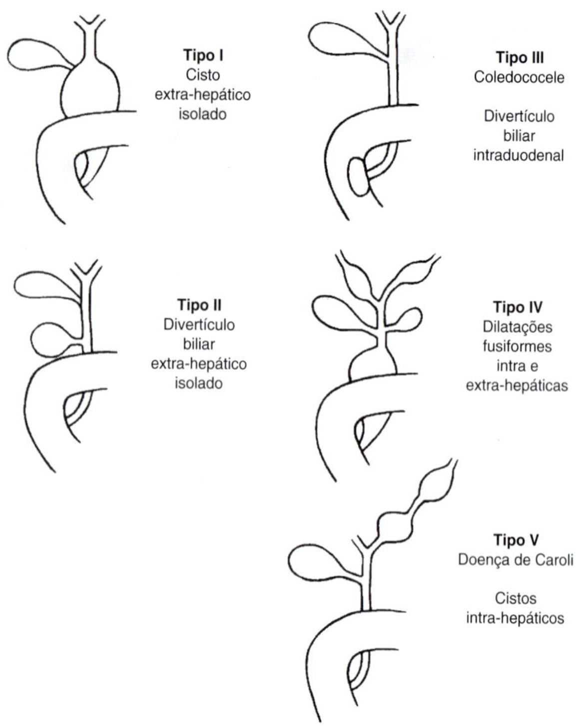

FIG. 51.5 Classificação de cisto de colédoco.

a causa e a anatomia da obstrução estiverem indefinidas. Se a ultrassonografia não demonstrar anomalia anatômica, a cintilografia hepatobiliar pode definir a patência do DBC, a menos que a lesão dos hepatócitos seja extensa. Quando o radiofármaco não é observado no intestino, geralmente é realizada biópsia hepática. Tanto a cintilografia quanto a ultrassonografia para a visualização da vesícula biliar são aprimoradas pelo efeito bile-estimulante do fenobarbital administrado durante 3 a 5 dias antes do exame.[4] O **sinal do cordão triangular**, uma ecogenicidade em formato de cone cranial à bifurcação da veia porta nas varreduras longitudinais ou transversais, é altamente preditivo de atresia das vias biliares. Uma **vesícula biliar ausente ou pequena** (< 1,5 cm de comprimento) associada ao sinal do cordão triangular é um achado ainda mais específico para a determinação do diagnóstico.[5]

Cisto de Colédoco

A dilatação do ducto biliar comum, de extensão e gravidade variadas, denominada "cisto de colédoco", geralmente se manifesta como icterícia na infância, a qual simula clinicamente um quadro de hepatite neonatal e atresia de vias biliares (Fig. 51.5). A classificação de Todani descreve cinco tipos.[6] O tipo I, **dilatação fusiforme ou sacular do ducto biliar comum**, é o tipo mais comum (80% a 90%) e acredita-se que a dilatação seja causada por uma inserção anormal do DBC no ducto pancreático, formando um canal comum e facilitando assim o refluxo de enzimas para o DBC, com consequente inflamação. Uma vez que cistos de colédoco têm sido detectados em fetos de 15 semanas, em situações em que a enzima amilase ainda não existe e, além disso, devido ao fato de que os cistos cirurgicamente tratados no período neonatal exibem pouca inflamação, provavelmente devem existir outros fatores causais (ainda desconhecidos) além da teoria do ducto/canal comum. Duas causas raras, mas bem documentadas, de dilatação do ducto biliar (cisto de colédoco) nos neonatos são as atresias localizadas do DBC e as atresias intestinais múltiplas, nas quais o DBC drena para um intestino com fundo cego.[7] Um cisto de colédoco que se apresenta mais tardiamente na infância pode ter patogênese diferente. Em geral, possuiu complicações por colangite e, classicamente, causa dor abdominal, icterícia obstrutiva e febre. Em alguns casos, o cisto é palpável como uma massa.

O cisto de colédoco tipo II consiste em um ou mais **divertículos** do DBC (2% dos cistos). A **coledococele** (tipo III) é uma dilatação da porção intraduodenal do DBC (1% a 5%). Os **cistos intra-hepáticos e extra-hepáticos múltiplos** formam o tipo IV (10%), algumas vezes subclassificados em tipos IVa e IVb, que exibe apenas cistos extra-hepáticos. A **doença de Caroli** (tipo V) afeta os ductos biliares intra-hepáticos.

O rastreamento ultrassonográfico do lactente ictérico mostra um ou mais cistos de paredes finas no hilo hepático ou dentro do fígado (cisto de colédoco do tipo I; Fig. 51.6). A vesícula biliar é identificada separadamente. A dilatação dos ductos biliares intra-hepáticos, assim como os cálculos, pode surgir tardiamente como resultado da estase biliar e colangite. A cintilografia é utilizada para documentar a presença de fluxo biliar no interior do cisto e a colangiografia/

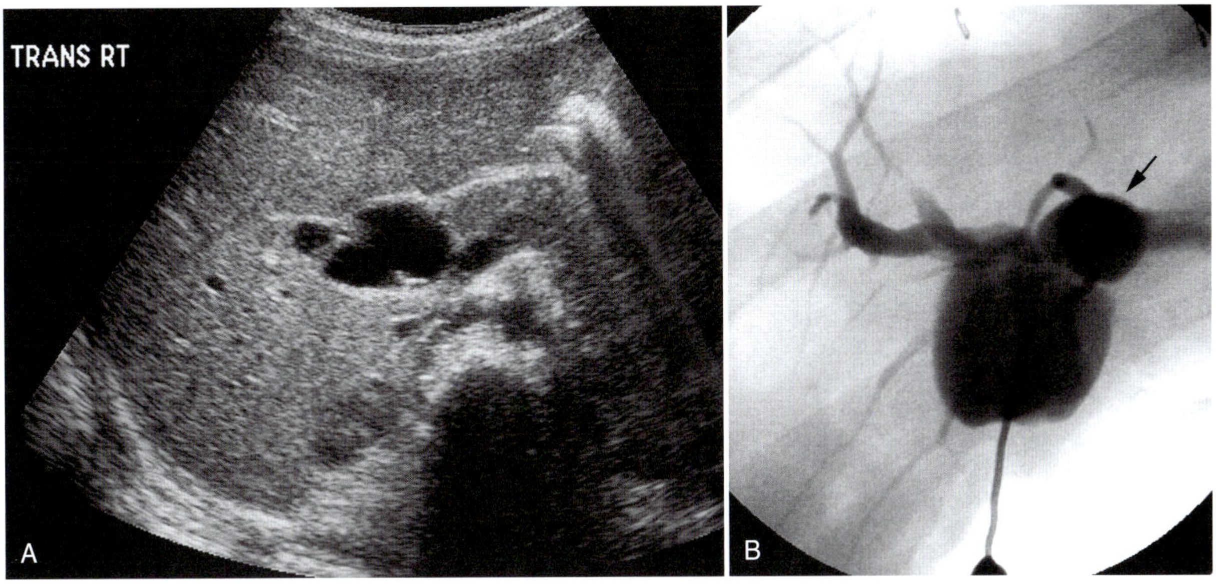

FIG. 51.6 Cisto de colédoco tipo I em lactente com icterícia. (A) Ultrassonografia transversal. Um cisto volumoso, o qual consiste no ducto biliar comum muito dilatado, é visível entrando na cabeça pancreática. **(B)** Colangiografia intraoperatória mostrando a injeção na vesícula biliar e o preenchimento do cisto de colédoco *(seta)*.

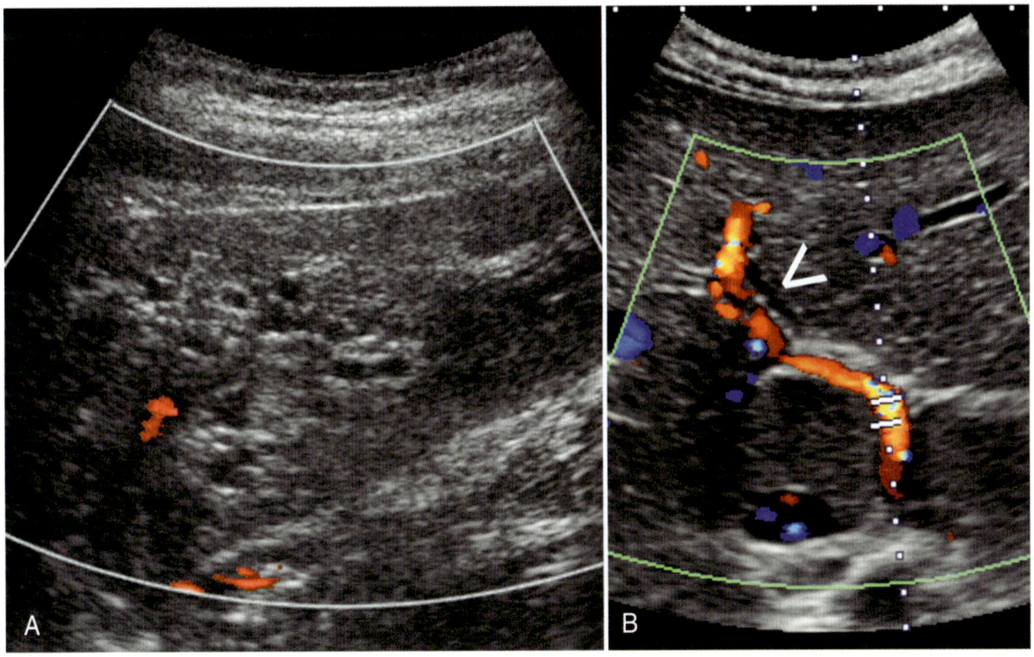

FIG. 51.7 Dilatação do ducto biliar. (A) Doença de Caroli, cisto de colédoco tipo V. Imagem longitudinal com Doppler colorido do lobo esquerdo do fígado mostra dilatação sacular dos ductos biliares com paredes ecogênicas espessadas e poucos vasos nas regiões mais profundas do fígado. A colangite, causada por obstrução dos ductos biliares ou por infecção ascendente, leva a uma dilatação dos ductos intra-hepático ou biliar comum. **(B)** Dilatação do ducto biliar central em ultrassonografia transversal em outro paciente, com leve dilatação concêntrica do ducto intra-hepático principal *(ponta de seta)* causada por obstrução biliar comum distal.

colecistografia percutânea ou colangiopancreatografia retrógrada percutânea é realizada caso um mapeamento detalhado do sistema biliar seja considerado necessário antes da cirurgia.

A **doença de Caroli** (cisto de colédoco tipo V) consiste na dilatação não obstrutiva dos ductos biliares intra-hepáticos[8,9] e está frequentemente associada à fibrose hepática congênita e à doença renal policística autossômica recessiva.[10] A doença é causada por falência ou desarranjo na remodelação embriológica dos ductos, resultando em uma dilatação segmentar. Os pacientes costumam procurar atendimento médico mais tardiamente do que em casos de outros tipos de cisto de colédoco, geralmente depois de uma colangite e da formação de cálculos biliares na infância (Fig. 51.7). Na ultrassonografia, a doença de Caroli apresenta ductos dilatados envolvendo ramos da veia porta.[9] Barro ou cálculos biliares são frequentemente detectados dentro dos ductos dilatados. Os abscessos complicadores da colangite são notados como cavidades de paredes mais espessas do que as dos ductos normais repletas de material heterogêneo. Rins policísticos, quando presentes, constituem outro fator importante para o estabelecimento do diagnóstico de doença de Caroli; tanto a doença de Caroli como a renal policística autossômica recessiva podem ocorrer simultaneamente, porque ambas estão associadas a uma mutação no gene *PKHD1*.[11]

Ruptura Espontânea do Ducto Biliar

A ruptura do ducto biliar é rara. Em neonatos, a ruptura pode levar à icterícia, distensão abdominal e morbidade significativa. Como a junção dos ductos cístico e biliar comum é geralmente o local da ruptura, acredita-se que uma fragilidade no desenvolvimento desse local leve ao rompimento. O sistema biliar não está dilatado, mas há um quadro de ascite e a presença de coleções líquidas loculadas em torno da vesícula biliar. Embora a condição tenha sido previamente tratada cirurgicamente, a tendência atual está voltada para a drenagem percutânea e conduta conservadora.[12]

Escassez de Ductos Biliares Interlobulares e Síndrome de Alagille

Manifestando-se com colestase crônica, geralmente nos primeiros 3 meses de vida, a hipoplasia de ductos biliares e a **displasia arterio-hepática** (síndrome de Alagille [SALG]) são diagnosticadas histologicamente pela observação de um número reduzido de ductos biliares interlobulares em comparação ao número total de espaços porta. Devido à colestase, a vesícula biliar pode ser muito pequena (desuso). O DBC está normal (Vídeo 51.1). O fígado geralmente está aumentado, especialmente o lobo esquerdo. Ocorre hipertensão porta com esplenomegalia e varizes esofágicas. Nas crianças com SALG, a hipoplasia de ductos biliares está associada a fácies peculiares, estenose da artéria pulmonar, vértebras em borboleta e, raramente, anomalias renais (acidose tubular renal).[13] A síndrome de Alagille é herdada como uma doença autossômica dominante de penetrância variável, mais comumente devido a uma mutação no gene *JAG1* (SALG tipo 1); no entanto, em uma pequena proporção dos casos, esta ocorre em virtude da mutação no gene *NOTCH2* (SALG tipo 2).[14]

Atresia de Vias Biliares

A incidência da atresia de vias biliares varia de 1 em 8.000 até 1 a cada 10 mil nascimentos. Meninos e meninas são igualmente afetados. A cirrose biliar ocorre precocemente, em geral está presente nas primeiras semanas após o nascimento. A atresia de vias biliares é caracterizada por ausência ou obliteração da luz dos ductos biliares extra e intra-hepáticos (Fig. 51.8). Está associada à **síndrome da poliesplenia** (atresia de vias biliares, *situs inversus*, poliesplenia, fígado simétrico, VCI interrompida e veia porta pré-duodenal) em cerca de 20% dos pacientes,[15] assim como às **trissomias do 17 ou do 18.** Por ser uma doença extremamente rara e pelo fato de o ducto pancreático, o qual se desenvolve com os ductos biliares, estar normal nas crianças afetadas, a atresia de vias biliares provavelmente ocorre depois do desenvolvimento completo dos ductos biliares. A etiologia da atresia de vias biliares ainda não está clara, embora haja evidências que apontem para fatores virais, tóxicos e múltiplos fatores genéticos. Uma agressão intrauterina ao sistema hepatobiliar pode resultar no desenvolvimento de uma esclerose progressiva dos ductos biliares extra e intra-hepáticos. Além disso, certos medicamentos (p. ex., carbamazepina) têm sido associados à atresia de vias biliares.[16]

A icterícia se desenvolve classicamente de modo gradual em 2 a 3 semanas após o nascimento. O diagnóstico é prontamente definido se houver sinais radiológicos ou ultrassonográficos da síndrome da poliesplenia (Fig. 51.8C-G). Uma vez que o fluxo biliar é interrompido, a vesícula biliar é tipicamente muito pequena (20%) ou ausente (80%).[15] Depois de deixar o lactente em jejum durante 4 a 6 horas, uma pesquisa específica com um transdutor de alta frequência vai demonstrar uma vesícula biliar muito pequena (**microvesícula biliar**) em cerca de 20% dos pacientes. Quando a vesícula biliar é visível, relata-se que o aspecto de "tríade fantasma (*ghost triad*)" auxilia no diagnóstico correto de atresia de vias biliares.[17] A **tríade fantasma** consiste em uma vesícula biliar com comprimento inferior a 1,9 cm, de revestimento mucoso irregular ou incompleto e com contornos irregulares ou lobulados. O remanescente fibrótico ecogênico do DBC visto próximo à veia porta tem sido denominado **sinal do cordão triangular**. A associação de uma vesícula biliar pequena, menor que 1,5 cm de comprimento, ao sinal do cordão triangular é fator muito específico para o diagnóstico de atresia de vias biliares.[5] Qualquer remanescente do ducto biliar intra-hepático pode dilatar e tornar-se visível na ultrassonografia como dilatação de ducto biliar ou como pequenos cistos. Além disso, a colangite, que complica a atresia de vias biliares, pode resultar na formação de áreas císticas no fígado.[18]

O tratamento cirúrgico estabelece comunicação entre uma alça do jejuno (transposta para o fígado depois de uma anastomose em Y de Roux) e qualquer "dúctulo" biliar pérvio no hilo hepático. Este procedimento é a hepatoportoenterostomia clássica descrita por Kasai em 1959.[19] Mesmo se não houver contato mucoso entre o intestino e os ductos biliares, o procedimento permite a drenagem da bile, com remissão clínica completa em 30% dos casos e uma drenagem parcial em 30% das crianças afetadas. O prognóstico torna-se muito mais reservado quando o procedimento de Kasai é realizado após 60 dias do nascimento.[20] Apesar do êxito no procedimento de Kasai, 75% dos pacientes evoluem para transplante hepático antes dos 20 anos de idade.[21] A atresia biliar ainda é o motivo mais comum de transplante de fígado em pacientes pediátricos.

Hepatite Neonatal

Definida como uma infecção do fígado que ocorre antes dos 3 meses de idade, a hepatite neonatal é atualmente considerada uma entidade distinta das doenças tóxicas ou metabólicas que afetam o neonato. O agente etiológico (bactéria, vírus ou parasita) atinge o fígado através da placenta, da vagina (a partir de secreções maternas infectadas) ou por meio de cateteres ou transfusões de sangue. A infecção transplacentária ocorre mais comumente durante o terceiro trimestre de gestação, e sífilis, toxoplasmose, rubéola e citomegalovírus (CMV) são os agentes mais comuns[16] (Fig. 51.9, Vídeo 51.2).

A hepatite bacteriana neonatal é geralmente secundária a uma disseminação ascendente de microrganismos da vagina que contaminam o endométrio, a placenta e o líquido amniótico. Nas gestações gemelares, o feto mais próximo ao cérvix é mais frequentemente afetado. Os microrganismos usuais são *Listeria* e *Escherichia coli*. O contato direto com herpes-vírus, CMV, vírus da imunodeficiência humana (HIV) e *Listeria* durante o parto normal (vaginal) pode levar ao desenvolvimento de hepatite. As transfusões de sangue podem transmitir os vírus da hepatite B ou C, CMV, vírus Epstein-Barr (EBV) e HIV. A cateterização infectada da veia umbilical geralmente provoca hepatites bacterianas ou abscessos.[16]

Excluindo-se a hepatomegalia difusa, não existem sinais ultrassonográficos específicos de hepatite, a menos que ocorram abscessos

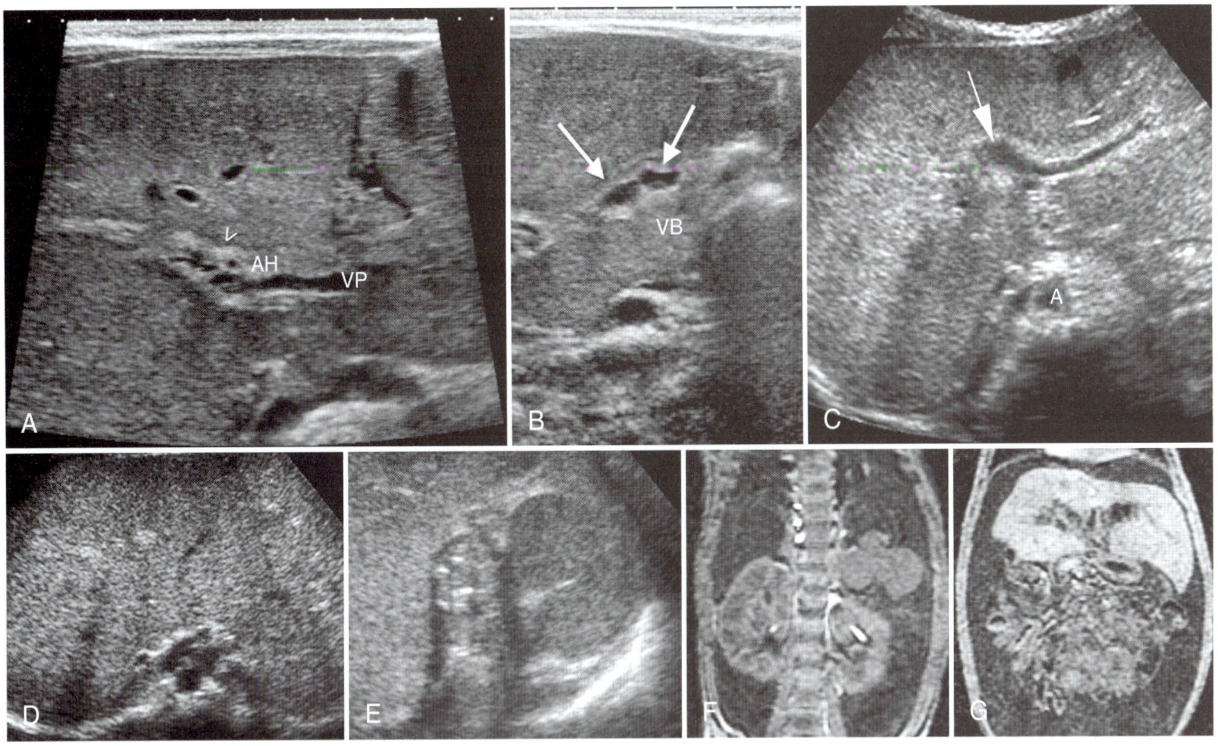

FIG. 51.8 Espectro de atresia de vias biliares. (A) Ultrassonografia transversal próximo a *porta hepatis*. O **sinal do cordão triangular** é linear e observa-se tecido fibroso ecogênico *(ponta de seta)* anterior à veia porta (*VP*) normal e à artéria hepática (*AH*). A não visualização do ducto biliar comum em um neonato com icterícia sugere enfaticamente atresia de vias biliares. **(B) Tríade fantastma da vesícula biliar**: vesícula pequena *(setas)*, revestimento ecogênico incompleto e irregular e parede lobular indefinida. Achado altamente específico de atresia de vias biliares. **(C)** a **(G) Síndrome de poliesplenia** em outro paciente com veia porta pré-duodenal e interrupção da veia cava inferior (VCI). **(C)** Ultrassonografia transversal do fígado mostra a aorta *(A)* em posição anterior e à esquerda da coluna em uma menina recém-nascida. A bifurcação da veia porta *(seta)* é mais anterior que o usual. **(D)** US transversal à direita mostra o fígado se estendendo através de todo o abdome superior. A VCI está ausente nas duas imagens. **(E)** No quadrante superior esquerdo, há diversos pequenos baços. Não foi encontrada a vesícula biliar neste paciente com atresia de vias biliares. **(F)** RM coronal, sequência SPGR (*spoiled gradient echo*), para investigação de ascite e elevação das enzimas hepáticas mostra poliesplenia. **(G)** Corte transversal, fígado com a veia porta posicionada anteriormente vários meses após procedimento de Kasai.

(geralmente de origem bacteriana).[22,23] A parede da vesícula biliar pode estar espessada, provavelmente em decorrência de hipoalbuminemia. Calcificações distróficas no parênquima hepático podem ser observadas.

Icterícia Neonatal e Infecção Urinária ou Sepse

A associação entre icterícia e infecção urinária ou sepse ocorre mais frequentemente nos neonatos do sexo masculino que feminino. Icterícia, hepatomegalia e vômitos são sinais clínicos comuns. Sinais/sintomas relacionados ao sistema urinário são raros, assim como choque e febre. Um exame cuidadoso de rins, ureteres e bexiga deve, portanto, ser realizado na US do fígado do lactente com icterícia. Do mesmo modo, o diafragma e as bases pulmonares devem ser examinados à procura de derrames pleurais e pneumonia, que podem estar associados à sepse e à icterícia no neonato.

Erros Inatos do Metabolismo

Essas doenças causam lesão hepática no neonato, algumas podem destruir rapidamente o fígado caso não sejam tratados; ainda, muitas podem ser tratadas efetivamente por dieta ou medicação assim que o diagnóstico é determinado, e por isso pediatras e radiologistas devem estar bem inteirados acerca dos erros inatos do metabolismo. A lesão hepática é causada pelo depósito de um metabólito hepatotóxico ou pela ausência de uma enzima essencial que prejudica o processo de desintoxicação do fígado.

A **esteatose** é especialmente proeminente em casos de **doenças de depósito de glicogênio**, **galactosemia**, **tirosinemia** e **fibrose cística**. Cirrose acaba ocorrendo em todas as doenças que causam lesão hepática seguida por hipertensão porta. O risco de desenvolvimento de **carcinoma hepatocelular** é significativamente maior na deficiência de **α_1-antitripsina**, na **tirosinemia** e na **glicogenose do tipo 1**. Os **adenomas hepáticos** também se desenvolvem nas duas últimas condições, assim como a **doença tubular renal**, que se caracteriza geralmente por acidose e nefrocalcinose.[16]

A **tirosinemia** tem como melhor forma de tratamento o transplante. Até a disponibilização de medicamentos para o tratamento das crises neurológicas agudas nos lactentes portadores de tirosinemia aguda, o transplante era realizado como um procedimento salvador de vidas, e efetuado assim que fosse cirurgicamente possível. Atualmente, o transplante é realizado assim que surgem nódulos hepáticos, visto que o carcinoma hepatocelular se desenvolve em cerca de 30% das crianças portadoras de tirosinemia que sobrevivem ao período neonatal. Uma revisão dos fígados dissecados durante o transplante hepático revelou que a ultrassonografia e a tomografia computadorizada (TC) pré-operatórias não foram acuradas na distinção entre nódulos de regeneração, adenomas e carcinomas, tampouco a análise da dosagem da alfafetoproteína (AFP)[24] (Fig. 51.10).

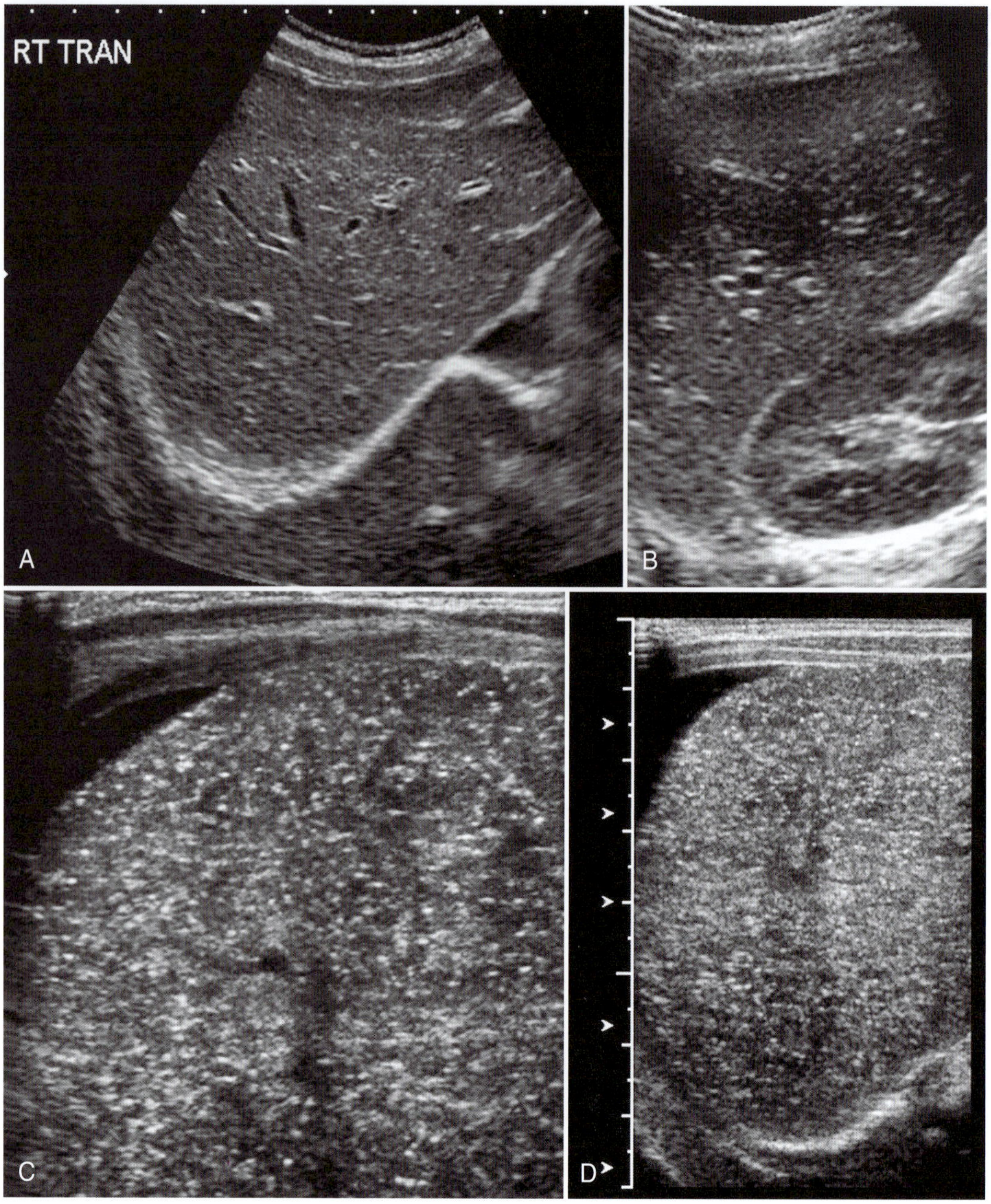

FIG. 51.9 Hepatite. (A) US transversal em adolescente do sexo masculino com hepatite aguda exibindo tríades portais ecogênicas e parênquima hipoecogênico. **(B)** Imagem longitudinal no mesmo paciente mostrando ecotextura hipoecogênica hepática semelhante ao rim direito adjacente. **(C)** US transversal ampliada e **(D)** imagem com arranjo linear convencional mostrando **infecção congênita por herpes-vírus** em lactente, com calcificação distrófica em todo o fígado. Ver também Vídeo 51.2.

Erros Inatos do Metabolismo

SEMPRE HÁ LESÃO DO HEPATÓCITO
Doença de depósito do glicogênio do tipo IV
Galactosemia
Intolerância à frutose
Tirosinemia
Doença de Wolman
Síndrome de Zellweger
Doença de depósito de ferro neonatal
Doença de Wilson

EVENTUALMENTE HÁ LESÃO DO HEPATÓCITO
Deficiência de α_1-antitripsina
Fibrose cística
Doença de depósito do glicogênio (I e III)

SEM LESÃO DOS HEPATÓCITOS (DEPÓSITO DE METABÓLITOS)
Mucopolissacaridose
Doença de Gaucher

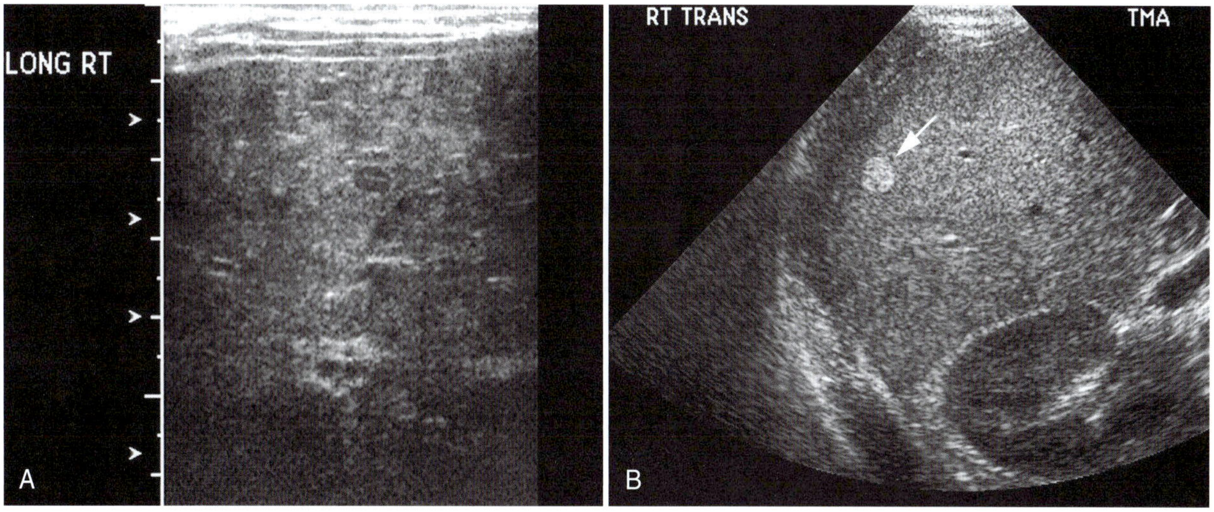

FIG. 51.10 Tirosinemia e doença de depósito do glicogênio (tipo I, doença de von Gierke). (A) Ultrassonografia longitudinal exibindo ecotextura ecogênica, provavelmente uma combinação de nódulos de regeneração e adenomas no fígado, em um paciente portador de tirosinemia aguardando transplante hepático. **(B) Adenoma ecogênico** *(seta)* no fígado de outra criança com doença de depósito do glicogênio tipo I. O paciente foi acompanhado devido ao risco aumentado de carcinoma hepatocelular.

O exame ultrassonográfico de crianças possivelmente portadoras de distúrbios metabólicos inclui uma análise cuidadosa do tamanho e da arquitetura do fígado, buscando por esteatose, cirrose e nódulos; uma análise da arquitetura renal, pesquisando volumes aumentados e nefrocalcinose; e um exame com Doppler do abdome, na pesquisa de sinais de hipertensão porta.

ESTEATOSE

A gordura se acumula nos hepatócitos após lesão celular (**degeneração gordurosa**) por meio da sobrecarga de células previamente saudáveis com excesso de gordura (**infiltração gordurosa**) ou em certas síndromes de deficiência enzimática, devido à incapacidade de mobilização da gordura para fora do fígado. Medicamentos (ácido acetilsalicílico, tetraciclina, valproato, varfarina [Coumadin®]) e toxinas (aflatoxina, hipoglicina), assim como o consumo em excesso de álcool, provocam degeneração gordurosa das células hepáticas. A esteatose é também encontrada nos distúrbios hepáticos metabólicos como galactosemia, intolerância à frutose e síndrome de Reye. Obesidade (Vídeo 51.3), corticoterapia, hiperlipidemia e diabetes são exemplos de aumento da mobilização de gordura e da sua entrada no fígado. Na desnutrição, a síndrome nefrótica e a fibrose cística não só aumentam a entrada da gordura no fígado, como também prejudicam a mobilização da gordura para fora do hepatócito. Quando a nutrição parenteral não inclui lipídeos, a esteatose se origina a partir de uma deficiência de ácidos graxos essenciais. A maioria dos distúrbios hereditários do fígado mencionados anteriormente envolve uma deficiência enzimática e resulta no desenvolvimento de esteatose.

As alterações gordurosas são reversíveis, podem ser difusas ou focais e frequentemente são detectadas pela ultrassonografia antes de existir suspeita clínica.[25] Na ultrassonografia, as áreas de esteatose são altamente ecogênicas, tornando as paredes vasculares indistintas. O córtex do rim adjacente aparenta ter ecogenicidade bem menor. Em casos de esteatose focal, geralmente as bordas são lisas, geométricas ou digitiformes[26] (Fig. 51.11). O fígado normal de permeio pode parecer hipoecogênico e simular uma massa

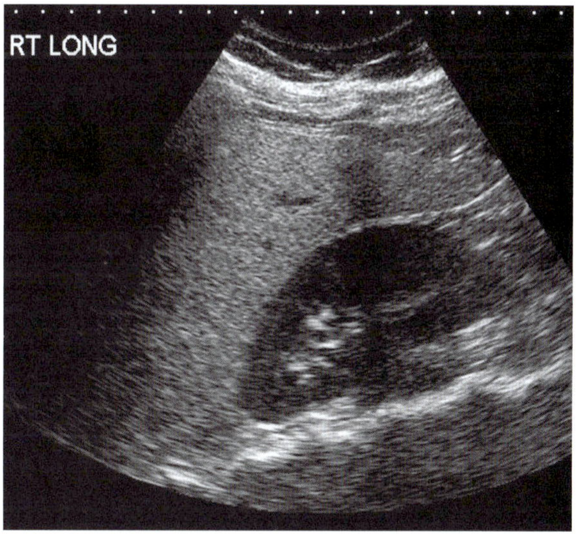

FIG. 51.11 Infiltração gordurosa do fígado (esteatose) em um paciente com fibrose cística. Imagem sagital mostra ecotextura hepática aumentada, com alguma atenuação posterior. O córtex do rim direito é muito menos ecogênico que o fígado adiposo.

(metástases ou abscessos), especialmente se o ganho da ultrassonografia for ajustado utilizando-se como referência de normalidade a ecogenicidade das áreas de esteatose. Os segmentos 4 e 5 são frequentemente poupados pela esteatose, talvez devido ao aporte sanguíneo favorável proveniente da vesícula biliar e seus vasos.[27] Os nódulos de esteatose podem simular metástases na TC. Áreas de ecotextura anormal nos estudos ultrassonográficos podem ser ainda mais bem estudadas com a TC; as duas modalidades são complementares nesta situação. A classificação da esteatose por ultrassom é subjetiva; a espectroscopia de ressonância magnética pode quantificar de forma fidedigna o teor de gordura. Sequências de imagens por ressonância magnética (RM) e vários agentes de contraste podem distinguir lesões focais no fígado. Apesar da sofisticação das imagens, a biópsia é necessária em alguns casos.

Causas de Esteatose

Medicamentos
- Ácido acetilsalicílico
- Tetraciclina
- Valproato (e outros fármacos antiepiléticos)
- Varfarina
- Toxinas
- Aflatoxina
- Hipoglicina

Uso abusivo de álcool etílico
Doença hepática metabólica
- Galactosemia
- Intolerância à frutose
- Síndrome de Reye

Obesidade
Corticoterapia
Hiperlipidemia
Diabetes melito
Desnutrição
Síndrome nefrótica
Fibrose cística

CIRROSE

As formas usuais de cirrose na infância incluem a **biliar** e a **pós-necrótica**. Morfologicamente, o fígado cirrótico consiste em nódulos de regeneração sem veias centrais e envoltos por uma quantidade variável de tecido conjuntivo. A arquitetura hepática encontra-se distorcida o bastante para alterar a circulação hepática e a função hepatocelular. O aumento da resistência ao fluxo sanguíneo no fígado leva à hipertensão porta.

O aspecto ultrassonográfico do fígado depende da gravidade da cirrose. À medida que ocorre substituição progressiva dos hepatócitos por tecido fibroso, o fígado passa a atenuar o som cada vez mais, e a penetração do som no fígado, mesmo com transdutores de baixa frequência (2 a 3 MHz), torna-se difícil. Os macronódulos da cirrose avançada tornam-se visíveis na superfície do fígado à ultrassonografia (contrastando com o pequeno omento e o peritônio adjacentes de maior ecogenicidade ou ascite, de menor ecogenicidade, se houver) ou dentro dele (arquitetura nodular, aumento da hiperecogenicidade do tecido fibroso ao redor dos ramos da veia porta e do ligamento redondo).[26] O lobo caudado é frequentemente proeminente[28] (Fig. 51.12). Partes do segmento 4 do lobo direito do fígado atrofiam na doença avançada.

COLELITÍASE

Cálculos biliares são menos frequentes nas crianças do que nos adultos e estão geralmente relacionados a uma doença subjacente. Sua composição pode ser mista ou por bilirrubinato de cálcio. O cálculo de colesterol "adulto" é raro, exceto em crianças com fibrose cística.[29] Os cálculos são móveis e hiperecogênicos e apenas criam sombra acústica se apresentarem tamanho e composição adequados.

Em algumas crianças, especialmente naquelas que recebem nutrição parenteral total, pode-se observar bile espessa que, por sua vez, forma **lama biliar**, "bolas de bile" ou **"bile tumefeita"** e, finalmente, **cálculos**, quando são realizadas ultrassonografias seriadas no decorrer de várias semanas (Fig. 51.13). A **estase do fluxo biliar** é a causa provável de formação de barro e de cálculos, também ocorrendo intrauterinamente e em prematuros; em geral, regride espontaneamente.[30]

O **espessamento da parede da vesícula biliar** ocorre em crianças com hepatite aguda, hipoalbuminemia, obstrução da drenagem venosa hepática e ascite.[22,23] Os sinais clássicos de cálculo biliar impactado, espessamento da parede da vesícula biliar e presença de líquido ao redor da vesícula, encontrados em adultos com colecistite aguda, são por sua vez raros em crianças. A vesícula biliar torna-se dilatada e arredondada (em vez de apresentar seu formato oval normal) em crianças em jejum (especialmente em lactentes recebendo nutrição parenteral total), com sepse (em especial por estreptococos) e na fase aguda da **doença de Kawasaki**. Quando a vesícula está distendida, torna-se dolorosa espontaneamente e à palpação. Esta regride conforme a melhora da doença subjacente. A **colecistite alitiásica** nas crianças é rara e só deve ser considerada se nenhuma outra doença que provoque a distensão da vesícula ou edema de parede for encontrada.[31]

Doenças Associadas à Lítiase Biliar em Crianças

HEMATOPOÉTICAS
Anemias hemolíticas ou hemólise (prótese valvar cardíaca)
Incompatibilidade de fator Rh
Transfusões de sangue
Anemia falciforme

GASTROINTESTINAIS
Fibrose cística
Anomalias de ductos biliares
Disfunção ileal (doença de Crohn, intestino curto)
Nutrição parenteral total
Doenças hepáticas metabólicas

OUTRAS
Imobilização (cirurgia por causa de escoliose)
Desidratação
Obesidade
Sepse
Contraceptivos orais

TUMORES HEPÁTICOS

Identificação

Às vezes é difícil definir a origem de uma massa abdominal, especialmente quando esta é grande. As seguintes questões são úteis para a identificação de uma massa como de origem hepática:

- **Anatomia vascular:** é possível identificar um vaso hepático nutridor por meio do Doppler colorido? Os ramos portais segmentares estão deslocados ou invadidos por tumor?[32] Quais segmentos hepáticos estão comprometidos? A artéria hepática principal está dilatada? (Isso geralmente indica a presença de hemangioendotelioma altamente vascular.)
- **Anatomia biliar:** os ductos biliares estão normais? A vesícula biliar foi identificada?
- **Anatomia do abdome:** a massa se move junto com o fígado durante a respiração? O parênquima hepático está normal ou cirrótico? Existe líquido ascítico suficiente para a realização de citologia? Há alguma outra massa abdominal, retroperitoneal, para-aórtica ou pélvica que possa ser o tumor primário?

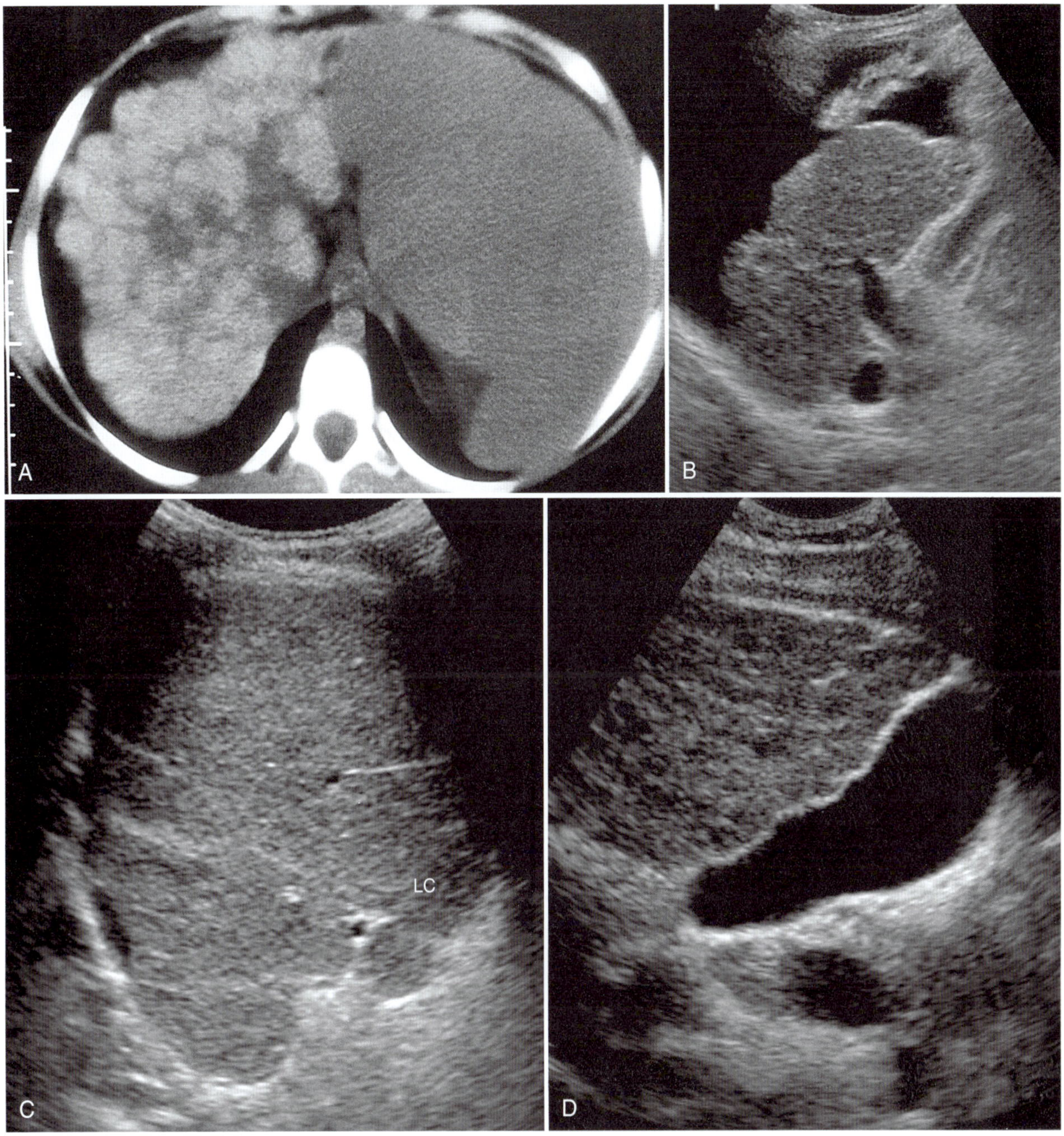

FIG. 51.12 Cirrose. (A) TC do abdome superior em uma criança de 6 anos mostrando um fígado pequeno com diversos nódulos visíveis tanto ao longo do córtex como dentro do fígado. A microscopia do fígado nativo depois do transplante mostrou nódulos de regeneração e cirrose grave (hipertensão portal). **(B)** Ultrassonografia de outra criança mostrando macronódulos de cirrose na superfície do fígado delineado por líquido ascítico. **(C)** Ultrassonografia em um adolescente com fibrose cística e cirrose mostrando aumento difuso da ecotextura do fígado. Observe a superfície lateral nodular do fígado e o lobo caudado (*LC*) aumentado. **(D)** O contorno nodular também pode ser observado contra a margem da vesícula biliar repleta de líquido em pacientes sem ascite. Este paciente de 17 anos de idade apresentava hepatite autoimune e cirrose em progressão.

Tumores Hepáticos Benignos

Cerca de 40% dos tumores hepáticos primários em crianças são benignos. Os hemangiomas são, de longe, os mais comuns. Hamartomas mesenquimais, adenomas e a hiperplasia nodular focal, juntos, compõem cerca de metade dos tumores hepáticos benignos na infância.[33]

Hemangiomas

Os hemangiomas são massas mesenquimais vasculares que podem ser focais (solitárias), multifocais ou difusas e que apresentam inicialmente crescimento endotelial ativo (angiogênese). Nesse estágio, o tumor é altamente vascular e pode originar uma fístula arteriovenosa (AV) grande o suficiente para resultar no desenvolvimento de uma insuficiência cardíaca de alto débito. Quando associado à hidropisia ou insuficiência cardíaca congestiva e à trombocitopenia, esta lesão pode ser denominada **hemangiomatose neonatal**. Além disso, os hemangiomas no fígado estão frequentemente associados a hemangiomas cutâneos (Fig. 51.14, Vídeos 51.4 e 51.5). Atualmente, os hemangiomas solitários são reconhecidos como a forma hepática de **hemangiomas congênitos rapidamente involutivos** (HCRI), que estão totalmente desenvolvidos ao nascimento e demonstram involução

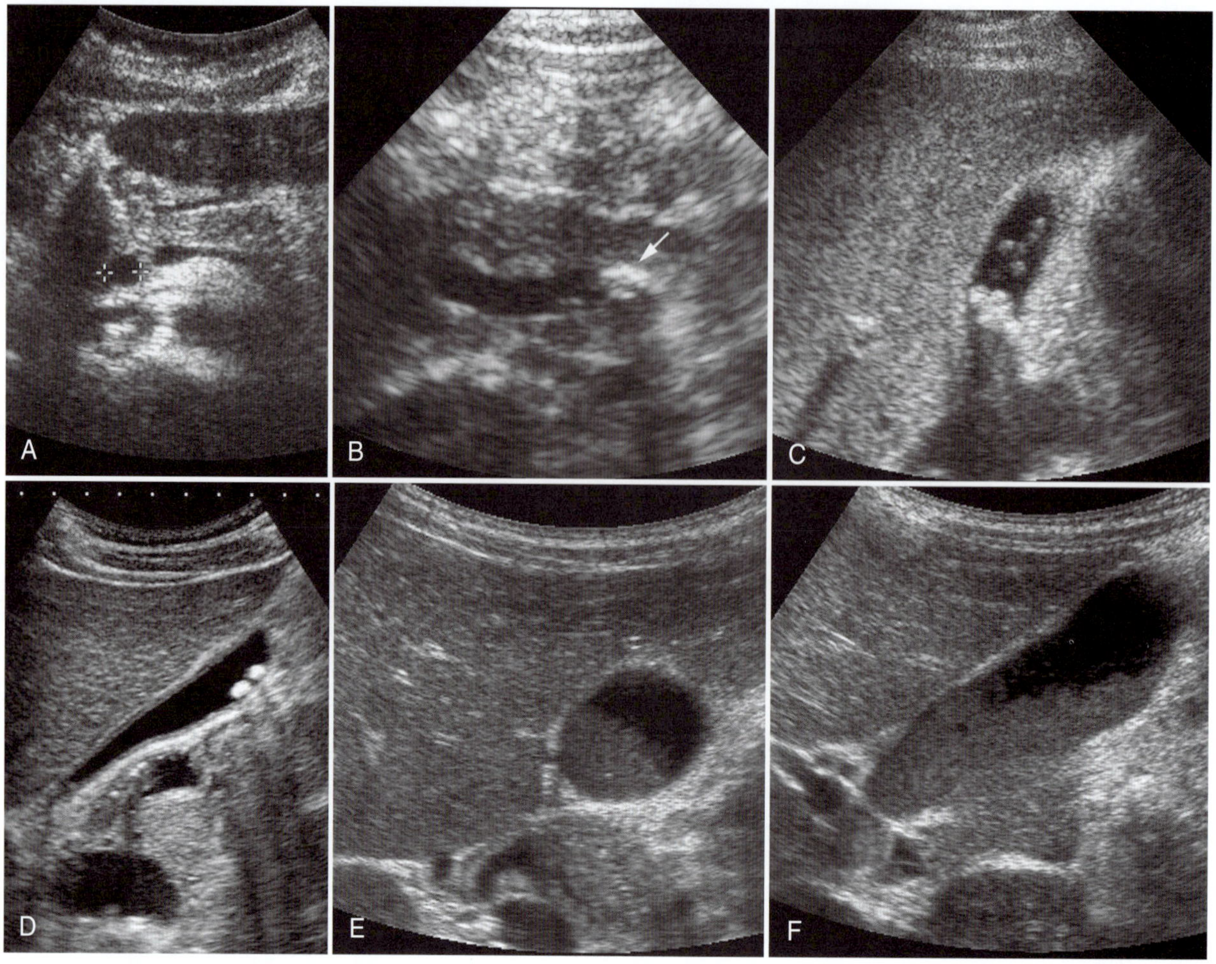

FIG. 51.13 Colelitíase. **(A)** Cortes transversal e **(B)** longitudinal de um ducto biliar comum dilatado (entre os cursores em **[A]**) contendo um cálculo ecogênico formando sombra (o cálculo só é visualizado em **[B]** *[seta]*) em adolescente com dor aguda no quadrante superior direito. **(C)** e **(D)** Múltiplos cálculos ecogênicos com sombra acústica posterior em outros dois pacientes com anemia hemolítica. Observe que os cálculos exibem sombras variáveis, provavelmente relacionadas à sua composição mineral. **(E)** e **(F)** Barro biliar sem cálculos ou espessamento de parede da vesícula em paciente com nutrição parenteral total.

Massas Hepáticas em Crianças

SÓLIDAS
Hemangioendotelioma (único ou múltiplo)
Adenoma, hamartoma
Hiperplasia nodular focal
Nódulos de regeneração na cirrose
Hepatoblastoma
Carcinoma hepatocelular
Rabdomiossarcoma biliar (pode ser cístico)
Linfoma
Metástases

CISTOS NO FÍGADO OU ADJACÊNCIAS
Cistos congênitos
Fibrose hepática congênita
Cistos de colédoco
Cistos de duplicação duodenal
Cistos hidáticos (cistos de "areia", cistos satélites [cistos dentro de cisto])
Doença de Caroli
Hamartoma

acelerada durante o primeiro ano de vida. Os hemangiomas multifocais e difusos ainda são lesões proliferativas ativas, também conhecidas como hemangiomas infantis. Hemangiomas difusos estão mais sujeitos a complicações como hemorragia, comprometimento cardíaco, insuficiência hepática, hipotireoidismo ou coagulopatia, e podem ser tratados com propranolol, embolização, ressecção ou transplante. Raramente são tratados com esteroides e quimioterapia.[34,35] À medida que um hemangioma solitário típico amadurece, o crescimento vascular diminui. Os vasos existentes podem aumentar e formar "lagos" com fluxo sanguíneo mínimo. Esse é o hemangioma cavernoso encontrado tipicamente em adultos e raramente em crianças.[36]

Hemangioendoteliomas Infantis

Os hemangioendoteliomas infantis consistem em massas sólidas únicas ou múltiplas, de ecogenicidade variável, que frequentemente contêm discretos focos lineares de cálcio.[37] O exame com Doppler colorido mostra o fluxo sanguíneo em diversos vasos tortuosos tanto no interior quanto na periferia da massa (Fig. 51.15). O fluxo e as velocidades das artérias intra-hepáticas estão aumentados no

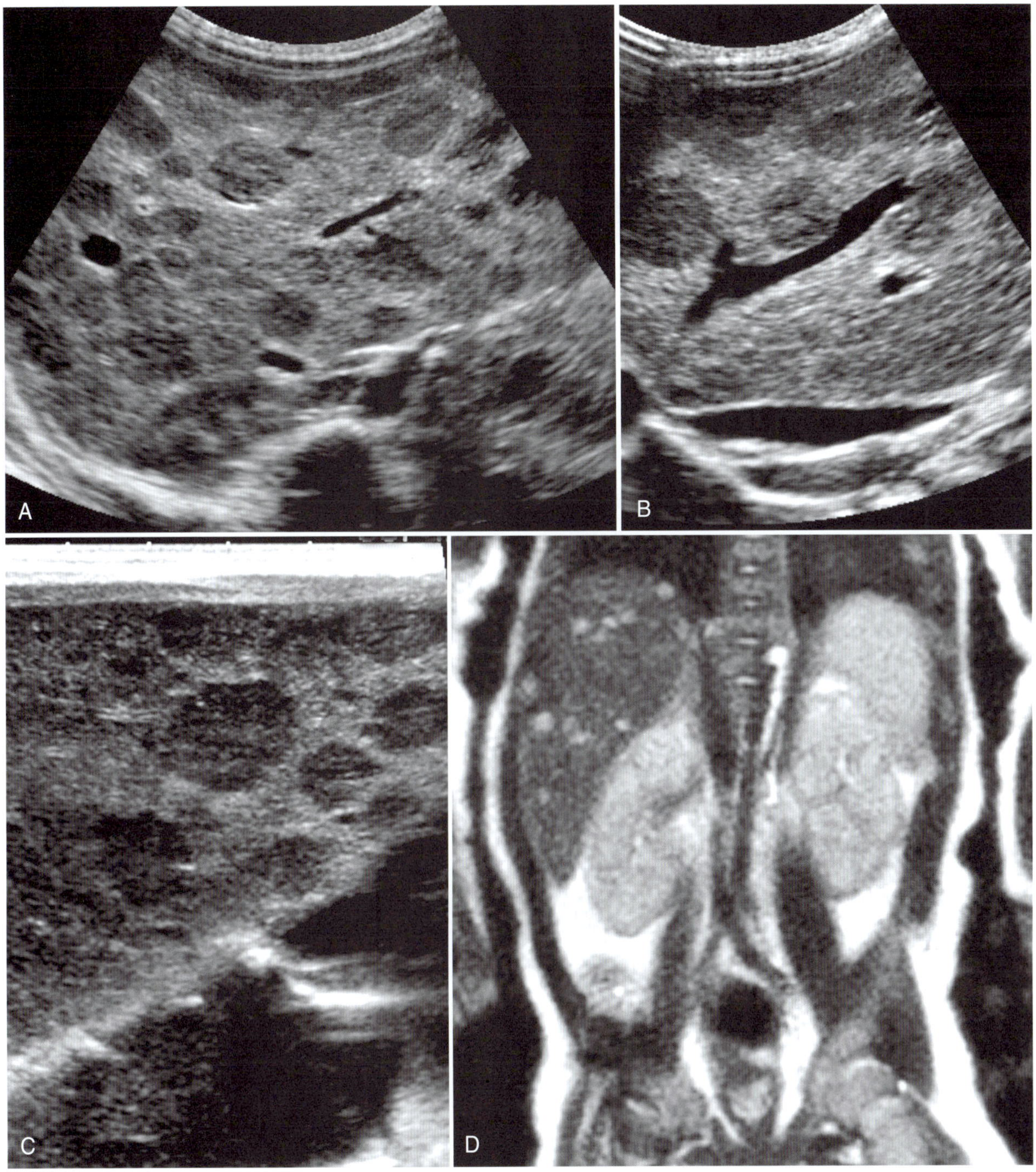

FIG. 51.14 Hemangiomas. Múltiplos hemangiomas viscerais e cutâneos foram encontrados nesse recém-nascido com fígado aumentado ao nascimento. **(A)** Ultrassonografia transversal mostrando inúmeras lesões hipoecogênicas aumentando o fígado. **(B)** Ultrassonografia longitudinal do fígado mostrando um hemangioma causando compressão sobre a parede da veia hepática adjacente. **(C)** Imagem transversal com transdutor linear mostrando as lesões com mais detalhes. **(D)** Imagem coronal de RM *single shot fast spin echo* (SSFSE) mostra apenas algumas lesões hepáticas remanescentes vários meses após o tratamento. Ver também Vídeos 51.4 e 51.5.

Doppler colorido além dos níveis de normalidade. Quando existe uma fístula AV grande, o tronco celíaco, a artéria hepática e as veias estão dilatados e a aorta infracelíaca está pequena. Os achados ao mapeamento com Doppler colorido (alto fluxo diastólico de baixa resistência) dos vasos do hemangioendotelioma podem se assemelhar aos encontrados nos tumores malignos.[38] A natureza vascular dessas lesões é confirmada por meio de TC com injeção de contraste e da pesquisa em diversas fases vasculares por um enchimento e esvaziamento rápido nessas massas. A angiografia é geralmente recomendada para pacientes com indicação de embolização.

Hamartomas Mesenquimais

Os hamartomas mesenquimais são raros; em geral, são massas císticas com vários septos, derivadas do mesênquima periportal.

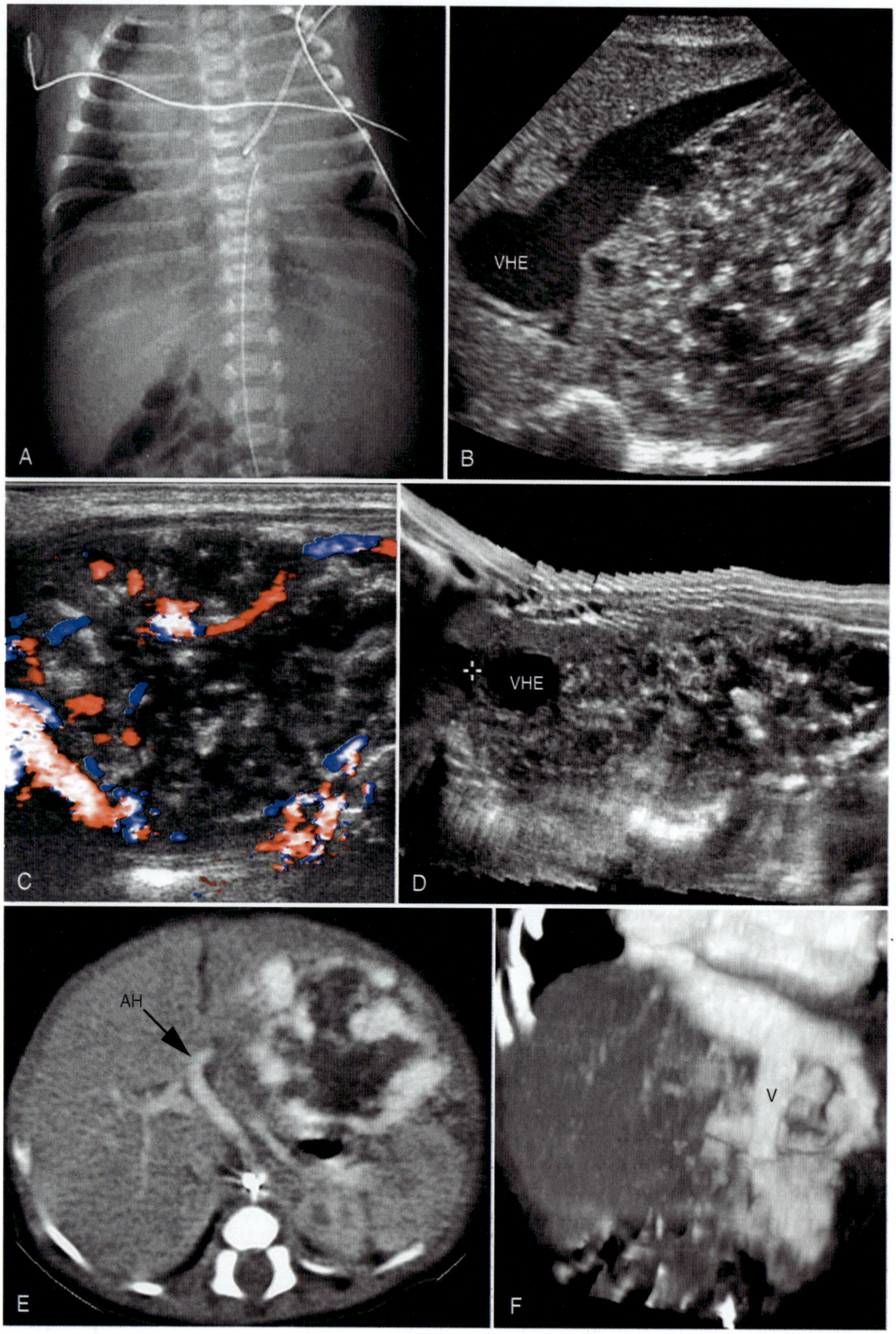

FIG. 51.15 Hemangioendotelioma infantil. (A) Radiografia do tórax e do abdome de um neonato evidencia massa de tecido mole no quadrante superior esquerdo e insuficiência cardíaca congestiva. **(B)** Ultrassonografia longitudinal em escala de cinza; *VHE*, veia hepática esquerda. **(C)** Ultrassonografia com Doppler colorido. **(D)** Ultrassonografia com imagem longitudinal estendida. **(E)** Tomografia computadorizada (TC) axial contrastada. **(F)** Imagens da massa mostram uma artéria hepática aumentada (*AH* em **[E]**) nutrindo a lesão e grandes veias (*V* em **[F]**), drenando no átrio direito e gerando *shunt* esquerdo-direito e insuficiência cardíaca.

Raramente ocorrem calcificações. O hamartoma se apresenta tipicamente como uma massa assintomática no lobo direito do fígado em crianças com menos de 2 anos de idade.[39]

Adenomas

Os adenomas são raros, exceto quando associados a doenças metabólicas hepáticas, em especial a **glicogenose do tipo I,**[40] **uso de anticoncepcionais orais** e **terapia com esteroides anabólicos** para a **anemia de Fanconi**, a qual pode evoluir para um carcinoma hepatocelular. Os níveis séricos da AFP são normais. O aspecto ultrassonográfico varia desde hiperecogênico até hipoecogênico. A degeneração maligna é rara. A distinção entre um adenoma e uma massa maligna é difícil tanto por ultrassonografia quanto por TC e RM, porque os achados nas imagens são variáveis e inespecíficos. Nos pacientes portadores da anemia de Fanconi submetidos a transplante de medula óssea, os adenomas podem simular abscessos na presença de um quadro séptico.

Hiperplasia Nodular Focal

A hiperplasia nodular focal representa um tumor benigno causado por resposta hiperplásica a uma anormalidade vascular, na maioria das vezes após tratamento quimiterápico. Esta lesão exibe uma cicatriz central marcante, que pode ser visualizada por ultrassonografia, TC ou RM. O padrão de absorção e excreção de contraste tanto na TC quanto na RM é bem específico nesta lesão.[41]

Tumores Malignos do Fígado

Em crianças, a maior parte dos tumores hepáticos sólidos é maligna e deriva do epitélio. Quando o tumor acomete uma grande parte do fígado, o transplante deve ser considerado.

Hepatoblastoma

Trata-se do tumor primário do fígado mais comum na infância, geralmente acomete crianças com menos de 3 anos de idade e pode ser considerado a forma juvenil do carcinoma hepatocelular. Existem associações com **síndrome de Beckwith-Wiedemann**, **hemi-hipertrofia** e **cromossomo 11p13**.[42] Os níveis séricos da AFP estão quase sempre elevados. Alguns tumores secretam gonadotrofinas e induzem **puberdade precoce**.

O tumor geralmente é único, sólido, volumoso, de ecogenicidade mista e margens mal delimitadas, com pequenos cistos e depósitos de cálcio arredondados ou de formato irregular (Fig. 51.16). Essas calcificações são bastante diferentes das calcificações finas e lineares vistas nos hemangioendoteliomas.[43] Em geral, o fígado remanescente está normal, embora metástases sejam detectadas em 20% dos casos no momento do diagnóstico. Os vasos intra-hepáticos estão deslocados e amputados pela massa. A presença de trombos tumorais é menos frequente que no carcinoma hepatocelular. O exame com Doppler colorido é útil no diagnóstico de invasão vascular e na detecção de fluxo sanguíneo na neovascularização maligna.[44,45] A ressecção completa do tumor resulta em uma taxa de cura de 83% a 95%. A ressecabilidade depende do número de segmentos e de vasos envolvidos e é definida com maior precisão por RM.[46]

Carcinoma Hepatocelular

A incidência de carcinoma hepatocelular, o segundo tumor maligno hepático mais comum em crianças, apresenta dois picos: entre 4 e 5 anos de idade e entre 12 e 14 anos de idade. Cerca de metade das crianças afetadas apresenta uma doença hepática preexistente, principalmente tirosinemia, glicogenose tipo I, deficiência de α_1-antitripsina, doença de Byler e SALG. Aproximadamente um terço das crianças apresenta quadro de cirrose pós-hepatite B ou C ou, ainda, cirrose biliar relacionada à atresia biliar. Os níveis séricos de AFP estão geralmente elevados. O tumor é frequentemente multicêntrico; as massas são sólidas, raramente se calcificam e têm ecogenicidade variável. A invasão do sistema venoso portal é comum e facilmente detectável ao Doppler, assim como o fluxo de alta velocidade na neovascularização periférica.[44,45,47,48]

Sarcoma Embrionário Indiferenciado

O sarcoma embrionário indiferenciado (mesenquimoma maligno) é considerado o equivalente maligno do hamartoma. É raro, ocorre em crianças de 6 a 10 anos de idade, mais velhas que as crianças portadoras de hamartomas; exibe crescimento rápido e desenvolve necrose central e cistos. Os níveis séricos de AFP estão normais. As massas são tipicamente volumosas e de aspecto heterogêneo (Fig. 51.17).

Rabdomiossarcoma Biliar

Local incomum para um rabdomiossarcoma primário, os tumores da árvore biliar costumam surgir em crianças pequenas, com idade média de 3 anos e meio. O rabdomiossarcoma pode se originar nos ductos intra e extra-hepáticos, na vesícula biliar, no ducto cístico ou na ampola de Vater. As crianças apresentam-se tipicamente com icterícia obstrutiva intermitente, hepatomegalia, distensão e dor abdominal, perda de peso, urina escura e acolia fecal. A localização intraductal é o principal achado nas imagens para a definição do diagnóstico desta massa heterogênea, ocasionalmente cística (Fig. 51.18). Os tumores exibem disseminação local e provocam metástases nos pulmões e ossos.

Metástases

As metástases para o fígado, em geral, derivam de **neuroblastoma** (Fig. 51.19), **tumor de Wilms**, **leucemia** ou **linfoma**. Uma infiltração difusa do fígado (ou nódulos múltiplos) no estágio 4S do neuroblastoma neonatal é um fator indicativo de bom prognóstico.

Detecção de Angiogênese Tumoral

O hepatoblastoma e o carcinoma hepatocelular frequentemente produzem uma rede de vasos tumorais parasitários microscópicos na sua periferia. O fluxo nesses vasos, devido à ausência de uma camada muscular normal, resulta em características do efeito Doppler (fluxos de baixa resistência e de alta velocidade) maiores que os encontrados na aorta.[45,47] Novas técnicas de ultrassonografia com Doppler, que são mais sensíveis, como ***superb microvascular imaging*** **(SMI)** e **agentes de contraste ultrassonográficos intravenosos**, apresentam potencial para melhorar a visibilidade de tumores e metástases primários do fígado.

ABSCESSOS E GRANULOMAS HEPÁTICOS

Abscesso Piogênico

Os abscessos hepáticos piogênicos são raros em crianças normais. Em geral, os abscessos ocorrem em associação à sepse, tanto em crianças imunossuprimidas (leucemia, medicamentos) quanto em crianças portadoras de deficiências primárias imunológicas (doença granulomatosa crônica, disgamaglobulinemia) e com infecção contígua (apendicite, colangite). Na ultrassonografia, os abscessos são geralmente massas bem-definidas, com ou sem conteúdo líquido heterogêneo e pequenas bolhas de ar produzindo artefatos do tipo cauda de cometa (Fig. 51.20, Vídeo 51.6). Os abscessos deslocam,

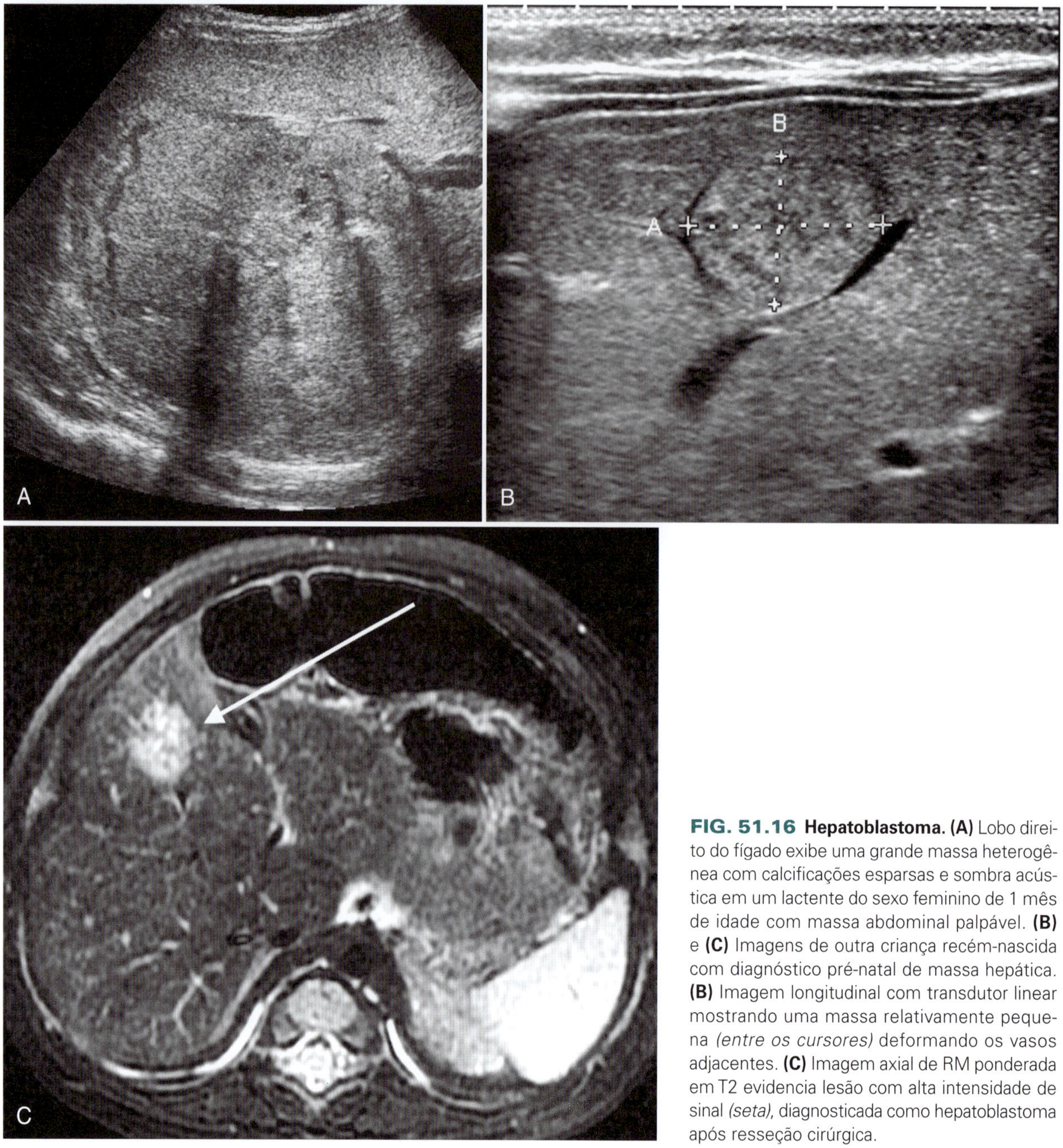

FIG. 51.16 Hepatoblastoma. (A) Lobo direito do fígado exibe uma grande massa heterogênea com calcificações esparsas e sombra acústica em um lactente do sexo feminino de 1 mês de idade com massa abdominal palpável. **(B)** e **(C)** Imagens de outra criança recém-nascida com diagnóstico pré-natal de massa hepática. **(B)** Imagem longitudinal com transdutor linear mostrando uma massa relativamente pequena *(entre os cursores)* deformando os vasos adjacentes. **(C)** Imagem axial de RM ponderada em T2 evidencia lesão com alta intensidade de sinal *(seta)*, diagnosticada como hepatoblastoma após resseção cirúrgica.

mas não invadem, os vasos adjacentes. Um exame com Doppler colorido pode ser usado para confirmar a perviedade dos ramos portais venosos adjacentes. A pesquisa pela presença de líquido no espaço pleural ou no espaço de Morison deve ser realizada na posição supina. Em diversos centros, a **aspiração** com ou sem drenagem dos abscessos, sob orientação ultrassonográfica ou da TC, vem se tornando o método de escolha para o tratamento. Alguns abscessos, especialmente os que acompanham a doença granulomatosa crônica, calcificam gradativamente com o tratamento clínico.[49] Múltiplos abscessos pequenos, geralmente encontrados em crianças imunossuprimidas, podem resultar em um fígado aumentado em volume e doloroso. A distinção entre essas pequenas lesões hipoecogênicas e um parênquima hepático normal é um desafio para a resolução do aparelho e habilidade do examinador. A varredura da superfície anterior do fígado com um transdutor linear de alta frequência comumente destaca algumas das várias lesões que não seriam visualizadas de outra maneira. Nessas crianças, complementa-se rotineiramente o exame ultrassonográfico com uma TC de alta resolução, porque abscessos pequenos são, frequentemente, de melhor visualização na TC. O uso de técnicas de Doppler mais sensíveis e de microbolhas intravenosas pode diminuir a necessidade da realização da TC.

Abscessos Parasitários

Amebíase

A incidência de abscessos parasitários em crianças, apesar de baixa, está crescendo devido ao aumento do número de viagens e da imigração. A amebíase é endêmica nos trópicos e sua transmissão ocorre por contato interpessoal. O protozoário *Entamoeba histolytica*, depois de ingerido, invade a mucosa do cólon, penetra nas veias intestinais e se dissemina para os ramos portais. O organismo secreta enzimas proteolíticas, e assim a formação de abscessos hepáticos

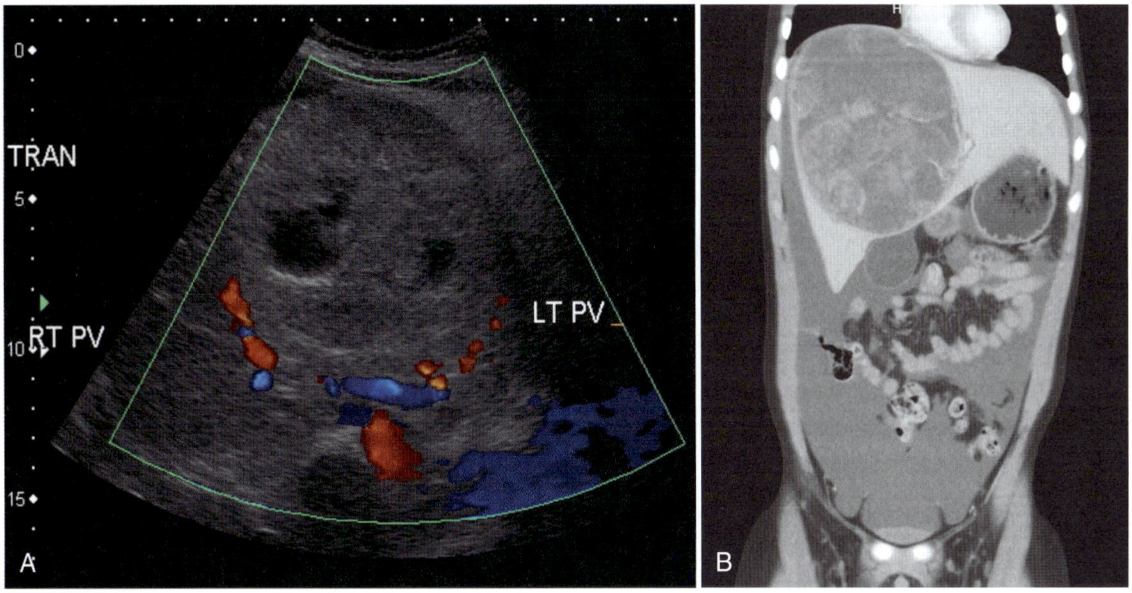

FIG. 51.17 Sarcoma embrionário indiferenciado. (A) Doppler colorido transversal mostra uma grande massa de ecotextura heterogênea, estirando as veias porta direita e esquerda no fígado de uma criança de 10 anos de idade. **(B)** A varredura de tomografia computadorizada reformatada em coronal mostra um realce de contraste variável na massa volumosa, a qual substitui a maior parte do lobo direito. Uma grande parte da ascite pode estar relacionada à biópsia ou hemorragia espontânea.

ocorre rapidamente. É a complicação extraintestinal mais frequente da **infecção amebiana**. Nas crianças, os abscessos são geralmente múltiplos e incidem na maioria das vezes naquelas que têm menos de 1 ano, implicando em risco de morte. Sua manifestação geralmente ocorre com picos febris e hepatomegalia sem icterícia. O diagnóstico é estabelecido por testes sorológicos, embora estes nem sempre sejam positivos nos lactentes.

Tanto as imagens da ultrassonografia como as da TC são altamente sensíveis, mas não são capazes de diferenciar os abscessos amebianos dos piogênicos. O padrão ultrassonográfico de massas-alvo hipoecogênicas, homogêneas ou heterogêneas pode simular um hematoma ou uma neoplasia. A ruptura do abscesso no tórax, apesar de rara na infância, é patognomônica no abscesso amebiano. A sua extensão para os espaços subfrênicos ou peri-hepáticos, peritônio e órgãos abdominais próximos constitui o achado mais frequente. A punção diagnóstica é desanimadora devido à baixa quantidade de microrganismos. Como os abscessos piogênicos ocorrem geralmente em crianças imunodeficientes, um abscesso que ocorre em uma criança saudável deve ser considerado amebiano até que se prove o contrário. No passado, as elevadas taxas de mortalidade (60% em lactentes) eram causadas pela demora no diagnóstico. Essas taxas foram reduzidas a quase zero com a detecção precoce através de técnicas de imagens em cortes axiais (ultrassonografia, TC e RM).[50]

Equinococose

O parasita adulto, *Echinococcus*, habita no jejuno do cachorro, no qual deposita seus ovos, os quais se disseminam pelas fezes e são, então, deglutidos pelo hospedeiro intermediário (em geral, carneiros, mas, às vezes, humanos). As áreas endêmicas incluem Oriente Médio, sul dos Estados Unidos e norte do Canadá. Os embriões, liberados no intestino, invadem a mucosa de modo a penetrar na veia mesentérica que drena para o fígado, em que um cisto de crescimento lento, formado por uma camada externa acelular e uma camada interna endotelial, pode se desenvolver. O tecido hepático adjacente comprimido forma uma terceira camada. A camada interna forma embriões que flutuam livremente (escólices), "flocos de neve" ou "areia hidática", que são visíveis na ultrassonografia. **Cistos satélites** se formam no interior do cisto principal sob certas circunstâncias e, quando visualizados na ultrassonografia, sugerem o diagnóstico de **cisto hidático**. A ruptura de cistos satélites forma membranas que flutuam livremente. Um cisto morto diminui de tamanho e se calcifica gradativamente.[51-53]

Esquistossomose

A invasão da veia porta pelos ovos do *Schistosoma* resulta em hipertensão portal na ausência de cirrose. A doença hepática evolui de forma tão lenta, que a hipertensão portal é raramente vista em uma criança.

Granulomas Hepáticos

Os granulomas são lesões circunscritas, focais e inflamatórias que podem ser bacterianas (*Mycobacterium tuberculosis*, outras micobactérias, *Listeria*, espiroquetas), fúngicas (*Candida, Histoplasma, Aspergillus*), parasitárias (*Toxocara, Ascaris*) ou de origem maligna (linfoma). As características clínicas são aquelas da doença de base, e o fígado está geralmente aumentado. Granulomas confluentes ou abscessos podem ser identificados como massas distintas na ultrassonografia.

AVALIAÇÃO POR DOPPLER DAS DOENÇAS HEPÁTICAS E DA HIPERTENSÃO PORTAL EM CRIANÇAS

Princípios Básicos

A física do Doppler e os detalhes de sua implementação foram bem descritos.[54,55] Os princípios essenciais para a realização de um exame clínico bem-sucedido com ultrassonografia em tempo real associado a um monitor para Doppler, espectral ou colorido, foram discutidos no Capítulo 1.

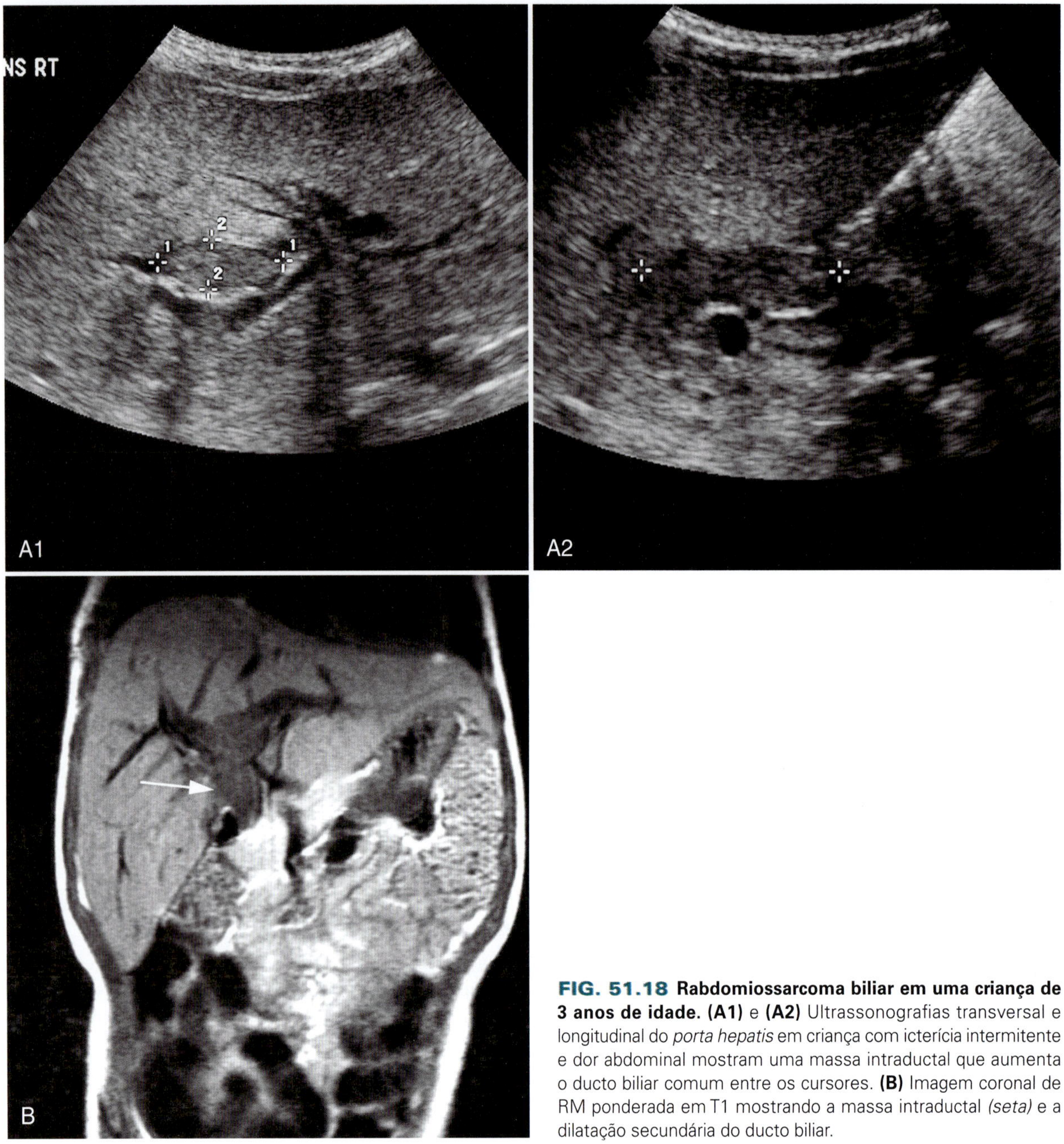

FIG. 51.18 Rabdomiossarcoma biliar em uma criança de 3 anos de idade. (A1) e **(A2)** Ultrassonografias transversal e longitudinal do *porta hepatis* em criança com icterícia intermitente e dor abdominal mostram uma massa intraductal que aumenta o ducto biliar comum entre os cursores. **(B)** Imagem coronal de RM ponderada em T1 mostrando a massa intraductal *(seta)* e a dilatação secundária do ducto biliar.

A maioria dos vasos abdominais estudados nas crianças apresenta fluxo de baixa velocidade. Portanto, o filtro de parede deve ser o menor possível, de preferência de 50 Hz ou menos. A frequência de repetição do pulso deve ser, por esse mesmo motivo, a menor possível, a menos que ocorra ***aliasing***.

Existem muitas vantagens no mapeamento de cores (Vídeo 51.7), pois os segmentos inteiros dos vasos são prontamente visualizados (p. ex., veias colaterais portossistêmicas na hipertensão portal ou estenoses dos vasos). Ao examinar pequenos vasos em crianças, o movimento pode produzir sinais brilhantes (lampejos) ou focos de artefatos de cor. A amostragem do Doppler pulsado de tais sinais duvidosos estabelece a distinção entre esses artefatos e os sinais de fluxo. Devido ao seu pequeno tamanho de corpo e acesso imediato ao feixe Doppler, as crianças são particularmente adequadas para exames de cor, potência e pulsação Doppler abdominais. Nas crianças, o tamanho do corpo é pequeno, e por isso o acesso ao feixe do Doppler é imediato e elas são especialmente adequadas para a realização dos exames de Doppler colorido, *power* Doppler e Doppler pulsado na região abdominal.

Novas técnicas de ultassonografia com Doppler, que são mais sensíveis ao fluxo de baixa velocidade, o qual anteriormente era obscurecido por ruído ou "turbulência de sinal", têm o potencial de revelar lesões isoecoicas no fígado, incluindo metástases. *Superb microvascular imaging* (SMI) mostra ramificações de terceira e quarta ordem das veias porta[56] (Fig. 51.21, Vídeos 51.8 e 51.9). O SMI recebe o mesmo sinal de retorno da ultrassonografia e decodifica a informação para descrever o fluxo de velocidade muito baixa. Atualmente, os **agentes de contraste intravenosos do Doppler** e várias formulações de microbolhas são aprovados pela Food and Drug Administration (FDA) para uso cardíaco e hepático nos Estados Unidos e são comprovadamente eficazes. As diretrizes para o uso de agentes de contraste do Doppler foram publicadas pela European

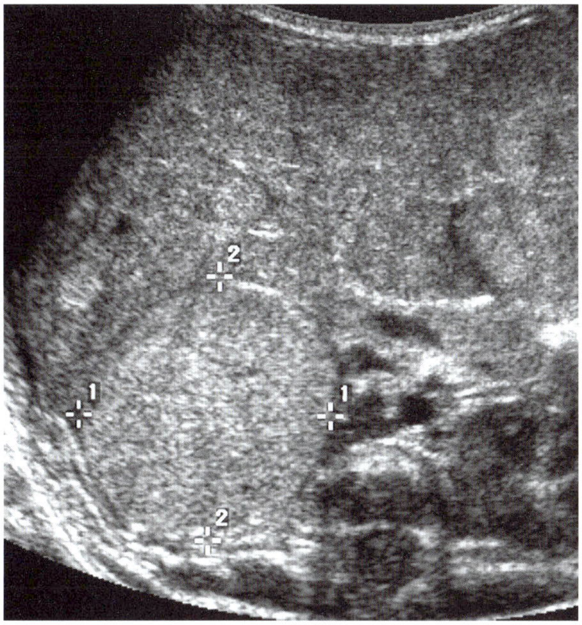

FIG. 51.19 Doença hepática metastática em criança de 4 anos de idade. Ultrassonografia transversal no quadrante superior direito do abdome mostra um neuroblastoma bem-definido na glândula suprarrenal direita *(cursores)* e múltiplas metástases hepáticas ecogênicas.

Federation of Societies for Ultrasound in Medicine and Biology (EFSUMB) em www.efsumb.org. A ultrassonografia contrastada requer acesso intravenoso e o custo das microbolhas é adicionado ao valor total do exame.[57]

Padrões de Fluxo Normais nos Vasos Esplâncnicos

As artérias para o fígado e para o baço suprem um leito vascular de baixa resistência e normalmente mostram fluxo anterógrado durante todo o ciclo cardíaco. O fluxo sanguíneo nas artérias mesentéricas mostra pouco ou nenhum fluxo diastólico ao Doppler. A artéria mesentérica superior em uma pessoa em jejum apresenta muito pouco fluxo anterógrado durante a diástole. Logo depois de uma refeição, seu fluxo diastólico aumenta consideravelmente.[58] O padrão de Doppler espectral da aorta abdominal modifica-se durante seu trajeto. O fluxo diastólico anterógrado contínuo na porção superior da aorta abdominal não é mais visualizado além da origem dos ramos de baixa resistência para o fígado, baço, intestino e rins. Na porção distal da aorta abdominal, ocorre inversão do fluxo durante a diástole. A Figura 51.22 mostra as curvas espectrais de algumas artérias e veias no Doppler pertinentes a esta discussão.[59]

As **veias sistêmicas do abdome** (VCI, veias renais e hepáticas) mostram um padrão pulsátil de fluxo que reflete as contrações cardíacas: dois picos de fluxo no sentido do coração ocorrem durante a diástole atrial e ventricular (enchimento). Ocorre pequena reversão do jato de fluxo nas veias hepáticas e na VCI proximal. Além disso, a fase da respiração vai influenciar o padrão de fluxo das veias intra-abdominais sistêmicas (com aumento da velocidade na expiração). Consequentemente, as características ultrassonográficas do Doppler dessas veias são variáveis na criança durante a respiração.

O fluxo nas veias esplâncnicas é mais estável, exibindo apenas ligeiras ondulações que refletem a movimentação cardíaca.[59] O sangue é constantemente direcionado para a veia porta em direção ao fígado. A velocidade do fluxo na veia porta aumenta bastante depois de uma refeição e diminui com o exercício.[60,61] O fluxo portal venoso **hepatofugal** (proveniente do fígado) pode ser revertido para um fluxo **hepatopetal** (em direção ao fígado) depois de uma refeição.[61]

Possibilidades e Armadilhas

As veias hepáticas, difíceis de serem delineadas na angiografia, são prontamente identificadas com a ultrassonografia e o seu fluxo é bem delineado. Os principais vasos esplâncnicos, tais como esplênicos, mesentéricos e veias porta, são prontamente contrastados na arterioportografia, porém os pequenos vasos são difíceis de explorar. Isso é especialmente verdadeiro em relação aos ramos da **veia porta esquerda**, que frequentemente não se tornam opacos. A circulação portal intra-hepática, tanto saudável como patológica, pode ser prontamente estudada com o Doppler. Cada ramo segmentar da veia porta está geralmente acessível ao feixe do Doppler. É possível avaliar padrões de fluxo regional e o resultado da compressão, obstrução do fluxo, fluxo reverso ou fístulas AV. Na angiografia e na RM, o fluxo oscilatório em uma veia esplâncnica é de difícil avaliação. O exame com Doppler resulta em sinais claros dos movimentos oscilatórios tanto no monitor espectral quanto no colorido. Se ainda houver questões relativas aos detalhes do exame ou em caso de modificação na condição do paciente, o exame com Doppler pode ser repetido sem risco.

A essas vantagens opõem-se algumas limitações, a maior parte idêntica às encontradas na US em tempo real. O exame depende da habilidade do radiologista e requer treinamento não somente em ultrassonografia, como também na física do Doppler, e conhecimentos da anatomia e fisiologia normais da circulação hepática e esplâncnica. O Doppler é regido pelas mesmas leis da física que a US em tempo real. Não se pode esperar a obtenção de um bom exame de Doppler em um paciente que acabou de realizar uma US insatisfatória em tempo real. O fígado cirrótico da criança pode estar aumentado de tamanho com exacerbação da atenuação sonora. A penetração de todo esse tecido com um feixe do Doppler ou de uma US em tempo real pode se tornar um desafio.

A análise quantitativa do fluxo de sangue esplâncnico com um equipamento Doppler pode permitir estudo mais claro do fluxo fisiológico, assim como da hipertensão portal e da resposta a diversos medicamentos. No entanto, como a técnica depende das medidas do ângulo exato do feixe no vaso e do diâmetro do vaso, atualmente ainda é passível de inexatidões.[54,62]

Com a atual sofisticação tecnológica, apesar das limitações mencionadas, o exame com Doppler colorido da circulação esplâncnica é valioso. Se um exame não invasivo pode determinar se o paciente apresenta hipertensão portal, a localização do nível da obstrução ao fluxo sanguíneo e se existem varizes esofágicas, trata-se de fato de uma ferramenta clínica útil. Por isso, o exame de Doppler colorido tornou-se o método preferido para o rastreamento de crianças portadoras de doença hepática e hipertensão portal em potencial.

Técnica Ultrassonográfica

Crianças acima de 5 anos de idade são geralmente examinadas depois de um jejum de 4 a 6 horas. Costuma-se obter sua cooperação se o procedimento for explicado e houver distrações disponíveis. Raramente há necessidade de sedação. Sempre que possível, pedimos à criança que prenda a respiração durante o exame com Doppler de um vaso, de modo a minimizar seu movimento.

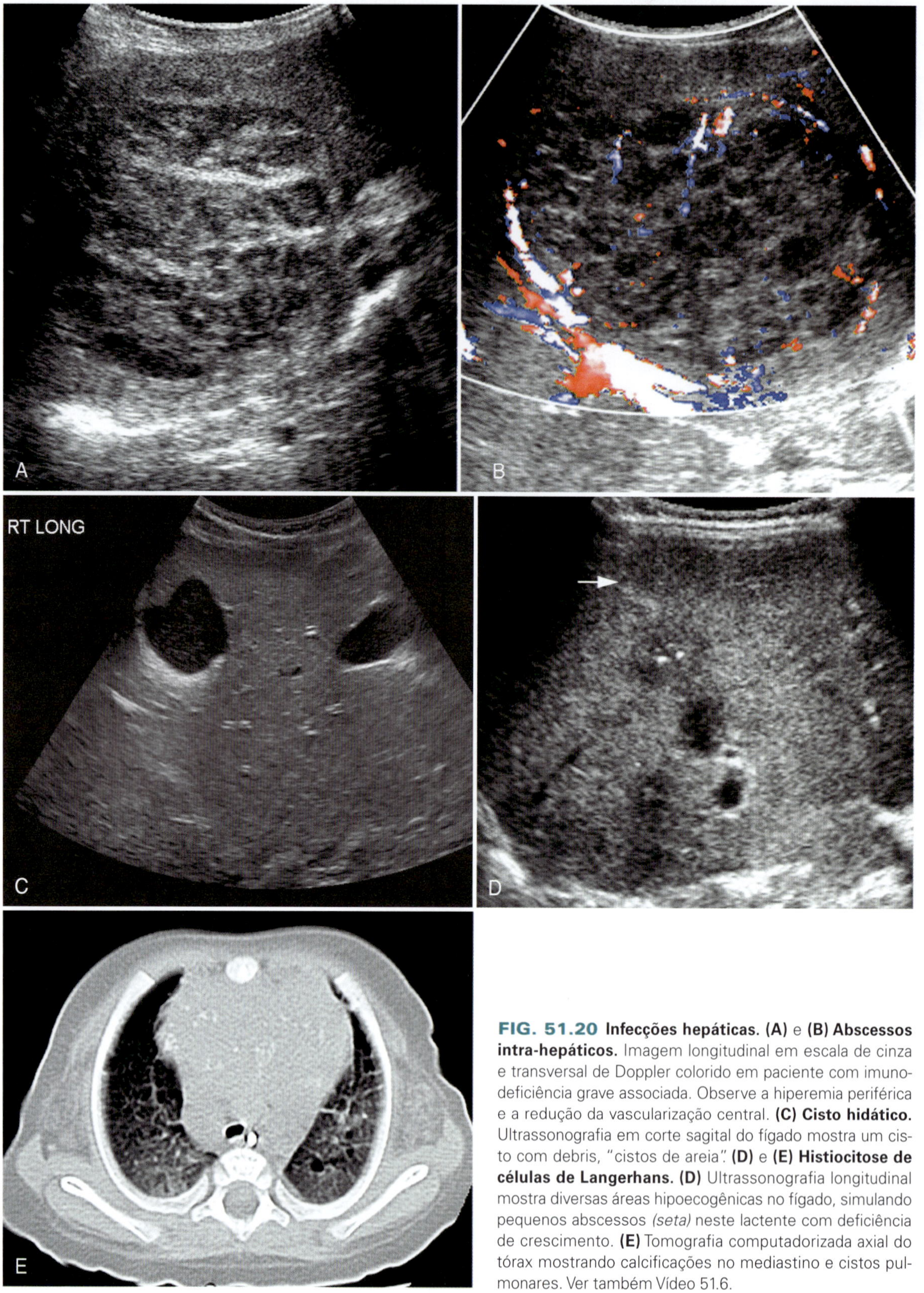

FIG. 51.20 Infecções hepáticas. (A) e **(B) Abscessos intra-hepáticos.** Imagem longitudinal em escala de cinza e transversal de Doppler colorido em paciente com imunodeficiência grave associada. Observe a hiperemia periférica e a redução da vascularização central. **(C) Cisto hidático.** Ultrassonografia em corte sagital do fígado mostra um cisto com debris, "cistos de areia". **(D)** e **(E) Histiocitose de células de Langerhans. (D)** Ultrassonografia longitudinal mostra diversas áreas hipoecogênicas no fígado, simulando pequenos abscessos *(seta)* neste lactente com deficiência de crescimento. **(E)** Tomografia computadorizada axial do tórax mostrando calcificações no mediastino e cistos pulmonares. Ver também Vídeo 51.6.

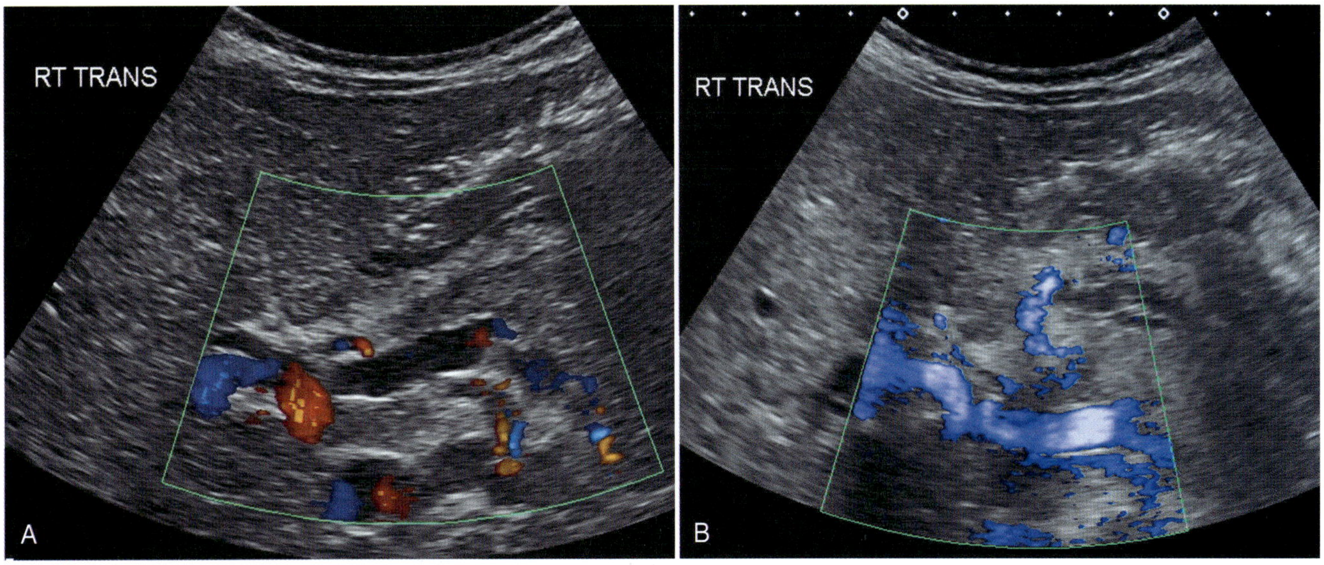

FIG. 51.21 ***Superb microvascular imaging*** **(SMI). (A)** As imagens do Doppler colorido mostram a falta de fluxo de cor na veia porta extra-hepática principal em um paciente com doença hepática crônica **(B)** As imagens do SMI mostram o preenchimento da veia porta por uma cor azul, refletindo o fluxo de velocidade muito baixa nesta veia porta ainda patente. Ver também Vídeos 51.8 e 51.9.

A frequência Doppler para o exame varia de 3,0 a 7,5 MHz, dependendo do tamanho da criança e da disponibilidade do transdutor. Como uma criança pequena ou ansiosa costuma respirar rapidamente, o examinador deve estar familiarizado com o equipamento Doppler, de modo a realizar o exame com agilidade. Todos os ajustes técnicos devem ser realizados previamente ao exame, a fim de reduzir sua duração. O vaso a ser estudado é identificado com a ultrassonografia em tempo real. A ultrassonografia com Doppler colorido pode ser utilizada para orientar o posicionamento do volume de amostragem. Em geral, obtém-se, prontamente, uma demonstração espectral do deslocamento Doppler, mesmo que este possa desaparecer durante parte do ciclo respiratório.

Criança Portadora de Doença Hepática: Exame com Doppler para Hipertensão Portal

O objetivo da ultrassonografia com Doppler é avaliar a presença e a direção do fluxo nos vasos esplâncnicos, na veia porta principal e nos seus ramos segmentares intra-hepáticos, nas veias hepáticas e na VCI[63-66] (Fig. 51.23). Além disso, a presença de fluxo na artéria hepática principal e nos seus ramos intrahepáticos deve ser determinada. Quando o exame clínico ou o Doppler são sugestivos de **hipertensão portal**, segue-se uma pesquisa sistemática pelas veias portossistêmicas colaterais. A Figura 51.24 resume os locais usuais para derivações portossistêmicas espontâneas.[65,67] O grande omento[68] (da junção esplenomesentérica até o esôfago) e os hilos renal, esplênico e hepático, assim como a pelve, são estudados na pesquisa de veias tortuosas e dilatadas. Se detectado um fluxo hepatofugal (reverso) em uma veia esplâncnica, esta veia é seguida até o vaso sistêmico receptor. Nos casos de hipertensão portal, a **veia gástrica esquerda** drena o sangue para a veia esofagiana inferior; a **veia esplênica** drena para as veias renais (ou pararrenais); as **veias mesentéricas superior e inferior** drenam para os vasos gonadais, retroperitoneais ou hemorroidários; e as **veias paraumbilicais** seguem os ligamentos redondo e falciforme e drenam para as veias abdominal anterior e ilíacas, formando a clássica **cabeça de medusa**, ou ainda para as veias da parede torácica anterior e veia mamária interna.

A direção do fluxo em uma ou em diversas veias do sistema venoso portal pode mudar na hipertensão portal, sendo essencial registrar com exatidão o sentido do fluxo sanguíneo. O volume de amostragem Doppler deve ser posicionado no centro da luz de um vaso. Se for difícil obter a direção do fluxo dentro de um vaso, um vaso próximo com direção de fluxo conhecida pode ser usado como referência (p. ex., artéria esplênica ou hepática ou, ainda, uma veia adjacente).

A **veia porta principal** e seus ramos hepáticos à direita são mais precisamente estudados por meio de uma abordagem intercostal direita. Às vezes, a veia mesentérica superior também é claramente visualizada nessa posição. Já a **veia porta esquerda** e três de seus quatro ramos (o ramo porta para o lobo caudado raramente é visualizado) e as **veias hepáticas** são mais precisamente estudadas a partir de uma abordagem subcostal oblíqua. A **veia esplênica** é estudada através de um acesso transversal acima do baço. A **veia mesentérica superior** e a **veia porta principal** têm melhor visualização através de um acesso sagital paramediano direito. A **veia gástrica esquerda** geralmente termina perto da junção esplenoportal e, quando está aumentada, é facilmente observada por meio de uma incidência paramediana sagital esquerda. Quando a **veia mesentérica inferior** está normal, raramente pode ser visualizada na ultrassonografia. Quando aumentada, seu trajeto pode ser acompanhado através de um acesso lateral esquerdo até sua junção com a veia esplênica ou com a veia mesentérica superior.

As diversas origens possíveis da **artéria hepática** podem ser de difícil reconhecimento. Procura-se em primeiro lugar pela artéria na sua origem normal, no eixo celíaco e também na medida em que passa entre a veia porta e o ducto biliar comum. Quando a artéria hepática esquerda tem origem na artéria mesentérica superior, ela atravessa o ligamento venoso. Os ramos arteriais intra-hepáticos acompanham os ramos da veia porta e podem ser detectados com um volume de amostragem do Doppler ligeiramente maior, posicionado em um ramo venoso portal, mesmo quando o ramo arterial não pode ser visualizado na ultrassonografia em tempo real. As artérias para o lobo direito do fígado (especialmente os segmentos 5, 7 e 8)

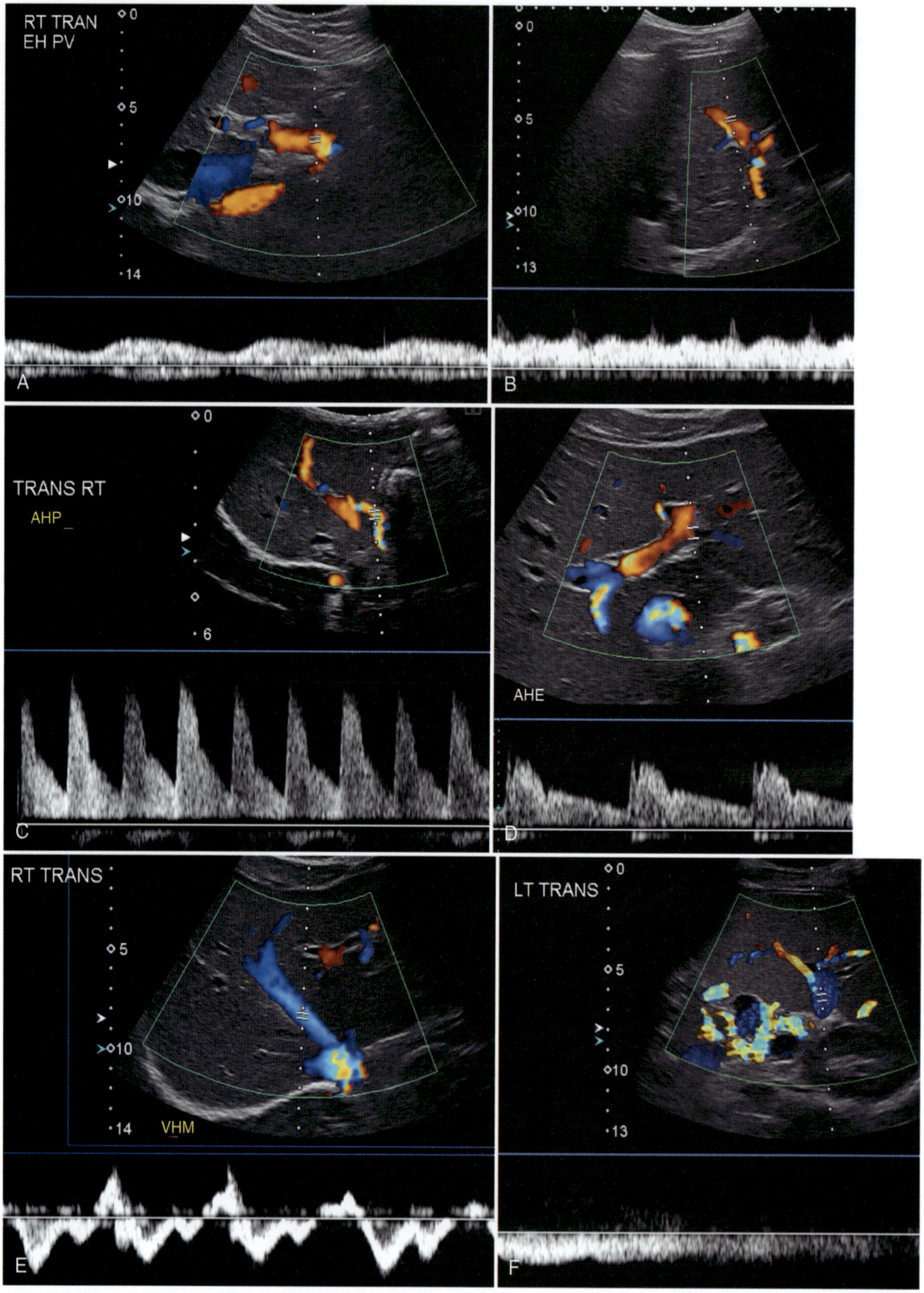

FIG. 51.22 Imagens típicas ao Doppler colorido de vasos esplâncnicos. (A) Veia porta normal examinada através de um acesso transversal, paramediano e subcostal. O fluxo varia discretamente com a sístole cardíaca. Observe o artefato de *aliasing* devido à baixa frequência de repetição de pulsos. **(B)** Ramo portal direito normal visto em uma incidência oblíqua direita com acesso subcostal. Observe que algumas pulsações arteriais são vistas como resultado do movimento respiratório. **(C)** Artéria hepática principal normal no *porta hepatis*, com fluxo anterógrado típico durante a sístole e a diástole. **(D)** Ramo da artéria hepática esquerda normal com preservação do entalhe dicrótico durante a sístole. **(E)** Veia hepática normal, imagem com acesso transversal subcostal, com fluxo trifásico na direção oposta ao transdutor, exceto durante a sístole do átrio direito, quando o fluxo vai em direção ao transdutor. **(F)** Veia esplênica aumentada no hilo com fluxo monofásico na direção oposta ao baço e várias varizes adjacentes medialmente.

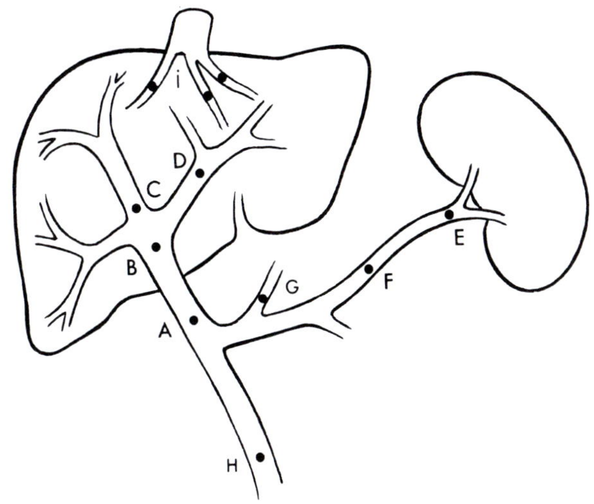

FIG. 51.23 Principais pontos de referência das veias esplâncnicas para amostras de Doppler em uma possível hipertensão porta em crianças com doença hepática. *A*, Veia porta principal; *B*, veia porta intra-hepática; *C*, veia porta direita; *D*, veia porta esquerda; *E*, veia esplênica no hilo; *F*, veia esplênica; *G*, veia gástrica esquerda; *H*, veia mesentérica superior; *I*, veias hepáticas. Também é necessário avaliar a artéria hepática e a veia cava inferior. (Com permissão de Patriquin H, Lafortune M, Burns PN, Dauzat M. Duplex Doppler examination in portal hypertension: technique and anatomy. Am J Roentgenol. 1987;149[1]:71-76.[64])

são facilmente identificáveis por esta técnica. O ramo da artéria hepática que acompanha a porção umbilical da veia porta esquerda (para o segmento 4) é particularmente de fácil identificação com a imagem Doppler plo fato de o ângulo do feixe no vaso ser praticamente ideal, obtido por meio de um acesso abdominal (Fig. 51.25). Por esse motivo, procura-se, rotineiramente, por sinais Doppler arteriais neste local em crianças submetidas a um transplante de fígado.

Padrões de Fluxo Anormais no Sistema Porta

Sinal Doppler Ausente

É muito mais difícil obter provas da ausência de um sinal Doppler do que de sua presença. Se o radiologista deixa de obter um sinal Doppler de um vaso específico, de modo geral, deve-se questionar a sensibilidade do equipamento e examinar outros vasos próximos. A não obtenção de um sinal Doppler pulsado, colorido ou *power*, de uma veia esplâncnica examinada em um ângulo inferior a 60 graus, com ganho Doppler adequado e frequência de repetição de pulso baixa com um filtro de parede de 50 Hz e janela Doppler restrita, significa que o sangue está fluindo em velocidade inferior a 4 cm/s (extremamente baixa). Deste modo, a ausência de sinal Doppler nessa situação geralmente significa ausência de fluxo ou um estado pré-trombótico.

Fluxo Venoso Portal Arterializado

Quando o fluxo normal com ondulações leves em uma veia porta é substituído por picos sistólicos e elevados gradientes diastólicos ao Doppler, é caracterizado o "padrão de fluxo arterializado", o qual pode indicar a existência de uma fístula arterioportal.[69]

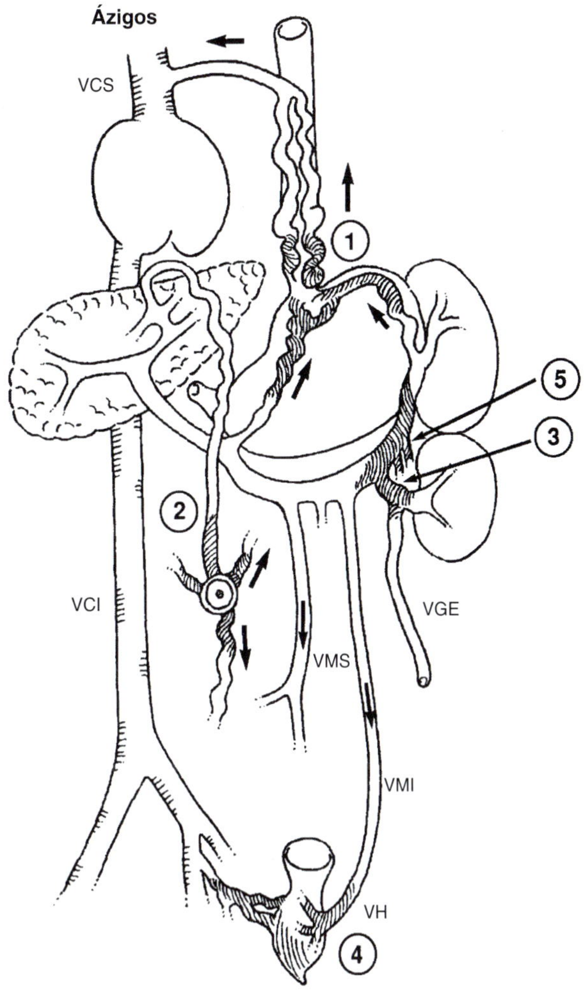

FIG. 51.24 Diagrama das vias colaterais portossistêmicas espontâneas comuns. *VH*, Veia hemorroidária; *VMI*, veia mesentérica inferior; *VCI*, veia cava inferior; *VGE*, veia gonadal esquerda; *VMS*, veia mesentérica superior; *VCS*, veia cava superior; *1*, trajeto da gástrica esquerda-ázigos (varizes de esôfago); *2*, trajeto paraumbilical-hipogástrica/mamária interna (cabeça de medusa); *3*, trajeto esplenorrenal; *4*, trajeto da VMI-hemorroidária; *5*, trajeto espleno-retroperitoneal-gonadal. (Com permissão de Patriquin HB, Lafortune M. SPR Annual Meeting Syllabus. Pediatr Radiol. 1994.[67])

Causas da Ausência do Sinal Doppler

Ângulo Doppler maior que 60 graus
Baixo ganho do Doppler
Baixa frequência de repetição de pulso
Filtro alto (o melhor é 50 Hz)
Pequeno volume de amostra
Fluxo reduzido na veia porta em jejum
Fluxo reduzido na artéria hepática após uma refeição

Fluxo Reverso ou Oscilatório

Fluxo reverso em uma veia esplâncnica ou porta intra-hepática é o sinal mais confiável, ao Doppler, de hipertensão porta. No entanto, o fluxo hepatofugal na veia porta ocorre tardiamente e é relativamente raro nos pacientes portadores de doença hepática. O fluxo oscilatório na veia porta

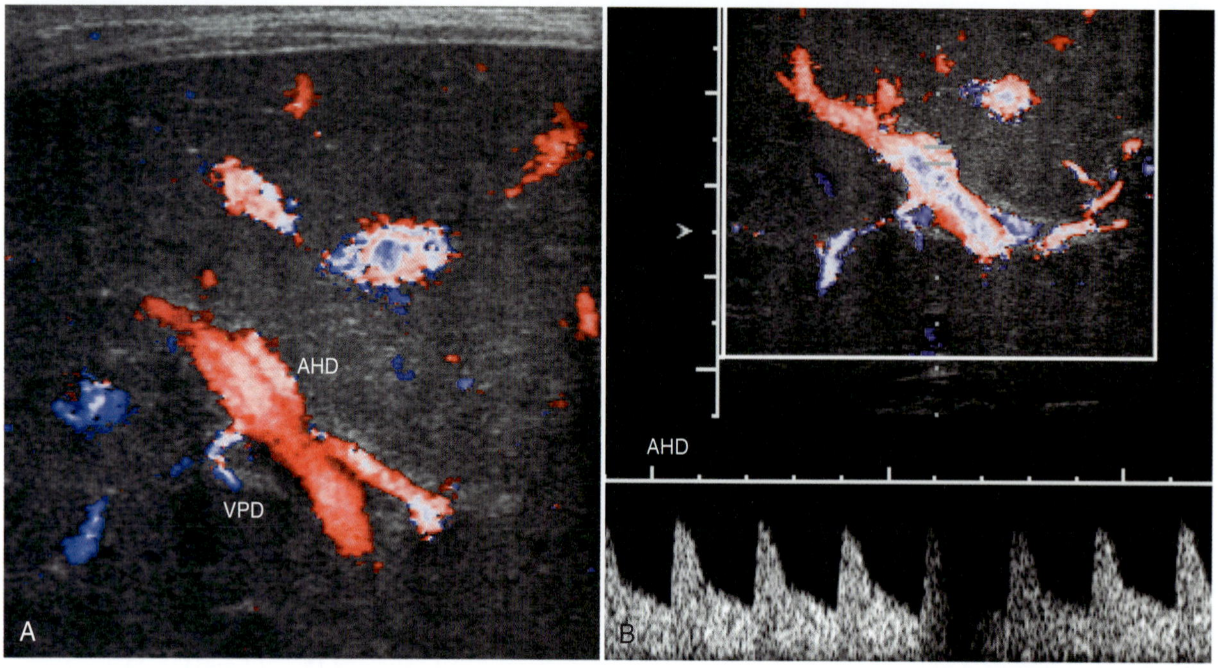

FIG. 51.25 Fígado normal e artéria hepática direita (AHD) em um lactente. Ultrassonografia com Doppler colorido, acesso oblíquo subcostal. **(A)** Veia porta direita *(VPD)*. **(B)** Cursor na AHD mostra o formato de onda do fluxo arterial normal. Os desvios do Doppler da artéria hepática e da veia porta normais exibem sentidos de fluxo idênticos.

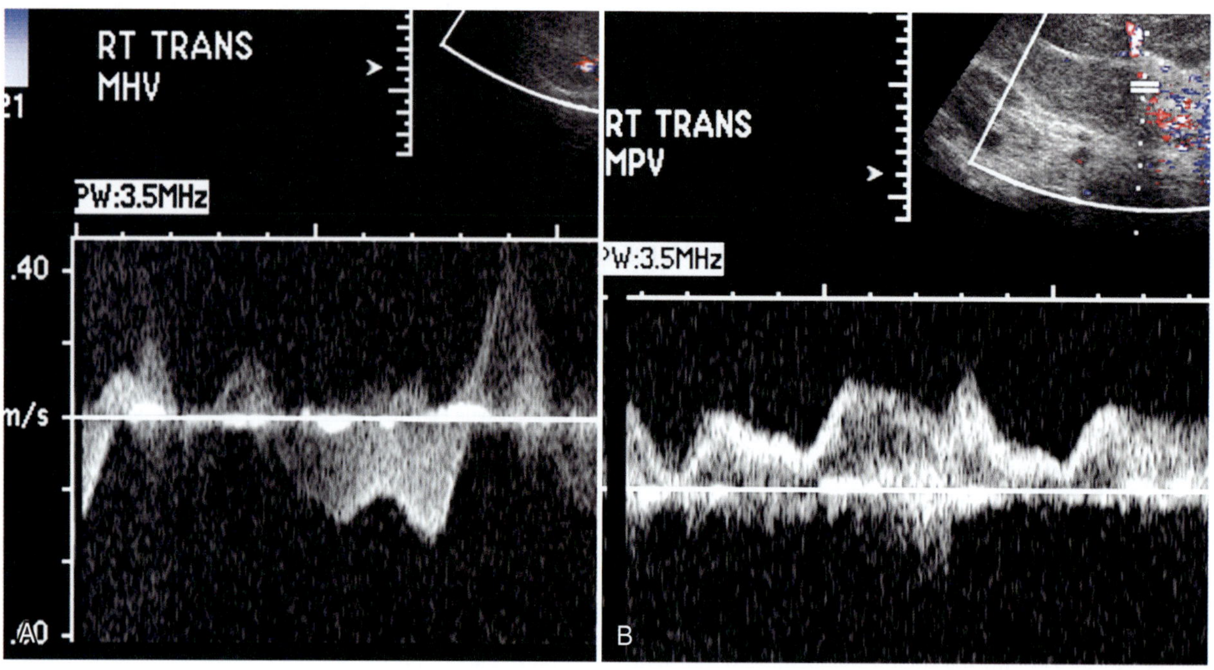

FIG. 51.26 Aumento do fluxo venoso portal e hepático após um procedimento de Fontan em uma criança com cardiopatia congênita. **(A)** Fluxo venoso hepático altamente pulsátil e **(B)** fluxo venoso porta. A pressão no átrio direito é transmitida pelas veias hepáticas através dos sinusoides hepáticos para a veia porta.

também é sugestivo de hipertensão porta Fluxo altamente pulsátil ou oscilatório na veia porta também pode ser encontrado na insuficiência cardíaca direita (Fig. 51.26) ou na insuficiência da valva tricúspide, devido à pressão transmitida através dos sinusoides hepáticos.

Padrões Doppler Anormais da Artéria Hepática

A ausência de sinal Doppler em uma artéria hepática é sugestiva de trombose arterial, espasmo ou de uma redução do fluxo nos estados pré-trombóticos.[69] O aumento localizado do pico sistólico ou o achado de fluxos periféricos do tipo *tardus-parvus* podem ser o resultado de uma estenose ou espasmo da artéria hepática, assim como em qualquer outro local arterial.

A artéria hepática e a veia porta atuam em conjunto na irrigação do fígado. Alterações nos volumes de fluxo em um desses vasos alteram o fluxo do outro. Depois de uma refeição, o fluxo venoso porta aumenta e o fluxo arterial hepático diminui, provavelmente por vasoconstrição. O fluxo diastólico da artéria hepática após uma refeição se reduz e os picos sistólicos são mais lentos quando medidos nos mesmos locais em uma mesma pessoa.[70] Pode ser difícil localizar os sinais arteriais no interior do fígado após uma refeição. Isso é especialmente preocupante em pacientes receptores de transplantes de fígado, porque um falso diagnóstico de trombose pode ser dado.

Hipertensão Venosa Porta

A hipertensão venosa porta é uma condição patológica caracterizada pelo aumento da pressão na veia porta ou em um de seus afluentes. A pressão normal na veia porta situa-se entre 5 e 10 mmHg. Existe hipertensão porta quando a pressão na veia porta encontra-se mais de 5 mmHg acima da pressão da VCI.

As muitas sequelas da hipertensão porta incluem esplenomegalia, formação de veias colaterais e espessamento do pequeno omento. Nas crianças, o pequeno omento é observado entre o lobo esquerdo do fígado e a aorta nas imagens sagitais. A espessura do pequeno omento não deve ultrapassar o diâmetro da aorta[70,71] (Fig. 51.27). Na hipertensão porta, ele está espessado pela estase linfática e uma veia gástrica esquerda encontra-se intumescida. Também se encontram alterações morfológicas na arquitetura do fígado.

Aumento do calibre da veia porta e ausência de variação do calibre das veias esplênica e mesentérica são descritos na hipertensão porta em adultos. A exatidão desses achados na avaliação da hipertensão portal em crianças não foi estabelecida. Curiosamente, em crianças com cirrose biliar, o calibre da veia porta se reduz com a progressão da cirrose.

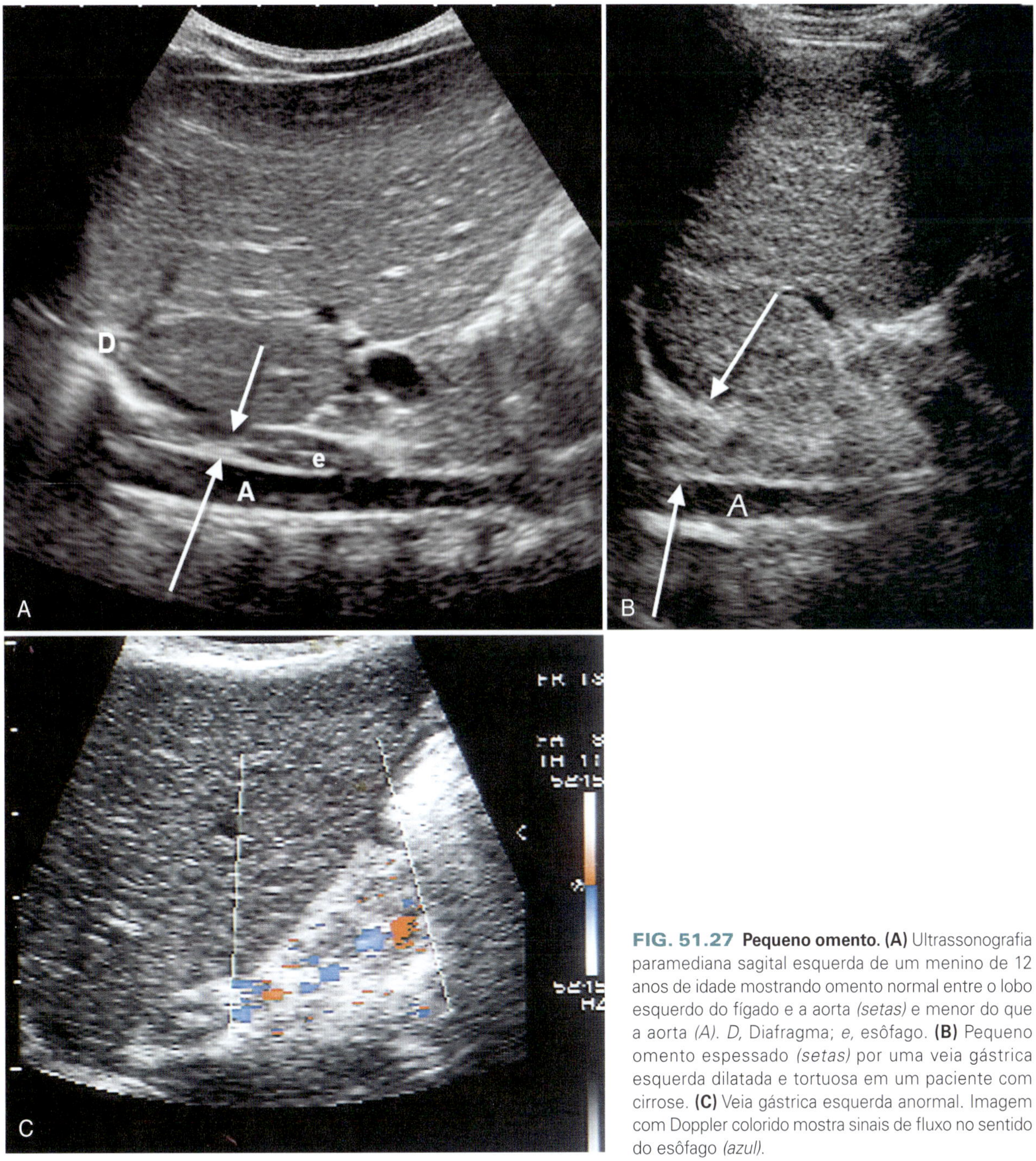

FIG. 51.27 Pequeno omento. (A) Ultrassonografia paramediana sagital esquerda de um menino de 12 anos de idade mostrando omento normal entre o lobo esquerdo do fígado e a aorta *(setas)* e menor do que a aorta *(A)*. *D*, Diafragma; *e*, esôfago. **(B)** Pequeno omento espessado *(setas)* por uma veia gástrica esquerda dilatada e tortuosa em um paciente com cirrose. **(C)** Veia gástrica esquerda anormal. Imagem com Doppler colorido mostra sinais de fluxo no sentido do esôfago *(azul)*.

A informação hemodinâmica obtida a partir da ultrassonografia com Doppler geralmente responde às seguintes questões: existe hipertensão portal? Qual é o nível de obstrução? Qual é a direção do fluxo dentro do sistema? Existem colaterais portossistêmicas?

O **fluxo hepatofugal** longe do fígado em uma veia colateral portossistêmica estabelece o diagnóstico de hipertensão portal. Clinicamente, a via mais significativa é a veia gástrica esquerda, que supre as varizes esofágicas. A **veia gástrica esquerda** é raramente visível na ultrassonografia de uma criança normal. Quando esta se dilata e atinge diâmetro superior a 2 ou 3 mm, pode ser acompanhada a partir da veia esplênica próxima à junção esplenomesentérica, ao longo do pequeno omento (atrás do lobo esquerdo do fígado e anteriormente à aorta) até o esôfago. Um padrão de fluxo venoso Doppler torna possível a distinção entre a veia e as artérias gástrica esquerda ou hepática vizinhas. A direção do fluxo é determinada ao mesmo tempo. O calibre da veia gástrica esquerda está geralmente relacionado ao tamanho das varizes do esôfago e o aumento do diâmetro está, por sua vez, associado a um risco maior de hemorragia.[72]

A **veia paraumbilical** classicamente deriva sangue da veia porta esquerda para a rede venosa periumbilical. Ela segue um trajeto vertical, paramediano direito para entrar no ligamento falciforme através do lobo esquerdo do fígado[73,74] (Fig. 51.28). Com um transdutor de alta frequência (7,5 MHz a 10 MHz), seu trajeto subcutâneo é facilmente visualizado na ultrassonografia a partir da ponta inferior do lobo esquerdo do fígado até o umbigo. Outras veias colaterais portossistêmicas espontâneas devem ser pesquisadas junto ao baço, rim esquerdo e flancos, em que derivações esplenorrenais (Fig. 51.29) ou veias dilatadas perirrenais, retroperitoneais ou gonadais recebem sangue das veias esplênicas ou mesentéricas; na pelve (Fig. 51.30), ao redor do rim direito; e próximo ao *porta hepatis* e vesícula biliar (Fig. 51.31, Vídeo 51.10), em que as veias portocava, paraduodenorrenal ou de Sappey podem desviar o sangue entre as veias porta e hepática. A variedade de colaterais portossistêmicas espontâneas é praticamente ilimitada.

Todas as colaterais portossistêmicas devem ser seguidas até a sua veia sistêmica de drenagem, que geralmente está dilatada onde ocorre a derivação. A veia esplâncnica "doadora" também está dilatada. Quando a hipertensão portal diminui depois de uma cirurgia de derivação ou transplante, as colaterais portossistêmicas diminuem de tamanho (assim como o baço aumentado e o pequeno omento).

Se uma derivação portossistêmica, espontânea ou cirúrgica for grande, pode ocorrer **encefalopatia hepática**. O exame com Doppler, sendo "fisiológico", pode revelar vias colaterais portossistêmicas incomuns de difícil identificação em estudos arterioportográficos (fluxo localmente invertido nos ramos venosos portais intra-hepáticos, com vasos neoformados que vão das veias porta para a parede abdominal, ou fluxo hepatofugal na veia esplênica).

Hipertensão Portal Pré-hepática

A hipertensão portal pré-hepática resulta da obstrução da veia esplênica, mesentérica ou porta. Como nas outras tromboses venosas, os fatores predisponentes envolvem a parede do vaso (traumatismos, cateteres), fluxo sanguíneo estagnado e fatores de coagulação anormais. As principais causas de **trombose da veia porta** incluem: (1) traumas como cateterização da veia umbilical; (2) desidratação ou choque; (3) pileflebite após apendicite ou sepse abdominal; (4) coagulopatia com a deficiência de proteína C sendo cada vez mais identificada; (5) invasão da veia porta por tumores adjacentes; (6) compressão venosa por pancreatite, linfonodos ou tumores e (7) aumento da resistência ao fluxo venoso portal no fígado cirrótico ou na síndrome de Budd-Chiari.

A recanalização dos trombos venosos do sistema porta em geral ocorre rapidamente nas crianças. Além disso, os canais venosos paraportais e as veias císticas que drenam a vesícula biliar se dilatam e canalizam o sangue para o fígado se não existir nenhuma obstrução neste local (na cirrose ou na trombose da veia hepática). A coleção resultante de veias tortuosas é denominada **transformação cavernosa da veia porta** ou **cavernoma** (Fig. 51.31). O fluxo hepatopetal em direção ao fígado nesses vasos é facilmente detectável com o Doppler. Apesar da existência desses canais colaterais, a hipertensão portal se desenvolve, frequentemente com a presença de varizes esofágicas.[75]

Causas da Trombose da Veia Porta

Trauma
Cateteres
Desidratação
Choque
Pileflebite
Coagulopatia, especialmente deficiência da proteína C
Invasão da veia porta
Compressão da veia porta
Cirrose
Síndrome de Budd-Chiari

Depois da trombose da veia porta, as veias periféricas intra-hepáticas tornam-se pequenas e filiformes. A sua luz pode não ser visualizada. Em geral, um exame cuidadoso desses vasos com o Doppler colorido mostra um fluxo venoso hepatopetal, provavelmente como resultado de *shunts* nos vasos do *porta hepatis*, o que constitui o "cavernoma". Como a obstrução ao fluxo venoso ocorre no *porta hepatis*, não é surpreendente que as crianças portadoras de trombose venosa portal não apresentem veias periumbilicais aumentadas e cabeças de medusa; essa via portossistêmica conta com o fluxo abundante na veia porta esquerda.[75]

Outra causa de hipertensão portal pré-hepática (ou intra-hepática "pré-sinusoidal") nas crianças é a **fibrose hepática congênita** (Fig. 51.32). Esta doença hereditária autossômica recessiva é caracterizada por fibrose na tríade portal, em que os ramos terminais da veia porta e pequenos ductos biliares estão sob compressão. Os hepatócitos estão normais, assim como a função hepática.[10] A arquitetura do fígado está alterada por estruturas císticas ou lineares que representam ectasias variáveis de ductos biliares, assim como por colaterais paraportais (cavernoma).[76,77] Essas crianças geralmente apresentam varizes esofágicas sangrantes. A ultrassonografia mostra as características da hipertensão portal: esplenomegalia e o pequeno omento espessado em que uma veia gástrica esquerda dilatada e tortuosa pode ser visualizada, com fluxo hepatofugal detectado por Doppler colorido. A fibrose hepática congênita está geralmente associada à **doença renal policística autossômica recessiva**.[78]

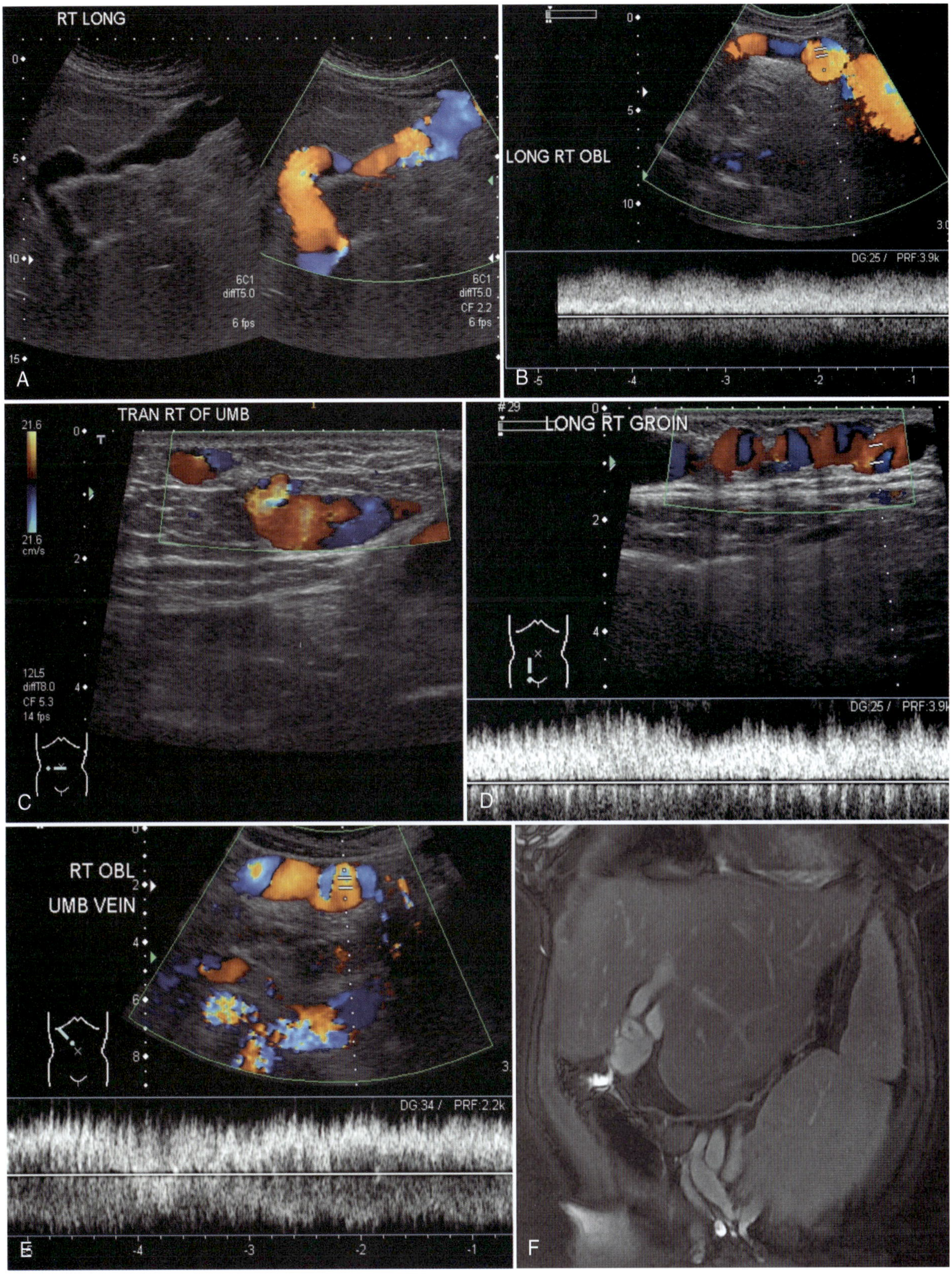

FIG. 51.28 Via colateral paraumbilical. (A) e **(B)** Ultrassonografias transversais paramedianas com escala de cinza e Doppler colorido mostram o lobo esquerdo do fígado em uma criança com cirrose e hipertensão portal. **Veia umbilical recanalizada**, com sinais de fluxo venoso em direção ao transdutor, anteriormente e para fora do fígado. **(C)-(E)** Imagens sagitais e oblíquas de Doppler colorido mostrando o fluxo venoso saindo do fígado através da veia paraumbilical aberta, que penetra nas regiões da virilha direita e periumbilical. O padrão da onda no Doppler pulsado mostra o fluxo venoso de baixa velocidade "sussurando" nesses vasos. **(F)** Imagem da ressonância magnética coronal Fiesta mostra varizes tortuosas pericolecíticas e vasos infraumbilicais no mesmo paciente.

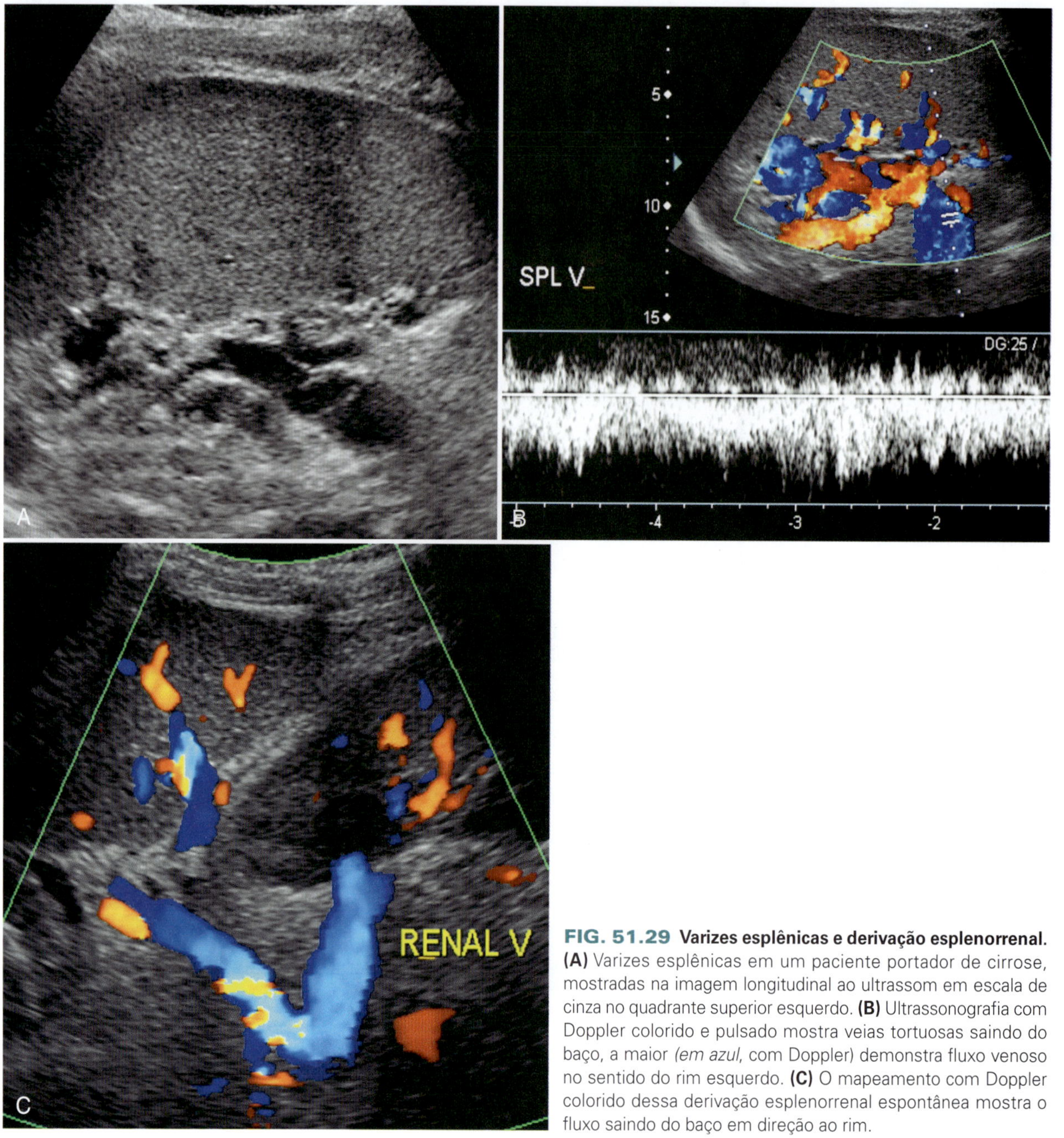

FIG. 51.29 Varizes esplênicas e derivação esplenorrenal. **(A)** Varizes esplênicas em um paciente portador de cirrose, mostradas na imagem longitudinal ao ultrassom em escala de cinza no quadrante superior esquerdo. **(B)** Ultrassonografia com Doppler colorido e pulsado mostra veias tortuosas saindo do baço, a maior *(em azul,* com Doppler) demonstra fluxo venoso no sentido do rim esquerdo. **(C)** O mapeamento com Doppler colorido dessa derivação esplenorrenal espontânea mostra o fluxo saindo do baço em direção ao rim.

A dilatação dos ductos coletores renais nessas crianças é variável e de menor gravidade do que na forma neonatal; além disso, o comprometimento renal não é tão relevante. Contudo, a arquitetura renal encontra-se muito alterada. As pirâmides estão hiperecogênicas e podem conter cálcio; pequenos cistos podem ser vistos e, em geral, os rins estão aumentados. Essas características possibilitam que os ultrassonografistas estabeleçam a causa do sangramento intestinal alto nessas crianças durante seu primeiro exame ultrassonográfico.

Hipertensão Portal Intra-hepática

Uma agressão grave ao hepatócito resulta em **necrose**. A menos que a necrose seja excessiva, esta será seguida pelo processo de cicatrização e pela formação de vários nódulos de regeneração. O processo da **cirrose** resulta em sinusoides obstruídos e cicatrizados, e em um fluxo venoso portal anormal através dos nódulos de regeneração. Na criança, a cirrose ocorre após:

- Hepatite
- Destruição dos hepatócitos pelas toxinas acumuladas nas doenças metabólicas hereditárias, como a tirosinemia, algumas formas de doença do depósito de glicogênio e doença de Wilson
- Estase biliar, como observado na atresia de vias biliares e fibrose cística

Embora tipos diferentes de cirrose causem obstrução inicial em nível pré-sinusoidal (esquistossomose, cirrose biliar), sinusoidal (cirrose de Laennec) e pós-sinusoidal, a cicatrização progressiva geralmente se dissemina para todo o sinusoide. À medida que o fluxo portal permanece estagnado, as vias colaterais portossistêmicas se abrem. O fluxo sanguíneo portal diminui. Em geral, o aporte total de sangue para o fígado é mantido pelo aumento do fluxo sanguíneo na artéria hepática.

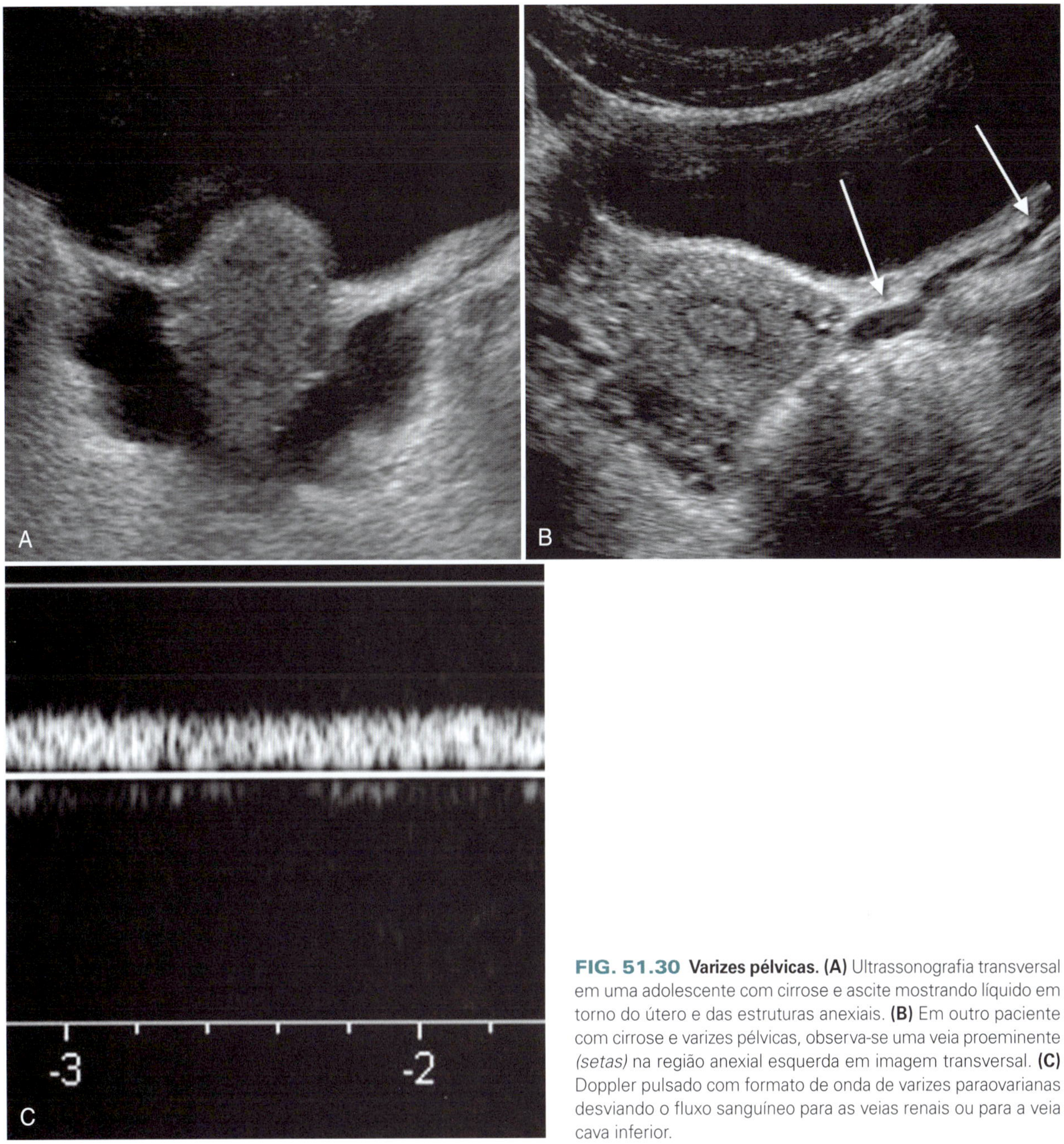

FIG. 51.30 Varizes pélvicas. (A) Ultrassonografia transversal em uma adolescente com cirrose e ascite mostrando líquido em torno do útero e das estruturas anexiais. **(B)** Em outro paciente com cirrose e varizes pélvicas, observa-se uma veia proeminente *(setas)* na região anexial esquerda em imagem transversal. **(C)** Doppler pulsado com formato de onda de varizes paraovarianas desviando o fluxo sanguíneo para as veias renais ou para a veia cava inferior.

Causas da Cirrose na Infância

Hepatite
Acúmulo de toxinas nas doenças metabólicas hereditárias
Atresia de vias biliares
Fibrose cística

Ultrassonograficamente, essas alterações na hemodinâmica são sinalizadas pela redução do diâmetro da veia porta e de seus ramos segmentares até se tornarem estruturas filiformes. A velocidade de fluxo, quando mensurável, está reduzida. Em contraste, os ramos da artéria hepática (normalmente difíceis de visualizar em crianças) podem se tornar visíveis na ultrassonografia com escala de cinza. O Doppler espelha o aumento do calibre da artéria hepática e o fluxo, vistos na angiografia. Os efeito Doppler das artérias segmentares estão aumentados quando comparados ao sistema venoso portal adjacente.

Parecem ocorrer dois mecanismos hemodinâmicos nos pacientes portadores de hipertensão portal, especialmente nos pacientes com cirrose. A **teoria do fluxo retrógrado** explica a hipertensão portal pelo aumento da resistência ao fluxo venoso portal causado pelo bloqueio intra-hepático descrito anteriormente. Em resposta ao fluxo intra-hepático de baixíssima velocidade, formam-se vias colaterais portossistêmicas que drenam o sangue do fígado, resultando finalmente em um fluxo hepatofugal em alguns ou em todos os ramos segmentares e também na veia porta principal, facilmente demonstrado com ultrassonografia com Doppler. Por que a pressão no sistema porta permanece elevada, apesar de tal mecanismo de des-

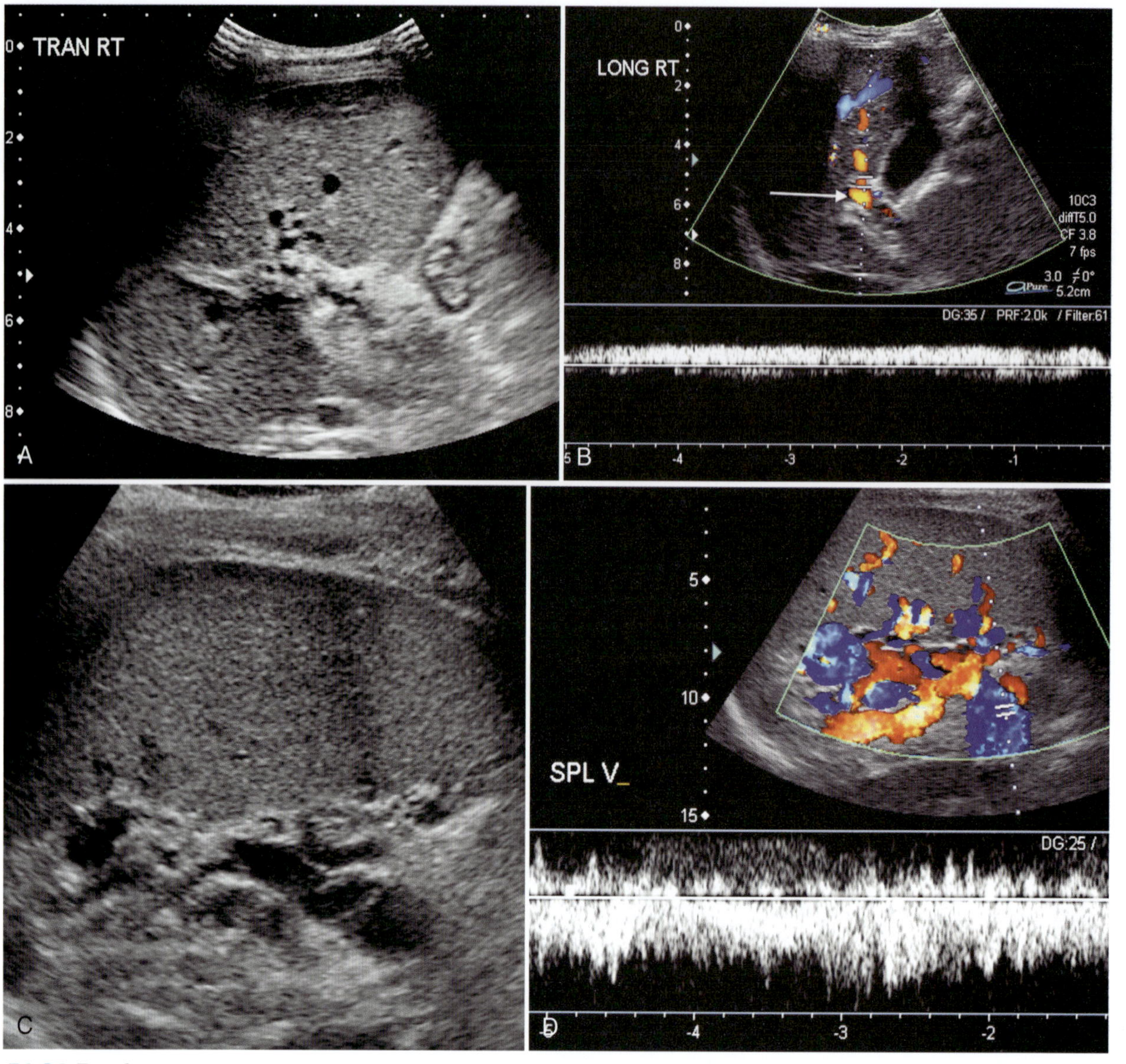

FIG. 51.31 Transformação cavernosa da veia porta em uma criança após cateterização da veia umbilical na infância. (A) Ultrassonografia transversal do fígado mostra diversas veias tubulares tortuosas, porém não a veia porta principal calibrosa no *porta hepatis*. **(B)** Doppler colorido e pulsado em uma dessas veias mostra o fluxo hepatopetal lento. A **artéria hepática principal**, calibrosa *(seta)*, logo abaixo da veia em análise, está presente, um achado típico na transformação cavernosa da veia porta. **(C)** Apesar da presença de colaterais venosas que transportam o sangue para o fígado em torno da veia porta principal trombosada, a criança apresenta **varizes esplênicas** visualizadas no ultrassonografia longitudinal. **(D)** Doppler colorido e pulsado das varizes esplênicas mostra um fluxo venoso mais vigoroso do que o observado na veia porta. Ver também Vídeo 51.10.

compressão? Esta questão pode ser respondida pela **teoria do fluxo anterógrado**. Na teoria do fluxo retrógrado, o fluxo sanguíneo portal permanece inalterado ou até mesmo reduzido. A teoria do fluxo anterógrado sugere que as arteríolas esplâncnicas se dilatam nos pacientes portadores de cirrose. A resistência esplâncnica reduzida leva a um maior fluxo nas artérias e veias intestinais, com subsequente aumento do fluxo sanguíneo venoso portal. Isso explicaria o motivo pelo qual a hipertensão portal é mantida apesar da presença de desvios portossistêmicos extensos.

Como a obstrução ao fluxo portal na cirrose ocorre dentro do fígado, raramente se desenvolvem colaterais venosas periportais e pericolecísticas. No entanto, o sangue é frequentemente desviado da veia porta esquerda através de uma ou várias **veias paraumbilicais** tortuosas para veias da parede anterior do abdome e do tórax. Documentar o fluxo hepatofugal nessa veia situada dentro do ligamento falciforme é uma maneira fácil de definir o diagnóstico de hipertensão portal em crianças. As colaterais superficiais da parede abdominal (torácica) são facilmente acompanhadas com Doppler colorido através da utilização de um transdutor de alta frequência.

A **veia gástrica esquerda**, desviando o sangue do fígado para as varizes esofágicas, apesar de dilatada, torna-se cada vez mais difícil de detectar pela ultrassonografia em crianças portadoras de cirrose avançada. A atrofia do lobo esquerdo do fígado elimina a janela acústica através da qual o pequeno omento é normalmente estudado.

Todas as outras derivações portossistêmicas descritas na Figura 51.24 são possíveis em crianças com cirrose; assim, tanto o abdome quanto a pelve, em sua totalidade, devem ser estudados com a ultrassonografia. O princípio da **derivação** é constante em todas as colaterais portossistêmicas; uma veia esplâncnica dilatada, frequentemente tortuosa, com fluxo reverso (hepatofugal), desvia o

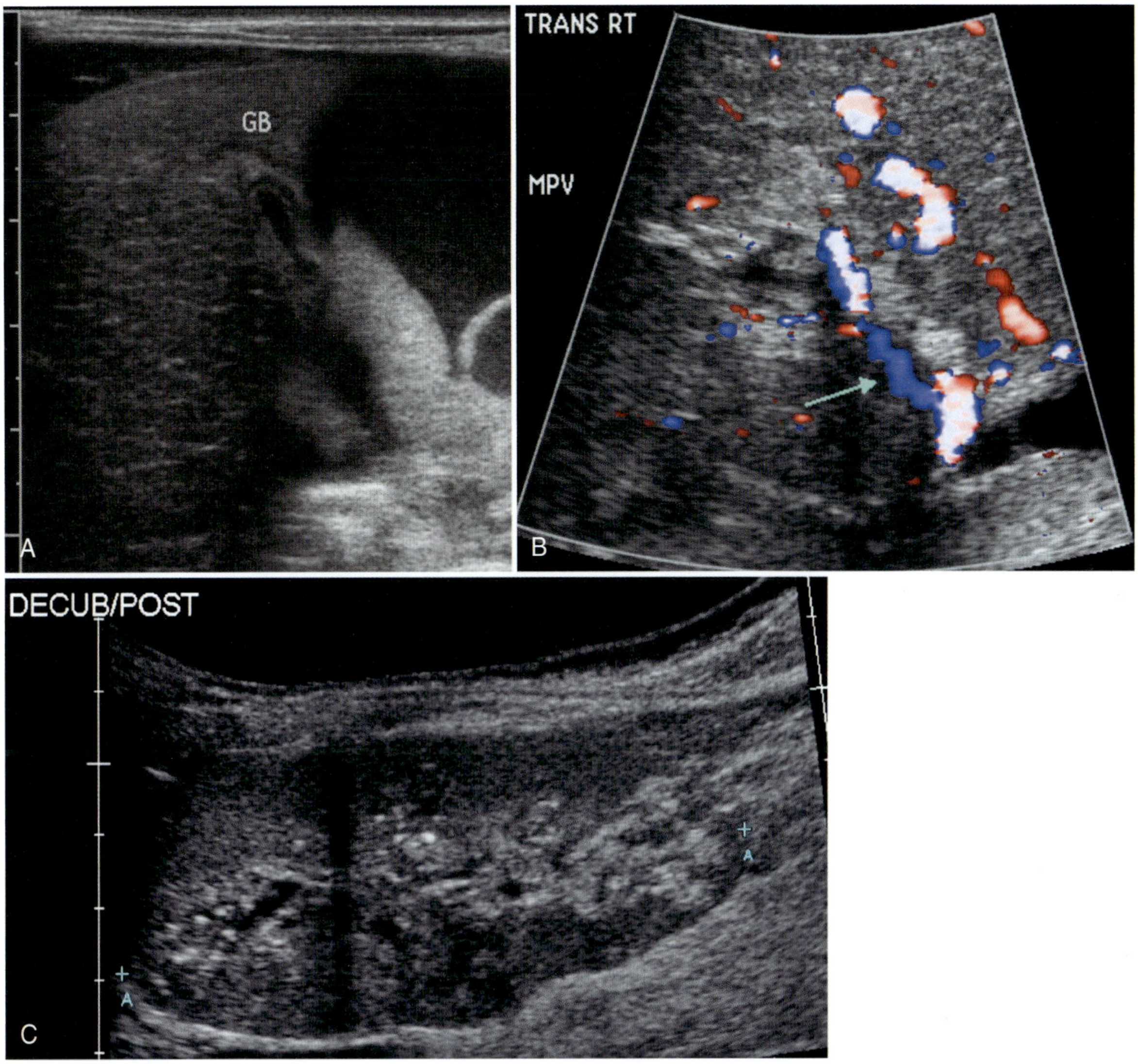

FIG. 51.32 Fibrose hepática congênita causando obstrução da veia porta e biliar. (A) Ultrassonografia transversal em escala de cinza mostra ascite, espessamento da parede da vesícula biliar e ecotextura hepática grosseira refletindo a ectasia ductal biliar. **(B)** Doppler colorido no mesmo lactente mostra o fluxo em direção oposta ao fígado em vasos tortuosos *(seta)* no *porta hepatis* devido à transformação cavernosa da veia porta. **(C)** A imagem longitudinal do rim neste lactente mostra ecotextura renal anormal com focos ecogênicos relacionados a ductos coletores dilatados, cistos microscópicos e calcificação distrófica.

sangue para uma veia sistêmica que se encontra igualmente dilatada nesse local do desvio. O fluxo sanguíneo venoso rápido produz efeitos Doppler elevados e estáveis. Fluxo bidirecional e turbulento são achados frequentes no local da derivação. Um diagrama que resume os achados Doppler é extremamente útil para a visualização de todo o trajeto da derivação, como também da circulação intra-hepática. Alguns pacientes portadores de hipertensão portal grave desenvolvem um fluxo reverso na veia porta principal, em alguns casos devido à proximidade de uma grande derivação com o *porta hepatis*. Entretanto, se o diagnóstico de hipertensão portal dependesse da identificação de um fluxo portal reverso, deixaríamos de identificá-la na maioria desses pacientes.[79]

Hipertensão Portal Supra-hepática (Pós-hepática)

O quarteto clínico de ascite, dor abdominal, icterícia e hepatomegalia que ocorre após uma obstrução das veias hepáticas é chamado de **síndrome de Budd-Chiari** (Fig. 51.33). É rara em crianças. O exame com Doppler é especialmente útil na exclusão do diagnóstico porque os quatro sinais clínicos que formam a síndrome são bastante comuns nas crianças com outras formas de hipertensão portal. Acreditava-se que os primeiros pacientes portadores de trombose das veias hepáticas descritos por Budd (1846), Fredrichs, Lange e Chiari (1899) apresentavam flebite hepática secundária à sepse ou sífilis, com comprometimento primário dos pequenos ramos das veias hepáticas. Desde então, outras causas foram identificadas, agora classificadas como obstrução das veias central e sublobulares, dos vasos hepáticos principais ou da VCI próxima ao orifício da veia hepática.[80] A **doença veno-oclusiva** (DVO) **de pequenos vasos hepáticos**, também conhecida como **síndrome da obstrução sinusoidal** (SOS), é causada por toxinas (alcaloides pirrolizidínicos existentes na erva-de-santiago ou no chá de arbusto da Jamaica); quimioterapia; transplante de medula óssea e de células-tronco;

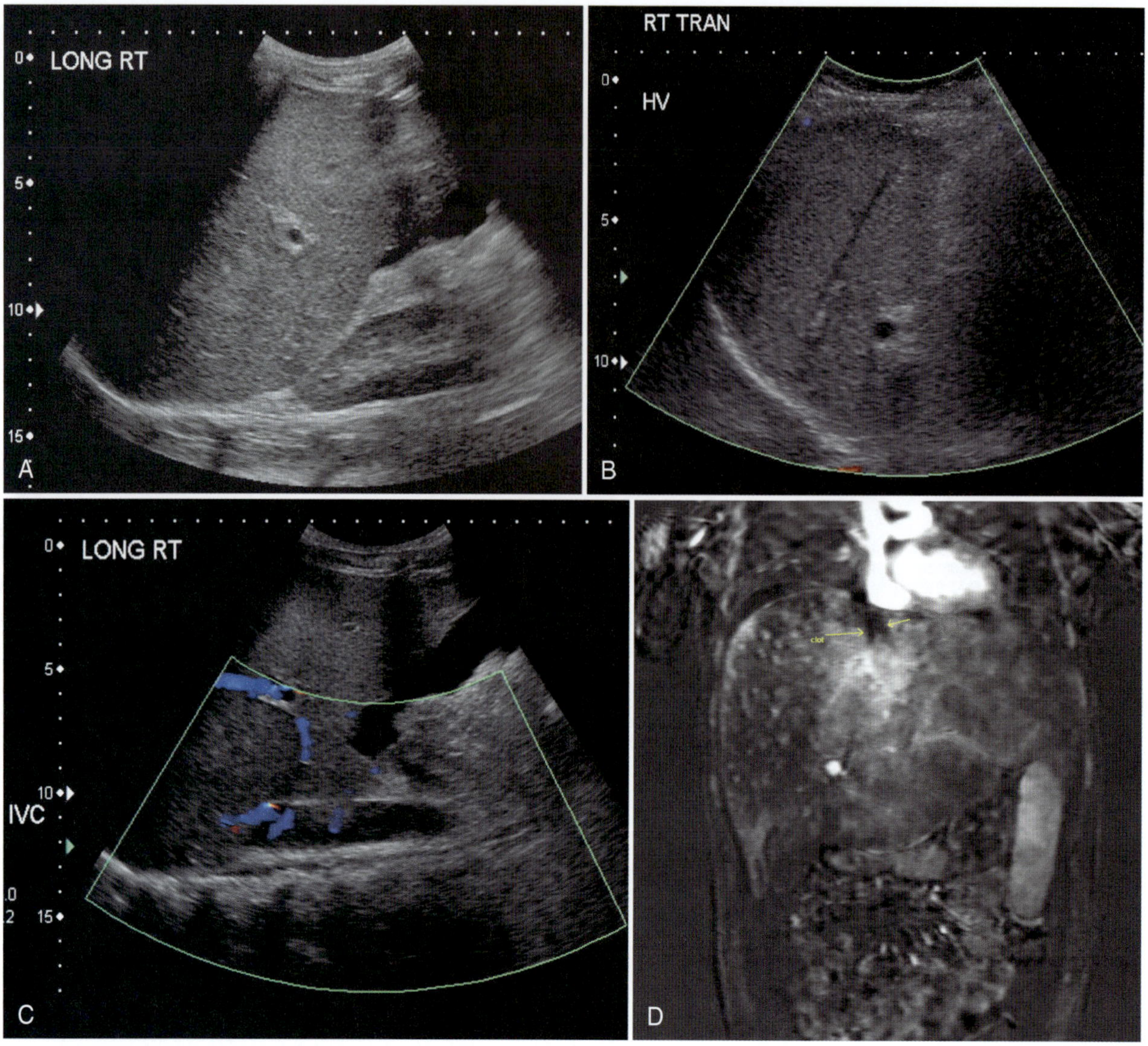

FIG. 51.33 Síndrome de Budd-Chiari. (A) Aspecto agudo: o fígado está aumentado e envolto por líquido ascítico. **(B)** O trajeto diagonal de uma veia hepática está preenchido por um coágulo ecogênico. **(C)** Imagem longitudinal da veia cava inferior mostra interrupção abrupta e ausência de fluxo intra-hepático. **(D)** Trombo na confluência venosa hepática *(setas)* foi confirmado com imagens de ressonância magnética sensíveis ao fluxo.

lúpus eritematoso; radioterapia hepática e contraceptivos orais. Essa DOV acomete primariamente pequenas radículas venosas hepáticas, embora os ramos principais possam ser secundariamente comprometidos.

Os achados ultrassonográficos de DVO incluem esplenomegalia, ascite, veias hepáticas de pequeno calibre e fluxo nas veias paraumbilicais. O diagnóstico ultrassonográfico de DVO permanece difícil; os critérios clínicos e laboratoriais são melhores indicadores da gravidade da DVO e de sua resposta ao tratamento clínico.[81] **Trombose das veias hepáticas principais** é geralmente causada por anormalidades da coagulação ou malformações congênitas do orifício da veia hepática. A obstrução na porção hepática da VCI pode resultar em trombose das veias hepáticas. As membranas congênitas da VCI resultantes de um defeito embriológico na fenestração de sua luz também podem levar à obstrução das veias hepáticas.[82,83] A posição mais comum para tal membrana é abaixo de uma veia hepática esquerda obstruída e acima de uma veia hepática direita patente, provavelmente como resultado de um remanescente fibroso obstrutivo da veia umbilical esquerda e do ducto venoso.

Causas da Doença Hepática Venosa Oclusiva

- Toxinas
  - Alcaloides pirrolizidínicos
  - Erva-de-santiago (*Senecio jacobaea*) ou chá de arbusto da Jamaica
- Quimioterapia
- Transplante de medula óssea
- Lúpus eritematoso
- Radioterapia hepática
- Anticoncepcionais orais
- Distúrbios da coagulação
- Malformações congênitas do óstio da veia hepática
- Obstrução da porção hepática da veia cava inferior
- Membranas congênitas da veia cava inferior

Após qualquer obstrução das veias hepáticas, o fígado aumenta de volume e se torna congesto. Como o lobo caudado possui a sua própria veia hepática que drena na VCI abaixo das outras, frequentemente ele não é afetado e funciona como única via de drenagem venosa para todo o fígado. O lobo caudado aumenta rapidamente e com frequência comprime a VCI. Em seguida desenvolve-se ascite e, em vários casos, há derrames pleurais, esplenomegalia e a formação de colaterais portossistêmicas. O exame com Doppler mostra ausência ou inversão de fluxo nas veias hepáticas. As áreas com fluxo de alta velocidade próximo à estenose de veias hepáticas são prontamente detectadas por ultrassonografia com Doppler colorido e pulsado. Na ausência de drenagem venosa hepática, o sangue arterial pode ser desviado para a veia porta através de derivações microscópicas na tríade portal ou por derivações intra-hepáticas maiores. Pode haver inversão de fluxo venoso portal. Por outro lado, a veia porta pode sofrer trombose quando a congestão hepática for muito grave. Atualmente, a **venografia hepática**, que mostra uma rede aracniforme de veias intra-hepáticas em vez da luz habitual dos vasos hepáticos, é pouco realizada porque a vasculatura hepática é bem visualizada com ultrassonografia com Doppler.

No paciente portador da síndrome de Budd-Chiari aguda, raramente há tempo hábil para a formação de vias colaterais portossistêmicas. Se houver vias de desvio, estas serão similares às encontradas na cirrose. As veias periportais e pericolecísticas não funcionam normalmente como vias de desvio porque drenam para os ramos segmentares da veia porta direita, a qual se encontra muito congesta em resposta à obstrução da veia hepática. Derivações intra-hepáticas extensas podem se formar.

O tratamento da oclusão da veia hepática inclui anticoagulantes, defibrotide, ablação das redes obstrutivas ou uma derivação portocava de emergência. A recanalização das veias hepáticas, a regressão da hipertensão portal (redução de calibre e da velocidade de fluxo nas derivações portossistêmicas, baço menor, absorção da ascite) e a permeabilidade das derivações terapêuticas podem ser avaliadas por meio do Doppler.

Shunts Cirúrgicos Portossistêmicos

No início, o tratamento definitivo de crianças com sangramento de varizes esofágicas consistia na realização de derivações portossistêmicas cirúrgicas. Tais derivações agora só são realizadas quando a escleroterapia das varizes não é bem-sucedida ou quando um transplante de fígado não é possível. As crianças com fígados saudáveis e hipertensão portal pré-hepática ainda são candidatas aos procedimentos de derivação. Em crianças, as **derivações transjugulares intra-hepáticas portossistêmicas** (TIPS; do inglês, *transjugular intrahepatic portosystemic shunt*) como alternativa às derivações cirúrgicas clássicas dos adultos, vêm sendo realizadas cada vez mais. A perviedade das derivações transjugulares tem sido monitorada por ultrassonografia com Doppler, que mostra o sangue fluindo da veia porta direita do "doador" através da endoprótese intra-hepática para a veia hepática direita (ou outra). Estenoses, tromboses das derivações e a presença de fluxo ao redor da endoprótese são prontamente visualizadas por ultrassonografia com Doppler.

As derivações cirúrgicas portossistêmicas podem ser totais ou parciais. As **derivações totais** dirigem todo o fluxo sanguíneo venoso do sistema esplâncnico congesto para uma veia sistêmica, assim como na derivação portocava terminolateral, para a qual a veia porta principal é redirecionada. A extremidade hepática é ligada e a extremidade esplâncnica é conectada à VCI. Nesta situação, a perfusão venosa portal no fígado é mínima. As **derivações parciais** direcionam apenas parte do sangue esplâncnico para uma veia sistêmica, proporcionando assim melhor perfusão hepática e reduzindo a incidência de encefalopatia hepática. A derivação esplenorrenal distal (Warren) liga a veia esplênica com a veia renal esquerda. A derivação laterolateral, ou derivação portocava do tipo H, conecta a veia porta com a VCI no *porta hepatis*. O procedimento REX *shunt* conecta a veia porta esquerda à VCI utilizando um enxerto venoso. Existem muitas variantes desses procedimentos cirúrgicos.

O estudo com Doppler dos ramos portais intra-hepáticos é precioso na avaliação do **funcionamento da derivação portocava**. Na maioria das derivações ativas, o fluxo nas veias porta intra-hepáticas é hepatofugal.[84] É fácil compreender porque isso deve ser assim nas derivações portocava laterolaterais, em que o sangue venoso intra-hepático de alta pressão flui para a veia cava, que apresenta baixa pressão. É mais difícil explicar o fluxo hepatofugal nas veias porta intra-hepáticas em pacientes com uma derivação portocava terminolateral, em que a extremidade hepática da veia porta foi ligada e seccionada. O sangue pode sair do fígado através de um sistema de veias colaterais entre os ramos intra-hepáticos da veia porta e as veias sistêmicas de baixa pressão. Esse fenômeno já foi demonstrado na angiografia.[85]

Entre os sinais de obstrução da derivação, incluem-se os seguintes:

- O local da derivação é difícil ou impossível de detectar, e nenhum sinal Doppler é obtido.
- O sangue na veia esplâncnica que supre a derivação não flui mais no sentido da derivação.
- A direção do fluxo venoso portal intra-hepático volta à normalidade.
- Reaparecem derivações portossistêmicas espontâneas, assim como outros sinais de hipertensão portal.

Elastografia Hepática por Ondas de Cisalhamento

A elastografia por ondas de cisalhamento (SWE; do inglês, *shear wave elastography*) em tempo real é um método em ampla expansão utilizado para avaliar a rigidez hepática, a fibrose na cirrose, condições inflamatórias e tumores. Uma técnica anterior por **compressão mecânica sem imagem (Fibroscan®)**, a **elastografia hepática transitória** (EHT), foi rapidamente adotada por gastroenterologistas e hepatologistas, mas mostrou-se menos confiável e pouco reproduzível quando comparada à **elastografia por ondas de cisalhamento** (SWE) (Fig. 51.34). Um terceiro tipo de elastografia, **imagem por impulso de radiação acústica** (ARFI) (Fig. 51.35), usa uma imagem de ultrassonografia em modo B para posicionar uma região de interesse (ROI) fixa, que é medida em tempo real durante o pressionamento de um botão (que envia o pulso da onda de cisalhamento). A ARFI é semelhante à EHT, com o benefício adicional de visualizar o segmento do fígado em análise. A elastografia ultrassonográfica é prontamente realizada em crianças sem sedação, e as medidas podem ser cronometradas durante as pausas respiratórias. A elastografia por ultrassom mostrou boa correlação com a elastografia por ressonância magnética (ERM) e com a biópsia hepática. Ambas as técnicas têm potencial para diminuir a necessidade de biópsia hepática em crianças.[86-89]

DOPPLER EM CRIANÇAS RECEPTORAS DE TRANSPLANTE HEPÁTICO

Avaliação Pré-transplante

Antes de se considerar a realização de um transplante hepático, é necessário realizar a avaliação do calibre e do funcionamento tanto da veia porta principal quanto da VCI. Esta avaliação é geralmente feita

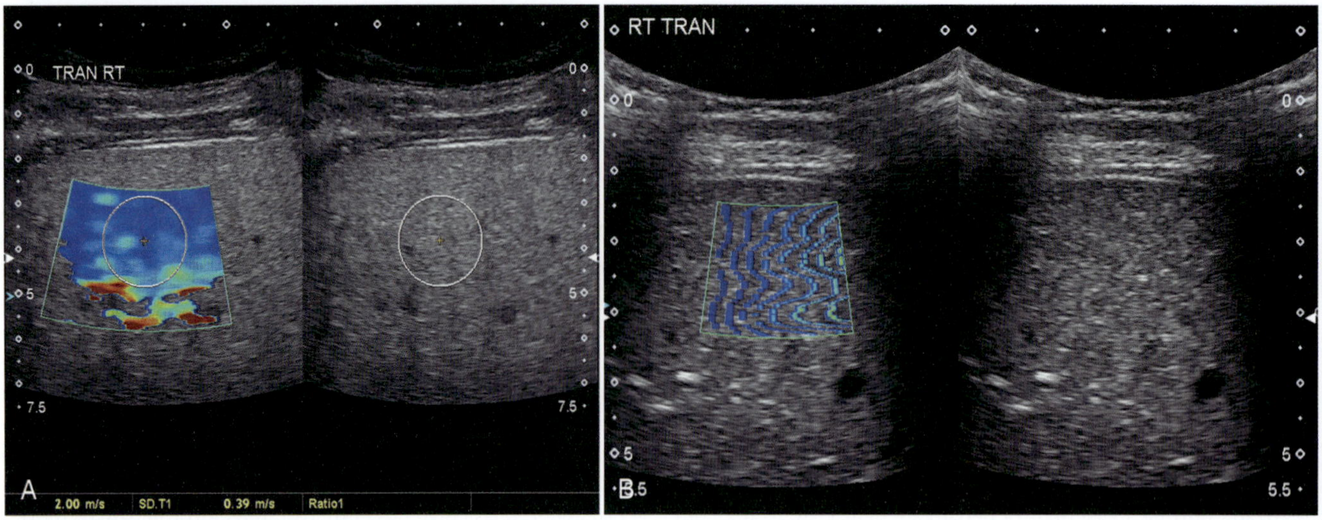

FIG. 51.34 Doença hepática crônica por à hepatite B. (A) Mapeamento colorido da elastografia por ondas de cisalhamento e região circular de interesse posicionada sobre uma área de fígado relativamente homogênea, produzindo velocidade da onda de cisalhamento de 2 m/s. **(B)** A **exibição da onda de propagação** mostra bandas azuis verticais da onda de cisalhamento passando através do fígado. Os contornos e intervalos regulares da onda resultam em um local homogêneo para medições.

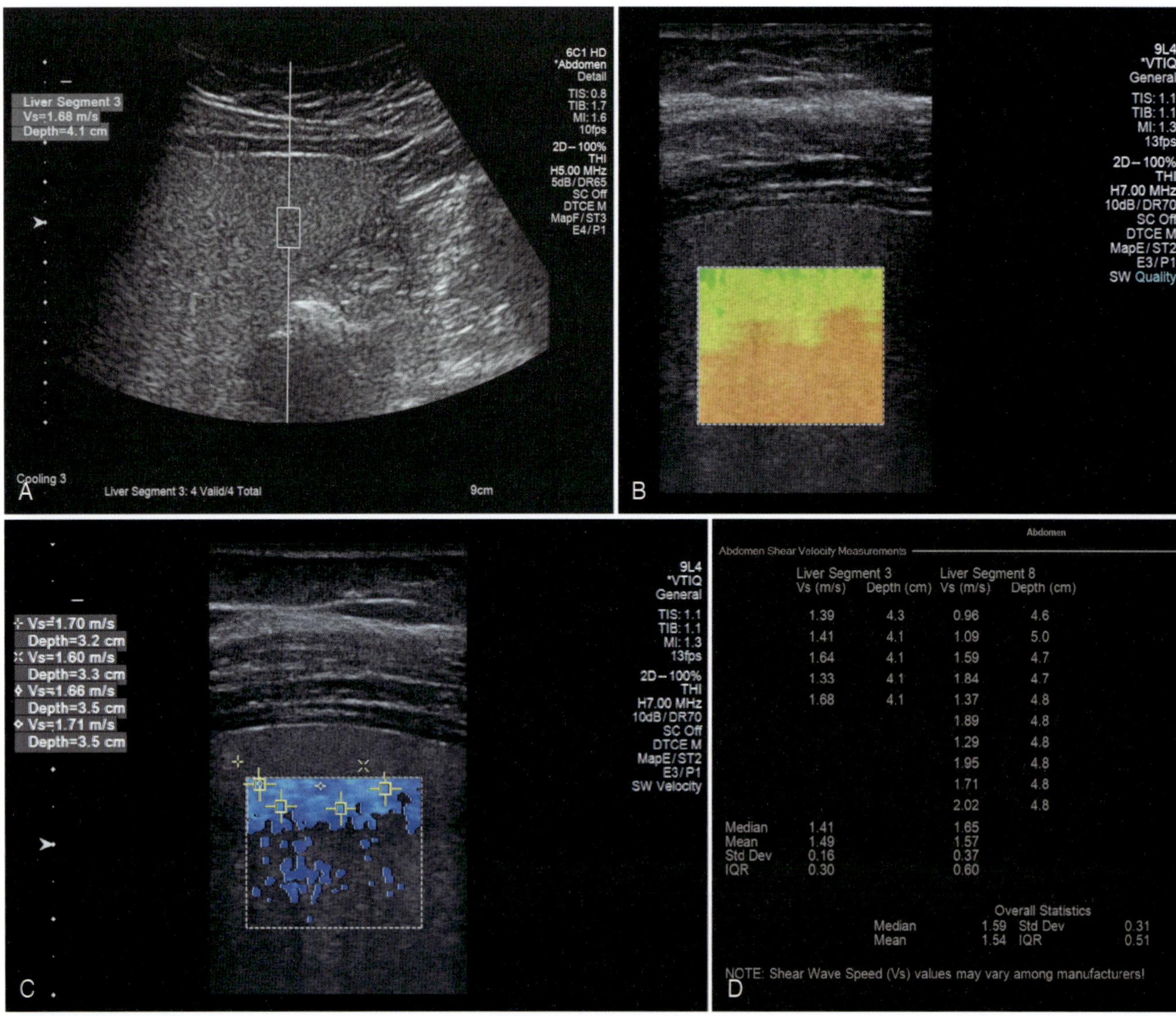

FIG. 51.35 Imagem por impulso de radiação acústica (ARFI). (A) A região de interesse da onda de cisalhamento é selecionada perpendicular à cápsula do fígado e com mais de 1 cm de profundidade da margem do fígado. **(B)** Exibição colorida de elastografia para auxiliar na seleção do local apropriado. **(C)** Seleção maior na qual foram realizadas várias medidas de ondas de cisalhamento. **(D)** Tabela de resultados para busca de dados errados e resultados falsos, valores médios, desvio padrão e intervalo interquartil (IIQ).

com ultrassonografia com Doppler, complementado com RM.[90-92] Se o diâmetro da veia porta for inferior a 4 mm (como na cirrose avançada) ou se os estudos do fluxo com o Doppler forem equívocos, pode-se realizar RM ou angiografia. Crianças com atresia de vias biliares podem apresentar **síndrome de poliesplenia** associada (Fig. 51.8C-G), que inclui mal-rotação intestinal, padrões simétricos dos brônquios principais, localização anormal da veia porta anterior ao duodeno e interrupção da VCI.[15,90] O transplante de fígado pode ser mais difícil nessas crianças. É essencial que o cirurgião tenha conhecimento dessas anormalidades anatômicas antes de realizar o transplante.

Além disso, as derivações portocava ou mesentérica-cava, criadas cirurgicamente ou naturais, mudam o padrão do fluxo sanguíneo e o calibre da veia porta principal, podendo assim alterar a abordagem cirúrgica do transplante. As variantes anatômicas da artéria hepática não são sempre visualizadas na ultrassonografia, no entanto a angiografia raramente é realizada com a intenção de delinear a anatomia da artéria hepática. O exame da criança antes do transplante deve também incluir diversos órgãos: rins, pulmões, coração e intestinos.[90,92] Durante o transplante de fígado na criança, a artéria hepática do doador é às vezes removida com um coto da aorta e anastomosada na aorta abdominal do receptor ou na artéria ilíaca. Um fígado de adulto é geralmente dividido antes de ser transplantado em uma criança pequena. A região preferencial do fígado para o transplante é o lobo esquerdo (segmentos 2 e 3); no entanto, o fígado de um adulto pode ser dividido e utilizado em dois receptores. Uma **coleção líquida transitória** se forma com frequência em volta da superfície do coto do lobo ou dos segmentos transplantados, mesmo que a incisão seja envolta com materiais hemostáticos como o Gelfoam ou uma cola de fibrina. Como a anatomia envolvida no transplante hepático segmentar ou lobar difere consideravelmente da anatomia normal e da anatomia envolvida em um transplante de órgão inteiro, é útil para o ultrassonografista dispor de um diagrama do procedimento como uma orientação para a avaliação do funcionamento dos vasos anastomosados.

Avaliação Pós-transplante

As complicações mais comuns no período pós-operatório imediato incluem **estenose, espasmo** e **trombose da artéria hepática**. Apesar de vasos colaterais poderem se formar na criança e derivar o sangue arterial para o fígado, frequentemente ocorre lesão dos ductos biliares seguida da formação de lagos biliares e infecção recorrente. Nesses casos, o retransplante é praticamente mandatório.

Um exame de ultrassonografia com Doppler imediato tanto na sala de cirurgia como na beira do leito logo após a cirurgia, e depois diariamente durante 5 a 7 dias, é o procedimento de rotina para confirmar a perviedade dos vasos anastomosados antes que os exames clínico e bioquímico do fígado se mostrem alterados.[93] A anastomose da artéria hepática pode ser difícil de ser visualizada na região adjacente à alça do Y de Roux, de modo que se torna importante o exame dos ramos arteriais intra-hepáticos adjacentes à veia porta intra-hepática com as técnicas de ultrassonografia convencional e Doppler colorido. Os pontos ideais para a detecção de sinais Doppler da artéria hepática no transplante hepático do órgão inteiro se localizam adjacentes ao ramo umbilical da veia porta esquerda e ramos para os segmentos 3 e 4, e ao longo da veia porta direita e dos ramos para os segmentos 6 e 7. Em geral, a presença de fluxo arterial nesses pontos determina a perviedade da artéria hepática. Nos transplantes hepáticos segmentares, o *porta hepatis* se localiza excentricamente ao longo da margem lateral direita.[94-96] Considerando-se as variações no tamanho do enxerto e sua orientação no quadrante superior direito, o ultrassonografista deve identificar a melhor janela para obter as imagens pelo método da tentativa e erro. No período pós-operatório imediato, o fluxo da artéria hepática (tanto sistólico como diastólico) é geralmente proeminente. Entretanto, nos 2 a 3 dias seguintes, um edema no enxerto pode resultar em fluxo diastólico transitoriamente reduzido. Desde que o pico sistólico permaneça agudo e haja outros sinais de edema do enxerto (i.e., edema periportal), a conduta é expectante. Se o nível das enzimas hepáticas subir, geralmente realiza-se uma nova avaliação com US com Doppler ou uma reexploração cirúrgica. As formas de onda do tipo *tardus-parvus* na artéria hepática no período perioperatório imediato estão provavelmente relacionadas a um espasmo arterial e são tratadas farmacologicamente.

Há relatos de casos de crianças com obstrução crônica da artéria hepática principal, não detectada clinicamente, nas quais a ultrassonografia com Doppler apontou um fluxo arterial intra-hepático amortecido (padrão *tardus-parvus*). A angiografia desses pacientes mostra obstrução da artéria hepática e uma perfusão do fígado através de artérias colaterais extensas ao redor do local de uma portoenterostomia no *porta hepatis*.

Para os casos de pacientes em condições clínicas boas o bastante para se alimentarem ou receberem nutrição via sonda gástrica, torna-se importante lembrar que os sinais Doppler da artéria hepática são de difícil detecção após uma refeição.[70] A repetição do exame depois de um jejum pode mostrar sinais muito mais fortes. A não detecção de fluxo arterial intra-hepático à ultrassonografia com Doppler indica a presença de uma trombose ou de um estado pré-trombótico. Devido ao risco de lesão ao enxerto, a arteriografia geralmente é realizada nessa situação, visando tratar a criança com trombolíticos ou angioplastia.

Embora o estudo da artéria hepática seja a parte mais importante do exame pós-transplante, o estudo com Doppler colorido também é útil na avaliação da perviedade das anastomoses venosas – veias porta, hepática e VCI. Os locais de anastomose venosa são claramente visíveis na ultrassonografia com escala de cinza e devem ser registrados (Fig. 51.36). Uma **trombose da veia porta** na anastomose pode ocorrer, porém esta é menos frequente que as oclusões arteriais. Fluxo turbulento pode ser esperado no local da anastomose da veia porta, especialmente quando há discrepância no tamanho dos vasos anastomosados. **Estenose** ou compressão da veia porta é acompanhada por efeitos Doppler aumentados localmente (Fig. 51.37). Pode haver hipertensão portal. A dilatação pós-estenótica da veia porta pode ocorrer sem sequelas graves. Em alguns pacientes com uma veia porta pequena proveniente de um transplante segmentar, um jejum prolongado pode aumentar o fluxo da artéria hepática e dificultar a visualização da veia porta. Uma varredura focada, depois que o paciente tiver sido alimentado, pode melhorar de modo significativo a visualização do fluxo venoso portal.

A **trombose da veia cava inferior** é geralmente assintomática na criança porque o fluxo colateral através do sistema venoso paravertebral é rapidamente estabelecido. O diagnóstico ultrassonográfico de um trombo na VCI em uma criança receptora de transplante de fígado pode ser bastante difícil. A luz da VCI é obliterada pelo trombo e o vaso se torna muito difícil de localizar (Fig. 51.38). Entretanto, mesmo uma VCI pérvia pode ser de difícil localização, visto que as relações anatômicas estão muito alteradas nessas crianças. Na ultrassonografia com Doppler, o fluxo na veia hemiázigos é facilmente confundido com o fluxo da VCI. Como a VCI está frequentemente

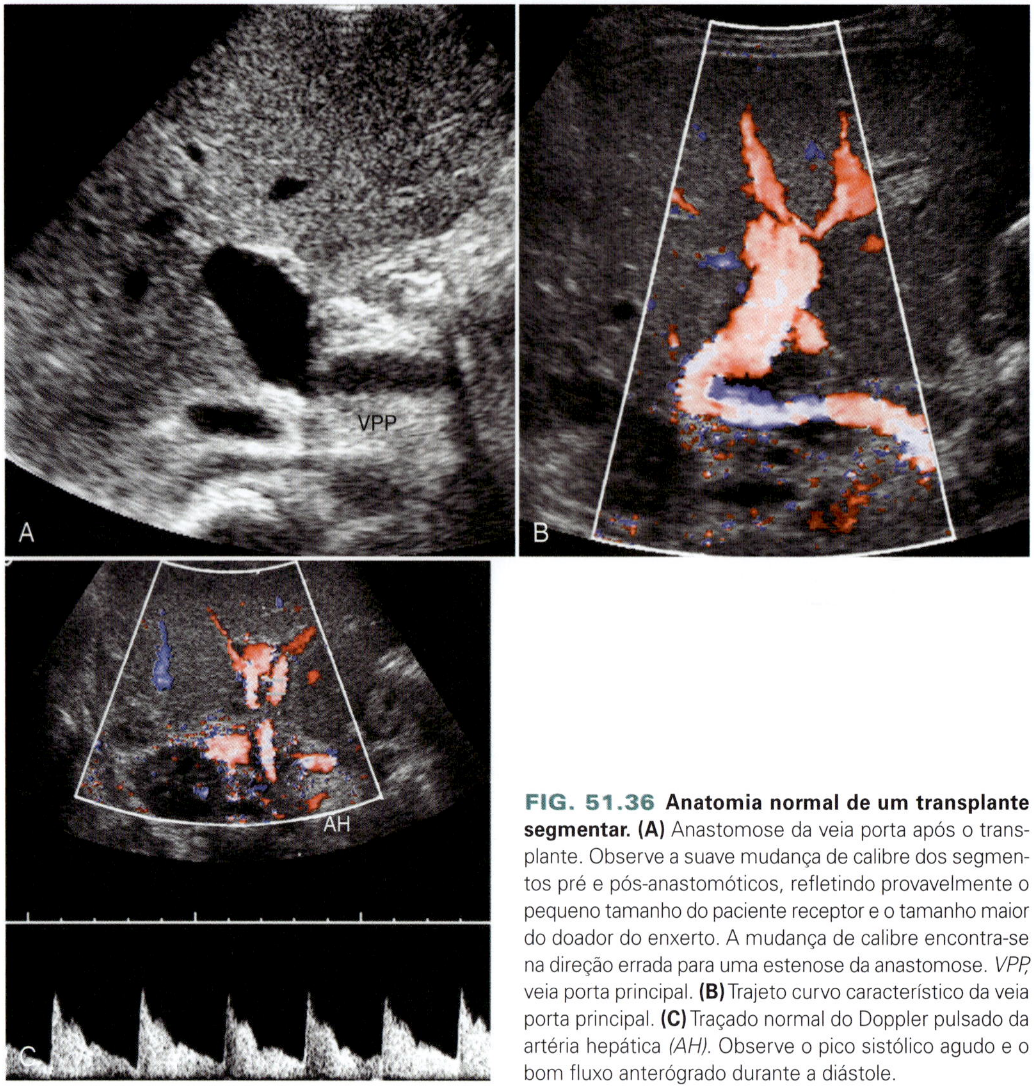

FIG. 51.36 Anatomia normal de um transplante segmentar. (A) Anastomose da veia porta após o transplante. Observe a suave mudança de calibre dos segmentos pré e pós-anastomóticos, refletindo provavelmente o pequeno tamanho do paciente receptor e o tamanho maior do doador do enxerto. A mudança de calibre encontra-se na direção errada para uma estenose da anastomose. *VPP*, veia porta principal. **(B)** Trajeto curvo característico da veia porta principal. **(C)** Traçado normal do Doppler pulsado da artéria hepática *(AH)*. Observe o pico sistólico agudo e o bom fluxo anterógrado durante a diástole.

comprimida por um grande enxerto do doador, um exame cuidadoso das veias hepáticas de drenagem é importante nesses pacientes.

Durante um transplante segmentar, a VCI do receptor é deixada intacta e uma ou mais veias hepáticas são diretamente anastomosadas na VCI ou no átrio direito. Tanto as veias hepáticas como a VCI podem apresentar trombose a partir da anastomose. O exame no pós-operatório imediato delimita a anatomia cirúrgica nessas crianças e serve como uma base de comparação útil na avaliação contínua da perviedade dos vasos anastomosados. Frequentemente, também se encontram cotos suturados do enxerto da VCI localizados entre o parênquima hepático e a VCI nativa. Raramente ocorre propagação de trombos na VCI remanescente do doador, mas estes podem ser vistos como ecos intraluminais na fase perioperatória. Com o passar do tempo, esses remanescentes da VCI do doador se tornam gradativamente menos visíveis, colapsando e se misturando com os ecos médios do retroperitônio.

A rejeição do enxerto não resulta em alterações previsíveis do fluxo da artéria hepática, diferentemente do aumento da resistência intrarrenal ao fluxo observado na rejeição aguda a um aloenxerto renal. Entretanto, mudanças nas fases normais do fluxo sanguíneo venoso hepático foram associadas à rejeição do enxerto. Especificamente, quando o fluxo trifásico normal do fluxo venoso hepático se torna monofásico, a biópsia do espécime mostra evidências de rejeição aguda (sensibilidade de 92%, especificidade de 48%) ou de outra patologia hepática (colangite, fibrose, congestão e necrose centrolobular, doença linfoproliferativa, colestase, hepatite).[95,97] Alguns receptores de transplante hepático nunca desenvolvem fluxo trifásico, provavelmente por causa da pobre elasticidade no enxerto do doador; portanto, esses critérios não são úteis neste subgrupo de pacientes.

Outro achado comum nos pacientes depois de um transplante é ar nas vias biliares ou **aerobilia** (Fig. 51.38H, Vídeo 51.11). Ocorre muito esporadicamente, com menor frequência no período pós-operatório imediato (apesar da colocação rotineira de endoprótese no ducto), sendo mais provavelmente observado em estudos de controle de rotina vários meses depois. A fonte de ar é a passagem retrógrada do ar do rubo digestório para a alça de Roux e da coledocoenterostomia, para os ductos biliares. Um exame cuidadoso do parênquima hepático na ultrassonografia de rotina durante o acompanhamento do paciente é importante para a exclusão de anormalidades na árvore biliar, abscessos, áreas focais de isquemia e complicações de uma biópsia percutânea (p. ex., lago biliar, *shunts* AV, hemorragia). Uma dilatação do ducto biliar pode ser causada por estenose da coledocoenterostomia, por isquemia do ducto biliar com estenose secundária,

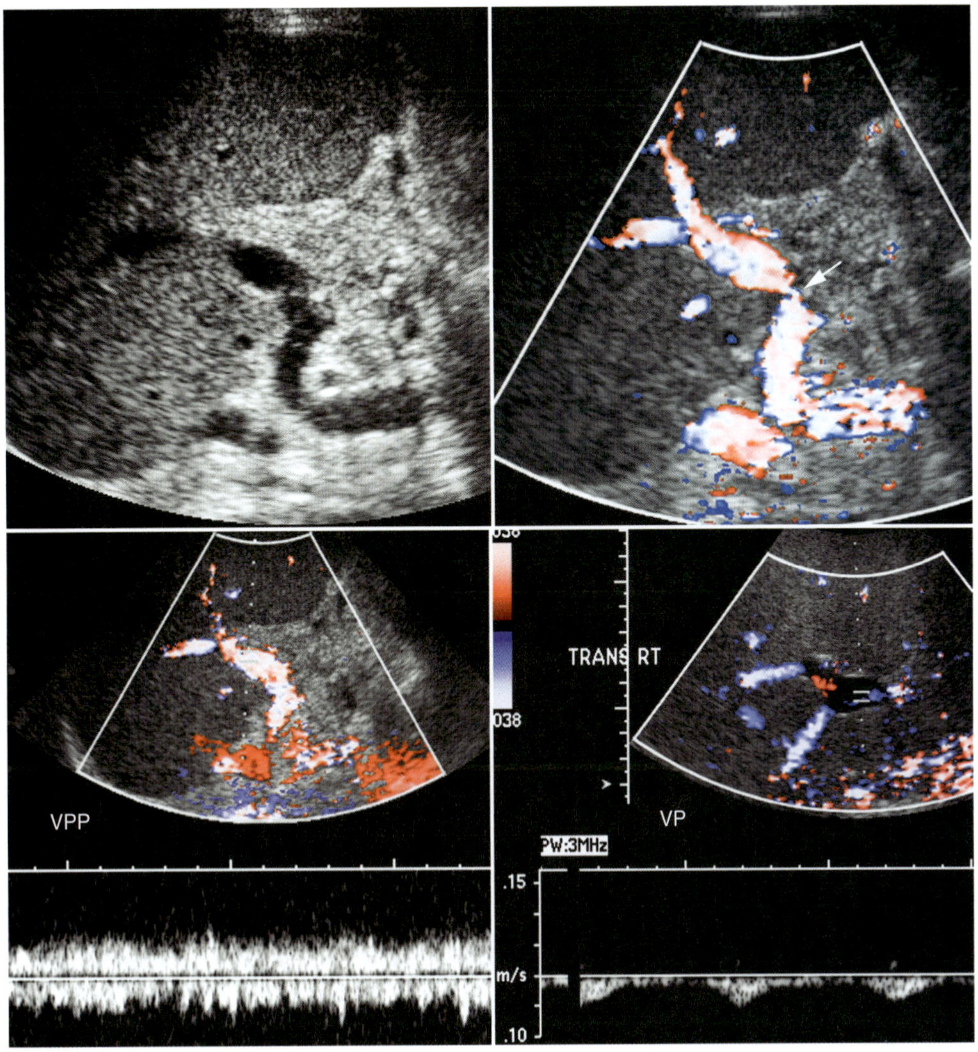

FIG. 51.37 Estenose da veia porta após transplante. (A) Ultrassonografia oblíqua subcostal e **(B)** imagem de Doppler colorido mostrando um segmento estreitado da veia porta no local da anastomose *(seta)*. **(C)** Traçado do Doppler pulsado logo após o local da estenose mostrando um fluxo turbulento, bidirecional, de alta velocidade. *VPP,* veia porta principal. **(D)** Imagens com Doppler colorido e pulsado em outro paciente transplantado mostrando trombose iminente da veia porta *(VP)*, com ausência de sinal colorido e fluxo mínimo em configurações de baixa escala.

por doença calculosa e compressão dos ductos por massas extrínsecas, por coleções líquidas ou por adenopatia. As **coleções líquidas** são comuns no período perioperatório e tipicamente desaparecem em semanas ou meses. As coleções persistentes podem representar uma linfocele ou extravasamento biliar persistente. Novas coleções estão, na maioria das vezes, relacionadas à infecção, lesões iatrogênicas, traumatismos ou rejeição do enxerto.

A sobrevivência a longo prazo de pacientes pediátricos com transplantes hepáticos continua a melhorar, originando um novo conjunto de complicações de longo prazo a serem pesquisadas durante os exames de imagem. Podem se desenvolver **aneurismas** na veia porta ou nas artérias hepáticas (Fig. 51.38E-G), particularmente em anastomoses ou onde segmentos do vaso do doador foram utilizados. Recomenda-se cuidadosa pesquisa de toda a extensão da veia porta doadora e da artéria hepática até o ponto de conexão com a vasculatura nativa. No caso de anastomoses aórticas infrarrenais, a visualização de toda a extensão da artéria hepática pode ser difícil. Gases intestinais interpostos podem ser deslocados por compressão, ou uma varredura na linha medioaxilar lateral através do flanco pode mostrar o enxerto ao longo da superfície anterior da aorta, logo abaixo das artérias renais. Cortes transversais de angiografia por TC, RM e ocasionalmente uma arteriografia são necessários em alguns casos. A estenose da veia hepática também pode ser uma causa de falha de enxerto oculto. O exame cuidadoso do fluxo da veia hepática pode ainda mostrar apenas evidências indiretas de estenose: perda de fasicidade nas veias hepáticas, com alteração na fasicidade de apenas uma das três veias hepáticas. Devido à localização alta da anastomose da veia hepática ou da veia cava, a avaliação ultrassonográfica é desafiadora. Ocasionalmente, a venografia claramente mostrará uma estenose significativa, em que, por ultrassonografia, apenas se suspeitava de sua existência. Felizmente, o acesso venoso nesses casos também pode ser utilizado para tratamento da lesão através de angioplastia.

As complicações adicionais de longo prazo nos sobreviventes de transplantes hepáticos incluem doença cística renal,[96] insuficiência renal crônica, doença do enxerto contra hospedeiro, doenças linfoproliferativas e outras complicações resultantes da imunossupressão.

Transplantes Multiórgãos

Um crescente novo subgrupo de receptores de transplante de fígado envolve os receptores de transplantes combinados de fígado e intestino delgado. A avaliação ultrassonográfica do transplante hepático

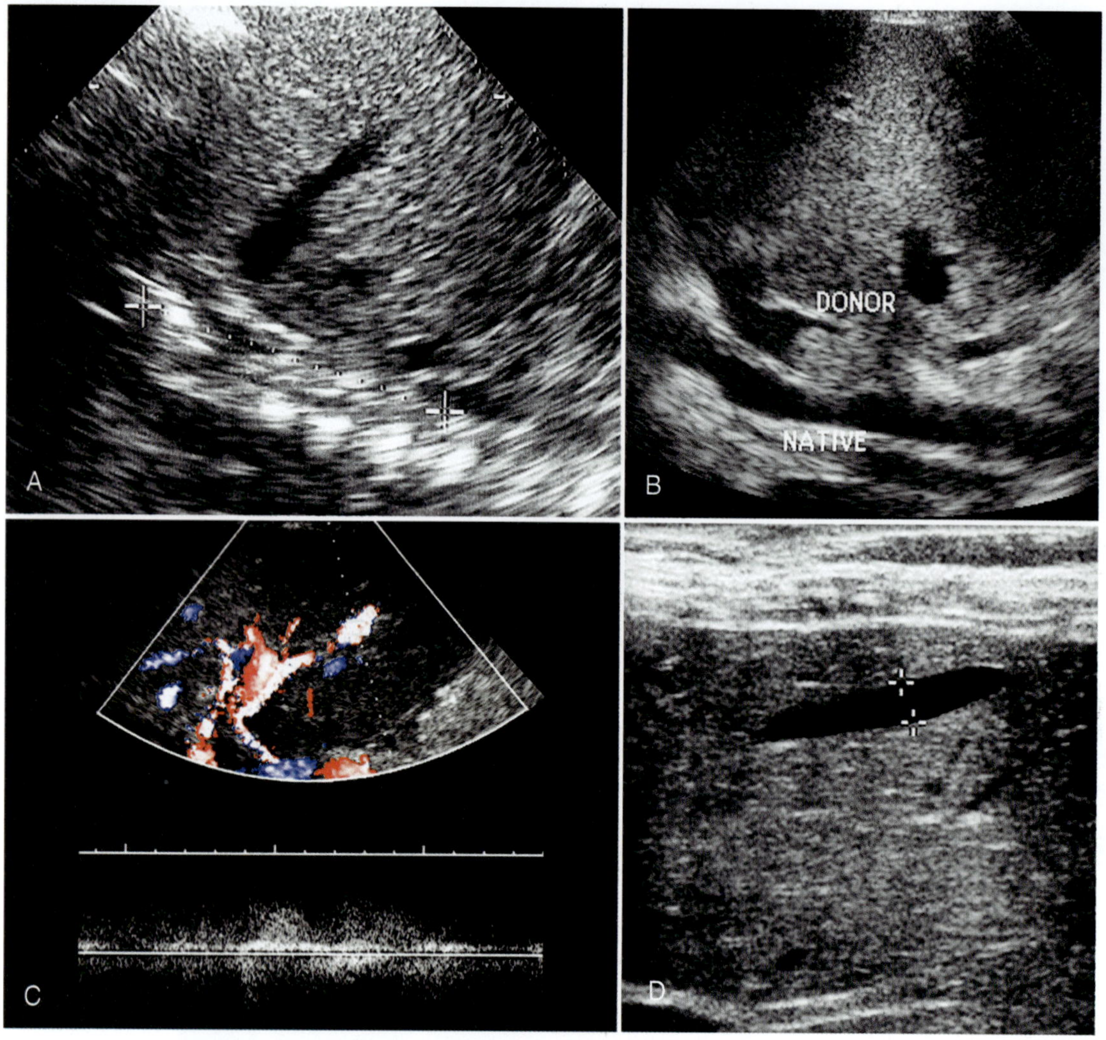

FIG. 51.38 Complicações de transplante. (A) Trombose *(cursores)* da veia cava inferior (VCI) após um transplante hepático bissegmentar, em uma criança com 2 anos de idade, contrasta com a luz hipoecogênica de uma veia hepática pérvia próxima. **(B) Trombose parcial** do segmento da VCI do doador no local da sutura, interposta entre a VCI do receptor e o parênquima hepático. Isso não costuma ser problemático, a menos que o coágulo se propague. **(C)** Doppler colorido e pulsado de uma **fístula arteriovenosa** com fluxo turbulento em um transplante hepático após biópsia. **(D)** Dilatação focal *(cursores)* de um ducto biliar no lobo esquerdo de um fígado transplantado. Esta pode ser causada por comprometimento arterial hepático e estenose ductal biliar ou lesão ductal causada por biópsia percutânea prévia. Donor = doador; native = nativo.

Continua

de órgão inteiro não se modifica, embora a adição de um segundo órgão doado (pâncreas ou aorta com artérias celíaca e mesentéricas superiores) possa representar um grande desafio para as imagens com Doppler.[97] A avaliação do intestino delgado é limitada em caso de íleo adinâmico pós-operatório. A avaliação por Doppler colorido da perfusão da parede do intestino delgado do doador é útil no período perioperatório imediato. À medida que a função intestinal retorna, outros parâmetros clínicos substituem a avaliação por Doppler colorido da viabilidade do intestino. Quando surgem complicações, a avaliação por US do intestino delgado é similar à abordagem utilizada para enterocolite necrosante na procura por pneumatose, má perfusão, ascite complicada e sinais sugestivos de perfuração. A experiência com imagens ultrassonográficas desses pacientes continua a aumentar.

BAÇO

O exame do baço é uma parte integral da avaliação ultrassonográfica da criança portadora de doença hepática ou pancreática, assim como daquela com infecção ou traumatismo.

Os **cistos** do baço são congênitos (com revestimento epitelial),[98] pós-traumáticos (pseudocisto sem revestimento)[99] ou hidáticos (unilocular e posteriormente cistos satélites).[51] Os cistos esplênicos associados à doença renal policística são raros na infância. Os **abscessos** esplênicos são encontrados mais frequentemente em crianças imunossuprimidas ou leucêmicas com candidíase. Em geral, os abscessos no baço aumentado se tornam visíveis muito tempo depois de estabelecido o diagnóstico de sepse por *Candida*. A doença da arranhadura do gato é outra causa de abscessos esplênicos múltiplos. As **calcificações** esplênicas podem ser causadas por infecções granulomatosas (histoplasmose, tuberculose) ou pela doença granulomatosa crônica da infância.

O **aumento do baço** acompanha diversas infecções sistêmicas, incluindo **mononucleose** infecciosa e outras infecções virais, além da febre tifoide, malária e infecções fúngicas. Tanto o comprimento quanto a largura do baço aumentam (Fig. 51.39). A extremidade inferior do baço torna-se arredondada. Outras causas de aumento incluem congestão na hipertensão porta infiltração por tecido leucêmico ou linfomatoso, a qual geralmente é impossível distin-

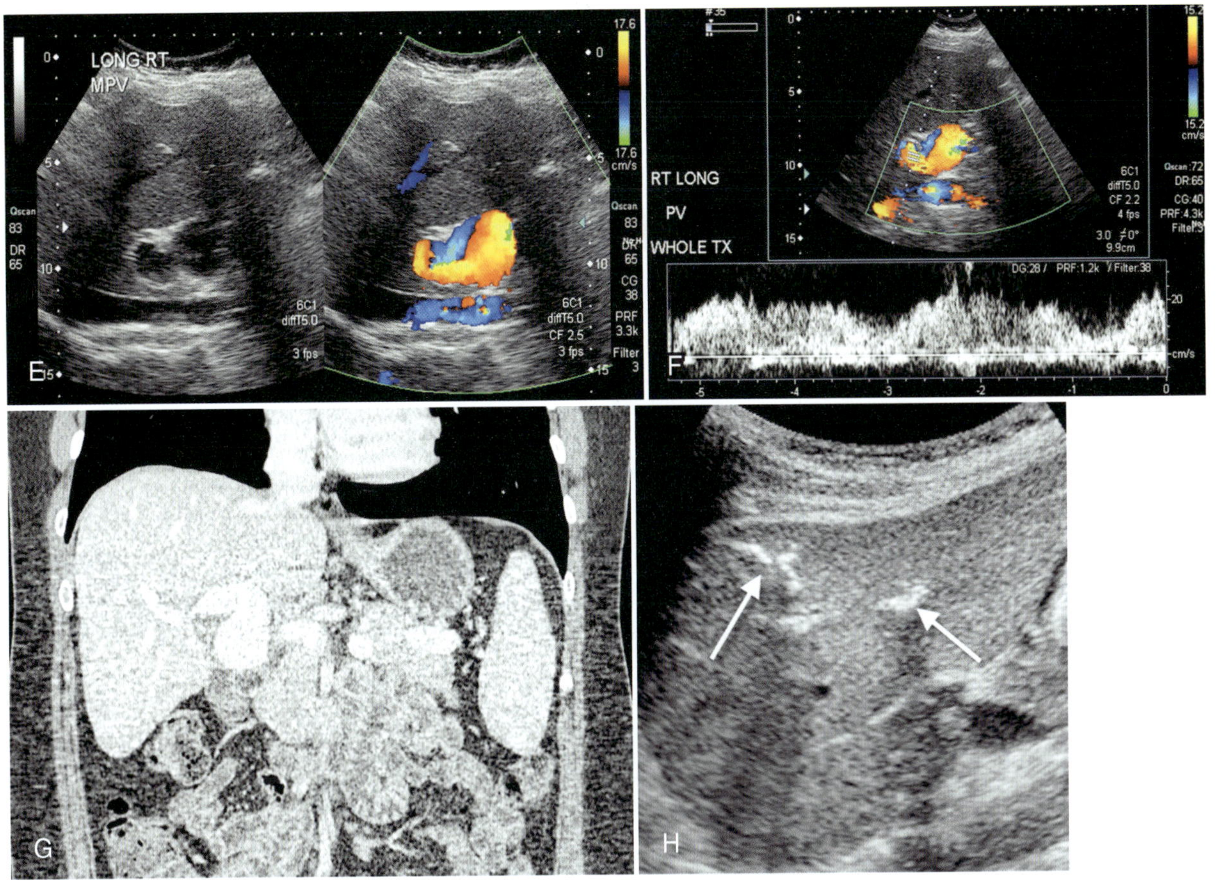

FIG. 51.38, *continuação.* **(E)-(H) Aneurisma** da veia porta vários anos após transplante de fígado inteiro. **(E)** Imagem em duas telas (escala de cinza e Doppler colorido) do fluxo sanguíneo em redemoinho na veia porta principal. **(F)** Doppler colorido e pulsado mostrando o fluxo turbulento no aneurisma. **(G)** Imagem coronal de tomografia computadorizada (TC) do mesmo paciente mostrando o aneurisma da veia porta deslocando a artéria hepática. Observe as varizes periesplênicas e perigástricas, com melhor visualização na imagem coronal reformatada da TC. **(H) Aerobilia.** Ultrassonografia transversal mostra linhas de ar ecogênicas ramificadas com sombreamento "sujo" *(setas).* É comum o achado de ar na árvore biliar após coledocoenterostomia, não constituindo uma complicação por si só, embora possa prejudicar a avaliação ultrassonográfica do fígado transplantado. Ver também Vídeo 51.11.

guir do parênquima esplênico normal na ultrassonografia. Essas condições ressaltam a importância do exame do baço em relação ao abdome como um todo (p. ex., na doença hepática, nas colaterais portossistêmicas ou nas linfadenopatias).[31]

Causas de Aumento do Baço

Infecções (bacterianas, virais, protozoários, fúngicas)
Linfoma, leucemia
Doenças linfoproliferativas
  Doença granulomatosa crônica
Cirrose, hipertensão porta
Sequestro
  Anemia falciforme
Anemia hemolítica, hematopoese extramedular
Histiocitose de células de Langerhans
Doenças de depósito
  Doença de Gaucher
  Doença de Niemann-Pick
  Mucopolissacaridoses
Colagenose
Insuficiência cardíaca congestiva
Sarcoidose

O baço é um dos órgãos mais frequentemente lesados quando ocorre traumatismo abdominal. Os **hematomas esplênicos** são geralmente lesões hipoecogênicas, frequentemente localizadas sob a cápsula (Fig. 51.40C). Os hematomas recentes podem ser isoecoicos ou hiperecoicos, e algumas lacerações lineares são de difícil visualização na ultrassonografia. Quase sempre existe hemoperitônio. A US tem sido utilizada como método de rastreamento inicial em crianças com traumatismo abdominal, com resultados variáveis.[100,101] A TC pode ser realizada apenas nos casos duvidosos, ou quando existe traumatismo craniano ou de coluna concomitante. Os defensores da US afirmam que, apesar de um subdiagnóstico de alguns casos de hematomas pancreáticos e excepcionalmente de hematomas esplênicos, assim como de algumas lacerações mesentéricas, a conduta cirúrgica nessas crianças não foi alterada e nenhuma criança morreu porque as lesões não foram detectadas ao exame inicial.[101] Nesses casos, a TC foi realizada se a US era de difícil realização devido a fraturas de arcos costais, em caso de dúvidas ou ainda devido a um hemoperitônio crescente sem explicação. A TC continua a ser o exame padrão para o atendimento do traumatismo abdominal pediátrico nos Estados Unidos, enquanto a ultrassonografia é preferida no Canadá e em alguns países europeus.

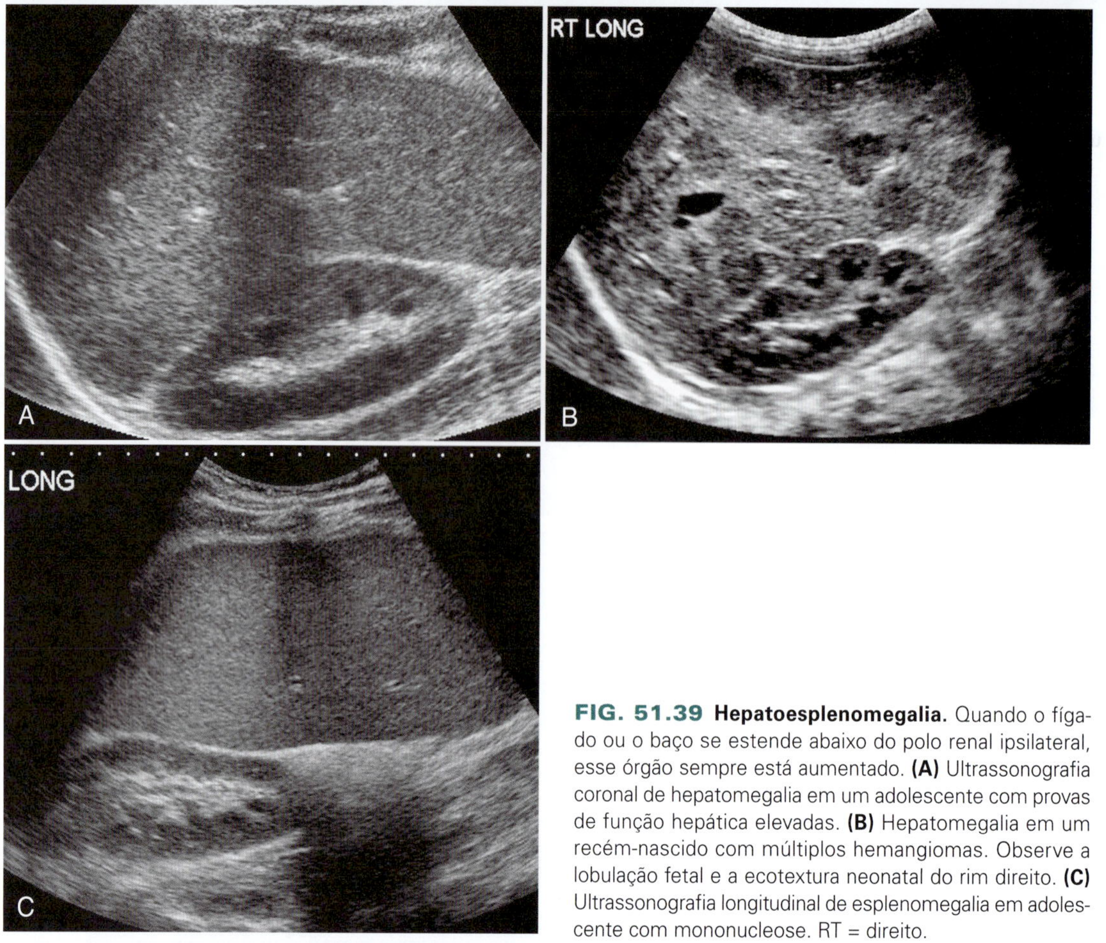

FIG. 51.39 Hepatoesplenomegalia. Quando o fígado ou o baço se estende abaixo do polo renal ipsilateral, esse órgão sempre está aumentado. **(A)** Ultrassonografia coronal de hepatomegalia em um adolescente com provas de função hepática elevadas. **(B)** Hepatomegalia em um recém-nascido com múltiplos hemangiomas. Observe a lobulação fetal e a ecotextura neonatal do rim direito. **(C)** Ultrassonografia longitudinal de esplenomegalia em adolescente com mononucleose. RT = direito.

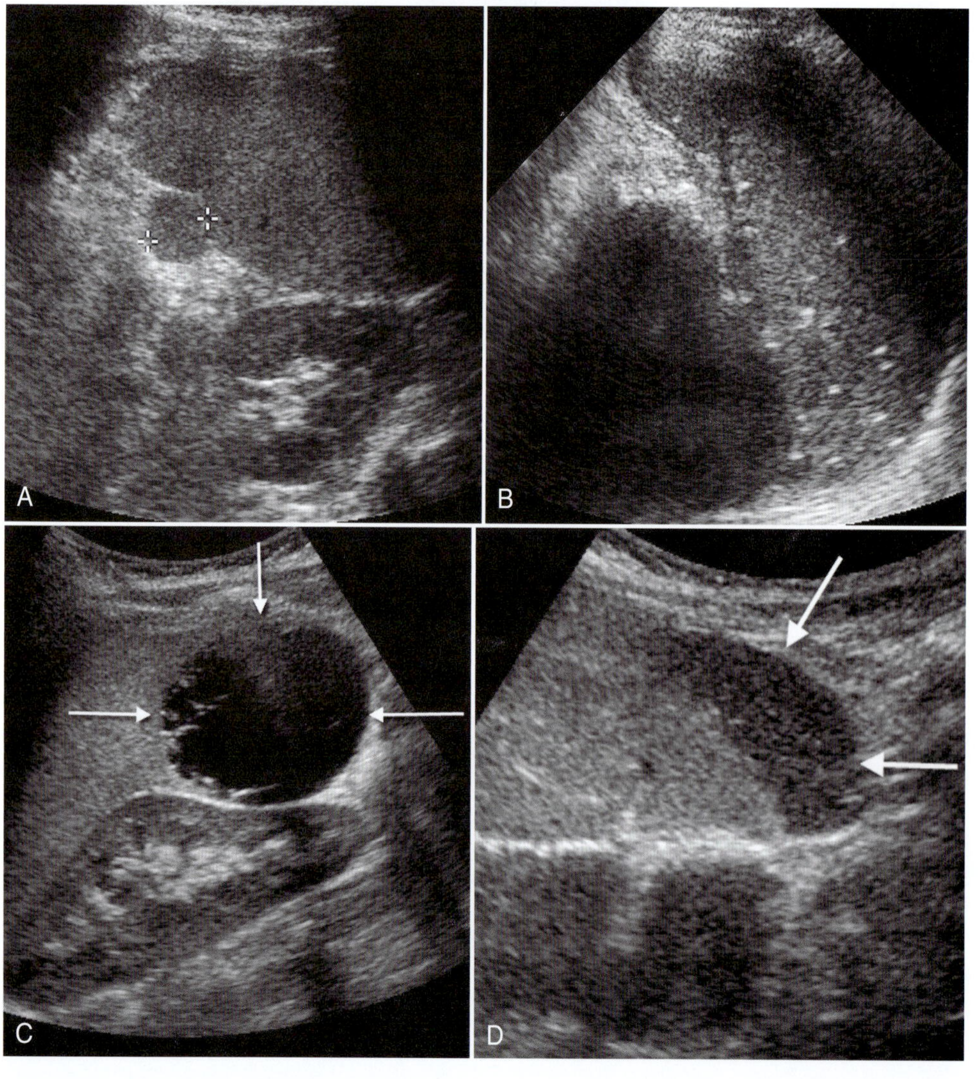

FIG. 51.40 Anormalidades esplênicas. (A) Ultrassonografia transversal mostra um pequeno **baço acessório** próximo ao hilo esplênico *(cursores)*. **(B) Granulomas.** Focos múltiplos ecogênicos, com sombras acústicas discretas. **(C) Hematoma/contusão** subaguda progredindo para cisto pós-traumático *(setas)*. Área hipoecogênica bem-definida no polo inferior do baço, após trauma esportivo em um adolescente. **(D) Infarto esplênico** *(setas)* em paciente após transplante de medula óssea com sepse.

Uma **ruptura espontânea do baço** ocorre no órgão fragilizado e aumentado, encontrado na mononucleose infecciosa e precedido por hemoperitônio.[102]

Infartos esplênicos ocorrem com frequência nas crianças portadoras de anemia falciforme e também nas crianças com diversas formas de vasculite (Fig. 51.40D). As lesões geralmente são triangulares e hipoecogênicas. Se as inserções ligamentares do baço estiverem frouxas ou ausentes, o baço pode se mover pelo abdome **(baço errante)** e ocasionalmente sofrer torção em seu pedículo. A torção e o infarto esplênico podem se manifestar como dor abdominal aguda ou uma massa palpável.

Agradecimentos

Este capítulo é uma atualização e revisão do excelente trabalho de Heidi Patriquin, MD, que faleceu em novembro de 2000. A Dra. Patriquin foi pioneira na ultrassonografia pediátrica e especialmente do uso do Doppler para exame de vísceras abdominais. Desenvolveu novas técnicas para a avaliação do fluxo do sangue e descreveu diferenças importantes entre a ultrassonografia pediátrica e de adultos. Tive o prazer de conhecê-la brevemente; seu entusiasmo pela ultrassonografia pediátrica era contagiante. Acredito que ela apreciaria os avanços descritos e as novas imagens incluídas neste capítulo.

REFERÊNCIAS

1. Bismuth H. Surgical anatomy and anatomical surgery of the liver. World J Surg. 1982;6(1):3-9.
2. Couinaud CLF. Etudes anatomiques et chirurgicales. Paris: Masson; 1957.
3. Dodds WJ, Erickson SJ, Taylor AJ, et al. Caudate lobe of the liver: anatomy, embryology, and pathology. AJR Am J Roentgenol. 1990;154(1):87-93.
4. Ikeda S, Sera Y, Yamamoto H, Ogawa M. Effect of phenobarbital on serial ultrasonic examination in the evaluation of neonatal jaundice. Clin Imaging. 1994;18(2):146-148.
5. Tan Kendrick AP, Phua KB, Ooi BC, et al. Making the diagnosis of biliary atresia using the triangular cord sign and gallbladder length. Pediatr Radiol. 2000;30(2):69-73.
6. Todani T, Watanabe Y, Narusue M, et al. Congenital bile duct cysts: classification, operative procedures, and review of thirty-seven cases including cancer arising from choledochal cyst. Am J Surg. 1977;134(2):263-269.
7. McHugh K, Daneman A. Multiple gastrointestinal atresias: sonography of associated biliary abnormalities. Pediatr Radiol. 1991;21(5):355-357.
8. Caroli J, Soupault R, Kossakowski J, et al. Congenital polycystic dilation of the intrahepatic bile ducts; attempt at classification. Sem Hop. 1958;34(8/2):488-495.
9. Levy AD, Rohrmann CA Jr, Murakata LA, Lonergan GJ. Caroli's disease: radiologic spectrum with pathologic correlation. AJR Am J Roentgenol. 2002;179(4):1053-1057.
10. Davies CH, Stringer DA, Whyte H, et al. Congenital hepatic fibrosis with saccular dilatation of intrahepatic bile ducts and infantile polycystic kidneys. Pediatr Radiol. 1986;16(4):302-305.
11. Adeva M, El-Youssef M, Rossetti S, et al. Clinical and molecular characterization defines a broadened spectrum of autosomal recessive polycystic kidney disease (ARPKD). Medicine (Baltimore). 2006;85(1):1-21.
12. Pereira EC, Yan J, Asaid M, et al. Conservative management of spontaneous bile duct perforation in infancy: case report and literature review. J Pediatr Surg. 2012;47(9):1757-1759.
13. Alagille D, Estrada A, Hadchouel M, et al. Syndromic paucity of interlobular bile ducts (Alagille syndrome or arteriohepatic dysplasia): review of 80 cases. J Pediatr. 1987;110(2):195-200.
14. Turnpenny PD, Ellard S. Alagille syndrome: pathogenesis, diagnosis and management. Eur J Hum Genet. 2012;20(3):251-257.
15. Abramson SJ, Berdon WE, Altman RP, et al. Biliary atresia and noncardiac polysplenic syndrome: US and surgical considerations. Radiology. 1987;163(2):377-379.
16. Roy CC, Silverman A, Alagille D. Pediatric clinical gastroenterology. 4th ed. St Louis: Mosby; 1994.
17. Mittal V, Saxena AK, Sodhi KS, et al. Role of abdominal sonography in the preoperative diagnosis of extrahepatic biliary atresia in infants younger than 90 days. AJR Am J Roentgenol. 2011;196(4):W438-W445.
18. Betz BW, Bisset 3rd GS, Johnson ND, et al. MR imaging of biliary cysts in children with biliary atresia: clinical associations and pathologic correlation. AJR Am J Roentgenol. 1994;162(1):167-171.
19. Kasai M, Suzuki S. A new operation for 'non-correctable' biliary atresia: hepatic porto-enterostomy. Shuiyutsu. 1959;(13):733-739.
20. Kasai M, Suzuki H, Ohashi E, et al. Technique and results of operative management of biliary atresia. World J Surg. 1978;2(5):571-579.
21. Bezerra JA, Balistreri WF. Cholestatic syndromes of infancy and childhood. Semin Gastrointest Dis. 2001;12(2):54-65.
22. Maresca G, De Gaetano AM, Mirk P, et al. Sonographic patterns of the gallbladder in acute viral hepatitis. J Clin Ultrasound. 1984;12(3):141-146.
23. Patriquin HB, DiPietro M, Barber FE, Teele RL. Sonography of thickened gallbladder wall: causes in children. AJR Am J Roentgenol. 1983;141(1):57-60.
24. Dubois J, Garel L, Patriquin H, et al. Imaging features of type 1 hereditary tyrosinemia: a review of 30 patients. Pediatr Radiol. 1996;26(12):845-851.
25. Henschke CI, Goldman H, Teele RL. The hyperechogenic liver in children: cause and sonographic appearance. AJR Am J Roentgenol. 1982;138(5):841-846.
26. Tchelepi H, Ralls PW, Radin R, Grant E. Sonography of diffuse liver disease. J Ultrasound Med. 2002;21(9):1023-1032.
27. Aubin B, Denys A, Lafortune M, et al. Focal sparing of liver parenchyma in steatosis: role of the gallbladder and its vessels. J Ultrasound Med. 1995;14(2):77-80.
28. Patriquin HB, Roy CC, Weber AM, Filiatrault D. Liver diseases and portal hypertension. Clin Diagn Ultrasound. 1989;24:103-127.
29. Lobe TE. Cholelithiasis and cholecystitis in children. Semin Pediatr Surg. 2000;9(4):170-176.
30. Keller MS, Markle BM, Laffey PA, et al. Spontaneous resolution of cholelithiasis in infants. Radiology. 1985;157(2):345-348.
31. Littlewood TR, Chrestman SJ. Ultrasonography of infants and children. Philadelphia: Saunders; 1991.
32. Brunelle F, Chaumont P. Hepatic tumors in children: ultrasonic differentiation of malignant from benign lesions. Radiology. 1984;150(3):695-699.
33. Isaacs H Jr. Fetal and neonatal hepatic tumors. J Pediatr Surg. 2007;42(11):1797-1803.
34. Gottschling S, Schneider G, Meyer S, et al. Two infants with life-threatening diffuse neonatal hemangiomatosis treated with cyclophosphamide. Pediatr Blood Cancer. 2006;46(2):239-242.
35. Hsi Dickie B, Fishman SJ, Azizkhan RG. Hepatic vascular tumors. Semin Pediatr Surg. 2014;23(4):168-172.
36. Mulliken JB, Glowacki J. Hemangiomas and vascular malformations in infants and children: a classification based on endothelial characteristics. Plast Reconstr Surg. 1982;69(3):412-422.
37. Dachman AH, Lichtenstein JE, Friedman AC, Hartman DS. Infantile hemangioendothelioma of the liver: a radiologic-pathologic-clinical correlation. AJR Am J Roentgenol. 1983;140(6):1091-1096.
38. Paltiel HJ, Patriquin HB, Keller MS, et al. Infantile hepatic hemangioma: Doppler US. Radiology. 1992;182(3):735-742.
39. Ros PR, Goodman ZD, Ishak KG, et al. Mesenchymal hamartoma of the liver: radiologic-pathologic correlation. Radiology. 1986;158(3):619-624.
40. Brunelle F, Tammam S, Odievre M, Chaumont P. Liver adenomas in glycogen storage disease in children Ultrasound and angiographic study. Pediatr Radiol. 1984;14(2):94-101.
41. Cha DI, Lee MW, Kim YK, et al. Assessing patients with hepatocellular carcinoma meeting the Milan criteria: is liver 3 tesla MR with gadoxetic acid necessary in addition to liver CT? J Magn Reson Imaging. 2014;39(4):842-852.
42. Koufos A, Hansen MF, Copeland NG, et al. Loss of heterozygosity in three embryonal tumours suggests a common pathogenetic mechanism. Nature. 1985;316(6026):330-334.
43. Dachman AH, Pakter RL, Ros PR, et al. Hepatoblastoma: radiologic-pathologic correlation in 50 cases. Radiology. 1987;164(1):15-19.

44. Bates SM, Keller MS, Ramos IM, et al. Hepatoblastoma: detection of tumor vascularity with duplex Doppler US. Radiology. 1990;176(2):505-507.
45. Van Campenhout I, Patriquin H. Malignant microvasculature in abdominal tumors in children: detection with Doppler US. Radiology. 1992;183(2):445-448.
46. Boechat MI, Kangarloo H, Ortega J, et al. Primary liver tumors in children: comparison of CT and MR imaging. Radiology. 1988;169(3):727-732.
47. Taylor KJ, Ramos I, Morse SS, et al. Focal liver masses: differential diagnosis with pulsed Doppler US. Radiology. 1987;164(3):643-647.
48. Chung EM, Lattin GE Jr, Cube R, et al. From the archives of the AFIP: Pediatric liver masses: radiologic-pathologic correlation. Part 2. Malignant tumors. Radiographics. 2011;31(2):483-507.
49. Garel LA, Pariente DM, Nezelof C, et al. Liver involvement in chronic granulomatous disease: the role of ultrasound in diagnosis and treatment. Radiology. 1984;153(1):117-121.
50. Lee SH, Tomlinson C, Temple M, et al. Imaging-guided percutaneous needle aspiration or catheter drainage of neonatal liver abscesses: 14-year experience. AJR Am J Roentgenol. 2008;190(3):616-622.
51. Andronikou S, Welman CJ, Kader E. Classic and unusual appearances of hydatid disease in children. Pediatr Radiol. 2002;32(11):817-828.
52. Czermak BV, Akhan O, Hiemetzberger R, et al. Echinococcosis of the liver. Abdom Imaging. 2008;33(2):133-143.
53. Lewall DB, McCorkell SJ. Hepatic echinococcal cysts: sonographic appearance and classification. Radiology. 1985;155(3):773-775.
54. Burns PN, Jaffe CC. Quantitative flow measurements with Doppler ultrasound: techniques, accuracy, and limitations. Radiol Clin North Am. 1985;23(4):641-657.
55. Nelson TR, Pretorius DH. The Doppler signal: where does it come from and what does it mean? AJR Am J Roentgenol. 1988;151(3):439-447.
56. Machado P, Segal S, Lyshchik A, Forsberg F. A novel microvascular flow technique: initial results in thyroids. Ultrasound Q. 2016;32(1):67-74.
57. Claudon M, Dietrich CF, Choi BI, et al. Guidelines and good clinical practice recommendations for contrast enhanced ultrasound (CEUS) in the liver—update 2012: a WFUMB-EFSUMB initiative in cooperation with representatives of AFSUMB, AIUM, ASUM. FLAUS and ICUS. Ultrasound Med Biol. 2013;39(2):187-210.
58. Sato S, Ohnishi K, Sugita S, Okuda K. Splenic artery and superior mesenteric artery blood flow: nonsurgical Doppler US measurement in healthy subjects and patients with chronic liver disease. Radiology. 1987;164(2):347-352.
59. Patriquin HB, Paltiel H. Abdominal Doppler ultrasound in children: clinical applications. Pediatric radiology categorical course syllabus. Chicago: Radiological Society of North America; 1989. p. 185-196.
60. Ohnishi K, Saito M, Nakayama T, et al. Portal venous hemodynamics in chronic liver disease: effects of posture change and exercise. Radiology. 1985;155(3):757-761.
61. Tochio H, Kudo M, Nishiuma S, Okabe Y. Intrahepatic spontaneous retrograde portal flow in patients with cirrhosis of the liver: reversal by food intake. AJR Am J Roentgenol. 2001;177(5):1109-1112.
62. Burns P, Taylor K, Blei AT. Doppler flowmetry and portal hypertension. Gastroenterology. 1987;92(3):824-826.
63. Lafortune M, Madore F, Patriquin H, Breton G. Segmental anatomy of the liver: a sonographic approach to the Couinaud nomenclature. Radiology. 1991;181(2):443-448.
64. Patriquin H, Lafortune M, Burns PN, Dauzat M. Duplex Doppler examination in portal hypertension: technique and anatomy. AJR Am J Roentgenol. 1987;149(1):71-76.
65. Subramanyam BR, Balthazar EJ, Madamba MR, et al. Sonography of portosystemic venous collaterals in portal hypertension. Radiology. 1983;146(1):161-166.
66. van Leeuwen MS. Doppler ultrasound in the evaluation of portal hypertension. Clin Diagn Ultrasound. 1990;26:53-76.
67. Patriquin HB, LaFortune M. SPR Annual Meeting Syllabus. Pediatr Radiol. 1994;.
68. Patriquin H, Tessier G, Grignon A, Boisvert J. Lesser omental thickness in normal children: baseline for detection of portal hypertension. AJR Am J Roentgenol. 1985;145(4):693-696.
69. Segel MC, Zajko AB, Bowen A, et al. Hepatic artery thrombosis after liver transplantation: radiologic evaluation. AJR Am J Roentgenol. 1986;146(1):137-141.
70. Lafortune M, Dauzat M, Pomier-Layrargues G, et al. Hepatic artery: effect of a meal in healthy persons and transplant recipients. Radiology. 1993;187(2):391-394.
71. Brunelle F, Alagille D, Pariente D, Chaumont P. An ultrasound study of portal hypertension in children. Ann Radiol (Paris). 1981;24(2):121-130.
72. Lebrec D, De Fleury P, Rueff B, et al. Portal hypertension, size of esophageal varices, and risk of gastrointestinal bleeding in alcoholic cirrhosis. Gastroenterology. 1980;79(6):1139-1144.
73. Patriquin H. Current concepts in pediatric radiology. Chicago: Radiological Society of North America; 1994.
74. Taylor KJW, Burns PN, Wells PNT, editors. Clinical applications of Doppler ultrasound. Philadelphia: Lippincott-Raven; 1996.
75. De Gaetano AM, Lafortune M, Patriquin H, et al. Cavernous transformation of the portal vein: patterns of intrahepatic and splanchnic collateral circulation detected with Doppler sonography. AJR Am J Roentgenol. 1995;165(5):1151-1155.
76. Besnard M, Pariente D, Hadchouel M, et al. Portal cavernoma in congenital hepatic fibrosis. Angiographic reports of 10 pediatric cases. Pediatr Radiol. 1994;24(1):61-65.
77. Odievre M, Chaumont P, Montagne JP, Alagille D. Anomalies of the intrahepatic portal venous system in congenital hepatic fibrosis. Radiology. 1977;122(2):427-430.
78. Patriquin HB. Pediatric diseases test and syllabus. Reston VA: American College of Radiology; 1993.
79. Bolondi L, Gandolfi L, Arienti V, et al. Ultrasonography in the diagnosis of portal hypertension: diminished response of portal vessels to respiration. Radiology. 1982;142(1):167-172.
80. Stanley P. Budd-Chiari syndrome. Radiology. 1989;170(3 Pt 1):625-627.
81. Lassau N, Auperin A, Leclere J, et al. Prognostic value of Doppler-ultrasonography in hepatic veno-occlusive disease. Transplantation. 2002;74(1):60-66.
82. Kotecha RS, Buckland A, Phillips MB, et al. Hepatic sinusoidal obstruction syndrome during chemotherapy for childhood medulloblastoma: report of a case and review of the literature. J Pediatr Hematol Oncol. 2014;36(1):76-80.
83. Hosoki T, Kuroda C, Tokunaga K, et al. Hepatic venous outflow obstruction: evaluation with pulsed duplex sonography. Radiology. 1989;170(3 Pt 1):733-737.
84. Novak D, Butzow GH, Becker K. Hepatic occlusion venography with a balloon catheter in patients with end-to-side portacaval shunts. AJR Am J Roentgenol. 1976;127(6):949-953.
85. Ledesma-Medina J, Dominguez R, Bowen A, et al. Pediatric liver transplantation. Part I. Standardization of preoperative diagnostic imaging. Radiology. 1985;157(2):335-338.
86. Dillman JR, Heider A, Bilhartz JL, et al. Ultrasound shear wave speed measurements correlate with liver fibrosis in children. Pediatr Radiol. 2015;45(10):1480-1488.
87. Barr RG, Ferraioli G, Palmeri ML, et al. Elastography assessment of liver fibrosis: Society of Radiologists in Ultrasound Consensus Conference statement. Radiology. 2015;276(3):845-861.
88. Xanthakos SA, Podberesky DJ, Serai SD, et al. Use of magnetic resonance elastography to assess hepatic fibrosis in children with chronic liver disease. J Pediatr. 2014;164(1):186-188.
89. Leschied JR, Dillman JR, Bilhartz J, et al. Shear wave elastography helps differentiate biliary atresia from other neonatal/infantile liver diseases. Pediatr Radiol. 2015;45(3):366-375.
90. Hernanz-Schulman M, Ambrosino MM, Genieser NB, et al. Pictorial essay. Current evaluation of the patient with abnormal visceroatrial situs. AJR Am J Roentgenol. 1990;154(4):797-802.
91. Longley DG, Skolnick ML, Zajko AB, Bron KM. Duplex Doppler sonography in the evaluation of adult patients before and after liver transplantation. AJR Am J Roentgenol. 1988;151(4):687-696.
92. Squires RH, Ng V, Romero R, et al. Evaluation of the pediatric patient for liver transplantation: 2014 practice guideline by the American Association for the Study of Liver Diseases, American Society of Transplantation and the North American Society for Pediatric Gastroenterology, Hepatology, and Nutrition. J Pediatr Gastroenterol Nutr. 2014;59(1):112-131.

93. American College of Radiology (ACR), Society for Pediatric Radiology (SPR), Society of Radiologists in Ultrasound (SRU), American Institute of Ultrasound in Medicine (AIUM). AIUM practice guideline for the performance of an ultrasound examination of solid-organ transplants. J Ultrasound Med. 2014;33(7):1309-1320.
94. Caron KH, Strife JL, Babcock DS, Ryckman FC. Left-lobe hepatic transplants: spectrum of normal imaging findings. AJR Am J Roentgenol. 1992;159(3):497-501.
95. Jequier S, Jequier JC, Hanquinet S, et al. Orthotopic liver transplants in children: change in hepatic venous Doppler wave pattern as an indicator of acute rejection. Radiology. 2003;226(1):105-112.
96. Calvo-Garcia MA, Campbell KM, O'Hara SM, et al. Acquired renal cysts after pediatric liver transplantation: association with cyclosporine and renal dysfunction. Pediatr Transplant. 2008;12(6):666-671.
97. Sudan DL, Iyer KR, Deroover A, et al. A new technique for combined liver/small intestinal transplantation. Transplantation. 2001;72(11):1846-1848.
98. Daneman A, Martin DJ. Congenital epithelial splenic cysts in children. Emphasis on sonographic appearances and some unusual features. Pediatr Radiol. 1982;12(3):119-125.
99. Paterson A, Frush DP, Donnelly LF, et al. A pattern-oriented approach to splenic imaging in infants and children. Radiographics. 1999;19(6):1465-1485.
100. Emery KH, McAneney CM, Racadio JM, et al. Absent peritoneal fluid on screening trauma ultrasonography in children: a prospective comparison with computed tomography. J Pediatr Surg. 2001;36(4):565-569.
101. Filiatrault D, Longpre D, Patriquin H, et al. Investigation of childhood blunt abdominal trauma: a practical approach using ultrasound as the initial diagnostic modality. Pediatr Radiol. 1987;17(5):373-379.
102. Johnson MA, Cooperberg PL, Boisvert J, et al. Spontaneous splenic rupture in infectious mononucleosis: sonographic diagnosis and follow-up. AJR Am J Roentgenol. 1981;136(1):111-114.

CAPÍTULO 52

Sistema Urinário e Glândulas Suprarrenais Pediátricas

Harriet J. Patiel e Diane S. Babcock

RESUMO DOS PONTOS-CHAVE

- A ultrassonografia consegue caracterizar de forma confiável a duplicação, a fusão e as anomalias rotacionais dos rins.
- A ultrassonografia é útil para a avaliação da anatomia renal, ureteral eda bexiga em pacientes com suspeita de hidronefrose.
- A urossonografia miccional contrastada (UMC) é uma técnica promissora que acabará substituindo a uretrocistografia miccional convencional (UCMC) em casos específicos.
- A ultrassonografia é utilizada para a avaliação do tamanho renal e para descartar anomalias anatômicas como causa de insuficiência renal aguda (IRA).
- A ultrassonografia é o exame inicial de escolha em pacientes com suspeita de urolitíase; a tomografia computadorizada sem contraste é reservada para quando a US não faz o diagnóstico.
- A ultrassonografia com contraste IV pode fornecer informações valiosas sobre lesões renais em pacientes com traumatismo abdominal fechado.
- A ultrassonografia é importante na avaliação de pacientes transplantados renais, tanto no período pós-operatório inicial quanto tardio.
- A ultrassonografia renal é frequentemente útil na distinção dos diferentes tipos de doença cística renal.
- A ultrassonografia é empregada na distinção entre as massas renais císticas (geralmente benignas) e as sólidas (muitas vezes malignas).
- A ultrassonografia é utilizada para diferenciar hemorragias suprarrenais neonatais de neuroblastomas.

SUMÁRIO DO CAPÍTULO

ULTRASSONOGRAFIA DO SISTEMA URINÁRIO PEDIÁTRICO
Técnica
Anatomia Renal Normal
Anatomia Vesical Normal
ANOMALIAS CONGÊNITAS DO SISTEMA URINÁRIO
Duplicação Renal
Outras Anomalias Renais
CAUSAS DE HIDRONEFROSE
Obstrução da Junção Pieloureteral
Obstrução Ureteral
Obstrução do Esvaziamento da Bexiga
Refluxo Vesicoureteral
Síndrome "prune belly"
Síndrome de Megabexiga-Microcólon-Má Rotação-Hipoperistaltismo Intestinal
Extrofia Vesical
Anomalias do Úraco
INFECÇÃO URINÁRIA
Pielonefrite Aguda
Pielonefrite Crônica
Candidíase Neonatal
Cistite
DOENÇA RENAL PARENQUIMATOSA
Insuficiência Renal Aguda
Doença Renal Crônica
CALCIFICAÇÃO NO SISTEMA URINÁRIO
Calcificação Cortical Renal
Nefrocalcinose Medular
Estase Urinária
Calcificações de Tromboses da Veia Renal
Calcificação Distrófica
Urolitíase
TRAUMA RENAL
DOENÇA VASCULAR RENAL
Técnica de US com Doppler
Anatomia Vascular e Padrões de Fluxo Normais
Causas de Resistência Aumentada ao Fluxo Arterial Intrarrenal
Aplicações Clínicas
Perviedade Vascular
Trombose Aguda da Veia Renal
Estenose da Artéria Renal
Doença Arterial Intrarrenal
TRANSPLANTE RENAL
Complicações Vasculares
Coleções Líquidas Perinefréticas
Anormalidades Parenquimatosas
Complicações Urológicas
Tumores
DOENÇA RENAL CÍSTICA
Doença Renal Policística Autossômica Recessiva
Doença Renal Policística Autossômica Dominante
Displasia Renal Multicística
Doença Cística Medular e Nefronoftise
Cistos Renais Congênitos
Esclerose Tuberosa e Doença de Von Hippel-Lindau
Cistos Adquiridos
TUMORES RENAIS
Tumor de Wilms
Nefroma Mesoblástico
Carcinoma de Células Renais
Angiomiolipoma
Nefroma Cístico Multilocular
Linfoma Renal
Tumores Vesicais
ULTRASSONOGRAFIA SUPRARRENAL PEDIÁTRICA
Anatomia Normal
Hiperplasia Suprarrenal Congênita
Hemorragia Suprarrenal Neonatal
Neuroblastoma
Feocromocitoma
Neoplasia Adrenocortical

ULTRASSONOGRAFIA DO SISTEMA URINÁRIO PEDIÁTRICO

Técnica

A ultrassonografia (US) desempenha papel importante na avaliação do sistema urinário e das glândulas suprarrenais pediátricas. O exame do sistema urinário do paciente pediátrico deve incluir imagens dos rins, ureteres (se visualizados) e bexiga. Nenhum preparo especial é necessário para a maioria dos pacientes. Pede-se aos pais da criança que ela venha para o exame com a bexiga cheia quando se investiga hematúria ou cálculos no sistema urinário (Tabela 52.1). Pode-se oferecer líquido às crianças ao longo da hora que antecede o exame. Os pacientes agendados para exame renal com Doppler não devem comer ou beber antes do exame por um período determinado de acordo com a idade do paciente. No caso de uma criança que ainda não aprendeu a controlar a micção, a bexiga deve ser examinada em primeiro lugar, uma vez que o paciente poderá enchê-la e esvaziá-la subitamente.

Embora crianças possam variar na sua capacidade de permanecer quietas por um período suficiente, a sedação raramente é necessária. Crianças com menos de 1 ano podem ser alimentadas ou até mesmo usar a chupeta durante o exame. O paciente com mais de 1 ano pode ser distraído ou entretido durante o exame com filmes, brinquedos ou livros. O uso de videoclipes muitas vezes compensa o movimento da criança.

TABELA 52.1 Preparação do Paciente para US do Sistema Urinário

Indicação	Preparo
Hematúria	Bexiga cheia
Cálculos no sistema urinário	Bexiga cheia
US renal com Doppler	Jejum absoluto por período de tempo determinado de acordo com a idade < 1 ano de idade: jejum absoluto por 2 horas > 1 ano e < 5 anos de idade: jejum absoluto por 4 horas ≥ 5 anos de idade: jejum absoluto por 6 horas
Todas as outras indicações	Nenhum

Vários equipamentos ultrassonográficos podem ser utilizados. O transdutor de frequência mais alta, que irá penetrar a área a ser examinada é o ideal. Imagens harmônicas podem auxiliar na análise de um paciente difícil de se examinar. Diferentes tipos de transdutores são utilizados para diferentes partes do corpo. Varreduras dos rins, a partir do dorso, são mais bem executadas com transdutores lineares ou convexos, enquanto as varreduras renais frontais são mais eficientemente realizadas com transdutores convexos ou setoriais, os quais são posicionados entre as costelas. As imagens da bexiga são realizadas com um transdutor convexo. Os ureteres são avaliados à medida que deixam a pelve renal e entram na bexiga. As imagens são gravadas e digitalmente armazenadas.

O exame de rotina inclui imagens longitudinais e transversais de ambos os rins (Fig. 52.1). No paciente pediátrico, os rins são examinados nos decúbitos ventral e dorsal. A imagem sagital ou coronal em decúbito dorsal permite melhor visualização do polo superior, que pode estar obscurecido pelas costelas no decúbito ventral. A ecogenicidade do rim deve sempre ser comparada à do fígado e à do baço adjacentes. O posicionamento em decúbito é útil na visualização do polo renal superior para fins de medição, quando a porção superior do rim estiver obscurecida pelas costelas. A imagem em decúbito ventral permite a visualização ideal do polo inferior do rim, mas o polo superior pode ser obscurecido pelas costelas superpostas ou pelo pulmão aerado no ângulo costofrênico. Os **volumes renais** podem ser determinados pela obtenção de uma imagem transversal através do centro do rim e medindo-se as dimensões anteroposterior (AP) e transversal (Fig. 52.1C). A seguinte fórmula é utilizada para cálculo do volume de um rim de formato elipsoidal:

$$\text{Volume renal} = \text{Comprimento} \times \text{Largura} \times \text{Altura} \times 0{,}523$$

Existem várias referências disponíveis das medidas ultrassonográficas do **tamanho** e volume do **rim normal**, considerando-se idade, altura, peso e/ou área da superfície corporal do paciente, as quais são úteis na avaliação do rim anormal[1-6] (Fig. 52.2, Tabelas 52.2 a 52.5). Também já foram reportados os dados referentes a comprimento e volume de um rim único funcional em crianças.[7,8] O crescimento renal compensatório de um rim único funcional ocorre no útero, e sua diferença relativa de tamanho continua

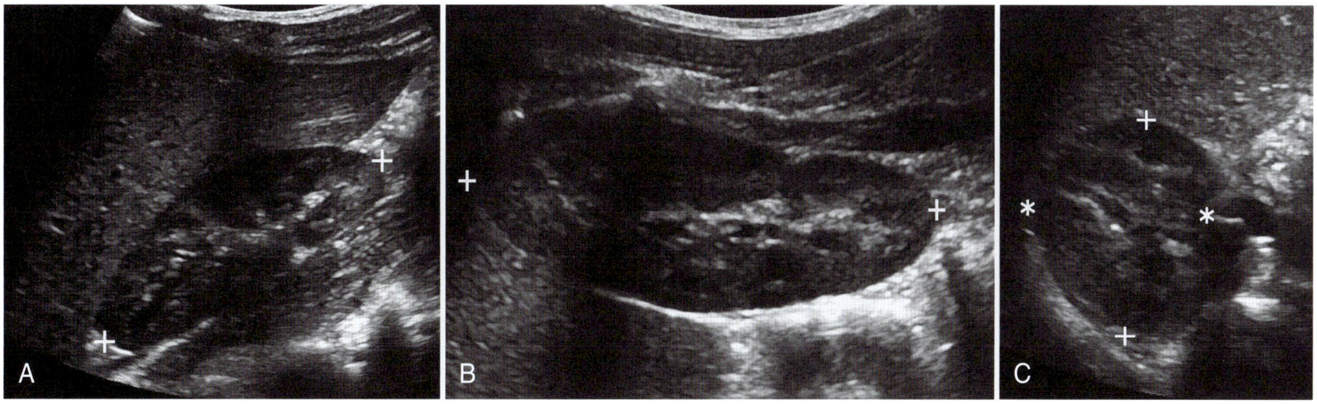

FIG. 52.1 Comprimento e volume renais. (A) Imagem longitudinal em decúbito dorsal. **(B)** Imagem longitudinal em decúbito ventral. A medição do comprimento é realizada na imagem em decúbito dorsal ou ventral (+). **(C)** Imagem transversal através da região central do rim medindo a altura anteroposterior (+) e a largura (*) (volume = comprimento × largura × altura × 0,52).

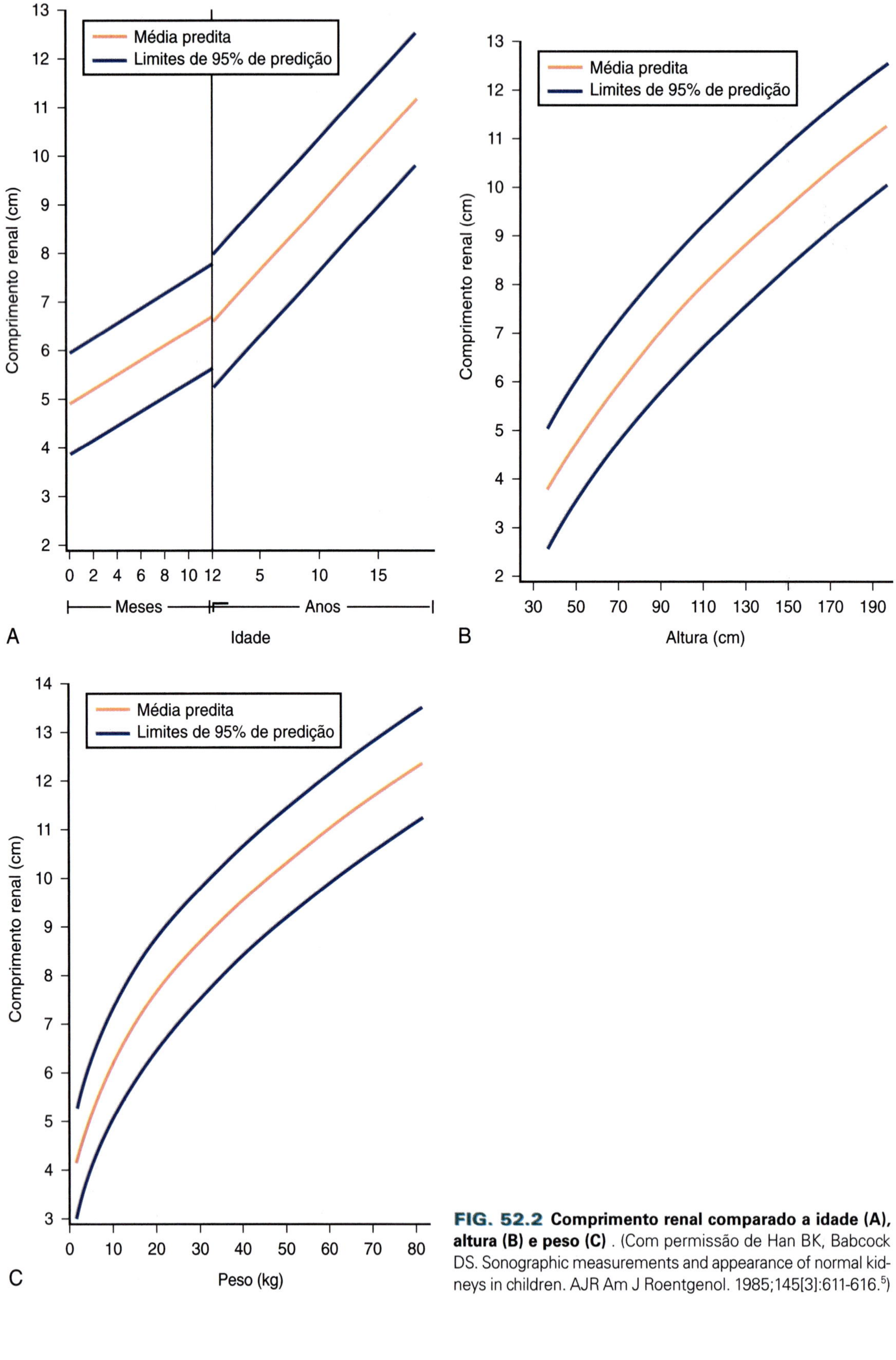

FIG. 52.2 Comprimento renal comparado a idade (A), altura (B) e peso (C). (Com permissão de Han BK, Babcock DS. Sonographic measurements and appearance of normal kidneys in children. AJR Am J Roentgenol. 1985;145[3]:611-616.[5])

TABELA 52.2 Valores de Referência para o Comprimento do Rim Infantil (em Centímetros) de Acordo com Idade (em Meses) e Gênero

				MÉDIA COM IC DE 95%		PERCENTUAL	
Gênero	**Idade (meses)**	**Número**	**Média ± DP**	**Limite Inferior**	**Limite Superior**	**3°**	**97°**
Masculino	0-3	336	4,88 ± 0,56	4,82	4,94	3,9	6,0
	3-6	238	5,69 ± 0,40	5,64	5,74	5,0	6,5
	6-9	246	5,90 ± 0,41	5,85	5,96	5,1	6,8
	9-12	220	5,93 ± 0,50	5,86	6,00	5,0	6,9
Feminino	0-3	246	4,75 ± 0,62	4,67	4,83	3,6	6,1
	3-6	210	5,70 ± 0,39	5,64	5,75	5,0	6,5
	6-9	250	5,73 ± 0,40	5,68	5,78	5,1	6,6
	9-12	238	6,17 ± 0,50	6,10	6,23	5,1	7,0

IC, Intervalo de confiança; *DP*, desvio padrão.
Com permissão de Vujic A, Kosutic J, Bogdanovic R, et al. Sonographic assessment of normal kidney dimensions in the first year of life – a study of 992 healthy infants. Pediatr Nephrol 2007;22(8):1143-1150.[3]

TABELA 52.3 Valores de Referência para o Volume do Rim Infantil (em Mililitros) de Acordo com Idade (em Meses) e Gênero

				MÉDIA COM IC DE 95%		PERCENTUAL	
Gênero	**Idade (meses)**	**Número**	**Média ± DP**	**Limite Inferior**	**Limite Superior**	**3°**	**97°**
Masculino	0-3	336	14,32 ± 4,52	13,84	14,81	7,48	24,14
	3-6	238	19,30 ± 4,40	18,74	19,86	12,18	30,04
	6-9	246	21,50 ± 3,98	21,01	22,00	15,08	30,60
	9-12	220	24,59 ± 7,17	23,64	25,54	14,68	42,49
Feminino	0-3	246	13,22 ± 4,31	12,68	13,77	6,20	21,88
	3-6	210	18,58 ± 3,85	18,06	19,09	12,43	26,74
	6-9	250	20,20 ± 3,82	19,73	20,68	13,88	28,19
	9-12	238	26,48 ± 7,60	25,51	27,45	15,45	46,77

IC, Intervalo de confiança; *DP*, desvio padrão.
Com permissão de Vujic A, Kosutic J, Bogdanovic R, et al. Sonographic assessment of normal kidney dimensions in the first year of life – a study of 992 healthy infants. Pediatr Nephrol 2007;22(8):1143-1150.[3]

durante o período de lactância e na infância (Tabela 52.6). O tamanho renal em bebês prematuros também tem sido comparado à idade gestacional ou ao peso ao nascimento[9-12] (Fig. 52.3). Em pacientes com problemas crônicos, como infecções urinárias recorrentes, refluxo ou bexiga neurogênica, o crescimento renal pode ser monitorado em exames de controle durante seu acompanhamento clínico.

A US com Doppler dos rins é utilizado em situações clínicas particulares, como em caso de suspeita de doença da veia ou da artéria renal, utilizando-se técnica similar à usada em adultos (ver **Doença Renal Vascular** a seguir).

Obtêm-se imagens longitudinais e transversais da bexiga urinária distendida e recém-esvaziada. As imagens são obtidas com um transdutor linear convexo utilizando-se a frequência mais alta que possa penetrar no paciente. A obtenção de imagens harmônicas pode ser útil para minimizar os artefatos. O volume da bexiga pode ser determinado em imagens longitudinais e transversais da bexiga urinária quando esta estiver distendida ao máximo, mas sem causar desconforto (Fig. 52.4). Uma vez que a bexiga varia de formato, diversas fórmulas têm sido sugeridas para calcular seu volume.[13,14] O método mais utilizado para o cálculo do volume da bexiga urinária consiste na aplicação da fórmula para a determinação do volume de formas elipsoidais, descrita anteriormente.

A espessura da parede da bexiga em crianças foi avaliada em apenas alguns estudos por diferentes técnicas, mostrando resultados e conclusões também um pouco diferentes.[15,16] Em um estudo retrospectivo realizado por Jequier e Rousseau,[16] a parede posterolateral ao trígono, em imagens transversais ou sagitais, foi medida em 410 crianças e 10 adultos cujas bexigas foram preenchidas em grau variável. Os autores determinaram que a espessura média normal da parede é de 2,8 mm quando a bexiga está quase vazia e de 1,5 mm quando está distendida. Detectou-se uma relação linear entre a plenitude da bexiga e a espessura da parede, com limites superiores de 3 mm e 5 mm para uma bexiga cheia ou vazia, respectivamente. Em um estudo prospectivo mais recente realizado por Uluocak et al.[15] em crianças com bexigas repletas de urina, foram obtidas medidas de espessura das paredes anterior, posterior e lateral. A espessura média da parede anterior, posterior e lateral foi de 1,4 mm (variação de 0,8 a 2,8), 1,6 mm (variação de 0,7 a 3,1) e 1,5 mm (variação de 0,6 a 2,6), respectivamente. Foram encontradas fortes correlações positivas entre a espessura da parede anterior e posterior e o aumento da idade e do índice de massa corporal (IMC). No entanto, em oposição ao estudo

TABELA 52.4 Volumes Renais Totais Médios (Valores Correspondem à Média ± Desvio Padrão)

Idade (Anos)	Idade Média (Anos)	Número de Sujeitos	Volume Renal Total (cm³)
0,00-0,249	0,0	99	30,83 ± 7,98
0,25-0,49	0,25	81	44,76 ± 11.03
0,50-0,99	0,5	121	55,44 ± 6,82
1,00-1,49	1,0	111	62,80 ± 9,23
1,50-1,99	1,5	56	68,35 ± 10,64
2,00-2,49	2,0	87	74,49 ± 10,04
2,50-2,99	2,5	98	82,47 ± 9,22
3,00-3,49	3,0	135	89,60 ± 11,89
3,50-3,99	3,5	77	94,89 ± 9,50
4,00-4,49	4,0	115	102,01 ± 10,41
4,50-4,99	4,5	79	106,81 ± 10,90
5,00-5,49	5,0	109	112,62 ± 13,47
5,50-5,99	5,5	129	118,44 ± 13,18
6,00-6,49	6,0	173	123,79 ± 12,04
6,50-6,99	6,5	130	132,18 ± 12,01
7,00-7,49	7,0	142	137,00 ± 12,11
7,50-7,99	7,5	137	144,05 ± 13,26
8,00-8,49	8,0	127	151,08 ± 14,40
8,50-8,99	8,5	79	156,15 ± 11,37
9,00-9,49	9,0	147	163,69 ± 11,93
9,50-9,99	9,5	79	168,57 ± 11,28
10,00-10,49	10,0	125	174,16 ± 10,39
10,50-10,99	10,5	79	183,18 ± 12,69
11,00-11,49	11,0	104	188,03 ± 12,13
11,50-11,99	11,5	50	195,24 ± 11,12
12,00-12,49	12,0	90	201,82 ± 11,65
12,50-12,99	12,5	50	208,46 ± 12,56
13,00-13,49	13,0	87	215,00 ± 16,63
13,50-13,99	13,5	42	218,30 ± 14,83
14,00-14,49	14,0	90	225,39 ± 16,98
14,50-14,99	14,5	45	230,14 ± 14,43
15,00-15,49	15,0	85	236,43 ± 14,58
15,50-15,99	15,5	44	244,36 ± 14,37
16,00-16,49	16,0	50	251,99 ± 16,42
16,50-16,99	16,5	24	257,75 ± 17,54
17,00-17,49	17,0	41	262,69 ± 12,67
17,50-17,99	17,5	59	271,26 ± 11,10

Adaptado de Leung VY, Chu WC, Yeung CK, et al. Nomograms of total renal volume, urinary bladder volume and bladder wall thickness index in 3.376 children with a normal urinary tract. Pediatr Radiol. 2007;37(2):181-188.[2]

TABELA 52.5 Novos Percentis para o Crescimento Renal do Rim Solitário ou Único Funcionante: Comprimento Renal e Volume Renal

	COMPRIMENTO RENAL, RIM ESQUERDO (mm)		COMPRIMENTO RENAL, RIM DIREITO (mm)			VOLUME RENAL, RIM ESQUERDO (mL)		VOLUME RENAL, RIM DIREITO (mL)	
Altura do Corpo (cm)	Percentil 5°	Percentil 95°	Percentil 5°	Percentil 95°	Área de Superfície Corporal (m²)	Percentil 5°	Percentil 95°	Percentil 5°	Percentil 95°
55 (< 60)	36,6	67,6	39,9	69,5	< 0,4	10,0	37,1	11,8	41,0
70 (60-79,9)	51,9	82,2	51,5	74,0	0,4 a < 0,7	29,5	85,0	28,7	77,0
90 (80-99,9)	67,0	96,7	65,7	87,3	0,7 a < 1	49,5	161,0	54,0	129,6
110 (100-119,9)	70,1	104,4	73,0	100,0	1 a < 1,3	81,8	259,2	81,4	173,6
130 (120-139,9)	85,0	120,0	81,0	107,2	1,3 a < 1,6	102,3	273,1	99,0	174,0
150 (140-159,9)	90,3	135,8	93,8	124,4	> 1,6	115,4	315,5	130,0	274,7
170 (≥ 160)	96,8	145,8	104,0	140,0					

Com permissão de Spira EM, Jacobi C, Frankenschmidt A, et al. Sonographic long-term study: paediatric growth charts for single kidneys. Arch Dis Child. 2009;94(9):693-698.[8]

TABELA 52.6 Formato e Coeficiente de Correção (*k*) para o Volume da Bexiga

Formato da Bexiga	*k* (EP)	*r* de Pearson	Valor de *P*	Erro Médio Percentual ± DP
Amostra inteira[a]	0,66 (0,011)	0,927	< 0,01	19,19 ± 9,59
Redonda	0,561 (0,013)	0,940	< 0,01	5,10 ± 8,30
Cuboide	0,923 (0,012)	0,982	< 0,01	5,53 ± 6,86
Elipsoide	0,802 (0,006)	0,992	< 0,01	3,09 ± 3,52
Triangular	0,623 (0,007)	0,988	< 0,01	7,71 ± 8,66
Indefinida	0,749 (0,048)	0,976	< 0,01	15,18 ± 17,21

[a]Independente do formato.

DP, Desvio padrão; *EP*, erro padrão.

Com permissão de Kuzmic AC, Brkljacic B, Ivankovic D. The impact of bladder shape on the ultrasonographic measurement of bladder volume in children. Pediatr Radiol 2003;33:530-534.[13]

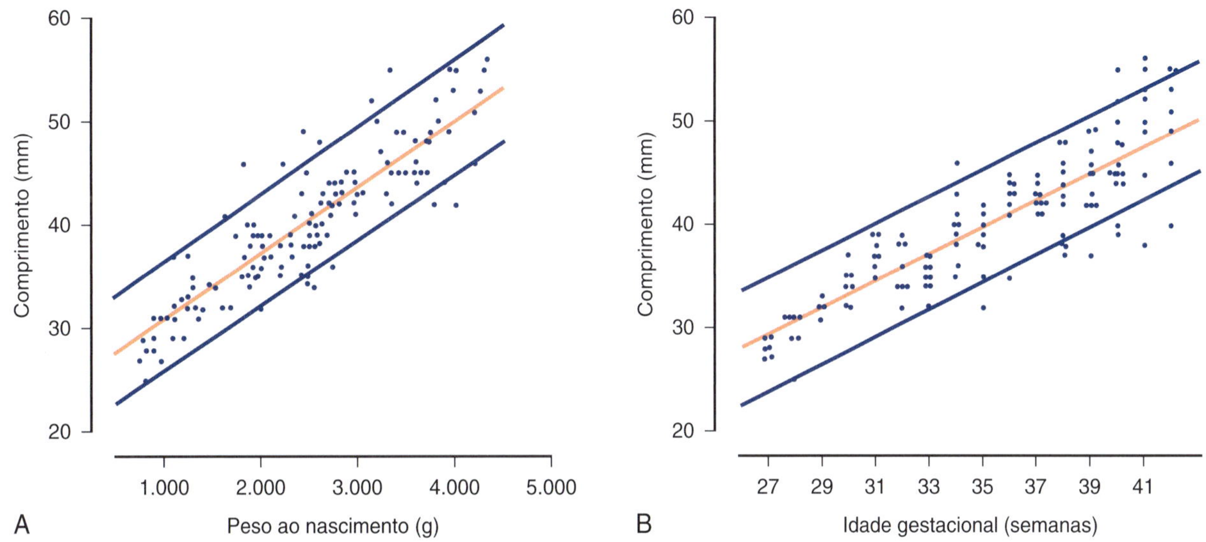

FIG. 52.3 Comprimento renal comparado ao peso ao nascimento (A) e à idade gestacional (B). (Com permissão de Chiara A, Chirico G, Barbarini M, et al. Ultrasonic evaluation of kidney length in term and preterm infants. Eur J Pediatr 1989;149[2]:94-95.[11])

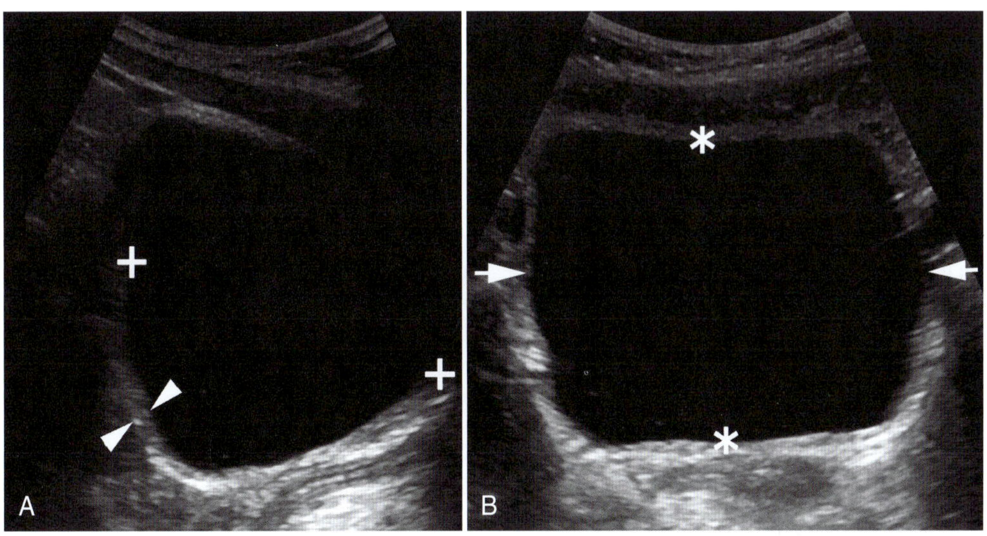

FIG. 52.4 Volume vesical. (A) Imagem longitudinal na linha intermediária. **(B)** Imagens transversais. Comprimento (+), largura *(setas)* e dimensão anteroposterior (*) medidas na parede interna. Espessura da parede vesical *(pontas de seta)* medida ao longo da parede posterior.

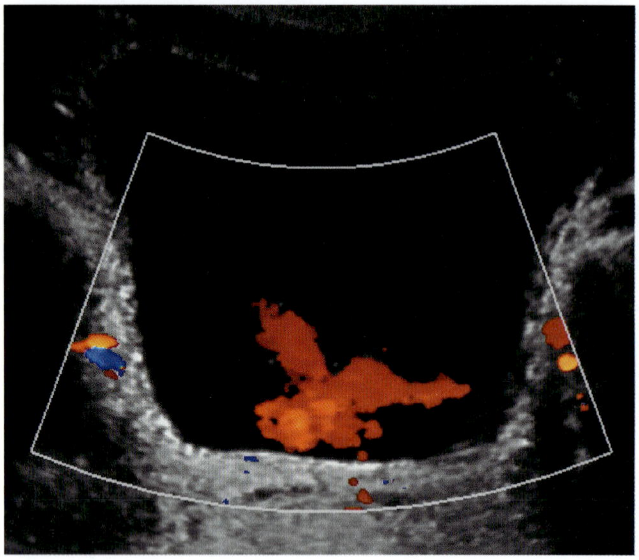

FIG. 52.5 Jatos ureterais. Imagem transversal da bexiga mostrando jatos bilaterais ureterais que se cruzam.

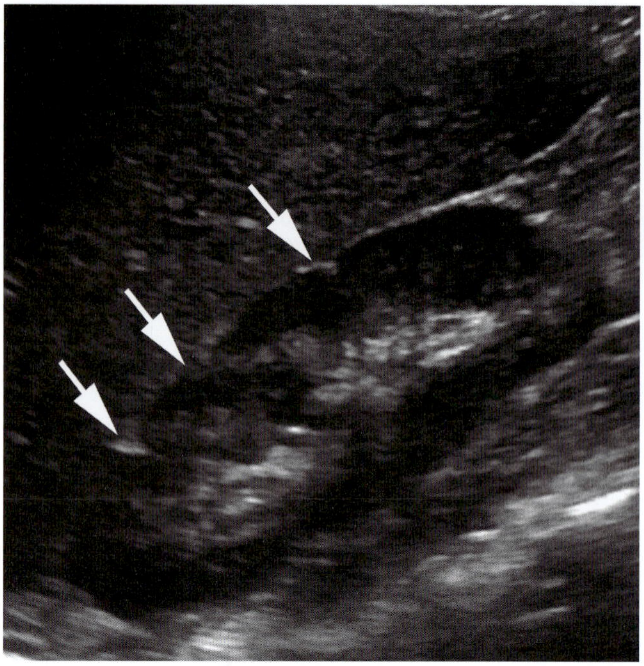

FIG. 52.6 Lobulação fetal. Imagem longitudinal do rim direito mostra um contorno levemente ondulado devido a indentações parenquimatosas que pouparam as pirâmides *(setas)*.

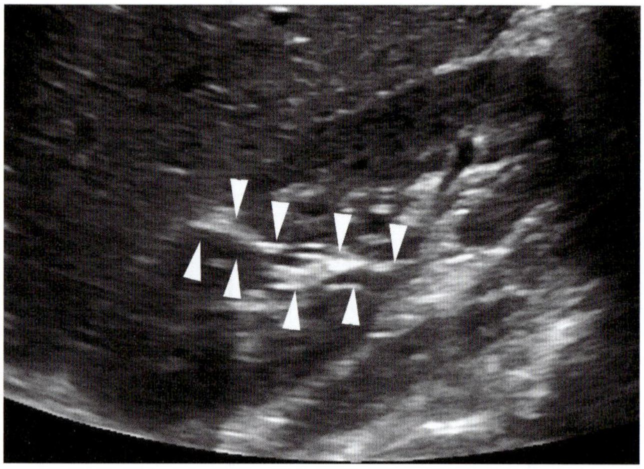

FIG. 52.7 Defeito parenquimatoso juncional renal. Imagem longitudinal do rim direito revela um sulco ecogênico que se estende obliquamente através do parênquima *(pontas de seta)*.

de Jequier e Rousseau, não houve correlação entre o volume da bexiga e a espessura da parede anterior ou posterior. Mais estudos são necessários para a determinação dos efeitos da técnica de medição, da idade, da altura e do IMC do paciente na espessura da parede da bexiga.

Os exames da bexiga devem ser realizados com o órgão confortavelmente cheio, de modo que seja possível observar as anomalias, incluindo o espessamento da parede e a trabeculação. A dilatação dos **ureteres** distais e dos **ureteroceles** é igualmente pesquisada. A espessura da parede da bexiga pode estar aumentada por inflamação ou hipertrofia muscular. As imagens pós-miccionais da bexiga e dos rins podem ser úteis em pacientes com **bexiga neurogênica** ou **sistema coletor superior dilatado**, pois uma bexiga distendida pode causar aumento da dilatação, que se reduz após a micção.

A US com Doppler colorido é utilizado em situações clínicas específicas para a avaliação dos jatos ureterais[17,18] (Fig. 52.5).

Anatomia Renal Normal

Durante o segundo trimestre, o rim fetal consiste em uma coleção de renículos (pequenos rins), cada um composto por uma grande pirâmide central com uma fina camada periférica de córtex. À medida que os renículos se fundem progressivamente, seus córtices adjacentes formam a **coluna de Bertin**. Os renículos precedentes são, então, denominados "lobos". Os resquícios desses lobos com fusão incompleta são reconhecidos por uma superfície lobulada no rim. Esta **"lobulação fetal persistente"** (Fig. 52.6) não deve ser confundida com tecido cicatricial renal,[19] persistindo na idade adulta.[20] A lobulação fetal distingue-se de tecido cicatricial renal por contorno renal suave, espaçamento regular e ausência de embotamento calicial. As indentações não acometem as pirâmides renais, ao contrário do tecido cicatricial no qual o parênquima renal sobrejacente às pirâmides parece adelgaçado.

O **defeito parenquimatoso juncional renal** (septo interrenicular ou fissura) é a mais proeminente dessas incisuras, estendendo-se do hilo ao córtex, e é causado pela gordura perirrenal aderente à cápsula renal ao longo de uma fenda na superfície do órgão. É frequentemente observado na face anterossuperior do rim[20] (Fig. 52.7). Ao nascimento, as pirâmides ainda são grandes e hipoecoicas, em comparação à fina camada de córtex ecogênico que as circunda. A taxa de filtração glomerular é baixa logo após o nascimento, aumentando rapidamente após a primeira semana de vida. Ao longo da infância ocorre crescimento significativo do córtex, e as pirâmides se tornam proporcionalmente menores em relação ao córtex.

A anatomia e o aspecto ultrassonográfico do rim do paciente pediátrico dependem da idade.[5,21,22] O **rim infantil normal** apresenta várias características que diferem do rim adulto normal (Fig. 52.8). O complexo ecogênico central é muito menos proeminente em comparação ao parênquima renal, porque há menos

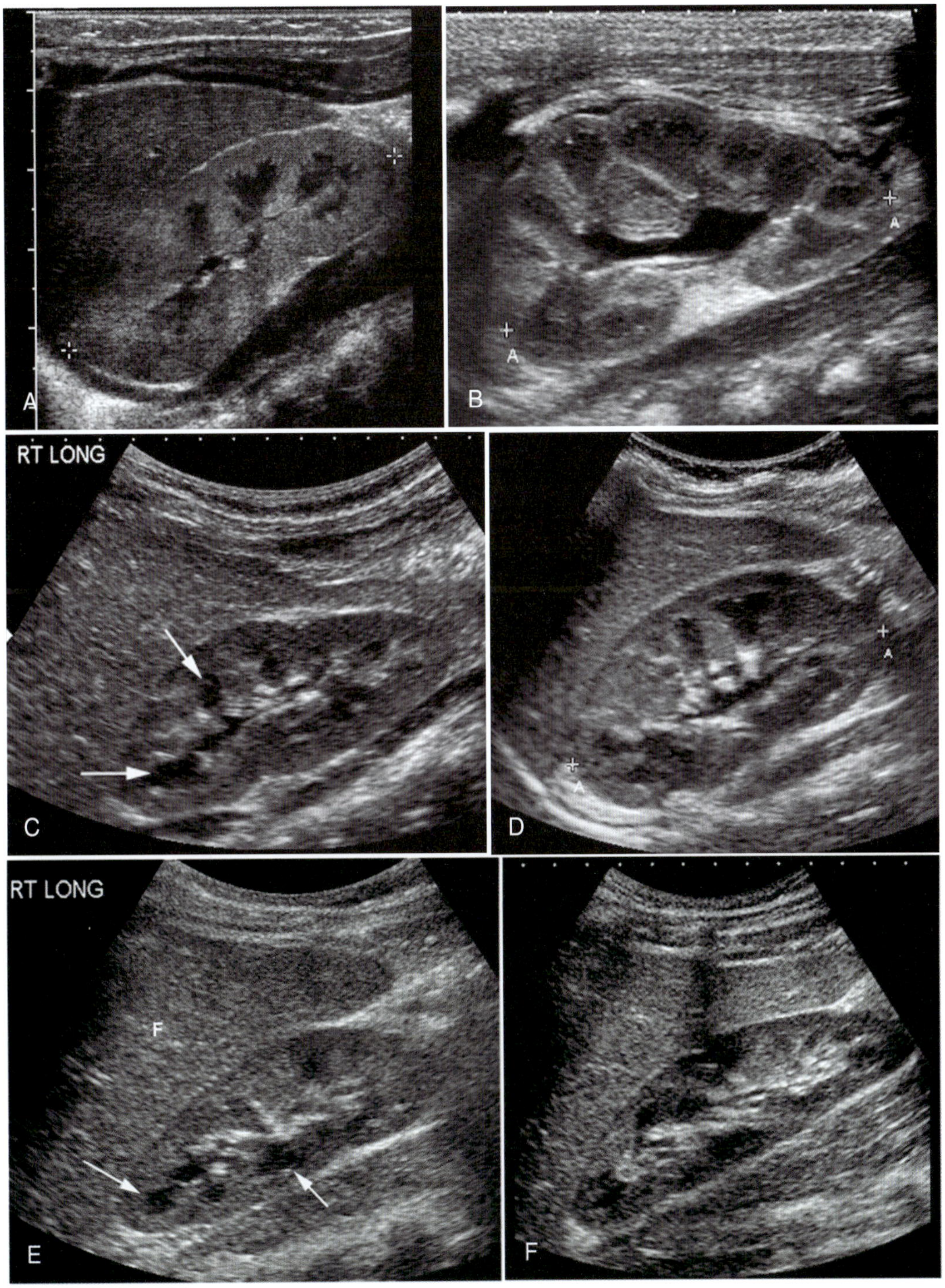

FIG. 52.8 Aspectos renais normais em diferentes idades. (A) Lactente prematuro. O córtex é mais proeminente e mais ecogênico que o fígado. Pirâmides renais hipoecogênicas proeminentes. **(B) Lactente a termo.** Lobulações fetais normais do córtex renal são isoecogênicos ou discretamente hiperecogênicos em relação ao fígado e ao baço. As pirâmides renais proeminentes são hipoecogênicas. **(C) Lactente a termo.** O complexo de eco central não é proeminente devido à menor quantidade de gordura peripiélica. O córtex renal é igual ao fígado em termos de ecogenicidade. As pirâmides medulares *(setas)* são relativamente maiores, parecendo mais proeminentes. **(D) Criança de 2 anos**. O córtex renal é ligeiramente menos ecogênico que o fígado. A gordura do seio renal começa a desenvolver uma ecogenicidade central ao redor dos vasos. **(E) Criança de 10 anos**. O córtex normal é menos ecogênico que o fígado *(F)* ou o baço. As pirâmides medulares *(setas)* são relativamente hipoecogênicas e estão dispostas em torno do complexo ecogênico central, consistindo em fortes ecos especulares. **(F) Adolescente de 14 anos.** O córtex renal é menos ecogênico que o fígado ou o baço. As pirâmides são muito menos proeminentes. A gordura do seio renal está aumentada.

gordura peripiélica na criança do que no adulto. A ecogenicidade cortical renal é tipicamente aumentada no **rim infantil prematuro normal**, em comparação com o fígado e o baço. A ecogenicidade do córtex renal no **rim infantil normal do lactente a termo** é frequentemente igual à ecogenicidade do fígado normal adjacente, enquanto no **rim de uma criança com mais tempo de vida e do adulto**, o córtex renal é menos ecogênico que o fígado. As pirâmides medulares na criança são relativamente maiores e tendem a parecer mais proeminentes (mais hipoecogênicas). A diferenciação corticomedular é maior no rim infantil e do lactente do que no adulto, possivelmente devido ao aumento da resolução de transdutores de frequência mais alta e também em virtude de menor quantidade de gordura corporal subjacente. Também pode resultar de diferenças na composição celular do parênquima renal no lactente. Essas pirâmides proeminentes no rim pediátrico podem ser facilmente confundidas com cistos múltiplos ou cálices dilatados por aqueles que não estão familiarizados com as diferenças. As pirâmides normais se alinham em torno do complexo ecogênico central em um padrão característico e, portanto, podem ser diferenciadas dos cistos. A posição da artéria arqueada na junção corticomedular também pode auxiliar na identificação de estruturas, como por exemplo as pirâmides.

A anatomia renal no adolescente e nas crianças maiores é semelhante à dos adultos[5,21,22] (Fig. 52.8). O parênquima renal consiste no córtex, que é periférico e contém os glomérulos, com diversos prolongamentos até a extremidade do seio renal (os septos ou coluna de Bertin), e na medula (contendo as pirâmides renais), que é mais central e adjacente aos cálices. O córtex normal produz ecos de baixo nível com atenuação posterior. As pirâmides medulares são relativamente hipoecogênicas, dispostas em torno do seio renal central, produtor de eco. Os vasos arqueados podem ser visualizados como intensos ecos especulares na junção corticomedular. Essa diferenciação corticomedular pode ser identificada na maioria das crianças, mas em alguns casos pode não ser visualizada naquelas com aumentos das partes moles sobrejacentes. O complexo ecogênico central é constituído por fortes ecos especulares oriundos do seio renal, incluindo o sistema coletor renal, os cálices e o infundíbulo, as artérias, as veias, os vasos linfáticos, a gordura peripiélica e outras partes da pelve renal. Com a distensão do sistema coletor renal, esses ecos se separam e pequenos graus de hidronefrose podem ser visualizados. Graus leves de distensão podem ser observados em crianças normais, particularmente após a ingestão recente de um grande volume de líquidos ou de diuréticos. Uma bexiga normalmente distendida também pode provocar obstrução ureteral funcional e distensão discreta dos sistemas coletores renais. Um novo exame quando a bexiga estiver vazia resolverá a questão referente ao sistema coletor e a distensão ureteral quando o sistema urinário não apresentar outras alterações.

Anatomia Vesical Normal

A bexiga urinária normal tem paredes finas. O volume e a espessura das paredes da bexiga são afetados por seu grau de distensão.[15,16] Os ureteres distais podem ser visíveis na base vesical, especialmente se a criança estiver bem hidratada, fato provavelmente relacionado à passagem transitória normal da urina devido ao peristaltismo (Fig. 52.9). A espessura da parede da bexiga pode estar aumentada na presença de inflamação ou hipertrofia muscular.

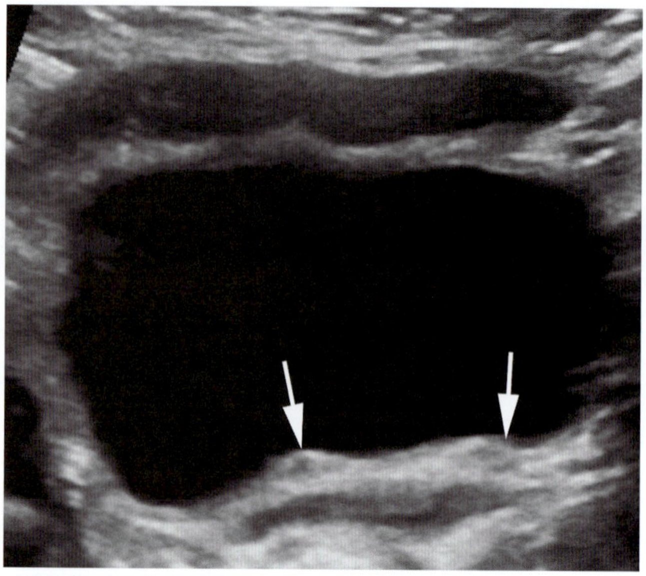

FIG. 52.9 Ureteres distais normais. Imagem transversal da bexiga mostra as inserções do ureter distal ao nível do trígono *(setas)*.

ANOMALIAS CONGÊNITAS DO SISTEMA URINÁRIO

Duplicação Renal

Uma anomalia congênita comum do sistema urinário é a duplicação do sistema coletor, que pode ser parcial ou completa. Na duplicação completa, duas pelves e dois ureteres separados drenam o rim. O sistema coletor do polo inferior geralmente se insere na bexiga na localização normal. Contudo, a porção intramural do ureter pode ser mais curta que o normal, frequentemente resultando em refluxo vesicoureteral (RVU).[23] O sistema do polo superior muitas vezes se insere ectopicamente, inferior e medial ao local da inserção ureteral normal (**regra de Weigert-Meyer**). Seu orifício pode ser estenótico e obstruído. O alargamento da porção submucosa desse ureter do polo superior provoca **ureterocele**. Em alguns pacientes, o ureter do polo superior pode exibir uma inserção completamente fora da bexiga, como na uretra (acima, abaixo ou no esfíncter urinário externo), no interior do útero ou vagina, no ducto ejaculatório, na vesícula seminal ou no canal deferente.[24]

Os pacientes com duplicações não obstrutivas não apresentam mais problemas clínicos que os pacientes normais. Os pacientes com duplicações renais complicadas podem apresentar infecção urinária, retardo do desenvolvimento, massa abdominal, hematúria ou sintomas de obstrução do esvaziamento vesical devido à ureterocele. Pacientes do sexo feminino com inserções uretrais do ureter do polo superior abaixo do esfíncter urinário externo, ou ainda com inserções vaginais ou uterinas, podem apresentar crônica e constante incontinência ou gotejamento urinário.

A duplicação do sistema coletor renal é diagnosticada na US quando o complexo ecogênico central se separa em duas partes com uma coluna interposta de parênquima renal normal (**coluna de Bertin**) (Fig. 52.10). A menos que exista dilatação do sistema coletor e/ou do ureter, geralmente é impossível distinguir uma duplicação parcial e não complicada de uma duplicação completa, uma vez que um ureter normal é de difícil visualização por ultrassonografia.[25]

Na obstrução da porção polar superior, é observada a dilatação do sistema coletor do polo superior e de todo o seu ureter. O parênquima renal pode se encontrar adelgaçado sobre o sistema coletor do polo superior. Se a obstrução estiver associada a ureterocele, as imagens da bexiga podem mostrar a uretocele como uma estrutura arredondada e anecoica no interior da bexiga, além da dilatação do ureter distal adjacente a esta (Fig. 52.11). Uma grande ureterocele pode cruzar a linha média e obstruir o ureter contralateral ou o esvaziamento vesical, provocando hidronefrose. As ureteroceles podem ser difíceis de diagnosticar se forem grandes a ponto de simular uma bexiga. Se isso for um problema, um exame pós-miccional será diagnóstico. Se houver refluxo para a porção polar inferior, o sistema coletor do polo inferior e o seu ureter permanecerão dilatados em graus variáveis. Se o refluxo for leve, pode não haver dilatação do polo inferior.

Outras Anomalias Renais

As outras anomalias renais incluem ausência congênita do rim, localizações anormais dos rins (p. ex., rim pélvico, ectopia renal cruzada) e rim em ferradura, com a fusão dos polos inferiores na linha média.[26] A **ausência congênita do rim** ou ectopia renal é suspeitada quando nenhum tecido renal é identificado ultrassonograficamente na loja renal. Ao nascimento, a glândula suprarrenal tem formato formato plano, muitas vezes denominada **"suprarrenal deitada"**, em vez do habitual V invertido acima do rim (Fig. 52.12). Deve-se ter o cuidado de procurar o rim não apenas na sua posição habitual na loja renal, mas também no abdome inferior ou na pelve. O rim contralateral, quando saudável, exibe hipertrofia compensatória quando um rim está ausente ou gravemente lesionado. A cintilografia renal pode ser útil na identificação de um pequeno rim funcional, não visualizado pela ultrassonografia.

No **rim em ferradura**, o eixo longitudinal do rim é anormal. Os polos inferiores estão localizados mais medialmente que o habitual, fundidos na linha média anterior à coluna por uma faixa fibrosa ou pelo parênquima renal (Fig. 52.13). Os rins também podem estar posicionados um pouco mais abaixo que o usual. Um rim em ferradura pode facilmente passar despercebido se o eixo renal anormal não for reconhecido. O tecido renal central fundido também pode ser fino e, desse modo, facilmente imperceptível, particularmente se for constituído apenas por tecido fibroso.

Na **ectopia renal cruzada**, ambos os rins estão localizados no mesmo lado do abdome. Existe pelo menos algum grau de fusão em aproximadamente 90% dos casos, com o padrão usual

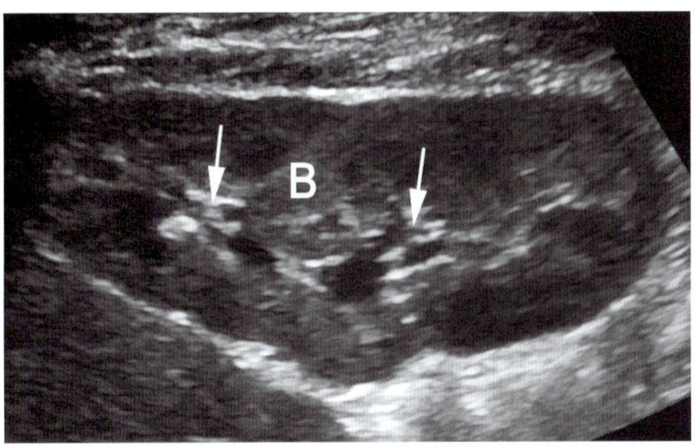

FIG. 52.10 Duplicação renal. Imagem longitudinal em decúbito ventral do rim direito mostra um parênquima renal normal e a coluna de Bertin *(B)* separando o complexo ecogênico central em duas partes *(setas)*.

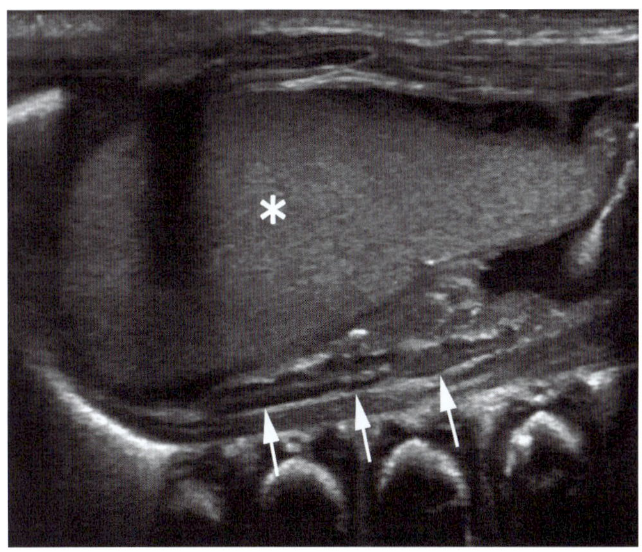

FIG. 52.12 Sinal da "suprarrenal deitada" em neonato com ausência do rim esquerdo. Imagem longitudinal mostra uma glândula suprarrenal alongada e achatada *(setas)* ao longo da coluna vertebral. *, baço.

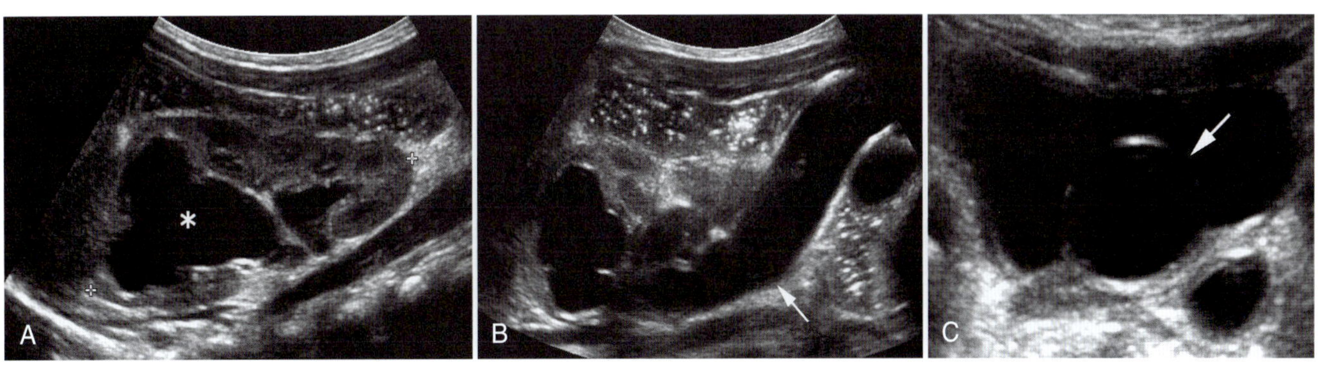

FIG. 52.11 Duplicação renal com ureterocele ectópica da porção polar superior. (A) Imagem longitudinal do rim esquerdo mostra dilatação do sistema coletor (*) do polo superior e pelve renal menos dilatada da porção polar inferior. **(B)** Imagem longitudinal do flanco esquerdo mostra o ureter do polo superior dilatado *(seta)* que se prolonga a partir da pelve renal. **(C)** Imagem transversal da bexiga mostra **ureterocele** no interior da bexiga *(seta)*.

consistindo na fusão do polo renal inferior ortotópico ao polo renal superior ectópico (Fig. 52.14, Vídeo 52.1). O ureter do rim ectópico cruza a linha média e se insere normalmente na bexiga. A ectopia renal cruzada é mais frequente nos meninos do que nas meninas (a razão entre homens e mulheres é de 1,4:1) e duas a três vezes mais comum no lado direito do que no esquerdo.[27] Tal como acontece com outras anomalias renais, a ectopia cruzada pode ser um achado incidental, porém também pode estar associada a outras anomalias congênitas.[28]

Os padrões mais raros incluem a ectopia cruzada não fundida e a ectopia cruzada bilateral ou isolada não fundida. Outro padrão de ectopia combinada e de fusão de dois rins pélvicos é referido como rim em formato de **"panqueca"** ou de **"bolo"**, dependendo da extensão da fusão e da aparência resultante. Essas anormalidades mais complexas podem ser isoladas ou associadas a outras condições congênitas.

CAUSAS DE HIDRONEFROSE

A dilatação do sistema coletor renal – hidronefrose – é bastante comum no paciente pediátrico. Está frequentemente, mas nem sempre, associada à obstrução; a ultrassonografia é muito sensível na sua detecção. A investigação de uma criança com suspeita de hidronefrose geralmente se inicia com US para avaliação da anatomia dos rins, ureteres e bexiga.[29] O grau de obstrução funcional é avaliado por cintilografia renal dinâmica.[30] Se a obstrução for leve, o paciente deve apenas ser acompanhado, visto que a obstrução e a dilatação geralmente desaparecem à medida que o paciente cresce.[31,32]

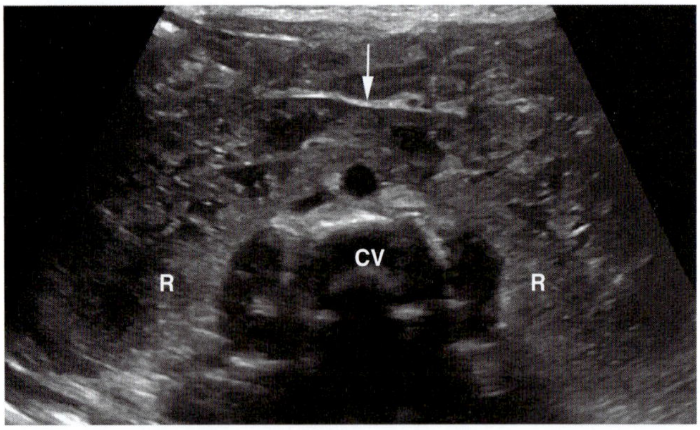

FIG. 52.13 Rim em ferradura. Imagem transversal em decúbito dorsal monstrando a fusão dos polos renais *(R)* inferiores esquerdo e direito, rotacionados medialmente, por uma faixa de parênquima renal *(seta)* que se estende anteriormente à coluna vertebral *(CV)*.

A hidronefrose congênita é quase sempre detectada inicialmente na ultrassonografia fetal, e o recém-nascido é encaminhado para avaliação após o parto. A hidronefrose fetal pode ser causada por obstrução, por RVU ou por uma variante fisiológica sem obstrução.[33] Pequenos volumes de líquido podem ser detectados na pelve renal normal. No entanto, a dilatação dos cálices renais é anormal e sugere patologia significativa. Para um diagnóstico mais preciso e para estimar a gravidade do quadro clínico, deve-se obter informações sobre comprimento renal, espessura e ecogenicidade parenquimatosas, grau de dilatação pielocalicial e ureteral, espessura da parede vesical e volume renal a partir do exame ultrassonográfico.[31] A uretrocistografia miccional (UCMC) e a cintilografia com tecnécio-99m (^{99m}Tc) e mercaptoacetiltriglicina (MAG3) com furosemida (renograma com diurético) são frequentemente realizadas para uma avaliação completa.[30,34]

Atualmente existem variações significativas no manejo clínico de lactentes e crianças com dilatação do sistema urinário (DSU) diagnosticada no período pré-natal, relacionada à falta de informação baseada em evidências que correlaciona a gravidade da dilatação pré-natal com anormalidades urológicas pós-natais. Devido à necessidade real de um sistema de classificação unificado com uma terminologia amplamente aceita para o diagnóstico e tratamento da DSU pré-natal e pós-natal, um sistema de classificação foi delineado em 2014, durante uma reunião consensual de oito sociedades médicas preocupadas com o diagnóstico pré e pós-natal e com o manejo clínico das DSU.[35,36] Esse sistema de classificação estabelece uma relação com o risco de uropatias pós-natais e baseia-se em seis características ultrassonográficas: (1) diâmetro da pelve renal anteroposterior (DPRAP), (2) dilatação calicial com distinção entre a dilatação calicial pós-natal central e periférica, (3) espessura do parênquima renal, (4) aparência do parênquima renal, (5) anormalidades da bexiga e (6) anormalidades ureterais. Para as investigações pré-natais, o sétimo aspecto ultrassonográfico a ser

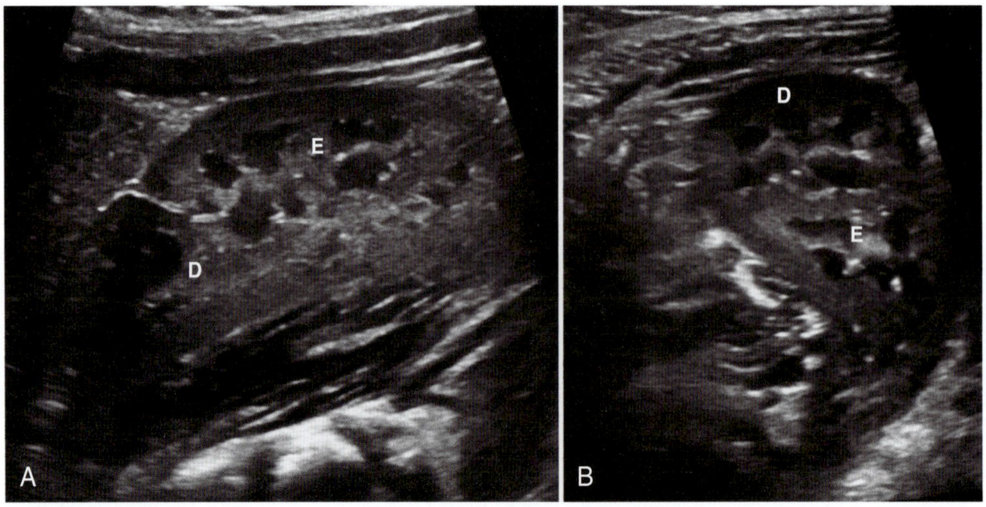

FIG. 52.14 Ectopia renal cruzada. Imagens **(A)** longitudinal e **(B)** transversal do flanco direito revelam a fusão do polo inferior do rim ortotópico direito *(D)* ao polo superior do rim ectópico esquerdo *(E)*. O rim esquerdo encontra-se rotacionado medialmente. Ver também Vídeo 52.1.

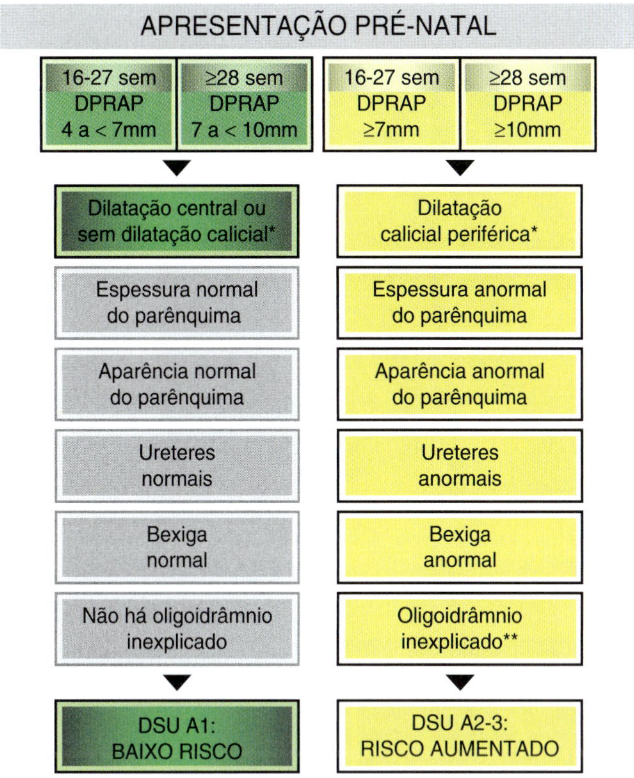

*Dilatação central e calicial periférica pode ser de difícil avaliação no início da gestação

**Suspeita de oligoidrâmnio de causa GU

FIG. 52.15 Estratificação do risco de dilatação do sistema urinário (*DSU*) – apresentação pré-natal da DSU A1 (baixo risco) e da DSU A2-3 (risco aumentado). A classificação é baseada na característica mais alterada. *DPRAP*, diâmetro da pelve renal anteroposterior; *GU*, geniturinário. (Com permissão de Nguyen HT, Benson CB, Bromley B et al. Multidisciplinary consensus on the classification of prenatal and postnatal urinary tract dilation [UTD classification system]. J Pediatr Urol. 2014;10[6]:982-998.[36])

observado inclui a quantidade de líquido amniótico. Parâmetros de imagem normais também são definidos (Figs. 52.15 e 52.16). Espera-se que pesquisas futuras resultem em adaptações no sistema de classificação, buscando correlação com outros desfechos clínicos como, por exemplo, com a função renal e a necessidade de intervenção cirúrgica.

Obstrução da Junção Pieloureteral

A obstrução da junção pieloureteral (OJPU) constitui a causa mais comum de hidronefrose significante pré-natal. Em geral, é secundária a constricção funcional no nível da junção pieloureteral (JUP) ou devido ao cruzamento de um vaso renal do polo inferior. A OJUP resulta em um distúrbio funcional, tanto no início quanto na propagação da atividade peristáltica normal no interior do ureter. A obstrução provoca dilatação proximal do sistema coletor renal. Há também incidência aumentada de anomalias congênitas no rim contralateral.

O diagnóstico da hidronefrose por US baseia-se no achado de pelve renal dilatada e caliectasias. Um volume variável de tecido parenquimatoso renal pode ser visualizado. O ureter tem tamanho normal e geralmente não é visualizado por ultrassonografia (Fig. 52.17).

Obstrução Ureteral

A obstrução congênita da junção ureterovesical (OJUV) é resultante do estreitamento e da aperistalse do ureter distal ou de um ureter ectopicamente inserido. No **"megaureter primário"**, o segmento justavesical do ureter pode estar desprovido de células ganglionares ou demonstrar hipoplasia muscular e/ou fibrose mural.[37-39] O túnel submucoso e o orifício ureteral são normais. Há um grau variável de dilatação do sistema coletor intrarrenal e do ureter proximal à estenose. A ultrassonografia exibe tipicamente hidronefrose e hidroureter com um segmento estreito do ureter distal atrás da bexiga (Fig. 52.18). O renograma com MAG3

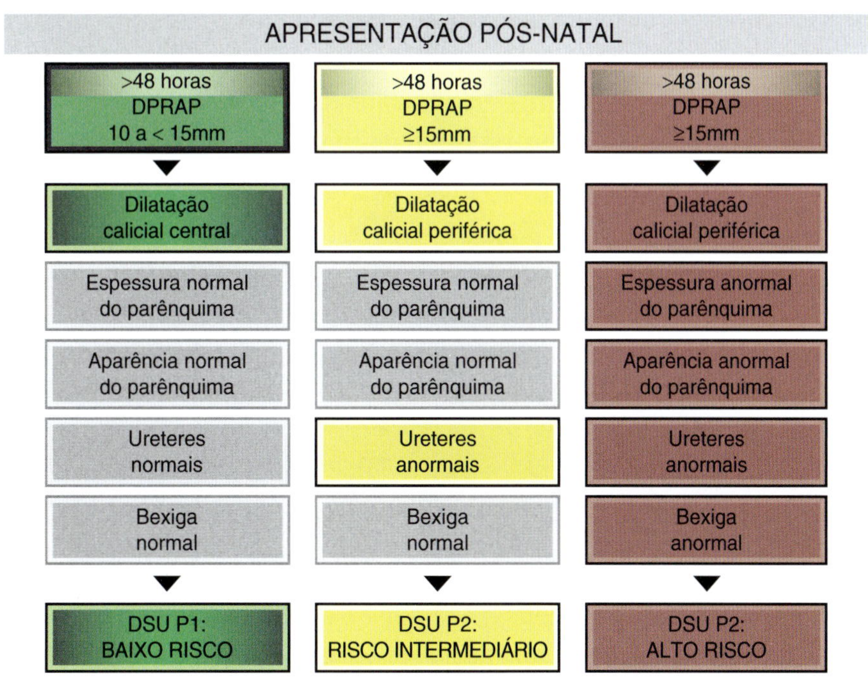

FIG. 52.16 Estratificação do risco de dilatação do sistema urinário (DSU) – apresentação pós-natal da DSU P1 (baixo risco), da DSU P2 (risco intermediário) e da DSU P3 (alto risco). A classificação é baseada na presença da característica mais alterada. *DPRAP*, diâmetro da pelve renal anteroposterior. (Com permissão de Nguyen HT, Benson CB, Bromley B et al. Multidisciplinary consensus on the classification of prenatal and postnatal urinary tract dilation [UTD classification system]. J Pediatr Urol. 2014;10[6]:982-998.[36])

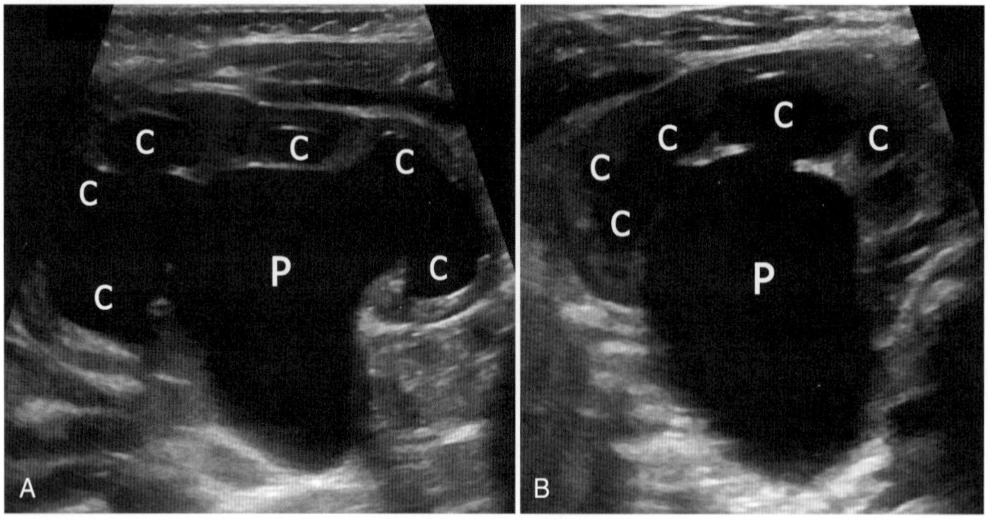

FIG. 52.17 Obstrução da junção pieloureteral. (A) e **(B)** Imagens longitudinal e transversal exibindo dilatação acentuada do sistema coletor renal com a pelve *(P)* renal dilatada medialmente comunicando-se com os cálices *(C)* dilatados.

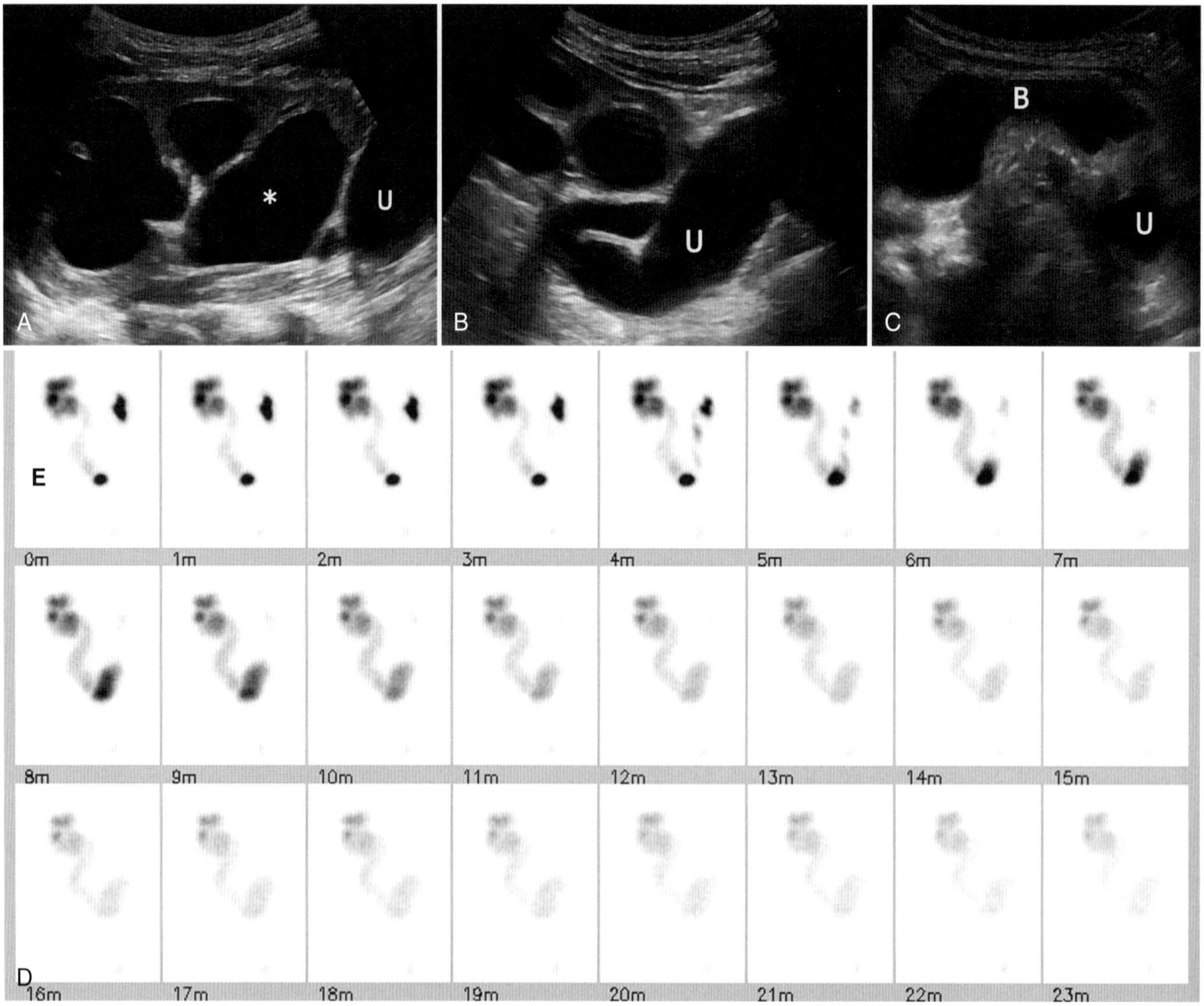

FIG. 52.18 Obstrução da junção ureterovesical. (A) Imagem longitudinal do rim esquerdo revela acentuada hidronefrose e hidroureter proximal *(U)*. *, Pelve renal. **(B)** Imagem longitudinal mostra o ureter *(U)* dilatado e tortuoso no flanco esquerdo. **(C)** Imagem transversal mostra o ureter *(U)* esquerdo dilatado próximo da sua inserção na bexiga *(B)*. **(D)** Renograma **com MAG3** e diurético mostram pielocaliectasia do lado esquerdo e tortuosidade ureteral com atraso na eliminação da atividade em comparação com o lado direito. *E*, lado esquerdo.

e diurético é geralmente utilizada para definir se a dilatação é causada por obstrução.

Vários fatores podem causar obstrução de um ureter. A **inserção ectópica de um ureter** pode causar obstrução com ou sem ureterocele associada, ocasionando a dilatação do sistema coletor e do ureter a montante, manifestando-se tipicamente com duplicação ureteral. O ureter pode também ser obstruído por anomalias intrínsecas, tais como cálculos, coágulos sanguíneos e bolas fúngicas. A peristalse aumentada do ureter proximal à obstrução pode ser detectada por ultrassonografia em tempo real. O ultrassom com Doppler colorido evidencia um jato ureteral diminuído ou anormal no lado da obstrução.[18,40,41] Além disso, o ureter pode estar obstruído em qualquer ponto ao longo de seu trajeto por compressão extrínseca por uma massa, tal como um linfoma ou um abscesso. O local exato da obstrução pode ser de difícil visualização ultrassonográfica devido à interposição de gás intestinal.

Obstrução do Esvaziamento da Bexiga

A hidronefrose bilateral é provocada frequentemente pela obstrução na bexiga ou de seu esvaziamento. Obstruções congênitas causadas por **válvulas uretrais posteriores** (VUP) resultam em uma parede vesical irregular e espessa. As VUP podem, às vezes, ser diagnosticadas pela ultrassonografia através da visualização de uma uretra posterior dilatada. O diagnóstico de VUP por ultrassonografia transperineal com contraste também já foi descrito[42,43] (Fig. 52.19). No entanto, a UCMC deve ser realizada para melhor visualização das válvulas.

Pacientes com disrafismo espinal e atividade muscular detrusora hiper-reflexiva desenvolverão obstrução funcional devido à bexiga neurogênica, que provoca alta pressão vesical durante a micção. Esses pacientes podem desenvolver uma bexiga trabeculada de paredes espessas[44] (Fig. 52.20, Vídeos 52.2 a 52.4). As anomalias congênitas da coluna vertebral devem ser investigadas por radiografias e ultrassonografias de coluna em neonatos, se não forem clinicamente óbvias.

Uma massa pélvica que obstrui o esvaziamento da bexiga, como o **rabdomiossarcoma**, ou, menos comumente, um **pólipo fibroepitelial**, também pode estar associada à hidronefrose bilateral e ao hidroureter.[45]

Refluxo Vesicoureteral

A dilatação do sistema coletor renal não é provocada somente por obstrução; outras anomalias (como o RVU) devem ser consideradas. Em uma criança com hidronefrose detectada ultrassonograficamente, tanto o tamanho e a contratilidade da bexiga quanto a uretra devem ser adicionalmente avaliados por meio de uma uretrocistografia miccional. Além disso, o refluxo vesicoureteral também pode ser visualizado, e até mesmo ser a causa da DTU.

A urossonografia miccional contrastada consiste em uma solução segura e livre de radiação ionizante, quando comparada a uretrocistografia miccional com fluoroscopia, utilizada por pesquisadores experientes em alguns centros no mundo para o manejo clínico de RVU. Sua sensibilidade é comparável ou até mesmo maior que a da UCMC ou da cistocintilografia para o diagnóstico do RVU.[46] Até o momento, são limitados os estudos publicados nos Estados Unidos que relatam o uso desta técnica.[47,48] A urossonografia miccional contrastada é realizada após a sondagem da bexiga e infusão intravesical de solução salina normal contendo o agente de contraste do ultrassom. Imagens sequenciais da bexiga, dos rins e da uretra são realizadas durante o enchimento e o esvaziamento da bexiga. As configurações do ultrassom contraste-específicas são usadas para a captura de imagens das microbolhas. Imagens ultrassonográficas digitais, bem como vídeoclipes de imagens, são utilizadas para fins de documentação (Fig. 52.20). A gravidade do RVU pode ser classificada através de uma escala semelhante ao Sistema de Classificação Internacional usado para a UCMC convencional.[49] Pacientes com refluxo são frequentemente tratados de forma endoscópica, pela injeção submucosa ou suburetérica de um agente sintético de volume. O acompanhamento ultrassonográfico da bexiga evidenciará os implantes que, ao longo do tempo, podem sofrer mudanças em seu tamanho e formato, como também calcificar[50,51] (Fig. 52.21). Paltiel et al.[52] mostraram que a não visualização do implante ou um contorno multilobado são fatores associados ao refluxo persistente.

Síndrome de Prune-Belly

A síndrome de Prune-Belly, também conhecida como **síndrome de Eagle-Barrett**, caracteriza-se por ser um distúrbio congênito raro, que ocorre quase exclusivamente em homens; acredita-se que tem origem de uma obstrução da uretra no início do desenvolvimento. As anormalidades incluem ausência ou deficiência da musculatura abdominal, ureteres hipotônicos tortuosos e dilatados, bexiga grande, úraco patente, criptorquidia bilateral e uretra prostática dilatada. O número de fibras musculares ao longo do sistema urinário e da próstata encontra-se reduzido, resultando em dilatação e hipoperistalse. A displasia renal e a hidronefrose podem ocorrer em graus variáveis. As malformações associadas aos sistemas cardiopulmonar, gastrointestinal e esquelético são comuns.[53]

Síndrome de Megabexiga-Microcólon-Má Rotação-Hipoperistaltismo Intestinal

Esta rara síndrome de megabexiga-microcólon-má rotação-hipoperistaltismo intestinal (SMMHI) é um distúrbio hereditário autossômico recessivo no espectro de transtornos pseudo-obstrutivos intestinais crônicos, que incluem **íleo adinâmico crônico, hipoganglionose, doença de Hirschsprung, displasia neuronal intestinal e aganglionose total do cólon**. É mais comum em meninas do que em meninos. Manifesta-se geralmente no período neonatal, embora o diagnóstico também possa ser suspeitado na ultrassonografia pré-natal.[54] As características clínicas típicas incluem distensão abdominal, sons intestinais hipoativos ou ausentes e incapacidade de esvaziamento vesical espontâneo. Bexiga visivelmente dilatada e não obstruída, microcólon e peristaltismo intestinal diminuído ou ausente são achados característicos. Outras anormalidades frequentes incluem a uretero-hidronefrose, RVU, má rotação intestinal e intestino curto. Embora a etiologia exata ainda não tenha sido esclarecida, alterações miopáticas do músculo liso já foram demonstradas nesta patologia. Uma anormalidade marcante do músculo detrusor da bexiga resulta em disfunção miccional.[55] A maioria dos pacientes com SMMHI vai a óbito devido em decorrência de sepse, desnutrição ou por falência múltipla de órgãos. As infecções urinárias recorrentes resultam da necessidade de cateterismo crônico da bexiga. A função intestinal é resistente à intervenção cirúrgica. As crianças que sobrevivem além do período neonatal requerem nutrição parenteral total (NPT) por longo período, o que acaba resultando em doença hepática crônica associada à NPT. Atualmente, o transplante é a única opção de tratamento bem-sucedida para aqueles pacientes que não toleraram a NPT. A escolha apropriada do tipo de transplante é

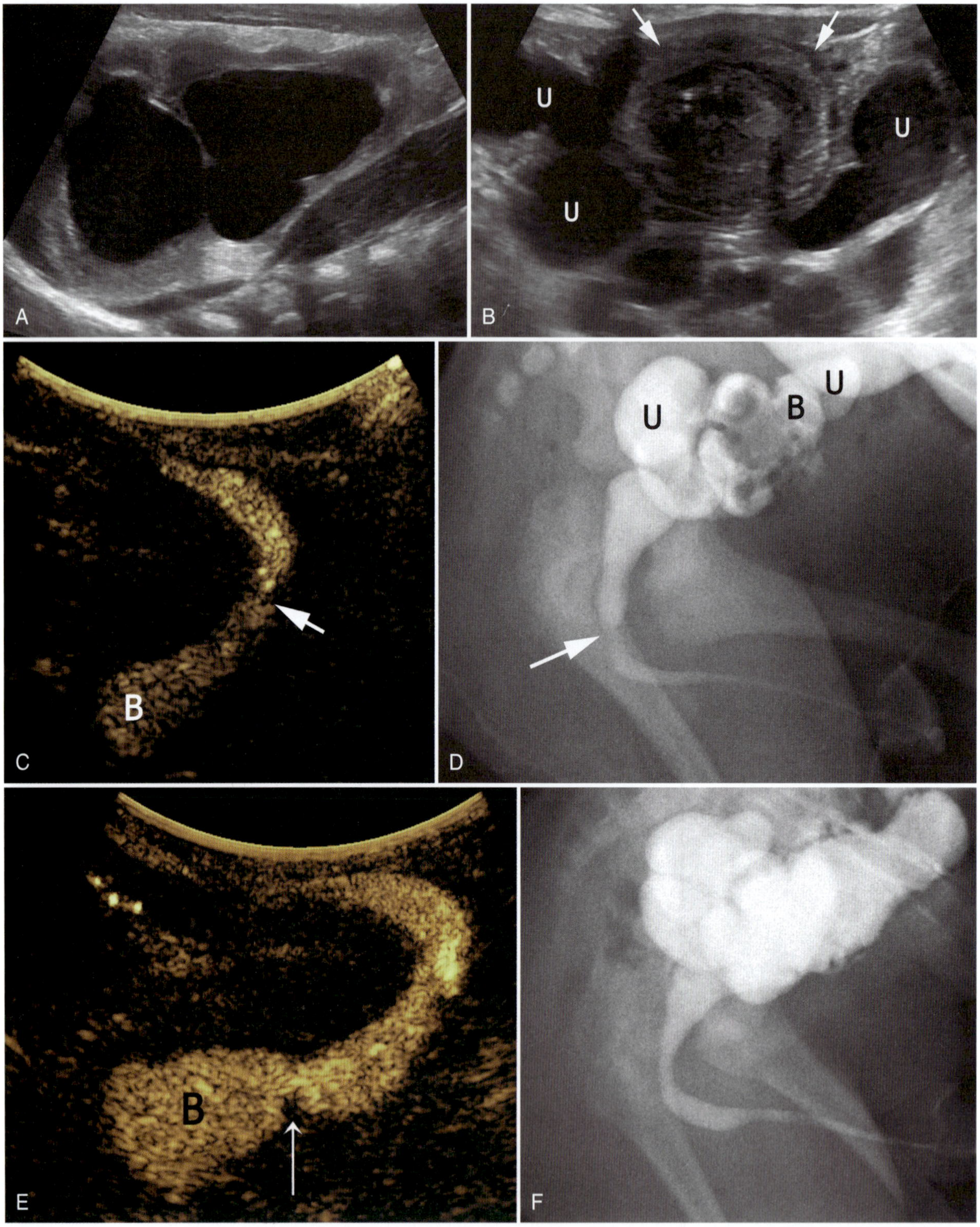

FIG. 52.19 Hidronefrose bilateral secundária a uma válvula de uretra posterior. (A) Imagem longitudinal do rim exibindo hidronefrose, presente bilateralmente. **(B)** Imagem transversal pélvica evidenciando uma bexiga de paredes espessadas *(setas)* e ureteres *(U)* dilatados, tortuosos. **(C)** Imagem ultrassonográfica transperineal com contraste e **(D)** uretrocistografia miccional exibindo uma uretra posterior dilatada com indentação no local das válvulas obstrutivas *(setas)*. *B*, bexiga; *U*, ureter. **(E)** Imagem ultrassonográfica transperineal com contraste pós-operatória e **(F)** uretrocistografia miccional pós-operatória revela melhora no contorno uretral.

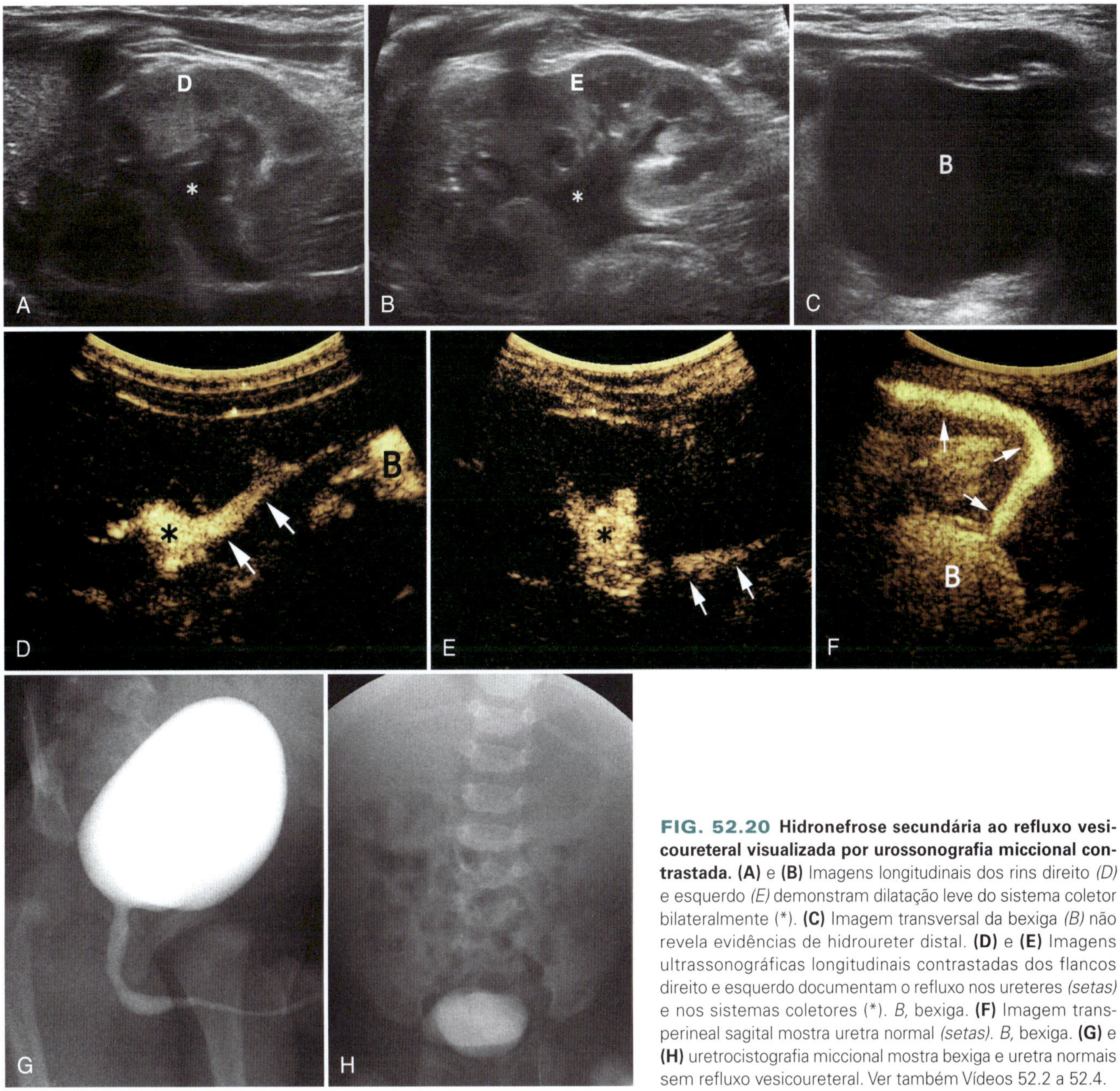

FIG. 52.20 Hidronefrose secundária ao refluxo vesicoureteral visualizada por urossonografia miccional contrastada. (A) e **(B)** Imagens longitudinais dos rins direito *(D)* e esquerdo *(E)* demonstram dilatação leve do sistema coletor bilateralmente (*). **(C)** Imagem transversal da bexiga *(B)* não revela evidências de hidroureter distal. **(D)** e **(E)** Imagens ultrassonográficas longitudinais contrastadas dos flancos direito e esquerdo documentam o refluxo nos ureteres *(setas)* e nos sistemas coletores (*). *B,* bexiga. **(F)** Imagem transperineal sagital mostra uretra normal *(setas)*. *B,* bexiga. **(G)** e **(H)** uretrocistografia miccional mostra bexiga e uretra normais sem refluxo vesicoureteral. Ver também Vídeos 52.2 a 52.4.

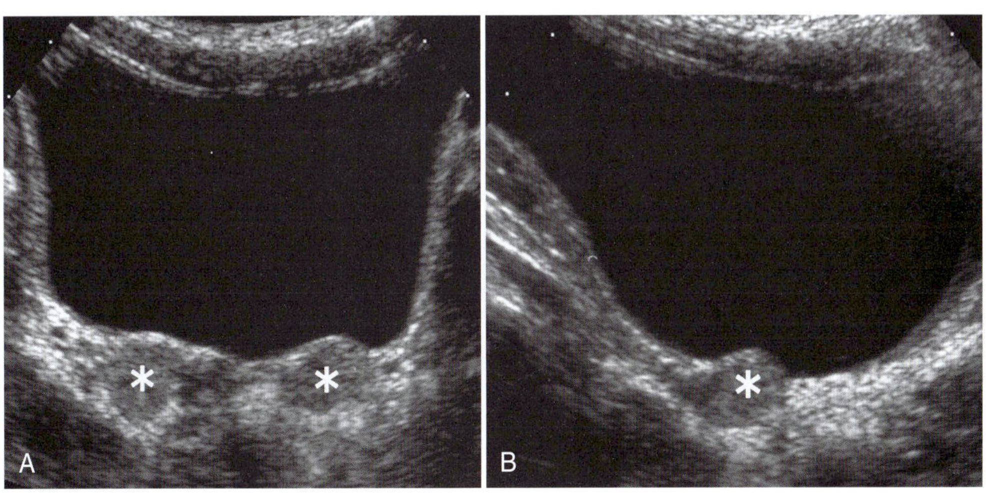

FIG. 52.21 Implantes suburetéricos utilizados para o tratamento do refluxo vesicoureteral. (A) e **(B)** Imagens transversal e longitudinal da bexiga revelam elevações suburetéricas bilaterais (*) associadas ao agente preenchedor sintético.

determinada pela existência ou não de doença hepática crônica relacionada à NPT e pela coexistência de insuficiência renal crônica resultante da doença urológica.[56] Essas opções incluem transplante intestinal isolado, transplante combinado de intestino e fígado e transplante de multiórgãos.

Extrofia Vesical

A extrofia vesical é uma anomalia congênita rara caracterizada por um defeito da parede abdominal infraumbilical, fechamento incompleto da bexiga exibindo continuidade da mucosa com a parede abdominal anterior, epispadias e anormalidades associadas aos ossos e musculatura da pelve. O distúrbio é um componente do **complexo extrofia-epispadia**, com epispadias na parte leve do espectro e extrofia cloacal na parte grave. A extrofia vesical é a mais comum dessas anormalidades e ocorre com maior frequência em meninos.[57] As características clínicas incluem eversão da bexiga, epispadias, diástase grande dos ossos púbicos e deslocamento anterior do ânus como resultado de deficiência muscular. Nos meninos, o pênis será encurtado com uma grande separação dos anexos corporais e curvatura dorsal. Nas meninas, há um clitóris bífido. Os ureteres apresentam inserção baixa na bexiga com um curso característico em formato de J devido a um fundo de saco de Douglas alargado, o qual desloca os ureteres inferolateralmente. A não ser que reimplantes ureterais sejam realizados, esses pacientes desenvolverão RVU após o fechamento da extrofia.[57]

O método de reparo mais recente da extrofia vesical consiste em um processo de duas etapas em meninas e um processo de três etapas em meninos. Na etapa I, os defeitos da bexiga e da parede abdominal são fechados em ambos os sexos de 48 a 72 horas após o nascimento, com reparo das epispadias apenas em meninas. Se a diástase púbica for maior que 4 cm ou a maleabilidade da pelve for fraca, osteotomias ilícas podem ser realizadas. Na etapa II, a uretra masculina é fechada, geralmente entre os 6 e 12 meses de idade. Na etapa III, a reconstrução do colo da bexiga e o reimplante ureteral bilateral são realizados, geralmente dos 4 aos 5 anos de idade, quando então a criança poderá participar de um treinamento de esvaziamento vesical.[58]

Após a reparação, a bexiga parecerá pequena, com contornos irregulares e paredes espessadas nas imagens ultrassonográficas. Os rins geralmente exibirão aparência normal, embora a hidronefrose possa estar presente como resultado do RVU, da obstrução do esvaziamento da bexiga ou da estenose uretral. Cicatrizes renais podem ser observadas em virtude de pielonefrite recorrente ou uropatia obstrutiva após reconstrução do colo da bexiga.

O ampliação da bexiga por meio da utilização de um segmento do intestino é uma opção para crianças que não podem sofrer reconstrução do colo da bexiga devido a baixa capacidade vesical, complacência anormal da bexiga ou incontinência.[59] A ileocistoplastia é o método de escolha mais comum, embora outros segmentos intestinais possam ser utilizados. Por meio da ultrassonografia, o segmento da bexiga ampliado será identificado em posição superior à bexiga nativa e exibirá contorno ondulado. A característica "assinatura intestinal" do segmento ampliado é prontamente identificada[59] (Fig. 52.22). Muco ou debris intraluminais ecogênicos são frequentemente observados.

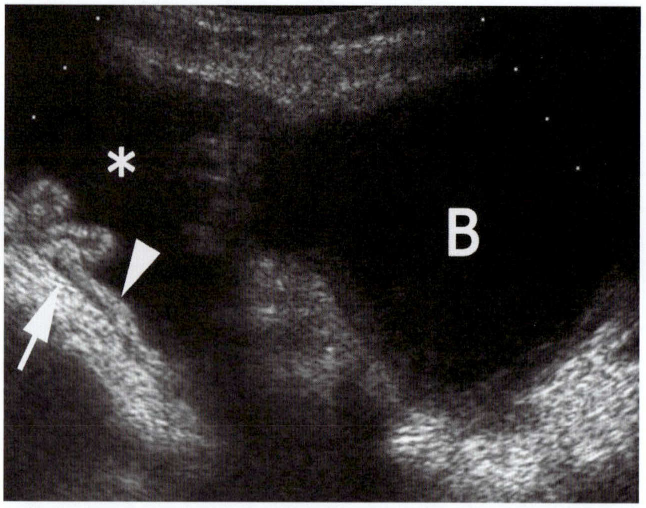

FIG. 52.22 Cistoplastia sigmoide em paciente com história de extrofia vesical. Imagem longitudinal mostra a bexiga *(B)* com segmento ampliado localizado superiormente (*). Observe o contorno ondulado do segmento ampliado com a camada muscular externa hipoecoica *(seta)* e a camada interna da mucosa intestinal hiperecoica *(ponta de seta)*.

Anomalias do Úraco

O úraco fetal é uma estrutura tubular que se estende do umbigo à bexiga. Ele normalmente se fecha após o parto e seu remanescente pode ser visível como uma massa hipoecoica de formato elíptico na face anterossuperior da bexiga (Fig. 52.23). Um úraco patente estará presente se houver conexão tubular completa da bexiga até a superfície da pele no umbigo (cerca de 50%), ou apenas uma parte pode estar aberta como um **seio uracal** de fundo cego decorrente da cúpula da bexiga (**divertículo vesicouracal**, cerca de 3% a 5%, Fig. 52.24) ou do umbigo (seio umbílico-uracal, cerca de 15%). Quando apenas a parte média do úraco permanece patente, um **cisto de úraco** é formado (cerca de 30%)[60] (Fig. 52.25).

A literatura não é conclusiva a respeito do tratamento das lesões pediátricas do úraco, especialmente aquelas descobertas incidentalmente. Tanto o valor terapêutico quanto o profilático da ressecção cirúrgica estão mal definidos. Uma recente revisão retrospectiva de 721 pacientes realizada por Gleason et al. concluiu que as anomalias do úraco são mais comuns do que relatado anteriormente, e que as crianças com lesões assintomáticas não parecem se beneficiar da excisão profilática, pois o risco de malignidade mais tardiamente durante a vida é remoto.[61]

INFECÇÃO URINÁRIA

Infecção urinária é comum nas crianças e uma indicação comum de ultrassonografia renal. O estudo por imagens em casos de infecção urinária geralmente é realizado após a primeira cultura documentada que atesta a infecção em crianças ou lactentes. O objetivo dessa investigação é a identificação de anomalias congênitas, obstruções ou outras alterações que possam predispor o paciente a infecções. A ultrassonografia do sistema urinário, incluindo os rins e a bexiga, é usada no rastreamento inicial. A uretrocistografia miccional é indicada após um primeiro episódio de infecção urinária apenas se a ultrassonografia revelar hidronefrose, cicatriz ou outras anormalidades sugestivas de RVU de alto grau, uropatia obstrutiva ou em pacientes com condições clínicas complexas. A uretrocistografia miccional também é recomendada em casos de infecções recorrentes ou de infecção urinária febril.[62]

Na maioria dos centros nos Estados Unidos, uretrocistografia miccional convencional com fluoroscopia é realizada para a avaliação da bexiga e da uretra e também para detectar RVU. A cistografia nuclear também pode ser utilizada para o diagnóstico de

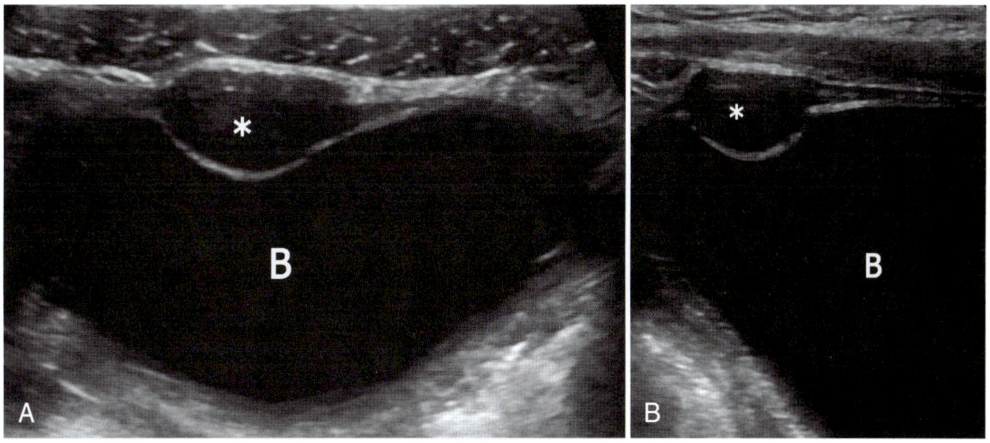

FIG. 52.23 Remanescente do úraco. (A) e **(B)** Imagens longitudinal e transversal evidenciando remanescente do úraco elíptico e hipoecogênico (*) na parede anterossuperior da bexiga. *B*, bexiga.

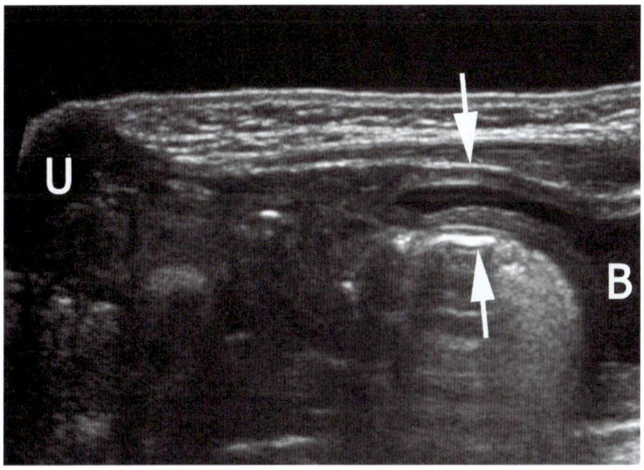

FIG. 52.24 Divertículo vesicouracal. Imagem longitudinal revela um divertículo *(setas)* com origem na cúpula da bexiga, estendendo-se superiormente. *B*, bexiga; *U*, umbigo.

RVU e está associada a uma menor dose de radiação nas gônadas de meninos. Em alguns centros, a cistografia nuclear é utilizada como método de estudo inicial para meninas com ultrassonografias normais da bexiga e dos rins, porque meninas raramente apresentam anormalidades uretrais. Alguns centros também utilizam este exame para o acompanhamento de casos de refluxo em crianças de ambos os sexos. No Boston Children's Hospital, foi implementada recentemente a urossonografia miccional com contraste e existem planos de talvez inicar o seu uso no acompanhamento de pacientes com exames de UCMC prévios atestando um quadro de RVU, assim como planos de realização de um estudo de imagem inicial em pacientes com imagem ultrassonográfica normal dos rins e da bexiga e também em pacientes cujos pais apresentam sérias preocupações quanto à exposição à radiação (Fig. 52.20, Vídeos 52.2 a 52.4).

O renograma com MAG3 e diurético pode ser realizado para diferenciar as causas obstrutivas daquelas não obstrutivas que provocam a dilatação renal ou ureteral e para a avaliação da função renal.[30,63] A cintilografia renal com ácido dimercaptosuccínico (DMSA) é extremamente sensível para demonstrar áreas focais de inflamação e cicatrizes parenquimatosas. Embora fibrose discreta possa não ser detectada com a ultrassonografia, o *power* Doppler aumenta a sensibilidade de detecção de tecido fibrótico.[64,65] Como as cicatrizes pequenas não alteram o curso da terapia, a dose de radiação de uma varredura do córtex renal não se justifica[66-69] e, assim, tanto o tempo despendido como o alto custo do ultrassom com Doppler também se tornam desnecessários.

Pielonefrite Aguda

A pielonefrite aguda é uma das doenças bacterianas mais graves da infância. Pode ser diagnosticada clinicamente em pacientes com início súbito de febre, dor nos flancos, hipersensibilidade ao nível do ângulo costovertebral e evidência microscópica de infecção urinária. O RVU é claramente um fator de risco para o desenvolvimento da pielonefrite aguda, que se inicia geralmente como uma infecção ascendente da bexiga. Também pode ocorrer por propagação hematogênica. Em lactentes, os sintomas são frequentemente ambíguos e a febre nem sempre é útil na identificação de pacientes com risco de apresentar complicações da pielonefrite aguda, como sepse e meningite.[70,71]

Em geral, existem poucos achados da pielonefrite aguda na ultrassonografia convencional em escala de cinza. Pode haver inchaço do rim infectado e ecogenicidade parenquimatosa renal alterada devido ao edema, causando áreas triangulares de ecogenicidade aumentada ou zonas hipoecoicas arredondadas. A **pielonefrite focal** pode aparecer na ultrassonografia como uma massa bem localizada com ecogenicidade anormal em comparação com o restante do rim, e também há perda da diferenciação corticomedular (Fig. 52.26). Pode haver espessamento da parede da pelve renal e do ureter, igualmente provocado por edema e inflamação[72] (Fig. 52.27). Exames sequenciais das áreas infectadas demonstrarão rápida mudança, com resolução da massa em resposta à antibioticoterapia.

A ultrassonografia com *power* Doppler, a cintilografia com DMSA e a tomografia computadorizada (TC) podem demonstrar perfusão ausente ou reduzida em uma distribuição difusa ou lobar, especialmente nos polos superiores ou inferiores.[73] A ultrassonografia com contraste intravenoso também já foi utilizada para identificar pielonefrite aguda em adultos,[74] mas ainda não houve relatos sobre seu uso em crianças. Quando os pacientes com infecção urinária não respondem rapidamente à terapia com antibióticos, repetem-se os exames ultrassonográficos e/ou a TC à procura de complicações que demandem drenagem.

A nefronia lobar aguda é uma infecção bacteriana intersticial severa do parênquima renal, localizada e não liquefativa. A

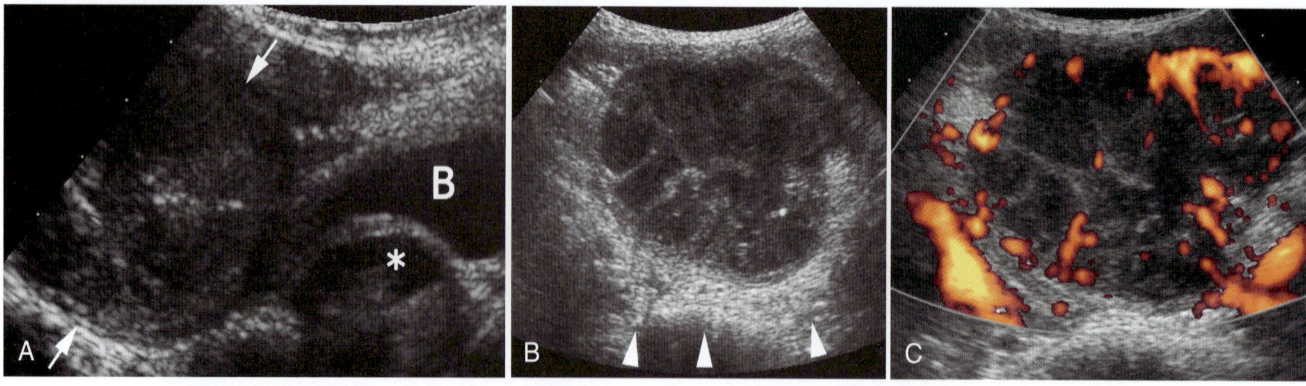

FIG. 52.25 Cisto de úraco infectado. (A) Imagem longitudinal mostrando uma massa complexa e lobulada *(setas)* adjacente à superfície superior da bexiga *(B)*. *, Líquido pélvico livre. **(B)** Imagem transversal da massa mostra reforço acústico posterior *(pontas de seta)* compatível com a natureza fluida da lesão. **(C)** Doppler colorido mostra hiperemia na periferia da lesão, indicando sua natureza inflamatória.

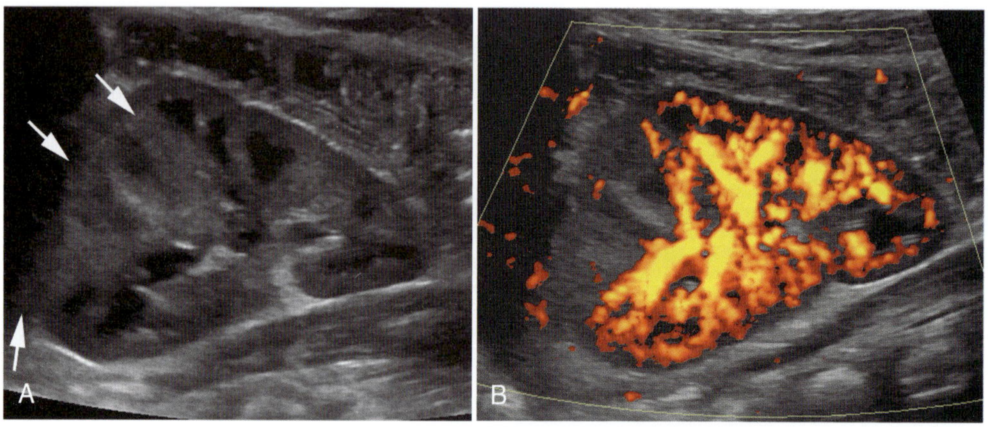

FIG. 52.26 Pielonefrite aguda em uma menina de 2 meses de idade. (A) Imagem longitudinal exibe polo superior intumescido e ecogênico com perda da diferenciação corticomedular normal *(setas)*. **(B)** Ultrassonografia com *power* Doppler revela área com marcante redução do fluxo vascular.

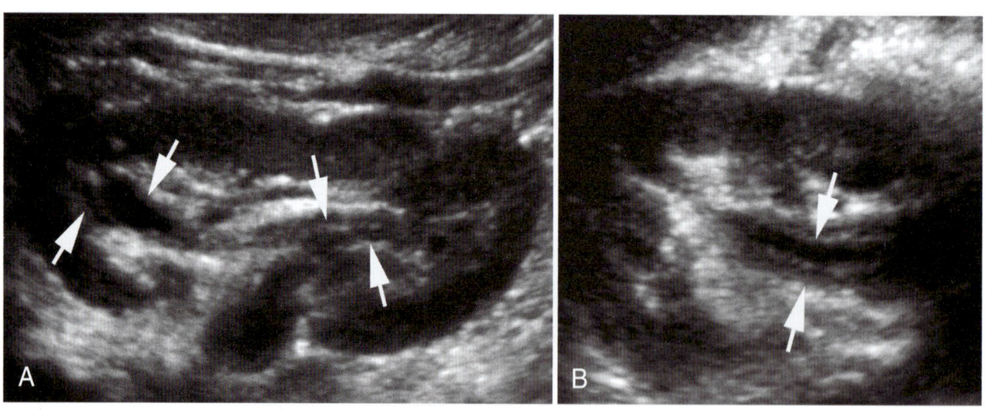

FIG. 52.27 Espessamento da parede da pelve renal. (A) e **(B)** Imagens longitudinal e transversal demonstram espessamento da parede da pelve renal *(setas)* decorrente de um quadro inflamatório ou refluxo, bem como após remoção de obstrução.

ultrassonografia pode demonstrar a presença de uma massa focal de ecogenicidade variável de margens mal definidas. A TC é considerada uma modalidade de imagem mais sensível e precisa para o diagnóstico de nefronia lobar aguda. Os pacientes afetados têm um curso clínico mais prolongado do que aqueles com pielonefrite aguda e há maior incidência de cicatrizes renais.[75] Se a resposta à antibioticoterapia for inadequada, a massa pode se liquefazer centralmente e tornar-se um abscesso renal, o qual requer drenagem. A ultrassonografia de um abscesso mostra uma massa focal com uma área central hipoecoica que representa o pus liquefeito (Fig. 52.28).

Outra possível complicação da pielonefrite aguda que requer drenagem é a pionefrose, que aparece na ultrassonografia como um material ecogênico que preenche um sistema coletor dilatado (Fig. 52.29).

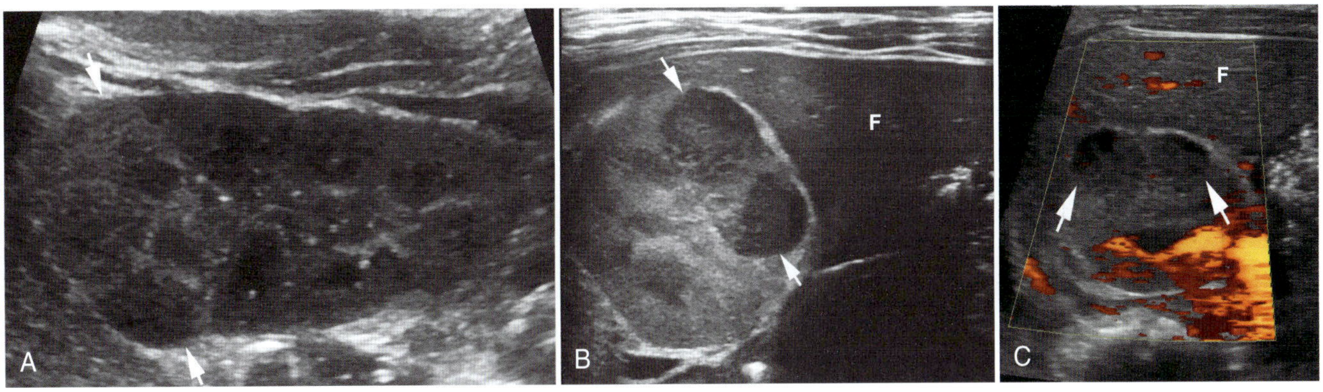

FIG. 52.28 Abscesso renal. (A) Imagem longitudinal do rim direito revela intumescimento do polo superior com perda da diferenciação corticomedular normal (*setas*). **(B)** Imagem transversal do polo superior do rim direito mostra coleção de líquido intraparenquimatoso irregular *(setas)*. **(C)** US com *power* Doppler do polo superior direito evidencia redução do fluxo sanguíneo, bem como uma coleção de líquido intraparenquimatoso *(setas)*. *F,* Fígado.

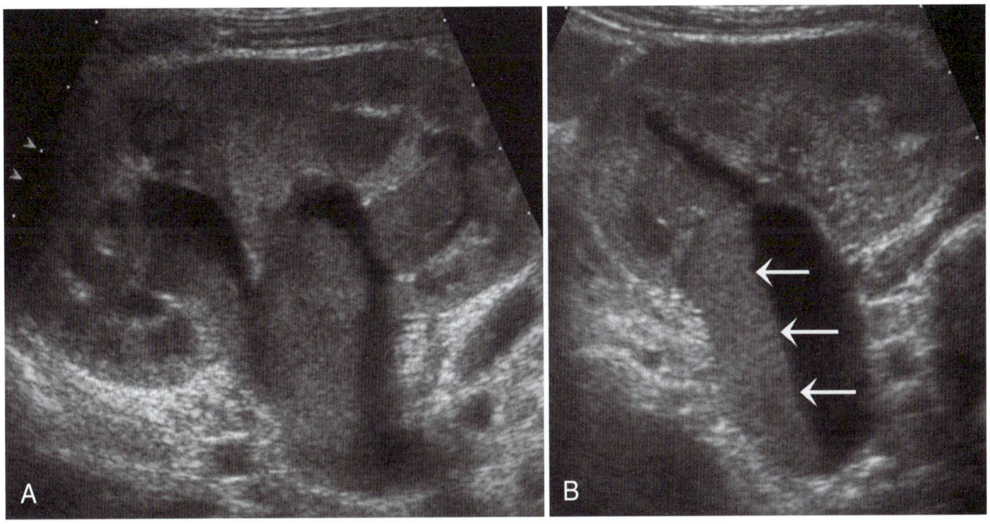

FIG. 52.29 Pionefrose em um lactente de 4 meses de idade com obstrução da junção pieloureteral subjacente. (A) e **(B)** Imagens sagitais e transversais do rim esquerdo mostram hidronefrose moderada com material ecogênico no sistema coletor e um nível líquido-líquido proeminente na pelve renal *(setas)*.

Pielonefrite Crônica

A pielonefrite crônica é causada por episódios repetidos de pielonefrite aguda, que resultam em rim pequeno, fibrosado, indicativo de doença renal terminal. O rim geralmente apresenta contorno irregular devido às perdas parenquimatosas focais. Em geral, o córtex renal se torna mais ecogênico do que o parênquima hepático ou esplênico adjacente e, além disso, uma perda da diferenciação corticomedular pode estar presente (Fig. 52.30). Esses achados são inespecíficos e também podem ser visualizados em crianças com **glomerulonefrite crônica, rins displásicos e doença hipertensiva ou isquêmica renal**.

Candidíase Neonatal

A *Candida albicans* é um fungo saprófito que geralmente infecta pacientes imunocomprometidos, particularmente os neonatos com cateteres vesicais recebendo antibioticoterapia de amplo espectro. A candidíase sistêmica leva à infecção de vários órgãos, incluindo os rins, e os neonatos podem apresentar anúria, oligúria, massa no flanco ou hipertensão. A ultrassonografia pode revelar aumento renal difuso com perda da arquitetura normal e presença de ecogenicidade parenquimatosa aumentada. Pode ocorrer a aglutinação dos micélios, formando uma bola fúngica no sistema coletor, resultando em massas ecogênicas e hidronefrose secundária a uma obstrução[76] (Fig. 52.31).

Cistite

A inflamação da bexiga urinária pode ocorrer em crianças como resultado de infecção ou terapia medicamentosa como, por exemplo, pela administração do agente antineoplásico ciclofosfamida. A parede vesical torna-se espessa e irregular, com hipervascularização identificada em imagens de *power* Doppler colorido. Podem ser vistos debris ecogênicos ou coágulos sanguíneos no lúmen vesical[77] (Fig. 52.32). Raramente há o desenvolvimento de um **pseudotumor inflamatório**, com a visualização de uma massa vesical[78] (Fig. 52.33, Vídeo 52.5).

DOENÇA RENAL PARENQUIMATOSA

O termo "doença renal parenquimatosa" refere-se a distúrbios que afetam principalmente o parênquima renal e podem ser agudos ou crônicos. O ultrassom é geralmente o estudo de imagem inicial realizado na avaliação de pacientes que geralmente apresentam hematúria, proteinúria ou insuficiência renal.[79]

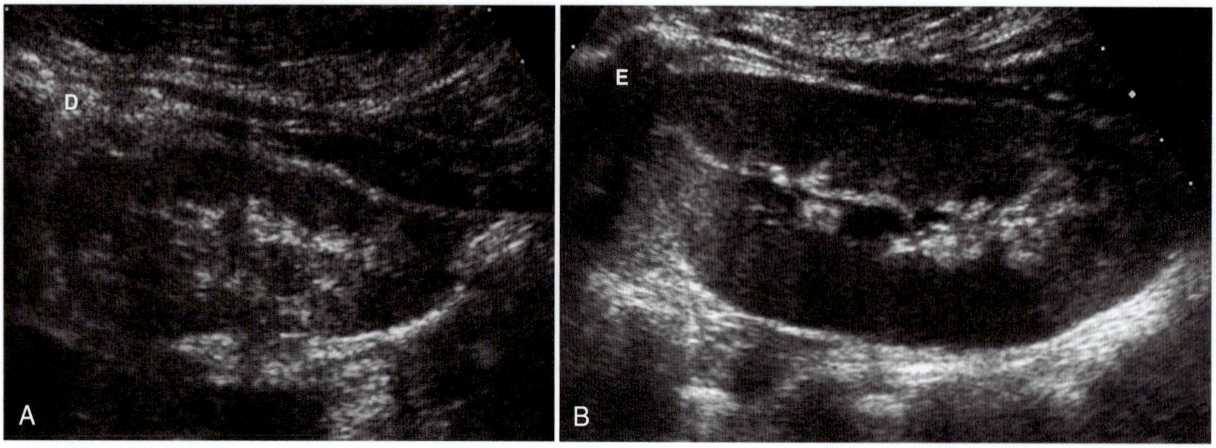

FIG. 52.30 Pielonefrite crônica em menino de 12 anos de idade com história de infecção urinária. (A) e **(B)** O rim direito *(D)* é pequeno (7,6 cm) em comparação com o rim esquerdo (*E*; 11,5 cm) e exibe parênquima fino e ecogênico. O rim esquerdo está hipertrofiado, porém parece normal.

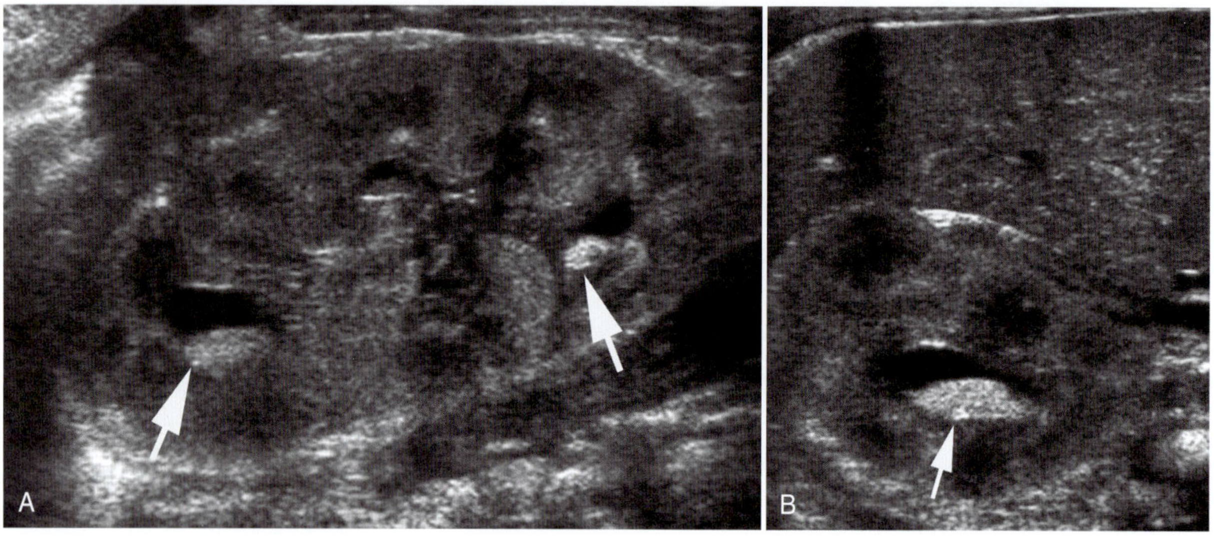

FIG. 52.31 Candidíase renal em um neonato prematuro. (A) e **(B)** Imagens longitudinal e transversal mostram material ecogênico nos cálices **(A)** e na pelve **(B)** do rim direito *(setas)*, que representam **bolas fúngicas**.

Insuficiência Renal Aguda

A insuficiência renal aguda (IRA), definida como perda súbita da função renal, pode ser causada por perfusão renal inadequada, lesão celular renal ou obstrução do sistema urinário. A IRA geralmente se desenvolve em crianças hospitalizadas como consequência de doença sistêmica ou do seu tratamento, e não por uma doença renal primária. As causas mais comuns de IRA em crianças são isquemia renal, fármacos nefrotóxicos e sepse. Outras causas importantes estão listadas no quadro a seguir. Todas as formas de IRA podem levar à doença renal crônica (DRC). A recuperação da função renal depende dos eventos subjacentes que causaram as lesões.[80]

A ultrassonografia é geralmente o estudo inicial de imagem para o diagnóstico realizado na avaliação de crianças com IRA, e muitas vezes é a única imagem necessária. O papel do ultrassom é avaliar o tamanho renal e excluir anormalidades anatômicas como causas da IRA. As alterações patológicas do córtex, da medula e do sistema coletor renal são facilmente detectadas e correlacionam-se bem com os achados histológicos. A ultrassonografia com Doppler traz informações sobre perfusão renal e anormalidades vasculares. A ultrassonografia também é utilizada para a localização dos rins para biópsia percutânea. As informações funcionais podem ser obtidas nos estudos com medicina nuclear, que podem auxiliar na diferenciação mais precisa das causas pré-renais, renais e pós-renais da IRA.[80]

No estabelecimento de uma lesão pré-renal, o rim é intrinsecamente normal e a função renal é reduzida como resultado da diminuição da perfusão renal. Os rins são sonograficamente normais e a restauração da perfusão renal resulta em um rápido retorno da função renal.

A isquemia renal causada por lesão pré-renal prolongada ou por uma lesão hipóxica ou isquêmica grave pode resultar em **necrose tubular aguda** (NTA). Os achados de imagens dependem da gravidade da lesão parenquimatosa. Aumento generalizado da ecogenicidade cortical renal indica doença renal intrínseca (Fig. 52.34). Nos casos leves, os rins podem parecer normais ou demonstrar ecogenicidade cortical renal ligeiramente aumentada. Podem ocorrer perdas da diferenciação corticomedular. O fluxo do Doppler pode ser normal em doenças de grau leve, enquanto a perfusão periférica baixa e o fluxo diastólico arterial diminuído devido ao aumento

Causas Comuns de Insuficiência Renal Aguda

LESÃO PRÉ-RENAL
Diminuição do volume intravascular verdadeiro
Diminuição do volume intravascular efetivo

DOENÇA RENAL INTRÍNSECA
Necrose tubular aguda (neuropatia vasomotora)
- Lesões hipóxicas ou isquêmicas
- Fármaco-induzida
- Mediada por toxinas
  - Toxinas endógenas – hemoglobina, mioglobina
  - Toxinas exógenas – etilenoglicol, metanol

NEFROPATIA DO ÁCIDO ÚRICO E SÍNDROME DE LISE TUMORAL

NEFRITE INTERSTICIAL
Fármaco-induzida
Idiopática

GLOMERULONEFRITE

LESÕES VASCULARES
Trombose da artéria renal
Trombose da veia renal
Necrose cortical
Síndrome hemolítico-urêmica

HIPOPLASIA OU DISPLASIA COM OU SEM UROPATIA OBSTRUTIVA
Idiopática
Exposição a substâncias nefrotóxicas no útero

DOENÇA RENAL HEREDITÁRIA
Doença renal policística autossômica dominante
Doença renal policística autossômica recessiva
Síndrome de Alport
Nefropatia falciforme
Nefronoftise juvenil

UROPATIA OBSTRUTIVA E LESÕES DO SISTEMA URINÁRIO INFERIOR
Obstrução em um rim solitário
Obstrução ureteral bilateral
Obstrução uretral
Ruptura da bexiga

Com permissão de Andreoli S. Clinical evaluation of acute kidney injury in children. In: Avner ED, editor. Pediatric nephrology. 6th ed. Berlin:Springer-Verlag; 2009.[81]

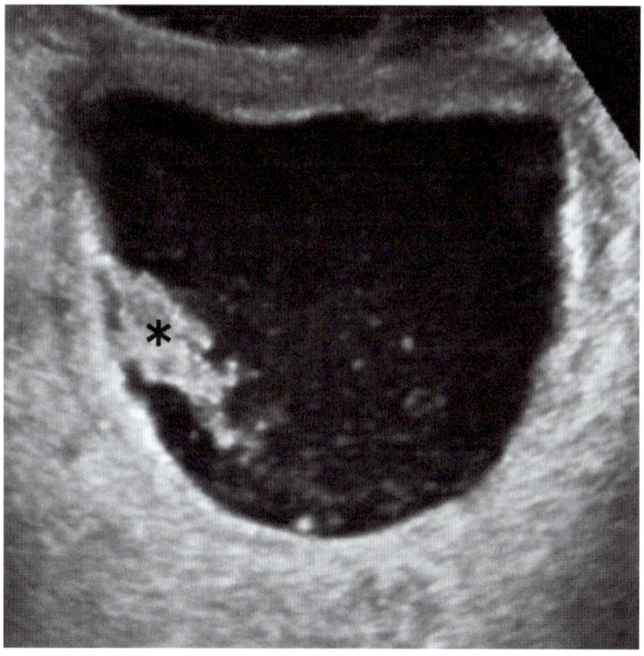

FIG. 52.32 Cistite hemorrágica causada pelo poliomavírus BK em paciente com leucemia. Imagem transversal da bexiga mostra bexiga de paredes espessas contendo debris ecogênicos e um coágulo sanguíneo (*).

da resistência vascular periférica ocorrem nos casos mais graves.[80] A diminuição da ecogenicidade cortical renal é típica da **necrose cortical aguda**.

Os **medicamentos nefrotóxicos** comumente associados à IRA incluem antibióticos, agentes quimioterápicos e medicamentos anti-inflamatórios não esteroides. Alguns medicamentos como os antibióticos aminoglicosídeos causam lesão tubular. A meticilina e outros análogos da penicilina, cimetidina, sulfonamidas, rifampicina e anti-inflamatórios não esteroides podem causar nefrite intersticial aguda, o que, em alguns casos, resulta em uma reação de hipersensibilidade com o desenvolvimento de anticorpos antitubulares da membrana basal.

Crianças com **linfoma de células B** e **leucemia linfocítica aguda** correm risco de desenvolver nefropatia do ácido úrico e síndrome de lise tumoral. Em pacientes com choque séptico, a IRA pode se desenvolver a partir da hipotensão, levando a isquemia renal e necrose tubular aguda.[80]

Doença Renal Crônica

A classificação das DRC, publicada pela National Kidney Foundation Kidney Disease Outcomes Quality Initiative, baseia-se na taxa estimada de filtração glomerular e é aplicável tanto a crianças com mais de 2 anos de idade quanto a adultos[82] (Tabela 52.7). As causas mais comuns de DRC pediátrica na América do Norte são os distúrbios congênitos, tais como **uropatia obstrutiva**, **displasia renal** e **nefropatia de refluxo**. Em contraste, no Japão, 34% das DRC pediátricas são causadas por **glomerulonefrite**, **glomerulosclerose segmentar e focal primária** e **nefropatia por imunoglobulina A**. Na Jordânia e no Irã, onde a consanguinidade é mais comum, distúrbios hereditários como **doença renal cística**, **hiperoxalúria primária**, **cistinose**, **síndrome de Alport** e **síndrome nefrótica congênita** representam uma grande parte dos casos de DRC. Nos países em desenvolvimento, as causas adquiridas das DRC predominam, especialmente as glomerulopatias relacionadas à infecção. Tanto a incidência quanto a prevalência mundial das DRC são maiores em meninos do que em meninas devido à maior incidência de causas congênitas em meninos.[80]

Tal como acontece com a insuficiência renal aguda, a ultrassonografia é a modalidade de imagem principal para a investigação da DRC. Anomalias congênitas como obstrução da junção

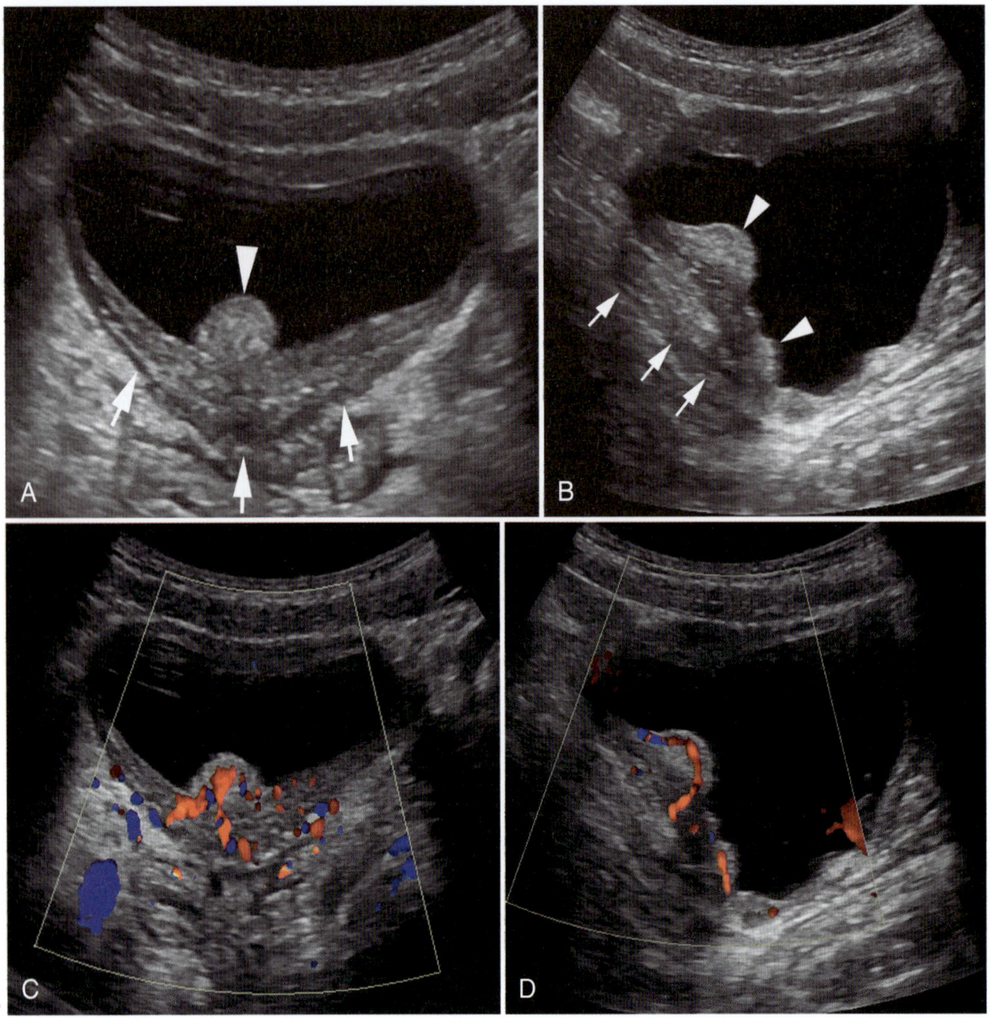

FIG. 52.33 Pseudotumor inflamatório em paciente com cistite hemorrágica secundária a tratamento com ciclofosfamida. (A) e **(B)** Imagens transversal e longitudinal demonstram espessamento difuso e irregularidade na parede da bexiga *(setas)*, bem como múltiplas lesões fixas e ecogênicas *(pontas de seta)*. **(C)** e **(D)** Imagens transversal e longitudinal de Doppler colorido revelam hiperemia tanto da parede da bexiga como das lesões. A resolução completa das anormalidades murais foi documentada em estudo durante o acompanhamento realizado 6 meses depois. Ver também Vídeo 52.5.

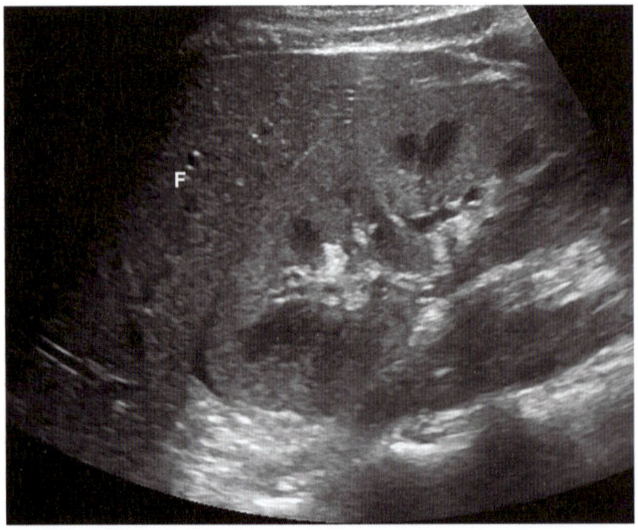

FIG. 52.34 Lesão renal aguda em atleta do sexo masculino de 17 anos de idade com desidratação grave após competição intensa. Imagem longitudinal do rim direito mostra aumento da ecogenicidade cortical, maior que a do fígado *(F)* adjacente.

TABELA 52.7 ***Kidney Disease Outcomes Quality Initiative*** **– Estágios da Doença Renal Crônica**

Estágio	Descrição	TFG (mL/min/1,73 m^2)
1	Dano renal com TFG normal ou aumentada	≥ 90
2	Dano renal com discreta redução da TFG	60-89
3	Redução moderada da TFG	30-59
4	Redução marcante da TFG	15-29
5	Insuficiência renal	< 15 (ou diálise)

TFG, Taxa de filtração glomerular.
Com permissão de Van De Voorde RG, Warady BA. Management of chronic kidney disease. In: Avner ED, editor. Pediatric nephrology. 6th ed. Berlin: Springer-Verlag; 2009.[242]

pieloureteral, válvulas de uretra posterior, sistemas coletores duplicados e inserção ureteral ectópica são bem retratadas por ultrassonografia. A determinação do tamanho do rim é fundamental para o acompanhamento a longo prazo. É possível observar rins aumentados em casos de obstrução, doença cística e glomerulonefrite. Rins hipoplásicos e fibrosos geralmente são pequenos. Em geral, ocorre redução gradual do tamanho do rim em pacientes com DRC. Em casos de DRC progressiva, geralmente há perda concomitante da diferenciação corticomedular e a maioria dos rins exibirá parênquima ecogênico. No entanto, o aumento da ecogenicidade parenquimatosa renal é um achado inespecífico e não está correlacionado à gravidade da doença. Os **rins displásicos** apresentam desenvolvimento desordenado que geralmente resulta em uma combinação de parênquima e cistos ecogênicos (Fig. 52.35). A displasia pode ser focal ou difusa e geralmente é visualizada como um tecido ecogênico sem diferenciação corticomedular identificável na ultrassonografia.[80] A vascularização renal reflete o *status* funcional do rim e se reduz em pessoas com DRC. O índice de resistividade (IR) nas artérias renais correlaciona-se com os níveis de creatinina e parece ser um fator de risco independente para a progressão da DRC.[83]

CALCIFICAÇÃO DO SISTEMA URINÁRIO

Calcificação Cortical Renal

A calcificação cortical renal geralmente ocorre como resultado de necrose cortical aguda ou da glomerulonefrite crônica.[84] Causas adicionais estão listadas no quadro a seguir. No estabelecimento da necrose cortical aguda, o córtex renal aparecerá ecogênico após algumas semanas ao exame ultrassonográfico, com aumento da calcificação ao longo do tempo (Fig. 52.36). Também ocorre atrofia renal progressiva.[85]

Nefrocalcinose Medular

Em mais de 90% das crianças com nefrocalcinose, a calcificação está localizada principalmente nas pirâmides medulares. As causas mais comuns em crianças incluem os distúrbios metabólicos resultando em **hipercalcemia** e **hipercalciúria**, **acidose tubular renal** e **terapia diurética**. Causas adicionais estão listadas na Tabela 52.8.

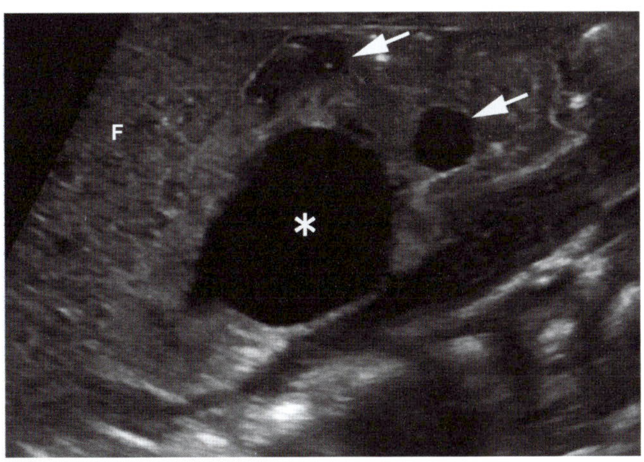

FIG. 52.35 Displasia renal. Imagem longitudinal do rim direito mostra um parênquima ecogênico com diferenciação corticomedular ausente e cistos periféricos *(setas)*. *, Pelve renal dilatada; *F*, fígado.

Causas de Nefrocalcinose Cortical

Necrose cortical renal
Glomerulonefrite crônica
Rejeição do transplante renal
Síndrome de Alport
Envenenamento por etilenoglicol
Hiperoxalúria
Infecções associadas à síndrome da imunodeficiência humana adquirida

Com permissão de Bedard M, Wildman S, Dillman J. Embryology, anatomy, and variants of the genitourinary tract. In: Coley BD, editor. Caffey's pediatric diagnostic imaging. 12th ed. Philadelphia: Elsevier Saunders; 2013.[86]

A administração prolongada de diuréticos, tais como a furosemida, consiste em uma causa significativa de nefrocalcinoses medular em neonatos. Nessas condições, uma maior carga de cálcio alcança o rim. O conteúdo mineral dentro do rim aumenta progressivamente do glomérulo em direção aos ductos coletores e, portanto, a maior concentração de cálcio é encontrada nas pirâmides, especialmente nas suas extremidades. A **teoria da progressão do cálculo de "Anderson-Carr-Randall"** postula que as calcificações microscópicas no interior de uma pirâmide renal podem se fundir formando uma placa, a qual migra para o epitélio calicial e, por fim, o perfura, fornecendo assim um nicho para a formação de um cálculo urinário.[87] A ultrassonografia demonstra prontamente depósitos de cálcio dentro da medula renal (Fig. 52.37).

Estase Urinária

Qualquer forma de estase urinária predispõe não apenas à infecção, mas também à deposição de cálcio. A ectasia tubular encontrada no **rim esponja medular** e na **doença renal policística autossômica recessiva** (DRPAR) mostra com frequência depósitos de cálcio

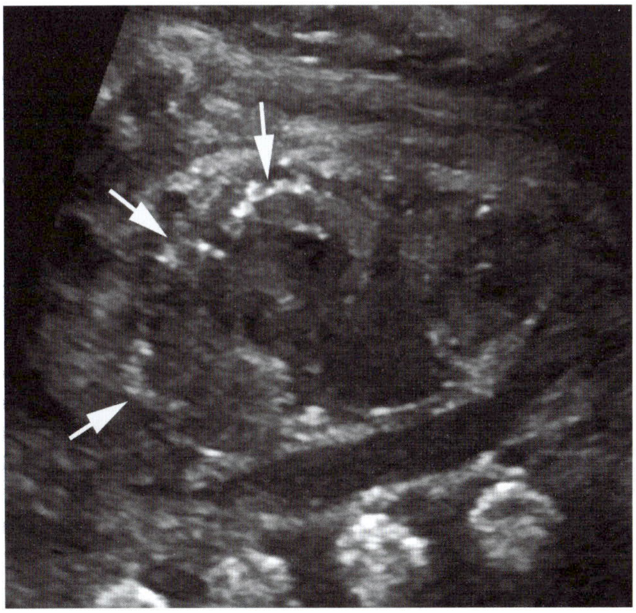

FIG. 52.36 Necrose cortical aguda em lactente com história de trombose da aorta e da veia cava e impedimento da função renal grave. Imagem longitudinal revela um parênquima fino e ecogênico com perda da diferenciação corticomedular e calcificações corticais *(setas)*.

TABELA 52.8 Causas da Nefrocalcinose Medular[86]

Categoria	Exemplos
Hipercalciúria	
Endócrina	Hiperparatireoidismo
	Síndrome de Cushing
	Diabetes insípido
	Hipertireoidismo
Renal	Acidose tubular renal
Alimentar	Síndrome leite-álcali
	Hipervitaminose D
Esquelética	Imobilização
	Doença metastática
Drogas/Fármacos	Furosemida
	Esteroides
Outras	Hipercalciúria idiopática
	Hipercalcemia idiopática
	Cistinose nefropática
Estase urinária	Uropatia obstrutiva
	Rim em esponja medular
Hiperoxalúria	Primária
Hiperuricosúria	Secundária

nas pirâmides, no local dos túbulos dilatados. Da mesma forma, o leite de cálcio, uma suspensão coloidal viscosa de vários sais de cálcio, pode se depositar nos divertículos caliciais ou na pelve renal nos casos de OJUP[88] (Fig. 52.38). Em alguns casos, forma-se **cálculo coraliforme** em crianças com obstrução renal e infecção (Fig. 52.39).

Calcificações de Tromboses da Veia Renal

As tênues calcificações ramificadas no interior do córtex e da medula renal, as quais se desenvolvem após a trombose de uma veia renal, representam os microtrombos nas veias intrarrenais[89] (Fig. 52.40).

Calcificação Distrófica

A calcificação distrófica de tecido anormal pode ocorrer em qualquer parte do sistema urinário, inclusive em locais de inflamação resultantes de infecção crônica ou dentro de um tumor ou até mesmo na parede de um cisto.

Urolitíase

"Urolitíase" consiste em cálculos em qualquer local no sistema coletor renal, do ureter, da bexiga ou da uretra. A prevalência de urolitíase varia de acordo com idade, gênero, raça e região geográfica.[90] Nos Estados Unidos, a urolitíase ocorre em cerca de 50 a cada 100 mil adolescentes.[91] É mais comum em caucasianos do que em afro-americanos. Em adultos, a maior prevalência de cálculos incide no sudeste dos Estados Unidos; a distribuição geográfica da doença de cálculos renais em crianças ainda não foi relatada.[92] Aproximadamente 70% das crianças com urolitíase apresentam condição predisponente subjacente, tais como **estase urinária**, **hipercalciúria** ou **infecção crônica**. Cerca de 40% a 60% dos cálculos são majoritariamente constituídos por oxalato de cálcio, de 10% a 20% são compostos por fosfato de cálcio, de 10% a 25% representam cálculos mistos contendo tanto o oxalato de cálcio quanto o fosfato de cálcio, de 17% a 30% são fosfatos de amônio

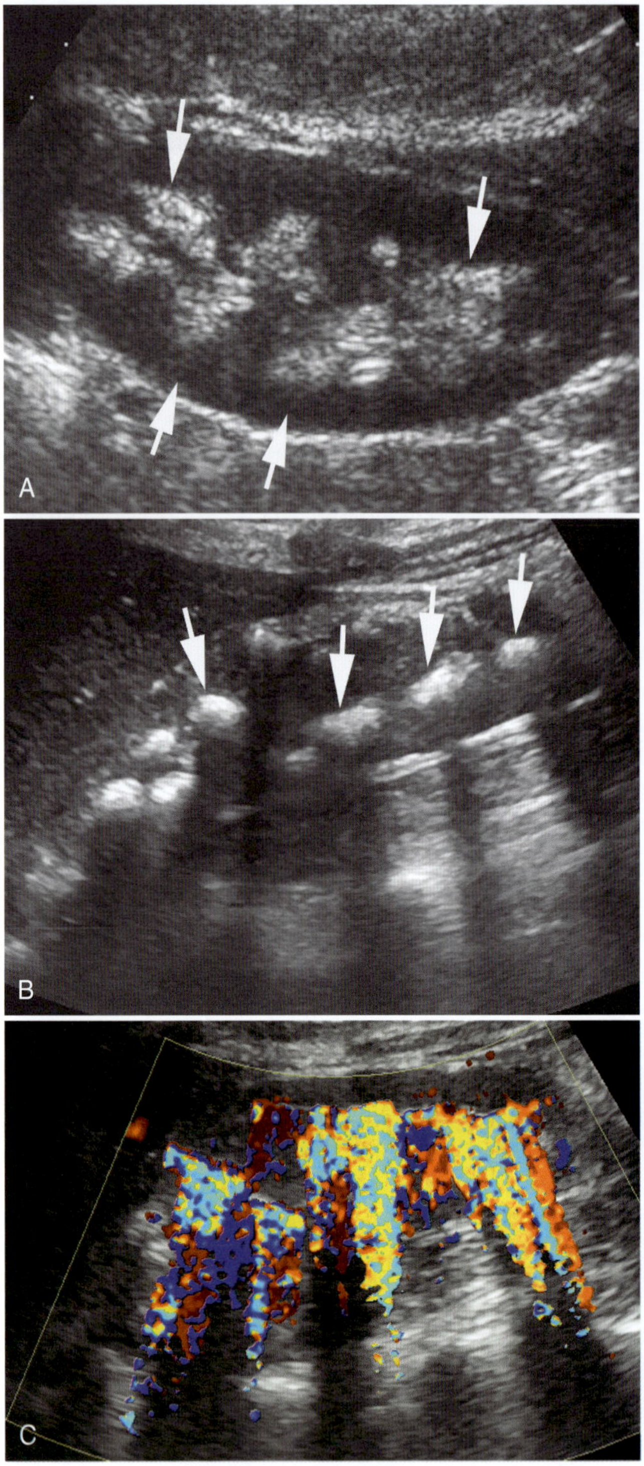

FIG. 52.37 **(A) Nefrocalcinose medular renal** em menino de 13 anos de idade com **hipervitaminose D**. Imagem longitudinal do rim esquerdo mostra depósitos de cálcio ecogênicos que preenchem completamente as pirâmides renais *(setas)*. **(B) Nefrocalcinose em uma adolescente (18 anos de idade) com síndrome de Bartter.** Imagem longitudinal do rim direito mostra vários cálculos com sombra acústica nas extremidades das pirâmides renais *(setas)*. **(C)** Imagem longitudinal com Doppler colorido do rim direito revela o **artefato em cauda de cometa** associado aos cálculos.

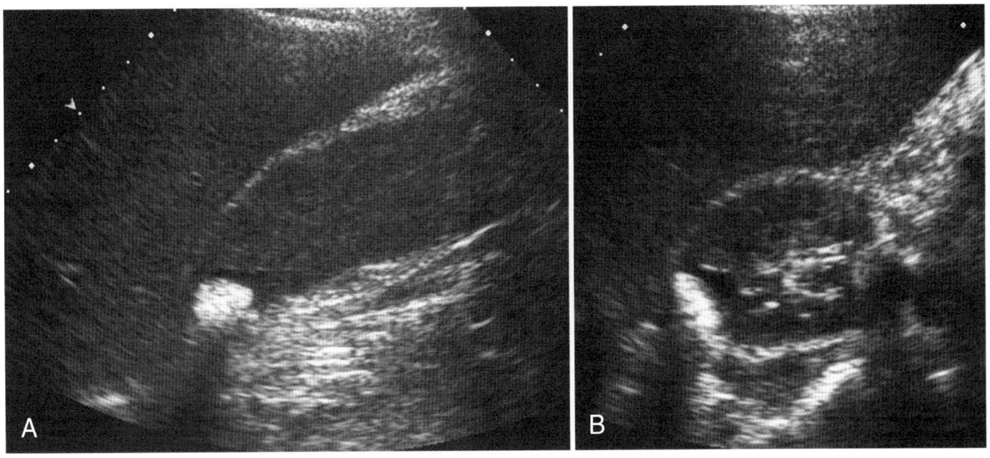

FIG. 52.38 **Leite de cálcio renal. (A)** e **(B)** Imagens longitudinal e transversal do rim direito com o paciente em decúbito mostram um material ecogênico, formando camadas na posição mais baixa, no polo superior do **divertículo calicial**.

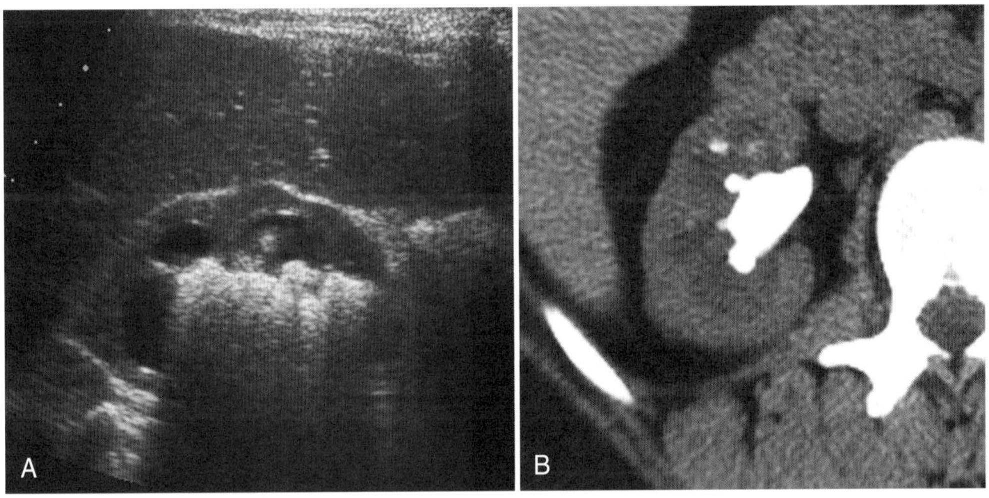

FIG. 52.39 **Cálculo coraliforme em uma adolescente de 18 anos de idade com tirosinemia. (A)** Imagem longitudinal do rim direito mostra grandes focos ecogênicos que preenchem o sistema coletor com sombra acústica posterior proeminente. **(B)** Imagem de TC axial confirma a existência de um grande cálculo com ramificações nos cálices e na pelve renais.

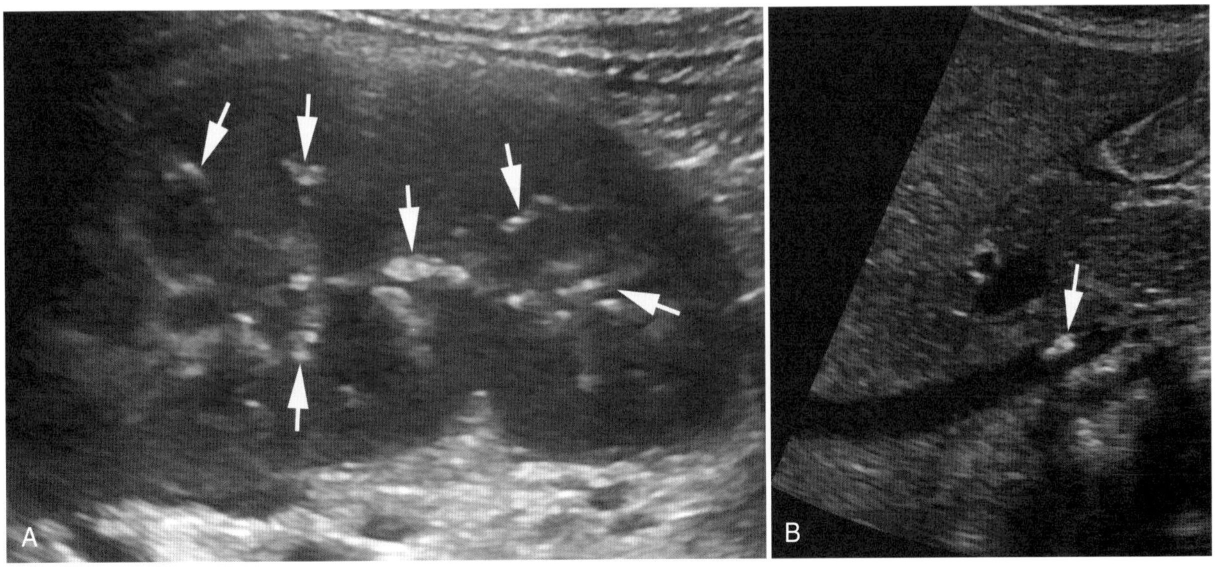

FIG. 52.40 **Menina de 3 anos de idade com história de trombose congênita na veia cava e na veia renal (bilateral). (A)** Imagem longitudinal do rim esquerdo mostra vários focos lineares, ramificados e ecogênicos, os quais representam pequenas veias calcificadas *(setas)*. **(B)** Imagem longitudinal da veia cava inferior exibe um trombo mural residual calcificado *(seta)*.

e magnésio (estruvita ou infecção associada), de 6% a 10% são cistina e de 2% a 10% são compostos por ácido úrico.[93] A ultrassonografia é o método de escolha inicial de exame por imagem; a TC sem o uso de contraste é reservada para casos em que a ultrassonografia não define o diagnóstico.[94] Os cálculos do sistema urinário aparecem como focos de ecogenicidade aumentada com ou sem sombra acústica associada. Em geral, há sombra acústica quando o cálculo tem diâmetro de 5 mm ou mais.[95] O artefato colorido em cauda de cometa, é um sinal de alternância rápida do Doppler colorido que ocorre imediatamente atrás do objeto que o causa e aparece como uma faixa linear de cores turbulentas[96] (Fig. 52.37C). Este artefato pode ser útil no diagnóstico de pequenos cálculos na ausência de hidronefrose ou hidroureter. A avaliação com Doppler colorido do jato ureteral pode ser útil no diagnóstico de obstrução, visto que este está ausente ou então apresenta sua velocidade reduzida em casos de obstrução de alto grau.[17]

TRAUMA RENAL

Após um trauma abdominal fechado, o rim é o órgão mais frequentemente ferido em crianças. Acredita-se que o rim pediátrico apresente um risco aumentado de lesão em comparação ao rim adulto devido ao seu tamanho maior em relação ao abdome e também em virtude da proteção comprometida relacionada às costelas não ossificadas, aos músculos abdominais mais fracos e à gordura perinéfrica mínima.[97] O trauma renal nas crianças também está associado à lesão de outros órgãos, particularmente do fígado e do baço.

A maioria das crianças com trauma renal clinicamente significativo apresenta hematúria. A hematúria microscópica e assintomática consiste em um sinal pouco indicativo de lesão renal, enquanto os pacientes com hematúria marcante exibem incidência muito maior de lesão renal (22%) do que aqueles que não a manifestam (8%).[98] As anormalidades renais preexistentes e clinicamente silenciosas, tais como hidronefrose ou rim ectópico, podem tornar o rim mais suscetível a lesões por traumas de menor intensidade.

A TC se tornou a principal modalidade de imagem na suspeita de trauma abdominal fechado em paciente pediátrico.[99,100] A contusão parenquimatosa é a lesão renal mais comum. Caracteriza-se por hemorragia microscópica e edema e é mais bem visualizada pela TC, embora a US no trauma renal evidencie a distorção da arquitetura renal normal. O hematoma perirrenal pode ocorrer como complicação da lesão renal e, quanto à sua localização, pode ser subcapsular ou perinéfrico. A aparência do hematoma renal pode variar, mas, em geral, é inicialmente ecogênico, tornando-se hipoecogênico à medida que se liquefaz. Uma lesão no sistema coletor renal leva ao extravasamento de urina. Um urinoma se forma quando a urina extravasada permanece restrita no espaço perirrenal, o qual pode ser confundido com uma hemorragia hipoecogênica ao exame ultrassonográfico. Quando o hematoma resulta de lesão no pedículo vascular, observa-se também ausência de fluxo nos vasos renais e/ou no interior do parênquima renal.

A introdução de agentes de contraste ultrassonográficos na prática clínica permitiu seu uso na avaliação de pacientes com trauma abdominal fechado de grau leve a moderado, particularmente quando há certa preocupação clínica e a ultrassonografia convencional não revela lesões em órgãos sólidos (Fig. 52.41, Vídeo 52.6). Menichini et al.[102] e Valentino et al.[103] demonstraram que a ultrassonografia com contraste é quase tão acurada quanto a TC com contraste na descrição de lesões de órgãos sólidos em crianças. Uma limitação importante da técnica, no entanto, é que o agente de contraste utilizado em US não é filtrado pelo rim, de modo que um urinoma não pode ser facilmente diferenciado de um hematoma.

DOENÇA VASCULAR RENAL

Técnica de US com Doppler

Lactentes e crianças pequenas são examinados sem preparo especial, mas é possível fornecer líquidos "claros" para ingestão durante o exame, a fim de acalmá-los, aumentar a hidratação e fornecer uma janela acústica por meio do estômago cheio de líquidos. A sedação raramente é necessária. A criança mais velha é mais bem examinada após jejum de 4 a 6 horas (para reduzir o gás intestinal) se for planejado um exame detalhado da artéria renal principal. São realizados exames com Doppler colorido e pulsado. O *power* Doppler também pode ser útil para avaliar a presença de fluxo vascular. Os ajustes do Doppler são regulados para a detecção máxima de fluxo lento: frequência do transdutor mais alta possível, pequena área de interesse, baixa frequência de repetição de pulsos e filtros de parede baixos. A frequência de repetição de pulsos é aumentada se houver *aliasing*. Uma caixa de amostra pequena e um ângulo de insonação de 60 graus ou menos é essencial.[104]

A aorta é examinada através de uma via paramediana esquerda anterior, assim como por uma via axilar esquerda, com imagens longitudinais e transversais. As artérias renais principais apresentam melhor visualização através dos flancos, no entanto, a via da linha média anterior também é utilizada. O modo Doppler colorido é utilizado para traçar as artérias renais, que são examinadas por meio de amostras seriadas de Doppler pulsado, especialmente nas áreas de alta velocidade de fluxo. Mesmo se a artéria renal não puder ser integralmente delineada devido ao gás intestinal sobrejacente, a porção retrocaval da artéria renal direita e as artérias hilares normalmente podem ser analisadas. Uma artéria segmentar ou interlobar de cada terço renal (superior, médio e inferior) é então estudada com o Doppler pulsado, e calcula-se o índice de resistência ou o índice de pulsatilidade.

Anatomia Vascular e Padrões de Fluxo Normais

As artérias e veias intrarrenais, assim como suas relações com o córtex renal, as pirâmides e os cálices, são excepcionalmente bem delineadas com a tecnologia do Doppler colorido.[105] A(s) artéria(s) renal(is) principal(is) se divide(m) no hilo renal para formar diversos pares (anterior e posterior) de artérias segmentares. Estas seguem em direção às pirâmides para, ali, se dividirem nos ramos interlobares que acompanham a periferia dessas estruturas. Na extremidade externa das pirâmides, as artérias interlobares dão origem às artérias arqueadas, que acompanham o contorno externo das pirâmides. As artérias corticais surgem das artérias arqueadas, irradiando-se para o córtex, seguindo direção semelhante à dos vasos interlobares. A circulação venosa acompanha a arterial, e sinais adjacentes simultâneos são frequentemente

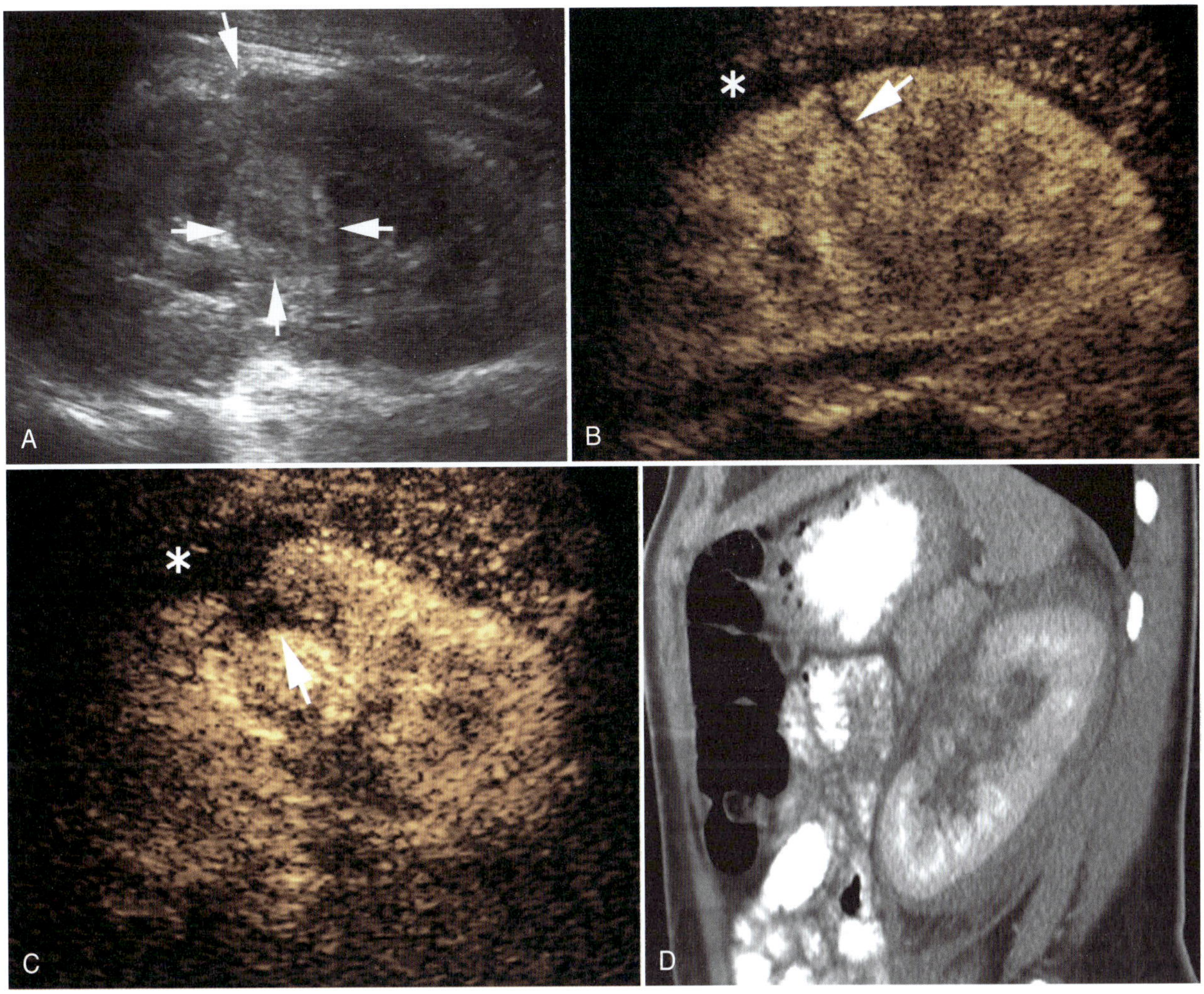

FIG. 52.41 Laceração renal e hematoma perirrenal. (A) Imagem longitudinal em escala de cinza mostra intumescimento, contorno irregular e perda da diferenciação corticomedular na região média do rim esquerdo *(setas)*. **(B)** e **(C)** Imagens ultrassonográficas longitudinais com uso de contraste intravenoso (IV) mostram claramente o defeito parenquimatoso *(seta)* e o hematoma adjacente (*). **(D)** A imagem longitudinal de TC reformatada com contraste IV mostra a laceração na região mediana do rim e o hematoma circunjacente. Ver também Vídeo 52.6.

visíveis, tanto na US com Doppler colorido quanto na análise espectral (Fig. 52.42).

O leito arterial renal normalmente apresenta baixa resistência, havendo fluxo constante para o rim ao longo de todo o ciclo cardíaco. Nos adultos, o IR normal é estimado em 0,58 ± 0,05. O IR renal depende da idade; as crianças exibem valores de IR mais elevados com tendência de redução com o avançar da idade. Essa dependência da idade do IR renal e, portanto, da resistência vascular renal, foi postulada como dependente dos níveis séricos de renina ativa, porque o perfil maturacional do IR renal é mais proporcional ao da renina ativa do que a de outros parâmetros funcionais renais.[106] Uma vez que existe uma faixa de valores normais de IR em crianças, e o IR renal é mais elevado nos primeiros 3 meses de vida,[106] o diagnóstico de resistência intrarrenal anormal é realizado de forma muito mais confiável por meio da comparação dos perfis de onda do rim patológico com aqueles do rim normal, ou com traçados de um dia, comparados aos do dia seguinte, no rim patológico.

Os traçados normais do Doppler pulsado das veias intrarrenais e das veias renais principais são um tanto variáveis: em algumas crianças, as pulsações da diástole e da sístole atriais direitas são claramente visíveis, ao passo que, em outras, o fluxo é mais estável. O fluxo venoso oscilatório ao longo do ciclo cardíaco pode ser detectado na insuficiência cardíaca direita, ou na ausência de perfusão arterial, como na doença renal terminal.

Causas de Resistência Aumentada ao Fluxo Arterial Intrarrenal

Qualquer aumento da pressão arterial intrarrenal resulta em fluxo reduzido. O fluxo diastólico ocorre na pressão mais baixa durante o ciclo cardíaco, portanto, diminuirá ou desaparecerá antes que as curvas de fluxo sistólico ao Doppler sejam afetadas de modo apreciável. As causas de resistência aumentada ao fluxo intrarrenal podem ser classificadas como intravascular, perivascular e perirrenal (Fig. 52.43). Qualquer decréscimo no tamanho do lúmen das pequenas artérias intrarrenais ou das arteríolas (espasmo, como no choque; inflamação endotelial, como na síndrome hemolítico-urêmica [SHU]) ocasiona aumento da resistência ao influxo arterial. No entanto, a compressão dos pequenos vasos por edema intrarrenal (p. ex., secundário à trombose da veia renal) pode resultar em traçados arteriais de Doppler idênticos. A pressão retrógrada ocasionada por um ureter obstruído de forma aguda pode ter o mesmo resultado. Finalmente, uma compressão significativa causada

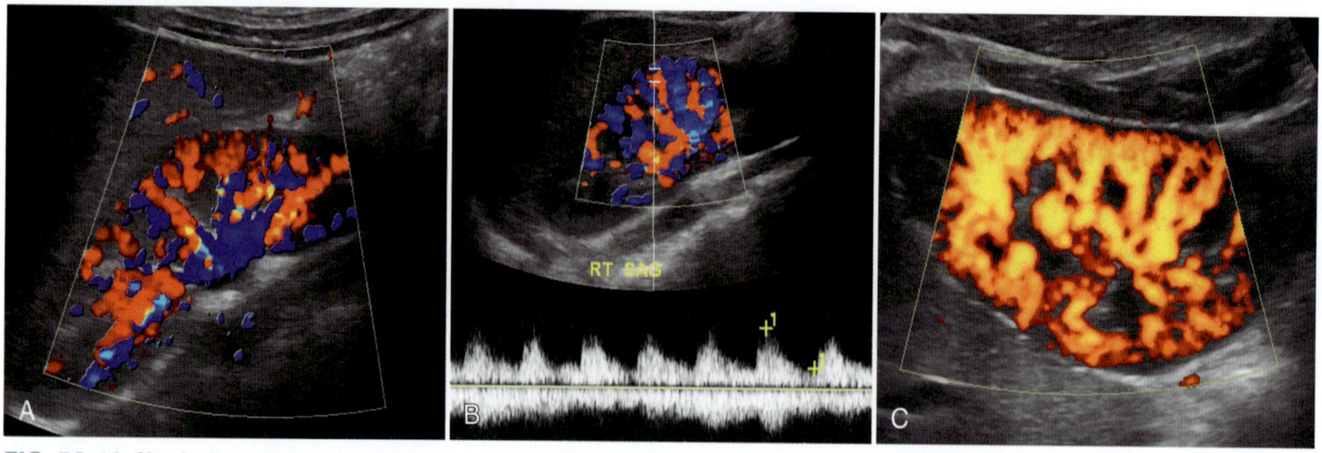

FIG. 52.42 Circulação intrarrenal normal em um menino de 3 anos de idade. (A) Ultrassonografia longitunidal com Doppler colorido evidencia a posição intrarrenal dos vasos segmentares no hilo, dos vasos interlobares ao longo das pirâmides e das artérias arqueadas na borda interna do córtex. **(B)** Exibição espectral normal da artéria interlobar (de baixa resistência, com um elevado fluxo diastólico) e da veia interlobar (pulsátil, refletindo as pulsações do átrio direito). **(C)** Ultrassonografia com *power* Doppler evidencia o fluxo sanguíneo até a periferia do córtex renal.

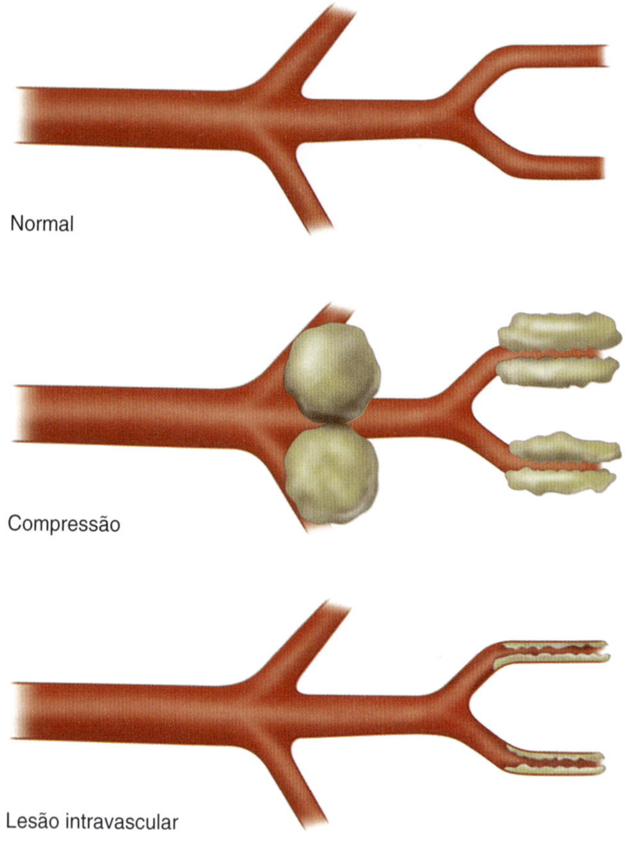

FIG. 52.43 Causas de uma resistência aumentada ao fluxo arterial intrarrenal.

por hematomas, linfoceles ou por uma parede abdominal comprimida ao redor de um rim adulto transplantado em uma criança pequena pode causar também compressão dos vasos e redução no fluxo sanguíneo arterial intrarrenal.

Portanto, o exame bem-sucedido das artérias intrarrenais com Doppler compreende duas etapas:

1. Comparar o IR com aquele exibido do outro lado ou com um exame anterior.
2. Revisar os fatores fisiopatológicos pertinentes envolvidos em um paciente com alto IR.

Causas de Índice de Resistência Aumentado nas Artérias Renais

INTRAVASCULARES
Espasmo vascular no choque
Inflamação endotelial na síndrome hemolítico-urêmica

PERIVASCULARES
Edema intrarrenal
Trombose de veia renal
Ureter agudamente obstruído

COMPRESSÕES PERIRRENAIS
Hematoma
Linfocele
Parede abdominal comprimida

Aplicações Clínicas

Perviedade Vascular

O exame com Doppler é um indicador confiável da perviedade das artérias renais, das veias e da presença de perfusão intrarrenal. Portanto, o exame é particularmente útil na avaliação da perfusão do enxerto renal imediatamente após a cirurgia. É igualmente útil também para a exclusão da lesão arterial consequente ao trauma, especialmente quando a arquitetura renal é ultrassonograficamente normal e outros exames, mais invasivos, não são indicados. A ultrassonografia com Doppler colorido é especialmente valiosa na busca de fístulas arteriovenosas (FAV) e aneurismas pós-biópsias.[107]

Trombose Aguda da Veia Renal

A trombose aguda da veia renal pode ocorrer após o choque ou como complicação da síndrome nefrótica, secundária à coagulação anormal, ou na presença de massa maligna próxima, tal como **tumor de Wilms**. No neonato, a trombose geralmente se associa à desidratação, perfusão e oxigenação renais reduzidas, e policitemia. É mais prevalente nos filhos de diabéticas. A apresentação clínica inclui hematúria, massa palpável no flanco, proteinúria e função renal reduzida. A ultrassonografia mostra, tipicamente, rim aumentado com ecogenicidade parenquimatosa alterada (Fig. 52.44). Há perda da diferenciação corticomedular normal. Áreas entremeadas de ecogenicidade diminuída e aumentada são secundárias ao edema e à hemorragia parenquimatosa. A ultrassonografia pode demonstrar trombos ecogênicos na veia renal e na veia cava inferior. Os trombos começam nas pequenas vênulas, estendendo-se na direção do hilo, de modo que as anomalias parenquimatosas renais estão frequentemente presentes sem uma clara visualização de trombos.[89,108] Em contraste, no aloenxerto renal, a trombose normalmente se inicia na anastomose venosa.

Causas de Trombose Aguda da Veia Renal

- Choque
- Síndrome nefrótica
- Coagulopatia
- Tumores adjacentes (p. ex., tumor de Wilms)
- Desidratação neonatal, especialmente em recém-nascidos de diabéticas

O Doppler demonstra fluxo reduzido ou ausente nas veias renais, assim como um IR significativamente aumentado nas artérias renais envolvidas. Essa redução do fluxo arterial renal diastólico é decorrente de edema e de obstrução à saída do sangue arterial que chega ao rim. Em recém-nascidos/lactentes esses sinais são muito menos confiáveis, porque o fluxo se restabelece rapidamente na veia renal principal, assim como nas veias intrarrenais. A resposta fisiopatológica do rim à trombose da veia renal depende do grau da oclusão, da extensão da trombose e do desenvolvimento de circulação colateral venosa. Esse restabelecimento do fluxo venoso não ocorre apenas nos rins nativos, mas também nos transplantes renais, embora o processo demore muito mais, até 3 semanas no rim transplantado. O grau de recuperação do rim afetado pela trombose aguda da veia renal varia em um amplo espectro, desde a recuperação completa até várias anormalidades, incluindo desde a ausência completa de função até a manifestação de distúrbios tubulares e hipertensão renovascular.[89]

Estenose da Artéria Renal

Cerca de 1% a 3% das crianças apresentam hipertensão arterial; esta prevalência está em ascensão devido à epidemia de obesidade

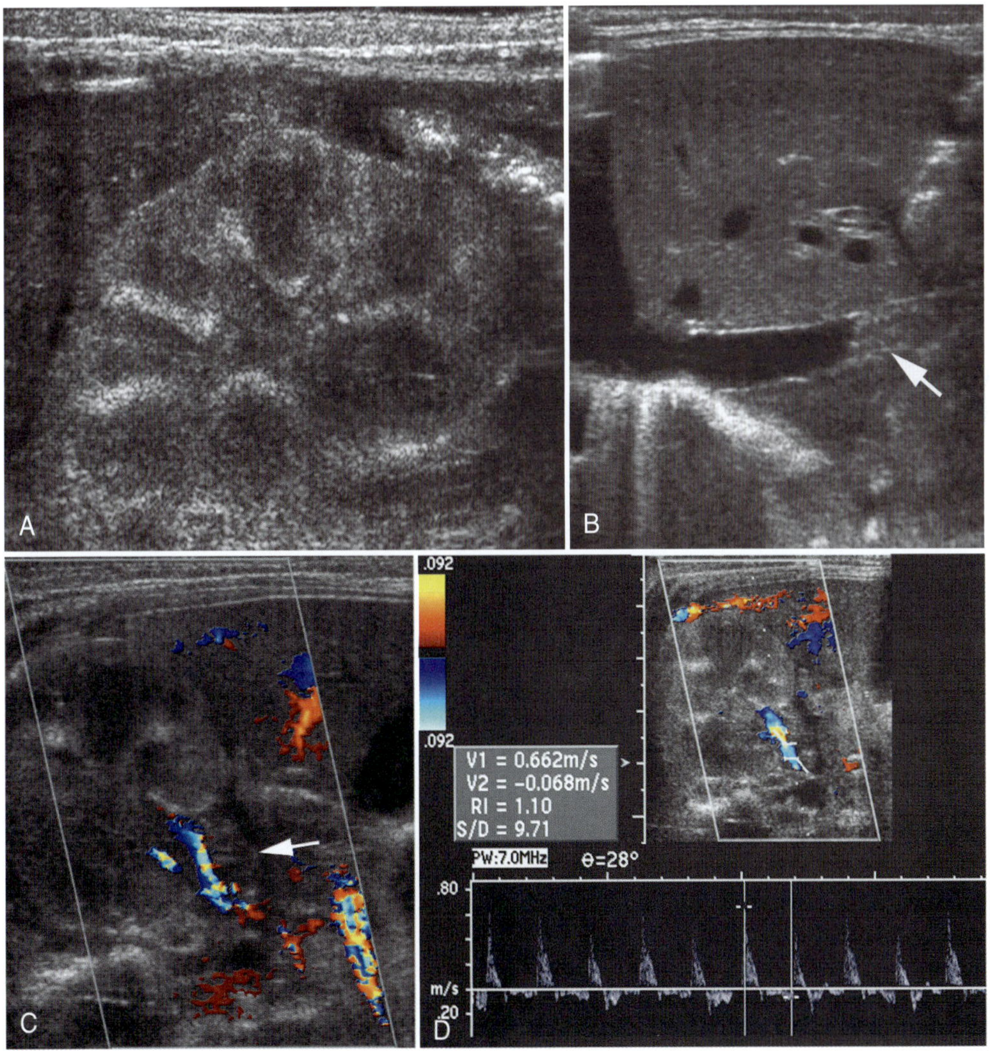

FIG. 52.44 Trombose aguda da veia renal em prematuro. (A) Imagem longitudinal do flanco direito mostra rim edematoso com parênquima ecogênico e diminuição da diferenciação corticomedular. **(B)** Imagem longitudinal da veia cava inferior revela um grande coágulo intraluminal *(seta)*. **(C)** e **(D)** Imagens de Doppler colorido e pulsado da artéria renal direita revelam fluxo de sangue arterial de alta velocidade com diástole reversa devido ao aumento da resistência perivascular secundária ao edema intrarrenal. Nenhum fluxo foi registrado na veia renal principal trombosada *(seta)*.

infantil. A maioria das crianças hipertensas apresenta baixo risco para o surgimento de doença renovascular, a qual é responsável por cerca de 5% a 10% de todos os casos de hipertensão em crianças.[109] A causa subjacente mais comum da hipertensão renovascular em lactentes é o tromboembolismo relacionado ao cateterismo da artéria umbilical,[110] enquanto a displasia fibromuscular arterial renal e a arterite de Takayasu são as causas mais comuns em crianças mais velhas.[111] Há muitas outras causas adquiridas e de desenvolvimento de hipertensão renovascular na população pediátrica (Tabela 52.9).

O papel exato do exame de imagem não invasivo em crianças com suspeita de hipertensão renovascular não está claro. Não existe nenhum método de imagem atualmente disponível que possa excluir de forma confiável todas as causas potencialmente tratáveis de hipertensão renovascular.[113] A ultrassonografia da aorta abdominal e a descrição do tamanho e da arquitetura do rim são úteis para excluir a nefropatia difusa, cicatrizes focais ou tumores. A ultrassonografia com Doppler pode ser utilizada para demonstrar aumento na velocidade do sangue à medida que passa através de uma luz arterial estenótica. A presença de uma estenose proximal também pode ser inferida a partir da representação de uma forma de onda arterial *tardus* (tardia) e/ou *parvus* (plana) nos vasos distais a uma estenose.[114,115] No entanto, mesmo em mãos experientes, a localização de uma estenose acessória da artéria renal ou de uma estenose de um de seus ramos pode levar tempo e ser desafiadora.

TABELA 52.9 Causas de Hipertensão Renovascular[112]

Categoria	Exemplos
Displasia fibromuscular	
Doença inflamatória	Arterite de Takayasu
	Doença de Kawasaki
	Doença de Moyamoya
	Irradiação
Distúrbios genéticos	Síndrome de Wiliams
	Neurofibromatose
	Síndrome de Kplippel-Trenaunay-Weber
	Síndrome de Feuerstein-Mims
	Doença de Degos-Kohlmeier
	Síndrome de Marfan
Aterosclerose	Hiperlipidemias
Anomalia vascular	Malformação arteriovenosa renal
	Aneurisma na artéria renal
	Hipoplasia da artéria renal
	Malformação arteriovenosa renal
Tromboembolismo	Cateterismo da artéria umbilical
	Neonato de mãe diabética
	Sepse, desidratação
Transplante renal	Rejeição
	Estreitamento arterial
Outros	Rubéola congênita
	Compressão por massa
	Banda fibrosa congênita
	Causa pós-traumática
	Fibrose retroperitoneal

Os sinais clássicos de estenose descritos em adultos e que também se aplicam em crianças incluem aumento da resistência ao fluxo proximalmente (fluxo diastólico ou até mesmo sistólico reduzido ou ausente), alta velocidade no local da estenose (>180 cm/s), turbulência distal e fluxo possivelmente retornando ao normal a certa distância da estenose (Fig. 52.45). Descobriu-se que os seguintes critérios de Doppler arterial renal sugerem uma estenose significativa:[114]

1. Medidas da velocidade de fluxo excedendo 180 cm/s
2. Razão de velocidade entre a artéria renal e a aorta abdominal superior a 3,5:1.

As curvas do Doppler retornam ao normal imediatamente após a correção da estenose. Deve ser lembrado que a curva *parvus-tardus*, descrita na circulação distal, reflete qualquer estenose que ocorra a montante, incluindo a arterite de Takayasu e a coarctação da aorta.

Doença Arterial Intrarrenal

A **síndrome hemolítico-urêmica** é uma das causas mais comuns de insuficiência renal aguda em lactentes não hospitalizados e crianças. Caracteriza-se por lesão de células endoteliais, trombos fibrinoplaquetários intravasculares e dano vascular. Pode ocorrer esporadicamente, em surtos epidêmicos ou como distúrbio genético ou familiar. Pacientes com SHU clássica apresentarão quadro de diarreia sanguinolenta associada a bactérias produtoras de toxina Shiga, predominantemente *Escherichia coli* O157:H7.[116] A SHU atípica ocorre sem diarreia sanguinolenta, sendo causada por ativação e regulação defeituosa do sistema complemento.[117]

As lesões da SUH provocam aumento da resistência ao fluxo arterial intrarrenal. À ultrassonografia, o córtex renal encontra-se uniformemente hiperecogênico e as pirâmides são bem demarcadas (Fig. 52.46). Os rins podem aumentar bastante. Durante um estudo realizado com 20 crianças portadoras de SHU, descobriu-se a ausência de fluxo diastólico na fase anúrica.[118] À medida que as lesões vasculares agudas melhoraram, o fluxo diastólico retornou, seguido de diurese dentro de 24 a 48 horas. Uma vez que os exames com Doppler prediziam o início da diurese, a duração da diálise peritoneal era a menor possível, reduzindo, consequentemente, os riscos de complicações.

TRANSPLANTE RENAL

O transplante renal é o tratamento de escolha para doenças renais terminais em crianças. As imagens de ultrassonografia com Doppler em escala de cinza e colorido fornecem avaliação abrangente da morfologia do transplante, descrição das coleções de líquido perirrenal e pélvico e avaliação da vascularização do enxerto. No nosso hospital, um exame inicial ultrassonográfico pós-operatório é realizado em estudos de acompanhamento em curto prazo com indicação clínica. O acompanhamento a longo prazo consiste em estudos de ultrassonografia anuais. A ultrassonografia também é utilizada para guiar a biópsia do aloenxerto.

Aproximadamente metade de todos os transplantes renais em crianças é obtida de doadores vivos, geralmente um genitor.[119,120] Em crianças mais velhas, a técnica cirúrgica é idêntica à utilizada em adultos, com o aloenxerto posicionado extraperitonealmente na fossa ilíaca direita ou esquerda e anastomoses vasculares terminolaterais entre a artéria e a veia ilíaca externa ipsilaterais. Se houver diferença significativa de tamanho entre o doador e o receptor (lactente ou criança pequena), o aloenxerto pode ser

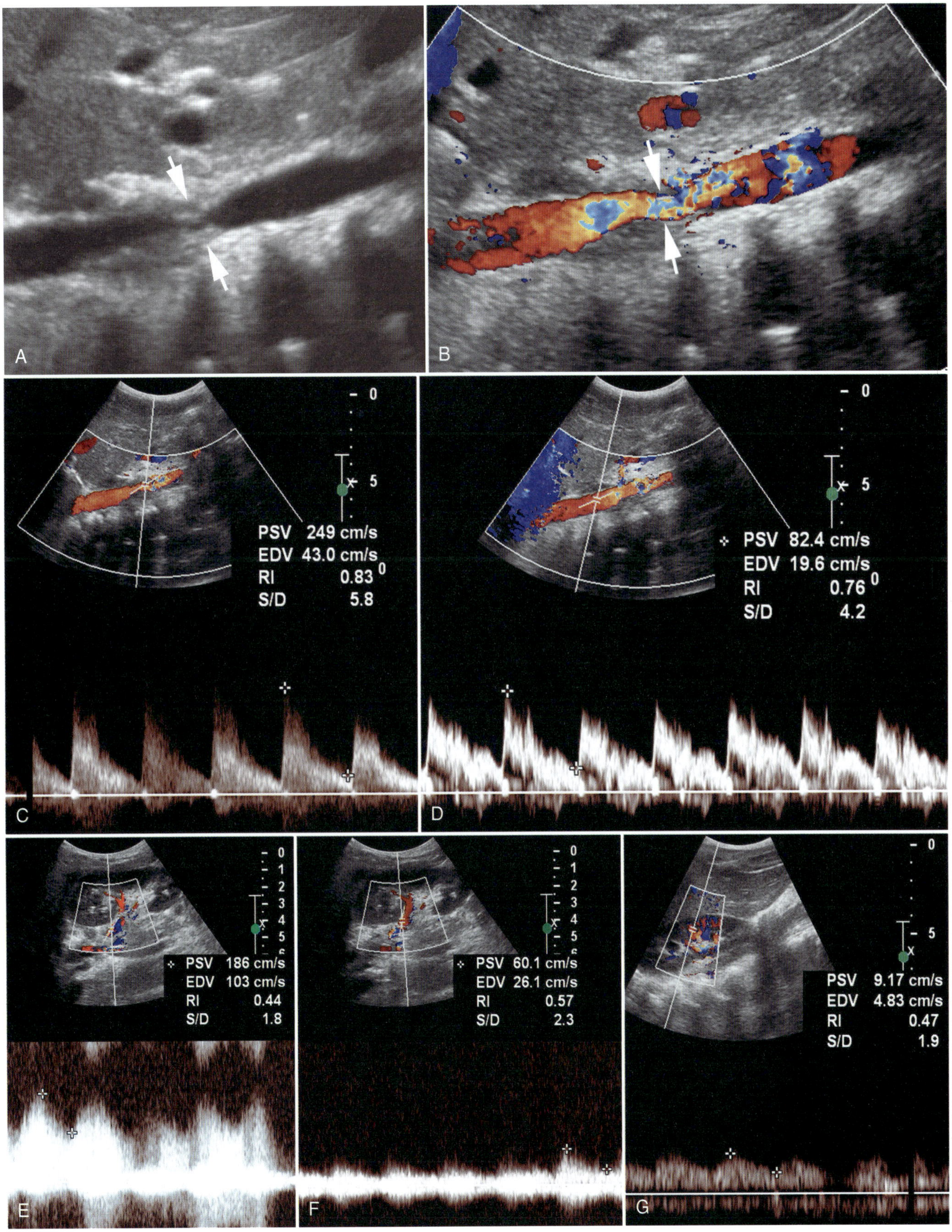

FIG. 52.45 Estenose da artéria renal em menino de 4 anos de idade com síndrome da aorta média e hipertensão. (A) e **(B)** Imagens longitudinais com Doppler em escala de cinza e colorido da aorta abdominal mostram espessamento mural focal importante e estreitamento luminal significativo, bem como turbulência de cor no local da estenose *(setas)*. **(C)** e **(D)** Doppler pulsado revela pico de alta velocidade sistólica dentro da aorta no local do estreitamento **(C)** em comparação ao pico de velocidade sistólica no interior de uma parte mais proximal da aorta **(D)**. O pico da velocidade sistólica no interior da porção proximal da artéria renal principal direita encontra-se elevado **(E)** em comparação à velocidade obtida em uma porção mais distal da artéria **(F)**. A artéria distal também demonstra retardo no impulso sistólico ascendente com diminuição da amplitude e do arredondamento do pico sistólico (padrão de onda *tardus-parvus*). **(G)** Um padrão de onda *tardus-parvus* semelhante é obtido com Doppler nos vasos interlobares do rim direito.

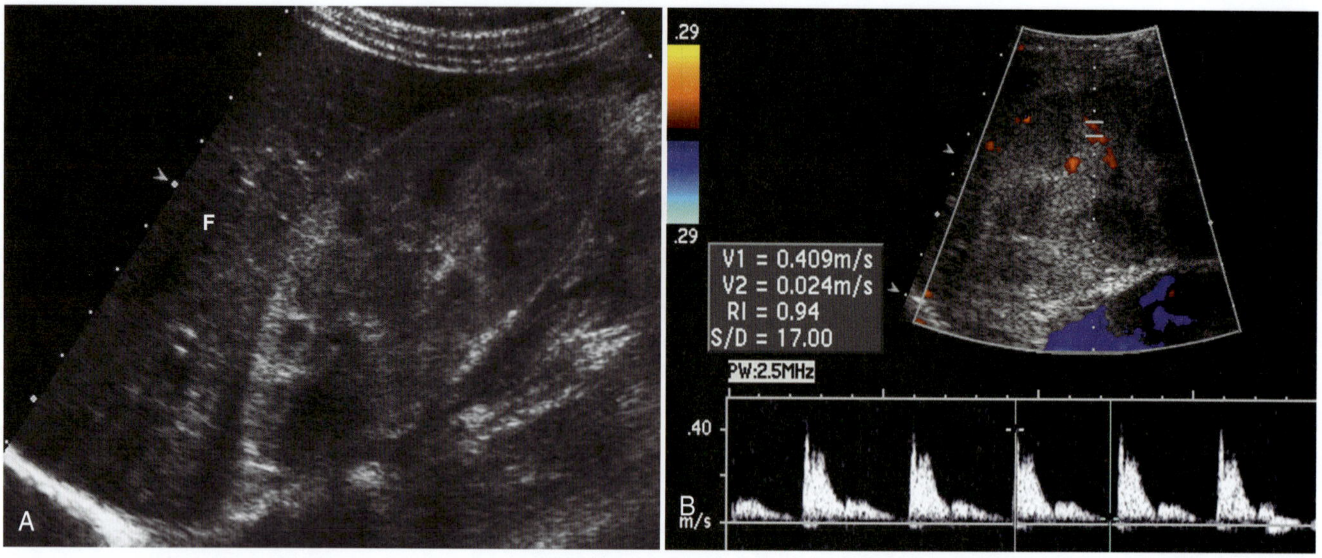

FIG. 52.46 Síndrome hemolítico-urêmica em menina de 6 anos de idade. (A) Imagem longitudinal evidencia aumento da ecogenicidade cortical do rim direito, superior à do fígado (*F*) adjacente. **(B)** Doppler espectral revela fluxo sanguíneo diastólico reduzido com índice de resistividade elevado em uma artéria interlobar renal direita.

posicionado intraperitonealmente, com uma anastomose terminolateral entre a artéria renal do transplante e a aorta e entre a veia renal do transplante e a veia cava inferior, a fim de melhorar a perfusão do enxerto.

A avaliação ultrassonográfica de um aloenxerto renal normal evidencia um rim intra-abdominal ou intrapélvico com características de imagem com Doppler em escala de cinza idênticas às de um rim nativo. Logo após o procedimento cirúrgico, um pico de velocidade sistólica razoavelmente elevada e fluxo turbulento na artéria renal principal são achados comuns e provavelmente relacionados ao edema na anastomose arterial com estreitamento funcional. O pico reduzido da velocidade no impulso sistólico descendente associado pode resultar em um IR arterial também diminuído ao nível das artérias interlobares. Por outro lado, IR arteriais elevados podem ocorrer como resultado de um edema difuso do enxerto e de um fluxo diastólico diminuído. Essas anormalidades são suavizadas ou normalizadas dentro das primeiras 24 horas após o transplante.[121] Recentemente, a ultrassonografia transperineal de contraste tem sido utilizada para a obtenção de uma avaliação, tanto qualitativa quanto quantitativa, do fluxo sanguíneo e da perfusão do aloenxerto renal. A ultrassonografia com contraste mostrou ser superior ao exame ultrassonográfico convencional com Doppler na detecção de distúrbios microvasculares, por vezes sutis, na perfusão de aloenxerto. Além disso, os parâmetros quantitativos de perfusão obtidos pela ultrassonografia com contraste apresentam caráter preditivo em relação à função renal a longo prazo.[122,123] Nos Estados Unidos, até a presente data, existem relatos limitados referentes ao uso da ultrassonografia com contraste para avaliação de aloenxertos renais.

Complicações Vasculares

Complicações vasculares ocorrem em 0,8% a 13,9% dos transplantes renais pediátricos[124,125] e incluem trombose da artéria renal, trombose da veia renal, estenose da artéria renal, FAV e pseudoaneurisma arterial. As crianças correm risco maior de trombose vascular precoce em comparação aos adultos por causa de seu pequeno tamanho e discrepâncias frequentes entre o tamanho do doador e os vasos receptores.[126] De acordo com dados do North American Pediatric Renal Transplant Cooperative Study, a trombose do enxerto é a causa mais comum de perda de aloenxerto no primeiro ano pós-transplante em crianças, representando cerca de 35% dos casos.[127] A avaliação ultrassonográfica do rim pediátrico transplantado é uma ferramenta importante e útil na detecção de complicações vasculares precoces.[121]

A **trombose da artéria renal associada a um infarto do enxerto** é uma complicação rara do transplante renal, ocorrendo em apenas 3% a 4% de todos os transplantes renais pediátricos.[128,129] Em geral, desenvolve-se dentro das primeiras 48 horas após o transplante e está associada ao transplante renal em bloco de doadores-cadáveres jovens, que contêm aloenxertos renais em pares, bem como ureteres, artérias e veias renais principais e segmentos justarrenais da aorta e da veia cava inferior. A maioria dos casos está relacionada à torção arterial ou à dissecção da íntima (Fig. 52.47). Em alguns casos, os infartos segmentares em aloenxertos com várias artérias renais ocorrem de modo precoce no pós-operatório, no entanto, essas lesões se desenvolvem, com maior frequência, como uma complicação tardia em associação à rejeição aguda ou crônica[130] (Fig. 52.48). Os sintomas clínicos do infarto incluem hipersensibilidade e tumefação no local do enxerto e anúria. No entanto, a rejeição severa tem sido relatada como causa de um fluxo sanguíneo significativamente reduzido, o qual simula um quadro de trombose arterial. Deste modo, a otimização dos parâmetros do exame de imagem com Doppler para a detecção de um fluxo lento é mandatória, de forma a evitar diagnósticos equivocados de trombose arterial quando a rejeição aguda está presente.[131] Infelizmente, a falha do enxerto é o resultado clássico de uma trombose arterial, embora terapia trombolítica ou trombectomia imediatas possam ser implementadas.

A **trombose da veia renal** também é pouco comum em transplantes renais pediátricos, ocorrendo em aproximadamente 2% dos aloenxertos.[129] Praticamente todos os casos ocorrem durante o primeiro mês do pós-operatório.[127] Os sinais/sintomas são semelhantes aos associados à trombose da artéria renal. O exame ultrassonográfico mostra, com frequência, edema e ecogenicidade

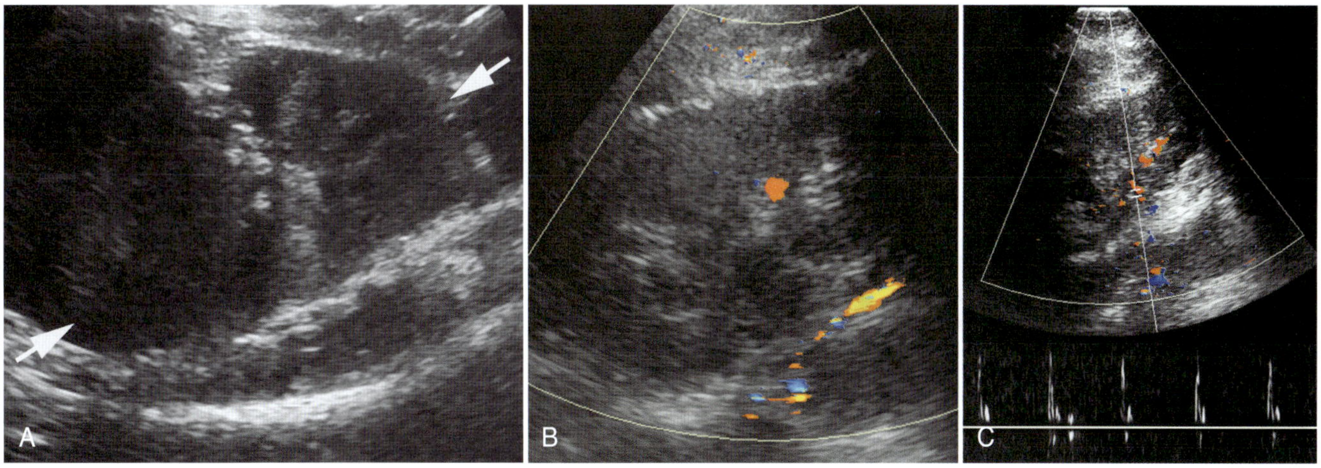

FIG. 52.47 Trombose arterial em menino de 15 anos 1 dia após o transplante de rim. (A) Ultrassonografia longitudinal do aloenxerto renal mostra rim intumescido com pobre diferenciação corticomedular *(setas)*. **(B)** US com Doppler colorido revela fluxo intrarrenal mínimo. **(C)** A análise do Doppler espectral da artéria renal principal no hilo do rim retrata pulsos sistólicos sem fluxo diastólico considerável.

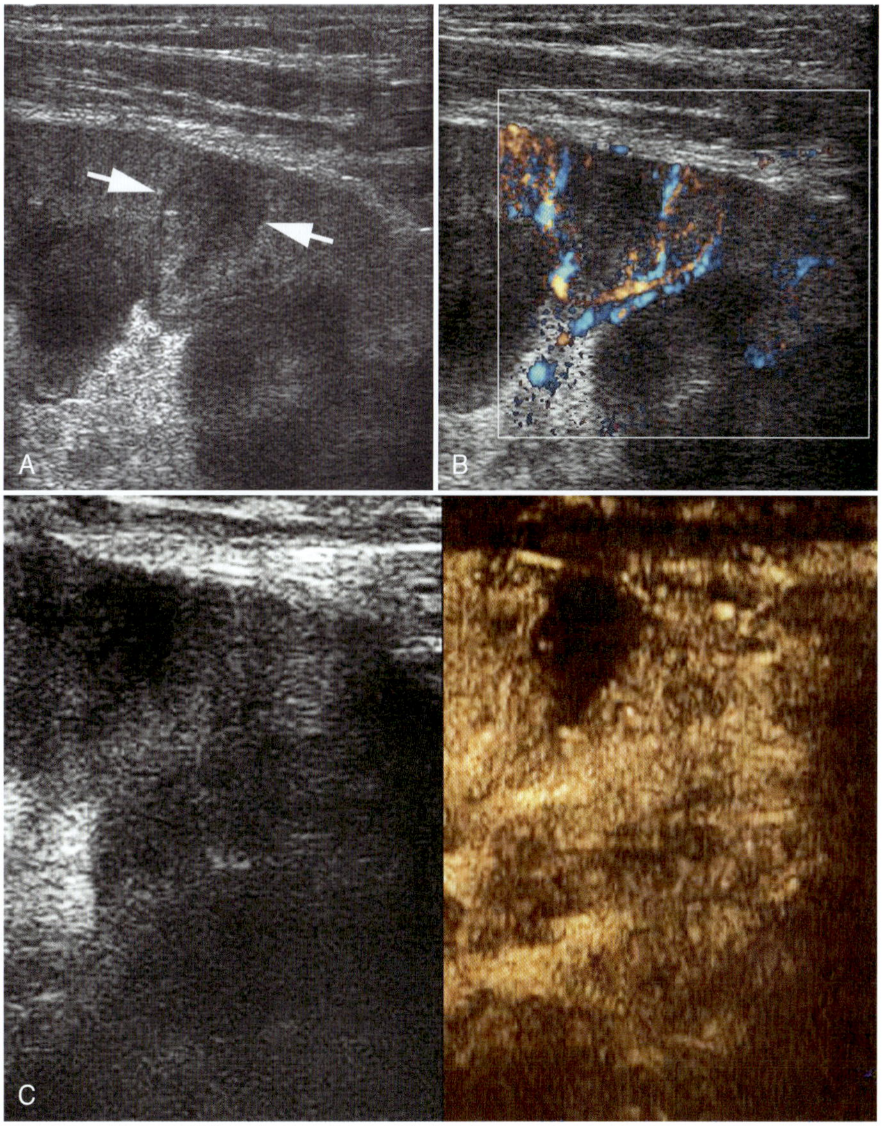

FIG. 52.48 Infarto segmentar de enxerto renal 5 anos após o transplante. (A) Imagem longitudinal em escala de cinza mostra uma zona triangular hipoecoica no córtex renal *(setas)*. **(B)** A imagem com Doppler colorido evidencia o deslocamento de vasos em torno desta zona. **(C)** Ultrassonografia com contraste revela ausência focal de perfusão compatível com um quadro de infarto (imagem de referência em escala de cinza no painel esquerdo). (Cortesia do Dr. Ákos Járay, University of Pécs, Hungria.)

anormalmente aumentada do parênquima renal. Não há fluxo venoso no interior da veia renal principal e, ainda, detecta-se fluxo diastólico reverso associado no interior da artéria renal principal. O diagnóstico precoce da trombose da veia renal é crítico, pois a salvação do enxerto é bem possível com a terapia trombolítica ou trombectomia.[132]

A **estenose da artéria renal** é uma complicação tardia, com incidência relatada de 4% a 18%.[124,133] As manifestações clínicas incluem: hipertensão arterial recente ou progressiva, marcante hipertensão refratária à terapia clínica, hipertensão arterial associada à disfunção do enxerto na ausência de rejeição e hipertensão associada a sopro sistólico audível sobre o enxerto.[134] A incidência de estenose da artéria renal em crianças é difícil de determinar porque não há consenso quanto ao grau de estreitamento arterial clinicamente significativo. O critério mais amplamente aceito consiste na elevação do pico de velocidade sistólica no local do estreitamento, embora haja relatos conflitantes na literatura em relação aos valores de corte ótimos.[135-137] Em adultos, valores de picos sistólicos superiores a 250 ou 300 cm/s mostraram ser altamente sensíveis e específicos para o diagnóstico de estenose da artéria renal.[138,139] No entanto, existem poucos dados acerca da utilidade desses critérios em crianças.[140]

A avaliação ultrassonográfica com Doppler colorido ou espectral revela velocidades elevadas no segmento estenosado, com ampliação espectral do padrão de onda arterial. Em alguns casos, há um padrão de onda *tardus-parvus* distal nas artérias intrarrenais, com baixos IR associados. Pode haver *aliasing* de cor no interior da porção estenótica da artéria e artefatos de vibração de tecido mole perivascular, causados por fluxo turbulento no segmento estenótico.[141] Por essa razão, as medidas de velocidade na artéria renal principal, na artéria ilíaca e nas artérias renais segmentares devem ser interpretadas em conjunto.[142] A angiografia por ressonância magnética (ARM) ou por TC pode ser realizada antes da angiografia convencional, que é o exame de imagem padrão atualmente. Essas investigações podem detectar estenose significativa da artéria renal principal do transplante. No entanto, mesmo nesses pacientes, pode-se conseguir uma função estável do enxerto renal, com tratamento conservador.[124,138]

As **biópsias renais** são rotineiramente realizadas para acompanhamento do enxerto e também para avaliação da disfunção do enxerto. Uma **fístula arteriovenosa** (FAV) é a complicação mais comum da biópsia de enxertos, relatada por Schwarz et al.[143] em 8% dos casos, e quase sempre é considerada irrelevante. A maioria das FAV é assintomática e mais de três quartos se resolverão espontaneamente. As fístulas sintomáticas que resultam em isquemia por causa de um fenômeno de "roubo" vascular são tratadas com embolização. Na US, uma FAV pode não ser detectada em imagens de escala de cinza, porém se torna inconfundível em exames com Doppler colorido e espectral (Fig. 52.49). O pseudoaneurisma é outra complicação da biópsia renal, e também tende a ser assintomático e geralmente se resolve espontaneamente. Com a ultrassonografia em escala de cinza, os pseudoaneurismas aparecem como estruturas císticas simples ou complexas. A imagem de Doppler colorido revela o **padrão clássico "yin-yang"** do fluxo oscilatório (Fig. 52.50). A análise do Doppler pulsado ou espectral no colo do pseudoaneurisma demonstra um fluxo de sangue bidirecional desordenado. O alargamento progressivo do pseudoaneurisma ou um diâmetro superior a 2 cm é uma indicação de terapia embólica.[130,144]

Coleções Líquidas Perinefréticas

As coleções líquidas perinefréticas são as complicações não renovasculares mais comuns do transplante renal em crianças e ocorrem com frequência semelhante à observada em adultos.[129] A ultrassonografia não consegue diferenciar de modo definitivo hematoma, seroma, linfocele e abscesso.

A **linfocele** é a coleção perinefrética mais comum e geralmente é em um achado incidental de uma coleção líquida anecoica e bem-definida, adjacente ao enxerto (Fig. 52.51). Extravasamento de urina ou **urinoma** pode aparecer como uma coleção amorfa de líquido anecoico que envolve o enxerto ou pode, ainda, exibir aparência mais complexa. Os **hematomas** e **abcessos** geralmente aparecem como coleções perinefréticas complexas. Estudos evolutivos clínicos são úteis para documentar alterações no tamanho da coleção. A redução progressiva do tamanho pode evitar a necessidade de investigação diagnóstica adicional e aspiração percutânea guiada por US pode ser realizada quando se torna necessária caracterização adicional do líquido.[142]

Anormalidades Parenquimatosas

No período pós-operatório imediato, a anormalidade parenquimatosa difusa do enxerto renal é causada por **necrose tubular aguda** (NTA), **rejeição** e **toxicidade do medicamento**. A NTA ocorre em algum grau na maioria dos enxertos renais imediatamente após a cirurgia, também referida como "lesão de preservação". Caracteriza-se clinicamente por oligúria e má função renal, sendo mais pronunciada nos rins provenientes de doadores cadavéricos e de doadores que apresentaram isquemia prolongada.[144]

A **rejeição aguda**, humoral ou celular, é o tipo mais comum de rejeição. Os sintomas geralmente incluem má função renal, hipersensibilidade no local do enxerto, oligúria e edema. Os avanços na terapia imunossupressora resultaram em substancial redução da incidência de rejeição aguda nos últimos 10 a 15 anos.[145] A base da terapia imunossupressora no transplante renal pediátrico consiste nos inibidores da calcineurina, ciclosporina e tacrolimo, porém seu potencial nefrotóxico pode levar a lesões no enxerto. Os achados clínicos são semelhantes aos associados à NTA e à rejeição; comumente, há redução da produção de urina, aumento da creatinina sérica, dor abdominal e febre. As características de imagem desses distúrbios também se sobrepõem umas com as outras, incluindo aumento do enxerto, perda de diferenciação corticomedular e diminuição do fluxo sanguíneo arterial diastólico com IR aumentados. A US é um exame mais útil na exclusão de outras causas de disfunção do enxerto, tais como compressão por uma coleção de fluido perinefrético, obstrução do sistema coletor urinário ou anormalidades de grandes vasos.[130] Quando há disfunção grave do enxerto e os achados ultrassográficos são inespecíficos, geralmente indica-se biópsia renal para diagnóstico definitivo.

Com a melhora da sobrevida precoce do enxerto em crianças, a **rejeição crônica** atualmente representa a causa mais comum de falha geral no enxerto pediátrico, representando um terço de todos os casos.[146] Esse fato é particularmente importante na população pediátrica devido às altas taxas de falta de adesão à terapia medicamentosa durante a adolescência. Acredita-se que os períodos de não adesão à terapia aumentam o risco de rejeição crônica, permitindo o desenvolvimento de uma lesão crônica subclínica provocada pelo sistema imune.[147]

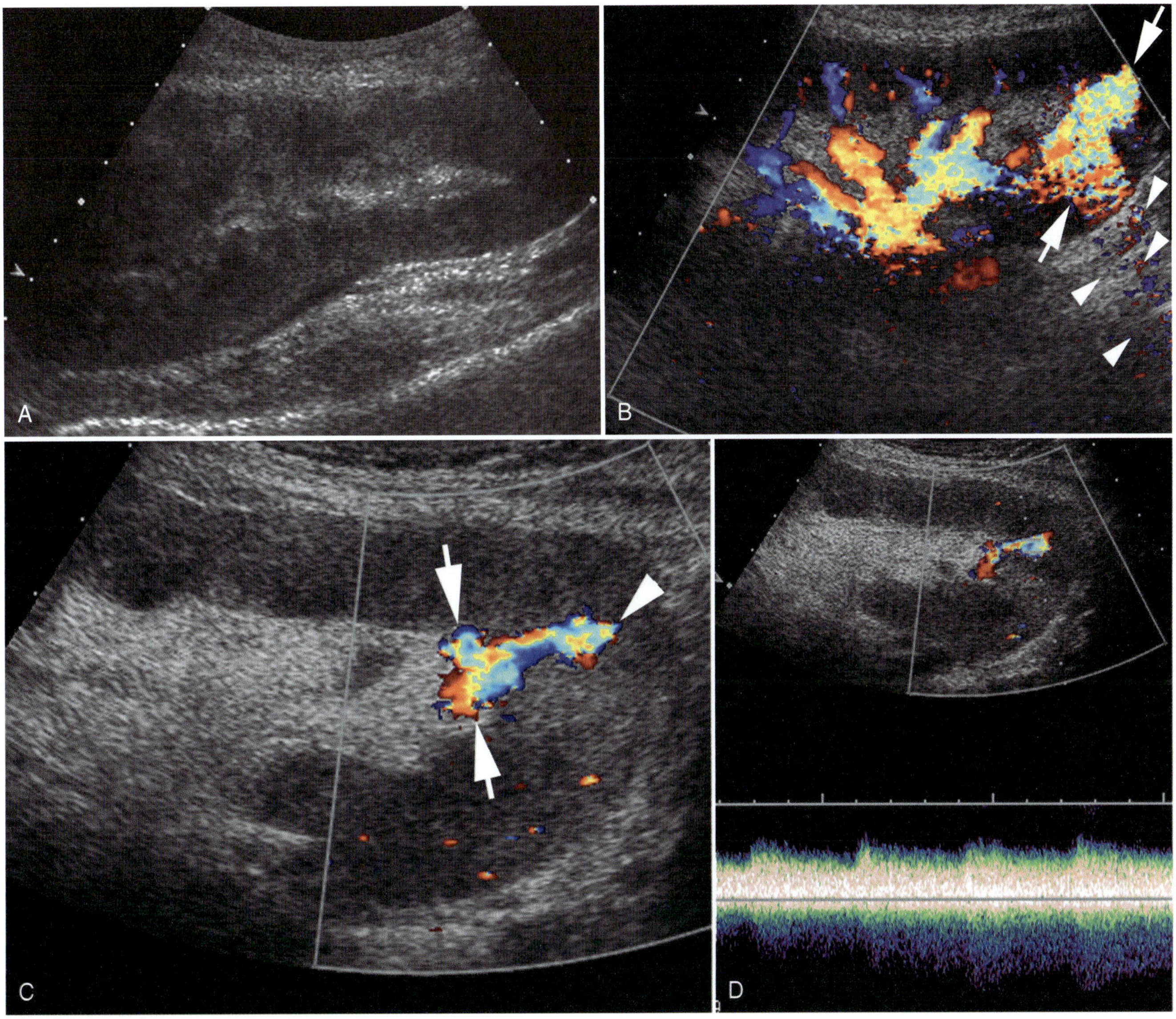

FIG. 52.49 Fístula arteriovenosa (FAV) pós-biópsia. (A) Imagem longitudinal em escala de cinza de um aloenxerto renal não revela anormalidade. **(B)** Imagem com Doppler colorido mostra aumento acentuado do fluxo sanguíneo no polo inferior *(setas)* com artefatos de cor de tecido mole adjacentes, relacionados à vibração do tecido *(pontas de setas)*. **(C)** Imagem com Doppler colorido ajustada a uma velocidade expressivamente aumentada evidencia uma FAV focal e arredondada no polo inferior *(pontas de setas)* com vasos que alimentam e drenam *(setas)*. **(D)** A análise com Doppler espectral de onda retrata fluxo sanguíneo arterial de alta amplitude e baixa resistência na FAV, acima da linha de base, como também fluxo venoso arterializado abaixo da linha de base.

As lesões crônicas do enxerto exibem características de imagem semelhantes, independentemente da causa. A ultrassonografia demonstra perda de volume progressiva com atrofia cortical difusa, muitas vezes com cicatrização cortical focal sobreposta. Dilatação leve a moderada do sistema coletor pode ser visualizada na ausência de obstrução (Fig. 52.52).

Complicações Urológicas

As complicações urológicas são a causa mais frequente de morbidade cirúrgica na população transplantada pediátrica, ocorrendo em até 23% dos receptores de transplante. Há maior incidência em crianças com malformações subjacentes do sistema urinário, tais como lesões obstrutivas, disfunção do sistema urinário inferior e/ou reconstrução urológica prévia.[148-152] Complicações comuns incluem extravasamento de urina, obstrução ureteral, RVU e pielonefrite.

Em geral, **extravasamento de urina** se desenvolve como complicação da necrose isquêmica ou devido a um aumento da pressão urinária decorrente de obstrução, podendo ocorrer em qualquer parte do sistema urinário, desde os cálices renais até o local da ureterocistostomia.[153] Tipicamente ocorre nas primeiras 2 semanas após o transplante com oligúria e azotemia, frequentemente associado à dor intensa na região do enxerto. Dependendo de o aloenxerto estar localizado intra ou extraperitonealmente, o extravasamento pode resultar em urinoma perinefrético bem localizado ou ascite por acúmulo de urina.[130] Um urinoma costuma se manifestar como uma coleção de líquido perinefrético bem circunscrita e anecoica. Se clinicamente indicada, tanto a cintilografia renal com ^{99m}Tc-mertiatida quanto a TC contrastada ou a urorressonância magnética podem ser realizadas para diferenciar urinoma de seroma ou linfocele.

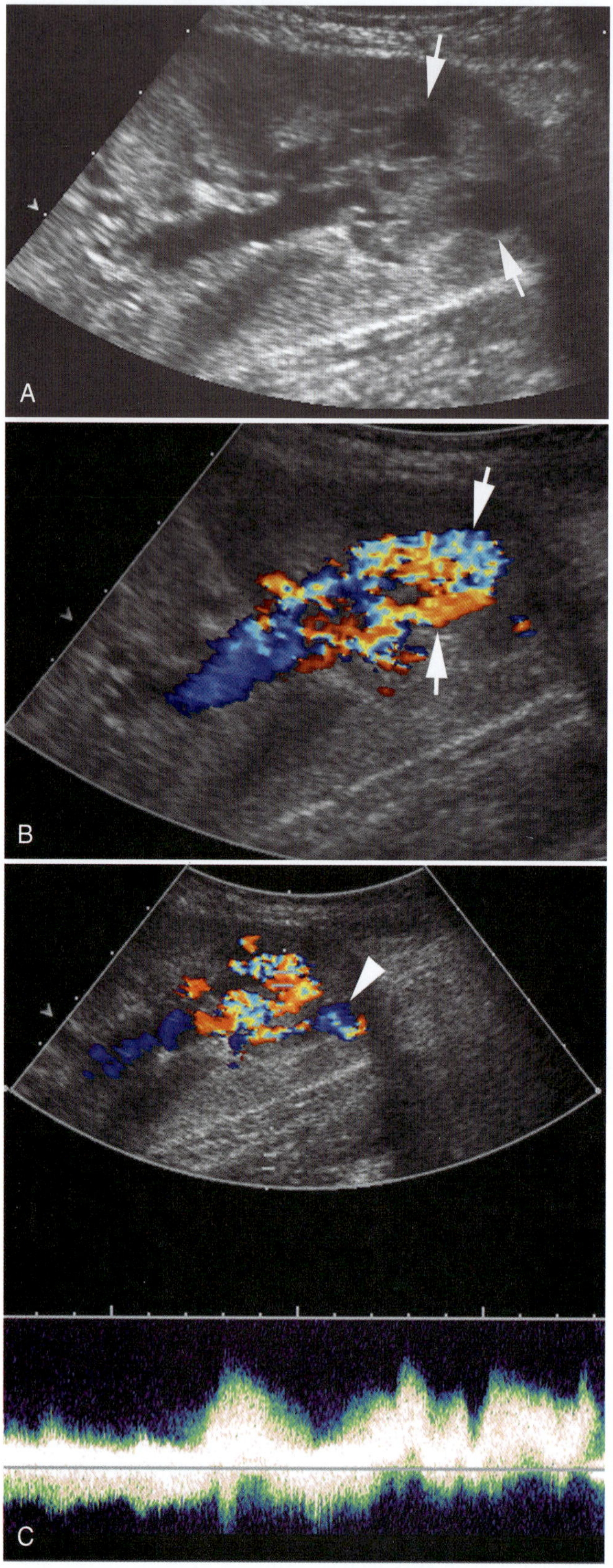

FIG. 52.50 Pseudoaneurismas pós-biópsia. (A) Imagem longitudinal em escala de cinza de um aloenxerto renal mostra duas estruturas císticas, redondas, anecoicas, no polo inferior *(setas)*. **(B)** Imagem com Doppler colorido revela o sinal "yin-yang" causado pelo fluxo sanguíneo circular no interior do pseudoaneurisma superior *(setas)*. **(C)** A análise do Doppler espectral demonstra o fluxo sanguíneo desordenado acima e abaixo da linha de base. A ponta de seta assinala o pseudoaneurisma inferior.

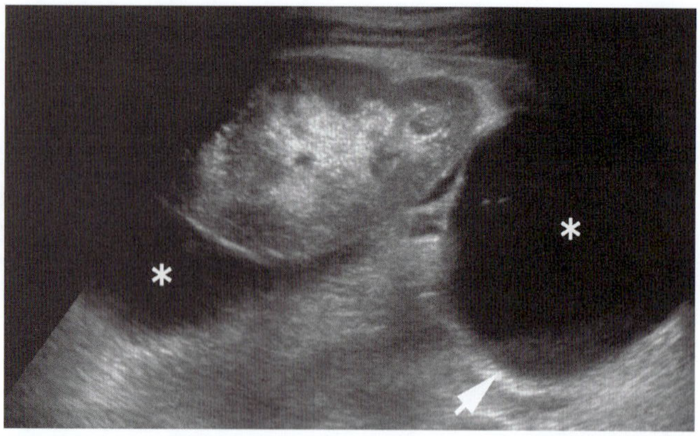

FIG. 52.51 Linfocele. Imagem longitudinal em escala de cinza mostra duas coleções de fluido anecoico adjacentes aos polos superior e inferior de um aloenxerto renal (*). A coleção inferior está afastada da bexiga *(não mostrada)* e contém uma pequena quantidade de debris ecogênicos e dependentes *(seta)*.

A **obstrução do sistema urinário** geralmente se torna aparente nos primeiros meses após o transplante e costuma se manifestar clinicamente como disfunção inespecífica do enxerto. Em cerca de 50% dos casos, a obstrução está relacionada a **estenose isquêmica** na ureteroneocistostomia. Outras causas incluem estenose ureteral média, cálculos, coágulos sanguíneos, bolas fúngicas e compressão extrínseca. A estenose ureteral média geralmente ocorre no desenvovimento da rejeição crônica. Algum grau de hidronefrose é comumente detectado após transplante renal, tanto em crianças quanto em adultos, decorrente da denervação com perda de tônus muscular do sistema coletor do doador. A presença ou a ausência de dilatação do sistema coletor de intensidade leve a moderada mostrou baixa relação com a presença ou ausência de obstrução do sistema urinário no paciente durante o período pós-transplante.[154] Entretanto, a imagem ultrassonográfica da hidronofrose e do hidroureter, de intensidade moderada a grave e que aumenta progressivamente ao longo do tempo garante avaliação adicional da obstrução do sistema urinário pós-transplante. Tanto a cintilografia renal com MAG3 quanto a urorressonância magnética podem ser realizadas; o método mais invasivo de urografia anterógrada por via percutânea pode ser utilizado para localização do ponto de obstrução. Um tubo de nefrostomia pode ser inserido para fins de descompressão do sistema urinário e para permitir o posicionamento de um *stent* ou uma ureteroplastia por balão.[130]

O **refluxo vesicoureteral** (RVU) foi documentado em aproximadamente um terço a metade das crianças após transplante renal.[155,156] No entanto, o RVU não parece estar associado a frequência aumentada de infecção urinária pós-transplante ou à diminuição da função do enxerto a longo prazo.[149,156] Pacientes com RVU no rim transplantado geral mente apresentam anormalidade urológica subjacente, mais comumente válvulas de uretra posterior.[157,158]

A infecção do aloenxerto pode se manifestar como pielonefrite, abscesso perinefrético ou parenquimatoso, pionefrose ou bola fúngica. Embora a pielonefrite após o transplante renal em crianças seja relativamente comum em comparação aos receptores de transplante adultos, se for tratada prontamente, não parece afetar negativamente a função do enxerto.[159,160] A pielonefrite está associada ao RVU em receptores pediátricos de transplante renal.[160] Tal como ocorre

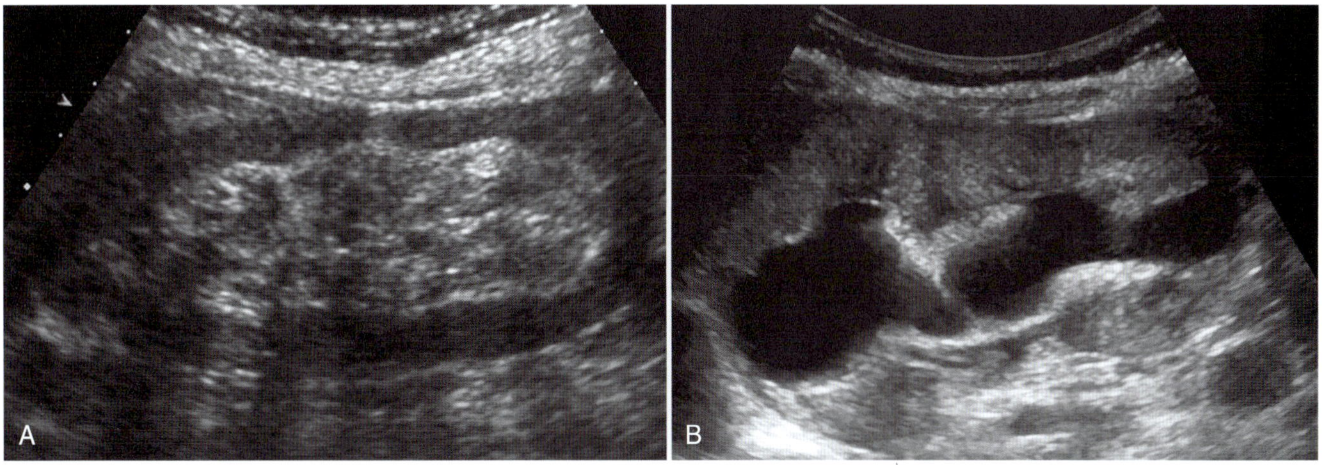

FIG. 52.52 Nefropatia crônica de aloenxerto. (A) Imagem longitudinal em escala de cinza de um aloenxerto renal revela atrofia cortical difusa. **(B)** Imagem longitudinal em escala de cinza de um paciente diferente mostra um córtex ecogênico e redução da diferenciação corticomedular. Observa-se também dilatação moderada do sistema coletor.

no rim nativo, a aparência ultrassonográfica da pielonefrite varia desde um aspecto normal até intumescimento com ecogenicidade parenquimatosa alterada relacionada ao edema.

Um **abscesso perinefrético ou parenquimatoso** é uma complicação incomum da pielonefrite do enxerto. Outras causas incluem tanto a infecção do local cirúrgico quanto a infecção espontânea ou iatrogênica de uma coleção de fluido previamente esterilizado. Em geral, surgem no primeiro mês do período pós-operatório. Embora o aspecto ultrassonográfico de um abscesso seja relativamente inespecífico, aparência complexa com septações proeminentes, debris internos e hiperemia mural, registrada com Doppler colorido e espectral, sugerem etiologia infecciosa. Em caso de pielonefrite, a presença de focos móveis e hiperecoicos dentro de um sistema coletor dilatado deve levantar a possibilidade de uma pionefrose.[161] Bolas fúngicas se manifestam como massas intraluminais discretas.[153]

Os cálculos do sistema urinário ocorrem com a mesma frequência tanto em receptores de transplante renal quanto na população geral.[162] A ultrassonografia é útil na identificação de cálculos no parênquima renal, do sistema coletor, do ureter e da bexiga, bem como na documentação de qualquer quadro de hidronefrose ou hidroureter associado.

Tumores

Imunossupressão a longo prazo predispõe os receptores de transplante renal ao desenvolvimento de neoplasias, tanto no rim transplantado como em outros órgãos.[80] Tanto **a doença linfoproliferativa pós-transplante (DLPT)** quanto o **tumor miofibroblástico inflamatório** já foram relatados.

O aspecto da imagem da DLPT depende do local de acometimento (Fig. 52.53). Quando o aloenxerto é afetado, essa doença geralmente se manifesta como múltiplas massas parenquimatosas, hipoecoicas e com margens mal definidas.[130] O tumor miofibroblástico inflamatório é uma neoplasia rara e geralmente benigna, que pode se desenvolver após transplante de órgão sólido e de medula óssea.[163] Pode ocorrer em qualquer parte do corpo, embora haja predisposição para determinados locais, incluindo pulmão, fígado, sistema digestório e bexiga.

DOENÇA RENAL CÍSTICA

A categoria de doenças renais císticas inclui um grande grupo de distúrbios com expressão fenotípica variada. As doenças císticas podem ser diagnosticadas no útero, na fase de lactância, durante a infância ou na idade adulta. Em geral, podem ser diferenciadas por seus achados clínicos, incluindo a idade de manifestação da doença, as características da imagem renal (inclusive a distribuição do cisto) e a presença e a natureza dos sinais/sintomas extrarrenais. A avaliação ultrassonográfica desempenha papel central na avaliação diagnóstica de pacientes com cistos renais. Em indivíduos com apresentação atípica da doença, estudos de imagem adicionais e/ou testes genéticos podem ser necessários para a confirmação do diagnóstico.[164]

Doença Renal Policística Autossômica Recessiva

A DRPAR é uma doença hepatorrenal fibrocística grave caracterizada por dilatação não obstrutiva do ducto colector renal e malformação do sistema portobiliar.[164] É causada por mutações no gene da doença renal e hepática policística 1 (*PKHD1*), que codifica o complexo fibrocistina/poliductina, uma proteína expressa nos cílios primários das células epiteliais do rim e do ducto biliar.[165] A DRPAR ocorre em aproximadamente 1 a cada 20 mil nascidos vivos.[166] Em geral, essa doença é diagnosticada no período pré-natal em associação a oligoidrâmnios ou na ocasião do nascimento quando se caracteriza por insuficiência renal progressiva e hipertensão portal. O oligoidrâmnio resulta na assim denominada "sequência de Potter", que consiste em hipoplasia pulmonar, defeitos dos membros e fácies dismórficas peculiares. A taxa de mortalidade perinatal estimada é de 30%, resultante de uma insuficiência respiratória.[167,168] No entanto, em lactentes que sobrevivem ao primeiro mês de vida, taxas de sobrevida de 1 ano que variam de 92% a 95% já foram relatadas.[166] Os rins estão aumnetados e ecogênicos, com perda da diferenciação corticomedular do parênquima. Há aumento da ecogenicidade medular como resultado das múltiplas interfaces associadas aos ductos coletores dilatados, os quais refletem o som. O córtex está frequentemente

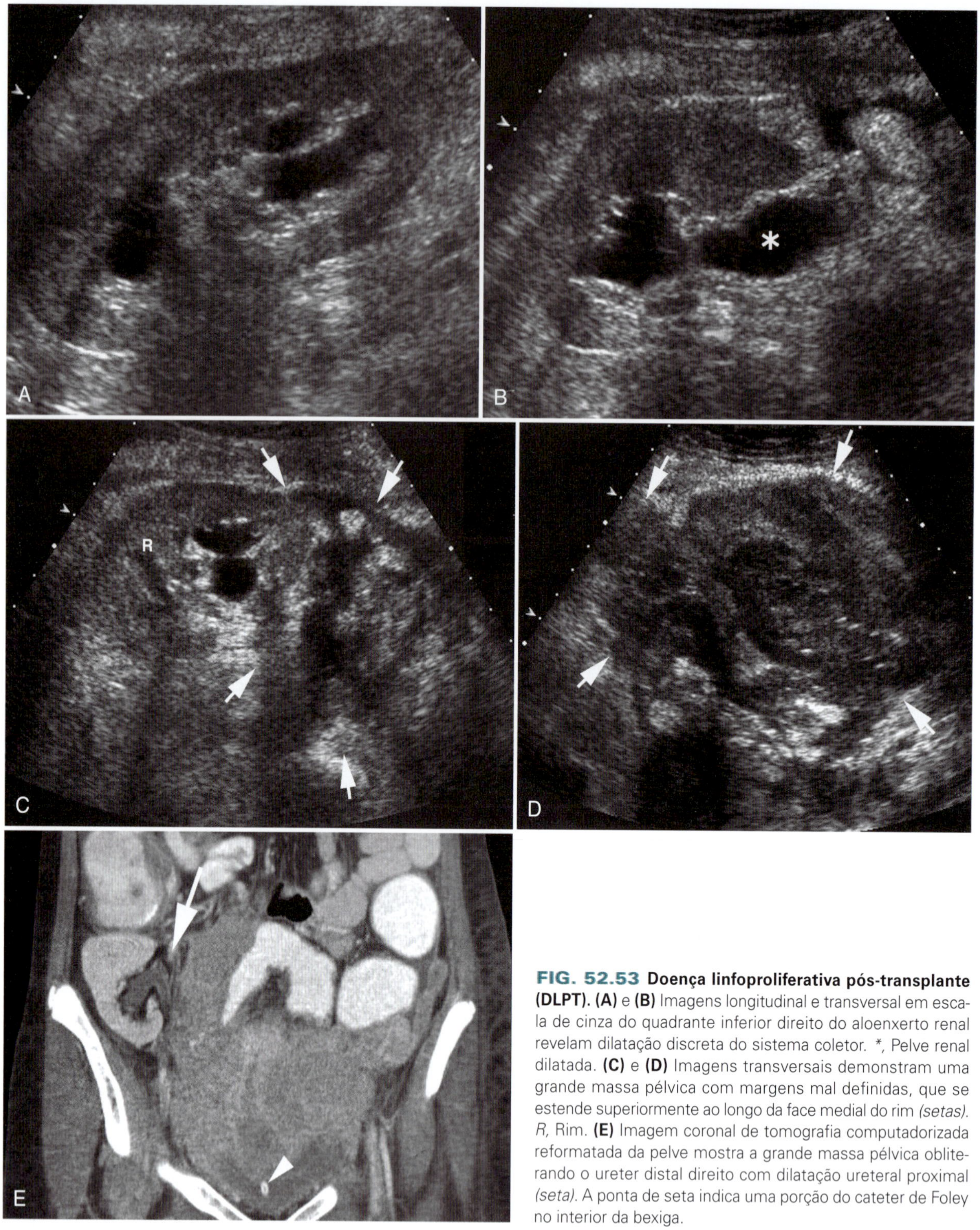

FIG. 52.53 Doença linfoproliferativa pós-transplante (DLPT). (A) e **(B)** Imagens longitudinal e transversal em escala de cinza do quadrante inferior direito do aloenxerto renal revelam dilatação discreta do sistema coletor. *, Pelve renal dilatada. **(C)** e **(D)** Imagens transversais demonstram uma grande massa pélvica com margens mal definidas, que se estende superiormente ao longo da face medial do rim *(setas)*. *R,* Rim. **(E)** Imagem coronal de tomografia computadorizada reformatada da pelve mostra a grande massa pélvica obliterando o ureter distal direito com dilatação ureteral proximal *(seta)*. A ponta de seta indica uma porção do cateter de Foley no interior da bexiga.

comprimido pelos ductos coletores medulares dilatados, resultando em um halo hipoecoico. Os ductos coletores corticais dilatados, localizados imediatamente abaixo da cápsula renal, podem ser vistos por ultrassonografia de alta resolução (Fig. 52.54). Eles tendem a se organizar em colunas paralelas com uma distribuição radial ao rim como um todo.[169] O tamanho renal se estabiliza ou diminui ao longo do tempo. Macrocistos geralmente não são observados na ocasião do nascimento, mas podem se desenvolver mais tarde durante a infância.

O acometimento hepático em nível histológico está presente em todos os pacientes com DRPAR. Durante a vida embrionária, as células precursoras biliares formam uma camada periportal conhecida como "placa ductal", que é progressivamente remodelada para formar os ductos biliares intra-hepáticos. Um defeito no processo

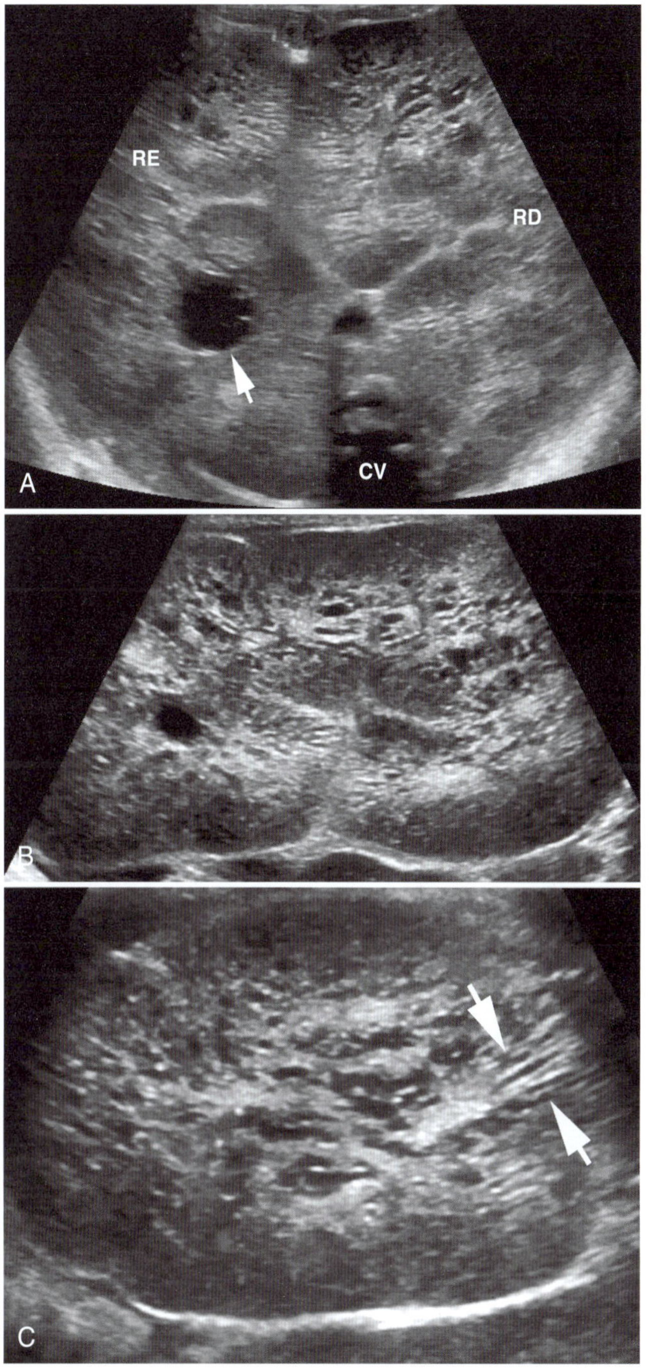

FIG. 52.54 Doença renal policística autossômica recessiva (DRPAR). (A) Imagem transversal de recém-nascido mostrando rins simetricamente aumentados ocupando praticamente todo o abdome. *RE*, Rim esquerdo; *RD*, rim direito; *CV*, coluna vertebral. Um macrocisto está presente no rim direito (*seta*). **(B)** Imagem longitudinal do rim direito evidencia a perda da diferenciação corticomedular normal, um córtex subcapsular hipoecoico e vários cistos de tamanhos diferentes na região medular. **(C)** Imagem transversal de alta resolução do rim esquerdo revela vários ductos coletores corticais subcapsulares dilatados (*entre as setas*).

de remodelação em pacientes com DRPAR resulta em uma dilatação ductal intra-hepática e em uma fibrose portal progressiva. Os pacientes que sobrevivem ao período neonatal podem desenvolver quadro de hipertensão portal resultante da fibrose periportal.

Doença Renal Policística Autossômica Dominante

A doença renal policística autossômica dominante (DRPAD) é a forma hereditária mais comum de insuficiência renal que, em alguns casos, resulta no desenvolvimento de doença renal terminal. Caracteriza-se por aumento progressivo bilateral de cistos focais que se desenvolvem em todas as regiões do néfron; diversas manifestações extrarrenais também ocorrem. Aproximadamente 600 mil pessoas nos Estados Unidos e 13 milhões de pessoas em todo o mundo são afetadas.[170]

A DRPAD geralmente é assintomática até os 40 anos de idade. No entanto, em cerca de 2% a 5% dos pacientes, a DRPAD se manifesta no período neonatal, com morbidade e mortalidade significativas. Essas manifestações iniciais da DRPAD podem ser indistinguíveis daquelas da DRPAR e podem ser diferenciadas apenas com base em análises histológicas ou genéticas. Há incidência familiar da manifestação infantil, com irmãos de crianças afetadas exibindo risco maior de desenvolvimento precoce da doença.[171]

A DRPAD é causada pela transmissão dominante de um dos dois genes defeituosos, *PKD1* (mapeado no cromossomo 16p13.3 em 85% dos pacientes) ou *PKD2* (mapeado no cromossomo 4q13-23 em 15% dos pacientes). O gene *PKD1* codifica a proteína policistina 1 e o gene *PKD2*, a policistina 2. Essas duas proteínas estão localizadas nos cílios primários das células epiteliais que revestem os túbulos renais e, através de interações moleculares entre si, formam um receptor de canal de cálcio. Ambos são importantes na diferenciação, manutenção e reparação de células tubulares renais e na determinação da morfologia dos túbulos renais. A doença associada ao gene *PKD1* é geralmente mais grave que a doença associada ao *PKD2*. No entanto, há heterogeneidade fenotípica significativa. Considera-se que os raros casos de manifestação leve se devem à transmissão de alelos ditos "hipomórficos" (aqueles que exibem atividade enzimática parcial).[170,172]

A maioria das crianças com DRPAD nasce com rins normais. Os achados normais ao exame ultrassonográfico não podem excluir a DRPAD até a idade de 35 anos, particularmente para mutações no gene *PKD2*.[173] A presença de no mínimo dois cistos renais (unilaterais ou bilaterais) em um indivíduo com idade inferior a 30 anos com um risco de 1 em 2 de mutação no gene PKD1 é suficiente para a definição do diagnóstico.[174] Mesmo um único cisto em uma criança geneticamente predisposta é considerado um forte indicador da DRPAD, visto que a prevalência de cistos renais na população pediátrica em geral é baixa[175,176] (Fig. 52.55). A presença concomitante de um cisto extrarrenal no fígado ou no pâncreas sugere o diagnóstico de DRPAD, embora estes sejam raros na manifestação inicial em crianças.[176,177] Crianças mais velhas exibem cistos renais maiores e mais numerosos e desenvolvem aumento progressivo dos rins (Fig. 52.56). Os resultados do Consortium of Renal Imaging Studies in Polycystic Kidney Disease demonstraram que quanto maior a massa cística ou o volume renal, pior é o prognóstico, independentemente de os cistos derivarem de um defeito do gene *DRPAD1* ou *DRPAD2*.[178]

Em fetos durante o terceiro trimestre e em lactentes com DRPAD no período neonatal, os rins exibem tamanho normal a ligeiramente aumentado. O córtex é hiperecoico em comparação ao fígado ou baço e a medula é hipoecoica, resultando em aumento da diferenciação corticomedular[179] (Fig. 52.55). Esse aspecto renal é diferente do usualmente observado na DRPAD, em que os rins são marcadamente aumentados em vez de ligeiramente, e a medula encontra-se hiperecoica. Na DRPAD, alguns cistos pequenos podem ser observados no córtex, na medula ou em ambos. Ao contrário dos cistos tubulares da DRPAR, os cistos na forma dominante da doença exibem formato redondo.[167,180]

As manifestações extrarrenais incluem cistos no fígado, no baço, no pâncreas, nas vesículas seminais e na aracnoide-máter. O fígado é o local de manifestação extrarrenal mais comum. Os aneurismas dos vasos intracranianos e da aorta, assim como a dissecção aórtica, são consequências adicionais.[181]

Displasia Renal Multicística

O rim multicístico displásico (RMD) é uma malformação congênita, com incidência de cerca de 1 a cada 4.000 nascidos vivos.[182] Histologicamente, os múltiplos cistos não comunicantes são separados por parênquima displásico. A etiologia do RMD é incerta, embora várias teorias tenham sido propostas. A "teoria do broto ureteral" de Mackie e Stephens diz que o RMD pode surgir de um broto ureteral atrésico ou que se conecta anormalmente com o mesênquima metanefrético e a bexiga em desenvolvimento, resultando em obstrução.[183] Os estudos de Batourina et al.[184] e Viana et al.[185] sugerem que uma interação anormal entre o trígono vesical em desenvolvimento e o ureter distal pode resultar em disfunção na junção ureterovesical e em uma subsequente obstrução. Em geral, o RMD bilateral é letal logo após o nascimento, devido à hipoplasia pulmonar associada secundária ao oligoidrâmnio prolongado no útero. Em casos de RMD unilateral, a função renal geralmente é mantida pelo rim contralateral.[186] Embora o RMD possa ser um achado isolado, este frequentemente é observado em associação a outras anomalias do sistema urinário, mais comumente RVU, OJUP e OJUV.[186] O RMD também é considerado um achado ou característica comum nos distúrbios genéticos multissistêmicos, tais como a **síndrome brânquio-otorrenal** e a **síndrome do coloboma renal**.[183]

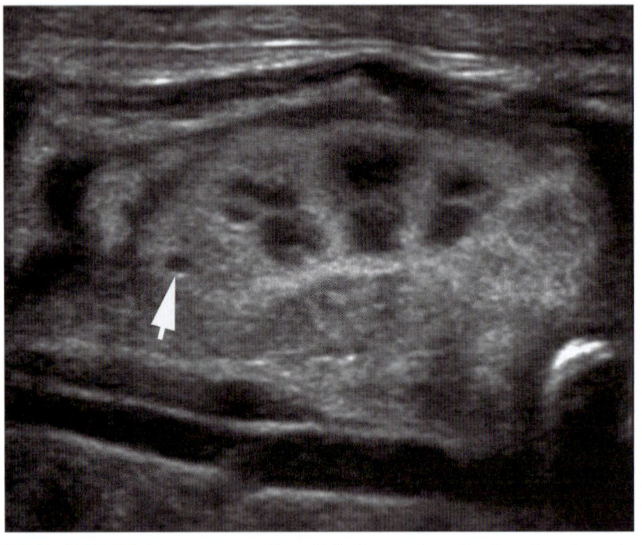

FIG. 52.55 Doença renal policística autossômica dominante (DRPAD). Imagem longitudinal em escala de cinza de feto com idade gestacional de 33 semanas de uma mãe com DRPAD revela um pequeno cisto redondo no polo superior do rim direito, consistente com o diagnóstico de DRPAD *(seta)*. A ecogenicidade do parênquima renal encontra-se ligeiramente aumentada e as pirâmides medulares são hipoecogênicas. Os rins direito e esquerdo encontram-se ligeiramente aumentados para a idade gestacional.

O RMD geralmente é diagnosticado por ultrassonografia pré-natal (Fig. 52.57, Vídeo 52.7) ou, se unilateral, pode ser visualizado como uma massa abdominal na ocasião do nascimento. A forma pelvinfundibular comum do RMD caracteriza-se por numerosos cistos não comunicantes, aleatoriamente distribuídos e de tamanhos variáveis. Não há pelve renal ou seio renal, e o parênquima está ausente ou displásico. A forma hidronefrótica do RMD, menos comum, consiste em múltiplos cistos periféricos pequenos com um cisto central maior, apresentando algumas comunicações entre os cistos periféricos e o cisto central. Todo o rim costuma ser afetado, podendo apresentar tamanho variável (pequeno normal ou aumentado). Não existe tecido renal funcional ou há uma função mínima do tecido.[187] O rim contralateral geralmente exibe hipertrofia compensatória. O acometimento segmentar renal pode ocorrer – na maioria dos casos, observa-se na região do polo superior de um rim duplicado.[188] Em pacientes sem outras anormalidades urológicas, o RMD é tratado de forma não cirúrgica, pois o risco de malignidade associado a essa condição é baixo. A maioria dos rins afetados sofrerá involução parcial ou completa.[189]

Doença Cística Medular e Nefronoftise

A **nefronoftise** (NPHP; do inglês, *nephronophthisis*) é um distúrbio tubulointersticial autossômico recessivo e uma das causas mais comuns de doença renal hereditária em fase terminal em crianças e adultos jovens.[190] Até o momento, 19 genes causadores do distúrbio foram identificados, embora em aproximadamente 70% dos pacientes afetados os genes determinantes ainda sejam desconhecidos.[164] As crianças geralmente manifestam a doença entre 4 e 6

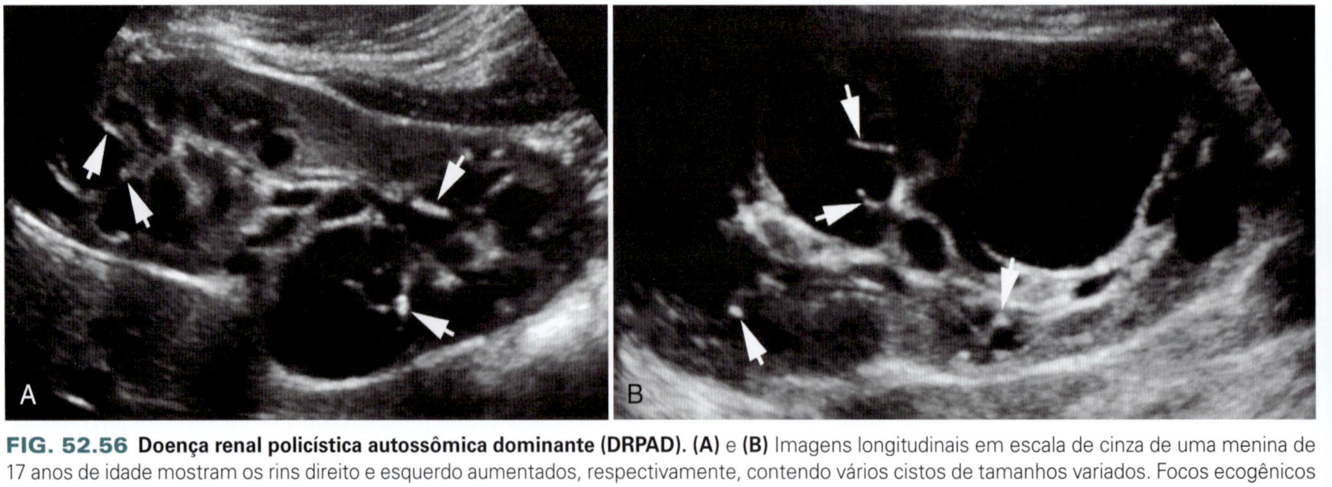

FIG. 52.56 Doença renal policística autossômica dominante (DRPAD). (A) e **(B)** Imagens longitudinais em escala de cinza de uma menina de 17 anos de idade mostram os rins direito e esquerdo aumentados, respectivamente, contendo vários cistos de tamanhos variados. Focos ecogênicos lineares e pontuais dispersos podem representar calcificações murais e/ou cálculos *(setas)*.

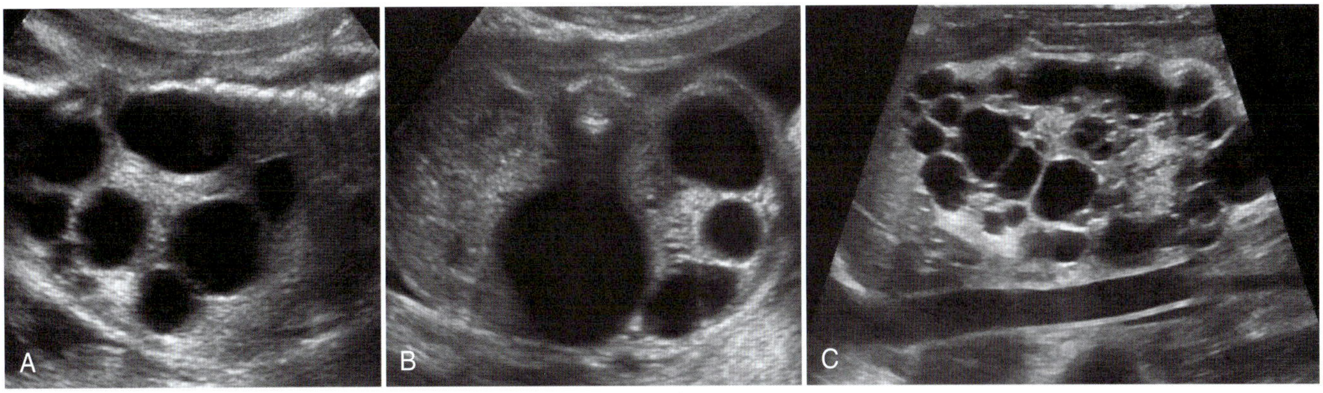

FIG. 52.57 Rim multicístico displásico (RMD). (A) e **(B)** Imagens ultrassonográficas longitudinal e transversal em escala de cinza de um feto com idade gestacional de 27 semanas mostram vários cistos de diferentes tamanhos envoltos por um córtex ecogênico. **(C)** Imagem longitudinal em escala de cinza de um paciente diferente na ocasião do nascimento evidencia substituição quase completa do rim esquerdo por numerosos cistos. Ver também Vídeo 52.7.

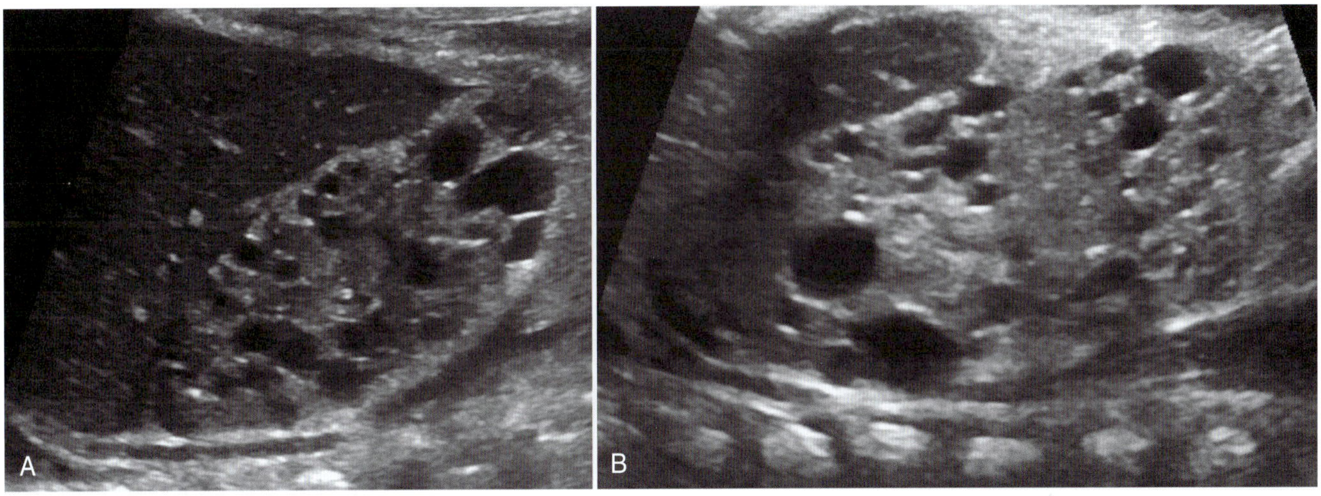

FIG. 52.58 Nefronoftise. Neonato com mutações homozigóticas no gene NPH3 associadas à anúria e hipoplasia pulmonar. (A) e **(B)** Imagens longitudinais em escala de cinza dos flancos direito e esquerdo, respectivamente, revelam parênquima ecogênico com perda de diferenciação corticomedular e vários cistos localizados em ambos os rins.

anos de idade, exibindo polidipsia, poliúria e diminuição da concentração da urina. Tipicamente ocorre declínio lento e progressivo da função renal. Uma exceção a esta apresentação clínica é a variante infantil, geralmente resultante da mutação no gene *NPHP2* ou *NPHP3*, observada em pacientes nos primeiros meses de vida com insuficiência renal e hipertensão, desenvolvendo rápida progressão para doença renal terminal.[191] Os rins exibem tamanho normal ou pequeno, exceto na forma infantil, e que estão aumentados.[192] Na US, os rins encontram-se ecogênicos com diminuição da diferenciação corticomedular (Fig. 52.58). Cistos podem ser observados na junção corticomedular.

A **doença cística medular do rim** é um distúrbio tubulointersticial autossômico dominante que geralmente se manifesta da terceira a sexta décadas de vida. Tal como acontece na nefronoftise, pode-se observar uma história clínica de polidipsia, poliúria e uma capacidade de concentração urinária reduzida. A doença do tipo 1 é causada por mutações heterozigóticas no gene *MUC1*. Já a doença do tipo 2 é causada por mutações heterozigóticas no gene da uromodulina.[164] Na US, os rins apresentam um tamanho que varia de normal a pequeno, frequentemente ecogênicos. De modo semelhante à nefronoftise, cistos podem se desenvolver na junção corticomedular (Fig. 52.59).

Cistos Renais Congênitos

Esclerose Tuberosa e Doença de Von Hippel-Lindau

Embora os cistos renais ocorram em muitas síndromes, as duas mais comuns são a esclerose tuberosa e a doença de Von Hippel-Lindau. A **esclerose tuberosa** é uma doença autossômica dominante que consiste em retardo mental, epilepsia, adenoma sebáceo, lesões ectodérmicas múltiplas e hamartomas mesodérmicos. As lesões renais estão presentes em mais de 40% dos pacientes e incluem cistos, que podem ser múltiplos e se assemelhar a DRPAD com aumento do tamanho renal (Fig. 52.60).

A **doença de Von Hippel-Lindau** é uma doença autossômica dominante caracterizada pela formação de tumores e cistos em vários órgãos diferentes em todo o corpo. Os cistos renais e o carcinoma de células renais são manifestações viscerais comuns desta doença, sendo esta última uma causa importante de mortalidade.[193]

Cistos Adquiridos

Os pacientes com **insuficiência renal crônica**, especialmente aqueles submetidos à diálise, muitas vezes desenvolvem cistos renais (Fig. 52.61). Também podem ocorrer hemorragias espontâneas nos cistos.[194,195] Existem relatos de desenvolvimento de cistos renais após

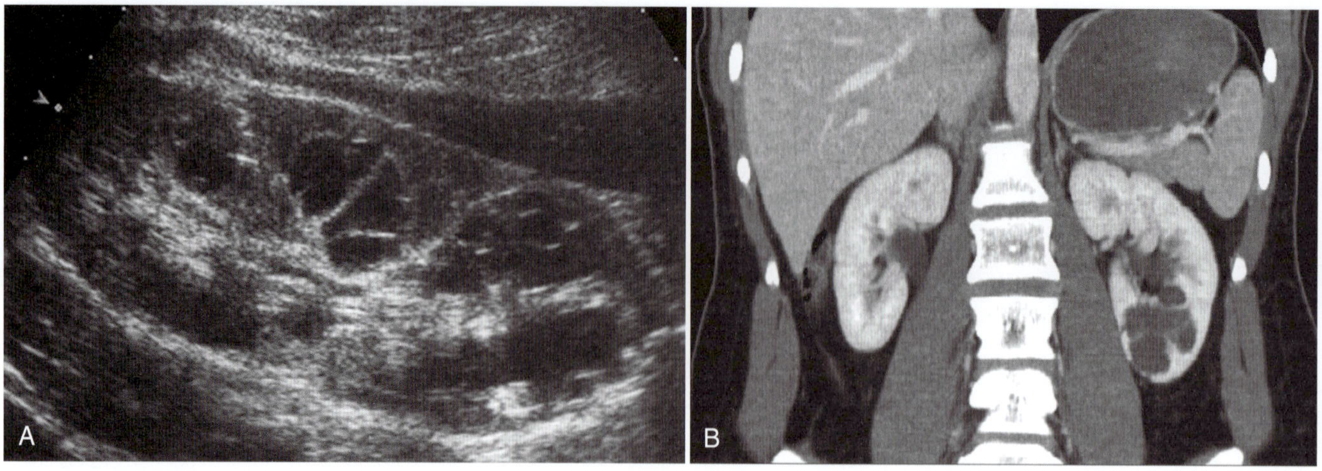

FIG. 52.59 Doença cística medular. Menina assintomática de 17 anos de idade submetida a exame renal após trauma. **(A)** Imagem longitudinal em escala de cinza do rim esquerdo demonstra múltiplos cistos anecoicos no interior das pirâmides medulares. **(B)** Imagem coronal de tomografia computadorizada reformatada com contraste intravenoso evidencia cistos medulares no polo inferior esquerdo do rim.

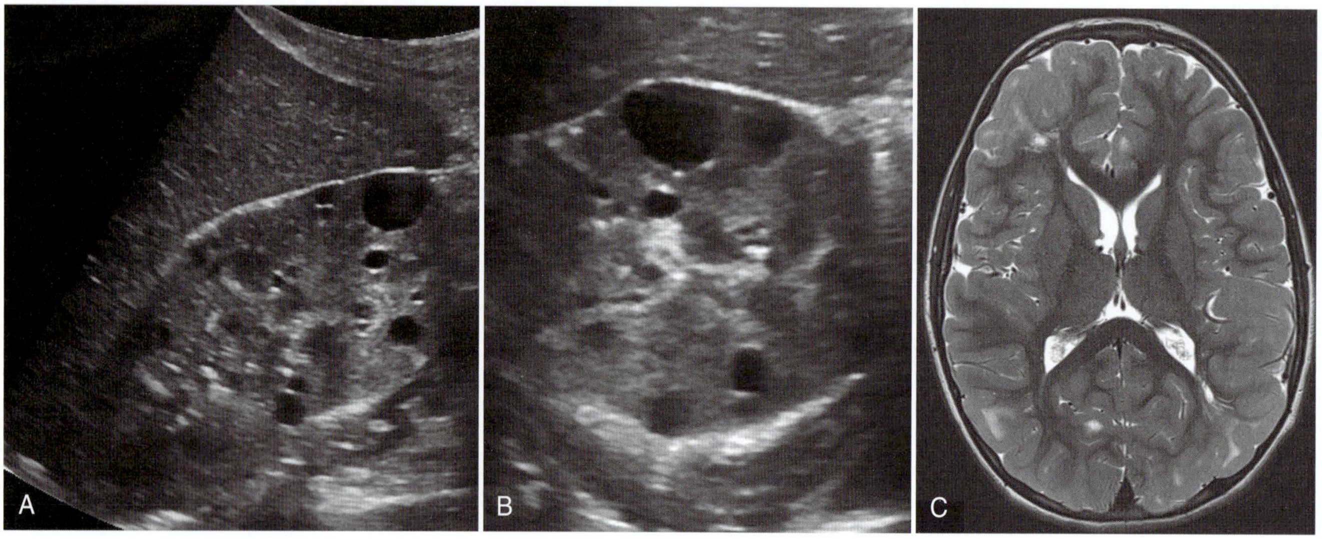

FIG. 52.60 Esclerose tuberosa. (A) e **(B)** Imagens longitudinal e transversal em escala de cinza do rim direito em um menino de 6 anos de idade mostram múltiplos cistos parenquimatosos anecoicos. **(C)** Imagem de ressonância magnética por recuperação de inversão atenuada por fuido (FLAIR) do cérebro evidencia vários focos de sinais anormalmente altos nas regiões subependimal e subcortical, típico dos tuberes.

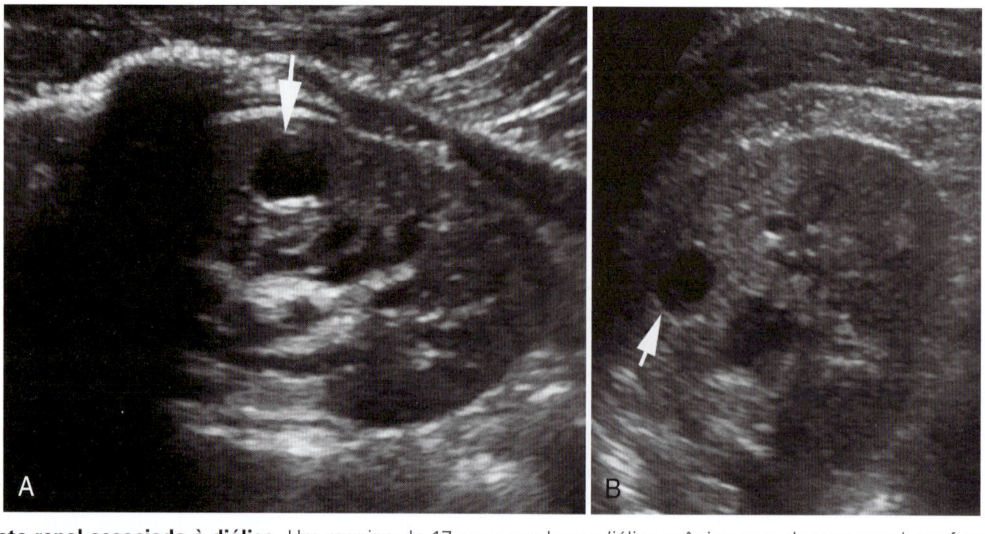

FIG. 52.61 Cisto renal associado à diálise. Um menino de 17 anos em hemodiálise crônica para doença renal em fase terminal (DRFT). **(A)** e **(B)** Imagens longitudinal e transversal revelam cisto anecoico único no polo superior do rim direito *(setas)*. Observa-se perda da diferenciação corticomedular renal normal de acordo com a DRFT.

transplante hepático. Os pacientes de risco são aqueles com transplante há pelo menos 10 anos e que foram tratados com ciclosporina e apresentam função renal prejudicada.[196,197]

Os cistos simples geralmente são assintomáticos e muito menos comuns em crianças do que em adultos. Tipicamente se manifestam como uma massa única surgindo do parênquima renal.[198] Os cistos ocasionalmente são complicados por infecções, hemorragias ou calcificações.[199]

TUMORES RENAIS

As massas abdominais mais comuns na criança geralmente são de origem renal: hidronefrose e rim multicístico displásico. Os tumores sólidos são menos comuns. A investigação inicial por meio de imagens inclui a US e, frequentemente, uma radiografia simples do abdome. O local de origem da massa, sua constituição (cística ou sólida) e vascularização geralmente podem ser determinados por ultrassonografia.

Se a massa for cística e se originar do rim, o diagnóstico diferencial mais provável será entre o rim hidronefrótico e o rim multicístico displásico. Tanto o aspecto dos cistos na ultrassonografia quanto a presença de função renal na cintilografia renal (quando necessária) auxiliarão na distinção dessas duas entidades. Se a massa for sólida e vinculada ao rim, o tumor de Wilms será o diagnóstico mais provável. Metástases e a invasão tumoral da veia renal ou da veia cava inferior são investigadas durante o exame ultrassonográfico do abdome. O estadiamento do tumor geralmente é realizado por meio de TC ou RM.[200,201] Se o rim for normal e a massa estiver associada a outro órgão, a avaliação prossegue por meio de método de imagem ideal para aquele órgão.

Tumor de Wilms

O tumor de Wilms, ou **nefroblastoma**, é o tumor maligno intra-abdominal de ocorrência mais comum na criança. Aproximadamente 80% dos pacientes o desenvolvem entre 1 a 5 anos de idade, com pico de incidência entre 3 e 4 anos de idade.[202] Quando o tumor é grande, pode ser difícil diferenciá-lo do **neuroblastoma**, o qual frequentemente surge a partir da glândula suprarrenal e ocorre em faixa etária similar. O tumor de Wilms é, geralmente, volumoso, expandindo-se no parênquima renal, resultando em distorção e deslocamento do sistema coletor e da cápsula. Em geral, ele é bem delimitado. De 5% a 10% dos pacientes apresentam o tumor bilateralmente, e a **nefroblastomatose** pode estar presente em ambos os rins em crianças com tumores de Wilms unilaterais. O rastreamento é recomendado para crianças com risco de desenvolvimento de tumor de Wilms, incluindo-se aquelas com **hemi-hipertrofia, aniridia esporádica, síndrome de Beckwith-Wiedemann, síndrome de WAGR** (tumor de Wilms, aniridia, anomalias geniturinárias e deficiência intelectual [retardo mental]) e neurofibromatose.[202]

Tipicamente, o tumor de Wilms é uma grande massa sólida que distorce o seio, as pirâmides, o córtex e o contorno renais, como evidenciado na US. Embora geralmente bastante hiperecogênica e homogênea, podem existir áreas hipoecogênicas que representam hemorragia e necrose. Em geral, observa-se redução da perfusão sanguínea comparada ao parênquima renal adjacente por US com *power* Doppler colorido (Fig. 52.62).

O tumor de Wilms se dissemina por extensão direta para o seio renal e tecidos peripiélicos, linfonodos do hilo renal e áreas para-aórticas. Uma vez que é possível a sua extensão para a veia renal, veia cava inferior, átrio direito e fígado, estas sáreas também devem ser examinadas em busca da presença do tumor (Fig. 52.63). A ultrassonografia com Doppler colorido e espectral é útil na detecção de fluxo residual em torno de um coágulo tumoral, assim como na detecção de fluxo arterial, tanto na periferia do tumor como no interior do trombo tumoral. O rim oposto deve ser cuidadosamente examinado na busca de tumores bilaterais. Embora, até o momento, haja poucos relatos sobre o uso da ultrassonografia com contraste no diagnóstico de massas renais pediátricas, esse tipo de exame é potencialmente de grande utilidade (Fig. 52.64). TC ou por RM geralmente são realizadas para estudos mais detalhados e estadiamento tumoral.[202]

Nefroma Mesoblástico

O nefroma mesoblástico ou **hamartoma renal fetal** é a neoplasia renal neonatal mais comum, sendo, por vezes, detectado no feto. É um tumor benigno, mas que pode se disseminar por invasão local,

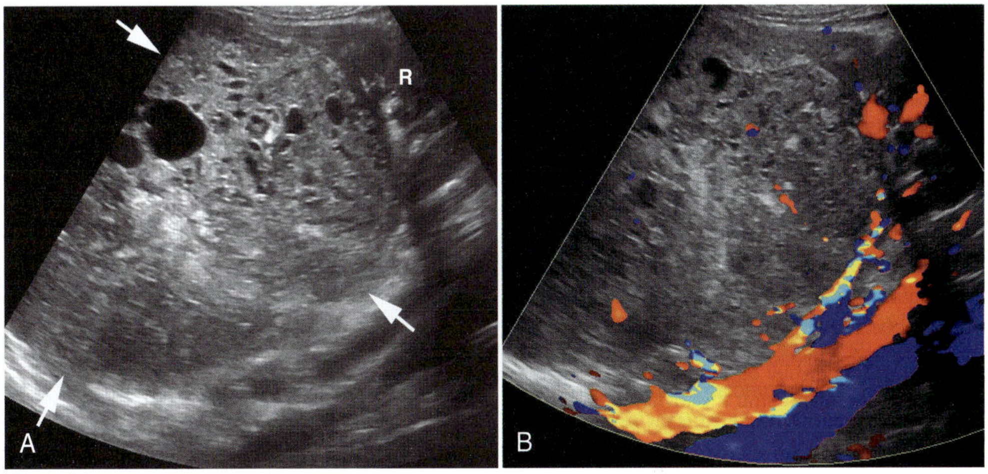

FIG. 52.62 Tumor de Wilms. (A) Imagem longitudinal em escala de cinza mostra uma grande massa hiperecoica *(setas)* nas porções superior e média do rim *(R)* esquerdo. As múltiplas zonas anecoicas dentro do tumor são resultantes de uma hemorragia e/ou necrose. **(B)** Imagem longitudinal com Doppler colorido evidencia um fluxo sanguíneo menor dentro do tumor do que no parênquima renal adjacente.

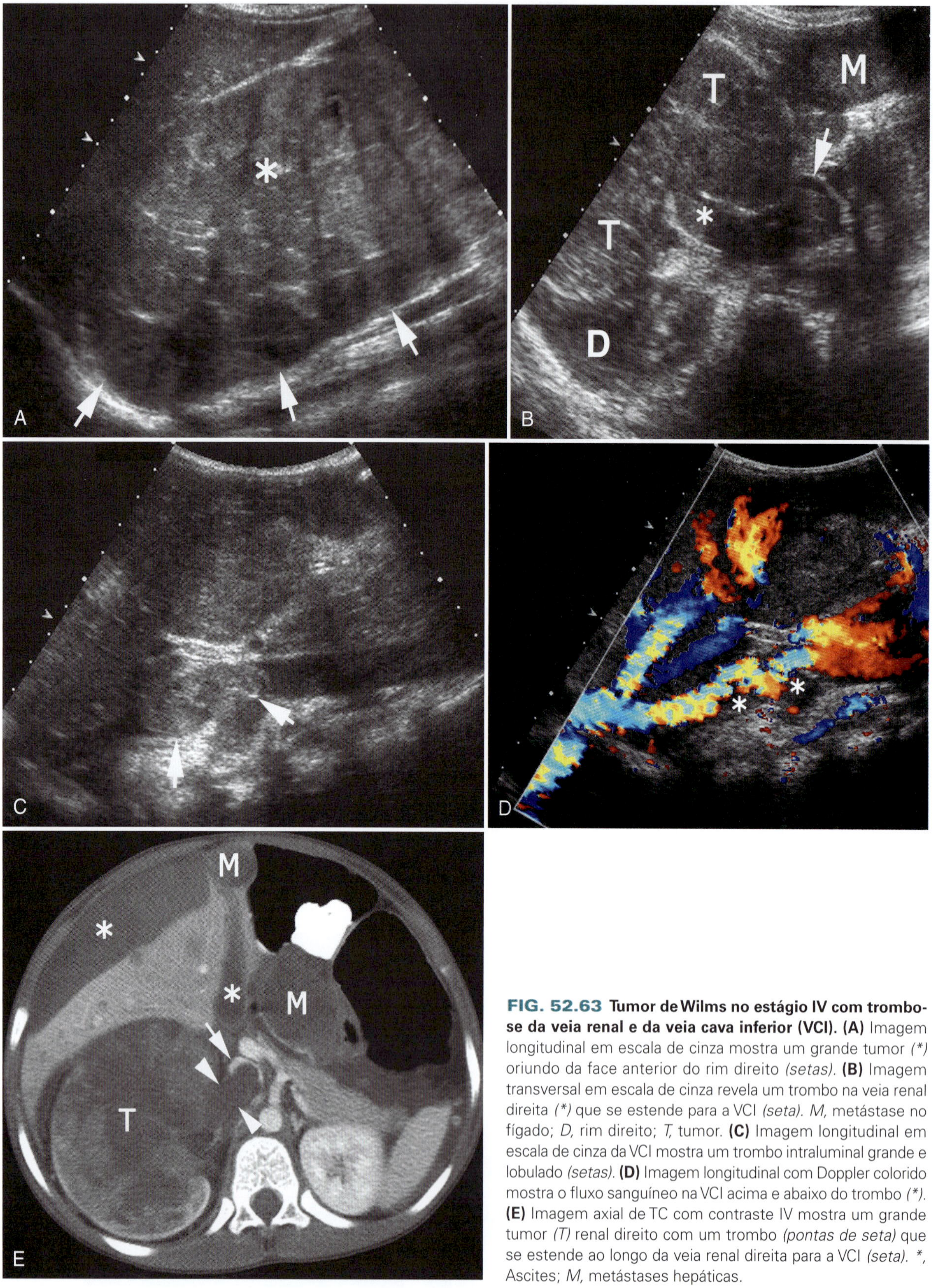

FIG. 52.63 Tumor de Wilms no estágio IV com trombose da veia renal e da veia cava inferior (VCI). (A) Imagem longitudinal em escala de cinza mostra um grande tumor *(*)* oriundo da face anterior do rim direito *(setas)*. **(B)** Imagem transversal em escala de cinza revela um trombo na veia renal direita *(*)* que se estende para a VCI *(seta)*. *M*, metástase no fígado; *D*, rim direito; *T*, tumor. **(C)** Imagem longitudinal em escala de cinza da VCI mostra um trombo intraluminal grande e lobulado *(setas)*. **(D)** Imagem longitudinal com Doppler colorido mostra o fluxo sanguíneo na VCI acima e abaixo do trombo *(*)*. **(E)** Imagem axial de TC com contraste IV mostra um grande tumor *(T)* renal direito com um trombo *(pontas de seta)* que se estende ao longo da veia renal direita para a VCI *(seta)*. *, Ascites; *M*, metástases hepáticas.

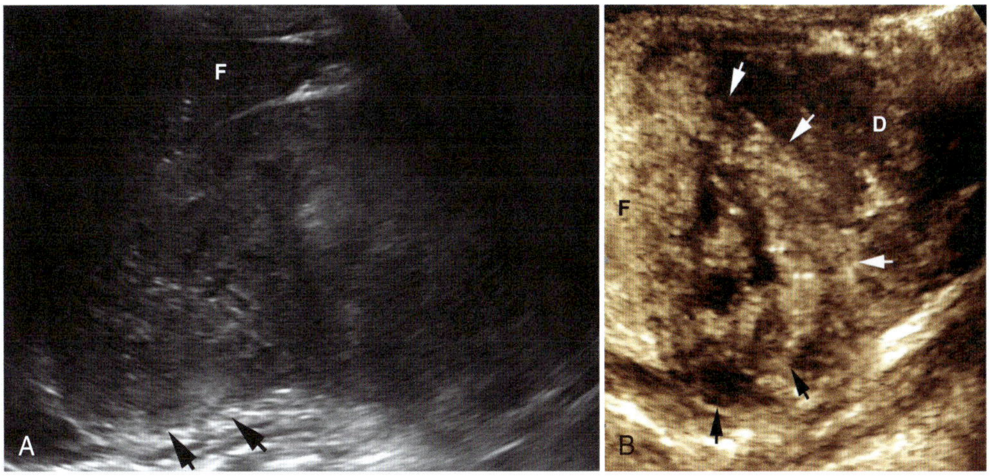

FIG. 52.64 **Ultrassonografia com contraste do tumor de Wilms. (A)** Imagem longitudinal em escala de cinza do rim direito revela aparência bulbosa do polo superior *(setas)* sem uma massa claramente definida. *F,* Fígado. **(B)** Imagem longitudinal por ultrassonografia com contraste define melhor a massa do polo superior *(setas)*. *F,* Fígado; *D,* rim direito. (Cortesia da Dr. Erika Rubesova, Stanford University).

sendo habitualmente tratado por meio de nefrectomia simples. A ultrassonografia evidencia uma massa oriunda do interior do rim, com aspecto similar ao tumor de Wilms. O tumor é sólido, mas pode apresentar áreas de hemorragia e necrose de aspecto cístico (Fig. 52.65). Existem dois tipos histopatológicos principais: a variante clássica e a variante celular (mais agressiva). A variante celular é caracterizada por hemorragia e necrose, com invasão da gordura perirrenal e órgãos adjacentes e recorrência local. Os componentes císticos são facilmente identificados por ultrassonografia, enquanto a hemorragia central é mais bem descrita por TC. A RM mostra alta sensibilidade para ambas as características.[203]

Carcinoma de Células Renais

O carcinoma de células renais é raro na infância. Ocorre mais tardiamente que o tumor de Wilms, com uma idade mediana ao diagnóstico variando entre 8 e 17 anos. Ao contrário dos adultos, em que até 67% dos carcinomas de células renais são encontrados incidentalmente, a maioria das crianças é sintomática e aproximadamente 30% exibem metástase no momento do diagnóstico. Não há predominância de gênero em crianças. Crianças e adolescentes com carcinoma de células renais têm taxas muito maiores de tumores por translocação do que os adultos. Crianças com tumores por translocação apresentam a doença de modo indolente e com bom prognóstico em comparação aos adultos, mesmo aqueles com doença avançada.[204] O carcinoma de células renais não pode ser diferenciado do tumor de Wilms por exame de imagem, mas a calcificação é mais comum (25% a 53%) no carcinoma de células renais (Fig. 52.66) do que no tumor de Wilms (9%).[205]

Angiomiolipoma

O angiomiolipoma é um tipo de hamartoma que pode se complicar devido à ocorrência de hemorragia e/ou ruptura. Em crianças, esses tumores geralmente são múltiplos e associados à esclerose tuberosa. A ultrassonografia exibe, tipicamente, múltiplas massas de ecogenicidade variável, devido ao conteúdo gorduroso. Massas contendo muita gordura são hiperecogênicas[206,207] (Fig. 52.67).

Nefroma Cístico Multilocular

O nefroma cístico multilocular é uma lesão rara, geralmente considerada benigna. Pode ocorrer em qualquer idade, mas não é comum em crianças com menos de 2 anos de idade. A massa é composta por vários cistos de diversos tamanhos, conectados por septos de tecido conjuntivo. Pode ser difícil distingui-lo de um tumor de Wilms cístico, bem diferenciado, com componentes de nefroblastoma nas paredes dos cistos. A ultrassonografia evidencia uma massa cística bem circunscrita, multiloculada, com septações (Fig. 52.68). Alguns autores sugerem um potencial maligno para essas lesões, recomendando a nefrectomia.[208-210]

Linfoma Renal

O envolvimento linfomatoso do rim geralmente é um processo secundário que pode ser visto à ultrassonografia como massas únicas ou múltiplas no interior do rim, relativamente hipoecogênicas ou discretamente ecogênicas. O rim pode estar aumentado, com contornos lobulados. A infiltração difusa do órgão também pode ocorrer[211,212] (Fig. 52.69, Vídeo 52.8).

Tumores Vesicais

Os tumores primários do sistema urinário inferior são raros em crianças. O **sarcoma botrioide** é um **rabdomiossarcoma** que surge na base da bexiga, em meninos, manifestando-se com obstrução da bexiga (Fig. 52.70). Nas meninas, esse tumor raro ocorre, tipicamente, no útero ou vagina.[78,213,214]

ULTRASSONOGRAFIA SUPRARRENAL PEDIÁTRICA

Anatomia Normal

A glândula suprarrenal é relativamente proeminente no neonato e é facilmente visualizada na US acima dos rins. Ao nascimento, a glândula suprarrenal é relativamente grande, representando de 0,2% a 0,3% do peso corporal total, em comparação ao valor de 0,001% em adultos. Há relação linear entre o peso corporal e o comprimento da glândula em neonatos saudáveis. No entanto, em neonatos prematuros, existe uma relação linear entre a idade gestacional e o comprimento da glândula. No recém-nascido, há uma zona fetal espessa que ocupa cerca de 80% do córtex suprarrenal. Após o nascimento, a zona fetal do córtex suprarrenal involui. As dimensões lineares da glândula suprarrenal diminuem

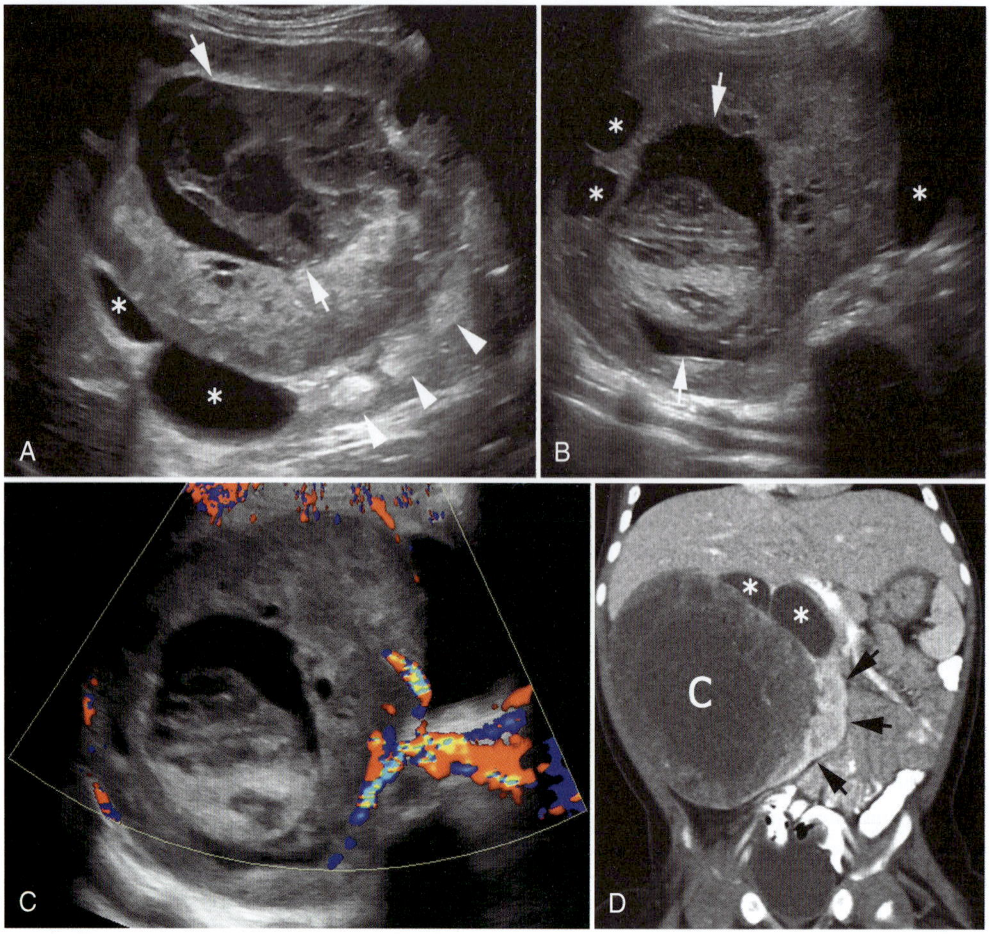

FIG. 52.65 Nefroma mesoblástico. (A) e **(B)** Imagens longitudinal e transversal em escala de cinza do rim direito mostram uma massa com cistos periféricos (*) e uma zona heterogênea localizada centralmente cercada por líquido *(setas)*. Incidentalmente, observam-se pirâmides renais ecogênicas devido à nefrocalcinose medular *(pontas de seta)*. **(C)** Imagem transversal com Doppler colorido mostra a ausência de fluxo no interior da porção central heterogênea do tumor, típica de necrose cística ou de hemorragia em resolução. **(D)** Imagem coronal de tomografia computadorizada com contraste intravenoso mostra uma grande massa renal direita com pouco realce pelo meio de contraste, em comparação ao parênquima renal adjacente comprimido *(setas)*, uma zona central *(C)* com atenuação relativamente baixa e cistos periféricos *(*)*.

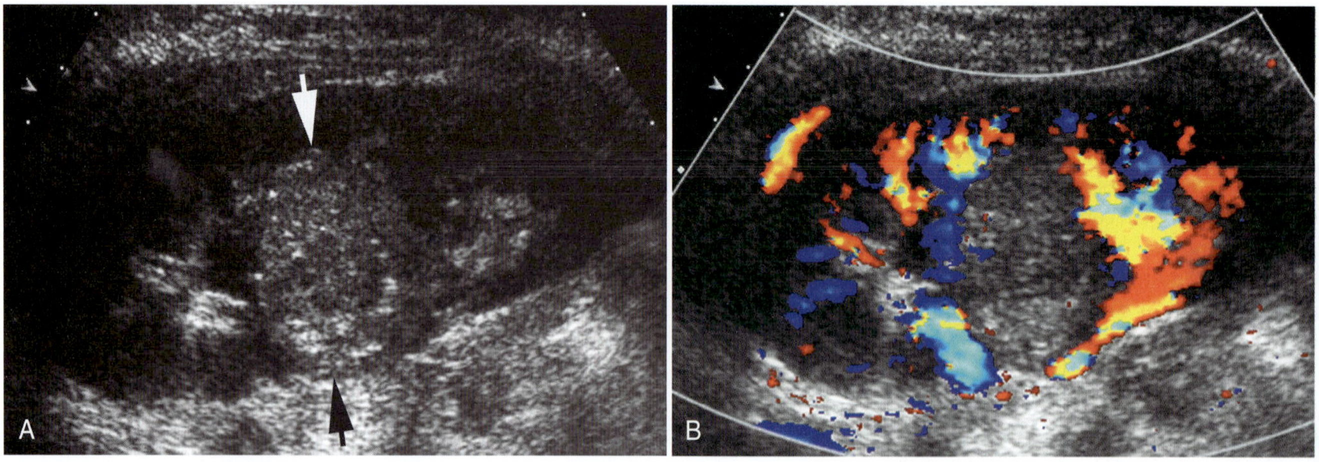

FIG. 52.66 Carcinoma de células renais. Menina de 11 anos de idade com história prévia de meduloblastoma. Tumor renal detectado acidentalmente durante exames de imagem para acompanhamento. **(A)** Imagem longitudinal em escala de cinza revela massa redonda no seio renal *(setas)* que contém múltiplas calcificações minúsculas. **(B)** Imagem longitudinal com Doppler colorido mostra o deslocamento periférico dos vasos do hilo renal ao redor da massa.

continuamente durante os primeiros 6 meses de vida (Tabela 52.10). Além disso, a aparência da glândula suprarrenal muda à medida que o córtex involui, a ecogenicidade geral da glândula aumenta e há redução da diferença ultrassonográfica entre o córtex e a medula.[215,216]

Imagens de maior qualidade, tanto longitudinais quanto transversais, da glândula suprarrenal são obtidas com um transdutor convexo ou setorial de alta frequência. A partir das imagens transversais da glândula, medem-se as dimensões AP e transversais. A partir das imagens longitudinais, mede-se o comprimento

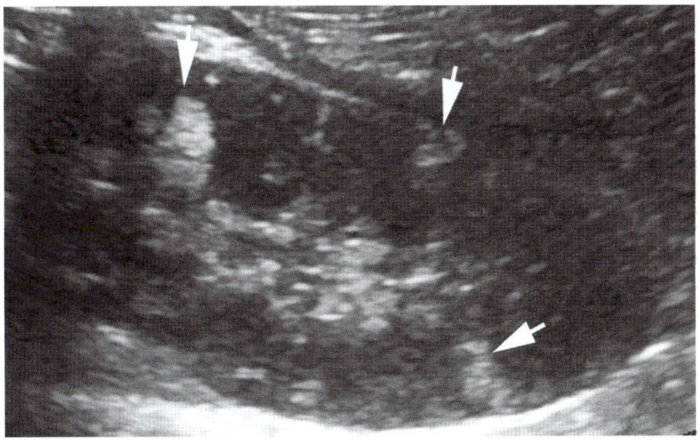

FIG. 52.67 Angiomiolipomas. Menino de 12 anos de idade com **esclerose tuberosa**. Imagem longitudinal em escala de cinza mostra múltiplas massas hiperecoicas compatíveis com o diagnóstico de angiomiolipoma *(setas)*.

craniocaudal desde o ápice até o ponto médio da base da glândula (Fig. 52.71).

Se houver agenesia renal ou ectopia, a glândula neonatal será visualizada como uma estrutura linear alongada e "deitada" ao longo do músculo psoas em ultrassonografias longitudinais, o assim denominado sinal da "suprarrenal deitada"[217] (Fig. 52.12).

Em crianças mais velhas e em adolescentes, a glândula suprarrenal não é facilmente observada em ultrassonografias e outras modalidades de imagem são preferíveis para a sua avaliação.

Hiperplasia Suprarrenal Congênita

A hiperplasia suprarrenal congênita (HSRC) é uma forma hereditária de insuficiência suprarrenal causada por mutação autossômica recessiva de genes que codificam a produção de enzimas envolvidas na via da síntese de corticosteroides. Observa-se redução da síntese de cortisol pelo córtex da glândula suprarrenal que resulta em acúmulo excessivo de precursores androgênicos e aumento da glândula suprarrenal.

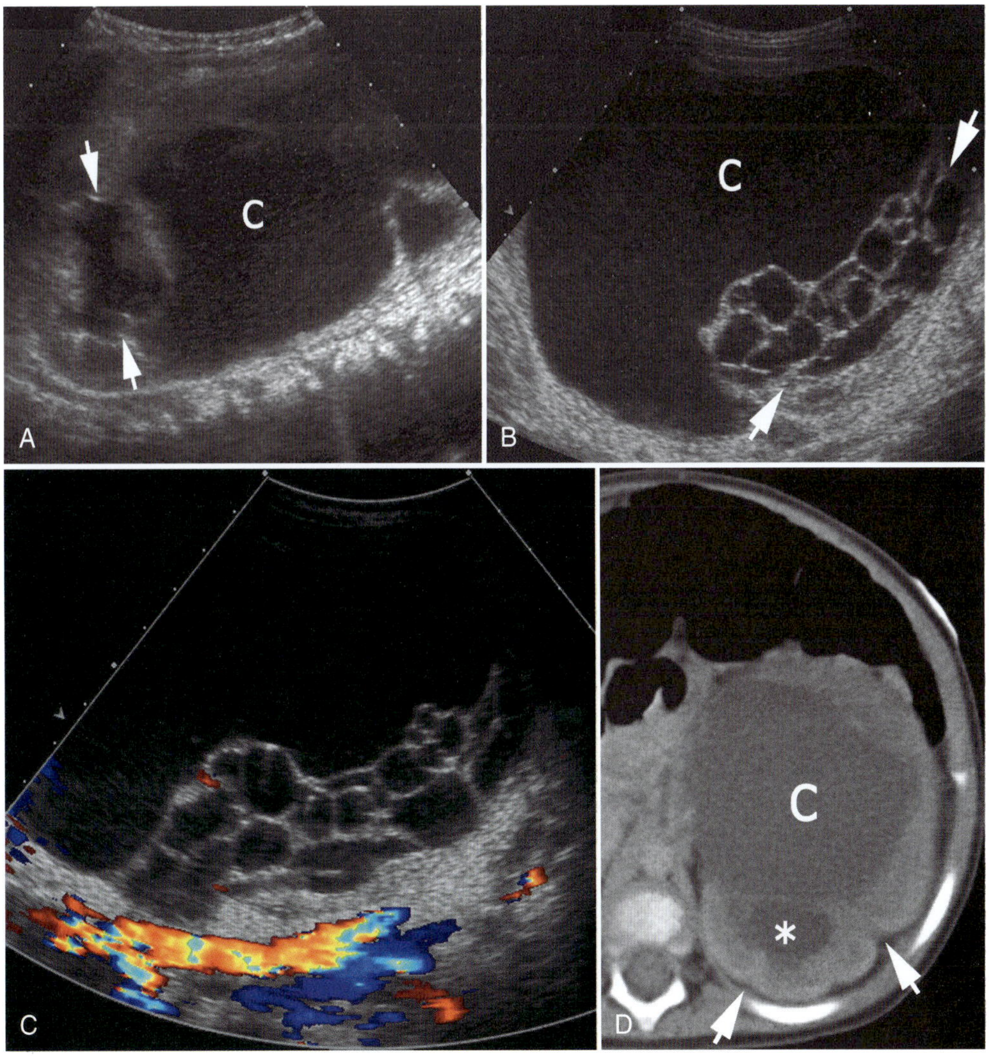

FIG. 52.68 Nefroma cístico multilocular. Um menino de 10 meses de idade com uma grande massa abdominal. **(A)** Imagem longitudinal em escala de cinza evidencia um grande cisto *(C)* surgindo do rim esquerdo. Os cálices do polo superior estão dilatados (*setas*), em decorrência da obstrução causada pelo cisto. **(B)** Imagem longitudinal em escala de cinza revela a natureza complexa da lesão com um cisto *(C)* central grande e múltiplos cistos murais menores *(setas)*. **(C)** Imagem longitudinal com Doppler colorido confirma a natureza cística e avascular da lesão. **(D)** Imagem axial de tomografia computadorizada com contraste intravenoso revela o cisto *(C)* cercado por parênquima renal comprimido *(setas)* e cálices posteriores dilatados (*).

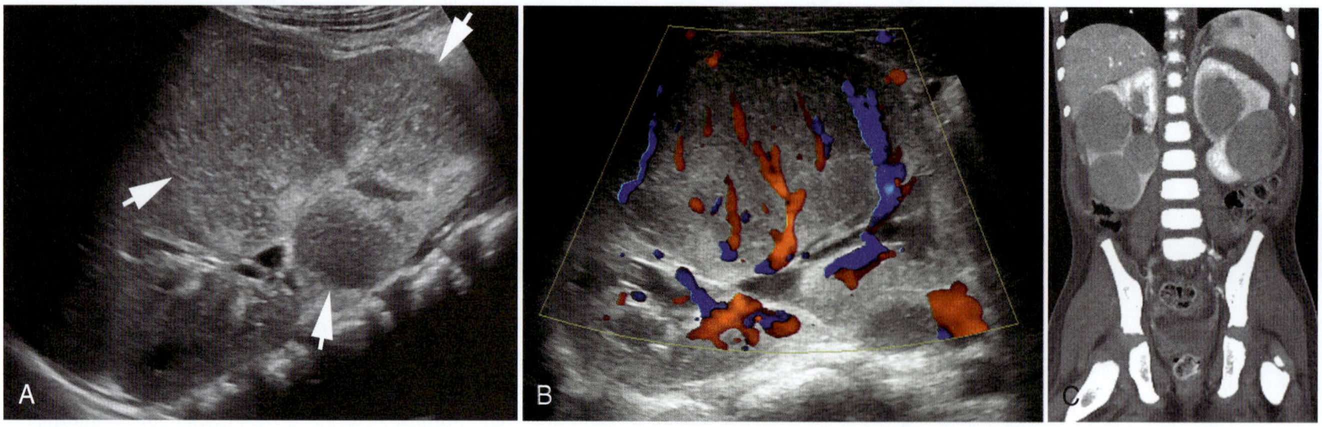

FIG. 52.69 Linfoma renal. Um menino de 4 anos de idade com **linfoma de Burkitt e envolvimento secundário dos rins. (A)** Imagem longitudinal em escala de cinza mostra várias massas redondas e ecogênicas nas porções média e inferior do rim direito *(setas)*. **(B)** Imagem longitudinal com Doppler colorido do rim direito mostra o fluxo sanguíneo proeminente no interior de uma das massas. **(C)** Imagem coronal com contraste intravenoso evidencia várias massas com hiporrealce em ambos os rins. Ver também Vídeo 52.8.

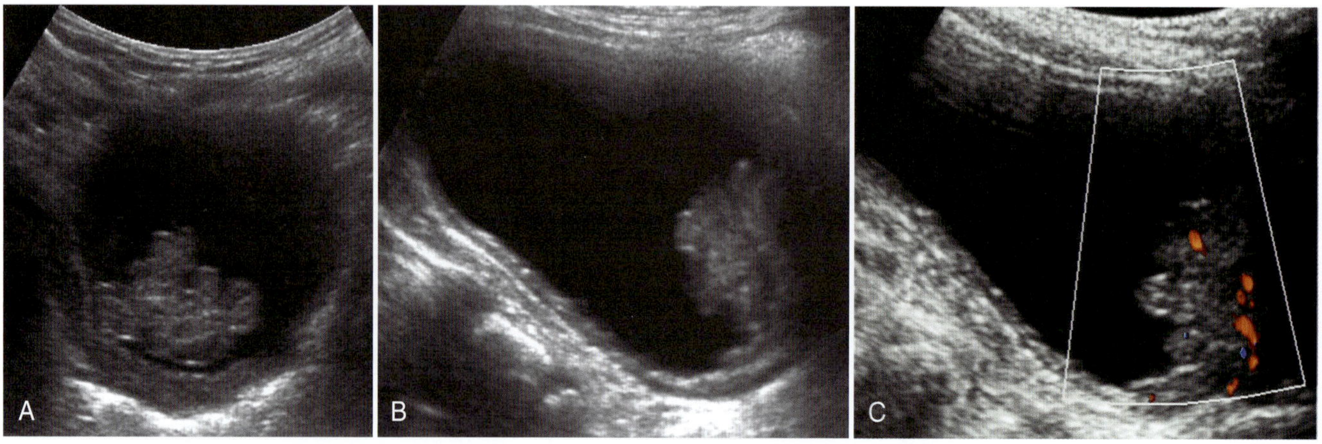

FIG. 52.70 Rabdomiossarcoma da bexiga. Um menino de 18 meses com infecção urinária. **(A)** e **(B)** Imagens transversal e longitudinal em escala de cinza revelam uma massa lobulada de tecido mole que contém pequenas calcificações surgindo do trígono da bexiga. **(C)** Imagem longitudinal com Doppler colorido evidencia os vasos sanguíneos no interior do tumor.

TABELA 52.10 Medidas da Glândula Suprarrenal em Neonatos: Média ± DP (Variação Percentual Média ± DP)

Dia	Transversal	Anteroposterior	Circunferência	Área (cm²)	Comprimento
1	17,0 ± 2,7	9,6 ± 2,1	44,5 ± 5,3	1,3 ± 0,3	17,3 ± 1,8
3	14,8 ± 3,3	7,5 ± 2,2	36,7 ± 8,4	0,95 ± 0,5	12,8 ± 3,2
	(84,0 ± 19,9)	(78,6 ± 16,9)	(82,4 ± 16,3)	(68,3 ± 24,5)	(73,9 ± 18,7)
5	13,7 ± 2,1	6,9 ± 1,6	33,4 ± 5,1	0,75 ± 0,2	11,4 ± 2,7
	(77,5 ± 11,3)	(62,0 ± 20,6)	(65,2 ± 19,4)	(44,5 ± 29,2)	51,9 ± 12,6
11	11,8 ± 2,5	5,9 ± 1,4	28,6 ± 6,1	0,57 ± 0,3	8,9 ± 2,0
	(67,4 ± 17,2)	(62,0 ± 20,6)	(65,2 ± 19,4)	(44,5 ± 19,4)	(51,9 ± 12,6)
21	10,8 ± 1,9	5,6 ± 0,5	25,3 ± 3,9	0,45 ± 0,1	8,2 ± 1,2
	(61,5 ± 13,4)	(61,1 ± 16,3)	(57,8 ± 11,3)	(35,7 ± 13,7)	(47,9 ± 8,0)
42	9,5 ± 1,5	5,7 ± 1,0	23,8 ± 2,8	0,4 ± 0,1	7,7 ± 0,9
	(53,9 ± 11,6)	(61,3 ± 14,8)	(54,4 ± 10,4)	(32,5 ± 11,5)	(45,0 ± 6,4)

DP, Desvio padrão.

Com permissão de Scott EM, Thomas A, McGarrigle HH, Lachelin GC. Serial adrenal ultrassonography in normal neonates. J Ultrasound Med 1990; 9:279-283.[215]

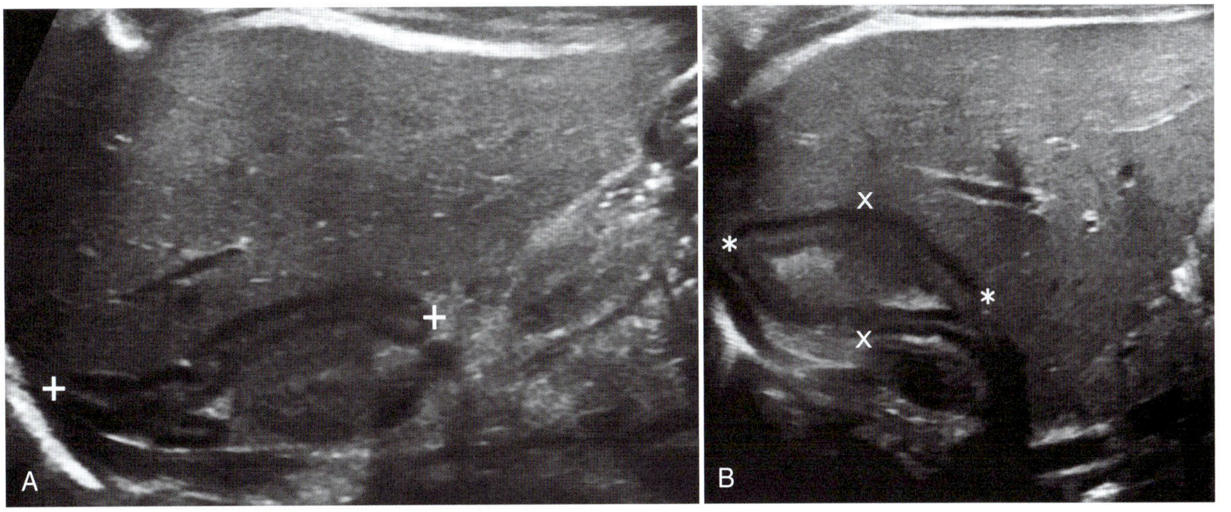

FIG. 52.71 Glândula suprarrenal normal no lactente. (A) e **(B)** Imagens longitudinal e transversal em escala de cinza da glândula suprarrenal direita evidenciam uma glândula em formato de Y com um halo periférico hipoecogênico, representando o córtex suprarrenal fetal e a medula suprarrenal central hipoecogênica. +, Comprimento; *, largura; x, espessura.

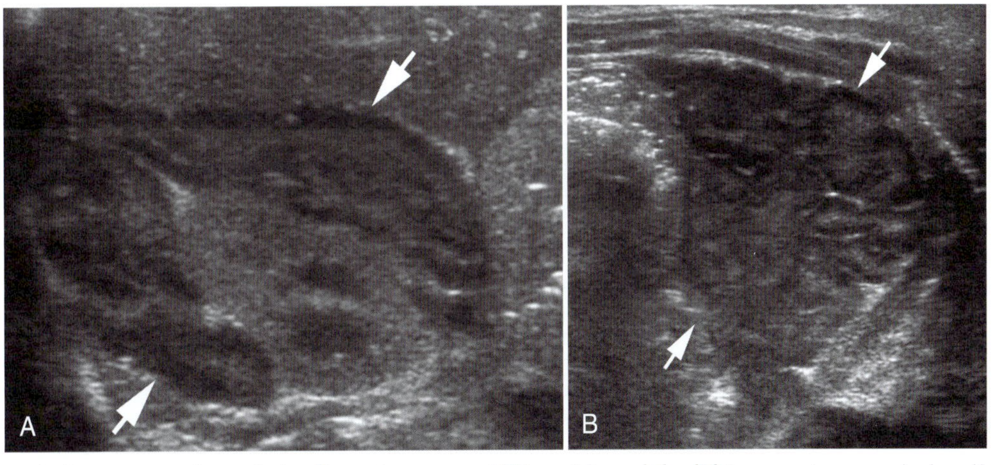

FIG. 52.72 Hiperplasia suprarrenal congênita. Neonato com genitália ambígua. (A) e **(B)** Imagens transversais das glândulas suprarrenal direita e esquerda, respectivamente, revelam glândulas aumentadas com aparência cerebriforme *(setas)*.

A maioria dos casos é causada por uma mutação do gene *CYP21A2* que provoca deficiência da enzima 21-hidroxilase. Os lactentes podem apresentar perda de sal, virilização da genitália externa em meninas e puberdade precoce em meninos.[218]

A HSRC provoca aumento bilateral da glândula suprarrenal, que pode ser assimétrico. Um ramo da glândula suprarrenal de espessura superior a 4 mm já é considerado aumentado, mesmo no período neonatal.[219] No entanto, o aumento isolado da glândula suprarrenal não é suficiente nem específico para o diagnóstico de HSRC. Uma glândula suprarrenal de tamanho normal não exclui o diagnóstico de HSRC, e alguns lactentes saudáveis possuem glândulas suprarrenais na faixa de tamanho típica da HSRC.[219] As características específicas da avaliação das glândulas suprarrenais podem tornar a US um teste presuntivo sensível e específico para a HSRC, no aguardo dos resultados dos exames laboratoriais pendentes. Estas incluem a aparência cerebriforme da glândula[220] (Fig. 52.72) e ecos focais, ou uma ecogenicidade glandular central[221] difusamente aumentada em vez da faixa normal central ecogênica. A US pélvica é extremamente valiosa na avaliação de meninas com suspeita de HSRC e em casos de genitália ambígua. Embora a genitália externa seja masculinizada, existe genitália feminina interna. Nos recém-nascidos, a existência do útero é excepcionalmente bem demonstrada porque há hormônios maternos normais que estimulam o desenvolvimento de uma proeminente faixa endometrial ecogênica na cavidade uterina.

Os **tumores intratesticulares em pacientes com HSRC** são muito comuns, particularmente em meninos pós-puberdade com **hiperplasia suprarrenal congênita** mal controlada. Esses tumores são pequenos, geralmente múltiplos e, em muitos casos, bilaterais. O testículo envolvido pode estar aumentado, mas seu contorno não é distorcido. As massas são excêntricas e geralmente cercam o mediastino testicular.[222,223]

Hemorragia Suprarrenal Neonatal

A hemorragia na glândula suprarrenal ocorre no neonato e pode até se iniciar no útero. Está associada à macrossomia fetal, acidemia fetal, estresse, tocotraumatismo, asfixia, sepse, distúrbios hemorrágicos e diabetes materno.[224] Ocorre com maior frequência entre o segundo e o sétimo dias de vida, com os pacientes apresentando massa abdominal, hiperbilirrubinemia e, ocasionalmente, choque hipovolêmico. Em alguns casos, a hemorragia é assintomática e pode ser descoberta acidentalmente ou surgir como uma massa palpável. Cerca de 70% das hemorragias suprarrenais ocorrem do lado direito.[225] A US revela uma massa suprarrenal de ecogenicidade variável, dependendo da época do sangramento. Na fase aguda, a hemorragia geralmente é ecogênica ou isoecogênica à glândula normal, sem vascularização interna na imagem com Doppler colorido. Ao longo de diversas semanas, a hemorragia torna-se anecoica, refletindo a lise e liquefação do coágulo (Fig. 52.73). A hemorragia gradualmente diminui de tamanho e pode provocar calcificação da glândula suprarrenal. A sua diferenciação de um neuroblastoma neonatal é importante.[226] Exames de controle que demonstrem a massa reduzindo de tamanho, e finalmente desaparecendo, confirmam o diagnóstico de hemorragia suprarrenal.

Neuroblastoma

Neuroblastoma é o tumor sólido extracraniano mais comum da infância. Ele se origina do tecido da crista neural e representa a contrapartida maligna de um espectro de tumores relacionados, que inclui o **ganglioneuroma benigno** e o **ganglioneuroblastoma**, uma neoplasia de grau intermediário com histologia mista. O neuroblastoma pode regredir espontaneamente, de um estado indiferenciado para uma aparência totalmente benigna. É classificado em três categorias de risco: baixo, intermediário e alto risco. A doença de baixo risco é comum em lactentes e bons desfechos são comuns, graças a acompanhamento clínico ou até mesmo intervenção cirúrgica. A doença de alto risco é muito difícil de tratar com sucesso, mesmo com abordagem intensiva e multimodal.[227] O neuroblastoma está relacionado com **síndrome de Beckwith-Wiedemann, doença de Hirschsprung, neurofibromatose do tipo 1, síndrome de DiGeorge** e **síndrome de hipoventilação central**.[228]

Em dois terços dos casos, o neuroblastoma se desenvolve no abdome, com aproximadamente dois terços dos tumores se originando da glândula suprarrenal. O restante dos casos pode se desenvolver em qualquer lugar ao longo da cadeia nervosa simpática.[229] Na maioria das crianças com neuroblastoma, a doença é detectada entre 1 e 5 anos de idade, sendo a idade mais comum de manifestação aos 18 meses. Meninos e meninas são igualmente afetados.[230]

Na US, o neuroblastoma de glândula suprarrenal apresenta ecotextura heterogênea, com áreas irregulares e hiperecoicas causadas por calcificação. Suas margens tendem a ser mal definidas. A extensão do tumor ao redor da aorta e das artérias celíaca e mesentérica superior auxilia na distinção entre neuroblastoma e tumor de Wilms, que geralmente é bem-definido com ecotextura

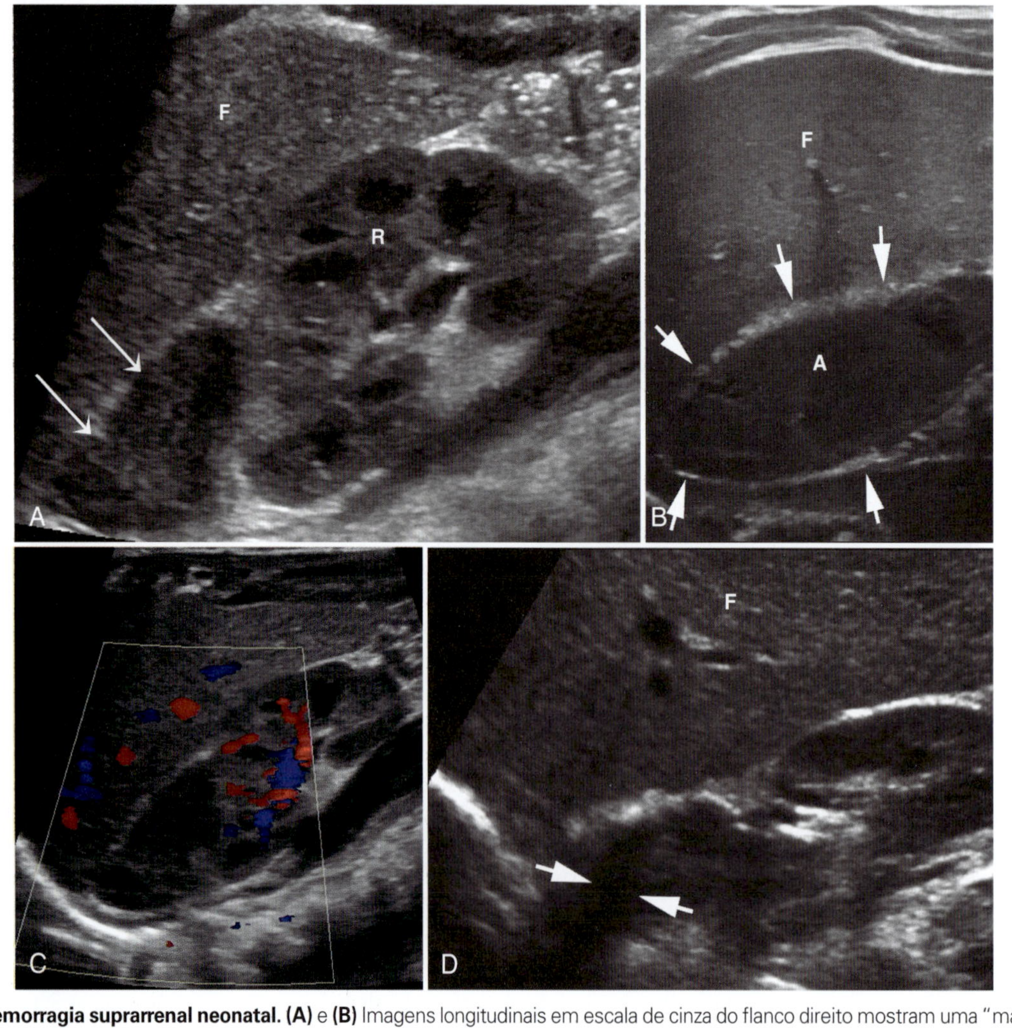

FIG. 52.73 Hemorragia suprarrenal neonatal. (A) e **(B)** Imagens longitudinais em escala de cinza do flanco direito mostram uma "massa" suprarrenal hipoecoica. O formato geral da glândula suprarrenal é preservado, com calcificação periférica *(setas)*. *A*, glândula suprarrenal; *R*, rim; *F*, fígado. **(C)** US longitudinal com Doppler colorido demonstra a natureza avascular da lesão suprarrenal. **(D)** Imagem longitudinal em escala de cinza 18 meses depois revela a involução completa da "massa" e sua substituição por calcificação densa com sombra acústica posterior *(setas)*, típica de hemorragia resolvida.

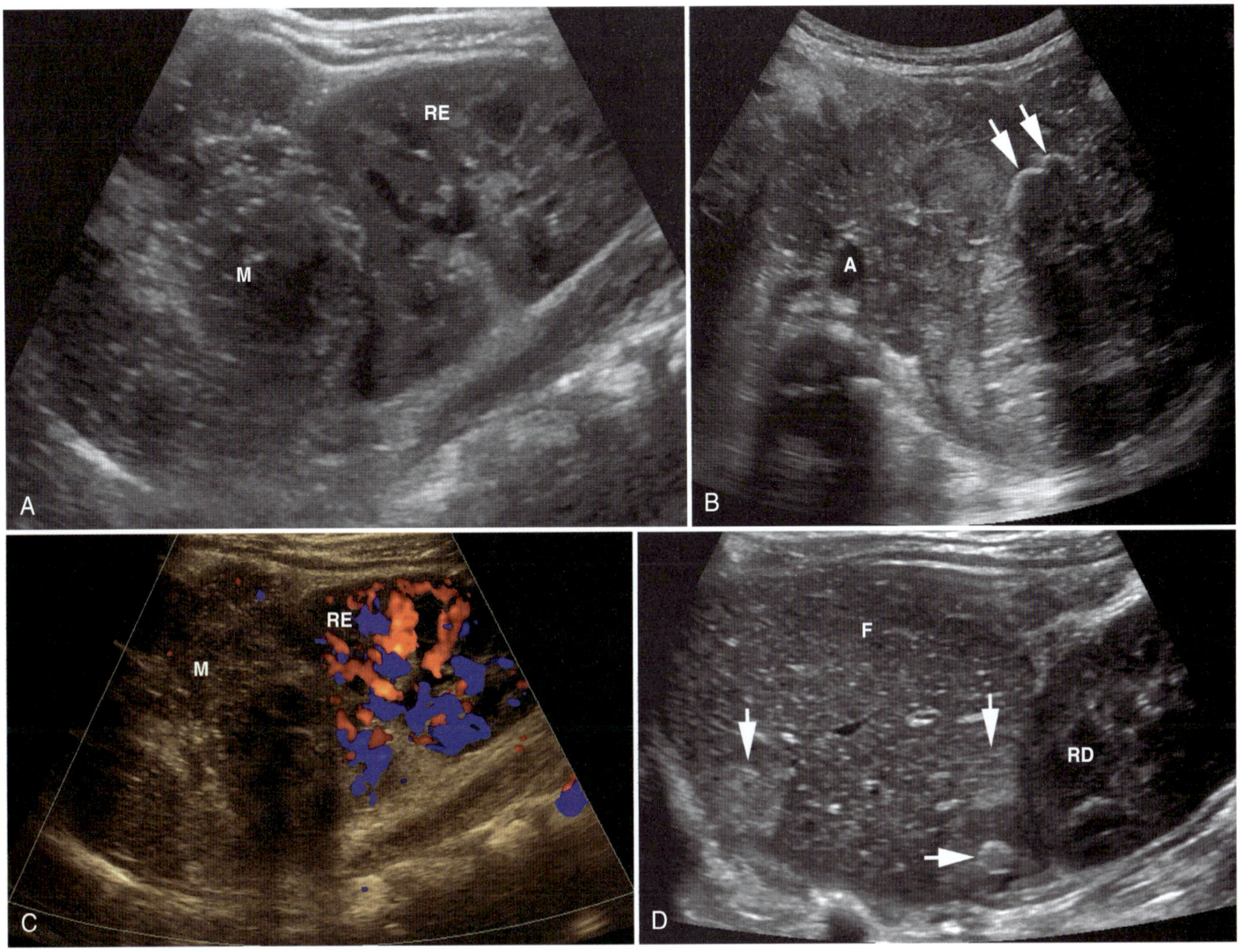

FIG. 52.74 Neuroblastoma em um lactente de 4 meses de idade com doença em estágio IV. (A) Imagem longitudinal em escala de cinza mostra uma massa lobulada heterogênea proveniente da glândula suprarrenal esquerda *(M)*, comprimindo o polo superior do rim esquerdo *(RE)*. **(B)** Imagem transversal em escala de cinza mostra a massa atravessando a linha média e englobando a aorta *(A)*. A massa contém calcificações com sombra acústica posterior *(setas)*. **(C)** Imagem longitudinal com Doppler colorido mostra hipovovascularização da massa *(M)* em comparação ao rim esquerdo subjacente *(RE)*. **(D)** Imagem longitudinal em escala de cinza do fígado *(F)* evidencia três regiões metastáticas hiperecogênicas *(setas)*. *RD*, rim direito. Ver também Vídeo 52.9.

relativamente homogênea (Fig. 52.74, Vídeo 52.9). A ultrassonografia deve ser complementada por TC ou RM para o estadiamento da doença. A RM é particularmente útil porque o tumor pode se estender para o canal da coluna vertebral e causar sintomas neurológicos. É fundamental saber se esta extensão ocorreu antes da remoção cirúrgica do tumor, visto que a criança pode desenvolver sintomas neurológicos no pós-operatório, incluindo a paralisia, se o tumor não for cuidadosamente ressecado.

Feocromocitoma

De acordo com a classificação de tumores endócrinos da Organização Mundial da Saúde, um feocromocitoma é um paraganglioma que surge das células cromafins produtoras de catecolaminas na medula suprarrenal.[231,232] Esses tumores podem ocorrer esporadicamente ou como um componente de uma síndrome tumoral hereditária, incluindo **doença de von Hippel-Lindau, neoplasia endócrina múltipla** (NEM) dos tipos IIA e IIB e **síndromes de paraganglioma familiar**. Associações mais raras incluem **neurofibatose do tipo 1, NEM do tipo I, esclerose tuberosa** e **tríade de Carney**.[231,233]

Aproximadamente 56% dos feocromocitomas, aparentemente esporádicos, em crianças com idade igual ou inferior a 18 anos são causados por uma mutação no DNA da linhagem germinativa, e a porcentagem de crianças com idade inferior a 10 anos com a doença hereditária chega a 70%.[234] O feocromocitoma hereditário é frequentemente bilateral e é mais comum em crianças do que em adultos.[235,236]

Em crianças, o feocromocitoma costuma ser descoberto como resultado da hipersecreção de catecolaminas, por causa do efeito expansivo do tumor, como achado incidental em exame de imagem ou após rastreamento familiar para uma das síndromes hereditárias. Os sinais e sintomas sugestivos de feocromocitoma incluem hipertensão arterial contínua, episódios paroxísticos de cefaleia, palpitações e diaforese, palidez, hipotensão ortostática e síncope, tremores e ansiedade.[231] A quantificação da metanefrina e normetanefrina plasmáticas livres ou a medição de metanefrinas urinárias fracionadas de 24 horas são os testes bioquímicos mais acurados para o diagnóstico de feocromocitoma em adultos. Embora tenham sido feitos menos estudos em crianças, acredita-se que a quantificação da metanefrina seja um bom método para o diagnóstico da doença nesta população também.[237]

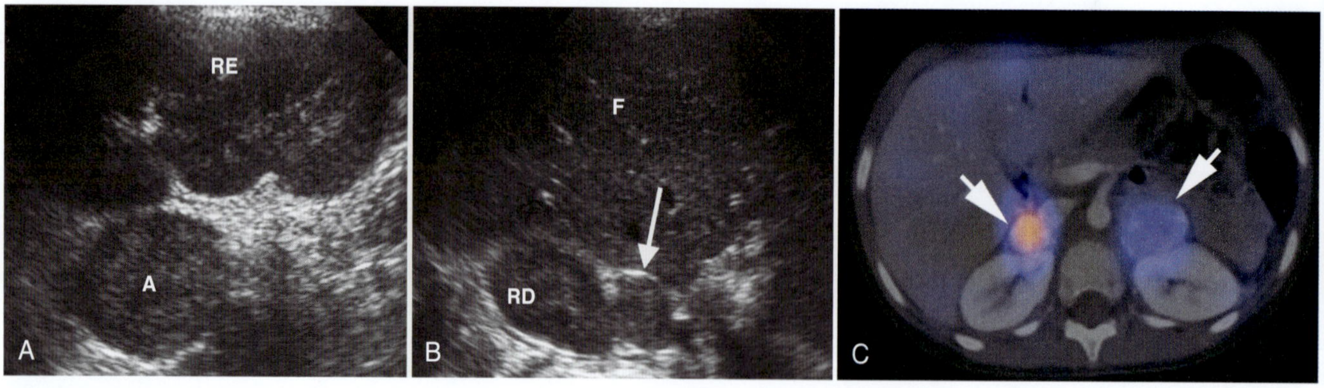

FIG. 52.75 Feocromocitoma em menino de 6 anos de idade com síndrome de von Hippel-Lindau e feocromocitoma de suprarrenal bilateral. **(A)** Imagem longitudinal em escala de cinza do flanco esquerdo revela uma massa suprarrenal sólida e redonda *(A)* de localização medial em relação ao rim esquerdo *(RE)*. **(B)** Imagem transversal em escala de cinza evidencia uma massa sólida, arredondada *(seta)* de localização medial em relação ao rim direito *(RD)*. *F*, Fígado. **(C)** Imagem com uso de iodo-123-metaiodobenzilguanidina (MIBG) fundida a TC axial com contraste IV, mostra os tumores suprarrenais bilaterais *(setas)*. A massa do lado direito mostra maior captação do radiofármaco que a massa do lado esquerdo.

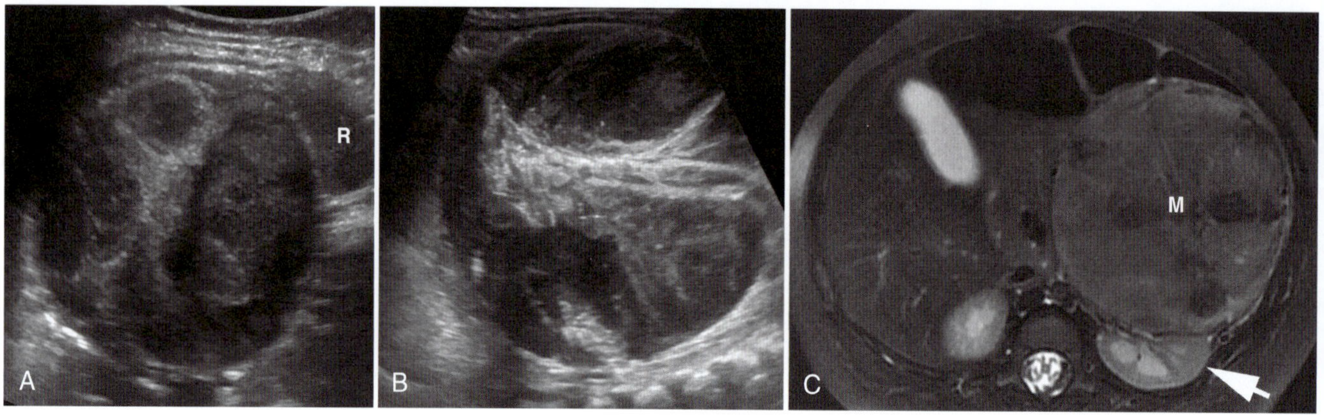

FIG. 52.76 Carcinoma suprarrenal em uma lactente de 8 meses com virilização e puberdade precoce. **(A)** e **(B)** As imagens transversal e longitudinal em escala de cinza do flanco esquerdo mostram uma massa grande, redonda e heterogênea que substitui a glândula suprarrenal. *R*, rim esquerdo. **(C)** Imagem axial de TC com contraste IV mostra a massa suprarrenal esquerda *(M)* deslocando e girando o rim esquerdo *(seta)*.

Na ultrassonografia, o feocromocitoma se manifesta como uma massa sólida, altamente vascular, de forma redonda ou oval, com ecogenicidade variável.[225] O diâmetro das massas geralmente varia de 2 a 5 cm no momento do diagnóstico, embora possam exceder 10 cm. As lesões maiores tendem a ser heterogêneas devido a hemorragias, necrose e/ou calcificações (Fig. 52.75). TC ou RM do abdome e da pelve são realizadas para o planejamento cirúrgico. A imagem funcional com metaiodobenzilguanidina (MIBG) marcada com I^{123} é altamente específica e confirma a secreção de catecolaminas por um tumor, localiza tumores não visualizados em outros exames de imagem e identifica outros locais acometidos pela doença. Como não apresenta 100% de sensibilidade outros exames de medicina nuclear podem ser necessários. A TC do tórax é realizada quando há suspeita de metástases pulmonares.[238]

Neoplasia Adrenocortical

Os tumores primários do córtex suprarrenal são raros em crianças, com incidência de 0,3 a 0,4 casos por milhão ao ano, antes dos 15 anos de idade.[239] Como a diferenciação histológica confiável entre adenomas corticais e carcinomas em crianças pode ser difícil, o termo "neoplasia adrenocortical", de natureza mais abrangente, é frequentemente utilizado.[240] A maioria dos tumores se desenvolve antes dos 5 anos de idade, com predominância feminina, embora a razão homem:mulher seja igual na adolescência. Em oposição ao observado na população adulta, a maioria das neoplasias adrenocorticais pediátricas é hormonalmente ativa. O achado de níveis hormonais aumentados é útil tanto para o diagnóstico inicial quanto para a detecção de recidiva tumoral. A superprodução de andrógenos ocasiona virilização em meninas e puberdade precoce em meninos; a maioria dos tumores também causa superprodução de mineralocorticoides.[238] Embora a maioria das crianças afetadas não apresente um distúrbio subjacente, existe uma associação conhecida com a **síndrome de Beckwith-Wiedemann** e com a **síndrome de Li-Fraumeni**.[238]

Tumores com mais de 5 a 10 cm de diâmetro; peso tumoral superior a 200 g e características de crescimento agressivo, como a invasão dos tecidos moles em torno da glândula suprarrenal, rins e/ou veia cava inferior (VCI), sugerem malignidade. As lesões pequenas tendem a ser homogêneas, enquanto as lesões maiores frequentemente contêm focos de hemorragia, necrose ou calcificação.[241] O **carcinoma suprarrenal** em uma lactente de 8 meses de vida com virilização e puberdade precoce é típico dessa lesão rara (Fig. 52.76). Fígado, pulmão e osso são os locais com maior incidência de metástases.[238] A ultrassonografia é particularmente útil na detecção da invasão tumoral da VCI. TC e RM é utilizada para delimitação mais precisa da neoplasia.

REFERÊNCIAS

1. Kadioglu A. Renal measurements, including length, parenchymal thickness, and medullary pyramid thickness, in healthy children: what are the normative ultrasound values? AJR Am J Roentgenol. 2010;194(2):509-515.
2. Leung VY, Chu WC, Yeung CK, et al. Nomograms of total renal volume, urinary bladder volume and bladder wall thickness index in 3,376 children with a normal urinary tract. Pediatr Radiol. 2007;37(2):181-188.
3. Vujic A, Kosutic J, Bogdanovic R, et al. Sonographic assessment of normal kidney dimensions in the first year of life—a study of 992 healthy infants. Pediatr Nephrol. 2007;22(8):1143-1150.
4. Schmidt IM, Main KM, Damgaard IN, et al. Kidney growth in 717 healthy children aged 0-18 months: a longitudinal cohort study. Pediatr Nephrol. 2004;19(9):992-1003.
5. Han BK, Babcock DS. Sonographic measurements and appearance of normal kidneys in children. AJR Am J Roentgenol. 1985;145(3):611-616.
6. Rosenbaum DM, Korngold E, Teele RL. Sonographic assessment of renal length in normal children. AJR Am J Roentgenol. 1984;142(3):467-469.
7. Krill A, Salami S, Rosen L, et al. Evaluating compensatory hypertrophy: a growth curve specific for solitary functioning kidneys. J Urol. 2012;188(4 Suppl.):1613-1617.
8. Spira EM, Jacobi C, Frankenschmidt A, et al. Sonographic long-term study: paediatric growth charts for single kidneys. Arch Dis Child. 2009;94(9):693-698.
9. Schmidt IM, Chellakooty M, Boisen KA, et al. Impaired kidney growth in low-birth-weight children: distinct effects of maturity and weight for gestational age. Kidney Int. 2005;68(2):731-740.
10. Chiara A, Chirico G, Barbarini M, et al. Ultrasonic evaluation of kidney volume in term and preterm infants. Am J Perinatol. 1993;10(2):109-111.
11. Chiara A, Chirico G, Barbarini M, et al. Ultrasonic evaluation of kidney length in term and preterm infants. Eur J Pediatr. 1989;149(2):94-95.
12. Schlesinger AE, Hedlund GL, Pierson WP, Null DM. Normal standards for kidney length in premature infants: determination with US. Work in progress. Radiology. 1987;164(1):127-129.
13. Kuzmic AC, Brkljacic B, Ivankovic D. The impact of bladder shape on the ultrasonographic measurement of bladder volume in children. Pediatr Radiol. 2003;33(8):530-534.
14. Hvarness H, Skjoldbye B, Jakobsen H. Urinary bladder volume measurements: comparison of three ultrasound calculation methods. Scand J Urol Nephrol. 2002;36(3):177-181.
15. Uluocak N, Erdemir F, Parlaktas BS, et al. Bladder wall thickness in healthy school-aged children. Urology. 2007;69(4):763-766.
16. Jequier S, Rousseau O. Sonographic measurements of the normal bladder wall in children. AJR Am J Roentgenol. 1987;149(3):563-566.
17. Burge HJ, Middleton WD, McClennan BL, Hildebolt CF. Ureteral jets in healthy subjects and in patients with unilateral ureteral calculi: comparison with color Doppler US. Radiology. 1991;180(2):437-442.
18. Jequier S, Paltiel H, Lafortune M. Ureterovesical jets in infants and children: duplex and color Doppler US studies. Radiology. 1990;175(2):349-353.
19. Patriquin H, Lefaivre JF, Lafortune M, et al. Fetal lobation. An anatomo-ultrasonographic correlation. J Ultrasound Med. 1990;9(4):191-197.
20. Currarino G, Lowichik A. The Oddono's sulcus and its relation to the renal "junctional parenchymal defect" and the "interrenicular septum. " Pediatr Radiol. 1997;27(1):6-10.
21. Vade A, Lau P, Smick J, et al. Sonographic renal parameters as related to age. Pediatr Radiol. 1987;17(3):212-215.
22. Hricak H, Slovis TL, Callen CW, et al. Neonatal kidneys: sonographic anatomic correlation. Radiology. 1983;147(3):699-702.
23. Bisset GS 3rd, Strife JL. The duplex collecting system in girls with urinary tract infection: prevalence and significance. AJR Am J Roentgenol. 1987;148(3):497-500.
24. Mackie GG, Awang H, Stephens FD. The ureteric orifice: the embryologic key to radiologic status of duplex kidneys. J Pediatr Surg. 1975;10(4):473-481.
25. Schaffer RM, Shih YH, Becker JA. Sonographic identification of collecting system duplications. J Clin Ultrasound. 1983;11(6):309-312.
26. Decter RM. Renal duplication and fusion anomalies. Pediatr Clin North Am. 1997;44(5):1323-1341.
27. McDonald JH, McClellan DS. Crossed renal ectopia. Am J Surg. 1957;93(6):995-1002.
28. Glodny B, Petersen J, Hofmann KJ, et al. Kidney fusion anomalies revisited: clinical and radiological analysis of 209 cases of crossed fused ectopia and horseshoe kidney. BJU Int. 2009;103(2):224-235.
29. Riccabona M. Potential of modern sonographic techniques in paediatric uroradiology. Eur J Radiol. 2002;43(2):110-121.
30. Rossleigh MA. Renal cortical scintigraphy and diuresis renography in infants and children. J Nucl Med. 2001;42(1):91-95.
31. Barbosa JA, Chow JS, Benson CB, et al. Postnatal longitudinal evaluation of children diagnosed with prenatal hydronephrosis: insights in natural history and referral pattern. Prenat Diagn. 2012;32(13):1242-1249.
32. Vandervoort K, Lasky S, Sethna C, et al. Hydronephrosis in infants and children: natural history and risk factors for persistence in children followed by a medical service. Clin Med Pediatr. 2009;3:63-70.
33. Pohl HG, Belman AB. Congenital anomalies of the urinary tract. Curr Pediatr Rev. 2014;10(2):123-132.
34. Abdulnour HA, Williams JL, Kairalla JA, Garin EH. Does hydronephrosis predict the presence of severe vesicoureteral reflux? Eur J Pediatr. 2012;171(11):1605-1610.
35. Chow JS, Darge K. Multidisciplinary consensus on the classification of antenatal and postnatal urinary tract dilation (UTD classification system). Pediatr Radiol. 2015;45(6):787-789.
36. Nguyen HT, Benson CB, Bromley B, et al. Multidisciplinary consensus on the classification of prenatal and postnatal urinary tract dilation (UTD classification system). J Pediatr Urol. 2014;10(6):982-998.
37. Arena E, Nicotina PA, Arena S, et al. Interstitial cells of Cajal network in primary obstructive megaureter. Pediatr Med Chir. 2007;29(1):28-31.
38. Payabvash S, Kajbafzadeh AM, Tavangar SM, et al. Myocyte apoptosis in primary obstructive megaureters: the role of decreased vascular and neural supply. J Urol. 2007;178(1):259-264.
39. Berrocal T, Lopez-Pereira P, Arjonilla A, Gutierrez J. Anomalies of the distal ureter, bladder, and urethra in children: embryologic, radiologic, and pathologic features. Radiographics. 2002;22(5):1139-1164.
40. Jandaghi AB, Falahatkar S, Alizadeh A, et al. Assessment of ureterovesical jet dynamics in obstructed ureter by urinary stone with color Doppler and duplex Doppler examinations. Urolithiasis. 2013;41(2):159-163.
41. Summers RM, Adler RS, Fowlkes JB, Rubin JM. Laminar submerged jets by color Doppler ultrasound. A model of the ureteral jet phenomenon. Invest Radiol. 1992;27(12):1044-1051.
42. Duran C, Valera A, Alguersuari A, et al. Voiding urosonography: the study of the urethra is no longer a limitation of the technique. Pediatr Radiol. 2009;39(2):124-131.
43. Mate A, Bargiela A, Mosteiro S, et al. Contrast ultrasound of the urethra in children. Eur Radiol. 2003;13(7):1534-1537.
44. Fotter R. Neurogenic bladder in infants and children—a new challenge for the radiologist. Abdom Imaging. 1996;21(6):534-540.
45. Huppmann AR, Pawel BR. Polyps and masses of the pediatric urinary bladder: a 21-year pathology review. Pediatr Dev Pathol. 2011;14(6):438-444.
46. Darge K. Voiding urosonography with US contrast agent for the diagnosis of vesicoureteric reflux in children: an update. Pediatr Radiol. 2010;40(6):956-962.
47. Colleran GC, Barnewolt CE, Chow JS, Paltiel HJ. Intrarenal reflux: diagnosis at contrast-enhanced voiding urosonography. J Ultrasound Med. 2016;35(8):1811-1819.
48. Atala A, Ellsworth P, Share J, et al. Comparison of sonicated albumin enhanced sonography to fluoroscopic and radionuclide voiding cystography for detecting vesicoureteral reflux. J Urol. 1998;160(5):1820-1822.
49. Lebowitz RL, Olbing H, Parkkulainen KV, et al. International system of radiographic grading of vesicoureteric reflux. International Reflux Study in Children. Pediatr Radiol. 1985;15(2):105-109.
50. Cerwinka WH, Kaye JD, Scherz HC, et al. Radiologic features of implants after endoscopic treatment of vesicoureteral reflux in children. AJR Am J Roentgenol. 2010;195(1):234-240.
51. Gargollo PC, Paltiel HJ, Rosoklija I, Diamond DA. Mound calcification after endoscopic treatment of vesicoureteral reflux with autologous chondrocytes—a normal variant of mound appearance? J Urol. 2009;181(6):2702-2707.

52. Paltiel HJ, Diamond DA, Zurakowski D, et al. Endoscopic treatment of vesicoureteral reflux with autologous chondrocytes: postoperative sonographic features. Radiology. 2004;232(2):390-397.
53. Jennings RW. Prune belly syndrome. Semin Pediatr Surg. 2000;9(3):115-120.
54. Osborne NG, Bonilla-Musoles F, Machado LE, et al. Fetal megacystis: differential diagnosis. J Ultrasound Med. 2011;30(6):833-841.
55. Ballisty MM, Braithwaite KA, Shehata BM, Dickson PN. Imaging findings in megacystis-microcolon–intestinal hypoperistalsis syndrome. Pediatr Radiol. 2013;43(4):454-459.
56. Loinaz C, Rodriguez MM, Kato T, et al. Intestinal and multivisceral transplantation in children with severe gastrointestinal dysmotility. J Pediatr Surg. 2005;40(10):1598-1604.
57. Pierre K, Borer J, Phelps A, Chow JS. Bladder exstrophy: current management and postoperative imaging. Pediatr Radiol. 2014;44(7):768-786.
58. Gearhart J, Mathews R. Exstrophy-epispadias complex. In: Wein AJ, Kavoussi LR, Partin AW, Peters CA, editors. Campbell-Walsh urology. 11th ed. Philadelphia: Elsevier; 2016. p. 3182-3233.
59. Breen M, Phelps A, Estrada C, Chow JS. The role of imaging in pediatric bladder augmentation. Pediatr Radiol. 2015;45(10):1440-1447.
60. Yu JS, Kim KW, Lee HJ, et al. Urachal remnant diseases: spectrum of CT and US findings. Radiographics. 2001;21(2):451-461.
61. Gleason JM, Bowlin PR, Bagli DJ, et al. A comprehensive review of pediatric urachal anomalies and predictive analysis for adult urachal adenocarcinoma. J Urol. 2015;193(2):632-636.
62. Subcommittee on Urinary Tract Infection, Steering Committee on Quality Improvement and Management, Roberts KB. Urinary tract infection: clinical practice guideline for the diagnosis and management of the initial UTI in febrile infants and children 2 to 24 months. Pediatrics. 2011;128(3):595-610.
63. Shulkin BL, Mandell GA, Cooper JA, et al. Procedure guideline for diuretic renography in children 3.0. J Nucl Med Technol. 2008;36(3):162-168.
64. Brader P, Riccabona M, Schwarz T, et al. Value of comprehensive renal ultrasound in children with acute urinary tract infection for assessment of renal involvement: comparison with DMSA scintigraphy and final diagnosis. Eur Radiol. 2008;18(12):2981-2989.
65. Stogianni A, Nikolopoulos P, Oikonomou I, et al. Childhood acute pyelonephritis: comparison of power Doppler sonography and Tc-DMSA scintigraphy. Pediatr Radiol. 2007;37(7):685-690.
66. Karmazyn B, Coley B, Binkovitz L, et al. ACR Appropriateness Criteria: urinary tract infection—child. [online publication]. Reston, VA: American College of Radiology (ACR); 2016. Available from: https://acsearch.acr.org/docs/69444/Narrative. Accessed February 26, 2017.
67. Lebowitz RL, Mandell J. Urinary tract infection in children: putting radiology in its place. Radiology. 1987;165(1):1-9.
68. Jequier S, Forbes PA, Nogrady MB. The value of ultrasonography as a screening procedure in a first-documented urinary tract infection in children. J Ultrasound Med. 1985;4(8):393-400.
69. Mason WG Jr. Urinary tract infections in children: renal ultrasound evaluation. Radiology. 1984;153(1):109-111.
70. Morello W, La Scola C, Alberici I, Montini G. Acute pyelonephritis in children. Pediatr Nephrol. 2016;31(8):1253-1265.
71. Montini G, Tullus K, Hewitt I. Febrile urinary tract infections in children. N Engl J Med. 2011;365(3):239-250.
72. Dacher JN, Hitzel A, Avni FE, Vera P. Imaging strategies in pediatric urinary tract infection. Eur Radiol. 2005;15(7):1283-1288.
73. Paterson A. Urinary tract infection: an update on imaging strategies. Eur Radiol. 2004;14(Suppl. 4):L89-L100.
74. Mitterberger M, Pinggera GM, Colleselli D, et al. Acute pyelonephritis: comparison of diagnosis with computed tomography and contrast-enhanced ultrasonography. BJU Int. 2008;101(3):341-344.
75. Sheu JN. Acute lobar nephronia in children. Pediatr Neonatol. 2015;56(3):141-142.
76. Bisht V, Voort JV. Clinical practice: obstructive renal candidiasis in infancy. Eur J Pediatr. 2011;170(10):1227-1235.
77. McCarville MB, Hoffer FA, Gingrich JR. Jenkins 3rd JJ. Imaging findings of hemorrhagic cystitis in pediatric oncology patients. Pediatr Radiol. 2000;30(3):131-138.
78. Snow A, Estrada C, Chow J. Ultrasonography of the pediatric bladder. Ultrasound Clin. 2013;8(3):423-439.
79. Quaia E, Bertolotto M. Renal parenchymal diseases: is characterization feasible with ultrasound? Eur Radiol. 2002;12(8):2006-2020.
80. Paltiel H. Renal failure and transplantation. In: Coley BD, editor. Caffey's pediatric diagnostic imaging. 12th ed. Philadelphia: Elsevier; 2013. p. 1236-1241.
81. Andreoli S. Clinical evaluation of acute kidney injury in children. In: Avner ED, editor. Pediatric nephrology. 6th ed. Berlin: Springer-Verlag; 2009.
82. National Kidney, Foundation. Definition and classification of stages of chronic kidney disease. Am J Kidney Dis. 2002;39(2 Suppl. 1):S46-S74.
83. Sugiura T, Wada A. Resistive index predicts renal prognosis in chronic kidney disease: results of a 4-year follow-up. Clin Exp Nephrol. 2011;15(1):114-120.
84. Dyer RB, Chen MY, Zagoria RJ. Abnormal calcifications in the urinary tract. Radiographics. 1998;18(6):1405-1424.
85. Wells R. Acquired abnormalities (stone disease and infection). In: Coley BD, editor. Caffey's pediatric diagnostic imaging. 12th ed. Philadelphia: Elsevier; 2013. p. 1209-1217.
86. Bedard M, Wildman S, Dillman J. Embryology, anatomy, and variants of the genitourinary tract. In: Coley BD, editor. Caffey's pediatric diagnostic imaging. 12th ed. Philadelphia: Elsevier Saunders; 2013.
87. Patriquin H, Robitaille P. Renal calcium deposition in children: sonographic demonstration of the Anderson-Carr progression. AJR Am J Roentgenol. 1986;146(6):1253-1256.
88. Patriquin H, Lafortune M, Filiatrault D. Urinary milk of calcium in children and adults: use of gravity-dependent sonography. AJR Am J Roentgenol. 1985;144(2):407-413.
89. Elsaify WM. Neonatal renal vein thrombosis: grey-scale and Doppler ultrasonic features. Abdom Imaging. 2009;34(3):413-418.
90. Routh JC, Graham DA, Nelson CP. Trends in imaging and surgical management of pediatric urolithiasis at American pediatric hospitals. J Urol. 2010;184(4 Suppl.):1816-1822.
91. Tasian GE, Copelovitch L. Evaluation and medical management of kidney stones in children. J Urol. 2014;192(5):1329-1336.
92. Sas DJ. An update on the changing epidemiology and metabolic risk factors in pediatric kidney stone disease. Clin J Am Soc Nephrol. 2011;6(8):2062-2068.
93. Hernandez JD, Ellison JS, Lendvay TS. Current trends, evaluation, and management of pediatric nephrolithiasis. JAMA Pediatr. 2015;169(10):964-970.
94. Smith-Bindman R, Aubin C, Bailitz J, et al. Ultrasonography versus computed tomography for suspected nephrolithiasis. N Engl J Med. 2014;371(12):1100-1110.
95. Kraus SJ, Lebowitz RL, Royal SA. Renal calculi in children: imaging features that lead to diagnoses: a pictorial essay. Pediatr Radiol. 1999;29(8):624-630.
96. Tchelepi H, Ralls PW. Color comet-tail artifact: clinical applications. AJR Am J Roentgenol. 2009;192(1):11-18.
97. Brown SL, Elder JS, Spirnak JP. Are pediatric patients more susceptible to major renal injury from blunt trauma? A comparative study. J Urol. 1998;160(1):138-140.
98. Taylor GA, Eichelberger MR, Potter BM. Hematuria. A marker of abdominal injury in children after blunt trauma. Ann Surg. 1988;208(6):688-693.
99. Gaines BA. Intra-abdominal solid organ injury in children: diagnosis and treatment. J Trauma. 2009;67(2 Suppl.):S135-S139.
100. American College of Radiology. ACR–ASER–SCBT-MR–SPR practice parameter for the performance of pediatric computed tomography (CT). 2014. Available from: https://www.acr.org/~/media/ACR/Documents/PGTS/guidelines/CT_Pediatric.pdf. Accessed March 1, 2017.
101. Bennett MK, Jehle D. Ultrasonography in blunt abdominal trauma. Emerg Med Clin North Am. 1997;15(4):763-787.
102. Menichini G, Sessa B, Trinci M, et al. Accuracy of contrast-enhanced ultrasound (CEUS) in the identification and characterization of traumatic solid organ lesions in children: a retrospective comparison with baseline US and CE-MDCT. Radiol Med. 2015;120(11):989-1001.
103. Valentino M, Serra C, Pavlica P, et al. Blunt abdominal trauma: diagnostic performance of contrast-enhanced US in children—initial experience. Radiology. 2008;246(3):903-909.

104. Burns P. Interpreting and analyzing the Doppler examination. In: Taylor K, Burns P, Wells P, editors. Clinical applications of Doppler ultrasound. New York: Raven; 1995. p. 55-98.
105. Chavhan GB, Parra DA, Mann A, Navarro OM. Normal Doppler spectral waveforms of major pediatric vessels: specific patterns. Radiographics. 2008;28(3):691-706.
106. Bude RO, DiPietro MA, Platt JF, et al. Age dependency of the renal resistive index in healthy children. Radiology. 1992;184(2):469-473.
107. Brandenburg VM, Frank RD, Riehl J. Color-coded duplex sonography study of arteriovenous fistulae and pseudoaneurysms complicating percutaneous renal allograft biopsy. Clin Nephrol. 2002;58(6):398-404.
108. Kraft JK, Brandao LR, Navarro OM. Sonography of renal venous thrombosis in neonates and infants: can we predict outcome? Pediatr Radiol. 2011;41(3):299-307.
109. Tullus K, Brennan E, Hamilton G, et al. Renovascular hypertension in children. Lancet. 2008;371(9622):1453-1463.
110. Batisky DL. Neonatal hypertension. Clin Perinatol. 2014;41(3):529-542.
111. Tullus K. Renovascular hypertension—is it fibromuscular dysplasia or Takayasu arteritis? Pediatr Nephrol. 2013;28(2):191-196.
112. Wells R. Vascular conditions. In: Coley BD, editor. Caffey's pediatric diagnostic imaging. 2nd ed. Philadelphia: Elsevier Saunders; 2013.
113. Vo NJ, Hammelman BD, Racadio JM, et al. Anatomic distribution of renal artery stenosis in children: implications for imaging. Pediatr Radiol. 2006;36(10):1032-1036.
114. Stavros AT, Parker SH, Yakes WF, et al. Segmental stenosis of the renal artery: pattern recognition of tardus and parvus abnormalities with duplex sonography. Radiology. 1992;184(2):487-492.
115. Patriquin HB, Lafortune M, Jequier JC, et al. Stenosis of the renal artery: assessment of slowed systole in the downstream circulation with Doppler sonography. Radiology. 1992;184(2):479-485.
116. Tarr PI, Gordon CA, Chandler WL. Shiga-toxin–producing *Escherichia coli* and haemolytic uraemic syndrome. Lancet. 2005;365(9464):1073-1086.
117. Tsai HM. Untying the knot of thrombotic thrombocytopenic purpura and atypical hemolytic uremic syndrome. Am J Med. 2013;126(3):200-209.
118. Patriquin HB, O'Regan S, Robitaille P, Paltiel H. Hemolytic-uremic syndrome: intrarenal arterial Doppler patterns as a useful guide to therapy. Radiology. 1989;172(3):625-628.
119. Gulati A, Sarwal MM. Pediatric renal transplantation: an overview and update. Curr Opin Pediatr. 2010;22(2):189-196.
120. Shapiro R, Sarwal MM. Pediatric kidney transplantation. Pediatr Clin North Am. 2010;57(2):393-400. table of contents.
121. Herz DB, McLorie GA, Hafez AT, et al. High resolution ultrasound characterization of early allograft hemodynamics in pediatric living related renal transplantation. J Urol. 2001;166(5):1853-1858.
122. Zeisbrich M, Kihm LP, Druschler F, et al. When is contrast-enhanced sonography preferable over conventional ultrasound combined with Doppler imaging in renal transplantation? Clin Kidney J. 2015;8(5):606-614.
123. Harvey CJ, Alsafi A, Kuzmich S, et al. Role of US contrast agents in the assessment of indeterminate solid and cystic lesions in native and transplant kidneys. Radiographics. 2015;35(5):1419-1430.
124. Irtan S, Maisin A, Baudouin V, et al. Renal transplantation in children: critical analysis of age related surgical complications. Pediatr Transplant. 2010;14(4):512-519.
125. Shokeir AA, Osman Y, Ali-El-Dein B, et al. Surgical complications in live-donor pediatric and adolescent renal transplantation: study of risk factors. Pediatr Transplant. 2005;9(1):33-38.
126. Singh A, Stablein D, Tejani A. Risk factors for vascular thrombosis in pediatric renal transplantation: a special report of the North American Pediatric Renal Transplant Cooperative Study. Transplantation. 1997;63(9):1263-1267.
127. Smith JM, Stablein D, Singh A, et al. Decreased risk of renal allograft thrombosis associated with interleukin-2 receptor antagonists: a report of the NAPRTCS. Am J Transplant. 2006;6(3):585-588.
128. van Lieburg AF, de Jong MC, Hoitsma AJ, et al. Renal transplant thrombosis in children. J Pediatr Surg. 1995;30(4):615-619.
129. Sheldon CA, Churchill BM, Khoury AE, McLorie GA. Complications of surgical significance in pediatric renal transplantation. J Pediatr Surg. 1992;27(4):485-490.
130. Nixon JN, Biyyam DR, Stanescu L, et al. Imaging of pediatric renal transplants and their complications: a pictorial review. Radiographics. 2013;33(5):1227-1251.
131. Irshad A, Ackerman SJ, Campbell AS, Anis M. An overview of renal transplantation: current practice and use of ultrasound. Semin Ultrasound CT MR. 2009;30(4):298-314.
132. Ponticelli C, Moia M, Montagnino G. Renal allograft thrombosis. Nephrol Dial Transplant. 2009;24(5):1388-1393.
133. Stringer DA, O'Halpin D, Daneman A, et al. Duplex Doppler sonography for renal artery stenosis in the post-transplant pediatric patient. Pediatr Radiol. 1989;19(3):187-192.
134. Dodd 3rd GD, Tublin ME, Shah A, Zajko AB. Imaging of vascular complications associated with renal transplants. AJR Am J Roentgenol. 1991;157(3):449-459.
135. de Morais RH, Muglia VF, Mamere AE, et al. Duplex Doppler sonography of transplant renal artery stenosis. J Clin Ultrasound. 2003;31(3):135-141.
136. Loubeyre P, Abidi H, Cahen R, Tran Minh VA. Transplanted renal artery: detection of stenosis with color Doppler US. Radiology. 1997;203(3):661-665.
137. Merkus JW, Hoitsma AJ, van Asten WN, et al. Echo-Doppler diagnosis of renal allograft artery stenosis. Clin Transplant. 1995;9(5):383-389.
138. Baxter G. Renal transplantation. In: Clinical ultrasound. 3rd ed. Edinburgh (United Kingdom): Churchill Livingstone; 2011. p. 528-549.
139. Patel U, Khaw KK, Hughes NC. Doppler ultrasound for detection of renal transplant artery stenosis-threshold peak systolic velocity needs to be higher in a low-risk or surveillance population. Clin Radiol. 2003;58(10):772-777.
140. Cook A, Khoury A, Kader K, et al. Does peak systolic velocity correlate with renal artery stenosis in a pediatric renal transplant population? Pediatr Transplant. 2006;10(5):608-612.
141. Surratt JT, Siegel MJ, Middleton WD. Sonography of complications in pediatric renal allografts. Radiographics. 1990;10(4):687-699.
142. McGuire M, Phelps A, Paltiel H. Pediatric visceral transplantation. Ultrasound Clin. 2008;8(3):375-401.
143. Schwarz A, Hiss M, Gwinner W, et al. Course and relevance of arteriovenous fistulas after renal transplant biopsies. Am J Transplant. 2008;8(4):826-831.
144. Stanescu AL, Hryhorczuk AL, Chang PT, et al. Pediatric abdominal organ transplantation: current indications, techniques, and imaging findings. Radiol Clin North Am. 2016;54(2):281-302.
145. Horslen S, Barr ML, Christensen LL, et al. Pediatric transplantation in the United States, 1996-2005. Am J Transplant. 2007;7(5 Pt 2):1339-1358.
146. North American Pediatric Renal Trials and Collaborative Studies. NAPRTCS 2010 annual transplant report. Rockville, Md: North American Pediatric Renal Trials and Collaborative Studies; 2010.
147. Smith JM, Ho PL, McDonald RA. North American Pediatric Renal Transplant Cooperative Study. Renal transplant outcomes in adolescents: a report of the North American Pediatric Renal Transplant Cooperative Study. Pediatr Transplant. 2002;6(6):493-499.
148. Rossi V, Torino G, Gerocarni Nappo S, et al. Urological complications following kidney transplantation in pediatric age: a single-center experience. Pediatr Transplant. 2016;20(4):485-491.
149. Sierralta MC, Gonzalez G, Nome C, et al. Kidney transplant in pediatric patients with severe bladder pathology. Pediatr Transplant. 2015;19(7):675-683.
150. Aki FT, Aydin AM, Dogan HS, et al. Does lower urinary tract status affect renal transplantation outcomes in children? Transplant Proc. 2015;47(4):1114-1116.
151. Englesbe MJ, Lynch RJ, Heidt DG, et al. Early urologic complications after pediatric renal transplant: a single-center experience. Transplantation. 2008;86(11):1560-1564.
152. Torricelli FC, Watanabe A, Piovesan AC, et al. Urological complications, vesicoureteral reflux, and long-term graft survival rate after pediatric kidney transplantation. Pediatr Transplant. 2015;19(8):844-848.
153. Akbar SA, Jafri SZ, Amendola MA, et al. Complications of renal transplantation. Radiographics. 2005;25(5):1335-1356.
154. Chu L, Jacobs BL, Schwen Z, Schneck FX. Hydronephrosis in pediatric kidney transplant: clinical relevance to graft outcome. J Pediatr Urol. 2013;9(2):217-222.

155. Ranchin B, Chapuis F, Dawhara M, et al. Vesicoureteral reflux after kidney transplantation in children. Nephrol Dial Transplant. 2000;15(11):1852-1858.
156. Fontana I, Ginevri F, Arcuri V, et al. Vesico-ureteral reflux in pediatric kidney transplants: clinical relevance to graft and patient outcome. Pediatr Transplant. 1999;3(3):206-209.
157. Routh JC, Yu RN, Kozinn SI, et al. Urological complications and vesicoureteral reflux following pediatric kidney transplantation. J Urol. 2013;189(3):1071-1076.
158. Barrero R, Fijo J, Fernandez-Hurtado M, et al. Vesicoureteral reflux after kidney transplantation in children. Pediatr Transplant. 2007;11(5):498-503.
159. Esezobor CI, Nourse P, Gajjar P. Urinary tract infection following kidney transplantation: frequency, risk factors and graft function. Pediatr Nephrol. 2012;27(4):651-657.
160. Neuhaus TJ, Schwobel M, Schlumpf R, et al. Pyelonephritis and vesicoureteral reflux after renal transplantation in young children. J Urol. 1997;157(4):1400-1403.
161. Stuck KJ, Jafri SZ, Adler DD, et al. Ultrasound evaluation of uncommon renal transplant complications. Urol Radiol. 1986;8(1):6-12.
162. Sutherland T, Temple F, Chang S, et al. Sonographic evaluation of renal transplant complications. J Med Imaging Radiat Oncol. 2010;54(3):211-218.
163. Harel Z, Perl J, Herzenberg AM, Bargman JM. Inflammatory pseudotumor of the kidney allograft. Am J Kidney Dis. 2009;54(3):533-537.
164. Cramer MT, Guay-Woodford LM. Cystic kidney disease: a primer. Adv Chronic Kidney Dis. 2015;22(4):297-305.
165. Onuchic LF, Furu L, Nagasawa Y, et al. *PKHD1,* the polycystic kidney and hepatic disease 1 gene, encodes a novel large protein containing multiple immunoglobulin-like plexin-transcription-factor domains and parallel beta-helix 1 repeats. Am J Hum Genet. 2002;70(5):1305-1317.
166. Hartung EA, Guay-Woodford LM. Autosomal recessive polycystic kidney disease: a hepatorenal fibrocystic disorder with pleiotropic effects. Pediatrics. 2014;134(3):e833-e845.
167. Bergmann C, Senderek J, Windelen E, et al. Clinical consequences of PKHD1 mutations in 164 patients with autosomal-recessive polycystic kidney disease (ARPKD). Kidney Int. 2005;67(3):829-848.
168. Guay-Woodford LM, Desmond RA. Autosomal recessive polycystic kidney disease: the clinical experience in North America. Pediatrics. 2003;111(5 Pt 1):1072-1080.
169. Traubici J, Daneman A. High-resolution renal sonography in children with autosomal recessive polycystic kidney disease. AJR Am J Roentgenol. 2005;184(5):1630-1633.
170. Sweeney WE Jr, Avner ED. Diagnosis and management of childhood polycystic kidney disease. Pediatr Nephrol. 2011;26(5):675-692.
171. Sedman A, Bell P, Manco-Johnson M, et al. Autosomal dominant polycystic kidney disease in childhood: a longitudinal study. Kidney Int. 1987;31(4):1000-1005.
172. Yee J. Autosomal dominant polycystic disease: more than just empty space. Adv Chronic Kidney Dis. 2010;17(2):113-114.
173. Gunay-Aygun M. Liver and kidney disease in ciliopathies. Am J Med Genet C Semin Med Genet. 2009;151C(4):296-306.
174. Ravine D, Gibson RN, Walker RG, et al. Evaluation of ultrasonographic diagnostic criteria for autosomal dominant polycystic kidney disease 1. Lancet. 1994;343(8901):824-827.
175. Bergmann C. Educational paper: ciliopathies. Eur J Pediatr. 2012;171(9):1285-1300.
176. Gabow PA, Kimberling WJ, Strain JD, et al. Utility of ultrasonography in the diagnosis of autosomal dominant polycystic kidney disease in children. J Am Soc Nephrol. 1997;8(1):105-110.
177. Tee JB, Acott PD, McLellan DH, Crocker JF. Phenotypic heterogeneity in pediatric autosomal dominant polycystic kidney disease at first presentation: a single-center, 20-year review. Am J Kidney Dis. 2004;43(2):296-303.
178. O'Neill WC, Robbin ML, Bae KT, et al. Sonographic assessment of the severity and progression of autosomal dominant polycystic kidney disease: the Consortium of Renal Imaging Studies in Polycystic Kidney Disease (CRISP). Am J Kidney Dis. 2005;46(6):1058-1064.
179. Brun M, Maugey-Laulom B, Eurin D, et al. Prenatal sonographic patterns in autosomal dominant polycystic kidney disease: a multicenter study. Ultrasound Obstet Gynecol. 2004;24(1):55-61.
180. Avni FE, Guissard G, Hall M, et al. Hereditary polycystic kidney diseases in children: changing sonographic patterns through childhood. Pediatr Radiol. 2002;32(3):169-174.
181. Loftus H, Ong AC. Cystic kidney diseases: many ways to form a cyst. Pediatr Nephrol. 2013;28(1):33-49.
182. Hains DS, Bates CM, Ingraham S, Schwaderer AL. Management and etiology of the unilateral multicystic dysplastic kidney: a review. Pediatr Nephrol. 2009;24(2):233-241.
183. Mackie GG, Stephens FD. Duplex kidneys: a correlation of renal dysplasia with position of the ureteral orifice. J Urol. 1975;114(2):274-280.
184. Batourina E, Tsai S, Lambert S, et al. Apoptosis induced by vitamin A signaling is crucial for connecting the ureters to the bladder. Nat Genet. 2005;37(10):1082-1089.
185. Viana R, Batourina E, Huang H, et al. The development of the bladder trigone, the center of the anti-reflux mechanism. Development. 2007;134(20):3763-3769.
186. Rudnik-Schoneborn S, John U, Deget F, et al. Clinical features of unilateral multicystic renal dysplasia in children. Eur J Pediatr. 1998;157(8):666-672.
187. Roach PJ, Paltiel HJ, Perez-Atayde A, et al. Renal dysplasia in infants: appearance on 99mTc DMSA scintigraphy. Pediatr Radiol. 1995;25(6):472-475.
188. Han JH, Lee YS, Kim MJ, et al. Conservative management of segmental multicystic dysplastic kidney in children. Urology. 2015;86(5):1013-1018.
189. Eickmeyer AB, Casanova NF, He C, et al. The natural history of the multicystic dysplastic kidney—is limited follow-up warranted? J Pediatr Urol. 2014;10(4):655-661.
190. Hildebrandt F, Otto E. Cilia and centrosomes: a unifying pathogenic concept for cystic kidney disease? Nat Rev Genet. 2005;6(12):928-940.
191. Tory K, Rousset-Rouviere C, Gubler MC, et al. Mutations of NPHP2 and NPHP3 in infantile nephronophthisis. Kidney Int. 2009;75(8):839-847.
192. Wolf MT, Hildebrandt F. Nephronophthisis. Pediatr Nephrol. 2011;26(2):181-194.
193. Wood 3rd CG, Stromberg 3rd LJ, Harmath CB, et al. CT and MR imaging for evaluation of cystic renal lesions and diseases. Radiographics. 2015;35(1):125-141.
194. Choyke PL. Acquired cystic kidney disease. Eur Radiol. 2000;10(11):1716-1721.
195. Querfeld U, Schneble F, Wradzidlo W, et al. Acquired cystic kidney disease before and after renal transplantation. J Pediatr. 1992;121(1):61-64.
196. Calvo-Garcia MA, Campbell KM, O'Hara SM, et al. Acquired renal cysts after pediatric liver transplantation: association with cyclosporine and renal dysfunction. Pediatr Transplant. 2008;12(6):666-671.
197. Franchi-Abella S, Mourier O, Pariente D, et al. Acquired renal cystic disease after liver transplantation in children. Transplant Proc. 2007;39(8):2601-2602.
198. Bayram MT, Alaygut D, Soylu A, et al. Clinical and radiological course of simple renal cysts in children. Urology. 2014;83(2):433-437.
199. Siegel M. Urinary tract. In: Siegel MJ, editor. Pediatric sonography. 4th ed. Lippincott Williams & Wilkins; 2011. p. 384-460.
200. Malkan AD, Loh A, Bahrami A, et al. An approach to renal masses in pediatrics. Pediatrics. 2015;135(1):142-158.
201. Gee MS, Bittman M, Epelman M, et al. Magnetic resonance imaging of the pediatric kidney: benign and malignant masses. Magn Reson Imaging Clin N Am. 2013;21(4):697-715.
202. Geller E, Kochan PS. Renal neoplasms of childhood. Radiol Clin North Am. 2011;49(4):689-709. vi.
203. Chaudry G, Perez-Atayde AR, Ngan BY, et al. Imaging of congenital mesoblastic nephroma with pathological correlation. Pediatr Radiol. 2009;39(10):1080-1086.
204. Young EE, Brown CT, Merguerian PA, Akhavan A. Pediatric and adolescent renal cell carcinoma. Urol Oncol. 2016;34(1):42-49.
205. Renshaw AA, Granter SR, Fletcher JA, et al. Renal cell carcinomas in children and young adults: increased incidence of papillary architecture and unique subtypes. Am J Surg Pathol. 1999;23(7):795-802.
206. O'Callaghan FJ, Noakes MJ, Martyn CN, Osborne JP. An epidemiological study of renal pathology in tuberous sclerosis complex. BJU Int. 2004;94(6):853-857.
207. Casper KA, Donnelly LF, Chen B, Bissler JJ. Tuberous sclerosis complex: renal imaging findings. Radiology. 2002;225(2):451-456.

208. Granja MF, O'Brien AT, Trujillo S, et al. Multilocular Cystic nephroma: a systematic literature review of the radiologic and clinical findings. AJR Am J Roentgenol. 2015;205(6):1188-1193.
209. Karmazyn B, Tawadros A, Delaney LR, et al. Ultrasound classification of solitary renal cysts in children. J Pediatr Urol. 2015;11(3). 149 e1-149 e6.
210. Boybeyi O, Karnak I, Orhan D, et al. Cystic nephroma and localized renal cystic disease in children: diagnostic clues and management. J Pediatr Surg. 2008;43(11):1985-1989.
211. Ganeshan D, Iyer R, Devine C, et al. Imaging of primary and secondary renal lymphoma. AJR Am J Roentgenol. 2013;201(5):W712-W719.
212. Sheth S, Ali S, Fishman E. Imaging of renal lymphoma: patterns of disease with pathologic correlation. Radiographics. 2006;26(4):1151-1168.
213. Shah RU, Lawrence C, Fickenscher KA, et al. Imaging of pediatric pelvic neoplasms. Radiol Clin North Am. 2011;49(4):729-748.
214. Defoor W, Minevich E, Sheldon C. Unusual bladder masses in children. Urology. 2002;60(5):911.
215. Scott EM, Thomas A, McGarrigle HH, Lachelin GC. Serial adrenal ultrasonography in normal neonates. J Ultrasound Med. 1990;9(5):279-283.
216. Oppenheimer DA, Carroll BA, Yousem S. Sonography of the normal neonatal adrenal gland. Radiology. 1983;146(1):157-160.
217. Hoffman CK, Filly RA, Callen PW. The "lying down" adrenal sign: a sonographic indicator of renal agenesis or ectopia in fetuses and neonates. J Ultrasound Med. 1992;11(10):533-536.
218. Chung EM, Biko DM, Schroeder JW, et al. From the radiologic pathology archives: precocious puberty: radiologic-pathologic correlation. Radiographics. 2012;32(7):2071-2099.
219. Al-Alwan I, Navarro O, Daneman D, Daneman A. Clinical utility of adrenal ultrasonography in the diagnosis of congenital adrenal hyperplasia. J Pediatr. 1999;135(1):71-75.
220. Avni EF, Rypens F, Smet MH, Galetty E. Sonographic demonstration of congenital adrenal hyperplasia in the neonate: the cerebriform pattern. Pediatr Radiol. 1993;23(2):88-90.
221. Daneman D, Daneman A. Diagnostic imaging of the thyroid and adrenal glands in childhood. Endocrinol Metab Clin North Am. 2005;34(3):745-768, xi.
222. Claahsen-van der Grinten HL, Dehzad F, Kamphuis-van Ulzen K, de Korte CL. Increased prevalence of testicular adrenal rest tumours during adolescence in congenital adrenal hyperplasia. Horm Res Paediatr. 2014;82(4):238-244.
223. Delfino M, Elia J, Imbrogno N, et al. Testicular adrenal rest tumors in patients with congenital adrenal hyperplasia: prevalence and sonographic, hormonal, and seminal characteristics. J Ultrasound Med. 2012;31(3):383-388.
224. Gyurkovits Z, Maroti A, Renes L, et al. Adrenal haemorrhage in term neonates: a retrospective study from the period 2001-2013. J Matern Fetal Neonatal Med. 2015;28(17):2062-2065.
225. Bittman ME, Lee EY, Restrepo R, Eisenberg RL. Focal adrenal lesions in pediatric patients. AJR Am J Roentgenol. 2013;200(6):W542-W556.
226. Deeg KH, Bettendorf U, Hofmann V. Differential diagnosis of neonatal adrenal haemorrhage and congenital neuroblastoma by colour coded Doppler sonography and power Doppler sonography. Eur J Pediatr. 1998;157(4):294-297.
227. Maris JM, Hogarty MD, Bagatell R, Cohn SL. . Neuroblastoma. Lancet. 2007;369(9579):2106-2120.
228. Lonergan GJ, Schwab CM, Suarez ES, Carlson CL. Neuroblastoma, ganglioneuroblastoma, and ganglioneuroma: radiologic-pathologic correlation. Radiographics. 2002;22(4):911-934.
229. Paterson A. Adrenal pathology in childhood: a spectrum of disease. Eur Radiol. 2002;12(10):2491-2508.
230. Davenport KP, Blanco FC, Sandler AD. Pediatric malignancies: neuroblastoma, Wilm's tumor, hepatoblastoma, rhabdomyosarcoma, and sacroccygeal teratoma. Surg Clin North Am. 2012;92(3):745-767.
231. Waguespack SG, Rich T, Grubbs E, et al. A current review of the etiology, diagnosis, and treatment of pediatric pheochromocytoma and paraganglioma. J Clin Endocrinol Metab. 2010;95(5):2023-2037.
232. Pacak K, Eisenhofer G, Ahlman H, et al. Pheochromocytoma: recommendations for clinical practice from the First International Symposium. October 2005. Nat Clin Pract Endocrinol Metab. 2007;3(2):92-102.
233. Carney JA. Carney triad: a syndrome featuring paraganglionic, adrenocortical, and possibly other endocrine tumors. J Clin Endocrinol Metab. 2009;94(10):3656-3662.
234. Neumann HP, Bausch B, McWhinney SR, et al. Germ-line mutations in nonsyndromic pheochromocytoma. N Engl J Med. 2002;346(19):1459-1466.
235. Barontini M, Levin G, Sanso G. Characteristics of pheochromocytoma in a 4- to 20-year-old population. Ann N Y Acad Sci. 2006;1073:30-37.
236. Beltsevich DG, Kuznetsov NS, Kazaryan AM, Lysenko MA. Pheochromocytoma surgery: epidemiologic peculiarities in children. World J Surg. 2004;28(6):592-596.
237. Havekes B, Romijn JA, Eisenhofer G, et al. Update on pediatric pheochromocytoma. Pediatr Nephrol. 2009;24(5):943-950.
238. Balassy C, Navarro OM, Daneman A. Adrenal masses in children. Radiol Clin North Am. 2011;49(4):711-727. vi.
239. Bonfig W, Bittmann I, Bechtold S, et al. Virilising adrenocortical tumours in children. Eur J Pediatr. 2003;162(9):623-628.
240. Agrons GA, Lonergan GJ, Dickey GE, Perez-Monte JE. Adrenocortical neoplasms in children: radiologic-pathologic correlation. Radiographics. 1999;19(4):989-1008.
241. Flynt KA, Dillman JR, Davenport MS, et al. Pediatric adrenocortical neoplasms: can imaging reliably discriminate adenomas from carcinomas? Pediatr Radiol. 2015;45(8):1160-1168.
242. VanDeVoorde R, Warady B. Management of chronic kidney disease. In: Avner ED, editor. Pediatric Nephrology. 6th ed. Berlin: Springer-Verlag; 2009.

CAPÍTULO 53

Sistema Digestório Pediátrico

Susan D. John e Martha Mappus Munden

RESUMO DOS PONTOS-CHAVE

- Uma ultrassonografia de boa qualidade do intestino é realizada por meio do uso de transdutores de alta frequência e também pela visualização em tempo real da atividade intestinal. A administração de líquidos orais e as técnicas de compressão graduada auxiliam no deslocamento do gás intestinal interferente.
- A medição acurada da espessura do músculo pilórico com distensão adequada do estômago repleto de líquido é imprescindível para um correto diagnóstico de estenose hipertrófica do piloro. Quando o piloro está normal, o duodeno deve ser examinado, bem como os vasos mesentéricos.
- O diagnóstico de intussuscepção ileocólica pode ser realizado por ultrassonografia de alto grau de acurácia, evitando-se assim a necessidade de enema com fins de diagnóstico, quando a US está normal. As intussuscepções transitórias do intestino delgado são comuns, têm aparência diferente na ultrassonografia e não exigem tratamento nem acompanhamento, a menos que sejam muito longas ou persistentes.
- As condições inflamatórias dos intestinos grosso e delgado podem ser facilmente avaliadas por ultrassonografia. Características específicas, tais como edema da mucosa ou transmural, ecogenicidade e avaliação do fluxo sanguíneo com Doppler, podem auxiliar na redução da gama de diagnósticos diferenciais e também ser utilizadas para monitorar o tratamento.
- Os achados ultrassonográficos de espessamento da parede intestinal e de pneumatose intestinal podem auxiliar na definição do diagnóstico de enterocolite necrosante, quando não é evidente em radiografias. Líquido de aspecto complexo no abdome auxilia no diagnóstico de perfuração em lactentes com abdome sem gases.
- A ultrassonografia é o procedimento de escolha para a avaliação inicial da criança com dor abdominal aguda. A apendicite pode ser detectada na maioria das crianças quando a técnica é adequada e o radiologista é experiente. Achados secundários, como ausência de peristaltismo intestinal, edema mesentérico e coleções líquidas livres ou loculadas, podem auxilar o diagnóstico de apendicite, mesmo quando o próprio apêndice não é visível.
- Massas abdominais císticas são bem visualizadas em ultrassonografia e podem estar associadas ao sistema digestório. As características da parede e a existência de septos internos, debris, calcificações ou gorduras podem auxilar na determinação da etiologia da massa.
- Em crianças, a ultrassonografia do pâncreas é mais útil na identificação de coleções de líquido peripancreático ou pseudocistos resultantes de pancreatite, bem como na detecção de massas pancreáticas císticas.

SUMÁRIO DO CAPÍTULO

ESÔFAGO E ESTÔMAGO
Anatomia Normal e Técnica
Esôfago
Estômago
Estenose Hipertrófica do Piloro
Espasmo Pilórico e Hipertrofia Muscular Mínima
Armadilhas no Diagnóstico Ultrassonográfico
Membrana Gástrica
Gastrite e Doença Ulcerosa
Bezoar
DUODENO E INTESTINO DELGADO
Anatomia Normal e Técnica
Obstrução Duodenal Congênita
Hematoma Duodenal
Obstrução do Intestino Delgado
Intussuscepção
CÓLON
Anatomia Normal e Técnica
Ânus Ectópico ou Imperfurado
DOENÇA INFLAMATÓRIA INTESTINAL
Apendicite
Neoplasias e Cistos Gastrointestinais
PÂNCREAS
Anatomia Normal e Técnica
Pancreatite
Massas Pancreáticas

ESÔFAGO E ESTÔMAGO

Anatomia Normal e Técnica

A ultrassonografia se tornou uma importante modalidade de diagnóstico por imagem na avaliação do sistema digestório em crianças. A US possibilita a visualização direta das diversas camadas murais do sistema digestório. A capacidade de observação da dinâmica do sistema digestório sem exposição à radiação ionizante constitui uma vantagem adicional da US. Videoclipes durante o exame podem constituir um recurso valioso para a visualização da peristalse e também para a detecção de anormalidades sutis em crianças agitadas. A US mais adequada para as porções do sistema digestório que não estão circundadas por ou preenchidas por grandes volumes de gás. O estômago é mais bem avaliado após

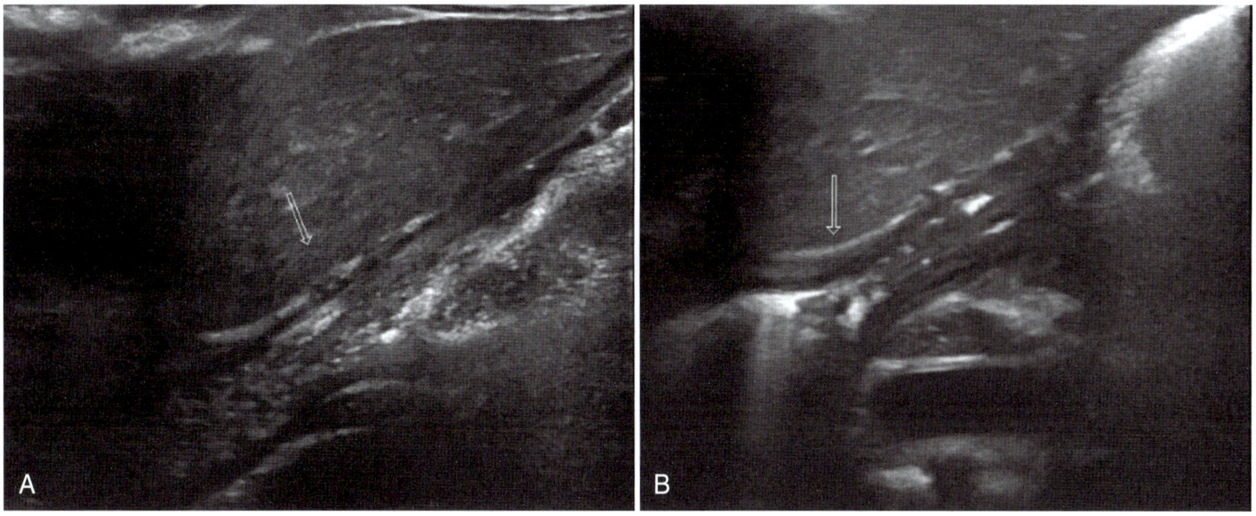

FIG. 53.1 Refluxo gastroesofágico. (A) Junção gastroesofágica normal contraída *(setas)*. **(B)** Posteriormente, o esfíncter esofágico inferior se abre e o refluxo de líquido e da fórmula para o esôfago é visível *(seta)*.

Estômago: Medidas Ideais

Espessura normal da musculatura pilórica ≤ 2 mm
Espessura normal da mucosa gástrica ≤ 2-3 mm
Peristalse através do piloro

permitir que o paciente ingira líquidos. A água com açúcar funciona bem em lactentes.

Esôfago

A maior parte do esôfago é inacessível à US por causa do pulmão aerado circundante. Em geral, somente a porção subdiafragmática desse órgão é visível (Fig. 53.1A). A junção gastroesofágica pode ser observada examinando-se o paciente através de imagens sagitais, em decúbito dorsal ou lateral direito.[1-3] Essa técnica permite a observação da função da junção gastroesofágica, podendo ser utilizada para a detecção de refluxo gastroesofágico. O refluxo é percebido quando o líquido é regurgitado para dentro da porção retrocardíaca do esôfago (Fig. 53.1B). O Doppler colorido pode facilitar a detecção desse refluxo.[4] As **hérnias hiatais** também podem ser detectadas pela ultrassonografia, que pode ser mais sensível que os estudos com bário na detecção de pequenos graus de herniação[5,6] (Fig. 53.2). Contudo, as técnicas ultrassonográficas exigidas são operador-dependentes e não alcançaram muita popularidade. Portanto, anomalias esofágicas geralmente são avaliadas por meio de outras modalidades de imagem, como fluoroscopia ou endoscopia.

Estômago

A maior parte das anomalias do estômago em lactentes e crianças envolve o antro gástrico e o terço distal do estômago. Essa porção do estômago é facilmente avaliada utilizando-se o fígado como janela acústica. Distender o estômago com um líquido límpido facilita a avaliação das camadas mucosa, submucosa e muscular do estômago (Fig. 53.3). Além disso, é possível avaliar a peristalse e o esvaziamento gástrico.

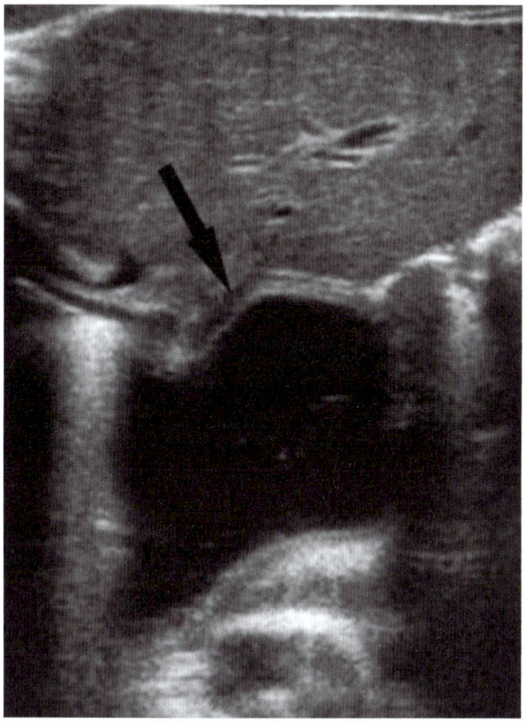

FIG. 53.2 Hérnia hiatal. O estômago repleto de líquido está distendido e se estende através do hiato esofágico *(seta)*.

A mucosa gástrica normal, incluindo a muscular da mucosa e as camadas submucosas, mede de 2 a 3 mm, enquanto a camada muscular circular externa mede entre 1 e 2 mm de espessura.[7,8] Essas medidas devem ser obtidas com o estômago completamente distendido com líquido, e a varredura deve ser realizada no plano longitudinal médio do estômago, ou em um corte transversal, proximal ao canal pilórico, medindo-se apenas a espessura da parede muscular, excluindo a mucosa. Nas visualizações transversais, se a imagem obtida for muito próxima do canal pilórico contraído, o espessamento muscular do piloro poderá ser erroneamente sugerido.

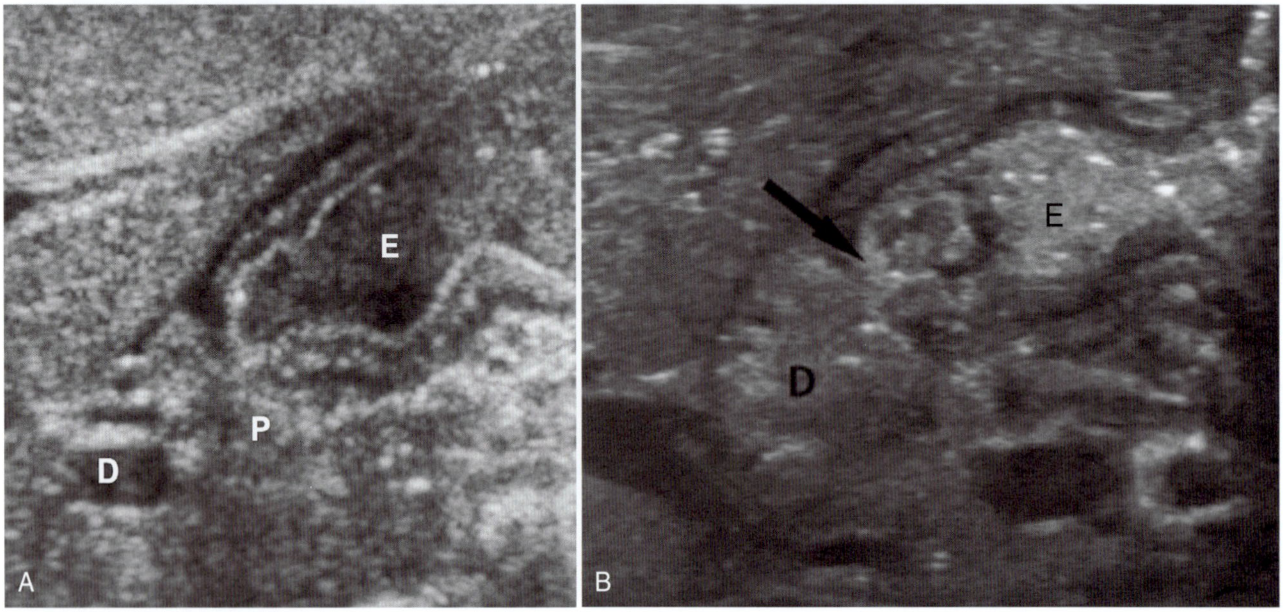

FIG. 53.3 Estômago normal. (A) Antro gástrico *(E)*, canal pilórico *(P)* e duodeno proximal *(D)* normais. Quatro camadas gástricas são visíveis (de dentro para fora): mucosa ecogênica, muscular da mucosa hipoecogênica, submucosa ecogênica e muscular circular externa hipoecogênica. **(B)** O líquido passa livremente através do piloro normal *(seta)*. *D*, Duodeno; *E*, estômago.

De modo semelhante, se imagens tangenciais forem obtidas no plano longitudinal, o músculo pode parecer erroneamente espessado (Fig. 53.4). Este mesmo fenômeno é igualmente observado com a camada mucosa ecogênica.

Estenose Hipertrófica do Piloro

Espessura muscular ≥ 3 mm
Comprimento do canal pilórico ≥ 1,5 cm
Nenhuma peristalse no piloro

Estenose Hipertrófica do Piloro

Durante a década passada, a ultrassonografia substituiu por completo a seriografia esôfago-estômago-duodeno (SEED) para o diagnóstico da estenose hipertrófica do piloro (EHP) na infância. Ao contrário da SEED, que mostra apenas os efeitos indiretos da hipertrofia da musculatura pilórica sobre o lúmen gástrico, a US possibilita a visualização direta do espessamento da musculatura gástrica, que é o achado característico da doença. Embora existam algumas armadilhas no diagnóstico ultrassonográfico da EHP, a técnica é relativamente fácil de aprender, resultando em um grande aumento da exatidão do diagnóstico e do prognóstico para o paciente. De fato, a precisão se aproxima de 100%, e o ultrassom é, atualmente, o procedimento de escolha para a detecção da estenose pilórica.[9-12]

Após a documentação inicial ultrassonográfica da musculatura hipertrofiada na estenose pilórica por Teele e Smith,[13] muitos estudos descreveram os achados característicos da EHP.[14-18] Para o diagnóstico da EHP empregou-se tanto o aumento da espessura da musculatura e da extensão do canal pilórico quanto do seu diâmetro transverso, uma mucosa espessada e sem motivo aparente, a estimativa do grau de obstrução do esvaziamento gástrico e o cálculo do volume da musculatura pilórica. Entretanto, de todos os critérios, o espessamento da musculatura do piloro e o alongamento do canal emergiram como os mais úteis. A espessura na qual o músculo é considerado **hipertrofiado é de 3 mm ou mais ao medir-se transversalmente a camada muscular única hipoecogênica.**[7] Uma extensão do canal pilórico de 1,5 cm é considerada um fator diagnóstico de estenose quando observado em associação a uma musculatura espessada do piloro.

No caso clássico de EHP, a massa muscular espessada é observada como uma camada hipoecogênica bem superficial à camada mucosa mais ecogênica do canal pilórico (Fig. 53.5). O que era clinicamente palpável como uma **"azeitona"**, ao corte transversal se assemelha a uma **"rosca"** sonolucente medial à vesícula e anterior ao rim direito. Frequentemente, observam-se pequenas quantidades de líquido retidas entre os folhetos ecogênicos da mucosa espessados, correspondendo aos sinais da **"corda"** (canal alongado) e do **"trajeto duplo"** (mucosa dobrada), antigamente observados na SEED.[19] No corte longitudinal, a ultrassonografia também possibilita a avaliação das alterações funcionais do piloro. Peristalse gástrica ativa que termina abruptamente na margem do músculo hipertrofiado, ausência de uma abertura normal do piloro e redução da passagem de líquido do estômago para o duodeno constituem achados coadjuvantes úteis na estenose pilórica. O espessamento da mucosa no piloro frequentemente acompanha a hipertrofia muscular.[20] Embora a EHP seja mais frequentemente uma anomalia isolada, em alguns casos, outras lesões obstrutivas antropilóricas também estão presentes, tais como sondas de alimentação duodenal (Fig. 53.6), gastroenterite eosinofílica, pólipos antrais[21] e hiperplasia foveolar idiopática ou induzida por prostaglandinas.[22]

O comprimento do canal pilórico é tipicamente menor em prematuros com estenose pilórica, porém as medidas normais do piloro para prematuros ainda não estão bem estabelecidas. Na cirurgia de prematuros com EHP, descreve-se uma massa de consistência mais mole, elástica e fina. Raramente, a EHP se manifesta durante os primeiros 14 dias de vida e pode ser de difícil diagnóstico, visto que a maioria considera que a EHP ocorre apenas

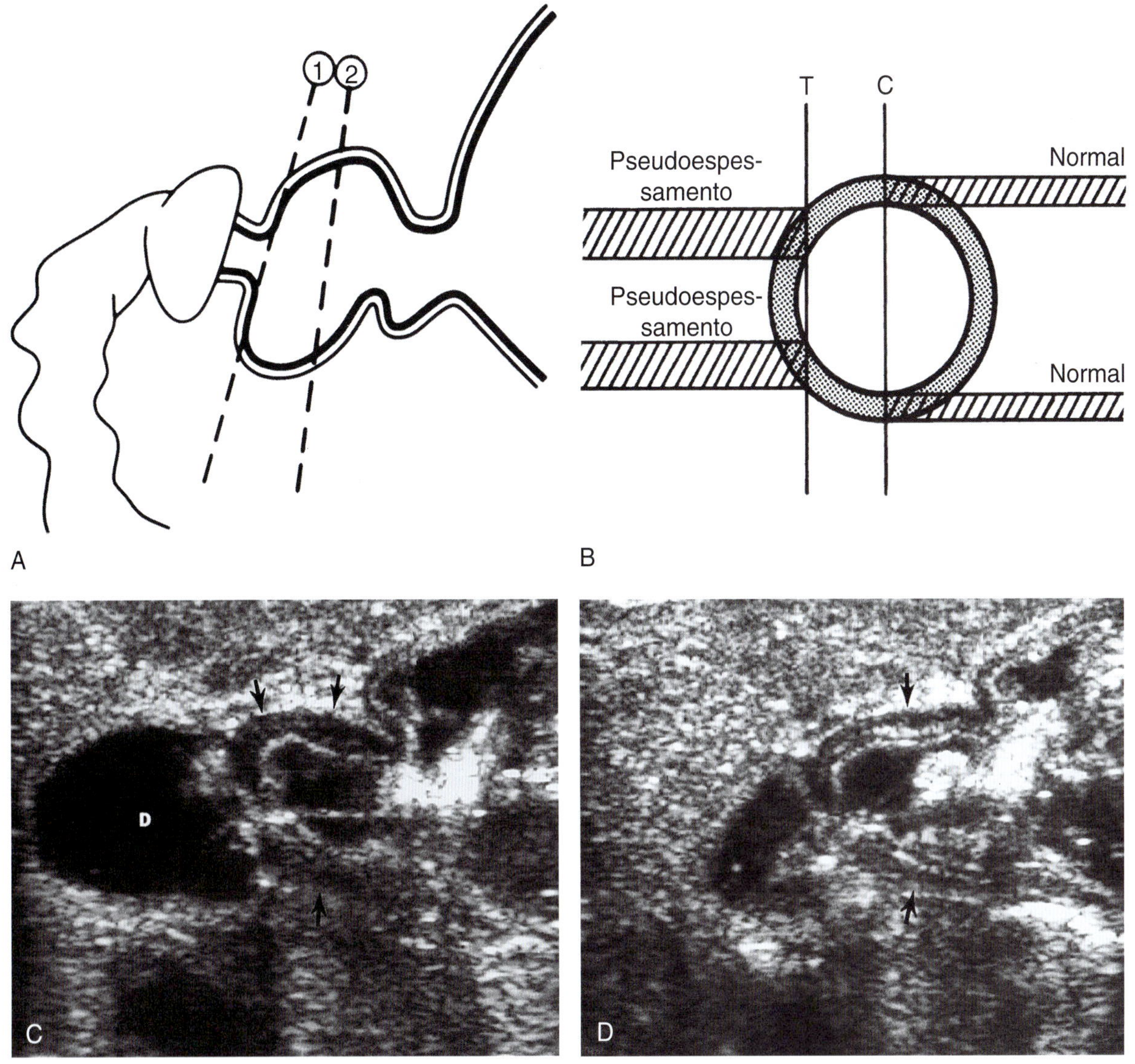

FIG. 53.4 Artefatos da imagem tangencial da musculatura pilórica. (A) Quando se visualiza o antro em um corte transversal, a musculatura parecerá espessada se obtida através do plano 1, mas exibirá espessura normal se obtida através do plano 2. **(B)** Imagem longitudinal, plano tangencial *(T)*, exibindo pseudoespessamento. A imagem no centro *(C)* exibe a real espessura muscular. **(C)** Corte tangencial mostra pseudoespessamento muscular *(setas)*. *D*, Duodeno. **(D)** Antro distendido com líquido exibindo musculatura normal *(setas)*.

após 2 semanas de vida. Com frequência, acredita-se que esses lactentes apresentam refluxo substancial, mas os critérios ultrassonográficos para lactentes de menos idade também não estão definidos. Aqueles com manifestação antes da faixa etária esperada são mais propensos a ter uma história familiar positiva do que aqueles que manifestam a estenose após 2 semanas de vida, e, além disso, uma maior parte desses lactentes foi amamentada. A espessura muscular também se encontra reduzida em relação ao paciente com EHP de mais idade; alguns especialistas defendem que espessura muscular superior ou igual a 2,5 mm e comprimento de canal maior ou igual a 14 mm constituem bons critérios para esses pacientes mais jovens.[23-25]

A ultrassonografia também é muito útil na avaliação de vômitos persistentes no pós-operatório de pacientes submetidos à piloromiotomia. Nesses casos, a SEED fluoroscópica tem valor limitado, porque há tendência de detecção de deformidade e estreitamento persistentes do canal, mesmo em pacientes assintomáticos. Entretanto, a US consegue identificar de modo definitivo o músculo persistentemente espessado, embora se recomende cuidadosa interpretação das imagens nos pacientes pós-piloromiotomia, porque o músculo pilórico pode não retornar à espessura normal por até 8 meses após a cirurgia[26] (Fig. 53.7).

Espasmo Pilórico e Hipertrofia Muscular Mínima

Em alguns lactentes com vômitos, a ultrassonografia exibe um canal persistentemente contraído e alongado, mas o grau de espessamento muscular é menor que 3 mm, critério diagnóstico para a EHP cirurgicamente corrigível. Com a observação prolongada, o canal eventualmente se abre e há passagem de líquido para o duodeno,[27] mas os períodos de espasmo predominam (Fig. 53.8). Na vasta maioria dos casos não há espessamento do músculo pilórico ou da mucosa, e o problema é, principalmente, um **espasmo pilórico** inespecífico **(discinesia antral)**. Esta condição pode estar associada a um quadro de alergia a leite ou outras formas de gastrite.

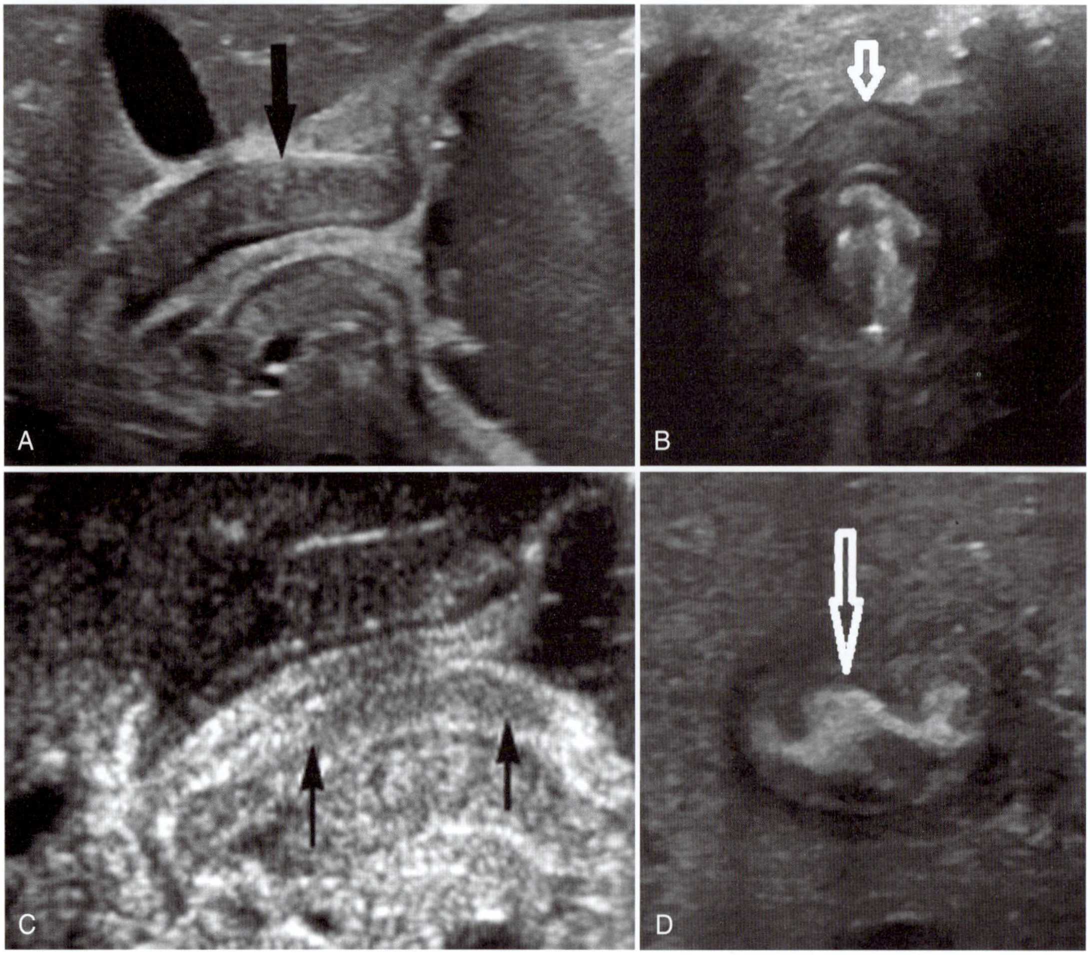

FIG. 53.5 Estenose hipertrófica do piloro. **(A)** Imagem longitudinal evidencia musculatura hipoecogênica do antro gástrico acentuadamente espessada *(seta)*. O canal alongado tem quase 2 cm de extensão. **(B)** Imagem transversal evidencia a típica imagem de "rosca" hipoecogênica *(seta)*. Mucosa central ecogênica com fendas anecogênicas preenchidas por líquido. **(C)** Em outro paciente, a imagem longitudinal do piloro mostra uma mucosa ecogênica espessa *(setas)* no interior da massa muscular espessada. **(D)** Imagem transversal mostra uma camada mucosa ecogênica espessada *(seta)* semelhante à anterior.

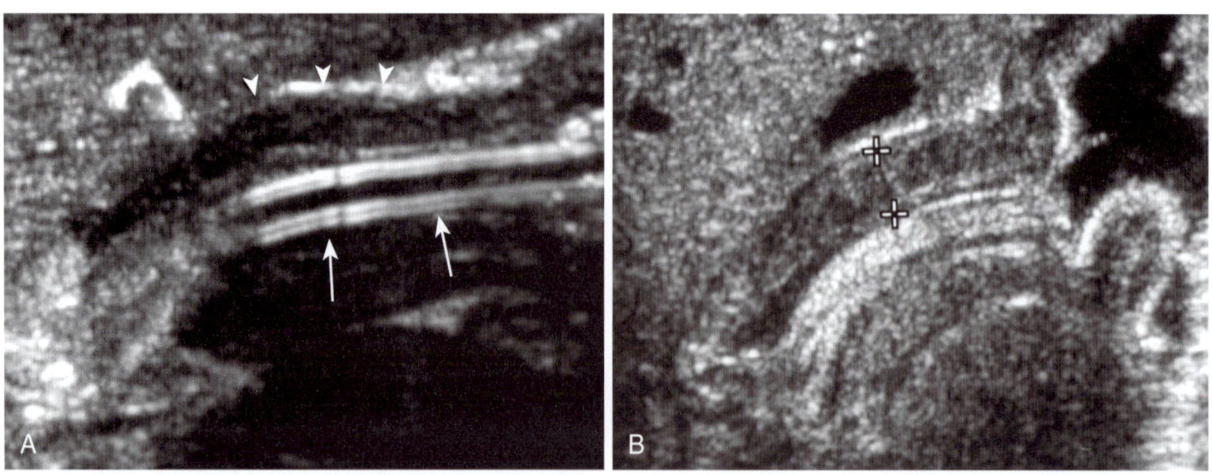

FIG. 53.6 Discreto espessamento do músculo do piloro evolui para estenose hipertrófica do piloro. **(A)** Imagem longitudinal em lactente com um tubo de alimentação duodenal *(setas)* mostra o canal pilórico contraído e o músculo do piloro com 2,3 mm de espessura *(pontas de seta)*. **(B)** Duas semanas depois, o músculo encontra-se hipertrofiado (4 mm).

Em alguns casos, o músculo pilórico encontra-se discretamente espessado, medindo de 2 a 3 mm.[7] Tais pacientes devem ser distinguidos daqueles com espessura muscular normal (< 2 mm), uma vez que alguns pacientes com hipertrofia muscular mínima podem, eventualmente, progredir para a estenose pilórica clássica. Em outros lactentes, o espessamento muscular mínimo se resolverá espontaneamente, porém tais pacientes devem ser acompanhados de perto com ultrassom até que o músculo regrida a uma espessura normal.

Armadilhas no Diagnóstico Ultrassonográfico

A ecogenicidade da musculatura pilórica varia de acordo com o ângulo com o qual o feixe de ultrassom cruza as fibras musculares. Durante a ultrassonografia da EHP, a musculatura hipertrofiada, quando visualizada no plano longitudinal médio, parece ecogênica e não hipoecogênica. Essa alteração da ecogenicidade é oriunda de um artefato denominado **efeito anisotrópico**, que ocorre aproximadamente nas posições 6 e 12 horas do músculo, nas quais o feixe de ultrassom é perpendicular às fibras musculares.[28] Com os atuais transdutores lineares de alta resolução, o aspecto ecogênico do músculo não diminui significativamente sua visibilidade (Fig. 53.9A). A posição do canal antropilórico pode se alterar durante o exame, especialmente se o estômago estiver superdistendido com o líquido. O antro distendido faz com que o piloro se torne mais posteriormente direcionado, dificultando o acompanhamento com o ultrassom. Nesses casos, o antro gástrico pode apresentar uma configuração quadrangular (Fig. 53.9B). Quando isso ocorre, o piloro pode ser localizado por meio de uma angulação cefálica do transdutor, ou pela visualização a partir de uma posição lateral no abdome.

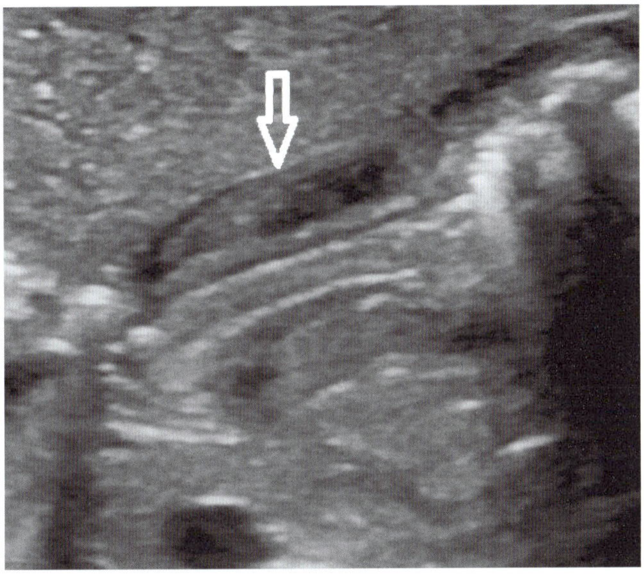

FIG. 53.7 Espessamento muscular após piloromiotomia. Observe o espessamento muscular persistente (*seta*) neste lactente, 21 dias após a cirurgia.

Armadilhas no Diagnóstico da Estenose Hipertrófica do Piloro (EHP)

- Musculatura ecogênica a 90 graus do feixe (efeito anisotrópico)
- Canal antropilórico posteriormente orientado (estômago hiperdistendido)
- EHP induzida por prostaglandinas (espessamento da mucosa, não muscular)
- Espessamento mínimo do músculo pilórico; pode progredir para EHP

Talvez a armadilha mais comum no diagnóstico ultrassonográfico da hipertrofia muscular do piloro seja a distensão inadequada do antro gástrico pelo líquido. Quando o antro está relativamente vazio, ele permanece contraído, e a camada muscular pode parecer falsamente espessada (Fig. 53.10). Quando, para esse estudo, foi administrado líquido por via oral, a manutenção do lactente em uma posição oblíqua posterior direita ajudou a garantir que o líquido distendesse completamente o antro. Apesar dessas armadilhas ocasionais, o diagnóstico ultrassonográfico é, em geral, direto.

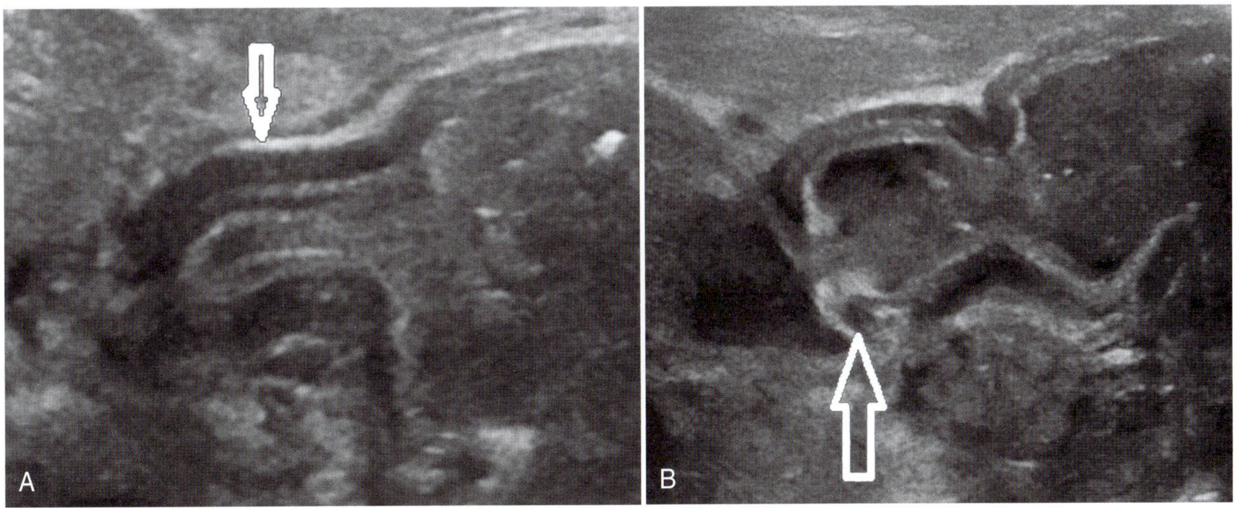

FIG. 53.8 Espasmo pilórico. (A) Neste lactente, o piloro permanece contraído no início do exame, causando aparência ligeiramente espessa do músculo (*seta*). **(B)** Após a ingestão de mais água e de um período prolongado de observação, o piloro relaxou, mostrando-se normal (*seta*).

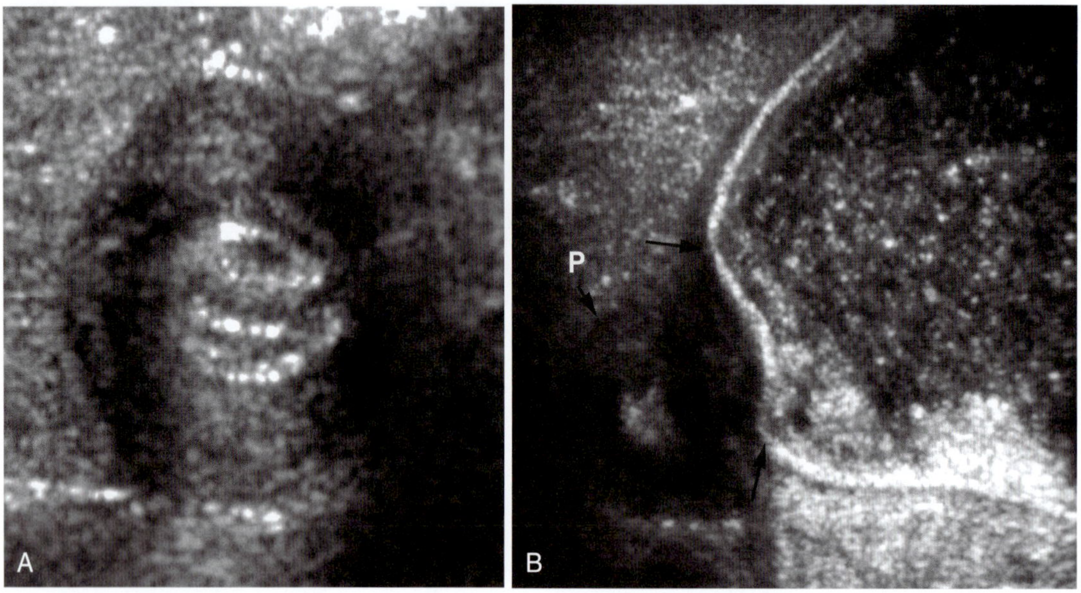

FIG. 53.9 Estenose hipertrófica do piloro. (A) Artefato de ecogenicidade nas posições de 6 e 12 horas (efeito anisotrópico). Imagem transversal através do piloro exibindo a musculatura espessada com ecogenicidade aumentada nas posições de 6 e 12 horas. **(B)** Artefato de canal deslocado posteriormente. Observe a aparência quadrangular do antro gástrico *(setas)*. O piloro *(P)* espessado é caracterizado parcialmente nesse plano de visualização.

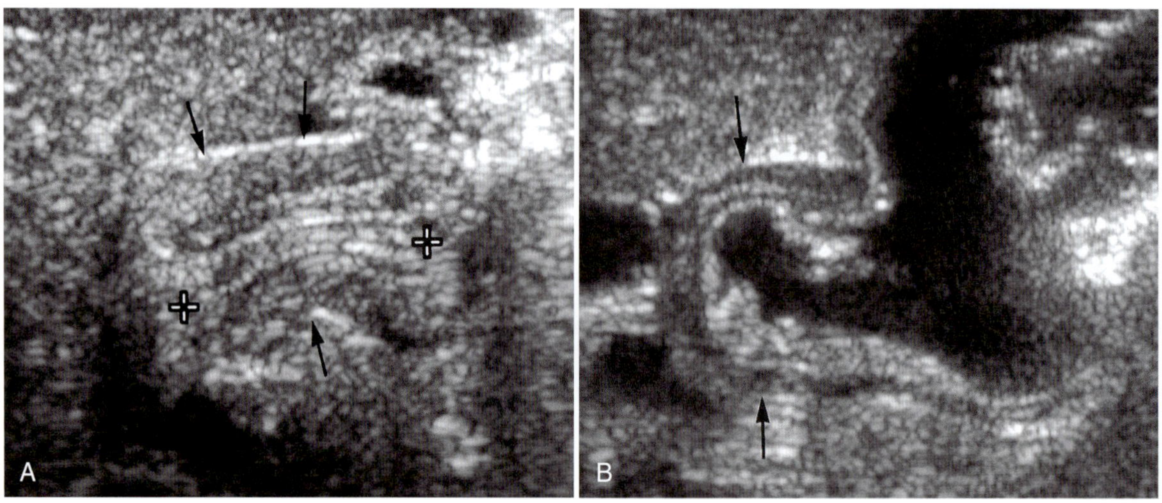

FIG. 53.10 Artefato do estômago vazio. (A) Antes da administração de líquido, o antro está contraído e a musculatura pilórica parece espessada *(setas)*. **(B)** Quando o líquido distende o antro, a espessura real, normal, do músculo é observada *(setas)*.

Membrana Gástrica

A membrana gástrica, ou antral, consiste em uma membrana congênita que se estende através do antro gástrico. Frequentemente, essas membranas se localizam a menos de 2 cm do piloro, sendo, portanto, normalmente visíveis ao exame ultrassonográfico. Membranas completas são consideradas uma forma de atresia gástrica, porém muitas são incompletas e causam graus variáveis de obstrução. À ultrassonografia, a membrana surge como uma faixa ecogênica através do antro gástrico distal (Fig. 53.11). Precauções devem ser tomadas na visualização dessas membranas no plano longitudinal médio verdadeiro, visto que, se uma membrana incompleta for vista na sua periferia, pode ser erroneamente confundida como completa.

Gastrite e Doença Ulcerosa

A úlcera péptica em pacientes pediátricos é provavelmente mais comum do que realmente é diagnosticado.[29] As **úlceras gástricas** são mais comuns que as duodenais nas crianças pequenas (idade média de 6,5 anos), e a infecção pelo ***Helicobacter pylori*** é menos prevalente nas úlceras gástricas do que nas duodenais.[29] A ultrassonografia não é particularmente útil nas úlceras duodenais, mas a doença inflamatória gástrica pode ser ultrassonograficamente visível. Os estudos radiográficos com bário frequentemente não revelam mais do que uma deformidade ou espasmo persistentes da região antropilórica. O ultrassom do estômago cheio de líquido permite a visualização direta da mucosa e da submucosa gástricas espessadas,[30] que frequentemente apresentam perda da definição

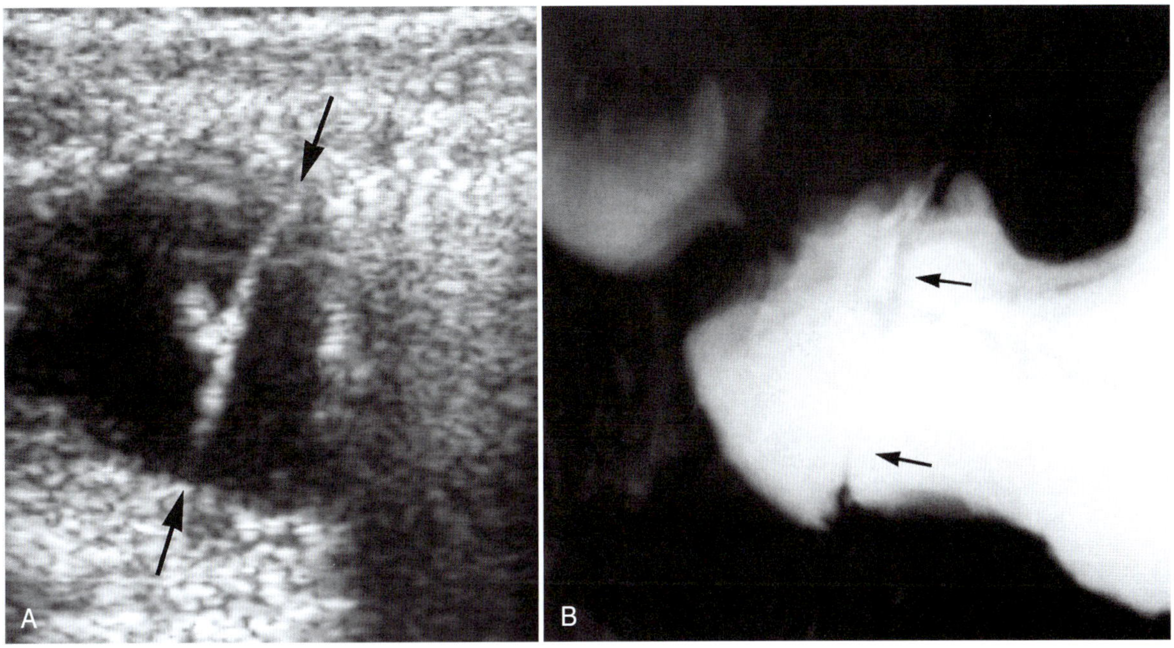

FIG. 53.11 Diafragma gástrico. (A) Observe a fina membrana *(setas)* cruzando o antro gástrico preenchido por líquido. **(B)** A mesma membrana vista durante uma SEED *(setas)*.

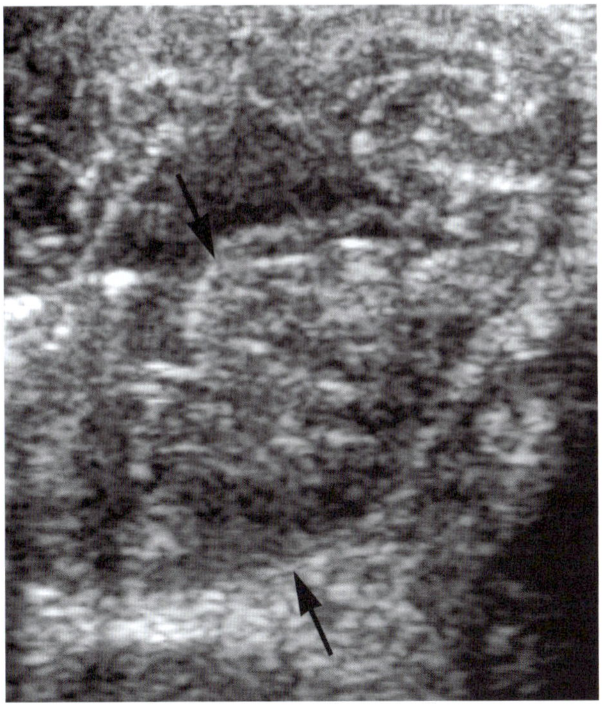

FIG. 53.12 Gastrite. Espessamento acentuado da mucosa gástrica *(setas)* é visível neste paciente transplantado imunossuprimido.

das camadas individuais da parede do estômago (Fig. 53.12). A própria cratera ulcerosa não é comumente visualizada ao exame ultrassonográfico. A ultrassonografia também pode ser utilizada para acompanhar a terapia, mostrando reestabelecimento das camadas parietais gástricas normais à medida que a úlcera cicatriza. O espessamento da mucosa gástrica não é um achado específico e pode ser observado em outras condições, tais como **gastrite eosinofílica, pseudotumor inflamatório,**[31] **doença granulomatosa crônica, doença de Ménétrier,**[32] **alergia ao leite** e **hiperplasia foveolar antral induzida por prostaglandinas.**[33,34] Esta última condição é autolimitada, podendo ser observada em lactentes assintomáticos.[35]

Bezoar

Os **lactobezoares** constituem a forma mais comum de bezoar nas crianças, ocorrendo predominantemente em lactentes que são alimentados com fórmulas de leite em pó inadequadamente preparadas. Nas crianças maiores, os **tricobezoares**, provocados pela ingestão de fios de cabelo, são mais comuns. Ambos podem ser facilmente identificados pela ultrassonografia, especialmente se forem administrados líquidos para melhor caracterização da massa. Os lactobezoares surgem como uma massa intraluminal sólida, heterogênea e ecogênica[36] (Fig. 53.13). Nos tricobezoares, o ar tende a ficar aprisionado entre e em torno dos fios de cabelo, o que provoca um característico arco de ecogenicidade que obscurece a massa, mas se amolda ao formato do estômago distendido. Distendendo o estômago com água e escaneando nas posições de decúbito e vertical, permite-se que o bezoar seja separado da parede gástrica, confirmando o diagnóstico[37] (Fig. 53.14). Os tricobezoares raramente podem levar à obstrução do intestino delgado nos casos em que o bezoar se estende para além do estômago, a assim denominada **síndrome de Rapunzel**, caracterizada por atingir grande parte do intestino delgado.[38]

Em caso de obstrução do intestino delgado, um bezoar proximal à obstrução exibe um **artefato cintilante**, uma sombra característica semelhante a um arco com forte sombreamento acústico posterior, enquanto o material fecal não exibe nem a sombra posterior nem o artefato cintilante. Os bezoares podem ser de difícil distinção do material fecal proximal a uma obstrução do intestino delgado por tomografia computadorizada (TC) [39]

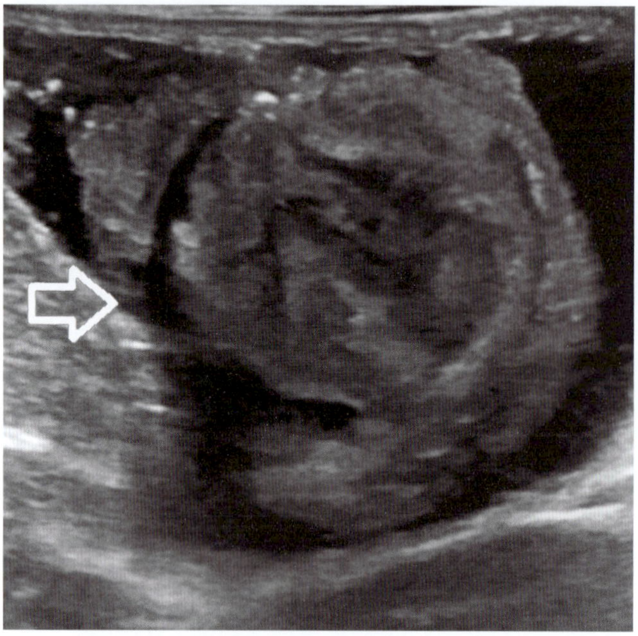

FIG. 53.13 Lactobezoar. Ultrassonografia longitudinal do estômago. Observe o preenchimento causado pelo lactobezoar em um estômago com líquido *(seta)*. A criança estava em jejum de 6 horas.

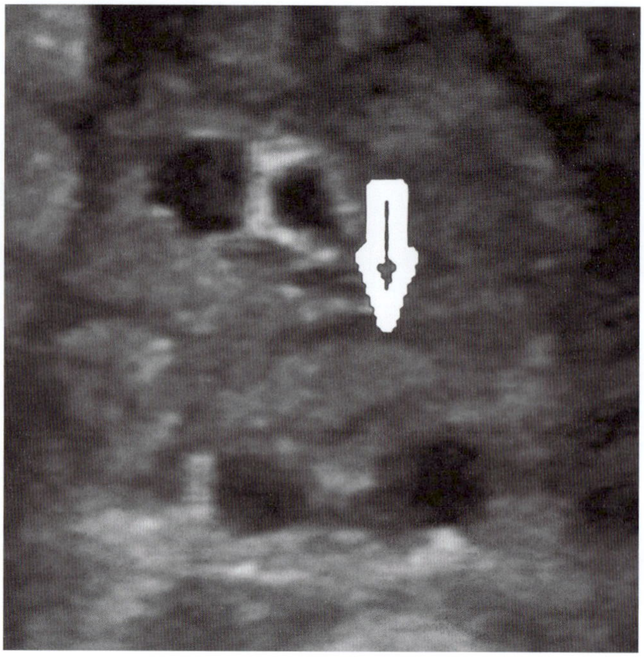

FIG. 53.15 Duodeno normal. A terceira porção do duodeno *(seta)* está visível, localizada entre a aorta e os vasos mesentéricos superiores.

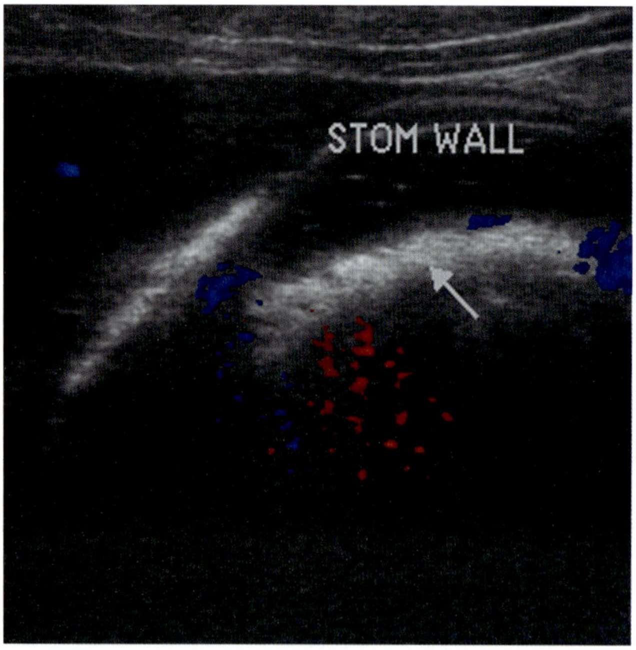

FIG. 53.14 Tricobezoar. O arco ecogênico é causado pelo ar aprisionado no interior da massa de fios de cabelo *(seta)*.

DUODENO E INTESTINO DELGADO

Anatomia Normal e Técnica

Normalmente, o gás intestinal impede a completa visualização ultrassonográfica do duodeno e do intestino delgado. Entretanto, se o estômago estiver repleto de líquido, frequentemente é possível identificar o bulbo duodenal, o duodeno descendente e a terceira porção de duodeno localizada entre a aorta e os vasos mesentéricos superiores (Fig. 53.15). Além disso, a compressão gradual do abdome com o transdutor durante o exame frequentemente estimula a movimentação do gás para outras áreas, possibilitando que as alças do intestino delgado previamente obscurecidas possam ser examinadas. As camadas mucosa, submucosa e muscular podem ser delineadas,[28] especialmente naquelas alças que contêm líquido (Fig. 53.16).

Obstrução Duodenal Congênita

A ultrassonografia pode, prontamente, identificar um duodeno obstruído, cheio de líquido e distendido, sendo frequentemente capaz de determinar o nível da obstrução. A obstrução duodenal completa no neonato é muitas vezes facilmente detectável ao exame radiográfico, e a ultrassonografia geralmente fornece pouca informação adicional útil. Todavia, em pacientes nos quais o estômago e o duodeno encontram-se cheios de líquidos, em vez de ar, o ultrassom pode ser muito proveitoso.

A obstrução duodenal proximal, que resulta no clássico sinal da dupla bolha, ocorre na presença de **atresia duodenal**, com ou sem pâncreas anular associado (Fig. 53.17). Os achados da radiografia simples normalmente são diagnósticos, exibindo duas bolhas cheias de ar que representam o estômago dilatado e o duodeno proximal. Achados semelhantes podem ser observados em **estenose duodenal grave** e em **diafragmas ou membranas duodenais**. Habitualmente, a ultrassonografia não é necessária para a identificação das obstruções dessa porção do duodeno. Todavia, quando a atresia duodenal está associada à atresia esofágica, o ar não alcança o estômago e o duodeno, tornando o diagnóstico radiológico mais difícil. Nesses neonatos, a ultrassonografia é diagnóstica, por meio da demonstração do bulbo duodenal, estômago e esôfago distal bem distendidos e repletos de líquido.[40,41]

A ultrassonografia tem sido utilizada para o diagnóstico de **má rotação intestinal com volvo de intestino médio** em lactente com vômitos biliares, embora a SEED fluoroscópica permaneça como o padrão-ouro. Se for realizada uma US de

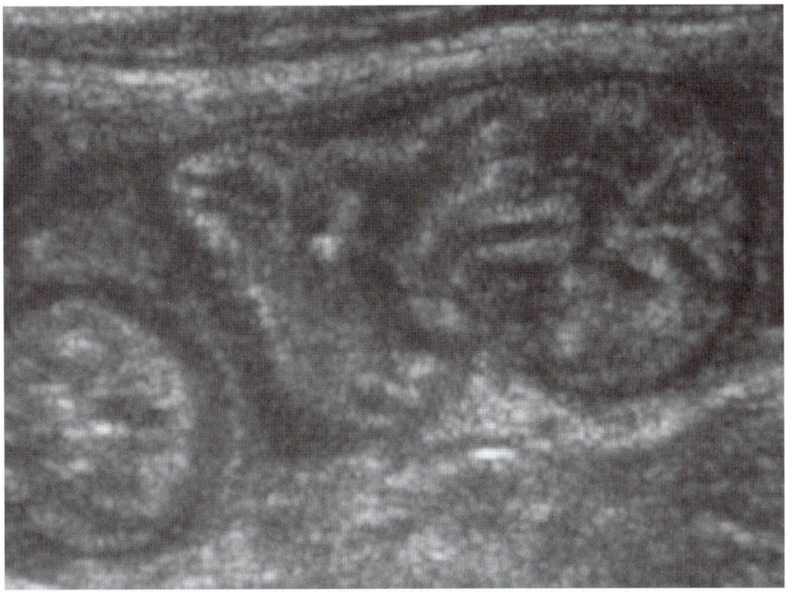

FIG. 53.16 Intestino delgado normal. As imagens ultrassonográficas de alta frequência mostram as diferentes camadas finas das alças intestinais normais.

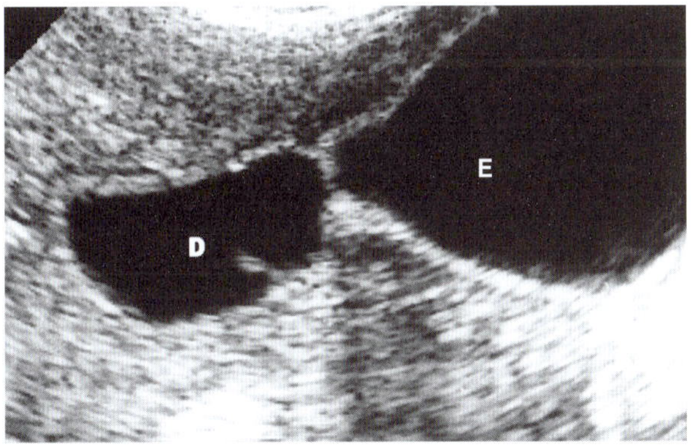

FIG. 53.17 Atresia duodenal. A presença do bulbo duodenal *(D)* e do estômago *(E)* acentuadamente distendidos constitui o sinal ultrassonográfico da "dupla bolha".

paciente com volvo, verifica-se um vigoroso peristaltismo da alça em C do duodeno, que está obstruída e dilatada (Fig. 53.18), além do estreitamento característico da extremidade distal retorcida.[42] O Doppler colorido mostra o **sinal do "redemoinho"**, caracterizado pelas veias mesentéricas torcidas dispostas ao redor da artéria mesentérica superior (AMS) (Fig. 53.19). A obstrução originária das **bandas peritoneais (de Ladd)**, que também acompanha as anomalias rotacionais do intestino, pode apresentar aspecto idêntico. Além desses achados, uma posição anormal da veia mesentéria superior (VMS) e da AMS pode ser vista nos pacientes com má rotação intestinal, com ou sem volvo (Fig. 53.20). A falha na rotação embriológica normal do intestino deixa a VMS em posição anterior ou à esquerda da AMS,[43,44] em oposição à sua posição normal à direita da artéria. Embora este achado não esteja sempre presente no volvo,[45] deve-se observar a relação desses vasos em qualquer criança que esteja sendo submetida à ultrassonografia para a avaliação de vômitos. Além disso, a documentação da posição normal da terceira porção do duodeno posterior em relação à AMS e da sua posição anterior à aorta pode ser usada para excluir a má rotação intestinal. Com a prática, a análise da imagem se torna mais fácil.[46,47] Embora esses achados sejam valiosos na sugestão do diagnóstico, a ausência deles não exclui a má-rotação ou o volvo.[48]

A última causa de obstrução duodenal distal é a **membrana duodenal**, que se alonga em **configuração de uma biruta** (Fig. 53.21). Nessa condição, a extremidade distal do duodeno obstruído apresentará formato arredondado,[49] ao contrário da extremidade progressivamente afilada, mais frequentemente observada no volvo de intestino médio.

Hematoma Duodenal

O hematoma duodenal é uma complicação comum do trauma abdominal fechado em crianças, incluindo as que apresentam a síndrome da criança espancada. A ultrassonografia pode mostrar o duodeno dilatado, obstruído, e, mais especificamente, pode revelar evidências de um hematoma intramural[50-52] (Fig. 53.22). A hemorragia intramural provoca, inicialmente, o espessamento ecogênico da parede duodenal, mas, com o passar do tempo, o hematoma sofre liquefação e a parede espessada se torna hipoecogênica. Hematomas semelhantes podem ocorrer na **púrpura de Henoch-Schönlein**.[53]

Obstrução do Intestino Delgado

O diagnóstico da obstrução do intestino delgado geralmente é realizado através de radiografias simples. Às vezes, porém, a ultrassonografia pode ser utilizada para auxiliar na determinação do local ou da causa dessa obstrução. Em casos de obstrução mecânica do intestino delgado, as alças cheias de líquidos, dilatadas e hiperperistálticas, proximais à obstrução, normalmente estão nitidamente visíveis à ultrassonografia (Fig. 53.23). Da mesma forma, é possível avaliar ambos os quadrantes inferiores do intestino delgado em uma tentativa de verificar o nível de obstrução e também para determinar a causa da obstrução, caso estejam presentes lesões como cistos de duplicação, intussuscepção do intestino delgado ou até mesmo coleções entre as alças intestinais decorrentes de um apêndice perfurado.

Em neonatos portadores de causas congênitas de obstrução do intestino delgado (p. ex., atresia ileal, íleo meconial), a perfuração intestinal pré-natal pode ocorrer, liberando quantidades variáveis de mecônio para o interior da cavidade peritoneal. Em alguns desses fetos, a perfuração se resolve *in utero*, de modo que os únicos indícios que permanecem após o nascimento são calcificações esparsas na cavidade peritoneal. Em pacientes nos quais quantidades maiores

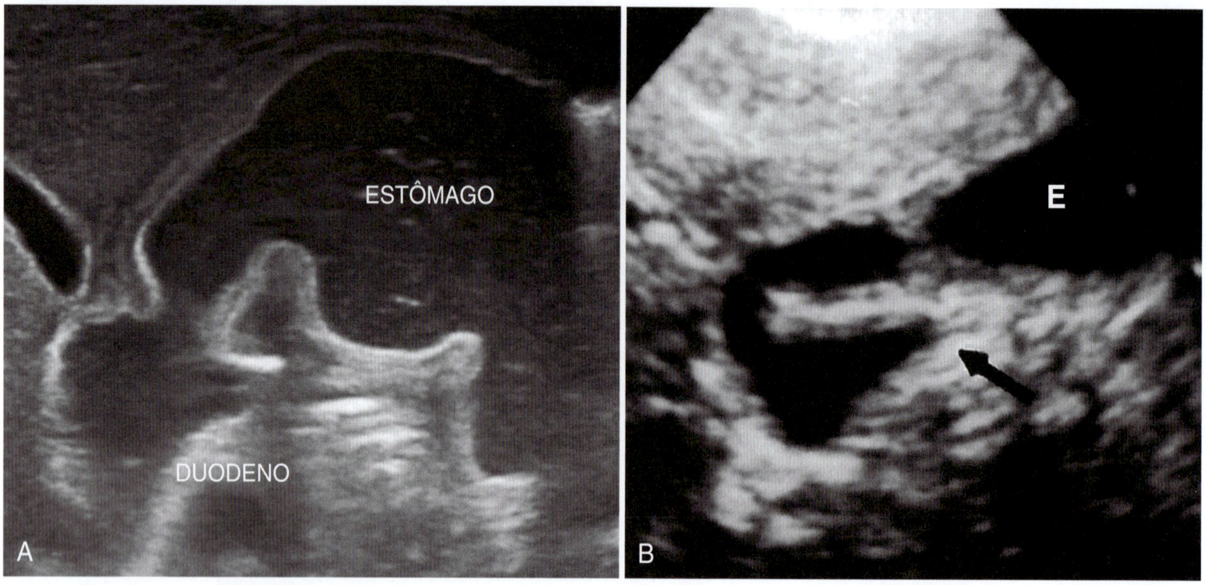

FIG. 53.18 Volvo de intestino médio. (A) O piloro é amplamente patente e o duodeno proximal está dilatado e mostra peristaltismo vigoroso. O ponto de obstrução não é claramente visível nesse paciente. **(B)** Em uma criança diferente, a atividade peristáltica vigorosa não consegue esvaziar o duodeno e a sua terceira porção apresenta **deformidade em bico** *(seta)*. *E*, Estômago.

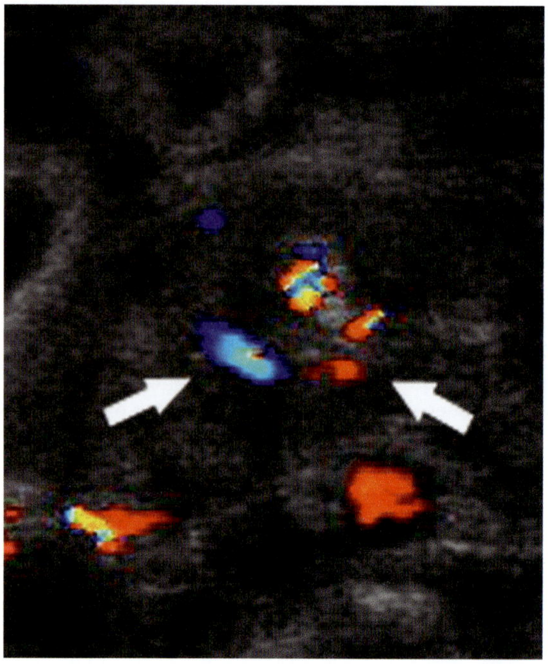

FIG. 53.19 Volvo de intestino médio: sinal do "redemoinho". Doppler colorido mostra um **redemoinho** de vasos no sentido horário *(setas)* ao redor de um volvo.

de mecônio extravasaram, ou naqueles em que um extravasamento ativo permanece após o parto, massas císticas podem ser encontradas na cavidade peritoneal, dando origem ao termo **peritonite meconial cística.** Ultrassonograficamente, essas estruturas exibem tamanho variável e são muito bem-definidas, muitas vezes com fluidos císticos bastante heterogêneos.[54,55] As calcificações altamente ecogênicas também podem ser encontradas ao exame ultrassonográfico (Fig. 53.24). Líquido ascítico ecogênico também pode estar presente após perfuração, tanto *in utero* como após o nascimento.

A obstrução do intestino delgado causada por **hematomas intestinais** geralmente ocorre como resultado da **púrpura de Henoch-Schönlein, trauma abdominal fechado ou coagulopatias.** Em qualquer dessas condições, a hemorragia parietal pode ser detectada ultrassonograficamente, assim como áreas assimétricas ou circulares de espessamento da parede intestinal, que podem variar, em sua textura, de ecogênicas a hipoecogênicas.[53]

Intussuscepção

A intussuscepção é a causa mais comum de obstrução de intestino delgado em crianças entre as idades de 6 meses a 4 anos. Os achados clínicos clássicos incluem dor abdominal intermitente, em cólicas, vômitos, massa abdominal palpável e fezes em "geleia de framboesa". Os pacientes com esses sintomas característicos provavelmente não exigem diagnóstico ultrassonográfico antes de uma tentativa de redução por enema. Muitas dessas características clínicas estão presentes em crianças pequenas com dor abdominal por outros motivos, do mesmo modo que algumas crianças com intussuscepção não exibem todas as características clássicas. Nesses pacientes, a ultrassonografia pode auxiliar na confirmação ou exclusão do diagnóstico de intussuscepção. Tanto a sensibilidade quanto a especificidade do diagnóstico ultrassonográfico dessa condição equivalem a praticamente 100%.[56-60] Se uma intussuscepção não for ultrassonograficamente demonstrada, o procedimento de enema não é necessário, a menos que a suspeita clínica seja forte. Em alguns casos, diagnósticos falso-positivos podem ocorrer, tais como naqueles que causam um espessamento da parede intestinal[61] (Fig. 53.25).

Sinais de Intussuscepção na Ultrassonografia

- Massa hipoecogênica oval
  - Pseudorrim ou sinal da rosca
- Halo hipoecoico com ecogenicidade central
- Múltiplas camadas e anéis concêntricos
- Pequeno volume de líquido peritoneal
- Grande volume de líquido peritoneal sugere perfuração, principalmente ascite ecogênica

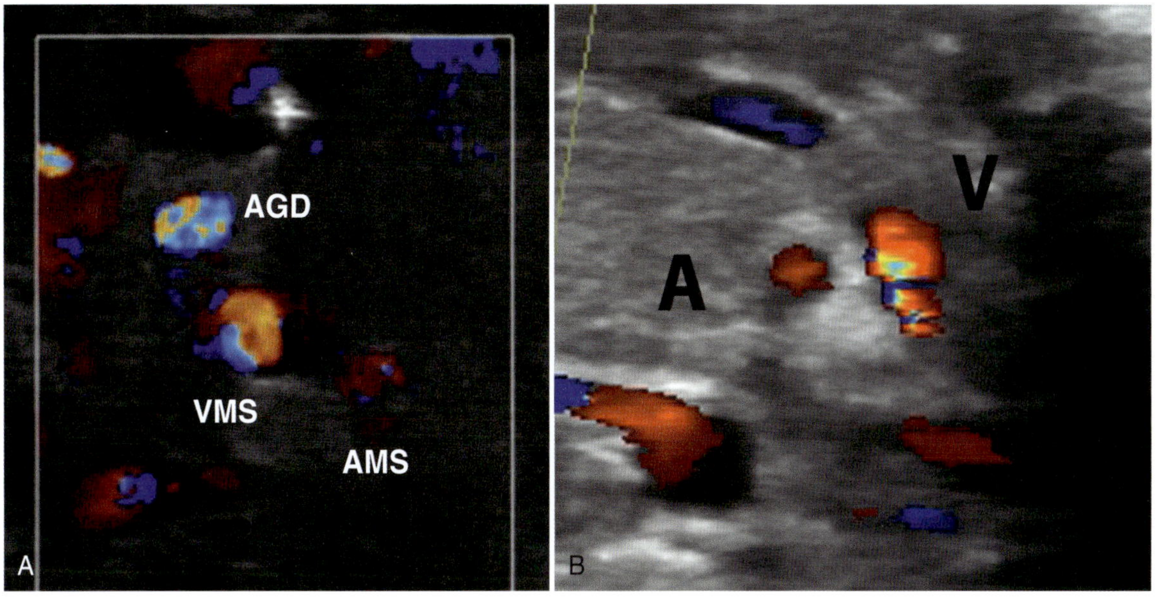

FIG. 53.20 Volvo de intestino médio: relação alterada dos vasos mesentéricos. (A) Relação normal da artéria mesentérica superior *(AMS)* e da veia mesentérica superior *(VMS)*. *AGD*, Artéria gastroduodenal. **(B)** Má rotação intestinal e volvo de intestino médio; a veia *(V)* se localiza à esquerda da artéria *(A)*.

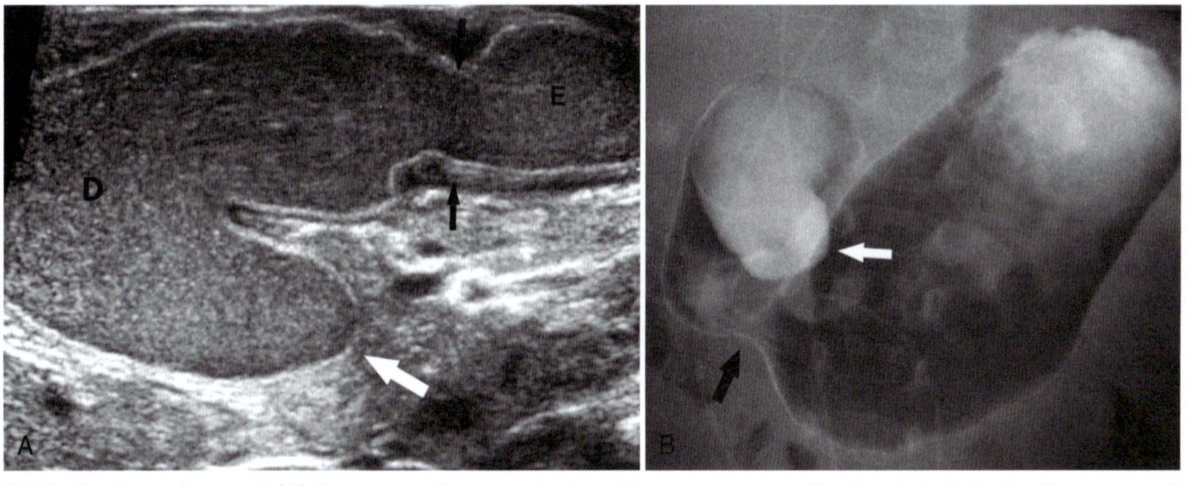

FIG. 53.21 Membrana duodenal. (A) Ultrassonografia mostra duodeno *(D)* acentuadamente dilatado e cheio de líquido. Observe a configuração arredondada no ponto de obstrução no duodeno *(seta branca)* e o piloro amplamente pérvio *(setas pretas)*. *E*, Estômago. **(B)** SEED mostra achados semelhantes, como a extremidade arredondada do duodeno *(seta branca)*. *Seta preta*, piloro.

A ultrassonografia em casos de suspeita de intussuscepção é mais bem realizada com um transdutor convexo ou linear de 5 a 10 MHz. A intussuscepção surge como uma massa oval, hipoecogênica, com ecos centrais brilhantes nas imagens longitudinais (i.e., **pseudorrim**) e como uma **rosca hipoecogênica** ou mesmo **em configuração de alvo com ecos centrais ecogênicos.**[62-64] O halo hipoecoico representa a parede edemaciada das alças intestinais invaginadas (*intussusceptum*), e o eco central representa o mesentério, a mucosa e o conteúdo intestinal comprimidos. Transdutores lineares mostram a invaginação com maior clareza: múltiplas camadas de anéis concêntricos que representam a parede intestinal e o mesentério e até mesmo linfonodos que foram deslocados na direção da intussuscepção[65,66] (Fig. 53.26D). Em alguns casos, também se observa líquido anecogênico, aprisionado no interior da cabeça da intussuscepção parcialmente comprimida. Raramente, o ponto inicial desencadeante (*lead point*) de uma intussuscepção pode ser identificado no interior da invaginação (Fig. 53.27).

Uma vez que uma intussuscepção tenha sido documentada pela ultrassonografia, o paciente geralmente é submetido a uma redução não cirúrgica, a menos que evidências clínicas ou radiográficas de perfuração sejam encontradas. Atualmente, a redução com ar é o método mais difundido de tratamento, embora a redução hidrostática empregando contraste hidrossolúvel permaneça uma alternativa viável. A **redução hidrostática guiada por ultrassom** foi sugerida como método alternativo para evitar a radiação ionizante dos exames fluoroscópicos de rotina.[67-70] A ultrassonografia pode ser igualmente empregada para identificar a intussuscepção íleo-ileal que, às vezes, persiste após a redução hidrostática bem-sucedida da porção ileocólica de uma intussuscepção. A **intussuscepção recorrente** ocorre em

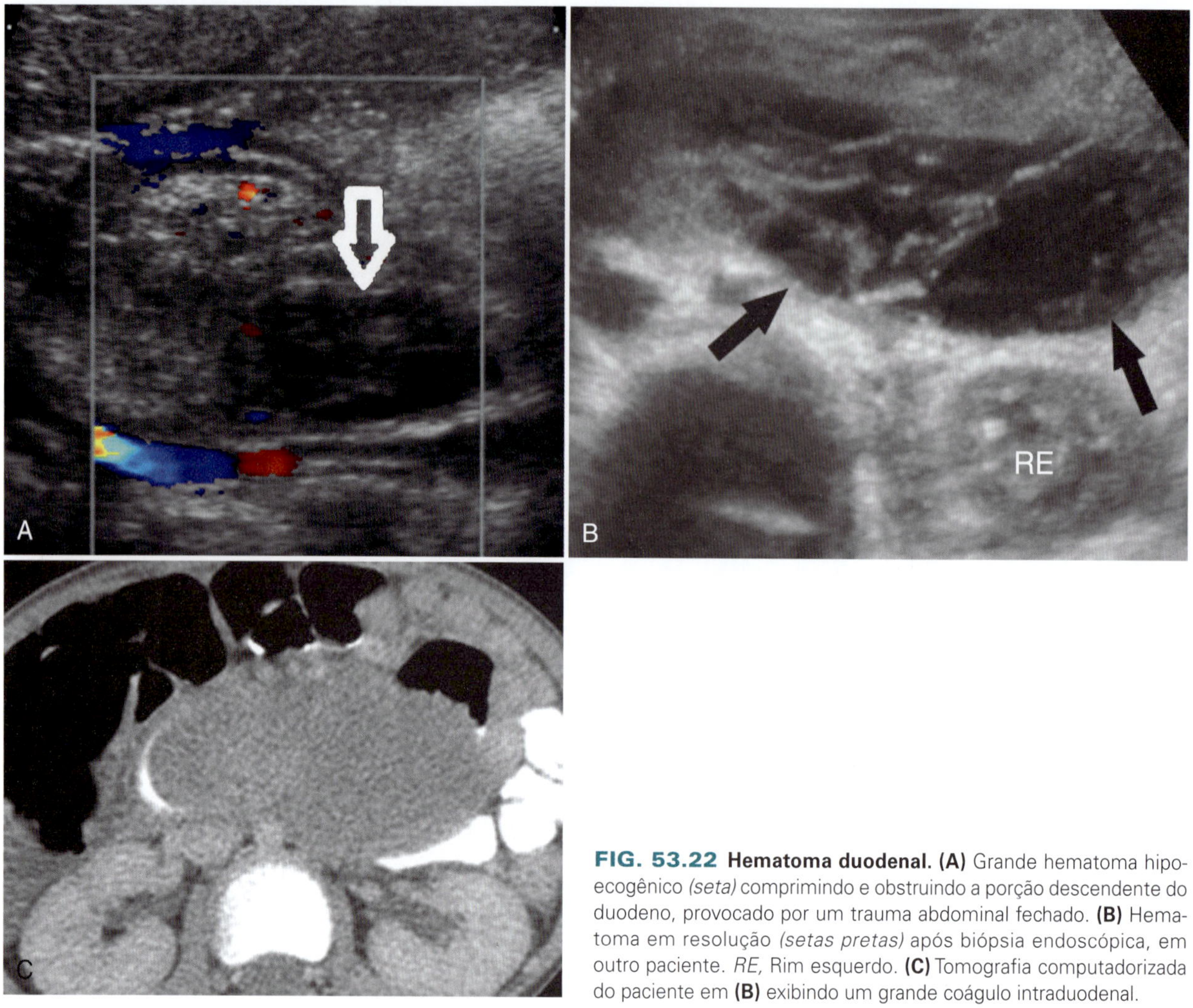

FIG. 53.22 Hematoma duodenal. (A) Grande hematoma hipoecogênico *(seta)* comprimindo e obstruindo a porção descendente do duodeno, provocado por um trauma abdominal fechado. **(B)** Hematoma em resolução *(setas pretas)* após biópsia endoscópica, em outro paciente. *RE,* Rim esquerdo. **(C)** Tomografia computadorizada do paciente em **(B)** exibindo um grande coágulo intraduodenal.

aproximadamente 4% a 10% dos casos e, portanto, a ultrassonografia é o exame indicado para crianças com sintomas recorrentes, após redução bem-sucedida por enema. A intussuscepção do intestino delgado é menos comum em crianças, mas pode ocorrer quando pontos iniciais desencadeantes de invaginação, como **pólipos** ou um **divertículo de Meckel,** estiverem presentes, ou ocorrer como uma complicação pós-operatória de grandes cirurgias abdominais[71] (Fig. 53.28). Os exames de enema não são úteis no diagnóstico ou tratamento das intussuscepções restritas ao intestino delgado, mas a ultrassonografia pode identificar facilmente a anomalia na maioria dos casos.[64]

A **redução espontânea** da intussuscepção é um fenômeno bem conhecido que foi ultrassonograficamente documentado. Nesses pacientes, quando os sintomas melhoram entre a definição do diagnóstico e o início do procedimento de redução, a ultrassonografia pode confirmar a redução da intussuscepção e poupar o paciente de um procedimento desnecessário com enema.[72] A **intussuscepção transitória do intestino delgado** é uma ocorrência comum, especialmente em pacientes com hiperperistaltismo. Essas intussuscepções geralmente não estão associadas a edema significativo das alças envolvidas e, consequentemente, o halo periférico da intussuscepção parece mais fino e mais ecogênico do que nas intussuscepções impactadas.[73,74] O paciente normalmente encontra-se assintomático e, em geral, com um pouco de paciência, a resolução espontânea da intussuscepção pode ser observada à ultrassonografia. A intussuscepção do intestino delgado associada a sondas de alimentação gastrojejunais também pode ser ultrassonograficamente identificada.[75]

A única contraindicação absoluta para a redução não cirúrgica de uma intussuscepção é a evidência radiográfica de ruptura (ar livre intraperitoneal ou uma grande quantidade de ascite complexa) ou de sinais clínicos de peritonite. Uma pequena quantidade de líquido peritoneal livre é normalmente observada durante a ultrassonografia de pacientes com intussuscepção, mesmo na ausência de perfuração.[76,77] Logo, uma pequena quantidade de ascite não constitui uma contraindicação à redução não cirúrgica. Contudo, se um grande volume de ascite for encontrado, uma possível perfuração deve ser considerada.

Pesquisadores tentaram correlacionar algumas características ultrassonográficas da intussuscepção com a subsequente capacidade em reduzi-las por meios não cirúrgicos. Certos achados, tais como espessamento do halo periférico superior a 1 cm, grandes volumes de líquido aprisionado no seu interior e linfonodos maiores que 1 cm no interior da intussuscepção, demonstraram alguma correlação com o baixo sucesso na redução com enema.[66,78] A avaliação do fluxo vascular da alça invaginada com o uso do Doppler colorido tem sido empregada para identificar pacientes com isquemia intestinal significativa e que apresentam maior

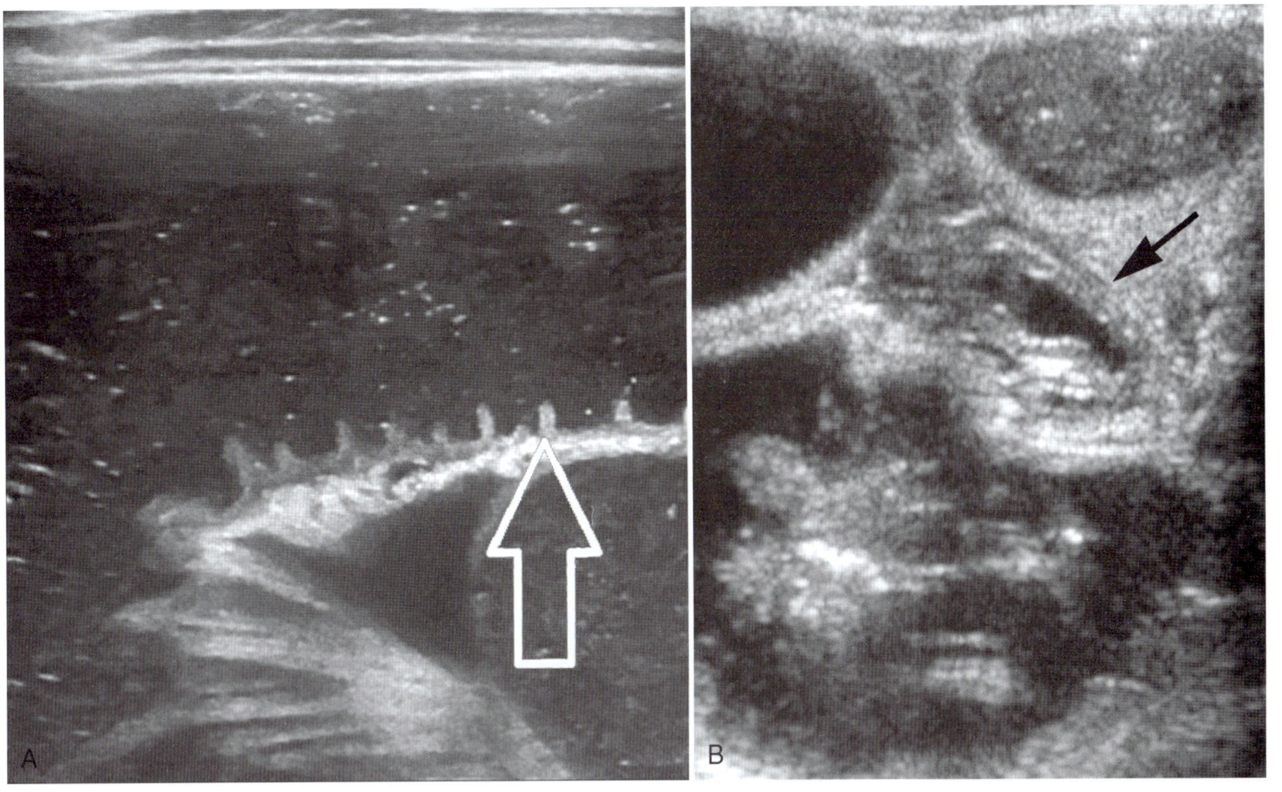

FIG. 53.23 Obstrução do intestino delgado. (A) O intestino delgado dilatado e obstruído é claramente visível ao exame ultrassonográfico. Observe as dobras da mucosa, muito próximas, típicas do intestino delgado *(seta)*. **(B)** Outra criança com as alças do intestino delgado dilatadas, cheias de líquido e obstruídas que circundam um pequeno divertículo tubular *(seta)*.

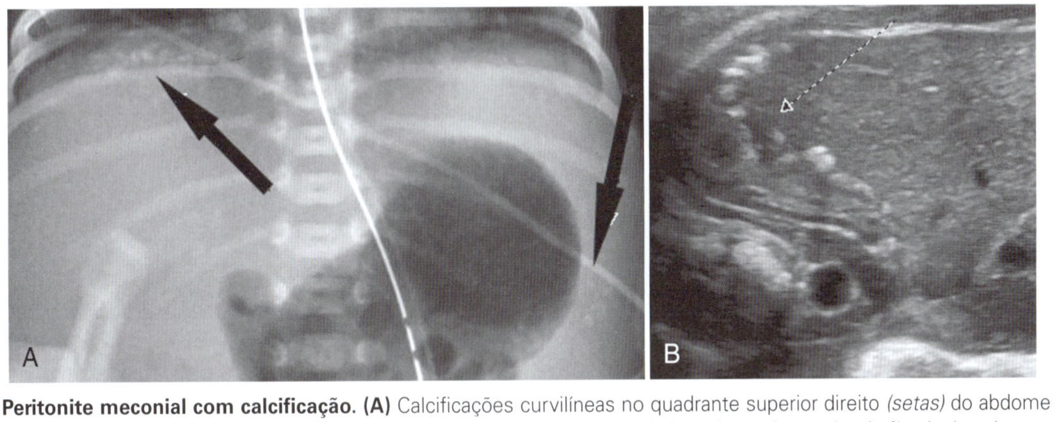

FIG. 53.24 Peritonite meconial com calcificação. (A) Calcificações curvilíneas no quadrante superior direito *(setas)* do abdome distendido de um neonato. **(B)** A ultrassonografia revelou calcificações ecogênicas revestindo a superfície peritoneal ao redor do fígado *(seta)*.

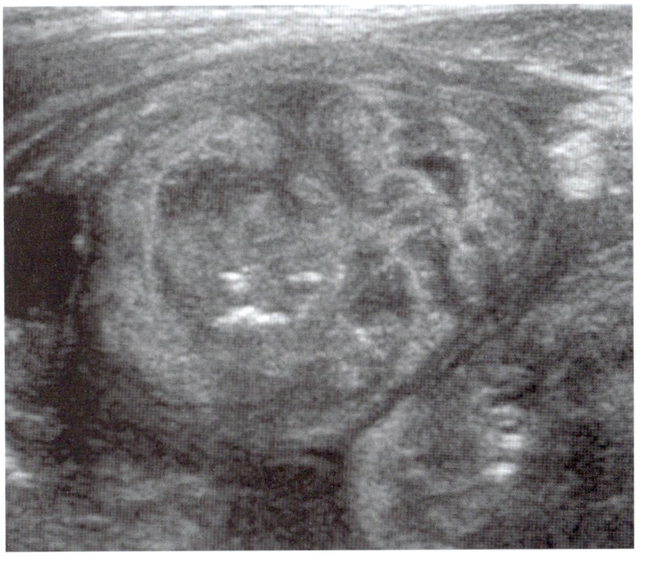

FIG. 53.25 Intussuscepção falso-positiva. Alças espessadas do intestino delgado decorrentes de uma apendicite perfurada adjacente se assemelham a uma intussuscepção.

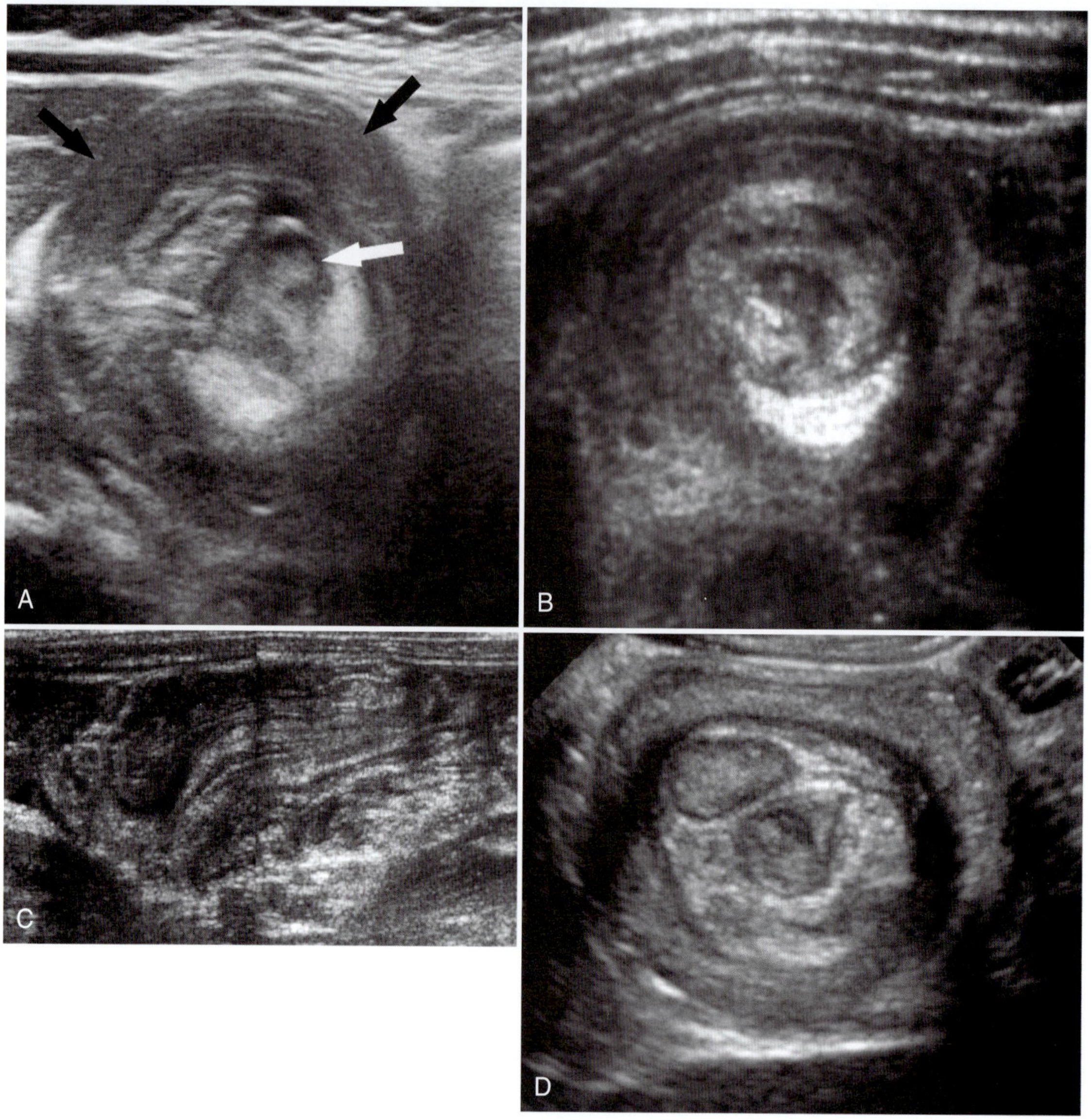

FIG. 53.26 Intussuscepção ileocólica. (A) Transdutores lineares mostram claramente os anéis concêntricos da intussuscepção edemaciada *(setas pretas)* com gordura ecogênica, linfonodos mesentéricos *(setas brancas)* e um pequeno volume de líquido aprisionado no centro. **(B)** Intussuscepção exibindo anéis intestinais concêntricos dentro do intestino. **(C)** Imagem longitudinal da intussuscepção. **(D)** Em outro paciente, uma imagem transversal mostra a intussuscepção ileocólica com vários linfonodos deslocados para dentro da intussuscepção.

risco de perfuração durante a tentativa de redução não cirúrgica[79,80] (Fig. 53.29). Embora tais achados possam indicar uma redução mais difícil com enema ou um aumento do risco de perfuração, nenhum deles é considerado contraindicação para os procedimentos de redução não cirúrgica.

CÓLON

Anatomia Normal e Técnica

A avaliação ultrassonográfica do cólon pode ser comprometida pela presença de gás e excesso de material fecal. Entretanto, na maioria dos pacientes, as haustrações características nas múltiplas camadas da parede do cólon ascendente podem ser facilmente identificadas (Fig. 53.30). Quando existe um espessamento parietal patológico, a ultrassonografia pode ser utilizada para avaliar o grau e a distribuição do espessamento da parede do cólon ascendente e descendente e do reto, enquanto o cólon transverso pode ser de difícil avaliação por causa do gás intestinal. Há relatos de que certos padrões de inflamação e estratificação mural auxiliam no diagnóstico de colite; a **colite pseudomembranosa** é de fácil diagnóstico devido a sua distribuição pancolônica típica[81] (Fig. 53.30B). Alguns autores defendem a compressão gradual para avaliação ultrassonográfica dos pólipos do cólon, embora esta possa representar um desafio.[82]

Ânus Ectópico ou Imperfurado

Em neonatos, a ultrassonografia também pode ser utilizada para estudar o ânus ectópico ou imperfurado.[83-85] Nos pacientes com ânus ectópico ou imperfurado, é importante determinar o local que a extremidade distal do intestino posterior termina. Armadilhas bem conhecidas na tentativa de realizar esse diagnóstico por

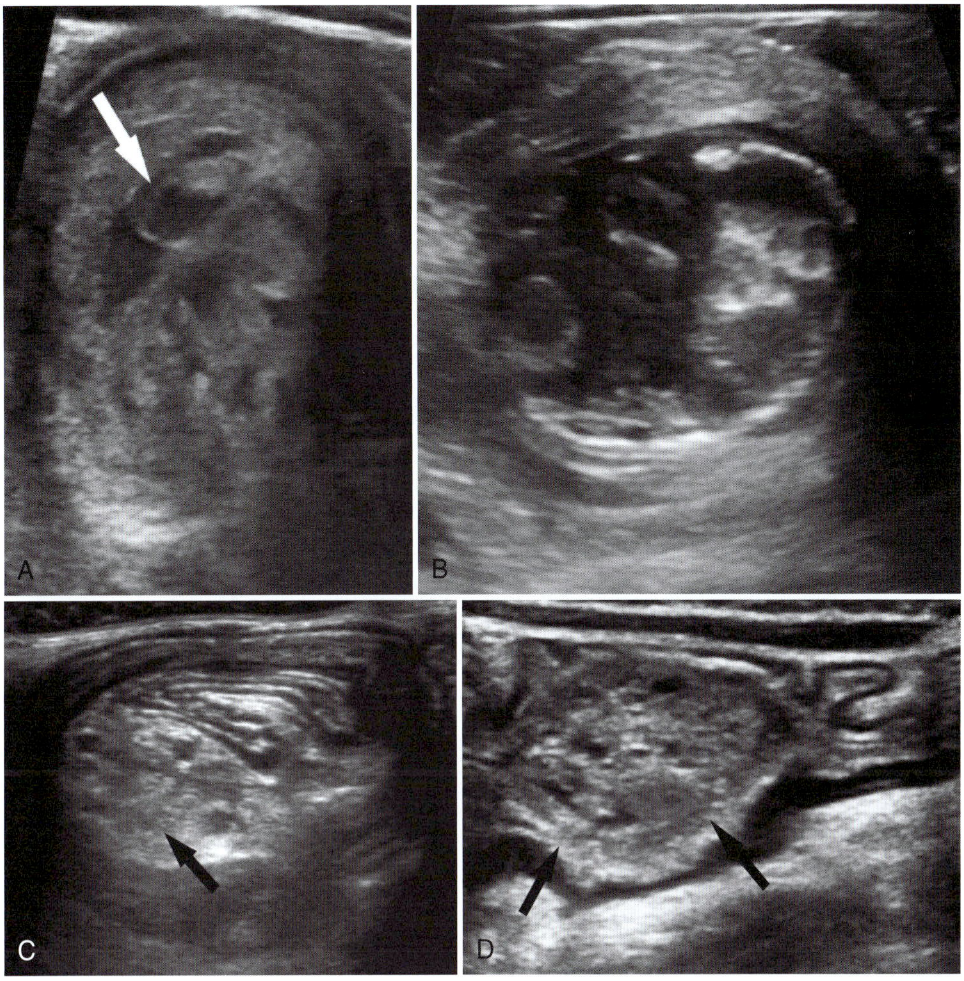

FIG. 53.27 Intussuscepção ileocólica com ponto inicial desencadeante (*lead point*). **(A)** Uma pequena estrutura preenchida por líquido no interior desta intussuscepção *(seta)* representa o divertículo de Meckel encontrado na cirurgia. **(B)** Intussuscepção com uma massa interna que representa o linfoma de Burkitt. **(C)** Outro paciente com intussuscepção causada por um pólipo juvenil. A massa é de difícil visualização dentro da intussuscepção *(seta)*. **(D)** Mesmo paciente de **(C)**. O pólipo é facilmente visualizado após a redução da intussuscepção *(setas)*. (**C** e **D** cortesia de Clara Neira, MD.)

meio das radiografias simples incluem as imagens em perfil com a criança em posição invertida. Radiologicamente, o cólon pode aparentemente terminar em uma posição mais alta, se a coluna de ar não progredir até o seu segmento terminal por causa do mecônio impactado. Ânus imperfurado no neonato pode ser avaliado ultrassonograficamente através de uma abordagem perineal. Ânus imperfurado baixo passa pelo complexo muscular elevador do ânus e é tratado com anoplastia transperineal. Ânus imperfurado intermediário e alto são supraelevadores e tratados com colostomia de desvio inicial. As imagens com transdutores de alta resolução, por via transperineal sagital na linha média, fornecem excelentes detalhes da parede da bolsa retal distal. O local exato da fístula também pode ser visualizado em algumas imagens ultrassonográficas (Fig. 53.31). O estudo não deve ser realizado em lactente chorando porque o aumento da pressão abdominal move a bolsa retal em direção à superfície perineal. Haber et al. utilizaram uma distância de 15 mm da superfície cutânea ao fundo de saco do intestino posterior e alcançaram sensibilidade e especificidade de 100% e 86%, respectivamente, na distinção do ânus imperfurado alto e intermediário e descobriram que, na ausência de uma fístula anocutânea e com uma distância entre a superfície cutânea e o fundo de saco do intestino posterior maior que 15 mm, os diagnósticos de ânus imperfurado intermediário ou alto podem ser definidos.[83]

DOENÇA INFLAMATÓRIA INTESTINAL

A ultrassonografia e a ressonância magnética (RM) vêm sendo frequentemente utilizadas na avaliação de distúrbios GI no paciente pediátrico, concomitante a certo desuso da TC em virtude da exposição à radiação ionizante associada. Os transdutores lineares de alta resolução permitem avaliação direta e detalhada da parede intestinal, mostrando até cinco camadas diferentes na parede do intestino normal. Os transdutores de baixa frequência podem ser utilizados para avaliar edema mesentérico ou coleções de abscesso. O contraste ultrassonográfico endovenoso de microbolhas aumentou a capacidade do ultrassom de avaliar condições inflamatórias, especialmente na avaliação e no acompanhamento da terapia na doença de Crohn. O espessamento da parede é inespecífico[86] e pode ser observado em uma diversidade de condições inflamatórias, que incluem doença de

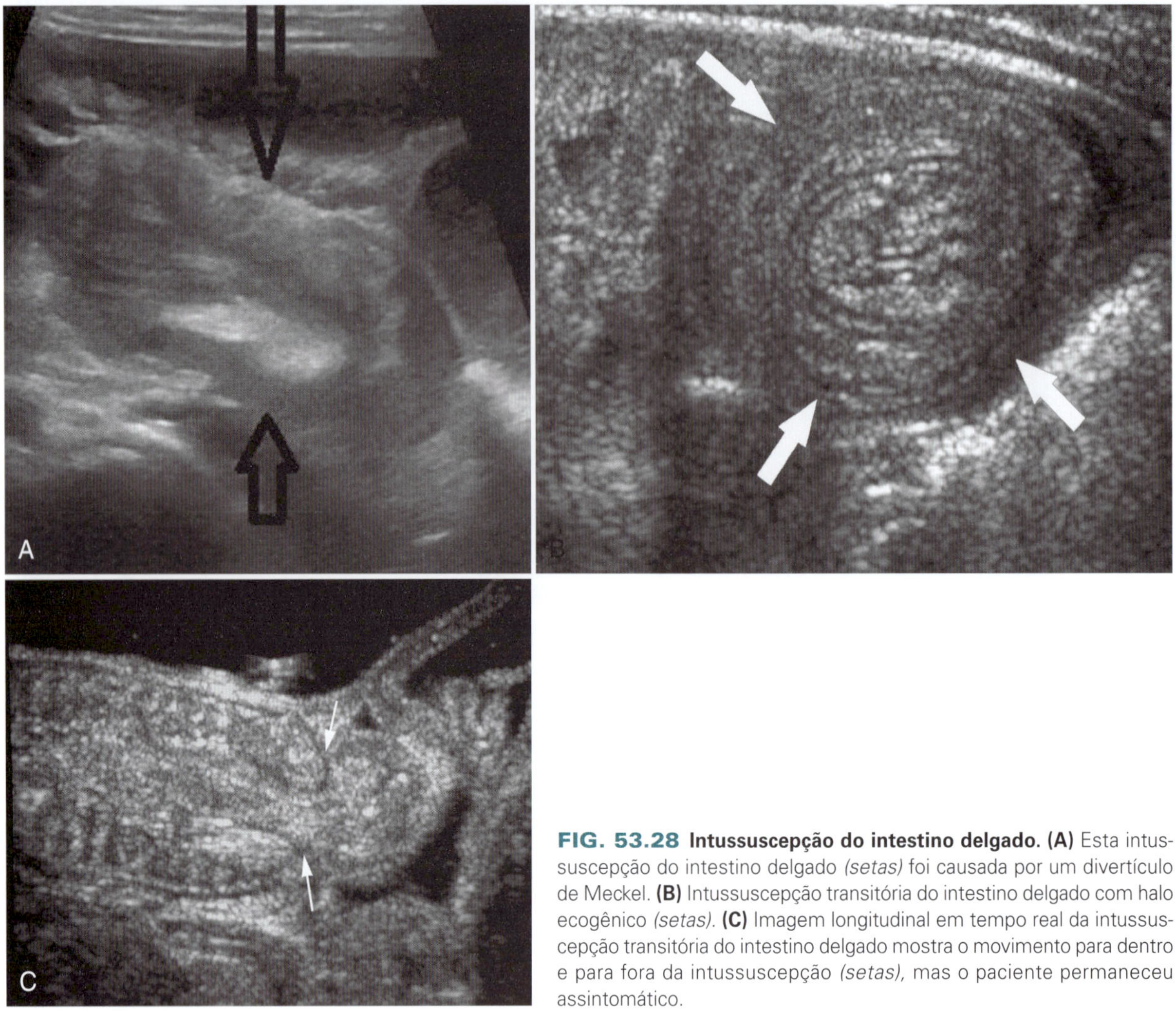

FIG. 53.28 Intussuscepção do intestino delgado. (A) Esta intussuscepção do intestino delgado *(setas)* foi causada por um divertículo de Meckel. **(B)** Intussuscepção transitória do intestino delgado com halo ecogênico *(setas)*. **(C)** Imagem longitudinal em tempo real da intussuscepção transitória do intestino delgado mostra o movimento para dentro e para fora da intussuscepção *(setas)*, mas o paciente permaneceu assintomático.

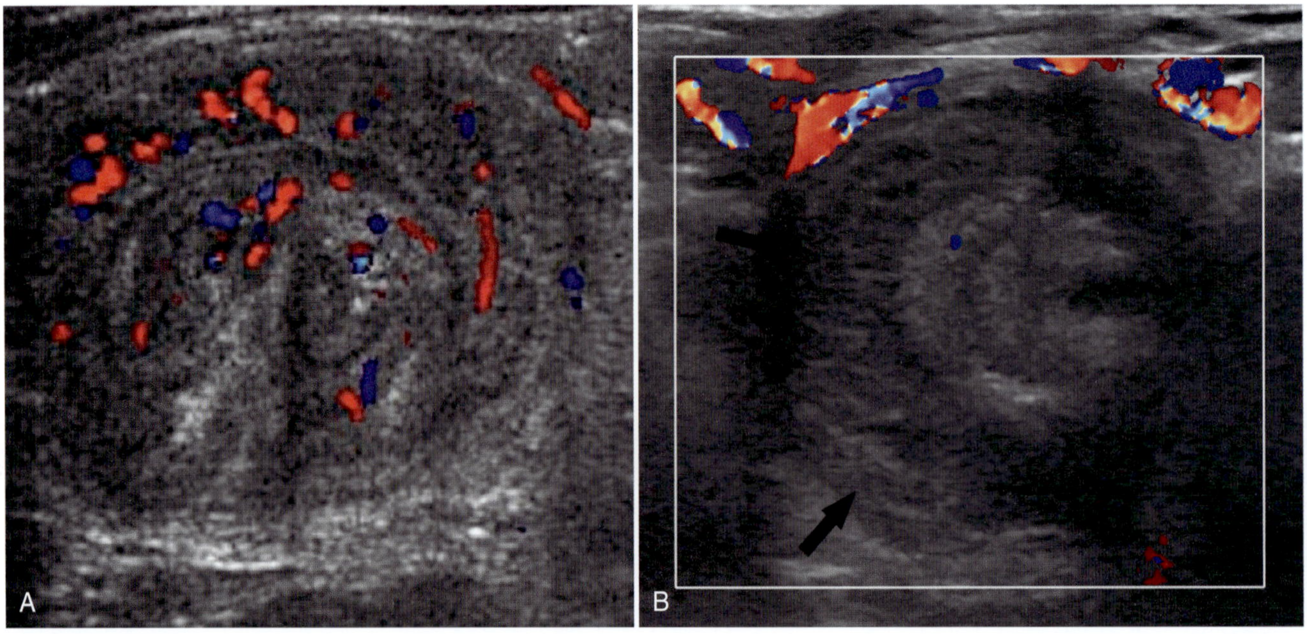

FIG. 53.29 Intussuscepção: imagem com Doppler. (A) Doppler colorido demonstra um fluxo vascular proeminente na parede da alça invaginada. A redução hidrostática foi bem-sucedida nesse paciente sem complicações. **(B)** Em outro paciente, ultrassonografia com Doppler evidencia a ausência de fluxo sanguíneo na parede da intussuscepção *(setas)*. À cirurgia, o intestino se encontrava necrótico.

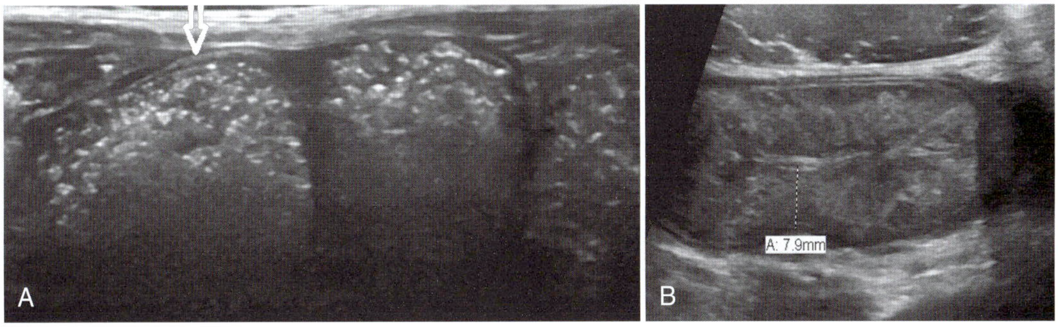

FIG. 53.30 Ultrassonografia da parede colônica normal. (A) Observe a parede fina e com várias camadas desse cólon normal *(seta)*, preenchida por material fecal. **(B)** Espessamento acentuado da parede colônica e perda das haustrações características em uma criança com colite pseudomembranosa.

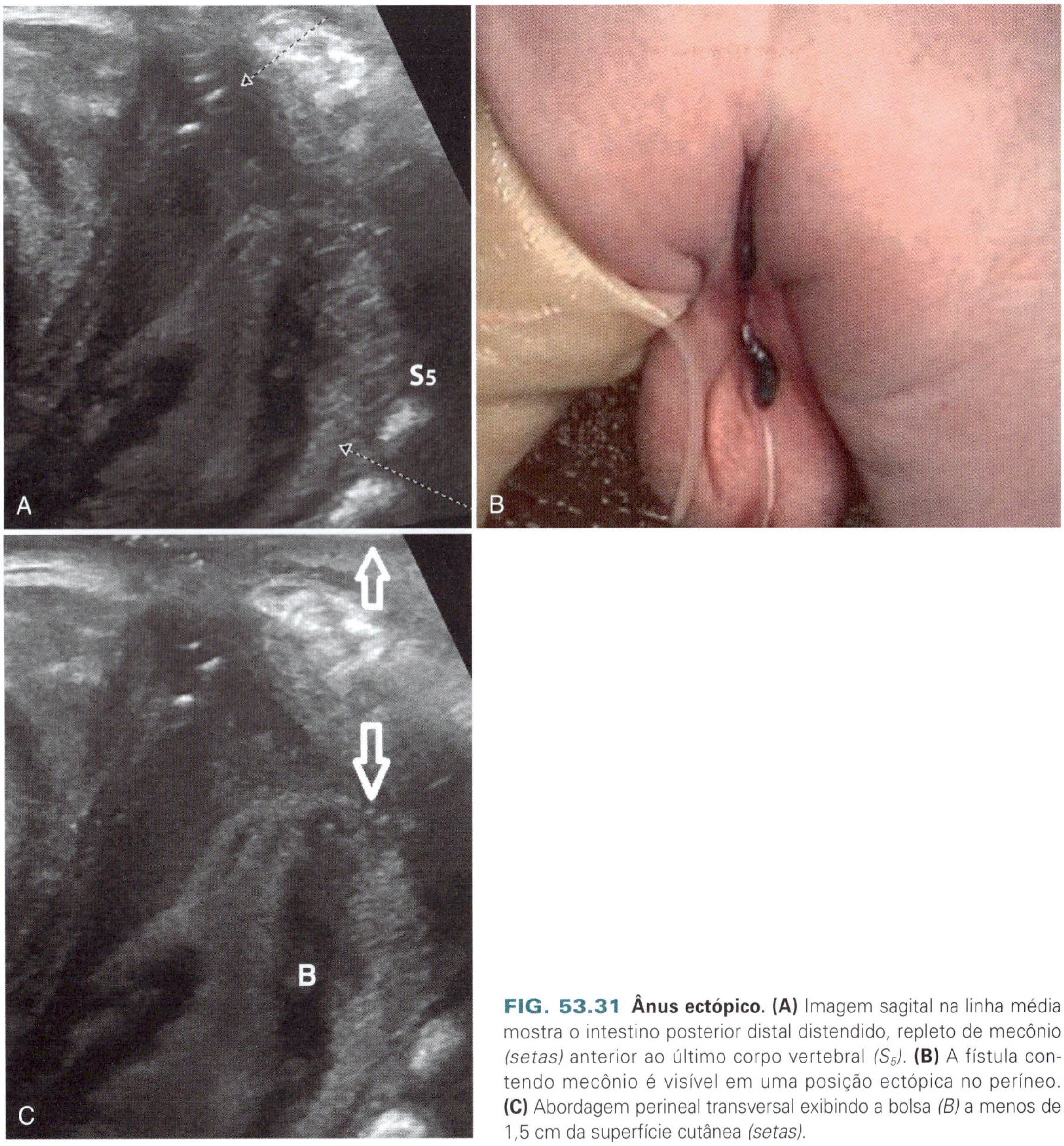

FIG. 53.31 Ânus ectópico. (A) Imagem sagital na linha média mostra o intestino posterior distal distendido, repleto de mecônio *(setas)* anterior ao último corpo vertebral *(S_5)*. **(B)** A fístula contendo mecônio é visível em uma posição ectópica no períneo. **(C)** Abordagem perineal transversal exibindo a bolsa *(B)* a menos de 1,5 cm da superfície cutânea *(setas)*.

Crohn,[87,88] colite ulcerativa,[88] colite pseudomembranosa,[89,90] colite neutropênica (tiflite),[91] colite infecciosa,[92-94] colite alérgica,[95] doença de Kawasaki,[96] enterocolite necrosante (ECN),[97] síndrome hemolítico-urêmica,[98] doença enxerto-*versus*-hospedeiro,[99,100] doença de depósito de glicogênio do tipo 1B[101] e doença granulomatosa crônica da infância.

Causas de Espessamento da Parede Intestinal

Doença inflamatória intestinal (doença de Crohn, enterite regional, colite ulcerativa)
Ileocolite por *Yersinia* e *Campylobacter*
Colite
Apendicite perfurada
Rotavírus
Infecção por citomegalovírus (CMV)
Tiflite
Doença granulomatosa crônica
Enterite eosinofílica
Hematoma (púrpura de Henoch-Schönlein, trauma)
Síndrome hemolítico-urêmica
Doença enxerto-*versus*-hospedeiro
Intussuscepção
Linfoma
Tumores benignos
Tuberculose (rara)
Doença celíaca

A ultrassonografia pode, por vezes, diferenciar a inflamação da **mucosa** daquela **transmural**. Se o processo inflamatório envolver principalmente a mucosa (p. ex., **colite ulcerativa, colite pseudomembranosa, tiflite**), a camada mucosa ecogênica mais interna se torna espessada e, às vezes, nodular ou irregular, mas a camada muscular externa da parede permanece fina (Fig. 53.32). Quando a inflamação envolve toda a parede intestinal (p. ex., **enterite regional**), o espessamento de toda a parede é observado (Fig. 53.33). O Doppler colorido evidencia aumento do fluxo sanguíneo em direção às alças intestinais espessadas na maioria das condições inflamatórias intestinais, sendo que a submucosa contém os principais canais vasculares[102] (Fig. 53.34). A hipovascularidade é mais típica na síndrome hemolítico-urêmica.[98] A parede normal do intestino também apresenta sinal baixo tanto com o *power* Doppler quanto com o Doppler colorido.

Para procedimentos eletivos, os pacientes não devem ingerir alimentos sólidos por 4 horas antes do exame, no entanto, estimula-se a ingestão de líquidos sem gás para auxiliar no deslocamento do gás intestinal e para encher parcialmente a bexiga urinária, a fim de deslocar o intestino delgado da pelve. As técnicas de compressão para deslocamento do gás intestinal estão bem estabelecidas para a avaliação de ceco e apêndice, cólon ascendente, cólon descendente, cólon retossigmoide e alças do intestino delgado no quadrante superior esquerdo e quadrantes inferiores direito e esquerdo. A espessura normal da parede dos intestinos delgado e grosso é inferior a 2,5 mm e 2 mm, respectivamente.[103] Uma espessura da parede superior a 3 mm

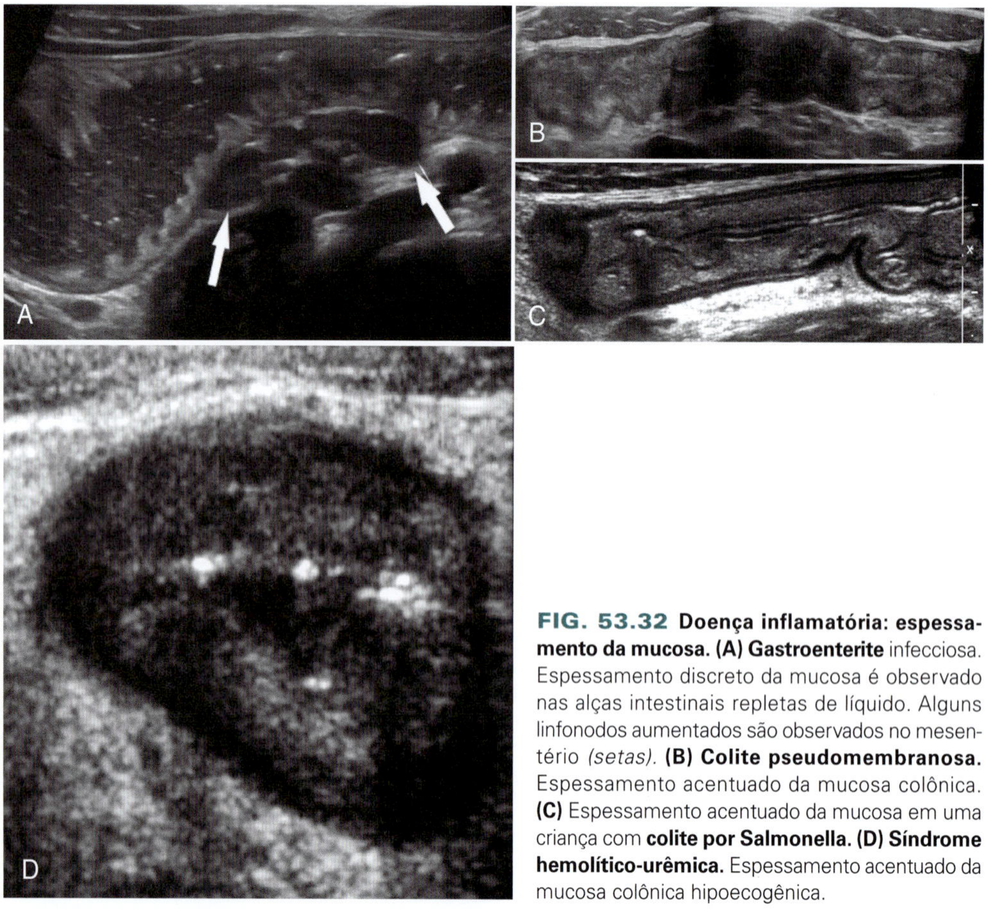

FIG. 53.32 Doença inflamatória: espessamento da mucosa. (A) Gastroenterite infecciosa. Espessamento discreto da mucosa é observado nas alças intestinais repletas de líquido. Alguns linfonodos aumentados são observados no mesentério *(setas)*. **(B) Colite pseudomembranosa.** Espessamento acentuado da mucosa colônica. **(C)** Espessamento acentuado da mucosa em uma criança com **colite por Salmonella. (D) Síndrome hemolítico-urêmica.** Espessamento acentuado da mucosa colônica hipoecogênica.

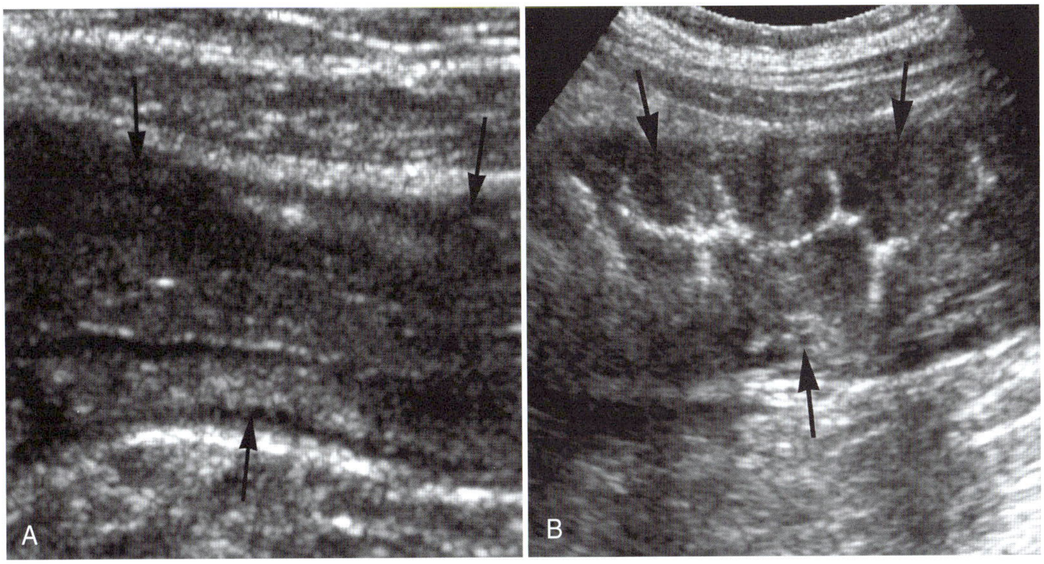

FIG. 53.33 Doença inflamatória: espessamento transmural. **(A)** Espessamento hipoecoico da parede ileal *(setas)* em uma criança de 13 anos de idade com enterite regional. **(B)** Colite. Observe o espessamento acentuado da parede colônica *(setas)*.

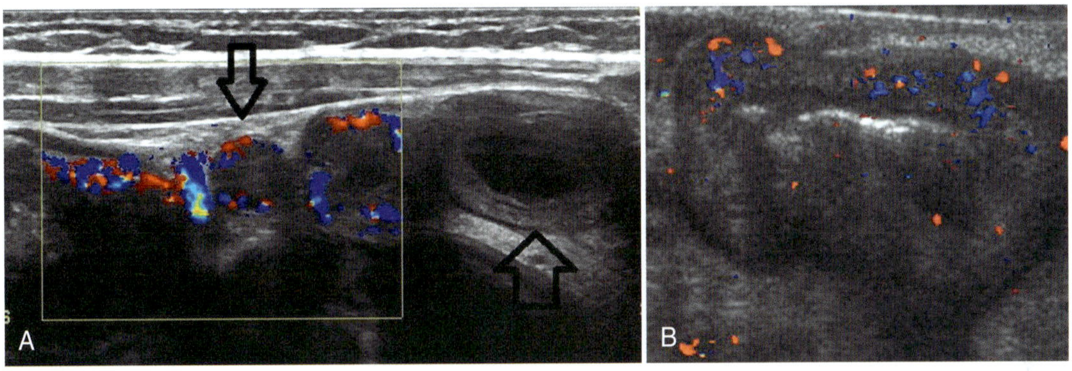

FIG. 53.34 Hiperemia com inflamação intestinal. **(A)** Observe o aumento do fluxo sanguíneo na parede intestinal *(setas)* em uma criança com enterite inespecífica, demonstrado por Doppler colorido. **(B)** Espessamento e hiperemia da parede colônica causada por **colite positiva para a toxina de Shiga**.

é considerada anormal para o cólon.[104] A estratificação normal das camadas da parede do intestino delgado e grosso é bem descrita. Perda da estratificação e da haustração é indicador importante da inflamação da parede.

Colite infecciosa é uma causa comum de dor abdominal aguda em crianças, diagnosticada principalmente por coprocultura. No entanto, a US é útil na distinção da patologia infecciosa do intestino de outras causas, tais como intussuscepção e apendicite na criança pequena e apendicite ou doença de Crohn na criança mais velha. Infecções virais e por bactérias gram-negativas, tais como ***Shigella, Salmonella, Campylobacter, Escherichia coli*** e ***Yersinia***, constituem causas comuns de enterite.[105] ***E. coli*** êntero-hemorrágica pode causar colite hemorrágica após a ingestão de alimentos contaminados.

A hiperplasia linfoide pode ser detectada no interior do intestino delgado, bem como aumento do nódulo linfático mesentérico, especialmente em infecções por *Yersinia* e *Salmonella* (Fig. 53.35). A história clínica e o estado imunológico são importantes na definição do diagnóstico diferencial, e a ultrassonografia é utilizada

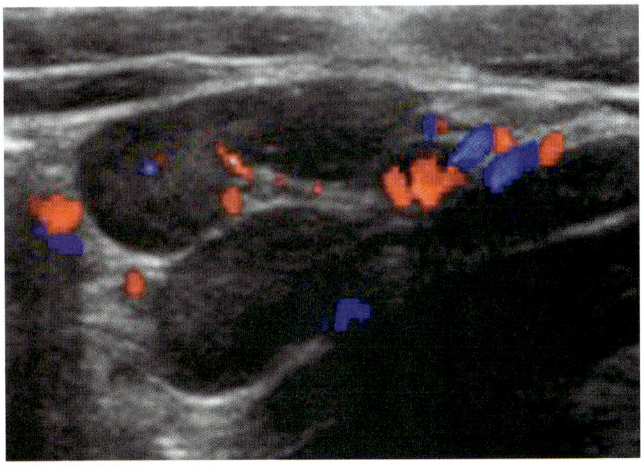

FIG. 53.35 Tecido linfoide hipertrofiado. Um conjunto de linfonodos mesentéricos aumentados em uma criança com **colite por *Yersinia***.

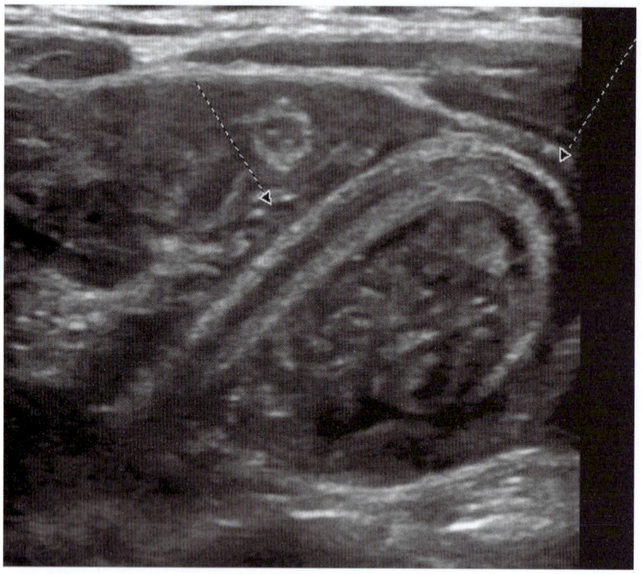

FIG. 53.36 Ascaridíase. O parasita longo e delgado está claramente visível no interior do intestino à ultrassonografia *(setas)*.

principalmente para excluir apendicite, intussuscepção e doença de Crohn, ao mesmo tempo em que confirma a existência de enterite subjacente. Às vezes, a pneumatose intestinal ocorre em lactentes e crianças portadoras de condições inflamatórias, tais como infecção por rotavírus ou alergia ao leite.[106] *Mycobacterium tuberculosis*, um microrganismo raro em países desenvolvidos, pode contaminar o intestino, com 90% dos casos de tuberculose GI acometendo o íleo distal ou o ceco, devido ao abundante tecido linfoide. No entanto, a tuberculose GI é uma doença cada vez mais comum nos países em desenvolvimento.[107]

Ocasionalmente, parasitas são encontrados inesperadamente em ultrassonografias. **Ascaridíase** é uma das infestações intestinais mais comuns, predominante em áreas com baixo saneamento básico. Os ovos de *Ascaris* são eliminados pelas fezes de uma pessoa infectada e podem ser transmitidos pela via fecal-oral. Os ovos alcançam o intestino delgado, atravessam a mucosa intestinal e atingem o pulmão. Nesses casos, os vermes podem ser identificados no intestino da pessoa por sua característica delgada e fina linha ecogênica dentro do corpo, que representa o sistema digestório do helminto[108] (Fig. 53.36).

Enterobius vermicularis ou **oxiúrus** constituem a helmintíase mais comum nos Estados Unidos e na Europa Ocidental. Oxiúrus móveis já foram identificados no apêndice durante exames ultrassonográficos, bem como durante procedimento cirúrgico.[109]

A **doença de Crohn** é a forma mais comum de doença inflamatória intestinal crônica em crianças. A US pode ser utilizada no rastreamento da doença inflamatória intestinal e para avaliação do sucesso do tratamento e possíveis complicações. A sensibilidade da US para o diagnóstico da doença de Crohn é comparável à de outros exames de imagem, tais como enterografia por ressonância magnética ou TC,[110,111] sendo que a ultrassonografia provavelmente é um exame mais adequado para crianças pequenas. A inflamação da parede intestinal na doença de Crohn é segmentar e transmural e tende a ser assimétrica, com maior acometimento da borda mesentérica do intestino (Fig. 53.37). Em exames ultrassonográficos de acompanhamento, uma espessura da parede intestinal superior a 3 mm caracteriza uma doença ativa.[112] Na doença de Crohn precoce, a estratificação da parede pode ser preservada com o espessamento da camada submucosa.[113] Em casos de doença mais avançada, a parede do intestino ativamente inflamada exibe perda da estratificação normal, hiperemia e redução da peristalse. Áreas intercaladas e alterações inflamatórias mesentéricas são características da doença. A hipertrofia linfonodal e a proliferação do mesentério fibrogorduroso também são sinais indicativos da doença de Crohn (Fig. 53.37B). A inflamação mesentérica associada à doença de Crohn pode ser profunda e também pode se assemelhar a outras condições patológicas em crianças, na ocasião da manifestação inicial da doença.

A **ultrassonografia com contraste** possibilitou melhor identificação das alças intestinais afetadas em crianças com doença de Crohn e também melhor descrição da microvasculatura da parede intestinal e do mesentério circundante.[114,115] Alguns estudos sugeriram que a US com contraste pode auxiliar na distinção entre os estreitamentos inflamatórios e os fibróticos, o que pode ajudar na resolução do dilema terapêutico comum no tratamento da doença de Crohn.[116] A medida do índice de resistência por Doppler na AMS tem sido utilizada para avaliar a progressão da doença em pacientes com doença de Crohn ativa, exibindo apenas uma correlação parcial.[117] As investigações sobre o uso da ultrassonografia com elastografia para a detecção da elasticidade tecidual diminuída no intestino afetado ainda estão em fase incial. A ultrassonografia é indicada em crianças com suspeita de complicações decorrentes da enterite regional. Ademais, a US identifica o comprometimento ureteral distal direito pela massa inflamatória, o qual pode resultar em hidronefrose. Embora as fístulas que se desenvolvem na enterite regional geralmente não sejam discerníveis à US, esta pode ser utilizada para identificar abscessos intra-abdominais associados (Fig. 53.37C).

A **púrpura de Henoch-Schönlein**, uma condição causada por uma **vasculite autoimune** dos pequenos vasos em diversos órgãos, frequentemente envolve o sistema digestório. Desses pacientes, 50% a 60% desenvolvem dor abdominal decorrente de hemorragia intramural do intestino, podendo este sintoma preceder o desenvolvimento da característica erupção cutânea purpúrica. Em tais pacientes, a ultrassonografia pode detectar as alças intestinais envolvidas que normalmente exibem espessamento parietal circunscrito e ecogênico, por vezes associado a pequenos volumes de líquido livre no interior do abdome[53] (Fig. 53.38). A US também pode ser utilizada para acompanhar a resolução da hemorragia intestinal. A **intussuscepção** constitui a principal complicação da púrpura de Henoch-Schönlein, e a ultrassonografia é muito útil na identificação dessa condição,[118] que geralmente acomete apenas o intestino delgado, não se estendendo ao cólon. A hemorragia intestinal também pode complicar as diáteses hemorrágicas ou o trauma abdominal fechado.

Muitas outras condições pode provocar o espessamento parietal do intestino delgado ou do cólon, mas poucas exibem alterações específicas nos exames de imagem. A **síndrome hemolítico-urêmica** está associada à infecção pela *E. coli* 0157:H7, caracterizada por anemia hemolítica, trombocitopenia e insuficiência renal. Em geral, a síndrome hemolítico-urêmica é precedida por uma grave colite hemorrágica. As imagens do Doppler colorido revelam que os segmentos intestinais espessados são hipovasculares,[98] provavelmente devido aos microtrombos de fibrina que se desenvolvem a partir de fatores liberados pelo endotélio lesado (Fig. 53.32D). A **doença enxerto-*versus*-hospedeiro** nos pacientes receptores de transplantes de medula óssea

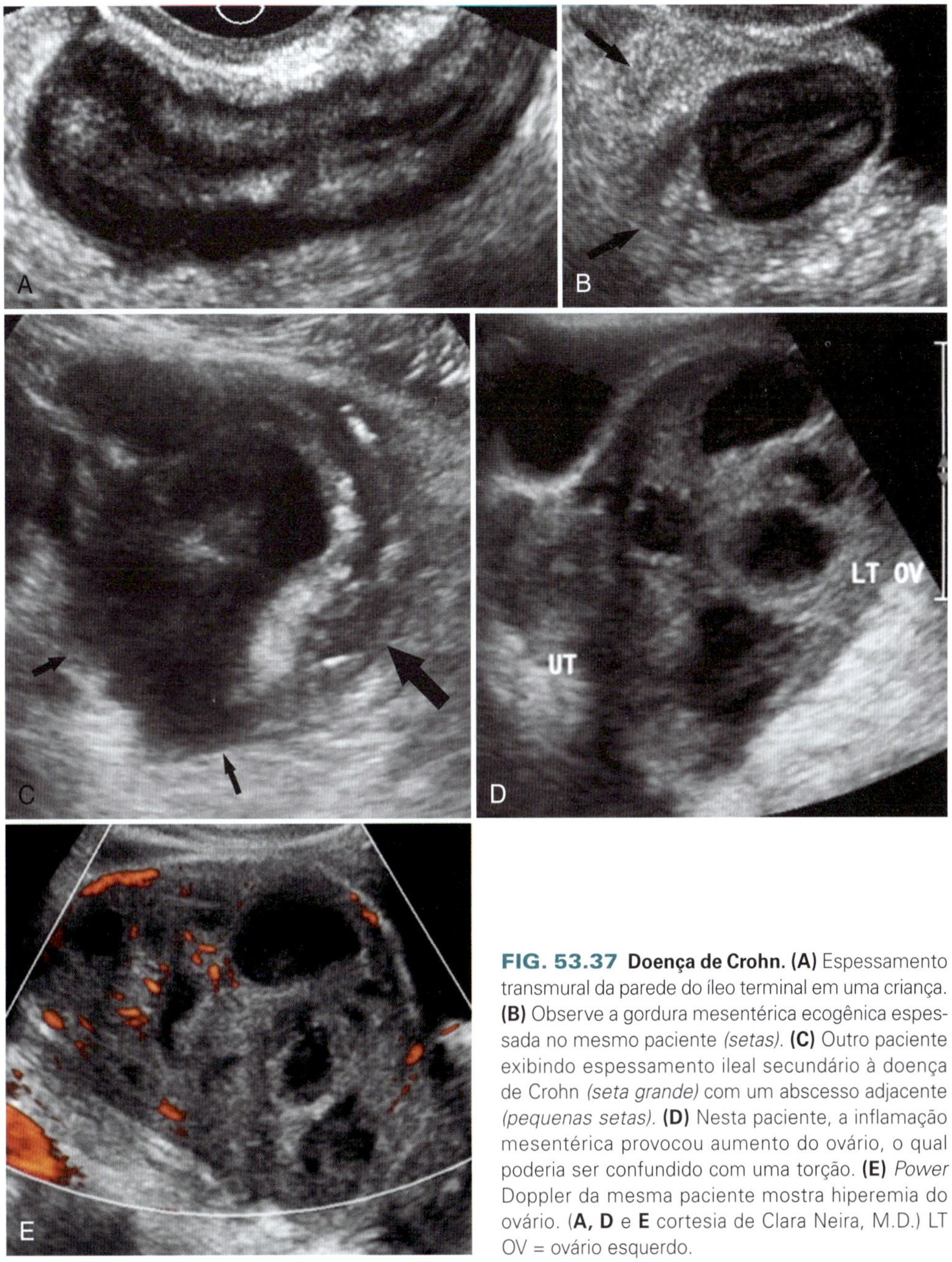

FIG. 53.37 Doença de Crohn. (A) Espessamento transmural da parede do íleo terminal em uma criança. **(B)** Observe a gordura mesentérica ecogênica espessada no mesmo paciente *(setas)*. **(C)** Outro paciente exibindo espessamento ileal secundário à doença de Crohn *(seta grande)* com um abscesso adjacente *(pequenas setas)*. **(D)** Nesta paciente, a inflamação mesentérica provocou aumento do ovário, o qual poderia ser confundido com uma torção. **(E)** *Power* Doppler da mesma paciente mostra hiperemia do ovário. (**A, D** e **E** cortesia de Clara Neira, M.D.) LT OV = ovário esquerdo.

ocorre quando o tecido transplantado desenvolve uma reação contra os tecidos do hospedeiro. É comum o envolvimento de pele, fígado e sistema digestório. A doença enxerto-*versus*-hospedeiro aguda se desenvolve em até 100 dias e envolve o intestino delgado em 75% a 100% dos casos.[119] Espessamento circunferencial da parede intestinal e hiperemia da mucosa, representando a neovascularização impulsionada pela vasculogênese em estágio inicial, são os achados predominantes ao exame ultrassonográfico com dilatação intestinal leve. A doença enxerto-*versus*-hospedeiro envolve segmentos longos e difusos do intestino e pode se estender do duodeno ao reto. A lesão intestinal resulta em dor abdominal, vômitos e diarreia. As alças intestinais espessadas, mas inespecíficas, são visíveis à ultrassonografia. Um halo fino de material ecogênico que reveste a superfície da mucosa das alças afetadas já foi descrito[99] (Fig. 53.39). Acredita-se que essa membrana represente o exsudato fibrinoso que frequentemente recobre a mucosa ulcerada observada ao exame endoscópico dessa condição clínica.

A **enterocolite necrosante** (ECN) representa um problema importante em neonatos prematuros, afetando quase 10% dos recém-nascidos com peso inferior a 1.500 g. A ECN também pode afetar os recém-nascidos a termo e próximos ao termo. Acredita-se que a etiologia seja multifatorial, envolvendo flora bacteriana alterada, isquemia e cascatas intracelulares pró-inflamatórias ativadas. A ECN geralmente é detectada radiograficamente; no entanto, na fase inicial da doença, os achados clássicos de dilatação intestinal e de pneumatose intestinal podem não ser aparentes. Em tais casos, a US de alta resolução pode detectar espessamento precoce das alças intestinais, padrão de perfusão da parede intestinal, pneumatose, peristaltismo, ar livre e subsequentes coleções de líquido com perfuração (Fig. 53.40). Já na ECN em estágio inicial detecta-se espessamento intestinal, porém Faingold et al. consideraram que adelgaçamento inferior a 1 mm é altamente sugestivo de isquemia grave.[120,121] A **pneumatose intestinal** pode ser visível à ultrassonografia antes que seja

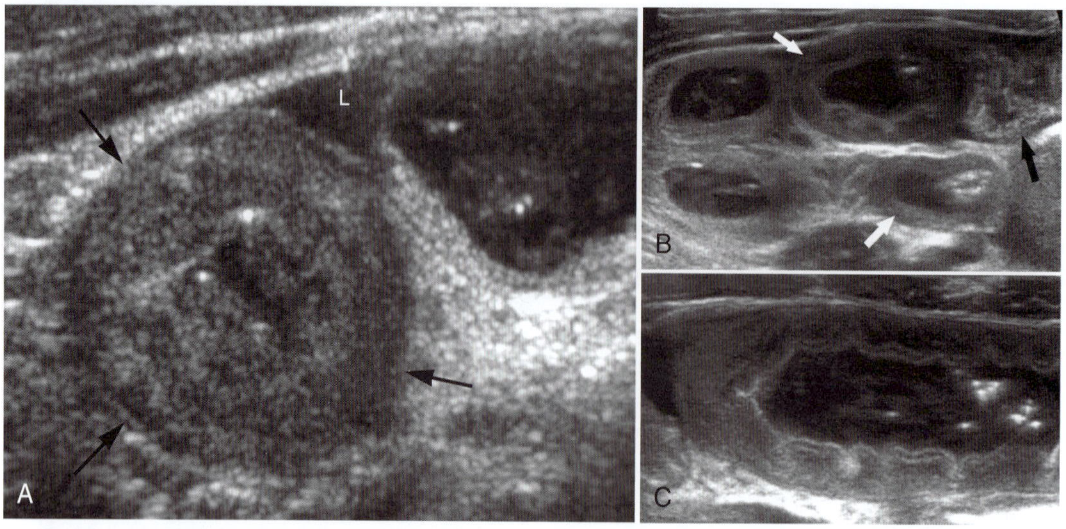

FIG. 53.38 Púrpura de Henoch-Schönlein. (A) Espessamento parietal concêntrico e discretamente hipoecogênico de uma única alça intestinal *(setas)*, com uma pequena quantidade de líquido (*L*) anecoico livre adjacente em uma criança portadora da púrpura de Henoch-Schönlein. Observe a parede fina da alça intestinal normal contígua. **(B)** Outra criança com espessamento ecogênico do intestino delgado devido à púrpura de Henoch-Schönlein *(setas brancas)*. Observe a parede normal da alça adjacente do intestino delgado *(seta preta)*. **(C)** Espessamento parietal hipoecogênico em uma criança diferente, causado por púrpura de Henoch-Schönlein.

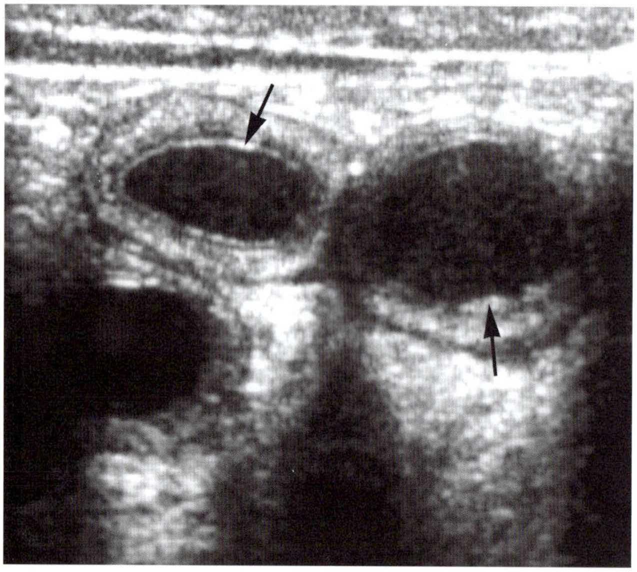

FIG. 53.39 Doença enxerto-*versus*-hospedeiro. Várias alças do intestino delgado com paredes espessadas. Uma fina camada ecogênica na superfície da mucosa *(setas)* representa o característico depósito de fibrina.

perceptível à radiografia, surgindo como pequenos focos pontilhados e ecogênicos na parede não dependente, ou como um anel ecogênico irregular dentro da parede intestinal com eco posterior quando for mais difuso.[99,100] O volume de gás intramural não varia com o peristaltismo ou com a mudança no posicionamento do paciente, o que ajuda a distinguir o gás intramural daquele intraluminal. Além disso, a ultrassonografia pode detectar pequenos volumes de gás no interior do sistema venoso portal, que aparecem como pequenos focos ecogênicos dentro do fígado, bem antes de sua detecção em radiografias simples.[120,122] O padrão irregular com grandes quantidades de gás móvel dentro do fígado pode ser bastante impressionante. A **hiperecogenicidade pericolecística** também foi descrita em lactentes com ECN.[123] A complicação mais séria é a **necrose intestinal com perfuração**. Um aumento da velocidade de fluxo nas artérias esplâncnicas, mais comumente causado por vasoconstrição, foi sugerido como um achado precoce confiável do Doppler em lactentes com ECN.[124] O ar livre intra-abdominal é detectável em lactentes que tenham mínima quantidade de gás intestinal para extravasar através da perfuração. O gás intraperitoneal livre inicial pode ser detectado com maior facilidade ao longo da superfície do fígado ou dentro do líquido intraperitoneal livre.[100] A detecção ultrassonográfica de **coleções complexas de líquido com debris** pode sugerir perfuração nesses pacientes[125] (Fig. 53.40E).

Sinais Ultrassonográficos de Enterocolite Necrosante

- Alças intestinais espessadas e adelgaçamento das alças como achado tardio
- Focos ecogênicos causados por ar na veia porta
- Anel ecogênico de pneumatose intramural
- Hiperecogenicidade pericolecística
- Fluxo aumentado nas artérias mesentérica superior e celíaca
- Coleções complexas de líquido com perfuração intestinal

Apendicite

Atualmente, a US é recomendada como exame inicial em crianças com suspeita de apendicite.[126] A RM vem sendo mais utilizada em pessoas com sobrepeso e obesidade a ultrassonografia não tem sucesso.[127] Embora a TC seja efetiva no diagnóstico da apendicite, a tendência crescente de evitar radiação ionizante desnecessária está reduzindo sua realização.[128,129]

Quando a apendicite não é encontrada, a ultrassonografia frequentemente ajuda a sugerir ou confirmar um diagnóstico alternativo.[130] Em última análise, a abordagem diagnóstica para o abdome agudo permanece como uma decisão de intervenção cirúrgica, mas a ultrassonografia é cada vez mais utilizada para diagnosticar a apendicite e ajudar no gerenciamento de complicações pós-operatórias.

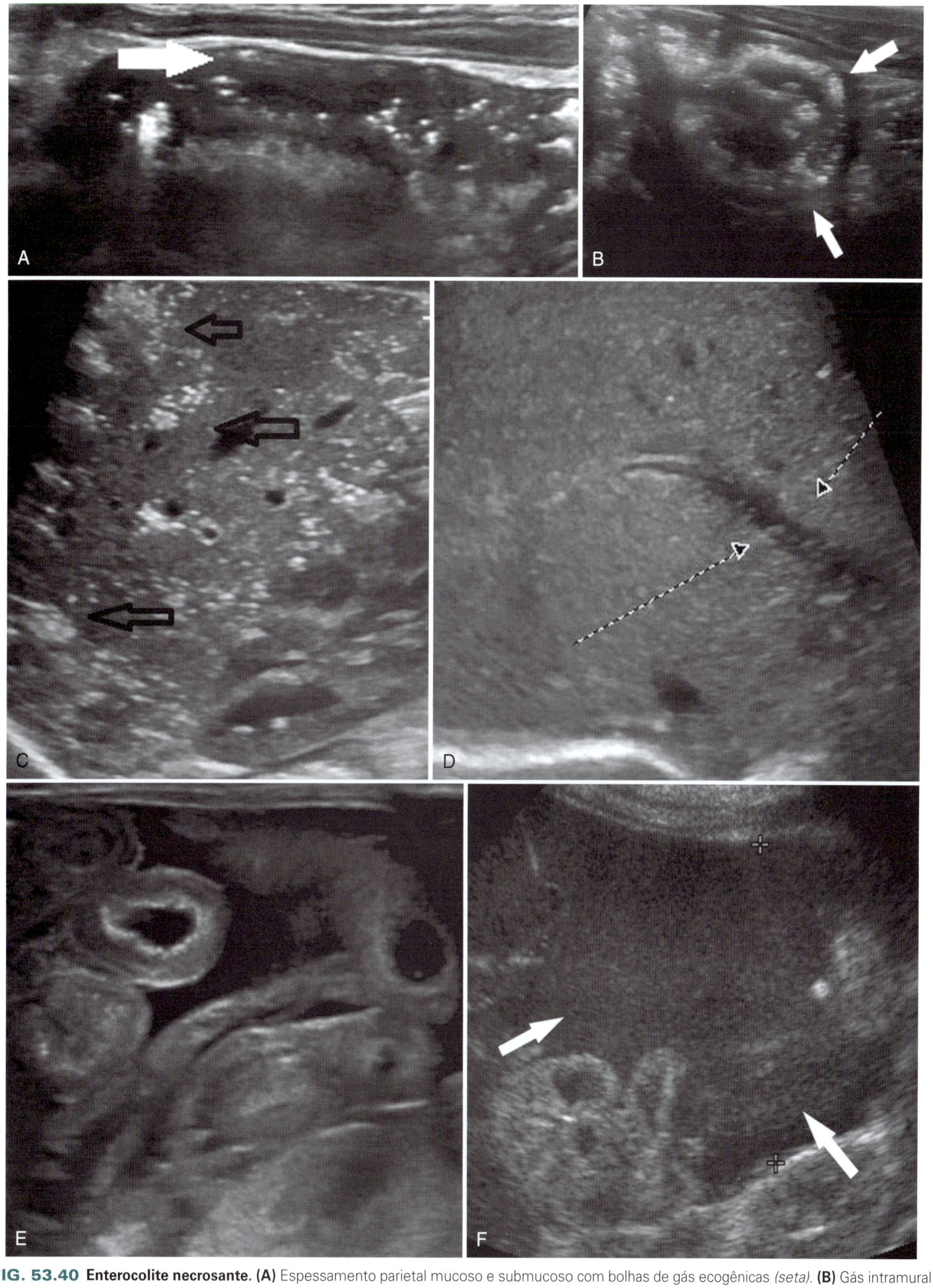

FIG. 53.40 Enterocolite necrosante. (A) Espessamento parietal mucoso e submucoso com bolhas de gás ecogênicas *(seta)*. **(B)** Gás intramural (pneumatose intestinal) produz um anel ecogênico *(setas)*. **(C)** Bolhas de gás ecogênicas disseminadas no sistema venoso portal no interior do fígado *(setas)*. **(D)** Bolhas de gás na veia porta *(setas)*. **(E)** Outra criança com alças intestinais espessadas sem pneumatose e líquido anecoico livre. **(F)** Líquido com debris ecogênicos *(setas)* provocado por perfuração neste lactente.

Sinais Ultrassonográficos de Apendicite

Estrutura tubular em fundo cego não compressível
Diâmetro do tubo ≥ 6 mm
Líquido aprisionado no apêndice não perfurado
Aspecto em alvo da mucosa ecogênica em torno do centro líquido, circundado por músculo hipoecoico
Fecalito: focos ecogênicos com pronunciada sombra acústica posterior
Apêndice hipervascular ao Doppler colorido
Apendicite gangrenosa: ausência de fluxo ao Doppler colorido

A ultrassonografia de uma criança com dor abdominal aguda é um procedimento que requer paciência e experiência. O exame é facilitado localizando-se a dor clinicamente, e mesmo as crianças menores podem ajudar a direcionar o exame, se solicitadas a apontar o dedo no local da sensibilidade máxima. A compressão manual posterior e o posicionamento em decúbito lateral esquerdo podem ajudar a identificar o apêndice em pacientes cujo órgão não é inicialmente visto com técnica de compressão gradual.[131] O cólon ascendente pode ser utilizado como referência, seguindo-se sua borda lateral caracterizada por haustrações para identificar o ceco, localizando-se assim o íleo terminal e o apêndice, que surge de 1 a 2 cm abaixo do início do íleo terminal. O apêndice exibe posição retrocecal em até 68% dos casos e se localiza no interior da pelve em até 53% dos casos.[132,133] Portanto, o exame deve incluir a goteira paracólica, e uma sonda convexa maior pode ser necessária para avaliar um apêndice pélvico em uma posição baixa. O apêndice normal é facilmente compressível e menor do que o órgão inflamado, medindo, normalmente, menos de 6 mm de diâmetro (Fig. 53.41). Quando o apêndice não pode ser ultrassonograficamente localizado, o exame geralmente é considerado inconclusivo. Esquemas padronizados de interpretação que avaliam a integridade do apêndice e também as alterações inflamatórias do quadrante inferior direito demonstraram melhorar a acurácia diagnóstica.[134,135]

Ultrassonograficamente, o apêndice agudo e inflamado se apresenta como uma estrutura tubular em fundo-cego, não compressível, medindo 6 mm ou mais de diâmetro[136] (Fig. 53.42). O tamanho do apêndice pode variar significativamente em pacientes com apêndices normais ou anormais, de modo que o critério dos 6 mm é mais útil para excluir a apendicite do que para confirmá-la.[137] A hiperplasia linfoide associada a vírus provoca espessamento da parede hipoecogênica apendicular e pode aumentar o diâmetro externo máximo do apêndice, porém este não deve apresentar nenhum líquido intraluminal e tampouco gordura periapendicular, visto que a serosa não está envolvida (Fig. 53.43). No entanto, pode haver hiperemia mural e dor recorrente, às vezes necessitando-se de intervenção cirúrgica, embora, em geral, a hiperplasia linfoide se resolva espontaneamente.[105] É interessante notar que isso foi descrito por Symmers na *JAMA* em 1919.[138] Um exame cuidadoso da extremidade do apêndice deve ser realizado na presença de hiperplasia linfoide, pois o tecido linfoide pode predispor uma apendicite de ponta em alguns casos.[139] O material fecal impactado no apêndice, uma condição não cirúrgica tratada com um regime de limpeza intestinal, também aumenta o diâmetro externo, porém a estratificação da parede do apêndice deve estar preservada e não deve haver alteração inflamatória ou hiperemia.[140]

A demonstração de outras anomalias ultrassonográficas associadas melhora a confiança no diagnóstico. Frequentemente, é observado **líquido** aprisionado no interior de um apêndice não perfurado, e a combinação da camada mucosa ecogênica circundante com a camada muscular hipoecogênica da parede do apêndice, juntamente com o líquido anecoico central, confere ao órgão, em corte transversal, um aspecto em alvo. Os **fecalitos**, mesmo aqueles não calcificados, podem ser frequentemente identificados, como focos ecogênicos com pronunciada sombra acústica posterior (Fig. 53.42D). Um pequeno volume de líquido pode ser observado adjacente ao apêndice, mesmo na ausência de perfuração. A linfadenopatia mesentérica frequentemente acompanha a apendicite, mas, isoladamente, constitui um achado inespecífico visto em outros tipos de inflamação abdominal.[141] O espessamento e a ecogenicidade aumentada da gordura mesentérica periapendicular constituem um achado secundário valioso, e a presença de mais de um sinal ultrassonográfico de inflamação deve ser considerada uma forte evidência de apendicite, mesmo que outros sinais específicos estejam ausentes.[142-144]

Uma vantagem da ultrassonografia sobre as outras modalidades de imagem é a capacidade de correlacionar a dor da apendicite com os achados de imagem. A localização precisa da dor à compressão sobre o apêndice é diagnóstica em muitas crianças.[136] Frequentemente, nos casos de apendicite **perfurada**, o órgão é mais difícil de ser identificado do que nos casos de apendicite aguda não perfurada.[145] Com a perfuração, o apêndice se descomprime, e o aumento do gás intestinal provocado pelo íleo adinâmico e pela obstrução funcional pode interferir na realização do exame ultrassonográfico. Todavia, uma cuidadosa técnica de compressão gradual possibilita a detecção de alças intestinais paréticas no quadrante inferior direito, ou de uma coleção complexa de líquido compatível com um **abscesso**[146] (Fig. 53.44A). A perda da integridade da camada mucosa ecogênica normal sugere **apendicite gangrenosa** (Fig. 53.44B-C), frequentemente associada a sinais de perfuração, tais como líquido periapendicular ecogênico, abscesso, coleções de líquido entre as alças, espessamento acentuado da gordura periapendicular e alças intestinais paréticas (Fig. 53.44D-E).

O risco de perfuração do apêndice é maior em crianças menores de 4 anos, devido a vários fatores, incluindo habilidades verbais limitadas e menor incidência de casos e, portanto, menos suspeita.[147] O omento também é pouco desenvolvido e quase desprovido de gordura em crianças pequenas e, portanto, é incapaz de conter uma perfuração. A diarreia é uma manifestação comum em crianças pequenas e muitas vezes confundida com gastroenterite, resultando em atraso no diagnóstico e maior incidência de perfuração.[148,149] Após a perfuração, o fluxo crescente pode ser observado nos tecidos moles que circundam o apêndice, e coleções generalizadas de líquido abdominal podem estar presentes no momento do diagnóstico devido à falta de contenção omental.[150,151]

Sinais Ultrassonográficos de Perfuração do Apêndice

Formação de abscesso
Perda da integridade da camada mucosa do apêndice
Presença de fecalito em crianças com menos de 8 anos de idade
Grande quantidade de gordura ecogênica periapendicular

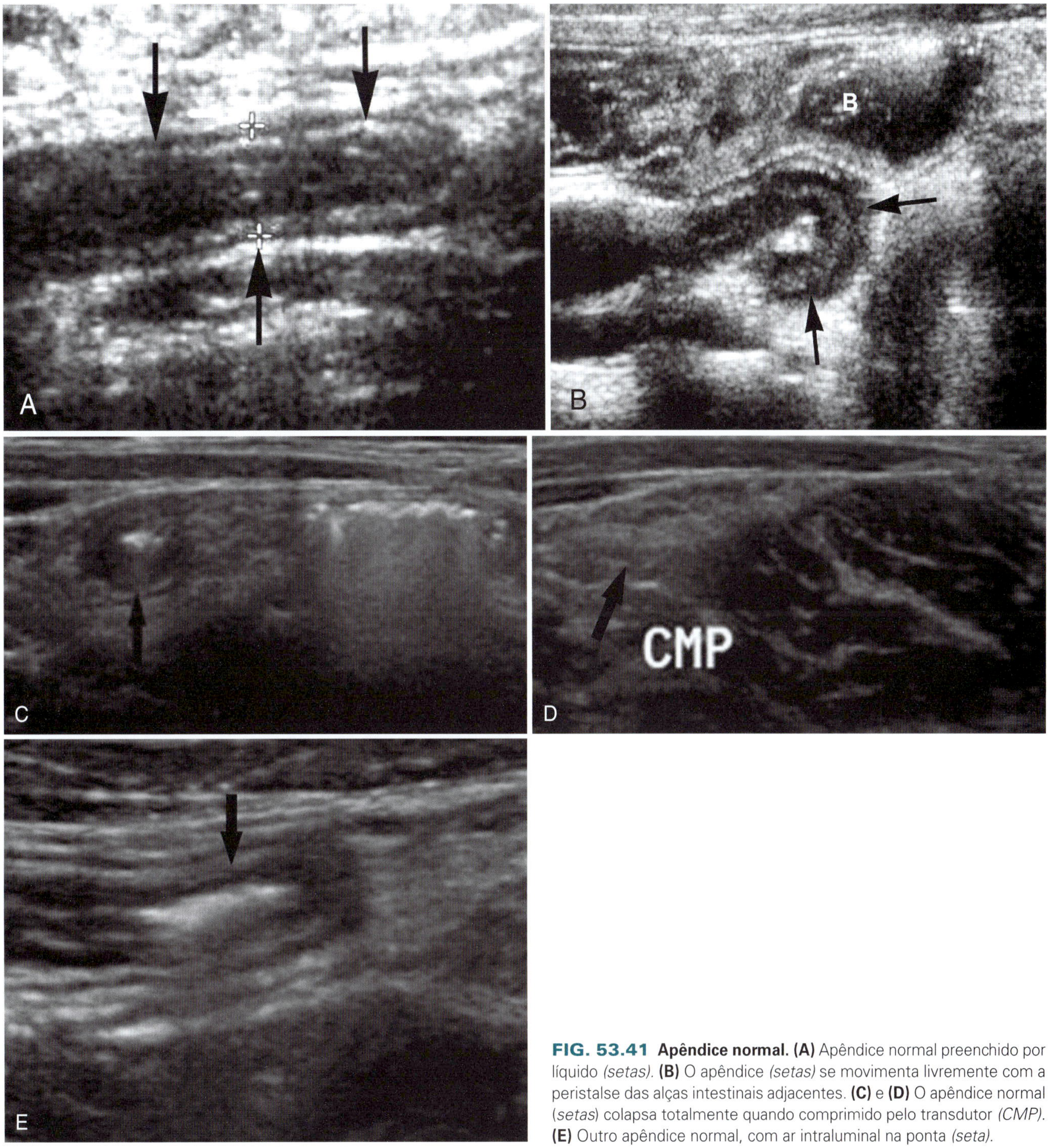

FIG. 53.41 Apêndice normal. (A) Apêndice normal preenchido por líquido *(setas)*. **(B)** O apêndice *(setas)* se movimenta livremente com a peristalse das alças intestinais adjacentes. **(C)** e **(D)** O apêndice normal (*setas*) colapsa totalmente quando comprimido pelo transdutor *(CMP)*. **(E)** Outro apêndice normal, com ar intraluminal na ponta *(seta)*.

É importante lembrar que muitas outras condições inflamatórias do intestino, que não a apendicite, podem estar associadas a pequenos volumes de **líquido livre envolvendo as alças intestinais**. Portanto, pequenas coleções líquidas sem outras evidências definitivas de apendicite não devem necessariamente sugerir um abscesso de apêndice.

Outras condições inflamatórias do quadrante inferior direito podem se assemelhar clinicamente à apendicite, mas podem ser identificadas ultrassonograficamente. A **adenite mesentérica** se refere a inflamação confinada aos linfonodos mesentéricos em pacientes com apêndice normal. A condição é, com frequência, associada à infecção viral, sendo, habitualmente, autolimitada. Aglomerados de linfonodos mesentéricos aumentados, sensíveis à compressão e em número maior do que cinco, sugerem o diagnóstico,[102] especialmente quando se observa um apêndice normal. Um discreto espessamento da mucosa do íleo distal constitui um achado associado comum (Fig. 53.45). Linfonodos mesentéricos isolados são comuns e não devem ser considerados anormais. O **infarto omental** constitui uma causa menos comum de dor abdominal em crianças. A US pode revelar massa heterogênea ou foco localizado de ecogenicidade aumentada no omento, caracteristicamente localizado entre a parede abdominal anterior e o cólon.[151,152]

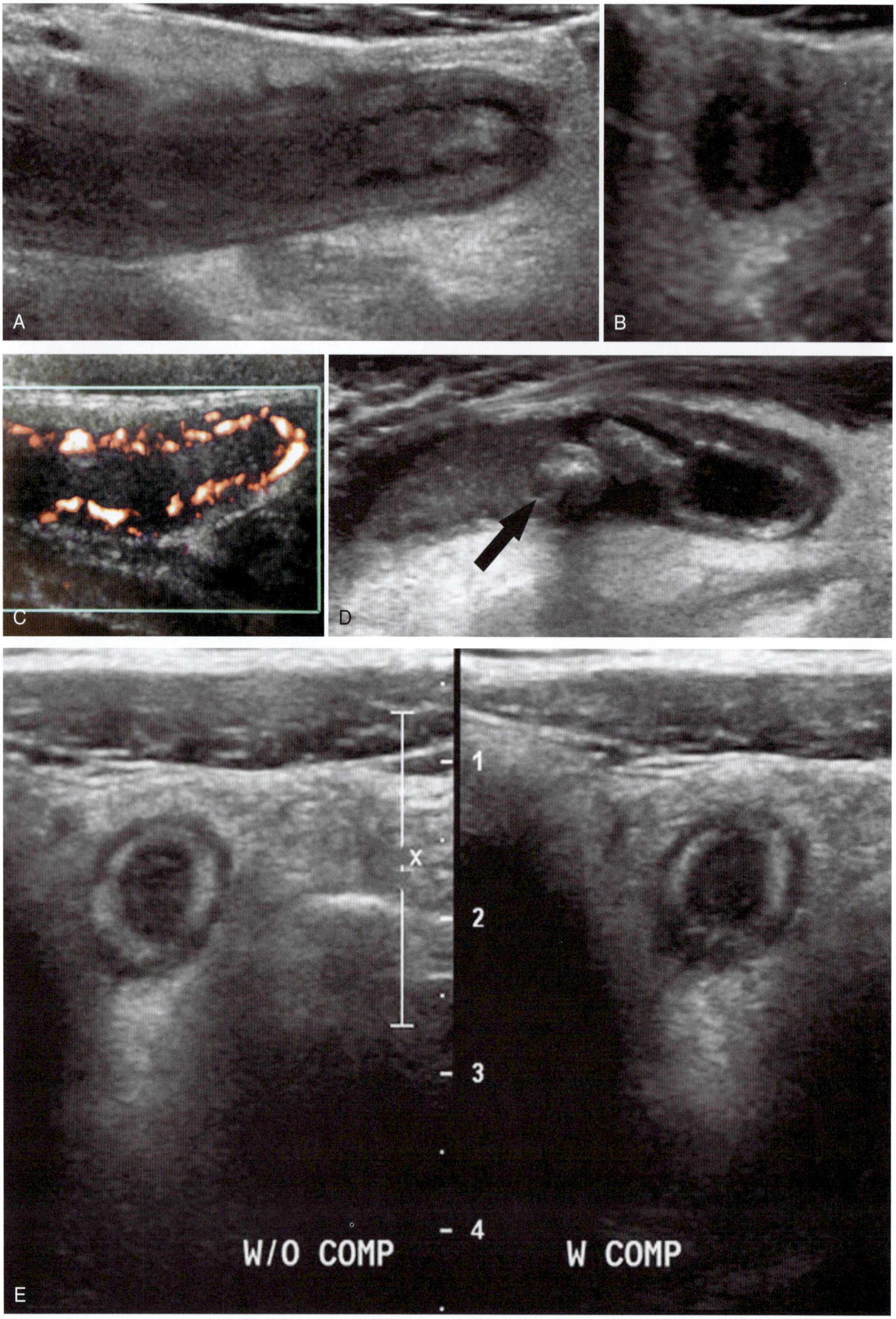

FIG. 53.42 Apendicite aguda. (A) e **(B)** Imagens longitudinal e transversal exibindo um apêndice distendido, preenchido por líquido, com 7 mm de diâmetro. **(C)** Imagem com *power* Doppler revela hiperemia da parede do apêndice. **(D)** Fecalito ecogênico com sombra acústica posterior *(seta)* no interior de um apêndice distendido, preenchido por líquido. Observe a gordura ecogênica circundante, indicando edema. **(E)** O apêndice inflamado não colapsa com a compressão. W/O COMP = sem compressão; W COMP = com compressão.

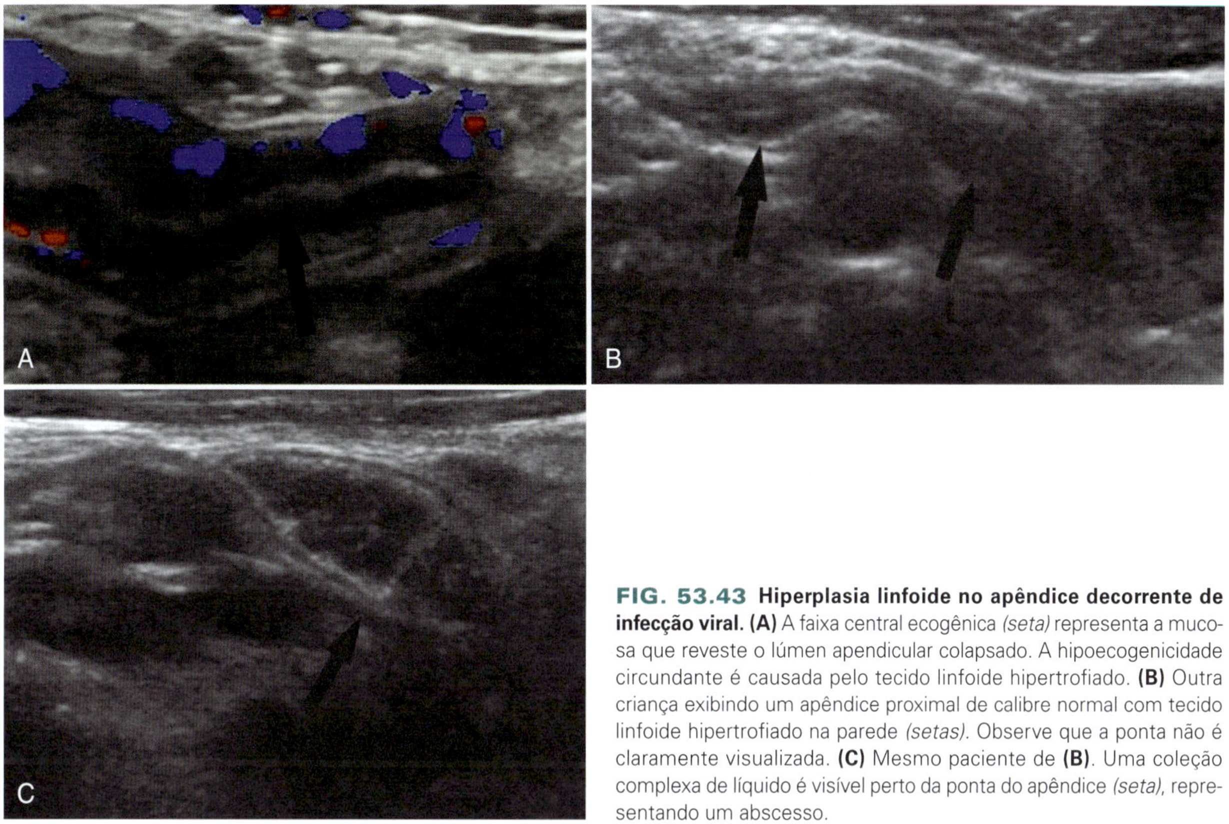

FIG. 53.43 Hiperplasia linfoide no apêndice decorrente de infecção viral. (A) A faixa central ecogênica *(seta)* representa a mucosa que reveste o lúmen apendicular colapsado. A hipoecogenicidade circundante é causada pelo tecido linfoide hipertrofiado. **(B)** Outra criança exibindo um apêndice proximal de calibre normal com tecido linfoide hipertrofiado na parede *(setas)*. Observe que a ponta não é claramente visualizada. **(C)** Mesmo paciente de **(B)**. Uma coleção complexa de líquido é visível perto da ponta do apêndice *(seta)*, representando um abscesso.

O **divertículo de Meckel** pode sofrer torção ou inflamar, assemelhando-se na US a um apêndice inflamado ou a uma massa pélvica complexa[153,154] (Fig. 53.46A). A apresentação inicial da doença de Crohn pode ser confundida com apendicite (Fig. 53.46B).

Neoplasias e Cistos Gastrointestinais

A capacidade superior da ultrassonografia em distinguir massas sólidas de císticas torna esse exame excelente escolha para o diagnóstico dos diversos tipos de cistos que possam ocorrer no abdome. Os cistos mais comumente associados ao sistema digestório são os mesentéricos e os cistos de duplicação GI. Caracteristicamente, os **cistos de duplicação** GI estão cheios de líquido anecoico, apresentando uma parede bem-definida, de duas camadas, constituídas por uma camada mucosa ecogênica interna e uma fina camada muscular hipoecogênica externa (Fig. 53.47A-C). Em geral, essas duas camadas são contínuas em toda a parede do cisto,[155,156] ajudando a distinguir cistos de duplicação GI de outros cistos de parede simples, tais como os **cistos mesentéricos** ou os **pseudocistos** (Fig. 53.47D-E). Eventualmente, cistos parietais simples apresentam uma parede com duas camadas devido a uma camada fibrinosa que pode ser depositada ao longo da parede interna após sangramento, porém é relativamente incomum. Frequentemente, os cistos de duplicação contêm focos de mucosa gástrica ectópica e podem se tornar inflamados e ulcerados. Nesses casos, pode-se observar hemorragia no interior do cisto e os debris resultantes no líquido cístico podem conferir um aspecto sólido.[157] Alguns cistos de duplicação GI são pediculados e, consequentemente, podem estar localizados distantes do seu verdadeiro ponto de origem. Ocasionalmente, a peristalse ativa da parede cística pode ser vista à ultrassonografia em tempo real.

O **linfoma de Burkitt** é o tumor que cresce mais rapidamente na infância, com um tempo de duplicação de cerca de 24 horas.[158] O sistema digestório é afetado em 22,5% dos pacientes, com massas abdominais ou pélvicas em 45% dos casos. O linfoma de Burkitt afeta principalmente a região ileocecal, ao contrário dos tumores desmoplásicos de pequenas células redondas, podendo provocar intussuscepção secundária. Frequentemente, manifesta-se por espessamento difuso da parede intestinal, com linfadenomegalia adjacente no mesentério e no retroperitônio. Pode-se observar ascite e raro envolvimento peritoneal. Uma massa mesentérica sólida pode ser confundida com um tumor desmoplásico de pequenas células redondas. O apêndice é raramente afetado, porém intussuscepção apendicular secundária ao linfoma de Burkitt já foi descrita (Fig. 53.27B). O linfoma de Burkitt geralmente não apresenta calcificações na sua fase inicial.

Os **tumores desmoplásicos de pequenas células redondas** representam uma neoplasia rara, mas altamente maligna, comumente encontrada na cavidade peritoneal com preponderância masculina.[159] Tumor disseminado é comum no momento do diagnóstico, e sua distinção do linfoma de Burkitt é difícil, embora os tumores desmoplásicos de pequenas células redondas apresentem calcificação frequente e envolvimento peritoneal extenso na sua manifestação, com tendência de afetar a região retrovesical.[159]

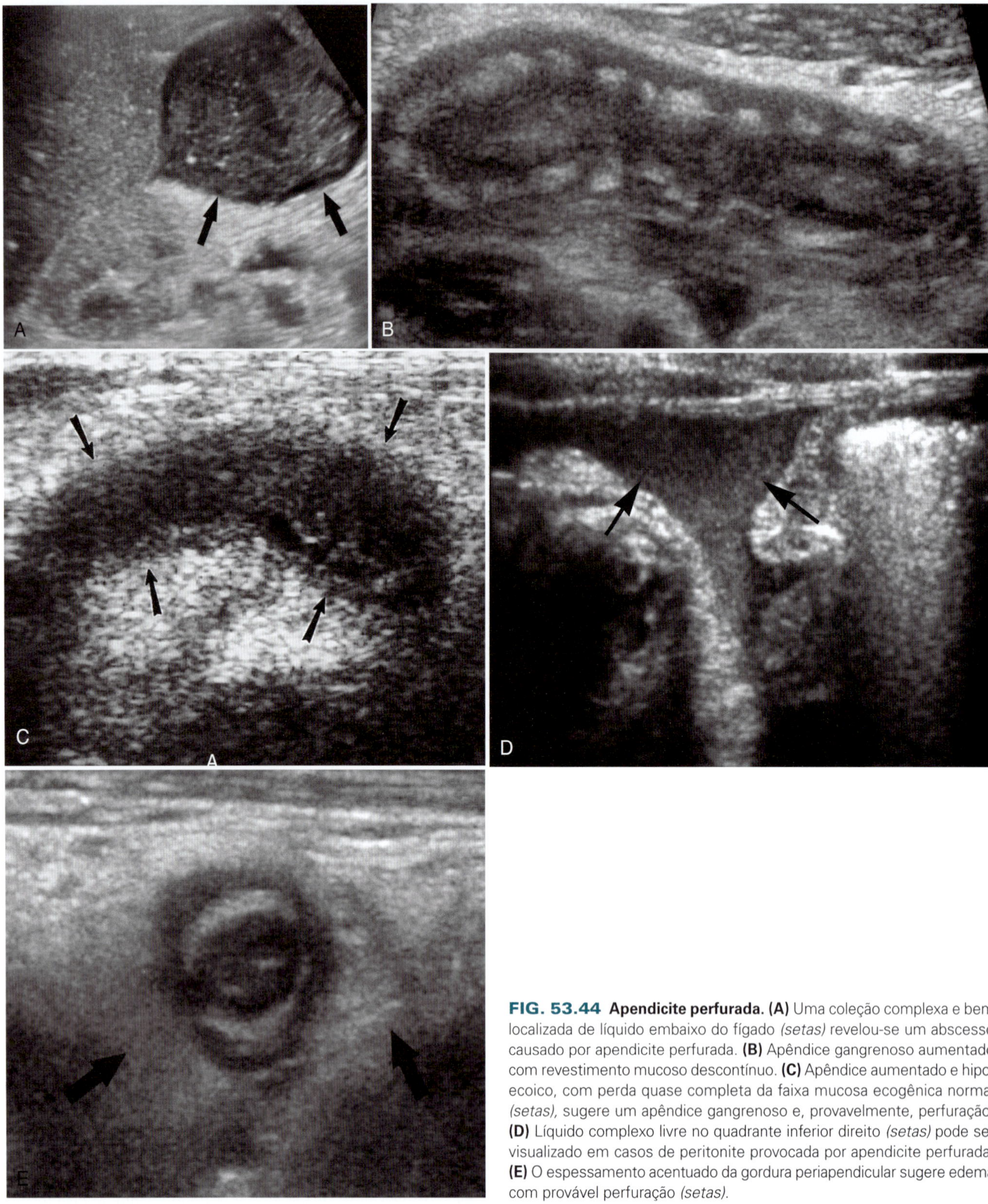

FIG. 53.44 Apendicite perfurada. (A) Uma coleção complexa e bem localizada de líquido embaixo do fígado *(setas)* revelou-se um abscesso causado por apendicite perfurada. **(B)** Apêndice gangrenoso aumentado com revestimento mucoso descontínuo. **(C)** Apêndice aumentado e hipoecoico, com perda quase completa da faixa mucosa ecogênica normal *(setas)*, sugere um apêndice gangrenoso e, provavelmente, perfuração. **(D)** Líquido complexo livre no quadrante inferior direito *(setas)* pode ser visualizado em casos de peritonite provocada por apendicite perfurada. **(E)** O espessamento acentuado da gordura periapendicular sugere edema com provável perfuração *(setas)*.

Os tumores desmoides abdominais são um tipo raro de tumor benigno que pode se manifestar como massa(s) no mesentério, na parede abdominal, no retroperitônio e na pelve. Há uma associação com a síndrome de Gardner, sem lesões metastáticas.

Os **tumores estromais gastrointestinais** raramente ocorrem na população pediátrica e têm propensão a ocorrer em mulheres com idade média de 12,6 anos.[160] Surgem na muscular própria do estômago, mais comumente no antro e no corpo desse órgão. Áreas císticas internas são comuns e podem representar hemorragia ou necrose.

A US não é importante na avaliação das neoplasias do sistema digestório, mas massas ou pólipos podem ser identificados em alguns casos quando o intestino é preenchido por líquido.[82,161] Mais frequentemente, as massas GI intraluminais em crianças se apresentam com obstrução causada por intussuscepção. A massa que atua como o indutor da intussuscepção nem sempre pode ser discernível ultrassonograficamente. A maioria dos tumores sólidos exibe padrões ecogênicos variáveis, não podendo ser diferenciados por suas características ultrassonográficas.[45,162-164] O **linfoma** tende a ser hipoecogênico, podendo estar associado à ulceração. Os tumores predominantemente císticos geralmente são os teratomas e os linfangiomas.[165-169] Os **linfangiomas abdominais** surgem mais frequentemente no mesentério, podendo se apresentar como cistos solitários ou como massas císticas multiloculadas[168] (Fig. 53.48A-B). Os **teratomas gastrointestinais** geralmente apresentam grandes componentes císticos, porém gordura ecogênica e calcificações também são frequentemente visíveis[165,167,168] (Fig. 53.48C). Os **hemangiomas** podem envolver o mesentério e habitualmente são hipervascularizados e associados a grandes vasos de irrigação.

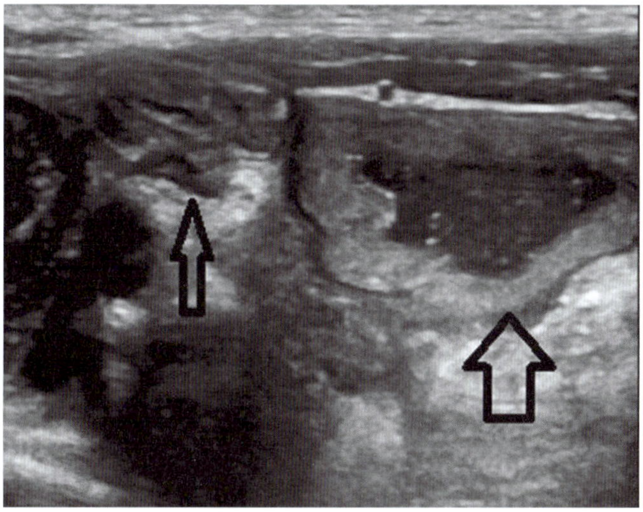

FIG. 53.45 Adenite/ileíte mesentérica. Espessamento da mucosa em uma alça do intestino delgado *(flecha grande)* com um apêndice normal próximo *(seta pequena)*.

PÂNCREAS

Anatomia Normal e Técnica

O pâncreas é facilmente visualizado em crianças e normalmente se mostra de tamanho relativamente generoso, comparado ao de um adulto. A ecotextura normal do pâncreas na infância é homogênea e, mais frequentemente, isoecogênica ou hiperecogênica, comparada à do fígado. O ducto pancreático normal geralmente não é visível, a menos que um transdutor linear de alta resolução seja utilizado.

Pancreatite

A pancreatite é menos comum em crianças do que nos adultos, com maior probabilidade de ser aguda do que crônica. As causas mais comuns de pancreatite aguda em crianças incluem trauma abdominal fechado (incluindo a síndrome da criança espancada), infecção viral e toxicidade por drogas. Independentemente da causa, os achados ultrassonográficos geralmente não são significativos, a menos que surja um pseudocisto como complicação. O achado ultrassonográfico mais comum é o aumento pancreático (Fig. 53.49A), mas um pâncreas de tamanho normal não exclui o diagnóstico. A ecogenicidade pancreática reduzida pode ser observada na pancreatite,[170,171] mas este é um achado de difícil confirmação devido à ecogenicidade variável do pâncreas normal das crianças.[171] Ocasionalmente, existe ecogenicidade aumentada do espaço pararrenal, resultante da lipólise da gordura normal pelas enzimas pancreáticas que extravasaram para o espaço hepatorrenal.[172]

A pancreatite crônica ou recorrente nas crianças é, mais provavelmente, causada por anomalias congênitas que afetam as vias biliares (p. ex., **cistos de colédoco, pâncreas *divisum*, fibrose**

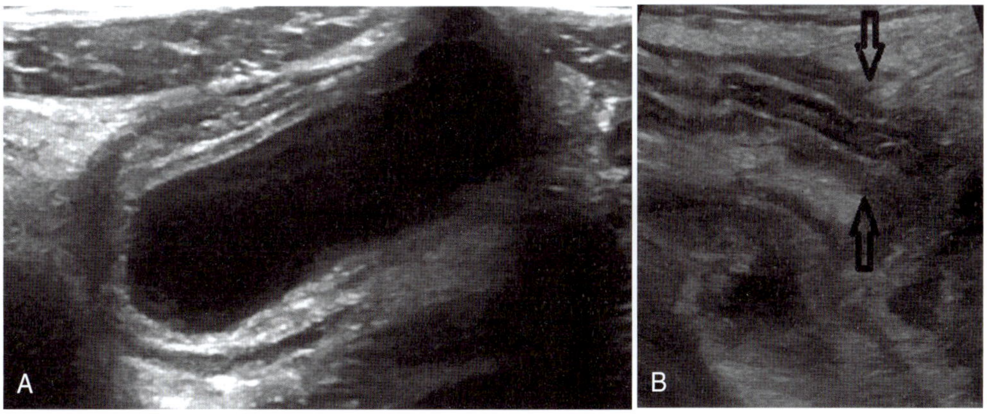

FIG. 53.46 Outras condições que se assemelham à apendicite. (A) Divertículo de Meckel inflamado. Ultrassonografia transversal do quadrante inferior direito do abdome em uma criança com suspeita clínica de apendicite aguda. **(B)** A inflamação mesentérica profunda na região do apêndice foi de fato causada pela **doença de Crohn** *(setas)*. O apêndice estava normal.

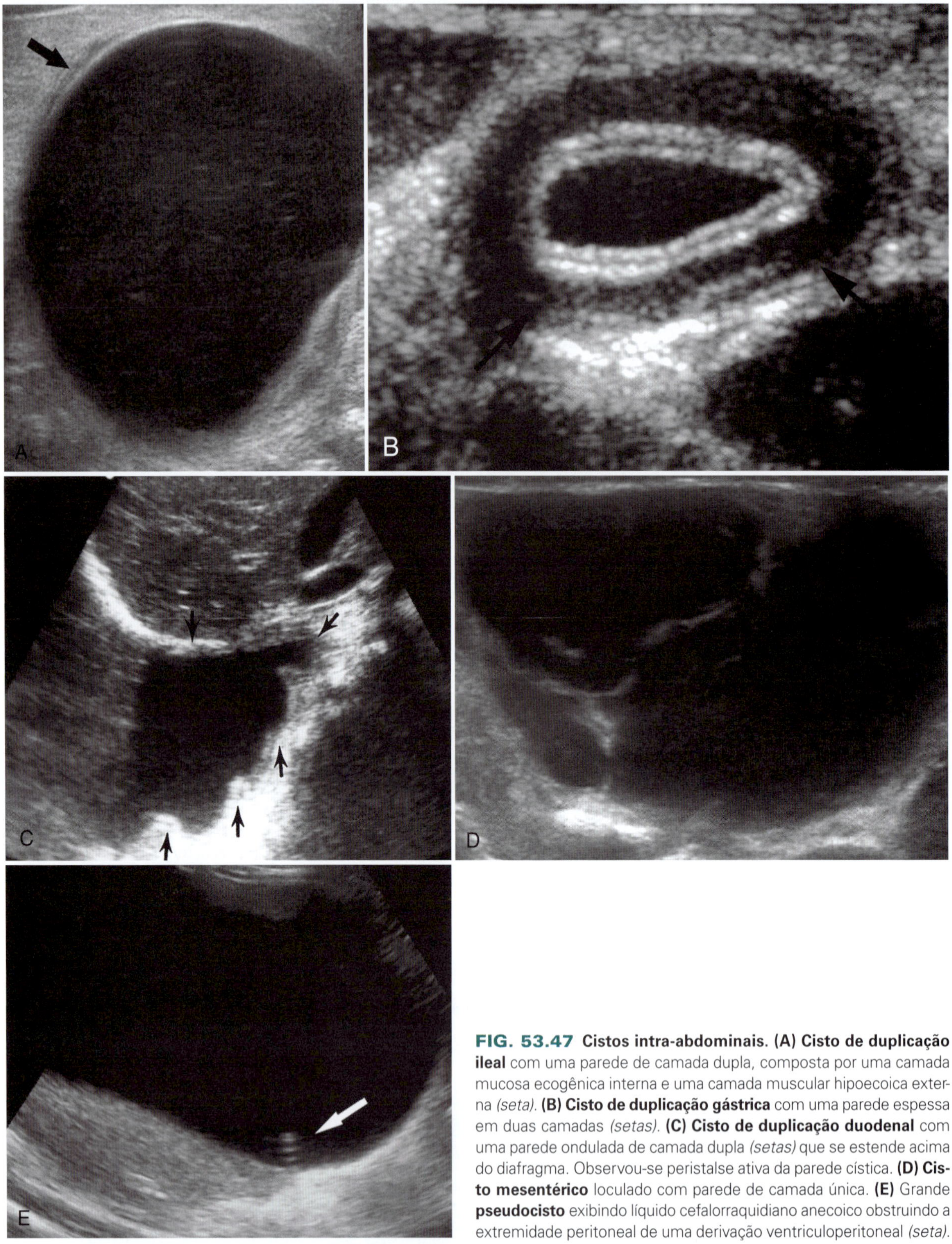

FIG. 53.47 Cistos intra-abdominais. (A) Cisto de duplicação ileal com uma parede de camada dupla, composta por uma camada mucosa ecogênica interna e uma camada muscular hipoecoica externa *(seta)*. **(B) Cisto de duplicação gástrica** com uma parede espessa em duas camadas *(setas)*. **(C) Cisto de duplicação duodenal** com uma parede ondulada de camada dupla *(setas)* que se estende acima do diafragma. Observou-se peristalse ativa da parede cística. **(D) Cisto mesentérico** loculado com parede de camada única. **(E)** Grande **pseudocisto** exibindo líquido cefalorraquidiano anecoico obstruindo a extremidade peritoneal de uma derivação ventriculoperitoneal *(seta)*.

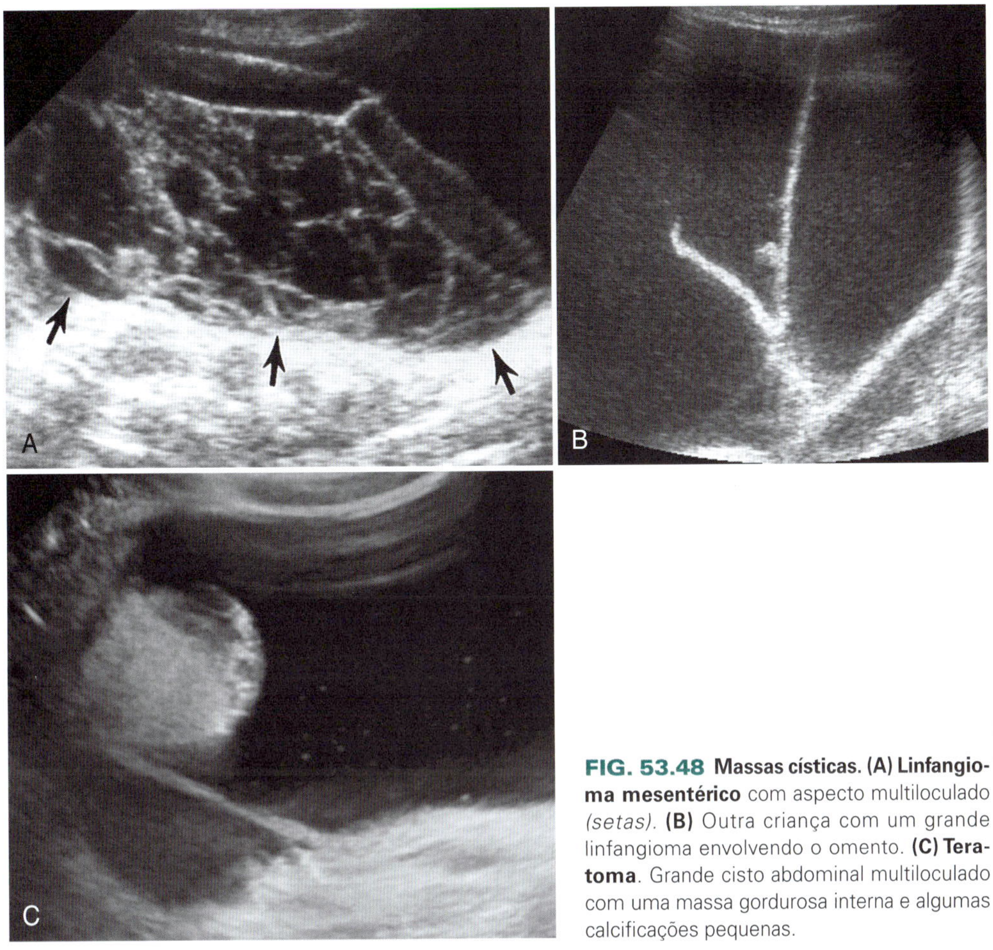

FIG. 53.48 Massas císticas. (A) Linfangioma mesentérico com aspecto multiloculado *(setas)*. **(B)** Outra criança com um grande linfangioma envolvendo o omento. **(C) Teratoma**. Grande cisto abdominal multiloculado com uma massa gordurosa interna e algumas calcificações pequenas.

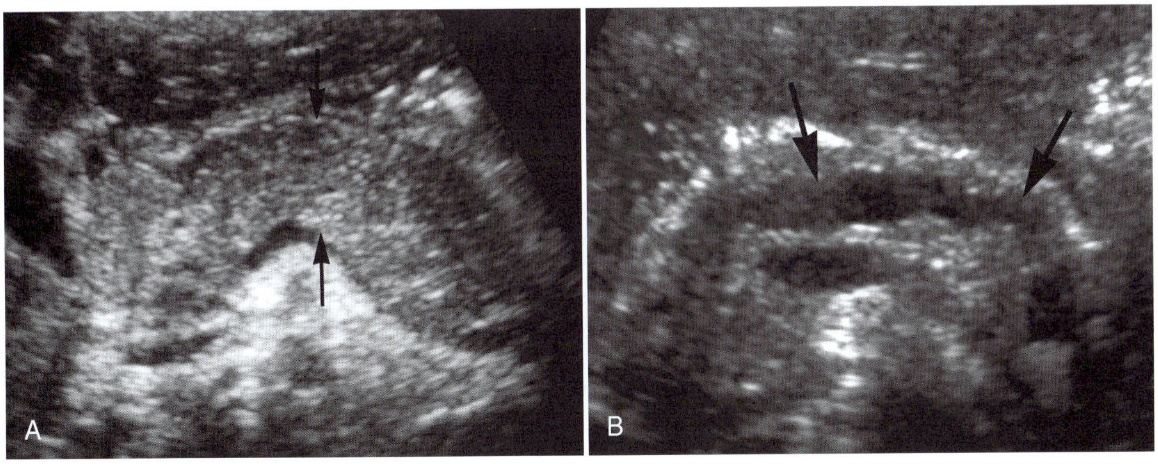

FIG. 53.49 Pancreatite. (A) Criança com aumento pancreático secundário a pancreatite viral *(setas)*. **(B)** Pancreatite crônica em uma criança de 7 anos de idade com **pâncreas *divisum*** apresenta pâncreas atrófico e ducto pancreático dilatado *(setas)*.

cística). Na **fibrose cística**, a precipitação ou a coagulação de secreções nos pequenos ductos pancreáticos acarreta concreções e obstruções ductais. A distensão dos ductos e ácinos leva à degeneração e à substituição por pequenos cistos. Essa obstrução ductal, juntamente com elementos de atrofia glandular e fibrose subsequente, produz aumento da ecogenicidade pancreática[173-175] (Fig. 53.49B). A glândula frequentemente é pequena, e as calcificações podem ser observadas como focos pontilhados ecogênicos no pâncreas hiperecogênico. Aspecto semelhante pode ser encontrado em pacientes com pancreatite hereditária autossômica dominante.[176]

As coleções líquidas peripancreáticas frequentemente acompanham pancreatite aguda, mas tais coleções não são consideradas **pseudocistos** até que se tornem persistentes e sejam circundadas por uma parede ecogênica bem-definida (Fig. 53.50). Muitos pseudocistos pancreáticos são atualmente tratados conservadoramente, e a ultrassonografia é útil no acompanhamento de tais pacientes, a fim de verificar a resolução espontânea da coleção líquida.[177] Quando os pseudocistos não regridem adequadamente, a US pode ser utilizada para sugerir uma possível drenagem percutânea ou endoscópica.[178,179]

Massas Pancreáticas

Os tumores de pâncreas são extremamente raros em crianças. As neoplasias primárias mais comuns são o insulinoma benigno e o adenocarcinoma.[180] Os **insulinomas** muitas vezes são de difícil detecção ultrassonográfica, porém a US intraoperatória tem sido realizada com sucesso. O carcinoma de pâncreas geralmente se apresenta como uma massa pancreática complexa ou ecogênica. O **pancreatoblastoma** é um raro tumor invasivo de textura heterogênea, que circunda os vasos e metastatiza amplamente.[181-183] As massas císticas do pâncreas incluem **linfangioma**, **tumor sólido pseudopapilar do pâncreas** (Fig. 53.51) e o raro **cisto pancreático congênito**.[184-185] A **pancreatite autoimune** pode provocar aumento focal do pâncreas, o qual se assemelha a uma massa.[186]

O aumento ecogênico difuso do pâncreas pode ser observado na **nesidioblastose**. Esta é uma condição semelhante a um tumor, caracterizada por proliferação difusa e persistência das células epiteliais ductais primitivas. A nesidioblastose frequentemente está associada à hipoglicemia e à **síndrome de Beckwith-Wiedemann**. A ecogenicidade difusamente aumentada do pâncreas também pode ocorrer devido à infiltração gordurosa observada na **síndrome de Shwachman-Diamond** (Fig. 53.52), mas, nessa condição, o pâncreas geralmente conserva seu tamanho normal. A substituição gordurosa do tecido pancreático também pode ocorrer em crianças com fibrose cística ou esteatose hepática não alcoólica. Raramente, outros tipos de tumores, como a **leucemia**,[187] conseguem infiltrar e aumentar o tamanho do pâncreas.

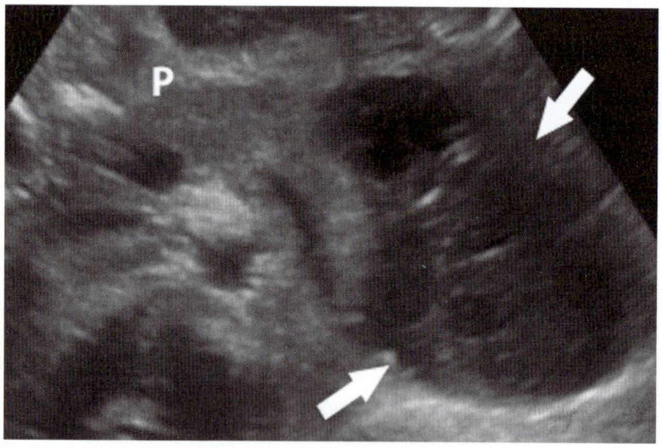

FIG. 53.50 Pseudocisto pancreático em uma criança vítima de espancamento. Coleção loculada de líquido *(setas)* na região caudal do pâncreas *(P)*.

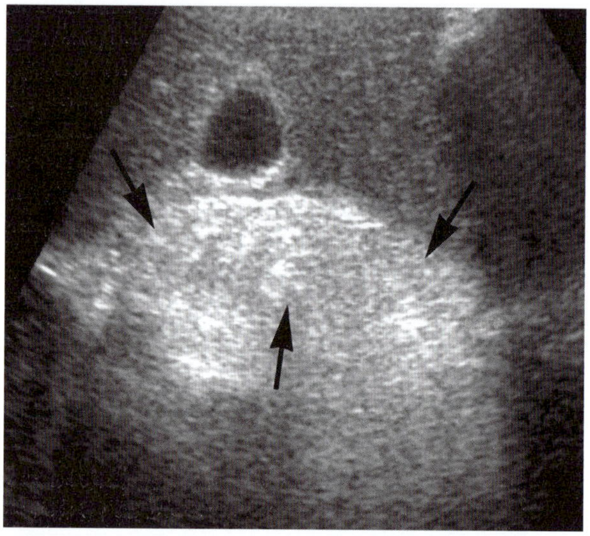

FIG. 53.52 Aumento pancreático. Lipomatose associada à síndrome de Shwachman-Diamond. Pâncreas aumentado e ecogênico *(setas)*.

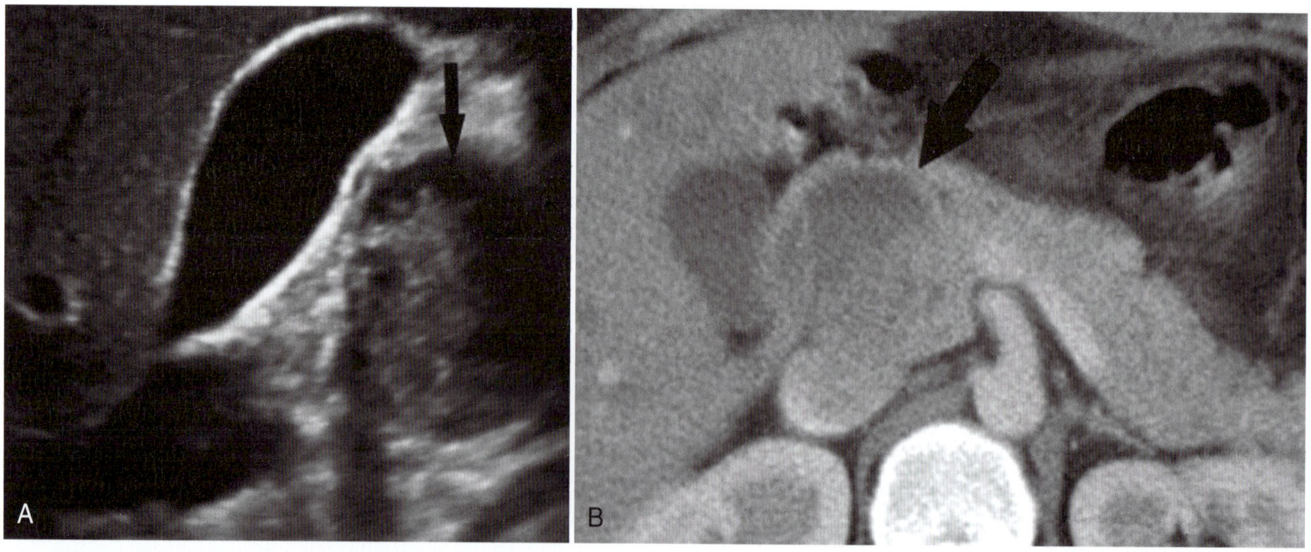

FIG. 53.51 Tumor sólido pseudopapilar do pâncreas. (A) A ultrassonografia mostra uma massa heterogênea, mas predominantemente cística na cabeça do pâncreas, que é apenas parcialmente visível devido ao gás intestinal *(setas)*. **(B)** A tomografia computadorizada mostra a massa parcialmente cística na mesma criança *(seta)*.

REFERÊNCIAS

1. Wright LL, Baker KR, Meny RG. Ultrasound demonstration of gastroesophageal reflux. J Ultrasound Med. 1988;7(8):471-475.
2. Gomes H, Lallemand A, Lallemand P. Ultrasound of the gastroesophageal junction. Pediatr Radiol. 1993;23(2):94-99.
3. Esposito F, Lombardi R, Grasso AC, et al. Transabdominal sonography of the normal gastroesophageal junction in children. J Clin Ultrasound. 2001;29(6):326-331.
4. Farina R, Pennisi F, La Rosa M, et al. Contrast-enhanced colour-Doppler sonography versus pH-metry in the diagnosis of gastro-oesophageal reflux in children. Radiol Med. 2008;113(4):591-598.
5. Hirsch W, Kedar R, Preiss U. Color Doppler in the diagnosis of the gastroesophageal reflux in children: comparison with pH measurements and B-mode ultrasound. Pediatr Radiol. 1996;26(3):232-235.
6. Jang HS, Lee JS, Lim GY, et al. Correlation of color Doppler sonographic findings with pH measurements in gastroesophageal reflux in children. J Clin Ultrasound. 2001;29(4):212-217.
7. O'Keeffe FN, Stansberry SD, Swischuk LE, Hayden CK Jr. Antropyloric muscle thickness at US in infants: what is normal? Radiology. 1991;178(3):827-830.
8. Hulka F, Campbell JR, Harrison MW, Campbell TJ. Cost-effectiveness in diagnosing infantile hypertrophic pyloric stenosis. J Pediatr Surg. 1997;32(11):1604-1608.
9. Swischuk LE, Hayden CK Jr, Stansberry SD. Sonographic pitfalls in imaging of the antropyloric region in infants. Radiographics. 1989;9(3):437-447.
10. Hernanz-Schulman M, Sells LL, Ambrosino MM, et al. Hypertrophic pyloric stenosis in the infant without a palpable olive: accuracy of sonographic diagnosis. Radiology. 1994;193(3):771-776.
11. Hernanz-Schulman M, Zhu Y, Stein SM, et al. Hypertrophic pyloric stenosis in infants: US evaluation of vascularity of the pyloric canal. Radiology. 2003;229(2):389-393.
12. Rohrschneider WK, Mittnacht H, Darge K, Troger J. Pyloric muscle in asymptomatic infants: sonographic evaluation and discrimination from idiopathic hypertrophic pyloric stenosis. Pediatr Radiol. 1998;28(6):429-434.
13. Teele RL, Smith EH. Ultrasound in the diagnosis of idiopathic hypertrophic pyloric stenosis. N Engl J Med. 1977;296(20):1149-1150.
14. Blumhagen JD, Maclin L, Krauter D, et al. Sonographic diagnosis of hypertrophic pyloric stenosis. AJR Am J Roentgenol. 1988;150(6):1367-1370.
15. Cohen HL, Blumer SL, Zucconi WB. The sonographic double-track sign: not pathognomonic for hypertrophic pyloric stenosis; can be seen in pylorospasm. J Ultrasound Med. 2004;23(5):641-646.
16. Haller JO, Cohen HL. Hypertrophic pyloric stenosis: diagnosis using US. Radiology. 1986;161(2):335-339.
17. Lund Kofoed PE, Host A, Elle B, Larsen C. Hypertrophic pyloric stenosis: determination of muscle dimensions by ultrasound. Br J Radiol. 1988;61(721):19-20.
18. Stunden RJ, LeQuesne GW, Little KE. The improved ultrasound diagnosis of hypertrophic pyloric stenosis. Pediatr Radiol. 1986;16(3):200-205.
19. Cohen HL, Schechter S, Mestel AL, et al. Ultrasonic "double track" sign in hypertrophic pyloric stenosis. J Ultrasound Med. 1987;6(3):139-143.
20. Hernanz-Schulman M, Neblett 3rd WW, Polk DB, Johnson JE. Hypertrophied pyloric mucosa in patients with hypertrophic pyloric stenosis. Pediatr Radiol. 1998;28(11):901.
21. Kim S, Chung CJ, Fordham LA, Specter BB. Coexisting hyperplastic antral polyp and hypertrophic pyloric stenosis. Pediatr Radiol. 1997;27(12):912-914.
22. Callahan MJ, McCauley RG, Patel H, Hijazi ZM. The development of hypertrophic pyloric stenosis in a patient with prostaglandin-induced foveolar hyperplasia. Pediatr Radiol. 1999;29(10):748-751.
23. Janik JS, Wayne ER, Janik JP. Pyloric stenosis in premature infants. Arch Pediatr Adolesc Med. 1996;150(2):223-224.
24. Stark C, Rogers P, Eberly M, Nylund C. Association of prematurity with the development of infantile hypertrophic pyloric stenosis. Pediatr Res. 2015;78(2):218-222.
25. Demian M, Nguyen S, Emil S. Early pyloric stenosis: a case control study. Pediatr Surg Int. 2009;25(12):1053-1057.
26. Muramori K, Nagasaki A, Kawanami T. Ultrasonographic serial measurements of the morphologic resolution of the pylorus after Ramstedt pyloromyotomy for infantile hypertrophic pyloric stenosis. J Ultrasound Med. 2007;26(12):1681-1687.
27. Yoshizawa J, Eto T, Higashimoto Y, et al. Ultrasonographic features of normalization of the pylorus after pyloromyotomy for hypertrophic pyloric stenosis. J Pediatr Surg. 2001;36(4):582-586.
28. Cohen HL, Zinn HL, Haller JO, et al. Ultrasonography of pylorospasm: findings may simulate hypertrophic pyloric stenosis. J Ultrasound Med. 1998;17(11):705-711.
29. Roma E, Kafritsa Y, Panayiotou J, et al. Is peptic ulcer a common cause of upper gastrointestinal symptoms? Eur J Pediatr. 2001;160(8):497-500.
30. Hayden CK, Swischuk LE, Rytting JE. Gastric ulcer disease in infants: US findings. Radiology. 1987;164(1):131-134.
31. Maves CK, Johnson JF, Bove K, Malott RL. Gastric inflammatory pseudotumor in children. Radiology. 1989;173(2):381-383.
32. Goldwag S, Bellah R, Ward K, Kogutt M. Sonographic detection of Ménétrier's disease in children. J Clin Ultrasound. 1994;22(9):567-570.
33. Mercado-Deane MG, Burton EM, Brawley AV, Hatley R. Prostaglandin-induced foveolar hyperplasia simulating pyloric stenosis in an infant with cyanotic heart disease. Pediatr Radiol. 1994;24(1):45-46.
34. McAlister WH, Katz ME, Perlman JM, Tack ED. Sonography of focal foveolar hyperplasia causing gastric obstruction in an infant. Pediatr Radiol. 1988;18(1):79-81.
35. Joshi A, Berdon W, Brudnicki A, et al. Gastric thumbprinting: diffuse gastric wall mucosal and submucosal thickening in infants with ductal-dependent cyanotic congenital heart disease maintained on long-term prostaglandin therapy. Ped Radiol. 2002;32(6):405-408.
36. Naik DR, Bolia A, Boon AW. Demonstration of a lactobezoar by ultrasound. Br J Radiol. 1987;60(713):506-508.
37. Ripolles T, Garcia-Aguayo J, Martinez MJ, Gil P. Gastrointestinal bezoars: sonographic and CT characteristics. AJR Am JRoentgenol. 2001;177(1):65-69.
38. Naik S, Gupta V, Naik S, et al. Rapunzel syndrome reviewed and redefined. Dig Surg. 2007;24(3):157-161.
39. Lee KH, Han HY, Kim HJ, et al. Ultrasonographic differentiation of bezoar from feces in small bowel obstruction. Ultrasonography. 2015;34(3):211-216.
40. Crowe JE, Sumner TE. Combined esophageal and duodenal atresia without tracheoesophageal fistula: characteristic radiographic changes. AJR Am J Roentgenol. 1978;130(1):167-168.
41. Hayden CK, Schwartz MZ, Davis M, Swischuk LE. Combined esophageal and duodenal atresia: sonographic findings. AJR Am J Roentgenol. 1983;140(2):225-226.
42. Hayden CK, Boulden TF, Swischuk LE, Lobe TE. Sonographic demonstration of duodenal obstruction with midgut volvulus. AJR Am J Roentgenol. 1984;143(1):9-10.
43. Loyer E, Dunne Eggli K. Sonographic evaluation of superior mesenteric vascular relationship in malrotation. Pediatr Radiol. 1989;19(3):173-175.
44. Zerin JM, DiPietro MA. Superior mesenteric vascular anatomy at US in patients with surgically proved malrotation of the midgut. Radiology. 1992;183(3):693-694.
45. Weinberger E, Winters WD, Liddell RM, et al. Sonographic diagnosis of intestinal malrotation in infants: importance of the relative positions of the superior mesenteric vein and artery. AJR Am J Roentgenol. 1992;159(4):825-828.
46. Yousefzadeh D. The position of the duodenojejunal junction: the wrong horse to bet on in diagnosing or excluding malrotation. Pediatr Radiol. 2009;39(S2):172-177.
47. Menten R, Reding R, Godding V, et al. Sonographic assessment of the retroperitoneal position of the third portion of the duodenum: an indicator of normal intestinal rotation. Pediatr Radiol. 2012;42(8):941-945.
48. Ashley LM, Allen S, Teele R. A normal sonogram does not exclude malrotation. Pediatr Radiol. 2001;31(5):354-356.
49. Cremin BJ, Solomon DJ. Ultrasonic diagnosis of duodenal diaphragm. Pediatr Radiol. 1987;17(6):489-490.
50. Hayashi K, Futagawa S, Kozaki S, et al. Ultrasound and CT diagnosis of intramural duodenal hematoma. Pediatr Radiol. 1988;18(2):167-168.

51. Hernanz-Schulman M, Genieser NB, Ambrosino M. Sonographic diagnosis of intramural duodenal hematoma. J Ultrasound Med. 1989;8(5):273-276.
52. Orel SG, Nussbaum AR, Sheth S, et al. Duodenal hematoma in child abuse: sonographic detection. AJR Am J Roentgenol. 1988;151(1):147-149.
53. Couture A, Veyrac C, Baud C, et al. Evaluation of abdominal pain in Henoch-Schönlein syndrome by high frequency ultrasound. Pediatr Radiol. 1992;22(1):12-17.
54. Carroll BA, Moskowitz PS. Sonographic diagnosis of neonatal meconium cyst. AJR Am J Roentgenol. 1981;137(6):1262-1264.
55. Bowen A, Mazer J, Zarabi M, Fujioka M. Cystic meconium peritonitis: ultrasonographic features. Pediatr Radiol. 1984;14(1):18-22.
56. Applegate KE. Clinically suspected intussusception in children: evidence-based review and self-assessment module. AJR Am J Roentgenol. 2005;185(3 Suppl.):S175-S183.
57. Bhisitkul DM, Listernick R, Shkolnik A, et al. Clinical application of ultrasonography in the diagnosis of intussusception. J Pediatr. 1992;121(2):182-186.
58. Verschelden P, Filiatrault D, Garel L, et al. Intussusception in children: reliability of US in diagnosis—a prospective study. Radiology. 1992;184(3):741-744.
59. Shanbhogue R, Hussain S, Meradji M, et al. Ultrasonography is accurate enough for the diagnosis of intussusception. J Pediatr Surg. 1994;29(2):324-328.
60. Pracros JP, Tran-Minh VA, Morin de Finfe CH, et al. Acute intestinal intussusception in children. Contribution of ultrasonography (145 cases). Ann Radiol (Paris). 1987;30(7):525-530.
61. Newman B, Schmitz M, Gawande R, et al. Perforated appendicitis: an underappreciated mimic of intussusception on ultrasound. Pediatr Radiol. 2014;44(5):535-541.
62. Parienty RA, Lepreux JF, Gruson B. Sonographic and CT features of ileocolic intussusception. AJR Am J Roentgenol. 1981;136(3):608-610.
63. Morin M, Blumenthal D, Tan A, Li Y. The ultrasonic appearance of ileocolic intussusception. J Clin Ultrasound. 1981;9(9):516-518.
64. Swischuk LE, Hayden CK, Boulden T. Intussusception:indications for ultrasonography and an explanation of the doughnut and pseudokidney signs. Pediatr Radiol. 1985;15(6):388-391.
65. del Pozo G, Albillos JC, Tejedor D. Intussusception:US findings with pathologic correlation—the crescent-in-doughnut sign. Radiology. 1996;199(3):688-692.
66. del Pozo G, González-Spinola J, Gómez-Ansón B, et al. Intussusception: trapped peritoneal fluid detected with US—relationship to reducibility and ischemia. Radiology. 1996;201(2):379-383.
67. Riebel TW, Nasir R, Weber K. US-guided hydrostatic reduction of intussusception in children. Radiology. 1993;188(2):513-516.
68. Rohrschneider WK, Tröger J. Hydrostatic reduction of intussusception under US guidance. Pediatr Radiol. 1995;25(7):530-534.
69. Wood SK, Kim JS, Suh SJ, et al. Childhood intussusception: US-guided hydrostatic reduction. Radiology. 1992;182(1):77-80.
70. Flaum V, Schneider A, Gomes Ferreira C, et al. Twenty years' experience for reduction of ileocolic intussusceptions by saline enema under sonography control. J Pediatr Surg. 2016;51(1):179-182.
71. Carnevale E, Graziani M, Fasanelli S. Post-operative ileo-ileal intussusception: sonographic approach. Pediatr Radiol. 1994;24(3):161-163.
72. Swischuk LE, John SD, Swischuk PN. Spontaneous reduction of intussusception: verification with US. Radiology. 1994;192(1):269-271.
73. Munden MM, Bruzzi JF, Coley BD, Munden RF. Sonography of pediatric small-bowel intussusception: differentiating surgical from nonsurgical cases. AJR Am J Roentgenol. 2007;188(1):275-279.
74. Park NH, Park SI, Park CS, et al. Ultrasonographic findings of small bowel intussusception, focusing on differentiation from ileocolic intussusception. Br J Radiol. 2007;80(958):798-802.
75. Hughes UM, Connolly BL, Chait PG, Muraca S. Further report of small-bowel intussusceptions related to gastrojejunostomy tubes. Pediatr Radiol. 2000;30(9):614-617.
76. Feinstein KA, Myers M, Fernbach SK, Bhisitkul DM. Peritoneal fluid in children with intussusception: its sonographic detection and relationship to successful reduction. Abdom Imaging. 1993;18(3):277-279.
77. Swischuk LE, Stansberry SD. Ultrasonographic detection of free peritoneal fluid in uncomplicated intussusception. Pediatr Radiol. 1991;21(5):350-351.
78. Koumanidou C, Vakaki M, Pitsoulakis G, et al. Sonographic detection of lymph nodes in the intussusception of infants and young children: clinical evaluation and hydrostatic reduction. AJR Am J Roentgenol. 2002;178(2):445-450.
79. Lam AH, Firman K. Value of sonography including color Doppler in the diagnosis and management of long standing intussusception. Pediatr Radiol. 1992;22(2):112-114.
80. Lim HK, Bae SH, Lee KH, et al. Assessment of reducibility of ileocolic intussusception in children: usefulness of color Doppler sonography. Radiology. 1994;191(3):781-785.
81. Ledermann HP, Borner N, Strunk H, et al. Bowel wall thickening on transabdominal sonography. AJR Am JRoentgenol. 2000;174(1):107-117.
82. Baldisserotto M, Spolidoro JV, Bahu Mda G. Graded compression sonography of the colon in the diagnosis of polyps in pediatric patients. AJR Am J Roentgenol. 2002;179(1):201-205.
83. Haber HP, Seitz G, Warmann SW, Fuchs J. Transperineal sonography for determination of the type of imperforate anus. AJR Am J Roentgenol. 2007;189(6):1525-1529.
84. Donaldson JS, Black CT, Reynolds M, et al. Ultrasound of the distal pouch in infants with imperforate anus. J Pediatr Surg. 1989;24(5):465-468.
85. Oppenheimer DA, Carroll BA, Shochat SJ. Sonography of imperforate anus. Radiology. 1983;148(1):127-128.
86. Lim JH, Ko YT, Lee DH, et al. Sonography of inflammatory bowel disease: findings and value in differential diagnosis. AJR Am J Roentgenol. 1994;163(2):343-347.
87. Dinkel E, Dittrich M, Peters H, Baumann W. Real-time ultrasound in Crohn's disease: characteristic features and clinical implications. Pediatr Radiol. 1986;16(1):8-12.
88. Worlicek H, Lutz H, Heyder N, Matek W. Ultrasound findings in Crohn's disease and ulcerative colitis: a prospective study. J Clin Ultrasound. 1987;15(3):153-163.
89. Ros PR, Buetow PC, Pantograg-Brown L, et al. Pseudomembranous colitis. Radiology. 1996;198(1):1-9.
90. Downey DB, Wilson SR. Pseudomembranous colitis: sonographic features. Radiology. 1991;180(1):61-64.
91. Alexander JE, Williamson SL, Seibert JJ, et al. The ultrasonographic diagnosis of typhlitis (neutropenic colitis). Pediatr Radiol. 1988;18(3):200-204.
92. Puylaert JB, Lalisang RI, van der Werf SD, Doornbos L. Campylobacter ileocolitis mimicking acute appendicitis: differentiation with graded-compression US. Radiology. 1988;166(3):737-740.
93. Ueda D, Sato T, Yoshida M. Ultrasonographic assessment of *Salmonella* enterocolitis in children. Pediatr Radiol. 1999;29(6):469-471.
94. Matsumoto T, Iida M, Sakai T, et al. Yersinia terminal ileitis: sonographic findings in eight patients. AJR Am J Roentgenol. 1991;156(5):965-967.
95. Patenaude Y, Bernard C, Schreiber R, Sinsky AB. Cow's-milk-induced allergic colitis in an exclusively breast-fed infant: diagnosed with ultrasound. Pediatr Radiol. 2000;30(6):379-382.
96. Chung CJ, Rayder S, Meyers W, Long J. Kawasaki disease presenting as focal colitis. Pediatr Radiol. 1996;26(7):455-457.
97. Kodroff MB, Hartenberg MA, Goldschmidt RA. Ultrasonographic diagnosis of gangrenous bowel in neonatal necrotizing enterocolitis. Pediatr Radiol. 1984;14(3):168-170.
98. Friedland JA, Herman TE, Siegel MJ. *Escherichia coli* O157:H7–associated hemolytic-uremic syndrome: value of colonic color Doppler sonography. Pediatr Radiol. 1995;25(Suppl. 1):S65-S67.
99. Haber HP, Schlegel PG, Dette S, et al. Intestinal acute graft-versus-host disease. AJR Am JRoentgenol. 2000;174(1):118-120.
100. Klein SA, Martin H, Schreiber-Dietrich D, et al. A new approach to evaluating intestinal acute graft-versus-host disease by transabdominal sonography and colour Doppler imaging. Br J Haematol. 2001;115(4):929-934.
101. Schulman H, Weizman Z, Barki Y, et al. Inflammatory bowel disease in glycogen storage disease type 1 B. Pediatr Radiol. 1995;25(Suppl. 1):S160-S162.
102. Quillin SP, Siegel MJ. Gastrointestinal inflammation in children: color Doppler ultrasonography. J Ultrasound Med. 1994;13(10):751-756.
103. Anupindi SA, Halverson M, Khwaja A, et al. Common and uncommon applications of bowel ultrasound with pathologic correlation in children. AJR Am J Roentgenol. 2014;202(5):946-959.

104. Hata J, Haruma K, Yamanaka H, et al. Ultrasonographic evaluation of the bowel wall in inflammatory bowel disease: comparison of in vivo and in vitro studies. Abdom Imaging. 1994;19(5):395-399.
105. Couture A, Larroque A, Faure J,et al. Gastrointestinal tract sonography in fetuses and children. Berlin Heidelberg: Springer Science and Business Media. 577-604.
106. Esposito F, Senese R, Salvatore P, Vallone G. Intrahepatic portal-vein gas associated with rotavirus infection. J Ultrasound. 2011;14(1):10-13.
107. Debi U, Ravisankar V, Prasad KK, et al. Abdominal tuberculosis of the gastrointestinal tract: revisited. World J Gastroenterol. 2014;20(40):14831-14840.
108. Ghonge NP. Gastric migration of intestinal ascariasis: B-mode sonographic depiction. J Ultrasound Med. 2008;27(12):1799-1801.
109. Arkoulis N, Zerbinis H, Simatos G, Nisiotis A. *Enterobius vermicularis* (pinworm) infection of the liver mimicking malignancy: Presentation of a new case and review of current literature. Int J Surg Case Rep. 2012;3(1):6-9.
110. Horsthuis K, Bipat S, Bennink RJ, Stoker J. Inflammatory bowel disease diagnosed with US, MR, scintigraphy, and CT: meta-analysis of prospective studies. Radiology. 2008;247(1):64-79.
111. Anupindi SA, Podberesky DJ, Towbin AJ, et al. Pediatric inflammatory bowel disease: imaging issues with targeted solutions. Abdom Imaging. 2015;40(5):975-992.
112. Fraquelli M, Colli A, Casazza G, et al. Role of ultrasound in detection of Crohn's disease: meta-analysis. Radiology. 2005;236(1):95-101.
113. Chiorean L, Schreiber-Dietrich D, Braden B, et al. Ultrasonographic imaging of inflammatory bowel disease in pediatric patients. World J Gastroenterol. 2015;21(17):5231-5241.
114. Allison M, Kheniche A, Azoulay R, et al. Ultrasonography of Crohn disease in children. Pediatr Radiol. 2007;37(11):1071-1082.
115. Pallotta N, Civitelli F, Di Nardo G, et al. Small intestine contrast ultrasonography in pediatric Crohn's disease. J Pediatr. 2013;163(3):778-784.
116. Yekeler E, Danalioglu A, Movasseghi B, et al. Crohn disease activity evaluated by Doppler ultrasonography of the superior mesenteric artery and the affected small-bowel segments. J Ultrasound Med. 2005;24(1):59-65.
117. Giovagnorio F, Diacinti D, Vernia P. Doppler sonography of the superior mesenteric artery in Crohn's disease. AJR Am J Roentgenol. 1998;170(1):123-126.
118. Hu SC, Feeney MS, McNicholas M, et al. Ultrasonography to diagnose and exclude intussusception in Henoch-Schönlein purpura. Arch Dis Child. 1991;66(9):1065-1067.
119. McLaughlin PD, Maher MM. Nonneoplastic diseases of the small intestine: clinical, pathophysiologic, and imaging characteristics. AJR Am J Roentgenol. 2013;201(3):W382-W390.
120. Goske MJ, Goldblum JR, Applegate KE, et al. The "circle sign": a new sonographic sign of pneumatosis intestinalis—clinical, pathologic and experimental findings. Pediatr Radiol. 1999;29(7):530-535.
121. Epelman M, Daneman A, Navarro OM, et al. Necrotizing enterocolitis: review of state-of-the-art imaging findings with pathologic correlation. Radiographics. 2007;27(2):285-305.
122. Faingold R, Daneman A, Tomlinson G, et al. Necrotizing enterocolitis: assessment of bowel viability with color Doppler US. Radiology. 2005;235(2):587-594.
123. Avni EF, Rypens F, Cohen E, Pardou A. Pericholecystic hyperechogenicities in necrotizing enterocolitis: a specific sonographic sign. Pediatr Radiol. 1991;21(3):179-181.
124. Deeg KH, Rupprecht T, Schmid E. Doppler sonographic detection of increased flow velocities in the celiac trunk and superior mesenteric artery in infants with necrotizing enterocolitis. Pediatr Radiol. 1993;23(8):578-582.
125. Miller SF, Seibert JJ, Kinder DL, Wilson AR. Use of ultrasound in the detection of occult bowel perforation in neonates. J Ultrasound Med. 1993;12(9):531-535.
126. Rosen MP, Ding A, Blake MA, et al. ACR Appropriateness Criteria right lower quadrant pain—suspected appendicitis. J Am Coll Radiol. 2011;8(11):749-755.
127. Herliczek TW, Swenson DW, Mayo-Smith WW. Utility of MRI after inconclusive ultrasound in pediatric patients with suspected appendicitis: retrospective review of 60 consecutive patients. AJR Am J Roentgenol. 2013;200(5):969-973.
128. Pearce MS, Salotti JA, Little MP, et al. Radiation exposure from CT scans in childhood and subsequent risk of leukaemia and brain tumours: a retrospective cohort study. Lancet. 2012;380(9840):499-505.
129. Blitman NM, Anwar M, Brady KB, et al. Value of focused appendicitis ultrasound and Alvarado score in predicting appendicitis in children: can we reduce the use of CT? Am J Roentgenol. 2015;204(6):W707-W712.
130. Siegel MJ, Carel C, Surratt S. Ultrasonography of acute abdominal pain in children. JAMA. 1991;266(14):1987-1989.
131. Lee JH, Jeong YK, Hwang JC, et al. Graded compression sonography with adjuvant use of a posterior manual compression technique in the sonographic diagnosis of acute appendicitis. AJR Am J Roentgenol. 2002;178(4):863-868.
132. Rothrock S, Pagane J. Acute appendicitis in children: emergency department diagnosis and management. Ann Emerg Med. 2000;36(1):39-51.
133. Baldisserotto M, Marchiori E. Accuracy of noncompressive sonography of children with appendicitis according to the potential positions of the appendix. AJR Am J Roentgenol. 2000;175(5):1387-1392.
134. Larson DB, Trout AT, Fierke SR, Towbin AJ. Improvement in diagnostic accuracy of ultrasound of the pediatric appendix through the use of equivocal interpretive categories. AJR Am J Roentgenol. 2015;204(4):849-856.
135. Fallon SC, Orth RC, Guillerman RP, et al. Development and validation of an ultrasound scoring system for children with suspected acute appendicitis. Pediatr Radiol. 2015;45(13):1945-1952.
136. Kao SC, Smith WL, Abu-Yousef MM, et al. Acute appendicitis in children: sonographic findings. AJR Am J Roentgenol. 1989;153(2):375-379.
137. Trout A, Towbin A, Zhang B. Journal Club: The pediatric appendix: defining normal. AJR Am J Roentgenol. 2014;202(5):936-945.
138. Symmers D. The clinical significance of lymphoid hyperplasia of the appendix. JAMA. 1919;72(7):468.
139. Swischuk L, Chung D, Hawkins H, et al. Non-fecalith-induced appendicitis: etiology, imaging, and pathology. Emerg Radiol. 2015;22(6):643-649.
140. Park NH, Park CS, Lee EJ, et al. Ultrasonographic findings identifying the faecal-impacted appendix: differential findings with acute appendicitis. Br J Radiol. 2007;80(959):872-877.
141. Puylaert JB. Mesenteric adenitis and acute terminal ileitis: US evaluation using graded compression. Radiology. 1986;161(3):691-695.
142. Trout A, Sanchez R, Ladino-Torres M. Reevaluating the sonographic criteria for acute appendicitis in children. Acad Radiol. 2012;19(11):1382-1394.
143. Wiersma F, Toorenvliet B, Bloem J, et al. US examination of the appendix in children with suspected appendicitis: the additional value of secondary signs. Eur Radiol. 2008;19(2):455-461.
144. Estey A, Poonai N, Lim R. Appendix not seen: the predictive value of secondary inflammatory sonographic signs. Pediatr Emerg Care. 2013;29(4):435-439.
145. Hayden CK Jr, Kuchelmeister J, Lipscomb TS. Sonography of acute appendicitis in childhood: perforation versus nonperforation. J Ultrasound Med. 1992;11(5):209-216.
146. Quillin SP, Siegel MJ, Coffin CM. Acute appendicitis in children: value of sonography in detecting perforation. AJR Am J Roentgenol. 1992;159(6):1265-1288.
147. Lee S, Stark R, Yaghoubian A, et al. Does age affect the outcomes and management of pediatric appendicitis? Pediatr Surg. 2011;46(12):2342-2345.
148. Lin YL, Lee CH. Appendicitis in infancy. Pediatr Surg Int. 2003;19(1–2):1-3.
149. Blumfield E, Nayak G, Srinivasan R, et al. Journal Club: Ultrasound for differentiation between perforated and nonperforated appendicitis in pediatric patients. AJR Am J Roentgenol. 2013;200(5):957-962.
150. Patriquin HB, Garcier JM, Lafortune M, et al. Appendicitis in children and young adults: Doppler sonographic-pathologic correlation. AJR Am J Roentgenol. 1996;166(3):629-633.
151. Quillin SP, Siegel MJ. Diagnosis of appendiceal abscess in children with acute appendicitis: value of color Doppler sonography. AJR Am J Roentgenol. 1995;164(5):1251-1254.
152. Schlesinger A, Dorfman S, Braverman R. Sonographic appearance of omental infarction in children. Pediatr Radiol. 1999;29(8):598-601.
153. Daneman A, Lobo E, Alton DJ, Shuckett B. The value of sonography, CT and air enema for detection of complicated Meckel diverticulum in children with nonspecific clinical presentation. Pediatr Radiol. 1998;28(12):928-932.

154. Farris SL, Fernbach SK. Axial torsion of Meckel's diverticulum presenting as a pelvic mass. Pediatr Radiol. 2001;31(12):886-888.
155. Barr LL, Hayden CK, Stansberry SD, Swischuk LE. Enteric duplication cysts in children: are their ultrasonographic wall characteristics diagnostic? Pediatr Radiol. 1990;20(5):326-328.
156. Hur J, Yoon C, Kim M, Kim O. Imaging features of gastrointestinal tract duplications in infants and children: from oesophagus to rectum. Pediatr Radiol. 2007;37(7):691-699.
157. Segal SR, Sherman NH, Rosenberg HK, et al. Ultrasonographic features of gastrointestinal duplications. J Ultrasound Med. 1994;13(11):863-870.
158. Hamrick-Turner JE, Saif MF, Powers CI, et al. Imaging of childhood non-Hodgkin lymphoma: assessment by histologic subtype. Radiographics. 1994;14(1):11-28.
159. Bellah R, Suzuki-Bordalo L, Brecher E, et al. Desmoplastic small round cell tumor in the abdomen and pelvis: report of CT findings in 11 affected children and young adults. AJR Am J Roentgenol. 2005;184(6):1910-1914.
160. Siegel M. Pediatric Sonography. Philadelphia, PA: Lippincott Williams & Wilkins; 2009.
161. Walter DF, Govil S, Korula A, et al. Pedunculated colonic polyp diagnosed by colonic sonography. Pediatr Radiol. 1992;22(2):148-149.
162. Park JM, Yeon KM, Han MC, et al. Diffuse intestinal arteriovenous malformation in a child. Pediatr Radiol. 1991;21(4):314-315.
163. Schneider K, Dickerhoff R, Bertele R. Malignant gastric sarcoma—diagnosis by ultrasound and endoscopy. Pediatr Radiol. 1986;16(1):69-70.
164. Cremin BJ, Brown RA. Carcinoma of the colon: diagnosis by ultrasound and enema. Pediatr Radiol. 1987;17(4):319-320.
165. Bowen B, Ros PR, McCarthy MJ, et al. Gastrointestinal teratomas: CT and US appearance with pathologic correlation. Radiology. 1987;162(2):431-433.
166. McCullagh M, Keen C, Dykes E. Cystic mesothelioma of the peritoneum: a rare cause of 'ascites' in children. J Pediatr Surg. 1994;29(9):1205-1207.
167. Prieto ML, Casanova A, Delgado J, Zabalza R. Cystic teratoma of the mesentery. Pediatr Radiol. 1989;19(6–7):439.
168. Shah RS, Kaddu SJ, Kirtane JM. Benign mature teratoma of the large bowel: a case report. J Pediatr Surg. 1996;31(5):701-702.
169. Steyaert H, Guitard J, Moscovici J, et al. Abdominal cystic lymphangioma in children: benign lesions that can have a proliferative course. J Pediatr Surg. 1996;31(5):677-680.
170. Restrepo R, Hagerott HE, Kulkarni S, et al. Acute pancreatitis in pediatric patients: demographics, etiology, and diagnostic imaging. AJR Am J Roentgenol. 2016;206(3):632-644.
171. Nijs E, Callahan M, Taylor G. Disorders of the pediatric pancreas: imaging features. Pediatr Radiol. 2004;35(4):358-373.
172. Siegel MJ, Martin KW, Worthington JL. Normal and abnormal pancreas in children: US studies. Radiology. 1987;165(1):15-18.
173. Swischuk LE, Hayden CK. Pararenal space hyperechogenicity in childhood pancreatitis. AJR Am J Roentgenol. 1985;145(5):1085-1086.
174. Shilyansky J, Sena L, Kreller M, et al. Nonoperative management of pancreatic injuries in children. J Pediatr Surg. 1998;33(2):343-349.
175. Slovis TL, VonBerg VJ, Mikelic V. Sonography in the diagnosis and management of pancreatic pseudocysts and effusions in childhood. Radiology. 1980;135(1):153-155.
176. Daneman A, Gaskin K, Martin DJ, Cutz E. Pancreatic changes in cystic fibrosis: CT and sonographic appearances. AJR Am J Roentgenol. 1983;141(4):653-655.
177. Patty I, Kalaoui M, Al-Shamali M, et al. Endoscopic drainage for pancreatic pseudocyst in children. J Pediatr Surg. 2001;36(3):503-505.
178. Phillips HE, Cox KL, Reid MH, McGahan JP. Pancreatic sonography in cystic fibrosis. AJR Am J Roentgenol. 1981;137(1):69-72.
179. Willi UV, Reddish JM, Teele RL. Cystic fibrosis: its characteristic appearance on abdominal sonography. AJR Am JRoentgenol. 1980;134(5):1005-1010.
180. Chung E, Travis M, Conran R. Pancreatic tumors in children: radiologic-pathologic correlation. Radiographics. 2006;26(4):1211-1238.
181. Berrocal T, Prieto C, Pastor I, et al. Sonography of pancreatic disease in infants and children. Radiographics. 1995;15(2):301-313.
182. Gupta A, Mitra D, Berry M, et al. Sonography and CT of pancreatoblastoma in children. AJR Am J Roentgenol. 2000;174(6):1639-1641.
183. Montemarano H, Lonergan G, Bulas D, Selby D. Pancreatoblastoma: imaging findings in 10 patients and review of the literature. Radiology. 2000;214(2):476-482.
184. Auringer S, Ulmer J, Sumner T, Turner C. Congenital cyst of the pancreas. J Pediatr Surg. 1993;28(12):1570-1571.
185. Crowley JJ, McAlister WH. Congenital pancreatic pseudocyst: a rare cause of abdominal mass in a neonate. Pediatr Radiol. 1996;26(3):210-211.
186. Long J, Birken G, Migicovsky B. Autoimmune pancreatitis in a child presenting as a pancreatic mass. J Pediatr Surg Case Rep. 2015;3(3):111-113.
187. Rausch D, Norton K, Glass R, Kogan D. Infantile leukemia presenting with cholestasis secondary to massive pancreatic infiltration. Ped Radiol. 2002;32(5):360-361.

CAPÍTULO 54

Ultrassonografia Pélvica Pediátrica

William L. Simpson, Jr., Humaira Chaudhry e Henrietta Kotlus Rosenberg

RESUMO DOS PONTOS-CHAVE

- A ultrassonografia é um exame adequado para a avaliação da pelve pediátrica, proporcionando excelente qualidade de imagem sem o uso de radiação ou o uso rotineiro de contraste e, sem necessidade de sedação ou anestesia.
- A ultrassonografia da pelve é excelente para avaliação seriada de anormalidades pélvicas pediátricas.
- A ultrassonografia pode ser utilizada para a avaliação de anormalidades congênitas, infecciosas, inflamatórias, endócrinas e neoplásicas da pelve pediátrica.
- O aspecto das gônadas de ambos os sexos sofre mudanças à medida que as crianças crescem e desenvolvem características adultas.
- A água pode ser utilizada como agente de contraste para distender estruturas normalmente colapsadas (p. ex., bexiga, ureter, vagina, reto), a fim de facilitar sua avaliação e diagnóstico.
- Embora a ultrassonografia transvaginal (UTV) forneça imagens de alta resolução da pelve feminina, o seu uso na maioria das pacientes pediátricas é limitado porque não são sexualmente ativas.

SUMÁRIO DO CAPÍTULO

TÉCNICA ULTRASSONOGRÁFICA
ANATOMIA FEMININA NORMAL
Útero
Vagina
Ovário
ANORMALIDADES DO OVÁRIO
Cistos Ovarianos
Complicações: Torção, Hemorragia, Ruptura
Doença do Ovário Policístico (Stein-Leventhal)
Edema Ovariano Maciço
Neoplasias Ovarianas
ANORMALIDADES UTERINAS E VAGINAIS
Anomalias Congênitas
Neoplasias
Gravidez
Infecção
Doença Inflamatória Pélvica
Corpos Estranhos
ANORMALIDADES ENDÓCRINAS
Causas de Amenorreia Primária
Puberdade Precoce
ANATOMIA MASCULINA NORMAL
Próstata
Escroto
Testículos
ANORMALIDADES MASCULINAS CONGÊNITAS
DOR AGUDA OU EDEMA ESCROTAIS
Ultrassonografia com Doppler Colorido na Torção Testicular
MASSAS ESCROTAIS
Causas Intratesticulares
Causas Extratesticulares
Tumores Paratesticulares
SISTEMA URINÁRIO INFERIOR
Anomalias Congênitas
Ureter
Bexiga Neurogênica ou Disfuncional
Infecção
Neoplasia
Trauma
Bexiga Pós-operatória
MASSAS PRÉ-SACRAIS

TÉCNICA ULTRASSONOGRÁFICA

A ultrassonografia (US) com Doppler colorido e em escala de cinza, de alta resolução e em tempo real, surgiu como a modalidade de escolha para a avaliação da pelve de lactentes, crianças e adolescentes. Através do uso da bexiga distendida como janela acústica, é possível avaliar facilmente o sistema urinário inferior, o útero, os anexos, a próstata, as vesículas seminais e tanto a musculatura quanto os vasos pélvicos.[1-6]

Dependendo do tamanho da criança, usa-se um transdutor setorial ou convexo de banda larga, em tempo real, de 5-2, 9-4 ou 8-5 MHz para a obtenção de imagens, geralmente nos planos transversal e sagital. A tecnologia dos transdutores lineares é útil para a avaliação do intestino, peritônio, períneo e lesões superficiais, por transdutores de 12-5 MHz ou de 17-5 MHz, ou até mesmo por meio de outros transdutores de banda larga e alta frequência.

Os pacientes devem ser bem hidratados antes da ultrassonografia pélvica, de modo que a bexiga esteja repleta de líquido. Em lactentes e em crianças pequenas que sejam incapazes de manter a bexiga cheia, a despeito da ingestão de líquidos sem resíduos, pode ser necessário cateterizar e encher a bexiga com água destilada estéril por meio de cateter vesical French número 5 ou 8, embora este procedimento raramente seja necessário. O uso de água destilada estéril como agente de contraste para delineamento da vagina (**hidrossonovaginografia**) (Fig. 54.1, Vídeo 54.1), do reto (enema aquoso)[7,8] (Fig. 54.2) ou do seio urogenital pode ser muito útil na avaliação do paciente pediátrico portador de massa pélvica ou com anomalias congênitas complexas do sistema geniturinário. O estudo

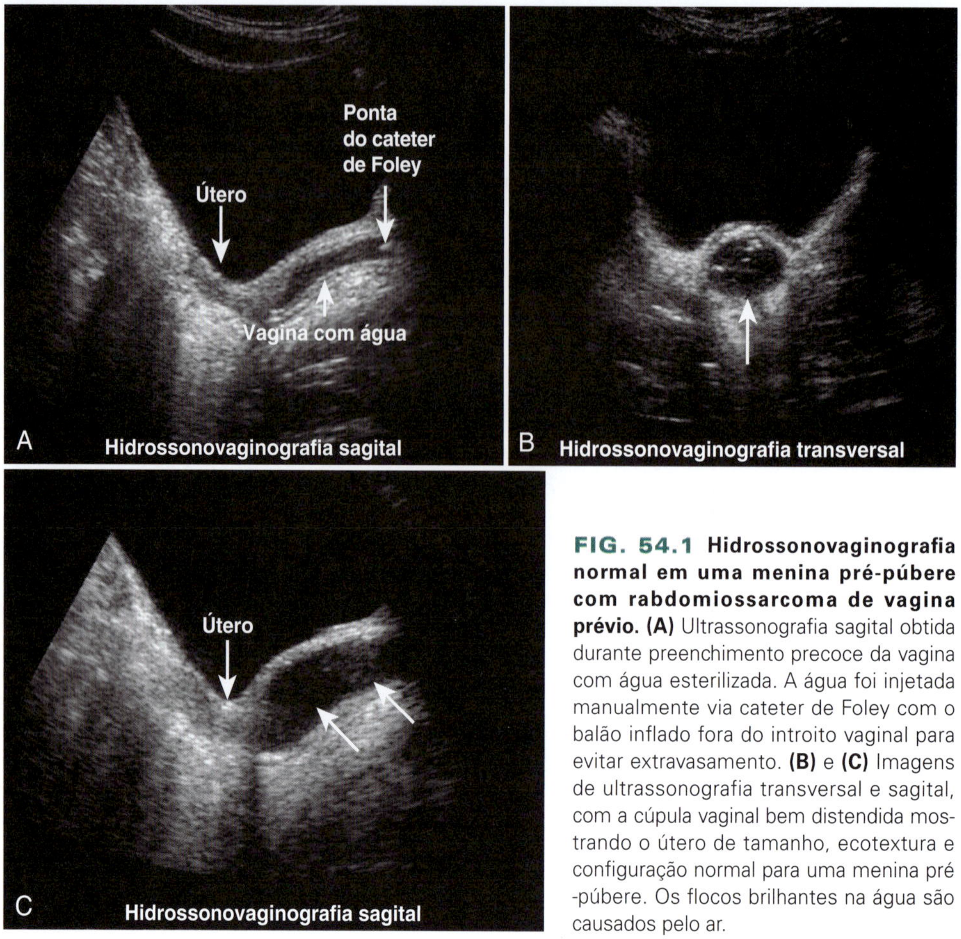

FIG. 54.1 Hidrossonovaginografia normal em uma menina pré-púbere com rabdomiossarcoma de vagina prévio. **(A)** Ultrassonografia sagital obtida durante preenchimento precoce da vagina com água esterilizada. A água foi injetada manualmente via cateter de Foley com o balão inflado fora do introito vaginal para evitar extravasamento. **(B)** e **(C)** Imagens de ultrassonografia transversal e sagital, com a cúpula vaginal bem distendida mostrando o útero de tamanho, ecotextura e configuração normal para uma menina pré-púbere. Os flocos brilhantes na água são causados pelo ar.

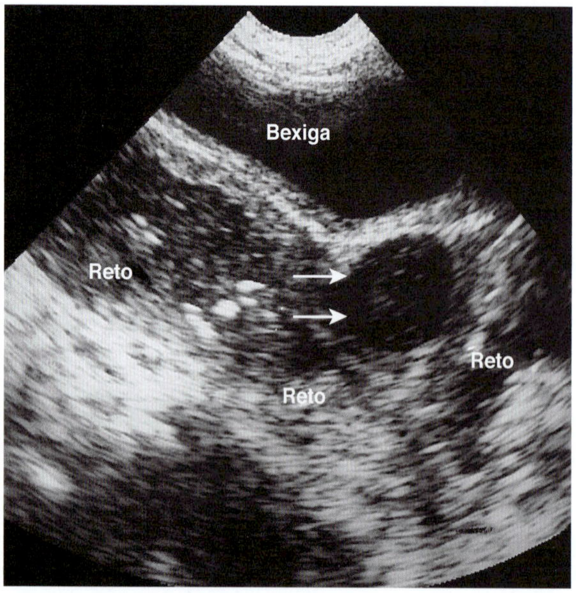

FIG. 54.2 Técnica do enema aquoso em menino de 5 anos de idade com abscesso apendicular. Imagem sagital mostrando uma pequena coleção hipoecogênica de líquido *(setas)* localizada posteriormente à bexiga e anteriormente ao reto repleto de água.

minucioso em tempo real é essencial, visto que essas estruturas são preenchidas de maneira retrógrada. Quando a ultrassonografia transabdominal (USTA) fornece imagens de baixa qualidade em adolescentes maduras e sexualmente ativas, a **ultrassonografia transvaginal** (UTV) pode oferecer melhor resolução, com imagens mais detalhadas, auxiliando, portanto, na definição da origem e na caracterização das massas pélvicas e das lesões anexiais complexas.[6,9]

A bexiga deve exibir uma parede lisa quando distendida, de espessura inferior a 3 mm e com espessura média de 1,5 mm.[10] A parede vesical não deve apresentar espessura superior a 5 mm com a bexiga vazia ou parcialmente distendida. Quando não distendida, a superfície interna da parede da bexiga geralmente tem aspecto ligeiramente irregular à ultrassonografia. Um **remanescente do úraco** pode ser visualizado na ultrassonografia como uma estrutura de forma e tamanho variáveis, localizada anteriormente ao peritônio, e situada entre o umbigo e o ápice da bexiga.[11] O segmento distal dos ureteres, com exceção da porção submucosa intravesical, geralmente não é visualizado, a menos que esteja anormalmente dilatado.[12] O **trígono**, entretanto, é facilmente visualizado (Fig. 54.3). O colo da bexiga e a uretra podem ser delineados tanto nos homens quanto nas mulheres, angulando-se inferiormente o transdutor[13] (Fig. 54.4). Se uma anormalidade uretral for detectada em abordagem suprapúbica, imagens através do períneo ou transretais podem confirmar essa suspeita por meio de um plano diferente de imagem.[14]

A **hidrossonouretrografia** pode ser utilizada para a detecção de anomalias no segmento anterior da uretra (constrições, cálculos, válvulas de uretras anterior ou posterior, corpos estranhos, discinesia do colo da bexiga, divertículos, trauma), examinando-se o pênis em tempo real com um transdutor linear durante o esvaziamento

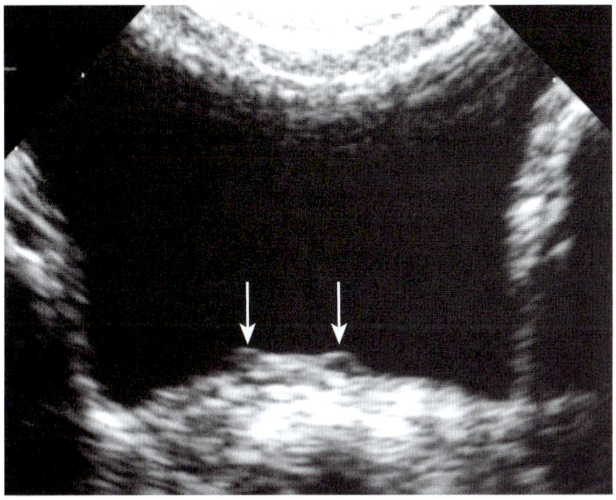

FIG. 54.3 Trígono normal. Em exame meticuloso é possível identificar o trígono *(setas)* de pacientes pediátricos.

da bexiga ou durante a injeção manual retrógrada de solução salina na uretra.[15] O **exame pós-miccional** da bexiga pode fornecer informações sobre a função deste órgão, diferenciar a bexiga de massas císticas ou de coleções líquidas na pelve e avaliar o grau de drenagem das vias urinárias superiores dilatadas. Quando a criança não consegue urinar, os filmes obtidos após uma manobra de Credé ou após cateterização indicam a efetividade desses procedimentos de esvaziamento da bexiga. Obtém-se o resíduo pós-miccional da bexiga por meio da seguinte fórmula:

Comprimento × Largura × Profundidade (em cm) ÷ 2 = Volume (em mL)

ANATOMIA FEMININA NORMAL

Útero

O útero e os ovários passam por uma série de alterações no tamanho e na configuração durante o crescimento e o desenvolvimento normal.[5,13] O útero de **recém-nascidos do sexo feminino** é proeminente e espessado, com um revestimento endometrial bem ecogênico causado pela estimulação hormonal intraútero[16] (Fig. 54.5). Nos primeiros 3 dias de vida, o comprimento e o volume médio do útero correspondem a 4,2 cm e 10,0 cm^3, respectivamente.[17] A configuração uterina apresenta uma forma de espada, com uma relação fundo-cérvice (colo) de 1:2. Com 2 a 3 meses, o útero pré-puberal regride, exibindo redução de tamanho e assumindo uma configuração tubular (Fig. 54.6), com um comprimento de 2,5 a 3 cm, uma relação fundo-cervical de 1:1 e um eco endometrial

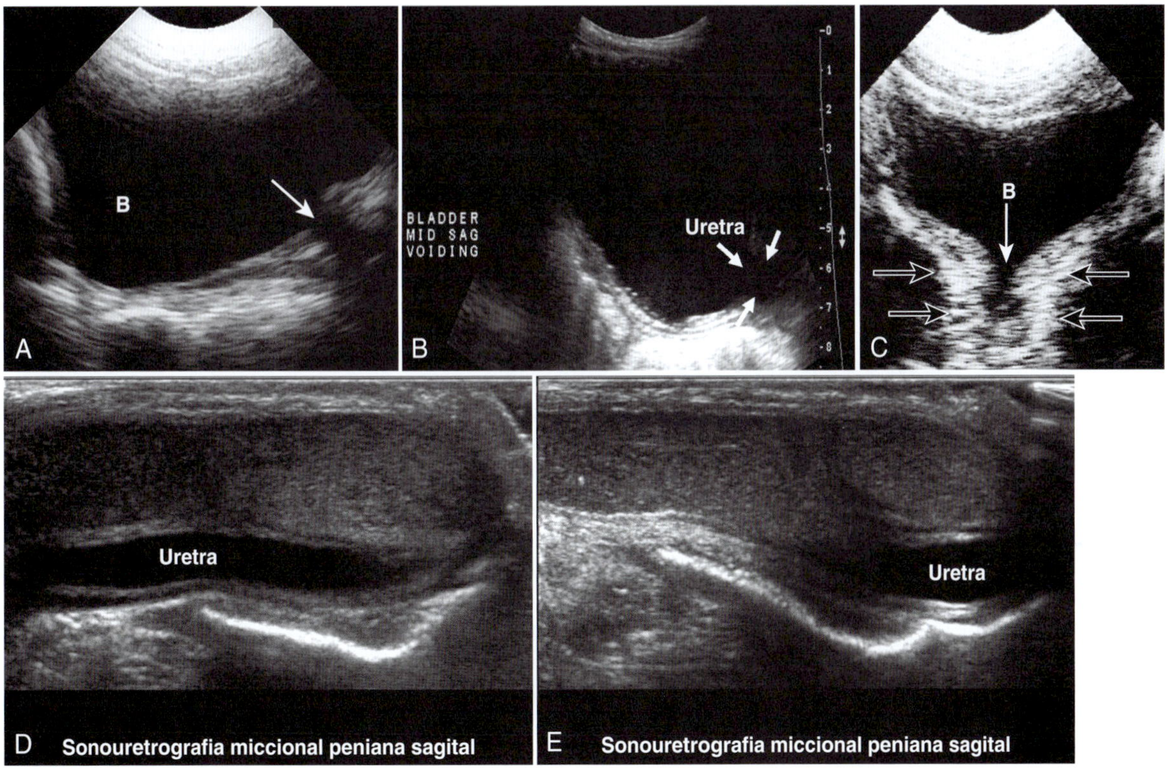

FIG. 54.4 Uretras normais. (A) Uretra feminina normal. Através do uso da bexiga *(B)* como janela acústica, pode-se observar a uretra *(seta)*. **(B)** Achados da sonouretrografia miccional em paciente do sexo feminino. Através de abordagem suprapúbica durante a micção, a uretra feminina pode ser visualizada como uma estrutura distendida por líquido. **(C)** Parte posterior da uretra normal em uma criança menor do sexo masculino. Imagem transversal através da bexiga *(B)* moderadamente distendida mostra a parte posterior da uretra *(seta branca)* e a glândula prostática *(setas pretas)* circundando a uretra. **(D)** e **(E)** Sonouretrografia miccional em paciente do sexo masculino. Imagem sagital mostrando a uretra peniana de aspecto normal em **(D)** e a uretra em visão mais distal na fossa navicular da glande peniana, também de aspecto normal. (Com permissão de Rosenberg H. Sonography of the pediatric urinary tract. In Bush WH, editor. Urologic imaging and interventional techniques. Baltimore, Urban & Schwarzenberg, 1989, p 164-179.[16])

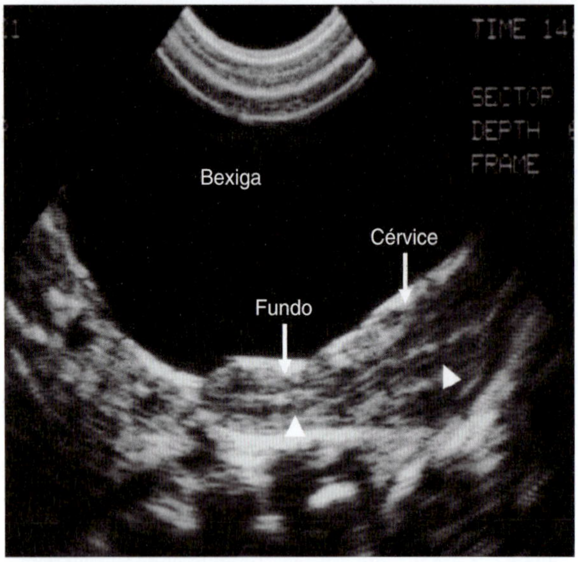

FIG. 54.5 Útero normal do recém-nascido. Imagem sagital mostrando uma relação fundo-cérvice de 1:2 quanto ao comprimento e um revestimento endometrial um tanto espesso e ecogênico como resultado do estímulo hormonal *in utero (pontas de seta)*.

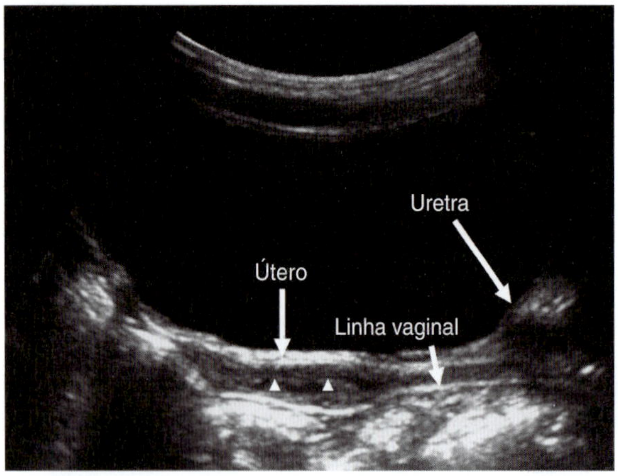

FIG. 54.6 Útero pré-púbere normal em uma menina de 2 anos de idade. Imagem sagital através da bexiga, mostrando o útero com relação fundo-cérvice de 1:1 e uma linha ecogênica endometrial não estimulada semelhante a uma linha desenhada a lápis *(pontas de seta)*.

(quando visualizado) bem fino, semelhante a uma linha desenhada a lápis. Esta configuração uterina tubular é mantida até a puberdade. O **comprimento pós-puberal do útero** aumenta gradualmente até 5 a 7 cm e a relação fundo-cérvice se torna 3:1[13,16] (Tabela 54.1). A ecogenicidade e a espessura do revestimento endometrial variam de acordo com a fase do ciclo menstrual, como ocorre nas mulheres adultas. O útero é suprido pelas artérias uterinas bilaterais, as quais são ramos das artérias ilíacas internas. A imagem com Doppler colorido geralmente mostra fluxo sanguíneo no miométrio, com pouco ou nenhum fluxo no endométrio.[15]

Vagina

Nas crianças, o exame digital e visual da vagina é difícil. Frequentemente, o exame físico da vagina é realizado com anestesia geral. Atualmente, a ultrassonografia em tempo real de alta resolução pode evitar essa necessidade em muitos casos. Na lactente ou na menina jovem que apresente uma massa interlabial, a ultrassonografia, em conjunto com outras modalidades de imagem, geralmente pode determinar a causa. A vagina tem melhor visualização por imagens longitudinais na linha média, através da bexiga distendida. Ela aparece com uma longa estrutura tubular em continuidade com o colo uterino. As superfícies mucosas apostas provocam um eco central linear, brilhante, delgado e longo. A hidrossonovaginografia (Fig. 54.1) guiada por ultrassonografia em tempo real pode fornecer informações adicionais sobre a perviedade vaginal e confirmar a presença ou a ausência de uma massa vaginal.

TABELA 54.1 Medidas Uterinas Pediátricas

Idade	Comprimento Uterino	Relação Fundo-Cérvice
Recém-nascido	3,5 cm	1:2
Pré-puberal[a]	2,5 a 3 cm	1:1
Pós-puberal	5 a 8 cm	3:1

[a]Inicia-se aos 2 a 3 meses de vida.
Dados de Comstock CH, Boal DK. Pelvic sonography of the pediatric patient. Semin Ultrasound. 1984;5:54-67[13]; e Rosenberg HK. Sonography of the Pediatric Urinary Tract. In Bush WH, editor. Urologic imaging and interventional techniques. Baltimore: Urban & Schwarzenberg; 1989. p. 164-179.[16]

Ovário

Nas crianças, a visualização ultrassonográfica dos ovários pode variar, dependendo da sua localização, do seu tamanho e da idade da paciente (Fig. 54.7, Vídeo 54.2). Por apresentarem um pedículo geralmente longo e uma pelve pequena, os ovários neonatais podem ser encontrados em qualquer lugar entre o polo inferior dos rins e a pelve menor (Fig. 54.8). A medida do tamanho do ovário é mais reprodutível e também mais bem representada pelo seu volume, que é calculado através de uma fórmula simplificada da elipse (Comprimento × Profundidade × Largura [em cm] × 0,523 = Volume [em mL]).

O **volume ovariano médio** nas recém-nascidas e nas meninas com idade inferior a 6 anos geralmente é de 1 mL ou menos.[18] O volume ovariano aumenta gradualmente a partir dos 6 anos de idade. Em **meninas na pré-menarca,** com idades entre 6 e 11 anos, o volume ovariano médio varia de 1,2 a 2,5 mL (Tabela 54.2). Há um marcante aumento no tamanho do ovário após a puberdade; assim, os tamanhos dos ovários das **meninas que menstruam** no final da infância serão maiores que os daquelas na pré-menarca. Cohen et al.[19] relataram um volume ovariano médio de 9,8 mL, com intervalo de confiança de 95% entre 2,5 a 21,9 mL, em meninas que menstruam.

No período neonatal, o ovário é tipicamente heterogêneo devido à presença de pequenos cistos. Cohen et al.[17] relataram a presença de **cistos ovarianos** em 84% das crianças com idade entre 1 dia e 2 anos e em 68% das crianças com idade entre 2 e 12 anos. **Macrocistos** (> 9 mm) foram detectados com mais frequência nos ovários de meninas no seu primeiro ano de vida, comparadas com aquelas no segundo ano de vida. Isso provavelmente explica as medidas de volumes médios ovarianos maiores obtidos em meninas de até 3 meses de idade (volume ovariano médio, 1,06 mL; variação, 0,7-3,6 mL), comparadas com aquelas de 13 a 24 meses de idade (volume ovariano médio, 0,67 mL; variação, 0,1-1,7 mL). Esses achados provavelmente

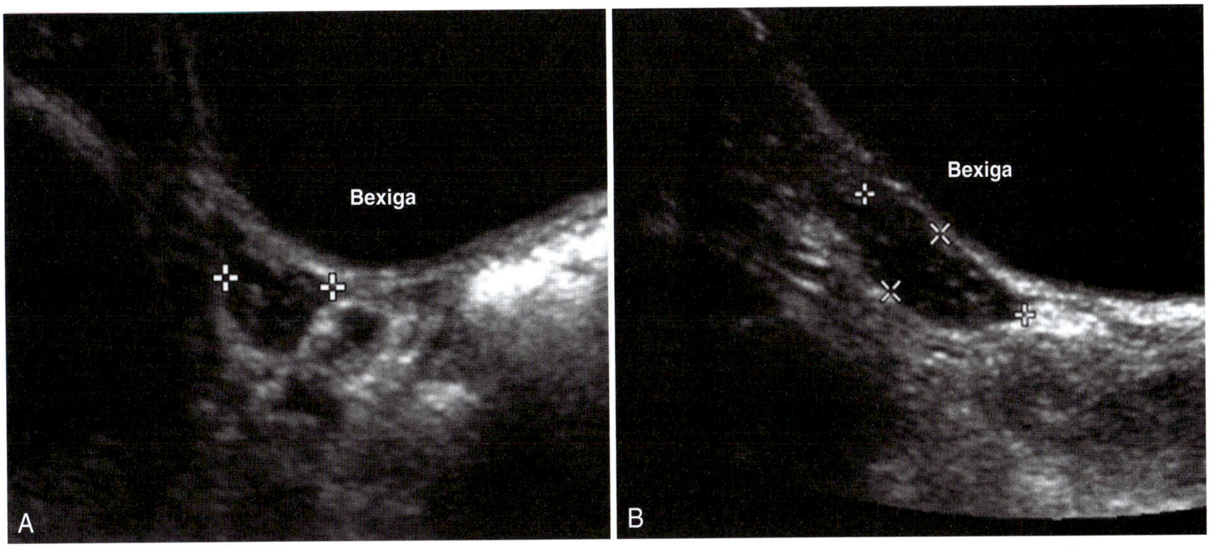

FIG. 54.7 Ovário normal em uma criança de 2 anos de idade. (A) e **(B)** Imagens transversal e sagital do ovário *(cursores)*. Observe que pequenos folículos são normais no ovário pré-púbere e podem ser facilmente visualizados com tecnologia de alta resolução.

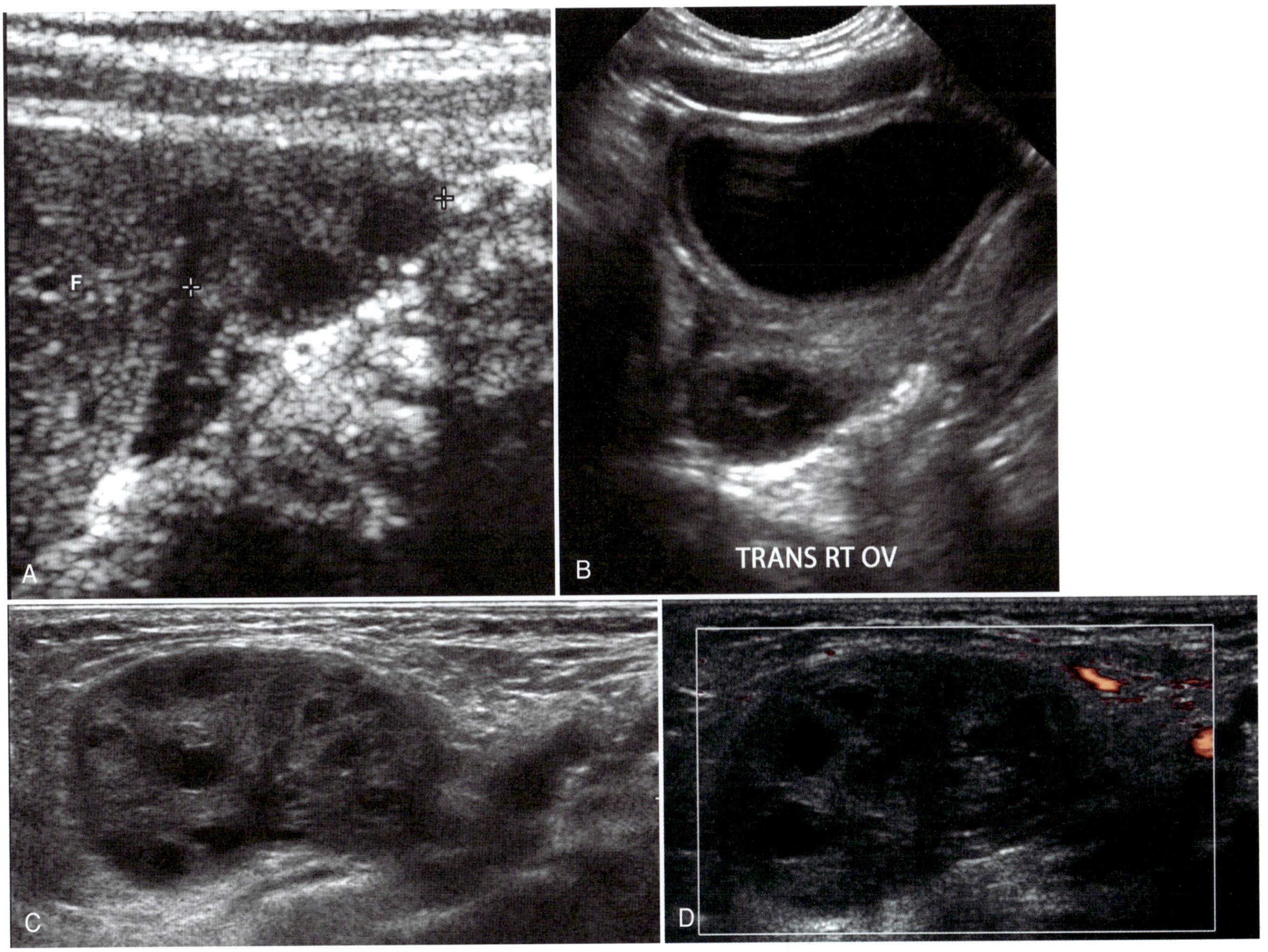

FIG. 54.8 Ovário ectópico. (A) Ovário ectópico em uma mulher de 18 anos de idade com dor cíclica no quadrante superior direito, a qual se acreditava ser causada por "ataques de vesícula biliar" recorrentes. O fígado e a vesícula estavam normais *(não mostrados)*. O ovário direito ectópico *(cursores)* se situa logo abaixo da margem inferior do lobo direito do fígado *(F)*. **(B)-(D)** Ovário ectópico no canal inguinal esquerdo em uma menina de 4 meses de idade com massa localizada na virilha e vômitos. Ultrassonografia transabdominal **(B)** revelou um ovário direito de aspecto normal na região anexial direita, porém o ovário esquerdo não foi visualizado. Uma estrutura oval, com vários folículos e sem vascularização interna, foi identificada na virilha esquerda (**[C]** e **[D]**), com tamanho aumentado em comparação ao ovário direito normalmente posicionado, correspondendo a uma **herniação de ovário esquerdo torcido**.

TABELA 54.2 Medidas de Volume dos Ovários Pediátricos

Idade	Volume Ovariano Médio, mL (± DP)
PRÉ-MENARCA	
0 a 5 anos	**≤ 1 mL**
1 dia a 3 meses	1,06 (± 0,96)
4 a 12 meses	1,05 (± 0,67)
13 a 24 meses	0,67 (± 0,35)
3 anos	0,7 (± 0,4)
4 anos	0,8 (± 0,4)
5 anos	0,9 (± 0,02)
6 a 8 anos	**1,2 mL**
6 anos	1,2 (± 0,4)
7 anos	1,3 (± 0,6)
8 anos	1,1 (± 0,5)
9 a 10 anos[a]	**2,1 mL**
9 anos	2,0 (± 0,8)
10 anos	2,2 (± 0,7)
11 anos[a]	**2,5 mL (± 1,3)**
12 anos[a]	3,8 mL (± 1,4)
13 anos[a]	4,2 mL (± 2,3)
MENSTRUAL	9,8 (± 5,8)

[a]Observe que as medidas podem diferir dependendo do grau de maturação e da presença da menarca.
DV, Desvio padrão.
Dados de Cohen HL, Shapiro MA, Mandel FS, Shapiro ML. Normal ovaries in neonates and infants: a sonographic study of 77 patients 1 day to 24 months old. AJR Am J Roentgenol. 1993;160(3):583-586;[17] e Rosenberg H. Sonography of the pediatric urinary tract. In Bush WH, editor. Urologic imaging and interventional techniques. Baltimore, 1989, Urban & Schwarzenberg, 1989, p. 164-179.[16]

resultam do nível mais elevado de hormônio materno residual nos lactentes mais jovens. Orbak et al.[20] concluíram que o volume do ovário é reduzido em recém-nascidas com peso relativamente baixo ao nascimento e com restrição de crescimento intrauterino, e que os cistos funcionais são mais prevalentes entre meninas com baixo peso ao nascimento.

O suprimento sanguíneo ovariano é duplo, a partir da **artéria ovariana**, a qual se origina diretamente da aorta e da **artéria uterina**, que fornece um ramo anexial para cada ovário. O fluxo sanguíneo pode ser observado em 90% dos ovários de adolescentes, porém as imagens com Doppler não podem distinguir os dois suprimentos sanguíneos. Em geral, na imagem com Doppler colorido, as artérias intraovarianas são visualizadas como ramos retos e curtos localizados centralmente no interior de ovários normais.[21]

ANORMALIDADES DO OVÁRIO

Cistos Ovarianos

Cistos ovarianos simples em crianças são relativamente comuns.[22] Pequenos cistos (1 a 7 mm) já foram detectados em exames ultrassonográficos de fetos no terceiro trimestre e também em recém-nascidos, e são secundários à gonadotrofina coriônica materna e placentária. Há maior incidência de cistos ovarianos grandes em lactentes de mães com toxemia, diabetes e isoimunizações Rh, todos relacionados a uma liberação placentária de gonadotrofina coriônica maior que o normal.[23] Cistos grandes de ovário no feto podem causar complicações mecânicas durante o parto normal vaginal. Como resultado do pequeno tamanho da pelve menor em lactentes e crianças pequenas, os cistos ovarianos são frequentemente de localização intra-abdominal e precisam ser diferenciados dos **cistos mesentéricos** ou **do omento**, dos **cistos de duplicação gastrointestinal**[24] e dos **cistos do úraco**. Os cistos ovarianos estão associados à **fibrose cística, ao hipotireoidismo juvenil congênito,**[25] à **síndrome de McCune-Albright** (displasia fibrosa e pigmentação cutânea irregular) e à **puberdade precoce periférica.** Cistos ovarianos que funcionam autonomamente podem causar **pseudopuberdade precoce**.

Embora, antigamente, os cistos ovarianos neonatais fossem removidos cirurgicamente, a resolução espontânea de alguns cistos tem sido demonstrada em exames ultrassonográficos[23] (Fig. 54.9). Quando um folículo continua a crescer após uma ovulação fracassada ou quando não há colapso após a ovulação, podem se desenvolver cistos foliculares ou de corpo lúteo. A maioria dos **cistos foliculares** é unilocular, contendo líquido seroso claro e com dimensões variando entre 3 e 20 cm. Os **cistos de corpo lúteo** podem conter líquido seroso ou hemorrágico e seu tamanho geralmente varia de 5 a 11 cm. Acredita-se que os **cistos tecaluteínicos** representem folículos hiperestimulados causados por doença trofoblástica gestacional ou por uma complicação da terapia medicamentosa para estímulo da ovulação. Raramente os **cistos paraovarianos** são diagnosticados durante a infância (Fig. 54.10). Eles são de origem mesotelial ou paramesonéfrica e surgem no ligamento largo ou nas tubas uterinas.

Complicações: Torção, Hemorragia, Ruptura

A maioria dos cistos ovarianos é assintomática. Os sintomas de dor, hipersensibilidade, náusea, vômitos e febre baixa geralmente indicam complicações como torção, hemorragia ou ruptura. A **torção** pode ocorrer em ovários normais, porém, na maioria dos casos, é causada por um cisto ou tumor ovariano. Em crianças, a torção do ovário normal pode ocorrer porque a tuba uterina é relativamente longa, e o ovário é mais móvel. Sua apresentação típica consiste em dor aguda no abdome inferior, de início súbito e frequentemente associada à náusea, vômitos e leucocitose. A torção dos **anexos normais** ocorre geralmente em meninas pré-púberes e acredita-se estar relacionada à mobilidade excessiva dos anexos, permitindo a torção da mesossalpinge com alterações da pressão intra-abdominal ou da posição corporal. A torção do **ovário e da tuba uterina** resulta de rotação parcial ou completa do ovário sobre seu pedículo vascular. Isso resulta em um comprometimento dos fluxos arterial e venoso, congestão do parênquima ovariano e, em última análise, infarto hemorrágico.[26] Os achados ultrassonográficos da **torção ovariana aguda** são frequentemente inespecíficos e incluem aumento de volume do ovário, líquido no fundo de saco e outros achados patológicos anexiais, tais como cisto ou tumor (Figs. 54.11 e 54.8C-D). Uma massa anexial complexa ou predominantemente cística contendo nível líquido-debris ou septos confirma a suspeita patológica de hemorragia ou infarto ovariano. Em 28 de um total de 32 pacientes, Lee et al.[27] mostraram que a ultrassonografia foi capaz de exibir o pedículo vascular torcido, pré-operatoriamente, em casos de torção comprovada cirurgicamente, com acurácia diagnóstica de 87%. A torção foi observada como uma estrutura hiperecogênica arredondada com várias faixas concêntricas hipoecogênicas (aspecto em alvo) ou como uma estrutura em forma de bico também com faixas concêntricas hipoecogênicas, ou até mesmo como uma estrutura elipsoide ou tubular com ecos internos heterogêneos. À ultrassonografia com Doppler colorido, estruturas intrapediculares concên-

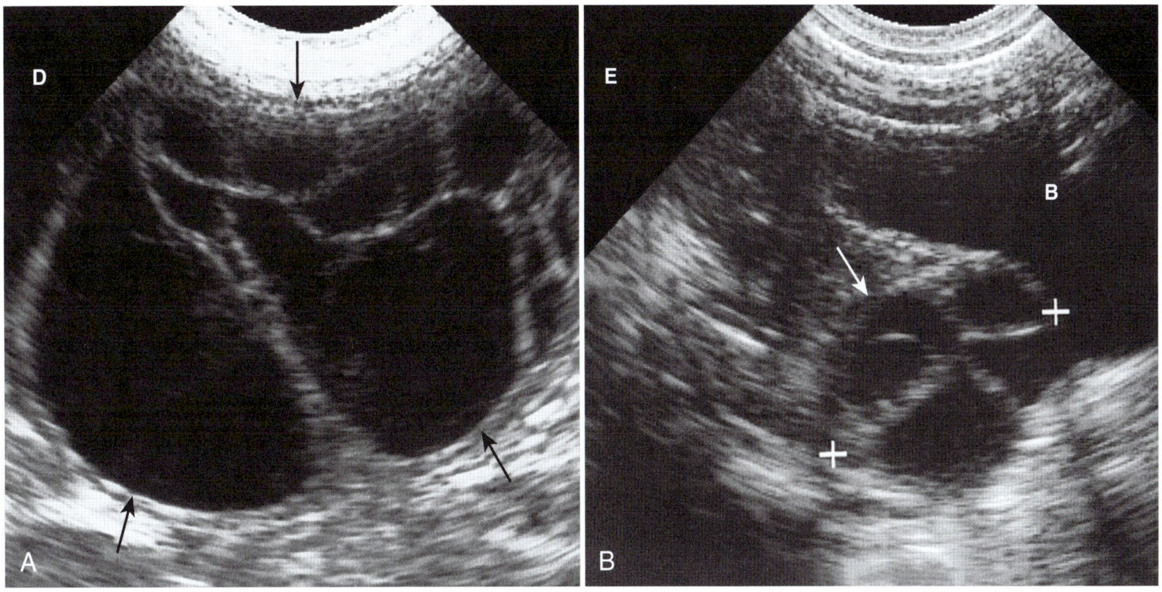

FIG. 54.9 Cistos ovarianos em menina recém-nascida. (A) Ovário direito. **(B)** Ovário esquerdo. Os cistos se manifestaram como uma massa abdominopélvica inferior. Observam-se várias áreas císticas anecogênicas com septações em ambos os ovários *(setas)*. Acreditou-se que os cistos ovarianos eram secundários à estimulaçao hormonal *in utero*. Estudos de imagem de controle mostraram regressão completa *(não mostrados)*. *B*, Bexiga.

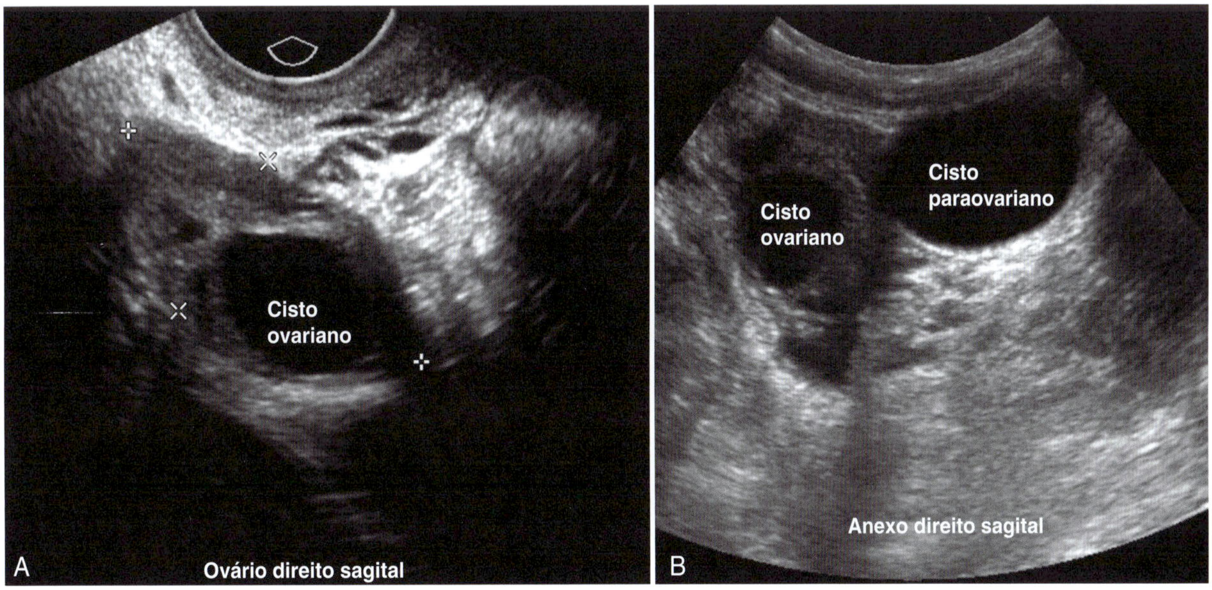

FIG. 54.10 Cistos anexiais em adolescente. (A) e **(B)** Imagens de ultrassonografia mostrando um cisto simples no ovário direito. Além disso, observa-se um cisto simples paraovariano em **(B)**.

tricas hipoecogênicas podem ser identificadas como estruturas vasculares ("sinal do redemoinho"). A ausência de fluxo ao Doppler colorido não é um critério diagnóstico confiável, visto que um fluxo arterial periférico (ou até mesmo central) pode ser observado em ovários torcidos comprovados cirurgicamente. Isso pode ser explicado pela dualidade da perfusão arterial ovariana.[28] A detecção de **vários folículos** (com tamanhos de 8 a 12 mm) **na região cortical ou periférica de um ovário unilateralmente dilatado** foi relatada como um sinal ultrassonográfico específico de torção.[29-31] Essas alterações císticas ocorrem em até 74% dos ovários torcidos e são atribuídas à transudação de líquido para o interior dos folículos decorrente da congestão vascular. Às vezes, a torção isolada da tuba uterina ocorre em meninas no período perimenarca, que apresentam dor pélvica aguda e uma massa cística na posição da linha média (no fundo de saco ou acima do útero), associada a um ovário normal ipsilateral.[32]

Torção Ovariana Aguda: Achados Ultrassonográficos

- Aumento de volume do ovário
- Líquido no fundo de saco
- Massa anexial (hemorragia ou infarto ovariano)
- Cística ou complexa
- Nível líquido-debris
- Vários folículos periféricos
- "Sinal do redemoinho" ao Doppler colorido

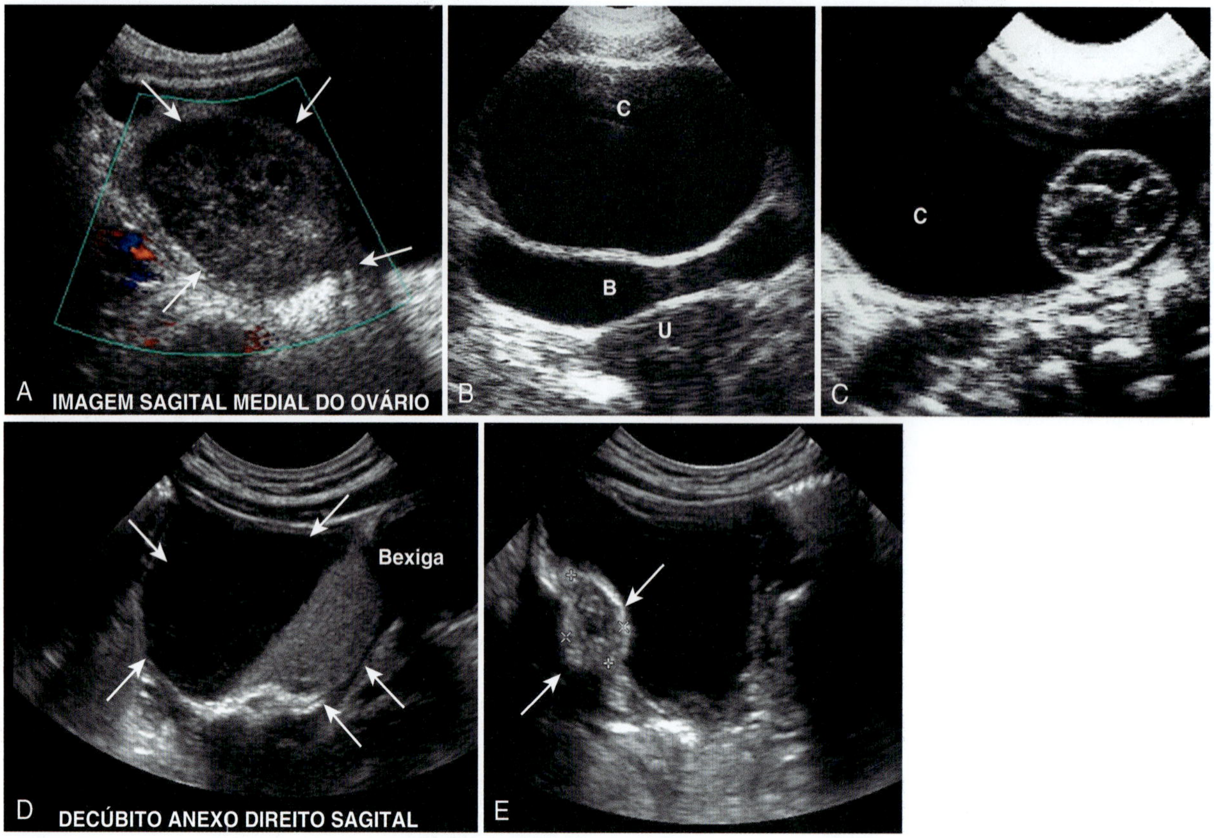

FIG. 54.11 Torção ovariana. (A) Ultrassonografia sagital em menina de 9 anos de idade com dor no quadrante inferior direito, mostrando o ovário direito bastante aumentado e avascular, contendo vários cistos de tamanhos variados. O ovário foi facilmente detorcido cirurgicamente e imediatamente recuperou a sua cor normal. **(B)** Torção do ovário como fator complicador de um cisto ovariano em uma menina de 16 anos de idade com dor pélvica. A imagem transversal da pelve mostra o grande cisto *(C)* ovariano anterior comprimindo a bexiga *(B)* (torção comprovada cirurgicamente). Não foi observado tecido parenquimatoso ovariano ao exame ultrassonográfico. *U,* Útero. **(C)** Torção ovariana infartada e encistada em uma menina de 6 dias de vida com massa abdominal. A ultrassonografia do quadrante inferior direito do abdome e da pelve evidencia uma estrutura oval complexa dentro de uma massa cística *(C)* maior. **(D)** Imagem sagital mostra o ovário direito torcido, infartado e encistado em um neonato com uma massa cística detectada ao exame ultrassonográfico no período pré-natal. Observa-se nível líquido-debris no interior do cisto *(setas)*. **(E)** Imagem transversal em decúbito lateral esquerdo mostrando o ovário direito encistado *(setas)* incorporado à parede do cisto.

Os **cistos ovarianos hemorrágicos** ocorrem em adolescentes e exibem uma variedade de padrões ultrassonográficos, causados tanto pela formação quanto pela lise do coágulo (Fig. 54.12). O aspecto mais comum consiste em uma massa heterogênea, predominantemente anecogênica, contendo material hipoecogênico. Menos frequentemente, os cistos ovarianos hemorrágicos podem apresentar aspecto homogêneo, tanto hipo quanto hiperecogênico. Praticamente todos os cistos hemorrágicos (92%) exibem um reforço acústico posterior, indicando a natureza cística da lesão. Características ultrassonográficas adicionais incluem uma parede espessa (p. ex., 4 mm), septações e líquido em fundo de saco. Embora os achados ultrassonográficos sejam inespecíficos, a mudança na aparência dos cistos ovarianos hemorrágicos com o passar do tempo, decorrente da lise do coágulo, pode ajudar a definir o diagnóstico.[33] Em alguns casos, o diagnóstico diferencial inclui o **abscesso apendicular**, o **cisto dermoide** ou o **teratoma**. Raramente, varizes pélvicas podem se parecer como uma massa cística multissseptada (Fig. 54.13).

Doença Ovariana Policística (Stein-Leventhal)

As principais manifestações clínicas da doença ovariana policística (síndrome do ovário policístico [SOP], síndrome de Stein-Leventhal) compreendem o hirsutismo e o sangramento menstrual irregular causado por excesso de andrógenos ovarianos e anovulação crônica.[34] Essas características surgem no fim da puberdade, ou logo depois. Em pacientes com obesidade ou resistência à insulina, a manifestação da doença é mais intensa. A evolução desta condição durante o início da adolescência não é bem compreendida, mas acredita-se que seja decorrente de uma ativação anormal do eixo hipotálamo-hipófise-ovário-adrenal, acompanhada de alterações morfológicas específicas nos ovários.[34] As alterações nos ovários foram denominadas "morfologia ovariana policística". Essa morfologia foi definida, em adultos, de acordo com os critérios de Rotterdam, como (a) um ou ambos os ovários contendo 12 ou mais folículos medindo de 2 a 9 mm de diâmetro ou como (b) um volume ovariano maior que 10 cm[35] (Fig. 54.14, Vídeo 54.3). No entanto, há controvérsias acerca da aplicação desses mesmos critérios em adolescentes.[36-39] Esses critérios são baseados em exames ultrassonográficos transvaginais de adultos. Nos adolescentes, a ultrassonografia é, na maior parte dos casos, realizada por via transabdominal. A abordagem transabdominal apresenta menor resolução quando comparada à abordagem transvaginal, o que pode limitar a avaliação do número de folículos, especialmente em pacientes obesos.[36,39] Contudo, a ultrassonografia ainda é uma ferramenta valiosa e de uso regular na avaliação de uma adolescente com suspeita de SOP.[39,40]

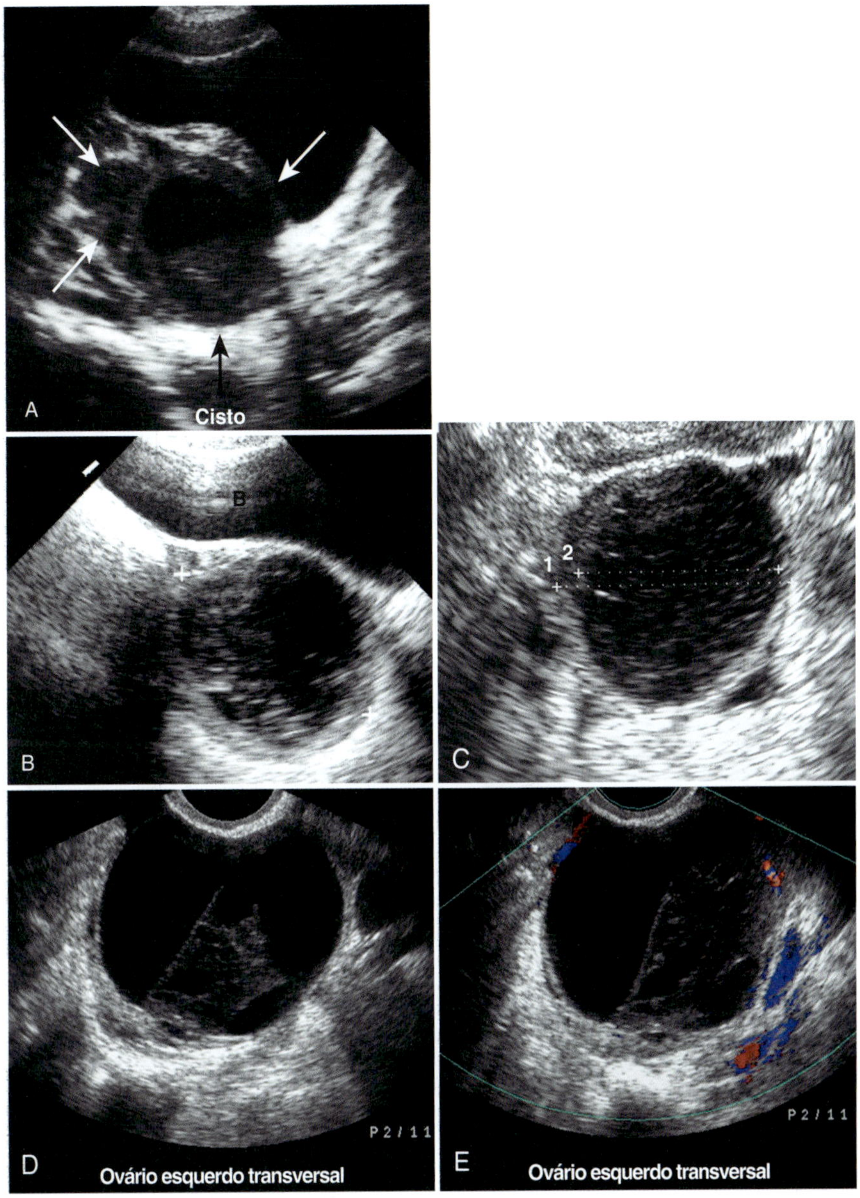

FIG. 54.12 Cistos ovarianos hemorrágicos em quatro adolescentes com dor pélvica esquerda: espectro de imagens. (A) Imagem transversal da pelve revelando um grande cisto, arredondado, no interior do ovário (*setas*, ovário), que contém nível líquido-debris, representando um cisto hemorrágico. **(B)** Ultrassonografia transabdominal (USTA) sagital mostrando aumento do ovário esquerdo com uma borda ovariana circundando o cisto, o qual exibe diferentes densidades ecogênicas entremeadas. *B*, Bexiga. **(C)** Ultrassonografia transvaginal (UTV) confirma a presença de tecido ovariano circundante e o aspecto heterogêneo do líquido. **(D)** e **(E)** UTV do ovário esquerdo mostrando material irregular no interior de um cisto bem-definido.

Nessas pacientes, o acompanhamento a longo prazo é importante devido à incidência aumentada de **carcinoma do endométrio**, decorrente do descontrole dos níveis de estrogênio por um longo período.[37,41]

Edema Ovariano Maciço

O edema maciço do ovário se manifesta por marcante aumento de volume do ovário afetado, causado por acúmulo de líquido edematoso no estroma, separando as estruturas foliculares normais (Fig. 54.15). Acredita-se que seja decorrente de uma torção parcial ou intermitente que interfere nas drenagens venosa e linfática. Acomete as pacientes durante sua segunda ou terceira década de vida e se manifesta por dor abdominal aguda, massa anexial palpável, masculinização, síndrome de Meigs e, às vezes, distúrbios menstruais. Dois terços das pacientes apresentam edema ovariano localizado no lado direito, o qual se acredita estar relacionado à alta pressão na veia ovariana direita decorrente da sua drenagem direta na veia cava inferior (VCI) ou ao aumento da pressão secundário ao dextroposicionamento do útero. Os ovários podem apresentar aumento maciço de volume, com diâmetro de até 35 cm. Macroscopicamente, a superfície externa é macia, de coloração branco-perolada e parece similar à **fibromatose**, uma condição mais comum em mulheres jovens (de até 25 anos de idade), nas quais a proliferação primária do estroma ovariano pode resultar em torção e, por fim, em edema. As características ultrassonográficas do edema ovariano incluem uma massa sólida e hipoecogênica, com reforço acústico posterior e folículos císticos no interior da lesão.[42,43] Acredita-se que a masculinização seja causada pela luteinização do estroma, resultante do estiramento mecânico das células do estroma pelo acúmulo de fluido. Além disso, uma substância semelhante à gonadotrofina

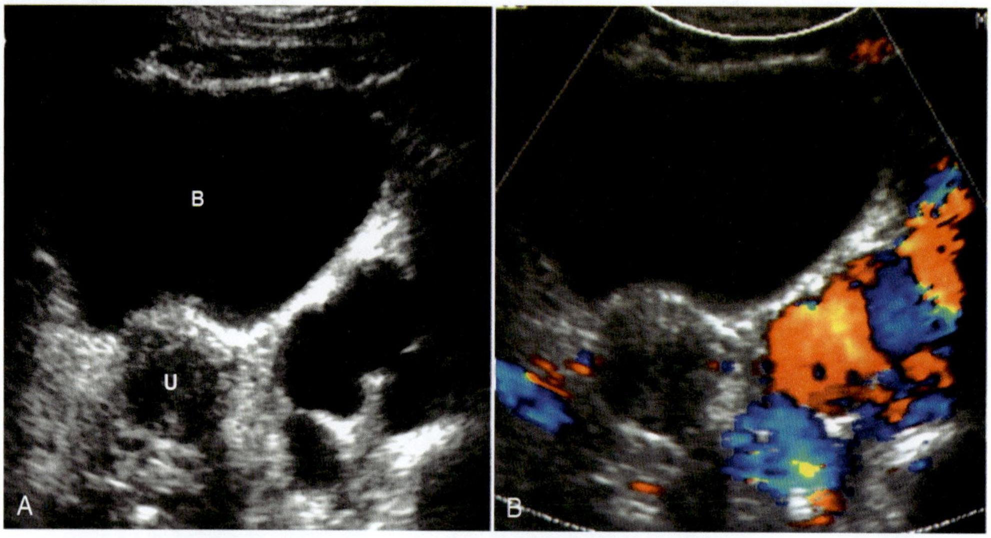

FIG. 54.13 Varizes pélvicas simulando um cisto ovariano multisseptado. Mulher jovem com doença hepática crônica e hipertensão portal. **(A)** Imagem transversal da pelve mostra uma massa anexial esquerda multisseptada. *B*, Bexiga; *U*, útero. **(B)** Imagem transversal com Doppler colorido da pelve demonstra claramente a natureza vascular da lesão. O Doppler pulsado evidenciou fluxo com padrão venoso *(não mostrado)*.

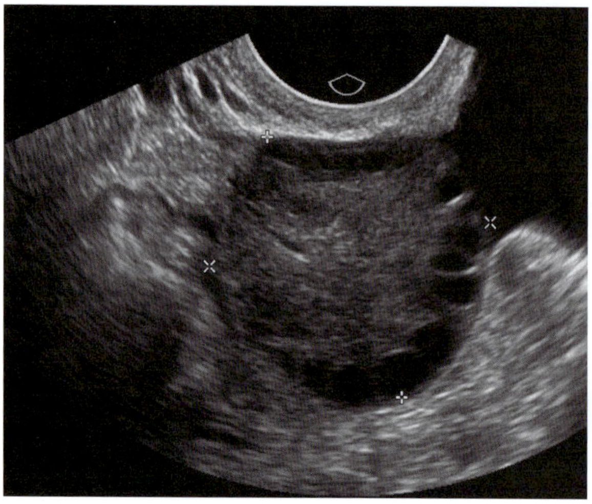

FIG. 54.14 Doença ovariana policística: síndrome de Stein-Leventhal. Ultrassonografia sagital do ovário esquerdo em uma mulher de 21 anos de idade com amenorreia secundária, obesidade e hirsutismo. O ovário é redondo e contém vários folículos periféricos ("cordão de pérolas"), cada uma medindo mais que 5 mm (e menos que 9 mm).

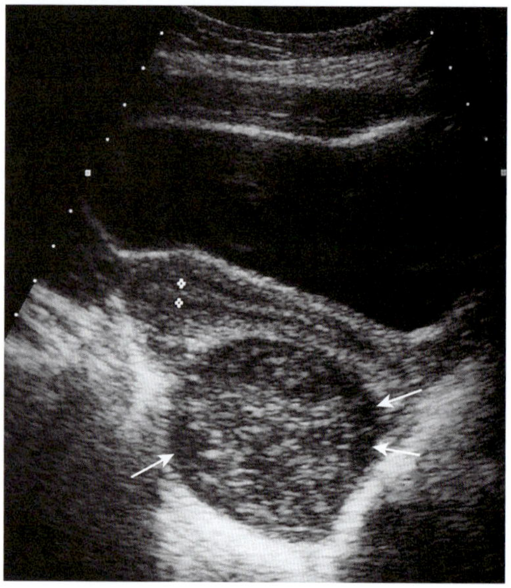

FIG. 54.15 Edema ovariano. Edema ovariano maciço em uma menina de 13 anos de idade com masculinização e dor abdominal e pélvica intermitente. Imagem ultrassonográfica sagital evidencia uma grande massa heterogênea, predominantemente hipoecogênica, posterior ao útero e separada deste. Essa massa exibe acentuado reforço acústico e vários folículos pequenos *(setas)*. *Cursores*, Eco (faixa) endometrial. (Cortesia de Marilyn Goske, MD).

coriônica humana pode se acumular no líquido do edema, promovendo a luteinização, e o nível de 17-cetoesteroides pode estar aumentado.

Neoplasias Ovarianas

As neoplasias ovarianas representam cerca de 1% dos tumores da infância, e de 10% a 30% destas são malignas. Estas neoplasias podem se desenvolver em qualquer idade, porém ocorrem mais frequentemente na puberdade. Sua manifestação usual compreende a presença de dor abdominal ou de uma massa palpável abdominal ou pélvica. Os sintomas podem se desenvolver como resultado de torção ou hemorragia no tumor. A torção ovariana é mais comum em adolescentes que em adultos; entretanto, a ascite é menos comum em meninas.[44,45]

Os tumores ovarianos primários podem ser classificados de acordo com os tipos de células originárias: **células germinativas, células epiteliais** e **células do estroma**. Em crianças, 60% dos tumores ovarianos primários se originam das células germinativas, ao contrário do observado em adultos, nos quais 90% dos casos são de origem epitelial. Na infância, cerca de 75% a 95% dos tumores de células germinativas são teratomas benignos. Entretanto, há maior incidência de malignidade nas pacientes mais jovens. Nas meninas com menos de 10 anos de idade, 84% dos tumores ovarianos de células germinativas são malignos. A presença de ascite é sugestiva de malignidade.

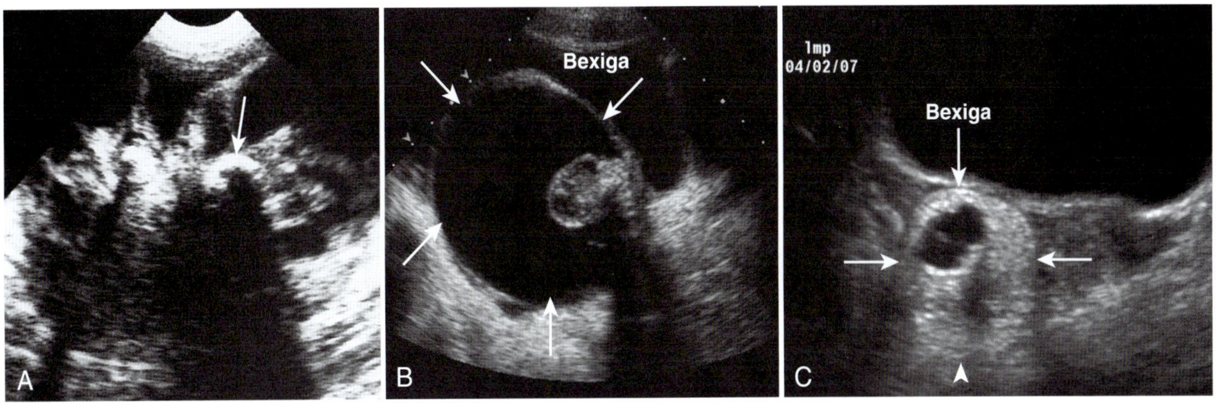

FIG. 54.16 Teratomas benignos do ovário. **(A)** US transversal da pelve em uma menina de 6 anos de idade com constipação intestinal e uma grande massa abdominal palpável, revelou uma grande massa complexa preenchendo a pelve e os dois terços inferiores do abdome, contendo múltiplos focos ecogênicos com sombra acústica posterior *(setas)*, compatíveis com calcificações. **(B)** Ultrassonografia da linha média em uma menina de 12 anos de idade com dor no quadrante pélvico inferior direito, mostrando uma massa complexa, predominantemente cística *(setas)*, contendo uma pequena área de calcificação com sombra acústica na rolha dérmica. **(C)** Menina jovem com história pregressa de infecção urinária. A US mostra uma massa complexa, arredondada, predominantemente ecogênica *(setas)*, com áreas císticas hipoecogênicas menores.

Massas Ovarianas em Crianças

Teratomas ovarianos benignos (aproximadamente 60%)
Disgerminoma
Carcinoma embrionário
Tumor do seio endodérmico
Tumores epiteliais do ovário (pós-puberdade)
Tumor das células da teca e granulosa (puberdade precoce)
Arrenoblastoma (raro, virilizante)
Gonadoblastoma (em gônadas displásicas, p. ex., síndrome de Turner)
Leucemia aguda

Os **teratomas benignos** apresentam amplo espectro de características ultrassonográficas (Fig. 54.16). Os teratomas podem ser predominantemente císticos. O aspecto ultrassonográfico mais comum corresponde a uma massa cística com um nódulo parietal ecogênico, o assim denominado "nódulo de Rokitansky" ou "plugue dermoide".[46-49] Os teratomas císticos são geralmente móveis no pedículo; 10% são bilaterais e 90% apresentam diâmetro inferior a 15 cm.[50]

O **disgerminoma** é o tumor maligno de células germinativas do ovário mais comum na infância. Esse tumor ocorre frequentemente antes da puberdade, sendo que, em 10% dos casos, ambos os ovários são afetados. Em geral, o tumor é grande, sólido, encapsulado e de crescimento rápido, contendo áreas hipoecogênicas decorrentes de hemorragia, necrose e degeneração cística. Podem ocorrer metástases para os linfonodos retroperitoneais. O disgerminoma é mais radiossensível que os outros tumores malignos do ovário.[47,48]

O **carcinoma embrionário** e os **tumores do seio endodérmico** são tumores malignos de células germinativas menos comuns. O **coriocarcinoma** é raro em crianças. Todas essas patologias representam neoplasias sólidas, de crescimento rápido e altamente malignas. O carcinoma embrionário está frequentemente associado a estímulo hormonal anormal. Todos esses tumores tendem a se espalhar por extensão direta ao anexo oposto e aos gânglios linfáticos retroperitoneais. Os implantes peritoneais e as metástases hematogênicas para fígado, pulmão, osso e mediastino são comuns.

Os tumores epiteliais do ovário, os quais incluem os **cistoadenomas** seroso e mucinoso ou os **cistoadenocarcinomas**, representam 20% dos tumores ovarianos nas crianças.[51] As lesões epiteliais são raras antes da puberdade. À ultrassonografia, estes são predominantemente císticos com septos de espessura variável. Com frequência, torna-se difícil diferenciar a contrapartida maligna da benigna, bem como os cistoadenomas ou cistoadenocarcinomas serosos dos mucinosos com base apenas nos critérios ultrassonográficos.

O **tumor de células da teca e da granulosa** é o tumor do estroma mais comum em crianças. Está frequentemente associado a efeitos feminilizantes e à puberdade precoce como resultado da produção de estrogênio. Desses tumores, 10% são bilaterais e apenas 3% são malignos. O aspecto ultrassonográfico é inespecífico, podendo ser sólido, cístico ou misto.[47-49] O **arrenoblastoma** (tumor de células de Sertoli-Leydig) é raro, porém pode provocar virilização. O **gonadoblastoma** é composto por células germinativas, células sexuais e elementos do estroma, geralmente originário de gônadas displásicas. O envolvimento bilateral ocorre em um terço dos casos, sendo que 50% contêm elementos de disgerminoma.

Na **infiltração leucêmica**, os ovários, bem como os testículos e o sistema nervoso central, representam locais de "refúgio" para a leucemia aguda. O comprometimento ovariano nas séries de autópsia varia de 11% a 50%. Na leucemia com recidiva no ovário, a maioria das pacientes apresenta grandes massas pélvicas hipoecogênicas, de margens macias e lobuladas. O tumor pode infiltrar os órgãos pélvicos e as alças intestinais de tal forma, que a o útero e os ovários não possam ser identificados separadamente. Pode-se desenvolver hidronefrose secundária. Bickers et al.[52] sugeriram a utilização da ultrassonografia pélvica para monitorar e detectar precocemente a recidiva da leucemia nos ovários de crianças em remissão clínica. Os ovários podem também ser o local de disseminação metastática de **neuroblastomas, linfomas** e **carcinomas do cólon**. Esses tumores raramente crescem o bastante para produzir uma massa e são, em sua maioria, assintomáticos. A apresentação típica da neoplasia secundária à ultrassonografia compreende o aumento de volume de um ou ambos os ovários, que podem ser hipo ou hiperecogênicos em relação ao útero. Menos frequentemente, pode-se observar uma discreta massa sólida ou complexa.

Acreditava-se inicialmente que a ultrassonografia com Doppler serviria para diferenciar as massas ovarianas benignas das malignas. Nas adolescentes e nas mulheres adultas, os tumores malignos do ovário geralmente apresentam fluxos centrais de baixa resistividade ao Doppler arterial (índice de resistividade [IR] < 0,4 ou índice de pulsatilidade [IP] < 1,0), supostamente devido à redução relativa da camada muscular nos vasos neoplásicos,[53] limitando, desta forma, a especificidade dos achados com o Doppler colorido.[54] As massas ovarianas benignas tendem a apresentar um fluxo periférico de alta resistência (IR > 0,7 ou IP > 1,0). Entretanto, lesões não neoplásicas (p. ex., abscesso tubo-ovariano, gravidez ectópica, corpo lúteo funcional) também apresentam fluxo de baixa resistência e alguns tumores malignos mostram fluxo de alta resistência.

ANORMALIDADES UTERINAS E VAGINAIS

Anomalias Congênitas

As anomalias congênitas do útero e da vagina em crianças são incomuns e, em geral, se apresentam como uma massa pélvica ou abdominal secundária a uma obstrução. Há alta incidência de anomalias renais associadas (50%) e também maior incidência de anomalias esqueléticas (12%).[55] O útero, o colo e os dois terços superiores da vagina são formados pela fusão das extremidades distais do ducto de Müller (paramesonéfrico). As tubas uterinas são formadas pelas extremidades superiores não fundidas. O terço inferior da vagina deriva do seio urogenital. O desenvolvimento do ducto de Müller até formar o útero depende da também formação do ducto de Wolff (mesonéfrico). Portanto, o desenvolvimento anormal do ducto de Müller, resultando em anomalias vaginais e uterinas, está frequentemente associado a anomalias renais.[56,57]

O **útero bicorno** é a anomalia uterina congênita mais comum. É decorrente da fusão unicamente inferior dos ductos de Müller[58] (Fig. 54.17). Os dois cornos uterinos separados, que se unem em níveis variados acima do colo, têm melhor exibição em imagens transversais através da porção superior do útero. Na maioria dos casos, apenas um colo uterino (quando existem dois, denomina-se útero bicorno e bicolo) e uma vagina são identificados. Com a

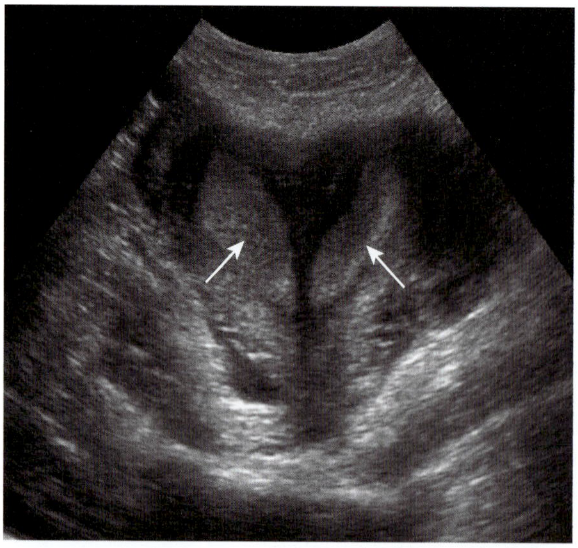

FIG. 54.17 Útero bicorno. Imagem transversal do útero em uma mulher de 20 anos de idade com dor aguda na região inferior do abdome e da pelve, mostrando duas cavidades endometriais separadas *(setas)* da região média para o fundo do útero.

duplicação completa dos ductos de Müller (útero didelfo), desenvolve-se uma vagina septada e colo e útero duplicados. Em ambas as anomalias, a obstrução de um dos cornos uterinos pode resultar em uma massa pélvica decorrente de hidrometra ou hematometra unilateral. Outras anomalias de septação do útero podem ser causadas pela involução incompleta do septo da linha média entre os ductos de Müller pareados. Um **útero unicorno** é formado pela agenesia de um dos ductos de Müller.[59] A exposição intraútero ao **dietilestilbestrol** (DES) foi associada ao desenvolvimento de um **útero em forma de T**. A ultrassonografia evidencia um útero estreito causado pela ausência da expansão bulbosa superior e normal do fundo uterino. A ultrassonografia tridimensional é uma modalidade excelente de exame de imagem para a obtenção de imagens planas reconstruídas do útero, o que permite avaliação apurada da sua anatomia.[57]

Hidrocolpo ou **hidrometrocolpo**, causado por obstrução da vagina, representa cerca de 15% das massas abdominais de meninas recém-nascidas (Fig. 54.18). A obstrução é secundária a um **hímen imperfurado,** a um **septo vaginal transversal** ou a uma **vagina estenosada ou atrésica**. Há acúmulo de secreções mucosas proximal à obstrução. As secreções são secundárias a um estímulo intrauterino e também pós-natal das glândulas uterinas e cervicais pelos estrogênios maternos. Em geral, o hímen imperfurado simples não está associado a outras anomalias congênitas. Entretanto, há alta incidência de anomalias geniturinárias, gastrointestinais e esqueléticas associadas à **atresia vaginal** ou a um **septo vaginal médio-transversal ou transversal alto**. A associação das ultrassonografias perineal e abdominal constitui um excelente método de exame para uma avaliação precisa dessas anomalias.[60] Embora a ultrassonografia transabdominal seja útil para determinar a presença de hidrocolpo ou hidrometrocolpo, este exame não permite a medição da espessura de um septo obstrutivo de localização caudal. Ao exame ultrassonográfico, o hidrocolpo aparece como uma grande massa cística e tubular posterior à bexiga, a qual se estende inferiormente em direção à sínfise púbica.[61] Ecos finos no interior do líquido correspondem a secreções mucosas nas recém-nascidas e sangue nas pós-púberas[62] (Fig. 54.19). Pode haver retenção urinária secundária e hidronefrose. Ânus imperfurado, extrofia da cloaca e seio urogenital persistente têm sido frequentemente associados ao hidrometrocolpo.[63-65] Eventualmente, calcificações peritoneais secundárias a hidrometrocolpo complicado podem ser vistas por extravasamento das secreções acumuladas para o interior da cavidade peritoneal devido à reação inflamatória, estéril.[66]

A **síndrome de Mayer-Rokitansky-Küster-Hauser**, a segunda causa mais comum de amenorreia primária, inclui a presença de atresia vaginal, útero rudimentar, tubas uterinas, ovários e ligamentos largo e redondo normais.[55] O espectro de anomalias uterinas (hipoplasia ou duplicação) varia desde uma luz parcial até um útero septado ou bicorno com obstrução unilateral ou bilateral. Essas meninas apresentam cariótipo feminino, desenvolvimento sexual secundário e genitália externa normais. Há alta incidência de anomalias unilaterais tanto renais (50%) quanto esqueléticas (12%). Tanto a agenesia quanto a ectopia renal unilateral constituem a anomalia renal mais comum. Os achados ultrassonográficos mais comuns compreendem os úteros didelfos com hidrometrocolpo unilateral e agenesia renal ipsilateral. A vaginografia com água como contraste pode ajudar na identificação da vagina septada com obstrução vaginal unilateral[55] (Fig. 54.20). Os defeitos geniturinários análogos no sexo masculino resultam da duplicação dos remanescentes dos

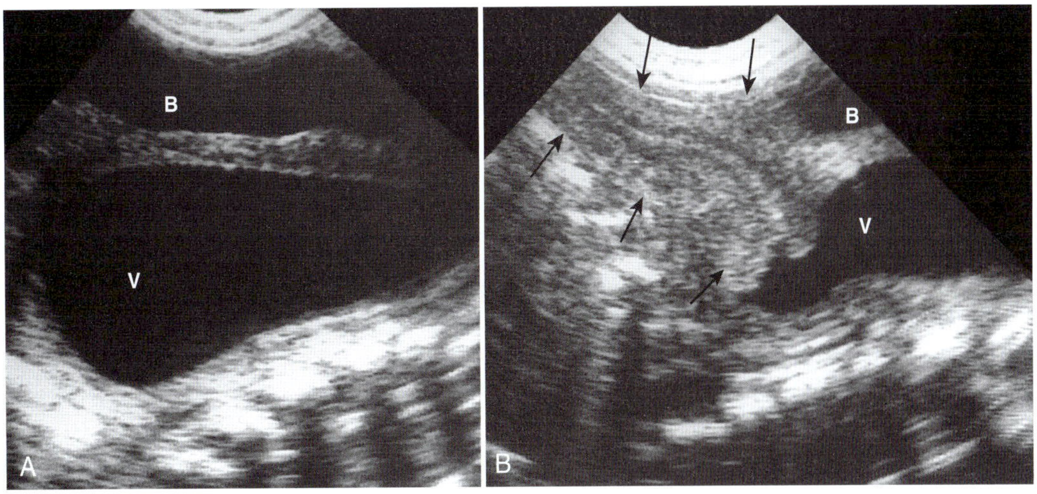

FIG. 54.18 Hidrocolpo. (A) Imagem sagital da pelve em uma recém-nascida mostrando uma grande massa cônica, cheia de líquido, representando a vagina *(V)* obstruída, atrás da bexiga *(B)*. **(B)** Imagem sagital com ângulo mais alto que o da imagem **(A)**, mostrando a projeção do colo do útero *(setas)* se projetando em direção ao interior da vagina *(V)* dilatada. *B*, Bexiga. (Com permissão de Rosenberg H. Sonography of pediatric urinary tract abnormalities. Part I. Am Urol Assoc Weekly Update Series. 1986;35:1-8.[231])

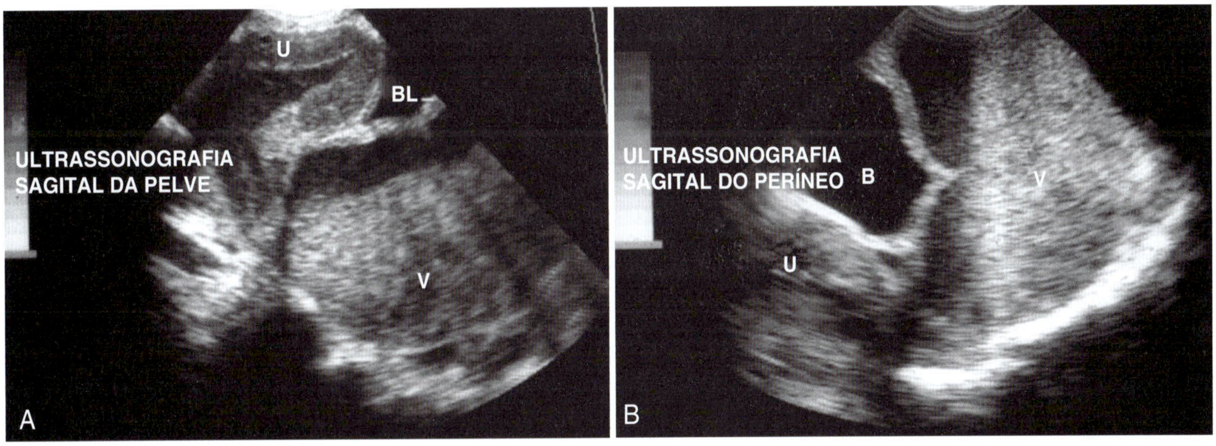

FIG. 54.19 Hematometrocolpo. (A) Imagem sagital da pelve mostrando a cavidade uterina *(U)* distendida, repleta de debris ecogênicos (sangue). Nota-se nível líquido-debris na vagina *(V)* distendida e obstruída. *BL*, Bexiga. **(B)** Imagem perineal confirmando a marcante distenção da vagina com sua extremidade distal imediatamente abaixo da superfície da pele. *B*, Bexiga; *U*, útero; *V*, vagina. (Com permissão de Fisher MR, Kricun ME, editors: Imaging of the pelvis. Gaithersburg, MD: Aspen, 1989.[62])

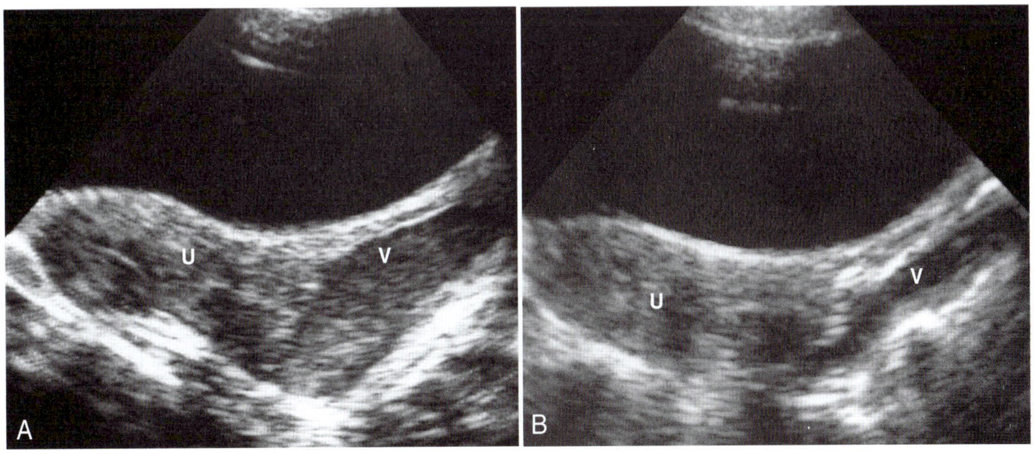

FIG. 54.20 Síndrome de Mayer-Rokitansky-Kuster-Hauser. Paciente do sexo feminino de 13 anos de idade com duplicação do útero e da vagina, vagina obstruída do lado direito e um septo vaginal fenestrado, com dor pélvica cíclica e períodos menstruais normais. **(A)** Imagem sagital da pelve mostrando útero *(U)* normal à direita e vagina *(V)* distendida preenchida por material ecogênico que se movia em tempo real. **(B)** Nota-se claramente um útero *(U)* do lado esquerdo no plano sagital e, após uma injeção manual de água estéril no introito vaginal único, tornou-se evidente uma vagina *(V)* à esquerda. Durante a observação em tempo real, verificaram-se pequenas quantidades de água intermitentes no lado direito da vagina, sugerindo a presença de um septo vaginal fenestrado.

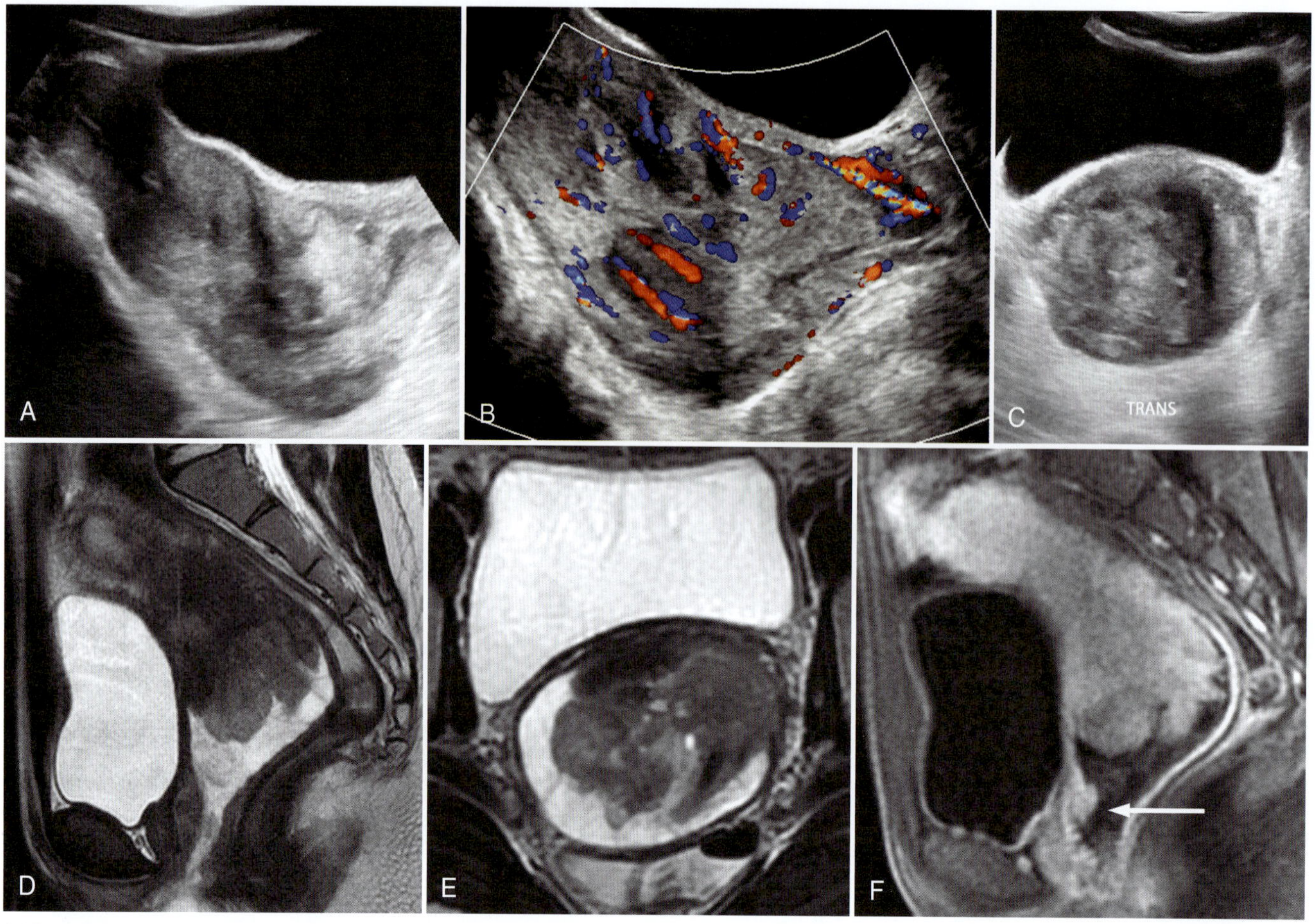

FIG. 54.21 Rabdomiossarcoma da vagina. (A) Imagem sagital através do útero mostra uma massa sólida heterogênea na região superior da vagina, inseparável do colo do útero. O fundo uterino normal e o eco endometrial são visíveis superiores à massa, que apresenta vascularização significativa ao Doppler colorido **(B)**. Imagem transversal **(C)** mostra uma massa heterogênea que expande a região superior da vagina e do colo do útero. A imagem de ressonância magnética mostra uma massa de sinal intermediário com configuração semelhante a uma copa de árvore nas imagens sagital **(D)** e transversal **(E)** ponderadas em T2 com sinal elevado na vagina circundante, resultante da presença de líquido e sangue. Há um marcante realce da massa após a administração de gadolínio **(F)**, estendendo-se ao longo da parede anterior da vagina *(seta)*.

ductos de Müller (cistos de Müller e utrículo prostático dilatado) com agenesia renal unilateral.

Neoplasias

Os tumores do útero e da vagina são incomuns no paciente pediátrico. Os tumores malignos são mais comuns que os benignos, e a vagina constitui uma localização mais comum que o útero. O **rabdomiossarcoma** é a neoplasia maligna primária mais comum (Fig. 54.21),[67] a qual pode se originar do útero ou da vagina, embora o comprometimento uterino seja mais frequentemente causado por extensão direta de um tumor vaginal. Essas crianças manifestam a neoplasia geralmente dos 6 aos 18 meses de idade por sangramento vaginal ou protrusão de um aglomerado de massas polipoides **(sarcoma botrioide)** através do introito vaginal. Na maioria dos casos, o rabdomiossarcoma se origina da parede anterior da vagina, próximo ao colo uterino, mas este também pode se originar da região distal da vagina ou dos lábios. A expansão direta do tumor para o colo da bexiga é comum; no entanto, a invasão posterior em direção ao reto é rara. Tanto a linfadenopatia quanto as metástases distantes são incomuns na ocasião do diagnóstico. Ao exame ultrassonográfico, esses tumores se apresentam como massas sólidas homogêneas que preenchem a cavidade vaginal ou que causam aumento uterino de contornos irregulares.

O **tumor do seio endodérmico**, uma neoplasia genital menos comum, é um tumor de células germinativas altamente maligno que pode se originar na vagina. Tem apresentação clínica e ultrassonográfica semelhantes ao rabdomiossarcoma. Outros tumores malignos do útero e da vagina são raros. O adenocarcinoma do colo uterino no adulto se origina da endocérvice, enquanto, em crianças, esta neoplasia constitui uma lesão polipoide originária da ectocérvice e da região superior da vagina. O **carcinoma da vagina** (em geral, adenocarcinoma de células claras) ocorre geralmente em adolescentes com história de exposição intrauterina ao DES. A infiltração leucêmica do útero pode ocorrer secundariamente à extensão contígua de uma recidiva ovariana. A ultrassonografia mostra uma grande massa pélvica, hipoecogênica e homogênea, englobando o útero e os ovários, os quais não podem ser identificados separadamente. Pode haver uma hidronefrose associada devido à obstrução da porção distal do ureter.

Em crianças, as neoplasias sólidas benignas do útero e da vagina são raras. Entretanto, podem ocorrer massas císticas benignas na vagina. A lesão cística mais comum da vagina corresponde ao **cisto**

de Gartner. Correspondendo a remanescentes da porção distal do ducto de Wolff (mesonéfrico), os cistos de Gartner podem ser únicos ou múltiplos e tipicamente se originam da parede anterolateral da vagina. À ultrassonografia, são visualizados como cistos repletos de líquido no interior da vagina. Outras massas vaginais císticas incluem os **cistos parauretrais, cistos de inclusão** e **cistos do ducto paramesonéfrico** (de Müller).

Gravidez

A gestação intrauterina deve sempre ser considerada no diagnóstico diferencial de uma massa pélvica em meninas com mais de 9 anos de idade. Há incidência aumentada de complicações na gravidez pediátrica. Estas incluem **toxemia, pré-eclâmpsia, descolamento da placenta, lacerações** e **cesarianas.** Além disso, a prematuridade e a mortalidade perinatal também são elevadas em lactentes de mães adolescentes.

Quando os achados ultrassonográficos mostram uma cavidade endometrial distendida em uma menina sexualmente ativa, a gravidez molar deve ser considerada (Fig. 54.22). Em meninas durante o período pós-parto, a presença de uma massa endometrial heterogênea e bem-definida aumenta a suspeita de **retenção de produtos da concepção** (Fig. 54.23).

Embora a **gravidez ectópica** seja responsável por aproximadamente 2% de todas as gestações e seja menos comum em adolescentes jovens, o diagnóstico deve ser considerado na presença de dor pélvica, nível anormal de **betagonadotrofina coriônica humana** (β-hCG), sangramento vaginal irregular e ausência de menstruação. Na maioria dos casos, a gravidez ectópica se localiza em uma das tubas uterinas (70% na ampola, 12% no istmo e 11,1% nas fímbrias). Os dois sinais ultrassonográficos mais comuns de gravidez ectópica incluem a presença de uma **massa anexial** separada do ovário e o **sinal do anel tubário** (Fig. 54.24). O diagnóstico é mais confiável quando se visualiza um saco vitelino ou um embrião vivo dentro da massa anexial.[68] O sinal do anel tubário consiste em um anel hiperecogênico circundando um saco gestacional extrauterino. A detecção do **sinal do "anel de fogo"**, que consiste

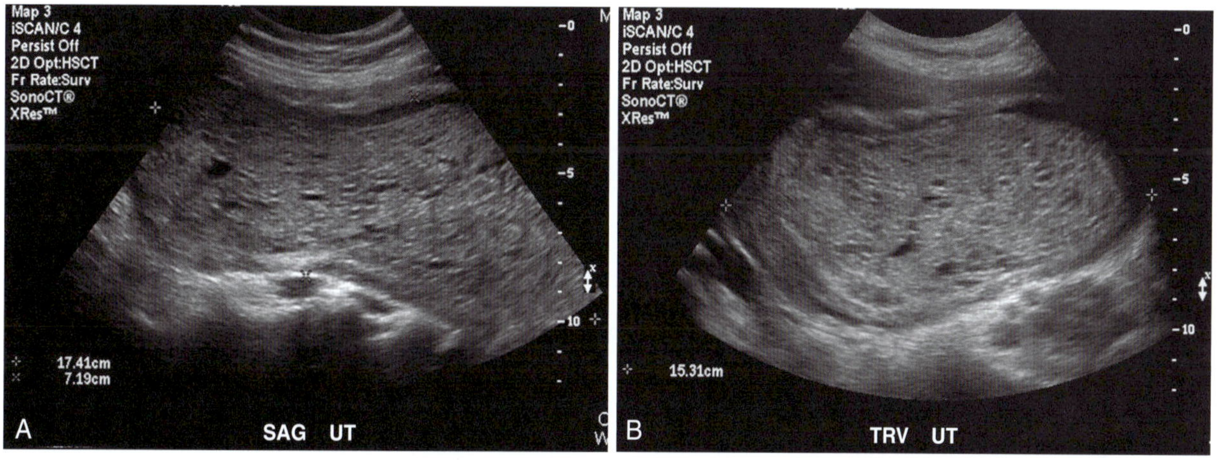

FIG. 54.22 Gravidez molar em paciente de 20 anos de idade com sangramento vaginal e dor abdominal. (A) e **(B)** Imagens sagital e transversal do útero mostram uma massa complexa, predominantemente sólida, de 17,4 × 15,3 × 7,2 cm, difusamente heterogênea à custa de vários espaços císticos pequenos, ocupando todo o útero, exceto a extremidade distal do colo uterino. A massa é hipovascular e não contém calcificações.

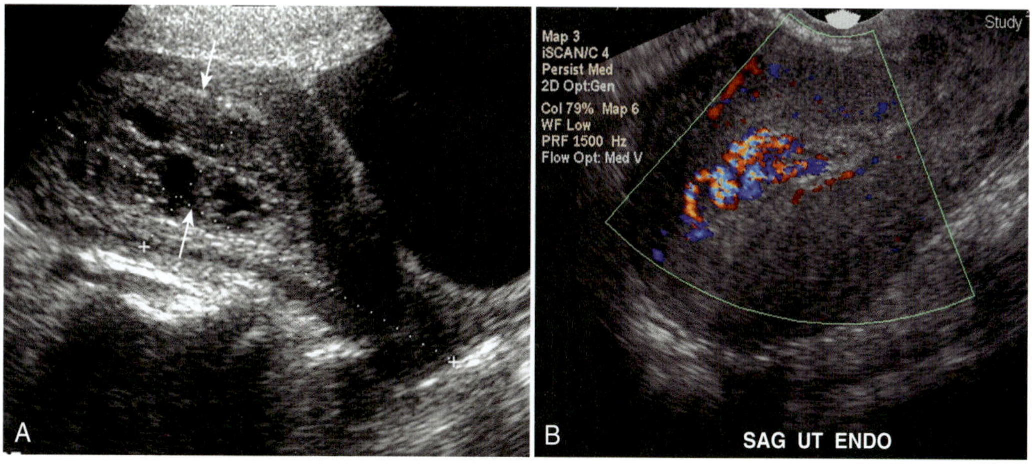

FIG. 54.23 Retenção de produtos da concepção. (A) Esta adolescente de 15 anos de idade apresentou cólicas e sangramento vaginal após um aborto espontâneo. A ultrassonografia sagital mostra o alongamento do útero (13 cm) com uma área semelhante a uma massa, heterogênea, muito bem-definida e oval *(setas)* ocupando o fundo do útero. **(B)** Outra adolescente com sangramento vaginal poucos dias após um aborto terapêutico. A ultrassonografia sagital com Doppler colorido do útero mostra hipervascularidade endometrial, consistente com a retenção de produtos da concepção.

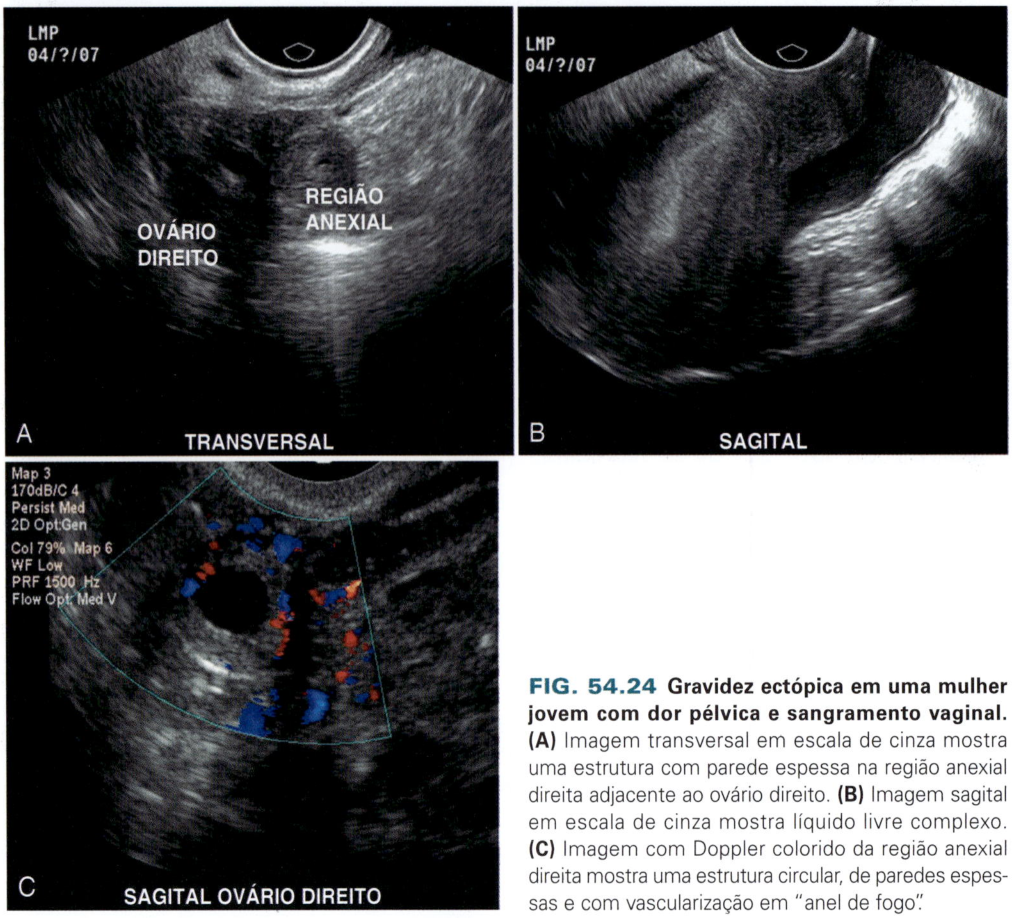

FIG. 54.24 Gravidez ectópica em uma mulher jovem com dor pélvica e sangramento vaginal. **(A)** Imagem transversal em escala de cinza mostra uma estrutura com parede espessa na região anexial direita adjacente ao ovário direito. **(B)** Imagem sagital em escala de cinza mostra líquido livre complexo. **(C)** Imagem com Doppler colorido da região anexial direita mostra uma estrutura circular, de paredes espessas e com vascularização em "anel de fogo".

em um fluxo de alta velocidade e baixa impedância no interior do anel hiperecogênico, pode ser outro achado útil.[69] Entretanto, esse sinal é inespecífico e pode ser observado ao redor de um cisto do corpo lúteo normal. A hipotensão ou um quadro de choque sugere gravidez ectópica rota. Embora o advento da ultrassonografia transvaginal tenha melhorado bastante a avaliação diagnóstica da gravidez ectópica, a ultrassonografia transabdominal também deve ser realizada, pois fornece uma visão global dos conteúdos pélvico e abdominal.[70] Os níveis de β-hCG são essenciais para a confirmação do diagnóstico. Este hormônio glicoproteico começa a aumentar de forma curvilínea no início da gravidez e continua crescendo até aproximadamente a 9ª a 11ª semanas, quando normalmente se estabiliza. Seu nível se mantém por alguns dias e diminui por volta da 20ª semana. O nível de β-hCG dobra em cerca de 48 horas quando a gravidez é normal. No entanto, em casos de gravidez ectópica, os níveis séricos de β-hCG geralmente sobem muito lentamente, atingindo um patamar no início da gravidez. Um aumento inferior a 50% no nível de β-hCG em um período de 48 horas está quase sempre associado a uma gravidez inviável, seja esta intra ou extrauterina.[71]

Infecção

Doença Inflamatória Pélvica

A doença inflamatória pélvica (DIP) é uma infecção do sistema genital superior, geralmente relacionada à *Neisseria gonorrhoeae* ou *Chlamydia trachomatis*. As sequelas sérias desta doença incluem gravidez ectópica, infertilidade e dor pélvica crônica. As adolescentes estão no grupo de alto risco, sendo assim, o diagnóstico de DIP deve ser considerado em mulheres sexualmente ativas com dor pélvica. A infecção ascendente pode afetar o útero, as tubas uterinas e os ovários, causando endometrite, salpingite, ooforite, pelviperitonite e abscessos tubo-ovarianos.

Em um estudo publicado por Bulas,[72] realizado em adolescentes, o detalhamento anatômico da UTV foi superior ao da US transabdominal. As imagens transvaginais mostraram anormalidades adicionais em 71% dos pacientes, e o nível de gravidade da doença foi alterado em 33% das pacientes, o que influenciou as decisões quanto ao tratamento em muitas destas pacientes.

Na fase aguda, a ultrassonografia pélvica pode ser normal.[70,73] No estágio de **endometrite** da DIP, o útero pode estar aumentado e mais hiperecogênico, com um pequeno volume de líquido na cavidade uterina e com margens indistintas. A tuba uterina normal não é usualmente visualizada à ultrassonografia. À medida que a infecção progride, no entanto, as paredes das tubas uterinas se tornam espessadas e cheias de material purulento[72] (Fig. 54.25). A **piossalpinge** consiste em uma tuba uterina ocluída e dilatada que contém líquido purulento ecogênico. Uma **hidrossalpinge** residual consiste em uma estrutura tubular ou arredondada contendo líquido anecogênico. As alterações ovarianas observadas na DIP podem incluir aumento de volume secundário à produção de exsudato inflamatório e edema e também desenvolvimento de vários cistos pequenos, os quais podem representar pequenos folículos ou abscessos (Fig. 54.26).

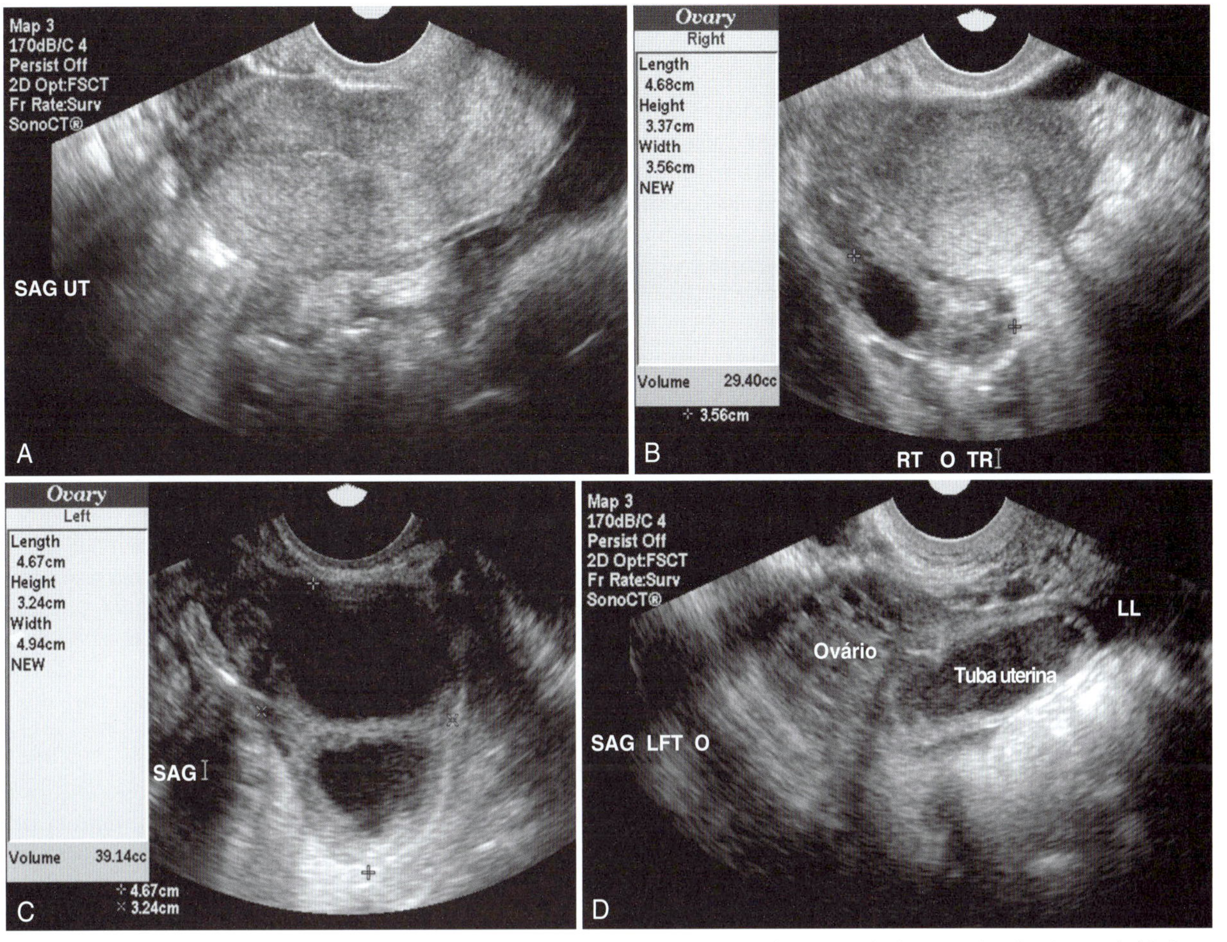

FIG. 54.25 Doença inflamatória pélvica com complexo tubo-ovariano. Ultrassonografia transvaginal em menina de 16 anos de idade com dor pélvica. **(A)** Imagem sagital do útero mostrando líquido livre no fundo de saco. **(B)** O ovário direito exibe tamanho normal *(cursores)*, apesar da presença de um cisto dominante anecogênico. **(C)** Imagem sagital da região anexial esquerda bastante aumentada mostrando o complexo tubo-ovariano (um cisto dentro do ovário e outro anterior à margem do ovário). **(D)** Observa-se a tuba uterina distendida circundada por líquido livre *(LL)*. O líquido no interior da tuba é complexo, com ecos internos heterogêneos, sugerindo, deste modo, a presença de material purulento.

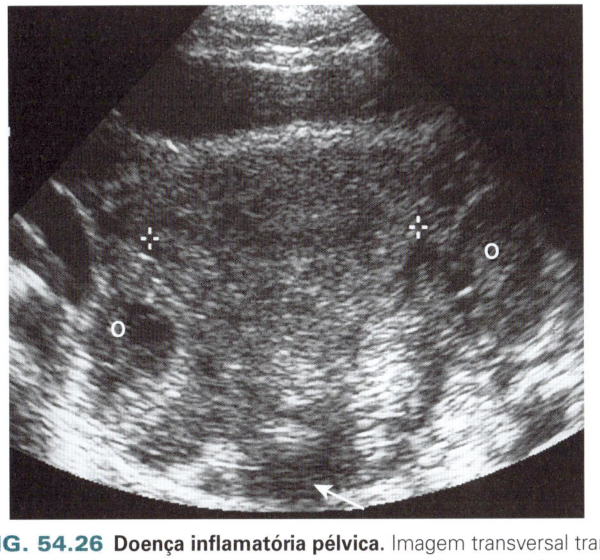

FIG. 54.26 Doença inflamatória pélvica. Imagem transversal transabdominal da pelve revela má definição e aumento da ecogenicidade do tecido mole, refletindo a presença de material inflamatório, o qual, por sua vez, provoca má definição das margens uterina e ovariana e pobre visualização da área parametrial. Observa-se uma pequena quantidade de líquido ecogênico *(seta)*, de localização posterior. *Cursores,* útero; *O,* ovário.

Doença Inflamatória Pélvica: Achados Ultrassonográficos

- Útero aumentado e hiperecogênico
- Margens uterinas indistintas
- Líquido na cavidade uterina
- Piossalpinge (tuba uterina dilatada, de paredes espessas contendo líquido ecogênico)
- Aumento do ovário com cistos minúsculos
- Abscesso tubo-ovariano (massa anexial heterogênea)

Podem-se formar aderências periovarianas, resultando em fusão do ovário à tuba uterina espessada, formando um complexo tubo-ovariano. A progressão do processo leva à ruptura do tecido e formação de um **abscesso tubo-ovariano**, o qual geralmente se manifesta por uma massa anexial heterogênea, septada, contendo debris em seu interior e exibindo reforço acústico. A maioria contém debris internos e septações. A avaliação com Doppler colorido das massas pélvicas nas pacientes com DIP não é específica, pois os achados são comuns a outras patologias. Pode-se observar fluxo periférico no abscesso, mas esse padrão também pode ser detectado em outras lesões císticas.[21,72] Nos **casos graves de DIP**, a pelve apresenta um padrão difusamente heterogêneo em termos de eco, com componentes císticos e sólidos que obscurecem os planos teciduais e as margens uterinas.

Uma complicação da DIP é a **peri-hepatite gonocócica ou por clamídia (síndrome de Fitz-Hugh-Curtis)**. A paciente manifesta dor no quadrante superior direito causada por peritonite localizada na superfície anterior do fígado e no peritônio parietal da parede abdominal anterior. Os achados ultrassonográficos incluem a presença de líquido ascítico e espessamento do tecido extrarrenal de localização anterior no lado direito, entre o fígado e o rim direito.[74,75]

Corpos Estranhos

Corrimento vaginal pode ser sinal de infecção ou trauma vaginal. Corpos estranhos na vagina são a causa de 4% dos casos de **vaginite**. Um bolo de papel higiênico é o corpo estranho mais comum na vagina de pacientes pediátricos. Corpos estranhos vaginais são encontrados em 18% das crianças com sangramento e corrimento vaginais e em 50% das crianças com sangramento vaginal sem corrimento. Tanto a ultrassonografia transabdominal quanto a transperineal, com ou sem vaginografia com água (contraste), podem identificar corpos estranhos radiopacos e não radiopacos no interior da vagina, evidenciados pela presença de material ecogênico com sombra acústica posterior. Um corpo estranho retido na vagina pode ser visualizado à ultrassonografia como uma discreta depressão na parede posterior da bexiga. A sombra acústica é característica, porém pode não estar presente.[76,77]

ANORMALIDADES ENDÓCRINAS

A ultrassonografia se tornou parte integral da avaliação das crianças com anormalidades endócrinas. Em um recém-nascido com genitália ambígua, a ultrassonografia pélvica pode determinar rapidamente a presença ou a ausência do útero e da vagina. A identificação dos ovários ou dos testículos é mais difícil porque os ovários neonatais normais são de difícil visualização à ultrassonografia. Usando-se um transdutor linear de alta resolução (12-17 MHz), as gônadas podem ser identificadas no canal inguinal ou nas pregas lábioescrotais ambíguas. A **diferenciação das gônadas** em ovários ou testículos pode ser possível, visto que os ovários apresentam, com frequência, pequenos folículos hipoecogênicos; já os testículos mostram ecotextura sólida e homogênea.[78]

Causas de Amenorreia Primária

A avaliação ultrassonográfica de tamanho, formato e maturidade do útero, bem como do desenvolvimento do ovário, pode fornecer pistas das muitas causas de amenorreia primária. Um útero pequeno ou ausente pode indicar disgenesia gonadal, **anormalidades cromossômicas, quadros de redução hormonal, feminização testicular, hipoplasia uterina isolada ou até mesmo agenesia uterina**. Na **síndrome de Turner** (cariótipo – 45,XO), a forma mais comum de **disgenesia gonadal**, há retardo ou ausência da puberdade associada à baixa estatura, pescoço alado, anomalias renais e coarctação da aorta. Na maioria dos casos, identifica-se um mosaico genético na síndrome de Turner (45,XO/46,XX). Os ovários podem variar desde ovários em fita não visualizados até ovários de aparência normal. A forma do útero também varia desde um comprimento pré-púbere até um comprimento intermediário, menor que o tamanho do órgão de uma mulher adulta normal. Cleeman et al.[79] demonstraram em um grupo de 41 pacientes com síndrome de Turner a detecção de um ou ambos os ovários em 37% das participantes ao exame ultrassonográfico. O volume médio dos ovários foi menor naquelas com síndrome de Turner do que no grupo controle (p = 0,001) (1,1 mL *versus* 11,52 mL). O volume uterino médio não foi significativamente diferente que o do grupo-controle normal.

Outras formas de disgenesia gonadal estão também associadas a não visualização dos ovários decorrente da ausência de gônadas ou gônadas em fita. Na **disgenesia gonadal pura (síndrome de Swyer)**, os pacientes apresentam cariótipos 46,XX ou 46,XY e altura normal. A **disgenesia gonadal mista** é um mosaico genético de cariótipos (45,XO/46,XY), apresentando um ovário em fita e um testículo intra-abdominal contralateral. Essas duas formas de disgenesia gonadal apresentam risco aumentado de tumores gonadais como resultado da presença do cromossomo Y. A **síndrome de Noonan (síndrome pseudo-Turner)** é caracterizada por alterações fenotípicas da síndrome de Turner, com função ovariana normal e ovários de aspecto normal à ultrassonografia.

A **feminização testicular** constitui outra causa de amenorreia primária. É uma anormalidade recessiva ligada ao sexo, resultando em insensibilidade dos órgãos-alvo aos androgênios. Esses pacientes são fenotipicamente femininos com um cariótipo 46,XY. O útero e os ovários estão ausentes, a vagina termina em fundo cego e os testículos são ectópicos (geralmente pélvicos, dentro dos canais inguinais ou até mesmo nos grandes lábios).

Puberdade Precoce

A puberdade precoce caracteriza-se pelo desenvolvimento das características sexuais secundárias, aumento de volume das gônadas e ovulação antes dos 8 anos de idade em meninas. Na puberdade precoce verdadeira, o perfil endócrino é semelhante ao da puberdade normal, com níveis elevados de estrogênio e gonadotrofinas. O útero apresenta uma configuração póspuberal com aumento de volume (relação fundo-cérvice de 2:1 até 3:1) e com canal endometrial ecogênico mais proeminente que o das meninas em fase pré-puberal. O volume ovariano é superior a 1 mL e cistos funcionais estão frequentemente presentes. A puberdade precoce é classificada em dois tipos: central e periférica. A **puberdade precoce central** (puberdade precoce verdadeira) é dependente de gonadotrofina.[80,81] Mais de 80% destes casos são idiopáticos. Tumores intracranianos, geralmente **um glioma ou hamartoma hipotalâmico**, representam cerca de 5% a 10% dos casos. Há casos ocasionais decorrentes do desenvolvimento de um aumento da pressão intracraniana, como a **hidrocefalia pós-meningite**. Os volumes uterino e ovariano aumentados são detectados à ultrassonografia antes das alterações típicas nos padrões de secreção tanto do hormônio luteinizante (LH) quanto do hormônio foliculoestimulante (FSH), revelados pelo teste de estímulo com o hormônio liberador do hormônio luteinizante (LHRH). A ultrassonografia pélvica durante o tratamento com análogos do hormônio liberador da gonadotrofina de ação prolongada mostrará a redução dos volumes uterino e ovariano, em comparação com o tamanho dos órgãos antes do tratamento, além disso, o perfil hormonal se tornará condizente com a idade.[82,83]

Na **pseudopuberdade precoce**, do tipo periférico, o perfil endócrino é variável, visto que este tipo não depende da gonadotrofina. Em geral, os níveis de estrogênio estão elevados e os níveis de gonadotrofinas, baixos. A causa está fora do eixo hipotálamo-hipofisário e costuma ser consequência de um **tumor ovariano**. O **tumor das células da granulosa** é a lesão mais comum. Outras causas menos frequentes incluem os cistos funcionais do ovário, **disgerminoma, teratoma** e **coriocarcinoma**. A ultrassonografia mostra uma massa ovariana e um útero maduro.

Embora os **tumores adrenais feminizantes** sejam uma causa rara de pseudopuberdade precoce, o exame ultrassonográfico das lojas adrenais deve ser realizado em todos os pacientes com puberdade precoce encaminhados para ultrassonografia pélvica. O fígado também deve ser examinado, visto que a puberdade precoce já foi associada ao **hepatoblastoma**. Na **telarca** prematura isolada (desenvolvimento das mamas) ou **adrenarca** prematura (desenvolvimento dos pelos púbicos ou axilares), a ultrassonografia mostra tanto o útero quanto os ovários pré-púberes de aspecto normal.

ANATOMIA MASCULINA NORMAL

Próstata

A próstata exibe formato elipsoide nos meninos, comparada à forma mais cônica vista nos homens adultos. A próstata pediátrica exibe eco hipoecogênico e de caráter mais homogêneo que a próstata adulta, a qual é frequentemente heterogênea secundária a nódulos glandulares centrais, calcificações e corpos amiláceos.[84,85] O volume da próstata pode ser calculado através da fórmula do elipsoide prolato (mencionada anteriormente para o volume ovariano).

Ingram et al.[86] mostraram que, em um grupo de 36 meninos com idades entre 7 meses e 13,5 anos (média de 7,7 anos), o volume prostático variou de 0,4 a 5,2 mL (média de 1,2 mL). As vesículas seminais podem ser identificadas tanto em meninos jovens quanto em adolescentes e são mais bem visualizadas no plano transversal, como pequenas estruturas hipoecogênicas de aspecto semelhante a uma gravata borboleta ou às asas de uma gaivota (Fig. 54.27).

Escroto

Antes do exame ultrassonográfico do escroto, o pediatra deve palpar cuidadosamente toda a região. O escroto da criança é examinado com um transdutor linear de alta frequência e de banda larga, geralmente um de 12,5 MHz para crianças e adolescentes e um transdutor pequeno tipo "taco de hóquei" de 17,5 MHz para os testículos muito pequenos dos lactentes e de crianças pequenas, bem como para os testículos atróficos. A elevação e a imobilização dos testículos, colocando-se gentilmente uma toalha enrolada posteriormente ao escroto entre as pernas, auxiliam a realização do exame de imagem. Para medidas acuradas de testículos maiores em adolescentes, pode ser necessário um transdutor convexo de banda larga de 9-4 ou 5-2 MHz e uma almofada de proteção. Nos lactentes ou em qualquer paciente com escroto doloroso, um protetor (coxim) é essencial para a realização desse exame. Ambas as bolsas testiculares devem ser rotineiramente examinadas, de forma que as diferenças na forma e na ecogenicidade dos conteúdos intraescrotais possam ser identificadas. Os parâmetros das imagens com Doppler colorido devem ser otimizados para uma melhor detecção do fluxo vascular de baixa velocidade e de baixo volume, tipicamente observado no escroto (os ajustes de ganho de cor são maximizados até que os ruídos de fundo se tornem visíveis; já o filtro de parede e as frequências de repetição de pulsos são ajustados para os menores valores). O exame com *power* Doppler, de maior sensibilidade na detecção de fluxo vascular, é útil na identificação de fluxos de baixa velocidade em pacientes cooperativos e particularmente em crianças muito jovens, que normalmente exibem fluxo baixo nos testículos. Em testículos muito pequenos, a potência deve ser aumentada para a detecção do fluxo. O fluxo colorido nas duas bolsas hemiescrotais deve ser comparado para verificar a sua simetria. A imagem adicional com Doppler pulsado permite a avaliação quantitativa dos fluxos arteriais, bem como a medida da velocidade do fluxo.

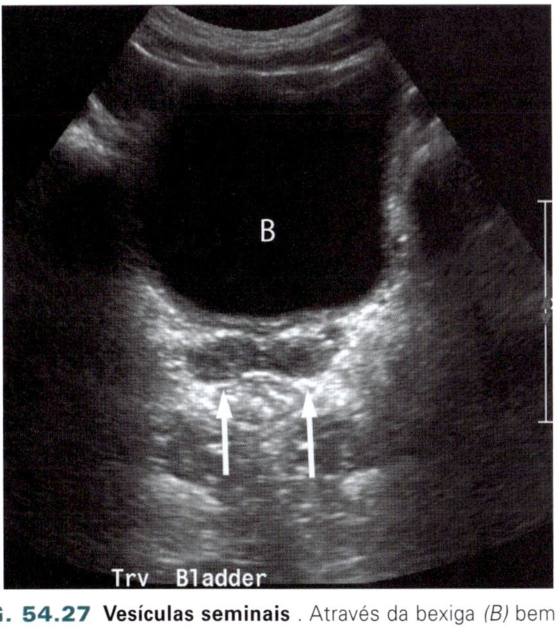

FIG. 54.27 Vesículas seminais. Através da bexiga *(B)* bem distendida, as vesículas seminais *(setas)* são visualizadas como estruturas hipoecogênicas, simétricas bilateralmente, de aspecto semelhante a uma "gravata borboleta".

Testículos

Os **testículos normais dos recém-nascidos** apresentam ecogenicidade homogênea, de nível baixo a médio, formato esférico ou oval e comprimento de 7 a 10 mm (Fig. 54.28). O epidídimo e o **mediastino testicular** geralmente não são visualizados nos neonatos. Na ocasião da puberdade, o testículo exibe ecos homogêneos, de nível médio e uma estrutura linear ecogênica ao longo de seu eixo superoinferior, que representa o mediastino do testículo (Fig. 54.29, Vídeo 54.4). O testículo apresenta comprimento de 3 a 5 cm e de 2 a 3 cm de espessura e largura após a puberdade. Estudos acerca do tamanho testicular durante a infância e a adolescência, realizados com o uso de orquidômetros, relatam variação do volume testicular médio desde 1,10 mL (desvio padrão [DP] ± 0,14) até 30,25 mL (DP ± 9,64).[87] Testículos normais menores que 1 mL podem estar presentes em lactentes e crianças jovens.[88,89] A **túnica albugínea** pode ser observada como uma fina linha ecogênica ao redor do testículo. Ocasionalmente, nota-se uma faixa linear hipoecogênica no testículo normal, geralmente no terço médio, correspondente à localização dos **vasos intratesticulares**.[90]

A aparência normal dos testículos ao Doppler colorido varia com a idade. Apesar dos ajustes nas configurações para um fluxo lento, pode não ser possível detectar um fluxo colorido nos pequenos testículos pré-púberes normais.[88,89,91] Atkinson et al.[88] relataram que o fluxo arterial centrípeto pôde ser identificado em imagens com Doppler colorido em apenas 6 (46%) dos 13 testículos com menos de 1 mL e em todos os testículos medindo mais de 1 mL. Quando o fluxo colorido é detectado nos testículos pré-púberes, este geralmente aparece como focos pulsáteis de cor sem o padrão linear ou ramificado observado em adolescentes ou adultos[88] (Fig. 54.29). Os ramos arteriais recorrentes (*recurrent rami*) são geralmente muito pequenos para serem identificados nas crianças, embora possam ser vistos nos adolescentes. O Doppler colorido e o *power* Doppler podem demonstrar fluxo em 60% a 83% e em 73% a 92% dos testículos pré-púberes, respectivamente. Luke e Siegel[91] mostraram que o *power* Doppler aumentou a detecção dos vasos intratesticulares nos testículos normais, tanto pré-púberes

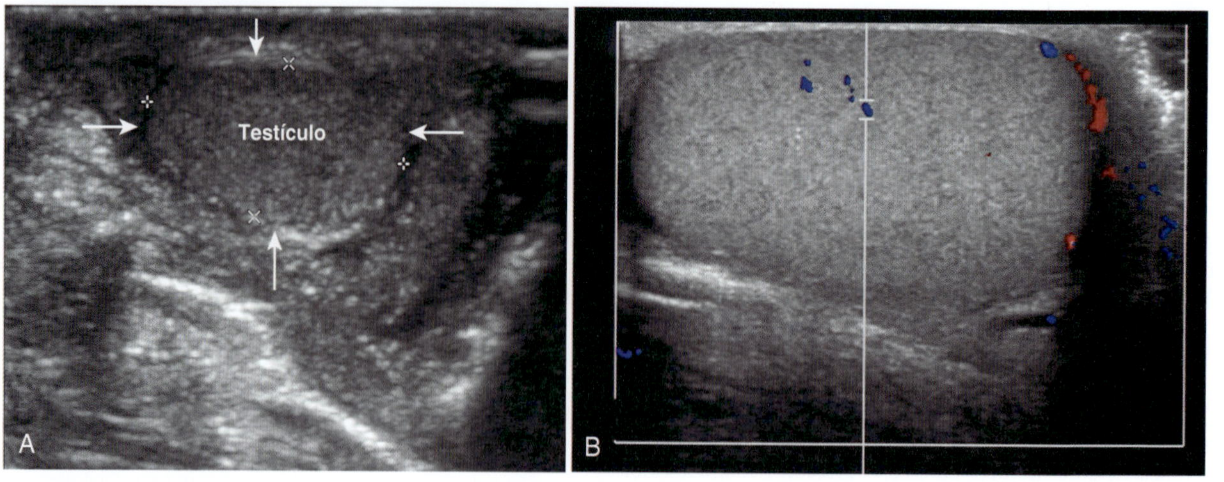

FIG. 54.28 Testículo normal na criança. (A) Imagem sagital em escala de cinza mostra a ecogenicidade normal relativamente baixa e homogênea do testículo normal desta criança. **(B)** Observa-se algum fluxo, com Doppler colorido, no interior dos testículos.

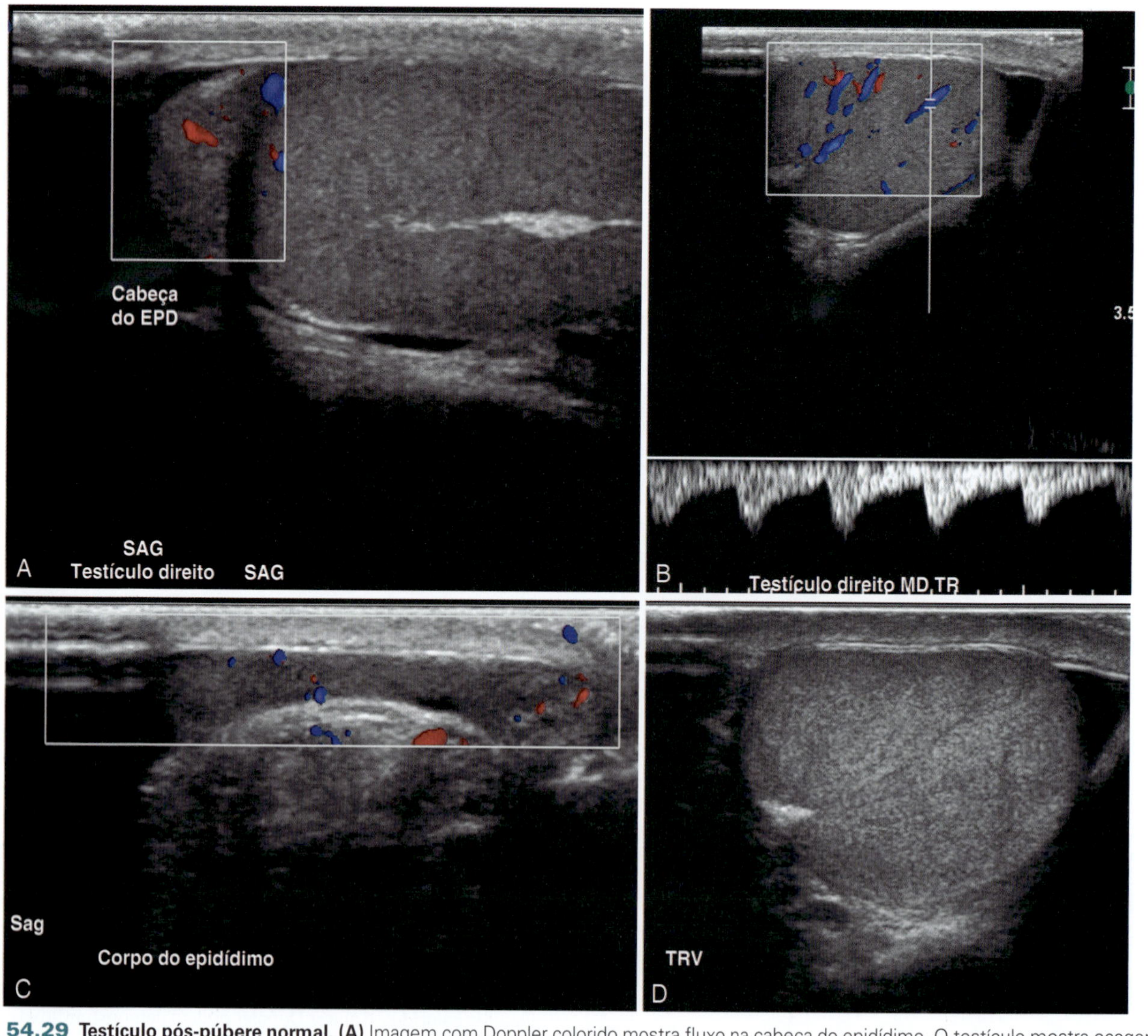

FIG. 54.29 Testículo pós-púbere normal. (A) Imagem com Doppler colorido mostra fluxo na cabeça do epidídimo. O testículo mostra ecogenicidade normal, homogênea, com o mediastino testicular aparecendo como uma faixa branca. *EPD,* Epidídimo; *Sag,* sagital. **(B)** Doppler dúplex colorido evidencia o fluxo nas artérias centrípetas deste testículo de aspecto normal. *MD,* Mediana; *TRV,* transversal. **(C)** Observa-se também um fluxo normal no corpo e na cauda do epidídimo. **(D)** Imagem transversal do testículo. Observa-se uma pequena hidrocele. Ver também Vídeo 54.4.

quanto pós-púberes; no entanto, em vários testículos pré-púberes normais, não foi possível a visualização de fluxo.

O **fluxo testicular normal com o Doppler pulsado** reflete seu suprimento proveniente da artéria testicular, que tem padrão de baixa resistência (velocidades sistólicas de pico baixo e velocidades diastólicas relativamente altas). O fluxo nos vasos extratesticulares reflete seu suprimento sanguíneo, proveniente das artérias cremastérica e deferente, com um padrão de resistência mais alto (baixo fluxo distólico). Como a periferia do testículo contém ramos capsulares da artéria testicular e ramos das artérias cremastérica e deferente, a perviedade da artéria testicular pode ser estimada de modo confiável apenas quando se coloca o volume da amostra com Doppler no centro do testículo. O IR da artéria testicular em homens jovens varia de 0,48 a 0,75 (média de 0,62) e o IR das artérias capsulares varia de 0,46 a 0,78 (média de 0,66). O IR das artérias supratesticulares varia de 0,63 até 1,00 (média de 0,84). O IR das artérias intratesticulares é menor nos meninos pós-púberes que nos meninos pré-púberes.[92]

O examinador deve comparar a simetria do fluxo com Doppler colorido em ambos os testículos, para a detecção de doenças com maior acurácia e também para certificar-se de que o sistema está corretamente ajustado para a detecção de fluxo em testículos clinicamente normais. A ausência de fluxo pode não ser real se o equipamento de ultrassom for insuficientemente sensível à detecção de fluxo lento ou se técnicas incorretas de ajuste forem utilizadas (p. ex., filtro de parede alto, baixo ganho, alta frequência de repetição de pulso, baixa frequência do transdutor). Na maioria dos casos, o *power* Doppler é melhor que o Doppler colorido na avaliação da simetria do fluxo sanguíneo.[93]

O **epidídimo** se localiza ao longo das superfícies posterior e lateral do testículo. A cabeça do epidídimo, de formato triangular, é isoecogênica ou ligeiramente hiperecogênica em relação ao testículo, enquanto o corpo do epidídimo é isoecogênico ou levemente hipoecogênico em relação ao testículo. O fluxo pode não ser observado no epidídimo pré-púbere normal, porém, nos epidídimos pós-púberes, geralmente este é detectado tanto na imagem com Doppler colorido quanto com *power* Doppler.[91]

ANORMALIDADES MASCULINAS CONGÊNITAS

Na **criptorquidia**, os testículos não descem pelo canal inguinal para o escroto, como esperado, entre a 25ª e a 32ª semana da gestação. Na maioria dos casos, os testículos se localizam no escroto ao nascimento ou nas primeiras 4 a 6 semanas após o nascimento. Criptorquidia ocorre em 4% dos recém-nascidos a termo e em aproximadamente 33% dos prematuros pesando menos de 2.500 gramas. A descida dos testículos continua durante o primeiro ano de vida, de modo que, no final do primeiro ano, apenas de 0,7% a 0,8% desses lactentes vão apresentar criptorquidia verdadeira e, destes, em 10% a 25% a criptorquidia será bilateral.[94] Embora o testículo malposicionado possa estar situado em qualquer lugar ao longo de seu trajeto desde o retroperitônio até o escroto, a maioria dos testículos (80% a 90%) se localiza no interior do canal inguinal ou abaixo deste, sendo assim passível de localização ultrassonográfica[95] (Fig. 54.30). A ressonância magnética (RM) pode ser utilizada para a localização dos testículos em casos de criptorquidia intra-abdominal.[96] A localização dos testículos que não desceram é importante na prevenção de doenças, visto que a criptorquidia está associada a riscos aumentados de malignidade, infertilidade e torção.[95] Raramente, o testículo é encontrado no períneo ou na base do pênis.

Aberrações na descida testicular podem resultar em **ectopia testicular transversa**, uma anomalia na qual ambos os testículos se localizam no mesmo hemiescroto. A apresentação clínica inclui um testículo não palpável de um lado e uma "massa" escrotal do outro.[97] Cerca de 20% dos pacientes apresentam anomalias associadas, tais como cistos nas vesículas seminais, displasia renal, hipospádia, obstrução da junção ureteropélvica e hérnia inguinal ipsilateral.

A **anorquidia**, ausência testicular bilateral, ocorre em 1 de cada 20 mil meninos recém-nascidos. A **monorquidia**, ausência testicular unilateral, ocorre em 1 de cada 5.000 meninos, geralmente do lado esquerdo. Acredita-se que resulte de uma torção ou de um acidente vascular intrauterino, devido à presença dos vasos e cordões espermáticos que terminam em fundo cego.[98]

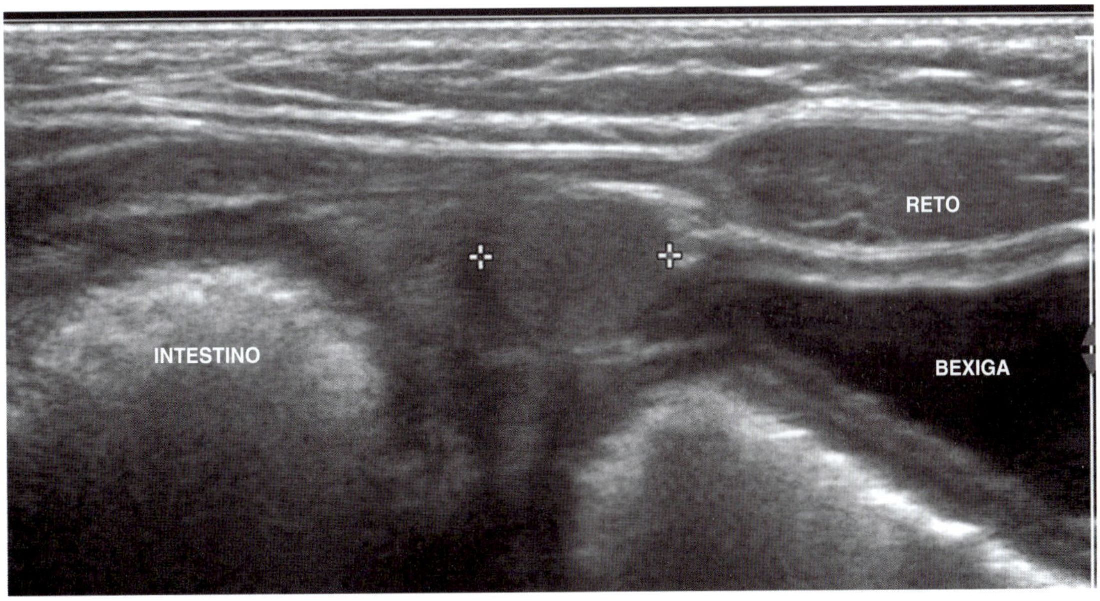

FIG. 54.30 Testículo direito não descido. O testículo direito *(entre os cursores)* está localizado na hemipelve direita, no interior do anel inguinal, entre uma alça intestinal e a bexiga. O testículo esquerdo, de aspecto normal, está localizado no hemiescroto esquerdo, já o testículo direito não é visualizado no interior do hemiescroto direito *(imagem não mostrada)*.

O número de testículos pode variar. A **poliorquidia (duplicação testicular)** tipicamente se manifesta na criança mais velha como uma massa escrotal assintomática, porém, em alguns casos, relata-se dor devido à torção. Os testículos compartilham o epidídimo, os ductos deferentes e a túnica albugínea. Em geral, um **testículo acessório** único e pequeno é visualizado no escroto, além dos dois testículos normais (**triorquidia**).[99] Um **testículo bilobado** pode simular um testículo duplicado. A poliorquidia e os testículos bilobados exibem ecogenicidade homogênea de nível médio e são menores que o testículo contralateral.

Testículos de tamanho menor que o normal podem ser decorrentes de criptorquidia, torção, inflamação, varicocele, correção de hérnia inguinal prévia, tratamento com radiação e trauma. As causas congênitas incluem a **síndrome de Klinefelter** e o **hipopituitarismo primário**. Essas pequenas gônadas podem apresentar uma ecogenicidade normal, aumentada ou reduzida.[97]

O **hermafroditismo verdadeiro** é uma condição de intersexo na qual o paciente apresenta tecidos ovariano e testicular, ou sob a forma de estruturas separadas ou como um **ovotestículo**. A ultrassonografia pode demonstrar a diferença de textura no interior de um ovotestículo, na qual a região testicular é mais homogênea e com ecos de nível médio, enquanto o tecido ovariano é mais heterogêneo, com pequenos folículos císticos anecogênicos interpostos, de ecogenicidade parenquimatosa de nível baixo a médio[100] (Fig. 54.31). Esses pacientes exibem genitália ambígua na pré-puberdade ou, na pós-puberdade, até mesmo ginecomastia, hematúria cíclica ou criptorquidismo em um paciente criado como menino e amenorreia em uma paciente criada como menina (Fig. 54.32).

A **displasia cística do testículo** é uma rara anomalia congênita que consiste na dilatação da *rete testis* e dos ductos eferentes, bem como na atrofia do parênquima adjacente. Os pacientes exibem tipicamente aumento indolor do escroto em uma idade média de

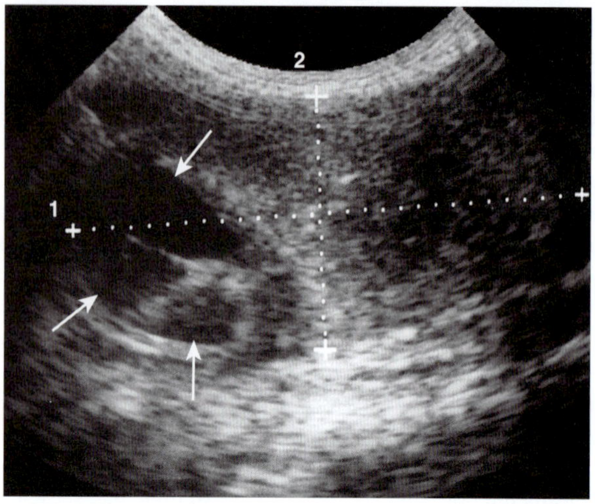

FIG. 54.31 Ovotestículo. Ovotestículo em adolescente com fenótipo masculino, de 15 anos de idade, com ginecomastia bilateral, edema e dor intermitente no escroto e história recente de trauma escrotal. A US sagital do hemiescroto direito revela uma gônada direita heterogênea *(cursores)* com áreas císticas focais representando folículos no polo superior *(setas)*. Esta gônada continha tecidos ovariano e testicular.

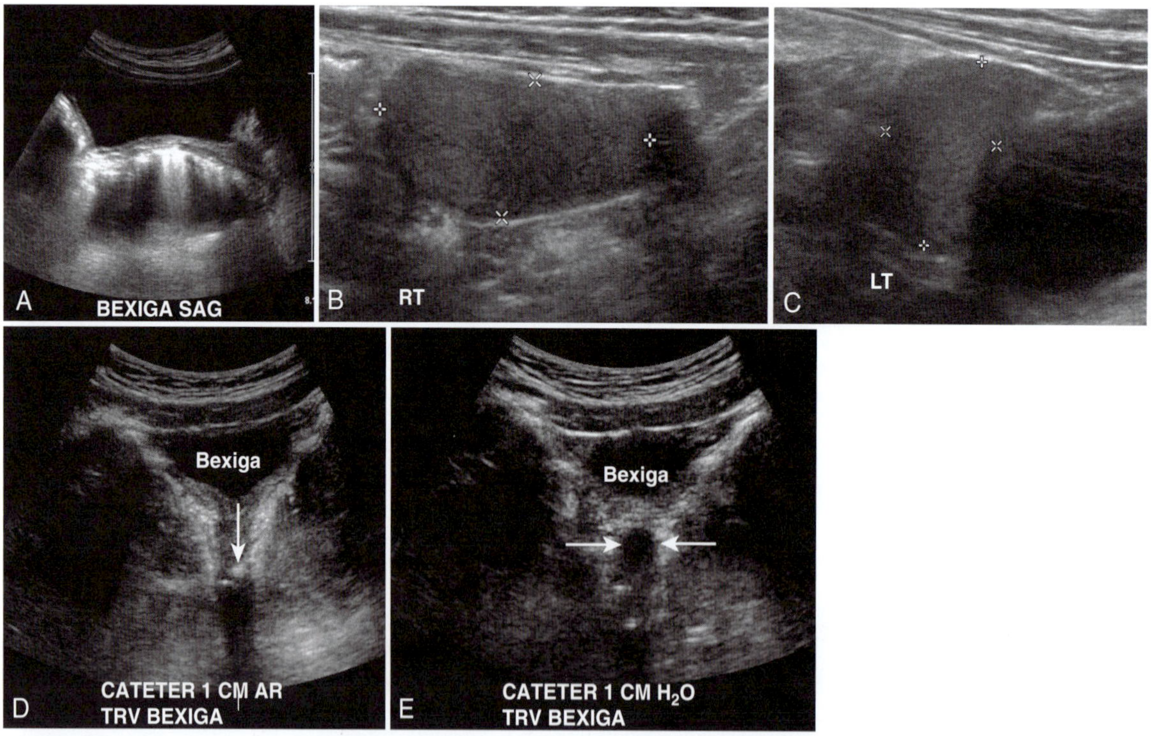

FIG. 54.32 Síndrome da feminização testicular. Esta menina de 5 anos de idade foi submetida à herniorrafia inguinal bilateral. Durante a cirurgia, o tecido no interior de cada um dos canais inguinais era mais firme que o esperado em ovários normais herniados e, portanto, foram ambos biopsiados. **(A)** Imagem sagital da bexiga urinária de aspecto normal sem evidência de útero ou ovários. **(B)** e **(C)** Gônadas do sexo masculino visualizadas bilateralmente, evidenciadas pela sua homogeneidade e ausência de folículos em ambas as gônadas. A biópsia confirmou a presença de gônadas normais do sexo masculino. **(D)** e **(E)** Utilizando-se a bexiga como janela acústica, o comprimento do canal vaginal foi avaliado pela injeção de ar seguida de água esterilizada, na abertura vaginal, durante o exame ultrassonográfico. O canal vaginal era extremamente curto, com aproximadamente 1 cm de comprimento.

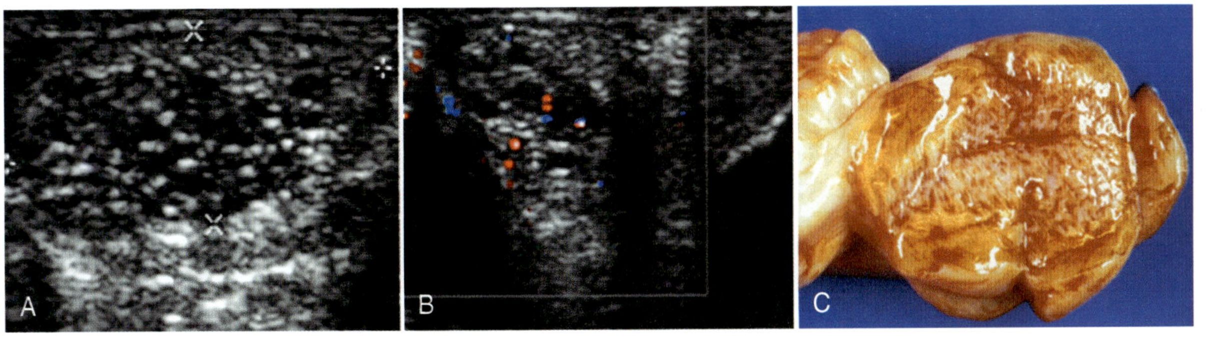

FIG. 54.33 Displasia cística do testículo. (A) Ultrassonografia sagital e **(B)** com Doppler colorido, mostrando vários cistos, bem pequenos no testículo. **(C)** Espécime histopatológico mostrando os diminutos cistos. (Cortesia de Janet Strife, MD, Cincinnati Children's Hospital.)

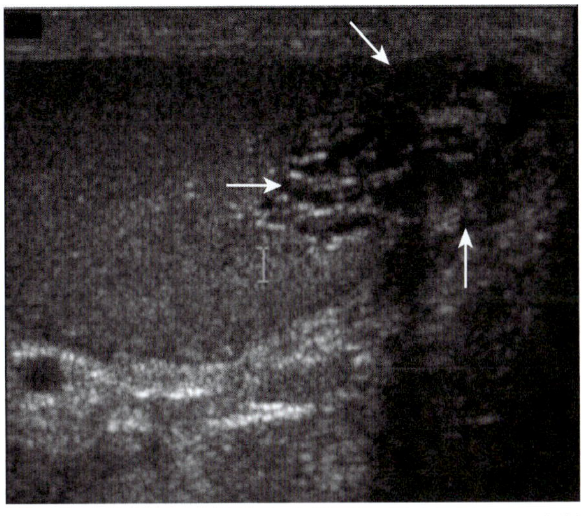

FIG. 54.34 Ectasia tubular da *rete testis*. Menino de 9 anos de idade com dor escrotal esquerda. A ultrassonografia sagital mostra um agrupamento focal de diminutos cistos ovoides *(setas)* na região sintomática.

5,8 anos.[101] O aspecto ultrassonográfico consiste em vários pequenos cistos anecogênicos, predominantemente na região do mediastino testicular (Fig. 54.33), resultante de defeito embriológico que impediu a fusão entre os túbulos da *rete testis* (que se originam do blastema gonadal) e os ductos eferentes (que se originam do mesonefro). Vários casos relatados em crianças já foram associados à agenesia renal ipsilateral, ao rim multicístico displásico ou à displasia renal.[101,102] O aspecto do escroto é semelhante ao do achado incidental de ectasia tubular da *rete testis*, descrita em adultos, que provavelmente representa uma condição adquirida secundária à inflamação ou trauma prévio[102,103] (Fig. 54.34). A ausência de fluxo colorido nessas estruturas císticas distingue a ectasia tubular da **varicocele intratesticular**, a qual pode exibir aspecto semelhante em escala de cinza, porém demonstra fluxo venoso na imagem com Doppler colorido.[104] Esta condição pode simular uma neoplasia cística como o teratoma. Se a cavidade cística estiver preenchida por material mucoide ou debris, em vez de líquido anecogênico, os cistos podem parecer uma massa sólida.

DOR OU EDEMA ESCROTAIS AGUDOS

As causas mais comuns de dor aguda e edema escrotais em crianças incluem **torção testicular, epididimite** com ou sem **orquite, torção dos apêndices testiculares, trauma testicular, hidrocele aguda e hérnia encarcerada**. As causas menos comuns são: edema testicular idiopático, **púrpura de Henoch-Schönlein, necrose gordurosa escrotal, febre familiar do Mediterrâneo** ou comprometimento secundário do escroto por uma patologia abdominal.[102-106] Com frequência, é impossível diferenciar clinicamente as situações que necessitam de tratamento clínico conservador daquelas que exigem cirurgia imediata.[107] Entretanto, a associação da ultrassonografia em escala de cinza com o Doppler colorido fornece informações importantes sobre morfologia e perfusão testiculares.[108-111]

Dor ou Edema Escrotais Agudos

COMUNS
Torção testicular
Epididimite com ou sem orquite
Torção dos apêndices testiculares
Trauma testicular
Hidrocele aguda
Hérnia encarcerada

INCOMUNS
Edema testicular idiopático
Púrpura de Henoch-Schönlein
Necrose gordurosa escrotal
Febre familiar do Mediterrâneo
Patologia abdominal

Torção testicular e **epididimite** (com ou sem orquite) são as duas causas mais comuns de dor testicular aguda na população pediátrica. A US de alta resolução com Doppler colorido tornou-se o método de escolha para a distinção entre essas duas entidades patológicas.[108-117] Essa diferenciação é crucial, visto que a torção testicular exige tratamento cirúrgico e a epididimite (com ou sem orquite) é tratada clinicamente. Para a confirmação indúbita do diagnóstico de torção testicular, o ultrassonografista deve demonstrar a ausência de fluxo no testículo doloroso e fluxo normal no testículo assintomático,[89] considerando-se que fluxo no testículo doloroso não descarta torção. No paciente com torção incompleta ou parcial do cordão espermático (giro $\leq$ 360 graus), um fluxo arterial normal pode ser visualizado, embora geralmente menor em comparação ao testículo contralateral assintomático.[115,117]

A **torção do cordão espermático** é encontrada em 14% a 31% das crianças e adolescentes com dor testicular aguda. A torção testicular ocorre quando o testículo e o cordão espermático giram uma ou mais vezes, obstruindo o fluxo sanguíneo. A torção testicular apresenta dois picos de faixa etária com alta prevalência:

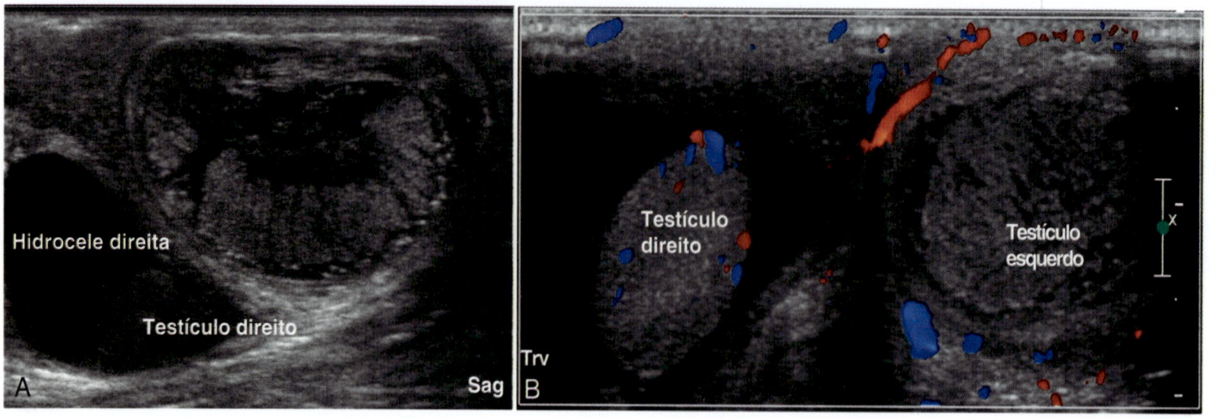

FIG. 54.35 Torção testicular extravaginal. Neonato com massa no testículo esquerdo de consistência dura, indolor. **(A)** Ultrassonografia sagital do escroto revelando testículo esquerdo aumentado e heterogêneo com *rete testis* dilatada. Há vários focos hiperecogênicos ao redor do testículo esquerdo, sugerindo uma torção intrauterina não detectada (torção "não percebida"). Observe o testículo direito normal com hidrocele circundante. **(B)** Observa-se fluxo normal no testículo direito de aspecto normal. Contudo, observa-se uma borda adjacente de fluxo vascular, ao Doppler colorido, ao redor do testículo esquerdo avascular e intumescido.

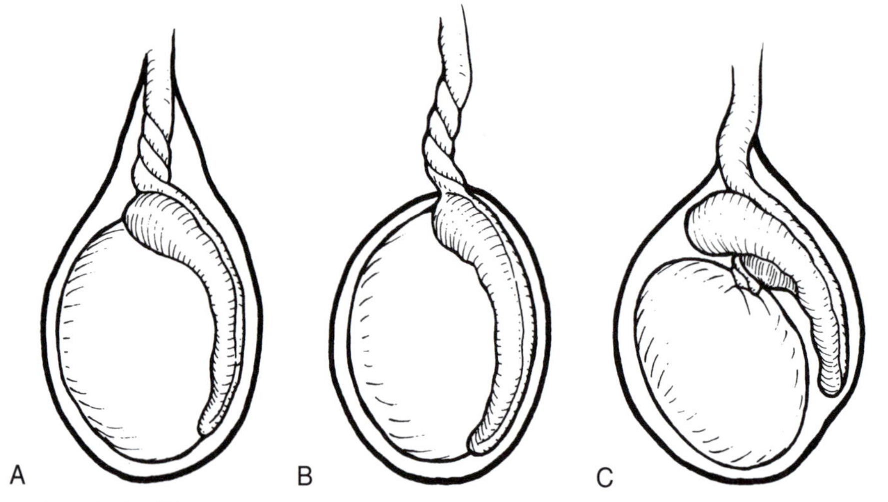

FIG. 54.36 Tipos de torção testicular. (A) Torção intravaginal acima do epidídimo. **(B)** Torção extravaginal. **(C)** Torção do testículo abaixo do epidídimo. (Com permissão de Leape LL. Torsion of the testis. In: Welch KJ, Randolph JG, Ravitch MM, editors. Pediatric Surgery. St. Louis, 1986, Mosby.[123])

no primeiro ano de vida e na adolescência.[89] Dois tipos de torções já foram descritos – extravaginal e intravaginal –, sendo o último tipo o mais comum. A **torção extravaginal** é geralmente encontrada em recém-nascidos, no cordão espermático mal fixado ao canal inguinal. Todo o conteúdo do escroto é estrangulado nesse tipo de torção.[89,100,118] Acredita-se que a torção extravaginal ocorra no útero.[119] A ligação frouxa do cordão espermático e dos testículos às estruturas circundantes pode ser responsável pelo aumento da mobilidade e assim predispor à torção extravaginal observada em recém-nascidos (Fig. 54.35). O escroto encontra-se intumescido e vermelho, com um testículo aumentado, firme e indolor, geralmente unilateral. A preservação cirúrgica do órgão ao nascimento é improvável, visto que o testículo já se encontra necrosado, mas a torção extravaginal após o nascimento exige cirurgia de emergência.[120] Os achados ultrassonográficos variam de acordo com a duração da torção. Na torção mais recente, o testículo apresenta aumento heterogêneo de volume, com áreas hipo e hipercogênicas. Quando a torção é crônica, o testículo pode estar normal ou com discreto aumento de volume e com ecogenicidade periférica correspondente a calcificações na túnica albugínea. Há com frequência espessamento da pele escrotal e hidrocele associados.[118,119] Não há sinal à ultrassonografia com Doppler no cordão espermático ou no testículo. A torção crônica resulta, em última análise, no desenvolvimento de testículos muito pequenos. Hipertrofia compensatória contralateral pode ser observada.[121] Outras condições que simulam torção extravaginal em pacientes que apresentam edema escrotal no período neonatal incluem **peritonite meconial**, sangramento intraperitoneal estendendo-se para o processo vaginal persistente e tumores.

Na **torção intravaginal**, a túnica vaginal circunda completamente o testículo, com uma inserção alta no cordão espermático, evitando a fixação do testículo no escroto e possibilitando a rotação livre no seu pedículo vascular, condição conhecida como **deformidade em badalo de sino.**[122] Outro tipo de torção intravaginal, menos frequente, consiste na **torção do mesórquio**, o tecido que conecta o testículo ao epidídimo[89,97,123] (Fig. 54.36). Nesta situação, o testículo gira na túnica vaginal sem torção do epidídimo. A **torção no escroto**, ou torção intravaginal, pode ocorrer em qualquer faixa etária, porém é mais comum em adolescentes e adultos jovens.[89] Os meninos manifestam dor de início súbito no escroto ou na região

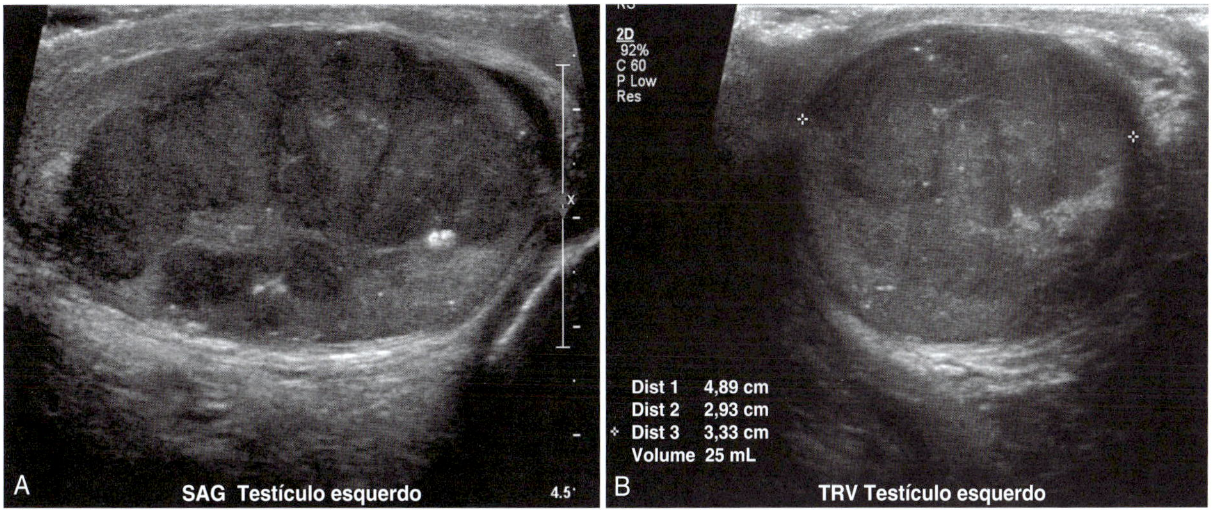

FIG. 54.44 Seminoma em paciente de 18 anos de idade com massa testicular indolor à esquerda. (A) e **(B)** Imagens sagital e transversal do testículo esquerdo mostram volume testicular de 25 mL, com uma massa lobulada heterogênea e relativamente hipoecogênica ocupando a maior parte do testículo, com uma fina borda de testículo normal e alguns diminutos focos de calcificação, bem como vários minúsculos focos hiperecogênicos, tanto no exterior quanto no interior da massa **(microlitíase)**.

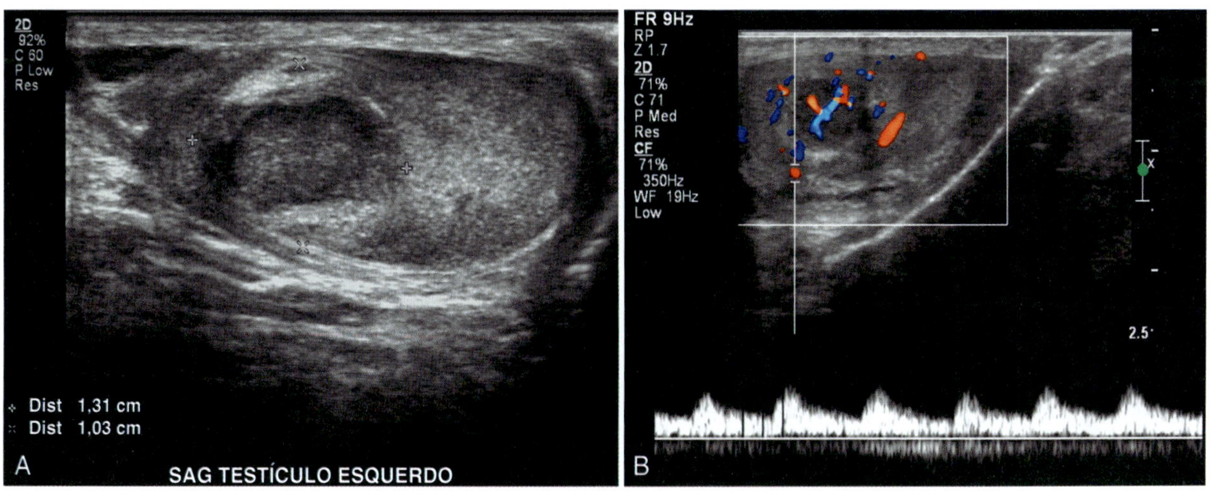

FIG. 54.45 Tumor de células de Leydig em menino de 8 anos de idade com quadro de puberdade precoce há 6 meses. (A) Imagem sagital em escala de cinza do testículo esquerdo mostra uma massa hipoecogênica bem-definida, medindo 1,3 × 1,0 × 1,0 cm, com áreas periféricas de maior ecogenicidade. **(B)** Imagem com Doppler colorido e espectral revelando fluxo arterial no interior da massa.

testicular dificilmente encontra-se espessada na presença de tumores, e quando observa-se espessamento na presença de uma massa, na maioria dos casos, isso indica processo inflamatório associado.

O Doppler é útil na avaliação de tumores testiculares, com seu grau de vascularização dependente do tamanho do tumor. Os tumores maiores são geralmente hipervascularizados, porém os tumores com diâmetros inferiores a 1,5 cm tendem a ser avasculares ou hipovascularizados.[161] Pode-se observar deslocamento ou compressão vascular pelo tumor ou até mesmo um curso vascular normal. Em alguns casos, o tumor pode não ser bem-definido na imagem em escala de cinza, porém é evidente à ultrassonografia com Doppler colorido. Os valores do IR não auxiliam no diagnóstico.[162]

Os tumores primários de células não germinativas mais comuns dos testículos incluem os tumores de **células de Leydig e de células de Sertoli**.[163] Esses tumores estromais representam cerca de 10% das neoplasias testiculares e são geralmente hormônio-secretores.[157] Os tumores de células de Leydig representam cerca de 60% dos tumores de células não germinativas, já os tumores de células de Sertoli correspondem a cerca de 40% dos casos. Em geral, os tumores de células de Leydig são observados em crianças com idades de 3 a 6 anos e secretam testosterona, o que resulta em virilização precoce. Em geral, os pacientes com tumores de células de Sertoli manifestam massas indolores no primeiro ano de vida. A maioria dos tumores não secreta hormônios, porém alguns produzem estrogênio, o que provoca ginecomastia. Em pacientes pré-púberes, ambos os tumores de células não germinativas exibem crescimento lento e são quase sempre benignos.[151] Esses tumores são normalmente pequenos, bem circunscritos e hipoecogênicos[103,158] (Fig. 54.45). Nas lesões maiores, áreas císticas podem se desenvolver secundariamente à hemorragia ou à necrose. A orquiectomia é resolutiva, embora uma cirurgia com preservação de tecido seja possível em tumores de células de Leydig.

Outro tumor raro é **gonadoblastoma**, encontrado em pessoas com fenótipo feminino e gônadas em fita ou em pacientes com cariótipo masculino e testículos.[97,156,157] Esses tumores são geralmente pequenos, bem circunscritos e hipoecogênicos.[103,158] Em lesões maiores, áreas císticas podem se desenvolver secundariamente à hemorragia e necrose. Na maioria dos casos, correspondem a massas benignas identificadas durante a cirurgia para retirada de gônadas displásicas intra-abdomi-

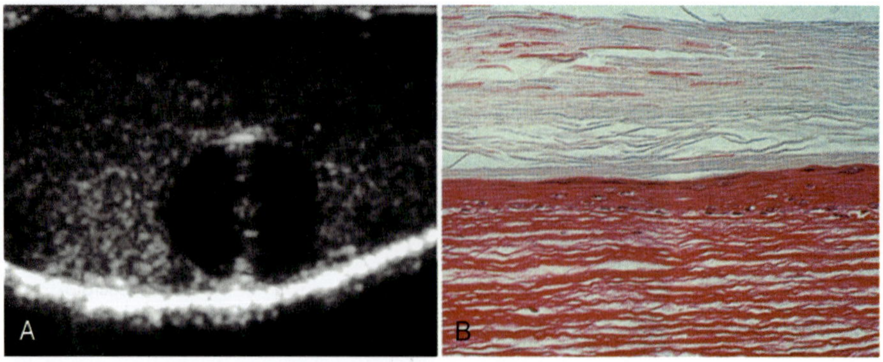

FIG. 54.46 Cisto epidermoide. (A) Imagem sagital ampliada mostrando uma lesão bem-definida composta de várias camadas circulares de tecido epidérmico. **(B)** Espécime histológico. (Cortesia de Janet Strife, MD, Cincinnati Children's Hospital.)

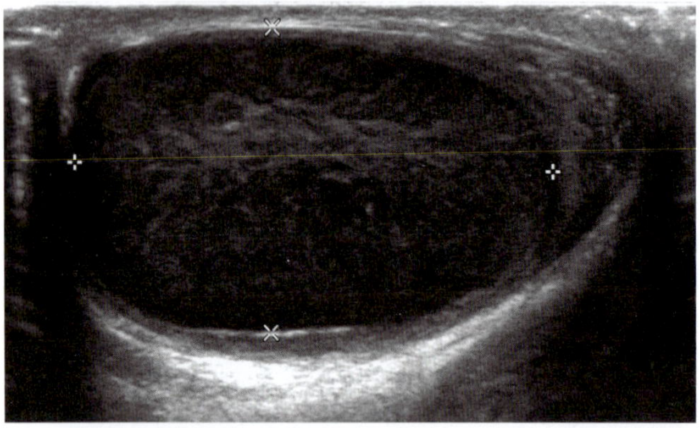

FIG. 54.47 Infiltração leucêmica no testículo de um menino de 13 anos de idade com recidiva de leucemia de células B e aumento de volume do testículo direito. Imagem sagital mostra o testículo direito predominantemente hipoecogênico e de volume aumentado (6,7 mL), resultante de infiltração leucêmica difusa. O testículo esquerdo normal *(não mostrado)* exibia volume de 1,1 mL.

nais.[156,164] Outras massas testiculares benignas incluem hemangiomas, neurofibromas, lipomas, fibromas, epidermoides e cistos.[156,165] Também existem lesões não neoplásicas que se assemelham a neoplasias sólidas benignas, tais como **displasia cística, remanescentes de adrenal, hematomas** e **hiperplasia de células de Leydig**.[166] O aspecto ultrassonográfico varia bastante, porém, tipicamente, o cisto epidermoide é hipoecogênico, bem circunscrito, com ecos internos ou com aspecto lamelar em casca de cebola[167] (Fig. 54.46). Os **remanescentes de adrenal** surgem nos testículos quando as células corticais da glândula adrenal fetal migram juntamente com o tecido gonadal durante o desenvolvimento embriológico. Os remanescentes de adrenal formam massas semelhantes a tumores em resposta aos níveis aumentados dos hormônios adrenocorticais, geralmante decorrentes da **hiperplasia congênita da adrenal** ou **síndrome de Cushing**. À ultrassonografia, os remanescentes de adrenal aparecem como nódulos intratesticulares sólidos, arredondados, de tamanho variável e hipoecogênicos, normalmente localizados próximo ao mediastino do testículo.[166,168,169] Na maioria dos casos, manifestam-se como nódulos bilaterais intratesticulares, que podem aumentar ou regredir de volume com o tempo.[169] Os remanescentes se assemelham histológica e ultrassonograficamente aos tumores de células de Leydig, porém o cenário clínico de níveis hormonais anormais associados ao hiperfuncionamento das adrenais normalmente confirma o diagnóstico.[170]

O testículo é um local bem conhecido como "santuário" da **leucemia** e do **linfoma** (Fig. 54.47). O comprometimento testicular clinicamente silencioso pode ser observado em 25% dos meninos com leucemia linfoblástica aguda recém-diagnosticada. Os testículos podem estar aumentados de volume e com hipoecogenicidade homogênea ou até mesmo conter massas focais hipoecogênicas.[171,172] O envolvimento bilateral é mais comum e o fluxo com Doppler colorido está quase sempre aumentado, com vascularização desorganizada.[173] **Neuroblastoma, tumor de Wilms, histiocitose de células de Langerhans, retinoblastoma, rabdomiossarcoma** e **histiocitose sinusal** podem metastatizar para os testículos.[174] A disseminação pode ser linfática ou hematogênica ou por extensão direta de um tumor contíguo. As massas são indolores e firmes; pode-se observar ainda aumento difuso do testículo. Os achados ultrassonográficos desses tumores testiculares são inespecíficos. Em geral, o testículo afetado encontra-se aumentado de volume com um contorno lobulado ou globular. Tanto os tumores primários quanto os metastáticos podem resultar em massas focais ou acometimento difuso. O padrão de ecogenicidade varia de hipo a hiperecogênico, já o parênquima pode ser homogêneo ou heterogêneo, com áreas de ecogenicidade reduzida refletindo hemorragia ou necrose, ou até mesmo com áreas de ecogenicidade aumentada decorrentes de calcificação.[162,171,173,175,176] Às vezes, a ecogenicidade pode ser normal.[173] As anormalidades nas imagens em escala de cinza podem ser detectadas mais frequentemente em testículos de pacientes pós-púberes mais velhos, portadores de tumores testiculares. Esse fato pode estar relacionado a tumores histologicamente diferentes afetando faixas etárias distintas.

A **imagem com Doppler colorido** é útil na avaliação dos tumores testiculares pediátricos. Luker e Siegel observaram fluxo hipervascular desorganizado em seis (86%) de sete pacientes pediátricos portadores de tumores testiculares.[173] Embora todos os pacientes apresentassem aumento de volume testicular, a ecotextura testicular em quatro (57%) dos sete pacientes era normal; portanto, o Doppler colorido mostrou-se uma ferramenta útil na identificação do tumor nesses pacientes. A hipervascularização com ecogenicidade normal pode ser observada na orquite; entretanto, a orquite sem epididimite é incomum, especialmente em crianças pré-púberes; nesses casos, a história clínica auxilia na distinção das duas entidades, visto que o tumor frequentemente se manifesta como uma massa grande e indolor.[173] O tratamento dos tumores testiculares na infância evoluiu nos últimos 20 anos, como resultado de um estudo restrospectivo multicêntrico que definiu critérios pré-operatórios e intra-operatórios de não malignidade e analisou os resultados do tratamento conservador de massas testiculares. Valla[177] publicou os achados do Grupo de Estudos em Urologia Pediátrica. Um tumor testicular em uma criança tem chance de 50% de ser benigno, e as imagens ultrassonográficas foram mais conclusivas que os critérios clínicos na determinação pré-operatória do diagnóstico de teratoma, cisto

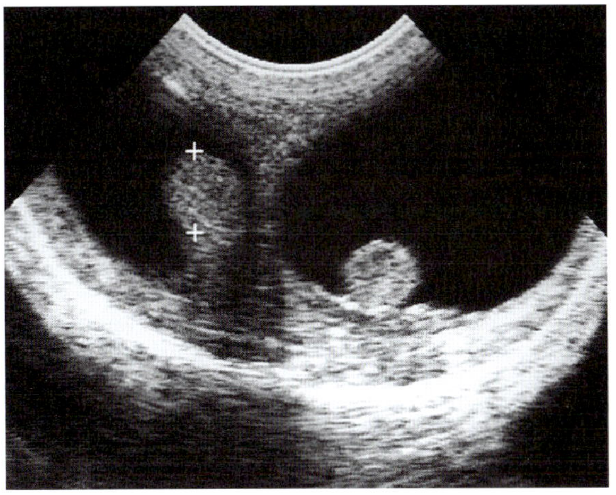

FIG. 54.48 **Hidrocele bilateral em um recém-nascido.** Imagem transversal do escroto mostra os testículos delineados por grandes coleções líquidas anecogênicas.

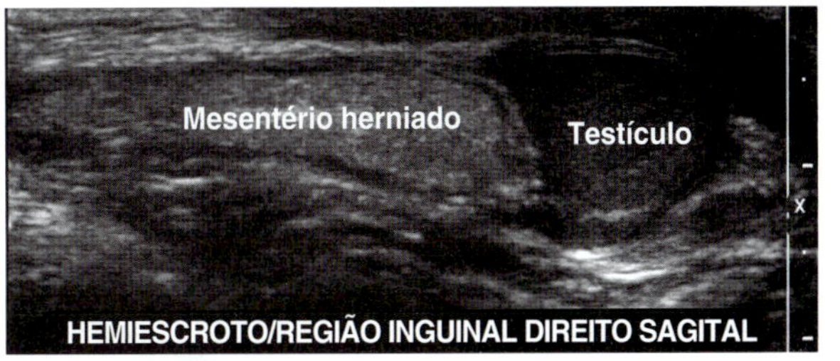

FIG. 54.49 **Hérnia inguinal em lactente com massa inguinal direita.** Ultrassonografia sagital do hemiescroto direito e da região inguinal mostra um mesentério gorduroso hiperecogênico, estendendo-se da cavidade peritoneal para o canal inguinal direito, comprimindo o testículo direito.

epidermoide e, particularmente, cisto simples. O grupo concluiu que a escolha do tratamento de acordo com os achados clínicos, biológicos, radiológicos e da biópsia por congelamento deve permitir uma decisão mais apropriada, considerando-se a cirurgia com preservação do testículo sem riscos oncológicos adicionais e com benefícios tanto estéticos quanto psicológicos e funcionais.[177] Os pacientes com **cistos simples solitários**, que correspondem a massas testiculares incomuns, apresentam aumento de volume indolor do escroto.[178] Os cistos simples são massas anecogênicas de paredes lisas, sem elementos nodulares ou sólidos e com grande reforço acústico posterior. Deste modo, se diferenciam de cistos epidermoides e de outras neoplasias císticas que contêm ecos internos. Esses cistos simples são benignos e, portanto, podem ser acompanhados por ultrassonografia. Em lactentes, o crescimento do cisto pode causar compressão e substituição do parênquima testicular. Portanto, deve-se realizar precocemente uma cirurgia conservadora com remoção do cisto e preservação do parênquima adjacente.[179] O procedimento cirúrgico de enucleação simples é suficiente quando a ultrassonografia mostra indubitavelmente que o cisto é simples.

Causas Extratesticulares

Hidroceles compreendem coleções anormais de líquido seroso no escroto e representam a causa mais comum de aumento de volume indolor do escroto em crianças. As hidroceles podem ser congênitas ou adquiridas. Em neonatos e lactentes, praticamente todas as hidroceles são congênitas. À medida que o testículo desce, ele é envolvido por uma parte do peritônio, o **processo vaginal**. Ao nascimento, o processo vaginal normalmente se oclui proximalmente e forma a **túnica vaginal**. Um volume variável de líquido peritoneal pode permanecer no interior da túnica vaginal, formando uma hidrocele estável no neonato. Esse líquido é reabsorvido lentamente durante os primeiros 18 meses de vida. Se o processo vaginal não se ocluir, uma comunicação entre a cavidade peritoneal e o escroto permanecerá. Esta comunicação, por sua vez, pode provocar **hérnia escrotal** ou **hidrocele comunicante**, com volume de líquido variável. A extensão da hidrocele até a pelve pode ser observada em casos de hidrocele comunicante. Torna-se necessária a ligadura cirúrgica para o fechamento do **processo vaginal pérvio**.[180]

O aspecto ultrassonográfico usual de uma hidrocele é líquido anecogênico no escroto (Fig. 54.48). Em crianças mais velhas, as hidroceles são geralmente adquiridas. A presença de ecos ou septações no líquido sugere **hidrocele reacional** causada por infecção, torção, trauma ou tumor. Outras coleções, tais como hemorragia crônica ou linfoceles (associadas a transplante renal ipsilateral), podem ser detectadas e confundidas com uma hidrocele reacional. Estas resultam de rupturas nas vias linfáticas com extravasamento de linfa na túnica vaginal ou de uma extensão direta de uma linfocele perienxerto através do canal inguinal.[181] Elas surgem na ultrassonografia como coleções líquidas septadas circundando os testículos.

As **hematoceles** são coleções de sangue na túnica vaginal. A maioria resulta de cirurgia ou de trauma,[180] mas podem ser secundárias a discrasias sanguíneas ou tumores malignos.[182,183] À ultrassonografia, surgem como coleções líquidas com debris internos de baixo eco, septações ou nível debris-líquido. Pode existir espessamento da parede do escroto em hematoceles crônicas.

A **hérnia escrotal** é uma massa comum em meninos que é, em geral, clinicamente evidente. As **hérnias inguinais** são, quase sempre, resultantes de persistência do processo vaginal (**hérnia indireta**) em direção ao saco testicular. As hérnias são mais frequentes do lado direito, visto que o processo vaginal direito se oclui depois do esquerdo. A ultrassonografia pode mostrar alças intestinais no escroto, no testículo e no epidídimo normais, além de área ecogênica representando o omento herniado[184] (Fig. 54.49). A ausência de peristalse nas alças intestinais herniadas sugere isquemia. A isquemia e o encarceramento (alças intestinais não passíveis de redução) tornam um procedimento eletivo em uma cirurgia emergencial. Patologias extratesticulares, tais como **hematoceles, hidroceles loculadas, abscessos escrotais** e **urinomas**, podem simular alças intestinais repletas de líquido, já o **omento herniado** pode ser confundido com uma massa testicular primária. Deste modo, recomenda-se o exame do canal inguinal e da região do triângulo de Hesselbach para a avaliação do saco herniário e para a exclusão de patologia testicular primária.

Outras massas escrotais comumente identificadas em adolescentes e em homens pós-púberes incluem varicoceles, espermatoceles e cistos do epidídimo.[184] **Varicoceles** correspondem a veias dilatadas no plexo pampiniforme posicionado posteriormente ao testículo. A maioria dos casos (85%-98%) ocorre no lado esquerdo.[185] A presença de varicoceles em meninos jovens é incomum e pode resultar da compressão do cordão espermático por um tumor. A avaliação ultrassonográfica em escala de cinza revela estruturas pequenas, anecogênicas e serpigionosas que exibem fluxo na imagem com Doppler colorido e com fluxo de padrões venoso na imagem com Doppler pulsado. Verifica-se aumento do fluxo ao Doppler após a manobra de Valsalva e em ortostase (Fig. 54.50). **Espermatoceles** ocorrem na cabeça do epidídimo e são compostas por líquido, espermatozoides

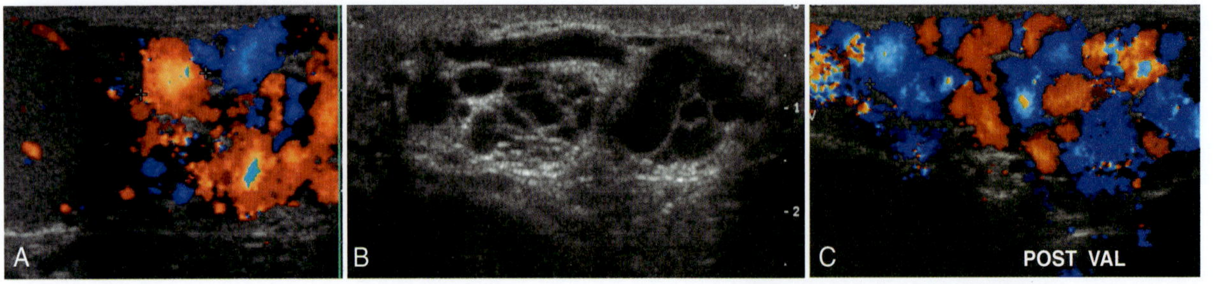

FIG. 54.50 Varicocele esquerda em um paciente pós-púbere com queixa de sensação de estruturas "semelhantes a vermes" no lado esquerdo do escroto. (A) Imagem transversal com Doppler colorido do testículo esquerdo mostra várias áreas preenchidas por cor nos tecidos paratesticulares laterais ao testículo esquerdo de aspecto normal. **(B)** Imagem sagital dos tecidos paratesticulares revela muitas estruturas tubulares proeminentes, anecogênicas e tortuosas. **(C)** Imagem com Doppler colorido após manobra de Valsalva mostra dilatação e fluxo exuberante das veias paratesticulares.

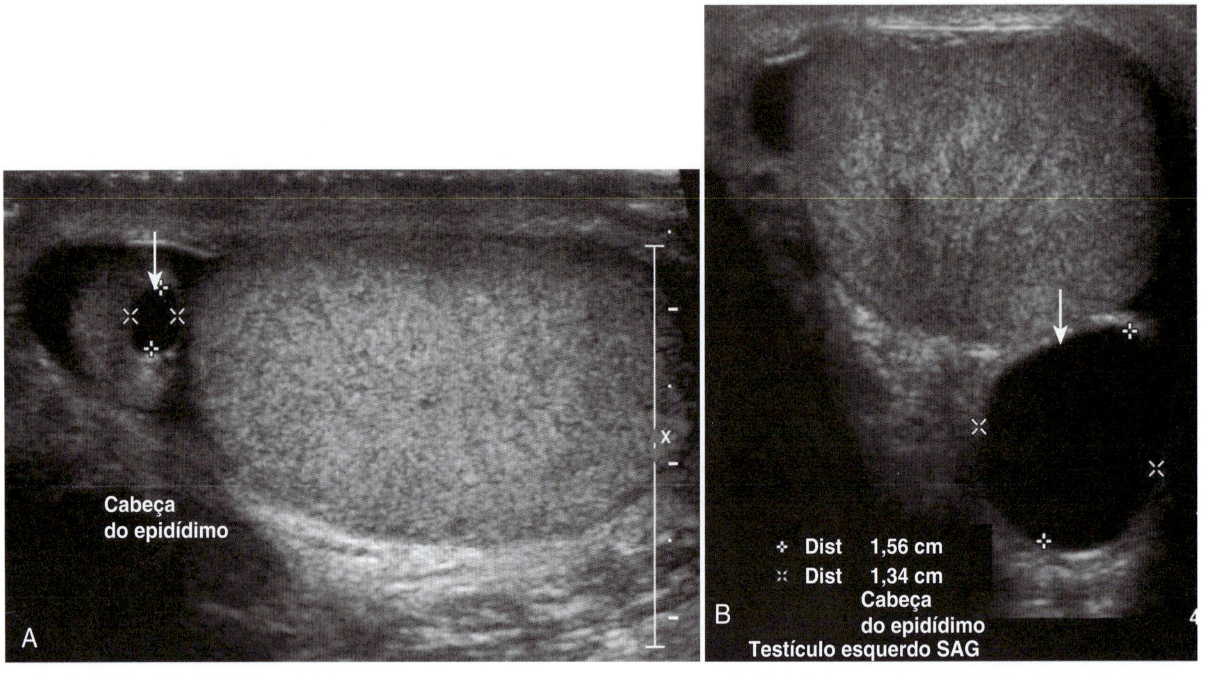

FIG. 54.51 Cistos do epidídimo. Adolescente apresentou-se com massas escrotais do lado esquerdo. **(A)** Imagem sagital mostra um cisto pequeno *(seta)* na cabeça do epidídimo e um testículo esquerdo normal. **(B)** Imagem transversal do aspecto inferior do testículo esquerdo mostra um cisto maior *(seta)* na cauda do epidídimo adjacente. Nota-se uma pequena hidrocele.

e sedimento. **Cistos do epidídimo** não contêm espermatozoides e podem ocorrer na cabeça, no corpo ou na cauda do epidídimo. O exame ultrassonográfico mostra estruturas arredondadas com reforço acústico posterior e paredes bem-definidas, as quais podem conter debris (Fig. 54.51). Os cistos exibem tamanhos variados, desde alguns milímetros até vários centímetros.[182] Outras lesões císticas incluem **cistos do cordão espermático** e **cistos da túnica vaginal**.

Tumores Paratesticulares

Tanto os tumores paratesticulares benignos quanto os malignos são raros e geralmente afetam o epidídimo ou o cordão espermático. Também podem surgir no apêndice testicular ou na túnica. Aproximadamente 30% dos tumores do cordão espermático são malignos e geralmente são causados por um **rabdomiossarcoma embrionário**[156,186] (Fig. 54.52). Este tumor geralmente se manifesta como uma massa escrotal indolor e de crescimento rápido, em meninos de idade inferior a 5 anos. Em até 40% dos casos detecta-se comprometimento dos linfonodos retroperitoneais na ocasião do diagnóstico.[186] Outras lesões malignas incluem **neuroblastoma metastático, linfoma, leiomiossarcoma** e **fibrossarcoma.**[175,187,188] Em geral, são massas sólidas bem-definidas, hipoecogênicas e homogêneas ou heterogêneas. Os

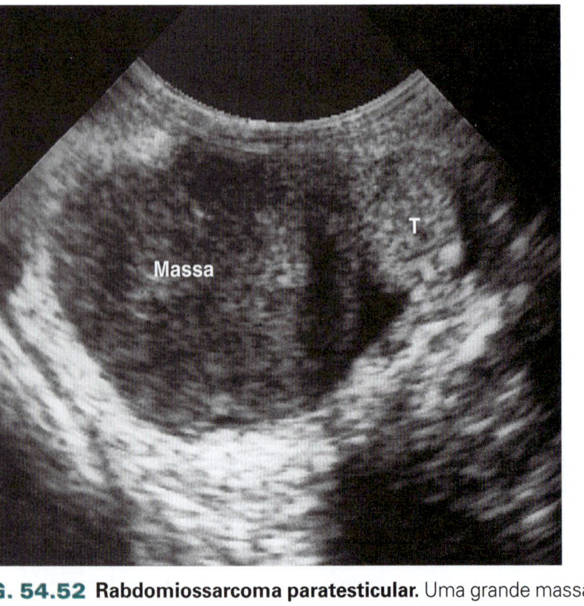

FIG. 54.52 Rabdomiossarcoma paratesticular. Uma grande massa sólida foi identificada medialmente ao testículo *(T)* esquerdo, com uma pequena hidrocele em menino de 18 meses de idade.

tumores paratesticulares benignos incluem **fibromas, hemangiomas, lipomas, leiomiomiomas, linfangiomas** e **neurofibromas**. Tanto os tumores paratesticulares benignos quanto os malignos podem exibir aspecto hipoecogênico, hiperecogênico ou heterogêneo. A US não consegue distinguir claramente as lesões benignas das malignas.[189] A vascularização aumentada na imagem com Doppler colorido em um rabdomiossarcoma paratesticular pode simular uma epididimite.[186] Deste modo, deve-se realizar um acompanhamento dos pacientes com suspeita de epididimite para assegurar a resolução de qualquer massa, visto que os pacientes com rabdomiossarcoma podem apresentar manifestações clínicas e ultrassonográficas semelhantes.[189]

As massas paratesticulares benignas mais comuns incluem os tumores adenomatoides bem como as massas contendo líquido, como as **espermatoceles** e os cistos do epidídimo ou da túnica albugínea. Em geral, os **tumores adenomatoides** são encontrados no corpo do epidídimo e, menos frequentemente, no cordão espermático ou nas túnicas testiculares. São massas sólidas, bem circunscritas e com ecogenicidade variável. Os **cistoadenomas do epidídimo** (associados à **doença de Von Hippel-Lindau**)[190] e os **linfangiomas** são massas císticas septadas.[182,191] Na **fusão esplenogonadal**, uma anomalia congênita rara, pode-se observar a presença de uma massa de tecido esplênico ectópico adjacente ao testículo esquerdo.[192]

As **calcificações focais da periorquite por mecônio** podem aparecer como massas escrotais palpáveis (Fig. 54.53). Estas calcificações distróficas resultam da perfuração intestinal *in utero* durante o segundo ou terceiro trimestre da gestação. O conteúdo intestinal estéril (mecônio) extravasa para a cavidade peritoneal e penetra no escroto via processo vaginal persistente, desencadeando uma resposta inflamatória do tipo corpo estranho que resulta no desenvolvimento de calcificações focais. Assim como calcificações de qualquer outro lugar do corpo, exibem ecogenicidade com forte sombra acústica posterior, podendo se assemelhar a uma neoplasia sólida, sobretudo teratoma. A diferenciação se baseia no achado de calcificações intraperitoneais adicionais à ultrassonografia ou em radiografia simples do abdome.[189] No final, observa-se a regressão espontânea dessas calcificações, recomendando-se, assim, tratamento conservador.[193] O diagnóstico diferencial das calcificações escrotais ou testiculares no paciente pediátrico inclui teratoma, gonadoblastoma, tumor de células de Leydig, microlitíase testicular, corpos livres calcificados, flebolitos, peritonite meconial, hematomas calcificados e cálculos escrotais infecciosos ou pós-inflamatórios.

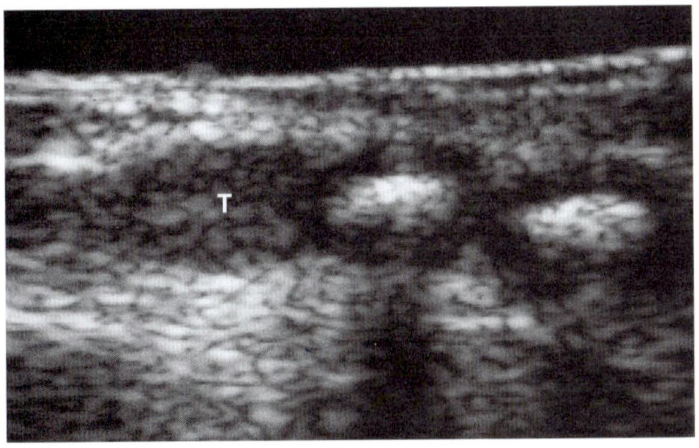

FIG. 54.53 Periorquite meconial em um menino de 5 anos de idade com massas escrotais indolores. Imagem sagital do hemiescroto esquerdo com acoplador acústico mostrando duas massas hiperecogênicas, ovais e bem-definidas, com halos hipoecogênicos e sombras acústicas, situadas inferiormente ao testículo *(T)* esquerdo normal. (Com permissão de Mene M, Rosenberg HK, Ginsberg PC. Meconium periorchitis presenting as scrotal nodules in a five years old boy. J Ultrasound Med. 1994;13[6]:491-494.[193])

A **microlitíase testicular** é uma condição assintomática que exibe aspecto ultrassonográfico característico, geralmente descoberta por acaso. Já foi relatada em pacientes normais e em portadores de **síndrome de Down, criptorquidia** e **síndrome de Klinefelter**. A microlitíase testicular representa debris calcificados nos túbulos seminíferos. Os debris celulares apresentam um núcleo calcificado circundado por fibras lamelares de colágeno, resultante da falha na fagocitose das células de Sertoli. À ultrassonografia, observam-se diminutos focos hiperecogênicos (1 a 3 mm), na maioria dos casos sem sombra acústica[189] (Fig. 54.54, Vídeo 54.5). O número de focos ecogênicos no interior do testículo pode variar, desde alguns até muitos, embora pelo menos cinco focos em uma única imagem devam ser visualizados para atender aos critérios ultrassonográficos.[194] A associação entre microlitíase e malignidade testicular ainda não está bem-definida. Recomenda-se o acompanhamento ultrassonográfico em pacientes sintomáticos, em pacientes com história prévia de malignidade ou sob pedido do paciente. Autoexames podem ser indicados para o acompanhamento de pacientes assintomáticos.[195]

SISTEMA URINÁRIO INFERIOR

Anomalias Congênitas

As anomalias de duplicação do sistema coletor dos ureteres são as anomalias congênitas mais comuns do sistema urinário. Na **duplicação ureteral completa**, o ureter do polo inferior se insere ortotopicamente no trígono, resultando frequentemente em refluxo vesicoureteral. O ureter do polo superior geralmente se insere ectopicamente na bexiga

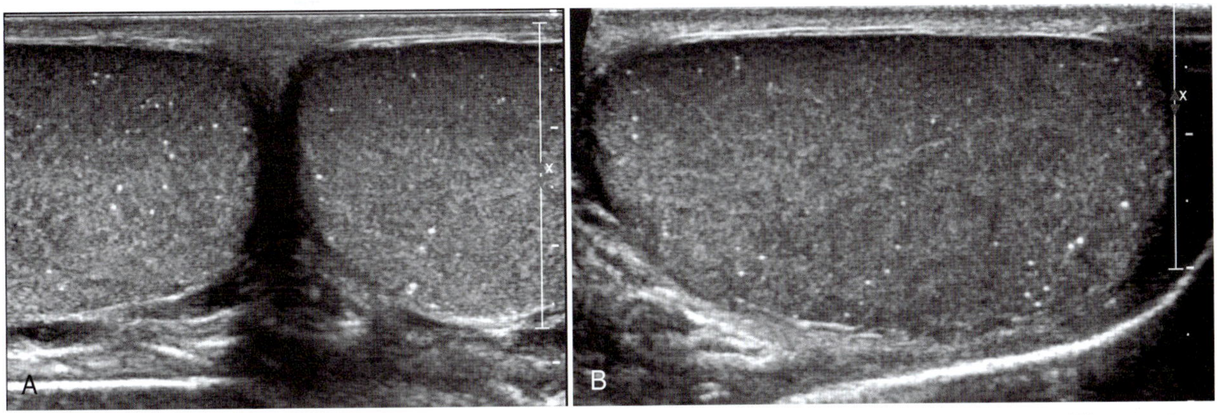

FIG. 54.54 Microlitíase testicular. Imagem transversal de ambos os testículos **(A)** e imagem sagital do testículo direito **(B)** em um homem de 18 anos de idade com dor testicular, revelando vários focos ecogênicos puntiformes sem sombra acústica. Ver também Vídeo 54.5.

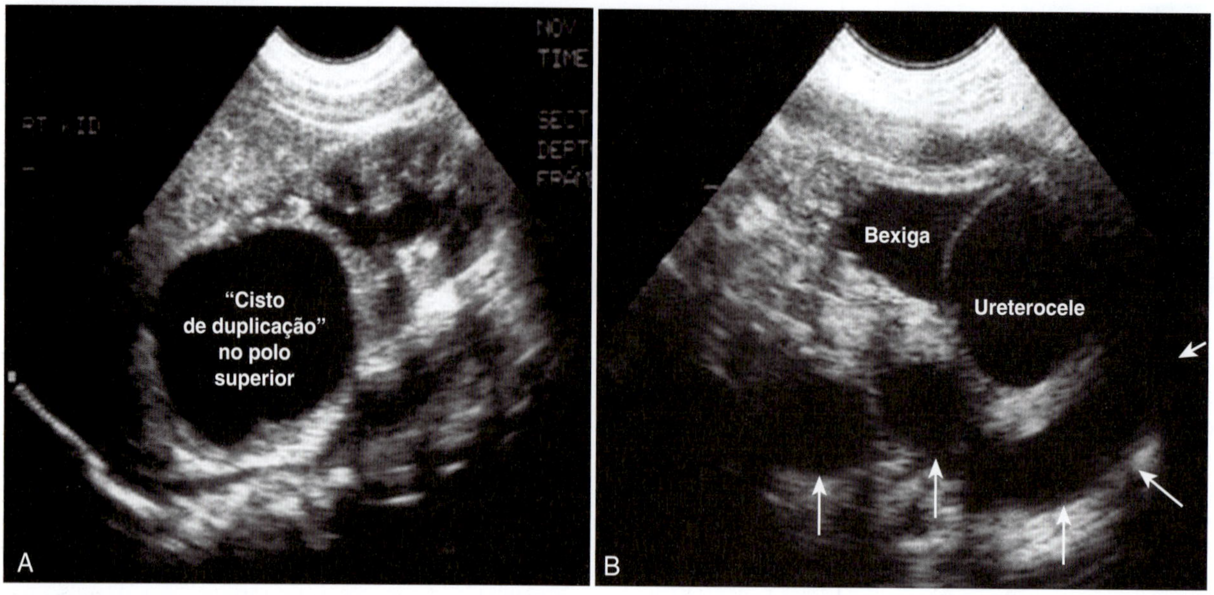

FIG. 54.55 Ureterocele ectópica. Obstrução do polo superior de um rim com duplicidade em lactente com infecção urinária. **(A)** Ultrassonografia sagital do rim direito mostra "cisto de duplicação" no polo superior e dilatação discreta do sistema coletor intrarrenal do polo inferior, o qual apresenta parênquima normal. **(B)** US sagital da pelve mostra uma grande ureterocele ectópica no interior da bexiga, em continuidade com o ureter bem dilatado e tortuoso do polo superior *(setas)*.

(no colo da bexiga) ou no trígono (em posição inferior e medial à localização normal). Em meninas, este pode também se inserir na uretra, na vagina ou no útero, resultando em perda urinária. Em meninos, o **ureter ectópico** pode se inserir na parte proximal da uretra, na vesícula seminal, no ducto deferente ou no ducto ejaculatório. Incontinência urinária não ocorre em meninos, visto que a inserção ectópica é sempre proximal ao esfíncter externo. As anomalias de duplicação são frequentemente assintomáticas; **infecção urinária** é a apresentação inicial mais comum. O polo superior se obstrui com frequência, decorrente de uma **ureterocele ectópica**. A ultrassonografia mostra o sistema coletor do polo superior dilatado e um ureter também dilatado, que termina distalmente como uma protuberância cística bem-definida, de paredes finas, na base da bexiga (Fig. 54.55). Com frequência, o sistema coletor do polo inferior está dilatada por causa do refluxo.[196] De ocorrência menos comum, pode-se observar dilatação do polo inferior resultante de obstrução do óstio ureteral por ureterocele ectópica adjacente ou devido a um refluxo vesicoureteral. Aproximadamente de 10% a 20% dos ureteres ectópicos estão associados a um sistema coletor único (Fig. 54.56). O parênquima renal associado a um ureter ectópico é frequentemente displásico (contendo parênquima ecogênico, perda da relação corticomedular e cistos de tamanho variável).

A ultrassonografia é o exame indicado para o rastreamento da condição em irmãos e irmãs de pacientes com **refluxo vesicoureteral**, já que correm risco maior de ocorrência de refluxo que a população geral. Giel et al.[197] mostraram que, em decorrência da natureza aparentemente inócua do refluxo vesicoureteral em irmãos e irmãs mais velhos e assintomáticos, de pacientes sabidamente com refluxo, o simples acompanhamento desses pacientes constitui uma conduta aceitável.

A **válvula de uretra posterior** é uma causa comum de obstrução do sistema urinário em meninos. Os sinais e sintomas incluem massas palpáveis no flanco causadas por hidronefrose ou urinoma, jato urinário fraco, infecção urinária e deficiência no crescimento. À ultrassonografia, a bexiga apresenta parede espessa e trabeculada, já

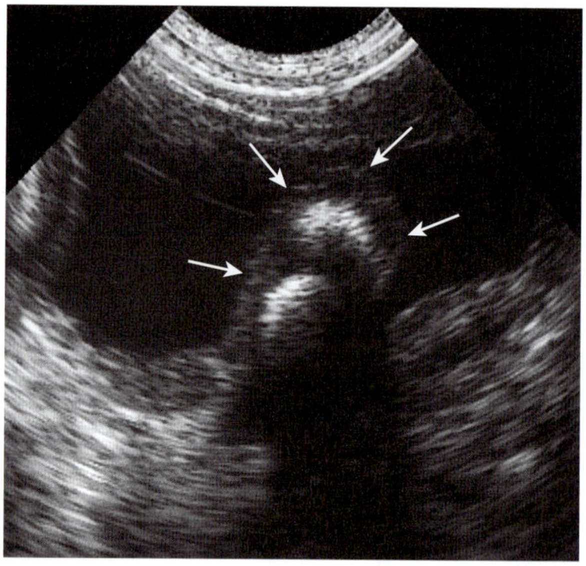

FIG. 54.56 Ureterocele simples com cálculos em uma criança de 7 anos de idade com trauma recente discreto. A imagem sagital do lado esquerdo da bexiga mostra ureterocele simples *(setas)* projetando-se para o lúmen da bexiga, contendo dois cálculos hiperecogênicos, com sombra acústica posterior.

a parte posterior da uretra encontra-se dilatada (Fig. 54.57). Pode-se observar também hidronefrose acentuada com ureteres dilatados e tortuosos secundariamente ao refluxo vesicoureteral. Ocasionalmente, o refluxo é unilateral, resultando em hidroureteronefrose ipsilateral. O parênquima renal pode estar fino e com ecogenicidade anormalmente aumentada como resultado de um refluxo crônico ou de nefropatia obstrutiva. Em muitos lactentes com válvulas de uretra posterior observa-se displasia renal secundária, manifestada ultrassonograficamente como rins hiperecogênicos, geralmente desprovidos de diferenciação corticomedular e com frequência contendo pequenos cistos.[198] O aspecto do parênquima renal tem valor preditivo quanto à função renal em lactentes com válvulas de uretra posterior.[199]

Causas de Obstrução da Saída da Bexiga

Válvulas de uretra posterior
Síndrome de Eagle-Barrett
Válvulas de uretra anterior
Duplicação uretral ou ureterocele
Estenose uretral congênita
Divertículo de uretra anterior
Pólipo de uretra posterior

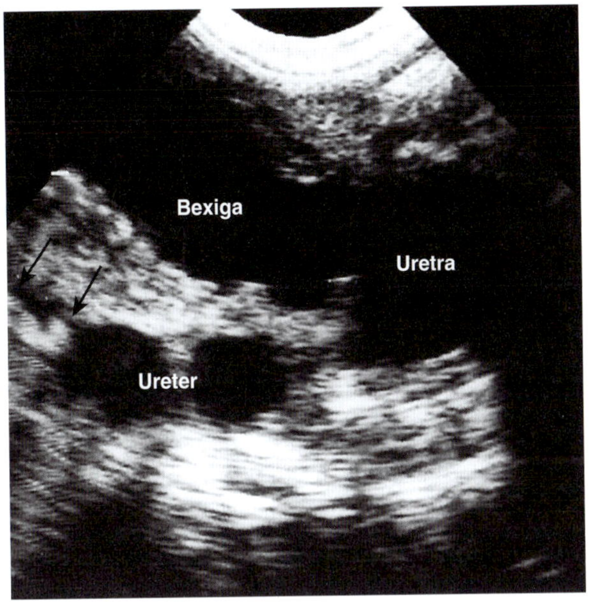

FIG. 54.57 Válvulas uretrais posteriores em menino recém-nascido. Imagem sagital na linha média mostra a parede da bexiga irregularmente espessada (decorrente de obstrução), a uretra posterior acentuadamente dilatada e o ureter distal tortuoso e moderadamente dilatado. As setas mostram a superfície serosa da parede da bexiga. (Com permissão de Rosenberg H. Sonography of pediatric urinary tract abnormalities. Part I. Am Urol Assoc Weekly Update Series. 1986;35:1-8.[231])

A (síndrome de deficiência da musculatura abdominal ou **síndrome de Eagle-Barrett**) constitui outra causa comum de obstrução do sistema urinário em lactentes do sexo masculino. A síndrome é composta por uma tríade de manifestações: ausência da musculatura abdominal, hidroureteronefrose bilateral e criptorquidia. Existem três formas de anormalidade do sistema urinário. Na forma mais grave, há atresia uretral e a displasia renal; o prognóstico é muito ruim e, tipicamente, a morte ocorre no primeiro ano de vida. Anomalias congênitas associadas são frequentes e incluem atresia ou má rotação intestinal, ânus imperfurado, doença de Hirschsprung, defeitos cardíacos congênitos, anomalias esqueléticas e malformação adenomatoide cística do pulmão. Na forma menos grave de anormalidade do sistema urinário, a bexiga é grande e atônica, há hidroureteronefrose bilateral e comprometimento da função renal, sem obstrução uretral. Acredita-se que as alterações sejam causadas por disfunção neurogênica em vez de obstrução mecânica. Na maioria dos casos, não se observam anomalias congênitas associadas nessas crianças, exibindo assim melhor prognóstico.[200] Na forma mais leve da síndrome de deficiência da musculatura abdominal, o sistema urinário encontra-se apenas discretamente comprometido.

Outras formas incomuns de obstrução da bexiga incluem válvulas uretrais anteriores, duplicação uretral, estenose uretral congênita, divertículo uretral anterior, pólipo uretral posterior[201] (Fig. 54.58) e cálculos[202] (Fig. 54.59). Raramente, um divertículo gigante da bexiga pode descer até abaixo do colo da bexiga e causar obstrução.[203] A uretrocistografia miccional (UCM), juntamente com a ultrassonografia, costuma ser necessária para a identificação dessas obstruções uretrais.

Ureter

Os ureteres não podem ser visualizados à ultrassonografia, a menos que estejam dilatados. A US em tempo real consegue, às vezes, diferenciar a obstrução mecânica do refluxo vesicoureteral. Na **obstrução da junção ureterovesical**, o ureter distal encontra-se

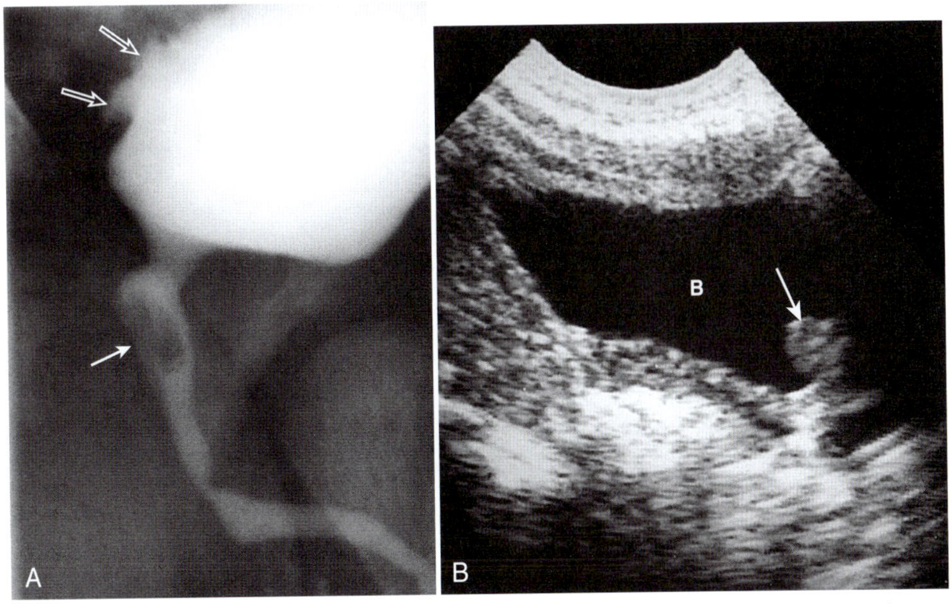

FIG. 54.58 Pólipo uretral congênito causando hidroureteronefrose pré-natal em um menino recém-nascido. (A) Uretrocistografia miccional mostra uma massa oval e polipoide na uretra posterior *(seta cheia)* e um espessamento da parede posterior da bexiga *(setas vazadas)*. **(B)** Ultrassonografia sagital da bexiga *(B)*, 4 meses depois, mostra uma massa sólida polipoide *(seta)* projetando-se do colo da bexiga para o lúmen da mesma. (Com permissão de Caro PA, Rosenberg HK, Snyder 3rd HM. Congenital urethral polyp. AJR Am J Roentgenol. 1986;147[5]:1041-1042.[201])

dilatado, porém este também pode afilar-se, tornando difícil sua visualização no trígono da bexiga, e, em alguns casos, a peristalse do ureter está ausente (Fig. 54.60). A ultrassonografia é útil na identificação de um cálculo como o agente causador de obstrução ureteral distal (Fig. 54.61). Na presença de **refluxo vesicoureteral**, a junção ureterovesical frequentemente encontra-se aberta ou grande, com peristalse ativa.[94,204] Em pacientes com estrutura tubular dilatada posterior à bexiga, a ultrassonografia com Doppler pode ser realizada para a diferenciação entre ureter, artéria ou veia. Além disso, a ultrassonografia com Doppler colorido permite visualização confiável do **fenômeno do jato ureteral**.

Marshall et al.[205] perceberam que a distância do óstio ureteral da linha média da bexiga estava associada ao refluxo vesicoureteral em casos em que a distância média era de 10,25 mm ± 2,40 DP. Jequier et al.,[206] em exames de imagem com Doppler colorido, mostraram que (1) a duração do jato ureteral variava de 0,4 a 7,5 segundos e dependia basicamente da ingestão de líquidos, (2) a

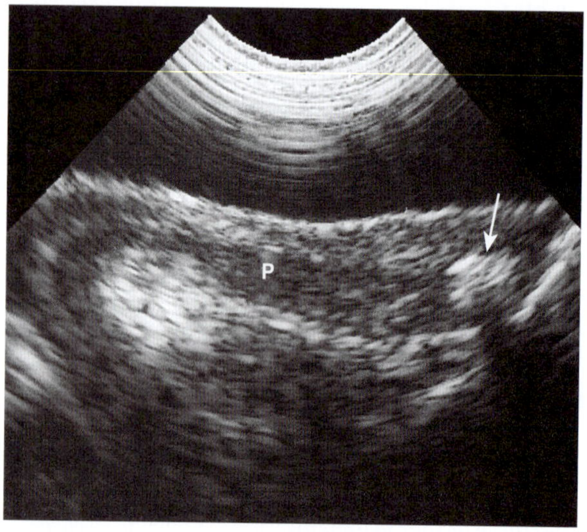

FIG. 54.59 Cálculo uretral na fossa navicular. Imagem sagital do pênis *(P)* com o auxílio de acoplador acústico, mostrando um cálculo de 7 mm *(seta)* na região distal da uretra em um menino de 6 anos de idade com hematuria macroscópica, disúria e dor suprapúbica.

direção do jato normal era anteromedial e para cima, (3) os jatos de ureteres com refluxo podem parecer normais e que (4) a análise com Doppler do jato ureteral não permite o diagnóstico nem a exclusão do refluxo vesicoureteral.[206] Berrocal et al.[207] demonstraram que a cistossonografia com SHU-508A se compara à UCM na demonstração do refluxo vesicouretral. Darge et al.[208] mostraram que a quantidade de UCM foi significativamente reduzida como resultado da implementação da urossonografia miccional através da aplicação intravesical de agente do contraste ultrassonográfico Levovist.

Bexiga Neurogênica ou Disfuncional

A ultrassonografia do sistema urinário se tornou um procedimento rotineiro no rastreamento de crianças com bexigas neurogênicas ou disfuncionais. A causa mais comum de bexiga neurogênica nas crianças é a **mielomeningocele**. Outras formas de bexiga disfuncional adquirida incluem **paraplegia traumática, paralisia cerebral, tumor medular** e **encefalite** ou **mielite transversa**. Essas crianças apresentam incidência maior de ITU, cálculos na bexiga e refluxo. A ultrassonografia de uma bexiga neurogênica evidencia uma parede vesical trabeculada com espessamento irregular, frequentemente com múltiplos divertículos. Material ecogênico no interior do lúmen da bexiga pode representar complicações, tais como infecção, hemorragia, formação de cálculo ou inserção de corpo estranho através da uretra.[209] A ultrassonografia pode também ser utilizada para a avaliação da capacidade do paciente em esvaziar a bexiga espontaneamente ou após a manobra de Credé ou cateterização. Volumes urinários residuais também podem ser mensurados.[210]

As anomalias do úraco podem ser identificadas à ultrassonografia quando houver persistência do canal embrionário entre a cúpula da bexiga e o umbigo. Cacciarelli et al.[211] identificaram um remanescente normal do úraco em 62% das ultrassonografias de bexiga em crianças.[10,212] Um remanescente normal do úraco surge como uma pequena estrutura hipoecogênica elíptica (6 mm de profundidade × 13 mm de comprimento × 12 mm de largura), localizada posteriormente ao músculo reto abdominal e na superfície medioanterossuperior da bexiga distendida. A involução do úraco não está completa ao nascimento e pode ser acompanhada por ultrassonografia durante os primeiros meses de vida. Deste modo, lactentes jovens com secreção umbilical ou úraco infectado podem

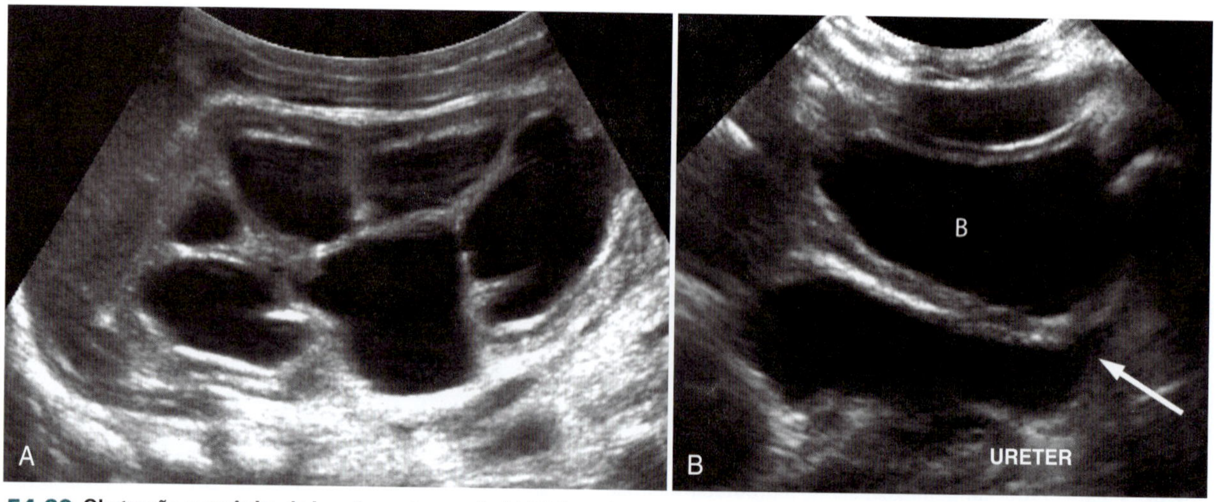

FIG. 54.60 Obstrução congênita da junção ureterovesical (JUV) em lactente com infecção urinária. (A) Vista sagital do rim esquerdo mostra hidronefrose acentuada com parênquima bastante fino e compressão da diferenciação corticomedular. **(B)** Imagem sagital da bexiga *(B)* mostra a dilatação do ureter, o qual se afila inferiormente na JUV *(seta)*.

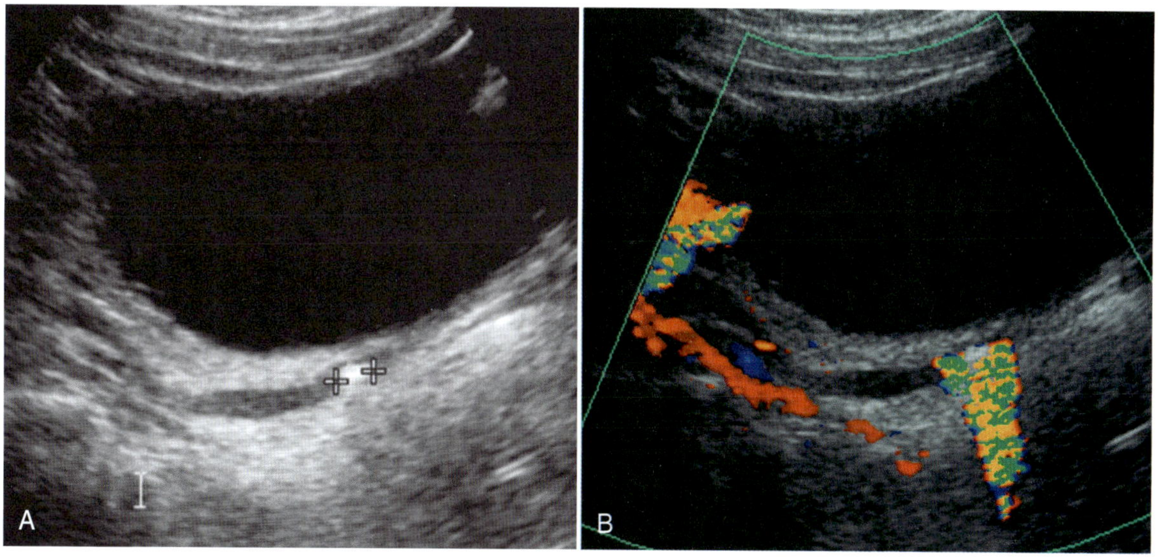

FIG. 54.61 Cálculo ureteral distal. Paciente de 14 anos de idade apresentou-se com hematúria e dor no flanco direito irradiada para a virilha direita. Detectou-se uma discreta hidronefrose no lado direito (*não mostrada*). **(A)** Pequeno cálculo (*seta*) alojado no ureter distal discretamente dilatado, com sombra acústica posterior. **(B)** Ultrassonografia com Doppler colorido mostra o artefato "cintilante", confirmando a presença de cálculo.

se beneficiar com uma abordagem conservadora através da ultrassonografia seriada como guia, documentando-se tanto a involução espontânea quanto o seu desenvolvimento anormal.[10] Há quatro tipos de anomalias do úraco: **úraco patente** (lúmen do úraco completamente aberto associado à drenagem de urina através do umbigo), **seio do úraco** (abrindo-se no umbigo), **divertículo do úraco** (abrindo-se na bexiga) e **cisto do úraco** (úraco obliterado em ambas as extremidades com cisto isolado de localização extraperitoneal)[213] (Fig. 54.62). Dois padrões ultrassonográficos já foram descritos nas anomalias do úraco: (1) uma massa cística, frequentemente com ecos ou septos internos causados por infecção e (2) trajeto tubular, espessado e ecogênico (8 a 15 mm de diâmetro).[213]

Outras anomalias do sistema urinário inferior que podem ser identificadas à ultrassonografia incluem **rim pélvico ectópico, cistos da vesícula seminal** (Fig. 54.63), **cistos do ducto de Müller (utrículo prostático)** (Fig. 54.64) e **divertículos da bexiga** congênitos ou adquiridos.[214]

Infecção

Em crianças, as infecções urinárias são comuns, especialmente em meninas, geralmente resultantes de cistite. Clinicamente, essas crianças apresentam polaciuria, incontinência urinária, disúria e/ou hematúria.[215,216] Em geral, a infecção urinária é bacteriana. A **cistite hemorrágica** pode se desenvolver secundariamente a uma infecção viral (Fig. 54.65), à quimioterapia com ciclofosfamida ou devido a um cateter de longa duração. A **cistite granulomatosa** em um paciente com doença granulomatosa crônica da infância pode ser detectada por ultrassonografia. Em casos leves de cistite, a bexiga pode parecer normal à ultrassonografia. Sinais mais específicos de cistite incluem espessamento difuso ou focal da parede da bexiga e presença de irregularidades (Fig. 54.66). Material ecogênico no lúmen da bexiga pode representar urina purulenta ou hemorrágica. A formação de **cálculos na bexiga** é mais comum em infecções por *Proteus* ou *Pseudomonas*. Na **cistite cística** ou **cistite glandular**, lesões polipoides arredondadas, isoecogênicas ou hipoecogênicas podem protruir em direção ao lúmen, simulando tumor da bexiga (Fig. 54.67). Rosenberg et al.[217] relataram que crianças com hematúria, disúria e aumento da frequência urinária com evidência ultrassonográfica ou cistográfica de uma bexiga com capacidade reduzida e espessamento circunferencial da parede, bem como achados ultrassonográficos de espessamento isoecogênico da parede vesical (de distribuição focal, multifocal ou circunferencial), mucosa intacta e lesões bolhosas, provavelmente representam um quadro inflamatório e não de malignidade. Além disso, a mudança do contorno e da espessura da massa à medida que ocorre o aumento do enchimento da bexiga é particularmente sugestiva de espessamento inflamatório. Quando há suspeita de lesão inflamatória, deve-se optar pelo acompanhamento por exame de imagem no período de 2 semanas, o que evitará uma biópsia se os achados forem normais.[217]

Neoplasia

O **rabdomiossarcoma** é o tumor mais comum do sistema urinário inferior em crianças, com 21% dos casos originando do sistema geniturinário. A localização primária mais frequente inclui o trígono da bexiga ou a próstata. Localizações primárias menos frequentes são as vesículas seminais, o cordão espermático, a vagina, o útero, a vulva, a musculatura pélvica, o úraco e a área paratesticular.[44,218] Há predominância do sexo masculino de 1,6:1. O pico de incidência ocorre dos 3 aos 4 anos de idade; um segundo pico, menor, é visto na adolescência. O tipo celular mais comum do rabdomiossarcoma corresponde à forma embrionária, da qual o **sarcoma botrioide** é um subtipo. A forma **alveolar** é a segunda mais frequente; os tipos **indiferenciado** e **pleomórfico** são incomuns. Em geral, os tumores originários da bexiga, próstata ou de ambas exibem uma manifestação precoce com sinais/sintomas de obstrução do sistema urinário e hematúria. Há relatos de associação do rabdomiossarcoma com a **neurofibromatose, síndrome alcoólica fetal** e **síndrome do nevo de células basais**.

Ao exame ultrassonográfico, o rabdomiossarcoma apresenta-se como uma massa sólida e homogênea com uma ecotextura semelhante à do músculo. Em alguns casos, observam-se espaços

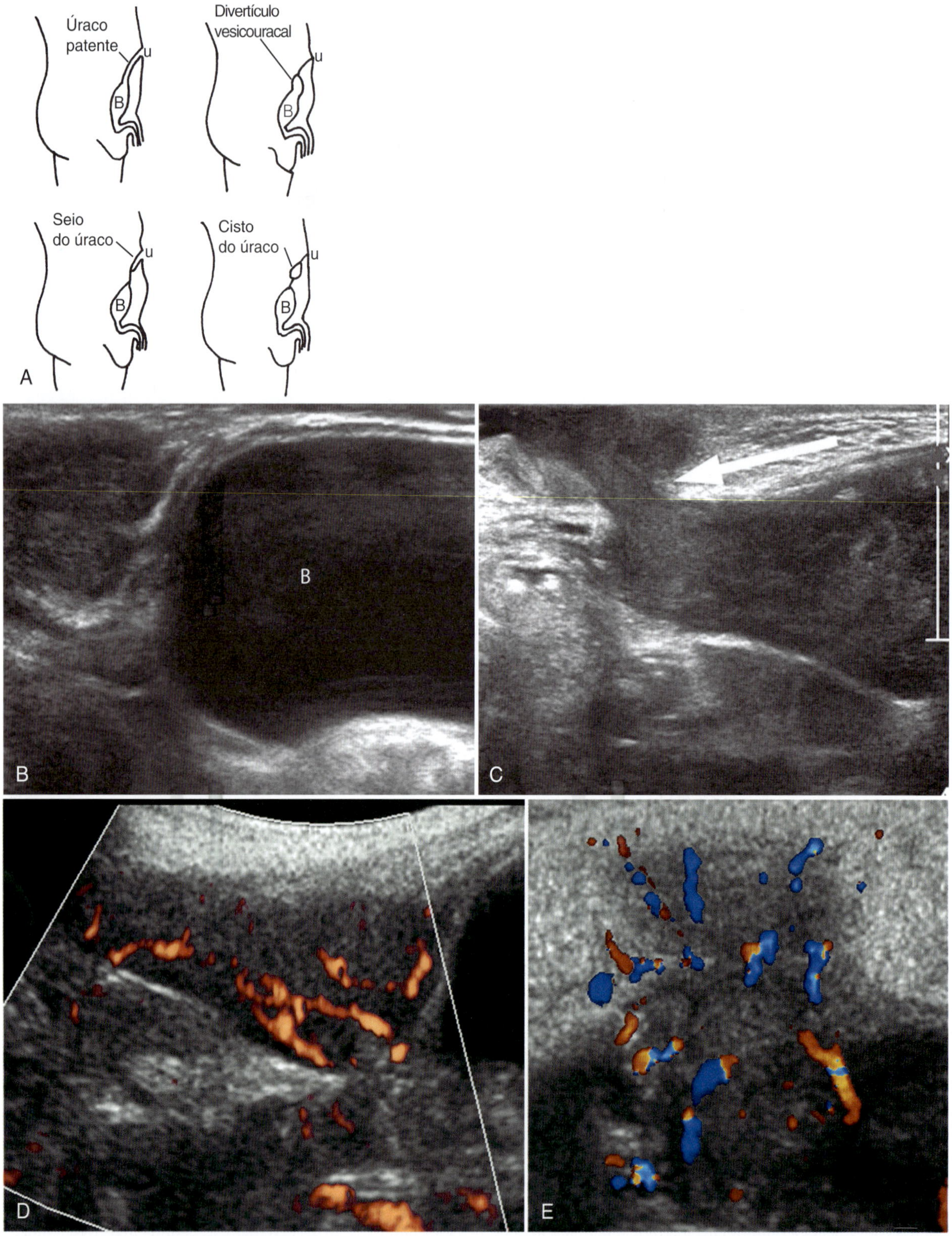

FIG. 54.62 Anormalias do úraco. (A) Úraco patente (o lúmen do úraco comunica-se tanto com o umbigo quanto com a bexiga); **divertículo vesicouracal** (o lúmen do úraco comunica-se apenas com a bexiga); **seio do úraco** (o lúmen do úraco comunica-se apenas com o umbigo) e **cisto do úraco** (não se comunica nem com a bexiga nem com o umbigo). **(B)-(D) Cisto do úraco infectado.** Menino de 8 anos de idade com dor no abdome inferior, febre e inflamação ao redor do umbigo, com drenagem ocasional. **(B)** Imagem sagital da região supravesicular mostra um cisto do úraco tubular e hipoecogênico, que se estende superiormente a partir da cúpula da bexiga *(B)*. **(C)** Imediatamente superior à imagem em **(B)**, observa-se o cisto do uraco estendendo-se até o umbigo *(seta)*. **(D)** Imagem com *power* Doppler mostrando hiperemia. **(E)** Imagem transversal com Doppler colorido mostra uma hiperemia que se estende através do umbigo até a gordura subcutânea, que, por sua vez, é hiperecogênica. (**A** com permissão de Boyle G, Rosenberg HK, O'Neill J. An unusual presentation of an infected urachal cyst. Review of urachal abnormalities. Clin Pediatr [Phila]. 1988;27[3]:130-134.[213])

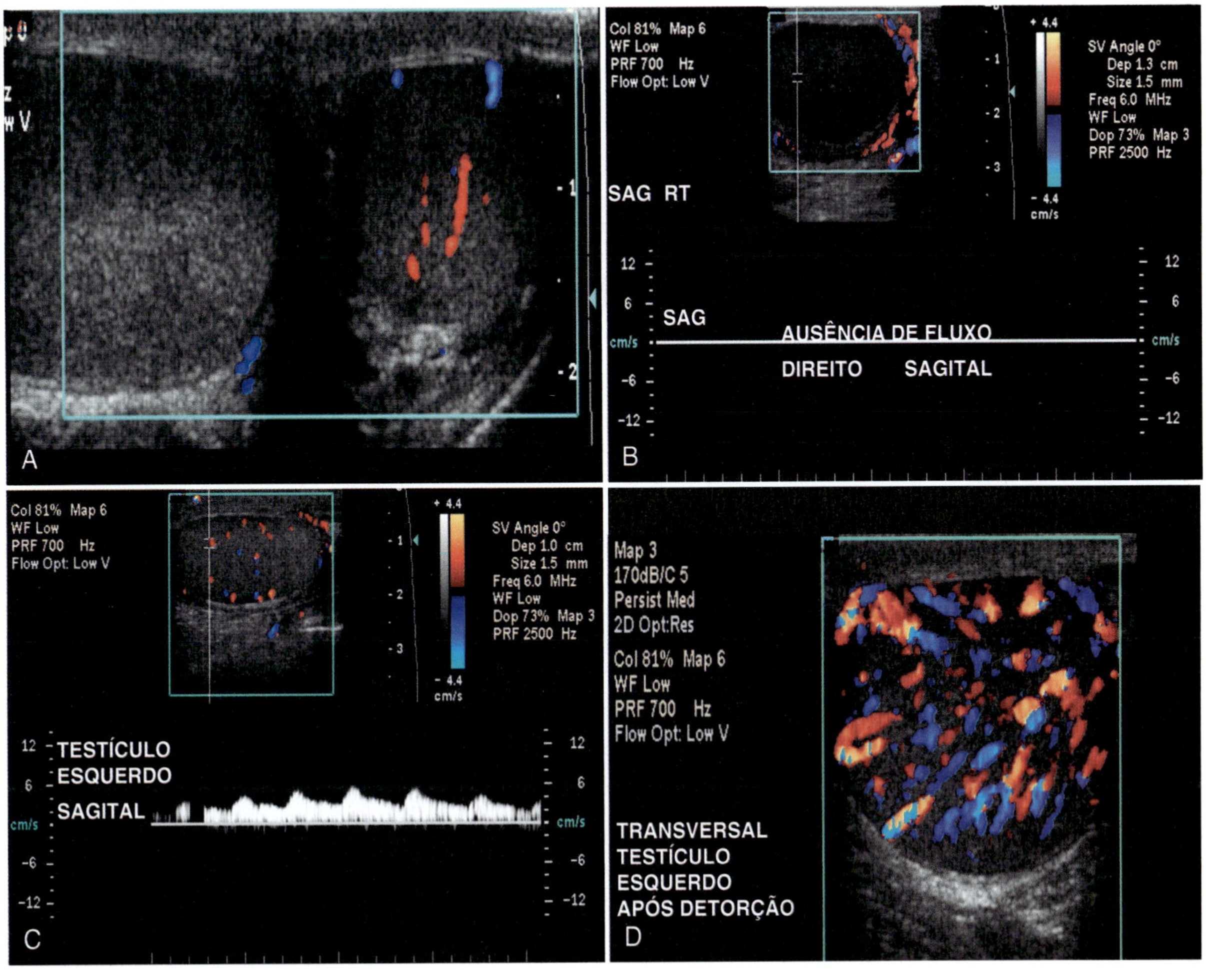

FIG. 54.37 Torção testicular aguda. Menino de 13 anos de idade com dor escrotal aguda excruciante no lado direito. **(A)** Imagem transversal em escala de cinza de ambos os testículos mostrando aumento do testículo direito, avascular. **(B)** Observa-se ausência de fluxo tanto no Doppler colorido como no pulsado nesta imagem sagital do testículo direito. **(C)** Fluxo normal ao Doppler colorido e pulsado no testículo esquerdo assintomático, de aspecto normal. **(D)** Adolescente com torção testicular aguda no lado esquerdo. Ao diagnóstico, foi realizada distorção manual fechada, na unidade de ultrassom. A US com Doppler colorido do testículo esquerdo, realizada imediatamente após a distorção, mostra hiperemia acentuada em todo o órgão afetado.

inferior do abdome. Há, com frequência, história anterior de episódios similares autolimitados, sugerindo torção e distorção prévias. Náusea e vômitos são mais frequentes na torção testicular que em outras causas de dor escrotal aguda com valor preditivo positivo superior a 96%. Meninos podem apresentar também anorexia e febre baixa. O exame físico é difícil devido à intensa hipersensibilidade. O hemiescroto afetado está edemaciado e eritematoso e o testículo afetado frequentemente exibe orientação transversal. O reflexo cremastérico pode estar ausente.[114] Ressalta-se que os pacientes com suspeita de torção intravaginal necessitam de cirurgia de emergência para preservar o testículo. Se for clinicamente óbvio que um paciente apresente torção aguda, a cirurgia de emergência deve ser realizada, mesmo sem exame de imagem, uma vez que qualquer retardo no tratamento cirúrgico diminui a possibilidade de preservar o testículo. Alguns especialistas acreditam que a distorção manual fechada pode aumentar as taxas de preservação do órgão, trocando uma cirurgia de emergência por uma cirurgia eletiva de orquipexia futura (Fig. 54.37); entretanto, ainda existem controvérsias.[124,125] Os melhores resultados são obtidos nos pacientes submetidos à distorção imediata e fixação à parede escrotal e orquipexia do testículo contralateral.[97] A taxa de preservação testicular é superior a 80% se a cirurgia for realizada nas primeiras 6 horas a partir do início dos sintomas; aproximadamente 70% se realizada depois de 6 a 12 horas e inferior a 20% se a cirurgia for postergada para 12 a 24 horas após o início da dor.[89,115,126] Após 24 horas, praticamente não há possibilidade de preservação do testículo. As características ultrassonográficas da torção testicular dependem da duração e da gravidade do comprometimento vascular.

Sinais Ultrassonográficos de Torção Testicular

TESTÍCULO

- Normal na fase precoce
- Hipoecogênico depois de 4 a 6 horas devido a edema
- Heterogêneo depois de 24 horas devido a hemorragia e infarto (torção "não percebida")

PERITESTICULAR

- Epidídimo hipoecogênico
- Hidrocele reativa
- Espessamento da pele
- Cordão espermático torcido e aumentado de volume

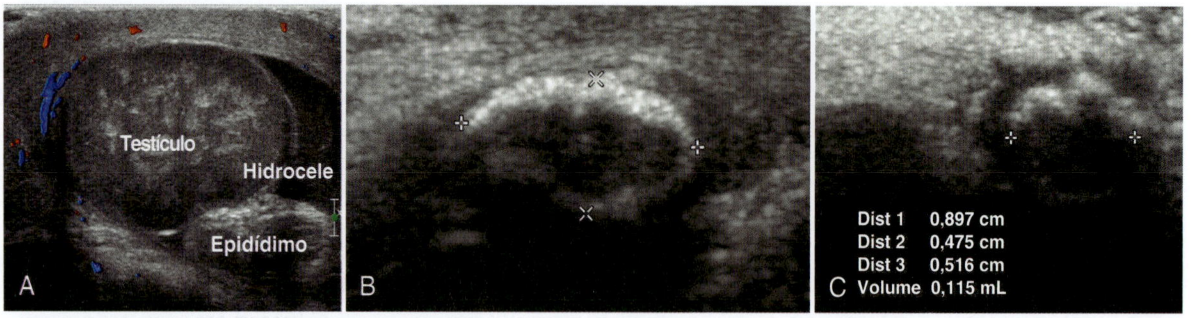

FIG. 54.38 Torção testicular "não percebida". (A) Paciente de 18 anos de idade apresentando história de dor e intumescimento do lado esquerdo do escroto por 2 dias. Ultrassonografia sagital mostra o testículo esquerdo aumentado (volume de 22,6 mL), hipoecogênico e heterogêneo, com epidídimo de ecogenicidade aumentada e com espessamento da túnica albugínea. Não há fluxo arterial ou venoso no testículo e epidídimo esquerdos, embora haja hiperemia ao redor do testículo. Essa gama de achados é compatível com uma torção testicular não percebida de natureza subaguda. Observa-se hidrocele reativa ao redor do testículo esquerdo, que contém líquido complexo. **(B)** e **(C)** Ultrassonografias sagital e transversal em menino de 5 meses de idade exibindo torção não percebida do testículo esquerdo, com histórico de testículo direito de tamanho normal *(não mostrado)* e um testículo esquerdo pequeno e duro, desde o nascimento. O minúsculo testículo esquerdo (0,1 mL de volume) é mostrado no hemiescroto esquerdo, com túnica albugínea de aspecto bastante hiperecogênico e com sombra acústica parcial do feixe de ultrassom, compatível com uma torção (não percebida) tardia, provavelmente por insulto ocorrido no período intrauterino.

O aspecto do testículo torcido à US em escala de cinza varia desde um tamanho normal (precocemente) a um aumento de volume com hipoecogenicidade secundária a edema (geralmente depois de 4 a 6 horas) até um aspecto heterogêneo com áreas de ecogenicidade aumentada secundárias à congestão vascular, hemorragia e isquemia (geralmente depois de 24 horas)[89,115] (Fig. 54.38). Esta última aparência ultrassonográfica é também conhecida como **torção "não percebida"**. A remoção cirúrgica é recomendada mesmo que o testículo esteja necrosado, pois sua permanência *in situ* pode afetar o testículo contralateral, por um provável processo imunológico induzido por anticorpos.[97] Outros achados de torção na imagem em escala de cinza incluem orientação anormal do testículo no escroto (p. ex., orientação transversal) bem como estruturas paratesticulares anormalmente espessadas. O epidídimo geralmente encontra-se aumentado de volume por causa da congestão vascular, exibindo iso, hipo ou hiperecogenicidade em relação ao testículo. Pode haver espessamento da parede escrotal e formação de hidrocele reacional. Outros achados associados incluem cordão espermático aumentado de volume e torcido.[116]

Ultrassonografia com Doppler Colorido na Torção Testicular

Para a confirmação do diagnóstico de torção testicular aguda, o ultrassonografista deve, sem dúvida, demonstrar a ausência de fluxo sanguíneo no testículo doloroso e um fluxo sanguíneo normal no testículo assintomático contralateral. O exame com fluxo colorido inclui a comparação cuidadosa da simetria do fluxo em ambos os testículos. A sensibilidade do Doppler colorido na detecção da torção testicular aguda, em pacientes pediátricos, é de 90% a 100%, enquanto a sensibilidade da cintilografia se aproxima de 100%.[124,125,127] Em estudos tecnicamente adequados, realizados com equipamento de alto padrão, a especificidade da US com Doppler colorido é de quase 100%.[115] Além disso, é importante ressaltar que o achado de fluxo no testículo doloroso não exclui o diagnóstico de torção.[126,128,129] Em pacientes com torção incompleta ou parcial do cordão espermático (≤ 360 graus), o fluxo arterial pode ser demonstrado, embora reduzido quantitativamente, comparado ao testículo assintomático.[126] O *power* Doppler, o qual apresenta maior sensibilidade a um fluxo mínimo, pode ser útil.[120]

Nos casos de **distorção**, o Doppler colorido pode mostrar aumento de fluxo no testículo doloroso e nos tecidos moles paratesticulares, causado por **hiperemia reacional**. Este fenômeno pode simular hiperemia reacional que ocorre em condições inflamatórias, como a orquiepididimite.[126] Os achados clínicos devem auxiliar na diferenciação entre torção e inflamação. No paciente com dor escrotal aguda com melhora espontânea, no qual a imagem com Doppler colorido mostra hiperemia, uma distorção é bem provável. A torção reduzida espontaneamente ou manualmente não necessita de cirurgia de emergência, porém esses pacientes correm risco de sofrer torção subsequente, sendo benéfica, nesses casos, orquipexia.[126,130] Nos casos de **torção tardia** (> 24 horas), o Doppler colorido mostra tipicamente hiperemia acentuada da parede escrotal e dos tecidos moles paratesticulares, com ausência de fluxo testicular, análoga ao sinal cintilográfico da rosca. A análise espectral do fluxo com o Doppler pulsado é desnecessária para o diagnóstico da torção. A sensibilidade do Doppler pulsado na detecção da torção varia de 67% a 100%. Em crianças pequenas, a detecção do fluxo pode ser difícil nos testículos normais, devido ao pequeno tamanho das artérias testiculares. Além disso, pode ser difícil distinguir as pulsações arteriais paratesticulares das intratesticulares; deste modo, a hiperemia da parede escrotal associada à torção pode ser confundida com fluxo normal.

Na **torção crônica**, o testículo começa a atrofiar depois de 14 dias. Durante essa fase, o testículo pode permanecer hipoecogênico ou se tornar hiperecogênico caso se desenvolva fibrose ou calcificação.[126] Frequentemente, o epidídimo ipsilateral encontra-se aumentado de volume e ecogênico, frequentemente associado à hidrocele. Outras causas de **infarto testicular** incluem trauma, poliarterite nodosa e endocardite bacteriana subaguda. A compressão extrínseca do cordão ou do testículo, provocando infarto testicular, pode ocorrer na presença de hérnias,[115] hidroceles[131,132] e epididimite.

A **epididimite aguda** representa cerca de 28% a 47% dos casos de dor escrotal aguda em crianças, sendo mais comum em meninos púberes do que pré-púberes. Acredita-se que muitos casos de epididimite pré-púbere sejam de fato casos de **torção de apêndice do testículo**, especialmente nos pacientes com cultura de urina

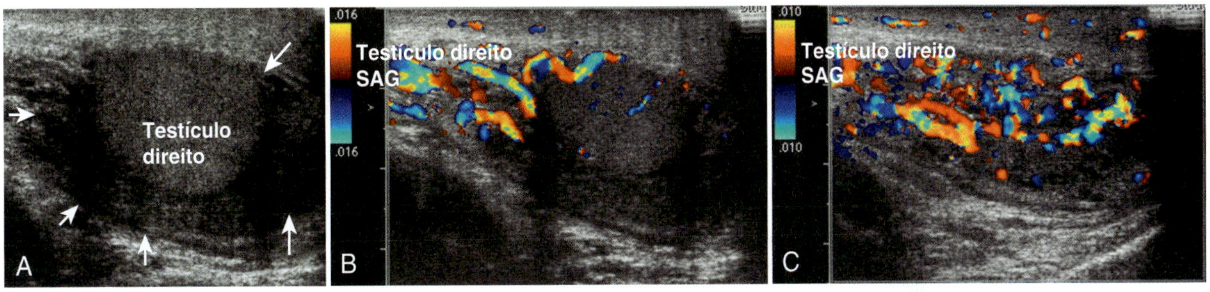

FIG. 54.39 Epididimite aguda em um menino de 8 anos de idade com dor escrotal à direita. (A) Imagem sagital do testículo direito mostra um testículo de aspecto normal circundado posterolateralmente por epidídimo proeminente, heterogêneo e hipoecogênico *(setas)*. **(B)** Imagem longitudinal com Doppler colorido do escroto revela fluxo aumentado na cabeça do epidídimo e fluxo normal no testículo. **(C)** Observa-se acentuada hipervascularização em todo o corpo e cauda do epidídimo. Também há espessamento da pele.

negativa.[114] Tipicamente, os pacientes com epididimite apresentam sintomatologia dolorosa mais gradual, com menos sintomas gerais, em comparação aos pacientes com torção testicular ou do apêndice testicular.[115,133]

À ultrassonografia, o epidídimo inflamado pode apresentar aumento de volume focal ou difuso, com ecos heterogêneos. Na maioria dos casos, o padrão geral dos ecos encontra-se reduzido, porém é possível observar ecogenicidade normal ou aumentada.[134] A orquite associada é frequentemente difusa; quando focal, entretanto, encontra-se próxima ao epidídimo inflamado. A porção do testículo afetada encontra-se geralmente aumentada de volume e hipoecogênica. Na US com Doppler colorido, o epidídimo e o testículo inflamados exibem hiperemia característica (Fig. 54.39), embora, ocasionalmente, possa ser observado fluxo normal nos órgãos envolvidos.[14,133,134] A avaliação com Doppler pulsado não é necessária para a definição do diagnóstico de epididimite aguda, mas, quando realizada, verifica-se um fluxo diastólico elevado, de baixa resistência (IR < 0,7 nas artérias epididimárias), bem como a presença de fluxo venoso.[134,135]

Na **orquite** também se pode observar fluxo anormal de baixa resistência (IR < 0,5) nas artérias testiculares. Nos tumores testiculares pode haver hiperemia, porém o IR é geralmente superior a 0,5. Portanto, o **Doppler pulsado** pode ser útil na diferenciação de um tumor hiperemiado da hiperemia testicular.[133,135] Achados ultrassonográficos associados incluem hidrocele reacional simples ou complexa e espessamento da pele. As complicações da orquiepididimite grave incluem formação de abscesso e isquemia resultando em infarto. O infarto testicular secundário à orquiepididimite grave é indistinguível do infarto resultante de uma torção.

Torção na Ultrassonografia com Doppler Colorido

Fluxo reduzido ou ausente
Distorção espontânea – fluxo normal ou aumentado
Torção incompleta – fluxo normal ou reduzido

Como há sobreposição nos achados da torção testicular e da orquiepididimite em escala de cinza, a diferenciação depende da imagem do Doppler colorido.[127,136] A **torção** é tipicamente caracterizada na imagem com Doppler colorido pela redução ou ausência de fluxo no testículo afetado. O aspecto clássico da **epididimite e da orquite** corresponde a aumento do fluxo no epidídimo e no testículo envolvido (caso haja orquite).

Epididimite na Ultrassonografia com Doppler Colorido

Fluxo aumentado no epidídimo
Fluxo aumentado nos testículos, se também infectados
Isquemia pode causar redução do fluxo

No entanto, a sobreposição dos achados ultrassonográficos entre as duas pode conduzir a diagnósticos falso-positivos ou falso-negativos. Hiperemia ou fluxo colorido normal, observados em testículos com **distorção espontânea,** podem ser confundidos com epididimite.[133] A **torção incompleta** do testículo pode resultar em fluxo colorido normal ou reduzido.[116] A **isquemia** e o **infarto** podem também ser detectados na epididimite grave, embora represente um dilema diagnóstico menor, visto que esses pacientes também necessitam de tratamento cirúrgico. Como a US com Doppler colorido é de valor limitado em pacientes jovens com testículos menores que 1 mL, a potência do aparelho e os agentes de contraste podem ser úteis na distinção entre testículos torcidos e normais.[124,127]

Na **epididimite crônica,** o epidídimo aumenta de volume, se torna heterogêneo e a túnica testicular torna-se espessa, apresentando-se como um halo hiperecogênico em volta do testículo. Pequenas calcificações podem se desenvolver no epidídimo e na túnica albugínea. Finalmente, o testículo pode se atrofiar, tornando-se difusa ou focalmente hipoecogênico.[97] A **orquite isolada** é incomum e geralmente apresenta etiologia viral. A **orquite por caxumba** costuma ser observada em 30% dos meninos pré-púberes infectados pelo vírus. Ambos os testículos se encontram geralmente aumentados de volume e hiperecogênicos durante a fase inicial da doença, tendo como consequência a atrofia testicular e redução da fertilidade.

Os achados clínicos devem auxiliar na diferenciação entre a distorção e a inflamação escrotal. O diagnóstico de distorção é mais provável em casos de dor escrotal aguda com resolução espontânea, com presença de hiperemia nas imagens com Doppler colorido. A análise espectral com Doppler pulsado não é necessária para a definição do diagnóstico de epididimite, porém, se realizada, evidencia fluxo diastólico elevado nas artérias epididimárias, com padrão de baixa resistência (IR < 0,7 nas artérias epididimárias), bem como fluxo venoso. Observa-se também resistência vascular anormalmente reduzida (IR < 0,5 nas artérias testiculares) em casos de orquite.[135] Quando a cirurgia para remoção do testículo infartado não é realizada, o órgão começa a atrofiar após 14 dias. Durante essa fase crônica, o testículo pode

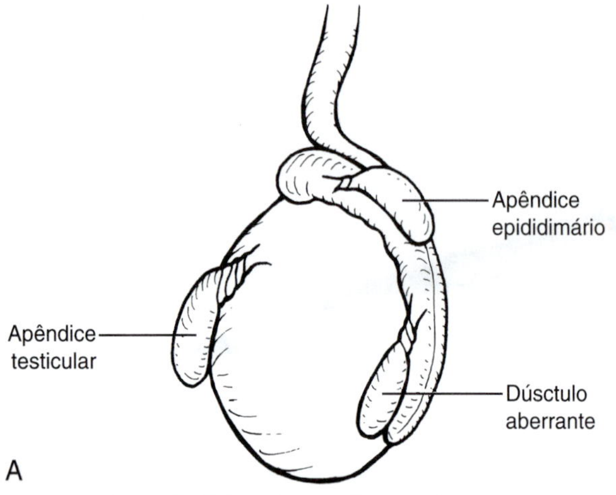

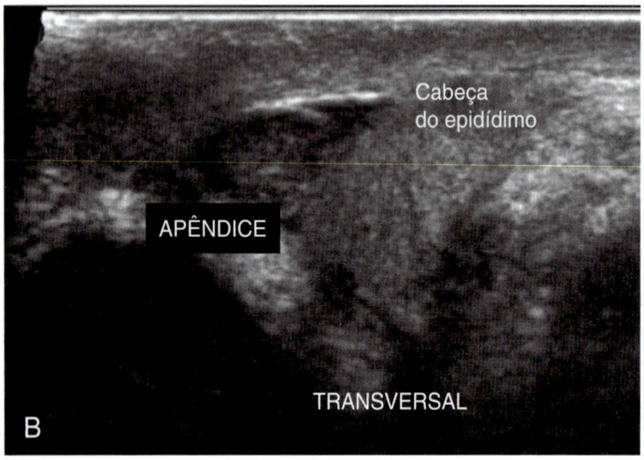

FIG. 54.40 Apêndices do testículo. (A) Apêndice do testículo, apêndice do epidídimo e dúctulo aberrante (**dúctulo aberrante de Haller**). **(B)** Imagem transversal, em um menino normal, da cabeça do epidídimo, mostra o apêndice do epidídimo como um nódulo isoecogênico adjacente, porém separado da cabeça do órgão. (**A** Com permissão de Leape LL. Torsion of the testis. In: Welch KJ, Randolph JG, Ravitch MM, editors. Pediatric Surgery. St. Louis, 1986, Mosby.[123])

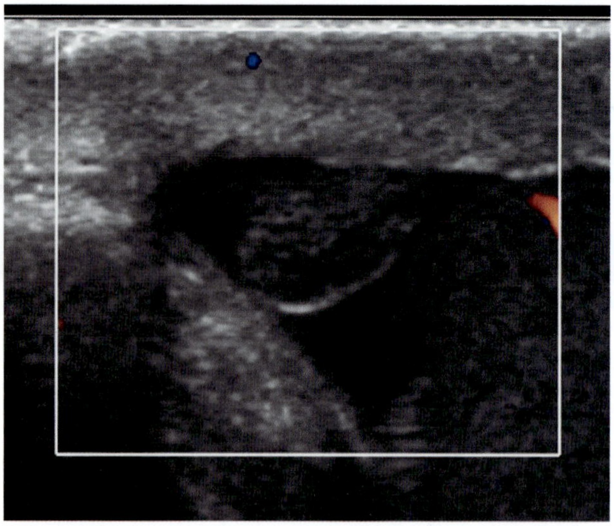

FIG. 54.41 Torção do apêndice epididimário em um menino de 12 anos de idade com 10 horas de dor escrotal. Imagem transversal com *power* Doppler da porção superior do escroto, revela uma massa paratesticular aumentada sem vascularização, consistente com o diagnóstico de apêndice epididimário torcido. Observa-se fluxo no testículo adjacente, excluindo-se a suspeita de torção testicular.

exibir hipoecogenicidade, porém, quando a fibrose e a calcificação se desenvolvem, a gônada pode ser tornar hiperecogênica.

Em meninos mais jovens, a epididimite geralmente é secundária a anormalidades geniturinárias, como a drenagem ectópica do ureter no ducto deferente ou nas vesículas seminais.[137] A **obstrução da saída da bexiga** (p. ex., válvula da uretra posterior e disfunção miccional) pode causar refluxo da urina para os ductos ejaculatórios, causando epididimite mesmo que a urina seja estéril.[128,138] A epididimite também pode ser decorrente de **trauma**. Na epididimite, os pacientes exibem início mais gradual dos sintomas e menos sintomas gerais quando comparado ao observado na torção. Os sintomas podem variar desde dor discreta à palpação do escroto até dor intensa com hipersensibilidade, febre e piúria. Em adolescentes, a maioria dos casos é secundária a **microrganismos transmitidos sexualmente** (p. ex., *C. trachomatis, N. gonorrhoeae*). Em meninos jovens, *Escherichia coli* é detectada em 10% a 25% dos casos.[114,136]

A **torção de apêndice do testículo** é a causa mais comum de dor escrotal aguda de meninos pré-púberes, com incidência de 26% a 67% e pico entre 6 e 12 anos de idade[88,138,139] (Fig. 54.40). A torção de apêndice do testículo pode causar os mesmos sinais e sintomas clínicos da torção testicular ou da epididimite, porém, de modo geral, não há náusea nem vômitos. Se não for encontrada uma pequena massa paratesticular firme, arredondada, móvel e sensível, que muitas vezes exibe coloração azulada visível através da pele (**sinal do ponto azul**) na face superior do escroto, então recomenda-se a ultrassonografia, a fim de evitar uma cirurgia desnecessária.[97,140,141] O aspecto ultrassonográfico característico de um **apêndice testicular torcido** corresponde a uma massa sólida, ovoide, com centro hipoecogênico de tamanho variável e uma borda hiperecogênica, adjacente à região superior de um testículo ou epidídimo, sem vascularização[138,142] (Fig. 54.41). Hidroceles reacionais, espessamento da pele da bolsa testicular, aumento de volume do testículo e do epidídimo e hipoecogenicidade podem também ser observados.[142,143] Na torção aguda de um apêndice, o apêndice torcido apresenta-se avascular e o epidídimo, por sua vez, hiperêmico. Na torção tardia (> 1 dia), uma zona de hiperemia reacional pode ser observada circundando o apêndice torcido.[140,141] Dependendo da extensão do processo inflamatório associado, o testículo pode apresentar vascularização normal ou aumentada.[90,142-145] Os apêndices testiculares são remanescentes embriológicos dos túbulos mesonéfricos que terminam em fundo cego.[138] O **apêndice testicular** encontra-se aderido à túnica albugínea no polo superior do testículo, já o **apêndice epididimário** fica na cabeça do epidídimo. Ambos os apêndices são pedunculados e, assim, predispostos à torção; 92% dos homens apresentam um apêndice testicular, e 25% apresentam um apêndice do epidídimo.[97] A maioria dos apêndices torcidos sofre atrofia, com resolução dos sintomas por tratamento conservador. A cirurgia é reservada para apêndices persistentemente sintomáticos. Em alguns casos, os apêndices infartados diminuem de tamanho, sofrem calcificação e se desprendem, formando **escrotolitos**.[90,139]

Na maioria dos casos, o **trauma** escrotal resulta de lesões esportivas, porém pode ser visto em lesões causadas por barras ou guidões, em acidentes com veículos automotores, em casos de trauma não acidental de crianças ou tocotraumatismo. O trauma pode causar hematoma, fratura ou ruptura testiculares.[146,147] A ruptura testicular é uma emergência cirúrgica. São obtidas melhores taxas de preservação do órgão se a cirurgia reparadora for realizada nas primeiras 72 horas após o evento traumático.[138] Os achados

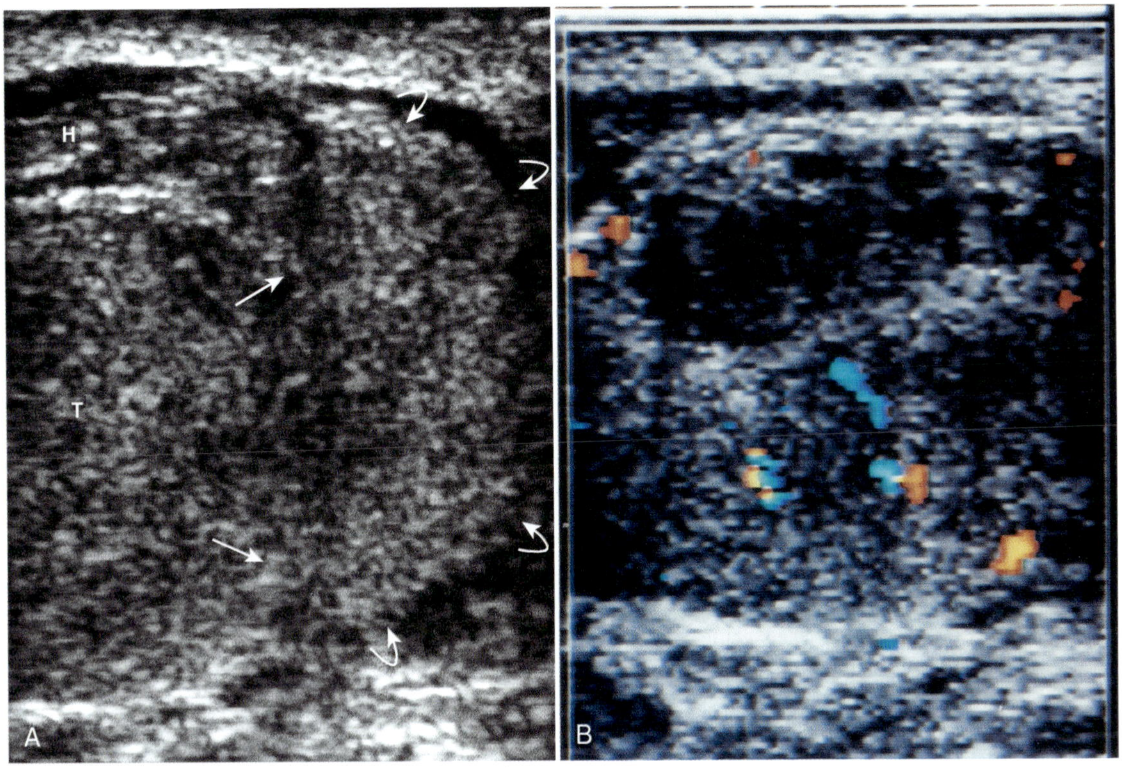

FIG. 54.42 Ruptura testicular em um paciente com dor escrotal após um chute na virilha. (A) Imagem longitudinal da região inferior do testículo esquerdo mostra ruptura da túnica albugínea *(setas retas)* com extrusão dos túbulos seminíferos *(setas curvas)*. Observa-se hematocele *(H)* associada. *T*, testículo. **(B)** Imagem com Doppler colorido do testículo esquerdo revela heterogeneidade compatível com contusão e hemorragia no parênquima testicular. A existência de fluxo intratesticular exclui infarto.

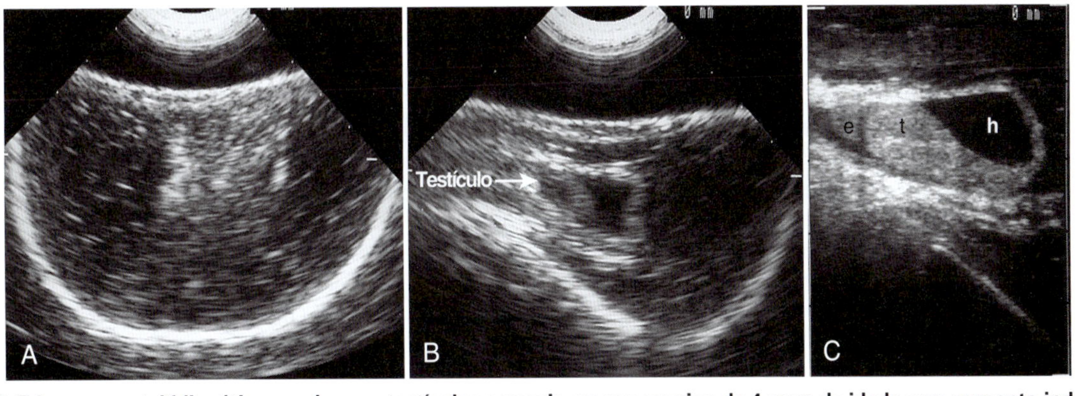

FIG. 54.43 Edema escrotal idiopático agudo com testículos normais em um menino de 4 anos de idade com aumento indolor e súbito do escroto. US transversal do escroto **(A)** e US sagitais (**[B]** e **[C]**) do hemiescroto esquerdo com o uso de acoplador acústico, mostrando acentuado edema escrotal testículo direito normal *(t)* e epidídimo direito *(e)* com hidrocele adjacente *(h)*. O testículo e o epidídimo esquerdos *(não mostrados)* também estavam normais.

ultrassonográficos de ruptura (Fig. 54.42) incluem heterogeneidade parenquimatosa difusa, com perda de seu contorno normal e ruptura da túnica albugínea, extrusão dos túbulos seminíferos e não visualização do testículo. O achado de fluxo na ultrassonografia com Doppler colorido no testículo traumatizado é útil para descartar isquemia testicular. Por outro lado, na fratura testicular há descontinuidade do parênquima testicular normal, porém a túnica albugínea permanece intacta. À ultrassonografia, a fratura é detectada como uma linha hipoecogênica no interior de um testículo de formato normal.[117,129] Os **hematomas testiculares** aparecem como massas avasculares, cuja ecogenicidade varia conforme a idade do hematoma.[90] Os achados associados incluem hematomas escrotais, hematoceles e espessamento da parede. As complicações da ruptura testicular incluem infarto, dor crônica, abscesso e infertilidade. Embora a ultrassonografia possa auxiliar na avaliação do escroto traumatizado, há controvérsias acerca de sua utilidade; alguns médicos questionam sua acurácia e recomendam exploração cirúrgica precoce, mesmo na ausência de ruptura testicular no exame de imagem.[146]

O **edema escrotal idiopático** constitui uma causa rara de edema testicular, que pode afetar um ou ambos os testículos. Essa situação incomum acomete tipicamente meninos entre 5 e 11 anos de idade e os sinais e sintomas iniciais incluem edema e eritema escrotais, tipicamente sem dor[148] (Fig. 54.43). O edema pode se estender para a parede anterior do abdome e o períneo. Os achados ultrassonográficos incluem espessamento acentuado da parede do escroto, com testículos e epidídimos normais.[91,97,148,149] A imagem com Doppler colorido pode mostrar fluxo normal ou discretamente aumentado na parede do escroto, com fluxo normal nos testículos e epidídimos.[122,148-151] O edema escrotal agudo desaparece espontaneamente em alguns dias, sem sequelas.

Estima-se que o comprometimento do escroto ou do testículo em pacientes com **púrpura de Henoch-Schölein** seja de 15%, doença caracterizada por vasculite dos pequenos vasos, afetando pele, sistema digestório, articulações e rins. Os achados ultrassonográficos incluem edema difuso do escroto e de seu conteúdo, com fluxo testicular normal, portanto, sem necessidade de cirurgia; em geral, observa-se resolução completa e espontânea.[152] A ecotextura dos testículos é normal, porém, geralmente há aumento bilateral de volume do epidídimo, com padrão heterogêneo de eco, hidrocele reacional e espessamento da parede do escroto.[150,151] A US com Doppler colorido revela hipervascularização, especialmente na parede espessada do escroto e no epidídimo, com fluxo intratesticular normal.[153] Um exame cuidadoso a procura da erupção cutânea purpúrica clássica nas nádegas, nos membros inferiores e no períneo, auxilia na confirmação do diagnóstico.[92]

Dor e edema escrotais também podem ser secundários a um processo intra-abdominal, especialmente em recém-nascidos com processo vaginal pérvio. Vários líquidos, tais como sangue, linfa, pus, líquido de diálise, líquido cerebrospinal (LCS) proveniente de uma derivação ventriculoperitoneal ou outros líquidos intraperitoneais podem drenar para o escroto. A hemorragia abdominal pode penetrar no escroto via extravasamento para os planos teciduais ou por um processo vaginal persistente, e pode ser um sinal clínico em pacientes com hemorragia adrenal,[109] laceração hepática ou ruptura esplênica tardia em criança agredida. O edema escrotal já foi associado a situações inflamatórias ou infecciosas, tais como apendicite aguda, apendicite perfurada[108] ou doença de Crohn.[111] Outra causa incomum de edema escrotal consiste na trombose da veia testicular resultante da inserção de um cateter venoso femoral durante a cateterização cardíaca. Tanto no recém-nascido quanto em crianças mais velhas com edema escrotal de causa desconhecida, a ultrassonografia abdominal pode auxiliar no diagnóstico de um evento abdominal primário causador da patologia escrotal secundária.[109]

MASSAS ESCROTAIS

Causas Intratesticulares

A ultrassonografia desempenha papel importante na avaliação das massas escrotais através da confirmação da presença de uma lesão, da determinação de sua localização original e da caracterização de seu conteúdo. A ultrassonografia apresenta sensibilidade de praticamente 100% para a detecção de tumores testiculares.[154,155] A ultrassonografia é capaz de distinguir os tumores intratesticulares daqueles extratesticulares em 90% a 100% dos casos.[103] Esta distinção é importante porque a maioria das massas intratesticulares é maligna, e a maioria das massas extratesticulares é benigna. Os tumores testiculares benignos e malignos constituem a sétima neoplasia mais comum nas crianças. **Cerca de 80% dos tumores testiculares são malignos.** Na faixa etária pediátrica, observam-se dois picos de incidência das neoplasias testiculares: em crianças de idade inferior a 2,5 anos (60%) e no fim da adolescência (40%). A incidência de malignidade nos casos de testículos abdominais (criptorquidia) aumenta de 30 a 50 vezes. Tanto os **seminomas** (malignos) quanto os **gonadoblastomas** (a maioria é benigna) se desenvolvem frequentemente em gônadas displásicas associadas a **testículos ectópicos, síndrome da feminização testicular, pseudo-hermafroditismo masculino** e **hermafroditismo verdadeiro.**[151]

Os tumores testiculares representam cerca de 1% de todas as neoplasias da infância e aproximadamente 2% dos tumores malignos sólidos em meninos.[156,157] As **neoplasias testiculares primárias** são classificadas de acordo com sua origem celular em germinativa e não germinativa. Em crianças pré-púberes, 70% a 90% das neoplasias testiculares primárias são de origem celular germinativa, e a maioria destas (66%-82%) corresponde a **tumores do seio endodérmico** (carcinomas do saco vitelino). Na maioria dos pacientes, o tumor do saco vitelino se localiza no escroto (≥ 80%).[156,157] Os outros 20% dos casos exibem disseminação linfática para linfonodos regionais e retroperitoneais ou disseminação hematogênica para locais distantes. A sobrevida é igual ou superior a 70% nos casos em que a doença está confinada ao testículo.[156] **Carcinomas de células embrionárias, teratocarcinomas e coriocarcinomas** são tumores mais agressivos e metastatizam precocemente pelas vias linfática e hematogênica. Os **tumores do seio endodérmico** se manifestam primariamente como uma massa indolor no escroto de crianças com 12 a 24 meses de idade. Pode haver **hidrocele** ipsilateral associada (25%) ou **hérnia inguinal** (21%). O tumor pode metastatizar para os pulmões, especialmente nas crianças mais velhas, no entanto, as metástases para os linfonodos retroperitoneais são raras. O **carcinoma embrionário** se desenvolve geralmente em adolescentes ou adultos jovens. É altamente maligno e costuma se disseminar para os linfonodos retroperitoneais e mediastinais, com metástases hematogênicas para pulmão, fígado e cérebro.[151] Níveis séricos elevados de alfafetoproteína são comuns em tumores do saco vitelino e tumores de células embrionárias, enquanto níveis séricos elevados de β-hCG são observados mais frequentemente em tumores de células embrionárias e teratocarcinomas.[156,157]

Os tumores de células germinativas remanescentes, observados tanto em adolescentes quanto em adultos, incluem teratomas benignos, teratocarcinomas e coriocarcinomas.[156] O **teratoma testicular** é o tumor benigno de células germinativas mais comum nos testículos de lactentes e crianças jovens. Os teratomas são mais frequentemente encontrados em crianças com menos de 4 anos de idade. Pacientes com neoplasias testiculares geralmente se manifestam com aumento indolor do escroto ou do testículo. A dor secundária à torção ou hemorragia no interior do tumor é rara.[99] Aproximadamente 85% dos teratomas benignos contêm elementos bem diferenciados das três camadas de células germinativas. Cerca de 15% desses tumores apresentam elementos pouco diferenciados; mesmo assim, o tumor geralmente apresenta um curso benigno.[156] Nos pacientes púberes, entretanto, os teratomas são com frequência malignos e tendem a se comportar mais agressivamente, necessitando de orquiectomia.

Seminoma, o tumor testicular mais comum em adultos, é raro nas crianças, sendo associado com frequência à criptorquidia e, quando diagnosticado na faixa etária pediátrica, é mais comum em adolescentes. Em geral, os seminomas correspondem a massas uniformemente hipoecogênicas, raramente contendo áreas de necrose e hemorragia[103,158] (Fig. 54.44). Por outro lado, **teratomas** e **teratocarcinomas** são massas complexas com áreas hipoecogênicas decorrentes de líquido seroso e áreas hiperecogênicas que correspondem à presença de gordura e calcificações.[103,157-159] Os tumores de células germinativas remanescentes exibem aspecto inespecífico e variável.[158] Quando a túnica é invadida por tumores agressivos, o contorno testicular torna-se irregular. Os tumores testiculares são acompanhados por hidroceles reacionais em 20% a 25% dos casos.[156,160] A pele da bolsa quanto pós-púberes; no entanto, em vários testículos pré-púberes normais, não foi possível a visualização de fluxo.

O **fluxo testicular normal com o Doppler pulsado** reflete seu suprimento proveniente da artéria testicular, que tem padrão de baixa resistência (velocidades sistólicas de pico baixo e velocidades diastólicas relativamente altas). O fluxo nos vasos extratesticulares reflete seu suprimento sanguíneo, proveniente das artérias cremastérica e deferente, com um padrão de resistência mais alto (baixo fluxo distólico). Como a periferia do testículo contém ramos capsulares da artéria testicular e ramos das artérias cremastérica e deferente, a perviedade da artéria testicular pode ser estimada de modo confiável apenas quando se coloca o volume da amostra com Doppler no centro do testículo. O IR da artéria testicular em homens jovens varia de 0,48 a 0,75 (média de 0,62) e o IR das artérias capsulares varia de 0,46 a 0,78 (média de 0,66). O IR das artérias supratesticulares varia de 0,63 até 1,00 (média de 0,84). O IR das artérias intratesticulares é menor nos meninos pós-púberes que nos meninos pré-púberes.[92]

O examinador deve comparar a simetria do fluxo com Doppler colorido em ambos os testículos, para a detecção de doenças com maior acurácia e também para certificar-se de que o sistema está corretamente ajustado para a detecção de fluxo em testículos clinicamente normais. A ausência de fluxo pode não ser real se o equipamento de ultrassom for insuficientemente sensível à detecção de fluxo lento ou se técnicas incorretas de ajuste forem utilizadas (p. ex., filtro de parede alto, baixo ganho, alta frequência de repetição de pulso, baixa frequência do transdutor). Na maioria dos casos, o *power* Doppler é melhor que o Doppler colorido na avaliação da simetria do fluxo sanguíneo.[93]

O **epidídimo** se localiza ao longo das superfícies posterior e lateral do testículo. A cabeça do epidídimo, de formato triangular, é isoecogênica ou ligeiramente hiperecogênica em relação ao testículo, enquanto o corpo do epidídimo é isoecogênico ou levemente hipoecogênico em relação ao testículo. O fluxo pode não ser observado no epidídimo pré-púbere normal, porém, nos epidídimos pós-púberes, geralmente este é detectado tanto na imagem com Doppler colorido quanto com *power* Doppler.[91]

ANORMALIDADES MASCULINAS CONGÊNITAS

Na **criptorquidia**, os testículos não descem pelo canal inguinal para o escroto, como esperado, entre a 25ª e a 32ª semana da gestação. Na maioria dos casos, os testículos se localizam no escroto ao nascimento ou nas primeiras 4 a 6 semanas após o nascimento. Criptorquidia ocorre em 4% dos recém-nascidos a termo e em aproximadamente 33% dos prematuros pesando menos de 2.500 gramas. A descida dos testículos continua durante o primeiro ano de vida, de modo que, no final do primeiro ano, apenas de 0,7% a 0,8% desses lactentes vão apresentar criptorquidia verdadeira e, destes, em 10% a 25% a criptorquidia será bilateral.[94] Embora o testículo malposicionado possa estar situado em qualquer lugar ao longo de seu trajeto desde o retroperitônio até o escroto, a maioria dos testículos (80% a 90%) se localiza no interior do canal inguinal ou abaixo deste, sendo assim passível de localização ultrassonográfica[95] (Fig. 54.30). A ressonância magnética (RM) pode ser utilizada para a localização dos testículos em casos de criptorquidia intra-abdominal.[96] A localização dos testículos que não desceram é importante na prevenção de doenças, visto que a criptorquidia está associada a riscos aumentados de malignidade, infertilidade e torção.[95] Raramente, o testículo é encontrado no períneo ou na base do pênis.

Aberrações na descida testicular podem resultar em **ectopia testicular transversa**, uma anomalia na qual ambos os testículos se localizam no mesmo hemiescroto. A apresentação clínica inclui um testículo não palpável de um lado e uma "massa" escrotal do outro.[97] Cerca de 20% dos pacientes apresentam anomalias associadas, tais como cistos nas vesículas seminais, displasia renal, hipospádia, obstrução da junção ureteropélvica e hérnia inguinal ipsilateral.

A **anorquidia**, ausência testicular bilateral, ocorre em 1 de cada 20 mil meninos recém-nascidos. A **monorquidia**, ausência testicular unilateral, ocorre em 1 de cada 5.000 meninos, geralmente do lado esquerdo. Acredita-se que resulte de uma torção ou de um acidente vascular intrauterino, devido à presença dos vasos e cordões espermáticos que terminam em fundo cego.[98]

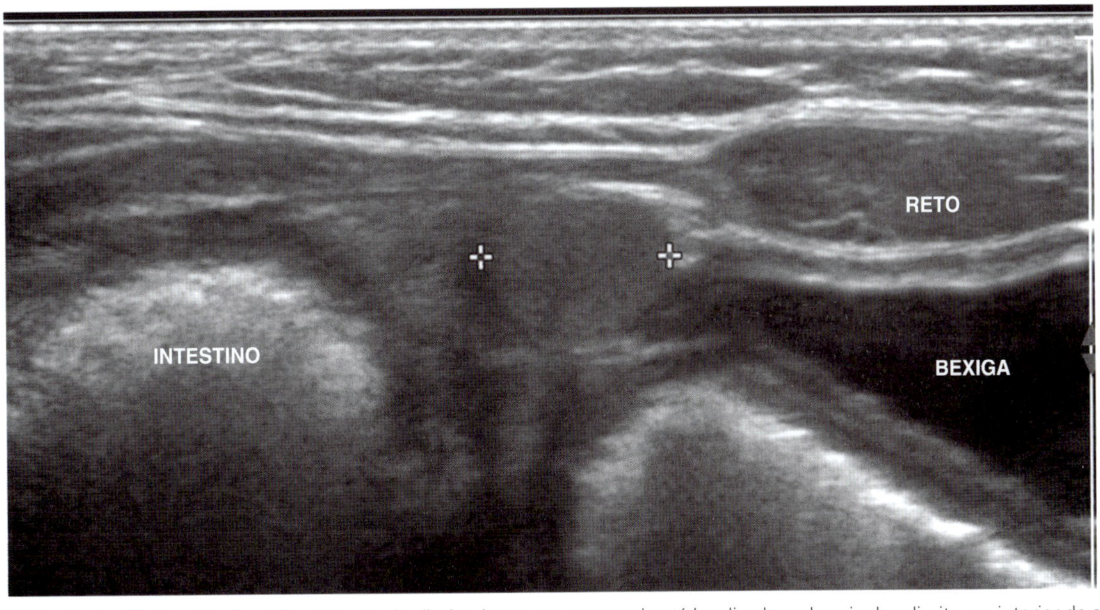

FIG. 54.30 Testículo direito não descido. O testículo direito *(entre os cursores)* está localizado na hemipelve direita, no interior do anel inguinal, entre uma alça intestinal e a bexiga. O testículo esquerdo, de aspecto normal, está localizado no hemiescroto esquerdo, já o testículo direito não é visualizado no interior do hemiescroto direito *(imagem não mostrada)*.

O número de testículos pode variar. A **poliorquidia (duplicação testicular)** tipicamente se manifesta na criança mais velha como uma massa escrotal assintomática, porém, em alguns casos, relata-se dor devido à torção. Os testículos compartilham o epidídimo, os ductos deferentes e a túnica albugínea. Em geral, um **testículo acessório** único e pequeno é visualizado no escroto, além dos dois testículos normais **(triorquidia)**.[99] Um **testículo bilobado** pode simular um testículo duplicado. A poliorquidia e os testículos bilobados exibem ecogenicidade homogênea de nível médio e são menores que o testículo contralateral.

Testículos de tamanho menor que o normal podem ser decorrentes de criptorquidia, torção, inflamação, varicocele, correção de hérnia inguinal prévia, tratamento com radiação e trauma. As causas congênitas incluem a **síndrome de Klinefelter** e o **hipopituitarismo primário**. Essas pequenas gônadas podem apresentar uma ecogenicidade normal, aumentada ou reduzida.[97]

O **hermafroditismo verdadeiro** é uma condição de intersexo na qual o paciente apresenta tecidos ovariano e testicular, ou sob a forma de estruturas separadas ou como um **ovotestículo**. A ultrassonografia pode demonstrar a diferença de textura no interior de um ovotestículo, na qual a região testicular é mais homogênea e com ecos de nível médio, enquanto o tecido ovariano é mais heterogêneo, com pequenos folículos císticos anecogênicos interpostos, de ecogenicidade parenquimatosa de nível baixo a médio[100] (Fig. 54.31). Esses pacientes exibem genitália ambígua na pré-puberdade ou, na pós-puberdade, até mesmo ginecomastia, hematúria cíclica ou criptorquidismo em um paciente criado como menino e amenorreia em uma paciente criada como menina (Fig. 54.32).

A **displasia cística do testículo** é uma rara anomalia congênita que consiste na dilatação da *rete testis* e dos ductos eferentes, bem como na atrofia do parênquima adjacente. Os pacientes exibem tipicamente aumento indolor do escroto em uma idade média de

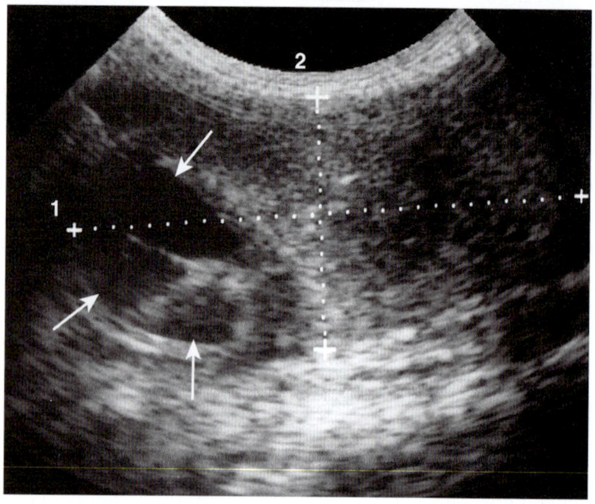

FIG. 54.31 Ovotestículo. Ovotestículo em adolescente com fenótipo masculino, de 15 anos de idade, com ginecomastia bilateral, edema e dor intermitente no escroto e história recente de trauma escrotal. A US sagital do hemiescroto direito revela uma gônada direita heterogênea *(cursores)* com áreas císticas focais representando folículos no polo superior *(setas)*. Esta gônada continha tecidos ovariano e testicular.

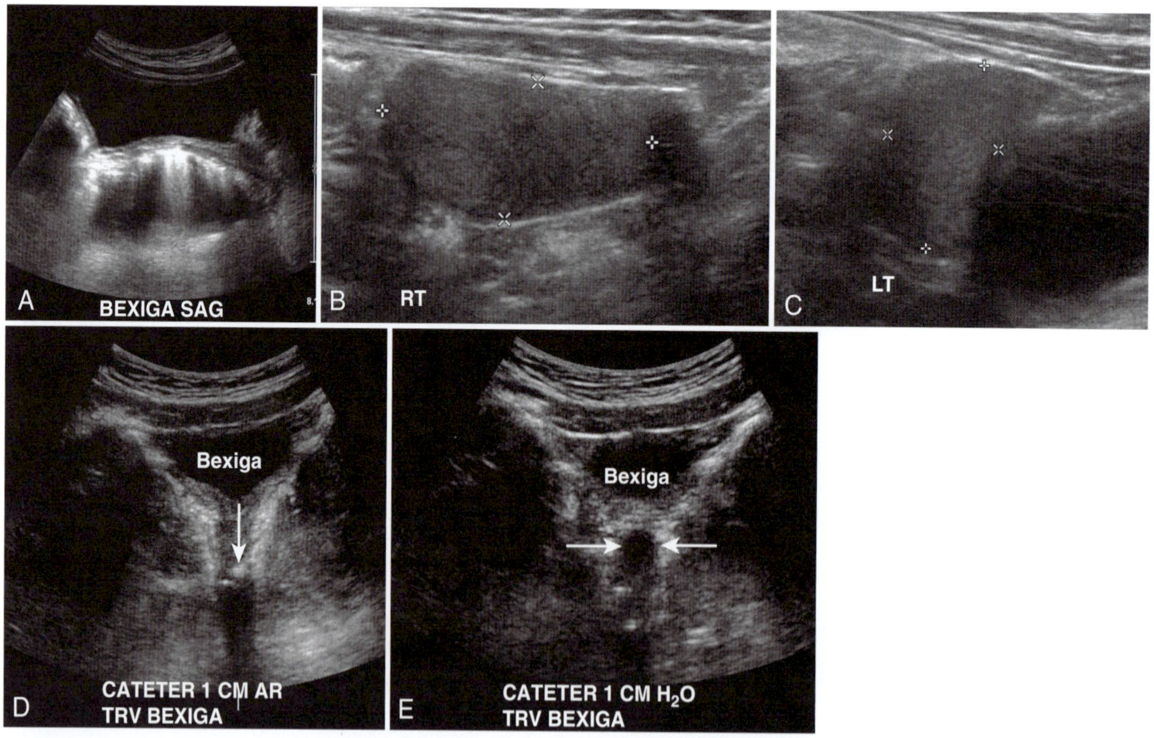

FIG. 54.32 Síndrome da feminização testicular. Esta menina de 5 anos de idade foi submetida à herniorrafia inguinal bilateral. Durante a cirurgia, o tecido no interior de cada um dos canais inguinais era mais firme que o esperado em ovários normais herniados e, portanto, foram ambos biopsiados. **(A)** Imagem sagital da bexiga urinária de aspecto normal sem evidência de útero ou ovários. **(B)** e **(C)** Gônadas do sexo masculino visualizadas bilateralmente, evidenciadas pela sua homogeneidade e ausência de folículos em ambas as gônadas. A biópsia confirmou a presença de gônadas normais do sexo masculino. **(D)** e **(E)** Utilizando-se a bexiga como janela acústica, o comprimento do canal vaginal foi avaliado pela injeção de ar seguida de água esterilizada, na abertura vaginal, durante o exame ultrassonográfico. O canal vaginal era extremamente curto, com aproximadamente 1 cm de comprimento.

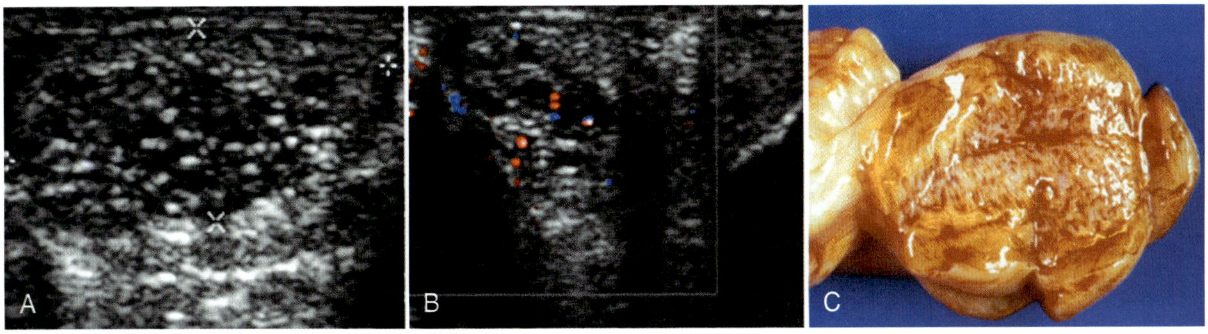

FIG. 54.33 Displasia cística do testículo. (A) Ultrassonografia sagital e **(B)** com Doppler colorido, mostrando vários cistos, bem pequenos no testículo. **(C)** Espécime histopatológico mostrando os diminutos cistos. (Cortesia de Janet Strife, MD, Cincinnati Children's Hospital.)

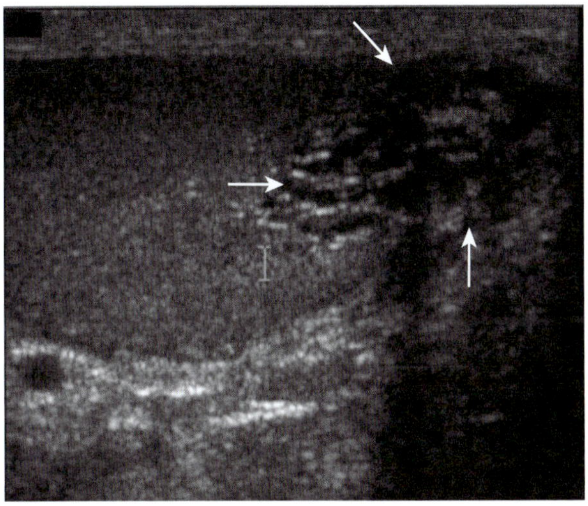

FIG. 54.34 Ectasia tubular da *rete testis*. Menino de 9 anos de idade com dor escrotal esquerda. A ultrassonografia sagital mostra um agrupamento focal de diminutos cistos ovoides *(setas)* na região sintomática.

5,8 anos.[101] O aspecto ultrassonográfico consiste em vários pequenos cistos anecogênicos, predominantemente na região do mediastino testicular (Fig. 54.33), resultante de defeito embriológico que impediu a fusão entre os túbulos da *rete testis* (que se originam do blastema gonadal) e os ductos eferentes (que se originam do mesonefro). Vários casos relatados em crianças já foram associados à agenesia renal ipsilateral, ao rim multicístico displásico ou à displasia renal.[101,102] O aspecto do escroto é semelhante ao do achado incidental de ectasia tubular da *rete testis*, descrita em adultos, que provavelmente representa uma condição adquirida secundária à inflamação ou trauma prévio[102,103] (Fig. 54.34). A ausência de fluxo colorido nessas estruturas císticas distingue a ectasia tubular da **varicocele intratesticular**, a qual pode exibir aspecto semelhante em escala de cinza, porém demonstra fluxo venoso na imagem com Doppler colorido.[104] Esta condição pode simular uma neoplasia cística como o teratoma. Se a cavidade cística estiver preenchida por material mucoide ou debris, em vez de líquido anecogênico, os cistos podem parecer uma massa sólida.

DOR OU EDEMA ESCROTAIS AGUDOS

As causas mais comuns de dor aguda e edema escrotais em crianças incluem **torção testicular, epididimite** com ou sem **orquite, torção dos apêndices testiculares, trauma testicular, hidrocele aguda e hérnia encarcerada**. As causas menos comuns são: edema testicular idiopático, **púrpura de Henoch-Schönlein, necrose gordurosa escrotal, febre familiar do Mediterrâneo** ou comprometimento secundário do escroto por uma patologia abdominal.[102-106] Com frequência, é impossível diferenciar clinicamente as situações que necessitam de tratamento clínico conservador daquelas que exigem cirurgia imediata.[107] Entretanto, a associação da ultrassonografia em escala de cinza com o Doppler colorido fornece informações importantes sobre morfologia e perfusão testiculares.[108-111]

Dor ou Edema Escrotais Agudos

COMUNS
Torção testicular
Epididimite com ou sem orquite
Torção dos apêndices testiculares
Trauma testicular
Hidrocele aguda
Hérnia encarcerada

INCOMUNS
Edema testicular idiopático
Púrpura de Henoch-Schönlein
Necrose gordurosa escrotal
Febre familiar do Mediterrâneo
Patologia abdominal

Torção testicular e **epididimite** (com ou sem orquite) são as duas causas mais comuns de dor testicular aguda na população pediátrica. A US de alta resolução com Doppler colorido tornou-se o método de escolha para a distinção entre essas duas entidades patológicas.[108-117] Essa diferenciação é crucial, visto que a torção testicular exige tratamento cirúrgico e a epididimite (com ou sem orquite) é tratada clinicamente. Para a confirmação indúbita do diagnóstico de torção testicular, o ultrassonografista deve demonstrar a ausência de fluxo no testículo doloroso e fluxo normal no testículo assintomático,[89] considerando-se que fluxo no testículo doloroso não descarta torção. No paciente com torção incompleta ou parcial do cordão espermático (giro $\leq$ 360 graus), um fluxo arterial normal pode ser visualizado, embora geralmente menor em comparação ao testículo contralateral assintomático.[115,117]

A **torção do cordão espermático** é encontrada em 14% a 31% das crianças e adolescentes com dor testicular aguda. A torção testicular ocorre quando o testículo e o cordão espermático giram uma ou mais vezes, obstruindo o fluxo sanguíneo. A torção testicular apresenta dois picos de faixa etária com alta prevalência:

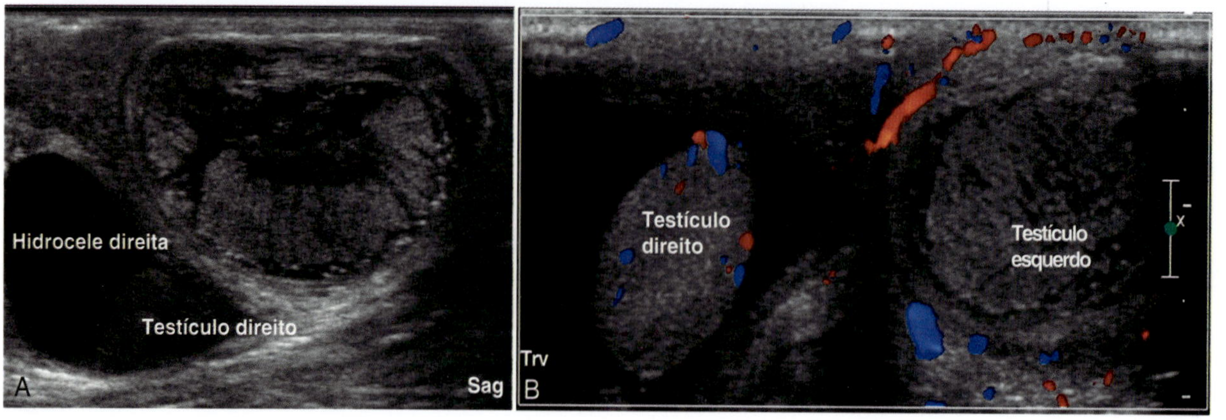

FIG. 54.35 Torção testicular extravaginal. Neonato com massa no testículo esquerdo de consistência dura, indolor. **(A)** Ultrassonografia sagital do escroto revelando testículo esquerdo aumentado e heterogêneo com *rete testis* dilatada. Há vários focos hiperecogênicos ao redor do testículo esquerdo, sugerindo uma torção intrauterina não detectada (torção "não percebida"). Observe o testículo direito normal com hidrocele circundante. **(B)** Observa-se fluxo normal no testículo direito de aspecto normal. Contudo, observa-se uma borda adjacente de fluxo vascular, ao Doppler colorido, ao redor do testículo esquerdo avascular e intumescido.

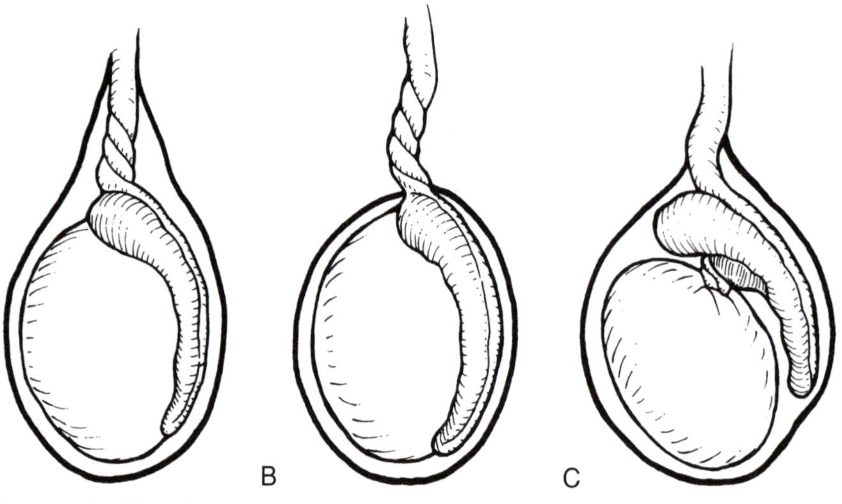

FIG. 54.36 Tipos de torção testicular. (A) Torção intravaginal acima do epidídimo. **(B)** Torção extravaginal. **(C)** Torção do testículo abaixo do epidídimo. (Com permissão de Leape LL. Torsion of the testis. In: Welch KJ, Randolph JG, Ravitch MM, editors. Pediatric Surgery. St. Louis, 1986, Mosby.[123])

no primeiro ano de vida e na adolescência.[89] Dois tipos de torções já foram descritos - extravaginal e intravaginal -, sendo o último tipo o mais comum. A **torção extravaginal** é geralmente encontrada em recém-nascidos, no cordão espermático mal fixado ao canal inguinal. Todo o conteúdo do escroto é estrangulado nesse tipo de torção.[89,100,118] Acredita-se que a torção extravaginal ocorra no útero.[119] A ligação frouxa do cordão espermático e dos testículos às estruturas circundantes pode ser responsável pelo aumento da mobilidade e assim predispor à torção extravaginal observada em recém-nascidos (Fig. 54.35). O escroto encontra-se intumescido e vermelho, com um testículo aumentado, firme e indolor, geralmente unilateral. A preservação cirúrgica do órgão ao nascimento é improvável, visto que o testículo já se encontra necrosado, mas a torção extravaginal após o nascimento exige cirurgia de emergência.[120] Os achados ultrassonográficos variam de acordo com a duração da torção. Na torção mais recente, o testículo apresenta aumento heterogêneo de volume, com áreas hipo e hipercogênicas. Quando a torção é crônica, o testículo pode estar normal ou com discreto aumento de volume e com ecogenicidade periférica correspondente a calcificações na túnica albugínea. Há com frequência espessamento da pele escrotal e hidrocele associados.[118,119] Não há sinal à ultrassonografia com Doppler no cordão espermático ou no testículo. A torção crônica resulta, em última análise, no desenvolvimento de testículos muito pequenos. Hipertrofia compensatória contralateral pode ser observada.[121] Outras condições que simulam torção extravaginal em pacientes que apresentam edema escrotal no período neonatal incluem **peritonite meconial**, sangramento intraperitoneal estendendo-se para o processo vaginal persistente e tumores.

Na **torção intravaginal**, a túnica vaginal circunda completamente o testículo, com uma inserção alta no cordão espermático, evitando a fixação do testículo no escroto e possibilitando a rotação livre no seu pedículo vascular, condição conhecida como **deformidade em badalo de sino**.[122] Outro tipo de torção intravaginal, menos frequente, consiste na **torção do mesórquio**, o tecido que conecta o testículo ao epidídimo[89,97,123] (Fig. 54.36). Nesta situação, o testículo gira na túnica vaginal sem torção do epidídimo. A **torção no escroto**, ou torção intravaginal, pode ocorrer em qualquer faixa etária, porém é mais comum em adolescentes e adultos jovens.[89] Os meninos manifestam dor de início súbito no escroto ou na região

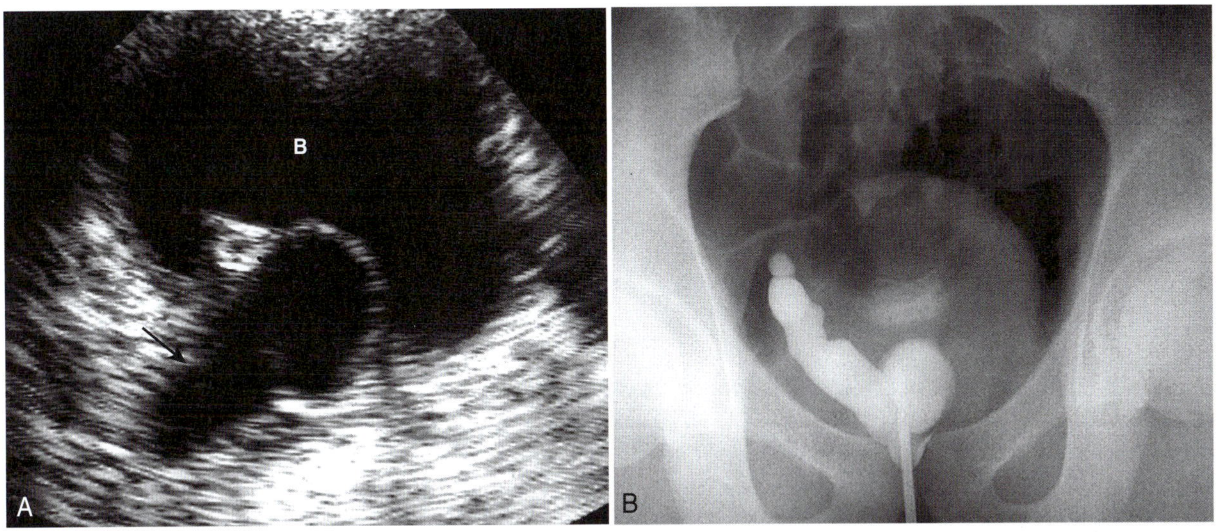

FIG. 54.63 Cisto na vesícula seminal em paciente do sexo masculino com 17 anos de idade e agenesia renal direita. (A) Imagem transversal mostra uma estrutura tubular *(seta)* com uma parte arredondada se projetando sobre a bexiga *(B)*. **(B)** Injeção retrógrada cistoscópica intraoperatória de meio de contraste, confirmando a presença de um cisto na vesícula seminal.

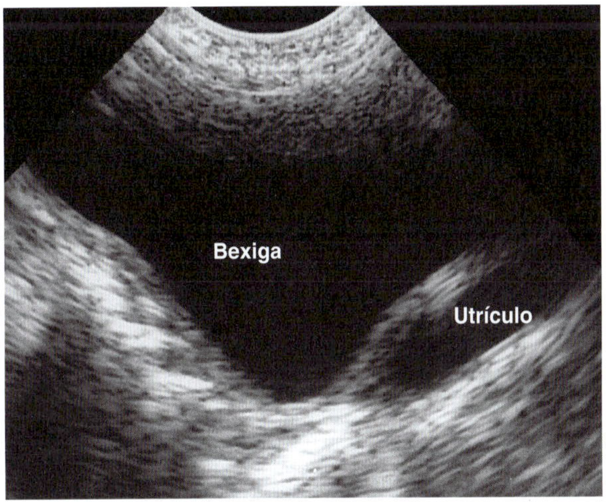

FIG. 54.64 Utrículo prostático em hermafrodita verdadeiro de 4 anos de idade. A criança foi educada como menino após reconstrução da genitália externa. A imagem sagital da bexiga mostra um utrículo tubular, repleto de líquido, de localização posterior à base da bexiga.

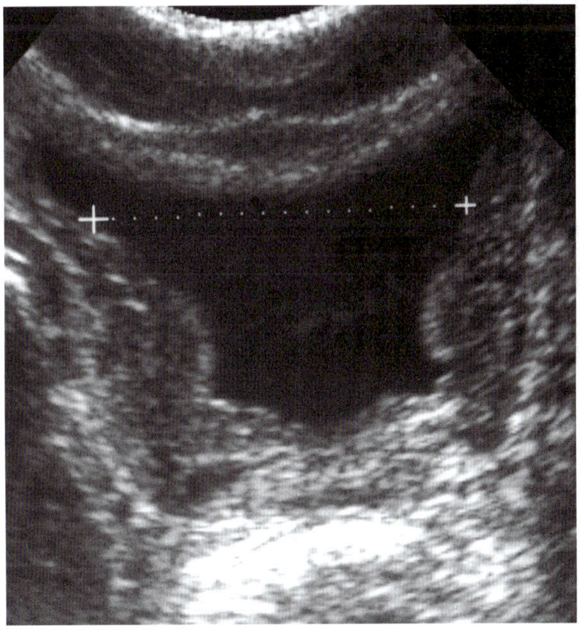

FIG. 54.65 Cistite viral em um menino de 11 anos de idade com polaciúria, hematúria e disúria. Imagem transversal mostra o espessamento lobulado *(cursores)* da parede da bexiga.

anecogênicos causados por necrose e hemorragia (Fig. 54.68). A calcificação é incomum. As lesões na bexiga se originam na submucosa, infiltram a parede da bexiga e formam projeções polipoides em direção ao lúmen (sarcoma botrioide). Os tumores que se originam na próstata causam aumento de volume concêntrico ou assimétrico da próstata e, com frequência, infiltram o colo da bexiga, a uretra posterior e os tecidos perirretais (Fig. 54.69). Metástases para os linfonodos regionais e retroperitoneais são comuns. Raramente, um leiomiossarcoma pode surgir na parede da bexiga e tem maior probabilidade de apresentar calcificações.

Os tumores benignos do sistema urinário inferior são extremamente raros e incluem **papiloma de células transicionais (neurofibroma, fibroma, hemangioma e leiomioma)**.[219,220] A neurofibromatose pode ser invasiva, com comprometimento difuso dos órgãos pélvicos.[221] O **feocromocitoma** da bexiga é um tumor raro que provavelmente surge nos paragânglios do sistema nervoso visceral (autônomo), de localização submucosa, tanto na cúpula quanto na parede posterior da bexiga, próximo ao trígono. Em crianças, 2% dos feocromocitomas da bexiga são malignos. Os feocromocitomas podem ser observados em casos de síndromes ou doenças familiares, tais como neurofibromatose, **doença de Von Hippel-Lindau, síndrome de Sturge-Weber, esclerose tuberosa, neoplasia endócrina múltipla tipo A** (carcinoma medular da tireoide e hiperparatireoidismo) e **neoplasia endócrina múltipla tipo IIB** (carcinoma medular da tireoide, neuromas mucosos e feocromocitoma). Os feocromocitomas da bexiga podem causar cefaleia, visão turva, diaforese, palpitações, hipertensão intermitente (70%) e hematúria (6%).

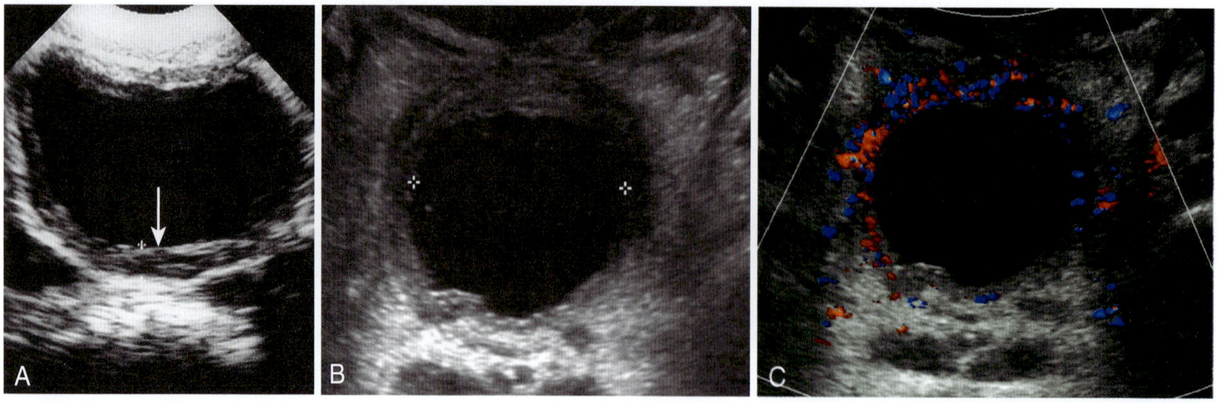

FIG. 54.66 Cistite. (A) Cistite bacteriana crônica. Imagem transversal mostra espessamento da parede da bexiga *(seta)*. **(B)** e **(C)** Cistite por ciclofosfamida (Citoxan®) em uma criança após transplante de medula óssea. A parede da bexiga encontra-se espessada e hipervascularizada. Nota-se a presença de debris no lúmen da bexiga.

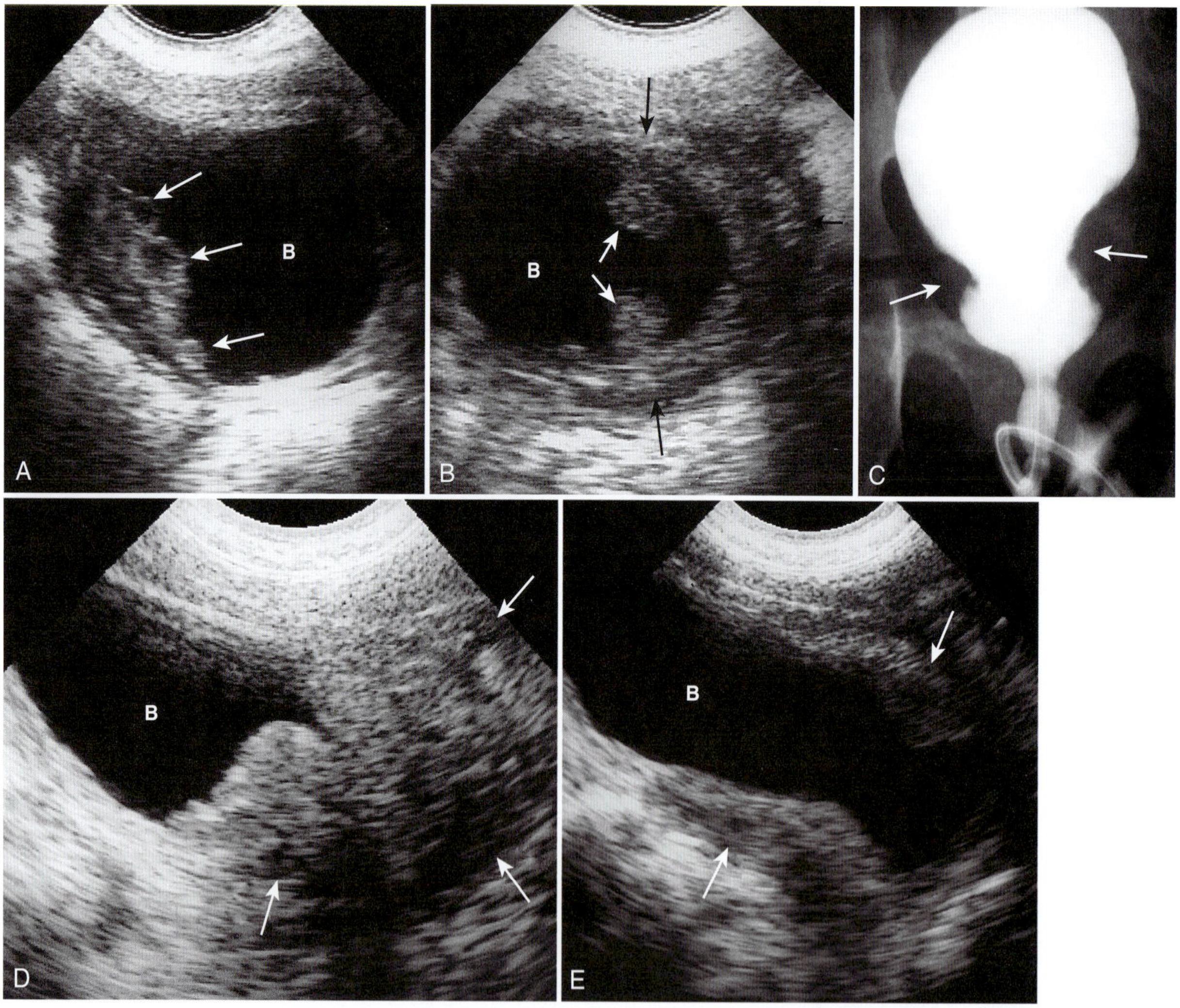

FIG. 54.67 Cistite bolhosa benigna por citomegalovírus após 24 horas de disúria e hematúria. (A) Imagem sagital da bexiga *(B)*. Massa complexa contendo várias lesões polipoides, bem circunscritas, hipoecogênicas e anecogênicas *(setas)*, partindo da cúpula da bexiga e projetando-se em direção ao lúmen. **(B)** Cistite hemorrágica. Imagem transversal da bexiga *(B)* mostra espessamento assimétrico da parede afetando a metade esquerda da bexiga *(setas pretas)*, com protrusões semelhantes a pólipos da parede espessada *(setas brancas pequenas)* em direção ao lúmen da bexiga. **(C)** Imagem frontal de uma uretrocistografia miccional mostra estreitamento concêntrico. **(D)** Imagem sagital com enchimento parcial da bexiga *(B)*, mostra espessamento das suas paredes posteroinferiores semelhante a uma massa *(setas)*. **(E)** Imagem sagital obtida após enchimento adicional da bexiga *(B)* mostra uma redução no tamanho aparente da massa *(setas)* com o aumento do grau de distenção da bexiga. (**B** e **E**, com permissão de Rosenberg HK, Eggli KD, Zerin JM, et al. Benign cystitis in children mimicking rhabdomyosarcoma. J Ultrasound Med 1994;13[12]:921-932.[217])

Qualquer um desses sintomas pode ser observado durante a micção.[222] Os pólipos benignos da uretra masculina podem surgir de um pedúnculo próximo ao veromontano e causar obstrução do sistema urinário.

Trauma

Em crianças, o traumatismo do sistema urinário inferior é mais frequentemente causado por traumatismo não penetrante. Corpos estranhos e complicações cirúrgicas são causas menos frequentes. Em crianças, a bexiga está em uma posição mais intra-abdominal que em adultos e, portanto, a ruptura da bexiga é geralmente intraperitoneal.

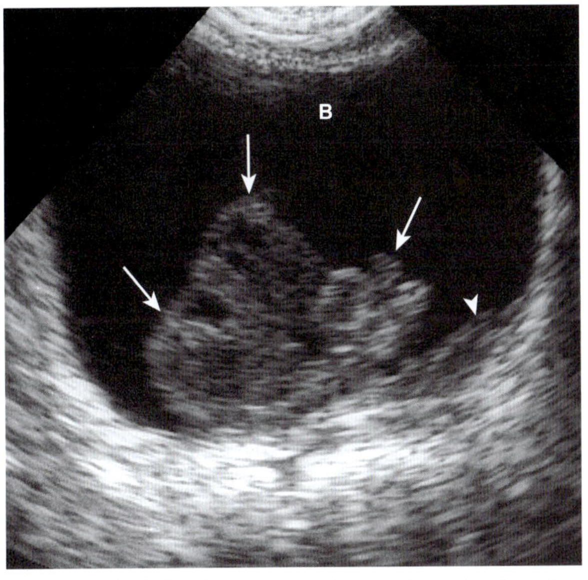

FIG. 54.68 Rabdomiossarcoma da parede da bexiga. Grande massa complexa e semelhante a um pólipo *(setas)*, surgindo da base da bexiga *(B)*, em um menino de 9 anos de idade com hematúria indolor. Observa-se um espessamento assimétrico da parede da bexiga, posterolateralmente, no lado esquerdo *(ponta de seta)*.

A **ruptura espontânea da bexiga** é rara nas crianças e observada principalmente em neonatos com ascite urinária secundária à obstrução uretral ou à bexiga neurogênica. As anormalidades preexistentes na parede vesical, tais como tumores, cálculos, tuberculose, divertículos e cicatrizes cirúrgicas, podem resultar em predisposição a rompimentos espontâneos da bexiga.[223] A ultrassonografia pode detectar ascite urinária, em casos de ruptura intraperitoneal, ou uma coleção líquida loculada (**urinoma**) no espaço retropúbico ou perivesical, em casos de ruptura extraperitoneal.

Bexiga Pós-operatória

A ultrassonografia assumiu papel importante na avaliação da bexiga pós-operatória. O **reimplante ureteral** é um procedimento cirúrgico comum para a correção do refluxo vesicoureteral persistente. O segmento ureteral é reimplantado na submucosa, contiguamente à mucosa da bexiga. As US revelam uma estrutura tubular, fixa e ecogênica na submucosa, sem sombra acústica no trígono ou logo acima dele. Em alguns casos, o ureter reimplantado aparece apenas como uma área de espessamento focal na parede posterior da bexiga.[224] A ultrassonografia também é útil na detecção da imagem nodular ecogênica presente após o manejo com Deflux® (copolímero de dextranômero e ácido hialurônico), como tratamento de primeira linha do refluxo vesicoureteral de alto grau[225] (Fig. 54.70).

Atualmente, o **aumento cirúrgico da bexiga** é um procedimento amplamente aceito para a reconstrução de bexigas com pequena capacidade causadas por extrofia, bexiga neurogênica ou tumor. Segmentos do intestino – geralmente sigmoide, ceco, íleo ou segmento ileocecal – são anastomosados à bexiga para aumentar o tamanho do reservatório de urina. A US da bexiga aumentada cirurgicamente revela parede vesical espessada ou irregular (Fig. 54.71). São achados comuns as pseudomassas no lúmen da bexiga representando pregas das alças intestinais, coleções mucosas ou a alça que foi cirurgicamente invaginada na reconstrução da bexiga a fim de evitar refluxo. Finos debris e faixas lineares são frequentemente observados flutuando na urina, os quais representam provavelmente muco. Peristalse ativa no segmento intestinal pode ser identificada nas imagens em tempo real. As complicações da cirurgia recons-

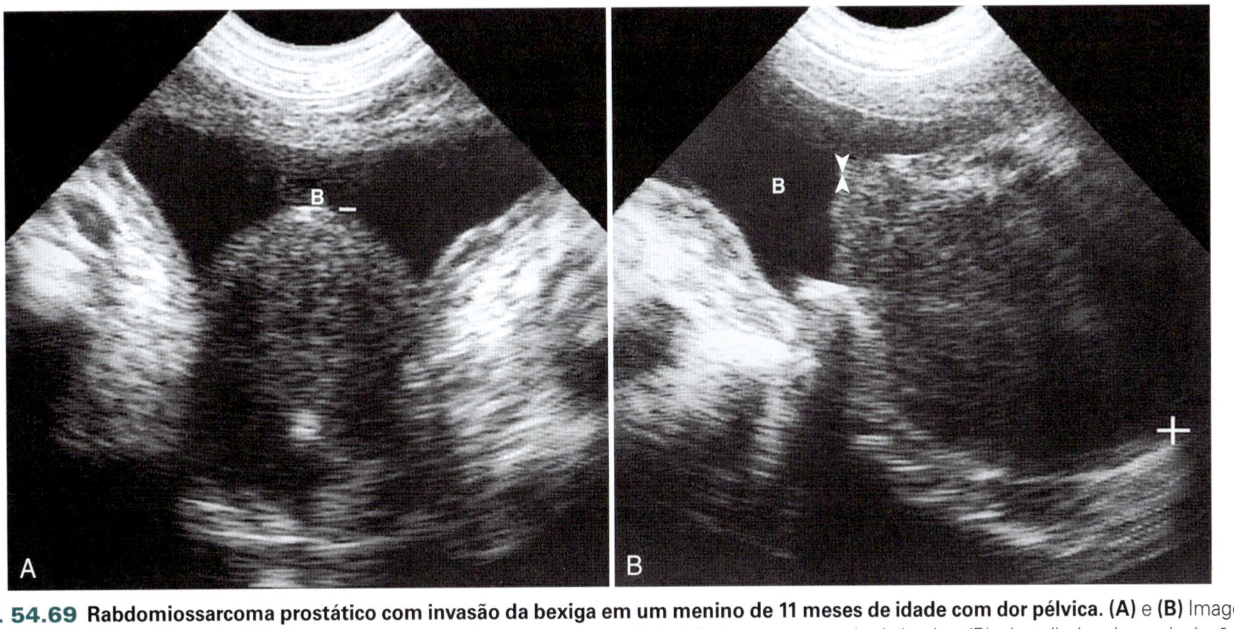

FIG. 54.69 Rabdomiossarcoma prostático com invasão da bexiga em um menino de 11 meses de idade com dor pélvica. (A) e **(B)** Imagens transversal e sagital de US da pelve mostram uma grande massa sólida surgindo inferiormente ao colo da bexiga *(B)* e invadindo a base do órgão.

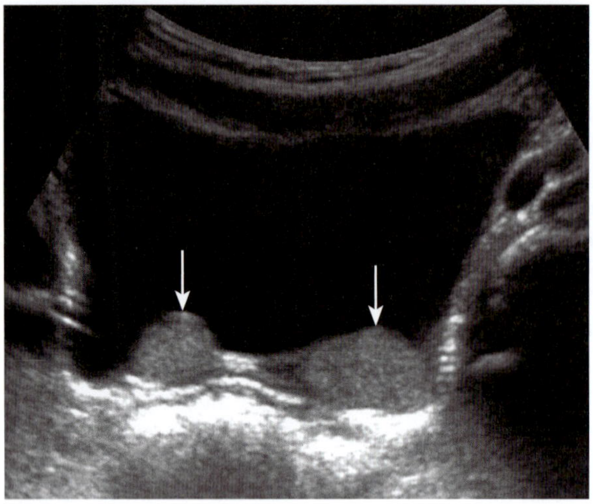

FIG. 54.70 Injeções bilaterais de Deflux® nas junções ureterovesicais. Menina de 2 anos de idade com história pregressa de infecção urinária e refluxo vesicoureteral bilateral. Observe as imagens arredondadas hiperecogênicas de Deflux® *(setas)* na região dos trígonos, bilateralmente.

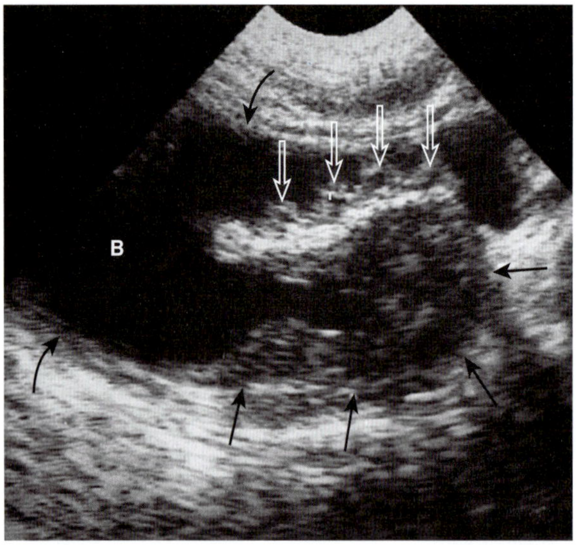

FIG. 54.71 Bexiga ampliada. Imagem transversal da bexiga *(B)* mostra a parede espessada da bexiga anatômica *(setas retas pretas)* e o grande ampliação do órgão *(setas curvas)*; *setas vazadas*, haustrações.

trutiva da bexiga podem ser detectadas à ultrassonografia e incluem **estenoses das anastomoses enterovesicais, refluxo ou obstrução ureteral, cálculos, extravasamento, abscesso, urinoma, hematoma** e grande volume de urina residual pós-miccional.[226,227]

MASSAS PRÉ-SACRAIS

O espaço pré-sacral é um espaço virtual entre a fáscia perirretal e o revestimento fibroso da região anterior do sacro. Em geral, uma lesão no espaço pré-sacral pode ser identificada em exames ultrassonográficos de rotina através de uma bexiga distendida. Para a confirmação da origem da massa, um enema aquoso pode ser realizado para identificar a posição do cólon retossigmoide em relação à lesão. Imagens adicionais através da região glútea são frequentemente úteis na determinação da real extensão do tumor.

Massas Pré-sacrais em Crianças

SÓLIDAS
Teratoma sacrococcígeo
Neuroblastoma
Rabdomiossarcoma
Fibroma
Lipoma
Leiomioma
Linfoma
Hemangioendotelioma
Tumores ósseos sacrais

CÍSTICAS
Abscesso
Duplicação retal
Hematoma
Linfocele
Cisto neuroentérico
Osteomielite sacral
Colite ulcerativa
Meningocele anterior

O **teratoma sacrococcígeo** é a neoplasia pré-sacral pediátrica mais comum. Aproximadamente 50% dos casos são detectados na ocasião do nascimento, com incidência de 4 mulheres:1 homem. O teratoma sacrococcígeo origina-se de células multipotentes do nó de Hensen, as quais migram caudalmente até o interior do cóccix. Evidências radiográficas de anomalias ósseas do sacro ou do cóccix podem estar presentes (Fig. 54.72). Em 75% dos casos, observam-se anomalias congênitas associadas, afetando frequentemente o sistema musculoesquelético. Alguns teratomas sacrococcígicos são familiares, com herança autossômica dominante. Esses teratomas tem alta frequência em gêmeos.[228]

Os teratomas sacrococcígeos podem ser benignos ou malignos. Em geral, os tumores detectados antes dos 2 meses de idade são benignos. Aqueles detectados após 2 meses de vida apresentam incidência de 50% a 90% de casos de malignidade. A malignidade é mais comum em meninos e nas lesões predominantemente sólidas. As lesões císticas costumam ser benignas. Todos os teratomas apresentam potencial de malignidade, independentemente da sua textura, localização ou tamanho. A recidiva de um teratoma benigno após a remoção cirúrgica incompleta resulta em aumento do risco de transformação maligna; assim, o cóccix tem de ser completamente removido na cirurgia para evitar recidivas. Os teratomas sacrococcígeos podem ser classificados em quatro tipos, de acordo com sua localização:

Tipo I: Predominantemente externo
Tipo II: Externo com componente intrapélvico significativo
Tipo III: Pequena massa externa com localização intrapélvica predominante
Tipo IV: Completamente pré-sacral sem componente externo

As lesões do tipo I são geralmente benignas e detectadas ao nascimento. Os tipos II, III e IV apresentam maior incidência de malignidade, provavelmente devido a não detecção do componente intrapélvico por períodos de tempo maiores em comparação às grandes massas exofíticas.[49,228] Os teratomas malignos são geralmente **tumores do seio endodérmico**.

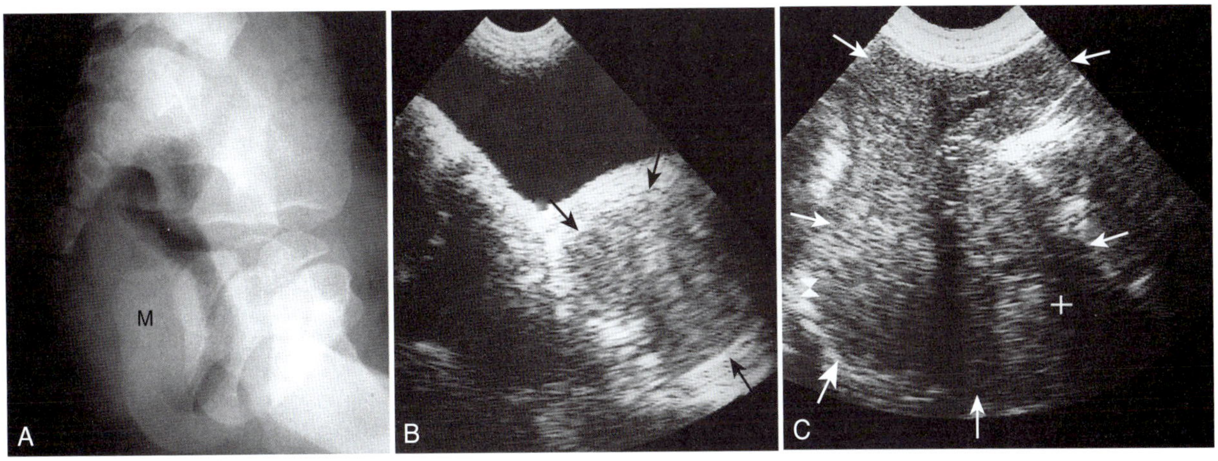

FIG. 54.72 Teratoma sacrococcígeo em um menino de 2 anos de idade com uma massa palpável na base da coluna vertebral. (A) Radiografia convencional em perfil da pelve mostrando ausência de ossificação coccígea e uma grande massa de tecido mole *(M)* retrorretal, com deslocamento anterior do reto. **(B)** US sagital mostra uma massa sólida profunda *(setas)* na pelve, de localização posteroinferior à bexiga. **(C)** US transversal sobre a base da coluna mostra uma massa predominantemente sólida *(setas)*, de localização posterior, com uma pequena área cística se estendendo profundamente em direção à pelve.

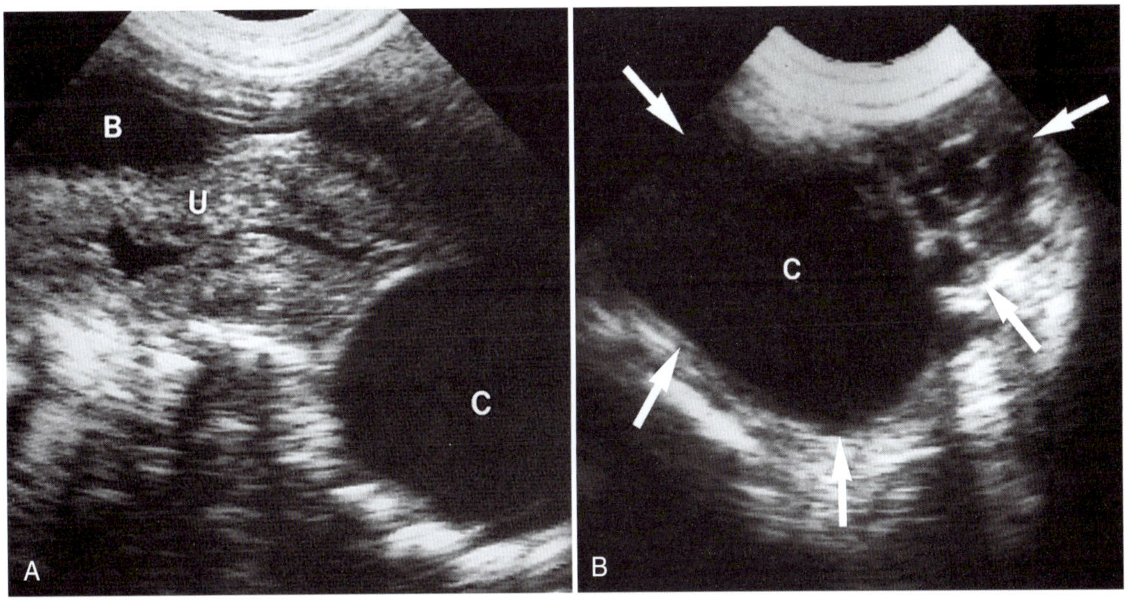

FIG. 54.73 Teratoma sacrococcígeo em uma menina recém-nascida com uma massa na região glútea. (A) Imagem sagital mostra uma grande massa cística *(C)* na região profunda da pelve, de localização posterior e inferior em relação ao útero *(U)*. Observa-se pequena quantidade de líquido na cavidade uterina, secundária a um estímulo hormonal residual materno. *B*, bexiga. **(B)** Imagem transversal sobre a base da coluna evidencia, em sua região posterior, uma massa complexa *(setas)* com um grande componente predominantemente cístico *(C)*.

Há amplo espectro de aspectos ultrassonográficos de teratomas sacrococcígeos, variando desde completamente císticos a mistos ou até mesmo completamente sólidos (Figs. 54.73 e 54.74). As calcificações, detectadas em um terço dos casos, podem ser amorfas, puntiformes ou espiculadas, sugerindo lesão benigna. A gordura no tumor surge como áreas hiperecogênicas heterogêneas. Os tumores grandes podem deslocar e comprimir anterossuperiormente a bexiga, causando retenção urinária e hidronefrose.

Neuroblastoma e outros tumores neurogênicos podem surgir no espaço pré-sacral em crianças. Cinco por cento dos neuroblastomas se originam na pelve. Devido à sua localização, na região da linha média, são considerados tumores de estágio III. O neuroblastoma pélvico apresenta melhor prognóstico que o neuroblastoma intra-abdominal. As lesões pélvicas apresentam aspecto ultrassonográfico similar ao das lesões suprarrenais. São massas sólidas, ecogênicas e heterogêneas, com 70% de incidência de calcificações. Áreas de necrose cística e hemorragia são achados incomuns[229,230] (Fig. 54.74).

O **rabdomiossarcoma** que se origina da musculatura pélvica pode se manifestar como uma massa pré-sacral sólida. Este tumor geralmente exibe caráter infiltrativo, de margens pouco definidas. Espaços anecogênicos no interior de uma massa predominantemente sólida sugerem áreas de necrose e de hemorragia. A calcificação é rara.[229] A ultrassonografia é um método excelente para a identificação e o estadiamento do rabdomiossarcoma que se origina do sistema geniturinário. Entretanto, a tomografia computadorizada (TC) e a RM fornecem informações mais completas dos tumores que

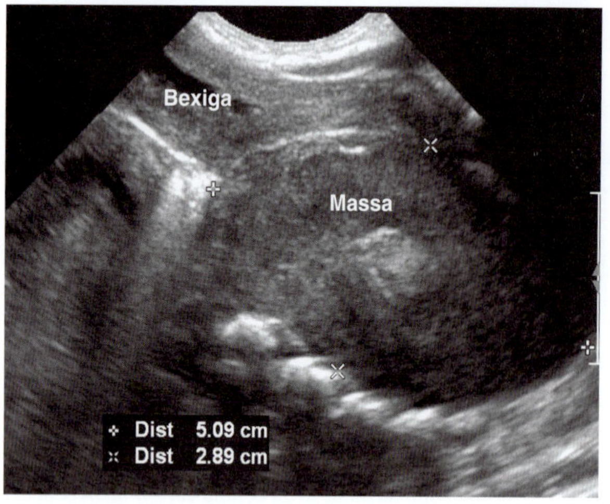

FIG. 54.74 Neuroblastoma. Recém-nascido a termo, com diagnóstico pré-natal de uma grande massa pélvica (5 × 4 × 3 cm), sólida e profunda, com calcificação central, sem sombra acústica posterior. A massa comprime e desloca anteriormente a bexiga urinária.

se originam das paredes laterais da pelve. Outras **massas pré-sacrais predominantemente sólidas** a serem consideradas no diagnóstico diferencial incluem fibroma, lipoma, leiomioma (e seus equivalentes malignos), linfoma, hemangioendotelioma e doença metastática. Os **tumores ósseos sacrais**, tais como sarcoma de Ewing, osteossarcoma, condrossarcoma, tumor de células gigantes e cisto ósseo aneurismático, podem também se manifestar como massas pré-sacrais. Os cordomas da região sacrococcígea são raros em crianças.

As **lesões císticas pré-sacrais**, além dos teratomas sacrococcígeos, podem ser detectadas à ultrassonografia. Essas lesões incluem abscesso, duplicação retal, hematoma, linfocele, cisto neuroentérico, osteomielite sacral e colite ulcerativa. Uma meningocele sacral anterior também pode se manifestar como uma massa cística pré-sacral, representando a herniação das meninges através de um defeito anterior no sacro. Em geral, o sacro exibe configuração em cimitarra ou foice. Um nódulo mural sólido na meningocele cística representa tecido glial ou lipomatoso.

REFERÊNCIAS

1. Stranzinger E, Strouse PJ. Ultrasound of the pediatric female pelvis. Semin Ultrasound CT MR. 2008;29(2):98-113.
2. Garel L, Dubois J, Grignon A, et al. US of the pediatric female pelvis: a clinical perspective. Radiographics. 2001;21(6):1393-1407.
3. Siegel MJ. Female pelvis. In: Siegel MJ, editor. Pediatric sonography. 3rd ed. Philadelphia: Lippincott Williams & Wilkins; 2002. p. 530-577.
4. Siegel MJ. Male genital tract. In: Siegel MJ, editor. Pediatric sonography. 3rd ed. Philadelphia: Lippincott Williams & Wilkins; 2002. p. 579-624.
5. Asavoaie C, Fufezan O, Cosarca M. Ovarian and uterine ultrasonography in pediatric patients. Pictorial essay. Med Ultrason. 2014;16(2):160-167.
6. Paltiel HJ, Phelps A. US of the pediatric female pelvis. Radiology. 2014;270(3):644-657.
7. Teele RL, Share JC. Ultrasonography of the female pelvis in childhood and adolescence. Radiol Clin North Am. 1992;30(4):743-758.
8. Rubin C, Kurtz AB, Goldberg BB. Water enema: a new ultrasound technique in defining pelvic anatomy. J Clin Ultrasound. 1978;6(1):28-33.
9. Bellah RD, Rosenberg HK. . Transvaginal ultrasound in a children's hospital: is it worthwhile? Pediatr Radiol. 1991;21(8):570-574.
10. Jequier S, Rousseau O. Sonographic measurements of the normal bladder wall in children. AJR Am J Roentgenol. 1987;149(3):563-566.
11. Zieger B, Sokol B, Rohrschneider WK, et al. Sonomorphology and involution of the normal urachus in asymptomatic newborns. Pediatr Radiol. 1998;28(3):156-161.
12. Marchal GJ, Baert AL, Eeckels R, Proesmans W. Sonographic evaluation of the normal ureteral submucosal tunnel in infancy and childhood. Pediatr Radiol. 1983;13(3):125-129.
13. Comstock CH, Boal DK. Pelvic sonography of the pediatric patient. Semin Ultrasound. 1984;5:54-67.
14. Cohen HL, Susman M, Haller JO, et al. Posterior urethral valve: transperineal US for imaging and diagnosis in male infants. Radiology. 1994;192(1):261-264.
15. Schiller VL, Grant EG. Doppler ultrasonography of the pelvis. Radiol Clin North Am. 1992;30(4):735-742.
16. Rosenberg HK. Sonography of the pediatric urinary tract. In: Bush WH, editor. Urologic imaging and interventional techniques. Baltimore: Urban & Schwarzenberg; 1989. p. 164-179.
17. Kaplan SL, Edgar JC, Ford EG, et al. Size of testes, ovaries, uterus and breast buds by ultrasound in healthy full-term neonates ages 0-3 days. Pediatr Rad. 2016;46:1837-1847.
18. Cohen HL, Shapiro MA, Mandel FS, Shapiro ML. Normal ovaries in neonates and infants: a sonographic study of 77 patients 1 day to 24 months old. AJR Am J Roentgenol. 1993;160(3):583-586.
19. Cohen HL, Tice HM, Mandel FS. Ovarian volumes measured by US: bigger than we think. Radiology. 1990;177(1):189-192.
20. Orbak Z, Kantarci M, Yildirim ZK, et al. Ovarian volume and uterine length in neonatal girls. J Pediatr Endocrinol Metab. 2007;20(3):397-403.
21. Quillin SP, Siegel MJ. Transabdominal color Doppler ultrasonography of the painful adolescent ovary. J Ultrasound Med. 1994;13(7):549-555.
22. de Silva KS, Kanumakala S, Grover SR, et al. Ovarian lesions in children and adolescents—an 11-year review. J Pediatr Endocrinol Metab. 2004;17(7):951-957.
23. Nussbaum AR, Sanders RC, Benator RM, et al. Spontaneous resolution of neonatal ovarian cysts. AJR Am J Roentgenol. 1987;148(1):175-176.
24. Kuo HC, Lee HC, Shin CH, et al. Clinical spectrum of alimentary tract duplication in children. Acta Paediatr Taiwan. 2004;45(2):85-88.
25. Riddlesberger MM Jr, Kuhn JP, Munschauer RW. The association of juvenile hypothyroidism and cystic ovaries. Radiology. 1981;139(1):77-80.
26. Rosado WM Jr, Trambert MA, Gosink BB, Pretorius DH. Adnexal torsion: diagnosis by using Doppler sonography. AJR Am J Roentgenol. 1992;159(6):1251-1253.
27. Lee EJ, Kwon HC, Joo HJ, et al. Diagnosis of ovarian torsion with color Doppler sonography: depiction of twisted vascular pedicle. J Ultrasound Med. 1998;17(2):83-89.
28. Hurh PJ, Meyer JS, Shaaban A. Ultrasound of a torsed ovary: characteristic gray-scale appearance despite normal arterial and venous flow on Doppler. Pediatr Radiol. 2002;32(8):586-588.
29. Graif M, Itzchak Y. Sonographic evaluation of ovarian torsion in childhood and adolescence. AJR Am J Roentgenol. 1988;150(3):647-649.
30. Cass DL. Ovarian torsion. Semin Pediatr Surg. 2005;14(2):86-92.
31. Servaes S, Zurakowski D, Laufer MR, et al. Sonographic findings of ovarian torsion in children. Pediatr Radiol. 2007;37(5):446-451.
32. Harmon JC, Binkovitz LA, Binkovitz LE. Isolated fallopian tube torsion: sonographic and CT features. Pediatr Radiol. 2008;38(2):175-179.
33. Baltarowich OH, Kurtz AB, Pasto ME, et al. The spectrum of sonographic findings in hemorrhagic ovarian cysts. AJR Am J Roentgenol. 1987;148(5):901-905.
34. Hann LE, Hall DA, McArdle CR, Seibel M. Polycystic ovarian disease: sonographic spectrum. Radiology. 1984;150(2):531-534.
35. Rotterdam. ESHRE/ASRM-Sponsored PCOS Consensus Workshop Group. Revised 2003 consensus on diagnostic criteria and long-term health risks related to polycystic ovary syndrome. Fertil Steril. 2004;81(1):19-25.
36. Agapova SE, Cameo T, Sopher AB, Oberfield SE. Diagnosis and challenges of polycystic ovary syndrome in adolescence. Semin Reprod Med. 2014;32(3):194-201.
37. Lee TT, Rausch ME. Polycystic ovarian syndrome: role of imaging in diagnosis. Radiographics. 2012;32(6):1643-1657.
38. Siklar Z, Berberoglu M, Camtosun E, Kocaay P. Diagnostic characteristics and metabolic risk factors of cases with polycystic ovary syndrome during adolescence. J Pediatr Adolesc Gynecol. 2015;28(2):78-83.
39. Youngster M, Ward VL, Blood EA, et al. Utility of ultrasound in the diagnosis of polycystic ovary syndrome in adolescents. Fertil Steril. 2014;102(5):1432-1438.

40. Powers SE, Uliassi NW, Sullivan SD, et al. Trends in standard workup performed by pediatric subspecialists for the diagnosis of adolescent polycystic ovary syndrome. J Pediatr Adolesc Gynecol. 2015;28(1):43-46.
41. Jeffrey Chang R, Coffler MS. Polycystic ovary syndrome: early detection in the adolescent. Clin Obstet Gynecol. 2007;50(1):178-187.
42. Lee AR, Kim KH, Lee BH, Chin SY. Massive edema of the ovary: imaging findings. AJR Am J Roentgenol. 1993;161(2):343-344.
43. Roth LM, Deaton RL, Sternberg WH. Massive ovarian edema. A clinicopathologic study of five cases including ultrastructural observations and review of the literature. Am J Surg Pathol. 1979;3(1):11-21.
44. Sty JR, Wells RG. Other abdominal and pelvic masses in children. Semin Roentgenol. 1988;23(3):216-231.
45. Guzel AB, Gulec UK, Gumurdulu D, et al. Unusual adnexal masses in adolescents and young women: massive ovarian oedema. J Obstet Gynaecol. 2013;33(6):635-636.
46. Sisler CL, Siegel MJ. Ovarian teratomas: a comparison of the sonographic appearance in prepubertal and postpubertal girls. AJR Am J Roentgenol. 1990;154(1):139-141.
47. Heo SH, Kim JW, Shin SS, et al. Review of ovarian tumors in children and adolescents: radiologic-pathologic correlation. Radiographics. 2014;34(7):2039-2055.
48. Kelleher CM, Goldstein AM. Adnexal masses in children and adolescents. Clin Obstet Gynecol. 2015;58(1):76-92.
49. Shah RU, Lawrence C, Fickenscher KA, et al. Imaging of pediatric pelvic neoplasms. Radiol Clin North Am. 2011;49(4):729-L748, vi.
50. Patel MD, Feldstein VA, Lipson SD, et al. Cystic teratomas of the ovary: diagnostic value of sonography. AJR Am J Roentgenol. 1998;171(4):1061-1065.
51. Stankovic ZB, Djukic MK, Sedlecki K, et al. Rapidly growing bilateral ovarian cystadenoma in a 6-year-old girl: case report and literature review. J Pediatr Adolesc Gynecol. 2006;19(1):35-38.
52. Bickers GH, Siebert JJ, Anderson JC, et al. Sonography of ovarian involvement in childhood acute lymphocytic leukemia. AJR Am J Roentgenol. 1981;137(2):399-401.
53. Fleischer AC, Rodgers WH, Kepple DM, et al. Color Doppler sonography of benign and malignant ovarian masses. Radiographics. 1992;12(5):879-885.
54. Carter J, Saltzman A, Hartenbach E, et al. Flow characteristics in benign and malignant gynecologic tumors using transvaginal color flow Doppler. Obstet Gynecol. 1994;83(1):125-130.
55. Rosenberg HK, Sherman NH, Tarry WF, et al. Mayer-Rokitansky-Kuster-Hauser syndrome: US aid to diagnosis. Radiology. 1986;161(3):815-819.
56. Blask AR, Sanders RC, Gearhart JP. Obstructed uterovaginal anomalies: demonstration with sonography. Part I. Neonates and infants. Radiology. 1991;179(1):79-83.
57. Blask AR, Sanders RC, Rock JA. Obstructed uterovaginal anomalies: demonstration with sonography. Part II. Teenagers. Radiology. 1991;179(1):84-88.
58. Wilson SR, Beecham CT, Carrington ER, editors. Obstetrics and gynecology. 8th ed. St Louis: Mosby; 1987.
59. Brody JM, Koelliker SL, Frishman GN. Unicornuate uterus: imaging appearance, associated anomalies, and clinical implications. AJR Am J Roentgenol. 1998;171(5):1341-1347.
60. Scanlan KA, Pozniak MA, Fagerholm M, Shapiro S. Value of transperineal sonography in the assessment of vaginal atresia. AJR Am J Roentgenol. 1990;154(3):545-548.
61. Messina M, Severi FM, Bocchi C, et al. Voluminous perinatal pelvic mass: a case of congenital hydrometrocolpos. J Matern Fetal Neonatal Med. 2004;15(2):135-137.
62. Fisher MR, Kricun ME, editors. Imaging of the pelvis. Gaithersburg, Md: Aspen; 1989.
63. Meglin AJ, Balotin RJ, Jelinek JS, et al. Cloacal exstrophy: radiologic findings in 13 patients. AJR Am J Roentgenol. 1990;155(6):1267-1272.
64. Capito C, Echaieb A, Lortat-Jacob S, et al. Pitfalls in the diagnosis and management of obstructive uterovaginal duplication: a series of 32 cases. Pediatrics. 2008;122(4):e891-e897.
65. Mirkovic L, Mirkovic D, Boskovic V, Markovic Z. Uterus didelphys with obstructed hemivagina and ipsilateral renal agenesis. Acta Chir Iugosl. 2007;54(3):137-139.
66. Hu MX, Methratta S. An unusual case of neonatal peritoneal calcifications associated with hydrometrocolpos. Pediatr Radiol. 2001;31(10):742-744.
67. Andrassy RJ, Wiener ES, Raney RB, et al. Progress in the surgical management of vaginal rhabdomyosarcoma: a 25-year review from the Intergroup Rhabdomyosarcoma Study Group. J Pediatr Surg. 1999;34(5):731-734.
68. Lin EP, Bhatt S, Dogra VS. Diagnostic clues to ectopic pregnancy. Radiographics. 2008;28(6):1661-1671.
69. Pellerito JS, Taylor KJ, Quedens-Case C, et al. Ectopic pregnancy: evaluation with endovaginal color flow imaging. Radiology. 1992;183(2):407-411.
70. Zinn HL, Cohen HL, Zinn DL. Ultrasonographic diagnosis of ectopic pregnancy: importance of transabdominal imaging. J Ultrasound Med. 1997;16(9):603-607.
71. Lipscomb GH, Stovall TG, Ling FW. Nonsurgical treatment of ectopic pregnancy. N Engl J Med. 2000;343(18):1325-1329.
72. Bulas DI, Ahlstrom PA, Sivit CJ, et al. Pelvic inflammatory disease in the adolescent: comparison of transabdominal and transvaginal sonographic evaluation. Radiology. 1992;183(2):435-439.
73. Wherry KL, Dubinsky TJ, Waitches GM, et al. Low-resistance endometrial arterial flow in the exclusion of ectopic pregnancy revisited. J Ultrasound Med. 2001;20(4):335-342.
74. Schoenfeld A, Fisch B, Cohen M, et al. Ultrasound findings in perihepatitis associated with pelvic inflammatory disease. J Clin Ultrasound. 1992;20(5):339-342.
75. Dinerman LM, Elfenbein DS, Cumming WA. Clinical Fitz-Hugh-Curtis syndrome in an adolescent. Ultrasonographic findings. Clin Pediatr (Phila). 1990;29(9):532-535.
76. Caspi B, Zalel Y, Katz Z, et al. The role of sonography in the detection of vaginal foreign bodies in young girls: the bladder indentation sign. Pediatr Radiol. 1995;25(Suppl. 1):S60-S61.
77. Deligeoroglou E, Deliveliotou A, Laggari V, et al. Vaginal foreign body in childhood: a multidisciplinary approach. J Paediatr Child Health. 2006;42(10):649-651.
78. Goske MJ, Emmens RW, Rabinowitz R. Inguinal ovaries in children demonstrated by high resolution real-time ultrasound. Radiology. 1984;151(3):635-636.
79. Cleemann L, Holm K, Fallentin E, et al. Uterus and ovaries in girls and young women with Turner syndrome evaluated by ultrasound and magnetic resonance imaging. Clin Endocrinol (Oxf). 2011;74(6):756-761.
80. Eksioglu AS, Yilmaz S, Cetinkaya S, et al. Value of pelvic sonography in the diagnosis of various forms of precocious puberty in girls. J Clin Ultrasound. 2013;41(2):84-93.
81. Yu J, Shin HY, Lee SH, et al. Usefulness of pelvic ultrasonography for the diagnosis of central precocious puberty in girls. Korean J Pediatr. 2015;58(8):294-300.
82. Ambrosino MM, Hernanz-Schulman M, Genieser NB, et al. Monitoring of girls undergoing medical therapy for isosexual precocious puberty. J Ultrasound Med. 1994;13(7):501-508.
83. Jensen AM, Brocks V, Holm K, et al. Central precocious puberty in girls: internal genitalia before, during, and after treatment with long-acting gonadotropin-releasing hormone analogues. J Pediatr. 1998;132(1):105-108.
84. Mong A, Bellah R. Imaging the pediatric prostate. Radiol Clin North Am. 2006;44(5):749-L756, ix.
85. Shapiro E, Hartanto V, Perlman EJ, et al. Morphometric analysis of pediatric and nonhyperplastic prostate glands: evidence that BPH is not a unique stromal process. Prostate. 1997;33(3):177-182.
86. Ingram S, Hollman AS, Azmy AF. Ultrasound evaluation of the paediatric prostate. Br J Urol. 1994;74(5):601-603.
87. Daniel WA Jr, Feinstein RA, Howard-Peebles P, Baxley WD. Testicular volumes of adolescents. J Pediatr. 1982;101(6):1010-1012.
88. Atkinson GO Jr, Patrick LE, Ball TI Jr, et al. The normal and abnormal scrotum in children: evaluation with color Doppler sonography. AJR Am J Roentgenol. 1992;158(3):613-617.
89. Patriquin HB, Yazbeck S, Trinh B, et al. Testicular torsion in infants and children: diagnosis with Doppler sonography. Radiology. 1993;188(3):781-785.
90. Fakhry J, Khoury A, Barakat K, The hypoechoic band, a normal finding on testicular sonography, Am F AJR. . Roentgenol. 1989;153(2):321-323.
91. Luker GD, Siegel MJ. Scrotal US in pediatric patients: comparison of power and standard color Doppler US. Radiology. 1996;198(2):381-385.
92. Paltiel HJ, Rupich RC, Babcock DS. Maturational changes in arterial impedance of the normal testis in boys: Doppler sonographic study. AJR Am J Roentgenol. 1994;163(5):1189-1193.

93. Barth RA, Shortliffe LD. Normal pediatric testis: comparison of power Doppler and color Doppler US in the detection of blood flow. Radiology. 1997;204(2):389-393.
94. Sherman NH, Boyle GK, Rosenberg HK. Sonography in the neonate. Ultrasound Q. 1988;6:91-150.
95. Christensen JD, Dogra VS. The undescended testis. Semin Ultrasound CT MR. 2007;28(4):307-316.
96. Maghnie M, Vanzulli A, Paesano P, et al. The accuracy of magnetic resonance imaging and ultrasonography compared with surgical findings in the localization of the undescended testis. Arch Pediatr Adolesc Med. 1994;148(7):699-703.
97. Kogan S, Kadziselimovic F, Howards SS, et al. Pediatric andrology. In: Gillenwater JY, Grayback JT, Howards SS, editors. Adult and pediatric urology. 3rd ed. St Louis: Mosby; 1996. p. 2623-2674.
98. Gong M, Geary ES, Shortliffe LM. Testicular torsion with contralateral vanishing testis. Urology. 1996;48(2):306307.
99. Finkelstein MS, Rosenberg HK. Snyder 3rd HM. Duckett JW. Ultrasound evaluation of scrotum in pediatrics. Urology. 1986;27(1):1-9.
100. Eberenz W, Rosenberg HK, Moshang T, et al. True hermaphroditism: sonographic demonstration of ovotestes. Radiology. 1991;179(2):429-431.
101. Eberli D, Gretener H, Dommann-Scherrer C, et al. Cystic dysplasia of the testis: a very rare paediatric tumor of the testis. Urol Int. 2002;69(1):1-6.
102. Piotto L, LeQuesne GW, Gent R, et al. Congenital cystic dysplasia of the rete testis. Pediatr Radiol. 2001;31(10):724-726.
103. Hamm B, Fobbe F, Loy V. Testicular cysts: differentiation with US and clinical findings. Radiology. 1988;168(1):19-23.
104. Weiss AJ, Kellman GM, Middleton WD, Kirkemo A. Intratesticular varicocele: sonographic findings in two patients. AJR Am J Roentgenol. 1992;158(5):1061-1063.
105. Pimpalwar A, Chowdhary S, Huskisson J, Corkery JJ. Cysts of the ejaculatory system—a treatable cause of recurrent epididymo-orchitis in children. Eur J Pediatr Surg. 2002;12(4):281-285.
106. Galejs LE, Kass EJ. Color Doppler ultrasound evaluation of the acute scrotum. Tech Urol. 1998;4(4):182-184.
107. Makela E, Lahdes-Vasama T, Rajakorpi H, Wikstrom S. A 19-year review of paediatric patients with acute scrotum. Scand J Surg. 2007;96(1):62-66.
108. Friedman SC, Sheynkin YR. Acute scrotal symptoms due to perforated appendix in children: case report and review of literature. Pediatr Emerg Care. 1995;11(3):181-182.
109. Yang WT, Ku KW, Metreweli C. Case report: neonatal adrenal haemorrhage presenting as an acute right scrotal swelling (haematoma)—value of ultrasound. Clin Radiol. 1995;50(2):127-129.
110. Schroder CH, Rieu P, de Jong MC. Peritoneal laceration: a rare cause of scrotal edema in a 2-year-old boy. Adv Perit Dial. 1993;9:329-330.
111. Simoneaux SF, Ball TI, Atkinson GO Jr. Scrotal swelling: unusual first presentation of Crohn's disease. Pediatr Radiol. 1995;25(5):375-376.
112. Older RA, Watson LR. Ultrasound diagnosis of testicular torsion: beware the swollen epididymis. J Urol. 1997;157(4):1369-1370.
113. Kilkenny TE. Acute scrotum in an infant: post-herniorrhaphy complication. Sonographic evaluation. Pediatr Radiol. 1993;23(6):481-482.
114. Kadish HA, Bolte RG. A retrospective review of pediatric patients with epididymitis, testicular torsion, and torsion of testicular appendages. Pediatrics. 1998;102(1 Pt 1):73-76.
115. Gronski M, Hollman AS. The acute paediatric scrotum: the role of colour Doppler ultrasound. Eur J Radiol. 1998;26(2):183-193.
116. Hollman AS, Ingram S, Carachi R, Davis C. Colour Doppler imaging of the acute paediatric scrotum. Pediatr Radiol. 1993;23(2):83-87.
117. Bhatt S, Dogra VS. Role of US in testicular and scrotal trauma. Radiographics. 2008;28(6):1617-1629.
118. Brown SM, Casillas VJ, Montalvo BM, Albores-Saavedra J. Intrauterine spermatic cord torsion in the newborn: sonographic and pathologic correlation. Radiology. 1990;177(3):755-757.
119. Groisman GM, Nassrallah M, Bar-Maor JA. Bilateral intra-uterine testicular torsion in a newborn. Br J Urol. 1996;78(5):800-801.
120. Zinn HL, Cohen HL, Horowitz M. Testicular torsion in neonates: importance of power Doppler imaging. J Ultrasound Med. 1998;17(6):385-388.
121. Koff SA. . Does compensatory testicular enlargement predict monorchism? J Urol. 1991;146(2 Pt 2):632-633.
122. Klin B, Lotan G, Efrati Y, et al. Acute idiopathic scrotal edema in children—revisited. J Pediatr Surg. 2002;37(8):1200-1202.
123. Leape LL. Torsion of the testis. In: Welch KJ, Randolph JG, Ravitch MM, editors. Pediatric surgery. St. Louis: Mosby; 1986.
124. Paltiel HJ, Connolly LP, Atala A, et al. Acute scrotal symptoms in boys with an indeterminate clinical presentation: comparison of color Doppler sonography and scintigraphy. Radiology. 1998;207(1):223-231.
125. Chen DC, Holder LE, Kaplan GN. Correlation of radionuclide imaging and diagnostic ultrasound in scrotal diseases. J Nucl Med. 1986;27(11):1774-1781.
126. Prando D. Torsion of the spermatic cord: the main gray-scale and Doppler sonographic signs. Abdom Imaging. 2009;34(5):648-661.
127. Coley BD, Frush DP, Babcock DS, et al. Acute testicular torsion: comparison of unenhanced and contrast-enhanced power Doppler US, color Doppler US, and radionuclide imaging. Radiology. 1996;199(2):441-446.
128. Siegel MJ. The acute scrotum. Radiol Clin North Am. 1997;35(4):959-976.
129. Deurdulian C, Mittelstaedt CA, Chong WK, Fielding JR. US of acute scrotal trauma: optimal technique, imaging findings, and management. Radiographics. 2007;27(2):357-369.
130. Haynes BE, Haynes VE. Manipulative detorsion: beware the twist that does not turn. J Urol. 1987;137(1):118-119.
131. Erbay N, Brown SL, Spencer RP. Hydrocele mimicking testicular torsion on radionuclide and ultrasound studies. Clin Nucl Med. 1997;22(8):570-571.
132. Nye PJ, Prati RC Jr. Idiopathic hydrocele and absent testicular diastolic flow. J Clin Ultrasound. 1997;25(1):43-46.
133. Nussbaum Blask AR, Rushton HG. Sonographic appearance of the epididymis in pediatric testicular torsion. AJR Am J Roentgenol. 2006;187(6):1627-1635.
134. Horstman WG, Middleton WD, Melson GL. Scrotal inflammatory disease: color Doppler US findings. Radiology. 1991;179(1):55-59.
135. Jee WH, Choe BY, Byun JY, et al. Resistive index of the intrascrotal artery in scrotal inflammatory disease. Acta Radiol. 1997;38(6):1026-1030.
136. Lee JC, Bhatt S, Dogra VS. Imaging of the epididymis. Ultrasound Q. 2008;24(1):3-16.
137. Karmazyn B, Kaefer M, Kauffman S, Jennings SG. Ultrasonography and clinical findings in children with epididymitis, with and without associated lower urinary tract abnormalities. Pediatr Radiol. 2009;39(10):1054-1058.
138. Bukowski TP, Lewis AG, Reeves D, et al. Epididymitis in older boys: dysfunctional voiding as an etiology. J Urol. 1995;154(2 Pt 2):762-765.
139. Cohen HL, Shapiro MA, Haller JO, Glassberg K. Torsion of the testicular appendage. Sonographic diagnosis. J Ultrasound Med. 1992;11(3):81-83.
140. Baldisserotto M, de Souza JC, Pertence AP, Dora MD. Color Doppler sonography of normal and torsed testicular appendages in children. AJR Am J Roentgenol. 2005;184(4):1287-1292.
141. Singh AK, Kao SC. Torsion of testicular appendage. Pediatr Radiol. 2010;40(3):373.
142. Strauss S, Faingold R, Manor H. Torsion of the testicular appendages: sonographic appearance. J Ultrasound Med. 1997;16(3):189-192.
143. Hesser U, Rosenborg M, Gierup J, et al. Gray-scale sonography in torsion of the testicular appendages. Pediatr Radiol. 1993;23(7):529-532.
144. Monga M, Scarpero HM, Ortenberg J. Metachronous bilateral torsion of the testicular appendices. Int J Urol. 1999;6(11):589-591.
145. Black JA, Patel A. Sonography of the normal extratesticular space. AJR Am J Roentgenol. 1996;167(2):503-506.
146. Jeffrey RB, Laing FC, Hricak H, McAninch JW. Sonography of testicular trauma. AJR Am J Roentgenol. 1983;141(5):993-995.
147. Corrales JG, Corbel L, Cipolla B, et al. Accuracy of ultrasound diagnosis after blunt testicular trauma. J Urol. 1993;150(6):1834-1836.
148. Lee A, Park SJ, Lee HK, et al. Acute idiopathic scrotal edema: ultrasonographic findings at an emergency unit. Eur Radiol. 2009;19(8):2075-2080.
149. Herman TE, Shackelford GD, McAlister WH. Acute idiopathic scrotal edema: role of scrotal sonography. J Ultrasound Med. 1994;13(1):53-55.
150. Ben-Sira L, Laor T. Severe scrotal pain in boys with Henoch-Schönlein purpura: incidence and sonography. Pediatr Radiol. 2000;30(2):125-128.
151. Sudakoff GS, Burke M, Rifkin MD. Ultrasonographic and color Doppler imaging of hemorrhagic epididymitis in Henoch-Schönlein purpura. J Ultrasound Med. 1992;11(11):619-621.
152. Grainger AJ, Hide IG, Elliott ST. The ultrasound appearances of scrotal oedema. Eur J Ultrasound. 1998;8(1):33-37.

153. Munden MM, Trautwein LM. Scrotal pathology in pediatrics with sonographic imaging. Curr Probl Diagn Radiol. 2000;29(6):185-205.
154. Begley MG, Shawker TH, Robertson CN, et al. Fournier gangrene: diagnosis with scrotal US. Radiology. 1988;169(2):387-389.
155. Kocakoc E, Bhatt S, Dogra V. Ultrasound evaluation of testicular neoplasms. Ultrasound Clin. 2007;2:27-44.
156. Castleberry RP, Cushing B, Perlman E, editors. Germ cell tumors. 3rd ed. Philadelphia: Lippincott-Raven; 1997.
157. Skoog SJ. Benign and malignant pediatric scrotal masses. Pediatr Clin North Am. 1997;44(5):1229-1250.
158. Geraghty MJ, Lee FT Jr, Bernsten SA, et al. Sonography of testicular tumors and tumor-like conditions: a radiologic-pathologic correlation. Crit Rev Diagn Imaging. 1998;39(1):1-63.
159. Liu P, Phillips MJ, Edwards VD, et al. Sonographic findings of testicular teratoma with pathologic correlation. Pediatr Radiol. 1992;22(2): 99-101.
160. Worthy L, Miller EI, Chinn DH. Evaluation of extratesticular findings in scrotal neoplasms. J Ultrasound Med. 1986;5(5):261-263.
161. Horowitz MB, Abiri MM. US case of the day. Benign cystic teratoma and testicular microlithiasis. Radiographics. 1997;17(3):793-796.
162. Horstman WG, Melson GL, Middleton WD, Andriole GL. Testicular tumors: findings with color Doppler US. Radiology. 1992;185(3):733-737.
163. Castleberry RP, Kelly DR, Joseph DB, editors. Gonadal and extragonadal germ cell tumors. 4th ed. Chicago: Mosby–Year Book; 1991.
164. Luisiri A, Vogler C, Steinhardt G, Silberstein M. Neonatal cystic testicular gonadoblastoma. Sonographic and pathologic findings. J Ultrasound Med. 1991;10(1):59-61.
165. Hertzberg BS, Mahony BS, Bowie JD, Anderson EE. Sonography of an intratesticular lipoma. J Ultrasound Med. 1985;4(11):619-621.
166. Seidenwurm D, Smathers RL, Kan P, Hoffman A. Intratesticular adrenal rests diagnosed by ultrasound. Radiology. 1985;155(2):479-481.
167. Moghe PK, Brady AP. Ultrasound of testicular epidermoid cysts. Br J Radiol. 1999;72(862):942-945.
168. Avila NA, Premkumar A, Merke DP. Testicular adrenal rest tissue in congenital adrenal hyperplasia: comparison of MR imaging and sonographic findings. AJR Am J Roentgenol. 1999;172(4):1003-1006.
169. Avila NA, Shawker TS, Jones JV, et al. Testicular adrenal rest tissue in congenital adrenal hyperplasia: serial sonographic and clinical findings. AJR Am J Roentgenol. 1999;172(5):1235-1238.
170. Walker BR, Skoog SJ, Winslow BH, et al. Testis sparing surgery for steroid unresponsive testicular tumors of the adrenogenital syndrome. J Urol. 1997;157(4):1460-1463.
171. Mazzu D, Jeffrey RB Jr, Ralls PW. Lymphoma and leukemia involving the testicles: findings on gray-scale and color Doppler sonography. AJR Am J Roentgenol. 1995;164(3):645-647.
172. Patriquin HB, editor. Leukemic infiltration of the testis. Reston, Va: American College of Radiology; 1993.
173. Luker GD, Siegel MJ. Pediatric testicular tumors: evaluation with gray-scale and color Doppler US. Radiology. 1994;191(2):561-564.
174. Casola G, Scheible W, Leopold GR. Neuroblastoma metastatic to the testis: ultrasonographic screening as an aid to clinical staging. Radiology. 1984;151(2):475-476.
175. Koseoglu V, Akata D, Kutluk T, et al. Neuroblastoma with spermatic cord metastasis in a child: sonographic findings. J Clin Ultrasound. 1999;27(5):287-289.
176. McEniff N, Doherty F, Katz J, et al. Yolk sac tumor of the testis discovered on a routine annual sonogram in a boy with testicular microlithiasis. AJR Am J Roentgenol. 1995;164(4):971-972.
177. Valla JS. Testis-sparing surgery for benign testicular tumors in children. J Urol. 2001;165(6 Pt 2):2280-2283.
178. Garcia CJ, Zuniga S, Rosenberg H, et al. Simple intratesticular cysts in children: preoperative sonographic diagnosis and histological correlation. Pediatr Radiol. 1999;29(11):851-855.
179. Altadonna V. Snyder 3rd HM, Rosenberg HK. Duckett JW. Simple cysts of the testis in children: preoperative diagnosis by ultrasound and excision with testicular preservation. J Urol. 1988;140(6):1505-1507.
180. Holloway BJ, Belcher HE, Letourneau JG, Kunberger LE. Scrotal sonography: a valuable tool in the evaluation of complications following inguinal hernia repair. J Clin Ultrasound. 1998;26(7):341-344.
181. Dierks PR, Moore PT. Scrotal lymphocele: a complication of renal transplant surgery. J Ultrasound Med. 1985;4(2):91-92.
182. Chung SE, Frush DP, Fordham LA. Sonographic appearances of extratesticular fluid and fluid-containing scrotal masses in infants and children: clues to diagnosis. AJR Am J Roentgenol. 1999;173(3):741-745.
183. Miele V, Galluzzo M, Patti G, et al. Scrotal hematoma due to neonatal adrenal hemorrhage: the value of ultrasonography in avoiding unnecessary surgery. Pediatr Radiol. 1997;27(8):672-674.
184. Aso C, Enriquez G, Fite M, et al. Gray-scale and color Doppler sonography of scrotal disorders in children: an update. Radiographics. 2005;25(5):1197-1214.
185. Niedzielski J, Paduch D, Raczynski P. Assessment of adolescent varicocele. Pediatr Surg Int. 1997;12(5–6):410-413.
186. Wood A, Dewbury KC. Case report: paratesticular rhabdomyosarcoma—colour Doppler appearances. Clin Radiol. 1995;50(2):130-131.
187. Frates MC, Benson CB, DiSalvo DN, et al. Solid extratesticular masses evaluated with sonography: pathologic correlation. Radiology. 1997;204(1):43-46.
188. Zwanger-Mendelsohn S, Shreck EH, Doshi V. Burkitt lymphoma involving the epididymis and spermatic cord: sonographic and CT findings. AJR Am J Roentgenol. 1989;153(1):85-86.
189. Akbar SA, Sayyed TA, Jafri SZ, et al. Multimodality imaging of paratesticular neoplasms and their rare mimics. Radiographics. 2003;23(6):1461-1476.
190. Choyke PL, Glenn GM, Wagner JP, et al. Epididymal cystadenomas in von Hippel–Lindau disease. Urology. 1997;49(6):926-931.
191. Alaminos-Mingorance M, Sanchez-Lopez-Tello C, Castejon-Casado J, et al. Scrotal lymphangioma in children. Urol Int. 1998;61(3):181-182.
192. Cirillo RL Jr, Coley BD, Binkovitz LA, Jayanthi RV. Sonographic findings in splenogonadal fusion. Pediatr Radiol. 1999;29(1):73-75.
193. Mene M, Rosenberg HK, Ginsberg PC. Meconium periorchitis presenting as scrotal nodules in a five year old boy. J Ultrasound Med. 1994;13(6):491-494.
194. Sung EK, Setty BN, Castro-Aragon I. Sonography of the pediatric scrotum: emphasis on the Ts—torsion, trauma, and tumors. AJR Am J Roentgenol. 2012;198(5):996-1003.
195. Chiang LW, Yap TL, Asiri MM, et al. Implications of incidental finding of testicular microlithiasis in paediatric patients. J Pediatr Urol. 2012;8(2):162-165.
196. Nussbaum AR, Dorst JP, Jeffs RD, et al. Ectopic ureter and ureterocele: their varied sonographic manifestations. Radiology. 1986;159(1):227-235.
197. Giel DW, Noe HN, Williams MA. Ultrasound screening of asymptomatic siblings of children with vesicoureteral reflux: a long-term followup study. J Urol. 2005;174(4 Pt 2):1602-1604.
198. Macpherson RI, Leithiser RE, Gordon L, Turner WR. Posterior urethral valves: an update and review. Radiographics. 1986;6(5):753-791.
199. Hulbert WC, Rosenberg HK, Cartwright PC, et al. The predictive value of ultrasonography in evaluation of infants with posterior urethral valves. J Urol. 1992;148(1):122-124.
200. Garris J, Kangarloo H, Sarti D, et al. The ultrasound spectrum of prune-belly syndrome. J Clin Ultrasound. 1980;8(2):117-120.
201. Caro PA, Rosenberg HK. Snyder 3rd HM. Congenital urethral polyp. AJR Am J Roentgenol. 1986;147(5):1041-1042.
202. Kessler A, Rosenberg HK, Smoyer WE, Blyth B. Urethral stones: US for identification in boys with hematuria and dysuria. Radiology. 1992;185(3):767-768.
203. Shukla AR, Bellah RA, Canning DA, et al. Giant bladder diverticula causing bladder outlet obstruction in children. J Urol. 2004;172(5 Pt 1):1977-1979.
204. Keller MS, Weiss RM, Rosenfield NS. Sonographic evaluation of ureterectasis in children: the significance of peristalsis. J Urol. 1993;149(3):553-555.
205. Marshall JL, Johnson ND, De Campo MP. Vesicoureteric reflux in children: prediction with color Doppler imaging. Work in progress. Radiology. 1990;175(2):355-358.
206. Jequier S, Paltiel H, Lafortune M. Ureterovesical jets in infants and children: duplex and color Doppler US studies. Radiology. 1990;175(2):349-353.
207. Berrocal T, Gaya F, Arjonilla A, Lonergan GJ. Vesicoureteral reflux: diagnosis and grading with echo-enhanced cystosonography versus voiding cystourethrography. Radiology. 2001;221(2):359-365.
208. Darge K, Ghods S, Zieger B, et al. Reduction in voiding cystourethrographies after the introduction of contrast enhanced sonographic reflux diagnosis. Pediatr Radiol. 2001;31(11):790-795.

209. Benz MR, Stehr M, Kammer B, et al. Foreign body in the bladder mimicking nephritis. Pediatr Nephrol. 2007;22(3):467-470.
210. Erasmie U, Lidefelt KJ. Accuracy of ultrasonic assessment of residual urine in children. Pediatr Radiol. 1989;19(6–7):388-390.
211. Cacciarelli AA, Kass EJ, Yang SS. Urachal remnants: sonographic demonstration in children. Radiology. 1990;174(2):473-475.
212. Choi YJ, Kim JM, Ahn SY, et al. Urachal anomalies in children: a single center experience. Yonsei Med J. 2006;47(6):782-786.
213. Boyle G, Rosenberg HK, O'Neill J. An unusual presentation of an infected urachal cyst. Review of urachal anomalies. Clin Pediatr (Phila). 1988;27(3):130-134.
214. Heaney JA, Pfister RC, Meares EM Jr. Giant cyst of the seminal vesicle with renal agenesis. AJR Am J Roentgenol. 1987;149(1):139-140.
215. Hayden CK Jr, Swischuk LE, Fawcett HD, et al. Urinary tract infections in childhood: a current imaging approach. Radiographics. 1986;6(6):1023-1038.
216. Rifkin MD, Kurtz AB, Pasto ME, Goldberg BB. Unusual presentations of cystitis. J Ultrasound Med. 1983;2:25-28.
217. Rosenberg HK, Eggli KD, Zerin JM, et al. Benign cystitis in children mimicking rhabdomyosarcoma. J Ultrasound Med. 1994;13(12):921-932.
218. Wexler LH, Helman LJ, editors. Rhabdomyosarcoma and the undifferentiated sarcomas. Philadelphia: Lippincott-Raven; 1997.
219. Williams JL, Cumming WA. Walker 3rd RD. Hackett RL. Transitional cell papilloma of the bladder. Pediatr Radiol. 1986;16(4):322-323.
220. Bornstein I, Charboneau JW, Hartman GW. Leiomyoma of the bladder: sonographic and urographic findings. J Ultrasound Med. 1986;5(7):407-408.
221. Shapeero LG, Vordermark JS. Bladder neurofibromatosis in childhood. Noninvasive imaging. J Ultrasound Med. 1990;9(3):177-180.
222. Crecelius SA, Bellah R. Pheochromocytoma of the bladder in an adolescent: sonographic and MR imaging findings. AJR Am J Roentgenol. 1995;165(1):101-103.
223. Zerin JM, Lebowitz RL. Spontaneous extraperitoneal rupture of the urinary bladder in children. Radiology. 1989;170(2):487-488.
224. Mezzacappa PM, Price AP, Kassner EG, et al. Cohen ureteral reimplantation: sonographic appearance. Radiology. 1987;165(3):851-852.
225. Puri P, Pirker M, Mohanan N, et al. Subureteral dextranomer/hyaluronic acid injection as first line treatment in the management of high grade vesicoureteral reflux. J Urol. 2006;176(4 Pt 2):1856-1859.
226. Hertzberg BS, Bowie JD, King LR, Webster GD. Augmentation and replacement cystoplasty: sonographic findings. Radiology. 1987;165(3):853-856.
227. Gundeti MS, Eng MK, Reynolds WS, Zagaja GP. Pediatric robotic-assisted laparoscopic augmentation ileocystoplasty and Mitrofanoff appendicovesicostomy: complete intracorporeal—initial case report. Urology. 2008;72(5):1144-1147.
228. Rescorla FJ, Sawin RS, Coran AG, et al. Long-term outcome for infants and children with sacrococcygeal teratoma: a report from the Childrens Cancer Group. J Pediatr Surg. 1998;33(2):171-176.
229. Kocaoglu M, Frush DP, Pediatric presacral masses. . Radiographics. 2006;26(3):833-857.
230. Watanabe M, Komuro H, Kaneko M, et al. A rare case of presacral cystic neuroblastoma in an infant. J Pediatr Surg. 2008;43(7):1376-1379.
231. Rosenberg H. Sonography of pediatric urinary tract abnormalities. Part I. Am Urol Assoc Weekly Update Series. 1986;35:1-8.

CAPÍTULO 55

Quadril Pediátrico e Outras Aplicações da Ultrassonografia Musculoesquelética

Leslie E. Grissom e H. Theodore Harcke

RESUMO DOS PONTOS-CHAVE

- A ultrassonografia é a técnica preferida no diagnóstico e no manejo da displasia do desenvolvimento do quadril (DDQ).
- DDQ é multifatorial: o fator de risco mais alto é o parto pélvico.
- Os dois métodos básicos, o morfológico e o dinâmico, compartilham a necessidade de reconhecimento de acidentes anatômicos críticos do quadril. A técnica dinâmica enfatiza a estabilidade.
- O exame padrão do American Institute of Ultrasound in Medicine Practice Parameter inclui avaliação da posição, estabilidade e morfologia do quadril.
- Nos Estados Unidos, a triagem geral de recém-nascidos para DDQ é realizada por exame físico. A ultrassonografia é recomendada para recém-nascidos com achados anormais no exame físico ou que apresentem fatores de risco.
- Radiografias podem ser usadas para avaliação do desenvolvimento acetabular ósseo após 4 a 6 meses de idade.
- Anomalias congênitas e outras lesões musculoesqueléticas dos ossos em desenvolvimento podem ser avaliadas por ultrassonografia devido à visualização superior da cartilagem.
- A ultrassonografia pode ser usada na triagem de infecção musculoesquelética e trauma.

SUMÁRIO DO CAPÍTULO

DISPLASIA DO DESENVOLVIMENTO DO QUADRIL
Visão Clínica Geral
Técnica de Ultrassonografia Dinâmica:
Anatomia Normal e Patológica
História
Fatores Técnicos
Corte Coronal/Neutro
Corte Coronal/Flexão
Corte Transversal/Flexão
Outros cortes
Avaliação do Recém-nascido/lactentes em Risco
Avaliação Durante o Tratamento
OUTRAS APLICAÇÕES DA ULTRASSONOGRAFIA MUSCULOESQUELÉTICA PEDIÁTRICA
Anormalidades do Quadril Não Relacionadas à Displasia do Desenvolvimento
Quadril Doloroso e Derrame Articular do Quadril
Luxação Teratológica do Quadril
Quadril Atípico
Deformidades Congênitas do Pé
Pé Torto Congênito
Tálus Vertical
Deformidades Congênitas dos Membros
Deficiência Focal do Fêmur Proximal
Hemimelia Tibial
Luxações Congênitas Não Associadas ao Quadril
Luxações do Cotovelo e Joelho
Luxação Patelar
Lesão do Plexo Braquial
Inflamação
Infecção
Inflamação Não Infecciosa
Trauma
Cistos Poplíteos
RESUMO

A ultrassonografia (US) tem sido amplamente utilizada no diagnóstico e no tratamento da **displasia do desenvolvimento do quadril** (DDQ), embora tenham sido desenvolvidas muitas outras aplicações para a ultrassonografia do sistema musculoesquelético pediátrico. A US é adequada para a avaliação do esqueleto imaturo e das partes moles associadas por causa da visualização da cartilagem encontrada em grande quantidade nos ossos em desenvolvimento e por causa da ausência de radiação ionizante. Outras vantagens incluem a capacidade de realizar avaliações dinâmicas e examinar crianças sem a necessidade de sedação. Em alguns casos, como na DDQ, a US substitui outros exames de imagem; em outros casos, a US é complementar a outros exames de imagem para a realização do diagnóstico. Neste capítulo, revemos o uso da ultrassonografia na DDQ e também discutimos brevemente seu uso em outras condições musculoesqueléticas infantis. A ultrassonografia da coluna pediátrica é descrita no Capítulo 49; a ultrassonografia da coluna fetal, no Capítulo 35; e a US musculoesquelética em pacientes adultos, nos Capítulos 23 e 24.

DISPLASIA DO DESENVOLVIMENTO DO QUADRIL

Visão Clínica Geral

A displasia do desenvolvimento do quadril, antes chamada de "luxação congênita do quadril", geralmente se manifesta no primeiro ano de vida. A **incidência de DDQ** varia em todo o mundo. Na população caucasiana, luxação franca é relatada em 1,5 a 1,7 criança por 1.000 nascidos vivos.[1,2] Quando graus menores de anormalidade são incluídos, como a subluxação, até 10 em cada 1.000 nascidos vivos exibem alguma característica do distúrbio.[3] A detecção precoce de uma anormalidade no quadril de um recém-nascido/lactente é crucial para o tratamento bem-sucedido. Se o tratamento for iniciado em uma idade precoce, é possível prevenir a maioria das sequelas que ocorrem quando a DDQ não é diagnosticada até que a criança comece a deambular. Os programas de rastreamento clínicos já foram instituídos, e os pediatras são orientados para avaliar os quadris como parte do exame físico do neonato. Historicamente, os recém-nascidos com exames clínicos anormais eram encaminhados para exames radiológicos. A US tornou-se a técnica preferida para o diagnóstico e o tratamento da DDQ nos primeiros 6 meses de vida.[4] A ultrassonografia do quadril oferece claras vantagens sobre outras técnicas de imagem na DDQ. Na idade precoce do diagnóstico inicial nos primeiros 6 meses de vida, a cabeça do fêmur e o acetábulo consistem em componentes cartilaginosos que são claramente identificados pela ultrassonografia. A US em tempo real possibilita a avaliação do quadril em múltiplos planos, tanto em repouso quanto em movimento. A US pode substituir estudos radiográficos e reduzir a exposição do recém-nascido/lactente à radiação.

A **causa da DDQ** é multifatorial, provocada tanto por fatores mecânicos e fisiológicos. A interação materno-fetal influencia o desenvolvimento de problemas no quadril em ambas as categorias. Os estrogênios maternos e os hormônios que afetam o relaxamento pélvico imediatamente antes do parto podem levar a uma frouxidão temporária da cápsula do quadril no período perinatal. A maioria dos fetos está exposta a forças extrínsecas nas semanas finais da gestação por causa de seu tamanho cada vez maior e pela diminuição do volume de líquido amniótico. Teoricamente, essas forças, apesar de suaves, podem levar a uma deformação se forem aplicadas de modo persistente.[5] Observa-se incidência elevada de DDQ em recém-nascidos com apresentação pélvica, recém-nascidos com história familiar positiva de DDQ, nos primogênitos, e gestação associada a oligoidrâmnio. Recém-nascidos com deformidades cranianas, torcicolo congênito e deformidades nos pés também correm risco elevado de DDQ.[6] As revisões atuais de risco consideram a apresentação pélvica como o maior risco de DDQ, e a realização de exames de imagem é recomendada para esses recém-nascidos/lactentes nas diretrizes publicadas pelas principais sociedades dos Estados Unidos.[7-9] Existem algumas evidências de displasia acetabular familiar,[10] embora isso não seja considerado uma causa na maioria dos casos.

Fatores de Risco para Displasia do Desenvolvimento do Quadril (DDQ)

História familiar de DDQ
Primogênito
Oligoidrâmnio
Parto com apresentação pélvica (é a categoria de maior risco de DDQ)
Deformidades de moldagem do crânio
Torcicolo congênito
Deformidades do pé

Considera-se que o mecanismo de uma luxação típica seja a migração gradual da cabeça do fêmur de sua posição no acetábulo por causa da cápsula articular frouxa e elástica. No período neonatal, a cabeça geralmente desloca para uma posição lateral e posterossuperior em relação ao acetábulo. A cabeça do fêmur luxada geralmente pode ser reduzida, e os componentes articulares não costumam apresentar deformidades significativas. Quando a luxação não é reconhecida no início da infância, os músculos se enrijecem e limitam os movimentos. O acetábulo se torna displásico por não ser estimulado pela cabeça do fêmur. As estruturas ligamentares se distendem, e tecido fibroadiposo passa a ocupar o acetábulo. Consequentemente, torna-se impossível o retorno da cabeça do fêmur ao acetábulo por meio de uma manipulação simples; um pseudoacetábulo pode se formar ao longo da parte inferior do ílio lateralmente onde a cabeça do fêmur repousa.

A ultrassonografia é mais frequentemente usada para avaliação de uma criança com um exame físico anormal ou com fator de risco para DDQ, como história familiar positiva, parto pélvico, deformidade do pé ou torcicolo. Muitos relatos atestam maior eficácia da ultrassonografia em comparação com o exame clínico e radiográfico.[11-15]

A triagem de rotina do quadril de todos os recém-nascidos com US tem sido motivo de controvérsia. Com base em uma comparação entre a triagem clínica e ultrassonográfica, Tonnis et al.[11] concluíram que todos os neonatos deveriam ser examinados para DDQ com ultrassonografia, pois detecta mais articulações patológicas do que o exame clínico. Em alguns países europeus, a triagem de rotina foi testada regionalmente. Especialistas críticos dos **programas de triagem neonatal** observaram o alto número de crianças em tratamento ou que necessitavam de exames de acompanhamento (seja por pequena instabilidade ou imaturidade no desenvolvimento acetabular), mas também reconheceram que estudar apenas recém-nascidos/lactentes de risco não elimina casos tardios de DDQ.[16,17]

O consenso atual nos EUA é que os benefícios reais da triagem ultrassonográfica universal não estão claramente estabelecidos. Esta opinião baseia-se no fato de que existe alta taxa de resolução espontânea da instabilidade e displasia neonatal do quadril e a falta de evidências de que a intervenção afeta os desfechos na população.[18] A American Academy of Pediatrics (AAP) publicou diretrizes para exames pediátricos para o diagnóstico de DDQ.[7] A triagem por exame clínico é recomendada, e a US é reservada para recém-nascidos com achados anormais no exame ou que apresentam fatores de risco.[19-22] Se houver luxação de quadril evidente, o encaminhamento para ortopedistas é apropriado. Quando os achados do exame físico anormais sugerem instabilidade do quadril menos grave logo após o nascimento, a US não deve ser realizada até pelo menos 3 a 4 semanas de idade, porque a instabilidade do quadril pode melhorar espontaneamente. A experiência indicou que muitos recém-nascidos apresentam frouxidão do quadril, que se torna normal após algumas semanas sem tratamento. Tal observação não é novidade; o fenômeno foi reconhecido clinicamente por Barlow.[1] Ele identificou, no entanto, um grupo de bebês que precisava de acompanhamento. Nem todos os quadris dos recém-nascidos se tornam normais, e esses pacientes exigem observação contínua.[11]

Os recém-nascidos com fator de risco para DDQ devem ser examinados após 4 a 6 semanas. Isso evita múltiplos exames em casos de instabilidade neonatal transitória e imaturidade relacionada aos hormônios maternos.

Indicações para Ultrassonografia do Quadril[8]

Achados anormais no exame físico ou de imagem do quadril
Monitoramento de pacientes com displasia de desenvolvimento do quadril (DDQ) tratado com suspensório de Pavlik ou outro dispositivo
História familiar de DDQ
Apresentação pélvica, independentemente do sexo
Oligoidrâmnio e outras causas uterinas de moldagem postural
Condições neuromusculares

Técnica de Ultrassonografia Dinâmica: Anatomia Normal e Patológica

História

A primeira ultrassonografia meticulosa foi realizada por Graf,[23] cirurgião ortopédico austríaco. As imagens foram realizadas a partir da abordagem lateral com o fêmur na sua posição anatômica. O método de Graf, focalizado na morfologia acetabular, estabeleceu a capacidade da US de distinguir as estruturas de cartilagem, ossos e partes moles que compõem a articulação do quadril imaturo. Quando equipamentos ultrassonográficos em tempo real foram disponibilizados, os ultrassonografistas experimentaram diferentes cortes para o quadril[24] e o uso de avaliação dinâmica. Ambas as abordagens reconhecem a necessidade de pontos de referência críticos do fêmur e do acetábulo. A técnica dinâmica, proposta por Harcke et al., espelhava o exame físico.[25]

Apesar de duas estratégicas básicas – morfológica e dinâmica – terem sido desenvolvidas, os dois métodos apresentam características em comum,[25,26] além de enfatizar as relações de estresse e estabilidade e avaliação dos pontos críticos do acetábulo. Isso formou a base para um exame com elementos de ambas as técnicas,[26,27] que se tornou parte do parâmetro de prática recomendado pelo American College of Radiology (ACR), pelo American Institute of Ultrasound in Medicine (AIUM), pela Society of Pediatric Radiology (SPR) e pela Society of Radiologists in Ultrasound (SRU).[8]

Fatores Técnicos

A US do quadril deve ser realizada com transdutores lineares em tempo real. Deve-se usar o transdutor de frequência mais alta que proporciona penetração adequada das partes moles até a profundidade necessária. Para lactentes com até 6 meses de idade, o transdutor digital de banda larga de 15-8 MHz é bem-sucedido. Um transdutor de baixa frequência pode ser necessário para crianças com mais de 6 meses.

O **exame padrão** é realizado a partir da face lateral ou posterolateral do quadril, movendo o quadril da posição neutra em repouso para uma posição na qual o quadril fica em posição de flexão. Com o quadril flexionado, o fêmur é movido de uma série de abdução a adução, com vistas de estresse realizadas na posição flexionada. Uma particularidade da US do quadril relevante para os exames dinâmicos é a mudança do transdutor entre as mãos do examinador quando os quadris direito e esquerdo são examinados. O recém-nascido/lactente é posicionada em decúbito dorsal com os pés na direção do examinador. Quando se examina o quadril esquerdo, o examinador segura a perna esquerda da criança com sua mão esquerda, e o transdutor, com a mão direita. Durante o exame do quadril direito, recomendamos que o examinador segure o transdutor com a mão esquerda e manipule a perna da criança com a mão direita. Embora alguns examinadores inicialmente considerem tais recomendações estranhas, a ambidestria é facilmente adquirida. Acreditamos que esta técnica torne possível a realização das manobras de estresse de modo mais confiável, mantendo os planos de interesse.

Exame Padrão Mínimo para Displasia do Desenvolvimento do Quadril (DDQ) de Acordo com as Diretrizes do American College of Radiology (ACR), do American Institute of Ultrasound in Medicine (AIUM), Society for Pediatric Radiology (SPR) e da Society of Radiologists in Ultrasound (SRU)[a]

- O padrão mínimo é de dois planos ortogonais: um corte coronal no plano padrão em repouso (em flexão ou extensão) e um corte transversal do quadril em flexão com e sem estresse. Isso permite a avaliação da posição, da estabilidade[4] e da morfologia do quadril quando o estudo é corretamente realizado e interpretado. Deve-se notar que cortes e manobras adicionais podem ser obtidos e que eles aumentam a confiança do examinador.
- A morfologia é avaliada em repouso. As manobras de estresse seguem as prescritas no exame clínico do quadril e avaliam a estabilidade femoral.
- As tentativas de luxação da cabeça do fêmur ou reduzir a luxação da cabeça do fêmur são análogas às manobras de Barlow e Ortolani realizadas no no exame clínico. É aceitável realizar o exame padrão com o recém-nascido em decúbito dorsal ou lateral.[8]

[a]Modificado de ACR-AIUM-SPR-SRU, parâmetro prático para a realização de US para detecção e avaliação da displasia do desenvolvimento do quadril. American College of Radiology. 2013. Disponível em: https://www.acr.org/~/media/ACR/Documents/PGTS/guidelines/US_Hip_Dysplasia.pdf. Acessado em 21/02/2017.[8]

Para obter um exame satisfatório, o recém-nascido/lactente deve estar relaxado. Os recém-nascidos/lactentes podem ser alimentadas antes ou durante o exame. Brinquedos e outros objetos para atrair a atenção da criança são úteis e podem ser utilizados durante a realização da ultrassonografia. Um dos pais pode segurar os braços ou a cabeça da criança, além de conversar com ela. Não há necessidade de sedação. A parte superior do corpo pode permanecer coberta. Nossa prática padrão é deixar a criança com fraldas e expor somente o quadril do lado que está sendo examinado (altamente recomendado para meninos).

A **anatomia** é considerada em cortes ortogonais. Nossa prática de rotina registra imagens permanentes em cada um desses cortes. Isso padroniza o exame e, na nossa instituição, cria uma diretriz para o ultrassonografista que realiza a avaliação inicial. Na descrição, utilizamos uma combinação de duas palavras que indicam o plano do transdutor em relação ao corpo (transverso ou coronal) e a posição dos quadris (neutra ou em flexão).

O objetivo da avaliação dinâmica do quadril é determinar a posição e a estabilidade da cabeça do fêmur, bem como o desenvolvimento do acetábulo. Quando o quadril está posicionado normalmente, a cabeça femoral está situada de forma congruente no acetábulo. Um desvio leve, como quando a cabeça faz contato parcial com o acetábulo ou está deslocada mas parcialmente coberta, é denominado **subluxação**. O **quadril luxado** (deslocado) não apresenta contato ou cobertura pelo acetábulo. Uma mudança de posição do fêmur pode alterar a relação entre a cabeça femoral e o acetábulo. Um quadril subluxado em posição neutra ou de repouso pode se reduzir com flexão e abdução. Um quadril luxado pode melhorar sua posição e parcialmente passar a uma posição subluxada. Este é, de fato, o princípio do tratamento.

A **estabilidade do quadril** é determinada por meio do movimento e da aplicação de estresse. As manobras de estresse são correspondentes às manobras clínicas de Barlow e Ortolani, que são as bases para a detecção clínica de uma anormalidade do quadril. O **teste de Barlow** determina se o quadril pode ser luxado. O quadril é flexionado e a coxa é abduzida. Uma suave pressão no sentido posterior pode demonstrar instabilidade por fazer a cabeça se mover para fora do acetábulo.[1] O **teste de Ortolani** determina se o quadril luxado pode ser reduzido. Conforme é flexionado, o quadril luxado é abduzido até chegar a uma posição de pernas de sapo, com o examinador sentindo uma vibração ou um "estalo" que ocorre quando a cabeça femoral retorna ao acetábulo.[28] O **quadril normal** sempre está assentado em repouso, com o movimento e durante a aplicação de estresse. No quadril com frouxidão ligamentar a cabeça do fêmur está posicionada normalmente em repouso e demonstra subluxação leve com o estresse. Entretanto, invariavelmente permanece dentro das margens do acetábulo. O quadril subluxado está deslocado lateralmente em repouso e existe frouxidão ligamentar; o quadril pode ser luxado com estresse e reduzido com flexão e abdução. Na luxação de quadril a cabeça do fêmur pode ser reposicionada no acetábulo por meio de tração e abdução. Este quadril é distinguido da forma mais grave de DDQ, na qual há luxação da cabeça do fêmur que não pode ser reduzida.

Ao nascimento, a região proximal do fêmur e grande parte do acetábulo são compostas por cartilagem. No exame ultrassonográfico, a cartilagem é hipoecoica em relação às partes moles, sendo mais fácil sua distinção. Alguns ecos especulares dispersos podem ser visibilizados dentro da cartilagem quando se utilizam transdutores de alta frequência e os ajustes ideais da técnica são feitos. O **acetábulo** é composto tanto por osso como por cartilagem. Ao nascimento, os centros de ossificação no ilíaco, ísquio e púbis estão separados pela **cartilagem trirradiada** que tem uma configuração em **Y**. Uma borda acetabular cartilaginosa (o **lábio** do acetábulo) se estende para fora do acetábulo para formar a cúpula que contém a cabeça do fêmur. A maior parte da cartilagem articular apresenta ecogenicidade similar à da cabeça do fêmur. Ainda é possível determinar a interlinha articular que distingue o acetábulo cartilaginoso da cabeça femoral, mediante a simples rotação do fêmur. O movimento mais pronunciado do quadril em geral cria ecos dentro do espaço articular, provavelmente como resultado da formação de microbolhas. Na margem lateral do **lábio**, a cartilagem hialina se modifica para fibrocartilagem, e esta demonstra ecogenicidade elevada. A cápsula do quadril ecogênica, composta de tecido fibroso, limita lateralmente a cabeça femoral. Os componentes ósseos do quadril refletem todo o feixe de som a partir de sua superfície. Isso cria uma aparência linear ou curvilínea brilhante, indicando o contorno das superfícies ósseas neste plano.

Radiograficamente, o centro de ossificação da cabeça do fêmur é reconhecido entre o segundo e o oitavo meses de vida. Ele é visto tipicamente mais cedo nas meninas do que nos meninos, havendo ampla variação normal para o momento do aparecimento. Apesar de existir certa assimetria normal entre o quadril direito e o esquerdo tanto no momento do aparecimento como no tamanho, o aparecimento e o desenvolvimento retardados estão associados à DDQ. Os cortes ultrassonográficos do quadril refletem o desenvolvimento do centro de ossificação e podem ser utilizados para documentar o seu desenvolvimento.[29] O centro de ossificação pode ser encontrado por meio da ultrassonografia várias semanas antes de ele ser visível radiologicamente. Inicialmente, uma confluência de vasos sanguíneos produz ecos aumentados dentro da cartilagem. Este sinal precede a real ossificação. Conforme a ossificação se inicia, o conteúdo de cálcio é insuficiente para produzir uma densidade radiográfica visível; contudo, as ondas sonoras são refletidas. Com a maturação, o tamanho do centro de ossificação aumenta. No início do desenvolvimento, os ecos oriundos do centro têm aparência puntiforme, enquanto, mais para o final do primeiro ano de vida, o crescimento, em tamanho, resulta em uma margem curvilínea. Quando a criança normal se aproxima de 1 ano de idade, o tamanho do centro de ossificação impede a determinação precisa dos reparos anatômicos mediais do acetábulo.

A US do quadril é prática somente até 8 meses de idade, a menos que haja retardo do centro de ossificação da cabeça do fêmur. Entre 4 e 6 meses, a radiografia torna-se mais confiável. Em geral, em torno de 1 ano de idade, o centro de ossificação é grande o suficiente para prejudicar a boa visualização do acetábulo.[9] A existência e o tamanho do núcleo de ossificação podem ser avaliados em todos os cortes.

Corte Coronal/Neutro

O **corte coronal/neutro**, que forma a base para a técnica morfológica, é realizada a partir da face lateral da articulação com o plano do feixe de ultrassom orientado coronalmente em relação à articulação do quadril. O fêmur é mantido em flexão fisiológica. O corte coronal/neutro é realizado com o paciente em decúbito dorsal. O transdutor é colocado na face lateral do quadril e o quadril é examinado até que um plano padrão de corte seja obtido (Fig. 55.1). O plano precisa mostrar precisamente a porção média do acetábulo, com a linha ilíaca reta superiormente e a ponta inferior do osso ilíaco observada medialmente no acetábulo. A ponta ecogênica do lábio também deve ser visualizada. Os ângulos alfa e beta, se medidos, estão relacionados a pontos fixos nos componentes ósseo e cartilaginoso do acetábulo[30] (Fig. 55.1), e o plano exato deve ser obtido para que as medidas sejam confiáveis. Pode-se observar semelhança entre a aparência do acetábulo no corte coronal/neutra e no corte coronal/flexão (Fig. 55.2). A diferença é que a metáfise do colo do fêmur é visualizada abaixo da cabeça do fêmur no corte coronal/neutro. No corte coronal/flexão, a diáfise do fêmur não está no plano de exame porque o fêmur está flexionado. Um teste de estabilidade pode ser realizado no corte coronal/neutro, empurrando e puxando suavemente o membro inferior do recém-nascido/lactente. Isso ajuda a detectar deformidade do acetábulo e a identificar o movimento cranioposterior da cabeça do fêmur sob pressão. Zieger et al.[31] propuseram uma adaptação adicional desse corte defendendo a flexão e a adução do quadril para identificar deslocamento lateral quando existe instabilidade. Isso é semelhante ao corte coronal/flexão sob estresse.

No corte b coronal/neutra normal, a cabeça do fêmur fica posicionada de encontro ao acetábulo ósseo. O teto acetabular apresenta configuração côncava e cobre pelo menos a metade da cabeça femoral. A cartilagem do teto acetabular é hipoecoica, se estendendo lateralmente ao lábio acetabular, terminando no lábio, que é composto por fibrocartilagem e é ecogênico (Fig. 55.1C). Quando o quadril se torna subluxado ou luxado, a cabeça do fêmur migra gradualmente em direção lateral e superior, diminuindo progressivamente a cobertura da cabeça femoral (Fig. 55.1E). Na displasia do quadril, o teto acetabular é irregular e angulado, o lábio do acetábulo apresenta deflexão superior e se torna ecogênico e espessado. Quando o quadril está em franca luxação, o lábio pode estar deformado. Tecidos moles ecogênicos estão interpostos entre a cabeça do fêmur e o acetábulo ósseo. Uma combinação de lábio deformado e tecido fibroadiposo (pulvinar) e espessamento do ligamento redondo impede que o quadril seja reduzido.

O acetábulo pode ser avaliado visualmente ou por meio das medidas, observando-se a profundidade e a angulação do teto acetabular, bem como a aparência do lábio (Fig. 55.1F). Esta observação pode ser feita tanto no corte coronal/neutro como na coronal/flexão e deve ser descrita no laudo. Morin et al.[32,33] correlacionaram a cobertura da cabeça do fêmur pelo acetábulo ósseo com medidas do ângulo acetabular. Tal avaliação relaciona a profundidade acetabular (d, *depth*) ao diâmetro da cabeça do fêmur (D) e é expressa como percentual ($d/D \times 100$) de cobertura da cabeça do fêmur. Esses dados demonstraram que as medidas radiográficas normais sempre apresentavam uma cobertura femoral superior a 56%, e que as medidas radiográficas claramente anormais apresentavam cobertura inferior a 40%.[33] Essa informação deve ser aplicada com cuidado, porque há um grupo significativo de valores intermediários para os quais as medidas ultrassonográficas e radiográficas não se correlacionam. Nós também temos observado casos nos quais a ultrassonografia demonstrou um acetábulo mais bem desenvolvido que o da radiografia, e vice-versa.[34] Essa discrepância ocorre porque a radiografia é uma projeção bidimensional da pelve tridimensional e a ultrassonografia é um corte selecionado que pode não combinar com a projeção.

A **classificação das articulações do quadril** também pode se basear na mensuração dos ângulos alfa e beta (Fig. 55.1D-F). O ângulo alfa mede a inclinação do teto acetabular ósseo em relação à margem lateral do osso ilíaco (linha basal). O ângulo beta é formado pela linha basal do osso ilíaco e a inclinação do teto acetabular cartilaginoso anterior, no qual a extremidade do lábio é uma referência anatômica-chave. Os equipamentos de ultrassonografia contêm um *software* que facilita a mensuração desses ângulos. Quatro tipos básicos de quadril foram propostos com base nas medidas dos ângulos alfa e beta.[30] A maioria dos subtipos foi subdividida, e pequenas alterações nas medidas angulares podem resultar em uma mudança de categoria. A reprodutibilidade das medidas angulares e dos subtipos foi um ponto de discussão considerável. Na Europa, a classificação por medidas tem sido baseada em um grande número de lactentes examinados. Alguns profissionais tiveram problemas com a utilização das medidas,[31,32,34-36] mas aqueles que aderiram estritamente a técnica encontraram reprodutibilidade aceitável.[11,37,38]

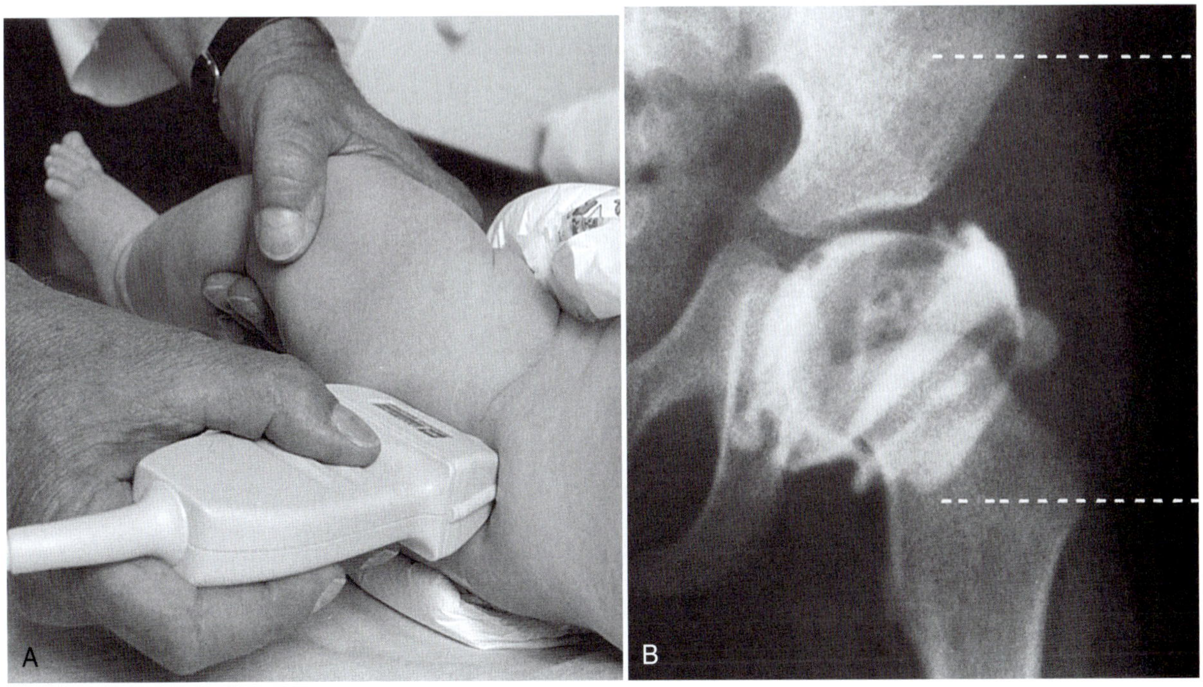

FIG. 55.1 Corte coronal/neutro. (A) O transdutor linear é posicionado de forma coronal e lateral em relação ao quadril. O fêmur está em "estado fisiológico neutro" para o lactente (discreta flexão do quadril). **(B)** Área de avaliação *(linhas pontilhadas)* no artrograma.

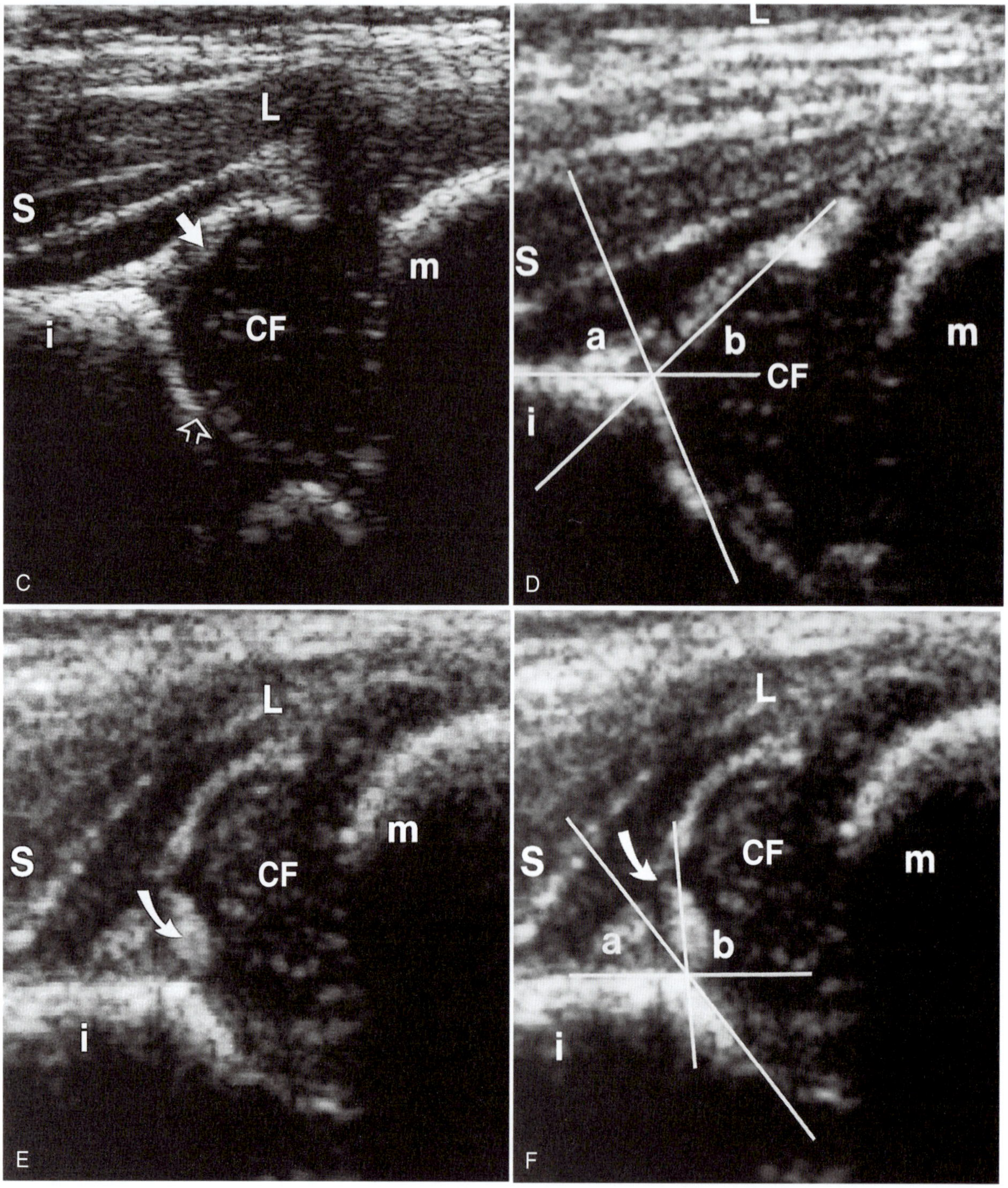

FIG. 55.1 ***(Cont.)*** **(C)** Ultrassonografia **normal do quadril** mostra a cabeça do fêmur *(CF)* sonolucente apoiada no acetábulo ósseo. Observe a extremidade fibrocartilaginosa do lábio (*seta sólida*) e a junção do ílio ósseo e a cartilagem trirradiada (*seta aberta*). **(D)** Ultrassonografia **normal do quadril** com ângulos alfa *(a)* e beta *(b)* usados na medição. **(E)** Ultrassonografia do **quadril luxado** mostra o deslocamento da cabeça do fêmur *(CF)* lateralmente e deformidade do lábio (*seta curva*). **(F)** Ultrassonografia do **quadril luxado** com ângulos alfa e beta anormais. *CF*, cabeça do fêmur; *i*, linha ilíaca; *L*, lateral; *m*, metáfise femoral; *S*, superior.

Corte Coronal/Flexão

No corte coronal/flexão, o transdutor é mantido em um plano coronal em relação ao acetábulo (Fig. 55.2A), enquanto o quadril é movido até um ângulo de 90 graus em flexão. Durante a avaliação, o transdutor é movido no sentido anteroposterior em relação ao corpo para a visualização de todo o quadril. Anteriormente à cabeça do fêmur, a margem curvilínea óssea da diáfise do fêmur é identificada. Na porção média do acetábulo, a cabeça do fêmur normalmente posicionada é circundada por ecos oriundos dos componentes ósseos do acetábulo (Fig. 55.2B). Superiormente, a margem lateral do osso ilíaco é vista, e a posição do transdutor deve ser ajustada de modo que o osso ilíaco fique alinhado hori-

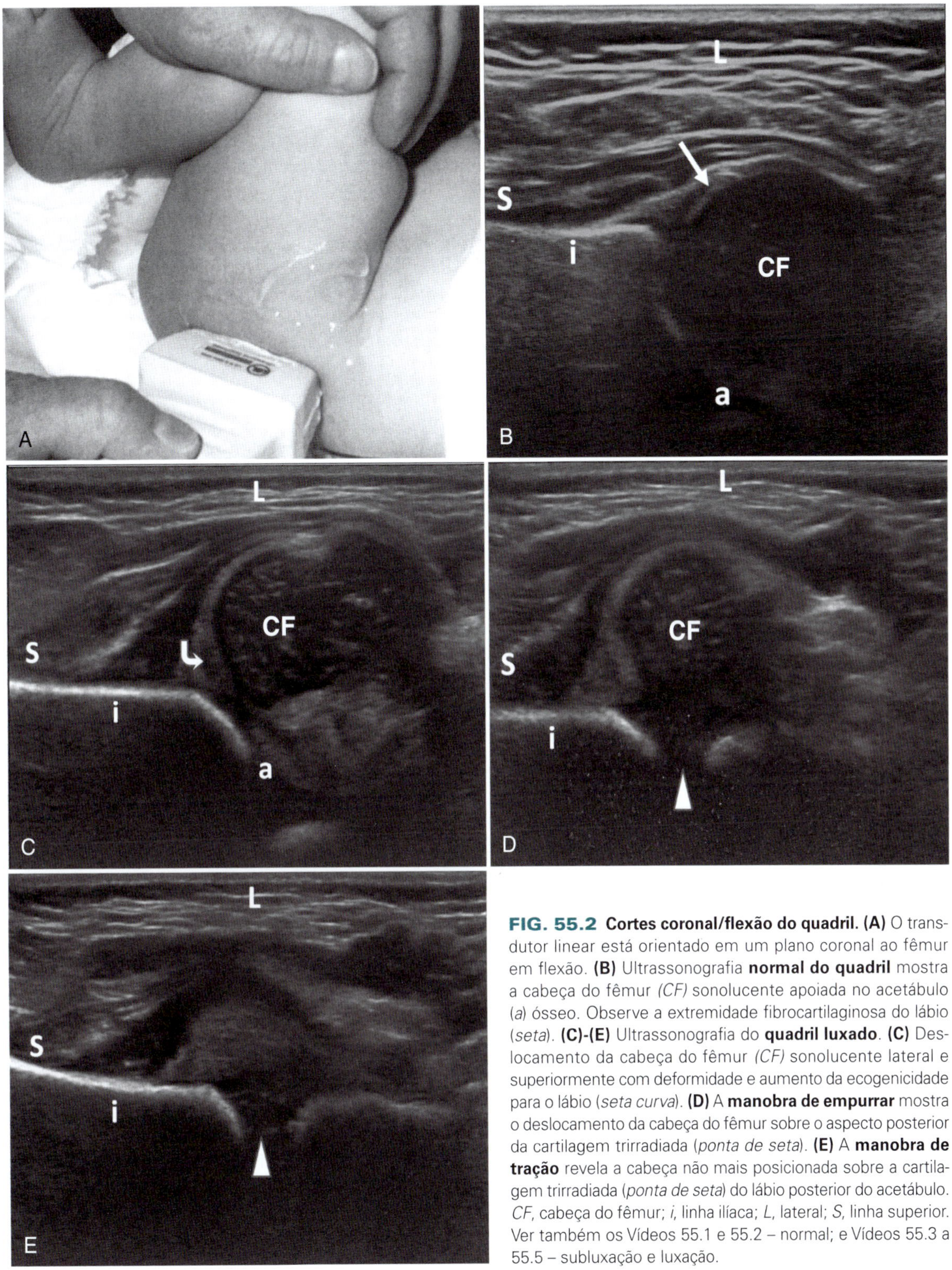

FIG. 55.2 Cortes coronal/flexão do quadril. (A) O transdutor linear está orientado em um plano coronal ao fêmur em flexão. **(B)** Ultrassonografia **normal do quadril** mostra a cabeça do fêmur *(CF)* sonolucente apoiada no acetábulo (*a*) ósseo. Observe a extremidade fibrocartilaginosa do lábio (*seta*). **(C)-(E)** Ultrassonografia do **quadril luxado**. **(C)** Deslocamento da cabeça do fêmur *(CF)* sonolucente lateral e superiormente com deformidade e aumento da ecogenicidade para o lábio (*seta curva*). **(D)** A **manobra de empurrar** mostra o deslocamento da cabeça do fêmur sobre o aspecto posterior da cartilagem trirradiada (*ponta de seta*). **(E)** A **manobra de tração** revela a cabeça não mais posicionada sobre a cartilagem trirradiada (*ponta de seta*) do lábio posterior do acetábulo. *CF*, cabeça do fêmur; *i*, linha ilíaca; *L*, lateral; *S*, linha superior. Ver também os Vídeos 55.1 e 55.2 – normal; e Vídeos 55.3 a 55.5 – subluxação e luxação.

zontalmente ao monitor. Esta referência anatômica (**linha do osso ilíaco**: achatada e reta) é a chave para a visualização precisa da parte média do acetábulo e para a obtenção da profundidade máxima do acetábulo. Quando o transdutor está posicionado muito anteriormente, a linha ilíaca é inclinada lateralmente; e se posicionado muito posteriormente, a linha ilíaca exibe concavidade. Quando o plano não é corretamente selecionado, pode ser concluído falsamente que o acetábulo está mal desenvolvido. Um **quadril normal** exibe a aparência de uma "bola em uma colher" na região média do acetábulo. A cabeça do fêmur representa a bola; o acetábulo forma a cúpula da colher; a linha ilíaca é o cabo da colher. Quando o transdutor é movido posteriormente e o plano de imagem está posicionado sobre a margem posterior do acetábulo, o lábio posterior da cartilagem trirradiada se torna um reparo anatômico de fácil reconhecimento. O osso acima e abaixo da incisura de cartilagem é plano, e a cabeça do fêmur normalmente posicionada não é visualizada (Vídeos 55.1 e 55.2).

Na **subluxação** a cabeça do fêmur encontra-se deslocada lateralmente, posteriormente ou em ambas as direções em relação ao acetábulo. Os ecos dos tecidos moles são vistos entre a cabeça femoral e os reflexos ósseos do acetábulo médio. Na **luxação**, a cabeça femoral está completamente fora do acetábulo (Fig. 55.2C). Nas luxações superiores, a cabeça do fêmur pode estar apoiada de encontro ao osso ilíaco. Nas luxações posteriores, a cabeça do fêmur é vista lateralmente ao lábio posterior da cartilagem trirradiada. O acetábulo geralmente não é visualizado em uma luxação porque a estrutura óssea do fêmur bloqueia esta visão.

A avaliação dinâmica em um corte coronal-flexão apresenta dois componentes. O primeiro é realizado sobre o lábio posterior com o uso de uma manobra de "empurrar e puxar" (Fig. 55.2D-E). No quadril normal, a cabeça femoral nunca é observada sobre o lábio posterior do acetábulo. Quando existe de instabilidade, uma porção da cabeça femoral aparece sobre o lábio posterior da cartilagem trirradiada conforme o fêmur é empurrado. Ao puxar-se, a cabeça desaparece do plano. Em um quadril luxado, a cabeça do fêmur pode estar localizada sobre o lábio posterior e pode ou não se mover para fora do plano com a tração. O segundo componente do exame dinâmico é realizado sobre a região média do acetábulo. A manobra tipo Barlow é realizada com o uso de **adução** e discreta pressão sobre o joelho. No quadril normal, a cabeça do fêmur permanecerá posicionada contra o acetábulo. Na subluxação ou na luxação, a cabeça irá migrar lateral e posteriormente, com tecido mole ecogênico entre a cabeça do fêmur e o acetábulo (Vídeos 55.3 a 55.5).

Corte Transversal/Flexão

A transição entre corte coronal/flexão e o corte transversal/flexão é realizada por rotação do transdutor em 90 graus movendo-se o transdutor posteriormente, de modo que fique em uma posição posterolateral sobre a articulação do quadril. A orientação horizontal do plano de imagem é paralela à diáfise do fêmur fletido (Fig. 55.3A). O plano do transdutor e os acidentes anatômicos são demonstrados em uma tomografia computadorizada (TC) de um paciente imobilizado em um aparelho gessado com um quadril esquerdo normal e o direito luxado (Fig. 55.3B). Ultrassonograficamente, a diáfise e a metáfise do fêmur geram ecos brilhantes refletidos anteriormente, adjacentes à cabeça femoral sonolucente. Os ecos do acetábulo ósseo aparecem posteriormente à cabeça do fêmur e, em um quadril normal, uma **configuração em U** é produzida pela metáfise e pelo ísquio (Fig. 55.3C). A relação da cabeça do fêmur com o acetábulo é observada enquanto o quadril flexionado é movido de adução máxima até uma ampla abdução. O aspecto ultrassonográfico muda em abdução e adução. A configuração em U profunda é produzida com o máximo de abdução, enquanto em adução observa-se um aspecto mais raso em forma de V. É importante posicionar o transdutor posterolateralmente sobre o quadril para observar o acetábulo medial. Quando o transdutor não é posicionado posterior o suficiente, a visão do acetábulo é bloqueada pela metáfise femoral, e o quadril pode parecer falsamente deslocado. Em adução, o quadril é testado com uma suave tração posterior (**teste de Barlow**). No quadril normal, a cabeça femoral permanecerá profundamente no acetábulo em contato com o ísquio com estresse. Na **subluxação**, o quadril estará posicionado normalmente ou levemente desviado em repouso, e haverá maior deslocamento lateral a partir da região média do acetábulo sob estresse, mas a cabeça femoral permanecerá em contato com uma porção do ísquio. Nas **luxações francas**, o quadril estará deslocado lateral e posteriormente em um grau em que a cabeça femoral não apresenta mais contato com o acetábulo e a configuração normal em U não pode ser obtida (Fig. 55.3D). O processo da luxação e redução pode ser observado nos quadris instáveis no corte transversal/flexão. Com abdução, o quadril deslocado pode ser reduzido, representando a contrapartida da manobra de Ortolani. Com adução, o quadril subluxado pode ser deslocado, o que corresponde à manobra de Barlow (Vídeos 55.6 a 55.8).

Outros cortes

Um **corte transversal/neutra** ainda é usado em nosso protocolo de exame, mas não foi incluído nas diretrizes publicadas. O transdutor é direcionado horizontalmente para o acetábulo a partir da face lateral do quadril; o membro inferior permanece em posição neutra fisiológica. O plano de interesse é aquele que passa através da cabeça do fêmur até o acetábulo no centro da cartilagem trirradiada.[26] A posição da cabeça em relação à cartilagem trirradiada é evidente e pode confirmar os achados no corte coronal/neutro.

Vários **cortes anteriores** já foram descritos e os ultrassonografistas experientes em seu uso indicaram sucesso.[12,24] A abordagem anterior de Dahlstrom et al.[13] é realizada com o paciente em decúbito dorsal e os quadris flexionados e abduzidos. O transdutor é posicionado anteriormente à articulação do quadril e é centrado sobre a cabeça do fêmur com o plano do feixe do ultrassom paralelo ao colo do fêmur (Fig. 55.4A-B). Uma manobra Barlow ou de empurrar pode ser realizada para detectar instabilidade. Considera-se que há **luxação completa** quando o deslocamento da cabeça do fêmur excede 50% de seu diâmetro (Fig. 55.4C). A imagem produzida em um quadril normal é um corte axial através do acetábulo e um corte longitudinal através da cabeça e colo do fêmur.[11] O corte anterior é particularmente útil em talas rígidas de abdução e gesso nos quais a face posterior do quadril está coberta.

Avaliação do Lactente com Risco

Examinamos cada quadril em múltiplos cortes e registramos nossos achados com ênfase na posição e estabilidade. A posição da cabeça do fêmur é descrita como normal, subluxada ou luxada. As luxações são fáceis de determinar, e não houve dificuldade para identificá-las. Às vezes, pode ser problemático decidir se um quadril anormal amplamente deslocado deve ser chamado de "subluxado" ou "luxado". O teste de estabilidade é descrito como normal, frouxo, subluxável, luxável (para subluxação do quadril) e redutível ou irredutível (para luxação do quadril). Quando manobras de estresse são realizadas, é importante que a criança esteja relaxada; caso contrário, pode-se encontrar inconsistência entre os achados clínicos e ultrassonográficos e no controle ultrassonográfico seriado.

O acetábulo é avaliado visualmente e é descrito como normal, imaturo ou displásico. Os pontos mais importantes são o desenvolvimento do lábio cartilaginoso e a cobertura que proporciona à cabeça do fêmur. É necessário observar situações em que o componente ósseo se apresenta acentuadamente inclinado, mas a cartilagem esteja bem desenvolvida e cubra a cabeça do fêmur. A deformidade e o aumento da ecogenicidade da cartilagem são indícios de displasia acetabular mais grave.

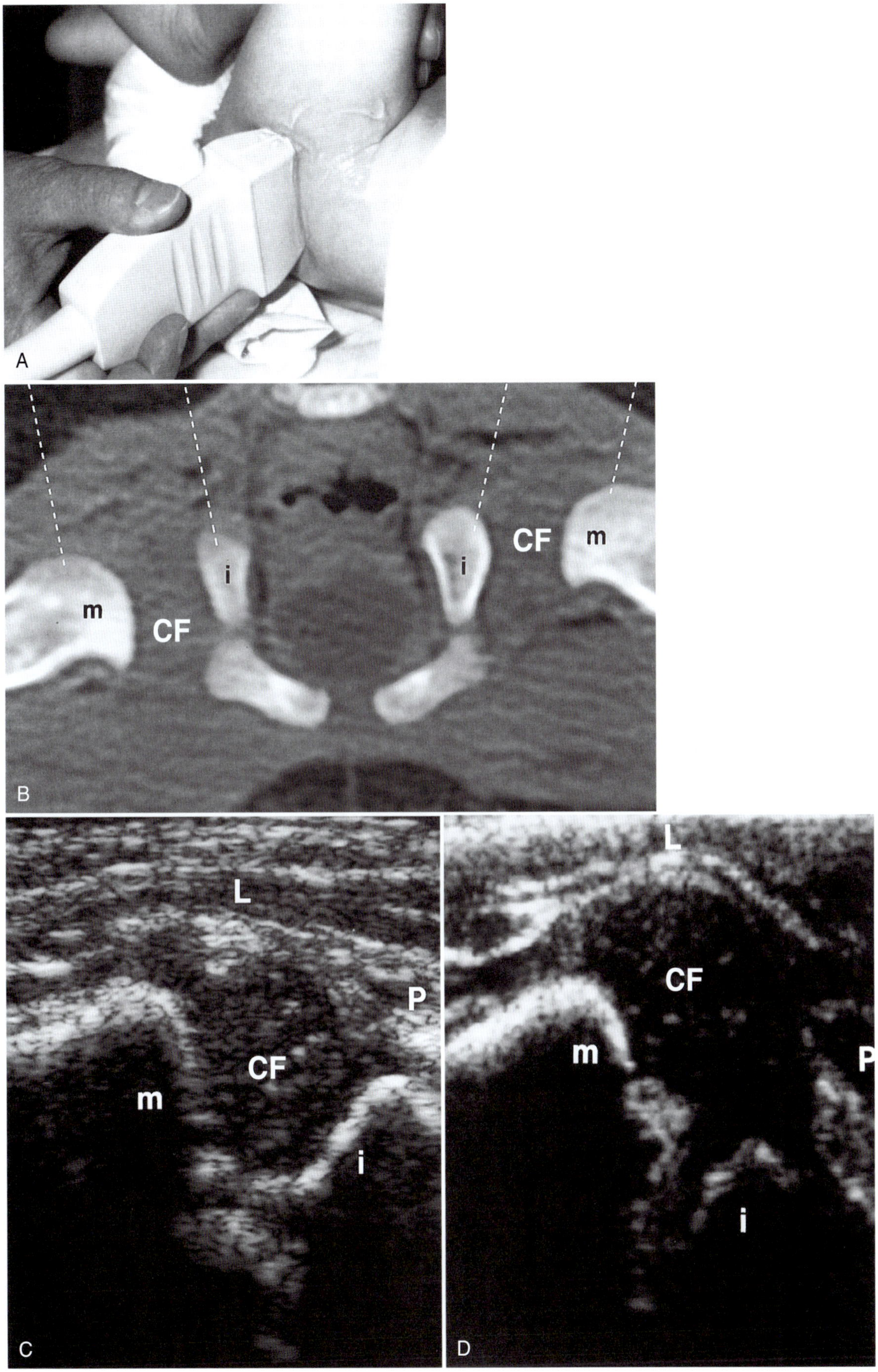

FIG. 55.3 Corte transversal/flexão do quadril. (A) O transdutor linear está posicionado no plano axial posterolateralmente sobre a articulação do quadril em flexão. **(B)** Área do exame (*linhas pontilhadas*) em uma imagem de tomografia computadorizada (TC) com paciente em decúbito ventral. O exame demonstra a relação da cabeça femoral (*CF*), metáfise (*m*) e ísquio (*i*) no quadril normal à esquerda e quadril luxado à direita. **(C)** US **normal do quadril** mostra a cabeça femoral (*CF*) ecolucente circundada por metáfise (*m*) (anterior) e ísquio (*i*) (posterior), formando um U em torno da cabeça femoral. *L*, lateral; *P*, posterior **(D)** US do **quadril luxado** mostra cabeça do fêmur (*CF*) sonolucente deslocada posterolateralmente. A configuração em U da metáfise normal (*m*) e ísquio (*i*) não é visualizada. Ver também Vídeo 55.6 – normal; Vídeo 55.7 – subluxação; Vídeo 55.8 – luxação.

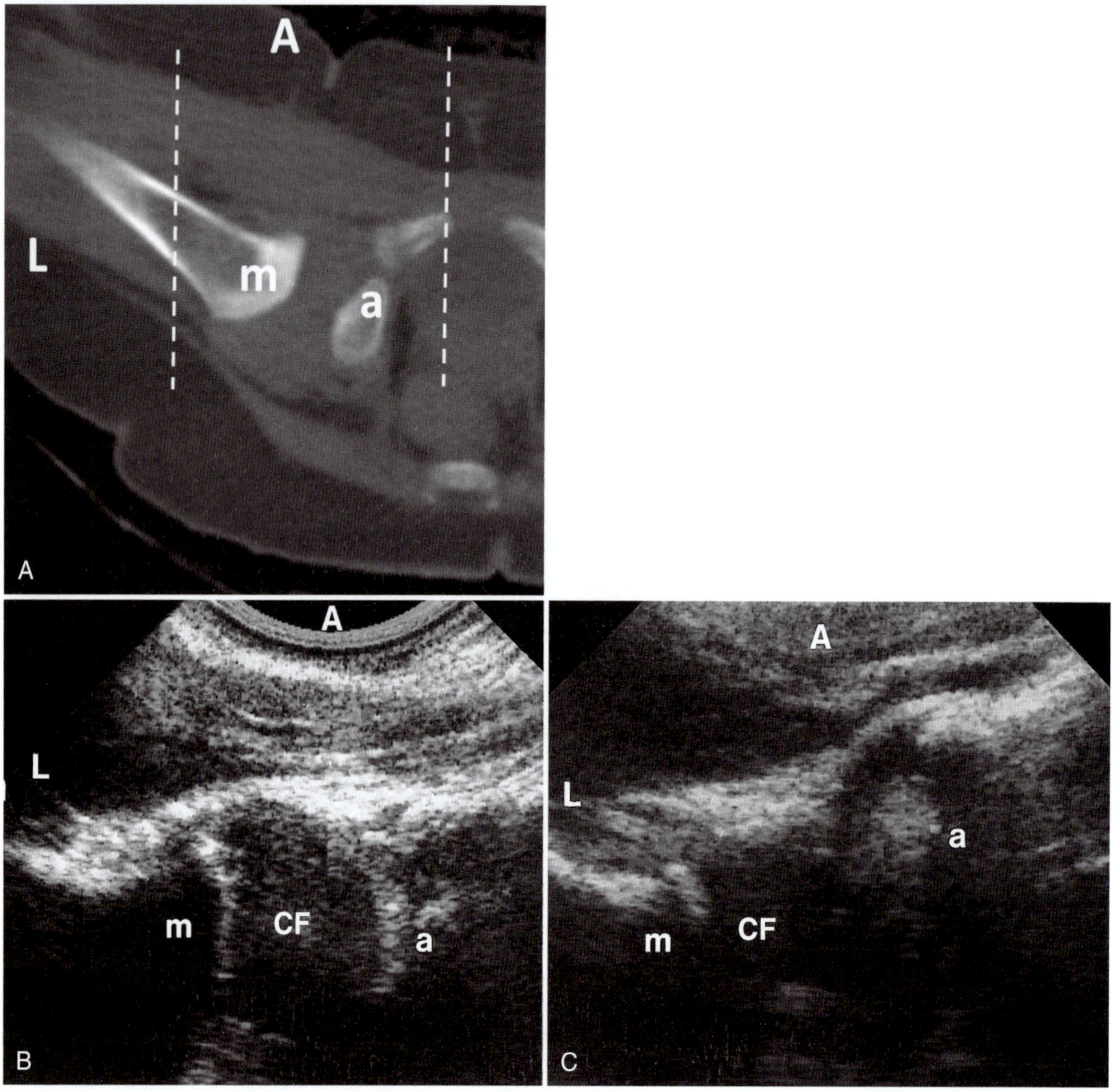

FIG. 55.4 Cortes anteriores do quadril – anterior axial com flexão e abdução. (A) Área de exame (*linhas pontilhadas*) em uma imagem de tomografia computadorizada (TC). *a*, acetábulo; *A*, anterior; *L*, lateral; *m*, metáfise. **(B)** US do **quadril normal** mostra cabeça do fêmur *(CF)* sonolucente delimitada pela metáfise (*m*) lateralmente e acetábulo (*a*) medialmente. **(C)** US do **quadril luxado** mostra o deslocamento posterior da cabeça femoral (*CF*) e metáfise (*m*).

Avaliação Durante o Tratamento

A **utilidade da ultrassonografia durante o acompanhamento de lactentes com DDQ**, seja para observação de uma anormalidade em resolução ou em conjunto com um regime definido de tratamento, é amplamente aceita. Atualmente, a US é rotineiramente utilizada para acompanhar os casos limítrofes, particularmente nos lactentes muito novos, antes que se decida por um regime de tratamento. Quando o tratamento está indicado, a ultrassonografia normalmente é utilizada para monitorar a posição do quadril durante o tratamento. As imobilizações dinâmicas, como o suspensório de Pavlik, mantêm o quadril em uma posição de flexão/abdução. Esses restritores e outros imobilizadores são populares, e a ultrassonografia foi testada como uma forma de monitorar a posição do quadril em lactentes imobilizados.[34,39,40] O exame ultrassonográfico nesses pacientes é limitado aos cortes transversal/flexão e coronal/flexão. A avaliação sob estresse do exame não deve ser realizada a menos que seja solicitada. Tipicamente, o estresse não é usado até o término do tratamento, quando a criança deixa de utilizar a imobilização.

Um dos problemas no uso da ultrassonografia para acompanhamento é sua confiabilidade na avaliação morfológica do acetábulo ósseo. Registros de discrepâncias entre os aspectos ultrassonográfico e radiográfico do acetábulo ósseo indicam correlação equivocada.[34] Esse fenômeno pode ocorrer devido à variação entre os observadores e a natureza das mensurações ultrassonográficas. As diretrizes do American Academy of Orthopaedic Surgeons (AAOS) afirma que, entre 4 e 6 meses de idade, é adequado mudar para a radiografia o acompanhamento de um paciente.[41] Nós optamos por incluir a radiografia da pelve como uma referência de base quando nos aproximamos do protocolo final de tratamento. Quanto mais velha for a criança, maior será a tendência de considerar a radiografia, particularmente quando os centros de ossificação são grandes. Após o tratamento bem-sucedido, o acompanhamento contínuo do desenvolvimento do acetábulo por meio de radiografias periódicas é prudente. Displasia acetabular residual é descrita em um pequeno número de casos.[42]

Houve um tempo em que realizávamos ultrassonografia em casos graves de DDQ após a realização de uma janela cortada no molde de gesso posteriormente. Atualmente, a TC ou ressonância magnética (RM) é realizada após o gessamento. A radiografia localizadora da TC permite que o técnico selecione o nível apropriado para avaliar a posição do quadril com atenção para manter a dose de radiação baixa. A RM é cada vez mais utilizada e não fornece radiação ionizante, embora seu alto custo e disponibilidade limitada sejam desvantagens.[43] Nossos protocolos de RM incluem imagens ponderadas em T2 nos planos axial e coronal.[44] A vascularização da cabeça do fêmur após a redução pode ser avaliada pela adição de meio de contraste ao exame.[45]

A **necrose avascular** da cabeça femoral é uma complicação reconhecida do tratamento da DDQ com imobilizadores. Tanto ultrassonografia com Doppler colorido como *power* Doppler têm sido utilizados para avaliar a vascularização da cabeça do fêmur durante o tratamento. Por causa da arquitetura microvascular nos canais cartilaginosos, o *power* Doppler é considerado o exame com melhor potencial. Os quadris normais demonstram um padrão de fluxo radial que se origina no centro da cabeça não ossificada. A coleção central de vasos é o precursor do centro de ossificação, sendo observada antes de o centro ser aparente nas radiografias. Bearcroft et al.[46] descreveram que a diminuição de fluxo pode ser demonstrada quando o quadril é colocado em ampla abdução, comprimindo a artéria circunflexa medial. Este achado pode se correlacionar com o desenvolvimento de necrose avascular e foi proposto como meio de determinar uma posição de abdução segura para o tratamento. O exame é tecnicamente difícil e atualmente realizado primariamente na área de pesquisa. A ressonância magnética tornou-se o método preferido para o diagnóstico de necrose avascular.[45]

OUTRAS APLICAÇÕES DA ULTRASSONOGRAFIA MUSCULOESQUELÉTICA PEDIÁTRICA

Na US musculoesquelética pediátrica, o conhecimento da aparência normal da cartilagem, das partes moles e do desenvolvimento das estruturas ósseas é essencial. Recomenda-se a utilização de um transdutor linear de alta frequência e a comparação com o lado não afetado contralateral. As zonas focais devem estar localizadas sobre a área de interesse com a profundidade apropriada, e o ganho deve ser otimizado para os tecidos examinados.[47] Esta seção faz uma revisão sobre o uso de ultrassonografia no diagnóstico e tratamento de anormalidades musculoesqueléticas congênitas, incluindo deformidades nos pés, quadril teratológico, deformidades congênitas nos membros, luxações congênitas não relacionadas ao quadril e lesão do plexo braquial. Também descreve os achados ultrassonográficos em outras condições, como inflamação e trauma específico em crianças. Tumores e lesões esportivas são discutidos em outros capítulos sobre ultrassonografia musculoesquelética (ver Caps. 23 e 24).

Anormalidades do Quadril Não Relacionadas à Displasia do Desenvolvimento

Quadril Doloroso e Derrame Articular do Quadril

Diversas condições desencadeiam dor no quadril em pacientes pediátricos, incluindo sinovite transitória, osteomielite, doença de Perthes, epifisiólise femoral, fratura e artrite. Apesar de a radiografia ser realizada inicialmente e frequentemente ser diagnóstica, ela apresenta-se dentro da normalidade quando há pequenos derrames articulares. A ultrassonografia pode ser usada para determinar se existe um derrame articular e para guiar a artrocentese. Vários grandes estudos de detecção ultrassonográfica do derrame da articulação do quadril têm sido relatados. Eles mostram que a técnica é fácil de dominar e de rápida execução. Os resultados foram altamente sensíveis na detecção de derrames articulares, com apenas 1 mm de fluido reconhecido experimentalmente. Resultados falso-negativos foram relatados em crianças menores de 1 ano,[48] provavelmente porque o colo do fêmur não se desenvolveu e a cápsula é pequena. O líquido tende a envolver a cabeça do fêmur.

Embora a ultrassonografia do quadril seja sensível na detecção de derrame articular, seu lugar na investigação do quadril doloroso varia de centro para centro. Em um grande estudo, embora a ultrassonografia tenha facilitado o diagnóstico precoce ou motivado investigações adicionais em alguns pacientes, ela alterou a terapia ou os desfechos em apenas 1% dos pacientes.[49] Os clínicos usam vários sinais físicos (temperatura oral, suporte de carga do membro afetado) e exames laboratoriais (contagem de leucócitos, proteína C reativa, velocidade de hemossedimentação) para distinguir a artrite séptica da sinovite transitória em crianças.[47,50,51] Eles empregam esses parâmetros ao tomar a decisão de realizar a aspiração articular ou realizar exames de imagens adicionais.

Em nossa instituição, o trabalho do quadril doloroso é realizado de forma individualizada, e achamos que a ultrassonografia do quadril é útil em certas circunstâncias. Quando o quadro clínico não é claro, a presença ou ausência de um derrame articular pode guiar o clínico no diagnóstico e a necessidade de avaliação adicional. Por exemplo, no paciente com sinais clínicos e laboratoriais de sinovite transitória, a ultrassonografia do quadril pode ser usada para demonstrar derrame articular; no entanto, o paciente geralmente não é submetido à aspiração articular. Em um paciente com dor no quadril e sinais de sepse, a RM pode ser realizada, independentemente dos resultados da ultrassonografia do quadril, para excluir osteomielite e outros locais de infecção nas partes moles. A RM fornece uma avaliação mais detalhada da doença localizada além da articulação do quadril.

O paciente é examinado em decúbito dorsal com os quadris em posição neutra com o mínimo de flexão possível. Recomenda-se um transdutor linear de alta frequência. O quadril é examinado em um plano oblíquo sagital ao longo do eixo do colo do fêmur (Fig. 55.5). O córtex anterior brilhantemente ecogênico da cabeça e do colo do fêmur com a fise ecolucente intermediária é visto; a margem anterior do acetábulo ósseo é visualizada superiormente. O recesso anterior da cápsula articular é paralelo ao colo do fêmur nessa área, com a margem externa formando uma linha ecogênica anterior ao córtex do colo do fêmur e se estendendo sobre a cabeça do fêmur. O músculo iliopsoas está superficial à cápsula.

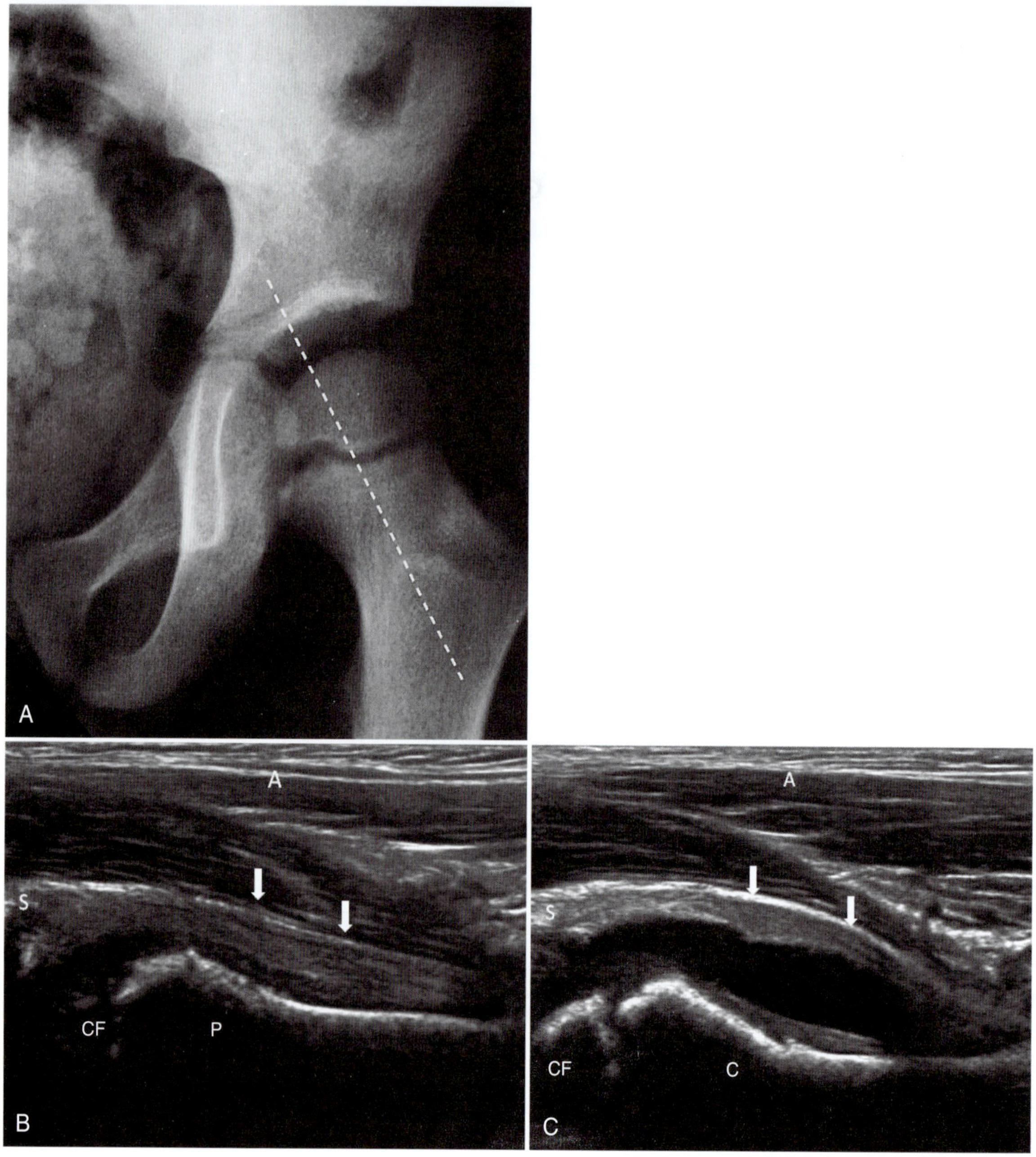

FIG. 55.5 Sinovite transitória da articulação do quadril. (A) O transdutor é posicionado paralelamente ao colo do fêmur. O plano de imagem é mostrado pela linha tracejada. **(B)** US do quadril normal mostra a cápsula articular (*setas*) acompanhando os contornos da cabeça do fêmur (*CF*) e pescoço (*P*). **(C)** A US do derrame articular do quadril mostra abaulamento da cápsula articular (*setas*) com líquido hipoecoico no recesso anterior, estendendo-se ao longo do colo femoral (*C*) e cranialmente sobre a cabeça femoral. *A*, Anterior; *S*, superior.

No quadril normal, a cápsula articular tem um contorno côncavo e a espessura da cápsula da margem externa ao córtex do colo femoral mede 2 a 5 mm. Quando há derrame articular, o recesso anterior da cápsula torna-se distendido com uma margem externa convexa, e o fluido é visto entre as camadas anterior e posterior da cápsula.[52] Há aumento da espessura da cápsula articular anormal de pelo menos 2 mm em comparação com a cápsula contralateral normal.[53-55] O uso de medidas isoladas é problemático quando ambos os quadris são anormais, embora isso ocorra com pouca frequência.

Líquido de ecogenicidade variável é visível dentro da cápsula. Os ecos são criados por detritos inflamatórios ou hemorragia.[54] Zieger et al. concluíram que, se o líquido for anecoico, o diagnóstico de artrite séptica pode ser excluído. Outros pesquisadores concluíram que a característica do líquido é inespecífica,[49,53] descrevendo ecos (provavelmente representando hemorragia) no líquido da sinovite transitória e líquido anecoico em casos de artrite séptica. A ultrassonografia com Doppler colorido também tem sido usada na tentativa de distinguir entre derrames infecciosos e não infecciosos, mas a técnica provou não ser confiável.[56]

Quando o líquido é detectado, a artrocentese pode ser realizada usando orientação ultrassonográfica; uma solução salina pode ser usada se o fluido não puder ser retirado. Embora o procedimento requeira cooperação do paciente, é relativamente fácil de ser realizado e evita a radiação ionizante necessária na artrocentese

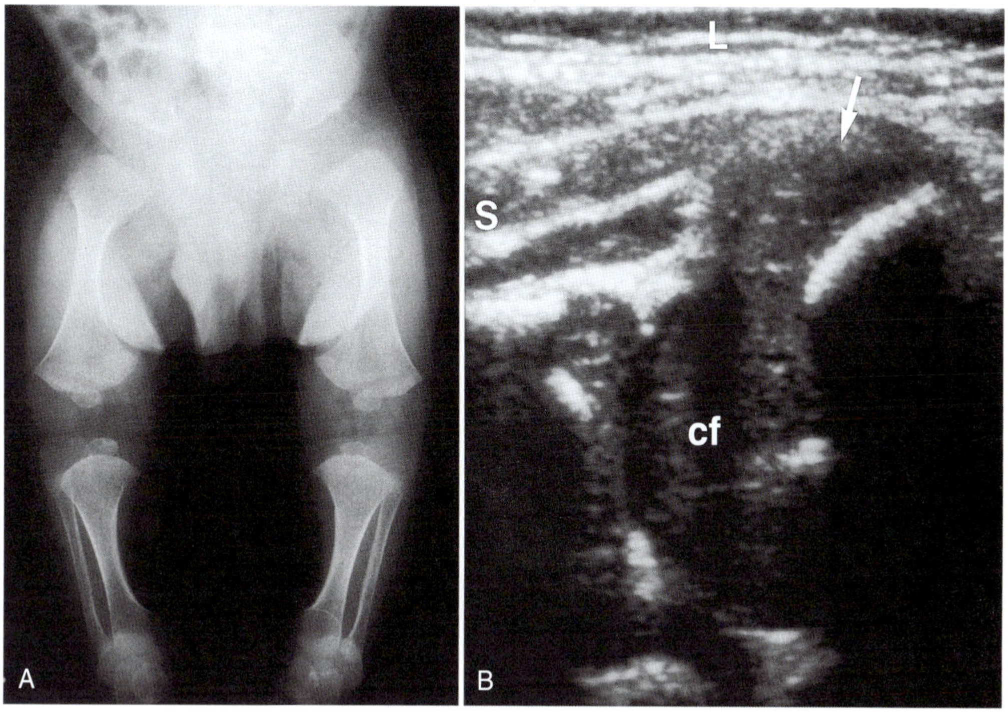

FIG. 55.6 Quadril atípico. (A) Radiografia de uma criança de 4 meses com **displasia de Kniest** mostra encurtamento dos ossos longos e extremidades bulbosas dos ossos. **(B)** Corte coronal/neutro mostra aumento da ecogenicidade da cartilagem e coxa vara com elevação do trocânter maior (*seta*) e estreitamento da janela acústica da articulação do quadril. *cf*, cabeça femoral; *L*, lateral; *S*, superior.

fluoroscópica. Alguns médicos usam artrocentese terapeuticamente na doença de Perthes, que pode ser reconhecida pela fragmentação da cabeça do fêmur e cartilagem articular espessada.[57] Os exames ultrassonográficos para verificar se há derrame articular podem mostrar outras patologias, como **deslizamento da cabeça femoral na epifisiólise** e a ruptura cortical na fratura ou osteomielite, mas esses achados têm melhor avaliação radiograficamente. Edema de partes moles e outras anormalidades dos tecidos moles fora da cápsula articular também foram diagnosticados.

Luxação Teratológica do Quadril

A **luxação teratológica do quadril** é considerada uma entidade diferente da DDQ. Os quadris teratológicos apresentam-se luxados mais precocemente dentro do útero do que a DDQ e são observados em pacientes com várias síndromes e doenças neuromusculares, como **artrogripose, síndrome de Larsen** e **anormalidades cromossômicas**. O exame ultrassonográfico recomendado é o mesmo da DDQ, mas os planos de incidência podem exigir ajustes se houver contraturas. Os achados ultrassonográficos em repouso assemelham-se à luxação franca da DDQ, mas a luxação teratológica é mais grave com contraturas e movimentos limitados. O acetábulo é pequeno, tipicamente obscurecido pelo fêmur proximal, e a cabeça femoral é distorcida pela luxação crônica.[58,59]

Quadril Atípico

Outros pacientes com "quadris atípicos" incluem aqueles com **displasias esqueléticas, miopatia congênita** ou **coxa vara congênita**. Esses pacientes apresentam luxação dos quadris, displasia acetabular e coxa vara. Há ossificação óssea tardia, o que permite a realização do exame em uma idade mais avançada, mas a cartilagem e os tecidos moles frequentemente mostram aumento anormal da ecogenicidade, o que obscurece a anatomia óssea. Na presença de coxa vara, há estreitamento da janela ultrassonográfica e a cartilagem do trocânter maior está elevada. O trocânter maior pode ser confundido com uma cabeça femoral luxada; portanto, é necessário realizar um exame cuidadoso. A adução do fêmur durante a exploração pode alargar a janela ultrassonográfica e possibilitar a visualização da cabeça femoral[60-63] normalmente localizada (p. ex., displasia de Kniest) (Fig. 55.6).

Deformidades Congênitas do Pé

Pé Torto Congênito

O tratamento da **deformidade equinovaro** melhorou drasticamente com o desenvolvimento da técnica de Ponseti de gessamento em série seguida de cirurgia limitada quando necessário,[64] e mudanças similares ocorreram no tratamento do tálus vertical. O exame de imagem das anomalias do pé tem sido tradicionalmente a radiografia, mas a ultrassonografia, atualmente, é reconhecida como uma alternativa acurada para o exame dos ossos do tarso não identificados e ossificados em repouso e em movimento para avaliar o alinhamento antes e após o tratamento.

No pé torto congênito, há deslocamento medial do navicular e deslocamento anterior do maléolo medial em relação ao tálus com redução do espaço entre os ossos.[65] A medida ultrassonográfica mais utilizada é a distância entre o maléolo medial e o navicular (MMN), medida em repouso e com abdução no plano coronal medial. A medida é menor que o normal no pé torto, e há diminuição de movimento quando em abdução. Outras projeções e medidas incluem a articulação calcaneocuboide (CC), o comprimento do tálus (TL), a articulação talonavicular, a visão sagital posterior para a medida da distância tibiocalcânea e a morfologia navicular.[66-69] Medições normais foram estabelecidas para alguns cortes (MMN, CC, TL) para comparação.[70]

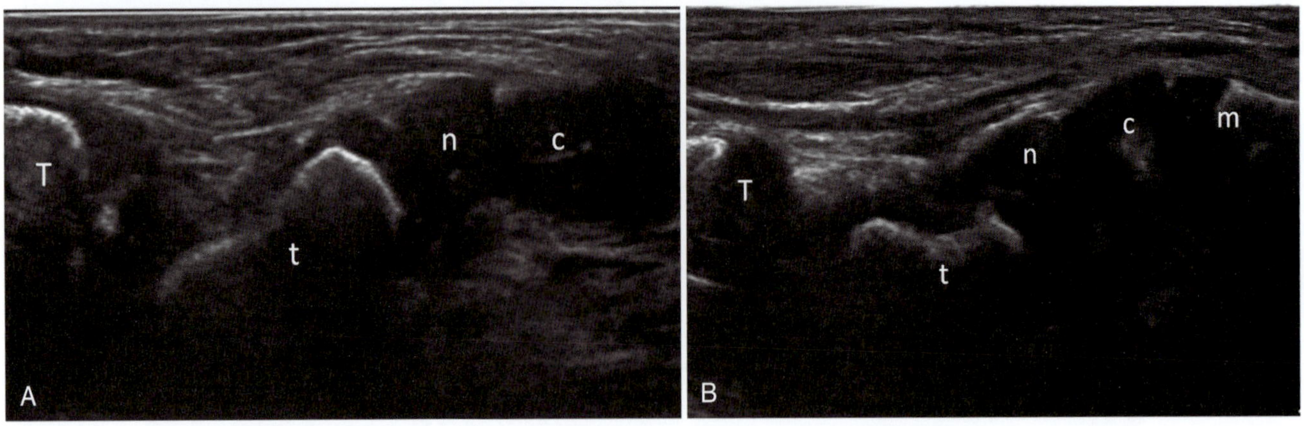

FIG. 55.7 Pé normal comparado com tálus vertical congênito. (A) Corte sagital do dorso do pé normal. A tíbia (*T*) é visualizada proximalmente, e tálus *(t)*, navicular *(n)* e cuneiforme *(c)*, alinhados distalmente. **(B) Tálus vertical congênito.** Corte sagital do dorso do pé. O navicular (*n*) está deslocado dorsal e superiormente sobrejacente à cabeça do tálus (*t*). O cuneiforme (*c*) e o metatarsal (*m*) distalmente estão alinhados com o navicular. A tíbia (*T*) é visualizada superiormente.

Tálus Vertical

O **tálus vertical congênito** é uma anomalia menos comum do pé, que ocorre frequentemente em pacientes com anormalidades neuromusculares ou genéticas nas quais há luxação dorsal do osso navicular em relação ao tálus planto-fletido (vertical) e não é redutível. O tálus oblíquo é semelhante, pois o tálus é mais vertical que o normal, e há deslocamento dorsal do navicular em dorsiflexão, redutível em flexão plantar. No lactente com o navicular não ossificado e tálus pequeno, pode ser difícil determinar o alinhamento da articulação radiograficamente; no entanto, com a ultrassonografia, a articulação é facilmente observada quando a avaliação é feita no plano sagital dorsalmente. Normalmente, o navicular está localizado adjacente à cabeça do tálus em linha reta com o primeiro metatarsal. No tálus vertical congênito e no tálus oblíquo em repouso, o navicular está deslocado dorsalmente, projetando-se anteriormente à cabeça do tálus. Com a flexão plantar, o alinhamento não mudará no tálus vertical, mas corrige com o tálus oblíquo.[71] Alguns pesquisadores usam a manipulação serial para corrigir o tálus vertical,[72] e a ultrassonografia pode ser usada para confirmar a melhora do alinhamento nesses pacientes (Fig. 55.7). Outras deformidades do pé que podem ser avaliadas ultrassonograficamente incluem pé em serpentina) e metatarso aduzido.[66]

Deformidades Congênitas dos Membros

Deficiência Focal do Fêmur Proximal

A **deficiência focal do fêmur proximal** (DFFP) é uma anomalia congênita rara, com hipoplasia variável ou ausência do fêmur proximal, geralmente unilateral e quase sempre isolada. O diagnóstico pré-natal concentra-se no achado fêmur curto com base nas medições de rotina do fêmur. Se ambos os fêmures são curtos, sugere-se displasia esquelética. Após o nascimento, a ultrassonografia pode ser usada para determinar o subtipo de DFFP e, portanto, o tratamento, com base nos componentes cartilaginosos presentes antes da ossificação. US inclui as vistas padronizadas do quadril com vistas longitudinais e transversais adicionais do fêmur proximal. Se houver cabeça do fêmur cartilaginosa, é essencial determinar se ela está conectada ao fêmur proximal (Fig. 55.8). Trata-se de um exame difícil, por causa das contraturas em flexão, do pequeno tamanho das estruturas e do movimento do paciente, mas pode ser útil até que o paciente possa ser submetido à RM definitiva.[73-75]

Hemimelia Tibial

A **hemimelia tibial** é um defeito raro no qual há hipoplasia ou aplasia da tíbia, frequentemente associada a outras anomalias congênitas. Assim como na DFFP, a avaliação dos componentes cartilaginosos e das partes moles é importante para determinação do tratamento cirúrgico e do prognóstico, e a ultrassonografia pode ser utilizada com essa finalidade antes da ossificação, com avaliação na face anterior nos planos longitudinal e transversal sob flexão e extensão do joelho. O defeito ósseo tibial pode ser proximal ou distal, e pode haver um componente cartilaginoso substancial que pode ser observado ultrassonograficamente.[76,77] A presença e a função do tendão do músculo quadríceps femoral e do mecanismo extensor são fundamentais; quando o mecanismo está intacto, a patela cartilaginosa será visível sobrejacente à fossa intercondilar do fêmur distal, e o tendão patelar se estenderá do polo inferior da patela para a tíbia proximal. O mecanismo do músculo quadríceps femoral possibilita a realização de cirurgia reconstrutiva e a preservação da articulação do joelho, frequentemente com amputação abaixo do joelho e uso de prótese. A ausência do mecanismo do músculo quadríceps femoral pode levar à desarticulação do joelho e ao uso de uma prótese sem o benefício da extensão do joelho.[76,78]

Luxações Congênitas Não Associadas ao Quadril

Luxações do Cotovelo e Joelho

As **luxações do cotovelo e do joelho** são raras, geralmente ocorrendo secundariamente ao mau posicionamento no útero e várias síndromes, especialmente **artrogripose** e **síndrome de Larsen**. A luxação da cabeça do rádio também pode ser isolada. O diagnóstico da **luxação do joelho** pode ser problemático radiograficamente devido à grande quantidade de cartilagem que compõe as articulações, e a ultrassonografia é uma maneira fácil de diagnosticar o deslocamento ou a luxação, realizando o exame na face anterior nos planos longitudinal e transversal (Fig. 55.9). A varredura circunferencial pode ser útil quando a orientação da articulação é incerta. As incidências para comparação com o lado contralateral podem ser

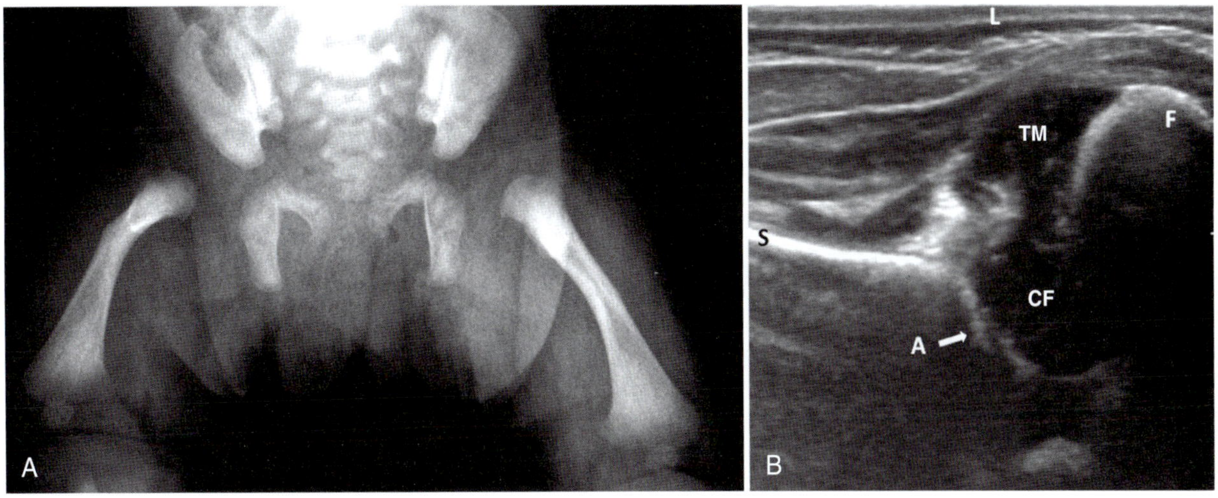

FIG. 55.8 Deficiência focal femoral proximal (DFFP). (A) A radiografia pélvica mostra DFFP à direita com fêmur direito arqueado e hipoplásico. O quadril direito apresenta luxação lateral. Lado esquerdo normal. **(B)** Vista coronal/neutra do quadril direito mostra coxa vara com elevação do trocânter maior. Cabeça femoral em repouso. *A*, teto acetabular; *F*, fêmur; TM, trocânter maior; *CF*, cabeça do fêmur; *L*, lateral; *S*, superior.

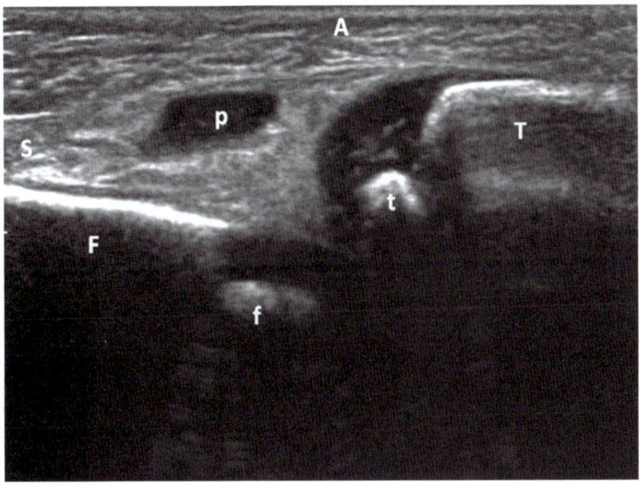

FIG. 55.9 Luxação do joelho com deslocamento anterior da tíbia. Corte longitudinal anterior em extensão. *A*, anterior; *f*, epífise femoral distal; *F*, fêmur; *p*, patela; *S*, superior; *t*, epífise proximal da tíbia; *T*, tíbia.

usadas para confirmação, mas a luxação é frequentemente bilateral. A US dinâmica pode ser usada para determinar a posição ideal para redução, imobilização e fisioterapia.[79-81]

Luxação Patelar

A **luxação patelar congênita** é uma anomalia rara de gravidade variável, caracterizada por contratura em flexão, joelho valgo e rotação externa da tíbia. Quando há suspeita, o diagnóstico é facilmente realizado por US com varredura anterior nos planos sagital e transversal com o joelho parcialmente fletido. A patela normalmente está posicionada na incisura intercondilar do fêmur; o músculo quadríceps femoral é visível superiormente e o tendão patelar inferiormente se estende desde o polo inferior até a tuberosidade da tíbia. Na luxação, a patela está elevada e/ou deslocada lateralmente, e pode ser pequena, exigindo busca mais meticulosa da coxa. O tendão patelar pode ser fino e parecer "alongado", e o músculo quadríceps femoral pode estar delgado. O diagnóstico e o tratamento precoces podem levar à melhora da função articular[82] (Figs. 55.10 e 55.11).

Lesão do Plexo Braquial

Lesão do plexo braquial devido à distocia do ombro, também chamada **paralisia de Erb**, é a indicação mais comum para a ultrassonografia do ombro na criança. Estudos de imagens avançados, como TC ou RM, são reservados para crianças mais velhas, nas quais as anormalidades persistem. A lesão do plexo braquial no nascimento manifesta-se com fraqueza do braço, rotação externa limitada e, em alguns casos, deslocamento posterior progressivo da cabeça do úmero. É relativamente comum, com uma incidência de 3,8 em 1.000 nascimentos. Embora muitos casos melhorem espontaneamente, 7,3% dos pacientes com lesão neonatal progridem para luxação do ombro no primeiro ano de vida.[83] Quando os sintomas persistem, é importante monitorar a condição para que o tratamento apropriado possa ser iniciado antes que haja deformidade substancial das estruturas ósseas e das partes moles.[84]

Examinamos o ombro de recém-nascidos/lactentes usando múltiplas vistas,[85] a rocura de condições como fraturas, infecções ou massas (Fig. 55.12). No entanto, o protocolo usado mais comumente para avaliação da lesão do plexo braquial é a varredura posterior da articulação do ombro, descrita pela primeira vez por Hunter et al.[86] Subsequentemente, a técnica foi refinada, acrescentando o exame dinâmico com rotação interna e externa do braço para induzir instabilidade e redução.[87] Martinoli et al. desenvolveram uma técnica para visualização direta do plexo braquial no pescoço.[88]

O paciente é examinado em decúbito lateral ou sentado, segurado pelos pais, e a articulação do ombro é avaliada no aspecto posterior no plano transversal em repouso e com rotação interna e externa máximas. A cabeça do úmero repousa sobre a cartilagem da glenoide, com o lábio triangular se estendendo posteriormente a partir do lábio glenoidal. A cavidade glenoidal apresenta uma margem óssea bem-definida com aproximadamente 90 graus de angulação em relação à face posterior da escápula, semelhante à incidência da visão coronal/flexão do quadril infantil. A cabeça do

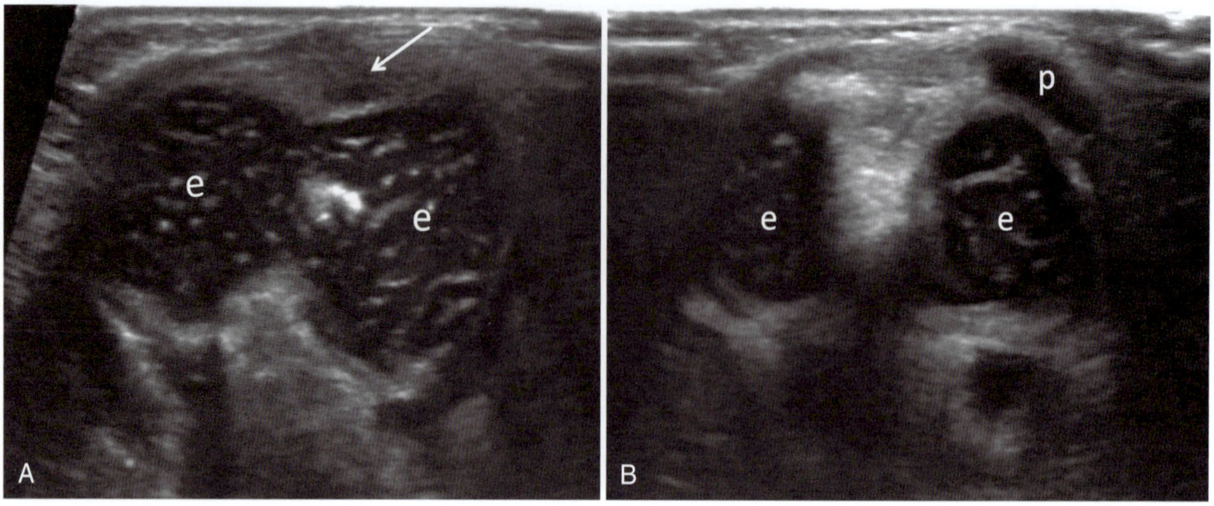

FIG. 55.10 Luxação lateral da patela. (A) US transversa do joelho mostra a cartilagem da epífise femoral (*e*) e a incisura intercondilar vazia (*seta*). **(B)** Imagem mais inferior mostra os côndilos femorais cartilaginosos (*e*) e cartilagem patelar luxada lateralmente (*p*).

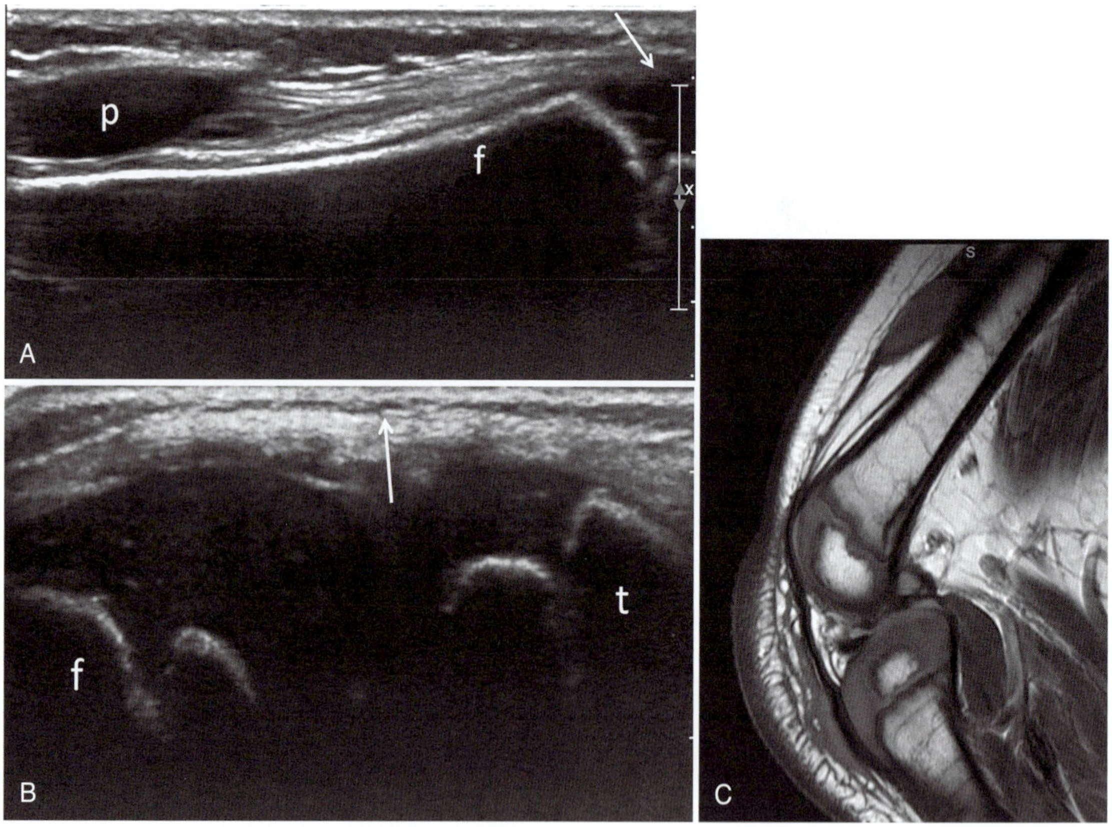

FIG. 55.11 Luxação superior da patela. (A) Ultrassonografia sagital anterior da patela luxada (*p*). *f*, Fêmur distal; *seta*, articulação do joelho. **(B)** Corte sagital anterior da articulação do joelho. O fêmur (*f*) e a tíbia (*t*) estão alinhados normalmente com uma banda hipoecoica muito fina, representando anteriormente o tendão patelar displásico (*seta*). A patela não é visualizada. **(C)** RM sagital mostra a patela deslocada superiormente e o tendão patelar muito delgado.

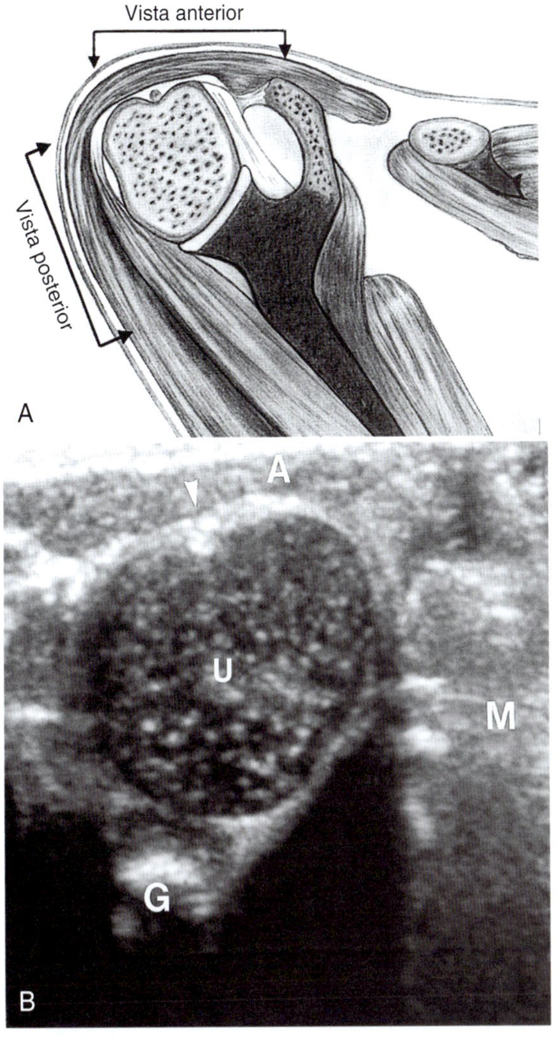

FIG. 55.12 Ombro neonatal normal. **(A)** Ilustração dos planos axiais anterior e posterior do exame do ombro. **(B)** Imagem axial anterior. A cabeça do úmero *(U)* cartilaginosa anterior repousa na cavidade glenoidal posterior (*G*). O tendão do músculo bíceps braquial *(ponta da seta)* pode ser visualizado no sulco bicipital. *M*, medial. (**A** reproduzido com permissão de Grissom LE, Harcke HT. Infant shoulder sonography: technique, anatomy, and pathology. Pediatr Radiol. 2001;31[12]:863-868.[85])

úmero normalmente se projeta além da linha traçada paralelamente à escápula; o grau de protrusão é medido entre a linha escapular e uma linha que conecta o lábio ósseo da cavidade glenoidal e a margem posterior da cartilagem da cabeça do úmero como o ângulo alfa, normalmente menor que 30 graus.[89] O ombro subluxado apresenta protrusão aumentada, deflexão do lábio e deformidade da cavidade glenoidal, que se torna irregular e angulada, e o ombro deslocado não está em contato com a superfície da cavidade glenoidal. Com a rotação interna, a posição pode piorar e, com a rotação externa, a posição do ombro pode melhorar. Este exame é tecnicamente desafiador devido ao movimento e agitação do paciente, mas, com a experiência, ele pode ser realizado de forma rápida e reprodutível.[87,90] Uma das dificuldades é determinar o plano correto e a angulação. Recomenda-se repetir o exame aos 1, 3, 6 e 12 meses de idade, tempo durante o qual pode haver aumento progressivo do deslocamento da cabeça do úmero[90] (Fig. 55.13).

Inflamação

Infecção

A US é cada vez mais utilizada para avaliar pacientes pediátricos quanto à infecção nas partes moles,[91] com frequência para complementar outras modalidades. Celulite (infecção da tela subcutânea) e piomiosite (infecção do músculo esquelético) podem apresentar origem hematogênicas ou a partir de uma ferida perfurante. Na US, há espessamento heterogêneo das partes moles e aumento da ecogenicidade na área afetada, e pode haver adenopatia regional. Se houver ferimento perfurante, pode haver corpo estranho ou ar. A comparação com o lado não afetado contralateral é útil para fazer o diagnóstico. O processo inflamatório pode evoluir para formação de abscesso ou necrose. Embora os restos inflamatórios dentro do abscesso possam ser hipoecoicos, também podem ser isoecoicos ou até hiperecoicos e de difícil avaliação.[92] A US com Doppler colorido e *power* Doppler também pode auxiliar no diagnóstico, pois a borda do abscesso exibirá aumento de fluxo, e os debris dentro da cavidade devem ser avasculares.[93] Se o líquido for móvel, o movimento pode causar alterações na US com Doppler, mas a análise espectral não revelará vascularização verdadeira. Pode-se utilizar a orientação ultrassonográfica para biópsia ou drenagem de um abscesso.[94] Um hematoma recente, miosite ossificante inicial ou uma massa necrótica podem ter aparência semelhante a um abscesso, e a melhor maneira de distinguir a infecção dessas entidades é por meio da história clínica e exames laboratoriais. Na miosite ossificante e em hematomas, após a calcificação ter se desenvolvido, o padrão de eco se altera, e o diagnóstico equivocado de abscesso torna-se improvável.

A **artrite séptica** pode ser uma anormalidade isolada ou ocorrer secundariamente à infecção nas partes moles ou nos ossos adjacentes. O líquido é visível na articulação e os debris podem ou não ser observados dentro dele. Quando o líquido articular é anecoico ou hipoecoico, pode ser difícil distingui-lo da cartilagem que cobre as extremidades dos ossos que formam a articulação. Além disso, se houver debris no líquido, pode ser difícil detectar o derrame articular séptico, semelhante ao abscesso de partes moles (Fig. 55.14). O movimento da articulação mostrará claramente a interface líquido-cartilagem. A aplicação de pressão ao tecido ao redor de uma articulação fará com que o líquido da articulação se desloque, facilitando o reconhecimento do derrame. A pressão ao longo dos lados do joelho, por exemplo, pode forçar o líquido para dentro do recesso suprapatelar, confirmando assim um derrame. A US com Doppler colorido ou *power* Doppler pode ajudar, porque normalmente há hiperemia na cápsula com infecção.[95] A ausência de hiperemia não descarta artrite séptica.[56] Como os derrames articulares do quadril, a US pode orientar a aspiração das articulações.[96]

A **doença de Lyme**, causada pela espiroqueta *Borrelia burgdorferi* e disseminada por carrapatos *Ixodes*, pode causar artrite. Isso geralmente ocorre na fase subaguda ou crônica da infecção e é caracterizada por derrames recorrentes, particularmente na articulação do joelho. Pode haver espessamento sinovial e a perda de cartilagem é visualizada no final da evolução da doença. Ela pode ser confundida com artrite reumatoide juvenil e o diagnóstico deve ser considerado em pacientes com derrames oligoarticulares.[97]

A **osteomielite**, em geral, ocorre nas metáfises dos ossos longos. O primeiro sinal ultrassonográfico é o edema de partes moles profundas. Sinais posteriores são líquidos ao longo do córtex ósseo

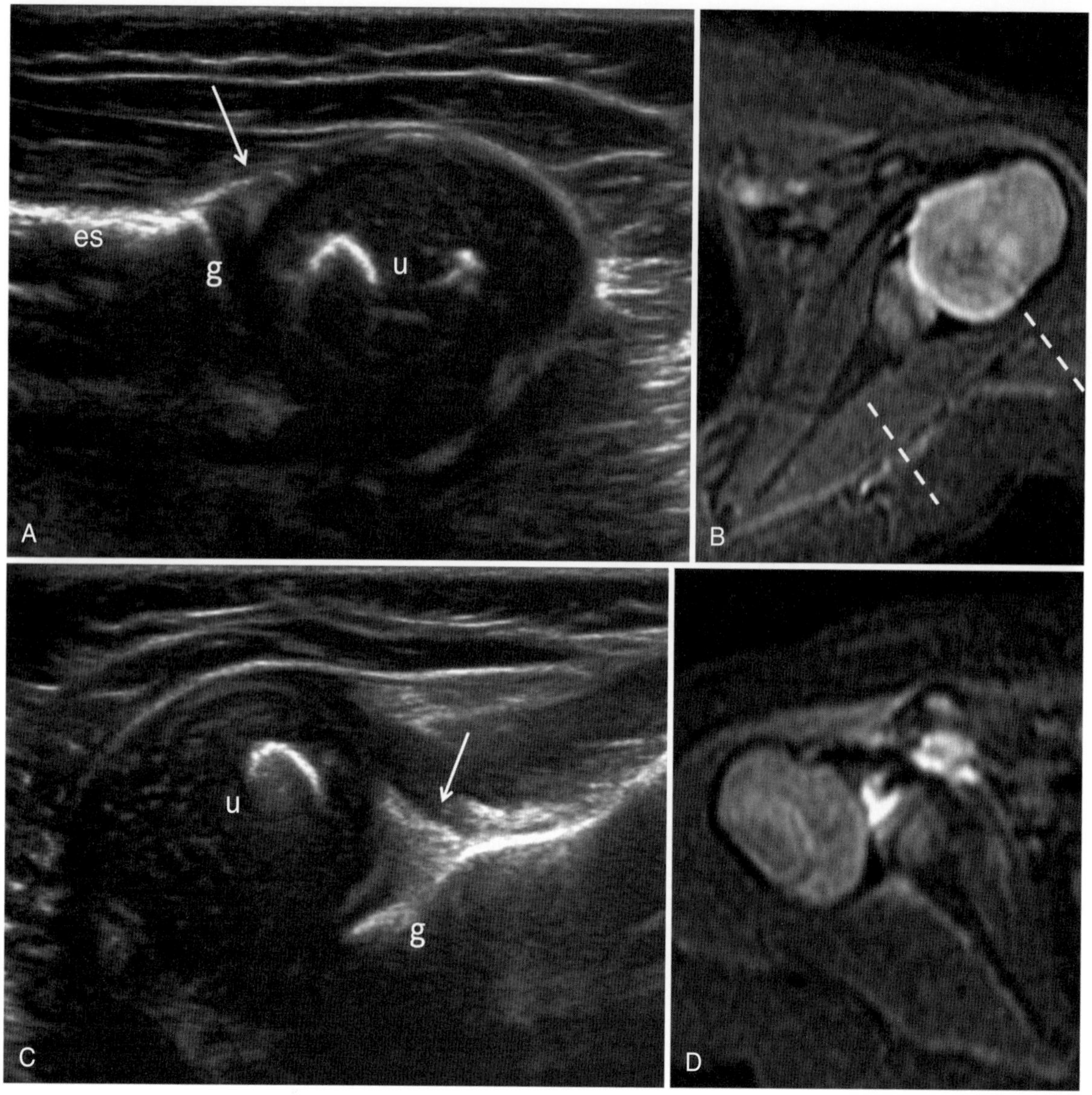

FIG. 55.13 Ombro normal e luxado. (A) US axial posterior do ombro normal. A cabeça do úmero (*c*) se projeta apenas minimamente além da margem da escápula. A cavidade glenoidal (*g*) apresenta-se bem formada e o lábio (*seta*) é pequeno. *es*, Escápula. **(B) Ombro normal**. RM axial, imagem ponderada em T2 mostra o campo de visão no plano da avaliação ultrassonográfica *(linhas tracejadas)*. **(C)** e **(D) Luxação posterior do ombro. (C)** US axial posterior. Observe a protrusão posterior da cabeça do úmero *(u)*, a cavidade glenoidal displásica (*g*) e o lábio ecogênico (*seta*). *es*, Escápula. **(D)** Cabeça do úmero luxada com displasia da cavidade glenoidal. RM axial, imagem ponderada em T2.

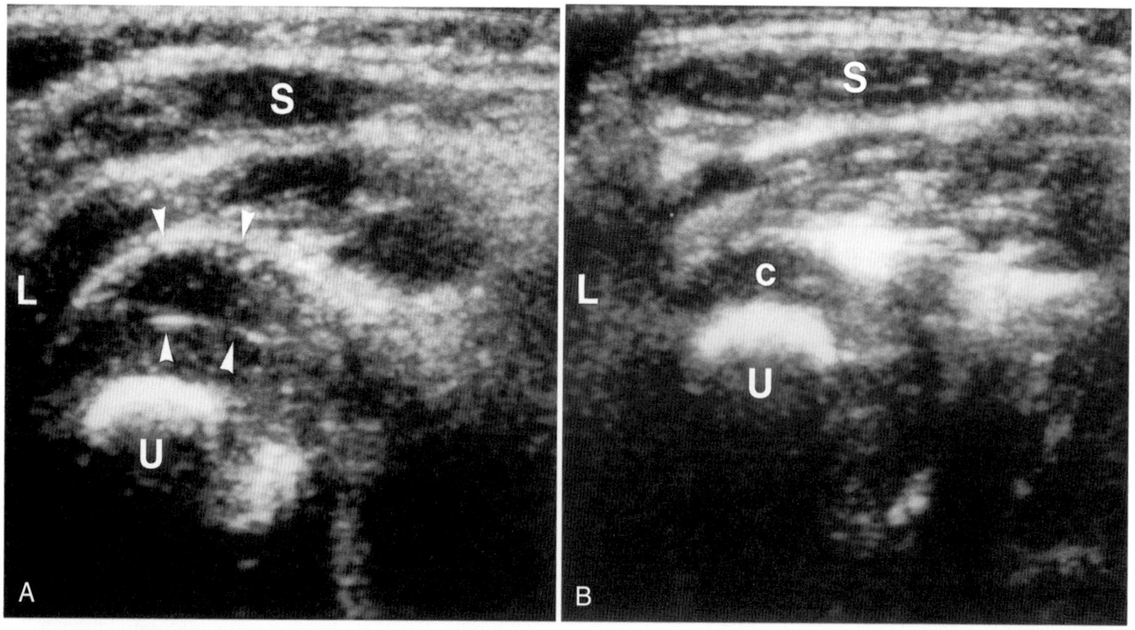

FIG. 55.14 Artrite séptica. Imagens coronais do ombro. **(A)** Líquido ecogênico no interior da articulação do ombro (*pontas de seta*) superior à cabeça do úmero *(U)*. *c*, cartilagem da cabeça do úmero; *L*, lateral; *S*, superior. **(B)** Lado normal para comparação.

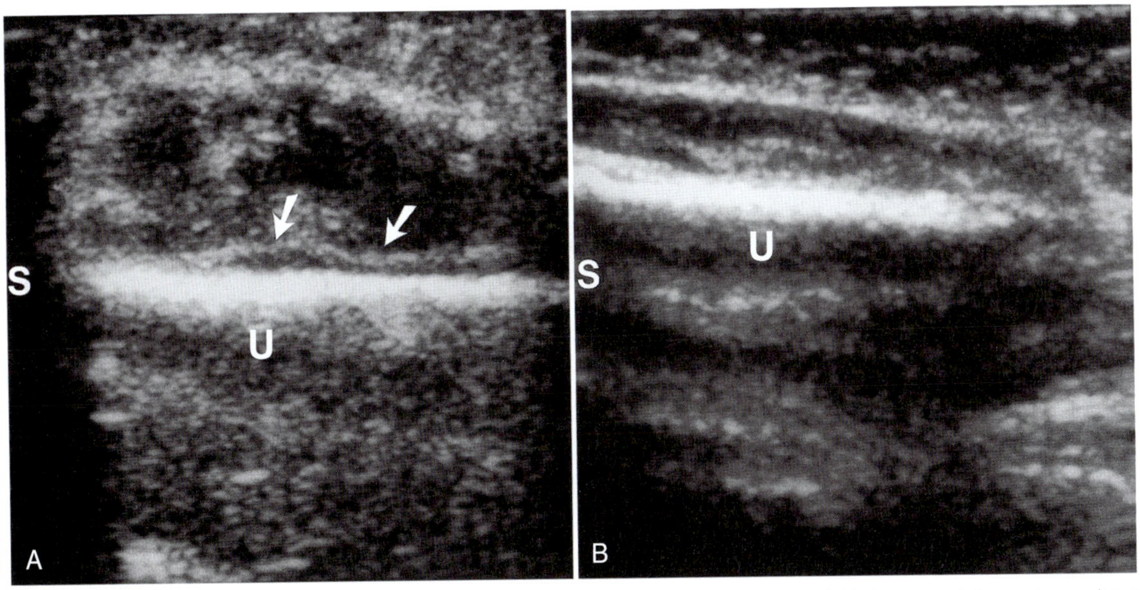

FIG. 55.15 Osteomielite. Ultrassonografia longitudinal do úmero (*U*). **(A)** Espessamento e ecogenicidade anormal das partes moles com líquido ao longo do osso (*setas*). **(B)** Lado normal para comparação. *S*, Superior.

ou, subperiostealmente, líquido na articulação adjacente (estéril ou séptica) e ruptura cortical (Fig. 55.15). A ultrassonografia com Doppler colorido e *power* Doppler mostra aumento do fluxo na margem do periósteo na infecção avançada.[98-100] A osteomielite geralmente se dissemina por via hematogênica em pacientes pediátricos, portanto, quando é detectada em um local, o exame de quaisquer outras áreas sintomáticas é recomendado. Alguns pesquisadores examinam todos os membros nessa situação, particularmente em recém-nascidos/lactentes que são difíceis de avaliar clinicamente. Os achados ultrassonográficos negativos não descartam osteomielite.

A **doença da arranhadura do gato** é causada por um bacilo gram-negativo e caracteriza-se por febre e adenopatia regional, às vezes supurativa, que ocorre proximal à área afetada – por exemplo, na virilha relacionada a arranhões na perna ou na área epitroclear devido a arranhões na extremidade superior. Esses linfonodos infectados são altamente vasculares[101-103] (Fig. 55.16). Pacientes com doença da arranhadura do gato também podem desenvolver lesões hepáticas e esplênicas hipoecoicas.[10]

Inflamação Não Infecciosa

A ultrassonografia tem sido utilizada para avaliar e monitorar os efeitos do tratamento em pacientes pediátricos com artrite. A sinovite e o derrame articular são frequentemente observados, e há um fluxo Doppler aumentado na sinóvia inflamada e espessada. A cartilagem também pode ser examinada quanto a diminuição da espessura, aumento da ecogenicidade e alterações erosivas.[105,107] Os cistos de Baker ocorrem nesses pacientes, mais frequentemente no joelho, e devem ser diferenciados de uma massa ou trombose venosa profunda.

Trauma

Radiografias consistem na modalidade diagnóstica inicial usada na avaliação do trauma, mas a ultrassonografia é uma ferramenta útil de resolução de problemas quando há sinais/sintomas e as radiografias não são reveladoras. Isso se aplica a anormalidades como fratura da placa de crescimento, lesão de partes moles e corpo estranho não opaco incluso.

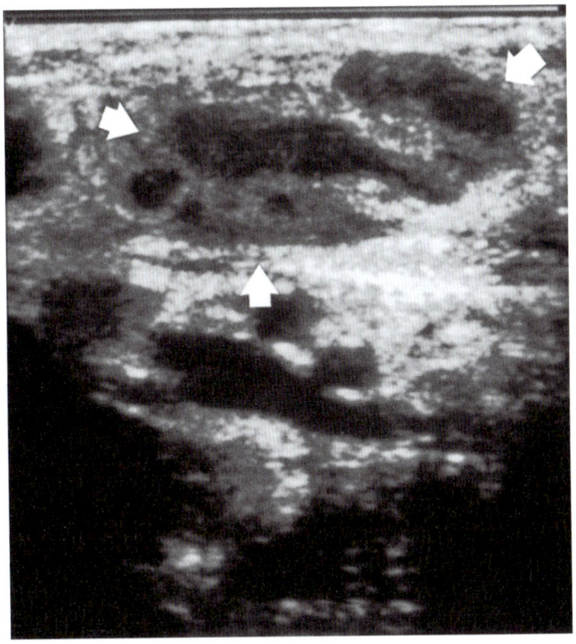

FIG. 55.16 Doença da arranhadura do gato. Linfonodos inguinais aumentados (*setas*) com vascularização aumentada (*áreas cinzas*).

A ultrassonografia é excelente para detectar uma fratura através da placa de crescimento, particularmente em crianças nas quais as epífises não estão ossificadas. Ao procurar por uma fratura, é importante estudar o osso de todos os ângulos possíveis. Nos membros, isso pode significar visualização de 360 graus. Com um exame cuidadoso da área afetada e comparação com o lado normal contralateral, pode-se confirmar os achados de fratura e o alinhamento das estruturas. É possível detectar uma avulsão ou fratura metafisária radiograficamente não visualizada. Isso pode ser especialmente útil na investigação de **traumas não acidentais** (Fig. 55.17). A articulação pode ser examinada para diferenciar a fratura da luxação e diagnosticar derrame secundário. Cuidados devem ser tomados para distinguir o líquido da cartilagem, porque ambos são hipoecoicos. O

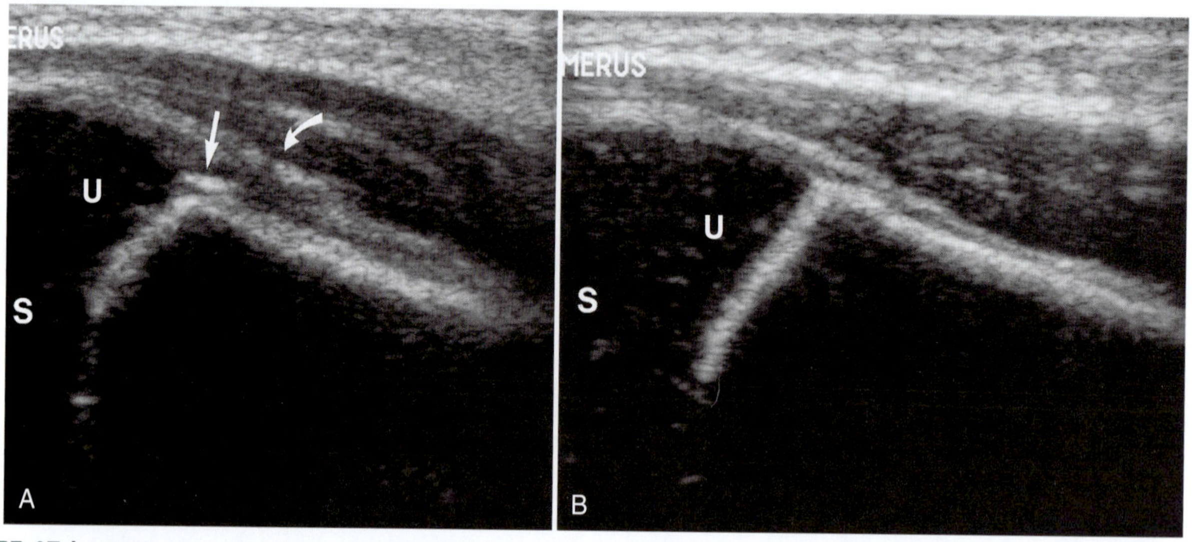

FIG. 55.17 Lactente com traumatismo não acidental. Ultrassonografia longitudinal do ombro. **(A)** Fragmento de fratura metafisária (*seta reta*) e edema de partes moles (*seta curva*) não detectado na radiografia. **(B)** Lado normal para comparação. *U*, cabeça do úmero; *S*, superior.

movimento passivo e a compressão ajudam a eliminar o equívoco. Na fratura, há sempre uma anormalidade nas partes moles adjacentes, embora isso possa ser sutil e localizado. Os planos de partes moles tornam-se espessos pelo edema, e uma pequena coleção líquida pode estar presente. O hematoma é inicialmente hiperecoico, com ruptura dos planos normais de partes moles e, posteriormente, mais complexo à medida que se organiza e é reabsorvido. Se houver o desenvolvimento da miosite ossificante, gradualmente ossificará, iniciando-se perifericamente, mas a aparência inicial será idêntica.[108-110]

A ultrassonografia também é útil na avaliação de estruturas de partes moles, como tendões, ligamentos e músculos, e isso é descrito nos outros capítulos musculoesqueléticos (ver Caps. 23 e 24). Na população pediátrica, a US pode ser usada para diagnosticar e classificar a doença de Osgood-Schlatter.[111,112] A ultrassonografia também pode ser usada para exame de corpos estranhos.

Cistos Poplíteos

Os cistos poplíteos se manifestam, com frequência, em pacientes pediátricos como um "abaulamento" indolor ou uma "massa de partes moles" atrás da articulação do joelho. A ultrassonografia é usada para confirmar a natureza cística da massa. Os cistos surgem da bursa entre os músculos semimembranáceo e gastrocnêmio, contendo líquido sinovial. Eles são considerados idiopáticos e, embora muitos profissionais acreditem que sejam pós-traumáticos, raramente há relato de trauma e a patologia intra-articular associada é rara. Os cistos poplíteos são considerados diferentes daqueles encontrados na artrite infantil. Estes cistos geralmente são ovais, com algumas septações, mas sem tecido sólido, localizados posteromedialmente na fossa poplítea. Os cistos poplíteos podem persistir por anos, mas não se rompem nem se tornam sintomáticos. A história natural é a regressão espontânea, então, tipicamente, não há recomendação de tratamento.[113-115] Sempre que um cisto é visualizado na área de uma articulação, o cisto gangliônico também deve ser considerado.

RESUMO

Embora a DDQ tenha sido a primeira e continue a ser a principal e mais comum indicação de US musculoesquelética em pacientes pediátricos, o uso em muitas outras disfunções foi explorado e desenvolvido. A capacidade de diferenciar as estruturas de partes moles da cartilagem torna a US especialmente útil em recém-nascidos/lactentes. Nesta era de crescente preocupação com a radiação, a ultrassonografia tornou-se alternativa interessante na avaliação do sistema musculoesquelético.

REFERÊNCIAS

1. Barlow TG. Early diagnosis and treatment of congenital dislocation of the hip. J Bone Joint Surg Br. 1962;44B:292-301.
2. VonRosen S. Prevention of congenital dislocation of the hip joint in Sweden. Acta Orthop Scand. 1970;130(Suppl.):1-64.
3. Tredwell SJ, Bell HM. Efficacy of neonatal hip examination. J Pediatr Orthop. 1981;1(1):61-65.
4. Harcke HT. Screening newborns for developmental dysplasia of the hip: the role of sonography. AJR Am J Roentgenol. 1994;162(2):395-397.
5. Dunn PM. Perinatal observations on the etiology of congenital dislocation of the hip. Clin Orthop Relat Res. 1976;119:11-22.
6. MacEwen GD, Bassett GS. Current trends in the management of congenital dislocation of the hip. Int Orthop. 1984;8(2):103-111.
7. Committee on Quality Improvement, Subcommittee on Developmental Dysplasia of the Hip, American Academy of Pediatrics. Clinical practice guideline: early detection of developmental dysplasia of the hip. Pediatrics. 2000;105(4):896-905.
8. ACR-AIUM-SPR-SRU practice parameter for the performance of the ultrasound examination for detection and assesssment of developmental dysplasia of the hip. American College of Radiology; 2013. Available from: https://www.acr.org/~/media/ACR/Documents/PGTS/guidelines/US_Hip_Dysplasia.pdf. Accessed 2/21/2017
9. American Academy of Orthopaedic surgeons. Detection and nonoperative management of pediatric developmental dysplasia of the hip in infants up to six months of age. Evidence-based clinical practice guideline; September 5, 2014. Available from: http://www.aaos.org/research/guidelines/DDHGuidelineFINAL.pdf. Accessed 2/20/2017.
10. Wynne-Davies R. Acetabular dysplasia and familial joint laxity: two etiological factors in congenital dislocation of the hip. A review of 589 patients and their families. J Bone Joint Surg Br. 1970;52(4):704-716.
11. Tonnis D, Storch K, Ulbrich H. Results of newborn screening for CDH with and without sonography and correlation of risk factors. J Pediatr Orthop. 1990;10(2):145-152.
12. Gomes H, Menanteau B, Motte J, Robiliard P. Sonography of the neonatal hip: a dynamic approach. Ann Radiol (Paris). 1987;30(7):503-510.
13. Dahlstrom H, Oberg L, Friberg S. Sonography in congenital dislocation of the hip. Acta Orthop Scand. 1986;57(5):402-406.

14. Clarke NM, Harcke HT, McHugh P, et al. Real-time ultrasound in the diagnosis of congenital dislocation and dysplasia of the hip. J Bone Joint Surg Br. 1985;67(3):406-412.
15. Berman L, Klenerman L. Ultrasound screening for hip abnormalities: preliminary findings in 1001 neonates. Br Med J (Clin Res Ed). 1986;293(6549):719-722.
16. Clarke NM, Clegg J, Al-Chalabi AN. Ultrasound screening of hips at risk for CDH. Failure to reduce the incidence of late cases. J Bone Joint Surg Br. 1989;71(1):9-12.
17. Rosendahl K, Markestad T, Lie RT. Ultrasound screening for developmental dysplasia of the hip in the neonate: the effect on treatment rate and prevalence of late cases. Pediatrics. 1994;94(1):47-52.
18. Shipman SA, Helfand M, Moyer VA, Yawn BP. Screening for developmental dysplasia of the hip: a systematic literature review for the US. Preventive Services Task Force. Pediatrics. 2006;117(3):e557-e576.
19. Boeree NR, Clarke NM. Ultrasound imaging and secondary screening for congenital dislocation of the hip. J Bone Joint Surg Br. 1994;76(4):525-533.
20. Harcke HT. The role of ultrasound in diagnosis and management of developmental dysplasia of the hip. Pediatr Radiol. 1995;25(3):225-227.
21. Laborie L, Markestad T, Davidsen H, et al. Selective ultrasound screening for developmental hip dysplasia: effect on management and late detected cases. A prospective survey during 1991-2006. Pediatr Radiol. 2013;44(4):410-424.
22. Holen KJ, Tegnander A, Bredland T, et al. Universal or selective screening of the neonatal hip using ultrasound? A prospective, randomised trial of 15,529 newborn infants. J Bone Joint Surg Br. 2002;84(6):886-890.
23. Graf R. The diagnosis of congenital hip-joint dislocation by the ultrasonic compound treatment. Arch Orthop Trauma Surg. 1980;97(2):117-133.
24. Novick G, Ghelman B, Schneider M. Sonography of the neonatal and infant hip. AJR Am J Roentgenol. 1983;141(4):639-645.
25. Harcke HT, Clarke NM, Lee MS, et al. Examination of the infant hip with real-time ultrasonography. J Ultrasound Med. 1984;3(3):131-137.
26. Harcke HT, Grissom LE. Performing dynamic sonography of the infant hip. AJR Am J Roentgenol. 1990;155(4):837-844.
27. Graf R. Ultrasonography of the infantile hip. In: Sanders RC, Hill MC, editors. Ultrasound annual. New York: Raven Press; 1985. p. 177-186.
28. Hensinger RN. Congenital dislocation of the hip. Treatment in infancy to walking age. Orthop Clin North Am. 1987;18(4):597-616.
29. Harcke HT, Lee MS, Sinning L, et al. Ossification center of the infant hip: sonographic and radiographic correlation. AJR Am J Roentgenol. 1986;147(2):317-321.
30. Graf R. Classification of hip joint dysplasia by means of sonography. Arch Orthop Trauma Surg. 1984;102(4):248-255.
31. Zieger M, Hilpert S, Schulz RD. Ultrasound of the infant hip. Part 1. Basic principles. Pediatr Radiol. 1986;16(6):483-487.
32. Morin C, Harcke HT, MacEwen GD. The infant hip: real-time US assessment of acetabular development. Radiology. 1985;157(3):673-677.
33. Morin C, Zouaoui S, Delvalle-Fayada A, et al. Ultrasound assessment of the acetabulum in the infant hip. Acta Orthop Belg. 1999;65(3):261-265.
34. Polanuer PA, Harcke HT, Bowen JR. Effective use of ultrasound in the management of congenital dislocation and/or dysplasia of the hip. Clin Orthop Relat Res. 1990;252:176-181.
35. Bialik V, Pery M, Kaftori JK, Fishman J. The use of ultrasound scanning in the management of developmental disorders of the hip. Int Orthop. 1988;12(1):75-78.
36. Engesaeter LB, Wilson DJ, Nag D, Benson MK. Ultrasound and congenital dislocation of the hip. The importance of dynamic assessment. J Bone Joint Surg Br. 1990;72(2):197-201.
37. Langer R. Ultrasonic investigation of the hip in newborns in the diagnosis of congenital hip dislocation: classification and results of a screening program. Skeletal Radiol. 1987;16(4):275-279.
38. Szoke N, Kuhl L, Heinrichs J. Ultrasound examination in the diagnosis of congenital hip dysplasia of newborns. J Pediatr Orthop. 1988;8(1):12-16.
39. Grissom LE, Harcke HT, Kumar SJ, et al. Ultrasound evaluation of hip position in the Pavlik harness. J Diag Med Sonograph. 1988;7(1):1-6.
40. Dahlstrom H, Friberg S, Oberg L. Stabilisation and development of the hip after closed reduction of late CDH. J Bone Joint Surg Br. 1990;72(2):186-189.
41. Mulpuri K, Song KM, Gross RH, et al. The American Academy of Orthopaedic Surgeons evidence-based guideline on detection and nonoperative management of pediatric developmental dysplasia of the hip in infants up to six months of age. J Bone Joint Surg Am. 2015;97(20):1717-1718.
42. Alexiev VA, Harcke HT, Kumar SJ. Residual dysplasia after successful Pavlik harness treatment: early ultrasound predictors. J Pediatr Orthop. 2006;26(1):16-23.
43. McNally EG, Tasker A, Benson MK. MRI after operative reduction for developmental dysplasia of the hip. J Bone Joint Surg Br. 1997;79(5):724-726.
44. Gould SW, Grissom LE, Niedzielski A, et al. Protocol for MRI of the hips after spica cast placement. J Pediatr Orthop. 2012;32(5):504-509.
45. Tiderius C, Jaramillo D, Connolly S, et al. Post-closed reduction perfusion magnetic resonance imaging as a predictor of avascular necrosis in developmental hip dysplasia: a preliminary report. J Pediatr Orthop. 2009;29(1):14-20.
46. Bearcroft PW, Berman LH, Robinson AH, Butler GJ. Vascularity of the neonatal femoral head: in vivo demonstration with power Doppler US. Radiology. 1996;200(1):209-211.
47. Harcke H, Grissom L. Musculoskeletal ultrasound in pediatrics. Semin Musculoskelet Radiol. 1998;2(03):321-329.
48. Zieger M, Dorr U, Schulz R. Ultrasonography of hip joint effusions. Skeletal Radiol. 1987;16(8):607-611.
49. Miralles M, Gonzalez G, Pulpeiro JR, et al. Sonography of the painful hip in children: 500 consecutive cases. AJR Am J Roentgenol. 1989;152(3):579-582.
50. Kocher MS, Mandiga R, Zurakowski D, et al. Validation of a clinical prediction rule for the differentiation between septic arthritis and transient synovitis of the hip in children. J Bone Joint Surg Am. 2004;86-A(8):1629-1635.
51. Caird MS, Flynn JM, Leung YL, et al. Factors distinguishing septic arthritis from transient synovitis of the hip in children. A prospective study. J Bone Joint Surg Am. 2006;88(6):1251-1257.
52. Robben SF, Lequin M, Diepstraten AM, et al. Anterior joint capsule of the normal hip and in children with transient synovitis: US study with anatomic and histologic correlation. Radiology. 1999;210(2):499-507.
53. Marchal GJ, Van Holsbeeck MT, Raes M, et al. Transient synovitis of the hip in children: role of US. Radiology. 1987;162(3):825-828.
54. Alexander JE, Seibert JJ, Glasier CM, et al. High-resolution hip ultrasound in the limping child. J Clin Ultrasound. 1989;17(1):19-24.
55. Kallio P, Ryoppy S, Jappinen S, et al. Ultrasonography in hip disease in children. Acta Orthop Scand. 1985;56(5):367-371.
56. Strouse PJ, DiPietro MA, Adler RS. Pediatric hip effusions: evaluation with power Doppler sonography. Radiology. 1998;206(3):731-735.
57. Futami T, Kasahara Y, Suzuki S, et al. Ultrasonography in transient synovitis and early Perthes' disease. J Bone Joint Surg Br. 1991;73:635-639.
58. Gruel CR, Birch JG, Roach JW, Herring JA. Teratologic dislocation of the hip. J Pediatr Orthop. 1986;6(6):693-702.
59. Canavese F, Sussman MD. Strategies of hip management in neuromuscular disorders: Duchenne muscular dystrophy, spinal muscular atrophy. Charcot-Marie-Tooth disease and arthrogryposis multiplex congenita. Hip Int. 2009;19(Suppl. 6):S46-S52.
60. Grissom LE, Harcke HT. Ultrasonography of nondevelopmental dysplasia of the hips. Pediatr Radiol. 1997;27(1):70-74.
61. De Pellegrin MP, Mackenzie WG, Harcke HT. Ultrasonographic evaluation of hip morphology in osteochondrodysplasias. J Pediatr Orthop. 2000;20(5):588-593.
62. Lamminen A, Jaaskelainen J, Rapola J, Suramo I. High-frequency ultrasonography of skeletal muscle in children with neuromuscular disease. J Ultrasound Med. 1988;7(9):505-509.
63. Haake M, Wirth T, Griss P. False-positive sonographic hip examinations in newborns with congenital varus deformity of the proximal femur. Arch Orthop Trauma Surg. 1995;114(5):274-277.
64. Ponseti IV. Congenital clubfoot: fundamentals of treatment. London: Oxford University Press; 1996.
65. Ippolito E. Update on pathologic anatomy of clubfoot. J Pediatr Orthop B. 1995;4(1):17-24.
66. Miron M, Grimard G. Ultrasound evaluation of foot deformities in infants. Pediatr Radiol. 2015;46(2):193-209.
67. Shiels W, Coley B, Kean J, Adler B. Focused dynamic sonographic examination of the congenital clubfoot. Pediatr Radiol. 2007;37(11):1118-1124.
68. El-Adwar KL, Taha Kotb H. The role of ultrasound in clubfoot treatment: correlation with the Pirani score and assessment of the Ponseti method. Clin Orthop Relat Res. 2010;468(9):2495-2506.

69. Chami M, Daoud A, Maestro M, et al. Ultrasound contribution in the analysis of the newborn and infant normal and clubfoot: a preliminary study. Pediatr Radiol. 1996;26(4):298-302.
70. Aurell Y, Johansson A, Hansson G, et al. Ultrasound anatomy in the normal neonatal and infant foot: an anatomic introduction to ultrasound assessment of foot deformities. Eur Radiol. 2002;12(9):2306-2312.
71. Supakul N, Loder R, Karmazyn B, Dynamic US. study in the evaluation of infants with vertical or oblique talus deformities. Pediatr Radiol. 2012;43(3):376-380.
72. Dobbs MB, Purcell DB, Nunley R, Morcuende JA. Early results of a new method of treatment for idiopathic congenital vertical talus. J Bone Joint Surg Am. 2006;88(6):1192-1200.
73. Grissom LE, Harcke HT. Sonography in congenital deficiency of the femur. J Pediatr Orthop. 1994;14(1):29-33.
74. Filly AL, Robnett-Filly B, Filly RA. Syndromes with focal femoral deficiency: strengths and weaknesses of prenatal sonography. J Ultrasound Med. 2004;23(11):1511-1516.
75. Camera G, Dodero D, Parodi M, et al. Antenatal ultrasonographic diagnosis of a proximal femoral focal deficiency. J Clin Ultrasound. 1993;21(7):475-479.
76. Weber M. New classification and score for tibial hemimelia. J Child Orthop. 2008;2(3):169-175.
77. Grissom LE, Harcke HT, Kumar SJ. Sonography in the management of tibial hemimelia. Clin Orthop Relat Res. 1990;251:266-270.
78. Kalamchi A, Dawe RV. Congenital deficiency of the tibia. J Bone Joint Surgery Br. 1985;76B:581-583.
79. Parsch K. Ultrasound diagnosis of congenital knee dislocation. Orthopade. 2002;31(3):306-307.
80. Abdelaziz TH, Samir S. Congenital dislocation of the knee: a protocol for management based on degree of knee flexion. J Child Orthop. 2011;5(2):143-149.
81. Kaas L, Struijs PA. Congenital radial head dislocation with a progressive cubitus valgus: a case report. Strategies Trauma Limb Reconstr. 2012;7(1):39-44.
82. Koplewitz B, Babyn P, Cole W. Congenital dislocation of the patella. AJR Am J Roentgenol. 2005;184(5):1640-1646.
83. Dahlin L, Erichs K, Andersson C, et al. Incidence of early posterior shoulder dislocation in brachial plexus birth palsy. J Brachial Plex Peripher Nerve Inj. 2014;02(01):e38-e42.
84. Moukoko D, Ezaki M, Wilkes D, Carter P. Posterior shoulder dislocation in infants with neonatal brachial plexus palsy. J Bone Joint Surg Am. 2004;86-A(4):787-793.
85. Grissom LE, Harcke HT. Infant shoulder sonography: technique, anatomy, and pathology. Pediatr Radiol. 2001;31(12):863-868.
86. Hunter JD, Franklin K, Hughes PM. The ultrasound diagnosis of posterior shoulder dislocation associated with Erb's palsy. Pediatr Radiol. 1998;28(7):510-511.
87. Zhang S, Ezaki M. Sonography as a preferred diagnostic tool to assess shoulder displacement in brachial plexus palsy. J Diagn Med Sonogr. 2008;24(6):339-343.
88. Martinoli C, Gandolfo N, Perez M, et al. Brachial plexus and nerves about the shoulder. Semin Musculoskelet Radiol. 2010;14(05):523-546.
89. Poyhia TH, Lamminen AE, Peltonen JI, et al. Brachial plexus birth injury: US screening for glenohumeral joint instability. Radiology. 2010;254(1):253-260.
90. Vathana T, Rust S, Mills J, et al. Intraobserver and interobserver reliability of two ultrasound measures of humeral head position in infants with neonatal brachial plexus palsy. J Bone Joint Surg Am. 2007;89(8):1710-1715.
91. Adhikari S, Blaivas M. Sonography first for subcutaneous abscess and cellulitis evaluation. J Ultrasound Med. 2012;31(10):1509-1512.
92. Bureau N, Chhem R, Cardinal É. Musculoskeletal infections: US manifestations. Radiographics. 1999;19(6):1585-1592.
93. Gottlieb RH, Meyers SP, Hall C, et al. Pyomyositis: diagnostic value of color Doppler sonography. Pediatr Radiol. 1995;25(Suppl. 1):S109-S111.
94. Ramirez-Schrempp D, Dorfman DH, Baker WE, Liteplo AS. Ultrasound soft-tissue applications in the pediatric emergency department: to drain or not to drain? Pediatr Emerg Care. 2009;25:44-48.
95. Breidahl WH, Newman JS, Taljanovic MS, Adler RS. Power Doppler sonography in the assessment of musculoskeletal fluid collections. AJR Am J Roentgenol. 1996;166(6):1443-1446.
96. Fessell DP, Jacobson JA, Craig J, et al. Using sonography to reveal and aspirate joint effusions. AJR Am J Roentgenol. 2000;174(5):1353-1362.
97. Czupryna P, Moniuszko A, Czeczuga A, et al. Ultrasonographic evaluation of knee joints in patients with Lyme disease. Int J Infect Dis. 2012;16(4):e25 2-e255.
98. Pineda C, Espinosa R, Pena A. Radiographic imaging in osteomyelitis: the role of plain radiography, computed tomography, ultrasonography, magnetic resonance imaging, and scintigraphy. Semin Plast Surg. 2009;23(2):80-89.
99. Azam Q, Ahmad I, Abbas M, et al. Ultrasound and colour Doppler sonography in acute osteomyelitis in children. Acta Orthop Belg. 2005;71(5):590-596.
100. Robben SG. Ultrasonography of musculoskeletal infections in children. Eur Radiol. 2004;14(Suppl. 4):L65-L77.
101. Garcia CJ, Varela C, Abarça K, et al. Regional lymphadenopathy in cat-scratch disease: ultrasonographic findings. Pediatr Radiol. 2000;30(9):640-643.
102. Melville DM, Jacobson JA, Downie B, et al. Sonography of cat scratch disease. J Ultrasound Med. 2015;34(3):387-394.
103. Ridder GJ, Richter B, Disko U, Sander A. Gray-scale sonographic evaluation of cervical lymphadenopathy in cat-scratch disease. J Clin Ultrasound. 2001;29(3):140-145.
104. Danon O, Duval-Arnould M, Osman Z, et al. Hepatic and splenic involvement in cat-scratch disease: imaging features. Abdom Imaging. 2000;25(2):182-183.
105. Ramos PC, Ceccarelli F, Jousse-Joulin S. Role of ultrasound in the assessment of juvenile idiopathic arthritis. Rheumatology. 2012;51(Suppl. 7):vii10-vii12.
106. Sheybani E, Khanna G, White A, Demertzis J. Imaging of juvenile idiopathic arthritis: a multimodality approach. Radiographics. 2013;33(5):1253-1273.
107. Szer IS, Klein-Gitelman M, DeNardo BA, McCauley RG. Ultrasonography in the study of prevalence and clinical evolution of popliteal cysts in children with knee effusions. J Rheumatol. 1992;19(3):458-462.
108. Tyler P, Saifuddin A. The imaging of myositis ossificans. Semin Musculoskelet Radiol. 2010;14(02):201-216.
109. Ryu JK, Jin W, Kim GY. Sonographic appearances of small organizing hematomas and thrombi mimicking superficial soft tissue tumors. J Ultrasound Med. 2011;30(10):1431-1436.
110. Fornage BD, Eftekhari F. Sonographic diagnosis of myositis ossificans. J Ultrasound Med. 1989;8(8):463-466.
111. Carr J, Hanly S, Griffin J, Gibney R. Sonography of the patellar tendon and adjacent structures in pediatric and adult patients. AJR Am J Roentgenol. 2001;176(6):1535-1539.
112. Lanning P, Heikkinen E. Ultrasonic features of the Osgood-Schlatter lesion. J Pediatr Orthop. 1991;11(4):538-540.
113. Dinham JM. Popliteal cysts in children. The case against surgery. J Bone Joint Surg Br. 1975;57(1):69-71.
114. Harcke HT, Niedzielski A, Thacker MM. Popliteal cysts in children: another look. J Pediatr Orthop B. 2016;25(6):539-542.
115. Akagi R, Saisu T, Segawa Y, et al. Natural history of popliteal cysts in the pediatric population. J Pediatr Orthop. 2013;33(3):262-268.

CAPÍTULO 56

Ultrassonografia Intervencionista Pediátrica

Neil D. Johnson e Allison Aguado

RESUMO DOS PONTOS-CHAVE

- A compreensão das diferentes necessidades dos pais e da criança a ser tratada é essencial para intervenções pediátricas.
- Unidades de intervenção de multimodalidade permitem que a intervenção seja guiada por mais de uma modalidade de imagem em diferentes momentos do mesmo procedimento.
- Embora os guias de agulha possam ser usados, eles aumentam o custo do procedimento. Portanto, em geral, defendemos que o procedimento seja realizado por um único operador, utilizando uma técnica à mão livre e com o local de entrada da agulha escolhido após cuidadoso estudo da anatomia e das estruturas importantes, tais como costelas, grandes vasos, diafragma e alças intestinais.
- Muitas agulhas e dispositivos estão disponíveis, e cada profissional deve selecionar e se familiarizar com uma seleção limitada desses dispositivos.
- Poucas crianças com menos de 12 anos cooperam durante um procedimento invasivo, e são necessários conhecimento abrangente e familiaridade com a sedação pediátrica, juntamente com uma equipe qualificada e instalações e equipamentos adequados de reanimação.
- Em geral, é a cobertura externa de um órgão ou músculo, pleura, peritônio, perimísio ou fáscia profunda que registra a sensação de dor. Portanto, a anestesia local é particularmente importante nessas áreas profundas.
- Procedimentos como drenagem de abscesso, cateteres centrais de inserção periférica (CCIP), drenagem pleural, colangiografia percutânea, biópsia de lesão de órgão-alvo e procedimentos musculoesqueléticos podem se beneficiar da orientação por ultrassonografia.

SUMÁRIO DO CAPÍTULO

PRINCÍPIOS GERAIS
O Paciente
Equipe e Equipamento
MÉTODOS DE ORIENTAÇÃO
Unidades Intervencionistas de Multimodalidade
TÉCNICAS ULTRASSONOGRÁFICAS
Equipamento e Transdutores
Um ou dois radiologistas
Mão Livre *Versus* Guias Mecânicas
Ultrassonografia com Doppler Colorido
TÉCNICA À MÃO LIVRE
Posicionamento Inicial e Localização da Agulha
Localização da Agulha Após a Inserção
Correção do Ângulo da Agulha
Correção da posição da agulha
Recursos para treinamento em Intervenção Ultrassonográfica à Mão Livre
AGULHAS, FIOS, CATETERES E AGULHAS DE BIÓPSIA
Agulhas Chiba
Cateteres de Drenagem
Instrumento para Punção Inicial
Instrumentos para Biópsia
ANATOMIA
Diafragma
Cólon ou Intestino
SEDAÇÃO
TÉCNICA DE ANESTESIA LOCAL
Administração de Anestesia Local Profunda Guiada por Ultrassonografia
ANTIBIÓTICOS
PROCEDIMENTO TÍPICO
Consulta e Estudos Prévios
Coagulograma
Metas e Expectativas
Exame Ultrassonográfico Inicial Deve Ocorrer antes da Sedação
Pus
Fixação do Cateter Pode Ser Difícil em Lactentes
Cuidados e Acompanhamento Pós-procedimento
PROCEDIMENTOS ESPECÍFICOS
Drenagem de Abscesso
Drenagem Transretal
Cateteres Centrais de Inserção Periférica
Acesso Venoso Central
Drenagem Pleural e Peritoneal
Colangiografia Percutânea e Drenagem
Biópsia de Massa Mediastinal
Drenagem de Abscesso de Apêndice
Biópsia Direcionada à Lesão Focal de Órgãos
Procedimentos Musculoesqueléticos
Lesões de Cabeça e Pescoço
NOTA DOS AUTORES

PRINCÍPIOS GERAIS

O Paciente

Ao contrário de muitos pacientes adultos, a maioria dos pacientes pediátricos apresenta-se clinicamente estável, sem doença coronariana, vascular periférica ou cerebral superposta. Quanto menor o paciente, mais adequado é o uso da orientação ultrassonográfica para procedimentos intervencionistas, principalmente durante a fase de acesso inicial. Os médicos cuja prática envolve, em sua maior parte, adultos consideram com frequência um recém-nascido ou lactente como um paciente frágil e perigoso. Pelo contrário, as crianças toleram níveis de pH, creatinina, Po_2 e sedação que poderiam causar complicações importantes nos adultos. O paciente pediátrico geralmente está pouco preocupado com os detalhes da doença e do tratamento, e todos, exceto os pacientes mais graves, simplesmente querem sair do setor de imaginologia com o máximo de diversão e o mínimo de ansiedade e desconforto. É mais difícil lidar com os pais do que com os filhos. Entender as diferentes necessidades dos pais e da criança é essencial desde o começo da interação.

Equipe e Equipamento

É essencial dispor de equipamento adequado e assistentes experientes para intervenção pediátrica bem-sucedida e segura. Embora a maioria dos radiologistas intervencionistas deva ser capaz de realizar procedimentos orientados por ultrassonografia em crianças, alguns casos não são adequados para o operador inexperiente ou ocasional. Comprometimento cuidadoso com aprendizado gradual, incluindo o uso de modelos para treinamento, é necessário, bem como bom conhecimento da anatomia regional ou a vontade de aprender e revisar a anatomia antes de tentar realizar procedimentos desafiadores.

Por sua natureza, a cronologia do procedimento intervencionista nem sempre é previsível ou conveniente, e o setor de ultrassonografia pode reclamar das solicitações de última hora de equipamentos. A despeito da inconveniência, o intervencionista deve insistir na disponibilização do melhor equipamento ultrassonográfico disponível. A situação ideal é ter o equipamento ultrassonográfico dedicado aos procedimentos localizado na unidade de radiologia intervencionista. Alguns importantes setores de radiologia pediátrica deslocaram a unidade intervencionista para o ambiente do centro cirúrgico. Essa integração de serviços radiológicos intervencionistas dentro do ambiente do centro cirúrgico tem resultado no aumento da cooperação entre os radiologistas intervencionistas e os cirurgiões, principalmente no que se refere à assistência ultrassonográfica intraoperatória durante os procedimentos cirúrgicos tradicionais.

MÉTODOS DE ORIENTAÇÃO

A tomografia computadorizada (TC) é necessária para alguns procedimentos, principalmente os que envolvem o osso. Na maioria dos outros casos, entretanto, o acesso orientado por ultrassom seguido de monitoramento ultrassonográfico ou fluoroscópico do fio-guia e da colocação do cateter é ideal (Tabela 56.1). A US pode ser utilizada na sala de TC para complementar um procedimento predominantemente orientado por TC. Recentemente, a dose de radiação nas crianças submetidas a procedimentos tomográficos levantou significativa controvérsia, e o uso de US pode reduzir a necessidade de TC.[1]

Unidades Intervencionistas de Multimodalidade

A recente disponibilidade do *software* de TC de feixe cônico nos equipamentos avançados de angiografia, com orientação tridimensional (3D) virtual, possibilita a realização de procedimentos intervencionistas combinados complexos englobando acesso orientado por US, imagens 3D semelhantes a TC, orientação ao vivo (superpostas às imagens em 3D) e fluoroscopia convencional, todos dentro da mesma unidade radiológica intervencionista.[2]

A orientação por ressonância magnética (RM) em pediatria é incomum. Um exemplo de orientação multimodal é mostrado na Figura 56.1.

TABELA 56.1 Tomografia Computadorizada *Versus* Ultrassonografia em Procedimentos Intervencionistas

	TC	Ultrassonografia
Radiação ionizante	A dose de radiação é um importante problema atual em exames de imagem pediátricos, particularmente para procedimentos intervencionistas, em que mais de exame pode ser necessário	Nenhuma
Plano de corte	Tipicamente limitado a imagens axiais iniciais (especialmente difícil próximo ao diafragma)	Ilimitado, exceto por osso ou gás
Resolução	Excelente, embora a falta de gordura nas crianças possa limitar a visualização	Excelente, exceto para membranas em coleções líquidas
Conveniência	Mais difícil de agendar	Alta
Custo	Alto	Intermediário
Monitoramento	Pela repetição do exame; não tem capacidade de monitoramento em tempo real; a recuperação de fios-guias torcidos é difícil	Tempo real
Gás e intestino	Excelente, especialmente com meio de contraste	Ruim

TÉCNICAS ULTRASSONOGRÁFICAS

Equipamentos e Transdutores

É essencial ter a mão vários transdutores. O pequeno tamanho dos pacientes e a falta de tecido adiposo subcutâneo na maioria das crianças possibilitam o uso de transdutores de alta frequência. Procedimentos realizados nas proximidades das costelas, como toracentese, são mais bem executados com transdutores setoriais de tamanho pequeno. Procedimentos de acesso vascular são mais bem executados com transdutor linear de alta frequência. A ultrassonografia com Doppler colorido é útil na localização dos vasos sanguíneos principais. Transdutores com boa resolução superficial são usados para lesões superficiais e para anestesia inicial no peritônio, fáscia profunda ou cápsula de órgãos.

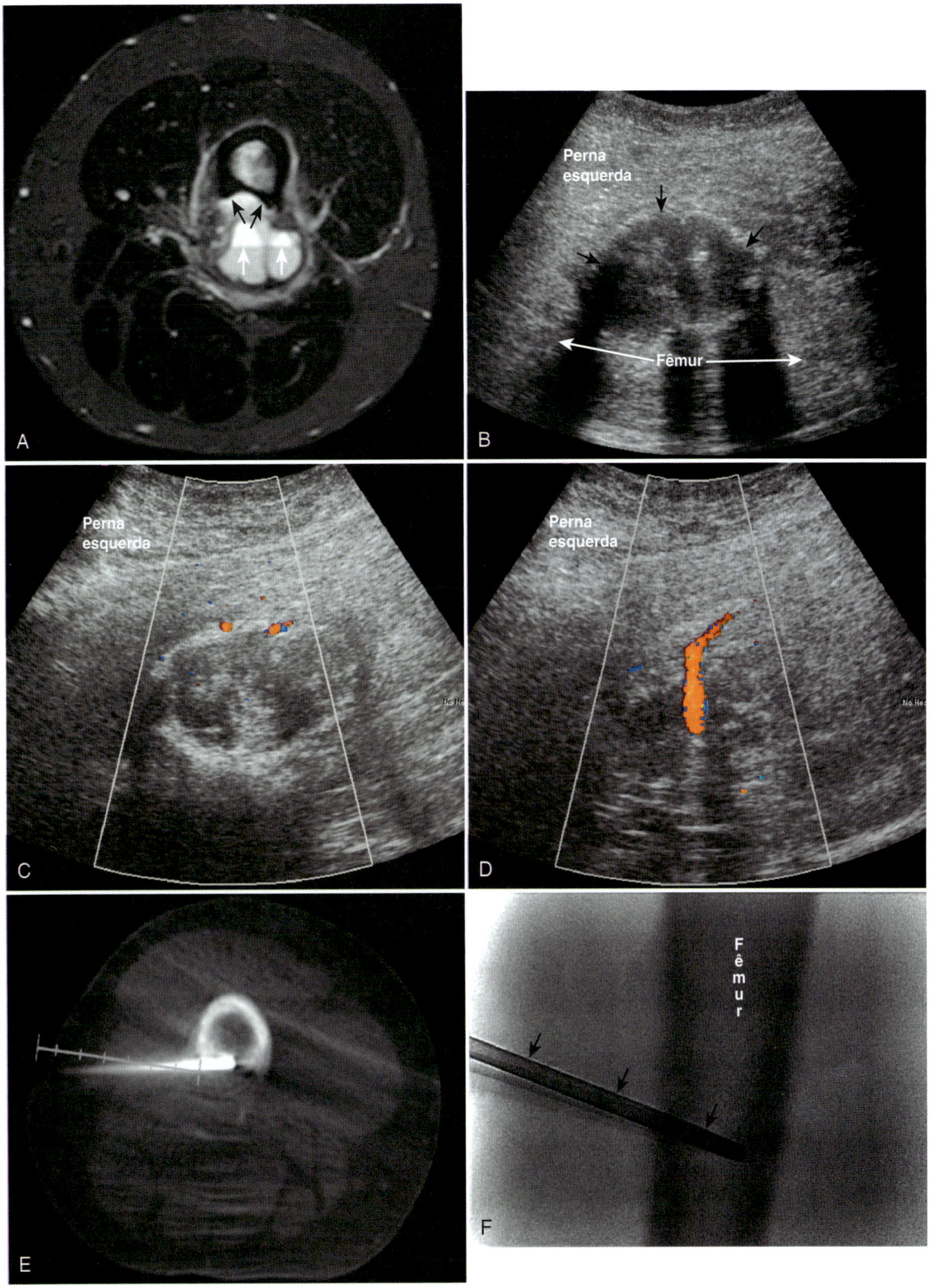

FIG. 56.1 Orientação de procedimento intervencionista de multimodalidade. Biópsia de cisto ósseo aneurismático na cortical posterior do fêmur em adolescente de 15 anos de idade com dor na coxa esquerda há 3 meses, inicialmente tratada como lesão no joelho relacionada ao esporte. **(A)** RM transversa (sequência *short-tau inversion recovery* [STIR]) do terço médio do fêmur esquerdo. Setas pretas mostram erosão cortical posterior. Setas brancas mostram níveis de líquido-líquido. **(B)** Ultrassonografia longitudinal mostrando o componente de tecido de partes moles da lesão (*setas pretas*). **(C)** US com Doppler colorido mostrou pequeno fluxo sanguíneo no interior da lesão, mas **(D)** vasos arteriais periféricos de tamanho moderado foram identificados e evitados durante a biópsia. **(E)** TC de feixe cônico axial mostrando retículo e dispositivo de biópsia óssea entrando na cortical posterior do osso para obter amostras iniciais de tecido mole para análise de congelação para minimizar o risco de biópsia mais agressiva de uma lesão maligna. Análise do material congelado revelou uma lesão benigna. **(F)** A fluoroscopia convencional possibilitou amostragem adicional de todos os quadrantes da lesão.

Um ou dois radiologistas

Em geral, radiologistas inexperientes precisam da ajuda de um tecnólogo ou de outro radiologista para realizar a ultrassonografia, o que deve ser vigorosamente desencorajado. Embora coleções líquidas simples e grandes possam ser drenadas desse modo, a habilidade necessária para a colocação acurada da agulha em pequenos órgãos ou próxima de estruturas críticas nunca será adquirida. Um radiologista utilizando transdutor de ultrassom em uma das mãos e a agulha de acesso ou outro dispositivo na outra mão é muito superior ao tipo de comunicação verbal "onde está minha agulha agora?", necessária no caso de dois radiologistas.

Mão Livre *Versus* Guias Mecânicas

A maioria dos fabricantes de equipamentos ultrassonográficos fornece guias mecânicas bem desenhadas que se conectam a um transdutor e permitem a visualização de trajeto previsível para a agulha. Essas guias são úteis para manter a agulha no plano do feixe do ultrassom e podem ser usadas nas lesões com via simples de abordagem ou com ampla janela de acesso. A maioria dos aparelhos necessita de *kit* estéril e descartável quando usados, aumentando o custo do procedimento. Guias especiais de agulhas são úteis para a punção inicial a fim de drenar os abscessos transretais,[3] embora muitos profissionais utilizem a técnica à mão livre para guiar a agulha da punção retal, utilizando uma visão anterior através da bexiga distendida.

A orientação à mão livre é mais difícil de aprender, mas permite muito mais flexibilidade na abordagem. Quando a agulha é posicionada de 45 a 90 graus em relação ao feixe sonoro, mesmo as agulhas finas de calibre 30 são facilmente visíveis. A orientação com a mão livre possibilita que o operador escolha a geometria mais favorável do transdutor e desvie a agulha ou instrumento de biópsia de outras estruturas no caminho da lesão. O posicionamento preciso do anestésico local no peritônio, na pleura e em outras estruturas sensíveis é realizado com mais facilidade com a técnica à mão livre.

Ultrassonografia com Doppler Colorido

A ultrassonografia com Doppler colorido tem sido indicada para a visualização da agulha em movimento durante os procedimentos intervencionistas, mas nossa experiência, no entanto, tem mostrado que a melhor visualização da extremidade da agulha é contrabalançada pela degradação da imagem em escala de cinza e artefatos quando o Doppler colorido está ativado. Vários dispositivos rastreadores de agulha estão disponíveis para reforçar a visualização da agulha, mas, com exceção dos dispositivos de acesso revestidos Yueh (Cook, Bloomington, IN) e Skater (InterV, Stenlose, Dinamarca), que apresentam minúsculos orifícios na ponta do cateter, todos esses dispositivos aumentam a complexidade e os gastos, e são geralmente desnecessários se a técnica ultrassonográfica for aprendida com precisão.

TÉCNICA À MÃO LIVRE

A técnica à mão livre exige que o transdutor seja mantido em uma das mãos e a agulha ou instrumento de biópsia na outra. O médico intervencionista necessita ser hábil para usar qualquer uma das mãos como a mão da agulha ou mão operadora. Por exemplo, uma biópsia do fígado pode ser obtida pela colocação do transdutor na parede anterior do abdome com a mão direita e, com a mão esquerda, fazer a abordagem com a agulha a partir da posição lateral do paciente, paralela à mesa. Biópsias do lado esquerdo seriam mais bem executadas utilizando a mão esquerda para o transdutor e a mão direita para a abordagem com a agulha pelo flanco esquerdo. Com alguma prática e algumas regras simples, não é difícil usar a mão não dominante como a mão da agulha.

Posicionamento Inicial e Localização da Agulha

A técnica mais importante a ser aprendida na US à mão livre é a localização da agulha. Essas regras se aplicam igualmente bem para a entrada da agulha próxima ao transdutor ou a distância (Fig. 56.2). O ponto de entrada é escolhido após cuidadosa consideração da anatomia e das estruturas importantes, como costelas, grandes vasos, diafragma e intestino. A compressão do local de entrada usando um dedo para deslocar a pele possibilita a avaliação exata do local a ser acessado (Fig. 56.3). Uma vez que o local de entrada foi escolhido, uma última checagem pode ser feita colocando-se o transdutor exatamente sobre o ponto de entrada marcado para "visão pelo olho da agulha", para garantir que não haverá surpresas, como a artéria mamária interna durante a biópsia do mediastino ou

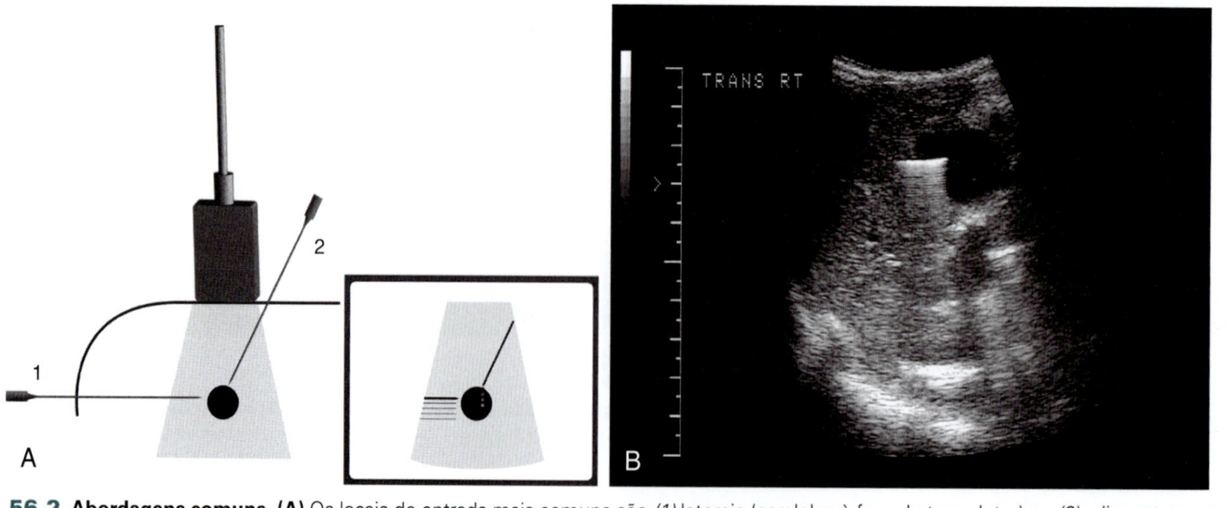

FIG. 56.2 Abordagens comuns. (A) Os locais de entrada mais comuns são *(1)* laterais (paralelos à face do transdutor) ou *(2)* adjacentes ao transdutor. **(B)** Quando a agulha está paralela à face do transdutor, um artefato de reverberação proeminente é visto, ou um artefato "cauda de cometa" é visto quando a agulha não está paralela. A agulha pode ser mais difícil de localizar na posição 2.

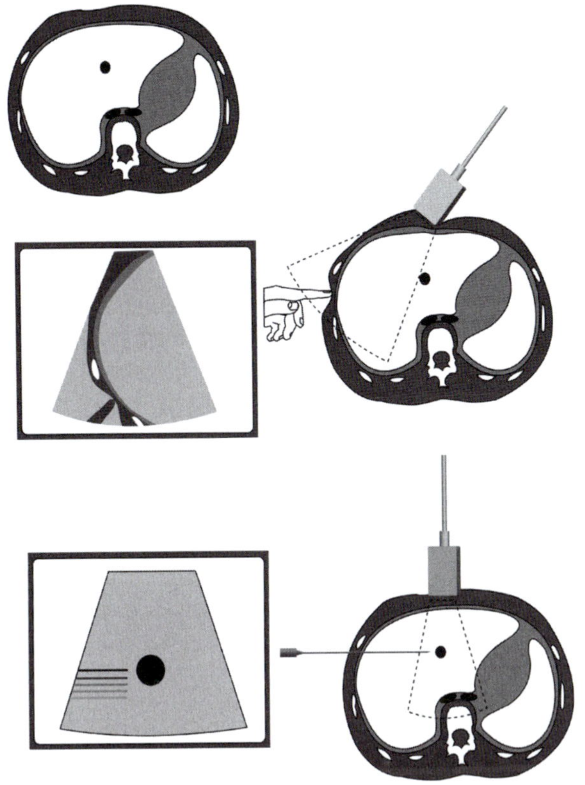

FIG. 56.3 Localização do ponto de entrada lateralmente. O local exato de entrada pode ser testado girando-se o transdutor em direção à parede do corpo e palpando potenciais locais de entrada com um dedo, o que é facilmente visível em tempo real nas imagens ultrassonográficas.

a artéria epigástrica inferior durante a paracentese ou a drenagem do abscesso abdominal, que podem ser negligenciadas, a menos que especificamente localizadas. Uma vez que a via de entrada tenha sido escolhida e após a aplicação adequada do anestésico local, coloca-se a agulha ou o instrumento de biópsia através da pele em direção ao alvo. A agulha e o transdutor devem estar exatamente no mesmo plano. Isso pode ser checado ao se olhar diretamente de cima para baixo para o topo do transdutor e para a agulha imediatamente antes de fazer a colocação inicial da agulha (Fig. 56.4). A profundidade do alvo deve ser medida e lembrada antes da colocação da agulha.

A agulha deve ser inicialmente avançada até a metade da distância ao alvo sob visualização ultrassonográfica direta. Se necessário, a distância pré-planejada de inserção pode ser marcada na agulha com adesivo estéril. Radiologistas inexperientes frequentemente mantêm o avançado da agulha de forma obsessiva, esperando, de algum modo, que isso torne, magicamente, a agulha visível. Os radiologistas que trabalham usualmente com adultos podem não perceber as curtas distâncias de inserção necessárias nas crianças pequenas e nos bebês.

Localização da Agulha Após a Inserção

Com experiência, é possível manter a agulha visível desde o momento da inserção, caso contrário, a agulha tem de ser localizada antes de novos avanços. Cheque se o transdutor e a agulha estão paralelos entre si, olhando pelo cabo do transdutor com um olho fechado. Se os dois não estiverem paralelos, ajuste a posição do transdutor, e não da agulha. Uma vez que o transdutor e a agulha estejam paralelos, mantenha o transdutor no plano e mova-o alguns milímetros para trás e para a frente, estritamente no plano da agulha (Fig. 56.5). É frequentemente útil apoiar a mão do transdutor no paciente, além

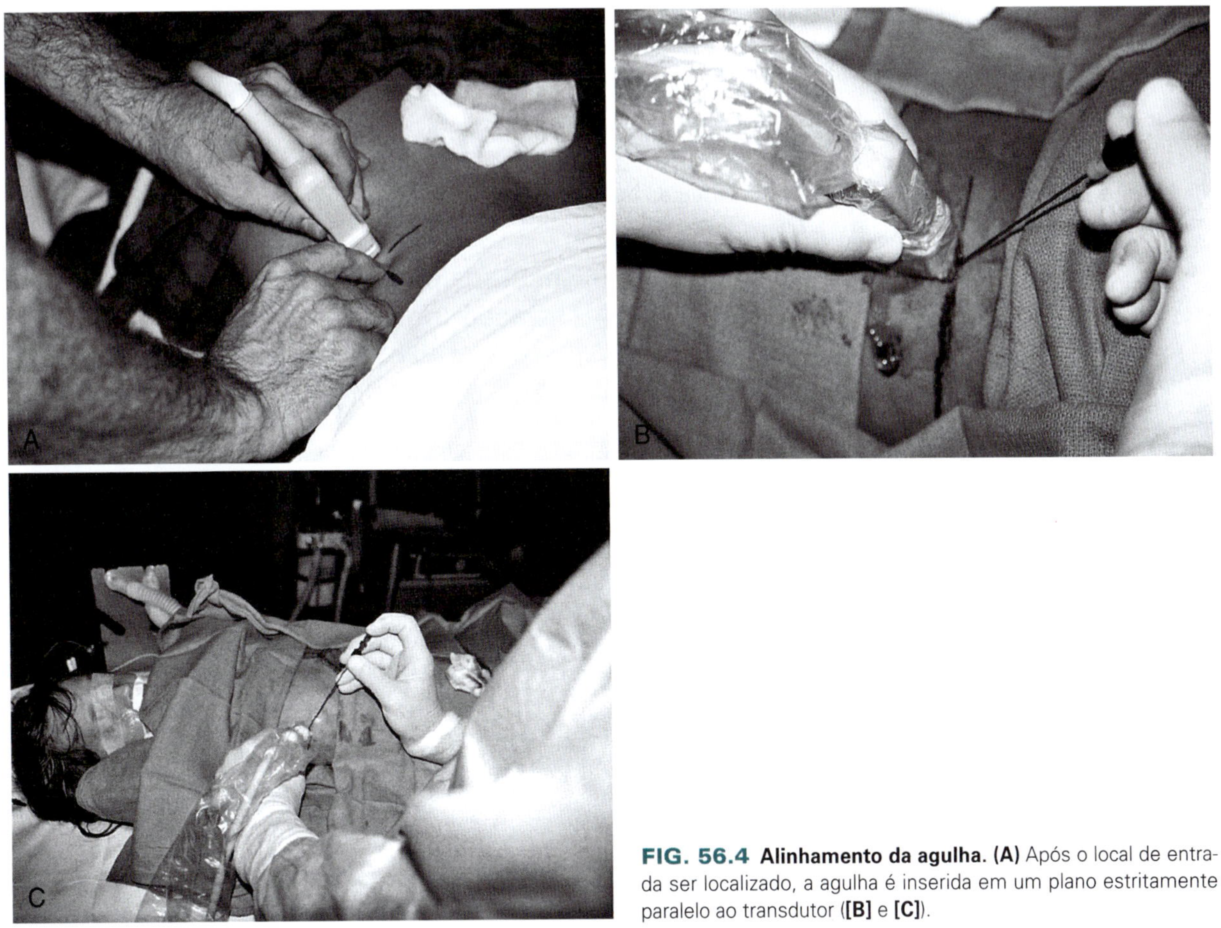

FIG. 56.4 Alinhamento da agulha. (A) Após o local de entrada ser localizado, a agulha é inserida em um plano estritamente paralelo ao transdutor (**[B]** e **[C]**).

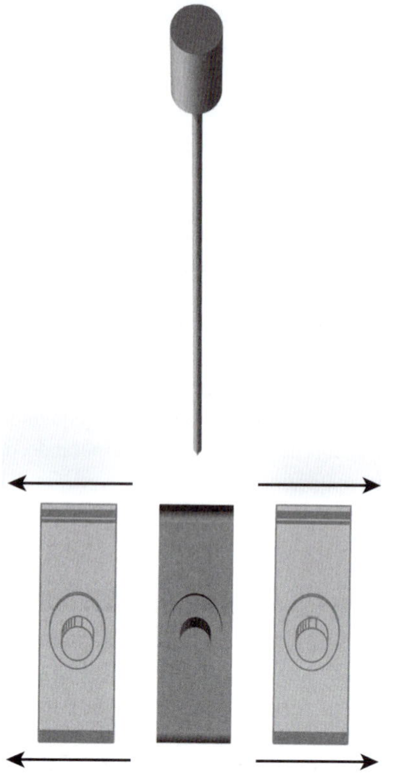

FIG. 56.5 Movimento do transdutor. Após a agulha ser inserida, se a agulha não for mais visível na imagem ultrassonográfica, o transdutor é movimentado para trás e para frente no plano da agulha, sem rotação do transdutor, até que a agulha seja localizada. O movimento realmente necessário é muito menor do que o mostrado neste diagrama; em geral, é de apenas alguns milímetros.

de colocar o quarto e o quinto dedos ou a borda hipotenar da mão do transdutor firmemente na pele do paciente, usando-se o polegar, o segundo e o terceiro dedos para manter e mover o transdutor. É importante não movimentar agressivamente a agulha ou mover a agulha e o transdutor em direções ou ângulos complexos ao mesmo tempo, em uma tentativa ansiosa e usualmente ineficaz de localizar a agulha.

Se a extensão completa da agulha não for visível, ela pode estar em um ângulo oblíquo ao plano do transdutor, resultando em impressão errônea da posição da ponta da agulha (Fig. 56.6). Em geral, apenas alguns graus de rotação do transdutor são necessários para se obter imagem de todo o corpo da agulha.

É necessário que a localização da agulha após o posicionamento inicial seja um processo pensado e objetivo, que envolve a movimentação do transdutor para trás e para a frente ("translação"), seguida do ajuste e da rotação de sua posição com pequenos incrementos, até que toda a extensão da agulha se torne visível.

Se a agulha e o alvo estiverem visíveis e a agulha estiver apontando para o alvo, ela pode ser avançada em direção a ele. Pode ser necessário um pequeno empurrão agudo para que a agulha penetre o alvo, particularmente se ele for uma estrutura normal como a vesícula biliar, um cálice renal ou um ducto biliar. Os órgãos e planos teciduais das crianças são macios e complacentes e, às vezes, "fogem" para longe da ponta da agulha que é avançada, porém o empurrão curto necessário para puncionar tais órgãos ou estruturas sempre deve ser feito intencionalmente e sob controle. Algumas disfunções do colágeno e a síndrome do Prune Belly causam ainda mais dificuldades na punção inicial de órgão ou estrutura.

O problema mais comum ocorre quando a agulha não está mais apontando para o alvo ou o alvo não está mais visível no plano do corte.

Correção do Ângulo da Agulha

Se a agulha e o alvo estiverem visíveis na mesma imagem, mas o ângulo da agulha estiver incorreto, não tente modificar o ângulo radicalmente enquanto a agulha estiver inserida profundamente em um órgão. Isso pode resultar em sangramento significativo e outras complicações, especialmente com agulha de biópsia rígida. Em vez disso, retire parcialmente a agulha até o plano subcutâneo, ajuste o ângulo e reinsira o dispositivo sob visualização ultrassonográfica direta, como feito previamente (Fig. 56.7).

Se transdutor não estiver na vertical, às vezes é difícil decidir de que maneira o ângulo da agulha deve ser ajustado. Essa regra simples sempre funciona. Considere a posição do cabo do transdutor e mova a agulha em relação a ele (Fig. 56.7D-E). No entanto, é importante saber a qual lado do transdutor pertence o lado da tela do monitor ultrassonográfico. É fundamental testar a orientação da imagem antes de se iniciar um procedimento, correndo um dedo sobre a superfície do transdutor e observando onde o dedo aparece na tela. Caso contrário, a imagem da agulha é esperada de um lado da tela, mas se encontra, de fato, do outro lado, onde não é percebida, e está justamente no seu caminho em direção à aorta ou a alguma outra estrutura significativa.

Correção da posição da agulha

Se a agulha estiver visível, mas o alvo não, movimente o transdutor em paralelo ao plano da agulha, primeiro para um lado depois para o outro, até que o alvo seja restabelecido. Lembre-se de em qual direção o transdutor precisou ser mobilizado para recolocar o alvo na imagem, em seguida, retire a agulha para a superfície, mude o local de entrada na pele na mesma direção, movimentando a ponta da agulha nos tecidos subcutâneos, e avance com a agulha novamente para dentro do paciente.

Recursos para treinamento em Intervenção Ultrassonográfica à Mão Livre

Essas técnicas podem ser praticadas em vários modelos. O modelo mais prontamente disponível e mais prático consiste em um peito de peru e vários materiais, como rim de boi, azeitonas, cebolas de coquetel ou cistos artificiais feitos com um dedo de luva cirúrgica previamente preenchido com água e amarrado. Esses materiais são colocados no plano entre os músculos peitorais maior e menor, enquanto o peito de peru está submerso em água.[4-6]

AGULHAS, FIOS, CATETERES E EQUIPAMENTOS PARA BIÓPSIA

Muitos tipos de agulhas e instrumentos estão disponíveis, e cada profissional deve selecionar e se familiarizar com uma seleção limitada desses instrumentos.

Agulhas Chiba

As agulhas Chiba são de pequeno diâmetro (geralmente de calibre 22), relativamente seguras, flexíveis e muito úteis, utilizadas para

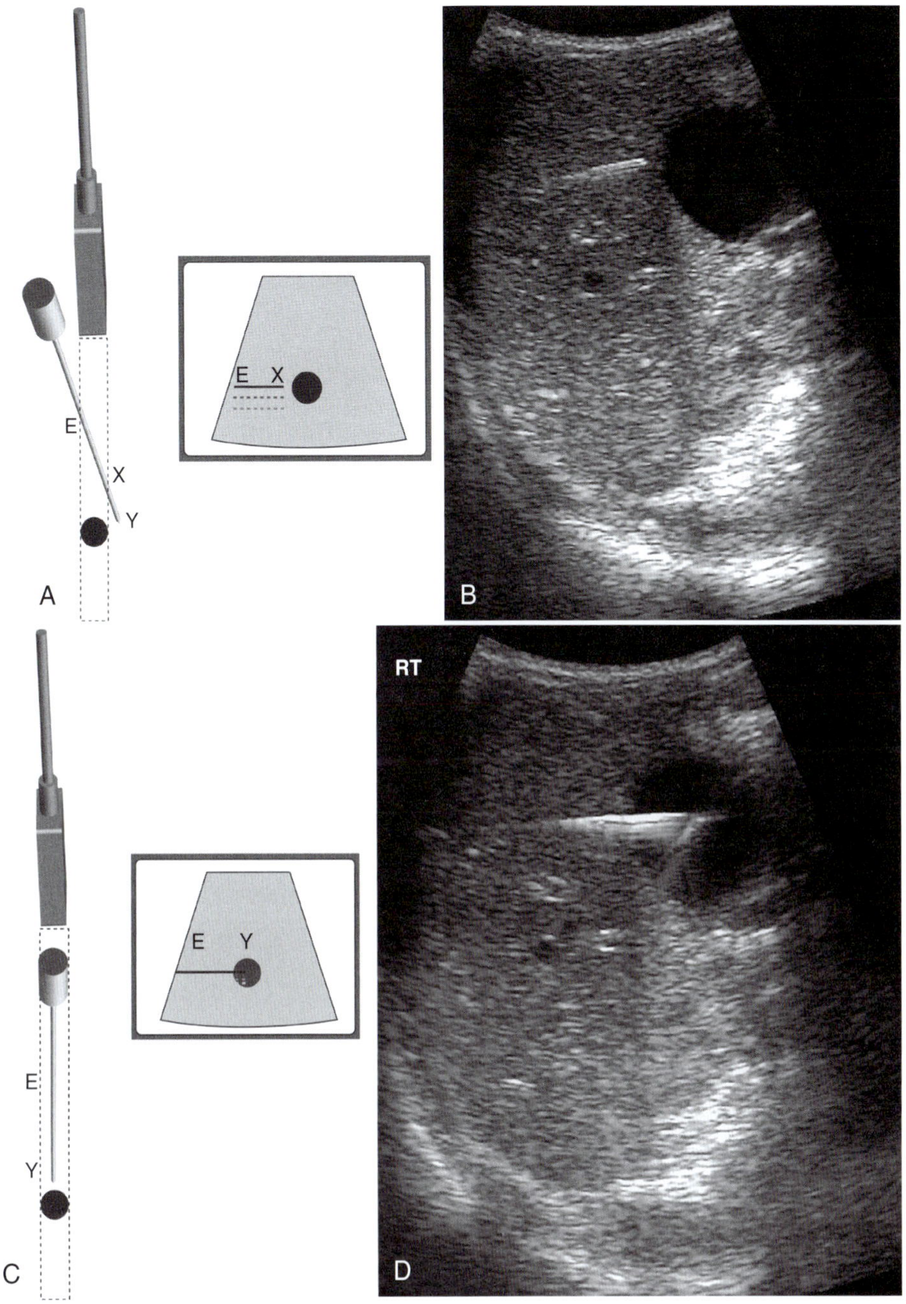

FIG. 56.6 Posição da agulha fora do plano. (A) Esta posição fora do plano resulta em vista encurtada menor *(E-X)* da agulha e falsa percepção de posição da ponta da agulha no ponto *X*, enquanto a posição real da ponta está no ponto *Y*. **(B)** Vista fora do plano de parte do eixo da agulha durante a punção da vesícula biliar. **(C)** Com agulha no plano exato do transdutor, toda a agulha *(E-Y)* está visível. **(D)** Agora está claro que a ponta da agulha está realmente na vesícula biliar. Normalmente, a ponta é localizada com precisão antes da punção da vesícula biliar. Essas imagens foram obtidas para fins de ilustração, após punção bem-sucedida da vesícula biliar.

estudos diagnósticos com contraste ou para a punção inicial de um alvo, especialmente se o alvo estiver próximo de uma estrutura vital. Caso o procedimento envolva a colocação subsequente de fio-guia ou de cateter, apenas um guia fino (tipicamente de 0,018 polegada) poderá ser colocado através da agulha. Isso é uma desvantagem relativa, visto que o dilatador terá de ser colocado sobre um fio de 0,018 polegada, e os fios finos estão sujeitos a dobraduras, especialmente quando o dilatador encontra a fáscia profunda ou a cápsula de um órgão. Consideramos o conjunto Aprima Access set (Cook, Bloomington, IN) (anteriormente conhecida como *Neff set*) especialmente útil e fácil de usar.

Cateteres de Drenagem

Os cateteres comerciais modernos são de alta qualidade, e geralmente um cateter para propósitos gerais ou com sistema de ponta em curva para trava é suficiente. Para pus espesso ou sangue antigo, a colocação de cateter calibroso até pode ser necessária.

Instrumento para Punção Inicial

A maioria dos cateteres de drenagem precisa ser colocada sobre um fio-guia com pelo menos 0,035 polegada de diâmetro. Punção inicial

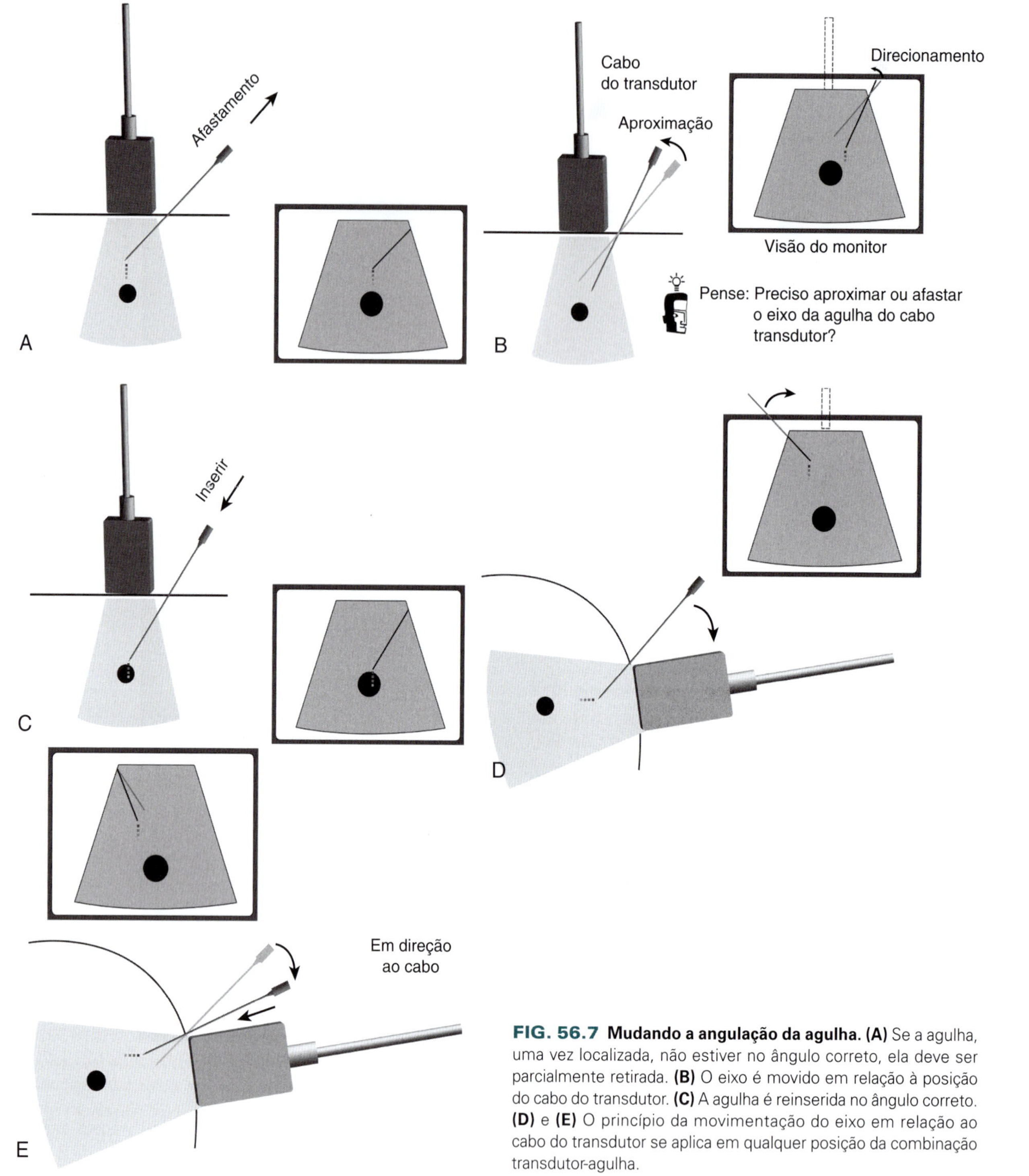

FIG. 56.7 Mudando a angulação da agulha. (A) Se a agulha, uma vez localizada, não estiver no ângulo correto, ela deve ser parcialmente retirada. **(B)** O eixo é movido em relação à posição do cabo do transdutor. **(C)** A agulha é reinserida no ângulo correto. **(D)** e **(E)** O princípio da movimentação do eixo em relação ao cabo do transdutor se aplica em qualquer posição da combinação transdutor-agulha.

com agulha de pequeno calibre e colocação de fio-guia de 0,018 polegada requer manobra de substituição, e cada passagem de fio ou do dilatador acrescenta tempo e complexidade ao procedimento, aumentando o risco de perder o posicionamento ou de dobrar o fio, principalmente com a maioria dos fios de 0,018 polegada, que não são robustos.

Vários *kits* pré-preparados de substituição estão disponíveis comercialmente. Alguns conjuntos (p. ex., micropunção, Aprima Access set) apresentam bainha/dilatador que é colocada sobre o fio de 0,018 polegada e, então, o dilatador é removido, deixando a bainha maior no local, o que possibilita a colocação de fio de 0,035. Esses sistemas são usados para alguns procedimentos biliares ou onde estruturas vitais estão próximas ao alvo.

O dispositivo de acesso Yueh (Cook, Bloomington, IN) é um instrumento agulha/bainha com pequenos orifícios dispostos na extremidade do cateter, tornando-o mais conspícuo durante a orientação ultrassonográfica. Os orifícios também facilitam aspiração de líquidos.

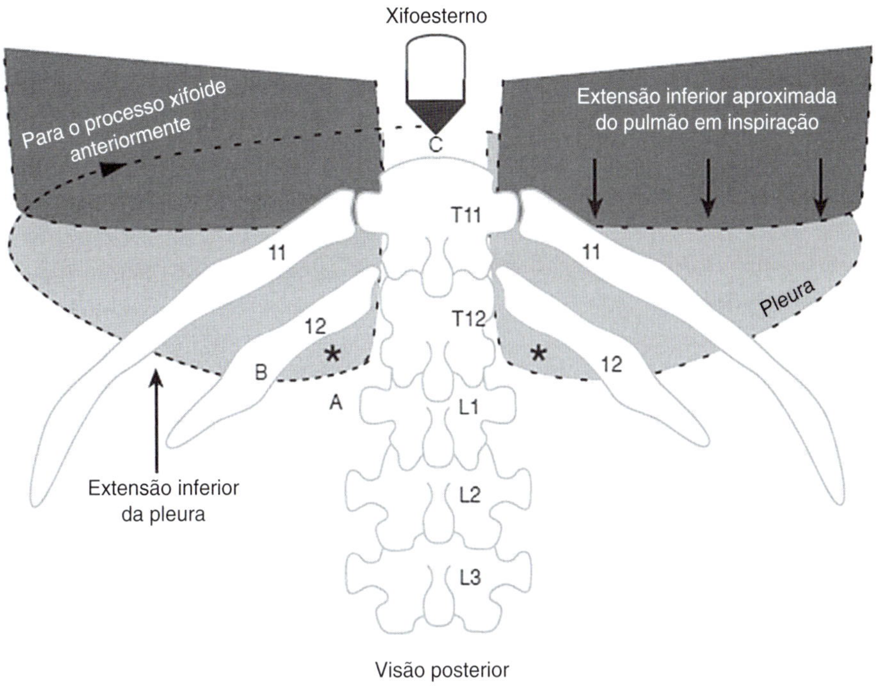

FIG. 56.8 Anatomia da superfície do diafragma – vista posterior. O espaço pleural normalmente se estende inferiormente ao aspecto medial da 12ª costela (posição *A*) e superiormente ao terço lateral da 12ª costela (posição *B*). Uma linha traçada da posição B até o processo xifoide do esterno (posição *C*) vai delinear as regiões das inserções periféricas tanto do diafragma normal quanto do patologicamente elevado. Mesmo se a cúpula do diafragma estiver flagrantemente elevada por um processo patológico, as inserções periféricas se mantêm inalteradas.

Instrumentos para Biópsia

A citologia por aspiração não é amplamente usada em crianças porque há um grupo muito mais diversificado de lesões potenciais nas crianças do que nos adultos. Muitos tumores pediátricos dependem parcialmente do seu arranjo celular para o diagnóstico, e os patologistas pediátricos geralmente se sentem desconfortáveis em fazer diagnósticos importantes com base apenas nas amostras citológicas. Instrumentos com agulha grossa ou fenda automatizados para obter fragmentos da lesão são usados mais frequentemente.

Embora pareça lógico que instrumentos com diâmetros menores devam ser usados nas crianças, em geral, agulhas de calibre 16 a 18 são mais frequentemente usadas, para se conseguir a obtenção de material suficiente para exame patológico. As agulhas maiores podem parecer mais perigosas, porém a colocação e o monitoramento sob orientação ultrassonográfica minimizam o risco.

ANATOMIA

Diafragma

É essencial o conhecimento detalhado da anatomia regional. Se o procedimento for realizado em uma área não familiar, sempre haverá tempo para estudar a anatomia em um livro antes de realizá-lo. A anatomia da superfície do diafragma deve ser conhecida detalhadamente (Fig. 56.8). É importante lembrar que mesmo que a cúpula do diafragma esteja grosseiramente elevada por uma massa ou uma coleção líquida subfrênica, o diafragma ainda vai estar fixado à parede torácica na mesma posição relativa à do nascimento. Se o espaço pleural deve ser evitado, é necessário penetrar em uma coleção subfrênica abaixo da fixação periférica do diafragma. Em geral, o diafragma passa posteriormente através da junção dos terços médio e externo da 12ª costela. Desse ponto, uma linha traçada em volta do tórax até o processo xifoide do esterno (xifoesterno) vai destacar a fixação periférica do diafragma. É importante perceber que o espaço pleural se estende por baixo do terço interno da 12ª costela (Fig. 56.8).

Cólon ou Intestino

O cólon situa-se logo anteriormente aos rins e pode ser inadvertidamente puncionado quando se penetra na posição posterolateral durante nefrostomia percutânea. O cólon não distendido pode não ser facilmente detectável pela ultrassonografia, e deve-se ter cuidado para evitar a colocação de uma nefrostomia muito lateralmente ou muito anteriormente. Se houver alguma dúvida, deve-se realizar enema contrastado, e a posição do cólon será determinada pela fluoroscopia antes ou durante o procedimento. Caso esteja disponível, um estudo de tomografia computadorizada ou ressonância magnética deve ser solicitado antes do procedimento.

SEDAÇÃO

Poucas crianças com menos de 12 anos de idade vão cooperar durante um procedimento invasivo, e é necessária familiaridade com a sedação pediátrica, assim como equipe habilitada e equipamento adequado para reanimação. É mais apropriado fazer o procedimento sob anestesia geral do que tentar realizá-lo sem uma sedação adequada. Caso a criança esteja desconfortável ou se movendo excessivamente, a sedação deve ser aumentada, ajuda deve ser solicitada ou o procedimento será interrompido.

Nosso protocolo de sedação já foi publicado,[7] embora não administremos mais nossa própria sedação, preferindo usar o serviço de anestesia que está prontamente disponível em nosso setor de intervenção. Os anestesiologistas têm sido muito flexíveis em acomodar nossas necessidades. Detalhes de sedação supervisionada por radiologistas estão além do escopo deste capítulo.

Publicações específicas devem ser consultadas e é necessário obter treinamento adequado antes de realizar sedação profunda em crianças. Um grupo bem organizado e experiente que realize sedação regularmente, com as diretrizes e limites apropriados, é mais importante do que o tipo de fármaco utilizado.

TÉCNICA DE ANESTESIA LOCAL

O agente anestésico mais frequentemente usado é a solução de lidocaína a 1% (Abbott Laboratories, Chicago, IL). A dose máxima usual de anestesia local no adulto é de 4,5 mg/kg de peso corporal (0,45 mL/kg de solução a 1%). Dose máxima de 3 a 4 mg/ kg (0,3-0,4 mL/kg de solução a 1%) para crianças com mais de 3 anos de idade está registrada nas recomendações da bula do produto, porém não há recomendações para crianças menores. Usamos rotineiramente de 3 a 4 mg/kg (0,3-0,4 mL/kg de solução a 1%) para todas as crianças, exceto os bebês prematuros extremos. Lidocaína é uma substância quimicamente estável apenas em uma solução ligeiramente ácida, portanto, é frequentemente utilizada com solução de bicarbonato de sódio a 8,4% em proporção de 10:1 imediatamente antes da injeção. Esse procedimento neutraliza o pH, o que efetivamente reduz a sensação da ardência quando o anestésico é injetado. O uso liberal de creme anestésico tópico local também é útil, porém ele deve ser aplicado 20 minutos antes do procedimento, e o local de entrada para o procedimento nem sempre é conhecido com antecedência.

Injetar o anestésico local e começar imediatamente com o procedimento é um erro frequente. Todos os anestésicos locais clinicamente úteis funcionam pela difusão através da mielina lipídica e da membrana da célula nervosa, bloqueando os canais de sódio a partir do lado intracelular dos canais de sódio. Portanto, não é surpreendente que a lidocaína necessite de 5 a 8 minutos para alcançar seu efeito total. Frequentemente aplicamos o anestésico local, pelo menos nos tecidos profundos subcutâneos, antes de colocar as luvas e preparar o equipamento. Isso assegura que o anestésico alcance seu efeito máximo. Os dentistas estão cientes do tempo necessário para o efeito máximo do anestésico local (eles perderiam seus negócios se não praticassem uma boa técnica anestésica local), mas, por razões obscuras, muitos médicos parecem não ter consciência da necessidade de esperar para conseguir um bom efeito anestésico local.

Os receptores de dor e de estiramento se localizam principalmente na camada epidérmica. O desconforto associado à administração de anestésico local resulta principalmente do estiramento rápido dos sensores epidérmicos, antes que o agente anestésico local tenha tido tempo de bloquear os axônios. Assim, a prática comum de se "levantar uma estria" na epiderme é contraindicada. O uso de agulhas de calibre 30 ou menor para a lenta e profunda injeção subcutânea inicial minimiza o desconforto e frequentemente possibilita a injeção inicial sem que o paciente tenha consciência da punção da pele. A aplicação inicial do anestésico local nas camadas subcutâneas profundas possibilita que o agente inicialmente bloqueie os axônios da dor e outras terminações dos nervos sensoriais epidérmicos. Tão logo isso seja alcançado, a aplicação posterior de anestésico à epiderme geralmente é indolor. É necessário o cuidado de excluir o ar da seringa e da agulha antes de injetar o anestésico local, porque a quantidade de ar residual em uma agulha de calibre 30, injetada subcutaneamente, pode degradar seriamente a imagem ultrassonográfica.

Administração de Anestesia Local Profunda Guiada por Ultrassonografia

Uma das chaves dos procedimentos percutâneos bem-sucedidos em crianças é o controle anestésico local adequado da sensibilidade profunda. Muitos médicos anestesiam apenas a pele e os tecidos subcutâneos, e são surpreendidos quando o paciente se move ou reclama enfaticamente se um dilatador passa através do peritônio, da fáscia profunda ou da cápsula de um órgão. A solução é concentrar o anestésico local no peritônio, na fáscia ou na cápsula. Em geral, o revestimento externo de um órgão ou músculo, a pleura, o peritônio, o perimísio ou a fáscia profunda são os que registram a sensação dolorosa. O tecido adiposo subcutâneo, os órgãos e a musculatura abdominal apresentam poucas terminações nervosas. A aplicação profunda de anestésico local é mais bem executada quando realizada sob orientação ultrassonográfica. Surpreendentemente, até mesmo agulhas de calibre 30 podem ser facilmente identificadas próximas à pele quando são usados transdutores de 7 ou 10 MHz de alta qualidade. É necessário que a zona focal seja ajustada adequadamente; em condições ideais, porém, o anestésico local pode ser aplicado onde ele fará o máximo efeito. Isso reduz a profundidade da sedação e o tempo necessários para completar alguns procedimentos, sem a anestesia geral, requeridos em outra situação (Fig. 56.9).

ANTIBIÓTICOS

Os antibióticos são necessários como rotina apenas quando se drena uma coleção infectada ou quando o paciente está imunossuprimido. Nós usamos antibióticos durante o procedimento nos pacientes com transplantes hepático e renal. A escolha dos antibióticos é individualizada após uma consulta com o serviço que fez o encaminhamento, e eles geralmente são aplicados por via intravenosa, na sedação ou na indução anestésica. A base para o tempo e a duração da profilaxia antibiótica do procedimento de radiologia intervencionista é derivada da literatura cirúrgica. Há maior supressão da infecção quando os antibióticos são administrados antes da inoculação. A probabilidade de infecção pós-procedimento aumenta conforme há demora entre o início da profilaxia antibiótica e o procedimento.[8] Se houver probabilidade de um procedimento ser prolongado (ou seja, mais de 2 horas), uma dose suplementar de antibióticos deve ser considerada, dependendo da meia-vida do agente a ser administrado.[9,10]

PROCEDIMENTO TÍPICO

Consulta e Estudos Prévios

É importante rever estudos anteriores de imagem ou radiologia intervencionista antes do procedimento. Deve-se saber quais dificuldades foram encontradas no exame anterior, ou se houve reação adversa ao contraste em um exame anterior. Arquivos de imagens e comunicação (PACS; do inglês, *picture archiving and communications systems*) com relatórios radiológicos e outros dados clínicos integrados facilitam esse esforço. O radiologista intervencionista é responsável por ter claro entendimento das razões clínicas para o

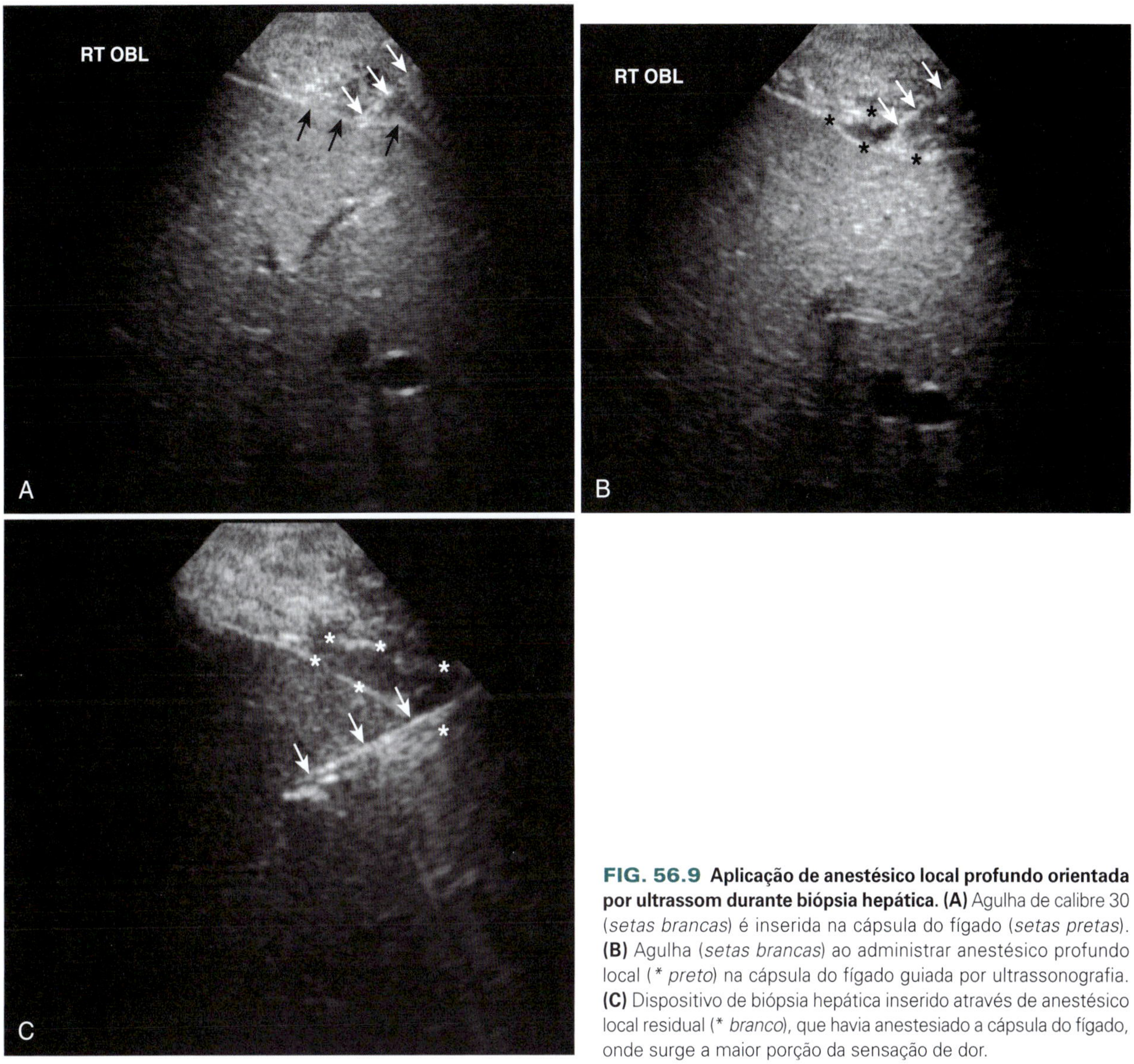

FIG. 56.9 Aplicação de anestésico local profundo orientada por ultrassom durante biópsia hepática. (A) Agulha de calibre 30 (*setas brancas*) é inserida na cápsula do fígado (*setas pretas*). **(B)** Agulha (*setas brancas*) ao administrar anestésico profundo local (* *preto*) na cápsula do fígado guiada por ultrassonografia. **(C)** Dispositivo de biópsia hepática inserido através de anestésico residual (* *branco*), que havia anestesiado a cápsula do fígado, onde surge a maior porção da sensação de dor.

procedimento e dos benefícios esperados. Em determinadas ocasiões, é dever do radiologista intervencionista insistir ou marcar uma consulta conjunta entre os serviços envolvidos, antes de realizar um procedimento importante. Essa pode ser a maior contribuição do radiologista para os cuidados médicos da criança.

COAGULOGRAMA

O tratamento hematológico no paciente submetido à intervenção percutânea guiada por exame de imagem é complexo devido à ampla gama de procedimentos e de dados demográficos e comorbidades dos pacientes. Os estudos de coagulação são indicados para a maioria dos procedimentos de drenagem ou biópsia intra-abdominal, parede torácica ou abscesso retroperitoneal, que acarretam risco moderado de sangramento; também deve ser observado que a biópsia renal apresenta risco de sangramento significativo.[11] As diretrizes de manejo recomendam a correção da razão normalizada internacional (RNI) para abaixo de 1,5.[12] A contagem de plaquetas geralmente é obtida em pacientes oncológicos; a malignidade subjacente parece ser um fator de risco independente para sangramento após a biópsia hepática.[13] Deve-se ter cautela quando a contagem de plaquetas estiver inferior a 50 mil, e é importante lembrar que a função plaquetária pode estar afetada por quimioterapia, agentes anti-inflamatórios não esteroidais, uremia e outras condições clínicas. Os pacientes com tumor de Wilms apresentam, raramente, síndrome de Von Willebrand adquirida transitória não diagnosticada. Atenção especial deve ser dada caso a incisão da pele continue a sangrar vigorosamente por mais de 1 minuto. É mais adequado cancelar o procedimento e fazer um coagulograma do que continuar e causar hemorragia importante.

Metas e Expectativas

A antecipação dos problemas é boa prática, e não um sinal de fraqueza. Nenhum procedimento deve ser realizado sem compreensão clara das metas, do benefício esperado e de um plano razoavelmente detalhado para completar a tarefa. Se um abscesso for difícil de ser localizado por ultrassonografia (p. ex., no músculo psoas de um adolescente grande), a transferência para a sala de TC deve ser considerada. A fluoroscopia depois do acesso inicial orientado por ultrassonografia possibilita que o fio-guia dobrado possa ser recolhido ao dilatador e reposicionado ou avançado para o interior do abscesso. A TC é essencial em algumas áreas, principalmente para abscessos pélvicos que exigem drenagem transglútea,[14] embora a drenagem transglútea do abscesso pélvico tenha sido quase exclusivamente substituída pela drenagem transretal guiada por ultrassonografia em nossa instituição.

Um plano alternativo é importante, especialmente nos procedimentos complexos, como a remoção de cálculos renais ou o posicionamento de um *stent* ureteral. O que acontece se o paciente se movimentar ou se o fio-guia sair do lugar? Um segundo fio-guia de segurança mantido no grupamento calicinal do polo superior é sempre boa medida nos procedimentos renais complexos. Espere o inesperado e o procedimento vai geralmente correr como planejado.

Exame Ultrassonográfico Inicial Deve Ocorrer antes da Sedação

É preciso conhecer a anatomia do paciente antes da sedação ou da anestesia geral. Despender tempo suficiente com o objetivo de considerar a abordagem mais efetiva e a anatomia adjacente é tão importante quanto o posicionamento adequado da agulha. É desnecessário passar a agulha através do cólon quando um pouco de tempo e cuidado poderiam ter evitado o problema. O radiologista deve ter boa compreensão tridimensional da anatomia regional do paciente, antes de começar um procedimento.

Pus

O pus é o produto liquefeito da inflamação. "Liquefeito" é a palavra mais importante para o intervencionista. Ao contrário da TC, que gera imagem estática, a US em tempo real possibilita a exploração da liquidez e, portanto, da possibilidade de drenagem de uma lesão. Os urinomas são notoriamente ecogênicos quando analisados pela primeira vez, porém, se o operador mobilizar vigorosamente a coleção com o transdutor de ultrassom, a natureza fluida da lesão se torna aparente e pode ser drenado simplesmente com cateter French-8, em vez de usar cateter mais calibroso, que poderia ter sido considerado necessário.

Fixação do Cateter Pode Ser Difícil em Lactentes

Os cateteres são objetos de adoração das crianças pequenas e dos lactentes e podem ser mastigados se deixados ao alcance de suas mãozinhas. Frequentemente, quando um cateter "saiu sozinho", houve algum lapso no cuidado por parte da equipe profissional. Ou o cateter não foi adequadamente fixado em primeiro lugar ou a enfermagem se esqueceu de soltar a trava de segurança quando levou a criança ao banheiro.

Alguns métodos de fixação incluem suturas padrão, suturas fixadas no cateter com fita à prova d'água, ou vários equipamentos comerciais de fixação na pele. Se o cateter for suturado no lugar, os pontos devem ser colocados profundamente nos tecidos subcutâneos. Nos lactentes, o cateter é escondido fora do alcance, se possível, e fixado com curativo de plástico adesivo transparente. A conexão entre o cabo do cateter e a ponta de um cateter de drenagem é o ponto mais fraco, assim, por isso, rotineiramente fixamos a conexão à pele com fita adesiva ou filme, e treinamos os enfermeiros para sempre trocar a fita adesiva ao realizar cuidados rotineiros com cateter.

Cuidados e Acompanhamento Pós-procedimento

Além da má capacidade de comunicação, a maneira mais rápida de destruir um padrão de referência para procedimentos intervencionistas é ignorar o paciente ou o clínico ou cirurgião que o encaminhou depois que o paciente saiu do departamento de radiologia. O intervencionista é responsável pela aceitação do paciente em confirmar se o procedimento é correto e que provavelmente trará benefício significativo para o paciente tanto no período imediatamente após o procedimento quanto no acompanhamento a longo prazo. Deixar um número de contato no prontuário médico pode resultar em algumas ligações triviais, porém, geralmente, vai beneficiar o paciente e aumentar o número de encaminhamentos e a satisfação. Caso ocorra complicação, lide com ela ou consulte outro serviço, porém faça contato pessoalmente e não pelo serviço de mensagens ou pelo interno mais inexperiente.

Tome cuidado com perda sanguínea em crianças depois de biópsia hepática ou outro tipo de biópsia. Um hematócrito antes e 2 horas após a biópsia é uma precaução prudente. A perda sanguínea é tipicamente lenta e autolimitada, porém, caso o sangramento persista, frequentemente, os únicos sinais objetivos são dor e aumento na frequência cardíaca. As crianças que estão experimentando perda sanguínea notoriamente mantêm pressão sanguínea e perfusão cerebral normais até muito tardiamente, quando subitamente deterioram.

PROCEDIMENTOS ESPECÍFICOS

Drenagem de Abscesso

Ao se penetrar em uma cavidade abscedida, usualmente se obtém uma amostra de pus para cultura, porém a cavidade não deve ser completamente aspirada antes do posicionamento do cateter. Uma vez que o cateter esteja posicionado, a aspiração simples com acompanhamento ultrassonográfico, para assegurar que foi completa, é fundamental. A lavagem com grandes volumes de soro fisiológico ou a realização de um exame com contraste podem resultar em extravasamento do material infectado através do tecido de granulação que sempre reveste esses abscessos. Os estudos contrastados e a lavagem podem ser feitos mais tarde, quando a cavidade estiver em fase de cicatrização, embora raramente façamos qualquer estudo pós-procedimento dos casos de drenagem não complicada de abscessos. Durante a aspiração inicial, pode-se obter retorno sanguíneo na extremidade da aspiração. Isso é provavelmente sangue que se origina do tecido de granulação, e, às vezes, pode ser em quantidade alarmante. Se a aspiração ativa for interrompida, normalmente o sangramento cessa. O cateter deve ser mantido no lugar até que o aspirado seja em pequena quantidade e inferior a alguns mililitros por dia.

Drenagem Transretal

Abscessos pélvicos profundos podem ser drenados cirurgicamente ou através de um cateter guiado por ultrassom.[15] O método guiado por ultrassonografia é particularmente adequado para as coleções altas que estão além do alcance dos cirurgiões, porém, em nossas instituições, a drenagem de abscessos transretais orientadas por ultrassom tem substituído substancialmente o procedimento cirúrgico (Fig. 56.10). O cateter pode ser retirado depois da aspiração completa da cavidade ou deixado no lugar e fixado na perna com adesivo.[3]

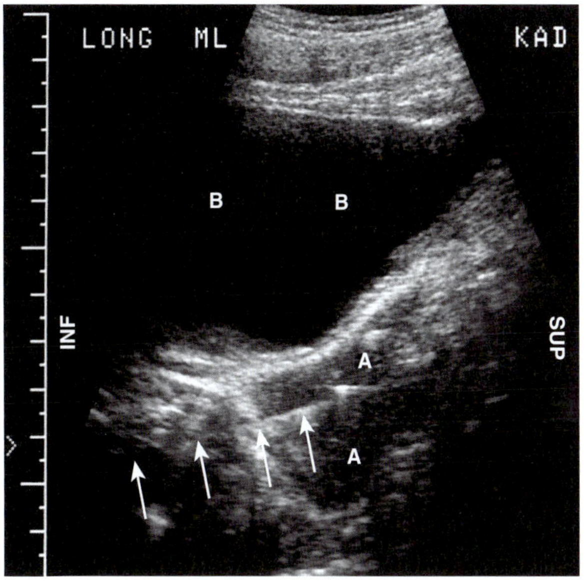

FIG. 56.10 Orientação ultrassonográfica da drenagem de abscesso transretal. A agulha *(setas)* foi inserida através do reto e puncionou um abscesso *(A)* alto na pelve com orientação ultrassonográfica. A bexiga urinária *(B)* está anterior ao abscesso.

Cateteres Centrais de Inserção Periférica

Cateteres centrais de inserção periférica (CCIP) são uma maneira útil de se obter acesso central seguro para uso a curto e médio prazos.[16] Os cateteres variam de tamanho French 2 a 5, e várias unidades comerciais estão disponíveis com os estojos de inserção contendo cânula removível semelhante ao cateter intravenoso ou a bainha removível no estilo Seldinger.

Após a inserção da bainha em uma veia periférica (braço, perna ou couro cabeludo), o cateter é colocado através da bainha e posicionado nas veias centrais. O acesso visual às veias do braço é com frequência fácil no indivíduo mais velho, porém as veias de bebês com maior quantidade de tecido subcutâneo podem ser notoriamente difíceis de identificar e acessar. A orientação ultrassonográfica nesses pacientes tem se tornado uma habilidade essencial para a inserção de CCIP, e a maioria das enfermeiras dessa prática pode aprender a técnica com sucesso. Nos lactentes, a técnica de orientação ultrassonográfica para acesso venoso é diferente das técnicas previamente descritas. Em razão dos problemas da largura do feixe, é mais adequado monitorar a posição da agulha ajustando-se constantemente a posição transversal do transdutor em movimentos de vaivém (Figs. 56.11 e 56.12, Vídeo 56.1). As veias geralmente são tão pequenas que o acompanhamento da posição da agulha com o transdutor no plano da agulha e da veia geralmente resulta em mau posicionamento da agulha devido à largura do feixe de ultrassom.

Em crianças maiores, com veias maiores, o exame do plano da veia pode ser útil, e a passagem segura do fio-guia pode ser observada (Fig. 56.13).

Acesso Venoso Central

A colocação de dispositivos de acesso venoso central de longo prazo é um dos procedimentos intervencionistas vasculares mais comuns. O acesso venoso central é utilizado em pacientes com doenças infecciosas, diálise, transplantes e na oncologia. A veia preferida é a veia jugular interna direita (VJID); é grande, está próxima da pele e fornece uma via curta e reta para a veia cava superior. A VJID deve ser usada sempre que possível para cateteres de diálise ou em pacientes com insuficiência renal, para evitar comprometimento das veias subclávia e da veia braquiocefálica esquerda, que são importantes para o sucesso do acesso à diálise cirúrgica do braço.[17] A VJID também evita o risco de pneumotórax e reduz a taxa de estenoses venosas centrais sintomáticas quando comparada à veia subclávia.[18,19] O uso da VJID também evita a síndrome de pinçamento do cateter, vista exclusivamente no acesso venoso subclávio, que está sujeito a trauma repetitivo no espaço costoclavicular e pode resultar em fratura do cateter.[20] Quando comparado com a técnica de ponto de referência cirúrgica não guiada por imagem (p. ex., artéria carótida, músculo esternocleidomastóideo), o uso de ultrassonografia tem melhorado a cateterização bem-sucedida da VJID e alcança acesso com menos tentativas, menor incidência de punções na artéria carótida e aumento da taxa de sucesso e menor duração do procedimento.[21-25]

A orientação ultrassonográfica permite acesso oblíquo preciso à veia jugular, permitindo uma curva mais suave para a parte tunelada do cateter central, o que minimiza o risco de obstrução da pinça ou da pinça cateter.

Drenagens Pleural e Peritoneal

A aspiração diagnóstica de derrame (efusão) pleural guiada pela ultrassonografia é um procedimento comum e útil. A drenagem simples por cateter de derrame parapneumônico complexo ou empiema tem sido descrita e pode resultar na cura completa se for realizada cedo o suficiente, embora a pleura tenha notável capacidade de espessar e produzir fibrina. Essas coleções infectadas geralmente loculam e se tornam de difícil drenagem por meio da técnica de cateter simples. A TC geralmente não mostra as septações, portanto, os clínicos geralmente acreditam que o líquido parapneumônico deve ser fácil de drenar. A administração de trombolíticos, normalmente ativador de plasminogênio tecidual (tPA) via tubo pleural para alterar as características físicas do líquido espesso,[26,27] atualmente é um procedimento de rotina. Qualquer tubo torácico para drenagem de empiema deve ser frequentemente acompanhado por radiografia, US ou, ocasionalmente, por TC após o procedimento, a fim de assegurar que a loculação não volte a ocorrer (Fig. 56.14).

A drenagem do líquido peritoneal por razões terapêuticas ou diagnósticas geralmente não é difícil e frequentemente pode ser realizada no leito com pouca ou nenhuma sedação e boa técnica anestésica local. Ao acessar o líquido através dos quadrantes inferiores, deve-se tomar cuidado para localizar acuradamente e marcar a posição dos vasos epigástricos inferiores, que podem causar sangramento substancial e dificultar o controle para o líquido peritoneal se houver lesão durante procedimento de aspiração normalmente "simples". Ocasionalmente, há obstrução por debris no cateter de drenagem, que devem ser retirados, ou por movimento vigoroso da agulha/cateter ou pela passagem de fio-guia para desalojar a obstrução (Vídeos 56.2 e 56.3).

Colangiografia Percutânea e Drenagem

A colangiografia trans-hepática percutânea pode ser realizada com sucesso em crianças com ou sem dilatação dos ductos. A ultrassonografia é usada para conduzir a agulha Chiba na direção dos

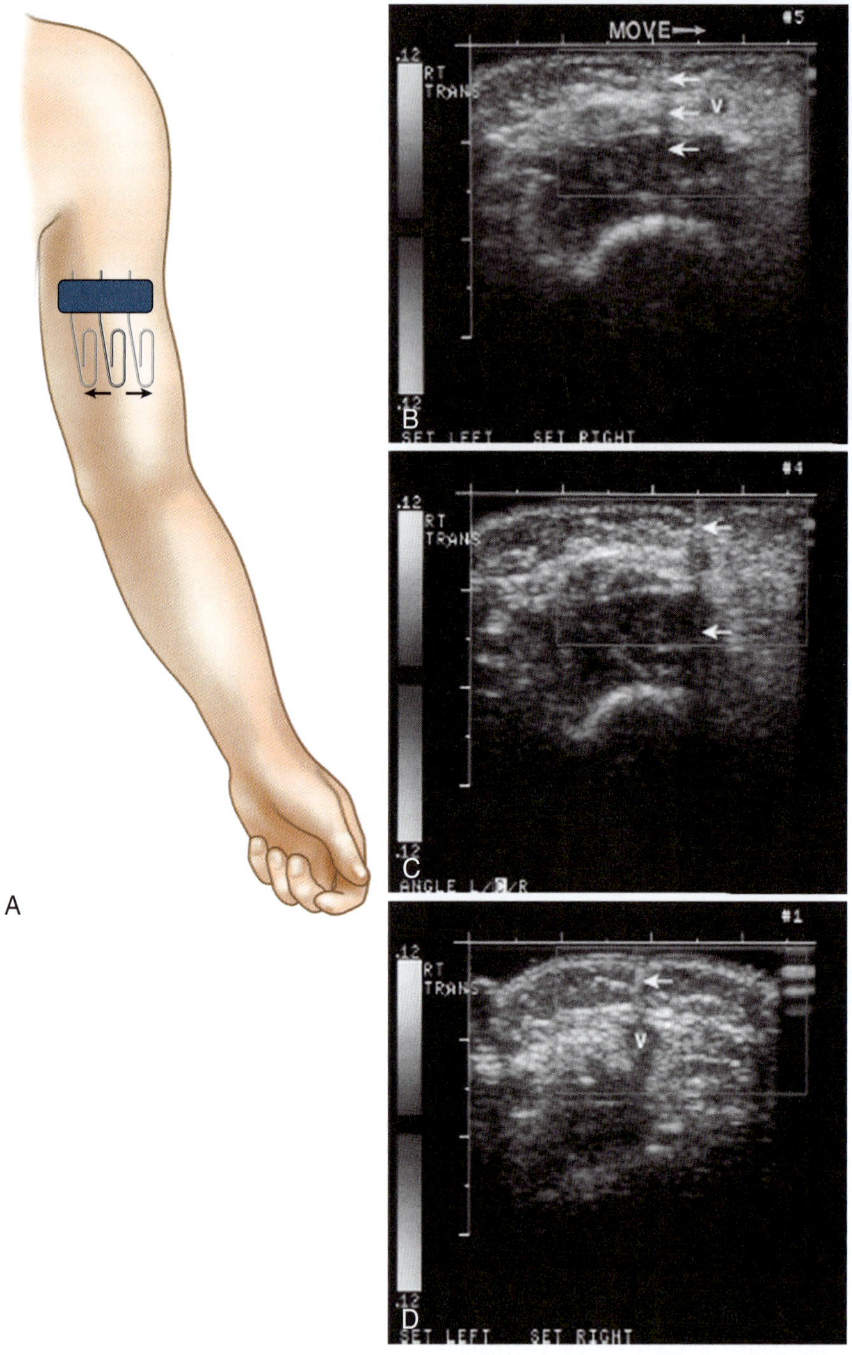

FIG. 56.11 Técnica para localização exata de veia profunda antes da colocação de cateteres centrais de inserção periférica (CCIP). (A) Com o transdutor mantido transversalmente à direção da veia-alvo, um clipe de papel parcialmente dobrado, colocado entre a pele e a face do transdutor, é movimentado para a frente e para trás (**[B]** e **[C]**), a fim de localizar a veia e aplicar acuradamente o anestésico local no tecido subcutâneo. O transdutor é mantido transversalmente ao caminho da agulha para evitar erros pela espessura do feixe. O fino artefato do clipe de papel *(setas)* localiza a veia (*V*). Observe que, com um torniquete no local, especialmente em um recém-nascido/lactente pequeno (**[B]**-**[D]**), o Doppler colorido pode não mostrar fluxo. Um torniquete apertado em um recém-nascido/lactente pode obstruir até mesmo o fluxo arterial, resultando em colocação incorreta de CCIP intra-arterial, um evento muito perigoso, se não for reconhecido.

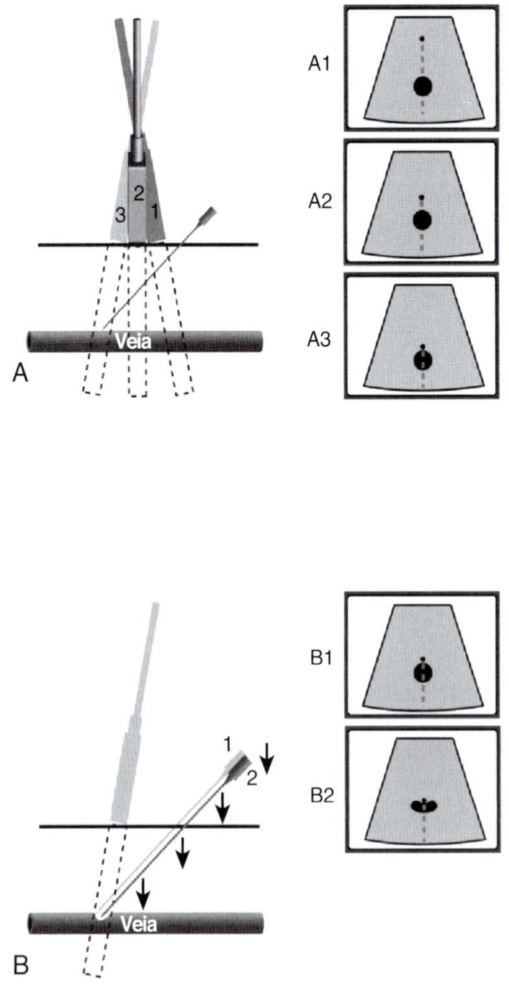

FIG. 56.12 Localizando a ponta da agulha próximo de uma veia. (A) A agulha é avançada na direção da veia, o transdutor é usado na orientação transversal e avançado para a frente e para trás (*A1-A3*) para acompanhar sequencialmente a ponta da agulha à medida que ela avança na direção da veia. Na ilustração, a agulha é apenas mostrada quando está prestes a penetrar na veia (posição *3*). **(B)** Aprisionando e puncionando a veia. A agulha pode facilmente deslizar pelo lado da veia se for simplesmente avançada, especialmente quando se tenta puncionar a veia braquial profunda. O tecido conjuntivo frouxo em torno das veias profundas possibilita que a veia deslize para fora do trajeto da agulha. Quando a ponta da agulha estiver posicionada corretamente, adjacente à parede anterior da veia (*B1*), o movimento delicado da agulha para baixo, sem tentar puncionar a veia, vai "aprisionar" a veia com a ponta da agulha (*B2*). Uma vez que a veia esteja aprisionada, um golpe rápido vai puncionar ambas as paredes. A retirada cuidadosa geralmente resulta em retorno de sangue venoso através da agulha, permitindo a colocação bem-sucedida de um cateter central de inserção periférica (CCIP).

ductos biliares, que acompanham os ramos portais. O local ideal para a punção diagnóstica é a junção dos terços médio e periférico do ducto, distante dos ramos centrais das veias porta e da artéria hepática. Se os ductos estiverem dilatados, a agulha pode ser conduzida diretamente para o interior do ducto dilatado com as técnicas ultrassonográficas usuais. A punção deve ser executada em um local e com um ângulo que possibilite a conversão do trajeto em drenagem por cateter caso o estudo diagnóstico mostre estenose do ducto biliar ou obstrução completa, especialmente nos pacientes com transplantes hepáticos. A punção inicial dos ductos biliares minimamente dilatados em pacientes de transplantes hepáticos pediátricos é um dos procedimentos orientados por ultrassom tecnicamente mais exigentes (Fig. 56.15).

Biópsia de Massa Mediastinal

Linfoma é uma doença maligna comum na infância, que geralmente se apresenta com massa mediastinal. Em muitos casos, observa-se linfadenopatia cervical, abdominal ou axilar na apresentação, possibilitando o diagnóstico histológico por biópsia cirúrgica de linfonodos. No entanto, em alguns casos, o paciente se apresenta com dificuldade respiratória causada por compressão traqueal, não havendo linfonodos aumentados disponíveis em localização conveniente para a biópsia. Muitos desses pacientes são incapazes de se deitar sem apresentar dificuldade respiratória. A massa mediastinal pode crescer rapidamente, de modo que a criança capaz de se deitar para a TC inicial não pode fazê-lo poucas horas depois. Nesses casos, a biópsia mediastinal guiada pela ultrassonografia é a opção mais segura. Também podem ser utilizadas radioterapia e administração de esteroides de modo emergencial para reduzir a massa, mas essas abordagens podem causar a incapacidade de realização da subtipagem das células do linfoma, o que está se tornando mais importante para decisões sobre o tratamento e prognóstico.

Pacientes pediátricos com linfoma são tratados no centro cirúrgico em posição semiereta e necessitam ser supervisionados e sedados por equipe de anestesia experiente. Em geral, utilizamos anestesia local abundante e sedação intravenosa mínima, evitando a intubação, se possível.

A ultrassonografia com Doppler é usada para localizar e evitar a artéria e a veia mamárias. A massa geralmente é abordada através do espaço intercostal paramanubrial sob orientação ultrassonográfica direta, com a utilização de transdutor setorial de pequeno tamanho. Os grandes vasos e o pulmão devem ser claramente visualizados antes da biópsia. Podem ser obtidas múltiplas amostras com risco extremamente baixo de complicação (Fig. 56.16).

Drenagem de Abscesso Apendicular

A drenagem inicial guiada por ultrassonografia de abscesso associado ao apêndice é um procedimento bem documentado. Ocasionalmente, um abscesso secundário ocorre após cirurgia endoscópica para remoção do apêndice, geralmente causado por fecalito retido ou não identificado. A orientação ultrassonográfica também pode ser utilizada para drenar esses abscessos recorrentes. Em um dos casos, conseguimos localizar o fecalito retido com precisão, drenar o abscesso e remover o fecalito por meio de um segundo procedimento intervencionista utilizando um fio-guia biliar de Amplatz (Cook, Bloomington, IN) e o cateter Fogarty (Fig. 56.17, Vídeo 56.4).

Biópsia Direcionada à Lesão Focal de Órgãos

A biópsia de órgão sem alvo específico orientada por ultrassonografia, como por suspeita de anormalidade hepática ou renal, é um procedimento bem estabelecido. A biópsia direcionada para lesão focal de órgãos é mais exigente. Cada caso deve ser avaliado em todos os seus aspectos, mas deve-se ter cautela em relação a lesões

O texto continua na página 1961.

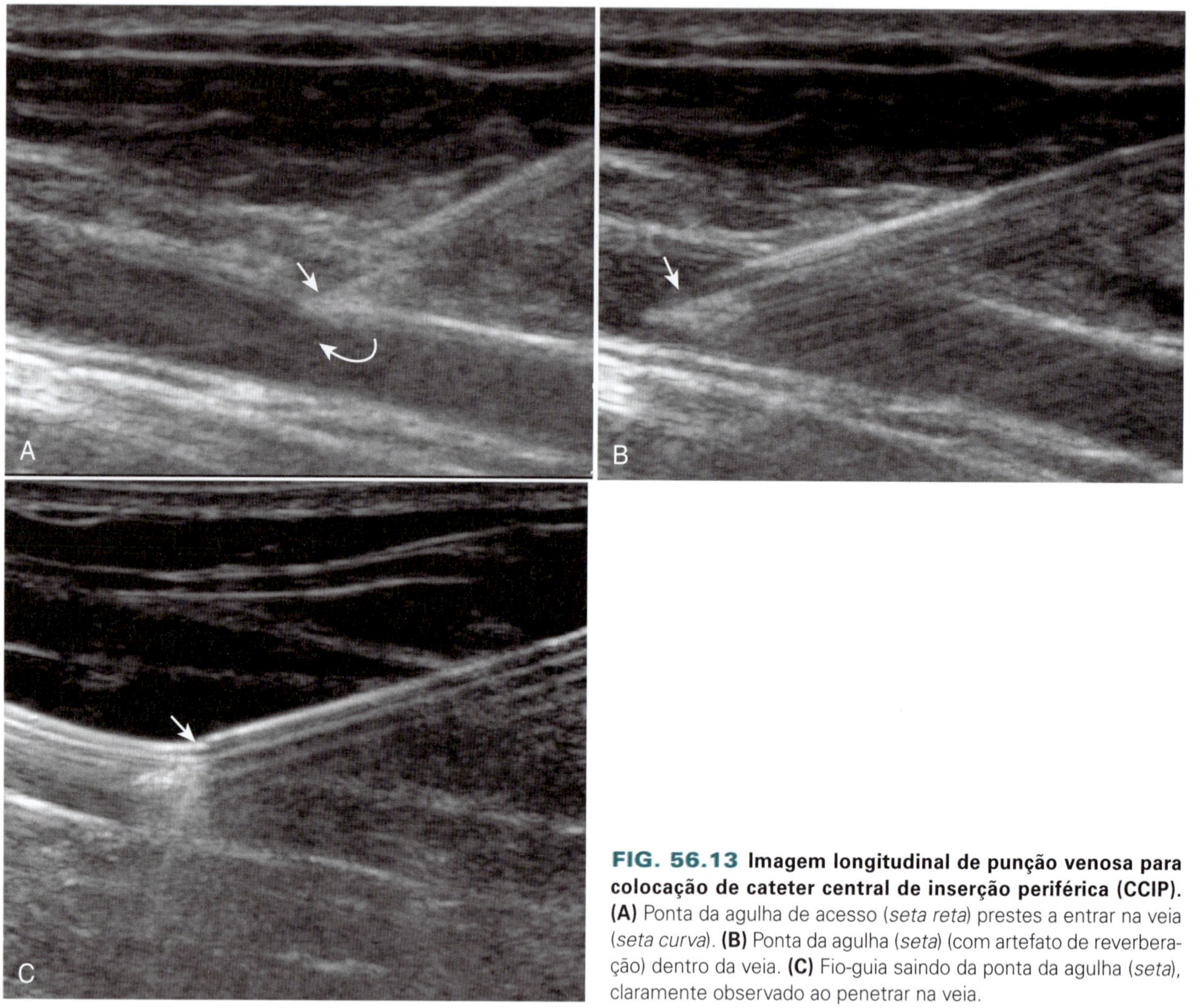

FIG. 56.13 Imagem longitudinal de punção venosa para colocação de cateter central de inserção periférica (CCIP). **(A)** Ponta da agulha de acesso (*seta reta*) prestes a entrar na veia (*seta curva*). **(B)** Ponta da agulha (*seta*) (com artefato de reverberação) dentro da veia. **(C)** Fio-guia saindo da ponta da agulha (*seta*), claramente observado ao penetrar na veia.

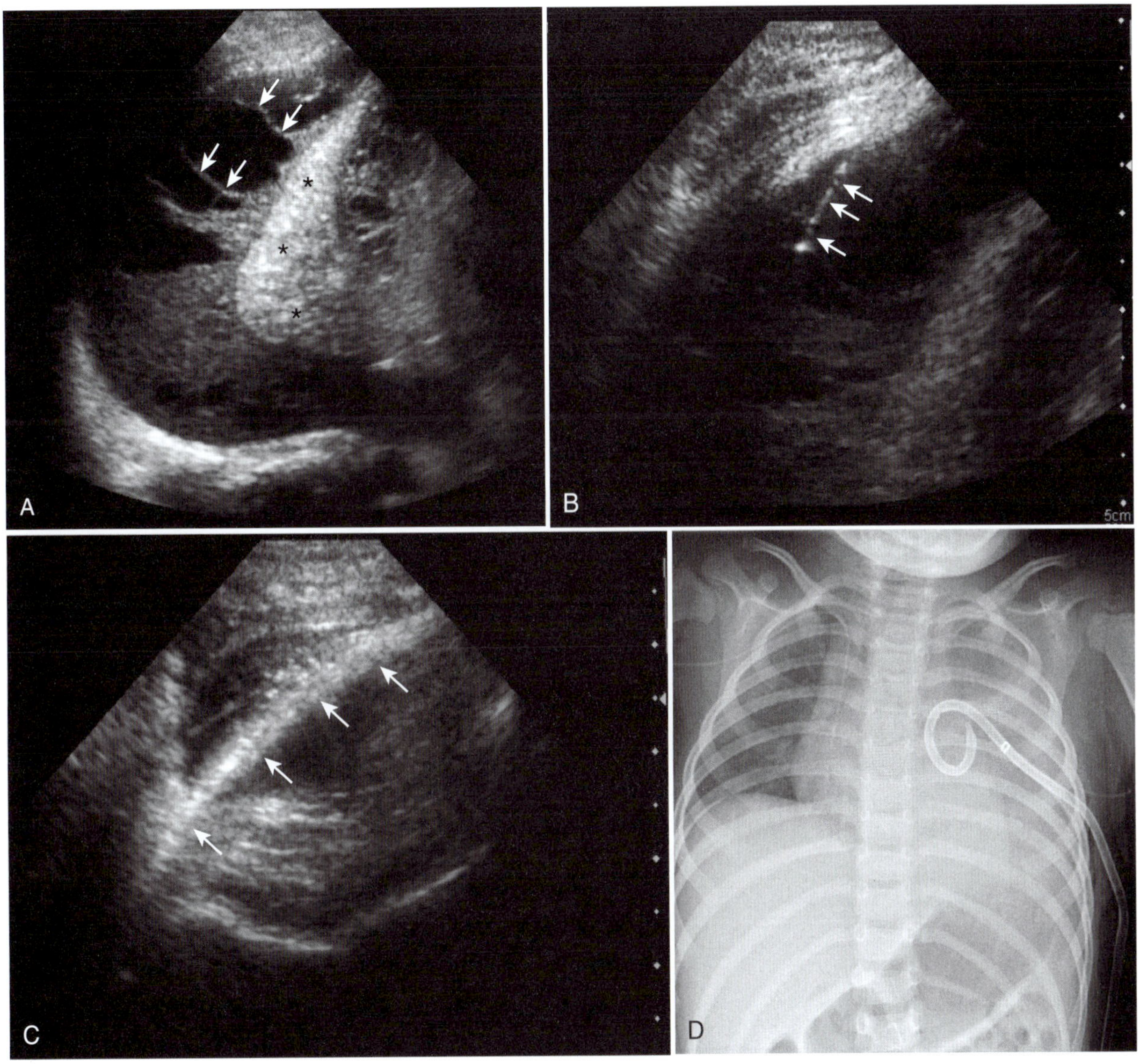

FIG. 56.14 Orientação ultrassonográfica para tratamento de empiema torácico loculado. (A) Material inflamatório extrapleural semissólido com septos (*setas brancas*) está comprimindo o pulmão esquerdo adjacente sem ar *(* preto)*. **(B)** Agulha de acesso *(setas)* é visualizada penetrando no empiema. **(C)** Tubo torácico esquerdo *(setas)* inserido para drenagem e instilação de ativador de plasminogênio tecidual (tPA), que é um tratamento bem-sucedido para empiema torácico, antigamente tratado por toracotomia. **(D)** Radiografia mostrando a posição do tubo torácico esquerdo.

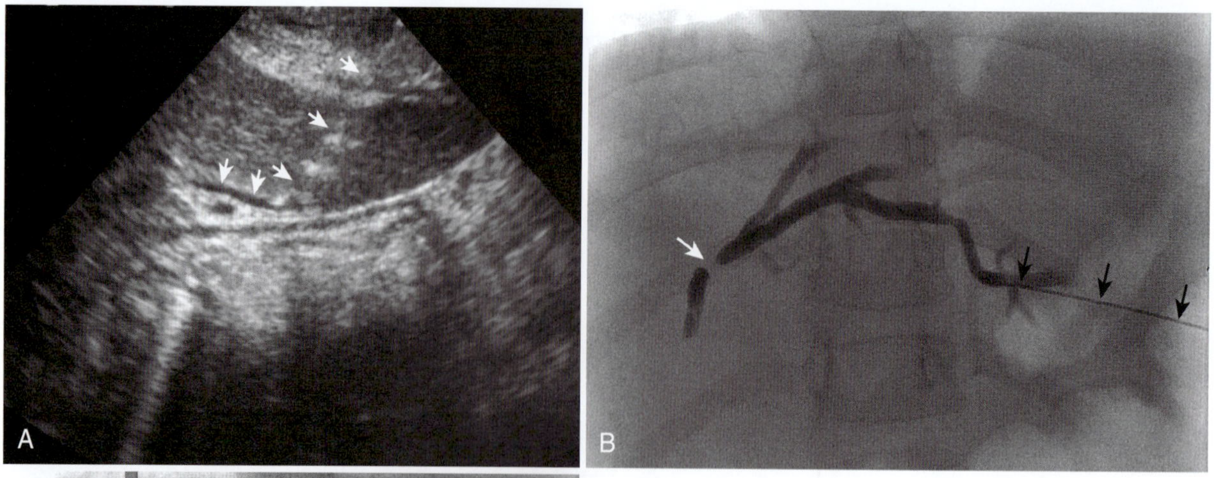

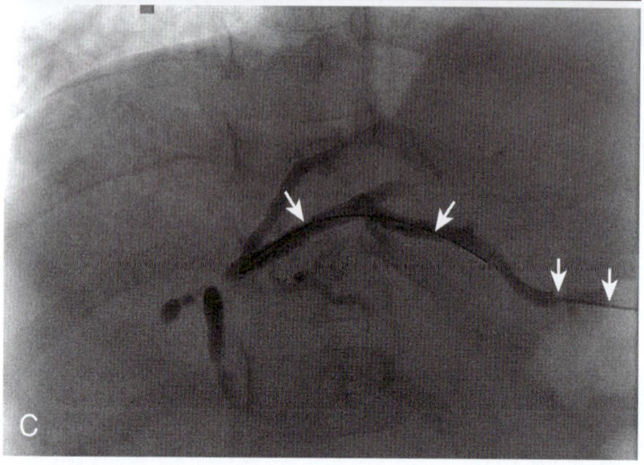

FIG. 56.15 Acesso para drenagem de ductos biliares obstruídos em paciente submetido a transplante hepático. **(A)** Colocação inicial da agulha guiada por ultrassonografia *(setas brancas)*, mostrando a ponta prestes a penetrar no ducto biliar esquerdo, ligeiramente dilatado. **(B)** Imagem fluoroscópica inicial da agulha *(setas pretas)* no ducto, mostrando o contraste delineando grave estenose no ducto *(seta branca)*. **(C)** O ângulo da punção possibilitado pela orientação precisa do ultrassom auxiliou na fácil passagem do fio-guia do tipo Cope inicial. Posteriormente, a estenose foi dilatada por meio de balão e recebeu um *stent* pela mesma via.

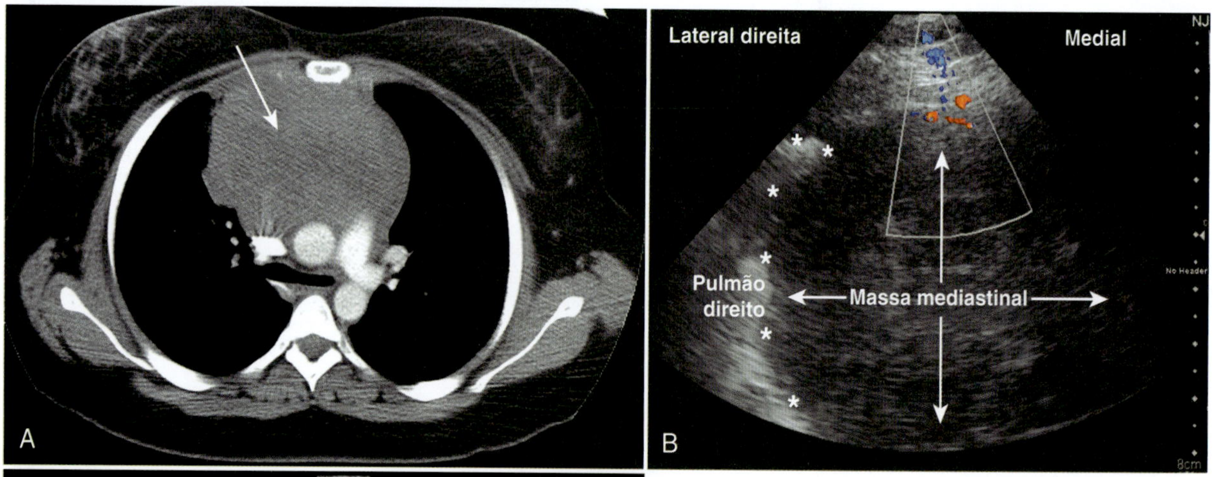

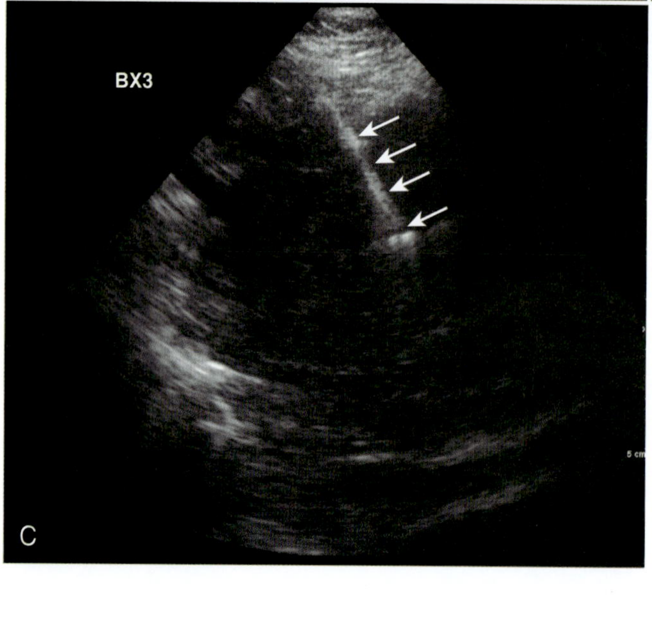

FIG. 56.16 Biópsia de grande massa mediastinal. **(A)** TC obtida 1 dia antes mostra a grande massa comprimindo a carina, com a seta mostrando o trajeto da biópsia guiada por ultrassonografia subsequente. **(B)** US com Doppler colorido inicial define a massa e localiza os grandes vasos e os vasos mamários internos. **(C)** Dispositivo de biópsia automatizado *(setas)* dentro da massa. Múltiplas amostras foram obtidas para proporcionar tecidos adequados para estudos avançados de tipificação celular desse linfoma de células B.

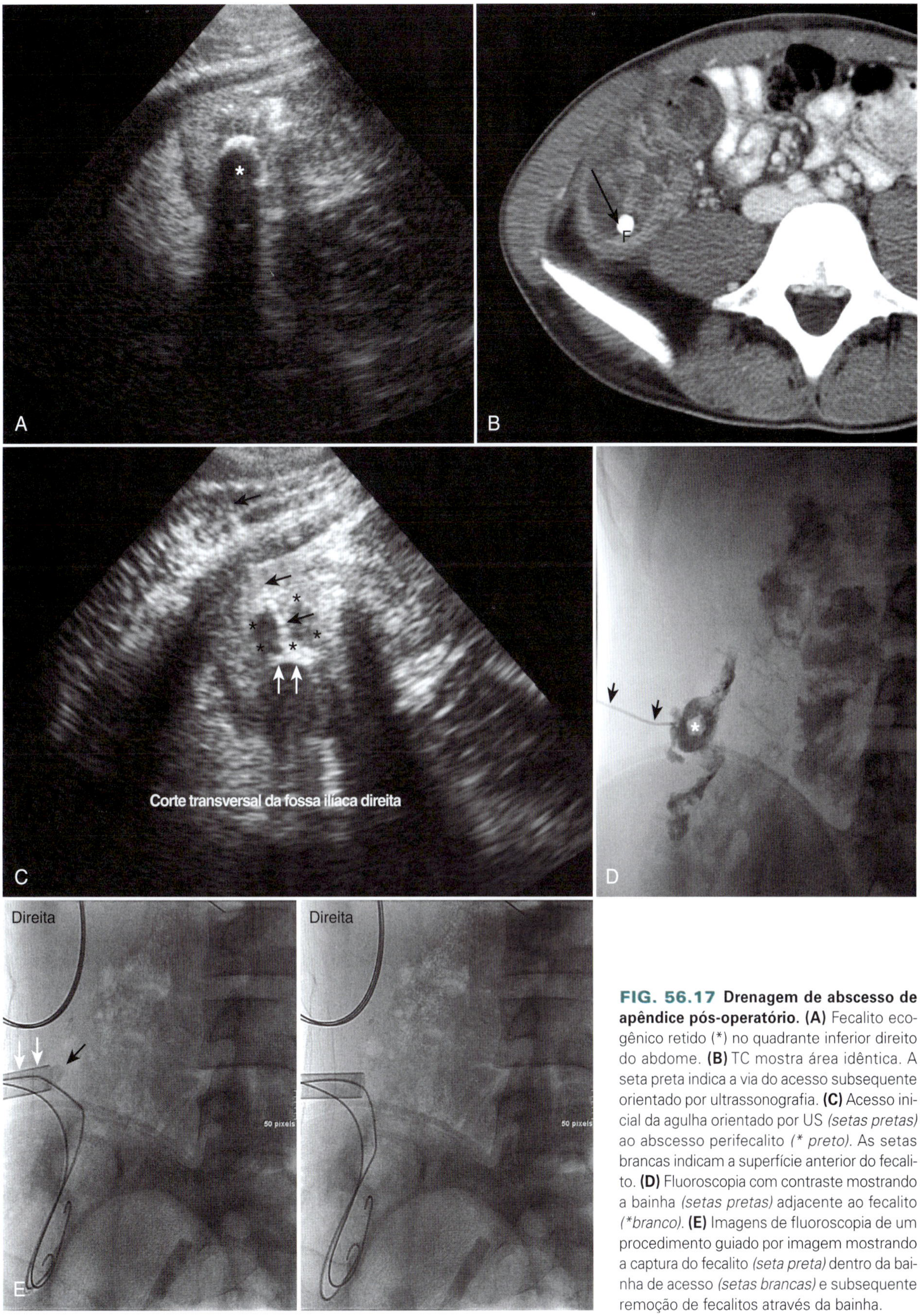

FIG. 56.17 Drenagem de abscesso de apêndice pós-operatório. (A) Fecalito ecogênico retido (*) no quadrante inferior direito do abdome. **(B)** TC mostra área idêntica. A seta preta indica a via do acesso subsequente orientado por ultrassonografia. **(C)** Acesso inicial da agulha orientado por US *(setas pretas)* ao abscesso perifecalito *(* preto)*. As setas brancas indicam a superfície anterior do fecalito. **(D)** Fluoroscopia com contraste mostrando a bainha *(setas pretas)* adjacente ao fecalito *(*branco)*. **(E)** Imagens de fluoroscopia de um procedimento guiado por imagem mostrando a captura do fecalito *(seta preta)* dentro da bainha de acesso *(setas brancas)* e subsequente remoção de fecalitos através da bainha.

próximas ao diafragma ou vascularização no interior dos órgãos ou externamente a eles. As Figuras 56.18 e 56.19 ilustram duas dessas biópsias de lesões direcionadas.

Procedimentos Musculoesqueléticos

Embora a TC ou a TC de feixe cônico seja a modalidade de orientação para procedimentos profundos no osso, a US pode ser útil para determinadas lesões periosteais ou relacionadas à cartilagem (Figs. 56.1 e 56.20, Vídeos 56.5 a Vídeo 56.7).

A injeção de esteroides para o tratamento local de articulações específicas em doenças como artrite reumatoide juvenil pode ser realizada por acesso sem orientação por imagem nas grandes articulações, como o joelho. Entretanto, cada vez mais, os reumatologistas estão encaminhando os pacientes para injeção de esteroides orientada por imagem no tratamento de articulações menores ou tecnicamente difíceis, como as articulações subtalares, temporomandibulares ou interfalângicas. A orientação ultrassonográfica pode ser utilizada para o acesso acurado dessas pequenas articulações.[28,29] A injeção de esteroides orientada por US de bainhas tendíneas é um procedimento valioso (Fig. 56.21, Vídeo 56.8).

Alguns corpos estranhos profundos podem ser removidos sob orientação ultrassonográfica (Fig. 56.22). É importante que o procedimento orientado por US seja realizado antes que a lesão seja aberta e examinada no setor de emergência ou no centro cirúrgico. Caso contrário, o ar degrada a capacidade de visualização do corpo estranho à US, e o procedimento tem de ser cancelado e remarcado.

Lesões de Cabeça e Pescoço

Algumas malformações vasculares e linfáticas podem ser acessadas e tratadas sob orientação ultrassonográfica, geralmente por agentes esclerosantes.[30] Malformações linfáticas orbitárias são de difícil tratamento cirúrgico, mas respondem bem à escleroterapia percutânea guiada pela ultrassonografia (Fig. 56.23).

Rânulas são lesões raras que consistem em cistos contendo saliva, mais frequentemente causados por trauma ou obstrução do ducto sublingual. O ducto sublingual secreta saliva continuamente, enquanto os ductos submandibular e parotídeo apenas o fazem com estímulo bucal, como no ato da alimentação e, portanto, a glândula sublingual é mais propensa à formação de rânula. A rânula mergulhante pode ser tratada com sucesso por esclerose sob orientação ultrassonográfica ou fluoroscópica (Fig. 56.24).

NOTA DOS AUTORES

Os autores dedicam este capítulo à memória do Dr. William (Bill) Shiels. Dr. Shiels foi um inovador na área da ultrassonografia intervencionista, um entusiasta extremo e coautor deste capítulo na quarta edição. Ele foi pioneiro em muitas técnicas novas e inovadoras em radiologia intervencionista pediátrica, muitas vezes envolvendo orientação e monitoramento ultrassonográficos. Ele desenvolveu um sistema popular de modelos de treinamento e estabeleceu e manteve a liderança ativa das sessões dinâmicas anuais na RSNA por muitos anos. Ele inspirou muitos jovens intervencionistas pediátricos e ensinou a todos nós. Será lembrado por todos que entraram em contato com essa pessoa única e inspiradora. Obrigado, Bill.

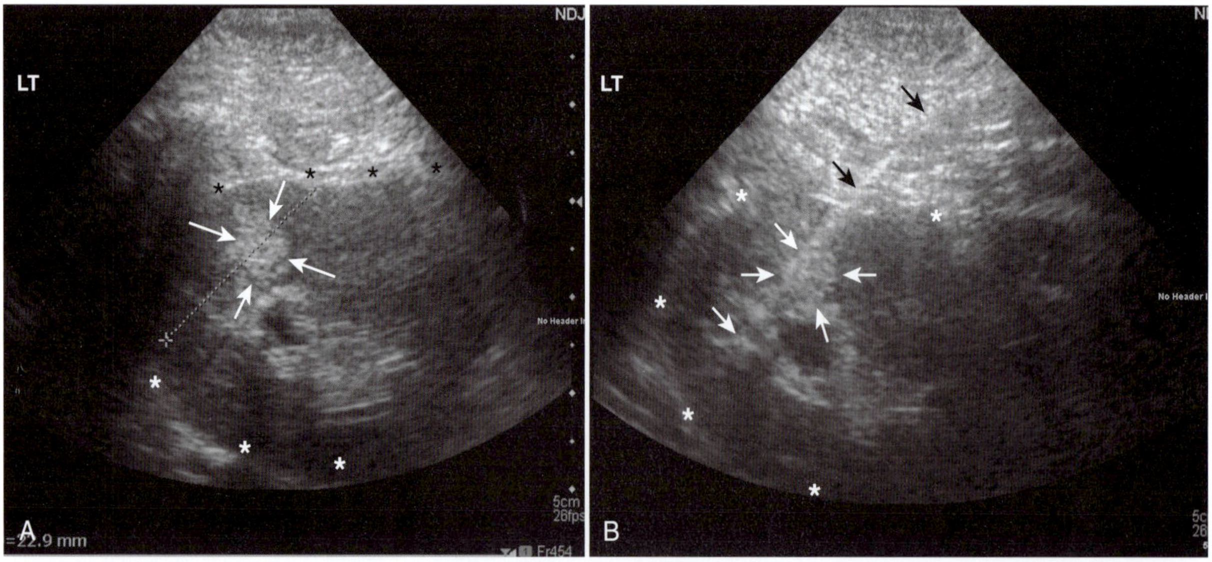

FIG. 56.18 Biópsia da lesão renal focal de polo superior do rim esquerdo em paciente com carcinoma de células renais secundário após tratamento prévio para tumor neuroectodérmico primitivo cerebral. (A) Lesão no polo superior do rim esquerdo *(setas brancas)*. Cursores de medição estão estimando a profundidade da biópsia, a fim de evitar perfuração do diafragma adjacente *(* branco)* e baço. *Asterisco (*) preto* indica margem posterior do rim. **(B)** Dispositivo de biópsia *(setas pretas)* passando pela lesão *(setas brancas)*, parando antes do diafragma. *Asterisco (*) branco* indica polo superior do rim. LT = esquerda.

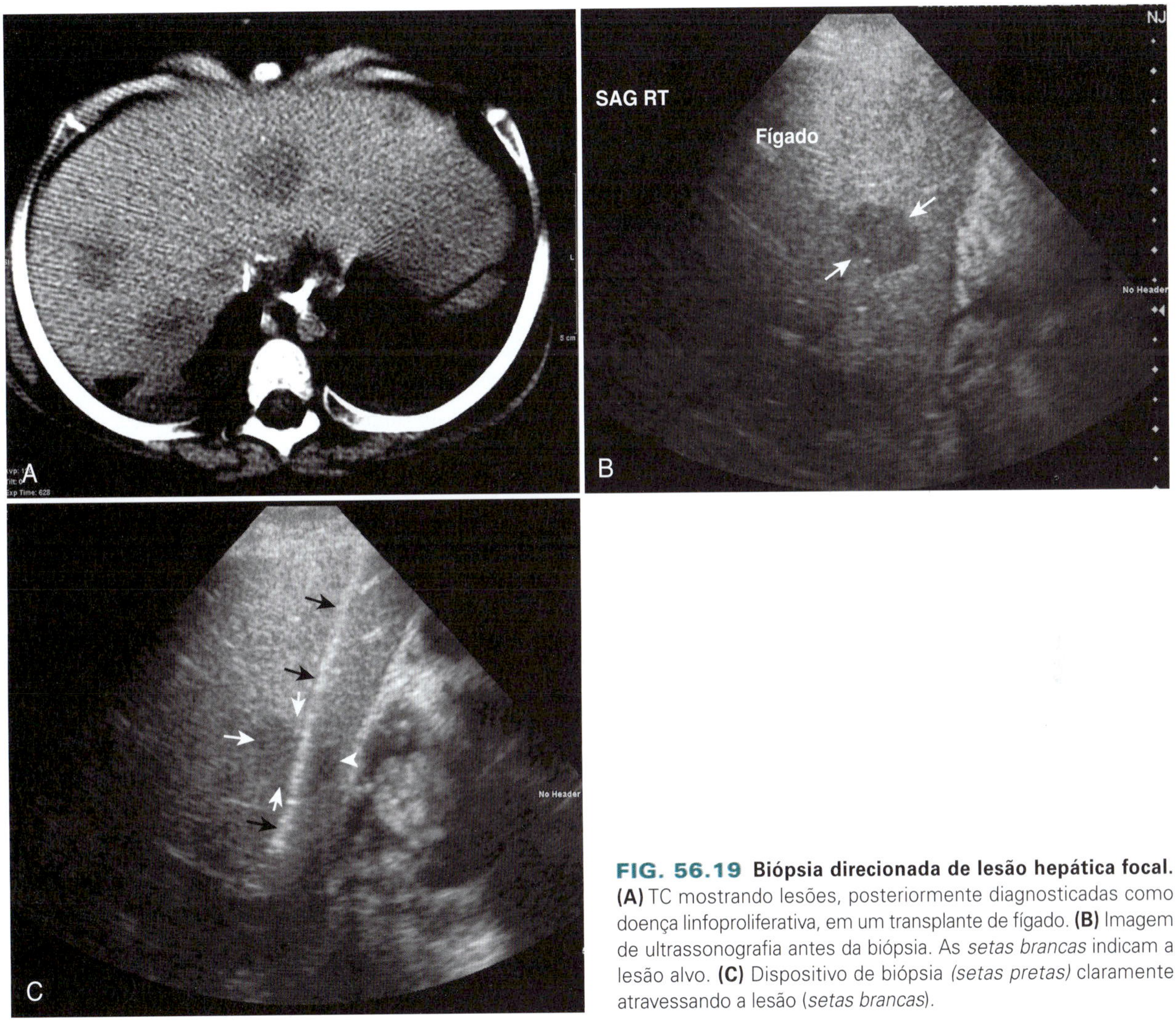

FIG. 56.19 Biópsia direcionada de lesão hepática focal. **(A)** TC mostrando lesões, posteriormente diagnosticadas como doença linfoproliferativa, em um transplante de fígado. **(B)** Imagem de ultrassonografia antes da biópsia. As *setas brancas* indicam a lesão alvo. **(C)** Dispositivo de biópsia *(setas pretas)* claramente atravessando a lesão (*setas brancas*).

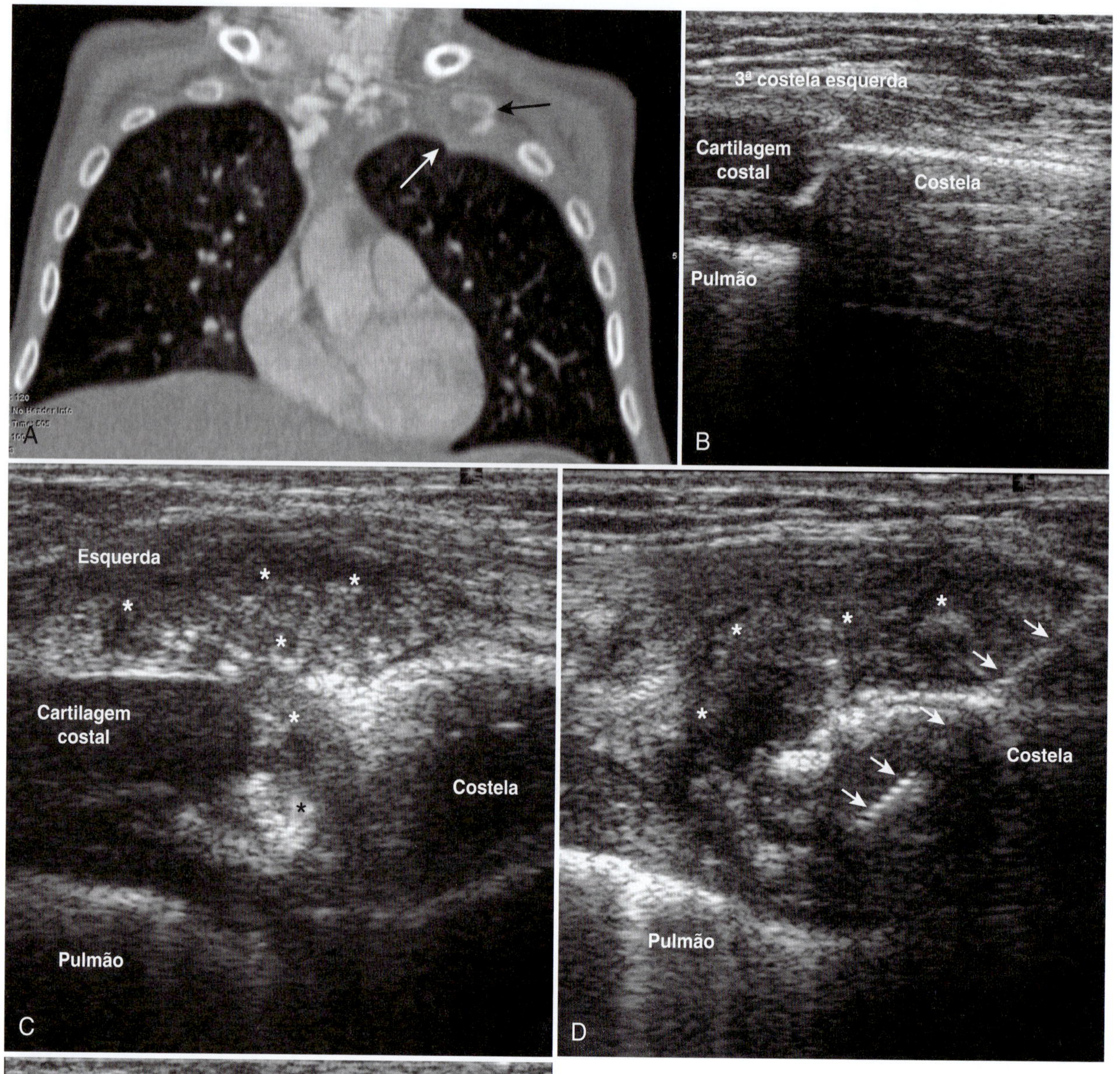

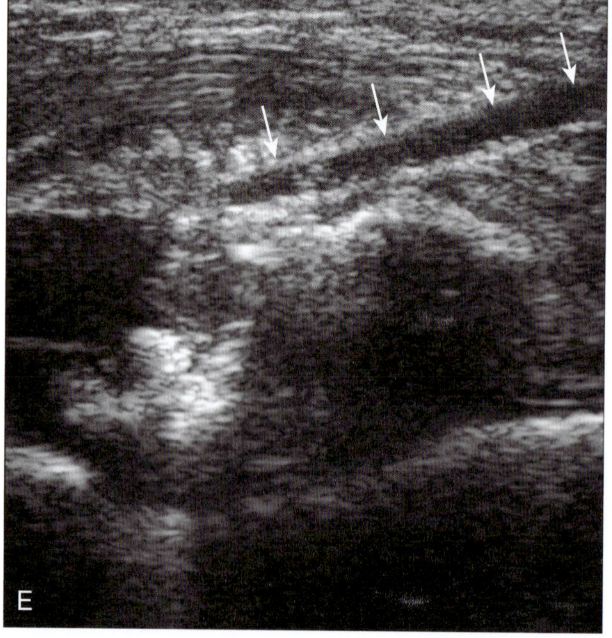

FIG. 56.20 Aspiração diagnóstica e drenagem por cateter de osteomielite/abscesso na junção costocondral esquerda em paciente com doença de Gaucher. (A) Reconstrução coronal de TC, mostrando aumento da segunda junção costocondral esquerda. *Setas brancas/pretas* indicam a lesão. Há preocupação inicial relacionada à doença maligna. **(B)** Terceira costela esquerda e cartilagem costal normais. **(C)** Líquido complexo (*), posteriormente diagnosticado como abscesso, circundando a segunda junção costocondral. **(D)** Dispositivo de biópsia óssea (*setas*) dentro da costela erodida *(*branco)*. **(E)** Colocação de um cateter (Angiocath) *(setas)* modificado calibre 14 dentro do abscesso, que foi drenado com sucesso.

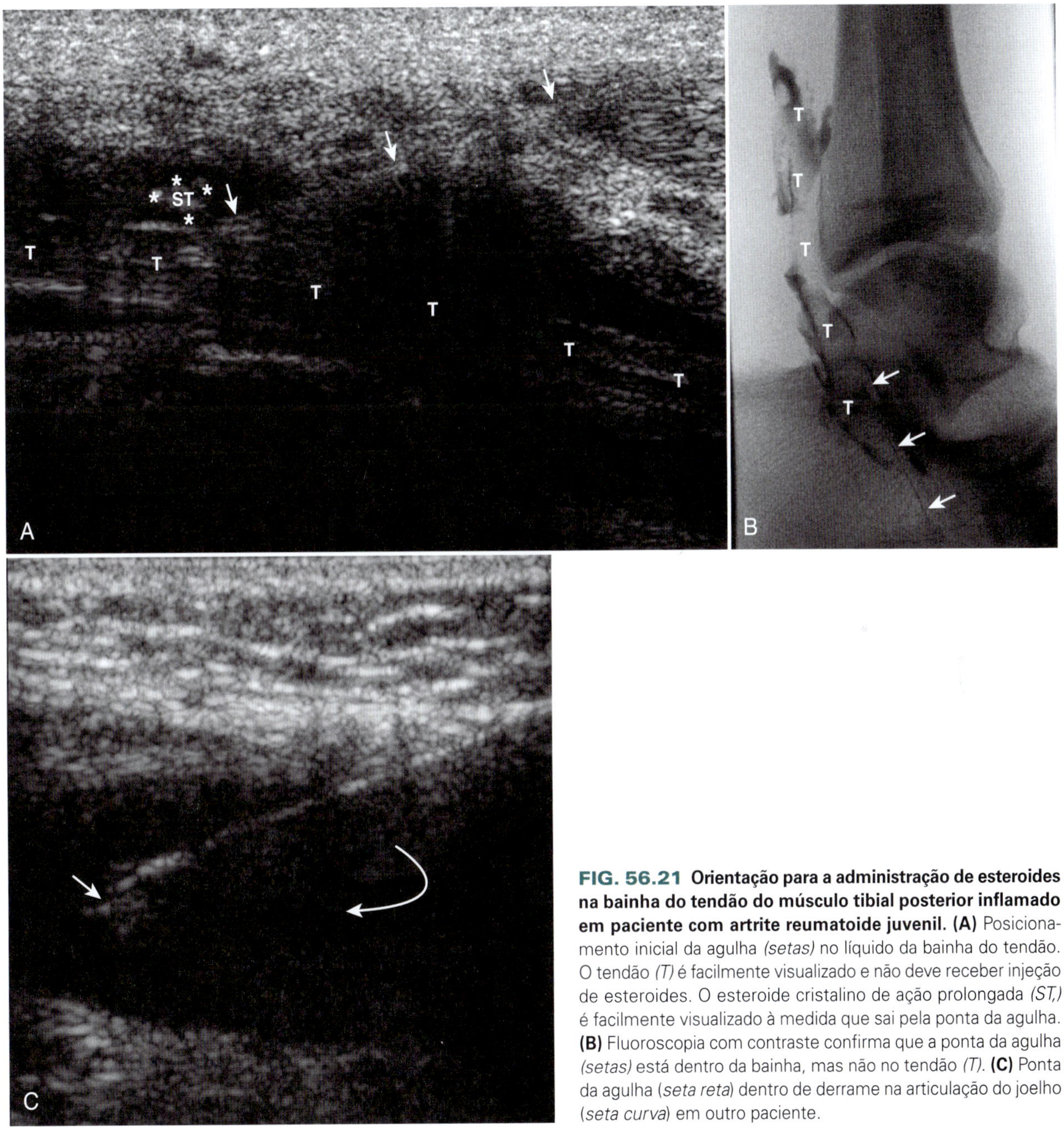

FIG. 56.21 Orientação para a administração de esteroides na bainha do tendão do músculo tibial posterior inflamado em paciente com artrite reumatoide juvenil. (A) Posicionamento inicial da agulha *(setas)* no líquido da bainha do tendão. O tendão *(T)* é facilmente visualizado e não deve receber injeção de esteroides. O esteroide cristalino de ação prolongada *(ST,)* é facilmente visualizado à medida que sai pela ponta da agulha. **(B)** Fluoroscopia com contraste confirma que a ponta da agulha *(setas)* está dentro da bainha, mas não no tendão *(T)*. **(C)** Ponta da agulha (*seta reta*) dentro de derrame na articulação do joelho (*seta curva*) em outro paciente.

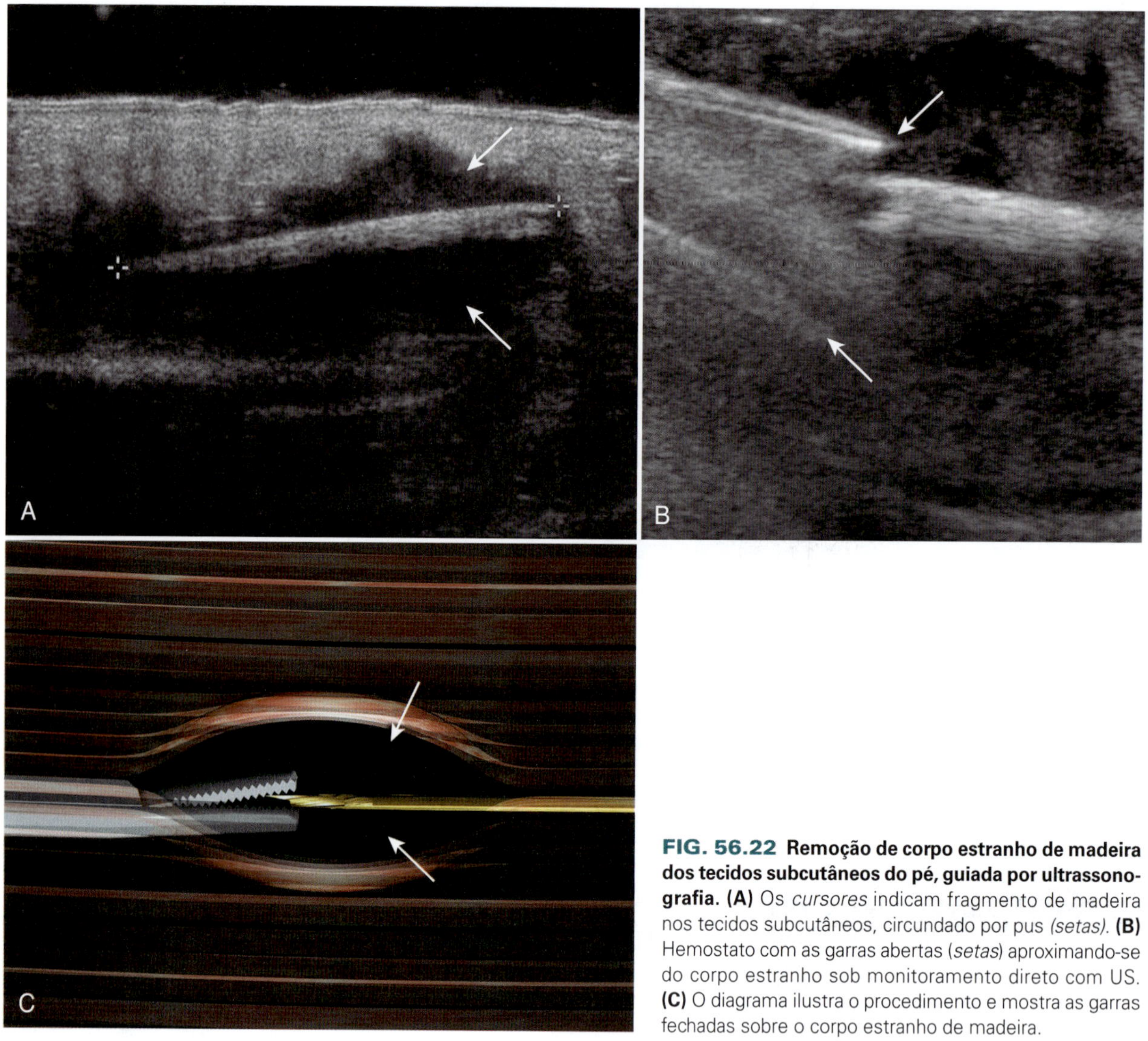

FIG. 56.22 Remoção de corpo estranho de madeira dos tecidos subcutâneos do pé, guiada por ultrassonografia. (A) Os *cursores* indicam fragmento de madeira nos tecidos subcutâneos, circundado por pus *(setas)*. **(B)** Hemostato com as garras abertas (*setas*) aproximando-se do corpo estranho sob monitoramento direto com US. **(C)** O diagrama ilustra o procedimento e mostra as garras fechadas sobre o corpo estranho de madeira.

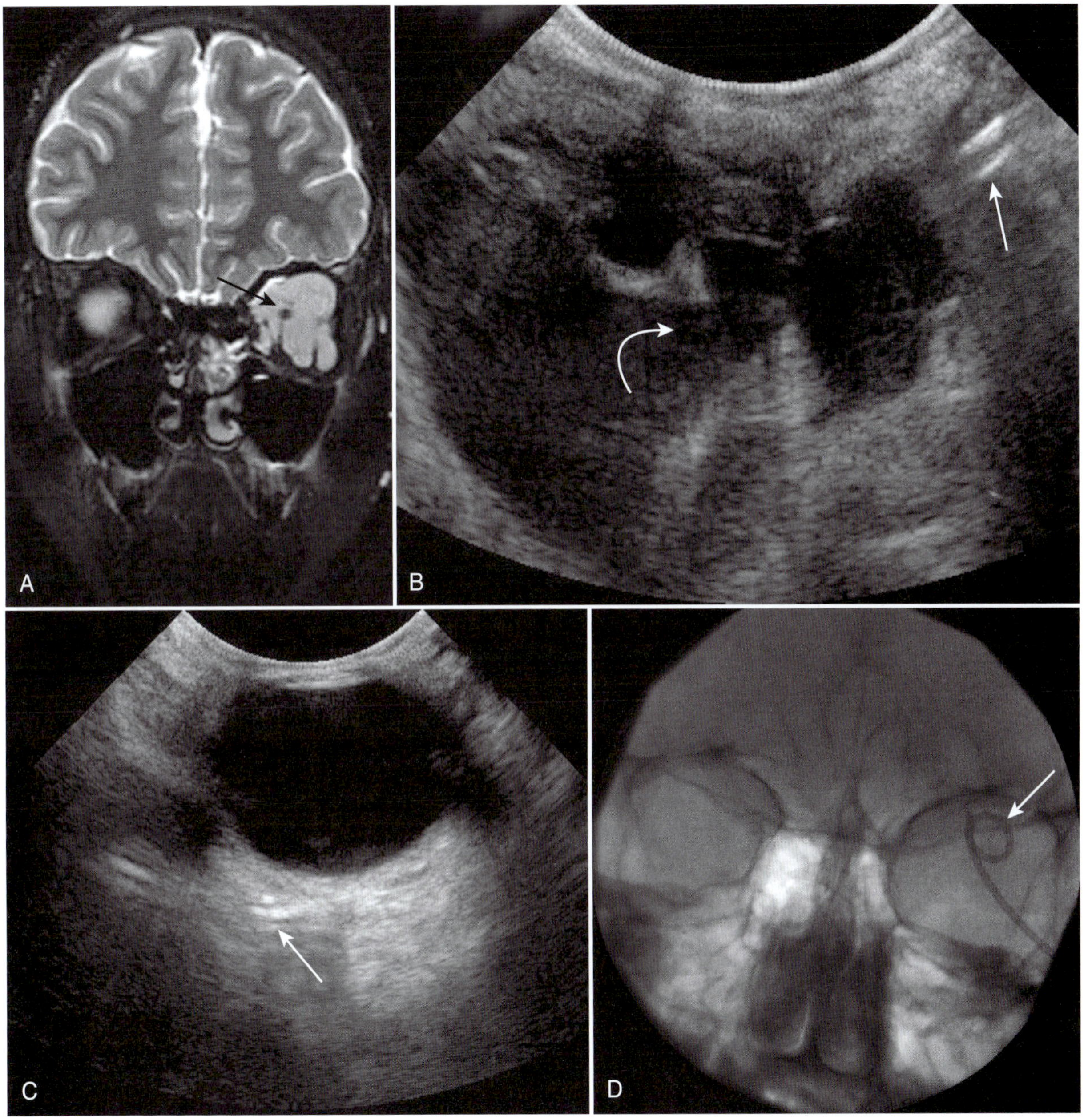

FIG. 56.23 Tratamento bem-sucedido de malformação linfática (ML) da órbita esquerda em menino de 13 anos de idade. (A) RM coronal, imagem ponderada em T2 mostrando a ML com líquido de intensidade média de sinal circundando o nervo óptico esquerdo *(seta)*. **(B)** US longitudinal da órbita esquerda com agulha de angiocateter calibre 14 (*seta reta*) prestes a entrar na ML macrocística *(seta curva)*. **(C)** US transversal mostrando o cateter French-5 *(seta)* na ML orbital esquerda após a aspiração do líquido da ML. A estrutura preenchida com líquido anecoico é o globo ocular. **(D)** Fluoroscopia mostra o cateter French-5 de pequeno calibre no lugar para a escleroterapia do elemento macrocístico da ML orbital.

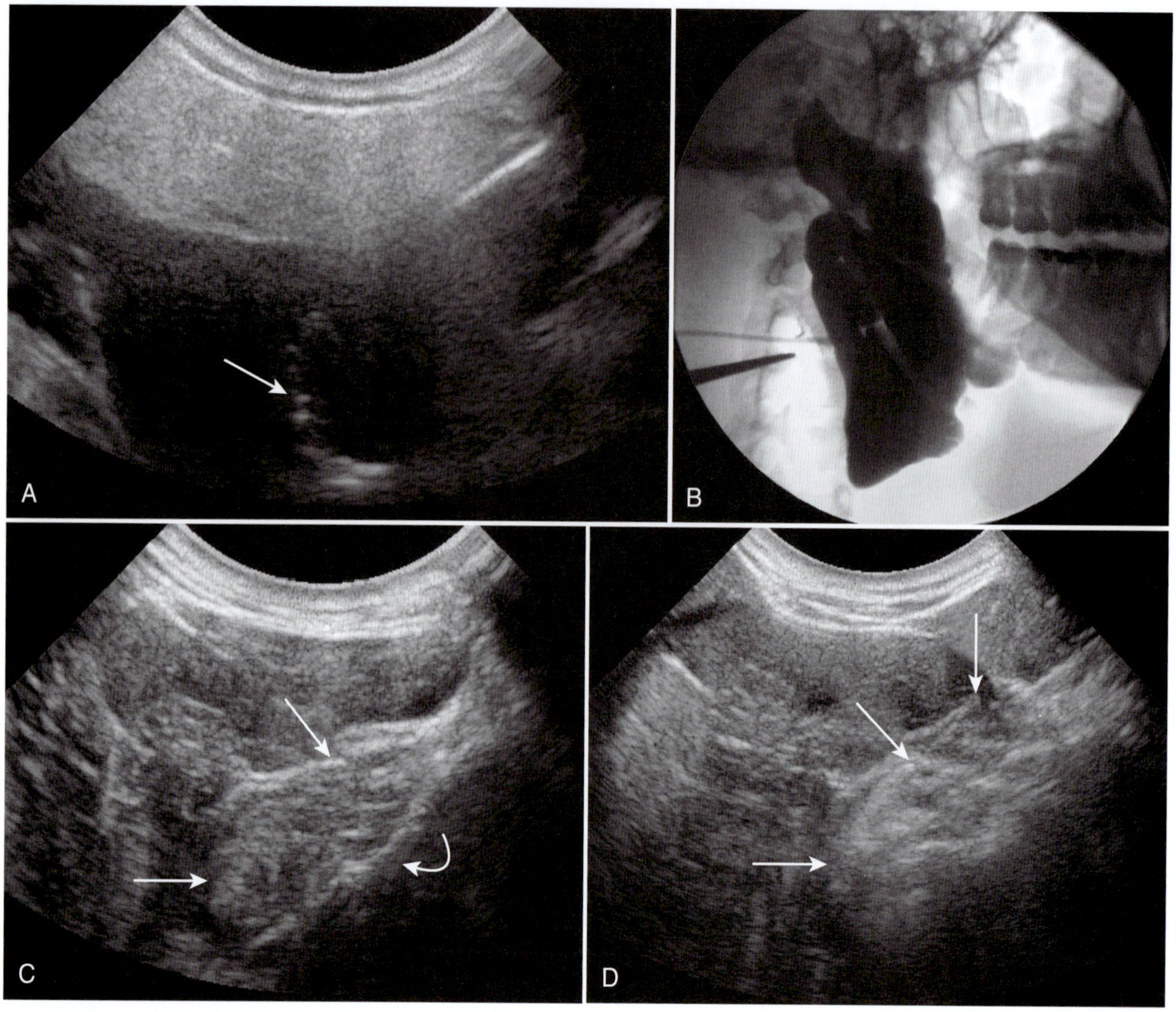

FIG. 56.24 Tratamento percutâneo de rânula mergulhante no lado esquerdo do pescoço. (A) US longitudinal mostrando cateter French-5 de pequeno calibre *(seta)* no líquido hipoecoico da rânula. **(B)** O material de contraste está preenchendo a bolsa da cânula. **(C)** US transversal mostrando a glândula sublingual esquerda *(setas retas)*, adjacente à mandíbula esquerda *(seta curva)*, antes da ablação. **(D)** Aumento da ecogenicidade na glândula sublingual esquerda *(setas)* durante injeção de etanol para ablação.

REFERÊNCIAS

1. Slovis TL, The ALARA. concept in pediatric CT: myth or reality? Radiology. 2002;223(1):5-6.
2. Racadio JM, Babic D, Homan R, et al. Live 3D guidance in the interventional radiology suite. AJR Am J Roentgenol. 2007;189(6):W357-W364.
3. McGahan JP, Wu C. Sonographically guided transvaginal or transrectal pelvic abscess drainage using the trocar method with a new drainage guide attachment. AJR Am J Roentgenol. 2008;191(5):1540-1544.
4. Gibson RN, Gibson KI. A home-made phantom for learning ultrasound-guided invasive techniques. Australas Radiol. 1995;39(4):356-357.
5. Georgian-Smith D, Shiels WE. 2nd. From the RSNA refresher courses. Freehand interventional sonography in the breast: basic principles and clinical applications. Radiographics. 1996;16(1):149-161.
6. Harvey JA, Moran RE, Hamer MM, et al. Evaluation of a turkey-breast phantom for teaching freehand. US-guided core-needle breast biopsy. Acad Radiol. 1997;4(8):565-569.
7. Egelhoff JC, Ball WS Jr, Koch BL, Parks TD. Safety and efficacy of sedation in children using a structured sedation program. AJR Am J Roentgenol. 1997;168(5):1259-1262.
8. Burke JF. The effective period of preventive antibiotic action in experimental incisions and dermal lesions. Surgery. 1961;50:161-168.
9. Venkatesan AM, Kundu S, Sacks D, et al. Practice guidelines for adult antibiotic prophylaxis during vascular and interventional radiology procedures. Written by the Standards of Practice Committee for the Society of Interventional Radiology and Endorsed by the Cardiovascular Interventional Radiological Society of Europe and Canadian Interventional Radiology Association [corrected]. J Vasc Interv Radiol. 2010;21(11):1611-1630.
10. Ryan JM, Ryan BM, Smith TP. Antibiotic prophylaxis in interventional radiology. J Vasc Interv Radiol. 2004;15(6):547-556.
11. Fink A, Kosecoff J, Chassin M, Brook RH. Consensus methods: characteristics and guidelines for use. Am J Public Health. 1984;74(9):979-983.
12. Patel IJ, Davidson JC, Nikolic B, et al. Consensus guidelines for periprocedural management of coagulation status and hemostasis risk in percutaneous image-guided interventions. J Vasc Interv Radiol. 2012;23(6):727-736.
13. McVay PA, Toy PT. Lack of increased bleeding after liver biopsy in patients with mild hemostatic abnormalities. Am J Clin Pathol. 1990;94(6):747-753.
14. Harisinghani MG, Gervais DA, Maher MM, et al. Transgluteal approach for percutaneous drainage of deep pelvic abscesses: 154 cases. Radiology. 2003;228(3):701-705.
15. Pereira JK, Chait PG, Miller SF. Deep pelvic abscesses in children: transrectal drainage under radiologic guidance. Radiology. 1996;198(2):393-396.
16. Racadio JM, Doellman DA, Johnson ND, et al. Pediatric peripherally inserted central catheters: complication rates related to catheter tip location. Pediatrics. 2001;107(2):E28.
17. Patel AA, Tuite CM, Trerotola SO. K/DOQI guidelines: what should an interventionalist know? Semin Intervent Radiol. 2004;21(2):119-124.

18. Fava M, Loyola MS, Flores P. Percutaneous transluminal angioplasty (PTA) and intravascular stents in the treatment of central and peripheral venous stenoses of arteriovenous fistulae for chronic hemodialysis. Rev Med Chil. 1996;124(11):1334-1340.
19. Trerotola SO, Kuhn-Fulton J, Johnson MS, et al. Tunneled infusion catheters: increased incidence of symptomatic venous thrombosis after subclavian versus internal jugular venous access. Radiology. 2000;217(1):89-93.
20. Mirza B, Vanek VW, Kupensky DT. Pinch-off syndrome: case report and collective review of the literature. Am Surg. 2004;70(7):635-644.
21. Karakitsos D, Labropoulos N, De Groot E, et al. Real-time ultrasound-guided catheterisation of the internal jugular vein: a prospective comparison with the landmark technique in critical care patients. Crit Care. 2006;10(6):R162.
22. Sabbaj A, Hedges JR. Ultrasonographic guidance for internal jugular vein cannulation: an educational imperative, a desirable practice alternative. Ann Emerg Med. 2006;48(5):548-550.
23. Espinet A, Dunning J. Does ultrasound-guided central line insertion reduce complications and time to placement in elective patients undergoing cardiac surgery. Interact Cardiovasc Thorac Surg. 2004;3(3):523-527.
24. Slama M, Novara A, Safavian A, et al. Improvement of internal jugular vein cannulation using an ultrasound-guided technique. Intensive Care Med. 1997;23(8):916-919.
25. Barash P. Ultrasound-guided central venous access. F1000 Med Rep. 2009;1.
26. Moulton JS, Moore PT, Mencini RA. Treatment of loculated pleural effusions with transcatheter intracavitary urokinase. AJR Am J Roentgenol. 1989;153(5):941-945.
27. Ray TL, Berkenbosch JW, Russo P, Tobias JD. Tissue plasminogen activator as an adjuvant therapy for pleural empyema in pediatric patients. J Intensive Care Med. 2004;19(1):44-50.
28. Young CM, Horst DM, Murakami JW, Shiels WE 2nd. Ultrasound-guided corticosteroid injection of the subtalar joint for treatment of juvenile idiopathic arthritis. Pediatr Radiol. 2015;45(8):1212-1217.
29. Young CM, Shiels WE 2nd, Coley BD, et al. Ultrasound-guided corticosteroid injection therapy for juvenile idiopathic arthritis: 12-year care experience. Pediatr Radiol. 2012;42(12):1481-1489.
30. Shiels WE 2nd, Kenney BD, Caniano DA, Besner GE. Definitive percutaneous treatment of lymphatic malformations of the trunk and extremities. J Pediatr Surg. 2008;43(1):136-139.

Índice Alfabético

A

Abdome
  agudo, 269
  fetal, 1012
Aberrações de desenvolvimento normal e involução, 748
Ablação
  com etanol dos adenomas da paratireoide, 738
  endometrial, 538
  por radiofrequência, 406, 707
  suprarrenal, 415
Abordagem(ns)
  "à mão livre", 587
  diagnóstica para hidropisia, 1415
  no eixo
    axial, 887
    longitudinal, 887
  pela fontanela mastóidea, 1555
  pelo forame magno, 1555
  pelo osso temporal, 1555
  por imagem da pancreatite aguda, 215
  suboccipital, 1555
  transabdominal do colo do útero, 1478
  transglútea posterior, 599
  transorbital, 1555
  transperineal/translabial do colo do útero, 1479
  transperitoneal anterior, 599
Abortamento séptico, 359
Aborto espontâneo na gestação precoce, 1048
Abscesso(s), 140, 483, 828, 861, 1639, 1790, 1838
  abdominais, 599
  apendicular, 1858
  causados por microrganismos produtores de gás, 87
  cavitários, 87
  centrais derivados ou não de mastite puerperal, 790
  complexos relacionados a órgãos sólidos, 596
  da próstata, 377, 380
  diverticulares, 599
  do apêndice, 599
  e transplante renal, 640, 652
  entéricos, 599
  escrotais, 1883
  esplênicos, 142, 145, 604, 1750
  hepático(s), 85, 625, 1727
    amebiano, 89, 600
    hidáticos, 600
    piogênicos, 599
  pancreático, 224
  parasitários, 1728
  parenquimatoso, 1793
  pélvico, 275, 599
  perianais, 293
  perinéfrico(s), 313, 1793
    na mastite puerperal, 790
  peritoneal, 504, 507
  piogênicos, 87, 1727
  pulmonar, 1692
  relacionados à doença
    de Crohn, 599
    inflamatória do sistema digestório, 579
  renais, 313, 604
  subfrênico, 1697

Abscesso(s) *(Cont.)*
  suprarrenais bacterianos, 410
  testiculares, 818
  tubo-ovariano, 575, 596, 1867
  versus infarto, 625
Absorção, 6, 35
ABUS (*automated whole-breast ultrasound*), 747
Acantose nigricans, 1372
Acesso venoso central, 1935
Acetábulo, 1904
Acetilcolinesterase, 1213
Achados
  após cesariana, 543
  do pós-parto, 541
  esqueléticos associados à aneuploidia, 1390
  ultrassonográficos
    da pancreatite crônica, 225
    do câncer de pâncreas, 232
    na coluna vertebral, 1213
    na pancreatite aguda, 216
  uterinos normais, 517
Acidente vascular cerebral, 902, 1561
  cardioembólico, 903
  isquêmico arterial focal, 1561
Ácido
  fólico, 1209
  retinoico, 1203
  valproico, 1203
Acidose tubular renal, 327, 1779
Acidúrica glutárica do tipo 1, 1521
Ácino, 78
Acompanhamento
  da estenose, 928
  pós-procedimento, 599
Acondrogênese, 1359, 1372, 1374
  tipo 1, 1374
  tipo 2, 1374
Acondroplasia, 1180, 1365, 1372, 1373, 1390
  do tipo 1B, 1381
  heterozigota, 1363, 1364, 1379
  homozigota, 1371, 1372
Acrania, 1164
Acrocefalossindactilia, 1388
Acromelia, 1364
Actinomicose, 1615
Acúmulo precoce do gel de silicone nos linfonodos, 792
Acurácia da medição do comprimento cabeça-nádega, 1078
Acústica básica, 2
Adenite mesentérica, 274, 1839
  com ileíte terminal aguda, 277
Adenocarcinoma(s), 178
  da vesícula biliar, 200
  de desvio mínimo, 528
  de pelve renal, de ureter e de bexiga, 337
  de próstata, 382
  do cólon, 251
  do estômago, 124, 251
  do trato GI, 254
  do úraco, 343
  mucinoso, 123
  pancreático ductal, 230

Adenolinfoma, 1619
Adenoma(s), 684
  adrenocortical, 1336
  benignos, 594
  da paratireoide
    aparência hipoecoica dos, 722
    homogeneamente sólido, 722
  da vesícula biliar, 197
  das glândulas paratireoides, 1631
  de células de Hürthle, 684
  embrionário, 684
  fetal, 684
  folicular(es)
    benigno, 684
    de tireoide, 1627
  hepático(s), 113, 114, 591
    benigno, 107
    infantis, 1719, 1727
  maligno, 528
  metanéfrico, 331
  microcístico, 223, 237
  na bainha carotídea ou não descendente, 727
  oligocístico seroso, 237
  paratireóideo(s)
    com aumentos mínimos de volume, 733
    ectópicos, 733
    inferior, 726
    intratireóideo, 727
    mediastinal, 727, 735
    retroesofágico, 726
    retrotraqueal, 726
    superior, 725
  pleomórficos, 1619
  suprarrenais, 405
    funcionantes, 406
    não funcionantes, 406
Adenomioma(s)
  cístico juvenil, 528
  da vesícula biliar, 196, 197
  fúndicos, 196
Adenomiomatose, 196
  difusa, 196
  focal, 196
Adenomiose, 527
Adenopatia mesentérica, 271
Adenovírus, 1412, 1414
Aderências, 283
  endometriais, 538
Administração de anestesia local profunda guiada por ultrassonografia, 1932
Adrenalectomia laparoscópica, 406
Adrenarca prematura, 1869
Adventícia, 421
Adução, 1908
Aerobilia, 169, 612, 1748
Afilamento e estiramento da cicatriz, 479
Afunilamento
  do colo do útero, 1483
  do óstio interno, 1483
Aganglionose total do cólon, 1769
Agenesia
  caudal, 1655
    com cone medular baixo e ancorado, 1670
    de posição alta, 1670

Agenesia *(Cont.)*
completa do diafragma, 1243
da bexiga urinária, 310
da vesícula biliar, 184
do corpo caloso, 1162, 1184, 1372, 1507
do fígado, 80
do verme do cerebelo, 1176
laríngea, 1238
parcial, 212
pulmonar
bilateral, 1230
unilateral, 1230
renal, 306
bilateral, 306, 1325
unilateral, 1327
sacral, 1222, 1384
total ou parcial da coluna vertebral, 1670
traqueal, 1238
unilateral, 307
uterina, 525, 1868
Agente(s)
bloqueadores da tireoide, 1145
de contraste, 1024
de captação seletiva, 56
de perfluorocarbono, 108
de segunda geração, 56
intravasculares, 55
intravenosos do Doppler, 1730
ultrassonográficos, 41, 43, 53
intravenosos, 1727
teratogênicos, 1023
Agiria, 1180
Agnatia, 1140
Agregação celular, 1024
Agulha(s)
ao longo do eixo longitudinal do transdutor, 799
Chiba, 1928
de biópsia de calibre 18, 593
de grande calibre, 587
de pequeno calibre, 587
AIDS, 820
Alantoide, 1045
Alargamento
espectral, 24, 29, 914
pseudoespectral, 914
Alça(s)
intestinais, 283, 1396
dilatadas, 1295, 1296, 1307
livre do cordão, 1417
Alcance do eco, 3
Alergia ao leite, 1821
Alfafetoproteína, 809
sérica materna, 1306
Aliasing, 29, 920, 926, 1730
Alinhamento inadequado da ponta da agulha e do transdutor, 588
Altas pressões de pico inspiratório, 1559
Alterações
comportamentais, 1026, 1027
corticais focais, 1181
cranianas na espinha bífida, 1168
da membrana celular, 1024
dinâmica do colo do útero, 1483
do fluxo, 914
fibrocística, 769
pós-radiação/pós-operatória, 337
pós-vasectomia no epidídimo, 828
Alvos móveis, 23
Amebíase, 87, 1728
Amelia, 1382
Amenorreia primária, 1868
Amiloidose, 359
Âmnio, 1043
anormalmente grande em relação ao tamanho do embrião, 1052
não fusionado, 1043
Amniocentese, 1213
genética, 1094
terapêutica, 1419
Amnionicidade, 1043
Amortecimento, 8
Amostra venosa da doença da paratireoide, 735
Amostragem do centro do fluxo verdadeiro, 926
Amputações de membros ou dedos, 1384
Analgesia, 394
Análise
do Doppler espectral, 912
espectral/curvas de fluxo, 1554
ultrassonográfica
da infiltração gordurosa, 91
no segundo e no terceiro trimestres, 1006
Anastomose(s)
arterial, 628
biliar, 611
da veia porta, 611
vasculares, 611
Anatomia
biliar, 1722
cervical, 1609
da(s) artéria(s)
carótida, 903
do membro inferior, 953
mesentéricas, 438
renais, 432
vertebral, 938
da árvore biliar, 160
da bexiga urinária, 302
da(s) glândula(s)
paratireoides, 719
suprarrenais, 403, 1801
tireoide, 679
pediátrica, 1621
da mama, 747
da próstata, 370
da(s) veia(s)
cava inferior, 443
hepáticas, 1714
porta, 1712
da vesícula biliar, 182
de Couinaud, 76
do abdome, 1722
do baço, 133
do cólon, 1828
do coração fetal, 1258
do desenvolvimento, 1153, 1201, 1502
do duodeno, 1822
do escroto, 806
do esôfago, 1814
do estômago, 1814
do fígado, 75, 1711
do intestino, 251
delgado, 1822
do ombro, 865
do pâncreas, 204, 1843
do rim, 299
do sistema porta, 78
do ureter, 302
feminina normal, 1853
hepática funcional de Couinaud, 160
lobar normal, 75
masculina, 1869
renal, 1762
segmentar funcional de Couinaud, 78
vascular, 1722
e padrões de fluxo normais, 1782
venosa hepática, 76
vesical normal, 1764
Androblastoma, 572
Anel
tubário ectópico, 1058
umbilical, 478
Anemia
de Fanconi, 1727
fetal, 1302, 1412
hemolítica, 1305
Anencefalia, 1004, 1005, 1023, 1164, 1203, 1248
Anestésicos, 888
Aneuploidia, 1074, 1188, 1299, 1301, 1307, 1334, 1338, 1387
Aneurisma(s), 915, 958
aórtico abdominal inflamatório, 426
arterial, 420, 963
da aorta abdominal, 420
da artéria
renal, 356, 438
umbilical, 1464
da fístula arteriovenosa, 989
da veia
de Galeno, 1156, 1178, 1189
porta, 104, 1749
do septo interatrial, 1280
hepático, 104
na ACC, 935
ventriculares congênitos ou divertículos, 1279
Anexos, 551
Angio de potência harmônica, 66
Angiogênese, 1043
Angiografia por ressonância magnética, 903
Angioma de células litorais, 147
Angiomatose retiniana, 351
Angiomiolipoma(s), 338, 593, 1801
esporádicos, 338
hepáticos, 115, 117
pobre em gordura, 593
Angiopatia de *moyamoya*, 1591
Angiossarcoma
esplênico, 147
hepático, 120
Ângulo
de 90 graus, 21
de incidência, 5
de insonação, 4
de refração, 5
Doppler, 21, 29, 30
tegmento-vermiano, 1175
teta, 926
adequado, 913
do Doppler, 913
Aniridia esporádica, 1799
Anisospondilia, 1382
Anisotropia, 846, 882, 886
Anoftalmia, 1126
Anomalia(s)
branquiais, 1632
cardíacas estruturais, 1312
congênitas
da tireoide, 681
do baço, 152
do sistema
do útero e da vagina, 1862
nervoso central, 1164
urinário, 305, 1764
na próstata, 379
cromossômicas, 1255, 1271, 1412
da fossa posterior, 1177
da primeira fenda/arco branquial, 1632
da segunda fenda/arco branquial, 1632
da terceira e quarta fendas/arcos branquiais, 1632
de *body stalk*, 1313
de duplicação, 1342
com hidronefrose, 1336
de Ebstein, 1271
de posição, 80
de UHL, 1271
do ducto mülleriano, 521
do sistema urinário, 1410

- Anomalia(s) *(Cont.)*
  - do tórax, 1409
  - do úraco, 310, 1772
  - dos giros, 1510
  - dos membros inferiores, 1670
  - espinais, 1659
  - estruturais dos fetos com trissomia do 21, 1087
  - extracardíacas, 1271
  - gastrointestinais, 1409
  - genitais, 1670
  - geniturinárias, 1180
  - macrocísticas, 1636
  - relacionadas
    - à ascensão dos rins, 306
    - ao broto ureteral, 306
    - ao crescimento dos rins, 305
    - ao desenvolvimento
      - da bexiga urinária, 310
      - da uretra, 311
      - vascular do sistema urinário, 310
  - uterocervicais e cirurgia do colo do útero, 1487
  - vasculares, 80, 1635
  - vertebrais, 1235
- Anômalos, tecidos feitais, 1064
- Anormalidade(s)
  - cardiovasculares, 1406
  - cervicais, 1408
  - congênitas, 1632
    - do fígado, 82, 98
  - cranianas associadas, 1213
  - cromossômicas, 1074
  - da cabeça, 1121
  - da mucosa, 263
  - da órbita, 1126
  - da orelha, 1134
  - da região
    - inferior da face, 1139
    - média da face, 1134
  - da testa, 1125
  - de desenvolvimento do fígado, 80
  - do colo do útero, 528
  - do crescimento fetal, 1435
  - do endométrio, 531
  - do miométrio, 525
  - do ovário, 1856
  - do pescoço, 1140
  - do quadril não relacionadas à displasia do desenvolvimento, 1911
  - do sistema urinário fetal, 1323
  - endócrinas, 1868
  - esqueléticas, 307
  - focais, 140
  - genitais, 1312
  - intrínsecas da parede do intestino, 283
  - masculinas congênitas, 1871
  - migratórias, 1509
  - morfológicas da placenta, 1458
  - não cranianas associadas, 1218
  - nasais, 1137
  - palpável da mama, 785
  - parenquimatosas, 1790
  - renais, 1312
  - uterinas e vaginais, 1862
  - vasculares
    - do fígado, 96
    - do sistema urinário, 354
    - nos anexos, 576
- Anorquia, 838
- Anorquidia, 1871
- Antiagregantes plaquetários, 585
- Antibióticos, 1932
- Anticoagulação, 394
- Anticoagulantes, 585
- Anticoncepcionais orais, 1727
- Antígeno prostático específico (PSA), 383, 384
- Antro, 213
- Ânus
  - ectópico na infância, 1828
  - imperfurado, 1295, 1349, 1373, 1670, 1828
    - alto, 1670
- Aorta subaneurismática, 420
- Aparência
  - característica de couve-flor, 1307
  - da placenta, 1448
  - da próstata, 372
  - de prata batida ou Lükenschädel, 1168
  - de um "ioiô em uma corda", 851
  - do câncer de próstata, 389
  - do ovário e das tubas uterinas, 553
  - do saco gestacional, 1051
  - dos rins fetais, 1321
  - espongiforme dos nódulos tireoidianos, 700
  - óssea anormal, 1363
  - "roda dentro de roda", 144
- Aparente descontinuidade diafragmática, 408
- Apêndice(s)
  - caudal, 1660
  - do epidídimo, 807
  - do testículo, 807
  - epididimário, 1878
  - testicular, 1878
    - torcido, 1878
- Apendicite, 508, 596, 600, 818
  - aguda, 274
  - de Crohn, 275
  - gangrenosa, 1838
  - na infância, 1836
  - perfurada, 1838
- Apendicolito, 275
- Aplasia, 1230
  - de um lobo ou da glândula, 681
  - pulmonar unilateral, 1231
- Aplicações
  - da ultrassonografia da mama, 747
  - vasculares incomuns, 1566
- Apneia do sono, 1592
- Aprosencefalia, 1171
- Aquecimento
  - do transdutor, 1024
  - dos tecidos moles, 37
  - ósseo, 37
- Aqueduto do mesencéfalo, 1497
- Aquilodinia, 889
- Ar
  - intraductal biliar, 612
  - livre no epigástrio, 513
- Arcada pancreaticoduodenal, 205
- Arco(s)
  - aórtico, 1260
  - bovino, 903
  - branquiais, 1119
    - de mesoderma, 1632
  - ductal, 1260
  - duodenal, 213
  - palmar, 963, 964
  - vascular, 722
  - vascularizado, 1631
- Área(s)
  - ampular, 208
  - glandular no colo do útero, 1485
  - livre do baço, 133, 135
  - lombossacral, 1213
  - membranácea, 1153, 1174
  - membranosa, 1153
  - nua do fígado, 77
  - transversal do feixe ultrassonográfico, 35
- Areia
  - biliar, 188
  - hidatiforme, 89
- Armadilhas na formação da imagem, 19
- Armazenamento e visualização da imagem, 12
- Arqueamento, 1364
- Arquitetura interna dos adenomas de paratireoide, 722
- Arranjo(s), 11
  - bidimensionais, 12
  - curvos, 11, 12
  - de fase, 11, 12
  - lineares, 11
- Arreflexia, 360
- Arrenoblastoma, 572, 1861
- Arritmia(s), 1055, 1271, 1280, 1407
  - cardíacas, 923
  - fetal, 1255
- Arsênico, 120
- Artefato(s)
  - cintilante, 1821
  - da velocidade de propagação, 408
  - de cintilação, 323
  - de erro de registro, 3
  - de frêmito, 762
  - de múltiplos trajetos, 21
  - de refração, 6
  - de reverberação, 19
    - posterior, 86
  - de vibração do tecido, 961
  - dos lobos laterais, 19
  - em cauda de cometa, 196, 259, 682, 700, 1627
    - do complexo de von Meyenburg, 84
- Artéria(s)
  - acessória, 432
  - arqueadas, 519
  - axilar, 962
  - basilar, 938
  - braquial, 962, 985
  - braquiocefálica, 962
  - capsulares, 808
  - carótida(s)
    - completamente ocluída, 926
    - comum, 903
    - externa, 903, 912
    - interna, 903, 912
      - distal, 1573
    - pós-endarterectomia, 929
    - tortuosas ou acotoveladas (*kinking*), 924
  - central da retina, 1573
  - cerebral
    - anterior, 1557, 1573
    - média, 1496, 1573
    - posterior, 1573
  - cística proeminente, 193
  - cremastérica, 808
  - do ducto deferente, 808
  - do membro superior, 962
  - epigástrica inferior, 462
  - espirais, 519
  - esplênica, 133
  - extratireóidea, 722
  - femoral
    - comum, 953
    - profunda, 953
    - superficial, 953
  - fetal aberrante, 1223
  - fibular, 953
  - gastroduodenal, 205
  - hepática, 78, 611, 620, 1733
    - comum, 80
    - normal, 612
  - ilíaca, 953
  - intratesticular, 808
  - mesentérica(s)
    - anatomia, 438
    - inferior, 438
    - superior, 205, 432, 438
  - oftálmica, 1573
  - ovariana, 552, 1856
  - pediosa, 953
  - periféricas, 952

Artéria(s) *(Cont.)*
polares, 433
poplítea, 953
prostática, 372
pulmonar dilatada, 1273
radial para enxerto na artéria coronária, 964
renais, 432
subclávia, 962
testiculares, 808
tibial
anterior, 953
posterior, 953
tireóidea
inferior, 722
superior, 905
tireoidiana(s)
inferior, 680
superiores, 680
transmediastinal, 808
troncular, 1273
umbilical(is), 1045, 1322, 1465
única, 1312
uterina, 515, 1856
vertebral, 938
vesical inferior, 372
vitelinas, 1043
pareadas, 1045
Arteriomegalia, 427
Arterite(s), 933
de células gigantes, 434
de Takayasu, 431, 434, 440
séptica, 1917
Articulação(ões)
acromioclavicular, 865, 866, 889
do ombro, 865
interfalangianas, 888
metatarsofalangianas, 888
Artrite
inflamatória, 854, 857
erosiva, 854
psoriática, 891
reumatoide, 359, 854, 880, 891
Artrogripose, 1387, 1913, 1914
múltipla congênita, 1365, 1384
Artropatia
degenerativa, 880
inflamatória, 853, 880
Árvore biliar, 159, 160, 612
Ascaridíase, 175, 1834
Ascaris lumbricoides, 175
Ascite, 259, 492, 493, 1189, 1312
com partículas em suspensão, 494
fetal, 1295
generalizada, 556
isolada, 1396
quilosa, 495
Asfixia, 1561, 1595
intrauterina aguda quase total, 1534
Aspecto
de "olho de boi", 144
de chifre de capacete de Viking ou chifre de boi, 1186
do baço, 136
na gestação intrauterina normal, 1040
Aspiração
combinada com esclerose, 604
de cavidade, 1418
de líquido pleural, 1706
diagnóstica, 598
endotraqueal, 1559
Aspirados de fluidos percutâneos, 592
Asplenia, 154, 1273, 1275, 1277, 1304
Assinatura intestinal, 251, 1298
Associação VACTERL, 1222, 1324, 1365, 1384, 1387, 1390
Astrocitomas, 1193, 1543
Asymptomatic Carotid Atherosclerosis Study (ACAS), 903
Ataque isquêmico transitório, 903
Atelectasia, 1695
Atelencefalia, 1171, 1193
Atelosteogênese, 1379
do tipo II, 1381
Atenuação, 5, 7, 35
acústica, 21
tecidual, 36
Aterosclerose, 355, 419
Ativador de plasminogênio tecidual, 1603
Atividade
cardíaca
embrionária, 1044
fetal, 1007
do ativador do plasminogênio tecidual, 1603
peristáltica, 283
Atrazina, 1307
Atresia
aórtica, 1272
biliar extra-hepática, 1304
da valva atrioventricular direita, 1272
de esôfago, 306
de ureter, 1329
de vias biliares, 1715, 1718
duodenal, 1271, 1292, 1822
fetal, 1293
esofágica, 1290
intestinais fetais, 1298
jejunal de "casca de maçã", 1295
jejunoileal fetal, 1294
laríngea, 1238
pelvicoinfundibular, 1329
pilórica, 1292
pulmonar, 1271, 1273, 1406
com septo interventricular intacto, 1272
traqueal, 1238
traqueoesofágica, 1271
tricúspide, 1406
uretral, 1344
vaginal, 533, 1862
valvar atrioventricular esquerda, 1272
Átrio(s) dos ventrículo(s) lateral(is), 1154, 1497
Atrofia
cortical, 315
endometrial, 532
glandular, 235
lobar, 182
muscular, 846, 864, 875
renal, 306
Aumento
assimétrico
da tireoide, 710
dos membros, 1386
cirúrgico da bexiga, 1893
da ecogenicidade cortical, 1331
da emissão acústica, 44
da refletividade da agulha de biópsia, 590
da velocidade de obtenção de imagens (*frame rate*), 1022
da vesícula biliar, 1302
das configurações de filtro, 1557
de tamanho do útero, 525
do baço, 1750, 1751
do pâncreas, 216
no alargamento espectral, 29
no *aliasing*, 29
placentário, 1189
reniforme bilateral dos rins, 1331
Ausência
congênita do rim, 1765
de definição pelo hioide, 1631
de morte cerebral, 1599
de rotações do cordão umbilical, 1464
de septos pelúcidos, 1174
Ausência *(Cont.)*
do estômago, 1291
do osso nasal, 1136
do septo pelúcido, 1186
do sinal Doppler, 1735
do sombreamento acústico, 1365
dos ductos deferentes, 381
Autoesplenectomia, 151
Autópsia, 1418
Autotransplante prévio de tecido paratireóideo, 729
Avaliação
ao modo B do transplante renal normal, 631
da artéria radial para revascularização miocárdica, 964
da articulação, 853
da estenose, 952
carotídea por *power* Doppler, 922
da parede intestinal pelo Doppler, 254
da placenta, 1447
da ventriculomegalia, 1163
de massa anexial em mulheres adultas, 577
de *shunt* da direita para a esquerda, 1595
do bem-estar fetal, 1425, 1437
na hidropisia não imune, 1419
do Doppler colorido na estenose carotídea, 921
do embrião, 1062
do fluxo colateral, 1591
do osso, 1370
nasal, 1080
do peso em relação à idade gestacional, 1433
do potencial de malignidade, 346
não invasiva da aloimunização, 1404
pela ultrassonografia com Doppler da mama, 755
por Doppler
das doenças hepáticas e da hipertensão portal em crianças, 1729
do transplante renal normal, 635
pós-cirúrgica do sistema renal, 361
pós-operatória, 983
pós-transplante, 1747
pré-transplante, 1745
Azimute, 12
Azoospermia, 380

B

Baço(s), 133, 604, 1683
acessórios, 152
ectópicos, 152
biópsia percutânea por agulha, 594
errante, 1753
fetal, 1304
migratório, 153
móvel, 153
pediátrico, 1711, 1750
retrorrenal, 156
Bactérias piogênicas, 85
Bainha do tendão do músculo bíceps braquial, 891
Balanite, 659
Balão intra-aórtico, 923
Banda(s)
amnióticas, 1313, 1384, 1461
constritivas, 1168
de frequências, 7
moderadora, 1275
da trabécula septomarginal, 1260
peritoneais (de Ladd), 1823
Barbotagem, 896
Barreira hematotesticular, 814
Barrete frígio, 188
Bartonella henselae, 1644
Batimento cardíaco embrionário, 1427
Betagonadotrofina coriônica humana livre, 1076, 1865
Bexiga, 1322
neurogênica, 327, 360, 1762
pós-operatória, 1893

Bexiga *(Cont.)*
urinária
fetal, 1012
não visualizada, 1348
Bezoar(es), 288
na infância, 1821
Bifurcação da artéria carótida, 727, 904
Bile
calcária, 188
leite de cálcio, 188
tumefeita, 1722
Bilomas, 625
Bioefeitos, 31
Biomarcadores alternativos do câncer de próstata, 384
Biometria, 1007
do segundo trimestre, 1009
Biópsia
após prostatectomia radical, 398
com agulha percutânea, complicações, 595
da lesão da parede torácica, 1706
da próstata, 396
de fusão de MPRM-TRUS, 397
transperineal e modelo da biópsia, 398
das vilosidades coriônicas, 1093
de aspiração por agulha fina dos adenomas da paratireoide, 733
de massa
mediastinal, 1937
renal, 592, 1706
direcionada à lesão focal de órgãos, 1937
em homens sem ânus, 398
esplênica guiada por ultrassonografia, 155
guiada por ultrassonografia
das lesões suprarrenais, 415
do câncer de próstata, 394
do tórax, abdome e pelve, 584
hepática percutânea, 128
percutânea(s)
de tumores pancreáticos, 591
do pulmão, 594
dos adenomas da paratireoide, 737
hepática, 590, 614
por agulha, 584
contraindicações relativas da, 585
por punção aspirativa com agulha fina da tireoide, 696
renal, 592, 1790
suprarrenal, 593
Biossegurança, 31, 34
Blastema metanefrogênico, 299
Blastocisto, 1035
Blastoma
pleuropulmonar, 1237
pulmonar, 1237
Bloqueio atrioventricular, 1282, 1408
completo, 1269, 1406
congênito, 1282
fetal, 1275
Blush peritrigonal, 1499
Bócio, 682, 1145
adenomatoso, 710, 714
coloide, 710
multinodular(es), 698, 714, 1629
da tireoide, 733
Bolas
de bile, 1722
de fungos, 319, 334
Bolhas
de ar encapsuladas, 55
de cavitação acústica, 42
de gás livres, 55
Bolsa(s)
cicatricial da cesariana, 544
de Blake, 1153, 1174
de Hartmann, 182
omental, 212, 214
Bolsão vertical máximo, 1322
Bossa frontal, 1125, 1365, 1371, 1381
Botão uretérico, 1319
Bradicardia, 923, 1282
embrionária, 1054
por disfunção do nó sinusal, 1406
sinusal, 1282
Braquicefalia, 1122, 1124
Braquidactilia, 1381, 1390
Braquiterapia, 387
guiada por ultrassonografia, 389
Breast Imaging Reporting and Data System (BI-RADS), 761
Broncogramas aéreos ultrassonográficos, 1683, 1691
Broto ureteral, 299
Brucelose, 828
Bulbo, 1573
carotídeo, 904
duodenal, 213
esplênico, 133
Bursa(s), 857
dos músculos gastrocnêmio e semimembranoso, 857
subacromial-subdeltóidea, 866, 875, 876
Bursite, 864, 894
calcária, 878
Bypass cardiopulmonar parcial não pulsátil, 1559

C
Cabeça(s)
do epidídimo, 806
do pâncreas, 205, 208
oblonga, 1124
pediátrica, 1609
plagiocefálicas, 1124
Calcâneo, 1361
Calcar avis, 1505
Calcificação(ões), 225
abdominais fetais, 1295, 1298
cerebrais, 1188, 1189
cortical renal na infância, 1779
da artéria renal, 325
da mama, 780
benignas, 781
malignas, 781
da placa, 908
de tromboses da veia renal na infância, 1780
diabética, 380
distrófica, 327, 638, 846
na infância, 1780
do sistema urinário na infância, 1779
dos cistos renais, 345
em casca de ovo, 766
escrotais, 820
esplênicas, 1750
finas e pontilhadas, 700
focal(is), 555
da periorquite por mecônio, 1885
grandes e grosseiras, 700
hepáticas, 1189, 1301
intracranianas, 1188
periférica(s)
em casca, 700
espessas e interrompidas, 700
prostáticas, 375
psamomatosa, 498
Calcimiméticos, 721
Calcitonina, 688
Cálculo(s)
biliares, 86, 616, 1722
fetais, 1303
caliciais, 323
coraliforme, 316, 1780
Cálculo(s) *(Cont.)*
coraliforme, 337
da bexiga urinária, 327, 1889
escrotais extratesticulares, 823
intra-hepáticos, 167
na vesícula biliar, 216
no colédoco, 167
no ducto comum, 215
pigmentares, 166
renais, 323
ureterais, 325
vesicais "pendentes", 327
Calibre do tubo GI, 283
Calicreína-cinina, 327
Camada
basal profunda, 518
externa, 519
funcional superficial, 518
intermediária, 519
interna do miométrio, 519
meníngea, 1218
Campo
de visão, 492
distante, 8
próximo, 8
Camptodactilia, 1387
Campylobacter, 1833
Canal(is)
anal, 291
arterial, 1258
de Nuck, 463
endocervical, 1481
femoral, 469
neural, 1202
vertebral pediátrico, 1653
Canalização e diferenciação retrogressiva da massa celular caudal, 1653
Câncer
da tireoide, 682
de cólon hereditário sem polipose, 328
de ovário, 565
de próstata, 382, 383
de tireoide, 1629
do canal anal, 291
hiperecoico, 390
pancreático, 232
primários da tireoide, 685
renal papilífero hereditário, 328
retal recorrente, 290
Candida albicans, 319
Candidíase, 86, 88
hepatoesplênica, 144
neonatal, 1775
Capa fibrosa, 907
Caproato de hidroxiprogesterona 17-alfa, 1489
Cápsula, 680
de Glisson, 77
do implante mamário, 791
ecogênica fina, 784
esplênica, 133
interna, 1496
renal, 302
Capsulite adesiva, 870
Captopril, 355
Características complementares da trissomia do 21, 1087
Caracterização da placa, 905, 906
Carcinoide, 121
Carcinoma(s), 786
adenoide cístico, 1619
adrenocorticais das glândulas suprarrenais, 411
adrenocortical, 1336
ampular, 230
anaplásico, 243
colônico, 257

Carcinoma(s) *(Cont.)*
 da paratireoide, 721, 722
 da tireoide, 685
  anaplásico(s), 694
   e pouco diferenciados, 701
  bem diferenciados, 701
  folicular(es), 688
   amplamente invasivos, 688
   minimamente invasivos, 688
  medular, 688, 700
  papilífero, 685
 da tuba uterina, 576
 da vagina, 1864
 da vesícula biliar, 200
 de células
  acinares, 243, 1619
  adenoescamosas, 243
  das ilhotas, 121
  de transição, 333
  escamosas, 337
  renais, 81, 121, 593, 696
   na infância, 1801
 de esôfago, 290
 de mama, 124, 245
  circunscritos, 773
  espiculado, 773
 de próstata, 291
  invasivo, 337
 de pulmão, 124, 245
 do colo do útero, 528
 do cólon, 245, 1861
 do estômago, 245
 ductal(is)
  in situ, 748
  invasivos, 748
 duodenal, 230
 embrionário, 810, 1861, 1880
 endometrial, 531, 534, 535, 1859
 fibrolamelar, 118
 folicular, 684
  de tireoide, 1629
 gástrico, 290
 hepatocelular, 106, 115, 118, 179
  em estágio inicial, 611
  na infância, 1719, 1727
  recorrente, 626
 intracístico, 769
 medulares de tireoide, 1629
 mucinoso do colo do intestino grosso, 124
 mucoepidermoide, 1619
 pancreático, 96, 230
 papilar(es), 700
  de tireoide, 1629
 papilífero, 686
 pleomórfico de células gigantes, 243
 renal(is), 98, 245, 328, 351, 359
  cístico
   multilocular, 330
   unilocular, 330
  medular, 328
  necróticos, 330
 retal, 290
 seroso papilífero
  de ovário, 498
  peritoneal primário, 498
 suprarrenal, 98
  na infância, 1808
 testiculares embrionários, 810
Carcinomatose peritoneal, 497, 498
Carcinossarcomas, 538
Cardiomiopatia(s), 1279, 1408
 familiar, 1279
 fetais
  primárias, 1408
  secundárias, 1408
 hipertrófica fetal, 1279
Cardiomiopatia(s) *(Cont.)*
 não obstrutiva, 1279
 obstrutiva hipertrófica, 1277
Cardiopatia(s) congênita(s), 1180, 1248, 1255, 1373
Cariótipo
 diploide, 1064
 triploide, 1064
Cartilagem trirradiada, 1904
Catapora, 1188
Catarata(s), 1023
 congênitas, 1129, 1133
Cateteres
 centrais de inserção periférica, 1935
 de drenagem, 1929
Cateterização venosa central, 943
Cauda
 do epidídimo, 807
 do pâncreas, 207, 208
 equina, 1654
Causalidade, 48
Cavernoma, 1738
Cavidade(s)
 amniótica, 1037
 coriônica, 1037
 de Verga, 1153
 do septo pelúcido, 1153, 1155
 glenoidal, 865
 peritoneal, 491, 1230
 pleural, 1230
 romboencefálica, 1153
Cavitação
 acústica, 35, 40
 dos litotripsores, 42
 inercial, 40, 67
Cavo
 do septo pelúcido, 1503
 vergae, 1503
Cavum
 veli interpositi, 1156, 1178, 1503
 vergae, 1496
Caxumba, 818, 1279, 1613
Cebocefalia, 1126, 1515
Cefaleias, 1591
Cefalocele, 1125, 1164
 atrésica, 1165
Celoma, 1306
Células
 da crista neural, 1120
 de Leydig, 809
 de Sertoli, 809
 do estroma, 1860
 epiteliais, 592, 1860
 germinativas, 1860
Celulite, 859, 1639
Centro(s)
 de ossificação
  primária, 1360
  secundária, 1360
 semioval, 1496
Cerclagem, 1487, 1488
Cerebelo, 1153, 1174, 1496
Cérebro
 dividido, 1181
 em fusão, 1564
 fetal, 1152
Cesarianas, 1865
CHC, 96
Chlamydia trachomatis, 833, 1866
Choro vigoroso, 1559
Chuveiros embólicos, 1602
Cicatriz(es)
 de tumores de células germinativas regredidos, 820
 exuberantes, 487
 glial, 1533
Ciclo menstrual, mudanças durante o, 555
Ciclopia, 1090, 1515
Cifoescoliose, 1365, 1381
 grave, 1313
Cifose, 1220
 cervical, 1364
Ciliopatias, 1167, 1333
Cintilografia
 com enxofre coloidal, 113
 dos adenomas da paratireoide, 734
Circulação
 arterial, 78
 do líquido cerebrospinal, 1519
 fetal hiperdinâmica, 1404
 hepática, 78
 intracraniana, 926
Circular de cordão, 1465
Circunferência
 abdominal, 1009, 1428, 1430
 da cabeça, 1009, 1428
 renal/abdominal, 1322
 torácica, 1365
Cirrose, 93-96, 124, 504, 1722, 1740
 biliar, 93, 176, 1722
  primária, 96, 176
 criptogênica, 611
 macronodular, 93
 micronodular, 93
 pós-necrótica, 1722
Cirurgia
 de troca arterial, 1275
 e ascite, 495
 fetal para meningomielocele, 1218
 para o hiperparatireoidismo primário, 721
Cisterna, 1154
 colicular, 1500
 interpeduncular, 1573
 magna, 1155, 1499, 1505
 suprasselar, 1573
Cistinose, 1777
Cistite, 321
 cística, 322, 1889
 crônica, 322
 enfisematosa, 321
 glandular, 322, 1889
 granulomatosa, 1889
 hemorrágica, 1889
 infecciosa, 321
 intersticial, 360
 na infância, 1775
Cistoadenocarcinoma(s), 124, 1861
 do apêndice, 288
 do ovário, 124
 do pâncreas, 124
 mucinosos, 568
 serosos, 567
Cistoadenoma(s)
 biliar, 82, 83
 do epidídimo, 1885
 mucinosos, 568, 1861
 mucoso primário, 288
 papilar
  do epidídimo, 827
  linfomatoso, 1619
 serosos, 567, 1861
Cistocele, 327
Cisto(s)
 adquiridos, 1797
 anecoico, 319
 anexiais, 1006
 aracnóideos, 1544
 aracnoide(s), 1155, 1156, 1175, 1177, 1509, 1676
 benignos, 593
 branquiais
  do tipo I, 1620
  do tipo II, 1620
 broncogênico, 1235, 1240, 1631, 1697

Cisto(s) *(Cont.)*
com leite de cálcio, 640
comunicantes, 786
congênitos, 286, 1503
da próstata, 379
corticais, 344, 1331
da bolsa de Blake, 1155, 1156, 1176
da mama
císticos, 761
com espessamento parietal excêntrico, 767
complicados, 762
de conteúdo espesso, 766
de inclusão epidérmica, 766
de origem cutânea, 766
espessados, 766
gelatinosos, 766
inflamados agudamente, 758
lipídicos, 762
sebáceos, 748, 766
simples, 761
da próstata, 378, 379
da túnica
albugínea, 816
vaginal, 816, 1884
da zona periférica, 379
das vesículas seminais, 380, 1889
de Baker, 857
de bolsa de Blake, 1175
de chocolate, 561
de corpo lúteo, 1856
de ducto(s)
de Cowper, 380
de Müller, 379, 1889
ejaculatórios, 380
paramesonéfrico, 1865
tireoglossos, 1621, 1624
de duplicação, 286
duodenal, 1294
entérica, 496, 1297, 1336, 1352
esofágica, 1241
gastrointestinal, 1841, 1856
de Gartner, 1865
de inclusão, 1865
amniótico, 1047
epitelial da superfície, 556, 560
peritoneal, 495, 560
de ligamento redondo, 486
de Naboth, 521, 1481
de ovário hemorrágico, 562
de retenção, 375, 378
de úraco, 1772
de valécula, 1621
decidual, 1040
degenerativos, 375
dermoides, 1633
peritoneais, 496
do baço, 1750
do canal
de Nuck, 486
inguinal, 486
do colédoco, 162, 1294, 1715, 1716, 1843
fetal, 1298, 1303
tipo I, 162
tipo II, 163
tipo III, 163
tipo IVa, 163
tipo V, 163, 1717
do cordão
espermático, 1884
umbilical, 1045, 1464
do corno frontal, 1503, 1547
do epidídimo, 1884
do omento, 1856
do plexo
corióideo, 1218, 1546
coroide, 1090, 1156

Cisto(s) *(Cont.)*
do úraco, 310, 1856
do utrículo, 379
prostático, 379
epidermoides, 818
esofágicos, 1631
esplênicos, 140, 1336
calcificado, 143
congênitos primários, 140
falsos, 140
fetais, 1305
revestidos por endotélio, 142
filares, 1656
folicular, 555, 1856
funcionais, 557
gastrointestinais, 1841
glioependimais, 1156
hepáticos, 82, 605
benignos, 82
fetais, 1298, 1302
hidáticos, 144, 1729
hidatiforme, 89
hipofisário, 1156
inter-hemisféricos, 1186
intra-hepáticos e extra-hepáticos múltiplos, 1716
intratesticulares, 816
laríngeos, 1238
medulares, 346
mesentéricos, 496, 1352, 1856
gastrointestinais, 1841
mucosos de retenção, 291
na bolsa de Blake, 1178
neurentérico, 1241, 1667
no interior do cordão, 1047
ovariano(s), 605, 1352, 1854
em crianças, 1856
fetais, 1298
hemorrágicos, 1858
pancreático(s)
congênito, 1846
simples, 237
paralabial, 896
parameniscal, 896
paraovarianos, 560, 1856
parapiélicos, 346
paratubários, 560
parenquimatosos degenerativos, 378
parauretrais, 1865
peribiliares, 82
placentários subcoriônicos, 1457
poplíteos, 1920
porencefálicos, 1191, 1518, 1546
pós-menopausa, 556
renal(is), 604
complexos, 344
congênitos, 1797
satélites, 1729
simples solitários, 1883
sinoviais, 856, 877, 894
subaracnóideos da fossa posterior, 1175, 1512
subcoriônicos, 1457
subependimário, 1524, 1547
suprarrenais, 408, 1336
endoteliais, 408
epiteliais, 408
parasitários, 408
supratentoriais, 1178
tecaluteínicos, 559, 1856
testiculares, 816
tímico, 1633, 1705
tireoidianos, 1627
uracais, 1352
Cistos-filhos, 319
Cistoscopia, 1346

Citogênese, 1505, 1507
Citomegalovírus, 91, 176, 277, 1412, 1518
Citopatologistas, 587
Classificação
das articulações do quadril, 1905
histopatológica do câncer de próstata, 385
Clavícula(s), 865, 1361
em formato de "guidão" invertido, 1381
Clinodactilia, 1387
Clipe em espiral, 483
Clivo, 1573
Cloaca, 1321, 1655
Clonorchis sinensis, 173
Clonorquíase, 172
Cloreto de polivinila, 96, 120
CMV, 1181, 1188, 1189
Coágulo
de cisterna magna, 1526
sanguíneo aderido, 337
Coagulograma, 1933
Coagulopatia(s), 585, 1824
Coágulos de sangue, 334
Coarctação
da aorta, 428, 434, 1276, 1279, 1406
do corno frontal, 1503
Cocaína, 1181, 1191
Coeficiente
de atenuação, 36
de reflexão, 4
Colagenose materna, 1282
Colângio-hepatite oriental, 173
Colangiocarcinoma(s), 106, 165, 172, 176, 178
de Klatskin, 178
distal, 178, 182, 230
hilar, 178, 179
irressecável, 181
intra-hepático, 178
intraductal, 179
na colangite esclerosante primária, 178
papilares, 178
periférico, 125, 178
Colangiografia
percutânea e drenagem, 1935
trans-hepática percutânea, 600
Colangiopatia
autoimune, 176
por HIV, 175
Colangite, 168, 600
aguda, 170
autoimune, 176
bacteriana aguda, 171
da síndrome da imunodeficiência adquirida, 175
esclerosante, 612
primária, 93, 176, 177, 178
recorrente, 616
piogênica
recorrente, 173, 174
segmentar, 174
relacionada à IgG4, 176, 179
responsiva a corticosteroides, 176
Colapso da bolha perto de uma transição, 42
Colaterais leptomeníngeas, 1591
Coleção líquida pericolecística, 194
Colecistite, 600
acalculosa, 188, 194
aguda, 168, 189, 191
calculosa e acalculosa, 601
complicações, 192
alitiásica, 1722
crônica, 195
enfisematosa, 169, 192, 194
gangrenosa, 192, 194
hemorrágica, 194
xantogranulomatosa, 196
Colecistostomia percutânea, 596, 600

Coleções
  complexas de líquido com debris, 1836
  líquidas, 271, 1494, 1749
    abdominais superficiais, 597
    agudas, 222
    e transplante de pâncreas normal, 669
    e transplante renal, 651
    extra-hepáticas, 625
    intra-hepáticas, 625
    perinefréticas, 1790
    subaracnóideas, 1566
    subdurais, 1566
    transitória, 1747
  parapneumônicas, 1691
  pélvicas não purulentas, 599
  perirrenais, 352
  subdurais, 1193
Coledococele, 1716
Coledocojejunostomia, 612
Coledocolitíase, 166, 176
  secundária, 167
Colelitíase, 188, 215, 1722
Colesterolose vesicular, 197
Coleta da veia suprarrenal, 406
Cólica biliar, 188
Colículos, 1500
Colite, 193, 285
  pseudomembranosa, 286, 1828, 1832
  tuberculosa, 277
  ulcerativa, 260, 1832
Colo
  da bexiga, 302
  do útero, 515, 517
    "curto", 1482
    dinâmico, 1483
    normal, 1481
Coloboma, 1129
Colocação do cateter, 598
Cólon, 1828, 1931
  fetal, 1293
Coluna
  de Bertin, 1762, 1764
  vertebral, 1365
    fetal, 1013, 1201
Compartimento
  anterior, 563
  posterior, 563
Compensação do ganho
  de profundidade, 8
  no tempo, 50
  temporal, 8
Complexo(s)
  da parede corporal-membro, 1384
  de Carney, 813
  de Dandy-Walker, 1162
  de von Meyenburg, 83
  ectasia ductal-mastite periductal, 748
  extrofia da bexiga-epispadias, 1312
  extrofia-epispadia, 1772
  fêmur-fíbula-ulnar, 1383
  fêmur-tíbia-rádio, 1383
  inflamatório tubo-ovariano, 575
  limb-body wall, 1312
  membro-parede corporal, 1168
  OEIS, 1312
  onfalocele, 1349
  parede do corpo-membro, 1387
Complicação(ões)
  arteriais, 616
  biliares, 612
  da monocorionicidade, 1111
  da veia cava inferior, 623
  da veia porta, 622
  do tipo II de Mirizzi, 168
  maternas, 1419
  urológicas dos transplantes renais pediátricos, 1791
Complicação(ões) *(Cont.)*
  vasculares
    dos transplantes renais pediátricos, 1788
    pré-renais, 640
Comportamento das bolhas, 56
Composição
  da frequência, 8
  espacial, 13
Compressão
  da veia porta, 1747
  mecânica sem imagem, 1745
  ultrassonográfica, 2, 9, 168, 252
Compressão variável, 755
Compressibilidade parcial e forças rotatórias, 787
Comprimento
  cabeça-nádega, 1048, 1075, 1427
    de 7 mm ou maior e ausência de batimentos cardíacos, 1049
  de onda, 2
    e frequência, 2
  do baço, 139
  do fêmur, 1009, 1086, 1428
  do pulso, 8
  do rim infantil, 1759
  do tórax, 1365
  do tronco, 1374
  do úmero, 1087
  do útero, 1481
  dos pulsos, 50
  excessivo do cordão, 1464
  femoral, 1361, 1430
  ósseo anormal, 1363
  pós-puberal do útero, 1854
  renal, 1758
Comprometimento vascular da hérnia, 485
Comunicação
  ectodérmico-neuroectodérmica focal, 1655
  interatrial, 1262
  interventricular, 1265
Concentração sérica materna de alfafetoproteína, 1152
Condições
  benignas da próstata, 375
  patológicas do baço, 139
Condrodisplasia
  punctata, 1181, 1382
  rizomélica punctata, 1382
Condrólise, 888
Condrossarcoma, 124
Cone
  do septo, 1273
  medular, 1654
Conexão cavopulmonar bidirecional de Glenn, 1273
Configuração(ões)
  de alvo com ecos centrais ecogênicos, 1825
  de uma biruta, 1823
  de energia do ultrassom, 1578
  de sensibilidade para baixo fluxo, 926
  dos aparelhos de ultrassom, 1021
  em "asa de morcego", 1507
  em U, 1908
  ótimas para avaliar vasos de baixo fluxo, 920
  sistema, 1021
Confirmação ultrassonográfica-mamográfica, 790
Congestão hepática secundária à insuficiência cardíaca, 1301
Considerações temporais, 36
Consulta e estudos prévios, 1932
Conteúdo
  herniário, 459
  intracístico, 684
Continuum de Dandy-Walker, 1176
Contrações
  atriais, 1280
    prematuras, 1280
  ventriculares prematuras, 1280
Contraste, 885
Contratura(s)
  articulares, 1381, 1382
  de múltiplas articulações, 1384
Controle(s)
  da emissão do ultrassom, 48
  de ganho do receptor, 50
  diretos, 48
  do câncer por cirurgia e radioterapia, 387
  indiretos, 48
Conveniência, 1924
Coração
  fetal, 1011, 1255
  univentricular, 1272
Cordão
  espermático, 464, 808
  umbilical, 1015, 1045, 1313, 1463
    curto, 1384, 1463
    reto, 1384
Cório
  frondoso, 1447
  liso, 1447
Corioamnionite materna, 1532
Corioangioma, 1406, 1448, 1457
Coriocarcinoma(s), 121, 810, 811, 1066, 1458, 1861
  ovariano, 1868
  testiculares, 1880
Corionicidade, 1101
Coriorretinite, 1189
Corno(s)
  frontais, 1507
    dos ventrículos laterais, 1496
  occipital, 1499
  rudimentar, 525
  temporais, 1496
  uterino rudimentar não comunicante, 533
Corpo(s)
  albicans, 555
  amiláceos, 375
  caloso, 1153
  do epidídimo, 807
  do pâncreas, 204
  do útero, 517
  dos ventrículos laterais, 1496
  estranho(s)
    incorporados nas partes moles, 859
    intraluminais, 288
    na bexiga, 327
    na vagina, 1868
  lúteo, 555, 1035
    hemorrágico, 555
  psamomatosos, 685
Corpúsculos de Gamna-Gandy, 142, 151
Correção
  do ângulo, 1588
    da agulha, 1928
  da posição da agulha, 1928
Correlação
  de densidade do tecido adjacente, 788
  de formato, 787
  de localização ou posição, 788
  de tamanho, 787
  mamografia-ultrassonografia, 786
  ultrassonografia-ressonância magnética do câncer de mama, 797
Corrente, 35
  alternada, 8
Corte(s)
  apical das cinco câmaras, 1260
  coronal/flexão, 1906
  coronal/neutro, 1904
  das quatro câmaras, 1259
  de três vasos, 1260
  subcostal de quatro câmaras, 1260
  transversal/flexão, 1908
  transversal/neutro, 1908

Córtex
externo, 552
renal, 301
Costelas, 1365
curtas e
de orientação horizontal, 1382
horizontais, 1381
Coxa, 987
vara congênita, 1913
Coxins endocárdicos, 1262
Crânio
em formato
de limão, 1122
de morango, 1122
de trevo, 1122, 1124, 1365, 1371
fetal, 1365
lacunar, 1507
Craniofaringioma, 1193
Craniorraquisquise, 1164, 1203
Craniósquise, 1210
Craniossinostose, 1122, 1365, 1371, 1563
isolada, 1379
Crateras da úlcera, 910
Crescimento
fetal, 1008
normal e anormal, 1425
renal do rim solitário ou único funcionante, 1760
Criança portadora de doença hepática, 1733
Criptorquidia, 307, 838, 1350, 1871, 1885
Crise addisoniana, 413
Crista superoanteromedial, 403
Critérios Doppler para estenose da artéria renal, 643
Cromossomo 11p13, 1727
Cryptosporidium, 176, 277
Cuidados e acompanhamento
pós-procedimento, 1934
Cumulus oophorus, 1035
Cura
completa, 707
parcial, 707
Custo, 1924

D
Dacriocistocele, 1129
Dano
isquêmico-trombótico, 1448
vascular, 1301
Data provável do parto, 1008
Datação da gravidez, 1008
Decibel, 5
Decídua
basal, 1040, 1447
basal-cório frondoso, 1040
capsular, 1040, 1447
verdadeira, 1040
Decúbito lateral
direito, 139
esquerdo, 374
Dedo(s)
do pé de mochileiro, 1392
superpostos, 1387
Defeito(s)
cardíacos congênitos, 1081, 1089
cicatricial da cesariana, 544
complexos da parede corporal, 1312
da fase lútea, 1048
da parede
abdominal, 1312
supraumbilical, 1313
anterior do abdome, 1220
da regressão caudal, 1203
de redução de membros e condições
associadas, 1382
do coxim endocárdico ou defeitos
do canal AV, 1269
do diafragma anterior, 1313
Defeito(s) *(Cont.)*
do *ostium primum*, 1265
do segmento radial, 1383
do septo
atrioventricular, 1264, 1269
balanceados, 1270
completo, 1269
desbalanceado, 1270
incompleto, 1269
interatrial, 1262, 1382
do seio coronário, 1264
do tipo *ostium*
primum, 1264
secundum, 1264, 1265
do tipo seio venoso, 1264
da VCI, 1264
da VCS, 1264
interventricular(es), 1255, 1265
cardíaco, 1218
membranáceos ou musculares, 1265
do tubo neural, 1089, 1168, 1210, 1248, 1271
ligados ao cromossomo X, 1211
em formato de buraco de fechadura, 1176
espinais fechados sem massa subcutânea, 1665
fechado, 1211
miofasciais, 845
nos membros, 1313
parenquimatoso(s) juncional(is), 301
renal, 1762
perimembranáceos, 1266
terminais transversais dos membros, 1383
trapezoide do verme e do cerebelo, 1176
Deficiência
da coluna lombar, 1222
de α1-antitripsina, 1719
autoimune e induzida por medicamentos ou
outras substâncias, 85
de glicose-6-fosfato desidrogenase, 1412
de iodo, 682
femoral focal proximal, 1383
focal do fêmur proximal, 1914
Déficit
de hemoglobina fetal, 1402
intelectual, 1218
Deformação, 1382
Deformidade(s)
congênitas do(s)
membros, 1914
pé, 1913
das mãos e dos pés, 1387
de fase, 13
do crânio em formato de "folha de trevo", 1371
em "garra de lagosta", 1389
em badalo de sino, 831, 1874
equinovaro, 1913
esqueléticas, 1229
radial da mão e polegar trifalângico, 1384
Degeneração
cística, 527, 722
do manguito rotador, 864, 873
gordurosa, 1721
do fígado, 91
focal, 91
hemorrágica, 527
hidrópica das vilosidades placentárias, 1064
mixoide, 527
mucoide, 873
Deiscência, 1006
Densidade
de PSA, 383
do meio, 2
Dente
de serra, 1181
molar, 1167
Deposição gordurosa tumoral, 93
Depósito de cristais de hidroxiapatita, 878
Depressão(ões)
coccígeas, 1660
da ponte nasal, 1381
metafisárias, 1382
Derivação(ões)
de Blalock-Taussig modificada, 1273
parciais, 1745
totais, 1745
transjugulares intra-hepáticas
portossistêmicas, 1745
urinária, 361
Derrame(s)
articular, 854, 856
do quadril, 1911
glenoumeral, 880
pericárdico, 1396, 1399
pleural, 1092, 1189, 1229, 1396, 1409, 1682, 1683
Descolamento prematuro da placenta, 359, 1419,
1453, 1865
Descrição da imagem da tireoide e sistema de
dados, 701
Desenvolvimento
cerebral, 1507
da face, 1119
das estruturas no tórax, 1228
do pescoço fetal, 1120
dos sulcos cerebrais, 1502
neurológico, 1026
placentário, 1447
pulmonar, 1228, 1230
Desfecho pós-natal, 1419
Desidratação, 323
Deslizamento da cabeça femoral na
epifisiólise, 1913
Desmineralização, 1365
Desmoides da parede anterior do abdome, 487
Despigmentação, 888
Detecção
de angiogênese tumoral, 1727
de massas da tireoide, 697
Determinação
da corionicidade, 1103
da idade gestacional, 1426
Dextrocardia, 1258
Dextroposição, 1258
Dextrotransposição, 1274
Diabetes, 194, 209
materna, 1203, 1279, 1384
melito, 321, 359
Diafragma, 135, 1230, 1822, 1931
normal, 1230
Diagnóstico molecular de displasia
esquelética, 1368
Diálise peritoneal ambulatorial contínua, 508
Diâmetro(s)
abdominais, 1430
biparietal, 1009, 1428
e da circunferência da cabeça, 1400
da pelve renal, 1337
do cordão umbilical, 1464
médio do saco gestacional, 1040, 1426
de 25 mm ou maior e sem embrião, 1049
em relação ao comprimento
cabeça-nádega, 1052
normais das órbitas no feto, 1128
Diástase do reto abdominal, 476
Diastematomielia, 1219, 1655, 1662, 1669
do tipo I, 1669
do tipo II, 1669
Diátese hemorrágica, 597
Diencéfalo, 1063
Dietilestilbestrol, 521, 1862
Diferenciação
corticomedular invertida, 1331
das gônadas, 1868
de nódulos benignos e malignos da tireoide, 699

Dilatação
  aneurismática da veia de Galeno, 1564
  calicial, 1337
  da aorta abdominal, 426
  do canal do colo do útero, 1485
  do *cavum vergae*, 1156
  do sistema urinário, 1087
    superior, 1337
  ductal, 225
  fusiforme, 309
    da árvore biliar, 165
    do ducto biliar comum, 1716
  sacular
    da árvore biliar, 165
    do ducto biliar comum, 1716
Diminuição
  da circunferência torácica, 1374
    com comprimento normal do tronco, 1375
  da função miocárdica, 1408
  da mineralização, 1374, 1375
  do sombreamento acústico, 1365
Dióxido de tório radioativo, 120
Direção do índice de fluxo, 1599
Direcionamento
  do feixe, 11
  eletrônico, 11
  mecânico, 11
Diretrizes de segurança, 1027
Discinesia antral, 1817
Discordância
  imagem/Doppler, 924
  ventriculoarterial, 1274
Disfunção(ões)
  cardíaca, 1271
  da hormonogênese, 682
  de migração, 1175
  do esfíncter de Oddi, 616
  esqueléticas, 1415
  idiopáticas, 1415
  intestinal e da bexiga urinária, 1218
  metabólicas, 1414
  motora, 1218
  peroxissômicas, 1181
  renal, 354
  ventricular esquerda, 1557
Disgenesia, 1176, 1623
  do corpo caloso, 1175, 1184, 1189
  do tronco encefálico, 1175
  gonadal, 813, 1868
    mista, 1868
    pura, 1868
  renal, 348
  segmentar da coluna vertebral, 1655, 1670
Disgerminoma(s), 569, 571, 1861
  ovariano, 1868
Disjunção, 1654
Dislexia, 1026
Disostose, 1360
  acrodental de Weyers, 1378
  acrofacial de Nager, 1384
  acrofacial de Weyers, 1382
Dispersão, 6, 35
Dispersores pontuais, 29
Displasia(s)
  artério-hepática, 1718
  campomélica, 1364, 1371, 1372, 1378
  cística, 817, 1882
    do polo superior, 1336
    do testículo, 1872
  cleidocraniana, 1125
  condroectodérmica, 1381
  cranioectodérmica, 1378
  da valva AV direita, 1271
  de Kniest, 1374
  de la Chapelle, 1379
  diastrófica, 1381, 1387

Displasia(s) *(Cont.)*
  dissegmentar, 1382
  do desenvolvimento do quadril, 1901, 1902
  do lobo temporal, 1373
  do verme do cerebelo, 1176
  em bumerangue, 1379
  esquelética(s), 1360, 1913
    letais, 1359, 1369
    não letais ou de prognóstico variável, 1379
    tanatofórica, 1179
  fibromuscular, 355, 434, 915, 931
  linfática, 1410
  mesenquimal da placenta, 1458
  neuronal intestinal, 1769
  obstrutiva, 1334
  renal, 306, 348, 1381, 1670, 1777
    cística obstrutiva, 1330
    multicística, 1796
  Schneckenbecken, 1379
  septo-óptica, 1174, 1186, 1513
  tanatofórica, 1122, 1124, 1180, 1359, 1364, 1370, 1373, 1379
  torácica asfixiante, 1381
  vermicular, 1155, 1175
Dispositivo(s)
  de oclusão tubária, 541
  intrauterino(s), 516
    contraceptivos, 539
Disrafismo
  complexo, 1667
  espinal, 1125, 1203, 1210, 1215, 1660
    aberto, 1662
    oculto com massa subcutânea, 1663
  simples, 1665
Dissecção, 434
  da artéria carótida, 933
  da parede arterial, 915
  hepática, 104
Disseminação tumoral no trajeto da agulha, 596
Distância interpedicular alargada, 1669
Distensão não obstrutiva da bexiga, 1346
Distorção, 1876
  da amplitude finita, 37, 42
  espontânea, 1877
Distrofia
  facial, 1180
  muscular congênita, 1180
  torácica asfixiante, 1365, 1379, 1382
    de Jeune, 1167, 1378
Distúrbio(s)
  da formação da notocorda na linha média, 1670
  da gastrulação, 1667
  da integração notocordal na linha média, 1667
  de diverticulação e clivagem, 1513
  de sulcação e migração celular, 1517
  do diafragma, 1697
  do fechamento do tubo neural, 1507
  do metabolismo hepático, 91
  endócrinos, 1415
  linfoproliferativo pós-transplante, 669
  metabólicos, 1181, 1519
  neurodegenerativos, 1181
  neuroectodérmicos, 408
  no parênquima pulmonar, 1692
  vasculares, 1697
Diverticulação do prosencéfalo, 1506
Diverticulite, 193, 508, 596, 600
  à direita, 274, 275
  aguda, 279
    do cólon sigmoide, 282
Divertículo(s), 311
  da bexiga urinária, 337, 360, 1889
  da cicatriz da cesariana, 544
  de bexiga, 579
  de Hutch, 360

Divertículo(s) *(Cont.)*
  de Meckel, 1826, 1841
  do cólon, 281
  do ducto biliar comum, 1716
  do úraco, 310
  inflamados, 280
  vesicouracal, 1772
  uracal, 1325
Diverticulose espástica, 279
DNA fetal livre, 1074, 1093
Doença(s)
  arterial intrarrenal na infância, 1786
  associada a IgG4, 1616
  ateromatosa, 621
  aterosclerótica, 963
  bacterianas do fígado, 85
  calculosa, 178
  carotídeas não ateroscleróticas, 903, 931
  celíaca, 289
  cística
    localizada, 351
    medular, 348, 1796
      do rim, 1797
    renal, 1329
      genética, 1329
      não genética, 1329
  colestáticas crônicas, 611
  da arranhadura do gato, 144, 1615, 1644, 1919
  da árvore biliar relacionadas à imunidade, 176
  de armazenamento do glicogênio, 92, 1301
  de Caroli, 165, 346, 1716, 1717
  de Crohn, 251, 260, 264, 274, 293, 1834
  de Cushing, 406
  de de Quervain, 711
  de depósito de glicogênio, 1719
  de Gaucher, 151
  de Graves, 710, 714, 1145, 1627
  de Heerfordt, 1615
  de Hirschsprung, 1297, 1769, 1806
  de Hodgkin, 146, 359
  de Kawasaki, 1644, 1722
  de Kimura, 1616
  de Lyme, 1917
  de Ménétrier, 1821
  de Mikulicz, 1616
  de Mondor, 755, 759
  de Osler-Weber-Rendu, 104
  de von Hippel-Lindau, 237, 328, 351, 827, 1304, 1797, 1807, 1885, 1891
  de Wilson, 85, 93, 327, 611
  difusa da tireoide, 710
  do parênquima renal, 358
  dos ramos da aorta abdominal, 432
  enxerto-*versus*-hospedeiro, 1834
  equinocócica, 141, 504
  estenótica da aorta abdominal, 428
  falciforme, 151, 327, 1579
    homozigótica, 151
  fúngicas do fígado, 86
  genéticas, 1414
  geniturinárias clínicas, 357
  glandular múltipla, 722
  granulomatosa crônica, 1821
  hepática
    alcoólica, 321, 611
    metastática, 120
    venosa oclusiva, 1744
  hidatiforme, 89, 141
    hepática, 90
  hipertensiva, 1775
  infecciosas
    das glândulas suprarrenais, 410
    hepáticas, 83
  inflamatória
    crônica, 1615
    da tireoide, 1624

Doença(s) *(Cont.)*
do peritônio, 501
intestinal, 260, 495
na infância, 1829
pélvica, 274, 495, 574, 1866
perianal, 269, 293
intestinal isquêmica, 287
linfoproliferativa pós-transplante, 1793
malignas
da infância, 1027
da vesícula biliar, 198
metabólicas, 611, 1301, 1715
metastática
de glândula salivar, 1620
esplênica, 146
linfonodal, 1647
no pescoço, 699
metastática testicular, 814
mitocondriais, 1181
músculo-oculocerebral, 1180
não vasculares do retroperitônio, 451
nodular da tireoide, 681, 682
ovariana policística, 1858
parasitárias do fígado, 87
parenquimatosa difusa, 593
peroxissômicas, 1181
policística autossômica
dominante, 83
recessiva, 346
relacionada ao fator nuclear 1 dos hepatócitos, 1333
renal
cística, 344, 1777, 1793
adquirida, 351
associada a neoplasias, 351
clínica, 358
crônica na infância, 1777
em estágio final, 315
parenquimatosa na infância, 1775
policística, 348, 1304
autossômica dominante, 237, 348, 1329, 1333, 1334, 1795
autossômica recessiva, 348, 1329, 1331, 1334, 1738, 1779, 1793
renovascular, 355
sistêmicas, 1715
trofoblástica gestacional, 543, 1063, 1458
ulcerosa na infância, 1820
valvar mitral, 1279
valvular
aórtica, 1279
renal na infância, 1782
veno-oclusiva
de pequenos vasos hepáticos, 1743
hepática, 103
Dolicocefalia, 1122, 1124
Doppler
com fluxo colorido, 35
da artéria
cerebral média, 1440
umbilical, 1440
de amplitude (*power Doppler*), 25
de onda contínua, 24
de potência (*power Doppler*), 60
de potência com harmônica intermitente, 66
do ducto venoso, 1440
em crianças receptoras de transplante hepático, 1745
espectral, 35
fetal, 1437, 1440
modo-B, 35
no modo
de potência, 35
varredura, 35
transcraniano, 1578, 1603
funcional, 1603
Dor
escrotal aguda, 828, 830, 1873
secundária a um processo intra-abdominal, 1880
na mama, 784
no quadrante inferior
direito do abdome, 274
esquerdo do abdome, 279
recorrente tardia, 483
residual, 481
Drenagem
de abscesso, 1934
apendicular, 1937
endócrina, 659
entérica, 659
exócrina vesical, 655
guiada por ultrassonografia, 596
intestinal, 659
linfática, 749
percutânea
dos pseudocistos, 224
por cateter guiada, contraindicações à, 597
peritoneal, 1935
pleural, 1935
simples de um derrame pleural, 1706
transretal, 599, 1934
transvaginal, 599
venosa, 659
Drogas ilícitas, 1307
Ducto(s)
acessório, 209
anterior direito, 161
arterioso, 1260
biliar, 601
comum, 162, 167, 612
normal, 208
cístico, 162
de Santorini, 212
de Stensen, 1611
de Wharton, 1611
de Wirsung, 212
deferentes, 380, 807
do epidídimo, 807
ectasiados, 749
ejaculatórios, 372
hepático comum, 160
intra-hepáticos, 160
mamários normais, 749
mesonéfrico (wolffiano), 807
müllerianos, 521
nasolacrimais, 1129
onfalomesentérico, 1045
pancreático, 209, 214
principal, 209
paramesonéfricos, 521
posterior direito, 161, 162
timofaríngeos, 1633
venoso, 1258
vitelino, 1045
Dúctulos aberrantes, 807
superior e inferior de Haller, 807
Duodeno, 1822
Duplicação
completa, 1342
dos ductos de Müller, 1862
da bexiga urinária, 310
da vesícula biliar, 188
do intestino anterior, 1235
do sistema coletor, 306
renal, 1764
renal, 1765
testicular, 1872
ureteral completa, 1885
Dura-máter lipomatosa, 1663
E
Echinococcus granulosus, 89, 600
Ecocardiografia
em modo-M, 1260
fetal, 125, 1259
Ecogenicidade, 107
difusa periventricular, 1189
do parênquima, 590
dos adenomas de paratireoide, 722
dos nódulos tireoidianos, 700
renal, 320
Eco(s), 3
da pelve renal, 1322
fundamental, 59
não lineares, 58
Ecotextura grosseira, 94
Ectasia
aórtica, 427
de ACC proximal/artéria braquiocefálica, 935
ductal, 749, 786
benigna, 375
tubular, 348
da *rete testis*, 816
Ectoderma, 1201
Ectopia, 306, 681
cardíaca, 1280, 1305, 1306, 1312
cruzada fusionada, 306
renal, 1327
cruzada, 306, 1328, 1765, 1766
fundida cruzada, 1328
testicular transversa, 1871
Ectrodactilia, 1389
Edema
cerebral, 1531, 1561, 1595
de MMSS e MMII com fístula arteriovenosa ou enxerto, 993
de partes moles, 854
escrotal
agudo, 1873
idiopático, 828, 833, 1879
secundário a um processo intra-abdominal, 1880
intestinal, 285
na úlcera péptica, 288
ovariano maciço, 1859
subcutâneo, 1396, 1400
Efeito(s)
anisotrópico, 1499, 1819
biológicos, 31, 34
da ultrassonografia, 1024
do calor nos mamíferos, 40
dos gases corporais, 45
e segurança da ultrassonografia em obstetrícia, 1020
em mamíferos em tecidos com agentes de contraste com gases corporais, 44
no pulmão e no intestino, 43
térmico e mecânico, 32
da cavitação acústica, 40
Doppler, 21, 23
físicos do som, 35
térmicos e não térmicos, 35
mecânicos, 1024
térmicos, 31, 35, 1022
Efusão
pericárdica, 1243
pleural, 1229, 1241
primária, 1241
secundária, 1241
Eixo cardíaco anormal, 1258
Elasticidade, 2
Elastografia, 844, 1451
aplicada na glândula tireoide, 701
da glândula tireoide, 679
da mama, 759
de tensão, 759

Elastografia *(Cont.)*
do câncer de próstata, 393
do fígado, 95
do intestino, 254
hepática
por ondas de cisalhamento, 1745
transitória, 1745
por compressão manual *(strain)*, 16
por onda de cisalhamento, 16, 1745
shear wave, 759
ultrassonográfica, 15
Embolismo, 906
Embolização da artéria uterina, 526
Êmbolos, 434
Embrião(ões), 1043, 1427
anormais, 1063
com comprimento cabeça-nádega menor que 7 mm e ausência de batimentos cardíacos, 1050
Embriologia, 1153
da bexiga urinária, 299, 300
da coluna vertebral, 1201
da face, 1119
da uretra, 299, 300
das glândulas paratireoides, 719
do baço, 133
do pâncreas, 209, 212
do rim e do ureter, 300
do tubo digestivo, 1289
dos rins e ureteres, 299
Emissão
harmônica do Optison®, 59
ideal de ultrassom, 49
Empiema, 1682, 1683, 1691, 1692
circundado pelo pulmão, 1706
Encefalite, 1888
Encefalocele, 1125, 1164, 1175, 1313, 1509
Encefalomalacia cística, 1519
Encefalopatia hepática, 1738
Encurtamento progressivo do colo do útero, 1483
Endarterectomia carotídea, 903, 1602
Endocardite bacteriana, 819
Endoderma, 1201
Endoleak, 425
do tipo 1, 425
do tipo 2, 425
do tipo 3, 426
do tipo 4, 426
Endométrio, 1058
pós-menopausa, 531
Endometriomas, 486, 508, 561
Endometriose, 337, 360, 495, 508, 561
Endometrite, 541, 542
da doença inflamatória pélvica, 1866
Endossonografia
anal, 291
do intestino, 289
Endotensão, 426
Enema, 394
Energia
acústica, 5
ultrassônica, 7
Enfisema lobar congênito, 1231, 1236
Entamoeba histolytica, 87, 600, 1728
Enterite regional, 1832
Enterobius vermicularis, 1834
Enterocolite necrosante, 1835
Entese, 889
Entesite, 854
Entidades que simulam hérnias
da parede abdominal anterior, 487
inguinais, 486
Envelope
do espectro, 24
do implante mamário, 791
Enxerto(s), 988
arteriovenoso sintético, 983
de *bypass* com veia no membro inferior, 961
de fígado dividido de um doador falecido, 612
de *stent*, 425
endoluminal, 425
Ependimomas, 1543
Epicondilite, 848
Epidemia de nódulos da tireoide, 708
Epidemiologia, 48
Epidermólise bolhosa, 1292
Epididimite, 821, 828, 833
aguda, 828, 833, 1876
com ou sem orquite, 1873
crônica, 828, 1877
Epidídimo, 806, 1871
Epífises pontilhadas, 1382
Epignatia, 1145
Epispadias, 1312
Epitélio germinativo, 552
Equações Doppler, 23
Equinococose, 319, 1729
Equipamento(s), 1001
setoriais mecânicos, 11
Equipe, 1001
Eritrocitose, 328
Eritropoietina, 328
Erosões justa-articulares, 854
Erros
de indução
dorsal, 1164
ventral, 1171
de registro, 5
inatos do metabolismo, 1279, 1719, 1720
Escafocefalia, 1124
Escala
de cinza, 9
de pontuação de lesão orgânica, 152
Escápula(s), 865
hipoplásicas, 1364
Escarlatina, 818
Escassez de ductos biliares interlobulares, 1718
Escavação vesicouterina, 515
Escherichia coli, 833
êntero-hemorrágica, 1833
Esclerose
do hemangioma, 111
e atrofia dos túbulos seminíferos, 833
tuberosa, 19, 328, 338, 352, 1180, 1181, 1183, 1188, 1193, 1278, 1797, 1807, 1891
Escleroterapia, 1707
com etanol, 706
Esclerótomo, 1202
Escolha do transdutor, 1021
Escoliose, 1220, 1378, 1669
acentuada, 1384
Escore
de Doppler colorido pancreático, 235
de Gleason, 386
de perfil biofísico, 1437
de Wells, 966
PCA3, 384
Escroto, 805, 1869
bífido, 1350
Escrotolitos, 823, 1878
Esfíncter uretral interno, 372
Esôfago, 681, 732, 1290, 1815
Espaço(s)
carotídeo, 1631
de Morison, 498
infra-hióideo, 1609, 1621
intervilosos, 1447, 1449
mastigador, 1621
Espaço(s) *(Cont.)*
pararrenais anteriores, 218
parotídeo, 1620
perigoso, 1631
perirrenal, 218
pré-vertebral, 1631
retrofaríngeo, 1631
subaracnóideos, 1502
supra-hióideo, 1609, 1610
supraesternal, 1621
visceral, 1621
Espasmo
da artéria hepática, 1747
pilórico na infância, 1817
Espasticidade, 870
Espectro
das malformações congênitas das vias aéreas pulmonares, 1231
de Dandy-Walker, 1511, 1512
Espermatoceles, 1883, 1885
Espessamento
da parede
da vesícula biliar, 192, 1722
intestinal, 262
das camadas média e íntima, 905
do mesentério, 498
nucal, 1140
periportal, 85, 86
Espessura, 19
da parede do vaso, 905
da prega nucal, 1145
das camadas média e íntima, 905
do baço, 139
Espiculação, 774
Espinha bífida, 1168, 1175, 1203, 1208, 1210, 1220, 1661
aberta no
primeiro trimestre, 1171
segundo trimestre, 1170
com Chiari tipo II, 1175
oculta, 1210, 1211
Esplenectomia, 96
Esplenomegalia, 137, 138, 139, 151
causas de, 140
volumosa, 139
Esplenorrenal, vaso colateral, 98
Esplenose pós-traumática, 154
Esplenúnculos, 152
Espondilite anquilosante, 880
Esporão ósseo, 1220
Esqueleto fetal normal, 1360
Esquistossomose, 90, 319, 1729
Esquizencefalia, 1174, 1179, 1181, 1193, 1517
de lábios
abertos, 1517
fechados, 1517
Estabilidade do quadril, 1904
Estadiamento
do câncer
de mama, 794
de próstata, 385
tumoral do carcinoma retal, 290
Estado(s)
de hipercoagulabilidade, 96, 819
hipercalcêmicos causados por hiperparatireoidismo, 327
hipercalcêmicos crônicos, 327
pós-operatório inicial, 624
Estágio(s)
da doença renal crônica, 1778
de blastocisto, 1037
Estase
do fluxo biliar, 1722
urinária, 323
na infância, 1779, 1780

Esteatonecrose hepática, 93
Esteatose, 1719, 1721
  difusa, 91, 92
  focal, 93
  hepática, 91, 124
  pancreática, 209
Estenose(s), 261, 266, 952, 957
  anastomóticas, 613
  aórtica, 1272, 1277, 1406
    grave ou crítica, 923
    leve ou moderada, 924
    pós-traumática, 431
    tipo subvalvar, 1277
    tipo valvar, 1277
  arterial, 963, 1639
    intraparenquimatosa, 645
    periférica, 955
  biliares, 613
  carotídeas, 915, 916
  críticas, 915
  da aorta abdominal, 428
  da artéria
    carótida comum, 917
    carótida externa, 917
    celíaca, 621
    hepática, 618, 621
    renal, 355, 433, 434, 642
      diagnóstico falso-positivo ao Doppler de, 645
      na infância, 1785, 1790
    subclávia, 963
    vertebral, 941
  da fístula arteriovenosa e enxerto, 990
  da veia
    cava inferior, 623
    hepática, 95, 624
    porta, 622, 623, 1747
    renal, 645
  das anastomoses enterovesicais, 1894
  do aqueduto, 1162, 1168
  duodenal, 1822
    fetal, 1293
  hipertrófica do piloro
    congênita, 346
    na infância, 1816, 1819
  intra-hepáticas, 613
  isquêmica, 1792
  mitral, 1406
  na escala de cinza, 910
  pulmonar, 1271, 1273, 1274, 1277
  subglótica, 1238
  valvar, 1260
  vascular, 25
  venosa, 1639
Esterilização do transdutor, 587
Esteroides
  anabólicos, 1727
  injetáveis, 887
Estimativa
  da idade gestacional, 1008, 1047
    por ultrassonografia, 1431
  do peso fetal, 1432
  dos efeitos térmicos, 40
  e avaliação do peso, 1431
Estômago, 1815
  cheio de água, 207
  fetal, 1291
    dilatado, 1292
    pequeno ou ausente, 1290, 1291
  intraperitoneal, 212
  na linha média ou no lado direito, 1292
Estomodeu, 1119
Estratégias pré-operatórias para pacientes com doença carotídea, 928
Estreitamentos vasculares de alto grau, 925
Estrias de cor, 762
Estroma do cordão sexual, 809
Estruma de Riedel, 714
Estruturas
  do campo proximal, 1566
  hiperecoicas, 748
  peripancreáticas, 212
  tubulares císticas ou ecogênicas, 1298
  vasculares e neurais da próstata, 372
Estudos em seres humanos, 1025
Etilistas, 504
Etmocefalia, 1126, 1515
European Carotid Surgery Trial (ECST), 903
Eventos hipóxico-isquêmicos, 1522
Eventração diafragmática, 1235, 1247, 1697
Eversão, 791
Exame(s)
  cerebral do neonato e do lactente, 1493
  com Doppler para hipertensão portal, 1733
  coronais, 1555
  de imagem
    da pancreatite crônica, 225
    no hiperparatireoidismo primário, 736
    obstétricos, 1001
  de tela dividida, 756
  falso-negativo de adenoma da paratireoide, 733
  falso-positivo de adenoma da paratireoide, 732
  fetais, 1415
  maternos, 1415
  pós-miccional, 1853
  pós-natais, 1418
  ultrassonográfico
    carotídeo, 902, 904, 905
    de adenoma da paratireoide, 723
    inicial antes da sedação, 1934
Exame-padrão, 913
Excesso de vitamina D, 327
Exencefalia, 1164, 1203
Exibição
  da imagem, 9
  no modo-B, 9
Exorbitismo, 1124, 1126
Experiência do examinador, 1022
Exposição
  à radiação, 1179
  a teratógeno, 1181, 1383
Exsudato(s), 493, 1683
Extensão
  ductal, 777
  retroesternal da massa tireóidea, 1704
  tumoral do CHC primário, 98
Extravasamento(s)
  anastomóticos, 614
  biliares, 614
  da saída do tubo T, 614
  de bile, 596
  de urina, 1791
  duodenais nos transplantes com drenagem venosa
    entérica portal, 669
    vesical sistêmica, 669
  urinários, 652
Extremidade inferomedial da tela, 483
Extrofia
  cloacal, 1305, 1312, 1670
  da bexiga, 1305, 1306, 1349
    na infância, 1772
    urinária, 310, 1311, 1348

F

Face fetal, 1119
Faixas
  de frequências, 7
  diafragmáticas, 80, 81
  dinâmica, 9
  unilaterais não segmentadas, 1670
Falanges distais hipoplásicas, 1382
Falha na identificação da vesícula biliar, 184
Falta de trajeto seguro para a biópsia, 585
Fármacos-drogas, 1415
Fáscia
  cervical profunda, 1609
  de Gerota, 218, 302
  de Spiegel, 470
  de Zuckerkandl, 302
  mamária, 748
  superficial, 1609
Fascículos, 852
Fasciíte
  necrotizante do períneo, 833
  plantar, 889
Fasciola hepatica, 170
Fasciolíase, 170
Fase
  do sinal, 24
  menstrual, 519
  proliferativa, 518, 519
  secretora, 519
  secretória, 519
Fasicidade, 446
Fatore(s)
  de desempenho, 36
  de risco da gestação, 1056
  de trabalho, 31
  pré-testiculares, 380
  que alteram o índice de resistividade, 1557
  que controlam o aquecimento dos tecidos, 35
  testiculares, 380
  V de Leiden, 1190
Febre
  familiar do Mediterrâneo, 359, 1873
  tifoide, 818
Fecalitos, 1838
Fechamento do tubo neural, 1506
Feixes
  de colágeno, 846
  de Probst, 1186, 1509
Feminilização testicular, 813, 1351, 1868
Fêmur
  curto, 1364
  subtrocantérico, 1383
Fenda(s)
  bizarras na face ou no crânio, 1384
  de Tessier, 1138
  esquizencefálicas, 1193
  faciais, 1271, 1313
    incomuns, 1138
  isolada do palato secundário, 1139
  labial, 1137, 1365, 1389
    bilateral, 1138, 1384
    completa, 1137
    incompleta, 1137
    mediana, 1138
    unilateral, 1138
  palatina, 1137, 1365, 1378, 1381
    bilateral, 1138, 1384
    mediana, 1138
    unilateral, 1138
  toracoabdominal, 1384
Fenilcetonúria, 1179
Fenômeno
  de quebra-nozes (*nutcracker*), 447, 825
  do jato ureteral, 1888
  do roubo da artéria subclávia, 939
Feocromocitomas, 351, 594, 1807
  da bexiga, 344, 1891
  das glândulas suprarrenais, 408
  do retroperitônio, 451
Fertilização, 1037
  in vitro, 1258
Feto
  grande, 1435
  pequeno para a idade gestacional, 1436

Fibrilação atrial, 1281
Fibrocondrogênese, 1379
Fibroelastose endocárdica, 1277, 1279, 1408
Fibroesclerose sistêmica multifocal, 176
Fibroides, 525
Fibrolipomas do filo terminal, 1660
Fibroma(s), 289, 487, 572, 825
  cardíacos, 1278, 1279
  do retroperitônio, 451
  paratesticulares, 1885
  testicular, 827
Fibromatose, 1859
Fibromatosis colli, 1644
Fibronectina fetal, 1483
Fibrose, 93
  cística, 209, 237, 289, 380, 1295, 1299, 1719, 1843, 1845, 1856
  cortical, 315
  hepática, 1381
    congênita, 1738
    congênita, 96, 165
  na úlcera péptica, 288
  paratesticular, 825
  periglandular pós-biópsia, 738
  pós-radiação, 533
  renal, 1381
  retroperitoneal, 356, 451
  tubulointersticial, 348
Fibrossarcoma, 343, 487, 828
  paratesticulares, 1884
Fibrotórax, 1683
Fígado, 74, 599, 1683
  biópsia percutânea por agulha, 590
  diâmetro longitudinal médio do, 80
  ecogenicidade normal do, 80, 81
  fetal, 1301
  normal, 75
  pediátrico, 1711
  tamanho do, 80
Filariose, 820
Filo terminal, 1654, 1655
Filtros
  de parede, 29
  na veia cava inferior, 451
  passa alto, 29
Finas carapaças periféricas, 682
Fio de fluxo residual, 926
Fisiologia materna e embriologia, 1035
Fissura(s)
  acessórias, 80
  calcarina, 1502
  hepática principal, 1712
  inter-hemisférica, 1154
  interlobar, 182
  intersegmentar
    direita, 75
    esquerda, 75
  occipitoparietal, 1502
  sylviana, 1502
Fístula(s), 261
  aortoentérica, 425
  arterioportais intra-hepáticas, 104
  arteriovenosa(s), 354, 593, 664, 759, 914, 960, 983, 988, 1639, 1790
    durais, 1595
    traumática, 960
  carotídeo-cavernosas, 1595
  colecistocoledociana, 168
  colecistoentérica, 169, 201
  coledocoduodenal, 169, 171
  coledocoentérica, 170
  da bexiga urinária, 323
  entérica dorsal, 1667
  enterocutâneas, 599
  neurentérica, 1655
  perianais, 293
Fístula(s) *(Cont.)*
  retovaginal, 306
  traqueoesofágica, 1240
  vesicocolônica, 1296
  vesicocutâneas, 323
  vesicoentéricas, 323
  vesicovaginais, 323
  vesicureterais, 323
  vesicuterinas, 323
Fitobezoares, 288
Fixação do cateter, difícil em lactentes, 1934
Flap ecogênico na íntima, 933
Flebectasia da veia jugular interna, 1639
Flegmão(ões), 87, 218
Fluoroscopia, 597
Flutter atrial, 1281
Fluxo, 24
  anterógrado persistente, 923
  arterial diastólico reverso, 645
  helicoidal, 921
  hepatofugal, 1738
  hepatopetal, 1731
  laminar, 954
  oscilatório, 1735
  portal venoso hepatofugal, 1731
  residual, 922
  reverso, 1735
    no ducto venoso, 1081
    transitório normal, 920
  sanguíneo
    cerebral, 1557
      não viável, 1561
    trofoblástico, 1069
  testicular normal com o Doppler pulsado, 1871
  venoso portal arterializado, 1735
Focalização espacial, 35
Focomelia, 1382
Foco(s)
  ecogênico(s), 1279
    intracardíaco, 1087
    pontuais, 553
  grosseiros, 682
Folículo(s)
  de Graaf, 1035
  ovarianos primários, 1035
  secundário, 1035
Fontanela
  anterior, 1494, 1495, 1573
  posterior, 1494, 1555
  posterolateral, 1494, 1499
Fontes potenciais de efeitos biológicos, 40
Forame
  de Luschka, 1162
  de Magendie, 1162, 1499
  de Winslow, 205
  epiploico, 205
  magno, 1573
  omental, 205
  oval, 1258, 1260, 1264
Forças de radiação, 35
Forma(s)
  cristalina, 887
  de Langer-Saldino, 1374
  de onda intrarrenal, 437
  dos adenomas de paratireoide, 722
  dos nódulos tireoidianos, 700
  inter-hemisférica média de holoprosencefalia, 1516
  não rizomélica de condrodisplasia punctata, 1382
  solúvel, 887
Formação
  de cálculos, 188
  de fístula, 268
  do tubo neural, 1506
Formato
  anormal da cabeça, 1122
  de onda arterial do tipo *tardus-parvus*, 618
  de onda trifásico, 954
  do pâncreas, 208
Fórmulas compostas, 1430
Fórnice(s), 1154, 1174
  vaginal, 515
Fossa
  da vesícula biliar, 75, 182
  de Waldeyer, 553
  infraespinal, 865
  ovariana, 552
  posterior, 1174
  subescapular, 865
  supraespinal, 865
Fosseta anal, 1297
Fratura(s)
  ósseas, 1364
  testicular, 835
Frêmito, 920
Frequência
  acústica, 2
  de repetição de pulsos, 7, 50, 920
  do som, 2
  Doppler, 29
Funcionamento da derivação portocava, 1745
Função(ões)
  esplênicas, 135
  exócrina do pâncreas, 209
Fundo
  de saco
    anterior, 515
    de Douglas, 498, 555
    posterior, 515, 553
  do estômago, 135
  do útero, 517
Funil do colo do útero, 1483
Fusão
  de imagens da ultrassonografia transretal e ressonância magnética do câncer de próstata, 393
  esplenogonadal, 820, 1885
    forma contínua, 820
    forma descontínua, 820
  intersegmentar laminar, 1669

G
Galactoceles, 762
Galactografia, 786
Galactorreia, 328
Galactosemia, 1719
Ganglioneuroblastoma, 1806
Ganglioneuroma(s), 414
  benigno, 1806
Gangrena de Fournier, 833
Ganho, 493
  do Doppler, 30
  do receptor, 1022
Gás(es)
  corporais, 40
  e intestino, 1924
  intraperitoneal livre, 271
  intrarrenal, 325
Gastrinomas, 242
Gastrite
  eosinofílica, 1821
  na infância, 1820
Gastrorrenal, vaso colateral, 98
Gastrósquise, 1305-1307
Gastrulação, 1039, 1653
Geleia de Wharton, 1045, 1464
Gêmeo(s), 1101
  acárdicos, 1410, 1411
  coligados, 1115

Gêmeo(s) *(Cont.)*
diamnióticos
dicoriônicos, 1005, 1101
monocoriônicos, 1005, 1102
dizigóticos, 1101, 1367
monoamnióticos, 1102, 1115
monocoriônicos, 1102, 1410
monozigóticos, 1101
receptor, 1410
Gêmeos-bomba, 1411
Gene *PKHD1*, 1333
Genitália
ambígua, 1350
anormal, 1350
externa, 1349
normal, 1349
Gestação(ões)
abdominais, 1060
ectópica(s), 1055, 1056
cervicais, 1059
intersticiais, 1059
em localização desconhecida, 1061
gemelar(es), 1015
monocoriônica(s)
diamnióticas, 1255
monoamniótica, 1043
heterotópica, 1056, 1057
intrauterina, 1038
molar, 1458
completa, 1064
hidatiforme, 1064
parcial, 1064
monoamniótica, 1115
multifetal, 1101
múltiplas, 1005, 1015, 1486
Ginecomastia, 328
Giros, 1153, 1155
Glândula(s)
hiperplásicas, 733
paratireoides, 719, 1631
inferiores, 720
superiores, 719
parótida, 1611
acessória, 1611
salivares, 1610
sublingual, 1612
submandibulares s, 1611
supranumerárias, 720
suprarrenais, 403, 593
tireoide, 678, 679, 1621
Glicogenose, 92
do tipo 1, 1719, 1727
Glioma(s), 1193
hipotalâmico, 1868
Glomerulosclerose segmentar e focal primária, 1777
Glomerulonefrite, 1777
aguda, 359
crônica, 327, 359, 1775
membranosa, 356
Gonadoblastomas, 813, 1861, 1880, 1881
Gonadotrofina, 328
coriônica humana, 809, 1035
Gordura
inflamatória, 262
intraperitoneal, 459
perientérica inflamada, 508
serpiginosa, 262
Gota, 854
Graduação da reestenose intra-*stent* carotídeo, 931
Gráfico da velocidade na escala de cinza, 912
Grampos cirúrgicos, 168
Granulação(ões)
aracnoides, 1162
paquionianas, 1162
ultrassonográfica, 13
Granulado ultrassonográfico, 4, 5
Granuloma(s)
de colesterol, 827
de silicone, 792
espermático, 828
formados dos pontos, 483
hepáticos, 1727, 1729
Granulomatose de Wegener, 359
Gravidez, 98
cornual, 1059
de localização desconhecida, 1061
ectópica, 1865
multifetal, 1213
pediátrica, 1865
tripla, 1108
Gubernáculo, 831
testicular, 838
Guia(s)
mecânicas, 1926
para tratamento percutâneo, 706

H
Halo, 700
ecogênico espesso, 774
hipoecoico, 110, 120, 682
subendometrial, 519, 538
Hálux varo, 1390
Hamartoma(s)
biliares, 83
cardíacos, 1278
císticos retrorretais, 286
disráficos, 1663
esplênicos, 147
hipotalâmico, 1868
mesenquimais, 1725
renal fetal, 1799
Harmônicas superiores, 59
Harmônicos, 13
teciduais, 13
β-HCG, 1041, 1043, 1076
Helicobacter pylori, 1820
Hemangioblastoma(s), 1193
do sistema nervoso central, 351
Hemangioendotelioma(s)
epitelioide hepático, 120
infantis, 1724
Hemangioma(s), 106, 111, 343, 827, 1129, 1140, 1386, 1464, 1617, 1670, 1678
cardíaco, 1278, 1279
cavernosos, 110, 343, 591
císticos, 142
congênitos, 1302
rapidamente involutivos, 1723
esplênicos, 142, 147
fetais, 1302
infantis, 1636, 1660
gastrointestinais na infância, 1843
hepáticos pediátricos, 1723
paratesticulares, 1885
segmentares, 1660
Hemangiomatose neonatal, 1723
Hemangiopericitoma, 343
esplênico, 147
Hemangiossarcoma hepático, 120
Hematocele, 821, 823, 1883
Hematocolpos, 525
Hematoma(s), 140, 578, 625, 1790, 1882
agudos, 481
consequentes, 543
da fístula arteriovenosa, 989
do músculo reto abdominal, 487
do tubo gastrointestinal, 288
duodenal na infância, 1823
epidurais, 1538
esplênicos na infância, 1751
intestinais na infância, 1824
intraparenquimatoso, 152, 625
Hematoma(s) *(Cont.)*
periesplênico, 152
pós-operatórios do transplante renal, 652
pré-placentário, 1453
renais, 352
subamniótico, 1457
subcapsular, 152, 153
subcoriônico, 1453, 1457
subdurais, 1538
subfasciais, 544
subplacentário, 1453
testiculares, 1879
Hematometra, 533
cornual, 538
Hematometrocolpos, 525, 533
Hematopoese, 1043
Hematospermia, 382
Hematotraquelos, 533
Hemi-hipertrofia, 346, 1386, 1727, 1799
Hemiagenesia tireoidiana, 1623
Hemimegalencefalia, 1180
Hemimelia tibial, 1914
Hemisfério(s)
cerebelares, 1154, 1499
cerebral, 1498
Hemivértebras, 1220, 1669, 1670
Hemobilia, 168
Hemocromatose, 85, 93, 611
Hemodiálise, 983
Hemodinâmica
cerebral, 1559
normal, 1557
Hemoglobinúria paroxística noturna, 98
Hemólise, 1024, 1413
Hemoperitônio, 494
Hemorragia, 595, 682, 1156, 1178, 1181, 1413
aguda, 1055
cerebelar, 1529
da fossa posterior, 1529
da matriz germinativa, 1522
de grau
I, 1524
II, 1525
III, 1526
IV, 1528
e infecção, 1676
em uma neoplasia testicular, 828
intracraniana, 1191, 1561
intraparenquimatosa, 1528
intraplaca, 908
intraplacentária, 1448
intraventricular, 1525
com hidrocefalia, 1526
materno-fetal, 1191
na tireoide, 1627
placentária, 1457
pós-parto, 1419
subaracnóidea, 1531
subcapsular, 352
subcoriônica, 1055
subependimária, 1524
suprarrenal, 409, 625, 1235, 1336, 1337
neonatal, 1805
traumática, 828
Hemorroidal, vaso colateral, 98
Hemotórax, 1683
Hepatite(s), 1715
A, 83
aguda, 84, 86, 193
B, 84, 1414
C, 84, 611
crônica, 85
D, 84
E, 84
neonatal, 1718
virais, 83

Hepatização da vesícula biliar, 189
Hepatoblastoma, 1727, 1869
  fetal, 1302
Hepatoesplenomegalia, 1189, 1405
Hepatolitíase, 173
Hepatomas recorrentes no fígado transplantado, 626
Hepatomegalia, 1189, 1301, 1305
Hermafroditismo verdadeiro, 1872, 1880
Hérnia(s)
  bilaterais, 1247
  com colo
    amplo, 484
    estreito, 484
  da linha alba, 475, 479
    periumbilicais, 479
  da região inguinal, 462
  de Spiegel, 458, 463, 470
  de Teale, 469
  diafragmática, 1089, 1409, 1697
    congênita, 80, 1229, 1243
  do esporte, 471, 472
  dos esportistas, 472
  em pantalona, 481
  encarceradas, 483, 484, 1873
  epigástricas, 475
    de linha alba, 477
  escrotal, 1883
  estranguladas, 483, 828
  femorais, 458, 463, 468
  hipogástrica, 475
    da linha alba, 478
  incisionais, 479
  indireta, 1883
  infraumbilical, 458
  inguinais, 458, 823, 1880, 1883
    diretas, 458, 462, 463, 466, 472
    indiretas, 458, 462, 463
      tipo deslizante, 464, 465
      tipo não deslizante, 464, 465, 486
    recorrentes, 481
  múltiplas, 480
  não redutível, 484
  obstruídas, 483
  paraumbilicais, 479
  pericárdicas, 1247
  periumbilicais, 479
  supraumbilical, 458
  umbilicais, 458, 478
  ventrais ou da parede abdominal, 475
Herniação
  epigástrica, 476
  fisiológica
    da parede abdominal anterior, 1063
    do intestino médio, 1306, 1308
  superior do timo, 1704
Herpes, 1188
  simples, 1189
Herpes-vírus simples, 1188, 1414
Hertz, 2
Heterogeneidade do câncer de mama, 773
Heterotaxia visceral, 153
Heterotopia, 1372, 1510
  da banda, 1181
  nodular periventricular, 1179, 1181
  subcortical focal, 1181
Hibridação fluorescente *in situ* (FISH), 1094
Hibridização fluorescente *in situ*, 1415
Hidatidose, 319
  hepática alveolar, 90
Hidranencefalia, 1174, 1193, 1518
Hidrocefalia, 1089, 1159, 1175, 1189, 1191, 1519, 1562, 1592
  comunicante, 1163
  ex vacuo, 1163
  grave, 1174, 1193
Hidrocefalia *(Cont.)*
  ligada ao cromossomo X, 1162
  obstrutiva
    difusa, 1511
    extraventricular, 1163, 1519
    intraventricular, 1162, 1519
  pós-meningite, 1868
Hidrocele(s), 821, 1396, 1883
  adquiridas, 821
  aguda, 828, 1873
  comunicante, 1883
  do canal
    de Nuck, 486
    inguinal, 486
  funicular, 822
  ipsilateral, 1880
  loculadas, 1883
  reacional, 1883
  tipo congênito, 821
Hidrocolpo, 1351, 1862
Hidromelia, 1669
Hidrometra adquirida, 533
Hidrometrocolpos, 533, 1862
Hidronefrose, 304, 305, 1373, 1766
  congênita, 1766
Hidropatia não imune, 1397
Hidropisia, 1189, 1223, 1233, 1255, 1337, 1457
  fetal, 1271, 1302, 1395, 1448
  imune, 1395, 1401, 1402
  não imune, 1395, 1401, 1405
  tubária profluente, 576
Hidrossalpinge, 560
  residual, 1866
Hidrossonouretrografia, 1853
Hidrossonovaginografia, 1851
Hidrotórax fetal, 1409
Hidroxiapatita de cálcio, 896
Higroma cístico, 1079, 1092, 1145, 1271, 1408, 1636
  e ascite, 495
Hilo
  do linfonodo, 794
  hepático, 79
  renal, 299
Hímen imperfurado, 533, 1862
Hiper-reação luteínica, 559
Hiper-reflexia, 360
Hipercalcemia, 328, 721, 1779
  hipocalciúrica familiar, 721
Hipercalciúria, 323, 721
  na infância, 1779, 1780
Hiperecogenicidade
  pericolecística, 1836
  total e pura, 782
Hiperemia, 193, 263, 854
  reacional, 1876
Hiperesplenismo, 139
Hiperinsuflação lobar congênita, 1236
Hiperoxalúria primária, 1777
Hiperparatireoidismo, 323, 327, 346
  enxerto-dependente, 729
  persistente, 728
  primário, 720, 1631
  recorrente, 728
  secundário, 731, 1631
  terciário, 738
Hiperperfusão, 1536, 1562
Hiperplasia, 682
  adenomatosa, 196
  atípica, 534
  cística, 534
  complexa, 534
  congênita da adrenal, 1882
  de células de Leydig, 1882
  endometrial, 531, 534
  foveolar antral induzida por prostaglandinas, 1821
  linfoide, 1833
Hiperplasia *(Cont.)*
  nodular focal, 106, 111, 112, 114, 1727
  prostática benigna, 370, 373, 375
  simples, 534
  suprarrenal congênita, 819, 1350, 1803, 1805
Hiperprolactinemia, 786
Hipertelorismo, 1090, 1124, 1126, 1127, 1365
Hipertensão, 328, 343, 406
  arterial, 355
  fetal com cardiomiopatia, 1337
  intra-hepática pré-sinusoidal, 96
  portal, 96, 97, 139, 1733
    "sinistra" do lado esquerdo, 224
    do lado esquerdo, 227
    intra-hepática, 96, 1740
    pré-hepática, 1738
    pré-sinusoidal, 96
    supra-hepática, 1743
  renovascular, 433
  venosa porta, 1737
Hipertermia, 1203
  e segurança do ultrassom, 38
Hipertireoidismo, 327
  fetal, 1149
Hipertricose focal, 1660
Hipertrofia
  assimétrica do septo, 1277
    interventricular, 1279
  compensatória, 305
  concêntrica em filhos de diabéticas, 1279
  da coluna de Bertin, 301
  da glândula, 403
  muscular
    mínima na infância, 1817
    na doença diverticular do cólon, 281
  sinovial, 854
Hiperuricemia, 323
Hiperventilação, 1576
Hipocalemia, 328, 406
Hipocondrogênese, 1374
Hipocondroplasia, 1372, 1373, 1379
Hipoecogenicidade, 779
Hipofosfatasia, 721, 1164, 1365, 1374, 1375
  congênita, 1375
Hipoganglionose, 1769
Hipoperistalse intestinal, 1346
Hipopituitarismo primário, 1872
Hipoplasia, 305, 681, 1134, 1176
  bilateral, 305
  cerebelar, 1175, 1510
  da parte inferior do verme do cerebelo, 1186
  da região
    intermediária da face, 1124
    média da face, 1381
  das escápulas, 1378
  do terço médio da face, 1371
  do verme do cerebelo, 1176
  femoral, 1222
  pontocerebelar, 1175
  pulmonar, 1230, 1365, 1369, 1396, 1670
  renal, 305, 306
  unilateral, 305
  uterina, 525
    isolada, 1868
  vermicular, 1175
    inferior, 1178
Hipospadia, 1350
Hipotelorismo, 1124, 1126
Hipotermia
  para encefalopatia hipóxico-isquêmica, 1535
  terapêutica, 1561
Hipotireoidismo, 1125
  com bócio, 681
  congênito, 681, 1623
  fetal, 1149
  juvenil congênito, 1856

Hipoventilação, 1576
Histerossonografia, 516
Histiocitoma, 828
Histiocitose
  de células de Langerhans, 1882
  sinusal, 1882
Histogênese, 1505
Histopatologistas, 587
Histoplasmose, 142, 1615, 1644
História
  de irradiação da cabeça e pescoço, 698
  familiar de síndromes de NEM do tipo II, 698
  pregressa de parto prematuro, 1486
HIV, 1188
HNF1β, 1333
Holoprosencefalia, 1090, 1126, 1171, 1193, 1372, 1509, 1513
  alobar, 1090, 1138, 1172, 1193, 1513, 1515
  forma inter-hemisférica média, 1174
  lobar, 1172, 1513, 1516
  semilobar, 1172, 1515, 1516
  tipo *ball*, 1172
  tipo *cup*, 1172
  tipo *pancake*, 1172
Hormônio, 531
  adrenocorticotrófico, 328
  paratireóideo, 720

I
Icterícia, 230
  neonatal, 1715, 1716, 1719
Idade, 1035
  concepcional, 1425
  gestacional, 1002, 1023, 1035, 1153, 1426, 1435
  menstrual, 1153, 1425
Íleo
  adinâmico crônico, 1769
  biliar, 169
  meconial, 1295, 1299
  paralítico, 285
Imagem(ns)
  com campo de visão estendido, 844
  com Doppler transcraniano, 1579
  com inversão de pulso, 62
  coronais, 1495
  da fontanela
    posterior, 1499
    posterolateral, 1499
  de contraste
    coerente, 63
    de onda plana, 64
  de detecção do agente, 66
  de fluxo colorido do câncer de próstata, 393
  de índices de deformação miocárdica, 1262
  de inversão de fase, 63
  de projeção da intensidade máxima temporal, 64
  de ressecabilidade, 235
  de variantes anatômicas do pâncreas, 212
  Doppler
    com fluxo colorido, 24
    com inversão de pulso, 63
    espectral, 25
    tecidual, 1262
  fetais para "lembrança", 49
  harmônica, 58
    conjunta, 63
    da árvore biliar, 162, 163
    de modo-B, 60
    dos tecidos, 37, 61
    espectral, 60
    tecidual, 13
  intermitente, 64
  na escala de cinza, 905
  por impulso de radiação acústica, 1745
  por modulação de fase e amplitude, 64
  por ruptura-reabastecimento, 66
Imagem(ns) *(Cont.)*
  sagitais, 1497
  sincronizada, 65
Impedância acústica, 3, 4
Implantação, 1037
  em cicatriz de cesariana, 1060
Implantes mamários, 791
Imunossupressão, 410
Incapacidade funcional, 1487
Incidência de câncer de tireoide, 709
Incompetência do colo do útero, 1478, 1487
  e cerclagem, 1487
  e pessário vaginal, 1489
  mecânica, 1487
Incontinência fecal, 291
Índice
  de aceleração, 355
  de alteração do colo do útero, 1483
  de enrolamento umbilical, 1464
  de líquido amniótico, 1322
  de pico diastólico final na ACI/ACC, 917
  de pulsatilidade, 27, 1576
  de resistência, 27
  de resistividade, 1554, 1557, 1576
    arterial hepático elevado, 621
    elevado, 635
  de saúde da próstata, 384
  do pico sistólico na ACI/ACC, 917
  mecânico, 44, 58, 105, 1021
  térmico, 38, 1021
    do osso craniano, 39
    do tecido mole, 39, 1025
    ósseo, 39, 1025
  tímico, 1704
Indometacina, 1419
Infarto(s), 151
  agudo segmentar do omento, 274
  cerebelar, 1536
  cerebral, 1531
  de artéria renal, 354
  do assoalho materno, 1457
  do omento segmentar do lado direito, 510
  encefálicos silenciosos, 1579
  esplênico, 150, 1753
  focal, 1536
  global do enxerto, 640
  hemorrágico periventricular, 1528
  nas regiões parassagitais, 1522
  omental, 1839
    segmentar à direita, 277
  placentário, 1448, 1457
  segmentar
    do enxerto, 642
    do lado direito do omento, 508
  testicular, 482, 818, 1876
    segmentar, 819
Infecção(ões), 596, 1188, 1413
  amebiana, 1729
  bacteriana(s), 1191, 1279, 1613
    aguda da tireoide, 1624
  biliares recorrentes, 178
  congênita, 1538
    pelo *Toxoplasma gondii*, 1414
    por CMV, 1414
  crônica, 1780
  da árvore biliar, 170
  do quadril, 1917
  do sistema genital superior, 1866
  do tubo gastrointestinal, 285
  e transplante renal, 638
  equinocócica da glândula suprarrenal, 410
  fetal, 1299, 1300, 1301
  fúngica(s), 88, 828
    do sistema urinário, 318
  geniturinárias, 311
  intrauterinas, 1188
Infecção(ões) *(Cont.)*
  micobacterianas, 1641
  na mama, 790
  nas partes moles, 859
  neonatais adquiridas, 1541
  oportunista em pacientes com a síndrome da imunodeficiência adquirida, 91
  parasitárias, 828
    do sistema urinário, 319
  pelo Coxsackievírus B, 1279
  pelo *Helicobacter pylori*, 1820
  pelo vírus humano da imunodeficiência adquirida, 1616
  por *Ascaris lumbricoides*, 175
  por *Chlamydia*, 1615
  por *Clonorchis sinensis*, 173
  por *Fasciola hepatica*, 170
    fase aguda, 171
    fase crônica, 172
  por micobactérias, 321
  TORCH, 1188, 1241
  urinária, 1719, 1886, 1889
    na infância, 1772
  virais, 1191, 1279
    da glândula salivar, 1613
Inferno tireoidiano, 714, 1627
Infertilidade
  e câncer testicular, 838
  e gestação ectópica, 1056
  e ultrassonografia transretal, 380
Infiltração(ões)
  articulares, 888
  de tendões profundos, 891
  em cisto sinovial, 894
  gordurosa, 1721
    focal, 91
  intratendíneas, 896
  leucêmica, 1620, 1861
  na bursa, 894
  na região paralabial, 894
  do quadril, 1917
    não infecciosa, 1919
  perineurais, 897
  tumoral da pelve renal ou do parênquima renal, 334
Inflamação
  aguda da glândula salivar, 1613
  associada à pancreatite, 216
  da mucosa, 1832
  e infecção dos cistos mamários, 769
  transmural, 1832
Influenza, 818
Infundíbulo, 552
Infiltração gordurosa do pâncreas, 211
Inionsquise, 1210
Injeção
  de etanol em
    lesões císticas benignas da tireoide, 706
    nódulos tireoidianos de funcionamento autônomo, 706
  de secretina, 212
  na bursa retrocalcânea, 889
  peritendíneas e periarticulares superficiais, 889
Inserção(ões)
  aderidas aos folhetos, 1271
  anômala do pé e hálux, 1387
  do cordão fetal, 1417
  ectópica de um ureter, 1769
  marginal, 1105
    do cordão, 1465
  na placenta, 1465
  placentária do cordão, 1417
  velamentosa, 1105
    do cordão umbilical, 1465
    umbilical, 1108
Instrumental Doppler, 24

Instrumento(s)
  para biópsia, 1931
  para punção inicial, 1929
Insuficiência(s)
  cardíaca
    congestiva, 1547
    fetal, 1223, 1302
  da parede inguinal posterior, 473
  do tendão conjunto, 467
  hepáticas, 85
  mecânica do colo do útero, 1478
  renal, 327
    aguda na infância, 1776, 1777
    crônica, 359, 628, 1797
  suprarrenal, 413
  valvar holossistólica, 1270
  venosa, 976
    superficial, 968
  vertebrobasilar, 938
Ínsula, 1154
Insulina, 1203
Insulinomas, 242, 1846
Intensidade, 5, 35
  da emissão, 48
  de pico temporal, 36
  média do pulso, 36
  média temporal, 36
Interdigitação dos giros, 1507
Interpretação do Doppler
  colorido, 28
  espectral, 25
Intervalo dos rotadores, 866, 868
Intervenção(ões)
  guiada por ultrassonografia no câncer de mama, 798
  intrauterina, 1346
  musculoesqueléticas, 885
Intestino, 98, 280, 1931
  anterior, 1290
  delgado, 1822
    fetal, 1293
  dilatado, 1298
  ecogênico, 1087, 1189, 1295, 1298, 1299
  médio, 1290
  posterior, 1290
  primitivo, 1043
Íntima, 421
Intoxicação por etilenoglicol, 327
Intumescimento linfonodal, 1614
Intussuscepção, 284
  na infância, 1824, 1834
  recorrente, 1825
  transitória do intestino delgado, 1826
Invasão
  dos músculos adjacentes, 688
  vascular, 235
Inversão
  de fase, 62
  de pulso por modulação de potência, 64
Irradiação externa prévia do pescoço, 721
Irrigação arterial, 659
Isomerismo atrial
  direito, 1275
  esquerdo, 1269
Isquemia, 1181
  devido à orquite, 832
  mesentérica, 438
    aguda, 438
    crônica, 438
  renal, 1775
Istmo, 552, 1623
Istmocele, 544

J
Janela(s)
  da fontanela anterior, 1555
  espectral, 912
Janela(s) *(Cont.)*
  orbital, 1573
  submandibular, 1573
  suboccipital, 1573
  transorbital, 1573
  transtemporal, 937, 1573
  ultrassonográfica, 168
Jatos
  assimétricos, 326
  de alta velocidade, 913, 920
  ureterais, 1762
Junção
  gastroesofágica, 98
  safenofemoral, 469

K
Kidney Disease Outcomes Quality Initiative, 1778
Klebsiella, 833
4Kscore, *384*

L
Lábio
  aberto, 1181
  do acetábulo, 1904
  fechado, 1181
Lacerações, 1865
  renais, 352
Lactato desidrogenase, 809
Lactobezoares, 1821
Lagos placentários, 1448
Lama
  biliar, 168, 188, 215, 616, 1722
  tumefeita, 189, 190
Lâmina bífida, 1669
Laminectomia, 1678
Laparoscopia, 1062
Largura
  de banda, 7
    ampla, 8
    do espectro de frequência, 7
    ultrassonográfica, 7
  do átrio, 1154
  do baço, 139
  do espectro, 24
  do feixe, 19, 35
Laringoceles, 1631
Laringotraqueomalacia, 1378, 1381
Laudos
  padronizados, 1500
  para ultrassonografia dinâmica das hérnias da virilha, 458
Lavado na fase venosa portal, 108
Laxantes, 394
Lei Screening Abdominal Aortic Aneurysms Very Efficiently (SAAAVE), 422
Leiomioma(s), 289, 343, 486
  celulares, 527
  de bexiga, 343
  hereditário associado ao carcinoma renal, 328
  metastáticos benignos, 527
  parasíticos, 527
  paratesticulares, 1885
  submucoso, 535
  testicular, 827
  uterinos, 525
Leiomiomatose
  endovenosa, 527
  peritoneal disseminada, 510, 527
Leiomiossarcoma(s), 124, 343, 527
  de bexiga, 344
  paratesticulares, 1884
Leite de cálcio, 755, 762
Lesão(ões)
  cística(s), 1631
    da categoria
      1 de Bosniak, 346
Lesão(ões) *(Cont.)*
      2 de Bosniak, 346
      3 de Bosniak, 346
      4 de Bosniak, 346
    intracranianas, 1543
    pancreáticas, 236
    periventriculares supratentoriais, 1547
    pré-sacrais, 1896
    testiculares, 816, 826
  congênitas, 1639
    da tireoide, 1623
  da bexiga urinária, 352
  da valva aórtica, 923
  das glândulas salivares, 1620
  de cabeça e pescoço, 1942
  de constrição anulares, 257
  de Stener, 851
  dermoide, 1633
  destrutivas, 1506, 1518
  do ovário associadas à gravidez, 559
  do pedículo vascular, 352
  do plexo braquial, 1915
  epidermoide, 1633
  epididimárias testicular, 826
  expansivas, 1228
  focais sólidas esplênicas, 146
  hemorrágicas, 1191
  hiperfuncionais, 242
  hipóxico-isquêmica, 1521
  iatrogênicas, 1639
  infiltrativa, 675
  inflamatórias, 1613, 1639
  intestinais extrínsecas, 283
  intratesticulares benignas testiculares, 816
  isquêmica hipóxica, 1561
  ligamentares, 849
  musculares, 845
  na substância branca, 1191
  não neoplásicas do ovário, 557
  neuronal difusa, 1561
  nodulares esplênicas, 142
  obstrutivas de um segmento carotídeo, 924
  papilíferas, 769
    intraductais, 786
  patológicas extratesticulares testiculares, 821
  pós-traumática, 1538
  renais focais, 318
  sequenciais, 924, 925
  supra-hióideas císticas, 1620
  suprarrenais, 415
  tandem, 924
  ureterais, 352
  vascular, 1181, 1635
Leucemia, 819, 1727, 1846
  crônica, 98
  linfocítica aguda, 1777
  renal, 341
  testicular, 813, 814, 1882
Leucomalácia periventricular, 1191, 1547
Leucoplaquia do urotélio, 337
Levocardia, 1258
Levotransposição, 1274
Lidocaína bupivacaína, 888
Ligamento(s), 77, 849
  arqueado
    mediano do diafragma, 621
    médio, 440
  coracoacromial, 865
  coracoclaviculares, 866
  coracoumeral, 866, 869
  de Cooper, 748
  esplenogástrico, 134
  esplenorrenal, 133, 134
  falciforme, 77, 79, 134, 1712
  frenicocólico, 135
  gastroesplênico, 135

Ligamento(s) *(Cont.)*
glenoumeral superior, 869
hepáticos, 80
hepatoduodenal, 77
infundibulopélvico, 552
largos, 515, 552
ovariano, 552
redondo, 77, 464, 515, 552
semicircular do úmero, 869
suspensor do ovário, 552
triangular direito, 80
útero-ovárico, 552
venoso, 77, 1712
Limitação do campo de visão, 1022
Limite do território arterial, 1522
Limpeza retal, 374
Linfadenite, 1639
piogênica aguda unilateral, 1641
Linfadenopatia, 262, 451, 498, 508
cervical bilateral, 1641
mediastinal, 1705
supraclavicular, 1639
Linfangiectasia, 1395
intestinal e ascite, 495
pulmonar, 1243
Linfangioma(s), 496, 1336, 1408, 1636, 1846, 1885
abdominais, 1843
cutâneo, 1386
e ascite, 495
esplênicos, 142
paratesticulares, 1885
Linfedema
corporal generalizado, 1092
de Nonne-Milroy, 1386
hereditário do tipo 1, 1386
secundário a uma banda constritiva, 1386
Linfocele(s), 652, 1790
pélvicas, 578
Linfoma(s), 121, 140, 337, 1727
associado à AIDS, 123
da região da cabeça e do pescoço, 1646
da tireoide, 695
das glândulas suprarrenais, 413
de Burkitt, 1841
de células B, 1777
de Hodgkin, 1646
de tireoide, 1629
do cólon, 1861
do intestino, 259
do ureter, 341
e ascite, 495
em adultos, 828
esplênico, 139, 146
gástrico, 290
gastrointestinais, 1843
infiltrativo, 340
isolado do baço, 147
não Hodgkin, 146, 259, 1646
primário do fígado, 123
ovariano, 572
pancreático, 243
paratesticulares, 1884
peritoneal, 498
primário
da bexiga urinária, 341
de glândula salivar, 1620
do peritônio, 500
relacionado à síndrome da imunodeficiência adquirida, 259
renal, 340, 1801
testicular, 813, 814, 1882
Linfonodomegalias supraclaviculares, 1639
Linfonodo(s), 758, 1639
axilares anormais, 795
cervicais, 704, 732
malignos, 705
Linfonodo(s) *(Cont.)*
com espessamento cortical excêntrico, 794
da cadeia mamária interna, 749
de Rotter, 749
infraclaviculares, 749
intramamários, 754
mamários internos, 749
metastáticos anormalmente
hipoecoicos, 794
redondos, 794
retroperitoneais, 341
sentinela, 754
supraclaviculares, 754
Linha(s)
alba, 476
de base zero, 926
do osso ilíaco, 1907
ecogênicas, 905
média, 1497
média anterior, 392
peritoneal parietal, 498
semicircular, 470
Lipoadenomas de paratireoide, 722
Lipoleiomioma, 526
Lipoma(s), 343, 486, 857, 1211, 1509
com defeito dural, 1663
da linha média, 1186
de glândula parótida, 1620
do corpo caloso, 1510
do filo terminal, 1655, 1665
do pâncreas, 243
do retroperitônio, 451
hepáticos, 115, 117
intracranianos, 1194
intradurais, 1667
intramedular, 1667
intramusculares, 487
mamários, 748
paratesticulares, 1885
subcutâneo, 487, 1660
testicular, 827
Lipomeningomielocele, 1210
Lipomielocele, 1663
Lipomielomeningocele, 1655, 1663
Lipossarcoma, 343, 828
retroperitoneal, 339
Líquido(s)
articular, 854
benigno encistado, 495
coloide, 682
do saco coriônico, 1040
livre, 1058
envolvendo as alças intestinais, 1839
na escavação retouterina, 555
peritoneal, 461
livre, 495
loculado, 495
pleural, 1690
seroso, 682
Líquido-debris, 755
Lissencefalia, 1179, 1180, 1518
clássica, 1180
cobblestone, 1180
do tipo 1, 1180
ligada ao X, 1180
do tipo 2, 1180
pavimentar, 1180
Lítio, 1271
Lobo(s)
acessórios, 1462
caudado, 75, 76, 1712
de Riedel, 80
de Spiegel, 1712
direito do fígado, 75, 1712, 1714
esquerdo do fígado, 1712
piramidal, 1623
Lobo(s) *(Cont.)*
quadrado, 1714
sucenturiado, 1462
tireoidiano piramidal, 679
Lobulação fetal, 305, 1762
persistente, 1762
Lóbulo profundo da parótida, 1611
Locais de implantação, 1059
Localização
anormal do timo mimetizando uma massa, 1704
da agulha, 1926
após a inserção, 1927
do adenoma da paratireoide, 723
Lúpus eritematoso sistêmico, 359, 1282
Luteoma da gestação, 559
Luxação(ões), 1381
congênitas não associadas ao quadril, 1914
da cabeça femoral, 1908
do cotovelo, 1914
do joelho, 1914
do quadril, 1218, 1378, 1670
completa, 1908
congênita, 1901
teratológica, 1913
francas, 1908
medial do tendão do músculo bíceps braquial, 880
patelar congênita, 1915

M
Má rotação intestinal, 284, 1292
com volvo de intestino médio, 1822
Macrocefalia, 1122, 1179
benigna familiar, 1180
Macrocisto(s), 1854
agrupados, 766
Macrocrania, 1365, 1370, 1381
Macrocrânio, 1374
Macroglossia, 1139
Macrossomia, 1435
Mães
adolescentes, 1307
diabéticas, 1435
Magnetocardiografia fetal, 1262
Malacoplaquia, 321
Malformação(ões), 1382
adenomatoide cística congênita, 1696
adenomatosa cística congênita, 1231
aneurismática da veia de Galeno, 1564
anorretal, 306, 307, 1295
arteriais, 665
arteriovenosa, 354, 543, 648, 759, 914, 1188, 1386, 1412, 1595, 1639
pial, 1189
broncopulmonares, 1696
do intestino anterior, 1697
capilares, 1660
cardíacas associadas a defeito do septo atrioventricular, 1271
cavernosa cerebral, 1638
cloacais, 1295, 1346, 1670
inferiores, 1296
superiores, 1296
congênitas, 1027
das vias respiratórias pulmonares, 1231, 1409, 1696
do cérebro, 1505
da fossa posterior, 1090
da medula espinal dividida, 1219, 1669
da veia de Galeno, 1547
de Chiari, 1507
I, 1507
II, 1155, 1168, 1206, 1213, 1507, 1509, 1662
com espinha bífida, 1162
III, 1507
de Dandy-Walker, 1175, 1509, 1511
do desenvolvimento cortical, 1178, 1181

Malformação(ões) *(Cont.)*
dos seios da dura-máter, 1190
durais, 1189
extracardíacas, 1255
fetais, 1016
glomovenosa, 1638
linfática, 1145, 1617, 1620, 1636, 1704
linfovascular, 1704
vasculares, 1189, 1564, 1595, 1621, 1636
venosas, 759, 1617, 1638
Malignidade, 142
Mama, 746
sintomática, 784
Mancha
em vinho do porto, 1660
salmão, 1660
Manejo antitrombótico periprocedimento, 585
Manguito rotador, 866
pós-cirúrgico, 875
Manobra(s)
de Adson, 964
de compressão, 461
de "empurrar e puxar", 1908
de Valsalva, 460
dinâmicas, 458, 460
heel-toe (basculamento) do transdutor, 755
Mão(s), 891, 1365
cerradas, 1089
livre, 1926
torta congênita, 1365
Mapeamento
de modelos transperineais, 398
vascular antes do acesso para hemodiálise, 983
venoso, 976
Marca-passo atrial, 1280
Marcador(es)
bioquímicos séricos, 1076
combinados, 1087
da trissomia do 21, 1139
para aneuploidia, 1081
radiopaco BB, 1658
tumorais, 809
Margem(ns)
anguladas, 775
dos nódulos tireoidianos, 700
indistintas, 774
Massa(s)
anexiais, 1058, 1865
não ginecológicas, 578
associadas à pancreatite crônica, 227
celular interna, 1037
conglomeradas, 266
da parede intestinal, 252
de partes moles, 856
do sistema
digestório, 579
urinário, 579
ecogênicas sólidas, 1302
escrotais, 1880
intratesticulares, 809
extravasculares, 935
fetal pré-sacral, 1224
focais
esplênicas sólidas, 149
palpáveis próximas à fístula e ao enxerto arteriovenoso, 989
gástricas intraluminais, 1293
hepática(s), 105, 1301
benignas, 106
em crianças, 1724
caracterização da, 105
detecção da, 107
hipoecoica, 110
sólidas, 110
inflamatórias, 261, 268
das glândulas suprarrenais, 410
Massa(s) *(Cont.)*
intracranianas, 1541
mediastinais, 1409, 1704
anteriores, 1704
posteriores, 1705
na tireoide, 1627
orais, 1139
ovais, 259
pancreáticas, 242, 1846
paratesticulares, 823
paravertebrais justafrênicas, 1704
pélvicas pós-operatórias, 578
placentárias, 1457
pré-sacrais, 1894
predominantemente sólidas, 1896
polipoides da vesícula biliar, 197
pulsáteis no pescoço na região carotídea, 935
saculares de partes moles, 852
sólidas
do retroperitônio, 451
intra-hepáticas, 626
solitária, 675
subcutânea lombar, 1663
suprarrenais, 1336
benignas, 405
malignas, 411
raras, 414
uterina acessória e cavitada, 528
vasculares, 1617
versus líquido, 1690
Mastite
granulomatosa, 790
não puerperal, 790
periductal, 758
puerperal, 790
Material(is)
de infiltração, 887
ecogênico, 1053
Matriz germinativa, 1505, 1522
Maturação da fístula arteriovenosa, 990
MDW, 1186
Média, 421
espacial, 36
ponderada da frequência, 28
temporal pico espacial, 32
Mediastino testicular, 1869
Medicamentos nefrotóxicos, 1777
Medição(ões)
com Doppler, 1557
da velocidade de pico sistólico da artéria cerebral média, 1404
Medida(s)
da cabeça fetal, 1428
da distância, 3
da espessura do endométrio, 519
esplênica, 139
fetais, 1425
seriadas espectrais de Doppler, 638
transversal do átrio do corno occipital, 1163
Medula
espinal
ancorada, 1659
anormalmente longa, 1666
interna, 552
oblonga, 1573
presa, 1211, 1312
suprarrenal, 404
Meduloblastoma, 1193
Megabexiga fetal, 1343
Megacálices congênitos, 309
Megacisterna magna, 1155, 1174, 1175, 1177, 1178, 1512, 1543
Megaespermatozoide dançante, 828
Mega-hertz, 2
Megalencefalia, 1179, 1180
Megaureter(es)
congênito, 309
primários, 1342, 1767
Megauretra, 1345
Meio(s)
anecoico ou cístico, 3
de contraste com microbolhas, 105
Melanoma(s), 245
malignos, 124, 147
Membrana(s)
duodenais, 1822, 1823
gástrica na infância, 1820
oclusivas, 98
Membro(s)
fetais, 1014
inferior, 1361
superior, 985, 1361
Meninas
na pré-menarca, 1854
que menstruam, 1854
Meningioma, 1193
Meningocele, 1203, 1210, 1211, 1663
atrésica, 1660
craniana, 1164
posterior, 1663
simples, 1211
Meningoencefalocele, 1203
Meningomielocele, 1203, 1210, 1211, 1312, 1392
Mensuração dos membros, 1361
Mesencéfalo, 1063
Mesênquima, 1039
maligno, 1237
Mesentério, 491
do intestino delgado, 492
dorsal, 133
Mesocardia, 1258
Mesocólon transverso, 213, 218
Mesoderma, 1201
Mesomelia, 1364
Mesonefro, 299, 1319
Mesossalpinge, 552
Mesotelioma(s)
do nó AV, 1278
multicísticos, 496
peritoneal
maligno, 498
primário, 500
Mesovário, 552
Metabólitos da vitamina D, 328
^{123}I-metaiodobenzilguanidina (MIBG), 408
Metaloproteinases da matriz, 421
Metanefros, 299, 1040, 1319
Metaplasia
apócrina, 769
papilífera, 766
condroide, 873
escamosa, 337
Metas e expectativas, 1933
Metástase(s), 337
calcificadas, 123
císticas, 82, 124
da bexiga urinária, 343
de linfonodos cervicais por carcinoma papilífero, 707
do trato GI, 259
ecogênicas, 121
em gota, 260
hepáticas, 106, 121, 1727
hipoecoicas, 121
infiltrativa, 124
linfonodais císticas, 686
necróticas, 140
ósseas, 327
ovarianas, 572
para a tireoide, 696
para a veia porta, 100

Metástase(s) *(Cont.)*
para o baço, 147
renais, 341
suprarrenais, 412
testiculares, 813
ureterais, 342
Métodos
de imagem, 586
de orientação, 1924
Metotrexato, 96
Micetomas, 319
Micobactéria, 142
Micobacteriose, 1615
Microabscessos, 600
esplênicos, 144
por *Candida*, 319
Microbolha em um campo acústico, 59
Microcalcificações, 701
Microcarcinoma papilífero, 688
Microcefalia, 1023, 1090, 1121, 1125, 1179, 1188, 1189
Microcistos agrupados, 769
Microcólon, 1346
Microcristais, 682
Microembolização intraoperatória, 937
Microêmbolos, 1603
Microencefalia, 1179
Microformas de holoprosencefalia, 1172
Microftalmia, 1023, 1090, 1126, 1133
Micrognatia, 1139, 1378, 1381, 1392
Microlitíase, 188, 215
alveolar pulmonar, 820
testicular, 820, 1885
forma difusa, 820
forma limitada, 820
Microlobulações, 776
Micromelia, 1364, 1374
com predominância mesomélica, 1382
grave, 1369, 1374, 1375
Micronódulos hipoecoicos, 711
Micropênis, 1350
Microrganismos transmitidos sexualmente, 1878
Micro-RNA, 907
Microstomia, 1140
Microtia, 1134
Microvesícula biliar, 1718
Mielinização, 1153, 1506
Mielite transversa, 1888
Mielocele, 1662
Mielocistocele(s), 1218, 1663, 1664
terminal, 1219, 1665
Mielodisplasia, 1365
Mielolipomas, 407
Mieloma
extramedular, 814
múltiplo, 359
Mielomeningocele, 1384, 1387, 1655, 1662, 1888
Mielopoiese anormal, 1302
Mielosquise, 1203, 1211
Migração neuronal, 1153, 1506
anormal, 1186
Miocardiopatias graves, 923
Miofibromatose congênita infantil, 1645
Miométrio, 519
Miopatia congênita, 1913
Modelo
para tecido com osso na superfície, 39
para tecido com osso no foco, 39
para tecido homogêneo, 39
Modificação da lateralidade, 1026
Modo(s)
coaxial, 587
de escaneamento, 1021
especiais de formação da imagem, 13
operacionais, 30
Modo-A simples, 9
Modo-amplitude, 9
Modo-movimento, 9
Módulo
de deformação, 15
de massa, 15
de Young, 16
Mola
completa, 1458
de Breus, 1455
hidatiforme e feto normal, 1064
invasiva, 1066
parcial, 1458
Monitoramento, 1924
intraoperatório do paratormônio, 736
Mononucleose infecciosa, 1750
Monorquidia, 1871
Monossomia do X, 1092
Morte
celular, 93
cerebral, 1561, 1599
de cogêmeo monocoriônico, 1191
fetal intrauterina única, 1109
Mórula, 1037
Mosaicismo placentário confinado, 1094
Movimentação não linear, 59
Movimento(s)
fetais, 1361
livre de líquido com a respiração, 1690
oscilantes ou alternados, 590
paradoxal, 1697
Mucina, 179
Mucocele, 288
do apêndice, 287
Mudança(s)
de cor, 920
durante o ciclo menstrual, 555
Múltiplas deformidades posturais, 1381
Musculatura do manguito rotador, 871
Músculo(s), 844
bíceps braquial, 866
coracobraquial, 866
deltoide, 865
esterno-hióideo, 680
esternocleidomastóideo, 680
gastrocnêmio medial, 845
infraespinal, 865, 866, 870
longo do pescoço, 681, 732
normal, 844
omo-hióideo, 680
peitoral menor, 866
redondo menor, 865, 870
subescapular, 866
supraespinal, 865, 868
Mutações HNF1β, 1334
Mycobacterium avium-intracellulare, 91

N
Nanismo diastrófico, 1365
Nariz em sela, 1365
Necessidade de imagem específica para bolhas, 56
Necrose, 1740
avascular, 1911
cortical aguda, 327, 359, 1777
de coagulação, 32
do ducto biliar, 614
do tecido adiposo, 487
gordurosa, 888
escrotal, 828, 1873
intestinal com perfuração, 1836
pancreática, 602
infectada, 224
significativa, 224
papilar, 316
renal, 327
tubular aguda, 359, 1776, 1790
Nefrectomia, 361
Nefrite intersticial aguda, 359
Nefroblastomatose, 1334, 1799
Nefrocalcinose, 327, 348
medular, 327
na infância, 1779
metastática, 327
Nefrolitíase, 721
Nefroma
cístico multilocular, 346, 350, 1801
mesoblástico, 1336, 1799
congênito, 1335
Nefronia lobar aguda, 1773
Nefronoftise, 1796
juvenil familiar, 348
Nefropatia
associada ao HIV, 320
de refluxo, 306, 1777
por heroína, 320
por imunoglobulina A, 1777
por lítio, 350
por refluxo, 315
Nefrose congênita, 1213
Neisseria gonorrhoeae, 833, 1866
Neonatos
a termo, 1557
com lesão hipóxico-isquêmica, 1534
pré-termo, 1557
Neoplasia(s)
adrenocortical, 1808
cística, 237
da próstata, 380
mucinosa, 223
serosa, 223, 237
cisticopapilar, 242
da veia cava inferior, 450
das glândulas salivares, 1617
de ovário, 565
do sistema urinário inferior em crianças, 1889
do tubo gastrointestinal, 254
do útero e da vagina, 1864
endócrina múltipla
do tipo A, 1891
do tipo II, 688
dos tipos IIa e IIb, 1807, 1891
epitelial(is), 565
cisticopapilar, 242
papilar e sólida, 242
gastrointestinais, 1841
hepáticas, 109
benignas, 110
malignas, 115
intestinais, 579
intraductal hipersecretora de mucina, 239
malignas, 327
da região da cabeça e do pescoço, 1645
mucinosa
cística, 241
papilar intraductal, 223, 239
ovarianas, 1860
pancreáticas, 230
incomuns ou raras, 243
periampular, 230
raras
da bexiga urinária, 343
do rim, 343
renal fetal, 1335
serosa ductoectásica, 239
supratentoriais, 1541
testiculares primárias, 1880
trofoblástica persistente, 1066, 1068
Nervo(s), 851
facial, 1611
ilioinguinal, 483
laríngeo recorrente, 681
periféricos, 851
ulnar, 852
vago, 728

Nesidioblastose, 1846
Neuroblastoma(s), 124, 415, 1235, 1336, 1727, 1799, 1806, 1882
  da região da cabeça e do pescoço, 1646
  do cólon, 1861
  intraespinal, 1670
  intrarrenal, 1336
  metastático, 1884
  pré-sacral, 1895
  suprarrenal, 1336
Neurofibroma(s), 827, 852
  de bexiga, 343
  do retroperitônio, 451
  paratesticulares, 1885
Neurofibromatose, 337, 434, 820, 1180, 1188, 1193, 1386, 1387, 1889
  do tipo 1, 1180, 1806, 1807
Neuroma(s)
  de Morton, 891
  interdigitais, 891
Neuromonitoramento, 1601
Neuróporo
  caudal, 1153, 1202
  craniano, 1202
  rostral, 1153
Neurulação, 1039, 1202
  primária, 1653
  secundária, 1653
Nevos gigantes pigmentados, 1194
Nicho(s)
  uterino, 544
  epiteliais de Brunn, 322
Nível(is)
  cabelo-líquido, 569
  discriminatório, 1042
  elevado(s)
    de alfafetoproteína no soro materno, 1206
    de PSA, 383
  gordura-líquido, 569, 755, 762
  limiar, 1042
  líquidos de LCS-sangue, 1525
  mediano da escala de cinza, 909
  plasmáticos elevados de glicose, 1203
  séricos de β-HCG, 1057
Nó(s)
  de torção, 831
  verdadeiros do cordão umbilical, 1464
Nódulo(s)
  adenomatosos, 682
  císticos da mama, 761
  coloides, 682
  complexos sólido-císticos, 767
  da mama sólidos, 772
  da tireoide adenomatoso benigno, 699
  de regeneração, 95
  detectado incidentalmente, 707
  displásicos, 95
  dominante da tireoide, 698
  faveolado, 682
  hiperecoico, 682, 700
  hiperfuncionais, 682
  hiperplásicos, 682
  hipoecoico, 700
    espongiforme, 682
    na zona periférica, 389
  isoecoico, 682, 700
  mesentéricos, 498
  murais, 769
  oval
    circunscrito com orientação paralela, 782
    com margens discretamente lobuladas, 782
  parenquimatosos ecogênicos, 1189
  periarticulares inflamatórios, 854
  reumatoides, 854
  tireóideos, 732
Nomograma de comprimentos renais, 1321
Normas gerais de segurança do AIUM, 47
North American Symptomatic Carotid Endarterectomy Trial (NASCET), 903
Notocorda, 1201
Núcleo(s)
  caudado, 1497
    hiperecoico, 1537
  da base, 1154
  de cavitação preexistentes, 41
  lentiformes, 1496

O
Obesidade, 91, 209
Óbito fetal, 1213, 1300
Observação atenta, 388
Obstrução
  biliar, 166, 170
    aguda, 166
  congênita das vias respiratórias superiores, 1238
  da árvore biliar, 165
  da junção
    pieloureteral na infância, 1767
    ureteropélvica, 306, 309, 1337, 1341
    ureterovesical, 1330, 1887
      e megaureter, 1337, 1342
  da(s) veia(s)
    cava superior, 1702
    subependimárias e terminais, 1561
  da via de saída da bexiga, 327, 337, 1878
  de uma alça aferente, 283
  do esvaziamento da bexiga na infância, 1769
  do intestino delgado na infância, 1823
  do sistema urinário, 1346, 1792
    inferior, 1343
  dos ductos ejaculatórios, 381
  duodenal
    congênita na infância, 1822
    fetal, 1293
  em alça fechada, 283
  extra-hepática, 1715
  extraventricular, 1519
  grave da saída da bexiga, 1330
  ileal fetal, 1294
  infravesical, 375
  intestinal, 1300
    fetal, 1293
    incompleta, 261
    mecânica, 283
      incompleta, 267
  intraventricular, 1519
  jejunal fetal, 1294
  por estrangulamento, 283
  por oclusão, 283
  pós-renal do sistema coletor, 646
  ureteral, 646
    na infância, 1767
  urinária, 375
  venosa hepática de início tardio, 624
Oclusão(ões), 27
  da aorta abdominal, 428
  da artéria, 963
    braquiocefálica, 925
    carótida interna, 926
    hepática, 614
    periférica, 954
    renal, 354
    vertebral, 942
  da veia hepática, 100
  de fístula arteriovenosa e enxerto, 993
  traqueal endoscópica fetal, 1249
Oligodactilia, 1382
Oligoidrâmnio, 1189, 1223, 1323, 1324
  precoce, 1052
  prolongado, 1229
Oligospermia, 380
Ombro, 864
Omento, 491, 492
  herniado, 1883
  maior, 492, 498
  menor, 134, 492
Oncocitoma, 331, 337, 593
  renal familiar, 328
Oncócitos, 337
Oncocitose hereditária, 337
Onda(s)
  atenuada, 941
  com padrão *tardus-parvus*, 355
  contínua, 36
  de choque, 37
  de cisalhamento, 39
  hepatofugal, 98
  hepatopetal, 98
  pré-roubo, 941
  pulsada, 7
  tardus-parvus, 437, 925, 941
  transversais, 2
Onfalocele, 80, 306, 1004, 1006, 1089, 1180, 1218, 1271, 1305, 1307, 1313
Opisthorchis viverrini, 178
Opistorquíase, 172
Ordem de ramificação, 160
Orelhas com implantação baixa, 1134
Organogênese, 1505
Órgão(s)
  abdominais e/ou torácicos flutuando na cavidade amniótica, 1313
  de Giraldés, 807
Orientação
  de biópsia por agulha, 702
  não paralela, 776
  paralela, 784
Orquiepididimite, 818, 821, 833
  aguda, 828
Orquite, 828, 832, 1877
  focal, 833
  isolada, 1877
  piogênica, 818
  por caxumba, 1877
  sifilítica, 833
Ossificação
  da coluna vertebral fetal, 1203
  do arco neural, 1203
Osso(s), 36
  intrassuturais, 1125
  nasal, 1079, 1085
Osteíte
  fibrosa cística, 721
  púbica, 473
Osteoartrite, 856, 880
Osteogênese imperfeita, 1125, 1164, 1364, 1374
  do tipo I, 1382
  do tipo II, 1359, 1365, 1372
  do tipo III, 1382
  do tipo IV, 1382
Osteomielite, 818, 1917
Osteopenia, 721
Ostium
  primum, 1262
  secundum, 1264
Otimização do Doppler, 1555
Otocefalia, 1134
Ovário(s), 552
  hiperestimulados, 559
  nas crianças, 1854
  pós-menopausa, 556
Ovulação, 1035
Oxicefalia, 1124
Óxido nítrico inalado, 1559
Oxigenação por membrana extracorpórea, 1529, 1559, 1603, 1702
Oxiúrus, 1834

P
Paciente(s)
com AIDS, 286
imunossuprimidos, 86
não cooperativo, 585
Padrão(ões)
clássico "yin-yang", 1790
de alteração de fluxo, 914
de disseminação tumoral da vesícula biliar, 201
de encurtamento do membro, 1364
de exibição da emissão, 46
de fluxo
anormais no sistema porta, 1735
do Doppler da tireoide, 701
intranodular, 701
normais nos vasos esplâncnicos, 1731
sanguíneo
arterial normal, 1557
de alta velocidade, 915
venoso normal, 1559
de Gleason 1, 386
de ramificação das vias biliares, 161
Doppler anormais da artéria hepática, 1736
em alvo, 123, 251
fascicular, 852
infiltrativo, 675
parenquimatoso, 675
regional da lesão cerebral, 1522
Padronização da técnica de medição da translucência nucal, 1078
Palato secundário, 1121
Pancitopenia de Fanconi, 1383
Pâncreas, 204, 602, 1843
anterior hipoecoico, 211
anular, 212, 1293, 1304
divisum, 212, 1843
ectópico, 1235
fetal, 1304
heterogêneo, 217
ultrassonografia endoscópica, 591
Pancreaticoduodenectomia, 227, 230
Pancreatite, 96, 168, 188, 193, 356, 596, 666, 1843
aguda, 213, 217
complicações, 219
autoimune, 176, 230, 1846
crônica, 224
tumefeita, 230
esclerosante
crônica, 230
linfoplasmática, 230
idiopática, 215
no baço, 141
Pancreatoblastoma, 1846
Papila(s) destacada(s), 334
calcificada, 325
Papiloma(s), 786
de células transicionais, 1891
do plexo corióideo, 1163, 1193, 1194, 1543
ductais, 748
intracístico, 769
periféricos, 786
Paquigiria, 1180
Paracentese simples, 597
Paracoccidiomicose, 410
Paradídimo, 807
Paragangliomas, 935
extra-adrenais, 451
Paralisia, 1235
cerebral, 1888
de Erb, 1915
diafragmática, 1697
Paraplegia traumática, 1888
Parasitas hepáticos, 170
Paratendão, 846
Paratireoidectomia de acesso mínimo, 736
Paratiromatose, 731
Paratormônio, 328, 720
Parede
abdominal, 1305
do feto, 1289
da vesícula biliar, 227
intestinal, 251
peritoneal posterior, 135
Parênquima
do pâncreas, 207
esplênico, 137
renal, 301
tireoidiano, 680
Parentes doadores vivos de fígado, 612
Pares de rins cadavéricos, 631
Paridade, 518
Parotidite, 1613
juvenil, 1615
Parto, 1419
pré-termo, 1477
prematuro, 1477
espontâneo, 1477
Parvovírus, 1188, 1401, 1413
humano B19, 1414
Pascais, 16
Patência vascular dos vasos transplantados, 612
Patologia
do manguito rotador, 864
do tendão da cabeça longa do músculo bíceps braquial, 879
parenquimatosa, 638
Pé(s), 889, 1365
em cadeira de balanço, 1390
torto, 1218, 1313, 1378, 1390
congênito, 1365, 1913
equinovaro, 1392
grave, 1381
Pedículo(s), 1213
vitelino, 1045
Pedúnculos cerebrais, 1500, 1573
Peliose hepática, 104
Pelve
fetal, 1012
intrarrenal, 1337
Penetração, 29
Pênis curvo congênito, 1350
Pentalogia de Cantrell, 1280, 1312, 1313
Pequeno(s)
cálculos intraluminais, 648
para a idade gestacional, 1436
Percentil
de peso fetal estimado *versus* idade gestacional, 1435
estimado de peso fetal, 1437
Percussão temporal, 905
Perda
de um gêmeo, 1109
gestacional, 1050
precoce, 1048, 1049, 1051
Perfuração, 261
do apêndice, 1838
espontânea dos ductos biliares, 1715
localizada do intestino, 267
Perfil
biofísico, 1438
da função urinária, 1347
facial, 1085
sagital, 1121
Peri-hepatite gonocócica ou por clamídia, 1868
Periaortite
crônica, 427, 451
relacionada à imunoglobulina G4 (IgG4), 427
Pericárdio diafragmático, 1313
Período, 2
embrionário, 1040
fetal, 1040
Peristalse, 251
Peritônio, 491
parietal, 491
visceral, 491
Peritonite, 501, 596
bacteriana espontânea, 504, 506
esclerosante, 508, 510
associada à diálise peritoneal contínua ambulatorial, 501
granulomatosa, 501
infecciosa secundária às complicações, 504
meconial, 1298, 1299, 1301, 1874
associa-se à fibrose cística, 1409
cística, 1824
por histoplasma, 507
química, 501
supurativa, 506
tuberculosa, 504, 508, 509
Pérolas escrotais, 823
Persistência
de mãos fechadas, 1387
do canal arterial, 1557
Perviedade vascular, 1784
Pescoço
fetal, 1119, 1120, 1121
pediátrico, 1609
Peso
ao nascimento, 1026
da próstata, 375
esplênico, 137
fetal estimado, 1435
Pesquisa com modelos animais, 1024
Pessário vaginal, 1489
Picnodisostose, 1125
Pico espacial, 36
Pielite
com incrustações alcalinas, 312, 325
enfisematosa, 314
Pielonefrite, 193, 311
aguda, 311
na infância, 1773
na ultrassonografia, 313
crônica, 315, 327
na infância, 1775
do transplante renal, 638
enfisematosa, 313, 640
focal, 1773
xantogranulomatosa, 316
difusa, 316
segmentar, 316
Piezoeletricidade, 7
Pilomatricoma, 1645
Pinçamento
subacromial, 864, 865, 869
subcoracoide, 865
Piocele, 821, 823
Piometra, 533
Piomioma, 527
Pionefrose, 313, 638
Piossalpinge, 574, 1866
Pirâmides
hiperecoicas, 1331
medulares renais, 301
Pistola de biópsia automática, 395
Placa(s)
ateromatosas carotídeas, 906
coriônica, 1447
dos tipos 1 e 2, 908
dos tipos 3 e 4, 908
endometriais, 510
heterogênea, 907, 908
homogênea, 908
não estenótica, 924
neural, 1202
rompidas, 907
sequenciais, 910
vulnerável, 907, 930

Placenta, 1418, 1448, 1462
acreta, 1453
aspecto espessado, ecogênico, esponjoso ou de vidro fosco, 1401
baixa, 1451
bilobada, 1463
circunvalada, 1461
durante o trabalho de parto e no pós-parto, 1467
em raquete, 1465
increta, 1453
laminada, 1461
percreta, 1453
prévia, 1451, 1453
completa, 1451
marginal, 1451
Placentomegalia, 1396, 1401
Placódios, 1120, 1661
Plagiocefalia
anterior, 1124
posterior, 1124
Plano
coronal do baço, 136
de corte, 1924
oblíquo do baço, 136
transversal do baço, 136
Platispondilia, 1365, 1371, 1372
Plexo
corióideo, 1496
"dividido", 1504
do quarto ventrículo, 1499
e variantes, 1503
pampiniforme, 552
Plicaturas palmares, 521
Pneumatose intestinal, 271, 287, 1835
Pneumobilia, 169
Pneumocystis
carinii, 91
jiroveci, 144
Pneumonia
na infância, 1692
por *Pneumocystis*, 91
redonda, 1692
Pneumoperitônio, 511
Pneumotórax, 596, 1707
Polegar
do caronista, 1365, 1389
trifalângico, 1388
Poliarterite nodosa, 359
Policitemia rubra vera, 98
Polidactilia, 1365, 1382, 1387, 1388
central, 1388
pós-axial, 1090, 1382, 1388
ulnar, 1382
Polidrâmnio, 1090, 1189, 1290, 1295, 1296, 1298, 1324, 1336, 1369, 1396, 1401, 1415, 1487
Poliesplenia, 154, 1273, 1275, 1277, 1304
Polimicrogiria, 1179, 1181, 1372
Poliorquidia, 1872
Poliorquidismo, 825
Pólipo(s), 1826
de colesterol, 197
endometriais, 531, 535
fibroepitelial, 1769
inflamatórios da vesícula biliar, 197
Polipose adenomatosa familiar, 412
Polo inferior, 680
Ponto(s)
de referência para a ultrassonografia das hérnias, 461
fastigial, 1175
femoral distal, 1361
Porção intramural ou intersticial, 552
Porcentagem de PSA livre, 383
Porencefalia, 1174, 1528
Posição
anormalmente baixa do saco gestacional, 1051
cardíaca anormal, 1258
da paciente, 755
da ponta do cone medular, 1658
de Buda, 1384
de CRASS
modificada, 868
original, 868
em pé, 461
normal da medula espinal, 1203
Posicionamento inicial, 1926
Potência, 493
acústica, 5
de emissão, 58
de saída inicial ou predefinida, 1021
do ultrassom, 35
Pouca utilização do iodo, 682
Power Doppler, 375
do câncer de próstata, 393
Pré-eclâmpsia, 1419, 1865
Pré-peritoneal, 459
Predição de parto prematuro espontâneo, 1483
Prega(s)
de pele, 1369
laríngeas, 1238
nucal, 1083
radiais, 791
simiescas, 1387, 1392
traqueais, 1238
Preparo
do paciente, 598
intestinal, 394
para biópsia da próstata, 394
Pressão(ões)
cardíaca elevada do lado direito, 1559
de pulso propulsoras, 354
do transdutor, 1557
incidente, 56
intracraniana, 1590
transfúndica, 1485
Prevalência de gestação ectópica, 1056
Prévia, 1463
Primeiro pico térmico, 39
Primeiro trimestre, 1001, 1034, 1426
Princípio
ALARA, 31, 67, 1027, 1028
da derivação, 1742
do eco pulsado, 36
Probóscide, 1090
Procedimento(s)
de aspiração pré-parto, 1419
de biópsia, 587
de drenagem, 599
pleural, 1409
intervencionistas
da mama, 747
no baço, 155
orientados por ultrassonografia, 1706
musculoesqueléticos, 1942
neurorradiológicos intraoperatórios, 1601
típico, 1932
Processamento e exibição do sinal Doppler, 23
Processo(s)
coracoide, 866
granulomatosos, 1613
inflamatório(s)
localizado na cavidade peritoneal, 508
não infecciosos, 1615
mandibulares, 1120
maxilares, 1120
notocordal, 1201
papilar, 75
uncinado, 205
vaginal, 463, 806, 821, 1883
pérvio, 1883
Produção
diminuída de eritrócitos, 1412
do líquido cerebrospinal, 1519
Produtos retidos da concepção, 541, 1469
Proeminência(s), 1120
frontonasal, 1120
mandibulares, 1120
maxilares, 1120
nasais
laterais, 1120
mediais, 1120
Profundidade focal, 1022
Profilaxia antibiótica, 394
Progesterona vaginal, 1489
Prognóstico obstétrico, 1419
Programas de triagem neonatal, 1902
Progressão significativa, 389
Projeção
de intensidade máxima, 106
de intensidade máxima temporal, 64
Prolactina, 328
Prolapso do cordão após ruptura das membranas, 1419
Proliferação
endometrial, 1035
neuronal, 1506
Pronefros, 299, 1319
Propagação do som, 2
Proptose, 1126
Prosencéfalo, 1063
Prostaglandina-tromboxano, 327
Prostaglandinas, 328
Próstata, 1869
e ultrassonografia transretal, 369
Prostatectomia radical, 387
Prostatismo, 375
Prostatite
bacteriana
aguda, 377
crônica, 377
crônica, 376, 377
granulomatosa, 377
inflamatória assintomática, 377
Prostatodinia, 377
Proteína
C antitrombina, 1190
plasmática a associada à gravidez, 1076
S, 1190
Protocolos de manejo do colo do útero anormal, 1489
PSA livre percentual, 383
Pseudo-hermafroditismo, 1351
masculino, 1880
Pseudoaneurisma(s), 959, 1639
anastomóticos, 425
arterial, 963
da aorta abdominal, 428
da artéria hepática, 104, 621
fístula arteriovenosa, 989, 990
do transplante de pâncreas normal, 664, 665
e transplante renal, 648, 651
extra-hepáticos, 621
hepático, 104
intra-hepáticos, 621
pancreáticos, 224
pós-traumáticos, 935
Pseudocisto(s)
de mecônio, 1298
do cordão umbilical, 1464
esplênicos, 140
gastrointestinais, 1841
mecânicos, 1352
no interior do cordão, 1047
pancreáticos, 222, 226, 602, 1845
peritoneal, 496
suprarrenais, 408

Pseudoefedrina, 1307
Pseudoestenose da veia porta, 623
Pseudofluxo, 922
Pseudomassas na cabeça do pâncreas, 208, 211
Pseudomixoma peritoneal, 500, 505, 568
Pseudomonas, 833
Pseudonódulo da tireoide, 1627
Pseudopancreatite, 216, 217
Pseudopólipos, 321
Pseudopuberdade precoce, 1856, 1868
Pseudorrim, 251, 1825
Pseudossindactilia, 1387
Pseudossíndrome da talidomida, 1384
Pseudotumor(es)
  fibroso, 825
  inflamatórios, 150, 825, 1775, 1821
Pseudoulceração, 910
Pterígio de membros, 1386
Pubalgia do atleta, 472
Puberdade precoce, 819, 1727
  central, 1868
Pulmão
  atelectásico, 1695
  biópsia percutânea por agulha, 594
  consolidado, 1692
Pulsações venosas relacionadas com as contrações do lado direito do coração, 942
Pulsatilidade arterial, 1563
Punho, 891
Púrpura
  de Henoch-Schönlein, 828, 832, 1823, 1824, 1834, 1873, 1880
  esplênica, 141
  trombocitopênica, 359
Pus, 1934

Q
Quadril pediátrico, 1901
  atípico, 1913
  doloroso, 1911
  normal, 1904, 1907
Quadros
  de redução hormonal, 1868
  de TGC, 19
Qualidade da imagem, 16
Quarto ventrículo, 1497, 1499
  pequeno, 1168
Quilotórax, 1399
  congênito, 1409
Quimiluminescências, 42
Quociente do volume placentário, 1449

R
Rabdomiomas, 1407
  cardíacos, 1278
  do coração fetal, 1278
Rabdomiossarcoma(s), 343, 828, 1620, 1769, 1801, 1882
  biliar, 1727
  da região da cabeça e do pescoço, 1646
  de bexiga, 344
  do sistema urinário inferior em crianças, 1889
  do útero e da vagina, 1864
  embrionário, 1884
  pré-sacral, 1895
Radiação ionizante, 1924
Radículas, 160
Radiografia
  do tórax pediátrico, 1693
  pré-natal, 1367
Radioterapia
  externa conformacional, 387
  guiada por ultrassonografia, 388
  prévia, 820
Ramo(s)
  direito da veia porta, 78
  esquerdo da veia porta, 78
  vasculares, 905
Rânulas, 1620
Ranúnculos, 301
Raquísquise, 1203, 1210
Rarefação, 2
Rastreamento
  com alfafetoproteína e ultrassonografia, 1211
  combinado para o primeiro trimestre, 1076
  complementar da mama, 747
  de aneuploidia no primeiro trimestre, 1075
  de trissomia do 21 no segundo trimestre, 1083, 1093
  e resultados perinatais, 1015
  integrado, 1077
  sequencial, 1077
Razão
  aórtica renal, 437
  contraste:ruído, 13
  de Lindegaard, 1577, 1590
  de pico sistólico, 924
  de verossimilhança, 1075
  diastólica final, 924
  pulmão-cabeça observada e esperada, 1247
  pulmão:circunferência da cabeça, 1247
  sístole/diástole, 27
Reabsorção subperiosteal, 721
Reação(ões)
  decidual, 1035
  granulomatosas, 828
  trofoblástica, 1051
  vasovagais e dor, 596
Realce
  acústico, 21
  da lesão pelo contraste, 105
  por contraste, 1578
Realização de PUBS, 1416
Reanimação neonatal, 1419
Receptor, 8
Recursos para treinamento em intervenção ultrassonográfica à mão livre, 1928
Rede dermoide, 569
Redistribuição de volume, 94
Redução
  da potência de emissão, 37
  espontânea da intussuscepção, 1826
  hidrostática guiada por ultrassom, 1825
  no débito, 923
Redutibilidade da hérnia, 461
Reestenose, 434
Refletores
  difusos, 4, 5
  especulares, 4, 5
Reflexão, 4, 6
Reflexo
  de preensão, 1027
  tônico cervical, 1027
Refluxo vesicureteral, 306, 1327, 1337, 1343
  na infância, 1769, 1792, 1886, 1888
Reforço acústico, 1690
Refração, 5, 6, 19
Regeneração, 93
Região posterior do ombro, 870
Regra de Weigert-Meyer, 1342, 1764
Regressão caudal, 1222
Regulamentação da emissão de ultrassom, 34
Regurgitação
  da valva atrioventricular direita, 1271
  tricúspide, 1081, 1559
Reimplante ureteral, 1893
Rejeição
  aguda, 1790
  crônica, 1790
  do enxerto pancreático, 665
Rejeição *(Cont.)*
  do transplante renal, 327
    aguda, 638
    crônica, 638
  e toxicidade do medicamento, 1790
  hiperaguda, 638, 642
Remanescente(s)
  da notocorda, 1202
  de adrenal, 1882
  do úraco, 1852
Remapeamento, 9
Remoção do cateter, 599
Renina, 328
Renina-angiotensina, 326
Reparo aórtico endovascular, 425
Repetição da biópsia, 588
Resfriamento cerebral, 1561
Resistência
  aumentada ao fluxo arterial intrarrenal, 1783
  do meio à compressão, 2
Resolução, 1924
  axial, 16
  de elevação, 19
  espacial, 16
  lateral, 19
Respiração fora de sincronia, 1559
Resposta
  auditiva, 1024
  cicatricial prejudicada, 888
  imunoinflamatória linfocitoplasmática dos carcinomas circunscritos, 773
Ressecção
  de Whipple, 227, 230
  transuretral
    da próstata, 376
    dos ductos ejaculatórios, 381
Ressonância magnética
  cardiovascular, 1262
  da displasia esquelética fetal, 1368
  da doença da paratireoide, 735
  de microbolhas em um campo de ultrassom diagnóstico, 59
  fetal, 1017, 1325
  no rastreamento pré-natal, 1201
Restos suprarrenais, 819
Restrição de crescimento
  fetal, 1300, 1436, 1437
  intrauterino, 1048, 1090, 1180, 1189, 1218, 1361, 1437
Resultados falso-positivos/falso-negativos para aneurisma aórtico, 425
Resumo do Doppler fetal, 1442
Retardo de fala, 1026
Rete testis, 806
Retenção
  de produtos da concepção, 1865
  do quarto ventrículo, 1528
  mucosa, 1620
Retináculo dos músculos flexores, 852
Retinoblastoma, 1882
Reto, 290
  dorsal, 299
Retorno venoso pulmonar anômalo, 1264, 1275
  parcial, 1275
  total, 1275
Retrodispersão, 35
  de fundo, 3
Retrognatia, 1139
Retroperitônio, 204, 419
  peripancreático, 216
Revascularização da artéria carótida interna, 930
Reverberação, 169
Reversão
  do fluxo na diástole na artéria renal principal, 645
  do sexo, 1378

Rigidez, 2
Rim(ns), 298, 604
adulto normal, 299
biópsia percutânea por agulha, 592
de uma criança com mais tempo de vida e do adulto, 1764
displásicos, 1775, 1779
ecogênicos, 1090
e císticos aumentados, 1334
em ferradura, 154, 306, 1328, 1373, 1765, 1766
em formato de "panqueca" ou de "bolo", 1766
esponjoso medular, 165, 327, 346, 1779
fragmentado, 352
hiperecoicos, 1334
infantil
normal, 1762
do lactente a termo, 1764
prematuro normal, 1764
intratorácico, 1697
mástique, 318
multicístico, 348, 1271
displásico, 348, 1329
pélvico, 306, 579, 1327
ectópico, 1889
permanente, 1319
policísticos autossômicos
dominantes, 1167
recessivos, 1167
supranumerário, 306, 307
torácico, 306
Ring-down, 169
Riptorquidia, 820
Rizomelia, 1364
Rolland-Desbuquois, 1382
Rombencéfalo, 1063, 1153
Rombencefalossinapse, 1177
Rosca hipoecogênica, 1825
Rotação, 1464
Roubo
arterial, 993
completo da artéria subclávia, 940
da artéria subclávia, 939
incompleto ou parcial da artéria subclávia, 940
Rubéola, 1188, 1414
materna, 1277
Runoff diastólico, 923
Ruptura(s), 1360, 1382
catastrófica, 104
da cicatriz, 479
da placa aterosclerótica, 906
de bolhas, 64
de um cisto anexial, 274
do corno posterior do menisco medial, 857
do manguito rotador, 864, 870, 873
do tendão, 848
conjunto, 468
esplênica
espontânea, 139, 152
patológica, 152
espontânea
da artéria umbilical, 1464
da bexiga, 1893
do baço, 1753
do ducto biliar, 1718
extracapsular, 792
intracapsular, 791
intrassubstancial, 875
longitudinal, 880
parcial(is)
do manguito rotador, 874
da superfície articular, 875
da superfície bursal, 875
prematura de membranas, 1231, 1487
"*rim-rent*", 875
transfixantes do manguito rotador, 873
uterina, 1006

S

Saco
de Douglas, 553
de hidromielia, 1218
gestacional, 1040, 1426
com diâmetro médio de 16 a 24 mm e sem embrião, 1050
de tamanho anormal, 1049
normal, 1040
vitelino, 1002, 1043, 1427
anormalmente grande, 1053
calcificado, 1053
primário, 1037
secundário, 1037
Saliência coriônica, 1051
Salmonella, 1833
typhi, 200
Sangramento, 1451
intra-amniótico, 1299, 1300
pós-menopausa, 532
pós-parto, 541
vaginal, 1064
Sarcoidose, 142, 321, 327, 828, 1613, 1615
Sarcoma(s), 1193, 1621
botrioide, 1801, 1864, 1889
de Kaposi, 125
do útero, 527, 538
embrionário indiferenciado, 1727
endometrial, 538
estromal endometrial, 538
metastáticos, 124
osteogênico, 124, 343
renais, 343
Scanner duplo, 24
Schistosoma haematobium, 319
Schwannomas, 852
do retroperitônio, 451
Sebo, 569
Secreção
de renina, 343
mamilar, 785
Sedação pediátrica, 1931
Segmentação
de Couinaud, 76
do prosencéfalo, 1506
Segmento(s), 76, 1711
hepáticos, 77
I, 76, 1712
II, 76, 1712
III, 76, 1712
portais, 76
radial, 1382
ulnar, 1382
V, 76, 1714
VI, 76, 1714
VII, 76, 1714
VIII, 76
Segunda harmônica, 105
Segundo
pico térmico, 39
trimestre, 1001, 1428
Segurança, 1555
do ultrassom diagnóstico, 47
e situação regulatória, 66
Seio(s)
de Rokitansky-Aschoff, 196
dermal, 1655, 1660
dérmicos dorsais, 1667
do úraco, 310
endodérmico, 810
marginal da placenta, 1448
pericraniano, 1566
renal, 299
uracal, 1772
urogenital, 299
Seleção
da agulha, 586
do cateter, 597
do transdutor, 12
Seminoma, 809, 810
testicular, 571, 838, 1880
Sensação tátil, 1024
Sensibilidade Doppler, 29
Separação âmnio-cório, 1451
Sepse, 96, 1719
Septações, 344, 508, 1683
em movimento, 1690
Septicemia pós-esplenectomia, 136
Septo(s)
benignos, 684
finos intracísticos, 682
incompletos, 575
ósseo, 1220
uterino, 1461
vaginal(is), 525, 533
médio-transversal, 1862
transversal, 1862
Septum
primum, 1262
secundum, 1265
Sequência(s)
anemia-policitemia em gêmeos, 1112
da banda amniótica, 1043, 1164, 1383, 1384
da extrofia cloacal, 1222
da regressão caudal, 1222
da sirenomelia, 1222
de acinesia fetal, 1384, 1390
de banda amniótica/complexo membro-parede corporal, 1167
de Kasabach-Merritt, 1302
de lateralidade de Mathias, 1211
de perfusão arterial reversa dupla, 1411
de perfusão arterial reversa gemelar, 1113
de Pierre-Robin, 1139, 1378
de pulso de contraste, 64
de ruptura precoce do âmnio, 1164
VACTERL, 1291, 1293, 1296
Sequestro(s)
broncopulmonar, 1231, 1235
esplênico agudo, 151
extralobar, 1235
extrapulmonar, 1235
intralobar, 1235
pulmonares, 1696
intra-abdominal, 1336
Seroma(s), 481, 578
retroesternal, 1707
Shigella, 1833
Shunting vesicoamniótico fetal, 1346
Shunts
arteriovenosos, 1223
funcionais, 1069
portocavais, 96
portossistêmicos, 126
cirúrgicos, 1745
intra-hepáticos
transjugulares, 126
venosos, 104
Sialadenite
crônica, 1615
esclerosante crônica, 1616
Sialoadenite, 1613
Sialoblastoma, 1620
Sialolitíase, 1614
Sifão carotídeo, 1573
Sífilis, 828, 935, 1188, 1414
Silverman-Handmaker, 1382
Sinal(is)
da área nua, 1690
da banana, 1170, 1206, 1217

Sinal(is) *(Cont.)*
da bolsa esofágica, 1290
da linha intersticial, 1059
da "ponta do *iceberg*", 569
da roda dentada, 574, 575
da "suprarrenal deitada", 1325, 1765
de bolha dupla, 1294
transitórios, 1294
de cintura, 575
de colar de contas, 575
de Doppler colorido do fluxo de líquido, 1690
de Geiser, 877
de interface da cartilagem, 873, 875
de Murphy, 192
de raios de sol, 1510
de tromba de elefante, 1312
decidual duplo, 1040
do anel de fogo, 1865
do anel tubário, 1865
do barbante, 926
do buraco de fechadura, 1344
do cordão triangular, 1716, 1718
do crescente ovariano, 568
do degrau de escada, 791
do delta, 1106, 1108
do deslocamento dos pilares do diafragma, 1690
do diafragma, 1690
do duplo contorno, 854
do halo ausente, 701
do limão, 1170, 1206, 1217
do órgão deslizante, 553
do ponto azul, 833, 1878
do "redemoinho", 1823, 1857
Doppler
ausente, 1735
pseudoportal, 103
intradecidual, 1040
secundários de esplenomegalia, 97
Sinciciotrofoblasto, 1035, 1037
Sindactilia, 1387, 1388
Síndrome(s)
acrorrenal, 1384
alcoólica fetal, 1179, 1889
associadas à doença cística renal, 1333
Beckwith-Wiedemann, 1458
brânquio-otorrenal, 1796
cardioesplênicas, 1277
cérebro-hepatorrenal, 1382, 1547
cérebro-oculomuscular, 1176
CHARGE, 1129
da acinesia fetal, 1387
da artéria mesentérica superior, 1293
da banda amniótica, 1138, 1313
da dor pélvica crônica, 376, 377
tipo inflamatória, 377
tipo não inflamatória, 377
da ectrodactilia-distrofia ectodérmica, 1389
da feminização testicular, 1880
da imunodeficiência adquirida, 320
da neoplasia endócrina múltipla
do tipo I, 721
do tipo IIa, 721
da obstrução sinusoidal, 1743
da poliesplenia, 1718
da transfusão feto-fetal, 1111, 1410
de AASE, 1384
de Aicardi, 1186, 1188, 1194, 1509
de Alagille, 1718
de Alport, 1777
de Antley-Bixler, 1124
de Apert, 1124, 1134, 1372
de Asherman, 538
de Bardet-Biedl, 1167, 1333, 1334
de Beare-Stevenson, 1124

Síndrome(s) *(Cont.)*
de Beckwith-Wiedemann, 412, 1139, 1180, 1248, 1301, 1304, 1309, 1386, 1727, 1799, 1806, 1808, 1846
de Beemer-Langer, 1379
de Birt-Hogg-Dubé, 328, 337
de Brachmann-De Lange, 1248
de Budd-Chiari, 98, 100-102, 450, 1743
de Caroli, 165
de Carpenter, 1124
de congestão pélvica, 448, 577
de Conn, 406
de Conradi-Hünermann, 1382
de Cornelia de Lange, 1179, 1384, 1389
de costelas curtas, 1378
de Crouzon, 1124, 1134, 1372
de Cruveilhier-Baumgarten, 98
de Cushing, 327, 406, 819, 1882
de Dandy-Walker, 1155
de De Morisier, 1186
de deficiência da musculatura abdominal, 1887
de Diamond-Blackfan, 1384
de DiGeorge, 1181, 1230, 1806
de Down, 820, 1074, 1390, 1885
de Eagle-Barrett, 1769, 1887
de Edwards, 1089, 1390
de Ehlers-Danlos, 346
de Ellis-Van Creveld, 1167, 1365, 1378, 1379, 1381
de esterilização tubária pós-ablação, 538
de Fanconi, 1388
de Fetter, 1124
de Fitz-Hugh-Curtis, 1868
de Fraser, 1238
de Fryn, 1248
de Fukuyama, 1180
de Goldenhar, 1139, 1384, 1390
de Goodpasture, 359
de Gorlin, 572
de hiperestimulação ovariana, 559
grave, 559
moderada, 559
de hipoventilação central, 1806
de Holt-Oram, 1384, 1388
de imunodeficiência adquirida, 818
de Ivemark, 1277
de Jeune, 1378, 1381
de Joubert, 1167, 1175, 1186, 1333, 1513
e disfunções relacionadas, 1176
de Kasabach-Merritt, 110
de Klinefelter, 813, 820, 1872, 1885
de Klippel-Feil, 1384, 1390
de Klippel-Trénaunay-Weber, 1180
de Larsen, 1913, 1914
de Lehman, 1211
de Lemierre, 1639
de Leriche, 429
de Li-Fraumeni, 412, 1193, 1808
de Maffucci, 1638
de Mainzer-Saldino, 1378
de Majewski, 1379
de Marfan, 933
de May-Thurner, 444, 447
de Mayer-Rokitansky-Küster-Hauser, 1862
de McCune-Albright, 1856
de Meckel, 1333, 1334
de Meckel-Gruber, 1167, 1211, 1334, 1513
de megabexiga-microcólon-má rotação-hipoperistaltismo intestinal, 1769
de Meigs, 572
de Miller-Dieker, 1180
de Mirizzi, 168
de *moyamoya*, 1579
de Noonan, 1134, 1277, 1868
de Paget-Schroetter, 1702
de paraganglioma familiar, 1807

Síndrome(s) *(Cont.)*
de Patau, 1090, 1390
de Perlman, 1248, 1334
de Peutz-Jeghers, 528, 813
de Pfeiffer, 1124, 1134, 1372
de Poland, 1365
de polidactilia, 1378
de polidactilia-costela curta, 1365
de poliesplenia, 1747
de Proteus, 1180
de Prune-Belly, 1769
de quebra-nozes, 447, 825
de Rapunzel, 1821
de regressão caudal, 1365
de Roberts, 1384
de Saldino-Noonan, 1379
de Sensenbrenner, 1378
de Shwachman-Diamond, 209, 1846
de Simpson-Golabi-Behmel, 1248, 1334
de Sipple, 408
de Sjögren, 1613, 1615
de Smith-Lemli-Opitz, 1179, 1350
de Sotos, 1180
de Stein-Leventhal, 560, 1858
de Stickler, 1139
de Sturge-Weber, 1140, 1188, 1595, 1891
de Swyer, 1868
de transfusão gemelar, 1277
de Treacher-Collins, 1134, 1139
de trombocitopenia-rádio ausente, 1384
de Turner, 1092, 1134, 1145, 1241, 1329, 1412, 1868
de VATER, 1211
de Verma-Naumoff, 1379
de von Hippel-Lindau, 1193
de WAGR, 1799
de Walker-Warburg, 1175, 1176, 1180
de Waterhouse-Friderichsen, 409
de Weaver, 1180
de Wolf-Hirschhorn, 1125, 1134
de Zellweger, 1181, 1382
do abdome em ameixa seca, 1344
do câncer
colorretal hereditário não poliposo, 565
de mama-ovário, 565
de ovário local-específico, 565
do coloboma renal, 1796
do coração esquerdo hipoplásico, 1272, 1277
do desfiladeiro torácico, 963
do ligamento arqueado médio, 440
do nevo
basocelular, 572
do nevo de células basais, 1889
em bolha de borracha azul, 1638
epidérmico, 1180
do ovário
policístico, 560, 1858
remanescente, 558
do roubo da subclávia, 963
do túnel do carpo, 852
em espelho, 1406, 1419
HARD-E, 1180
hemolítico-urêmica, 359, 1786, 1834
heterotáxica, 1292
intersexuais, 813
lumbar, 1660
megabexiga-microcólon-hipoperistaltismo intestinal, 1345
membromamária, 1389
mesoaórtica, 428, 434
metabólica, 91
nefrótica congênita, 1777
oculoglandular de Parinaud, 1614
orofaciodigital, 1167, 1378
PHACES, 1636
pontocerebelar, 1176

Síndrome(s) *(Cont.)*
pseudo-TORCH, 1188
pseudo-Turner, 1868
Saddan, 1372
velocardiofacial, 1139
Sinequia(s), 538, 1384
uterinas, 1461
Sinostose radioulnar, 1373
Sinovite, 854
nodular ou difusa, 856
Sintelencefalia, 1172, 1174, 1516
Sintomas do sistema urinário inferior, 375
Sinusite, 818
Sirenomelia, 1223, 1384
Siringocele, 1665
Siringomielia, 1662
Sistema(s)
biliar(es), 600
fetais, 1302
coletor
duplo, 307
superior dilatado, 1762
de arquivamento e comunicação de imagens digitais, 12
de classificação ultrassonográfico da placa, 907
de Purkinje, 1282
digestório, 592, 1289
pediátrico, 1814
genital fetal, 1349
musculoesquelético fetal, 1359
urinário, 298
e glândulas suprarrenais pediátricas, 1756
fetal, 1319
inferior, 1885
urogenital fetal, 1319
venoso
hepático, 80
profundo, 967
superficial, 968
Situs
ambiguous, 1277
inversus, 1277
totalis, 80
Som refletido, 3
Sombra acústica, 773, 778
costal, 1691
posterior, 168
"suja", 169
Sombreamento, 19
refratário, 526
Somitos, 1202
Sondas de onda contínua, 926
Sonoluminescência, 42
Sonoquímica, 42
Sopro, 920
Stents
carotídeos, 931
da artéria carótida interna, 930
ureterais incrustados, 325
Struma ovarii, 571
Subfertilidade, 820
Subinvolução do leito placentário, 543
Subluxação, 870
da cabeça do fêmur, 1908
dinâmica nos do nervo túneis fibro-ósseos, 852
do quadril, 1904, 1908
do tendão do músculo bíceps braquial, 865
Sulco(s), 1153, 1155
branquiais, 1632
calcarino, 1505
calosomarginal, 1502
caudotalâmico, 1498, 1528
do cíngulo, 1497
Superb Microvascular Imaging (SMI), 1727
Superfície nodular, 95
Superprodução de LCS, 1519
Suplementação de ácido fólico, 1209
Suprarrenal deitada, 1765
Suprimento
nervoso para a próstata, 372
sanguíneo duplo, 78

T
Tabaco, 1307
Tálamo(s), 1154, 1496, 1500, 1497
α-talassemia, 1412
homozigota, 1405
Tálipes equinovaros, 1387
Tálus vertical congênito, 1914
Tamanho
da amostra de volume, 29, 30
da bolha inicial, 40
da placenta, 1448
do núcleo de cavitação, 40
do pâncreas, 208
do rim, 1757
do saco gestacional, 1047, 1053
dos adenomas da paratireoide, 722
Tamoxifeno, 531
Tampão dermoide, 569
Taquiarritmias, 1407
Taquicardia(s), 1281, 1557
supraventricular(es), 1271, 1281, 1407
paroxística, 1281
ventricular, 1281
Tardus parvus, 953
Taxa de falso-positivo, 1075
Tecido(s)
adiposo inflamado, 510
com flegmão, 510
com densidade de água, 748
conjuntivo fibroso denso, 908
ectópico tireoidiano, 1624
fibroglandular assimétrico, 756
hiperecoico, 783
mamograficamente denso, 749
mole, 36
perientérico, 271, 280
paratireoide normal, 1631
tímico ectópico, 728
tireoidiano ectópico, 681
Técnica(s) ultrassonográfica(s)
à mão livre, 1926
da árvore biliar, 162
da bexiga urinária e uretra, 302
da compressão
bimanual, 749
periférica, 749
da mama, 755
da veia jugular interna, 942
da vesícula biliar, 188
de anestesia local, 1932
de *ballottement*, 755
de composição espacial, 13
de exame ultrassonográfico das artérias periféricas, 952
de imagem do abdome total, 252
de infiltração, 886
de medição da translucência nucal fetal, 1078
de rolamento do mamilo, 749
de Seldinger, 598
de troca de fio-guia, 597
de trocarte, 598
de um aneurisma, 423
do baço, 136
do escroto, 805
do fígado, 75
do intestino, 251
do peritônio, 492
do rim, 302
do sistema geniturinário, 302
Técnica(s) ultrassonográfica(s) *(Cont.)*
do ureter, 302
do útero, 515
pancreática, 204
Tecofibromas, 572
Tecoma, 572
Tecomas-fibromas, 813
Telangiectasia hemorrágica hereditária, 104
Telarca prematura isolada, 1869
Telencéfalo, 1063
Tempo
de aceleração, 355
de pausa, 1022
de permanência, 36
médio da velocidade máxima, 1574
prolongado de preservação, 614
real, 9
de escaneamento, 1022
Tendão(ões), 846
conjunto, 467
da cabeça longa do músculo bíceps braquial, 866
de Aquiles, 846
do(s) músculo(s)
abdutores, 892
bíceps braquial, 867, 891
fibular no eixo axial, 889
flexor longo do hálux, 889
glúteo no trocanter maior do fêmur, 891
iliopsoas, 891, 892
isquiotibiais, 891, 892
subescapular, 867
tibial posterior, 889
Tendinite, 873
Tendinopatia
calcária, 878
calcificada, 864
Tendinose, 473, 846, 873
Tenossinovite, 848, 854, 879
estenosante, 889
Tenotomia percutânea, 896
Teoria
da progressão do cálculo de "Anderson-Carr-Randall", 1779
do fluxo
anterógrado, 1742
retrógrado, 1741
Terapia(s)
com hiperventilação, 1595
de cuidado intensivo, 1559
de reposição hormonal, 516, 531
diurética, 1779
focal, 387, 1487
Teratocarcinoma(s)
de ovário, 124
testiculares, 1880
Teratoma(s), 1129, 1188, 1193, 1408, 1541
atípicos, 1543
benignos, 1861
cardíacos, 1278, 1279
cervical, 1145, 1635
cístico, 569, 1156
benignos dermoides, 569
de tireoide, 1629
gastrointestinais, 1843
imaturo, 571
intrapericárdicos, 1407
mediastinais, 1230
ovariano, 1868
sacrococcígeo, 1223, 1412, 1672, 1894
testiculares, 810, 1880
tímicos, 1705
Terceiro
estágio do trabalho de parto, 1467
trimestre, 1001, 1428
ventrículo, 1154

Termos para anormalidades espinais, 1210
Teste(s)
ConfirmMDx, 384
de Barlow, 1904, 1908
de Kleihauer-Betke, 1404
de Ortolani, 1904
Oncotype DX, 384
Testículo(s), 1869
acessório, 1872
bilobado, 1872
criptorquídicos, 810
de tamanho menor que o normal, 1872
ectópico, 838, 1880
mal posicionados, 838
normal, 806
dos recém-nascidos, 1869
que não desceram, 813
supranumerário, 825
Testosterona, 806
Tetrafocomelia, 1384
Tetralogia de Fallot, 1273
Textura do parênquima, 208
Tiflite, 274, 1832
aguda, 277, 285
Timo
ectópico, 1633
cervical, 1704
normal, 1230
projetado para a parede torácica, 1704
Tipos
de aplicação, 48
de tecido, 36
Tireoide lingual, 1620
Tireoidite
aguda supurativa, 710
de Hashimoto, 695, 710, 711, 1145, 1626
de Quervain, 1626
fibrosa invasiva, 714
focal, 1626
granulomatosa subaguda, 711
indolor, 712
linfocítica crônica, 695
autoimune, 710, 711
pós-parto, 714
Tireomegalia, 1145
Tirosinemia, 1719
Tomografia computadorizada, 586
da doença da paratireoide, 735
do aneurisma da aorta abdominal, 424
do tórax pediátrico, 1690
fluoroscópica, 586
tridimensional da displasia esquelética fetal, 1367
Toque retal, 374
Tórax
fetal, 1228, 1229
pediátrico, 1682
Torção, 819, 821, 1856, 1877
crônica, 1876
da vesícula biliar, 184, 195
de anexos, 563, 1856
de cisto anexial, 274
do(s) apêndice(s)
do epidídimo, 833
epiploicos, 280
testicular, 828, 833, 1873, 1876, 1878
do cordão espermático, 828, 1873
do mesórquio, 1874
do ovário e da tuba uterina, 1856
do tronco encefálico, 1168
escrotal, 830
extravaginal, 831, 1874
incompleta do testículo, 1877
intravaginal, 831, 1874
não percebida, 1876
no escroto, 1874
Torção *(Cont.)*
ovariana aguda, 1856
parcial, 832
tardia, 1876
testicular, 818, 828, 1873
tubária, 576
Tornozelo, 889
Tortuosidade vascular, 924
Toxemia, 1865
Toxicidade por alcaloides, 103
Toxoplasmose, 1188, 1189, 1412, 1414
Trajetos fistulosos
extraesfinctérico, 294
interesfinctérico, 294
supraesfinctérico, 294
transesfinctérico, 294
Transdutor(es), 7
ao longo do eixo longitudinal, 590
apropriado, 50
curvos, 590
de alta frequência, 678
lineares, 590
de alta frequência e de pequena dimensão, 1494
no modo sem varredura, 39
transretais, 374
Transferência do embrião, 1056
de nutrientes para o embrião, 1043
Transformação cavernosa da veia porta, 98, 99, 1738
Transfusão
fetal, 1418
feto-fetal, 1188
fetomaterna, 1213
Translucência nucal, 1004, 1026, 1035, 1053, 1075, 1140, 1408
e outras aneuploidias, 1079
e trissomia do 21, 1075
espessada com cariótipo normal, 1081
Transmissão sonora normal ou com reforço, 778
Transmissor, 7
Transplante(s), 321
de fígado, 611
contraindicações, 611
de doador vivo, 624
ortotópico, 624
de medula óssea, 1579
de órgãos, 610
de pâncreas, 653, 660
de pâncreas anormal, 663
hepático, 1799
renal(is), 312, 628
anormal, 636
na infância, 1786
multiórgãos, 1749
Transporte
do oócito, 1035
dos espermatozoides, 1035
Transposição
corrigida, 1275
das grandes artérias, 1274
Transudato, 493
Traqueia, 1260
Tratamento
a longo prazo com lítio, 721
intraparto *ex utero* (EXIT), 1145, 1240
percutâneo
de nódulos sólidos solitários "frios" benignos, 707
dos cistos, 604
Trauma(s), 96, 98, 819
abdominal fechado, 1824
cervical, 933
escrotal, 1878
esplênico, 152
hepático, 125
Trauma(s) *(Cont.)*
não acidentais, 1919
renal na infância, 1782
testicular, 834, 1873
Traumatismo(s), 495
do sistema urinário inferior, 1893
renais, 352, 356
Treinamento, 1001
Tríade
de Carney, 1807
de Charcot, 170
diagnóstica clássica, 328
fantasma, 1718
portal, 78
Triagem
contingente, 1077
da população obstétrica
de alto risco, 1486
em geral, 1485
do câncer de próstata, 384
Tricobezoares, 288, 1821
Trígono, 302, 1852
dos ventrículos laterais, 1497
Trigonocefalia, 1124
Triorquidia, 1872
Triploidia, 1090, 1387, 1389, 1391, 1412, 1162
Trissomia
do 9, 1329
do 13, 1090, 1137, 1309, 1334, 1371, 1384, 1391, 1412, 1437, 1464, 1515
do 17, 1718
do 18, 1089, 1137, 1248, 1309, 1312, 1329, 1384, 1391, 1412, 1437, 1464, 1515, 1718
do 21, 1074, 1125, 1134, 1136, 1241, 1269, 1301, 1364, 1390, 1412
Trofoblasto, 1051
Trombo
agudo, 943
da veia porta do fígado, 591
Trombocitopenia(s)
aloimune fetal, 1404
fetais, 1302
Tromboembolismo das veias hepática e portal, 1301
Tromboflebite, 576, 1639
Trombos
agudos, 98
crônicos, 943
na veia subclávia, 1702
Trombose, 446, 942, 1639
aguda da veia renal na infância, 1784
arterial, 640
da artéria
hepática, 618
precoce, 618
tardia, 618
renal associada a um infarto do enxerto, 1788
da(s) veia(s)
cava inferior, 624, 1747
cava superior, 1702
esplênica, 96, 224, 226, 227
hepáticas principais, 1744
jugular, 942
ovariana, 357, 576
porta, 96, 98, 99, 226, 227, 622, 623, 1738, 1747
renal, 356, 642, 1334, 1788
das varizes, 486
do enxerto, 664
do(s) seio(s)
da dura-máter, 1190
durais, 1190
venoso dural, 1566
maligna, 98
precoce do enxerto, 664
tardia do enxerto, 664
vascular, 1697

Trombose *(Cont.)*
venosa, 224, 1188
aguda da residual ou crônica, 981
cerebral, 1529
portal, 224
profunda, 976
aguda, 970
do membro superior, 979
residual, 971
renal, 645
superficial, 759
Tronco
arterioso, 1273
celíaco, 438
encefálico retorcido, 1180
gastrocólico, 205
tibiofibular, 953, 968
venoso gastrocólico, 206
Tuba uterina, 552, 572
Tubérculos auriculares, 1120
Tuberculose, 359, 820, 828, 833
atípica do baço, 146
ativa envolvendo o baço, 144, 145
da glândula suprarrenal, 410
do sistema urinário, 317
miliar ativa do baço, 146
Tubo gastrintestinal, 250
superior, 289
Túbulos
retos, 806
seminíferos, 806
Tufo de pelos cranianos, 1670
Tumor(es)
adenomatoide(s), 1885
benigno, 826
adrenais feminizantes, 1869
anteriores evasivos da próstata, 392
benignos de células mistas, 1619
borderline, 568
carcinoide, 124
renal, 343
cardíacos, 1278, 1406
cerebrais, 1541
cisticopapilar, 242
císticos, 1156
raros, 242
renais, 330
cistoides, 1178
cromófobo, 328
da bainha dos nervos periféricos, 1620
da bexiga urinária, 337
de Azzopardi, 812
de bainha neural, 858
de Brenner, 566, 568
de células
claras, 328, 566, 568
da granulosa, 572, 813, 1861, 1868
tipo adulto, 572
tipo juvenil, 572
das ilhotas, 242
de Leydig, 813, 1881
de Sertoli, 813, 820, 1881
calcificante de célula grande, 813
esclerosante, 813
não especificado, 813
de Sertoli-Leydig, 572
de transição, 566, 568
calcificado, 325
germinativas, 565, 569, 811, 1705
metacrônico, 810
não seminomatosos, 809, 810
de estômago, pâncreas e esôfago, 121
de Frantz, 242
de Krukenberg, 572
de Küttner, 1616
de músculo liso de potencial maligno incerto, 527
Tumor(es) *(Cont.)*
de tecidos moles, 1140
de Warthin, 1619
de Wilms, 343, 1335
na infância, 1727, 1784, 1799, 1882
desmoplásicos de pequenas células redondas, 1841
dermoides, 1621
do canal vertebral, 1670
do cordão sexual-estroma, 565, 572
do corpo carotídeo, 935
do estroma
e do epitélio de superfície, 566
gastrointestinal, 257
do estroma-cordão sexual, 812
do saco vitelino, 572, 810
do seio endodérmico, 569, 572, 810, 1861, 1864, 1880, 1894
do trato urinário, 1793
dos ductos coletores ou medular, 328
endócrinos do pâncreas, 123, 242
hiperfuncionais, 242
endometrioide, 566, 568
epidermoides, 1621
estromais gastrointestinais, 1843
gangrenoso ou infectado, 818
geniturinários, 328
gordurosos hepáticos, 115, 117
hepáticos, 1722
benignos, 1723
malignos, 107, 1727
intracranianos, 1566
intraluminais polipoides, 257
malignos maternos, 1457
medular, 1888
mesenquimais, 1193
benignos, 291
vesicais, 343
metastáticos
do peritônio, 497
ovarianos, 565, 572
pancreáticos, 245
miofibroblástico inflamatório, 1793
mistos de estroma-cordão sexual, 813
mucinoso, 566
müllerianos mistos malignos, 538
não hiperfuncionais, 242
neuroectodérmicos primitivos, 1543
neuroendócrinos, 121, 124, 242
gastroenteropancreáticos, 242
neuroepiteliais, 1193
neurogênicos, 1705
nodulares esclerosantes, 178, 182
oncocítico, 328
ósseos sacrais, 1896
ovariano, 1868
pancreáticos
mucinosos potencialmente malignos, 592
serosos benignos, 592
papilares, 168, 328, 330, 334
paratesticulares, 1884
peritoneais, 497
polipoide, 182
predominante perirrenal, 341
primários do peritônio, 497, 498
pseudopapilar sólido, 242
rabdoides, 1543, 1670
renais, 334, 1799
seroso, 566
sincrônico primário, 810
sólido(s)
e cístico, 242
intracranianos pré-natais, 1193
pseudopapilar, 223
do pâncreas, 1846
Tumor(es) *(Cont.)*
testiculares, 809
de células germinativas, 809
de células não germinativas, 812
malignos, 809, 1880
mistos de células germinativas, 810
trofoblástico
de localização placentária, 542
placentário, 1068
ureterais, 337
vasculares, 1636
vesicais, 1801
Túnel ulnar, 852
Túnica
albugínea, 552, 806, 1869
vaginal, 806, 821, 1883
Turricefalia, 1124

U
Úlcera(s)
duodenal perfurada, 193
gástricas, 1820
penetrante, 428
péptica, 288
duodenal, 288
gástrica, 288
Ulceração da placa, 910
Ultrassonografia, ultrassom, 586
abdominal para traumatismo, 495
automatizada completa da mama, 747
axial da próstata, 371
com agente de contraste, 91, 1834
da mama, 760
do câncer de próstata, 393
do intestino, 254
do pâncreas, 245
do transplante de pâncreas normal, 663
na glândula tireoide, 679, 701
com compressão graduada na apendicite aguda, 275
com Doppler, 21
colorido, 586, 919, 1260, 1554, 1926
de tumores de pâncreas, 235
e espectral de anexos, 551
na gestação intrauterina normal, 1041
na síndrome de Budd-Chiari, 102
na torção testicular, 1876
da mama, 756
do cérebro em crianças, 1572
do fígado, 95
dos vasos renais, 354
espectral, 1027
do coração fetal, 1260
musculoesquelética, 844
transcraniano na artéria carótida, 935
com *power* Doppler, 922, 1554
consistente e acurada do ombro, 866
convencional em escala de cinza e metástases hepáticas, 120
da diverticulite, 280
da face fetal, 1120
da mama, 754
das glândulas suprarrenais, 404
de dispositivos contraceptivos, 539
de onda
contínua, 8
pulsada, 36
de pequenas partes, artéria carótida e vasos periféricos, 678
de rastreamento, 1008
dinâmico
contrastado, 66
de hérnias inguinais e da parede anterior do abdome, 457
do colo do útero, 1478
e parto prematuro, 1477

Ultrassonografia, ultrassom *(Cont.)*
do quadril, 1903
do sistema urinário pediátrico, 1757
do tórax pediátrico, 1690, 1693
do transplante
de fígado normal, 612
de pâncreas normal, 663
renal normal, 631
dos adenomas da paratireoide, 733
dúplex, 1554
com Doppler, 98
com Doppler da artéria mesentérica, 440
da artéria renal, 434
do cérebro do neonato e da lactente, 1554
em escala de cinza dos câncer de próstata, 389
endoscópica
das glândulas suprarrenais, 415
do pâncreas, 591
escrotal, 806
espinal, 1678
focalizado de alta intensidade, 31
genética, 1088
intervencionista pediátrica, 1923
intraoperatória
das glândulas suprarrenais, 416
do fígado, 128
dos adenomas da paratireoide, 736
intravascular, 930
modo-A, 9
modo-M, 9, 35
musculoesquelética, 843
pediátrica, 1901, 1911
no início da gestação, 1041
no primeiro trimestre, 1002
no segundo trimestre, 1002, 1006
no terceiro trimestre, 1002
obstétrica completa, 1415
pélvica pediátrica, 1851
pós-operatória da artéria carótida, 929
produz calor, 35
renal, 1325
pós-natal, 1339
suprarrenal pediátrica, 1801
torácica extracardíaca, 1683
transabdominal de anexos, 551
transperineal, 325
transretal, 290, 369
e biópsia em homens e mulheres, 398
transvaginal, 38, 325, 493, 516, 1852
de anexos, 551
do colo do útero, 1479
tridimensional, 15, 393, 516
da displasia esquelética fetal, 1367
da mama, 760
do cérebro neonatal, 2, 1500
fetal, 1016
no rastreamento pré-natal, 1201
para estruturas fetais normais, 1206
versus tomografia computadorizada na ruptura de um aneurisma da aorta, 425
Unidade(s)
ductolobular terminal, 748
intervencionistas de multimodalidade, 1924
Úraco
patente, 1889
pérvio, 310
Ureter(es), 630, 1887
distais, 1762
dilatados, 579
ectópico, 1886
retrocaval, 306, 310
Ureterocele, 307, 1343, 1762, 1764
ectópica, 1886
Urinoma(s), 578, 652, 1336, 1790, 1883, 1893
Urolitíase na infância, 1780
Uropatia
obstrutiva, 1777
pós-natal, 1338
Uso
do ganho máximo, 37
prudente, 7
Útero, 515, 1853
bicorno, 521, 1862
de recém-nascidos do sexo feminino, 1853
didelfo, 521, 1862
em forma de T, 1862
obstruído, 533
septado, 521
unicorno, 523, 1862
Utrículo prostático, 1889

V

Vagina, 515
estenosada ou atrésica, 1862
nas crianças, 1854
Vaginite e corpos estranhos, 1868
Valéculas, 1499
Valor preditivo positivo, 1435
Valva(s)
atrioventriculares, 1260
troncular, 1273
Valvotomia transventricular, 1277
Válvula(s)
de enchimento, 791
espirais de Heister, 182
uretrais posteriores, 1337, 1344, 1769, 1886
Variação(ões)
anatômicas biliares, 161
da frequência Doppler, 22, 21
de velocidade, 1022
Variantes
de Dandy-Walker, 1176
do corno frontal, 1503
folicular, 688
Varicela, 1414
Varicocele(s), 824, 1883
idiopática, 824
intratesticular, 1873
secundárias, 825
Varíola, 818
Varizes, 289
de ligamento redondo, 486
gástricas murais, 227
Varredura através da bexiga cheia, 37
Vasa prévia, 1463, 1467
Vascularização
da lesão, 105
da placenta, 1038
e ultrassonografia com Doppler, 1449
interna, 701
periférica, 701
Vasculite, 434, 819
aguda, 285
autoimune, 1834
Vasculopatia
lenticuloestriada, 1188, 1537, 1566
talamoestriada, 1188
Vasodilatação, 27
Vasoespasmos, 937
Vasos
aberrantes, 310
carotídeos tortuosos, 915
cerebrais extracranianos, 902
colaterais
intra-hepáticos, 100
portossistêmicos, 98
epigástricos inferiores, 463
intratesticulares, 1869
periféricos, 951
Vegetações malignas, 684
Veia(s)
axilar, 977
basílica, 977, 978
braquiais, 977
braquiocefálica, 977
cava inferior, 205, 442, 451, 611
duplicada, 444
localizada à esquerda, 444
retroaórtica, 444
cefálica, 978
da panturrilha, 969
do membro
inferior, 967
superior, 977
esplênica, 137, 205, 1733
femoral comum, 469, 967
gástrica esquerda, 1733, 1738, 1742
gonadal
direita, 444
esquerda, 444
hepática, 76, 612, 1711, 1733
direita, 76, 1715
acessória, 444
esquerda, 76, 1714
média, 76, 1714
ilíacas, 442
externas, 969
jugulares internas, 942, 977
mesentérica
inferior, 1733
superior, 205, 1733
paraumbilical, 98, 1733, 1738, 1742
periféricas, 965
poplítea, 967
porta, 76, 78, 1711
direita, 1715
esquerda, 1715, 1733
normal, 98, 612
principal, 78, 1733
prosencefálica de Markowski, 1165
mediana, 1189
renal
doadora, 630
esquerda, 444
retromandibular, 1611
safena
magna, 968
parva, 968
sistêmicas do abdome, 1731
subcardinal, 310
subclávia, 977, 978
supracardinal, 310
tibiais anteriores, 968
tireoidiana(s)
inferior, 680
superiores, 680
umbilicais, 1045
uterinas, 519
vertebral, 939
vitelinas, 1043
pareadas, 1045
Velamento dos sulcos, 1534
Velocidade(s)
de pico sistólico, 437, 916, 1404, 1554, 1557
da artéria cerebral média, 1405
de propagação, 2, 7
das ondas de cisalhamento, 16
diastólica de fluxo final, 917, 1554, 1557
do PSA, 383
máximo em determinado intervalo de tempo, 1574
média de fluxo sanguíneo no tempo, 1554, 1557
no vaso contralateral, 924
Venografia hepática, 1745
Ventilação
de alta frequência, 1559
mecânica, 1559

Ventriculite química, 1191, 1526
Ventrículo(s)
  direito
    "atrializado", 1271
    com via de saída dupla, 1273
    hipoplásico, 1272
  esquerdo hipoplásico, 1277
  laterais, 1497
  terminal, 1654, 1655
    persistente, 1666
Ventriculomegalia, 1090, 1159, 1162, 1215, 1248, 1372, 1392, 1592
  isolada, 1161
  leve, 1161
    grave, 1161
    limítrofe, 1161
    moderada, 1161
Verme do cerebelo, 1153, 1497, 1505
  posterior, 1499
Vértebras
  em bloco, 1220, 1670
  em borboleta, 1220
  fundidas, 1669
Verumontanum, 372
Vesicocentese, 1346
Vesícula biliar, 159, 182, 600
  ausente ou pequena, 1716
  em ampulheta, 196
  em morango, 197
  em porcelana, 196
  fetal, 1302
  intra-hepática, 184, 187
  não visualizada, 1302
Vesícula biliar *(Cont.)*
  perfurada, 194
  seminais, 372, 380
  septada, 188
Vídeos ultrassonográficos sem indicação clínica, 50
Vigilância
  ativa, 388
  dos aneurismas, 422
Vilosidades coriônicas, 1037, 1167, 1447
Vírus
  Coxsackie, 1188, 1412
  da caxumba, 833
  da hepatite, 1188
  da imunodeficiência humana, 1613
  linfotrópico T humano, 1188
  varicela-zóster, 1188
  Zika, 1179, 1188, 1541
Visão
  apical de quatro câmaras, 1260
  de quatro câmaras, 1258
Vista
  cerebelar, 1154
  coronal do baço, 136
  mediana, 1155
  talâmica, 1154
  ventricular, 1154
Visualização da agulha, 588
Voltagem, 7
Volume(s)
  da bexiga, 1761
  da próstata, 375
  da tireoide, 679
Volume(s) *(Cont.)*
  de amostra, 1022
  do líquido amniótico, 1322, 1437
  do rim infantil, 1759
  esplênico, 137
  máximo vesical, 1322
  ovariano, 553
    médio, 1854
  renal(is), 1757
    totais médios, 1760
Volvo, 1293
Vômer, 1137

Y

Yersinia, 1833

Z

Zigosidade, 1101
Zona
  central, 372
  de Fraunhofer, 8
  de Fresnel, 8
  de transição, 372, 375, 390
  fasciculada, 404
  focal, 493
    do feixe de ultrassonografia, 590
  glomerulosa, 404
  mamária, 748
    subcutânea, 748
  periférica, 370, 376, 390
  pré-mamária, 748
  reticular, 404
  retromamária, 748, 1188, 1188